PHARMACOPÉE EUROPÉENNE

4e édition

publiée le 20 septembre 2001

remplace la 3e édition à dater du 1er janvier 2002

Cet ouvrage constitue la 4e édition de la Pharmacopée Européenne. Il sera complété par 2 addenda **non cumulatifs** qui paraîtront en 2002, et par 3 addenda qui paraîtront chaque année les années suivantes.

Si vous utilisez la 4e édition après le 1er avril 2002, assurez-vous que vous disposez de tous les addenda parus et consultez l'index du dernier d'entre eux pour vérifier que vous vous référez aux versions les plus récentes des monographies et chapitres généraux.

PHARMACOPÉE EUROPÉENNE

CD-ROM

La 4e édition est également disponible sous forme d'un CD-ROM reprenant tous les textes, monographies et chapitres généraux, publiés dans la version papier et faisant l'objet d'une mise à jour à chaque publication d'un addendum.

PHARMEUROPA

Forum de la Pharmacopée Européenne, à publication trimestrielle

Tous les projets de monographies (nouvelles ou révisées) sont publiés dans Pharmeuropa, ce qui permet à toutes les parties intéressées de commenter les spécifications proposées avant leur adoption. Pharmeuropa contient également des informations relatives au programme de travail, la liste des certificats de conformité aux monographies de la Pharmacopée Européenne délivrés par la DEQM et des articles scientifiques traitant de sujets en relation avec la pharmacopée ou d'intérêt général. L'abonnement à Pharmeuropa peut être souscrit auprès de la DEQM (voir deuxième de couverture).

HARMONISATION INTERNATIONALE

Voir informations figurant dans le chapitre *5.8. Harmonisation des pharmacopées*.

CLÉ DES MONOGRAPHIES

Carbimazol — PHARMACOPÉE EUROPÉENNE 4

La monographie est applicable à partir du 1er janvier 2002

Numéro de référence de la monographie

01/2002:0884

CARBIMAZOL

Carbimazolum

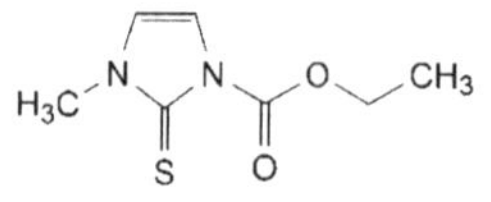

$C_7H_{10}N_2O_2S$ — M_r 186,2

DÉFINITION

3-Méthyl-2-thioxo-2,3-dihydro-1*H*-imidazole-1-carboxylate d'éthyle.

Teneur : 98,0 pour cent à 102,0 pour cent (substance desséchée).

CARACTÈRES

Aspect : poudre cristalline, blanche ou blanc-jaune.

Solubilité : peu soluble dans l'eau, soluble dans l'acétone et dans l'alcool.

L'application de la première et de la seconde identification est définie sous Prescriptions Générales (chapitre 1)

IDENTIFICATION

Première identification : B.

Seconde identification : A, C, D.

A. Point de fusion (*2.2.14*) : 122 °C à 125 °C.

B. Spectrophotométrie d'absorption dans l'infrarouge (*2.2.24*).

Préparation : pastilles.

Comparaison : *carbimazol SCR*

Substance de référence disponible auprès de la DEQM (voir deuxième de couverture)

C. Chromatographie sur couche mince (*2.2.27*).

Solution à examiner. Dissolvez 10 mg de carbimazol dans du *chlorure de méthylène R* et complétez à 10 ml avec le même solvant.

Solution témoin. Dissolvez 10 mg de *carbimazol SCR* dans du *chlorure de méthylène R* et complétez à 10 ml avec le même solvant.

Plaque : *plaque au gel de silice GF_{254} pour CCM R.*

Phase mobile : *acétone R, chlorure de méthylène R* (20:80 *V/V*).

Réactif décrit au chapitre 4

Dépôt : 10 µl.

Développement : sur un parcours de 15 cm.

Séchage : à l'air pendant 30 min.

Détection : examinez en lumière ultraviolette à 254 nm.

Résultats : la tache principale du chromatogramme obtenu avec la solution à examiner est semblable quant à sa position et ses dimensions à la tache principale du chromatogramme obtenu avec la solution témoin.

D. Dissolvez 10 mg environ de carbimazol dans un mélange de 50 ml d'*eau R* et de 0,05 ml d'*acide chlorhydrique dilué R*. Ajoutez 1 ml de *solution d'iodobismuthate de potassium R*. Il se forme un précipité rouge.

ESSAI

Impureté A et autres substances apparentées. Chromatographie liquide (*2.2.29*).

Référence à un chapitre général

Solution à examiner. Dissolvez 5,0 mg de carbimazol dans 10,0 ml d'un mélange de 20 volumes d'*acétonitrile R* et de 80 volumes d'*eau R*. Utilisez cette solution dans les 5 min qui suivent sa préparation.

Solution témoin (a). Dissolvez 5 mg de *thiamazol R* et 0,10 g de *carbimazol SCR* dans un mélange de 20 volumes d'*acétonitrile R* et de 80 volumes d'*eau R*, et complétez à 100,0 ml avec le même mélange de solvants. Prélevez 1,0 ml de cette solution et complétez à 10,0 ml avec un mélange de 20 volumes d'*acétonitrile R* et de 80 volumes d'*eau R*.

Solution témoin (b). Dissolvez 5,0 mg de *thiamazol R* dans un mélange de 20 volumes d'*acétonitrile R* et de 80 volumes d'*eau R*, et complétez à 10,0 ml avec le même mélange de solvants. Prélevez 1,0 ml de cette solution et complétez à 100,0 ml avec un mélange de 20 volumes d'*acétonitrile R* et de 80 volumes d'*eau R*.

Colonne :

- *dimensions* : *l* = 0,15 m, Ø = 3,9 mm,
- *phase stationnaire* : *gel de silice octadécylsilylé pour chromatographie R* (5 µm).

Phase mobile : *acétonitrile R, eau R* (10:90 *V/V*).

Débit : 1 ml/min.

Détection : spectrophotomètre à 254 nm.

Injection : 10 µl.

Enregistrement : 1,5 fois le temps de rétention du carbimazol.

Temps de rétention : carbimazol = environ 6 min.

Conformité du système : solution témoin (a) :

- *résolution* : au minimum 5,0 entre les pics dus à l'impureté A et au carbimazol.

Limites :

- *impureté A* : au maximum 0,5 fois la surface du pic principal du chromatogramme obtenu avec la solution témoin (b) (0,5 pour cent),
- *toute autre impureté* : au maximum 0,1 fois la surface du pic principal du chromatogramme obtenu avec la solution témoin (b) (0,1 pour cent).

Perte à la dessiccation (*2.2.32*) : au maximum 0,5 pour cent, déterminé dans un dessiccateur sur du *pentoxyde de diphosphore R* sous une pression ne dépassant pas 0,7 kPa pendant 24 h sur 1,000 g de carbimazol.

Cendres sulfuriques (*2.4.14*) : au maximum 0,1 pour cent, déterminé sur 1,0 g de carbimazol.

DOSAGE

Dissolvez 50,0 mg de carbimazol dans de l'*eau R* et complétez à 500,0 ml avec le même solvant. Prélevez 10,0 ml de solution, ajoutez 10 ml d'*acide chlorhydrique dilué R* et complétez à 100,0 ml avec de l'*eau R*. Mesurez l'absorbance (*2.2.25*) au maximum à 291 nm.

Calculez la teneur en $C_7H_{10}N_2O_2S$ en prenant 557 comme valeur de l'absorbance spécifique.

IMPURETÉS

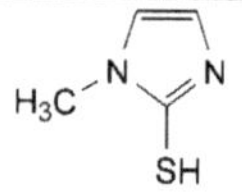

A. 1-méthyl-1*H*-imidazole-2-thiol (thiamazol).

Liste des impuretés contrôlées par les essais (voir Prescriptions Générales au chapitre 1)

Voir la section d'information sur les monographies générales (pages de garde)
Les Prescriptions Générales (1) s'appliquent à toutes les monographies et autres textes

INFORMATIONS IMPORTANTES

MONOGRAPHIES GÉNÉRALES

La Pharmacopée Européenne contient un certain nombre de monographies générales couvrant des classes de produits. Ces monographies générales renferment des exigences qui sont applicables à tous les produits de la classe donnée ou, dans certains cas, à tout produit de la classe donnée pour lequel existe une monographie spécifique dans la Pharmacopée (voir *1. Prescriptions générales*, Monographies générales). Si aucune restriction concernant la portée d'une monographie générale n'est fournie en préambule, elle est applicable à tous les produits de la classe définie, que le produit fasse ou non l'objet d'une monographie spécifique dans la Pharmacopée.

A chaque utilisation d'une monographie, il est essentiel de vérifier s'il existe une monographie générale applicable au produit en question. Les monographies générales présentées ci-après sont publiées dans la section Monographies Générales (sauf indication contraire). Cette liste est mise à jour, si nécessaire, et republiée dans chaque addendum.

ADN recombinant (produits obtenus par la méthode dite de l') (0784)

Drogues végétales (1433)

Extraits (0765)

Formes pharmaceutiques
(publiées dans la section Formes pharmaceutiques)

Huiles grasses végétales (1579)

Immunosérums pour usage humain (0084)

Immunosérums pour usage vétérinaire (0030)

Plantes pour tisanes (1435)

Préparations à base de drogues végétales (1434)

Préparations homéopathiques (1038)
(publiée dans la section Homéopathie)

Préparations radiopharmaceutiques (0125)

Produits allergènes (1063)

Produits comportant un risque de transmission d'agents d'encéphalopathies spongiformes animales (1483)

Produits de fermentation (1468)

Substances pour usage pharmaceutique (2034)

Teintures (0792)

Vaccins pour usage humain (0153)

Vaccins pour usage vétérinaire (0062)

PHARMACOPÉE EUROPÉENNE

QUATRIÈME ÉDITION

PHARMACOPÉE EUROPÉENNE

QUATRIÈME ÉDITION

Publiée selon la
Convention relative à l'élaboration d'une Pharmacopée Européenne
(Série des traités européens, nº 50)

Conseil de l'Europe
Strasbourg

La Pharmacopée Européenne est publiée par la Direction de la Qualité du Médicament du Conseil de l'Europe (DEQM).

ISBN 92-871-4585-7

Imprimé en Allemagne
Imprimerie: Druckerei C. H. Beck, Nördlingen
Relieur: Sigloch Buchbinderei, Blaufelden

TABLE DES MATIÈRES*

* *La composition de chaque chapitre est indiquée sur la page de séparation*

I. PRÉFACE

C'est pour moi un grand plaisir que de présenter cette quatrième édition de la Pharmacopée Européenne. Depuis 1964, date de la signature de la Convention par laquelle a été instituée la Pharmacopée Européenne, celle-ci a vu son contenu, qui représente l'expression concrète de l'ensemble des activités de la Commission Européenne de Pharmacopée, progresser jusqu'à atteindre près de 2000 monographies. Sachant que toutes les spécifications techniques doivent être adoptées à l'unanimité des parties signataires de la Convention (actuellement au nombre de 28), ceci représente un résultat remarquable et unique.

La première édition a été publiée sur une durée de 13 années environ, sous forme d'une série de volumes et de suppléments dont le dernier date de 1977. La deuxième édition, sur la période de 1980 à 1996, se présentait sous la forme d'une série de fascicules en feuillets libres publiés à fréquence approximativement annuelle. Cet ouvrage s'est toutefois avéré d'un maniement de plus en plus difficile au fur et à mesure de la révision des monographies. La Commission a donc décidé d'en modifier le format pour la troisième édition et de regrouper les textes dans un volume unique relié, entré en vigueur en 1997, auquel sont venus s'ajouter jusqu'en 2001 une série d'addendums annuels cumulatifs. Cette présentation présentait l'avantage, pour le lecteur, de pouvoir accéder à l'ensemble des textes en vigueur en consultant seulement deux volumes. Néanmoins, ce système de suppléments annuels avec une date unique de mise en application par année s'est rapidement avéré par trop rigide. Il est apparu que, face à la rapide évolution des exigences réglementaires et à la nécessité de procéder à la révision ou mise en application rapide de certaines monographies existantes ou nouvelles, ce système ne permettait pas la rapidité de réponse voulue.

C'est pourquoi, pour la quatrième édition, le volume principal, dont la date d'entrée en vigueur a été fixée au 1er janvier 2002, sera complété par des suppléments publiés au rythme de trois par an, ce qui permettra la mise en application des décisions des trois sessions annuelles de la Commission Européenne de Pharmacopée un an environ après la session correspondante. Ce système abrégera considérablement les délais d'entrée en vigueur de la moitié environ des textes adoptés par la Commission, et rendra obsolète la nécessité de mise en application rapide de certains textes. L'index accompagnant chacun des suppléments sera cumulatif, mais non les suppléments eux-mêmes ; le lecteur aura donc à consulter le supplément le plus récent pour savoir où (dans le volume principal ou l'un des suppléments) trouver les spécifications qu'il recherche. La version sur CD-ROM de la Pharmacopée Européenne contiendra l'ensemble des textes du volume principal et des suppléments, et constituera une source d'information à jour pouvant être consultée rapidement.

Chaque nouvelle édition de la Pharmacopée Européenne est l'occasion de procéder à des remaniements, développements et consolidations, et cette quatrième édition ne fait pas exception à la règle. Comme le souligne l'introduction, un changement significatif a été apporté aux modalités de présentation et d'application des monographies générales. Il est en effet devenu difficile d'assurer l'introduction de tous les renvois pertinents dans les monographies spécifiques, notamment avec l'entrée en vigueur de la nouvelle monographie générale *Substances pour usage pharmaceutique*. La Commission a donc pris la décision de supprimer la quasi totalité de ces renvois, et de les remplacer par la publication d'une liste des monographies générales en pages de garde, ainsi que d'un renvoi à cette liste en bas de page et aux *Prescriptions générales*. L'utilisateur sera ainsi en mesure d'identifier celle(s) des monographies générales qui sont applicables dans le cas qui l'intéresse.

Un autre développement notable est la publication de la monographie générale *Produits comportant un risque de transmission d'agents d'encéphalopathies spongiformes animales*. Au vu des inquiétudes soulevées par ce problème de santé publique, la Commission a repris dans le chapitre général *5.2.8* la Note Explicative du CSP/CMV sur la réduction du risque de transmission des encéphalopathies spongiformes animales. La monographie définit le champ des produits couverts, puis renvoie au chapitre général sous une rubrique Production. Ceci confère à la Note Explicative statut de texte d'application obligatoire non seulement dans les pays membres de l'Union Européenne mais aussi dans l'ensemble des autres pays signataires de la Convention relative à l'élaboration d'une Pharmacopée Européenne. L'introduction de cette monographie générale a été décisive pour permettre l'application de la procédure de *Certification de conformité aux monographies de la Pharmacopée Européenne* à tous les produits concernés, qu'ils fassent ou non l'objet d'une monographie spécifique. Ainsi, les fabricants peuvent désormais recourir à la procédure de certification pour se mettre en conformité avec les Directives 1999/82/EC et 1999/104/EC (concernant respectivement les médicaments à usage humain et à usage vétérinaire), qui exigent une démonstration effective de la réduction du risque de transmission pour les produits concernés, selon un calendrier échelonné sur les années 2000 et 2001.

Pendant la période comprise entre la publication de la troisième et de la quatrième éditions, des mesures ont été prises pour mettre en œuvre les avancées réalisées en matière d'harmonisation internationale. La Pharmacopée Européenne contient désormais des spécifications élaborées dans le cadre de l'*International Conference on Harmonisation* (ICH) pour les solvants résiduels (chapitre général *5.4*) et dans le cadre ICH et VICH (pendant vétérinaire d'ICH) pour les teneurs admises en substances apparentées, qui sont incorporées dans la monographie générale *Substances pour usage pharmaceutique*. La présente édition comporte également plusieurs monographies qui ont franchi les différentes étapes de la procédure d'harmonisation (élaboration, consultation et mise en application) au sein du *Groupe de Discussion des Pharmacopées* (PDG). Malgré la lenteur décevante des progrès réalisés dans ce domaine, la Commission Européenne de Pharmacopée appuie avec force les initiatives en faveur de l'adoption de spécifications globales communes, afin d'alléger la charge que représente la réalisation des essais pour l'industrie et permettre une plus large circulation des produits.

Une harmonisation d'un autre type a également vu le jour durant la période où se préparait la quatrième édition de la Pharmacopée Européenne. Le programme d'adaptation des monographies nationales, lancé en 1992, visait à l'harmonisation des spécifications européennes pour les substances faisant l'objet de plusieurs monographies de pharmacopées nationales. La quatrième édition comporte désormais une monographie pour toutes les substances qui étaient précédemment couvertes par trois monographies nationales au moins, et pour plus de 85 % des substances qui faisaient l'objet de deux monographies nationales. L'objectif est de parvenir, au cours de la quatrième édition, à transformer les textes restants en spécifications européennes harmonisées. Les substances couvertes par une (seule) monographie nationale mais non par la Pharmacopée Européenne seront traitées selon les priorités et demandes. Il est possible que, pour certains produits mineurs présentant un intérêt limité, l'élaboration de spécifications européennes s'avère non nécessaire.

La procédure d'adaptation des monographies nationales constituait le deuxième mécanisme d'élaboration de monographies, parallèlement à la voie principale d'élaboration par un groupe d'experts. Dans les toutes dernières années, une procédure dite de «troisième voie» a également été mise en œuvre. Dans le cadre de cette procédure, un fabricant collabore avec une autorité nationale pour mener à bien les étapes préliminaires de l'élaboration et de la vérification expérimentale des spécifications. Le projet de texte résultant est alors examiné par le groupe également chargé de la procédure d'adaptation, puis il est publié dans *Pharmeuropa* et traité selon les modalités habituelles. Bien que l'usage de cette procédure ait été plus limité que prévu, elle s'est avérée fructueuse et une version modifiée et étendue en est à l'étude pour la préparation de la cinquième édition.

L'expansion du contenu de la Pharmacopée Européenne s'est traduite par une charge de travail accrue pour le secrétariat, les groupes d'experts et groupes de travail, et la Commission Européenne de Pharmacopée. Les responsabilités croissantes du secrétariat au cours des dernières années, qui se sont étendues à la procédure de certification, tout d'abord en phase pilote en 1992 puis officiellement adoptée en 1994, au programme de standardisation biologique, portant sur la préparation des matériels de référence et l'amélioration des méthodes analytiques pour ces médicaments complexes, et à l'établissement et la gestion du réseau des Laboratoires Officiels de Contrôle des Médicaments, ont conduit à la décision, par le Conseil de l'Europe, de créer la Direction Européenne de la Qualité du Médicament (DEQM). La principale activité de la DEQM reste l'élaboration de la Pharmacopée Européenne, mais le rôle élargi du secrétariat trouve ainsi une reconnaissance officielle.

Pour faire face à l'accroissement de la charge de travail, le personnel de la DEQM a été renforcé numériquement. En raison du nombre croissant des délégations et observateurs auprès de la Commission, et de la fréquence et fréquentation accrues des réunions, le point a aujourd'hui été atteint où les «nouveaux» locaux sont parvenus à saturation et ne sont plus adaptés aux besoins. La décision de principe a été prise par le Conseil de l'Europe de reloger la Pharmacopée dans des locaux plus vastes, décision vivement appréciée par les délégations auprès de la Commission Européenne de Pharmacopée. Néanmoins, le financement et la sélection du site et des locaux restent à arrêter. Il est à espérer que cette initiative rencontrera le soutien des États Membres, afin que les décisions qui restent à prendre puissent être rapidement entérinées et que la DEQM puisse poursuivre l'expansion de ses activités et renforcer son rôle en tant qu'acteur vital et influent du système européen du médicament.

Les réalisations de la Commission Européenne de Pharmacopée et de la Direction Européenne de la Qualité du Médicament au cours de cinq dernières années n'ont pu voir le jour que parce que beaucoup y ont apporté leur enthousiasme, leur dévouement et leur participation.

Le secrétariat a joué un rôle décisif en assumant efficacement toutes ses responsabilités : réunir et traiter les informations, entreprendre les travaux de laboratoire nécessaires pour soutenir le travail des experts et pour obtenir et établir les matériels de référence requis afin de tester les spécifications des monographies, produire avec efficacité et ponctualité tous les documents publiés, qu'il s'agisse des documents de travail, de *Pharmeuropa*, de la Pharmacopée Européenne elle-même et des publications électroniques en forte progression. A cela s'est ajouté un programme de plus en plus riche de conférences et réunions de spécialistes, organisées avec efficacité et professionnalisme, et dont les actes, publiés en temps voulu, ont ainsi constitué pour les travaux la Commission une ressource de grande valeur. Tous les membres du personnel de la DEQM, qu'ils œuvrent en premier plan comme participants aux réunions ou secrétaires de groupes, ou plus en retrait au sein du laboratoire ou dans les bureaux, méritent la profonde reconnaissance de la Commission Européenne de Pharmacopée pour leur dévouement et leur engagement offerts avec enthousiasme et bonne humeur.

La Commission est également redevable aux plus de 450 experts issus d'établissements gouvernementaux, industriels et universitaires, qui ont consacré leur temps et leur compétence aux travaux des groupes d'experts et des groupes de travail, à titre bénévole et souvent en plus de responsabilités professionnelles très lourdes et d'agendas très chargés. Sans leur contribution, les réalisations techniques de la Commission seraient bien en deçà du niveau atteint. L'efficacité de leur travail dépend pour partie du soutien apporté par le secrétariat, mais aussi de la contribution des présidents de groupes d'experts et de groupes de travail, qui assument la lourde responsabilité de guider les travaux et de les mener à terme. C'est avec beaucoup de gratitude que la Commission Européenne de Pharmacopée remercie tous les présidents de leur contribution au travail des groupes et de leur assistance à la Commission elle-même en tant que conseillers avisés.

Au cours des trois dernières années, j'ai eu l'honneur et le privilège de servir la Commission Européenne de Pharmacopée en qualité de Président sortant. Ma tâche a été grandement allégée par le soutien, la bonne volonté et l'amitié dont ont témoigné les membres de la Commission, les autres experts, le personnel de la DEQM et en particulier sa Directrice, le Dr Artiges, ainsi que ses adjoints à la fonction de Secrétaire de la Commission Européenne de Pharmacopée, le Dr Schorn puis M. Castle. C'est du plus profond de mon cœur que je les en remercie tous. Ensemble nous avons accompli bien du chemin, mais il en reste plus encore à parcourir. Avec un nouveau Présidium, une révision des systèmes de travail et de la structure des groupes, et un programme de travail renouvelé, le chemin vers la cinquième édition s'annonce passionnant et je souhaite plein succès à tous ceux qui participeront à cette tâche si stimulante et gratifiante.

Prof. Derek Calam
Président de la Commission Européenne de Pharmacopée

II. INTRODUCTION

La Pharmacopée Européenne est élaborée, sous l'égide du Conseil de l'Europe, en application de la Convention relative à l'Elaboration d'une Pharmacopée Européenne (Série des traités européens n° 50) amendée par le Protocole à la Convention (Série des traités européens n° 134) et signée par les Gouvernements d'Autriche, Belgique, Bosnie-Herzégovine, Croatie, Chypre, République Tchèque, Danemark, Finlande, France, Allemagne, Grèce, Hongrie, Islande, Irlande, Italie, Luxembourg, Pays-Bas, Norvège, Portugal, Slovaquie, Slovénie, Espagne, Suède, Suisse, « ex-République yougoslave de Macédoine », Turquie et Royaume-Uni de Grande-Bretagne et d'Irlande du Nord, ainsi que par la Communauté Européenne.

L'élaboration de la Pharmacopée relève de la responsabilité de la *Commission Européenne de Pharmacopée* (« la Commission »), constituée conformément aux dispositions de l'article 5 de la Convention et composée de délégations nommées par les Parties Contractantes ; chaque délégation comprend au maximum trois membres choisis pour leur compétence dans les matières relevant des fonctions de la Commission.

Des Observateurs d'états non signataires et d'organisations internationales peuvent assister aux sessions de la Commission, conformément au Règlement Intérieur.

Les attributions de la Commission sont fixées par les dispositions de l'article 6 de la Convention amendée par le Protocole :

Article 6

« Sous réserve des dispositions de l'article 4 de la présente Convention, les attributions de la Commission consisteront :

(a) à déterminer les principes généraux applicables à l'élaboration de la Pharmacopée Européenne,

(b) à décider des méthodes d'analyse y afférentes,

(c) à faire le nécessaire pour la préparation des monographies à inclure dans la Pharmacopée Européenne et à adopter ces monographies,

(d) à recommander la fixation des délais dans lesquels ses décisions d'ordre technique relatives à la Pharmacopée Européenne devront être mises en application sur les territoires des Parties Contractantes. »

Aux termes de la Convention, les Parties Contractantes s'engagent à prendre les mesures nécessaires pour que les monographies de la Pharmacopée Européenne deviennent des normes officielles applicables sur leurs territoires respectifs.

RÔLE DE LA PHARMACOPÉE

Le rôle de la Pharmacopée Européenne est de participer à la protection de la Santé publique par le biais de l'élaboration de spécifications communes reconnues, destinées à être utilisées par les professionnels de la santé et, de façon générale, par tous ceux que concerne la qualité du médicament. Ces spécifications doivent être de qualité appropriée puisqu'elles constituent, pour le patient et le consommateur, l'une des garanties fondamentales en matière de sécurité d'emploi des médicaments. Leur existence :

- facilite la libre circulation des médicaments au sein de l'espace européen,
- constitue une garantie de qualité pour les médicaments exportés hors d'Europe.

Les monographies et autres textes de la Pharmacopée Européenne sont élaborés de façon à répondre aux besoins :

- des autorités réglementaires,
- des services chargés des contrôles de qualité,
- des fabricants de matières premières et de médicaments.

La Pharmacopée Européenne est largement utilisée à l'échelle internationale. La Commission souhaite travailler en collaboration toujours plus étroite avec les utilisateurs afin de mieux répondre à leurs besoins et de faciliter leur coopération. A cet effet, elle œuvre à la mise en place de procédures mieux adaptées, à la fois pour l'organisation de consultations sur les priorités d'élaboration de nouvelles monographies et pour l'amélioration de la qualité de la Pharmacopée.

SECRÉTARIAT TECHNIQUE ET LABORATOIRE

La Commission Européenne de Pharmacopée s'appuie sur un Secrétariat Technique disposant de personnel scientifique et administratif, situé à Strasbourg. Le Laboratoire de la Pharmacopée Européenne, qui fait partie de ce Secrétariat, est notamment chargé de l'établissement et du suivi de stabilité des matériels de référence nécessaires à l'application des monographies de la Pharmacopée. Le Secrétariat Technique a statut de division administrative de la Direction Européenne de la Qualité du Médicament (DEQM) du Conseil de l'Europe.

PRINCIPES GÉNÉRAUX

Les règles générales d'interprétation des textes de la Pharmacopée sont exposées dans les Prescriptions Générales. Les points suivants méritent également d'être soulignés.

Les principes généraux régissant l'élaboration des monographies de la Pharmacopée Européenne sont définis dans des guides techniques. Le *Guide technique pour l'élaboration des monographies,* qui traite principalement des monographies de substances chimiques, est disponible sous la forme d'un numéro spécial de *Pharmeuropa* (voir ci-après sous Publications). D'autres guides techniques, en cours d'élaboration, traiteront d'aspects spécifiques relatifs aux monographies d'autres groupes de produits. Ces principes généraux font l'objet de révisions régulières, sans rétroactivité systématique de sorte que certaines monographies déjà publiées peuvent ne pas être toujours conformes aux recommandations les plus récentes.

Les procédures d'essai et de dosage publiées dans les monographies spécifiques ont été validées selon la pratique en cours au moment de leur élaboration, pour l'usage qui en est prescrit.

Il est reconnu que les chapitres généraux sont également utilisés hors du cadre des monographies de la Pharmacopée ; il est dans ce cas recommandé aux utilisateurs de consulter le *Guide technique,* qui donne des informations détaillées sur l'application de bon nombre des méthodes générales.

Monographies générales. La Pharmacopée compte un certain nombre de monographies générales couvrant des classes de substances ou préparations, ou des types de formes pharmaceutiques. Dans la 3e Edition, le champ d'application de la plupart des monographies générales se limitait aux substances et préparations faisant l'objet d'une monographie spécifique dans la Pharmacopée. Avec l'entrée en vigueur de la 4e Edition, cette situation va changer et les monographies générales s'appliqueront désormais à toutes les substances ou préparations couvertes par la rubrique Définition de ces monographies générales, sauf limitation expresse (en préambule) de leur champ d'application, par exemple aux substances et préparations faisant l'objet d'une monographie spécifique de la Pharmacopée.

Au cours de la 3e Edition, un certain nombre de monographies générales ont été introduites dans la Pharmacopée, et la 4e Edition comporte entre autres une nouvelle monographie générale *Substances pour usage pharmaceutique (2034),* dont les dispositions affectent un grand nombre de monographies de substances actives et d'excipients. Dans les précédentes éditions, des renvois aux monographies générales applicables dans chaque cas figuraient dans les monographies spécifiques (par exemple pour les immunosérums, produits radiopharmaceutiques ou vaccins), sans toutefois être systématiques. Avec l'accroissement du nombre de monographies générales, la poursuite de cette pratique aurait rendu ces renvois excessivement lourds. Par ailleurs, l'applicabilité de certaines monographies générales dépend du procédé de production utilisé, point sur lequel la Commission ne dispose pas toujours d'informations complètes, de sorte que les renvois aux monographies générales seraient très vraisemblablement imparfaits. Dans ces conditions, la Commission a décidé de supprimer la quasi totalité des renvois aux monographies générales, en prévoyant une exception pour les cas où une clarification est nécessaire sur l'applicabilité d'une monographie générale. Pour aider les utilisateurs à identifier les monographies générales auxquelles ils doivent se référer, une liste en est donnée en pages de garde de la 4e Edition et de ses addendums, et un message d'avertissement remplit la même fonction dans les versions électroniques. Il est donc essentiel, pour l'utilisateur, de se familiariser avec cette liste et les monographies concernées avant d'utiliser les monographies spécifiques de substances ou préparations.

Un problème particulier se pose quant à l'application de la monographie générale *Produits comportant un risque de transmission d'agents d'encéphalopathies spongiformes animales (1483).* Dans la 3e Edition, plusieurs monographies de substances concernées contenaient un renvoi à cette monographie générale, mais ces renvois n'étaient pas exhaustifs et il n'est pas facile d'identifier toutes les substances concernées sans connaissance complète de leur voie de préparation ou de synthèse. Par ailleurs, la monographie générale est également applicable aux substances utilisées en cours de fabrication mais non couvertes par une monographie spécifique. La décision a donc été prise de supprimer tous les renvois existants et, pour aider les utilisateurs à identifier les substances relevant potentiellement de cette monographie générale, d'établir une liste des substances concernées ou susceptibles de l'être. Cette liste est publiée pour information dans *Pharmeuropa* et consultable sur le site web de la DEQM (http://www.pheur.org). Il est à noter qu'elle n'est *pas exhaustive* et qu'il relève de la responsabilité de l'utilisateur de vérifier si une substance donnée, même non citée dans la liste, entre dans le champ d'application de la monographie générale.

Expérimentation animale. Conformément à la *Convention européenne sur la protection des animaux vertébrés utilisés à des fins expérimentales ou à d'autre fins scientifiques (1986),* la Commission s'est engagée dans la voie de la réduction de l'emploi d'animaux dans les essais de pharmacopée, chaque fois que possible, et elle encourage tous ceux qui contribuent à ses travaux à chercher des méthodes alternatives ne nécessitant pas l'emploi d'animaux. La Commission adopte des méthodes alternatives ou modifiées dès lors qu'il est démontré qu'elles assurent un contrôle suffisant aux fins de la Pharmacopée.

Hydrates. Avec la publication de la 4e Edition, la politique appliquée en matière de titre des monographies de formes hydratées a changé. Dans toutes les monographies publiées pour la première fois dans la 4e Edition, le degré d'hydratation sera (le cas échéant) indiqué dans le titre. Dans les éditions précédentes, la politique suivie était de n'indiquer le degré d'hydratation que lorsqu'il existait plusieurs formes hydratées. Si des monographies sont publiées sur la forme anhydre et sur une forme hydratée d'une substance, le mot « anhydre » figurera dans le titre de la monographie de la forme concernée. Pour éviter d'imposer inutilement aux fabricants la lourde charge d'un ré-étiquetage des produits, entre autres, il a été décidé de ne pas appliquer rétroactivement cette politique aux monographies déjà publiées, à moins qu'il n'y ait des raisons de penser qu'une telle mesure est justifiée par des considérations de santé publique, notamment vis-à-vis de la sécurité lorsque la substance contient une importante quantité d'eau.

Substances chirales. Les monographies de substances chirales décrivant un énantiomère particulier comportent un essai destiné à confirmer la pureté énantiomérique, généralement par mesure du pouvoir rotatoire. Les monographies décrivant des racémates sont, de ce point de vue, hétérogènes en raison des changements de politique successifs qu'a connu la 3e Edition. Les plus anciennes ne comportent pas systématiquement d'essai visant à démontrer le caractère racémique. Au cours de la 3e Edition, des essais de confirmation du caractère racémique par mesure du pouvoir rotatoire ont été introduits dans toutes les monographies nouvelles et révisées de racémates. Lorsqu'il s'est avéré que ces essais, même associés à des limites étroites autour de la rotation nulle, étaient souvent insuffisamment discriminants en raison du faible pouvoir rotatoire spécifique des énantiomères, la Commission a infléchi sa politique. Aujourd'hui, des essais de confirmation du caractère racémique par mesure du pouvoir rotatoire ne sont introduits que lorsque l'on dispose d'informations sur le pouvoir rotatoire spécifique des énantiomères montrant que l'essai sera discriminant en termes de pureté énantiomérique. Si d'autres techniques, telles que le dichroïsme circulaire, permettent d'atteindre l'objectif recherché, elles seront prescrites à la place de la mesure du pouvoir rotatoire.

Polymorphisme. Lorsqu'une substance est susceptible de présenter un polymorphisme, ceci est habituellement indiqué sous Caractères. En règle générale, les monographies ne spécifient pas de forme cristalline particulière. Il peut toutefois arriver, à titre exceptionnel, qu'une monographie porte spécifiquement sur une forme cristalline donnée, et contienne par exemple une identification par spectrophotométrie d'absorption dans l'infrarouge où il est spécifié que le spectre doit être enregistré avec la substance à l'état solide, sans recristallisation, la substance chimique de référence (SCR) fournie étant alors de la forme cristalline voulue. Néanmoins, même pour des substances ne relevant pas de ces cas exceptionnels, il est parfois nécessaire, pour leur utilisation dans certaines formes pharmaceutiques, que le fabricant emploie une forme cristalline particulière. L'indication figurant sous Caractères a pour objectif d'alerter les utilisateurs sur la nécessité d'évaluer cet aspect lors du développement d'une forme pharmaceutique. Il convient de consulter également à cet égard la monographie générale *Substances pour usage pharmaceutique (2034)*.

Spécificité des dosages. Dans l'élaboration des monographies de substances chimiques, l'approche généralement recommandée par la Commission est de contrôler la pureté par une section Essai bien conçue plutôt que par un dosage spécifique de l'entité active. C'est donc l'ensemble des exigences de la monographie qui permet de vérifier que le produit est de qualité adéquate.

Impuretés. A la fin de nombreuses monographies, notamment celles publiées récemment, figure une liste des impuretés connues ou potentielles dont il a été démontré qu'elles sont contrôlées par les essais. Les impuretés connues sont celles dont la présence a été constatée dans des lots de la substance en question ; les impuretés potentielles sont celles que l'on pourrait s'attendre à trouver au vu du procédé de fabrication, mais dont la présence n'a pas été constatée dans les lots lors de l'élaboration de la monographie. Cette liste est destinée à faciliter l'emploi de la monographie, notamment dans le cadre de la procédure d'autorisation de mise sur le marché des médicaments (voir *Impurities in new drug substances*, guideline tripartite ICH, mai 1995, et ses révisions ultérieures). Le profil d'impuretés d'une substance obtenue par un procédé de fabrication donné peut être comparé à la liste afin d'établir si la monographie permet un contrôle suffisant. La Commission entend, chaque fois que possible, introduire de telles listes lors de l'élaboration de nouvelles monographies et de la révision de monographies existantes.

Sauf lorsque l'application de la monographie l'exige, auquel cas le nom de l'impureté est suivi de la mention « SCR », les impuretés ne sont pas fournies comme substances de référence ni ne peuvent être mises à disposition à des fins expérimentales.

Solvants résiduels. Les exigences relatives aux solvants résiduels figurent dans la monographie générale *Substances pour usage pharmaceutique (2034)* ainsi que dans les chapitres généraux *2.4.24. Identification et contrôle des solvants résiduels* et *5.4. Solvants résiduels*. L'ensemble des substances actives et excipients doivent donc faire l'objet d'un contrôle approprié des solvants résiduels, même lorsqu'il n'est pas spécifié d'essai dans la monographie spécifique. Les exigences ont été harmonisées avec celles du guideline ICH applicable en la matière.

Matériels de référence. Lorsque l'application d'une monographie le nécessite, des matériels de référence sont établis et mis à disposition des utilisateurs. Ces matériels de référence sont choisis pour leur aptitude à l'usage qui en est spécifié dans la monographie, et ne sont pas nécessairement adaptés à d'autres emplois. Les informations nécessaires à leur bon usage (par exemple la teneur déclarée) sont fournies, mais il n'est pas délivré de certificat d'analyse complet, qui ne présenterait pas d'utilité pour l'utilisation prescrite. Il n'est pas non plus fixé de date de péremption, les matériels de référence faisant l'objet d'un monitorage régulier visant à vérifier qu'ils sont toujours aptes à l'emploi. Lorsqu'une valeur assignée est indiquée pour un attribut donné (par exemple la teneur chimique), l'incertitude associée à cette valeur n'est pas précisée. Les matériels de référence sont en effet fournis pour permettre à l'analyste de déterminer la conformité ou non conformité à une monographie, et il n'y a pas lieu de prendre en compte l'incertitude sur la valeur assignée pour juger de la conformité, car elle est déjà intégrée dans les limites spécifiées.

Dispositifs médicaux. La Pharmacopée a toujours contenu, dans toutes ses éditions, des monographies concernant des articles considérés comme dispositifs médicaux. Il existe désormais, pour les Etats membres de l'Union Européenne, une Directive (93/42/CEE) instituant un cadre unifié pour la normalisation des dispositifs médicaux. Suite à un accord entre les différentes parties concernées, la Commission a décidé que les monographies de dispositifs médicaux seraient supprimées dès que les normes prévues par la Directive auraient été élaborées. Les spécifications de la section relative aux récipients seront soit modifiées soit supprimées au vu des futures normes élaborées dans le cadre de la Directive. Les monographies relatives aux fils chirurgicaux sont maintenues dans la Pharmacopée mais ont été modifiées pour mise en conformité avec les dispositions de la Directive. Elles sont désormais assimilées à des normes du type prévu par la Directive. Cette adaptation a entraîné la suppression de certaines monographies traitant de types spécifiques de fils chirurgicaux, en faveur d'une approche plus globale.

Préparations homéopathiques. Une monographie générale sur les préparations homéopathiques figure dans la Pharmacopée depuis la 2e Edition. Des monographies sur les substances utilisées pour les préparations homéopathiques sont publiées dans la 4e Edition et d'autres monographies sont en préparation. Tous ces textes sont maintenant regroupés dans une section séparée. Il est entendu que lorsque la même substance est utilisée pour des préparations homéopathiques et pour d'autres préparations, la monographie dans le corps principal de la Pharmacopée s'applique.

Brevets. La description dans la Pharmacopée d'un produit sous brevet ne confère en aucun cas à des tiers autres que le titulaire du brevet le droit d'exploiter ce brevet.

Espèces protégées. Certaines monographies, notamment sur les drogues végétales, peuvent décrire des substances obtenues à partir d'espèces protégées. L'inclusion de ces monographies ne porte pas préjudice aux dispositions visant la protection de ces espèces par le droit national et international.

PROCÉDURE DE CERTIFICATION

Une procédure de certification de conformité, visant à établir que la pureté d'une substance provenant d'une source donnée est convenablement contrôlée par la monographie correspondante, a été instituée pour faciliter l'emploi des monographies dans le cadre des demandes d'autorisation de mise sur le marché [voir Résolution AP-CSP (99) 4 du Comité de Santé Publique (Accord partiel) ou toute révision ultérieure, disponible auprès de la DEQM et sur son site web]. Cette procédure a récemment été étendue à la certification relative au risque lié aux encéphalopathies spongiformes animales (EST). Elle conduit à la délivrance de certificats sur la base des monographies publiées. Des informations détaillées sur le déroulement de la procédure peuvent être obtenues auprès du Secrétariat ou sur le site web de la DEQM (http://www.pheur.org). Une liste des certificats délivrés est publiée dans *Pharmeuropa* et sur le site web de la DEQM.

PUBLICATIONS

La **Pharmacopée Européenne** est publiée en langue française et anglaise sous la forme d'un ouvrage relié complété par trois addendums annuels, ainsi que d'un CD-ROM.

Pharmeuropa, le forum de la Pharmacopée Européenne, est publié quatre fois par an et constitue un outil pour l'élaboration des monographies et un moyen d'information sur la Pharmacopée et des sujets connexes. Il est diffusé sur abonnement par la DEQM.

Le **site web** de la DEQM (http://www.pheur.org) fournit des informations sur les activités de la Pharmacopée Européenne et de nombreux autres aspects.

Mise en application. La date d'entrée en vigueur des monographies est fixée, sur recommandation de la Commission, par voie de Résolution du Comité de Santé Publique (Accord partiel) du Conseil de l'Europe. Cette date suit généralement la publication de 6 mois environ. Lorsqu'une monographie doit entrer en application avant la prochaine date prévue pour la publication de la Pharmacopée ou d'un addendum, une Résolution du Comité de Santé Publique reprend dans son intégralité le texte à mettre en application, qui est également publié pour information dans *Pharmeuropa* ainsi que sur le site web de la DEQM.

Programme de révision. Les monographies et autres textes de la Pharmacopée sont révisés chaque fois que nécessaire sur décision de la Commission. Les propositions de révision sont publiées dans *Pharmeuropa*.

HARMONISATION INTERNATIONALE

La Pharmacopée Européenne s'est engagée, avec la Pharmacopée Japonaise et l'United States Pharmacopeia, dans un processus d'harmonisation conduit au sein d'une structure informelle, le Groupe de Discussion des Pharmacopées (PDG). Ces activités sont coordonnées avec celles de l'*International Conference on Harmonisation* (ICH). Des informations sur le statut des textes harmonisés figurent dans le chapitre *5.8*. Les chapitres généraux harmonisés comportent une mention préliminaire signalant l'interchangeabilité des textes des trois pharmacopées.

III. COMMISSION EUROPÉENNE DE PHARMACOPÉE

COMPOSITION DE LA COMMISSION, LISTE DES EXPERTS ET DU SECRÉTARIAT AU 28 FÉVRIER 2001

Président : Derek H. CALAM **Vice-Présidents :** Henning G. KRISTENSEN - Alexandra TSOKA

MEMBRES DE LA COMMISSION

Allemagne	S. EBEL Dietrich KRÜGER D. SCHNÄDELBACH
Autriche	Kristof LISZKA Ernst LUSZCZAK Andreas MAYRHOFER
Belgique	Luc ANGENOT Jos HOOGMARTENS Paule JACQMAIN
Bosnie-Herzégovine	A. MEHMEDAGIC
Chypre	E. KKOLOS
Croatie	Dragica BEGIC I. STARESINIC-SERNHORST L. STEFANINI ORESIC
Danemark	Kirsten BRØNNUM-HANSEN Per HELBOE
Espagne	A. VARDULAKI
Finlande	Kristiina JÄRVINEN Kaarina SINIVUO Liisa TURAKKA
France	Jean-Paul FOURNIER An LE Alain NICOLAS
Grèce	Michael A. KOUPPARIS S. PHILIANOS Alexandra TSOKA
Hongrie	Hilda KÖSZEGI-SZALAI Jozsef J. LIPTAK
Irlande	T.A. McGUINN Michael MORRIS Joan O'RIORDAN
Islande	G. BALDURSDOTTIR I.J. PETERSEN
Italie	M. CIGNITTI Anna FARINA Graziella OREFICI
Luxembourg	Jacqueline GENOUX-HAMES
Norvège	Gunhild BRUGAARD Valborg HOLTEN Randi WINSNES
Pays-Bas	Dries DE KASTE J.W. DORPEMA Pieter H. VREE
Portugal	J.M. CORREIA NEVES SOUSA LOBO Rui MORGADO
Rép. Tchèque	Jiri PORTYCH M. TRAVNICKOVA
Royaume-Uni	John A. GOLDSMITH R.C. HUTTON J. M. MIDGLEY
Slovaquie	N. CHALABALA Ruzena MARTINCOVA J. SLANY
Slovénie	Martina CVELBAR E. TOMAZIN
Suède	Marianne EK Ingvar SJÖHOLM S. Jorgen VESSMAN

Suisse	Heiner LUDWIG Ulrich SALZMANN Silvia WEBER BRUNNER	Turquie	Orhan CANBOLAT Enver IZGÜ
« ex-Rép. Yougoslave de Macédoine »	N. POPOSKI Angel SIMOV	Commission Européenne EMEA	Maurice ROBERT Steven FAIRCHILD

MEMBRES SUPPLÉANTS

Allemagne	Gerhard FRANZ Rainer MOHR M. SCHWANIG
Autriche	J. KURZ Josef TRENKER
Belgique	Jacques DE BEER Luc DELATTRE A.J. VLIETINCK
Danemark	D. MANNION A.M. SØRENSEN Lene THOMSEN
Finlande	N. SEVON
France	Thierry BOURQUIN Hendrick Jan DE JONG Corinne SAINT-REQUIER
Hongrie	Tamas L. PAÀL Ilona TÖRÖK
Italie	Massimo DI MUZIO A. MACRI Loredana NICOLETTI
Luxembourg	M. BACKES-LIES Jean-Louis ROBERT
Pays-Bas	Ellen DE ROOIJ-LAMME Peter M.J.M. JONGEN Jan-Anton NORDER
Royaume-Uni	Aileen M.T. LEE Marie L. RABOUHANS M. I. ROBERTSON
Slovaquie	Daniel GRANCAI Jan LUCANSKY Ladislav SOVIK
Slovénie	Barbara RAZINGER-MIHOVEC
Suède	Christina GRAFFNER
Suisse	Eugen WACHBERGER

LISTE DES EXPERTS DÉSIGNÉS PAR LES AUTORITÉS NATIONALES POUR PARTICIPER AUX TRAVAUX DE LA PHARMACOPÉE EUROPÉENNE (GROUPES D'EXPERTS OU CONSULTATION PAR CORRESPONDANCE)

Susan AGERHOLM
Jean-Marc AIACHE
Ferhan AKTAN
Concepcion ALONSO
Rolf Josef ALTERMATT-MÜLLER
H. ALTORFER
Denis AMIOT
Hanspeter AMSTUTZ
Linda ANDERSON
Cyrille ANDRES
Luc ANGENOT
Alejandro Fidel ANGULO
Gunnar ANTONI
Astrid ARBIN
A. ARDIA
Jean-Claude ARGOUD
Wilfried ARZ
Nataliya Nikolaevna ASMOLOVA
Gudjon Atli AUDUNSSON
Teresa AZCONA LLANEZA
Elizabeth Ann BAKER
Kemal Husnu Can BASER
Michel BAUER
D. BAYLOCQ-FERRIER
Alain BAYOL
Gerhard BECK
L. BELLENTANI
L.R. BERKENBOSCH
A. BERTOCCHI
J. BERTRAM
S. BESSET
P. BIANCHINI
P. BILLOT
J.-P. BINDER
Hanno BINDER
Anette BJERREGAARD
W. BLACKSTOCK
M. BLANCO

M. BLOCH
Giovanni BOCCARDI
Jean-Luc BOISSONNAT
Shirley BOLIS
José BONNARD
Charlotte BORENSZTEJN
Ben BORSJE
Thierry BOURQUIN
Bernard BOUYSSIERE
B. BRAKE
Bernard BRANCQ
Harald BREIVIK
Per O. BREMER
Einar BREVIK
T. BRINGHAMMAR
A.F. BRISTOW
Kirsten BRØNNUM-HANSEN
Lukas BRUCKNER
Ivan BUBEN
Volker BÜHLER
A. BULT
G. BUNIVA
Malcolm BURGE
Roger BURGENER
Patrizia BUSI
Derek H. CALAM
Kandemir CANEFE
Salvador CANIGUERAL FOLCARA
J. CAPORAL
Gunnar CARLIN
S. CAROLI
Eva CASTREN
J.P. CAUDRON
Rosa M. CEPEDA CASARES
Vivienne CHRIST
Christian-Peter CHRISTIANSEN
J.M. CIURANA I GAY
G. COLLI
Pierre-Albert COMPAGNON
Angel CONCHEIRO NINE
Marina COTTA RAMUSINO
Philippe COURTIADE
Edgard CRAENHALS
Duncan CRAIG
Jacques CROMMEN
Martina CVELBAR
Jacques Christian DARBORD
R. DAS
A.G. DAVIDSON
Alan L. DAVISON
Jacques DE BEER
Leo DE GALAN
Hendrick Jan DE JONG
Dries DE KASTE
Carmen DE LA MORENA CRIADO
A. DE PASQUALE
Renaud Kiesgen DE RICHTER
Ellen DE ROOIJ-LAMME
Luc DELATTRE
Reto DELLA CASA
Paolo DELLAVEDOVA
Angelo DELMIGLIO
Joseph DEMEESTER
Jan DEN HARTIGH
DEQUATRE
Massimo DI MUZIO
José Carlos DIEZ-MASA
Roland DOBBELAER
É. DOELKER
Milada DOLEZALOVA
Thomas DOLL
Jeanne DONY-CROTTEUX
J.W. DORPEMA
Maria Helena DOS ANJOS RODRIGUES AMARAL
A. DRAKE
H. DREISMANN
G. DUGO
S. EBEL
A. ECKLE
Kurt EGER
Erling EHRIN
Marianne EK
Mohamed EL HAJJI
Jean-Pierre ETCHEGARAY
Øystein EVENSEN
B. EVERETT
Brigitte EVRARD
José Luis FABREGAS
H.H. FAHRENKROG
Charles J. FALLAIS
Albert FARRUGIA
Jocelyne FAVET
Gemma L.M. FEENSTRA-BIELDERS
Peter FEIGENWINTER
A .F. FELL
Rainer FENDT
Ton FÖRCH
L. FOSSE
Isabelle FOURASTÉ
Jean-Paul FOURNIER
Bruno FRANK
Gerhard FRANZ
Florence FUCHS
Hans Hagen FÜLDNER

I.G.S. FURMINGER
C. GALEFFI
M. GALLIANO RASPINO
David GANDERTON
Andreas GARDI
Jesus GARICANO AISA
Didier GARONNAT
A. GAZZANIGA
Nicole GIBELIN
Michel GIRARD
R. GLÜCK
Chris T. GODDARD
John A. GOLDSMITH
Juan Francisco GOMEZ BEJERANO
Christina GRAFFNER
Marta GRANSTRÖM
Norbert GREIDZIAK
E. GRIFFITHS
Gerhard GROHMANN
Kerstin GRÖNINGSSON
Peter GRONSKI
J.L. GROSSIORD
Emanuel GUADAGNINO
G. GUALANDI
GUERIS
J.P. GUIMBARD
Michèle GUITTET
Sylvie GUYOMARD-DEVANLAY
Klaus HABERER
Véronique HAHN
Lilian HAMILTON
Margit HANDLOS
M. HANOCQ
Steen Honoré HANSEN
P. HARGREAVES
Goetz HARNISCHFEGER
Vassiliki HARTOFYLAX
H. HÄUSLER
Karl Heinz HAUSMANN
Ingrid HEGGER
Per HELBOE
Irmtraud HELD
Keith HELLIWELL
P. HENRYS
Jaakko-Juhani HIMBERG
H. HINDRIKS
B. HINSCH
Patrick HOET
Rikke HOFF-JØRGENSEN
Per HOLMQVIST
Valborg HOLTEN
Jos HOOGMARTENS
Philippe HUBERT
Lars J. HUSAGER
Stefania ICART
H. IGEL
G. IRMSCHER
Juan Pedro ITURRALDE PARDO
E. IZEBOUD
Enver IZGÜ
Fatih IZGÜ
Kristiina JÄRVINEN
R. JEE
Jana JERABKOVA
C. JERSCH
Edgar JOHN
Maxwell C.R. JOHNSON
Peter M.J.M. JONGEN
Juan Ignacio JORQUERA
Thomas W. JUNGI
Bo KARLEN
Jan KARLSEN
T. KARTNIG
KÄSEBORN
Jean Michel KAUFMANN
Ernst KELLER
Lawrence KELLY
B. KHEMIS
Marylène KOBISCH
Günter KOCH
C.P.F. KONING
B. KÖPPEL
Franciscus Gerardus KORSE
Hilda KÖSZEGI-SZALAI
Katjusa KREFT
O. KRIECH
Henning G. KRISTENSEN
Burt H. KROES
M. KROON
A. KRSTULOVIC
Dietrich KRÜGER
Michael KRÜGER
T. KRUSIUS
Harry V. KUPPERS
Tapani KURONEN
F. LA TORRE
LÄÄKELAITOS
Marijke LAMBERT
Frans W. LANGKILDE
Mervi LANKINEN
Christophe LAROCHE
Annie LASSERRE
John LAVDIOTIS
Aileen M.T. LEE

Kenneth J. LEIPER
P.N. LELIE
Ulla LENNMARKER
Herman H. LENSING
Franck LEVEILLER
J. LIMBERG
Gerd LINDGREN
Silvano LONARDI
Esperanza LOPEZ
C. LORTEAU-SOURGEN
Heiner LUDWIG
M. MAFTOUH
Antonio MANES
Warren C. MANN
F. MAQUIN
B. MARIE
Ana Maria MARQUES GONCALVES
Ramon MARTINEZ PACHECO
D.L. MASSART
J.H.A. MATHÔT
Andreas MAYRHOFER
B. MAZIERE
H.P. MERKLE
K.H. MEYER
Geerd J. MEYER
Jacques MICHAUD
John M. MIDGLEY
Catherine MINTY
A.C. MOFFAT
M. MOLLER CHRISTENSEN
B. MONEGIER DU SORBIER
L. MONTANARI
Vicente MONTEJO DE GARCINI
Patrick MONTENOISE
Manfred MOOS
J. MOREL
Laurence MOUILLOT
B.W. MÜLLER
Hartwig MÜLLER
Michael MUTZ
Pascale NABET
A. NAGELL
Philip S. NEWLANDS
Ian David NEWTON
Robin A.J. NICHOLAS
Steven C. NICHOLS
Alain NICOLAS
Loredana NICOLETTI
M. NIEDER
Per NILSSON
Stephan NITSCHE
J.M. NIVET
J. NORWIG
Ningur NOYANALPAN
C.M. NÜBLING
Patrick J. O'CONNOR
Joan O'RIORDAN
Edgar OHST
Bo OLSSON
Graziella OREFICI
Maria ORLANDO
Hans Peter OTTIGER
M. OTTNAD
Carsten OVERBALLE-PETERSEN
Gijs M. OVERVLIET
Kare ØYDVIN
J. OZOLINS
Tamas L. PAÀL
A. PADILLA
PAN XUE TIAN
Geoff PARKIN
Berit Smestad PAULSEN
Jiri L. PAVEL
B. PEDERSEN
Poul Steen PEDERSEN
M. PEDRANI
Guiseppe PELLICIA
Maurice PENSAERT
Michel PÉPIN
J.M. PERSON
P. PETRIN
L. PEYRON
S. PHILIANOS
Geoffrey F. PHILLIPS
C. PICARD
Roger D. PICKETT
Gülhan PILLI
Hélène PLACE
M. PLANCHON
Wolfgang POHLER
Gilles PONCHEL
Stephen POOLE
Poly POPOVA
Esperanza PORQUERAS ALCUBILLA
Gisèle PORTIER
Juhani POSTI
Roberto POZZI
PRILLEUX
Martin PUNZENGRUBER
Ain RAAL
J. RABIANT
Marie L. RABOUHANS
Alain RAGON
Adriano RAMELLO

Gerhard RAUCH
H.H.T. RAYMAKERS
G. REBER
A. REGOLA
Franz REIGEL
Ascensao Maria RIBEIRO CAMPOS FARINHA
M. RICHTER
Jean-Louis ROBERT
J. ROBERTSON
Yves ROCHÉ
A. RODRIGUEZ
Eugène ROETS
Gabriela ROHR
Christopher G. ROLLS
Véronique ROSILIO
Richard RÖSSLER
Ales ROTAR
Maria-Sol RUIZ
Jordi RUIZ COMBALIA
Michael SAENGER
Corinne SAINT-REQUIER
Piero A. SALVADORI
A.M. SALVATI VACCARI
G. SAMES
Eva SANDBERG
Antonio SANTORO
Ivan SANTOS
Olivier SASLAWSKI
T.A.B. SAUNDERS
Magali SAUTEL
Gabriele SCHÄFFNER
J.J.C. SCHEFFER
Jeannot SCHELCHER
E. SCHLÄFLI
Stephan SCHMIDT
Anne-Christine SCHMIDT-MELBYE
D. SCHNÄDELBACH
M. SCHNEIDER
Theres SCHNEIDER
Michel SCHOENTJES
Urszula SCHÖNHAUSEN
Jürg SCHRANK
D. SCHULZ
Volker SCHULZE
M. SCHWANIG
Julie A. SEATON
Gerhard SEIPKE
Rainer SEITZ
G. SEKULES
C. SESSA
Hanfried SEYFARTH
Ekrem SEZIK
Angel SIMOV
Kaarina SINIVUO
L. SIRET
Carl Einar SJØGREN
Ingvar SJÖHOLM
Wenche SKARE
Graham G. SKELLERN
Mikael SKOOG
Roland Joe SMITH
R.M. SMITH
Terry SNAPE
A.M. SØRENSEN
Elli SOULI
Robert SOUSSAIN
Ewald SPINGLER
Jurg STALDER
Roland STERN
O. STICHER
Riccardo STRADI
Borut STRUKELJ
Rainer SUCHI
Janet SUKER
Erika SUNDSTRÖM
Maryse SURGOT
Karl Gustav SVENSSON
Lennart SVENSSON
L.O. SVENSSON
Pierre-Cyril TCHORELOFF
Stefano TEDESCHI
Michel THEVENIN
Robin C.THORPE
M. TIRU
Maria TOLLIS
Ana Isabel TORRES-SUAREZ
Josef TRENKER
Liisa TURAKKA
Michael TÜRCK
Uros URLEB
Luisa VALVO
Olga VAN BERKEL
F.J. VAN DE VAART
G. VAN DEDEM
Willem G. VAN DER SLUIS
Heim VAN DER VELDE
Cees VAN DER VLIES
H. VAN DOORNE
Hans P. VAN EGMOND
Daniel VAN GYSEGEM
J. VAN NOORDWIJK
Jos F.H. VAN ROMPAY
Erick VANDAMME
Philippe VANNIER

Mario VANNINI
Michel VEILLARD
N. Murti VEMURI
Alfons VERBRUGGEN
S. VERLAINE
Christopher H. VERMAAT
Peep VESKI
S. Jorgen VESSMAN
Philippe VILLATTE
Jean-Claude VINCENT-FALQUET
J.F. VIRET
Eva VITKOVA
A.J. VLIETINCK
Eugen WACHBERGER
M. WAGLER
C. WASTIEL
Karin WATERKAMP
Stephen WATERS
D.G. WATSON
Silvia WEBER BRUNNER
M. WEDA
Eckhard WEICHERT
Volker WESSELY
Larry W. WHITEHOUSE
P. WIERTZ
A.C. WILLIAMS
Elisabeth M. WILLIAMSON
Helena WINDEMANN
Randi WINSNES
Maria WIRZ
Dieter WITTHAUER
Elsbieta WOJTASIK
N. YACOUBI
Giorgio ZANNI
Tatjana B. ZEUGIN
Stephan ZIENTARA
A. ZOLA
V. ZURLETTI

SECRÉTARIAT DE LA COMMISSION EUROPÉENNE DE PHARMACOPÉE

Directeur :

Agnès ARTIGES

Administrateurs scientifiques (secrétariat technique, laboratoire et standardisation biologique) :

Peter CASTLE (secrétaire de la Commission)
John MILLER
Jean-Marc SPIESER
Anne-Sophie BOUIN
Karl Heinz BUCHHEIT
Emmanuelle CHARTON
Arnold DAAS
Marie-Emmanuelle ESPOSITO-FARESE
Brigitte JACQUEL
Dankward JÄKEL
Andrea LODI
Agnès MATHIEU
Isabelle MERCIER
Catherine MILNE
Ellen PEL
Guy RAUTMANN
Ulrich ROSE
Monica SORINAS-JIMENO
Sylvie THOLOMIER

Publication :

Claude COUNE
Catherine BERENS
Hans-Joachim BIGALKE
Lynne HENDERSON
Alice ITAGAKI
Valérie MEAU
Catherine NICOLAS
Paul WELLS

Certification :

Corinne POUGET
Susanne BAHRKE
Hélène BRUGUERA
François-Xavier LERY
Andrew McMATH
Pascale POUKENS-RENWART

Assurance Qualité :

Vincent EGLOFF
Pierre LEVEAU

Traduction :

Michelle BACQUE
Benoît BERNARD
Sandra FROMWEILER
Rex HUISH

Relations publiques :

Caroline LARSEN-LE TARNEC

IV. CONTENU DE LA 4^E ÉDITION

Pour l'information de l'utilisateur, les listes ci-après regroupent les titres :

- des nouveaux textes (monographies et méthodes générales) de la Pharmacopée, ajoutés aux textes existants à l'occasion de la publication de la 4e édition,
- des textes dont le titre a été modifié soit dans la 3e édition soit pour la 4e édition,
- des textes (monographies et chapitres généraux) qui ont été supprimés de la Pharmacopée au cours de la 3e édition ou en seront supprimés lors de la mise en application de la 4e édition.

Pour les besoins de la 4e édition, tous les textes sont considérés comme ayant été techniquement révisés. Pour les textes ayant fait l'objet d'une révision technique importante, un commentaire est publié dans Pharmeuropa.

NOUVEAUX TEXTES INCLUS DANS LA 4e ÉDITION

Chapitres généraux

2.2.48. Spectrométrie Raman

2.2.49. Viscosité - méthode du viscosimètre à chute de bille

2.2.54. Focalisation isoélectrique

2.6.22. Facteurs de coagulation activés

2.7.16. Titrage de l'activité du vaccin coquelucheux acellulaire

2.7.17. Titrage de l'antithrombine III humaine

2.7.18. Dosage du facteur II de coagulation humain

2.7.19. Dosage du facteur X de coagulation humain

2.7.20. Titrage de l'activité *in vivo* du vaccin poliomyélitique inactivé

2.8.15. Indice d'amertume

2.8.16. Résidu sec des extraits

2.8.17. Perte à la dessiccation des extraits

3.1.15. Poly(téréphtalate d'éthylène) pour récipients pour préparations à usage non parentéral

5.8. Harmonisation des pharmacopées

Monographies générales

Substances pour usage pharmaceutique (2034)

Monographies générales de formes pharmaceutiques

Préparations vétérinaires liquides pour application cutanée (1808)

Monographies

Acamprosate calcique (1585)

Adipique (acide) (1586)

Aigremoine (1587)

Aluminium (phosphate d') hydraté (1598)

Angélique (racine d') (1857)

Ascorbate sodique (1791)

Azapérone pour usage vétérinaire (1708)

Baume de Tolu (1596)

Benfluorex (chlorhydrate de) (1601)

Bouillon blanc (fleur de) (1853)

Bugrane (racine de) (1879)

Cannelier dit de Ceylan (feuille de) (huile essentielle de) (1608)

Carbachol (1971)

Carbone (monoxyde (^{15}O) de) (1607)

Carisoprodol (1689)

Cétyle (palmitate de) (1906)

Chélidoine (1861)

Chêne (écorce de) (1887)

Chitosan (chlorhydrate de) (1774)

Citronnelle (huile essentielle de) (1609)

Diosmine (1611)

Doxylamine (hydrogénosuccinate de) (1589)

Eau hautement purifiée (1927)

Edétique (acide) (1612)

Epirubicine (chlorhydrate d') (1590)

Estradiol (valérate d') (1614)

Ethacridine (lactate d') monohydraté (1591)

Finastéride (1615)

Flupentixol (dichlorhydrate de) (1693)

Frêne (feuille de) (1600)

Gentiane (teinture de) (1870)

Ginkgo (feuille de) (1828)

Guimauve (feuille de) (1856)

Halofantrine (chlorhydrate d') (1979)

Heptaminol (chlorhydrate d') (1980)

Hydroxycarbamide (1616)

Hymécromone (1786)

Insuline bovine (1637)

Insuline porcine (1638)

Isoflurane (1673)

Karkadé (1623)

Kétotifène (hydrogénofumarate de) (1592)

(*S*)- Lactique (acide) (1771)

Lévamisole pour usage vétérinaire (1728)

Lévofolinate calcique pentahydraté (1606)

Lobéline (chlorhydrate de) (1988)

Macrogol (oléate de) (1618)

Magnésium (pidolate de) (1619)

Mégestrol (acétate de) (1593)

Ményanthe (1605)

Mestérolone (1730)

L- Méthionine ([^{11}C]méthyl) (solution injectable de) (1617)

Myrrhe (teinture de) (1877)

Myrtille (fruit frais de) (1602)

Myrtille (fruit sec de) (1588)

Naftidrofuryl (oxalate acide de) (1594)

Orange amère (épicarpe et mésocarpe d') (1603)

Orange amère (épicarpe et de mésocarpe d'), teinture d' (1604)

Oranger amer (fleur d') (1810)

Orphénadrine (chlorhydrate d') (1760)

Orphénadrine (citrate d') (1759)

Oxygène (^{15}O) (1620)

Pensée sauvage (parties aériennes fleuries de) (1855)

Pentoxyvérine (hydrogénocitrate de) (1621)

Pirenzépine (dichlorhydrate de) monohydraté (2001)

Plasma humain (mélange de) traité pour viro-inactivation (1646)

Poly(acétate de vinyle) (1962)

Poly(alcool vinylique) (1961)

Sodium ((*S*)-lactate de), solution de (2033)

Sodium (nitrite de) (1996)

Sodium (perborate de) hydraté (1997)

Solidage (1892)

Sotalol (chlorhydrate de) (2004)

Tétrazépam (1738)

Thiomersal (1625)

Tormentille (teinture de) (1895)

Tramazoline (chlorhydrate de) monohydraté (1597)

Trichloracétique (acide) (1967)

Trihexyphénidyle (chlorhydrate de) (1626)

Trimétazidine (dichlorhydrate de) (1741)

Vaccin coquelucheux (adsorbé, co-purifié, acellulaire) (1595)

Monographies sur l'homéopathie

Homéopathie - Introduction de la section

Arsénieux (anhydride) pour préparations homéopathiques (1599)

Cuivre pour préparations homéopathiques (1610)

Potassium (sulfate de) pour préparations homéopathiques (1622)

Safran pour préparations homéopathiques (1624)

TEXTES DONT LE TITRE A ÉTÉ MODIFIÉ SOIT DANS LA 3e ÉDITION SOIT POUR LA QUATRIÉME EDITION

Chapitres généraux

2.4.22. Huiles étrangères dans les huiles grasses par chromatographie en phase gazeuse, devient : 2.4.22. Composition en acides gras par chromatographie en phase gazeuse

2.5.12. Dosage de l'eau, devient : 2.5.12. Semi-microdosage de l'eau

2.5.32. Microdosage de l'eau - titrage coulométrique, devient : 2.5.32. Microdosage de l'eau

2.9.17. Volume extractible, devient : 2.9.17. Essai du volume extractible pour les préparations parentérales

3.1.1. Matériaux à base de poly(chlorure de vinyle) plastifié pour récipients destinés à contenir les solutions aqueuses... devient : 3.1.14.

3.1.2. Matériaux à base de poly(chlorure de vinyle) plastifié pour tubulures... devient : 3.1.1.2.

3.2.7. Récipients en matière plastique destinés au conditionnement des solutés... devient : 3.2.2.1.

3.2.9. Fermetures en caoutchouc pour récipients destinés aux préparations aqueuses pour administration par voie par voie parentérale, devient : 3.2.9. Fermetures en caoutchouc pour récipients destinés aux préparations parentérales aqueuses, aux poudres et aux produits cryodesséchés

5.2.3. Cellules diploïdes utilisées pour la production des vaccins pour usage humain, devient : 5.2.3. Substrats cellulaires utilisés pour la production de vaccins pour usage humain

Monographies générales de formes pharmaceutiques

Liquides pour application cutanée, devient : Préparations liquides pour application cutanée

Liquides pour usage oral, devient : Préparations liquides pour usage oral

Poudres pour application locale, devient : Poudres pour application cutanée

Préparations semi-solides pour application locale, devient : Préparations semi-solides pour application cutanée

Monographies

Air Médical, devient : Air médicinal

Amande (huile d'), devient : Amande (huile d') vierge

Antithrombine III humaine (concentré d') cryodesséché, devient : Antithrombine III humaine (concentré d')

Arachide (huile d'), devient : Arachide (huile d') raffinée

Cisapride, devient : Cisapride monohydraté

Complexe prothrombique humain cryodesséché, devient : Complexe prothrombique humain

Dihydrostreptomycine (sulfate de), devient : Dihydrostreptomycine (sulfate de) pour usage vétérinaire

Facteur VII de coagulation humain cryodesséché, devient : Facteur VII de coagulation humain

Facteur VIII de coagulation humain cryodesséché, devient : Facteur VIII de coagulation humain

Facteur IX de coagulation humain cryodesséché, devient : Facteur IX de coagulation humain

Fenbendazole pour usage vétérinaire, devient : Fenbendazole

Fibrinogène humain cryodesséché, devient : Fibrinogène humain

Fibrinogène humain iodé (^{125}I) cryodesséché, devient : Fibrinogène humain iodé (^{125}I)

Glycérol (monostéarate de) 40-50, devient : Glycérol (monostéarate de) 40-55

Lisinopril (dihydrate de), devient : Lisinopril dihydraté

Macrogol 7 glycérol (cocoate de), devient : Macrogol glycérol (cocoates de)

Magnésium (sulfate de), devient : Magnésium (sulfate de) heptahydraté

Méthylthionine (chlorure de) pour usage externe, devient : Méthylthionine (chlorure de)

Morantel (hydrogénotartrate de), devient : Morantel (hydrogénotartrate de) pour usage vétérinaire

Naloxone (chlorhydrate de), devient : Naloxone (chlorhydrate de) dihydraté

Olive (huile d'), devient : Olive (huile de) vierge

Oxytocine (solution concentrée d'), devient : Oxytocine (solution en vrac d')

Propylèneglycol (monostéarate de) (1143), devient : Propylèneglycol (monopalmitostéarate de) (1469)

Ricin (huile de) devient : Ricin (huile de) vierge

Ricin (huile de) hydrogénée polyoxyéthylénée, devient : Macrogolglycérol (hydroxystéarate de)

Ricin (huile de) polyoxyéthylénée, devient : Macrogolglycérol (ricinoléate de)

Soja (huile de) (0948), devient : Soja (huile de) raffinée (1473)

Solutions pour hémofiltration, devient : Solutions pour hémofiltration et hémodiafiltration

Sorbitol à 70 pour cent (cristallisable), devient : Sorbitol liquide (cristallisable)

Sorbitol à 70 pour cent (non cristallisable), devient : Sorbitol liquide (non cristallisable)

Sulfaméthoxypyridazine, devient : Sulfaméthoxypyridazine pour usage vétérinaire

Vitamine A synthétique (concentrat de) forme hydro-dispersible, devient : Vitamine A synthétique (concentrat de) solubilisat/émulsion

Xylazine (chlorhydrate de), devient : Xylazine (chlorhydrate de) pour usage vétérinaire

Les monographies suivantes ont été fusionnées en une seule monographie « Macrogols » (1444): Macrogol 300, Macrogol 400, Macrogol 1000, Macrogol 1500, Macrogol 3000, Macrogol 4000, Macrogol 6000, Macrogol 20000, Macrogol 35000.

TEXTES SUPPRIMÉS DE LA 3e ÉDITION

Chapitres généraux

2.4.20. Antioxygène dans les huiles grasses

3.1.12. Caoutchouc pour les fermetures de récipients destinés aux préparations parentérales aqueuses, aux poudres et aux produits cryodesséchés

Monographies

Alprénolol (benzoate d') (1066)

Bétanidine (sulfate de) (0374)

Coton hydrophile stérile (0037)

Ethistérone (0142)

Glutéthimide (0613)

Insuline (0276)*

Jusquiame noire (feuille de) (0225)

Jusquiame (poudre titrée de) (0226)

Lanatoside C (0504)

Ouate viscose hydrophile stérile (0035)

Phénacétine (0241)

* remplacée par Insuline bovine (1637) et Insuline porcine (1638)

1. PRESCRIPTIONS GÉNÉRALES

1. PRESCRIPTIONS GÉNÉRALES

1.1. GÉNÉRALITÉS

Les Prescriptions Générales s'appliquent à toutes les monographies et à tous les autres textes de la Pharmacopée Européenne.

Les textes officiels de la Pharmacopée Européenne sont publiés en anglais et en français. Les traductions vers d'autres langues peuvent être préparées par les Etats signataires de la Convention de la Pharmacopée Européenne. En cas de doute ou de litige, seules font autorité les versions anglaise et française.

Dans les textes de la Pharmacopée Européenne, le terme « Pharmacopée » sans qualificatif désigne la Pharmacopée Européenne. L'abréviation officielle indiquant la Pharmacopée Européenne est « Ph. Eur. ».

L'emploi du titre ou du sous-titre d'une monographie implique que la substance, la préparation ou l'article ainsi désigné satisfait aux exigences de la monographie correspondante. Dans les textes de la Pharmacopée, les références aux monographies sont faites en utilisant le titre suivi du numéro de série, le tout étant en *italique*.

Les préparations doivent être conformes pendant toute leur période de validité. Les autres produits faisant l'objet d'une monographie doivent y satisfaire pendant leur durée d'utilisation. La durée de validité qui est attribuée à une préparation donnée et la date à partir de laquelle cette période doit être calculée font l'objet d'une décision de l'Autorité compétente en fonction des résultats expérimentaux d'études sur la stabilité.

Sauf indication contraire dans les Prescriptions Générales ou les monographies, les spécifications des monographies constituent des exigences obligatoires. Les chapitres généraux deviennent d'application obligatoire dès lors qu'une monographie y fait référence sauf si la référence est faite d'une manière qui indique que l'intention est de citer le texte à titre d'information.

Les substances médicamenteuses, les excipients (substances auxiliaires), les préparations pharmaceutiques et les autres produits décrits dans les monographies sont prévus pour un usage en médecine humaine et vétérinaire (à moins d'une restriction explicitement mentionnée pour l'un de ces deux usages) ; ils ne sont de qualité « Pharmacopée » que s'ils sont conformes à toutes les exigences décrites dans les monographies. Ceci n'implique pas qu'il soit obligatoire pour un fabricant d'effectuer l'ensemble des essais de la monographie pour évaluer la conformité à la Pharmacopée avant libération d'un produit. Le fabricant peut également obtenir l'assurance que le produit est de qualité « Pharmacopée » à partir de données obtenues, par exemple, à partir des études de validation du procédé de fabrication et des contrôles en cours de production. La nécessité de satisfaire aux exigences de la Pharmacopée n'exclut donc pas la possibilité de recourir à la libération paramétrique dans certaines situations jugées appropriées par l'Autorité compétente.

Les essais et dosages décrits sont les méthodes officielles à partir desquelles sont établies les normes de la Pharmacopée Européenne. D'autres méthodes d'analyse peuvent être utilisées à des fins de contrôle avec l'accord de l'Autorité compétente, à condition que les méthodes permettent de juger, sans équivoque, que les normes des monographies seraient satisfaites si les méthodes officielles étaient appliquées. En cas de doute ou de litige, seules font autorité les méthodes d'analyse de la Pharmacopée Européenne.

Certaines substances faisant l'objet d'une monographie existent dans des qualités différentes appropriées à des usages divers. Sauf indication contraire dans la monographie, les exigences s'appliquent à toutes les qualités d'une substance. Dans certaines monographies, notamment celles sur les excipients, une liste de propriétés fonctionnelles qui sont importantes pour l'utilisation de la substance peut figurer en annexe à la monographie à titre d'information. Des méthodes pour la détermination d'une ou plusieurs de ces propriétés peuvent figurer dans la monographie, également à titre d'information.

Monographies générales. Les substances et préparations qui font l'objet d'une monographie doivent également être conformes aux monographies générales appropriées qui leur sont applicables. En général, les monographies spécifiques ne comportent pas de renvoi aux monographies générales applicables.

Les monographies générales s'appliquent à toutes les substances et préparations visées par le champ d'application indiqué dans la rubrique Définition de ces monographies générales, sauf si un préambule limite ce champ d'application, par exemple aux substances et préparations faisant l'objet d'une monographie de la Pharmacopée.

Les monographies générales de formes pharmaceutiques s'appliquent à toutes les préparations du type défini. Les exigences ne sont pas nécessairement exhaustives dans le cas donné d'une préparation spécifique et des exigences supplémentaires peuvent être imposées par l'Autorité compétente.

Termes et usages conventionnels. L'expression « Autorité compétente » indique un organisme/établissement national, supranational ou international investi du pouvoir de décision pour le point concerné. Il peut s'agir, par exemple, d'une autorité nationale de pharmacopée, d'une autorité d'autorisation de mise sur le marché ou d'un laboratoire officiel de contrôle.

L'expression « sauf exception justifiée et autorisée » signifie que les exigences doivent être satisfaites à moins qu'une Autorité compétente, après justification, n'autorise une modification ou n'accorde une dispense dans un cas particulier.

Les mentions présentées sous le conditionnel du verbe (« devrait ») sont données à titre d'information ou de conseil.

Dans certaines monographies ou autres textes, les termes « approprié » et « convenable » sont employés pour qualifier un réactif, un microorganisme, une méthode d'essai, etc. Si les critères définissant ces qualificatifs ne figurent pas dans la monographie, le caractère approprié ou convenable du réactif, microorganisme, procédé, etc. utilisé est à démontrer à la satisfaction de l'Autorité compétente.

Méthodes interchangeables. Certains chapitres généraux contiennent une mention indiquant que le texte en question a été harmonisé avec le texte correspondant de la Pharmacopée japonaise et/ou de la Pharmacopée des Etats-Unis et que ces textes sont interchangeables. Ceci implique que, si une substance ou une préparation s'avère satisfaire à une exigence lorsqu'elle est examinée par une méthode interchangeable de l'une de ces pharmacopées, elle satisfait aux exigences de la Pharmacopée Européenne.

1.2. AUTRES DISPOSITIONS S'APPLIQUANT AUX MONOGRAPHIES ET AUX CHAPITRES GÉNÉRAUX

Prises d'essai. Dans les essais comportant des limites numériques et dans les dosages, la quantité prescrite des substances à mettre en œuvre est approximative. La quantité réellement utilisée, exactement mesurée ou pesée, ne s'écarte pas de plus de 10 pour cent de la masse ou du volume prescrit et le résultat est calculé à partir de cette quantité exacte. Dans les essais où la limite n'est pas numérique, mais dépend habituellement de la comparaison avec une substance de référence dans les mêmes conditions, la quantité prescrite est respectée pour l'essai. Les quantités de réactif sont utilisées avec la précision indiquée.

Les quantités sont pesées ou mesurées avec l'exactitude correspondant au degré de précision indiqué. Dans le cas de pesées, la précision correspond à plus ou moins 5 unités après le dernier chiffre indiqué (par exemple, 0,25 g doit être interprété comme étant de 0,245 g à 0,255 g). Pour la mesure des volumes, si la partie décimale est un zéro ou se termine par un zéro (par exemple 10,0 ml ou 0,50 ml), le volume est mesuré en utilisant une pipette, un ballon jaugé ou une burette selon le cas ; sinon, une éprouvette ou une pipette graduées peuvent être utilisées. Les volumes exprimés en microlitres sont mesurés à l'aide d'une micropipette ou d'une microseringue.

Il est toutefois admis que, dans certains cas, la précision avec laquelle les quantités sont indiquées ne correspond pas au nombre de chiffres significatifs figurant dans la limite numérique spécifiée. Les pesées et mesures sont alors portées à un degré d'exactitude suffisant.

Appareils et méthodes. La verrerie volumétrique satisfait aux exigences « classe A » des Normes Internationales appropriées établies par l'Organisation Internationale de Normalisation.

Sauf indication contraire, les procédés analytiques sont effectués à une température comprise entre 15 °C et 25 °C.

Sauf indication contraire, les essais comparatifs sont effectués dans des tubes identiques en verre neutre, à fond plat, incolores, transparents ; les volumes de liquides prescrits correspondent à des tubes dont le diamètre intérieur est de 16 mm, mais des tubes d'un diamètre intérieur supérieur peuvent être utilisés en ajustant le volume de liquide examiné (*2.1.5*). Des volumes égaux des liquides à comparer sont examinés dans l'axe vertical des tubes sur un fond blanc ou, si nécessaire, sur un fond noir. L'examen est réalisé en lumière diffuse.

Tout solvant utilisé dans un essai ou un dosage dans lequel un indicateur est employé, est préalablement neutralisé vis-à-vis de l'indicateur, sauf si un essai à blanc est prescrit.

Bain-marie. Le terme « bain-marie » signifie un bain d'eau à ébullition, sauf indication différente de température. D'autres moyens de chauffage peuvent être utilisés, à condition que la température soit proche de, mais non supérieure à 100 °C ou à la température prescrite.

Dessiccation et calcination à masse constante. L'expression « desséché à masse constante » ou « calciné à masse constante » signifie que 2 pesées consécutives ne diffèrent pas de plus de 0,5 mg, la seconde pesée étant effectuée après une nouvelle période de dessiccation ou de calcination adaptée à la nature et à la quantité du résidu.

Lorsqu'une dessiccation est prescrite en se référant à une des expressions « dans un dessiccateur » ou « sous vide », elle est effectuée dans les conditions prescrites sous *2.2.32 Perte à la dessiccation*.

RÉACTIFS

La réalisation correcte des procédés analytiques, ainsi que la fiabilité des résultats obtenus, dépendent en partie de la qualité des réactifs utilisés. Les réactifs sont décrits dans un chapitre séparé (chapitre général 4). Il est présumé que les réactifs utilisés sont de qualité analytique. Pour certains d'entre eux, les spécifications données comprennent des essais permettant de vérifier leur aptitude à l'emploi.

SOLVANTS

Lorsque le solvant n'est pas mentionné, le terme « solution » implique une solution dans l'eau.

Lorsque l'eau est prescrite ou sous-entendue dans les procédés analytiques et pour la préparation des réactifs, elle est conforme à la monographie *Eau purifiée (0008)*.

L'expression « eau distillée » désigne l'eau purifiée préparée par distillation.

Le terme « éthanol », sans autre précision, désigne l'éthanol anhydre ; le terme « alcool », sans autre précision, désigne l'éthanol à 96 pour cent *V/V*. D'autres dilutions d'éthanol sont indiquées par le terme « alcool » suivi de l'indication du titre en éthanol (C_2H_6O) exprimé en pourcentage *V/V*.

EXPRESSION DES TENEURS

Pour définir les teneurs, l'expression « pour cent » est employée, selon les circonstances, avec 2 significations :

- pour cent *m/m* (pourcentage masse pour masse) exprime le nombre de grammes de substance dans 100 grammes de produit final,
- pour cent *V/V* (pourcentage volume dans volume) exprime le nombre de millilitres de substance dans 100 millilitres de produit final.

L'expression « parties par million (ppm) », sans autre précision, est exprimée masse pour masse.

TEMPÉRATURE

Quand, dans un procédé analytique, un texte mentionne une température sans indication chiffrée, les termes généraux utilisés ont la signification suivante :

Congelé ou au congélateur : température inférieure à – 15 °C

Réfrigéré ou au réfrigérateur : 2 °C à 8 °C

Frais : 8 °C à 15 °C

Température ambiante : 15 °C à 25 °C

1.3. CHAPITRES GÉNÉRAUX

RÉCIPIENTS

Les matériaux utilisés dans la fabrication des récipients sont décrits dans le chapitre général 3. Les dénominations générales employées couramment pour désigner les matériaux, et tout particulièrement les matières plastiques, couvrent chacune une gamme de produits qui varient non seulement dans les propriétés du composant principal mais également dans les additifs utilisés. Les méthodes d'analyse et les limites à appliquer aux matériaux sont fonction de la formulation et ne sont donc applicables que dans le cas de matériaux dont les formulations répondent à celles inscrites au préambule de la spécification. L'emploi de matériaux ayant d'autres formulations et les méthodes d'analyse et limites qui leur sont appliquées sont sujets à l'accord de l'Autorité compétente.

Les spécifications pour les récipients inscrites dans le chapitre général 3 ont été élaborées en vue d'une application générale aux récipients de la catégorie indiquée mais, en raison de la grande variété des récipients disponibles et des nouveaux développements possibles, la publication d'une spécification n'exclut pas, dans des cas justifiés, l'emploi de récipients qui satisfont à d'autres spécifications, sous réserve de l'accord de l'Autorité compétente.

Il peut être fait référence, dans les monographies de la Pharmacopée, aux définitions et spécifications figurant dans le chapitre 3 relatif aux récipients. L'utilisation de certains types de récipients est parfois exigée dans les monographies générales de formes pharmaceutiques, sous les rubriques

Définition/Production. Certaines autres monographies indiquent, sous Etiquetage, le type de récipient dont l'utilisation est recommandée.

1.4. MONOGRAPHIES

TITRES

Les titres des monographies de la Pharmacopée sont rédigés en français et anglais dans les versions respectives avec un sous-titre en latin.

MASSES ATOMIQUES ET MOLÉCULAIRES RELATIVES

La masse atomique relative (A_r) ou la masse moléculaire relative (M_r) figure en tête de chaque monographie, s'il y a lieu. Les masses atomiques et moléculaires relatives, ainsi que les formules brutes et développées, ne constituent pas des normes analytiques de la substance décrite.

DÉFINITION

Les dispositions de la rubrique Définition constituent une définition officielle de la substance, de la préparation ou de tout autre article faisant l'objet de la monographie.

Limites de teneur. Lorsque des limites de teneur sont prescrites dans une monographie, ce sont celles déterminées par la méthode décrite sous Dosage.

Drogues végétales. Dans les monographies des drogues végétales, la définition indique si la monographie décrit, par exemple, la drogue végétale en l'état ou sous forme de poudre ; au cas où la monographie décrit la drogue sous plusieurs formes, par exemple, à la fois en l'état et sous forme de poudre, la définition le précise clairement.

PRODUCTION

Les dispositions de la rubrique Production attirent l'attention sur les aspects particuliers de la méthode de fabrication mais ne sont pas nécessairement exhaustives. Elles constituent des instructions pour les fabricants. Elles peuvent avoir trait, par exemple, aux matières premières, au procédé de fabrication lui-même ainsi qu'à sa validation et son contrôle, aux essais en cours de fabrication ou aux essais à effectuer par le fabricant sur le produit fini, soit sur des lots sélectionnés, soit sur chaque lot avant de le libérer. Ces dispositions peuvent ne pas être toujours vérifiables par un expert extérieur à l'établissement de production, sur un échantillon du produit fini. Il revient à l'Autorité compétente de s'assurer que les instructions ont été respectées, par exemple en examinant les données soumises par le fabricant, en inspectant la fabrication ou en procédant à la vérification d'échantillons appropriés.

L'absence d'une rubrique Production ne signifie pas qu'il soit inutile de prêter attention aux points auxquels il est fait référence ci-dessus. Un produit décrit dans une monographie de la Pharmacopée est fabriqué selon un système de qualité approprié et conformément à tous les accords internationaux appropriés ainsi qu'aux réglementations générales nationales et supranationales régissant les médicaments pour usage humain ou vétérinaire.

Lorsque sous la rubrique Production, une monographie sur un vaccin définit les caractéristiques de la souche vaccinale à utiliser, toutes les méthodes d'essai décrites pour confirmer ces caractéristiques sont fournies à titre d'exemple de méthodes appropriées.

CARACTÈRES

Les indications figurant sous la rubrique Caractères ne sont pas à interpréter de manière stricte et ne constituent pas des exigences.

Solubilité. Les indications de solubilité figurant sous la rubrique Caractères sont exprimées en termes ayant la signification suivante pour une température de 15 °C à 25 °C :

Termes descriptifs	Volumes approximatifs de solvants en millilitres par gramme de substance			
Très soluble	inférieur à	1		
Facilement soluble	de	1	à	10
Soluble	de	10	à	30
Assez soluble	de	30	à	100
Peu soluble	de	100	à	1000
Très peu soluble	de	1000	à	10 000
Pratiquement insoluble	plus de			10 000

Le terme « partiellement soluble » est utilisé dans le cas d'un mélange dont seuls certains constituants se dissolvent. Le terme « miscible » est utilisé dans le cas d'un liquide miscible en toutes proportions avec le solvant indiqué.

IDENTIFICATION

Les procédés analytiques prescrits dans la rubrique Identification n'ont pas pour objet de permettre la confirmation absolue de la structure ou de la composition chimique du produit. Ils doivent permettre de vérifier, avec un niveau d'assurance acceptable, que le produit est conforme à la description figurant sur l'étiquette.

Certaines monographies comportent deux rubriques intitulées « Première identification » et « Seconde identification ». L'essai ou les essais de la « Seconde identification » peuvent être utilisés en remplacement du ou des essais de la « Première identification » à condition qu'il puisse être démontré que la substance ou la préparation provient bien d'un lot attesté conforme à l'ensemble des exigences de la monographie.

ESSAI ET DOSAGE

Portée. Les normes ne sont pas conçues pour garantir contre toutes les impuretés possibles. Il ne faut pas présumer, par exemple, qu'une impureté qui n'est pas détectable par les essais prescrits, sera tolérée lorsque la raison et la bonne pratique pharmaceutique exigent qu'elle soit absente. Voir également sous Impuretés.

Calcul. Lorsque le résultat d'un essai ou d'un dosage doit être calculé par rapport à la substance desséchée, par rapport à la substance anhydre ou sur une autre base spécifiée, la détermination de la perte à la dessiccation, la teneur en eau ou autre propriété désignée est effectuée par la méthode prescrite dans l'essai concerné de la monographie. Le résultat est suivi par la mention « substance desséchée », « substance anhydre », etc. entre parenthèses.

Limites. Les limites prescrites sont fondées sur les données obtenues dans la pratique analytique normale ; elles tiennent compte des erreurs analytiques normales, des variations acceptables inhérentes à la fabrication et à la préparation ainsi que d'un certain degré d'altération jugé acceptable. Aucune autre tolérance ne doit être appliquée aux limites prescrites pour déterminer si l'article examiné satisfait aux exigences de la monographie.

Pour déterminer la conformité à une limite numérique, la valeur calculée du résultat d'un essai ou d'un dosage est tout d'abord arrondie au nombre de chiffres significatifs indiqué, sauf indication contraire. Le dernier chiffre est augmenté de 1 lorsque la partie rejetée est égale à ou dépasse une demi-unité ; si la partie rejetée est inférieure à une demi-unité, le nombre n'est pas modifié.

Indication de la teneur admise en impuretés. Dans le cas d'un essai comparatif, la teneur approximative de l'impureté tolérée, ou de la somme des impuretés, peut être donnée à titre purement indicatif. L'acceptation ou le rejet est fonction de la conformité ou de la non-conformité à l'essai prescrit. Si l'emploi d'une substance de référence de l'impureté nommée n'est pas prescrite, cette teneur est exprimée comme la concentration nominale de la substance utilisée pour préparer la solution témoin spécifiée dans la monographie, sauf indication contraire.

Drogues végétales. Pour les drogues végétales, les cendres sulfuriques, les cendres totales, les matières extractibles à l'eau ou à l'alcool, la teneur en eau, la teneur en huile essentielle et la teneur en principe actif sont calculées par rapport à la drogue qui n'a pas été spécialement desséchée, sauf indication contraire dans la monographie.

Equivalents. Lorsqu'un équivalent est donné, aux fins de la Pharmacopée, seuls les chiffres indiqués sont à utiliser dans l'application des prescriptions de la monographie.

CONSERVATION

L'information et les recommandations données sous la rubrique Conservation ne constituent pas une exigence de la Pharmacopée, mais les autorités compétentes peuvent préciser des conditions particulières de conservation à imposer.

Les produits décrits à la Pharmacopée sont conservés dans des conditions permettant d'éviter toute souillure et, dans la mesure du possible, toute altération. Lorsque des conditions spéciales de conservation sont recommandées, y compris le type de récipient (voir *1.3 Chapitres généraux*) et des limites de température, elles sont indiquées dans la monographie.

Les expressions suivantes utilisées dans les monographies, à la rubrique Conservation ont la signification suivante :

En récipient étanche. Cette indication signifie qu'un produit est conservé dans un récipient étanche (*3.2*). Des précautions sont à prendre lorsque le récipient est ouvert dans une atmosphère de forte humidité. Une atmosphère de faible humidité peut être maintenue, le cas échéant, dans le récipient à l'aide d'un desséchant, à condition d'éviter tout contact de ce dernier avec le produit en question.

A l'abri de la lumière. Cette indication signifie soit que le produit est conservé dans un récipient en matière qui absorbe suffisamment de lumière actinique pour protéger le contenu de toute altération induite par celle-ci, soit que le récipient est placé dans une enveloppe extérieure assurant une telle protection ou est conservé dans un endroit d'où toute lumière de ce type est exclue.

ÉTIQUETAGE

D'une manière générale, l'étiquetage des médicaments est régi par des accords internationaux et des règlements supranationaux ou nationaux. Les indications données sous Etiquetage ne constituent donc pas une liste exhaustive et, par ailleurs, seules sont obligatoires, aux fins de la Pharmacopée, les indications d'étiquetage nécessaires pour démontrer la conformité ou non conformité à la monographie. Toute autre information est donnée à titre de recommandation. Lorsque le terme « étiquette » est employé dans la Pharmacopée, les indications peuvent figurer sur le récipient, l'emballage ou une notice qui accompagne l'emballage, selon la décision de l'Autorité compétente.

AVERTISSEMENTS

Certaines des substances décrites dans les monographies et certains des réactifs dont l'emploi est prescrit pour les essais et dosages de la Pharmacopée peuvent être dangereux pour la santé s'ils ne sont pas manipulés avec les précautions adéquates. Il est indispensable d'observer à tout moment les principes de bonnes pratiques de laboratoire de contrôle de la qualité et les réglementations en vigueur. Dans certaines monographies, un avertissement imprimé en italique attire l'attention du lecteur sur des dangers particuliers. L'absence d'un tel avertissement ne signifie pas, toutefois, qu'il n'existe pas de danger.

IMPURETÉS

Une liste de toutes les impuretés connues et potentielles dont il a été démontré qu'elles sont contrôlées par les essais peut être donnée à titre d'information. La liste peut être divisée en deux parties appelées « Impuretés qualifiées» et « Autres impuretés décelables ». Les impuretés qualifiées sont celles déjà acceptées par l'Autorité compétente comme étant qualifiées ; les impuretés considérées comme étant qualifiées pour d'autres raisons (par exemple, les impuretés qui sont également des métabolites naturels) peuvent également être incluses. Les autres impuretés décelables sont les impuretés potentielles qui n'ont pas été retrouvées dans les échantillons de la substance pendant l'élaboration de la monographie ou celles présentes à des teneurs inférieures à 0,1 pour cent, mais pour lesquelles il a été démontré qu'elles sont contrôlées par les essais.

PROPRIÉTÉS FONCTIONNELLES

Une liste de propriétés fonctionnelles qui ne font pas l'objet d'exigences officielles mais qui sont néanmoins importantes pour l'utilisation d'une substance peut figurer en annexe à la monographie, à titre d'information (voir également ci-dessus *1.1 Généralités*).

SUBSTANCES DE RÉFÉRENCE, PRÉPARATIONS DE RÉFÉRENCE ET SPECTRES DE RÉFÉRENCE

Certaines monographies font appel à une substance de référence, à une préparation de référence ou à un spectre de référence qui sont choisis en vue de l'usage qui en est prescrit dans les monographies de la Pharmacopée et ne sont pas nécessairement appropriés à d'autres fins. La Commission Européenne de Pharmacopée ne peut être tenue pour responsable des erreurs éventuelles liées à un usage autre que celui qui est prescrit.

Les substances de référence, les préparations de référence et les spectres de référence sont établis par la Commission Européenne de Pharmacopée et peuvent être obtenus auprès du Secrétariat Technique. Ce sont les étalons officiels à utiliser en cas de litige. Une liste des substances de référence, des préparations de référence et des spectres de référence peut être obtenue auprès du Secrétariat Technique.

Des étalons destinés aux analyses dites « de routine » peuvent être préparés par rapport aux étalons établis par la Commission Européenne de Pharmacopée.

Les informations nécessaires au bon emploi des substances et préparations de référence figurent sur l'étiquette ou dans la notice ou la brochure jointes. Sauf indication concernant sa dessiccation, la substance est à utiliser telle que reçue. Aucun certificat d'analyse ou autre donnée qui ne sont pas nécessaires à l'emploi prescrit du produit ne sont fournis. Aucune date de péremption n'est indiquée : les produits sont garantis appropriés à l'emploi lors de l'envoi. La stabilité du contenu des récipients après ouverture ne peut être garantie.

Substances chimiques de référence. L'abréviation SCR indique une Substance Chimique de Référence établie par la Commission Européenne de Pharmacopée. Certaines substances chimiques de référence sont utilisées pour le titrage microbiologique des antibiotiques ; leur activité est exprimée en Unités Internationales soit sur l'étiquette, soit sur la notice jointe, et définie dans les mêmes conditions que celles des préparations biologiques de référence.

Préparations biologiques de référence. La plupart des préparations biologiques de référence primaires mentionnées dans la Pharmacopée Européenne sont les étalons internationaux et les préparations biologiques internationales de référence appropriés, établis par l'Organisation Mondiale de la Santé. Puisque ces substances sont disponibles en quantités limitées, la Commission a établi des Préparations Biologiques de Référence (indiquées par l'abréviation PBR) dans les cas appropriés. Le cas échéant, l'activité de la préparation biologique de référence est exprimée en Unités Internationales. Pour certaines préparations biologiques de référence, lorsqu'un étalon international ou une préparation de référence n'existe pas, l'activité est exprimée en unités de la Pharmacopée Européenne.

Spectres de référence. Le spectre de référence est accompagné d'informations concernant la préparation de l'échantillon et les conditions d'enregistrement du spectre.

1.5. ABRÉVIATIONS ET SYMBOLES

A	Absorbance
$A_{1\,cm}^{1\,\text{pour cent}}$	Absorbance spécifique
A_r	Masse atomique relative
$[\alpha]_D^{20}$	Pouvoir rotatoire spécifique
d_{20}^{20}	Densité
Eb	Point d'ébullition
F	Point de fusion
λ	Longueur d'onde
M	Molarité
M_r	Masse moléculaire relative
n_D^{20}	Indice de réfraction
ppm	Parties par million
R	Désigne les substances ou solutions figurant au chapitre Réactifs
R_f	En chromatographie, désigne le rapport entre la distance parcourue par une substance et la distance parcourue par la phase mobile
R_{st}	En chromatographie, désigne le rapport entre la distance parcourue par une substance et la distance parcourue par une substance de référence
RV	Désigne les substances étalons figurant au chapitre Volumétrie
PBR	Désigne les préparations biologiques de référence
SCR	Désigne les substances chimiques de référence
UI	Unité Internationale
U. Ph. Eur.	Unité Pharmacopée Européenne

Abréviations utilisés dans les monographies sur les immunoglobulines, les immunosérums et les vaccins

DL_{50}	La quantité statistiquement établie d'une substance, dont on peut s'attendre à ce qu'elle provoque la mort de 50 pour cent des animaux d'expérience dans un temps donné, après administration par la voie indiquée
DLM	Dose létale minimale
dose L+/10	La plus petite quantité de toxine qui, dans des conditions déterminées, mélangée à 0,1 UI d'antitoxine, puis administrée par la voie indiquée, provoque la mort de l'animal d'expérience dans un temps donné
dose L+	La plus petite quantité de toxine qui, dans des conditions déterminées, mélangée à 1 UI d'antitoxine, puis administrée par la voie indiquée, provoque la mort de l'animal d'expérience dans un temps donné
dose lr/100	La plus petite quantité de toxine qui, dans des conditions déterminées, mélangée à 0,01 UI d'antitoxine, puis injectée par voie intradermique, provoque chez l'animal d'expérience une réaction caractéristique au point d'injection dans un temps donné
dose Lp/10	La plus petite quantité de toxine qui, dans des conditions déterminées, mélangées à 0,1 UI d'antitoxine, puis administrée par la voie indiquée, provoque la paralysie de l'animal d'expérience dans un temps donné
dose Lo/10	La plus grande quantité de toxine qui, dans des conditions déterminées, mélangée à 0,1 UI d'antitoxine, puis administrée par la voie indiquée, ne provoque pas de manifestations de toxicité chez l'animal d'expérience dans un temps donné
dose Lf	La quantité de toxine ou d'anatoxine qui permet la floculation le plus rapidement en présence de 1 UI d'antitoxine
$DICC_{50}$	La quantité de virus, établie statistiquement, dont on peut s'attendre à ce qu'elle infecte 50 pour cent des cultures cellulaires utilisées dans l'expérience
DIO_{50}	La quantité de virus, établie statistiquement, dont on peut s'attendre à ce qu'elle infecte 50 pour cent des œufs embryonnés utilisés dans l'expérience
DI_{50}	La quantité de virus, établie statistiquement, dont on peut s'attendre à ce qu'elle infecte 50 pour cent des animaux utilisés dans l'expérience
DP_{50}	La dose statistiquement établie d'un vaccin dont on peut s'attendre à ce qu'elle protège, dans des conditions déterminées, 50 pour cent des animaux contre la dose d'épreuve de microorganismes ou toxines contre lesquels le vaccin est actif
DE_{50}	La dose statistiquement établie d'un vaccin dont on peut s'attendre à ce qu'elle induise chez 50 pour cent des animaux, dans des conditions déterminées, la formation d'anticorps spécifiques contre les antigènes du vaccin considérés

EOPS Exempt d'organismes pathogènes spécifiés

UFP Unité formant pustule ou unité formant plage ou plaque

Collections de microorganismes

ATCC American Type Culture Collection
10801 University Boulevard
Manassas, Virginia 20110-2209, USA

C.I.P. Collection de Bactéries de l'Institut Pasteur
B.P. 52, 25 rue du Docteur Roux
75724 Paris Cedex 15, France

IMI International Mycological Institute
Bakeham Lane
Surrey TW20 9TY, Grande-Bretagne

I.P. Collection Nationale de Culture de Microorganismes (C.N.C.M.)
Institut Pasteur
25, rue du Docteur Roux
75724 Paris Cedex 15, France

NCIMB National Collection of Industrial and Marine Bacteria Ltd
23 St Machar Drive
Aberdeen AB2 1RY, Grande-Bretagne

NCPF National Collection of Pathogenic Fungi
London School of Hygiene and Tropical Medicine
Keppel Street
London WC1E 7HT, Grande-Bretagne

NCTC National Collection of Type Cultures
Central Public Health Laboratory
Colindale Avenue
London NW9 5HT, Grande-Bretagne

NCYC National Collection of Yeast Cultures
AFRC Food Research Institute
Colney Lane
Norwich NR4 7UA, Grande-Bretagne

S.S.I. Statens Serum Institut
80 Amager Boulevard, Copenhague, Danemark

1.6. UNITÉS DU SYSTÈME INTERNATIONAL (SI) UTILISÉES DANS LA PHARMACOPÉE ET CORRESPONDANCE AVEC D'AUTRES UNITÉS

SYSTÈME INTERNATIONAL D'UNITÉS (SI)

Le Système International d'unités comprend trois classes d'unités, à savoir les unités de base, les unités dérivées et les unités supplémentaires*(1)*. Les unités de base et leurs définitions sont rassemblées dans le tableau 1.6.-1.

Les unités dérivées peuvent être formées en combinant les unités de base d'après des relations algébriques choisies qui lient les grandeurs correspondantes. Pour certaines de ces unités dérivées, il existe des noms et symboles spéciaux. Les unités SI utilisées dans la Pharmacopée Européenne sont données dans le tableau 1.6.-2.

Certaines unités importantes n'appartenant pas au Système International, mais largement utilisées, sont rassemblées dans le tableau 1.6.-3.

Les préfixes donnés dans le tableau 1.6.-4 sont utilisés pour former les noms et les symboles des multiples et sous-multiples décimaux des unités SI.

Tableau 1.6.-1. – *Unités SI de base*

Grandeur		Unité		Définition
Nom	Symbole	Nom	Symbole	
Longueur	l	mètre	m	Le mètre est la longueur du trajet parcouru dans le vide par la lumière pendant une durée de 1/299 792 458 de seconde.
Masse	m	kilogramme	kg	Le kilogramme est égal à la masse du prototype international du kilogramme.
Temps	t	seconde	s	La seconde est la durée de 9 192 631 770 périodes de la radiation correspondant à la transition entre les deux niveaux hyperfins de l'état fondamental de l'atome de césium-133.
Intensité de courant électrique	I	ampère	A	L'ampère est l'intensité d'un courant constant qui, maintenu dans deux conducteurs parallèles, rectilignes, de longueur infinie, de section circulaire négligeable et placés à une distance de 1 mètre l'un de l'autre dans le vide, produirait entre ces conducteurs une force égale à 2×10^{-7} newtons par mètre de longueur.
Température thermodynamique	T	kelvin	K	Le kelvin est la fraction 1/273,16 de la température thermodynamique du point triple de l'eau.
Quantité de matière	n	mole	mol	La mole est la quantité de matière d'un système contenant autant d'entités élémentaires qu'il y a d'atomes dans 0,012 kilogramme de carbone-12*.
Intensité lumineuse	I_v	candela	cd	La candela est l'intensité lumineuse, dans une direction donnée, d'une source qui émet un rayonnement monochromatique de fréquence 540×10^{12} hertz et dont l'intensité énergétique dans cette direction est 1/683 watt par stéradian.

* Lorsqu'on emploie la mole, les entités élémentaires doivent être spécifiées et peuvent être des atomes, des molécules, des ions, des électrons, d'autres particules ou des groupements spécifiés de telles particules.

(1) Les définitions des unités dans le Système International se trouvent dans la brochure « Le Système International d'Unités (SI) », éditée par le Bureau International des Poids et Mesures, Pavillon de Breteuil, F-92310 Sèvres.

Tableau 1.6.-3. – *Unités en usage avec le Système International*

Grandeur	Unité		Valeur en unité SI
	Nom	**Symbole**	
Temps	minute	min	1 min = 60 s
	heure	h	1 h = 60 min = 3600 s
	jour	d	1 d = 24 h = 86 400 s
Angle plan	degré	°	1° = (π/180) rad
Volume	litre	l	1 l = 1 dm^3 = 10^{-3} m^3
Masse	tonne	t	1 t = 10^3 kg
Fréquence de rotation	tour par minute	tr/min	1 r/min = (1/60) s^{-1}

Tableau 1.6.-2. – *Unités SI utilisées dans la Pharmacopée Européenne et correspondance avec d'autres unités*

Grandeur		Unité				Conversion d'autres unités en unités SI
Nom	**Symbole**	**Nom**	**Symbole**	**Expression en unités SI de base**	**Expression en d'autres unités SI**	
Nombre d'ondes	ν	un par mètre	1/m	m^{-1}		
Longueur d'onde	λ	micromètre nanomètre	µm nm	10^{-6}m 10^{-9}m		
Aire, superficie	*A, S*	mètre carré	m^2	m^2		
Volume	*V*	mètre cube	m^3	m^3		1 ml = 1 cm^3 = 10^{-6} m^3
Fréquence	ν	hertz	Hz	s^{-1}		
Masse volumique	ρ	kilogramme par mètre cube	kg/m^3	kg·m^{-3}		1 g/ml = 1 g/cm^3 = 10^3 kg·m^{-3}
Vitesse	*v*	mètre par seconde	m/s	m·s^{-1}		
Force	*F*	newton	N	m·kg·s^{-2}		1 dyne = 1 g·cm·s^{-2} = 10^{-5} N 1 kp = 9,806 65 N
Pression, contrainte	*p*	pascal	Pa	m^{-1}·kg·s^{-2}	N·m^{-2}	1 dyne/cm^2 = 10^{-1} Pa = 10^{-1} N·m^{-2} 1 atm = 101 325 Pa = 101,325 kPa 1 bar = 10^5 Pa = 0.1 MPa 1 mm Hg = 133,322 387 Pa 1 Torr = 133,322 368 Pa 1 psi = 6,894 757 kPa
Viscosité dynamique	η	pascal-seconde	Pa·s	m^{-1}·kg·s^{-1}	N·s·m^{-2}	1 P = 10^{-1} Pa·s = 10^{-1} N·s·m^{-2} 1 cP = 1 mPa·s
Viscosité cinématique	ν	mètre carré par seconde	m^2/s	m^2·s^{-1}	Pa·s·m^3·kg^{-1} N·m·s·kg^{-1}	1 St = 1 cm^2·s^{-1} = 10^{-4} m^2·s^{-1}
Energie	*W*	joule	J	m^2·kg·s^{-2}	N·m	1 erg = 1 cm^2·g·s^{-2} = 1 dyne·cm = 10^{-7} J 1 cal = 4,1868 J
Puissance, flux d'énergie	*P*	watt	W	m^2·kg·s^{-3}	N·m·s^{-1} J·s^{-1}	1 erg/s = 1 dyne·cm·s^{-1} = 10^{-7} W = 10^{-7} N·m·s^{-1} = 10^{-7} J·s^{-1}
Dose d'énergie radiante absorbée	*D*	gray	Gy	m^2·s^{-2}	J·kg^{-1}	1 rad = 10^{-2}Gy
Potentiel électrique, force électromotrice	*U*	volt	V	m^2· kg·s^{-3}·A^{-1}	W·A^{-1}	
Résistance électrique	*R*	ohm	Ω	m^2· kg·s^{-3}·A^{-2}	V·A^{-1}	
Quantité d'électricité	*Q*	coulomb	C	A·s		
Activité d'une source radionucléide	*A*	becquerel	Bq	s^{-1}		1 Ci = 37·10^9 Bq = 37·10^9 s^{-1}
Concentration molaire volumique, molarité, concentration de quantité de matière	*c*	mole par mètre cube	mol/m^3	mol·m^{-3}		1 mol/l = 1M = 1 mol/dm^3 = 10^{3}mol·m^{-3}
Concentration en masse	ρ	kilogramme par mètre cube	kg/m^3	kg·m^{-3}		1 g/l = 1 g/dm^3 = 1 kg·m^{-3}

Tableau 1.6.-4. – *Multiples et sous-multiples décimaux des unités*

Facteur	Préfixe	Symbole	Facteur	Préfixe	Symbole
10^{18}	exa	E	10^{-1}	déci	d
10^{15}	peta	P	10^{-2}	centi	c
10^{12}	téra	T	10^{-3}	milli	m
10^{9}	giga	G	10^{-6}	micro	µ
10^{6}	méga	M	10^{-9}	nano	n
10^{3}	kilo	k	10^{-12}	pico	p
10^{2}	hecto	h	10^{-15}	femto	f
10^{1}	déca	da	10^{-18}	atto	a

REMARQUES

1. La Pharmacopée utilise la température Celsius (symbole *t*), définie par l'équation :

$$t = T - T_0$$

où $T_0 = 273{,}15$ K par définition. La température Celsius ou centigrade s'exprime en degrés Celsius (symbole °C). L'unité « degré Celsius » est égale à l'unité « kelvin ».

2. Les expressions usuelles des concentrations utilisées dans la Pharmacopée sont définies dans les Prescriptions générales.

3. Le radian est l'angle compris entre deux rayons qui, sur la circonférence d'un cercle, interceptent un arc de longueur égale à celle d'un rayon.

4. Dans la Pharmacopée, les conditions de centrifugation sont définies par référence à l'accélération due à la pesanteur (*g*) :

$$g = 9{,}806\ 65\ m \cdot s^{-2}$$

5. La Pharmacopée utilise également des grandeurs sans dimensions comme la densité (*2.2.5*), l'absorbance (*2.2.25*), l'absorbance spécifique (*2.2.25*) ou l'indice de réfraction (*2.2.6*).

6. L'unité microkatal est définie comme l'activité enzymatique qui provoque dans des conditions définies la transformation, par exemple l'hydrolyse, d'une micromole de substrat par seconde.

2. MÉTHODES ANALYTIQUES

2.1. APPAREILS

2.1. APPAREILS

2.1.1. COMPTE-GOUTTES

Le terme « gouttes » désigne des gouttes dites normales débitées par un compte-gouttes normal défini ci-dessous.

Le compte-gouttes normal (figure 2.1.1.-1) est en verre pratiquement incolore. Son extrémité inférieure présente un orifice circulaire d'écoulement à bord plan, perpendiculaire à l'axe du compte-gouttes.

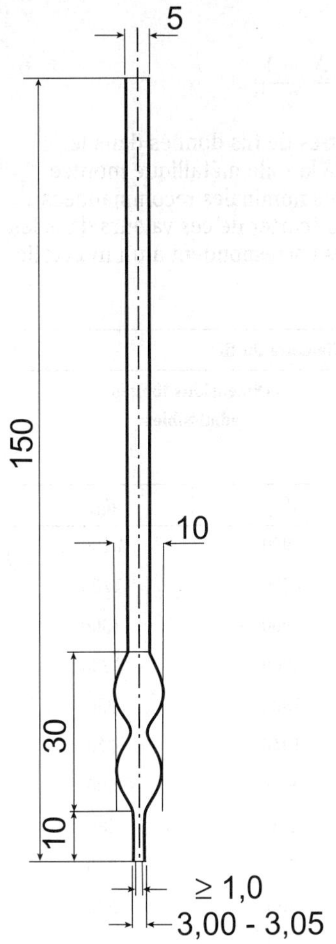

Figure 2.1.1.-1. – *Compte-gouttes normal*

Dimensions en millimètres

D'autres compte-gouttes peuvent être utilisés à condition qu'ils satisfassent à l'essai suivant :

20 gouttes d'*eau R* à 20 ± 1 °C qui s'écoulent en chute libre d'un compte-gouttes normal tenu en position verticale à un débit constant d'une goutte par seconde, pèsent 1000 ± 50 mg, le compte-gouttes ayant été nettoyé soigneusement avant l'emploi. Avec un compte-gouttes donné, exécutez au moins 3 déterminations ; aucun résultat ne s'écarte de plus de 5 pour cent de la moyenne des 3 déterminations.

2.1.2. TABLEAU DE COMPARAISON DES FILTRES DE VERRE FRITTÉ(2)

Tableau 2.1.2.-1

Numéro de porosité (Ph. Eur.) (3)	Diamètre maximal des pores en micromètres	Allemagne	France	Royaume-Uni
1,6	inférieur à 1,6	5f	–	–
–	1 - 2,5	5	–	5
4	1,6 - 4	–	–	–
–	4 - 6	–	5	–
10	4 - 10	4f	–	4
16	10 - 16	4	4	–
40	16 - 40	3	3	3
–	40 - 50	–	–	2
100	40 - 100	2	2	–
–	100 - 120	–	–	1
160	100 - 160	1	1	–
–	150 - 200	0	0	–
250	160 - 250	–	–	–
–	200 - 500	–	00	–

Usages spéciaux

Diamètre en micromètres	
< 2,5	filtration bactériologique
4 à 10	filtration ultrafine, séparation de microorganismes de fort diamètre
10 - 40	filtration analytique, filtration très fine de mercure, dispersion très fine de gaz
40 - 100	filtration fine, filtration de mercure, dispersion fine de gaz
100 - 160	filtration de matériaux grossiers, dispersion et lavage de gaz, support pour autres matériaux de filtration
160 - 500	filtration de matériaux très grossiers, dispersion et lavage de gaz

2.1.3. LAMPES À RAYONNEMENT ULTRAVIOLET POUR ANALYSES

Utilisez, comme source de rayonnement ultraviolet, une lampe de quartz à vapeur de mercure. Un filtre approprié permet d'éliminer les radiations visibles du spectre émises par cette lampe.

Lorsqu'il est précisé dans la Pharmacopée que l'examen est fait en lumière ultraviolette à 254 nm ou à 365 nm, utilisez un dispositif composé d'une lampe à vapeur de mercure et d'un filtre dont le spectre de rayonnement présente une bande d'intensité maximale au voisinage de 254 nm ou de 365 nm. La lampe doit pouvoir révéler avec certitude une tache témoin de salicylate de sodium de 5 mm environ de diamètre placée normalement à la source sur un support de *gel de silice G R*.

(2) Les limites indiquées ne sont qu'approximatives.
(3) La Pharmacopée Européenne a repris le système proposé par l'Organisation Internationale de Normalisation (ISO).

Préparez à cet effet une solution de *salicylate de sodium R* dans l' *alcool R*(4) à 0,4 g/l pour l'examen à 254 nm et à 2 g/l pour l'examen à 365 nm. Déposez sur la plaque 5 µl de chaque solution. La distance entre la lampe et la plaque à examiner dans un essai prescrit dans la Pharmacopée ne doit pas être supérieure à la distance observée dans le contrôle prescrit ci-dessus.

2.1.4. TAMIS

Les tamis sont fabriqués avec des matières appropriées et comportent des mailles carrées. Pour les opérations qui ne sont pas destinées à l'analyse, des tamis à mailles circulaires dont le diamètre intérieur est égal à 1,25 fois l'ouverture des mailles carrées du tamis correspondant peuvent être utilisés. Il ne devrait se produire aucune réaction entre les produits à tamiser et le matériel pour tamisage. Le degré de division prescrit dans la monographie est désigné par le numéro du tamis qui indique la largeur des mailles en micromètres et figure entre parenthèses à la suite du nom de la substance (tableau 2.1.4.-1).

Tolérance maximale(5) sur une ouverture + X : aucune dimension d'ouverture ne doit dépasser la dimension nominale de plus de X avec :

$$X = \frac{2\left(w^{0,75}\right)}{3} + 4\left(w^{0,25}\right)$$

w = ouverture de maille.

Tolérance sur la moyenne des ouvertures ± Y : l'ouverture moyenne ne doit pas s'écarter de l'ouverture nominale de plus de ± Y avec :

$$Y = \frac{w^{0,98}}{27} + 1,6$$

Tolérance intermédiaire + Z : pas plus de 6 pour cent du total des ouvertures du tamis ne doit avoir des dimensions comprises entre les limites de « nominal + X » et « nominal + Z » avec :

$$Z = \frac{X + Y}{2}$$

Diamètre du fil d : les diamètres de fils donnés dans le tableau 2.1.4.-1 s'appliquent à la toile métallique montée dans un cadre. Les dimensions nominales recommandées des diamètres de fil peuvent s'écarter de ces valeurs dans les limites d_{max} et d_{min}. Ces limites correspondent à un intervalle

Tableau 2.1.4.-1 (*valeurs en micromètres*)

Numéro des tamis (Dimensions nominales des ouvertures)	Tolérance sur les ouvertures			Diamètre du fil		
	Tolérance maximale sur une ouverture	Tolérance sur la moyenne des ouvertures	Tolérance inter-médiaire	Dimensions nominales recom-mandées	Dimensions limites admissibles	
	+ X	± Y	+ Z	d	d_{max}	d_{min}
11 200	770	350	560	2500	2900	2100
8000	600	250	430	2000	2300	1700
5 600	470	180	320	1600	1900	1300
4000	370	130	250	1400	1700	1200
2 800	290	90	190	1120	1300	950
2000	230	70	150	900	1040	770
1 400	180	50	110	710	820	600
1000	140	30	90	560	640	480
710	112	25	69	450	520	380
500	89	18	54	315	360	270
355	72	13	43	224	260	190
250	58	9.9	34	160	190	130
180	47	7.6	27	125	150	106
125	38	5.8	22	90	104	77
90	32	4.6	18	63	72	54
63	26	3.7	15	45	52	38
45	22	3.1	13	32	37	27
38	–	–	–	30	35	24

(4) Vérifiez que l'*alcool R* utilisé n'est pas fluorescent.
(5) Voir Norme Internationale ISO 3310/1 (1975).

de ± 15 pour cent par rapport aux dimensions nominales recommandées. Dans un tamis de contrôle, les fils de trame et de chaîne doivent avoir le même diamètre nominal.

2.1.5. TUBES POUR ESSAIS COMPARATIFS

Les tubes pour essais comparatifs sont des tubes calibrés de verre incolore, de diamètre intérieur uniforme et dont le fond est transparent et plat.

Examinez la colonne de liquide dans l'axe vertical du tube, sur fond blanc, ou si nécessaire, sur fond noir. Appréciez les nuances en lumière diffuse.

Il est supposé que des tubes d'un diamètre intérieur de 16 mm seront utilisés. Des tubes d'un diamètre intérieur supérieur à 16 mm peuvent également être utilisés et, dans ce cas, le volume de liquide examiné doit être augmenté pour que l'épaisseur de la couche dans les tubes ne soit pas inférieure à celle obtenue lorsque le volume prescrit de liquide et des tubes d'un diamètre intérieur de 16 mm sont employés.

2.1.6. TUBES DÉTECTEURS DE GAZ

Les tubes détecteurs de gaz sont des tubes cylindriques scellés, constitués d'un matériau inerte transparent et construits de façon à permettre le passage d'un gaz. Ils contiennent des réactifs adsorbés sur des supports inertes appropriés à la révélation de la substance à détecter et, si nécessaire, des couches préliminaires et/ou des filtres adsorbants destinés à l'élimination de substances interférant avec la substance à détecter. La couche indicatrice contient soit un réactif unique pour la détection d'une impureté donnée soit plusieurs réactifs pour la détection de plusieurs substances (tube détecteur monocouche et multicouche).

Effectuez l'essai en faisant passer le volume requis du gaz à examiner dans le tube indicateur. La longueur de la couche colorée ou l'intensité d'un changement de la coloration sur une échelle graduée fournissent des indications relatives aux impuretés présentes dans le gaz.

La vérification de l'étalonnage des tubes détecteurs est effectuée selon les instructions du fabricant.

Mode opératoire. Opérez suivant les instructions du fabricant ou procédez comme suit :

Le récipient du gaz à examiner est raccordé à un régulateur de pression approprié et une vanne à pointeau. Raccordez le tube souple muni d'une pièce en « Y » à la vanne et ajustez le débit du gaz à examiner afin de purger le tube pour obtenir un débit approprié (voir figure 2.1.6.-1). Préparez le tube indicateur et raccordez-le à la pompe de dosage conformément aux instructions du fabricant. Raccordez l'ouverture du tube indicateur au segment court du tube et actionnez la pompe pour faire passer dans le tube un volume approprié de gaz à examiner. Lisez la valeur correspondant à la longueur de la couche colorée ou à l'intensité de la coloration sur l'échelle graduée. En cas de résultat négatif, vérifiez les tubes indicateurs avec un gaz d'étalonnage contenant l'impureté appropriée.

En raison de la grande diversité des huiles pour compresseurs, il est nécessaire de vérifier la réactivité des tubes détecteurs d'huile vis-à-vis de l'huile utilisée. La notice fournie avec chaque tube donne des informations sur sa réactivité vis-à-vis de différentes huiles. Si l'huile utilisée n'y est pas citée, le fabricant du tube doit vérifier la réactivité du tube et, si nécessaire, fournir un tube spécifique pour cette huile.

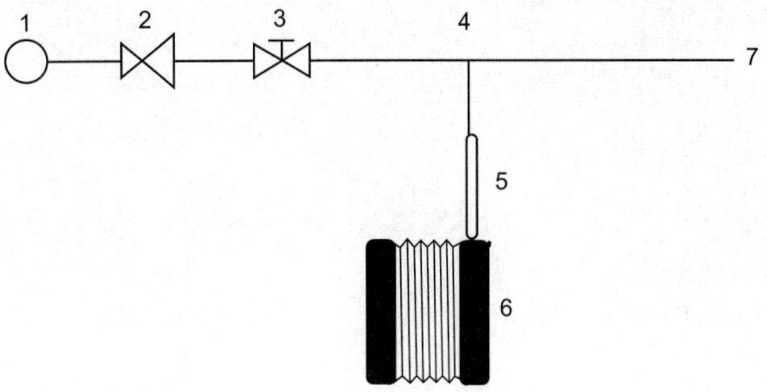

1. Récipient du gaz
2. Régulateur de pression
3. Vanne à pointeau
4. Pièce en « Y »
5. Tube indicateur
6. Pompe à tube indicateur
7. Extrémité ouverte à l'air libre

Figure 2.1.6.-1. – *Appareillage pour les tubes détecteurs de gaz*

Tube détecteur de dioxyde de carbone. Tube de verre scellé contenant des filtres adsorbants et des supports appropriés pour les indicateurs hydrazine et violet cristallisé. La valeur minimale indiquée est de 100 ppm avec un écart type relatif de ± 15 pour cent au maximum.

Tube détecteur de dioxyde de soufre. Tube de verre scellé contenant des filtres adsorbants et supports appropriés pour l'indicateur iode-amidon. La valeur minimale indiquée est de 0,5 ppm avec un écart type relatif de ± 15 pour cent au maximum.

Tube détecteur d'huile. Tube de verre scellé contenant des filtres adsorbants et des supports appropriés pour l'indicateur acide sulfurique. La valeur minimale indiquée est de 0,1 mg/m^3 avec un écart type relatif de ± 30 pour cent au maximum.

Tube détecteur de monoxyde d'azote et de dioxyde d'azote. Tube de verre scellé contenant des filtres adsorbants et des supports appropriés pour une couche oxydante (sel de Cr(VI)) et pour l'indicateur diphénylbenzidine. La valeur minimale indiquée est de 0,5 ppm avec un écart type relatif de ± 15 pour cent au maximum.

Tube détecteur de monoxyde de carbone. Tube de verre scellé contenant des filtres adsorbants et des supports appropriés pour les indicateurs pentoxyde de diiode, dioxyde de sélénium et acide sulfurique fumant. La valeur minimale indiquée est de 5 ppm ou moins, avec un écart type relatif de ± 15 pour cent au maximum.

Tube détecteur de sulfure d'hydrogène. Tube de verre scellé contenant des filtres adsorbants et des supports appropriés pour l'indicateur sel de plomb approprié. La valeur minimale indiquée est de 1 ppm ou moins, avec un écart type relatif de ± 10 pour cent au maximum.

Tube détecteur de vapeur d'eau. Tube de verre scellé contenant des filtres adsorbants et des supports appropriés pour l'indicateur perchlorate de magnésium. La valeur minimale indiquée est de 67 ppm ou moins, avec un écart type relatif de ± 20 pour cent au maximum.

2.2. MÉTHODES PHYSIQUES ET PHYSICO-CHIMIQUES

2.2. MÉTHODES PHYSIQUES ET PHYSICO-CHIMIQUES

2.2.1. LIMPIDITÉ ET DEGRÉ D'OPALESCENCE DES LIQUIDES

Dans des tubes à essai identiques, de verre neutre, incolore et transparent, d'un diamètre intérieur de 15 mm à 25 mm et à fond plat, comparez le liquide à examiner et la suspension témoin préparée extemporanément et décrite ci-dessous, l'épaisseur de la couche étant de 40 mm. 5 min après la préparation de la suspension témoin, examinez les liquides dans l'axe du tube sur fond noir en opérant à la lumière diffuse du jour.

La diffusion de la lumière doit être telle qu'elle permette de différencier facilement la suspension témoin I de l'*eau R* et la suspension témoin II de la suspension témoin I.

Un liquide est considéré comme *limpide* si sa limpidité correspond à celle de l'*eau R* ou du solvant utilisé dans les conditions opératoires indiquées ci-dessus ou si son opalescence n'est pas plus prononcée que celle de la suspension témoin I.

RÉACTIFS

Solution de sulfate d'hydrazine. Dissolvez 1,0 g de *sulfate d'hydrazine R* dans de l'*eau R* et complétez à 100,0 ml avec le même solvant. Laissez reposer pendant 4 h à 6 h.

Solution d'hexaméthylènetétramine. Dans une fiole de 100 ml à bouchon rodé, dissolvez 2,5 g d'*hexaméthylènetétramine R* dans 25,0 ml d'*eau R*.

Suspension-mère d'opalescence. Prélevez 25,0 ml de solution de sulfate d'hydrazine. Introduisez-les dans la fiole contenant la solution d'hexaméthylènetétramine. Mélangez. Laissez reposer pendant 24 h. Cette suspension peut être conservée pendant 2 mois dans un récipient de verre à surface sans défaut. La suspension ne doit pas adhérer aux parois du récipient et doit être soigneusement mélangée avant l'emploi.

Etalon d'opalescence. Prélevez 15,0 ml de suspension-mère d'opalescence et complétez à 1000,0 ml avec de l'*eau R*. Cette suspension est préparée au moment de l'emploi et peut être conservée pendant 24 h au plus.

Suspensions témoins. Préparez les suspensions témoins d'après le tableau 2.2.1.-1 ci-dessous. Mélangez et agitez avant l'emploi.

Tableau 2.2.1.-1

	I	II	III	IV
Étalon d'opalescence	5,0 ml	10,0 ml	30,0 ml	50,0 ml
Eau R	95,0 ml	90,0 ml	70,0 ml	50,0 ml

2.2.2. DEGRÉ DE COLORATION DES LIQUIDES

Pour apprécier le degré de coloration des liquides dans les teintes brun-jaune-rouge, utilisez l'un des 2 procédés ci-dessous, précisé dans la monographie.

Une solution est dite *incolore* si elle a l'aspect de l'*eau R* ou du solvant, ou si elle n'est pas plus colorée que la solution témoin B_9.

PROCÉDÉ I

Dans des tubes à essai identiques, de verre neutre, incolore et transparent, d'un diamètre extérieur de 12 mm, comparez 2,0 ml du liquide à examiner à 2,0 ml d'*eau R*, de solvant ou de la solution témoin (voir tableaux des solutions témoins) prescrite dans la monographie. Appréciez les nuances à la lumière diffuse du jour par examen horizontal sur fond blanc.

PROCÉDÉ II

Dans des tubes à essai identiques, de verre neutre, incolore et transparent, d'un diamètre intérieur de 15 mm à 25 mm et à fond plat, comparez le liquide à examiner à l'*eau R*, au solvant ou à la solution témoin (voir tableaux des solutions témoins) prescrite dans la monographie, l'épaisseur de la couche étant de 40 mm. Appréciez les nuances à la lumière diffuse du jour par examen dans l'axe du tube sur fond blanc.

RÉACTIFS

Solutions primaires

Solution jaune. Dissolvez 46 g de *chlorure ferrique R* dans 900 ml environ d'un mélange de 25 ml d'*acide chlorhydrique R* et de 975 ml d'*eau R*, puis complétez à 1000,0 ml avec le même mélange. Titrez et ajustez la solution à 45,0 mg de $FeCl_3,6H_2O$ par millilitre, par addition du même mélange acide. Conservez à l'abri de la lumière.

Titrage. Dans une fiole conique de 250 ml à bouchon rodé, introduisez 10,0 ml de la solution, 15 ml d'*eau R*, 5 ml d'*acide chlorhydrique R* et 4 g d'*iodure de potassium R*. Fermez la fiole, laissez reposer à l'obscurité pendant 15 min, puis ajoutez 100 ml d'*eau R*. Titrez l'iode libéré par le *thiosulfate de sodium 0,1 M* en présence de 0,5 ml de *solution d'amidon R* ajouté en fin de titrage.

1 ml de *thiosulfate de sodium 0,1 M* correspond à 27,03 mg de $FeCl_3,6H_2O$.

Solution rouge. Dissolvez 60 g de *chlorure de cobalt R* dans 900 ml environ d'un mélange de 25 ml d'*acide chlorhydrique R* et de 975 ml d'*eau R*, puis complétez à 1000,0 ml avec le même mélange. Titrez et ajustez la solution à 59,5 mg de $CoCl_2,6H_2O$ par millilitre, par addition du même mélange acide.

Titrage. Dans une fiole conique de 250 ml à bouchon rodé, introduisez 5,0 ml de la solution, 5 ml de *solution diluée de peroxyde d'hydrogène R* et 10 ml de solution d'*hydroxyde de sodium R* à 300 g/l. Faites bouillir doucement pendant 10 min, laissez refroidir, puis ajoutez 60 ml d'*acide sulfurique dilué R* et 2 g d'*iodure de potassium R*. Fermez la fiole et dissolvez le précipité en agitant doucement. Titrez l'iode libéré par le *thiosulfate de sodium 0,1 M* jusqu'à coloration rose, en présence de 0,5 ml de *solution d'amidon R* ajouté en fin de titrage.

1 ml de *thiosulfate de sodium 0,1 M* correspond à 23,79 mg de $CoCl_2,6H_2O$.

Solution bleue. Dissolvez 63 g de *sulfate de cuivre R* dans 900 ml environ d'un mélange de 25 ml d'*acide chlorhydrique R* et de 975 ml d'*eau R*, puis complétez à 1000,0 ml avec le même mélange. Titrez et ajustez la solution à 62,4 mg de $CuSO_4,5H_2O$ par millilitre, par addition du même mélange acide.

Titrage. Dans une fiole conique de 250 ml à bouchon rodé, introduisez 10,0 ml de la solution, 50 ml d'*eau R*, 12 ml d'*acide acétique dilué R* et 3 g d'*iodure de potassium R*. Titrez l'iode libéré par le *thiosulfate de sodium 0,1 M* jusqu'à faible coloration brun clair en présence de 0,5 ml de *solution d'amidon R* ajouté en fin de titrage.

1 ml de *thiosulfate de sodium 0,1 M* correspond à 24,97 mg de $CuSO_4,5H_2O$.

Solutions étalons

A partir des 3 solutions primaires, préparez 5 solutions étalons comme suit (tableau 2.2.2.-1) :

Tableau 2.2.2.-1

Solution étalon	Solution jaune	Solution rouge	Solution bleue	Acide chlorhydrique à 10 g/l de HCl
	Volumes en millilitres			
B (brun)	3,0	3,0	2,4	1,6
JB (jaune-brun)	2,4	1,0	0,4	6,2
J (jaune)	2,4	0,6	0,0	7,0
JV (jaune-vert)	9,6	0,2	0,2	0,0
R (rouge)	1,0	2,0	0,0	7,0

Solutions témoins utilisées dans les Procédés I et II

A partir de ces 5 solutions étalons, préparez les solutions témoins suivantes (tableaux 2.2.2.-2 à 2.2.2.-6) :

Tableau 2.2.2.-2. - *Solutions témoins B*

Solution témoin	Solution étalon B	Acide chlorhydrique à 10 g/l de HCl
	Volumes en millilitres	
B_1	75,0	25,0
B_2	50,0	50,0
B_3	37,5	62,5
B_4	25,0	75,0
B_5	12,5	87,5
B_6	5,0	95,0
B_7	2,5	97,5
B_8	1,5	98,5
B_9	1,0	99,0

Tableau 2.2.2.-3. - *Solutions témoins JB*

Solution témoin	Solution étalon JB	Acide chlorhydrique à 10 g/l de HCl
	Volumes en millilitres	
JB_1	100,0	0,0
JB_2	75,0	25,0
JB_3	50,0	50,0
JB_4	25,0	75,0
JB_5	12,5	87,5
JB_6	5,0	95,0
JB_7	2,5	97,5

Tableau 2.2.2.-4. - *Solutions témoins J*

Solution témoin	Solution étalon J	Acide chlorhydrique à 10 g/l de HCl
	Volumes en millilitres	
J_1	100,0	0,0
J_2	75,0	25,0
J_3	50,0	50,0
J_4	25,0	75,0
J_5	12,5	87,5
J_6	5,0	95,0
J_7	2,5	97,5

Tableau 2.2.2.-5. - *Solutions témoins JV*

Solution témoin	Solution étalon JV	Acide chlorhydrique à 10 g/l de HCl
	Volumes en millilitres	
JV_1	25,0	75,0
JV_2	15,0	85,0
JV_3	8,5	91,5
JV_4	5,0	95,0
JV_5	3,0	97,0
JV_6	1,5	98,5
JV_7	0,75	99,25

Tableau 2.2.2.-6. - *Solutions témoins R*

Solution témoin	Solution étalon R	Acide chlorhydrique à 10 g/l de HCl
	Volumes en millilitres	
R_1	100,0	0,0
R_2	75,0	25,0
R_3	50,0	50,0
R_4	37,5	62,5
R_5	25,0	75,0
R_6	12,5	87,5
R_7	5,0	95,0

Conservation

Pour le Procédé I, les solutions témoins peuvent être conservées dans des tubes à essai scellés, de verre neutre, incolore et transparent, d'un diamètre extérieur de 12 mm, à l'abri de la lumière.

Pour le Procédé II, préparez les solutions témoins immédiatement avant l'emploi, à partir des solutions étalons.

2.2.3. DÉTERMINATION POTENTIOMÉTRIQUE DU PH

Le pH est un nombre qui représente conventionnellement la concentration en ions hydrogène d'une solution aqueuse. Pour des raisons pratiques, sa définition est expérimentale. Le pH d'une solution à examiner s'exprime alors par rapport à celui d'une solution de référence (pH_s) suivant l'équation :

$$pH = pH_s - \frac{E - E_s}{k}$$

dans laquelle E est la tension, exprimée en volts, de la cellule renfermant la solution à examiner et E_s, la tension, exprimée en volts, de la cellule renfermant la solution de pH connu (pH_s).

Tableau 2.2.3.-1. – *Valeurs de k à différentes températures*

Température °C	*k*
15	0,0572
20	0,0582
25	0,0592
30	0,0601
35	0,0611

La détermination potentiométrique du pH est effectuée par mesure de la différence de potentiel entre 2 électrodes judicieusement choisies plongeant dans la solution à examiner ; l'une de celles-ci est une électrode sensible aux ions hydrogène (le plus souvent, une électrode de verre) et l'autre une électrode de comparaison (par exemple, une électrode au calomel saturée).

Appareil. L'appareil de mesure est un voltmètre habituellement gradué en unités pH. Sa résistance d'entrée doit être au moins 100 fois supérieure à celle des électrodes utilisées et sa sensibilité doit être au minimum de 0,05 unité pH, soit au minimum 0,003 V.

Mode opératoire. Sauf avis contraire dans la monographie, effectuez toutes les mesures à la même température (20 °C à 25 °C). Le tableau 2.2.3.-2 indique les valeurs de pH des quelques solutions tampons de référence préconisées pour l'étalonnage, en fonction de la température. Pour une éventuelle correction de température, il est recommandé de se conformer aux instructions du constructeur. Calibrez l'appareil avec la solution tampon phtalate acide de potassium (étalon primaire) et une autre solution tampon de pH différent (de préférence une de celles figurant au tableau 2.2.3.-2). Le pH d'une troisième solution tampon de pH intermédiaire lu sur l'échelle ne doit pas différer de plus de 0,05 unité pH de la valeur correspondant à cette solution. Plongez les électrodes dans la solution à examiner et effectuez la lecture dans les mêmes conditions que pour les solutions tampons.

En cas d'utilisation fréquente de l'appareil, effectuez le contrôle régulièrement. Dans le cas contraire, il est indispensable de l'effectuer avant chaque mesure.

Toutes les solutions à examiner et les solutions tampons de référence doivent être préparées au moyen d'*eau exempte de dioxyde de carbone R*.

PRÉPARATION DES SOLUTIONS TAMPONS DE RÉFÉRENCE

Tétraoxalate de potassium 0,05 M. Dissolvez 12,61 g de $C_4H_3KO_8$, $2H_2O$ dans de l'*eau exempte de dioxyde de carbone R*, puis complétez à 1000,0 ml avec le même solvant.

Tartrate acide de potassium saturé à 25 °C. Agitez vigoureusement un excès de $C_4H_5KO_6$ avec de l'*eau exempte de dioxyde de carbone R* à 25 °C. Filtrez ou décantez. Préparation extemporanée.

Citrate monopotassique 0,05 M. Dissolvez 11,41 g de $C_6H_7KO_7$ dans de l'*eau exempte de dioxyde de carbone R*, puis complétez à 1000,0 ml avec le même solvant. Préparation extemporanée.

Phtalate acide de potassium 0,05 M. Dissolvez dans de l'*eau exempte de dioxyde de carbone R* 10,13 g de $C_8H_5KO_4$ desséché au préalable à 110-135 °C, puis complétez à 1000,0 ml avec le même solvant.

Phosphate monopotassique 0,025 M + phosphate disodique 0,025 M. Dissolvez dans de l'*eau exempte de dioxyde de carbone R*, 3,39 g de KH_2PO_4 et 3,53 g de Na_2HPO_4 desséchés au préalable à 110-130 °C pendant 2 h, puis complétez à 1000,0 ml avec le même solvant.

Phosphate monopotassique 0,0087 M + phosphate disodique 0,0303 M. Dissolvez dans de l'*eau exempte de dioxyde de carbone R*, 1,18 g de KH_2PO_4 et 4,30 g de Na_2HPO_4 desséchés au préalable à 110-130 °C pendant 2 h, puis complétez à 1000,0 ml avec le même solvant.

Tétraborate de disodium 0,01 M. Dissolvez 3,80 g de $Na_2B_4O_7$,$10H_2O$ dans de l'*eau exempte de dioxyde de carbone R*, puis complétez à 1000,0 ml avec le même solvant. Conservez à l'abri du dioxyde de carbone de l'air.

Carbonate de sodium 0,025 M + bicarbonate de sodium 0,025 M. Dissolvez 2,64 g de Na_2CO_3 et 2,09 g de $NaHCO_3$ dans de l'*eau exempte de dioxyde de carbone R*, puis complétez à 1000,0 ml avec le même solvant.

2.2.4. CORRESPONDANCE ENTRE LA RÉACTION DU MILIEU, LE PH APPROXIMATIF ET LA COLORATION DE QUELQUES INDICATEURS

A 10 ml de la solution à examiner, ajouter 0,1 ml d'indicateur, sauf indication contraire dans le Tableau 2.2.4.-1.

Tableau 2.2.3.-2. – *Variation du pH des solutions tampons en fonction de la température*

Température en °C	Tétraoxalate de potassium 0,05 M	Tartrate acide de potassium (sat. 25 °C)	Citrate monopotassique 0,05 M	Phtalate acide de potassium 0,05 M	Phosphate monopotassique 0,025 M + phosphate disodique 0,025 M	Phosphate monopotassique 0,0087 M + phosphate disodique 0,0303 M	Tétraborate de disodium 0,01 M	Carbonate de sodium 0,025 M + bicarbonate de sodium 0.025 M
	$C_4H_3KO_8$, $2H_2O$	$C_4H_5KO_6$	$C_6H_7KO_7$	$C_8H_5KO_4$	KH_2PO_4+ Na_2HPO_4	KH_2PO_4+ Na_2HPO_4	$Na_2B_4O_7$, $10H_2O$	Na_2CO_3+ $NaHCO_3$
15	1,67		3,80	4,00	6,90	7,45	9,28	10,12
20	1,68		3,79	4,00	6,88	7,43	9,23	10,06
25	1,68	3,56	3,78	4,01	6,87	7,41	9,18	10,01
30	1,68	3,55	3,77	4,02	6,85	7,40	9,14	9,97
35	1,69	3,55	3,76	4,02	6,84	7,39	9,10	9,93
$\frac{\Delta pH}{\Delta t}$ (1)	+ 0,001	– 0,0014	– 0,0022	+ 0,0012	– 0,0028	– 0,0028	– 0,0082	– 0,0096

(1) Variation de pH pour une variation de 1 °C.

Tableau 2.2.4.-1

Réaction	pH	Indicateur	Colour
Alcaline	> 8	*Papier tournesol rouge R*	Bleu
		Solution de bleu de thymol R (0,05 ml)	Gris ou bleu violacé
Faiblement alcaline	8,0 – 10,0	*Solution de phénolphtaléine R* (0,05 ml)	Incolore ou rose
		Solution de bleu de thymol R (0,05 ml)	Gris
Fortement alcaline	> 10	*Papier de phénolphtaléine R*	Rouge
		Solution de bleu de thymol R (0,05 ml)	Bleu violacé
Neutre	6,0 – 8,0	*Solution de rouge de méthyle R*	Jaune
		Solution de rouge de phénol R (0,05 ml)	
Neutre au rouge de méthyle	4,5 – 6,0	*Solution de rouge de méthyle R*	Rouge orangé
Neutre à la phénol-phtaléine	< 8,0	*Solution de phénolphtaléine R* (0,05 ml)	Incolore ; rose ou rouge après addition de 0,05 ml de base 0,1 M
Acide	< 6	*Solution de rouge de méthyle R*	Orangé ou rouge
		Solution de bleu de bromothymol R1	Jaune
Faiblement acide	4,0 – 6,0	*Solution de rouge de méthyle R*	Orangé
		Solution de vert de bromocrésol R	Vert ou bleu
Fortement acide	< 4	*Papier au rouge Congo R*	Vert ou bleu

2.2.5. DENSITÉ

La densité d_{20}^{20} d'une substance est le rapport entre la masse d'un certain volume de cette substance à 20 °C et la masse d'un volume égal d'eau à la même température.

Déterminez la densité d_{20}^{20} avec le nombre de décimales prescrit dans la monographie, à l'aide d'un pycnomètre, d'une balance hydrostatique ou d'un aréomètre, sans tenir compte de la poussée de l'air lors de la pesée, ce qui peut introduire une incertitude d'une unité à la troisième décimale.

Deux autres définitions sont couramment utilisées.

La densité d_4^{20} d'une substance est le rapport entre la masse d'un certain volume de cette substance à 20 °C et la masse d'un volume égal d'eau à 4 °C.

La masse volumique ρ_{20} d'un corps est le quotient de sa masse par son volume à 20 °C. Elle est exprimée en kilogrammes par mètre cube ($1 kg{\cdot}m^{-3} = 10^{-3} g{\cdot}cm^{-3}$).

Les relations numériques entre la densité et la masse volumique exprimée en kilogrammes par mètre cube sont les suivantes :

$$\rho_{20} = 998,202 \times d_{20}^{20} \quad \text{ou} \quad d_{20}^{20} = 1,00180 \times 10^{-3} \times \rho_{20}$$

$$\rho_{20} = 999,972 \times d_4^{20} \quad \text{ou} \quad d_4^{20} = 1,00003 \times 10^{-3} \times \rho_{20}$$

$$d_4^{20} = 0,998230 \times d_{20}^{20}$$

2.2.6. INDICE DE RÉFRACTION

L'indice de réfraction d'un milieu rapporté à l'air est égal au rapport du sinus de l'angle d'incidence d'un rayon lumineux dans l'air au sinus de l'angle de réfraction du rayon réfracté dans le milieu considéré.

Sauf indication contraire, l'indice de réfraction est déterminé à 20 ± 0,5 °C et rapporté à la raie D du sodium (λ = 589,3 nm) ; le symbole est alors n_D^{20}.

Les réfractomètres courants déterminent l'angle limite. Dans ces appareils, la partie essentielle est un prisme d'indice de réfraction connu, en contact avec le liquide à examiner.

Pour l'étalonnage de l'appareil, utilisez les liquides de référence mentionnés dans le tableau 2.2.6.-1. La valeur de l'indice de réfraction de chaque liquide de référence est indiquée sur l'étiquette.

Tableau 2.2.6.-1

Liquide de référence	$\Delta n/\Delta t$ (coefficient de température)
Triméthylpentane SCR	– 0,00049
Toluène SCR	– 0,00056
Méthylnaphtalène SCR	– 0,00048

S'il est fait usage de la lumière blanche, le réfractomètre est muni d'un système de compensation. L'appareil donne des lectures exactes au minimum à la troisième décimale près et possède un dispositif permettant d'opérer à la température prescrite ; le thermomètre permet la lecture à 0,5 °C près, au moins.

2.2.7. POUVOIR ROTATOIRE

Le pouvoir rotatoire est la propriété que présentent les substances chirales de dévier le plan de polarisation de la lumière polarisée.

Le pouvoir rotatoire est considéré comme positif (+) dans le cas de substances dextrogyres (c'est-à-dire, celles qui dévient le plan de polarisation dans le sens des aiguilles d'une montre) et négatif (–) dans le cas de substances lévogyres.

Le pouvoir rotatoire spécifique $[\alpha_m]_\lambda^t$ est la rotation, exprimée en radians (rad), mesurée à la température *t* et à la longueur d'onde λ, donnée par une couche de 1 m d'épaisseur d'un liquide ou d'une solution contenant la substance optiquement active à raison de 1 kg/m^3 de solution. Pour des raisons pratiques, le pouvoir rotatoire spécifique $[\alpha_m]_\lambda^t$ est exprimé couramment en milliradians-mètres carrés par kilogramme ($mrad{\cdot}m^2{\cdot}kg^{-1}$).

La Pharmacopée adopte les définitions conventionnelles suivantes :

L'*angle de rotation optique* d'un liquide non dilué est l'angle de rotation α, exprimé en degrés (°), du plan de polarisation à la longueur d'onde de la raie D du sodium (λ = 589,3 nm) mesuré à 20 °C sous une épaisseur de 1 dm. Dans le cas d'une solution, la méthode de préparation est prescrite dans la monographie.

Le *pouvoir rotatoire spécifique* $[\alpha]_D^{20}$ d'un liquide est défini par l'angle de rotation α exprimé en degrés (°), du plan de polarisation à la longueur d'onde de la raie D du sodium (λ = 589,3 nm) mesuré à 20 °C dans la substance liquide à examiner, rapporté à une épaisseur de couche de 1 dm et divisé par la masse volumique exprimée en grammes par centimètre cube.

Le *pouvoir rotatoire spécifique* $[\alpha]_D^{20}$ d'une substance en solution est défini par l'angle de rotation a exprimé en degrés (°), du plan de polarisation à la longueur d'onde de la raie D du sodium (λ = 589,3 nm) mesuré à 20 °C dans une solution de la substance à examiner, rapporté à une épaisseur de couche de 1 dm et à une concentration en substance de 1 g/ml. Le pouvoir rotatoire spécifique d'une substance en solution est toujours défini par rapport à un solvant déterminé et à une concentration donnée.

Dans le système conventionnel adopté par la Pharmacopée, le pouvoir rotatoire spécifique est exprimé sous forme de valeur sans unité ; l'unité effective, le degré-millilitre par décimètre et par gramme [(°)·ml·dm^{-1}·g^{-1}], est sous-entendue.

Le facteur de conversion du Système International à celui de la Pharmacopée est le suivant :

$$[\alpha_m]_\lambda^t = [\alpha]_\lambda^t \times 0,1745$$

Dans certains cas précisés dans la monographie, l'angle de rotation peut être mesuré à d'autres températures que 20 °C et à d'autres longueurs d'onde.

Le polarimètre doit permettre des lectures à 0,01° près. Le contrôle de l'échelle de l'appareil est généralement effectué au moyen de lames de quartz certifiées. La linéarité de l'échelle peut être vérifiée à l'aide de solutions de saccharose.

Mode opératoire. Déterminez le zéro du polarimètre et l'angle de rotation de la lumière polarisée à la longueur d'onde de la raie D du sodium (λ = 589,3 nm) à 20± 0,5 °C. N'effectuez les mesures à une autre température que lorsque la monographie indique la correction de température à apporter au pouvoir rotatoire mesuré.

Déterminez le zéro de l'appareil avec le tube fermé, vide dans le cas des substances liquides, et rempli du solvant prescrit dans le cas des substances solides.

Calculez le pouvoir rotatoire spécifique à l'aide des formules suivantes.

Pour les substances liquides non diluées :

$$[\alpha]_D^{20} = \frac{\alpha}{l \cdot \rho_{20}}$$

Pour les substances en solution :

$$[\alpha]_D^{20} = \frac{1000\alpha}{l \cdot c}$$

où *c* est la concentration en g/l du solide en solution.

Calculez d'après les formules suivantes la teneur *c* en g/l ou la teneur *c'* en pour cent *m/m* d'une substance dissoute :

$$c = \frac{1000\alpha}{l \cdot [\alpha]_D^{20}} \qquad c' = \frac{1000\alpha}{l \cdot [\alpha]_D^{20} \cdot \rho_{20}}$$

α = angle de rotation en degrés lu à 20± 0,5 °C,

l = longueur en décimètres du tube polarimétrique,

ρ_{20} = masse volumique à 20 °C en grammes par centimètre cube. Pour les besoins de la Pharmacopée, la masse volumique est remplacée par la densité (*2.2.5*),

c = concentration de la substance en g/l,

c' = concentration de la substance en pourcentage *m/m*.

2.2.8. VISCOSITÉ

La viscosité *dynamique* ou le *coefficient de viscosité* η est l'expression de la force tangentielle par unité de surface appelée *tension de cisaillement* τ et exprimée en pascals, nécessaire pour déplacer parallèlement au plan de glissement une couche de liquide de 1 mètre carré à une vitesse (*v*) de 1 mètre par seconde par rapport à une couche parallèle située à une distance de 1 mètre (*x*).

Le rapport d*v*/d*x* constitue un gradient de vitesse représentant la *vitesse de cisaillement D* exprimée en s^{-1}. Il en résulte que η = τ/*D*.

L'unité de viscosité dynamique est le pascal-seconde (Pa·s), le sous-multiple le plus couramment utilisé étant le millipascal-seconde (mPa·s).

La *viscosité cinématique v*, exprimée en mètres carrés par seconde, s'obtient en divisant la viscosité dynamique η par la masse volumique ρ, exprimée en kilogrammes par mètre cube, du liquide, mesurée à la même température, *v* = η/ρ. La viscosité cinématique est le plus souvent exprimée en millimètres carrés par seconde.

Le viscosimètre à capillaire permet la détermination de la viscosité des liquides newtoniens. L'appareil à mobile tournant permet la détermination de la viscosité des liquides newtoniens et non-newtoniens. D'autres viscosimètres peuvent être utilisés dans la mesure où la précision n'est pas inférieure à celle qui est obtenue au moyen des appareils décrits ci-dessous.

2.2.9. VISCOSITÉ - MÉTHODE AU TUBE CAPILLAIRE

La détermination de la viscosité à l'aide de viscosimètres à capillaire appropriés est effectuée à une température de 20 ± 0,1 °C, sauf indication contraire. Au moyen d'un chronomètre, le temps nécessaire pour que le niveau du liquide passe d'une marque à l'autre est mesuré au 1/5 de seconde près.

Le résultat n'est valable que si 2 lectures consécutives ne diffèrent pas de plus de 1 pour cent. La moyenne d'au moins 3 lectures donne le temps d'écoulement du liquide à examiner.

Calculez la viscosité dynamique η (*2.2.8*) en millipascals-secondes à l'aide de la formule suivante :

$$\eta = k\rho t$$

Dans laquelle :

k = constante de l'appareil, exprimée en millimètres carrés par seconde au carré,

ρ = masse volumique du liquide à examiner exprimée en milligrammes par millimètre cube obtenue en multipliant sa densité d_{20}^{20} par 0,9982,

t = temps d'écoulement, en secondes, du liquide à examiner.

La constante *k* est déterminée au moyen d'un liquide approprié pour l'étalonnage des viscosimètres.

Le calcul de la viscosité cinématique (mm^2·s^{-1}) est obtenu à l'aide de la formule *v* = *kt*.

La détermination peut être effectuée au moyen de l'appareillage (voir figure 2.2.9.-1) présentant les spécifications du tableau 2.2.9.-1[7].

Le temps minimal d'écoulement doit être de 350 s pour la grandeur n° 1 et de 200 s pour les autres grandeurs.

Tableau 2.2.9.-1

Grandeur n°	**Constante nominale du viscosimètre**	**Plage de viscosité cinématique**	**Diamètre intérieur du tube *R***	**Volume du réservoir *C***	**Diamètre intérieur du tube *N***
	$mm^2 \cdot s^{-2}$	$mm^2 \cdot s^{-1}$	mm (± 2 %)	ml (± 5 %)	mm
1	0,01	3,5 à 10	0,64	5,6	2,8 à 3,2
1A	0,03	6 à 30	0,84	5,6	2,8 à 3,2
2	0,1	20 à 100	1,15	5,6	2,8 à 3,2
2A	0,3	60 à 300	1,51	5,6	2,8 à 3,2
3	1,0	200 à 1000	2,06	5,6	3,7 à 4,3
3A	3,0	600 à 3000	2,74	5,6	4,6 à 5,4
4	10	2000 à 10 000	3,70	5,6	4,6 à 5,4
4A	30	6000 à 30 000	4,07	5,6	5,6 à 6,4
5	100	20 000 à 100 000	6,76	5,6	6,8 à 7,5

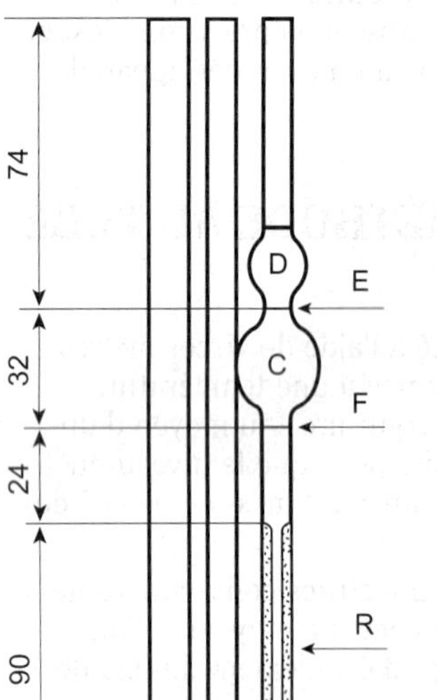

Figure 2.2.9.-1. – *Viscosimètre à niveau suspendu*

Dimensions en millimètres

Mode opératoire. Remplissez le viscosimètre par le tube (*L*) avec une quantité suffisante de liquide à examiner, préalablement amené à 20 °C, sauf indication contraire, pour remplir le ballon (*A*) mais en s'assurant que le niveau des liquides dans le ballon (*B*) est au-dessous de l'orifice de ventilation du tube (*M*). Plongez le viscosimètre dans le bain d'eau à 20 ± 0,1 °C, sauf indication contraire. Maintenez-le en position verticale et laissez-le reposer pendant 30 min au moins pour établir l'équilibre thermique. Fermez le tube (*M*) et élevez le niveau du liquide par le tube (*N*) jusqu'à un niveau situé à 8 mm environ au-dessus du trait (*E*). Maintenez le liquide à ce niveau en fermant le tube (*N*) et ouvrez le tube (*M*). En ouvrant le tube (*N*), mesurez au 1/5 de seconde au moyen d'un chronomètre le temps nécessaire pour que le niveau du liquide tombe du trait (*E*) au trait (*F*).

2.2.10. VISCOSITÉ - MÉTHODE SUR APPAREIL À MOBILE TOURNANT

Les viscosimètres à mobile tournant les plus couramment utilisés sont basés sur la mesure des forces de cisaillement au sein du milieu liquide placé entre 2 cylindres coaxiaux dont l'un est mû par un moteur et l'autre entraîné par rotation du premier. Dans ces conditions, la détermination de la viscosité (ou la viscosité apparente) devient une mesure (*M*) de l'angle de déviation du cylindre entraîné qui correspond à un moment de force, exprimé en newton-mètres.

Pour un écoulement laminaire, la viscosité dynamique η, exprimée en pascals-secondes, obéit alors à la relation :

$$\eta = \frac{1}{\omega}\left(\frac{M}{4\pi \cdot h}\right) \cdot \left(\frac{1}{R_A^2} - \frac{1}{R_B^2}\right)$$

dans laquelle h représente la hauteur d'immersion exprimée en mètres, du cylindre entraîné dans le milieu liquide, R_A et R_B les rayons, exprimés en mètres, des cylindres, R_A étant plus petit que R_B et ω la vitesse angulaire exprimée en radians par seconde. La constante k de l'appareil[8] peut être déterminée à diverses vitesses de rotation, en utilisant les liquides appropriés pour l'étalonnage des viscosimètres. La viscosité obéit alors à la relation :

$$\eta = k\frac{M}{\omega}$$

Mode opératoire. Mesurez la viscosité en vous conformant aux instructions accompagnant l'appareil à mobile tournant. La température de mesure de la viscosité est indiquée dans la monographie. En ce qui concerne les substances pseudoplastiques et autres systèmes non-newtoniens, la monographie précise le type de viscosimètre à utiliser ainsi que la vitesse angulaire ou la vitesse de cisaillement à laquelle la viscosité doit être déterminée. S'il est impossible d'obtenir exactement la vitesse de cisaillement indiquée, utilisez une vitesse de cisaillement légèrement supérieure et une vitesse de cisaillement légèrement inférieure et interpolez.

2.2.11. INTERVALLE DE DISTILLATION

L'intervalle de distillation est l'intervalle de température, corrigé pour 101,3 kPa (760 Torr) dans lequel un liquide ou une fraction déterminée d'un liquide distille dans les conditions décrites ci-dessous.

(7) La Pharmacopée Européenne décrit le système proposé par l'Organisation Internationale de Normalisation (ISO).
(8) Les appareils commerciaux sont fournis avec des tables indiquant les constantes de l'appareil en fonction de la surface des cylindres utilisés et de leur vitesse de rotation.

Appareil. L'appareil (voir figure 2.2.11.-1) est constitué par un ballon à distiller (*A*), un réfrigérant à manchon droit (*B*) qui s'adapte au tube latéral du ballon et une allonge coudée (*C*) fixée à l'extrémité du tube du réfrigérant. L'extrémité inférieure du tube du réfrigérant peut aussi être allongée et courbée pour remplacer l'allonge. Un thermomètre plonge dans le col du ballon de façon que l'extrémité supérieure du réservoir à mercure se trouve 5 mm plus bas que le point de jonction de la paroi inférieure du tube latéral. Le thermomètre est gradué en 0,2 °C et son échelle doit recouvrir un intervalle de 50 °C environ. Pendant la détermination, un écran approprié permet de protéger des courants d'air le ballon, y compris son col.

Mode opératoire. Introduisez dans le ballon (*A*) 50,0 ml du liquide à examiner et quelques fragments de matière poreuse. Recueillez le distillat dans une éprouvette de 50 ml graduée en 1 ml. Le refroidissement par circulation d'eau est indispensable pour les liquides distillant au-dessous de 150 °C. Portez rapidement à ébullition et notez la température à laquelle la première goutte de distillat tombe dans l'éprouvette. Réglez le chauffage de façon que le liquide distille à la vitesse constante de 2-3 ml/min. Notez la température au moment où la totalité ou la fraction prescrite du liquide, mesurée à 20 °C, a distillé.

Corrigez les lectures en fonction de la pression barométrique en utilisant la formule suivante :

$$t_1 = t_2 + k\,(101,3 - b)$$

t_1 = température corrigée,

t_2 = température lue à la pression barométrique *b*,

k = facteur de correction (voir tableau 2.2.11.-1 à moins que ce facteur ne soit donné),

b = pression barométrique, exprimée en kilopascals, lors de la distillation.

Tableau 2.2.11.-1. – *Correction de la température en fonction de la pression*

Température de distillation	**Facteur de correction *k***
jusqu'à 100 °C	0,30
au-dessus de 100 °C et jusqu'à 140 °C	0,34
au-dessus de 140 °C et jusqu'à 190 °C	0,38
au-dessus de 190 °C et jusqu'à 240 °C	0,41
au-dessus de 240 °C	0,45

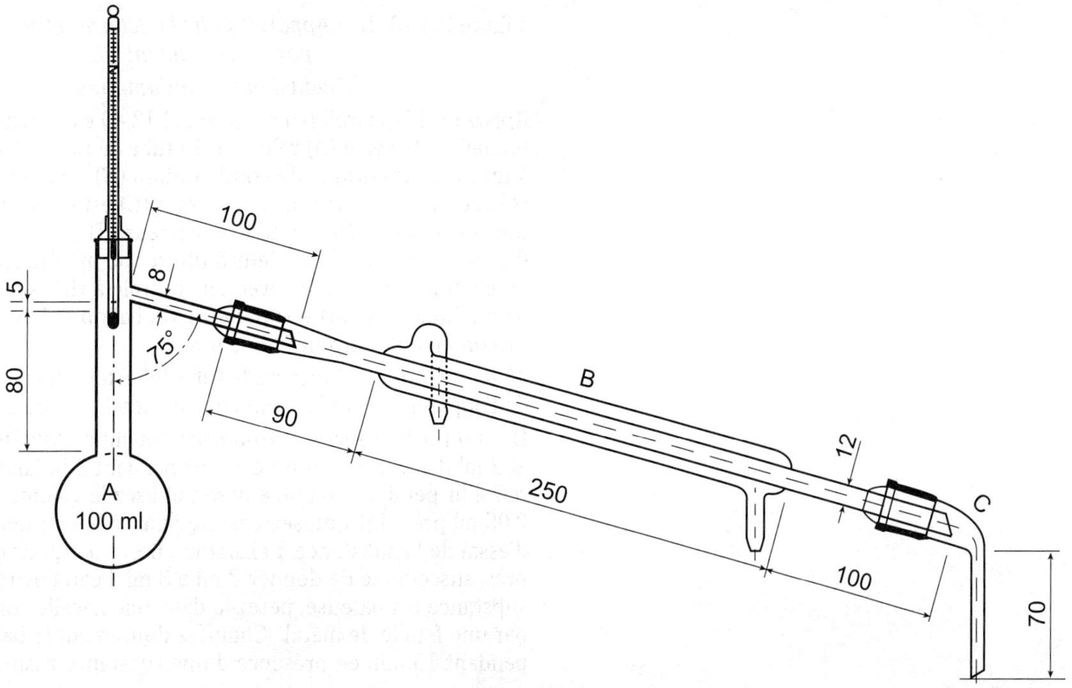

Figure 2.2.11.-1. – *Appareil pour la détermination de l'intervalle de distillation*

Dimensions en millimètres

2.2.12. POINT D'ÉBULLITION

Le point d'ébullition est la température corrigée à laquelle la pression de vapeur d'un liquide est égale à 101,3 kPa.

Appareil. L'appareil à utiliser est celui de l'intervalle de distillation (*2.2.11*) sauf que le thermomètre est placé de façon que la partie inférieure du réservoir de mercure soit au niveau du bord inférieur du col du ballon à distiller, lequel est posé sur une plaque de matière isolante percée d'un trou de 35 mm de diamètre.

Mode opératoire. Dans le ballon (*A*), introduisez 20 ml du liquide à examiner et quelques morceaux de matière poreuse. Faites chauffer de façon à atteindre rapidement le point d'ébullition et notez la température à laquelle le liquide commence à s'écouler du tube latéral du ballon dans le réfrigérant.

Corrigez les lectures en fonction de la pression barométrique en utilisant la formule suivante :

$$t_1 = t_2 + k\,(101,3 - b)$$

t_1 = température corrigée,

t_2 = température lue à la pression barométrique b,

k = facteur de correction (voir tableau 2.2.11.-1),

b = pression barométrique, exprimée en kilopascals, lors de la distillation.

2.2.13. DÉTERMINATION DE L'EAU PAR ENTRAINEMENT

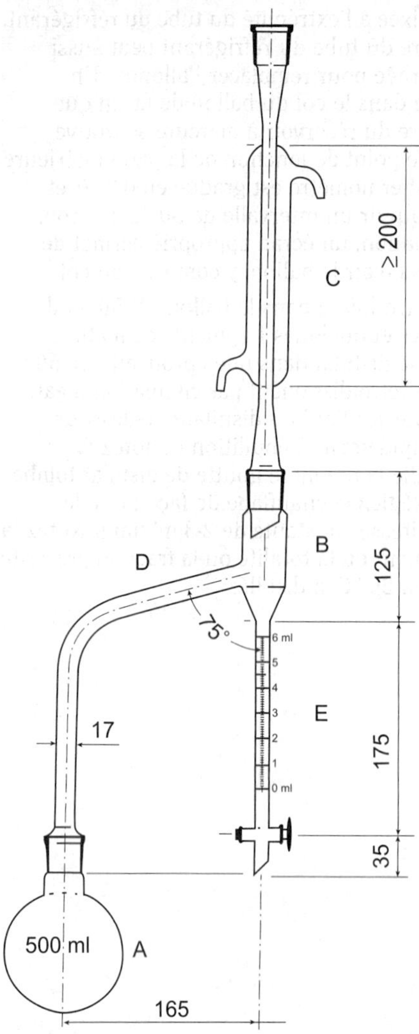

Figure 2.2.13.-1. – *Appareil pour la détermination de l'eau par entraînement*
Dimensions en millimètres

Appareil. L'appareil (voir figure 2.2.13.-1) est constitué par un ballon de verre (*A*) relié par un tube de raccordement (*D*) à un tube cylindrique de condensation (*B*) avec tube collecteur gradué (*E*). Le réfrigérant (*C*) est placé sur le tube cylindrique (*B*). Le tube collecteur (*E*) est gradué en 0,1 ml. La source de chaleur à utiliser de préférence est un chauffage électrique avec un contrôle à rhéostat ou un bain d'huile. La partie supérieure du ballon et le tube de raccordement peuvent être isolés.

Mode opératoire. Nettoyez le tube collecteur et le réfrigérant de l'appareil, rincez-les soigneusement à l'eau, puis séchez.

Dans un ballon séché, introduisez 200 ml de *toluène R* et 2 ml d'*eau R* environ ; distillez pendant 2 h, laissez refroidir pendant 30 min environ et lisez le volume d'eau à 0,05 ml près. Introduisez ensuite dans le ballon une prise d'essai de la substance à examiner, pesée à 1 pour cent près, susceptible de donner 2 ml à 3 ml d'eau environ. Si la substance est pâteuse, pesez-la dans une nacelle constituée par une feuille de métal. Chauffez doucement le ballon pendant 15 min en présence d'une substance assurant une ébullition régulière. Lorsque le toluène commence à bouillir, distillez à la vitesse de 2 gouttes environ par seconde jusqu'à ce que la plus grande partie de l'eau soit entraînée, puis augmentez la vitesse de distillation jusqu'à 4 gouttes par seconde. Lorsque toute l'eau a été entraînée, rincez l'intérieur du tube réfrigérant au *toluène R*. Continuez la distillation pendant 5 min, arrêtez le chauffage et laissez refroidir le tube collecteur à température ambiante. Faites tomber les gouttelettes d'eau adhérant encore à la paroi du tube. Lorsque l'eau et le toluène se sont séparés, lisez le volume d'eau et calculez la teneur en eau de la substance à examiner, en millilitre par kilogramme à l'aide de la relation :

$$\frac{1000\,(n_2 - n_1)}{m}$$

m = masse en grammes de la prise d'essai de la substance à examiner,

n_1 = nombre de millilitres d'eau obtenus dans la première distillation,

n_2 = nombre total de millilitres d'eau obtenus dans les 2 distillations.

2.2.14. POINT DE FUSION - MÉTHODE AU TUBE CAPILLAIRE

Le point de fusion déterminé par la méthode au tube capillaire correspond à la température à laquelle la dernière particule solide de substance introduite dans un tube en colonne compacte passe à l'état liquide.

Si la monographie le prescrit, le même appareil et la même méthode seront utilisés dans la détermination d'autres facteurs tels que la formation du ménisque ou l'intervalle de fusion, qui caractérisent le comportement de fusion d'une substance.

L'*appareillage* est constitué par :

- un vase en verre approprié renfermant le liquide du bain (par exemple : eau, paraffine liquide ou huile de silicone) et un dispositif de chauffage approprié,
- un dispositif d'agitation mécanique convenable assurant une uniformité de la température du bain,
- un thermomètre adéquat gradué à intervalles ne dépassant pas 0,5 °C muni d'une marque d'immersion. La gamme de températures visible du thermomètre n'est pas supérieure à 100 °C,
- des tubes capillaires en verre à haute résistance thermique et exempt d'alcali, d'un diamètre intérieur de 0,9 mm à 1,1 mm, à paroi d'une épaisseur de 0,10 mm à 0,15 mm, scellés à une extrémité.

Mode opératoire. Sauf indication contraire, desséchez sous vide et sur *gel de silice anhydre R* pendant 24 h, la substance finement pulvérisée. Dans un tube capillaire, introduisez-en une quantité suffisante pour former une colonne compacte d'une hauteur de 4 mm à 6 mm. Chauffez jusqu'à obtention d'une température d'environ 10 °C inférieure au point de fusion présumé et réglez ensuite la vitesse de chauffage à environ 1 °C par minute. Dès qu'une température de 5 °C inférieure au point de fusion présumé est atteinte, introduisez correctement le tube capillaire dans l'appareil. Dans le cas du dispositif décrit ci-dessus, placez le tube capillaire de façon que son extrémité scellée se trouve à mi-hauteur du réservoir à mercure et que le repère d'immersion du thermomètre soit au niveau de la surface du liquide. Notez la température à laquelle la dernière particule passe à l'état liquide.

Etalonnage de l'appareil. L'appareil peut être étalonné en utilisant des substances de référence pour point de fusion telles que celles de l'Organisation Mondiale de la Santé ou d'autres substances appropriées.

2.2.15. POINT DE FUSION - MÉTHODE AU TUBE CAPILLAIRE OUVERT

Dans certains cas particuliers, la température de liquéfaction appelée communément point de fusion, est déterminée par la méthode suivante.

Utilisez des tubes capillaires de verre, ouverts aux 2 extrémités, de 80 mm environ de longueur, de 1,4 mm à 1,5 mm de diamètre extérieur et de 1,0 mm à 1,2 mm de diamètre intérieur.

Dans 5 de ces tubes, introduisez la substance préalablement traitée dans les conditions prescrites, en quantité suffisante pour former dans chaque tube une colonne de 10 mm de hauteur environ. Conservez les tubes à la température et pendant le temps prescrits.

Fixez 1 des tubes à un thermomètre gradué en 0,2 °C de façon que la substance soit proche du réservoir à mercure. Introduisez le thermomètre et le tube capillaire dans un vase cylindrique large, de façon que la distance entre le fond du récipient et l'extrémité du réservoir soit de 1 cm. Introduisez de l'eau dans le vase jusqu'à 5 cm du fond. Elevez progressivement la température de l'eau à raison de 1 °C par minute.

La température à laquelle la substance commence à s'élever dans le tube capillaire est considérée comme le point de fusion.

Répétez avec les 4 autres tubes capillaires et calculez le résultat en prenant la moyenne des 5 lectures.

2.2.16. POINT DE FUSION - MÉTHODE DE LA FUSION INSTANTANÉE

Le point de la fusion instantanée est donné par l'expression :

$$\frac{t_1 + t_2}{2}$$

dans laquelle t_1 est la première température relevée et t_2 la seconde dans les conditions fixées ci-dessous.

Appareillage. L'appareillage est constitué par un bloc de métal inattaquable (par exemple, de laiton) bon conducteur de la chaleur, dont la face supérieure plane est soigneusement polie. Le bloc est chauffé uniformément dans toute sa masse à l'aide d'une micro-rampe à gaz ou d'un dispositif électrique permettant un réglage très précis de la température. Le bloc comporte une cavité cylindrique de diamètre suffisant pour contenir un thermomètre qui doit être maintenu à la même hauteur de colonne pendant l'étalonnage de l'appareil et la détermination du point de fusion de la substance à examiner. La cavité cylindrique est parallèle à la face polie supérieure du bloc et à une distance de 3 mm environ de celle-ci. L'appareil est étalonné à l'aide de substances de référence appropriées.

Mode opératoire. Chauffez assez rapidement le bloc jusqu'à 10 °C environ au-dessous de la température de fusion présumée. Réglez ensuite la vitesse de chauffe à 1 °C environ par minute. Projetez régulièrement au niveau du réservoir du thermomètre quelques particules de substance pulvérisée, éventuellement desséchée selon les indications données dans la méthode au tube capillaire. Nettoyez la surface après chaque essai. Notez la température t_1 à laquelle la substance fond instantanément pour la première fois dès qu'elle touche le métal. Arrêtez le chauffage. Pendant le refroidissement, projetez régulièrement quelques particules de substance en nettoyant la surface après chaque essai. Notez la température t_2 à laquelle la substance cesse de fondre instantanément dès son contact avec le métal.

Etalonnage de l'appareil. L'appareil peut être étalonné en utilisant des substances de référence pour point de fusion telles que celles de l'Organisation Mondiale de la Santé ou d'autres substances appropriées.

2.2.17. POINT DE GOUTTE

Le point de goutte est la température à laquelle la première goutte de la substance fondante tombe d'une cupule dans des conditions déterminées.

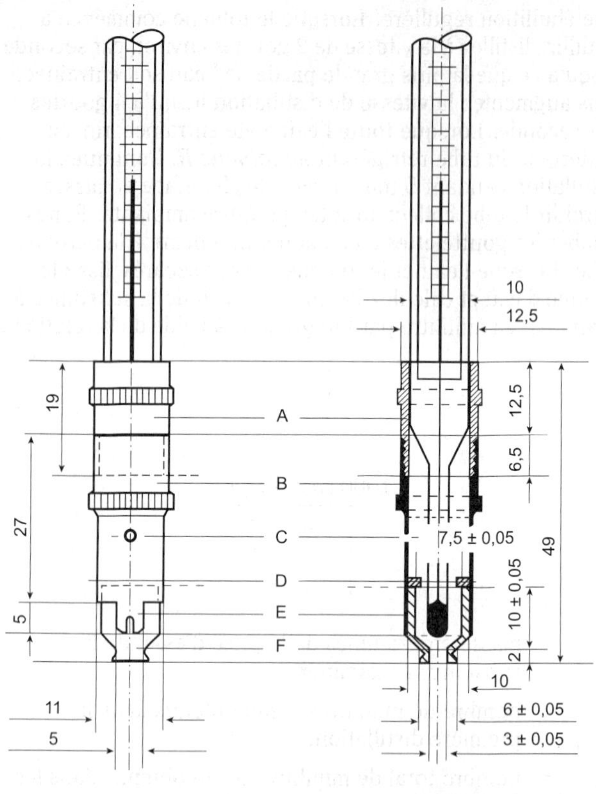

Figure 2.2.17.-1. – *Appareil pour la détermination du point de goutte*

Dimensions en millimètres

Appareil. L'appareil (voir figure 2.2.17.-1) est constitué par 2 gaines métalliques (*A*) et (*B*) assemblées par vissage. La gaine (*A*) est fixée à un thermomètre à mercure. Une cupule métallique (*F*) est fixée de façon amovible à la partie inférieure de la gaine (*B*) à l'aide de 2 languettes de serrage (*E*). Des butées (*D*) de 2 mm de longueur déterminent exactement la position de la cupule. Elles servent également à centrer le thermomètre. Un trou (*C*) percé dans la paroi (*B*) permet l'équilibrage de la pression. La surface d'écoulement de la cupule doit être plane et les bords de l'orifice de sortie doivent être à angle droit. La partie inférieure du thermomètre à mercure a la forme et les dimensions indiquées sur la figure ; il permet des mesures de température de 0 °C à 110 °C et sur sa graduation, une distance de 1 mm représente une différence de 1 °C. Le réservoir à mercure du thermomètre a un diamètre de 3,5 ± 0,2 mm et une hauteur de 6,0 ± 0,3 mm. L'ensemble de l'appareil, placé dans l'axe d'un tube à essai de 200 mm environ de longueur et de 40 mm environ de diamètre extérieur, est fixé à ce tube à l'aide d'un bouchon rainuré latéralement et traversé par le thermomètre. L'orifice de la cupule doit être à 15 mm du fond du tube à essai. Le tout est plongé dans un vase cylindrique de 1 litre environ rempli d'eau. Le fond du tube à essai doit être à 25 mm environ du fond du vase. Le niveau de l'eau doit atteindre la partie supérieure de la gaine (*A*). Un agitateur assure l'homogénéité de température du bain.

Mode opératoire. Remplissez entièrement la cupule avec la substance à examiner sans la faire fondre, sauf indication contraire. Eliminez avec une spatule l'excès de matière aux 2 extrémités de la cupule. Les gaines (*A*) et (*B*) étant assemblées, enfoncez la cupule dans son logement dans la gaine (*B*) jusqu'aux butées. Enlevez à la spatule ce qui a été expulsé par le thermomètre à l'extérieur du trou de la cupule. Placez l'appareil dans le bain en respectant les positions décrites plus haut. Chauffez le bain d'eau. Lorsque la température est de 10 °C environ au-dessous du point de goutte présumé, réglez la vitesse de chauffe à 1 °C environ par minute. Notez la température au moment de la chute de la première goutte. Effectuez au moins 3 déterminations avec chaque fois une nouvelle prise de substance. L'écart entre les lectures ne doit pas être supérieur à 3 °C. Le point de goutte est donné par la moyenne de 3 lectures.

2.2.18. POINT DE SOLIDIFICATION

Le point de solidification est la température maximale atteinte au cours de la solidification d'un liquide en surfusion.

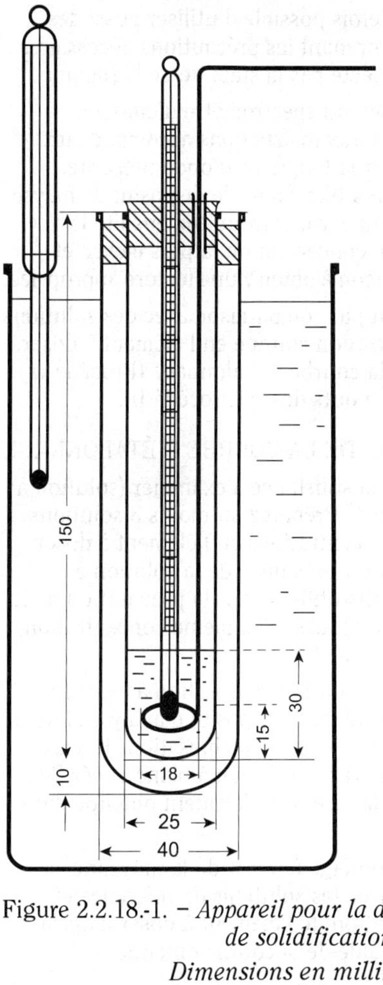

Figure 2.2.18.-1. – *Appareil pour la détermination du point de solidification*
Dimensions en millimètres

Appareil. L'appareil (voir figure 2.2.18.-1) est constitué par un tube à essai d'environ 150 mm de longueur et 25 mm de diamètre placé à l'intérieur d'un autre tube d'environ 160 mm de longueur et 40 mm de diamètre.

Le tube intérieur est fermé par un bouchon muni d'un thermomètre de 175 mm environ de longueur, gradué en 0,2 °C et fixé de façon que le réservoir se trouve à 15 mm environ du fond du tube. Le bouchon comporte aussi un orifice laissant coulisser la tige d'un agitateur constitué par une baguette de verre ou autre matière appropriée, dont une des extrémités forme une boucle d'environ 18 mm de diamètre perpendiculaire à la tige. Le tube intérieur et son enveloppe sont maintenus au centre d'un vase cylindrique de 1 litre contenant un liquide réfrigérant approprié remplissant le récipient jusqu'à 20 mm du bord. Un thermomètre est maintenu dans le bain réfrigérant.

Mode opératoire. Dans le tube intérieur, introduisez une quantité suffisante de la substance à examiner liquide ou fondue au préalable de façon qu'elle recouvre entièrement le réservoir du thermomètre. Déterminez le point de solidification approximatif par refroidissement rapide. Plongez ensuite le tube intérieur dans un bain dont la température est supérieure de 5 °C environ au point de solidification approximatif et maintenez-le jusqu'à quasi-disparition de toute trace de cristaux. Remplissez le vase cylindrique d'eau ou d'une solution saturée de chlorure de sodium dont la température est inférieure de 5 °C environ au point de solidification présumé. Insérez le tube intérieur dans le tube extérieur, assurez-vous de la présence de germes cristallins, plongez l'appareil dans le bain et agitez énergiquement jusqu'à solidification. Notez la température la plus élevée observée au cours de la solidification.

2.2.19. TITRAGE AMPÉROMÉTRIQUE

Au cours d'un titrage ampérométrique le point de fin de titrage est déterminé en suivant la variation de l'intensité du courant, mesurée entre 2 électrodes (une électrode indicatrice et une électrode de référence ou 2 électrodes indicatrices) plongeant dans la solution à examiner et maintenues à une différence de potentiel constante, en fonction de la quantité de réactif titrant ajouté.

Le potentiel de l'électrode de mesure doit être tel qu'il existe un courant de diffusion de la substance électroactive.

Appareillage. L'appareillage comporte une source de tension réglable ainsi qu'un microampèremètre sensible ; le système de détection est généralement constitué d'une électrode indicatrice (par exemple une électrode de platine, une électrode à goutte de mercure, une électrode à disque tournant ou une électrode au carbone) couplée à une électrode de référence telle que l'électrode au calomel ou l'électrode à l'argent-chlorure d'argent.

Un appareil à 3 électrodes peut également être utilisé : outre l'électrode indicatrice et l'électrode de référence, il comporte une électrode auxiliaire polarisée.

Mode opératoire. Réglez le potentiel de l'électrode indicatrice selon les indications de la monographie et portez sur un graphique l'intensité initiale du courant ainsi que les valeurs obtenues par la suite en fonction de la quantité de réactif titrant ajouté. Ajoutez celui-ci en au moins 3 quantités successives représentant un volume total d'environ 80 pour cent du volume théorique correspondant au point d'équivalence présumé. Les 3 valeurs obtenues doivent se situer sur une droite. Poursuivez l'addition du réactif titrant au-delà du point d'équivalence présumé, en au moins 3 quantités successives : les 3 valeurs obtenues doivent aussi se situer sur une droite. Le point de fin de titrage est situé au point d'intersection des 2 droites.

Dans le cas d'un titrage ampérométrique à 2 électrodes indicatrices, il convient d'enregistrer la totalité de la courbe de titrage et d'utiliser celle-ci pour déterminer le point de fin de titrage.

2.2.20. TITRAGE POTENTIOMÉTRIQUE

Au cours d'un titrage potentiométrique le point de fin de titrage est déterminé suivant la variation de la différence de potentiel mesurée entre 2 électrodes (une électrode indicatrice et une électrode de référence ou 2 électrodes indicatrices) plongeant dans la solution à examiner, en fonction de la quantité de réactif titrant ajoutée.

La mesure du potentiel est habituellement effectuée en maintenant le courant nul ou pratiquement nul.

Appareillage. L'appareillage utilisé (potentiomètre simple ou appareils à circuits électroniques) comporte un voltmètre permettant une lecture à 1 mV près.

Le choix de l'électrode indicatrice est fonction de la nature des composés à doser : électrode de verre ou électrode métallique (platine, or, argent, mercure, etc.). L'électrode de référence est généralement une électrode au calomel ou une électrode argent-chlorure d'argent.

Dans le cas de titrages acido-basiques et sauf mention contraire dans la monographie, un système d'électrodes de verre/calomel ou verre/argent-chlorure d'argent est utilisé.

Mode opératoire. Portez sur un graphique les variations de potentiel en fonction de la quantité de réactif titrant ajouté, en continuant l'addition de ce dernier au-delà du point d'équivalence présumé. Le point de fin de titrage correspond à une variation brusque du potentiel.

2.2.21. FLUORIMÉTRIE

La fluorimétrie est une méthode qui utilise la mesure de l'intensité de lumière fluorescente émise par la substance à examiner par rapport à celle émise par un étalon déterminé.

Mode opératoire. Dissolvez la substance dans le solvant ou le mélange de solvants indiqué dans la monographie, versez la solution dans la cuve ou le tube du fluorimètre et illuminez par un faisceau de lumière excitatrice autant que possible monochromatique dont la longueur d'onde est indiquée dans la monographie.

Mesurez l'intensité de la lumière émise sous un angle de 90° par rapport à la direction du faisceau illuminant, après lui avoir fait traverser un filtre qui arrête la lumière incidente et laisse passer la radiation de fluorescence. D'autres types d'appareils peuvent être utilisés à condition qu'ils conduisent à des résultats identiques.

Pour l'analyse quantitative, introduisez d'abord dans l'appareil le solvant ou le mélange de solvants utilisé pour dissoudre l'échantillon. Ajustez l'instrument à zéro, puis introduisez la solution de référence et réglez la sensibilité de l'instrument de façon que le repère soit au-delà de 50. Après avoir effectué le deuxième réglage en ajustant la largeur des fentes, procédez à un nouveau réglage du zéro et à une nouvelle mesure de l'intensité de fluorescence de la solution de référence. Finalement, introduisez la solution de concentration inconnue et lisez la valeur indiquée sur la graduation de l'instrument. Calculez la concentration c_x de la solution à l'aide de la formule :

$$c_x = \frac{I_x c_e}{I_e}$$

c_x = concentration de la solution à examiner,

c_e = concentration de la solution de référence,

I_x = intensité de la lumière émise par la solution à examiner,

I_e = intensité de la lumière émise par la solution de référence.

Lorsque l'intensité de fluorescence n'est pas rigoureusement proportionnelle à la concentration, la mesure peut être effectuée d'après un diagramme d'étalonnage.

Dans certains cas, la mesure peut être faite par rapport à un étalon fixe (par exemple un verre fluorescent ou une solution d'une autre substance fluorescente). La concentration de la substance à examiner sera alors déterminée sur un diagramme d'étalonnage établi dans les mêmes conditions.

2.2.22. SPECTROMÉTRIE D'ÉMISSION ATOMIQUE

La spectrométrie d'émission atomique est une méthode de détermination de la concentration d'un élément dans une substance, basée sur la mesure de l'intensité de l'une des raies émises par la vapeur atomique de l'élément contenu dans la substance. La mesure est effectuée à la longueur d'onde correspondant à cette raie.

Appareillage. Celui-ci consiste essentiellement en un générateur d'atomes de l'élément à doser (flamme, plasma, arc, etc.), un monochromateur et un détecteur. Si le générateur est une flamme, l'*eau R* est le solvant de choix pour la préparation des solutions à examiner et des solutions de référence. Il est toutefois possible d'utiliser aussi des solvants organiques en prenant les précautions nécessaires pour que le solvant n'affecte pas la stabilité de la flamme.

Mode opératoire. Utilisez un spectromètre d'émission atomique conformément aux instructions accompagnant l'appareil et en opérant à la longueur d'onde prescrite. Introduisez une solution à blanc dans le dispositif d'analyse et ajustez l'instrument au zéro. Introduisez ensuite la solution de référence de concentration la plus élevée et réglez la sensibilité de façon à obtenir une lecture appropriée.

Les mesures s'effectuent par comparaison avec des solutions de référence de concentration connue en l'élément à doser, soit par la Méthode de la courbe d'étalonnage (Procédé I), soit par la Méthode des ajouts dosés (Procédé II).

PROCÉDÉ I - MÉTHODE DE LA COURBE D'ÉTALONNAGE

Préparez la solution de la substance à examiner (solution à examiner) comme prescrit. Préparez au moins 3 solutions de référence dont les concentrations en l'élément à doser encadrent la concentration présumée de la solution à examiner. Tous les réactifs utilisés dans la préparation de la solution à examiner sont ajoutés, à la même concentration, aux solutions de référence.

Introduisez, à au moins 3 reprises, la solution à examiner et les solutions de référence dans le dispositif d'analyse et notez chaque fois la valeur obtenue après stabilisation. Rincez chaque fois le dispositif avec la solution à blanc et vérifiez que la lecture revient à la valeur initialement obtenue dans l'essai à blanc.

Tracez la courbe d'étalonnage à partir de la moyenne des lectures obtenues avec les solutions de référence et déterminez la concentration de l'élément à doser dans la solution à examiner à l'aide de la courbe obtenue.

PROCÉDÉ II - MÉTHODE DES AJOUTS DOSÉS

Dans au moins 3 fioles jaugées identiques, introduisez des volumes égaux de la solution de la substance à examiner (solution à examiner) préparée comme prescrit. Ajoutez à toutes les fioles, sauf une, des volumes croissants d'une solution de référence, de concentration exactement connue en l'élément à doser, de façon à obtenir une série de solutions contenant des quantités progressivement croissantes de l'élément et choisies de manière à obtenir des réponses situées dans la partie linéaire de la courbe. Complétez au trait de jauge avec le solvant.

Introduisez, à au moins 3 reprises, chacune des solutions dans le dispositif d'analyse et notez chaque fois la valeur obtenue après stabilisation. Rincez chaque fois le dispositif avec le solvant et vérifiez que la lecture revient à la valeur initialement obtenue dans l'essai à blanc.

Calculez l'équation de régression linéaire du graphique en utilisant la méthode des moindres carrés et résolvez-la de façon à obtenir la concentration de l'élément à doser dans la solution à examiner ou procédez de la façon suivante.

Portez sur un graphique la moyenne des lectures en fonction de la quantité ajoutée de l'élément à doser. Joignez les points sur le graphique et extrapolez la droite jusqu'à l'intersection avec l'axe des concentrations. La distance entre ce point et l'intersection des axes représente la concentration de l'élément à doser dans la solution à examiner.

Si la technique d'échantillonnage solide est requise, le procédé à suivre est entièrement décrit dans la monographie.

2.2.23. SPECTROMÉTRIE D'ABSORPTION ATOMIQUE

La spectrométrie d'absorption atomique est une méthode de détermination de la concentration d'un élément dans une substance, basée sur la mesure de l'absorption d'une radiation par la vapeur atomique de l'élément contenu dans la substance. La mesure est effectuée à la longueur d'onde de l'une des raies d'absorption de l'élément concerné.

Appareillage. Celui-ci consiste essentiellement en une source de radiation, un générateur d'atomes de l'élément à doser (flamme, four, etc.), un monochromateur et un détecteur.

L'introduction de l'échantillon à analyser dépend du type de générateur utilisé : s'il s'agit d'une flamme, les échantillons sont nébulisés ; lorsqu'il est fait appel à cette technique, l'*eau R* est le solvant de choix pour la préparation des solutions à examiner et des solutions de référence. Il est toutefois possible d'utiliser aussi des solvants organiques en prenant les précautions nécessaires pour que le solvant n'affecte pas la stabilité de la flamme. Lorsqu'un four est utilisé, les échantillons peuvent être introduits non seulement en solution dans l'*eau R* ou dans un solvant organique, mais aussi sous forme solide.

La vapeur atomique peut aussi être générée à l'extérieur du spectromètre. C'est notamment le cas lorsqu'il est fait appel à la méthode dite de vapeur froide utilisée pour le mercure ou les hydrures. En ce qui concerne le mercure, les atomes sont générés par réduction chimique et la vapeur atomique est entraînée par un courant de gaz inerte dans la cellule d'absorption placée sur le trajet optique de l'instrument. Les hydrures sont soit mélangés au gaz alimentant le brûleur, soit entraînés par un gaz inerte dans une cellule chauffée, à l'intérieur de laquelle ils sont dissociés en atomes.

Mode opératoire. Utilisez un spectromètre d'absorption atomique conformément aux instructions accompagnant l'appareil et en opérant à la longueur d'onde prescrite. Introduisez une solution à blanc dans le dispositif d'analyse et ajustez la lecture de l'instrument de façon qu'il indique une transmission maximale. Introduisez ensuite la solution de référence de concentration la plus élevée et réglez la sensibilité de façon à obtenir une lecture d'absorbance appropriée.

Les mesures s'effectuent par comparaison avec des solutions de référence de concentration connue en l'élément à doser, soit par la Méthode de la courbe d'étalonnage (Procédé I), soit par la Méthode des ajouts dosés (Procédé II).

PROCÉDÉ I - MÉTHODE DE LA COURBE D'ÉTALONNAGE

Préparez la solution de la substance à examiner (solution à examiner) comme prescrit. Préparez au moins 3 solutions de référence dont les concentrations en l'élément à doser encadrent la concentration présumée de la solution à examiner. Tous les réactifs utilisés dans la préparation de la solution à examiner sont ajoutés, à la même concentration, aux solutions de référence et à la solution à blanc.

Introduisez, à au moins 3 reprises, la solution à examiner et les solutions de référence dans le dispositif d'analyse et notez chaque fois la valeur obtenue après stabilisation. Rincez chaque fois le dispositif avec la solution à blanc et vérifiez que la lecture revient à la valeur initialement obtenue dans l'essai à blanc.

Si un four est utilisé, celui-ci est nettoyé par une mise à feu entre les lectures.

Tracez la courbe d'étalonnage à partir de la moyenne des lectures obtenues avec les solutions de référence et déterminez la concentration de l'élément dans la solution à examiner à l'aide de la courbe obtenue.

Si la technique d'échantillonnage solide est requise, le procédé à suivre est entièrement décrit dans la monographie.

PROCÉDÉ II - MÉTHODE DES AJOUTS DOSÉS

Dans au moins 3 fioles jaugées identiques, introduisez des volumes égaux de la solution de la substance à examiner (solution à examiner) préparée comme prescrit. Ajoutez à toutes les fioles, sauf une, des volumes croissants d'une solution de référence, de concentration exactement connue en l'élément à doser, de façon à obtenir une série de solutions contenant des quantités croissantes de l'élément, choisies de manière à obtenir des réponses situées dans la partie linéaire de la courbe. Complétez au trait de jauge avec le solvant.

Introduisez, à au moins 3 reprises, chacune des solutions dans le dispositif d'analyse et notez chaque fois la valeur obtenue après stabilisation. Rincez chaque fois le dispositif avec le solvant et vérifiez que la lecture revient à la valeur obtenue dans l'essai à blanc.

Si un four est utilisé, celui-ci est nettoyé par une mise à feu entre les lectures.

Calculez l'équation de régression linéaire du graphique en utilisant la méthode des moindres carrés et résolvez-la de façon à obtenir la concentration de l'élément à doser dans la solution à examiner ou procédez de la façon suivante.

Portez sur un graphique la moyenne des lectures en fonction de la quantité ajoutée de l'élément à doser. Joignez les points sur le graphique et extrapolez la droite jusqu'à l'intersection avec l'axe des concentrations. La distance entre ce point et l'intersection des axes représente la concentration de l'élément à doser dans la solution à examiner.

Si la technique d'échantillonnage solide est requise, le procédé à suivre est entièrement décrit dans la monographie.

2.2.24. SPECTROPHOTOMÉTRIE D'ABSORPTION DANS L'INFRAROUGE

Les spectrophotomètres infrarouges sont adaptés aux mesures du spectre dans la région de 4000 cm^{-1} à 670 cm^{-1} (2,5 µm à 15 µm) ou éventuellement jusqu'à 200 cm^{-1} (50 µm). Les spectrophotomètres à transformée de Fourier utilisent un rayonnement polychromatique. Ils effectuent le calcul du spectre dans le domaine de la fréquence à partir des données obtenues, par transformée de Fourier. Les spectrophotomètres munis d'un système optique susceptible de fournir un rayonnement monochromatique dans la région de mesure peuvent également être utilisés. Le spectre est généralement présenté en fonction de la transmittance, c'est-à-dire, le rapport de l'intensité du rayonnement transmise à celle du rayonnement incident.

L'absorbance (*A*) est définie comme étant le logarithme décimal de l'inverse de la transmittance (*T*) :

$$A = \log_{10}\left(\frac{1}{T}\right) = \log_{10}\left(\frac{I_0}{I}\right)$$

T = I/I_0,

I_0 = intensité du rayonnement incident,

I = intensité du rayonnement transmis.

PRÉPARATION DE L'ÉCHANTILLON

MESURE PAR TRANSMISSION OU PAR ABSORPTION

Préparez la substance en utilisant l'une des méthodes suivantes.

Liquides. Examinez un liquide sous la forme d'une pellicule maintenue entre 2 plaques (fenêtres) transparentes aux rayons infrarouges ou dans une cuve d'une longueur de parcours appropriée, également transparente aux rayons infrarouges.

Liquides ou solides préparés sous forme de solution. Préparez une solution dans un solvant approprié ; choisissez une concentration de solution et une longueur de parcours de cuve qui donnent un spectre satisfaisant. Généralement, de bons résultats sont obtenus avec des concentrations de 10 g/l à 100 g/l pour une longueur de parcours de 0,5 mm à 0,1 mm. L'absorption due au solvant doit être compensée par l'introduction dans le faisceau de référence d'une cuve semblable contenant le solvant utilisé.

Solides. Examinez un solide dispersé, soit dans un liquide convenable (pâte), soit dans un solide (pastille d'halogénure). Lorsque la monographie l'indique, utilisez une pellicule de substance fondue entre 2 plaques transparentes aux rayons infrarouges.

A. Pâte. Triturez une petite quantité de la substance à examiner avec un minimum de *paraffine liquide R* ou d'un autre liquide approprié ; 5 mg à 10 mg de substance à examiner suffisent généralement pour préparer une pâte adéquate. Comprimez la pâte entre 2 plaques transparentes aux rayons infrarouges.

B. Pastille. Triturez 1 mg à 2 mg de la substance à examiner avec 300 mg à 400 mg, sauf indication contraire, de *bromure de potassium R* ou de *chlorure de potassium R* finement pulvérisé et desséché. Ces quantités suffisent généralement pour préparer une pastille d'un diamètre de 13 mm et obtenir un spectre d'intensité satisfaisante. Broyez soigneusement le mélange, étendez-le uniformément dans une matrice spéciale et soumettez-le sous vide à une pression d'environ 800 MPa (8 t·cm^{-2}). Plusieurs facteurs, par exemple un broyage insuffisant ou excessif, l'humidité ou d'autres impuretés dans le milieu de dispersion ou une pulvérisation insuffisante, peuvent provoquer la formation de pastilles imparfaites. Une pastille est rejetée lorsqu'un examen visuel révèle un manque d'uniformité dans la transparence ou lorsque la transmittance à environ 2000 cm^{-1} (5 µm), en l'absence d'une bande d'absorption spécifique, est inférieure à 75 pour cent sans compensation, sauf indication contraire.

Gaz. Utilisez une cellule transparente aux rayons infrarouges permettant l'examen de l'échantillon gazeux sur une longueur de parcours optique d'environ 100 mm. Après avoir éliminé l'air de la cellule, reliez celle-ci à l'aide d'un tube adducteur approprié au récipient contenant le gaz à examiner, ajustez le contenu de la cellule à une pression appropriée au moyen d'un robinet à boisseau ou d'une vanne à aiguille.

Si nécessaire, ajustez le contenu de la cellule à la pression atmosphérique en faisant appel à un gaz transparent aux rayons infrarouges (par exemple l'*azote R* ou l'*argon R*). En vue de pallier les interférences d'absorption dues à l'eau, au dioxyde de carbone ou à d'autres gaz atmosphériques, effectuez la mesure par référence à une cellule identique, soit vide de tout gaz, soit remplie d'un gaz transparent aux rayons infrarouges.

MESURE PAR RÉFLEXION MULTIPLE

Dans certains cas précisés dans la monographie, préparez la substance en utilisant l'une des méthodes suivantes.

Solutions. Dissolvez la substance dans le solvant approprié et dans les conditions décrites dans la monographie ; évaporez la solution sur une plaque de bromoiodure de thallium ou d'une autre substance appropriée.

Solides. Déposez la substance en assurant un contact homogène sur une plaque de bromoiodure de thallium ou d'une autre substance appropriée.

MESURE PAR RÉFLEXION TOTALE ATTÉNUÉE

Placez la substance en contact étroit avec un prisme pour mesure par réflexion totale atténuée.

IDENTIFICATION AU MOYEN DE SUBSTANCES DE RÉFÉRENCE

Préparez la substance à examiner et la substance de référence de la même façon et enregistrez les spectres entre 4000 cm^{-1} et 670 cm^{-1} (2,5 µm à 15 µm) dans les mêmes conditions opératoires. Les minimums de transmission (maximums d'absorption) du spectre obtenu avec la substance à examiner correspondent en position et en dimensions relatives à ceux du spectre obtenu avec la substance de référence (*SCR*).

Lorsque l'examen à l'état solide révèle des écarts dans la position des minimums de transmission (maximums d'absorption), traitez la substance à examiner et la substance de référence dans les mêmes conditions de façon qu'elles cristallisent ou se présentent sous la même forme, ou opérez comme prescrit dans la monographie, puis enregistrez les spectres.

IDENTIFICATION AU MOYEN DE SPECTRES DE RÉFÉRENCE

Contrôle du pouvoir de résolution. Enregistrez le spectre d'un film de polystyrène d'une épaisseur de 0,04 mm. La différence x (voir figure 2.2.24.-1) entre le pourcentage de transmittance au maximum de transmission A à 2870 cm^{-1} (3,48 µm) et celui au minimum de transmission B à 2849,5 cm^{-1} (3,51 µm) doit être supérieure à 18. La différence y entre le pourcentage de transmittance au maximum de transmission *C* à 1589 cm^{-1} (6,29 µm) et celui au minimum de transmission *D* à 1583 cm^{-1} (6,32 µm) doit être supérieure à 12.

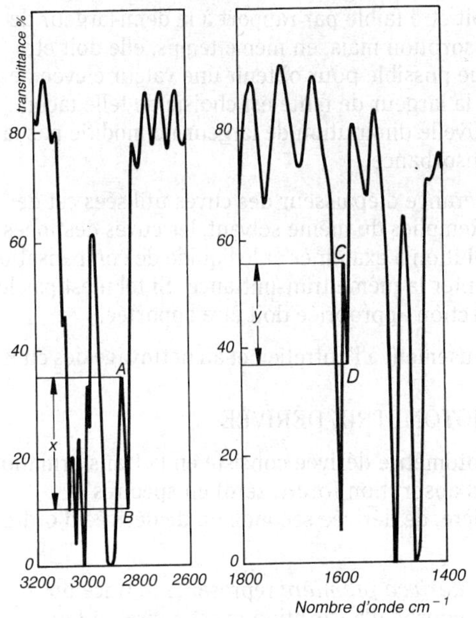

Figure 2.2.24.-1. – *Exemple d'un spectre de polystyrène utilisé pour contrôler le pouvoir de résolution*

Vérification de l'échelle des nombres d'onde. La vérification de l'échelle des nombres d'onde peut être effectuée à l'aide d'un film de polystyrène qui présente des minimums de transmission (maximums d'absorption) aux nombres d'onde (en cm^{-1}) indiqués dans le tableau 2.2.24.-1.

Tableau 2.2.24.-1. – *Minimums de transmission (et tolérances admises) d'un film de polystyrène*

3060,0 (± 1,5) cm^{-1}
2849,5 (± 1,5) cm^{-1}
1942,9 (± 1,5) cm^{-1}
1601,2 (± 1,0) cm^{-1}
1583,0 (± 1,0) cm^{-1}
1154,5 (± 1,0) cm^{-1}
1028,3 (± 1,0) cm^{-1}

Mode opératoire. Préparez la substance à examiner conformément aux directives accompagnant le spectre de référence et enregistrez le spectre de la substance à examiner dans les mêmes conditions opératoires que celles dans lesquelles le contrôle du pouvoir de résolution a été effectué. Sur le spectre de la substance à examiner, enregistrez les bandes du polystyrène à 2849,5 cm^{-1} (3,51 µm), à 1601,2 cm^{-1} (6,25 µm) et à 1028,3 cm^{-1} (9,72 µm). Comparez les 2 spectres et les bandes du polystyrène indiqués ci-dessus. Par référence à la position des bandes du polystyrène, les positions des bandes significatives sur le spectre de la substance à examiner et le spectre de référence doivent correspondre sur l'échelle des nombres d'onde à 0,5 pour cent près. Les dimensions relatives des bandes doivent être concordantes sur les 2 spectres.

IMPURETÉS DANS LES GAZ

La recherche des impuretés par cette méthode nécessite l'utilisation d'une cellule transparente au rayonnement infrarouge permettant l'examen du gaz sur une longueur de parcours optique appropriée (par exemple 1 m à 20 m). Remplissez la cellule suivant le procédé indiqué sous Gaz. Procédez à la détection et à la détermination quantitative des impuretés en suivant les instructions données dans la monographie spécifique.

2.2.25. SPECTROPHOTOMÉTRIE D'ABSORPTION DANS L'ULTRAVIOLET ET LE VISIBLE

Détermination de l'absorbance. L'absorbance (*A*) d'une solution est le logarithme décimal de l'inverse de la transmittance (*T*) pour un rayonnement monochromatique. Elle s'exprime par l'équation :

$$A = \log_{10}\left(\frac{1}{T}\right) = \log_{10}\left(\frac{I_0}{I}\right)$$

T = I/I_0,

I_0 = intensité du rayonnement monochromatique incident,

I = intensité du rayonnement monochromatique transmis.

En l'absence d'autres facteurs physico-chimiques, l'absorbance mesurée (*A*) est proportionnelle à l'épaisseur (*b*) de la couche traversée et à la concentration (*c*) de la substance dissoute, en accord avec l'équation :

$$A = \varepsilon \cdot c \cdot b$$

ε = absorbance molaire, si *b* est exprimé en centimètres et *c* en moles par litre.

L'expression $A_{1\ \text{cm}}^{1\ \text{pour cent}}$ représentant l'absorbance spécifique d'une substance dissoute, se rapporte à l'absorbance d'une solution à 10 g/l sous une épaisseur de 1 cm à une longueur d'onde déterminée d'où :

$$A_{1\ \text{cm}}^{1\ \text{pour cent}} = \frac{10\varepsilon}{M_r}$$

Sauf indication contraire, mesurez l'absorbance à la longueur d'onde prescrite sous une épaisseur de 1 cm à 20 ± 1 °C. Sauf indication contraire, effectuez les mesures par rapport au même solvant ou au même mélange de solvants. L'absorbance du solvant, mesurée par rapport à l'air et à la longueur d'onde prescrite, ne doit en aucun cas dépasser 0,4 et doit être de préférence inférieure à 0,2. Tracez le spectre d'absorption en portant en ordonnée les valeurs d'absorbance ou toute fonction de celle-ci et en abscisse la longueur d'onde ou toute fonction de celle-ci.

Lorsque la monographie donne une seule valeur pour la position d'un maximum d'absorption, il est admis que la valeur obtenue peut s'en écarter de 2 nm.

Appareil. Les spectrophotomètres utilisés pour l'étude des régions ultraviolette et visible du spectre sont constitués par un système optique, susceptible de fournir un rayonnement monochromatique dans la région de 200 nm à 800 nm, et par un dispositif approprié à la mesure de l'absorbance.

Contrôle des longueurs d'onde. Vérifiez l'échelle des longueurs d'onde en utilisant les maximums d'absorption de la *solution de perchlorate d'holmium R*, la raie de la lampe à hydrogène ou au deutérium ou les raies de l'arc à vapeur de mercure indiqués dans le tableau 2.2.25.-1. La tolérance admise est de ± 1 nm pour la région de l'ultraviolet et de ± 3 nm pour la région du visible.

Tableau 2.2.25.-1. – *Maximums d'absorption pour le contrôle de l'échelle des longueurs d'onde*

241,15 nm (Ho)	404,66 nm (Hg)
253,7 nm (Hg)	435,83 nm (Hg)
287,15 nm (Ho)	486,0 nm (Dβ)
302,25 nm (Hg)	486,1 nm (Hβ)
313,16 nm (Hg)	536,3 nm (Ho)
334,15 nm (Hg)	546,07 nm (Hg)
361,5 nm (Ho)	576,96 nm (Hg)
365,48 nm (Hg)	579,07 nm (Hg)

Contrôle de l'absorbance. Contrôlez l'absorbance au moyen de filtres appropriés ou de solution de *dichromate de potassium R* aux longueurs d'onde indiquées dans le tableau 2.2.25.-2. Pour chaque longueur d'onde, la valeur précise et les valeurs limites de l'absorbance spécifique y figurent. La tolérance admise pour l'absorbance est de ± 0,01.

Pour le contrôle de l'absorbance, utilisez une solution de dichromate de potassium préparée comme suit : desséchez au préalable le *dichromate de potassium R* à 130 °C jusqu'à masse constante ; dissolvez une prise d'essai de 57,0 mg à 63,0 mg de substance desséchée dans de l'*acide sulfurique 0,005 M* et complétez à 1000,0 ml avec le même acide.

Tableau 2.2.25.-2

Longueur d'onde (nm)	Absorbance spécifique $A_{1\,\text{cm}}^{1\,\text{pour cent}}$	Tolérance maximale
235	124,5	122,9 to 126,2
257	144,5	142,8 to 146,2
313	48,6	47,0 to 50,3
350	107,3	105,6 to 109,0

Limite de lumière parasite. La lumière parasite peut être décelée à une longueur d'onde donnée à l'aide de filtres ou de solutions appropriés ; par exemple, l'absorbance d'une solution de *chlorure de potassium R* à 12 g/l mesurée sous une épaisseur de 1 cm augmente de façon abrupte entre 220 nm et 200 nm et est supérieure à 2 à une longueur d'onde comprise entre 198 nm et 202 nm, lorsqu'elle est comparée à l'eau comme liquide de compensation.

Pouvoir de résolution (analyse qualitative). Lorsque la monographie l'exige, effectuez comme suit la mesure du pouvoir de résolution de l'appareil : enregistrez le spectre d'une solution de *toluène R* à 0,02 pour cent *V/V* dans l'*hexane R*. Le rapport minimal entre l'absorbance au maximum à 269 nm et l'absorbance au minimum à 266 nm est indiqué dans la monographie.

Largeur de la fente spectrale (analyse quantitative). Pour éviter des lectures erronées dues à la largeur de la fente spectrale, lors de l'utilisation d'un instrument à largeur de fente variable à la longueur d'onde choisie, la largeur de la fente doit être faible par rapport à la demi-largeur de la bande d'absorption mais, en même temps, elle doit être aussi large que possible pour obtenir une valeur élevée de I_0. Toutefois, la largeur de fente est choisie de telle façon que toute nouvelle diminution de largeur ne modifie pas la lecture de l'absorbance.

Cuves. La tolérance d'épaisseur des cuves utilisées est de ± 0,005 cm. Remplies du même solvant, les cuves destinées à contenir la solution à examiner et le liquide de compensation doivent présenter la même transmittance. Si tel n'est pas le cas, une correction appropriée doit être apportée.

Veillez soigneusement à l'entretien et au nettoyage des cuves.

SPECTROPHOTOMÉTRIE DÉRIVÉE

La spectrophotométrie dérivée consiste en la transformation d'un spectre d'absorption (ordre zéro) en spectres de dérivée première, de dérivée seconde ou de dérivée d'ordres supérieurs.

Un *spectre de dérivée première* représente le tracé du gradient de la courbe d'absorption (c'est à dire du taux du changement de l'absorbance $dA/d\lambda$) en fonction de la longueur d'onde.

Un *spectre de dérivée seconde* représente la courbe du spectre d'absorption en fonction de la longueur d'onde ($d^2A/d\lambda^2$). La dérivée seconde à la longueur d'onde λ est liée à la concentration selon les équations suivantes :

$$\frac{d^2A}{d\lambda^2} = \frac{d^2A_{1\,\text{cm}}^{1\,\text{pour cent}}}{d\lambda^2} \times \frac{c'b}{10} = \frac{d^2A\varepsilon}{d\lambda^2} \times \frac{cb}{10}$$

c' = concentration de la substance absorbante, en grammes par litre.

Appareillage. Utilisez un spectrophotomètre satisfaisant aux exigences ci-dessus et équipé d'un module analogique de différenciation à capacitance-résistance ou d'un module numérique ou de tout autre dispositif permettant de produire des spectres dérivés. Certains dispositifs produisent un décalage des longueurs d'onde par rapport au spectre d'ordre zéro dont il convient de tenir compte si nécessaire.

Pouvoir de résolution. Lorsque la monographie le prescrit, enregistrez la dérivée seconde du spectre d'une solution à 0,2 g/l de *toluène R* dans le *méthanol R*, en utilisant du *méthanol R* comme liquide de compensation. Le spectre présente un petit extremum négatif situé entre 2 extremums négatifs plus importants, respectivement, à 261 nm et

268 nm, comme le montre la figure 2.2.25.-1. Sauf indication contraire dans la monographie, le rapport A/B (voir figure 2.2.25.-1) n'est pas inférieur à 0,2.

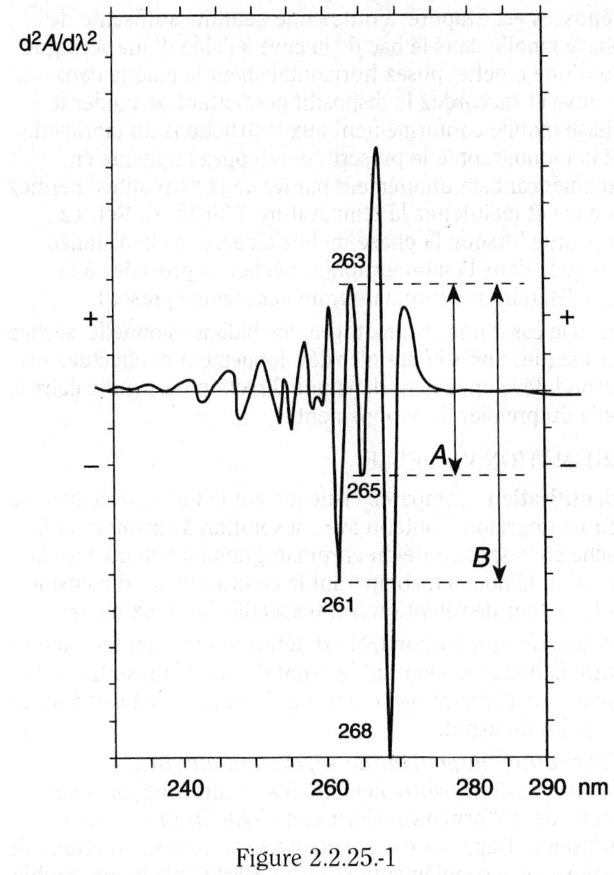

Figure 2.2.25.-1

Procédé. Préparez la solution de la substance à examiner, réglez l'appareil conformément aux instructions du fabricant et calculez la teneur de la substance à déterminer selon les instructions de la monographie.

2.2.26. CHROMATOGRAPHIE SUR PAPIER

CHROMATOGRAPHIE ASCENDANTE

Appareillage. L'appareillage est constitué par une chambre à chromatographie de verre dont les dimensions sont en rapport avec celles des papiers à utiliser. Elle est munie d'un couvercle de verre assurant une fermeture étanche et pourvue à la partie supérieure d'un dispositif destiné à assurer la suspension du papier à chromatographie, dispositif qui peut être abaissé sans ouvrir la chambre. Au fond de celle-ci se trouve une cuve pour la phase mobile dans laquelle peut descendre le papier. Le papier à chromatographie utilisé est un papier filtre convenable ; il est découpé en bandes de longueur suffisante et de largeur de 2,5 cm au moins, de façon que la migration du solvant s'effectue dans le sens des fibres du papier.

Mode opératoire. Versez dans la cuve une couche de 2,5 cm environ de la phase mobile indiquée dans la monographie, et, si celle-ci le prescrit, versez la phase stationnaire entre les parois de la chambre et la cuve. Mettez en place le couvercle, laissez reposer à 20-25 °C pendant 24 h et maintenez à la même température pendant toute la durée des opérations. A 3 cm d'une des extrémités du papier, tracez au crayon une fine ligne parallèle au bord du papier. Avec une micropipette, déposez sur la ligne tracée le volume de solution indiqué dans la monographie. Si la tache atteint un diamètre supérieur à 10 mm, déposez la solution par fractions en laissant chaque fois au solvant le temps de s'évaporer. Si la même bande de papier est utilisée pour plus d'un chromatogramme, les différentes solutions sont déposées le long de la ligne à une distance minimale de 3 cm les unes des autres. Introduisez ensuite le papier dans la chambre, replacez le couvercle et laissez reposer pendant 1 h 30 min. Descendez le papier dans la phase mobile et retirez-le quand le solvant a parcouru la distance prescrite ou que s'est écoulé le temps indiqué dans la monographie. Séchez à l'air. Pendant la période de développement, maintenez le papier à l'abri d'une lumière vive.

CHROMATOGRAPHIE DESCENDANTE

Appareillage. L'appareillage est constitué par une chambre à chromatographie de verre à bord rodé dont les dimensions sont en rapport avec celles des papiers à utiliser. Elle est munie d'un couvercle de verre assurant une fermeture étanche et présentant un orifice central de 1,5 cm environ de diamètre ; cet orifice est obturé par une plaque de verre rodée ou par un bouchon. A la partie supérieure de la chambre et à l'intérieur de celle-ci, est disposée sur des supports une cuve à solvant munie d'un dispositif permettant de fixer la partie supérieure du papier à chromatographie. Sur les 2 côtés de la cuve, parallèlement et légèrement au-dessus de ses bords supérieurs, sont fixées 2 baguettes de verre destinées à servir de supports au papier dont l'extrémité libre ne doit toucher la chambre en aucun point. Le papier à chromatographie est un papier filtre convenable ; il est découpé en bandes de longueur suffisante et de largeur comprise entre 2,5 cm et la longueur de la cuve de façon que la migration du solvant s'effectue dans le sens des fibres du papier.

Mode opératoire. Versez dans le fond de la chambre une couche de 2,5 cm environ du solvant indiqué dans la monographie ; mettez en place le couvercle, laissez reposer à 20-25 °C pendant 24 h et maintenez à la même température pendant toute la durée des opérations. Tracez au crayon une fine ligne parallèle à l'un des petits côtés du papier. La distance entre cette ligne et l'une des extrémités du papier est telle que, lorsque cette extrémité est fixée dans la cuve et que le reste du papier retombe librement, la ligne se trouve à quelques centimètres au-dessous de la baguette-guide et parallèle à celle-ci. Avec une micropipette, déposez sur la ligne tracée le volume de solution indiqué dans la monographie. Si la tache atteint un diamètre supérieur à 10 mm, déposez la solution par fractions en laissant chaque fois au solvant le temps de s'évaporer. Si la même bande de papier est utilisée pour plus d'un chromatogramme, les différentes solutions sont déposées le long de la ligne à une distance minimale de 3 cm les unes des autres. Introduisez ensuite le papier dans la chambre, replacez le couvercle et laissez reposer pendant 1 h 30 min. Versez dans la cuve par l'orifice du couvercle, la phase mobile en quantité suffisante et refermez. Retirez le papier quand le solvant a parcouru la distance prescrite ou que s'est écoulé le temps indiqué dans la monographie. Séchez à l'air. Pendant la période de développement, maintenez le papier à l'abri d'une lumière vive.

2.2.27. CHROMATOGRAPHIE SUR COUCHE MINCE

La chromatographie sur couche mince est une technique de séparation dans laquelle une phase stationnaire, constituée d'un matériau approprié, est répandue en une couche mince et uniforme sur un support (plaque) de verre, de métal ou de plastique. Des solutions d'analytes sont appliquées sur la plaque avant le développement. La séparation repose sur les mécanismes d'adsorption, de partage ou d'échange d'ions ou sur des combinaisons de ces mécanismes et elle s'effectue par migration (développement) de solutés (solutions d'analytes) dans un solvant ou un mélange de solvants approprié (phase mobile) à travers la couche mince (phase stationnaire).

APPAREILLAGE

Plaques. La chromatographie s'effectue avec des plaques préfabriquées, conformes à la description figurant sous *Réactifs (4.1.1)*.

Préconditionnement des plaques. Il peut être nécessaire de laver les plaques avant la séparation. Cette opération peut être effectuée par migration d'un solvant approprié. Les plaques peuvent aussi être imprégnées par des procédés tels que le développement, l'immersion ou la pulvérisation. Au moment de leur utilisation, les plaques peuvent être activées si nécessaire, par chauffage à l'étuve à 100-105 °C pendant 1 h.

Une cuve à chromatographie à fond plat ou à double bac, en matière transparente et inerte, de dimensions appropriées aux plaques utilisées et munie d'un couvercle assurant une fermeture étanche. Pour le développement horizontal, la cuve sera munie d'un bac pour la phase mobile et d'un dispositif permettant de guider la phase mobile vers la phase stationnaire.

Des micropipettes, microseringues, capillaires calibrés jetables ou tout autre dispositif d'application adapté au dépôt correct des solutions.

Un dispositif de détection de fluorescence permettant de mesurer la fluorescence directe ou l'inhibition de fluorescence.

Des réactifs de visualisation permettant de détecter les taches séparées, par pulvérisation, exposition aux vapeurs ou immersion.

MODE OPÉRATOIRE

Procédé vertical. Tapissez les parois de la cuve à chromatographie avec du papier filtre. Versez dans la cuve à chromatographie une quantité de phase mobile suffisante par rapport au volume de la cuve pour obtenir, après imprégnation du papier filtre, une hauteur de liquide adaptée aux dimensions de la plaque. Pour la saturation de la cuve, replacez le couvercle et laissez reposer à 20-25 °C pendant 1 h. En l'absence d'indications spécifiques dans la monographie, la séparation s'effectue dans une cuve saturée.

Déposez le volume prescrit des solutions en portions suffisamment petites pour obtenir des bandes ou des taches circulaires placées à une distance appropriée du bord inférieur et des côtés de la plaque. Les dépôts sont placés à une distance minimale de 10 mm les uns des autres, sur une ligne parallèle au bord inférieur de la plaque.

Lorsque le solvant des solutions déposées est évaporé, déposez la plaque dans la cuve, placez-la en position aussi verticale que possible, les dépôts restant toujours au-dessus du niveau de la phase mobile. Refermez la cuve à chromatographie et maintenez-la à une température de 20-25 °C, à l'abri de la lumière du soleil. Retirez la plaque lorsque la phase mobile a parcouru la distance prescrite. Séchez et procédez à la visualisation des chromatogrammes comme prescrit.

Dans le cas d'une chromatographie bidimensionnelle, séchez les plaques après le premier développement et effectuez un second développement dans une direction perpendiculaire à celle du premier développement.

Procédé horizontal. Déposez le volume prescrit des solutions en portions suffisamment petites pour obtenir des taches circulaires de 1 mm à 2 mm de diamètre, ou des bandes de 5 mm à 10 mm sur 1 mm à 2 mm, placées à une distance appropriée du bord inférieur et des côtés de la plaque. Les dépôts sont placés à une distance minimale de 5 mm les uns des autres, sur une ligne parallèle au bord inférieur de la plaque. Lorsque le solvant des solutions déposées est évaporé, ajoutez une quantité suffisante de phase mobile dans le bac de la cuve à l'aide d'une seringue ou d'une pipette, posez horizontalement la plaque dans la cuve et raccordez le dispositif permettant de guider la phase mobile conformément aux instructions du fabricant. Si la monographie le prescrit, développez la plaque en commençant simultanément par les deux extrémités. Fermez la cuve et maintenez la température à 20-25 °C. Retirez la plaque lorsque la phase mobile a parcouru la distance indiquée dans la monographie. Séchez et procédez à la visualisation des chromatogrammes comme prescrit.

Dans le cas d'une chromatographie bidimensionnelle, séchez les plaques après le premier développement et effectuez un second développement dans une direction perpendiculaire à celle du premier développement.

ESTIMATION VISUELLE

Identification. Comparez visuellement la tache principale du chromatogramme obtenu avec la solution à examiner et la tache correspondante du chromatogramme obtenu avec la solution témoin, en comparant la coloration, les dimensions et le facteur de rétention (R_f) respectifs des deux taches.

Le facteur de rétention (R_f) est défini comme étant le rapport entre la distance séparant le point de dépôt du centre de la tache et la distance parcourue par le front du solvant à partir du point de dépôt.

Vérification du pouvoir de séparation aux fins d'identification. Normalement, les résultats obtenus par l'essai de performance décrit dans *Réactifs (4.1.1)* sont suffisants. Dans des cas particuliers seulement, un critère de performance supplémentaire est prescrit par la monographie.

Essai des substances apparentées. Comparez visuellement la/les tache(s) secondaire(s) du chromatogramme obtenu avec la solution à examiner soit à la/aux tache(s) correspondante(s) du chromatogramme obtenu avec la solution témoin contenant la/les impureté(s), soit à la tache du chromatogramme obtenu avec la solution témoin, préparée à partir d'une dilution de la solution à examiner.

Vérification du pouvoir de séparation. Les exigences relatives à la vérification du pouvoir de séparation sont prescrites dans les monographies spécifiques.

Vérification du pouvoir de détection. Le pouvoir de détection est considéré comme satisfaisant si la tache ou la bande du chromatogramme obtenu avec la solution témoin la plus diluée est nettement visible.

MESURES QUANTITATIVES

Les exigences relatives à la résolution et à la séparation sont prescrites dans les monographies spécifiques.

Les substances répondant à l'exposition aux rayons UV-Vis séparées par chromatographie sur couche mince peuvent être directement déterminées sur une plaque à condition d'utiliser un appareillage approprié. Examinez la plaque en mesurant la réflectance ou la transmittance du faisceau incident, tout en déplaçant la plaque ou le dispositif de mesure. De la même manière la fluorescence peut être mesurée à l'aide d'un système optique approprié. Les substances contenant des radionucléides peuvent être quantifiées de trois manières différentes : soit directement, en déplaçant la plaque ou un compteur approprié l'un par rapport à l'autre (voir *Préparations radiopharmaceutiques (0125)*) en découpant les plaques en bandes, puis en mesurant la radioactivité sur chacune des bandes à l'aide d'un compteur approprié ou encore en grattant la phase stationnaire, en la dissolvant dans un mélange pour scintillation adéquat et en mesurant la radioactivité à l'aide d'un compteur à scintillation liquide.

Appareillage. L'appareillage permettant la mesure directe sur la plaque comporte :

- un dispositif pour le positionnement exact et la reproduction précise du volume de substance déposée sur la plaque,
- un dispositif mécanique permettant de déplacer la plaque ou le dispositif de mesure autour de l'axe des *x* ou de l'axe des *y*,
- un enregistreur et un intégrateur approprié ou un ordinateur,
- *pour les substances répondant à une exposition aux rayons UV-Vis* : un photomètre avec une source de lumière, un système optique capable de générer une lumière monochromatique et une cellule photoélectrique de sensibilité adéquate sont utilisés pour mesurer la réflectance ou la transmittance. De plus, lors d'une mesure de fluorescence, un filtre monochromatique pour sélectionner une région spectrale spécifique de la lumière émise est nécessaire,
- *pour les substances contenant des radionucléides* : un compteur adéquat pour la mesure de la radioactivité. L'intervalle de linéarité du compteur doit être vérifié.

Mode opératoire. Préparez la solution de la substance à examiner (solution à examiner) selon les indications données dans la monographie et, si nécessaire, préparez les solutions témoins de la substance à déterminer en utilisant le même solvant que dans la solution à examiner. Déposez le même volume de chaque solution sur la plaque et développez.

Substances répondant à une exposition aux rayons UV-Vis. Préparez et déposez pas moins de trois solutions témoins de la substance à examiner, dont les concentrations encadrent la valeur attendue dans la solution à examiner (environ 80, 100 et 120 pour cent). Pulvérisez le réactif prescrit, si nécessaire, puis enregistrez la réflectance, la transmittance ou la fluorescence des chromatogrammes obtenus avec la solution à examiner et les solutions témoins. A l'aide des résultats obtenus, déterminez la quantité de substance dans la solution à examiner.

Substances contenant des radionucléides. Préparez et déposez une solution à examiner contenant environ 100 pour cent de la valeur attendue. Déterminez la radioactivité en fonction de la longueur du parcours et notez la radioactivité dans chaque pic en résultant, sous forme de pourcentage de la quantité de radioactivité totale.

Des critères de conformité du système sont décrits dans le chapitre *Techniques de séparation chromatographique* (*2.2.46*). Les limites dans lesquelles il est possible de faire varier les différents paramètres, pour satisfaire aux critères de conformité du système, sont également indiquées dans ce chapitre.

2.2.28. CHROMATOGRAPHIE EN PHASE GAZEUSE

La chromatographie en phase gazeuse (CPG) est une technique de séparation chromatographique reposant sur la distribution différentielle des espèces entre deux phases non miscibles, une phase stationnaire contenue dans une colonne et un gaz vecteur, comme phase mobile, qui traverse cette phase stationnaire. Elle est applicable aux substances, ou dérivés de substances, qui se volatilisent dans les conditions de température utilisées.

La CPG est fondée sur les mécanismes d'adsorption, de distribution de masse ou d'exclusion.

APPAREILLAGE

L'appareillage se compose d'un injecteur, d'une colonne chromatographique placée dans un four, d'un détecteur et d'un système d'acquisition des données (ou d'un intégrateur ou enregistreur). Le gaz vecteur circule à travers la colonne à débit ou pression contrôlés, puis passe à travers le détecteur.

La chromatographie peut se dérouler à température constante ou selon un programme de température donné.

INJECTEURS

L'*injection directe* des solutions est le mode usuel d'injection, sauf indication contraire dans la monographie. Elle peut être effectuée soit directement en tête de colonne, au moyen d'une seringue ou d'une vanne d'injection, soit dans une chambre de vaporisation qui peut être équipée d'un diviseur de flux.

L'*injection en phase vapeur* peut être effectuée au moyen de systèmes d'injection à espace de tête statique ou dynamique.

Les systèmes d'injection à *espace de tête dynamique* (« purge and trap ») comprennent un dispositif qui entraîne les substances volatiles en solution vers une colonne-piège maintenue à basse température, où elles sont adsorbées. On procède ensuite, par chauffage rapide de la colonne-piège, à une désorption des substances retenues vers la phase mobile.

Les systèmes d'injection à *espace de tête statique* comprennent une enceinte de chauffage thermostatée dans laquelle des flacons fermés contenant les échantillons solides ou liquides sont placés pendant une durée donnée, pour permettre la vaporisation des composants volatils jusqu'à équilibre entre la phase vapeur et la phase non gazeuse. Une fois l'équilibre atteint, une quantité déterminée de l'espace de tête est injectée dans le chromatographe.

PHASES STATIONNAIRES

Les colonnes contenant la phase stationnaire peuvent être de différents types :

- colonne capillaire de silice fondue à paroi recouverte par la phase stationnaire,
- colonne remplie de particules inertes imprégnées avec la phase stationnaire,
- colonne remplie d'une phase stationnaire solide.

Les colonnes capillaires ont un diamètre intérieur (Ø) de 0,1 mm à 0,53 mm et une longueur de 5 m à 60 m. La phase liquide ou stationnaire est déposée sur la paroi interne de la colonne, à laquelle elle peut être chimiquement liée, sous la forme d'un film d'une épaisseur de 0,1 µm à 5,0 µm.

Les colonnes remplies, en verre ou métal, ont généralement une longueur de 1 m à 3 m et un diamètre intérieur (Ø) de 2 mm à 4 mm. Les phases stationnaires se composent généralement de polymères poreux ou supports solides imprégnés d'une phase liquide.

Les supports servant à l'analyse des composés polaires sur colonnes remplies à phase stationnaire faiblement polaire de faible capacité doivent être inertes, pour éviter le phénomène de traînée des pics. La réactivité du matériau constituant le support peut être réduite par silanisation, préalablement au dépôt de la phase liquide. On utilise fréquemment de la terre d'infusoire calcinée et lavée à l'acide. Les matériaux existent dans différentes granulométries, les plus couramment utilisées se situant dans les intervalles 150-180 µm et 125-150 µm.

PHASES MOBILES

Le temps de rétention et l'efficacité sont fonction du débit du gaz vecteur. Le temps de rétention est par ailleurs directement proportionnel à la longueur de la colonne, alors que la résolution est proportionnelle à la racine carrée de la longueur de la colonne. Dans le cas des colonnes remplies, le débit du gaz vecteur est généralement exprimé en millilitres par minute, sous pression atmosphérique et à température ambiante. Il est mesuré à la sortie du détecteur, à l'aide d'un dispositif mécanique étalonné ou d'un compte-bulles, lorsque la colonne a atteint sa température de service. A débit volumique donné, la vitesse linéaire de déplacement du gaz à travers une colonne remplie est inversement proportionnelle à la racine carrée du diamètre intérieur de la colonne : un débit de 60 ml/min dans une colonne de 4 mm de diamètre intérieur et un débit de 15 ml/min dans une colonne de 2 mm de diamètre intérieur donneront la même vitesse linéaire de déplacement, et par conséquent des temps de rétention semblables.

Les gaz vecteurs les plus couramment utilisés sont l'hélium ou l'azote pour les colonnes remplies, l'azote, l'hélium et l'hydrogène pour les colonnes capillaires.

DÉTECTEURS

Les détecteurs à ionisation de flamme sont les plus utilisés, mais, selon l'objectif de l'analyse, il est également possible de recourir à la capture d'électrons, à des détecteurs azote-phosphore, à la spectrométrie de masse, à la conductivité thermique ou à la spectrophotométrie infrarouge avec transformée de Fourier et d'autres méthodes.

MODE OPÉRATOIRE

Equilibrez la colonne, l'injecteur et le détecteur aux températures et débits indiqués dans la monographie, jusqu'à obtention d'une ligne de base stable. Préparez la (les) solution(s) à examiner et la (les) solution(s) témoin(s) prescrites. Les solutions doivent être exemptes de particules solides.

Des critères de conformité du système sont décrits dans le chapitre *Techniques de séparation chromatographique* (*2.2.46*). Les limites dans lesquelles il est possible de faire varier les différents paramètres, pour satisfaire aux critères de conformité du système, sont également indiquées dans ce chapitre.

Chromatographie en phase gazeuse à espace de tête statique

La chromatographie en phase gazeuse à espace de tête statique est une technique spécialement adaptée à la séparation et au dosage des composés volatils présents dans des échantillons solides ou liquides. Elle est fondée sur l'analyse d'une phase vapeur à l'équilibre avec la phase solide ou liquide.

APPAREILLAGE

L'appareillage se compose d'un chromatographe en phase gazeuse sur lequel est adapté un dispositif d'introduction de l'échantillon, éventuellement relié à un module de programmation contrôlant automatiquement la température et la pression ; il peut également comprendre, si nécessaire, un dispositif d'élimination des solvants.

L'échantillon à analyser est introduit dans un récipient comportant un obturateur approprié, ainsi qu'un système de vannes permettant le passage du gaz vecteur. L'ensemble est placé dans une enceinte thermostatée à la température prescrite pour l'échantillon examiné.

L'échantillon est maintenu à cette température pendant le temps nécessaire pour atteindre l'équilibre entre la phase gazeuse et la phase solide ou liquide.

Le gaz vecteur est introduit dans le récipient, puis, après le temps prescrit, l'ouverture d'une vanne appropriée permet au gaz de passer, en se détendant, sur la colonne, entraînant avec lui les composés volatilisés.

Au lieu d'un chromatographe spécialement équipé pour l'introduction des échantillons, il est également possible d'utiliser des seringues étanches et un chromatographe usuel. Dans ce cas, l'équilibrage est réalisé dans une enceinte séparée et il convient de prendre les précautions nécessaires pour éviter toute modification de l'équilibre lors du transfert de la phase vapeur sur la colonne.

MODE OPÉRATOIRE

A l'aide des préparations témoins, procédez aux réglages requis pour obtenir une réponse satisfaisante.

ÉTALONNAGE DIRECT

Dans des récipients identiques, introduisez séparément la préparation à examiner et chacune des préparations témoins, selon les prescriptions de la monographie, de façon que le dispositif de prélèvement n'entre pas en contact avec les échantillons.

Fermez hermétiquement les récipients et placez-les dans l'enceinte thermostatée, réglée sur la température et la pression indiquées dans la monographie ; après équilibrage, procédez à la chromatographie dans les conditions prescrites.

AJOUTS DOSÉS

Dans une série de récipients appropriés identiques, introduisez des volumes égaux de la préparation à examiner. Ajoutez à tous les récipients, sauf un, des quantités appropriées d'une préparation témoin contenant le composé à doser à concentration connue, de façon à obtenir une série de préparations de concentration progressivement croissante.

Fermez hermétiquement les récipients et placez-les dans l'enceinte thermostatée, réglée sur la température et la pression indiquées dans la monographie ; après équilibrage, procédez à la chromatographie dans les conditions prescrites.

Calculez l'équation de la droite par la méthode des moindres carrés. A l'aide de cette équation, calculez la concentration du composé à doser dans la préparation à examiner.

Il est également possible de procéder comme suit : portez sur un graphique la moyenne des valeurs lues, en fonction de la quantité ajoutée du composé à doser. Extrapolez la droite joignant les points du graphique jusqu'à l'axe des concentrations. La distance entre le point d'intersection et l'origine représente la concentration du composé à doser dans la préparation à examiner.

ÉPUISEMENTS SUCCESSIFS (EXTRACTION À ESPACE DE TÊTE MULTIPLE)

Lorsque la méthode des épuisements successifs est prescrite, le procédé est entièrement décrit dans la monographie.

2.2.29. CHROMATOGRAPHIE LIQUIDE

La chromatographie liquide (CL) est une technique de séparation chromatographique reposant sur la distribution différentielle des espèces entre deux phases non miscibles, une phase stationnaire contenue dans une colonne et une phase mobile liquide qui traverse, par percolation, cette phase stationnaire.

La CL est principalement fondée sur les mécanismes d'adsorption, de distribution de masse, d'échange d'ions, d'exclusion ou d'interaction stéréochimique.

APPAREILLAGE

L'appareillage se compose d'un système de pompage, d'un injecteur, d'une colonne chromatographique (éventuellement thermostatée), d'un détecteur et d'un système d'acquisition des données (ou d'un intégrateur ou enregistreur). La phase mobile, délivrée à partir d'un ou plusieurs réservoirs, circule à travers la colonne, généralement à débit constant, puis passe à travers le détecteur.

SYSTÈMES DE POMPAGE

Les systèmes de pompage pour CL doivent fournir la phase mobile à un débit constant. Il convient de limiter autant que possible les fluctuations de pression, par exemple en faisant passer le solvant sous pression à travers un dispositif amortissant les pulsations. Les tubes et raccords doivent pouvoir résister aux pressions développées par la pompe. Les pompes pour CL peuvent être équipées d'un dispositif de purge qui permet de chasser les bulles d'air emprisonnées.

Les systèmes pilotés par microprocesseur sont capables de délivrer avec précision une phase mobile de composition constante (élution isocratique) ou variable (gradient d'élution), selon un programme défini. Pour les chromatographies à gradient d'élution, il existe des systèmes de pompage qui délivrent le(s) solvant(s) à partir de plusieurs réservoirs, le mélange pouvant être effectué soit en amont (basse-pression) soit en aval (haute-pression) de la (des) pompe(s).

INJECTEURS

La solution à examiner est introduite dans la phase mobile circulante en tête de colonne, ou à proximité de celle-ci, à l'aide d'un système d'injection conçu pour fonctionner à pression élevée. Les injecteurs peuvent être à boucle fixe ou à volume variable, à fonctionnement manuel ou pilotés par un échantillonneur automatique. Le remplissage partiel des boucles, manuellement, peut entraîner une moindre fidélité du volume injecté.

PHASES STATIONNAIRES

De nombreux types de phases stationnaires sont utilisés en CL, notamment :

- de la silice, de l'alumine ou du graphite poreux, utilisés en chromatographie en polarité de phase normale, où la séparation repose sur une adsorption différentielle et/ou une distribution de masse,
- des résines ou polymères à groupements acides ou basiques, utilisés en chromatographie à échange d'ions, où la séparation repose sur la compétition entre les ions à séparer et ceux de la phase mobile,
- de la silice ou des polymères poreux, utilisés en chromatographie d'exclusion, où la séparation repose sur les différences de volume entre molécules, ce qui correspond à une exclusion stérique,
- divers supports chimiquement modifiés, préparés à partir de polymères, de silice ou de graphite poreux, utilisés en CL en polarité de phase inversée, où la séparation repose principalement sur le partage des molécules entre la phase mobile et la phase stationnaire,
- des phases stationnaires chimiquement modifiées spéciales, telles que des dérivés de la cellulose ou de l'amylose, des protéines ou des peptides, des cyclodextrines, etc., pour la séparation des énantiomères (chromatographie chirale).

La plupart des séparations reposent sur des mécanismes de partage utilisant de la silice chimiquement modifiée comme phase stationnaire et des solvants polaires comme phase mobile. La surface du support (par exemple les groupes silanol de la silice) est mise en présence de différents réactifs de la famille des silanes, avec lesquels elle réagit en formant, par liaison covalente, des dérivés silylés qui occupent un nombre variable des sites actifs de la surface du support. La nature de la phase greffée est un paramètre déterminant pour les propriétés de séparation du système chromatographique.

Les phases greffées les plus couramment utilisées sont les suivantes :

octyl	= $Si\text{-}(CH_2)_7\text{-}CH_3$	C_8
octadécyl	= $Si\text{-}(CH_2)_{17}\text{-}CH_3$	C_{18}
phényl	= $Si\text{-}(CH_2)_n\text{-}(C_6H_5)$	C_6H_5
cyanopropyl	= $Si\text{-}(CH_2)_3\text{-}CN$	CN
aminopropyl	= $Si\text{-}(CH_2)_3\text{-}NH_2$	NH_2
diol	= $Si\text{-}(CH_2)_3\text{-}OCH(OH)\text{-}CH_2\text{-}OH$	

Sauf indication contraire du fabricant, les colonnes en phase inversée à base de silice sont considérées comme stables pour les phases mobiles de pH apparent compris entre 2,0 et 8,0. Les phases à base de graphite poreux ou de particules de polymères tels que le copolymère styrène-divinylbenzène sont stables sur un intervalle de pH plus étendu.

Il est possible dans certains cas de procéder par chromatographie en phase normale en utilisant comme phase stationnaire de la silice non modifiée, du graphite poreux ou de la silice chimiquement modifiée polaire (cyanopropyl ou diol par exemple), avec une phase mobile non polaire.

En chromatographie analytique, la taille des particules constituant les phases stationnaires les plus souvent utilisées est comprise entre 3 µm et 10 µm. Les particules peuvent être de forme sphérique ou irrégulière, et de porosité et surface spécifique variables. Ces paramètres ont une influence sur le comportement chromatographique de la phase stationnaire. Dans le cas des phases inversées, la nature de la phase stationnaire, le taux de greffage (exprimé par exemple en taux de carbone) et le fait que la phase stationnaire soit ou non postgreffée (« end-capping » : silylation des groupes silanol résiduels) sont aussi des facteurs déterminants. La présence de groupes silanol résiduels peut entraîner une traînée des pics, notamment des substances basiques.

Les colonnes utilisées en chromatographie analytique sont en acier inoxydable, sauf indication contraire dans la monographie, et sont de longueur et de diamètre intérieur (Ø) variables. Les colonnes de diamètre intérieur inférieur à 2 mm sont souvent appelées microcolonnes. La température de la phase mobile et de la colonne doit être maintenue constante pendant toute la durée de l'analyse. La plupart des séparations sont effectuées à température ambiante, mais il est possible de chauffer les colonnes pour obtenir une efficacité supérieure. Il est toutefois recommandé de ne pas dépasser 60 °C, sous peine de dégradation de la phase stationnaire ou d'altération de la composition de la phase mobile.

PHASES MOBILES

Pour la chromatographie en phase normale, les solvants utilisés sont de faible polarité. Un strict contrôle de la présence d'eau dans la phase mobile est nécessaire pour obtenir des résultats reproductibles. Pour la CL en phase inversée, on utilise des phases mobiles aqueuses, avec ou sans modifiants organiques.

Les composants de la phase mobile sont généralement filtrés pour éliminer les particules de taille supérieure à 0,45 µm. Les phases mobiles à plusieurs composants sont préparées par mesure des volumes requis (à moins que les proportions ne soient spécifiées en masse) pour chaque composant, puis mélange des différents composants. Une autre méthode possible consiste à délivrer les solvants au moyen de pompes individuelles commandées par des vannes à débit proportionnant, le mélange étant ainsi effectué dans les proportions souhaitées. Les solvants sont normalement dégazés avant le pompage, par passage d'un courant d'hélium, sonication ou traitement en ligne par des modules membrane/vide, pour éviter la formation de bulles de gaz dans la cellule de détection.

Les solvants utilisés pour préparer la phase mobile sont normalement exempts d'agents stabilisants, et transparents à la longueur d'onde de détection si l'on utilise un détecteur UV. Les solvants et autres composants utilisés doivent être de qualité appropriée. L'ajustement du pH, s'il y a lieu, doit être exclusivement effectué sur le composant aqueux de la phase mobile et non sur le mélange. Si des solutions tampons sont utilisées, il convient de rincer soigneusement le système avec un mélange d'eau et du modifiant organique de la phase mobile (5 pour cent *V/V*) une fois la chromatographie terminée, afin d'éviter la cristallisation des sels.

Les phases mobiles peuvent contenir des additifs comme, par exemple, un contre-ion dans le cas d'une chromatographie à appariement d'ions, ou un sélecteur chiral dans le cas d'une chromatographie avec phase stationnaire achirale.

DÉTECTEURS

Les détecteurs les plus utilisés sont les spectrophotomètres dans l'ultraviolet/visible (UV/Vis), dont les détecteurs à barrette de diodes. La détection peut également reposer sur la fluorimétrie, la réfractométrie différentielle, des méthodes électrochimiques, la spectrométrie de masse, la dispersion de la lumière, la radioactivité et d'autres méthodes particulières.

MODE OPÉRATOIRE

Equilibrez la colonne avec la phase mobile et le débit indiqués, à température ambiante ou à la température spécifiée dans la monographie, jusqu'à obtention d'une ligne de base stable. Préparez la (les) solution(s) à examiner et la (les) solution(s) témoin(s) prescrites. Les solutions doivent être exemptes de particules solides.

Des critères de conformité du système sont décrits dans le chapitre *Techniques de séparation chromatographique* (*2.2.46*). Les limites dans lesquelles il est possible de faire varier les différents paramètres, pour satisfaire aux critères de conformité du système, sont également indiquées dans ce chapitre.

2.2.30. CHROMATOGRAPHIE D'EXCLUSION

La chromatographie d'exclusion est un procédé de séparation des molécules en solution en fonction de leur taille. Dans le cas de phases mobiles organiques, cette méthode de séparation est appelée *chromatographie de perméation sur gel*, et dans le cas de phases mobiles aqueuses, *chromatographie de filtration sur gel*. L'échantillon à examiner est introduit dans une colonne qui contient un support constitué par un gel ou par des particules d'un solide poreux et est élué par la phase mobile à travers la colonne. La séparation des molécules, en fonction de leur taille, se fait par des échanges répétés des molécules du soluté entre le solvant de la phase mobile et le même solvant immobilisé à l'intérieur du support (phase stationnaire). La porosité moyenne définit l'intervalle de la grandeur moléculaire à l'intérieur duquel une séparation peut avoir lieu.

Les molécules dont la taille est telle qu'elle permet la pénétration à l'intérieur de tous les pores du support sont éluées de la colonne au *volume de perméation total* (V_t). D'autre part, les molécules, dont la taille est apparemment supérieure à la taille maximale des pores du support, migrent le long de la colonne en passant seulement à travers les espaces interparticulaires du support sans être retenues et sont éluées de la colonne au *volume d'exclusion* (V_0 volume interstitiel). La séparation selon la taille moléculaire se fait entre le volume d'exclusion et le volume de perméation total ; en fait, elle s'effectue généralement dans les deux premiers tiers de cet intervalle.

Appareillage. Il est constitué essentiellement par une colonne chromatographique, thermostatée si nécessaire, de longueur et de diamètre intérieur (Ø) variables, remplie par un support apte à séparer les substances dans un intervalle approprié de grandeurs moléculaires. L'éluant passe à travers la colonne à débit constant. L'entrée de la colonne est généralement reliée à un dispositif approprié permettant l'introduction des échantillons, tel qu'un régulateur de débit, une seringue à travers un septum ou une valve à injection. Elle peut être également reliée à un système de pompage adéquat qui contrôle le débit de l'éluant. Par ailleurs, l'échantillon peut être directement introduit sur la surface du support drainé ou, lorsque sa densité est supérieure à celle de l'éluant, il peut être réparti sur l'interface du support et de l'éluant. La sortie de la colonne est généralement reliée à un détecteur approprié, couplé à un enregistreur automatique permettant la mesure des concentrations relatives des composés séparés. Les détecteurs sont basés le plus souvent sur la photométrie, la réfractométrie ou la luminescence. Un collecteur de fractions automatique peut, si nécessaire, être relié au système.

Le support peut être un support mou tel qu'un gel imprégné ou un support rigide constitué par un matériau tel que du verre, de la silice ou un polymère organique réticulé compatible avec des solvants. Les supports rigides requièrent généralement des systèmes pressurisés permettant des séparations plus rapides. Le choix de la phase mobile dépend de la nature de l'échantillon, du support de séparation et de la méthode de détection. Avant d'effectuer la séparation, le support doit être traité et la colonne remplie selon les indications de la monographie ou les instructions du fabricant.

Des critères de conformité du système sont décrits dans le chapitre *Techniques de séparation chromatographique* (*2.2.46*). Les limites dans lesquelles il est possible de faire varier les différents paramètres, pour satisfaire aux critères de conformité du système, sont également indiquées dans ce chapitre.

DÉTERMINATION DES TENEURS RELATIVES DES COMPOSÉS DANS LES MÉLANGES

Procédez à la séparation d'après les indications de la monographie. Si possible, suivez l'élution des composés par enregistrement et mesurez la surface des pics correspondants. Si l'échantillon est décelé à l'aide d'une propriété physico-chimique donnant des réponses équivalentes pour tous les composants (par exemple, la même absorbance spécifique), calculez la quantité relative de chaque composant en divisant la surface du pic correspondant par la somme des surfaces des pics de tous les composants à examiner. Si la réponse des détecteurs n'est pas équivalente pour tous les composants à examiner, calculez leur concentration à l'aide de courbes d'étalonnage en utilisant les étalons de calibrage prescrits dans la monographie.

DÉTERMINATION DES MASSES MOLÉCULAIRES

La chromatographie d'exclusion peut être utilisée pour la détermination des masses moléculaires par comparaison avec des étalons de calibrage appropriés prescrits dans la monographie. Les volumes de rétention des étalons de calibrage peuvent être représentés en fonction du logarithme des masses moléculaires. La représentation graphique tend vers une droite à l'intérieur des limites d'exclusion et de perméation totale pour le système utilisé. Les masses moléculaires peuvent être déterminées à partir de cette courbe de calibrage. Le calibrage de la masse moléculaire n'est valable que pour un système donné, soluté macromoléculaire/système de solvant, dans les conditions expérimentales prescrites.

DÉTERMINATION DE LA DISTRIBUTION DES TAILLES MOLÉCULAIRES DE POLYMÈRES

La chromatographie d'exclusion peut être appliquée à la détermination de la distribution de la taille moléculaire de polymères. Cependant, une comparaison entre échantillons peut n'être valable que pour des résultats obtenus dans les mêmes conditions expérimentales. Les substances de référence utilisées pour le calibrage et les techniques de détermination de la distribution des tailles moléculaires de polymères sont indiquées dans la monographie.

2.2.31. ÉLECTROPHORÈSE

PRINCIPES GÉNÉRAUX

Sous l'action d'un champ électrique, les particules chargées dissoutes ou dispersées dans une solution électrolytique migrent vers l'électrode de polarité opposée. En électrophorèse sur gel, le déplacement des particules est retardé par les interactions avec la matrice gel qui constitue le milieu de migration et se comporte comme un tamis moléculaire. Le champ électrique et le tamis moléculaire agissent en sens contraire, ce qui produit un effet de vitesse de migration différentielle selon la taille, la forme et la charge des particules. En raison de leurs propriétés physico-chimiques différentes, les diverses macromolécules contenues dans un mélange migreront à des vitesses différentes au cours de l'électrophorèse, et se trouveront ainsi séparées en fractions discrètes. Les séparations électrophorétiques peuvent être conduites soit dans des systèmes sans phase support (exemple : électrophorèse capillaire libre en solution) soit dans des milieux stabilisants tels que des plaques à couche mince, des films ou des gels.

ÉLECTROPHORÈSE LIBRE OU DE FRONTIÈRE

Cette méthode est principalement utilisée pour la détermination des mobilités, les caractéristiques expérimentales étant directement mesurables et reproductibles. Elle s'applique surtout aux substances de masse moléculaire relative élevée, peu diffusibles. A l'origine, les frontières sont repérées par un procédé physique tel que la réfractométrie ou la conductimétrie. Après application d'un champ électrique défini pendant un temps exactement mesuré, les nouvelles frontières obtenues et leurs positions respectives sont déterminées. Les conditions opératoires doivent permettre la détermination d'autant de frontières que de constituants.

ÉLECTROPHORÈSE DE ZONE UTILISANT UN SUPPORT

L'électrophorèse sur support ne nécessite que des prises d'essai réduites.

La nature du support tel que papier, gélose, acétate de cellulose, amidon, agarose, méthacrylamide, gel mixte, fait intervenir des facteurs supplémentaires modifiant la mobilité :

a) par suite de la sinuosité des canalicules du support, la distance apparemment parcourue est plus petite que la distance réelle,

b) certains supports ne sont pas électriquement neutres ; comme le milieu constitue une phase stationnaire, il peut provoquer un courant d'électro-endosmose important,

c) le chauffage, par effet joule, peut produire une certaine évaporation du liquide du support, qui entraîne, par capillarité, un déplacement de la solution des extrémités vers le centre. La force ionique tend donc à s'accroître progressivement.

La vitesse de migration dépend alors de 4 facteurs principaux : mobilité de la particule chargée, courant d'électro-endosmose, courant d'évaporation et intensité du champ. Il est donc nécessaire d'opérer dans des conditions expérimentales bien déterminées et d'utiliser si possible des substances témoins.

Un *appareil* à électrophorèse comprend :

– un *générateur de courant continu* à tension contrôlable et de préférence stabilisée,

– une *cuve à électrophorèse*, généralement de forme rectangulaire, de verre ou de matière plastique rigide, comportant 2 compartiments séparés, anodique et cathodique, contenant la solution d'électrolyte ; dans chaque compartiment est immergée une électrode de platine ou de graphite par exemple, respectivement anode et cathode, reliée par un circuit convenablement isolé à la borne correspondante du générateur. Le niveau du liquide est maintenu égal dans les 2 compartiments pour éviter tout effet de siphonage.

  La cuve à électrophorèse est munie d'un couvercle qui assure l'étanchéité et permet ainsi de maintenir une atmosphère saturée d'humidité et d'atténuer l'évaporation de la solution pendant la migration. Un dispositif de sécurité peut être utilisé pour assurer la coupure du courant lorsque le couvercle est enlevé. Pour des puissances supérieures à 10 W, il est préférable de refroidir le support de l'électrophorèse.

– un *dispositif porte-support* :

  Electrophorèse sur bande. La bande de support préalablement imprégnée de la même solution conductrice et trempant à chaque extrémité dans un compartiment à électrode, est convenablement tendue et fixée sur un porte-support approprié permettant d'éviter la diffusion de la solution conductrice, tel qu'un cadre horizontal, un chevalet en V renversé ou une surface uniforme, avec des points de contact convenablement espacés.

  Electrophorèse sur gel. Le dispositif comprend une plaque de verre, par exemple une lame classique de microscope, sur laquelle est déposée une couche de gel adhérente et d'épaisseur constante sur toute la surface de la lame. La connexion entre le gel et la solution conductrice est assurée selon des modalités différentes en fonction du type d'appareil utilisé. Il convient d'éviter toute condensation de l'humidité ou le séchage de la couche solide.

– un *dispositif de repérage ou de révélation*.

Mode opératoire. Dans les compartiments à électrodes, introduisez la solution d'électrolyte. Disposez le support convenablement imbibé de la solution d'électrolyte dans la cuve selon les conditions spécifiées pour le type d'appareil utilisé. Repérez la ligne de départ et déposez la prise d'essai. Faites passer le courant électrique pendant le temps prescrit. Après coupure du courant, retirez le support de la cuve, séchez et révélez.

ÉLECTROPHORÈSE SUR GEL DE POLYACRYLAMIDE CYLINDRIQUE

Dans l'électrophorèse sur gel de polyacrylamide cylindrique, la phase stationnaire est constituée par un gel préparé à partir d'acrylamide et de *N,N'*-méthylène bisacrylamide ; les gels sont préparés dans des tubes, le plus souvent de 7,5 cm de longueur et de 0,5 cm de diamètre intérieur ; un seul échantillon est déposé dans chaque tube.

Appareillage. L'appareillage est constitué par deux réservoirs destinés à recevoir les solutions tampons et construits en un matériau approprié tel que le poly(méthacrylate de méthyle). Ils sont disposés verticalement l'un au-dessus de l'autre et sont munis chacun d'une électrode de platine. Ces deux électrodes sont reliées à une source de courant permettant d'opérer à intensité constante ou à tension constante. Pour les gels cylindriques, le réservoir supérieur est muni à sa base de joints en élastomère situés à égale distance de l'électrode.

Mode opératoire. D'une manière générale, il est recommandé de dégazer les solutions avant polymérisation et d'utiliser le gel immédiatement après sa préparation. Préparez le gel selon les indications de la monographie. Versez le mélange dans des tubes de verre appropriés, fermés à l'extrémité inférieure par un bouchon, jusqu'à une hauteur égale, distante de 1 cm environ du bord supérieur du tube. Veillez à éviter l'introduction de bulles d'air dans les tubes. Recouvrez le mélange d'une couche d'*eau R* afin d'empêcher le contact de l'air et laissez reposer. La formation du gel demande le plus souvent 30 min environ ; elle est complète lorsqu'une délimitation nette apparaît entre le gel et la couche d'eau. Eliminez la couche aqueuse. Remplissez le réservoir inférieur avec la solution tampon prescrite et enlevez les bouchons des tubes. Placez les tubes sur les joints du réservoir supérieur de manière que leur partie inférieure plonge dans la solution tampon du réservoir inférieur. Préparez les solutions à examiner et les solutions témoins contenant le marqueur coloré prescrit. Remplissez soigneusement les tubes avec la solution tampon prescrite. Déposez les solutions, dont la densité a été augmentée, par exemple par addition de *saccharose R*, à la surface du gel en utilisant un tube différent pour chaque solution. Ajoutez la même solution tampon dans le réservoir supérieur. Reliez les électrodes à la source de courant et procédez à l'électrophorèse, en utilisant le courant d'intensité ou de tension constante et la température prescrits dans la monographie. Coupez le courant lorsque le marqueur coloré a atteint le réservoir inférieur. Retirez immédiatement les tubes de l'appareil et extrudez le gel. Repérez la position des bandes dans les électrophorégrammes selon le procédé prescrit.

ÉLECTROPHORÈSE SUR GEL DE POLYACRYLAMIDE AU DODÉCYLSULFATE DE SODIUM (SDS-PAGE)

Champ d'application. L'électrophorèse sur gel de polyacrylamide est utilisée pour la caractérisation qualitative des protéines contenues dans des préparations biologiques, ainsi que pour les contrôles de pureté et les déterminations quantitatives.

Objet. L'analyse par électrophorèse sur gel est un outil adapté à l'identification et au contrôle d'homogénéité des protéines contenues dans les préparations pharmaceutiques. Elle est utilisée en routine pour estimer la masse moléculaire des sous-unités protéiques et déterminer les sous-unités composant les protéines purifiées.

Il existe sur le marché un grand choix de gels et de réactifs prêts à l'emploi, qui peuvent être utilisés à la place de ceux décrits plus loin à condition de donner des résultats équivalents et de satisfaire aux conditions de validité décrites sous Validation de l'essai.

CARACTÉRISTIQUES DES GELS DE POLYACRYLAMIDE

Les propriétés de tamis des gels de polyacrylamide sont liées à leur structure particulière, qui est celle d'un réseau tridimensionnel de fibres et de pores résultant du greffage d'unités bisacrylamide bifonctionnelles sur des chaînes polyacrylamide adjacentes. La polymérisation est catalysée par un générateur de radicaux libres composé de persulfate d'ammonium et de tétraméthyléthylènediamine.

La taille effective des pores d'un gel est d'autant plus petite que sa concentration en acrylamide est élevée. La porosité effective d'un gel est définie de façon opérationnelle par ses propriétés de tamis moléculaire, c'est-à-dire la résistance qu'il oppose à la migration des macromolécules. Il existe des limites aux concentrations d'acrylamide pouvant être utilisées. A concentration trop élevée, les gels se brisent plus facilement et deviennent difficiles à manipuler. Lorsque la taille des pores d'un gel diminue, la vitesse de migration d'une protéine dans ce gel diminue aussi. En ajustant la porosité d'un gel par le biais de sa concentration en acrylamide, il est possible d'optimiser la résolution de la méthode pour un produit protéique donné. Les caractéristiques physiques d'un gel donné dépendent donc de sa teneur en acrylamide et en bisacrylamide.

Outre la composition du gel, l'état de la protéine constitue un autre facteur important de sa mobilité électrophorétique. Dans le cas des protéines, la mobilité électrophorétique dépend du pK des groupements chargés et de la taille de la molécule. Elle est également affectée par la nature, la concentration et le pH du tampon, la température, l'intensité du champ, ainsi que la nature du support.

ÉLECTROPHORÈSE SUR GEL DE POLYACRYLAMIDE AVEC DÉNATURATION

La méthode décrite ici à titre d'exemple est applicable à l'analyse des polypeptides monomères de masse moléculaire comprise entre 14 000 et 100 000 daltons. Il est possible d'étendre cet intervalle par différentes techniques (par exemple : emploi de gels à gradient ou de systèmes-tampons particuliers), mais ces techniques ne sont pas traitées ici.

L'électrophorèse sur gel de polyacrylamide avec dénaturation par le dodécylsulfate de sodium (SDS-PAGE) est la technique d'électrophorèse la plus utilisée pour évaluer la qualité pharmaceutique des produits protéiques, et c'est sur elle que porte principalement le présent texte. De façon générale, l'électrophorèse analytique des protéines est réalisée sur gel de polyacrylamide dans des conditions qui entraînent la dissociation des protéines en leurs sous-unités polypeptidiques et limitent le phénomène d'agrégation. On utilise très fréquemment à cet effet, pour dissocier les protéines avant leur dépôt sur le gel, le dodécylsulfate de sodium (SDS), un détergent fortement anionique, en combinaison avec la chaleur. Les polypeptides dénaturés se lient au SDS, deviennent porteurs de charges négatives, et se caractérisent par un rapport charge/masse constant quel que soit le type de protéine considéré. La quantité de SDS lié étant presque toujours proportionnelle à la masse moléculaire du polypeptide, et indépendante de sa séquence, les complexes SDS-polypeptide migrent dans les gels de polyacrylamide avec des mobilités qui sont fonction de la taille du polypeptide.

La mobilité électrophorétique des complexes détergent-polypeptide résultants présente toujours la même relation fonctionnelle avec la masse moléculaire. La migration des complexes SDS s'effectue de manière prévisible vers l'anode, à vitesse plus élevée pour les complexes de faible masse moléculaire que pour ceux de haute masse moléculaire. Il est ainsi possible d'estimer la masse moléculaire d'une protéine à partir de sa mobilité relative, après étalonnage de la méthode SDS-PAGE, et l'observation d'une bande unique constitue un critère de pureté.

Toutefois, les éventuelles modifications du squelette polypeptidique, par exemple une *N*- ou une *O*-glycosylation, ont un impact non négligeable sur la masse moléculaire apparente d'une protéine. En effet, le SDS ne se lie pas de la même manière aux groupements glucidiques et aux peptides, de sorte que la constance du rapport charge/masse ne se vérifie plus. La masse moléculaire apparente des protéines ayant subi des modifications post-traductionnelles ne reflète pas réellement la masse de la chaîne polypeptidique.

Conditions réductrices. L'association des sous-unités polypeptidiques et la structure tridimensionnelle des protéines reposent souvent sur l'existence de ponts disulfure. L'un des objectifs à atteindre en analyse SDS-PAGE sous conditions réductrices est la rupture de cette structure par réduction des ponts disulfure. La dénaturation et la dissociation complètes des protéines par traitement par le 2-mercaptoéthanol ou le dithiothréitol (DTT) entraînent un déploiement de la structure polypeptidique, suivi d'une complexation avec le SDS. Dans ces conditions, la masse moléculaire des sous-unités polypeptidiques peut être calculée par régression linéaire à l'aide d'étalons de masse moléculaire appropriée.

Conditions non réductrices. Pour certaines analyses, la dissociation complète de la protéine en sous-unités peptidiques n'est pas souhaitable. En l'absence de traitement par des agents réducteurs tels que le 2-mercaptoéthanol ou le DTT, les ponts disulfure covalents restent intacts, et la conformation oligomérique de la protéine est préservée. Les complexes SDS-oligomère migrent plus lentement que les sous-unités SDS-peptide. Par ailleurs, les protéines non réduites peuvent ne pas être totalement saturées en SDS, et par conséquent ne pas se lier au détergent dans un rapport de masse constant. Ceci rend la détermination de la masse moléculaire de ces molécules par SDS-PAGE plus difficile que l'analyse de polypeptides totalement dénaturés car, pour que leur comparaison soit valable, il est nécessaire que les étalons et les protéines inconnues aient des configurations semblables. Toutefois, l'obtention dans le gel d'une bande colorée unique reste un critère de pureté.

CARACTÉRISTIQUES DE L'ÉLECTROPHORÈSE SUR GEL EN SYSTÈME-TAMPON DISCONTINU

La méthode électrophorétique la plus répandue pour la caractérisation des mélanges complexes de protéines repose sur l'emploi d'un système-tampon discontinu comportant deux gels contigus, mais distincts : un gel (inférieur) dit de séparation, ou de résolution, et un gel (supérieur) dit de tassement. Ces deux gels sont de porosité, pH et force ionique différents. Par ailleurs, les ions mobiles utilisés dans les gels et dans les tampons d'électrode sont eux aussi différents. La discontinuité du système-tampon entraîne une concentration des échantillons de grand volume dans le gel de tassement, et donc une amélioration de la résolution. Lorsque le champ électrique est appliqué, un gradient de tension négatif s'instaure à travers la solution échantillon et entraîne les protéines dans le gel de tassement. Les ions glycinate contenus dans le tampon d'électrode suivent les protéines dans le gel de tassement. Il se forme rapidement une zone frontière mobile dont le front est constitué par les ions chlorures à haute mobilité, et l'arrière par les ions glycinate plus lents. Un gradient de haute tension localisé s'instaure entre les fronts ioniques de tête et de queue, et conduit les complexes SDS-protéine à se concentrer en une bande très mince qui migre entre les fractions chlorure et glycinate. Dans une large mesure, indépendamment de l'épaisseur d'échantillon déposé, l'ensemble des complexes SDS-protéine subissent un effet de condensation et pénètrent dans le gel de séparation sous la forme d'une bande étroite, bien définie, à haute densité protéique. Le gel de tassement, à larges pores, ne retarde pas de façon générale la migration des protéines mais joue principalement le rôle de milieu anticonvectif. A l'interface des gels de tassement et de séparation, les protéines se trouvent confrontées à une brusque augmentation de l'effet de retardement, due au faible diamètre des pores du gel de séparation. Lorsqu'elles ont pénétré dans le gel de séparation, ce ralentissement se poursuit à cause de l'effet de tamis moléculaire exercé par la matrice. Les ions glycinate dépassent les protéines, dont la migration se poursuit alors dans un milieu à pH uniforme constitué par le tris(hydroxyméthyl)aminométhane et la glycine. L'effet de tamis moléculaire entraîne une séparation des complexes SDS-polypeptide sur la base de leur masse moléculaire respective.

PRÉPARATION DES GELS DE POLYACRYLAMIDE SDS VERTICAUX À TAMPON DISCONTINU

Assemblage du moule. Avec un détergent doux, nettoyez les deux plaques de verre (dimensions 10 cm × 8 cm par exemple), le peigne de polytétrafluoroéthylène, les deux espaceurs et le tube de caoutchouc silicone (0,6 mm de diamètre × 35 cm, par exemple), puis rincez abondamment à l'eau. Séchez tous les éléments avec du papier absorbant ou du tissu. Lubrifiez les espaceurs et le tube avec de la graisse non siliconée. Placez les espaceurs à 2 mm du bord le long des deux côtés courts et d'un des côtés longs de la plaque de verre. Ce dernier correspondra au fond du gel. Commencez à installer le tube sur la plaque de verre en utilisant l'un des espaceurs comme guide. Arrivé au bout de l'espaceur, pliez le tube avec précaution pour lui faire suivre le côté long de la plaque de verre. Tout en maintenant le tube en place avec un doigt, pliez-le à nouveau pour lui faire suivre le second côté court de la plaque, en utilisant l'espaceur comme guide. Mettez la seconde plaque en place, en l'alignant parfaitement sur la première, et maintenez l'ensemble par pression manuelle. Placez deux pinces sur chacun des côtés courts du moule puis, avec précaution, quatre autres pinces sur le côté long qui constituera la base du moule. Vérifiez que le tube suit toujours le bord des plaques et n'a pas été déplacé lors de la mise en place des pinces. Le moule est prêt et le gel peut y être coulé.

Préparation des gels. Pour les gels à système-tampon discontinu, il est recommandé de verser d'abord le gel de séparation et de le laisser polymériser avant de verser le gel de tassement, car la teneur en acrylamide-bisacrylamide des deux gels, leur tampon et leur pH sont différents.

Préparation du gel de séparation. Dans une fiole conique, préparez le volume approprié d'une solution d'acrylamide à la concentration souhaitée, à l'aide des valeurs indiquées dans le tableau 2.2.31.-1. Mélangez les composants dans l'ordre indiqué. Avant d'ajouter la solution de persulfate d'ammonium et la tétraméthyléthylènediamine (TEMED), filtrez si nécessaire la solution sous vide sur une membrane d'acétate de cellulose (diamètre des pores : 0,45 μm) ; maintenez la solution sous vide en agitant l'unité de filtration jusqu'à ce qu'il ne se forme plus de bulles dans la solution. Ajoutez les quantités appropriées de solution de persulfate d'ammonium et de TEMED (voir tableau 2.2.31.-1), agitez et versez immédiatement dans l'espace séparant les deux plaques de verre du moule. Laissez une hauteur libre suffisante pour le gel de tassement (hauteur d'une dent du peigne plus 1 cm). A l'aide d'une pipette de verre effilée, recouvrez avec précaution la solution avec de l'isobutanol saturé en eau. Laissez polymériser le gel en position verticale, à température ambiante.

Tableau 2.2.31.-1. – *Préparation du gel de séparation*

Constituants de la solution	**Volume (ml) de chaque constituant pour un volume de gel moulé de**							
	5 ml	**10 ml**	**15 ml**	**20 ml**	**25 ml**	**30 ml**	**40 ml**	**50 ml**
6 pour cent d'acrylamide								
Eau R	2,6	5,3	7,9	10,6	13,2	15,9	21,2	26,5
Solution d'acrylamide[1]	1,0	2,0	3,0	4,0	5,0	6,0	8,0	10,0
Tris pH 8,8 (1,5 M)[2]	1,3	2,5	3,8	5,0	6,3	7,5	10,0	12,5
SDS 100 g/l[3]	0,05	0,1	0,15	0,2	0,25	0,3	0,4	0,5
PSA 100 g/l[4]	0,05	0,1	0,15	0,2	0,25	0,3	0,4	0,5
TEMED[5]	0,004	0,008	0,012	0,016	0,02	0,024	0,032	0,04
8 pour cent d'acrylamide								
Eau R	2,3	4,6	6,9	9,3	11,5	13,9	18,5	23,2
Solution d'acrylamide[1]	1,3	2,7	4,0	5,3	6,7	8,0	10,7	13,3
Tris pH 8,8 (1,5 M)[2]	1,3	2,5	3,8	5,0	6,3	7,5	10,0	12,5
SDS 100 g/l[3]	0,05	0,1	0,15	0,2	0,25	0,3	0,4	0,5
PSA 100 g/l[4]	0,05	0,1	0,15	0,2	0,25	0,3	0,4	0,5
TEMED[5]	0,003	0,006	0,009	0,012	0,015	0,018	0,024	0,03
10 pour cent d'acrylamide								
Eau R	1,9	4,0	5,9	7,9	9,9	11,9	15,9	19,8
Solution d'acrylamide[1]	1,7	3,3	5,0	6,7	8,3	10,0	13,3	16,7
Tris pH 8,8 (1,5 M)[2]	1,3	2,5	3,8	5,0	6,3	7,5	10,0	12,5
SDS 100 g/l[3]	0,05	0,1	0,15	0,2	0,25	0,3	0,4	0,5
PSA 100 g/l[4]	0,05	0,1	0,15	0,2	0,25	0,3	0,4	0,5
TEMED[5]	0,002	0,004	0,006	0,008	0,01	0,012	0,016	0,02
12 pour cent d'acrylamide								
Eau R	1,6	3,3	4,9	6,6	8,2	9,9	13,2	16,5
Solution d'acrylamide[1]	2,0	4,0	6,0	8,0	10,0	12,0	16,0	20,0
Tris pH 8,8 (1,5 M)[2]	1,3	2,5	3,8	5,0	6,3	7,5	10,0	12,5
SDS 100 g/l[3]	0,05	0,1	0,15	0,2	0,25	0,3	0,4	0,5
PSA 100 g/l[4]	0,05	0,1	0,15	0,2	0,25	0,3	0,4	0,5
TEMED[5]	0,002	0,004	0,006	0,008	0,01	0,012	0,016	0,02
14 pour cent d'acrylamide								
Eau R	1,4	2,7	3,9	5,3	6,6	8,0	10,6	13,8
Solution d'acrylamide[1]	2,3	4,6	7,0	9,3	11,6	13,9	18,6	23,2
Tris pH 8,8 (1,5 M)[2]	1,2	2,5	3,6	5,0	6,3	7,5	10,0	12,5
SDS 100 g/l[3]	0,05	0,1	0,15	0,2	0,25	0,3	0,4	0,5
PSA 100 g/l[4]	0,05	0,1	0,15	0,2	0,25	0,3	0,4	0,5
TEMED[5]	0,002	0,004	0,006	0,008	0,01	0,012	0,016	0,02
15 pour cent d'acrylamide								
Eau R	1,1	2,3	3,4	4,6	5,7	6,9	9,2	11,5
Solution d'acrylamide[1]	2,5	5,0	7,5	10,0	12,5	15,0	20,0	25,0
Tris pH 8,8 (1,5 M)[2]	1,3	2,5	3,8	5,0	6,3	7,5	10,0	12,5
SDS 100 g/l[3]	0,05	0,1	0,15	0,2	0,25	0,3	0,4	0,5
PSA 100 g/l[4]	0,05	0,1	0,15	0,2	0,25	0,3	0,4	0,5

Constituants de la solution	Volume (ml) de chaque constituant pour un volume de gel moulé de							
	5 ml	10 ml	15 ml	20 ml	25 ml	30 ml	40 ml	50 ml
TEMED(5)	0,002	0,004	0,006	0,008	0,01	0,012	0,016	0,02

(1) Solution d'acrylamide : *solution d'acrylamide/bisacrylamide (29:1) à 30 pour cent R*.
(2) Tris pH 8,8 (1,5 M) : *solution tampon tris-chlorhydrate pH 8,8 (1,5 M) R*.
(3) SDS 100 g/l : solution de *dodécylsulfate de sodium R* à 100 g/l.
(4) PSA 100 g/l : solution de *persulfate d'ammonium R* à 100 g/l. Le persulfate d'ammonium fournit les radicaux libres qui induisent la polymérisation de l'acrylamide et du bisacrylamide. La solution de persulfate d'ammonium se décompose lentement et doit être renouvelée chaque semaine.
(5) TEMED : *tétraméthyléthylènediamine R*.

Préparation du gel de tassement. Lorsque la polymérisation est terminée (30 min environ), videz l'isobutanol et lavez plusieurs fois la surface supérieure du gel avec de l'eau pour éliminer complètement l'isobutanol et le cas échéant l'acrylamide non polymérisé. Laissez le minimum de liquide à la surface du gel et épongez éventuellement l'eau résiduelle avec le bord d'une serviette de papier.

Dans une fiole conique, préparez le volume approprié d'une solution d'acrylamide à la concentration voulue, à l'aide des valeurs données dans le tableau 2.2.31.-2. Mélangez les composants dans l'ordre indiqué. Avant d'ajouter la solution de persulfate d'ammonium et la TEMED, filtrez si nécessaire la solution sous vide sur une membrane d'acétate de cellulose (diamètre des pores : 0,45 µm) ; maintenez la solution sous vide en agitant l'unité de filtration jusqu'à ce qu'il ne se forme plus de bulles dans la solution. Ajoutez les quantités appropriées de solution de persulfate d'ammonium et de TEMED (voir tableau 2.2.31.-2), agitez et versez immédiatement sur le gel de séparation polymérisé. Mettez immédiatement en place un peigne de polytétrafluoroéthylène propre dans la solution pour gel de tassement, en veillant à éviter la formation de bulles d'air. Ajoutez de la solution pour gel de tassement de façon à remplir totalement les interstices du peigne. Laissez polymériser le gel en position verticale, à température ambiante.

Mise en place du gel dans l'appareil à électrophorèse et séparation électrophorétique. Lorsque la polymérisation est terminée (30 min environ), retirez le peigne de polytétrafluoroéthylène avec précaution. Rincez immédiatement les puits avec de l'eau ou du *tampon d'électrophorèse SDS-PAGE R* pour éliminer l'acrylamide éventuellement non polymérisé. Si nécessaire, redressez les dents du gel de tassement avec une aiguille hypodermique épointée fixée à une seringue. Enlevez les pinces sur l'un des côtés courts de la plaque, retirez le tube avec précaution et replacez les pinces. Procédez de même pour l'autre côté court, puis pour la base du moule. Placez le gel dans l'appareil à électrophorèse. Introduisez les tampons d'électrophorèse dans les réservoirs supérieur et inférieur. Eliminez les bulles éventuellement emprisonnées à la base du gel entre les plaques de verre. Il est recommandé d'employer à cet effet une aiguille hypodermique coudée fixée à une seringue. Ne mettez jamais le gel sous tension sans les échantillons, sous peine de détruire la discontinuité du système-tampon. Avant de déposer l'échantillon, rincez le puits avec précaution au moyen de *tampon d'électrophorèse SDS-PAGE R*. Préparez les solutions à examiner et les solutions témoins en utilisant le tampon pour échantillons recommandé et traitez-les comme spécifié dans la monographie de la substance à examiner. Déposez dans les puits du gel de tassement le volume approprié des différentes solutions. Procédez à l'électrophorèse dans les conditions recommandées par le fabricant de l'appareil. Certains fabricants d'appareils pour SDS-PAGE fournissent des gels de diverses surfaces et épaisseurs. Pour obtenir une séparation optimale, il peut être nécessaire de faire varier la durée d'électrophorèse et les paramètres électriques comme indiqué par le fabricant. Vérifiez que le front de coloration se déplace dans le gel de séparation. Lorsqu'il atteint la base du gel, arrêtez l'électrophorèse. Sortez le moule de l'appareil et séparez les deux plaques de verre. Enlevez les espaceurs, séparez et jetez le gel de tassement, puis procédez immédiatement à la coloration.

DÉTECTION DES PROTÉINES DANS LES GELS

La coloration au Coomassie est la méthode la plus couramment employée pour les protéines, avec un niveau de détection de l'ordre de 1 µg à 10 µg de protéine par bande. La coloration à l'argent est la méthode la plus sensible pour la coloration des protéines en gels ; elle permet la détection de bandes contenant 10 ng à 100 ng de protéine.

Toutes les étapes de la coloration des gels sont conduites à température ambiante sous agitation modérée (par exemple sur plateau à mouvement orbital) dans un récipient approprié. Le port de gants est nécessaire pour éviter d'apposer sur le gel des empreintes digitales qui se coloreront ensuite.

Tableau 2.2.31.-2. – *Préparation du gel de tassement*

Constituants de la solution	Volume (ml) de chaque constituant pour un volume de gel moulé de							
	1 ml	2 ml	3 ml	4 ml	5 ml	6 ml	8 ml	10 ml
Eau R	0,68	1,4	2,1	2,7	3,4	4,1	5,5	6,8
Solution d'acrylamide(1)	0,17	0,33	0,5	0,67	0,83	1,0	1,3	1,7
Tris pH 6,8 (1,0 M)(2)	0,13	0,25	0,38	0,5	0,63	0,75	1,0	1,25
SDS 100 g/l(3)	0,01	0,02	0,03	0,04	0,05	0,06	0,08	0,1
PSA 100 g/l(4)	0,01	0,02	0,03	0,04	0,05	0,06	0,08	0,1
TEMED(5)	0,001	0,002	0,003	0,004	0,005	0,006	0,008	0,01

(1) Solution d'acrylamide : *solution d'acrylamide/bisacrylamide (29:1) à 30 pour cent R*.
(2) Tris pH 6,8 (1,0 M) : *solution tampon tris-chlorhydrate pH 6,8 (1 M) R*.
(3) SDS 100 g/l : solution de *dodécylsulfate de sodium R* à 100 g/l.
(4) PSA 100 g/l : solution de *persulfate d'ammonium R* à 100 g/l. Le persulfate d'ammonium fournit les radicaux libres qui induisent la polymérisation de l'acrylamide et du bisacrylamide. La solution de persulfate d'ammonium se décompose lentement et doit être renouvelée chaque semaine.
(5) TEMED : *tétraméthyléthylènediamine R*.

Coloration au Coomassie. Immergez le gel pendant 1 h au moins dans de la *solution de coloration au Coomassie R* en large excès. Eliminez la solution de coloration.

Immergez le gel dans de la *solution de décoloration R* en large excès. Renouvelez à plusieurs reprises la solution de décoloration, jusqu'à ce que les bandes protéiques colorées apparaissent nettement sur fond clair. Plus la décoloration du gel est poussée, plus la quantité de protéine détectable par cette méthode est faible. Il est possible d'accélérer la décoloration en incorporant à la *solution de décoloration R* quelques grammes de résine échangeuse d'anions ou une petite éponge.

NOTE : les solutions acido-alcooliques utilisées dans cette méthode ne fixent pas totalement les protéines dans le gel. Il peut donc y avoir perte de certaines protéines de basse masse moléculaire au cours des opérations de coloration-décoloration des gels minces. On peut obtenir une fixation permanente en plaçant le gel pendant 1 h dans un mélange de 1 volume d'acide trichloracétique R, de 4 volumes de méthanol R et de 5 volumes d'eau R avant de l'immerger dans la solution de coloration au Coomassie R.

Coloration à l'argent. Immergez le gel pendant 1 h dans de la *solution de fixation R* en large excès. Eliminez et renouvelez la solution de fixation, puis laissez incuber pendant 1 h au moins, ou pendant toute une nuit si cela est plus pratique. Jetez la solution de fixation et lavez le gel en le plaçant dans un large excès d'*eau R* pendant 1 h, puis immergez-le pendant 15 min dans une solution de *glutaraldéhyde R* à 1 pour cent *V/V*. Lavez le gel en le plaçant à deux reprises dans un large excès d'*eau R* pendant 15 min, puis immergez-le pendant 15 min, à l'obscurité, dans du *réactif au nitrate d'argent R* récemment préparé. Lavez le gel en le plaçant à trois reprises dans un large excès d'*eau R* pendant 5 min, puis immergez-le pendant 1 min environ dans de la *solution de développement R*, jusqu'à obtention d'une coloration satisfaisante. Stoppez le développement par immersion pendant 15 min dans la *solution d'arrêt R*. Rincez avec de l'*eau R*.

SÉCHAGE DES GELS DE POLYACRYLAMIDE SDS COLORÉS

Le traitement des gels est légèrement différent selon la méthode de coloration utilisée. Dans le cas de la coloration au Coomassie, l'étape de décoloration est suivie d'une immersion du gel dans une solution de *glycérol R* à 100 g/l pendant 2 h au moins (ou toute une nuit). Dans le cas de la coloration par l'argent, le rinçage final est suivi d'une immersion dans une solution de *glycérol R* à 20 g/l pendant 5 min.

Immergez deux feuilles de cellulose poreuse dans de l'*eau R* pendant 5-10 min. Placez l'une d'elles sur un cadre de séchage. Soulevez délicatement le gel et déposez-le sur la feuille de cellulose. Eliminez éventuellement les bulles d'air emprisonnées et versez quelques millilitres d'*eau R* le long des bords du gel. Recouvrez avec la seconde feuille et éliminez éventuellement les bulles d'air emprisonnées. Terminez l'assemblage du cadre de séchage. Placez à l'étuve ou laissez sécher à température ambiante.

DÉTERMINATION DE LA MASSE MOLÉCULAIRE

La masse moléculaire des protéines est déterminée par comparaison de leur mobilité avec celle de plusieurs marqueurs protéiques de masse moléculaire connue. Il existe, pour l'étalonnage des gels, des mélanges de protéines de masse moléculaire précisément connue qui permettent d'obtenir une coloration uniforme. De tels mélanges sont disponibles pour différentes plages de masse moléculaire. Les solutions mères concentrées de protéines de masse moléculaire connue sont diluées dans le tampon pour échantillons approprié et déposées sur le même gel que l'échantillon protéique à examiner.

Immédiatement après l'électrophorèse, repérez la position du colorant de marquage (bleu de bromophénol) pour identifier le front de migration des ions. On peut à cet effet découper une encoche dans le bord du gel, ou enfoncer dans le gel, au niveau du front de migration du colorant, une aiguille trempée dans de l'encre de Chine. Après la coloration du gel, mesurez la distance de migration de chaque bande protéique (marqueurs et bandes inconnues) à partir du bord supérieur du gel de séparation, et divisez chacune de ces distances de migration par la distance parcourue par le colorant de marquage. Les distances de migration ainsi obtenues sont appelées mobilités relatives des protéines (par rapport au front de coloration) et conventionnellement notées R_f. Tracez un graphe du logarithme de la masse moléculaire relative M_r des étalons protéiques en fonction des R_f correspondants. Les graphes obtenus sont légèrement sigmoïdes. L'estimation des masses moléculaires inconnues peut être effectuée par régression linéaire ou par interpolation à partir de la courbe de variation de $\log(M_r)$ en fonction de R_f à condition que les valeurs obtenues pour les échantillons inconnus soient situées dans la partie linéaire du graphe.

VALIDATION DE L'ESSAI

L'essai n'est valable que si les protéines utilisées comme marqueurs de masse moléculaire sont distribuées sur 80 pour cent de la longueur du gel et si, sur l'intervalle de séparation requis (par exemple l'intervalle couvrant le produit et son dimère, ou le produit et ses impuretés apparentées), il existe pour les bandes protéiques à considérer une relation linéaire entre le logarithme de la masse moléculaire et la valeur de R_f. Des exigences de validation supplémentaires concernant la préparation à examiner peuvent être spécifiées dans les monographies particulières.

QUANTIFICATION DES IMPURETÉS

Lorsqu'une teneur limite en impureté(s) est spécifiée dans la monographie particulière, il convient de préparer une solution témoin correspondant à cette teneur, en diluant la solution à examiner. Si, par exemple, cette limite est de 5 pour cent, la solution témoin sera une dilution au 1/20 de la solution à examiner. L'électrophorégramme obtenu avec la solution à examiner ne doit présenter aucune bande d'impureté (bande autre que la bande principale) qui soit plus intense que la bande principale de l'électrophorégramme obtenu avec la solution témoin.

Il est possible, sous réserve d'opérer dans des conditions validées, de quantifier les impuretés par normalisation par rapport à la bande principale, en utilisant un densitomètre intégrateur. Dans ce cas, la linéarité des réponses doit être vérifiée.

2.2.32. PERTE À LA DESSICCATION

La perte à la dessiccation est la perte de masse exprimée en pourcentage *m/m*.

Mode opératoire. Placez la quantité prescrite de la substance à examiner dans un flacon à tare, desséché lui-même au préalable dans les conditions précisées pour la substance à examiner. La dessiccation de la substance se fait jusqu'à masse constante ou pendant la durée prescrite à l'aide d'un des procédés décrits ci-dessous.

a) « dans un dessiccateur » : la dessiccation est effectuée en présence de *pentoxyde de diphosphore R*, à la pression atmosphérique, à température ambiante ;

b) « sous vide » : la dessiccation est effectuée en présence de *pentoxyde de diphosphore R*, sous une pression comprise entre 1,5 kPa et 2,5 kPa, à température ambiante ;

c) « sous vide avec indication d'un intervalle de température » : la dessiccation est effectuée en présence de *pentoxyde de diphosphore R*, sous une pression comprise entre 1,5 kPa et 2,5 kPa et dans l'intervalle de température prescrit dans la monographie ;

d) « à l'étuve avec indication d'un intervalle de température » : la dessiccation est effectuée à l'étuve dans l'intervalle de température prescrit dans la monographie ;

e) « sous vide poussé » : la dessiccation est effectuée en présence de *pentoxyde de diphosphore R* sous une pression inférieure à 0,1 kPa, à la température prescrite dans la monographie.

Si d'autres conditions sont prescrites, le procédé à utiliser est intégralement décrit dans la monographie.

2.2.33. SPECTROMÉTRIE DE RÉSONANCE MAGNÉTIQUE NUCLÉAIRE

La spectrométrie de résonance magnétique nucléaire (RMN) repose sur la propriété qu'ont des noyaux tels ^{1}H, ^{13}C, ^{19}F, ^{31}P de posséder un moment magnétique nucléaire permanent. Placés dans un champ magnétique extérieur (champ directeur), ils prennent par rapport à celui-ci certaines orientations bien définies auxquelles correspondent des niveaux d'énergie distincts. Pour une valeur donnée de champ, des transitions entre niveaux immédiatement contigus sont dues à l'absorption de radiations électromagnétiques de longueurs d'onde caractéristiques dans la région des radiofréquences.

La mesure de ces fréquences peut être faite soit par recherche séquentielle des conditions de résonance (spectrométrie à ondes continues), soit par excitation simultanée de toutes les transitions par irradiation avec une impulsion multifréquence suivie par la transformation par ordinateur des interférogrammes obtenus quand le système revient à l'état initial (spectrométrie par impulsions).

Un spectre de résonance magnétique *protonique* se présente comme un ensemble de signaux correspondant aux protons et caractéristiques de leur environnement nucléaire et électronique dans la molécule. La séparation entre un signal donné et celui présenté par un témoin est appelée déplacement chimique (δ) et est exprimée en parties par million (ppm) ; elle caractérise le type de proton en fonction de l'environnement nucléaire et électronique. Les signaux sont fréquemment subdivisés en une série de pics, appelés doublets, triplets,... multiplets, multiplicité due à la présence de champs magnétiques permanents émanant des noyaux voisins en particulier d'autres protons distants de 2 à 5 liaisons de valence. L'intensité de chaque signal, mesurée par la surface sous le signal, est proportionnelle au nombre de protons équivalents.

Appareillage. Un spectromètre de résonance magnétique nucléaire, travaillant en ondes continues, est constitué par un aimant, un générateur de balayage à basse fréquence, un porte-échantillon, un émetteur et récepteur de radiofréquences, un enregistreur et un intégrateur électronique. Un spectromètre à impulsions est équipé en outre d'un émetteur à impulsions et d'un ordinateur destiné à recueillir les informations, à les mettre en mémoire et à les transformer mathématiquement en un spectre conventionnel.

Utilisez un spectromètre de résonance magnétique nucléaire d'une fréquence minimale de 60 MHz pour ^{1}H. Sauf indication contraire, conformez-vous aux instructions du constructeur.

Avant d'enregistrer le spectre, vérifiez que :

1. La résolution, mesurée par la largeur à mi-hauteur
   – soit de la bande à δ 7,33 ppm ou à δ 7,51 ppm du multiplet symétrique d'une solution de *dichlorobenzène R* à 20 pour cent *V/V* dans de l'*acétone deutériée R*,
   – soit de la bande à δ 0,00 ppm d'une solution de *tétraméthylsilane R* à 5 pour cent *V/V* dans du *chloroforme deutérié R*,

   est inférieure ou égale à 0,5 Hz, une expansion d'échelle appropriée étant utilisée.

2. Le rapport signal-bruit (S/N), mesuré sur le tracé du spectre obtenu entre δ 2 ppm et δ 5 ppm à partir d'une solution d'*éthylbenzène R* à 1 pour cent *V/V* dans le *chloroforme deutérié R* est d'au moins 25:1. Ce rapport est calculé à l'aide de la formule :

$$S/N = 2,5\frac{A}{H}$$

à partir de la moyenne de 5 déterminations successives.

A = amplitude, mesurée en millimètres, du signal le plus intense du quadruplet dû au groupe méthylène de l'éthylbenzène centré sur δ 2,65 ppm. Cette amplitude est mesurée à partir de la ligne de base, définie comme la médiatrice des horizontales encadrant, crête à crête, le tracé du bruit de fond sur au moins 1 ppm à partir du centre du quadruplet à δ 2,65 ppm ;

H = hauteur du niveau de bruit, mesurée en millimètres, entre les deux horizontales encadrant, crête à crête, le tracé obtenu entre δ 4 ppm et δ 5 ppm.

3. L'amplitude des bandes satellites de rotation ne doit pas être supérieure à 2 pour cent de la hauteur du signal de l'échantillon dans un tube dont la vitesse de rotation est appropriée au spectromètre utilisé.

4. Pour les mesures quantitatives, vérifiez la répétabilité des réponses de l'intégrateur. Celle-ci est contrôlée à l'aide d'une solution d'*éthylbenzène R* à 5 pour cent *V/V* dans le *chloroforme deutérié R*. Effectuez 5 balayages successifs et déterminez la moyenne des valeurs obtenues pour les protons des groupes éthyle. Aucune des valeurs individuelles ne doit s'écarter de plus de 2,5 pour cent de la moyenne déterminée précédemment.

Mode opératoire. Dissolvez la substance à examiner comme indiqué et filtrez ; la solution doit être limpide. Utilisez un témoin interne du déplacement chimique qui, sauf indication contraire, est une solution contenant 0,5 pour cent *V/V* à 1,0 pour cent *V/V* de *tétraméthylsilane R* (TMS) dans les solvants organiques deutériés ou 5 g/l à 10 g/l de *tétradeutériodiméthylsilapentanoate de sodium R* (TSP) dans l'*oxyde de deutérium R*. Prélevez la quantité nécessaire et enregistrez le spectre.

SPECTROMÉTRIE A ONDES CONTINUES

Vérifiez que le spectromètre fonctionne dans des conditions aussi proches que possible de l'absorption pure et utilisez une puissance de radio-fréquence évitant la saturation des signaux. Ajustez les dispositifs appropriés du spectromètre de façon que le signal le plus intense de la substance à examiner atteigne à peu près l'extrémité supérieure du papier enregistreur et que le signal du témoin interne correspond à un déplacement chimique de δ 0,00 ppm. Enregistrez le spectre dans l'intervalle spectral prescrit et, sauf indication contraire, à une vitesse de balayage ne dépassant pas 2 Hz par seconde. Enregistrez l'intégrale des signaux dans le même intervalle spectral et à une vitesse de balayage appropriée en fonction de l'appareil utilisé. Pour des déterminations quantitatives, conformez-vous aux instructions données.

SPECTROMÉTRIE PAR IMPULSIONS

Réglez les commandes du spectromètre, notamment l'angle d'impulsion, l'amplitude d'impulsion et l'intervalle de temps entre les impulsions successives, le domaine spectral et le nombre de points (résolution), le temps d'acquisition des données selon les instructions du fabricant, et accumulez le nombre nécessaire d'interférogrammes. Après transformation mathématique des informations par l'ordinateur, vérifiez que le spectromètre fonctionne dans des conditions aussi proches que possible de l'absorption pure et calibrez le spectre par rapport à la fréquence de résonance du témoin interne de déplacement chimique. Faites apparaître le spectre contenu dans l'ordinateur sur un dispositif de visualisation approprié. Pour les mesures quantitatives, traitez l'intégrale suivant les possibilités de l'appareil.

2.2.34. THERMOGRAVIMÉTRIE

L'analyse thermique désigne un ensemble de techniques qui permettent de mesurer la variation d'une propriété physique d'une substance en fonction de la température. Les techniques les plus habituellement utilisées sont celles qui mesurent les changements d'énergie ou de masse d'un échantillon de substance.

La thermogravimétrie est une technique qui permet d'enregistrer la masse d'un échantillon de substance en fonction de la température suivant un programme de température contrôlé.

Appareillage. Les constituants principaux d'une thermobalance sont : un dispositif permettant de chauffer ou de refroidir la substance suivant un programme de température déterminé, un porte-échantillon sous atmosphère contrôlée, une électrobalance et un enregistreur. Dans certains cas, l'appareil peut être associé à un système permettant d'analyser les produits volatils.

Contrôle de la température. Vérifiez l'échelle des températures à l'aide de nickel ou de tout autre matériau approprié, selon les indications du fabricant.

Etalonnage de l'électrobalance. Placez une quantité appropriée d'*oxalate de calcium monohydraté SCR* dans le porte-échantillon et déterminez-en la masse. Fixez la vitesse de chauffage selon les indications du fabricant. Commencez le chauffage et enregistrez la courbe thermogravimétrique en portant la température en abscisse par valeurs croissantes de gauche à droite et la masse en ordonnée par valeurs croissantes vers le haut. Interrompez le chauffage lorsque la température atteint 230 °C environ. Mesurez sur le graphique la distance entre les paliers initial et final de la courbe masse-température qui représente la perte de masse. La perte de masse déclarée de l'*oxalate de calcium monohydraté SCR* est indiquée sur l'étiquette.

Mode opératoire. Utilisez la même méthode avec la substance à examiner en utilisant les conditions opératoires prescrites dans la monographie. Calculez la perte de masse de la substance à examiner à partir de la distance mesurée sur le graphique obtenu. Exprimez la perte de masse en pour cent *m/m*.

En cas d'utilisation fréquente de l'appareil, effectuez le contrôle de la température et l'étalonnage régulièrement. Dans le cas contraire, effectuez-les avant chaque détermination.

2.2.35. OSMOLALITÉ

En pratique, l'osmolalité est une façon globale de mesurer la contribution des différents solutés, présents dans une solution, à la pression osmotique de cette solution.

Une valeur approximative acceptable de l'osmolalité ξ_m d'une solution aqueuse est donnée par :

$$\xi_m = \upsilon m \Phi$$

Si le soluté n'est pas ionisé, $\upsilon = 1$; dans le cas contraire, υ est le nombre total d'ions préexistants ou éventuellement formés par solvolyse à partir d'une molécule du soluté.

m = molalité de la solution, c'est-à-dire nombre de moles de soluté par kilogramme de solvant,

Φ = coefficient osmotique molal permettant de tenir compte des interactions entre ions de charge opposée au sein de la solution. Il dépend de la valeur de m. Lorsque la complexité des solutions augmente, Φ devient difficilement mesurable.

L'unité d'osmolalité est l'osmole par kilogramme (osmol/kg) mais c'est très généralement son sous-multiple, la milliosmole par kilogramme (mosmol/kg), qui est utilisé.

Sauf indication contraire, l'osmolalité est déterminée par mesure de l'abaissement du point de congélation. Dans ce cas, la relation existant entre l'osmolalité et l'abaissement ΔT est :

$$\xi_m = \frac{\Delta T}{1,86} \times 1000 \text{ mosmol/kg}$$

Appareillage. L'appareil utilisé (osmomètre) comprend :

- un système de refroidissement du récipient de mesure,
- un système de mesure de la température constitué d'une résistance variable avec la température (thermistance) et muni d'un dispositif approprié de mesure du courant ou de la différence de potentiel qui peut être étalonné en abaissement de température ou directement en osmolalité,
- l'appareil est généralement muni d'un dispositif permettant l'agitation du prélèvement.

Tableau 2.2.35.-1. – *Solutions de référence pour étalonnage de l'osmomètre*

Masse en grammes de *chlorure de sodium R* par kilogramme d'*eau R*	Osmolalité réelle (mosmol/kg)	Osmolalité idéale (mosmol/kg)	Coefficient osmotique	Abaissement cryoscopique (°C)
3,087	100	105,67	0,9463	0,186
6,260	200	214,20	0,9337	0,372
9,463	300	323,83	0,9264	0,558
12,684	400	434,07	0,9215	0,744
15,916	500	544,66	0,9180	0,930
19,147	600	655,24	0,9157	1,116
22,380	700	765,86	0,9140	1,302

Mode opératoire. Préparez les solutions de référence requises, selon les indications du tableau 2.2.35.-1. Déterminez le zéro de l'appareil avec de l'*eau R*. Etalonnez l'appareil à l'aide des solutions de référence, en introduisant 50 µl à 250 µl d'échantillon dans la cellule de mesure et en déclenchant le système de réfrigération. Généralement la mise en marche de l'agitateur est programmée à une température inférieure à l'abaissement cryoscopique prévu afin d'arrêter la surfusion. Un système approprié indique la réalisation de l'équilibre. Avant chaque mesure, rincez la cellule de mesure avec la solution à examiner.

Réalisez les mêmes opérations avec la préparation à examiner. Lisez directement l'osmolalité ou calculez-la à partir de l'abaissement cryoscopique mesuré. La valeur doit être comprise entre deux valeurs de la gamme d'étalonnage.

2.2.36. DÉTERMINATION POTENTIOMÉTRIQUE DE LA CONCENTRATION IONIQUE À L'AIDE D'ÉLECTRODES A MEMBRANE SÉLECTIVE

Idéalement, le potentiel E d'une électrode à membrane sélective dépend de façon linéaire du logarithme de l'activité a_i d'un ion donné, comme l'exprime l'équation de Nernst :

$$E = E_0 + 2,303 \frac{\mathrm{R}T}{z_\mathrm{i}\mathrm{F}} \log a_\mathrm{i}$$

E_0 = partie du potentiel constant attribuable au dispositif utilisé,

R = constante des gaz parfaits,

T = température absolue,

F = nombre de Faraday,

z_i = nombre de charge de l'ion affecté de son signe.

A force ionique constante :

$$E = E_0 + \frac{k}{z_\mathrm{i}} \log f C_\mathrm{i}$$

C_i = concentration molaire de l'ion,

f = coefficient d'activité ($a_\mathrm{i} = fC_\mathrm{i}$),

k = $\frac{\mathrm{R}T}{F}$

Si : $E_0 + \frac{k}{z_i}\log f = E_0'$ et $S = \frac{k}{z_i}$

S = pente de la courbe d'étalonnage de l'électrode considérée,

on obtient : $E = E_0' + S \log C_\mathrm{i}$ et pour $-\log C_\mathrm{i} = \mathrm{p}C_\mathrm{i}$: $E = E_0' - S\mathrm{p}C_\mathrm{i}$.

La détermination potentiométrique de la concentration ionique s'effectue par mesure de la différence de potentiel entre 2 électrodes appropriées plongeant dans la solution à examiner : l'électrode indicatrice est une électrode sélective de l'ion à doser et l'autre, une électrode de référence.

Appareillage. Utilisez comme appareil de mesure un voltmètre permettant une mesure à 0,1 millivolt près et dont la résistance d'entrée est au moins 100 fois supérieure à celles des électrodes utilisées.

Les électrodes à membrane sélectives peuvent être soit des électrodes primaires à membrane cristalline ou non cristalline, ou à matrice rigide (par exemple, l'électrode de verre), soit des électrodes à porteur mobile chargé positivement ou négativement ou non chargé, soit encore des électrodes sensibilisées (éléctrodes à substrat enzymatique, électrodes indicatrices de gaz). L'électrode de référence est généralement une électrode argent-chlorure d'argent ou une électrode au calomel avec des liquides de jonction appropriés, n'entrainant aucune interférence.

Mode opératoire. Effectuez toutes les mesures à température constante à ± 0,5 °C près en tenant compte des variations de la pente de l'électrode en fonction de la température (tableau 2.2.36.-1). Ajustez la force ionique et éventuellement le pH de la solution à examiner, à l'aide du réactif tampon prescrit dans la monographie. Equilibrez l'électrode en la maintenant dans la solution à examiner, sous agitation lente et régulière, jusqu'à lecture constante.

Tableau 2.2.36.-1. - *Valeurs de k à différentes températures*

Température (°C)	***k***
20	0,0582
25	0,0592
30	0,0602

Dans le cas d'utilisation fréquente du système d'électrodes, vérifiez régulièrement la répétabilité et la stabilité des réponses ainsi que la linéarité de la courbe d'étalonnage ou de l'algorithme de calcul dans la gamme de concentration de la solution à examiner. Dans le cas contraire, effectuez ce contrôle avant chaque série de mesures. On peut considérer que la réponse de l'électrode est linéaire si la pente S de la courbe d'étalonnage est voisine de k/z_i, par unité de $\mathrm{p}C_i$.

PROCÉDÉ I (ÉTALONNAGE DIRECT)

Mesurez, à 3 reprises au moins, le potentiel d'au-moins 3 solutions de référence dont les concentrations en ion à doser encadrent la concentration présumée de la solution à examiner. Calculez la courbe d'étalonnage ou portez sur un graphique le potentiel moyen E obtenu en fonction de la concentration de l'ion à doser exprimée en $-\log C_i$ ou $\mathrm{p}C_i$.

Préparez la solution à examiner selon les indications de la monographie ; mesurez-en le potentiel à 3 reprises et, à partir du potentiel moyen et de la courbe d'étalonnage, calculez la concentration de l'ion à doser.

PROCÉDÉ II (MÉTHODE DES AJOUTS MULTIPLES)

Préparez la solution à examiner selon les indications de la monographie. Mesurez à l'équilibre le potentiel E_T d'un volume V_T de cette solution, de concentration C_T inconnue en l'ion à doser. Ajoutez, à au moins 3 reprises, un volume V_S négligeable par rapport à V_T ($V_S \leq 0{,}01 V_T$), d'une solution de référence de concentration connue C_S, donnant une réponse située dans la partie linéaire de la courbe d'étalonnage. Après chaque ajout, mesurez le potentiel et calculez la variation de potentiel ΔE entre le potentiel mesuré et E_T. ΔE est lié à la concentration en l'ion à doser par l'équation :

$$\Delta E = S \log \left(1 + \frac{C_\mathrm{S} V_\mathrm{S}}{C_\mathrm{T} V_\mathrm{T}}\right)$$

ou

$$10^{\frac{\Delta E}{S}} = 1 + \frac{C_\mathrm{S} V_\mathrm{S}}{C_\mathrm{T} V_\mathrm{T}}$$

V_T = volume de la solution à examiner,

C_T = concentration de l'ion à doser dans la solution à examiner,

V_S = volume ajouté de solution de référence,

C_S = concentration de l'ion à doser dans la solution de référence,

S = pente de l'électrode déterminée expérimentalement, à température constante, en mesurant la différence entre les potentiels obtenus à partir de 2 solutions de référence dont la concentration diffère d'un facteur 10 et se situe dans la gamme des concentrations où la réponse est linéaire.

Portez sur un graphique $10^{\frac{\Delta E}{S}}$ (en ordonnée) en fonction de V_S (en abscisse) et extrapolez la droite obtenue jusqu'à son intersection avec l'axe des abscisses. A l'intersection, la concentration C_T de la solution à examiner en l'ion à doser est donnée par l'équation :

$$C_T = \frac{C_S V_S}{V_T}$$

PROCÉDÉ III (MÉTHODE DE L'AJOUT SIMPLE)

Au volume V_T de la solution à examiner, préparée selon les indications de la monographie, ajoutez un volume V_S d'une solution de référence contenant une concentration distincte de l'ion à doser connue pour donner une réponse située dans la partie linéaire de la courbe d'étalonnage. Effectuez un essai à blanc dans les mêmes conditions. Mesurez, à au moins 3 reprises, le potentiel de la solution à examiner et du blanc, avant et après l'addition de la solution de référence. Calculez la concentration C_T en ion à doser dans la solution à examiner à l'aide de l'équation suivante, en effectuant les corrections nécessaires pour la concentration du blanc, calculée de la même manière :

$$C_T = \frac{C_S V_S}{10^{\frac{\Delta E}{S}}(V_T + V_S) - V_T}$$

V_T = volume de la solution à examiner ou du blanc,

C_T = concentration de l'ion à doser dans la solution à examiner,

C_S = concentration de l'ion à doser dans la solution de référence,

V_S = volume ajouté de la solution de référence,

ΔE = différence entre les potentiels moyens mesurés avant et après addition de V_S.

S pente de l'électrode déterminée expérimentalement, à température constante, en mesurant la différence entre les potentiels obtenus à partir de 2 solutions de référence dont la concentration diffère d'un facteur 10 et se situe dans la gamme des concentrations où la réponse est linéaire.

2.2.37. SPECTROMÉTRIE DE FLUORESCENCE-X(9)

La spectrométrie de fluorescence-X dispersive est une méthode qui utilise la mesure de l'intensité de la lumière fluorescente émise par un élément chimique (de nombre atomique de 11 à 92), soumis à un rayonnement X continu. L'intensité de la fluorescence produite par un élément donné dépend de la concentration en cet élément dans l'échantillon mais aussi de l'absorption par la matrice, du rayonnement d'excitation et du rayonnement fluorescent. Dans le domaine des concentrations faibles où la courbe d'étalonnage est linéaire, l'intensité de la fluorescence d'un élément donné dans une matrice donnée à une longueur d'onde donnée est directement proportionnelle à la concentration de cet élément et inversement proportionnelle au coefficient d'absorption massique de la matrice à cette longueur d'onde.

Mode opératoire. Réglez et utilisez l'appareil conformément aux instructions du fabricant. Les échantillons liquides peuvent être placés directement dans l'appareil alors que les échantillons solides sont d'abord comprimés sous forme de pastilles, si nécessaire après mélange avec un liant approprié.

Pour déterminer la concentration d'un élément dans un échantillon, il est nécessaire de déterminer le taux d'impulsions net produit par un ou plusieurs étalons contenant des quantités connues de l'élément à doser dans une matrice donnée, et de calculer ou de mesurer le coefficient d'absorption massique de la matrice dans laquelle se trouve l'élément à doser.

Etalonnage. A partir d'une solution étalon ou d'une série de dilutions de l'élément à analyser dans diverses matrices, déterminez la pente de la courbe d'étalonnage b_0 à l'aide de l'équation suivante :

$$b_0 \frac{1}{\mu_M} = \frac{I_C^N}{C}$$

μ_M = coefficient d'absorption de la matrice M, calculé ou mesuré,

I_C^N = taux net d'impulsions,

C = concentration de la préparation étalon en l'élément à doser.

Détermination du coefficient d'absorption massique de la matrice de l'échantillon. Si la formule empirique de l'échantillon à analyser est connue, calculez son coefficient d'absorption massique à partir du coefficient d'absorption massique des éléments qui le composent, fourni par les tables. Si la composition élémentaire de l'échantillon est inconnue, calculez son coefficient d'absorption massique en mesurant l'intensité I_U du rayonnement X diffusé (effet Compton), à l'aide de l'équation suivante :

$$\frac{1}{\mu_{MP}} = \text{a} + \text{b}I_U$$

μ_{MP} = coefficient d'absorption massique de l'échantillon,

I_U = rayonnement X diffusé.

Détermination du taux net d'impulsions de l'élément à doser dans l'échantillon. Calculez le taux net d'impulsions de l'élément à doser I_{EP}^N à partir de l'intensité mesurée de la raie de fluorescence et de l'intensité de la ou des raies associées au rayonnement de fond, en tenant compte des éventuelles contaminations dues au tube.

(9) G. Andermann &M.W. Kemp, Analytical Chemistry 30 1306 (1958). Z.H. Kalman & L. Heller, Analytical Chemistry 34 946 (1962). R.C. Reynolds, Jr., The American Mineralogist 46 1133 (1963). R.O. Müller, Spectrochimica Acta 20 143 (1964). R.O. Müller, Spectrochemische Analyse mit Röntgenfluoreszenz, R. Oldenburg München-Wien (1967).

Calcul de la concentration de l'élément à doser. Si la concentration C de l'élément à doser dans l'échantillon se situe dans la partie linéaire de la courbe d'étalonnage, elle peut être calculée à l'aide de l'équation suivante :

$$C = \frac{I_{\mathrm{EP}}^{N}}{b_0 \frac{1}{\mu_{\mathrm{MP}}}} \times f$$

f = facteur de dilution.

2.2.38. CONDUCTIVITÉ

La conductivité d'une solution (κ) est, par définition, l'inverse de la résistivité (ρ). Celle-ci est définie comme étant le quotient du champ électrique par la densité de courant. La résistance R (Ω) d'un conducteur de section S (cm^2) et de longueur L (cm) est donnée par l'expression :

$$R = \rho \frac{L}{S}$$

$$\text{d'où : } R = \frac{1}{\kappa} \cdot \frac{L}{S} \text{ soit } \kappa = \frac{1}{R} \cdot \frac{L}{S}$$

L'unité de conductivité dans le système international est le siemens par mètre ($S{\cdot}m^{-1}$). Dans la pratique, la conductivité électrique d'une solution est exprimée en siemens par centimètre ($S{\cdot}cm^{-1}$) ou en microsiemens par centimètre ($\mu S{\cdot}cm^{-1}$). L'unité de résistivité dans le système international est l'ohm-mètre (Ω·m). La résistivité d'une solution est généralement exprimée en ohms-centimètre (Ω·cm). Sauf indication contraire, la température de référence pour l'expression de la conductivité ou de la résistivité est de 20 °C.

APPAREILLAGE

L'appareil utilisé (conductimètre ou résistivimètre) permet de déterminer la valeur de la résistance de la colonne de liquide comprise entre les électrodes de l'élément de mesure immergé (cellule de mesure). L'appareil est alimenté en tension alternative afin d'éviter les effets de polarisation des électrodes. Il est équipé d'un dispositif de compensation de température ou d'un thermomètre de précision.

La cellule de mesure est constituée par 2 électrodes de platine recouvertes de noir de platine, ayant chacune une surface S, maintenues parallèles à une distance L l'une de l'autre et généralement protégées par une gaine de verre permettant un bon échange entre la solution et les électrodes.

La constante C de la cellule de mesure est donnée en cm^{-1} par l'expression :

$$C = \alpha \frac{L}{S}$$

α = coefficient numérique sans dimension, caractéristique de la géométrie de la cellule.

RÉACTIFS

Préparez 3 solutions étalons de *chlorure de potassium R* contenant respectivement : 0,7455 g, 0,0746 g et 0,0149 g de *chlorure de potassium R* pour 1000,0 g de solution, en utilisant de l'*eau exempte de dioxyde de carbone R* préparée à partir d'*eau distillée R*, dont la conductivité ne dépasse pas 2 $\mu S{\cdot}cm^{-1}$.

La conductivité et la résistivité de ces 3 solutions à 20 °C sont les suivantes :

Tableau 2.2.38.-1. - *Conductivité et résistivité des solutions de chlorure de potassium*

Concentration en g pour 1000,0 g de solution	Conductivité µS·cm^{-1}	Résistivité Ω·cm
0,7455	1330	752
0,0746	133,0	7519
0,0149	26,6	37594

Dans le cas où la température de 20 °C ne peut être obtenue, appliquez l'équation ci-dessous pour corriger la conductivité des solutions de chlorure de potassium indiquées dans le tableau. Cette équation ne convient que pour des températures comprises dans l'intervalle 20 ± 5 °C :

$$C_T = C_{20}\,[1 + 0,021\,(T - 20)]$$

T = température prescrite par la monographie,

C_T = conductivité de la solution à T °C,

C_{20} = conductivité de la solution à 20 °C.

MODE OPÉRATOIRE

Détermination de la constante de la cellule de mesure

Choisissez une cellule de mesure adaptée à la conductivité de la solution à examiner. La constante de la cellule doit être d'autant plus élevée que la conductivité attendue est grande (ρ faible) afin que la valeur R mesurée soit la plus grande possible compte tenu de l'appareillage utilisé. A titre indicatif, les cellules de mesure couramment utilisées ont des constantes de cellule de l'ordre de 0,1 cm^{-1}, 1 cm^{-1} et 10 cm^{-1}. Utilisez une solution étalon de *chlorure de potassium R* appropriée à la mesure. Rincez la cellule de mesure plusieurs fois à l'*eau exempte de dioxyde de carbone R* préparée à partir d'*eau distillée R*, puis 2 fois au moins avec la solution de chlorure de potassium qui est utilisée pour la détermination de la constante de la cellule de mesure. Mesurez la résistance de la cellule de mesure en présence de la solution de chlorure de potassium amenée à 20 ± 0,1 °C ou à la température prescrite par la monographie. La constante C de la cellule de mesure en cm^{-1} est donnée par l'expression :

$$C = R_{\mathrm{KCl}} \cdot \kappa_{\mathrm{KCl}}$$

R_{KCl} = résistance mesurée, exprimée en mégaohms,

κ_{KCl} = conductivité de la solution étalon de *chlorure de potassium R* utilisée, exprimée en $\mu S{\cdot}cm^{-1}$.

La constante C de la cellule de conductivité ne doit pas s'écarter de plus de 5 pour cent de la valeur indiquée.

Détermination de la conductivité de la solution à examiner

Après étalonnage de l'appareil avec l'une des solutions étalons, rincez la cellule de mesure à plusieurs reprises avec de l'*eau exempte de dioxyde de carbone R* préparée à partir d'*eau distillée R*, puis 2 fois au moins avec la solution aqueuse à étudier à 20 ± 0,1 °C ou à la température prescrite dans la monographie. Effectuez ensuite des mesures successives comme décrit dans la monographie.

2.2.39. DISTRIBUTION DE LA MASSE MOLÉCULAIRE DES DEXTRANS

Opérez par chromatographie d'exclusion (*2.2.30*).

Solution à examiner. Dissolvez 0,200 g de la substance à examiner dans la phase mobile et complétez à 10 ml avec la phase mobile.

Solution de marquage. Dissolvez 5 mg de *glucose R* et 2 mg de *dextran V_0SCR* dans 1 ml de phase mobile.

Solutions d'étalonnage. Dissolvez séparément, dans 1 ml de phase mobile, 15 mg de *dextran 4 pour étalonnage SCR,* 15 mg de *dextran 10 pour étalonnage SCR,* 20 mg de *dextran 40 pour étalonnage SCR,* 20 mg de *dextran 70 pour étalonnage SCR* et 20 mg de *dextran 250 pour étalonnage SCR.*

Solution de validation du système. Dissolvez 20 mg de *dextran 40 pour validation SCR* (pour l'analyse du dextran 40) ou 20 mg de *dextran 60/70 pour validation SCR* (pour l'analyse du dextran 60 et du dextran 70), dans 1 ml de phase mobile.

La chromatographie peut être réalisée en utilisant :

- une colonne d'une longueur de 0,3 m et d'un diamètre intérieur de 10 mm, remplie d'*agarose réticulé pour chromatographie R,* ou une série de colonnes, d'une longueur de 0,3 m et d'un diamètre intérieur de 10 mm, remplies de *gel polyéther hydroxylé pour chromatographie R,*
- comme phase mobile, à un débit de 0,5-1 ml/min, maintenu constant à ± 1 pour cent par heure, une solution contenant 7 g de *sulfate de sodium anhydre R* et 1 g de *chlorobutanol R* par litre d'*eau R,*
- comme détecteur, un réfractomètre différentiel,
- un injecteur à boucle de 100 µl à 200 µl,

en maintenant constante à ± 0,1 °C près la température du système.

ETALONNAGE DU SYSTÈME CHROMATOGRAPHIQUE

Injectez à plusieurs reprises le volume choisi de la solution de marquage. Le chromatogramme obtenu présente 2 pics successifs correspondant respectivement au *dextran V_0SCR* et au *glucose R.* Calculez le volume interstitiel V_0 à partir du volume d'élution du pic correspondant au dextran V_0, et le volume total V_t à partir du pic correspondant au dextrose.

Injectez le volume choisi de chacune des solutions d'étalonnage. Tracez soigneusement la ligne de base de chacun des chromatogrammes obtenus. Divisez chaque chromatogramme en p (au moins 60) bandes verticales égales (correspondant à des volumes d'élution égaux). Dans chaque bande i, correspondant à un volume d'élution V_i, mesurez la hauteur y_i séparant la ligne de base du tracé du chromatogramme, et calculez le coefficient de distribution K_i à l'aide de l'expression :

$$\frac{(V_i - V_0)}{(V_t - V_0)} \qquad (1)$$

V_0 = volume interstitiel de la colonne, déterminé à partir du pic correspondant au *dextran V_0SCR* dans le chromatogramme obtenu avec la solution de marquage,

V_t = volume total de la colonne, déterminé à partir du pic correspondant au glucose dans le chromatogramme obtenu avec la solution de marquage,

V_i = volume d'élution de la bande i du chromatogramme obtenu avec chacune des solutions d'étalonnage.

Effectuez l'étalonnage du système chromatographique par l'une des 2 méthodes ci-après.

Etalonnage par dessin de la courbe. Pour chacun des dextrans pour étalonnage, calculez, à l'aide de l'expression (1), le coefficient de distribution K_{max} correspondant au point le plus élevé du tracé chromatographique. Portez sur un graphique semilogarithmique les valeurs de K_{max} (en abscisse) en fonction de la masse moléculaire déclarée au point le plus élevé du tracé chromatographique M_{max} de chacun des dextrans pour étalonnage et du glucose. Tracez une première courbe d'étalonnage à travers les points obtenus, en l'extrapolant entre le point K_{max} obtenu avec le *dextran 250 pour étalonnage SCR* et la valeur la plus basse de K obtenue avec ce même dextran (voir figure 2.2.39.-1). A l'aide de cette première droite d'étalonnage, transformez, pour chaque chromatogramme, toutes les valeurs de coefficient de distribution K_i en masse moléculaire M_i, puis calculez la masse moléculaire moyenne M_w de chaque dextran pour étalonnage à l'aide de l'équation (3) ci-dessous. Si les valeurs calculées de M_w ne diffèrent pas de plus de 5 pour cent de celles déclarées pour chacun des 5 dextrans pour étalonnage et si la différence moyenne est de ± 3 pour cent, la courbe d'étalonnage convient. Sinon, déplacez la courbe d'étalonnage le long de l'axe des ordonnées et répétez la procédure jusqu'à ce que les valeurs calculées et déclarées de M_w ne diffèrent pas de plus de 5 pour cent.

Etalonnage par calcul de la courbe. Calculez, à l'aide des équations (2) et (3) ci-dessous, en utilisant une méthode appropriée[10], les valeurs de b_1, b_2, b_3, b_4 et b_5 qui donnent des valeurs de M_w ne différant pas de plus de 5 pour cent de la valeur déclarée de chacun des dextrans pour étalonnage, et à 180 ± 2 pour le glucose :

$$M_i = b_5 + e^{\left(b_4 + b_1 K_i + b_2 K_i^2 + b_3 K_i^3\right)} \qquad (2)$$

$$\overline{M}_w = \frac{\sum_{i=1}^{p} (y_i M_i)}{\sum_{i=1}^{p} y_i} \qquad (3)$$

p = nombre de bandes divisant le chromatogramme,

y_i = hauteur séparant la ligne de base du tracé du chromatogramme sur la bande i,

M_i = masse moléculaire sur la bande i.

(10) La méthode Gauss-Newton, modifiée par Hartley a été jugée appropriée (voir O. Hartley, Tecnometrics, 3 (1961) et G. Nilsson et K. Nilsson, J. Chromat., 101, 137 (1974). Un programme pour micro-ordinateur destiné à l'ajustement de courbes et capable d'effectuer des régressions non linéaires peut être utilisé.

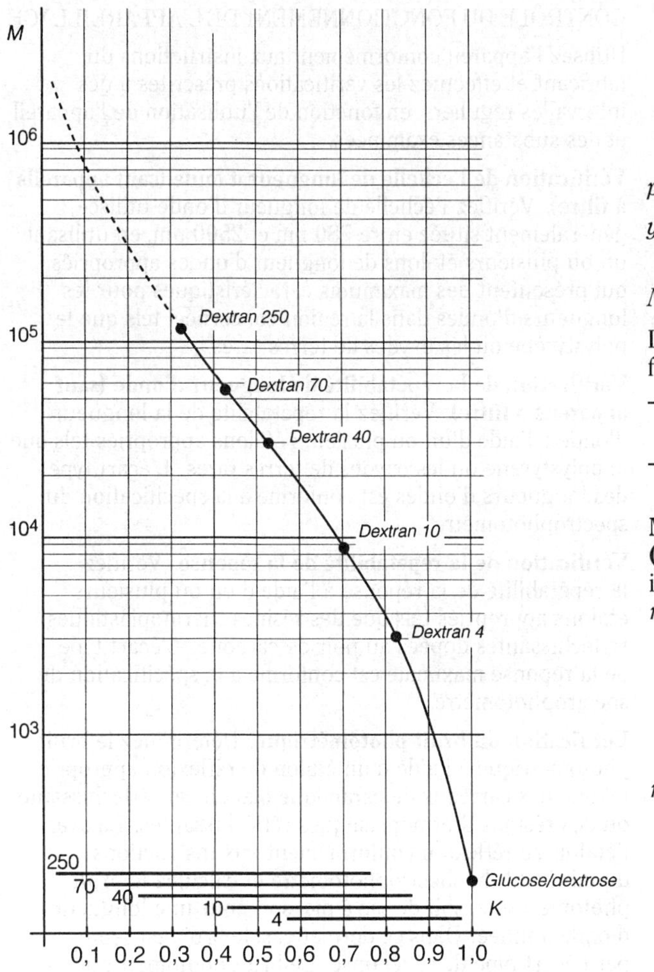

Figure 2.2.39.-1. – *Exemple d'une courbe d'étalonnage. Le trait pointillé représente la partie de la courbe qui doit être extrapolée. Les traits horizontaux dans le bas de la figure représentent la largeur et la position du tracé chromatographique obtenu avec chaque dextran pour étalonnage.*

VALIDATION DU SYSTÈME CHROMATOGRAPHIQUE

Injectez le volume choisi de la solution de validation du système convenant au dextran à analyser.

Masse moléculaire moyenne totale du dextran pour essai de performance SCR. Calculez M_w comme indiqué sous Etalonnage du système chromatographique, en utilisant soit la courbe d'étalonnage soit les valeurs obtenues pour b_1, b_2, b_3, b_4 et b_5.

L'essai n'est valable que si la valeur de M_w est de :

- 41 000 à 47 000 pour le *dextran 40 pour essai de performance SCR,*
- 67 000 à 75 000 pour le *dextran 60/70 pour essai de performance SCR.*

Masse moléculaire moyenne de la fraction dextran supérieure (10 pour cent). Calculez M_w pour la fraction dextran supérieure (10 pour cent) qui est éluée dans la bande *n*, à l'aide de l'équation :

$$M_w = \frac{\sum_{i=1}^{n} (y_i M_i)}{\sum_{i=1}^{n} y_i} \quad (4)$$

n étant défini par les expressions (5) et (6) ci-après :

$$\sum_{i=1}^{n} y_i \le 0{,}1 \left(\sum_{i=1}^{p} y_i \right) \quad (5)$$

$$\sum_{i=1}^{n+1} y_i > 0{,}1 \left(\sum_{i=1}^{p} y_i \right) \quad (6)$$

p = nombre de bandes divisant le chromatogramme,

y_i = hauteur séparant la ligne de base du tracé du chromatogramme sur la bande *i,*

M_i = masse moléculaire sur la bande *i.*

L'essai n'est valable que si la valeur de M_w obtenue pour la fraction dextran supérieure (10 pour cent) est de :

- 110 000 à 130 000 pour le *dextran 40 pour essai de performance SCR,*
- 190 000 à 230 000 pour le *dextran 60/70 pour essai de performance SCR.*

Masse moléculaire moyenne de la fraction dextran inférieure (10 pour cent). Calculez M_w pour la fraction dextran inférieure (10 pour cent) qui est éluée dans et après la bande *m*, à l'aide de l'équation :

$$M_w = \frac{\sum_{i=m}^{p} (y_i M_i)}{\sum_{i=m}^{p} y_i} \quad (7)$$

m étant défini par les expressions (8) et (9) ci-après :

$$\sum_{i=m}^{p} y_i \le 0{,}1 \left(\sum_{i=1}^{p} y_i \right) \quad (8)$$

$$\sum_{i=m-1}^{p} y_i > 0{,}1 \left(\sum_{i=1}^{p} y_i \right) \quad (9)$$

p = nombre de bandes divisant le chromatogramme,

y_i = hauteur séparant la ligne de base du tracé du chromatogramme sur la bande *i,*

M_i = la masse moléculaire sur la bande *i.*

L'essai n'est valable que si la valeur de M_w obtenue pour la fraction dextran inférieure (10 pour cent) est de :

- 6000 à 8500 pour le *dextran 40 pour essai de performance SCR,*
- 7000 à 11 000 pour le *dextran 60/70 pour essai de performance SCR.*

DISTRIBUTION DE LA MASSE MOLÉCULAIRE DU DEXTRAN À ANALYSER

Injectez le volume choisi de solution à examiner. Calculez les valeurs de M_w correspondant respectivement à la distribution de la masse moléculaire totale, à la fraction dextran supérieure (10 pour cent) et à la fraction dextran inférieure (10 pour cent) selon les indications données sous Validation du système chromatographique.

2.2.40. SPECTROPHOTOMÉTRIE DANS LE PROCHE INFRAROUGE

La spectrophotométrie dans le proche infrarouge est une méthode particulièrement utile pour l'identification des substances organiques. Bien que les spectres soient limités aux résonnances C-H, N-H, O-H et S-H, ils présentent en règle générale un contenu riche en informations. Cependant, les spectres dépendent d'un certain nombre de caractères de la substance tels que la taille des particules, le polymorphisme, les solvants résiduels, l'humidité etc. qui ne peuvent pas toujours être maitrisés. C'est pour cette raison qu'il est généralement impossible d'effectuer une comparaison directe du spectre obtenu avec la substance à examiner et du spectre de référence et qu'un traitement approprié des données, dûment validé, est indispensable.

APPAREILLAGE

Les spectrophotomètres adaptés aux mesures du spectre dans la région du proche infrarouge sont constitués par :

- un dispositif à filtres, à réseau ou à interféromètre susceptible de fournir un ensemble de radiations électromagnétiques dans la région comprise entre 780 nm environ et 2500 nm environ (12821 cm^{-1} à 4000 cm^{-1}),
- un dispositif permettant la collecte et la mesure de l'intensité des radiations transmises (transmission) ou réfléchies (réflexion), tel que sphère d'intégration, fibre optique, etc., couplé à un détecteur approprié,
- un dispositif de traitement mathématique des données spectrales obtenues.

PRÉPARATION DE L'ÉCHANTILLON

Mesure par transmission. Cette méthode s'applique généralement aux liquides, dilués ou non, et aux solides en solution.

Examinez les échantillons dans une cuve transparente aux rayons du proche infrarouge, d'un trajet optique satisfaisant (généralement 0,5 mm à 4 mm), ou par immersion d'une sonde en fibre optique de configuration appropriée, permettant d'obtenir un spectre situé dans une zone de transmittance compatible avec les spécifications du spectrophotomètre utilisé et approprié à l'utilisation envisagée.

Pendant la mesure du spectre d'un échantillon liquide, l'analyste prendra en considération les risques de modifications liées à la température ou tout autre risque de perturbations spectrales.

Dans tous les cas, les interférences doivent être compensées en fonction de la configuration optique de l'appareil, par exemple en soustrayant du spectre de l'échantillon un balayage témoin de l'air (pour les liquides) ou du solvant (pour les solutions).

Mesure par réflexion diffuse. Cette méthode s'applique généralement aux solides.

Examinez les échantillons dans un dispositif approprié. En cas d'utilisation d'une sonde à fibre optique introduite dans l'échantillon, veillez à ce que la sonde reste immobile pendant la détermination du spectre et à ce que les conditions de mesure soient les plus reproductibles possibles d'un échantillon à l'autre.

Dans tous les cas, les interférences doivent être compensées en fonction de la configuration optique de l'appareil, par exemple par calibrage à l'aide d'un étalon de réflexion interne ou externe.

La granulométrie et le degré d'hydratation ou de solvatation de l'échantillon doivent également être pris en considération.

Mesure par transflexion. Cette méthode s'applique généralement aux liquides, dilués ou non, et aux solides en solution ou en suspension.

Examinez l'échantillon dans une cuve munie d'un réflecteur diffus approprié, soit métallique soit constitué d'une substance inerte (oxyde de titane par exemple) ne présentant pas de spectre dans le proche infrarouge et introduite dans l'échantillon à analyser en quantité appropriée. Les échantillons sont examinés comme indiqué sous Mesure par transmission ou Mesure par réflexion diffuse selon le cas.

CONTRÔLE DU FONCTIONNEMENT DE L'APPAREILLAGE

Utilisez l'appareil conformément aux instructions du fabricant et effectuez les vérifications prescrites à des intervalles réguliers, en fonction de l'utilisation de l'appareil et des substances examinées.

Vérification de l'échelle de longueur d'onde (sauf appareils à filtre). Vérifiez l'échelle de longueur d'onde utilisée, généralement située entre 780 nm et 2500 nm, en utilisant un ou plusieurs étalons de longueur d'ondes appropriés qui présentent des maximums caractéristiques pour les longueurs d'ondes dans la région concernée, tels que le polystyrène ou les oxydes de terres rares.

Vérification de la répétabilité de longueur d'onde (sauf appareils à filtre). Vérifiez la répétabilité de la longueur d'onde à l'aide d'un ou plusieurs étalons appropriés tels que le polystyrène ou les oxydes de terres rares. L'écart type des longueurs d'ondes est conforme à la spécification du spectrophotomètre.

Vérification de la répétabilité de la réponse. Vérifiez la répétabilité de la réponse à l'aide d'un ou plusieurs étalons appropriés tels que des résines thermoplastiques réfléchissantes dopées au noir de carbone. L'écart type de la réponse maximale est conforme à la spécification du spectrophotomètre.

Vérification du bruit photométrique. Déterminez le bruit photométrique à l'aide d'un étalon de réflexion approprié tel que des carreaux de céramique blanche et réfléchissante ou des résines thermoplastiques réfléchissantes. Balayez l'étalon de réflexion conformément aux instructions du fabricant du spectrophotomètre et calculez le bruit photométrique, soit de pic à pic, soit pour une longueur d'onde donnée. Dans ce dernier cas, le bruit est représenté par l'écart type de la réponse. Le bruit photométrique est conforme à la spécification du spectrophotomètre.

ÉTABLISSEMENT D'UNE BIBLIOTHÈQUE DE RÉFÉRENCES SPECTRALES

Enregistrez le spectre d'un nombre approprié de lots de la substance à examiner, ayant été entièrement testés par les méthodes prescrites dans la monographie et qui présentent la variation typique de cette substance (par exemple : fournisseur, taille des particules). La série des spectres obtenus représente la quantité d'informations devant figurer dans le modèle mathématique qui définit les limites de similarité pour la substance et représente l'entrée de cette substance dans la banque de données spectrales utilisée pour l'identification. Le nombre de substances présentes dans la banque de données dépend de l'utilisation envisagée.

La collection des spectres présents dans la banque de données peut être représentée de plusieurs façons, selon la technique mathématique utilisée pour l'identification. Il peut s'agir :

- de spectres individuels représentant la substance,
- du spectre moyen de la substance, accompagné d'une description de la variabilité.

La sélectivité de la banque de données, c'est à dire son aptitude à identifier positivement une substance et à la distinguer d'autres substances également présentes dans la banque de données, doit être démontrée au cours de la validation. La sélectivité doit être revérifiée régulièrement de façon à garantir la validité de la banque de données au cours du temps ; cette opération doit en tous cas être effectuée lors de tout changement majeur affectant la substance, par exemple un changement de fournisseur ou un changement dans le processus de fabrication. La banque de données ne pourra ensuite être utilisée que sur l'appareillage initial ou sur un appareillage similaire à condition qu'il ait été démontré que la banque de données transférée sur cet appareil reste valable.

Mode opératoire. Préparez l'échantillon de la même façon que lors de l'établissement de la base de données. Pour faciliter la comparaison des spectres, une transformée mathématique appropriée des spectres log (1/*T*) ou log (1/*R*) peut être calculée, par exemple une dérivée seconde ou une correction de diffusion multiplicative.

La comparaison des transformées du spectre de l'échantillon et de la bibliothèque de références spectrales nécessite l'utilisation d'une technique de classification chimiométrique appropriée.

2.2.41. DICHROÏSME CIRCULAIRE

Le dichroïsme circulaire est la propriété que possèdent les substances optiquement actives d'absorber différemment la lumière polarisée circulaire gauche et la lumière polarisée circulaire droite à une longueur d'onde donnée.

La mesure directe donne une valeur algébrique moyenne :

$$\Delta A = A_L - A_R$$

ΔA = absorbance circulaire dichroïque,

A_L = absorbance de la lumière polarisée circulaire gauche,

A_R = absorbance de la lumière polarisée circulaire droite.

Le dichroïsme circulaire s'exprime par l'équation :

$$\Delta\varepsilon = \varepsilon_L - \varepsilon_R = \frac{\Delta A}{c \times l}$$

$\Delta\varepsilon$ = dichroïsme circulaire molaire ou absorptivité dichroïque molaire différentielle, exprimé en litre·mole^{-1}·cm^{-1},

ε_L = absorbance molaire (*2.2.25*) de la lumière polarisée circulaire gauche,

ε_R = absorbance molaire de la lumière polarisée circulaire droite,

c = concentration de la solution à examiner en mole·litre^{-1},

l = trajet optique de la cellule traversée, en centimètres.

Les unités suivantes sont également utilisées pour caractériser l'absorption dichroïque :

Facteur de dissymétrie :

$$g = \frac{\Delta\varepsilon}{\varepsilon}$$

ε = absorbance molaire (*2.2.25*).

Ellipticité molaire :

Certains instruments affichent directement la valeur de l'ellipticité Θ, exprimée en degrés. Lorsque ce type d'instrument est utilisé, l'ellipticité molaire [Θ] peut être calculée à l'aide de l'expression :

$$[\Theta] = \frac{\Theta \times M}{c \times l \times 10}$$

$[\Theta]$ = ellipticité molaire, exprimée en degrés·cm^2·décimole^{-1},

Θ = ellipticité, lue sur l'instrument,

M = masse moléculaire relative de la substance à examiner,

c = concentration de la solution à examiner en grammes par millilitres,

l = trajet optique de la cellule traversée, en centimètres.

L'ellipiticité molaire peut être aussi obtenue à partir du dichroïsme molaire à l'aide de l'expression :

$$[\Theta] = 2,303\Delta\varepsilon\frac{4500}{\pi} \approx 3300\Delta\varepsilon$$

L'ellipticité molaire est habituellement utilisée pour l'analyse des protéines et des acides nucléiques. Dans ce cas, la concentration molaire est exprimée en résidu monomérique qui peut être calculé à l'aide de l'expression :

$$\frac{\text{masse moléculaire}}{\text{nombre d'acides aminés}}$$

La masse moyenne du résidu monomérique est de 100 à 120 (habituellement 115) pour une protéine et de 330 environ pour un mononucléotide sous forme de sel sodique.

Appareillage. La source de lumière (S) (figure 2.2.41.-1) est une lampe au xénon ; la lumière passe à travers un double monochromateur (M) équipé de prismes de quartz (P1, P2).

Le faisceau linéaire, issu du premier monochromateur, se divise en 2 composantes polarisées à angle droit, dans le deuxième monochromateur. La fente de sortie du monochromateur élimine le rayon extraordinaire.

La lumière monochromatique polarisée passe alors à travers un modulateur (Cr) biréfringent : le résultat est l'obtention d'une lumière circulaire alternée.

Le rayon lumineux passe alors à travers l'échantillon à analyser (C) et atteint un photomultiplicateur (PM) suivi d'un circuit amplificateur qui produit 2 signaux électriques : l'un est un courant continu V_c et l'autre un courant alternatif à la fréquence de modulation V_{ac} représentatif de l'échantillon à analyser. La phase donne le signe du dichroïsme circulaire. Le rapport V_{ac}/V_c est proportionnel à l'absorption différentielle ΔA responsable du signal. La région des longueurs d'onde couvertes par un dichrographe est habituellement de 170 nm à 800 nm.

Vérification de l'appareillage.

Précision de l'échelle de dichroïsme circulaire. Dissolvez 10,0 mg d'*isoandrostérone R* dans du *dioxane R*, et complétez à 10,0 ml avec le même solvant. Enregistrez le spectre du dichroïsme circulaire entre 280 nm et 360 nm. Mesurée au maximum à 304 nm, Δε est de + 3,3. La solution d'*acide (1S)-(+)-10-camphorsulfonique R* décrite ci-dessous peut également être utilisée.

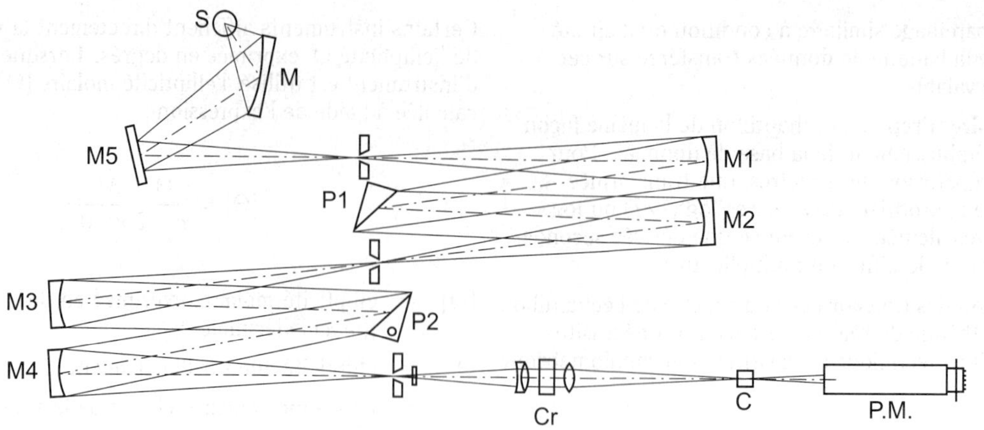

Figure 2.2.41.-1. – *Dispositif optique d'un dichrographe*

Linéarité de la modulation. Dissolvez 10,0 mg d'*acide (1S)-(+)-10-camphorsulfonique R* dans de l'*eau R*, et complétez à 10,0 ml avec le même solvant. Déterminez la concentration exacte de la solution en acide (1*S*)-(+)-10-camphorsulfonique par spectrophotométrie d'absorption dans l'ultraviolet (*2.2.25*) en prenant 1,49 comme valeur de l'absorbance spécifique à 285 nm. Enregistrez le spectre de dichroïsme circulaire entre 185 nm et 340 nm.

Mesurée au maximum à 290,5 nm, $\Delta\varepsilon$ est de + 2,2 à + 2,5. Mesurée au maximum à 192,5 nm, $\Delta\varepsilon$ est de – 4,3 à – 5.

Le *(1S)-(+)* ou le *(1R)-(–)-10-camphorsulfonate d'ammonium R* peuvent également être utilisés.

2.2.42. MASSE VOLUMIQUE D'UN SOLIDE

(improprement appelée densité d'un solide)

La masse volumique d'un solide correspond à sa masse moyenne par unité de volume et est souvent exprimée en grammes par centimètre cube (g/cm^3), bien que l'Unité Internationale soit le kilogramme par mètre cube (1 g/cm^3 = 1000 kg/m^3).

Contrairement aux gaz et aux liquides, pour lesquels la masse volumique ne dépend que de la température et de la pression, la masse volumique d'une particule solide dépend également de l'assemblage moléculaire et, par conséquent, varie avec la structure cristalline et le degré de cristallinité.

Si une particule solide est amorphe, ou partiellement amorphe, sa masse volumique peut en outre dépendre des conditions de sa préparation et des traitements ultérieurs.

Par conséquent, à la différence des fluides, deux solides chimiquement équivalents peuvent avoir une masse volumique différente, et cet écart reflète des différences dans la structure à l'état solide. La masse volumique des particules constituantes est une caractéristique physique importante des poudres pharmaceutiques.

La masse volumique d'une particule solide peut prendre des valeurs différentes selon la méthode utilisée pour mesurer le volume de cette particule. Il est utile de distinguer trois niveaux d'expression de la masse volumique :

- la *masse volumique cristalline* qui ne prend en compte que la fraction solide du produit ; la masse volumique cristalline est également appelée *masse volumique vraie*,
- la *masse volumique particulaire* qui prend également en compte les pores intraparticulaires,
- la *masse volumique vrac* qui prend en compte, en outre, le volume des espaces interparticulaires formés au sein du lit de poudre ; la masse volumique vrac est également appelée *masse volumique apparente*.

MASSE VOLUMIQUE CRISTALLINE

La masse volumique cristalline d'une substance est la masse moyenne par unité de volume, à l'exclusion de tout vide non constitutionnel de l'arrangement moléculaire. Elle constitue une propriété intrinsèque de la substance et est normalement, à ce titre, indépendante de la méthode de détermination utilisée. La masse volumique cristalline peut être déterminée par le calcul ou par simple mesure.

A. La *masse volumique cristalline calculée* est déterminée à partir des données cristallographiques (taille et composition de la structure cristalline élémentaire) obtenues pour un cristal parfait, par exemple par diffraction X, et de la masse moléculaire de la substance.

B. La *masse volumique cristalline mesurée* est le rapport masse/volume obtenu après mesure de la masse et du volume du monocristal.

MASSE VOLUMIQUE PARTICULAIRE

La masse volumique particulaire prend à la fois en compte la masse volumique cristalline et la porosité intraparticulaire (pores ouverts et/ou fermés). Elle dépend par conséquent de la valeur du volume déterminé, qui est lui-même fonction de la méthode de détermination utilisée. La masse volumique particulaire peut être déterminée par l'une des deux méthodes suivantes.

A. La *masse volumique pycnométrique* est déterminée par mesure du volume occupé par une masse connue de poudre, par équivalence avec le volume de gaz déplacé par la poudre dans un pycnomètre à déplacement de gaz (*2.9.23*). Dans les mesures de la masse volumique pycnométrique, le volume déterminé comprend le volume occupé par les pores ouverts mais exclut le volume occupé par les pores fermés ou non accessibles au gaz. En raison de la très grande diffusibilité de l'hélium, qui est le gaz utilisé de préférence, la plupart des pores ouverts sont accessibles au gaz, de sorte que la masse volumique pycnométrique d'une poudre finement broyée diffère généralement peu de la masse volumique cristalline.

B. Dans la *masse volumique par porosimétrie au mercure*, également appelée *masse volumique granulaire*, le volume déterminé exclut également la contribution des pores fermés, mais il comprend le volume des pores ouverts de taille supérieure à une valeur limite. Cette taille limite des pores, ou diamètre minimal d'accès, est fonction de la pression maximale d'intrusion du mercure appliquée au cours de la mesure. Aux pressions de travail normales, le mercure ne pénètre pas dans les pores de très petite taille qui sont accessibles à l'hélium. Pour un même échantillon, plusieurs valeurs de la masse volumique granulaire peuvent être obtenues puisque, pour chaque pression d'intrusion appliquée, une masse volumique qui correspond au diamètre minimal d'accès sous cette pression peut être déterminée.

MASSE VOLUMIQUE VRAC ET MASSE VOLUMIQUE APRÈS TASSEMENT

La masse volumique vrac d'une poudre inclut la contribution des espaces interparticulaires. Elle dépend par conséquent à la fois de la masse volumique des particules et de leur arrangement spatial dans le lit de poudre.

La masse volumique vrac d'une poudre est souvent difficile à mesurer, car la plus légère perturbation du lit peut entraîner une variation de masse volumique. Il est donc essentiel de préciser, avec toute mesure de masse volumique vrac, comment la détermination a été effectuée.

A. La *masse volumique vrac* est déterminée par mesure du volume occupé par une masse connue de poudre versée dans un cylindre gradué après passage à travers un tamis (*2.9.15*).

B. La *masse volumique après tassement* est déterminée en provoquant le tassement d'un échantillon de poudre versé dans un cylindre gradué. Après relevé du volume initial, le cylindre est soumis à des chocs mécaniques et des lectures sont faites jusqu'à ce que les changements de volume observés soient minimes (*2.9.15*).

2.2.43. SPECTROMÉTRIE DE MASSE

La spectrométrie de masse est fondée sur la mesure directe du rapport de la masse au nombre de charges élémentaires (m/z), positives ou négatives, d'ions en phase gazeuse obtenus à partir de la substance à analyser. Ce rapport est exprimé en unités de masse atomique (1 u.m.a. = le douzième de la masse du ^{12}C) ou en daltons (1 Da = la masse de l'atome d'hydrogène).

Les ions, formés dans la *source* de l'appareil, sont accélérés, puis séparés par l'*analyseur* avant d'atteindre le *détecteur*. L'ensemble de ces opérations s'effectue dans une enceinte où est maintenu, grâce à un groupe de pompage, un vide de 10^{-3} à 10^{-6} Pa.

Le spectre obtenu représente l'abondance relative des différentes espèces ioniques présentes, comme une fonction de m/z. Le signal correspondant à un ion comporte plusieurs pics correspondant à la distribution statistique des différents isotopes qui le constituent. On parle de *profil isotopique* et, au moins dans le cas des molécules de petite taille, le pic correspondant aux isotopes les plus abondants de chaque atome est appelé *pic monoisotopique*.

Les informations obtenues en spectrométrie de masse sont qualitatives (détermination de la masse moléculaire, informations sur la structure au vu des fragments observés) ou quantitatives (au moyen de références internes ou externes) avec des limites de détection respectives allant de la picomole à la femtomole.

INTRODUCTION DES ÉCHANTILLONS

La toute première étape d'une analyse consiste à introduire l'échantillon dans l'appareil sans trop affecter le vide établi. Dans la méthode la plus classique, appelée *introduction liquide directe*, l'échantillon est déposé à l'extrémité d'une canne cylindrique (dans un creuset en quartz, sur un filament ou encore sur une surface métallique). Cette canne est introduite dans le spectromètre après avoir traversé un sas où est maintenu un vide primaire intermédiaire entre la pression atmosphérique et le vide secondaire de l'appareil.

D'autres systèmes d'introduction permettent d'analyser en ligne les constituants d'un mélange au fur et à mesure qu'ils sont séparés par un appareillage approprié relié au spectromètre de masse :

Couplage chromatographie en phase gazeuse/spectrométrie de masse. L'utilisation de colonnes appropriées (capillaires ou semi-capillaires) permet d'introduire directement l'extrémité de la colonne dans la source de l'appareil sans utiliser de séparateur.

Couplage chromatographie en phase liquide/spectrométrie de masse. Ce couplage est particulièrement utile pour l'analyse de composés polaires, insuffisamment volatils ou thermiquement trop instables pour être analysés par couplage chromatographie en phase gazeuse/spectrométrie de masse. La difficulté dans sa mise en œuvre réside dans l'obtention d'ions en phase gazeuse à partir d'une phase liquide, ce qui nécessite des interfaces très spécifiques telles que :

- *introduction liquide directe* : la phase mobile est nébulisée, et le solvant est évaporé à l'entrée de la source de l'appareil,
- *interface à faisceau de particules* : la phase mobile, dont le débit peut atteindre 0,6 ml/min, est nébulisée dans une chambre de désolvatation, de façon que seuls les analytes, sous forme neutre, atteignent la source de l'appareil ; cette technique s'applique à des composés relativement peu polaires et de masse moléculaire inférieure à 1000 Da,
- *interface à ruban continu* : la phase mobile, dont le débit peut atteindre 1 ml/min, est déposée à la surface d'une courroie mobile ; après évaporation du solvant, les composés à analyser sont ainsi entraînés successivement dans la source de l'appareil où ils sont ionisés ; cette technique est relativement mal adaptée aux composés très polaires ou thermosensibles.

D'autres types de couplage (l'électrospray, le thermospray et l'ionisation chimique à pression atmosphérique) considérés comme des techniques d'ionisation à part entière, sont décrits sous Modes d'ionisation.

Couplage chromatographie en phase supercritique/spectrométrie de masse. La phase mobile, constituée généralement de dioxyde de carbone à l'état supercritique, est volatilisée par passage dans un restricteur chauffé, situé entre la colonne et la source d'ions.

Couplage électrophorèse capillaire/spectrométrie de masse. L'éluant est introduit dans la source après addition éventuelle d'un autre solvant permettant d'atteindre des débits de l'ordre de quelques microlitres par minute. Les limitations de cette technique tiennent notamment aux faibles quantités d'échantillon introduites et à l'obligation d'utiliser des tampons volatils.

MODES D'IONISATION

Impact électronique. L'échantillon, à l'état gazeux, est ionisé par un faisceau d'électrons dont l'énergie (le plus souvent 70 eV) est supérieure au potentiel d'ionisation de l'échantillon. On observe, en même temps que l'ion moléculaire radicalaire M^+, des fragments caractéristiques de sa structure. La principale limitation de cette technique réside dans la nécessité de vaporiser l'échantillon. Aussi est-elle mal adaptée aux composés polaires, thermolabiles, ou de masse moléculaire élevée. L'impact électronique est compatible avec le couplage chromatographie en phase gazeuse/spectrométrie de masse, et parfois, avec l'utilisation de la chromatographie liquide.

Ionisation chimique. L'ionisation fait ici intervenir un gaz réactif tel que le méthane, l'ammoniac, le monoxyde d'azote, le dioxyde d'azote ou l'oxygène. Le spectre se caractérise par des ions de type $(M + H)^+$ ou $(M - H)^-$, ou encore des ions adduits formés entre l'analyte et le gaz utilisé. Il présente des fragments moins abondants qu'avec la technique de l'impact électronique. Dans le cas où le produit est thermolabile, il existe une variante de cette technique : l'échantillon, déposé sur un filament, est vaporisé très rapidement par effet Joule-Thomson (ionisation chimique par désorption).

Ionisation par bombardement d'atomes rapides (« fast atom bombardment », FAB) ou d'ions rapides (« liquid secondary ion mass spectrometry », LSIMS). L'échantillon, dissous dans une matrice visqueuse telle le glycérol, est déposé sur une surface métallique, puis ionisé par un faisceau d'atomes neutres tels que l'argon ou le xénon ou d'ions césium d'énergie cinétique élevée. Il en résulte la formation d'ions de type $(M + H)^+$, $(M - H)^-$ ou encore des adduits provenant de la matrice ou de l'échantillon. Ce mode d'ionisation, bien adapté aux composés polaires et thermolabiles, permet d'atteindre des masses moléculaires jusqu'à 10 000 Da. Il est possible de réaliser le couplage avec la chromatographie liquide en ajoutant 1 à 2 pour cent de glycérol dans la phase mobile : les débits doivent toutefois rester très faibles (quelques microlitres par minute). Ces techniques d'ionisation permettent également d'analyser des plaques de chromatographie sur couche mince en déposant à leur surface une fine couche de matrice.

Désorption de champ et ionisation de champ. L'échantillon est volatilisé au voisinage d'un filament de tungstène revêtu de microaiguilles (*ionisation de champ*) ou déposé sur ce même filament (*désorption de champ*). La tension, d'environ 10 kV, appliquée entre ce filament et une contre-électrode, permet d'ioniser l'échantillon. Ces deux techniques donnent principalement des ions moléculaires radicalaires M^+ et de type $(M + H)^+$, et s'appliquent aux composés peu polaires et/ou thermolabiles.

Ionisation par désorption laser (« matrix-assisted laser desorption ionisation », MALDI). L'échantillon, inclus dans une matrice appropriée, et déposé sur un support métallique, est ionisé par un faisceau laser pulsé dont la longueur d'onde peut aller de l'UV à l'IR (impulsions d'une picoseconde à quelques nanosecondes). Ce mode d'ionisation joue un rôle essentiel pour l'analyse de composés de très haute masse moléculaire (au-delà de 100 000 Da) mais il est limité aux analyseurs à temps de vol (voir ci-dessous).

Electrospray. Ce mode d'ionisation se fait à pression atmosphérique. Les échantillons sont introduits dans la source en solution par l'intermédiaire d'un capillaire dont l'extrémité est portée à un potentiel de l'ordre de 5 kV. La nébulisation peut être assistée par un gaz. Il en résulte la formation de microgouttelettes qui conduisent, par désolvatation, à des ions mono- ou polychargés en phase gazeuse. Les débits varient de quelques microlitres par minute à 1 ml/min. Cette technique est adaptée aux composés polaires et à l'étude de biomolécules de masse moléculaire pouvant atteindre 100 000 Da, de même qu'à la mise en œuvre du couplage avec la chromatographie liquide ou l'électrophorèse capillaire.

Ionisation chimique à pression atmosphérique (« atmospheric-pressure chemical ionisation », APCI). L'ionisation se fait à pression atmosphérique, par l'action d'une électrode portée à un potentiel de plusieurs kilovolts et placée dans le trajet de la phase mobile qui est nébulisée à la fois par effet thermique et par l'utilisation d'un courant d'azote. Les ions obtenus sont monochargés, de type $(M + H)^+$ en mode positif et de type $(M - H)^-$ en mode négatif. Les débits élevés compatibles avec ce mode d'ionisation (jusqu'à 2 ml/min) en font une technique de choix pour la mise en œuvre du couplage avec la chromatographie liquide.

Thermospray. L'échantillon, dissous dans une phase mobile composée d'eau et de modificateurs organiques, et contenant un électrolyte volatil (généralement de l'acétate d'ammonium), est introduit sous forme de nébulisat par passage à travers un capillaire métallique régulé en température. Les débits acceptables sont de l'ordre de 1 ml/min à 2 ml/min. Les ions de l'électrolyte ionisent les composés à analyser. Ce processus d'ionisation peut être remplacé ou assisté par une décharge électrique d'environ 800 volts, notamment dans le cas où les solvants sont totalement organiques. Cette technique est compatible avec l'utilisation du couplage chromatographie liquide/spectrométrie de masse.

ANALYSEURS

Les différences dans leurs performances respectives tiennent essentiellement à deux paramètres :

- le domaine dans lequel les rapports *m/z* peuvent être mesurés ou *gamme de masse,*
- leur *pouvoir de résolution* caractérisé par la capacité à séparer deux ions d'égale intensité de rapports *m/z* différant de ΔM, qui se recouvrent à un pourcentage donné de la « vallée » : par exemple, un pouvoir de résolution $M/\Delta M$ de 1000, à 10 pour cent de la vallée, permet de séparer les rapports *m/z* 1000 et 1001 avec un retour à 10 pour cent au-dessus de la ligne de base. Cependant, dans certains cas (analyseurs à temps de vol, quadrupôles, pièges à ions) le pouvoir de résolution est parfois défini comme étant le rapport entre la masse moléculaire et la largeur du pic à mi-hauteur (définition à 50 pour cent de la vallée).

Analyseurs magnétiques et électrostatiques. Les ions formés dans la source sont accélérés par une tension électrique *V*, puis focalisés vers un analyseur magnétique (champ magnétique *B*) ou un analyseur électrostatique (champ électrostatique *E*), selon la configuration de l'instrument. Ils décrivent une trajectoire de rayon *r* qui obéit à la loi de Laplace :

$$m/z = \frac{B^2 r^2}{2V}$$

Deux types de balayage peuvent être utilisés pour collecter et mesurer l'ensemble des ions formés dans la source : balayage de *B* pour *V* fixe ou balayage de *V* pour *B* constant. L'analyseur magnétique est généralement suivi d'un secteur électrostatique qui joue le rôle d'un filtre en énergie cinétique et permet d'augmenter sensiblement le pouvoir de résolution de l'appareil. Le pouvoir de résolution maximal d'un appareil de ce type, dit à « double secteur » varie de 10 000 à 150 000 et permet dans la plupart des cas de déterminer la valeur des rapports *m/z* avec une précision suffisante pour calculer la composition élémentaire des ions correspondants. La gamme de masse varie entre 2000 Da et 15 000 Da pour des ions monochargés. Certains ions peuvent se décomposer, spontanément (transitions métastables) ou par collision avec un gaz (décompositions bimoléculaires), entre la source et le détecteur dans des régions dites libres de champ. Leur étude se révèle fort intéressante, tant sur le plan structural que pour caractériser un composé particulier au sein d'un mélange, et fait appel à la double spectrométrie de masse. Il existe une multitude de techniques de ce type, selon la région où se produisent ces décompositions :

- *mode fils* (détermination des ions de décomposition d'un ion parent sélectionné) : B/E = constante, *MIKES (« Mass-analysed Ion Kinetic Energy Spectroscopy »),*
- *mode parent* (détermination de tous les ions qui par décomposition donnent un ion de rapport m/z particulier) : B^2/E = constante,
- *mode perte de neutre* (détection de tous les ions qui perdent un fragment identique) :

$B/E(1 - E/E_0)^{1/2}$ = constante, où E_0 est la tension de base du secteur électrostatique.

Quadrupôles. L'analyseur est constitué de quatre barreaux métalliques parallèles, de section cylindrique ou hyperbolique, disposés de façon symétrique par rapport à l'axe du trajet des ions, et connectés électriquement deux à deux en diagonale par rapport à l'axe de symétrie des barreaux. Les potentiels appliqués à chaque paire de barreaux sont opposés. Ils sont la résultante d'une composante continue et d'une composante alternative. La transmission et la séparation des ions formés dans la source se fait en faisant varier les tensions appliquées sur les barreaux, de façon que le rapport tension continue/tension alternative reste constant. Les quadrupôles ont généralement une gamme de masse allant de 1 à 2000 u.m.a., mais certains peuvent atteindre 4000 u.m.a. D'un pouvoir de résolution plus faible que les analyseurs à secteur magnétique, ils permettent néanmoins d'obtenir le profil monoisotopique d'ions monochargés dans toute la gamme de masse. Il est possible d'obtenir des spectres en disposant trois quadrupôles en série, Q_1, Q_2, Q_3. Q_2 joue ici le rôle de cellule de collision et n'est pas à proprement parler un analyseur. Le gaz de collision le plus couramment utilisé est l'argon.

Les types de balayage les plus couramment utilisés sont les suivants :

– le *mode fils* : Q_1 sélectionne un ion m/z dont les fragments obtenus par collision dans Q_2 sont analysés par Q_3,

– le *mode parent* : Q_3 ne filtre qu'un rapport m/z particulier, tandis que Q_1 balaye une gamme de masse déterminée ; seuls les ions se décomposant pour donner l'ion sélectionné par Q_3 seront détectés,

– le *mode perte de neutre* : Q_1 et Q_3 balayent une certaine gamme de masse mais avec un décalage correspondant à la perte d'un fragment caractéristique d'un produit ou d'une famille de composés.

Il est également possible d'obtenir des spectres en combinant des analyseurs quadrupolaires à des appareils à secteur magnétique ou électrostatique ; on parle dans ce cas de *spectromètres de masse hybrides*.

Analyseur à piège d'ions. Le principe est le même que pour un quadrupole, les champs électriques étant cette fois appliqués dans les trois directions de l'espace. Ce type d'analyseur permet d'obtenir des spectres de décomposition sur plusieurs générations (MS^n).

Analyseurs à résonance cyclotronique. Les ions, formés dans une cellule, sont contraints, sous l'action d'un champ magnétique homogène et intense, à décrire un mouvement circulaire dont la fréquence peut être directement corrélée à leur rapport m/z par un traitement mathématique par transformée de Fourier. Il s'agit de la résonance cyclotronique. Ce type d'analyseur est constitué d'aimants supraconducteurs et permet d'obtenir des pouvoirs de résolution très élevés (jusqu'à 1000 000 et plus), de même que des spectres MS^n. Toutefois, ils nécessitent des pressions très faibles (de l'ordre de 10^{-7} Pa).

Analyseurs à temps de vol. Les ions formés dans la source sont accélérés sous une tension V de 10 kV à 20 kV. Ils traversent l'analyseur, constitué d'un tube de 25 cm à 1,5 m dans lequel ne règne aucun champ électrique, communément appelé *tube de vol*. Le temps (t) que mettent les ions pour atteindre le détecteur est proportionnel à la racine carré du rapport m/z. En théorie, la gamme de masse d'un tel analyseur est infinie. En pratique, elle est limitée par la méthode d'ionisation ou de désorption associée. Les analyseurs à temps de vol sont surtout utilisés pour les composés de haute masse moléculaire (pouvant atteindre plusieurs centaines de milliers de daltons). Cette technique se révèle très sensible (quelques picomoles de produit suffisent). La précision des mesures et le pouvoir de résolution d'un tel appareillage peuvent être très nettement améliorés au moyen d'un miroir électrostatique (réflectron).

ACQUISITION DU SIGNAL

Il y a essentiellement trois modes d'acquisition possibles.

Mode spectre complet. La totalité du signal obtenu dans une gamme de masse choisie est enregistrée. Le spectre représente l'intensité relative des différentes espèces ioniques présentes en fonction de m/z. Les résultats sont essentiellement de nature qualitative. L'utilisation de bibliothèques de spectres de référence pour une identification plus rapide est possible.

Mode fragmentométrique(« single ion monitoring », SIM, ou « multiple ion monitoring », MIM). L'acquisition du signal est restreinte à un (SIM) ou plusieurs (MIM) ions caractéristiques de la ou des substances à analyser. Ce mode permet de diminuer sensiblement le seuil de détection. Des études quantitatives ou semi-quantitatives peuvent être réalisées au moyen de standards internes ou externes (étalons deutériés, etc.). De telles analyses ne peuvent être réalisées avec des analyseurs à temps de vol.

Mode fragmentométrique en double spectrométrie de masse (« multiple reaction monitoring », MRM). Il s'agit dans ce cas de suivre spécifiquement la décomposition unimoléculaire ou bimoléculaire d'un ion précurseur choisi, caractéristique de la substance à analyser. La sélectivité et le caractère hautement spécifique de ce mode d'acquisition permettent d'atteindre d'excellents niveaux de sensibilité et en font la technique la mieux adaptée aux études quantitatives par l'intermédiaire de standards internes appropriés (étalons deutériés, etc.). Ce type d'analyse n'est réalisable qu'à l'aide d'appareils équipés de trois quadrupôles en série, d'analyseurs à piège d'ions ou à résonance cyclotronique.

ÉTALONNAGE

L'étalonnage permet d'attribuer au signal détecté la valeur du rapport m/z correspondante. En règle générale, il se fait à l'aide d'un produit de référence. Cet étalonnage peut être externe (fichier d'acquisition distinct de l'analyse) ou interne (le ou les produits de référence sont mélangés au composé à analyser et apparaissent sur le même fichier d'acquisition). Le nombre d'ions ou de points nécessaires pour obtenir un étalonnage fiable dépend du type d'analyseur et de la précision de la mesure que l'on veut obtenir : par exemple, dans le cas d'un analyseur magnétique, où le rapport m/z varie de façon exponentielle avec la valeur du champ magnétique, il convient d'avoir le plus de points possible.

DÉTECTION DU SIGNAL ET TRAITEMENT DES DONNÉES

Les ions séparés par l'analyseur, sont convertis par un système de détection tel qu'un photomultiplicateur ou un multiplicateur d'électrons, en signaux électriques, qui sont amplifiés avant d'être à nouveau convertis en signaux numériques, permettant le traitement informatique des données incluant des fonctions aussi diverses que l'étalonnage, la reconstruction des spectres, la quantification automatique, l'archivage, la création ou l'utilisation de banques de données spectrales. Les différents paramètres physiques nécessaires au fonctionnement de l'ensemble de l'appareil sont gérés par ordinateur.

2.2.44. CARBONE ORGANIQUE TOTAL DANS L'EAU POUR USAGE PHARMACEUTIQUE

Le dosage du carbone organique total (COT) est une méthode de mesure indirecte des substances organiques présentes dans l'eau pour usage pharmaceutique. Cette méthode peut également servir à contrôler le déroulement de diverses opérations intervenant dans la préparation des médicaments.

Il existe plusieurs méthodes acceptables pour la détermination du COT. Plutôt que de prescrire une méthode particulière, le présent chapitre général décrit les procédures à suivre pour qualifier la méthode choisie et interpréter les résultats dans le cadre d'un essai limite. Une solution étalon est analysée à intervalles réguliers, déterminés en fonction de la fréquence des mesures. Cette solution est préparée avec une substance présumée facilement oxydable (par exemple, le saccharose), à concentration telle que la réponse instrumentale obtenue corresponde à la limite de teneur en COT fixée. La conformité du système est vérifiée au moyen d'une solution préparée avec une substance présumée difficilement oxydable (par exemple la 1,4-benzoquinone).

Tous les types d'appareils utilisés pour mesurer le COT contenu dans l'eau pour usage pharmaceutique reposent sur le même principe : oxydation complète en dioxyde de carbone des molécules organiques contenues dans l'échantillon d'eau, puis analyse quantitative du dioxyde de carbone produit et, à partir de la valeur obtenue, détermination par le calcul de la teneur en carbone de l'eau.

L'appareil utilisé doit permettre de différencier le carbone organique du carbone inorganique, présent sous forme de carbonate. Deux approches sont possibles : soit mesurer le carbone inorganique et déduire le résultat de la teneur en carbone total, soit éliminer de l'échantillon le carbone inorganique présent avant de procéder à l'oxydation. Certaines molécules organiques peuvent également être entraînées au cours de cette opération, mais l'eau pour usage pharmaceutique ne contient que des quantités négligeables de carbone organique susceptible d'être ainsi co-éliminé.

Appareillage. Utilisez un appareil étalonné, installé en ligne ou autonome. A intervalles de temps appropriés, vérifiez la conformité du système comme décrit ci-dessous. La limite de détection de l'appareil, spécifiée par le fabricant, doit être inférieure ou égale à 0,05 mg de carbone par litre.

Eau COT. Utilisez de l'eau hautement purifiée satisfaisant aux spécifications suivantes :

- conductivité : inférieure ou égale à 1,0 $\mu S \cdot cm^{-1}$ à 25 °C,
- carbone organique total : teneur inférieure ou égale à 0,1 mg/l.

Selon le type d'appareil utilisé, les teneurs en métaux lourds et en cuivre peuvent être des facteurs critiques. Il convient de se conformer aux instructions du fabricant.

Préparation de la verrerie. Nettoyez soigneusement la verrerie par une méthode permettant d'éliminer les matières organiques. Utilisez de l'*eau COT* pour la phase finale de rinçage.

Solution étalon. Dissolvez du *saccharose R*, préalablement séché à 105 °C pendant 3 h, dans de l'*eau COT* de façon à obtenir une solution à 1,19 mg de saccharose par litre (0,50 mg de carbone par litre).

Solution à examiner. Recueillez l'eau à examiner dans un récipient étanche, en prenant toutes les précautions requises pour éviter une contamination et en laissant un espace de tête aussi réduit que possible. Procédez à l'analyse dès que possible afin de réduire les risques de contamination par le récipient et le dispositif de fermeture.

Solution de conformité du système. Dissolvez de la *1,4-benzoquinone R* dans de l'*eau COT* de façon à obtenir une solution à 0,75 mg de 1,4-benzoquinone par litre (0,50 mg de carbone par litre).

Témoin eau COT. Utilisez de l'*eau COT* préparée en même temps que celle employée pour préparer la solution étalon et la solution de conformité du système.

Solutions témoins. En plus du *témoin eau COT*, préparez des solutions à blanc appropriées ou toutes autres solutions requises pour établir la ligne de base ou procéder à l'étalonnage suivant les instructions du fabricant. Utilisez les blancs appropriés pour régler le zéro de l'appareil.

Conformité du système. Examinez les solutions suivantes et notez les réponses respectivement obtenues : *eau COT* (r_w), *solution étalon* (r_s), *solution de conformité du système* (r_{ss}). Calculez l'efficacité du système en pourcentage, à l'aide de l'expression :

$$\frac{r_{ss} - r_w}{r_s - r_w} \times 100$$

Le système n'est conforme que si la valeur obtenue n'est pas inférieure à 85 pour cent ni supérieure à 115 pour cent de la valeur théorique.

Mode opératoire. Mesurez la réponse (r_u) du système pour la solution à examiner. La solution à examiner satisfait à l'essai si r_u n'est pas supérieur à $r_s - r_w$.

La mesure peut également être réalisée avec un appareil installé en ligne, convenablement étalonné et satisfaisant à l'essai de conformité du système. L'emplacement de l'appareil doit être choisi de telle sorte que les résultats obtenus soient représentatifs de l'eau utilisée.

2.2.45. CHROMATOGRAPHIE EN PHASE SUPERCRITIQUE

La chromatographie en phase supercritique (CPS) est une technique de séparation chromatographique où la phase mobile est un fluide porté à l'état supercritique ou subcritique. La phase stationnaire, contenue dans une colonne, peut être constituée de particules solides de granulométrie fine (silice ou graphite poreux par exemple), ou être chimiquement modifiée comme les phases utilisées en chromatographie liquide, ou, pour les colonnes capillaires, être constituée d'un film liquide réticulé recouvrant uniformément les parois de la colonne.

La CPS est fondée sur des mécanismes d'adsorption ou de distribution de masse.

APPAREILLAGE

L'appareillage se compose généralement d'un système de pompage réfrigéré, d'un injecteur, d'une colonne chromatographique placée dans un four, d'un détecteur, d'un régulateur de pression et d'un système d'acquisition des données (ou d'un intégrateur ou enregistreur).

Systèmes de pompage

Les systèmes de pompage doivent fournir la phase mobile à un débit constant. Il convient de limiter autant que possible les fluctuations de pression, par exemple en faisant passer le solvant sous pression à travers un dispositif amortissant les pulsations. Les tubes et raccords doivent pouvoir résister aux pressions développées par la pompe.

Les systèmes pilotés par microprocesseur sont capables de délivrer avec précision une phase mobile dans des conditions constantes ou variables, selon un programme défini. Pour les chromatographies à gradient d'élution, il existe des systèmes de pompage qui délivrent le(s) solvant(s) à partir de plusieurs réservoirs, le mélange pouvant être effectué soit en amont (basse-pression) soit en aval (haute-pression) de la (des) pompe(s).

Injecteurs

L'injection peut être effectuée directement en tête de colonne au moyen d'une vanne.

Phases stationnaires

Les phases stationnaires sont contenues dans des colonnes de même type que celles décrites dans les chapitres *Chromatographie liquide* (*2.2.29*) (colonnes remplies) et *Chromatographie en phase gazeuse* (*2.2.28*) (colonnes capillaires). Une colonne capillaire a un diamètre intérieur (Ø) maximal de 100 µm.

Phases mobiles

La phase mobile est généralement constituée de dioxyde de carbone, éventuellement additionné d'un modifiant polaire tel que le méthanol, le 2-propanol ou l'acétonitrile. La composition, la pression (densité), la température et le débit de la phase mobile indiquée peuvent être maintenus constants pendant toute la durée de l'analyse chromatographique (élution isocratique, isobare, isotherme), ou varier selon un programme défini (gradient d'élution du modifiant, de pression (densité), de température ou de débit).

Détecteurs

Les détecteurs les plus utilisés sont les spectrophotomètres dans l'ultraviolet/visible (UV/Vis) et les détecteurs à ionisation de flamme. La détection peut également reposer sur la dispersion de la lumière, la spectrophotométrie d'absorption infrarouge, la conductivité thermique ou d'autres méthodes particulières.

MODE OPÉRATOIRE

Préparez la (les) solution(s) à examiner et la (les) solution(s) témoin(s) prescrites. Les solutions doivent être exemptes de particules solides.

Des critères de conformité du système sont décrits dans le chapitre *Techniques de séparation chromatographique* (*2.2.46*). Les limites dans lesquelles il est possible de faire varier les différents paramètres, pour satisfaire aux critères de conformité du système, sont également indiquées dans ce chapitre.

2.2.46. TECHNIQUES DE SÉPARATION CHROMATOGRAPHIQUE

Les techniques de séparation chromatographique sont des méthodes de séparation séquentielle reposant sur la distribution des composants de l'échantillon entre 2 phases, l'une stationnaire et l'autre mobile. La phase stationnaire peut être un solide ou un liquide déposé sur un support solide ou un gel. Elle peut être contenue dans une colonne, étalée en couche, déposée sous forme de film, etc. La phase mobile peut être gazeuse ou liquide ou en phase supercritique. La séparation peut reposer sur des phénomènes tels que l'adsorption, la distribution de masse (partage), l'échange d'ions, etc., ou sur des différences de propriétés physico-chimiques moléculaires telles que la taille, la masse, le volume, etc.

Le présent chapitre contient des définitions et des méthodes de calcul des paramètres communs à ces techniques, ainsi que des exigences d'application générale pour la conformité des systèmes chromatographiques. Les principes de séparation, appareillages et modes opératoires sont décrits dans les méthodes générales suivantes :

Chromatographie sur papier (*2.2.26*)

Chromatographie sur couche mince (*2.2.27*)

Chromatographie en phase gazeuse (*2.2.28*)

Chromatographie liquide (*2.2.29*)

Chromatographie d'exclusion (*2.2.30*)

Chromatographie en phase supercritique (*2.2.45*)

DÉFINITIONS

Les définitions suivantes ont servi à calculer les limites figurant dans les monographies.

Des paramètres, tels que le rapport signal/bruit, peuvent être calculés, sur certains appareils, par un logiciel fourni par le constructeur. Il appartient à l'utilisateur de s'assurer que les méthodes de calcul utilisées par ce logiciel sont compatibles avec les spécifications de la Pharmacopée Européenne. Si tel n'est pas le cas, les corrections nécessaires doivent être effectuées.

Chromatogramme

Un chromatogramme est une représentation, graphique ou autre, de la réponse d'un détecteur, de la concentration d'un effluent ou d'une autre grandeur utilisée comme mesure de la concentration d'un effluent en fonction du temps, du volume ou de la distance. Idéalement, un chromatogramme se présente comme une séquence de pics gaussiens au-dessus d'une ligne de base.

DONNÉES DE RÉTENTION

Temps de rétention et volume de rétention

En chromatographie d'élution, les mesures de rétention peuvent être exprimées en termes de temps de rétention t_R directement défini par la position du maximum du pic dans le chromatogramme. De ce temps de rétention peut être déduit par le calcul le volume de rétention V_R :

$$V_R = t_R v$$

t_R = temps de rétention ou distance sur la ligne de base entre le point d'injection et la perpendiculaire abaissée du maximum du pic correspondant au composant considéré,

v = débit de la phase mobile.

Coefficient de distribution massique

Le coefficient de distribution massique D_m (ou facteur de capacité k' ou facteur de rétention k) est défini comme :

$$D_m = \frac{\text{quantité du soluté dans la phase stationnaire}}{\text{quantité du soluté dans la phase mobile}} = K_C \frac{V_S}{V_M}$$

K_C = coefficient de distribution à l'équilibre (ou constante de distribution),

V_S = volume de la phase stationnaire,

V_M = volume de la phase mobile.

2. Méthodes analytiques

Le coefficient de distribution massique d'un composant peut être déterminé à partir du chromatogramme, à l'aide de l'expression :

$$D_m = \frac{t_R - t_M}{t_M}$$

t_R = temps (ou volume) de rétention ou distance sur la ligne de base entre le point d'injection et la perpendiculaire abaissée du maximum du pic correspondant au composant considéré,

t_M = temps (ou volume) de rétention ou distance sur la ligne de base entre le point d'injection et la perpendiculaire abaissée du maximum du pic correspondant à un composant non retenu.

Coefficient de partage

En chromatographie d'exclusion, les caractéristiques d'élution d'un composant dans une colonne particulière peuvent être décrites par le coefficient de partage K_o, calculé à l'aide de l'expression :

$$K_o = \frac{t_R - t_o}{t_t - t_o}$$

t_R = temps (ou volume) de rétention ou distance sur la ligne de base entre le point d'injection et la perpendiculaire abaissée du maximum du pic correspondant au composant considéré,

t_o = temps (ou volume) de rétention ou distance sur la ligne de base entre le point d'injection et la perpendiculaire abaissée du maximum du pic correspondant à un composant non retenu,

t_t = temps (ou volume) de rétention ou distance sur la ligne de base entre le point d'injection et la perpendiculaire abaissée du maximum du pic correspondant à un composant ayant accès à tous les pores de la phase stationnaire.

Facteur de retardement

En chromatographie planaire, le facteur de retardement R_F (ou facteur de rétention R_f), est le rapport entre la distance séparant le point de dépôt du centre de la tache et la distance parcourue par le front du solvant à partir du point de dépôt.

$$R_F = \frac{b}{a}$$

b = distance de migration du composant considéré,

a = distance de migration du front du solvant.

DONNÉES CHROMATOGRAPHIQUES

Un pic peut être défini par sa *surface A* ou sa *hauteur h* et sa *largeur à mi-hauteur* w_h ou sa *hauteur h* et sa *largeur aux points d'inflexion* w_i ; dans le cas d'un pic gaussien (figure 2.2.46.-1), il existe une relation de la forme :

$$w_h = 1,18 w_i$$

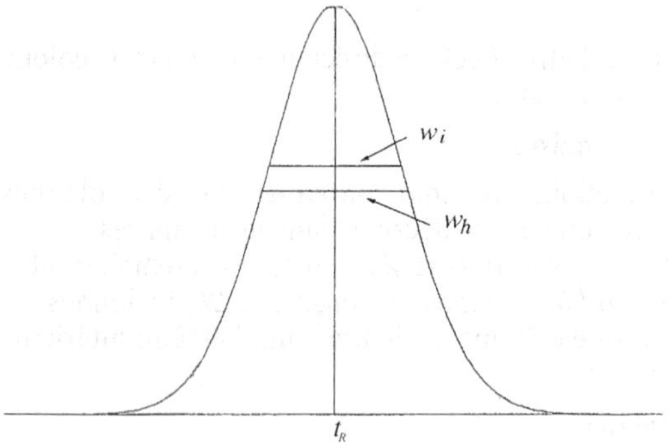

Figure 2.2.46.-1.

Facteur de symétrie

Le facteur de symétrie (ou de traînée) A_s d'un pic (figure 2.2.46.-2) est donné par l'expression :

$$A_s = \frac{w_{0,05}}{2d}$$

$w_{0,05}$ = largeur du pic au vingtième de sa hauteur,

d = distance entre la perpendiculaire abaissée du maximum du pic et le bord d'entrée du pic au vingtième de sa hauteur.

Une valeur de 1,0 indique une symétrie totale (idéale).

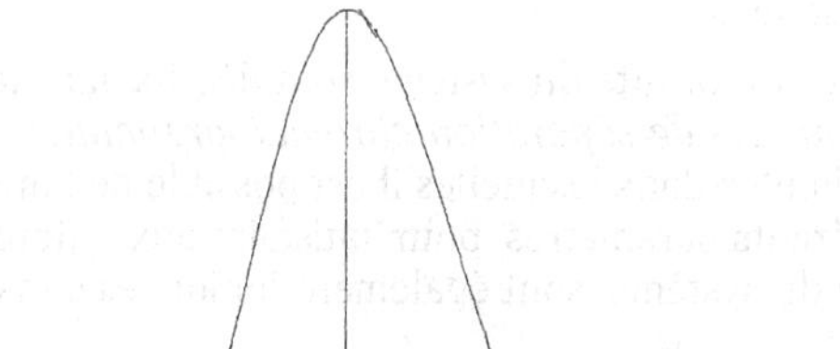

Figure 2.2.46.-2.

Performance d'une colonne et nombre apparent de plateaux théoriques

La performance d'une colonne (efficacité apparente) peut être calculée, à partir de données obtenues dans des conditions isothermes, isocratiques ou isodenses, selon la technique utilisée, en termes de nombre apparent de plateaux théoriques N, à l'aide de l'expression suivante, où les valeurs de t_R et w_h doivent être exprimées dans la même unité (de temps, volume ou distance) :

$$N = 5,54(\frac{t_R}{w_h})^2$$

t_R = temps (ou volume) de rétention ou distance sur la ligne de base entre le point d'injection et la perpendiculaire abaissée du maximum du pic correspondant au composant considéré,

w_h = largeur du pic à mi-hauteur.

Le nombre apparent de plateaux théoriques dépend du composant considéré, ainsi que de la colonne et du temps de rétention.

DONNÉES DE SÉPARATION

Résolution

La résolution R_s entre deux pics de hauteur voisine peut être calculée à l'aide de l'expression :

$$R_s = \frac{1,18\,(t_{R2} - t_{R1})}{w_{h1} + w_{h2}}$$

$$t_{R2} > t_{R1}$$

t_{R1} et t_{R2} = temps de rétention ou distances sur la ligne de base entre le point d'injection et les perpendiculaires abaissées des maximums de deux pics adjacents,

w_{h1} et w_{h2} = largeur des pics à mi-hauteur.

Une résolution supérieure à 1,5 correspond à une séparation jusqu'à la ligne de base.

L'expression ci-dessus peut ne pas être applicable lorsque les pics sont de hauteur très différente.

En chromatographie planaire quantitative, les distances de migration remplacent les temps de rétention, et la résolution peut être calculée à l'aide de l'expression :

$$R_s = \frac{1,18\,a\,(R_{F2} - R_{F1})}{w_{h1} + w_{h2}}$$

R_{F1} et R_{F2} = rapport entre la distance séparant le point de dépôt du centre de chaque tache et la distance parcourue par le front du solvant à partir du point de dépôt (facteur de retardement),

w_{h1} et w_{h2} = largeur des pics à mi-hauteur,

a = distance de migration du front du solvant.

Rapport pic/vallée

Le rapport pic/vallée p/v peut être utilisé comme critère de conformité du système dans un essai des substances apparentées lorsque la séparation d'une impureté et de la substance à analyser est incomplète (figure 2.2.46.-3).

$$p/v = \frac{H_p}{H_v}$$

H_p = hauteur au-dessus de la ligne de base (extrapolée) du pic de l'impureté,

H_v = hauteur au-dessus de la ligne de base (extrapolée) du point le plus bas du tracé entre les pics de l'impureté et de la substance à analyser.

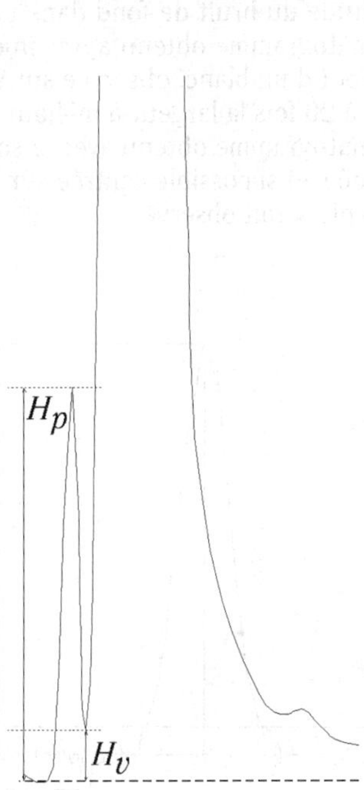

Figure 2.2.46.-3.

Rétention relative

La rétention relative r est une estimation calculée à l'aide de l'expression :

$$r = \frac{t_{R2} - t_M}{t_{R1} - t_M}$$

t_{R2} = temps de rétention du pic considéré,

t_{R1} = temps de rétention du pic de référence (généralement celui de la substance à examiner),

t_M = temps de rétention ou distance sur la ligne de base entre le point d'injection et la perpendiculaire abaissée du maximum du pic correspondant à un composant non retenu.

En chromatographie planaire, les facteurs de retardement R_{F2} et R_{F1} remplacent t_{R2} et t_{R1}.

FIDÉLITÉ DE LA QUANTIFICATION

Rapport signal/bruit

Le rapport signal/bruit *S/N* affecte la fidélité de la quantification ; il est calculé à l'aide de l'équation :

$$S/N = \frac{2H}{h}$$

H = hauteur du pic (figure 2.2.46.-4) correspondant au composant considéré dans le chromatogramme obtenu avec la solution témoin indiquée, mesurée entre le sommet du pic et la ligne de base extrapolée du signal observé sur une distance égale à 20 fois la largeur du pic à mi-hauteur,

h = amplitude du bruit de fond dans un chromatogramme obtenu après injection ou dépôt d'un blanc, observée sur une distance égale à 20 fois la largeur à mi-hauteur du pic du chromatogramme obtenu avec la solution témoin indiquée, et si possible centrée sur l'emplacement où ce pic serait observé.

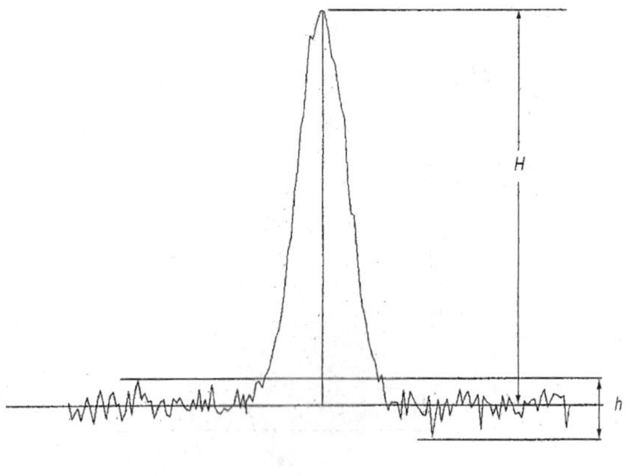

Figure 2.2.46.-4.

Répétabilité

La répétabilité de la réponse est exprimée, en pourcentage, par l'écart type relatif $ETR_{\%}$ estimé à partir des résultats d'une série de mesures consécutives effectuées par injection ou dépôt d'une solution témoin, et calculée à l'aide de l'expression :

$$ETR_{\%} = \frac{100}{\bar{y}}\sqrt{\frac{\sum (y_i - \bar{y})^2}{n-1}}$$

y_i = valeurs individuelles (surfaces ou hauteurs de pic, ou rapports de surfaces pour le procédé de l'étalon interne),

$\bar{y}$ = moyenne des valeurs individuelles,

n = nombre des valeurs individuelles.

L'écart type relatif maximum admis ETR_{max} est calculé à partir d'une série d'injections de la solution témoin, pour des limites de teneur définies, à l'aide de l'expression :

$$ETR_{max} = \frac{K\mathrm{B}\sqrt{n}}{t_{90\%,n-1}}$$

K = constante de valeur 0,349 donnée par l'expression $K = \frac{0,6}{\sqrt{2}} \times \frac{t_{90\%,5}}{\sqrt{6}}$ où $\frac{0,6}{\sqrt{2}}$ représente l'*ETR* requis pour 6 injections et B=1,0,

B = limite supérieure de teneur spécifiée dans la rubrique Définition de la monographie moins 100 pour cent, cette limite étant supposée tenir compte de la reproductibilité de la méthode,

n = nombre d'injections de la solution témoin ($3 \leq n \leq 6$),

$t_{90\%,n-1}$ = variable t de Student au niveau de probabilité 90 pour cent (bilatéral), avec $n - 1$ degrés de liberté.

CONFORMITÉ DU SYSTÈME

Les essais de conformité du système font partie intégrante de la méthode et visent à vérifier les performances du système chromatographique. Les paramètres généralement utilisés pour évaluer les performances de la colonne sont l'efficacité apparente, le coefficient de distribution massique, la résolution, la rétention relative et le facteur de symétrie. Les facteurs pouvant affecter le comportement chromatographique sont notamment la composition, la force ionique, la température et le pH apparent de la phase mobile, le débit, la longueur de la colonne, la température, la pression et certaines caractéristiques de la phase stationnaire comme la porosité, la granulométrie et la nature des particules, la surface spécifique et, dans le cas des supports en phase inversée, le degré de modification chimique (postgreffage, taux de carbone, etc.).

Les différents éléments de l'appareillage doivent être qualifiés et doivent permettre d'atteindre la fidélité requise pour la réalisation de l'essai ou du dosage considéré.

Les exigences suivantes doivent être satisfaites dans tous les cas, sauf indication contraire dans la monographie.

- Le facteur de symétrie du pic principal est compris entre 0,8 et 1,5, sauf indication contraire dans la monographie. Cette exigence est applicable à l'ensemble des essais ou dosages décrits dans les monographies.
- L'écart type relatif maximum admis pour une série d'injections de la solution témoin indiquée n'est pas supérieur aux valeurs spécifiées dans le tableau 2.2.46.-1. Cette exigence ne concerne que les déterminations de teneur et ne s'applique pas aux essais des substances apparentées.
- La limite de détection du pic (correspondant à un rapport signal/bruit de 3) est inférieure à la limite d'exclusion (« reporting threshold ») de l'essai des substances apparentées.
- La limite de quantification du pic (correspondant à un rapport signal/bruit de 10) est inférieure ou égale à la limite d'exclusion (« reporting threshold ») de l'essai des substances apparentées.

Table 2.2.46.-1. – *Exigences concernant la répétabilité*

B (pour cent)	Nombre d'injections individuelles 3	4	5	6
	Ecart type relatif maximum admis			
2,0	0,41	0,59	0,73	0,85
2,5	0,52	0,74	0,92	1,06
3,0	0,62	0,89	1,10	1,27

AJUSTEMENT DES CONDITIONS CHROMATOGRAPHIQUES

Les limites dans lesquelles il est possible de faire varier les différents paramètres d'un essai chromatographique, pour satisfaire aux critères de conformité du système sans modifier fondamentalement la méthode, sont indiquées ci-dessous pour information. Les conditions chromatographiques décrites sont validées lors de l'élaboration des monographies, et les essais de conformité du système spécifiés ont pour objet de vérifier que la séparation requise pour la réalisation de l'essai ou du dosage est obtenue. Certains ajustements des conditions chromatographiques peuvent toutefois être nécessaires pour que le système réponde aux critères de conformité spécifiés, car les phases stationnaires sont décrites en termes généraux et il en existe dans le commerce une grande diversité pouvant présenter des différences de comportement chromatographique. Dans certains cas, notamment celui des chromatographies liquides en phase inversée, l'ajustement des différents paramètres chromatographiques ne donne pas toujours des résultats satisfaisants. Il peut alors être nécessaire de remplacer la colonne par une autre colonne du même type (par exemple au gel de silice octadécylsilylé) présentant le comportement chromatographique voulu, mais provenant d'un autre fabricant.

Pour les paramètres critiques, les ajustements permettant d'assurer la conformité du système sont clairement définis dans la monographie.

Il faut éviter de procéder à des ajustements multiples pouvant avoir un effet cumulatif sur les performances du système.

Chromatographie sur couche mince et chromatographie sur papier

Composition de la phase mobile : pour la proportion du solvant minoritaire, variation possible de ± 30 pour cent en termes relatifs ou ± 2 pour cent en termes absolus (prendre la valeur la plus élevée des deux) ; pour les autres composants, pas de variation supérieure à 10 pour cent en termes absolus.

pH du composant aqueux de la phase mobile :± 0,2 pH sauf indication contraire dans la monographie, ou ± 1,0 pH pour l'examen de substances neutres.

Concentration des sels du tampon entrant dans la composition d'une phase mobile : ± 10 pour cent.

Volume déposé : réduction à 20 pour cent du volume prescrit si l'on utilise des plaques de fine granulométrie (2-10 µm).

Distance de migration du front du solvant : ne doit pas être inférieure à 50 mm.

Chromatographie liquide

Composition de la phase mobile : pour la proportion du solvant minoritaire, variation possible de ± 30 pour cent en termes relatifs ou ± 2 pour cent en termes absolus (prendre la valeur la plus élevée des deux) ; pour les autres composants, pas de variation supérieure à 10 pour cent en termes absolus.

pH du composant aqueux de la phase mobile : ± 0,2 pH sauf indication contraire dans la monographie, ou ± 1,0 pH pour l'examen de substances neutres.

Concentration des sels du tampon entrant dans la composition d'une phase mobile : ± 10 pour cent.

Longueur d'onde de détection : aucun ajustement admis.

Phase stationnaire :

- *longueur de la colonne* : ± 70 pour cent,
- *diamètre interne de la colonne* : ± 25 pour cent,
- *granulométrie* : réduction maximale de 50 pour cent, aucune augmentation admise.

Débit : ± 50 pour cent.

Température : ± 10 pour cent, avec un maximum de 60 °C.

Volume injecté : réduction admise à condition d'obtenir une détection et une répétabilité satisfaisantes du (des) pic(s) à déterminer.

Gradient d'élution : la configuration de l'équipement utilisé peut significativement modifier la résolution, le temps de rétention et les rétentions relatives par rapport aux valeurs décrites dans la méthode. Ce phénomène peut être dû à l'existence d'un trop grand « dwell volume » qui est le volume entre le point de rencontre des deux éluants et le sommet de la colonne.

Chromatographie en phase gazeuse

Phase stationnaire :

- *longueur de la colonne* : ± 70 pour cent,
- *diamètre interne de la colonne* : ± 50 pour cent,
- *granulométrie* : réduction maximale de 50 pour cent, aucune augmentation admise,
- *épaisseur du film* : – 50 pour cent à + 100 pour cent.

Débit : ± 50 pour cent.

Température : ± 10 pour cent.

Volume injecté : réduction admise à condition d'obtenir une détection et une répétabilité satisfaisantes.

Chromatographie en phase supercritique

Composition de la phase mobile : dans le cas des colonnes remplies, variation admise pour la proportion du solvant minoritaire de ± 30 pour cent en termes relatifs ou ± 2 pour cent en termes absolus (prendre la valeur la plus élevée des deux) ; dans le cas des colonnes capillaires, pas d'ajustement autorisé.

Longueur d'onde de détection : aucun ajustement admis.

Phase stationnaire :

- *longueur de la colonne* : ± 70 pour cent,
- *diamètre interne de la colonne* :
  ± 25 pour cent (colonnes remplies),
  ± 50 pour cent (colonnes capillaires),
- *granulométrie* : réduction maximale de 50 pour cent, aucune augmentation admise (colonnes remplies).

Débit : ± 50 pour cent.

Température : ± 10 pour cent.

Volume injecté : réduction admise à condition d'obtenir une détection et une répétabilité satisfaisantes.

QUANTIFICATION

- *Utilisation d'un étalon externe.* La concentration du (des) composant(s) à analyser est déterminée par comparaison des réponses (pics) respectivement obtenues, pour ce (ces) composant(s), avec la solution à examiner et avec une solution témoin.
- *Utilisation d'un étalon interne.* Un composant bien séparé de la substance à examiner et ne réagissant pas avec elle (étalon interne) est introduit en quantités égales dans la solution à examiner et dans une solution témoin. La concentration de la substance à examiner est déterminée par comparaison du rapport entre la surface ou hauteur des pics de la substance à examiner et de l'étalon interne obtenu avec la solution à examiner et ce même rapport obtenu avec la solution témoin.

– *Procédé de normalisation.* On détermine la teneur pour cent d'un ou plusieurs composants de la substance à examiner en calculant le pourcentage que représente la surface du (des) pic(s) correspondant(s) par rapport à la surface totale des pics, à l'exclusion de ceux dus aux solvants et aux réactifs éventuellement ajoutés, et de ceux en-dessous de la limite d'exclusion.
– *Fonction d'étalonnage.* On procède à la détermination de la relation entre le signal y mesuré ou estimé et la quantité x (concentration, masse, etc.) de substance, puis au calcul de la fonction d'étalonnage. La fonction réciproque permet alors de calculer les résultats analytiques à partir du signal mesuré ou évalué de la substance à analyser.

Pour les dosages et la détermination quantitative de composants, la méthode décrite dans la monographie peut mettre en œuvre un étalon externe, un étalon interne ou une fonction d'étalonnage, et le procédé de normalisation n'est normalement pas utilisé. Pour les essais des substances apparentées, les procédés généralement appliqués sont soit celui de l'étalon externe avec une solution témoin unique, soit la normalisation ; toutefois, si une dilution de la solution à examiner est utilisée comme base de comparaison dans le cadre de l'un de ces 2 procédés, il faut que la réponse des substances apparentées soit similaire à celle de la substance elle-même (*facteur de réponse* de 0,8 à 1,2) ; si tel n'est pas le cas, le texte spécifie les *facteurs de correction* à appliquer (valeurs inverses des facteurs de réponse).

Le facteur de réponse est une grandeur relative, définie comme le rapport de la réponse d'une substance à celle d'une autre substance, à masse égale et dans les conditions opératoires prescrites.

Lorsqu'une sommation des impuretés est prescrite dans un essai des substances apparentées, ou qu'une impureté fait l'objet d'une détermination quantitative, il est important de définir un seuil approprié et des conditions adéquates pour l'intégration de la surface des pics. La *limite d'exclusion*, c'est à dire la surface seuil au-dessous de laquelle les pics ne sont pas pris en compte dans le calcul, est généralement de 0,05 pour cent. Le seuil d'enregistrement du système est alors réglé sur la moitié au moins de cette limite d'exclusion. L'intégration de la surface des pics dus aux impuretés, lorsqu'ils ne sont pas complètement séparés du pic principal, s'effectue de préférence par extrapolation de vallée à vallée (arasement tangentiel). Les pics dus au(x) solvant(s) utilisé(s) pour dissoudre l'échantillon ne sont pas non plus pris en compte dans le calcul.

2.2.47. ÉLECTROPHORÈSE CAPILLAIRE

PRINCIPES GÉNÉRAUX

L'électrophorèse capillaire est une méthode d'analyse physique reposant sur la migration à l'intérieur d'un capillaire, sous l'effet d'un champ électrique continu, de substances chargées dissoutes dans une solution d'électrolytes.

La vitesse de migration d'un composé, sous l'effet d'un champ électrique d'intensité E, est déterminée par la mobilité électrophorétique de ce composé et par la mobilité électro-osmotique du tampon contenu dans le capillaire. La mobilité électrophorétique μ_{ep} d'un soluté dépend de ses caractéristiques propres (charge électrique, taille et forme moléculaires) et de celles du tampon dans lequel s'opère la migration (nature et force ionique de l'électrolyte, pH, viscosité, additifs). La vitesse de migration électrophorétique v_{ep} d'un soluté, supposé de forme sphérique, est donnée par l'équation :

$$v_{ep} = \mu_{ep} E = \left(\frac{q}{6\pi\eta r}\right)\left(\frac{V}{L}\right)$$

q = charge nette du soluté,

η = viscosité de la solution d'électrolytes,

r = rayon de Stoke du soluté,

V = tension appliquée,

L = longueur totale du capillaire.

Lorsqu'un champ électrique est appliqué aux extrémités d'un capillaire rempli de tampon, il induit dans ce capillaire la création d'un flux brut de solvant appelé flux d'électro-osmose. La vitesse du flux d'électro-osmose est fonction de la mobilité électro-osmotique μ_{eo}, qui dépend elle-même de la densité des charges sur la paroi interne du capillaire et des caractéristiques du tampon. La vitesse électro-osmotique v_{eo} est donnée par l'équation :

$$v_{eo} = \mu_{eo} E = \left(\frac{\varepsilon\zeta}{\eta}\right)\left(\frac{V}{L}\right)$$

ε = constante diélectrique du tampon,

ζ = potentiel zêta de la surface du capillaire.

La mobilité électrophorétique et la mobilité électro-osmotique peuvent agir dans le même sens ou en sens opposés, selon que la charge du soluté est positive ou négative ; la vitesse de migration v du soluté est donc décrite par l'expression :

$$v = v_{ep} \pm v_{eo}$$

où les deux termes du second membre s'additionnent ou se soustraient selon que les deux types de mobilité sont de sens identique ou opposés. Lorsque la vitesse électro-osmotique est élevée par rapport à la vitesse électrophorétique des solutés, les substances chargées positivement et chargées négativement peuvent être séparées en une seule opération.

Le temps t mis par le soluté pour parcourir la distance l séparant le point d'injection dans le capillaire du point de détection (longueur efficace du capillaire) est donné par l'expression :

$$t = \frac{l}{v_{ep} \pm v_{eo}} = \frac{l \times L}{(\mu_{ep} \pm \mu_{eo})V}$$

La plupart des capillaires de silice fondue utilisés en électrophorèse portent sur leur paroi interne des charges négatives qui génèrent un flux d'électro-osmose dirigé vers la cathode. Pour une reproductibilité satisfaisante de la vitesse de migration des solutés, ce flux d'électro-osmose doit rester constant d'une analyse à l'autre. Dans certaines applications, il peut être nécessaire de le réduire, voire de le supprimer, en modifiant la paroi interne du capillaire ou en changeant le pH de la solution tampon.

Une fois l'échantillon introduit dans le capillaire, les différents ions composants migrent au sein du milieu (électrolyte) sous forme de zones (bandes) indépendantes, en fonction de leur mobilité électrophorétique. La dispersion des zones, c'est-à-dire l'élargissement de chaque bande de soluté, est la résultante de différents phénomènes. Dans les conditions idéales, le seul facteur d'élargissement de la bande d'un soluté est la diffusion moléculaire de ce soluté le long du capillaire (diffusion longitudinale). L'efficacité pour cette bande, exprimée par le nombre de plateaux théoriques N, est alors donnée par :

$$N = \frac{(\mu_{ep} \pm \mu_{eo}) \times V \times l}{2 \times D \times L}$$

D = coefficient de diffusion moléculaire du soluté dans le tampon.

En pratique, d'autres phénomènes peuvent toutefois affecter significativement la dispersion des bandes, notamment la dissipation de chaleur, l'adsorption de l'échantillon sur la paroi du capillaire, les différences de conductivité entre échantillon et tampon, la longueur de capillaire occupée par l'échantillon injecté, la taille de la cellule de détection, et un décalage de niveau entre les réservoirs de tampon.

On peut obtenir la séparation de deux bandes (exprimée par la résolution R_s) en agissant sur la mobilité électrophorétique des espèces correspondantes, sur la mobilité électro-osmotique induite dans le capillaire, et sur l'efficacité associée à chacune des bandes, selon l'équation :

$$R_s = \frac{\sqrt{N}\,(\mu_{epb} - \mu_{epa})}{4\,(\overline{\mu}_{ep} \pm \mu_{eo})}$$

μ_{epa} et μ_{epb} = mobilité électrophorétique de chacune des deux espèces,

$\overline{\mu}_{ep}$ = mobilité électrophorétique moyenne des deux espèces ($\overline{\mu}_{ep} = \frac{1}{2}(\mu_{epb} + \mu_{epa})$).

APPAREILLAGE

Un instrument d'électrophorèse capillaire comprend :

- un générateur de courant continu haute tension réglable,
- deux réservoirs de tampons, installés de niveau, contenant la solution anodique et la solution cathodique prescrites,
- deux électrodes (cathode et anode) plongeant dans les réservoirs de tampons et connectées à la source de courant,
- un capillaire de séparation (généralement en silice fondue) qui, pour certains types de détection, comporte une fenêtre optique alignée avec le détecteur ; les extrémités du capillaire plongent dans les réservoirs de tampons ; le capillaire est rempli avec la solution prescrite dans la monographie,
- un système d'injection approprié,
- un détecteur capable d'évaluer les quantités de constituants qui traversent un segment du capillaire de séparation en un temps donné ; les modes de détection les plus courants sont la spectrophotométrie d'absorption (UV et visible) ou la fluorimétrie, mais la conductimétrie, l'ampérométrie ou la spectrométrie de masse peuvent être utiles pour certaines applications spécifiques ; la détection inverse est également une option possible pour les composés non-fluorescents et n'absorbant pas les UV,
- un système thermostatique capable d'assurer le maintien d'une température constante à l'intérieur du capillaire ; l'emploi d'un tel système est recommandé pour obtenir une bonne reproductibilité de séparation,
- un enregistreur et un intégrateur approprié ou un ordinateur.

Le procédé d'injection choisi et son automatisation sont des facteurs critiques pour la précision des analyses quantitatives. Les différents procédés utilisés sont l'injection par gravité, l'injection par application d'une surpression ou d'une dépression, et l'injection électrocinétique ; dans le cas de l'injection électrocinétique, les différents constituants sont introduits dans le capillaire en quantité variable selon leur mobilité électrophorétique, ce qui engendre une certaine discrimination.

La monographie de la substance considérée spécifie les conditions opératoires à utiliser : type de capillaire, solutions tampons, méthode de préconditionnement, solution échantillon, conditions de migration. La solution d'électrolytes est filtrée pour en éliminer les particules, et dégazée pour éviter la formation de bulles risquant d'interférer dans la détection ou d'interrompre le contact électrique dans le capillaire pendant la séparation. Une procédure de rinçage rigoureuse doit être mise au point pour chaque procédure analytique, afin d'assurer l'obtention de temps de migration reproductibles pour les solutés.

ÉLECTROPHORÈSE CAPILLAIRE EN SOLUTION LIBRE

PRINCIPE

En électrophorèse capillaire en solution libre, l'analyse s'effectue dans un capillaire contenant uniquement le tampon, sans milieu anti-convectif. La séparation des constituants de l'échantillon résulte du fait qu'ils migrent à des vitesses différentes, en bandes discrètes. La vitesse de migration de chaque bande dépend à la fois de la mobilité électrophorétique du soluté et du flux d'électro-osmose dans le capillaire (voir Principes généraux). Pour améliorer l'efficacité de séparation des substances présentant une tendance à l'adsorption sur les parois de silice fondue, on peut utiliser des capillaires greffés.

L'électrophorèse capillaire en solution libre permet aussi bien l'analyse de molécules de petite taille (M_r < 2000) que de grande taille (2000 < M_r < 100 000). Grâce à sa grande efficacité, elle permet la séparation de molécules ne présentant que de très faibles différences de rapport charge/masse. En ajoutant des sélecteurs chiraux au tampon de séparation, on peut également l'utiliser pour la séparation de composés chiraux.

OPTIMISATION

L'optimisation de la séparation est un processus complexe faisant intervenir plusieurs facteurs. Les principaux paramètres à considérer lors du développement d'une séparation concernent l'instrumentation et la solution d'électrolytes.

Paramètres instrumentaux

Tension. Le temps de séparation est inversement proportionnel à la tension appliquée. Néanmoins, l'application d'une tension trop élevée peut entraîner une production excessive de chaleur, qui induit l'apparition de gradients de température et, par conséquent, de gradients de viscosité au sein du tampon contenu dans le capillaire. Cet effet se traduit par un élargissement des bandes et une perte de résolution.

Température. La température agit principalement sur la viscosité et la conductivité électrique du tampon, donc sur la vitesse de migration. Dans certains cas, l'augmentation de la température dans le capillaire peut entraîner une modification structurelle de certaines protéines, altérant leur temps de migration et l'efficacité de leur séparation.

Capillaire. Les dimensions du capillaire (longueur et diamètre interne) exercent une influence sur le temps d'analyse, l'efficacité de séparation et la capacité du capillaire. L'augmentation de la longueur efficace et totale peut entraîner une diminution de l'intensité du champ électrique (à tension constante) et par conséquent un accroissement du temps de migration. Pour un tampon et un champ électrique donnés, la dissipation de chaleur et donc l'élargissement des bandes dépendent du diamètre interne du capillaire. Ce diamètre affecte aussi la limite de détection, qui est également fonction du volume d'échantillon injecté et du système de détection employé.

Comme l'adsorption des composants de l'échantillon sur la paroi du capillaire limite l'efficacité, il convient lors du développement d'une méthode de séparation d'envisager les différents moyens d'éviter ce type d'interactions. Dans le cas particulier des protéines, plusieurs stratégies ont été mises au point pour éviter l'adsorption sur la paroi. Certaines d'entre elles (emploi de pH extrêmes, ajout au tampon de substances chargées positivement qui seront adsorbées préférentiellement) permettent d'empêcher l'adsorption par simple modification du tampon. D'autres consistent à traiter la paroi interne du capillaire avec un polymère qui se greffe sur la silice par liaison covalente, supprimant ainsi toute possibilité d'interaction entre les protéines et la paroi chargée négativement. Il existe pour cet usage des capillaires prêts à l'emploi, greffés avec des polymères neutres-hydrophiles, cationiques et anioniques.

Paramètres associés à la solution d'électrolytes

Nature et concentration du tampon. Les tampons pour électrophorèse capillaire doivent posséder un pouvoir tampon approprié dans l'intervalle de pH voulu, ainsi qu'une faible mobilité (pour limiter la génération de courant).

Il est important d'adapter la mobilité des ions du tampon à celle des solutés, dans la mesure du possible, pour limiter la distorsion des bandes. De même, la nature du solvant utilisé pour la préparation de l'échantillon est importante pour permettre la focalisation de ce dernier à l'intérieur du capillaire, et ainsi améliorer l'efficacité de séparation et la détection.

L'augmentation de la concentration du tampon (à un pH donné) entraîne une diminution du flux d'électro-osmose et de la vitesse des solutés.

pH du tampon. Le pH du tampon peut influer sur la séparation en modifiant la charge de l'espèce considérée ou des additifs, et en changeant le flux d'électro-osmose. Dans le cas des protéines et des peptides, l'abaissement du pH du tampon jusqu'à une valeur inférieure au point isoélectrique (pI) modifie la charge nette du soluté qui, de négative, devient positive. Une élévation du pH du tampon se traduit généralement par une augmentation du flux d'électro-osmose.

Solvants organiques. Dans certains cas, des modifiants organiques (méthanol, acétonitrile, etc.) sont ajoutés au tampon aqueux pour accroître la solubilité du soluté ou d'autres additifs, et/ou pour agir sur le degré d'ionisation des constituants de l'échantillon. L'addition au tampon de tels modifiants organiques entraîne généralement une diminution du flux électro-osmotique.

Additifs de séparation chirale. Pour la séparation des isomères optiques, un sélecteur chiral est ajouté au tampon d'analyse. Les sélecteurs chiraux les plus couramment utilisés sont les cyclodextrines, mais les éthers-couronnes, certains polysaccharides et même des protéines sont également employés dans certains cas. Comme la reconnaissance chirale repose sur les différences de comportement du sélecteur vis-à-vis des énantiomères, la résolution obtenue pour les composés chiraux dépendra fortement du type de sélecteur utilisé. Il peut de ce fait être utile, lors du développement d'une séparation, de tester des cyclodextrines ayant des tailles de cavité différentes (α-, β- ou γ-cyclodextrine), ou des cyclodextrines modifiées au moyen de groupes neutres (méthyle, éthyle, hydroxyalkyle, etc.) ou ionisables (aminométhyle, carboxyméthyle, sulfobutyléther, etc.). Lors de l'utilisation de cyclodextrines modifiées, il doit être tenu compte des variations d'un lot à l'autre du degré de substitution des cyclodextrines, car celui-ci influence la sélectivité. Il existe par ailleurs d'autres facteurs affectant la résolution des séparations chirales : la concentration du sélecteur chiral, la composition et le pH du tampon, la température. L'emploi d'additifs organiques tels que le méthanol ou l'urée peut également avoir une influence sur la résolution.

ÉLECTROPHORÈSE CAPILLAIRE SUR GEL

PRINCIPE

En électrophorèse capillaire sur gel, la séparation s'effectue à l'intérieur d'un capillaire rempli d'un gel qui se comporte comme un tamis moléculaire. Pour un rapport charge sur masse donné, les composants de petite taille migrent ainsi plus rapidement que ceux de grande taille dans le capillaire. Cette technique peut être utilisée pour la séparation de macromolécules biologiques (protéines et fragments d'ADN) en fonction de leur masse moléculaire.

CARACTÉRISTIQUES DES GELS

Les gels utilisés sont de deux types : gels chimiques et gels physiques. Les gels chimiques, tels que le polyacrylamide réticulé, sont préparés dans le capillaire même, par condensation des monomères. Ils se greffent en général sur la paroi de silice fondue et ne peuvent être extraits du capillaire sans destruction de ce dernier. Si les gels sont utilisés pour une analyse protéique, le tampon de séparation contient habituellement du dodécylsulfate de sodium et les échantillons sont dénaturés avant injection, par chauffage dans un mélange de dodécylsulfate de sodium et de 2-mercaptoéthanol ou de dithiothréitol. Il est possible d'optimiser la séparation dans les gels réticulés en modifiant le tampon de séparation (comme indiqué dans la section sur l'électrophorèse en solution libre) et en modulant la porosité du gel lors de sa préparation. Dans le cas des gels de polyacrylamide réticulé, on peut agir sur la porosité en modifiant la concentration d'acrylamide et/ou la proportion d'agent de réticulation. En règle générale, une diminution de la porosité du gel conduit à une diminution de la mobilité des solutés. La rigidité de ce type de gels exclut tout mode d'injection autre qu'électrocinétique.

Les gels physiques sont constitués de polymères hydrophiles (polyacrylamide linéaire, dérivés de la cellulose, dextran, etc.) pouvant être dissous dans des tampons de séparation aqueux pour donner un milieu de séparation qui agit également comme tamis moléculaire. Ces milieux de séparation sont plus faciles à fabriquer que les polymères réticulés. Ils peuvent être préparés dans un flacon puis introduits par pression dans un capillaire greffé (exempt de flux d'électro-osmose). Le renouvellement du gel avant chaque injection améliore généralement la reproductibilité de la séparation. Il est possible d'augmenter la porosité des gels en utilisant des polymères de masse moléculaire plus élevée (à concentration en polymère constante) ou en réduisant la concentration en polymère (à masse moléculaire constante). Pour un même tampon, une diminution de la porosité du gel se traduit par une diminution de la mobilité du soluté. Comme la dissolution des polymères dans le tampon produit des solutions de faible viscosité, l'injection peut être hydrodynamique aussi bien qu'électrocinétique.

ÉLECTROPHORÈSE CAPILLAIRE À FOCALISATION ISOÉLECTRIQUE

PRINCIPE

En focalisation isoélectrique, les molécules sont soumises à un champ électrique dans un gradient de pH généré par des ampholytes couvrant un large intervalle de pI (acides poly-aminocarboxyliques), dissous dans le tampon de séparation, et migrent tant qu'elles sont chargées.

Les trois étapes fondamentales de la focalisation isoélectrique sont le chargement, la focalisation et la mobilisation.

Chargement. Deux méthodes peuvent être utilisées :

- chargement en un temps : l'échantillon est mélangé aux ampholytes et introduit dans le capillaire par pression ou dépression,
- chargement séquentiel : on introduit dans le capillaire un tampon de tête, puis les ampholytes, l'échantillon mélangé aux ampholytes, à nouveau les ampholytes seuls et enfin le tampon de queue. Le volume de l'échantillon doit être assez faible pour ne pas induire de modification du gradient de pH.

Focalisation. Lorsque la tension est appliquée, les ampholytes migrent vers la cathode ou vers l'anode, selon leur charge nette, créant ainsi un gradient de pH de l'anode (pH inférieur) vers la cathode (pH supérieur). Au cours de cette étape, les composants à séparer migrent jusqu'au niveau du gradient de pH qui correspond à leur point isoélectrique (pI), et l'intensité du courant devient très faible.

Mobilisation. Les bandes contenant les constituants ainsi séparés sont forcées à passer par le détecteur, par l'une des trois méthodes suivantes :

- première méthode : la mobilisation est réalisée pendant l'étape de focalisation, sous l'effet du flux d'électro-osmose ; celui-ci doit être suffisamment faible pour ne pas empêcher la focalisation des composants ;
- deuxième méthode : la mobilisation est obtenue par application d'une pression positive après l'étape de focalisation ;
- troisième méthode : la mobilisation est réalisée après l'étape de focalisation, par addition de sels dans le réservoir cathodique ou anodique (selon la direction de mobilisation choisie), de façon à déplacer l'équilibre de pH au sein du capillaire sous tension. Cette modification de pH entraîne une mobilisation des protéines et des ampholytes vers le réservoir où ont été ajoutés les sels, et leur passage par le détecteur.

Le degré de séparation obtenu, exprimé par ΔpI, dépend du gradient de pH $(\mathrm{d}pH/\mathrm{d}x)$, du nombre d'ampholytes de pI différents, du coefficient de diffusion moléculaire *D*, de l'intensité *E* du champ électrique et de l'influence du pH sur la mobilité électrophorétique de la substance $(-\mathrm{d}\mu/\mathrm{d}pH)$:

$$\Delta pI = 3 \times \sqrt{\frac{D\,(\mathrm{d}pH/\mathrm{d}x)}{E\,(-\mathrm{d}\mu/\mathrm{d}pH)}}$$

OPTIMISATION

Les principaux paramètres à considérer lors du développement d'une séparation sont les suivants.

Tension. Les champs mis en œuvre lors de l'étape de focalisation sont très élevés (de l'ordre de 300 V/cm à 1000 V/cm).

Capillaire. Le flux d'électro-osmose doit être soit réduit soit supprimé, selon la stratégie de mobilisation adoptée (voir ci-dessus). Les capillaires greffés tendent à réduire le flux d'électro-osmose.

Solutions. Le réservoir anodique est rempli d'une solution de pH inférieur au pI de l'ampholyte le plus acide, le réservoir cathodique d'une solution de pH supérieur au pI de l'ampholyte le plus basique. Il est courant d'employer de l'acide phosphorique à l'anode et de l'hydroxyde de sodium à la cathode.

L'addition à la solution d'ampholytes d'un polymère tel que la méthylcellulose tend, en augmentant la viscosité, à supprimer les éventuelles forces convectives et le flux d'électro-osmose. Il existe dans le commerce des ampholytes couvrant des intervalles de pH très divers, qu'il est possible de mélanger, au besoin, pour étendre le domaine de pH. On utilise des ampholytes couvrant un large intervalle de pH pour estimer le point isoélectrique, des ampholytes couvrant un intervalle de pH plus étroit pour améliorer l'exactitude. L'étalonnage peut être effectué par corrélation du temps de migration et du point isoélectrique d'une série de marqueurs protéiques.

Au cours de l'étape de focalisation, il est possible d'empêcher la précipitation des protéines à leur point isoélectrique, si nécessaire, en ajoutant au tampon des substances telles que du glycérol, des tensioactifs, de l'urée ou des tampons zwitterioniques. Toutefois, à certaines concentrations, l'urée dénature les protéines.

CHROMATOGRAPHIE ÉLECTROCINÉTIQUE MICELLAIRE (CECM)

PRINCIPE

En chromatographie électrocinétique micellaire, l'analyse s'effectue dans une solution d'électrolytes contenant un agent tensioactif, à concentration supérieure à la concentration micellaire critique (*cmc*). En fonction du coefficient de partage du soluté, ses molécules se répartissent entre le tampon aqueux et la phase pseudo-stationnaire composée des micelles. Cette technique peut donc être considérée comme hybride de l'électrophorèse et de la chromatographie. Elle permet de séparer les solutés neutres aussi bien que chargés avec l'efficacité, la rapidité et la précision instrumentale qui caractérisent l'électrophorèse capillaire. L'un des tensioactifs les plus couramment utilisés en CECM est le tensioactif anionique dodécylsulfate de sodium, mais d'autres tensioactifs sont également employés, par exemple les tensioactifs cationiques tels que les sels de cétyltriméthylammonium.

Le mécanisme de séparation est le suivant : à pH neutre et alcalin, un puissant flux d'électro-osmose est généré et entraîne vers la cathode les ions du tampon de séparation. En présence de dodécylsulfate de sodium (tensioactif), il se forme des micelles anioniques dont la migration électrophorétique s'effectue en sens inverse, vers l'anode. De ce fait, la vitesse globale de migration des micelles se trouve ralentie par rapport au flux brut de déplacement de la solution d'électrolytes. Dans le cas des solutés neutres, où la substance peut se partager entre la phase micellaire et le tampon aqueux et ne possède pas de mobilité électrophorétique, la vitesse de migration dépend uniquement du coefficient de partage entre la phase micellaire et le tampon aqueux ; dans l'électrophorégramme, les pics correspondant à chacun des solutés non chargés se situent donc toujours entre le pic du marqueur de flux d'électro-osmose et le pic de la phase micellaire (on appelle fenêtre de séparation le temps compris entre ces deux pics). Dans le cas des solutés porteurs d'une charge électrique, la vitesse de migration dépend à la fois du coefficient de partage entre la phase micellaire et le tampon aqueux et de la mobilité électrophorétique du soluté en l'absence de micelles.

En CECM des solutés neutres ou faiblement ionisés, le mécanisme de séparation est essentiellement chromatographique ; il est donc possible de décrire la migration du soluté et la résolution en termes de facteur de capacité k' du soluté, aussi appelé coefficient de distribution massique (D_m), c'est-à-dire le rapport entre les nombres de moles de soluté contenues dans les micelles et dans la phase mobile. Dans le cas d'un composé neutre, k' est donné par la formule :

$$k' = \frac{t_R - t_0}{t_0\left(1 - \frac{t_R}{t_M}\right)} = K\frac{V_S}{V_M}$$

t_R = temps de migration du soluté,

t_0 = temps d'analyse d'un soluté non retenu (déterminé par injection d'un marqueur de flux d'électro-osmose, tel que le méthanol, qui ne pénètre jamais dans les micelles),

t_m = temps de migration des micelles (mesuré par injection d'un marqueur micellaire, tel que le rouge Soudan III, qui migre toujours sous forme absorbée dans les micelles),

K = coefficient de partage du soluté,

V_S = volume de la phase micellaire,

V_M = volume de la phase mobile.

De même, la résolution R_s entre deux solutés ayant des temps de migration voisins est donnée par :

$$R_s = \frac{\sqrt{N}}{4} \times \frac{\alpha - 1}{\alpha} \times \frac{k'_b}{k'_b + 1} \times \frac{1 - \left(\frac{t_0}{t_m}\right)}{1 + \left(\frac{t_0}{t_m}\right)k'_a}$$

N = nombre de plateaux théoriques pour l'un des solutés,

α = sélectivité,

k'_a et k'_b = facteurs de capacité respectifs des deux solutés.

Des équations similaires, mais non identiques, donnent les valeurs de k' et R_s pour les solutés porteurs d'une charge électrique.

OPTIMISATION

Les principaux paramètres à considérer lors du développement d'une séparation par CECM concernent l'instrumentation et la solution d'électrolytes.

Paramètres instrumentaux

Tension. Le temps de séparation est inversement proportionnel à la tension appliquée. Néanmoins, l'utilisation d'une tension trop élevée peut entraîner une production excessive de chaleur induisant l'apparition de gradients de température et de viscosité au sein du tampon, du centre du capillaire vers la périphérie. Cet effet peut être significatif dans le cas de tampons à conductivité élevée tels que ceux contenant des micelles. Si la dissipation thermique est insuffisante, il se traduit par un élargissement des bandes et une perte de résolution.

Température. Les variations de la température du capillaire affectent le coefficient de partage du soluté entre le tampon et les micelles, la concentration micellaire critique et la viscosité du tampon. Ces paramètres agissent sur le temps de migration des solutés. L'emploi d'un bon système de refroidissement améliore la reproductibilité du temps de migration.

Capillaire. Comme en électrophorèse en solution libre, les dimensions du capillaire (longueur et diamètre interne) exercent une influence sur le temps d'analyse et l'efficacité de séparation. L'augmentation de la longueur efficace et totale peut entraîner une diminution de l'intensité du champ électrique (à tension constante) et par conséquent un allongement du temps de migration et une amélioration de l'efficacité de séparation. Le diamètre interne conditionne la dissipation de chaleur (pour un tampon et un champ électrique donnés), donc la largeur des bandes.

Paramètres associés à la solution d'électrolytes

Nature et concentration de l'agent tensioactif. La nature de l'agent tensioactif utilisé (comme celle de la phase stationnaire en chromatographie) affecte la résolution en modifiant la sélectivité de séparation. Il existe par ailleurs une relation de proportionnalité directe entre la concentration en tensioactif de la phase mobile et la valeur log k' d'un composé neutre. Comme, en CECM, la résolution atteint un maximum lorsque k' tend vers la valeur $\sqrt{t_m/t_0}$, toute modification de la teneur en tensioactif de la phase mobile se répercute sur la résolution obtenue.

pH du tampon. Bien que le pH n'ait pas d'influence sur le coefficient de partage des solutés non ionisés, il peut modifier le flux d'électro-osmose dans les capillaires non greffés. Un abaissement du pH du tampon entraîne une diminution du flux d'électro-osmose et par conséquent une augmentation de la résolution pour les solutés neutres et un allongement du temps d'analyse.

Solvants organiques. Pour améliorer la séparation des composants hydrophobes en CECM, on peut ajouter des modifiants organiques (méthanol, propanol, acétonitrile, etc.) à la solution d'électrolytes. Cette addition entraîne généralement une diminution du temps de migration et de la sélectivité de la séparation. Comme elle affecte la concentration micellaire critique, il faut respecter un certain équilibre entre les teneurs en modifiant organique et en agent tensioactif, sous peine d'inhiber ou d'altérer la micellisation et, par voie de conséquence, d'empêcher la formation des micelles et donc le partage. La dissociation des micelles en présence d'une forte teneur de solvant organique ne signifie pas nécessairement que la séparation soit impossible : dans certains cas, l'interaction hydrophobe entre le tensioactif ionique monomère et les solutés neutres conduit à la formation de complexes solvophobes pouvant être séparés par voie d'électrophorèse.

Additifs de séparation chirale. Pour la séparation des isomères optiques en utilisant la CECM, un sélecteur chiral est introduit dans le système micellaire, soit par liaison covalente avec l'agent tensioactif, soit par addition à l'électrolyte de séparation. Les micelles possédant des groupements à propriétés de discrimination chirale sont, notamment, les sels de *N*-dodécanoyl-L-aminoacides, les sels biliaires, etc. La résolution chirale peut également être obtenue par addition de discriminants chiraux, tels que les cyclodextrines, à des solutions d'électrolytes contenant des agents tensioactifs achiraux micellisés.

Autres additifs. Il existe plusieurs approches possibles pour modifier la sélectivité par addition de substances chimiques au tampon. L'emploi de différents types de cyclodextrines peut également permettre de réduire les interactions micelles-solutés hydrophobes et ainsi d'accroître la sélectivité pour ce type de substances.

Une autre approche suivie pour améliorer la sélectivité de séparation en CECM est l'addition de substances capables de modifier les interactions soluté-micelle par adsorption sur cette dernière. Ces additifs peuvent être soit un second agent tensioactif (ionique ou non) qui donne naissance à des micelles mixtes, soit des cations métalliques qui se dissolvent dans la micelle et donnent des complexes de coordination avec les solutés.

QUANTIFICATION

Il convient de diviser la surface des pics par le temps de migration correspondant, pour obtenir la surface corrigée et pouvoir ainsi :

- compenser la dérive du temps de migration d'une analyse à l'autre, donc réduire la variabilité de la réponse,
- compenser les différences de réponse entre constituants de l'échantillon possédant des vitesses de migration différentes.

Lorsque l'on emploie un étalon interne, il convient de vérifier qu'aucun des pics de la substance à examiner n'est masqué par celui de cet étalon.

CALCULS

A partir des valeurs obtenues, calculez la teneur du (des) composant(s) à analyser. Si la monographie le prescrit, calculez la teneur pour cent d'un ou plusieurs des constituants de l'échantillon en déterminant le pourcentage représenté par la surface corrigée du (des) pic(s) correspondant(s) par rapport à la surface corrigée totale de l'ensemble des pics, à l'exclusion de ceux dus aux solvants ou aux réactifs éventuellement ajoutés (procédé de normalisation). L'utilisation d'un système d'intégration automatique (intégrateur ou système informatique) est recommandée.

CONFORMITÉ DU SYSTÈME

Pour vérifier le comportement du système, on utilise des paramètres de conformité du système dont le choix dépend du type d'électrophorèse capillaire utilisé. Ces paramètres sont : le facteur de capacité k' (en chromatographie électrocinétique micellaire uniquement), le nombre apparent de plateaux théoriques N, le facteur de symétrie A_s et la résolution R_s. Les sections précédentes contiennent des expressions théoriques des paramètres N et R_s, mais d'autres équations plus pratiques, données ci-dessous, permettent de calculer ces paramètres à partir des électrophorégrammes.

NOMBRE APPARENT DE PLATEAUX THÉORIQUES

Le nombre apparent de plateaux théoriques N peut être calculé à l'aide de l'expression :

$$N = 5,54 \left(\frac{t_R}{w_h} \right)^2$$

t_R = temps de migration ou distance sur la ligne de base entre le point d'injection et la perpendiculaire abaissée du maximum du pic correspondant au composant considéré,

w_h = largeur du pic à mi-hauteur.

RÉSOLUTION

La résolution R_s entre deux pics de hauteur voisine peut être calculée à l'aide de l'expression :

$$R_s = \left(\frac{1,18 \, (t_{R2} - t_{R1})}{w_{h1} + w_{h2}} \right)$$

$$t_{R2} > t_{R1}$$

t_{R1} et t_{R2} = temps de migration ou distances sur la ligne de base entre le point d'injection et les perpendiculaires abaissées des maximums de deux pics adjacents,

w_{h1} et w_{h2} = largeur des pics à mi-hauteur.

Dans des cas appropriés, la résolution peut être calculée par mesure de la hauteur H_v du point le plus bas de la courbe entre deux pics partiellement séparés dans une préparation témoin et de la hauteur H_p du plus petit des deux pics, et en calculant le rapport pic/vallée $p/v = \frac{H_p}{H_v}$.

FACTEUR DE SYMÉTRIE

Le facteur de symétrie A_s d'un pic peut être calculé à l'aide de l'expression :

$$A_s = \frac{w_{0,05}}{2d}$$

$w_{0,05}$ = largeur du pic au vingtième de sa hauteur,

d = distance entre la perpendiculaire abaissée du maximum du pic et le bord d'entrée du pic au vingtième de sa hauteur.

Des tests de répétabilité des surfaces (écart type des surfaces ou des rapports surface/temps de migration) et des temps de migration (écart type des temps de migration) sont effectués au titre de paramètres de conformité du système. La répétabilité des temps de migration permet de vérifier l'adéquation des procédures de lavage des capillaires. En électrophorèse capillaire, une autre méthode est également utilisée pour éviter les défauts de répétabilité des temps de migration : l'emploi du temps de migration relatif par rapport à un étalon interne.

Un test de vérification du rapport signal/bruit, effectué sur une préparation témoin, ou la détermination de la limite de quantification peuvent également être utiles pour la détermination des substances apparentées.

RAPPORT SIGNAL/BRUIT

La limite de détection et la limite de quantification correspondent respectivement à un rapport signal/bruit de 3 et de 10. Le rapport signal/bruit S/N est calculé à l'aide de l'expression :

$$S/N = \frac{2H}{h}$$

H = hauteur du pic correspondant au composant considéré dans l'électrophorégramme obtenu avec la solution témoin indiquée, mesurée entre le sommet du pic et la ligne de base extrapolée du signal observé sur une distance égale à 20 fois la largeur du pic à mi-hauteur,

h = amplitude du bruit de fond dans un électrophorégramme obtenu après injection d'un blanc, observé sur une distance égale à 20 fois la largeur à mi-hauteur du pic de l'électrophorégramme obtenu avec la solution témoin indiquée, et si possible centrée sur l'emplacement où ce pic serait observé.

2.2.48. SPECTROMÉTRIE RAMAN

La spectrométrie Raman est une méthode d'analyse fondée sur la diffusion de la lumière par une substance soumise à un rayonnement lumineux monochromatique de grande intensité (généralement fourni par une source laser) et sur l'analyse des déplacements de fréquence dans le spectre de diffusé (principe de la diffusion lumineuse inélastique).

La spectrométrie Raman est complémentaire de la spectrométrie infrarouge en ce sens que les deux techniques reposent sur l'étude des vibrations moléculaires au sein d'un matériau ; elles diffèrent par contre quant à leur sensibilité relative vis-à-vis des divers groupes fonctionnels. La spectrométrie Raman est une technique particulièrement sensible pour les liaisons non polaires (par exemple les liaisons C-C simples ou multiples), mais moins sensible pour les liaisons polaires. L'eau, qui possède un puissant spectre d'absorption dans l'infrarouge, est un médiocre diffuseur Raman et constitue de ce fait un solvant bien adapté pour cette technique.

Appareillage. Les spectromètres utilisés pour enregistrer les spectres Raman comportent typiquement les éléments suivants :

- une source de lumière monochromatique, généralement laser, dont la longueur d'onde peut se situer dans l'ultraviolet, le visible ou le proche infrarouge,
- des éléments d'optique appropriés (lentilles, miroirs ou éléments à fibres optiques) permettant de diriger la lumière incidente et de capter la lumière diffusée par l'échantillon,
- un dispositif optique (monochromateur ou filtre) chargé de transmettre au détecteur le rayonnement de diffusion Raman, décalé en fréquence, en arrêtant l'intense rayonnement de diffusion coïncidant avec la fréquence incidente (diffusion Rayleigh),
- un système dispersif (monochromateur à prisme ou à réseau) combiné à des fentes de sélection de longueur d'onde et à un détecteur (généralement un tube photomultiplicateur),

ou

- un système dispersif (à prisme ou à réseau) combiné à un détecteur multicanal (généralement un détecteur à transfert de charge (CCD)),

ou

- un interféromètre muni d'un détecteur qui enregistre le rayonnement diffusé en termes d'intensité et de temps et un dispositif de traitement des données qui convertit ces données en une fonction de la fréquence ou du nombre d'onde par une transformée de Fourier.

PRÉPARATION DE L'ÉCHANTILLON

Les spectres Raman peuvent être enregistrés à partir de solides, de liquides et de gaz, directement ou dans des récipients ou des tubes de verre, généralement sans préparation ou dilution préalable de l'échantillon.

Une limite majeure de la spectrométrie Raman provient de l'éventuelle présence d'impuretés émettant un rayonnement de fluorescence qui interfère dans la détection du signal Raman, beaucoup plus faible. La fluorescence peut être évitée si l'on choisit une source laser ayant une longueur d'onde plus grande, par exemple dans le proche infrarouge, en tant que faisceau excitateur. Il existe différents moyens d'accroître l'intensité de certains signaux Raman, par exemple les techniques dites du Raman Résonant (RR) et de la Diffusion Raman Exaltée de Surface (DRES).

En raison de l'extrême focalisation du faisceau laser excitateur, le spectre est typiquement enregistré à partir d'échantillons d'un faible volume, de l'ordre du microlitre. A moins d'en augmenter le volume, il est donc nécessaire de tenir compte des inhomogénéités au sein de l'échantillon, en procédant par exemple à des rotations de cet échantillon.

IDENTIFICATION ET QUANTIFICATION À L'AIDE DE SUBSTANCES DE RÉFÉRENCE

Préparez la substance à examiner et la substance de référence par la même procédure, puis enregistrez les spectres dans les mêmes conditions opératoires. Les maxima du spectre obtenu avec la substance à examiner correspondent en position et en intensité relative à ceux du spectre obtenu avec la substance de référence (SCR).

Lorsque les spectres enregistrés à l'état solide présentent des différences quant à la position des maxima, soumettez la substance à examiner et la substance de référence à un traitement identique visant à les recristalliser ou à leur conférer la même forme, ou procédez comme décrit dans la monographie, puis enregistrez à nouveau les spectres.

La loi de Lambert-Beer n'est pas valable pour la spectrométrie Raman, néanmoins l'intensité du signal Raman est directement proportionnelle à la concentration de la substance à l'origine de la diffusion Raman. Comme pour les autres techniques spectroscopiques, une détermination quantitative peut être effectuée par l'emploi de quantités ou de concentrations connues de substances de référence. En raison de la faible résolution spatiale de la technique, un soin particulier est nécessaire pour assurer la représentativité des échantillons d'étalons et de substances à analyser, par exemple en veillant à ce qu'ils soient sous la même forme physique ou en utilisant un étalon interne dans le cas d'échantillons liquides.

IDENTIFICATION ET QUANTIFICATION À L'AIDE DE SPECTROTHÈQUES ET DE MÉTHODES STATISTIQUES DE CLASSIFICATION ET D'ÉTALONNAGE

Vérification des performances instrumentales. Utilisez l'appareil suivant les instructions du fabricant et effectuez à intervalles réguliers les opérations prescrites pour l'étalonnage et la vérification des performances du système, selon l'utilisation de l'appareil et les substances à examiner. Il convient d'apporter les corrections ou de prendre les mesures nécessaires pour compenser la variabilité du nombre d'onde et de l'intensité de la réponse des instruments, tout particulièrement lorsque la spectrométrie Raman est utilisée à des fins d'analyse quantitative ou lorsqu'il s'agit d'établir des bibliothèques de références spectrales (spectrothèques) aux fins d'étalonnage ou de classification (chimiométrique).

Vérification de l'échelle des nombres d'onde. Vérifiez l'échelle des nombres d'onde du déplacement Raman (normalement exprimé en cm^{-1}) à l'aide d'un étalon approprié présentant des maxima caractéristiques aux nombres d'onde considérés, par exemple une substance organique, une lampe Ne ou les raies du plasma Ar^+ d'un laser à ions d'argon.

Lors de la mesure d'étalonnage il est nécessaire de tenir compte de la nature de l'échantillon, c'est-à-dire qu'un échantillon d'étalonnage solide doit être utilisé pour des échantillons d'essai solides et un échantillon d'étalonnage liquide pour les liquides. Choisissez une substance appropriée (par exemple, l'indène, le cyclohexane ou le naphtalène) pour laquelle des déplacements de nombre d'onde exacts ont été établis. Il convient de placer l'indène dans un tube pour RMN, d'y faire le vide, de sceller sous gaz inerte et de conserver au frais et à l'abri de la lumière pour éviter la dégradation de l'échantillon.

Tableau 2.2.48-1. – *Déplacement de nombre d'onde (et tolérances) du cyclohexane, de l'indène et du naphtalène.*

cyclohexane [A]	indène [B]	naphtalène [A]
		3056,4 (± 1,5)
2938,3 (± 1,5)		
2923,8 (± 1,5)		
2852,9 (± 1,5)		
	1609,7 (± 1,0)	1576,6 (± 1,0)
1444,4 (± 1,0)	1552,6 (± 1,0)	1464,5 (± 1,0)
1266,4 (± 1,0)	1205,2 (± 1,0)	1382,2 (± 1,0)
1157,6 (± 1,0)		1147,2 (± 1,0)
1028,3 (± 1,0)	1018,6 (± 1,0)	1021,6 (± 1,0)
801,3 (± 1,0)	730,5 (± 1,0)	763,8 (± 1,0)
	533,9 (± 1,0)	513,8 (± 1,0)

[A] *Standard guide for Raman shift standards for spectrometer calibration* (American Society for Testing and Materials ASTM E 1840).

[B] D. A. Carter, W. R. Thompson, C. E. Taylor and J. E. Pemberton, *Applied Spectroscopy*, 1995, 49 (11), 1561-1576.

Vérification de l'échelle d'intensité de la réponse. L'intensité absolue et l'intensité relative des raies Raman dépendent de plusieurs facteurs, dont :

– l'état de polarisation de la lumière excitatrice,
– l'état de polarisation de l'optique de détection,
– l'intensité de la lumière d'irradiation,
– les différences de réponse instrumentale,
– les différences de focalisation et de géométrie du montage,
– dans le cas des échantillons solides, les différences de densité de tassement.

Les critères d'acceptabilité appropriés dépendent de l'application mais une variation au jour le jour de ± 10 pour cent dans les intensités relatives des bandes peut être respectée dans la plupart des cas.

Etablissement d'une bibliothèque spectrale de référence. Enregistrez le spectre d'un nombre approprié de substances ayant été soumises à tous les essais requis (par exemple ceux prescrits dans une monographie) et reflétant la variabilité type de la substance à analyser (fabricant, lot, modification cristalline, taille des particules, etc.). L'ensemble des spectres ainsi obtenus constitue le corps de données à partir duquel sont définies les frontières de similarité et ou les limites quantitatives qui pourront être utilisées, par exemple, pour identifier la substance ou en contrôler la quantité générée au cours d'un processus de production. Le nombre de substances à inclure dans la base de données dépendra de l'application spécifique envisagée. La collection de spectres contenue dans la base de données peut être représentée de différentes façons, définies par la technique mathématique utilisée pour la classification ou la quantification.

La sélectivité de la base de données pour l'identification positive d'une substance donnée et la discrimination vis-à-vis d'autres substances figurant dans la base de données est un aspect à établir au cours de la validation. Il convient de tester cette sélectivité à intervalles réguliers, pour confirmer la validité de la base de données, et tout spécialement en cas de modification majeure concernant une substance (par exemple changement de fournisseur ou modification du procédé de production) ou lors du réglage du spectromètre Raman (par exemple pour vérifier la répétabilité du nombre d'onde et de la réponse).

Cette validation de la base de données ne vaut que pour l'instrument avec lequel elle a été effectuée, ou pour un instrument similaire à condition qu'il soit démontré que le transfert de la base de données n'a pas affecté sa validité.

Mode opératoire. Préparez et examinez l'échantillon suivant la même procédure que celle utilisée pour la constitution de la base de données. Une transformation mathématique appropriée du spectre Raman peut être calculée afin de faciliter la comparaison des spectres ou la prédiction quantitative.

La comparaison des spectres ou des transformées spectrales ou la prédiction quantitative de certaines propriétés ou quantités dans la substance examinée peut nécessiter l'utilisation de techniques appropriées d'étalonnage ou de classification chimiométrique ou statistique.

2.2.49. MÉTHODE DU VISCOSIMÈTRE À CHUTE DE BILLE

Sauf indication contraire dans la monographie, la détermination de la viscosité dynamique des liquides newtoniens à l'aide d'un viscosimètre à chute de bille approprié est effectuée à 20 ± 0,1 °C. Déterminez le temps nécessaire à la bille pour parcourir, dans le liquide à examiner, la distance entre les 2 marques. Le résultat n'est valable que si 2 mesures consécutives ne diffèrent pas de plus de 1,5 pour cent, sauf si une limite plus étroite est définie pour l'appareil utilisé.

Appareil. Le viscosimètre à chute de bille est constitué par un tube de verre recouvert d'un manchon permettant un contrôle précis de la température et de 6 billes de verre, en alliage nickel-fer ou en acier, de densité et de diamètre différents. Le tube est fixé de sorte que l'axe soit incliné de 10 ± 1° par rapport à la verticale. 2 marques circulaires sur le tube définissent la distance de chute de la bille. L'appareil disponible dans le commerce est fourni avec des tableaux indiquant les constantes, la densité des billes et les billes qu'il convient d'utiliser selon les différents écarts de viscosité voulus.

Méthode. Amenez le tube propre et sec du viscosimètre à chute de bille à une température de 20 ± 0,1 °C, puis remplissez-le avec le liquide à examiner sans faire de bulles. Placez y la bille appropriée à la plage de vicosité du liquide de façon à obtenir un temps de chute d'au moins 30 s. Fermez le tube et maintenez le liquide à 20 ± 0,1 °C pendant au moins 15 min. Laissez la bille parcourir la distance entre les 2 marques une première fois sans faire de mesure. Laissez-la parcourir à nouveau le tube et chronométrez au cinquième de seconde près la chute de la bille de la marque supérieure à la marque inférieure. Renouvelez cette dernière opération au moins 3 fois.

Calculez la viscosité dynamique η en millipascals-secondes, d'après l'expression :

$$\eta = k\left(\rho_1 - \rho_2\right) \times t$$

k = constante, exprimée en millimètres carrés par seconde au carré,

ρ_1 = masse volumique de la bille utilisée, exprimée en grammes par centimètre cube,

ρ_2 = masse volumique du liquide à examiner, exprimée en grammes par centimètre cube, obtenue en multipliant sa densité d_{20}^{20} par 0,9982,

t = temps de chute de la bille en secondes.

2.2.54. FOCALISATION ISOÉLECTRIQUE

PRINCIPES GÉNÉRAUX

La focalisation isoélectrique (FIE) est une méthode d'électrophorèse qui permet la séparation des protéines en fonction de leur point isoélectrique. La séparation est effectuée en plaque dans un gel de polyacrylamide ou d'agarose contenant un mélange d'électrolytes amphotères (ampholytes). Sous l'effet d'un champ électrique, ces ampholytes migrent dans le gel en créant un gradient de pH. On utilise dans certains cas des gels à gradient de pH immobilisé, obtenus par incorporation d'acides et bases faibles à des régions spécifiques du gel, lors de sa préparation. Lorsque les protéines déposées atteignent la région dont le pH correspond à leur point isoélectrique (pI), leur charge est neutralisée et leur migration s'arrête. Selon le mélange d'ampholytes choisi, il est possible de créer des gradients dans diverses gammes de pH.

ASPECTS THÉORIQUES

Lorsqu'une protéine se trouve à la position qui correspond à son point isoélectrique, sa charge nette est nulle et sa migration dans la matrice gel sous l'effet du champ électrique cesse. Le déplacement par diffusion reste néanmoins possible. Le gradient de pH force la protéine à rester à la position qui correspond à son point isoélectrique, où elle se trouve ainsi concentrée. Cet effet de concentration est appelé « focalisation ». L'augmentation de la tension appliquée ou la réduction de la quantité d'échantillon déposée a pour effet d'améliorer la séparation des bandes. Toutefois, la tension que l'on peut appliquer est limitée par la chaleur générée, qui doit être dissipée. L'emploi de gels minces et d'un système efficace de refroidissement de la plaque, contrôlé par un circulateur thermostatique, évite au gel de brûler tout en permettant une focalisation fine. La séparation est estimée par détermination de la différence ΔpI minimale à laquelle est réalisée la séparation de 2 bandes voisines :

$$\Delta pI = 3 \times \sqrt{\frac{D\,(\mathrm{d}pH/\mathrm{d}x)}{E\,(-\mathrm{d}\mu/\mathrm{d}pH)}}$$

D = coefficient de diffusion de la protéine,

$\frac{\mathrm{d}pH}{\mathrm{d}x}$ = gradient de pH,

E = intensité du champ électrique, en volts par centimètre,

$-\frac{\mathrm{d}\mu}{\mathrm{d}pH}$ = variation de la mobilité du soluté avec le pH dans la région proche du pI.

Comme D et $-\frac{\mathrm{d}\mu}{\mathrm{d}pH}$ sont invariables pour une protéine donnée, les deux moyens possibles d'améliorer la séparation sont de raccourcir l'intervalle de pH et d'augmenter l'intensité du champ électrique.

ASPECTS PRATIQUES

Une attention particulière doit être portée aux caractéristiques et/ou à la préparation de l'échantillon. La présence de sel dans l'échantillon peut poser problème et il est préférable de préparer l'échantillon autant que possible dans de l'eau désionisée ou dans une solution d'ampholytes à 2 pour cent, à l'aide d'une dialyse ou d'une filtration sur gel si nécessaire.

On opère en général sous une tension de 2500 V, qui est considérée comme optimale dans certaines conditions opératoires. Une puissance constante allant jusqu'à 30 W peut être appliquée, et donne généralement une séparation complète en 1,5 h à 3,0 h.

Le temps requis pour réaliser la focalisation sur gel de polyacrylamide en couche mince est déterminé par dépôt d'une protéine colorée (hémoglobine par exemple) en différents points du gel, puis application du champ électrique : l'équilibre est atteint lorsque les profils d'électrophorèse obtenus avec les différents dépôts sont tous identiques. Dans certains protocoles, le point final de focalisation est déterminé en termes de durée fixée, à compter du dépôt des échantillons.

La résolution entre des bandes protéiques sur un gel de FIE préparé avec des ampholytes vecteurs peut être relativement bonne. Une meilleure résolution peut être obtenue en utilisant des gradients de pH immobilisés dans lesquels les espèces tampons, analogues aux ampholytes vecteurs, copolymérisent au sein de la matrice gel. Des protéines aux pI différant de 0,02 unité pH peuvent être résolues en utilisant un gel préparé avec des ampholytes vecteurs, tandis que les gradients de pH immobilisés peuvent résoudre des protéines différant d'environ 0,001 unité pH.

Le gel de FIE peut être utilisé comme essai d'identité si la migration sur le gel est comparée à une préparation étalon et des protéines de calibrage FIE ; il peut être utilisé comme essai limite si la densité d'une bande sur FIE est comparée subjectivement à la densité des bandes apparaissant dans une préparation étalon ; il peut également être utilisé comme essai semi-quantitatif si la densité est mesurée à l'aide d'un densitomètre ou d'un instrument semblable, pour déterminer la concentration protéique relative.

APPAREILLAGE

Un appareillage de FIE comprend :

- un générateur de courant continu à tension réglable et puissance stabilisée,
- une cuve de FIE en plastique rigide contenant, comme support de gel, une plaque réfrigérée constituée d'un matériau approprié,
- un couvercle en matière plastique portant des électrodes de platine qui seront mises en contact avec le gel par l'intermédiaire de mèches de papier de largeur, longueur et épaisseur appropriées, imprégnées des solutions d'électrolytes anodiques et cathodiques.

FOCALISATION ISOÉLECTRIQUE SUR GEL DE POLYACRYLAMIDE : DESCRIPTION DÉTAILLÉE DE LA PROCÉDURE

La méthode décrite ci-après est une procédure de FIE sur gel de polyacrylamide en couche épaisse ; elle est à utiliser sauf indication contraire dans la monographie.

PRÉPARATION DES GELS

Moule. Le moule (voir figure 2.2.54.-1) se compose d'une plaque de verre (A), sur laquelle est placé un film de polyester (B) destiné à faciliter la manipulation du gel, d'un ou plusieurs espaceurs (C), d'une seconde plaque de verre (D) et de pinces servant à maintenir ensemble les différents éléments.

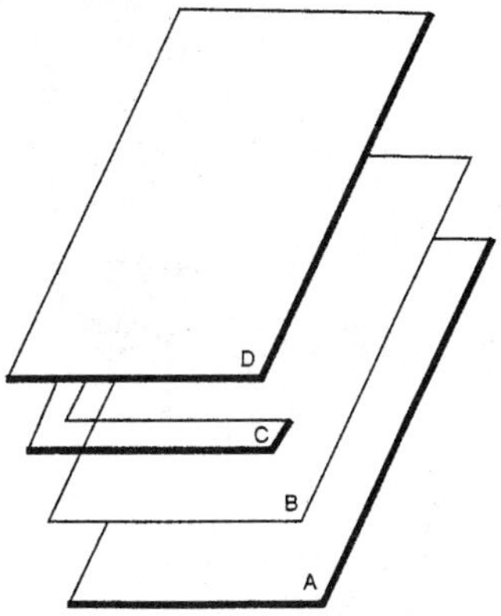

Figure 2.2.54.-1 – *Moule*

Gel de polyacrylamide à 7,5 pour cent. Dissolvez 29,1 g d'*acrylamide R* et 0,9 g de *méthylène bisacrylamide R* dans 100 ml d'*eau R*. A 2,5 volumes de cette solution, ajoutez le mélange d'ampholytes spécifié dans la monographie et complétez à 10 volumes avec de l'*eau R*. Mélangez avec précaution et dégazez la solution.

Préparation du moule. Etendez le film de polyester sur la plaque de verre inférieure, mettez en place l'espaceur, puis la seconde plaque de verre, et fixez avec les pinces. Avant emploi, placez la solution sur un agitateur magnétique et ajoutez 0,25 volume d'une solution de *persulfate d'ammonium R* à 100 g/l et 0,25 volume de *tétraméthyléthylènediamine R*. Versez immédiatement entre les plaques de verre du moule.

MODE OPÉRATOIRE

Démontez le moule et, à l'aide du film de polyester, transférez le gel sur le support réfrigéré, mouillé avec quelques millilitres d'un liquide approprié, en ayant soin d'éviter la formation de bulles d'air. Préparez les solutions à examiner et les solutions témoins comme indiqué dans la monographie. Disposez sur le gel des bandelettes de dépôt en papier, d'environ 10 mm × 5 mm, puis imprégnez-les avec la quantité prescrite des solutions. Si la teneur en protéine d'une solution est trop faible, un dépôt plus important peut être obtenu par superposition de plusieurs bandelettes (jusqu'à 4). Déposez également la quantité prescrite d'une solution contenant différentes protéines de point isoélectrique connu, qui serviront de marqueurs de pH pour étalonner le gel. Certains protocoles prévoient de former dans le gel, au moment de la polymérisation, des puits où seront déposées les solutions, plutôt que sur des bandelettes de papier. Découpez à la longueur du gel 2 mèches de papier et imprégnez-les avec les solutions d'électrolytes (acide pour l'anode et alcaline pour la cathode). La composition des solutions anodique et cathodique est indiquée dans la monographie. Posez ces mèches de papier de chaque côté du gel, à plusieurs millimètres du bord. Mettez le couvercle en place de telle sorte que les électrodes soient en contact avec les mèches (en respectant les pôles anodique et cathodique). Procédez à la focalisation isoélectrique en appliquant les paramètres électriques indiqués dans la monographie. Coupez le courant lorsque la migration du mélange de protéines étalons s'est stabilisée. Utilisez une pince pour détacher du gel les bandelettes de dépôt et les 2 mèches reliées aux électrodes. Immergez le gel dans de la solution de fixation pour focalisation isoélectrique sur gel de polyacrylamide R, et incubez à température ambiante, sous agitation modérée, pendant 30 min. Videz la solution, ajoutez 200 ml de *solution de décoloration R*, et incubez sous agitation pendant 1 h. Egouttez le gel, ajoutez de la *solution de coloration au Coomassie R* et incubez pendant 30 min. Décolorez le gel par diffusion passive dans de la *solution de décoloration R* jusqu'à ce que les bandes apparaissent nettement sur fond clair. Notez la position et l'intensité des bandes de l'électrophorégramme comme indiqué dans la monographie.

VARIATIONS PAR RAPPORT À LA DESCRIPTION DÉTAILLÉE DE LA PROCÉDURE (SOUS RÉSERVE DE VALIDATION)

Lorsqu'il est fait référence à la méthode générale sur la focalisation isoélectrique, certaines variations de méthodologie ou de procédure sont admises sous réserve de validation. Ces variations comprennent :

- l'emploi de gels en plaques du commerce prêts à l'emploi,
- l'emploi de gradients de pH immobilisés,
- l'emploi de gels cylindriques,
- l'emploi de gels en plaques d'autres dimensions, notamment des gels ultra-minces (0,2 mm),
- des variations portant sur la procédure de dépôt des échantillons, notamment les volumes déposés ou l'utilisation de masques de dépôt ou de mèches constituées d'un matériau autre que le papier,
- des variations portant sur les conditions de développement, notamment le champ électrique, en fonction des dimensions du gel et de l'équipement, et l'utilisation de temps de migration fixes de préférence à une interprétation subjective de la stabilité des bandes,
- l'introduction d'une étape de préfocalisation,
- l'emploi d'une instrumentation automatisée,
- l'emploi de gels d'agarose.

VALIDATION DES PROCÉDURES DE FOCALISATION ISOÉLECTRIQUE

Toute méthode alternative utilisée en remplacement de la description détaillée de la procédure doit être validée. Les critères suivants peuvent être utilisés pour valider la séparation :

- instauration d'un gradient de pH stable présentant les caractéristiques voulues, évaluées par exemple au moyen de marqueurs colorés de point isoélectrique connu,
- comparaison avec l'électrophorégramme fourni avec la substance chimique de référence correspondant à la préparation à examiner,
- tout autre critère de validation prescrit dans la monographie.

VARIATIONS SPÉCIFIÉES PAR RAPPORT À LA MÉTHODE GÉNÉRALE

Certaines variations par rapport à la méthode générale, nécessaires pour l'analyse de substances spécifiques, sont expressément spécifiées dans la monographie. Ces variations comprennent :

- l'addition d'urée dans le gel de migration (une concentration de 3 M est souvent suffisante pour maintenir la protéine en solution de façon satisfaisante, mais une concentration allant jusqu'à 8 M peut être utilisée), pour certaines protéines qui précipitent à leur point isoélectrique : l'urée contenue dans le gel permet le maintien en solution de la protéine. Si de l'urée est utilisée, seules des solutions fraîchement préparées devraient être utilisées afin d'empêcher la carbamylation de la protéine,
- l'emploi d'autres méthodes de coloration,
- l'emploi d'additifs pour gel comme des détergents non ioniques (par exemple octylglucoside) ou des détergents zwitterioniques afin d'empêcher l'agrégation ou la précipitation des protéines.

POINTS À CONSIDÉRER

Les échantillons peuvent être déposés sur n'importe quelle zone du gel, mais devraient en général être appliquées sur des zones où elles sont supposées se focaliser. Pour protéger les protéines d'environnements à pH extrême, les échantillons ne devraient pas être appliqués près de l'une ou l'autre des électrodes. Pendant la mise au point de la méthode, l'analyste peut essayer d'appliquer la protéine en 3 endroits différents sur le gel (c'est-à-dire, au centre et aux 2 extrémités) ; le comportement d'une protéine appliquée sur des extrémités opposées du gel peut varier.

Un phénomène connu sous le nom de dérive cathodique, au cours duquel le gradient de pH se détériore avec le temps, peut survenir si la focalisation dure trop longtemps. Bien que ce phénomène soit encore mal compris, l'électroendosmose et l'absorption du dioxyde de carbone peuvent être des facteurs responsables de la dérive cathodique. La dérive cathodique s'observe au moment où la protéine focalisée migre hors de l'extrémité cathodique du gel. Des gradients de pH immobilisés peuvent être utilisés pour traiter ce problème.

Un refroidissement efficace (environ 4 °C) du lit sur lequel repose le gel pendant la focalisation est important. Le champ électrique élevé auquel est soumis le gel de focalisation en cours de FIE peut entraîner une surchauffe et affecter la qualité de ce dernier.

2.3. IDENTIFICATION

2.3. IDENTIFICATION

2.3.1. RÉACTIONS D'IDENTITÉ DES IONS ET DES GROUPES FONCTIONNELS

ACÉTATES

a) Chauffez la substance à examiner avec une quantité égale d'*acide oxalique R*. Il se dégage des vapeurs identifiées par leur odeur caractéristique d'acide acétique et leur réaction acide (*2.2.4*).

b) Dissolvez 30 mg environ de la substance à examiner dans 3 ml d'*eau R* ou utilisez 3 ml de la solution prescrite. Ajoutez successivement 0,25 ml de *solution de nitrate de lanthane R*, 0,1 ml d'*iode 0,05 M* et 0,05 ml d'*ammoniaque diluée R2*. Chauffez prudemment à ébullition. En quelques minutes, il apparaît un précipité bleu ou une coloration bleu foncé.

ACÉTYLE

Dans un tube à essai de 18 mm environ de diamètre extérieur et de 180 mm environ de longueur, introduisez 15 mg environ de la substance à examiner ou la quantité prescrite et 0,15 ml d'*acide phosphorique R*. Fermez le tube à essai avec un bouchon portant à l'intérieur un petit tube à essai de 100 mm environ de longueur et de 10 mm de diamètre extérieur. Ce petit tube, rempli d'*eau R*, sert de réfrigérant. Sa paroi extérieure retient une goutte de *solution de nitrate de lanthane R*. Sauf dans le cas de substances difficilement hydrolysables, placez l'appareil dans un bain-marie pendant 5 min, puis retirez le petit tube à essai, prélevez la goutte retenue et mélangez-la sur une plaque à touche avec 0,05 ml d'*iode 0,01 M*. Ajoutez sur le bord de la goutte 0,05 ml d'*ammoniaque diluée R2*. Après 1 min à 2 min, il se développe à la zone limite une coloration bleue devenant peu à peu plus foncée et persistant un certain temps.

Dans le cas de *substances difficilement hydrolysables*, chauffez lentement le mélange sur une flamme nue jusqu'à ébullition, puis continuez d'après les indications données ci-dessus.

ALCALOÏDES

Dissolvez quelques milligrammes de la substance à examiner ou la quantité prescrite dans 5 ml d'*eau R* et ajoutez de l'*acide chlorhydrique dilué R* jusqu'à réaction acide (*2.2.4*). Ajoutez 1 ml de *solution d'iodobismuthate de potassium R*. Il se forme immédiatement un précipité orangé ou rouge orangé.

ALUMINIUM

Dissolvez 15 mg environ de la substance à examiner dans 2 ml d'*eau R* ou utilisez 2 ml de la solution prescrite. Ajoutez 0,5 ml environ d'*acide chlorhydrique dilué R* et 0,5 ml environ de *réactif au thioacétamide R*. Il ne se forme pas de précipité. Ajoutez, goutte à goutte, de la *solution diluée d'hydroxyde de sodium R*. Il se forme un précipité blanc gélatineux qui se dissout par addition de *solution diluée d'hydroxyde de sodium R*. Ajoutez progressivement de la *solution de chlorure d'ammonium R* ; le précipité blanc gélatineux réapparaît.

AMINES PRIMAIRES AROMATIQUES

Acidifiez la solution prescrite avec de l'*acide chlorhydrique dilué R* et ajoutez 0,2 ml de *solution de nitrite de sodium R*. Après 1 min à 2 min, ajoutez 1 ml de *solution de β-naphtol R*. Il apparaît une intense coloration orangée ou rouge et généralement un précipité de même teinte.

AMMONIUM (SELS D')

A la solution prescrite, ajoutez 0,2 g d'*oxyde de magnésium R*. Faites barboter de l'air dans le mélange et dirigez le gaz qui s'échappe à la surface d'un mélange de 1 ml d'*acide chlorhydrique 0,1 M* et de 0,05 ml de *solution de rouge de méthyle R*. Le mélange vire au jaune et il se forme un précipité jaune par addition de 1 ml d'une solution récemment préparée de *cobaltinitrite de sodium R* à 100 g/l.

AMMONIUM (SELS D') ET SELS DE BASES VOLATILES

Dissolvez 20 mg environ de la substance à examiner dans 2 ml d'*eau R* ou utilisez 2 ml de la solution prescrite. Ajoutez 2 ml de *solution diluée d'hydroxyde de sodium R* et chauffez. Il se dégage des vapeurs identifiées par leur odeur et leur réaction alcaline (*2.2.4*).

ANTIMOINE

Dissolvez en chauffant doucement 10 mg environ de la substance à examiner dans une solution de 0,5 g de *tartrate de potassium et de sodium R* dans 10 ml d'*eau R* et refroidissez. A 2 ml de cette solution ou de la solution prescrite, ajoutez, goutte à goutte, de la *solution de sulfure de sodium R*. Il se forme un précipité rouge orangé qui se dissout par addition de *solution diluée d'hydroxyde de sodium R*.

ARGENT

Dissolvez 10 mg environ de la substance à examiner dans 10 ml d'*eau R* ou utilisez 10 ml de la solution prescrite. Ajoutez 0,3 ml d'*acide chlorhydrique R1*. Il se forme un précipité blanc caillebotté qui se dissout par addition de 3 ml d'*ammoniaque diluée R1*.

ARSENIC

Chauffez au bain-marie 5 ml de la solution prescrite avec un volume égal de *réactif hypophosphoreux R*. Il se forme un précipité brun.

BARBITURIQUES NON SUBSTITUÉS A L'AZOTE

Dissolvez 5 mg environ de la substance à examiner dans 3 ml de *méthanol R*. Ajoutez 0,1 ml d'une solution contenant 100 g/l de *nitrate de cobalt R* et 100 g/l de *chlorure de calcium R*. Mélangez et ajoutez en agitant 0,1 ml de *solution diluée d'hydroxyde de sodium R*. Il apparaît une coloration et un précipité bleu violacé.

BENZOATES

a) A 1 ml de la solution prescrite, ajoutez 0,5 ml de *solution de chlorure ferrique R1*. Il se forme un précipité chamois soluble dans l'*éther R*.

b) Dans un tube à essai, placez 0,2 g de la substance à examiner traitée éventuellement d'après les indications de la monographie. Humectez avec 0,2 ml à 0,3 ml d'*acide sulfurique R*. Chauffez doucement le fond du tube. Un sublimé blanc se dépose sur la paroi intérieure du tube.

c) Dissolvez 0,5 g de la substance à examiner dans 10 ml d'*eau R* ou utilisez 10 ml de la solution prescrite. Ajoutez 0,5 ml d'*acide chlorhydrique R*. Cristallisé dans l'*eau R* chaude, puis desséché sous vide, le précipité obtenu présente un point de fusion (*2.2.14*) de 120 °C à 124 °C.

BISMUTH

a) A 0,5 g de la substance à examiner, ajoutez 10 ml d'*acide chlorhydrique dilué R*, ou utilisez 10 ml de la solution prescrite. Chauffez à ébullition pendant 1 min. Refroidissez, filtrez si nécessaire. A 1 ml de la solution obtenue, ajoutez 20 ml d'*eau R*. Il se forme un précipité blanc ou légèrement jaune qui, par addition de 0,05 ml à 0,1 ml de *solution de sulfure de sodium R*, vire au brun.

b) A 45 mg environ de la substance à examiner, ajoutez 10 ml d'*acide nitrique dilué R*, ou utilisez 10 ml de la solution prescrite. Chauffez à ébullition pendant 1 min. Refroidissez, filtrez si nécessaire. A 5 ml de la solution obtenue, ajoutez 2 ml d'une solution de *thiourée R* à 100 g/l. Il apparaît une coloration orangé jaune ou un précipité orangé. Ajoutez 4 ml d'une solution de *fluorure de sodium R* à 25 g/l. La solution ne se décolore pas dans les 30 min qui suivent.

BROMURES

a) Dissolvez une quantité de la substance à examiner correspondant à 3 mg environ de bromure (Br^-) dans 2 ml d'*eau R*, ou utilisez 2 ml de la solution prescrite. Acidifiez par l'*acide nitrique dilué R* et ajoutez 0,4 ml de *solution de nitrate d'argent R1*. Agitez et laissez reposer. Il se forme un précipité caillebotté jaune pâle. Centrifugez et lavez 3 fois avec 1 ml d'*eau R*. Effectuez cette opération rapidement, à l'abri d'une lumière vive, sans tenir compte du fait que le liquide surnageant ne devient pas parfaitement limpide. Mettez le précipité en suspension dans 2 ml d'*eau R* et ajoutez 1,5 ml d'*ammoniaque R*. Le précipité se dissout difficilement.

b) Dans un petit tube à essai, introduisez une quantité de la substance à examiner correspondant à 5 mg environ de bromure (Br^-) ou la quantité prescrite. Ajoutez 0,25 ml d'*eau R*, 75 mg environ de *dioxyde de plomb R*, 0,25 ml d'*acide acétique R* et agitez doucement. Séchez la paroi intérieure de la partie supérieure du tube à essai avec du papier filtre et laissez reposer pendant 5 min. Préparez une bande de papier filtre approprié de dimensions convenables. Imprégnez-la par capillarité en trempant une des extrémités dans une goutte de *solution décolorée de fuchsine R*. Dans le tube, introduisez immédiatement la partie imprégnée. A partir de l'extrémité de celle-ci, il apparaît en 10 s une coloration violette. Cette dernière se distingue nettement de la coloration rouge de la fuchsine qui peut être visible sur une petite zone à l'extrémité supérieure de la partie imprégnée du papier.

CALCIUM

a) A 0,2 ml d'une solution neutre contenant une quantité de la substance à examiner correspondant à 0,2 mg environ de calcium (Ca^{2+}) par millilitre ou à 0,2 ml de la solution prescrite, ajoutez 0,5 ml d'une solution de *glyoxalhydroxyanile R* à 2 g/l dans l'*alcool R*, 0,2 ml de *solution diluée d'hydroxyde de sodium R* et 0,2 ml de *solution de carbonate de sodium R*. Agitez avec 1 ml à 2 ml de *chloroforme R* et ajoutez 1 ml à 2 ml d'*eau R*. La couche chloroformique est colorée en rouge.

b) Dissolvez 20 mg environ de la substance à examiner ou la quantité prescrite dans 5 ml d'*acide acétique R*. Ajoutez 0,5 ml de *solution de ferrocyanure de potassium R*. La solution demeure limpide. Ajoutez 50 mg environ de *chlorure d'ammonium R*. Il se forme un précipité cristallin blanc.

CARBONATES ET BICARBONATES

Dans un tube à essai, introduisez 0,1 g de la substance à examiner et mettez en suspension dans 2 ml d'*eau R*, ou utilisez 2 ml de la solution prescrite. Ajoutez 3 ml d'*acide acétique dilué R* et fermez immédiatement le tube à l'aide d'un bouchon traversé par un tube en verre coudé 2 fois à angle droit. La solution ou la suspension devient effervescente et dégage un gaz incolore et inodore. Chauffez doucement et recueillez le gaz dans 5 ml de *solution d'hydroxyde de baryum R*. Il se forme un précipité blanc qui se dissout par addition d'*acide chlorhydrique R1* en excès.

CHLORURES

a) Dissolvez une quantité de la substance à examiner correspondant à 2 mg environ de chlorure (Cl^-) dans 2 ml d'*eau R*, ou utilisez 2 ml de la solution prescrite. Acidifiez par l'*acide nitrique dilué R*. Ajoutez 0,4 ml de *solution de nitrate d'argent R1*. Agitez et laissez reposer. Il se forme un précipité blanc caillebotté. Centrifugez et lavez 3 fois avec 1 ml d'*eau R*. Effectuez cette opération rapidement, à l'abri d'une lumière vive, sans tenir compte du fait que le liquide surnageant ne devient pas parfaitement limpide. Mettez le précipité en suspension dans 2 ml d'*eau R* et ajoutez 1,5 ml d'*ammoniaque R*. Le précipité se dissout facilement à l'exception d'éventuelles particules importantes qui se dissolvent lentement.

b) Dans un tube à essai, introduisez une quantité de la substance à examiner correspondant à 15 mg environ de chlorure (Cl^-) ou la quantité prescrite. Ajoutez 0,2 g de *dichromate de potassium R* et 1 ml d'*acide sulfurique R*. Placez sur l'orifice du tube à essai une bande de papier filtre imprégnée de 0,1 ml de *solution de diphénylcarbazide R*. Le papier se colore en rouge-violet. Le papier imprégné ne doit pas entrer en contact avec le dichromate de potassium.

CITRATES

Dissolvez une quantité de la substance à examiner correspondant à 50 mg environ d'acide citrique dans 5 ml d'*eau R*, ou utilisez 5 ml de la solution prescrite. Ajoutez 0,5 ml d'*acide sulfurique R* et 1 ml de *solution de permanganate de potassium R*. Chauffez jusqu'à disparition de la coloration du permanganate. Ajoutez 0,5 ml d'une solution de *nitroprussiate de sodium R* à 100 g/l dans l'*acide sulfurique dilué R* et 4 g d'*acide sulfamique R*. Alcalinisez la solution en ajoutant, goutte à goutte, de l'*ammoniaque concentrée R* jusqu'à dissolution complète de l'acide sulfamique. L'addition d'un excès d'*ammoniaque concentrée R* provoque l'apparition d'une coloration violacée virant au bleu violacé.

ESTERS

A 30 mg environ de la substance à examiner ou à la quantité prescrite, ajoutez 0,5 ml d'une solution de *chlorhydrate d'hydroxylamine R* à 70 g/l dans le *méthanol R* et 0,5 ml d'une solution d'*hydroxyde de potassium R* à 100 g/l dans l'*alcool R*. Chauffez à ébullition, refroidissez, acidifiez par l'*acide chlorhydrique dilué R* et ajoutez 0,2 ml de *solution de chlorure ferrique R1* diluée 10 fois. Il se développe une coloration rouge ou rouge bleuâtre.

FER

a) Dissolvez une quantité de la substance à examiner correspondant à 10 mg environ de fer (Fe^{2+}) dans 1 ml d'*eau R*, ou utilisez 1 ml de la solution prescrite. Ajoutez 1 ml de *solution de ferricyanure de potassium R*. Il se forme un précipité bleu, qui ne se dissout pas par addition de 5 ml d'*acide chlorhydrique dilué R*.

b) Dissolvez une quantité de la substance à examiner correspondant à 1 mg environ de fer (Fe^{3+}) dans 30 ml d'*eau R*. A 3 ml de cette solution ou à 3 ml de la solution prescrite, ajoutez 1 ml d'*acide chlorhydrique dilué R* et 1 ml de *solution de thiocyanate de potassium R*. Il se développe une coloration rouge. Prélevez 2 fractions de 1 ml. A l'une d'elles, ajoutez 5 ml d'*alcool isoamylique R* ou 5 ml d'*éther R*. Agitez et laissez reposer. La couche organique se colore en rose. A l'autre fraction, ajoutez 2 ml de *solution de chlorure mercurique R*. La coloration rouge disparaît.

c) Dissolvez une quantité de la substance à examiner correspondant au moins à 1 mg de fer (Fe^{3+}) dans 1 ml d'*eau R*, ou à 1 ml de la solution prescrite, ajoutez 1 ml de *solution de ferrocyanure de potassium R*. Il se forme un précipité bleu qui ne se dissout pas par addition de 5 ml d'*acide chlorhydrique dilué R*.

IODURES

a) Dissolvez une quantité de la substance à examiner correspondant à 4 mg environ d'iodure (I^-) dans 2 ml d'*eau R*, ou utilisez 2 ml de la solution prescrite. Acidifiez par l'*acide nitrique dilué R* et ajoutez 0,4 ml de *solution de nitrate d'argent R1*. Agitez et laissez reposer. Il se forme un précipité caillebotté jaune pâle. Centrifugez et lavez avec 3 fois 1 ml d'*eau R*. Effectuez cette opération rapidement, à l'abri d'une lumière vive, sans tenir compte du fait que le liquide surnageant ne devient pas parfaitement limpide. Mettez le précipité en suspension dans 2 ml d'*eau R* et ajoutez 1,5 ml d'*ammoniaque R*. Le précipité ne se dissout pas.

b) A 0,2 ml d'une solution de la substance à examiner contenant 5 mg environ d'iodure (I^-) par millilitre, ou à 0,2 ml de la solution prescrite, ajoutez 0,5 ml d'*acide sulfurique dilué R*, 0,1 ml de *solution de dichromate de potassium R*, 2 ml d'*eau R* et 2 ml de *chloroforme R*. Agitez pendant quelques secondes et laissez reposer. La couche chloroformique est colorée en violet ou rouge violacé.

LACTATES

Dissolvez une quantité de la substance à examiner correspondant à 5 mg environ d'acide lactique dans 5 ml d'*eau R*. A cette solution, ou à 5 ml de la solution prescrite, ajoutez 1 ml d'*eau de brome R* et 0,5 ml d'*acide sulfurique dilué R*. Chauffez au bain-marie jusqu'à disparition de la coloration, en agitant de temps en temps à l'aide d'une baguette de verre. Ajoutez 4 g de *sulfate d'ammonium R* et mélangez. Ajoutez, goutte à goutte et sans mélanger, 0,2 ml d'une solution de *nitroprussiate de sodium R* à 100 g/l dans l'*acide sulfurique dilué R*. Toujours sans mélanger, ajoutez 1 ml d'*ammoniaque concentrée R*. Laissez reposer pendant 30 min. Il apparaît un anneau vert foncé à l'interface des 2 liquides.

MAGNÉSIUM

Dissolvez 15 mg environ de la substance à examiner dans 2 ml d'*eau R*, ou utilisez 2 ml de la solution prescrite. Ajoutez 1 ml d'*ammoniaque diluée R1*. Il se forme un précipité blanc qui se dissout par addition de 1 ml de *solution de chlorure d'ammonium R*. Ajoutez 1 ml de *solution de phosphate disodique R*. Il se forme un précipité cristallin blanc.

MERCURE

a) Déposez 0,1 ml d'une solution de la substance à examiner sur une lame de cuivre bien décapée. Il se forme une tache gris foncé qui devient brillante par frottement. Séchez la lame de cuivre, puis chauffez-la dans un tube à essai. La tache disparaît.

b) A la solution prescrite, ajoutez de la *solution diluée d'hydroxyde de sodium R* jusqu'à réaction fortement alcaline (*2.2.4*). Il se forme un précipité jaune et dense (sels mercuriques).

NITRATES

A un mélange de 0,1 ml de *nitrobenzène R* et de 0,2 ml d'*acide sulfurique R*, ajoutez une quantité de la substance pulvérisée correspondant à 1 mg environ de nitrate (NO_3^-) ou la quantité prescrite. Après 5 min de repos, refroidissez dans l'eau glacée, ajoutez lentement et en agitant 5 ml d'*eau R*, puis 5 ml de *solution concentrée d'hydroxyde de sodium R*. Ajoutez 5 ml d'*acétone R*, agitez et laissez reposer. La couche supérieure est colorée en violet foncé.

PHOSPHATES (ORTHOPHOSPHATES)

a) A 5 ml de la solution prescrite, neutralisée si nécessaire, ajoutez 5 ml de *solution de nitrate d'argent R1*. Il se forme un précipité jaune dont la coloration n'est pas modifiée par ébullition, et qui se dissout par addition d'*ammoniaque R*.

b) Mélangez 1 ml de la solution prescrite avec 2 ml de *réactif molybdovanadique R*. Il se développe une coloration jaune.

PLOMB

a) Dissolvez 0,1 g de la substance à examiner dans 1 ml d'*acide acétique R*, ou utilisez 1 ml de la solution prescrite. Ajoutez 2 ml de *solution de chromate de potassium R*. Il se forme un précipité jaune qui se dissout par addition de 2 ml de *solution concentrée d'hydroxyde de sodium R*.

b) Dissolvez 50 mg environ de la substance à examiner dans 1 ml d'*acide acétique R*, ou utilisez 1 ml de la solution prescrite. Ajoutez 10 ml d'*eau R* et 0,2 ml de *solution d'iodure de potassium R*. Il se forme un précipité jaune. Chauffez à ébullition pendant 1 min à 2 min. Le précipité se dissout. Laissez refroidir. Le précipité réapparaît sous forme de paillettes brillantes jaunes.

POTASSIUM

a) Dissolvez 0,1 g de la substance à examiner dans 2 ml d'*eau R*, ou utilisez 2 ml de la solution prescrite. Ajoutez 1 ml de *solution de carbonate de sodium R*, puis chauffez. Il ne se forme pas de précipité. Ajoutez à chaud 0,05 ml de *solution de sulfure de sodium R*. Il ne se forme pas de précipité. Refroidissez dans l'eau glacée et ajoutez 2 ml d'une solution d'*acide tartrique R* à 150 g/l. Laissez reposer. Il se forme un précipité cristallin blanc.

b) Dissolvez 40 mg environ de la substance à examiner dans 1 ml d'*eau R*, ou utilisez 1 ml de la solution prescrite. Ajoutez 1 ml d'*acide acétique dilué R* et 1 ml de solution extemporanée de *cobaltinitrite de sodium R* à 100 g/l. Il se forme immédiatement un précipité jaune ou jaune orange.

SALICYLATES

a) A 1 ml de la solution prescrite, ajoutez 0,5 ml de *solution de chlorure ferrique R1*. Il se développe une coloration violette qui persiste après addition de 0,1 ml d'*acide acétique R*.

b) Dissolvez 0,5 g de la substance à examiner dans 10 ml d'*eau R*, ou utilisez 10 ml de la solution prescrite. Ajoutez 0,5 ml d'*acide chlorhydrique R*. Cristallisé dans l'*eau R* chaude, puis desséché sous vide, le précipité obtenu présente un point de fusion (*2.2.14*) de 156 °C à 161 °C.

SILICATES

Dans un creuset de plomb ou de platine, mélangez à l'aide d'un fil de cuivre la quantité prescrite de la substance à examiner avec 10 mg environ de *fluorure de sodium R* et quelques gouttes d'*acide sulfurique R* pour former un empois fluide. Fermez le creuset avec une lame mince en matière plastique transparente dont la face inférieure retient une gouttelette d'*eau R* et chauffez légèrement. Il se forme rapidement un anneau blanc autour de la gouttelette d'eau.

SODIUM

a) Dissolvez 0,1 g de la substance à examiner dans 2 ml d'*eau R*, ou utilisez 2 ml de la solution prescrite. Ajoutez 2 ml d'une solution de *carbonate de potassium R* à 150 g/l et chauffez à ébullition. Il ne se forme aucun précipité. Ajoutez 4 ml de *solution de pyroantimoniate de potassium R* et chauffez à ébullition. Laissez refroidir dans l'eau glacée et frottez si nécessaire la paroi du tube avec une baguette de verre. Il se forme un précipité blanc et dense.

b) Dissolvez une quantité de la substance à examiner correspondant à 2 mg environ de sodium (Na^+) dans 0,5 ml d'*eau R*, ou utilisez 0,5 ml de la solution prescrite. Ajoutez 1,5 ml de *réactif méthoxyphénylacétique R* et refroidissez dans l'eau glacée pendant 30 min. Il se forme un volumineux précipité cristallin blanc. Maintenez dans l'eau à 20 °C pendant 5 min en agitant. Le précipité ne disparaît pas. Ajoutez 1 ml d'*ammoniaque diluée R1*. Le précipité se dissout entièrement. Ajoutez 1 ml de *solution de carbonate d'ammonium R*. Il ne se forme pas de précipité.

SULFATES

a) Dissolvez 45 mg environ de la substance à examiner dans 5 ml d'*eau R* ou utilisez 5 ml de la solution prescrite. Ajoutez 1 ml d'*acide chlorhydrique dilué R* et 1 ml de *solution de chlorure de baryum R1*. Il se forme un précipité blanc.

b) A la suspension finale obtenue dans la réaction (a), ajoutez 0,1 ml d'*iode 0,05 M*. La suspension reste jaune (distinction des sulfites et dithionites). Ajoutez, goutte à goutte, de la *solution de chlorure stanneux R*. La coloration de la suspension disparaît (distinction des iodates). Chauffez à ébullition. Il ne se forme aucun précipité coloré (distinction des séléniates et des tungstates).

TARTRATES

a) Dissolvez 15 mg environ de la substance à examiner dans 5 ml d'*eau R*, ou utilisez 5 ml de la solution prescrite. Ajoutez 0,05 ml d'une solution de *sulfate ferreux R* à 10 g/l et 0,05 ml de *solution diluée de peroxyde d'hydrogène R*. Il apparaît une coloration jaune fugace. Dès la disparition de celle-ci, ajoutez, goutte à goutte, de la *solution diluée d'hydroxyde de sodium R*. Il se développe une coloration bleu intense.

b) A 0,1 ml d'une solution contenant une quantité de la substance à examiner correspondant à 15 mg environ d'acide tartrique par millilitre ou à 0,1 ml de la solution prescrite, ajoutez 0,1 ml d'une solution de *bromure de potassium R* à 100 g/l, 0,1 ml d'une solution de *résorcinol R* à 20 g/l et 3 ml d'*acide sulfurique R*. Chauffez au bain-marie pendant 5 min à 10 min. Il se développe une coloration bleu foncé. Laissez refroidir et versez la solution dans l'*eau R*. La coloration vire au rouge.

XANTHINES

A quelques milligrammes de la substance à examiner ou à la quantité prescrite, ajoutez 0,1 ml de *solution concentrée de peroxyde d'hydrogène R* et 0,3 ml d'*acide chlorhydrique dilué R*. Evaporez au bain-marie à siccité jusqu'à obtention d'un résidu rouge jaunâtre. Ajoutez 0,1 ml d'*ammoniaque diluée R2* ; le résidu se colore en rouge-violet.

ZINC

Dissolvez 0,1 g de la substance à examiner dans 5 ml d'*eau R*, ou utilisez 5 ml de la solution prescrite. Ajoutez 0,2 ml de *solution concentrée d'hydroxyde de sodium R*. Il se forme un précipité blanc qui se dissout par addition de 2 ml de *solution concentrée d'hydroxyde de sodium R*. Ajoutez 10 ml de *solution de chlorure d'ammonium R*. La solution reste limpide. Ajoutez 0,1 ml de *solution de sulfure de sodium R* ; il se forme un précipité floconneux blanc.

2.3.2. IDENTIFICATION DES HUILES GRASSES PAR CHROMATOGRAPHIE SUR COUCHE MINCE

Opérez par chromatographie sur couche mince (*2.2.27*) en utilisant une plaque recouverte d'un gel de silice octadécylsilylé pour chromatographie à haute performance approprié.

Solution à examiner. Sauf indication contraire, dissolvez 20 mg environ (1 goutte) d'huile grasse dans 3 ml de *chlorure de méthylène R*.

Solution témoin. Dissolvez 20 mg environ (1 goutte) d'*huile de maïs R* dans 3 ml de *chlorure de méthylène R*.

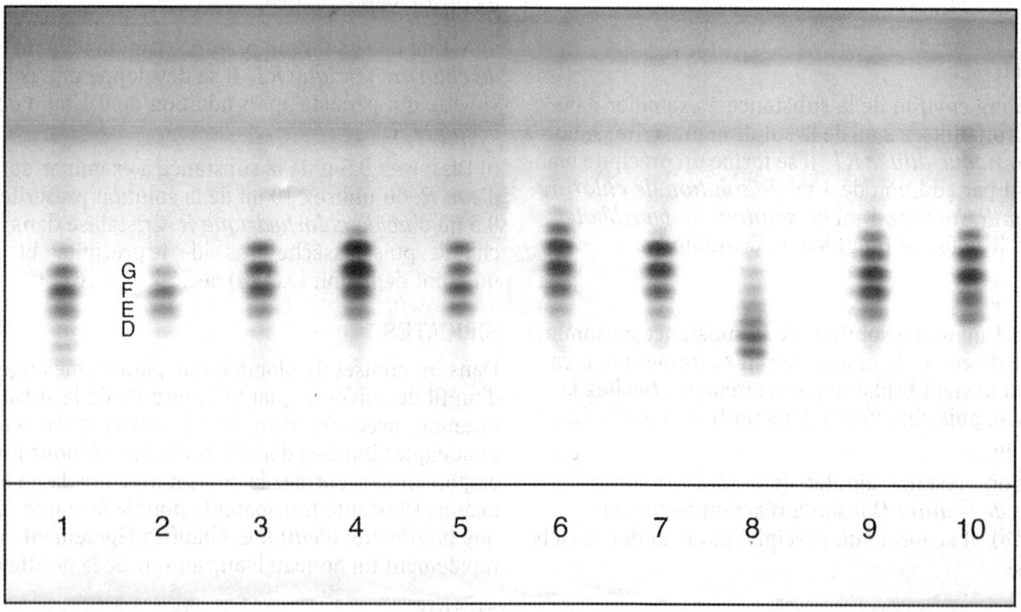

1.	Huile d'arachide	6.	Huile de soja
2.	Huile d'olive	7.	Huile de tournesol
3.	Huile de sésame	8.	Huile de colza
4.	Huile de maïs	9.	Huile de colza (exempte d'acide érucique)
5.	Huile d'amande	10.	Huile de germes de blé

Figure 2.3.2.-1. – *Chromatogrammes types pour l'identification des huiles grasses*

Déposez séparément sur la plaque 1 µl de chaque solution. Développez 2 fois sur un parcours de 0,5 cm avec de l'*éther R*. Développez ensuite 2 fois sur un parcours de 8 cm avec un mélange de 20 volumes de *chlorure de méthylène R*, de 40 volumes d'*acide acétique glacial R* et de 50 volumes d'*acétone R*. Laissez sécher la plaque à l'air. Pulvérisez une solution d'*acide phosphomolybdique R* à 100 g/l dans de l'*alcool R*. Chauffez la plaque à 120 °C pendant 3 min environ. Examinez à la lumière du jour.

Le chromatogramme présente des taches comparables à celles reproduites dans la figure 2.3.2.-1.

2.3.3. IDENTIFICATION DES PHÉNOTHIAZINES PAR CHROMATOGRAPHIE SUR COUCHE MINCE

Opérez par chromatographie sur couche mince (*2.2.27*). Imprégnez une plaque recouverte d'une couche de *kieselguhr G R* en la plaçant dans une chambre à chromatographie contenant la quantité nécessaire d'un mélange constitué par une solution de *phénoxyéthanol R* à 10 pour cent *V/V* et de *macrogol 300 R* à 50 g/l dans l'*acétone R* pour que la plaque plonge de 5 mm environ dans le liquide. Lorsque la ligne du front du mélange d'imprégnation a parcouru une distance de 17 cm au moins au-dessus du bord inférieur de la plaque, retirez celle-ci et employez-la immédiatement pour la chromatographie.

Effectuez le développement dans la même direction.

Solution à examiner. Dissolvez 20 mg de la substance à examiner dans du *chloroforme R* et complétez à 10 ml avec le même solvant.

Solution témoin. Dissolvez 20 mg de la substance chimique de référence (SCR) correspondante dans du *chloroforme R* et complétez à 10 ml avec le même solvant.

Déposez séparément sur la plaque 2 µl de chaque solution. Développez à l'obscurité sur un parcours de 15 cm, avec un mélange de 50 ml d'*éther de pétrole R* et de 1 ml de *diéthylamine R* saturé de *phénoxyéthanol R* (ajoutez 3 ml à 4 ml environ de *phénoxyéthanol R* au mélange précité jusqu'à obtention d'un trouble persistant même après agitation ; décantez et utilisez le liquide surnageant même s'il est trouble). Exposez la plaque à la lumière ultraviolette à 365 nm et observez après quelques minutes. La tache du chromatogramme obtenu avec la substance à examiner est semblable quant à sa position, sa fluorescence et ses dimensions, à la tache du chromatogramme obtenu avec la solution témoin. Pulvérisez une solution d'*acide sulfurique R* à 10 pour cent *V/V* dans l'*alcool R*. La coloration de la tache du chromatogramme obtenu avec la solution à examiner est semblable à celle de la tache du chromatogramme obtenu avec la solution témoin et présente la même stabilité pendant 20 min au moins.

2.3.4. ODEUR

Sur un verre de montre de 6 cm à 8 cm de diamètre, étalez en couche mince 0,5 g à 2,0 g de la substance à examiner. Après 15 min, cherchez à en définir l'odeur ou à vous assurer de l'absence d'odeur.

2.4. ESSAIS LIMITES DES IMPURETÉS INORGANIQUES

2.4. ESSAIS LIMITES DES IMPURETÉS INORGANIQUES

2.4.1. AMMONIUM

Sauf indication contraire, utilisez le procédé A.

PROCÉDÉ A

Dans un tube à essai, dissolvez la quantité de substance prescrite dans 14 ml d'*eau R*, alcalinisez si nécessaire avec la *solution diluée d'hydroxyde de sodium R* et complétez à 15 ml avec de l'*eau R*. Ajoutez 0,3 ml de *solution alcaline de tétraiodomercurate de potassium R*. Préparez le témoin en ajoutant à 10 ml de *solution à 1 ppm d'ammonium* (NH_4) *R*, 5 ml d'*eau R* et 0,3 ml de *solution alcaline de tétraiodomercurate de potassium R*. Bouchez les tubes à essai.

Après 5 min, la coloration jaune éventuelle de la solution à examiner n'est pas plus intense que celle du témoin.

PROCÉDÉ B

Dans un flacon poudrier de 25 ml muni d'une capsule placez la quantité de substance prescrite finement pulvérisée et dissolvez ou mettez en suspension dans 1 ml d'*eau R*. Ajoutez 0,30 g d'*oxyde de magnésium lourd R*. Placez un *papier manganèse-argent R* de 5 mm × 5 mm humecté de quelques gouttes d'*eau R* sous la capsule en polyéthylène et obturez immédiatement. Agitez circulairement en évitant les projections de liquide. Chauffez à 40 °C pendant 30 min. Le papier manganèse-argent n'est pas plus fortement coloré en gris que le papier manganèse-argent placé au-dessus d'un témoin préparé simultanément et dans les mêmes conditions avec la *solution à 1 ppm d'ammonium* (NH_4) *R* prescrite, de 1 ml d'*eau R* et 0,30 g d'*oxyde de magnésium lourd R*.

2.4.2. ARSENIC

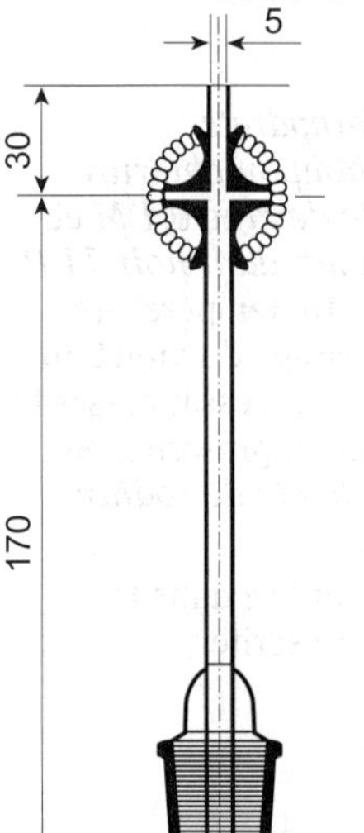

Figure 2.4.2.-1. - *Appareil pour l'essai limite A de l'arsenic Dimensions en millimètres*

PROCÉDÉ A

L'appareil (figure 2.4.2.-1) est constitué par une fiole conique de 100 ml fermée par un bouchon rodé muni d'un tube de verre de 200 mm environ de longueur et de 5 mm de diamètre intérieur. La partie inférieure de ce tube est effilée jusqu'à ce que le diamètre intérieur soit de 1,0 mm ; 15 mm au-dessus de son extrémité, le tube comporte un orifice latéral de 2 mm à 3 mm de diamètre. Lorsque le tube est mis en place dans le bouchon, l'orifice latéral se trouve à 3 mm au moins au-dessous de la surface inférieure du bouchon. A la partie supérieure du tube, l'épaisseur du verre soigneusement rodée délimite une surface parfaitement plane perpendiculaire à l'axe du tube. Un autre tube de même diamètre intérieur et de 30 mm de longueur est préparé dans les mêmes conditions. Les parties planes rodées sont appliquées l'une contre l'autre et maintenues avec deux ressorts. Le tube inférieur est garni d'une couche non tassée de *coton à l'acétate de plomb R* pesant de 50 mg à 60 mg, ou d'un petit tampon de coton et d'un morceau de *papier à l'acétate de plomb R* de 50 mg à 60 mg. Entre les 2 parties rodées planes des tubes, placez un disque ou un carré de *papier au bromure mercurique R*, de surface suffisante pour couvrir l'orifice du tube (15 mm × 15 mm).

Dans la fiole conique, dissolvez la prise d'essai de la substance à examiner dans 25 ml d'*eau R*, ou dans le cas d'une solution, complétez le volume prescrit à 25 ml avec de l'*eau R*. Ajoutez 15 ml d'*acide chlorhydrique R*, 0,1 ml de *solution de chlorure stanneux R*, 5 ml de *solution d'iodure de potassium R* et attendez 15 min. Introduisez 5 g de *zinc activé R*. Assemblez aussitôt les 2 parties de l'appareil et plongez la fiole dans un bain d'eau à une température permettant un dégagement régulier du gaz. Préparez le témoin dans les mêmes conditions en utilisant 1 ml de *solution à 1 ppm d'arsenic (As) R* additionné de 24 ml d'*eau R*.

Après 2 h au moins, la tache éventuelle obtenue sur le disque de l'essai, n'est pas plus foncée que celle obtenue sur le disque du témoin.

PROCÉDÉ B

Dans un tube à essai contenant 4 ml d'*acide chlorhydrique R* et 5 mg environ d'*iodure de potassium R*, introduisez la quantité prescrite de la substance à examiner. Ajoutez 3 ml de *réactif hypophosphoreux R*. Chauffez le mélange au bain-marie pendant 15 min en agitant de temps en temps. Préparez le témoin dans les mêmes conditions en utilisant 0,5 ml de *solution à 10 ppm d'arsenic (As) R*.

Après chauffage au bain-marie, la coloration éventuelle de la solution à examiner n'est pas plus intense que celle du témoin.

2.4.3. CALCIUM

Toutes les solutions utilisées dans cet essai doivent être préparées à partir d'eau distillée R.

A 0,2 ml de *solution alcoolique à 100 ppm de calcium (Ca) R*, ajoutez 1 ml de *solution d'oxalate d'ammonium R*. Après 1 min, ajoutez un mélange de 1 ml d'*acide acétique dilué R* et de 15 ml d'une solution contenant la quantité prescrite de la substance à examiner, puis agitez. Préparez le témoin dans les mêmes conditions en utilisant un mélange de 10 ml de *solution aqueuse à 10 ppm de calcium (Ca) R*, de 1 ml d'*acide acétique dilué R* et de 5 ml d'*eau distillée R*.

2. Méthodes analytiques

Après 15 min, si la solution à examiner présente une opalescence, celle-ci n'est pas plus prononcée que celle du témoin.

2.4.4. CHLORURES

A 15 ml de la solution prescrite, ajoutez 1 ml d'*acide nitrique dilué R* et versez ce mélange en une seule fois dans un tube à essai contenant 1 ml de *solution de nitrate d'argent R2*. Préparez le témoin dans les mêmes conditions en utilisant un mélange de 10 ml de *solution à 5 ppm de chlorure (Cl) R* et de 5 ml d'*eau R*. Examinez latéralement les tubes à essai sur fond noir.

Après 5 min à l'abri de la lumière, si la solution à examiner présente une opalescence, celle-ci n'est pas plus prononcée que celle du témoin.

2.4.5. FLUORURES

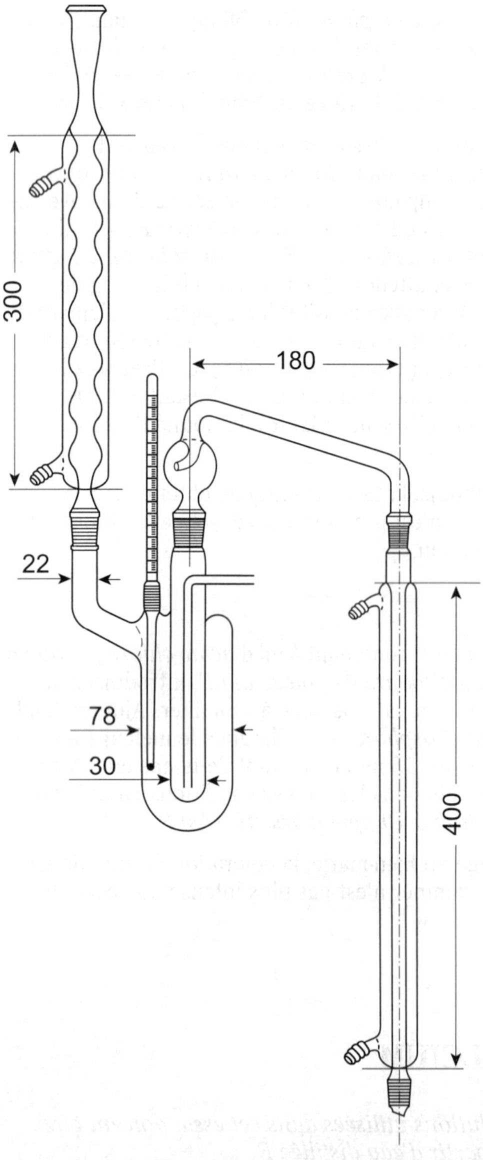

Figure 2.4.5.-1. – *Appareil pour l'essai limite des fluorures*
Dimensions en millimètres

Introduisez dans le tube intérieur de l'appareil (figure 2.4.5.-1) la quantité prescrite de la substance à examiner, 0,1 g de *sable R* lavé à l'acide et 20 ml d'un mélange à volumes égaux d'*acide sulfurique R* et d'*eau R*. Chauffez la gaine contenant le *tétrachloréthane R* et maintenez à ébullition (146 °C). Chauffez également le générateur de vapeur d'eau. Distillez et recueillez le distillat dans une fiole jaugée de 100 ml contenant 0,3 ml d'*hydroxyde de sodium 0,1 M* et 0,1 ml de *solution de phénolphtaléine R*. Pendant toute la durée de la distillation, maintenez un volume constant de 20 ml dans le tube et maintenez également l'alcalinité du distillat par addition d'*hydroxyde de sodium 0,1 M*. Complétez le volume du distillat à 100 ml avec de l'*eau R* (solution à examiner). Préparez le témoin dans les mêmes conditions en remplaçant la substance à examiner par 5 ml de *solution à 10 ppm de fluorure (F) R*. Dans 2 éprouvettes à bouchon rodé, introduisez respectivement 20 ml de la solution à examiner et 20 ml de la solution témoin. Ajoutez dans chaque éprouvette 5 ml de *réactif à l'acide aminométhylalizarinediacétique R*.

Après 20 min, la coloration bleue éventuelle de la solution à examiner (primitivement colorée en rouge) n'est pas plus intense que celle du témoin.

2.4.6. MAGNÉSIUM

A 10 ml de la solution prescrite, ajoutez 0,1 g de *tétraborate de disodium R* et ajustez le pH de 8,8 à 9,2 si nécessaire avec de l'*acide chlorhydrique dilué R* ou de la *solution diluée d'hydroxyde de sodium R*. Agitez avec 5 ml d'une solution d'*hydroxyquinoléine R* à 1 g/l dans le *chloroforme R*, pendant 1 min. Laissez reposer, séparez et rejetez la phase organique. Répétez cette opération. A la phase aqueuse, ajoutez 0,4 ml de *butylamine R* et 0,1 ml de *triéthanolamine R*. Ajustez le pH de la solution de 10,5 à 11,5 si nécessaire. Ajoutez 4 ml de la solution chloroformique d'hydroxyquinoléine, agitez pendant 1 min, laissez reposer et séparez, puis utilisez la phase inférieure pour la comparaison. Préparez le témoin dans les mêmes conditions en utilisant un mélange de 1 ml de *solution à 10 ppm de magnésium (Mg) R* et de 9 ml d'*eau R*.

La coloration éventuelle de la solution obtenue à partir de la substance à examiner n'est pas plus intense que celle du témoin.

2.4.7. MAGNÉSIUM ET MÉTAUX ALCALINO-TERREUX

A 200 ml d'*eau R*, ajoutez 0,1 g de *chlorhydrate d'hydroxylamine R*, 10 ml de *solution tampon chlorure d'ammonium pH 10,0 R*, 1 ml de *sulfate de zinc 0,1 M* et 15 mg environ de *mélange composé au mordant noir 11 R*. Chauffez à environ 40 °C, puis titrez à cette température par l'*édétate de sodium 0,01 M* jusqu'à virage du violet au bleu franc. A cette solution, ajoutez la prise d'essai prescrite dissoute dans 100 ml d'*eau R* ou la solution prescrite. Si la coloration vire au violet, titrez par l'*édétate de sodium 0,01 M* jusqu'à retour à la coloration bleue.

Le volume d'*édétate de sodium 0,01 M*, utilisé dans le second titrage, n'excède pas la quantité prescrite.

2.4.8. MÉTAUX LOURDS

PROCÉDÉ A

A 12 ml de la solution aqueuse prescrite, ajoutez 2 ml de *solution tampon pH 3,5 R*. Mélangez, puis ajoutez à 1,2 ml de *réactif au thioacétamide R*. Mélangez immédiatement. Préparez le témoin dans les mêmes conditions en utilisant un mélange de 10 ml de *solution à 1 ppm ou à 2 ppm de plomb (Pb) R* comme prescrit, et de 2 ml de la solution à examiner. Préparez également un essai à blanc, en utilisant un mélange de 10 ml d'*eau R* et de 2 ml de solution à examiner. Le témoin, comparé à l'essai à blanc, doit montrer une légère coloration brune.

Après 2 min, la coloration brune éventuelle de la solution à examiner n'est pas plus intense que celle du témoin.

PROCÉDÉ B

Pour la mise en solution de la substance à examiner, utilisez un solvant organique contenant un pourcentage minimal d'eau (par exemple, dioxane à 15 pour cent d'eau ou acétone à 15 pour cent d'eau).

A 12 ml de la solution prescrite, ajoutez 2 ml de *solution tampon pH 3,5 R*. Mélangez, puis ajoutez à 1,2 ml de *réactif au thioacétamide R*. Mélangez immédiatement. Préparez le témoin dans les mêmes conditions en utilisant un mélange de 10 ml de solution à 1 ppm ou à 2 ppm de plomb (Pb) comme prescrit et de 2 ml de la solution à examiner. La solution à 1 ppm ou à 2 ppm de plomb (Pb) est obtenue par dilution de la *solution à 100 ppm de plomb (Pb) R* avec le solvant utilisé pour la substance à examiner. Préparez également un essai à blanc, en utilisant un mélange de 10 ml du solvant utilisé pour la substance à examiner et de 2 ml de solution à examiner. Le témoin, comparé à l'essai à blanc, doit montrer une légère coloration brune.

Après 2 min, la coloration brune éventuelle de la solution à examiner n'est pas plus intense que celle du témoin.

PROCÉDÉ C

Dans un creuset de silice, introduisez la prise d'essai prescrite (2 g au maximum de la substance à examiner) et 4 ml de solution de *sulfate de magnésium R* à 250 g/l dans l'*acide sulfurique dilué R*. Mélangez à l'aide d'une fine baguette de verre. Chauffez avec précaution. Si le mélange est liquide, évaporez doucement au bain-marie jusqu'à obtention d'un résidu sec. Chauffez ensuite progressivement jusqu'à carbonisation, puis obtention de cendres pratiquement blanches ou au plus grisâtres, la température ne dépassant pas 800 °C. Laissez refroidir. Humectez le résidu avec quelques gouttes d'*acide sulfurique dilué R*. Evaporez et calcinez de nouveau, puis laissez refroidir. La durée totale de la calcination ne doit pas dépasser 2 h. Reprenez le résidu à 2 reprises par 5 ml d'*acide chlorhydrique dilué R*. Ajoutez 0,1 ml de *solution de phénolphtaléine R*, puis de l'*ammoniaque concentrée R* jusqu'à coloration rose. Refroidissez, ajoutez de l'*acide acétique glacial R* jusqu'à décoloration, puis 0,5 ml en excès. Si nécessaire, filtrez et lavez le filtre. Complétez à 20 ml avec de l'*eau R*. A 12 ml de la solution obtenue, ajoutez 2 ml de *solution tampon pH 3,5 R*. Mélangez et ajoutez à 1,2 ml de *réactif au thioacétamide R*. Mélangez immédiatement. Préparez le témoin en utilisant 4 ml de solution de *sulfate de magnésium R* à 250 g/l dans l'*acide sulfurique dilué R* et le volume indiqué de *solution à 10 ppm de plomb (Pb) R*. Dans les mêmes conditions que celles décrites pour l'essai, procédez à la calcination, à la reprise chlorhydrique, à l'addition d'ammoniaque, puis à celle d'acide acétique. Complétez à 20 ml avec de l'*eau R*. Prélevez 10 ml des 20 ml obtenus, ajoutez 2 ml de la solution obtenue à partir de la substance à examiner et 2 ml de *solution tampon pH 3,5 R*. Mélangez et ajoutez à 1,2 ml de *réactif au thioacétamide R*. Mélangez immédiatement. Préparez également un essai à blanc, en utilisant un mélange de 10 ml d'*eau R* et de 2 ml de la solution obtenue à partir de la substance à examiner. Le témoin, comparé à l'essai à blanc, doit montrer une légère coloration brune.

Après 2 min, la coloration brune éventuelle de la solution obtenue à partir de la substance à examiner n'est pas plus intense que celle du témoin.

PROCÉDÉ D

Dans un creuset de silice, introduisez la prise d'essai prescrite de la substance à examiner et mélangez-la intimement à 0,5 g d'*oxyde de magnésium R1*. Calcinez au rouge sombre jusqu'à obtention d'une masse blanche à blanc-gris homogène. Si, après 30 min de calcination, le mélange reste coloré, laissez refroidir, mélangez à l'aide d'une fine baguette de verre et calcinez à nouveau. Recommencez éventuellement l'opération. Chauffez à 800 °C pendant 1 h environ. Reprenez le résidu à 2 reprises avec 5 ml d'un mélange à volumes égaux d'*acide chlorhydrique R1* et d'*eau R*. Ajoutez 0,1 ml de *solution de phénolphtaléine R*, puis de l'*ammoniaque concentrée R* jusqu'à coloration rose. Refroidissez, ajoutez de l'*acide acétique glacial R* jusqu'à décoloration, puis ajoutez 0,5 ml en excès. Si nécessaire, filtrez et lavez le filtre. Complétez à 20 ml avec de l'*eau R*. A 12 ml de la solution obtenue, ajoutez 2 ml de *solution tampon pH 3,5 R*. Mélangez et ajoutez à 1,2 ml de *réactif au thioacétamide R*. Mélangez immédiatement. Préparez le témoin en ajoutant à 0,5 g d'*oxyde de magnésium R1*, le volume indiqué de *solution à 10 ppm de plomb (Pb) R*. Séchez à l'étuve à 100-105 °C. Dans les mêmes conditions que celles décrites pour l'essai, procédez à la calcination, à la reprise chlorhydrique, à l'addition d'ammoniaque, puis à celle d'acide acétique. Complétez à 20 ml avec de l'*eau R*. Prélevez 10 ml des 20 ml obtenus, ajoutez 2 ml de la solution préparée à partir de la substance à examiner et 2 ml de *solution tampon pH 3,5 R*. Mélangez et ajoutez à 1,2 ml de *réactif au thioacétamide R*. Mélangez immédiatement. Préparez également un essai à blanc, en utilisant un mélange de 10 ml d'*eau R* et de 2 ml de la solution obtenue à partir de la substance à examiner. Le témoin, comparé à l'essai à blanc, doit montrer une légère coloration brune.

Après 2 min, la coloration brune éventuelle de la solution obtenue à partir de la solution à examiner n'est pas plus intense que celle du témoin.

PROCÉDÉ E

Dissolvez la quantité prescrite de la substance à examiner dans 30 ml d'*eau R* ou dans le volume prescrit.

Préparez l'appareillage de filtration en adaptant l'embout d'une seringue de 50 ml, privée de son piston, à un support contenant, sur la plaque, une membrane filtrante (diamètre des pores 3 μm) et au-dessus un préfiltre (Figure 2.4.8.-1).

Versez la solution à examiner dans le corps de la seringue, adaptez le piston, puis exercez une pression régulière sur celui-ci jusqu'à filtration complète. Ouvrez le support et enlevez le préfiltre ; vérifiez que la membrane filtrante est demeurée exempte d'impuretés, sinon remplacez-la et recommencez l'opération dans les mêmes conditions.

Au préfiltrat ou au volume prescrit du préfiltrat, ajoutez 2 ml de *solution tampon pH 3,5 R*. Ajoutez à 1,2 ml de *réactif au thioacétamide R*. Mélangez, laissez reposer pendant 10 min, filtrez comme précédemment mais en inversant l'ordre des filtres, le liquide traversant d'abord la membrane filtrante avant le préfiltre (Figure 2.4.8.-1). Cette filtration doit être effectuée lentement et régulièrement par pression modérée et constante sur le piston de la seringue. Après filtration complète, ouvrez le support, prélevez la membrane filtrante et séchez-la sur papier filtre. Préparez le témoin dans les mêmes conditions en utilisant le volume prescrit de *solution à 1 ppm de plomb (Pb) R*.

La coloration de la tache obtenue avec la solution à examiner n'est pas plus intense que celle de la tache obtenue avec le témoin.

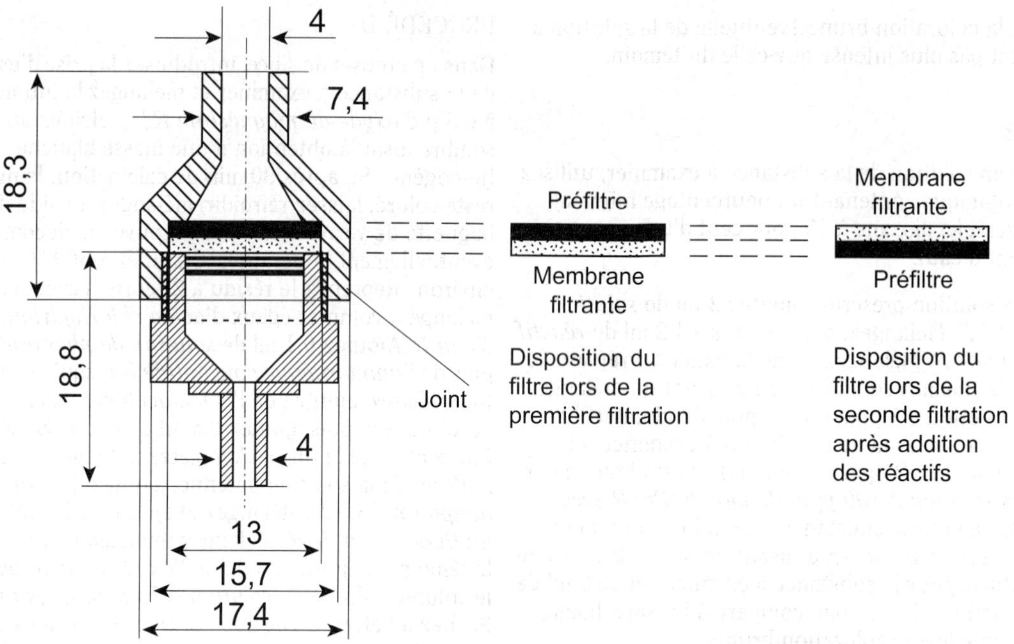

Figure 2.4.8.-1. – *Appareil pour l'essai limite E des métaux lourds Dimensions en millimètres*

PROCÉDÉ F

Solution à examiner. Déposez la quantité ou le volume prescrit de substance à examiner dans un matras à minéralisation de 100 ml, propre et sec (un ballon de 300 ml peut être utilisé si la quantité de mousse formée est trop importante). Fixez le ballon à un angle de 45°. Si la substance à examiner est un solide, ajoutez un volume suffisant d'un mélange de 8 ml d'*acide sulfurique R* et de 10 ml d'*acide nitrique R* de façon à humecter complètement la substance. Si la substance à examiner est un liquide, ajoutez quelques millilitres d'un mélange de 8 ml d'*acide sulfurique R* et 10 ml d'*acide nitrique R*. Chauffez doucement jusqu'au début de la réaction, laissez la réaction se calmer, puis ajoutez les doses supplémentaires du même mélange d'acides, en chauffant après chaque ajout, jusqu'à ce que le volume total ajouté soit égal à 18 ml. Augmentez la température et portez doucement à ébullition jusqu'à ce que la solution devienne plus sombre. Refroidissez, ajoutez 2 ml d'*acide nitrique R* et chauffez à nouveau jusqu'à l'assombrissement de la solution. Continuez l'opération de chauffage suivie d'un ajout d'*acide nitrique R* jusqu'à ce que la solution ne s'assombrisse plus, puis chauffez fortement jusqu'à obtenir un dégagement de fumées blanches et denses. Refroidissez, ajoutez avec précaution 5 ml d'*eau R*, puis portez doucement à ébullition jusqu'à obtention de fumées blanches et denses. Poursuivez le chauffage pour réduire la solution à 2-3 ml. Refroidissez, ajoutez avec précaution 5 ml d'*eau R* et examinez la coloration de la solution. Si la solution est jaune, ajoutez avec précaution 1 ml de *solution concentrée de peroxyde d'hydrogène R*, puis évaporez à nouveau jusqu'à obtenir un dégagement de fumées blanches et denses, et réduisez le volume de la solution à 2-3 ml. Si la coloration de la solution est toujours jaune, renouvelez l'ajout de 5 ml d'*eau R* et de 1 ml de *solution concentrée de peroxyde d'hydrogène R* jusqu'à ce que la solution devienne incolore. Refroidissez, diluez avec précaution avec de l'*eau R* et transférez la solution dans un tube de 50 ml pour essai comparatif colorimétrique, en rinçant de façon à obtenir un volume total qui ne dépasse pas 25 ml. Ajustez la solution à pH 3,0-4,0, en utilisant comme indicateur externe un papier indicateur à faible intervalle, avec de l'*ammoniaque concentrée R1* (il est possible d'utiliser de l'*ammoniaque diluée R1* à mesure que l'intervalle spécifié se rapproche), puis complétez à 40 ml avec de l'*eau R* et mélangez. Ajoutez 2 ml de *solution tampon pH 3,5 R* et 1,2 ml de *réactif au thioacétamide R*. Mélangez immédiatement. Complétez à 50 ml avec de l'*eau R* et mélangez.

Solution témoin. Préparez la solution témoin simultanément et dans les mêmes conditions, en utilisant le volume prescrit de *solution à 10 ppm de plomb (Pb) R*.

Examinez les solutions verticalement sur fond blanc. S'il apparaît après 2 min une coloration brune dans la solution à examiner, elle n'est pas plus intense que celle de la solution témoin.

2.4.9. FER

Dissolvez la quantité prescrite de la substance à examiner dans de l'*eau R* et complétez à 10 ml avec le même solvant, ou utilisez 10 ml de la solution prescrite. Ajoutez 2 ml d'une solution d'*acide citrique R* à 200 g/l et 0,1 ml d'*acide thioglycolique R*. Mélangez, alcalinisez avec de l'*ammoniaque R* et complétez à 20 ml avec de l'*eau R*. Préparez le témoin dans les mêmes conditions en utilisant 10 ml de *solution à 1 ppm de fer (Fe) R*.

Après 5 min, la coloration rose éventuelle de la solution à examiner n'est pas plus intense que celle du témoin.

2.4.10. PLOMB DANS LES SUCRES

Déterminez la quantité de plomb par spectrométrie d'absorption atomique (*2.2.23, Procédé II*).

Solution à examiner. Dissolvez 20,0 g de la substance à examiner dans un mélange à volumes égaux d'*acide acétique dilué R* et d'*eau R*, puis complétez à 100,0 ml avec le même mélange de solvants. Ajoutez 2,0 ml d'une solution saturée de *pyrrolidinedithiocarbamate d'ammonium R* (à environ 10 g/l) et 10,0 ml de *méthylisobutylcétone R*, puis agitez à l'abri d'une lumière vive pendant 30 s. Laissez séparer les 2 couches et utilisez la couche méthylisobutylcétonique.

Solutions de référence. Préparez 3 solutions de référence dans les mêmes conditions que la solution à examiner, mais en leur ajoutant respectivement 0,5 ml, 1,0 ml et 1,5 ml de *solution à 10 ppm de plomb (Pb) R* en plus des 20,0 g de la substance à examiner.

Réglez l'appareil au zéro, en utilisant la *méthylisobutylcétone R* traitée dans les mêmes conditions que la solution à examiner, mais sans l'échantillon de la substance à examiner. Mesurez l'absorbance à 283,3 nm en utilisant une lampe à cathode creuse au plomb comme source de radiation et une flamme air-acétylène.

La substance à examiner ne contient pas plus de 0,5 ppm de plomb, sauf indication contraire dans la monographie.

2.4.11. PHOSPHATES

A 100 ml de la solution préparée et éventuellement neutralisée comme prescrit, ajoutez 4 ml de *réactif sulfomolybdique R3*. Agitez, puis ajoutez 0,1 ml de *solution de chlorure stanneux R1*. Préparez le témoin dans les mêmes conditions en utilisant 2 ml de *solution à 5 ppm de phosphate (PO_4) R* et 98 ml d'*eau R*. Après 10 min, comparez les colorations en utilisant 20 ml de chaque solution.

La coloration éventuelle de la solution à examiner n'est pas plus intense que celle du témoin.

2.4.12. POTASSIUM

A 10 ml de la solution prescrite, ajoutez 2 ml d'une solution récemment préparée de *tétraphénylborate de sodium R* à 10 g/l. Préparez le témoin dans les mêmes conditions en utilisant un mélange de 5 ml de *solution à 20 ppm de potassium (K) R* et de 5 ml d'*eau R*.

Après 5 min, si la solution à examiner présente une opalescence, celle-ci n'est pas plus prononcée que celle du témoin.

2.4.13. SULFATES

Toutes les solutions utilisées dans cet essai doivent être préparées à partir d'eau distillée R.

A 1,5 ml de *solution à 10 ppm de sulfate (SO_4) R1*, ajoutez 1 ml d'une solution de *chlorure de baryum R* à 250 g/l. Agitez et laissez reposer pendant 1 min. Ajoutez 15 ml de la solution à examiner et 0,5 ml d'*acide acétique R*. Préparez le témoin dans les mêmes conditions en utilisant 15 ml de *solution à 10 ppm de sulfate (SO_4) R* au lieu de la solution à examiner.

Après 5 min, si la solution à examiner présente une opalescence, celle-ci n'est pas plus prononcée que celle du témoin.

2.4.14. CENDRES SULFURIQUES

Chauffez un creuset de platine, de porcelaine ou de quartz à 600 ± 50 °C pendant 30 min. Laissez refroidir dans un dessiccateur sur du gel de silice et pesez. Dans le creuset, introduisez la prise d'essai et pesez. Humectez la substance à examiner avec un peu d'*acide sulfurique R* (généralement 1 ml) et chauffez doucement, à une température aussi faible que possible, jusqu'à carbonisation complète de l'échantillon. Après refroidissement, humectez le résidu avec un peu d'*acide sulfurique R*. Chauffez doucement jusqu'à ce qu'il n'y ait plus de dégagement de fumées blanches, puis calcinez à 600 ± 50 °C jusqu'à complète incinération du résidu. Veillez à ce qu'il n'y ait aucune émission de flammes lors du procédé. Laissez refroidir le creuset dans un dessicateur sur du gel de silice, pesez à nouveau et calculez la masse du résidu.

Si la masse du résidu ainsi obtenue dépasse la limite indiquée, poursuivez la calcination comme précédemment jusqu'à obtention d'une masse constante, sauf indication contraire.

2.4.15. NICKEL DANS LES POLYOLS

Déterminez la quantité de nickel par spectrométrie d'absorption atomique (*2.2.23, Procédé II*).

Solution à examiner. Dissolvez 20,0 g de la substance à examiner dans un mélange à volumes égaux d'*acide acétique dilué R* et d'*eau R*, puis complétez à 100,0 ml avec le même mélange de solvants. Ajoutez 2,0 ml d'une solution saturée de *pyrrolidinedithiocarbamate d'ammonium R* (à 10 g/l environ) et 10,0 ml de *méthylisobutylcétone R*, puis agitez à l'abri d'une lumière vive pendant 30 s. Laissez séparer les 2 couches et utilisez la couche méthylisobutylcétonique.

Solutions de référence. Préparez 3 solutions de référence dans les mêmes conditions que la solution à examiner, mais en leur ajoutant respectivement 0,5 ml, 1,0 ml et 1,5 ml de *solution à 10 ppm de nickel (Ni) R* en plus des 20,0 g de la substance à examiner.

Réglez l'appareil au zéro, en utilisant la *méthylisobutylcétone R* traitée comme indiqué dans la préparation de la solution à examiner sans ajouter la substance à examiner. Mesurez l'absorbance à 232,0 nm en utilisant une lampe à cathode creuse au nickel comme source de radiation et une flamme air-acétylène.

La substance à examiner ne contient pas plus de 1 ppm de nickel, sauf indication contraire dans la monographie.

2.4.16. CENDRES TOTALES

Chauffez au rouge un creuset de silice ou de platine pendant 30 min. Laissez refroidir dans un dessiccateur, puis pesez. Sauf indication contraire, introduisez dans le creuset 1,00 g de substance ou de drogue pulvérisée. Distribuez uniformément la prise d'essai à l'intérieur du creuset. Desséchez pendant 1 h à 100-105 °C, puis incinérez dans un four à moufle, à une température de 600 ± 25 °C. L'échantillon ne doit s'enflammer à aucun moment de l'opération. Continuez l'incinération jusqu'à masse constante. Après chaque incinération, laissez refroidir le creuset au dessiccateur. Si les cendres contiennent encore des particules noires, après une incinération prolongée, reprenez-les à l'eau chaude et filtrez sur un filtre sans cendres. Incinérez à nouveau le résidu avec le filtre. Réunissez le filtrat et les cendres, évaporez prudemment à siccité et incinérez jusqu'à masse constante.

2.4.17. ALUMINIUM

Dans une ampoule à décantation, introduisez la solution prescrite et agitez avec 2 fois 20 ml et 1 fois 10 ml d'une solution d'*hydroxyquinoléine R* à 5 g/l dans le *chloroforme R*. Réunissez les solutions chloroformiques et complétez à 50,0 ml avec du *chloroforme R* (solution à examiner).

Préparez le témoin dans les mêmes conditions en utilisant la solution de référence.

Préparez l'essai à blanc dans les mêmes conditions en utilisant la solution à blanc prescrite.

Mesurez l'intensité de la fluorescence (*2.2.21*) de la solution à examiner (I_1) du témoin (I_2) et de l'essai à blanc (I_3) en utilisant un faisceau de lumière excitatrice à 392 nm et un filtre secondaire dont la bande de transmission est centrée à 518 nm ou un monochromateur réglé à la même longueur d'onde.

La fluorescence ($I_1 - I_3$) de la solution à examiner n'est pas supérieure à celle du témoin ($I_2 - I_3$).

2.4.18. FORMALDÉHYDE LIBRE

Utilisez le procédé A, sauf indication contraire. Le procédé B convient lorsque du métabisulfite de sodium a été ajouté au vaccin afin de neutraliser un excès de formaldéhyde.

PROCÉDÉ A

Dans le cas de vaccins pour usage humain, préparez une dilution au 1/10 du vaccin à examiner. Dans le cas d'anatoxines bactériennes pour usage vétérinaire, préparez une dilution au 1/25 du vaccin à examiner.

A 1 ml de la dilution, ajoutez 4 ml d'*eau R* et 5 ml de *réactif à l'acétylacétone R1*. Maintenez le tube dans un bain-marie à 40 °C pendant 40 min. Examinez les solutions dans l'axe vertical des tubes. La solution à examiner n'est pas plus fortement colorée qu'une solution témoin préparée simultanément et dans les mêmes conditions en remplaçant la dilution du vaccin à examiner par 1 ml d'une dilution de *solution de formaldéhyde R* contenant 20 µg de formaldéhyde (CH_2O) par millilitre.

PROCÉDÉ B

A 0,5 ml d'une dilution au 1/100 du vaccin à examiner, ajoutez 5 ml de solution de *chlorhydrate de méthylbenzothiazolone-hydrazone R* à 0,5 g/l et 0,05 ml de *polysorbate 80 R*. Fermez le tube, agitez puis laissez reposer pendant 60 min. Ajoutez 1 ml de *réactif au chlorure ferrique-acide sulfamique R* et laissez reposer pendant 15 min. L'absorbance (*2.2.25*) de la solution, mesurée à 628 nm en utilisant un blanc réactif comme liquide de compensation, n'est pas supérieure à celle d'une solution témoin préparée simultanément et dans les mêmes conditions à partir de 0,5 ml d'une dilution de *solution de formaldéhyde R* contenant 5 µg de formaldéhyde (CH_2O) par millilitre.

Si le vaccin à examiner est présenté sous forme d'une émulsion, séparez la phase aqueuse par la méthode suivante. Ajoutez au vaccin un volume égal de *myristate d'isopropyle R*, puis mélangez. A 3 volumes du mélange, ajoutez 2 volumes d'*acide chlorhydrique 1 M*, 3 volumes de *chloroforme R* et 4 volumes d'une solution de *chlorure de sodium R* à 9 g/l. Mélangez soigneusement. Centrifugez à 15 000 *g* pendant 60 min. Recueillez la phase aqueuse et mesurez son volume. Utilisez la phase aqueuse pour l'essai du formaldéhyde décrit ci-dessus, en ajustant la concentration de formaldéhyde dans la solution témoin pour tenir compte de la dilution lors de la séparation des phases. Si la méthode décrite ci-dessus ne sépare pas la phase aqueuse, ajoutez 100 g/l de *polysorbate 20 R* à la solution de chlorure de sodium, puis répétez les opérations en augmentant la vitesse de centrifugation à 22 500 *g*.

2.4.19. IMPURETÉS À RÉACTION ALCALINE DANS LES HUILES GRASSES

Dans un tube à essai, introduisez 10 ml d'*acétone R* récemment distillée, 0,3 ml d'*eau R* et 0,05 ml d'une solution de *bleu de bromophénol R* à 0,4 g/l dans l'*alcool R*. Neutralisez, si nécessaire, avec de l'*acide chlorhydrique 0,01 M* ou de l'*hydroxyde de sodium 0,01 M*. Ajoutez 10 ml de l'huile à examiner, agitez et laissez reposer. Le virage au jaune de la couche supérieure ne nécessite pas plus de 0,1 ml d'*acide chlorhydrique 0,01 M*.

2.4.21. HUILES ÉTRANGÈRES DANS LES HUILES GRASSES PAR CHROMATOGRAPHIE SUR COUCHE MINCE

Opérez par chromatographie sur couche mince (*2.2.27*). Imprégnez une plaque recouverte d'une couche de *kieselguhr G R* en la plaçant dans une chambre à chromatographie contenant la quantité nécessaire d'un mélange de 10 volumes de *paraffine liquide R* et de 90 volumes d'*éther de pétrole R*, pour que la plaque plonge de 5 mm environ dans le liquide. Lorsque la ligne du front du mélange d'imprégnation a parcouru une distance de 12 cm au moins au-dessus du bord inférieur de la plaque, retirez celle-ci et laissez évaporer le solvant pendant 5 min. Effectuez le développement dans la même direction que l'imprégnation.

Préparation du mélange d'acides gras. Chauffez à reflux pendant 45 min, 2 g d'huile grasse avec 30 ml d'*hydroxyde de potassium alcoolique 0,5 M*. Ajoutez 50 ml d'*eau R*, laissez refroidir et transvasez dans une ampoule à décantation. Agitez avec 3 fois 50 ml d'*éther R*. Rejetez les solutions éthérées, acidifiez la phase aqueuse à l'*acide chlorhydrique R*, puis agitez avec 3 fois 50 ml d'*éther R*. Réunissez les solutions éthérées et lavez avec 3 fois 10 ml d'*eau R*. Rejetez les eaux de lavage, séchez l'éther sur du *sulfate de sodium anhydre R* et filtrez. Evaporez l'éther au bain-marie. Utilisez le résidu pour préparer la solution à examiner. Les acides gras peuvent également être obtenus à partir de la solution de savon préparée lors de la détermination de l'insaponifiable.

Solution à examiner. Dissolvez dans 4 ml de *chloroforme R*, 40 mg du mélange des acides gras obtenus à partir de l'huile à examiner.

Solution témoin. Dissolvez dans 4 ml de *chloroforme R*, 40 mg du mélange des acides gras obtenus à partir d'un mélange de 19 volumes d'*huile de maïs R* et de 1 volume d'*huile de colza R*.

Déposez sur la plaque 3 µl de chaque solution. Développez sur un parcours de 8 cm avec un mélange de 10 volumes d'*eau R* et de 90 volumes d'*acide acétique glacial R*. Desséchez la plaque à 110 °C pendant 10 min. Laissez refroidir et introduisez la plaque, sauf indication contraire, dans une cuve à chromatographie munie d'un couvercle étanche et saturée de vapeurs d'iode ; pour ce faire, placez de l'*iode R* dans un cristallisoir de forme basse au fond de la cuve. Après un certain temps, il apparaît des taches brunes ou jaune-brun. Sortez la plaque et attendez quelques minutes. Lorsque la coloration de fond, brune, de la couche a disparu, pulvérisez la *solution d'amidon R* ; il apparaît alors des taches bleues qui, à sec, peuvent virer au brun et redevenir bleues après pulvérisation d'*eau R*. Le chromatogramme obtenu avec la solution à examiner présente toujours les taches suivantes correspondant aux taches du chromatogramme obtenu avec la solution témoin : à un R_f voisin de 0,5 (acide oléique) et à un R_f voisin de 0,65 (acide linoléique). Avec certaines huiles, il peut apparaître une tache à un R_f voisin de 0,75 (acide linolénique). Par comparaison avec le chromatogramme obtenu avec la solution témoin, constatez l'absence, dans le chromatogramme obtenu avec la solution à examiner, de la tache d'un R_f de 0,25 (acide érucique).

2.4.22. COMPOSITION EN ACIDES GRAS PAR CHROMATOGRAPHIE EN PHASE GAZEUSE

La recherche des huiles étrangères est effectuée sur les esters méthyliques des acides gras constitutifs de l'huile à examiner.

PROCÉDÉ A

Cette méthode ne s'applique ni aux huiles contenant des glycérides d'acides gras à groupes époxy-, hydroépoxy-, cyclopropyle ou cyclopropényle, ni à celles qui contiennent en grande quantité des acides gras dont le nombre d'atomes de carbone dans la chaîne est inférieur à 8, ni à celles dont l'indice d'acide est supérieur à 2,0.

Opérez par chromatographie en phase gazeuse (*2.2.28*).

Solution à examiner. Si la monographie l'indique, desséchez l'huile à examiner avant l'étape de méthylation. Pesez 1,0 g d'huile dans un ballon à fond rond et à col rodé de 25 ml muni d'un réfrigérant à reflux et d'une entrée de gaz. Ajoutez 10 ml de *méthanol anhydre R* et 0,2 ml d'une solution d'*hydroxyde de potassium R* à 60 g/l dans du *méthanol R*. Fixez le réfrigérant et faites passer un courant d'*azote R* à une vitesse de 50 ml/min environ, agitez et chauffez à ébullition. Lorsque la solution est devenue limpide (généralement après 10 min environ), continuez à chauffer pendant encore 5 min. Refroidissez la fiole sous l'eau courante et transvasez dans une ampoule à décanter. Rincez la fiole avec 5 ml d'*heptane R*, transvasez les liquides de rinçage dans l'ampoule et agitez. Ajoutez 10 ml d'une solution de *chlorure de sodium R* à 200 g/l et agitez vigoureusement. Laissez les phases se séparer et transférez la phase organique dans un flacon contenant du *sulfate de sodium anhydre R*. Laissez reposer, puis filtrez.

Solution témoin (a). Préparez 0,50 g du mélange de substances d'étalonnage dont la composition est indiquée dans l'un des tableaux 2.4.22, comme prescrit dans les monographies individuelles (si la monographie n'indique pas une solution de référence particulière, utilisez celle décrite dans le tableau 2.4.22.-1). Dissolvez dans de l'*heptane R* et complétez à 50,0 ml avec le même solvant.

Solution témoin (b). Prélevez 1,0 ml de solution témoin (a) et complétez à 10,0 ml avec de l'*heptane R*.

La chromatographie peut être réalisée en utilisant :

- une colonne de verre ou d'acier inoxydable, d'une longueur de 2 m à 3 m et d'un diamètre intérieur de 2 mm à 4 mm, remplie de *terre d'infusoires pour chromatographie en phase gazeuse R* (125-200 µm), imprégnée de 5 pour cent à 15 pour cent de *succinate de polyéthylèneglycol R* ou d'*adipate de polyéthylèneglycol R*,
- comme gaz vecteur, de l'*azote pour chromatographie R*, à un débit de 25 ml/min,
- un détecteur à ionisation de flamme,

en maintenant la température de la colonne à 180 °C, celle de la chambre à injection et celle du détecteur à 200 °C. Si nécessaire ou prescrit, portez la température de la colonne de 120 °C à 200 °C à raison de 5 °C par minute.

La chromatographie peut également être réalisée en utilisant :

- une colonne capillaire de verre ou de quartz (de préférence un tube ouvert à paroi recouverte), d'une longueur de 10 m à 30 m et d'un diamètre intérieur de 0,2 mm à 0,8 mm, recouverte d'un film de *poly[(cyanopropyl)(méthyl)][(phényl)(méthyl)]siloxane R* ou de *macrogol 20 000 R* d'une épaisseur de 0,1 µm à 0,5 µm, ou d'une autre phase stationnaire appropriée,
- comme gaz vecteur, de l'*hélium pour chromatographie R* ou de l'*hydrogène pour chromatographie R*, à un débit de 1,3 ml/min (pour une colonne d'un diamètre intérieur de 0,32 mm),
- un détecteur à ionisation de flamme,
- un rapport de division de 1:100 ou moins selon le diamètre intérieur de la colonne utilisée (1:50 pour une colonne de 0,32 mm),

en maintenant la température de la colonne à une température de 160-200 °C selon la longueur et le type de la colonne utilisée (200 °C pour une colonne d'une longueur de 30 m recouverte d'un film de *macrogol 20 000 R*), celle de la chambre à injection et celle du détecteur à 250 °C. Si nécessaire ou prescrit, portez la température de la colonne de 170 °C à 230 °C à raison de 3 °C par minute (colonne avec du *macrogol 20 000 R*).

Injectez 0,5 µl de solution témoin (a). Ajustez la sensibilité du système de façon que la hauteur du pic principal du chromatogramme obtenu représente 50 pour cent à 70 pour cent de l'échelle totale de l'enregistreur.

Déterminez le temps de rétention des divers acides gras composant le mélange. Injectez 1 µl de solution témoin (b) et vérifiez le rapport signal/bruit du pic correspondant au myristate de méthyle.

Injectez 0,5 µl à 1,0 µl de solution à examiner. Continuez la chromatographie pendant 2,5 fois le temps de rétention de l'oléate de méthyle. Evaluez le chromatogramme comme indiqué ci-dessous.

Lorsque les mélanges d'étalonnage 1 et 3 sont utilisés, l'essai n'est valable que si :

- dans le chromatogramme obtenu avec la solution témoin (a), le nombre de plateaux théoriques (*n*) (*2.2.28*) calculé pour le pic correspondant au stéarate de méthyle n'est pas inférieur à 2000 pour les colonnes remplies et à 30 000 pour les colonnes capillaires,
- dans le chromatogramme obtenu avec la solution témoin (a), la résolution (R_s) (*2.2.28*) entre les pics correspondant respectivement à l'oléate de méthyle et au stéarate de méthyle n'est pas inférieure à 1,25 pour les colonnes remplies et à 1,8 pour les colonnes capillaires,
- dans le chromatogramme obtenu avec la solution témoin (b), le rapport signal/bruit (*2.2.28*) du pic correspondant au myristate de méthyle n'est pas inférieur à 5.

Lorsque le mélange d'étalonnage 2 est utilisé, l'essai n'est valable que si :

- dans le chromatogramme obtenu avec la solution témoin (a), le nombre de plateaux théoriques (*n*) (*2.2.28*) calculé pour le pic correspondant au caprate de méthyle n'est pas inférieur à 1500 pour les colonnes remplies et à 15 000 pour les colonnes capillaires,
- dans le chromatogramme obtenu avec la solution témoin (a), la résolution (R_s) (*2.2.28*) entre les pics correspondant respectivement au caprylate de méthyle et au caprate de méthyle n'est pas inférieure à 2 pour les colonnes remplies et à 4 pour les colonnes capillaires,

– dans le chromatogramme obtenu avec la solution témoin (b), le rapport signal/bruit (*2.2.28*) du pic correspondant au caproate de méthyle n'est pas inférieur à 5.

EVALUATION DES CHROMATOGRAMMES

Evitez les conditions opératoires qui donnent des « pics masqués » (présence de constituants ayant des temps de rétention voisins comme, par exemple, les acides linolénique et arachidique).

Analyse qualitative. Construisez les courbes d'étalonnage à l'aide du chromatogramme obtenu avec la solution d'étalonnage et des indications du tableau 2.4.22.-1 :

a) en chromatographie isotherme, en donnant le logarithme du temps de rétention réduit en fonction du nombre d'atomes de carbone de l'acide gras. Identifiez les pics à l'aide de la droite obtenue et de la « longueur de chaîne équivalente » des différents pics. La courbe d'étalonnage des acides saturés est une droite. Les logarithmes des temps de rétention réduits des acides insaturés se situent sur cette droite, en des points correspondant à un nombre non entier d'atomes de carbone, appelé « longueur de chaîne équivalente » ;

b) en chromatographie avec programmation linéaire de température, en donnant le temps de rétention en fonction du nombre d'atomes de carbone de l'acide gras. Identifiez les pics à l'aide de la courbe d'étalonnage.

Analyse quantitative. Utilisez la méthode de normalisation, dans laquelle la somme de la surface des pics du chromatogramme, à l'exception de celui du solvant, est considérée comme étant égale à 100 pour cent. Utilisez de préférence un intégrateur électronique. La teneur de chaque composant est calculée en déterminant la surface du pic correspondant, en pourcentage de la somme de la surface de tous les pics. Ne tenez pas compte des pics dont la surface est inférieure à 0,05 pour cent de la surface totale.

Dans certains cas, à savoir lorsque la longueur de chaîne des acides gras est inférieure ou égale à 12 atomes de carbone, des facteurs de correction peuvent être prescrits dans les monographies individuelles afin de convertir la surface des pics en pourcentage *m/m*.

PROCÉDÉ B

Cette méthode ne s'applique ni aux huiles contenant des glycérides d'acides gras à groupes époxy-, hydroépoxy-, cyclopropyle ou cyclopropényle, ni à celles dont l'indice d'acide est supérieur à 2,0.

Solution à examiner. Introduisez 0,100 g de substance à examiner dans un tube à centrifugation de 10 ml muni d'un bouchon à vis. Dissolvez avec 1 ml d'*heptane R* et 1 ml de *carbonate de diméthyle R* et agitez vigoureusement en chauffant doucement (50-60 °C). Ajoutez à la solution encore chaude 1 ml d'une solution de *sodium R* à 12 g/l dans le *méthanol anhydre R*, préparée avec les précautions nécessaires et agitez vigoureusement pendant 5 min environ. Ajoutez 3 ml d'*eau distillée R* et agitez vigoureusement pendant 30 s environ. Centrifugez pendant 15 min à 1500 *g*. Injectez 1 µl de phase organique.

Solutions témoins et évaluation des chromatogrammes. En l'absence d'indication spécifique dans la monographie individuelle, procédez comme décrit sous Procédé A.

La chromatographie peut être réalisée en utilisant :

– une colonne de silice fondue, d'une longueur de 30 m et d'un diamètre intérieur de 0,25 mm, recouverte de *macrogol 20 000 R* (épaisseur du film : 0,25 µm),

– comme gaz vecteur, de l'*hélium pour chromatographie R*, à un débit de 0,9 ml/min,

– un détecteur à ionisation de flamme,

– un injecteur de type diviseur (1:100),

en utilisant la programmation de température suivante :

	Intervalle (min)	Température (°C)	Vitesse (°C/min)	Commentaire
	0 - 15	100	-	isotherme
Colonne	15 - 36	100 → 225	10	gradient linéaire
	36 - 61	225	-	isotherme
Chambre à injection		250		
Détecteur		250		

PROCÉDÉ C

Cette méthode ne s'applique pas aux huiles contenant des glycérides d'acides gras à groupe époxy-, hydroperoxy-, aldéhyde, cétone, cyclopropyle et cyclopropényle ainsi que ceux à groupes polyinsaturés conjugués ou à groupes acétyléniques du fait de la destruction partielle ou totale de ces groupes.

Solution à examiner. Dissolvez 0,10 g de substance à examiner dans 2 ml d'une solution d'*hydroxyde de sodium R* à 20 g/l dans le *méthanol R* dans une fiole conique de 25 ml et chauffez à reflux pendant 30 min. Ajoutez 2,0 ml de *solution méthanolique de trifluorure de bore R* à travers le réfrigérant et chauffez pendant 30 min. Ajoutez 4 ml d'*heptane R* à travers le réfrigérant et chauffez pendant 5 min. Refroidissez le mélange et ajoutez 10,0 ml d'une solution saturée de *chlorure de sodium R*, agitez pendant 15 s et ajoutez une quantité de solution saturée de *chlorure de sodium R* suffisante pour amener la phase supérieure dans le col de la fiole. Prélevez 2 ml de la phase supérieure, lavez 3 fois avec 2 ml d'*eau R* et séchez sur du *sulfate de sodium anhydre R*.

Solutions témoins, conditions chromatographiques et évaluation des chromatogrammes. En l'absence d'indication spécifique dans la monographie individuelle, procédez comme décrit sous Procédé A.

Tableau 2.4.22.-1. – Substances d'étalonnage(12)

Mélange de composition suivante	Longueur de chaîne équivalente(13)		Composition en pourcentage (*m/m*)	
			Isotherme	Avec programmation linéaire de température
	(a)	(b)		
Laurate de méthyle R	12,0	12,0	5	10
Myristate de méthyle R	14,0	14,0	5	15
Palmitate de méthyle R	16,0	16,0	10	15
Stéarate de méthyle R	18,0	18,0	20	20
Arachidate de méthyle R	20,0	20,0	40	20
Oléate de méthyle R	18,6	18,3	20	20

(12) Pour la chromatographie en phase gazeuse sur colonne capillaire avec division, il est recommandé d'ajouter au mélange d'étalonnage celui des composants du mélange à examiner qui possède la chaîne la plus longue.
(13) Cette valeur, qui sera déterminée à partir des courbes d'étalonnage, est donnée à titre indicatif pour une colonne de *succinate de polyéthylèneglycol R* (a) et pour une colonne de *macrogol 20 000 R* (b).

Tableau 2.4.22.-2. – Substances d'étalonnage[1]

Mélange de composition suivante	Longueur de chaîne équivalente[2] (a)	(b)	Composition en pourcentage (m/m) Isotherme	Avec programmation linéaire de température
Caproate de méthyle R	6,0	6,0	5	10
Caprylate de méthyle R	8,0	8,0	5	35
Caprate de méthyle R	10,0	10,0	10	35
Laurate de méthyle R	12,0	12,0	20	10
Myristate de méthyle R	14,0	14,0	40	10

Tableau 2.4.22.-3. – Substances d'étalonnage[1]

Mélange de composition suivante	Longueur de chaîne équivalente[2] (a)	(b)	Composition en pourcentage (m/m) Isotherme	Avec programmation linéaire de température
Myristate de méthyle R	14,0	14,0	5	15
Palmitate de méthyle R	16,0	16,0	10	15
Stéarate de méthyle R	18,0	18,0	15	20
Arachidate de méthyle R	20,0	20,0	20	15
Oléate de méthyle R	18,6	18,3	20	15
Eicosénoate de méthyle R	20,2	20,2	10	10
Béhénate de méthyle R	22,0	22,0	10	5
Lignocérate de méthyle R	24,0	24,0	10	5

2.4.23. STÉROLS DANS LES HUILES GRASSES

SÉPARATION DE LA FRACTION STÉROLIQUE

Préparez l'insaponifiable, puis séparez la fraction stérolique de l'huile grasse par chromatographie sur couche mince (*2.2.27*) en utilisant une plaque recouverte de *gel de silice G R* (épaisseur de la couche 0,3 mm à 0,5 mm).

Solution à examiner (a). Dans un ballon de 150 ml muni d'un réfrigérant à reflux, introduisez un volume d'une solution de *bétuline R* à 2 g/l dans le *chlorure de méthylène R*, choisi de telle sorte qu'il contienne une quantité de bétuline correspondant à 10 pour cent environ de la teneur en stérols de la prise d'essai utilisée pour le dosage (par exemple, le volume de solution de bétuline ajouté sera de 500 µl dans le cas de l'huile d'olive, de 1500 µl dans le cas d'autres huiles végétales). Si la monographie exige le calcul de la teneur pour cent de chaque stérol dans la fraction stérolique, l'addition de bétuline peut être omise. Evaporez à siccité sous un courant d'*azote R*. Ajoutez 5,00 g (*m* g) de substance à examiner. Ajoutez ensuite 50 ml de *solution alcoolique d'hydroxyde de potassium 2 M R* et chauffez au bain-marie pendant 1 h en agitant fréquemment par mouvements circulaires. Refroidissez jusqu'à une température inférieure à 25 °C, puis transvasez le contenu du ballon dans une ampoule à décantation avec 100 ml d'*eau R*. Agitez avec précaution avec 3 fois 100 ml d'*éther exempt de peroxydes R*. Réunissez les fractions éthérées dans une autre ampoule à décantation contenant 40 ml d'*eau R*, agitez doucement pendant quelques minutes, laissez décanter et jetez la phase aqueuse. Lavez la couche éthérée à plusieurs reprises, chaque fois avec 40 ml d'*eau R* jusqu'à ce que la couche aqueuse ne soit plus alcaline à la phénolphtaléine. Transvasez la couche éthérée dans un ballon taré en lavant l'ampoule à décantation avec de l'*éther exempt de peroxydes R*. Distillez l'éther avec les précautions d'usage et ajoutez au résidu 6 ml d'*acétone R*. Eliminez soigneusement le solvant dans un courant d'*azote R*. Séchez à masse constante à 100-105 °C, laissez refroidir au dessiccateur et pesez. Dissolvez le résidu dans un volume minimal de *chlorure de méthylène R*.

Solution à examiner (b). Appliquez à 5,00 g d'*huile de colza R* le traitement décrit ci-dessus pour la substance à examiner, à partir de « Ajoutez ensuite 50 ml de *solution alcoolique d'hydroxyde de potassium 2 M R* ».

Solution à examiner (c). Appliquez à 5,00 g d'*huile de tournesol R* le traitement décrit ci-dessus pour la substance à examiner, à partir de « Ajoutez ensuite 50 ml de *solution alcoolique d'hydroxyde de potassium 2 M R* ».

Solution témoin. Dissolvez 25 mg de *cholestérol R* et 10 mg de *bétuline R* dans 1 ml de *chlorure de méthylène R*.

Utilisez une plaque différente pour chaque solution à examiner. Déposez séparément 20 µl de solution témoin, en bande de 20 mm sur 3 mm et 0,4 ml de la solution à examiner (a), (b) ou (c), en bande de 40 mm sur 3 mm. Développez sur un parcours de 18 cm avec un mélange de 35 volumes d'*éther R* et de 65 volumes d'*hexane R*. Séchez les plaques dans un courant d'*azote R*. Pulvérisez une solution de *dichlorofluorescéine R* à 2 g/l dans l'*éthanol R* et examinez en lumière ultraviolette à 254 nm. Le chromatogramme obtenu avec la solution témoin présente des bandes correspondant respectivement au cholestérol et à la bétuline. Les chromatogrammes obtenus avec les solutions à examiner présentent des bandes de R_f voisins correspondant aux stérols. Sur chacun des chromatogrammes, prélevez une zone de couche correspondant à la bande des stérols ainsi que la zone située 2-3 mm au-dessus et en-dessous des zones visibles correspondant à la solution témoin. Placez ces prélèvements dans 3 fioles différentes de 50 ml, ajoutez dans chacune 15 ml de *chlorure de méthylène R* chaud et agitez. Filtrez séparément chaque solution sur un filtre de verre fritté (40) ou sur un fitre de papier approprié. Lavez chaque filtre avec 3 fois 15 ml de *chlorure de méthylène R*. Introduisez dans 3 fioles tarées différentes le filtrat et les produits de lavage obtenus respectivement pour chaque filtre. Evaporez à siccité sous un courant d'*azote R* et pesez.

DOSAGE DES STÉROLS

Opérez par chromatographie en phase gazeuse (*2.2.28*). *Effectuez le dosage à l'abri de l'humidité et préparez les solutions extemporanément.*

Solution à examiner. Aux stérols séparés à partir de la substance à examiner par chromatographie sur couche mince, ajoutez, par milligramme de résidu, 0,02 ml d'un mélange récemment préparé de 1 volume de *chlorotriméthylsilane R*, de 3 volumes d'*hexaméthyldisilazane R* et de 9 volumes de *pyridine anhydre R*. Agitez soigneusement jusqu'à dissolution complète des stérols. Laissez reposer au dessiccateur sur du *pentoxyde de diphosphore R* pendant 30 min. Centrifugez si nécessaire et utilisez le surnageant.

Solution témoin (a). A 9 parties des stérols séparés de l'*huile de colza R* par chromatographie sur couche mince, ajoutez 1 partie de *cholestérol R*. Ajoutez à ce mélange, par milligramme de résidu, 0,02 ml d'un mélange récemment préparé de 1 volume de *chlorotriméthylsilane R*, de 3 volumes d'*hexaméthyldisilazane R* et de 9 volumes de *pyridine anhydre R*. Agitez soigneusement jusqu'à dissolution complète des stérols. Laissez reposer au dessiccateur sur du *pentoxyde de diphosphore R* pendant 30 min. Centrifugez si nécessaire et utilisez le surnageant.

Solution témoin (b). Aux stérols obtenus à partir de l'*huile de tournesol R* par chromatographie sur couche mince, ajoutez, par milligramme de résidu, 0,02 ml d'un mélange récemment préparé de 1 volume de *chlorotriméthylsilane R*, de 3 volumes d'*hexaméthyldisilazane R* et de 9 volumes de *pyridine anhydre R*. Agitez soigneusement jusqu'à dissolution complète des stérols. Laissez reposer au dessiccateur sur du *pentoxyde de diphosphore R* pendant 30 min. Centrifugez si nécessaire et utilisez le surnageant.

La chromatographie peut être réalisée en utilisant :

- une colonne de silice fondue d'une longueur de 20 m à 30 m et d'un diamètre intérieur de 0,25-0,32 mm, recouverte d'un film de *poly[méthyl(95)phényl(5)]siloxane R* ou de *poly[méthyl(94)phényl(5)vinyl(1)]siloxane R* (épaisseur du film 0,25 µm),
- comme gaz vecteur, de l'*hydrogène pour chromatographie R* à une vitesse de 30 cm/s à 50 cm/s ou de l'*hélium pour chromatographie R* à une vitesse de 20 cm/s à 35 cm/s. Mesurez la vitesse comme suit : injectez 1 µl à 3 µl de méthane ou de propane, dans les conditions opératoires indiquées pour le dosage des stérols ; mesurez le temps, en secondes, mis par le gaz pour traverser la colonne, depuis l'instant de l'injection jusqu'à l'apparition du pic (t_M). La vitesse est égale à L/t_M, L étant la longueur de la colonne en centimètres,
- un détecteur à ionisation de flamme,
- un injecteur avec rapport de division (1:50 ou 1:100),

en maintenant la température de la colonne à 260 °C, celle de la chambre à injection à 280 °C et celle du détecteur à 290 °C.

Injectez 1 µl de chaque solution.

Le chromatogramme obtenu avec la solution témoin (a) présente 4 pics principaux correspondant respectivement au cholestérol, au brassicastérol, au campestérol et au β-sitostérol. Le chromatogramme obtenu avec la solution témoin (b) présente 4 pics principaux correspondant respectivement au campestérol, au stigmastérol, au β-sitostérol et au Δ7-stigmasténol. Les temps de rétention relatifs des différents stérols par rapport au β-sitostérol sont indiqués dans le tableau 2.4.23.-1.

Le pic correspondant à l'étalon interne (bétuline) doit être nettement séparé des pics correspondant aux stérols à doser.

Tableau 2.4.23.-1. – *Temps de rétention relatifs des stérols par rapport au β-sitostérol, obtenus avec 2 colonnes différentes*

	Poly[méthyl(95)-phényl(5)]siloxane	**Poly[méthyl(94)phényl(5)vinyl(1)]siloxane**
Cholestérol	0,63	0,67
Brassicastérol	0,71	0,73
24-Méthylènecholestérol	0,80	0,82
Campestérol	0,81	0,83
Campestanol	0,82	0,85
Stigmastérol	0,87	0,88
Δ7-Campestérol	0,92	0,93
Δ5,23-Stigmastadiènol	0,95	0,95
Clérostérol	0,96	0,96
β-Sitostérol	1	1
Sitostanol	1,02	1,02
Δ5-Avénastérol	1,03	1,03
Δ5,24-Stigmastadiènol	1,08	1,08
Δ7-Stigmasténol(1)	1,12	1,12
Δ7-Avénastérol	1,16	1,16
Bétuline	1,4	1,6

(1) Ce stérol est également appelé Δ7-stigmastérol dans la littérature.

Examinez le chromatogramme obtenu avec la solution à examiner. Identifiez les pics et calculez la teneur pour cent de chaque stérol dans la fraction stérolique, à l'aide de l'expression :

$$\frac{A}{S} \times 100$$

A = surface du pic correspondant au composant à doser,

S = somme de la surface des pics correspondant aux composants indiqués dans le tableau 2.4.23.-1.

Si la monographie l'exige, calculez la teneur de chaque stérol dans la substance à examiner, en milligrammes pour 100 grammes, à l'aide de l'expression :

$$\frac{A \times m_S \times 100}{A_S \times m}$$

A = surface du pic correspondant au composant à doser,

A_S = surface du pic correspondant à la bétuline,

m = masse de la prise d'essai de la substance à examiner, en grammes,

m_S = masse de *bétuline R* ajoutée, en milligrammes.

2.4.24. IDENTIFICATION ET CONTRÔLE DES SOLVANTS RÉSIDUELS

Les méthodes ci-après mentionnées peuvent être utilisées :

i. pour identifier la majeure partie des solvants résiduels inconnus (appartenant aux classes 1 et 2) qui sont présents dans un principe actif, un excipient ou un médicament,

ii. en tant qu'essai limite pour les solvants résiduels (appartenant aux classes 1 et 2) qui sont présents dans un principe actif, un excipient ou un médicament,

iii. pour quantifier les solvants résiduels appartenant à la classe 2 lorsque les limites sont supérieures à 1000 ppm (0,1 pour cent) ou pour quantifier, le cas échéant, les solvants résiduels appartenant à la classe 3.

Les solvants résiduels des classes 1, 2 et 3 sont présentés dans le chapitre *5.4. Solvants résiduels.*

Trois diluants possibles sont spécifiés pour la préparation des solutions mères de la substance à examiner, avec les conditions opératoires correspondantes pour l'injection à espace de tête de l'échantillon gazeux dans la colonne. Deux systèmes chromatographiques sont décrits, mais le système A est celui à utiliser de préférence, l'emploi du système B étant normalement réservé à la confirmation de l'identité du solvant résiduel. Le choix d'une des trois méthodes décrites pour la préparation des solutions mères est fonction des propriétés de solubilité de la substance à examiner et, dans certains cas, de la nature des solvants résiduels à contrôler.

Les conditions opératoires mentionnées (espace de tête) ne permettent pas de détecter immédiatement les solvants résiduels suivants : formamide, 2-éthoxyéthanol, 2-méthoxyéthanol, éthylèneglycol, *N*-méthylpyrrolidone et sulfolane. Il convient d'utiliser d'autres procédures appropriées pour contrôler ces solvants.

Lorsque la méthode permettant de contrôler les solvants résiduels présents dans une substance est utilisée de manière quantitative, elle doit être validée pour la substance contrôlée.

MODE OPÉRATOIRE

Opérez par chromatographie en phase gazeuse à espace de tête statique (*2.2.28*).

Préparation de la solution mère 1. Cette méthode de préparation est destinée au contrôle des solvants résiduels dans les substances hydrosolubles.

Solution mère de la substance à examiner (1). Dissolvez 0,200 g de la substance à examiner dans de l'*eau R* et complétez à 20,0 ml avec le même solvant.

Préparation de la solution mère 2. Cette méthode de préparation est destinée au contrôle des solvants résiduels dans les substances insolubles dans l'eau.

Solution mère de la substance à examiner (2). Dissolvez 0,200 g de la substance à examiner dans du *N,N-diméthylformamide R* (DMF) et complétez à 20,0 ml avec le même solvant.

Préparation de la solution mère 3. Cette méthode de préparation est destinée au contrôle du *N,N*-diméthylacétamide et/ou du *N,N*-diméthylformamide lorsque la présence dans la substance à examiner de l'une de ces substances, ou des deux, est connue ou suspectée.

Solution mère de la substance à examiner (3). Dissolvez 0,200 g de la substance à examiner dans de la *1,3-diméthyl-2-imidazolidinone R* (DMI) et complétez à 20,0 ml avec le même solvant.

Dans certains cas, aucune de ces trois méthodes de préparation n'est appropriée. Il doit alors être démontré que la nature du diluant à utiliser et les conditions d'espace de tête statique à appliquer sont appropriées.

Solution de solvants (a). Complétez 1,0 ml de *solution de solvants résiduels de classe 1 SCR* à 100,0 ml avec de l'*eau R*. Prélevez 1,0 ml de solution et complétez à 10,0 ml avec de l'*eau R*.

Solution de solvants (b). Dissolvez des quantités appropriées de solvants résiduels de classe 2 dans du *diméthylsulfoxyde R* et complétez à 100,0 ml avec de l'*eau R*. Diluez pour obtenir une concentration de 1/20 des limites indiquées dans le tableau 2 (voir *5.4 Solvants résiduels*).

Solution de solvants (c). Dissolvez 1,00 g du (des) solvant(s) présent(s) dans la substance à examiner dans du *diméthylsulfoxyde R* ou dans de l'*eau R*, selon le cas, et complétez à 100,0 ml avec de l'*eau R*. Diluez cette solution de façon à obtenir une concentration égale au 1/20 de la (des) limite(s) indiquée(s) dans le tableau 1 ou 2 (voir *5.4 Solvants résiduels*) ou dans la monographie.

Solution à blanc. Procédez comme pour la solution de solvants (c), mais sans addition du (des) solvant(s) (cette solution sert à vérifier l'absence de pics pouvant interférer).

Solution à examiner. Introduisez dans un flacon d'injection 5,0 ml de solution mère de la substance à examiner et 1,0 ml de solution à blanc.

Solution témoin (a) (classe 1). Introduisez dans un flacon d'injection 1,0 ml de solution de solvants (a) et 5,0 ml du diluant approprié.

Solution témoin (a_1) (classe 1). Introduisez dans un flacon d'injection 5,0 ml de solution mère de la substance à examiner et 1,0 ml de solution de solvants (a).

Solution témoin (b) (classe 2). Introduisez dans un flacon d'injection 1,0 ml de solution de solvants (b) et 5,0 ml du diluant approprié.

Solution témoin (c). Introduisez dans un flacon d'injection 5,0 ml de solution mère de la substance à examiner et 1,0 ml de solution de solvants (c).

Solution témoin (d). Introduisez dans un flacon d'injection 1,0 ml de solution à blanc et 5,0 ml du diluant approprié.

Fermez les flacons de façon étanche avec une membrane de caoutchouc revêtue de polytétrafluoroéthylène et sertie par une capsule d'aluminium. Agitez de façon à obtenir une solution homogène.

Les conditions d'espace de tête statique suivantes peuvent être utilisées :

Conditions opératoires	Méthode de préparation de la solution mère 1	2	3
Température d'équilibre (°C)	80	105	80
Temps d'équilibrage (min)	60	45	45
Température de transfert (°C)	85	110	105
Gaz vecteur : *azote pour chromatographie R* ou *hélium pour chromatographie R*, sous une pression appropriée			
Durée de pressurisation(S)	30	30	30
Volume injecté (ml)	1	1	1

La chromatographie peut être réalisée en utilisant :

SYSTÈME A

– une colonne capillaire ou semi-capillaire de silice fondue, d'une longueur de 30 m et d'un diamètre intérieur de 0,32 mm ou de 0,53 mm, recouverte d'un mélange réticulé de 6 pour cent de polycyanopropylphénylsiloxane et de 94 pour cent de polydiméthylsiloxane (épaisseur du film : 1,8 µm ou 3 µm),
– comme gaz vecteur, de l'*azote pour chromatographie R* ou de l'*hélium pour chromatographie R,* avec un rapport de division de 1:5 et une vitesse linéaire de 35 cm/s environ,
– un détecteur à ionisation de flamme (un spectromètre de masse peut également être utilisé ou un détecteur à capture d'électrons pour les solvants chlorés de classe 1),

en maintenant la température de la colonne à 40 °C pendant 20 min, puis en l'augmentant de 10 °C par minute jusqu'à 240 °C et en la maintenant à 240 °C pendant 20 min, et en maintenant la température de la chambre à injection à 140 °C et celle du détecteur à 250 °C,

ou, en cas d'interférence de la matrice, le système suivant :

SYSTÈME B

– une colonne capillaire ou semi-capillaire de silice fondue, d'une longueur de 30 m et d'un diamètre intérieur de 0,32 mm ou de 0,53 mm, recouverte d'un film de *macrogol 20 000 R* (épaisseur : 0,25 µm),
– comme gaz vecteur, de l'*azote pour chromatographie R* ou de l'*hélium pour chromatographie R,* avec un rapport de division de 1:5 et une vitesse linéaire de 35 cm/s environ,
– un détecteur à ionisation de flamme (un spectromètre de masse peut également être utilisé ou un détecteur à capture d'électrons pour les solvants chlorés de classe 1),

en maintenant la température de la colonne à 50 °C pendant 20 min, puis en l'augmentant de 6 °C par minute jusqu'à 165 °C et en la maintenant à 165 °C pendant 20 min, et en maintenant la température de la chambre à injection à 140 °C et celle du détecteur à 250 °C.

Injectez 1 ml de la phase gazeuse de la solution témoin (a) dans la colonne décrite sous Système A et enregistrez le chromatogramme dans des conditions permettant de mesurer le rapport signal/bruit du pic du 1,1,1-trichloroéthane. Ce rapport doit être égal ou supérieur à 5. Un chromatogramme typique est représenté figure 2.4.24.-1.

Injectez 1 ml de la phase gazeuse de la solution témoin (a_1) dans la colonne décrite sous Système A. Il est encore possible de détecter les pics correspondant aux solvants résiduels de la classe 1.

Injectez 1 ml de la phase gazeuse de la solution témoin (b) dans la colonne décrite sous Système A et enregistrez le chromatogramme dans des conditions permettant de déterminer la résolution entre les pics de l'acétonitrile et du chlorure de méthylène. Le système est valable si le chromatogramme obtenu est semblable au chromatogramme représenté figure 2.4.24.-2 et si la résolution entre les pics de l'acétonitrile et du chlorure de méthylène n'est pas inférieure à 1,0.

Injectez 1 ml de la phase gazeuse de la solution à examiner dans la colonne décrite sous Système A. Si, dans le chromatogramme obtenu, il n'apparaît aucun pic correspondant à l'un des pics des chromatogrammes obtenus avec les solutions témoins (a) ou (b), la substance à examiner satisfait à l'essai. Si le chromatogramme obtenu présente un des pics correspondant à l'un des pics des chromatogrammes obtenus avec les solutions témoins (a) ou (b), employez le système B.

Injectez 1 ml de la phase gazeuse de la solution témoin (a) dans la colonne décrite sous Système B et enregistrez le chromatogramme dans des conditions permettant de mesurer le rapport signal/bruit du pic du benzène. Ce rapport doit être égal ou supérieur à 5. Un chromatogramme typique est représenté figure 2.4.24.-3.

Injectez 1 ml de la phase gazeuse de la solution témoin (a_1) dans la colonne décrite sous Système B. Il est encore possible de détecter les pics correspondant aux solvants résiduels de la classe 1.

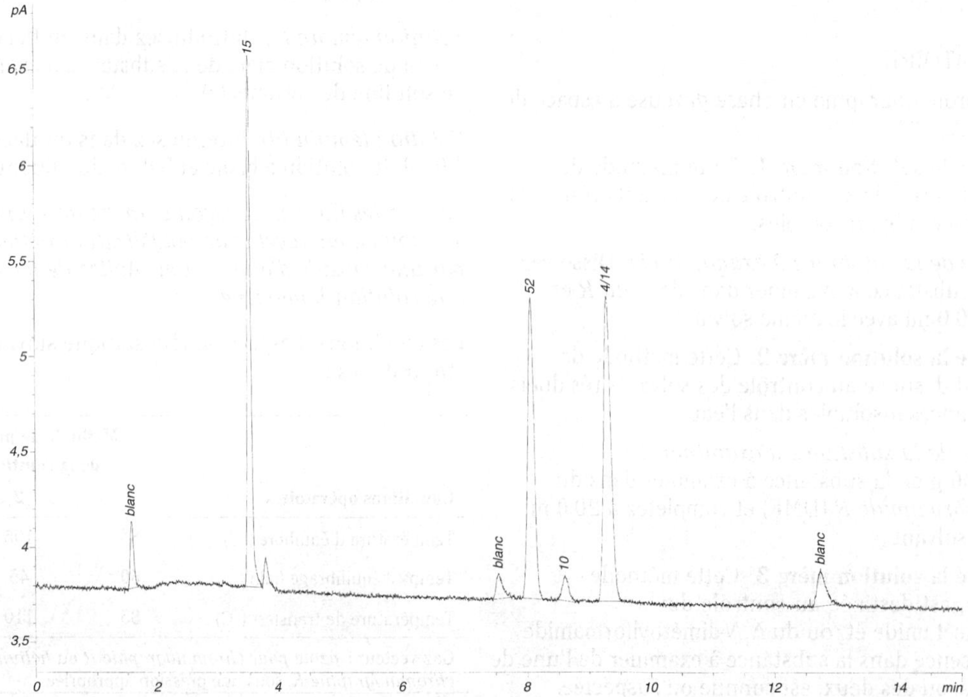

4. benzène 10. tétrachlorure de carbone 14. 1,2-dichloroéthane 15. 1,1-dichloroéthylène 52. 1,1,1-trichloroéthane

Figure 2.4.24.-1. – *Chromatogramme typique des solvants de classe 1 dans les conditions décrites pour le système A et Procédure 1. Détecteur à ionisation de flamme.*

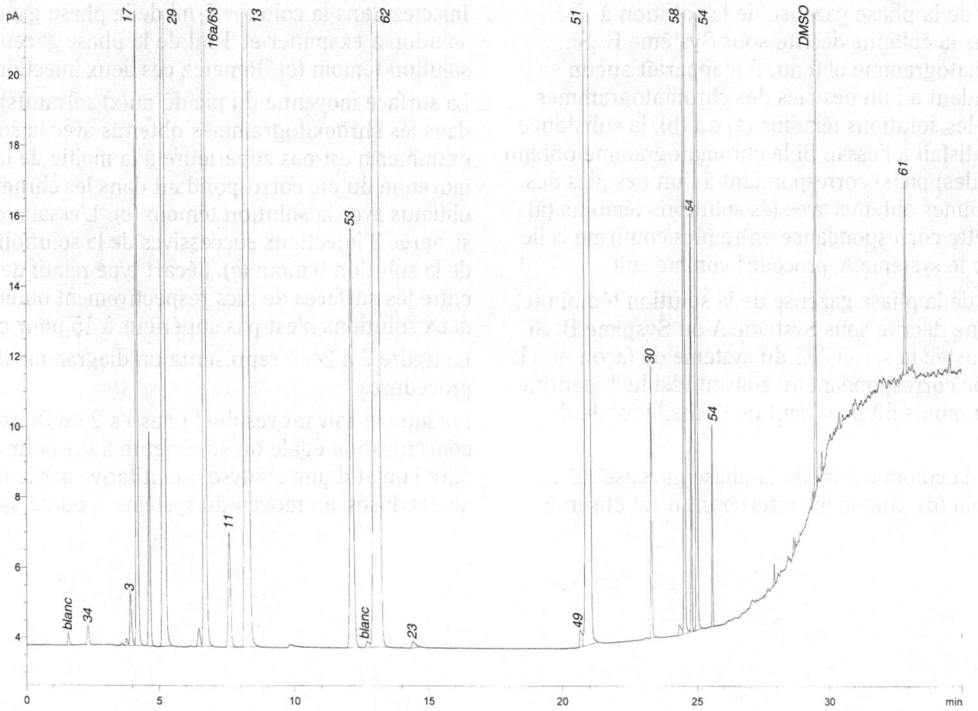

3. acétonitrile 11. chloroforme 13. cyclohexane 16a. *cis* -1,2-dichloroéthylène 17. chlorure de méthylène

29. hexane 30. 2-hexanone 34. méthanol 49. pyridine 51. toluène

53. 1,1,2-trichloroéthylène 54. xylène *ortho, méta, para* 58. chlorobenzène 61. tétraline 62. méthylcyclohexane

63. nitrométhane 64. 1,2-diméthoxyéthane

Figure 2.4.24.-2. – *Chromatogramme typique des solvants de classe 2 dans les conditions décrites pour le système A et Procédure 1. Détecteur à ionisation de flamme.*

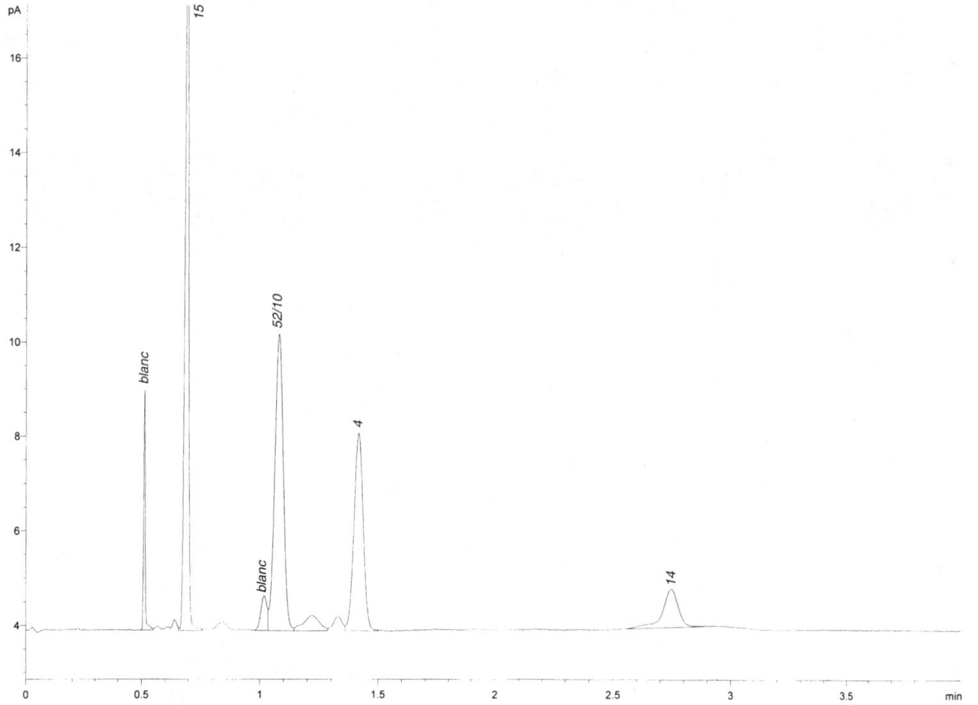

4. benzène 10. tétrachlorure de carbone 14. 1,2-dichloroéthane 15. 1,1-dichloroéthylène 52. 1,1-trichloroéthane

Figure 2.4.24.-3. – *Chromatogramme typique des solvants de classe 1 dans les conditions décrites pour le système B et Procédure 1. Détecteur à ionisation de flamme.*

Injectez 1 ml de la phase gazeuse de la solution témoin (b) dans la colonne décrite sous Système B et enregistrez le chromatogramme dans des conditions permettant de déterminer la résolution entre les pics de l'acétonitrile et du trichloroéthylène. Le système est valable si le chromatogramme obtenu est semblable au chromatogramme représenté figure 2.4.24.-4 et si la résolution entre les pics de l'acétonitrile et du trichloroéthylène n'est pas inférieure à 1,0.

Injectez 1 ml de la phase gazeuse de la solution à examiner dans la colonne décrite sous Système B. Si, dans le chromatogramme obtenu, il n'apparaît aucun pic correspondant à l'un des pics des chromatogrammes obtenus avec les solutions témoins (a) ou (b), la substance à examiner satisfait à l'essai. Si le chromatogramme obtenu présente un (des) pic(s) correspondant à l'un des pics des chromatogrammes obtenus avec les solutions témoins (a) ou (b) et si cette correspondance entre pics confirme celle observée avec le système A, procédez comme suit.

Injectez 1 ml de la phase gazeuse de la solution témoin (c) dans la colonne décrite sous Système A ou Système B. Si nécessaire, ajustez la sensibilité du système de façon que la hauteur du pic correspondant au solvant résiduel identifié représente au moins 50 pour cent de l'échelle totale de l'enregistreur.

Injectez dans la colonne 1 ml de la phase gazeuse de la solution témoin (d). Aucun pic interférant n'est observé.

Injectez dans la colonne 1 ml de la phase gazeuse de la solution à examiner et 1 ml de la phase gazeuse de la solution témoin (c). Répétez ces deux injections à 2 reprises. La surface moyenne du pic dû au(x) solvant(s) résiduel(s) dans les chromatogrammes obtenus avec la solution à examiner n'est pas supérieure à la moitié de la surface moyenne du pic correspondant dans les chromatogrammes obtenus avec la solution témoin (c). L'essai n'est valable que si, après 3 injections successives de la solution à examiner et de la solution témoin (c), l'écart type relatif de la différence entre les surfaces de pics respectivement obtenues avec les deux solutions n'est pas supérieur à 15 pour cent.

La figure 2.4.24.-5 représente un diagramme illustrant la procédure.

Lorsque le solvant résiduel (classes 2 ou 3) est présent à concentration égale ou supérieure à 0,1 pour cent, il peut faire l'objet d'une analyse quantitative par la méthode des ajouts dosés, au moyen du système A ou du système B.

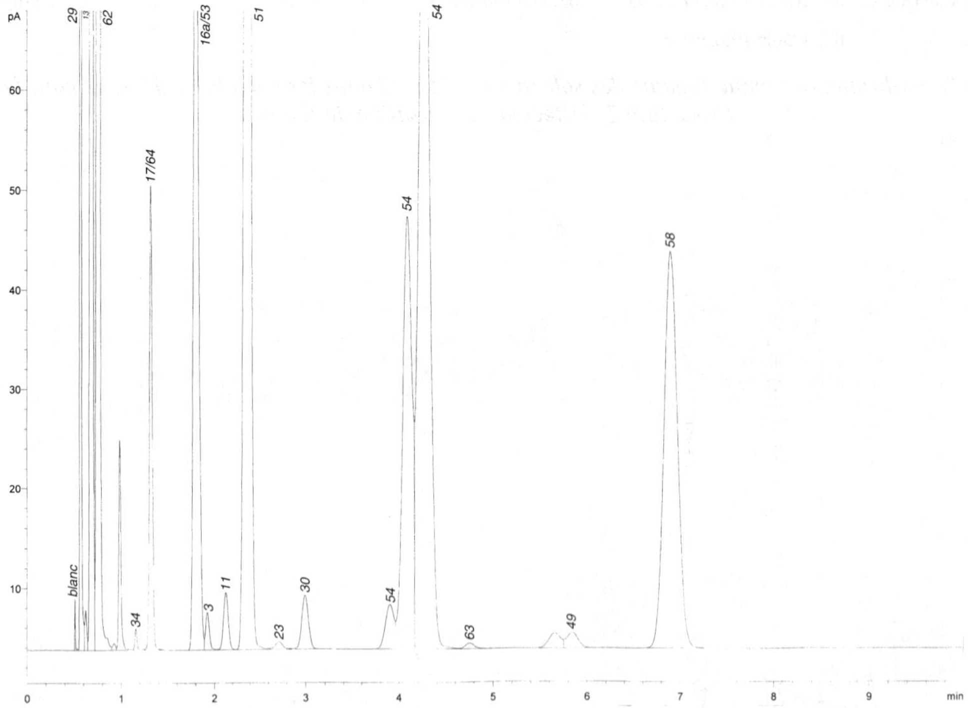

3. acétonitrile	11. chloroforme	13. cyclohexane	16a. *cis* -1,2-dichloroéthylène	17. chlorure de méthylène
23. 1,4-dioxane	29. hexane	30. 2-hexanone	34. méthanol	49. pyridine
51. toluène	53. 1,1,2-trichloroéthylène	54. xylène *ortho, méta, para*	58. chlorobenzène	61. tétraline
62. méthylcyclohexane	63. nitrométhane	64. 1,2-diméthoxyéthane		

Figure 2.4.24.-4. – *Chromatogramme typique des solvants de classe 2 dans les conditions décrites pour le système B et Procédure 1. Détecteur à ionisation de flamme.*

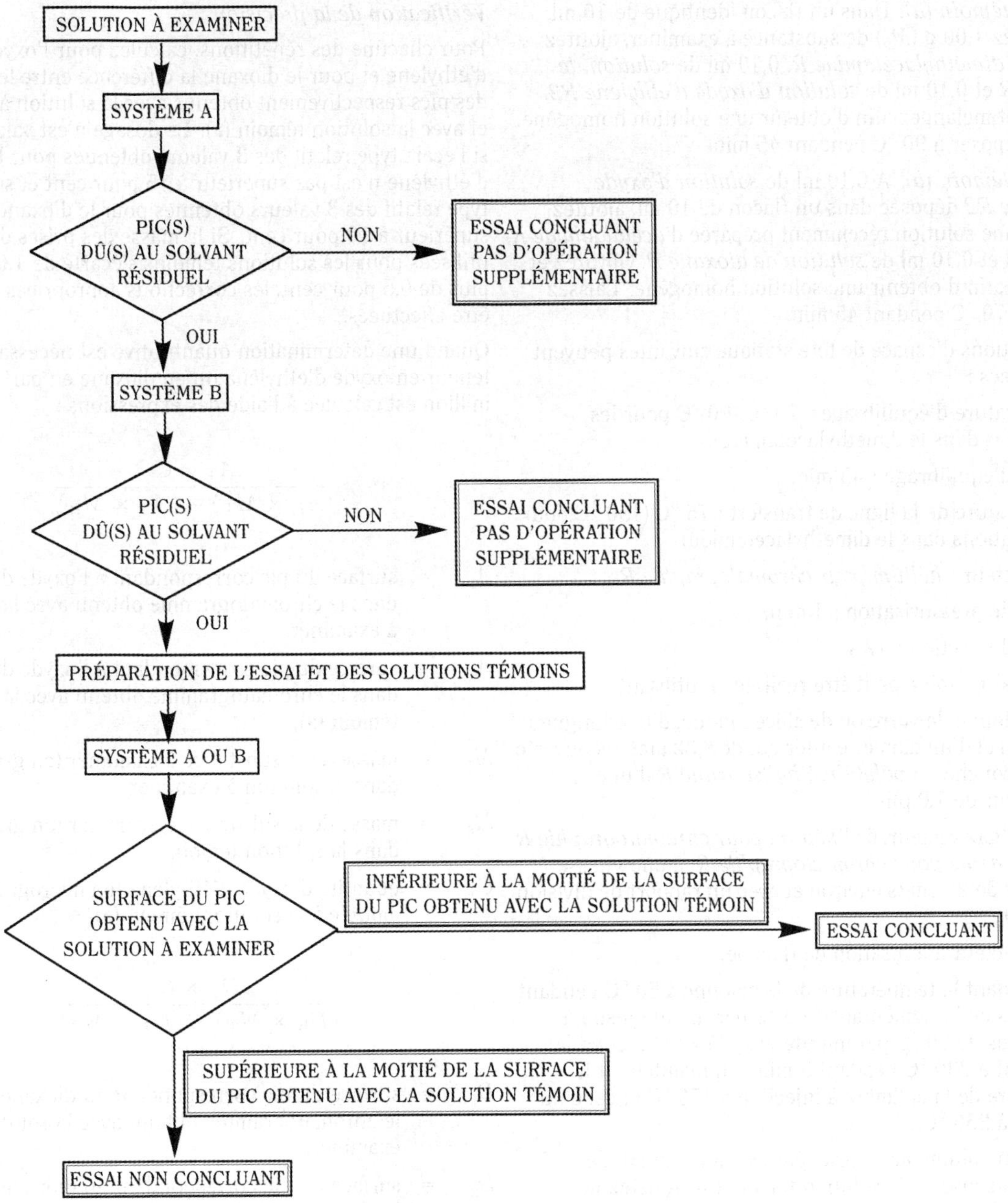

Figure 2.4.24.-5. – *Schéma relatif à l'identification des solvants résiduels et à l'application des essais limites*

2.4.25. OXYDE D'ÉTHYLÈNE ET DIOXANE

Cet essai est destiné à la détermination des résidus d'oxyde d'éthylène et de dioxane dans des échantillons solubles dans l'eau ou dans le diméthylacétamide. Pour les substances insolubles ou insuffisamment solubles dans ces solvants, la préparation de la solution mère et les conditions d'espace de tête statique sont indiquées dans les monographies spécifiques.

Opérez par chromatographie en phase gazeuse à espace de tête (*2.2.28*).

A. Pour les échantillons solubles dans ou miscibles à l'eau, procédez de la façon suivante.

Solution à examiner. Dans un flacon de 10 ml (d'autres flacons peuvent être utilisés conformément aux conditions opératoires correspondantes), introduisez 1,00 g (M_T) de substance à examiner et ajoutez 1,0 ml d'*eau R*. Obturez et mélangez afin d'obtenir une solution homogène. Laissez reposer à 70 °C pendant 45 min.

Solution témoin (a). Dans un flacon identique de 10 ml, introduisez 1,00 g (M_R) de substance à examiner, ajoutez 0,50 ml de *solution d'oxyde d'éthylène R3* et 0,50 ml de *solution de dioxane R1*. Obturez et mélangez afin d'obtenir une solution homogène. Laissez reposer à 70 °C pendant 45 min.

Solution témoin (b). A 0,50 ml de *solution d'oxyde d'éthylène R3* déposée dans un flacon de 10 ml, ajoutez 0,1 ml d'une solution récemment préparée d'*acétaldéhyde R* à 10 mg/l et 0,1 ml de *solution de dioxane R1*. Obturez et mélangez afin d'obtenir une solution homogène. Laissez reposer à 70 °C pendant 45 min.

B. Pour les échantillons solubles dans ou miscibles au diméthylacétamide, procédez de la façon suivante.

Solution à examiner. Dans un flacon de 10 ml (d'autres flacons peuvent être utilisés conformément aux conditions opératoires correspondantes), introduisez 1,00 g (M_T) de substance à examiner et ajoutez 1,0 ml de *diméthylacétamide R* et 0,20 ml d'*eau R*. Obturez et mélangez afin d'obtenir une solution homogène. Laissez reposer à 90 °C pendant 45 min.

Solution témoin (a). Dans un flacon identique de 10 ml, introduisez 1,00 g (M_R) de substance à examiner, ajoutez 1,0 ml de *diméthylacétamide R*, 0,10 ml de *solution de dioxane R* et 0,10 ml de *solution d'oxyde d'éthylène R2*. Obturez et mélangez afin d'obtenir une solution homogène. Laissez reposer à 90 °C pendant 45 min.

Solution témoin (b). A 0,10 ml de *solution d'oxyde d'éthylène R2* déposée dans un flacon de 10 ml, ajoutez 0,1 ml d'une solution récemment préparée d'*acétaldéhyde R* à 10 mg/l et 0,10 ml de *solution de dioxane R*. Obturez et mélangez afin d'obtenir une solution homogène. Laissez reposer à 70 °C pendant 45 min.

Les conditions d'espace de tête statique suivantes peuvent être utilisées :

- température d'équilibrage : 70 °C (90 °C pour les solutions dans le diméthylacétamide),
- durée d'équilibrage : 45 min,
- température de la ligne de transfert : 75 °C (150 °C pour les solutions dans le diméthylacétamide),
- gaz vecteur : *hélium pour chromatographie R*,
- durée de pressurisation : 1 min,
- durée d'injection : 12 s.

La chromatographie peut être réalisée en utilisant :

- une colonne de verre ou de silice fondue, d'une longueur de 30 m et d'un diamètre intérieur de 0,32 mm, recouverte d'une couche de *poly(diméthyl)siloxane R* d'une épaisseur de 1,0 µm,
- comme gaz vecteur, de l'*hélium pour chromatographie R* ou de l'*azote pour chromatographie R*, à une vitesse linéaire de 20 cm/s environ et avec un rapport de division de 1:20,
- un détecteur à ionisation de flamme,

en maintenant la température de la colonne à 50 °C pendant 5 min, puis en l'augmentant de 5 °C par minute jusqu'à 180 °C, puis de 30 °C par minute jusqu'à 230 °C et en la maintenant à 230 °C pendant 5 min ; en maintenant la température de la chambre à injection à 150 °C et celle du détecteur à 250 °C.

Injectez un volume approprié, par exemple 1,0 ml, de la phase gazeuse de la solution témoin (b). Ajustez la sensibilité du système de façon que la hauteur des pics correspondant à l'oxyde d'éthylène et à l'acétaldéhyde dans le chromatogramme obtenu représente au moins 15 pour cent de l'échelle totale de l'enregistreur.

L'essai n'est valable que si :

- dans le chromatogramme obtenu avec la solution témoin (b), la résolution entre les pics correspondant respectivement à l'acétaldéhyde et à l'oxyde d'éthylène n'est pas inférieure à 2,0,
- dans le chromatogramme obtenu avec la solution témoin (b), le rapport signal/bruit du pic correspondant au dioxane n'est pas inférieur à 5.

Injectez séparément des volumes appropriés, par exemple 1,0 ml (ou des volumes identiques à ceux utilisés pour la solution témoin (b)) des phases gazeuses de la solution à examiner et de la solution témoin (a). Répétez la procédure à 2 autres reprises. La surface moyenne du pic correspondant respectivement à l'oxyde d'éthylène et au dioxane dans les chromatogrammes obtenus avec la solution à examiner n'est pas supérieure à la moitié de la surface moyenne du pic correspondant dans les chromatogrammes obtenus avec la solution témoin (a) (1 ppm d'oxyde d'éthylène et 50 ppm de dioxane).

Vérification de la précision

Pour chacune des répétitions, calculez pour l'oxyde d'éthylène et pour le dioxane la différence entre les surfaces des pics respectivement obtenus avec la solution à examiner et avec la solution témoin (a). Le dosage n'est valable que si l'écart type relatif des 3 valeurs obtenues pour l'oxyde d'éthylène n'est pas supérieur à 15 pour cent et si l'écart type relatif des 3 valeurs obtenues pour le dioxane n'est pas supérieur à 10 pour cent. Si la masse des prises d'essai utilisées pour les solutions témoins s'écarte de 1,00 g de plus de 0,5 pour cent, les corrections appropriées doivent être effectuées.

Quand une détermination quantitative est nécessaire, la teneur en oxyde d'éthylène ou en dioxane en parties par million est calculée à l'aide des expressions :

$$\frac{A_T \times C}{(A_R \times M_T) - (A_T \times M_R)}$$

A_T = surface du pic correspondant à l'oxyde d'éthylène dans le chromatogramme obtenu avec la solution à examiner,

A_R = surface du pic correspondant à l'oxyde d'éthylène dans le chromatogramme obtenu avec la solution témoin (a),

M_T = masse de la substance à examiner (en grammes) dans la solution à examiner,

M_R = masse de la substance à examiner (en grammes) dans la solution témoin,

C = quantité d'oxyde d'éthylène (en microgrammes) ajoutée à la solution témoin (a).

$$\frac{D_T \times C}{(D_R \times M_T) - (D_T \times M_R)}$$

D_T = surface du pic correspondant au dioxane dans le chromatogramme obtenu avec la solution à examiner,

D_R = surface du pic correspondant au dioxane dans le chromatogramme obtenu avec la solution témoin (a),

C = quantité de dioxane (en microgrammes) ajoutée à la solution témoin (a).

2.4.26. *N,N*-DIMÉTHYLANILINE

A. Opérez par chromatographie en phase gazeuse (*2.2.28*) en utilisant la *N,N-diéthylaniline R* comme étalon interne.

Solution d'étalon interne. Dissolvez 50 mg de *N,N-diéthylaniline R* dans 4 ml d'*acide chlorhydrique 0,1 M* et complétez à 50 ml avec de l'*eau R*. Prélevez 1 ml de solution et complétez à 100 ml avec de l'*eau R*.

Solution à examiner. Dans un tube à essai à bouchon rodé, dissolvez 0,50 g de la substance à examiner dans 30,0 ml d'*eau R*. Ajoutez 1,0 ml de solution d'étalon interne. Amenez la solution à une température de 26 °C à 28 °C. Ajoutez 1,0 ml de *solution concentrée d'hydroxyde de sodium R*. Mélangez jusqu'à dissolution complète. Ajoutez 2,0 ml de *triméthylpentane R*. Agitez pendant 2 min. Laissez séparer les phases. Utilisez la couche supérieure.

Solution témoin. Dissolvez 50,0 mg de *N,N-diméthylaniline R* dans 4,0 ml d'*acide chlorhydrique 0,1 M* et complétez à 50,0 ml avec de l'*eau R*. Prélevez 1,0 ml de solution et complétez à 100,0 ml avec de l'*eau R*. Prélevez 1,0 ml de cette solution et complétez à 30,0 ml avec de l'*eau R*. Ajoutez 1,0 ml de solution d'étalon interne et 1,0 ml de *solution concentrée d'hydroxyde de sodium R*. Ajoutez 2,0 ml de *triméthylpentane R*. Agitez pendant 2 min. Laissez séparer les phases. Utilisez la couche supérieure.

La chromatographie peut être réalisée en utilisant :

- une colonne de silice fondue d'une longueur de 25 m et d'un diamètre intérieur de 0,32 mm, recouverte de *polyméthylphénylsiloxane R* réticulé (épaisseur du film 0,52 µm),
- comme gaz vecteur, de l'*hélium pour chromatographie R*, avec un rapport de division 1:20, une pression de tête de colonne de 50 kPa et un débit de 20 ml/min,
- un détecteur à ionisation de flamme,
- un tube manchon capillaire avec division, d'une longueur de 1 cm environ, rempli de *terre d'infusoires pour chromatographie en phase gazeuse R* imprégnée de 10 pour cent *m/m* de *poly(diméthyl)siloxane R*,

en maintenant la température de la colonne à 150 °C pendant 5 min, puis en l'augmentant de 20 °C par minute jusqu'à 275 °C et en la maintenant à 275 °C pendant 3 min, et en maintenant la température du détecteur à 300 °C et celle de la chambre à injection à 220 °C.

Les temps de rétention sont : 3,6 min environ pour la *N,N*-diméthylaniline et 5,0 min environ pour la *N,N*-diéthylaniline.

Injectez 1 µl de solution à examiner et 1 µl de solution témoin.

B. Opérez par chromatographie en phase gazeuse (*2.2.28*) en utilisant le *naphtalène R* comme étalon interne.

Solution d'étalon interne. Dissolvez 50 mg de *naphtalène R* dans du *cyclohexane R* et complétez à 50 ml avec le même solvant. Prélevez 5 ml de solution et complétez à 100 ml avec du *cyclohexane R*.

Solution à examiner. Dans un tube à essai à bouchon rodé, introduisez 1,00 g de substance à examiner. Ajoutez 5 ml d'*hydroxyde de sodium 1 M* et 1,0 ml de solution d'étalon interne. Bouchez et agitez énergiquement pendant 1 min. Centrifugez si nécessaire. Utilisez la couche supérieure.

Solution témoin. A 50,0 mg de *N,N-diméthylaniline R*, ajoutez 2 ml d'*acide chlorhydrique R* et 20 ml d'*eau R*. Agitez jusqu'à dissolution et complétez à 50,0 ml avec de l'*eau R*. Prélevez 5,0 ml de solution et complétez à 250,0 ml avec de l'*eau R*. Dans un tube à essai à bouchon rodé, introduisez 1,0 ml de cette dernière solution. Ajoutez 5 ml d'*hydroxyde de sodium 1 M* et 1,0 ml de solution d'étalon interne. Bouchez et agitez énergiquement pendant 1 min. Centrifugez si nécessaire. Utilisez la couche supérieure.

La chromatographie peut être réalisée en utilisant :

- une colonne de verre d'une longueur de 2 m et d'un diamètre intérieur de 2 mm, remplie de *terre d'infusoires silanisée pour chromatographie en phase gazeuse R*, imprégnée de 3 pour cent *m/m* de *polyméthylphénylsiloxane R*,
- comme gaz vecteur, de l'*azote pour chromatographie R* à un débit de 30 ml/min,
- un détecteur à ionisation de flamme,

en maintenant la température de la colonne à 120 °C, celle de la chambre à injection et celle du détecteur à 150 °C.

Injectez 1 µl de solution à examiner et 1 µl de solution témoin.

2.4.27. NICKEL DANS LES HUILES VÉGÉTALES HYDROGÉNÉES

Examinez par spectrométrie d'absorption atomique (*2.2.23, Procédé I*).

ATTENTION : il convient de se familiariser avec les instructions de sécurité et d'utilisation fournies par les fabricants des récipients fermés pour minéralisation sous haute pression et du four à micro-ondes de laboratoire.

Solution à examiner. Dans un récipient pour minéralisation résistant à de hautes pressions (parois en fluoropolymère ou en quartz), pesez 0,100 g (*m*) de substance à examiner, ajoutez 6,0 ml d'*acide nitrique R* et 2,0 ml de *solution concentrée de peroxyde d'hydrogène R*. Préparez un blanc dans les mêmes conditions. Disposez les récipients fermés dans un four à micro-ondes de laboratoire et procédez à la minéralisation en suivant un programme approprié, par exemple 250 W pendant 10 min ; 600 W pendant 5 min ; 400 W pendant 5 min ; 250 W pendant 7 min. Laissez refroidir les récipients avant de les ouvrir. Transférez quantitativement le contenu de chaque récipient dans une fiole, complétez à 25,0 ml avec de l'*eau R* et mélangez.

Solutions de référence. A 10,0 ml de *solution à 10 ppm de nickel (Ni) R*, ajoutez 1,0 ml d'*acide nitrique R*, 2,0 ml de *solution concentrée de peroxyde d'hydrogène R* et complétez à 20,0 ml avec de l'*eau R*. Introduisez respectivement 20 µl, 50 µl, 100 µl et 150 µl de cette solution dans 4 fioles jaugées, ajoutez dans chacune 6,0 ml d'*acide nitrique R*, complétez à 25,0 ml avec de l'*eau R* et mélangez. Les solutions d'étalonnage obtenues contiennent respectivement 4 ng/ml, 10 ng/ml, 20 ng/ml et 30 ng/ml (ppb) de nickel.

Solution de réglage du zéro. Diluez 6,0 ml d'*acide nitrique R* dans de l'*eau R* et complétez à 25,0 ml avec le même solvant.

Mode opératoire. Préparez des mélanges de 1 volume d'une solution à 5,0 g/l de *nitrate de magnésium R* et, respectivement, de 2 volumes de blanc, de solution à examiner, des solutions de référence et de solution de réglage du zéro.

Déterminez l'absorbance de toutes les solutions à examiner à 232,0 nm en utilisant un spectromètre d'absorption atomique muni d'un four de graphite approprié équipé d'un système de compensation de l'effet Zeeman, un tube à plateforme recouvert par pyrolyse et une lampe à cathode creuse au nickel. Maintenez la température du four à 100 °C pendant 10 s après une montée en température de 10 s, la température de calcination à 1400 °C pendant 10 s après une montée en température de 20 s et la température d'atomisation à 2500 °C pendant 5 s. Utilisez la solution de réglage du zéro pour calibrer le zéro de l'appareil. Déterminez la courbe d'étalonnage d'après les résultats obtenus avec les solutions de référence. Déterminez alors les concentrations de la solution à examiner et du blanc d'après les absorbances obtenues. Si nécessaire, diluez la solution à examiner avec la solution de réglage du zéro de façon à obtenir une absorbance située entre les bornes de la courbe d'étalonnage (*f* : facteur de dilution).

Calculez la teneur en µg/g (ppm) de Ni dans l'échantillon à l'aide de l'expression :

$$\frac{c \times f}{m \times 40}$$

c = concentration mesurée en nanogrammes par millilitre,

f = facteur de dilution,

m = masse de substance à examiner, en grammes.

2.4.28. ACIDE 2-ÉTHYLHEXANOÏQUE

Opérez par chromatographie en phase gazeuse (*2.2.28*), en utilisant de l'*acide 3-cyclohexylpropionique R* comme étalon interne.

Solution d'étalon interne. Dissolvez 100 mg d'*acide 3-cyclohexylpropionique R* dans du *cyclohexane R* et complétez à 100 ml avec le même solvant.

Solution à examiner. A 0,300 g de substance à examiner, ajoutez 4,0 ml d'une solution d'*acide chlorhydrique R* à 33 pour cent *V/V*. Agitez énergiquement, pendant 1 min, avec 2 fois 1,0 ml de solution d'étalon interne. Laissez les phases se séparer (si nécessaire, centrifugez pour améliorer la séparation). Utilisez les phases supérieures réunies.

Solution témoin. Dissolvez 75,0 mg d'*acide 2-éthylhexanoïque R* dans la solution d'étalon interne et complétez à 50,0 ml avec la même solution. A 1,0 ml de cette solution, ajoutez 4,0 ml d'une solution d'*acide chlorhydrique R* à 33 pour cent *V/V*. Agitez énergiquement pendant 1 min et laissez les phases se séparer (si nécessaire, centrifugez pour améliorer la séparation). Ajoutez 1,0 ml de solution d'étalon interne à la phase inférieure. Agitez énergiquement pendant 1 min et laissez les phases se séparer (si nécessaire, centrifugez pour améliorer la séparation). Utilisez les phases supérieures réunies.

La chromatographie peut être réalisée en utilisant :

- une colonne semi-capillaire en silice fondue, d'une longueur de 10 m et d'un diamètre intérieur de 0,53 mm, remplie de *2-nitrotéréphtalate de macrogol 20 000 R* (épaisseur du film 1,0 µm),
- comme gaz vecteur, de l'*hélium pour chromatographie R*, à un débit de 10 ml/min,
- un détecteur à ionisation de flamme,

en utilisant la programmation de température suivante :

	Intervalle (min)	Température (°C)	Vitesse (°C/min)	Commentaire
Colonne	0 - 2	40	–	isotherme
	2 - 7,3	40 → 200	30	gradient linéaire
	7,3 - 10,3	200	–	isotherme
Chambre à injection		200		
Détecteur		300		

Injectez 1 µl de solution à examiner et 1 µl de solution témoin.

L'essai n'est valable que si la résolution entre les pics correspondant à l'acide 2-éthylhexanoïque (premier pic) et à l'étalon interne n'est pas inférieur à 2,0.

Calculez la teneur pour cent en acide 2-éthylhexanoïque à l'aide de l'expression :

$$\frac{A_T \times I_R \times m_R \times 2}{A_R \times I_T \times m_T}$$

A_T = surface du pic correspondant à l'acide 2-éthylhexanoïque dans le chromatogramme obtenu avec la solution à examiner,

A_R = surface du pic correspondant à l'acide 2-éthylhexanoïque dans le chromatogramme obtenu avec la solution témoin,

I_T = surface du pic correspondant à l'étalon interne dans le chromatogramme obtenu avec la solution à examiner,

I_R = surface du pic correspondant à l'étalon interne dans le chromatogramme obtenu avec la solution témoin,

m_T = masse de la substance à examiner dans la solution à examiner, en grammes,

m_R = masse de l'acide 2-éthylhexanoïque dans la solution témoin, en grammes.

2.5. MÉTHODES DE DOSAGE

2.5. MÉTHODES DE DOSAGE

2.5.1. INDICE D'ACIDE

L'indice d'acide I_A est le nombre qui exprime en milligrammes la quantité d'hydroxyde de potassium nécessaire à la neutralisation des acides libres présents dans 1 g de substance.

Dissolvez 10,00 g de la substance à examiner ou la quantité prescrite, (m g), dans 50 ml d'un mélange à volumes égaux d'*alcool R* et d'*éther R*. Sauf indication contraire, le solvant doit être neutralisé au préalable par l'*hydroxyde de potassium 0,1 M* en présence de 0,5 ml de *solution de phénolphtaléine R1*. Après dissolution, titrez par l'*hydroxyde de potassium 0,1 M*. Le titrage est terminé lorsque la couleur rose persiste pendant 15 s au moins (n ml d'*hydroxyde de potassium 0,1 M*).

$$I_A = \frac{5,610n}{m}$$

2.5.2. INDICE D'ESTERS

L'indice d'esters I_E est le nombre qui exprime en milligrammes la quantité d'hydroxyde de potassium nécessaire à la saponification des esters présents dans 1 g de substance. Il est calculé à partir de l'indice de saponification I_S et de l'indice d'acide I_A :

$$I_E = I_S - I_A$$

2.5.3. INDICE D'HYDROXYLE

L'indice d'hydroxyle I_{OH} est le nombre qui exprime en milligrammes la quantité d'hydroxyde de potassium nécessaire à la neutralisation de l'acide qui se combine par acylation à 1 g de substance.

PROCÉDÉ A

Dans un ballon à acétylation de 150 ml muni d'un réfrigérant à air, introduisez une prise d'essai (m g) conforme à la quantité indiquée dans le tableau 2.5.3-1 ci-dessous, sauf exception précisée. Ajoutez le volume de *solution d'anhydride acétique R1* indiqué dans le tableau 2.5.3-1 et adaptez le réfrigérant à air.

Tableau 2.5.3.-1

Indice présumé I_{OH}	Prise d'essai en grammes	Volume de réactif en millilitres
10 - 100	2,0	5,0
100 - 150	1,5	5,0
150 - 200	1,0	5,0
200 - 250	0,75	5,0
250 - 300	0,60 ou 1,20	5,0 ou 10,0
300 - 350	1,0	10,0
350 - 700	0,75	15,0
700 - 950	0,5	15,0

Chauffez le ballon au bain-marie pendant 1 h, en ayant soin de maintenir le niveau de l'eau à 2,5 cm environ au-dessus du niveau du liquide contenu dans le ballon. Retirez le ballon et laissez refroidir. Ajoutez par l'extrémité supérieure du réfrigérant 5 ml d'*eau R*. Si l'addition d'*eau R* produit un trouble, ajoutez la quantité suffisante de *pyridine R* pour le faire disparaître en notant le volume ajouté. Agitez, chauffez à nouveau le ballon au bain-marie pendant 10 min. Retirez le ballon et laissez refroidir. Rincez le réfrigérant et les parois du ballon avec 5 ml d'*alcool R* neutralisé au préalable en présence de *solution de phénolphtaléine R1*. Titrez par l'*hydroxyde de potassium alcoolique 0,5 M* (n_1 ml d'*hydroxyde de potassium alcoolique 0,5 M*) en présence de 0,2 ml de *solution de phénolphtaléine R1*. Effectuez un essai à blanc dans les mêmes conditions (n_2 ml d'*hydroxyde de potassium alcoolique 0,5 M*).

$$I_{OH} = \frac{28,05\,(n_2 - n_1)}{m} + I_A$$

PROCÉDÉ B

Dans une fiole conique de 5 ml parfaitement sèche, munie d'un bouchon de verre rodé ou de matière plastique appropriée, introduisez la prise d'essai (m g). Ajoutez 2,0 ml de *réactif à l'anhydride propionique R*, bouchez la fiole et agitez doucement jusqu'à dissolution. Après 2 h de repos, sauf indication contraire, débouchez et introduisez la fiole avec son contenu dans une fiole conique de 500 ml à large ouverture contenant 25,0 ml d'une solution d'*aniline R* à 9 g/l dans le *cyclohexane R* et 30 ml d'*acide acétique glacial R*. Agitez puis, après 5 min de repos, ajoutez 0,05 ml de *solution de violet cristallisé R* et titrez par l'*acide perchlorique 0,1 M* jusqu'à virage au vert émeraude (n_1 ml d'*acide perchlorique 0,1 M*). Effectuez un essai à blanc dans les mêmes conditions (n_2 ml d'*acide perchlorique 0,1 M*).

$$I_{OH} = \frac{5,610\,(n_1 - n_2)}{m}$$

Afin de tenir compte de la présence éventuelle d'eau, déterminez-en la teneur (y pour cent) par semi-microdosage (*2.5.12*).

L'indice d'hydroxyle est alors donné par l'équation :

$$I_{OH} = (\text{indice trouvé}) - 31,1y$$

2.5.4. INDICE D'IODE

L'indice d'iode I_I est le nombre qui exprime en grammes la quantité d'halogène, calculée en iode, susceptible d'être fixée, dans les conditions précisées, par 100 g de substance.

Sauf exception précisée, utilisez la prise d'essai correspondante indiquée dans le tableau 2.5.4.-1.

Tableau 2.5.4.-1

Indice présumé I_I	Prise d'essai en grammes
inférieur à 20	1,0
20 - 60	0,5 - 0,25
60 - 100	0,25 - 0,15
supérieur à 100	0,15 - 0,10

Dans un récipient de 250 ml muni d'un bouchon rodé, sec ou rincé avec l'*acide acétique glacial R*, introduisez la prise d'essai (m g) et dissolvez-la dans 15 ml de *chloroforme R*, sauf indication contraire. Faites ensuite couler lentement 25,0 ml de *solution de bromure d'iode R*. Bouchez le récipient et placez-le à l'obscurité pendant 30 min, sauf exception précisée, en agitant fréquemment. Après addition de 10 ml d'une solution d'*iodure de potassium R* à 100 g/l et de 100 ml d'*eau R*, titrez par le *thiosulfate de sodium 0,1 M* en agitant énergiquement jusqu'à ce que la coloration jaune ait presque disparu. Ajoutez 5 ml de *solution d'amidon R* et continuez le titrage en agitant énergiquement et en ajoutant, goutte à goutte, le *thiosulfate de sodium 0,1 M* jusqu'à disparition de la coloration (n_1 ml de *thiosulfate de sodium 0,1 M*). Effectuez un essai à blanc dans les mêmes conditions (n_2 ml de *thiosulfate de sodium 0,1 M*).

$$I_I = \frac{1,269\,(n_2 - n_1)}{m}$$

2.5.5. INDICE DE PEROXYDE

L'indice de peroxyde I_P est le nombre qui exprime en milliéquivalents d'oxygène actif la quantité de peroxyde contenue dans 1000 g de substance, déterminé par les méthodes prescrites ci-dessous.

Si la monographie n'indique pas le procédé à utiliser, le procédé A doit être mis en œuvre. Tout passage du procédé A au procédé B doit faire l'objet d'une validation.

PROCÉDÉ A

Dans une fiole conique de 250 ml à bouchon rodé, introduisez 5,00 g de la substance à examiner (*m* g). Ajoutez 30 ml d'un mélange de 2 volumes de *chloroforme R* et de 3 volumes d'*acide acétique glacial R*. Agitez jusqu'à dissolution de l'échantillon et ajoutez 0,5 ml de *solution saturée d'iodure de potassium R*. Agitez pendant exactement 1 min, puis ajoutez 30 ml d'*eau R*. Titrez par le *thiosulfate de sodium 0,01 M* ajouté lentement, sans cesser d'agiter énergiquement, jusqu'à ce que la coloration jaune ait presque disparu. Ajoutez 5 ml de *solution d'amidon R*. Continuez le titrage en agitant énergiquement jusqu'à disparition de la coloration (n_1 ml de *thiosulfate de sodium 0,01 M*). Effectuez un essai à blanc dans les mêmes conditions (n_2 ml de *thiosulfate de sodium 0,01 M*). Le titrage de l'essai à blanc ne doit pas consommer plus de 0,1 ml de *thiosulfate de sodium 0,01 M*.

$$I_p = \frac{10\,(n_1 - n_2)}{m}$$

PROCÉDÉ B

Effectuez les opérations à l'abri de la lumière actinique.

Dans une fiole conique, introduisez 50 ml d'un mélange de 2 volumes de *triméthylpentane R* et de 3 volumes d'*acide acétique glacial R*, puis obturez à l'aide d'un bouchon. Agitez la fiole jusqu'à ce que la substance à examiner (*m* g ; tableau 2.5.5.-1) soit dissoute. A l'aide d'une pipette volumétrique appropriée, ajoutez 0,5 ml de *solution saturée d'iodure de potassium R* et obturez à l'aide d'un bouchon. Laissez reposer la solution pendant 60 ± 1 s, mélangez soigneusement en continu, puis ajoutez 30 ml d'*eau R*.

Tableau 2.5.5.-1

Indice de peroxyde attendu	Masse de substance à examiner (g)
0 - 12	2,00 - 5,00
12 - 20	1,20 - 2,00
20 - 30	0,80 - 1,20
30 - 50	0,500 - 0,800
50 - 90	0,300 - 0,500

Titrez la solution par du *thiosulfate de sodium 0,01 M* (V_1 ml) ajouté progressivement et maintenez sous agitation énergique et constante jusqu'à disparition presque totale de la coloration jaune due à l'iode. Ajoutez 0,5 ml environ de *solution d'amidon R1* et poursuivez le titrage, en maintenant sous agitation constante, tout particulièrement vers le point de fin de titrage, afin de libérer tout l'iode de la couche de solvant. Ajoutez goutte à goutte la solution de thiosulfate de sodium jusqu'à ce que la coloration bleue commence à disparaître.

Selon le volume de *thiosulfate de sodium 0,01 M* utilisé, il peut être nécessaire d'utiliser du *thiosulfate de sodium 0,1 M*.

NOTE : étant donné la tendance du triméthylpentane à flotter à la surface du milieu aqueux et le temps nécessaire à l'obtention d'un mélange adéquat entre le solvant et le titrant aqueux - ce qui permet de libérer les dernières traces d'iode - la neutralisation de l'indicateur à l'amidon demande 15 s à 30 s d'attente lorsque l'indice de peroxyde est supérieur ou égal à 70. Il est recommandé d'utiliser du *thiosulfate de sodium 0,1 M* pour des indices de peroxyde supérieurs à 150. Une faible quantité (0,5 pour cent à 1,0 pour cent (*m/m*)) d'émulsifiant à HLB élevé (par exemple polysorbate 60) peut être ajoutée au mélange afin de retarder la phase de séparation et de réduire le décalage lors de la libération de l'iode.

Effectuez un titrage à blanc (V_0 ml). Si cette détermination dépasse 0,1 ml de réactif titrant, remplacez les réactifs impurs et répétez le titrage.

$$I_p = \frac{1000\,(V_1 - V_0)\,c}{m}$$

c = concentration de la solution de thiosulfate de sodium en moles par litre.

2.5.6. INDICE DE SAPONIFICATION

L'indice de saponification I_S est le nombre qui exprime en milligrammes la quantité d'hydroxyde de potassium nécessaire à la neutralisation des acides libres et à la saponification des esters présents dans 1 g de substance.

Sauf indication contraire, utilisez la prise d'essai correspondante indiquée dans le tableau 2.5.6.-1.

Tableau 2.5.6.-1

Indice présumé *I*	Prise d'essai (g)
3 - 10	12 - 15
10 - 40	8 - 12
40 - 60	5 - 8
60 - 100	3 - 5
100 - 200	2,5 - 3
200 - 300	1 - 2
300 - 400	0,5 - 1

Dans une fiole de 250 ml de verre borosilicaté et munie d'un réfrigérant à reflux, introduisez la prise d'essai (*m* g). Ajoutez 25,0 ml d'*hydroxyde de potassium alcoolique 0,5 M* et quelques billes de verre. Adaptez le réfrigérant et chauffez à reflux pendant 30 min, sauf indication contraire. Ajoutez 1 ml de *solution de phénolphtaléine R1* et titrez immédiatement (alors que la solution est encore chaude) par l'*acide chlorhydrique 0,5 M* (n_1 ml d'*acide chlorhydrique 0,5 M*). Effectuez un essai à blanc dans les mêmes conditions (n_2 ml d'*acide chlorhydrique 0,5 M*).

$$I_S = \frac{28,05\,(n_2 - n_1)}{m}$$

2.5.7. INSAPONIFIABLE

Le terme « insaponifiable » s'applique aux substances, non volatiles à 100-105 °C, obtenues par extraction, avec un solvant organique, d'une solution de la substance à examiner après saponification. Le résultat est calculé en pour cent *m/m*.

Utilisez une verrerie rodée et non-graissée.

Dans un ballon de 250 ml muni d'un réfrigérant à reflux, introduisez la prise d'essai (*m* g). Ajoutez 50 ml de *solution alcoolique d'hydroxyde de potassium 2 M R* et chauffez au bain-marie pendant 1 h en agitant par mouvements circulaires répétés. Après refroidissement à une température inférieure à 25 °C, transvasez le contenu du ballon dans une ampoule à décantation avec 100 ml d'*eau R* et agitez prudemment le liquide avec 3 fois 100 ml d'*éther exempt de peroxydes R*. Réunissez les liquides éthérés dans une autre ampoule à décantation contenant 40 ml d'*eau R*, agitez doucement pendant quelques minutes, laissez décanter et rejetez la phase aqueuse. Lavez la phase éthérée avec 2 fois 40 ml d'*eau R*. Lavez ensuite successivement avec 40 ml d'une solution d'*hydroxyde de potassium R* à 30 g/l, puis avec 40 ml d'*eau R* ; répétez 3 fois cette opération. Lavez à plusieurs reprises la phase éthérée avec 40 ml d'*eau R* jusqu'à ce que la phase aqueuse ne soit plus alcaline à la phénolphtaléine. Transvasez la phase éthérée dans un ballon taré en lavant l'ampoule à décantation avec de l'*éther exempt de peroxydes R*. Distillez l'éther avec les précautions d'usage et ajoutez au résidu 6 ml d'*acétone R*. Eliminez soigneusement le solvant à l'aide d'un courant d'air. Séchez à 100-105 °C jusqu'à masse constante, laissez refroidir au dessiccateur et pesez (*a* g).

$$\text{Insaponifiable} = \frac{100a}{m} \text{ pour cent}$$

Dissolvez le résidu dans 20 ml d'*alcool R*, neutralisés au préalable en présence de *solution de phénolphtaléine R*, et titrez par la *solution éthanolique d'hydroxyde de sodium 0,1 M*. Un volume de *solution éthanolique d'hydroxyde de sodium 0,1 M* supérieur à 0,2 ml dénote une séparation incomplète des 2 phases, le résidu pesé ne peut être considéré comme « insaponifiable ». En cas de doute, l'essai doit être répété.

2.5.8. DOSAGE DE L'AZOTE AMINÉ PRIMAIRE AROMATIQUE

Dissolvez la prise d'essai dans 50 ml d'*acide chlorhydrique dilué R* ou autre réactif prescrit et ajoutez 3 g de *bromure de potassium R*. Refroidissez dans l'eau glacée et titrez par le *nitrite de sodium 0,1 M* ajouté lentement et en agitant.

Déterminez le terme de la réaction par électrométrie ou à l'aide de l'indicateur prescrit.

2.5.9. DOSAGE DE L'AZOTE APRÈS MINÉRALISATION PAR L'ACIDE SULFURIQUE

SEMI-MICRODOSAGE

Dans un matras à minéralisation, introduisez une prise d'essai (*m* g) contenant 2 mg environ d'azote. Ajoutez 4 g d'un mélange pulvérisé de 100 g de *sulfate dipotassique R*, de 5 g de *sulfate de cuivre R* et de 2,5 g de *sélénium R*, et 3 billes de verre. Entraînez les parcelles solides adhérant au col du matras par lavage avec 5 ml d'*acide sulfurique R* versés le long des parois. Mélangez le contenu par un mouvement circulaire. Obturez le matras de façon non hermétique, par exemple à l'aide d'une ampoule piriforme de verre soufflé, pour éviter une perte excessive d'acide sulfurique. Chauffez d'abord progressivement, puis augmentez la température jusqu'à forte ébullition avec condensation de l'acide sulfurique sur le col du matras ; des précautions doivent être prises pour éviter que la partie supérieure du matras soit surchauffée. Continuez le chauffage pendant 30 min, sauf indication contraire. Laissez refroidir, dissolvez la partie solide en ajoutant avec précaution 25 ml d'*eau R* au mélange, refroidissez de nouveau et transvasez dans un appareil à distiller par entraînement à la vapeur. Ajoutez 30 ml de *solution concentrée d'hydroxyde de sodium R* et distillez immédiatement en faisant passer la vapeur dans le mélange. Recueillez 40 ml environ de distillat dans 20,0 ml d'*acide chlorhydrique 0,01 M* additionnés d'un volume d'*eau R* suffisant pour que la partie terminale du réfrigérant plonge dans le mélange. Vers la fin de la distillation, abaissez le récipient collecteur afin que la partie terminale du réfrigérant soit au-dessus de la surface du mélange. Veillez à ce que l'eau condensée sur la surface extérieure du réfrigérant ne se mélange pas au contenu du récipient collecteur. Titrez le distillat par l'*hydroxyde de sodium 0,01 M* en présence d'*indicateur mixte au rouge de méthyle R* (n_1 ml d'*hydroxyde de sodium 0,01 M*).

Répétez l'essai en remplaçant la substance à examiner par 50 mg environ de *glucose R* (n_2 ml d'*hydroxyde de sodium 0,01 M*).

$$\text{Teneur en azote} = \frac{0,01401\,(n_2 - n_1)}{m} \text{ pour cent}$$

2.5.10. COMBUSTION DANS L'OXYGÈNE

Sauf indication contraire, la fiole à combustion est une fiole conique d'au moins 500 ml en verre borosilicaté. Son bouchon rodé est muni d'un porte-échantillon approprié en platine ou en platine iridié par exemple.

Pulvérisez finement la substance, placez la prise d'essai prescrite au centre d'un morceau de papier filtre de 30 mm sur 40 mm muni d'une languette de 10 mm environ de largeur et de 30 mm environ de longueur. Quand il est prescrit d'utiliser du papier imprégné de carbonate de lithium, humectez le centre du papier avec une solution saturée de *carbonate de lithium R* et desséchez à l'étuve avant l'emploi. Enveloppez la prise d'essai dans le papier et placez le tout dans le porte-échantillon. Dans la fiole, versez de l'*eau R* ou la solution absorbante indiquée, remplacez l'air par de l'oxygène à l'aide d'un tube plongeant jusqu'au niveau du liquide, mouillez l'ouverture de la fiole avec de l'*eau R* et obturez la fiole avec son bouchon. Allumez la languette par un procédé approprié en observant les précautions convenables. Maintenez fermement le bouchon sur la fiole pendant la combustion. Agitez vigoureusement pour obtenir la dissolution complète des produits de combustion. Refroidissez et, après 5 min environ, sauf indication contraire, débouchez la fiole en prenant les précautions nécessaires. Rincez les parties rodées, les parois de la fiole et le porte-échantillon avec de l'*eau R*. Réunissez les produits de combustion et les eaux de lavage, puis procédez selon les indications de la monographie.

2.5.11. TITRAGES COMPLEXOMÉTRIQUES

ALUMINIUM

Dans une fiole conique de 500 ml, introduisez 20,0 ml de la solution prescrite, 25,0 ml d'*édétate de sodium 0,1 M* et 10 ml d'un mélange à volumes égaux de solution d'*acétate d'ammonium R* à 155 g/l et d'*acide acétique dilué R*. Chauffez à ébullition pendant 2 min, puis refroidissez. Ajoutez 50 ml d'*éthanol R* et 3 ml d'une solution récemment préparée de *dithizone R* à 0,25 g/l dans l'*éthanol R*. Titrez l'excès d'édétate de sodium par le *sulfate de zinc 0,1 M* jusqu'à virage du bleu verdâtre au rouge-violet.

1 ml d'*édétate de sodium 0,1 M* correspond à 2,698 mg d'Al.

BISMUTH

Dans une fiole conique de 500 ml, introduisez la solution prescrite, complétez à 250 ml avec de l'*eau R* et, sauf indication contraire, ajoutez, goutte à goutte et en agitant, de l'*ammoniaque concentrée R* jusqu'à début d'opalescence, puis 0,5 ml d'*acide nitrique R*. Chauffez vers 70 °C jusqu'à ce que la solution soit à nouveau limpide. Ajoutez 50 mg environ de *mélange composé au xylénolorange R* et titrez par l'*édétate de sodium 0,1 M* jusqu'à virage du violet-rose au jaune.

1 ml d'*édétate de sodium 0,1 M* correspond à 20,90 mg de Bi.

CALCIUM

Dans une fiole conique de 500 ml, introduisez la solution prescrite et complétez à 300 ml avec de l'*eau R*. Ajoutez 6,0 ml de *solution concentrée d'hydroxyde de sodium R* et 15 mg environ de *mélange composé au calcone-acide carboxylique R*. Titrez par l'*édétate de sodium 0,1 M* jusqu'à virage du violet au bleu franc.

1 ml d'*édétate de sodium 0,1 M* correspond à 4,008 mg de Ca.

MAGNÉSIUM

Dans une fiole conique de 500 ml, introduisez la solution prescrite et complétez à 300 ml avec de l'*eau R*. Ajoutez 10 ml de *solution tampon chlorure d'ammonium pH 10,0 R* et 50 mg environ de *mélange composé au mordant noir 11 R*. Chauffez à 40 °C environ, puis titrez à cette température par l'*édétate de sodium 0,1 M* jusqu'à virage du violet au bleu franc.

1 ml d'*édétate de sodium 0,1 M* correspond à 2,431 mg de Mg.

PLOMB

Dans une fiole conique de 500 ml, introduisez la solution prescrite et complétez à 200 ml avec de l'*eau R*. Ajoutez 50 mg environ de *mélange composé au xylénolorange R* et de l'*hexaméthylènetétramine R* jusqu'à coloration rose-violet. Titrez par l'*édétate de sodium 0,1 M* jusqu'à virage du rose-violet au jaune.

1 ml d'*édétate de sodium 0,1 M* correspond à 20,72 mg de Pb.

ZINC

Dans une fiole conique de 500 ml, introduisez la solution prescrite et complétez à 200 ml avec de l'*eau R*. Ajoutez 50 mg environ de *mélange composé au xylénolorange R* et de l'*hexaméthylènetétramine R* jusqu'à coloration rose-violet. Ajoutez 2 g d'*hexaméthylènetétramine R* en excès. Titrez par l'*édétate de sodium 0,1 M* jusqu'à virage du rose-violet au jaune.

1 ml d'*édétate de sodium 0,1 M* correspond à 6,54 mg de Zn.

2.5.12. SEMI-MICRODOSAGE DE L'EAU

L'appareil est constitué par une fiole de titrage de 60 ml environ, munie de 2 électrodes de platine, d'un tube d'admission pour l'azote, d'un bouchon s'adaptant à l'extrémité d'une burette et d'un tube d'admission d'air protégé par un agent de dessiccation. La prise d'essai est introduite par un tube latéral muni d'un bouchon rodé. Pendant le titrage, l'agitation est assurée à l'aide d'un agitateur magnétique ou par barbotage d'azote sec.

Le terme de la réaction est déterminé par ampérométrie. Un circuit approprié constitué par un potentiomètre de 2000 Ω environ relié à une pile de 1,5 V permet d'appliquer un potentiel variable. Ce potentiel est ajusté de façon à laisser passer un courant initial faible par les électrodes de platine connectées en série à un microampèremètre. L'aiguille du microampèremètre dévie à chaque addition de réactif, puis revient immédiatement à sa position initiale. Le terme de la réaction est indiqué par une déviation persistant pendant 30 s au moins.

Utilisez le *réactif iodosulfureux R* après en avoir déterminé l'équivalent en eau (*4.1.1*). Les solutions et réactifs utilisés doivent être maintenus anhydres et préservés de l'humidité atmosphérique pendant le dosage ou une quelconque manipulation. Le *réactif iodosulfureux R* est conservé à l'abri de la lumière, de préférence dans une bouteille munie d'une burette automatique.

Des réactifs iodosulfureux, commercialement disponibles, ont une composition qui diffère souvent de celle du réactif iodosulfureux R par le remplacement de la pyridine par divers composés basiques. L'emploi de ces réactifs doit être précédé d'une validation permettant, dans chaque cas envisagé, de vérifier la stœchiométrie et l'absence d'incompatibilité entre la substance étudiée et le réactif (1.1. Généralités).

Sauf indication contraire, utilisez le Procédé A.

Procédé A. Dans la fiole de titrage, introduisez 20 ml environ de *méthanol anhydre R* ou le solvant prescrit dans la monographie. Ajoutez le *réactif iodosulfureux R* jusqu'à virage ampérométrique. Introduisez rapidement dans la fiole la prise d'essai, agitez pendant 1 min, puis titrez par le *réactif iodosulfureux R* jusqu'à virage ampérométrique.

Procédé B. Dans la fiole de titrage, introduisez 10 ml environ de *méthanol anhydre R* ou le solvant prescrit dans la monographie. Ajoutez le *réactif iodosulfureux R* jusqu'à virage ampérométrique. Introduisez rapidement dans la fiole la prise d'essai de la substance dans un état de division convenable, puis un volume, exactement mesuré, de *réactif iodosulfureux R* suffisant pour avoir un excès de 1 ml environ, ou utilisez le volume prescrit dans la monographie. Laissez reposer la fiole bouchée à l'abri de la lumière pendant 1 min ou pendant le temps prescrit dans la monographie, en agitant de temps à autre. Titrez l'excès de *réactif iodosulfureux R* par le *méthanol anhydre R*, ou par un autre solvant prescrit dans la monographie, additionné d'une quantité d'*eau R* connue voisine de 2,5 g/l, jusqu'à retour au courant initial faible.

2.5.13. ALUMINIUM DANS LES VACCINS ADSORBÉS

Homogénéisez la préparation à examiner ; prélevez une quantité présumée contenir 5 mg à 6 mg d'aluminium et introduisez-la dans un matras à minéralisation de 50 ml. Ajoutez 1 ml d'*acide sulfurique R*, 0,1 ml d'*acide nitrique R* et quelques billes de verre. Chauffez la solution jusqu'à dégagement de vapeurs blanches épaisses. S'il se produit une carbonisation, ajoutez quelques gouttes d'*acide nitrique R* et maintenez l'ébullition jusqu'à décoloration. Laissez refroidir pendant quelques minutes, ajoutez avec précaution 10 ml d'*eau R* et faites bouillir jusqu'à obtention d'une solution limpide. Laissez refroidir, ajoutez 0,05 ml de *solution de méthylorange R* et neutralisez avec la *solution concentrée d'hydroxyde de sodium R* (6,5 ml à 7 ml). S'il se produit un précipité, dissolvez-le en ajoutant, goutte à goutte, de l'*acide sulfurique dilué R*. Introduisez la solution dans une fiole conique de 250 ml, rincez le matras avec 25 ml d'*eau R*. Ajoutez 25,0 ml d'*édétate de sodium 0,02 M*, 10 ml de *solution tampon acétate pH 4,4 R*, quelques billes de verre et faites bouillir doucement pendant 3 min. Ajoutez 0,1 ml de *solution de pyridylazonaphtol R* et titrez la solution chaude par le *sulfate de cuivre 0,02 M* jusqu'à virage au brun-pourpre. Effectuez un essai à blanc en omettant le vaccin à examiner.

1 ml d'*édétate de sodium 0,02 M* correspond à 0,5396 mg de Al.

2.5.14. CALCIUM DANS LES VACCINS ADSORBÉS

Toutes les solutions utilisées dans cet essai doivent être préparées à partir d'eau distillée R.

Déterminez la teneur en calcium par spectrométrie d'émission atomique (*2.2.22, Procédé I*). Homogénéisez la préparation à examiner et prélevez 1,0 ml. Ajoutez 0,2 ml d'*acide chlorhydrique dilué R* et complétez à 3,0 ml avec de l'*eau R*. Mesurez l'absorbance à 620 nm.

2.5.15. PHÉNOL DANS LES IMMUNOSÉRUMS ET LES VACCINS

Homogénéisez la préparation à examiner. Prélevez un volume approprié, diluez avec de l'*eau R* de façon à obtenir une solution présumée contenir 15 µg de phénol par millilitre. Préparez une série de solutions de référence avec du *phénol R*, contenant respectivement 5 µg, 10 µg, 15 µg, 20 µg et 30 µg de phénol par millilitre. A 5 ml de la solution à examiner et à 5 ml de chacune des solutions de référence, ajoutez respectivement 5 ml de *solution tampon pH 9,0 R*, 5 ml de *solution d'aminopyrazolone R* et 5 ml de *solution de ferricyanure de potassium R*. Laissez reposer pendant 10 min et mesurez l'intensité de la coloration à 546 nm.

Etablissez la courbe d'étalonnage et calculez la concentration en phénol de la solution à examiner.

2.5.16. PROTÉINES DANS LES VACCINS POLYOSIDIQUES

Solution à examiner. Dans une fiole jaugée d'un volume approprié permettant d'obtenir une solution de concentration connue correspondant à 5 mg environ de polyoside sec par millilitre, transférez quantitativement le contenu d'un récipient et complétez au trait de jauge avec de l'*eau R*. Introduisez 1 ml de solution à examiner dans un tube en verre et ajoutez 0,15 ml d'une solution d'*acide trichloracétique R* à 400 g/l. Agitez, laissez reposer pendant 15 min ; centrifugez à 5000 tr/min pendant 10 min et rejetez le surnageant. Ajoutez 0,4 ml d'*hydroxyde de sodium 0,1 M* au culot de centrifugation.

Solutions de référence. Introduisez 0,100 g d'*albumine bovine R* dans 100 ml d'*hydroxyde de sodium 0,1 M* (solution mère contenant l'équivalent de 1 g de protéines par litre). Prélevez 1 ml de la solution mère et complétez à 20 ml avec de l'*hydroxyde de sodium 0,1 M* (solution de référence (1) contenant l'équivalent de 50 mg de protéines par litre). Prélevez 1 ml de la solution mère et complétez à 4 ml avec de l'*hydroxyde de sodium 0,1 M* (solution de référence (2) contenant l'équivalent de 250 mg de protéines par litre). Dans 6 tubes de verre, introduisez respectivement 0,10 ml, 0,20 ml, 0,40 ml de la solution de référence (1) et 0,15 ml, 0,20 ml, 0,25 ml de la solution de référence (2). Complétez le volume de chaque tube à 0,40 ml avec de l'*hydroxyde de sodium 0,1 M*.

Préparez un essai à blanc à partir de 0,40 ml d'*hydroxyde de sodium 0,1 M*.

A tous les tubes, ajoutez 2 ml de la *solution cupri-tartrique R3*. Agitez, laissez reposer pendant 10 min. Ajoutez à tous les tubes 0,2 ml d'un mélange à volumes égaux de *réactif phosphomolybdotungstique R* et d'*eau R*, préparé immédiatement avant l'emploi. Bouchez, agitez par retournement. Laissez reposer à l'obscurité 30 min. La coloration bleue reste stable pendant 60 min. Si nécessaire, centrifugez pour obtenir des solutions limpides.

Mesurez l'absorbance (*2.2.25*) de chaque solution à 760 nm en utilisant comme liquide de compensation l'essai à blanc. Portez sur un graphique les absorbances des 6 solutions de référence en fonction des quantités de protéines qui y sont contenues, puis lisez sur la courbe d'étalonnage la quantité de protéines dans la solution à examiner.

2.5.17. ACIDES NUCLÉIQUES DANS LES VACCINS POLYOSIDIQUES

Solution à examiner. Dans une fiole jaugée d'un volume approprié permettant d'obtenir une solution de concentration connue correspondant à 5 mg environ de polyoside sec par millilitre, transférez quantitativement le contenu d'un récipient et complétez au trait de jauge avec de l'*eau R*.

Diluez la solution à examiner, si nécessaire, pour que la valeur de l'absorbance soit appropriée à l'instrument utilisé. Mesurez l'absorbance (*2.2.25*) à 260 nm en utilisant comme liquide de compensation l'*eau R*.

L'absorbance d'une solution d'acides nucléiques à 1 g/l mesurée à 260 nm est égale à 20.

2.5.18. PHOSPHORE DANS LES VACCINS POLYOSIDIQUES

Solution à examiner. Dans une fiole jaugée d'un volume approprié permettant d'obtenir une solution de concentration connue correspondant à 5 mg environ de polyoside sec par millilitre. Transférez quantitativement le contenu d'un récipient et complétez au trait de jauge avec de l'*eau R*. Diluez la solution à examiner de façon que le volume utilisé dans l'essai (1 ml) contienne 6 µg de phosphore environ. Introduisez 1,0 ml de solution à examiner dans un tube à combustion de 10 ml.

Solutions de référence. Dissolvez 0,2194 g de *phosphate monopotassique R* dans 500 ml d'*eau R* afin d'obtenir une solution contenant l'équivalent de 0,1 mg de phosphore par millilitre. Prélevez 5,0 ml de solution et complétez à 100,0 ml avec de l'*eau R*. Dans 3 tubes à combustion, introduisez respectivement 0,5 ml, 1,0 ml et 2,0 ml de solution diluée.

Préparez un essai à blanc en introduisant dans un tube à combustion 2,0 ml d'*eau R*.

A tous les tubes, ajoutez 0,2 ml d'*acide sulfurique R* et chauffez dans un bain d'huile à 120 °C pendant 1 h, puis à 160 °C jusqu'à l'apparition de fumées blanches (1 h environ). Ajoutez 0,1 ml d'*acide perchlorique R* et chauffez à 160 °C jusqu'à disparition de la coloration (90 min environ). Refroidissez les tubes et ajoutez dans chacun d'eux 4 ml d'*eau R* et 4 ml de *réactif au molybdate d'ammonium R*. Chauffez dans un bain-marie à 37 °C pendant 90 min, puis refroidissez. Complétez le volume de chaque tube à 10,0 ml avec de l'*eau R*. La coloration bleue reste stable pendant plusieurs heures.

Mesurez l'absorbance (*2.2.25*) de chaque solution à 820 nm en utilisant comme liquide de compensation l'essai à blanc. Portez sur un graphique les absorbances des 3 solutions de référence en fonction des quantités de phosphore qui y sont contenues, puis lisez sur la courbe d'étalonnage la quantité de phosphore dans la solution à examiner.

2.5.19. *O*-ACÉTYLE DANS LES VACCINS POLYOSIDIQUES

Solution à examiner. Dans une fiole jaugée d'un volume approprié permettant d'obtenir une solution de concentration connue correspondant à 5 mg environ de polyoside sec par millilitre, transférez quantitativement le contenu d'un récipient et complétez au trait de jauge avec de l'*eau R*. Diluez la solution à examiner de façon que les volumes testés contiennent 30 µg à 600 µg de chlorure d'acétylcholine (*O*-acétyle). Introduisez en double respectivement 0,3 ml, 0,5 ml et 1,0 ml de la solution diluée dans 6 tubes (3 témoins - 3 essais).

Solutions de référence. Introduisez 0,150 g de *chlorure d'acétylcholine R* dans 10 ml d'*eau R* (solution mère contenant 15 g de chlorure d'acétylcholine par litre). Diluez extemporanément 1 ml de la solution mère dans 50 ml d'*eau R* (solution de référence (1) contenant l'équivalent de 300 µg de chlorure d'acétylcholine par millilitre). Diluez extemporanément 1 ml de la solution mère dans 25 ml d'*eau R* (solution de référence (2) contenant l'équivalent de 600 µg de chlorure d'acétylcholine par millilitre). Dans 4 tubes introduisez respectivement 2 fois 0,1 ml (essai et témoin), 2 fois 0,4 ml (essai et témoin) de la solution de référence (1) et dans 4 autres tubes introduisez respectivement 2 fois 0,6 ml (essai et témoin) et 2 fois 1,0 ml (essai et témoin) de la solution de référence (2).

Préparez un essai à blanc à partir de 1 ml d'*eau R*.

Complétez le volume de chaque tube à 1 ml avec de l'*eau R*. Ajoutez 1,0 ml d'*acide chlorhydrique 4 M* à chacun des tubes témoins et à l'essai à blanc. A tous les tubes, ajoutez 2,0 ml de *solution alcaline d'hydroxylamine R*. Laissez en contact 2 min exactement. Ajoutez 1,0 ml d'*acide chlorhydrique 4 M* à chacun des tubes essais. A tous les tubes, ajoutez 1,0 ml d'une solution de *chlorure ferrique R* à 100 g/l dans l'*acide chlorhydrique 0,1 M*. Agitez vigoureusement les tubes bouchés pour éliminer les bulles.

Mesurez l'absorbance (*2.2.25*) de chaque solution à 540 nm en utilisant comme liquide de compensation l'essai à blanc. Pour chaque essai, retranchez la valeur de l'absorbance du témoin lui correspondant. Portez sur un graphique les différences d'absorbance calculées des 4 solutions de référence en fonction des quantités de chlorure d'acétylcholine qui y sont contenues, puis lisez sur la courbe d'étalonnage la quantité de chlorure d'acétylchloline dans la solution à examiner pour chacun des volumes testés. Calculez la moyenne des 3 valeurs.

1 mole de chlorure d'acétylcholine (181,7 g) correspond à 1 mole d'*O*-acétyle (43,05 g).

2.5.20. HEXOSAMINES DANS LES VACCINS POLYOSIDIQUES

Solution à examiner. Dans une fiole jaugée d'un volume approprié permettant d'obtenir une solution de concentration connue correspondant à 5 mg environ de polyoside sec par millilitre, transférez quantitativement le contenu d'un récipient et complétez au trait de jauge avec de l'*eau R*. Diluez la solution à examiner de façon que les volumes testés contiennent de 125 µg à 500 µg de glucosamine (hexosamine). Introduisez 1,0 ml de la solution diluée dans un tube jaugé.

Solutions de référence. Introduisez 60 mg de *chlorhydrate de glucosamine R* dans 100 ml d'*eau R* (solution de référence contenant l'équivalent de 0,500 g de glucosamine par litre). Dans 4 tubes jaugés, introduisez respectivement 0,25 ml, 0,50 ml, 0,75 ml et 1,0 ml de la solution de référence.

Préparez un essai à blanc à partir de 1 ml d'*eau R*.

Complétez le volume de chaque tube à 1 ml avec de l'*eau R*. A tous les tubes, ajoutez 1 ml d'une solution d'*acide chlorhydrique R* à 292 g/l de HCl. Placez les tubes bouchés au bain-marie pendant 1 h. Ramenez-les à température ambiante. A tous les tubes, ajoutez 0,05 ml d'une solution de *thymolphtaléine R* à 5 g/l dans l'*alcool R* ; ajoutez de la solution d'*hydroxyde de sodium R* à 200 g/l jusqu'à coloration bleue puis de l'*acide chlorhydrique 1 M* jusqu'à décoloration. Complétez le volume de chaque tube à 10 ml avec de l'*eau R* (hydrolysats neutralisés).

Dans une deuxième série de tubes jaugés de 10 ml, introduisez 1 ml de chacun des hydrolysats neutralisés. Ajoutez à chaque tube 1 ml de réactif acétylacétone (un mélange, préparé immédiatement avant l'emploi, de 1 volume d'*acétylacétone R* et de 50 volumes d'une solution de *carbonate de sodium anhydre R* à 53 g/l). Placez les tubes bouchés au bain-marie à 90 °C pendant 45 min. Ramenez-les à température ambiante. A chaque tube, ajoutez 2,5 ml d'*alcool R,* 1,0 ml de solution de diméthylaminobenzaldéhyde (immédiatement avant l'emploi, dissolvez 0,8 g de *diméthylaminobenzaldéhyde R* dans 15 ml d'*alcool R* et ajoutez 15 ml d'*acide chlorhydrique R*) puis complétez le volume de chacun d'eux à 10 ml avec de l'*alcool R.* Placez les tubes, bouchés et agités par retournement, à l'obscurité pendant 90 min. Mesurez l'absorbance (*2.2.25*) de chaque solution à 530 nm en utilisant comme liquide de compensation l'essai à blanc.

Portez sur un graphique les absorbances des 4 solutions de référence en fonction des quantités d'hexosamine qui y sont contenues, puis lisez sur la courbe d'étalonnage la quantité d'hexosamine dans la solution à examiner.

2.5.21. MÉTHYLPENTOSES DANS LES VACCINS POLYOSIDIQUES

Solution à examiner. Dans une fiole jaugée d'un volume approprié permettant d'obtenir une solution de concentration connue correspondant à 5 mg environ de polyoside sec par millilitre, transférez quantitativement le contenu d'un récipient et complétez au trait de jauge avec de l'*eau R.* Diluez la solution à examiner de façon que les volumes testés contiennent 2 µg à 20 µg de rhamnose (méthylpentoses). Introduisez respectivement 0,25 ml, 0,50 ml et 1,0 ml de la solution diluée dans 3 tubes.

Solutions de référence. Introduisez 0,100 g de *rhamnose R* dans 100 ml d'*eau R* (solution mère contenant l'équivalent de 1 g de méthylpentose par litre). Diluez extemporanément 1 ml de la solution mère dans 50 ml d'*eau R* (solution de référence contenant l'équivalent de 20 mg de méthylpentose par litre). Dans 5 tubes, introduisez respectivement 0,10 ml, 0,25 ml, 0,50 ml, 0,75 ml et 1,0 ml de la solution de référence.

Préparez un essai à blanc à partir de 1 ml d'*eau R.*

Complétez le volume de chaque tube à 1 ml avec de l'*eau R.* A tous les tubes maintenus dans un bain de glace, ajoutez goutte à goutte 4,5 ml d'un mélange refroidi de 1 volume d'*eau R* et de 6 volumes d'*acide sulfurique R,* sous agitation continue. Ramenez les tubes à température ambiante puis placez-les dans un bain-marie pendant quelques minutes. Ramenez-les à nouveau à température ambiante. Ajoutez à tous les tubes 0,10 ml d'une solution de *chlorhydrate de cystéine R* à 30 g/l préparée immédiatement avant l'emploi. Agitez. Laissez reposer pendant 2 h.

Mesurez l'absorbance (*2.2.25*) de chaque solution à 396 nm et à 430 nm en utilisant comme liquide de compensation l'essai à blanc. Calculez pour chaque solution la différence entre l'absorbance mesurée à 396 nm et celle mesurée à 430 nm. Portez sur un graphique les différences d'absorbance des 5 solutions de référence en fonction des quantités de méthylpentose qui y sont contenues, puis lisez sur la courbe d'étalonnage la quantité de méthylpentose dans la solution à examiner pour chacun des volumes testés. Calculez la moyenne des 3 valeurs.

2.5.22. ACIDES URONIQUES DANS LES VACCINS POLYOSIDIQUES

Solution à examiner. Dans une fiole jaugée d'un volume approprié permettant d'obtenir une solution de concentration connue correspondant à 5 mg environ de polyoside sec par millilitre, transférez quantitativement le contenu d'un récipient et complétez au trait de jauge avec de l'*eau R.* Diluez la solution à examiner de façon que les volumes testés contiennent 4 µg à 40 µg d'acide glucuronique (acides uroniques). Introduisez respectivement 0,25 ml, 0,50 ml et 1,0 ml de la solution diluée dans 3 tubes.

Solutions de référence. Introduisez 50 mg de *glucuronate de sodium R* dans 100 ml d'*eau R* (solution mère contenant l'équivalent de 0,4 g d'acide glucuronique par litre). Diluez extemporanément 5 ml de la solution mère dans 50 ml d'*eau R* (solution de référence contenant l'équivalent de 40 mg d'acide glucuronique par litre). Dans 5 tubes, introduisez respectivement 0,10 ml, 0,25 ml, 0,50 ml, 0,75 ml et 1,0 ml de la solution de référence.

Préparez un essai à blanc à partir de 1 ml d'*eau R.*

Complétez le volume de chaque tube à 1 ml avec de l'*eau R.* A tous les tubes maintenus dans un bain de glace, ajoutez goutte à goutte 5,0 ml de *solution boratée R* sous agitation continue. Bouchez les tubes, puis placez-les dans un bain-marie pendant 15 min. Ramenez-les à température ambiante. A tous les tubes, ajoutez 0,20 ml d'une solution de *carbazol R* à 1,25 g/l dans l'*éthanol R.* Bouchez les tubes, puis placez-les dans un bain-marie pendant 15 min. Ramenez-les à température ambiante. Mesurez l'absorbance (*2.2.25*) de chaque solution à 530 nm en utilisant comme liquide de compensation l'essai à blanc.

Portez sur un graphique les absorbances des 5 solutions de référence en fonction des quantités d'acide glucuronique qui y sont contenues, puis lisez sur la courbe d'étalonnage la quantité d'acide glucuronique dans la solution à examiner pour chacun des volumes testés. Calculez la moyenne des 3 valeurs.

2.5.23. ACIDE SIALIQUE DANS LES VACCINS POLYOSIDIQUES

Solution à examiner. Dans une fiole jaugée d'un volume approprié permettant d'obtenir une solution de concentration connue correspondant à 250 µg environ de polyoside par millilitre, transférez quantitativement le contenu d'un ou plusieurs récipients et complétez au trait de jauge avec de l'*eau R.* Introduisez à l'aide d'une seringue 4,0 ml de cette solution dans une cuve à ultrafiltration d'une capacité de 10 ml, conçue pour le passage de molécules dont la masse moléculaire relative est inférieure à 50 000. Rincez 2 fois la seringue avec de l'*eau R* et transvasez les eaux de lavage dans la cuve à ultrafiltration. Effectuez l'ultrafiltration sous *azote R* sous une pression de 150 kPa environ en agitant continuellement. Chaque fois que le volume du liquide dans la cuve est réduit à 1 ml, diluez-le avec de l'*eau R* jusqu'à obtention de 200 ml de filtrat, le volume restant dans la cuve étant de 2 ml environ. A l'aide d'une seringue, transvasez le liquide résiduel dans une fiole jaugée de 10 ml. Lavez la cuve avec 3 fois 2 ml d'*eau R,* transvasez les eaux de lavage dans la fiole jaugée et complétez à 10,0 ml avec de l'*eau R* (solution à examiner). Dans 2 tubes à essai, introduisez 2,0 ml de solution à examiner.

Solutions de référence. Utilisez les solutions de référence prescrites dans la monographie.

Préparez 2 séries de 3 tubes à essai. Ajoutez respectivement aux tubes de chaque série 0,5 ml, 1,0 ml et 1,5 ml d'une des solutions de référence correspondant au type de vaccin à examiner. Complétez le volume de chaque tube à 2,0 ml avec de l'*eau R*.

Préparez un essai à blanc en introduisant dans 2 tubes à essai 2,0 ml d'*eau R*.

A tous les tubes, ajoutez 5,0 ml de *réactif au résorcinol R*. Chauffez à 105 °C pendant 15 min, refroidissez dans l'eau froide et placez les tubes dans un bain d'eau glacée. A chaque tube, ajoutez 5 ml d'*alcool isoamylique R* et mélangez soigneusement, puis laissez les tubes dans le bain d'eau glacée pendant 15 min. Centrifugez les tubes, puis gardez-les dans le bain d'eau glacée jusqu'au moment de l'examen par spectrophotométrie d'absorption. Mesurez l'absorbance (*2.2.25*) du liquide surnageant, prélevé dans chaque tube, à 580 nm et à 450 nm en utilisant comme liquide de compensation de l'*alcool isoamylique R*. Prenez, comme absorbance à chacune des 2 longueurs d'onde, la moyenne des lectures obtenues avec 2 solutions identiques. Soustrayez de chacune de ces valeurs l'absorbance moyenne des 2 essais à blanc.

Portez sur un graphique la différence entre les absorbances à 580 nm et à 450 nm des solutions de référence en fonction de leur teneur en acide *N*-acétylneuraminique et lisez sur la courbe d'étalonnage la quantité d'acide *N*-acétylneuraminique (acide sialique) dans la solution à examiner.

2.5.24. DIOXYDE DE CARBONE DANS LES GAZ

Le dioxyde de carbone dans les gaz est déterminé à l'aide d'un analyseur infrarouge (figure 2.5.24-1).

L'analyseur infrarouge comprend un système de générateur de 2 faisceaux infrarouges identiques, constitués de spirales chauffées électriquement au rouge naissant et munies de réflecteurs. Les rayonnements émis traversent respectivement une chambre d'analyse et une chambre de référence. La chambre d'analyse est balayée par le gaz à examiner et la chambre de référence contient de l'*azote R1*. La réception sélective du rayonnement est automatiquement réalisée en remplissant les 2 chambres du détecteur avec du *dioxyde de carbone R1*. L'absorption de ce rayonnement provoque un échauffement et une dilatation du gaz d'amplitude inégale dans les 2 chambres, du fait de l'absorption d'une partie du rayonnement émis par le dioxyde de carbone contenu dans le gaz à examiner. Le déséquilibre des pressions dans les 2 chambres du détecteur provoque une déformation de la membrane métallique qui les sépare. Cette membrane fait partie d'un condensateur électrique, dont la capacité varie en fonction de la variation de pression, elle-même fonction de la teneur en dioxyde de carbone dans le gaz à examiner. L'émission infrarouge étant interrompue périodiquement par la rotation d'un obturateur, le signal électrique est modulé en fréquence.

2.5.25. MONOXYDE DE CARBONE DANS LES GAZ

PROCÉDÉ I

Appareillage. L'appareillage (figure 2.5.25.-1) est constitué par les dispositifs suivants, disposés en série :

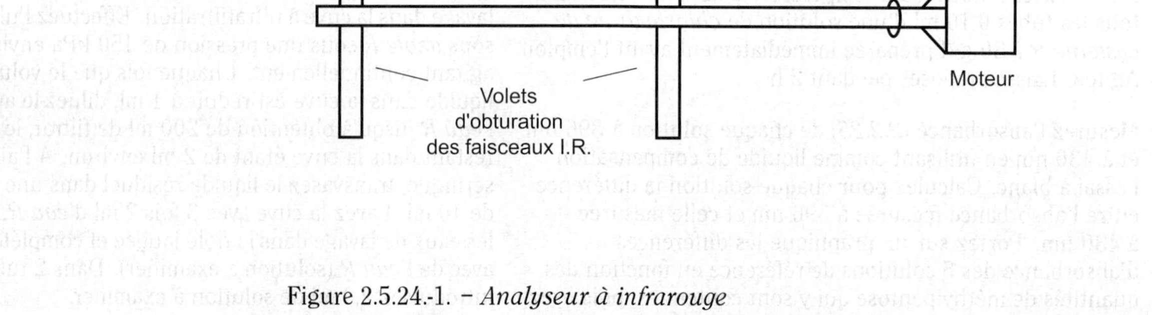

Figure 2.5.24.-1. – *Analyseur à infrarouge*

- un tube en U (U_1) contenant du *gel de silice anhydre R* imprégné de *trioxyde de chrome R*,
- un flacon laveur (F_1) contenant 100 ml d'une solution d'*hydroxyde de potassium R* à 400 g/l,
- un tube en U (U_2) contenant des pastilles d'*hydroxyde de potassium R*,
- un tube en U (U_3) contenant du *pentoxyde de diphosphore R* dispersé sur de la pierre poreuse granulée et calcinée au préalable,
- un tube en U (U_4) contenant 30 g d'*anhydride iodique recristallisé R* granulé, desséché au préalable à 200 °C et maintenu à 120 °C (*T*) pendant l'opération. Le réactif est disposé en disques de 1 cm d'épaisseur séparés par des disques de laine de verre de même épaisseur, de façon à former une colonne d'anhydride iodique de 5 cm de longueur effective,
- un flacon à réaction (F_2) contenant 2,0 ml de *solution d'iodure de potassium R* additionnés de 0,15 ml de *solution d'amidon R.*

Mode opératoire. Purgez l'appareil avec 5,0 litres d'*argon R* et, le cas échéant, faites disparaître la coloration bleue de la solution d'iodure par addition du volume strictement nécessaire d'une solution récemment préparée de *thiosulfate de sodium 0,002 M.* Poursuivez la purge jusqu'à ce que la valeur obtenue avec 5,0 litres d'*argon R* ne dépasse pas 0,045 ml de *thiosulfate de sodium 0,002 M.* Faites passer ensuite dans l'appareil le gaz à examiner en utilisant le volume et le débit indiqués. Recueillez les dernières traces d'iode libéré dans le flacon à réaction en purgeant l'appareil avec 1,0 litre d'*argon R.* Titrez l'iode libéré par le *thiosulfate de sodium 0,002 M.* Faites un essai à blanc en utilisant le volume prescrit d'*argon R.* La différence entre les volumes de *thiosulfate de sodium 0,002 M* utilisés dans les 2 titrages n'est pas supérieure à la limite indiquée.

PROCÉDÉ II

Le monoxyde de carbone est determiné à l'aide d'un analyseur infrarouge (figure 2.5.25.-2).

L'analyseur infrarouge comprend un système de générateur de 2 faisceaux infrarouges identiques, constitués de spirales chauffées électriquement au rouge naissant et munies de réflecteurs. Les rayonnements émis traversent respectivement une chambre d'analyse et une chambre de référence. La chambre d'analyse est balayée par le gaz à examiner et la chambre de référence contient de l'*azote R1.* La réception sélective du rayonnement est automatiquement réalisée en remplissant les 2 chambres du détecteur avec du *monoxyde de carbone R.* L'absorption de ce rayonnement provoque un échauffement et une dilatation du gaz d'amplitude inégale dans les 2 chambres, du fait de l'absorption d'une partie du rayonnement émis par le monoxyde de carbone contenu dans le gaz à examiner. Le déséquilibre des pressions dans les 2 chambres du détecteur provoque une déformation de la membrane métallique qui les sépare. Cette membrane fait partie d'un condensateur électrique, dont la capacité varie en fonction de la variation de pression, elle-même fonction de la teneur en monoxyde de carbone dans le gaz à examiner. L'émission infrarouge étant interrompue périodiquement par la rotation d'un obturateur, le signal électrique est modulé en fréquence.

2.5.26. MONOXYDE D'AZOTE ET DIOXYDE D'AZOTE DANS LES GAZ

Le monoxyde et le dioxyde d'azote sont déterminés dans les gaz à l'aide d'un analyseur à chimiluminescence (figure 2.5.26-1).

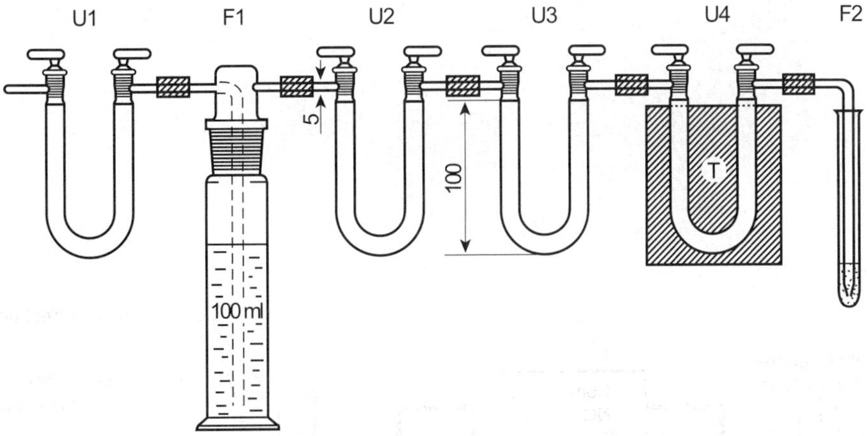

Figure 2.5.25.-1. - *Détermination du monoxyde de carbone*

Dimensions en millimètres

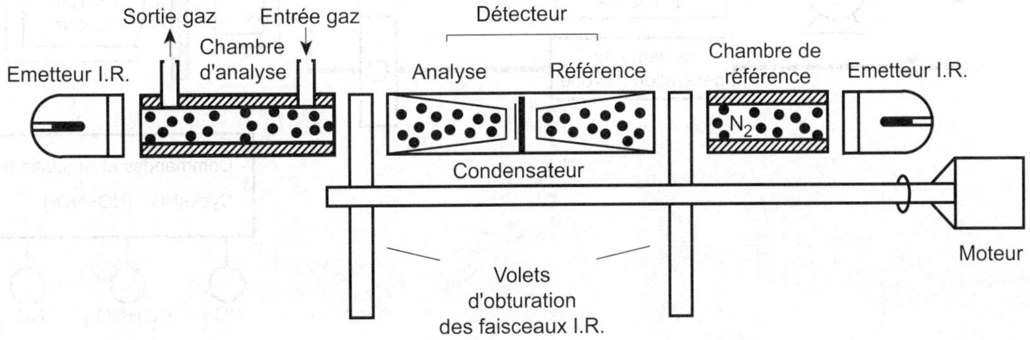

Figure 2.5.25.-2. – *Analyseur à infrarouge*

L'appareil comporte :

- un dispositif de filtration, de contrôle et de régulation du débit de gaz à examiner,
- un convertisseur qui permet de réduire le dioxyde d'azote en monoxyde d'azote, pour déterminer la teneur en monoxyde d'azote et en dioxyde d'azote. L'efficacité du convertisseur doit être vérifiée avant l'utilisation,
- un système de génération d'ozone à débit contrôlé. L'ozone est produit par décharge électrique à haute tension entre 2 électrodes. L'ozoneur est alimenté par de l'oxygène pur ou par de l'air ambiant déshydraté. La concentration en ozone obtenue doit être en fort excès par rapport à la teneur maximale en oxydes d'azote susceptible d'être mesurée,
- une chambre de réaction entre le monoxyde d'azote et l'ozone,
- un système de détection du rayonnement lumineux émis à la longueur d'onde de 1,2 µm, constitué par un filtre optique sélectif et un tube photomultiplicateur.

2.5.27. OXYGÈNE DANS LES GAZ

L'oxygène dans les gaz est déterminée à l'aide d'un analyseur paramagnétique.

Le principe de la méthode est fondé sur la sensibilité paramagnétique élevée de la molécule d'oxygène. L'oxygène exerce une forte interaction sur les champs magnétiques qui est mesurée électroniquement, amplifiée et convertie en une lecture de la concentration en oxygène. La mesure de la concentration en oxygène dépend de la pression et de la température : si l'analyseur n'est pas automatiquement compensé pour des variations de température et de pression, il doit être étalonné immédiatement avant l'emploi. Comme l'effet paramagnétique de l'oxygène est linéaire, l'instrument doit avoir une échelle appropriée permettant des lectures de 0,1 pour cent ou mieux.

Etalonnage de l'instrument. Procédez aux réglages de la manière suivante :

- réglez le zéro en faisant passer dans l'instrument de l'*azote R1*, à un débit approprié, jusqu'à une lecture stable. Le réglage au zéro doit être effectué conformément aux instructions du fabricant ;
- réglez la limite appropriée en faisant passer dans l'instrument de l'air (contenant 20,9 pour cent *V/V* O_2), à un débit approprié, jusqu'à lecture stable. La limite doit être fixée à 20,9 pour cent *V/V* conformément aux instructions du fabricant.

Dosage. Faites passer dans l'instrument du gaz à examiner, à un débit constant, jusqu'à une lecture stable.

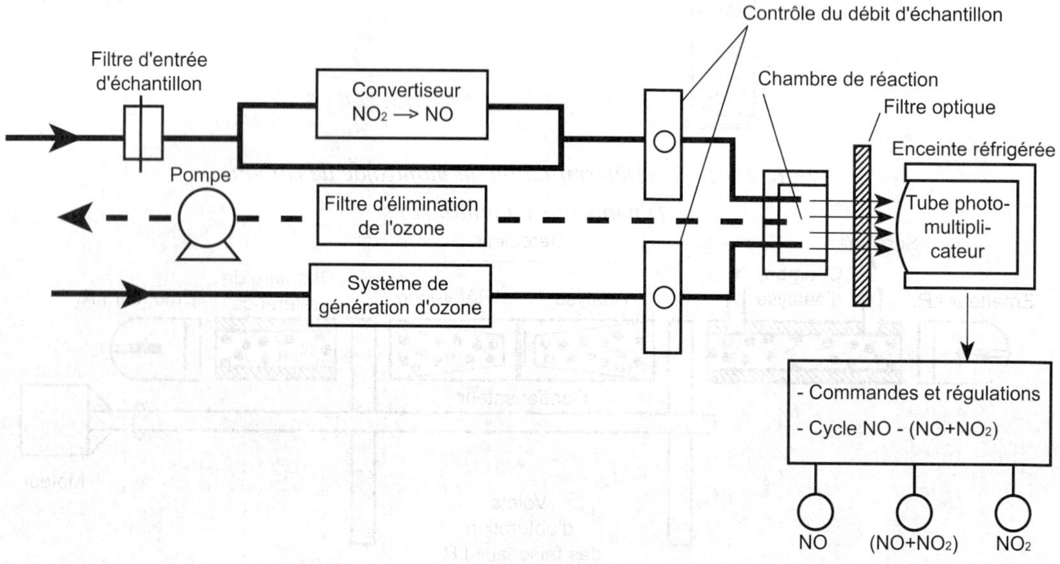

Figure 2.5.26.-1. – *Analyseur à chimiluminescence*

2.5.28. TENEUR EN EAU DANS LES GAZ

La teneur en eau dans les gaz est déterminée à l'aide d'un hygromètre électrolytique tel que décrit ci-dessous.

La cellule de mesure est constituée par un film mince de pentoxyde de diphosphore, déposé entre 2 fils de platine spiralés qui jouent le rôle d'électrodes. La vapeur d'eau présente dans le gaz à examiner est absorbée par le pentoxyde de diphosphore, qui se transforme en acide phosphorique, conducteur de l'électricité. Une tension continue, appliquée entre les électrodes, provoque l'électrolyse de l'eau et la régénération du pentoxyde de diphosphore. Le courant électrique ainsi généré, proportionnel à la teneur en eau dans le gaz à examiner, est mesuré. L'appareil est auto-étalonnable, puisqu'il met en application la loi de Faraday.

Effectuez un prélèvement du gaz à examiner. Laissez le gaz se stabiliser à température ambiante. Balayez la cellule sans interruption jusqu'à obtention d'une valeur stable. Mesurez la teneur en eau dans le gaz à examiner en veillant à ce que la température soit constante dans l'ensemble du dispositif utilisé pour l'introduction du gaz dans l'appareil.

2.5.29. DIOXYDE DE SOUFRE

Dans la fiole (*A*) (voir figure 2.5.29.-1), introduisez 150 ml d'*eau R*. Faites passer un courant de *dioxyde de carbone R* à travers l'appareillage pendant 15 min à un débit de 100 ml/min. Dans le tube (*D*), introduisez 10 ml de *solution diluée de peroxyde d'hydrogène R* neutralisée en présence d'une solution de *bleu de bromophénol R* à 1 g/l dans de l'*alcool à 20 pour cent V/V R*. Sans interrompre le courant de dioxyde de carbone, enlevez l'entonnoir (*B*) et introduisez à travers l'ouverture du ballon, dans la fiole (*A*), 25,0 g de substance à examiner à l'aide de 100 ml d'*eau R*. Ajoutez à travers l'entonnoir 80 ml d'*acide chlorhydrique dilué R* et chauffez à ébullition pendant 1 h. Ouvrez le robinet de l'entonnoir, arrêtez le courant de dioxyde de carbone ainsi que le chauffage et la réfrigération. Transvasez le contenu du tube avec un peu d'*eau R* dans une fiole conique de 200 ml à large col. Chauffez au bain-marie pendant 15 min et laissez refroidir. Ajoutez 0,1 ml d'une solution de *bleu de bromophénol R* à 1 g/l dans l'*alcool à 20 pour cent V/V R*. Titrez par l'*hydroxyde de sodium 0,1 M* jusqu'à virage du jaune au bleu-violet.

Calculez la teneur en dioxyde de soufre en parties par million à l'aide de l'expression : 128*a*,

a = nombre de millilitres d'*hydroxyde de sodium 0,1 M* utilisés

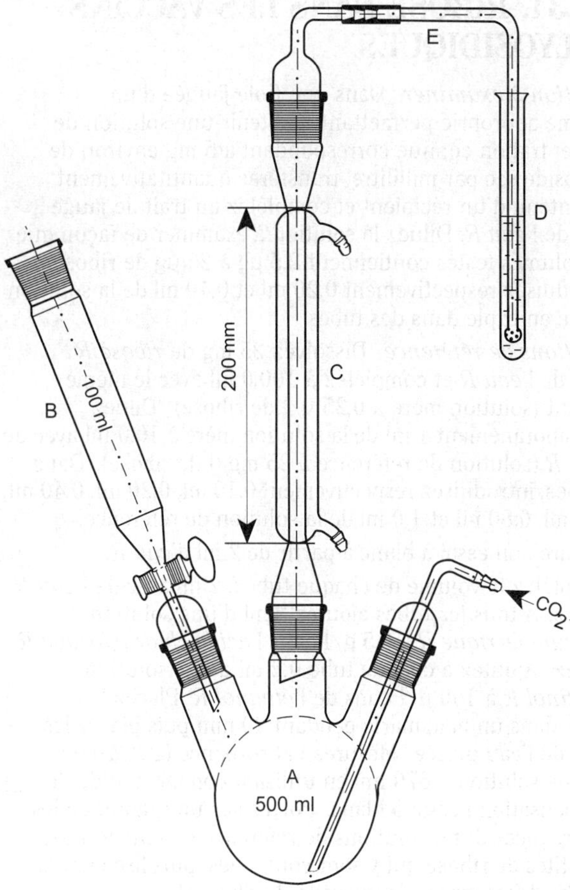

Figure 2.5.29.-1. – *Appareil pour la détermination du dioxyde de soufre*

2.5.30. SUBSTANCES OXYDANTES

Dans une fiole conique de 125 ml à bouchon de verre, introduisez 4,0 g de substance à examiner et ajoutez 50,0 ml d'*eau R*. Bouchez et agitez par un mouvement rotatoire pendant 5 min. Transférez dans un tube à centrifuger de 50 ml à bouchon de verre, puis centrifugez. Transvasez 30,0 ml du surnageant limpide dans une fiole conique de 125 ml à bouchon de verre. Ajoutez 1 ml d'*acide acétique glacial R* et 0,5 g à 1,0 g d'*iodure de potassium R*. Bouchez, agitez et laissez reposer à l'obscurité pendant 25 min à 30 min. Ajoutez 1 ml de *solution d'amidon R* et titrez par le *thiosulfate de sodium 0,002 M* jusqu'à disparition de la coloration de l'iode. Effectuez un essai à blanc. Le virage de l'indicateur ne nécessite pas plus de 1,4 ml de *thiosulfate de sodium 0,002 M* (0,002 pour cent, calculé en H_2O_2).

1 ml de *thiosulfate de sodium 0,002 M* correspond à 34 µg de substances oxydantes, calculées en peroxyde d'hydrogène.

2.5.31. RIBOSE DANS LES VACCINS POLYOSIDIQUES

Solution à examiner. Dans une fiole jaugée d'un volume approprié permettant d'obtenir une solution de concentration connue correspondant à 5 mg environ de polyoside sec par millilitre, transférez quantitativement le contenu d'un récipient et complétez au trait de jauge avec de l'*eau R*. Diluez la solution à examiner de façon que les volumes testés contiennent 2,5 µg à 25 µg de ribose. Introduisez respectivement 0,20 ml et 0,40 ml de la solution diluée en triple dans des tubes.

Solutions de référence. Dissolvez 25 mg de *ribose R* dans de l'*eau R* et complétez à 100,0 ml avec le même solvant (solution mère à 0,25 g/l de ribose). Diluez extemporanément 1 ml de la solution mère à 10,0 ml avec de l'*eau R* (solution de référence à 25 mg/l de ribose). Dans 6 tubes, introduisez respectivement 0,10 ml, 0,20 ml, 0,40 ml, 0,60 ml, 0,80 ml et 1,0 ml de la solution de référence.

Préparez un essai à blanc à partir de 2 ml d'*eau R*.

Complétez le volume de chaque tube à 2 ml avec de l'*eau R*. Agitez. A tous les tubes ajoutez 2 ml d'une solution de *chlorure ferrique R* à 0,5 g/l dans l'*acide chlorhydrique R*. Agitez. Ajoutez à chaque tube 0,2 ml d'une solution d'*orcinol R* à 100 g/l dans de l'*éthanol R*. Placez les tubes dans un bain-marie pendant 20 min puis placez-les dans de l'eau glacée. Mesurez l'absorbance (*2.2.25*) de chaque solution à 670 nm en utilisant comme liquide de compensation l'essai à blanc. Portez sur un graphique les absorbances des 6 solutions de référence en fonction des quantités de ribose qui y sont contenues, puis lisez sur la courbe d'étalonnage la quantité de ribose dans la solution à examiner pour chacun des volumes testés. Calculez la moyenne des 3 valeurs.

2.5.32. MICRODOSAGE DE L'EAU

PRINCIPE

Le titrage coulométrique de l'eau repose sur la réaction quantitative de l'eau avec du dioxyde de soufre et de l'iode dans un milieu anhydre, en présence d'une base qui présente une capacité tampon suffisante. Par opposition à la méthode volumétrique décrite sous (*2.5.12*), l'iode est produit de manière électrochimique dans la cuve, par oxydation d'iodure. L'iode produit au niveau de l'anode réagit immédiatement avec l'eau et le dioxyde de soufre contenus dans la cuve. La quantité d'eau contenue dans la substance est directement proportionnelle à la quantité d'électricité jusqu'au point de fin de titrage. Lorsque toute l'eau contenue dans la cuve est consommée, le point de fin de titrage est atteint ; il apparaît alors un excès d'iode. 1 mole d'iode correspond à 1 mole d'eau, une quantité d'électricité de 10,71 C correspond à 1 mg d'eau.

L'humidité est éliminée du système par pré-électrolyse. Des dosages individuels peuvent être effectués successivement, dans le même mélange de réactifs, à condition que :

- chaque composant du mélange à examiner soit compatible avec les autres composants,
- aucune autre réaction ne se produise,
- le volume et la capacité de réaction à l'eau du réactif électrolytique utilisé soient suffisants.

Le titrage coulométrique est uniquement destiné à la détermination quantitative de faibles quantités d'eau (la quantité recommandée est comprise entre 10 µg et 10 mg).

L'exactitude et la précision de la méthode sont très fortement tributaires de la mesure dans laquelle l'humidité atmosphérique est exclue du système. La dérive de la ligne de base permet de contrôler le système.

APPAREILLAGE

Chaque instrument comporte une cuve à réaction, des électrodes et un agitateur magnétique. La cuve consiste en un grand compartiment anode et un compartiment cathode, plus petit. En fonction de la conception de l'électrode, les deux compartiments peuvent être séparés par un diaphragme. Chaque compartiment contient une électrode de platine. Les échantillons liquides ou solubilisés sont introduits au travers d'une membrane, à l'aide d'une seringue. En guise d'alternative, il est également possible d'avoir recours à une technique d'évaporation par laquelle l'échantillon est chauffé dans un tube (étuve), puis l'eau d'évaporation est dirigée vers la cuve au moyen d'un courant de gaz sec et inerte. L'introduction d'échantillons solides est à éviter. Si ce procédé s'avère néanmoins nécessaire, il s'effectue par une chambre pouvant être obturée. Afin d'éviter l'introduction de l'humidité atmosphérique, il est conseillé de prendre des mesures appropriées, en travaillant par exemple dans une boîte à gants sous atmosphère de gaz sec et inerte. Le processus analytique est contrôlé par un instrument approprié qui affiche également les résultats.

MODE OPÉRATOIRE

Remplissez les compartiments de la cuve avec du *réactif électrolytique pour microdosage de l'eau R* conformément aux instructions du fabricant et effectuez le titrage coulométrique jusqu'au point de fin de titrage stable. Introduisez la quantité prescrite de substance à examiner dans la cuve, agitez pendant 30 s, sauf indication contraire de la monographie, et effectuez de nouveau le titrage jusqu'au point de fin de titrage stable. En cas d'utilisation d'une étuve, introduisez la prise d'essai dans un tube et chauffez. Le titrage commence après l'évaporation de l'eau contenue dans l'échantillon et son transfert vers la cuve de titrage. Lisez la valeur à la sortie de l'instrument et calculez si nécessaire la teneur pour cent présente dans la substance. Effectuez un titrage à blanc, s'il est adapté au type et à la préparation de l'échantillon.

VÉRIFICATION DE L'EXACTITUDE

Entre deux titrages successifs ajoutez une quantité d'eau exactement pesée dans le même ordre de grandeur que la quantité d'eau dans l'échantillon, soit sous forme d'*eau R* soit sous forme de *solution étalon pour microdosage de l'eau R*, puis effectuez le titrage coulométrique. Le taux de recouvrement se situe dans un intervalle de 97,5 pour cent à 102,5 pour cent pour une quantité de H_2O ajoutée de 1000 µg et de 90,0 pour cent à 110,0 pour cent pour une quantité ajoutée de H_2O ajoutée de 100 µg.

2.5.33. PROTÉINES TOTALES

De nombreuses méthodes de dosage décrites dans ce chapitre peuvent être réalisées à l'aide de kits disponibles dans le commerce.

MÉTHODE 1

Les protéines en solution absorbent la lumière ultraviolette à une longueur d'onde de 280 nm, en raison de la présence dans leur structure d'acides aminés aromatiques dont, principalement, la tyrosine et le tryptophane. Cette propriété peut être utilisée pour doser les protéines. Si le tampon utilisé pour dissoudre la protéine possède une absorbance élevée, par rapport à l'eau, il introduit une interférence, qu'il est possible de prévenir en utilisant le tampon comme liquide de compensation. Toutefois, si l'absorbance associée à cette interférence est élevée, le résultat des mesures peut être compromis. A faibles concentrations, la protéine adsorbée sur la cuve peut entraîner une diminution significative de la teneur protéique en solution. Il est possible de prévenir ce phénomène en préparant des échantillons à teneur élevée ou en utilisant un détergent non ionique pendant la préparation.

Solution à examiner. Dissolvez une quantité appropriée de la substance à examiner dans le tampon spécifié de façon à obtenir une solution dont la concentration protéique se situe entre 0,2 mg/ml et 2 mg/ml.

Solution témoin. Préparez une solution d'une substance de référence appropriée correspondant à la protéine à doser, dans le même tampon que celui utilisé pour la solution à examiner, et de façon à obtenir la même concentration.

Mode opératoire. Maintenez la solution à examiner, la solution témoin, et le liquide de compensation à la même température pendant la durée de l'essai. Déterminez l'absorbance (*2.2.25*) de la solution à examiner et de la solution témoin à 280 nm, dans des cuves en quartz, en utilisant le tampon spécifié comme liquide de compensation. Pour l'exactitude des résultats, la réponse doit être linéaire dans l'intervalle des concentrations protéiques à doser.

Diffusion de la lumière. La diffusion de la lumière par l'échantillon à examiner peut affecter la précision du dosage des protéines. Si les protéines en solution forment des particules dont la taille est du même ordre de grandeur que la longueur d'onde du faisceau de mesure (250-300 nm), la diffusion du faisceau lumineux se traduit par une augmentation de l'absorbance apparente de l'échantillon à examiner. Pour calculer la contribution de cet effet de diffusion à l'absorbance lue à 280 nm, déterminez l'absorbance de la solution à examiner à plusieurs longueurs d'onde (320 nm, 325 nm, 330 nm, 335 nm, 340 nm, 345 nm et 350 nm). Portez sur un graphique le logarithme de l'absorbance observée en fonction du logarithme de la longueur d'onde, puis déterminez, par analyse de la régression linéaire, la courbe d'étalonnage la mieux ajustée aux différents points portés sur le graphique. Déterminez, par extrapolation de la courbe, le logarithme de l'absorbance à 280 nm. L'absorbance due à l'effet de diffusion est l'antilogarithme de cette valeur. Corrigez les valeurs observées en soustrayant à l'absorbance totale à 280 nm l'absorbance due à l'effet de diffusion pour obtenir la valeur de l'absorbance due à la protéine en solution. Afin de réduire les effets de la diffusion de la lumière, notamment lorsque la solution est trouble, il est possible d'effectuer une filtration, à l'aide d'un filtre de 0,2 µm qui n'adsorbe pas les protéines, ou une clarification par centrifugation.

Calculs. Utilisez les valeurs corrigées pour les calculs. Calculez la teneur en protéine de la solution à examiner (C_U) à partir de l'équation suivante :

$$C_U = C_S\,(A_U/A_S)$$

où C_S est la teneur en protéine de la solution témoin, et A_U et A_S sont les valeurs de l'absorbance corrigée de la solution à examiner et de la solution témoin, respectivement.

MÉTHODE 2

Cette méthode, communément appelée méthode de Lowry, repose sur la propriété que possèdent les protéines de réduire des acides phosphomolybdotungstiques contenus dans le réactif phosphomolybdotungstique ; cette réaction est chromogène et se traduit par l'existence d'un pic d'absorption à 750 nm. Le réactif phosphomolybdotungstique réagit principalement avec les résidus tyrosine de la protéine. Le développement de la coloration atteint un maximum au bout de 20-30 min d'incubation à température ambiante ; il se produit ensuite une décoloration progressive. La méthode étant sensible à des substances interférentes, un traitement entraînant la précipitation des protéines de l'échantillon à examiner peut être utilisé. La plupart des substances interférentes réduisent l'intensité de coloration obtenue, mais quelques détergents l'augmentent légèrement. Une forte concentration saline peut entraîner la formation d'un précipité. L'intensité de coloration obtenue pouvant varier selon l'espèce protéique considérée, la protéine à doser et la protéine de référence doivent être les mêmes. S'il est nécessaire de séparer les substances interférentes de la protéine dans l'échantillon à examiner, procédez comme il est indiqué ci-après sous Substances interférentes avant de préparer la solution à examiner. Il est possible de minimiser l'effet des substances interférentes par dilution, à condition que la teneur en protéine à doser reste assez élevée pour permettre une mesure précise.

Utilisez de l'*eau distillée R* pour la préparation de tous les tampons et réactifs utilisés pour cette méthode.

Solution à examiner. Dissolvez une quantité appropriée de la substance à examiner dans le tampon spécifié, de façon à obtenir une concentration comprise dans l'intervalle couvert par la courbe d'étalonnage. Le pH d'une solution préparée avec un tampon approprié sera de 10,0 à 10,5.

Solutions de référence. Dissolvez la substance de référence correspondant à la protéine à doser dans le tampon spécifié. Prélevez des échantillons de cette solution et complétez-les avec le même tampon de façon à obtenir au moins cinq solutions de référence différentes, de concentrations comprises entre 5 µg/ml et 100 µg/ml et uniformément réparties sur l'intervalle choisi.

Solution à blanc. Utilisez le même tampon que celui utilisé pour préparer la solution à examiner et les solutions de référence.

Réactif au sulfate de cuivre. Dissolvez 100 mg de *sulfate de cuivre R* et 0,2 g de *tartrate de sodium R* dans de l'*eau distillée R* et complétez à 50 ml avec le même solvant. Dissolvez 10 g de *carbonate de sodium anhydre R* dans de l'*eau distillée R* et complétez à 50 ml avec le même solvant. Versez lentement la solution de carbonate de sodium dans la solution de sulfate de cuivre, tout en mélangeant. Cette solution doit être utilisée dans les 24 h qui suivent sa préparation.

Réactif alcalin au cuivre. Préparez un mélange de 1 volume de réactif au sulfate de cuivre, de 2 volumes d'une solution de *dodécylsulfate de sodium R* à 50 g/l et de 1 volume d'une solution d'*hydroxyde de sodium R* à 32 g/l. Conservez ce mélange à température ambiante. Le mélange doit être utilisé dans les 2 semaines qui suivent sa préparation.

Réactif phosphomolybdotungstique dilué. Mélangez 5 ml de *réactif phosphomolybdotungstique R* avec 55 ml d'*eau distillée R*. Conservez ce réactif à température ambiante dans un flacon de verre ambré.

Mode opératoire. A 1,0 ml de chaque solution de référence, de la solution à examiner et de la solution à blanc, ajoutez 1,0 ml de réactif alcalin au cuivre puis mélangez. Laissez reposer pendant 10 min. Ajoutez 0,5 ml du réactif phosphomolybdotungstique dilué, mélangez, et laissez reposer à température ambiante pendant 30 min. Déterminez l'absorbance (*2.2.25*) des solutions à 750 nm, en utilisant la solution à blanc comme liquide de compensation.

Calculs. La relation entre l'absorbance et la teneur en protéine est non linéaire ; cependant, si l'intervalle de concentration couvert par la courbe d'étalonnage est suffisamment étroit, la courbe obtenue sera sensiblement linéaire. Placez sur un graphique l'absorbance des solutions de référence en fonction de la teneur en protéine de ces solutions et déterminez la courbe d'étalonnage par analyse de la régression linéaire. A partir de la courbe d'étalonnage et de l'absorbance de la solution à examiner, déterminez la teneur en protéine de la solution à examiner.

Substances interférentes. Dans cette méthode, de l'acide désoxycholatotrichloracétique est ajouté à un échantillon à examiner pour précipiter les protéines et les séparer des substances interférentes, avant de les doser. Cette technique peut également être utilisée pour concentrer les protéines contenues dans une solution très diluée.

A 1 ml d'une solution de la substance à examiner, ajoutez 0,1 ml d'une solution de *désoxycholate de sodium R* à 1,5 g/l. Agitez avec un agitateur de type vortex et laissez reposer à température ambiante pendant 10 min. Ajoutez 0,1 ml d'une solution d'*acide trichloracétique R* à 720 g/l. Agitez avec un agitateur de type vortex et centrifugez à 3000 *g* pendant 30 min. Jetez le surnageant liquide et éliminez le liquide résiduel avec une pipette. Remettez le culot protéique en solution dans 1 ml de réactif alcalin au cuivre.

MÉTHODE 3

Cette méthode, communément appelée méthode de Bradford, repose sur la propriété que possèdent les protéines de déplacer de 470 nm à 595 nm le maximum d'absorption du bleu acide 90, lorsqu'elles se lient à ce colorant. Le colorant bleu acide 90 présente une affinité marquée pour les résidus d'arginine et de lysine dans la protéine, ce qui peut entraîner des variations de la réponse du dosage à différentes protéines. La protéine utilisée comme substance de référence doit donc être la même que la protéine à doser. Il existe relativement peu de substances interférentes, mais il est préférable d'éviter les détergents et les ampholytes dans l'échantillon à examiner. Des échantillons très alcalins peuvent introduire des interférences avec le réactif acide.

Utilisez de l'*eau distillée R* pour la préparation de tous les tampons et réactifs utilisés pour cette méthode.

Solution à examiner. Dissolvez une quantité appropriée de la substance à examiner dans le tampon spécifié, de façon à obtenir une concentration comprise dans l'intervalle couvert par la courbe d'étalonnage.

Solutions de référence. Dissolvez la substance de référence correspondant à la protéine à doser dans le tampon spécifié. Prélevez des échantillons de cette solution et complétez-les avec le même tampon de façon à obtenir au moins cinq solutions de référence différentes, de concentrations protéiques comprises entre 0,1 mg/ml et 1 mg/ml et uniformément réparties sur l'intervalle choisi.

Solution à blanc. Utilisez le même tampon que celui utilisé pour préparer la solution à examiner et les solutions de référence.

Réactif bleu acide 90. Dissolvez 0,10 g d'*acide bleu 90 R* dans 50 ml d'*alcool R*. Ajoutez 100 ml d'*acide phosphorique R*, complétez à 1000 ml avec de l'*eau distillée R*, puis mélangez. Filtrez la solution, et conservez-la à température ambiante, dans un flacon de verre ambré. Il se produit une lente précipitation du colorant au cours du stockage. Le précipité doit être éliminé par filtration avant utilisation du réactif.

Mode opératoire. A 0,100 ml de chaque solution de référence, de la solution à examiner et de la solution à blanc, ajoutez 5 ml du réactif bleu acide 90. Homogénéisez le mélange par retournement, en évitant la formation de mousse qui peut poser des problèmes de reproductibilité. Déterminez l'absorbance (*2.2.25*) des solutions de référence et de la solution à examiner à 595 nm, en utilisant la solution à blanc comme liquide de compensation. L'emploi de cuves spectrophotométriques en quartz (silice) est à éviter car le colorant se lie à ce matériau.

Calculs. La relation entre l'absorbance et la teneur en protéine est non linéaire. Cependant, si l'intervalle de concentration couvert par la courbe d'étalonnage est suffisamment étroit, la courbe obtenue sera sensiblement linéaire. Placez sur un graphique l'absorbance des solutions de référence en fonction de la teneur en protéine de ces solutions et déterminez la courbe d'étalonnage par analyse de la régression linéaire. A partir de la courbe d'étalonnage et de l'absorbance de la solution à examiner, déterminez la teneur en protéine de la solution à examiner.

MÉTHODE 4

Cette méthode, communément appelée méthode à l'acide bicinchoninique (BCA), repose sur la propriété que possèdent les protéines de réduire l'ion cuivrique (Cu^{2+}) en ion cuivreux (Cu^{1+}). Le réactif à l'acide bicinchoninique sert à détecter les ions cuivreux. Il existe peu de substances interférentes. Si des substances interférentes sont présentes, il est possible de minimiser leurs effets par dilution, à condition que la teneur en protéine à doser reste assez élevée pour permettre une mesure précise. La technique de précipitation des protéines décrite dans la Méthode 2 peut également être utilisée pour éliminer les substances interférentes. L'intensité de la coloration en réponse au réactif pouvant varier d'un type de protéine à un autre, la protéine de référence et la protéine à doser doivent être les mêmes.

Utilisez de l'*eau distillée R* pour la préparation de tous les tampons et réactifs utilisés pour cette méthode.

Solution à examiner. Dissolvez une quantité appropriée de la substance à examiner dans le tampon spécifié, de façon à obtenir une concentration comprise dans l'intervalle de concentration des solutions de référence.

Solutions de référence. Dissolvez la substance de référence correspondant à la protéine à doser dans le tampon spécifié. Prélevez des échantillons de cette solution et complétez-les avec le même tampon de façon à obtenir au moins cinq solutions de référence différentes, de concentrations comprises entre 10 µg/ml et 1200 µg/ml et uniformément réparties sur l'intervalle choisi.

Solution à blanc. Utilisez le même tampon que celui utilisé pour préparer la solution à examiner et les solutions de référence.

Réactif BCA. Dissolvez 10 g de *bicinchoninate disodique R*, 20 g de *carbonate de sodium monohydraté R*, 1,6 g de *tartrate de sodium R*, 4 g d'*hydroxyde de sodium R* et 9,5 g de *bicarbonate de sodium R* dans de l'*eau distillée R*. Ajustez si nécessaire le pH à 11,25 avec une solution d'*hydroxyde de sodium R* ou de *bicarbonate de sodium R*. Complétez à 1000 ml avec de l'*eau distillée R* et mélangez.

Réactif au cuivre-BCA. Mélangez 1 ml d'une solution de *sulfate de cuivre R* à 40 g/l et 50 ml de réactif BCA.

Mode opératoire. Mélangez 0,1 ml de chaque solution de référence, de la solution à examiner et de la solution à blanc avec 2 ml du réactif au cuivre-BCA. Placez les solutions en incubation à 37 °C pendant 30 min, notez l'heure, puis laissez-les refroidir à la température ambiante. Dans les 60 min suivant la fin de la période d'incubation, déterminez l'absorbance (*2.2.29*) à 562 nm des solutions de référence et de la solution à examiner dans des cuves en quartz, en utilisant la solution à blanc comme liquide de compensation. Lorsque la température des solutions est redescendue à la température ambiante, l'intensité de coloration continue d'augmenter progressivement.

Calculs. La relation entre l'absorbance et la teneur en protéine est non linéaire. Cependant, si l'intervalle de concentration couvert par la courbe d'étalonnage est suffisamment étroit, la courbe obtenue sera sensiblement linéaire. Placez sur un graphique l'absorbance des solutions de référence en fonction de la teneur en protéine de ces solutions et déterminez la courbe d'étalonnage par analyse de la régression linéaire. A partir de la courbe d'étalonnage et de l'absorbance de la solution à examiner, déterminez la teneur en protéine de la solution à examiner.

MÉTHODE 5

Cette méthode, communément appelée méthode du biuret, repose sur la propriété que possèdent les protéines d'interagir avec l'ion cuivrique (Cu^{2+}), en milieu alcalin, en donnant un produit de réaction qui présente une absorbance à 545 nm. Cette méthode permet d'obtenir un écart minimal entre échantillons équivalents d'IgG et d'albumine. Par contre, l'addition simultanée de l'hydroxyde de sodium et du réactif au biuret (sous forme de mélange), une homogénéisation insuffisante après l'addition de l'hydroxyde de sodium, ou un intervalle de temps trop long entre l'addition de l'hydroxyde de sodium et celle du réactif au biuret conduisent à l'obtention d'une réponse plus élevée avec les échantillons d'IgG qu'avec ceux d'albumine. Le traitement à l'acide trichloracétique utilisé pour réduire les interférences peut également permettre de quantifier la protéine lorsque sa concentration dans l'échantillon est inférieure à 500 µg/ml.

Utilisez de l'*eau distillée R* pour la préparation de tous les tampons et réactifs utilisés pour cette méthode.

Solution à examiner. Dissolvez une quantité appropriée de la substance à examiner dans une solution de *chlorure de sodium R* à 9 g/l, de façon à obtenir une concentration comprise dans l'intervalle de concentration des solutions de référence.

Solutions de référence. Dissolvez la substance de référence correspondant à la protéine à doser dans une solution de *chlorure de sodium R* à 9 g/l. Prélevez des échantillons de cette solution et complétez-les avec une solution de *chlorure de sodium R* à 9 g/l de façon à obtenir au moins trois solutions de référence différentes, de concentrations comprises entre 0,5 mg/ml et 10 mg/ml et uniformément réparties sur l'intervalle choisi.

Solution à blanc. Utilisez une solution de *chlorure de sodium R* à 9 g/l.

Réactif au biuret. Dissolvez 3,46 g de *sulfate de cuivre R* dans 10 ml d'*eau distillée R* chaude, puis laissez refroidir (solution A). Dissolvez 34,6 g de *citrate de sodium R* et 20,0 g de *carbonate de sodium anhydre R* dans 80 ml d'*eau distillée R* chaude, puis laissez refroidir (solution B). Mélangez les solutions A et B, puis complétez à 200 ml avec de l'*eau distillée R*. Ce réactif doit être utilisé dans les 6 mois qui suivent sa préparation ; il ne doit pas être utilisé si le développement d'un trouble ou l'apparition d'un précipité sont observés.

Mode opératoire. A un volume de solution à examiner, ajoutez un volume égal d'une solution d'*hydroxyde de sodium R* à 60 g/l et mélangez. Ajoutez immédiatement 0,4 volume (calculé par rapport à l'échantillon de solution à examiner) de réactif au biuret et mélangez rapidement. Maintenez les échantillons pendant 15 min au moins à une température comprise entre 15 °C et 25 °C. Dans les 90 min suivant l'addition du réactif au biuret, déterminez l'absorbance (*2.2.29*) au maximum à 545 nm des solutions de référence et de la solution à examiner, en utilisant la solution à blanc comme liquide de compensation. Si certaines solutions présentent un trouble ou un précipité, elles ne sont pas acceptables pour le calcul de la teneur en protéine.

Calculs. La relation entre l'absorbance et la teneur en protéine est sensiblement linéaire dans l'intervalle de concentration indiqué pour les solutions de référence. Portez sur un graphique l'absorbance des solutions de référence en fonction de la teneur en protéine de ces solutions et déterminez la courbe d'étalonnage par analyse de la régression linéaire. Calculez le coefficient de corrélation pour la courbe d'étalonnage. Le système convient s'il donne une droite dont le coefficient de corrélation est de 0,99 au moins. A partir de la courbe d'étalonnage et de l'absorbance de la solution à examiner, déterminez la teneur en protéine de la solution à examiner.

Substances interférentes. Il est possible de limiter l'effet des substances interférentes en précipitant, comme suit, la protéine de l'échantillon à examiner : ajoutez 0,1 volume d'une solution d'*acide trichloracétique R* à 500 g/l à 1 volume d'une solution de l'échantillon à examiner, éliminez le surnageant, puis dissolvez le précipité dans un petit volume d'*hydroxyde de sodium 0,5 M*. Utilisez la solution ainsi obtenue pour préparer la solution à examiner.

MÉTHODE 6

Cette méthode fluorimétrique repose sur une dérivatisation de la protéine par l'*o*-phtalaldéhyde, qui réagit avec les amines primaires de la protéine, c'est-à-dire l'acide aminé *N*-terminal et la fonction ε-amine des résidus lysine. La sensibilité du dosage peut être améliorée par une hydrolyse préalable de la protéine, avant l'addition de l'*o*-phtalaldéhyde. L'hydrolyse libère la fonction α-amine des acides aminés constituant la protéine et leur permet de réagir avec le réactif au phtalaldéhyde. Cette méthode est applicable à de très petites quantités de protéine. Les amines primaires contenues par exemple dans les tampons tris(hydroxyméthyl)aminométhane et dans les tampons aminoacides réagissent avec le phtalaldéhyde, et sont donc à éviter ou à éliminer. L'ammoniaque à forte concentration réagit également avec le phtalaldéhyde. La fluorescence résultant de la réaction amine-phtalaldéhyde peut être instable. L'emploi de procédures automatisées pour standardiser la méthode peut permettre d'en améliorer l'exactitude et la fidélité.

Utilisez de l'*eau distillée R* pour la préparation de tous les tampons et réactifs utilisés pour cette méthode.

Solution à examiner. Dissolvez une quantité appropriée de la substance à examiner dans une solution de *chlorure de sodium R* à 9 g/l, de façon à obtenir une concentration comprise dans l'intervalle de concentration des solutions de référence. Ajustez le pH de la solution à 8-10,5 avant d'ajouter le réactif au phtalaldéhyde.

Solutions de référence. Dissolvez la substance de référence correspondant à la protéine à doser dans une solution de *chlorure de sodium R* à 9 g/l. Prélevez des échantillons de cette solution et complétez-les avec une solution de *chlorure de sodium R* à 9 g/l de façon à obtenir au moins cinq solutions de référence différentes, de concentrations comprises entre 10 µg/ml et 200 µg/ml et uniformément réparties sur l'intervalle choisi. Ajustez le pH des solutions à 8-10,5 avant d'ajouter le réactif au phtalaldéhyde.

Solution à blanc. Utilisez une solution de *chlorure de sodium R* à 9 g/l.

Solution tampon borate. Dissolvez 61,83 g d'*acide borique R* dans de l'*eau distillée R* et ajustez à pH 10,4 avec une solution d'*hydroxyde de potassium R*. Complétez à 1000 ml avec de l'*eau distillée R*, puis mélangez.

Solution mère de phtalaldéhyde. Dissolvez 1,20 g de *phtalaldéhyde R* dans 1,5 ml de *méthanol R*, ajoutez 100 ml de solution tampon borate, puis mélangez. Ajoutez 0,6 ml d'une solution d'*éther laurique de macrogol 23 R* à 300 g/l, puis mélangez. Conservez la solution à température ambiante et utilisez-la dans les 3 semaines qui suivent sa préparation.

Réactif au phtalaldéhyde. A 5 ml de la solution mère de phtalaldéhyde, ajoutez 15 µl de *2-mercaptoéthanol R*. Préparez le réactif 30 min au moins avant emploi et utilisez-le dans les 24 h qui suivent.

Mode opératoire. Mélangez 10 µl de la solution à examiner et de chacune des solutions de référence avec 0,1 ml de réactif au phtalaldéhyde et laissez reposer à température ambiante pendant 15 min. Ajoutez 3 ml d'*hydroxyde de sodium 0,5 M*, puis mélangez. Mesurez l'intensité de la fluorescence (*2.2.21*) des échantillons de solutions de référence et de la solution à examiner sous une longueur d'onde d'excitation de 340 nm et une longueur d'onde d'émission de 440 nm à 455 nm. Ne mesurez l'intensité de la fluorescence d'un échantillon donné qu'une seule fois car l'irradiation entraîne une diminution de l'intensité de fluorescence.

Calculs. La relation entre l'intensité de fluorescence et la teneur en protéine est linéaire. Portez sur un graphique les intensités de fluorescence obtenues avec les solutions de référence en fonction de la teneur en protéine de ces solutions et déterminez la courbe d'étalonnage par analyse de la régression linéaire. A partir de la courbe d'étalonnage et de l'intensité de fluorescence de la solution à examiner, déterminez la teneur en protéine de la solution à examiner.

MÉTHODE 7

Cette méthode repose sur une quantification des protéines par dosage de l'azote. La présence dans l'échantillon à examiner d'autres substances azotées peut affecter le résultat du dosage de la protéine. Les techniques utilisées pour doser l'azote conduisent à une destruction de l'échantillon à examiner au cours de l'analyse, mais ne se limitent pas à la détermination des protéines en milieu aqueux.

Mode opératoire A. Opérez comme il est indiqué pour le dosage de l'azote après minéralisation par l'acide sulfurique (*2.5.9*) ou utilisez des instruments disponibles dans le commerce adaptés au dosage de l'azote par la méthode de Kjeldahl.

Mode opératoire B. Des instruments adaptés au dosage de l'azote sont disponibles dans le commerce. La plupart d'entre eux utilisent la pyrolyse (combustion de l'échantillon dans l'oxygène à des températures approchant 1000 °C), qui entraîne la formation de monoxyde d'azote (NO) et d'autres oxydes de la forme NO_x à partir de l'azote présent dans la substance à examiner. Certains instruments convertissent ces oxydes en azote gazeux, qui est quantifié par conductimétrie thermique. D'autres mélangent le monoxyde d'azote (NO) à de l'ozone (O_3) pour produire du dioxyde d'azote à l'état excité (NO_2^*), qui émet un rayonnement lumineux lors de sa décroissance et est quantifié par chimiluminescence. Un produit de référence relativement pur et semblable quant à sa composition à la protéine à doser est utilisé pour optimiser les paramètres d'injection et de pyrolyse et pour évaluer la reproductibilité de l'analyse.

Calculs. La teneur en protéine se calcule en divisant la teneur en azote de l'échantillon par la teneur en azote (connue) de la protéine, qui peut être déterminée soit à partir de la structure chimique de la protéine soit par comparaison avec une substance de référence appropriée.

2.5.34. ACIDE ACÉTIQUE DANS LES PEPTIDES SYNTHÉTIQUES

Opérez par chromatographie liquide (*2.2.29*).

Solution à examiner. Préparez la solution à examiner comme décrit dans la monographie.

Solution témoin. Préparez une solution d'*acide acétique glacial R* à 0,10 g/l dans un mélange de 5 volumes de phase mobile B et 95 volumes de phase mobile A.

La chromatographie peut être réalisée en utilisant :

– une colonne d'acier inoxydable, d'une longueur de 0,25 m et d'un diamètre intérieur de 4,6 mm, remplie de *gel de silice octadécylsilylé pour chromatographie R* (5 µm),
– comme phase mobile, à un débit de 1,2 ml/min :

  Phase mobile A. Prélevez 0,7 ml d'*acide phosphorique R* et complétez à 1000 ml avec de l'*eau R* ; ajustez à pH 3,0 avec de la *solution concentrée d'hydroxyde de sodium R*,

  Phase mobile B. *Méthanol R2*,

Intervalle (min)	Phase mobile A (pour cent *V/V*)	Phase mobile B (pour cent *V/V*)
0 - 5	95	5
5 - 10	95 → 50	5 → 50
10 - 20	50	50
20 - 22	50 → 95	50 → 5
22 - 30	95	5

– comme détecteur, un spectrophotomètre réglé à 210 nm.

Injectez 10 µl de solution témoin et 10 µl de solution à examiner. Dans les chromatogrammes obtenus, le pic correspondant à l'acide acétique a un temps de rétention de 3-4 min. Après le début du gradient linéaire, la ligne de base présente une brusque ascension qui correspond à l'élution du peptide de la colonne. Déterminez la teneur en acide acétique du peptide.

2.6. MÉTHODES BIOLOGIQUES

2.6. MÉTHODES BIOLOGIQUES

2.6.1. STÉRILITÉ

L'essai s'applique aux substances, préparations et produits qui, selon la Pharmacopée, doivent être stériles. Mais un résultat favorable signifie seulement qu'aucun microorganisme contaminant n'a pu être décelé dans l'échantillon examiné, dans les conditions de l'essai. Des indications complémentaires sur les règles à appliquer pour établir la stérilité d'un lot sont données à la fin de ce texte.

PRÉCAUTIONS CONCERNANT LA CONTAMINATION MICROBIENNE

L'essai de stérilité est réalisé dans des conditions aseptiques, par exemple sous une hotte à flux laminaire de classe A située dans une salle propre de classe B, ou dans un isolateur. Les précautions prises pour éviter une contamination microbienne ne doivent pas affecter les microorganismes recherchés. Les conditions dans lesquelles est réalisé l'essai sont régulièrement vérifiées, par des prélèvements adéquats effectués dans la zone de travail et par des contrôles appropriés tels que ceux spécifiés dans les Directives communautaires européennes et les Notes explicatives associées relatives aux BPF.

MILIEUX DE CULTURE

Les milieux de culture utilisés peuvent être préparés comme décrit ci-dessous, ou obtenus à partir de formulations déshydratées à condition que celles-ci satisfassent, après reconstitution, au test de croissance.

Les milieux de culture suivants conviennent pour la réalisation de l'essai de stérilité. Le milieu liquide au thioglycolate est principalement destiné à la recherche des bactéries anaérobies, mais il permet également la détection des bactéries aérobies. Le milieu à l'hydrolysat de caséine et de soja est principalement destiné à la recherche des bactéries aérobies, mais il permet également la détection des levures et moisissures. D'autres milieux peuvent être utilisés à condition que leur aptitude à assurer la croissance d'un large spectre de microorganismes ait été démontrée.

MILIEU LIQUIDE AU THIOGLYCOLATE

L-Cystine	0,5 g
Gélose en granulés (teneur en eau 15 pour cent maximum)	0,75 g
Chlorure de sodium	2,5 g
Glucose monohydraté	5,5 g
Extrait de levure (hydrosoluble)	5,0 g
Hydrolysat pancréatique de caséine	15,0 g
Thioglycolate de sodium ou	0,5 g
Acide thioglycolique	0,3 ml
Solution de résazurine sodique à 1 pour mille, récemment préparée	1,0 ml
Eau R	1000 ml

pH du milieu après stérilisation : 7,1 ± 0,2

Mélangez la L-cystine, la gélose, le chlorure de sodium, le glucose, l'extrait de levure hydrosoluble et l'hydrolysat pancréatique de caséine avec l'*eau R*, et chauffez jusqu'à dissolution. Dissolvez le thioglycolate de sodium ou l'acide thioglycolique dans la solution et ajoutez si nécessaire de l'*hydroxyde de sodium 1 M* de façon que, après stérilisation, le pH du milieu soit de 7,1 ± 0,2. Si une filtration s'avère nécessaire, réchauffez la solution sans la porter à ébullition puis filtrez à chaud sur un papier filtre humecté. Ajoutez la solution de résazurine sodique, mélangez et répartissez dans des récipients appropriés de manière que le rapport surface/hauteur du milieu soit tel que, en fin d'incubation, la zone d'oxydation superficielle (zone de virage de l'indicateur coloré) ne représente pas plus du tiers de la hauteur du milieu. Stérilisez par un procédé validé. Conservez le milieu dans un récipient stérile étanche (à moins qu'il ne soit employé immédiatement), à une température de 2 °C à 25 °C. Si nécessaire, régénérez-le juste avant emploi, par exemple en le plaçant au bain-marie pendant 20 min puis en le refroidissant rapidement, en veillant à éviter l'introduction d'air non stérile dans le récipient.

MILIEU À L'HYDROLYSAT DE CASÉINE ET DE SOJA

Hydrolysat pancréatique de caséine	17,0 g
Hydrolysat papaïque de farine de soja	3,0 g
Chlorure de sodium	5,0 g
Phosphate dipotassique	2,5 g
Glucose monohydraté	2,5 g
Eau R	1000 ml

pH du milieu après stérilisation : 7,3 ± 0,2

Dissolvez les différents produits dans l'*eau R*, en chauffant doucement. Refroidissez la solution à température ambiante. Ajoutez si nécessaire de l'*hydroxyde de sodium 1 M* de façon que, après stérilisation, le pH du milieu soit de 7,3 ± 0,2. Filtrez si nécessaire pour clarifier la solution, puis répartissez dans des récipients appropriés et stérilisez par un procédé validé. Conservez dans un récipient stérile scellé (à moins qu'il ne soit employé immédiatement), à une température de 2 °C à 25 °C.

Quels que soient les milieux utilisés, ils satisfont aux essais suivants, effectués avant l'essai du produit à examiner ou en parallèle.

Stérilité. Incubez des échantillons des milieux pendant 14 jours, aux températures indiquées dans le tableau 2.6.1.-1. Aucune croissance microbienne n'est observée.

Test de croissance des bactéries aérobies et anaérobies et des levures et moisissures. Ensemencez des échantillons des deux milieux décrits sous Milieux de culture avec une petite quantité de microorganismes (10-100 UFC conviennent), en utilisant pour le milieu liquide au thioglycolate au moins une espèce bactérienne aérobie et une espèce bactérienne anaérobie, et pour le milieu à l'hydrolysat de caséine et de soja au moins une espèce fongique et une espèce bactérienne aérobie. Les espèces appropriées sont indiquées dans le tableau 2.6.1.-1. Incubez dans les conditions indiquées dans le tableau, pendant au maximum 3 jours pour les bactéries et 5 jours pour les levures et moisissures.

Les cultures sont effectuées selon un système de lot de semence tel que les microorganismes utilisés pour l'inoculation n'aient pas subi plus de 5 passages à partir du lot de semence primaire.

Les milieux conviennent si une croissance clairement visible des microorganismes est observée.

TEST DE VALIDATION

Ensemencez des échantillons des deux milieux décrits sous Milieux de culture avec une petite quantité de microorganismes (10-100 UFC conviennent), en utilisant pour le milieu liquide au thioglycolate toutes les espèces bactériennes aérobies et anaérobies indiquées dans le tableau 2.6.1.-1, et pour le milieu à l'hydrolysat de caséine et de soja toutes les espèces fongiques indiquées dans le

Tableau 2.6.1.-1 – *Microorganismes d'essai appropriés pour les tests de croissance et de validation*

Microorganisme		**Incubation**	
Espèce	**Souches appropriées**	**Température (°C)**	**Durée maximale**
Type : bactéries aérobies		Pour tous les aérobies :	
Staphylococcus aureus	ATCC 6538 CIP 4.83 NCTC 10788 NCIMB 9518	30 - 35	3 jours
Bacillus subtilis	ATCC 6633 CIP 52.62 NCIMB 8054		
Pseudomonas aeruginosa	ATCC 9027 NCIMB 8626 CIP 82.118		
Type : bactéries anaérobies		Pour tous les anaérobies :	
Clostridium sporogenes	ATCC 19404 CIP 79.3	30 - 35	3 jours
Type : levures et moisissures		Pour toutes les levures et moisissures :	
Candida albicans	ATCC 10231 IP 48.72 ATCC 2091 IP 1180.79	20 - 25	5 jours
Aspergillus niger	ATCC 16404		

tableau 2.6.1.-1. Opérez comme décrit sous Essai de stérilité du produit à examiner en appliquant exactement la même méthode, aux modifications suivantes près.

Filtration sur membrane. Après transfert sur la membrane du contenu du (des) récipient(s) à examiner, ajoutez un inoculum contenant un petit nombre de microorganismes viables (10-100 UFC conviennent) au volume final du diluant stérile utilisé pour rincer le filtre.

Ensemencement direct. Après transfert dans le milieu de culture du contenu du (des) récipient(s) à examiner (ou des fils pour le catgut et les autres fils chirurgicaux à usage vétérinaire), ensemencez le milieu avec un inoculum contenant un petit nombre de microorganismes viables (10-100 UFC conviennent).

Dans les deux cas, effectuez en parallèle un test de croissance (témoin positif). Incubez tous les récipients contenant le milieu dans les conditions indiquées dans le tableau 2.6.1.-1, pendant au maximum 3 jours pour les bactéries et 5 jours pour les levures et moisissures.

Si l'on obtient après l'inoculation une croissance microbienne clairement observable, visuellement comparable à celle observée avec le témoin positif, le produit ne possède pas d'activité antimicrobienne dans les conditions de l'essai ou son activité antimicrobienne a été éliminée de façon satisfaisante. L'essai de stérilité peut alors être effectué sans autre modification.

Si l'on n'obtient pas, en présence du produit à examiner, une croissance microbienne clairement observable, visuellement comparable à celle observée dans le récipient témoin ne contenant pas le produit, le produit possède une activité antimicrobienne qui n'a pas été éliminée de façon satisfaisante dans les conditions d'essai utilisées. Modifiez dans ce cas les conditions d'essai, pour éliminer l'activité antimicrobienne, et répétez le test de validation.

Cette validation est effectuée :

a) lorsque l'essai de stérilité doit être appliqué à un nouveau produit,

b) chaque fois qu'une modification est apportée aux conditions expérimentales de l'essai.

La validation peut être réalisée au même moment que l'essai de stérilité du produit à examiner, mais doit précéder l'interprétation des résultats de cet essai.

ESSAI DE STÉRILITÉ DU PRODUIT À EXAMINER

L'essai peut être réalisé soit par la technique de filtration sur membrane soit par ensemencement direct du milieu nutritif avec le produit à examiner. Il comprend dans tous les cas des témoins négatifs appropriés constitués de préparations dont la stérilité est établie. La technique de filtration sur membrane est utilisée chaque fois que la nature du produit le permet (préparations aqueuses filtrables, préparations alcooliques ou huileuses, préparations solubles dans des solvants aqueux ou huileux ou miscibles à de tels solvants à condition que ceux-ci n'exercent pas d'effet antimicrobien dans les conditions de l'essai).

Filtration sur membrane. Utilisez des membranes d'une porosité nominale inférieure ou égale à 0,45 µm, dont l'efficacité de rétention des microorganismes a été établie. Des membranes de nitrate de cellulose, par exemple, sont utilisées pour les solutions aqueuses, huileuses ou faiblement alcooliques, des membranes d'acétate de cellulose, par exemple, pour les solutions fortement alcooliques. L'emploi de membranes spéciales peut être nécessaire pour certains produits, par exemple les antibiotiques.

La technique décrite ci-dessous suppose l'utilisation de membranes d'un diamètre de 50 mm environ. L'emploi de membranes d'un diamètre différent nécessite d'adapter en conséquence le volume des dilutions et solutions de rinçage utilisées. L'appareil de filtration et la membrane sont stérilisés par des moyens appropriés. L'appareil doit permettre l'introduction et la filtration de la solution à examiner dans des conditions aseptiques ; il doit également être compatible avec un transfert aseptique de la membrane dans le milieu de culture, ou avec une incubation directe dans l'appareil après addition du milieu de culture.

Solutions aqueuses. Si besoin est, introduisez dans l'appareil muni d'une membrane une petite quantité d'un diluant stérile approprié (par exemple une solution neutre de peptone de viande ou de caséine à 1 g/l, de pH 7,1 ± 0,2) puis filtrez. Le diluant peut contenir des substances neutralisantes et/ou inactivantes appropriées, par exemple dans le cas des antibiotiques.

Transvasez dans un ou plusieurs appareils ainsi préparés le contenu total du ou des récipients à examiner, après l'avoir si nécessaire complété à 100 ml environ avec le diluant stérile choisi, mais en utilisant dans tous les cas au minimum la quantité prescrite dans le tableau 2.6.1.-2. Filtrez immédiatement. Si le produit possède des propriétés antimicrobiennes, rincez la membrane au moins 3 fois, en filtrant à chaque fois le même volume de diluant stérile que celui utilisé pour le test de validation. Transférez la membrane entière dans le milieu de culture, ou découpez-la en 2 parties égales, dans des conditions aseptiques, et placez chaque moitié dans un milieu différent. Utilisez chaque fois le même volume de milieu que celui employé pour le test de validation. Le milieu peut aussi être introduit dans l'appareil, directement sur la membrane. Sauf indication contraire, incubez pendant 14 jours au moins, à 30-35 °C pour l'essai principalement destiné à la recherche des bactéries et à 20-25 °C pour l'essai principalement destiné à la recherche des levures et moisissures.

Poudres solubles. Utilisez au minimum, pour chaque milieu de culture, la quantité de produit indiquée dans le tableau 2.6.1.-2, après dissolution dans un solvant approprié (par exemple une solution neutre de peptone de viande ou de caséine à 1 g/l), puis procédez comme décrit précédemment pour les solutions aqueuses, en utilisant une membrane adaptée au solvant choisi.

Huiles et solutions huileuses. Utilisez au minimum, pour chaque milieu de culture, la quantité de produit indiquée dans le tableau 2.6.1.-2. Les huiles et solutions huileuses de viscosité suffisamment faible peuvent être filtrées sans dilution préalable sur une membrane sèche. Les huiles visqueuses peuvent être diluées avec un diluant stérile approprié (par exemple du myristate d'isopropyle) dont l'absence d'activité antimicrobienne dans les conditions de l'essai aura été démontrée. Laissez pénétrer l'huile dans la membrane par gravité, puis filtrez en appliquant lentement le vide ou en augmentant la pression. Rincez la membrane au moins 3 fois, en filtrant à chaque fois 100 ml environ d'une solution stérile appropriée (par exemple une solution neutre de peptone de viande ou de caséine à 1 g/l contenant 10 g/l de polysorbate 80 ou d'un autre agent émulsionnant, à concentration appropriée, dont l'absence d'activité antimicrobienne dans les conditions de l'essai aura été démontrée). Transférez la (les) membrane(s) dans le (les) milieu(x) de culture - ou inversement - comme décrit ci-dessus pour les solutions aqueuses, et incubez à la même température et pendant le même temps.

Pommades et crèmes. Utilisez au minimum, pour chaque milieu de culture, la quantité de produit indiquée dans le tableau 2.6.1.-2. Les pommades à excipient gras et les émulsions du type eau dans huile peuvent être diluées au 1/100 avec du myristate d'isopropyle comme décrit ci-dessus, en chauffant si nécessaire à une température ne dépassant pas 40 °C. Dans certains cas exceptionnels, il peut être nécessaire de chauffer jusqu'à 44 °C maximum. Filtrez aussi rapidement que possible et procédez comme décrit ci-dessus pour les huiles et solutions huileuses.

Ensemencement direct du milieu de culture. Ensemencez directement le milieu de culture avec la quantité de préparation indiquée dans le tableau 2.6.1.-2, de façon que le volume de produit utilisé ne dépasse pas 10 pour cent du volume du milieu, sauf indication contraire.

Si le produit à examiner possède une activité antimicrobienne, effectuez l'essai après neutralisation de cette activité au moyen d'un neutralisant approprié ou par dilution avec une quantité suffisante de milieu de culture. Lorsque le volume de produit requis pour l'essai est important, il peut être préférable de se servir de milieux de culture concentrés, préparés de façon à tenir compte de la dilution qui va suivre. Dans certains cas, le milieu de culture concentré peut être ajouté directement au produit dans son récipient.

Liquides huileux. Utilisez des milieux additionnés de 10 g/l de polysorbate 80 ou d'un autre agent émulsionnant, à concentration appropriée, dont l'absence d'activité antimicrobienne dans les conditions de l'essai aura été démontrée.

Pommades et crèmes. Emulsionnez avec un diluant stérile approprié (par exemple une solution neutre de peptone de viande ou de caséine à 1 g/l) contenant l'agent émulsionnant choisi, de façon à obtenir une dilution au 1/10 environ. Transvasez l'émulsion obtenue dans un milieu ne contenant pas d'agent émulsionnant.

Tableau 2.6.1.-2. – *Quantités de produit à examiner dans l'essai de stérilité*

Type de préparation	Quantité par récipient	Quantité minimale de préparation à utiliser pour chaque milieu, sauf exception justifiée et autorisée
Préparations parentérales	*Liquides*	
	< 1 ml	Contenu total de chaque récipient
	≥ 1 ml	La moitié du contenu de chaque récipient, mais l'emploi de plus de 20 ml est inutile
	Solides	
	< 50 mg	Contenu total de chaque récipient
	≥ 50 mg mais < 300 mg	La moitié du contenu de chaque récipient
	≥ 300 mg	150 mg
Préparations ophtalmiques et autres préparations non injectables	Solutions aqueuses	Contenu total de chaque récipient, de façon à obtenir un volume minimal de 2,5 ml
	Autres préparations solubles dans l'eau ou dans le myristate d'isopropyle	Contenu total de chaque récipient, de façon à obtenir une masse minimale de 0,25 g
	Préparations insolubles, crèmes et pommades à mettre en suspension ou en émulsion	Contenu total de chaque récipient, de façon à obtenir une masse minimale de 0,25 g
Catgut et autres fils chirurgicaux à usage vétérinaire		3 segments de fil (d'une longueur de 30 cm chacun)

Incubez les milieux ensemencés pendant 14 jours au minimum, sauf indication contraire, aux températures indiquées dans le tableau 2.6.1.-1. Examinez les cultures à plusieurs reprises au cours de la période d'incubation. Les cultures contenant des préparations huileuses doivent être agitées doucement chaque jour ; toutefois, pour la détection des microorganismes anaérobies dans le milieu au thioglycolate ou un milieu semblable, réduisez l'agitation au minimum afin de maintenir les conditions d'anaérobiose.

Catgut et autres fils chirurgicaux à usage vétérinaire. Utilisez au minimum, pour chaque milieu de culture, la quantité de produit indiquée dans le tableau 2.6.1.-2. Ouvrez l'emballage scellé en respectant les conditions d'asepsie et prélevez, pour chaque milieu de culture, trois segments de fil d'une longueur de 30 cm situés en début, milieu et fin du fil. Utilisez des fils entiers provenant de paquets récemment ouverts. Transférez chaque segment dans le milieu de culture choisi pour l'essai. Utilisez une quantité de milieu suffisante pour immerger complètement l'échantillon à examiner (20 ml à 150 ml).

OBSERVATION ET INTERPRÉTATION DES RÉSULTATS

A plusieurs reprises au cours de l'incubation, puis en fin d'incubation, examinez les milieux pour détecter des signes macroscopiques de prolifération microbienne. Si le produit à examiner induit une turbidité du milieu qui rend difficile la détection visuelle d'une éventuelle croissance microbienne 14 jours après la mise en incubation, transférez des volumes appropriés du milieu dans de nouveaux récipients contenant le même milieu, récemment préparé. Poursuivez l'incubation du milieu initial et des milieux transférés jusqu'à un temps d'incubation total de 14 + 7 jours au moins à compter de l'ensemencement initial.

S'il n'est pas observé de signes de croissance microbienne, le produit à examiner satisfait à l'essai. Si une croissance microbienne est observée, le produit à examiner ne satisfait pas à l'essai à moins qu'il ne puisse être clairement démontré que l'essai est non valable pour des raisons indépendantes du produit. L'essai ne peut être déclaré non valable que si l'une au moins des conditions suivantes est réalisée :

a) les résultats du contrôle microbiologique des équipements servant aux essais de stérilité font apparaître une anomalie,

b) l'examen de la procédure expérimentale utilisée pour effectuer l'essai en question fait apparaître une anomalie,

c) une croissance microbienne est observée pour les témoins négatifs,

d) après identification des microorganismes isolés au terme de l'essai, il apparaît que la croissance de cette (ces) espèce(s) est sans aucun doute possible imputable au matériel ou à la technique utilisés pour la réalisation de l'essai de stérilité.

Si l'essai est déclaré non valable, il est répété sur le même nombre d'unités que l'essai initial.

S'il n'est pas observé de signes de croissance microbienne lors de la répétition de l'essai, le produit à examiner satisfait à l'essai. Si une croissance microbienne est observée lors de la répétition de l'essai, le produit à examiner ne satisfait pas à l'essai.

APPLICATION DE L'ESSAI AUX PRÉPARATIONS PARENTÉRALES ET AUX PRÉPARATIONS OPHTALMIQUES OU AUTRES PRÉPARATIONS NON INJECTABLES OBLIGATOIREMENT STÉRILES

Pour la technique de filtration sur membrane, utilisez chaque fois que possible le contenu total du récipient mais en respectant les quantités minimales indiquées dans le tableau 2.6.1.-2. Complétez si nécessaire à 100 ml environ avec un diluant stérile approprié (par exemple une solution neutre de peptone de viande ou de caséine à 1 g/l). Sauf exception justifiée et autorisée, le volume total filtré à travers une même membrane ne doit pas dépasser 1000 ml.

Pour la technique d'ensemencement direct, utilisez les quantités indiquées dans le tableau 2.6.1.-2. Les recherches de contamination bactérienne et de contamination fongique sont effectuées sur le même échantillon de produit. Si le contenu d'un récipient ne suffit pas, utilisez le contenu de plusieurs récipients pour ensemencer les différents milieux.

Si le volume de liquide contenu dans un récipient est supérieur à 100 ml, procédez par filtration sur membrane, sauf exception justifiée et autorisée.

INDICATIONS SUR L'APPLICATION DE L'ESSAI DE STÉRILITÉ

L'objectif de l'essai de stérilité, comme celui de tout essai de la Pharmacopée, est d'apporter à un analyste-contrôleur indépendant les moyens de vérifier qu'un produit particulier répond aux exigences de la Pharmacopée Européenne. Un fabricant n'est pas tenu d'effectuer l'essai, pas plus qu'il ne lui est interdit d'appliquer des variantes de la méthode spécifiée ou des méthodes alternatives à condition qu'il ait établi que le produit en question, s'il était contrôlé par la méthode officielle, satisferait aux exigences de la Pharmacopée Européenne.

Indications à l'intention des fabricants. Le niveau d'assurance qu'apporte, quant à la qualité globale du lot, l'obtention d'un résultat satisfaisant à l'essai de stérilité (absence d'unités contaminées dans l'échantillon contrôlé) est fonction de l'homogénéité du lot, des conditions de fabrication et de l'efficacité du plan d'échantillonnage adopté. C'est pourquoi, pour les besoins du présent texte, le lot est défini comme un ensemble homogène de récipients clos préparés de telle sorte que le risque de contamination soit le même pour chacune des unités composantes.

Dans le cas des produits faisant l'objet d'une stérilisation terminale, l'assurance qu'apportent des preuves physiques, biologiquement fondées et enregistrées automatiquement, démontrant que le traitement de stérilisation a été correctement appliqué à l'ensemble du lot, est supérieure à celle qu'apporte l'essai de stérilité. Les circonstances dans lesquelles il est admis de recourir à la libération paramétrique sont décrites dans le chapitre *Méthodes de préparation des produits stériles* (*5.1.1*). La simulation avec des témoins-milieux peut être utilisée pour évaluer l'asepsie d'un procédé de fabrication. Ceci mis à part, l'essai de stérilité reste la seule méthode analytique qui convienne aux produits préparés dans des conditions aseptiques ; il constitue par ailleurs, dans tous les cas, la seule méthode analytique à disposition des autorités amenées à contrôler la stérilité d'un échantillon du produit.

La probabilité de détecter des microorganismes par l'essai de stérilité augmente avec leur nombre dans l'échantillon contrôlé et varie selon la capacité de croissance des espèces microbiennes présentes. La probabilité de détection d'une très faible contamination, même uniformément répartie au sein du lot, est très réduite. L'interprétation des résultats de l'essai de stérilité repose sur l'hypothèse que tous les récipients constituant le lot donneraient le même résultat si leur contenu était contrôlé. Comme il est à l'évidence impossible de contrôler chacun des récipients, il convient d'appliquer un plan d'échantillonnage approprié. Dans le cas de la production dans des conditions aseptiques, il est recommandé d'examiner des échantillons répartis en récipients en début et en fin de lot et après toute intervention significative.

Des indications sur le nombre minimum d'unités à contrôler, en fonction de la taille du lot sont données dans le tableau 2.6.1.-3. L'application de ces recommandations doit tenir compte du volume de préparation contenu dans chaque récipient, de la validation du procédé de stérilisation et de toute autre considération particulière concernant les objectifs de stérilité du produit.

Tableau 2.6.1.-3 – *Nombre minimal d'unités à examiner*

Nombre d'unités dans le lot	Nombre minimal d'unités à examiner par milieu(14)
Préparations parentérales	
– nombre de récipients ≤ 100	10 pour cent des récipients, avec un minimum de 4
– 100 < nombre de récipients ≤ 500	10 récipients
– nombre de récipients > 500	2 pour cent des récipients, avec un maximum de 20
Préparations ophtalmiques et autres préparations non injectables	
– nombre de récipients ≤ 200	5 pour cent des récipients, avec un minimum de 2
– nombre de récipients > 200	10 récipients
– si le produit est conditionné en récipients unidoses, appliquez le plan indiqué ci-dessus pour les préparations parentérales	
Catgut et autres fils chirurgicaux à usage vétérinaire	2 pour cent des emballages, avec un minimum de 5 et un maximum de 20
Produits solides en vrac	
– nombre de récipients ≤ 4	tous les récipients
– 4 < nombre de récipients ≤ 50	20 pour cent des récipients, avec un minimum de 4
– nombre de récipients > 50	2 pour cent des récipients, avec un minimum de 10

2.6.2. MYCOBACTÉRIES

Si l'échantillon à examiner est susceptible d'être contaminé par des microorganismes autres que les mycobactéries, traitez-le avec une solution de décontamination appropriée, telle qu'une solution d'acétylcystéine et d'hydroxyde de sodium ou une solution de laurilsulfate de sodium.

Ensemencez 0,2 ml de l'échantillon en triple sur 2 milieux solides appropriés (on considère que les milieux Löwenstein-Jensen et Middlebrook 7H10 sont appropriés). Ensemencez 0,5 ml en triple sur un milieu liquide approprié. Laissez incuber tous les milieux à 37 °C pendant 56 jours.

Vérifiez la fertilité des milieux nutritifs en présence du produit par ensemencement d'une souche appropriée d'une espèce du genre *Mycobacterium*, par exemple une souche BCG, et si nécessaire, utilisez une substance neutralisante appropriée.

Si pendant les 8 premiers jours de l'incubation, il y a croissance de microorganismes contaminants, répétez l'essai et effectuez un essai supplémentaire de stérilité bactérienne. Si à la fin de l'incubation, aucun milieu ne présente de croissance de mycobactéries, le produit à examiner satisfait à l'essai.

2.6.3. ESSAI DES VIRUS ÉTRANGERS SUR ŒUFS EMBRYONNÉS

Utilisez les vaccins liquides ou reconstituez une certaine quantité du vaccin cryodesséché à examiner avec le liquide indiqué sur l'étiquette ou avec un autre liquide approprié, additionné dans chaque cas d'antibiotiques convenables. Neutralisez par un immunosérum monospécifique lorsque la monographie le prescrit et diluez si nécessaire de façon que 0,2 ml du mélange contiennent 10 doses de vaccin. Inoculez le mélange à 2 groupes de 10 œufs de poule embryonnés, âgés de 9 à 11 jours, provenant d'élevages exempts de microorganismes pathogènes spécifiés :

- les œufs embryonnés du premier groupe reçoivent chacun 0,2 ml du mélange dans la cavité allantoïdienne,
- les œufs embryonnés du second groupe reçoivent chacun 0,2 ml du mélange sur la membrane chorio-allantoïdienne.

Mirez les œufs quotidiennement pendant 7 jours. Tout embryon qui meurt au cours des premières 24 h est éliminé à titre de mortalité non spécifique, mais l'essai n'est valable que si, dans chacun des groupes, 6 embryons au moins survivent plus de 24 h après l'inoculation. Examinez tous les embryons qui meurent après les premières 24 h ou qui survivent pendant les 7 jours de l'essai en vue de déceler des anomalies éventuelles. Examinez les membranes chorio-allantoïdiennes afin de déceler toute anomalie, les liquides allantoïdiens afin de détecter la présence d'agents hémagglutinants et les cellules obtenues par centrifugation à partir des liquides allantoïdiens pour rechercher le virus de la bronchite infectieuse par un essai d'anticorps fluorescents. Effectuez un second passage sur embyrons. Réunissez les produits obtenus à partir des embryons morts d'une part, et à partir des embryons vivants d'autre part. Inoculez chaque mélange à 10 œufs embryonnés selon les 2 modes d'administration décrits plus haut. La substance provenant des membranes chorio-allantoïdiennes est inoculée sur membranes chorio-allantoïdiennes et celle provenant des liquides allantoïdiens est inoculée dans la cavité allantoïdienne. Mettez les œufs en observation pendant 7 jours comme indiqué précédemment. Le vaccin ne satisfait à l'essai que s'il ne se produit aucune mortalité ou anomalie attribuable au vaccin.

2.6.4. ESSAI DES VIRUS DE LA LEUCOSE

Neutralisez le vaccin au préalable par un immunosérum monospécifique lorsque la monographie le prescrit. Inoculez le vaccin, à raison de 10 doses par culture, à des cultures de fibroblastes d'embryons de poulet, capables d'assurer la croissance des sous-groupes A et B des virus de la leucose. Utilisez 5 cultures au moins qui occupent chacune une surface de 60 cm^2 environ. A partir des fibroblastes, effectuez des subcultures à 3 ou 4 jours d'intervalle et mettez-les en observation pendant une période de 9 jours au minimum. Récoltez les cellules à la fin du passage final. Remettez-les en suspension à raison de 1×10^7 cellules par millilitre et préparez-en un extrait. Effectuez sur chaque extrait l'essai de fixation du complément pour la recherche de l'antigène spécifique au groupe de la leucose aviaire. Inoculez des cultures de contrôle avec les sous-groupes A et B de virus

(14) Si le contenu d'un seul récipient suffit à ensemencer les deux milieux, cette colonne indique le nombre de récipients à utiliser pour l'ensemble des deux milieux.

de la leucose et réalisez des essais parallèles. Le vaccin ne satisfait pas à l'essai si la présence de virus de la leucose est démontrée. Si les résultats ne sont pas concluants, réalisez d'autres subcultures de fibroblastes et soumettez-les à l'essai jusqu'à obtention d'un résultat sans équivoque.

2.6.5. ESSAI DES VIRUS ÉTRANGERS SUR CULTURES CELLULAIRES

Utilisez les vaccins liquides ou reconstituez une certaine quantité du vaccin cryodesséché à examiner avec le liquide indiqué sur l'étiquette ou un autre liquide approprié. Neutralisez par un immunosérum monospécifique lorsque la monographie le prescrit et diluez si nécessaire de façon que 0,1 ml du mélange contienne 10 doses de vaccin.

Inoculez à des cultures cellulaires rénales obtenues à partir de poussins provenant d'élevages exempts de microorganismes pathogènes spécifiés ou à des cultures cellulaires hépatiques d'embryons provenant d'élevages exempts de microorganismes spécifiés, 0,5 ml du mélange et laissez adsorber à 37 °C pendant 1 h. Refaites les cultures 5 fois au moins, afin d'obtenir une surface totale de 150 cm^2 environ. Mettez les cultures en observation pendant 5 jours au moins afin de déceler tout effet cytopathogène attribuable au vaccin. Si vous n'observez aucun effet spécifique, réalisez d'autres passages avec un mélange des liquides et des cellules provenant de toutes les cultures, à des intervalles de 5 jours au moins et observez pendant une période d'incubation de 20 jours. Examinez les cultures du passage final afin de déceler la présence d'agents hémadsorbants à l'aide d'érythrocytes de poulet. Les agents hémadsorbants sont des microorganismes ou des virus qui provoquent l'adsorption des érythrocytes sur la surface d'une culture cellulaire dans laquelle ils ont été repiqués. L'hémadsorption peut être observée comme suit : en fin de culture, éliminez le milieu nutritif par lavage. A des couches monocellulaires de la culture, ajoutez une suspension d'érythrocytes lavés à 0,5 pour cent. Après une période d'adsorption de 20 min à une température de 4 °C, lavez avec précaution la couche monocellulaire avec du *soluté tampon salin phosphate pH 7,4 R* et examinez au microscope. En cas d'hémadsorption, il se forme des agrégats d'érythrocytes adhérant à la couche monocellulaire. L'essai n'est valable que lorsque 80 pour cent au moins des cultures survivent après chaque passage. Le vaccin ne satisfait pas à l'essai si la présence d'agents hémadsorbants est constatée ou s'il se produit un effet cytopathogène spécifique.

2.6.6. ESSAI DES AGENTS ÉTRANGERS SUR POUSSINS

Sauf indication contraire dans la monographie, effectuez ce contrôle sur au moins 10 poussins provenant d'élevages exempts de microorganismes pathogènes spécifiés, âgés de 2 semaines. Inoculez ces poussins à raison de 100 doses par voie intramusculaire et à raison de 10 doses par instillation oculaire. Deux semaines plus tard, répétez les inoculations. Mettez les poussins en observation pendant les 5 semaines qui suivent la première inoculation. N'administrez aux animaux aucun agent antimicrobien pendant cette période. Prélevez du sérum sur chaque animal avant la première inoculation et à la fin de chaque période d'essai. Examinez chaque sérum par une méthode appropriée afin de déceler la présence d'anticorps correspondant aux agents des infections énumérées ci-dessous, à l'exception de l'anticorps correspondant au virus à partir duquel le vaccin a été préparé. Le vaccin ne satisfait pas à l'essai si la présence d'un agent étranger est mise en évidence. Si la présence d'un anticorps chez l'animal est constatée avant l'inoculation, l'essai n'est pas valable et doit être répété. L'essai n'est valable que si 80 pour cent au moins des animaux survivent à la fin de l'essai. Sous réserve de l'autorisation de l'Autorité compétente, d'autres types d'essai peuvent être utilisés à condition qu'ils soient d'une sensibilité au moins égale à celle du type d'essai indiqué et d'une spécificité appropriée.

Infection	Type d'essai
Bronchite infectieuse[(1)]	Précipitine sur gélose ou inhibition de l'hémagglutination
Maladie de Gumboro (bursite infectieuse)	Précipitine sur gélose
Maladie de Marek	Précipitine sur gélose
Maladie de Newcastle	Inhibition de l'hémagglutination
Infection due à *Salmonella pullorum*	Agglutination
Infection due à adénovirus[(2)]	Précipitine sur gélose
Infection due à réovirus[(2)]	Précipitine sur gélose
Infection due au virus de l'encéphalomyélite aviaire	Précipitine sur gélose ou essai par immunoadsorption avec enzyme conjuguée (ELISA)
Infection due au virus de la leucose[(2)]	Séroneutralisation
Influenza A[(2)]	Précipitine sur gélose
Laryngotrachéite infectieuse[(2)]	Séroneutralisation

(1) Sous réserve de l'autorisation de l'Autorité compétente, cet essai peut être omis en tant qu'essai de routine sur lot si l'essai des virus étrangers sur œufs embryonnés (*2.6.3*) est effectué sur chaque lot.

(2) Sauf indication contraire dans les monographies particulières, la recherche des virus de ces infections peut être omise en tant qu'essai de routine sur lot, sous réserve de l'autorisation de l'Autorité compétente.

2.6.7. MYCOPLASMES

Lorsque l'essai des mycoplasmes concerne une banque de cellules primaires, une banque de cellules de travail, un lot de semence virale ou des cultures de cellules témoins, il est effectué et par culture et par épifluorescence en culture cellulaire. Lorsque l'essai des mycoplasmes concerne une récolte virale, un vaccin en vrac ou un lot final, il est réalisé par culture. L'épifluorescence en culture cellulaire peut également être utilisée, si nécessaire, pour le contrôle des milieux.

MÉTHODE PAR CULTURE

CHOIX DES MILIEUX DE CULTURE

L'essai est effectué en utilisant des milieux liquides et solides ; un nombre suffisant de milieux est utilisé pour permettre la croissance des mycoplasmes potentiellement présents, même en petit nombre, dans le produit à examiner. Les milieux liquides doivent contenir du rouge de phénol. Il convient de démontrer, au moins pour les microorganismes suivants, que les milieux choisis possèdent des propriétés nutritives satisfaisantes pour la croissance des microorganismes. Les propriétés nutritives de chaque nouveau lot de milieu sont vérifiées pour les microorganismes appropriés repris dans la liste :

Acheloplasma laidlawii (vaccins pour usages humain ou vétérinaire, lorsqu'un antibiotique a été utilisé pendant la production)

Mycoplasma gallisepticum (lorsqu'une substance d'origine aviaire est utilisée en production ou lorsque le vaccin est destiné à des volailles)

Mycoplasma hyorhinis (vaccins pour usage vétérinaire, non aviaires)

Mycoplasma orale (vaccins pour usages humain ou vétérinaire)

Mycoplasma pneumoniae (vaccins pour usage humain), ou une autre espèce appropriée qui utilise le D-glucose

Mycoplasma synoviae (lorsqu'une substance d'origine aviaire est utilisée en production ou lorsque le vaccin est destiné à des volailles).

Les souches utilisées sont des isolats sauvages ayant subi 15 subcultures au maximum ; elles sont conservées congelées ou cryodesséchées. Les isolats sont identifiés selon l'espèce, après le clonage, par comparaison à des souches de collection, par exemple :

A. laidlawii	NCTC 10116	CIP 75.27	ATCC 23206
M. gallisepticum	NCTC 10115	CIP 104967	ATCC 19610
M. hyorhinis	NCTC 10130	CIP 104968	ATCC 17981
M. orale	NCTC 10112	CIP 104969	ATCC 23714
M. pneumoniae	NCTC 10119	CIP 103766	ATCC 15531
M. synoviae	NCTC 10124	CIP 104970	ATCC 25204

CONDITIONS D'INCUBATION

Partagez les milieux inoculés en deux parties égales et faites incuber l'une en aérobie et l'autre en microaérophilie. Dans le cas des milieux solides, maintenez un taux d'humidité suffisant pour éviter la dessiccation de la surface du milieu. Pour les conditions aérobies, l'incubation, pour les milieux solides, a lieu dans une atmosphère d'air contenant 5 à 10 pour cent de dioxyde de carbone. Pour les conditions microaérophiles, l'incubation, pour les milieux solides, a lieu dans une atmosphère d'azote contenant 5 à 10 pour cent de dioxyde de carbone.

PROPRIÉTÉS NUTRITIVES

Effectuez l'essai des propriétés nutritives pour chaque nouveau lot de milieu. Ensemencez les milieux choisis avec les microorganismes d'essai appropriés ; utilisez 100 UFC (unités formant colonie) au maximum par boîte d'un diamètre de 60 mm et contenant 9 ml de milieu solide et 40 UFC au maximum par 100 ml du milieu liquide correspondant, en employant une boîte et un récipient séparés pour chaque espèce d'organisme. Placez les milieux en incubation dans les conditions qui seront utilisées pour l'essai du produit à examiner (en conditions aérobies et/ou microaérophiles, selon les besoins de l'organisme d'essai). Les milieux satisfont à l'essai si l'on observe une croissance adéquate, accompagnée, dans le cas des milieux liquides, d'un changement de coloration approprié.

SUBSTANCES INHIBITRICES

Effectuez l'essai des propriétés nutritives en présence du produit à examiner. S'il y a une diminution notable de la croissance des microorganismes d'essai comparée à celle obtenue en l'absence du produit à examiner, celui-ci contient des substances inhibitrices ; celles-ci doivent être neutralisées (ou leur effet éliminé par un autre moyen, par exemple en diluant le produit à examiner) avant de procéder à l'essai des mycoplasmes. Vérifiez l'efficacité du procédé de neutralisation en répétant l'essai des substances inhibitrices après neutralisation.

RECHERCHE DES MYCOPLASMES DANS LE PRODUIT À EXAMINER

Pour les milieux solides, utilisez des boîtes d'un diamètre de 60 mm contenant 9 ml de milieu. Ensemencez au minimum 2 boîtes de chaque milieu solide avec 0,2 ml du produit à examiner et pour 100 ml de chaque milieu liquide, 10 ml du produit à examiner. Placez en incubation à 35-38 °C pendant 21 jours dans des conditions aérobies et microaérophiles et mettez simultanément à incuber, comme témoin, 100 ml de chaque milieu liquide non ensemencé. Si l'addition du produit à examiner entraîne une modification significative du pH, ramenez le milieu liquide à son pH initial par addition d'une solution d'hydroxyde de sodium ou d'acide chlorhydrique. Au 1er, 2e ou 3e jour après l'inoculation, effectuez une subculture de chaque culture liquide en inoculant 0,2 ml de culture liquide à 2 boîtes de chaque milieu solide et en faisant incuber à 35-38 °C dans des conditions aérobies et microaérophiles pendant 21 jours au moins. Répétez cette opération au 6e, 7e ou 8e jour de l'essai, puis à nouveau au 13e ou 14e jour de l'essai. Examinez les milieux liquides chaque 2e ou 3e jour et effectuez immédiatement des subcultures si un changement de coloration est observé. Examinez les milieux solides une fois par semaine.

Si les milieux liquides présentent une contamination bactérienne ou fongique, répétez l'essai. Si une boîte au maximum à chaque étape de l'essai est endommagée ou accidentellement contaminée par des bactéries ou des champignons, plus de 7 jours après l'inoculation, cette boîte peut être ignorée à condition que, examinée immédiatement, elle ne présente aucun signe de croissance de mycoplasmes. Si, quel que soit le stade de l'essai, plusieurs boîtes sont endommagées ou accidentellement contaminées par des bactéries ou des champignons, l'essai n'est pas valable et doit être répété.

Préparez des témoins positifs par inoculation de 100 UFC au maximum d'espèces appropriées telles que *M. orale* et de *M. pneumoniae*.

A la fin de la période d'incubation, examinez au microscope tous les milieux solides ensemencés pour rechercher la présence de mycoplasmes. Le produit satisfait à l'essai si aucune croissance mycoplasmique n'est observée dans les milieux ensemencés. Si une croissance mycoplasmique est observée, l'essai peut être répété avec 2 fois les quantités d'inoculum, des milieux et de boîtes ; si aucune croissance mycoplasmique n'est observée, le produit satisfait à l'essai. L'essai n'est pas valable si les témoins positifs ne présentent pas de croissance des organismes d'essai appropriés.

ÉPIFLUORESCENCE EN CULTURE CELLULAIRE

Les cultures cellulaires sont colorées avec un produit fluorescent qui se lie à l'ADN. Les mycoplasmes sont détectés grâce à l'aspect caractéristique (particulaire ou filamenteux) de la fluorescence observée à la surface des cellules et, si la contamination est importante, dans l'espace environnant.

VÉRIFICATION DU SUBSTRAT

A l'aide d'un substrat de cellules Vero, effectuez un contrôle préliminaire avec un inoculum contenant au maximum 100 UFC (unités formant colonies) d'une souche qui présente une bonne croissance en milieu liquide ou solide pour démontrer que la méthode permet de détecter des contaminants mycoplasmiques potentiels tels que des souches appropriées de *M. hyorhinis* et de *M. orale*. Il est admis d'utiliser un substrat cellulaire différent, par exemple les cellules de production, à condition d'avoir établi qu'il permet d'obtenir une sensibilité au moins équivalente pour la détection des contaminants mycoplasmiques potentiels.

Méthode d'essai. Prélevez 1 ml au moins du produit à examiner et utilisez-le pour ensemencer en double des cultures de cellules ayant une surface totale de 25 cm^2 au moins à confluence, selon les indications données ci-après sous Mode opératoire.

Incorporez dans l'essai un témoin négatif (non infecté) et 2 témoins positifs infectés avec des mycoplasmes tels que *M. hyorhinis* et *M. orale*. Pour les témoins positifs, utilisez un inoculum contenant au maximum 100 UFC.

Si dans le cas de suspensions virales, l'interprétation des résultats est gênée par l'existence d'effets cytopathogènes importants, il est admis de neutraliser le virus au moyen d'un immunosérum spécifique n'ayant pas d'effet inhibiteur pour les mycoplasmes ou d'employer un substrat de culture cellulaire ne permettant pas la croissance du virus. Afin de démontrer l'absence d'effet inhibiteur, effectuez l'essai avec les témoins positifs en l'absence et en la présence de l'immunosérum à utiliser.

Mode opératoire

1. Préparez des cultures de densité homogène (2×10^4 à 2×10^5 cellules/ml, 4×10^3 à $2{,}5 \times 10^4$ cellules/cm^2) et placez-les en incubation à 36 ± 1 °C pendant 2 jours au minimum. Inoculez le produit à examiner et placez en incubation pendant 2 jours au minimum ; effectuez au moins une subculture ; effectuez la dernière subculture sur lamelles dans des récipients appropriés ou sur une autre surface appropriée à l'essai. Evitez que la dernière subculture atteigne la confluence, celle-ci ayant un effet inhibiteur sur la coloration et susceptible d'empêcher la visualisation des mycoplasmes.

2. Eliminez le milieu.

3. Rincez le tapis cellulaire avec de la *solution saline tamponnée phosphate pH 7,4 R*, puis avec un mélange à volumes égaux de *solution saline tamponnée phosphate pH 7,4 R* et d'une solution de fixation, et enfin avec la solution de fixation. Si la coloration s'effectue au moyen du *bisbenzimide R*, un mélange extemporané de 1 volume d'*acide acétique glacial R* et de 3 volumes de *méthanol R* convient comme solution de fixation.

4. Ajoutez de la solution de fixation et laissez reposer pendant 10 min.

5. Eliminez la solution de fixation.

6. Si le tapis cellulaire doit être coloré ultérieurement, desséchez-le complètement (une attention particulière est nécessaire si l'on veut colorer les lames après dessiccation, en raison des artefacts qui peuvent se produire).

7. Si le tapis cellulaire doit être coloré immédiatement, éliminez la solution de fixation en lavant 2 fois à l'eau stérile et éliminez les produits de lavage.

8. Ajoutez de la *solution de travail de bisbenzimide R*, ou un autre colorant de l'ADN approprié, et laissez reposer pendant 10 min.

9. Eliminez le colorant et rincez le tapis cellulaire avec de l'eau.

10. Fixez chaque lamelle, le cas échéant, avec une goutte d'un mélange à volumes égaux de *glycérol R* et de *solution tampon phosphate-citrate pH 5,5 R* ; essuyez l'excédent de fixateur sur les bords de la lamelle.

11. Examinez par épifluorescence (filtre de lumière excitatrice 330 nm/380 nm, filtre de lumière excitatrice non absorbée LP 440 nm) à grossissement égal ou supérieur à × 100-400.

12. Comparez l'aspect microscopique des cultures d'essai et des témoins positifs et négatifs. Recherchez une fluorescence extranucléaire. Les mycoplasmes apparaissent sous forme de points ou de filaments sur le cytoplasme et parfois dans l'espace intercellulaire.

Le produit à examiner satisfait à l'essai si aucun signe de la présence de mycoplasmes n'est décelé dans les cultures cellulaires sur lesquelles il a été inoculé. L'essai n'est pas valable si les témoins positifs ne montrent pas la présence des organismes d'essai appropriés.

La section suivante est publiée à titre d'information.

ESSAI DES MYCOPLASMES - MILIEUX RECOMMANDÉS POUR LA MÉTHODE PAR CULTURE

Les milieux suivants sont recommandés. Cependant d'autres milieux peuvent être utilisés à condition que leur aptitude à assurer la croissance des mycoplasmes ait été démontrée sur chaque lot du milieu choisi en présence et en l'absence du produit à examiner.

MILIEU DE CULTURE PROPOSÉS POUR LA DÉTECTION DE MYCOPLASMA GALLISEPTICUM

Milieu liquide

Bouillon d'infusion de cœur de bœuf (1)	90,0 ml
Sérum de cheval (non chauffé)	20,0 ml
Extrait de levure à 250 g/l	10,0 ml
Acétate de thallium (solution à 10 g/l)	1,0 ml
Rouge de phénol (solution à 0,6 g/l)	5,0 ml
Pénicilline (20 000 UI/ml)	0,25 ml
Acide désoxyribonucléique (solution à 2 g/l)	1,2 ml

Ajustez le pH à 7,8.

Milieu solide

Il est préparé comme indiqué ci-dessus ; cependant le bouillon d'infusion de cœur de bœuf est remplacé par de la gélose d'infusion de cœur de bœuf contenant 15 g/l de gélose.

MILIEUX DE CULTURE PROPOSÉS POUR LA DÉTECTION DE MYCOPLASMA SYNOVIAE

Milieu liquide

Bouillon d'infusion de cœur de bœuf (1)	90,0 ml
Mélange de vitamines essentielles (2)	0,025 ml
Glucose monohydraté (solution à 500 g/l)	2,0 ml
Sérum de porc (inactivé à 56 °C pendant 30 min)	12,0 ml
β-Nicotinamide-adénine dinucléotide (solution à 10 g/l)	1,0 ml
Chlorhydrate de cystéine (solution à 10 g/l)	1,0 ml
Rouge de phénol (solution à 0,6 g/l)	5,0 ml
Pénicilline (20 000 UI/ ml)	0,25 ml

Mélangez la solution de β-nicotinamide-adénine dinucléotide et celle de chlorhydrate de cystéine. Laissez reposer le mélange pendant 10 min, puis ajoutez-le aux autres ingrédients. Ajustez le pH à 7,8.

Milieu solide

Bouillon d'infusion de cœur de bœuf (1)	90,0 ml
Ionagar (3)	1,4 g

Ajustez le pH à 7,8 puis stérilisez à l'autoclave. Ajoutez ensuite les ingrédients suivants :

Mélange de vitamines essentielles (2)	0,025 ml
Glucose monohydraté (solution à 500 g/l)	2,0 ml
Sérum de porc (non chauffé)	12,0 ml
β-Nicotinamide-adénine dinucléotide (solution à 10 g/l)	1,0 ml
Chlorhydrate de cystéine (solution à 10 g/l)	1,0 ml
Rouge de phénol (solution à 0,6 g/l)	5,0 ml
Pénicilline (20 000 UI/ml)	0,25 ml

MILIEUX DE CULTURE PROPOSÉS POUR LA DÉTECTION DE MYCOPLASMES NON AVIAIRES

Milieu liquide

Solution équilibrée d'électrolytes de Hanks (modifiée) (4)	800 ml
Eau distillée	67 ml
Infusion coeur-cerveau (5)	135 ml
Bouillon PPLO (6)	248 ml
Extrait de levure (170 g/l)	60 ml
Bacitracine	250 mg
Méticilline	250 mg
Rouge de phénol (5 g/l)	4,5 ml
Acétate de thallium (56 g/l)	3 ml
Sérum de cheval	165 ml
Sérum de porc	165 ml

Ajustez le pH à 7,4 - 7,45.

Milieu solide

Solution équilibrée d'électrolytes de Hanks (modifiée) (4)	200 ml
DEAE-dextran	200 mg
Ionagar (3)	15,65 mg

Mélangez soigneusement et stérilisez à l'autoclave. Faites refroidir la solution à 100 °C, puis ajoutez-la à 1740 ml du milieu liquide décrit ci-dessus.

(1) *Bouillon d'infusion de cœur de bœuf*

Cœur de bœuf (destiné à préparer l'infusion)	500 g
Peptone	10 g
Chlorure de sodium	5 g
Eau distillée *q.s.p.*	1000 ml

Stérilisez à l'autoclave.

(2) *Vitamines essentielles*

Biotine	100 mg
Pantothénate de calcium	100 mg
Chlorure de choline	100 mg
Acide folique	100 mg
i-Inositol	200 mg
Nicotinamide	100 mg
Chlorhydrate de pyridoxal	100 mg
Riboflavine	10 mg
Chlorhydrate de thiamine	100 mg
Eau distillée *q.s.p.*	1000 ml

(3) *Ionagar*

Gélose hautement purifiée, utilisée en microbiologie et en immunologie, préparée par un procédé d'échange d'ions qui permet d'obtenir un produit très pur, limpide, susceptible de former un gel cohérent. Elle contient environ :

Eau	12,2 pour cent
Cendres	1,5 pour cent
Cendres insolubles dans l'acide	0,2 pour cent
Chlore	0
Phosphates (exprimés en P_2O_5)	0,3 pour cent
Azote total	0,3 pour cent
Cuivre	8 ppm
Fer	170 ppm
Calcium	0,28 pour cent
Magnésium	0,32 pour cent

(4) *Solution équilibrée d'électrolytes de Hanks (modifée)*

Chlorure de sodium	6,4 g
Chlorure de potassium	0,32 g
Sulfate de magnésium heptahydraté	0,08 g
Chlorure de magnésium hexahydraté	0,08 g
Chlorure de calcium anhydre	0,112 g
Phosphate disodique dihydraté	0,0596 g
Phosphate monopotassique anhydre	0,048 g
Eau distillée *q.s.p.*	800 ml

(5) *Infusion cœur-cerveau*

Infusion de cerveau de veau	200 g
Infusion de cœur de bœuf	250 g
Peptone protéose	10 g
Glucose monohydraté	2 g
Chlorure de sodium	5 g
Phosphate disodique anhydre	2,5 g
Eau distillée *q.s.p.*	1000 ml

(6) *Bouillon PPLO*

Infusion de cœur de bœuf	50 g
Peptone	10 g
Chlorure de sodium	5 g
Eau distillée *q.s.p.*	1000 ml

2.6.8. PYROGÈNES

L'essai consiste à mesurer l'élévation de température provoquée chez le lapin par l'injection intraveineuse d'une solution stérile du produit à examiner.

Sélection des animaux. L'essai est pratiqué sur des lapins adultes, en bonne santé, mâles ou femelles, dont la masse n'est pas inférieure à 1,5 kg, nourris suivant un régime complet, équilibré et exempt d'antibiotiques, et dont la masse corporelle n'a subi aucune diminution au cours de la semaine précédant l'essai. Ne pas retenir les lapins :

a) qui ont été utilisés dans une recherche négative de pyrogènes pendant les 3 jours précédents,

b) qui ont été utilisés dans les 3 semaines précédentes dans un essai ayant révélé la présence de pyrogènes.

Stabulation des animaux. Maintenez les lapins individuellement dans un lieu tranquille à une température uniforme appropriée. Privez les lapins de nourriture pendant la nuit précédant l'essai et jusqu'à la fin de celui-ci ; privez-les également d'eau pendant l'essai. Effectuez l'essai dans un lieu tranquille où aucune perturbation ne risque d'exciter les animaux et dont la température ambiante ne s'écarte pas de plus de 3 °C de celle de la pièce où les lapins ont séjourné pendant au moins les 18 h qui précèdent l'essai.

Appareillage. Verrerie, seringues et aiguilles. La verrerie, les seringues et les aiguilles utilisées dans l'essai sont lavées soigneusement avec de l'eau pour préparations injectables et stérilisées dans un four à air chaud à 250 °C pendant 30 min ou à 200 °C pendant 1 h.

Dispositif de fixation. Les lapins, dont la température est mesurée au moyen d'un appareil électrique, sont placés dans des boîtes munies d'un dispositif qui maintient l'animal par la nuque à l'aide d'un collier spécial non serré. Ce dispositif laissant libre le reste du corps du lapin, lui permet de garder une position normale. Les animaux ne sont pas immobilisés par des courroies ou par des moyens analogues, susceptibles de présenter un danger pour eux. Ils sont placés dans les boîtes 1 h au moins avant le premier enregistrement de la température et y restent jusqu'à ce que l'essai soit achevé.

Thermomètres. Le thermomètre ou le dispositif électrique utilisé indique la température avec une précision de 0,1 °C. Il est introduit dans le rectum du lapin à une profondeur de 5 cm environ, cette profondeur restant constante pour chaque lapin dans un essai donné. S'il s'agit d'un dispositif électrique, il peut être maintenu en position pendant toute la durée de l'essai.

Essai préliminaire. Un à trois jours avant l'essai du produit, traitez, parmi les animaux sélectionnés au préalable, ceux qui n'ont pas été utilisés pendant les 2 dernières semaines, en leur injectant par voie intraveineuse et par kilogramme de masse corporelle, 10 ml d'une solution apyrogène de *chlorure de sodium R* à 9 g/l chauffée à une température voisine de 38,5 °C. Mesurez la température de chaque lapin à partir de 90 min au moins avant l'injection et pendant les 3 h qui suivent. L'animal accusant une variation de température supérieure à 0,6 °C n'est pas utilisé.

Essai définitif. Effectuez l'essai sur un groupe de 3 lapins.

Préparation et inoculation de l'échantillon. Chauffez au préalable à 38,5 °C environ les liquides à examiner. L'échantillon à examiner peut être dissous ou dilué dans une solution apyrogène de *chlorure de sodium R* à 9 g/l ou autre liquide prescrit. Injectez lentement la solution dans la veine marginale de l'oreille du lapin, la durée de l'injection ne dépassant pas 4 min sauf autre indication dans la monographie. La quantité à injecter varie suivant le produit à examiner et est indiquée dans la monographie. Cette quantité n'est pas inférieure à 0,5 ml, ni supérieure à 10 ml par kilogramme de masse corporelle de l'animal.

Détermination des températures initiale et maximale. La « température initiale » de chaque lapin est la moyenne de 2 valeurs déterminées à un intervalle de 30 min dans les 40 min précédant l'injection de la solution à examiner ; la « température maximale » est la température la plus élevée notée dans les 3 h suivant l'injection de la solution à examiner. Mesurez la température de chaque lapin à des intervalles réguliers de 30 min au maximum à partir de 90 min au moins avant l'injection de la solution à examiner et pendant les 3 h qui suivent. La réponse de l'animal est définie par la différence entre la température maximale et la température initiale moyenne de chaque lapin. Lorsque cette différence de température est négative, le résultat doit être considéré comme étant zéro.

Excluez de l'essai les lapins accusant une variation de température dépassant 0,2 °C entre 2 lectures successives dans la détermination de la température initiale et utilisez seulement les lapins dont les températures initiales ne s'écartent pas les unes des autres de plus de 1 °C. Tout lapin dont la température initiale est supérieure à 39,8 °C ou inférieure à 38,0 °C doit être exclu de l'essai.

Interprétation des résultats. Selon les résultats obtenus, l'essai effectué d'abord sur un groupe de 3 lapins peut être répété sur d'autres groupes de 3 lapins jusqu'à concurrence de 4 groupes. La substance satisfait à l'essai si la somme des réponses du premier groupe n'est pas supérieure à la valeur indiquée dans la deuxième colonne du tableau 2.6.8.-1. ci-après. Si la somme des réponses se situe au-delà de la valeur indiquée dans la deuxième colonne mais en-deçà de la valeur indiquée dans la troisième colonne du tableau, répétez l'essai comme indiqué ci-dessus. Si la somme des réponses est supérieure à la valeur donnée dans la troisième colonne, le produit ne satisfait pas à l'essai.

Tableau 2.6.8.-1

Nombre de lapins	Le produit satisfait à l'essai si la somme des réponses n'est pas supérieure à :	Le produit ne satisfait pas à l'essai si la somme des réponses est supérieure à :
3	1,15 °C	2,65 °C
6	2,80 °C	4,30 °C
9	4,45 °C	5,95 °C
12	6,60 °C	6,60 °C

Les animaux utilisés dans un essai des pyrogènes où l'augmentation moyenne de la température est supérieure à 1,2 °C sont éliminés définitivement.

2.6.9. TOXICITÉ ANORMALE

ESSAI GÉNÉRAL

Dissolvez la substance dans 0,5 ml d'*eau pour préparations injectables R* ou d'une solution stérile de *chlorure de sodium R* à 9 g/l. Injectez par voie intraveineuse à 5 souris saines pesant chacune de 17 g à 22 g, la quantité de substance à examiner indiquée dans la monographie. La durée de l'injection est de 15 s à 30 s sauf indication contraire dans la monographie.

Le résultat est satisfaisant si aucun des animaux ne meurt dans les 24 h ou pendant la période d'observation indiquée dans la monographie. Si plus d'un animal meurt, le produit examiné doit être rejeté. Si l'un des animaux meurt, répétez l'essai. Le résultat est satisfaisant si aucun des animaux du second groupe ne meurt au cours de la période d'observation prescrite.

ESSAI PARTICULIER AUX IMMUNOSÉRUMS ET VACCINS POUR USAGE HUMAIN

Sauf indication contraire dans la monographie, injectez par voie intrapéritonéale à 5 souris saines, pesant chacune de 17 g à 22 g, une dose humaine de la préparation (la dose humaine est la dose de la préparation à examiner indiquée sur l'étiquette ou dans une notice jointe à l'emballage) sans dépasser 1,0 ml par animal. Observez les animaux pendant 7 jours.

Le résultat est satisfaisant si aucun des animaux ne manifeste de symptômes de maladie. Si plus d'un animal meurt, le produit examiné doit être rejeté. Si l'un des animaux meurt ou manifeste des symptômes de maladie, répétez l'essai. Le produit satisfait à l'essai si aucun des animaux du deuxième groupe ne meurt ou ne manifeste de symptômes de maladie au cours de la période d'observation prescrite.

Effectuez également un essai sur 2 cobayes en bonne santé pesant chacun de 250 g à 350 g en injectant par voie intrapéritonéale à chacun d'entre eux une dose humaine sans toutefois dépasser 5,0 ml par animal. Observez les animaux pendant 7 jours.

Le résultat est satisfaisant si aucun des animaux ne manifeste de symptômes de maladie. Si plus d'un animal meurt, le produit examiné doit être rejeté. Si l'un des animaux meurt ou manifeste des symptômes de maladie, répétez l'essai. Le produit satisfait à l'essai si aucun des animaux du deuxième groupe ne meurt ou ne manifeste de symptômes de maladie au cours de la période d'observation prescrite.

ESSAI PARTICULIER AUX IMMUNOSÉRUMS ET VACCINS POUR USAGE VÉTÉRINAIRE

Sauf indication contraire dans la monographie, injectez par voie souscutanée à 5 souris pesant chacune de 17 g à 22 g, 0,5 ml de la préparation.

Observez les animaux pendant 7 jours. Le résultat est satisfaisant s'il ne se produit pas de réaction locale ou générale significative.

Si plus d'un animal meurt, le produit examiné doit être rejeté. Si l'un des animaux meurt ou manifeste des réactions locales ou générales significatives, répétez l'essai. Le produit est satisfaisant si, au cours du deuxième essai, aucun des animaux ne meurt ou ne manifeste de réaction locale ou générale significative pendant la période d'observation prescrite.

Effectuez également un essai sur 2 cobayes en bonne santé pesant chacun de 250 g à 350 g en injectant à chacun, par voie intrapéritonéale, 2 ml au moins de la préparation. Les préparations contenant des adjuvants sont injectées par voie sous-cutanée. Observez les animaux pendant 7 jours. Le résultat est satisfaisant s'il ne se produit pas de réaction locale ou générale significative.

Si plus d'un animal meurt, le produit examiné doit être rejeté. Si l'un des animaux meurt ou manifeste des réactions locales ou générales significatives, répétez l'essai. Le produit est satisfaisant si, au cours du deuxième essai, aucun des animaux ne meurt ou ne manifeste de réaction locale ou générale significative pendant la période d'observation prescrite.

2.6.10. HISTAMINE

Sacrifiez un cobaye pesant de 250 g à 350 g, à jeun depuis 24 h. Prélevez un fragment de 2 cm de longueur de la partie distale de l'intestin grêle et videz le fragment isolé de son contenu en le rinçant soigneusement au moyen d'une seringue avec la solution B décrite ci-dessous. Liez à l'aide d'un fil mince les 2 extrémités et pratiquez une légère incision transversale à mi-hauteur du fragment. Introduisez-le dans un bain à organes de 10 ml à 20 ml de capacité, rempli de solution B maintenue à une température constante de 34 °C à 36 °C, et soumise à un barbotage d'un gaz composé d'un mélange de 95 parties d'oxygène et de 5 parties de dioxyde de carbone. Fixez l'un des fils près du fond du bain à organes. Fixez l'autre fil à un myographe isotonique permettant d'inscrire les contractions sur un kymographe ou sur un autre dispositif capable d'enregistrer des données de façon permanente. Si un levier est utilisé, sa longueur doit être telle que les contractions se trouvent amplifiées 20 fois environ. La tension exercée sur l'organe est de 9,8 mN (1 g) environ et elle doit être modifiée suivant sa sensibilité. Renouvelez la solution B dans le bain à organes. Laissez reposer pendant 10 min, puis renouvelez 2 ou 3 fois la solution B. Provoquez une série de contractions par addition de volumes mesurés de 0,2 ml à 0,5 ml de solution de *dichlorhydrate d'histamine R* en concentration appropriée de façon à obtenir des réponses submaximales et reproductibles. Cette dose est la « dose supérieure ». Avant chaque addition d'histamine, lavez le bain à organes à 3 reprises avec la solution B (de préférence en le laissant déborder au lieu de le laisser se vider). Ajoutez les doses successives d'histamine à des intervalles réguliers qui permettent un relâchement complet entre 2 additions (2 min environ). Ajoutez des volumes égaux d'une solution de *dichlorhydrate d'histamine R* en concentration plus faible que celle déjà mentionnée, de façon à provoquer des réponses reproductibles d'environ la moitié de celles provoquées par la dose supérieure. Cette dose est la « dose inférieure ». Continuez d'ajouter à intervalles réguliers les doses supérieure et inférieure comme il est indiqué ci-dessus, et, entre chaque addition, ajoutez le même volume d'une dilution de la solution à examiner, la concentration de la dilution étant ajustée de façon à ce que la contraction éventuelle provoquée dans l'iléon soit plus faible que celle provoquée par la dose supérieure d'histamine. Assurez-vous que la contraction éventuelle provoquée par la substance à examiner est reproductible et que les réponses de l'iléon aux doses supérieure et inférieure d'histamine restent constantes. Calculez l'activité de la substance à examiner en équivalent de microgrammes d'histamine base à partir de la dilution déterminée dans l'expérience susmentionnée. La quantité ainsi déterminée n'est pas supérieure à la limite prescrite dans la monographie.

Si la substance à examiner ne provoque pas de contraction de l'iléon, préparez une nouvelle solution de la substance à examiner en ajoutant une quantité d'histamine qui corresponde au maximum toléré dans la monographie et notez si la contraction provoquée par cette dernière solution correspond à la quantité d'histamine qu'elle contient. Si ce n'est pas le cas ou si les contractions de l'iléon provoquées par la substance à examiner ne sont pas reproductibles ou si les réponses de l'iléon aux doses supérieure et inférieure d'histamine diminuent, les résultats de l'expérience ne sont pas significatifs. Procédez alors à la recherche des substances hypotensives (*2.6.11*).

Solution A

Chlorure de sodium	160,0 g
Chlorure de potassium	4,0 g
Chlorure de calcium anhydre	2,0 g
Chlorure de magnésium anhydre	1,0 g
Phosphate disodique dodécahydraté	0,10 g
Eau pour préparations injectables R	*q.s.p.* 1000 ml

Solution B

Solution A	50,0 ml
Sulfate d'atropine	0,5 mg
Bicarbonate de sodium	1,0 g
Glucose monohydraté	0,5 g
Eau pour préparations injectables R	*q.s.p.* 1000 ml

La solution B doit être utilisée dans les 24 h qui suivent sa préparation.

2.6.11. SUBSTANCES HYPOTENSIVES

Effectuez l'essai sur un chat pesant au moins 2 kg, anesthésié avec du chloralose ou avec un barbiturique permettant de maintenir une pression sanguine uniforme. Protégez l'animal contre d'éventuelles pertes de chaleur afin de maintenir sa température rectale dans les limites physiologiques. Introduisez une canule dans la trachée du chat et une canule remplie d'une solution héparinée de chlorure de sodium à 9 g/l dans l'artère carotide commune, et reliez-la à un dispositif susceptible de donner un enregistrement continu de la pression du sang. Introduisez dans la veine fémorale un autre tube rempli de solution héparinée de chlorure de sodium à 9 g/l à travers lequel peuvent être injectées les solutions d'histamine et de la substance à examiner. Déterminez la sensibilité de l'animal à l'histamine en injectant par voie intraveineuse à des intervalles réguliers, des doses de *solution d'histamine R* qui correspondent à 0,1 µg et à 0,15 µg d'histamine base par kilogramme de masse corporelle. Répétez au moins 3 fois l'injection de la dose inférieure. Effectuez la deuxième injection et les suivantes au moins 1 min après que la pression sanguine est revenue au niveau qu'elle occupait immédiatement avant l'injection précédente. L'animal n'est utilisé pour l'essai que si l'on obtient une chute de la pression sanguine facilement discernable et constante pour la dose inférieure et si une dose plus élevée provoque des réponses plus fortes. Dissolvez la substance à examiner dans une quantité suffisante d'une solution de chlorure de sodium à 9 g/l ou dans tout autre solvant prescrit, pour obtenir la concentration indiquée. Injectez par voie intraveineuse, par kilogramme de masse corporelle, 1,0 ml de *solution d'histamine R,* puis successivement à 2 reprises, la quantité prescrite de la solution à examiner et, finalement 1,0 ml de *solution d'histamine R.* Effectuez les deuxième, troisième et quatrième injections 1 min au minimum après que la pression sanguine est revenue au niveau qu'elle occupait immédiatement avant l'injection précédente. Répétez 2 fois cette série d'injections et, pour terminer, injectez 1,5 ml de *solution d'histamine R* par kilogramme de masse corporelle.

L'essai n'est significatif que si la réponse obtenue après l'addition de 1,5 ml de *solution d'histamine R* par kilogramme de masse corporelle de l'animal est plus grande que celle obtenue après l'administration de 1,0 ml. La substance à examiner ne satisfait pas à l'essai si la moyenne des séries de réponses à la substance à examiner est supérieure à la moyenne des réponses à 1,0 ml de *solution d'histamine R,* par kilogramme de masse corporelle, ou si une des doses administrées provoque une hypotension plus marquée que celle provoquée par la dernière dose d'histamine. Dans ce dernier cas, l'animal ne doit plus être employé dans les recherches des substances hypotensives. Il en est de même lorsque la réponse de l'animal à la dose supérieure d'histamine injectée, après la substance à examiner, est inférieure à la moyenne des réponses aux doses inférieures d'histamine administrées auparavant.

2.6.12. CONTRÔLE MICROBIOLOGIQUE DES PRODUITS NON STÉRILES (DÉNOMBREMENT DES GERMES AÉROBIES VIABLES TOTAUX)

Les essais décrits ci-après permettent le dénombrement des bactéries mésophiles et des moisissures et levures capables de croître en aérobiose.

Ces essais sont en premier lieu destinés à déterminer si un produit faisant l'objet d'une monographie de la Pharmacopée satisfait aux exigences microbiologiques spécifiées dans cette monographie ; il convient dans ce cas de suivre les indications données ci-dessous, notamment celles relatives au nombre d'échantillons à prélever et à l'interprétation des résultats. Les essais décrits peuvent également être mis en œuvre dans le cadre de l'essai *Efficacité de la conservation antimicrobienne* (*5.1.3*) de la Pharmacopée. Ils peuvent par ailleurs servir à surveiller la qualité des matières premières, et être utilisés en conjonction avec le guide sur la *Qualité microbiologique des préparations pharmaceutiques* (*5.1.4*). Dans de tels cas, par exemple lorsqu'ils sont utilisés par un fabricant pour le suivi des matières premières et/ou d'un produit fini ou pour la validation d'un procédé, les modalités de réalisation des essais (notamment le nombre d'échantillons à prélever et le mode d'interprétation des résultats) sont fixées par accord mutuel avec le fabricant et soumises à l'accord de l'Autorité compétente.

Réalisez le dénombrement dans des conditions permettant d'éviter tout risque de contamination accidentelle du produit à examiner. Les précautions prises pour éviter la contamination ne doivent pas affecter les microorganismes susceptibles d'être mis en évidence. Si le produit à examiner possède une activité antimicrobienne, celle-ci doit être convenablement neutralisée. Si des inactivateurs de l'activité antimicrobienne sont utilisés à cet effet, leur efficacité et leur non toxicité à l'égard des microorganismes considérés sont démontrées.

Le dénombrement des germes aérobies viables totaux est réalisé par la méthode de filtration sur membrane ou par dénombrement sur plaque, comme prescrit dans la monographie.

La méthode dite du nombre le plus probable est à réserver aux dénombrements bactériens ne pouvant être réalisés par l'une des autres méthodes. Le choix de la méthode est déterminé par des facteurs tels que la nature du produit et le nombre de microorganismes présumé. Quelle que soit la méthode choisie, elle doit être convenablement validée.

Lorsque l'essai est appliqué en conjonction avec le chapitre *5.1.3* ou *5.1.4,* il peut être effectué soit par dénombrement sur plaque (ensemencement en profondeur ou étalement en surface) soit par filtration sur membrane.

PRÉPARATION DES ÉCHANTILLONS

Plan d'échantillonnage. Le prélèvement des échantillons du produit doit être réalisé selon un plan d'échantillonnage bien défini. Ce plan d'échantillonnage est déterminé par des facteurs tels que l'effectif des lots, les risques sanitaires associés à l'utilisation de produits présentant un degré de contamination non acceptable, les caractéristiques du produit et le degré de contamination présumé. Sauf indication contraire, utilisez un (des) échantillon(s) de 10 g ou 10 ml de la substance ou préparation à examiner, prélevés avec les précautions mentionnées ci-dessus. Effectuez les prélèvements au hasard dans le produit vrac ou les récipients dans lesquels est conditionnée la préparation. Si nécessaire pour obtenir la quantité requise, mélangez le contenu d'un nombre de récipients suffisant pour former un échantillon, selon la nature de la substance ou préparation à examiner.

Un exemple de plan d'échantillonnage applicable aux produits pour lesquels l'homogénéité de la distribution des microorganismes peut être un problème est le plan d'échantillonnage dit à trois niveaux. Dans ce cas, cinq échantillons sont prélevés dans chaque lot et examinés séparément ; les trois niveaux sont définis comme suit :

(i) échantillons acceptables, c'est-à-dire contenant moins de *m* UFC (unités formant colonie) par gramme ou par millilitre, *m* étant la limite spécifiée dans la monographie du produit,

(ii) échantillons marginaux, c'est-à-dire contenant plus de *m* UFC mais moins de 10*m* UFC par gramme ou par millilitre,

(iii) échantillons non conformes, c'est-à-dire contenant plus de 10*m* UFC par gramme ou par millilitre.

Produits hydrosolubles. Préparez une solution ou une dilution de 10 g ou de 10 ml de produit à examiner dans de la solution tampon peptonée au chlorure de sodium pH 7,0 ou dans un autre diluant approprié. Le rapport de dilution utilisé est en général de 1/10, mais les caractéristiques du produit ou la sensibilité requise peuvent exiger l'emploi d'autres taux de dilution. Si l'on sait que le produit possède une activité antimicrobienne, un agent d'inactivation peut être ajouté au diluant. Si nécessaire, ajustez à pH 7 environ et préparez les dilutions au 1/10 suivantes à l'aide du même diluant.

Produits de nature non lipidique insolubles dans l'eau. Préparez une suspension de 10 g ou de 10 ml du produit à examiner dans de la solution tampon peptonée au chlorure de sodium pH 7,0 ou dans un autre diluant approprié. La quantité de diluant utilisée est en général de 10 pour 1, mais les caractéristiques du produit peuvent exiger l'emploi de volumes plus importants. Un agent tensioactif approprié, tel que du polysorbate 80 à concentration de 1 g/l, peut être ajouté pour faciliter la mise en suspension des substances difficilement mouillables. Si l'on sait que le produit possède une activité antimicrobienne, un agent d'inactivation peut être ajouté au diluant. Si nécessaire, ajustez à pH 7 environ et préparez les dilutions au 1/10 suivantes à l'aide du même diluant.

Produits de nature lipidique. Homogénéisez 10 g ou 10 ml du produit à examiner avec au maximum la moitié de sa masse de polysorbate 80 stérile, ou d'un autre agent tensioactif approprié stérile, chauffé si nécessaire à une température ne dépassant pas 40 °C ou dans certains cas exceptionnels 45 °C. Mélangez soigneusement et maintenez si nécessaire à la température voulue, au bain-marie ou dans un incubateur. Ajoutez de la solution tampon peptonée au chlorure de sodium pH 7,0, préalablement chauffée, en quantité requise pour obtenir une dilution au 1/10 du produit initial. Mélangez soigneusement tout en maintenant à la même température pendant le temps minimum nécessaire à la formation d'une émulsion, et dans tous les cas pas plus de 30 min. Les dilutions au 1/10 suivantes peuvent être préparées avec de la solution tampon peptonée au chlorure de sodium pH 7,0 contenant une quantité appropriée de polysorbate 80 stérile ou d'un autre agent tensioactif approprié stérile.

Dispositifs transdermiques. Avec des pinces stériles, retirez le film protecteur de 10 dispositifs transdermiques et placez ces derniers, face adhésive vers le haut, sur des plateaux de verre ou de plastique stériles ; couvrez si nécessaire la face adhésive avec de la gaze stérile (ou une grille de polymère monofilament de type filtre tissé) et transférez les 10 dispositifs dans 500 ml au minimum de solution tampon peptonée au chlorure de sodium pH 7,0 contenant des inactivateurs appropriés tels que du polysorbate 80 et/ou de la lécithine ; agitez énergiquement pendant 30 min au moins (préparation A). Préparez de la même manière 10 autres dispositifs, placez-les dans 500 ml au minimum de milieu liquide D et agitez énergiquement pendant 30 min au moins (préparation B).

EXAMEN DES ÉCHANTILLONS

Filtration sur membrane. Utilisez des membranes filtrantes ayant une porosité nominale de 0,45 μm au maximum et dont l'efficacité de rétention bactérienne a été établie. Le matériau constituant les membranes est choisi de telle sorte que l'efficacité de rétention bactérienne ne soit pas affectée par les constituants de l'échantillon à examiner. Des membranes de nitrate de cellulose peuvent par exemple être utilisées pour les solutions aqueuses, huileuses ou faiblement alcooliques, des membranes d'acétate de cellulose pour les solutions fortement alcooliques. L'appareil de filtration utilisé permet le transfert de la membrane sur les milieux de culture.

Introduisez dans deux filtres à membrane une quantité appropriée de l'échantillon préparé comme décrit sous Préparation des échantillons (de préférence l'équivalent de 1 g de produit, ou moins si le nombre présumé d'unités formant colonie est élevé), et filtrez immédiatement. Lavez chaque membrane avec 3 fois 100 ml environ d'un liquide approprié, par exemple de la solution tampon peptonée au chlorure de sodium pH 7,0. Cette solution peut être additionnée d'un agent tensioactif tel que le polysorbate 80 ou d'un neutralisant de l'activité antimicrobienne. Le nombre de lavages effectués peut, sous réserve de validation, être inférieur à 3. Déposez l'une des membranes, destinée principalement au dénombrement des bactéries, à la surface d'un milieu gélosé approprié (milieu gélosé B par exemple) et l'autre, destinée principalement au dénombrement des moisissures et levures, à la surface d'un autre milieu gélosé approprié (milieu gélosé C par exemple). Incubez la boîte de milieu gélosé B à 30-35 °C et la boîte de milieu gélosé C à 20-25 °C pendant 5 jours, sauf si un temps d'incubation plus court permet d'obtenir un dénombrement fiable. Sélectionnez les plaques présentant le plus grand nombre de colonies inférieur à 100, et calculez le nombre d'unités formant colonie par gramme ou par millilitre de produit.

Pour l'examen des dispositifs transdermiques, filtrez séparément 50 ml de préparation A sur 2 membranes stériles. Transférez l'une des membranes sur du milieu gélosé B, pour le dénombrement des germes aérobies viables totaux, et l'autre sur du milieu gélosé C, pour le dénombrement des moisissures et levures.

DÉNOMBREMENT SUR PLAQUES

a. Ensemencement en profondeur. Utilisez des boîtes de Pétri d'un diamètre de 9 cm. Introduisez dans chacune d'elles 1 ml de l'échantillon préparé comme décrit sous Préparation des échantillons, puis 15 ml à 20 ml d'un milieu gélosé liquéfié adapté à la culture des bactéries (milieu gélosé B par exemple) ou d'un milieu gélosé liquéfié adapté à la culture des moisissures et levures (milieu gélosé C par exemple) à température ne dépassant pas 45 °C. Si les boîtes de Pétri utilisées sont plus grandes, augmentez en conséquence le volume de milieu employé. Préparez au moins 2 boîtes de Pétri par milieu et par dilution. Incubez les boîtes à 30-35 °C (20-25 °C pour les moisissures et levures) pendant 5 jours, sauf si un temps d'incubation plus court permet d'obtenir un dénombrement fiable. Sélectionnez les boîtes correspondant à une dilution et présentant le plus grand nombre de colonies inférieur à 300 (100 pour les moisissures et levures). Prenez la moyenne arithmétique des dénombrements et calculez le nombre d'unités formant colonie par gramme ou par millilitre de produit.

b. Etalement en surface. Utilisez des boîtes de Pétri d'un diamètre de 9 cm. Introduisez dans chacune d'elles 15 ml à 20 ml d'un milieu gélosé liquéfié adapté à la culture des bactéries (milieu gélosé B par exemple) ou d'un milieu gélosé liquéfié adapté à la culture des moisissures et levures (milieu gélosé C par exemple) à température de 45 °C environ, puis laissez solidifier. Si les boîtes de Pétri utilisées sont plus grandes, augmentez en conséquence le volume de milieu employé. Faites sécher les boîtes, par exemple dans une hotte à flux laminaire ou un incubateur. Etalez à la surface du milieu un volume mesuré, d'au moins 0,1 ml, de l'échantillon préparé comme décrit sous Préparation des échantillons. Préparez au moins deux boîtes de Pétri par milieu et par dilution. Procédez à l'incubation et au calcul du nombre d'unités formant colonie comme décrit pour l'ensemencement en profondeur.

MÉTHODE DU NOMBRE LE PLUS PROBABLE

La méthode du nombre le plus probable (NPP) présente une fidélité et une exactitude inférieures à celles de la filtration sur membrane et des méthodes de dénombrement sur plaques. Elle donne notamment des résultats peu fiables pour le dénombrement des moisissures. Elle est donc à réserver aux dénombrements bactériens pour lesquels le recours aux autres méthodes est impossible. Si l'emploi de cette méthode est justifié, procédez comme suit.

Préparez une série d'au moins 3 dilutions au 1/10 successives du produit, comme décrit sous Préparation des échantillons. Prélevez 3 fois 1 g ou 1 ml de chaque dilution et transférez dans 3 tubes contenant chacun 9 ml à 10 ml d'un milieu liquide approprié (milieu liquide A par exemple), si nécessaire additionné d'un agent tensioactif tel que le polysorbate 80 ou d'un neutralisant de l'activité antimicrobienne. Pour une série de 3 dilutions, il faut par conséquent ensemencer 9 tubes. Incubez tous les tubes à 30-35 °C pendant 5 jours. Pour chaque dilution, notez le nombre de tubes présentant une croissance microbienne. Si la nature du produit à examiner rend la lecture des résultats difficile ou incertaine, effectuez une subculture dans le même milieu liquide ou sur un milieu gélosé approprié (milieu gélosé B par exemple), incubez à la même température pendant 18 h à 24 h et utilisez les résultats ainsi obtenus. Déterminez au moyen du tableau 2.6.12.-1 le nombre le plus probable de bactéries par gramme ou millilitre du produit à examiner.

Tableau 2.6.12.-1. – *Valeurs du nombre le plus probable de bactéries*

Trois tubes pour chaque niveau de dilution							
Nombre de tubes positifs			NPP par gramme	Catégorie*		Limites de confiance à 95 pour cent	
0,1 g	0,01 g	0,001 g		1	2		
0	0	0	< 3			–	–
0	1	0	3		x	< 1	17
1	0	0	3	x		1	21
1	0	1	7		x	2	27
1	1	0	7	x		2	28
1	2	0	11		x	4	35
2	0	0	9	x		2	38
2	0	1	14		x	5	48
2	1	0	15	x		5	50
2	1	1	20		x	8	61
2	2	0	21	x		8	63
3	0	0	23	x		7	129
3	0	1	38	x		10	180
3	1	0	43	x		20	210
3	1	1	75	x		20	280
3	2	0	93	x		30	390
3	2	1	150	x		50	510
3	2	2	210		x	80	640
3	3	0	240	x		100	1400
3	3	1	460	x		200	2400
3	3	2	1100	x		300	4800
3	3	3	> 1100			–	–

* Catégorie 1 : résultats normaux, obtenus dans 95 pour cent des cas.

Catégorie 2 : résultats moins probables, obtenus dans seulement 4 pour cent des cas. Il est déconseillé d'utiliser ces résultats pour les décisions importantes. Les résultats encore moins probables que ceux de la catégorie 2 ne sont pas mentionnés et ne sont en aucun cas acceptables.

EFFICACITÉ DES MILIEUX DE CULTURE ET VALIDITÉ DE LA MÉTHODE DE DÉNOMBREMENT

Cultivez séparément les souches bactériennes de référence dans des récipients contenant un milieu liquide approprié (milieu liquide A par exemple) à 30-35 °C pendant 18 h à 24 h, et les souches fongiques de référence sur un milieu gélosé approprié (milieu gélosé C sans antibiotique par exemple) à 20-25 °C pendant 48 h pour *Candida albicans* et à 20-25 °C pendant 7 jours pour *Aspergillus niger*.

Staphylococcus aureus	par ex. ATCC 6538 (NCIMB 9518, CIP 4.83)
Escherichia coli	par ex. ATCC 8739 (NCIMB 8545, CIP 53.126)
Bacillus subtilis	par ex. ATCC 6633 (NCIMB 8054, CIP 52.62)
Candida albicans	par ex. ATCC 10231 (NCPF 3179, IP 48.72)
Aspergillus niger	par ex. ATCC 16404 (IMI 149007, IP 1431.83)

Utilisez de la solution tampon peptonée au chlorure de sodium pH 7,0 pour préparer des suspensions témoins contenant environ 100 unités formant colonie par millilitre. Utilisez séparément les suspensions des différents microorganismes comme témoins pour les méthodes de dénombrement, en la présence et en l'absence du produit à examiner. Lorsqu'on utilise la méthode de filtration sur membrane et les méthodes de dénombrement sur plaques, le nombre de colonies obtenu ne doit pas différer de plus d'un facteur 5 de la valeur calculée à partir de l'inoculum pour chaque microorganisme de référence. Lorsqu'on utilise la méthode du nombre le plus probable, la valeur calculée à partir de l'inoculum doit être comprise dans l'intervalle de confiance à 95 pour cent des résultats obtenus. Pour contrôler la stérilité du milieu et du diluant et l'efficacité des conditions d'asepsie appliquées, utilisez la méthode avec, comme préparation à examiner, de la solution tampon peptonée au chlorure de sodium pH 7,0 stérile. Aucune croissance microbienne ne doit être constatée.

INTERPRÉTATION DES RÉSULTATS

Le nombre de bactéries est supposé égal au nombre moyen d'unités formant colonie dans les cultures en milieu gélosé B. Le nombre de moisissures et levures est supposé égal au nombre moyen d'unités formant colonie dans les cultures en milieu gélosé C. Le nombre de germes aérobies viables totaux est la somme du nombre de bactéries et du nombre de moisissures et levures ainsi définis. S'il apparaît que certains microorganismes se développent sur les deux milieux, la valeur obtenue peut être corrigée en conséquence. Lorsque le dénombrement est effectué par la méthode du nombre le plus probable, la valeur calculée est le nombre de bactéries.

Les limites de contamination microbienne prescrites dans les monographies sont à interpréter comme suit :

10^2 microorganismes : valeur maximale acceptable 5×10^2,

10^3 microorganismes : valeur maximale acceptable 5×10^3, et ainsi de suite.

Si l'on utilise un plan d'échantillonnage tel que le plan à 3 niveaux, par exemple, on procédera comme suit.

Calculez séparément le nombre de germes aérobies viables totaux pour chacun des 5 échantillons. La substance ou préparation examinée satisfait à l'essai si les deux conditions suivantes sont remplies :

(i) aucun des résultats individuels obtenus n'est supérieur d'un facteur 10 (ou plus) à la limite prescrite (aucun échantillon « non acceptable »),

(ii) le nombre de résultats individuels se situant entre la limite prescrite et 10 fois cette limite n'est pas supérieur à 2 (nombre d'échantillons « marginaux » inférieur ou égal à 2).

Les solutions et milieux de culture recommandés sont décrits dans la méthode générale *2.6.13.*

2.6.13. CONTRÔLE MICROBIOLOGIQUE DES PRODUITS NON STÉRILES (RECHERCHE DE MICROORGANISMES SPÉCIFIÉS)

L'emploi de certains milieux sélectifs est proposé dans le présent chapitre. Tous les milieux sélectifs ont en commun la particularité de ne pas permettre la détection de microorganismes ayant subi des lésions sublétales. Comme ces microorganismes sont importants du point de vue de la qualité du produit, les procédures expérimentales reposant sur l'emploi de milieux sélectifs doivent comprendre une étape de revivification.

Si le produit à examiner possède une activité antimicrobienne, celle-ci doit être convenablement neutralisée.

Entérobactéries et certaines autres bactéries gram-négatives

Cet essai a été conçu pour la recherche des bactéries de la famille des Enterobacteriaceae ; néanmoins, il est reconnu qu'il peut également permettre la recherche d'autres types de bactéries (par exemple *Aeromonas* et *Pseudomonas*).

Détection des bactéries. Préparez le produit à examiner comme décrit dans la méthode générale *2.6.12*, mais en utilisant du milieu liquide D au lieu de la solution tampon peptonée au chlorure de sodium pH 7,0. Homogénéisez et incubez à 35-37 °C pendant un temps suffisant pour assurer la revivification des bactéries, mais insuffisant pour permettre leur multiplication (généralement 2 h, mais pas plus de 5 h). Agitez le récipient, puis prélevez une quantité de son contenu (homogénéisat A) correspondant à 1 g ou 1 ml de produit et inoculez-la à 100 ml de milieu d'enrichissement E. Incubez à 35-37 °C pendant 18 h à 48 h. Effectuez des subcultures sur milieu gélosé F et incubez à 35-37 °C pendant 18 h à 24 h. Le produit satisfait à l'essai si la croissance de colonies de bactéries gram-négatives n'est observée sur aucune des plaques.

Evaluation quantitative. Ensemencez des quantités appropriées de milieu d'enrichissement E avec de l'homogénéisat A et/ou des dilutions de celui-ci contenant respectivement 0,1 g, 0,01 g et 0,001 g (ou 0,1 ml, 0,01 ml et 0,001 ml) du produit à examiner. Incubez à 35-37 °C pendant 24 h à 48 h. A partir de chaque culture, effectuez une subculture sur milieu gélosé F, afin d'obtenir une isolation sélective, et incubez à 35-37 °C pendant 18 h à 24 h. La croissance de colonies bien développées de bactéries gram-négatives, généralement rouges ou rougeâtres, révèle une contamination (résultat positif). Notez la plus petite quantité de produit ayant donné un résultat positif et la plus grande quantité de produit ayant donné un résultat négatif. Déterminez le nombre probable de bactéries à partir du tableau 2.6.13.-1.

Pour l'examen des dispositifs transdermiques, filtrez sur une membrane stérile 50 ml de préparation B obtenue comme décrit dans la méthode générale *2.6.12* et transférez la membrane dans 100 ml de milieu enrichi E. Incubez à 35-37 °C pendant 18 h à 24 h, puis étalez sur du milieu gélosé F, pour la recherche des entérobactéries et autres bactéries gram-négatives.

Tableau 2.6.13.-1

Résultat obtenu avec une quantité de produit de :			Nombre probable de bactéries par gramme de produit
0,1 g ou 0,1 ml	0,01 g ou 0,01 ml	0,001 g ou 0,001 ml	
+	+	+	Plus de 10^3
+	+	–	Moins de 10^3 et plus de 10^2
+	–	–	Moins de 10^2 et plus de 10
–	–	–	Moins de 10

Escherichia coli

Préparez le produit à examiner comme décrit dans la méthode générale *2.6.12* et ensemencez 100 ml de milieu liquide A avec 10 ml d'échantillon ou avec la quantité correspondant à 1 g ou 1 ml de produit. Homogénéisez et incubez à 35-37 °C pendant 18 h à 48 h. Agitez le récipient, puis transférez 1 ml de son contenu pour ensemencer 100 ml de milieu liquide G. Incubez à 43-45 °C pendant 18 h à 24 h. Effectuez des subcultures sur milieu gélosé H et incubez à 35-37 °C pendant 18 h à 72 h. La croissance de colonies rouges, non mucoïdes, de bactéries gram-négatives en bâtonnets indique la présence possible d'*E. coli*, qui est confirmée par des tests biochimiques appropriés (par exemple celui de la production d'indole). Le produit satisfait à l'essai s'il n'est pas observé de colonies du type décrit ou si les tests biochimiques de confirmation sont négatifs.

Salmonelles

Préparez le produit à examiner comme décrit dans la méthode générale *2.6.12*, mais en utilisant du milieu liquide A au lieu de la solution tampon peptonée au chlorure de sodium pH 7,0. Homogénéisez et incubez à 35-37 °C pendant 18 h à 24 h. Prélevez 1 ml de culture enrichie et ensemencez 10 ml de milieu liquide I. Incubez à 41-43 °C pendant 18 h à 24 h. Effectuez des subcultures sur au moins 2 milieux gélosés différents choisis parmi les suivants : milieu gélosé J, milieu gélosé K, milieu gélosé L. Incubez à 35-37 °C pendant 18 h à 72 h. La croissance de colonies présentant les caractéristiques suivantes indique la présence probable de salmonelles :

sur milieu gélosé J :	colonies bien développées, incolores,
sur milieu gélosé K :	colonies bien développées, rouges, avec ou sans centre noir,
sur milieu gélosé L :	petites colonies transparentes, incolores ou d'une coloration allant du rose au blanc opaque, souvent entourées d'une zone rose à rouge.

Ensemencez séparément des tubes de milieu gélosé M avec quelques-unes des colonies suspectes, par étalement en surface et par ensemencement en profondeur. La présence de salmonelles est provisoirement confirmée s'il apparaît dans les cultures en profondeur, mais non dans les cultures en surface, un virage de coloration du rouge au jaune généralement accompagné de formation de gaz dans la gélose, avec ou sans production de sulfure d'hydrogène. Une confirmation précise peut être obtenue par des tests biochimiques et sérologiques appropriés. Le produit satisfait à l'essai s'il n'est pas observé de colonies du type décrit ou si les tests biochimiques et sérologiques de confirmation sont négatifs.

Pseudomonas aeruginosa

Préparez le produit à examiner comme décrit dans la méthode générale *2.6.12* et ensemencez 100 ml de milieu liquide A avec 10 ml d'échantillon ou avec la quantité correspondant à 1 g ou 1 ml de produit. Homogénéisez et incubez à 35-37 °C pendant 18 h à 48 h. Effectuez des subcultures sur milieu gélosé N et incubez à 35-37 °C pendant 18 h à 72 h. Le produit satisfait à l'essai s'il n'est pas constaté de croissance microbienne. S'il apparaît des colonies à bâtonnets gram-négatifs, ensemencez du milieu liquide A avec une partie des colonies morphologiquement différentes isolées et incubez à 41-43 °C pendant 18 h à 24 h. Le produit satisfait à l'essai s'il ne se produit pas de croissance à 41-43 °C.

Pour l'examen des dispositifs transdermiques, filtrez 50 ml de préparation A comme décrit dans la méthode générale *2.6.12* sur une membrane stérile et transférez la membrane dans 100 ml de milieu liquide A. Incubez à 35-37 °C pendant 18 h à 48 h, puis étalez sur du milieu gélosé N.

Staphylococcus aureus

Préparez le produit à examiner comme décrit dans la méthode générale *2.6.12* et ensemencez 100 ml de milieu liquide A avec 10 ml d'échantillon ou avec la quantité correspondant à 1 g ou 1 ml de produit. Homogénéisez et incubez à 35-37 °C pendant 18 h à 48 h. Effectuez des subcultures sur milieu gélosé O et incubez à 35-37 °C pendant 18 h à 72 h. La croissance de colonies noires de cocci gram-positifs, entourées d'une zone claire, indique la présence de *S. aureus*. Ce résultat peut être confirmé par des tests biochimiques appropriés tels que ceux de la coagulase et de la désoxyribonucléase. Le produit satisfait à l'essai s'il n'est pas observé de colonies du type décrit sur le milieu gélosé O ou si les tests biochimiques de confirmation sont négatifs.

Pour l'examen des dispositifs transdermiques, filtrez 50 ml de préparation A comme décrit dans la méthode générale *2.6.12* sur une membrane stérile et transférez la membrane dans 100 ml de milieu liquide A. Incubez à 35-37 °C pendant 18 h à 48 h, puis étalez sur du milieu gélosé O.

Propriétés nutritives et sélectives des milieux et validité de l'essai

Les tests décrits ci-après doivent être réalisés, au minimum, pour chaque lot de milieu déshydraté.

Opérez comme suit. Dans des tubes contenant des milieux appropriés (par exemple ceux indiqués), cultivez séparément les souches de référence suivantes à 30-35 °C pendant 18 h à 24 h :

Staphylococcus aureus	par ex. ATCC 6538 (NCIMB 9518, CIP 4.83) : milieu liquide A,
Pseudomonas aeruginosa	par ex. ATCC 9027 (NCIMB 8626, CIP 82.118) : milieu liquide A,
Escherichia coli	par ex. ATCC 8739 (NCIMB 8545, CIP 53.126) : milieu liquide A,
Salmonella typhimurium	aucune référence de souche n'est recommandée ; il est également possible d'utiliser une salmonelle non pathogène pour l'homme, par exemple *Salmonella abony* (NCTC 6017, CIP 80.39) : milieu liquide A.

Diluez des échantillons de chaque culture avec de la solution tampon peptonée pH 7,0 de façon à obtenir des suspensions témoins contenant environ 1000 microorganismes viables par millilitre. Mélangez des volumes égaux de chaque suspension et utilisez comme inoculum 0,4 ml du mélange (soit approximativement 100 microorganismes de chaque souche) pour effectuer la recherche de *S. aureus*, de *P. aeruginosa*, d'*E. coli* et des salmonelles en présence et en l'absence du produit à examiner. Un résultat positif doit être obtenu pour chacun des microorganismes.

Clostridies

Les deux essais décrits ci-dessous ont des objectifs distincts. La première méthode est destinée aux produits dans lesquels il est essentiel d'exclure les clostridies pathogènes, et donc de vérifier l'absence de ces microorganismes. Ces produits donnent en général un nombre de germes viables totaux peu élevé. La seconde méthode est un essai semi-quantitatif de *Clostridium perfringens*, destiné aux produits pour lesquels le nombre de ces germes représente un critère de qualité.

1. *Recherche des clostridies*

Préparez le produit à examiner comme décrit dans la méthode générale *2.6.12*. Prélevez deux fractions égales de l'échantillon, correspondant chacune à 1 g ou 1 ml de produit. Chauffez l'une d'elles à 80 °C pendant 10 min, puis refroidissez rapidement ; ne chauffez pas l'autre. Transférez 10 ml de chacune des fractions homogénéisées dans 2 récipients de 38 mm × 200 mm ou d'autres récipients appropriés contenant 100 ml de milieu P. Incubez en anaérobiose à 35-37 °C pendant 48 h. Après incubation, effectuez à partir de chaque récipient des subcultures sur du milieu Q additionné de gentamicine, puis incubez en anaérobiose à 35-37 °C pendant 48 h. Le produit satisfait à l'essai si aucune croissance microbienne n'est constatée.

Si une croissance est constatée, effectuez sur le milieu de culture Q sans gentamicine des subcultures de chacune des formes de colonies observées, et incubez dans des conditions aérobies et anaérobies. La croissance en anaérobiose seulement de bacilles gram-positifs (avec ou sans endospores) donnant une réaction catalase négative indique la présence d'espèces de *Clostridium*. Comparez s'il y a lieu la morphologie des colonies sur les 2 plaques et effectuez un test catalase pour exclure la possibilité d'espèces de *Bacillus* qui sont aérobies et anaérobies facultatives mais donnent une réaction catalase positive. Le test catalase peut être réalisé soit directement sur les plaques (si elles présentent des colonies discrètes) soit indirectement après transfert sur une lame de verre, en déposant une goutte de *solution diluée de peroxyde d'hydrogène R*. La formation de bulles de gaz indique une réaction catalase positive.

2. *Dénombrement de Clostridium perfringens*

Préparez le produit à examiner comme décrit dans la méthode générale *2.6.12*, puis effectuez des dilutions au 1/100 et au 1/1000 avec de la solution tampon peptonée au chlorure de sodium pH 7,0. Déterminez le nombre le plus probable de bactéries, comme décrit dans la méthode générale *2.6.12* pour le dénombrement des germes totaux, en utilisant du milieu de culture R placé dans des tubes ou autres récipients appropriés contenant un petit tube de Durham. Mélangez en agitant le moins possible et incubez à 45,5-46,5 °C pendant 24 h à 48 h. L'observation dans un récipient d'un noircissement dû au sulfure de fer et la formation dans le tube de Durham d'une importante quantité de gaz (au moins 1/10 du volume) indiquent la présence de *Cl. perfringens*. Evaluez le nombre le plus probable de *Cl. perfringens* au moyen du tableau 2.6.12.-1.

Témoins

Utilisez les souches de référence suivantes :

Méthode 1 :	*Clostridium sporogenes*, par ex. ATCC 19404 (NCTC 532) ou CIP 79.3,
Méthode 2 :	*Clostridium perfringens*, par ex. ATCC 13124 (NCIMB 6125, NCTC 8237, CIP 103 409).

Si nécessaire, combinez avec *Cl. sporogenes* pour vérifier la sélectivité et les conditions d'anaérobiose.

La section suivante est publiée à titre d'information.

SOLUTION ET MILIEUX DE CULTURE RECOMMANDÉS

La solution et les milieux de culture suivants se sont avérés satisfaisants pour la réalisation des essais de contamination microbienne prescrits dans la Pharmacopée. D'autres milieux peuvent être utilisés s'ils possèdent des propriétés nutritives et sélectives équivalentes pour les espèces microbiennes recherchées.

Solution tampon peptonée au chlorure de sodium pH 7,0

Phosphate monopotassique	3,6 g
Phosphate disodique dihydraté	7,2 g équivalant à 0,067 M de phosphate
Chlorure de sodium	4,3 g
Peptone de viande ou de caséine	1,0 g
Eau purifiée	1000 ml

Cette solution peut être additionnée d'agents tensioactifs ou d'inactivateurs des agents antimicrobiens, par exemple :

Polysorbate 80	1 g/l à 10 g/l

Procédez à la stérilisation par chauffage à l'autoclave à 121 °C pendant 15 min.

Milieu liquide A (Milieu liquide aux peptones de caséine et de soja)

Peptone pancréatique de caséine	17,0 g
Peptone papaïque de soja	3,0 g
Chlorure de sodium	5,0 g
Phosphate dipotassique	2,5 g
Glucose monohydraté	2,5 g
Eau purifiée	1000 ml

Ajustez le pH pour qu'il soit de 7,3 ± 0,2 après stérilisation. Procédez à la stérilisation par chauffage à l'autoclave à 121 °C pendant 15 min.

Milieu gélosé B (Milieu gélosé aux peptones de caséine et de soja)

Peptone pancréatique de caséine	15,0 g
Peptone papaïque de soja	5,0 g
Chlorure de sodium	5,0 g
Gélose	15,0 g
Eau purifiée	1000 ml

Ajustez le pH pour qu'il soit de 7,3 ± 0,2 après stérilisation. Procédez à la stérilisation par chauffage à l'autoclave à 121 °C pendant 15 min.

Milieu gélosé C (Milieu Sabouraud-glucosé-gélosé avec antibiotiques)

Peptones de viande et de caséine	10,0 g
Glucose monohydraté	40,0 g
Gélose	15,0 g
Eau purifiée	1000 ml

Ajustez le pH pour qu'il soit de 5,6 ± 0,2 après stérilisation. Procédez à la stérilisation par chauffage à l'autoclave à 121 °C pendant 15 min. Immédiatement avant l'emploi, ajoutez 0,10 g de benzylpénicilline sodique et 0,10 g de tétracycline par litre de milieu, sous forme de solutions stériles. Ces antibiotiques peuvent être remplacés par du chloramphénicol à raison de 50 mg par litre de milieu. Le chloramphénicol est ajouté avant la stérilisation.

Milieu liquide D (Milieu liquide lactosé)

Extrait de viande de bœuf	3,0 g
Hydrolysat pancréatique de gélatine	5,0 g
Lactose monohydraté	5,0 g
Eau purifiée	1000 ml

Ajustez le pH pour qu'il soit de 6,9 ± 0,2 après stérilisation. Procédez à la stérilisation par chauffage à l'autoclave à 121 °C pendant 15 min et refroidissez immédiatement.

Milieu d'enrichissement E (Milieu d'enrichissement pour les entérobactéries-Mossel)

Hydrolysat pancréatique de gélatine	10,0 g
Glucose monohydraté	5,0 g
Bile de bœuf déshydratée	20,0 g
Phosphate monopotassique	3,0 g
Phosphate disodique dihydraté	8,0 g
Vert brillant	15 mg
Eau purifiée	1000 ml

Ajustez le pH pour qu'il soit de 7,2 ± 0,2 après chauffage. Chauffez à 100 °C pendant 30 min et refroidissez immédiatement.

Milieu gélosé F (Milieu gélosé à la bile-violet cristallisé-rouge neutre avec glucose)

Extrait de levure	3,0 g
Hydrolysat pancréatique de gélatine	7,0 g
Sels biliaires	1,5 g
Lactose monohydraté	10,0 g
Chlorure de sodium	5,0 g
Glucose monohydraté	10,0 g
Gélose	15,0 g
Rouge neutre	30 mg
Violet cristallisé	2 mg
Eau purifiée	1000 ml

Ajustez le pH pour qu'il soit de 7,4 ± 0,2 après chauffage. Chauffez à ébullition ; ne pas chauffer en autoclave.

Milieu liquide G (Milieu liquide de MacConkey)

Hydrolysat pancréatique de gélatine	20,0 g
Lactose monohydraté	10,0 g
Bile de bœuf déshydratée	5,0 g
Pourpre de bromocrésol	10 mg
Eau purifiée	1000 ml

Ajustez le pH pour qu'il soit de 7,3 ± 0,2 après stérilisation. Procédez à la stérilisation par chauffage à l'autoclave à 121 °C pendant 15 min.

Milieu gélosé H (Milieu gélosé de MacConkey)

Hydrolysat pancréatique de gélatine	17,0 g
Peptones de viande et de caséine	3,0 g
Lactose monohydraté	10,0 g

Chlorure de sodium	5,0 g
Sels biliaires	1,5 g
Gélose	13,5 g
Rouge neutre	30,0 mg
Violet cristallisé	1 mg
Eau purifiée	1000 ml

Ajustez le pH pour qu'il soit de 7,1 ± 0,2 après stérilisation. Portez à ébullition pendant 1 min en agitant constamment, puis procédez à la stérilisation par chauffage en autoclave à 121 °C pendant 15 min.

Milieu liquide I (Milieu au tétrathionate-bile-vert brillant)

Peptone	8,6 g
Bile de bœuf séchée	8,0 g
Chlorure de sodium	6,4 g
Carbonate de calcium	20,0 g
Tétrathionate de potassium	20,0 g
Vert brillant	70 mg
Eau purifiée	1000 ml

Ajustez le pH pour qu'il soit de 7,0 ± 0,2 après chauffage. Chauffez à ébullition. Ne pas réchauffer.

Milieu gélosé J (Milieu gélosé au citrate et désoxycholate)

Extrait de viande de bœuf	10,0 g
Peptone de viande	10,0 g
Lactose monohydraté	10,0 g
Citrate sodique	20,0 g
Citrate ferrique	1,0 g
Désoxycholate sodique	5,0 g
Gélose	13,5 g
Rouge neutre	20 mg
Eau purifiée	1000 ml

Ajustez le pH pour qu'il soit de 7,3 ± 0,2 après chauffage. Chauffez lentement à ébullition et laissez bouillir pendant 1 min. Refroidissez à 50 °C et répartissez en boîtes de Pétri. Ne pas chauffer en autoclave.

Milieu gélosé K (Milieu gélosé-xylose-lysine-désoxycholate)

Xylose	3,5 g
L-Lysine	5,0 g
Lactose monohydraté	7,5 g
Saccharose	7,5 g
Chlorure de sodium	5,0 g
Extrait de levure	3,0 g
Rouge de phénol	80 mg
Gélose	13,5 g
Désoxycholate sodique	2,5 g
Thiosulfate de sodium	6,8 g
Citrate ferrique et d'ammonium	0,8 g
Eau purifiée	1000 ml

Ajustez le pH pour qu'il soit de 7,4 ± 0,2 après chauffage. Chauffez à ébullition, refroidissez à 50 °C et répartissez en boîtes de Pétri. Ne pas chauffer en autoclave.

Milieu gélosé L (Milieu gélosé au vert brillant-rouge de phénol-lactose-saccharose)

Peptones de viande et de caséine	10,0 g
Extrait de levure	3,0 g
Chlorure de sodium	5,0 g
Lactose monohydraté	10,0 g
Saccharose	10,0 g
Gélose	20,0 g
Rouge de phénol	80 mg
Vert brillant	12,5 mg
Eau purifiée	1000 ml

Chauffez à ébullition pendant 1 min. Ajustez le pH pour qu'il soit de 6,9 ± 0,2 après stérilisation. Stérilisez immédiatement avant l'usage par chauffage à l'autoclave à 121 °C pendant 15 min. Refroidissez à 50 °C et répartissez en boîtes de Pétri.

Milieu gélosé M (Milieu gélosé-fer-trois sucres)

Extrait de viande de bœuf	3,0 g
Extrait de levure	3,0 g
Peptones de caséine et de bœuf	20,0 g
Chlorure de sodium	5,0 g
Lactose monohydraté	10,0 g
Saccharose	10,0 g
Glucose monohydraté	1,0 g
Citrate ferrique et d'ammonium	0,3 g
Thiosulfate de sodium	0,3 g
Rouge de phénol	25 mg
Gélose	12,0 g
Eau purifiée	1000 ml

Chauffez à ébullition pendant 1 min en agitant. Ajustez le pH pour qu'il soit de 7,4 ± 0,2 après stérilisation. Remplissez les tubes au tiers de leur hauteur, puis stérilisez par chauffage à l'autoclave à 121 °C pendant 15 min et laissez refroidir en position inclinée pour obtenir une partie profonde et une surface inclinée.

Milieu gélosé N (Milieu gélosé-cétrimide)

Hydrolysat pancréatique de gélatine	20,0 g
Chlorure de magnésium	1,4 g
Sulfate dipotassique	10,0 g
Cétrimide	0,3 g
Gélose	13,6 g
Eau purifiée	1000 ml
Glycérol	10,0 ml

Chauffez à ébullition pendant 1 min en agitant. Ajustez le pH pour qu'il soit de 7,2 ± 0,2 après stérilisation. Stérilisez par chauffage à l'autoclave à 121 °C pendant 15 min.

Milieu gélosé O (Milieu Baird-Parker)

Peptone pancréatique de caséine	10,0 g
Extrait de viande de bœuf	5,0 g
Extrait de levure	1,0 g
Chlorure de lithium	5,0 g
Gélose	20,0 g

Glycine	12,0 g
Pyruvate de sodium	10,0 g
Eau purifiée	950 ml

Chauffez à ébullition pendant 1 min en agitant fréquemment. Ajustez le pH pour qu'il soit de 6,8 ± 0,2 après stérilisation. Procédez à la stérilisation par chauffage à l'autoclave à 121 °C pendant 15 min, refroidissez à 45-50 °C et ajoutez 10 ml d'une solution stérile de tellurite de potassium à 10 g/l et 50 ml d'émulsion de jaune d'œuf.

Milieu P (Milieu renforcé pour clostridies)

Extrait de viande de bœuf	10,0 g
Peptone	10,0 g
Extrait de levure	3,0 g
Amidon soluble	1,0 g
Glucose monohydraté	5,0 g
Chlorhydrate de cystéine	0,5 g
Chlorure de sodium	5,0 g
Acétate de sodium	3,0 g
Gélose	0,5 g
Eau purifiée	1000 ml

Faites gonfler la gélose, dissolvez en chauffant à ébullition et en agitant continuellement. Si nécessaire, ajustez le pH pour qu'il soit voisin de 6,8 après stérilisation. Procédez à la stérilisation à l'autoclave à 121 °C pendant 15 min.

Milieu Q (Gélose Columbia)

Peptone pancréatique de caséine	10,0 g
Peptone peptique de viande	5,0 g
Peptone pancréatique de cœur	3,0 g
Extrait de levure	5,0 g
Amidon de maïs	1,0 g
Chlorure de sodium	5,0 g
Gélose, selon pouvoir gélifiant	10,0 g à 15,0 g
Eau purifiée	1000 ml

Faites gonfler la gélose, dissolvez en chauffant à ébullition et en agitant continuellement. Si nécessaire, ajustez le pH pour qu'il soit de 7,3 ± 0,2 après stérilisation. Procédez à la stérilisation à l'autoclave à 121 °C pendant 15 min. Laissez refroidir à 45-50 °C ; au besoin, ajoutez du sulfate de gentamicine correspondant à 20 mg de gentamicine base et répartissez en boîtes de Pétri.

Milieu R (Milieu lactose sulfite)

Peptone pancréatique de caséine	5,0 g
Extrait de levure	2,5 g
Chlorure de sodium	2,5 g
Lactose monohydraté	10,0 g
Chlorhydrate de cystéine	0,3 g
Eau purifiée	1000 ml

Dissolvez, ajustez à pH 7,1 ± 0,1 et répartissez à raison de 8 ml dans des tubes de 16 mm par 160 mm contenant un petit tube de Durham. Procédez à la stérilisation à l'autoclave à 121 °C pendant 15 min et conservez à 4 °C.

Avant utilisation, chauffez le milieu au bain-marie pendant 5 min et refroidissez. Ajoutez à chaque tube 0,5 ml d'une solution à 12 g/l de *métabisulfite de sodium R* et 0,5 ml d'une solution à 10 g/l de citrate ferrique et d'ammonium, solutions récemment préparées et filtrées sur membrane de porosité 0,45 µm.

AGENTS NEUTRALISANTS

Des agents neutralisants peuvent être utilisés pour neutraliser une éventuelle activité antimicrobienne. Ils peuvent être ajoutés à la solution tampon peptonée au chlorure de sodium pH 7,0, de préférence avant la stérilisation. Leur efficacité et leur non toxicité à l'égard des microorganismes considérés sont démontrées.

Composition d'une solution neutralisante type :

Polysorbate 80	30 g
Lécithine de jaune d'œuf	3 g
Chlorhydrate d'histidine	1 g
Peptone de viande ou de caséine	1 g
Chlorure de sodium	4,3 g
Phosphate monopotassique	3,6 g
Phosphate disodique dihydraté	7,2 g
Eau purifiée	1000 ml

Stérilisez par chauffage à l'autoclave à 121 °C pendant 15 min.

Si le pouvoir neutralisant de la solution est insuffisant, on peut augmenter sa teneur en polysorbate 80 ou en lécithine, ou encore ajouter les agents neutralisants cités dans le tableau 2.6.13.-2.

2.6.14. ESSAI DES ENDOTOXINES BACTÉRIENNES

L'essai des endotoxines bactériennes est destiné à la détection ou la quantification des endotoxines produites par des bactéries gram-négatives, au moyen d'un lysat

Tableau 2.6.13.-2. – *Inactivateurs des agents antimicrobiens à ajouter à la solution tampon peptonée au chlorure de sodium pH 7,0*

Type d'agent antimicrobien	Inactivateur	Concentration	Observations
Composés phénoliques	Laurilsulfate de sodium Polysorbate 80 et lécithine Jaune d'oeuf	4 g/l 30 g/l et 3 g/l 5 ml/l - 50 ml/l	A ajouter après la stérilisation de la solution tampon peptonée au chlorure de sodium pH 7,0
Composés organo-mercuriels	Thioglycolate de sodium	0,5 g/l - 5 g/l	
Composés halogénés	Thiosulfate de sodium	5 g/l	
Composés à fonction ammonium quaternaire	Jaune d'oeuf	5 ml/l - 50 ml/l	A ajouter après la stérilisation de la solution tampon peptonée au chlorure de sodium pH 7,0

d'amœbocytes de limule (*Limulus polyphemus* ou *Tachypleus tridentatus*). Il peut être réalisé par trois techniques : gélification (induction de la formation d'un gel), turbidimétrie (développement d'une turbidité par clivage d'un substrat endogène), colorimétrie (développement d'une coloration par clivage d'un complexe peptide-chromogène synthétique).

Six méthodes sont décrites dans le présent chapitre :

Méthode A. Gélification : essai limite,

Méthode B. Gélification : essai semi-quantitatif,

Méthode C. Turbidimétrie cinétique,

Méthode D. Colorimétrie cinétique,

Méthode E. Colorimétrie en point final,

Méthode F. Turbidimétrie en point final.

Effectuez l'essai par l'une des six méthodes décrites. En cas de doute ou de litige, la décision finale est prise sur la base des résultats obtenus par la méthode A, sauf indication contraire dans la monographie.

L'essai est effectué dans des conditions permettant d'éviter toute contamination par des endotoxines.

Appareillage

Dépyrogénez dans un four à air chaud, par une méthode validée, toute la verrerie et les autres éléments d'appareillage résistant à la chaleur. La durée et la température minimales de chauffage sont généralement de 30 min à 250 °C. Si de l'appareillage en plastique est utilisé (par exemple des plaques de microtitrage ou des pointes de pipette pour distributeurs automatiques), l'absence de contamination détectable par des endotoxines et l'absence d'interférence de ce matériel dans l'essai doit être établie.

NOTE : dans le présent chapitre, le terme « tube » est employé pour désigner tous types de récipients, par exemple les puits de plaques de microtitrage.

Préparation de la solution mère étalon d'endotoxine

Préparez une solution mère étalon d'endotoxine à partir d'une préparation de référence d'endotoxine étalonnée par rapport à l'étalon international, par exemple l'*étalon d'endotoxine PBR*.

La teneur en endotoxines est exprimée en Unités Internationales (UI). La correspondance entre l'Unité Internationale et l'étalon international est indiquée par l'Organisation Mondiale de la Santé.

NOTE : une Unité Internationale (UI) d'endotoxine équivaut à une Unité d'Endotoxine (U.E.).

Pour la préparation et la conservation de la solution mère étalon d'endotoxine, suivez les instructions figurant sur la notice et l'étiquette.

Préparation des solutions étalons d'endotoxine

Après avoir énergiquement agité la solution mère étalon d'endotoxine, préparez les séries de dilutions appropriées de cette solution avec de l'eau pour essai des endotoxines bactériennes (eau EEB).

Utilisez ces solutions dès que possible pour éviter une éventuelle perte d'activité par adsorption.

Préparation des solutions à examiner

Préparez les solutions à examiner en dissolvant ou en diluant la substance active ou le produit médicinal à examiner avec de l'eau EEB. Pour la dissolution ou la dilution de certaines substances ou préparations, l'emploi d'autres solutions aqueuses peut être plus approprié. Si nécessaire, ajustez le pH de la solution à examiner ou de la dilution utilisée, de telle sorte que le mélange de cette solution et du lysat ait un pH compris dans l'intervalle spécifié par le fabricant du lysat. Ceci est généralement le cas pour les produits ayant un pH de 6,0 à 8,0. L'ajustement du pH peut être effectué au moyen d'un acide, d'une base ou d'un tampon approprié, selon les recommandations du fabricant du lysat. Les acides et les bases peuvent être préparés à partir de solutions concentrées ou de solides, avec de l'eau EEB, dans des récipients exempts d'endotoxines détectables. L'absence dans les tampons d'endotoxines détectables et de facteurs d'interférence doit être vérifiée.

Détermination de la Dilution Maximale Significative

La Dilution Maximale Significative (DMS) est la dilution maximale d'un échantillon à laquelle la limite en endotoxines peut être déterminée. Elle est calculée à l'aide de l'expression :

$$\mathrm{DMS} = \frac{\text{limite en endotoxines} \times \text{concentration de la solution à examiner}}{\lambda}$$

Limite en endotoxines : la limite en endotoxines d'une substance administrée par voie parentérale, définie sur une base posologique, est égale à :

$$\frac{K}{M}$$

K = dose seuil d'endotoxines ayant un effet pyrogène, par kilogramme de masse corporelle et par heure,

M = dose maximale recommandée pour le produit, par kilogramme de masse corporelle et par heure.

La limite en endotoxines des produits pour administration parentérale est spécifiée en UI/ml, UI/mg, UI/Unité d'activité biologique, etc. dans les monographies.

Concentration de la solution à examiner :

– en mg/ml si la limite en endotoxines est spécifiée par rapport à la masse (UI/mg),
– en Unités/ml si la limite en endotoxines est spécifiée par rapport à l'unité d'activité biologique (UI/Unité),
– en ml/ml si la limite en endotoxines est spécifiée par rapport au volume (UI/ml).

λ = pour la technique de gélification, sensibilité déclarée du lysat (UI/ml) ; pour les techniques turbidimétrique et colorimétrique, point le plus bas utilisé sur la courbe d'étalonnage.

TECHNIQUE DE GÉLIFICATION (MÉTHODES A ET B)

La technique de gélification permet la détection ou la quantification des endotoxines grâce à la propriété que possède le lysat de coaguler en présence d'endotoxines. La concentration d'endotoxines requise pour produire la coagulation du lysat dans des conditions normalisées est la sensibilité déclarée du lysat. Afin d'assurer la fidélité et la validité de l'essai, des contrôles préliminaires, décrits sous 1. Contrôles préliminaires, sont effectués pour confirmer la sensibilité déclarée et vérifier l'absence de facteurs d'interférence.

1. CONTRÔLES PRÉLIMINAIRES

(i) Confirmation de la sensibilité déclarée du lysat

Avant d'utiliser le lysat pour la réalisation de l'essai, confirmez la sensibilité déclarée λ de la solution de lysat, exprimée en UI/ml, sur une série de solutions préparées en 4 exemplaires. Ce contrôle est effectué chaque fois qu'un nouveau lot de lysat est utilisé ou que des modifications susceptibles d'affecter le résultat de l'essai sont apportées aux conditions expérimentales.

Préparez en 4 exemplaires une série de solutions étalons comprenant au minimum 4 concentrations respectivement équivalentes à 2λ, λ, 0,5λ et 0,25λ, en diluant la solution mère étalon d'endotoxine avec de l'eau EEB.

Mélangez dans chacun des tubes un volume égal (0,1 ml par exemple) de la solution de lysat et de l'une des solutions étalons. Si le lysat utilisé est lyophilisé en ampoules ou en flacons unitaires, ajoutez directement les solutions dans le flacon ou l'ampoule. Incubez le mélange de réaction pendant une durée donnée, selon les recommandations du fabricant de lysat (généralement à 37 ± 1 °C pendant 60 ± 2 min), en évitant toute vibration. Vérifiez l'intégrité des gels : pour les tubes, sortez un à un chacun des tubes de l'incubateur et retournez-le en le faisant pivoter de 180° environ d'un seul mouvement sans à-coups. S'il s'est formé un gel solide qui reste en place lors de l'inversion du tube, enregistrez le résultat comme positif. Dans le cas contraire, le résultat est négatif.

L'essai n'est valable que si un résultat négatif est obtenu avec chaque exemplaire de la solution étalon ayant la concentration la plus faible.

Le point final est le dernier résultat positif obtenu dans la série de solutions étalons, examinées par ordre de concentration décroissante. Calculez la moyenne des logarithmes des concentrations au point final, puis l'antilogarithme de cette valeur à l'aide de l'expression :

Moyenne géométrique de la concentration au point final = $\text{antilog}\frac{\sum e}{f}$

$\sum e$ = somme des concentrations au point final, en valeurs logarithmiques, obtenues dans les séries de dilutions utilisées,

f = nombre d'exemplaires.

La valeur ainsi obtenue est la sensibilité mesurée de la solution de lysat en UI/ml. Si cette valeur est comprise entre 0,5λ et 2λ (bornes incluses), la sensibilité déclarée est confirmée et utilisée pour les essais réalisés avec ce même lysat.

(ii) Recherche de facteurs d'interférence

Préparez les solutions A, B, C et D comme indiqué dans le tableau 2.6.14.-1, et utilisez des solutions à examiner de dilution inférieure à la DMS, ne contenant pas d'endotoxines détectables. Opérez comme décrit sous 1. Contrôles préliminaires, (i) Confirmation de la sensibilité déclarée du lysat.

Déterminez la moyenne géométrique de la concentration au point final pour les solutions B et C à l'aide de l'expression donnée sous 1. Contrôles préliminaires, (i) Confirmation de la sensibilité déclarée du lysat.

La recherche de facteurs d'interférence est effectuée chaque fois que des modifications susceptibles d'affecter le résultat de l'essai sont apportées aux conditions expérimentales.

L'essai n'est valable que si aucune des solutions A et D ne donne de réaction positive et si le résultat obtenu avec la solution C confirme la sensibilité déclarée du lysat.

Si la sensibilité du lysat déterminée avec la solution B est comprise entre 0,5λ et 2λ (bornes incluses), la solution à examiner ne contient pas de facteurs d'interférence dans les conditions expérimentales utilisées. Dans le cas contraire, il y a interférence de la solution dans l'essai.

Si la préparation à examiner contient des facteurs d'interférence à une dilution inférieure à la DMS, répétez la recherche de facteurs d'interférence à une dilution plus élevée mais ne dépassant pas la DMS. L'emploi d'un lysat plus sensible permet une dilution plus poussée de la préparation à examiner, et peut ainsi contribuer à l'élimination d'éventuelles interférences.

Les facteurs d'interférence peuvent être éliminés par un traitement approprié tel que la filtration, la neutralisation, la dialyse ou le chauffage. Pour vérifier que le traitement choisi permet d'éliminer l'interférence constatée sans entraîner de déperdition en endotoxines, répétez la recherche de facteurs d'interférence sur la préparation à examiner additionnée d'étalon d'endotoxine et soumise au traitement choisi.

2. ESSAI LIMITE (MÉTHODE A)

(i) Mode opératoire

Préparez les solutions A, B, C et D comme indiqué dans le tableau 2.6.14.-2, et effectuez l'essai sur ces solutions selon le mode opératoire décrit sous 1. Contrôles préliminaires, (i) Confirmation de la sensibilité déclarée du lysat.

Tableau 2.6.14.-1

Solution	Concentration en endotoxines/ Solution à laquelle sont ajoutées les endotoxines	Diluant	Facteur de dilution	Concentration initiale en endotoxines	Nombre d'exemplaires
A	Néant/Solution à examiner	-	-	-	4
B	2λ/Solution à examiner	Solution à examiner	1	2λ	4
			2	1λ	4
			4	0,5λ	4
			8	0,25λ	4
C	2λ/Eau EEB	Eau EEB	1	2λ	2
			2	1λ	2
			4	0,5λ	2
			8	0,25λ	2
D	Néant/Eau EEB	-	-	-	2

Solution A = solution de la préparation à examiner ne contenant pas d'endotoxines détectables,

Solution B = contrôle d'interférence,

Solution C = témoin pour la sensibilité déclarée du lysat,

Solution D = témoin négatif (eau EEB).

Tableau 2.6.14.-2

Solution	Concentration en endotoxines/ Solution à laquelle sont ajoutées les endotoxines	Nombre d'exemplaires
A	Néant/Solution à examiner diluée	2
B	2λ/Solution à examiner diluée	2
C	2λ/Eau EEB	2
D	Néant/Eau EEB	2

Préparez la solution A et la solution B (témoin positif-produit) en utilisant une dilution inférieure ou égale à la DMS et en la traitant comme décrit sous 1. Contrôles préliminaires, (ii) Recherche de facteurs d'interférence. Les solutions B et C (témoins positifs) contiennent l'étalon d'endotoxine à une concentration équivalente à deux fois la sensibilité déclarée du lysat. La solution D (témoin négatif) est constituée d'eau EEB.

(ii) Interprétation

L'essai n'est valable que si les résultats obtenus avec chacun des exemplaires des témoins positifs (solutions B et C) sont positifs et si les deux résultats obtenus avec le témoin négatif (solution D) sont négatifs.

La préparation à examiner satisfait à l'essai si les deux résultats obtenus avec la solution A sont négatifs.

Lorsque les deux résultats obtenus avec la solution A sont positifs :

- si la préparation à examiner a été diluée à la DMS, elle ne satisfait pas à l'essai,
- si la dilution de la préparation à examiner est inférieure à la DMS, répétez l'essai à une dilution plus élevée mais ne dépassant pas la DMS.

Si l'un des résultats obtenus avec la solution A est positif et l'autre négatif, répétez l'essai. La préparation à examiner satisfait à l'essai si les deux résultats obtenus avec la solution A lors de la répétition sont négatifs.

3. ESSAI SEMI-QUANTITATIF (MÉTHODE B)

(i) Mode opératoire

Cet essai permet de quantifier les endotoxines bactériennes présentes dans la solution à examiner par titrage en point final. Préparez les solutions A, B, C et D comme indiqué dans le tableau 2.6.14.-3, et effectuez l'essai sur ces solutions selon le mode opératoire décrit sous 1. Contrôles préliminaires, (i) Confirmation de la sensibilité déclarée du lysat.

(ii) Calcul et interprétation

L'essai n'est valable que si les 3 conditions suivantes sont satisfaites :

(a) les 2 résultats obtenus pour la solution D (témoin négatif) sont négatifs,

(b) les 2 résultats obtenus pour la solution B (témoin positif-produit) sont positifs,

(c) la moyenne géométrique de la concentration au point final obtenue pour la solution C est comprise entre 0,5λ et 2λ.

Pour déterminer la concentration en endotoxines de la solution A, calculez la concentration au point final pour chacune des 2 séries de dilutions, en multipliant le facteur de dilution au point final par λ.

La concentration en endotoxines de la solution à examiner est la moyenne géométrique des concentrations au point final obtenues pour les 2 séries de dilutions, calculée à l'aide de l'expression donnée sous 1. Contrôles préliminaires, (i) Confirmation de la sensibilité déclarée du lysat. Si l'essai a été effectué sur la solution à examiner prédiluée, calculez la concentration en endotoxines de la solution initiale en multipliant le résultat par le facteur de dilution.

Si aucune des dilutions de la solution à examiner ne donne de résultat positif, les conditions de validité de l'essai étant par ailleurs satisfaites, notez la concentration en endotoxines comme inférieure à λ (ou, si l'essai a été réalisé sur la solution prédiluée, à λ × le plus petit facteur de dilution utilisé). Si toutes les dilutions donnent un résultat positif, notez la concentration en endotoxines comme supérieure ou égale à λ × le plus grand facteur de dilution utilisé (par exemple, dans le tableau 2.6.14.-3, le facteur de dilution initial × 8 × λ).

La préparation satisfait à l'essai si la concentration en endotoxines est inférieure à la limite spécifiée dans la monographie correspondante.

Tableau 2.6.14.-3

Solution	Concentration en endotoxines/ Solution à laquelle sont ajoutées les endotoxines	Diluant	Facteur de dilution	Concentration initiale en endotoxines	Nombre d'exemplaires
A	Néant/Solution à examiner	Eau EEB	1	-	2
			2	-	2
			4	-	2
			8	-	2
B	2λ/Solution à examiner		1	2λ	2
C	2λ/Eau EEB	Eau EEB	1	2λ	2
			2	1λ	2
			4	0,5λ	2
			8	0,25λ	2
D	Néant/Eau EEB	-	-	-	2

Solution A = solution à examiner à la dilution, inférieure ou égale à la DMS, à laquelle a été effectuée la recherche des facteurs d'interférence. Les dilutions suivantes de la solution à examiner ne doivent pas dépasser la DMS. Utilisez de l'eau EEB pour préparer 2 séries de dilutions au 1, 1/2, 1/4 et 1/8 à partir de la dilution à laquelle a été effectué le contrôle des facteurs d'interférence. D'autres dilutions peuvent être utilisées si besoin est,

Solution B = solution A contenant l'étalon d'endotoxine à la concentration 2λ (témoin positif-produit),

Solution C = 2 séries de solutions de l'étalon d'endotoxine dans de l'eau EEB, de concentrations 2λ, λ, 0,5λ et 0,25λ,

Solution D = eau EEB (témoin négatif).

TECHNIQUES PHOTOMÉTRIQUES (MÉTHODES C, D, E ET F)

1. TECHNIQUE TURBIDIMÉTRIQUE (MÉTHODES C ET F)

Cette technique consiste à mesurer l'accroissement de turbidité, par photométrie. Selon le principe expérimental mis en œuvre, la méthode utilisée est dite turbidimétrie en point final ou turbidimétrie cinétique.

La turbidimétrie en point final (méthode F) repose sur l'existence d'une relation quantitative entre la concentration en endotoxines et la turbidité (absorbance ou transmission) atteinte dans le mélange réactif à la fin d'une période d'incubation.

La turbidimétrie cinétique (méthode C) repose sur la mesure du temps requis pour atteindre une absorbance prédéfinie dans le mélange réactif, ou bien de la vitesse de développement de la turbidité.

L'essai est effectué à la température d'incubation recommandée par le fabricant du lysat (généralement 37 ± 1 °C).

2. TECHNIQUE COLORIMÉTRIQUE (MÉTHODES D ET E)

Cette technique consiste à mesurer la quantité de chromophore libéré par un peptide chromogène approprié lors de la réaction des endotoxines avec le lysat. Selon le principe expérimental mis en œuvre, la méthode utilisée est dite colorimétrie en point final ou colorimétrie cinétique.

La colorimétrie en point final (méthode E) repose sur l'existence d'une relation quantitative entre la concentration en endotoxines et la quantité de chromophore libéré à la fin d'une période d'incubation.

La colorimétrie cinétique (méthode D) mesure le temps requis pour atteindre une absorbance prédéfinie dans le mélange réactif, ou bien la vitesse de développement de la coloration.

L'essai est effectué à la température d'incubation recommandée par le fabricant du lysat (généralement 37 ± 1 °C).

3. CONTRÔLES PRÉLIMINAIRES

Afin d'assurer la fidélité et la validité des essais turbidimétriques et colorimétriques, des contrôles préliminaires sont effectués pour vérifier que les critères de validité de la courbe d'étalonnage sont satisfaits et que la solution à examiner n'interfère pas dans l'essai.

Il est nécessaire de valider la méthode d'essai chaque fois que des modifications susceptibles d'affecter le résultat de l'essai sont apportées aux conditions expérimentales.

(i) Vérification des critères de validité de la courbe d'étalonnage

A partir de la solution étalon d'endotoxine, préparez au moins 3 solutions de concentrations différentes pour établir la courbe d'étalonnage. Effectuez l'essai sur 3 exemplaires au moins de chacune de ces solutions étalons, suivant les instructions fournies par le fabricant du lysat (proportions en volume, temps d'incubation, température, pH, etc.).

Si, pour les méthodes cinétiques, l'intervalle de concentration souhaité est supérieur à 2 log, il convient de préparer des solutions étalons supplémentaires de façon à encadrer chaque incrément logarithmique de l'intervalle couvert par la courbe d'étalonnage.

La valeur absolue du coefficient de corrélation, $|r|$, doit être supérieure ou égale à 0,980 sur l'intervalle de concentration en endotoxines indiqué par le fabricant du lysat.

(ii) Recherche de facteurs d'interférence

Choisissez une concentration en endotoxines coïncidant avec le milieu de la courbe d'étalonnage, ou s'en approchant.

Préparez les solutions A, B, C et D comme indiqué dans le tableau 2.6.14.-4. Effectuez l'essai sur 2 exemplaires au moins de chacune de ces solutions, suivant les instructions fournies par le fabricant du lysat (volumes d'échantillon et de solution de lysat, rapport de ces volumes, temps d'incubation, etc.).

Tableau 2.6.14.-4

Solution	Concentration en endotoxines	Solution à laquelle sont ajoutées les endotoxines	Nombre d'exemplaires
A	Néant	Solution à examiner	Au moins 2
B	Concentration médiane de la courbe d'étalonnage	Solution à examiner	Au moins 2
C	Au moins 3 concentrations (la plus faible est désignée λ)	Eau EEB	Au moins 2 pour chaque concentration
D	Néant	Eau EEB	Au moins 2

Solution A = solution à examiner éventuellement diluée, jusqu'à la DMS au maximum,

Solution B = préparation à examiner à la même dilution que la solution A, contenant des endotoxines ajoutées à une concentration coïncidant avec le milieu de la courbe d'étalonnage, ou s'en approchant,

Solution C = solutions étalons d'endotoxine de mêmes concentrations que celles utilisées pour la validation décrite sous 3. Contrôles préliminaires, (i) Vérification des critères de validité de la courbe d'étalonnage (série de témoins positifs),

Solution D = eau EEB (témoin négatif).

Calculez le recouvrement moyen des endotoxines ajoutées en soustrayant (le cas échéant) la concentration moyenne en endotoxines de la solution seule de celle obtenue pour la solution contenant les endotoxines ajoutées.

La solution à examiner est considérée comme exempte de facteurs d'interférence dans les conditions de l'essai si la concentration mesurée en endotoxines ajoutées est comprise entre 50 pour cent et 200 pour cent de la concentration connue en endotoxines ajoutées, après déduction des endotoxines éventuellement détectées dans la solution non additionnée d'endotoxines.

Si le taux de recouvrement en endotoxines n'est pas compris dans l'intervalle spécifié, les facteurs d'interférence doivent être éliminés comme décrit dans la section Technique de gélification, sous 1. Contrôles préliminaires, (ii) Recherche de facteurs d'interférence. L'efficacité du traitement appliqué est vérifiée en répétant la recherche de facteurs d'interférence.

4. ESSAI

(i) Mode opératoire

Opérez comme décrit sous 3. Contrôles préliminaires, (ii) Recherche de facteurs d'interférence.

(ii) Calcul

Calculez la concentration en endotoxines de chaque exemplaire de la solution A à partir de la courbe d'étalonnage établie avec les solutions C (série de témoins positifs).

L'essai n'est valable que si les 3 conditions suivantes sont satisfaites :

(a) le résultat obtenu pour la solution D (témoin négatif) n'est pas supérieur à la limite spécifiée pour le blanc dans la description du lysat utilisé,

(b) les résultats obtenus pour la solution C (séries de témoins positifs) satisfont aux exigences de validité définies sous 3. Contrôles préliminaires, (i) Vérification des critères de validité de la courbe d'étalonnage,

(c) le recouvrement en endotoxines, calculé à partir de la concentration en endotoxines obtenue pour la solution B après déduction de la concentration en endotoxines obtenue pour la solution A, est compris entre 50 pour cent et 200 pour cent.

(iii) Interprétation

La préparation à examiner satisfait à l'essai si la concentration moyenne en endotoxines des solutions A, après correction de dilution et concentration, est inférieure à la limite en endotoxines spécifiée pour le produit.

5. **RÉACTIFS**

(i) Solution de lysat

Dissolvez du lysat d'amœbocytes dans de l'eau EEB ou dans un tampon, comme recommandé par le fabricant du lysat, sous agitation modérée. Conservez le lysat reconstitué au réfrigérateur ou au congélateur, comme indiqué par le fabricant.

(ii) Lysat d'amœbocytes

Le lysat d'amœbocytes est un produit lyophilisé obtenu à partir d'un lysat d'amœbocytes de limule (*Limulus polyphemus* ou *Tachypleus tridentatus*) conformément aux dispositions définies par l'Autorité compétente.

Le lysat d'amœbocytes réagit non seulement avec les endotoxines, mais également avec certains β-glucanes. Il existe des préparations de lysat d'amœbocytes ne réagissant pas avec les glucanes ; elles sont obtenues par élimination du facteur G (responsable de la réaction avec les glucanes) dans le lysat d'amœbocytes, ou par inhibition du système réactif du facteur G. Ces préparations peuvent être utilisées pour effectuer l'essai des endotoxines bactériennes en présence de glucanes.

(iii) Eau EEB (eau pour essai des endotoxines bactériennes)

L'eau EEB est de l'*eau pour préparations injectables R*, ou de l'eau produite par un autre procédé, ne présentant pas de réaction avec le lysat utilisé à la limite de détection du réactif.

La section suivante est publiée à titre d'information.

RECOMMANDATIONS POUR LA RÉALISATION DE L'ESSAI DES ENDOTOXINES BACTÉRIENNES

1. INTRODUCTION

Les endotoxines issues de bactéries gram-négatives sont les principales responsables des effets toxiques attribués à la contamination de produits pharmaceutiques par des pyrogènes. Leur activité pyrogène est beaucoup plus élevée que celle de la plupart des autres substances pyrogènes. Ces endotoxines sont des lipopolysaccharides. Malgré l'existence de quelques pyrogènes ayant une structure chimique différente, il est souvent justifié d'interpréter l'absence d'endotoxines bactériennes dans un produit comme équivalant à l'absence de pyrogènes, à condition que l'éventualité de la présence de pyrogènes autres que des endotoxines puisse être exclue.

La présence d'endotoxines dans un produit peut être masquée par l'existence de facteurs interférant dans la réaction entre les endotoxines et le lysat d'amœbocytes. L'analyste qui souhaite remplacer l'essai des pyrogènes sur lapin prescrit dans une monographie de la Pharmacopée par un essai des endotoxines bactériennes doit donc démontrer que celui-ci peut être réalisé de façon satisfaisante sur le produit considéré. Ceci peut nécessiter l'élimination des facteurs d'interférence, par une méthode appropriée.

Comme indiqué dans l'essai des endotoxines bactériennes, il faut disposer d'informations sur les deux aspects suivants pour que l'essai réalisé sur un échantillon puisse être considéré comme valable.

1.1. L'aptitude à l'emploi du matériel utilisé pour l'essai doit être établie. Il faut s'assurer de l'absence d'endotoxines dans l'eau EEB et dans les autres réactifs utilisés, et vérifier la sensibilité du lysat afin de confirmer la valeur déclarée par le fabricant.

1.2. Comme le produit à examiner peut interférer dans l'essai, on détermine la sensibilité du lysat d'amœbocytes en présence et en l'absence du produit à examiner ; il ne doit pas exister de différence significative entre les deux valeurs de sensibilité obtenues.

Le texte *Essai des endotoxines bactériennes* (*2.6.14*) indique des procédés permettant d'éliminer les facteurs d'interférence. Si une interférence est détectée, le contrôle doit être répété après mise en œuvre de ces procédés pour s'assurer que les facteurs d'interférence ont effectivement été neutralisés ou éliminés.

La présente annexe expose en premier lieu les fondements des exigences spécifiées dans l'essai des endotoxines bactériennes, puis traite de la lecture et de l'interprétation des résultats.

Lorsque l'essai des pyrogènes sur lapin est prescrit dans une monographie de la Pharmacopée, son remplacement par un essai sur lysat d'amœbocytes constitue un cas de recours à une méthode alternative, et nécessite par conséquent une validation ; des recommandations sur la procédure à suivre sont données à la section 11.

Lorsqu'une monographie prescrit un essai des endotoxines bactériennes en indiquant la méthode à employer, c'est la méthode spécifiée dans la monographie qui a statut de méthode de référence ; si aucune méthode n'est spécifiée, c'est la méthode de gélification A qui constitue la méthode de référence pour le produit considéré. Si au lieu de la méthode de référence, un analyste souhaite utiliser l'une des autres méthodes, il est tenu de démontrer que cette méthode est appropriée pour le produit et qu'elle donne un résultat conforme à celui obtenu par la méthode de référence (voir également la section 13).

2. MÉTHODE

L'addition d'endotoxines à un lysat d'amœbocytes peut provoquer une turbidité, une précipitation ou une gélification. Seule la méthode de gélification était auparavant utilisée comme critère d'évaluation dans l'essai des endotoxines bactériennes de la Pharmacopée. L'avantage de cette méthode est sa simplicité, la décision de déclarer le résultat de l'essai positif ou négatif reposant sur la présence ou de l'absence de gélification, visible à l'œil nu. Les méthodes quantitatives (C, D, E et F) ont été développées ultérieurement ; elles nécessitent davantage d'instrumentation, mais sont plus faciles à automatiser pour le contrôle de routine de grands nombres d'échantillons d'un même produit.

Les endotoxines peuvent être adsorbées à la surface des tubes ou pipettes constitués de certains types de plastique ou de verre. Il peut également y avoir interférence avec des substances relarguées par les matières plastiques. Il convient donc de vérifier le matériel utilisé. La constitution des tubes ou pipettes pouvant varier légèrement d'un lot à l'autre, il est conseillé de répéter ces contrôles chaque fois qu'un nouveau lot de matériel est utilisé.

La décision d'utiliser l'essai des endotoxines bactériennes sous forme d'essai limite implique premièrement qu'il faut définir une teneur limite en endotoxines pour le produit à examiner, et deuxièmement que l'objectif de l'essai est de déterminer si la teneur en endotoxines du produit est inférieure ou supérieure à la limite définie. Les méthodes quantitatives C, D, E et F permettent de déterminer la teneur en endotoxines de l'échantillon examiné mais, pour la conformité à la Pharmacopée et les contrôles de routine, la question finale est de savoir si cette teneur dépasse ou non une limite définie.

Pour fixer la teneur limite en endotoxines du produit à examiner, il convient de tenir compte de la posologie de ce produit. Il convient en effet d'assurer que, tant que la teneur en endotoxines du produit reste inférieure à la limite définie, même la dose horaire maximale, administrée par la voie spécifiée, ne contient pas une quantité d'endotoxines suffisante pour entraîner un effet toxique.

Lorsque la teneur en endotoxines du produit est exactement égale à la limite, il y a gélification, tout comme si la teneur en endotoxines était sensiblement plus élevée, et le résultat de l'essai est considéré comme positif car, comme il s'agit d'un essai tout ou rien, il est impossible de différencier une concentration exactement égale à la limite d'une concentration supérieure. Ce n'est qu'en l'absence de gélification qu'il est possible de conclure que la teneur en endotoxines est inférieure à la limite définie.

Pour les produits à l'état solide, la teneur limite en endotoxines par unité de masse ou par Unité Internationale (UI) de produit doit être convertie en concentration par millilitre de solution à examiner, puisque l'essai ne peut être effectué que sur une solution. Le cas des produits existant déjà à l'état liquide (par exemple les préparations liquides pour perfusion) est envisagé plus loin.

Limite en endotoxines : la limite en endotoxines d'une substance active administrée par voie parentérale, définie sur une base posologique, est égale à :

$$\frac{K}{M}$$

K = dose seuil d'endotoxines ayant un effet pyrogène, par kilogramme de masse corporelle et par heure,

M = dose maximale recommandée pour le produit, par kilogramme de masse corporelle et par heure.

La limite en endotoxines est fonction du produit et de sa voie d'administration. Elle est indiquée dans les monographies. Des valeurs de K sont proposées dans le tableau 2.6.14.-5.

Tableau 2.6.14.-5

Voie d'administration	K (UI d'endotoxines par kilogramme de masse corporelle et par heure)
Intraveineuse	5,0
Intraveineuse, produits radiopharmaceutiques	2,5
Intrarachidienne	0,2

Quelle dilution du produit utiliser dans l'essai pour pouvoir établir, avec un niveau d'assurance maximal, qu'un résultat négatif signifie que la teneur en endotoxines du produit est inférieure à la limite en endotoxines, et qu'un résultat positif signifie que le lysat a réagi à une concentration d'endotoxines au moins égale à la limite en endotoxines ? Cette dilution dépend à la fois de la limite en endotoxines et de la sensibilité du lysat : elle est appelée dilution maximale significative (DMS), et peut être calculée d'après la formule :

$$\text{DMS} = \frac{\text{limite en endotoxines} \times \text{concentration de la solution à examiner}}{\lambda}$$

Concentration de la solution à examiner :

- en mg/ml si la limite en endotoxines est spécifiée par rapport à la masse (UI/mg),
- en Unités/ml si la limite en endotoxines est spécifiée par rapport à l'unité d'activité biologique (UI/Unité),
- en ml/ml si la limite en endotoxines est spécifiée par rapport au volume (UI/ml).

λ = pour la technique de gélification, sensibilité déclarée du lysat (UI/ml) ; pour les techniques turbidimétrique et colorimétrique, point le plus bas utilisé sur la courbe d'étalonnage.

Lorsque la dilution maximale significative ne correspond pas à un nombre entier, il est admis, pour les contrôles de routine, d'utiliser un nombre entier commode inférieur à la DMS (autrement dit, de préparer une solution du produit moins diluée que ne l'indique la DMS). Dans ce cas, un résultat d'essai négatif indique que la teneur en endotoxines du produit est inférieure à la limite spécifiée. En revanche, le résultat de l'essai peut être positif si la concentration en endotoxines du produit, bien qu'inférieure à la limite en endotoxines, est suffisamment élevée pour que la réaction avec le lysat entraîne la gélification. Il convient donc, lorsqu'un essai ainsi conduit avec un facteur de dilution « commode » a donné un résultat positif, de diluer le produit à la DMS et de répéter l'essai. En cas de doute ou de litige, il faut également utiliser la DMS.

Ceci souligne l'importance de la confirmation de la sensibilité du lysat.

Exemple

Soit un essai portant sur une solution de phénytoïne sodique à 50 mg/ml, à injecter par voie intraveineuse. Il s'agit de déterminer la DMS, étant donné la valeur prise par les variables suivantes :

M = dose humaine maximale = 15 mg par kilogramme de masse corporelle et par heure,

c = 50 mg/ml,

K = 5 UI d'endotoxines par kilogramme de masse corporelle et par heure,

λ = 0,4 UI d'endotoxines par millilitre.

$$\text{DMS} = \frac{5 \times 50}{15} \times \frac{1}{0,4} = 41,67$$

Pour les analyses de routine de ce produit, il peut être plus pratique de prélever 1 ml de solution à examiner et de compléter à 20 ml (DMS/2 arrondie au nombre entier immédiatement inférieur). Toutefois, si l'essai donne un résultat positif, il faudra compléter 1 ml de solution à 41,67 ml et répéter l'essai. Il faudra également préparer une dilution au 1/41,67 si l'essai est effectué pour régler un litige.

3. PRÉPARATION DE RÉFÉRENCE

L'étalon d'endotoxine PBR a été établi comme préparation de référence. Il a été titré par rapport à l'étalon international d'endotoxine de l'OMS, et son activité est exprimée en Unités Internationales d'endotoxine par ampoule. L'Unité Internationale d'endotoxine est définie comme l'activité spécifique d'une masse donnée de l'étalon international.

Pour les essais de routine, il est admis d'utiliser une autre préparation d'endotoxines, à condition qu'elle ait été étalonnée par rapport à l'étalon international d'endotoxine ou à la PBR, et que son activité soit exprimée en Unités Internationales d'endotoxine.

NOTE : une Unité Internationale (UI) d'endotoxine équivaut à une Unité d'Endotoxine (U.E.).

4. EAU EEB

La vérification de l'absence d'endotoxines bactériennes dans ce réactif par une technique dérivée de l'essai des pyrogènes sur lapin a été rejetée pour des raisons pratiques et théoriques :

4.1. L'essai sur lapin n'est pas suffisamment sensible pour permettre la détection des endotoxines dans de l'eau EEB destinée aux essais sur des produits pour lesquels la limite en endotoxines est très faible,

4.2. La fidélité relativement médiocre de la réponse (élévation de température) chez le lapin rendrait nécessaire la réalisation de nombreuses répétitions de l'essai,

4.3. Les termes « pyrogènes » et « endotoxines » se rapportent à des groupes d'entités qui ne coïncident pas exactement.

Il est indiqué dans le texte de l'essai des endotoxines bactériennes que des méthodes autres que la triple distillation peuvent être utilisées pour préparer l'eau EEB. L'osmose inverse a été employée avec de bons résultats. Certains analystes peuvent préférer procéder à plus de trois distillations. Toutefois, quelle que soit la méthode utilisée, le produit résultant doit être exempt d'endotoxines détectables.

5. pH DU MÉLANGE

Dans l'essai des endotoxines bactériennes, la gélification est optimale lorsque le mélange a un pH compris entre 6,0 et 8,0. Toutefois, l'addition du lysat à l'échantillon peut conduire à une baisse du pH.

6. VALIDATION DU LYSAT

Il est important de préparer les solutions du lysat suivant les instructions du fabricant.

Pour les méthodes de gélification A et B, les facteurs de dilution extrêmes donnant un résultat positif sont convertis en logarithmes. En effet, si l'on trace la courbe de distribution de fréquence des valeurs logarithmiques, elle est beaucoup plus proche d'une courbe normale que la distribution de fréquence des facteurs de dilution eux-mêmes, et même si proche qu'il est acceptable d'utiliser une loi normale comme modèle mathématique et de calculer les limites de confiance à l'aide du test *t* de Student.

7. RECHERCHE PRÉLIMINAIRE DES FACTEURS D'INTERFÉRENCE

Certains produits ne peuvent pas être directement soumis à l'essai des endotoxines parce qu'ils ne sont pas miscibles avec les réactifs, que leur pH ne peut pas être ajusté à 6,0-8,0, ou qu'ils inhibent ou activent la gélification. Dans ce cas, il est nécessaire d'effectuer une recherche préliminaire des facteurs d'interférence. Une fois ceux-ci mis en évidence, il faut démontrer l'efficacité de la méthode employée pour les éliminer.

L'objectif de cette recherche préliminaire est de tester l'hypothèse nulle, qui est que la sensibilité du lysat en présence du produit à examiner ne diffère pas significativement de la sensibilité du lysat en l'absence du produit. Les méthodes A et B utilisent à cet effet un critère simple : l'hypothèse nulle est acceptée lorsque la sensibilité du lysat en présence du produit n'est pas inférieure à 0,5 fois ni supérieure à 2 fois la sensibilité du lysat seul.

L'approche classique aurait été de déterminer la sensibilité du lysat en présence et en l'absence du produit, en calculant dans chaque cas la moyenne des logarithmes du facteur de dilution, et d'appliquer le test *t* de Student à la différence entre les deux moyennes.

La recherche des facteurs d'interférence, dans les essais de gélification A et B, exige l'emploi d'un échantillon ne contenant pas d'endotoxines détectables. Ceci pose un problème théorique lorsqu'il s'agit de contrôler un produit entièrement nouveau. Une approche différente a donc été adoptée pour les méthodes quantitatives C, D, E et F.

8. ÉLIMINATION DES FACTEURS D'INTERFÉRENCE

Les procédés employés pour éliminer les facteurs d'interférence ne doivent entraîner ni augmentation ni diminution (par exemple par adsorption) de la teneur en endotoxines du produit à examiner. Le meilleur moyen de vérifier que cette condition est satisfaite est d'appliquer ces procédés à un échantillon « dopé », c'est-à-dire auquel a été ajoutée une quantité connue d'endotoxines, puis de mesurer le recouvrement des endotoxines.

Méthodes C et D. Si la nature du produit à analyser présente une interférence ne pouvant être éliminée par les moyens classiques, il est possible d'établir la courbe d'étalonnage avec le même type de produit rendu exempt d'endotoxines par un traitement approprié ou par dilution du produit. L'essai des endotoxines bactériennes est alors réalisé par rapport à cette courbe d'étalonnage.

L'ultrafiltration sur filtres à membrane asymétrique en triacétate de cellulose s'est avérée appropriée dans la plupart des cas. Elle nécessite toutefois une validation convenable des filtres, car la présence de dérivés de la cellulose (β-D-glucanes) peut dans certaines circonstances conduire à l'obtention de résultats faussement positifs.

Les filtres en polysulfone se sont avérés inadéquats, certains utilisateurs ayant obtenu des résultats faussement positifs.

9. RÔLE DES TÉMOINS

Le rôle du témoin composé d'eau EEB et de la préparation de référence d'endotoxine à concentration double de la sensibilité déclarée du lysat est de permettre de vérifier l'activité du lysat au moment et dans les conditions de l'essai. Le rôle du témoin négatif est de permettre de vérifier l'absence d'endotoxines à concentration détectable dans l'eau EEB.

Le témoin positif qui contient le produit à examiner à la concentration utilisée dans l'essai sert à démontrer l'absence de facteurs d'inhibition au moment et dans les conditions de l'essai.

10. LECTURE ET INTERPRÉTATION DES RÉSULTATS

Il peut arriver que de très faibles quantités d'endotoxines, présentes dans l'eau EEB ou dans tout autre réactif ou matériel auquel le lysat est exposé au cours de l'essai, ne soient pas détectées si elles sont inférieures à la limite de sensibilité du lysat. Elles peuvent cependant s'ajouter aux endotoxines présentes dans la solution du produit à examiner de sorte que la quantité totale d'endotoxines présentes devient juste supérieure à la limite de sensibilité et que l'essai donne un résultat positif.

Il est possible de réduire ce risque en contrôlant l'eau EEB et les autres réactifs et matériels utilisés avec le lysat le plus sensible dont on dispose, ou tout au moins avec un lysat plus sensible que celui utilisé pour l'essai du produit. Même ainsi, toutefois, le risque d'obtenir un résultat « faussement positif » n'est pas totalement éliminé. Il faut cependant souligner que le plan d'essai donne toutes garanties de sécurité, à l'inverse d'un plan d'essai qui permettrait l'obtention d'un résultat faussement négatif et conduirait ainsi à la libération d'un produit présentant un risque pour la santé des patients.

11. REMPLACEMENT DE L'ESSAI DES PYROGÈNES SUR LAPIN PAR L'ESSAI DES ENDOTOXINES BACTÉRIENNES

Les monographies des produits pharmaceutiques à usage parentéral susceptibles de contenir des endotoxines bactériennes à doses toxiques doivent subir soit l'essai des pyrogènes sur lapin soit l'essai des endotoxines bactériennes. D'une manière générale :

11.1. Lorsqu'une monographie prescrit la réalisation d'un essai, elle n'en spécifie qu'un seul, celui des endotoxines bactériennes ou celui des pyrogènes.

11.2. Sauf preuve du contraire, l'essai des endotoxines bactériennes est à utiliser de préférence à celui des pyrogènes, car il est en règle générale considéré comme garant pour le patient d'une protection équivalente ou supérieure.

11.3. Pour introduire un essai des endotoxines bactériennes dans une monographie, il faut avoir la preuve qu'un des essais décrits dans le chapitre *2.6.14* peut être appliqué, avec des résultats satisfaisants, au produit considéré.

11.4. Les informations requises sont à rechercher auprès des fabricants. Les firmes sont invitées à fournir toutes les données de validation dont elles disposent concernant l'applicabilité de l'essai des endotoxines bactériennes aux substances et formulations considérées. Ces données comprennent notamment la description détaillée du mode de préparation des échantillons et de toute procédure nécessaire pour éliminer les facteurs d'interférence. Sont en outre à fournir les données parallèles éventuellement disponibles sur l'essai des pyrogènes qui peuvent contribuer à établir que le remplacement de l'essai des pyrogènes sur lapin par celui des endotoxines bactériennes est approprié.

Des exigences complémentaires sont définies dans les sections qui suivent.

12. UTILISATION D'UN ESSAI DES ENDOTOXINES BACTÉRIENNES AUTRE QUE CELUI PRESCRIT DANS LA MONOGRAPHIE

Lorsqu'un essai des endotoxines bactériennes est prescrit mais que la monographie ne spécifie pas laquelle des six méthodes (A à F) décrites dans le chapitre *2.6.14* est à utiliser, ceci signifie que la méthode A (essai limite de gélification) a été validée pour le produit considéré. Si l'emploi de l'une des autres méthodes (B à F) est prescrit, c'est cette méthode qui a été validée pour le produit en question.

13. VALIDATION DE MÉTHODES ALTERNATIVES

Le remplacement de l'essai des pyrogènes sur lapin par un essai des endotoxines bactériennes ou le remplacement de la méthode prescrite (explicitement ou implicitement) pour l'essai des endotoxines bactériennes par une autre méthode, est à considérer comme une méthode alternative pouvant se substituer à un essai de pharmacopée sous les conditions décrites dans les Prescriptions générales :

> « Les essais et dosages décrits sont les méthodes officielles à partir desquelles sont établies les normes de la Pharmacopée Européenne. D'autres méthodes d'analyse peuvent être utilisées à des fins de contrôle avec l'accord de l'Autorité compétente, à condition que les méthodes permettent de juger, sans équivoque, que les normes des monographies seraient satisfaites si les méthodes officielles étaient appliquées. En cas de doute ou de litige, seules font autorité les méthodes d'analyse de la Pharmacopée Européenne »

Pour valider une autre méthode de recherche des endotoxines que celle explicitement ou implicitement spécifiée dans la monographie, il est proposé d'appliquer les procédures suivantes :

13.1. Validation de la méthode d'essai et des matériels et réactifs utilisés, comme décrit pour l'essai concerné.

13.2. Mise en évidence des facteurs d'interférence éventuels (et si nécessaire validation du procédé d'élimination employé) sur des échantillons provenant de trois lots de fabrication au moins. Il est à noter que les méthodes D et E, qui utilisent un peptide chromogène, nécessitent l'emploi de réactifs absents des méthodes A, B, C et F ; l'extrapolation à la méthode D ou E des résultats obtenus pour les méthodes A, B, C ou F quant à l'absence de facteurs d'interférence n'est donc pas admissible sans la réalisation d'essais supplémentaires.

14. VALIDATION DE L'ESSAI POUR DE NOUVEAUX PRODUITS

Il convient d'appliquer les procédures décrites sous 13.1 et 13.2 à tout produit nouveau destiné à l'administration par voie parentérale qui doit faire l'objet d'un essai de détection des endotoxines bactériennes comme prescrit dans la Pharmacopée.

2.6.15. ACTIVATEUR DE PRÉKALLIKRÉINE

L'activateur de la prékallikréine (PKA) transforme la prékallikréine en kallikréine et il peut être titré par sa capacité de scinder un chromophore d'un substrat peptidique synthétique, la vitesse de la réaction étant déterminée par spectrophotométrie et la concentration en PKA étant calculée par comparaison à une préparation de référence étalonnée en Unités Internationales.

L'Unité Internationale correspond à l'activité d'une quantité donnée de l'étalon international qui est constitué par de l'activateur de prékallikréine cryodesséché. La correspondance entre les Unités Internationales et l'étalon international est indiquée par l'Organisation Mondiale de la Santé.

PRÉPARATION DU SUBSTRAT DE PRÉKALLIKRÉINE

Pour éviter une activation par la coagulation, le sang ou le plasma employés pour la préparation de la prékallikréine ne doivent être mis en contact qu'avec de la matière plastique ou du verre siliconé.

Prélevez 9 volumes de sang humain sur 1 volume de solution anticoagulante (ACD, CPD ou une solution à 38 g/l de *citrate sodique R*) additionnée de 1 mg/ml de *bromure d'hexadiméthrine R*. Centrifugez à 3600 *g* pendant 5 min. Séparez le plasma et centrifugez à 6000 *g* pendant 20 min pour séparer les plaquettes. Séparez le plasma pauvre en plaquettes et procédez à la dialyse contre 10 volumes de solution tampon A pendant 20 h. Après dialyse, déposez le plasma sur une colonne chromatographique contenant 2 fois son volume d'*agarose-DEAE pour chromatographie à échange d'ions R* qui a été équilibré dans la solution tampon A. Procédez à l'élution au moyen de la solution tampon A à un débit de 20 ml/cm^2/h. Recueillez l'éluat par fractions et enregistrez l'absorbance à 280 nm (*2.2.25*). Réunissez les fractions qui contiennent le premier pic de protéines pour obtenir un volume 1,2 fois environ celui du plasma pauvre en plaquettes.

Afin de vérifier que le substrat est exempt d'activité kallikréine, mélangez 1 volume avec 20 volumes de la solution de substrat chromogène qui sera utilisé dans le titrage, préalablement chauffée à 37 °C et maintenez le mélange à 37 °C pendant 2 min. Le substrat est approprié si l'absorbance n'augmente pas de plus de 0,001 par minute. Ajoutez à la solution de substrat 7 g/l de *chlorure de sodium R* et filtrez sur une membrane (porosité 0,45 µm).

Congelez le filtrat en parties aliquotes et conservez à – 25 °C ; le filtrat peut également être cryodesséché avant la conservation.

Effectuez les opérations depuis la chromatographie jusqu'à la congélation en parties aliquotes pendant une seule journée de travail.

TITRAGE

Le titrage est effectué, de préférence au moyen d'un analyseur enzymatique automatique, à 37 °C, les volumes, concentrations des substrats et les temps d'incubation étant ajustés pour que la vitesse de réaction soit linéaire au moins juqu'à 35 UI/ml. Les étalons, les échantillons et le substrat de prékallikréine peuvent être dilués si nécessaire avec la solution tampon B.

Faites incuber les étalons ou les échantillons dilués avec le substrat de prékallikréine pendant 10 min : le volume de l'étalon ou de l'échantillon avant dilution ne doit pas excéder 1/10 du volume total du mélange d'incubation, afin d'éviter les erreurs dues aux différences de force ionique et de pH. Faites incuber le mélange ou une partie du mélange avec un volume égal ou supérieur d'une solution d'un substrat chromogène synthétique reconnu spécifique à la kallikréine (par exemple, l'*acétate de N-benzoyl-L-prolyl-L-phénylalanyl-L-arginine 4-nitroanilide R* ou le *dichlorhydrate de D-prolyl-L-phénylalanyl-L-arginine-4-nitroanilide R*) et dissous dans la solution tampon B. Enregistrez la variation de l'absorbance par minute (ΔA/min) pendant 2 min à 10 min à la longueur d'onde appropriée au substrat employé. Pour chaque mélange d'étalon ou d'échantillon, préparez un blanc en substituant la solution tampon B au substrat de prékallikréine.

Corrigez ΔA/min par soustraction de la valeur obtenue pour le blanc correspondant. Préparez une courbe d'étalonnage à partir des valeurs ΔA/min obtenues avec l'étalon et les concentrations respectives et déterminez la teneur en PKA de la préparation à examiner.

Solution tampon A

Tris(hydroxyméthyl)aminométhane R	6,055 g
Chlorure de sodium R	1,17 g
Bromure d'hexadiméthrine R	50 mg
Azide de sodium R	0,100 g

Dissolvez les réactifs dans de l'*eau R*, ajustez le pH à 8,0 avec de l'*acide chlorhydrique 2 M* et complétez à 1000 ml avec de l'*eau R*.

Solution tampon B

Tris(hydroxyméthyl)aminométhane R	6,055 g
Chlorure de sodium R	8,77 g

Dissolvez les réactifs dans de l'*eau R*, ajustez le pH à 8,0 avec de l'*acide chlorhydrique 2 M* et complétez à 1000 ml avec de l'*eau R*.

2.6.16. ESSAI DES AGENTS ÉTRANGERS DANS LES VACCINS VIRAUX POUR USAGE HUMAIN

Pour les essais qui exigent une neutralisation préalable du virus, effectuez celle-ci à l'aide d'anticorps spécifiques d'origine non-humaine, non-simienne ; si le virus a été multiplié sur un substrat aviaire, les anticorps doivent être également d'origine non-aviaire. Dans la préparation d'immunosérums, utilisez un antigène immunisant produit dans des cultures cellulaires provenant d'une espèce différente de celle utilisée pour la production du vaccin et exempt d'agents étrangers. Lorsqu'il est prescrit d'utiliser des œufs EOPS, ces derniers proviennent d'élevages exempts de microorganismes pathogènes spécifiés (*5.2.2*).

LOT DE SEMENCE

Prélevez des échantillons du lot de semence de virus au moment de la récolte et s'ils ne sont pas examinés immédiatement, conservez-les à une température inférieure à – 40 °C.

Souris adultes. Utilisez au moins 10 souris adultes, pesant chacune de 15 g à 20 g. Inoculez à chacune d'elles 0,03 ml du lot de semence par voie intracérébrale et 0,5 ml par voie intrapéritonéale. Mettez les souris en observation pendant au moins 21 jours. Procédez à l'examen nécropsique de toutes les souris qui meurent après les premières 24 h de l'essai ou qui présentent des symptômes de maladie, afin de déceler les signes d'infection virale, à la fois par observation macroscopique directe et par subinoculation de suspensions de tissus appropriés, par voies intracérébrale et intrapéritonéale, à au moins 5 souris supplémentaires qui seront mises en observation pendant 21 jours. Le lot de semence satisfait à l'essai si aucune souris ne présente des signes d'infection attribuables au lot de semence. L'essai n'est valable que si 80 pour cent au moins des premières souris inoculées survivent à la période d'observation.

Souriceaux. Utilisez au moins 20 souriceaux, âgés de moins de 24 h ; inoculez à chacun d'eux 0,01 ml du lot de semence par voie intracérébrale et au moins 0,1 ml par voie intrapéritonéale. Observez les souriceaux quotidiennement pendant au moins 14 jours. Procédez à l'examen nécropsique de tous les souriceaux qui meurent après les premières 24 h ou qui présentent des symptômes de maladie afin de déceler les signes d'infection virale, à la fois par observation macroscopique directe et par subinoculation de suspensions de tissus appropriés, par voies intracérébrale et intrapéritonéale, à au moins 5 souriceaux supplémentaires qui seront mis en observation quotidienne pendant 14 jours. Le lot de semence satisfait à l'essai si aucun souriceau ne présente de signes d'infection attribuables au lot de semence. L'essai n'est valable que si 80 pour cent au moins des premiers souriceaux inoculés survivent à la période d'observation.

Cobayes. Inoculez par voie intrapéritonéale 5,0 ml du lot de semence à au moins 5 cobayes, pesant chacun de 350 g à 450 g. Mettez les animaux en observation pendant au moins 42 jours pour déceler tout symptôme de maladie. Procédez à l'examen nécropsique macroscopique de tous les cobayes qui meurent après les premières 24 h de l'essai ou qui présentent des signes de maladie ; examinez également les tissus à la fois par microscopie et par culture pour rechercher l'infection. Sacrifiez les animaux qui survivent à la période d'observation et examinez-les d'une manière comparable. Le lot de semence satisfait à l'essai si aucun cobaye ne présente de signes d'infection attribuables au lot de semence. L'essai n'est valable que si 80 pour cent au moins des cobayes survivent à la période d'observation.

LOT DE SEMENCE ET RÉCOLTES DE VIRUS

Prélevez des échantillons au moment de la récolte et s'ils ne sont pas examinés immédiatement, conservez-les à une température inférieure à – 40 °C.

Stérilité bactérienne et fongique. Un échantillon de 10 ml satisfait à l'essai de stérilité (*2.6.1*).

Mycoplasmes. Un échantillon de 10 ml satisfait à l'essai des mycoplasmes (*2.6.7*).

Mycobactéries (*2.6.2*). Un échantillon de 5 ml est soumis à l'essai pour détecter la présence de *Mycobacterium spp.* par des méthodes de culture reconnues sensibles pour la détection de ces organismes.

Recherche d'autres agents étrangers sur cultures cellulaires. Inoculez des échantillons neutralisés correspondant, sauf indication contraire, à 500 doses humaines de vaccin ou 50 ml, en choisissant la quantité la plus importante, à des cultures de cellules continues de rein simien et de cellules humaines. Si le virus est produit dans des cellules diploïdes humaines, la récolte de virus neutralisée est également inoculée à une autre culture de ces cellules diploïdes. Si le virus vaccinal est produit dans un système de cellules autre qu'un système simien ou humain, les cellules de cette espèce, mais d'un autre lot, sont également inoculées. Faites incuber les cellules à 36 ± 1 °C et observez-les pendant 14 jours. Le lot de semence ou la récolte de virus satisfait à l'essai si aucun signe de la présence d'agents étrangers qui ne soit attribuable à une contamination accidentelle n'apparaît. L'essai n'est valable que si 80 pour cent au moins des cultures cellulaires demeurent viables.

Virus aviaires (essai exigé uniquement si le virus est multiplié sur des tissus aviaires). Neutralisez un échantillon correspondant à 100 doses humaines ou à 10 ml, en choisissant la quantité la plus importante. A raison de 0,5 ml d'inoculum par œuf, inoculez l'échantillon neutralisé : par la voie allantoïdienne à un groupe d'œufs embryonnés EOPS, âgés de 9 à 11 jours ; dans le vitellus à un groupe d'œufs embryonnés EOPS, âgés de 5 à 7 jours. Faites incuber les œufs pendant 7 jours. Le lot de semence ou la récolte de virus satisfait à l'essai si les liquides allantoïdiens et vitellins ne présentent aucun signe d'agents hémagglutinants et si les embryons et les membranes chorio-allantoïdiennes, examinés pour déceler toute pathologie macroscopique, se révèlent normaux. L'essai n'est valable que si 80 pour cent au moins des œufs inoculés survivent pendant les 7 jours.

CULTURE CELLULAIRE DE PRODUCTION : CELLULES TÉMOINS

Les cellules témoins sont examinées au microscope, pour vérifier l'absence de tout virus causant une dégénérescence cytopathogène, pendant toute la durée de l'incubation des cultures cellulaires de production inoculées, ou pendant 14 jours au moins après l'inoculation des cultures cellulaires de production, en choisissant la période la plus longue. L'essai n'est valable que si 80 pour cent au moins des cellules témoins survivent jusqu'à la fin de la période d'observation.

Au 14e jour, ou au moment de la dernière récolte du virus, en choisissant la période la plus longue, effectuez les épreuves suivantes.

Essai des virus hémadsorbants. Examinez au minimum 25 pour cent des cultures témoins pour détecter la présence de virus hémadsorbants par addition d'érythrocytes de cobaye. Si les érythrocytes de cobaye ont été conservés, la conservation ne doit pas durer plus de 7 jours à une température de 5 ± 3 °C. Procédez à la lecture de la moitié des cultures après incubation à 5 ± 3 °C pendant 30 min et de l'autre moitié après incubation à 20-25 °C pendant 30 min. Il ne se présente aucun signe d'agents hémadsorbants.

Recherche des agents étrangers sur cultures cellulaires. Réunissez les liquides surnageants à partir des cellules témoins et examinez-les, pour détecter la présence d'agents étrangers, par inoculation de cultures de cellules de rein simien et de cultures de cellules humaines. Si le virus vaccinal est produit dans un système de cellules autre que simien ou humain, les cellules de cette espèce, mais d'un autre lot, sont également inoculées. Dans chaque système de cellules au moins 5 ml sont soumis à l'essai. Faites incuber les cultures inoculées à une température de 36 ± 1 °C et observez-les pendant 14 jours. Il ne se présente aucun signe d'agents étrangers.

Si la culture cellulaire de production est maintenue à une température qui diffère de 36 ± 1 °C, un essai supplémentaire d'agents étrangers est effectué à la température utilisée pour la production en inoculant des cellules du même type que celles utilisées pour la multiplication du virus.

Virus de la leucose aviaire (l'essai est effectué uniquement si le virus est multiplié sur des tissus aviaires). Effectuez un essai des virus de la leucose aviaire sur 5 ml du liquide surnageant des cellules témoins.

ŒUFS TÉMOINS

Agents hémagglutinants. Examinez 0,25 ml du liquide allantoïdien de chaque œuf pour la présence d'agents hémagglutinants par mélange direct avec des érythrocytes de poulet et après un passage sur œufs EOPS effectué comme suit : inoculez un échantillon de 5 ml du mélange des liquides amniotiques des œufs témoins sous des volumes de 0,5 ml dans la cavité allantoïdienne et dans la cavité amniotique d'œufs EOPS. Les œufs témoins satisfont à l'essai s'il ne se présente aucun signe d'agents hémagglutinants dans les 2 essais.

Virus de la leucose aviaire. Utilisez un échantillon de 10 ml du mélange des liquides amniotiques des œufs témoins. Effectuez une amplification en pratiquant 5 passages sur des cultures de cellules d'embryons de poulet exemptes de leucose. Un essai de la leucose aviaire est effectué sur les cellules du 5e passage. Les œufs témoins satisfont à l'essai s'il ne se présente aucun signe de la présence des virus de la leucose aviaire.

Autres agents étrangers. Inoculez des échantillons de 5 ml du mélange des liquides amniotiques des œufs témoins à des cultures cellulaires d'origine humaine et simienne. Mettez les cultures cellulaires en observation pendant 14 jours. Les œufs témoins satisfont à l'essai s'il ne se présente aucun signe d'agents étrangers. L'essai n'est valable que si 80 pour cent des cultures inoculées survivent.

2.6.17. ESSAI D'ACTIVITÉ ANTICOMPLÉMENTAIRE DE L'IMMUNOGLOBULINE

La détermination de l'activité anticomplémentaire (AAC) de l'immunoglobuline est effectuée par incubation d'une quantité donnée du produit à examiner (10 mg d'immunoglobuline) avec une quantité donnée de complément de cobaye (20 CH_{50}) suivie du titrage du complément restant : l'activité anticomplémentaire est exprimée par la proportion du complément consommée en prenant le témoin complément comme 100 pour cent.

L'unité hémolytique d'activité complémentaire (CH_{50}) est la quantité de complément qui, dans les conditions de réaction données, provoquera la lyse de $2,5 \times 10^8$ sur un nombre total de 5×10^8 érythrocytes sensibilisés de façon optimale.

Solution mère de magnésium et de calcium. Dissolvez 1,103 g de *chlorure de calcium R* et 5,083 g de *chlorure de magnésium R* dans de l'*eau R* et complétez à 25 ml avec le même solvant.

Solution mère de tampon barbital. Dissolvez 207,5 g de *chlorure de sodium R* et 25,48 g de *barbital sodique R* dans 4000 ml d'*eau R* et ajustez à pH 7,3 avec de l'*acide chlorhydrique 1 M*. Ajoutez 12,5 ml de solution mère de magnésium et de calcium et complétez à 5000 ml avec de l'*eau R*. Filtrez sur membrane (0,22 µm) et conservez à 4 °C en récipient de verre.

Solution de gélatine. Dissolvez 12,5 g de *gélatine R* dans 800 ml environ d'*eau R* et chauffez à ébullition au bain-marie. Refroidissez à 20 °C et complétez à 10 litres avec de l'*eau R*. Filtrez sur membrane (0,22 µm) et conservez à 4 °C. Utilisez uniquement une solution limpide.

Solution citratée. Dissolvez 8,0 g de *citrate sodique R*, 4,2 g de *chlorure de sodium R* et 20,5 g de *glucose R* dans 750 ml d'*eau R*. Ajustez à pH 6,1 avec une solution à 100 g/l d'*acide citrique R* et complétez à 1000 ml avec de l'*eau R*.

Solution tampon gélatine-barbital. Ajoutez 4 volumes de solution de gélatine à 1 volume de solution mère de tampon barbital et mélangez. Ajustez à pH 7,3, si nécessaire, avec de l'*acide chlorhydrique 1 M* ou de l'*hydroxyde de sodium 1 M* et maintenez à 4 °C. Préparez une nouvelle solution chaque jour.

Sang de mouton stabilisé. Recueillez 1 volume de sang de mouton sur 1 volume de solution citratée et mélangez. Conservez le sang stabilisé à 4 °C pendant au moins 7 jours et au maximum 28 jours. (Le sang de mouton ou les érythrocytes de mouton stabilisés peuvent être obtenus auprès de plusieurs fournisseurs commerciaux.)

Hémolysine. Antisérum contre les érythrocytes de mouton, préparé sur lapin. (De tels antisérums peuvent être obtenus auprès de plusieurs fournisseurs commerciaux.)

Complément de cobaye. Mélangez les sérums préparés à partir du sang de 10 cobayes au moins. Séparez le sérum du sang coagulé par centrifugation à 4 °C environ. Conservez le sérum en petites quantités à une température inférieure à – 70 °C.

MODE OPÉRATOIRE

Standardisation de la suspension d'érythrocytes de mouton à 5 pour cent. Séparez les érythrocytes de mouton par centrifugation d'un volume approprié du sang de mouton stabilisé ; lavez les cellules 3 fois au moins avec la solution tampon gélatine-barbital et préparez une suspension à 5 pour cent *V/V* dans la solution tampon gélatine-barbital. Déterminez la concentration cellulaire par la méthode suivante. Ajoutez 0,2 ml de la suspension à 2,8 ml d'*eau R* et centrifugez le lysat pendant 5 min à 1000 *g*. La concentration cellulaire est appropriée si l'absorbance (*2.2.25*) du liquide surnageant déterminée à 541 nm est de 0,62 ± 0,01. Corrigez la concentration cellulaire par addition de solution tampon gélatine-barbital selon la formule :

$$V_f = \frac{V_i \times A}{0,62}$$

V_f = volume final,

V_i = volume initial,

A = absorbance déterminée à 541 nm pour la suspension d'origine.

Après ajustement, la suspension contient environ 1×10^9 cellules/ml.

Titrage de l'hémolysine

Préparez des dilutions d'hémolysine selon le schéma du tableau 2.6.17.-1.

Tableau 2.6.17-1

Dilution d'hémolysine à préparer	Préparé à partir de		
	Solution tampon gélatine-barbital	Hémolysine	
	Volume (millilitres)	Dilution (1:....)	Volume (millilitres)
7,5	0,65	non diluée	0,1
10	0,90	non diluée	0,1
75	1,80	7,5	0,2
100	1,80	10	0,2
150	1,00	75	1,0
200	1,00	100	1,0
300	1,00	150	1,0
400	1,00	200	1,0
600	1,00	300	1,0
800	1,00	400	1,0
1200	1,00	600	1,0
1600	1,00	800	1,0
2400	1,00	1200	1,0
3200*	1,00	1600	1,0
4800*	1,00	2400	1,0

* Rejetez 1,0 ml du mélange.

Ajoutez 1,0 ml de la suspension à 5 pour cent d'érythrocytes de mouton à chaque tube de la série de dilutions d'hémolysine à partir de la dilution 1:75 et mélangez. Faites incuber à 37 °C pendant 30 min.

Transférez 0,2 ml de chaque mélange de dilution d'hémolysine à de nouveaux tubes et ajoutez 1,10 ml de solution tampon gélatine-barbital et 0,2 ml d'une dilution de complément de cobaye (par exemple 1:150). Effectuez ces opérations en double.

Préparez 3 tubes témoins de cellules sans hémolyse avec 1,4 ml de solution tampon gélatine-barbital et 0,1 ml de la suspension d'érythrocytes de mouton à 5 pour cent.

Préparez 3 tubes témoins de cellules à hémolyse totale avec 1,4 ml d'*eau R* et 0,1 ml de la suspension d'érythrocytes de mouton à 5 pour cent.

Faites incuber tous les tubes à 37 °C pendant 60 min et centrifugez à 1000 *g* pendant 5 min. Mesurez l'absorbance (*2.2.25*) de chaque liquide surnageant à 541 nm et calculez le degré d'hémolyse de chaque tube à l'aide de l'expression :

$$\frac{A_a - A_1}{A_b - A_1} \times 100$$

A_a = absorbance des tubes contenant les dilutions d'hémolysine,

A_b = la moyenne de l'absorbance des trois tubes avec hémolyse totale,

A_1 = la moyenne de l'absorbance des trois tubes sans hémolyse.

Construisez une courbe sur papier graphique linéaire en portant le degré d'hémolyse (pour cent) en ordonnée et l'inverse de la dilution d'hémolysine en abscisse. La dilution optimale de l'hémolysine est déterminée à partir du graphique, en choisissant une dilution telle qu'une augmentation de la quantité d'hémolysine ne produit pas de variation sensible du degré d'hémolyse. Cette dilution est considérée comme contenant 1 unité d'hémolyse minimale (1 UHM) dans 1,0 ml. Pour la préparation des érythrocytes de mouton sensibilisés, la dilution d'hémolysine à hémolyse optimale contient 2 UHM/ml.

Le titrage de l'hémolysine n'est valable que si l'hémolyse maximale se situe entre 50 pour cent et 70 pour cent. Sinon, répétez le titrage en utilisant une solution de complément plus ou moins diluée.

Préparation des érythrocytes de mouton sensibilisés de façon optimale (système hémolytique)

Préparez une quantité appropriée d'hémolysine diluée contenant 2 UHM/ml. Préparez un volume égal de suspension standardisée d'érythrocytes de mouton à 5 pour cent. Ajoutez la dilution d'hémolysine à la suspension standardisée de cellules et mélangez. Faites incuber à 37 °C pendant 15 min ; conservez au réfrigérateur à 2-8 °C et utilisez dans les 6 h.

Titrage du complément

Préparez une dilution appropriée de complément (par exemple 1:250) avec la solution tampon gélatine-barbital et effectuez le titrage en double selon le tableau 2.6.17-2.

Tableau 2.6.17-2

N° du tube	Volume de complément dilué en millilitres (par exemple 1:250)	Volume de solution tampon gélatine-barbital en millilitres
1	0,1	1,2
2	0,2	1,1
3	0,3	1,0
4	0,4	0,9
5	0,5	0,8
6	0,6	0,7
7	0,7	0,6
8	0,8	0,5
9	0,9	0,4
10	1,0	0,3
11	1,1	0,2
12	1,2	0,1
3 tubes témoins à 0 pour cent d'hémolyse	–	1,3
3 tubes témoins à 100 pour cent d'hémolyse	–	1,3 ml d'eau

Ajoutez 0,2 ml d'érythrocytes de mouton sensibilisés à chaque tube, mélangez et faites incuber à 37 °C pendant 60 min. Refroidissez les tubes dans un bain de glace et centrifugez à 1000 *g* pendant 5 min. Mesurez l'absorbance du surnageant à 541 nm et calculez le degré d'hémolyse (Y) à l'aide de l'expression :

$$\frac{A_c - A_1}{A_b - A_1}$$

A_c = absorbances des tubes 1 à 12,

A_b = moyenne de l'absorbance des tubes à 100 pour cent d'hémolyse,

A_1 = moyenne de l'absorbance des tubes à 0 pour cent d'hémolyse.

Tracez une courbe sur papier log-log en portant les valeurs de $Y/(1-Y)$ en abscisse en fonction du volume de complément dilué en millilitres en ordonnée. Construisez la meilleure droite à travers les points et notez l'ordonnée de la dose hémolytique à 50 pour cent du complément au point où $Y/(1-Y) = 1,0$.

Calculez l'activité en nombre d'unités hémolytiques (CH_{50}/ml) à l'aide de l'expression :

$$\frac{C_d}{C_a \times 5}$$

C_d = valeur inverse de la dilution de complément,

C_a = volume en millilitres de complément dilué qui produit 50 pour cent d'hémolyse,

5 = facteur d'échelle pour tenir compte du nombre d'érythrocytes.

L'essai n'est valable que si, entre 15 pour cent et 85 pour cent d'hémolyse, la courbe est une droite dont la pente se situe de 0,15 à 0,40, et de préférence de 0,18 à 0,30.

Essai d'activité anticomplémentaire

Diluez le complément de cobaye titré avec la solution tampon gélatine-barbital pour obtenir 100 CH_{50}/ml. Ajustez l'immunoglobuline à examiner à pH 7, si nécessaire. Préparez les mélanges d'incubation suivants pour une immunoglobuline contenant 50 mg/ml :

Tableau 2.6.17.-3

	Essai	Témoin complément (en double)
Immunoglobuline (50 mg/ml)	0,2 ml	–
Solution tampon gélatine-barbital	0,6 ml	0,8 ml
Complément	0,2 ml	0,2 ml

Effectuez l'essai sur l'immunoglobuline à examiner et préparez des témoins AAC négatif et positif à partir de l'*immunoglobuline humaine PBR*, selon les indications données dans le feuillet qui accompagne la préparation de référence. Si la préparation à examiner ne contient pas 50 mg/ml d'immunoglobuline, ajustez les volumes de la préparation et de solution tampon gélatine-barbital : par exemple, utilisez 0,33 ml d'une préparation qui contient 30 mg/ml d'immunoglobuline et ajoutez 0,47 ml de solution tampon gélatine-barbital pour arriver au même volume total de 0,8 ml. Fermez les tubes et faites incuber à 37 °C pendant 60 min. Ajoutez 0,2 ml de chaque mélange d'incubation à 9,8 ml de solution tampon gélatine-barbital pour diluer le complément. Effectuez des titrages du complément sur le contenu de chaque tube comme décrit pour déterminer l'activité complémentaire résiduelle (voir tableau 2.6.17.-2). Calculez l'activité anticomplémentaire de la préparation à examiner, par référence au témoin complément considéré comme étant 100 pour cent, à partir de l'expression :

$$\frac{a - b}{a} \times 100$$

a = activité complémentaire moyenne (CH_{50}/ml) des témoins,

b = activité complémentaire (CH_{50}/ml) de la préparation à examiner.

L'essai n'est valable que si :

- les activités anticomplémentaires trouvées pour le témoin AAC négatif et le témoin AAC positif se situent dans les limites indiquées dans le feuillet qui accompagne la préparation de référence,
- l'activité complémentaire du témoin complément (*a*) est de 80 CH_{50}/ml à 120 CH_{50}/ml.

2.6.18. ESSAI DE NEUROVIRULENCE DES VACCINS À VIRUS VIVANT

Utilisez pour chaque essai au moins 10 singes séronégatifs vis-à-vis du virus à examiner. Sauf indication contraire, injectez au maximum 0,5 ml du produit à examiner à chaque singe dans la région thalamique de chaque hémisphère. La quantité totale de virus inoculée à chaque singe ne doit pas être inférieure à la quantité contenue dans la dose unique de vaccin recommandée pour l'homme. Afin de vérifier l'absence de virus neurovirulent sauvage, maintenez un groupe d'au moins 4 témoins dans la même cage ou dans le voisinage immédiat des singes inoculés. Mettez les singes inoculés en observation pendant 17 à 21 jours pour déceler les symptômes de paralysie ou autres manifestations de troubles neurologiques ; mettez les témoins en observation pour la même période plus 10 jours. Les animaux qui meurent dans les 48 h suivant l'injection sont considérés comme morts de causes non spécifiques et peuvent être remplacés. L'essai n'est pas valable si : plus de 20 pour cent des singes inoculés meurent de causes non spécifiques ; des échantillons de sérum prélevés sur les témoins au moment de l'inoculation des animaux d'essai et 10 jours après que ces derniers sont sacrifiés indiquent qu'il y a eu infection par le virus sauvage du type à examiner ou par le virus de la rougeole. A la fin de la période d'observation, procédez à l'examen nécropsique et à des examens histopathologiques sur des zones appropriées du cerveau pour déceler l'éventuelle atteinte du système nerveux central. Le produit à examiner satisfait à l'essai si aucun signe inattendu, clinique ou histopathologique, d'une quelconque atteinte du système nerveux central n'est attribuable au virus inoculé.

2.6.19. ESSAI DE NEUROVIRULENCE DU VACCIN POLIOMYÉLITIQUE ORAL

Les singes utilisés pour les épreuves de neurovirulence devront satisfaire aux exigences prescrites dans la monographie *Vaccin poliomyélitique oral (0215)* et peser au moins 1,5 kg. La pathogénicité est évaluée pour les singes *Macaca* ou *Cercopithecus*, en la comparant à celle d'une préparation virale de référence pour les épreuves de neurovirulence, par inoculation dans la région lombaire du système nerveux central ; les singes reçoivent auparavant un sédatif, par exemple du chlorhydrate de kétamine. Il est vérifié au préalable que des échantillons de sérum prélevés chez chaque singe avant l'injection ne contiennent pas d'anticorps neutralisants lorsqu'ils sont examinés à la dilution 1:4 en présence de 1000 $DICC_{50}$ au maximum de chacun des trois types de virus poliomyélitique.

Nombre de singes. Le vaccin et le virus de référence homotypique approprié sont examinés en même temps en utilisant le même groupe de singes. Ce groupe est divisé en 2 sous-groupes égaux, dont l'un reçoit la préparation de référence et l'autre le vaccin à examiner. Les singes sont répartis au hasard entre les 2 sous-groupes et dans les cages et leur identité est encryptée de façon que le traitement reçu par chaque animal ne soit pas connu aux observateurs et ceux qui évaluent les coupes. Le nombre de singes est tel que l'évaluation du vaccin et l'évaluation de la préparation de référence portent chacune sur au moins 11 singes positifs dans le cas des virus de types 1 et 2 (on entend par singe positif un singe présentant des lésions neuronales spécifiques du virus poliomyélitique dans le système nerveux central) et sur au moins 18 singes positifs dans le cas du virus de type 3. Plusieurs lots de vaccin peuvent être testés avec la même préparation de référence homotypique. Les singes doivent, dans la mesure du possible, provenir du même groupe quarantenaire ; s'il est impossible d'utiliser des singes du même groupe quarantenaire pour la préparation de référence homotypique et pour le vaccin à examiner, des singes provenant de 2 groupes sont utilisés et un nombre égal de chaque groupe reçoit la préparation de référence et le vaccin à examiner, respectivement. Si l'épreuve porte sur 2 jours de travail, un nombre égal de singes est inoculé chaque jour avec le vaccin et avec la préparation de référence homotypique.

Teneur en virus des vaccins et préparations de référence inoculés. Les teneurs en virus du vaccin et de la préparation de référence homotypique sont ajustées de façon à être aussi proches que possible l'une de l'autre et doivent se situer entre $10^{5,5}$ et $10^{6,5}$ $DICC_{50}$/0,1 ml.

Observation des singes. Tous les singes sont placés en observation pendant 17 à 22 jours à la recherche de symptômes de poliomyélite ou d'une autre infection virale. Les singes qui survivront au moins 24 h mais qui mourront avant le 11e jour suivant l'inoculation seront autopsiés afin de déterminer si leur mort est due à la poliomyélite. Ceux dont la mort est due à d'autres causes que la poliomyélite sont exclus de l'évaluation. Les animaux moribonds ou gravement paralysés sont sacrifiés et autopsiés. Tous les singes qui survivront à la période d'observation seront autopsiés. L'épreuve n'est valable que si la proportion d'animaux présentant des signes d'infection intercurrente pendant la période d'observation ne dépasse pas 20 pour cent.

Nombre de coupes examinées. L'examen histologique portera au moins sur les parties lombaire et cervicale de la moelle épinière, les parties inférieure et supérieure du bulbe rachidien, le mésencéphale, ainsi que sur le thalamus et les zones motrices du cortex cérébral de chaque singe. Les coupes ont une épaisseur de 15 μm et sont colorées à la gallocyanine. Le nombre minimal de coupes examinées est le suivant :

(a) 12 coupes représentant l'ensemble du renflement lombaire,

(b) 10 coupes représentant l'ensemble du renflement cervical,

(c) 2 coupes du bulbe rachidien,

(d) 1 coupe au niveau du pont de Varole et du cervelet,

(e) 1 coupe au niveau du mésencéphale,

(f) 1 coupe des parties gauche et droite du thalamus,

(g) 1 coupe des zones motrices gauche et droite du cortex cérébral.

Evaluation de l'activité virale. Pour évaluer l'activité virale dans les demi-coupes de la moelle épinière et du tronc cérébral, une échelle de gravité des lésions est établie, différenciant infiltration cellulaire et destruction des neurones, comme suit :

1. infiltration cellulaire seule (le singe n'est pas considéré comme positif),
2. infiltration cellulaire avec lésions neuronales minimales,
3. infiltration cellulaire avec lésions neuronales étendues,

4. lésions neuronales massives avec ou sans infiltration cellulaire.

Les résultats obtenus seront consignés sur un formulaire normalisé(15). Un singe présentant des lésions neuronales dans les coupes, mais sans trace de passage de l'aiguille, sera considéré comme positif. Un singe qui présente une trace de passage de l'aiguille dans les coupes, mais sans lésions neuronales, n'est pas considéré comme positif. Une coupe qui présente des lésions dues à un traumatisme, mais qui ne présente aucune lésion spécifique du virus, n'est pas notée.

Les notes de gravité se rapportent à l'examen des demi-coupes des coupes histologiques lombaire (L), cervicale (C) et du cerveau (B). La note de gravité (NG) pour chaque singe positif se calcule comme suit :

$$NG = \left\{ \left[\frac{\text{Somme des notes de L}}{\text{Nombre de demi coupes}} \right] + \left[\frac{\text{Somme des notes de C}}{\text{Nombre de demi coupes}} \right] + \left[\frac{\text{Somme des notes de B}}{\text{Nombre de demi coupes}} \right] \right\} \div 3$$

On calcule ensuite une note de gravité moyenne pour chaque groupe de singes positifs.

Evaluation. La comparaison de l'activité du vaccin et de la préparation de référence est basée sur l'activité virale qui se manifeste au niveau du renflement lombaire de la moelle épinière et son degré d'extension depuis cette région jusqu'au renflement cervical et au cerveau. La décision d'accepter ou de rejeter le vaccin sera fondée sur l'ensemble des résultats obtenus chez tous les animaux soumis à l'épreuve. Si une activité d'une ampleur inhabituelle se manifeste chez certains animaux, soit au niveau de la région lombaire, soit par extension, dans d'autres régions, on devra également en tenir compte pour l'évaluation définitive. La suspension monovalente en vrac satisfait à l'épreuve si on obtient le nombre requis d'animaux positifs et si aucune des observations cliniques et histopathologiques ne révèle de différence significative entre la pathogénicité du vaccin et celle de la préparation de référence. Les critères d'acceptation des vaccins après évaluation de la neurovirulence sont donnés ci-dessous.

Critères. Un nombre approprié (par exemple, 4) d'essais qualifiants est effectué sur chaque préparation de référence (types 1, 2 et 3), de façon à obtenir des données sur l'activité de ces préparations qui serviront comme base des critères pour les vaccins à examiner. La note générale moyenne de gravité des lésions (*M*) pour les essais effectués sur chaque virus de référence est calculée en même temps que l'estimation groupée de la variance intra-essai (s^2) et que l'écart-type intra-essai (*s*).

Les critères de validité des résultats d'un essai réalisé sur une préparation de référence sont établis sur la base de l'ensemble des données obtenues dans les essais qualifiants. Il n'est donc pas possible de définir des critères d'applicabilité générale. Pour les laboratoires qui n'ont qu'une expérience limitée de l'essai de neurovirulence, la méthode empirique ci-dessous d'établissement des limites acceptables pour la note moyenne de gravité pour le vaccin de référence (X_{ref}) peut être utile :

Si la note moyenne de gravité pour le vaccin à éprouver est X_{test} et C_1, C_2 et C_3 des constantes :

Tableau 2.6.19.-1

	Limite inférieure	Limite supérieure
Types 1 et 2	$M - s$	$M + s$
Type 3	$M - s/2$	$M + s$

Le vaccin n'est pas acceptable si :

$$X_{\text{test}} - X_{\text{réf}} > C_1$$

L'essai peut être répété une fois si :

$$C_1 < X_{\text{test}} - X_{\text{réf}} < C_2$$

Si l'essai est répété, la moyenne des notes de gravité pour le vaccin à examiner et le vaccin de référence est recalculée, et le vaccin est rejeté si :

$$\frac{X_{(\text{test 1+test 2})} - X_{(\text{réf 1+réf 2})}}{2} > C_3$$

Les constantes C_1, C_2 et C_3 se calculent comme suit :

$$C_1 = 2,3\sqrt{\frac{2s^2}{N_1}}$$

$$C_2 = 2,6\sqrt{\frac{2s^2}{N_1}}$$

$$C_3 = 1,6\sqrt{\frac{2s^2}{N_1}}$$

N_1 = Nombre de singes positifs par vaccin à éprouver,

N_2 = Nombre de singes positifs pour les 2 épreuves,

2,3 = Ecart normal au niveau 1 pour cent,

2,6 = Ecart normal au niveau 0,5 pour cent,

1,6 = Ecart normal au niveau 5 pour cent.

Un essai de neurovirulence dans lequel la note moyenne de gravité des lésions obtenue pour la préparation de référence ($X_{réf}$) n'est pas compatible avec les résultats préalablement obtenus n'est pas utilisé pour évaluer un vaccin.

Si l'essai est valable, la note moyenne de gravité des lésions pour le vaccin à examiner (X_{test}) est calculée et comparée à celle du vaccin de référence homotypique.

2.6.20. TITRE EN HÉMAGGLUTININES ANTI-A ET ANTI-B (MÉTHODE INDIRECTE)

Préparez 2 séries identiques de dilutions de la préparation à examiner dans une solution de *chlorure de sodium R* à 9 g/l. A chaque dilution de la première série, ajoutez un volume égal d'une suspension à 5 pour cent *V/V* de cellules rouges A_1 lavées 3 fois au préalable avec la solution de chlorure de sodium. A chaque dilution de la deuxième série, ajoutez un volume égal d'une suspension à 5 pour cent *V/V* de cellules rouges B lavées 3 fois au préalable avec la solution de chlorure de sodium. Laissez incuber la suspension à 37 °C pendant 30 min, puis lavez les cellules avec la solution de chlorure de sodium. Mettez chaque suspension en contact

(15) Un formulaire approprié figure dans les Normes relatives au vaccin antipoliomyélitique buccal (Normes Nº 7 pour les substances biologiques, Organisation Mondiale de la Santé).

avec un réactif antiglobuline humaine polyvalent pendant 30 min. Sans centrifuger les mélanges, recherchez par examen microscopique une éventuelle agglutination.

2.6.21. TECHNIQUES D'AMPLIFICATION DES ACIDES NUCLÉIQUES

1. INTRODUCTION

Les techniques d'amplification des acides nucléiques reposent sur deux approches différentes :

1. amplification d'une séquence nucléotidique cible au moyen, par exemple, de la réaction d'amplification en chaîne par polymérase (PCR) ou par ligase (LCR), ou de l'amplification isotherme d'une séquence d'acide ribonucléique (ARN),
2. amplification d'un signal d'hybridation au moyen, par exemple, pour l'acide désoxyribonucléique (ADN) de la méthode dite de l'ADN branché (ADNb) ; dans ce cas, l'amplification du signal est réalisée sans application aux acides nucléiques de cycles d'amplification itératifs.

La méthode de référence décrite dans le présent chapitre est la PCR. D'autres méthodes peuvent être utilisées à condition de satisfaire aux exigences de qualité spécifiées ci-après.

2. CHAMP D'APPLICATION

Le présent chapitre définit les exigences applicables à la préparation des échantillons, à l'amplification *in vitro* d'une séquence d'ADN et à la détection du produit spécifique de la réaction PCR. La PCR permet la détection de séquences définies d'ADN ; elle permet également la détection d'ARN après transcription inverse en ADN complémentaire (ADNc) puis amplification.

3. PRINCIPE DE LA MÉTHODE

La PCR est une méthode permettant l'amplification spécifique, *in vitro*, de segments d'ADN, ou de segments d'ARN après transcription inverse en ADNc.

Après dénaturation de l'ADN double-brin en ADN simple-brin, deux amorces oligonucléotidiques synthétiques de polarité inverse s'hybrident avec leur séquence complémentaire respective sur l'ADN à amplifier. L'appariement des amorces avec la séquence nucléotidique complémentaire de l'ADN simple-brin donne naissance à de courtes séquences bicaténaires qui bornent le segment d'ADN à amplifier et servent de point de départ à la synthèse d'ADN, réalisée *in vitro* à l'aide d'une ADN polymérase thermostable.

L'amplification de l'ADN s'effectue en plusieurs cycles de :

- dénaturation par la chaleur de l'acide nucléique (séquence cible) en deux chaînes monocaténaires,
- hybridation spécifique des amorces avec la séquence cible dans des conditions de réaction appropriées,
- extension, par l'ADN polymérase, des amorces liées à chacun des deux brins, à une température appropriée (synthèse d'ADN).

Les cycles itératifs de dénaturation par la chaleur, hybridation des amorces et synthèse d'ADN conduisent à une amplification exponentielle du segment d'ADN délimité par les amorces.

Le produit de réaction spécifique de cette amplification, appelé amplicon, peut être détecté par diverses méthodes de spécificité et de sensibilité appropriées.

4. MATÉRIEL À EXAMINER

En raison de la très grande sensibilité de la PCR, les échantillons doivent être protégés contre toute contamination externe par la séquence cible. L'échantillonnage, la conservation et le transport du matériel à examiner doivent se dérouler dans des conditions permettant de réduire au minimum les risques de dégradation de la séquence cible. Lorsque celle-ci est constituée d'ARN, des précautions spéciales sont nécessaires en raison de la grande sensibilité de l'ARN à la dégradation par les ribonucléases. Des précautions sont également à prendre par rapport à certains additifs (anticoagulants ou conservateurs par exemple) qui peuvent interférer dans l'essai.

5. MODE OPÉRATOIRE

5.1. Prévention de la contamination

Les risques de contamination rendent nécessaire une stricte ségrégation des zones selon la nature des matériels utilisés et les technologies mises en œuvre. Les points clés à considérer sont notamment les déplacements des manipulateurs, les tenues de travail, les mouvements de matériel, les systèmes d'aération et les procédures de décontamination.

Il convient de procéder à une subdivision du système en compartiments, par exemple :

- zone « master-mix » (où sont exclusivement manipulés les matériels ne contenant pas la matrice, par exemple les amorces, les tampons, etc.),
- zone pré-PCR (où sont manipulés les réactifs, les échantillons et les témoins),
- amplification PCR (les produits d'amplification sont manipulés en système fermé),
- détection post-PCR (seule zone où les produits d'amplification sont manipulés en système ouvert).

5.2. Préparation des échantillons

La préparation des échantillons comprend une extraction ou une libération de la séquence cible à partir du matériel à examiner ; la méthode utilisée à cet effet doit être efficace, reproductible et compatible avec la réalisation de l'amplification dans les conditions de réaction choisies. Différentes méthodes d'extraction physico-chimique et/ou d'enrichissement peuvent être utilisées.

Certains additifs présents dans le matériel à examiner peuvent interférer dans la PCR. Les procédures décrites au paragraphe 7.3.2. doivent être mises en œuvre pour vérifier l'absence de facteurs d'inhibition liés au matériel à examiner.

Lorsque le brin matrice est de l'ARN, il est important de veiller à l'absence de toute activité de type ribonucléase.

5.3. Amplification

L'amplification par PCR de la séquence cible est effectuée dans des conditions opératoires optimisées (profil de température pour la dénaturation de l'ADN double-brin, l'hybridation et l'extension des amorces ; temps d'incubation aux températures choisies ; variations de température). Ces conditions dépendent de différents paramètres, dont :

- la longueur et la composition nucléotidique de l'amorce et de la séquence cible,
- le type d'ADN polymérase, la composition du tampon et le volume de réaction utilisés pour l'amplification,
- le type de thermocycleur utilisé et le coefficient de transmission thermique entre l'appareil, le tube à réaction et le milieu réactif.

5.4. Détection

L'amplicon généré par la réaction PCR peut être identifié par sa taille, par sa séquence, par modification chimique ou par une combinaison de ces paramètres. La caractérisation par la taille peut être effectuée par électrophorèse sur gel (plaques d'agarose ou de polyacrylamide, ou électrophorèse capillaire) ou par chromatographie sur colonne (CLHP par exemple). La caractérisation par la séquence peut être effectuée par hybridation spécifique avec des sondes complémentaires de la séquence cible, ou par clivage au moyen d'une enzyme de restriction aux sites spécifiques de la séquence cible.

La caractérisation par modification chimique peut être effectuée, par exemple, par incorporation d'un fluorophore puis détection de la fluorescence obtenue après excitation.

La détection des amplicons peut également être réalisée au moyen de sondes marquées, avec détection radioisotopique ou immuno-enzymatique.

6. ÉVALUATION ET INTERPRÉTATION DES RÉSULTATS

L'essai n'est valable que si le(s) témoin(s) positif(s) donne(nt) un résultat clairement positif et le(s) témoin(s) négatif(s) un résultat clairement négatif. En raison de l'extrême sensibilité de la PCR et des risques inhérents de contamination, il est nécessaire de confirmer les résultats positifs en répétant deux fois l'ensemble de la procédure, si possible sur une nouvelle prise d'essai. L'échantillon est déclaré positif si l'une au moins des répétitions donne un résultat positif.

7. ASSURANCE QUALITÉ

7.1. Validation du système d'essai de PCR

Le programme de validation doit comprendre une validation de l'instrumentation et de la méthode PCR utilisées. Il convient de se référer à cet égard au *Guideline ICH* (sujet Q2B) « Validation analytique : méthodologie ».

Il est indispensable d'effectuer cette validation au moyen d'étalons appropriés, qu'il s'agisse d'étalons de travail officiels ou d'étalons de travail «internes» établis par rapport aux étalons internationaux pour les séquences cibles auxquelles l'essai sera appliqué.

La validation doit inclure une détermination du seuil de réponse positive, c'est-à-dire le nombre minimum de séquences cibles par unité de volume qui peut être détecté dans 95 pour cent des essais. Sa valeur dépend de plusieurs facteurs interdépendants, par exemple le volume de l'échantillon soumis à l'extraction et l'efficacité de la méthode d'extraction, de la transcription de l'ARN cible en ADN complémentaire, du procédé d'amplification et de la détection.

Pour définir la limite de détection du système utilisé, il convient de considérer le seuil de réponse positive pour chaque séquence cible et les performances de l'essai au-dessus et au-dessous du seuil de réponse positive.

7.2. Contrôle de qualité des réactifs

Tous les réactifs jouant un rôle important dans la méthodologie mise en œuvre doivent faire l'objet d'un contrôle avant d'être utilisés en routine. Leur acceptation/rejet repose sur des critères de qualité prédéfinis.

Les amorces constituent l'une des composantes essentielles de la PCR et exigent à ce titre une attention particulière quant à leur conception, leur pureté et la validation de leur aptitude à l'emploi dans un essai PCR. Chaque nouveau lot d'amorce doit faire l'objet, avant acceptation, de contrôles portant sur la spécificité, l'efficacité d'amplification et l'absence d'impuretés inhibitrices. Les amorces peuvent être modifiées (par exemple par conjugaison à un fluorophore ou un antigène) de façon à permettre l'emploi d'une méthode spécifique de détection de l'amplicon, à condition que les modifications apportées ne nuisent ni à la précision ni à l'efficacité de l'amplification de la séquence cible.

7.3. Témoins

7.3.1. Témoins externes

Pour détecter des contaminations éventuelles et contrôler la sensibilité, il convient d'inclure dans tout essai PCR plusieurs types de témoins externes :

- un témoin positif contenant un nombre défini de copies de la séquence cible, ce nombre étant déterminé spécifiquement pour chaque système d'essai et exprimé en multiple du seuil de réponse positive du système en question,
- un témoin négatif constitué par un échantillon de la même matrice dont on a démontré qu'il ne contient pas les séquences cibles.

7.3.2. Témoins internes

Les témoins internes sont des séquences nucléotidiques définies contenant les sites de liaison de l'amorce. Ils doivent être amplifiés avec la même efficacité que la séquence cible, mais les amplicons respectifs doivent pouvoir être clairement différenciés. Ces témoins internes doivent appartenir au même type d'acide nucléique (ADN/ARN) que le matériel à examiner. Ils sont de préférence ajoutés à ce matériel avant isolement de l'acide nucléique, et jouent par conséquent un rôle polyvalent dans le contrôle du processus (extraction, transcription inverse, amplification, détection).

7.4. Contrôles de qualité externes

La participation à des programmes externes d'évaluation de la qualité constitue un aspect important de l'assurance qualité en matière de PCR, pour chaque laboratoire et chaque opérateur.

La section suivante est publiée à titre d'information.

RECOMMANDATIONS POUR LA VALIDATION DES TECHNIQUES D'AMPLIFICATION DES ACIDES NUCLÉIQUES POUR LA DÉTECTION DE L'ARN DU VIRUS DE L'HÉPATITE C (VHC) DANS LES MÉLANGES DE PLASMA

1. OBJET

Les procédures analytiques d'amplification des acides nucléiques sont, pour la plupart, des essais qualitatifs visant à détecter la présence d'acides nucléiques, même s'il existe quelques essais quantitatifs développés en interne ou disponibles dans le commerce. Les essais qualitatifs conviennent pour la détection de contaminations par l'ARN du VHC dans les mélanges de plasma, et peuvent être considérés comme des essais limites de contrôle des impuretés, au sens défini dans le Guide Technique pour l'élaboration des monographies, *Pharmeuropa*, décembre 1999, Chapitre III Validation analytique). Ces recommandations décrivent des méthodes de validation des procédures d'amplification des acides nucléiques uniquement applicables aux procédures qualitatives destinées à la détection de l'ARN du VHC dans les mélanges de plasma. A ce titre, les deux paramètres de validation considérés comme les plus importants sont la spécificité et la limite de détection, et il convient également d'évaluer la robustesse.

Néanmoins, elles peuvent également servir de base pour la validation des techniques d'amplification en général.

Aux fins du présent document, une procédure analytique est définie comme l'ensemble des opérations effectuées depuis l'extraction de l'acide nucléique jusqu'à la détection des produits d'amplification.

Lorsque la procédure analytique est, en totalité ou partie, mise en œuvre à l'aide de trousses du commerce, les aspects de la validation déjà pris en charge par le fabricant, documentation à l'appui, peuvent être omis par l'utilisateur.

Néanmoins, celui-ci doit démontrer les performances de la trousse par rapport à l'usage qui en est prévu (limite de détection, robustesse, contamination croisée par exemple).

2. SPÉCIFICITÉ

La spécificité de la procédure est sa capacité à permettre l'évaluation univoque de l'acide nucléique recherché, en présence des composés susceptibles de l'accompagner.

La spécificité des procédures d'amplification des acides nucléiques est fonction du choix des amorces, de celui des sondes utilisées pour l'analyse du produit final, et de la rigueur des conditions opératoires (à la fois pour les étapes d'amplification et de détection).

Lors de la conception des amorces et des sondes, l'un des aspects à considérer est leur spécificité à détecter uniquement l'ARN du VHC ; il convient, à cet effet, de comparer les séquences choisies avec celles publiées dans les banques de données. Pour le VHC, les amorces (et les sondes) seront normalement choisies à partir de domaines de la région 5' non codante du génome du VHC, qui présentent une grande constance dans l'ensemble des génotypes.

Le produit d'amplification doit être identifié de façon univoque par une méthode telle que l'amplification avec amorces imbriquées, l'analyse par enzyme de restriction, le séquençage ou l'hybridation à une sonde spécifique.

Pour valider la spécificité de la procédure analytique, il convient d'examiner au minimum 100 mélanges de plasma négatifs pour l'ARN du VHC, qui doivent tous donner un résultat négatif. Des échantillons appropriés de mélanges non réactifs sont disponibles auprès de la Direction Européenne de la Qualité du Médicament.

L'aptitude de la procédure analytique à détecter tous les génotypes du VHC dépend elle aussi du choix des amorces, des sondes et des paramètres opératoires. Il convient de démontrer cette aptitude au moyen de collections de référence caractérisées. Néanmoins, comme il est difficile de se procurer des échantillons de certains génotypes (par exemple le génotype 6), les génotypes dominants (par exemple les génotypes 1 et 3 en Europe) doivent être détectés à un niveau approprié.

3. LIMITE DE DÉTECTION

La limite de détection de la procédure est la plus petite quantité d'acide nucléique qui peut être détectée dans un échantillon, sans forcément pouvoir être quantifiée de façon exacte.

La procédure d'amplification utilisée pour la détection de l'ARN du VHC dans les mélanges de plasma donne généralement des résultats qualitatifs. Le nombre de résultats possibles se limite à deux : réponse positive ou négative. Bien qu'il soit généralement recommandé de déterminer la limite de détection, il convient plutôt ici, pour des raisons pratiques, de déterminer un seuil de réponse positive. Le seuil de réponse positive, comme défini dans la méthode *2.6.21*, est le nombre minimum de séquences cibles par unité de volume qui peut être détecté dans 95 pour cent des analyses. Sa valeur dépend de la distribution du génome viral dans les différents échantillons examinés, ainsi que de facteurs tels que l'efficacité de l'enzyme, qui peuvent entraîner des différences dans les seuils de réponse positive à 95 pour cent obtenus lors des analyses individuelles.

Pour déterminer le seuil de réponse positive, il convient de procéder à l'examen, à des jours différents, d'une série de dilutions d'un réactif de travail ou du *virus de l'hépatite C PBR*, étalonnés par rapport à l'Etalon International du VHC 96/790 de l'OMS, afin d'étudier les variations inter-analyses. L'examen doit porter sur au moins 3 séries de dilutions indépendantes, avec un nombre d'exemplaires de chaque dilution suffisant pour atteindre un total de 24 résultats par dilution et permettre l'analyse statistique des résultats.

A titre d'exemple, un laboratoire peut examiner 3 séries de dilutions à des jours différents avec 8 exemplaires par dilution, ou 4 séries de dilutions à des jours différents avec 6 exemplaires par dilution, ou 6 séries de dilutions à des jours différents avec 4 exemplaires par dilution. Pour que le nombre de dilutions utilisées reste gérable, il convient d'effectuer un essai préliminaire (avec, par exemple, des dilutions logarithmiques de l'échantillon de mélange de plasma) pour avoir une première estimation du seuil de réponse positive (c'est-à-dire la plus haute dilution donnant un signal positif). On peut alors procéder aux dilutions de façon à encadrer cette valeur préestimée (en utilisant, par exemple, un facteur de dilution de 0,5 log, ou moins, et un mélange de plasma négatif comme matrice de dilution). La teneur en ARN du VHC qui peut être détectée lors de 95 pour cent des analyses peut alors être calculée par une méthode statistique appropriée.

Ces résultats peuvent également servir à établir la variabilité intra-dosage et la variabilité inter-jours de la procédure analytique.

4. ROBUSTESSE

La robustesse de la procédure mesure sa capacité à ne pas être affectée par des modifications faibles, mais délibérées, de paramètres opératoires ; elle donne une indication de la fiabilité de la procédure dans les conditions normales d'application.

L'évaluation de la robustesse est un aspect à considérer lors de la phase de développement. Elle permet d'établir la fiabilité de la procédure analytique face à des variations délibérées de paramètres opératoires. Dans les techniques d'amplification des acides nucléiques, de légères variations de certains paramètres peuvent avoir une importance cruciale. Néanmoins, il est possible de démontrer la robustesse de la méthode lors de son développement, lorsque l'on étudie l'influence de petites variations de concentration de certains réactifs ($MgCl_2$, amorces, dNTP par exemple). Pour démontrer la robustesse lors de la validation, il convient d'examiner au minimum 20 mélanges de plasma (choisis au hasard) négatifs pour l'ARN du VHC, auxquels est ajouté de l'ARN du VHC à concentration triple de celle qui correspond au seuil de réponse positive à 95 pour cent préalablement déterminé ; tous les résultats obtenus doivent être positifs.

La robustesse peut notamment poser problème dans le cas de méthodes comprenant une étape initiale d'ultracentrifugation, préalablement à l'extraction de l'ARN viral. Il convient dans ce cas, pour étudier la robustesse de la méthode, d'examiner au minimum 20 mélanges de plasma contenant l'ARN du VHC à des teneurs variables, mais exempts d'anticorps spécifiques du VHC ; tous les résultats obtenus doivent être positifs.

Il convient également de démontrer l'absence de contamination croisée en procédant à une détection exacte sur un ensemble d'au moins 20 échantillons composés, en alternance, de mélanges de plasma négatifs et de mélanges de plasma négatifs auxquels a été ajouté du VHC à haute concentration (au minimum 10^2 fois le seuil de réponse positive à 95 pour cent ou au minimum 10^4 UI/ml).

5. ASSURANCE QUALITÉ

Les méthodes d'essai biologiques telles que l'amplification des acides nucléiques peuvent poser des problèmes spécifiques ayant des répercussions à la fois sur la validation et l'interprétation des résultats. Il est indispensable de décrire avec précision les procédures d'essai, sous la forme de procédures opératoires standardisées (POS) couvrant les aspects suivants :

- mode d'échantillonnage (type de récipient, etc.),
- préparation des mini-mélanges (le cas échéant),
- conditions de conservation avant analyse,
- description précise des conditions opératoires, notamment des précautions à prendre pour éviter les problèmes de contamination croisée ou de destruction de l'ARN viral ainsi que des réactifs et préparations de référence utilisés,
- description précise de l'appareillage utilisé,
- formules détaillées de calcul des résultats, y compris pour l'évaluation statistique.

L'emploi d'un témoin de conformité approprié (constitué par exemple d'une dilution appropriée du *virus de l'hépatite C PBR* ou de plasma additionné d'un échantillon de VHC étalonné par rapport à l'Etalon International du VHC 96/790 de l'OMS) peut être considéré comme un moyen satisfaisant de contrôler la conformité du système et d'assurer le maintien de la fiabilité de la procédure analytique lors de chaque utilisation.

Qualification technique : un programme approprié de qualification de l'installation et de l'utilisation de l'équipement doit être mis en œuvre pour tous les éléments critiques de cet équipement. Après toute modification d'un élément critique (par exemple le thermocycleur), il convient de reconfirmer l'acceptabilité de la procédure en procédant à l'examen en parallèle de 8 échantillons d'un mélange de plasma auquel est ajouté de l'ARN du VHC à concentration triple de celle qui correspond au seuil de réponse positive à 95 pour cent préalablement déterminé ; tous les résultats obtenus doivent être positifs.

Qualification des opérateurs : un programme approprié de qualification doit être mis en œuvre pour l'ensemble des opérateurs impliqués dans l'essai. A cet effet, il convient de faire examiner à chaque opérateur 8 échantillons au moins d'un mélange de plasma auquel est ajouté de l'ARN du VHC à concentration triple de celle qui correspond au seuil de réponse positive à 95 pour cent préalablement déterminé. Cet essai (8 échantillons) est à répéter deux fois à des jours différents, soit un total de 24 analyses effectuées à 3 jours différents. Tous les résultats obtenus doivent être positifs.

2.6.22. FACTEURS DE COAGULATION ACTIVÉS

Si la préparation à examiner contient de l'héparine, déterminez la quantité présente (*2.7.12*) et neutralisez-la par addition de *sulfate de protamine R* (10 µg de sulfate de protamine neutralisent 1 UI d'héparine). A l'aide de *solution tampon au tris(hydroxyméthyl)aminométhane pH 7,5 R*, préparez des dilutions au 1/10 et au 1/100 de la préparation à examiner. Placez une série de tubes de polystyrène dans un bain-marie à 37 °C. Introduisez dans chaque tube 0,1 ml de *plasma pauvre en plaquettes R* et 0,1 ml d'une dilution appropriée de *céphaline R*(16) ou de *substitut de plaquettes R*. Laissez reposer pendant 60 s et ajoutez, à chacun des tubes, 0,1 ml d'une des dilutions, et pour le tube à blanc 0,1 ml de la solution tampon. A chacun des tubes, ajoutez immédiatement 0,1 ml d'une solution de *chlorure de calcium R* à 3,7 g/l, chauffée au préalable à 37 °C, et mesurez l'intervalle de temps entre l'addition de la solution de chlorure de calcium et la formation d'un caillot ; cette mesure doit être effectuée dans les 30 min qui suivent la première dilution. L'essai n'est valable que si le temps de coagulation du tube à blanc est de 200 s à 350 s.

(16) Céphaline. Voir *Céphaline (réactif à la) R*.

2.7. TITRAGES BIOLOGIQUES

2.7. TITRAGES BIOLOGIQUES

2.7.1. MÉTHODES IMMUNOCHIMIQUES

Les méthodes immunochimiques reposent sur une liaison sélective, réversible et non covalente entre des antigènes et des anticorps. Elles sont utilisées pour détecter ou doser soit des antigènes, soit des anticorps. La détection ou le dosage du complexe antigène-anticorps peuvent être effectués par plusieurs techniques. Les directives de cette méthode générale s'appliquent aux méthodes immunochimiques utilisant, selon le cas, des réactifs marqués ou non.

Les résultats des méthodes immunochimiques dépendent des conditions expérimentales, de la nature et de la qualité des réactifs utilisés. Il est essentiel d'étalonner les composants d'un immunodosage et d'utiliser les Préparations Internationales de Référence pour Immunodosage, lorsqu'elles sont disponibles.

Les réactifs nécessaires à beaucoup de méthodes immunochimiques sont disponibles dans le commerce sous forme de « trousses », c'est-à-dire un ensemble comprenant les réactifs (notamment l'antigène ou l'anticorps) et les matériaux destinés à l'estimation *in vitro* d'une substance déterminée, ainsi que les instructions nécessaires à un emploi correct. Les trousses sont utilisées conformément aux instructions du fabricant ; il est important de s'assurer qu'elles sont appropriées à l'analyse de la substance à examiner, notamment en ce qui concerne la sélectivité et la sensibilité. Des directives relatives aux trousses pour immunodosage sont données par l'Organisation Mondiale de la Santé, Série des Rapports techniques 658 (1981).

MÉTHODES UTILISANT UN ANTIGÈNE MARQUÉ OU UN ANTICORPS MARQUÉ

Les méthodes utilisant des substances marquées peuvent employer des marqueurs appropriés tels que : enzymes, fluorophores, luminophores et radioisotopes. Lorsque le marqueur est un radioisotope, la technique est appelée « dosage radioimmunologique ». Les recommandations relatives à la mesure de la radioactivité données dans la monographie *Préparations radiopharmaceutiques (0125)* s'appliquent aux méthodes immunochimiques impliquant des radioisotopes. Tous les travaux faisant appel à des matières radioactives sont effectués en conformité avec la législation nationale et les règles de bonne pratique internationalement acceptées pour la protection contre les risques de rayonnement.

MÉTHODES UTILISANT UN ANTIGÈNE NON MARQUÉ OU UN ANTICORPS NON MARQUÉ

Méthodes d'immunoprécipitation

Les méthodes d'immunoprécipitation comprennent des réactions de floculation et de précipitation. Lorsqu'on mélange une solution d'antigène et son anticorps correspondant, dans des conditions appropriées, les réactifs forment des agrégats floculants ou précipitants. Le rapport entre les quantités de réactifs correspondant à la durée de floculation la plus courte ou à la précipitation la plus marquée est appelé rapport optimal ; celui-ci est généralement obtenu en présence de quantités équivalentes d'antigène et d'anticorps. L'immunoprécipitation peut être appréciée visuellement ou par mesure de la dispersion de la lumière (dosage néphélométrique ou turbidimétrique). Une augmentation de la sensibilité peut être obtenue en utilisant des particules recouvertes d'anticorps ou d'antigène (par exemple le latex).

Dans les méthodes de floculation, ce sont essentiellement des dilutions progressives de l'un des réactifs qui sont utilisées, alors que dans les méthodes d'immunodiffusion (ID), la dilution est obtenue par diffusion dans un gel. Dans les méthodes ID, un gradient de concentration de l'un ou des 2 réactifs est établi de façon à créer dans le gel des zones dans lesquelles les proportions des réactifs favorisent la précipitation. Alors que les méthodes de floculation sont réalisées dans des tubes à essai, les méthodes ID peuvent s'effectuer en faisant appel à différents supports : éprouvettes, plaques, lames, cuves ou réservoirs.

L'immunoprécipitation est dite *simple* lorsqu'elle ne comporte qu'un seul antigène associé à l'anticorps correspondant ; elle est dite *complexe* lorsqu'elle fait usage de réactifs sérologiquement apparentés et *multiple* lorsqu'elle comporte plusieurs réactifs sérologiquement non apparentés.

Dans les *méthodes de diffusion simple,* un gradient de concentration de l'un des réactifs diffusant à partir d'une source extérieure est établi dans le gel contenant le réactif correspondant, à une concentration relativement faible.

L'immunodiffusion radiale simple (IDRS) est une technique quantitative simple d'immunodiffusion. A l'équilibre entre le réactif interne et le réactif externe, la surface de la zone circulaire de précipitation partant du site du réactif externe est directement proportionnelle à la concentration de l'antigène dans le gel et est inversement proportionnelle à la concentration de l'anticorps dans le gel.

Dans *les méthodes de diffusion double,* des gradients de concentration sont établis pour les 2 réactifs. L'antigène et l'anticorps diffusent tous 2 à partir de sites séparés dans un gel initialement neutre du point de vue immunologique.

Les *méthodes comparatives d'immunodiffusion double* sont utilisées pour comparer qualitativement divers antigènes par rapport à un anticorps approprié ou vice-versa. La comparaison est fondée sur la présence ou l'absence d'interaction des lignes de précipitation. Il est possible de distinguer des réactions d'identité, de non identité ou d'identité partielle des anticorps/antigènes.

Méthodes d'immunoélectrophorèse

L'immunoélectrophorèse (IE) est une technique qualitative associant 2 méthodes : l'électrophorèse sur gel suivie de l'immunodiffusion.

L'immunoélectrophorèse croisée est une modification de la méthode IE, adaptée à l'analyse qualitative et à l'analyse quantitative. Dans un premier temps, une électrophorèse classique sur gel est réalisée. La bande de gel contenant les fractions à analyser qui ont été séparées lors de cette électrophorèse est ensuite découpée, puis transférée sur une autre plaque. Cette nouvelle plaque est alors soumise à une seconde électrophorèse dans une direction perpendiculaire à la bande prélevée, en utilisant un gel contenant des teneurs relativement faibles en anticorps correspondant aux antigènes. Pour une concentration en anticorps et une épaisseur de gel données, le rapport entre la surface de chacun des pics de précipitation et la quantité de l'antigène correspondant est linéaire.

L'*électroimmunodosage,* souvent intitulé *immunoélectrophorèse fusiforme* est une méthode rapide pour doser les antigènes dont la charge diffère de celle des anticorps et vice-versa. L'électrophorèse de l'antigène à doser est réalisée dans un gel contenant l'anticorps correspondant à une concentration relativement plus faible. La substance à examiner et les dilutions d'un antigène utilisé pour l'étalonnage sont placées dans différentes cupules du gel. Pendant l'électrophorèse, il se forme des zones de précipitation fusiformes migrant à partir des cupules.

Lorsque l'antigène n'est plus en excès, le front du précipité devient stationnaire. Pour une concentration donnée en anticorps, le rapport entre la distance parcourue par le front de précipitation et la quantité d'antigène déposée est linéaire.

L'*immunoélectrophorèse inversée* est une méthode quantitative rapide permettant d'établir des gradients de concentration en antigène et en anticorps externes dans un champ électrique selon leurs charges différentes. Les dilutions d'un étalon et les dilutions de la substance à examiner sont placées dans des cupules creusées en ligne dans le gel. Une quantité connue du réactif correspondant est placée dans d'autres cupules disposées en une ligne opposée à la première. L'activité de la substance peut être considérée comme la dilution la plus forte faisant apparaître un front de précipitation.

Il existe des variantes de l'immunoélectrophorèse croisée et des méthodes d'immuno-électrodosage.

D'autres techniques associent la séparation des antigènes suivant la taille moléculaire et les propriétés sérologiques.

Mise en évidence et caractérisation des lignes d'immunoprécipitation

Celles-ci peuvent être réalisées par des colorations sélectives ou non sélectives, par fluorescence, par marquage enzymatique ou isotopique ou par d'autres techniques appropriées. Les colorations sélectives sont habituellement utilisées pour la caractérisation de substances non-protéiques dans les précipités.

Dans les gels translucides, tels que agar ou agarose, le front de précipitation est nettement visible pour autant que la concentration de chacun des réactifs soit appropriée.

VALIDATION DE LA MÉTHODE

Critères de validation

Une méthode immunochimique quantitative n'est valable que si :

1) l'anticorps ou l'antigène ne distingue pas de façon significative la substance à examiner de l'étalon. Dans le cas d'un réactif marqué, le réactif correspondant ne distingue pas de façon significative la substance marquée de la substance non marquée,

2) la méthode n'est pas influencée par le milieu du dosage, c'est-à-dire tout composant de l'échantillon à examiner ou de ses excipients qui peuvent varier d'un échantillon à un autre. Ces composants peuvent comprendre d'autres protéines, sels, conservateurs, à des concentrations élevées ou exercer une activité de contamination protéolytique parasite,

3) la limite de quantification est inférieure au critère d'acceptabilité indiqué dans la monographie individuelle,

4) la précision du dosage est telle que la variance des résultats correspond à l'exigence établie dans la monographie individuelle,

5) les erreurs systématiques, liées à la séquence dans laquelle le dosage est réalisé, sont absentes.

Méthodes de validation

Pour que ces critères soient vérifiés, le procédé de validation respecte les éléments suivants :

1) le dosage est réalisé au moins en triple,

2) le dosage comprend au moins 3 dilutions différentes de la préparation étalon et 3 dilutions différentes de la substance à examiner supposées présenter la même activité que la préparation étalon,

3) le plan de répartition des échantillons suit une distribution aléatoire,

4) si la substance à examiner est un sérum ou si elle est mélangée avec d'autres constituants, le témoin est préparé de la même manière,

5) l'essai comprend une mesure de liaison non spécifique du réactif marqué,

6) pour les immunodosages avec déplacement :

(a) la liaison maximale (déplacement-zéro) est déterminée,

(b) les dilutions couvrent la gamme complète des réponses pour les valeurs les plus proches de la liaison non spécifique à la liaison maximale, de préférence à la fois pour la substance à examiner et l'étalon.

CALCUL STATISTIQUE

Pour l'analyse des résultats, les courbes des réponses de la substance à examiner et de l'étalon peuvent être estimées selon les méthodes décrites dans *5.3 Analyse statistique des résultats des dosages et essais biologiques*.

Un non parallélisme significatif indique que l'anticorps ou l'antigène distingue la substance à examiner de l'étalon et implique l'invalidation des résultats.

Dans les immunodosages avec déplacement, les valeurs de liaison non spécifique et du déplacement maximal à une concentration élevée de substance à examiner ou d'étalon ne doivent pas être significativement différentes. Des différences pourraient refléter les effets du milieu, soit par inhibition de la liaison, soit par dégradation du marqueur.

2.7.2. TITRAGE MICROBIOLOGIQUE DES ANTIBIOTIQUES

L'activité d'un antibiotique est estimée par comparaison de l'inhibition de la croissance de microorganismes sensibles provoquée respectivement par des concentrations connues de l'antibiotique à examiner et d'une substance de référence.

Les préparations de référence utilisées dans les titrages sont des substances dont l'activité a été déterminée avec précision par rapport à l'étalon international correspondant ou à la préparation de référence internationale.

Le plan expérimental doit être tel qu'il permette de vérifier la validité du modèle mathématique sur lequel est basée l'équation de l'activité. Si un modèle de lignes parallèles est choisi, les 2 relations log dose-réponse (ou réponse transformée) correspondant à la préparation à examiner et à la préparation de référence doivent être parallèles ; elles doivent être linéaires dans l'intervalle des doses retenues pour le calcul du titre. Ces conditions doivent être vérifiées par des épreuves de validité pour un niveau donné de probabilité, généralement $P = 0{,}05$. D'autres modèles mathématiques peuvent également être utilisés, par exemple le modèle à rapport de pente du titrage, à condition que la validité soit démontrée.

Sauf indication contraire dans la monographie, les limites de confiance ($P = 0{,}95$) du titrage ne sont pas inférieures à 95 pour cent ni supérieures à 105 pour cent de l'activité mesurée.

Effectuez le titrage par le procédé A ou le procédé B.

A. TITRAGE PAR DIFFUSION

Liquéfiez le milieu adapté aux conditions du titrage (voir ci-dessous), puis ensemencez à une température appropriée, par exemple, pour les formes végétatives, de 48 °C à 50 °C, avec une quantité déterminée d'une suspension de microorganismes sensibles à l'antibiotique à examiner, qui permet d'obtenir des zones d'inhibition nettement délimitées et d'un diamètre convenable avec les concentrations d'antibiotique utilisées pour le titrage. Versez immédiatement en couche uniforme de 2 mm à 5 mm d'épaisseur le milieu ensemencé dans des boîtes de Pétri ou dans de grandes boîtes rectangulaires. Le milieu peut être constitué de 2 couches, la couche supérieure étant seule ensemencée.

Conservez les boîtes dans des conditions telles qu'aucune croissance notable ou la mort du microorganisme d'essai n'intervienne avant utilisation et que la surface du milieu soit sèche au moment de l'emploi.

Utilisez le solvant et la solution tampon indiqués dans le tableau 2.7.2.-1 (voir ci-après) pour préparer les solutions de la préparation de référence et les solutions de l'antibiotique à examiner, en concentrations présumées égales. Déposez les solutions, soit dans des cylindres stériles de porcelaine, d'acier inoxydable ou de tout autre matériau approprié, disposés à la surface du milieu, soit dans des cavités découpées dans la gélose (le volume de solution ajouté dans chaque cylindre ou cavité doit être uniforme), soit à l'aide de disques de papier absorbant de bonne qualité et stériles, imprégnés de solutions de la préparation de référence ou de solutions de l'antibiotique à examiner avant qu'ils ne soient déposés à la surface de la gélose.

Afin de vérifier la validité du titrage, utilisez au moins 3 doses différentes de la substance de référence ainsi que 3 doses de l'antibiotique à examiner ayant la même activité présumée que les doses de la substance de référence. Il est recommandé d'utiliser des séries de doses en progression géométrique. Dans les titrages courants, lorsque la linéarité du système est démontrée par un nombre adéquat d'expériences dans l'essai à 3 points, il suffirait, si l'Autorité de contrôle compétente donne son accord, d'effectuer le titrage sur 2 points seulement. Toutefois, en cas de contestation, le titrage est fait sur 3 points comme il est indiqué ci-dessus.

Disposez les solutions dans chaque boîte de Pétri ou dans chaque boîte rectangulaire, selon un plan statistiquement approprié. Dans le cas de petites boîtes ne pouvant recevoir plus de 6 solutions, il est recommandé d'alterner la disposition des solutions de l'antibiotique à examiner et de la substance de référence afin d'éviter toute interaction entre les solutions les plus concentrées.

Faites incuber à une température appropriée pendant 18 h environ. Préalablement à l'incubation, une période de diffusion de 1 h à 4 h à la température ambiante ou à 4 °C environ, selon le cas, peut être nécessaire afin de réduire les effets dus au décalage de temps entre l'application des solutions sur les plaques et, ainsi, d'améliorer la pente de régression.

Mesurez les diamètres, avec une précision de 0,1 mm au moins, ou les surfaces des zones d'inhibition, avec une précision correspondante. Calculez le titre de l'antibiotique à examiner à l'aide de méthodes statistiques appropriées.

Le nombre de répétitions par dose dans chaque titrage doit être suffisant pour assurer la précision requise ; le titrage peut être répété et les résultats combinés statistiquement afin d'obtenir la précision requise et de vérifier que l'activité de l'antibiotique n'est pas inférieure à l'activité minimale requise.

B. TITRAGE TURBIDIMÉTRIQUE

Ensemencez le milieu approprié avec une suspension du microorganisme choisi (voir ci-dessous) sensible à l'antibiotique à examiner de façon à obtenir une diminution importante de la culture microbienne dans les conditions du titrage. Utilisez une quantité déterminée de la suspension de façon à obtenir une opacité facilement mesurable après une durée d'incubation de 4 h environ.

Le milieu ensemencé doit être utilisé dès sa préparation.

Utilisez le solvant et la solution tampon indiqués dans le tableau 2.7.2.-2 (voir ci-après) pour préparer les solutions de la substance de référence et les solutions de l'antibiotique à examiner, en concentrations présumées égales.

Tableau 2.7.2.-1. – *Titrage des antibiotiques par diffusion*

Antibiotique	Substance de référence	Solvant à utiliser pour préparer la solution-mère	Solution tampon (pH)	Microorganisme	Milieu et pH final (± 0,1 unité pH)	Température d'incubation
Amphotéricine B	*Amphotéricine B SCR*	*Diméthylformamide R*	pH 10,5 (0,2 M)	*Saccharomyces cerevisiae* ATCC 9763 IP 1432-83	F - pH 6,1	35-37 °C
Bacitracine-zinc	*Bacitracine-zinc SCR*	*Acide chlorhydrique 0,01 M*	pH 7,0 (0,05 M)	*Micrococcus luteus* NCTC 7743 CIP 53.160 ATCC 10240	A - pH 7,0	35-39 °C
Bléomycine (sulfate de)	*Sulfate de bléomycine SCR*	*Eau R*	pH 6,8 (0,1 M)	*Mycobacterium smegmatis* ATCC 607	G - pH 7,0	35-37 °C
Colistine (sulfate de)	*Sulfate de colistine SCR*	*Eau R*	pH 6,0 (0,05 M)	*Bordetella bronchiseptica* NCTC 8344 CIP 53.157 ATCC 4617	B - pH 7,3	35-39 °C
Colistiméthate de sodium	*Colistiméthate de sodium SCR*			*Escherichia coli* NCIB 8879 CIP 54.127 ATCC 10536	B - pH 7,3	35-39 °C

Antibiotique	Substance de référence	Solvant à utiliser pour préparer la solution-mère	Solution tampon (pH)	Microorganisme	Milieu et pH final (± 0,1 unité pH)	Température d'incubation
Dihydrostreptomycine (sulfate de)	*Sulfate de dihydrostreptomycine SCR*	*Eau R*	pH 8,0 (0,05 M)	*Bacillus subtilis* NCTC 8236 CIP 1.83	A - pH 7,9	30-37 °C
				Bacillus subtilis NCTC 10400 CIP 52.62 ATCC 6633	A - pH 7,9	30-37 °C
Erythromycine (estolate de) Erythromycine (éthylsuccinate de)	*Erythromycine SCR*	*Méthanol R* voir les monographies	pH 8,0 (0,05 M)	*Bacillus pumilus* NCTC 8241 CIP 76.18	A - pH 7,9	30-37 °C
				Bacillus subtilis NCTC 10400 CIP 52.62 ATCC 6633	A - pH 7,9	30-37 °C
Framycétine (sulfate de)	*Sulfate de framycétine SCR*	*Eau R*	pH 8,0 (0,05 M)	*Bacillus subtilis* NCTC 10400 CIP 52.62 ATCC 6633	E - pH 7,9	30-37 °C
				Bacillus pumilus NCTC 8241 CIP 76.18	E - pH 7,9	30-37 °C
Gentamicine (sulfate de)	*Sulfate de gentamicine SCR*	*Eau R*	pH 8,0 (0,05 M)	*Bacillus pumilus* NCTC 8241 CIP 76.18	A - pH 7,9	35-39 °C
				Staphylococcus epidermidis NCIB 8853 CIP 68.21 ATCC 12228	A - pH 7,9	35-39 °C
Kanamycine (monosulfate de) Kanamycine (sulfate acide de)	*Monosulfate de kanamycine SCR*	*Eau R*	pH 8,0 (0,05 M)	*Bacillus subtilis* NCTC 10400 CIP 52.62 ATCC 6633	A - pH 7,9	30-37 °C
				Staphylococcus aureus NCTC 7447 CIP 53.156 ATCC 6538P	A - pH 7,9	35-39 °C
Néomycine (sulfate de)	*Sulfate de néomycine pour dosage microbiologique SCR*	*Eau R*	pH 8,0 (0,05M)	*Bacillus pumilus* NCTC 8241 CIP 76.18	E - pH 7,9	30-37 °C
				Bacillus subtilis NCTC 10400 CIP 52.62 ATCC 6633	E - pH 7,9	30-37 °C
Nétilmicine (sulfate de)	*Sulfate de nétilmicine SCR*	*Eau R*	pH 8,0 ± 0,1	*Staphylococcus aureus* ATCC 6538P CIP 53.156	A - pH 7,9	32-35 °C
Nystatine	*Nystatine SCR*	*Diméthylformamide R*	pH 6,0 (0,05 M) contenant 5 pour cent *V/V* de *diméthylformamide R*	*Candida tropicalis* CIP 1433-83 NCYC 1393	F - pH 6,0	30-37 °C
				Saccharomyces cerevisiae NCYC 87 CIP 1432-83 ATCC 9763	F - pH 6,0	30-32 °C
Polymyxine B (sulfate de)	*Sulfate de polymyxine B SCR*	*Eau R*	pH 6,0 (0,05 M)	*Bordetella bronchiseptica* NCTC 8344 CIP 53.157 ATCC 4617	B - pH 7,3	35-39 °C

Antibiotique	Substance de référence	Solvant à utiliser pour préparer la solution-mère	Solution tampon (pH)	Microorganisme	Milieu et pH final (± 0,1 unité pH)	Température d'incubation
Rifamycine sodique	*Rifamycine sodique SCR*	*Méthanol R*	pH 7,0 (0,05 M)	*Micrococcus luteus* NCTC 8340 CIP 53.45 ATCC 9341	A - pH 6,6	35-39 °C
Spiramycine	*Spiramycine SCR*	*Méthanol R*	pH 8,0 (0,05 M)	*Bacillus subtilis* NCTC 10400 CIP 52.62 ATCC 6633	A - pH 7,9	30-32 °C
Streptomycine (sulfate de)	*Sulfate de strepto-mycine SCR*	*Eau R*	pH 8,0 (0,05 M)	*Bacillus subtilis* NCTC 8236 CIP 1.83 *Bacillus subtilis* NCTC 10400 CIP 52.62 ATCC 6633	A - pH 7,9 A - pH 7,9	30-37 °C 30-37 °C
Tobramycine	*Tobramycine SCR*	*Eau R*	pH 8,0 (0,05 M)	*Bacillus subtilis* NCTC 10400 CIP 52.62 ATCC 6633	A - pH 7,9	30-37 °C
Tylosine pour usage vétérinaire Tylosine (tartrate de) pour usage vétérinaire	*Tylosine SCR*	*Méthanol R* à 2,5 pour cent *V/V* dans la *solution tampon phosphate pH 7,0 (0,1 M) R*	Mélange de 40 volumes de *méthanol R* et de 60 volumes de *solution tampon phosphate pH 8,0 (0,1 M) R*	*Micrococcus luteus* NCTC 8340 CIP 53.45 ATCC 9341	A - pH 8,0	32-35 °C
Vancomycine (chlorhydrate de)	*Chlorhydrate de vancomycine SCR*	*Eau R*	pH 8,0	*Bacillus subtilis* NCTC 8236 CIP 52.62 ATCC 6633	A - pH 8,0	37-39 °C

Tableau 2.7.2.-2. – *Titrage des antibiotiques par turbidimétrie*

Antibiotique	Substance de référence	Solvant à utiliser pour préparer la solution-mère	Solution tampon (pH)	Microorganisme	Milieu et pH final (± 0,1 unité pH)	Température d'incubation
Colistine (sulfate de) Colistiméthate de sodium	*Sulfate de colistine SCR* *Colistiméthate de sodium SCR*	*Eau R*	pH 7,0	*Escherichia coli* NCIB 8666 CIP 2.83 ATCC 9637	C - pH 7,0	35-37°C
Dihydrostreptomy-cine (sulfate de)	*Sulfate de dihy-drostreptomyci-ne SCR*	*Eau R*	pH 8,0	*Klebsiella pneumoniae* NCTC 7427 CIP 53.153 ATCC 10031	C - pH 7,0	35-37°C
Erythromycine (estolate de) Erythromycine (éthylsuccinate de)	*Erythromyci-ne SCR*	*Méthanol R* voir les monographies	pH 8,0	*Klebsiella pneumoniae* NCTC 7427 CIP 53.153 ATCC 10031 *Staphylococcus aureus* NCTC 7447 CIP 53.156 ATCC 6538P	D - pH 7,0 C - pH 7,0	35-37°C 35-37°C
Framycétine (sulfate de)	*Sulfate de framycétine SCR*	*Eau R*	pH 8,0	*Staphylococcus aureus* NCTC 7447 CIP 53.156 ATCC 6538P	C - pH 7,0	35-37°C
Gentamicine (sulfate de)	*Sulfate de gentamicine SCR*	*Eau R*	pH 7,0	*Staphylococcus aureus* NCTC 7447 CIP 53.156 ATCC 6538P	C - pH 7,0	35-37°C

Antibiotique	Substance de référence	Solvant à utiliser pour préparer la solution-mère	Solution tampon (pH)	Microorganisme	Milieu et pH final (± 0,1 unité pH)	Température d'incubation
Gramicidine	*Gramicidine SCR*	*Méthanol R*	pH 7,0*	*Enterococcus hirae* CIP 58.55 ATCC 10541 *Staphylococcus aureus* ATCC 6538P	C - pH 7,0	35-37°C
	*L'addition d'un agent tensioactif peut être nécessaire pour éviter une adsorption éventuelle sur le matériel au cours des dilutions, par exemple 0,1 mg/ml de *polysorbate 80 R*.					
Kanamycine (monosulfate de) Kanamycine (sulfate acide de)	*Monosulfate de kanamycine SCR*	*Eau R*	pH 8,0	*Staphylococcus aureus* NCTC 7447 CIP 53.156 ATCC 6538P	C - pH 7,0	35-37°C
Néomycine (sulfate de)	*Sulfate de néomycine pour dosage microbiologique SCR*	*Eau R*	pH 8,0	*Staphylococcus aureus* NCTC 7447 CIP 53.156 ATCC 6538P	C - pH 7,0	35-37°C
Rifamycine sodique	*Rifamycine sodique SCR*	*Méthanol R*	pH 7,0	*Escherichia coli* NCIB 8879 CIP 54.127 ATCC 10536	C - pH 7,0	35-37°C
Spiramycine	*Spiramycine SCR*	*Méthanol R*	pH 7,0	*Staphylococcus aureus* NCTC 7447 CIP 53.156 ATCC 6538P	C - pH 7,0	35-37 °C
Streptomycine (sulfate de)	*Sulfate de streptomycine SCR*	*Eau R*	pH 8,0	*Klebsiella pneumoniae* NCTC 7427 CIP 53.153 ATCC 10031	C - pH 7,0	35-37 °C
Tobramycine	*Tobramycine SCR*	*Eau R*	pH 7,0	*Staphylococcus aureus* NCTC 7447 CIP 53.156 ATCC 6538P ATCC 9144	C - pH 7,0	35-37 °C
Tylosine pour usage vétérinaire Tylosine (tartrate de) pour usage vétérinaire	*Tylosine SCR*	*Méthanol R* à 2,5 pour cent *V/V* dans la *solution tampon phosphate pH 7,0 (0,1 M) R*	pH 7,0	*Staphylococcus aureus* NCTC 6571 ATCC 9144 CIP 53.154	C - pH 7,0	37 °C
Vancomycine (chlorhydrate de)	*Chlorhydrate de vancomycine SCR*	*Eau R*	pH 8,0	*Staphylococcus aureus* CIP 53.156 ATCC 6538P	C - pH 7,0	37-39° C

Afin de vérifier la validité du titrage, utilisez au moins 3 doses différentes de la substance de référence ainsi que 3 doses de l'antibiotique à examiner ayant la même activité présumée que les doses de la substance de référence. Il est recommandé d'utiliser des séries de doses en progression géométrique. Il pourrait être nécessaire de ne retenir pour le calcul, parmi un plus grand nombre de doses, que les 3 doses consécutives correspondantes de la solution de référence et de la solution d'essai permettant d'obtenir la linéarité requise.

Utilisez des tubes à essai identiques. Ajoutez dans chacun d'eux un volume égal de chaque solution et un même volume de milieu nutritif ensemencé (par exemple 1 ml de solution et 9 ml de milieu).

Préparez simultanément 2 tubes témoins sans antibiotique, contenant l'un et l'autre le milieu nutritif ensemencé, le second étant additionné immédiatement de 0,5 ml de *formaldéhyde R*. Ces tubes servent à étalonner l'appareil optique utilisé pour mesurer la croissance.

Disposez convenablement tous les tubes, soit au hasard, soit en carré latin, soit en forme de bloc aléatoire, dans un bain-marie ou dans un autre appareil convenable, permettant de porter rapidement tous les tubes à la température d'incubation indiquée. Maintenez-les à cette température pendant 3 h à 4 h. Veillez à assurer une température uniforme et une durée d'incubation identique.

Après incubation, bloquez la croissance des cultures, par exemple par addition de 0,5 ml de *formaldéhyde R* dans chaque tube, ou par traitement à la chaleur, puis mesurez l'opacité au moyen d'un appareil optique approprié avec une précision allant jusqu'à 3 chiffres significatifs. Il est, d'autre part, possible d'utiliser un autre procédé qui permette de mesurer l'opacité de chaque tube après une période d'incubation identique.

Calculez le titre de l'antibiotique à examiner à l'aide de méthodes statistiques appropriées.

La linéarité du rapport dose-réponse, transformé ou non, est souvent obtenue dans un intervalle de doses limité ; c'est cet intervalle qui doit être utilisé pour le calcul de l'activité. Il doit cependant comporter au moins 3 doses consécutives permettant d'effectuer une vérification de la linéarité. Dans les titrages courants, lorsque la linéarité du système est démontrée par un nombre adéquat d'expériences dans l'essai à 3 points, il suffirait, si l'Autorité de contrôle compétente donne son accord, d'effectuer le titrage sur 2 points seulement. Toutefois, en cas de contestation, le titrage est fait sur 3 points.

Le nombre de répétitions par dose dans chaque titrage doit être suffisant pour assurer la précision requise ; le titrage peut être répété et les résultats combinés statistiquement afin d'obtenir la précision requise et de vérifier que l'activité de l'antibiotique à examiner n'est pas inférieure à l'activité minimale requise.

La section suivante est publiée à titre d'information.

RECOMMANDATIONS POUR LE TITRAGE MICROBIOLOGIQUE DES ANTIBIOTIQUES

Les textes suivants énumèrent les microorganismes recommandés et indiquent les conditions de travail. D'autres microorganismes peuvent être utilisés à condition qu'ils présentent la même sensibilité à l'antibiotique à examiner et soient utilisés dans des milieux appropriés, dans des conditions favorables de température et de pH. Le choix des concentrations des solutions doit assurer qu'une relation linéaire existe entre le logarithme de la dose et la réponse dans les conditions de l'essai.

Préparation de l'inoculum. *Bacillus cereus* var. *mycoides* ; *Bacillus subtilis* ; *Bacillus pumilus*. Préparez comme suit les suspensions de spores des microorganismes destinées à être utilisées comme inoculum.

Cultivez le microorganisme à 35-37 °C pendant 7 jours, à la surface d'un milieu approprié additionné au préalable de 0,001 g/l de *sulfate de manganèse R*. Avec de l'*eau R* stérile, enlevez, par lavage, la culture qui comprend principalement des spores. Chauffez la suspension à 70 °C pendant 30 min et diluez de façon à obtenir une concentration convenable de spores - généralement 10 à 100 × 10^6 spores par millilitre. La suspension de spores peut être conservée pendant une longue période à une température ne dépassant pas 4 °C.

Une suspension de spores peut également être préparée par culture des microorganismes à 26 °C pendant 4 à 6 jours dans le milieu C. Ajoutez aseptiquement une quantité suffisante de *sulfate de manganèse R* pour obtenir une concentration de 0,001 g/l, puis faites incuber pendant 48 h. Vérifiez au microscope la présence d'une sporulation appropriée (environ 80 pour cent), puis centrifugez. Préparez une nouvelle suspension du dépôt dans de l'*eau R* stérile pour obtenir une concentration de 10 à 100 × 10^6 spores par millilitre. Chauffez à 70 °C pendant 30 min. Conservez la suspension à une température maximale de 4 °C.

Bordetella bronchiseptica. Cultivez le microorganisme d'essai à 35-37 °C pendant 16 h à 18 h sur le milieu B.

Avec de l'*eau R* stérile, enlevez par lavage les éléments bactériens qui ont cultivé et diluez de façon à obtenir une opacité adéquate.

Staphylococcus aureus ; *Klebsiella pneumoniae* ; *Escherichia coli* ; *Micrococcus luteus* ; *Staphylococcus epidermidis*. Effectuez la préparation ainsi qu'il est indiqué ci-dessus pour *B. bronchiseptica*, en utilisant le milieu A et en ajustant l'opacité de façon à obtenir une valeur dont il a été démontré qu'elle fournit un rapport satisfaisant dose-réponse dans le titrage par turbidimétrie ou provoque des zones d'inhibition nettement délimitées de diamètre convenable dans le titrage par diffusion, selon le cas.

Saccharomyces cerevisiae ; *Candida tropicalis*. Cultivez le microorganisme à 35-37 °C pendant 24 h sur le milieu F. Avec une solution stérile de *chlorure de sodium R* à 9 g/l, enlevez par lavage les microorganismes cultivés et diluez de façon à obtenir une opacité adéquate.

Solutions tampons. Préparez les solutions tampons dont le pH est de 5,8 à 8,0 en mélangeant 50,0 ml de *solution de phosphate monopotassique 0,2 M R* avec les quantités d'*hydroxyde de sodium 0,2 M* indiquées au tableau 2.7.2.-3 et en complétant à 200,0 ml avec de l'*eau R* récemment distillée.

Tableau 2.7.2.-3

pH	*Hydroxyde de sodium 0,2 M* (millilitres)
5,8	3,72
6,0	5,70
6,2	8,60
6,4	12,60
6,6	17,80
6,8	23,65
7,0	29,63
7,2	35,00
7,4	39,50
7,6	42,80
7,8	45,20
8,0	46,80

Utilisez ces solutions tampons pour tous les titrages microbiologiques indiqués au tableau, à l'exception de ceux de la bléomycine et de l'amphotéricine B.

Préparez la solution tampon (pH 6,8) pour le titrage du sulfate de bléomycine de la façon suivante :

dissolvez 6,4 g de *phosphate monopotassique R* et 18,9 g de *phosphate disodique R* dans de l'*eau R* et complétez à 1000 ml avec de l'*eau R*.

Pour le dosage de l'amphotéricine B, utilisez la solution tampon phosphate pH 10,5 (0,2 M) préparée comme suit : dissolvez 35 g de *phosphate dipotassique R* dans 900 ml d'*eau R*, ajoutez 20 ml d'*hydroxyde de sodium 1 M* et complétez à 1000,0 ml avec de l'*eau R*.

Milieux de culture. Les milieux suivants ou des milieux équivalents peuvent être utilisés.

Milieu A

Peptone	6 g
Peptone pancréatique de caséine	4 g
Extrait de viande de bœuf	1,5 g
Extrait de levure	3 g
Glucose monohydraté	1 g

Gélose	15 g
Eau *q.s.p.*	1000 ml

Milieu B

Peptone pancréatique de caséine	17 g
Peptone papaïque de soja	3 g
Chlorure de sodium	5 g
Phosphate dipotassique	2,5 g
Glucose monohydraté	2,5 g
Gélose	15 g
Polysorbate 80	10 g
Eau *q.s.p.*	1000 ml

Ajoutez le polysorbate 80 à la solution chaude renfermant les autres composants après l'avoir portée à ébullition et immédiatement avant d'ajuster son volume.

Milieu C

Peptone	6 g
Extrait de viande de bœuf	1,5 g
Extrait de levure	3 g
Chlorure de sodium	3,5 g
Glucose monohydraté	1 g
Phosphate dipotassique	3,68 g
Phosphate monopotassique	1,32 g
Eau *q.s.p.*	1000 ml

Milieu D

Extrait de cœur	1,5 g
Extrait de levure	1,5 g
Peptone de caséine	5 g
Glucose monohydraté	1 g
Chlorure de sodium	3,5 g
Phosphate dipotassique	3,68 g
Phosphate monopotassique	1,32 g
Nitrate de potassium	2 g
Eau *q.s.p.*	1000 ml

Milieu E

Peptone	5 g
Extrait de viande	3 g
Phosphate disodique, $12H_2O$	26,9 g
Gélose	10 g
Eau *q.s.p.*	1000 ml

Le phosphate disodique en solution stérile est ajouté au milieu stérilisé au préalable.

Milieu F

Peptone	9,4 g
Extrait de levure	4,7 g
Extrait de viande de bœuf	2,4 g
Chlorure de sodium	10,0 g
Glucose monohydraté	10,0 g
Gélose	23,5 g
Eau *q.s.p.*	1000 ml

Milieu G

Glycérol	10 g
Peptone	10 g
Extrait de viande	10 g
Chlorure de sodium	3 g
Gélose	15 g
Eau *q.s.p.*	1000 ml

pH 7,0 ± 0,1 après stérilisation

2.7.3. TITRAGE DE LA CORTICOTROPINE

L'activité de la corticotropine est évaluée par un titrage permettant la comparaison d'une ou de plusieurs activités biologiques avec l'activité identique de l'étalon international ou d'une préparation de référence dans des conditions données.

L'Unité Internationale correspond à l'activité d'une quantité donnée de l'étalon international qui est composé de corticotropine de porc, purifiée et cryodesséchée, et de lactose. La correspondance entre l'Unité Internationale et l'étalon est indiquée par l'Organisation Mondiale de la Santé.

La *corticotropine PBR* est titrée en Unités Internationales à partir de l'étalon international.

Utilisez des rats mâles ou femelles pesant de 100 g à 200 g. Dans un essai donné, l'écart de masse entre l'animal le plus lourd et l'animal le plus léger ne doit pas dépasser 15 g. Maintenez les rats dans des conditions uniformes pendant 7 jours au moins avant l'essai. Le jour précédant l'essai, pesez les rats et effectuez l'hypophysectomie. Mettez à la disposition des animaux de l'eau et une solution de *glucose R* à 50 g/l dans une solution de *chlorure de sodium R* à 1,8 g/l qu'ils puissent boire en plus du régime normal. Les rats sont maintenus dans une pièce à température constante de 24 °C à 27 °C. Effectuez l'essai 18 h à 36 h après l'hypophysectomie.

Le jour de l'essai, pesez les rats et répartissez-les au hasard en 6 groupes de 8 à 10 animaux. Choisissez 3 doses de la préparation de référence et 3 doses de la préparation à examiner, de façon que la dose la plus faible provoque une petite diminution et que la dose la plus forte ne provoque pas la diminution maximale de la teneur en acide ascorbique des surrénales. Administrez les doses au hasard par injection sous-cutanée, ajustées à la masse corporelle des animaux. Les doses sont normalement de l'ordre de 1,0 - 0,5 - 0,25 UI par 100 g de masse corporelle. Sauf exception précisée, dissolvez la préparation de référence et la préparation à examiner dans l'*acide chlorhydrique 0,01 M* et préparez les dilutions avec de l'*eau R* contenant 150 g/l de *gélatine R*. Injectez les solutions dans les 4 h qui suivent leur préparation.

3 h après l'injection, prélevez, sur le rat anesthésié, les 2 glandes surrénales en éliminant les tissus annexes. Pesez-les aussi rapidement que possible afin d'éviter une perte de masse. Sacrifiez ensuite l'animal et vérifiez si l'hypophysectomie a été totale.

Broyez et homogénéisez les 2 glandes surrénales dans une solution récemment préparée d'*acide métaphosphorique R* à 25 g/l et complétez à 10 ml avec la même solution. Laissez reposer pendant 30 min et centrifugez. Prélevez 7 ml du liquide limpide surnageant et ajoutez-les à une solution extemporanée contenant 7 ml d'une solution d'*acétate de sodium R* à 45,3 g/l, dont le pH est ajusté à 7 avec de l'*acide acétique R*, 3 ml d'*eau R* et 2 ml de *solution étalon de dichlorophénolindophénol R*. 30 s après, mesurez à l'aide d'un colorimètre l'absorption de la lumière en utilisant un filtre dont l'intervalle de transmission est de 450 nm à 520 nm et le maximum à 470 nm. Etablissez la courbe d'étalonnage dans les mêmes conditions à partir de dilutions appropriées de solution d'*acide ascorbique R*, préparée extemporanément, dans la solution d'*acide métaphosphorique R* à 25 g/l. Déterminez le taux en acide ascorbique, exprimez les résultats en milligrammes par 100 g de glande surrénale et procédez à une analyse statistique.

2.7.4. DOSAGE DU FACTEUR VIII DE COAGULATION SANGUINE

Le dosage du facteur VIII de coagulation sanguine s'effectue par mesure de son activité biologique en tant que cofacteur de l'activation du facteur X par le facteur IX activé (IXa) en présence d'ions calcium et de phospholipides. L'activité d'une préparation du facteur VIII est estimée par comparaison des quantités respectives de cette préparation et de l'étalon international, ou d'une préparation de référence étalonnée en Unités Internationales, qui sont nécessaires pour obtenir une vitesse donnée de formation du facteur Xa dans un milieu de réaction contenant les différentes substances intervenant dans l'activation du facteur X.

L'Unité Internationale d'activité du facteur VIII correspond à l'activité d'une quantité donnée de l'étalon international, qui est constitué par un concentré cryodesséché du facteur VIII de coagulation sanguine humain. La correspondance entre l'Unité Internationale et l'étalon international est indiquée par l'Organisation Mondiale de la Santé.

Le *concentré de facteur VIII de coagulation sanguine humain PBR* est étalonné en Unités Internationales par rapport à l'étalon international.

La méthode de dosage colorimétrique comporte deux étapes successives : l'activation du facteur X, sous l'action du facteur VIII, dans un mélange réactif de facteurs de coagulation composé de substances purifiées, et la lyse enzymatique d'un substrat chromogène par le facteur Xa, qui libère un chromophore quantifiable par spectrophotométrie. Dans des conditions de dosage appropriées, il existe une relation linéaire entre la vitesse de formation du facteur Xa et la concentration du facteur VIII. Le schéma suivant résume le principe du dosage :

Etape 1 facteur X —— facteur VIII activé / facteur IXa, phospholipide, Ca^{++} ——→ facteur Xa

Etape 2 substrat chromogène —— facteur Xa ——→ peptide + chromophore

Les deux étapes mettent en œuvre des réactifs disponibles dans le commerce auprès de divers fournisseurs. Bien que la composition de ces réactifs puisse légèrement varier, leurs caractéristiques essentielles sont décrites dans les spécifications qui suivent. Certains écarts par rapport à ces spécifications sont admissibles à condition qu'il ait été démontré, avec comme référence l'étalon international du facteur VIII de coagulation sanguine humain, que les résultats obtenus ne diffèrent pas de manière significative.

Les trousses commerciales sont à utiliser conformément aux instructions du fabricant ; il est important de s'assurer que la trousse choisie convienne.

RÉACTIFS

Le mélange réactif de facteurs de coagulation contient notamment des protéines purifiées d'origine humaine ou bovine, à savoir le facteur X, le facteur IXa et un activateur du facteur VIII, qui est généralement la thrombine. Ces protéines sont partiellement purifiées, de préférence à 50 pour cent au moins et ne contiennent pas d'impuretés susceptibles d'interférer dans l'activation du facteur VIII ou du facteur X. Le facteur X est présent en quantité telle que sa concentration finale lors de l'étape d'activation soit de 10-350 nmol/l, et de préférence de 15-30 nmol/l. Le facteur IXa est préparé par activation du facteur IX purifié en facteur IXaβ, à l'aide du facteur XIa, puis purification du facteur IXaβ du mélange de réactifs. Sa concentration finale lors de l'étape de formation du facteur Xa est inférieure à 30 pour cent de celle du facteur X et généralement de 1-100 nmol/l, et de préférence de 1-10 nmol/l. La thrombine peut être présente sous la forme de son précurseur, la prothrombine, à condition que son activation au sein du mélange réactif soit suffisamment rapide pour permettre une activation complète et quasi instantanée du facteur VIII lors du dosage. Le mélange réactif contient également des phospholipides qui peuvent être d'origine naturelle (par exemple cerveau ou moëlle épinière de bovin, extrait de soja) ou obtenus par synthèse, et doivent être constitués pour une part importante (généralement de 15-35 pour cent) de phosphatidylsérine. La concentration finale en phospholipides lors de l'étape de formation du facteur Xa est de 1-50 µmol/l, et de préférence de 10-35 µmol/l. Le mélange réactif contient aussi des ions calcium, en quantité telle que leur concentration finale soit de 5-15 mmol/l. L'étape finale de formation du facteur Xa est conduite dans une solution contenant au minimum 1 mg/ml d'albumine humaine ou bovine convenablement tamponnée, de pH compris entre 7,3 et 8,0. Les différents constituants du milieu réactif sont généralement réunis en deux préparations séparées, dont aucune n'a le pouvoir d'induire à elle seule la formation du facteur Xa. Après reconstitution, ces deux préparations peuvent être réunies à condition qu'il ne se forme pas de quantités significatives de facteur Xa en l'absence du facteur VIII. Le facteur VIII doit être le seul facteur limitant la formation du facteur Xa dans le mélange d'incubation final.

La seconde étape consiste en la quantification du facteur Xa formé à l'étape précédente, au moyen d'un substrat chromogène spécifique du facteur Xa. Ce substrat est généralement un peptide court dérivatisé de 3 à 5 acides aminés, lié à un groupement chromophore. La scission de ce groupement et du substrat peptidique entraîne un déplacement de l'activité chromophorique vers une longueur d'onde permettant sa quantification par spectrophotométrie. Le substrat est généralement dissous dans l'eau et utilisé à une concentration finale de 0,2-2 mmol/l. Il peut également comprendre des inhibiteurs appropriés empêchant la poursuite de la formation du facteur Xa et supprimant toute activité thrombinique, ce qui permet d'améliorer la sélectivité du dosage vis-à-vis du facteur Xa.

MODE OPÉRATOIRE

Juste avant emploi, reconstituez le contenu entier d'une ampoule de la préparation de référence et de la préparation à examiner en ajoutant la quantité d'*eau R* voulue. Ajoutez aux préparations reconstituées la quantité de prédiluant requise pour obtenir des solutions à 0,5-2,0 UI/ml.

Le prédiluant est constitué de plasma provenant d'un donneur atteint d'une forme sévère d'hémophilie A, ou d'un réactif de synthèse donnant des résultats sensiblement équivalents à ceux obtenus avec du plasma d'hémophile et les mêmes préparation de référence et préparation à examiner. Les solutions prédiluées doivent être stables au-delà du temps nécessaire pour le dosage pendant au moins 30 min à 20 °C et être utilisées dans les 15 min. Préparez les dilutions suivantes de la préparation de référence et de la préparation à examiner au moyen d'une solution tampon isotonique sans agent de chélation et contenant 1 pour cent d'albumine humaine ou bovine ; la solution peut contenir, par exemple, du tris(hydroxyméthyl)aminométhane ou de l'imidazole, et elle est de préférence tamponnée à pH 7,3-8,0. Préparez pour chacune des deux préparations au moins trois dilutions séparées et indépendantes, de préférence en double. La concentration en facteur VIII de ces dilutions doit être ajustée de façon que la concentration finale en facteur VIII lors de l'étape de formation du facteur Xa soit inférieure à 0,03 UI/ml, et de préférence à 0,01 UI/ml.

Préparez également un témoin contenant l'ensemble des constituants du mélange réactif, à l'exception du facteur VIII.

Toutes les dilutions doivent être préparées dans des tubes en plastique et utilisées immédiatement.

Etape 1. A chacune des dilutions préchauffées, obtenues à partir de la préparation de référence et de la préparation à examiner, ajoutez un volume approprié du réactif de coagulation préchauffé (ou d'un mélange de ses constituants séparés), mélangez et mettez à incuber à 37 °C dans des tubes en plastique ou les cupules d'une microplaque. La concentration des différents constituants pendant la formation du facteur Xa doit être telle que spécifié plus haut sous Réactifs. Laissez se dérouler la réaction d'activation du facteur X pendant un temps approprié ; l'arrêt de la réaction doit de préférence intervenir avant que la concentration en facteur Xa ait atteint son niveau maximum, afin que la courbe dose-réponse présente une linéarité satisfaisante. Le temps de réaction est également choisi de façon que la condition de linéarité de la courbe de production du facteur Xa en fonction du temps soit satisfaite. Il est généralement de l'ordre de 2 à 5 min, mais certaines variations sont admissibles si elles permettent d'améliorer la linéarité de la courbe dose-réponse.

Etape 2. Arrêtez la réaction d'activation par addition du mélange réactif contenant le substrat chromogène. La vitesse de lyse du substrat, qui doit être proportionnelle à la concentration du facteur Xa, est déterminée par mesure, à l'aide d'un spectrophotomètre, de la variation d'absorbance à une longueur d'onde appropriée. On peut soit mesurer l'absorbance en continu, ce qui permet de calculer la vitesse initiale de lyse du substrat, soit interrompre la réaction d'hydrolyse au bout d'un temps approprié en abaissant le pH à l'aide d'un réactif approprié tel que de l'acide acétique à (50 pour cent *V/V* de $C_2H_4O_2$) ou une solution tampon citratée pH 3 (1 mol/l). Ajustez le temps d'hydrolyse de façon que la condition de linéarité de la courbe de formation du chromophore en fonction du temps soit satisfaite. Ce temps est généralement de l'ordre de 3 min à 15 min, mais certaines variations sont tolérées si elles permettent d'améliorer la linéarité de la courbe dose-réponse.

Vérifiez la validité du titrage et calculez l'activité de la préparation à examiner par les méthodes statistiques habituelles (par exemple, *5.3. Analyse statistique des résultats des dosages et essais biologiques)*.

2.7.5. TITRAGE DE L'HÉPARINE

L'activité anticoagulante de l'héparine est évaluée *in vitro* par comparaison de sa capacité à retarder la coagulation du plasma de mouton, citraté et recalcifié, à celle d'une préparation de référence, étalonnée en Unités Internationales, dans des conditions données.

L'Unité Internationale d'héparine correspond à l'activité d'une quantité donnée de l'étalon international ; celui-ci est constitué par de l'héparine sodique cryodesséchée provenant de muqueuse intestinale de porc. La correspondance entre l'Unité Internationale et l'étalon international est indiquée par l'Organisation Mondiale de la Santé.

L'*héparine sodique PBR* est étalonnée en Unités Internationales à partir de l'étalon international, à l'aide du titrage décrit ci-dessous.

Effectuez le titrage à l'aide d'un des procédés suivants permettant de déterminer le début de la coagulation et de choisir les tubes et autres appareils appropriés à la méthode utilisée :

a) examen visuel direct, effectué de préférence à l'aide d'un éclairage indirect sur fond noir et mat ;

b) enregistrement spectrophotométrique du changement de densité optique à une longueur d'onde de 600 nm environ ;

c) examen visuel du changement de fluidité en inclinant les tubes manuellement ;

d) enregistrement mécanique du changement de fluidité en procédant au mélange tout en ayant soin d'éviter au maximum toute perturbation au sein de la solution pendant la phase initiale de coagulation.

MODE OPÉRATOIRE

Les volumes mentionnés dans le texte sont donnés à titre indicatif et peuvent être adaptés à l'appareillage utilisé, à condition toutefois que les rapports entre les différents volumes soient respectés.

Diluez l'*héparine sodique PBR* dans une solution de *chlorure de sodium R* à 9 g/l de façon à obtenir par millilitre un nombre connu avec précision d'Unités Internationales. Préparez dans les mêmes conditions une solution de la préparation à examiner de même activité présumée. A partir de chacune de ces solutions, préparez une série de dilutions dans une solution de *chlorure de sodium R* à 9 g/l en progression géométrique, de façon que le temps de coagulation obtenu avec la concentration la plus faible ne soit pas inférieur à 1,5 fois le temps de recalcification à blanc et que le temps de coagulation obtenu avec la plus forte concentration soit tel qu'il donne une courbe log dose/réponse satisfaisante, tel que déterminé dans un essai préliminaire.

Placez 12 tubes dans un bain d'eau glacée en les étiquetant en double T_1, T_2 et T_3 pour les dilutions de la préparation à examiner et S_1, S_2 et S_3 pour les dilutions de la préparation de référence. Dans chaque tube, introduisez 1,0 ml de *substrat de plasma R1* décongelé, 1,0 ml de la dilution appropriée de la préparation à examiner ou de la préparation de référence. Après chaque addition, mélangez en évitant la formation de bulles. En prenant les tubes dans l'ordre suivant S_1, S_2, S_3, T_1, T_2, T_3, transférez chacun d'eux dans un bain-marie à 37 °C. Laissez s'équilibrer la température du milieu à 37 °C pendant 15 min environ, puis ajoutez dans chacun des tubes 1 ml d'une dilution de *céphaline R* contenant un activateur approprié tel que le kaolin de façon à obtenir, dans les conditions du titrage, un temps de recalcification à blanc convenable ne dépassant pas 60 s ; dans le cas de l'utilisation de kaolin, préparez au moment de l'emploi un mélange à volumes égaux de *céphaline R* et d'une suspension de *kaolin léger R* à 4 g/l dans une solution de *chlorure de sodium R* à 9 g/l. Après 2 min exactement, ajoutez 1 ml d'une solution de *chlorure de calcium R* à 3,7 g/l et enregistrez, comme temps de coagulation, l'intervalle exprimé en secondes entre cette dernière addition et le début de la coagulation déterminé selon le procédé choisi. Déterminez le temps de calcification à blanc au début et à la fin de l'opération dans les mêmes conditions en utilisant 1 ml d'une solution de *chlorure de sodium R* à 9 g/l au lieu d'une des dilutions d'héparine ; les deux valeurs à blanc obtenues ne doivent pas différer de façon significative. Transformez les temps de coagulation en logarithmes, en utilisant la valeur moyenne des tubes traités en double. Répétez le procédé en utilisant de nouvelles dilutions et effectuez l'incubation dans l'ordre T_1, T_2, T_3, S_1, S_2, S_3. Calculez les résultats par les méthodes statistiques habituelles.

Effectuez au moins 3 titrages indépendants. Pour chacun d'eux, préparez respectivement de nouvelles solutions de la préparation à examiner et de la préparation de référence et utilisez un nouveau prélèvement de substrat de plasma décongelé immédiatement avant l'emploi.

Calculez l'activité de la préparation à examiner par les méthodes statistiques habituelles en combinant les résultats des différents titrages. Lorsque la variance issue des différences entre les dosages est significative au niveau P = 0,01, une estimation combinée de l'activité peut être dérivée des activités moyennes non pondérées.

2.7.6. TITRAGE DE L'ACTIVITÉ DU VACCIN DIPHTÉRIQUE ADSORBÉ

L'activité du vaccin diphtérique adsorbé est évaluée par détermination de la dose nécessaire pour protéger les cobayes contre les effets d'une dose de toxine diphtérique provoquant, lorsqu'elle est administrée par voie intradermique, une lésion cutanée, ou d'une dose létale de toxine diphtérique lorsqu'elle est administrée par voie sous-cutanée. Cette dose est comparée à celle d'une préparation de référence étalonnée en Unité Internationale nécessaire pour assurer la même protection.

L'Unité Internationale correspond à l'activité d'une quantité donnée de l'étalon international ; celui-ci est constitué par de l'anatoxine diphtérique adsorbée sur hydroxyde d'aluminium. La correspondance entre l'Unité Internationale et l'étalon international est indiquée par l'Organisation Mondiale de la Santé.

ÉPREUVE INTRADERMIQUE

Choix et répartition des animaux d'expérience. Utilisez des cobayes blancs en bonne santé, provenant d'un élevage homogène et dont la taille est suffisante pour le nombre de sites prescrit pour l'épreuve ; la différence de masse corporelle entre l'animal le plus lourd et l'animal le plus léger ne doit pas dépasser 100 g. Répartissez-les en au moins 6 groupes égaux : le nombre de cobayes dans chaque groupe doit être suffisant pour obtenir des résultats qui satisfassent aux conditions de validité prescrites ci-dessous. S'il n'a pas été démontré que la toxine d'épreuve est stable ou si elle n'est pas standardisée de manière adéquate, ajoutez, pour vérifier son activité, 5 cobayes comme témoins non vaccinés. Les cobayes doivent être du même sexe, sinon mâles et femelles doivent être répartis également entre les groupes.

Choix de la toxine d'épreuve. Choisissez une toxine d'épreuve contenant de 67 à 133 lr/100 dans 1 Lf et 25 000 à 50 000 fois la dose minimale de réaction pour cobayes par Lf. S'il a été démontré que la toxine d'épreuve est stable, il n'est pas nécessaire de contrôler l'activité de la solution de toxine d'épreuve lors de chaque titrage.

Préparation de la solution de toxine d'épreuve. A partir de cette toxine, préparez immédiatement avant l'emploi, dans un diluant approprié, une solution de toxine d'épreuve contenant 0,0512 Lf environ dans 0,2 ml. Préparez à partir de cette solution une série de 5 dilutions au 1/4 contenant respectivement 0,0128 Lf, 0,0032 Lf, 0,0008 Lf, 0,0002 Lf, et 0,00005 Lf environ dans 0,2 ml.

Détermination de l'activité du vaccin. Préparez, dans une solution de *chlorure de sodium R* à 9 g/l, des dilutions du vaccin à examiner et de la préparation de référence de façon que chaque groupe de dilutions constitue une série de raison 2,5 au plus, les dilutions intermédiaires, injectées par voie sous-cutanée à raison de 1,0 ml par cobaye, devant donner un score intradermique de 3 environ lors de l'épreuve. Répartissez les dilutions à raison d'une dilution pour chaque groupe de cobayes et injectez par voie sous-cutanée à chaque cobaye 1,0 ml de la dilution attribuée à son groupe. Après 28 jours, rasez les deux flancs de chaque cobaye et inoculez par voie intradermique à chaque cobaye vacciné 0,2 ml de chacune des 6 dilutions de toxine dans des sites différents choisis pour minimiser l'interférence entre les sites adjacents.

Détermination de l'activité de la toxine d'épreuve. Si nécessaire, injectez aux animaux de contrôle non vaccinés des dilutions de la toxine d'épreuve contenant respectivement 80, 40, 20, 10 et 5 × 10^{-6} Lf.

Lecture et interprétation des résultats. Examinez tous les sites d'injection 48 h après l'injection de la toxine d'épreuve et notez ceux qui présentent un érythème diphtérique spécifique. Le nombre de sites exempts d'érythème représente le score intradermique. Inscrivez ensemble dans un tableau les scores intradermiques pour tous les animaux ayant reçu la même dilution du vaccin et utilisez les données, après une transformation appropriée telle que $(score)^2$ ou arcsin $((score/6)^2)$ pour calculer l'activité relative de chaque préparation à examiner par une analyse quantitative avec un modèle à une seule pente.

Conditions de validité. L'essai n'est valable que si :

- pour le vaccin à examiner et pour la préparation de référence, le score moyen obtenu avec la dose la plus faible est inférieur à 3 et le score moyen obtenu avec la dose la plus forte est supérieur à 3,
- le cas échéant, la dilution de toxine qui contient 40 × 10^{-6} Lf provoque de l'érythème chez 80 pour cent au moins des témoins et la dilution qui contient 20 × 10^{-6} Lf ne provoque aucun érythème chez 80 pour cent au moins des témoins. Si ces critères ne sont pas satisfaits, une autre toxine doit être utilisée,
- les limites de confiance (P = 0,95) du titrage sont comprises entre 50 pour cent et 200 pour cent de la valeur mesurée,
- l'analyse statistique ne révèle aucune déviation de la linéarité ni du parrallélisme.

L'essai peut être répété, mais dans ce cas, le calcul de l'activité doit inclure les résultats de tous les essais valables.

ÉPREUVE LÉTALE

Choix et répartition des animaux d'expérience. Utilisez des cobayes en bonne santé provenant d'un élevage homogène, pesant chacun de 250 g à 350 g. Répartissez-les en au moins 6 groupes égaux : le nombre de cobayes dans chaque groupe doit être suffisant pour obtenir des résultats qui satisfassent aux conditions de validité prescrites ci-dessous. S'il n'a pas été démontré que la toxine d'épreuve est stable ou si elle n'est pas standardisée de manière adéquate, ajoutez, pour vérifier son activité, 4 groupes de 5 cobayes témoins non vaccinés. Les cobayes doivent être du même sexe, sinon mâles et femelles doivent être répartis également entre les groupes.

Choix de la toxine d'épreuve. Choisissez une toxine diphtérique contenant au minimum 100 DL_{50} par millilitre. S'il a été démontré que la toxine d'épreuve est stable, il n'est pas nécessaire de contrôler l'activité de la solution de toxine d'épreuve lors de chaque titrage.

Préparation de la solution de toxine d'épreuve. A partir de cette toxine, préparez immédiatement avant l'emploi, dans un diluant approprié, une solution de toxine d'épreuve contenant 100 DL_{50} environ par millilitre. Si nécessaire, préparez dans le même diluant des dilutions aux 1/32, 1/100 et 1/320.

Détermination de l'activité du vaccin. Préparez, dans une solution de *chlorure de sodium R* à 9 g/l, des dilutions du vaccin à examiner et de la préparation de référence de façon que chaque groupe de dilutions constitue une série de raison 2,5 au plus, les dilutions intermédiaires, injectées par voie sous-cutanée à raison de 1,0 ml par cobaye, devant protéger 50 pour cent environ des animaux des effets létaux provoqués par l'inoculation par voie sous-cutanée de la quantité de toxine diphtérique prescrite pour cet essai. Répartissez les dilutions à raison d'une dilution pour chaque groupe de cobayes et injectez par voie sous-cutanée à chaque cobaye 1,0 ml de la dilution attribuée à son groupe. Après 28 jours, inoculez par voie sous-cutanée à chaque animal 1,0 ml de solution de toxine d'épreuve (100 DL_{50}).

Détermination de l'activité de la toxine d'épreuve. Si nécessaire, attribuez la solution de toxine d'épreuve et ses 3 dilutions à raison d'une pour chacun des 4 groupes de 5 cobayes et inoculez par voie sous-cutanée à chaque cobaye dans chaque groupe 1,0 ml de la solution de toxine d'épreuve destinée à son groupe.

Lecture et interprétation des résultats. 4 jours après l'injection de la toxine d'épreuve, notez le nombre de cobayes survivants. Calculez l'activité du vaccin à examiner par rapport à celle de la préparation de référence sur la base de la proportion d'animaux survivants dans chaque groupe de cobayes vaccinés, en utilisant les méthodes statistiques habituelles.

Conditions de validité. L'essai n'est valable que si :

- pour le vaccin à examiner et pour la préparation de référence, la dose protectrice 50 pour cent se situe entre la dose la plus faible et la dose la plus forte des préparations administrées aux cobayes,
- le cas échéant, le nombre de morts dans les 4 groupes de 5 cobayes ayant reçu la solution de toxine d'épreuve et ses 3 dilutions correspond à une dose d'épreuve de 100 DL_{50} environ,
- les limites de confiance (P = 0,95) du titrage sont comprises entre 50 pour cent et 200 pour cent de la valeur mesurée,
- l'analyse statistique ne révèle aucune déviation de la linéarité ni du parallélisme.

L'essai peut être répété, mais dans ce cas, le calcul de l'activité doit inclure les résultats de tous les essais valables.

2.7.7. TITRAGE DE L'ACTIVITÉ DU VACCIN COQUELUCHEUX

L'activité du vaccin coquelucheux est évaluée par détermination de la dose protégeant les souris contre les effets d'une dose létale d'une souche de *Bordetella pertussis*, administrée par voie intracérébrale. La dose protectrice est comparée à celle d'une préparation de référence de vaccin coquelucheux étalonnée en Unités Internationales qui assure la même protection.

L'Unité Internationale correspond à l'activité d'une quantité donnée de l'étalon international ; celui-ci est constitué par du vaccin coquelucheux desséché. La correspondance entre l'Unité Internationale et l'étalon international est indiquée par l'Organisation Mondiale de la Santé.

Choix et répartition des animaux d'expérience. Utilisez des souris saines, âgées de moins de 5 semaines, d'une souche appropriée, provenant d'un groupe homogène. L'écart de masse entre l'animal le plus lourd et l'animal le plus léger ne dépasse pas 5 g. Répartissez les souris en 6 groupes d'au moins 16 et 4 groupes de 10. Les souris doivent être du même sexe ou bien mâles et femelles répartis également entre les groupes.

Choix de la souche d'épreuve et préparation de la suspension d'épreuve. Choisissez une souche appropriée de *B. pertussis* entraînant la mort des souris dans les 14 jours qui suivent l'injection effectuée par voie intracérébrale. Si plus de 20 pour cent des souris meurent dans les premières 48 h après l'injection, la souche de *B. pertussis* ne convient pas. Effectuez une subculture et préparez une suspension contenant les bactéries récoltées, dans une solution de pH 7,0 à 7,2 contenant 10 g/l d'*hydrolysat de caséine R* et 6 g/l de *chlorure de sodium R* ou dans une autre solution appropriée. Déterminez l'opacité de la suspension. Préparez une série de dilutions avec la même solution et répartissez-les à raison d'une dilution par groupe de 10 souris. Injectez par voie intracérébrale à chaque souris une dose (0,02 ml ou 0,03 ml) de la dilution attribuée à son groupe. Après 14 jours, comptez le nombre de survivants dans chaque groupe et calculez, à partir de ces valeurs, l'opacité théorique de la suspension qui contient 100 DL_{50} dans chaque dose d'épreuve.

Pour l'essai d'activité du vaccin à examiner, effectuez une nouvelle subculture de la même souche de *B. pertussis*. Récoltez les bactéries et préparez une suspension d'opacité correspondant à 100 DL_{50} environ par dose d'épreuve, puis 3 dilutions de cette suspension.

Détermination de l'activité du vaccin. Préparez une série de 3 dilutions du vaccin à examiner et une série de 3 dilutions analogues de la préparation de référence de façon que, dans chaque série, la dilution médiane corresponde à celle qui devrait protéger 50 pour cent environ des animaux contre l'effet létal de la dose d'épreuve de la suspension de *B. pertussis*. Il convient par exemple d'utiliser des doses contenant dans 0,5 ml au plus, 1/8, 1/40 et 1/200 de la dose humaine pour le vaccin à examiner et 0,5 UI, 0,1 UI et 0,02 UI pour la préparation de référence. Répartissez les 6 dilutions à raison d'une dilution par groupe d'au moins 16 souris et injectez par voie intrapéritonéale à chaque souris la dose de la dilution attribuée à son groupe. Après 14 à 17 jours, inoculez, par voie intracérébrale à chaque animal des groupes d'au moins 16 souris, une dose de la suspension d'épreuve. Répartissez la suspension d'épreuve et ses 3 dilutions à raison d'une d'entre elles pour chaque groupe de 10 souris. Inoculez par voie intracérébrale à chaque souris la dose de suspension attribuée à son groupe. Ne tenez pas compte des morts au cours des 48 h suivant l'administration de la dose d'épreuve. Après 14 jours, notez le nombre de souris survivantes dans chacun des groupes. Calculez l'activité du vaccin à examiner par rapport à l'activité de la préparation de référence sur la base du nombre d'animaux survivants dans chaque groupe d'au moins 16 souris.

L'essai n'est valable que si :

- pour le vaccin à examiner et pour la préparation de référence, la dose protectrice 50 pour cent se situe entre la dose la plus faible et la dose la plus forte administrée aux souris,
- le nombre de morts dans les 4 groupes de 10 souris qui ont reçu la suspension d'épreuve et ses dilutions indique que la dose d'épreuve est d'environ 100 DL_{50},
- l'analyse statistique ne révèle aucune déviation de la linéarité ni du parallélisme.

L'essai peut être répété, mais dans ce cas, le calcul de l'activité doit inclure les résultats de tous les essais valables.

2.7.8. TITRAGE DE L'ACTIVITÉ DU VACCIN TÉTANIQUE ADSORBÉ

L'activité du vaccin tétanique adsorbé est évaluée par détermination de la dose nécessaire pour protéger les cobayes ou les souris contre les effets paralysants d'une dose de toxine tétanique administrée par voie sous-cutanée. Cette dose est comparée à celle d'une préparation de référence étalonnée en Unités Internationales, nécessaire pour assurer la même protection. Dans les territoires où l'usage de la méthode paralysante n'est pas obligatoire, l'essai par la DL_{50} peut être utilisé. Dans ce cas, le nombre d'animaux et la méthode sont identiques à ceux qui sont décrits pour l'essai par la méthode paralysante. La seule différence réside dans le fait que la fin de l'essai est marquée par la mort et non par la paralysie de l'animal.

L'Unité Internationale correspond à l'activité d'une quantité donnée de l'étalon international ; celui-ci est constitué par de l'anatoxine tétanique adsorbée sur hydroxyde d'aluminium. La correspondance entre l'Unité Internationale et l'étalon international est indiquée par l'Organisation Mondiale de la Santé.

ESSAI SUR COBAYES

Choix et répartition des animaux d'expérience. Utilisez des cobayes en bonne santé, provenant d'un élevage homogène, pesant chacun de 250 g à 350 g. Répartissez-les en au moins 6 groupes égaux : le nombre de cobayes dans chaque groupe doit être suffisant pour obtenir des résultats qui satisfassent aux conditions de validité prescrites ci-dessous. S'il n'a pas été démontré que la toxine d'épreuve est stable ou si elle n'est pas standardisée de manière adéquate, ajoutez, pour vérifier son activité, 4 groupes de 5 cobayes comme témoins non vaccinés. Les cobayes doivent être du même sexe, sinon mâles et femelles doivent être répartis également entre les groupes.

Choix de la toxine d'épreuve. Choisissez une toxine tétanique contenant au minimum 50 fois la dose paralysante 50 pour cent par millilitre. S'il a été démontré que la toxine d'épreuve est stable, il n'est pas nécessaire de contrôler l'activité de la solution de toxine d'épreuve lors de chaque titrage.

Préparation de la solution de toxine d'épreuve. A partir de cette toxine, préparez immédiatement avant l'emploi, dans un diluant approprié, une solution de toxine d'épreuve contenant environ 50 doses paralysantes 50 pour cent par millilitre. Si nécessaire, préparez dans le même diluant des dilutions aux 1/16, 1/50, et 1/160.

Détermination de l'activité du vaccin. Préparez, dans une solution de *chlorure de sodium R* à 9 g/l, des dilutions du vaccin à examiner et de la préparation de référence de façon que chaque groupe de dilutions constitue une série de raison 2,5 au plus, les dilutions intermédiaires, injectées par voie sous-cutanée à raison de 1,0 ml par cobaye, devant protéger 50 pour cent environ des animaux des effets paralysants provoqués par l'inoculation par voie sous-cutanée de la quantité de toxine tétanique prescrite pour cet essai. Répartissez les dilutions à raison d'une dilution pour chaque groupe de cobayes et injectez par voie sous-cutanée à chaque cobaye 1,0 ml de la dilution attribuée à son groupe. Après 28 jours, inoculez par voie sous-cutanée à chaque animal, 1,0 ml de solution de toxine d'épreuve contenant 50 doses paralysantes 50 pour cent.

Détermination de l'activité de la solution de toxine d'épreuve. Si nécessaire, attribuez la solution de toxine d'épreuve et ses 3 dilutions à raison d'une pour chacun des 4 groupes de 5 cobayes et inoculez par voie sous-cutanée à chaque cobaye dans chaque groupe 1,0 ml de la solution de toxine d'épreuve destinée à son groupe.

Lecture et interprétation des résultats. Examinez les cobayes deux fois par jour, retirez ceux qui présentent des signes spécifiques de paralysie tétanique et pratiquez une euthanasie sur ces animaux. 5 jours après l'injection de la toxine d'épreuve, notez le nombre de cobayes exempts de paralysie. Calculez l'activité du vaccin à examiner par rapport à celle de la préparation de référence sur la base de la proportion d'animaux éprouvés exempts de paralysie dans chaque groupe d'animaux vaccinés, en utilisant les méthodes statistiques habituelles.

Conditions de validité. L'essai n'est valable que si :

- pour le vaccin à examiner et pour la préparation de référence, la dose protectrice 50 pour cent se situe entre la dose la plus faible et la dose la plus forte des préparations administrées aux cobayes,
- le cas échéant, le nombre d'animaux paralysés dans les 4 groupes de 5 cobayes qui ont reçu la solution de toxine d'épreuve et ses dilutions indique que la dose d'épreuve est d'environ 50 doses paralysantes 50 pour cent,
- les limites de confiance (P = 0,95) du titrage sont comprises entre 50 pour cent et 200 pour cent de la valeur mesurée,
- l'analyse statistique ne révèle aucune déviation de la linéarité ni du parallélisme.

L'essai peut être répété, mais dans ce cas, le calcul de l'activité doit inclure les résultats de tous les essais valables.

ESSAI SUR SOURIS

Choix et répartition des animaux d'expérience. Utilisez des souris en bonne santé provenant d'un élevage homogène, pesant chacune de 14 g à 20 g. Répartissez-les en au moins 6 groupes égaux : le nombre de souris dans chaque groupe doit être suffisant pour obtenir des résultats qui satisfassent aux conditions de validité prescrites ci-dessous. S'il n'a pas été démontré que la toxine d'épreuve est stable ou si elle n'est pas standardisée de manière adéquate, ajoutez, pour vérifier son activité, 4 groupes de 6 souris comme témoins non vaccinés. Les souris doivent être du même sexe, sinon mâles et femelles doivent être répartis également entre les groupes.

Choix de la toxine d'épreuve. Choisissez une toxine tétanique contenant au minimum 100 fois la dose paralysante 50 pour cent par millilitre. S'il a été démontré que la toxine d'épreuve est stable, il n'est pas nécessaire de contrôler l'activité de la solution de toxine d'épreuve lors de chaque titrage.

Préparation de la solution de toxine d'épreuve. A partir de cette toxine, préparez immédiatement avant l'emploi dans un diluant approprié, une solution de toxine d'épreuve contenant environ 50 doses paralysantes 50 pour cent dans 0,5 ml. Si nécessaire, préparez dans le même diluant des dilutions aux 1/16, 1/50 et 1/160.

Détermination de l'activité du vaccin. Préparez, dans une solution de *chlorure de sodium R* à 9 g/l, des dilutions du vaccin à examiner et de la préparation de référence de façon que chaque groupe de dilutions constitue une série de raison 2,5 au plus, les dilutions intermédiaires, injectées par voie sous-cutanée à raison de 0,5 ml par souris, devant protéger 50 pour cent environ des animaux des effets paralysants provoqués par l'inoculation par voie sous-cutanée de la quantité de toxine tétanique prescrite pour cet essai.

Répartissez les dilutions à raison d'une dilution pour chaque groupe de souris et injectez par voie sous-cutanée à chaque souris 0,5 ml de la dilution attribuée à son groupe. Après 28 jours, inoculez par voie sous-cutanée à chaque animal 0,5 ml de solution de toxine d'épreuve contenant 50 doses paralysantes 50 pour cent.

Détermination de l'activité de la solution de toxine d'épreuve. Si nécessaire, attribuez la solution de toxine d'épreuve et ses 3 dilutions à raison d'une pour chacun des 4 groupes de 6 souris et inoculez par voie sous-cutanée à chaque souris dans chaque groupe 0,5 ml de la solution de toxine d'épreuve destinée à son groupe.

Lecture et interprétation des résultats. Examinez les souris deux fois par jour, retirez celles qui présentent des signes spécifiques de paralysie tétanique et pratiquez une euthanasie sur ces animaux. 4 jours après l'inoculation de la toxine d'épreuve, notez le nombre de souris exemptes de paralysie. Calculez l'activité du vaccin à examiner par rapport à celle de la préparation de référence sur la base de la proportion d'animaux éprouvés exempts de paralysie dans chaque groupe d'animaux vaccinés, en utilisant les méthodes statistiques habituelles.

Conditions de validité. L'essai n'est valable que si :

- pour le vaccin à examiner et pour la préparation de référence, la dose protectrice 50 pour cent se situe entre la dose la plus faible et la dose la plus forte des préparations administrées aux cobayes,
- le cas échéant, le nombre d'animaux paralysés dans les 4 groupes de 6 souris qui ont reçu la solution de toxine d'épreuve et ses dilutions indique que la dose d'épreuve est d'environ 50 doses paralysantes 50 pour cent,
- les limites de confiance (P = 0,95) du titrage sont comprises entre 50 pour cent et 200 pour cent de la valeur mesurée,
- l'analyse statistique ne révèle aucune déviation de la linéarité ni du parallélisme.

L'essai peut être répété, mais dans ce cas, le calcul de l'activité doit inclure les résultats de tous les essais valables.

2.7.9. ESSAI DE LA FONCTION Fc DE L'IMMUNOGLOBULINE

Sang humain stabilisé. Recueillez du sang humain de groupe O sur une solution anticoagulante ACD. Conservez le sang stabilisé à 4 °C pendant 3 semaines au maximum.

Solution saline tamponnée au phosphate pH 7,2. Dissolvez 1,022 g de *phosphate disodique anhydre R,* 0,336 g de *phosphate monosodique anhydre R* et 8,766 g de *chlorure de sodium R* dans 800 ml d'*eau R* et complétez à 1000 ml avec le même solvant.

Solution mère de magnésium et de calcium. Dissolvez 1,103 g de *chlorure de calcium R* et 5,083 g de *chlorure de magnésium R* dans de l'*eau R* et complétez à 25 ml avec le même solvant.

Solution mère de tampon barbital. Dissolvez 207,5 g de *chlorure de sodium R* et 25,48 g de *barbital sodique R* dans 4000 ml d'*eau R* et ajustez à pH 7,3 avec de l'*acide chlorhydrique 1 M.* Ajoutez 12,5 ml de solution mère de magnésium et de calcium et complétez à 5000 ml avec de l'*eau R.* Filtrez sur membrane (0,22 µm) et conservez à 4 °C en récipient de verre.

Solution tampon albumine-barbital. Dissolvez 0,150 g d'*albumine bovine R* dans 20 ml de solution mère de tampon barbital et complétez à 100 ml avec de l'*eau R.*

Solution d'acide tannique. Dissolvez 10 mg d'*acide tannique R* dans 100 ml de solution saline tamponnée au phosphate pH 7,2. Préparez immédiatement avant l'emploi.

Complément de cobaye. Mélangez les sérums préparés à partir du sang de 10 cobayes au moins. Séparez le sérum du sang coagulé par centrifugation à 4 °C environ. Conservez le sérum en petites quantités à une température inférieure à – 70 °C. Immédiatement avant de commencer l'hémolyse à l'aide du complément, diluez à 125-200 CH_{50} par millilitre avec la solution tampon albumine-barbital et maintenez la solution diluée dans un bain de glace pendant l'essai.

Antigène rubéoleux. Antigène approprié pour les titrages de l'inhibition d'hémagglutination. Titre > 256 unités HA.

Traitement des érythrocytes à l'acide tannique. Séparez les érythrocytes par centrifugation d'un volume approprié de sang humain stabilisé. Lavez les érythrocytes 3 fois au moins avec la solution saline tamponnée au phosphate pH 7,2 puis mettez-les en suspension à 2 pour cent *V/V* dans la solution saline tamponnée au phosphate pH 7,2. Prélevez 0,1 ml de solution d'acide tannique et complétez à 7,5 ml avec la solution saline tamponnée au phosphate pH 7,2 (concentration finale 1,3 mg/l) ; mélangez 1 volume de la dilution récemment préparée et 1 volume de la suspension d'érythrocytes et faites incuber à 37 °C pendant 10 min. Recueillez les cellules traitées à l'acide tannique par centrifugation (400-800 *g* pendant 10 min), rejetez le liquide surnageant et lavez les érythrocytes 1 fois avec la solution saline tamponnée au phosphate pH 7,2. Remettez les érythrocytes en suspension à 1 pour cent *V/V* dans la solution saline tamponnée au phosphate pH 7,2.

Addition de l'antigène aux érythrocytes. Prélevez un volume approprié (V_s) d'érythrocytes traités à l'acide tannique, ajoutez 0,2 ml d'antigène rubéoleux par 1,0 ml d'érythrocytes et faites incuber à 37 °C pendant 30 min. Recueillez les cellules par centrifugation (400-800 *g* pendant 10 min) et rejetez le surnageant, en laissant un volume de 200 µl. Ajoutez un volume de solution tampon albumine-barbital égal au liquide surnageant rejeté, remettez les érythrocytes en suspension, recueillez-les comme il est décrit ci-dessus et répétez le lavage. Complétez les 200 µl obtenus aux trois-quarts de V_s ; on obtient ainsi le volume initial (V_i). Mélangez 900 µl de solution tampon albumine-barbital et 100 µl de V_i, qui est ainsi réduit au volume résiduel V_r, et déterminez l'absorbance initiale à 541 nm (A). Diluez V_r par un facteur égal à A à l'aide de solution tampon albumine-barbital. On obtient ainsi le volume final ajusté $V_f = V_r \times A$ d'érythrocytes humains sensibilisés et une valeur pour A de 1,0 ± 0,1 dans le cas d'une dilution au 1/10.

Liaison de l'anticorps sur les érythrocytes traités à l'acide tannique et couverts d'antigène. Préparez les solutions suivantes successivement et en double. Utilisez une cuve semi-micro (par exemple, des cuves à usage unique) ou un tube à essai pour chaque solution.

(1) *Solutions à examiner.* Si nécessaire, ajustez l'immunoglobuline à examiner à pH 7, par exemple à l'aide d'*hydroxyde de sodium 1 M.* Prélevez des volumes de la préparation à examiner contenant respectivement 30 mg et 40 mg d'immunoglobuline et complétez à 900 µl avec la solution tampon albumine-barbital.

(2) *Solutions de référence.* Préparez la solution comme il est décrit pour la solution à examiner à partir de l'*immunoglobuline humaine PBR.*

(3) *Témoin complément.* 900 µl de solution tampon albumine-barbital.

A chaque cuve/tube à essai, ajouter 100 µl d'érythrocytes humains sensibilisés et mélangez soigneusement.

Laissez reposer pendant 15 min, ajoutez 1000 µl de solution tampon albumine-barbital, recueillez les érythrocytes par centrifugation (1000 *g* pendant 10 min) de la cuve/tube à essai et enlevez 1900 µl du liquide surnageant. Ajoutez 1900 µl de solution tampon albumine-barbital et répétez le lavage en laissant un volume final de 200 µl. Les échantillons peuvent être conservés à 4 °C pendant 24 h.

Hémolyse provoquée par le complément. Pour la détermination de l'hémolyse, ajoutez 600 µl de solution tampon albumine-barbital chauffée à 37 °C à l'échantillon à examiner, remettez les érythrocytes en suspension avec précaution en les pipettant plusieurs fois (5 fois au moins) et placez la cuve dans le porte-échantillon d'un spectrophotomètre muni d'un thermostat. Après 2 min, ajoutez 200 µl de complément de cobaye dilué à 125-200 CH_{50}/ml, mélangez soigneusement en pipettant le mélange 2 fois puis commencez immédiatement l'enregistrement de l'absorbance à 541 nm en fonction du temps, en utilisant la solution tampon albumine-barbital comme liquide de compensation. Arrêtez l'enregistrement si la courbe de l'absorbance en fonction du temps a nettement dépassé le point d'inflexion.

Evaluation. Déterminez la pente (S) de la courbe d'hémolyse au point d'inflexion approximatif : délimitez sur la courbe dans la partie à plus forte pente des sections par intervalle de temps approprié (par exemple, $\Delta t = 1$ min) et calculez S, exprimé en ΔA par minute, entre les points d'intersections adjacents. Trouvez la valeur maximale de la pente (S_{exp}). Déterminez l'absorbance de départ (A_s) par extrapolation de la courbe, qui est presque linéaire et parallèle à l'axe du temps dans les premières minutes de l'enregistrement. Corrigez S_{exp} selon l'expression :

$$S' = \frac{S_{\mathrm{exp}}}{A_s}$$

Calculez la moyenne arithmétique des valeurs de S' pour chaque préparation. Calculez l'indice de la fonction Fc (I_{Fc}) à partir de l'expression :

$$I_{Fc} = \frac{100 \times \left(\overline{S'} - \overline{S'_c}\right)}{\overline{S'_s} - \overline{S'_c}}$$

$\overline{S'}$ = moyenne arithmétique de la pente corrigée pour la préparation à examiner,

$\overline{S'_s}$ = moyenne arithmétique de la pente corrigée pour la préparation de référence,

$\overline{S'_c}$ = moyenne arithmétique de la pente corrigée pour le témoin complément.

Calculez l'indice de la fonction Fc de la préparation à examiner. La valeur n'est pas inférieure à celle indiquée dans le feuillet qui accompagne la préparation de référence.

2.7.10. DOSAGE DU FACTEUR VII DE COAGULATION

Le dosage du facteur VII de coagulation s'effectue par mesure de son activité biologique, c'est-à-dire par mesure de la capacité du complexe de facteur VIIa/facteur tissulaire à activer le facteur X en présence d'ions calcium et de phospholipides. L'activité d'une préparation du facteur VII est estimée par comparaison des quantités respectives de cette préparation et de l'étalon international, ou d'une préparation de référence étalonnée en Unités Internationales, qui sont nécessaires pour obtenir une vitesse donnée de formation du facteur Xa dans un milieu de réaction contenant les différentes substances intervenant dans l'activation du facteur X.

L'Unité Internationale d'activité du facteur VII correspond à l'activité d'une quantité donnée de l'étalon international, qui est constitué actuellement par du plasma cryodesséché. La correspondance entre l'Unité Internationale et l'étalon international est indiquée par l'Organisation Mondiale de la Santé.

Le dosage chromogène comporte deux étapes successives : l'activation du facteur X, sous l'action du facteur VIIa, dans un mélange réactif contenant du facteur tissulaire, des phospholipides et l'ion calcium, puis le clivage enzymatique d'un substrat chromogène par le facteur Xa, qui libère un chromophore quantifiable par spectrophotométrie. Dans des conditions de dosage appropriées, il existe une relation linéaire entre la vitesse de formation du facteur Xa et la concentration du facteur VII. La figure 2.7.10.-1 résume le principe du dosage :

Etape 1

a) Facteur VII —(Facteur tissulaire + Ca^{++})→ Facteur VIIa

b) Facteur X —(Facteur VIIa + Ca^{++} + Facteur tissulaire/phospholipide)→ Facteur Xa

Etape 2

Substrat chromogène —(Facteur Xa)→ Peptide + chromophore

Figure 2.7.10.-1. – *Représentation schématique du dosage du facteur VII de coagulation*

Les deux étapes mettent en œuvre des réactifs disponibles dans le commerce auprès de divers fournisseurs. Bien que la composition de ces réactifs puisse légèrement varier, leurs caractéristiques essentielles sont décrites dans les spécifications qui suivent.

RÉACTIFS

Le mélange réactif de facteurs de coagulation contient notamment des protéines purifiées d'origine humaine ou bovine, à savoir le facteur X, la thromboplastine et le facteur tissulaire phospholipidique en tant qu'activateur du facteur VII. Ces protéines sont partiellement purifiées et ne contiennent pas d'impuretés susceptibles d'interférer dans l'activation du facteur VII ou du facteur X. Le facteur X est présent en quantité telle que sa concentration finale lors de l'étape d'activation soit de 10-350 nmol/l, et de préférence de 14-70 nmol/l. La thromboplastine utilisée, qui peut être d'origine naturelle (cerveau de bœuf ou de lapin) ou synthétique, doit convenir à la détermination du temps de Quick. Elle est diluée de 5 à 50 fois à l'aide d'un tampon de façon que la concentration finale de Ca^{2+} soit de 15-25 mmol/l. L'étape finale de formation du facteur Xa est conduite dans une solution contenant de l'albumine humaine ou bovine à une concentration qui prévient les pertes par adsorption et convenablement tamponnée, à un pH compris entre 7,3 et 8,0. Le facteur VII doit être le seul facteur limitant la formation du facteur Xa dans le mélange d'incubation final et aucun des composants réactifs du mélange ne doit avoir la capacité seul de provoquer la formation du facteur Xa.

La seconde étape consiste en la quantification du facteur Xa formé à l'étape précédente, au moyen d'un substrat chromogène spécifique du facteur Xa. Ce substrat est généralement un peptide court de 3 à 5 acides aminés, lié à un groupement chromophore. La libération de ce groupement à partir du substrat peptidique entraîne un déplacement du maximum d'absorbance vers une longueur d'onde permettant sa quantification par spectrophotométrie. Le substrat est généralement dissous dans l'*eau R* et utilisé à une concentration finale de 0,2-2 mmol/l. Il peut également comprendre des inhibiteurs appropriés empêchant la poursuite de la formation du facteur Xa (addition d'édétate).

MODE OPÉRATOIRE

Reconstituez le contenu entier d'une ampoule de la préparation de référence et de la préparation à examiner en ajoutant la quantité d'*eau R* voulue et utilisez les préparations reconstituées dans l'heure qui suit. Ajoutez aux préparations reconstituées la quantité de prédiluant requise pour obtenir des solutions à 0,5-2,0 UI de facteur VII par millilitre.

Préparez les dilutions suivantes de la préparation de référence et de la préparation à examiner au moyen d'une solution tampon isotonique sans agent de chélation, contenant 1 pour cent d'albumine humaine ou bovine, et de préférence tamponnée à pH 7,3-8,0. Préparez pour chacune des deux préparations au moins 3 dilutions séparées et indépendantes, de préférence en double. La concentration en facteur VII de ces dilutions doit être ajustée de façon que la concentration finale en facteur VII soit inférieure à 0,005 UI/ml.

Préparez également un témoin contenant l'ensemble des constituants du mélange réactif, à l'exception du facteur VII.

Toutes les dilutions doivent être préparées dans des tubes en plastique et utilisées dans un délai de 1 h.

Etape 1. A chacune des dilutions, obtenues à partir de la préparation de référence et de la préparation à examiner, ajoutez un volume approprié du réactif de coagulation préchauffé (ou d'un mélange de ses constituants séparés), mélangez et mettez à incuber à 37 °C dans des tubes en plastique ou les cupules d'une microplaque. La concentration des différents constituants pendant la formation du facteur Xa doit être telle que spécifiée plus haut sous Réactifs.

Laissez se dérouler la réaction d'activation du facteur X pendant un temps approprié ; l'arrêt de la réaction doit de préférence intervenir avant que la concentration en facteur Xa ait atteint son niveau maximum, afin que la courbe dose-réponse présente une linéarité satisfaisante. Le temps de réaction est également choisi de façon que la condition de linéarité de la courbe de production du facteur Xa en fonction du temps soit satisfaite. Il est généralement de l'ordre de 2 min à 5 min, mais certaines variations sont admissibles si elles donnent une linéarité acceptable de la courbe dose-réponse.

Etape 2. Arrêtez la réaction d'activation par addition du mélange réactif contenant le substrat chromogène. La vitesse de clivage du substrat, qui doit être proportionnelle à la concentration du facteur Xa, est déterminée par mesure, à l'aide d'un spectrophotomètre, de la variation d'absorbance à une longueur d'onde appropriée. On peut soit mesurer l'absorbance en continu, ce qui permet de calculer la vitesse initiale de clivage du substrat, soit interrompre la réaction d'hydrolyse au bout d'un temps approprié en abaissant le pH à l'aide d'un réactif approprié tel que de l'acide acétique à 500 g/l de $C_2H_4O_2$ ou une solution tampon citratée pH 3 (1 mol/l). Ajustez le temps d'hydrolyse de façon que la condition de linéarité de la courbe de formation du chromophore en fonction du temps soit satisfaite. Ce temps est généralement de l'ordre de 3 min à 15 min, mais certaines variations sont tolérées si elles permettent d'améliorer la linéarité de la courbe dose-réponse.

Vérifiez la validité du titrage et calculez l'activité de la préparation à examiner par les méthodes statistiques habituelles (par exemple, *5.3. Analyse statistique des résultats des dosages et essais biologiques*).

2.7.11. DOSAGE DU FACTEUR IX DE COAGULATION

L'activité de la préparation à examiner est évaluée en comparant la quantité permettant de réduire le temps de coagulation d'un mélange d'épreuve contenant les substances nécessaires à la coagulation du sang, autres que le facteur IX, par rapport à la quantité d'une préparation de référence, étalonnée en Unités Internationales, nécessaire pour obtenir le même effet.

L'Unité Internationale correspond à l'activité d'une quantité donnée de l'étalon international qui est constitué par un concentré cryodesséché de facteur IX de coagulation sanguine humain. L'équivalence en Unité Internationale de l'étalon international est indiquée par l'Organisation Mondiale de la Santé.

Reconstituez respectivement la préparation à examiner et la préparation de référence d'après les indications de l'étiquette et utilisez-les immédiatement. Si la préparation à examiner contient de l'héparine, déterminez la quantité de celle-ci (*2.7.12*) et neutralisez-la par addition de *sulfate de protamine R* (10 µg de sulfate de protamine neutralisent 1 UI d'héparine). Diluez la préparation à examiner et la préparation de référence avec la *solution tampon imidazole pH 7,3 R* pour obtenir des solutions contenant 0,5 UI à 2,0 UI par millilitre. Préparez, avec un mélange de 1 volume d'une solution de *citrate de sodium R* à 38 g/l et de 5 volumes de *solution tampon imidazole pH 7,3 R*, des séries de dilutions de raison 2 dans un intervalle allant de 1/10 à 1/80. Ces dilutions doivent être préparées avec précision et utilisées immédiatement.

Utilisez, par exemple, des tubes à incubation maintenus dans un bain-marie à 37 °C. Dans chacun d'eux, introduisez 0,1 ml du *substrat de plasma R2* et 0,1 ml d'une des dilutions de la préparation de référence ou de la préparation à examiner. Ajoutez à chaque tube 0,1 ml d'une dilution appropriée de *céphaline R* ou de *substitut de plaquettes R* et 0,1 ml d'une suspension de 0,5 g de *kaolin léger R* dans 100 ml d'une solution de *chlorure de sodium R* à 9 g/l. Laissez reposer pendant 10 min environ, en inclinant les tubes à intervalles réguliers. A chaque tube, ajoutez 0,1 ml d'une solution de *chlorure de calcium R* à 7,4 g/l. A l'aide d'un chronomètre, mesurez le temps de coagulation, c'est-à-dire l'intervalle entre le moment de l'addition du chlorure de calcium et la première indication de formation de fibrine. Cette dernière peut être observée visuellement ou à l'aide d'appareils appropriés. Calculez l'activité par les méthodes statistiques habituelles (par exemple, *5.3. Analyse statistique des résultats des dosages et essais biologiques*).

Pour s'assurer qu'il n'y a pas de contamination notable du *substrat de plasma R2* par le facteur IX, effectuez un essai à blanc au cours duquel la préparation à examiner est remplacée par un volume correspondant d'un mélange de 1 volume d'une solution de *citrate de sodium R* à 38 g/l et de 5 volumes de *solution tampon imidazole pH 7,3 R*. L'essai n'est valable que si le temps de coagulation mesuré dans l'essai à blanc est de 100 s à 200 s.

2.7.12. DOSAGE DE L'HÉPARINE DANS LES FACTEURS DE COAGULATION

L'échantillon est mis en incubation avec un excès connu de thrombine et un substrat chromogène spécifique de la thrombine et l'augmentation de l'absorbance (qui est fonction de la formation de *p*-nitroaniline) est mesurée à 405 nm. Ce taux est inversement proportionnel à la teneur en héparine de la préparation.

Solutions à examiner. Reconstituez la préparation selon les indications de l'étiquette et diluez à l'aide d'un tampon approprié (par exemple 7 g/l de *chlorure de sodium R*, 6 g/l de *citrate de sodium R*, pH 7,3) jusqu'à 0,25 UI/ml environ d'héparine. Préparez des dilutions en série, à l'aide du tampon de dilution (voir « Solutions de référence »), jusqu'au 32e. Laissez reposer la dilution pendant 30 min.

Solutions de référence. Diluez la préparation de référence d'héparine à l'aide d'un tampon de dilution (par exemple, 6 g/l de *tris(hydroxyméthyl)aminométhane R*, 2,2 g/l d'*acide (éthylènedinitrilo)tétraacétique R*, 11,3 g/l de *chlorure de sodium R*, pH 8,4) jusqu'à 0,25 UI/ml environ d'héparine. Préparez des dilutions en série jusqu'au 1/32.

Introduisez respectivement 200 µl de solution à examiner, de solution de référence ou d'un blanc (tampon de dilution) et 200 µl de solution d'*antithrombine III R* (3 UI/ml) dans une série de tubes en plastique. Laissez reposer le mélange pendant 30 min puis ajoutez 200 µl d'une solution de *thrombine bovine R* (20 UI/ml). Mélangez soigneusement à l'aide d'un mélangeur de type vortex et maintenez à 37 °C pendant 90 s.

Préparez une solution d'un substrat chromogène spécifique de la thrombine à une concentration équivalente à 2 fois au moins la valeur de K_m (constante de Michaelis).

Préchauffez la solution de substrat à 37 °C et ajoutez 200 µl à chaque tube contenant l'échantillon, la préparation de référence ou le blanc. Mélangez soigneusement à l'aide d'un mélangeur de type vortex. Maintenez à 37 °C pendant 90 s puis arrêtez la réaction par addition de 200 µl d'une solution d'*acide acétique R* (500 g/l de $C_2H_4O_2$) et mesurez l'absorbance à 405 nm.

Calculez la teneur en héparine de l'échantillon par les méthodes statistiques habituelles (par exemple, *5.3. Analyse statistique des résultats des dosages et essais biologiques*).

2.7.13. DOSAGE DE L'IMMUNOGLOBULINE HUMAINE ANTI-D

L'activité de l'immunoglobuline humaine anti-D est évaluée par comparaison de la quantité nécessaire pour produire l'agglutination d'érythrocytes D-positifs avec la quantité d'une préparation de référence, étalonnée en Unités Internationales, nécessaire pour produire le même effet.

L'Unité Internationale correspond à l'activité d'une quantité donnée de la préparation internationale de référence. La correspondance entre l'Unité Internationale et la préparation internationale de référence est indiquée par l'Organisation Mondiale de la Santé.

Utilisez un mélange d'érythrocytes D-positifs, âgés de moins de 7 jours et conservés dans des conditions appropriées, obtenu à partir d'au moins 4 donneurs de groupe O R1R1. A un volume approprié d'érythrocytes lavés au préalable à 3 reprises avec une solution de *chlorure de sodium R* à 9 g/l, ajoutez un volume égal de *solution de bromélaines R*, laissez reposer à 37 °C pendant 10 min, centrifugez, éliminez le liquide surnageant et lavez les érythrocytes à 3 reprises avec une solution de *chlorure de sodium R* à 9 g/l. Mettez en suspension 20 volumes de ces érythrocytes dans un mélange de 15 volumes de sérum inerte, de 20 volumes d'une solution d'*albumine bovine R* à 300 g/l et de 45 volumes d'une solution de *chlorure de sodium R* à 9 g/l. Placez la suspension dans de l'eau glacée sous agitation continue.

A l'aide d'un appareil automatique à dilution étalonné, préparez les dilutions appropriées de la préparation à examiner et de la préparation de référence dans une solution à 5 g/l d'*albumine bovine R* et 9 g/l de *chlorure de sodium R*.

Utilisez un appareil approprié à l'analyse automatique continue ; maintenez la température à 15,0 °C dans les tubulures, à l'exception des spirales d'incubation. Aspirez dans les tubulures d'admission de l'appareil la suspension d'érythrocytes à un débit de 0,1 ml/min et une solution de *méthylcellulose 450 R* à 3 g/l à un débit de 0,05 ml/min. Introduisez les dilutions de la préparation à examiner et de la préparation de référence à un débit de 0,1 ml/min pendant 2 min, puis le diluant à un débit de 0,1 ml/min pendant 4 min avant d'introduire la dilution suivante.

Introduisez de l'air à un débit de 0,6 ml/min. Faites incuber à 37 °C pendant 18 min, puis dispersez les rouleaux par introduction à un débit de 1,6 ml/min d'une solution de *chlorure de sodium R* à 9 g/l qui contient un agent mouillant approprié (par exemple, du *polysorbate 20 R* à une concentration finale de 0,2 g/l) afin d'éviter de rompre la continuité des bulles. Laissez déposer les agglutinats et décantez à 2 reprises, la première fois à 0,4 ml/min et la deuxième fois à 0,6 ml/min. Lysez le résidu des érythrocytes non agglutinés à l'aide d'une solution à 5 g/l d'*octoxinol 10 R*, 0,2 g/l de *ferricyanure de potassium R*, 1 g/l de *bicarbonate de sodium R* et 0,05 g/l de *cyanure de potassium R*, à un débit de 2,5 ml/min. Un serpentin de retardement de 10 min est introduit pour permettre la transformation de l'hémoglobine. Effectuez l'enregistrement continu de l'absorbance (*2.2.25*) de l'hémolysat à une longueur d'onde de 540 nm à 550 nm. Déterminez la gamme des concentrations d'anticorps pour laquelle il existe une relation linéaire entre la concentration et la modification de l'absorbance (ΔA). A partir des résultats, construisez une courbe d'étalonnage et utilisez la partie linéaire de la courbe pour déterminer l'activité de la préparation à examiner.

Calculez l'activité de la préparation à examiner en Unités Internationales par millilitre à l'aide de l'expression :

$$\frac{a \times d}{D}$$

a = activité de la préparation de référence en Unités Internationales par millilitre pour une dilution de 1 dans D,

d = facteur de dilution de la préparation à examiner qui correspond à une valeur donnée de ΔA,

D = facteur de dilution de la préparation de référence qui correspond à la même valeur de ΔA.

2.7.14. TITRAGE DE L'ACTIVITÉ DU VACCIN DE L'HÉPATITE A

Le titrage de l'activité du vaccin de l'hépatite A est effectué soit *in vivo*, par comparaison de la capacité respective du vaccin et d'une préparation de référence à induire la formation d'anticorps spécifiques chez la souris dans les conditions données, soit *in vitro*, par une méthode immunochimique de détermination de la teneur en antigène.

ESSAI *IN VIVO*

L'essai sur souris décrit ci-dessous est donné à titre d'exemple de méthode qui s'est avérée satisfaisante pour un vaccin particulier. D'autres méthodes validées peuvent être utilisées.

Choix et répartition des animaux d'expérience. Utilisez des souris saines d'une souche reconnue comme appropriée, provenant d'un même élevage, âgées de 5 semaines environ. Les animaux doivent être de même sexe. Répartissez-les en au moins 7 groupes égaux d'effectif approprié aux exigences de l'essai.

Détermination de l'activité du vaccin à examiner. Préparez au moins 3 dilutions du vaccin à examiner avec une solution de *chlorure de sodium R* à 9 g/l contenant l'adjuvant à base d'aluminium utilisé dans le vaccin. Préparez de la même manière des dilutions équivalentes de la préparation de référence. Affectez une dilution différente à chaque groupe de souris et injectez à chaque animal, par voie sous-cutanée, 1,0 ml au maximum de la dilution affectée à son groupe. Un groupe de témoins non vaccinés reçoit une injection sous-cutanée du même volume de diluant. Après 28 à 32 jours, anesthésiez et saignez les animaux, en recueillant séparément les sérums. Effectuez sur chaque sérum un dosage des anticorps spécifiques du virus de l'hépatite A par une méthode immunochimique appropriée (*2.7.1*).

Calculs. Effectuez les calculs par les méthodes statistiques habituelles pour les dosages fondés sur une réponse qualitative (*5.3*).

A partir de la distribution des niveaux de réaction mesurés sur tous les sérums du groupe d'animaux non vaccinés, déterminez le niveau de réaction maximal pouvant être attendu chez un animal non vacciné pour le titrage en question. Toute réponse supérieure à ce seuil chez un animal vacciné constitue par définition une séroconversion.

Effectuez une transformation appropriée (par exemple en probits) du pourcentage d'animaux de chaque groupe présentant une séroconversion et analysez les données log dose-réponse selon un modèle en lignes parallèles. Déterminez l'activité relative de la préparation à examiner par rapport à la préparation de référence.

Conditions de validité. L'essai n'est valable que si :

- pour la préparation à examiner et la préparation de référence, la DE_{50} se situe entre la plus faible et la plus forte des doses administrées aux animaux,
- l'analyse statistique ne révèle aucun écart de linéarité ou de parallélisme significatif,
- les limites de confiance de l'activité relative se situent entre 33 pour cent et 300 pour cent de l'activité estimée.

Exigence d'activité. La limite de confiance supérieure (P = 0,95) de l'activité relative estimée n'est pas inférieure à 1,0.

ESSAI *IN VITRO*

Effectuez une détermination immunochimique (*2.7.1*) de la teneur en antigène, les critères d'acceptabilité étant validés par rapport à l'essai *in vivo*. Les critères d'acceptabilité sont approuvés par l'Autorité compétente pour une préparation de référence donnée au vu des résultats des études de validation.

2.7.15. TITRAGE DE L'ACTIVITÉ DU VACCIN DE L'HÉPATITE B (ADNr)

Le titrage de l'activité du vaccin de l'hépatite B (ADNr) est effectué soit *in vivo*, par comparaison de la capacité respective du vaccin et d'une préparation de référence à induire la formation d'anticorps spécifiques dirigés contre l'antigène de surface de l'hépatite B (HBsAg) chez la souris ou le cobaye dans des conditions données, soit *in vitro*, par une méthode immunochimique de détermination de la teneur en antigène.

ESSAI *IN VIVO*

Choix et répartition des animaux d'expérience. Utilisez des souris saines provenant d'un même élevage, âgées de 5 semaines environ ; la souche de souris choisie doit donner une courbe dose-réponse à l'antigène présentant une pente significative (les souris de l'haplotype H-2^q ou H-2^d conviennent). On peut également utiliser des cobayes sains de 300-350 g (âgés de 7 semaines environ) provenant d'un même élevage. Les animaux doivent être de même sexe. Répartissez-les en au moins 7 groupes égaux d'effectif approprié aux exigences de l'essai.

Détermination de l'activité du vaccin à examiner. Préparez au moins 3 dilutions du vaccin à examiner avec une solution de *chlorure de sodium R* à 9 g/l, contenant l'adjuvant à base d'aluminium utilisé dans le vaccin, ou avec un autre diluant approprié. Préparez de la même manière des dilutions équivalentes de la préparation de référence. Affectez une dilution différente à chaque groupe d'animaux et injectez à chaque animal, par voie intrapéritonéale, 1,0 ml au maximum de la dilution affectée à son groupe. Un groupe de témoins non vaccinés reçoit une injection intrapéritonéale du même volume de diluant. Après un délai approprié (par exemple 4 à 6 semaines), anesthésiez et saignez les animaux, en recueillant séparément les sérums. Effectuez sur chaque sérum un dosage des anticorps spécifiques dirigés contre l'HBsAg par une méthode immunochimique appropriée (*2.7.1*).

Calculs. Effectuez les calculs par les méthodes statistiques habituelles pour les dosages fondés sur une réponse qualitative (*5.3*).

A partir de la distribution des niveaux de réaction mesurés sur tous les sérums du groupe d'animaux non vaccinés, déterminez le niveau de réaction maximal pouvant être attendu chez un animal non vacciné pour le titrage en question. Toute réponse supérieure à ce seuil chez un animal vacciné constitue par définition une séroconversion.

Effectuez une transformation appropriée (par exemple en probits) du pourcentage d'animaux de chaque groupe présentant une séroconversion et analysez les données log dose-réponse selon un modèle en lignes parallèles. Déterminez l'activité relative de la préparation à examiner par rapport à la préparation de référence.

Conditions de validité. L'essai n'est valable que si :

- pour la préparation à examiner et la préparation de référence, la DE_{50} se situe entre la plus faible et la plus forte des doses administrées aux animaux,
- l'analyse statistique ne révèle aucun écart de linéarité ou de parallélisme significatif,
- les limites de confiance de l'activité relative se situent entre 33 pour cent et 300 pour cent de l'activité estimée.

Exigence d'activité. La limite de confiance supérieure (P = 0,95) de l'activité relative calculée n'est pas inférieure à 1,0.

ESSAI *IN VITRO*

Effectuez une détermination immunochimique (*2.7.1*) de la teneur en antigène, les critères d'acceptabilité étant validés par rapport à l'essai *in vivo*.

Un dosage par immunoadsorption à enzyme conjuguée (ELISA) ou un dosage radioimmunologique (RIA) utilisant des anticorps monoclonaux spécifiques aux épitopes de l'HBsAg qui produisent un effet protecteur, se sont avérés satisfaisants. L'essai comporte un nombre approprié de dilutions du vaccin à examiner et de la préparation de référence, et les données sont analysées selon un modèle en lignes parallèles après transformation appropriée, si nécessaire. Il existe dans le commerce des nécessaires de dosage *in vitro* de l'HBsAg, dont le mode opératoire peut être adapté à la détermination *in vitro* de l'activité du vaccin.

Les critères d'acceptabilité sont approuvées pour une préparation de référence donnée par l'Autorité compétente au vu des résultats des études de validation.

2.7.16. TITRAGE DE L'ACTIVITÉ DU VACCIN COQUELUCHEUX ACELLULAIRE

La capacité du vaccin à induire la formation d'anticorps spécifiques est comparée à celle d'une préparation de référence examinée en parallèle. Le titre en anticorps est déterminé par une méthode immunochimique appropriée (*2.7.1*) du type immunoadsorption avec enzyme conjuguée (ELISA) par exemple. L'essai chez la souris décrit ci-dessous emploie un modèle à 3 points mais un modèle comportant une seule dilution peut être utilisé pour les essais de routine, après validation.

Vaccin de référence. Est utilisé comme vaccin de référence un lot de vaccin dont l'efficacité a été démontrée lors d'essais cliniques, ou un autre lot représentatif. Un lot représentatif doit être préparé par un procédé strictement identique à celui utilisé pour le lot soumis aux essais cliniques. La stabilité du vaccin de référence doit être attestée par des documents.

Exigence d'activité

La capacité du vaccin à induire la formation d'anticorps n'est pas significativement (P = 0,95) inférieure à celle du vaccin de référence.

L'essai décrit ci-dessous est donné à titre d'exemple de méthode qui s'est avérée satisfaisante.

Choix des animaux et répartition en groupes. Utilisez des souris saines (par exemple, de la souche CD1) provenant du même élevage et âgées de 4 à 8 semaines. Répartissez les animaux en 6 groupes d'effectif approprié aux exigences de l'essai. Utilisez 3 dilutions du vaccin à examiner et 3 dilutions du vaccin de référence, en affectant une dilution différente à chaque groupe d'animaux. Injectez à chaque souris, par voie intrapéritonéale ou sous-cutanée, 0,5 ml de la dilution affectée à son groupe.

Collecte des échantillons de sérum. 4 à 5 semaines après la vaccination, anesthésiez les souris et saignez-les individuellement. Conservez le sérum à – 20 °C jusqu'au moment de la détermination du titre en anticorps.

Détermination du titre en anticorps. Déterminez séparément le titre en anticorps spécifiques de chaque sérum par une méthode validée telle que le titrage ELISA décrit ci-après.

Titrage ELISA. Recouvrez des plaques de microtitrage (en poly(chlorure de vinyl) ou polystyrène, selon l'antigène considéré) avec l'antigène purifié, à une concentration de 100 ng par puits. Lavez, puis bloquez les sites libres par mise en incubation avec une solution de sérum-albumine bovine et lavez à nouveau. Préparez directement sur les plaques des dilutions au demi du sérum des souris vaccinées avec le vaccin à examiner ou avec le vaccin de référence. Placez en incubation à 22-25 °C pendant 1 h, puis lavez les plaques. Ajoutez dans chaque puits une solution appropriée d'IgG anti-souris conjuguée à une enzyme et placez en incubation à 22-25 °C pendant 1 h. Lavez à nouveau, puis faites réagir avec un substrat chromogène à partir duquel l'enzyme conjuguée libère un chromophore qui peut être quantifié par mesure de l'absorbance (*2.2.25*). Les conditions de l'essai sont choisies de façon à obtenir une réponse linéaire pour l'absorbance en fonction de la teneur en anticorps sur la gamme d'absorbance utilisée et des valeurs d'absorbance situées entre 0,1 et 2,0.

Un immunosérum de référence ayant une activité nominale connue est utilisé comme base de calcul du titre en anticorps des sérums à examiner. Un sérum témoin standardisé est également utilisé.

L'essai n'est pas valable si :

- la valeur obtenue pour le sérum témoin diffère de la valeur nominale de plus de 2 fois l'écart type,
- l'intervalle de confiance de l'activité mesurée est supérieur à 50 pour cent à 200 pour cent.

Calculs. Calculez le titre en anticorps des sérums de souris vaccinées avec le vaccin à examiner et avec le vaccin de référence. A partir des valeurs obtenues, calculez l'activité du vaccin à examiner par rapport au vaccin de référence, par les méthodes statistiques habituelles.

2.7.17. TITRAGE DE L'ANTITHROMBINE III HUMAINE

La teneur en antithrombine III de la préparation à examiner est évaluée en comparant sa capacité à inactiver la thrombine en présence d'un excès d'héparine, à celle d'une préparation de référence de concentré d'antithrombine III humaine étalonnée en Unités Internationales. Des quantités variables de la préparation à examiner sont mélangées à une quantité fixe de thrombine et l'activité thrombinique résiduelle est déterminée à l'aide d'un substrat chromogène approprié.

L'Unité Internationale correspond à l'activité d'une quantité donnée de l'Etalon International de concentré d'antithrombine III humaine. L'équivalence entre l'Unité Internationale et l'Etalon International est indiquée par l'Organisation Mondiale de la Santé.

Mode opératoire. Pour la préparation à examiner et pour la préparation de référence, préparez, à l'aide de *solution tampon tris-EDTA ASB pH 8,4 R* contenant 15 UI d'héparine par millilitre, 2 séries indépendantes de 3 ou 4 dilutions comprises entre 1/75 et 1/200 à partir de 1 UI/ml.

Chauffez 200 µl de chaque dilution à 37 °C pendant 1-2 min. Ajoutez à chaque dilution 200 µl d'une solution de *thrombine bovine R* contenant 2 UI/ml dans de la *solution tampon tris-EDTA ASB pH 8,4 R*. Mélangez et maintenez à 37 °C pendant exactement 1 min. Ajoutez 500 µl d'un substrat chromogène approprié (par exemple, le D-phénylalanyl-L-pipécolyl-L-arginine-4-nitroanilide ; dissolvez ce substrat dans de l'*eau R* pour obtenir une solution contenant 4 mmol/l puis diluez à l'aide de la *solution tampon tris-EDTA ASB pH 8,4 R* sans albumine jusqu'à une concentration appropriée pour le titrage). Commencez immédiatement la mesure de l'absorbance à 405 nm (*2.2.25*) et continuez la mesure pendant au moins 30 s. Calculez la variation de l'absorbance (ΔA/min). (On peut utiliser également un titrage à point final en arrêtant la réaction avec de l'acide acétique et en mesurant l'absorbance à 405 nm.)

La variation de l'absorbance (ΔA/min) est inversement proportionnelle à l'activité de l'antithrombine III.

Vérifiez la validité du titrage et calculez l'activité de la préparation à examiner par les méthodes statistiques habituelles (par exemple, *5.3. Analyse statistique des résultats des dosages et essais biologiques*).

2.7.18. DOSAGE DU FACTEUR II DE COAGULATION HUMAIN

Le dosage du facteur II de coagulation humain s'effectue après activation spécifique en facteur IIa, qui est alors estimé par comparaison de son activité, en tant qu'agent de clivage d'un substrat chromogène peptidique spécifique, avec celle de l'étalon international ou d'une préparation de référence étalonnée en Unités Internationales.

L'Unité Internationale de facteur II correspond à l'activité d'une quantité donnée de l'étalon international, qui est constitué de concentré cryodesséché de facteur II de coagulation sanguine humain. La correspondance entre l'Unité Internationale et l'étalon international est indiquée par l'Organisation Mondiale de la Santé.

Le dosage chromogène comporte 2 étapes : activation du facteur II au moyen de venin de serpent, puis clivage enzymatique par le facteur IIa, d'un substrat chromogène qui libère un chromophore quantifiable par spectrophotométrie. Dans des conditions de dosage appropriées, il existe une relation linéaire entre l'activité du facteur IIa et le clivage du substrat chromogène.

RÉACTIFS

Activateur spécifique du facteur II issu du venin de vipère (écarine). Protéine obtenue à partir du venin de la vipère des pyramides (*Echis carinatus*), qui active spécifiquement le facteur II. Reconstituez la préparation suivant les instructions du fabricant. Conservez la préparation reconstituée à 4 °C et utilisez-la dans le mois qui suit.

Substrat chromogène pour facteur IIa. Substrat chromogène spécifique du facteur IIa tel que : dichlorhydrate de *H*-D-phénylalanyl-L-pipécolyl-L-arginine-4-nitroanilide, 4-toluènesulfonyl-glycyl-prolyl-L-arginine-4-nitroanilide, *H*-D-cyclohexylglycyl-α-aminobutyryl-L-arginine-4-nitroanilide, D-cyclohexylglycyl-L-alanyl-L-arginine-4-nitroanilide-diacétate. Reconstituez suivant les instructions du fabricant.

Tampon de dilution. Solution contenant 6,06 g/l de *tris(hydroxyméthyl)aminométhane R*, 17,53 g/l de *chlorure de sodium R*, 2,79 g/l d'*acide (éthylènedinitrilo)tétraacétique R* et 1 g/l d'*albumine bovine R* ou d'*albumine humaine R*. Ajustez si nécessaire à pH 8,4 avec de l'*acide chlorhydrique R*.

MODE OPÉRATOIRE

Solution à examiner. Diluez la préparation à examiner à l'aide du tampon de dilution de façon à obtenir une solution contenant 0,015 UI de facteur II par millilitre. Préparez au moins 3 dilutions supplémentaires de cette solution dans le tampon de dilution.

Solution témoin. Diluez la préparation de référence à l'aide du tampon de dilution de façon à obtenir une solution contenant 0,015 UI de facteur II par millilitre. Préparez au moins 3 dilutions supplémentaires de cette solution dans le tampon de dilution.

Peu de temps avant l'essai, portez toutes les solutions à 37 °C dans un bain-marie.

Les conditions décrites sont applicables aux plaques de microtitration. Si le dosage est réalisé dans des tubes, ajustez les volumes de façon à maintenir les proportions dans le mélange.

Introduisez 25 µl des différentes dilutions de la solution à examiner et de la solution témoin dans une série de puits d'une plaque de microtitrage maintenue à 37 °C Ajoutez dans chaque puits 125 µl de tampon de dilution, puis 25 µl d'écarine. Incubez pendant exactement 2 min. Ajoutez dans chaque puits 25 µl de substrat chromogène pour facteur IIa.

Procédez à la lecture de la vitesse de variation de l'absorbance à 405 nm (*2.2.25*) et continuez pendant 3 min pour obtenir la vitesse moyenne de la variation de l'absorbance (ΔA/min). Si une surveillance continue n'est pas possible, mesurez l'absorbance à 405 nm à des intervalles consécutifs appropriés, par exemple toutes les 40 s. Tracez le graphe linéaire des valeurs de l'absorbance en fonction du temps et calculez ΔA/min (pente de la droite). A partir des valeurs individuelles de ΔA/min pour chaque dilution de l'étalon et de la substance à examiner, calculez l'activité de la préparation à examiner et vérifiez la validité du dosage selon les méthodes statistiques habituelles (*5.3*).

2.7.19. DOSAGE DU FACTEUR X DE COAGULATION HUMAIN

Le dosage du facteur X de coagulation humain s'effectue après activation spécifique en facteur Xa, qui est alors estimé par comparaison de son activité, en tant qu'agent de clivage d'un substrat chromogène peptidique spécifique, avec celle de l'étalon international ou d'une préparation de référence étalonnée en Unités Internationales.

L'Unité Internationale de facteur X correspond à l'activité d'une quantité donnée de l'étalon international, qui est constitué de concentré cryodesséché de facteur X de coagulation sanguine humain. La correspondance entre l'Unité Internationale et l'étalon international est indiquée par l'Organisation Mondiale de la Santé.

Le dosage chromogène comporte 2 étapes : activation du facteur X au moyen de venin de serpent, puis clivage enzymatique par le facteur Xa, d'un substrat chromogène qui libère un chromophore quantifiable par spectrophotométrie. Dans des conditions de dosage appropriées, il existe une relation linéaire entre l'activité du facteur Xa et le clivage du substrat chromogène.

RÉACTIFS

Activateur spécifique du facteur X issu du venin de vipère de Russel (VVR). Protéine obtenue à partir du venin de la vipère de Russell (*Vipera russelli*), qui active spécifiquement le facteur X. Reconstituez la préparation suivant les instructions du fabricant. Conservez la préparation reconstituée à 4 °C et utilisez-la dans le mois qui suit.

Substrat chromogène pour facteur Xa. Substrat chromogène spécifique du facteur Xa tel que : dichlorhydrate de *N*-α-benzyloxycarbonyl-D-arginyl-L-glycyl-L-arginine-4-nitroanilide, chlorhydrate de *N*-benzoyl-L-isoleucyl-L-glutamyl-glycyl-L-arginine-4-nitroanilide, méthanesulfonyl-D-leucyl-glycyl-L-arginine-4-nitroanilide, méthoxycarbonyl-D-cyclohexylalanyl-glycyl-L-arginine-4-nitroanilide. Reconstituez suivant les instructions du fabricant.

Tampon de dilution. Solution contenant 3,7 g/l de *tris(hydroxyméthyl)aminométhane R*, 2,1 g/l d'*imidazole R*, 0,02 g/l de *bromure d'hexadiméthrine R* et 1 g/l d'*albumine bovine R* ou d'*albumine humaine R*. Ajustez si nécessaire à pH 8,4 avec de l'*acide chlorhydrique R*.

MODE OPÉRATOIRE

Solution à examiner. Diluez la préparation à examiner à l'aide du tampon de dilution de façon à obtenir une solution contenant 0,18 UI de facteur X par millilitre. Préparez au moins 3 dilutions supplémentaires de cette solution dans le tampon de dilution.

Solution témoin. Diluez la préparation de référence à l'aide du tampon de dilution de façon à obtenir une solution contenant 0,18 UI de facteur X par millilitre. Préparez au moins 3 dilutions supplémentaires de cette solution dans le tampon de dilution.

Peu de temps avant l'essai, portez toutes les solutions à 37 °C dans un bain-marie.

Les conditions décrites sont applicables aux plaques de microtitrage. Si le dosage est réalisé dans des tubes, ajustez les volumes de façon à maintenir les proportions dans le mélange.

Introduisez 12,5 µl des différentes dilutions de la solution à examiner et de la solution témoin dans une série de puits d'une plaque de microtitrage maintenue à 37 °C. Ajoutez dans chaque puits 25 µl de VVR. Incubez pendant exactement 90 s. Ajoutez dans chaque puits 150 µl de substrat chromogène pour facteur Xa dilué 6 fois dans le tampon de dilution.

Procédez à la lecture de la vitesse de variation de l'absorbance à 405 nm (*2.2.25*) et continuez pendant 3 min pour obtenir la vitesse moyenne de la variation de l'absorbance (ΔA/min). Si une surveillance continue n'est pas possible, mesurez l'absorbance à 405 nm à des intervalles consécutifs appropriés, par exemple toutes les 40 s. Tracez le graphe linéaire des valeurs de l'absorbance en fonction du temps et calculez ΔA/min (pente de la droite). A partir des valeurs individuelles de ΔA/min pour chaque dilution de l'étalon et de la substance à examiner, calculez l'activité de la préparation à examiner et vérifiez la validité du dosage selon les méthodes statistiques habituelles (*5.3*).

2.7.20. TITRAGE DE L'ACTIVITÉ *IN VIVO* DU VACCIN POLIOMYELITIQUE INACTIVÉ

La capacité du vaccin à induire la formation d'anticorps neutralisants est déterminée *in vivo* par l'une des méthodes suivantes :

ESSAI SUR POUSSINS OU COBAYES

Préparez une série appropriée d'au moins 3 dilutions du vaccin à examiner à l'aide d'une solution saline tamponnée appropriée. Répartissez par groupes de 10, des poussins agés de 3 semaines ou des cobayes pesant 250-350 g, de façon à utiliser un groupe separé pour chaque dilution de vaccin. Injectez par voie intramusculaire à chaque animal 0,5 ml de la dilution attribuée à son groupe. Saignez les animaux aprés 5-6 jours, en gardant separément les sérums. Recherchez la présence d'anticorps neutralisants pour chacun des virus poliomyélitiques humains 1, 2 et 3 dans les sérums dilués au 1/4. Mélangez 100 $DICC_{50}$ du virus avec la dilution du sérum et incubez à 37 °C pendant 4.5-6 h. Maintenez ensuite à 5 ± 3 °C pendant 12-18 h. Inoculez les mélanges à des cultures cellulaires afin de déceler la présence de virus non neutralisés et lisez le résultat jusqu'au 7e jour après l'inoculation. Pour chaque groupe d'animaux, relevez le nombre de sérums contenant des anticorps neutralisants et calculez la dilution du vaccin donnant une réponse en anticorps chez 50 pour cent des animaux. Effectuez en parallèle un essai témoin avec une préparation de référence appropriée. Le vaccin satisfait à l'essai si, dilué au 1/100 ou davantage, il induit une réponse en anticorps pour chacun des 3 types de virus chez 50 pour cent des animaux.

ESSAI CHEZ LE RAT

Une méthode de dosage *in vivo* appropriée consiste en une injection intramusculaire dans le(s) membre(s) inférieur(s) d'au moins 3 dilutions du vaccin à examiner et d'un vaccin de référence, en utilisant pour chaque dilution un groupe de 10 rats issus d'une souche appropriée et exempts de microorganismes pathogènes spécifiés. Il est généralement nécessaire d'utiliser 4 dilutions afin d'obtenir des résultats valables pour les 3 sérotypes. Le nombre d'animaux par groupe doit être suffisant pour obtenir des résultats qui satisfont aux critères de validité ; des groupes de 10 rats sont généralement suffisants mais des résultats valables peuvent être obtenus avec des groupes plus petits. Le poids de chaque animal ne doit pas s'écarter de plus de 10 pour cent du poids moyen dans le groupe. Utilisez un inoculum de 0,5 ml par rat. La gamme de doses est choisie de façon qu'une réponse soit obtenue pour les 3 types de poliovirus. Saignez les animaux après 20-22 jours. Pour les 3 types de poliovirus, mesurez séparément les titres en anticorps neutralisants avec 100 $DICC_{50}$ de souches Sabin comme virus d'épreuve, des cellules Vero ou Hep2 comme indicateurs, et sous les conditions de neutralisation suivantes : 3 h à 35-37 °C, puis 18 h à 2-8 °C. Après 7 jours d'incubation à 35 °C, effectuez la fixation et la coloration, puis lisez les résultats. Pour que soit valable le dosage des anticorps, il doit être démontré que le titre en chacun des virus d'épreuve se situe entre 10 $DICC_{50}$ et 1000 $DICC_{50}$, et le titre en anticorps neutralisants d'un sérum témoin ne doit pas s'écarter de plus de 2 dilutions au demi de la moyenne géométrique du titre du sérum. Calculez l'activité en comparant la proportion d'animaux présentant une réponse au vaccin à examiner et au vaccin témoin, soit par la méthode des probits, soit, après validation, en appliquant un modèle en lignes parallèles. Pour la méthode des probits, il est nécessaire d'établir un titre seuil en anticorps neutralisants pour chaque type de poliovirus permettant de définir une réponse positive. Du fait des variations interlaboratoires, il n'est pas possible de définir des valeurs seuils applicables à tous les laboratoires. Les valeurs seuils sont donc plutôt déterminées pour chaque laboratoire sur la base d'une série d'au moins 3 essais avec le vaccin de référence. Utilisez comme valeur seuil le point médian, sur une échelle log2, entre les titres minimaux et maximaux (en moyenne géométrique) de la série de 3 essais ou plus. Pour chacun des 3 types de poliovirus, l'activité du vaccin n'est pas inférieure de façon significative à celle de la préparation de référence. L'essai n'est valable que si :

– pour la préparation à examiner et la préparation de référence, la DE_{50} est comprise entre la plus petite et la plus forte des doses administrées aux animaux,
– l'analyse statistique ne révèle aucune déviation significative de la linéarité ou du parallélisme,
– les limites de confiance obtenues pour l'activité relative sont comprises entre 25 pour cent et 400 pour cent de l'activité estimée.

2.8. MÉTHODES DE PHARMACOGNOSIE

2.8. MÉTHODES DE PHARMACOGNOSIE

2.8.1. CENDRES INSOLUBLES DANS L'ACIDE CHLORHYDRIQUE

Les cendres insolubles dans l'acide chlorhydrique sont constituées par le résidu obtenu après extraction des cendres sulfuriques ou des cendres totales par l'acide chlorhydrique et rapporté à 100 g de drogue.

Dans le creuset, ajoutez au résidu obtenu lors de la détermination des cendres sulfuriques ou totales 15 ml d'*eau R* et 10 ml d'*acide chlorhydrique R*. Recouvrez d'un verre de montre, faites bouillir doucement pendant 10 min et laissez refroidir. Filtrez le résidu sur un filtre sans cendres et lavez à l'*eau R* chaude jusqu'à ce que le filtrat soit neutre. Desséchez, incinérez jusqu'au rouge sombre, laissez refroidir au dessiccateur et pesez. Recommencez l'incinération jusqu'à ce que la différence entre 2 pesées consécutives n'excède pas 1 mg.

2.8.2. ÉLÉMENTS ÉTRANGERS

Les drogues végétales devraient être exemptes de moisissures, d'insectes et d'autres contaminations animales.

Sauf indication contraire, le taux des éléments étrangers n'est pas supérieur à 2 pour cent *m/m*.

Les éléments étrangers se composent, en totalité ou en partie, des :

1) *parties étrangères* : tout élément qui provient de la plante-mère mais ne constitue pas la drogue,

2) *matières étrangères* : tout élément qui est étranger à la plante-mère, d'origine végétale ou minérale.

DÉTERMINATION DES ÉLÉMENTS ÉTRANGERS

Pesez 100 g à 500 g de l'échantillon ou la quantité minimale indiquée dans la monographie et répartissez en couche mince. Les éléments étrangers sont décelés par examen à l'œil nu ou à l'aide d'une loupe (6 ×). Séparez les éléments étrangers, pesez-les et calculez-en le pourcentage.

2.8.3. STOMATES ET INDICE STOMATIQUE

STOMATES

Parmi les types de stomates (voir figure 2.8.3-1) qui se distinguent par la forme et la disposition des cellules qui les entourent, se trouvent :

1 2 3 4

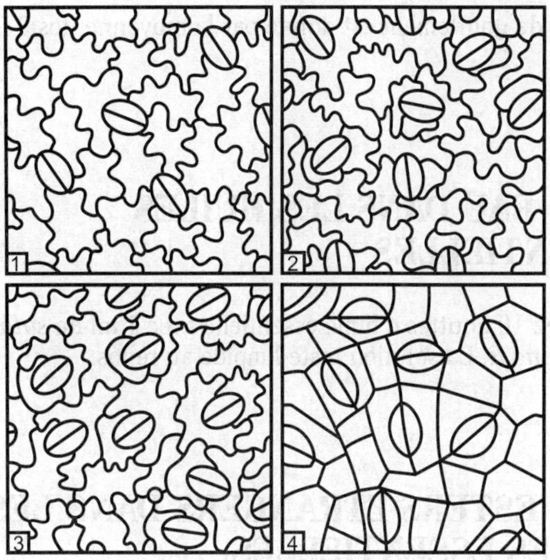

Figure 2.8.3.-1

1) le type *anomocytique* (cellules irrégulières) ; les stomates se trouvent entourés d'un nombre variable de cellules qui ne diffèrent en aucune façon des cellules de l'épiderme en général,

2) le type *anisocytique* (cellules inégales) ; les stomates sont normalement entourés par 3 cellules annexes dont une est nettement plus petite que les autres,

3) le type *diacytique* (cellules transversales) ; les stomates sont accompagnés par 2 cellules annexes dont les parois communes font un angle droit avec les cellules de garde des stomates,

4) le type *paracytique* (cellules parallèles) ; les stomates possèdent de chaque côté une ou plusieurs cellules annexes parallèles à l'axe longitudinal de l'ostiole et des cellules de garde des stomates.

INDICE STOMATIQUE

$$\text{Indice stomatique} = \frac{100 \times S}{E + S}$$

S = nombre de stomates pour une surface de feuille donnée,

E = nombre de cellules épidermiques (trichomes inclus) pour une même surface de feuille.

Pour chaque échantillon de feuilles, calculez la moyenne de 10 déterminations au moins.

2.8.4. INDICE DE GONFLEMENT

L'indice de gonflement est le volume en millilitres occupé par 1 gramme de drogue, y compris le mucilage qui y adhère, qui a été mis à gonfler dans un liquide aqueux pendant 4 h.

Dans une éprouvette graduée de 25 ml à bouchon rodé dont la graduation divisée en 0,5 ml occupe une hauteur de 125 ± 5 mm, introduisez 1,0 g de drogue entière ou dans l'état de division prescrit dans la monographie. Sauf indication contraire, humectez la drogue avec 1,0 ml d'*alcool R* et ajoutez 25 ml d'*eau R*. Bouchez l'éprouvette. Agitez énergiquement toutes les 10 min pendant 1 h. Laissez reposer pendant 3 h. 90 min après le début de l'essai, éliminez par rotation autour de l'axe vertical la plus grande partie de liquide retenu au niveau de la drogue et les particules de celle-ci flottant à la surface du liquide. Mesurez le volume occupé par la drogue, y compris le mucilage qui y adhère. Effectuez 3 essais simultanément.

L'indice de gonflement est donné par la moyenne des 3 essais.

2.8.5. EAU DANS LES HUILES ESSENTIELLES

Mélangez 10 gouttes d'huile essentielle avec 1 ml de *sulfure de carbone R*. La solution reste limpide au repos.

2.8.6. ESTERS ÉTRANGERS DANS LES HUILES ESSENTIELLES

Chauffez pendant 2 min au bain-marie, 1 ml d'huile essentielle avec 3,0 ml d'une solution extemporanée d'*hydroxyde de potassium R* à 100 g/l dans l'*alcool R*. Il ne se forme pas de cristaux dans les 30 min qui suivent, même après refroidissement.

2.8.7. HUILES GRASSES ET HUILES ESSENTIELLES RÉSINIFIÉES DANS LES HUILES ESSENTIELLES

Faites tomber 1 goutte d'huile essentielle sur du papier filtre ; la goutte doit s'évaporer entièrement dans les 24 h sans laisser de tache translucide ou grasse.

2.8.8. ODEUR ET SAVEUR DES HUILES ESSENTIELLES

Mélangez 3 gouttes d'huile essentielle avec 5 ml d'*alcool à 90 pour cent V/V R* et agitez avec 10 g de *saccharose R* pulvérisé. L'odeur et la saveur sont semblables à celles de la plante ou des parties de la plante à partir de laquelle l'huile essentielle est obtenue.

2.8.9. RÉSIDU D'ÉVAPORATION DES HUILES ESSENTIELLES

Le résidu d'évaporation d'une huile essentielle est le pourcentage en masse de l'huile essentielle restant après évaporation au bain-marie, dans les conditions précisées ci-après.

Appareillage (voir figure 2.8.9.-1). Il est constitué par :

- un bain-marie avec un couvercle ayant des trous de 70 mm de diamètre,
- une capsule d'évaporation de verre thermo-résistant inerte vis-à-vis du contenu,
- un dessiccateur.

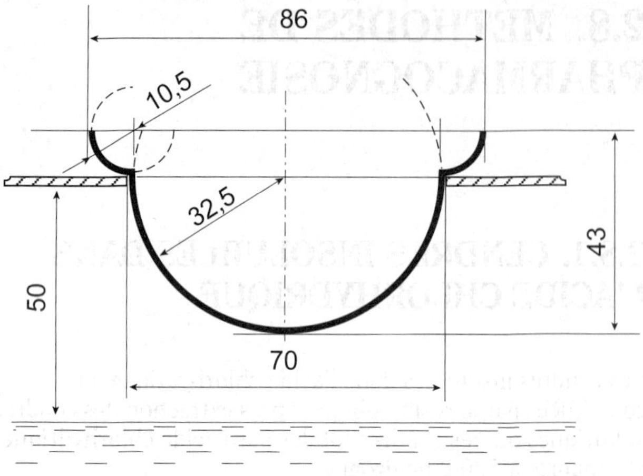

Figure 2.8.9.-1

Dimensions en millimètres

Mode opératoire. Pesez la capsule d'évaporation après l'avoir chauffée au bain-marie pendant 1 h et laissez refroidir au dessiccateur. Introduisez et pesez dans la capsule 5,00 g d'huile essentielle, sauf indication particulière. Evaporez au bain-marie, à l'abri des courants d'air pendant le temps prescrit. Laissez refroidir dans le dessiccateur, puis pesez. Pendant l'essai, le niveau d'eau dans le bain-marie doit rester constant à 50 mm environ au-dessous du niveau du couvercle.

2.8.10. SOLUBILITÉ DANS L'ALCOOL DES HUILES ESSENTIELLES

Dans une éprouvette à bouchon rodé de 25 ml à 30 ml, introduisez 1,0 ml de l'huile essentielle à examiner. Placez dans un thermostat à 20 ± 0,2 °C. A l'aide d'une burette de 20 ml au moins, ajoutez par fractions de 0,1 ml, jusqu'à dissolution complète, l'alcool dont le titre est prescrit dans la monographie et continuez à ajouter le solvant par fractions de 0,5 ml jusqu'à 20 ml, en agitant fréquemment et énergiquement. Notez le volume d'alcool utilisé lorsqu'une solution limpide a été obtenue et, si la solution devient trouble ou opalescente avant que le volume ajouté n'atteigne 20 ml, notez le volume utilisé au moment de l'apparition du trouble ou de l'opalescence puis, le cas échéant, au moment de la disparition du trouble ou de l'opalescence.

Si une solution limpide n'est pas obtenue après addition de 20 ml d'alcool de titre indiqué, répétez l'essai avec un alcool de titre plus élevé.

Une huile essentielle est dite « soluble dans n volumes ou plus d'alcool d'un titre donné t » si la solution limpide dans n volumes demeure limpide comparée à l'huile essentielle non diluée, après addition progressive de nouvelles quantités d'alcool de même titre, jusqu'à concurrence de 20 volumes d'alcool.

Une huile essentielle est dite « soluble dans n volumes d'alcool d'un titre donné t, devenant trouble après dilution » si la solution limpide dans n volumes devient trouble dans n_1 volumes (n_1 inférieur à 20) et le demeure après addition progressive de nouvelles quantités d'alcool de même titre, jusqu'à concurrence de 20 volumes d'alcool.

Une huile essentielle est dite « soluble dans n volumes d'alcool d'un titre donné t, avec un trouble compris entre n_1 et n_2 volumes » si la solution limpide dans n volumes devient trouble dans n_1 volumes (n_1 inférieur à 20) et le demeure après addition progressive de nouvelles quantités d'alcool de même titre, jusqu'à concurrence de n_2 volumes d'alcool, la solution redevenant limpide (n_2 inférieur à 20).

Une huile essentielle est dite « soluble avec opalescence » si la solution alcoolique présente la même teinte bleuâtre qu'une solution opalescente préparée extemporanément comme suit : mélangez 0,5 ml de *solution de nitrate d'argent R2* à 0,05 ml d'*acide nitrique R*. Ajoutez 50 ml d'une solution de *chlorure de sodium R* à 12 mg/l. Mélangez et laissez reposer à l'abri de la lumière pendant 5 min.

2.8.11. DOSAGE DU 1,8-CINÉOLE DANS LES HUILES ESSENTIELLES

Dans un tube bien sec, pesez 3,00 g d'huile essentielle récemment desséchée sur du *sulfate de sodium anhydre R* et ajoutez 2,10 g de *crésol R* fondu. Placez le tube dans l'appareil pour la détermination du point de solidification (*2.2.18*), laissez cristalliser en refroidissant et en remuant à l'aide de l'agitateur. Lorsque la cristallisation se produit, il y a une légère élévation de température. Notez la valeur maximale t_1 obtenue. Faites fondre à nouveau le mélange au bain-marie en chauffant à une température qui ne dépasse pas la valeur t_1 de plus de 5 °C. Placez le tube dans l'appareil et maintenez la température à 5 °C au-dessous de la valeur t_1. Lorsque la cristallisation commence ou lorsque la température du mélange est descendue à 3 °C au-dessous de la valeur t_1, remuez le mélange à l'aide de l'agitateur. Notez la température maximale t_2 à laquelle le mélange cristallise. Répétez l'opération jusqu'à ce que les 2 valeurs maximales obtenues pour t_2 ne s'écartent pas de plus de 0,2 °C. En cas de surfusion, amorcez la cristallisation en ajoutant un petit cristal du complexe constitué par 3,00 g de *cinéole R* et 2,10 g de *crésol R* fondu. Si la valeur t_2 est inférieure à 27,4 °C, répétez le dosage après avoir ajouté 5,10 g du complexe.

La teneur en cinéole qui correspond à la température maximale observée t_2 est indiquée dans le tableau 2.8.11.-1. Si les 5,10 g du complexe ont été ajoutés, calculez la teneur en cinéole d'une prise d'essai exprimée en pourcentage *m/m* à l'aide de l'expression :

$$2\,(A - 50)$$

où A est la valeur indiquée dans le tableau 2.8.11.-1.

La teneur en cinéole correspondant à la température maximale observée t_2 est obtenue, si nécessaire, par interpolation.

Tableau 2.8.11.-1

t_2 °C	pour cent *m/m* en cinéole	t_2 °C	pour cent *m/m* en cinéole	t_2 °C	pour cent *m/m* en cinéole	t_2 °C	pour cent *m/m* en cinéole
24	45,5	32	56,0	40	67,0	48	82,0
25	47,0	33	57,0	41	68,5	49	84,0
26	48,5	34	58,5	42	70,0	50	86,0
27	49,5	35	60,0	43	72,5	51	88,5
28	50,5	36	61,0	44	74,0	52	91,0
29	52,0	37	62,5	45	76,0	53	93,5
30	53,5	38	63,5	46	78,0	54	96,0
31	54,5	39	65,0	47	80,0	55	99,0

2.8.12. DÉTERMINATION DES HUILES ESSENTIELLES DANS LES DROGUES VÉGÉTALES

La détermination des huiles essentielles dans les drogues végétales est effectuée par entraînement à la vapeur d'eau, dans un appareil spécial, dans les conditions précisées ci-dessous. Le distillat est recueilli dans le tube gradué, en présence de xylène pour fixer l'huile essentielle, tandis que la fraction aqueuse retourne automatiquement dans le ballon générateur de vapeur.

Appareil. L'appareil comprend :

(a) un ballon approprié à fond rond, à col court et portant un rodage d'un diamètre intérieur de 29 mm environ à l'extrémité la plus large ;

(b) un appareil de condensation (voir figure 2.8.12.-1) s'adaptant exactement sur le ballon, comprenant diverses parties entièrement soudées en verre de faible dilatation thermique :

- le bouchon (*K'*) est percé et la tubulure (*K*) de 10 mm de diamètre intérieur à la partie la plus large du tube rodé, est munie d'un orifice correspondant de 1 mm de diamètre environ,
- un renflement en forme de toupie (*J*) de 3 ml,
- le tube gradué (*JL*) est divisé en 0,01 ml,
- le renflement (*L*) est en forme de boule et contient 2 ml environ,
- le robinet (*M*) à 3 voies,
- la jonction (*B*) est à un niveau supérieur de 20 mm à celui du sommet de la graduation ;

(c) un dispositif de chauffage approprié permettant un réglage précis ;

(d) un support vertical avec un anneau horizontal recouvert d'une matière isolante.

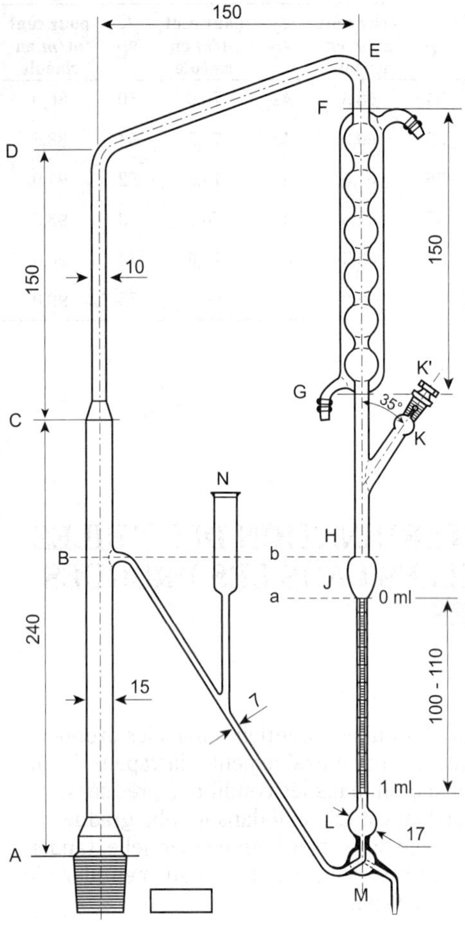

Figure 2.8.12.-1. – *Appareil pour la détermination des huilles essentielles dans les drogues végétales*

Dimensions en millimètres

Mode opératoire. Utilisez un appareil parfaitement nettoyé. Procédez au dosage suivant la nature de la drogue à examiner. Dans le ballon, introduisez le volume du liquide indiqué pour l'entraînement à la vapeur et quelques fragments de pierre poreuse. Adaptez au ballon l'appareil de condensation. Versez de l'*eau R* par le tube de remplissage (*N*) jusqu'à l'affleurement en (*B*). Enlevez le bouchon (*K'*) et introduisez la quantité prescrite de *xylène R* avec une pipette, en appuyant la pointe au fond de la tubulure (*K*). Replacez le bouchon (*K'*) en vérifiant que les 2 orifices coïncident. Chauffez le liquide du ballon jusqu'à début d'ébullition et distillez à la vitesse de 2-3 ml/min, sauf indication contraire.

Pour déterminer la vitesse de distillation, abaissez le niveau de l'eau au moyen du robinet à 3 voies pendant la distillation, de façon que le ménisque se trouve au trait inférieur (a) (voir figure 2.8.12.-2). Fermez ensuite le robinet et chronométrez le temps nécessaire pour le remplissage du tube jusqu'au trait (b) supérieur. Ouvrez le robinet et continuez la distillation. Modifiez le chauffage pour régler la vitesse de distillation. Distillez pendant 30 min. Arrêtez le chauffage et lisez, après 10 min au moins, le volume de xylène dans le tube gradué.

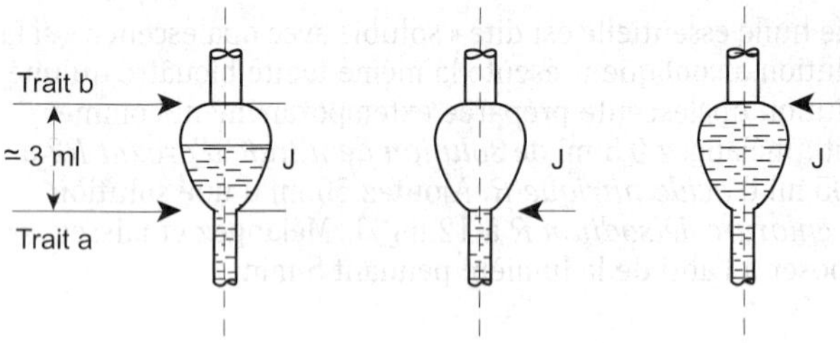

Figure 2.8.12.-2

Dans le ballon, introduisez la quantité de drogue prescrite et procédez à l'entraînement à la vapeur, comme prescrit ci-dessus, pendant la durée et à la vitesse indiquées. Arrêtez le chauffage et lisez après 10 min le volume du liquide recueilli dans le tube gradué. Soustrayez du volume total le volume de xylène déterminé précédemment. La différence représente la quantité d'huile essentielle dans la prise d'essai. Calculez le résultat en millilitres par kilogramme de drogue.

Lorsque l'huile essentielle est destinée à d'autres opérations analytiques, le mélange xylène-huile essentielle exempt d'eau peut être récupéré comme suit : enlevez le bouchon (*K'*) et introduisez 0,1 ml d'une solution de *fluorescéinate de sodium R* à 1 g/l et 0,5 ml d'*eau R*. Abaissez le niveau du mélange xylène-huile essentielle dans la boule (*L*) au moyen du robinet à 3 voies. Laissez reposer pendant 5 min, puis laissez le mélange s'écouler lentement, exactement jusqu'au niveau du robinet (*M*). Ouvrez le robinet dans le sens inverse des aiguilles d'une montre de façon que l'eau puisse s'écouler du tube de communication (*BM*). Rincez ce dernier avec de l'*acétone R*, puis avec un peu de *toluène R* versés par le tube de remplissage (*N*). Tournez ensuite le robinet dans le même sens afin de récupérer le mélange xylène-huile essentielle dans un flacon approprié.

2.8.13. RÉSIDUS DE PESTICIDES

Définition. Pour les besoins de la Pharmacopée, est considérée comme pesticide toute substance ou association de substances qui est destinée à repousser, détruire ou combattre les ravageurs et les espèces indésirables de plantes et d'animaux causant des dommages ou se montrant autrement nuisibles durant la production, la transformation, le stockage, le transport ou la mise sur le marché de substances médicinales d'origine végétale. Le terme comprend les substances destinées à être utilisées comme régulateurs de croissance des plantes, comme défoliants, comme agents de dessiccation ainsi que les substances appliquées sur les cultures, soit avant, soit après la récolte pour protéger les produits contre la détérioration durant l'entreposage et le transport.

Limites. Sauf mention contraire dans la monographie, la drogue à examiner satisfait au moins aux tolérances indiquées au tableau 2.8.13.-1. Les limites applicables aux pesticides qui ne figurent pas au tableau 2.8.13.-1 et dont il y a lieu de soupçonner la présence pour une raison quelconque sont établies sur la base des limites fixées par les directives des Communautés européennes 76/895 et 90/642, y compris leurs annexes et mises à jour successives. Les tolérances applicables aux pesticides qui ne figurent ni dans le tableau 2.8.13.-1 ni dans les directives des Communautés européennes sont calculées à l'aide de l'expression :

$$\frac{DJA \times M}{MDD \times 100}$$

DJA = dose journalière admissible de la FAO/OMS, en milligrammes par kilogramme de masse corporelle,

M = masse corporelle en kilogrammes (60 kg),

MDD = consommation journalière de drogue, en kilogrammes.

Lorsque la drogue est destinée à la préparation d'extraits, de teintures ou d'autres formes pharmaceutiques dont le mode de préparation peut influer sur la teneur en pesticides du produit fini, les tolérances sont calculées à l'aide de l'expression :

$$\frac{DJA \times M \times E}{MDD \times 100}$$

E = coefficient d'extraction, lié à la méthode de préparation utilisée, déterminé expérimentalement.

Tableau 2.8.13.-1

Substance	Tolérance (mg/kg)
Alachlor	0,02
Aldrine et Dieldrine (somme de)	0,05
Azinfos-méthyle	1,0
Bromopropylate	3,0
Chlordane (somme des isomères *cis-*, *trans* - et oxychlordane)	0,05
Chlorfenvinphos	0,5
Chlorpyrifos	0,2
Chlorpyrifos-méthyle	0,1
Cyperméthrine (et isomères)	1,0
DDT (somme de *p,p'*-DDT, *o,p'*-DDT, *p,p'*-DDE et *p,p'*-TDE)	1,0
Deltaméthrine	0,5
Diazinon	0,5
Dichlorvos	1,0
Dithiocarbamates (en CS_2)	2,0
Endosulfan (somme des isomères et du sulfate d'endosulfan)	3,0
Endrine	0,05
Ethion	2,0
Fenitrothion	0,5
Fenvalerate	1,5
Fonofos	0,05
Heptachlor (somme d'heptachlor et d'heptachlorépoxyde)	0,05
Hexachlorobenzène	0,1
Hexachlorocyclohexane - Isomères (autres que γ)	0,3
Lindane (γ-Hexachlorocyclohexane)	0,6
Malathion	1,0
Méthidathion	0,2
Parathion	0,5
Parathion-méthyle	0,2
Perméthrine	1,0
Phosalone	0,1
Pipéronyl butoxyde	3,0
Pirimiphos-méthyle	4,0
Pyréthrines (somme des)	3,0
Quintozène (somme de quintozène, pentachloroaniline et pentachlorophénylsulfure de méthyle)	1,0

Des tolérances plus élevées peuvent également être autorisées, dans des cas exceptionnels, notamment lorsqu'une plante exige un mode de culture particulier, ou présente un métabolisme ou une structure pouvant entraîner une teneur en pesticides supérieure à la normale.

L'Autorité compétente peut accorder une dispense totale ou partielle de l'essai lorsque l'historique complet (nature et quantité des pesticides employés, date de chaque traitement pendant la culture et après la récolte) du traitement du lot est connu et peut être contrôlé de façon précise.

Prélèvement de l'échantillon à analyser

Méthode. Pour les récipients d'une contenance inférieure à 1 kg, prélevez dans le produit total bien homogénéisé un échantillon suffisant pour la réalisation des essais requis. Pour les récipients d'une contenance comprise entre 1 kg et 5 kg, prélevez 1 échantillon dans les parties supérieure, médiane et inférieure du récipient, les 3 échantillons étant de volume sensiblement identique et suffisant pour la réalisation des essais requis. Mélangez soigneusement les échantillons. Prélevez 1 échantillon dans le mélange suffisant pour réaliser les essais requis. Pour les récipients d'une contenance supérieure à 5 kg, prélevez 1 échantillon d'au moins 250 g dans les parties supérieure, médiane et inférieure du conditionnement. Mélangez soigneusement les 3 échantillons. Prélevez 1 échantillon dans le mélange suffisant pour réaliser les essais requis.

Nombre d'échantillons. Si le nombre (n) de récipients est inférieur ou égal à 3, prélevez un échantillon dans chaque conditionnement, comme décrit sous Méthode, pour les différents essais. Si le nombre de récipients est supérieur à 3, effectuez l'échantillonnage d'après la formule $\sqrt{n} + 1$, en arrondissant au nombre entier immédiatement supérieur. Afin d'éviter toute modification chimique ou physique de l'échantillon, celui-ci doit être analysé immédiatement. Si cela n'est pas possible, l'échantillon est conservé en récipients étanches, d'une qualité convenant aux aliments, à l'abri de la lumière et à une température inférieure à 0 °C.

Réactifs. Les réactifs et les solvants doivent être exempts de tout contaminant, spécialement de pesticides, susceptible d'interférer avec les résultats de l'analyse. Il est souvent nécessaire d'utiliser des solvants de qualité spéciale ou à défaut, récemment redistillés dans un appareillage complètement en verre. En tout état de cause, des essais à blanc appropriés doivent être réalisés.

Appareillage. Nettoyez les appareils et notamment la verrerie de façon à en enlever toute trace de pesticides, par exemple en la faisant tremper pendant au moins 16 h dans une solution de détergent exempt de phosphates, en rinçant abondamment à l'*eau distillée R*, puis en lavant avec de l'acétone et avec de l'hexane ou de l'heptane.

2. Méthodes analytiques

Analyse qualitative et quantitative des résidus de pesticides. Les procédés analytiques utilisés doivent être validés selon les règles en vigueur. Ils satisfont notamment aux critères suivants :

- la méthode choisie, en particulier les étapes de purification, conviennent à la combinaison résidus de pesticides/substance à examiner et aucun effet dû à des co-extraits n'interfère significativement avec les résultats. Les limites de détection et de quantification doivent être connues pour chaque pesticide dans la matrice considérée,
- le recouvrement est de 70 pour cent à 110 pour cent pour chaque pesticide,
- la répétabilité de la méthode n'est pas inférieure aux valeurs indiquées au tableau 2.8.13.-2,
- la reproductibilité de la méthode n'est pas inférieure aux valeurs indiquées au tableau 2.8.13.-2,
- la concentration des solutions à examiner et des solutions témoins et les réglages de l'appareillage sont tels que les pics se situent dans la partie linéaire de la réponse du détecteur.

Tableau 2.8.13.-2

Concentration de l'analyte (mg/kg)	Répétabilité (Différence, ± mg/kg)	Reproductibilité (Différence, ± mg/kg)
0,010	0,005	0,01
0,100	0,025	0,05
1,000	0,125	0,25

La section suivante est publiée à titre d'information.

MÉTHODES D'ANALYSE DES RÉSIDUS DE PESTICIDES

INSECTICIDES ORGANOPHOSPHORÉS, ORGANOCHLORÉS ET PYRÉTHRINOÏDES

Les méthodes analytiques décrites ci-après peuvent être utilisées pour la recherche des pesticides telle que décrite ci-dessus. Selon la substance examinée, il peut être nécessaire d'apporter des modifications, parfois importantes, au mode opératoire décrit. Il peut en tout cas être nécessaire d'utiliser en plus une autre colonne de polarité différente ou une autre méthode de détection (spectrométrie de masse...) ou encore une autre technique (méthodes immunochimiques...) pour confirmer les résultats obtenus.

Le mode opératoire ci-après ne s'applique qu'aux drogues végétales dont la teneur en eau n'est pas supérieure à 15 pour cent. Les drogues végétales dont la teneur en eau est plus élevée peuvent être desséchées pour autant qu'il ait été démontré que la procédure de séchage utilisée n'affecte pas significativement la teneur en pesticides.

1. EXTRACTION

Faites macérer 10 g de drogue à examiner grossièrement pulvérisée dans 100 ml d'*acétone R* pendant 20 min. Ajoutez 1 ml d'une solution à 1,8 µg/ml de *carbophénothion R* dans le *toluène R*. Homogénéisez à l'aide d'un broyeur rapide pendant 3 min. Filtrez et lavez le filtre et son contenu avec 2 fois 25 ml d'*acétone R*. Rassemblez le filtrat et le solvant utilisé pour le lavage et évaporez presque à sec en utilisant un évaporateur rotatif, à une température ne dépassant pas 40 °C. Ajoutez quelques millilitres de *toluène R* et évaporez à nouveau, jusqu'à complète élimination de l'acétone. Dissolvez le résidu dans 8 ml de *toluène R*. Filtrez sur un filtre à membrane (45 µm), rincez la fiole et le filtre avec du *toluène R* et complétez à 10,0 ml avec le même solvant (solution A).

2. PURIFICATION

2.1. Insecticides organophosphorés, organochlorés et pyréthrinoïdes. Opérez par chromatographie d'exclusion (*2.2.30*).

La chromatographie peut être réalisée en utilisant :

- une colonne d'acier inoxydable, d'une longueur de 0,30 m et d'un diamètre intérieur de 7,8 mm, remplie de *copolymère styrènedivinylbenzène R* (5 µm),
- comme phase mobile, à un débit de 1 ml/min, du *toluène R*.

Performances de la colonne. Injectez 100 µl d'une solution contenant 0,5 g/l de *rouge de méthyle R* et 0,5 g/l de *bleu oracet 2R R* dans du *toluène R* et procédez à la chromatographie. La colonne ne convient que si la coloration de l'éluat vire de l'orange au bleu après un volume d'élution de 10,3 ml environ. Si nécessaire, étalonnez la colonne en chromatographiant une solution contenant dans du *toluène R*, à une concentration appropriée, l'insecticide à analyser de masse moléculaire la plus faible (par exemple le dichlorvos) et celui de masse moléculaire la plus élevée (par exemple la deltaméthrine). Déterminez la fraction de l'éluat qui contient les deux insecticides.

Purification de la solution à examiner. Injectez un volume approprié de solution A (100 µl à 500 µl) et procédez à la chromatographie. Recueillez la fraction déterminée comme indiqué ci-dessus (solution B). Les insecticides organophosphorés éluent normalement entre 8,8 ml et 10,9 ml et les insecticides organochlorés et les pyréthrinoïdes entre 8,5 ml et 10,3 ml.

2.2. Insecticides organochlorés et pyréthrinoïdes. Introduisez dans une allonge à chromatographie d'une longueur de 0,10 m et d'un diamètre intérieur de 5 mm, un tampon de coton hydrophile dégraissé et 0,5 g d'un gel de silice préparé comme suit : chauffez du *gel de silice pour chromatographie R* à l'étuve à 150 °C pendant au moins 4 h. Laissez refroidir et versez goutte à goutte sur le gel de silice une quantité d'*eau R* représentant 1,5 pour cent de la masse de gel de silice mis en œuvre ; agitez énergiquement jusqu'à élimination des grumeaux, et continuez l'agitation pendant 2 h à l'aide d'un agitateur mécanique. Conditionnez la colonne avec 1,5 ml d'*hexane R*. Des colonnes préremplies, prêtes à l'emploi, contenant environ 0,50 g de gel de silice peuvent être utilisées, à condition d'avoir été validées au préalable.

Concentrez la solution B sous un courant d'*hélium pour chromatographie R* ou d'*azote exempt d'oxygène R* jusqu'à presque siccité et reprenez le résidu par un volume approprié de *toluène R* (200 µl à 1 ml selon le volume injecté pour la préparation de la solution B). Transférez quantitativement sur la colonne et procédez à la chromatographie en utilisant 1,8 ml de *toluène R* comme phase mobile. Recueillez l'éluat (solution C).

3. ANALYSE QUANTITATIVE

3.1. Insecticides organophosphorés. Opérez par chromatographie en phase gazeuse (*2.2.28*), en utilisant le *carbophénothion R* comme étalon interne. Il peut être nécessaire d'utiliser un second étalon interne de façon à identifier d'éventuelles interférences avec le pic dû au carbophénothion.

Solution à examiner. Concentrez la solution B sous un courant d'*hélium pour chromatographie R* jusqu'à presque siccité et reprenez par 100 µl de *toluène R*.

Solution témoin. Préparez au moins 3 solutions contenant, dans du *toluène R*, le ou les insecticides à analyser et du carbophénothion, à des concentrations appropriées à la construction d'une courbe d'étalonnage.

La chromatographie peut être réalisée en utilisant :

- une colonne de silice fondue, d'une longueur de 30 m et d'un diamètre intérieur de 0,32 mm, dont la paroi intérieure est recouverte d'une couche de 0,25 µm de *poly(diméthyl)siloxane R,*
- comme gaz vecteur, de l'*hydrogène pour chromatographie R* ; d'autres gaz vecteurs tels que l'*hélium pour chromatographie R* ou l'*azote pour chromatographie R* peuvent être également utilisés, sous réserve d'une validation appropriée de la méthode,
- un détecteur à ionisation de flamme azote-phosphore ou un détecteur à spectrométrie d'émission atomique,

en maintenant la température de la chambre à injection à 250 °C et celle du détecteur à 275 °C et en programmant la température de la colonne de la façon suivante : maintenez la température à 80 °C pendant 1 min, élevez-la jusqu'à 150 °C à raison de 30 °C/min et maintenez à cette température pendant 3 min. Elevez ensuite la température jusqu'à 280 °C à raison de 4 °C/min et maintenez à cette température pendant 1 min. Injectez le volume choisi de chaque solution. Lorsque les chromatogrammes sont enregistrés dans les conditions prescrites, les temps de rétention relatifs sont approximativement ceux qui sont indiqués au tableau 2.8.13.-3. Calculez la teneur de chaque pesticide à partir de la surface des pics et de la concentration des solutions.

Tableau 2.8.13.-3

Substance	Temps de rétention relatifs
Dichlorvos	0,20
Fonofos	0,50
Diazinon	0,52
Parathion-méthyle	0,59
Chlorpyrifos-méthyle	0,60
Pirimiphos-méthyle	0,66
Malathion	0,67
Parathion	0,69
Chlorpyrifos	0,70
Methidathion	0,78
Ethion	0,96
Carbophénothion	1,00
Azinfos-méthyle	1,17
Phosalone	1,18

3.2. Insecticides organochlorés et pyréthrinoïdes. Opérez par chromatographie en phase gazeuse (*2.2.28*), en utilisant le carbophénothion comme étalon interne. Il peut être nécessaire d'utiliser un second étalon interne de façon à identifier d'éventuelles interférences avec le pic dû au carbophénothion.

Solution à examiner. Evaporez prudemment la solution C sous un courant d'*hélium pour chromatographie R* ou d'*azote exempt d'oxygène R* jusqu'à presque siccité et reprenez le résidu par 500 µl de *toluène R.*

Solution témoin. Utilisez au moins 3 solutions contenant, dans du *toluène R,* le ou les insecticides à analyser et du carbophénothion, à des concentrations appropriées à la construction d'une courbe d'étalonnage.

La chromatographie peut être réalisée en utilisant :

- une colonne de silice fondue, d'une longueur de 30 m et d'un diamètre intérieur de 0,32 mm, dont la paroi intérieure est recouverte d'une couche de 0,25 µm de *poly(diméthyl)(diphényl)siloxane R,*
- comme gaz vecteur, de l'*hydrogène pour chromatographie R* ; d'autres gaz tels que l'*hélium pour chromatographie R* ou l'*azote pour chromatographie R* peuvent aussi être utilisés sous réserve d'une validation appropriée de la méthode,
- un détecteur à capture d'électrons,
- un injecteur permettant l'injection directe à froid sur la colonne,

en maintenant la température de la chambre à injection à 250 °C et celle du détecteur à 275 °C et en programmant la température de la colonne de la façon suivante : maintenez la température à 80 °C pendant 1 min, élevez-la jusqu'à 150 °C à raison de 30 °C/min et maintenez à cette température pendant 3 min. Elevez ensuite la température jusqu'à 280 °C à raison de 4 °C/min et maintenez à cette température pendant 1 min. Injectez le volume choisi de chaque solution. Lorsque les chromatogrammes sont enregistrés dans les conditions prescrites, les temps de rétention sont approximativement ceux qui sont indiqués au tableau 2.8.13.-4 ci-dessous. Calculez la teneur de chaque insecticide à partir de la surface des pics et de la concentration des solutions.

Tableau 2.8.13.-4

Substance	Temps de rétention relatifs
α-Hexachlorocyclohexane	0,44
Hexachlorobenzène	0,45
β-Hexachlorocyclohexane	0,49
Lindane	0,49
δ-Hexachlorocyclohexane	0,54
ε-Hexachlorocyclohexane	0,56
Heptachlor	0,61
Aldrine	0,68
cis-Heptachlor-époxyde	0,76
o,p'-DDE	0,81
α-Endosulfan	0,82
Dieldrine	0,87
p,p'-DDE	0,87
o,p'-DDD	0,89
Endrine	0,91
β-Endosulfan	0,92
o,p'-DDT	0,95
Carbophénothion	1,00
p,p'-DDT	1,02
cis-Perméthrine	1,29
trans-Perméthrine	1,31
Cyperméthrine*	1,40
Fenvalérate*	1,47 et 1,49
Deltaméthrine	1,54

* La substance présente plusieurs pics.

2.8.14. DÉTERMINATION DES TANINS DANS LES DROGUES VÉGÉTALES

Effectuez toutes les opérations d'extraction et de dilution à l'abri de la lumière.

Dans le cas d'une drogue végétale ou d'un extrait sec, introduisez les quantités prescrites de drogue pulvérisée (180) ou d'extrait dans un ballon de 250 ml et ajoutez 150 ml d'*eau R*. Chauffez au bain-marie pendant 30 min. Refroidissez à l'eau courante et transvasez quantitativement dans une fiole jaugée de 250 ml. Rincez le ballon et introduisez les eaux de rinçage dans la fiole jaugée, puis complétez à 250,0 ml avec de l'*eau R*. Laissez décanter, puis filtrez le liquide sur un papier filtre d'un diamètre de 125 mm. Eliminez les 50 premiers millilitres du filtrat.

Dans le cas d'un extrait fluide ou d'une teinture, complétez les quantités prescrites d'extrait fluide ou de teinture à 250,0 ml avec de l'*eau R*. Filtrez le mélange sur un papier filtre d'un diamètre de 125 mm. Eliminez les 50 premiers millilitres du filtrat.

Polyphénols totaux. Prélevez 5,0 ml de filtrat et complétez à 25,0 ml avec de l'*eau R*. Prélevez 2,0 ml de cette solution, ajoutez 1,0 ml de *réactif phosphomolybdotungstique R* et 10,0 ml d'*eau R*, mélangez et complétez à 25,0 ml avec une solution de *carbonate de sodium R* à 290 g/l. Mesurez l'absorbance (*2.2.25*) à 760 nm (A_1) après 30 min en utilisant l'*eau R* comme liquide de compensation.

Polyphénols non adsorbés sur la poudre de peau. A 10,0 ml du filtrat, ajoutez 0,10 g de *poudre de peau SCR* et agitez fortement pendant 60 min. Filtrez. Prélevez 5,0 ml du filtrat et complétez à 25,0 ml avec de l'*eau R*. Prélevez 2,0 ml de solution, ajoutez 1,0 ml de *réactif phosphomolybdotungstique R* et 10,0 ml d'*eau R*, mélangez et complétez à 25,0 ml avec une solution de *carbonate de sodium R* à 290 g/l. Mesurez l'absorbance (*2.2.25*) à 760 nm (A_2) après 30 min en utilisant l'*eau R* comme liquide de compensation.

Témoin. Dissolvez immédiatement avant l'emploi 50,0 mg de *pyrogallol R* dans de l'*eau R* et complétez à 100,0 ml avec le même solvant. Prélevez 5,0 ml de solution et complétez à 100,0 ml avec de l'*eau R*. Prélevez 2,0 ml de solution, ajoutez 1,0 ml de *réactif phosphomolybdotungstique R* et 10,0 ml d'*eau R*, mélangez et complétez à 25,0 ml avec une solution de *carbonate de sodium R* à 290 g/l. Mesurez l'absorbance (*2.2.25*) à 760 nm (A_3) après 30 min en utilisant l'*eau R* comme liquide de compensation.

Calculez la teneur pour cent en tanins exprimés en pyrogallol à l'aide de l'expression :

$$\frac{62,5\,(A_1 - A_2)\,m_2}{A_3 \times m_1}$$

m_1 = masse de la prise d'essai, en grammes,

m_2 = masse de pyrogallol, en grammes.

2.8.15. INDICE D'AMERTUME

L'indice d'amertume d'un composé, d'un liquide ou d'un extrait est l'inverse de la dilution qui peut être qualifiée d'amère. Il est déterminé par comparaison au chlorhydrate de quinine, dont l'indice d'amertume est fixé à 200 000.

Détermination du facteur de correction

Il est recommandé de faire effectuer l'essai par un jury composé d'au moins 6 personnes. Il faut se rincer la bouche avec de l'*eau R* avant l'essai.

Pour tenir compte des différences individuelles de perception de l'amertume au sein du jury, il est nécessaire de déterminer un facteur de correction pour chaque personne.

Solution mère. Dissolvez 0,100 g de *chlorhydrate de quinine R* dans de l'*eau R* et complétez à 100,0 ml avec le même solvant. Prélevez 1,0 ml de cette solution et complétez à 100,0 ml avec de l'*eau R*.

Solutions de référence. Préparez une série de dilutions en introduisant dans un premier tube 3,6 ml de solution mère, et en augmentant progressivement le volume de 0,2 ml dans les tubes suivants jusqu'à atteindre 5,8 ml dans le dernier tube. Complétez le contenu de chaque tube à 10,0 ml avec de l'*eau R*.

Déterminez comme suit la dilution qui correspond à la plus faible concentration ayant une saveur amère : prenez dans la bouche 10,0 ml de la solution la plus diluée de la série et, pendant 30 s, faites passer la solution d'un côté à l'autre de la bouche, sur le dessus de la langue. Si la solution n'est pas jugée amère, recrachez-la et attendez 1 min, puis rincez-vous la bouche avec de l'*eau R*. Après 10 min, utilisez la solution de concentration immédiatement supérieure.

Calculez le facteur de correction k pour chaque membre du jury à l'aide de l'expression :

$$k = \frac{n}{5,00}$$

n = nombre de millilitres de solution mère contenus dans la solution correspondant à la plus faible concentration jugée amère.

Les personnes ne percevant pas de saveur amère avec la solution de référence préparée à partir de 5,8 ml de solution mère sont exclues du jury.

Préparation de l'échantillon

Pulvérisez l'échantillon (710) si nécessaire. A 1,0 g d'échantillon, ajoutez 100 ml d'*eau R* bouillante. Chauffez au bain-marie pendant 30 min sous agitation constante. Laissez refroidir et complétez à 100 ml avec de l'*eau R*. Agitez énergiquement, puis filtrez. Jetez les 2 premiers millilitres de filtrat. Le filtrat restant est étiqueté C-1 et possède un facteur de dilution (FD) de 100.

Si la préparation à examiner est un liquide, prélevez-en 1 ml et complétez à 100 ml avec un solvant approprié. Cette solution est étiquetée C-1.

Détermination de l'indice d'amertume

Solutions à examiner :

10,0 ml de C-1 complétés à 100 ml avec de l'*eau R* : C-2 (FD = 1000)

10,0 ml de C-2 complétés à 100 ml avec de l'*eau R* : C-3 (FD = 10 000)

20,0 ml de C-3 complétés à 100 ml avec de l'*eau R* : C-3A (FD = 50 000)

10,0 ml de C-3 complétés à 100 ml avec de l'*eau R* : C-4 (FD = 100 000)

En commençant par la dilution C-4 chaque membre du jury détermine la première des dilutions qui présente une saveur amère. Cette solution est étiquetée D. Notez Y le FD de la solution D.

A partir de la solution D, préparez la série de dilutions suivante :

Solution D (ml)	1,2	1,5	2,0	3,0	6,0	8,0
eau R (ml)	8,8	8,5	8,0	7,0	4,0	2,0

Déterminez le nombre X de millilitres de solution D qui, après dilution à 10,0 ml avec de l'*eau R*, présente encore une saveur amère.

Calculez l'indice d'amertume pour chaque membre du jury à l'aide de l'expression :

$$\frac{Y \times k}{X \times 0,1}$$

Calculez l'indice d'amertume de l'échantillon à examiner comme la moyenne des valeurs de chaque membre du jury.

2.8.16. RÉSIDU SEC DES EXTRAITS

Dans une capsule à fond plat d'un diamètre d'environ 50 mm et d'une hauteur d'environ 30 mm, pesez rapidement 2,00 g ou introduisez 2,0 ml d'extrait. Evaporez à siccité au bain-marie et desséchez à l'étuve à 100-105 °C pendant 3 h. Laissez refroidir au dessiccateur sur du *pentoxyde de diphosphore R* ou sur du *gel de silice anhydre R*, puis pesez. Exprimez le résultat en pour cent *m/m* ou en grammes par litre.

2.8.17. PERTE À LA DESSICCATION DES EXTRAITS

Dans une capsule à fond plat d'un diamètre d'environ 50 mm et d'une hauteur d'environ 30 mm, pesez rapidement 0,50 g d'extrait sec finement pulvérisé. Desséchez à l'étuve à 100-105 °C pendant 3 h. Laissez refroidir au dessiccateur sur du *pentoxyde de diphosphore R* ou sur du *gel de silice anhydre R*, puis pesez. Exprimez le résultat en pour cent *m/m*.

2.9. MÉTHODES DE PHARMACOTECHNIE

2.9. MÉTHODES DE PHARMACOTECHNIE

2.9.1. DÉSAGRÉGATION DES COMPRIMÉS ET DES CAPSULES

Cet essai est destiné à déterminer la plus ou moins grande aptitude des comprimés et des capsules à se désagréger, en milieu liquide, dans le temps prescrit. En utilisant l'appareil dans les conditions expérimentales décrites ci-dessous, la désagrégation est considérée comme atteinte lorsque :

a) il n'y a plus de résidu sur la grille, ou

b) s'il subsiste un résidu, ce dernier est constitué seulement par une masse molle ne comportant pas de noyau palpable et non imprégné, ou

c) sur la grille, il ne subsiste que des fragments d'enrobage (comprimés) ou des fragments d'enveloppe qui peuvent éventuellement adhérer à la face inférieure du disque en cas d'utilisation de celui-ci (capsules).

Appliquez l'une des méthodes, selon le cas.

ESSAI A – COMPRIMÉS ET CAPSULES DE DIMENSIONS NORMALES

Appareillage. La partie principale de l'appareillage (figure 2.9.1.-1) est constituée par un assemblage rigide supportant 6 tubes cylindriques de verre. Chaque tube a une longueur de 77,5 ± 2,5 mm et un diamètre intérieur de 21,5 mm ; la paroi a une épaisseur de 2 mm environ. Chacun de ces tubes est pourvu d'un disque cylindrique (diamètre 20,7 ± 0,15 mm et épaisseur 9,5 ± 0,15 mm) de matière plastique transparente d'une densité de 1,18 à 1,20. Chaque disque est percé de part en part de 5 trous de 2 mm de diamètre : un trou central et 4 autres également espacés et disposés sur un cercle de 6 mm de rayon ; la face latérale du disque est munie de 4 encoches également espacées de 9,5 mm de largeur sur 2,55 mm de profondeur à la partie supérieure et de 1,6 mm sur 1,6 mm à la partie inférieure. Les tubes sont maintenus verticaux par 2 plaques, séparées et superposées, de matière plastique transparente, de 90 mm de diamètre et de 6 mm d'épaisseur, percées chacune de 6 trous. Les trous sont équidistants du centre de la plaque et également espacés entre eux. Sous la plaque inférieure est fixée une toile métallique en fils d'acier inoxydable de 0,635 mm de diamètre et à mailles de 2,00 mm. Les plaques sont maintenues en place à une distance de 77,5 mm par des tiges métalliques verticales situées à la périphérie ; la plaque supérieure porte également, fixée en son centre, une tige métallique qui permet de relier cet assemblage à un dispositif mécanique destiné à assurer un mouvement vertical, alternatif et régulier, dont l'amplitude est de 50 mm à 60 mm ; le nombre de déplacements complets, montée descente, est de 28 à 32 par minute.

L'appareil est placé de préférence dans un vase cylindrique de 1 litre, ou dans tout autre récipient convenable. Le volume de liquide à verser dans le récipient est tel que, lorsque l'assemblage est dans la position la plus élevée, le tamis métallique est au moins à 15 mm en dessous de la surface du liquide, et lorsque l'assemblage est dans sa position la plus basse, le tamis est au moins à 25 mm du fond, les extrémités supérieures des tubes ouverts demeurant au-dessus de la surface du liquide. Un dispositif adéquat maintient la température de l'ensemble de 36 °C à 38 °C.

Les éléments mécaniques décrits peuvent subir des modifications de détail, mais les cotes des tubes de verre et de la toile métallique doivent être conformes aux prescriptions décrites ci-dessus.

Mode opératoire. Dans chacun des 6 tubes, introduisez un comprimé ou une capsule, puis un disque s'il est prescrit ; placez l'assemblage dans le vase cylindrique contenant le milieu liquide indiqué. Faites fonctionner l'appareil pendant le temps prescrit. Ce temps écoulé, retirez l'assemblage et examinez l'état des comprimés ou des capsules. L'essai est satisfaisant si tous les échantillons sont désagrégés.

ESSAI B – COMPRIMÉS ET CAPSULES DE GRANDES DIMENSIONS

Appareillage. La partie principale de l'appareillage (figure 2.9.1.-2) est constituée par un assemblage rigide supportant 3 tubes cylindriques de verre. Chaque tube a une longueur de 77,5 ± 2,5 mm et un diamètre intérieur de 33 ± 0,5 mm ; la paroi a une épaisseur de 2,5 ± 0,5 mm. Chacun de ces tubes est pourvu d'un disque cylindrique (diamètre 31,55 ± 0,15 mm et épaisseur 16,4 ± 0,1 mm) de matière plastique transparente d'une densité de 1,18 à 1,20. Chaque disque est percé de part en part de 7 trous de 3,15 mm de diamètre : un trou central et 6 autres également espacés et disposés sur un cercle de 4,2 mm de rayon à partir du centre du disque. Les tubes sont maintenus verticaux par 2 plaques, séparées et superposées, de matière plastique transparente, de 97 mm de diamètre et de 9 mm d'épaisseur, percées chacune de 3 trous. Les trous sont équidistants du centre de la plaque et également espacés entre eux. Sous la plaque inférieure est fixée une toile métallique en fils d'acier inoxydable de 0,62 ± 0,02 mm de diamètre et à mailles de 2,0 ± 0, 2 mm. Les plaques sont maintenues en place à une distance de 77,5 mm par des tiges métalliques verticales situées à la périphérie ; la plaque supérieure porte également, fixée en son centre, une tige métallique qui permet de relier cet assemblage à un dispositif mécanique destiné à assurer un mouvement vertical, alternatif et régulier, dont l'amplitude est de 55 ± 2 mm ; le nombre de déplacements complets, montée descente, est de 29 à 32 par minute.

L'appareil est placé de préférence dans un vase cylindrique de 1 litre, ou dans tout autre récipient convenable. Le volume de liquide à verser dans le récipient est tel que, lorsque l'assemblage est dans la position la plus élevée, le tamis métallique est au moins à 15 mm en dessous de la surface du liquide, et lorsque l'assemblage est dans sa position la plus basse, le tamis est au moins à 25 mm du fond, les extrémités supérieures des tubes ouverts demeurant au-dessus de la surface du liquide. Un dispositif adéquat maintient la température de l'ensemble de 35 °C à 39 °C.

Les éléments mécaniques décrits peuvent subir des modifications de détail, mais les cotes des tubes de verre et de la toile métallique doivent être conformes aux prescriptions décrites ci-dessus.

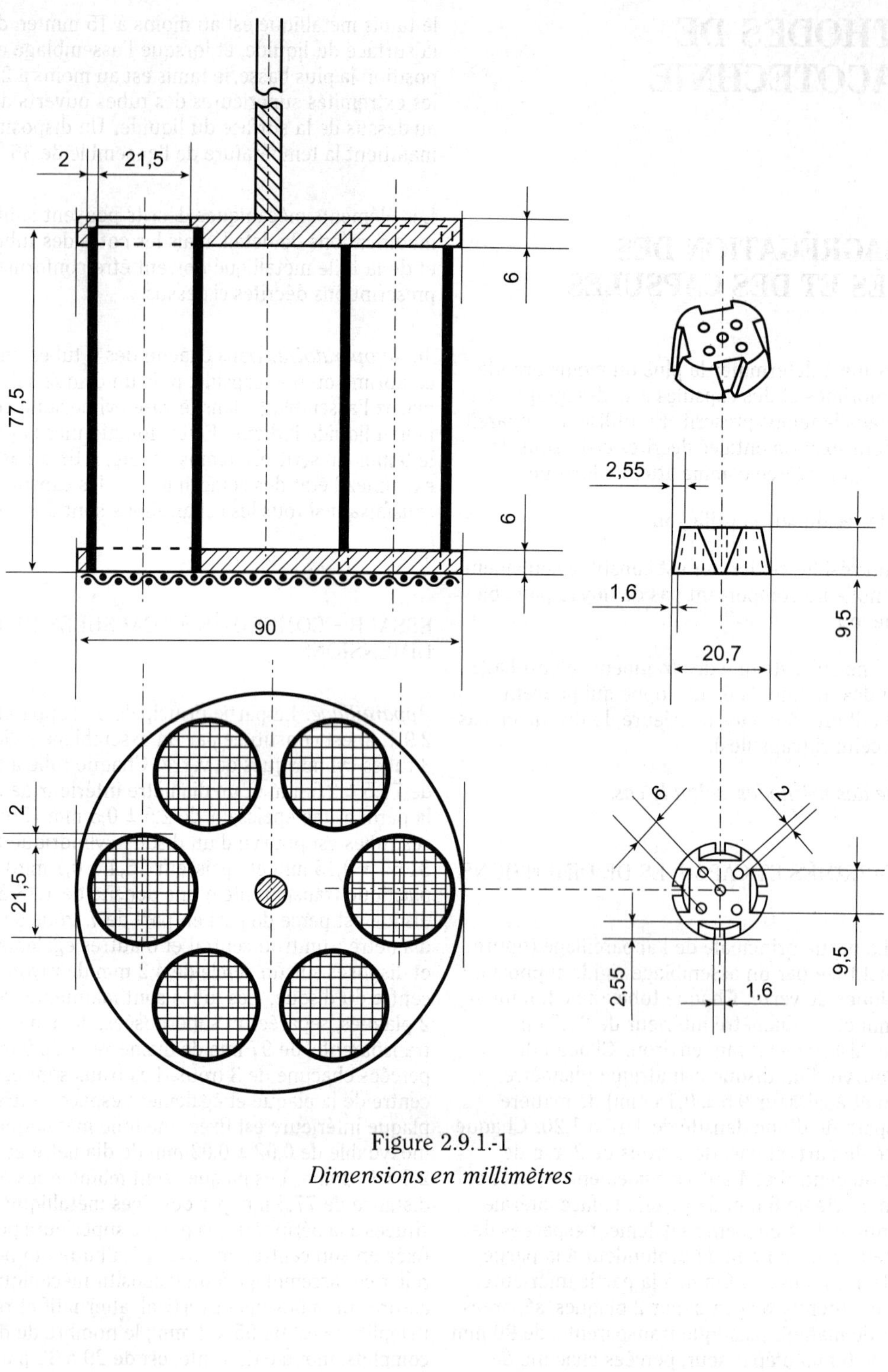

Figure 2.9.1.-1
Dimensions en millimètres

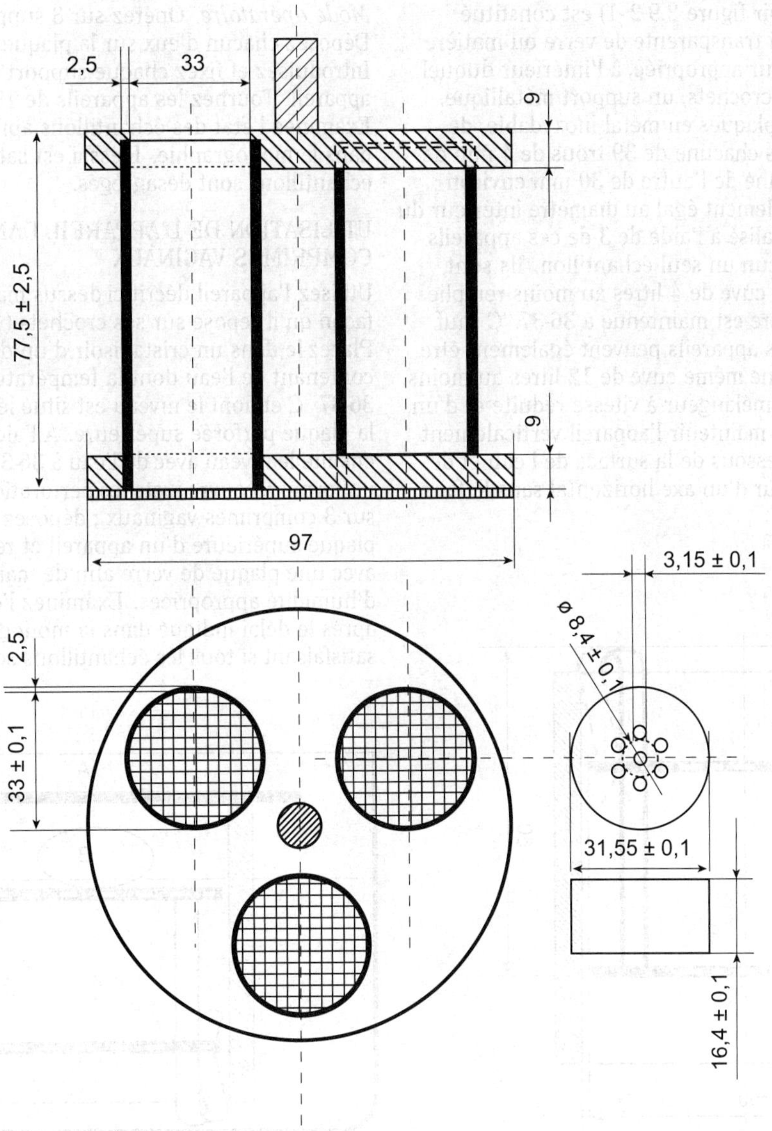

Figure 2.9.1.-2

Dimensions en millimètres

Mode opératoire. Dans chacun des 3 tubes, introduisez un comprimé ou une capsule, puis un disque ; placez l'assemblage dans le vase cylindrique contenant le milieu liquide indiqué. Faites fonctionner l'appareil pendant le temps prescrit. Ce temps écoulé, retirez l'assemblage et examinez l'état des comprimés ou des capsules.

2.9.2. DÉSAGRÉGATION DES SUPPOSITOIRES ET DES OVULES

Cet essai est destiné à déterminer la plus ou moins grande aptitude des suppositoires ou des ovules à se ramollir ou se désagréger, en milieu liquide, dans le temps prescrit. En utilisant l'appareil dans les conditions expérimentales décrites ci-dessous, la désagrégation est considérée comme atteinte lorsque :

a) la dissolution est complète,

b) les composants des suppositoires ou ovules sont séparés : composés lipidiques fondus rassemblés à la surface de l'eau, poudres insolubles déposées au fond et composés solubles passés en solution. Suivant le type de préparation, les composants peuvent être répartis sous une ou plusieurs de ces formes,

c) un ramollissement se produit, accompagné éventuellement d'une modification de la forme primitive du suppositoire ou de l'ovule, sans séparation complète des constituants. Le ramollissement est tel que le suppositoire ou l'ovule ne contient plus de noyau résistant à la pression d'une baguette de verre,

d) l'enveloppe de gélatine des capsules rectales et vaginales présente une déchirure et commence à libérer son contenu,

e) il ne reste plus de résidu sur la plaque perforée ou, s'il subsiste un résidu, il est constitué par une masse molle (qui peut être effervescente) ne comportant pas de noyau résistant à la pression d'une baguette de verre (comprimés vaginaux).

Appareil. L'appareil (voir figure 2.9.2.-1) est constitué par un manchon à paroi transparente de verre ou matière plastique, d'une épaisseur appropriée, à l'intérieur duquel est fixé, au moyen de 3 crochets, un support métallique. Ce dernier comporte 2 plaques en métal inoxydable, de forme circulaire, percées chacune de 39 trous de 4 mm de diamètre et distantes l'une de l'autre de 30 mm environ ; leur diamètre est sensiblement égal au diamètre intérieur du manchon. L'essai est réalisé à l'aide de 3 de ces appareils destinés à contenir chacun un seul échantillon. Ils sont placés chacun dans une cuve de 4 litres au moins remplie d'eau dont la température est maintenue à 36-37 °C sauf indication contraire. Les appareils peuvent également être placés tous les 3 dans une même cuve de 12 litres au moins. La cuve est munie d'un mélangeur à vitesse réduite et d'un dispositif permettant de maintenir l'appareil verticalement à 90 mm au moins au-dessous de la surface de l'eau et de le tourner de 180° autour d'un axe horizontal sans le faire sortir du liquide.

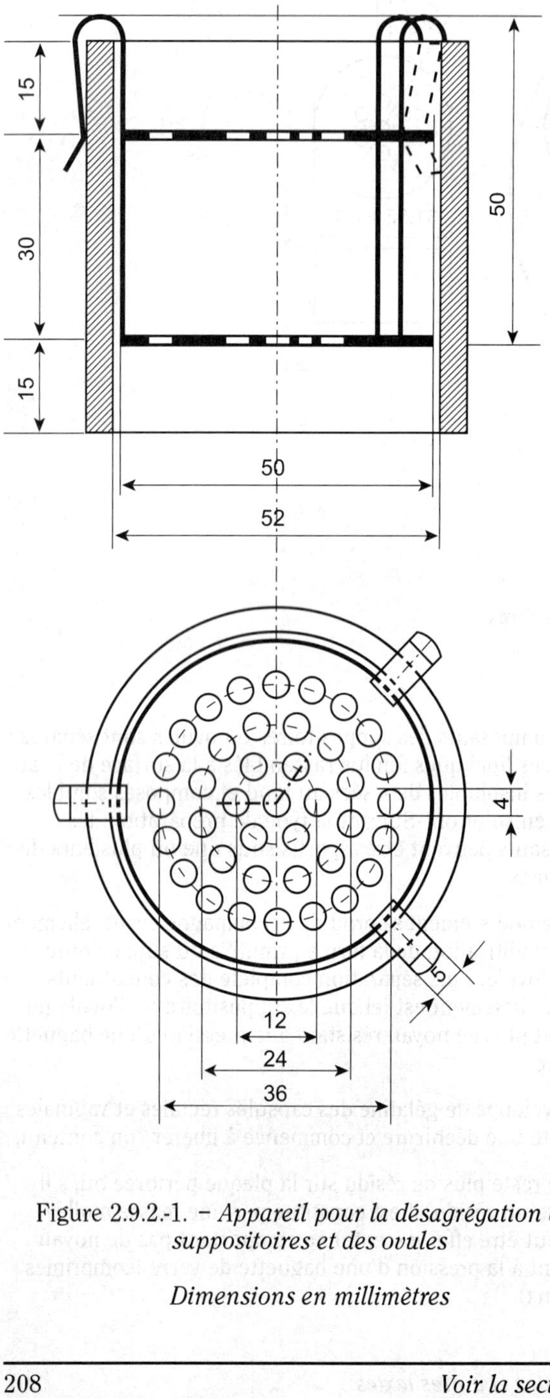

Figure 2.9.2.-1. – *Appareil pour la désagrégation des suppositoires et des ovules*

Dimensions en millimètres

Mode opératoire. Opérez sur 3 suppositoires ou ovules. Déposez chacun d'eux sur la plaque inférieure d'un support. Introduisez et fixez chaque support dans le manchon d'un appareil. Tournez les appareils de 180° toutes les 10 min. Examinez l'état des échantillons après le délai indiqué dans la monographie. L'essai est satisfaisant si tous les échantillons sont désagrégés.

UTILISATION DE L'APPAREIL DANS LE CAS DES COMPRIMÉS VAGINAUX

Utilisez l'appareil décrit ci-dessus mais en le disposant de façon qu'il repose sur ses crochets (voir figure 2.9.2.-2). Placez-le dans un cristallisoir d'un diamètre approprié contenant de l'eau dont la température est maintenue à 36-37 °C et dont le niveau est situé légèrement au-dessous de la plaque perforée supérieure. A l'aide d'une pipette, ajustez ensuite le niveau avec de l'eau à 36-37 °C de façon qu'un film uniforme recouvre juste les perforations de la plaque. Opérez sur 3 comprimés vaginaux ; déposez chacun d'eux sur la plaque supérieure d'un appareil et recouvrez ce dernier avec une plaque de verre afin de maintenir les conditions d'humidité appropriées. Examinez l'état des échantillons après le délai indiqué dans la monographie. L'essai est satisfaisant si tous les échantillons sont désagrégés.

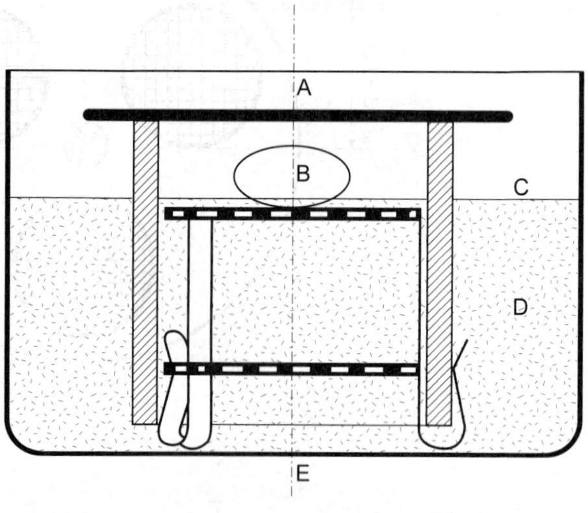

A. plaque de verre
B. comprimé vaginal
C. surface de l'eau
D. eau
E. cuve, cristallisoir

Figure 2.9.2.-2

2.9.3. ESSAI DE DISSOLUTION DES FORMES SOLIDES

Cet essai est destiné à déterminer la vitesse de dissolution des principes actifs des formes solides telles que les comprimés, les capsules ou les suppositoires.

Sauf exception justifiée et autorisée, l'appareil à palette ou l'appareil à panier ou, dans des cas spécifiques, l'appareil à flux continu peut être utilisé.

Les informations suivantes sont données pour chaque préparation qui est soumise à l'essai :

- l'appareil à utiliser, y compris, dans les cas où l'appareil à flux continu est prescrit, quel type de cellule (figures 2.9.3.-4, 2.9.3.-5 ou 2.9.3.-6) doit être utilisé,
- la composition, le volume et la température du milieu de dissolution,
- la vitesse de rotation ou le débit du milieu de dissolution,

– l'intervalle de temps, la méthode et le volume d'échantillonnage de la solution à examiner ou les conditions d'enregistrement continu,
– la méthode d'analyse,
– la ou les quantités de principes actifs qui doivent se dissoudre dans un intervalle de temps prescrit.

APPAREILLAGE

Le choix de l'appareillage est déterminé par les caractéristiques physicochimiques de la forme pharmaceutique.

Toutes les parties de l'appareil qui peuvent entrer en contact avec l'échantillon ou avec le milieu de dissolution sont chimiquement inertes et n'adsorbent pas la substance à examiner, ne réagissent pas en sa présence et n'influencent pas son comportement.

Toutes les parties métalliques de l'appareil qui peuvent entrer en contact avec l'échantillon ou avec la solution de dissolution doivent être en acier inoxydable approprié ou recouvertes d'un matériau approprié pour garantir que de telles parties ne causent pas de réaction et n'influencent pas l'échantillon ou la solution de dissolution.

Aucun élément de l'appareil ni de l'assemblage dans lequel il est placé n'exerce de mouvement d'agitation ou de vibration important autre que celui de l'élément de rotation à faible régime ou du système à flux continu.

Il est préférable d'utiliser un appareil qui permette l'observation de la préparation à examiner et de l'élément d'agitation pendant l'essai.

Appareil à palette.

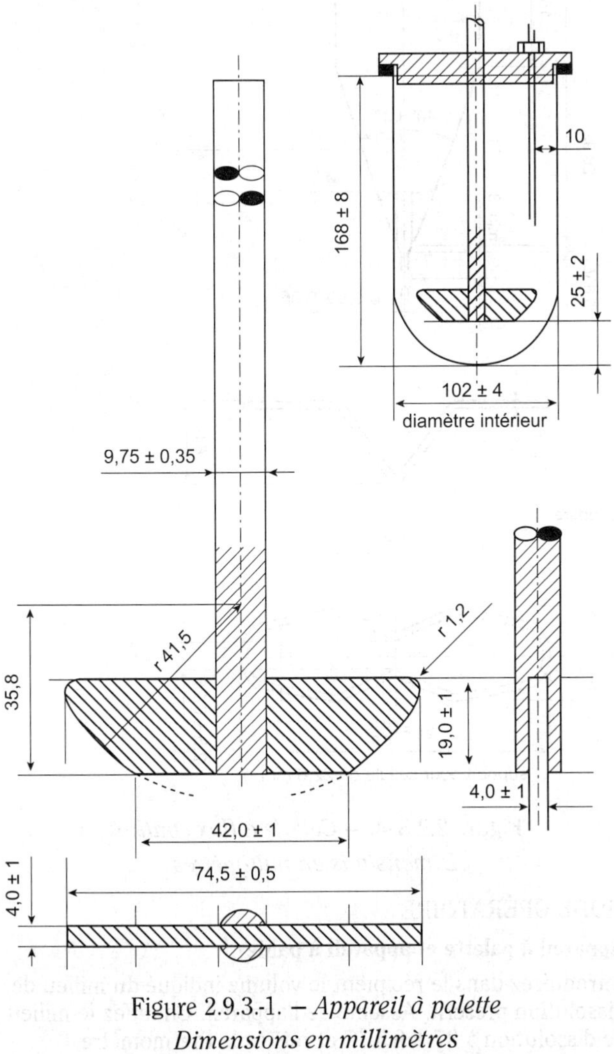

Figure 2.9.3.-1. – *Appareil à palette*
Dimensions en millimètres

L'appareil (voir figure 2.9.3.-1) est constitué par :

– un récipient cylindrique à fond hémisphérique, d'une capacité nominale de 1000 ml, en verre borosilicaté ou en un autre matériau transparent, approprié ; le récipient est muni d'un couvercle évitant l'évaporation et comportant un orifice central destiné au passage de la tige de l'agitateur ainsi que plusieurs autres orifices permettant l'introduction d'un thermomètre et celle des dispositifs de prélèvement du liquide ;
– un agitateur constitué par une tige verticale à la partie inférieure de laquelle est fixée une palette dont la forme correspond à celle de la portion d'un cercle délimitée par 2 plans parallèles ; la palette est insérée au centre de la tige de façon que sa base soit exactement au niveau de l'extrémité de la tige ; la tige est placée de façon que son axe ne s'écarte pas de plus de 2 mm de celui du récipient et que la partie inférieure de la palette soit située à une distance de 25 ± 2 mm du fond intérieur du récipient ; la partie supérieure de la tige de l'agitateur est reliée à un moteur muni d'un régulateur de vitesse ; la rotation de l'agitateur est uniforme, sans oscillation importante ;
– un bain d'eau thermostaté qui permet de maintenir la température du milieu de dissolution à 37 ± 0,5 °C pendant l'essai.

Appareil à panier. L'appareil (voir figure 2.9.3.-2) est constitué par :

– un récipient identique à celui décrit pour l'appareil à palette ;
– un agitateur constitué par une tige verticale à la partie inférieure de laquelle est fixé un panier cylindrique ; le panier se compose de 2 parties ; la partie supérieure est une plaque percée d'un orifice de 2 mm soudée à la tige de l'agitateur ; la partie inférieure, cylindrique, est constituée par une toile soudée ; sauf indication contraire, les fils ont un diamètre de 0,254 mm et l'ouverture des mailles carrées est de 0,381 mm ; elle est bordée à chaque extrémité par une étroite bande métallique ; la partie inférieure qui est amovible, est destinée à recevoir l'échantillon à examiner. Elle se fixe sur la partie supérieure du panier par 3 attaches-ressorts, ou par tout autre moyen approprié permettant de la maintenir en place pendant la rotation de telle sorte que son axe et celui du récipient coïncident ; pour les essais en milieu acide dilué, un panier à placage d'or de 2,5 mm d'épaisseur peut être utilisé ; la distance entre le panier et le fond intérieur du récipient doit être de 25 ± 2 mm ; la partie supérieure de la tige de l'agitateur est reliée à un moteur muni d'un régulateur de vitesse ; la rotation de l'agitateur est uniforme, sans oscillation importante ;

– un bain d'eau thermostaté qui permet de maintenir la température du milieu de dissolution à 37 ± 0,5 °C.

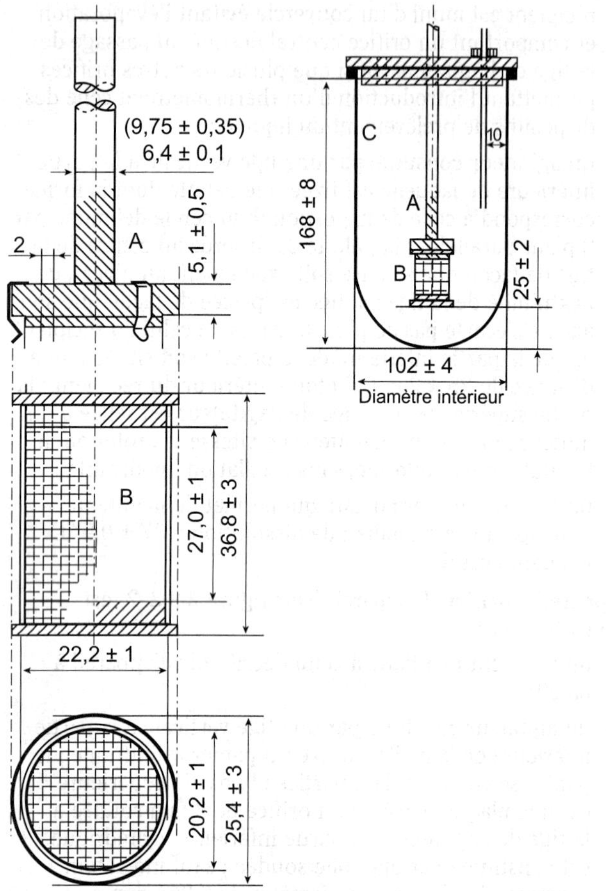

Figure 2.9.3.-2. – *Appareil à panier*
Dimensions en millimètres

Appareil à flux continu. L'appareil (voir figure 2.9.3.-3) est constitué par :

– un réservoir pour le milieu de dissolution ;

– une pompe qui fait remonter le milieu de dissolution à travers la cellule à flux continu ;

– une cellule à flux continu (voir figures 2.9.3.-4, 2.9.3.-5 ou 2.9.3.-6) en matériau transparent montée verticalement et munie d'un filtre pour la rétention des particules non dissoutes.

La cellule à flux continu de la figure 2.9.3.-6 est plus spécialement destinée aux formes solides lipophiles telles que suppositoires, capsules molles. Elle se compose de 3 unités transparentes s'adaptant les unes aux autres. L'unité inférieure (1) est constituée de deux chambres adjacentes communiquant par un système de trop plein.

Le milieu de dissolution traverse la chambre A en flux ascendant puis la chambre B en flux descendant. Le flux sort de la chambre B par un orifice de petit diamètre et remonte vers l'ensemble de filtration. L'unité médiane (2) forme une cavité destinée à retenir les excipients lipophiles qui surnagent à la surface du milieu de dissolution. Une grille métallique fait office de filtre grossier. L'unité supérieure (3) comporte un support pouvant recevoir des filtres de papier, de fibre de verre ou de cellulose.

– un bain d'eau thermostaté qui permet de maintenir la température du milieu de dissolution constante à 37 ± 0,5 °C.

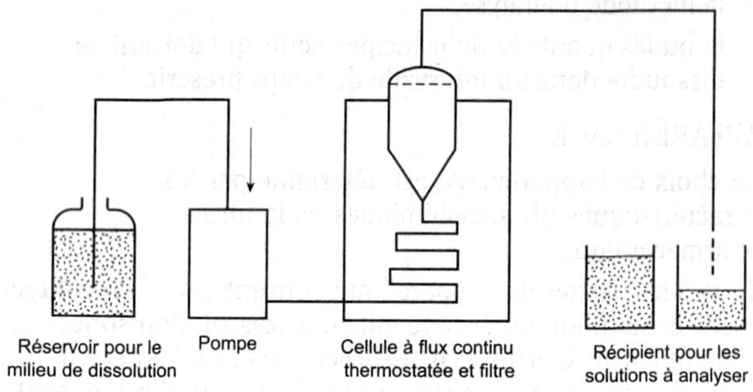

Figure 2.9.3.-3. – *Appareil à flux continu*

Milieu de dissolution. Si le milieu de dissolution est tamponné, ajustez son pH à ± 0,05 unité près. Si des gaz sont dissous dans le milieu, ils peuvent former des bulles susceptibles de fausser les résultats ; éliminez-les avant l'essai.

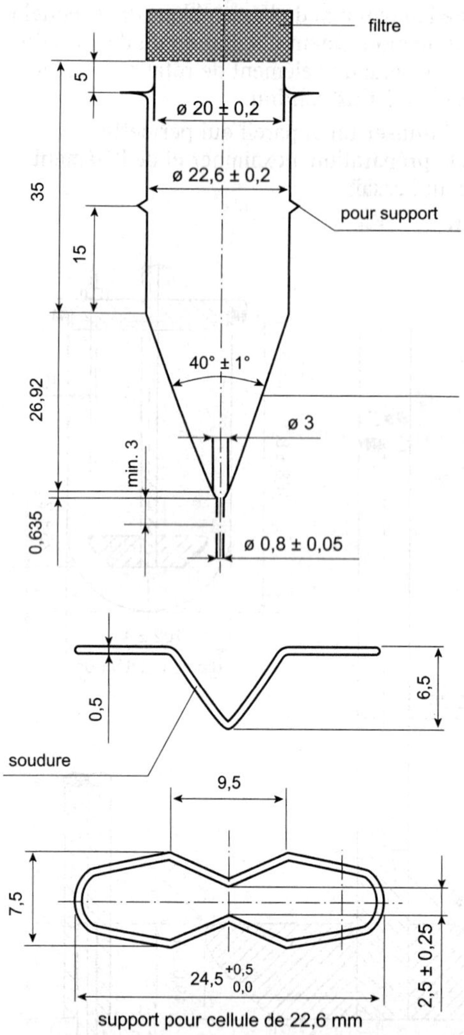

Figure 2.9.3.-4. – *Cellule à flux continu*
Dimensions en millimètres

MODE OPÉRATOIRE

Appareil à palette et appareil à panier

Introduisez dans le récipient le volume indiqué du milieu de dissolution prescrit. Assemblez l'appareil. Chauffez le milieu de dissolution à 37 ± 0,5 °C et retirez le thermomètre.

Placez une unité de prise dans l'appareil. Dans le cas de l'appareil à palette, placez une unité de prise au fond du récipient avant que la palette ne soit mise en action. Si l'échantillon a tendance à flotter, utilisez un dispositif approprié tel qu'une hélice de verre ou une hélice constituée par un fil de métal, pour servir à fixer l'échantillon en position horizontale au fond du récipient.

Dans le cas de l'appareil à panier, placez l'échantillon dans un panier sec et abaissez le panier jusqu'à la position prévue avant que le dispositif de rotation ne soit mis en action.

Prenez soin d'éviter la formation de bulles à la surface de l'échantillon et mettez immédiatement l'appareil en marche à la vitesse indiquée qui est contrôlée avec une précision de ± 4 pour cent.

Appareil à flux continu

– Cellules (voir figures 2.9.3.-4 et 2.9.3.-5) :

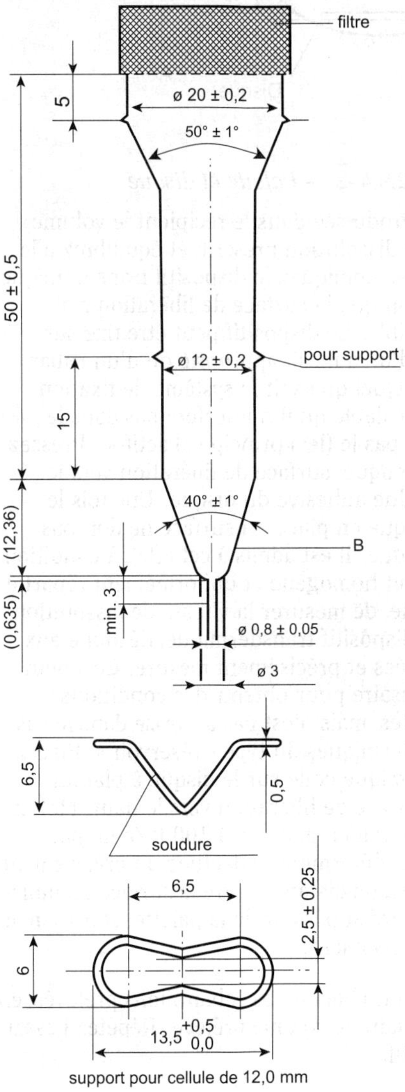

Figure 2.9.3.-5. – *Cellule à flux continu*

Dimensions en millimètres

Placez une bille d'un diamètre de 5 mm (± 0,5 mm) au fond du cône pour protéger l'entrée du tube et ensuite des billes de verre de taille appropriée, de préférence d'un diamètre de 1 mm (± 0,1 mm). Placez ensuite une unité de prise de la préparation à examiner dans la cellule, soit dans la couche des billes de verre, soit encore au moyen d'un support. Assemblez le dispositif de filtration. Chauffez le milieu de dissolution à 37 ± 0,5 °C. Au moyen d'une pompe adéquate, introduisez le milieu de dissolution chauffé par la partie inférieure de la cellule afin d'obtenir un flux continu approprié, en circuit ouvert ou fermé, dont le débit est contrôlé avec une précision de ± 5 pour cent.

– Cellule (voir figure 2.9.3.-6) :

Placez une unité de prise dans la chambre A. Fermez la cellule au moyen de l'ensemble de filtration, préalablement assemblé. Avant le début de l'essai, la chambre A doit être vidée de l'air par l'intermédiaire d'un petit orifice communiquant avec l'ensemble de filtration. Chauffez le milieu de dissolution à une température appropriée en tenant compte du point de fusion de la préparation. Au moyen d'une pompe adéquate, introduisez le milieu de dissolution chauffé par la partie inférieure de la cellule afin d'obtenir un flux continu approprié, en circuit ouvert ou fermé, dont le débit est contrôlé avec une précision de ± 5 pour cent.

Lorsque le milieu de dissolution atteint le trop-plein, l'air contenu dans la chambre B est refoulé dans le tube capillaire et remplacé par le milieu de dissolution.

La préparation se répartit dans le milieu de dissolution en fonction de ses propriétés physicochimiques.

Dans des cas exceptionnels et justifiés, pour les suppositoires de grand volume, l'essai peut être effectué sur un fragment représentatif.

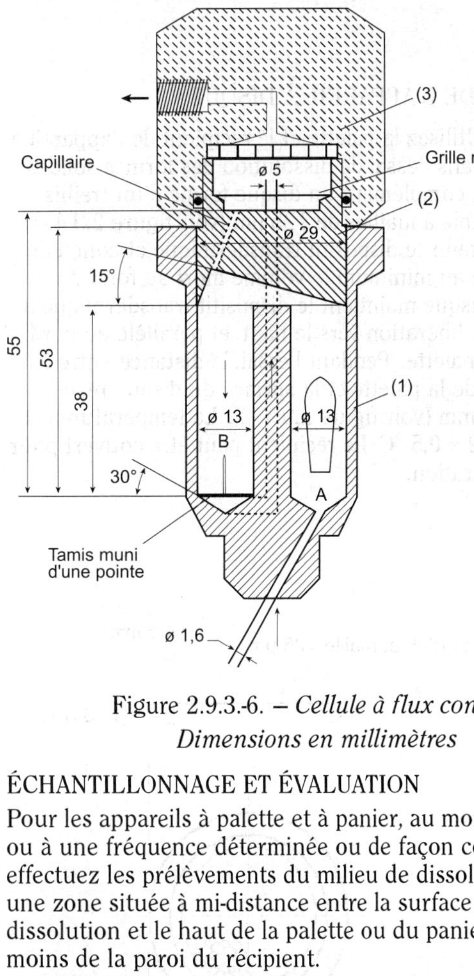

Figure 2.9.3.-6. – *Cellule à flux continu*

Dimensions en millimètres

ÉCHANTILLONNAGE ET ÉVALUATION

Pour les appareils à palette et à panier, au moment prescrit ou à une fréquence déterminée ou de façon continue, effectuez les prélèvements du milieu de dissolution dans une zone située à mi-distance entre la surface du milieu de dissolution et le haut de la palette ou du panier à 10 mm au moins de la paroi du récipient.

Pour les appareils à flux continu, le prélèvement se fait toujours à la sortie de la cellule que le circuit soit ouvert ou fermé.

Excepté dans le cas où une mesure en continu est utilisée dans la méthode à palette ou à panier (l'échantillon étant renvoyé dans le récipient contenant le milieu de dissolution), ou dans le cas où l'examen se fait par un échantillon unique, compensez le volume prélevé soit par addition d'un volume égal du milieu de dissolution, soit par calcul. Poursuivez l'analyse du filtrat telle que prescrite.

Filtrez les prélèvements et procédez à l'analyse selon les indications données. Le filtre, d'une porosité appropriée, est inerte, ne retient pas de manière significative le principe actif contenu dans la solution et ne contient aucune substance extractible par le milieu de dissolution qui influencerait les méthodes analytiques prescrites.

La quantité du principe actif dissous dans un temps prescrit est exprimée en pour cent de la teneur indiquée sur l'étiquette.

2.9.4. ESSAI DE DISSOLUTION DES DISPOSITIFS TRANSDERMIQUES

Cet essai est destiné à déterminer la vitesse de dissolution des principes actifs des dispositifs transdermiques.

1. MÉTHODE DE L'APPAREIL À DISQUE

Appareillage. Utilisez la palette et le récipient de l'appareil à palette décrit dans l'essai de dissolution des formes solides (*2.9.3*), avec en complément un disque formé d'un treillis d'acier inoxydable à mailles de 125 µm (voir figure 2.9.4.-1) destiné à maintenir le dispositif transdermique et conçu de façon à réduire au minimum le volume mort au fond du récipient. Le disque maintient le dispositif transdermique à plat, surface de libération vers le haut, et parallèle au bord inférieur de la palette. Pendant l'essai, la distance entre le bord inférieur de la palette et la surface du disque reste égale à 25 ± 2 mm (voir figure 2.9.4.-2). La température est maintenue à 32 ± 0,5 °C. Le récipient peut être couvert pour réduire l'évaporation.

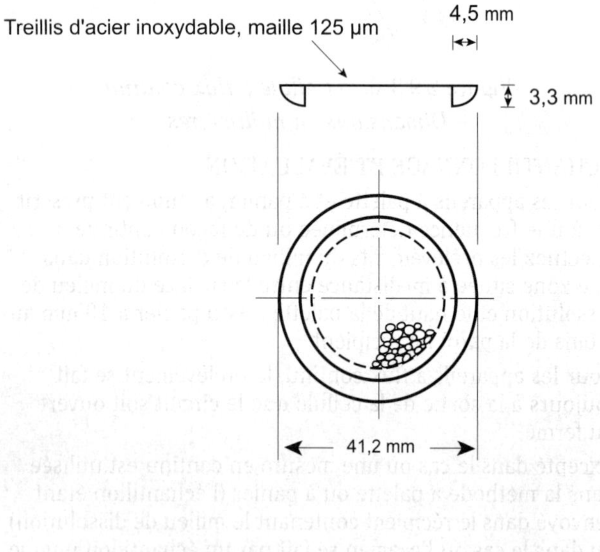

Figure 2.9.4.-1. – *Disque*

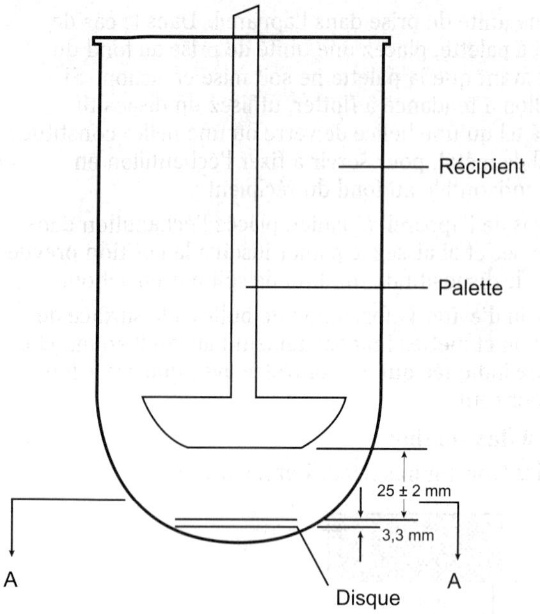

Figure 2.9.4.-2. – *Palette et disque*

Mode opératoire. Introduisez dans le récipient le volume indiqué du milieu de dissolution prescrit, et équilibrez à la température spécifiée. Appliquez le dispositif transdermique sur le disque, de façon que la surface de libération soit aussi plane que possible. Le dispositif peut être fixé sur le disque au moyen d'un adhésif approprié ou d'un ruban adhésif double face. Quel que soit le système de fixation utilisé, vérifiez au préalable qu'il n'interfère pas dans le dosage ou n'adsorbe pas le (les) principe(s) actif(s). Pressez le dispositif transdermique, surface de libération vers le haut, sur la face rendue adhésive du disque. Une fois le dispositif transdermique en place, sa surface ne doit pas dépasser celle du disque. Il est admis à cet effet, à condition que la préparation soit homogène et uniformément répartie sur le support externe, de mesurer la vitesse de dissolution sur un morceau du dispositif transdermique, découpé aux dimensions appropriées et précisément mesuré. Ceci peut également être nécessaire pour obtenir des conditions d'immersion adéquates, mais n'est pas autorisé dans le cas des dispositifs transdermiques du type « réservoir ». Placez le dispositif transdermique collé sur le disque à plat au fond du récipient, surface de libération vers le haut. Mettez immédiatement l'appareil en marche, à 100 tr/min, par exemple. A intervalles déterminés, effectuez un prélèvement dans une zone située à mi-distance entre la surface du milieu de dissolution et le bord supérieur de la palette, et à 1 cm au moins de la paroi du récipient.

Procédez au dosage sur chacun des échantillons prélevés, en compensant si nécessaire le volume prélevé. Répétez l'essai pour chaque dispositif.

2. MÉTHODE DE LA CELLULE

Appareillage. Utilisez la palette et le récipient de l'appareil décrits dans l'essai de dissolution des formes solides (*2.9.3*), avec en complément la cellule d'extraction (*cellule*).

La *cellule* est constituée d'un matériau chimiquement inerte et se compose d'un *support*, d'un *couvercle* et, si nécessaire, d'une *membrane* placée sur le dispositif à examiner pour l'isoler du milieu si celui-ci est susceptible de modifier ou d'altérer ses propriétés physico-chimiques (voir figure 2.9.4.-3).

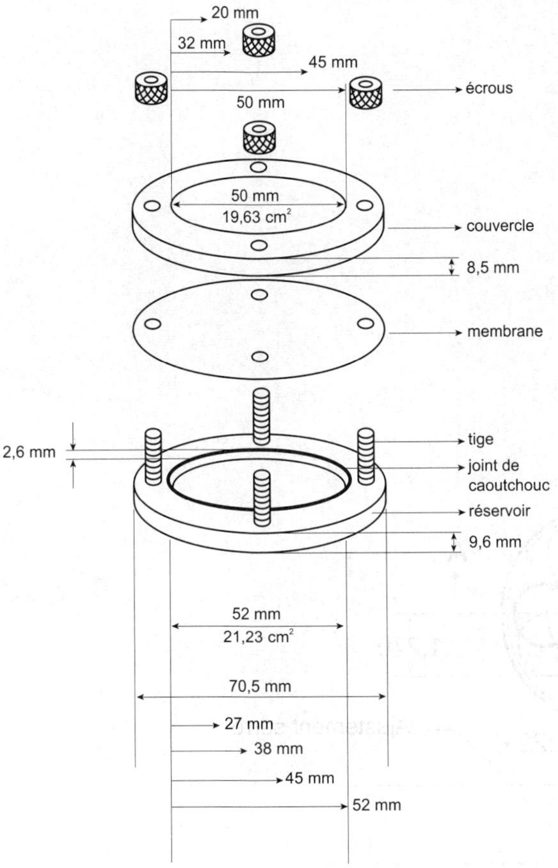

Figure 2.9.4.-3. – *Cellule d'extraction*

Support. Le support comporte dans sa partie centrale une cavité destinée à recevoir le dispositif transdermique. Cette cavité a une profondeur de 2,6 mm et un diamètre adapté aux dimensions du dispositif à examiner. Les diamètres suivants peuvent être utilisés : 27 mm, 38 mm, 45 mm et 52 mm ; ils correspondent respectivement à un volume de 1,48 ml, 2,94 ml, 4,13 ml et 5,52 ml.

Couvercle. Le couvercle comporte une ouverture centrale dont le diamètre est fonction des dimensions du dispositif à examiner, ce qui permet de centrer exactement le dispositif et de limiter la surface de diffusion. Les diamètres suivants peuvent être utilisés : 20 mm, 32 mm, 40 mm et 50 mm ; ils correspondent respectivement à une surface de 3,14 cm^2, 8,03 cm^2, 12,56 cm^2 et 19,63 cm^2. Le couvercle est maintenu en place par des écrous vissés sur des tiges fixées sur l'embase du support. L'étanchéité est assurée par un joint de caoutchouc installé sur l'embase du support.

Cellule d'extraction. La *cellule* maintient le dispositif à examiner à plat, surface de libération vers le haut, et parallèle au bord inférieur de la palette. Pendant l'essai, la distance entre le bord inférieur de la palette et la surface du disque reste égale à 25 ± 2 mm (voir figure 2.9.4.-4). La température est maintenue à 32 ± 0,5 °C . Le récipient peut être couvert pour réduire l'évaporation.

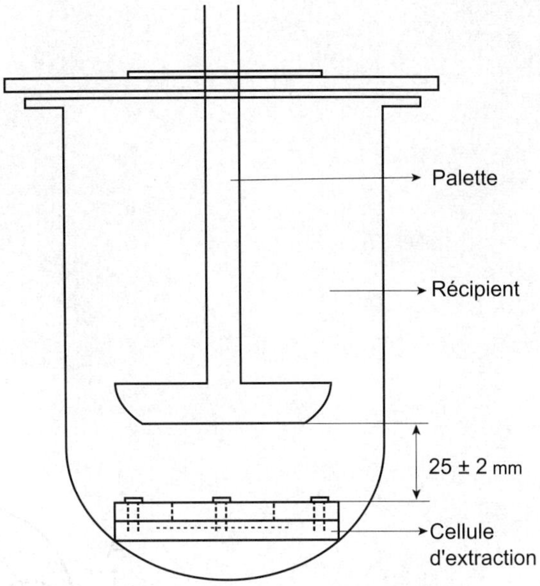

Figure 2.9.4.-4. – *Appareil à palette et cellule d'extraction*

Mode opératoire. Introduisez dans le récipient le volume indiqué du milieu de dissolution prescrit, et équilibrez à la température spécifiée. Centrez exactement le dispositif dans la *cellule*, surface de libération vers le haut. Fermez la *cellule*, en appliquant éventuellement sur les bords plats une substance hydrophobe (vaseline par exemple) pour assurer l'étanchéité, et veillez à ce que le dispositif reste bien en place. Introduisez la *cellule* horizontalement dans le récipient, couvercle vers le haut. Mettez immédiatement l'appareil en marche, à 100 tr/min, par exemple. A intervalles déterminés, effectuez un prélèvement dans une zone située à mi-distance entre la surface du milieu de dissolution et le bord supérieur de la palette, et à 1 cm au moins de la paroi du récipient.

Procédez au dosage sur chacun des échantillons prélevés, en compensant si nécessaire le volume prélevé. Répétez l'essai pour chaque dispositif.

3. MÉTHODE DU CYLINDRE ROTATIF

Appareillage. Utilisez l'appareil à palette décrit dans l'essai de dissolution des formes solides (*2.9.3*), en remplaçant la palette et la tige par un agitateur cylindrique d'acier inoxydable (*cylindre*) (voir figure 2.9.4.-5). Chaque dispositif est placé sur le *cylindre* en début de détermination. Pendant l'essai, la distance entre le fond du récipient et le *cylindre* reste égale à 25 ± 2 mm. La température est maintenue à 32 ± 0,5 °C. Le récipient est couvert pour réduire l'évaporation.

Mode opératoire. Introduisez dans le récipient le volume indiqué du milieu de dissolution prescrit et équilibrez à la température spécifiée. Retirez le film protecteur du dispositif et appliquez la face adhésive sur une membrane poreuse inerte appropriée, de dimensions supérieures de 1 cm au moins à celles du dispositif. Placez l'ensemble sur une surface propre, la membrane se trouvant au contact de cette surface. Deux systèmes de fixation sur le *cylindre* peuvent être utilisés :

– appliquez un adhésif approprié sur les bords de la membrane et, si besoin est, au dos du dispositif,

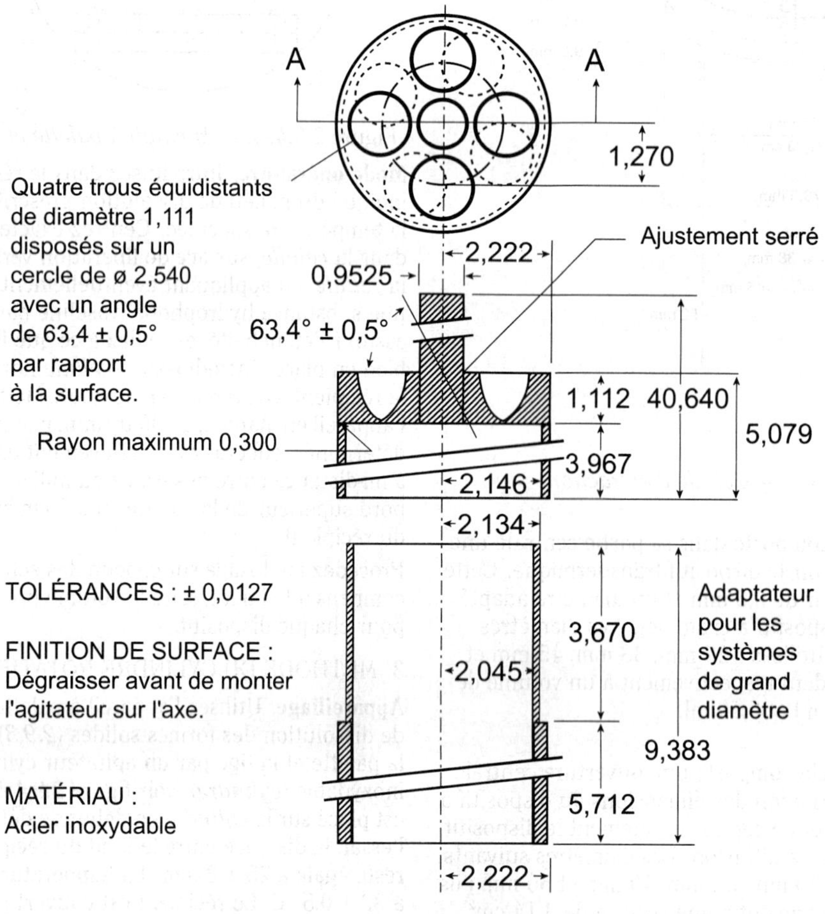

Figure 2.9.4.-5. – *Agitateur cylindrique*

Dimensions en centimètres

– appliquez un ruban adhésif double face sur la paroi extérieure du *cylindre*.

Appliquez avec précaution la face externe du dispositif (face naturellement non adhésive) sur le *cylindre*, en pressant doucement, de sorte que la surface de libération soit au contact du milieu de dissolution et que l'axe longitudinal du dispositif fasse le tour du *cylindre*.

Quel que soit le système de fixation utilisé, vérifiez au préalable qu'il n'interfère pas dans le dosage et n'adsorbe pas le(s) principe(s) actif(s).

Installez le *cylindre* dans l'appareil et mettez immédiatement l'appareil en marche à 100 tr/min, par exemple. A intervalles déterminés, effectuez un prélèvement dans une zone située à mi-distance entre la surface du milieu de dissolution et le bord supérieur du *cylindre*, et à 1 cm au moins de la paroi du récipient.

Procédez au dosage sur chacun des échantillons prélevés, comme indiqué dans la monographie particulière, en compensant si nécessaire le volume prélevé. Répétez l'essai pour chaque dispositif.

Interprétation. Le dispositif transdermique satisfait à l'essai si la quantité de principe(s) actif(s) passée en solution, exprimée par la quantité par surface et par unité de temps, est comprise dans les limites prescrites aux temps de prélèvement définis.

2.9.5. UNIFORMITÉ DE MASSE DES PRÉPARATIONS PRÉSENTÉES EN UNITÉS DE PRISE

Pesez individuellement 20 unités ou, pour les préparations unidoses présentées en récipients individuels, le contenu de 20 unités prélevées au hasard et déterminez la masse moyenne. La masse individuelle de 2 au plus des 20 unités peut s'écarter de la masse moyenne d'un pourcentage plus élevé que celui qui est indiqué dans le tableau 2.9.5.-1, mais la masse d'aucune unité ne peut s'écarter de plus du double de ce pourcentage.

Tableau 2.9.5.-1

Forme pharmaceutique	**Masse moyenne**	**Ecarts limites en pourcentage de la masse moyenne**
Comprimés non enrobés et comprimés pelliculés	80 mg ou moins	10
	plus de 80 mg et moins de 250 mg	7,5
	250 mg ou plus	5
Capsules, granulés non enrobés et poudres (en unités de prise)	moins de 300 mg	10
	300 mg ou plus	7,5
Poudres pour usage parentéral (en unités de prise)*	plus de 40 mg	10
Suppositoires et ovules	sans distinction de masse	5

* Lorsque la masse moyenne est égale ou inférieure à 40 mg, la préparation n'est pas soumise à l'essai d'uniformité de masse, mais à l'essai d'uniformité de teneur des préparations présentées en unités de prise (*2.9.6*).

Dans le cas des capsules et des poudres pour usage parentéral, opérez comme suit :

CAPSULES

Pesez une capsule pleine. Sans perdre de fragments de l'enveloppe, ouvrez la capsule et videz-la aussi complètement que possible. Dans le cas des capsules à enveloppe molle, lavez l'enveloppe à l'éther ou avec un autre solvant convenable et laissez à l'air libre jusqu'à disparition de l'odeur du solvant. Pesez l'enveloppe et calculez la masse du contenu par différence. Répétez l'opération sur 19 autres capsules.

POUDRES POUR USAGE PARENTÉRAL

S'il y a lieu, privez le récipient de son étiquette, lavez-le, séchez-le et ouvrez-le. Pesez immédiatement le récipient et son contenu. Videz le récipient aussi complètement que possible en le tapotant doucement et, si nécessaire, rincez le flacon à l'*eau R*, puis à l'*alcool R*. Séchez à 100-105 °C pendant 1 h ou, si le matériau utilisé ne supporte pas cette température, séchez à une température inférieure jusqu'à masse constante. Refroidissez dans un dessiccateur, puis pesez. Calculez la masse du contenu par différence. Répétez l'opération sur 19 autres récipients.

2.9.6. UNIFORMITÉ DE TENEUR DES PRÉPARATIONS PRÉSENTÉES EN UNITÉS DE PRISE

L'essai d'uniformité de teneur des préparations présentées en unités de prise est basé sur la détermination de la teneur individuelle en principe actif des unités composant l'échantillon, permettant de vérifier que les teneurs individuelles en principe actif se trouvent dans les limites établies par rapport à la teneur moyenne de l'échantillon.

L'essai n'est pas exigé pour les préparations de polyvitamines et d'oligo-éléments et dans d'autres cas justifiés et autorisés.

Mode opératoire. Prélevez au hasard 10 unités de la préparation à examiner et dosez individuellement le principe actif dans chacune d'elles au moyen d'une méthode analytique appropriée.

Utilisez les critères d'évaluation de l'essai A, de l'essai B ou de l'essai C selon les spécifications de la monographie de la forme pharmaceutique considérée.

ESSAI A

Dans le cas *des comprimés, des poudres pour usage parentéral et des suspensions injectables*, la préparation satisfait à l'essai si la teneur individuelle de chaque unité est comprise entre 85 pour cent et 115 pour cent de la teneur moyenne. Elle ne satisfait pas à l'essai si la teneur individuelle de plus d'une unité n'est pas comprise entre ces limites ou si la teneur individuelle d'une unité se situe en dehors des limites de 75 pour cent à 125 pour cent de la teneur moyenne.

Si la teneur individuelle d'une seule unité n'est pas comprise entre 85 pour cent et 115 pour cent mais qu'elle est comprise entre 75 pour cent et 125 pour cent de la teneur moyenne, prélevez au hasard 20 autres unités et dosez individuellement le principe actif dans chacune d'elles. La préparation satisfait à l'essai si la teneur individuelle d'une unité au plus dans les 30 unités se situe en dehors des limites de 85 pour cent à 115 pour cent de la teneur moyenne et si aucune d'entre elles ne se situe en dehors des limites de 75 pour cent à 125 pour cent de la teneur moyenne.

ESSAI B

Dans le cas *des capsules, des poudres, autres que celles destinées pour usage parentéral, des granulés, des suppositoires et des ovules*, la préparation satisfait à l'essai si la teneur individuelle d'une unité au plus se situe en dehors des limites de 85 pour cent à 115 pour cent de la teneur moyenne et si elle ne se situe pas en dehors des limites de 75 pour cent à 125 pour cent de la teneur moyenne. La préparation ne satisfait pas à l'essai si la teneur individuelle de plus de 3 unités se situe en dehors des limites de 85 pour cent à 115 pour cent de la teneur moyenne, ou si la teneur individuelle d'une ou de plusieurs unité(s) se situe en dehors des limites de 75 pour cent à 125 pour cent de la teneur moyenne.

Si la teneur individuelle de 2 ou de 3 unités au plus s'écarte des limites de 85 pour cent à 115 pour cent de la teneur moyenne et si aucune teneur individuelle ne se situe en dehors des limites de 75 pour cent à 125 pour cent de la teneur moyenne, prélevez au hasard 20 autres unités et dosez individuellement le principe actif dans chacune d'elles. La préparation satisfait à l'essai si les teneurs individuelles de 3 unités au plus dans les 30 unités se situent en dehors des limites de 85 pour cent à 115 pour cent de la teneur moyenne et si aucune d'entre elles ne se situe en dehors des limites de 75 pour cent à 125 pour cent de la teneur moyenne.

ESSAI C

Dans le cas *des dispositifs transdermiques*, la préparation satisfait à l'essai si la teneur moyenne des 10 unités de la préparation est comprise entre 90 pour cent et 110 pour cent de la teneur indiquée sur l'étiquette et si la teneur individuelle de chaque unité est comprise entre 75 pour cent et 125 pour cent de la teneur moyenne.

2.9.7. FRIABILITÉ DES COMPRIMÉS NON ENROBÉS

Cet essai est destiné à déterminer, dans des conditions définies, la friabilité des comprimés non enrobés, c'est-à-dire le phénomène par lequel la surface des comprimés est endommagée ou présente des signes d'abrasion ou de rupture sous l'effet de chocs mécaniques ou d'une attrition.

APPAREILLAGE

Utilisez un tambour rotatif d'un diamètre intérieur de 283 mm à 291 mm et d'une hauteur de 36 mm à 40 mm, constitué d'un polymère synthétique transparent à surfaces intérieures polies ne produisant pas d'électricité statique (voir figure 2.9.7.-1). L'une des faces du tambour est amovible. A chaque rotation, les comprimés sont projetés du centre du tambour vers la paroi extérieure, selon une trajectoire curviligne de rayon intérieur compris entre 75,5 mm et 85,5 mm. Le tambour est monté sur l'axe horizontal d'un dispositif d'entraînement dont la vitesse de rotation est de 25 ± 1 tr/min. Par conséquent, à chaque rotation, les comprimés roulent ou glissent et tombent sur la paroi ou les uns sur les autres.

MODE OPÉRATOIRE

Dans le cas de comprimés de masse unitaire inférieure ou égale à 0,65 g, prélevez un échantillon de 20 comprimés ; dans le cas de comprimés de masse unitaire supérieure à 0,65 g, prélevez 10 comprimés. Placez les comprimés sur un tamis n° 1000 et éliminez les poussières libres au moyen d'air comprimé ou d'une brosse douce. Pesez précisément les comprimés et placez-les dans le tambour. Procédez à 100 rotations, puis sortez les comprimés du tambour. Eliminez les poussières libres comme indiqué précédemment. Si aucun des comprimés n'est fêlé, fissuré ou cassé, pesez-les au milligramme près.

En règle générale, l'essai est effectué sans répétition. Toutefois, si les résultats sont ambigus ou si la perte de masse est supérieure à 1 pour cent, répétez l'essai à 2 reprises et calculez la moyenne des 3 résultats. La perte de masse maximale considérée comme acceptable, pour la plupart des produits, est de 1 pour cent de la masse des comprimés soumis à l'essai.

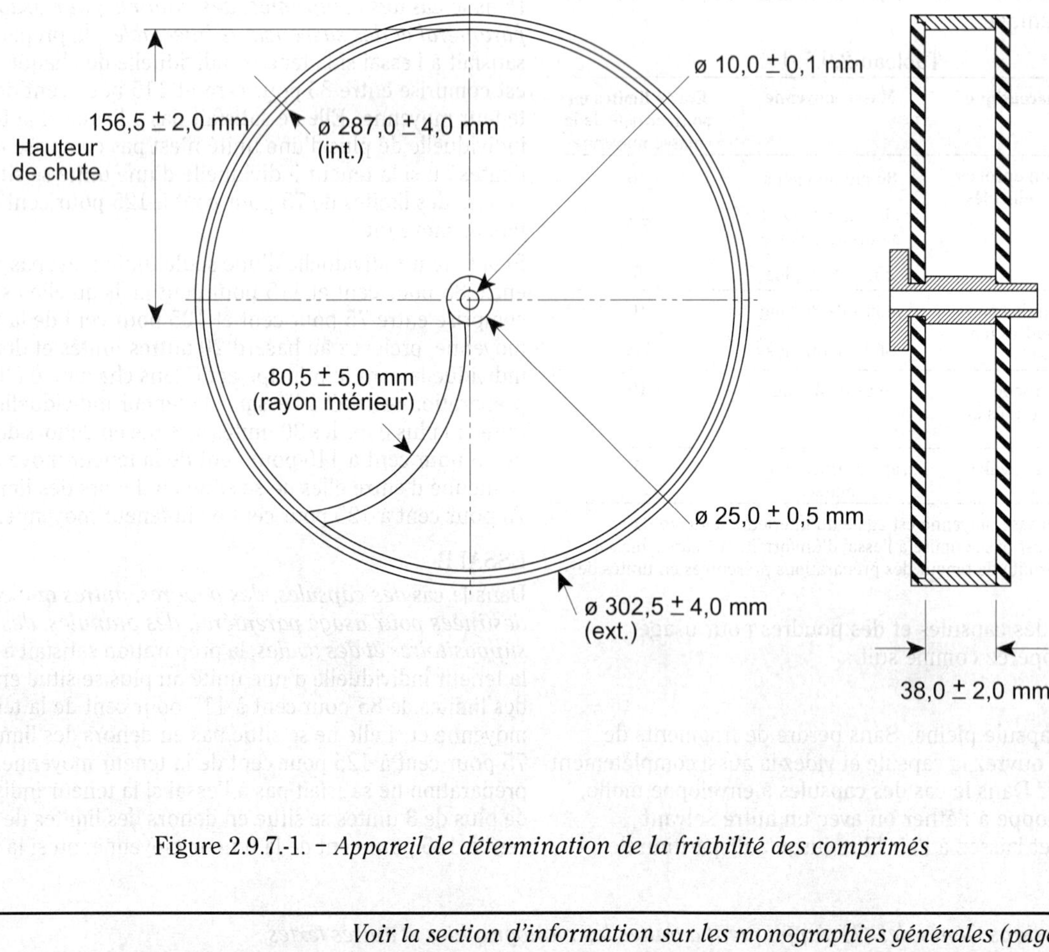

Figure 2.9.7.-1. – *Appareil de détermination de la friabilité des comprimés*

Dans le cas des comprimés de diamètre égal ou supérieur à 13 mm, il peut apparaître des problèmes de reproductibilité liés à l'irrégularité du mouvement. Ajustez alors la position du tambour afin d'éviter l'agglutination des comprimés en position de repos, qui les empêche de tomber librement. En général, ce résultat peut être obtenu en inclinant le tambour de telle sorte que son axe forme un angle de 10° avec la base.

EXPRESSION DES RÉSULTATS

La friabilité est exprimée en termes de perte de masse, et calculée en pourcentage de la masse initiale.

Indiquez le nombre de comprimés utilisés.

2.9.8. RÉSISTANCE À LA RUPTURE DES COMPRIMÉS

Cet essai est destiné à déterminer, dans des conditions définies, la résistance à la rupture des comprimés, mesurée par la force nécessaire pour provoquer leur rupture par écrasement.

APPAREILLAGE

L'appareil est constitué de 2 mâchoires se faisant face, l'une se déplaçant vers l'autre. La surface plane des mâchoires est perpendiculaire au sens du déplacement. La surface d'écrasement des mâchoires est plane et plus grande que la zone de contact avec le comprimé. L'appareil est étalonné à l'aide d'un système précis à 1 newton près.

MODE OPÉRATOIRE

Placez le comprimé entre les mâchoires en tenant compte, le cas échéant, de sa forme, de la barre de cassure et de la gravure ; pour chaque détermination, orientez le comprimé de la même façon par rapport à la direction d'application de la force. Effectuez la mesure sur 10 comprimés, en prenant soin d'éliminer tout débris de comprimés avant chaque détermination.

Ce procédé ne s'applique pas lorsqu'un appareil entièrement automatisé est utilisé.

EXPRESSION DES RÉSULTATS

Exprimez les résultats en donnant la valeur moyenne, les valeurs minimales et maximales des forces mesurées, toutes exprimées en newtons.

Indiquez le type d'appareil et, le cas échéant, l'orientation des comprimés.

2.9.9. MESURE DE LA CONSISTANCE PAR PÉNÉTROMÉTRIE

Cet essai est destiné à mesurer, dans des conditions déterminées et validées, la pénétration d'un mobile dans le produit à examiner contenu dans un récipient de dimensions et forme définies.

APPAREILLAGE

L'appareillage se compose d'un pénétromètre, comprenant un support et un mobile. La figure 2.9.9.-1 représente un exemple d'appareil approprié.

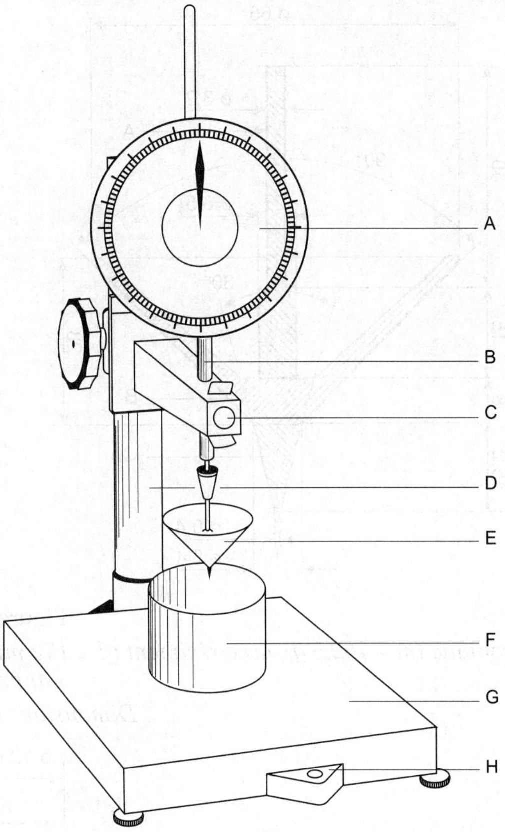

Figure 2.9.9.-1. – *Pénétromètre*

A. Echelle, graduée en dixième de millimètres, indiquant la profondeur de pénétration.
B. Axe vertical servant à maintenir et à guider le mobile.
C. Dispositif de blocage et de libération du mobile, à déclenchement automatique et de durée programmée.
D. Dispositif permettant d'assurer la verticalité du mobile et l'horizontalité de la tablette-support.
E. Mobile (voir figures 2.9.9.-2 et 2.9.9.-3).
F. Récipient.
G. Tablette-support.
H. Réglage de l'horizontalité de la tablette.

Le support comprend :

- une tige verticale pour le maintien et le guidage du mobile,
- une tablette-support horizontale,
- un dispositif permettant d'assurer la verticalité du mobile,
- un dispositif permettant de vérifier que la tablette-support est horizontale,
- un dispositif de blocage et de libération du mobile,
- une échelle, graduée en dixièmes de millimètres, indiquant la profondeur de pénétration.

Le mobile, constitué d'un matériau approprié, a une surface lisse et est caractérisé par sa forme, ses dimensions et sa masse.

Les figures 2.9.9.-2 et 2.9.9.-3 représentent des exemples de mobiles appropriés.

MODE OPÉRATOIRE

Préparez les échantillons à examiner selon l'une des méthodes suivantes :

A. Remplissez complètement 3 récipients, avec précaution, en veillant à éviter la formation de bulles d'air. Arasez, si nécessaire, pour obtenir une surface plane. Conservez à 25 ± 0,5 °C pendant 24 h, sauf indication contraire.

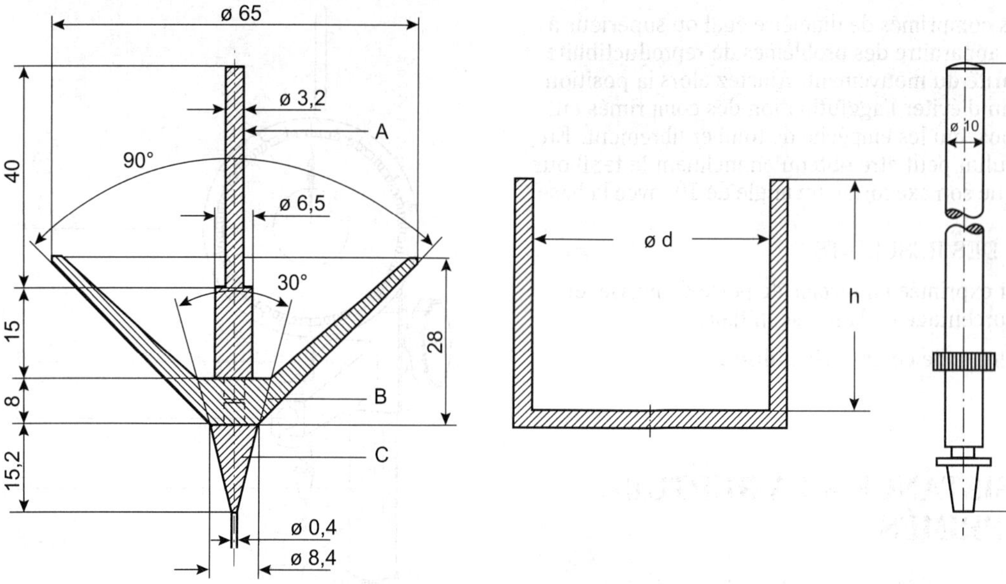

Figure 2.9.9.-2

Mobile conique (m = 102,5 g), avec récipient (d = 102 mm ou 75 mm, h ≥ 62 mm) et tige (l = 162 mm ; m = 47,5 g) appropriés

Dimensions en millimètres

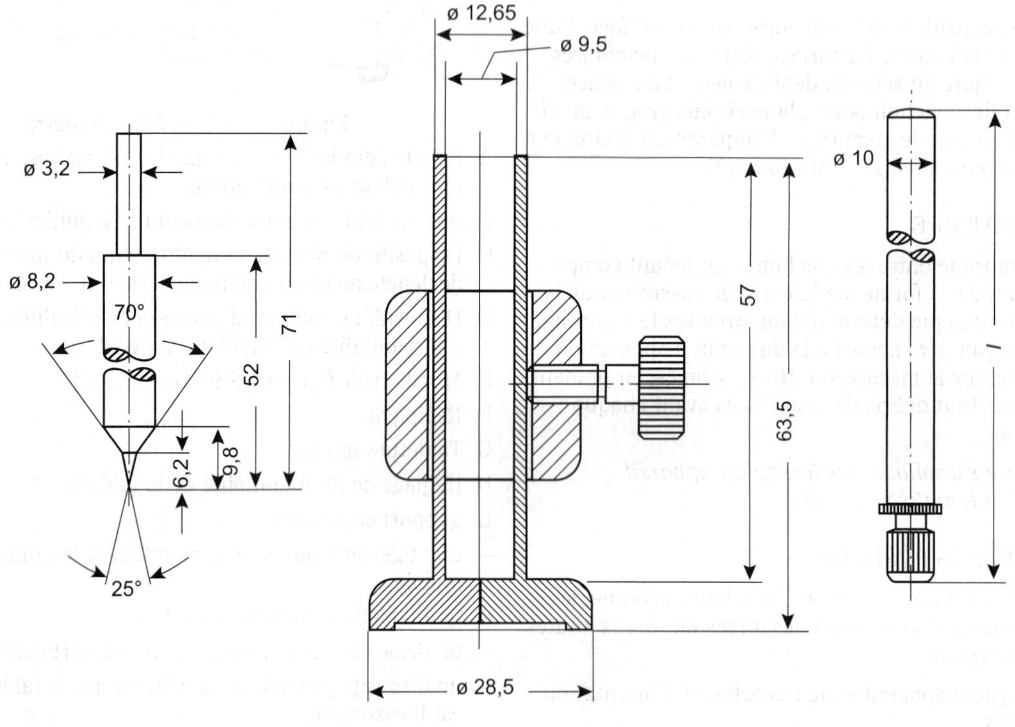

Figure 2.9.9.-3

Micro-mobile conique (m = 7,0 g), avec récipient et tige appropriés (l = 116 mm ; m = 16,8 g)

Dimensions en millimètres

B. Conservez 3 échantillons à examiner à 25 ± 0,5 °C pendant 24 h. Soumettez les échantillons à une force de cisaillement appropriée pendant 5 min. Remplissez complètement 3 récipients, avec précaution, en veillant à éviter la formation de bulles d'air. Arasez, si nécessaire, pour obtenir une surface plane.

C. Faites fondre 3 échantillons à examiner puis remplissez complètement 3 récipients, avec précaution, en veillant à éviter la formation de bulles d'air. Conservez à 25 ± 0,5 °C pendant 24 h, sauf indication contraire.

Détermination de la profondeur de pénétration. Placez l'échantillon à examiner sur la tablette-support du pénétromètre. Vérifiez que sa surface est perpendiculaire à l'axe vertical du mobile. Amenez la température du mobile à 25 ± 0,5 °C. Ajustez la hauteur du mobile de façon que sa pointe effleure la surface de l'échantillon. Libérez le mobile pendant 5 s, fixez-le à nouveau et mesurez la profondeur de pénétration. Répétez l'essai avec les 2 récipients restants.

EXPRESSION DES RÉSULTATS

La profondeur de pénétration est exprimée en dixièmes de millimètres par la moyenne arithmétique des 3 résultats de mesure. Si certains des résultats s'écartent de la moyenne de plus de 3 pour cent, répétez l'essai et exprimez les résultats en indiquant la moyenne des 6 déterminations et l'écart type relatif.

2.9.10. TENEUR EN ÉTHANOL ET TABLEAUX ALCOOMÉTRIQUES

Les préparations liquides pharmaceutiques contenant de l'éthanol et auxquelles s'applique seulement la présente méthode, contiennent aussi des substances dissoutes qu'il est nécessaire de séparer par distillation de l'éthanol à doser. Quand cette distillation entraîne des substances volatiles, autres que l'éthanol et l'eau, les précautions éventuelles à prendre sont indiquées dans la monographie.

La teneur en éthanol d'un liquide est exprimée par le nombre de volumes d'éthanol mesurés à 20 ± 0,1 °C, contenus dans 100 volumes de ce liquide. Ce nombre donne le « titre alcoométrique volumique » exprimé en pourcentage : « pour cent *V/V* ». Cette teneur peut également être exprimée en grammes d'éthanol pour 100 g de liquide. Ce nombre donne le « titre alcoométrique massique : pour cent *m/m* ».

La relation entre la masse volumique à 20 ± 0,1 °C, la densité (ramenée au vide) et le titre alcoométrique d'un mélange d'eau et d'éthanol est donnée dans les Tables alcoométriques de l'Organisation Internationale de Métrologie Légale, 1972, Recommandation internationale nº 22.

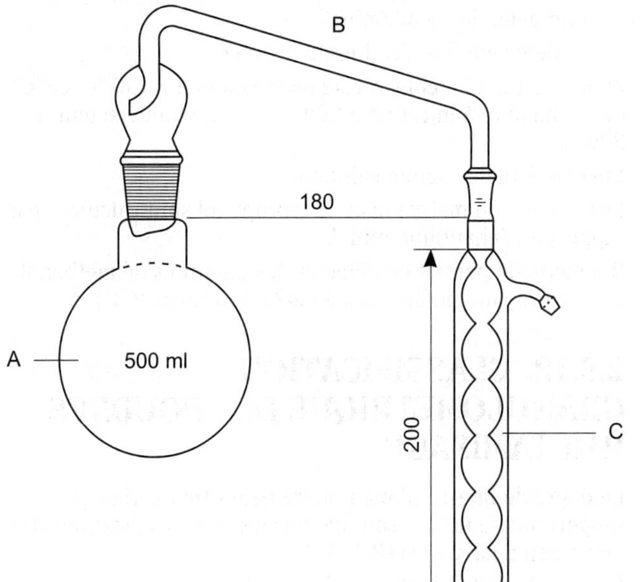

Figure 2.9.10.-1. - *Appareil pour déterminer la teneur en éthanol*
Dimensions en millimètres

Appareil. L'appareil (voir figure 2.9.10.-1) est constitué par un ballon (*A*) à fond rond surmonté d'une allonge (*B*) à piège reliée à un réfrigérant (*C*) maintenu verticalement. Celui-ci est muni à sa partie inférieure d'un tube (*D*) amenant le distillat dans la partie renflée d'un ballon jaugé de 100 ml ou de 250 ml. Ce ballon plonge dans un mélange d'eau et de glace (*E*) pendant la distillation. Un disque percé d'une ouverture circulaire d'un diamètre de 6 cm placé sous le ballon (*A*), permet d'éviter sur les parois de celui-ci une éventuelle pyrogénation de matières dissoutes.

Mode opératoire

Par pycnométrie. Dans le ballon à distiller, introduisez 25,0 ml de la préparation à examiner mesurés à 20 ± 0,1 °C ; ajoutez 100 ml à 150 ml d'*eau distillée R* et une petite quantité de pierre ponce. Adaptez l'allonge et le réfrigérant, distillez et recueillez au moins 90 ml du distillat dans un ballon jaugé de 100 ml. Amenez la température du distillat à 20 ± 0,1 °C et complétez à 100,0 ml avec de l'*eau distillée R* à 20 ± 0,1 °C. Déterminez à 20 ± 0,1 °C la densité à l'aide d'un pycnomètre.

Les valeurs indiquées dans le tableau 2.9.10.-1, à la colonne 3, sont multipliées par 4 pour obtenir le pourcentage *V/V* d'éthanol contenu dans la préparation. Après calcul de la teneur en éthanol à l'aide du tableau 2.9.10.-1, arrondissez le résultat à une décimale.

Tableau 2.9.10.-1. - *Relation entre la masse volumique, la densité et la teneur en éthanol*

ρ_{20} (kg·m^{-3})	Densité du distillat mesurée à l'air d_{20}^{20}	Teneur en éthanol pour cent *V/V* à 20 °C
968,0	0,9697	25,09
968,5	0,9702	24,64
969,0	0,9707	24,19
969,5	0,9712	23,74
970,0	0,9717	23,29
970,5	0,9722	22,83
971,0	0,9727	22,37
971,5	0,9733	21,91
972,0	0,9738	21,45
972,5	0,9743	20,98
973,0	0,9748	20,52
973,5	0,9753	20,05
974,0	0,9758	19,59
974,5	0,9763	19,12
975,0	0,9768	18,66
975,5	0,9773	18,19
976,0	0,9778	17,73
976,5	0,9783	17,25
977,0	0,9788	16,80
977,5	0,9793	16,34
978,0	0,9798	15,88
978,5	0,9803	15,43
979,0	0,9808	14,97
979,5	0,9813	14,52
980,0	0,9818	14,07
980,5	0,9823	13,63

ρ_{20} (kg·m^{-3})	Densité du distillat mesurée à l'air d_{20}^{20}	Teneur en éthanol pour cent *V/V* à 20 °C
981,0	0,9828	13,18
981,5	0,9833	12,74
982,0	0,9838	12,31
982,5	0,9843	11,87
983,0	0,9848	11,44
983,5	0,9853	11,02
984,0	0,9858	10,60
984,5	0,9863	10,18
985,0	0,9868	9,76
985,5	0,9873	9,35
986,0	0,9878	8,94
986,5	0,9883	8,53
987,0	0,9888	8,13
987,5	0,9893	7,73
988,0	0,9898	7,34
988,5	0,9903	6,95
989,0	0,9908	6,56
989,5	0,9913	6,17
990,0	0,9918	5,79
990,5	0,9923	5,42
991,0	0,9928	5,04
991,5	0,9933	4,67
992,0	0,9938	4,30
992,5	0,9943	3,94
993,0	0,9948	3,58
993,5	0,9953	3,22
994,0	0,9958	2,86
994,5	0,9963	2,51
995,0	0,9968	2,16
995,5	0,9973	1,82
996,0	0,9978	1,47
996,5	0,9983	1,13
997,0	0,9988	0,80
997,5	0,9993	0,46
998,0	0,9998	0,13

Par aréométrie. Dans le ballon à distiller, introduisez 50,0 ml de la préparation à examiner mesurés à 20 ± 0,1 °C et ajoutez 200 ml à 300 ml d'*eau distillée R*. Procédez à la distillation comme précédemment et recueillez au moins 180 ml de distillat dans un ballon jaugé. Amenez la température à 20 ± 0,1 °C et complétez à 250,0 ml avec de l'*eau distillée R* à 20 ± 0,1 °C.

Transvasez le distillat dans une éprouvette dont le diamètre est 6 mm au moins plus large que le bulbe de l'aréomètre.

Si le volume est insuffisant pour la détermination, doublez la prise d'essai et diluez le distillat à 500 ml avec de l'*eau distillée R* à 20 ± 0,1 °C.

Multipliez par 5 la teneur pour tenir compte de la dilution au cours de l'opération. Après calcul de la teneur en éthanol à l'aide du tableau 2.9.10.-1, arrondissez le résultat à une décimale.

2.9.11. RECHERCHE DU MÉTHANOL ET DU 2-PROPANOL

Opérez par chromatographie en phase gazeuse (*2.2.28*).

Solution d'étalon interne. Préparez une solution contenant 2,5 pour cent *V/V* de *propanol R*.

Solution à examiner. A un certain volume du distillat, ajoutez 2,0 ml d'étalon interne. Ajustez la teneur en éthanol (*2.9.10*) à 10,0 pour cent *V/V*, en complétant à 50 ml avec de l'*eau R* ou en ajoutant de l'*éthanol R1* (90 pour cent *V/V*).

Solution témoin. Préparez 50 ml d'une solution contenant 2,0 ml d'étalon interne, 10 pour cent *V/V* d'*éthanol R1*, 0,05 pour cent *V/V* de *2-propanol R* et du *méthanol anhydre R* en quantité suffisante pour obtenir au total 0,05 pour cent *V/V* de méthanol compte tenu de la teneur en méthanol de l'*éthanol R1*.

La chromatographie peut être réalisée en utilisant :

– une colonne de verre d'une longueur de 2 m et d'un diamètre intérieur de 2 mm, remplie de *copolymère éthylvinylbenzène-divinylbenzène R* (125-150 µm),
– comme gaz vecteur, de l'*azote pour chromatographie R*, à un débit de 30 ml/min,
– un détecteur à ionisation de flamme,

en maintenant la température de la colonne à 130 °C, celle de la chambre à injection à 200 °C et celle du détecteur à 220 °C.

Injectez 1 µl de chaque solution.

Les teneurs en méthanol et en 2-propanol sont calculées par rapport à l'échantillon initial.

(La méthode permet de détecter des quantités de méthanol et de 2-propanol inférieures à 0,025 pour cent *V/V*.)

2.9.12. CLASSIFICATION GRANULOMÉTRIQUE DES POUDRES PAR TAMISAGE

Le degré de finesse d'une poudre peut être exprimé par rapport aux tamis qui sont conformes aux spécifications des tamis non analytiques (*2.1.4*).

Lorsque le degré de finesse des poudres est déterminé par tamisage, il est défini en fonction du ou des nombres du ou des tamis utilisé(s) soit en utilisant la classification suivante ou, lorsque cette classification ne peut être appliquée, en exprimant la finesse de la poudre en pourcentage (*m/m*) qui passe à travers le(s) tamis utilisé(s).

Les terminologies suivantes sont utilisées pour définir les poudres :

Poudre grossière. Poudre dont au minimum 95 pour cent en masse des particules passent à travers un tamis numéro 1400 et dont au maximum 40 pour cent en masse passent à travers un tamis numéro 355.

Poudre modérément fine. Poudre dont au minimum 95 pour cent en masse des particules passent à travers un tamis numéro 355 et dont au maximum 40 pour cent en masse passent à travers un tamis numéro 180.

Poudre fine. Poudre dont au minimum 95 pour cent en masse des particules passent à travers un tamis numéro 180 et dont au maximum 40 pour cent en masse passent à travers un tamis numéro 125.

Poudre très fine. Poudre dont au minimum 95 pour cent en masse des particules passent à travers un tamis numéro 125 et au maximum de 40 pour cent en masse passent à travers un tamis numéro 90.

Lorsque la poudre est caractérisée par un numéro de tamis, le tamis avec ce numéro laisse passer au minimum 97 pour cent de la poudre, sauf indication contraire.

Assemblez les tamis et opérez d'une manière appropriée jusqu'à ce que le tamisage soit pratiquement achevé. Pesez les fractions séparées de poudres.

2.9.13. ESSAI LIMITE DE TAILLE DES PARTICULES PAR MICROSCOPIE

Pesez une quantité appropriée de poudre, par exemple 10 mg à 100 mg. Mettez-la en suspension dans 10,0 ml d'un milieu approprié dans lequel elle est insoluble, additionné si nécessaire d'un agent tensio-actif. Introduisez une partie de la suspension homogène dans un cytomètre approprié et examinez, par balayage au microscope, une aire correspondant à 10 µg au moins de poudre à examiner. Dénombrez toutes les particules dont la dimension maximale est supérieure à la limite prescrite. La limite de taille et le nombre autorisé de particules dont la taille est supérieure à cette limite sont indiqués dans la monographie.

2.9.14. SURFACE SPÉCIFIQUE PAR PERMÉABILITÉ À L'AIR

Cet essai est destiné à déterminer la surface spécifique, exprimée en m^2/g, de poudres sèches dont la finesse est inférieure à la plus petite ouverture des mailles du tamis. L'effet produit par le flux des molécules (glissement), qui peut être important dans l'analyse de poudres d'une granulométrie inférieure à quelques micromètres, n'est pas pris en compte dans l'équation permettant de calculer la surface spécifique.

APPAREIL

L'appareil se compose des éléments suivants.

(a) Une *cellule de perméabilité* (figure 2.9.14.-1) constituée d'un tube cylindrique (*A*), de verre ou de métal inaltérable, d'un diamètre intérieur de 12,6 ± 0,1 mm. Ce tube comporte, à son extrémité inférieure, un raccord (adaptateur par exemple) assurant une connexion étanche avec un manomètre (figure 2.9.14.-2) et, à 50 ± 15 mm de son extrémité supérieure, une butée d'une largeur de 0,5 à 1 mm. Cette butée fait partie intégrante du tube, ou est fixée de façon solide pour être étanche ; elle supporte un disque perforé (*B*) de métal inaltérable, d'une épaisseur de 0,9 ± 0,1 mm, percé de 30 à 40 trous d'un diamètre de 1 mm uniformément répartis.

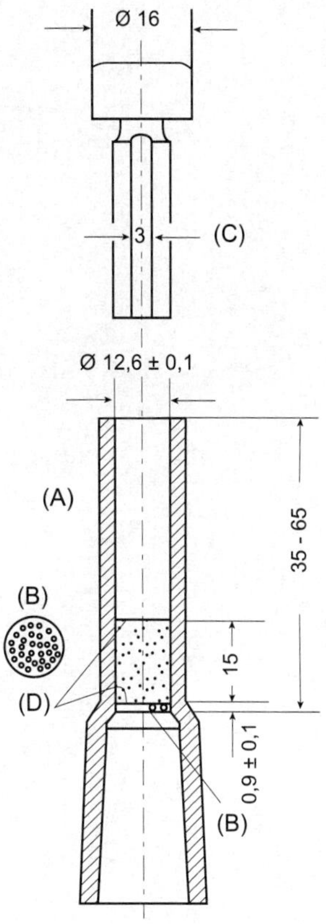

Figure 2.9.14.-1. - *Cellule de perméabilité*

Dimensions en millimètres

Le piston (*C*), constitué de métal inaltérable, se meut à l'intérieur du tube avec un jeu latéral ne dépassant pas 0,1 mm. Sa base forme un plan à bords vifs perpendiculaire à l'axe principal. Sur l'un de ses côtés, une gorge d'une longueur de 3 mm et d'une profondeur de 0,3 mm permet le passage de l'air. Son extrémité supérieure forme un collier de telle sorte que, une fois le piston en place et le collier au contact du bord supérieur du tube, la distance entre la base du piston et la surface du disque perforé (*B*) soit de 15 ± 1 mm.

Le disque de papier filtre (*D*), à bord lisse, a un diamètre égal au diamètre intérieur du tube.

(b) Un *manomètre* en U (*E*) (figure 2.9.14.-2) d'un diamètre extérieur nominal de 9 mm et d'un diamètre intérieur de 7 mm, constitué d'un tube de verre à parois standards. L'une des branches comporte à son extrémité supérieure un raccord (*F*) assurant une connexion étanche avec la cellule de perméabilité ; elle porte, au-dessous d'une tubulure latérale, un repère circulaire gravé (*G*), à 125-145 mm du bord supérieur de la tubulure latérale et les 3 autres repères à 15 mm, 70 mm et 110 mm respectivement, au-dessus du premier. La tubulure latérale, située à 250-305 mm de la base du manomètre, sert à évacuer l'air de la branche raccordée à la cellule de perméabilité ; elle comporte un robinet à une distance de 50 mm au maximum de la branche du manomètre.

Le manomètre est fixé solidement de façon à assurer la verticalité des branches. Il est rempli jusqu'au repère inférieur de *phtalate de dibutyle R* additionné d'un colorant lipophile.

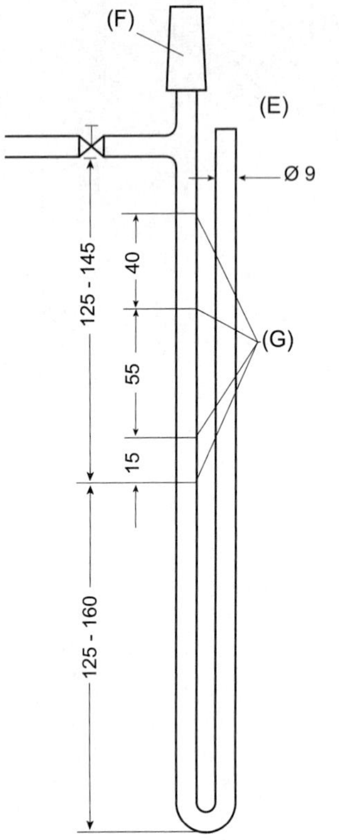

Figure 2.9.14.-2. - *Manomètre*
Dimensions en millimètres

MODE OPÉRATOIRE

Si les opérations suivantes sont prescrites, desséchez la poudre à examiner et faites-la passer à travers un tamis approprié (125 par exemple) pour disperser les particules agglomérées. Calculez la masse (*M*) de poudre à utiliser à l'aide de l'expression :

$$M = V \times \rho \times (1 - \varepsilon) \qquad (1)$$

V = volume apparent du lit de poudre compressé,

ρ = masse volumique de la substance à examiner, en grammes par millilitre,

ε = porosité du lit de poudre compressé.

Appliquez l'équation 2.9.14.-1 en supposant, dans un premier temps, la porosité égale à 0,5.

Placez un disque de papier filtre sur le disque de métal perforé (*B*). Pesez à 1 mg près une prise d'essai de la masse *M* calculée. Transférez soigneusement la poudre dans la cellule de perméabilité, préalablement nettoyée et tarée, et tapotez légèrement le tube de façon à aplanir la surface du lit de poudre, puis couvrez avec un second disque de papier filtre. Comprimez lentement la poudre au moyen du piston, sans exercer de mouvement rotatoire. Maintenez la pression jusqu'à ce que le piston soit au maximum de sa course. Si ce résultat est impossible à obtenir, réduisez la quantité de poudre utilisée ; si, au contraire, la pression à exercer est trop faible, augmentez la quantité de poudre utilisée. Recalculez dans ce cas la valeur de la porosité. Après 10 s au moins, remontez le piston.

Raccordez la cellule de perméabilité au manomètre de façon à assurer une connexion étanche. A l'aide d'une poire en caoutchouc, évacuez l'air contenu dans le manomètre jusqu'à ce que le niveau du liquide coloré atteigne le repère supérieur. Fermez le robinet et vérifiez l'étanchéité de l'appareil en obturant hermétiquement l'ouverture supérieure de la cellule de perméabilité, par exemple avec un bouchon de caoutchouc. Supprimez l'obturation, puis à l'aide d'un chronomètre, mesurez le temps mis par le liquide pour descendre du deuxième au troisième repère.

A partir du temps d'écoulement ainsi mesuré, calculez la surface spécifique *S*, en mètres carrés par gramme, à l'aide de l'expression suivante :

$$S = \frac{K \times \sqrt{\varepsilon^3} \times \sqrt{t}}{\rho \times (1 - \varepsilon) \times \sqrt{\eta}} \qquad (2)$$

t = temps d'écoulement, exprimé en secondes,

η = viscosité dynamique de l'air, en millipascal secondes (voir tableau 2.9.14.-1),

K = constante de l'appareil, déterminée à l'aide de l'équation (4).

ρ = masse volumique de la substance à examiner, en grammes par millilitre,

ε = porosité du lit de poudre compressé.

ETALONNAGE DE L'APPAREIL

Volume apparent du lit de poudre compressé. Opérez comme suit, par la méthode dite de déplacement du mercure. Placez 2 disques de papier filtre dans la cellule, en aplatissant bien les bords sur le disque métallique perforé au moyen d'une baguette de diamètre légèrement inférieur à celui du tube. Remplissez complètement la cellule de mercure, en veillant à ne pas laisser de bulles d'air sur la paroi, et arasez la surface supérieure de la colonne de mercure de façon à obtenir une surface plane. S'il existe un risque d'amalgame avec le matériau constituant la cellule, lubrifiez préalablement les parois du tube et le disque métallique avec une fine pellicule de paraffine liquide. Versez le mercure dans un vase à précipiter taré et mesurez sa masse (M_A) et sa température.

Avec la poudre de référence, préparez un lit de poudre compressé et remplissez à nouveau la cellule de mercure, en arasant la surface supérieure. Versez le mercure dans un vase à précipiter taré et mesurez à nouveau sa masse (M_B). Calculez le volume apparent (*V*) du lit de poudre compressé à l'aide de l'expression :

$$V = \frac{M_A - M_B}{\rho_{Hg}} \qquad (3)$$

$M_A - M_B$ = différence entre les masses de mercure mesurées, en grammes,

ρ_{Hg} = masse volumique du mercure à la température mesurée, en grammes par millilitre.

Répétez 2 fois cette opération en changeant chaque fois la poudre utilisée. L'écart entre les valeurs obtenues pour le volume *V* ne doit pas dépasser 0,01 ml. Utilisez la moyenne des 3 valeurs pour le calcul.

Constante de l'appareil (*K*). Opérez comme suit, en utilisant la poudre de référence, de surface spécifique et de masse volumique connues.

Calculez la masse de poudre de référence à utiliser à l'aide de l'équation (1), en utilisant pour la masse volumique la valeur déclarée et, pour le volume du lit de poudre compressé, la valeur calculée par l'équation (3).

Homogénéisez et aérez la poudre en l'agitant pendant 2 min dans un flacon de 100 ml. Préparez un lit de poudre compressé et mesurez le temps d'écoulement de l'air comme indiqué plus haut. Calculez la constante de l'appareil (K) à l'aide de l'expression :

$$K = \frac{S_{sp} \times \rho \times (1 - \varepsilon) \times \sqrt{\eta}}{\sqrt{\varepsilon^3} \times \sqrt{t}} \qquad (4)$$

S_{sp} = valeur déclarée de la surface spécifique de la poudre de référence,

ρ = masse volumique de la substance à examiner, en grammes par millilitre,

ε = porosité du lit de poudre compressé,

t = temps d'écoulement, exprimé en secondes,

η = viscosité dynamique de l'air, en millipascal secondes (voir tableau 2.9.14.-1).

Les valeurs de la masse volumique du mercure et de la viscosité de l'air en fonction de la température sont données dans le tableau 2.9.14.-1.

Tableau 2.9.14.-1

Température (°C)	Masse volumique du mercure (g/ml)	Viscosité de l'air (η) (mPa·s)	$\sqrt{\eta}$
16	13,56	0,01800	0,1342
17	13,56	0,01805	0,1344
18	13,55	0,01810	0,1345
19	13,55	0,01815	0,1347
20	13,55	0,01819	0,1349
21	13,54	0,01824	0,1351
22	13,54	0,01829	0,1353
23	13,54	0,01834	0,1354
24	13,54	0,01839	0,1356

2.9.15. VOLUME APPARENT

L'essai du volume apparent est destiné à déterminer, dans des conditions définies, les volumes apparents avant et après tassement, l'aptitude au tassement, ainsi que les masses volumiques apparentes des solides divisés (par exemple poudres, granulés).

APPAREILLAGE

L'appareillage (voir figure 2.9.15.-1) est constitué par :

– un appareil de tassement pouvant provoquer par minute 250 ± 15 chutes d'une hauteur de 3 ± 0,2 mm. Le support de l'éprouvette, avec son dispositif de fixation, a une masse de 450 ± 5 g.
– une éprouvette de 250 ml graduée tous les 2 ml, dont la masse doit être de 220 ± 40 g.

MODE OPÉRATOIRE

Dans l'éprouvette sèche, introduisez sans tasser 100,0 g (m g) de substance à examiner. En cas d'impossibilité, choisissez une prise d'essai dont le volume apparent est compris entre 50 ml et 250 ml et précisez-en la masse

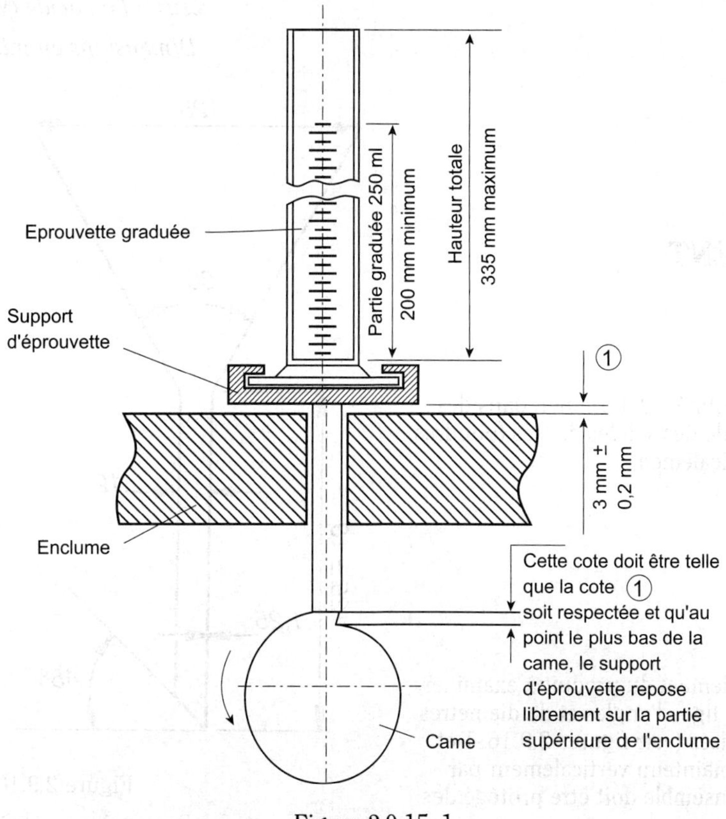

Figure 2.9.15.-1

dans l'expression des résultats. Fixez l'éprouvette sur son support. Lisez le volume apparent non tassé V_0 estimé à 1 ml près. Faites subir 10, 500 et 1250 chutes et lisez les volumes correspondants V_{10}, V_{500} et V_{1250}, estimés à 1 ml près. Si la différence entre V_{500} et V_{1250} est supérieure à 2 ml, effectuez 1250 autres chutes.

EXPRESSION DES RÉSULTATS

a) Volumes apparents :

– volume apparent avant tassement ou volume vrac : V_0 ml,

– volume apparent après tassement ou volume tassé : V_{1250} ml ou V_{2500} ml.

b) Aptitude au tassement : différence V_{10} ml – V_{500} ml.

c) Masses volumiques apparentes :

Les masses volumiques apparentes sont données par les expressions suivantes :

– masse volumique apparente avant tassement ou masse volumique du produit vrac : m/V_0 (grammes par millilitre),

– masse volumique apparente après tassement ou masse volumique du produit tassé : m/V_{1250} ou m/V_{2500} (grammes par millilitre).

2.9.16. ÉCOULEMENT

L'essai d'écoulement est destiné à déterminer, dans des conditions définies, l'aptitude des solides divisés (poudres, granulés...) à s'écouler verticalement.

APPAREILLAGE

Selon les propriétés d'écoulement du produit à examiner, des entonnoirs avec et sans tige, d'angles et de diamètres d'orifice différents sont utilisés (voir figures 2.9.16.-1 et 2.9.16.-2). L'entonnoir est maintenu verticalement par un dispositif approprié. L'ensemble doit être protégé des vibrations.

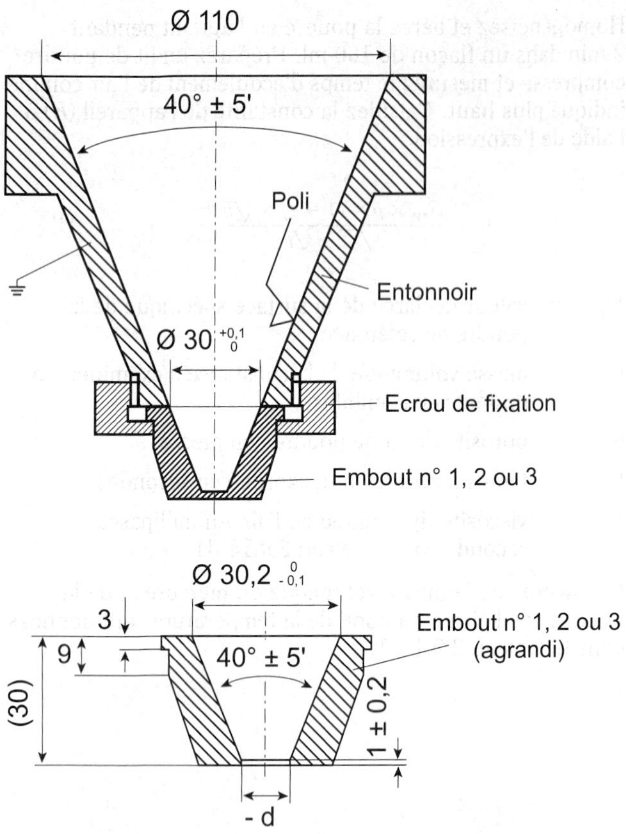

Embout n°	Diamètre (*d*) de l'orifice d'écoulement (millimètres)
1	10 ± 0,01
2	15 ± 0,01
3	25 ± 0,01

Figure 2.9.16.-1. – *Modèle d'un entonnoir à écoulement et de son embout. L'embout est fait d'acier inoxydable, résistant à l'acide (V4A, CrNi)*

Dimensions en millimètres

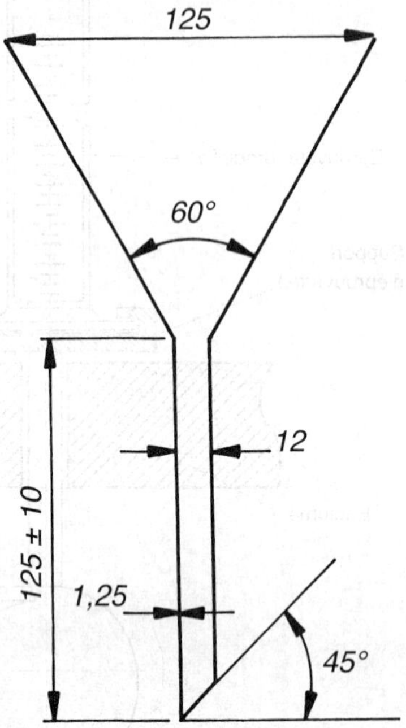

Figure 2.9.16.-2

Dimensions en millimètres

MODE OPÉRATOIRE

Dans l'entonnoir sec, dont l'orifice d'écoulement a été préalablement obturé à l'aide d'un moyen approprié, introduisez sans tasser une prise d'essai pesée avec une précision de 0,5 pour cent. La quantité de l'échantillon dépend de son volume apparent et de l'appareil utilisé. Libérez l'orifice de l'entonnoir et mesurez le temps d'écoulement de la totalité de l'échantillon. Effectuez trois déterminations.

EXPRESSION DES RÉSULTATS

L'aptitude à l'écoulement est exprimée en secondes et en dixièmes de secondes, par rapport à 100 g d'échantillon.

Les résultats dépendent des conditions de conservation du produit à examiner.

Le résultat peut être exprimé par :

a) la moyenne de ces déterminations, à condition qu'aucune des valeurs individuelles ne s'écarte de plus de 10 pour cent de la valeur moyenne,

b) les deux valeurs extrêmes, si les valeurs individuelles s'écartent de plus de 10 pour cent de la valeur moyenne,

c) sous forme de graphique (masse en fonction du temps d'écoulement),

d) un temps infini si la totalité de l'échantillon ne s'écoule pas.

2.9.17 ESSAI DU VOLUME EXTRACTIBLE POUR LES PRÉPARATIONS PARENTÉRALES

Les préparations injectables peuvent être présentées en récipients unidoses tels que des ampoules, des cartouches ou des seringues préremplies. Ces récipients contiennent une quantité de préparation suffisante pour permettre l'administration de la dose nominale indiquée sur l'étiquette.

Afin de satisfaire à l'exigence du volume nominal, les récipients sont remplis avec un volume légèrement supérieur au volume nominal. L'excédent dépend des caractéristiques du produit. Le récipient unidose ne contient pas par rapport au volume nominal une quantité susceptible de présenter un risque si le contenu est administré dans sa totalité.

Les suspensions et les émulsions doivent être agitées avant prélèvement du contenu et détermination de la masse volumique. Les préparations huileuses ou visqueuses peuvent être chauffées, si nécessaire, selon les instructions fournies sur l'étiquette et vigoureusement agitées immédiatement avant le prélèvement du contenu ; celui-ci est refroidi à 25 °C avant la détermination du volume.

RÉCIPIENTS UNIDOSES

Sélectionnez un seul récipient si le volume nominal est égal ou supérieur à 10 ml, 3 récipients si le volume nominal est supérieur à 3 ml et inférieur à 10 ml, ou 5 récipients si le volume nominal est égal ou inférieur à 3 ml. Prélevez dans sa totalité, le contenu de chaque récipient sélectionné, à l'aide d'une seringue hypodermique sèche d'une capacité n'excédant pas 3 fois le volume à mesurer et munie d'une aiguille de 21 gauges d'une longueur d'au minimum 2,5 cm. Chassez les éventuelles bulles d'air de la seringue et de l'aiguille, puis évacuez le contenu de la seringue, sans vider l'aiguille, dans une burette sèche (dont les graduations indiquent le volume contenu plutôt que le volume écoulé) et d'une taille telle que le volume à mesurer occupe au moins 40 pour cent du volume gradué. Il est également possible de calculer le volume du contenu en millilitres en divisant la masse en grammes par la masse volumique.

Le contenu de 2 ou 3 récipients de volume nominal égal ou inférieur à 2 ml peut être mélangé pour la mesure, à condition d'utiliser une seringue montée sèche différente pour chaque récipient. Le volume du contenu des récipients de contenance égale ou supérieure à 10 ml peut être déterminé en ouvrant le récipient et en le vidant directement dans la burette graduée ou dans un récipient taré.

Dans le cas de récipients examinés individuellement, le volume n'est pas inférieur au volume nominal. Dans le cas de récipients de volume nominal égal ou inférieur à 2 ml, le volume n'est pas inférieur à la somme des volumes nominaux des récipients examinés collectivement.

RÉCIPIENTS MULTIDOSES

Pour l'examen des préparations injectables présentées en récipients multidoses dont l'étiquette spécifie qu'ils renferment un nombre spécifique de doses d'un volume indiqué, sélectionnez un récipient et procédez selon les indications données pour les récipients unidoses, en utilisant autant de seringues montées que de doses spécifiées.

Le volume libéré par chaque seringue n'est pas inférieur à la dose indiquée.

CARTOUCHES ET SERINGUES PRÉREMPLIES

Sélectionnez un seul récipient si le volume nominal est égal ou supérieur à 10 ml, 3 récipients si le volume nominal est supérieur à 3 ml ou inférieur à 10 ml, ou 5 récipients si le volume nominal est égal ou inférieur à 3 ml. Si nécessaire, munissez les récipients des accessoires nécessaires à leur utilisation (aiguille, piston, seringue) et transvasez la totalité du contenu de chaque récipient, sans vider l'aiguille, dans un récipient taré sec, en poussant lentement et régulièrement sur le piston. Calculez le volume en millilitres en divisant la masse en grammes par la masse volumique.

Le volume mesuré de chacun des récipients n'est pas inférieur au volume nominal.

PRÉPARATIONS POUR PERFUSION

Sélectionnez un récipient. Transvasez le contenu dans une burette graduée sèche d'une taille telle que le volume à mesurer occupe au moins 40 pour cent du volume nominal de la burette. Mesurez le volume transvasé.

Le volume mesuré n'est pas inférieur au volume nominal.

2.9.18. PRÉPARATIONS POUR INHALATION : ÉVALUATION AÉRODYNAMIQUE DES PARTICULES FINES

Cet essai est utilisé pour déterminer les caractéristiques granulométriques des nuages d'aérosols générés par les préparations pour inhalation.

Sauf exception justifiée et autorisée, l'essai est réalisé avec l'un des appareils et selon l'un des modes opératoires suivants.

APPAREIL A (IMPACTEUR À CASCADE EN VERRE)

L'appareillage est représenté en figure 2.9.18.-1 (voir aussi tableau 2.9.18.-1).

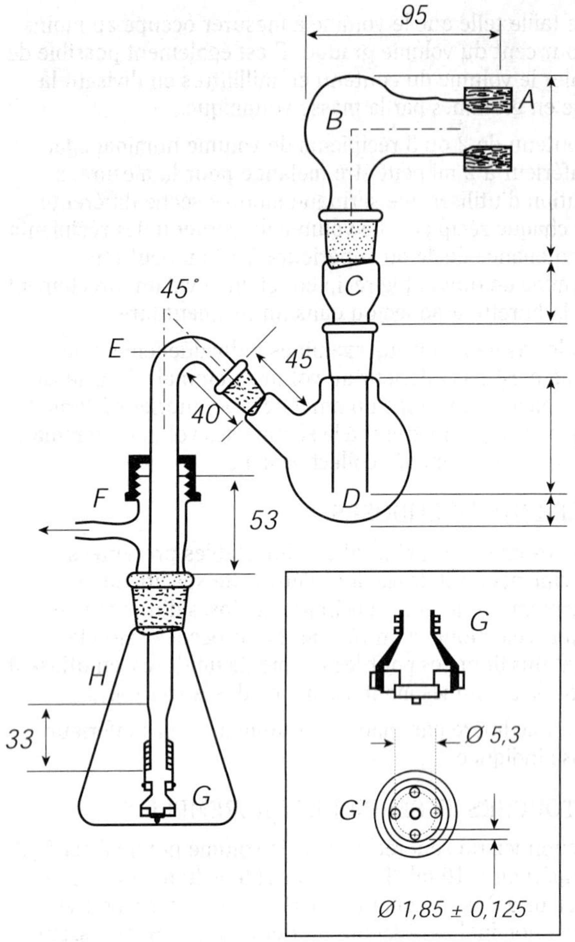

Figure 2.9.18.-1. – *Appareil A pour l'évaluation aérodynamique des particules fines*

Dimensions en millimètres

(Tolérances ± 1 mm, sauf indication contraire)

Tableau 2.9.18.-1. – *Spécifications des éléments de l'appareillage représenté figure 2.9.18.-1*

Code	Elément	Description	Dimensions*
A	Adaptateur d'embout	Adaptateur en caoutchouc moulé pour jonction avec l'embout de l'inhalateur	
B	Gorge	Ballon à fond rond modifié	50 ml
		Entrée : joint conique rodé femelle	29/32
		Sortie : joint conique rodé mâle	24/29
C	Col	Adaptateur en verre modifié	
		Entrée : joint conique rodé femelle	24/29
		Sortie : joint conique rodé mâle	24/29
		Partie inférieure : tube en verre calibré	
		Diamètre intérieur	14
		Tube en verre à paroi mince	
		Diamètre intérieur	17
D	Chambre de dépôt supérieure	Ballon à fond rond modifié	100 ml
		Entrée : joint conique rodé femelle	24/29
		Sortie : joint conique rodé mâle	24/29
E	Tube de connexion	Tube en verre à paroi moyenne :	
		joint conique rodé mâle	14/23
		Coude et partie droite supérieure :	
		diamètre extérieur	13
		Partie droite inférieure	
		diamètre extérieur	8
F	Adaptateur à tubulure latérale et capuchon vissé	Capuchon vissé en plastique	28/13
		Joint silicone	28/11
		Rondelle PTFE	28/11
		Filetage en verre : *pas de vis*	28
		Branche latérale (sortie vers la pompe à vide)	
		Diamètre intérieur minimal	5
G	Gicleur	Portre-filtre modifié en polypropylène, assemblé à la partie inférieure du tube de connexion par un tube en PTFE	Voir figure 2.9.18.-1
		Disque circulaire en acétal avec 4 gicleurs disposés sur un cercle de 5,3 mm de diamètre et une cheville d'écartement central	10
		diamètre de la cheville	2
		hauteur de la saillie de la cheville	2
H	Chambre de dépôt inférieure	Fiole conique	250 ml
		joint conique rodé femelle	24/29

* Dimensions en millimètres, sauf indication contraire.

Mode opératoire applicable aux nébuliseurs

Introduisez respectivement 7 ml et 30 ml d'un solvant approprié dans les chambres de dépôt supérieure et inférieure.

Assemblez les différents éléments de l'appareil et vérifiez que l'ensemble est vertical et bien fixé et que la cheville du gicleur de la chambre de dépôt inférieure effleure juste le fond de la chambre. Branchez une pompe appropriée munie d'un filtre de porosité adéquate à la sortie de l'appareil et réglez le débit d'air traversant l'appareil, mesuré à l'entrée de la gorge, à 60 ± 5 litres par minute.

Introduisez la préparation liquide pour inhalation dans le réservoir du nébuliseur. Montez l'embout du nébuliseur et connectez-le à l'appareil au moyen d'un adaptateur.

Mettez la pompe en marche puis, au bout de 10 s, le nébuliseur.

Au bout de 60 s, sauf indication contraire, arrêtez le nébuliseur puis attendez environ 5 s et arrêtez la pompe. Démontez l'appareil. Lavez l'intérieur de la chambre de dépôt supérieure en recueillant les produits de lavage dans une fiole jaugée. Lavez l'intérieur de la chambre de dépôt inférieure en recueillant les produits de lavage dans une seconde fiole jaugée. Lavez enfin le filtre situé à l'entrée de la pompe et les éléments servant à le connecter à la chambre de dépôt inférieure et ajoutez les produits de lavage à ceux obtenus pour la chambre de dépôt inférieure. Déterminez la quantité de substance active contenue dans chacune des 2 fioles. Exprimez le résultat obtenu pour chacune des 2 parties de l'appareil en pourcentage de la quantité totale de substance active.

Mode opératoire applicable aux inhalateurs pressurisés

Installez un adaptateur à l'extrémité de la gorge de l'appareil de telle sorte que l'embout du diffuseur, une fois inséré à une profondeur de 10 mm environ dans l'adaptateur, soit aligné sur l'axe horizontal de la gorge et que l'extrémité ouverte du diffuseur, qui reçoit le réservoir pressurisé, soit dirigée vers le haut dans le même plan vertical que le reste de l'appareil.

Introduisez respectivement 7 ml et 30 ml d'un solvant approprié dans les chambres de dépôt supérieure et inférieure.

Assemblez les différents éléments de l'appareil, et vérifiez que l'ensemble est vertical et bien fixé et que la cheville du gicleur de la chambre de dépôt inférieure effleure juste le fond de la chambre. Branchez une pompe appropriée à la sortie de l'appareil et réglez le débit d'air traversant l'appareil, mesuré à l'entrée de la gorge, à 60 ± 5 litres par minute.

Amorcez la valve doseuse en agitant pendant 5 s et en actionnant une fois à perte. Attendez 5 s au moins puis agitez et actionnez à nouveau à perte. Répétez à nouveau cette opération à 3 reprises.

Agitez pendant 5 s environ, puis mettez la pompe en marche et placez l'embout du diffuseur dans l'adaptateur. Actionnez immédiatement une fois. Séparez l'ensemble de l'inhalateur de l'adaptateur, agitez pendant environ 5 s, replacez l'embout du diffuseur dans l'adaptateur et actionnez à nouveau. Procédez ainsi à 8 autres décharges, en agitant entre chaque décharge. Après la dixième décharge, attendez environ 5 s puis arrêtez la pompe. Démontez l'appareil.

Avec un solvant approprié, lavez le tube d'admission à la chambre de dépôt inférieure (surface intérieure et surface extérieure sur la hauteur pénétrant dans la chambre), en recueillant les produits de lavage dans la chambre de dépôt inférieure. Déterminez la teneur en substance active de la solution recueillie. Calculez la quantité de substance active retenue dans la chambre de dépôt inférieure à chaque actionnement de la valve et exprimez les résultats en pourcentage de la dose indiquée sur l'étiquette.

Mode opératoire applicable aux inhalateurs à poudre

Introduisez respectivement 7 ml et 30 ml d'un solvant approprié dans les chambres de dépôt supérieure et inférieure.

Assemblez les différents éléments de l'appareil, et vérifiez que l'ensemble est vertical et bien fixé et que la cheville du gicleur de la chambre de dépôt inférieure effleure juste le fond de la chambre. Avant d'installer l'inhalateur, branchez une pompe appropriée à la sortie de l'appareil et réglez le débit d'air traversant l'appareil, mesuré à l'entrée de la gorge, à 60 ± 5 litres par minute.

Préparez l'inhalateur pour l'emploi et connectez son embout à l'appareil au moyen d'un adaptateur approprié. Mettez la pompe en marche pendant 5 s, puis arrêtez-la et séparez l'inhalateur de l'appareil. Procédez ainsi à 9 autres décharges. Démontez l'appareil.

Avec un solvant approprié, lavez le tube d'admission à la chambre de dépôt inférieure (surface intérieure, et surface extérieure sur la hauteur pénétrant dans la chambre), en recueillant les produits de lavage dans la chambre de dépôt inférieure. Déterminez la teneur en substance active de cette solution. Calculez la quantité de substance active recueillie dans la chambre de dépôt inférieure à chaque décharge et exprimez les résultats en pourcentage de la dose indiquée sur l'étiquette.

APPAREIL B (IMPACTEUR À CASCADE EN MÉTAL)

L'appareillage est représenté dans les figures 2.9.18.-2/3.

Mode opératoire applicable aux nébuliseurs

Le dépôt des gouttelettes émises est étudié au moyen de l'impacteur à cascade auquel le nébuliseur chargé est connecté à l'aide d'un adaptateur adéquat. Un filtre approprié (par exemple d'une porosité de 0,25 µm) est monté à la sortie de l'appareil, avant la pompe.

La chambre de dépôt est ici utilisée à sec. Assemblez les différents éléments de l'appareil, et vérifiez que sa base repose sur une surface plane, horizontale et suffisamment stable. Branchez une pompe appropriée à la sortie de l'appareil et réglez le débit d'air traversant l'appareil, mesuré à l'entrée de la gorge, à 60 ± 5 litres par minute.

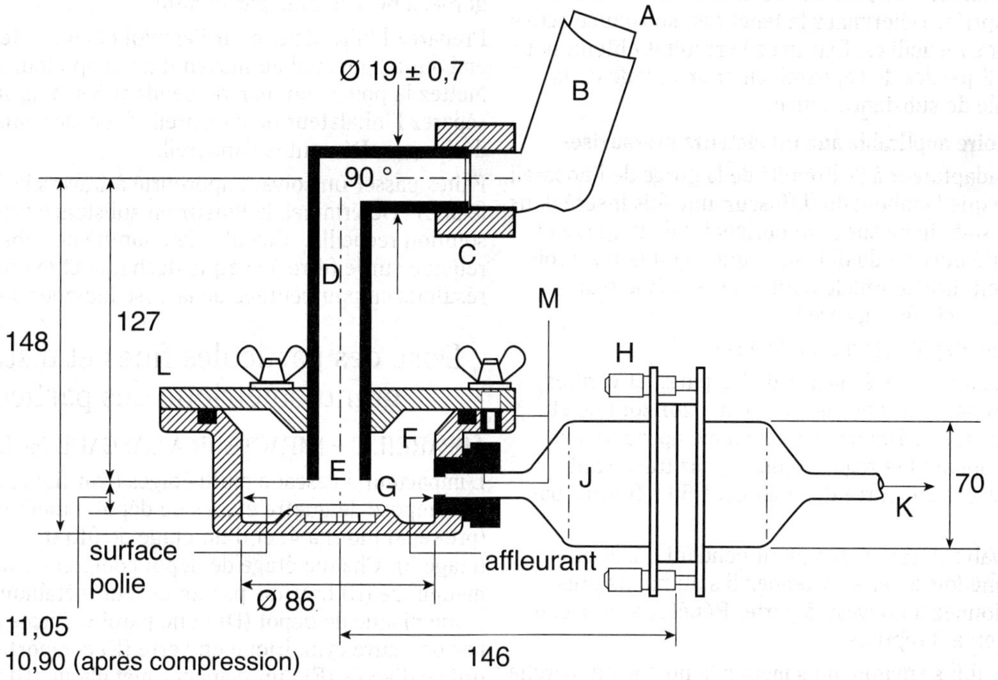

Figure 2.9.18.-2. – *Appareil B pour l'évaluation aérodynamique des particules fines*
Dimensions en millimètres

A. Réservoir pressurisé de l'inhalateur
B. Diffuseur
C. Adaptateur
D. Gorge
E. Gicleur
F. Chambre de dépôt
G. Disque en verre fritté (porosité BS n° 1)
H. Attache du filtre, en acier inoxydable
J. Ensemble de filtration en verre
K. Pompe à vide
L. Couvercle en aluminium
M. Joints toriques en caoutchouc

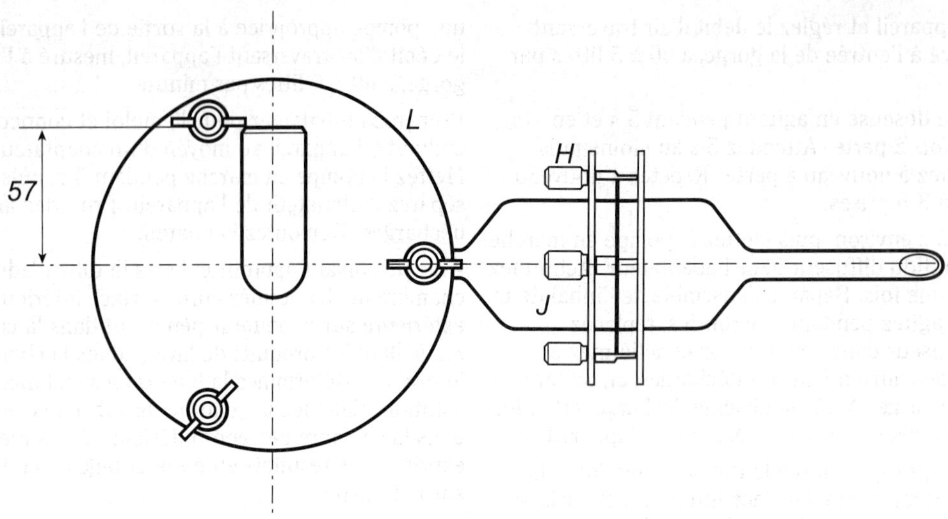

Figure 2.9.18.-3. – *Appareil B pour l'évaluation aérodynamique des particules fines (vue d'en haut)*
Dimensions en millimètres

Introduisez la préparation liquide pour inhalation dans le réservoir d'un nébuliseur approprié. Montez l'embout du nébuliseur et connectez-le à l'appareil au moyen de l'adaptateur.

Mettez en marche la pompe de l'appareil puis, au bout de 10 s, le nébuliseur.

Au bout de 60 s, sauf indication contraire, arrêtez le nébuliseur puis attendez environ 5 s et arrêtez la pompe. Démontez l'appareil. Lavez l'intérieur de la gorge et des parties inférieure et supérieure de la chambre de dépôt en recueillant les produits de lavage dans une fiole jaugée. Faites passer un solvant approprié à travers le filtre, pour le laver, et recueillez les produits de lavage dans une fiole jaugée appropriée. Déterminez la teneur en substance active des 2 solutions recueillies. Exprimez le résultat obtenu pour chacune des 2 parties de l'appareil en pourcentage de la quantité totale de substance active.

Mode opératoire applicable aux inhalateurs pressurisés

Installez un adaptateur à l'extrémité de la gorge de l'appareil de telle sorte que l'embout du diffuseur, une fois inséré dans l'adaptateur, soit aligné sur l'axe horizontal de la gorge et que l'extrémité ouverte du diffuseur, qui reçoit le réservoir pressurisé, soit dirigée vers le haut dans le même plan vertical que le reste de l'appareil.

La chambre de dépôt est ici utilisée à sec.

Assemblez les différents éléments de l'appareil et vérifiez que sa base repose sur une surface plane, horizontale et suffisamment stable. Branchez une pompe appropriée à la sortie de l'appareil et réglez le débit d'air traversant l'appareil, mesuré à l'entrée de la gorge, à 60 ± 5 litres par minute.

Amorcez la valve doseuse en agitant pendant 5 s et en actionnant une fois à perte. Attendez 5 s au moins puis agitez et actionnez à nouveau à perte. Répétez à nouveau cette opération à 3 reprises.

Agitez pendant 5 s environ, puis mettez la pompe en marche et placez l'embout du diffuseur dans l'adaptateur. Actionnez immédiatement une fois. Séparez l'ensemble de l'inhalateur de l'adaptateur, agitez pendant environ 5 s, replacez l'embout du diffuseur dans l'adaptateur et actionnez à nouveau. Procédez ainsi à 8 autres décharges, en agitant entre chaque décharge. Après la dixième décharge, attendez environ 5 s puis arrêtez la pompe. Démontez l'appareil.

Faites passer un solvant approprié à travers le filtre, pour le laver. Déterminez la teneur en substance active de la solution recueillie. Calculez la quantité de substance active retenue dans le filtre à chaque actionnement de la valve et exprimez les résultats en pourcentage de la dose indiquée sur l'étiquette.

Mode opératoire applicable aux inhalateurs à poudre

Introduisez un solvant approprié dans la chambre de dépôt, par quantités de 25 ml, de façon à recouvrir le disque en verre fritté.

Assemblez les différents éléments de l'appareil et vérifiez que sa base repose sur une surface plane, horizontale et suffisamment stable. Avant d'installer l'inhalateur, branchez une pompe appropriée à la sortie de l'appareil et réglez le débit d'air traversant l'appareil, mesuré à l'entrée de la gorge, à 60 ± 5 litres par minute.

Préparez l'inhalateur pour l'emploi et connectez son embout à l'appareil au moyen d'un adaptateur approprié. Mettez la pompe en marche pendant 5 s, puis arrêtez-la et séparez l'inhalateur de l'appareil. Procédez ainsi à 9 autres décharges. Démontez l'appareil.

Faites passer un solvant approprié à travers le filtre, pour le laver. Déterminez la teneur en substance active de la solution recueillie. Calculez la quantité de substance active retenue sur le filtre à chaque décharge et exprimez les résultats en pourcentage de la dose indiquée sur l'étiquette.

Dose des particules fines et distribution granulométrique des particules

APPAREIL C – IMPACTEUR À CASCADE MULTI-ÉTAGES

L'impacteur à cascade multi-étages (voir figures 2.9.18.-4/6) se compose de quatre étages de dépôt, numérotés de 1 (pré-séparation) à 4, et d'un étage de filtration intégré (étage 5). Chaque étage de dépôt comprend : un plafond métallique (B) traversé par un gicleur métallique (A) associé à une plaque de dépôt (D) ; une paroi verticale constituée par une cuve cylindrique en verre (E) comportant un orifice d'accès (F) ; un plancher métallique (G) traversé par le gicleur (H) qui assure la connexion avec l'étage inférieur. Le gicleur de l'étage 4 (U) comporte un dispositif multi-jets. Chaque plaque de dépôt (D) est installée dans un cadre métallique (J) fixé par 2 fils métalliques (K) à un manchon (L) vissé au gicleur. La plaque de dépôt est centrée et perpendiculaire à l'axe du gicleur. Sa surface supérieure est légèrement surélevée par rapport au bord du cadre métallique. Une rainure périphérique ménagée dans le plancher permet la mise en place de la cuve de verre. Un joint (M) assure l'étanchéité entre la paroi de verre et le plancher, et l'ensemble est maintenu par 6 boulons (N). Les orifices d'accès sont hermétiquement fermés par des bouchons. La face inférieure du plancher de l'étage 4 comporte une saillie circulaire sur laquelle est installé un joint torique en caoutchouc (P) assurant une jonction étanche avec un porte-filtre, le long des bords du filtre. Le porte-filtre (R) a la forme d'une cuve comportant une rainure circulaire dans laquelle est encastré un support de filtre perforé (S). Le porte-filtre est dimensionné pour des filtres d'un diamètre de 76 mm. L'ensemble constitué par les étages de dépôt est fixé au porte-filtre par deux sauterelles (T). Une tuyère d'admission constituée d'un tube métallique coudé à angle droit (voir figure 2.9.18.-7) est connectée au gicleur de l'étage 1. L'étanchéité de la jonction avec le gicleur est assurée par un joint torique en caoutchouc installé sur le gicleur, celle de la jonction avec l'embout de l'inhalateur par un adaptateur approprié, qui permet d'aligner dans un même plan la face avant de l'embout et celle de la tuyère.

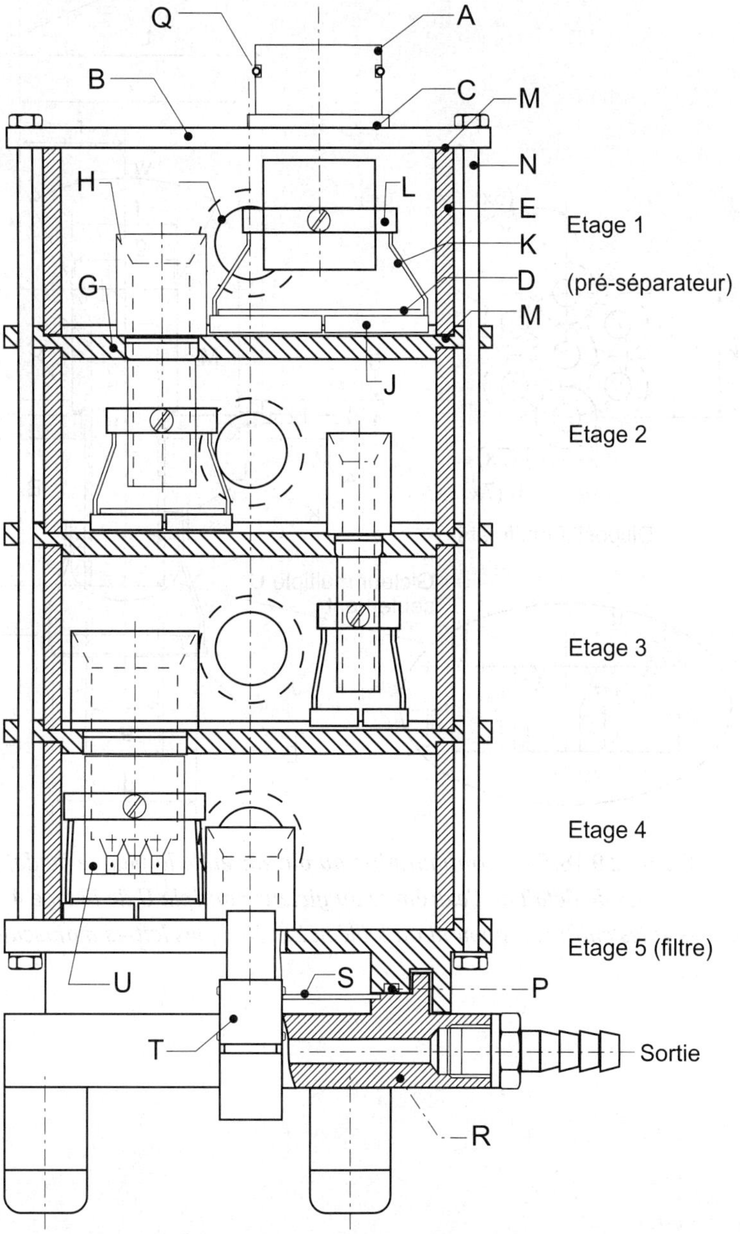

Figure 2.9.18.-4. – *Impacteur à cascade multi-étages*

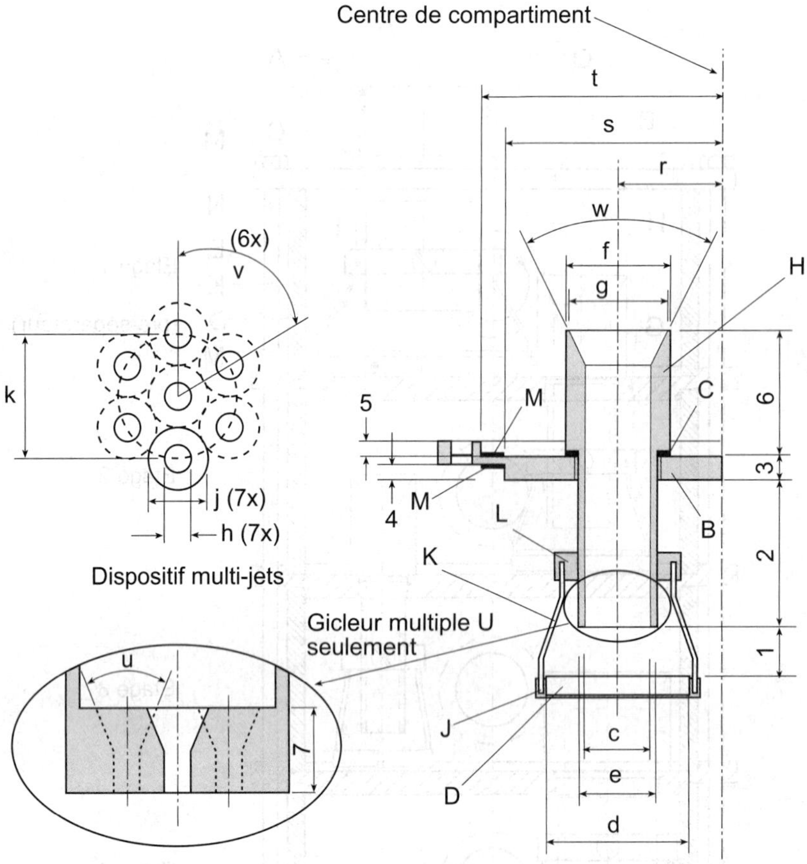

Figure 2.9.18.-5. – *Configuration du gicleur et de la plaque de dépôt*
Vues de détail de l'extrémité du gicleur multiple U de l'étage 4
Les lettres minuscules et les chiffres renvoient au tableau 2.9.18.-3, les lettres majuscules à la figure 2.9.18.-4.

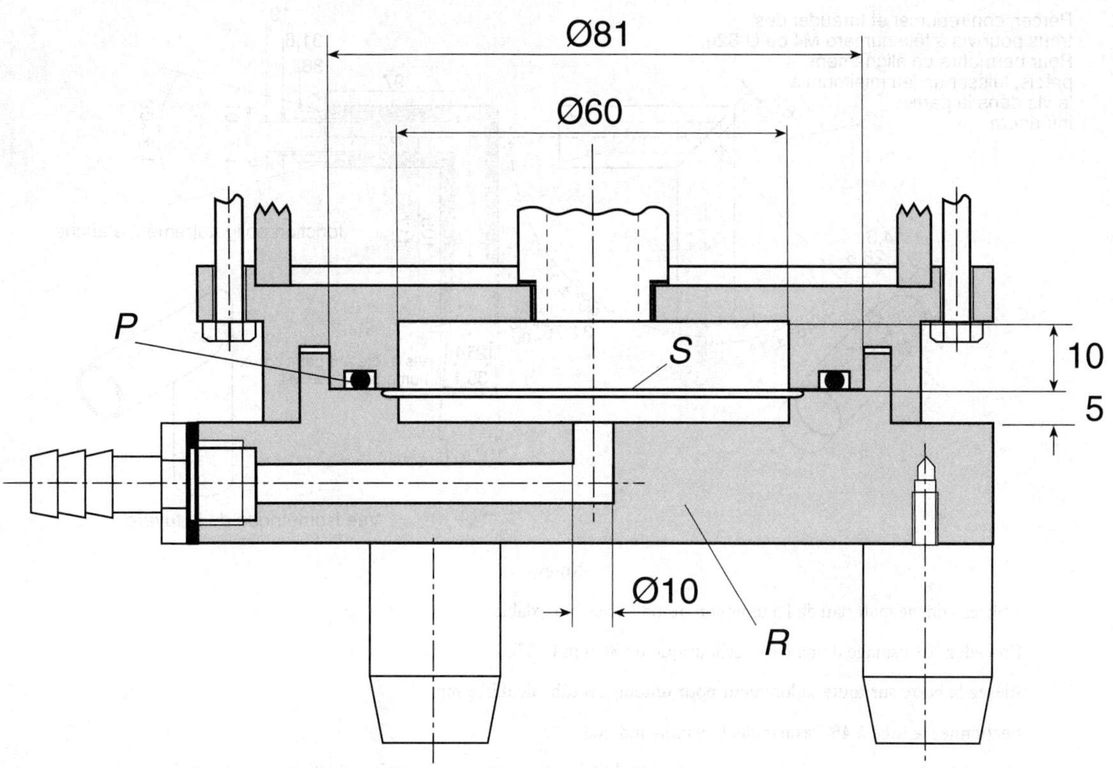

Figure 2.9.18.-6. – *Etage de filtration (étage 5)*
Les chiffres indiquent les dimensions en millimètres
(Ø =diamètre), les lettres majuscules renvoient au tableau 2.9.18.-2

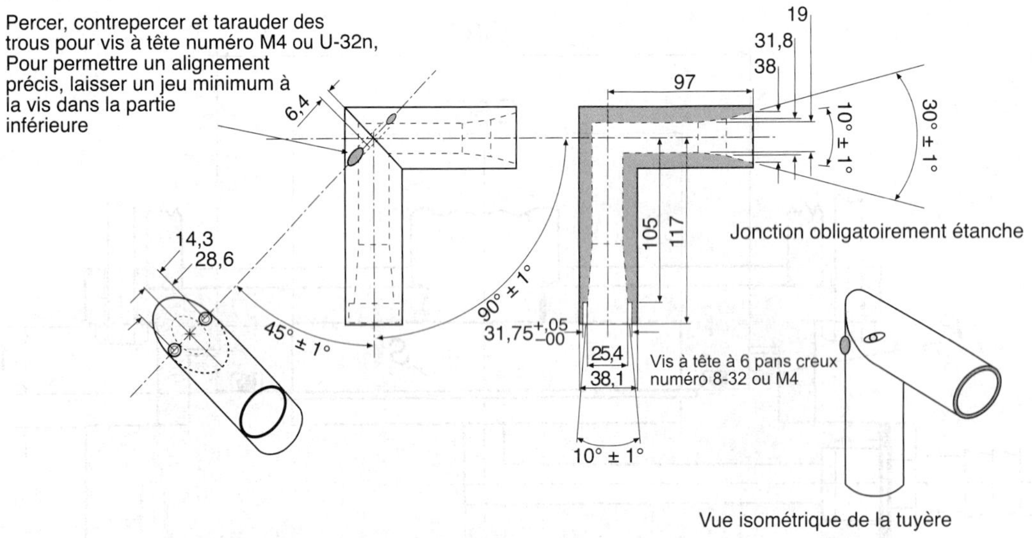

Note

(1) Utilisez comme matériau de l'aluminium ou de l'acier inoxydable.

(2) Procédez par usinage d'une barre cylindrique de 38 mm (1,5").

(3) Alésez la barre sur toute sa longueur pour obtenir un tube de d.i.19 mm.

(4) Sectionnez le tube à 45 ° exactement, comme indiqué.

(5) La surface des alésages cylindriques et coniques doit être lisse (finition de surface 0,40 µm (16 µm) environ)

(6) Meulez les surfaces de jonction des deux sections du tube pour assurer l'étanchéité aux liquides.

(7) Utilisez un support adéquat pour aligner les alésages de 19 mm, et pour percer et tarauder des trous pour vis numéro M4 × 0,7 ou 8-32. L'alignement des alésages des deux sections du tube au niveau de la jonction doit être quasiment parfait.

Figure 2.9.18.-7. – *Tuyère d'admission*
Dimensions en millimètres sauf indication contraire

Tableau 2.9.18.-2. – *Spécifications des éléments de l'appareillage représenté figures 2.9.18.-4/6*

Code*	Elément	Description	Dimensions**
A,H	Gicleur	Tube métallique à paroi interne polie, vissé dans le plafond, avec joint d'étanchéité (C)	Voir figure 2.9.18.-5
B,G	Plafond	Plaque métallique circulaire *Diamètre* *Epaisseur*	 120 Voir figure 2.9.18.-5
C	Joint d'étanchéité	Par exemple en PTFE	Adapté au gicleur
D	Plaque de dépôt	Disque en verre fritté : porosité 0 *Diamètre*	Voir figure 2.9.18.-5
E	Cuve	Section de tube cylindrique en verre poli *Hauteur, joint compris* *Diamètre extérieur* *Epaisseur de paroi* *Diamètre de l'orifice d'accès (F)* *Bouchon de l'orifice d'accès*	 46 100 3,5 18 ISO 24/25
J	Cadre métallique	Cadre circulaire à profil en L avec gorge *Diamètre intérieur* *Hauteur* *Epaisseur de la section horizontale* *Epaisseur de la section verticale*	 Adapté à la plaque de dépôt 4 0,5 2
K	Fil métallique	Fils métalliques (2 par cadre reliant le cadre métallique au manchon *Diamètre*	 1
L	Manchon	Manchon métallique vissé sur le gicleur *Diamètre intérieur* *Hauteur* *Epaisseur*	 Adapté au gicleur 6 5
M	Joint d'étanchéité	En silicone par exemple	Adapté à la cuve
N	Boulons	Boulons métalliques avec écrous (6 paires) *Longueur* *Diamètre*	 205 4
P	Joint torique	Joint torique en caoutchouc *Diamètre × épaisseur*	 66,34 × 2,62
Q	Joint torique	Joint torique en caoutchouc *Diamètre × épaisseur*	 29,1 × 1,6
R	Porte filtre	Boîtier métallique avec support et orifice de sortie	Voir figure 2.9.18.-6
S	Support de filtre	Feuille métallique perforée *Diamètre* *Diamètre des perforations* *Distance entre les perforations (entraxe)*	 65 3 4
T	Sauterelles		
U	Gicleur multiple	Gicleur (H) se terminant par un dispositif multi-jets	Voir vues de détail figure 2.9.18.-5

*Voir figure 2.9.18.-4.

**Sauf indication contraire, dimensions en millimètres avec tolérance selon l'ISO 2768-m.

Tableau 2.9.18.-3. – *Dimensions*[1] *des gicleurs et des plaques de dépôt*

Type	Code[2]	Etage 1	Etage 2	Etage 3	Etage 4	Filtre (étage 5)
Distance	1	9,5 (-0,0+0,5)	5,5 (-0,0+0,5)	4,0 (-0,0+0,5)	6,0 (-0,0+0,5)	n.a.
Distance	2	26	31	33	30,5	0
Distance	3	8	5	5	5	5
Distance	4	3	3	3	3	n.a.
Distance	5	0	3	3	3	3
Distance	6 [3]	20	25	25	25	25
Distance	7	n.a.	n.a.	n.a.	8,5	n.a.
Diamètre	c	25	14	8,0(± 0,1)	21	14
Diamètre	d	50	30	20	30	n.a.
Diamètre	e	27,9	16,5	10,5	23,9	n.a.
Diamètre	f	31,75 (-0,0+0,5)	22	14	31	22
Diamètre	g	25,4	21	13	30	21
Diamètre	h	n.a.	n.a.	n.a.	2,70 (± 0,5)	n.a.
Diamètre	j	n.a.	n.a.	n.a.	6,3	n.a.
Diamètre	k	n.a.	n.a.	n.a.	12,6	n.a.
Rayon[4]	r	16	22	27	28,5	0
Rayon	s	46	46	46	46	n.a.
Rayon	t	n.a.	50	50	50	50
Angle	w	10°	53°	53°	53°	53°
Angle	u	n.a.	n.a.	n.a.	45°	n.a.
Angle	v	n.a.	n.a.	n.a.	60°	n.a.

(1)Sauf indication contraire, dimensions en millimètres avec tolérances selon l'ISO 2768-m.

(2)Voir figure 2.9.18.-5.

(3)Joint d'étanchéité compris.

(4)Centre du compartiment de l'étage considéré.

n.a. : non applicable.

Mode opératoire applicable aux préparations dispensées au moyen d'inhalateurs pressurisés à valve doseuse. Introduisez dans chacun des étages 1 à 4 de l'appareil 20 ml d'un solvant capable de dissoudre le principe actif, puis replacez les bouchons. Inclinez l'appareil pour humecter les bouchons et ainsi neutraliser les charges électrostatiques. Placez dans l'étage 5 un filtre permettant de retenir quantitativement le principe actif et assemblez l'appareil. Installez un adaptateur approprié à l'extrémité de la tuyère d'admission de telle sorte que l'embout du diffuseur, une fois inséré dans l'adaptateur, soit aligné sur l'axe horizontal de la tuyère et que le corps de l'inhalateur soit orienté comme indiqué pour l'emploi normal. Branchez une pompe à vide appropriée à la sortie de l'appareil et réglez le débit (mesuré à l'entrée de la tuyère d'admission) à 30 ± 1,5 l/min. Arrêtez la circulation de l'air.

Sauf indication contraire dans la notice d'utilisation, agitez l'inhalateur pendant 5 s et actionnez une fois à perte. Mettez la pompe en marche, placez l'embout du diffuseur dans l'adaptateur et déchargez l'inhalateur dans l'appareil, en appuyant sur la valve le temps voulu pour obtenir une décharge complète. Séparez l'ensemble de l'inhalateur de l'adaptateur et répétez les opérations décrites. Le nombre de décharges recueillies ne doit pas être trop élevé (en règle générale pas plus de 10), tout en étant suffisant pour permettre une détermination exacte et fidèle de la dose des particules fines. Après la dernière décharge, attendez 5 s puis arrêtez la pompe.

Démontez l'étage de filtration de l'appareil. Sortez le filtre avec précaution et procédez à l'extraction du principe actif au moyen d'un volume approprié de solvant. Démontez la tuyère d'admission et l'adaptateur d'embout et procédez de même. Si nécessaire, rincez l'intérieur du gicleur de l'étage 1 avec du solvant, en recueillant les produits de rinçage dans la cuve de l'étage 1. Récupérez dans la cuve de chacun des 4 étages supérieurs les résidus de principe actif déposés sur les parois et la plaque de dépôt correspondant à cet étage, en inclinant et faisant tourner l'appareil avec précaution de façon à éviter tout transfert de liquide entre les étages.

Déterminez, par une méthode d'analyse appropriée, la quantité de principe actif contenue dans chacun des 6 volumes de solvant.

Calculez la dose des particules fines comme indiqué plus loin.

Mode opératoire applicable aux inhalateurs à poudre. Placez dans l'étage 5 un filtre à faible résistance approprié, permettant de retenir quantitativement le principe actif, et assemblez l'appareil. Connectez-le à un circuit hydraulique tel que représenté figure 2.9.18.-8. Sauf définition contraire, effectuez l'essai au débit Q déterminé dans l'essai d'uniformité de la dose délivrée, en aspirant 4 l d'air à travers l'appareil.

Tableau 2.9.18.-4. – *Spécifications des éléments du montage représenté figure 2.9.18.-8*

Code	Elément	Description
A	Connecteur	d.i. ≥ 8 mm,par exemple manchon métallique court avec branchement de faible diamètre vers P3.
B	Tube à vide	d.i. 8 ± 0.5 mm × *l* 50 ± 10 cm, par exemple tube de silicone de d.e. 14 mm et d.i. 8 mm.
C	Electrovanne	Electrovanne à deux voies avec orifice à résistance à l'écoulement minimale de d.i. ≥ 8 mm et temps de réponse maximum de 100 ms (par exemple type 256-A08, Bürkert GmbH, D-74653 Ingelfingen), ou équivalent.
D	Pompe à vide	Pompe capable d'instaurer le débit requis à travers l'appareil assemblé, avec l'inhalateur à poudre sèche placé dans l'adaptateur d'embout (par exemple produit type 1023, 1423 ou 2565, Gast Manufacturing Inc., Benton Harbor, MI 49022), ou équivalent. La pompe est connectée à l'électrovanne au moyen d'un tube à vide court et/ou large (d.i. ≥ 10 mm) et de connecteurs permettant de réduire la capacité de pompage requise.
E	Minuteur	Minuteur capable de piloter l'électrovanne pendant le temps requis (par exemple type G814, RS Components International, Corby, NN17 9RS, UK), ou équivalent.
P2 P3	Mesures manométriques	Mesures en régime stationnaire avec transducteur de pression absolue.
F	Régulateur de débit	Robinet réglable avec C_v maximum ≥ 1, (par exemple type 8FV12LNSS, Parker Hannifin plc., Barnstaple, EX31 1NP, UK), ou équivalent.

Branchez sur la tuyère d'admission un débitmètre volumétrique, étalonné pour le courant gazeux de sortie. Ajustez le débit au moyen du régulateur de façon à instaurer dans l'appareillage un régime stationnaire au débit Q (± 5 pour cent), puis arrêtez la circulation d'air.

Vérifiez que le régime critique est instauré dans le régulateur de débit en opérant comme suit, avec l'inhalateur en place et au débit d'essai établi : mesurez la pression absolue à l'entrée et à la sortie du régulateur (points de mesure P2 et P3 de la figure 2.9.18.-8). Un rapport P3/P2 inférieur ou égal à 0,5 indique que le débit est critique. Si le débit critique n'est pas atteint, remplacez la pompe par une pompe plus puissante et déterminez à nouveau le débit d'essai.

Introduisez dans chacun des 4 étages supérieurs de l'appareil 20 ml d'un solvant capable de dissoudre le principe actif, puis replacez les bouchons. Inclinez l'appareil pour humecter les bouchons et ainsi neutraliser les charges électrostatiques. Installez un adaptateur approprié à l'extrémité de la tuyère d'admission.

Préparez l'inhalateur à poudre sèche pour l'emploi comme indiqué dans la notice d'utilisation. Mettez la pompe en marche et fermez l'électrovanne, puis placez l'embout de l'inhalateur dans l'adaptateur. Provoquez une décharge de poudre dans l'appareil en ouvrant l'électrovanne pendant le temps T requis (± 5 pour cent). Répétez cette opération. Le nombre de décharges recueillies ne doit pas être trop élevé (en règle générale pas plus de 10), tout en étant suffisant

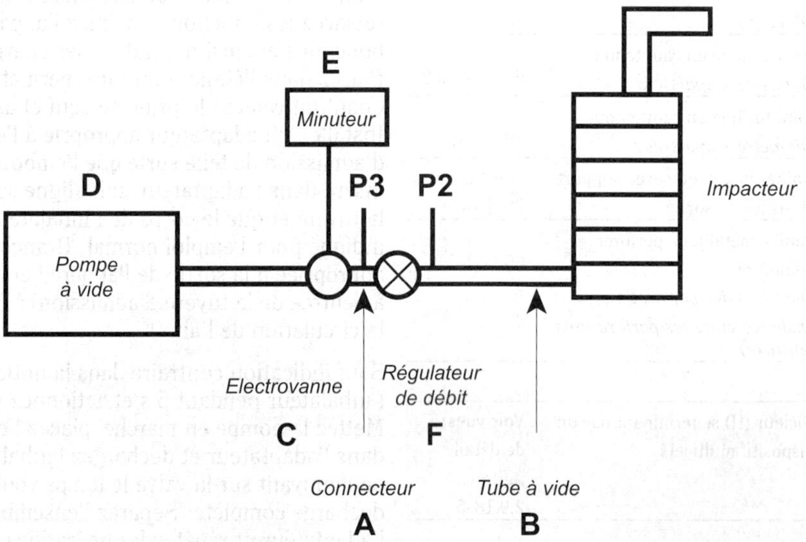

Figure 2.9.18.-8. – *Montage expérimental utilisé pour les inhalateurs à poudre*

pour permettre une détermination exacte et fidèle de la dose des particules fines. Après la dernière décharge, attendez 5 s puis arrêtez la pompe.

Démontez l'étage de filtration de l'appareil. Sortez le filtre avec précaution et procédez à l'extraction du principe actif dans un volume approprié de solvant. Démontez la tuyère d'admission et l'adaptateur d'embout et procédez de même. Si nécessaire, rincez l'intérieur du gicleur de l'étage 1 avec du solvant, en recueillant les produits de rinçage dans la cuve de l'étage 1. Récupérez dans la cuve de chacun des 4 étages supérieurs les résidus de principe actif déposés sur les parois et la plaque de dépôt correspondant à cet étage, en inclinant et faisant tourner l'appareil avec précaution de façon à éviter tout transfert de liquide entre les étages.

Déterminez, par une méthode d'analyse appropriée, la quantité de principe actif contenue dans chacun des 6 volumes de solvant.

Calculez la dose des particules fines comme indiqué plus loin.

APPAREIL D – ÉCHANTILLONNEUR GRANULOMÉTRIQUE ANDERSEN

L'échantillonneur granulométrique Andersen 1 ACFM se compose de 8 étages en aluminium et d'un étage terminal de filtration. Les étages sont assemblés les uns aux autres par des clips et l'étanchéité des jonctions est assurée par des joints toriques. Dans la configuration utilisée pour les inhalateurs pressurisés (voir figure 2.9.18.-9), le cône d'entrée de l'échantillonneur est connecté à une tuyère d'admission coudée à angle droit telle que définie figure 2.9.18.-7. Un adaptateur approprié assure une jonction étanche entre l'embout de l'inhalateur et la tuyère, et permet d'aligner dans un même plan la face avant de l'embout et celle de la tuyère. Dans la configuration utilisée pour les inhalateurs à poudre, un pré-séparateur placé au-dessus de l'étage supérieur permet de collecter la plus grande partie de la fraction non respirable de la poudre. Il est connecté à la tuyère d'admission comme représenté figure 2.9.18.-10. Pour permettre l'instauration de forts débits gazeux à travers l'échantillonneur, la tubulure de sortie assurant la connexion de l'échantillonneur à la pompe à vide est élargie, avec un diamètre intérieur supérieur ou égal à 8 mm.

Mode opératoire applicable aux inhalateurs pressurisés. Placez dans l'appareil un filtre approprié, assemblez l'échantillonneur et vérifiez l'étanchéité du système. Installez un adaptateur approprié à l'extrémité de la tuyère de telle sorte que l'embout du diffuseur, une fois inséré dans l'adaptateur, soit aligné sur l'axe horizontal de la tuyère et que le corps de l'inhalateur soit orienté comme indiqué pour l'emploi normal. Branchez une pompe appropriée à la sortie de l'appareil et réglez à 28,3 ± 1,5 l/min le débit d'air traversant l'appareil (mesuré à l'entrée de la tuyère d'admission). Arrêtez la circulation de l'air.

Sauf indication contraire dans la notice d'utilisation, agitez l'inhalateur pendant 5 s et actionnez une fois à perte. Mettez la pompe en marche, placez l'embout du diffuseur dans l'adaptateur et déchargez l'inhalateur tête en bas dans l'échantillonneur, en appuyant sur la valve le temps voulu pour obtenir une décharge complète. Séparez l'ensemble de l'inhalateur de l'adaptateur et répétez les opérations décrites. Le nombre de décharges recueillies ne doit pas être trop élevé (en règle générale pas plus de 10), tout en étant suffisant pour permettre une détermination exacte et fidèle de la dose des particules fines. Après la dernière décharge, attendez 5 s puis arrêtez la pompe.

Démontez l'appareil. Sortez le filtre avec précaution et procédez à l'extraction du principe actif au moyen d'un volume approprié de solvant. Démontez la tuyère d'admission et l'adaptateur d'embout et procédez de même. Récupérez les résidus de principe actif déposés sur les parois et la plaque de dépôt de chacun des étages de l'appareil, au moyen de volumes appropriés de solvant.

Déterminez, par une méthode d'analyse appropriée, la quantité de principe actif contenue dans chacun des 9 volumes de solvant.

Calculez la dose des particules fines comme indiqué plus loin.

Mode opératoire applicable aux inhalateurs à poudre. Pour l'évaluation des inhalateurs à poudre, l'échantillonneur Andersen peut être utilisé à des débits autres que 28,3 l/min, mais on ne dispose pas à ce jour de données d'étalonnage de portée générale. En l'absence de données publiées, il revient donc aux utilisateurs de valider l'emploi de l'échantillonneur dans les conditions choisies. La méthode expérimentale décrite ci-après pourra ensuite être mise en œuvre.

Placez dans l'appareil un filtre approprié, assemblez l'échantillonneur avec un pré-séparateur et vérifiez l'étanchéité du système. Pour assurer une capture efficace des particules, recouvrez chaque plaque de glycérol ou d'un autre liquide de haute viscosité similaire déposé par le biais d'un solvant volatil. Pour le pré-séparateur, procédez de même ou ajoutez 10 ml d'un solvant approprié. Connectez l'appareil à un circuit hydraulique comme représenté figure 2.9.18.-8.

Sauf définition contraire, effectuez l'essai au débit utilisé dans l'essai d'uniformité de la dose délivrée, en aspirant 4 l d'air à travers l'appareil. Aux débits élevés, il peut être nécessaire de supprimer les étages inférieurs du montage. Branchez sur la tuyère d'admission un débitmètre volumétrique, étalonné pour le courant gazeux de sortie. Ajustez le débit au moyen du régulateur de façon à instaurer dans l'appareillage un régime stationnaire au débit Q voulu (± 5 pour cent). Vérifiez que le régime critique est instauré dans le régulateur de débit par la méthode décrite pour l'appareil C. Arrêtez la circulation d'air.

Préparez l'inhalateur à poudre sèche pour l'emploi comme indiqué dans la notice d'utilisation. Mettez la pompe en marche et fermez l'électrovanne, puis placez l'embout de l'inhalateur dans l'adaptateur. Provoquez une décharge de poudre dans l'appareil en ouvrant l'électrovanne pendant le temps T requis (± 5 pour cent). Répétez cette opération. Le nombre de décharges recueillies ne doit pas être trop élevé

Tableau 2.9.18.-5. – *Méthode de calcul pour l'appareil C. Utilisez* $q_1 = \sqrt{(60/Q)}$, *où Q est le débit en litres par minute*

Diamètre seuil (µm)	**Masse déposée par décharge**	**Masse cumulée déposée par décharge**	**Pourcentage cumulatif (pour cent)**
$d_4 = 1{,}7 \cdot q_1$	masse recueillie à l'étage 5, m_5*	$c_4 = m_5$	$f_4 = (c_4/c) \cdot 100$
$d_3 = 3{,}1 \cdot q_1$	masse recueillie à l'étage 4, m_4	$c_3 = c_4 + m_4$	$f_3 = (c_3/c) \cdot 100$
$d_2 = 6{,}8 \cdot q_1$	masse recueillie à l'étage 3, m_3	$c_2 = c_3 + m_3$	$f_2 = (c_2/c) \cdot 100$
	masse recueillie à l'étage 2, m_2	$c = c_2 + m_2$	100

* L'étage 5 est l'étage de filtration.

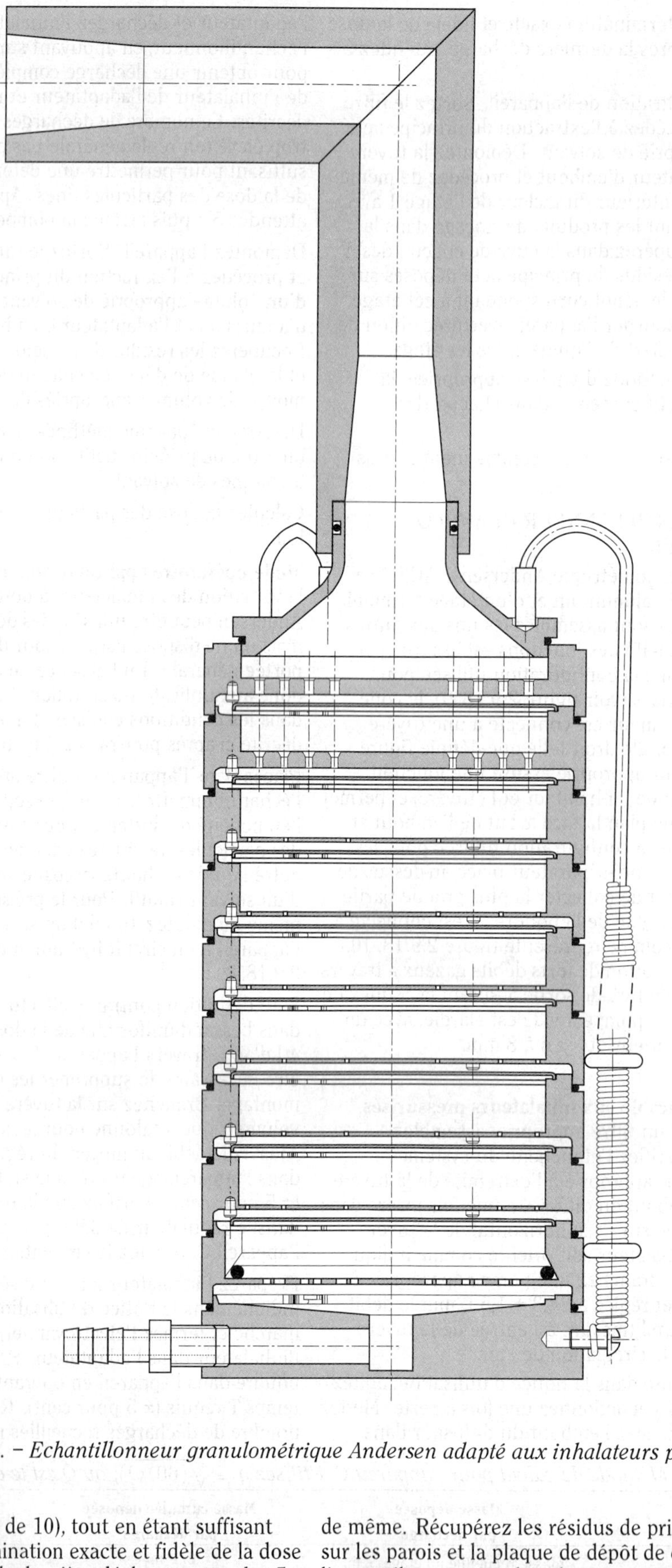

Figure 2.9.18.-9. – *Echantillonneur granulométrique Andersen adapté aux inhalateurs pressurisés*

(en règle générale pas plus de 10), tout en étant suffisant pour permettre une détermination exacte et fidèle de la dose des particules fines. Après la dernière décharge, attendez 5 s puis arrêtez la pompe.

Démontez l'appareil. Sortez le filtre avec précaution et procédez à l'extraction du principe actif au moyen d'un volume approprié de solvant. Démontez le pré-séparateur, la tuyère d'admission et l'adaptateur d'embout et procédez de même. Récupérez les résidus de principe actif déposés sur les parois et la plaque de dépôt de chacun des étages de l'appareil, au moyen de volumes appropriés de solvant.

Déterminez, par une méthode d'analyse appropriée, la quantité de principe actif contenue dans chacun des volumes de solvant.

Calculez la dose des particules fines comme indiqué plus loin.

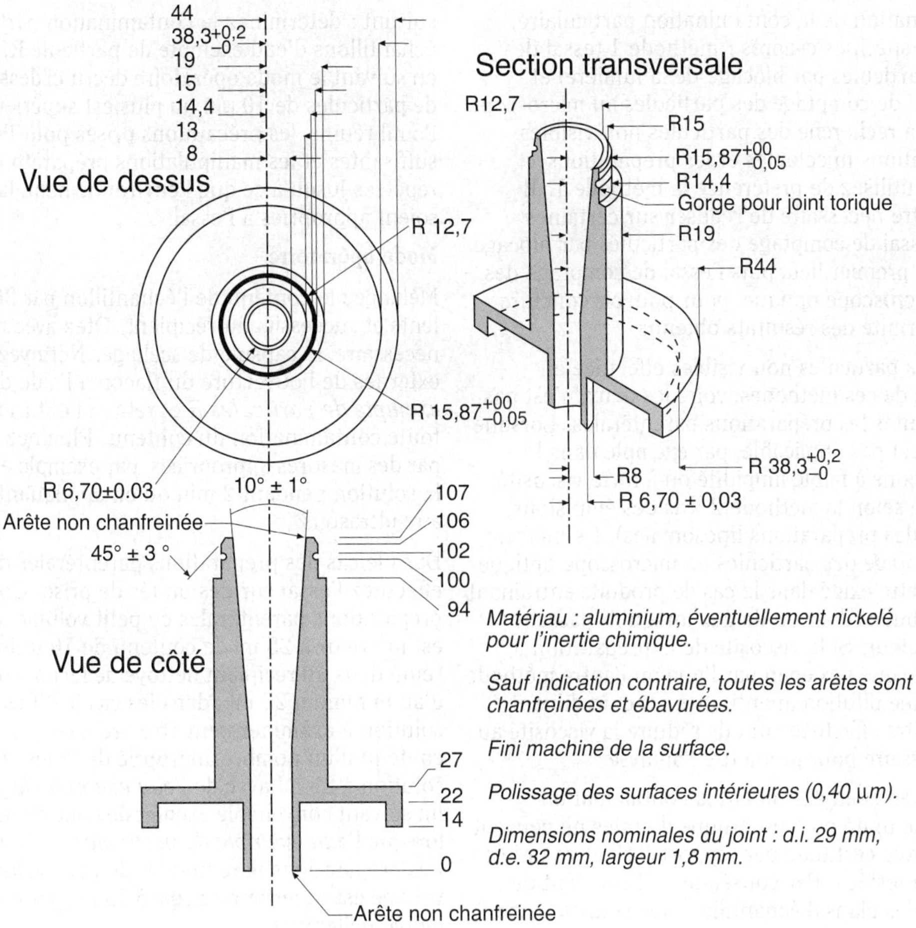

Figure 2.9.18.-10. – *Connexion de la tuyère au pré-séparateur de l'échantilloneur granulométrique Andersen*

Calculs

A partir du résultat de l'analyse des solutions, calculez la masse de principe actif déposée lors de chaque décharge aux différents étages ainsi que dans la tuyère d'admission, l'adaptateur d'embout et, le cas échéant, le pré-séparateur. La masse totale de principe actif n'est pas inférieure à 75 pour cent ni supérieure à 125 pour cent de la valeur moyenne obtenue dans l'essai d'uniformité de la dose délivrée. Si la masse totale se situe en dehors de cet intervalle, répétez l'essai.

En commençant par le filtre, calculez pour chacun des étages la masse cumulée en fonction de la granulométrie seuil de l'étage (voir tableau 2.9.18.-5 pour l'appareil C ou tableau 2.9.18.-6 pour l'appareil D). Calculez par interpolation la masse de la fraction de granulométrie inférieure à 5 µm. Cette masse représente la dose des particules fines (DPF).

Si nécessaire et dans les cas appropriés, tracez le graphe de la masse cumulée en fonction de la granulométrie seuil (voir tableaux 2.9.18.-5/6) sur papier logarithmique, et utilisez ce graphe pour déterminer la valeur du diamètre aérodynamique médian massique (DAMM) ou de l'écart type géométrique (ETG), selon le cas. Des méthodes informatiques appropriées peuvent également être utilisées.

2.9.19. CONTAMINATION PARTICULAIRE : PARTICULES NON VISIBLES

La contamination particulaire des préparations injectables et des préparations pour perfusion est composée des particules étrangères, non dissoutes et mobiles, autres que des bulles de gaz, qui ont été involontairement introduites dans ces préparations.

Tableau 2.9.18.-6. – *Méthode de calcul pour l'appareil D utilisé à un débit de 28,3 litres par minute*

Diamètre seuil (µm)	Masse déposée par décharge	Masse cumulée déposée par décharge	Pourcentage cumulatif (pour cent)
$d_7 = 0,4$	masse recueillie à l'étage 8, m_8	$c_7 = m_8$	$f_7 = (c_7/c) \cdot 100$
$d_6 = 0,7$	masse recueillie à l'étage 7, m_7	$c_6 = c_7 + m_7$	$f_6 = (c_6/c) \cdot 100$
$d_5 = 1,1$	masse recueillie à l'étage 6, m_6	$c_5 = c_6 + m_6$	$f_5 = (c_5/c) \cdot 100$
$d_4 = 2,1$	masse recueillie à l'étage 5, m_5	$c_4 = c_5 + m_5$	$f_4 = (c_4/c) \cdot 100$
$d_3 = 3,3$	masse recueillie à l'étage 4, m_4	$c_3 = c_4 + m_4$	$f_3 = (c_3/c) \cdot 100$
$d_2 = 4,7$	masse recueillie à l'étage 3, m_3	$c_2 = c_3 + m_3$	$f_2 = (c_2/c) \cdot 100$
$d_1 = 5,8$	masse recueillie à l'étage 2, m_2	$c_1 = c_2 + m_2$	$f_1 = (c_1/c) \cdot 100$
$d_0 = 9,0$	masse recueillie à l'étage 1, m_1	$c_0 = c_1 + m_1$	$f_0 = (c_0/c) \cdot 100$
	masse recueillie à l'étage 0, m_0	$c = c_0 + m_0$	100

Pour la détermination de la contamination particulaire, 2 procédés sont spécifiés ci-après : méthode 1 (essai de comptage des particules par blocage de la lumière) et méthode 2 (essai de comptage des particules au microscope optique). Pour la recherche des particules non visibles dans les préparations injectables et les préparations pour perfusion, utilisez de préférence la méthode 1. Il peut toutefois être nécessaire de réaliser sur certaines préparations l'essai de comptage des particules par blocage de la lumière en premier lieu, puis l'essai de comptage des particules au microscope optique, pour pouvoir conclure quant à la conformité des résultats obtenus.

La recherche des particules non visibles effectuée en appliquant l'une de ces méthodes, voire les deux, n'est pas possible pour toutes les préparations parentérales. Lorsque la méthode 1 n'est pas applicable, par exemple dans le cas des préparations à faible limpidité ou à forte viscosité, l'essai est réalisé selon la méthode 2 (cas des émulsions, des colloïdes et des préparations liposomales). De même, un essai de comptage des particules au microscope optique peut également être exigé dans le cas de produits entraînant la formation de bulles d'air ou de gaz lorsqu'ils passent à travers le détecteur. Si la viscosité de la préparation à examiner est telle que l'examen par l'une ou l'autre méthode est impossible, une dilution quantitative avec un diluant approprié peut être effectuée, afin de réduire la viscosité au degré jugé nécessaire pour permettre l'analyse.

Les résultats obtenus en examinant la contamination particulaire d'une unité ou d'un groupe d'unités ne peuvent être extrapolés avec certitude par rapport à d'autres unités qui n'ont pas été testées. Par conséquent, il convient de mettre au point des plans d'échantillonnage statistiquement valides, si l'on veut tirer des conclusions valables à partir des données observées, pour déterminer le degré de contamination particulaire dans un grand groupe d'unités.

MÉTHODE 1. ESSAI DE COMPTAGE DES PARTICULES PAR BLOCAGE DE LA LUMIÈRE

Utilisez un appareil approprié, basé sur le principe de l'interception d'un rayon lumineux, permettant la détermination automatique de la taille des particules et le nombre de celles-ci par taille.

L'appareil est étalonné à l'aide de dispersions de *particules sphériques SCR* de taille connue et comprise entre 10 µm et 25 µm. Ces particules de référence sont dispersées dans de l'*eau exempte de particules R*, en évitant l'agglomération des particules.

Précautions générales

Effectuez l'essai dans des conditions limitant la contamination particulaire, de préférence dans une enceinte à flux laminaire.

Lavez très soigneusement la verrerie utilisée et le matériel de filtration, à l'exception des membranes filtrantes, avec une solution détergente chaude, puis rincez abondamment à l'eau pour éliminer toute trace de solution détergente. Immédiatement avant utilisation, rincez le matériel de haut en bas, à l'extérieur, puis à l'intérieur, avec de l'*eau exempte de particules R*.

Evitez d'introduire des bulles d'air dans la préparation à examiner, spécialement lors du transfert des fractions de la préparation dans le récipient dans lequel la détermination est réalisée.

Afin de vérifier que l'environnement est approprié à l'essai, que la verrerie est nettoyée de manière convenable et que l'eau utilisée est exempte de particules, effectuez l'essai suivant : déterminez la contamination particulaire de 5 échantillons d'eau exempte de particule R, de 5 ml chacun, en suivant le mode opératoire décrit ci-dessous. Si le nombre de particules de 10 µm ou plus est supérieur à 25 pour les 25 ml réunis, les précautions prises pour l'essai ne sont pas suffisantes et les manipulations préparatoires doivent être répétées jusqu'à ce que l'environnement, la verrerie et l'eau soient appropriés à l'essai.

Mode opératoire

Mélangez le contenu de l'échantillon par 20 retournements lents et successifs du récipient. Otez avec précaution, si nécessaire, la capsule de scellage. Nettoyez les surfaces externes de l'ouverture du flacon à l'aide d'un jet d'*eau exempte de particules R* et retirez l'obturateur en évitant toute contamination du contenu. Eliminez les bulles de gaz par des mesures appropriées, par exemple en laissant reposer la solution pendant 2 min ou en appliquant un traitement aux ultrasons.

Dans le cas des préparations parentérales de grand volume, effectuez l'essai sur des unités de prise. Concernant les préparations parentérales de petit volume, dont le volume est inférieur à 25 ml, le contenu de 10 unités ou plus est réuni dans un récipient nettoyé de façon à obtenir un volume d'au minimum 25 ml ; dans les cas justifiés et autorisés, la solution à examiner peut être préparée en mélangeant le contenu d'un nombre approprié de fioles et en complétant la solution à 25 ml avec de l'*eau exempte de particules R* ou un solvant convenable exempt de contamination particulaire, lorsque l'*eau exempte de particules R* n'est pas appropriée. Les préparations parentérales de petit volume, dont le volume est supérieur ou égal à 25 ml, peuvent être examinées individuellement.

Dans le cas des poudres pour usage parentéral, reconstituez la préparation avec de l'*eau exempte de particules R* ou un solvant convenable exempt de contamination particulaire, lorsque l'*eau exempte de particules R* n'est pas appropriée.

Le nombre d'échantillons doit être suffisant pour permettre une évaluation statistiquement valide. Dans le cas de préparations parentérales de grand volume ou de préparations parentérales de petit volume dont le volume est supérieur ou égal à 25 ml, moins de 10 unités peuvent être examinées, sur la base d'un plan d'échantillonnage approprié.

Prélevez à 4 reprises une quantité supérieure ou égale à 5 ml. Déterminez le nombre de particules de taille supérieure ou égale à 10 µm et à 25 µm. Calculez le nombre moyen de particules dans la préparation à examiner sans tenir compte du résultat obtenu avec la première fraction.

Evaluation

Dans le cas des préparations conditionnées en récipients de contenance nominale supérieure à 100 ml, appliquez les critères de l'essai 1.A.

Dans le cas des préparations conditionnées en récipients de contenance nominale inférieure à 100 ml, appliquez les critères de l'essai 1.B.

Dans le cas des préparations conditionnées en récipients de contenance nominale égale à 100 ml, appliquez les critères de l'essai 1B.

Si le nombre moyen de particules dépasse les limites, effectuez l'essai de comptage des particules au microscope optique.

Essai 1.A – Solutions pour perfusion et solutions injectables conditionnées en récipients de contenance nominale supérieure à 100 ml

La préparation satisfait à l'essai si le nombre moyen de particules présentes dans les unités examinées n'est pas supérieur à 25 par millilitre pour les particules de taille supérieure ou égale à 10 µm et à 3 par millilitre pour les particules de taille supérieure ou égale à 25 µm.

Essai 1.B – Solutions pour perfusion ou solutions injectables conditionnées en récipients de contenance nominale inférieure à 100 ml.

La préparation satisfait à l'essai si le nombre moyen de particules présentes dans les unités examinées n'est pas supérieur à 6000 par récipient pour les particules de taille supérieure ou égale à 10 µm et à 600 par récipient pour les particules de taille supérieure ou égale à 25 µm.

MÉTHODE 2. ESSAI DE COMPTAGE DES PARTICULES AU MICROSCOPE OPTIQUE

Utilisez un microscope binoculaire approprié, un dispositif de filtration pour retenir la contamination particulaire et une membrane filtrante.

Le microscope est équipé d'un micromètre oculaire étalonné à l'aide d'un micromètre objectif, d'une platine à mouvements croisés capable de maintenir et de traverser toute la surface de filtration de la membrane filtrante, de 2 illuminateurs appropriés permettant un éclairage épiscopique et un éclairage oblique, et est ajusté à un grossissement de 100 ± 10.

Le micromètre oculaire est un réticule circulaire (voir Figure 2.9.19-1) et comprend un grand cercle divisé en quartiers par des croisées, des cercles de référence noirs et transparents d'un diamètre de 10 µm et de 25 µm à un grossissement de 100, et une échelle linéaire graduée tous les 10 µm. Il est étalonné à l'aide d'un micromètre objectif certifié par une organisation internationale ou nationale de normalisation. Une erreur relative de ± 2 pour cent sur l'échelle linéaire du réticule est acceptable. Le grand cercle est appelé champ de visée du réticule (GFOV).

Deux illuminateurs sont nécessaires, un illuminateur épiscopique pour fond clair, interne au microscope, et un illuminateur auxiliaire externe, avec mise au point réglable, ajustable pour permettre un éclairage oblique réfléchi selon un angle de 10-20°.

Le dispositif de filtration destiné à retenir la contamination particulaire comprend un support de filtre en verre ou en un autre matériau convenable, une source de vide et une membrane filtrante adéquate.

La membrane filtrante, de dimensions appropriées, est de couleur noire ou gris foncé ; elle est recouverte ou non d'une grille et la taille des pores est inférieure ou égale à 1,0 µm.

Précautions générales

Effectuez l'essai dans des conditions limitant la contamination particulaire, de préférence dans une enceinte à flux laminaire.

Lavez très soigneusement la verrerie utilisée et le système de filtration, à l'exception de la membrane filtrante, avec une solution détergente chaude, puis rincez abondamment à l'eau pour éliminer toute trace de solution détergente. Immédiatement avant utilisation, rincez les 2 côtés de la membrane filtrante et le matériel de haut en bas, à l'extérieur, puis à l'intérieur, avec de l'*eau exempte de particules R*.

Afin de vérifier que l'environnement est approprié à l'essai, que la verrerie et la membrane filtrante sont nettoyées de manière convenable et que l'eau utilisée est exempte de particules, effectuez l'essai suivant : déterminez la contamination particulaire sur un volume de 50 ml d'*eau exempte de particules R* en suivant le mode opératoire décrit ci-dessous. Lorsque la surface de filtration comporte un nombre de particules de 10 µm ou plus supérieur à 20 ou un nombre de particules de 25 µm ou plus supérieur à 5, les précautions prises pour l'essai ne sont pas suffisantes et les manipulations préparatoires doivent être répétées jusqu'à ce que l'environnement, la verrerie, la membrane filtrante et l'eau soient appropriés à l'essai.

Mode opératoire

Mélangez le contenu de l'échantillon par 20 retournements lents et successifs du récipient. Otez avec précaution, si nécessaire, la capsule de scellage. Nettoyez les surfaces externes de l'ouverture du flacon à l'aide d'un jet d'*eau exempte de particules R* et retirez l'obturateur en évitant toute contamination du contenu.

Dans le cas des préparations parentérales de grand volume, effectuez l'essai sur des unités de prise. Dans le cas des préparations de petit volume, dont le volume est inférieur à 25 ml, le contenu de 10 unités ou plus est réuni dans un récipient nettoyé ; dans les cas justifiés et autorisés, la

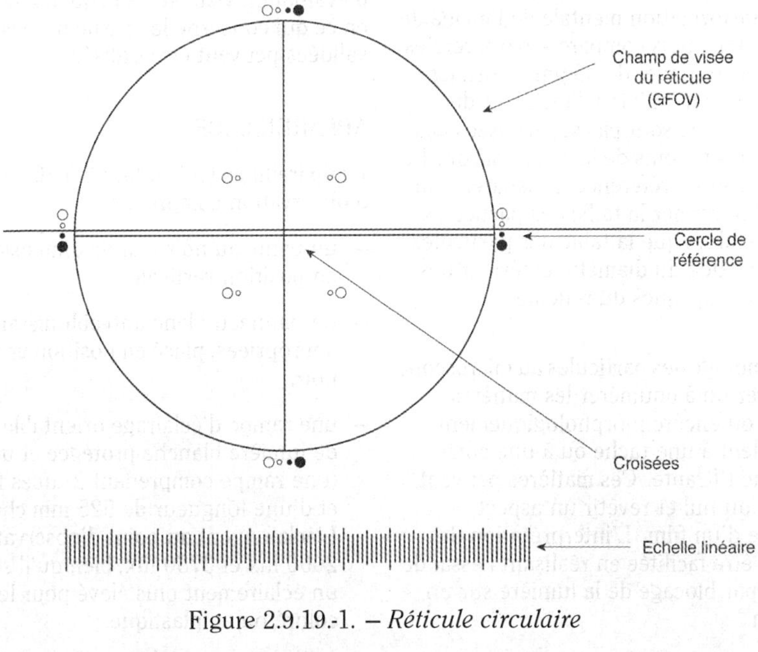

Figure 2.9.19.-1. – *Réticule circulaire*

solution à examiner peut être préparée en mélangeant le contenu d'un nombre approprié de fioles et en complétant à 25 ml avec de l'*eau exempte de particules R* ou un solvant convenable exempt de contamination particulaire, lorsque l'*eau exempte de particules R* n'est pas appropriée. Les préparations parentérales de petit volume dont le volume est supérieur ou égal à 25 ml, peuvent être examinées individuellement.

Dans le cas des poudres pour usage parentéral, reconstituez la préparation avec de l'*eau exempte de particules R* ou un solvant convenable exempt de contamination particulaire lorsque l'*eau exempte de particules R* n'est pas appropriée.

Le nombre d'échantillons doit être suffisant pour permettre une évaluation statistiquement valide. Dans le cas de préparations parentérales de grand volume ou de préparations de petit volume dont le volume est supérieur ou égal à 25 ml, moins de 10 unités peuvent être examinées individuellement, sur la base d'un plan d'échantillonnage approprié.

Humidifiez l'intérieur du support de filtre muni de la membrane filtrante avec quelques millilitres d'*eau exempte de particules R*. Transvasez dans l'entonnoir la totalité de l'échantillon à analyser (mélange de prises d'essai ou unité de prise) et appliquez le vide. Si nécessaire, ajoutez petit à petit une fraction de la solution jusqu'à ce que le volume entier soit filtré. Après la dernière addition, commencez le rinçage des parois intérieures du support de filtre en utilisant un jet d'*eau exempte de particules R*. Maintenez le vide jusqu'à ce que la surface de la membrane filtrante soit exempte de liquide. Placez le filtre dans une boîte de Pétri et faites-le sécher à l'air en laissant la boîte légèrement ouverte. Lorsque le filtre est sec, placez la boîte de Pétri sur la platine du microscope, effectuez un balayage de la membrane filtrante entière sous la lumière réfléchie de l'illuminateur, et comptez le nombre de particules de taille supérieure ou égale à 10 µm et le nombre de particules de taille supérieure ou égale à 25 µm. Il est également possible d'effectuer un comptage partiel et de déterminer par calcul le nombre total de particules retenues sur le filtre. Calculez le nombre moyen de particules présentes dans la préparation à examiner.

Pour déterminer la taille des particules à l'aide du réticule circulaire, opérez une transformation mentale de l'image de chaque particule en un cercle, puis comparez-la aux cercles de référence du réticule de 10 µm et de 25 µm. Ainsi, les particules gardent leur position initiale à l'intérieur du champ de visée du réticule et ne sont pas superposées aux cercles de référence pour les besoins de la comparaison. Le diamètre intérieur des cercles de référence transparents du réticule est utilisé pour déterminer la taille des particules blanches et transparentes, alors que la taille des particules sombres est déterminée à l'aide du diamètre extérieur des cercles de référence noirs et opaques du réticule.

En réalisant l'essai de comptage des particules au microscope, ne cherchez pas à mesurer ou à énumérer les matières amorphes, semi-liquides, ou encore morphologiquement indistinctes, qui ressemblent à une tache ou à une zone décolorée de la membrane filtrante. Ces matières peuvent présenter un relief faible ou nul et revêtir un aspect gélatineux ou l'apparence d'un film. L'interprétation de l'énumération peut alors être facilitée en réalisant l'essai de comptage des particules par blocage de la lumière sur un échantillon de la solution.

Evaluation

Dans le cas des préparations conditionnées en récipients de contenance nominale supérieure à 100 ml, appliquez les critères de l'essai 2.A.

Dans le cas des préparations conditionnées en récipients de contenance nominale inférieure à 100 ml, appliquez les critères de l'essai 2.B.

Dans le cas des préparations conditionnées en récipients de contenance nominale égale à 100 ml, appliquez les critères de l'essai 2.B.

Essai 2.A — Solutions pour perfusion et solutions injectables conditionnées en récipients de contenance nominale supérieure à 100 ml.

La préparation satisfait à l'essai si le nombre moyen de particules présentes dans les unités examinées n'est pas supérieur à 12 par millilitre pour les particules de taille supérieure ou égale à 10 µm et à 2 par millilitre pour les particules de taille supérieure ou égale à 25 µm.

Essai 2.B — Solutions pour perfusion et solutions injectables conditionnées en récipient de contenance nominale inférieure à 100 ml.

La préparation satisfait à l'essai si le nombre moyen de particules présentes dans les unités examinées n'est pas supérieur à 3000 par récipient pour les particules de taille supérieure ou égale à 10 µm et à 300 par récipient pour les particules de taille supérieure ou égale à 25 µm.

2.9.20. CONTAMINATION PARTICULAIRE : PARTICULES VISIBLES

La contamination particulaire des préparations injectables et des préparations pour perfusion est composée de particules étrangères, non dissoutes et mobiles autres que des bulles de gaz et qui se trouvent involontairement dans ces solutions.

L'objectif de l'essai est de fournir une méthode simple d'évaluation visuelle de la qualité des solutions parentérales en ce qui concerne les particules visibles. D'autres méthodes validées peuvent être utilisées.

APPAREILLAGE

L'appareillage (voir figure 2.9.20.-1) se compose d'un poste d'observation comprenant :

- un panneau noir mat de dimensions appropriées, placé en position verticale,
- un panneau blanc anti-éblouissant de dimensions appropriées, placé en position verticale à côté du panneau noir,
- une rampe d'éclairage orientable comportant une source de lumière blanche protégée et un diffuseur appropriés (une rampe comprenant 2 tubes fluorescents de 13 W et d'une longueur de 525 mm chacun est appropriée). L'éclairement au point d'observation est maintenu entre 2000 lux et 3750 lux, bien qu'il soit préférable d'utiliser un éclairement plus élevé pour les récipients en verre coloré ou en plastique.

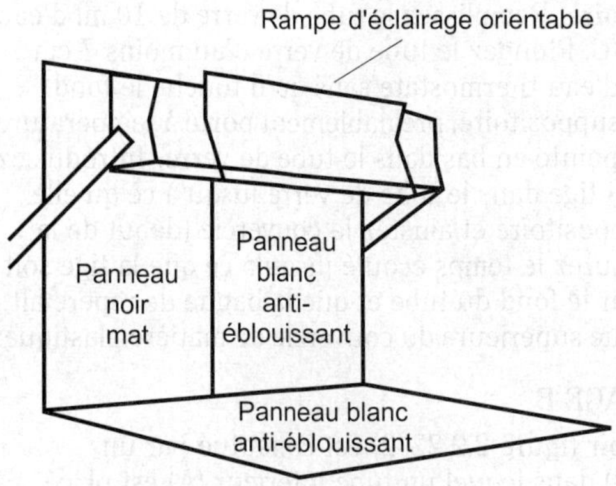

Figure 2.9.20.-1. – *Appareillage pour les particules visibles*

MODE OPÉRATOIRE

Décollez éventuellement les étiquettes, puis lavez et séchez l'extérieur du récipient. Agitez doucement ou renversez le récipient avec précaution, en veillant à éviter la formation de bulles d'air, puis observez-le pendant 5 s environ contre le panneau blanc. Répétez cette opération contre le panneau noir. Notez la présence de toute particule.

2.9.21. CONTAMINATION PARTICULAIRE : MÉTHODE MICROSCOPIQUE

La contamination particulaire des préparations injectables et des préparations injectables pour perfusion est composée de particules étrangères, non dissoutes et mobiles autres que des bulles de gaz et qui se trouvent involontairement dans ces préparations.

Cet essai est destiné à fournir une méthode qualitative pour identifier et caractériser toute particule qui peut être présente en solution afin de pouvoir donner une indication sur l'origine éventuelle de la contamination. Ces informations peuvent permettre au fabricant de trouver les remèdes permettant d'éviter cette contamination.

PRÉCAUTIONS GÉNÉRALES

Effectuez les manipulations dans une enceinte à flux laminaire.

Préparation du matériel. Lavez très soigneusement la verrerie utilisée et le matériel de filtration, à l'exception des membranes filtrantes, avec une solution détergente chaude, puis rincez abondamment à l'*eau R* pour éliminer toute trace de solution détergente. Immédiatement avant utilisation, rincez le matériel de haut en bas, à l'extérieur, puis à l'intérieur, avec de l'*eau exempte de particules R*.

APPAREILLAGE

Utilisez un système de filtration sous vide en acier inoxydable ou en verre comprenant une membrane filtrante quadrillée de porosité et de couleur adéquate.

Un microscope binoculaire équipé comme suit peut être utilisé :

- un objectif achromatique de grossissement 10,
- des oculaires de grossissement 10 dont l'un au moins est pourvu d'un réticule permettant la mesure précise des particules de taille supérieure ou égale à 10 µm,
- un système d'éclairage pour l'observation en lumière incidente ou en lumière réfléchie,
- un micromètre objet pour la calibration du réticule oculaire.

MODE OPÉRATOIRE

Montage de la membrane et de l'appareil de filtration. Rincez l'entonnoir et le support de filtration avec de l'*eau exempte de particules R* ; saisissez une membrane filtrante quadrillée avec des pinces préalablement lavées, rincez avec de l'*eau exempte de particules R* les 2 côtés de la membrane en la tenant verticalement et en balayant lentement la surface de haut en bas de manière à éliminer toute particule. Placez la membrane ainsi rincée, face unie en-dessous, sur le support de filtration de l'appareil à filtration sous vide, en prenant la précaution de bien centrer la membrane sur ce support. Mettez en place l'entonnoir de filtration sur le support en veillant à ne pas le faire glisser sur la surface quadrillée de la membrane. Renversez l'ensemble et rincez l'intérieur de l'entonnoir et la surface de la membrane avec un jet d'*eau exempte de particules R* pendant 15 s environ. Placez l'unité de filtration sur une fiole à vide.

Filtration de l'échantillon. Transférez dans l'appareil de filtration 25 ml de la préparation à examiner homogénéisée ; laissez reposer pendant 1 min environ et filtrez sous vide. Cassez lentement le vide, puis rincez les parois intérieures de l'entonnoir avec un jet d'*eau exempte de particules R* en ayant soin de ne pas diriger le jet sur la surface de la membrane. Après cessation des turbulences provoquées par le jet, appliquez le vide et filtrez les eaux de lavage. Maintenez le vide quelques instants pour sécher la membrane. Cassez le vide. Retirez l'entonnoir avec précaution, saisissez la membrane avec la pince en acier préalablement rincée avec un jet d'*eau exempte de particules R* et déposez-la sur le fond propre d'une boîte de Pétri. Mettez le couvercle propre de la boîte de Pétri en place sans la fermer complètement. Déposez la boîte de Pétri sur le plan de travail de l'enceinte à flux laminaire pour sécher légèrement la membrane en évitant la formation de plis, puis placez la boîte de Pétri sur la platine du microscope et comptez les particules présentes sur la membrane, comme décrit ci-dessous.

Préparation du blanc. Préparez un blanc dans les mêmes conditions que l'échantillon. Ce blanc est constitué par 25 ml d'*eau exempte de particules R* dispensés directement dans l'entonnoir du système de filtration sous vide.

Etalonnage au microscope. Calibrez le réticule oculaire du microscope en utilisant un micromètre objet.

Détermination. Une lecture visuelle ou un dispositif électronique d'enregistrement peuvent être utilisés. Examinez la surface totale de la membrane sous un grossissement de 100 et avec un éclairage incident ou en lumière réfléchie. Comptez et classez les particules suivant les dimensions préalablement choisies, ≥ 10 µm. Pour chaque classe, déduisez le comptage du blanc de celui de l'échantillon. Si le nombre de particules d'une dimension égale ou supérieure à 25 µm trouvé pour le blanc est supérieur à 5, les conditions opératoires ne sont pas considérées comme satisfaisantes et l'essai doit être recommencé.

Interprétation. Déterminez les caractéristiques et, si possible, identifiez la nature des particules détectées. Le cas échéant, enregistrez le nombre de particules détectées.

2.9.22. TEMPS DE RAMOLLISSEMENT DES SUPPOSITOIRES LIPOPHILES

Cet essai est destiné à déterminer, dans des conditions définies, le temps écoulé jusqu'à ce qu'un suppositoire placé dans l'eau soit suffisamment ramolli pour ne plus offrir de résistance à une charge définie.

APPAREILLAGE A

L'appareil (figure 2.9.22.-1) est constitué par un tube de verre à fond plat d'un diamètre intérieur de 15,5 mm et d'une longueur de 140 mm environ. Un couvercle amovible de matière plastique, comportant un orifice de 5,2 mm de diamètre, sert de fermeture. L'appareil comprend une tige de 5,0 mm de diamètre, dont l'extrémité inférieure est plus large, avec un diamètre de 12 mm. Sur la face inférieure est fixée une pointe métallique de 2 mm de longueur et de 1 mm de diamètre.

La tige est constituée de 2 parties, une partie inférieure en matière plastique et une partie supérieure en matière plastique ou en métal comportant un disque de charge. Les parties supérieure et inférieure sont, soit solidaires (version manuelle), soit maintenues séparées (version automatisée). Le poids de la tige entière est de 30 ± 0,1 g. La partie supérieure de la tige est pourvue d'une bague de repère déplaçable. Lorsque la tige repose sur le fond du tube vide, la bague du repère se trouve à fleur du couvercle en matière plastique.

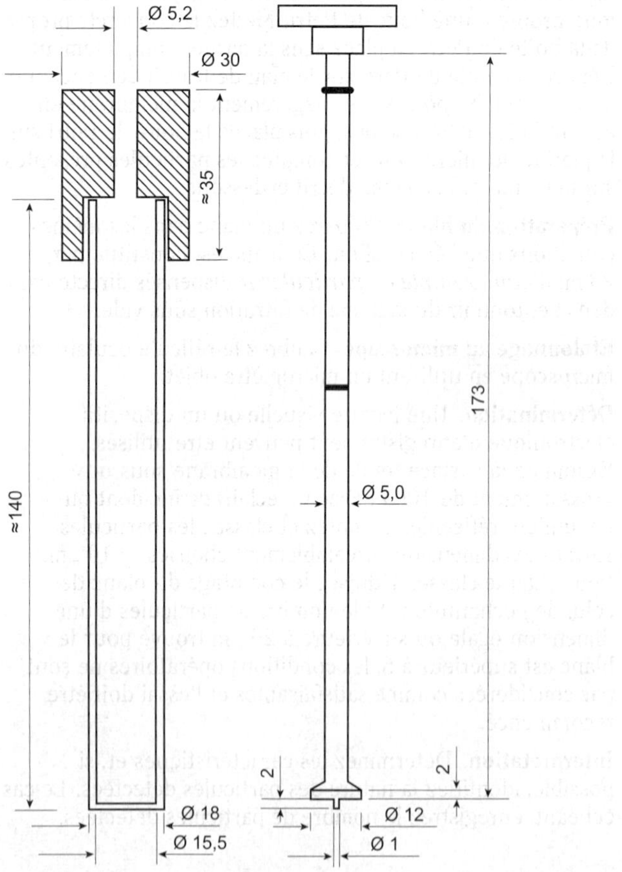

Figure 2.9.22.-1. – *Appareillage A de mesure du temps de ramollissement des suppositoires lipophiles*

Dimensions en millimètres

Mode opératoire. Remplissez le tube de verre de 10 ml d'eau à 36,5 ± 0,5 °C. Plongez le tube de verre d'au moins 7 cm dans le bain d'eau thermostaté sans qu'il touche le fond. Disposez un suppositoire, préalablement porté à température ambiante, la pointe en bas dans le tube de verre. Introduisez rapidement la tige dans le tube de verre jusqu'à ce qu'elle touche le suppositoire et ajustez le couvercle (début de la mesure). Mesurez le temps écoulé jusqu'à ce que la tige soit descendue sur le fond du tube et que la bague de repère ait atteint la partie supérieure du couvercle de matière plastique.

APPAREILLAGE B

L'appareil (voir figure 2.9.22.-2) est constitué par un bain-marie (B) dans lequel un tube intérieur (A) est placé, lui-même fermé par un bouchon à son extrémité inférieure. L'appareil comporte un thermomètre et l'un des deux accessoires suivants :

– une baguette de verre creuse (C1) constituée d'un tube scellé à ses deux extrémités et comportant un rebord à la base ; la baguette est lestée avec de la grenaille de plomb et sa masse est de 30 ± 0,1 g,
– un système à poinçonner (C2) constitué d'une tige de 7,5 g ± 0,1 g dans un tube s'élargissant vers le bas pour recevoir le suppositoire ; la tige et le tube sont en acier inoxydable.

Mode opératoire. Remplissez 5 ml d'eau à 36,5 ± 0,5 °C dans le tube intérieur, puis le suppositoire pointe en bas et enfin l'accessoire voulu (C1 ou C2). Mesurez le temps écoulé entre cet instant et le moment où le rebord de la baguette (C1) ou

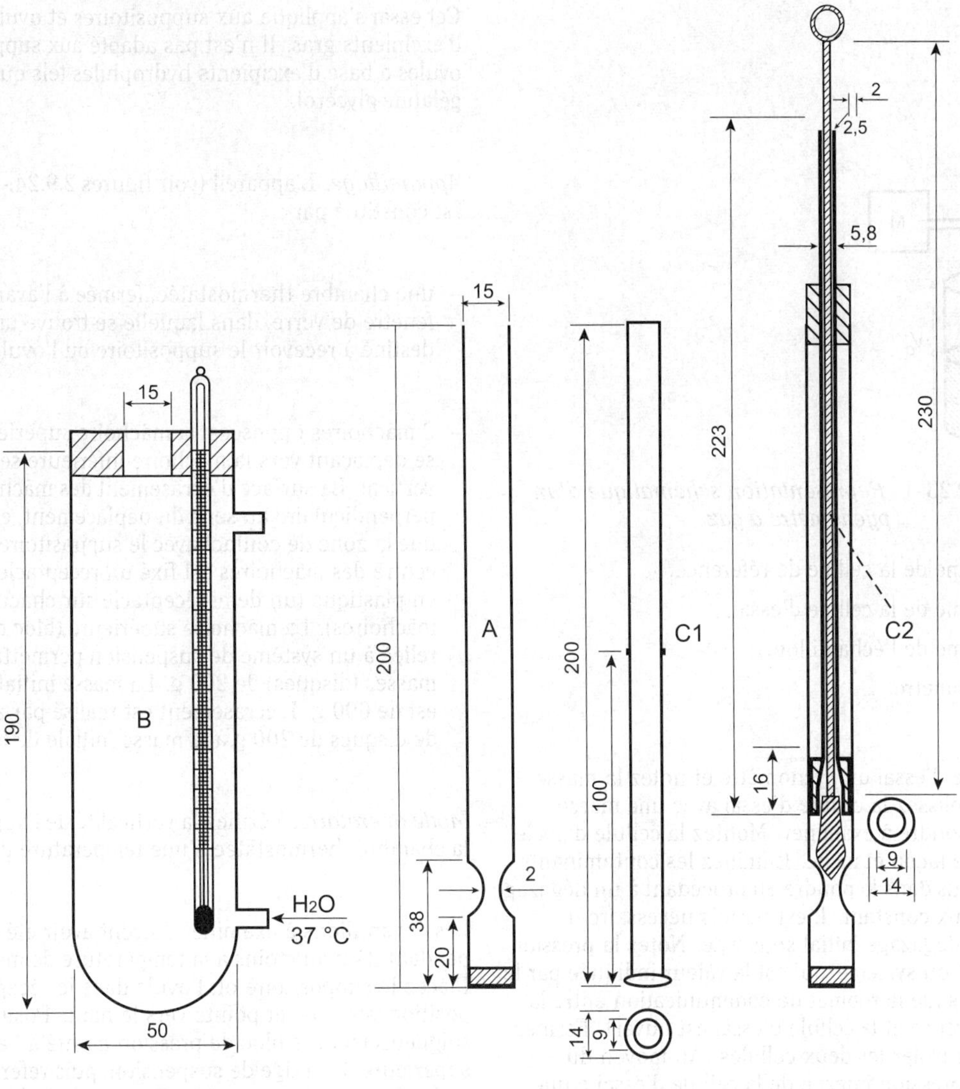

Figure 2.9.22.-2. – *Appareillage B de mesure du temps de ramollissement des suppositoires lipophiles*
Dimensions en millimètres

la tige d'acier (C2) atteint l'étranglement du tube intérieur ; la fusion ou la dissolution est alors considérée comme terminée.

2.9.23. DENSITÉ PYCNOMÉTRIQUE DES SOLIDES

L'essai de densité pycnométrique des solides consiste à déterminer le volume occupé par une masse connue de poudre, en mesurant le volume de gaz déplacé dans des conditions données. On calcule ainsi la densité pycnométrique.

APPAREILLAGE

L'appareil utilisé (voir figure 2.9.23.-1) comprend les éléments suivants :

- une cellule d'essai scellée, de volume à vide V_c, connectée par un robinet, à une cellule de référence, de volume V_r,
- un système permettant de porter la pression interne de la cellule d'essai, au moyen du gaz de mesure, à une valeur définie P indiquée par un manomètre,
- une source délivrant au système un gaz de mesure qui, sauf spécification contraire, est de préférence de l'hélium(1).

La température du pycnomètre à gaz doit être comprise entre 15 °C et 30 °C, et ne doit pas varier de plus de 2 °C au cours de la mesure.

L'étalonnage de l'appareil (détermination des volumes V_c et V_r) est réalisé au moyen de billes d'acier poli, calibrées, de volume total (6 cm³ environ) connu à 0,001 cm³ près. La méthode décrite ci-dessous est appliquée en deux temps : dans un premier temps avec la cellule d'essai à vide et dans un second temps en plaçant les billes dans la cellule d'essai. Les volumes V_c et V_r sont calculés à l'aide de l'équation indiquée pour le calcul du volume de l'échantillon, en attribuant à ce volume la valeur zéro dans la première phase de la détermination.

(1) Les résultats obtenus avec de l'hélium et un gaz autre que de l'hélium ne seront pas forcément équivalents : la pénétration du gaz dépend en effet de la dimension des pores et de la section transversale des molécules du gaz. Par exemple, la densité pycnométrique d'un produit poreux sera plus élevée si la mesure est effectuée avec de l'azote plutôt que de l'hélium.

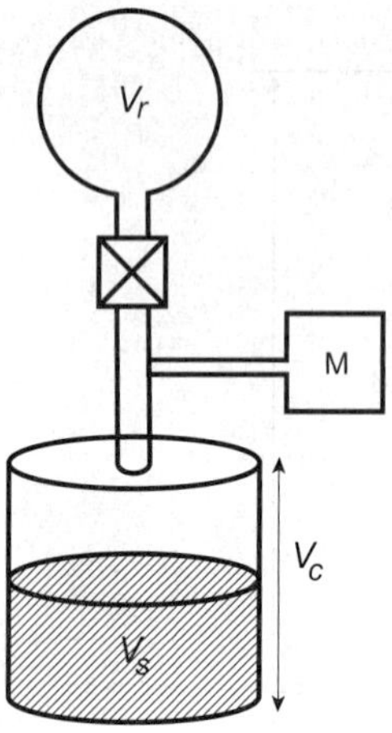

Figure 2.9.23.-1.- *Représentation schématique d'un pycnomètre à gaz*

V_r = volume de la cellule de référence,

V_c = volume de la cellule d'essai,

V_s = volume de l'échantillon,

M = manomètre.

MÉTHODE

Pesez la cellule d'essai du pycnomètre et notez la masse obtenue. Remplissez la cellule d'essai avec une masse donnée de la poudre à examiner. Montez la cellule dans le pycnomètre, de façon étanche. Eliminez les contaminants volatils contenus dans la poudre en procédant à un dégazage sous flux gazeux constant. Il est parfois nécessaire de procéder à un dégazage initial sous vide. Notez la pression de référence P_r du système, qui est la valeur indiquée par le manomètre lorsque le robinet de communication entre la cellule de référence et la cellule d'essai est ouvert. Fermez le robinet pour isoler les deux cellules. Au moyen du gaz, portez la pression interne de la cellule d'essai à une pression initiale P_i et notez cette valeur. Ouvrez le robinet pour rétablir la communication entre les deux cellules. Notez la pression finale P_f. Répétez la mesure sur le même échantillon de poudre jusqu'à obtention, pour le volume V_s, de deux résultats successifs présentant un écart inférieur ou égal à 0,5 pour cent. Le volume de l'échantillon est exprimé en centimètres cubes. Démontez la cellule d'essai et mesurez la masse finale m de la poudre, exprimée en grammes.

EXPRESSION DES RÉSULTATS

Le volume V_s de l'échantillon est donné par l'expression suivante :

$$V_s = V_c - \frac{V_r}{\frac{P_i - P_r}{P_f - P_r} - 1}$$

La densité ρ est donnée par l'équation :

$$\rho = \frac{m}{V_s}$$

2.9.24. RÉSISTANCE À LA RUPTURE DES SUPPOSITOIRES ET DES OVULES

Cet essai est destiné à déterminer, dans des conditions définies, la résistance à la rupture des suppositoires et des ovules, mesurée par la masse nécessaire pour provoquer leur rupture par écrasement.

Cet essai s'applique aux suppositoires et ovules à base d'excipients gras. Il n'est pas adapté aux suppositoires et ovules à base d'excipients hydrophiles tels que le mélange gélatine-glycérol.

Appareillage. L'appareil (voir figures 2.9.24.-1 et 2.9.24.-2) est constitué par :

– une chambre thermostatée, fermée à l'avant par une fenêtre de verre, dans laquelle se trouve un dispositif destiné à recevoir le suppositoire ou l'ovule,

– 2 mâchoires opposées, la mâchoire supérieure mobile se déplaçant vers la mâchoire inférieure selon un axe vertical. La surface d'écrasement des mâchoires est plane, perpendiculaire au sens du déplacement, et plus grande que la zone de contact avec le suppositoire ou l'ovule. Au centre des mâchoires est fixé un réceptacle d'échantillon en plastique (un demi-réceptacle sur chacune des mâchoires). La mâchoire supérieure (bloc de pression) est reliée à un système de suspension permettant l'ajout de masses (disques) de 200 g. La masse initiale du dispositif est de 600 g. L'écrasement est réalisé par ajout successif de disques de 200 g à la masse initiale de 600 g.

Mode opératoire. Vérifiez la verticalité de l'appareil et portez la chambre thermostatée à une température de 25 °C.

Les échantillons à examiner doivent avoir été maintenus pendant 24 h au moins à la température de mesure spécifiée. Placez le suppositoire ou l'ovule dans le réceptacle, en position verticale et pointe vers le haut. Positionnez soigneusement le bloc de pression monté à l'extrémité supérieure de la tige de suspension, puis refermez la fenêtre de la chambre thermostatée. Pour chaque détermination, orientez le suppositoire ou l'ovule de la même manière par rapport à la direction d'application de la force.

Attendez 1 min puis ajoutez une première masse de 200 g. Attendez à nouveau 1 min puis ajoutez une nouvelle masse. Poursuivez ainsi jusqu'à rupture du suppositoire ou de l'ovule.

La masse requise pour provoquer la rupture du suppositoire ou de l'ovule est calculée, selon les principes suivants, par sommation des masses (y compris la masse initiale du dispositif) pesant sur le suppositoire ou l'ovule au moment de sa rupture :

– si la rupture se produit dans les 20 s suivant la mise en place de la dernière masse, celle-ci n'est pas prise en compte,

– si la rupture se produit dans les 20 s à 40 s suivant la mise en place de la dernière masse, celle-ci n'est prise en compte qu'à concurrence de 50 pour cent, soit 100 g,

– s'il ne se produit pas de rupture dans les 40 s suivant la mise en place de la dernière masse, celle-ci est prise en compte à 100 pour cent.

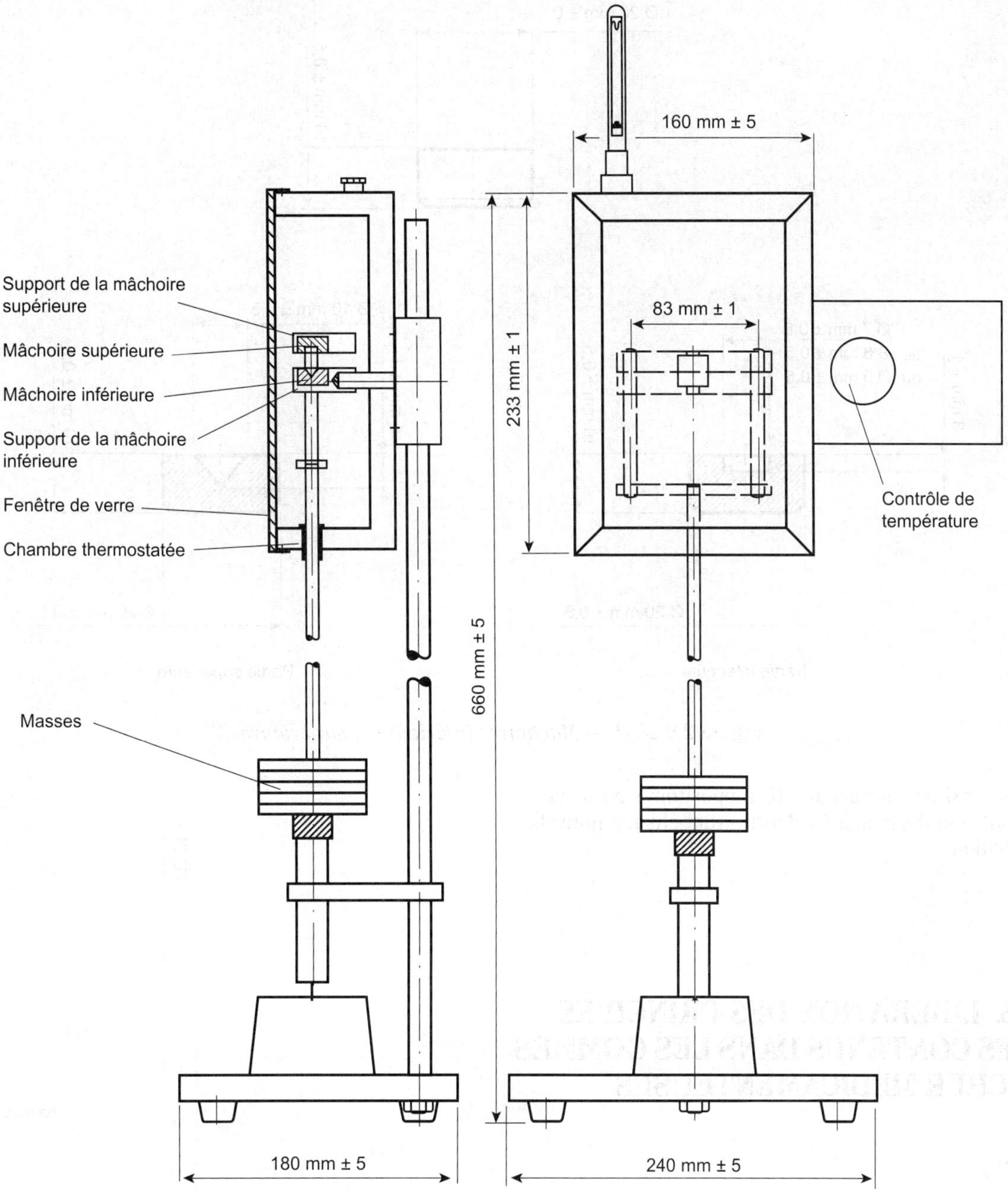

Figure 2.9.24.-1. – *Appareillage pour la détermination de la résistance à la rupture des suppositoires et des ovules*

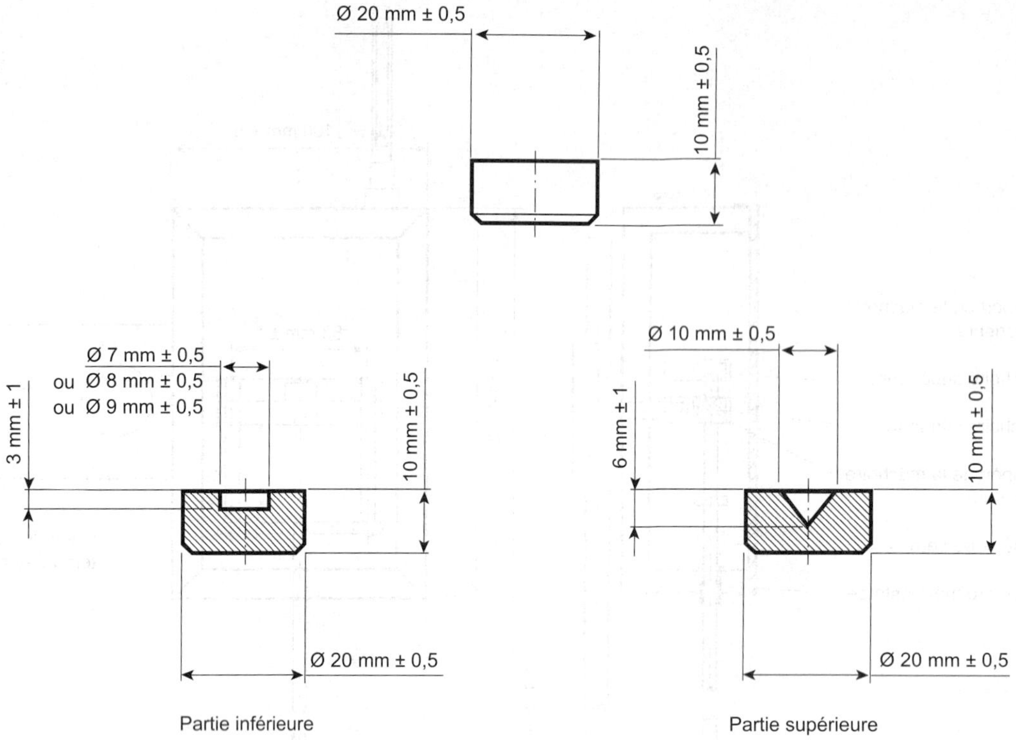

Figure 2.9.24.-2. – *Mâchoires inférieure et supérieure*

Effectuez ainsi une mesure sur 10 suppositoires ou ovules, en prenant soin d'éliminer les débris avant chaque nouvelle détermination.

2.9.25. LIBÉRATION DES PRINCIPES ACTIFS CONTENUS DANS LES GOMMES À MÂCHER MÉDICAMENTEUSES

PRINCIPE

L'essai de libération des principes actifs contenus dans les gommes à mâcher médicamenteuses consiste à soumettre un morceau de gomme à mâcher à une mastication mécanique réalisée dans une petite chambre cylindrique contenant un volume déterminé de solution tampon.

APPAREILLAGE

L'appareil (voir figure 2.9.25.-1) se compose d'une chambre cylindrique de 40 ml environ dans laquelle la gomme à mâcher est soumise à une mastication artificielle sous l'action de deux pistons horizontaux. Le mouvement des pistons s'effectue de façon synchrone et à vitesse constante. En fin de chaque cycle de mastication, les pistons peuvent pivoter autour de leur axe en sens opposé l'un de l'autre. Ceci permet d'exercer sur la gomme des efforts de mastication maximaux. Un troisième piston vertical (« langue ») travaille en alternance avec les deux pistons horizontaux et assure le maintien en place de la gomme entre les cycles de mastication. Les pistons sont entraînés par de l'air comprimé, et leurs mouvements relatifs sont contrôlés. Tous les éléments de l'appareillage sont en acier inoxydable.

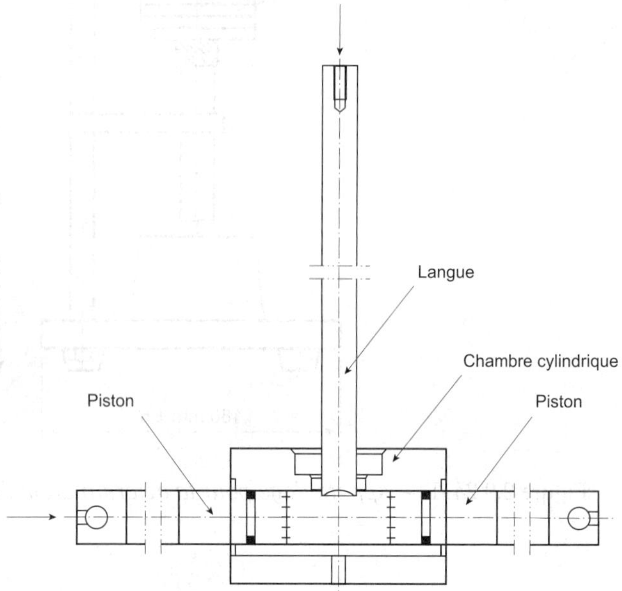

Figure 2.9.25.-1. – *Appareil pour l'essai de libération des principes actifs contenus dans les gommes à mâcher médicamenteuses*

MODE OPÉRATOIRE

Réglez la température interne de la chambre cylindrique (37 ± 0,5 °C), ainsi que la vitesse des pistons. Versez dans la chambre 20 ml de tampon (de pH voisin de 6 en général). Mettez la machine en marche et laissez-la fonctionner pendant 2 min avec le tampon seul, sans la gomme à mâcher. Videz à la pipette tout le tampon puis remplacez-le par 20 ml de tampon frais. Analysez le tampon recueilli, comme témoin de contrôle de la procédure de nettoyage. Pesez exactement un morceau de gomme à mâcher, placez-le dans la chambre et mettez la machine en marche. À des intervalles de temps spécifiés, prélevez des échantillons dans la chambre pour déterminer la libération du principe actif. La fréquence de mastication est généralement réglée à 60 cycles/min. Le résidu de mastication peut être recueilli et placé dans un sachet pour analyse ultérieure.

2.9.26. SURFACE SPÉCIFIQUE PAR ADSORPTION GAZEUSE

I. INTRODUCTION

Cet essai consiste à déterminer la surface spécifique d'une poudre par adsorption physique d'un gaz sur la surface du solide, et par mesure de la quantité de gaz adsorbé (gaz de mesure) sous forme d'une couche monomoléculaire sur la surface. L'adsorption physique est le résultat d'interactions relativement faibles (forces de van der Waals) entre les molécules gazeuses (gaz de mesure) et la surface de la poudre. La quantité de gaz adsorbée peut être mesurée par gravimétrie, par volumétrie ou en flux continu.

II. FONCTION DE BRUNAUER, EMMETT ET TELLER (BET) ET DÉTERMINATION DE LA SURFACE SPÉCIFIQUE

II.1. DÉTERMINATION MULTIPOINTS

Les données recueillies sont traitées par l'équation des isothermes d'adsorption de Brunauer, Emmett et Teller (BET) :

$$\frac{1}{\left[V_a\left(\frac{P_o}{P}-1\right)\right]} = \frac{C-1}{V_m C} \times \frac{P}{P_o} + \frac{1}{V_m C} \qquad (1)$$

P = pression de vapeur partielle du gaz de mesure à l'équilibre avec la surface à – 196 °C, en pascals,

P_o = pression de saturation du gaz de mesure, en pascals,

V_a = volume de gaz adsorbé dans les conditions normales de température et de pression [273,15 K et pression atmosphérique (1,013 3 10^5 Pa)], en millilitres,

V_m = volume de gaz adsorbé qui, dans les conditions normales de température et de pression, produit une monocouche apparente en surface de l'échantillon, en millilitres,

C = constante sans dimension en rapport avec l'enthalpie d'adsorption du gaz en surface de l'échantillon de poudre.

Effectuez une mesure de V_a pour au moins 3 valeurs de P/P_o. Tracez le graphe des valeurs de la variable BET

$$\frac{1}{\left[V_a\left(\frac{P_o}{P}-1\right)\right]}$$

en fonction de P/P_o selon l'équation (1). Le graphe obtenu présente normalement un tracé linéaire sur l'intervalle de pressions relatives compris entre 0,05 et 0,3 environ. Les données sont considérées comme acceptables si le coefficient de corrélation r de la régression linéaire n'est pas inférieur à 0,9975 (soit r^2 égal ou supérieur à 0,995). Evaluez par analyse de régression linéaire la pente de la droite obtenue, qui est égale à $(C-1)/V_mC$, et son ordonnée à l'origine, qui est égale à $1/V_mC$. On peut en déduire la valeur de V_m au moyen de la relation 1/(*pente* + *ordonnée à l'origine*), et celle de C au moyen de la relation (*pente/ordonnée à l'origine*) + 1. A partir de la valeur de V_m ainsi obtenue, calculez la surface spécifique S, en $m^2 \cdot g^{-1}$, à l'aide de l'équation :

$$S = \frac{V_m N a}{m \times 22400} \qquad (2)$$

N = nombre d'Avogadro (6,023 × 10^{23} mol^{-1}),

a = section effective d'une molécule du gaz de mesure, en mètres carrés (0,162 nm^2 pour l'azote et 0,195 nm^2 pour le krypton),

m = masse de la prise d'essai, en grammes,

22400 = volume, en millilitres, occupé par le gaz de mesure dans les conditions normales de température et de pression (compte tenu d'un léger écart possible par rapport à la situation idéale).

II.2. DÉTERMINATION MONOPOINT

En règle générale, il est nécessaire d'effectuer 3 mesures au moins de V_a, correspondant chacune à une valeur différente de P/P_o, pour déterminer la surface spécifique par adsorption gazeuse, que la mesure soit effectuée en flux dynamique (*Procédé I*) ou par volumétrie (*Procédé II*). Sous certaines conditions précisées ci-dessous, il est néanmoins admissible de déterminer la surface spécifique d'une poudre à partir d'une seule valeur de V_a mesurée à un point P/P_o unique, par exemple 0,300 (valeur correspondant à 0,300 mole d'azote ou 0,001038 mole de krypton). On utilise alors l'équation suivante pour calculer V_m :

$$V_m = V_a\left(1 - \frac{P}{P_o}\right) \qquad (3)$$

et l'équation (2) permet de calculer la surface spécifique à partir de la valeur de V_m ainsi obtenue.

La méthode monopoint peut être utilisée directement pour une série d'échantillons de poudre, constitués d'un produit donné dont la constante C est très supérieure à l'unité. On peut vérifier que cette condition est satisfaite en comparant les valeurs de la surface spécifique respectivement obtenues, pour une série d'échantillons de poudre, par la méthode monopoint et par la méthode multipoints. L'obtention de valeurs voisines par ces deux méthodes indique que $1/C$ tend vers zéro.

La méthode monopoint peut aussi être utilisée indirectement pour une série d'échantillons de poudre très semblables constitués d'un produit donné dont la constante C n'est pas infinie mais peut être considérée comme invariable. Dans ces conditions, il est possible de réduire, voire d'éliminer l'erreur associée à l'emploi de la méthode monopoint en utilisant la méthode multipoints pour évaluer la valeur C de l'un des échantillons de la série à partir de la représentation de la fonction BET, dont on peut déduire C par la formule (1 + *pente /ordonnée à l'origine*). On calcule alors V_m à partir de l'unique valeur de V_a mesurée (pour une pression relative P/P_o unique), au moyen de l'équation suivante :

$$V_m = V_a\left(\frac{P_o}{P} - 1\right)\left[\frac{1}{c} + \frac{c-1}{c} \times \left(\frac{P}{P_o}\right)\right] \qquad (4)$$

et on en déduit la surface spécifique au moyen de l'équation (2).

III. TECHNIQUES EXPÉRIMENTALES

Cette section décrit les modes opératoires à utiliser pour la préparation des échantillons et pour la mise en œuvre des méthodes d'adsorption gazeuse en flux dynamique (*Procédé I*) et volumétrique (*Procédé II*).

III.1. PRÉPARATION DES ÉCHANTILLONS

III.1.1. Dégazage

Avant de pouvoir déterminer la surface spécifique d'un échantillon, il faut éliminer tous les gaz et vapeurs susceptibles d'avoir été adsorbés physiquement sur sa surface après la production et en cours de traitement, de manutention et de conservation. Il est indispensable de réaliser ce dégazage sous peine d'obtenir des valeurs sous-estimées, ou variables, de la surface spécifique parce qu'une zone de surface intermédiaire est couverte de molécules des gaz ou vapeurs précédemment adsorbés. Dans le cas des produits pharmaceutiques, les conditions de dégazage constituent un facteur critique pour l'obtention de mesures présentant la fidélité et l'exactitude requises, en raison de la haute sensibilité de surface de ces produits.

Conditions de dégazage. Il doit être démontré que les conditions de dégazage appliquées permettent d'obtenir des tracés BET reproductibles et une masse de poudre constante, et n'entraînent aucune modification physique ou chimique de la poudre.

Les conditions de dégazage, définies par la température, la pression et la durée, doivent être choisies de façon à assurer le maintien, autant que possible, de l'état de surface initial. Le dégazage de nombreuses substances est réalisé par application d'un vide partiel ou balayage par un flux de gaz inerte sec. Dans les deux cas, on opère parfois à température élevée pour accélérer l'élimination des contaminants. Le dégazage par chauffage de l'échantillon de poudre peut toutefois affecter la nature de la surface et est donc à éviter sauf indication contraire.

Si l'on procède par chauffage, il est recommandé d'utiliser une température et un temps de dégazage aussi faibles que possible afin de pouvoir mesurer de façon reproductible des valeurs élevées de la surface spécifique dans un temps acceptable. Pour les échantillons sensibles, l'emploi d'autres méthodes de dégazage est recommandé, par exemple celle des cycles de désorption-adsorption.

III.1.2. Gaz de mesure

La procédure normale est l'adsorption d'azote à la température de liquéfaction de l'azote.

Pour les poudres de faible surface spécifique (< 1 $m^2 \cdot g^{-1}$), la proportion de gaz adsorbé est peu élevée et l'emploi de krypton à la température de liquéfaction de l'azote est préférable, car l'erreur se trouve considérablement réduite du fait de la faible pression de vapeur exercée par ce gaz.

Tous les gaz utilisés doivent être exempts d'humidité.

III.1.3. Prise d'essai

Pesez exactement une quantité de poudre à examiner telle que la surface totale de l'échantillon soit au moins de 1 m^2 lorsque le gaz de mesure est de l'azote et de 0,5 m^2 lorsqu'il s'agit de krypton.

III.2. MESURE

La quantité de gaz adsorbé, à une pression donnée, tend à croître lorsque la température décroît. C'est pourquoi les mesures d'adsorption sont généralement effectuées à basse température. La température standard est de – 196 °C, c'est-à-dire le point d'ébullition de l'azote liquide.

III.2.1. Procédé I : mesure en flux dynamique

III.2.1.1. *Principe*

Pour les déterminations en flux dynamique (voir figure 2.9.26.-1), le gaz de mesure recommandé est l'azote ou le krypton sec, l'hélium servant de gaz diluant et n'étant pas adsorbé dans les conditions prescrites.

Il est nécessaire d'utiliser au minimum 3 mélanges hélium-gaz de mesure différents de façon à couvrir l'intervalle de valeurs P/P_o allant de 0,05 à 0,30.

Le détecteur-intégrateur doit fournir un signal sensiblement proportionnel au volume de gaz le traversant dans des conditions définies de température et de pression. Il existe différents types d'instruments utilisables à cet effet, par exemple les détecteurs à conductivité thermique comportant

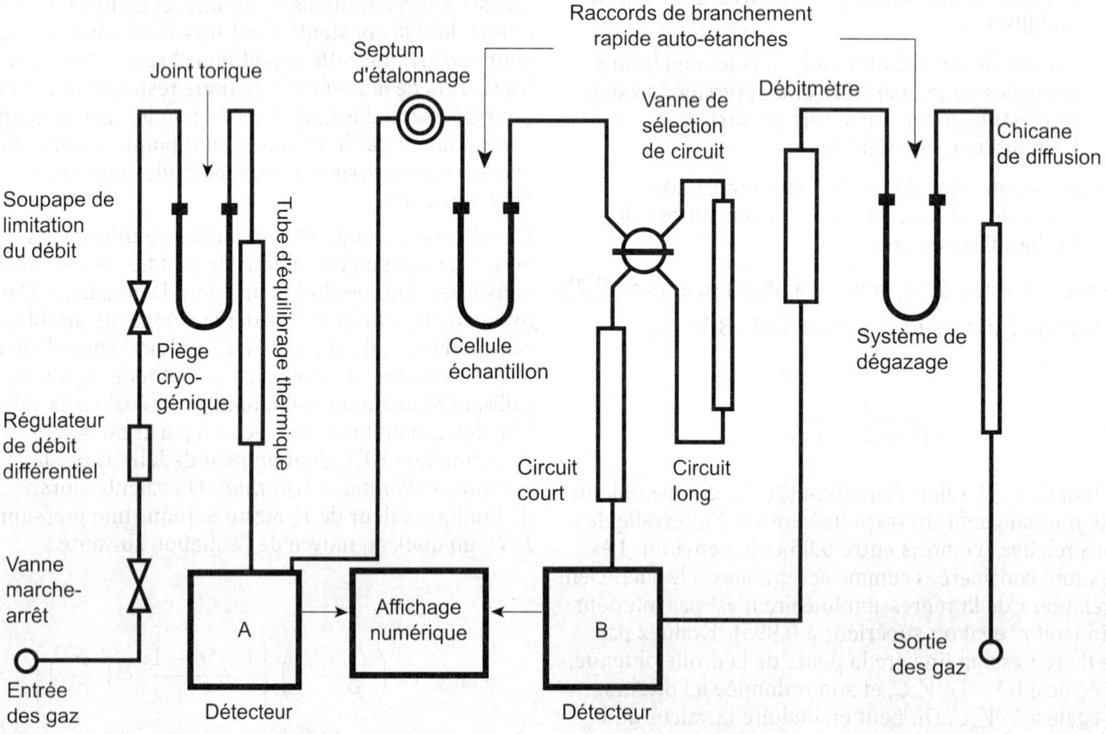

Figure 2.9.26.-1. – *Représentation schématique de l'appareil de mesure en flux dynamique*

un intégrateur électronique. Il convient d'effectuer au moins 3 mesures correspondant à des valeurs de P/P_o comprises dans l'intervalle recommandé (0,05-0,30).

III.2.1.2. *Mode opératoire*

Faites passer un mélange gazeux (en général azote plus hélium) de composition connue dans une cellule à conductivité thermique, puis dans l'échantillon et à nouveau dans la cellule à conductivité thermique, qui envoie un signal à un potentiomètre enregistreur.

Immergez la cellule échantillon dans de l'azote liquide. Il se produit une adsorption de l'azote gazeux contenu dans la phase mobile. Ceci créée un déséquilibre dans la cellule à conductivité thermique, qui envoie alors un signal à l'enregistreur.

Sortez l'échantillon du réfrigérant. Il apparaît un pic de désorption, de surface égale et de sens opposé à ceux du pic d'adsorption. Ce pic de désorption ayant une meilleure définition que le pic d'adsorption, c'est lui qui sert à effectuer la détermination.

Pour procéder à l'étalonnage, injectez dans le système de l'air en quantité suffisante pour produire un pic de même amplitude que celle du pic de désorption et déterminer la proportion de gaz adsorbé par unité de surface de pic (l'utilisation d'air au lieu d'azote est possible car les deux gaz possèdent la même conductivité thermique).

Pour les déterminations monopoint, utilisez un mélange azote/hélium. Pour les déterminations multipoints, utilisez plusieurs mélanges de ce type ou procédez par prémélange de deux courants gazeux.

Le principe du calcul est le même que pour les mesures volumétriques.

III.2.2. Procédé II : mesure volumétrique

III.2.2.1. *Principe*

Pour les mesures volumétriques (voir figure 2.9.26.-2), le gaz de mesure recommandé est l'azote. Il est introduit dans l'espace vide situé au-dessus de l'échantillon préalablement dégazé, de façon à instaurer une pression d'équilibre définie *P*. L'emploi d'un gaz diluant tel que l'hélium n'est donc pas nécessaire, mais de l'hélium peut être utilisé à d'autres fins, par exemple pour mesurer le volume vide.

Comme le gaz de mesure est utilisé à l'état pur, et non en mélange, le problème des interférences dues à la diffusion thermique ne se pose pas avec cette méthode.

III.2.2.2. *Mode opératoire*

Introduisez une petite quantité d'azote sec dans le tube à échantillon, de façon à éviter la contamination des surfaces propres, puis enlevez le tube à échantillon, bouchez-le et pesez. Calculez la masse de la prise d'essai. Fixez le tube à échantillon à l'appareil de mesure volumétrique. Faites le vide dans le tube, avec précaution, jusqu'à une pression ne dépassant pas 2,66 Pa.

Si le principe de fonctionnement de l'instrument requiert la mesure du volume vide dans le tube à échantillon, par exemple par introduction d'un gaz non adsorbé tel que l'hélium, effectuez alors cette détermination, puis évacuez le gaz jusqu'à obtention d'une pression ne dépassant pas 2,66 Pa. Procédez ensuite à la mesure de l'adsorption de l'azote gazeux comme décrit ci-après.

Plongez la cellule à échantillon, jusqu'à un point défini, dans un vase de Dewar contenant de l'azote liquide à − 196 °C. Introduisez dans le système un volume d'azote gazeux suffisant pour obtenir une pression relative P/P_o de 0,10 ± 0,02, et mesurez le volume adsorbé V_a. Répétez la mesure de V_a pour des valeurs de P/P_o respectivement égales à 0,20 ± 0,02 et 0,30 ± 0,02.

Trois points de mesure au minimum sont nécessaires. Des mesures supplémentaires peuvent être effectuées, notamment dans les cas (rares) où une non linéarité est observée lorsque P/P_o approche de 0,3. Comme la courbe est souvent non linéaire aux valeurs P/P_o inférieures ou égales à 0,05, il est déconseillé de procéder à des mesures dans ce domaine de valeurs. Le test de linéarité, le mode de traitement des données et la méthode de calcul de la surface spécifique de l'échantillon sont décrits plus haut.

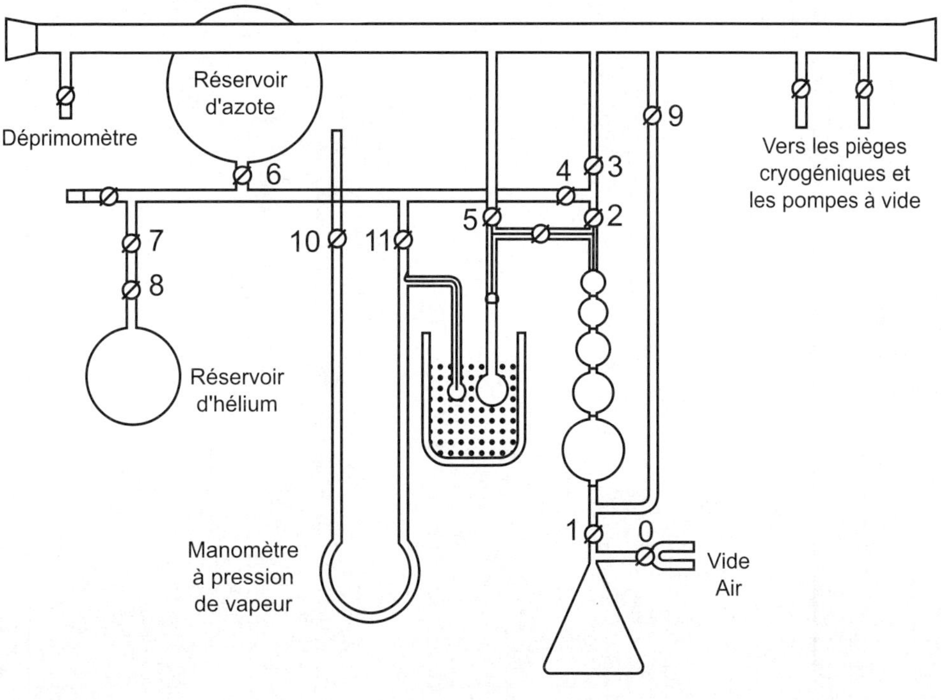

Figure 2.9.26.-2. – *Représentation schématique de l'appareil de mesure volumétrique*

IV. ÉTALONS

Vérifiez périodiquement le bon fonctionnement de l'appareil en utilisant des étalons appropriés de surface spécifique connue ayant une surface spécifique comparable à celle de la substance à examiner.

2.9.27. UNIFORMITÉ DE MASSE DE LA DOSE DÉLIVRÉE PAR LES RÉCIPIENTS MULTIDOSES

L'essai suivant est destiné aux formes pharmaceutiques orales telles que les granulés, les poudres orales et les liquides pour usage oral, qui sont conditionnées en récipients multidoses munis d'un dispositif doseur intégré.

Pesez séparément 20 doses, prélevées au hasard dans un ou plusieurs flacons à l'aide du dispositif doseur intégré et déterminez leur masse individuelle et la masse moyenne. Deux masses individuelles au maximum peuvent s'écarter de la masse moyenne de plus de 10 pour cent et aucune ne s'en écarte de plus de 20 pour cent.

2.9.28. ESSAI DE LA MASSE OU DU VOLUME DÉLIVRABLE POUR LES PRÉPARATIONS LIQUIDES ET SEMI-SOLIDES

Cet essai s'applique aux préparations liquides (solutions, émulsions et suspensions) et semi-solides conditionnées en récipients unidoses dont seulement une partie est utilisée.

PRÉPARATIONS LIQUIDES

Videz un récipient aussi complètement que possible et déterminez, selon le cas, la masse ou le volume de son contenu. Dans le cas des émulsions et des suspensions, agitez le récipient avant la détermination. Le résultat obtenu n'est pas inférieur à la valeur indiquée sur l'étiquette.

PRÉPARATIONS SEMI-SOLIDES

Videz un récipient aussi complètement que possible et déterminez la masse de son contenu. Le résultat obtenu n'est pas inférieur à la valeur indiquée sur l'étiquette.

3. MATÉRIAUX UTILISÉS DANS LA FABRICATION DES RÉCIPIENTS ET RÉCIPIENTS

3.1. MATÉRIAUX UTILISÉS DANS LA FABRICATION DES RÉCIPIENTS

3.1. MATÉRIAUX UTILISÉS DANS LA FABRICATION DES RÉCIPIENTS

Les matériaux décrits dans ce chapitre sont utilisés pour fabriquer les récipients à usage pharmaceutique. Leur utilisation peut être recommandée pour la fabrication de tout ou partie d'objets destinés à un usage médico-chirurgical.

D'autres matériaux et polymères que ceux décrits par la Pharmacopée peuvent être employés, sous réserve de l'approbation, dans chaque cas, de l'autorité compétente responsable de la mise sur le marché de la préparation contenue dans le récipient.

3.1.1. MATÉRIAUX POUR RÉCIPIENTS DESTINÉS À CONTENIR LE SANG HUMAIN ET LES PRODUITS DU SANG

NOTE : pour les matériaux à base de poly(chlorure de vinyle) plastifié pour récipients destinés à contenir les solutions aqueuses pour perfusion intraveineuse, voir texte 3.1.14.

Les récipients (ou poches) en matière plastique pour le prélèvement, la conservation, le traitement et l'administration du sang et de ses composants, peuvent être fabriqués à partir d'un ou de plusieurs polymères avec, le cas échéant, certains additifs.

Quand la composition des matériaux constituant tout ou partie de ces récipients correspond à celle d'un texte de la Pharmacopée, elle est contrôlée par les méthodes indiquées dans ces textes (voir *3.1.1.1. Matériaux à base de poly(chlorure de vinyle) plastifié pour récipients destinés à contenir le sang humain*).

Dans les conditions normales d'utilisation, les matériaux et les récipients fabriqués avec ces matériaux ne cèdent pas de monomères ou autres substances en quantités susceptibles d'être nuisibles, ni n'entraînent de modifications anormales du sang ou des produits du sang.

3.1.1.1. MATÉRIAUX À BASE DE POLY(CHLORURE DE VINYLE) PLASTIFIÉ POUR RÉCIPIENTS DESTINÉS À CONTENIR LE SANG HUMAIN ET LES PRODUITS DU SANG

DÉFINITION

Les matériaux à base de poly(chlorure de vinyle) plastifié renferment au minimum 55 pour cent de poly(chlorure de vinyle) et des additifs variés, en plus du polymère de masse moléculaire élevée obtenu par polymérisation du chlorure de vinyle.

Les matériaux à base de poly(chlorure de vinyle) plastifié pour récipients destinés à contenir le sang humain et les produits du sang sont définis par la nature et la proportion des composants entrant dans leur fabrication.

PRODUCTION

Les matériaux à base de poly(chlorure de vinyle) plastifié sont produits par des méthodes de polymérisation permettant de garantir une teneur en chlorure de vinyle résiduel inférieure à 1 ppm. La méthode de production utilisée est validée de façon à démontrer que le produit satisfait à l'essai suivant :

Chlorure de vinyle. Opérez par chromatographie en phase gazeuse à espace de tête (*2.2.28*), en utilisant de l'*éther R* comme étalon interne.

Solution d'étalon interne. Au moyen d'une microseringue, injectez 10 µl d'*éther R* dans 20,0 ml de *diméthylacétamide R* en plongeant l'extrémité de l'aiguille dans le solvant. Immédiatement avant l'emploi, diluez la solution à 1000 fois son volume avec du *diméthylacétamide R*.

Solution à examiner. Dans un flacon de 50 ml, introduisez 1,000 g du matériau à examiner et 10,0 ml de solution d'étalon interne. Bouchez et sertissez. Agitez la solution en évitant que le liquide entre en contact avec le bouchon et placez le flacon dans un bain-marie à 60 ± 1 °C pendant 2 h.

Solution mère de chlorure de vinyle. Préparez sous hotte ventilée. Dans un flacon de 50 ml, introduisez 50,0 ml de *diméthylacétamide R*, bouchez et sertissez, puis pesez l'ensemble à 0,1 mg près. Remplissez une seringue de 50 ml en polyéthylène ou polypropylène avec du *chlorure de vinyle R* gazeux ; laissez le gaz en contact avec la seringue pendant 3 min environ ; videz la seringue, puis remplissez-la à nouveau avec 50 ml de *chlorure de vinyle R* gazeux. Adaptez à la seringue une aiguille hypodermique et ramenez le volume de gaz contenu dans la seringue de 50 ml à 25 ml ; injectez lentement les 25 ml restant de chlorure de vinyle dans le flacon en agitant légèrement et en évitant tout contact entre l'aiguille et le liquide. Pesez à nouveau le flacon : l'augmentation de masse est voisine de 60 mg (1 µl de la solution ainsi obtenue contient une quantité de chlorure de vinyle d'environ 1,2 µg). Laissez reposer pendant 2 h. Conservez la solution mère au réfrigérateur.

Solution étalon de chlorure de vinyle. A 1 volume de solution mère de chlorure de vinyle, ajoutez 3 volumes de *diméthylacétamide R*.

Solutions de référence. Dans 6 flacons de 50 ml, introduisez respectivement 10,0 ml de solution d'étalon interne. Bouchez et sertissez. Dans 5 de ces flacons, injectez respectivement 1 µl, 2 µl, 3 µl, 5 µl et 10 µl de solution étalon de chlorure de vinyle. Les quantités de chlorure de vinyle contenues dans chacun des 6 flacons sont voisines respectivement de 0 µg, 0,3 µg, 0,6 µg, 0,9 µg, 1,5 µg et 3 µg. Agitez les solutions en évitant que le liquide entre en contact avec le bouchon et placez les flacons dans un bain-marie à 60 ± 1 °C pendant 2 h.

La chromatographie peut être réalisée en utilisant :

– une colonne d'acier inoxydable, d'une longueur de 3 m et d'un diamètre intérieur de 3 mm, remplie de *terre d'infusoires silanisée pour chromatographie en phase gazeuse R* imprégnée de 5 pour cent *m/m* de *diméthylstéarylamide R* et de 5 pour cent *m/m* de *macrogol 400 R*,
– comme gaz vecteur, de l'*azote pour chromatographie R*, à un débit de 30 ml/min,
– un détecteur à ionisation de flamme,

en maintenant la température de la colonne à 45 °C, celle de la chambre à injection à 100 °C et celle du détecteur à 150 °C.

Injectez 1 ml de l'espace de tête de chacun des flacons. Calculez la teneur en chlorure de vinyle.

Le matériau à examiner ne contient pas plus de 1 ppm de chlorure de vinyle.

Additifs

Un certain nombre d'additifs sont ajoutés aux polymères de base afin d'optimiser leurs propriétés chimiques, physiques et mécaniques et ainsi de les adapter au mieux à l'usage qui en sera fait. Tous les additifs sont choisis dans la liste suivante, qui spécifie pour chaque produit la teneur maximale admise :

- au maximum 40 pour cent de phtalate de di(2-éthylhexyle) (additif pour plastique 01),
- au maximum 1 pour cent d'octanoate de zinc (2-éthylhexanoate de zinc) (additif pour plastique 02),
- au maximum 1 pour cent de stéarate de calcium ou de stéarate de zinc ou 1 pour cent de leur mélange,
- au maximum 1 pour cent de *N,N'*-diacyléthylènediamines (additif pour plastique 03),
- au maximum 10 pour cent de l'une des 2 huiles époxydées suivantes ou 10 pour cent de leur mélange :
  - huile de soja époxydée (additif pour plastique 04) dont la teneur en oxygène oxirane est de 6 pour cent à 8 pour cent et dont l'indice d'iode n'est pas supérieur à 6,
  - huile de lin époxydée (additif pour plastique 05) dont la teneur en oxygène oxirane n'est pas supérieure à 10 pour cent et dont l'indice d'iode n'est pas supérieur à 7.

De très faibles quantités d'antioxydants ajoutés au monomère (chlorure de vinyle) peuvent être détectées dans le polymère.

Aucun additif antioxydant ne peut être ajouté au polymère.

Lorsqu'une substance colorante est ajoutée, seul le bleu outremer est accepté.

Le fournisseur du matériau doit pouvoir démontrer que la composition qualitative et quantitative retenue pour l'échantillon type est satisfaisante pour chaque lot de production.

CARACTÈRES

Poudre, billes, granulés ou, après transformation, feuilles translucides d'épaisseur variable ou récipients, incolores à jaune pâle, d'odeur faible. A la combustion, ils dégagent une épaisse fumée noire.

IDENTIFICATION

Découpez préalablement, s'il y a lieu, les échantillons de matériau à examiner en morceaux de 1 cm de côté au maximum.

Chauffez à reflux 2,0 g de matériau à examiner avec 200 ml d'*éther exempt de peroxyde R* pendant 8 h. Séparez par filtration le résidu B et la solution A.

Evaporez à siccité la solution A sous pression réduite dans un bain-marie à 30 °C. Dissolvez le résidu dans 10 ml de *toluène R* (solution A1). Dissolvez le résidu B dans 60 ml de *chlorure d'éthylène R* en chauffant au bain-marie à reflux. Filtrez. Versez la solution, goutte à goutte et en agitant vigoureusement, dans 600 ml d'*heptane R* chauffé à une température voisine de son point d'ébullition. Séparez par filtration à chaud le coagulum B1 de la solution organique. Laissez refroidir cette dernière. Recueillez le précipité B2 qui se forme, sur un filtre de verre fritté (40) préalablement taré.

A. Dissolvez le coagulum B1 dans 30 ml de *tétrahydrofurane R*, puis ajoutez par petits volumes et en agitant 40 ml d'*éthanol R*. Séparez le précipité B3 en filtrant et séchez sous vide sur du *pentoxyde de diphosphore R* à une température ne dépassant pas 50 °C. Dissolvez quelques milligrammes du précipité B3 dans 1 ml de *tétrahydrofurane R*. Déposez quelques gouttes de la solution sur une lame de chlorure de sodium et évaporez à siccité à l'étuve à 100-105 °C. Examinez par spectrophotométrie d'absorption dans l'infrarouge (*2.2.24*), en comparant avec le spectre obtenu avec le *poly(chlorure de vinyle) SCR*.

B. Examinez le résidu C obtenu dans l'essai des additifs pour plastique 01, 04 et 05 par spectrophotométrie d'absorption dans l'infrarouge (*2.2.24*), en comparant avec le spectre obtenu avec l'*additif pour plastique 01 SCR*.

ESSAI

Découpez préalablement, s'il y a lieu, les échantillons de matériau à examiner en morceaux de 1 cm de côté au maximum.

Solution S1. Dans un matras à minéralisation, introduisez 5,0 g du matériau à examiner. Ajoutez 30 ml d'*acide sulfurique R* et chauffez jusqu'à obtention d'une masse sirupeuse noire. Refroidissez et ajoutez avec précaution 10 ml de *solution concentrée de peroxyde d'hydrogène R*. Chauffez modérément, laissez refroidir et ajoutez 1 ml de *solution concentrée de peroxyde d'hydrogène R*. Répétez en alternant l'évaporation et l'addition de solution de peroxyde d'hydrogène jusqu'à obtention d'un liquide incolore. Réduisez le volume à 10 ml environ, refroidissez et complétez à 50,0 ml avec de l'*eau R*.

Solution S2. Dans un ballon de verre borosilicaté, introduisez 25 g du matériau à examiner. Ajoutez 500 ml d'*eau pour préparations injectables R* et recouvrez le col du ballon d'un vase de verre borosilicaté. Chauffez à l'autoclave à 121 ± 2 °C pendant 20 min. Laissez refroidir et prélevez la solution. Complétez le volume à 500 ml.

Aspect de la solution S2. La solution S2 est limpide (*2.2.1*) et incolore (*2.2.2, Procédé II*).

Acidité ou alcalinité. A 100 ml de solution S2, ajoutez 0,15 ml de *solution d'indicateurs BRP R*. Le virage au bleu de l'indicateur ne nécessite pas plus de 1,5 ml d'*hydroxyde de sodium 0,01 M*. A 100 ml de solution S2, ajoutez 0,2 ml de *solution de méthylorange R*. Le virage de l'indicateur du jaune à l'orangé ne nécessite pas plus de 1,0 ml d'*acide chlorhydrique 0,01 M*.

Absorbance (*2.2.25*). Evaporez à siccité 100,0 ml de solution S2. Dissolvez le résidu dans 5,0 ml d'*hexane R*. De 250 nm à 310 nm, l'absorbance n'est pas supérieure à 0,25.

Substances réductrices. *Effectuez l'essai dans les 4 h qui suivent la préparation de la solution S2.* A 20,0 ml de solution S2, ajoutez 1 ml d'*acide sulfurique dilué R* et 20,0 ml de *permanganate de potassium 0,002 M*. Chauffez à reflux pendant 3 min et refroidissez immédiatement. Ajoutez 1 g d'*iodure de potassium R* et titrez immédiatement par le *thiosulfate de sodium 0,01 M* en présence de 0,25 ml de *solution d'amidon R*. Effectuez un titrage à blanc avec 20 ml d'*eau pour préparations injectables R*. La différence entre les volumes utilisés dans les 2 titrages n'est pas supérieure à 2,0 ml.

Amines primaires aromatiques. A 2,5 ml de solution A1 obtenue au cours de l'identification, ajoutez 6 ml d'*eau R* et 4 ml d'*acide chlorhydrique 0,1 M*. Agitez énergiquement et rejetez la couche supérieure. A la couche aqueuse, ajoutez 0,4 ml d'une solution récemment préparée de *nitrite de sodium R* à 10 g/l, mélangez et laissez reposer pendant 1 min. Ajoutez 0,8 ml d'une solution de *sulfamate d'ammonium R* à 25 g/l et laissez reposer pendant 1 min. Ajoutez 2 ml d'une solution de *dichlorhydrate de naphtyléthylènediamine R* à 5 g/l. Préparez un témoin dans les mêmes conditions en remplaçant la couche aqueuse par un mélange de 1 ml d'une solution de *naphtylamine R* à 0,01 g/l dans l'*acide chlorhydrique 0,1 M*, de 5 ml d'*eau R* et de 4 ml d'*acide chlorhydrique 0,1 M*. Après 30 min, si la solution présente une coloration, celle-ci n'est pas plus intense que celle du témoin (20 ppm).

Additifs pour plastique 01, 04 et 05. Opérez par chromatographie sur couche mince (*2.2.27*) en utilisant une *plaque au gel de silice* GF_{254} *pour CCM R* (1 mm d'épaisseur).

Solution témoins. Préparez des solutions contenant 0,1 mg/ml respectivement d'*additif pour plastique 01 SCR*, d'*additif pour plastique 04 SCR* et d'*additif pour plastique 05 SCR* dans le *toluène R*.

Déposez sur la plaque, en bande de 30 mm sur 3 mm, 0,5 ml de la solution A1 obtenue au cours de l'identification. Déposez sur la plaque 5 µl de chaque solution témoin. Développez sur un parcours de 15 cm avec du *toluène R*. Séchez soigneusement la plaque. Examinez en lumière ultraviolette à 254 nm et repérez la bande correspondant à l'additif pour plastique 01 (R_f voisin de 0,4). Prélevez la bande de gel de silice correspondant à l'additif pour plastique 01 et agitez le prélèvement avec 40 ml d'*éther R* pendant 1 min. Filtrez, rincez 2 fois la silice avec 10 ml d'*éther R*, ajoutez au filtrat et évaporez à siccité. La masse du résidu C n'est pas supérieure à 40 mg.

Exposez la plaque aux vapeurs d'iode pendant 5 min. Examinez le chromatogramme et repérez les bandes correspondant aux additifs pour plastique 04 et 05 (R_f= 0). Prélevez la bande de gel de silice correspondante. Prélevez parallèlement une portion équivalente de gel de silice qui servira de blanc. Agitez séparément les 2 prélèvements avec 40 ml de *méthanol R* pendant 15 min. Filtrez, rincez 2 fois la silice avec 10 ml de *méthanol R*, joignez aux filtrats et évaporez à siccité. La différence de masse entre les 2 résidus n'est pas supérieure à 10 mg.

Additif pour plastique 03. Lavez avec de l'*éthanol R* le précipité B2 obtenu au cours de l'identification et contenu dans le filtre de verre fritté (40) préalablement taré. Séchez sur du *pentoxyde de diphosphore R* jusqu'à masse constante, puis pesez le filtre. La masse du précipité n'est pas supérieure à 20 mg.

Examinez le résidu par spectrophotométrie dans l'infrarouge (*2.2.24*), en comparant avec le spectre obtenu avec l'*additif pour plastique 03 SCR*.

Baryum. Opérez par spectrométrie d'émission atomique dans un plasma d'argon (*2.2.22, Procédé I*).

Solution à examiner. Dans un creuset de silice, calcinez 1,0 g du matériau à examiner. Reprenez le résidu par 10 ml d'*acide chlorhydrique R* et évaporez au bain-marie à siccité. Reprenez le résidu par 20 ml d'*acide chlorhydrique 0,1 M*.

Solution témoin. Solution à 0,25 ppm de baryum préparée par dilution de la *solution à 50 ppm de baryum (Ba) R* avec de l'*acide chlorhydrique 0,1 M*.

La mesure peut être réalisée en utilisant la radiation du baryum située à 455,40 nm, le fond spectral étant évalué à 455,30 nm.

Vérifiez l'absence de baryum dans l'acide chlorhydrique utilisé.

Le matériau à examiner ne contient pas plus de 5 ppm de Ba.

Cadmium. Opérez par spectrométrie d'absorption atomique dans un plasma d'argon (*2.2.23, Procédé I*).

Solution à examiner. Evaporez à siccité 10 ml de solution S1. Reprenez le résidu par 5 ml d'une solution d'*acide chlorhydrique R* à 1 pour cent *V/V*, filtrez et complétez à 10,0 ml avec la même solution d'acide.

Solutions témoins. Préparez les solutions témoins à partir de la *solution à 0,1 pour cent de cadmium (Cd) R* diluée avec une solution d'*acide chlorhydrique R* à 1 pour cent *V/V*.

Mesurez l'absorbance à 228,8 nm en utilisant une lampe à cathode creuse au cadmium comme source de radiation et une flamme air-acétylène.

Vérifiez l'absence de cadmium dans l'acide chlorhydrique utilisé.

Le matériau à examiner ne contient pas plus de 0,6 ppm de Cd.

Calcium. Opérez par spectrométrie d'émission atomique dans un plasma d'argon (*2.2.22, Procédé I*).

Solution à examiner. Utilisez la solution à examiner préparée dans l'essai du baryum.

Solution témoin. Solution à 50,0 ppm de calcium préparée par dilution de la *solution à 400 ppm de calcium (Ca) R* avec de l'*acide chlorhydrique 0,1 M*.

La mesure peut être réalisée en utilisant la radiation du calcium située à 315,89 nm, le fond spectral étant évalué à 315,60 nm.

Vérifiez l'absence de calcium dans l'acide chlorhydrique utilisé.

Le matériau à examiner ne contient pas plus de 0,07 pour cent de Ca.

Etain. Opérez par spectrométrie d'émission atomique dans un plasma d'argon (*2.2.22, Procédé I*).

Solution à examiner. Diluez 10 fois avec de l'*eau R* la solution S1 immédiatement avant l'emploi.

Solution témoin. Dans un fiole jaugée de 50 ml contenant 5 ml d'une solution d'*acide sulfurique R* à 20 pour cent *V/V*, introduisez 2 ml de *solution à 5 ppm d'étain (Sn) R* et complétez à 50 ml avec de l'*eau R* immédiatement avant l'emploi.

La mesure peut être réalisée en utilisant la radiation de l'étain située à 189,99 nm, le fond spectral étant évalué à 190,10 nm.

Vérifiez l'absence d'étain dans l'acide sulfurique utilisé.

Le matériau à examiner ne contient pas plus de 20 ppm de Sn.

Zinc. Opérez par spectrométrie d'absorption atomique (*2.2.23, Procédé I*).

Solution à examiner. Diluez 100 fois avec de l'*acide chlorhydrique 0,1 M* la solution S1.

Solutions témoins. Préparez les solutions témoins à partir de la *solution à 100 ppm de zinc (Zn) R* diluée avec de l'*acide chlorhydrique 0,1 M*.

Mesurez l'absorbance à 213,9 nm en utilisant une lampe à cathode creuse au zinc comme source de radiation et une flamme air-acétylène.

Vérifiez l'absence de zinc dans l'acide chlorhydrique utilisé.

Le matériau à examiner ne contient pas plus de 0,2 pour cent de Zn.

Métaux lourds (*2.4.8*). A 10 ml de solution S1, ajoutez 0,5 ml de *solution de phénolphtaléine R*, puis de la *solution concentrée d'hydroxyde de sodium R* jusqu'à faible coloration rose. Complétez à 25 ml avec de l'*eau R*. 12 ml de la solution satisfont à l'essai limite A (50 ppm). Préparez le témoin avec la *solution à 2 ppm de plomb (Pb) R*.

Substances extractibles à l'eau. Evaporez au bain-marie à siccité 50 ml de solution S2. Desséchez à l'étuve 100-105 °C jusqu'à masse constante. Effectuez un essai à blanc avec 50,0 ml d'*eau pour préparations injectables R*. La masse du résidu n'est pas supérieure à 7,5 mg (0,3 pour cent), en tenant compte de l'essai à blanc.

DOSAGE

Sur 50,0 mg du matériau à examiner, effectuez la combustion dans l'oxygène (*2.5.10*). Faites absorber les produits de combustion par 20 ml d'*hydroxyde de sodium 1 M*. A la solution obtenue, ajoutez 2,5 ml d'*acide nitrique R*, 10,0 ml de *nitrate d'argent 0,1 M*, 5 ml de *solution de sulfate ferrique et d'ammonium R2* et 1 ml de *phtalate de dibutyle R*. Titrez par le *thiocyanate d'ammonium 0,05 M* jusqu'à coloration jaune-rouge. Effectuez un titrage à blanc.

1 ml de *nitrate d'argent 0,1 M* correspond à 6,25 mg de poly(chlorure de vinyle).

De plus, les essais suivants sont effectués sur les récipients stériles et vides.

Solution S3. Si le récipient à examiner contient une solution anticoagulante, rejetez la solution et lavez le récipient avec 250 ml d'*eau pour préparations injectables R* à 20 ± 1 °C et rejetez les produits de lavage avant préparation de la solution S3. Introduisez dans le récipient un volume d'*eau pour préparations injectables R* correspondant au volume de solution. Fermez le récipient et chauffez à l'autoclave de façon que la température du liquide soit maintenue à 110 °C pendant 30 min. Après refroidissement, remplissez le récipient d'*eau pour préparations injectables R* jusqu'à sa capacité nominale et homogénéisez.

Solution de référence. Dans un ballon de verre borosilicaté chauffez de l'*eau pour préparations injectables R* à l'autoclave à 110 °C pendant 30 min.

Substances réductrices. Immédiatement après la préparation de la solution S3, prélevez un volume correspondant à 8 pour cent du volume nominal du récipient et introduisez-le dans un ballon de verre borosilicaté. Préparez simultanément l'essai à blanc avec un volume égal de solution de référence récemment préparée dans un autre ballon de verre borosilicaté. A chacune des 2 solutions, ajoutez 20,0 ml de *permanganate de potassium 0,002 M* et 1 ml d'*acide sulfurique dilué R* et laissez reposer à l'abri de la lumière pendant 15 min. Ajoutez à chacune des 2 solutions 0,1 g d'*iodure de potassium R*. Laissez reposer à l'abri de la lumière pendant 5 min et titrez immédiatement par le *thiosulfate de sodium 0,01 M* en présence de 0,25 ml de *solution d'amidon R*. La différence entre les 2 titrages n'est pas supérieure à 2,0 ml.

Acidité ou alcalinité. Prélevez un volume de solution S3 correspondant à 4 pour cent de la capacité nominale du récipient. Ajoutez 0,1 ml de *solution de phénolphtaléine R*. La solution reste incolore. Ajoutez 0,4 ml d'*hydroxyde de sodium 0,01 M*. La solution est colorée en rose. Ajoutez 0,8 ml d'*acide chlorhydrique 0,01 M* et 0,1 ml de *solution de rouge de méthyle R*. La solution est colorée en rouge orangé ou en rouge.

Chlorures (*2.4.4*). 15 ml de solution S3 satisfont à l'essai limite des chlorures (0,4 ppm). Préparez le témoin avec un mélange de 1,2 ml de *solution à 5 ppm de chlorure (Cl) R* et de 13,8 ml d'*eau R*.

Ammonium (*2.4.1*). Prélevez 5 ml de solution S3 et complétez à 14 ml avec de l'*eau R*. La solution satisfait à l'essai limite A de l'ammonium (2 ppm).

Substances extractibles à l'eau. Evaporez au bain-marie à siccité 100 ml de solution S3. Desséchez à l'étuve 100-105 °C jusqu'à masse constante. Effectuez un essai à blanc avec 100 ml de solution de référence. La masse du résidu de la solution S3 n'est pas supérieure à 3 mg, en tenant compte de l'essai à blanc.

Absorbance (*2.2.25*). Mesurez l'absorbance de la solution S3 de 230 nm à 360 nm, en utilisant comme liquide de compensation la solution de référence. A aucune longueur d'onde de 230 nm à 250 nm, l'absorbance n'est supérieure à 0,30. A aucune longueur d'onde de 251 nm à 360 nm, l'absorbance n'est supérieure à 0,10.

Additif pour plastique 01 extractible. Utilisez comme solvant d'extraction de l'*alcool R* dilué avec de l'*eau R* de façon à obtenir une densité (*2.2.5*) mesurée à l'aide d'un densimètre, de 0,9389 à 0,9395.

Solution mère. Dissolvez 0,100 g d'*additif pour plastique 01 SCR* dans le solvant d'extraction et complétez à 100,0 ml avec le même solvant.

Solutions de référence :

(*a*) Prélevez 20,0 ml de solution mère et complétez à 100,0 ml avec le solvant d'extraction,

(*b*) Prélevez 10,0 ml de solution mère et complétez à 100,0 ml avec le solvant d'extraction,

(*c*) Prélevez 5,0 ml de solution mère et complétez à 100,0 ml avec le solvant d'extraction,

(*d*) Prélevez 2,0 ml de solution mère et complétez à 100,0 ml avec le solvant d'extraction,

(*e*) Prélevez 1,0 ml de solution mère et complétez à 100,0 ml avec le solvant d'extraction.

Mesurez les absorbances (*2.2.25*) des solutions de référence au maximum d'absorption à 272 nm, en utilisant le solvant d'extraction comme liquide de compensation et construisez la courbe des absorbances par rapport aux concentrations en additif pour plastique 01.

Extraction. Par la tubulure, et l'aiguille ou l'adaptateur, introduisez dans le récipient vide un volume égal à la moitié du volume nominal, de solvant d'extraction préalablement chauffé à 37 °C dans un ballon bien fermé. Chassez tout l'air du récipient et scellez la tubulure. Immergez le récipient ainsi rempli, en position horizontale, dans un bain-marie maintenu à 37 ± 1 °C pendant 60 ± 1 min sans agiter. Retirez le récipient du bain, retournez le doucement une dizaine de fois, puis transvasez le contenu dans une fiole de verre. Mesurez immédiatement l'absorbance au maximum d'absorption à 272 nm, en utilisant comme liquide de compensation le solvant d'extraction.

Déterminez, à l'aide de la courbe d'étalonnage, la concentration en additif pour plastique 01 en milligrammes par 100 ml d'extrait. La concentration n'est pas supérieure à :

- 10 mg par 100 ml pour les récipients d'un volume nominal supérieur à 300 ml mais inférieur à 500 ml ;
- 13 mg par 100 ml pour les récipients d'un volume nominal supérieur à 150 ml mais inférieur à 300 ml ;
- 14 mg par 100 ml pour les récipients d'un volume nominal maximal de 150 ml.

Dans les cas où les récipients renferment une solution anticoagulante, cette solution est conforme à la monographie Solutions anticoagulantes et de conservation du sang humain (0209) et à l'essai suivant :

Absorbance (*2.2.25*). Mesurez l'absorbance de la solution anticoagulante, extraite du récipient, de 250 nm à 350 nm en utilisant comme liquide de compensation une solution anticoagulante de même composition qui n'a pas été en contact avec une matière plastique. L'absorbance au maximum d'absorption à 280 nm n'est pas supérieure à 0,5.

3.1.1.2. MATÉRIAUX À BASE DE POLY(CHLORURE DE VINYLE) PLASTIFIÉ POUR TUBULURES UTILISÉES DANS LES NÉCESSAIRES POUR TRANSFUSION DU SANG ET DES COMPOSANTS SANGUINS

DÉFINITION

Les matériaux à base de poly(chlorure de vinyle) plastifié pour tubulures utilisées dans les nécessaires pour transfusion du sang et les composants sanguins renferment au moins 55 pour cent de poly(chlorure de vinyle) avec le phtalate de di(2-éthylhexyle) (additif pour plastique 01) comme plastifiant.

PRODUCTION

Les matériaux à base de poly(chlorure de vinyle) plastifié sont produits par des méthodes de polymérisation permettant de garantir une teneur en chlorure de vinyle résiduel inférieure à 1 ppm. La méthode de production utilisée est validée de façon à démontrer que le produit satisfait à l'essai suivant :

Chlorure de vinyle. Opérez par chromatographie en phase gazeuse à espace de tête (*2.2.28*) en utilisant de l'*éther R* comme étalon interne.

Solution d'étalon interne. Au moyen d'une microseringue, injectez 10 µl d'*éther R* dans 20,0 ml de *diméthylacétamide R* en plongeant l'extrémité de l'aiguille dans le solvant. Immédiatement avant l'emploi, diluez la solution à 1000 fois son volume avec du *diméthylacétamide R*.

Solution à examiner. Dans un flacon de 50 ml, introduisez 1,000 g du matériau à examiner et 10,0 ml de solution d'étalon interne. Bouchez et sertissez. Agitez la solution en évitant que le liquide n'entre en contact avec le bouchon et placez le flacon dans un bain-marie à 60 ± 1 °C pendant 2 h.

Solution mère de chlorure de vinyle. Préparez sous hotte ventilée. Dans un flacon de 50 ml, introduisez 50,0 ml de *diméthylacétamide R*, bouchez et sertissez, puis pesez l'ensemble à 0,1 mg près. Remplissez une seringue de 50 ml en polyéthylène ou polypropylène avec du *chlorure de vinyle R* gazeux ; laissez le gaz en contact avec la seringue pendant 3 min environ ; videz la seringue, puis remplissez-la à nouveau avec 50 ml de *chlorure de vinyle R* gazeux. Adaptez à la seringue une aiguille hypodermique et ramenez le volume de gaz contenu dans la seringue de 50 ml à 25 ml ; injectez lentement les 25 ml restant de chlorure de vinyle dans le flacon en agitant légèrement et en évitant le contact entre l'aiguille et le liquide. Pesez à nouveau le flacon : l'augmentation de masse est voisine de 60 mg (1 µl de la solution ainsi obtenue contient une quantité de chlorure de vinyle voisine de 1,2 µg). Laissez reposer pendant 2 h. Conservez la solution mère au réfrigérateur.

Solution étalon de chlorure de vinyle. A 1 volume de solution mère de chlorure de vinyle, ajoutez 3 volumes de *diméthylacétamide R*.

Solutions de référence. Dans 6 flacons de 50 ml, introduisez séparément 10,0 ml de solution d'étalon interne. Bouchez et sertissez. Dans 5 de ces flacons, injectez respectivement 1 µl, 2 µl, 3 µl, 5 µl et 10 µl de solution étalon de chlorure de vinyle. Les quantités de chlorure de vinyle contenues dans chacun des 6 flacons sont voisines respectivement de 0 µg, 0,3 µg, 0,6 µg, 0,9 µg, 1,5 µg et 3 µg. Agitez les solutions en évitant que le liquide n'entre en contact avec le bouchon et placez les flacons dans un bain-marie à 60 ± 1 °C pendant 2 h.

La chromatographie peut être réalisée en utilisant :

– une colonne d'acier inoxydable, d'une longueur de 3 m et d'un diamètre intérieur de 3 mm, remplie de *terre d'infusoires silanisée pour chromatographie en phase gazeuse R* imprégnée de 5 pour cent *m/m* de *diméthylstéarylamide R* et de 5 pour cent *m/m* de *macrogol 400 R*,
– comme gaz vecteur, de l'*azote pour chromatographie R*, à un débit de 30 ml/min,
– un détecteur à ionisation de flamme,

en maintenant la température de la colonne à 45 °C, celle de la chambre à injection à 100 °C et celle du détecteur à 150 °C.

Injectez 1 ml de l'espace de tête de chacun des flacons. Calculez la teneur en chlorure de vinyle.

Le matériau à examiner ne contient pas plus de 1 ppm de chlorure de vinyle.

Le fournisseur du matériau doit pouvoir démontrer que la composition qualitative et quantitative retenue pour l'échantillon type est satisfaisante pour chaque lot de production.

CARACTÈRES

Poudre, billes, granulés ou, après transformation, tubes, pratiquement incolores à jaune pâle, d'odeur faible. A la combustion, ils dégagent une épaisse fumée noire.

IDENTIFICATION

Découpez préalablement, s'il y a lieu, les échantillons du matériau à examiner en morceaux de 1 cm de côté au maximum.

A. A 0,5 g du matériau à examiner, ajoutez 30 ml de *tétrahydrofurane R*. Chauffez au bain-marie en agitant sous une hotte pendant 10 min. Le matériau se dissout complètement. Ajoutez du *méthanol R*, goutte à goutte, en agitant. Il se forme un précipité granuleux. Filtrez le précipité et séchez-le à 60 °C. Examinez le précipité par spectrophotométrie d'absorption dans l'infrarouge (*2.2.24*). Dissolvez 50 mg de précipité dans 2 ml de *tétrahydrofurane R* et versez la solution sur une lame de verre de microscope. Faites sécher à l'étuve à 80 °C, séparez la pellicule de la lame et montez-la sur un support approprié. Examinez par spectrophotométrie d'absorption dans l'infrarouge (*2.2.24*), en comparant avec le spectre obtenu avec le *poly(chlorure de vinyle) SCR*.

B. Examinez le résidu obtenu dans l'essai de l'additif pour plastique 01 par spectrophotométrie d'absorption dans l'infrarouge (*2.2.24*), en comparant avec le spectre obtenu avec l'*additif pour plastique 01 SCR*.

ESSAI

Découpez préalablement, s'il y a lieu, les échantillons de matériau à examiner en morceaux de 1 cm de côté au maximum.

Solution S1. Dans un matras à minéralisation, introduisez 5,0 g du matériau à examiner. Ajoutez 30 ml d'*acide sulfurique R* et chauffez jusqu'à obtention d'une masse sirupeuse noire. Refroidissez et ajoutez avec précaution 10 ml de *solution concentrée de peroxyde d'hydrogène R*.

Chauffez modérément, laissez refroidir et ajoutez à nouveau 1 ml de *solution concentrée de peroxyde d'hydrogène R*. Répétez en alternant l'évaporation et l'addition de peroxyde d'hydrogène jusqu'à obtention d'un liquide incolore. Réduisez le volume à 10 ml environ, refroidissez et complétez à 50,0 ml avec de l'*eau R*.

Solution S2. Dans un ballon de verre borosilicaté, introduisez 25 g du matériau à examiner. Ajoutez 500 ml d'*eau R* et recouvrez le col du ballon d'un vase de verre borosilicaté. Chauffez à l'autoclave à 121 ± 2 °C pendant 20 min. Laissez refroidir et décantez la solution et complétez à 500 ml.

Aspect de la solution S2. La solution S2 est limpide (*2.2.1*) et incolore (*2.2.2, Procédé II*).

Additif pour plastique 01. Opérez par chromatographie sur couche mince (*2.2.27*) en utilisant une *plaque au gel de silice G pour CCM R*.

Solution à examiner. Chauffez à reflux 2,0 g de matériau à examiner avec 200 ml d'*éther exempt de peroxyde R* pendant 8 h. Séparez par filtration le résidu et la solution et évaporez à siccité la solution sous pression réduite dans un bain-marie à 30 °C. Dissolvez le résidu dans 10 ml de *toluène R*.

Solution témoin. Dissolvez 0,8 g d'*additif pour plastique 01 SCR* dans du *toluène R* et complétez à 10 ml avec le même solvant.

Déposez separément sur la plaque, en bande de 30 mm sur 3 mm, 0,5 ml de la solution à examiner et 5 µl de la solution témoin. Développez sur un parcours de 15 cm avec du *toluène R*. Séchez soigneusement la plaque. Examinez en lumière ultraviolette à 254 nm et repérez la bande correspondant à l'additif pour plastique 01. Prélevez la silice correspondant à cette bande et agitez avec 40 ml d'*éther R*. Filtrez sans perte et évaporez à siccité. La masse du résidu n'est pas supérieure à 40 mg.

Baryum. Opérez par spectrométrie d'émission atomique dans un plasma d'argon (*2.2.22, Procédé I*).

Solution à examiner. Dans un creuset de silice, calcinez 1,0 g du matériau à examiner. Reprenez le résidu par 10 ml d'*acide chlorhydrique R* et évaporez au bain-marie à siccité. Reprenez le résidu par 20 ml d'*acide chlorhydrique 0,1 M*.

Solution témoin. Solution à 0,25 ppm de baryum préparée par dilution de la *solution à 50 ppm de baryum (Ba) R* avec de l'*acide chlorhydrique 0,1 M*.

La mesure peut être réalisée en utilisant la radiation du baryum située à 455,40 nm, le fond spectral étant évalué à 455,30 nm.

Vérifiez l'absence de baryum dans l'acide chlorhydrique utilisé.

Le matériau à examiner ne contient pas plus de 5 ppm de Ba.

Cadmium. Opérez par spectrométrie d'absorption atomique (*2.2.23, Procédé I*).

Solution à examiner. Evaporez à siccité 10,0 ml de solution S1. Reprenez le résidu par 5 ml d'une solution d'*acide chlorhydrique R* à 1 pour cent *V/V*, filtrez et complétez à 10,0 ml avec la même solution acide.

Solutions de référence. Préparez les solutions de référence à partir de la *solution à 0,1 pour cent de cadmium (Cd) R* diluée avec une solution d'*acide chlorhydrique R* à 1 pour cent *V/V*.

Mesurez l'absorbance à 228,8 nm en utilisant une lampe à cathode creuse au cadmium comme source de radiation et une flamme air-acétylène.

Vérifiez l'absence de cadmium dans l'acide chlorhydrique utilisé.

Le matériau à examiner ne contient pas plus de 0,6 ppm de Cd.

Etain. Opérez par spectrométrie d'émission atomique dans un plasma d'argon (*2.2.22, Procédé I*).

Solution à examiner. Diluez 10 fois avec de l'*eau R* la solution S1 immédiatement avant l'emploi.

Solution témoin. Dans un fiole jaugée de 50 ml contenant 5 ml d'une solution d'*acide sulfurique R* à 20 pour cent *V/V*, introduisez 2 ml de *solution à 5 ppm d'étain (Sn) R* et complétez à 50 ml avec de l'*eau R* immédiatement avant l'emploi.

La mesure peut être réalisée en utilisant la radiation de l'étain située à 189,99 nm, le fond spectral étant évalué à 190,10 nm.

Vérifiez l'absence d'étain dans l'acide sulfurique utilisé.

Le matériau à examiner ne contient pas plus de 20 ppm de Sn.

Métaux lourds (*2.4.8*). A 10 ml de solution S1, ajoutez 0,5 ml de *solution de phénolphtaléine R*, puis de la *solution concentrée d'hydroxyde de sodium R* jusqu'à faible coloration rose. Complétez à 25 ml avec de l'*eau R*. 12 ml de la solution satisfont à l'essai limite A des métaux lourds (50 ppm). Préparez le témoin avec la *solution à 2 ppm de plomb (Pb) R*.

DOSAGE

A 0,500 g du matériau à examiner, ajoutez 30 ml de *tétrahydrofurane R*. Chauffez au bain-marie en agitant sous une hotte pendant 10 min. Le matériau se dissout complètement. Ajoutez 60 ml de *méthanol R*, goutte à goutte, en agitant. Il se forme un précipité granuleux de poly(chlorure de vinyle). Laissez reposer pendant quelques minutes. Continuez l'addition de *méthanol R* jusqu'à précipitation complète. Transvasez sur un filtre en verre fritté (40) en utilisant 3 petites quantités de *méthanol R* pour aider le transfert et pour laver le précipité. Desséchez le filtre et le précipité jusqu'à masse constante à 60 °C, puis pesez.

Effectuez les essais supplémentaires suivants sur les nécessaires stérilisés.

Solution S3. Réalisez un système de circulation en circuit fermé avec 3 nécessaires et un récipient de verre borosilicaté de 300 ml. Maintenez la température du liquide dans le récipient à 37 ± 1 °C à l'aide d'un dispositif approprié. Faites circuler dans le sens utilisé pour la transfusion 250 ml d'*eau pour préparations injectables R* à un débit de 1 litre par heure pendant 2 h (par exemple, au moyen d'une pompe péristaltique munie d'une tubulure de silicone-élastomère appropriée de longueur minimale). Recueillez la totalité de la solution et laissez refroidir.

Aspect de la solution. La solution S3 est limpide (*2.2.1*) et incolore (*2.2.2, Procédé II*).

Acidité ou alcalinité. A 25 ml de solution S3, ajoutez 0,15 ml de *solution d'indicateurs BRP R* ; le virage au bleu de l'indicateur ne nécessite pas plus de 0,5 ml d'*hydroxyde de sodium 0,01 M*. A 25 ml de solution S3, ajoutez 0,2 ml de *solution de méthylorange R*. Le début de virage de l'indicateur du jaune à l'orangé ne nécessite pas plus de 0,5 ml d'*acide chlorhydrique 0,01 M*.

Absorbance (*2.2.25*). Mesurez l'absorbance de la solution S3 de 230 nm à 250 nm. L'absorbance n'est pas supérieure à 0,30. Mesurez l'absorbance de la solution S3 de 251 nm à 360 nm. L'absorbance n'est pas supérieure à 0,15.

Substances réductrices. Effectuez l'essai dans les 4 h qui suivent la préparation de la solution S3. A 20,0 ml de solution S3, ajoutez 1 ml d'*acide sulfurique dilué R* et 20,0 ml de *permanganate de potassium 0,002 M*. Portez à ébullition pendant 3 min et refroidissez immédiatement. Ajoutez 1 g d'*iodure de potassium R* et titrez par le *thiosulfate de sodium 0,01 M* en présence de 0,25 ml de *solution d'amidon R*. Effectuez un essai à blanc avec 20 ml d'*eau pour préparations injectables R*. La différence entre les volumes utilisés dans les 2 titrages n'est pas supérieure à 2,0 ml.

Substances extractibles à l'eau. Evaporez à siccité au bain-marie 50,0 ml de solution S3 et desséchez à l'étuve à 100-105 °C jusqu'à masse constante. Effectuez un essai à blanc avec 50,0 ml d'*eau pour préparations injectables R*. Le résidu de la solution S3 n'est pas supérieur à 1,5 mg compte tenu de l'essai à blanc.

3.1.3. POLYOLÉFINES

DÉFINITION

Les polyoléfines sont obtenues par polymérisation de l'éthylène ou du propylène ou par copolymérisation de ces derniers avec au maximum 25 pour cent d'homologues supérieurs (C_4 à C_{10}), d'acides carboxyliques ou d'esters. Certains matériaux peuvent être des mélanges de polyoléfines.

PRODUCTION

Un certain nombre d'additifs sont ajoutés aux polymères de base afin d'optimiser leurs propriétés chimiques, physiques et mécaniques et ainsi de les adapter au mieux à l'usage qui en sera fait. Tous ces additifs sont choisis dans la liste ci-après, qui spécifie pour chaque produit la teneur maximale admise.

Elles peuvent renfermer au plus 3 antioxydants, un ou plusieurs lubrifiants ou antibloquants ainsi que du dioxyde de titane comme opacifiant lorsque le matériau doit exercer un effet protecteur vis-à-vis de la lumière.

- butylhydroxytoluène (additif pour plastique 07) (au maximum 0,125 pour cent),
- tétrakis[3-(3,5-di-*tert*-butyl-4-hydroxyphényl)propionate] de pentaérythrityle (additif pour plastique 09) (au maximum 0,3 pour cent),
- 1,3,5-tris(3,5-di-*tert*-butyl-4-hydroxybenzyl)-*s*-triazine-2,4,6(1*H*,3*H*,5*H*)-trione (additif pour plastique 13) (au maximum 0,3 pour cent),
- 3-(3,5-di-*tert*-butyl-4-hydroxyphényl)propionate d'octadécyle (additif pour plastique 11) (au maximum 0,3 pour cent),
- bis[3,3-bis[3-(1,1-diméthyléthyl)-4-hydroxyphényl]butanoate] d'éthylène (additif pour plastique 08) (au maximum 0,3 pour cent),
- disulfure de dioctadécyle (additif pour plastique 15) (au maximum 0,3 pour cent),
- 4,4',4''-(2,4,6-triméthylbenzène-1,3,5-triyltrisméthylène)tris[2,6-bis(1,1-diméthyléthyl)phénol] (additif pour plastique 10) (au maximum 0,3 pour cent),
- 2,2'-bis(octadécyloxy)-5,5'-spirobi[1,3,2-dioxaphosphinane] (additif pour plastique 14) (au maximum 0,3 pour cent),
- 3,3'-thiodipropanoate de didodécyle (additif pour plastique 16) (au maximum 0,3 pour cent),
- 3,3'-thiodipropanoate de dioctadécyle (additif pour plastique 17) (au maximum 0,3 pour cent),
- phosphite de tris[2,4-bis(1,1-diméthyléthyl)phényle] (additif pour plastique 12) (au maximum 0,3 pour cent),
- P-EPQ (additif pour plastique 18) (au maximum 0,1 pour cent),
- copolymère de succinate de diméthyle et de (4-hydroxy-2,2,6,6-tétraméthylpipéridin-1-yl)éthanol (additif pour plastique 22) (au maximum 0,3 pour cent).

Le total des additifs antioxydants cités ci-dessus n'est pas supérieur à 0,3 pour cent.

- hydrotalcite (au maximum 0,5 pour cent),
- alcanamides (au maximum 0,5 pour cent),
- alcènamides (au maximum 0,5 pour cent),
- silicoaluminate de sodium (au maximum 0,5 pour cent),
- silice (au maximum 0,5 pour cent),
- benzoate de sodium (au maximum 0,5 pour cent),
- sels ou esters d'acides gras (au maximum 0,5 pour cent),
- phosphate de trisodique (au maximum 0,5 pour cent),
- paraffine liquide (au maximum 0,5 pour cent),
- oxyde de zinc (au maximum 0,5 pour cent),
- talc (au maximum 0,5 pour cent),
- oxyde de magnésium (au maximum 0,2 pour cent),
- stéarate de calcium ou de zinc ou un mélange des deux (au maximum 0,5 pour cent),
- dioxyde de titane (au maximum 4 pour cent).

Le fournisseur du matériau devra pouvoir démontrer que la composition qualitative et quantitative retenue pour l'échantillon type est satisfaisante pour chaque lot de production.

CARACTÈRES

Poudre, billes, granulés ou, après transformation, feuilles d'épaisseur variable ou récipients. Les polyoléfines sont pratiquement insolubles dans l'eau, solubles dans les hydrocarbures aromatiques chauds, pratiquement insolubles dans l'éthanol, dans l'hexane et dans le méthanol. Elles se ramollissent à une température comprise entre 65 °C et 165 °C. Elles brûlent avec une flamme bleue.

IDENTIFICATION

Découpez préalablement, s'il y a lieu, les échantillons du matériau à examiner en morceaux de 1 cm de côté au maximum.

A. A 0,25 g du matériau à examiner, ajoutez 10 ml de *toluène R* et chauffez à reflux pendant 15 min environ. Déposez quelques gouttes de la solution obtenue sur une lame de chlorure de sodium et évaporez le solvant à l'étuve à 80 °C. Examinez par spectrophotométrie d'absorption dans l'infrarouge (*2.2.24*). Le spectre du matériau à examiner présente un certain nombre de maximums notamment à 2920 cm^{-1} à 2850 cm^{-1}, 1475 cm^{-1}, 1465 cm^{-1}, 1380 cm^{-1}, 1170 cm^{-1}, 735 cm^{-1} et 720 cm^{-1}; le spectre obtenu est identique au spectre obtenu avec le matériau sélectionné pour l'échantillon type. Lorsque le matériau à examiner est présenté en feuilles, l'identification peut être effectuée directement sur un fragment de dimensions convenables.

B. Le matériau à examiner satisfait aux essais complémentaires spécifiés pour la recherche des additifs présents.

C. Dans un creuset de platine, mélangez 20 mg environ du matériau à examiner et 1 g d'*hydrogénosulfate de potassium R*, puis chauffez jusqu'à fusion complète. Laissez refroidir. Ajoutez 20 ml d'*acide sulfurique dilué R*. Chauffez doucement. Filtrez la solution obtenue. Ajoutez au filtrat 1 ml d'*acide phosphorique R* et 1 ml de *solution concentrée de peroxyde d'hydrogène R*. Si le matériau est opacifié par le dioxyde de titane, il se développe une coloration jaune orangé.

ESSAI

Découpez préalablement, s'il y a lieu, les échantillons du matériau à examiner en morceaux de 1 cm de côté au maximum.

Solution S1. *Utilisez la solution S1 dans les 4 h qui suivent sa préparation.* Dans un ballon de verre borosilicaté à col rodé, introduisez 25 g du matériau à examiner. Ajoutez 500 ml d'*eau pour préparations injectables R* et chauffez à reflux pendant 5 h. Laissez refroidir et décantez la solution. Prélevez une partie de la solution pour l'essai de l'aspect de la solution S1. Filtrez le reste de la solution sur un filtre de verre fritté (16).

Solution S2. Dans une fiole conique de verre borosilicaté à col rodé, introduisez 2,0 g du matériau à examiner. Ajoutez 80 ml de *toluène R* et chauffez à reflux en maintenant sous agitation constante pendant 90 min. Laissez refroidir à 60 °C et ajoutez, en maintenant l'agitation, 120 ml de *méthanol R*. Filtrez la solution sur un filtre de verre fritté (16). Rincez la fiole et le filtre avec 25 ml d'un mélange de 40 ml de *toluène R* et de 60 ml de *méthanol R*, ajoutez les liquides de rinçage au filtrat et complétez à 250 ml avec le même mélange de solvants. Préparez une solution à blanc.

Solution S3. Dans une fiole conique de verre borosilicaté à col rodé, introduisez 100 g du matériau à examiner. Ajoutez 250 ml d'*acide chlorhydrique 0,1 M* et chauffez à reflux pendant 1 h en maintenant sous agitation constante. Laissez refroidir et décanter la solution.

Aspect de la solution S1. La solution S1 est limpide (*2.2.1*) et incolore (*2.2.2, Procédé II*).

Acidité ou alcalinité. A 100 ml de solution S1, ajoutez 0,15 ml de *solution d'indicateurs BRP R*. Le virage au bleu de l'indicateur ne nécessite pas plus de 1,5 ml d'*hydroxyde de sodium 0,01 M*. A 100 ml de solution S1, ajoutez 0,2 ml de *solution de méthylorange R*. Le début de virage de l'indicateur du jaune à l'orangé ne nécessite pas plus de 1 ml d'*acide chlorhydrique 0,01 M*.

Absorbance (*2.2.25*). Examinez la solution S1 de 220 nm à 340 nm. A aucune longueur d'onde, l'absorbance n'est supérieure à 0,2.

Substances réductrices. A 20 ml de solution S1, ajoutez 1 ml d'*acide sulfurique dilué R* et 20 ml de *permanganate de potassium 0,002 M*. Chauffez à reflux pendant 3 min et refroidissez immédiatement. Ajoutez 1 g d'*iodure de potassium R* et titrez immédiatement par le *thiosulfate de sodium 0,01 M* en présence de 0,25 ml de *solution d'amidon R*. Effectuez un titrage à blanc. La différence entre les volumes utilisés dans les 2 titrages n'est pas supérieure à 3,0 ml.

Substances solubles dans l'hexane. Dans une fiole conique de verre borosilicaté à col rodé de 250 ml, introduisez 10 g du matériau à examiner. Ajoutez 100 ml d'*hexane R* et chauffez à reflux en maintenant sous agitation constante pendant 4 h. Refroidissez dans l'eau glacée et filtrez rapidement (le temps de filtration doit rester inférieur à 5 min ; si nécessaire, augmentez la pression sur la solution pour accélérer la filtration) sur un filtre de verre fritté (16) en maintenant la solution à 0 °C environ. Dans une capsule de verre borosilicaté tarée, évaporez au bain-marie 20 ml du filtrat. Desséchez le résidu à l'étuve à 100-105 °C pendant 1 h. La masse du résidu obtenu est égale, à 10 pour cent près, à la masse du résidu obtenu avec l'échantillon type et elle n'est pas supérieure à 5 pour cent.

Aluminium extractible. Opérez par spectrométrie d'émission atomique dans un plasma d'argon (*2.2.22, Procédé I*).

Solution à examiner. Utilisez la solution S3.

Solutions de référence. Préparez les solutions de référence à partir de la *solution à 200 ppm d'aluminium (Al) R*, diluée avec de l'*acide chlorhydrique 0,1 M*.

La mesure peut être réalisée en utilisant la radiation de l'aluminium située à 396,15 nm, le fond spectral étant évalué à 396,25 nm.

Vérifiez l'absence d'aluminium dans l'acide chlorhydrique utilisé.

Le matériau à examiner ne contient pas plus de 1 ppm d'Al extractible.

Titane extractible. Opérez par spectrométrie d'émission atomique dans un plasma d'argon (*2.2.22, Procédé I*).

Solution à examiner. Utilisez la solution S3.

Solutions de référence. Préparez les solutions de référence à partir de la *solution à 100 ppm de titane (Ti) R*, diluée avec de l'*acide chlorhydrique 0,1 M*.

La mesure peut être réalisée en utilisant la radiation du titane située à 336,12 nm, le fond spectral étant évalué à 336,16 nm.

Vérifiez l'absence de titane dans l'acide chlorhydrique utilisé.

Le matériau à examiner ne contient pas plus de 1 ppm de Ti extractible.

Zinc extractible. Opérez par spectrométrie d'absorption atomique (*2.2.23, Procédé I*).

Solution à examiner. Utilisez la solution S3.

Solutions de référence. Préparez les solutions de référence à partir de la *solution à 10 ppm de zinc (Zn) R*, diluée avec de l'*acide chlorhydrique 0,1 M*.

Mesurez l'absorbance à 213,9 nm en utilisant une lampe à cathode creuse au zinc comme source de radiation et une flamme air-acétylène.

Vérifiez l'absence de zinc dans l'acide chlorhydrique utilisé.

Le matériau à examiner ne contient pas plus de 1 ppm de Zn extractible.

Métaux lourds extractibles (*2.4.8*). Concentrez au bain-marie 50 ml de solution S3 et réduisez le volume à 5 ml environ. Complétez à 20,0 ml avec de l'*eau R*. 12 ml de solution satisfont à l'essai limite A des métaux lourds (2,5 ppm). Préparez le témoin avec 2,5 ml de *solution à 10 ppm de plomb (Pb) R*.

Cendres sulfuriques (*2.4.14*). Déterminé sur 5,0 g du matériau à examiner, le taux des cendres sulfuriques n'est pas supérieur à 1,0 pour cent. Cette limite ne s'applique pas aux matériaux opacifiés avec du dioxyde de titane.

ESSAIS COMPLÉMENTAIRES

Ces essais sont à effectuer, en totalité ou en partie, en tenant compte de la composition annoncée ou de l'utilisation du matériau.

Antioxydants phénoliques. Opérez par chromatographie liquide (*2.2.29*).

La chromatographie peut être réalisée en utilisant :

- une colonne d'acier inoxydable, d'une longueur de 0,25 m et d'un diamètre intérieur de 4,6 mm, remplie de *gel de silice octadécylsilylé pour chromatographie R* (5 µm),
- comme phase mobile, l'un des 4 mélanges suivants :

  Phase mobile 1 à un débit de 2 ml/min : 30 volumes d'*eau R*, 70 volumes d'*acétonitrile R*,

  Phase mobile 2 à un débit de 1,5 ml/min : 10 volumes d'*eau R*, 30 volumes de *tétrahydrofurane R*, 60 volumes d'*acétonitrile R*,

  Phase mobile 3 à un débit de 1,5 ml/min : 5 volumes d'*eau R*, 45 volumes de *2-propanol R*, 50 volumes de *méthanol R*,

Phase mobile 4 à un débit de 1,5 ml/min : 20 volumes de *tétrahydrofurane R*, 80 volumes d'*acétonitrile R*,

- comme détecteur, un spectrophotomètre réglé à 280 nm pour les phases mobiles 1 à 3 et un spectrophotomètre réglé à 270 nm pour la phase mobile 4.

L'essai n'est valable que si :

- la résolution entre les pics correspondant respectivement à l'additif pour plastique 07 et à l'additif pour plastique 08 avec la phase mobile 1 n'est pas inférieure à 8,0,
- la résolution entre les pics correspondant respectivement à l'additif pour plastique 09 et à l'additif pour plastique 10 avec la phase mobile 2 n'est pas inférieure à 2,0,
- la résolution entre les pics correspondant respectivement à l'additif pour plastique 11 et à l'additif pour plastique 12 avec la phase mobile 3 n'est pas inférieure à 2,0,
- la résolution entre les 2 pics principaux (temps de rétention approximatifs de 3,5 et 5,8) dans le chromatogramme obtenu avec l'additif pour plastique 18 avec la phase mobile 4 n'est pas inférieure à 6,0.

Solution à examiner S21. Evaporez à siccité 50 ml de solution S2, sous vide à 45 °C. Dissolvez le résidu d'évaporation dans 5,0 ml d'un mélange à volumes égaux d'*acétonitrile R* et de *tétrahydrofurane R*. Préparez une solution à blanc à partir de la solution à blanc correspondant à la solution S2.

Solution à examiner S22. Evaporez à siccité 50 ml de solution S2, sous vide à 45 °C. Dissolvez le résidu d'évaporation dans 5,0 ml de *chlorure de méthylène R*. Préparez une solution à blanc à partir de la solution à blanc correspondant à la solution S2.

Solution à examiner S23. Evaporez à siccité 50 ml de solution S2, sous vide à 45 °C. Dissolvez le résidu d'évaporation dans 5,0 ml d'un mélange à volumes égaux d'*acétonitrile R* et d'une solution de *tert-butylhydroperoxyde R* à 10 g/l dans du *tétrahydrofurane R*. Laissez reposer la solution dans un flacon scellé pendant 1 h. Préparez une solution à blanc à partir de la solution à blanc correspondant à la solution S2.

Parmi les solutions témoins suivantes, préparez uniquement celles qui sont nécessaires à l'analyse des antioxydants phénoliques annoncés dans la composition du matériau à examiner.

Solution témoin (a). Dissolvez 25,0 mg de *butylhydroxytoluène SCR* (additif pour plastique 07) et 60,0 mg d'*additif pour plastique 08 SCR* dans 10,0 ml d'un mélange à volumes égaux d'*acétonitrile R* et de *tétrahydrofurane R*. Prélevez 2,0 ml de solution et complétez à 50,0 ml avec un mélange à volumes égaux d'*acétonitrile R* et de *tétrahydrofurane R*.

Solution témoin (b). Dissolvez 60,0 mg d'*additif pour plastique 09 SCR* et 60,0 mg d'*additif pour plastique 10 SCR* dans 10,0 ml d'un mélange à volumes égaux d'*acétonitrile R* et de *tétrahydrofurane R*. Prélevez 2,0 ml de solution et complétez à 50,0 ml avec un mélange à volumes égaux d'*acétonitrile R* et de *tétrahydrofurane R*.

Solution témoin (c). Dissolvez 60,0 mg d'*additif pour plastique 11 SCR* et 60,0 mg d'*additif pour plastique 12 SCR* dans 10,0 ml de *chlorure de méthylène R*. Prélevez 2,0 ml de solution et complétez à 50,0 ml avec du *chlorure de méthylène R*.

Solution témoin (d). Dissolvez 25,0 mg d'*additif pour plastique 07 SCR* dans 10,0 ml d'un mélange à volumes égaux d'*acétonitrile R* et de *tétrahydrofurane R*. Prélevez 2,0 ml de solution et complétez à 50,0 ml avec un mélange à volumes égaux d'*acétonitrile R* et de *tétrahydrofurane R*.

Solution témoin (e). Dissolvez 60,0 mg d'*additif pour plastique 08 SCR* dans 10,0 ml d'un mélange à volumes égaux d'*acétonitrile R* et de *tétrahydrofurane R*. Prélevez 2,0 ml de solution et complétez à 50,0 ml avec un mélange à volumes égaux d'*acétonitrile R* et de *tétrahydrofurane R*.

Solution témoin (f). Dissolvez 60,0 mg d'*additif pour plastique 13 SCR* dans 10,0 ml d'un mélange à volumes égaux d'*acétonitrile R* et de *tétrahydrofurane R*. Prélevez 2,0 ml de solution et complétez à 50,0 ml avec un mélange à volumes égaux d'*acétonitrile R* et de *tétrahydrofurane R*.

Solution témoin (g). Dissolvez 60,0 mg d'*additif pour plastique 09 SCR* dans 10,0 ml d'un mélange à volumes égaux d'*acétonitrile R* et de *tétrahydrofurane R*. Prélevez 2,0 ml de solution et complétez à 50,0 ml avec un mélange à volumes égaux d'*acétonitrile R* et de *tétrahydrofurane R*.

Solution témoin (h). Dissolvez 60,0 mg d'*additif pour plastique 10 SCR* dans 10,0 ml d'un mélange à volumes égaux d'*acétonitrile R* et de *tétrahydrofurane R*. Prélevez 2,0 ml de solution et complétez à 50,0 ml avec un mélange à volumes égaux d'*acétonitrile R* et de *tétrahydrofurane R*.

Solution témoin (i). Dissolvez 60,0 mg d'*additif pour plastique 11 SCR* dans 10,0 ml de *chlorure de méthylène R*. Prélevez 2,0 ml de solution et complétez à 50,0 ml avec du *chlorure de méthylène R*.

Solution témoin (j). Dissolvez 60,0 mg d'*additif pour plastique 12 SCR* dans 10,0 ml de *chlorure de méthylène R*. Prélevez 2,0 ml de solution et complétez à 50,0 ml avec du *chlorure de méthylène R*.

Solution témoin (k). Dissolvez 20,0 mg d'*additif pour plastique 18 SCR* dans 10,0 ml d'un mélange à volumes égaux d'*acétonitrile R* et d'une solution de *tert-butylhydroperoxyde R* à 10 g/l dans du *tétrahydrofurane R*. Laissez reposer la solution dans un flacon fermé pendant 1 h. Prélevez 2,0 ml de solution et complétez à 50,0 ml avec un mélange à volumes égaux d'*acétonitrile R* et de *tétrahydrofurane R*.

Si le matériau à examiner contient l'additif pour plastique 07 ou l'additif pour plastique 08, utilisez la phase mobile 1 et injectez 20 µl de solution à examiner S21, 20 µl de la solution à blanc correspondante, 20 µl de solution témoin (a) et soit 20 µl de solution témoin (d) ou (e), soit 20 µl des solutions témoins (d) et (e).

Si le matériau à examiner contient un ou plusieurs des antioxydants suivants :

- additif pour plastique 09,
- additif pour plastique 10,
- additif pour plastique 11,
- additif pour plastique 12,
- additif pour plastique 13,

utilisez la phase mobile 2 et injectez 20 µl de solution à examiner S21, 20 µl de la solution à blanc correspondante, 20 µl de solution témoin (b) et 20 µl des solutions témoins des antioxydants de la liste ci-dessus annoncés dans la composition.

Si le matériau à examiner contient l'additif pour plastique 11 ou l'additif pour plastique 12, utilisez la phase mobile 3 et injectez 20 µl de solution à examiner S22, 20 µl de solution à blanc correspondante, 20 µl de solution témoin (c) et soit 20 µl de solution témoin (i) ou (j), soit 20 µl des solutions témoins (i) et (j).

Si le matériau à examiner contient l'additif pour plastique 18, utilisez la phase mobile 4 et injectez 20 µl de solution à examiner S23, 20 µl de solution à blanc correspondante et 20 µl de solution témoin (k).

Dans tous les cas, continuez la chromatographie pendant 30 min. Les chromatogrammes correspondant aux solutions à examiner S21, S22 et S23 ne présentent que les pics correspondant aux antioxydants annoncés dans la composition, ainsi que des pics mineurs décelés également dans les chromatogrammes des solutions à blanc. La surface des pics des chromatogrammes obtenus avec les solutions à examiner S21, S22 et S23 est inférieure à la surface des pics correspondants dans les chromatogrammes obtenus avec les solutions témoins (d) à (k).

Antioxydants non phénoliques. Opérez par chromatographie sur couche mince (*2.2.27*) en utilisant une *plaque au gel de silice GF_{254} pour CCM R*.

Solution à examiner S24. Evaporez à siccité 100 ml de la solution S2, sous vide à 45 °C. Dissolvez le résidu d'évaporation dans 2 ml de *chlorure de méthylène acidifié R*.

Solution témoin (l). Dissolvez 60 mg d'*additif pour plastique 14 SCR* dans 10 ml de *chlorure de méthylène R*. Prélevez 2 ml de solution et complétez à 10 ml avec du *chlorure de méthylène acidifié R*.

Solution témoin (m). Dissolvez 60 mg d'*additif pour plastique 15 SCR* dans 10 ml de *chlorure de méthylène R*. Prélevez 2 ml de solution et complétez à 10 ml avec du *chlorure de méthylène acidifié R*.

Solution témoin (n). Dissolvez 60 mg d'*additif pour plastique 16 SCR* dans 10 ml de *chlorure de méthylène R*. Prélevez 2 ml de solution et complétez à 10 ml avec du *chlorure de méthylène acidifié R*.

Solution témoin (o). Dissolvez 60 mg d'*additif pour plastique 17 SCR* dans 10 ml de *chlorure de méthylène R*. Prélevez 2 ml de solution et complétez à 10 ml avec du *chlorure de méthylène acidifié R*.

Solution témoin (p). Dissolvez 60 mg d'*additif pour plastique 16 SCR* et 60 mg de d'*additif pour plastique 17 SCR* dans 10 ml de *chlorure de méthylène R*. Prélevez 2 ml de solution et complétez à 10 ml avec du *chlorure de méthylène acidifié R*.

Déposez séparement sur la plaque 20 µl de la solution à examiner S24, de la solution témoin (p) et des solutions témoins correspondant à tous les antioxydants phénoliques ou non phénoliques annoncés dans la composition type du matériau examiné.

Développez la plaque sur un parcours de 18 cm avec de l'*hexane R*. Laissez sécher la plaque. Effectuez un deuxième développement sur un parcours de 17 cm avec du *chlorure de méthylène R*. Laissez sécher la plaque. Examinez en lumière ultraviolette à 254 nm. Pulvérisez de la *solution alcoolique d'iode R* et examinez en lumière ultraviolette à 254 nm après 10-15 min. S'il apparaît des taches dans le chromatogramme obtenu avec la solution à examiner S24, aucune d'entre elles n'est plus intense que les taches situées aux positions correspondantes dans les chromatogrammes obtenus avec les solutions témoins. L'essai n'est valable que si le chromatogramme obtenu avec la solution témoin (p) présente 2 taches nettement séparées.

Additif pour plastique 22. Opérez par chromatographie liquide (*2.2.29*).

Solution à examiner. Evaporez à siccité 25 ml de la solution S2, sous vide à 45 °C. Dissolvez le résidu dans un mélange de 10 ml de *toluène R* et de 10 ml de solution à 10 g/l d'*hydroxyde de tétrabutylammonium R* dans un mélange de 35 volumes de *toluène R* et de 65 volumes d'*éthanol R*. Chauffez à reflux pendant 3 h. Laissez refroidir et filtrez si nécessaire.

Solution témoin. Dissolvez 30 mg d'*additif pour plastique 22 SCR* dans 50 ml de *toluène R*. Ajoutez 1 ml de cette solution à 25 ml de solution à blanc S2. Evaporez à siccité sous vide à 45 °C. Dissolvez le résidu dans un mélange de 10 ml du *toluène R* et de 10 ml de solution à 10 g/l d'*hydroxyde de tétrabutylammonium R* dans un mélange de 35 volumes de *toluène R* et de 65 volumes d'*éthanol R*. Chauffez à reflux pendant 3 h. Laissez refroidir et filtrez si nécessaire.

La chromatographie peut être réalisée en utilisant :

- une colonne d'acier inoxydable, d'une longueur de 0,25 m et d'un diamètre intérieur de 4,6 mm, remplie de *gel de silice aminopropylsilylé pour chromatographie R* (5 µm),
- comme phase mobile, à un débit de 2 ml/min, un mélange de 11 volumes d'*éthanol R* et 89 volumes d'*hexane R*,
- comme détecteur un spectromètre réglé à 227 nm.

Injectez 20 µl de chaque solution. Enregistrez les chromatogrammes pendant 10 min.

Lorsque les chromatogrammes sont enregistrés dans les conditions décrites, la résolution entre les pics correspondant respectivement au « diol » et au solvant de dilution de la solution témoin n'est pas inférieure à 7.

La surface du pic correspondant au composé diol issu de l'additif pour plastique 22 dans le chromatogramme obtenu avec la solution à examiner est inférieure à la surface du pic correspondant dans le chromatogramme obtenu avec la solution témoin.

Amides et stéarates. Opérez par chromatographie sur couche mince (*2.2.27*) en utilisant 2 plaques du type *plaque au gel de silice GF_{254} pour CCM R*.

Solution à examiner. Utilisez la solution à examiner S24 de l'essai des antioxydants non phénoliques.

Solution témoin (q). Dissolvez 20 mg d'acide stéarique (*additif pour plastique 19 SCR*) dans 10 ml de *chlorure de méthylène R*.

Solution témoin (r). Dissolvez 40 mg d'oléamide (*additif pour plastique 20 SCR*) dans 20 ml de *chlorure de méthylène R*.

Solution témoin (s). Dissolvez 40 mg d'érucamide (*additif pour plastique 21 SCR*) dans 20 ml de *chlorure de méthylène R*.

Déposez sur les 2 plaques 10 µl de solution à examiner S24, 10 µl de solution témoin (q) sur la première plaque et 10 µl des solutions témoins (r) et (s) sur la seconde.

Développez la première plaque sur un parcours de 10 cm avec un mélange de 25 volumes d'*éthanol R* et de 75 volumes de *triméthylpentane R*. Laissez sécher la plaque à l'air. Pulvérisez une solution de *sel sodique de dichlorophénolindophénol R* à 2 g/l dans l'*éthanol R*. Chauffez la plaque à l'étuve à 120 °C pendant quelques minutes pour intensifier les taches. S'il apparaît une tache correspondant à l'additif pour plastique 19 dans le chromatogramme obtenu avec la solution à examiner S24, elle est semblable quant à sa position (R_f voisin de 0,5) mais elle n'est pas plus intense que la tache du chromatogramme obtenu avec la solution témoin (q).

Développez la seconde plaque sur un parcours de 13 cm avec de l'*hexane R*. Laissez sécher la plaque à l'air. Effectuez un second développement sur un parcours de 10 cm avec un mélange de 5 volumes de *méthanol R* et de 95 volumes de *chlorure de méthylène R*. Laissez sécher la plaque. Pulvérisez une solution d'*acide phosphomolybdique R* à 40 g/l dans l'*éthanol R*. Chauffez la plaque à l'étuve à 120 °C jusqu'à apparition des taches. S'il apparaît des taches correspondant à l'additif pour plastique 20 ou à l'additif pour plastique 21 dans le chromatogramme obtenu avec la solution à examiner S24, elles sont semblables quant à leur position (R_f voisin de 0,2) mais elles ne sont pas plus intenses que les taches des chromatogrammes obtenus avec les solutions témoins (r) et (s).

3.1.4. POLYÉTHYLÈNE SANS ADDITIF POUR RÉCIPIENTS DESTINÉS AUX PRÉPARATIONS POUR ADMINISTRATION PARENTÉRALE ET AUX PRÉPARATIONS OPHTALMIQUES

DÉFINITION

Le polyéthylène sans additif est obtenu par polymérisation de l'éthylène sous haute pression, en présence d'oxygène ou d'initiateurs générateurs de radicaux libres comme catalyseurs.

CARACTÈRES

Billes, granulés, poudre ou, après transformation, feuilles translucides d'épaisseur variable ou récipients. Le polyéthylène sans additif est pratiquement insoluble dans l'eau, soluble à chaud dans les hydrocarbures aromatiques, pratiquement insoluble dans l'éthanol, dans l'hexane et dans le méthanol. Il se ramollit à partir de 65 °C.

La densité (*2.2.5*) est de 0,910 à 0,937.

IDENTIFICATION

Découpez préalablement, s'il y a lieu, les échantillons du matériau à examiner en morceaux de 1 cm de côté au maximum.

A. Chauffez à reflux 0,25 g du matériau à examiner avec 10 ml de *toluène R* pendant 15 min environ. Déposez quelques gouttes de la solution sur une pastille de chlorure de sodium et évaporez le solvant à l'étuve à 80 °C. Examinez par spectrophotométrie d'absorption dans l'infrarouge (*2.2.24*). Le spectre du matériau à examiner présente des maximums notamment de 2920 cm^{-1} à 2850 cm^{-1}, à 1465 cm^{-1}, à 730 cm^{-1} et à 720 cm^{-1} ; le spectre obtenu est identique au spectre du matériau sélectionné pour l'échantillon type. Lorsque le matériau est présenté en feuilles, l'identification peut être effectuée directement sur un fragment de dimension convenable.

B. Le matériau à examiner satisfait à l'essai des additifs (voir Essai).

ESSAI

Découpez préalablement, s'il y a lieu, les échantillons du matériau à examiner en morceaux de 1 cm de côté au maximum.

Solution S1. Dans un ballon de verre borosilicaté à col rodé, introduisez 25 g du matériau à examiner. Ajoutez 500 ml d'*eau pour préparations injectables R* et chauffez à reflux pendant 5 h. Laissez refroidir et décantez la solution. Prélevez une partie de la solution pour l'essai de l'aspect de la solution. Filtrez le reste de la solution sur un filtre de verre fritté (16). *Utilisez la solution S1 dans les 4 h qui suivent sa préparation.*

Solution S2. Dans une fiole conique de verre borosilicaté à col rodé, introduisez 2,0 g de matériau à examiner. Ajoutez 80 ml de *toluène R* et chauffez à reflux en maintenant une agitation constante pendant 1 h 30 min. Laissez refroidir à 60 °C et ajoutez, en maintenant l'agitation, 120 ml de *méthanol R*. Filtrez la solution sur un filtre de verre fritté (16). Rincez la fiole et le filtre avec 25 ml d'un mélange de 40 ml de *toluène R* et de 60 ml de *méthanol R*, ajoutez les liquides de rinçage au filtrat et complétez à 250 ml avec le même mélange de solvants. Préparez une solution à blanc.

Solution S3. Dans une fiole conique de verre borosilicaté à col rodé, introduisez 100 g de matériau à examiner. Ajoutez 250 ml d'*acide chlorhydrique 0,1 M* et chauffez à reflux pendant 1 h en maintenant une agitation constante. Laissez refroidir et décanter la solution.

Aspect de la solution. La solution S1 est limpide (*2.2.1*) et incolore (*2.2.2, Procédé II*).

Acidité ou alcalinité. A 100 ml de solution S1, ajoutez 0,15 ml de *solution d'indicateurs BRP R*. Le virage au bleu de l'indicateur ne nécessite pas plus de 1,5 ml d'*hydroxyde de sodium 0,01 M*. A 100 ml de solution S1, ajoutez 0,2 ml de *solution de méthylorange R*. Le début de virage de l'indicateur du jaune à l'orangé ne nécessite pas plus de 1,0 ml d'*acide chlorhydrique 0,01 M*.

Absorbance (*2.2.25*). Examinez la solution S1 de 220 nm à 340 nm. A aucune longueur d'onde, l'absorbance n'est supérieure à 0,2.

Substances réductrices. A 20 ml de solution S1, ajoutez 1 ml d'*acide sulfurique dilué R* et 20 ml de *permanganate de potassium 0,002 M*. Chauffez à reflux pendant 3 min et refroidissez immédiatement. Ajoutez 1 g d'*iodure de potassium R* et titrez immédiatement par le *thiosulfate de sodium 0,01 M* en présence de 0,25 ml de *solution d'amidon R*. Effectuez un titrage à blanc. La différence entre les volumes utilisés pour les 2 titrages n'est pas supérieure à 0,5 ml.

Substances solubles dans l'hexane. Dans une fiole conique de verre borosilicaté à col rodé de 250 ml, introduisez 10 g du matériau à examiner. Ajoutez 100 ml d'*hexane R* et chauffez à reflux en maintenant sous agitation constante pendant 4 h. Refroidissez dans l'eau glacée et filtrez rapidement à travers un filtre de verre fritté (16) en maintenant la solution à 0 °C (le temps de filtration doit rester inférieur à 5 min ; si nécessaire, augmentez la pression sur la solution pour accélérer la filtration). Dans une capsule de verre borosilicaté tarée, évaporez au bain-marie 20 ml du filtrat. Desséchez le résidu à l'étuve à 100-105 °C pendant 1 h. La masse du résidu obtenu est égale, à 10 pour cent près, à la masse du résidu obtenu avec l'échantillon type et elle n'est pas supérieure à 5 pour cent.

Additifs. Opérez par chromatographie sur couche mince (*2.2.27*) en utilisant une *plaque au gel de silice G pour CCM R*.

Solution à examiner. Evaporez à siccité 50 ml de la solution S2, sous vide à 45 °C. Dissolvez le résidu d'évaporation dans 5 ml de *chlorure de méthylène R*. Préparez une solution à blanc à partir de la solution à blanc correspondant à la solution S2.

Solution témoin. Dissolvez 20 mg d'*additif pour plastique 15 SCR* et 20 mg de d'*additif pour plastique 08 SCR* dans du *chlorure de méthylène R* et complétez à 10 ml avec le même solvant.

Déposez sur la plaque 10 µl de chaque solution. Développez sur un parcours de 13 cm avec de l'*hexane R*. Laissez sécher la plaque à l'air. Effectuez un second développement sur un parcours de 10 cm avec un mélange de 5 volumes de *méthanol R* et de 95 volumes de *chlorure de méthylène R*. Laissez sécher la plaque à l'air. Pulvérisez une solution d'*acide phosphomolybdique R* à 40 g/l dans l'*alcool R*. Chauffez la plaque à 120 °C jusqu'à apparition des taches dans le chromatogramme obtenu avec la solution témoin. Il n'apparaît aucune tache dans le chromatogramme obtenu avec la solution à examiner. Ne tenez pas compte d'une tache éventuelle près du front du solvant utilisé pour le premier développement (oligomères) ni des taches correspondant à celles du chromatogramme obtenu avec la solution à blanc. Le chromatogramme obtenu avec la solution témoin présente 2 taches distinctes.

Métaux lourds extractibles (*2.4.8*). Concentrez au bain-marie 50 ml de solution S3 et réduisez le volume à 5 ml environ. Complétez à 20 ml avec de l'*eau R*. 12 ml de solution satisfont à l'essai limite A des métaux lourds (2,5 ppm). Préparez le témoin avec 2,5 ml de *solution à 10 ppm de plomb (Pb) R*.

Cendres sulfuriques (*2.4.14*). Déterminé sur 5,0 g du matériau à examiner, le taux des cendres sulfuriques n'est pas supérieur à 0,02 pour cent.

3.1.5. POLYÉTHYLÈNE AVEC ADDITIFS POUR RÉCIPIENTS DESTINÉS AUX PRÉPARATIONS POUR ADMINISTRATION PARENTÉRALE ET AUX PRÉPARATIONS OPHTALMIQUES

DÉFINITION

Le polyéthylène avec additifs est obtenu par polymérisation de l'éthylène sous pression en présence de catalyseurs ou par copolymérisation de l'éthylène avec au maximum 25 pour cent d'alcènes homologues supérieurs (C_3 à C_{10}).

PRODUCTION

Un certain nombre d'additifs sont ajoutés aux polymères de base afin d'optimiser leurs propriétés chimiques, physiques et mécaniques et ainsi de les adapter au mieux à l'usage qui en sera fait. Tous ces additifs sont choisis dans la liste ci-après, qui spécifie pour chaque produit la teneur maximale admise.

Ils peuvent renfermer au plus 3 antioxydants, un ou plusieurs lubrifiants ou antibloquants ainsi que du dioxyde de titane comme opacifiant lorsque le matériau doit exercer un effet protecteur vis-à-vis de la lumière.

- butylhydroxytoluène (additif pour plastique 07) (au maximum 0,125 pour cent),
- tétrakis[3-(3,5-di-*tert*-butyl-4-hydroxyphényl)propionate] de pentaérythrityle (additif pour plastique 09) (au maximum 0,3 pour cent),
- 1,3,5-tris(3,5-di-*tert*-butyl-4-hydroxybenzyl)-*s*-triazine-2,4,6(1*H*,3*H*,5*H*)-trione (additif pour plastique 13) (au maximum 0,3 pour cent),
- 3-(3,5-di-*tert*-butyl-4-hydroxyphényl)propionate d'octadécyle (additif pour plastique 11) (au maximum 0,3 pour cent),
- bis[3,3-bis[3-(1,1-diméthyléthyl)-4-hydroxyphényl]butanoate] d'éthylène, (additif pour plastique 08) (au maximum 0,3 pour cent),
- disulfure de dioctadécyle (additif pour plastique 15) (au maximum 0,3 pour cent),
- 4,4′,4″-(2,4,6-triméthylbenzène-1,3,5-triyltrisméthylène)tris[2,6-bis(1,1-diméthyléthyl)phénol] (additif pour plastique 10) (au maximum 0,3 pour cent),
- 2,2′-bis(octadécyloxy)-5,5′-spirobi[1,3,2-dioxaphosphinane] (additif pour plastique 14) (au maximum 0,3 pour cent),
- 3,3′-thiodipropanoate de didodécyle (additif pour plastique 16) (au maximum 0,3 pour cent),
- 3,3′-thiodipropanoate de dioctadécyle (additif pour plastique 17) (au maximum 0,3 pour cent),
- phosphite de tris[2,4-bis(1,1-diméthyléthyl)phényle] (additif pour plastique 12) (au maximum 0,3 pour cent).

Le total des additifs antioxydants cités ci-dessus n'est pas supérieur à 0,3 pour cent.

- hydrotalcite (au maximum 0,5 pour cent),
- alcanamides (au maximum 0,5 pour cent),
- alcènamides (au maximum 0,5 pour cent),
- silicoaluminate de sodium (au maximum 0,5 pour cent),
- silice (au maximum 0,5 pour cent),
- benzoate de sodium (au maximum 0,5 pour cent),
- sels ou esters d'acides gras (au maximum 0,5 pour cent),
- phosphate trisodique (au maximum 0,5 pour cent),
- paraffine liquide (au maximum 0,5 pour cent),
- oxyde de zinc (au maximum 0,5 pour cent),
- oxyde de magnésium (au maximum 0,2 pour cent),
- stéarate de calcium ou de zinc ou un mélange des deux (au maximum 0,5 pour cent),
- dioxyde de titane (au maximum 4 pour cent), pour les récipients destinés aux préparations ophthalmiques exclusivement.

Le fournisseur du matériau devra pouvoir démontrer que la composition qualitative et quantitative retenue pour l'échantillon type est satisfaite pour chaque lot de production.

CARACTÈRES

Poudre, billes, granulés ou, après transformation, feuilles translucides d'épaisseur variable ou récipients. Le polyéthylène avec additifs est pratiquement insoluble dans l'eau, soluble à chaud dans les hydrocarbures aromatiques, pratiquement insoluble dans l'éthanol, dans l'hexane et dans le méthanol. Il se ramollit à une température comprise entre 70 °C et 140 °C.

La densité (*2.2.5*) est de 0,890 à 0,965.

IDENTIFICATION

Découpez préalablement, s'il y a lieu, les échantillons du matériau à examiner en morceaux de 1 cm de côté au maximum.

A. Chauffez à reflux 0,25 g du matériau à examiner avec 10 ml de *toluène R* pendant 15 min environ. Déposez quelques gouttes de la solution obtenue sur une lame de chlorure de sodium et évaporez le solvant à l'étuve à 80 °C. Examinez par spectrophotométrie d'absorption dans l'infrarouge (*2.2.24*). Le spectre du matériau à examiner présente un certain nombre de maximums notamment à 2920 cm^{-1} à 2850 cm^{-1}, 1465 cm^{-1}, 1375 cm^{-1}, 1170 cm^{-1}, 730 cm^{-1} et 720 cm^{-1}; le spectre obtenu est identique au spectre du matériau sélectionné pour l'échantillon type. Lorsque le matériau est présenté en feuilles, l'identification peut être effectuée directement sur un fragment de dimension convenable.

B. Le matériau à examiner satisfait aux essais complémentaires spécifiés pour la recherche des additifs présents (voir Essai).

C. Dans un creuset de platine, mélangez 20 mg environ du matériau à examiner et 1 g d'*hydrogénosulfate de potassium R*, puis chauffez jusqu'à fusion complète. Laissez refroidir. Ajoutez 20 ml d'*acide sulfurique dilué R*. Chauffez doucement. Filtrez la solution obtenue. Ajoutez au filtrat 1 ml d'*acide phosphorique R* et 1 ml de *solution concentrée de peroxyde d'hydrogène R*. Si le matériau est opacifié par le dioxyde de titane, il se développe une coloration jaune orangé.

ESSAI

Découpez préalablement, s'il y a lieu, les échantillons du matériau à examiner en morceaux de 1 cm de côté au maximum.

Solution S1. Dans un ballon de verre borosilicaté à col rodé, introduisez 25 g du matériau à examiner. Ajoutez 500 ml d'*eau pour préparations injectables R* et chauffez à reflux pendant 5 h. Laissez refroidir et décantez la solution. Prélevez une partie de la solution pour l'essai de l'aspect de la solution. Filtrez le reste de la solution sur un filtre de verre fritté (16). *Utilisez la solution S1 dans les 4 h qui suivent sa préparation.*

Solution S2. Dans une fiole conique de verre borosilicaté à col rodé, introduisez 2,0 g du matériau à examiner. Ajoutez 80 ml de *toluène R* et chauffez à reflux pendant 90 min en maintenant une agitation constante. Laissez refroidir à 60 °C et ajoutez, en maintenant l'agitation, 120 ml de *méthanol R*. Filtrez la solution sur un filtre de verre fritté (16). Rincez la fiole et le filtre avec 25 ml d'un mélange de 40 ml de *toluène R* et de 60 ml de *méthanol R*, ajoutez les liquides de rinçage au filtrat et complétez à 250,0 ml avec le même mélange de solvants. Préparez une solution à blanc.

Solution S3. Dans une fiole conique de verre borosilicaté à col rodé, introduisez 100 g du matériau à examiner. Ajoutez 250 ml d'*acide chlorhydrique 0,1 M* et chauffez à reflux pendant 1 h en maintenant une agitation constante. Laissez refroidir et décanter la solution.

Aspect de la solution. La solution S1 est limpide (*2.2.1*) et incolore (*2.2.2, Procédé II*).

Acidité ou alcalinité. A 100 ml de solution S1, ajoutez 0,15 ml de *solution d'indicateurs BRP R*. Le virage au bleu de l'indicateur ne nécessite pas plus de 1,5 ml d'*hydroxyde de sodium 0,01 M*. A 100 ml de solution S1, ajoutez 0,2 ml de *solution de méthylorange R*. Le début du virage de l'indicateur du jaune à l'orangé ne nécessite pas plus de 1,0 ml d'*acide chlorhydrique 0,01 M*.

Absorbance (*2.2.25*). Examinez la solution S1 de 220 nm à 340 nm. A aucune longueur d'onde, l'absorbance n'est supérieure à 0,2.

Substances réductrices. A 20 ml de solution S1, ajoutez 1 ml d'*acide sulfurique dilué R* et 20 ml de *permanganate de potassium 0,002 M*. Chauffez à reflux pendant 3 min et refroidissez immédiatement. Ajoutez 1 g d'*iodure de potassium R* et titrez immédiatement par le *thiosulfate de sodium 0,01 M* en présence de 0,25 ml de *solution d'amidon R*. Effectuez un titrage à blanc. La différence entre les volumes utilisés pour les 2 titrages n'est pas supérieure à 0,5 ml.

Substances solubles dans l'hexane. Dans une fiole conique de verre borosilicaté à col rodé de 250 ml, introduisez 10 g du matériau à examiner. Ajoutez 100 ml d'*hexane R* et chauffez à reflux pendant 4 h en maintenant sous agitation constante. Refroidissez dans l'eau glacée et filtrez rapidement à travers un filtre de verre fritté (16) en maintenant la solution à 0 °C (le temps de filtration doit rester inférieur à 5 min ; si nécessaire, augmentez la pression sur la solution pour accélérer la filtration). Dans une capsule de verre borisilicaté tarée, évaporez au bain-marie 20 ml du filtrat. Desséchez le résidu à l'étuve à 100-105 °C pendant 1 h. La masse du résidu obtenu est égale, à 10 pour cent près, à la masse du résidu obtenu avec l'échantillon type et elle n'est pas supérieure à 5 pour cent.

Aluminium extractible. Opérez par spectrométrie d'émission atomique dans un plasma d'argon (*2.2.22, Procédé I*).

Solution à examiner. Utilisez la solution S3.

Solutions de référence. Préparez les solutions de référence à partir de la *solution à 200 ppm d'aluminium (Al) R*, diluée avec de l'*acide chlorhydrique 0,1 M*.

La mesure peut être réalisée en utilisant la radiation de l'aluminium située à 396,15 nm, le fond spectral étant évalué à 396,25 nm.

Vérifiez l'absence d'aluminium dans l'acide chlorhydrique utilisé.

Le matériau à examiner ne contient pas plus de 1 ppm d'Al extractible.

Chrome extractible. Opérez par spectrométrie d'émission atomique dans un plasma d'argon (*2.2.22, Procédé I*).

Solution à examiner. Utilisez la solution S3.

Solutions de référence. Préparez les solutions de référence à partir de la *solution à 100 ppm de chrome (Cr) R*, diluée avec un mélange de 2 volumes d'*acide chlorhydrique R* et de 8 volumes d'*eau R*.

La mesure peut être réalisée en utilisant la radiation du chrome située à 205,55 nm, le fond spectral étant évalué à 205,50 nm.

Vérifiez l'absence de chrome dans l'acide chlorhydrique utilisé.

Le matériau à examiner ne contient pas plus de 0,05 ppm de Cr extractible.

Titane extractible. Opérez par spectrométrie d'émission atomique dans un plasma d'argon (*2.2.22, Procédé I*).

Solution à examiner. Utilisez la solution S3.

Solutions de référence. Préparez les solutions de référence à partir de la *solution à 100 ppm de titane (Ti) R*, diluée avec de l'*acide chlorhydrique 0,1 M*.

La mesure peut être réalisée en utilisant la radiation du titane située à 336,12 nm, le fond spectral étant évalué à 336,16 nm.

Vérifiez l'absence de titane dans l'acide chlorhydrique utilisé.

Le matériau à examiner ne contient pas plus de 1 ppm de Ti extractible.

Vanadium extractible. Opérez par spectrométrie d'émission atomique dans un plasma d'argon (*2.2.22, Procédé I*).

Solution à examiner. Utilisez la solution S3.

Solutions de référence. Préparez les solutions de référence à partir de la *solution à 1 g/l de vanadium (V) R*, diluée avec un mélange de 2 volumes d'*acide chlorhydrique R* et de 8 volumes d'*eau R*.

La mesure peut être réalisée en utilisant la radiation du vanadium située à 292,40 nm, le fond spectral étant évalué à 292,35 nm.

Vérifiez l'absence de vanadium dans l'acide chlorhydrique utilisé.

Le matériau à examiner ne contient pas plus de 0,1 ppm de V extractible.

Zinc extractible. Opérez par spectrométrie d'absorption atomique (*2.2.23, Procédé I*).

Solution à examiner. Utilisez la solution S3.

Solutions de référence. Préparez les solutions de référence à partir de la *solution à 10 ppm de zinc (Zn) R*, diluée avec de l'*acide chlorhydrique 0,1 M*.

Mesurez l'absorbance à 213,9 nm en utilisant une lampe à cathode creuse au zinc comme source de radiation et une flamme air-acétylène.

Le matériau à examiner ne contient pas plus de 1 ppm de Zn extractible.

Zirconium extractible. Opérez par spectrométrie d'émission atomique dans un plasma d'argon (*2.2.22, Procédé I*).

Solution à examiner. Utilisez la solution S3.

Solutions de référence. Préparez les solutions de référence à partir de la *solution à 1 g/l de zirconium (Zr) R*, diluée avec un mélange de 2 volumes d'*acide chlorhydrique R* et de 8 volumes d'*eau R*.

La mesure peut être réalisée en utilisant la radiation de zirconium située à 343,82 nm, le fond spectral étant évalué à 343,92 nm.

Vérifiez l'absence de zirconium dans l'acide chlorhydrique utilisé.

Le matériau à examiner ne contient pas plus de 0,1 ppm de Zr extractible.

Métaux lourds extractibles (*2.4.8*). Concentrez au bain-marie 50 ml de solution S3 et réduisez le volume à 5 ml environ. Complétez à 20,0 ml avec de l'*eau R*. 12 ml de solution satisfont à l'essai limite A des métaux lourds (2,5 ppm). Préparez le témoin avec 2,5 ml de *solution à 10 ppm de plomb (Pb) R*.

Cendres sulfuriques (*2.4.14*). Déterminé sur 5,0 g du matériau à examiner, le taux des cendres sulfuriques n'est pas supérieur à 1,0 pour cent. Cette limite ne s'applique pas aux matériaux opacifiés avec du dioxyde de titane.

ESSAIS COMPLÉMENTAIRES

Effectuez ces essais, en tout ou en partie, selon la composition annoncée du matériau.

Antioxydants phénoliques. Opérez par chromatographie liquide (*2.2.29*).

La chromatographie peut être réalisée en utilisant :

- une colonne d'acier inoxydable, d'une longueur de 0,25 m et d'un diamètre intérieur de 4,6 mm, remplie de *gel de silice octadécylsilylé pour chromatographie R* (5 µm),
- comme phase mobile, l'un des 3 mélanges suivants :

  Phase mobile 1 à un débit de 2 ml/min : 30 volumes d'*eau R*, 70 volumes d'*acétonitrile R*,

  Phase mobile 2 à un débit de 1,5 ml/min : 10 volumes d'*eau R*, 30 volumes de *tétrahydrofurane R*, 60 volumes d'*acétonitrile R*,

  Phase mobile 3 à un débit de 1,5 ml/min : 5 volumes d'*eau R*, 45 volumes de *2-propanol R*, 50 volumes de *méthanol R*,
- comme détecteur, un spectrophotomètre réglé à 280 nm.

L'essai n'est valable que si :

- la résolution entre les pics correspondant respectivement à l'additif pour plastique 07 et à l'additif pour plastique 08, avec la phase mobile 1 n'est pas inférieure à 8,0,
- la résolution entre les pics correspondant respectivement à l'additif pour plastique 09 et à l'additif pour plastique 10, avec la phase mobile 2 n'est pas inférieure à 2,0,
- la résolution entre les pics correspondant respectivement à l'additif pour plastique 11 et à l'additif pour plastique 12, avec la phase mobile 3 n'est pas inférieure à 2,0.

Solution à examiner S21. Evaporez à siccité 50 ml de la solution S2 sous vide à 45 °C. Dissolvez le résidu dans 5,0 ml d'un mélange à volumes égaux d'*acétonitrile R* et de *tétrahydrofurane R*. Préparez une solution à blanc à partir de la solution à blanc correspondant à la solution S2.

Solution à examiner S22. Evaporez à siccité 50 ml de la solution S2 sous vide à 45 °C. Dissolvez le résidu dans 5,0 ml de *chlorure de méthylène R*. Préparez une solution à blanc à partir de la solution à blanc correspondant à la solution S2.

Parmi les solutions témoins suivantes, préparez uniquement celles qui sont nécessaires à l'analyse des antioxydants phénoliques annoncés dans la composition du matériau à examiner.

Solution témoin (a). Dissolvez 25,0 mg de *butylhydroxytoluène SCR* (additif pour plastique 07) et 60,0 mg d'*additif pour plastique 08 SCR* dans 10,0 ml d'un mélange à volumes égaux d'*acétonitrile R* et de *tétrahydrofurane R*. Prélevez 2,0 ml de solution et complétez à 50,0 ml avec un mélange à volumes égaux d'*acétonitrile R* et de *tétrahydrofurane R*.

Solution témoin (b). Dissolvez 60,0 mg d'*additif pour plastique 09 SCR* et 60,0 mg d'*additif pour plastique 10 SCR* dans 10,0 ml d'un mélange à volumes égaux d'*acétonitrile R* et de *tétrahydrofurane R*. Prélevez 2,0 ml de solution et complétez à 50,0 ml avec un mélange à volumes égaux d'*acétonitrile R* et de *tétrahydrofurane R*.

Solution témoin (c). Dissolvez 60,0 mg d'*additif pour plastique 11 SCR*, et 60,0 mg d'*additif pour plastique 12 SCR* dans 10,0 ml de *chlorure de méthylène R*. Prélevez 2,0 ml de solution et complétez à 50,0 ml avec du *chlorure de méthylène R*.

Solution témoin (d). Dissolvez 25,0 mg de *butylhydroxytoluène SCR* (additif pour plastique 07) dans 10,0 ml d'un mélange à volumes égaux d'*acétonitrile R* et de *tétrahydrofurane R*. Prélevez 2,0 ml de solution et complétez à 50,0 ml avec un mélange à volumes égaux d'*acétonitrile R* et de *tétrahydrofurane R*.

Solution témoin (e). Dissolvez 60,0 mg d'*additif pour plastique 08 SCR* dans 10,0 ml d'un mélange à volumes égaux d'*acétonitrile R* et de *tétrahydrofurane R*. Prélevez 2,0 ml de solution et complétez à 50,0 ml avec un mélange à volumes égaux d'*acétonitrile R* et de *tétrahydrofurane R*.

Solution témoin (f). Dissolvez 60,0 mg d'*additif pour plastique 13 SCR* dans 10,0 ml d'un mélange à volumes égaux d'*acétonitrile R* et de *tétrahydrofurane R*. Prélevez 2,0 ml de solution et complétez à 50,0 ml avec un mélange à volumes égaux d'*acétonitrile R* et de *tétrahydrofurane R*.

Solution témoin (g). Dissolvez 60,0 mg d'*additif pour plastique 09 SCR* dans 10,0 ml d'un mélange à volumes égaux d'*acétonitrile R* et de *tétrahydrofurane R*. Prélevez 2,0 ml de solution et complétez à 50,0 ml avec un mélange à volumes égaux d'*acétonitrile R* et de *tétrahydrofurane R*.

Solution témoin (h). Dissolvez 60,0 mg d'*additif pour plastique 10 SCR* dans 10,0 ml d'un mélange à volumes égaux d'*acétonitrile R* et de *tétrahydrofurane R*. Prélevez 2,0 ml de solution et complétez à 50,0 ml avec un mélange à volumes égaux d'*acétonitrile R* et de *tétrahydrofurane R*.

Solution témoin (i). Dissolvez 60,0 mg d'*additif pour plastique 11 SCR* dans 10,0 ml de *chlorure de méthylène R*. Prélevez 2,0 ml de solution et complétez à 50,0 ml avec du *chlorure de méthylène R*.

Solution témoin (j). Dissolvez 60,0 mg d'*additif pour plastique 12 SCR* dans 10,0 ml de *chlorure de méthylène R*. Prélevez 2,0 ml de solution et complétez à 50,0 ml avec du *chlorure de méthylène R*.

Si le matériau à examiner contient l'additif pour plastique 07 ou l'additif pour plastique 08, utilisez la phase mobile 1 et injectez 20 µl de solution à examiner S21, 20 µl de la solution à blanc correspondante, 20 µl de solution témoin (a) et soit 20 µl de solution témoin (d) ou (e), soit 20 µl des solutions témoins (d) et (e).

Si le matériau à examiner contient un ou plusieurs des antioxydants suivants :

- additif pour plastique 09,
- additif pour plastique 10,

- additif pour plastique 11,
- additif pour plastique 12,
- additif pour plastique 13,

utilisez la phase mobile 2 et injectez 20 µl de solution à examiner S21, 20 µl de la solution à blanc correspondante, 20 µl de solution témoin (b) et 20 µl des solutions témoins des antioxydants de la liste ci-dessus annoncés dans la composition.

Si le matériau à examiner contient l'additif pour plastique 11 ou l'additif pour plastique 12, utilisez la phase mobile 3 et injectez 20 µl de solution à examiner S22, 20 µl de la solution à blanc correspondante, 20 µl de solution témoin (c) et soit 20 µl de solution témoin (i) ou (j), soit 20 µl des solutions témoins (i) et (j).

Dans tous les cas, enregistrez les chromatogrammes pendant 30 min. Les chromatogrammes correspondant aux solutions à examiner S21 et S22 ne comportent que les pics correspondant aux antioxydants annoncés dans la composition, ainsi que des pics mineurs décelés également dans les chromatogrammes des solutions à blanc. La surface des pics des chromatogrammes obtenus avec les solutions à examiner S21 et S22 est inférieure à la surface des pics correspondants des chromatogrammes obtenus avec les solutions témoins (d) à (j).

Antioxydants non phénoliques. Opérez par chromatographie sur couche mince (*2.2.27*) en utilisant une *plaque au gel de silice* GF_{254} *pour CCM R*.

Solution à examiner S23. Evaporez à siccité 100 ml de la solution S2 sous vide à 45 °C. Dissolvez le résidu dans 2 ml de *chlorure de méthylène acidifié R*.

Solution témoin (k). Dissolvez 60 mg d'*additif pour plastique 14 SCR* dans du *chlorure de méthylène R* et complétez à 10 ml avec le même solvant. Prélevez 2 ml de solution et complétez à 10 ml avec du *chlorure de méthylène acidifié R*.

Solution témoin (l). Dissolvez 60 mg d'*additif pour plastique 15 SCR* dans du *chlorure de méthylène R* et complétez à 10 ml avec le même solvant. Prélevez 2 ml de solution et complétez à 10 ml avec du *chlorure de méthylène acidifié R*.

Solution témoin (m). Dissolvez 60 mg d'*additif pour plastique 16 SCR* dans du *chlorure de méthylène R* et complétez à 10 ml avec le même solvant. Prélevez 2 ml de solution et complétez à 10 ml avec du *chlorure de méthylène acidifié R*.

Solution témoin (n). Dissolvez 60 mg d'*additif pour plastique 17 SCR* dans du *chlorure de méthylène R* et complétez à 10 ml avec le même solvant. Prélevez 2 ml de solution et complétez à 10 ml avec du *chlorure de méthylène acidifié R*.

Solution témoin (o). Dissolvez 60 mg d'*additif pour plastique 16 SCR* et 60 mg d'*additif pour plastique 17 SCR* dans du *chlorure de méthylène R* et complétez à 10 ml avec le même solvant. Prélevez 2 ml de solution et complétez à 10 ml avec du *chlorure de méthylène acidifié R*.

Déposez séparément sur la plaque 20 µl de la solution à examiner S23, 20 µl de la solution témoin (o) et 20 µl de chacune des solutions témoins correspondant à tous les antioxydants phénoliques et non-phénoliques annoncés dans la composition type du matériau examiné.

Développez la plaque sur un parcours de 18 cm avec de l'*hexane R*. Laissez sécher la plaque. Effectuez un deuxième développement sur un parcours de 17 cm avec du *chlorure de méthylène R*. Laissez sécher la plaque. Examinez en lumière ultraviolette à 254 nm. Pulvérisez de la *solution alcoolique d'iode R* et examinez en lumière ultraviolette à 254 nm après 10-15 min. S'il apparaît des taches dans le chromatogramme obtenu avec la solution à examiner S23, aucune d'entre elles n'est plus intense que les taches situées aux mêmes positions dans les chromatogrammes obtenus avec les solutions témoins. L'essai n'est valable que si le chromatogramme obtenu avec la solution témoin (o) présente 2 taches nettement séparées.

Amides et stéarates. Opérez par chromatographie sur couche mince (*2.2.27*) en utilisant 2 plaques du type *plaque au gel de silice* GF_{254} *pour CCM R*.

Solution à examiner. Utilisez la solution à examiner S23 de l'essai des antioxydants non phénoliques.

Solution témoin (p). Dissolvez 20 mg d'*acide stéarique SCR* (additif pour plastique 19) dans du *chlorure de méthylène R* et complétez à 10 ml avec le même solvant.

Solution témoin (q). Dissolvez 40 mg d'*additif pour plastique 20 SCR* dans du *chlorure de méthylène R* et complétez à 20 ml avec le même solvant.

Solution témoin (r). Dissolvez 40 mg d'*additif pour plastique 21 SCR* dans du *chlorure de méthylène R* et complétez à 20 ml avec le même solvant.

Déposez sur chacune des 2 plaques 10 µl de solution à examiner S23, puis 10 µl de solution témoin (p) sur la première et 10 µl des solutions témoins (q) et (r) sur la seconde. Développez la première plaque sur un parcours de 10 cm avec un mélange de 25 volumes d'*éthanol R* et de 75 volumes de *triméthylpentane R*. Laissez sécher la plaque à l'air. Pulvérisez une solution de *sel sodique de dichlorophénolindophénol R* à 2 g/l dans de l'*éthanol R*. Chauffez la plaque à l'étuve à 120 °C quelques minutes pour intensifier les taches. S'il apparaît une tache correspondant à l'additif pour plastique 19 dans le chromatogramme obtenu avec la solution à examiner S23, elle est identique en position (R_f voisin de 0,5), mais n'est pas plus intense que la tache correspondante dans le chromatogramme obtenu avec la solution témoin (p).

Développez la seconde plaque sur un parcours de 13 cm avec de l'*hexane R*. Laissez sécher la plaque à l'air. Effectuez un second développement sur un parcours de 10 cm avec un mélange de 5 volumes de *méthanol R* et de 95 volumes de *chlorure de méthylène R*. Laissez sécher la plaque. Pulvérisez une solution d'*acide phosphomolybdique R* à 40 g/l dans l'*éthanol R*. Chauffez la plaque à l'étuve à 120 °C jusqu'à apparition des taches. S'il apparaît des taches correspondant à l'additif pour plastique 20 ou à l'additif pour plastique 21 dans le chromatogramme obtenu avec la solution à examiner S23, elles sont identiques en position (R_f voisin de 0,2) mais pas plus intenses que les taches correspondantes dans les chromatogrammes obtenus avec les solutions témoins (q) et (r).

3.1.6. POLYPROPYLÈNE POUR RÉCIPIENTS ET FERMETURES DESTINÉS AUX PRÉPARATIONS POUR ADMINISTRATION PARENTÉRALE ET POUR USAGE OPHTALMIQUE

DÉFINITION

Le polypropylène est un homopolymère du propylène ou un copolymère du propylène contenant au maximum 25 pour cent d'éthylène ou un mélange (alliage) de polypropylène avec du polyéthylène dont la proportion peut atteindre 25 pour cent. Le polypropylène peut contenir des additifs.

PRODUCTION

Un certain nombre d'additifs sont ajoutés aux polymères de base afin d'optimiser leurs propriétés chimiques, physiques et mécaniques et ainsi de les adapter au mieux à l'usage qui en sera fait. Tous ces additifs sont choisis dans la liste ci-après, qui spécifie pour chaque produit la teneur maximale admise.

Ils peuvent renfermer au plus 3 antioxydants, un ou plusieurs lubrifiants ou antibloquants ainsi que du dioxyde de titane comme opacifiant lorsque le matériau doit exercer un effet protecteur vis-à-vis de la lumière.

- butylhydroxytoluène (additif pour plastique 07) (au maximum 0,125 pour cent),
- tétrakis[3-(3,5-di-*tert*-butyl-4-hydroxyphényl)propionate] de pentaérythrityle (additif pour plastique 09) (au maximum 0,3 pour cent),
- 1,3,5-tris(3,5-di-*tert*-butyl-4-hydroxybenzyl)-*s*-triazine-2,4,6(1*H*,3*H*,5*H*)-trione (additif pour plastique 13) (au maximum 0,3 pour cent),
- 3-(3,5-di-*tert*-butyl-4-hydroxyphényl)propionate d'octadécyle (additif pour plastique 11) (au maximum 0,3 pour cent),
- bis[3,3-bis[3-(1,1-diméthyléthyl)-4-hydroxyphényl]butanoate] d'éthylène (additif pour plastique 08) (au maximum 0,3 pour cent),
- disulfure de dioctadécyle (additif pour plastique 15) (au maximum 0,3 pour cent),
- 4,4′,4″-(2,4,6-triméthylbenzène-1,3,5-triyltrisméthylène)tris[2,6-bis(1,1-diméthyléthyl)phénol] (additif pour plastique 10) (au maximum 0,3 pour cent),
- 2,2′-bis(octadécyloxy)-5,5′-spirobi[1,3,2-dioxaphosphinane] (additif pour plastique 14) (au maximum 0,3 pour cent),
- 3,3′-thiodipropanoate de didodécyle (additif pour plastique 16) (au maximum 0,3 pour cent),
- 3,3′-thiodipropanoate de dioctadécyle (additif pour plastique 17) (au maximum 0,3 pour cent),
- phosphite de tris[2,4-bis(1,1-diméthyléthyl)phényle] (additif pour plastique 12) (au maximum 0,3 pour cent),

Le total des additifs antioxydants cités ci-dessus n'est pas supérieur à 0,3 pour cent.

- hydrotalcite (au maximum 0,5 pour cent),
- alcanamides (au maximum 0,5 pour cent),
- alcènamides (au maximum 0,5 pour cent),
- silicoaluminate de sodium (au maximum 0,5 pour cent),
- silice (au maximum 0,5 pour cent),
- benzoate de sodium (au maximum 0,5 pour cent),
- sels ou esters d'acides gras (au maximum 0,5 pour cent),
- phosphate trisodique (au maximum 0,5 pour cent),
- paraffine liquide (au maximum 0,5 pour cent),
- oxyde de zinc (au maximum 0,5 pour cent),
- talc (au maximum 0,5 pour cent),
- oxyde de magnésium (au maximum 0,2 pour cent),
- stéarate de calcium ou de zinc ou un mélange des deux (au maximum 0,5 pour cent),
- dioxyde de titane (au maximum 4 pour cent), pour les récipients destinés aux préparations ophthalmiques exclusivement.

Le fournisseur du matériau devra pouvoir démontrer que la composition qualitative et quantitative retenue pour l'échantillon type est satisfaisante pour chaque lot de production.

CARACTÈRES

Poudre, billes, granulés ou, après transformation, feuilles translucides d'épaisseur variable ou récipients. Le polypropylène est pratiquement insoluble dans l'eau, soluble à chaud dans les hydrocarbures aromatiques, pratiquement insoluble dans l'éthanol, dans l'hexane et dans le méthanol. Il se ramollit à partir de 120 °C environ.

IDENTIFICATION

Découpez préalablement, s'il y a lieu, les échantillons du matériau à examiner en morceaux de 1 cm de côté au maximum.

A. Chauffez à reflux 0,25 g du matériau à examiner avec 10 ml de *toluène R* pendant 15 min environ. Déposez quelques gouttes de la solution chaude obtenue sur une lame de chlorure de sodium et évaporez le solvant à l'étuve à 80 °C. Examinez par spectrophotométrie d'absorption dans l'infrarouge (*2.2.24*). Le spectre obtenu avec le matériau à examiner présente un certain nombre de maximums notamment à 1375 cm^{-1}, 1170 cm^{-1}, 995 cm^{-1} et 970 cm^{-1}. Le spectre obtenu est identique au spectre du matériau sélectionné pour l'échantillon type. Lorsque le matériau est présenté en feuilles, l'identification peut être effectuée directement sur un fragment de dimension convenable.

B. Le matériau à examiner satisfait aux essais complémentaires spécifiés pour la recherche des additifs présents (voir Essai).

C. Dans un creuset de platine, mélangez 20 mg environ du matériau à examiner et 1 g d'*hydrogénosulfate de potassium R*, puis chauffez jusqu'à fusion complète. Laissez refroidir. Ajoutez 20 ml d'*acide sulfurique dilué R*. Chauffez doucement. Filtrez la solution obtenue. Ajoutez au filtrat 1 ml d'*acide phosphorique R* et 1 ml de *solution concentrée de peroxyde d'hydrogène R*. Si le matériau est opacifié par le dioxyde de titane, il se développe une coloration jaune orangé.

ESSAI

Découpez préalablement, s'il y a lieu, les échantillons du matériau à examiner en morceaux de 1 cm de côté au maximum.

Solution S1. *Utilisez la solution S1 dans les 4 h qui suivent sa préparation*. Dans un ballon de verre borosilicaté à col rodé, introduisez 25 g du matériau à examiner. Ajoutez 500 ml d'*eau pour préparations injectables R* et chauffez à reflux pendant 5 h. Laissez refroidir et décantez la solution. Prélevez une partie de la solution pour l'essai de l'aspect de la solution. Filtrez le reste de la solution sur un filtre de verre fritté (16).

Solution S2. Dans une fiole conique de verre borosilicaté à col rodé, introduisez 2,0 g du matériau à examiner. Ajoutez 80 ml de *toluène R* et chauffez à reflux pendant 1 h 30 min en maintenant une agitation constante. Laissez refroidir à 60 °C et ajoutez, en maintenant l'agitation, 120 ml de *méthanol R*. Filtrez la solution sur un filtre de verre fritté (16). Rincez la fiole et le filtre avec 25 ml d'un mélange de 40 ml de *toluène R* et de 60 ml de *méthanol R*, ajoutez les liquides de rinçage au filtrat et complétez à 250,0 ml avec le même mélange de solvants. Préparez une solution à blanc.

Solution S3. Dans une fiole conique de verre borosilicaté à col rodé, introduisez 100 g du matériau à examiner. Ajoutez 250 ml d'*acide chlorhydrique 0,1 M* et chauffez à reflux pendant 1 h en maintenant une agitation constante. Laissez refroidir et décanter la solution.

Aspect de la solution. La solution S1 n'est pas plus fortement opalescente que la suspension témoin II (*2.2.1*) et est incolore (*2.2.2, Procédé II*).

Acidité ou alcalinité. A 100 ml de solution S1, ajoutez 0,15 ml de *solution d'indicateurs BRP R*. Le virage au bleu de l'indicateur ne nécessite pas plus de 1,5 ml d'*hydroxyde de sodium 0,01 M*. A 100 ml de solution S1, ajoutez 0,2 ml de *solution de méthylorange R*. Le début du virage de l'indicateur du jaune à l'orangé ne nécessite pas plus de 1,0 ml d'*acide chlorhydrique 0,01 M*.

Absorbance (*2.2.25*). Examinez la solution S1 de 220 nm à 340 nm. A aucune longueur d'onde, l'absorbance n'est supérieure à 0,2.

Substances réductrices. A 20 ml de solution S1, ajoutez 1 ml d'*acide sulfurique dilué R* et 20 ml de *permanganate de potassium 0,002 M*. Chauffez à reflux pendant 3 min et refroidissez immédiatement. Ajoutez 1 g d'*iodure de potassium R* et titrez immédiatement par le *thiosulfate de sodium 0,01 M* en présence de 0,25 ml de *solution d'amidon R*. Effectuez un titrage à blanc. La différence entre les volumes utilisés pour les 2 titrages n'est pas supérieure à 0,5 ml.

Substances solubles dans l'hexane. Dans une fiole conique de verre borosilicaté à col rodé de 250 ml, introduisez 10 g du matériau à examiner. Ajoutez 100 ml d'*hexane R* et chauffez à reflux pendant 4 h en maintenant sous agitation constante. Refroidissez dans l'eau glacée et filtrez rapidement sur un filtre de verre fritté (16) en maintenant la solution à 0 °C (le temps de filtration doit rester inférieur à 5 min ; si nécessaire, augmentez la pression sur la solution pour accélérer la filtration). Dans une capsule en verre borosilicaté tarée, évaporez au bain-marie 20 ml du filtrat. Desséchez le résidu à l'étuve à 100-105 °C pendant 1 h. La masse du résidu obtenu est égale, à 10 pour cent près, à la masse du résidu obtenu avec l'échantillon type et elle n'est pas supérieure à 5 pour cent.

Aluminium extractible. Déterminez la teneur en aluminium extractible par spectrométrie d'émission atomique dans un plasma d'argon (*2.2.22, Procédé I*).

Solution à examiner. Utilisez la solution S3.

Solutions de référence. Préparez les solutions de référence à partir de la *solution à 200 ppm d'aluminium (Al) R*, diluée avec de l'*acide chlorhydrique 0,1 M*.

La mesure peut être réalisée en utilisant la radiation de l'aluminium située à 396,15 nm, le fond spectral étant évalué à 396,25 nm.

Vérifiez l'absence d'aluminium dans l'acide chlorhydrique utilisé.

Le matériau à examiner ne contient pas plus de 1 ppm d'Al extractible.

Chrome extractible. Déterminez la teneur en chrome extractible par spectrométrie d'émission atomique dans un plasma d'argon (*2.2.22, Procédé I*).

Solution à examiner. Utilisez la solution S3.

Solutions de référence. Préparez les solutions de référence à partir de la *solution à 100 ppm de chrome (Cr) R*, diluée avec un mélange de 2 volumes d'*acide chlorhydrique R* et de 8 volumes d'*eau R*.

La mesure peut être réalisée en utilisant la radiation du chrome située à 205,55 nm, le fond spectral étant évalué à 205,50 nm.

Vérifiez l'absence de chrome dans l'acide chlorhydrique utilisé.

Le matériau à examiner ne contient pas plus de 0,05 ppm de Cr extractible.

Titane extractible. Déterminez la teneur en titane extractible par spectrométrie d'émission atomique dans un plasma d'argon (*2.2.22, Procédé I*).

Solution à examiner. Utilisez la solution S3.

Solutions de référence. Préparez les solutions de référence à partir de la *solution à 100 ppm de titane (Ti) R*, diluée avec de l'*acide chlorhydrique 0,1 M*.

La mesure peut être réalisée en utilisant la radiation du titane située à 336,12 nm, le fond spectral étant évalué à 336,16 nm.

Vérifiez l'absence de titane dans l'acide chlorhydrique utilisé.

Le matériau à examiner ne contient pas plus de 1 ppm de Ti extractible.

Vanadium extractible. Déterminez la teneur en vanadium extractible par spectrométrie d'émission atomique dans un plasma d'argon (*2.2.22, Procédé I*).

Solution à examiner. Utilisez la solution S3.

Solutions de référence. Préparez les solutions de référence à partir de la *solution à 1 g/l de vanadium (V) R* diluée avec un mélange de 2 volumes d'*acide chlorhydrique R* et de 8 volumes d'*eau R*.

La mesure peut être réalisée en utilisant la radiation du vanadium située à 292,40 nm, le fond spectral étant évalué à 292,35 nm.

Vérifiez l'absence de vanadium dans l'acide chlorhydrique utilisé.

Le matériau à examiner ne contient pas plus de 0,1 ppm de V extractible.

Zinc extractible. Déterminez la teneur en zinc extractible par spectrométrie d'absorption atomique (*2.2.23, Procédé I*).

Solution à examiner. Utilisez la solution S3.

Solutions de référence. Préparez les solutions de référence à partir de la *solution à 10 ppm de zinc (Zn) R*, diluée avec de l'*acide chlorhydrique 0,1 M*.

Mesurez l'absorbance à 213,9 nm en utilisant une lampe à cathode creuse au zinc comme source de radiation et une flamme air-acétylène.

Vérifiez l'absence de zinc dans l'acide chlorhydrique utilisé.

Le matériau à examiner ne contient pas plus de 1 ppm de Zn extractible.

Métaux lourds extractibles (*2.4.8*). Concentrez au bain-marie 50 ml de solution S3 et réduisez le volume à 5 ml environ. Complétez à 20,0 ml avec de l'*eau R*. 12 ml de solution satisfont à l'essai limite A des métaux lourds (2,5 ppm). Préparez le témoin avec 2,5 ml de *solution à 10 ppm de plomb (Pb) R*.

Cendres sulfuriques (*2.4.14*). Déterminé sur 5,0 g du matériau à examiner, le taux des cendres sulfuriques n'est pas supérieur à 1,0 pour cent. Cette limite ne s'applique pas aux matériaux opacifiés avec du dioxyde de titane.

ESSAIS COMPLÉMENTAIRES

Ces essais sont à effectuer, en totalité ou en partie, selon la composition annoncée du matériau.

Antioxydants phénoliques. Opérez par chromatographie liquide (*2.2.29*).

La chromatographie peut être réalisée en utilisant :

– une colonne d'acier inoxydable, d'une longueur de 0,25 m et d'un diamètre intérieur de 4,6 mm, remplie de *gel de silice octadécylsilylé pour chromatographie R* (5 µm),
– comme phase mobile, l'un des 3 mélanges suivants :

Phase mobile 1 à un débit de 2 ml/min : 30 volumes d'*eau R*, 70 volumes d'*acétonitrile R*,

Phase mobile 2 à un débit de 1,5 ml/min : 10 volumes d'*eau R*, 30 volumes de *tétrahydrofurane R*, 60 volumes d'*acétonitrile R*,

Phase mobile 3 à un débit de 1,5 ml/min : 5 volumes d'*eau R*, 45 volumes de *2-propanol R*, 50 volumes de *méthanol R*,

– comme détecteur, un spectrophotomètre réglé à 280 nm.

L'essai n'est valable que si :

– la résolution entre les pics correspondant respectivement à l'additif pour plastique 07 et à l'additif pour plastique 08, avec la phase mobile 1 n'est pas inférieure à 8,0,
– la résolution entre les pics correspondant respectivement à l'additif pour plastique 09 et à l'additif pour plastique 10, avec la phase mobile 2 n'est pas inférieure à 2,0,
– la résolution entre les pics correspondant respectivement à l'additif pour plastique 11 et à l'additif pour plastique 12, avec la phase mobile 3 n'est pas inférieure à 2,0.

Solution à examiner S21. Evaporez à siccité 50 ml de solution S2 sous vide à 45 °C. Dissolvez le résidu dans 5,0 ml d'un mélange à volumes égaux d'*acétonitrile R* et de *tétrahydrofurane R*. Préparez une solution à blanc à partir de la solution à blanc correspondant à la solution S2.

Solution à examiner S22. Evaporez à siccité 50 ml de solution S2 sous vide à 45 °C. Dissolvez le résidu dans 5,0 ml de *chlorure de méthylène R*. Préparez une solution à blanc à partir de la solution à blanc correspondant à la solution S2.

Parmi les solutions témoins suivantes, préparez uniquement celles qui sont nécessaires à l'analyse des antioxydants phénoliques annoncés dans la composition de la substance à examiner.

Solution témoin (a). Dissolvez 25,0 mg de *butylhydroxytoluène SCR* (additif pour plastique 07) et 60,0 mg d'*additif pour plastique 08 SCR* dans 10,0 ml d'un mélange à volumes égaux d'*acétonitrile R* et de *tétrahydrofurane R*. Prélevez 2,0 ml de solution et complétez à 50,0 ml avec un mélange à volumes égaux d'*acétonitrile R* et de *tétrahydrofurane R*.

Solution témoin (b). Dissolvez 60,0 mg d'*additif pour plastique 09 SCR* et 60,0 mg d'*additif pour plastique 10 SCR* dans 10,0 ml d'un mélange à volumes égaux d'*acétonitrile R* et de *tétrahydrofurane R*. Prélevez 2,0 ml de solution et complétez à 50,0 ml avec un mélange à volumes égaux d'*acétonitrile R* et de *tétrahydrofurane R*.

Solution témoin (c). Dissolvez 60,0 mg d'*additif pour plastique 11 SCR* et 60,0 mg d'*additif pour plastique 12 SCR* dans 10 ml de *chlorure de méthylène R*. Prélevez 2,0 ml de solution et complétez à 50,0 ml avec du *chlorure de méthylène R*.

Solution témoin (d). Dissolvez 25,0 mg de *butylhydroxytoluène SCR* (additif pour plastique 07) dans 10,0 ml d'un mélange à volumes égaux d'*acétonitrile R* et de *tétrahydrofurane R*. Prélevez 2,0 ml de solution et complétez à 50,0 ml avec un mélange à volumes égaux d'*acétonitrile R* et de *tétrahydrofurane R*.

Solution témoin (e). Dissolvez 60,0 mg d'*additif pour plastique 08 SCR* dans 10,0 ml d'un mélange à volumes égaux d'*acétonitrile R* et de *tétrahydrofurane R*. Prélevez 2,0 ml de solution et complétez à 50,0 ml avec un mélange à volumes égaux d'*acétonitrile R* et de *tétrahydrofurane R*.

Solution témoin (f). Dissolvez 60,0 mg d'*additif pour plastique 13 SCR* dans 10,0 ml d'un mélange à volumes égaux d'*acétonitrile R* et de *tétrahydrofurane R*. Prélevez 2,0 ml de solution et complétez à 50,0 ml avec un mélange à volumes égaux d'*acétonitrile R* et de *tétrahydrofurane R*.

Solution témoin (g). Dissolvez 60,0 mg d'*additif pour plastique 09 SCR* dans 10,0 ml d'un mélange à volumes égaux d'*acétonitrile R* et de *tétrahydrofurane R*. Prélevez 2,0 ml de solution et complétez à 50,0 ml avec un mélange à volumes égaux d'*acétonitrile R* et de *tétrahydrofurane R*.

Solution témoin (h). Dissolvez 60,0 mg d'*additif pour plastique 10 SCR* dans 10,0 ml d'un mélange à volumes égaux d'*acétonitrile R* et de *tétrahydrofurane R*. Prélevez 2,0 ml de solution et complétez à 50,0 ml avec un mélange à volumes égaux d'*acétonitrile R* et de *tétrahydrofurane R*.

Solution témoin (i). Dissolvez 60,0 mg d'*additif pour plastique 11 SCR* dans 10,0 ml de *chlorure de méthylène R*. Prélevez 2,0 ml de solution et complétez à 50,0 ml avec du *chlorure de méthylène R*.

Solution témoin (j). Dissolvez 60,0 mg d'*additif pour plastique 12 SCR* dans 10,0 ml de *chlorure de méthylène R*. Prélevez 2,0 ml de solution et complétez à 50,0 ml avec du *chlorure de méthylène R*.

Si le matériau à examiner contient l'additif pour plastique 07 ou l'additif pour plastique 08, utilisez la phase mobile 1 et injectez 20 µl de solution à examiner S21, 20 µl de la solution à blanc correspondante, 20 µl de solution témoin (a) et soit 20 µl de solution témoin (d) ou (e), soit 20 µl des solutions témoins (d) et (e).

Si la substance à examiner contient un ou plusieurs des antioxydants suivants :

– additif pour plastique 09,
– additif pour plastique 10,
– additif pour plastique 11,
– additif pour plastique 12,
– additif pour plastique 13,

utilisez la phase mobile 2 et injectez 20 µl de solution à examiner S21, 20 µl de la solution à blanc correspondante, 20 µl de solution témoin (b) et 20 µl de chacune des solutions témoins des antioxydants de la liste ci-dessus annoncés dans la composition.

Si la substance à examiner contient de l'additif pour plastique 11 ou de l'additif pour plastique 12, utilisez la phase mobile 3 et injectez 20 µl de solution à examiner S22, 20 µl de la solution à blanc correspondante, 20 µl de solution témoin (c) et soit 20 µl de solution témoin (i) ou (j), soit 20 µl des solutions témoins (i) et (j).

Dans tous les cas, enregistrez le chromatogramme pendant 30 min. Les chromatogrammes correspondant aux solutions à examiner S21 et S22 ne comportent que les pics correspondant aux antioxydants annoncés dans la composition, ainsi que des pics mineurs décelés également dans les chromatogrammes des solutions à blanc. La surface des pics des chromatogrammes obtenus avec les solutions à examiner S21 et S22 est inférieure à la surface des pics correspondants dans les chromatogrammes obtenus avec les solutions témoins (d) à (j).

Antioxydants non phénoliques. Opérez par chromatographie sur couche mince (*2.2.27*) en utilisant une *plaque au gel de silice GF_{254} pour CCM R*.

Solution à examiner S23. Evaporez à siccité 100 ml de la solution S2 sous vide à 45 °C. Dissolvez le résidu avec 2 ml de *chlorure de méthylène acidifié R*.

Solution témoin (k). Dissolvez 60 mg d'*additif pour plastique 14 SCR* dans du *chlorure de méthylène R* et complétez à 10 ml avec le même solvant. Prélevez 2 ml de solution et complétez à 10 ml avec du *chlorure de méthylène acidifié R*.

Solution témoin (l). Dissolvez 60 mg d'*additif pour plastique 15 SCR* dans du *chlorure de méthylène R* et complétez à 10 ml avec le même solvant. Prélevez 2 ml de solution et complétez à 10 ml avec du *chlorure de méthylène acidifié R.*

Solution témoin (m). Dissolvez 60 mg d'*additif pour plastique 16 SCR* dans du *chlorure de méthylène R* et complétez à 10 ml avec le même solvant. Prélevez 2 ml de solution et complétez à 10 ml avec du *chlorure de méthylène acidifié R.*

Solution témoin (n). Dissolvez 60 mg d'*additif pour plastique 17 SCR* dans du *chlorure de méthylène R* et complétez à 10 ml avec le même solvant. Prélevez 2 ml de solution et complétez à 10 ml avec du *chlorure de méthylène acidifié R.*

Solution témoin (o). Dissolvez 60 mg d'*additif pour plastique 16 SCR* et 60 mg d'*additif pour plastique 17 SCR* dans du *chlorure de méthylène R* et complétez à 10 ml avec le même solvant. Prélevez 2 ml de solution et complétez à 10 ml avec du *chlorure de méthylène acidifié R.*

Déposez séparément sur la plaque 20 µl de solution à examiner S23, 20 µl de solution témoin (o) et 20 µl des solutions témoins correspondant à tous les antioxydants phénoliques et non-phénoliques annoncés dans la composition type du matériau examiné. Développez la plaque sur un parcours de 18 cm avec de l'*hexane R.* Laissez sécher la plaque. Effectuez un second développement sur un parcours de 17 cm avec du *chlorure de méthylène R.* Laissez sécher la plaque. Examinez en lumière ultraviolette à 254 nm. Pulvérisez de la *solution alcoolique d'iode R* et examinez en lumière ultraviolette à 254 nm après 10-15 min. S'il apparaît des taches dans le chromatogramme obtenu avec la solution à examiner S23, aucune d'entre elles n'est plus intense que les taches situées aux mêmes positions dans les chromatogrammes obtenus avec les solutions témoins. L'essai n'est valable que si le chromatogramme obtenu avec la solution témoin (o) présente 2 taches nettement séparées.

Amides et stéarates. Opérez par chromatographie sur couche mince (*2.2.27*) en utilisant 2 plaques du type *plaque au gel de silice* GF_{254} *pour CCM R.*

Solution à examiner. Utilisez la solution S23 de l'essai des antioxydants non phénoliques.

Solution témoin (p). Dissolvez 20 mg d'*acide stéarique SCR* (additif pour plastique 19) dans du *chlorure de méthylène R* et complétez à 10 ml avec le même solvant.

Solution témoin (q). Dissolvez 40 mg d'*additif pour plastique 20 SCR* dans du *chlorure de méthylène R* et complétez à 20 ml avec le même solvant

Solution témoin (r). Dissolvez 40 mg d'*additif pour plastique 21 SCR* dans du *chlorure de méthylène R* et complétez à 20 ml avec le même solvant

Déposez sur chacune des 2 plaques 10 µl de solution à examiner S23, puis 10 µl de solution témoin (p) sur la première et 10 µl des solutions témoins (q) et (r) sur la seconde. Développez la première plaque sur un parcours de 10 cm avec un mélange de 25 volumes d'*éthanol R* et de 75 volumes de *triméthylpentane R.* Laissez sécher la plaque à l'air. Pulvérisez une solution de *sel sodique de dichlorophénolindophénol R* à 2 g/l dans l'*éthanol R.* Chauffez la plaque à l'étuve à 120 °C quelques minutes pour intensifier les taches. S'il apparaît une tache correspondant à l'additif pour plastique 19 dans le chromatogramme obtenu avec la solution à examiner S23, elle est identique en position (R_f voisin de 0,5) mais pas plus intense que la tache correspondante du chromatogramme obtenu avec la solution témoin (p).

Développez la seconde plaque sur un parcours de 13 cm avec de l'*hexane R.* Laissez sécher la plaque à l'air. Effectuez un second développement sur un parcours de 10 cm avec un mélange de 5 volumes de *méthanol R* et de 95 volumes de *chlorure de méthylène R.* Laissez sécher la plaque. Pulvérisez une solution d'*acide phosphomolybdique R* à 40 g/l dans l'*éthanol R.* Chauffez la plaque à l'étuve à 120 °C jusqu'à apparition des taches. S'il apparaît des taches correspondant à l'additif pour plastique 20 ou à l'additif pour plastique 21 dans le chromatogramme obtenu avec la solution à examiner S23, elles sont identiques en position (R_f voisin de 0,2) mais pas plus intenses que les taches correspondantes des chromatogrammes obtenus avec les solutions témoins (q) et (r).

3. Matériaux/ Récipients

3.1.7. POLY(ÉTHYLÈNE - ACÉTATE DE VINYLE) POUR RÉCIPIENTS ET TUBULURES DESTINÉS AUX PRÉPARATIONS POUR L'ALIMENTATION PARENTÉRALE TOTALE

DÉFINITION

Le poly(éthylène - acétate de vinyle), correspondant aux spécifications suivantes, est adapté à la fabrication des récipients et tubulures destinés aux préparations pour l'alimentation parentérale totale.

Le poly(éthylène - acétate de vinyle) est obtenu par la copolymérisation d'éthylène et d'acétate de vinyle. Ce polymère contient une quantité définie d'acétate de vinyle pouvant atteindre 25 pour cent pour les matériaux utilisés dans la fabrication des récipients et 30 pour cent pour les matériaux utilisés dans la fabrication des tubulures.

PRODUCTION

Un certain nombre d'additifs sont ajoutés aux polymères de base afin d'optimiser leurs propriétés chimiques, physiques et mécaniques et ainsi de les adapter au mieux à l'usage qui en sera fait. Tous ces additifs sont choisis dans la liste ci-après, qui spécifie pour chaque produit la teneur maximale admise.

Le poly(éthylène - acétate de vinyle) ne peut contenir plus de 3 des antioxydants suivants :

- butylhydroxytoluène (additif pour plastique 07) (au maximum 0,125 pour cent),
- tétrakis[3-(3,5-di-*tert*-butyl-4-hydroxyphényl)propionate] de pentaérythrityle (additif pour plastique 09) (au maximum 0,2 pour cent),
- 3-(3,5-di-*tert*-butyl-4-hydroxyphényl)propionate d'octadécyle (additif pour plastique 11) (au maximum 0,2 pour cent),
- phosphite de tris[2,4-bis(1,1-diméthyléthyl)phényle] (additif pour plastique 12) (au maximum 0,2 pour cent),
- 4,4',4''-(2,4,6-triméthylbenzène-1,3,5-triyltrisméthylène)tris[2,6-bis(1,1-diméthyléthyl)phénol] (additif pour plastique 10) (au maximum 0,2 pour cent).

Le poly(éthylène - acétate de vinyle) peut également contenir :

- de l'oléamide (additif pour plastique 20) (au maximum 0,5 pour cent)
- de l'érucamide (additif pour plastique 21) (au maximum 0,5 pour cent),
- au maximum 0,5 pour cent de stéarate de calcium ou de stéarate de zinc ou 0,5 pour cent de leur mélange,
- au maximum 0,5 pour cent de carbonate de calcium ou au maximum 0,5 pour cent d'hydroxyde de potassium,

– de la silice colloïdale (au maximum 0,2 pour cent).

Le fournisseur du matériau devra pouvoir démontrer que la composition qualitative et quantitative retenue pour l'échantillon type est satisfaisante pour chaque lot de production.

CARACTÈRES

Billes, granulés ou, après transformation, feuilles translucides ou tubulures d'épaisseur variable ou échantillons d'objets finis. Le poly(éthylène - acétate de vinyle) est pratiquement insoluble dans l'eau, soluble dans les hydrocarbures aromatiques chauds, pratiquement insoluble dans l'éthanol, dans le méthanol et dans l'hexane ; ce dernier solvant dissout cependant les polymères de faible masse moléculaire. Il brûle avec une flamme bleue. La température de ramollissement varie en fonction de la teneur en acétate de vinyle, elle passe de 100 °C environ pour des teneurs de quelques pour cent à 70 °C environ pour des teneurs de 30 pour cent.

IDENTIFICATION

Découpez préalablement, s'il y a lieu, les échantillons de matériau en morceaux de 1 cm de côté au maximum.

Chauffez à reflux 0,25 g du matériau à examiner avec 10 ml de *toluène R* pendant 15 min environ. Déposez quelques gouttes de la solution obtenue sur une lame de chlorure de sodium et évaporez le solvant à l'étuve à 80 °C. Examinez par spectrophotométrie d'absorption dans l'infrarouge (*2.2.24*). Le spectre obtenu présente des maximums dus à l'acétate de vinyle aux positions suivantes : 1740 cm^{-1}, 1375 cm^{-1}, 1240 cm^{-1}, 1020 cm^{-1}, 610 cm^{-1}, et des maximums dus à l'éthylène aux positions suivantes : 2920 cm^{-1} à 2850 cm^{-1}, 1470 cm^{-1}, 1460 cm^{-1}, 1375 cm^{-1}, 730 cm^{-1}, 720 cm^{-1}. Le spectre obtenu est, par ailleurs, identique à celui obtenu avec l'échantillon type fourni par le fabricant. Lorsque le matériau est présenté en feuilles, la détermination peut être effectuée directement sur un fragment de dimensions appropriées.

ESSAI

Découpez préalablement, s'il y a lieu, les échantillons de matériau en morceaux de 1 cm de côté au maximum.

Solution S1. Dans une fiole en verre borosilicaté à col rodé, introduisez 2,0 g du matériau à examiner. Ajoutez 80 ml de *toluène R* et chauffez à reflux sous agitation constante pendant 90 min. Laissez refroidir jusqu'à 60 °C et ajoutez dans la fiole, en maintenant l'agitation, 120 ml de *méthanol R*. Filtrez la solution sur un filtre en verre fritté (16). Rincez la fiole et le filtre avec 25 ml d'un mélange de 40 ml de *toluène R* et de 60 ml de *méthanol R*, ajoutez les liquides de rinçage au filtrat et complétez à 250 ml avec le même mélange de solvants.

Solution S2. *Utilisez la solution dans les 4 h qui suivent sa préparation*. Dans un ballon de verre borosilicaté à col rodé, introduisez 25 g du matériau à examiner. Ajoutez 500 ml d'*eau pour préparations injectables R* et chauffez à reflux pendant 5 h. Laissez refroidir et décantez la solution. Prélevez une partie de la solution pour l'essai de l'aspect de la solution S2. Filtrez le reste de la solution sur un filtre en verre fritté (16).

Aspect de la solution S2. La solution S2 est limpide (*2.2.1*) et incolore (*2.2.2, Procédé II*).

Acidité ou alcalinité. A 100 ml de solution S2, ajoutez 0,15 ml de *solution d'indicateurs BRP R*. Le virage au bleu de l'indicateur ne nécessite pas plus de 1,0 ml d'*hydroxyde de sodium 0,01 M*. A 100 ml de solution S2, ajoutez 0,2 ml de *solution de méthylorange R*. Le début du virage de l'indicateur du jaune à l'orangé ne nécessite pas plus de 1,5 ml d'*acide chlorhydrique 0,01 M*.

Absorbance (*2.2.25*). Examinez la solution S2 de 220 nm à 340 nm. A aucune longueur d'onde, l'absorbance n'est supérieure à 0,2.

Substances réductrices. A 20 ml de solution S2, ajoutez 1 ml d'*acide sulfurique dilué R* et 20 ml de *permanganate de potassium 0,002 M*. Chauffez à reflux pendant 3 min et refroidissez immédiatement. Ajoutez 1 g d'*iodure de potassium R* et titrez immédiatement par le *thiosulfate de sodium 0,01 M* en présence de 0,25 ml de *solution d'amidon R*. Effectuez un titrage à blanc. La différence entre les volumes utilisés dans les 2 titrages n'est pas supérieure à 0,5 ml.

Amides et acide stéarique. Opérez par chromatographie sur couche mince (*2.2.27*) en utilisant 2 plaques du type *plaque au gel de silice GF_{254} pour CCM R*.

Solution à examiner. Evaporez à siccité 100 ml de la solution S1 à 45 °C sous vide. Reprenez le résidu par 2 ml de *chlorure de méthylène acidifié R*.

Solution témoin (a). Dissolvez 20 mg d'*acide stéarique SCR* (additif pour plastique 19) dans 10 ml de *chlorure de méthylène R*.

Solution témoin (b). Dissolvez 40 mg d'*additif pour plastique 20 SCR* dans 10 ml de *chlorure de méthylène R*. Prélevez 1 ml de solution et complétez à 5 ml avec du *chlorure de méthylène R*.

Solution témoin (c). Dissolvez 40 mg d'*additif pour plastique 21 SCR* dans 10 ml de *chlorure de méthylène R*. Prélevez 1 ml de solution et complétez à 5 ml avec du *chlorure de méthylène R*.

Déposez séparément sur chacune des 2 plaques 10 µl de chaque solution.

Développez la première plaque sur un parcours de 10 cm avec un mélange de 25 volumes d'*éthanol R* et de 75 volumes de *triméthylpentane R*. Laissez sécher la plaque. Pulvérisez une solution de *sel sodique de dichlorophénolindophénol R* à 2 g/l dans de l'*éthanol R*. Chauffez à l'étuve à 120 °C pendant quelques minutes pour intensifier les taches. S'il apparaît une tache correspondant à l'additif pour plastique 19 dans le chromatogramme obtenu avec la solution à examiner, elle n'est pas plus intense que la tache du chromatogramme obtenu avec la solution témoin (a).

Développez la seconde plaque sur un parcours de 13 cm avec l'*hexane R*. Laissez sécher la plaque. Effectuez un second développement sur un parcours de 10 cm avec un mélange de 5 volumes de *méthanol R* et de 95 volumes de *chlorure de méthylène R*. Laissez sécher la plaque. Pulvérisez une solution d'*acide phosphomolybdique R* à 40 g/l dans de l'*éthanol R*. Chauffez à l'étuve à 120 °C jusqu'à l'apparition des taches. S'il apparaît une tache correspondant à l'additif pour plastique 21 ou à l'additif pour plastique 20 dans le chromatogramme obtenu avec la solution à examiner, elle n'est pas plus intense que la tache du chromatogramme obtenu respectivement avec les solutions témoins (b) et (c).

Antioxydants phénoliques. Opérez par chromatographie liquide (*2.2.29*).

Solution à examiner (a). Evaporez à siccité 50 ml de la solution S1 à 45 °C sous vide. Dissolvez le résidu dans 5,0 ml d'un mélange à volumes égaux d'*acétonitrile R* et de *tétrahydrofurane R*.

Solution à examiner (b). Evaporez à siccité 50 ml de la solution S1 à 45 °C sous vide. Dissolvez le résidu dans 5,0 ml de *chlorure de méthylène R*.

Solution témoin (a). Dissolvez 25 mg de *butylhydroxytoluène SCR* (additif pour plastique 07), 40 mg d'*additif pour plastique 10 SCR*, 40 mg d'*additif pour plastique 09 SCR*, et 40 mg d'*additif pour plastique 11 SCR* dans 10 ml d'un mélange à volumes égaux d'*acétonitrile R* et de *tétrahydrofurane R*. Prélevez 2 ml de solution et complétez à 50,0 ml avec un mélange à volumes égaux d'*acétonitrile R* et de *tétrahydrofurane R*.

Solution témoin (b). Dissolvez 40 mg d'*additif pour plastique 11 SCR* et 40 mg d'*additif pour plastique 12 SCR* dans 10 ml de *chlorure de méthylène R*. Prélevez 2 ml de solution et complétez à 50,0 ml avec du *chlorure de méthylène R*.

La chromatographie peut être réalisée en utilisant :

- une colonne d'acier inoxydable, d'une longueur de 0,25 m et d'un diamètre intérieur de 4,6 mm, remplie de *gel de silice octadécylsilylé pour chromatographie R* (5 µm),
- comme phase mobile, à un débit de 1,5 ml/min, l'un des 2 mélanges suivants :

  Phase mobile 1 : 10 volumes d'*eau R*, 30 volumes de *tétrahydrofurane R*, 60 volumes d'*acétonitrile R*,

  Phase mobile 2 : 5 volumes d'*eau R*, 45 volumes de *2-propanol R*, 50 volumes de *méthanol R*,
- comme détecteur, un spectromètre réglé à 280 nm.

En utilisant la phase mobile 1, injectez 20 µl de solution à examiner (a) et 20 µl de solution témoin (a). Le chromatogramme obtenu avec la solution à examiner (a) ne présente pas d'autres pics principaux que ceux du chromatogramme obtenu avec la solution témoin (a), ayant un temps de rétention supérieur à 2 min.

Les surfaces des pics du chromatogramme obtenu avec la solution à examiner (a) ne sont pas supérieures à celles des pics correspondants du chromatogramme obtenu avec la solution témoin (a), sauf en ce qui concerne le dernier pic élué dans le chromatogramme obtenu avec la solution témoin (a).

L'essai n'est valable que si, avec la phase mobile 1, le nombre de plateaux théoriques, calculé pour le pic d'additif pour plastique 07 est au minimum de 2500 et la résolution entre les pics correspondant respectivement à l'additif pour plastique 09 et à l'additif pour plastique 10 n'est pas inférieure à 2,0.

Si le chromatogramme obtenu avec la solution à examiner (a) présente un pic de même temps de rétention que le dernier antioxydant élué de la solution témoin (a), opérez comme suit en utilisant la phase mobile 2.

Injectez 20 µl de solution à examiner (b) et 20 µl de solution témoin (b). Le chromatogramme obtenu avec la solution à examiner (b) ne présente pas d'autres pics principaux que ceux du chromatogramme obtenu avec la solution témoin (b), ayant un temps de rétention supérieur à 3 min.

La surface des pics du chromatogramme obtenu avec la solution à examiner (b) n'est pas supérieure à celle des pics correspondants dans le chromatogramme obtenu avec la solution témoin (b).

L'essai n'est valable que si la résolution entre les pics correspondant respectivement à l'additif pour plastique 11 et à l'additif pour plastique 12 n'est pas inférieure à 2,0.

Substances solubles dans l'hexane. Dans une fiole conique de verre borosilicaté à col rodé, reliée à un condenseur, introduisez 5 g du matériau à examiner. Ajoutez 50 ml d'*hexane R* et chauffez à reflux au bain marie en agitant constamment pendant 4 h. Refroidissez dans de l'eau glacée ; un gel peut se former. Placez une jaquette remplie d'eau glacée autour d'un filtre en verre fritté (16) muni d'un dispositif permettant l'application de pression pendant la filtration. Laissez refroidir le filtre pendant 15 min. Filtrez la solution dans l'hexane en appliquant une pression effective de 27 kPa sans laver le résidu ; le temps de filtration ne doit pas dépasser 5 min. Evaporez au bain-marie, à siccité, 20 ml de la solution. Séchez le résidu à 100 °C pendant 1 h. La masse du résidu n'est pas supérieure à 40 mg (2 pour cent) dans le cas du matériau destiné à la fabrication des récipients ni supérieure à 0,1 g (5 pour cent) dans le cas du matériau destiné à la fabrication des tubes.

Cendres sulfuriques (*2.4.14*). Déterminé sur 5,0 g de poly(éthylène - acétate de vinyle), le taux des cendres sulfuriques n'est pas supérieur à 1,2 pour cent.

DOSAGE

Dans une fiole conique à col rodé de 300 ml contenant un agitateur magnétique, introduisez 0,250 g à 1,000 g de poly(éthylène - acétate de vinyle), suivant la teneur en acétate de vinyle du copolymère à examiner. Ajoutez 40 ml de *xylène R*. Chauffez à reflux en agitant pendant 4 h. Sans cesser l'agitation, laissez refroidir jusqu'au début de la précipitation avant d'ajouter lentement 25,0 ml de *solution alcoolique d'hydroxyde de potassium R1*. Chauffez à nouveau à reflux avec agitation pendant 3 h. Laissez refroidir en continuant d'agiter, rincez le réfrigérant avec 50 ml d'*eau R* et ajoutez dans la fiole 30,0 ml d'*acide sulfurique 0,05 M*. Transvasez le contenu de la fiole dans un vase à précipiter de 400 ml, rincez la fiole avec 2 fois 50 ml d'une solution de *sulfate de sodium anhydre R* à 200 g/l, puis avec 3 fois 20 ml d'*eau R* ; ajoutez tous les liquides de rinçage au vase contenant la solution initiale. Titrez l'acide sulfurique en excès par l'*hydroxyde de sodium 0,1 M*. Déterminez le point de fin de titrage par potentiométrie (*2.2.20*). Effectuez un dosage à blanc.

1 ml d'*acide sulfurique 0,05 M* correspond à 8,609 mg d'acétate de vinyle.

3.1.8. HUILE DE SILICONE UTILISÉE COMME LUBRIFIANT

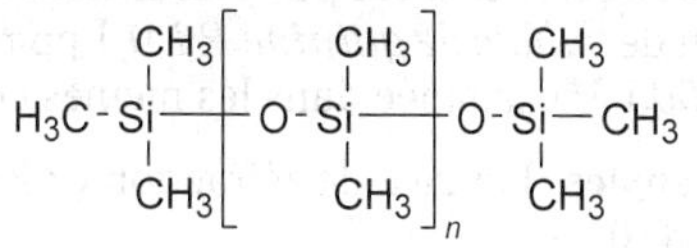

DÉFINITION

L'huile de silicone utilisée comme lubrifiant est un poly(diméthylsiloxane) obtenu par hydrolyse et polycondensation de dichlorodiméthylsilane et de chlorotriméthylsilane. Il en existe différentes qualités qui sont caractérisées par l'indication de la valeur de la viscosité nominale sous la forme d'un nombre placé après le nom de la substance.

Les huiles de silicone utilisées comme lubrifiants correspondent à un degré de polymérisation (n = 400 à 1200) tel que leur viscosité cinématique nominale est de 1000 $mm^2 \cdot s^{-1}$ à 30 000 $mm^2 \cdot s^{-1}$.

CARACTÈRES

Liquide limpide, incolore, de diverses viscosités, pratiquement insoluble dans l'eau et dans le méthanol, miscible à l'acétate d'éthyle, à la méthyléthylcétone et au toluène, très peu soluble dans l'éthanol.

IDENTIFICATION

A. L'huile de silicone est identifiée par sa viscosité cinématique à 25 °C (voir Essai).

B. Examinez l'huile de silicone par spectrophotométrie d'absorption dans l'infrarouge (*2.2.24*), en comparant avec le spectre obtenu avec l'*huile de silicone SCR*. Ne tenez pas compte de la région du spectre de 850 cm^{-1} à 750 cm^{-1}, car elle peut présenter de légères différences en fonction du degré de polymérisation.

C. Dans un tube à essai, chauffez 0,5 g d'huile de silicone sur une petite flamme jusqu'à apparition de fumées blanches. Renversez ce premier tube à essai sur un deuxième contenant 1 ml d'une solution de *sel sodique d'acide chromotropique R* à 1 g/l dans l'*acide sulfurique R* de façon que les fumées atteignent la solution. Agitez le deuxième tube pendant 10 s environ, puis chauffez au bain-marie pendant 5 min. La solution présente une coloration violette.

D. Dans un creuset de platine, préparez les cendres sulfuriques (*2.4.14*) à partir de 50 mg d'huile de silicone. Le résidu, sous forme de poudre blanche, donne la réaction des silicates (*2.3.1*).

ESSAI

Acidité. A 2,0 g d'huile de silicone, ajoutez 25 ml d'un mélange à volumes égaux d'*éthanol R* et d'*éther R* préalablement neutralisé en présence de 0,2 ml de *solution de bleu de bromothymol R1*, puis agitez. Le virage au bleu de la solution ne nécessite pas plus de 0,15 ml d'*hydroxyde de sodium 0,01 M*.

Viscosité (*2.2.10*). Déterminez la viscosité dynamique à 25 °C. Calculez la viscosité cinématique en prenant 0,97 comme densité. La viscosité cinématique n'est pas inférieure à 95 pour cent ni supérieure à 105 pour cent de la viscosité nominale indiquée sur l'étiquette.

Huiles minérales. Dans un tube à essai, introduisez 2 ml d'huile de silicone et examinez en lumière ultraviolette à 365 nm. La fluorescence n'est pas plus intense que celle d'une solution de *sulfate de quinine R* à 0,1 ppm dans l'*acide sulfurique 0,005 M* examinée dans les mêmes conditions.

Composés phénylés. L'indice de réfraction (*2.2.6*) n'est pas supérieur à 1,410.

Métaux lourds. Mélangez 1,0 g d'huile de silicone avec du *chlorure de méthylène R* et complétez à 20 ml avec le même solvant. Ajoutez 1,0 ml d'une solution extemporanée de *dithizone R* à 0,02 g/l dans le *chlorure de méthylène R*, 0,5 ml d'*eau R* et 0,5 ml d'un mélange de 1 volume d'*ammoniaque diluée R2* et de 9 volumes d'une solution de *chlorhydrate d'hydroxylamine R* à 2 g/l. Préparez simultanément comme suit une solution témoin : à 20 ml de *chlorure de méthylène R*, ajoutez 1,0 ml d'une solution extemporanée de *dithizone R* à 0,02 g/l dans le *chlorure de méthylène R*, 0,5 ml de *solution à 10 ppm de plomb (Pb) R* et 0,5 ml d'un mélange de 1 volume d'*ammoniaque diluée R2* et de 9 volumes d'une solution de *chlorhydrate d'hydroxylamine R* à 2 g/l. Agitez immédiatement et énergiquement chaque solution pendant 1 min. S'il apparaît une coloration rouge dans la solution à examiner, elle n'est pas plus intense que celle du témoin (5 ppm).

Matières volatiles. Déterminée sur 2,00 g d'huile de silicone par chauffage à l'étuve à 150 °C pendant 24 h dans une capsule d'un diamètre de 60 mm et d'une hauteur de 10 mm, la teneur en matières volatiles n'est pas supérieure à 2,0 pour cent.

ÉTIQUETAGE

L'étiquette indique la viscosité nominale par un nombre placé après le nom de la substance. De plus, l'étiquette mentionne que le produit doit être utilisé comme lubrifiant.

3.1.9. SILICONE-ÉLASTOMÈRE POUR FERMETURES ET TUBULURES

DÉFINITION

Le silicone-élastomère qui répond aux spécifications suivantes est adapté à la fabrication des fermetures et tubulures.

Le silicone-élastomère est obtenu par réticulation d'un polysiloxane en chaîne linéaire à motifs diméthylsiloxyles contenant de faibles quantités de groupes méthylvinylsiloxyles et dont les extrémités de chaînes sont bloquées par des groupes triméthylsiloxyles ou diméthylvinylsiloxyles.

La formule générale de ce polysiloxane est :

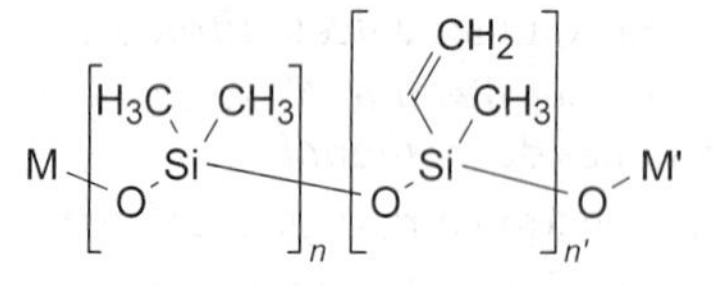

M et M' =

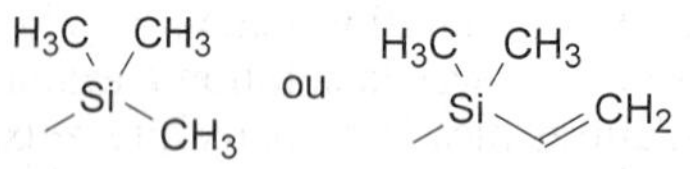

La réticulation est effectuée à chaud :

- soit au moyen de :
  - peroxyde de 2,4-dichlorobenzoyle dans le cas des produits extrudés,
  - peroxyde de 2,4-dichlorobenzoyle ou peroxyde de dicumyle ou monoperoxycarbonate de *OO*-(1,1-diméthyléthyle) et de *O*-isopropyle ou 2,5-bis[(1,1-diméthyléthyl)dioxy]-2,5-diméthylhexane dans le cas des produits moulés,
- soit par hydrosilylation à l'aide de polysiloxane à groupes -SiH en présence de platine comme catalyseur.

Dans tous les cas, les additifs appropriés sont utilisés, parmi lesquels la silice et parfois de faibles quantités d'additifs organosiliciques (α,ω-dihydroxypolydiméthylsiloxane).

CARACTÈRES

Le silicone-élastomère se présente sous forme d'un matériau transparent ou translucide, pratiquement insoluble dans les solvants organiques dont certains, tels que par exemple le cyclohexane, l'hexane et le chlorure de méthylène, provoquent un gonflement réversible du matériau.

IDENTIFICATION

A. Examinez le silicone-élastomère par spectrophotométrie d'absorption dans l'infrarouge par la méthode de réflexion multiple pour les solides (*2.2.24*), en comparant avec le spectre obtenu avec le *silicone-élastomère SCR*.

B. Dans un tube à essai, chauffez 1,0 g du matériau à examiner sur une petite flamme jusqu'à apparition de fumées blanches. Renversez ce premier tube à essai sur un deuxième contenant 1 ml d'une solution de *sel sodique d'acide chromotropique R* à 1 g/l dans l'*acide sulfurique R* de façon que les fumées atteignent la solution. Agitez le deuxième tube pendant 10 s environ, puis chauffez-le au bain-marie pendant 5 min. La solution présente une coloration violette.

C. 50 mg du résidu de combustion donnent la réaction des silicates (*2.3.1*).

ESSAI

Si nécessaire, découpez les échantillons du matériau à examiner en morceaux de 1 cm de côté au maximum.

Solution S. Dans un ballon de verre borosilicaté à col rodé, introduisez 25 g du matériau à examiner. Ajoutez 500 ml d'*eau R* et chauffez à reflux pendant 5 h. Laissez refroidir et décantez la solution.

Aspect de la solution. La solution S est limpide (*2.2.1*).

Acidité ou alcalinité. A 100 ml de solution S, ajoutez 0,15 ml de *solution de bleu de bromothymol R1*. Le virage au bleu de l'indicateur ne nécessite pas plus de 2,5 ml d'*hydroxyde de sodium 0,01 M*. A 100 autres millilitres de solution S, ajoutez 0,2 ml de *solution de méthylorange R*. Le début du virage de l'indicateur du jaune à l'orangé ne nécessite pas plus de 1,0 ml d'*acide chlorhydrique 0,01 M*.

Densité (*2.2.5*). La densité du matériau à examiner déterminée à l'aide d'un pycnomètre est de 1,05 à 1,25, l'*éthanol R* étant utilisé comme liquide d'immersion.

Substances réductrices. A 20 ml de solution S, ajoutez 1 ml d'*acide sulfurique dilué R* et 20 ml de *permanganate de potassium 0,002 M*. Laissez reposer pendant 15 min, puis ajoutez 1 g d'*iodure de potassium R*. Titrez immédiatement par le *thiosulfate de sodium 0,01 M* en présence de 0,25 ml de *solution d'amidon R*. Effectuez un titrage à blanc en remplaçant la solution S par 20 ml d'*eau R*. La différence entre les volumes de *thiosulfate de sodium 0,01 M* utilisés dans les 2 titrages n'est pas supérieure à 1,0 ml.

Substances solubles dans l'hexane. Dans une capsule de verre, évaporez au bain-marie 25 ml de la solution obtenue dans l'essai des composés phénylés. Faites sécher ensuite à l'étuve à 100-105 °C pendant 1 h. La masse du résidu n'est pas supérieure à 15 mg (3 pour cent).

Composés phénylés. Dans un ballon de verre borosilicaté à col rodé, introduisez 2,0 g du matériau à examiner. Ajoutez 100 ml d'*hexane R* et chauffez à reflux pendant 4 h. Après refroidissement, filtrez rapidement sur un creuset de verre fritté (16). Recueillez le filtrat et bouchez pour éviter l'évaporation. A aucune des longueurs d'onde de 250 nm à 340 nm, l'absorbance (*2.2.25*) n'est supérieure à 0,4.

Huiles minérales. Dans une fiole conique de 100 ml contenant 30 ml d'un mélange de 5 volumes d'*ammoniaque R* et de 95 volumes de *pyridine R*, introduisez 2 g du matériau à examiner. Laissez reposer pendant 2 h en agitant fréquemment. Prélevez la solution pyridinique et examinez en lumière ultraviolette à 365 nm. La fluorescence n'est pas plus intense que celle d'une solution de *sulfate de quinine R* à 1 ppm dans l'*acide sulfurique 0,005 M* examinée dans les mêmes conditions.

Matières volatiles. Pesez 10,0 g du matériau à examiner maintenu au préalable pendant 48 h dans un dessiccateur contenant du *chlorure de calcium anhydre R*. Chauffez à l'étuve à 200 °C pendant 4 h. Laissez refroidir dans un dessiccateur et pesez. Le taux des matières volatiles dans le cas du silicone-élastomère préparé à l'aide de peroxydes n'est pas supérieur à 0,5 pour cent. Il n'est pas supérieur à 2,0 pour cent dans le cas du silicone-élastomère préparé à l'aide de platine.

Le silicone-élastomère préparé à l'aide de peroxydes satisfait à l'essai supplémentaire suivant :

Peroxydes résiduels. Dans une fiole de verre borosilicaté, introduisez 5 g du matériau à examiner et ajoutez 150 ml de *chlorure de méthylène R*, bouchez et agitez à l'aide d'un agitateur mécanique pendant 16 h. Filtrez rapidement en recueillant le filtrat dans une fiole à col rodé. Chassez l'air de la fiole à l'aide d'*azote exempt d'oxygène R*. Introduisez 1 ml d'une solution d'*iodure de sodium R* à 200 g/l dans l'*acide acétique anhydre R*, bouchez, agitez fortement et laissez reposer à l'abri de la lumière pendant 30 min, puis ajoutez 50 ml d'*eau R*. Titrez immédiatement par le *thiosulfate de sodium 0,01 M* en présence de 0,25 ml de *solution d'amidon R*. Effectuez un titrage à blanc. La différence entre les volumes de *thiosulfate de sodium 0,01 M* utilisés dans les 2 titrages n'est pas supérieure à 2,0 ml (0,08 pour cent, calculé en peroxyde de dichlorobenzoyle).

Le silicone-élastomère préparé à l'aide de platine satisfait à l'essai supplémentaire suivant :

Platine. Dans un creuset de quartz, calcinez 1,0 g du matériau à examiner en augmentant progressivement la température du chauffage jusqu'à obtention d'un résidu blanc. Placez le résidu dans un creuset de graphite. Dans le creuset de quartz, ajoutez 10 ml d'un mélange récemment préparé de 1 volume d'*acide nitrique R* et de 3 volumes d'*acide chlorhydrique R*. Chauffez au bain-marie pendant 1 min à 2 min, puis transvasez la solution dans le creuset de graphite. Ajoutez 5 mg de *chlorure de potassium R* et 5 ml d'*acide fluorhydrique R*, puis évaporez au bain-marie à siccité. Ajoutez 5 ml d'*acide fluorhydrique R* et évaporez de nouveau à siccité. Répétez 2 fois cette dernière opération. Dissolvez ensuite le résidu dans 5 ml d'*acide chlorhydrique 1 M* en chauffant au bain-marie. Laissez refroidir, puis ajoutez la solution à 1 ml d'une solution de *chlorure stanneux R* à 250 g/l dans l'*acide chlorhydrique 1 M*. Rincez le creuset de graphite avec quelques millilitres d'*acide chlorhydrique 1 M* et complétez à 10,0 ml avec le même acide. Préparez simultanément comme suit la solution témoin : à 1 ml d'une solution de *chlorure stanneux R* à 250 g/l dans l'*acide chlorhydrique 1 M*, ajoutez 1,0 ml de *solution à 30 ppm de platine (Pt) R* et complétez à 10,0 ml avec de l'*acide chlorhydrique 1 M*. La solution à examiner n'est pas plus fortement colorée que la solution témoin (30 ppm).

ÉTIQUETAGE

L'étiquette indique si le matériau a été préparé au moyen de peroxydes ou de platine.

3.1.10. MATÉRIAUX À BASE DE POLY(CHLORURE DE VINYLE) NON PLASTIFIÉ POUR CONDITIONNEMENT DES SOLUTIONS AQUEUSES NON INJECTABLES

DÉFINITION

Les matériaux à base de poly(chlorure de vinyle) non plastifié répondant aux spécifications suivantes sont adaptés à la préparation de récipients destinés à contenir des solutions aqueuses non injectables. Ils peuvent éventuellement servir au conditionnement de formes solides administrées par voie orale et dans certains cas, sous réserve d'études particulières de compatibilité contenant-contenu, ces matériaux peuvent convenir pour la préparation de récipients destinés à contenir des suppositoires. Ils sont constitués par un ou plusieurs poly(chlorure de vinyle/acétate de vinyle), ou par un mélange du poly(chlorure de vinyle) et de poly(acétate de vinyle), ou par un poly(chlorure de vinyle).

Ils ne contiennent pas plus de 1 ppm de chlorure de vinyle.

La teneur en chlore exprimée en poly(chlorure de vinyle) n'est pas inférieure à 80 pour cent.

Ils peuvent contenir au maximum 15 pour cent de copolymères à base d'acides et/ou d'esters acryliques et/ou méthacryliques, et/ou de styrène et/ou de butadiène.

PRODUCTION

Les matériaux à base de poly(chlorure de vinyle) non plastifié sont produits par des méthodes de polymérisation permettant de garantir une teneur en chlorure de vinyle résiduel inférieure à 1 ppm. La méthode de production utilisée est validée de façon à démontrer que le produit satisfait à l'essai suivant :

Chlorure de vinyle. Opérez par chromatographie en phase gazeuse à espace de tête (*2.2.28*) en utilisant de l'*éther R* comme étalon interne.

Solution d'étalon interne. Au moyen d'une microseringue, injectez 10 µl d'*éther R* dans 20,0 ml de *diméthylacétamide R* en plongeant l'extrémité de l'aiguille dans le solvant. Immédiatement avant l'emploi, diluez la solution à 1000 fois son volume avec du *diméthylacétamide R*.

Solution à examiner. Dans un flacon de 50 ml, introduisez 1,000 g du matériau à examiner et 10,0 ml de solution d'étalon interne. Bouchez et sertissez. Agitez la solution en évitant que le liquide entre en contact avec le bouchon et placez le flacon dans un bain-marie à 60 ± 1 °C pendant 2 h.

Solution mère de chlorure de vinyle. Préparez sous hotte ventilée. Dans un flacon de 50 ml, introduisez 50,0 ml de *diméthylacétamide R*, bouchez et sertissez, puis pesez l'ensemble à 0,1 mg près. Remplissez une seringue de 50 ml en polyéthylène ou polypropylène avec du *chlorure de vinyle R* gazeux ; laissez le gaz en contact avec la seringue pendant 3 min environ ; videz la seringue, puis remplissez-la à nouveau avec 50 ml de *chlorure de vinyle R* gazeux. Adaptez à la seringue une aiguille hypodermique et ramenez le volume de gaz contenu dans la seringue de 50 ml à 25 ml ; injectez lentement ces 25 ml de chlorure de vinyle dans le flacon en agitant légèrement et en évitant le contact entre l'aiguille et le liquide. Pesez à nouveau le flacon : l'augmentation de masse est voisine de 60 mg (1 µl de la solution ainsi obtenue contient une quantité de chlorure de vinyle voisine de 1,2 µg). Laissez reposer pendant 2 h. Conservez la solution mère au réfrigérateur.

Solution étalon de chlorure de vinyle. A 1 volume de solution mère de chlorure de vinyle, ajoutez 3 volumes de *diméthylacétamide R*.

Solutions de référence. Dans 6 flacons de 50 ml, introduisez séparément 10,0 ml de solution d'étalon interne. Bouchez et sertissez. Dans 5 de ces flacons, injectez respectivement 1 µl, 2 µl, 3 µl, 5 µl et 10 µl de solution étalon de chlorure de vinyle. Les quantités de chlorure de vinyle contenu dans chacun des 6 flacons sont voisines respectivement de 0 µg, 0,3 µg, 0,6 µg, 0,9 µg, 1,5 µg et 3 µg. Agitez les solutions en évitant que le liquide entre en contact avec le bouchon et placez les flacons dans un bain-marie à 60 ± 1 °C pendant 2 h.

La chromatographie peut être réalisée en utilisant :

- une colonne d'acier inoxydable, d'une longueur de 3 m et d'un diamètre intérieur de 3 mm, remplie de *terre d'infusoires silanisée pour chromatographie en phase gazeuse R* imprégnée de 5 pour cent *m/m* de *diméthylstéarylamide R* et de 5 pour cent *m/m* de *macrogol 400 R*,
- comme gaz vecteur, de l'*azote pour chromatographie R*, à un débit de 30 ml/min,
- un détecteur à ionisation de flamme,

en maintenant la température de la colonne à 45 °C, celle de la chambre à injection à 100 °C et celle du détecteur à 150 °C.

Injectez 1 ml de l'espace de tête de chacun des flacons. Calculez la teneur en chlorure de vinyle.

Le matériau à examiner ne contient pas plus de 1 ppm de chlorure de vinyle.

Dans le but d'obtenir les caractéristiques mécaniques et la stabilité souhaitées, les matériaux à base de poly(chlorure de vinyle) non plastifié peuvent contenir les constituants suivants :

- au maximum 8 pour cent d'huile de soja époxydée dont la teneur en oxygène oxirane est de 6 pour cent à 8 pour cent et dont l'indice d'iode n'est pas supérieur à 6,
- au maximum 1,5 pour cent de sels de calcium ou de zinc d'acides gras aliphatiques à plus de 7 atomes de carbone ou au maximum 1,5 pour cent de leur mélange,
- au maximum 1,5 pour cent de paraffine liquide,
- au maximum 1,5 pour cent de cires,
- au maximum 2 pour cent d'huiles hydrogénées ou d'esters d'acides gras aliphatiques,
- au maximum 1,5 pour cent d'esters de macrogol,
- au maximum 1,5 pour cent de sorbitol,
- au maximum 1 pour cent de phosphite de 2,4-dinonylphényle, de phosphite de di(4-nonylphényle) ou de phosphite de tris(nonylphényle).

Les matériaux à base de poly(chlorure de vinyle) peuvent contenir selon le cas, l'un des 3 groupes de stabilisants suivants :

- au maximum 0,25 pour cent d'étain sous forme de 2,2′-[(dioctylstannylène)bis(thio)]diacétate de di(isooctyle) contenant 27 pour cent environ de 2,2′,2″-[(monooctylstannylidyne)tris(thio)]triacétate de tri(isooctyle),
- au maximum 0,25 pour cent d'étain sous forme d'un mélange contenant un maximum de 76 pour cent de 2,2′-[(diméthylstannylène)bis(thio)]diacétate de di(isooctyle) et un maximum de 85 pour cent de 2,2′,2″-[(monométhylstannylidyne)tris(thio)]triacétate de tri(isooctyle) ; (isooctyle est par ex. 2-éthylhexyle),
- au maximum 1 pour cent de 1-phényleicosane-1,3-dione (benzoylstéaroylméthane) ou de 2-(4-dodécylphényl)indole ou de 1,4-dihydropyridine-2,6-diméthyl-3,5-dicarboxylate de didodécyle, ou 1 pour cent du mélange de 2 d'entre eux.

Certains matériaux peuvent renfermer un pigment ou colorant.

Ils peuvent être opacifiés par du dioxyde de titane.

Le fournisseur du matériau fini devra pouvoir démontrer que la composition qualitative et quantitative retenue pour l'échantillon type est satisfaisante pour chaque lot de production.

CARACTÈRES

Poudres, billes, granulés, feuilles d'épaisseur variable ou échantillons provenant d'objets finis, insolubles dans l'eau, solubles dans le tétrahydrofurane, peu solubles dans le chlorure de méthylène, insolubles dans l'éthanol, brûlant avec une flamme jaune-orange bordée de vert en dégageant une épaisse fumée noire.

IDENTIFICATION

Dissolvez le résidu A (Voir Essai : Solution S2) dans 5 ml de *tétrahydrofurane R*. Déposez quelques gouttes de la solution sur une lame de chlorure de sodium et évaporez à siccité à l'étuve à 100-105 °C. Examinez par spectrophotométrie d'absorption dans l'infrarouge (*2.2.24*). Le matériau à examiner présente en particulier des maximums à 2975 cm^{-1}, 2910 cm^{-1}, 2865 cm^{-1}, 1430 cm^{-1}, 1330 cm^{-1}, 1255 cm^{-1}, 690 cm^{-1}, 615 cm^{-1}. Le spectre obtenu est, de plus, identique au spectre du matériau sélectionné pour l'échantillon type.

ESSAI

Découpez préalablement, s'il y a lieu, les échantillons de matériau à examiner en morceaux de 1 cm de côté au maximum.

Solution S1. Dans un ballon de verre borosilicaté, introduisez 25 g de matériau à examiner. Ajoutez 500 ml d'*eau R* et recouvrez le col du ballon d'une feuille en aluminium ou d'un vase de verre borosilicaté. Chauffez à l'autoclave à 121 ± 2 °C pendant 20 min. Laissez refroidir et décanter la solution.

Solution S2. Dissolvez 5,0 g de matériau à examiner dans 80 ml de *tétrahydrofurane R*, puis complétez à 100 ml avec le même solvant. Filtrez si nécessaire (la solution peut demeurer opalescente). Prélevez 20 ml de la solution et ajoutez, goutte à goutte et en agitant doucement, 70 ml d'*alcool R*, puis refroidissez dans la glace pendant 1 h. Filtrez ou centrifugez. Lavez le résidu A avec de l'*alcool R* et réunissez la solution de lavage au filtrat ou au liquide de centrifugation, puis complétez à 100 ml avec de l'*alcool R*.

Solution S3. Dans un ballon de verre borosilicaté à col rodé, introduisez 5 g de matériau à examiner. Ajoutez 100 ml d'*acide chlorhydrique 0,1 M* et chauffez à ébullition pendant 1 h. Laissez refroidir et décanter la solution.

Aspect de la solution S1. La solution S1 n'est pas plus fortement opalescente que la suspension témoin II (*2.2.1*) et elle est incolore (*2.2.2, Procédé II*).

Absorbance de la solution S1 (*2.2.25*). Evaporez à siccité 100 ml de la solution S1. Dissolvez le résidu dans 5 ml d'*hexane R*. Filtrez, si nécessaire, sur un filtre préalablement rincé à l'*hexane R*. Examinez le filtrat de 250 nm à 310 nm. A aucune longueur d'onde, l'absorbance n'est supérieure à 0,25.

Absorbance de la solution S2 (*2.2.25*). Examinez la solution S2 de 250 nm à 330 nm. A aucune longueur d'onde, l'absorbance n'est supérieure à 0,2 pour les matériaux stabilisés à l'étain ou 0,4 pour les autres matériaux.

Baryum extractible. Opérez par spectrométrie d'émission atomique dans un plasma d'argon (*2.2.22, Procédé I*).

Solution à examiner. Solution S2.

Solution témoin. Solution à 0,1 ppm de baryum préparée par dilution de la *solution à 50 ppm de baryum (Ba) R* avec de l'*acide chlorhydrique 0,1 M*.

La mesure peut être réalisée en utilisant la radiation du baryum située à 455,40 nm, le fond spectral étant évalué à 455,30 nm.

Vérifiez l'absence de baryum dans l'acide chlorhydrique utilisé.

L'émission à 455,40 nm de la solution à examiner n'est pas supérieure à celle de la solution témoin (2 ppm).

Cadmium extractible. Opérez par spectrométrie d'absorption atomique (*2.2.23, Procédé I*).

Solution à examiner. Solution S2.

Solution témoin. Solution à 0,03 ppm de cadmium préparée par dilution de la *solution à 0,1 pour cent de cadmium (Cd) R* avec de l'*acide chlorhydrique 0,1 M*.

Vérifiez l'absence de cadmium dans l'acide chlorhydrique utilisé.

L'absorbance à 228,8 nm de la solution à examiner n'est pas supérieure à celle de la solution témoin (0,6 ppm).

Matériaux stabilisés à l'étain. Dans un tube à essai, introduisez 0,10 ml de la solution S2, ajoutez 0,05 ml d'*acide chlorhydrique 1 M*, 0,5 ml de *solution d'iodure de potassium R* et 5 ml d'*alcool R*. Mélangez soigneusement et attendez 5 min. Ajoutez 9 ml d'*eau R* et 0,1 ml d'une solution de *sulfite de sodium R* à 5 g/l ; mélangez soigneusement. Ajoutez 1,5 ml de *solution de dithizone R* diluée 100 fois extemporanément avec du *chlorure de méthylène R*, agitez 15 s et laissez reposer 2 min. Préparez simultanément une solution témoin dans les mêmes conditions en utilisant 0,1 ml de solution étalon d'étain.

Si la couche inférieure obtenue avec la solution S2 devient violette, sa couleur n'est pas plus intense que celle obtenue avec la solution témoin (0,25 pour cent de Sn). La coloration bleu-vert de la solution de dithizone vire au rose en présence d'étain.

Solution mère d'étain. Dans une fiole jaugée de 100 ml, introduisez 81 mg d'*additif pour plastique 23 SCR* et complétez au volume avec du *tétrahydrofurane R*.

Solution étalon d'étain. Dans une fiole jaugée de 100 ml, introduisez 20 ml de solution mère d'étain et complétez au volume avec de l'*alcool R*.

Matériaux non stabilisés à l'étain. Dans un tube à essai, introduisez 5 ml de la solution S2, 0,05 ml d'*acide chlorhydrique 1 M* et 0,5 ml de *solution d'iodure de potassium R*. Mélangez soigneusement et attendez 5 min. Ajoutez 9 ml d'*eau R* et 0,1 ml d'une solution de *sulfite de sodium R* à 5 g/l ; mélangez soigneusement ; la solution obtenue doit être incolore, sinon rajoutez de la solution de sulfite de sodium par fraction de 0,05 ml. Ajoutez 1,5 ml de *solution de dithizone R* diluée 100 fois extemporanément avec du *chlorure de méthylène R*, agitez 15 s et laissez reposer 2 min. Préparez simultanément une solution témoin dans les mêmes conditions en utilisant 0,05 ml de solution étalon d'étain.

Si la couche inférieure obtenue avec la solution S2 devient violette, sa couleur n'est pas plus intense que celle obtenue avec la solution témoin (25 ppm de Sn).

Métaux lourd extractibles (*2.4.8*). 12 ml de solution S3 satisfont à l'essai limite A des métaux lourds (20 ppm). Préparez le témoin avec 10 ml de *solution à 1 ppm de plomb (Pb) R*.

Zinc extractible. Opérez par spectrométrie d'absorption atomique (*2.2.23, Procédé I*).

Solution à examiner. Diluez 10 fois la solution S3 avec de l'*eau R*.

Solution témoin. Solution à 0,50 ppm de zinc préparée par dilution de la *solution à 5 mg de zinc (Zn) par millilitre R* avec de l'*acide chlorhydrique 0,01 M*.

Vérifiez l'absence de zinc dans l'acide chlorhydrique utilisé.

L'absorbance à 214,0 nm de la solution à examiner n'est pas supérieure à celle de la solution de référence (100 ppm).

Cendres sulfuriques (*2.4.14*). Déterminé sur 1,0 g du matériau à examiner, le taux des cendres sulfuriques n'est pas supérieur à 1,0 pour cent. Lorsque les matériaux sont opacifiés par du dioxyde de titane, ce taux peut atteindre au maximum 4,0 pour cent.

DOSAGE

Sur 50,0 mg du matériau à examiner effectuez une combustion dans l'oxygène (*2.5.10*). Faites absorber les produits de la combustion par 20 ml d'*hydroxyde de sodium 1 M*. A la solution obtenue, ajoutez 2,5 ml d'*acide nitrique R*, 10,0 ml de *nitrate d'argent 0,1 M*, 5 ml de *solution de sulfate ferrique et d'ammonium R2* et 1 ml de *phtalate de dibutyle R*. Titrez par le *thiocyanate d'ammonium 0,05 M* jusqu'à coloration jaune rougeâtre. Effectuez un dosage à blanc.

1 ml de *nitrate d'argent 0,1 M* correspond à 6,25 mg de poly(chlorure de vinyle).

3.1.11. MATÉRIAUX À BASE DE POLY(CHLORURE DE VINYLE) NON PLASTIFIÉ POUR CONDITIONNEMENT DE FORMES SÈCHES POUR ADMINISTRATION PAR VOIE ORALE

DÉFINITION

Les matériaux à base de poly(chlorure de vinyle) non plastifié pour conditionnement de formes sèches administrées par voie orale sont adaptés à la préparation de feuilles ou de récipients.

Ils sont constitués par un ou plusieurs poly(chlorure de vinyle/acétate de vinyle), ou par un mélange de poly(chlorure de vinyle) et de poly(acétate de vinyle), ou par un poly(chlorure de vinyle).

Ils ne contiennent pas plus de 1 ppm de chlorure de vinyle.

La teneur en chlore exprimée en poly(chlorure de vinyle) n'est pas inférieure à 80 pour cent.

Ils peuvent contenir au maximum 15 pour cent de copolymères à base d'acides et/ou d'esters acryliques et/ou méthacryliques, et/ou de styrène et/ou de butadiène.

PRODUCTION

Les matériaux à base de poly(chlorure de vinyle) non plastifié sont produits par des méthodes de polymérisation permettant de garantir une teneur en chlorure de vinyle résiduel inférieure à 1 ppm. La méthode de production utilisée est validée de façon à démontrer que le produit satisfait à l'essai suivant.

Chlorure de vinyle. Opérez par chromatographie en phase gazeuse à espace de tête (*2.2.28*) en utilisant de l'*éther R* comme étalon interne.

Solution d'étalon interne. Au moyen d'une microseringue, injectez 10 µl d'*éther R* dans 20,0 ml de *diméthylacétamide R* en plongeant l'extrémité de l'aiguille dans le solvant. Immédiatement avant l'emploi, diluez la solution à 1000 fois son volume avec du *diméthylacétamide R*.

Solution à examiner. Dans un flacon de 50 ml, introduisez 1,000 g du matériau à examiner et 10,0 ml de solution d'étalon interne. Bouchez et sertissez. Agitez la solution en évitant que le liquide entre en contact avec le bouchon et placez le flacon dans un bain-marie à 60 ± 1 °C pendant 2 h.

Solution mère de chlorure de vinyle. Préparez sous hotte ventilée. Dans un flacon de 50 ml, introduisez 50,0 ml de *diméthylacétamide R*, bouchez et sertissez, puis pesez l'ensemble à 0,1 mg près. Remplissez une seringue de 50 ml en polyéthylène ou polypropylène avec du *chlorure de vinyle R* gazeux ; laissez le gaz en contact avec la seringue pendant 3 min environ ; videz la seringue, puis remplissez-la à nouveau avec 50 ml de *chlorure de vinyle R* gazeux. Adaptez à la seringue une aiguille hypodermique et ramenez le volume de gaz contenu dans la seringue de 50 ml à 25 ml ; injectez lentement ces 25 ml de chlorure de vinyle dans le flacon en agitant légèrement et en évitant le contact entre l'aiguille et le liquide. Pesez à nouveau le flacon : l'augmentation de masse est voisine de 60 mg (1 µl de la solution ainsi obtenue contient une quantité de chlorure de vinyle voisine de 1,2 µg). Laissez reposer pendant 2 h. Conservez la solution mère au réfrigérateur.

Solution étalon de chlorure de vinyle. A 1 volume de solution mère de chlorure de vinyle, ajoutez 3 volumes de *diméthylacétamide R*.

Solutions de référence. Dans 6 flacons de 50 ml, introduisez séparément 10,0 ml de solution d'étalon interne. Bouchez et sertissez. Dans 5 de ces flacons, injectez respectivement 1 µl, 2 µl, 3 µl, 5 µl et 10 µl de solution étalon de chlorure de vinyle. Les quantités de chlorure de vinyle contenu dans chacun des 6 flacons sont voisines respectivement de 0 µg, 0,3 µg, 0,6 µg, 0,9 µg, 1,5 µg et 3 µg. Agitez les solutions en évitant que le liquide entre en contact avec le bouchon et placez les flacons dans un bain-marie à 60 ± 1 °C pendant 2 h.

La chromatographie peut être réalisée en utilisant :

- une colonne d'acier inoxydable, d'une longueur de 3 m et d'un diamètre intérieur de 3 mm, remplie de *terre d'infusoires silanisée pour chromatographie en phase gazeuse R* imprégnée de 5 pour cent *m/m* de *diméthylstéarylamide R* et de 5 pour cent *m/m* de *macrogol 400 R*,
- comme gaz vecteur, de l'*azote pour chromatographie R*, à un débit de 30 ml/min,
- un détecteur à ionisation de flamme,

en maintenant la température de la colonne à 45 °C, celle de la chambre à injection à 100 °C et celle du détecteur à 150 °C.

Injectez 1 ml de l'espace de tête de chacun des flacons. Calculez la teneur en chlorure de vinyle.

Le matériau à examiner ne contient pas plus de 1 ppm de chlorure de vinyle.

Dans le but d'obtenir les caractéristiques mécaniques et la stabilité souhaitées, les matériaux à base de poly(chlorure de vinyle) non plastifié peuvent contenir les constituants suivants :

- au maximum 2 pour cent d'huile de soja époxydée dont la teneur en oxygène oxirane est de 6 pour cent à 8 pour cent et dont l'indice d'iode n'est pas supérieur à 6 pour les matériaux stabilisés à l'étain,
- au maximum 3 pour cent d'huile de soja époxydée dont la teneur en oxygène oxirane est de 6 pour cent à 8 pour cent et dont l'indice d'iode n'est pas supérieur à 6 pour les matériaux non stabilisés à l'étain,
- au maximum 1,5 pour cent de sels de calcium, de magnésium ou de zinc, d'acides gras aliphatiques à plus de 7 atomes de carbone ou au maximum 1,5 pour cent de leur mélange,
- au maximum 4 pour cent de cires,
- au maximum 1,5 pour cent de paraffine liquide,
- au maximum 2 pour cent d'huiles hydrogénées ou d'esters d'acides gras aliphatiques.

La somme des pourcentages des 3 agents lubrifiants précédents ne peut dépasser 4 pour cent.

- au maximum 1,5 pour cent d'esters de macrogol,
- au maximum 1,5 pour cent de sorbitol,
- au maximum 1 pour cent de phosphite de 2,4-dinonylphényle, de phosphite de di(4-nonylphényle) ou de phosphite de tris(nonylphényle),
- au maximum 1 pour cent de carbonate de calcium,
- au maximum 1 pour cent de silice.

Les matériaux à base de poly(chlorure de vinyle) non plastifié peuvent contenir selon les cas, l'un des 3 groupes de stabilisants suivants :

- au maximum 0,25 pour cent d'étain sous forme de 2,2′-[(dioctylstannylène)bis(thio)]diacétate de di(isooctyle) contenant 27 pour cent environ de 2,2′,2″-[(monooctylstannylidyne)tris(thio)]triacétate de tri(isooctyle),

- au maximum 0,25 pour cent d'étain sous forme d'un mélange contenant un maximum de 76 pour cent de 2,2'-[(diméthylstannylène)bis(thio)]diacétate de di(isooctyle) et un maximum de 85 pour cent de 2,2',2''-[(monométhylstannylidyne)tris(thio)]triacétate de tri(isooctyle) ; (isooctyle est par exemple 2-éthylhexyle),
- au maximum 1 pour cent de 1-phényleicosane-1,3-dione (benzoylstéaroylméthane).

Certains matériaux peuvent renfermer un pigment ou colorant.

Ils peuvent être opacifiés par du dioxyde de titane.

Le fournisseur du matériau fini devra pouvoir démontrer que la composition qualitative et quantitative retenue pour l'échantillon type est satisfaisante pour chaque lot de production.

CARACTÈRES

Poudres, billes, granulés, feuilles d'épaisseur variable ou échantillons provenant d'objet finis, insolubles dans l'eau, solubles dans le tétrahydrofurane, peu solubles dans le chlorure de méthylène, insolubles dans l'éthanol, brûlant avec une flamme jaune-orange bordée de vert en dégageant une épaisse fumée noire.

IDENTIFICATION

Dissolvez le résidu A (voir Essai : Solution S2) dans 5 ml de *tétrahydrofurane R*. Déposez quelques gouttes de la solution sur une lame de chlorure de sodium et évaporez à siccité à l'étuve à 100-105 °C. Examinez par spectrophotométrie d'absorption dans l'infrarouge (*2.2.24*). Le matériau à examiner présente en particulier des maximums à 2975 cm^{-1}, 2910 cm^{-1}, 2865 cm^{-1}, 1430 cm^{-1}, 1330 cm^{-1}, 1255 cm^{-1}, 690 cm^{-1}, 615 cm^{-1}. Le spectre obtenu est, de plus, identique au spectre du matériau sélectionné pour l'échantillon type.

ESSAI

Découpez préalablement, s'il y a lieu, les échantillons de matériau à examiner en morceaux de 1 cm de côté au maximum.

Solution S1. Dans un ballon de verre borosilicaté, introduisez 25 g de matériau à examiner. Ajoutez 500 ml d'*eau R* et recouvrez le col du ballon d'une feuille en aluminium ou d'un vase de verre borosilicaté. Chauffez à l'autoclave à 121 ± 2 °C pendant 20 min. Laissez refroidir et décanter la solution.

Solution S2. Dissolvez 5,0 g de matériau à examiner dans 80 ml de *tétrahydrofurane R*, puis complétez à 100 ml avec le même solvant. Filtrez si nécessaire (la solution peut demeurer opalescente). Prélevez 20 ml de la solution et ajoutez, goutte à goutte et en agitant doucement, 70 ml d'*alcool R*, puis refroidissez dans la glace pendant 1 h. Filtrez ou centrifugez. Lavez le résidu A avec de l'*alcool R* et réunissez la solution de lavage au filtrat ou au liquide de centrifugation, puis complétez à 100 ml avec de l'*alcool R*.

Solution S3. Dans un ballon de verre borosilicaté à col rodé, introduisez 5 g de matériau à examiner. Ajoutez 100 ml d'*acide chlorhydrique 0,1 M* et chauffez à ébullition pendant 1 h. Laissez refroidir et décanter la solution.

Aspect de la solution S1. La solution S1 n'est pas plus fortement opalescente que la suspension témoin II (*2.2.1*) et elle est incolore (*2.2.2, Procédé II*).

Absorbance de la solution S1 (*2.2.25*). Evaporez à siccité 100 ml de la solution S1. Dissolvez le résidu dans 5 ml d'*hexane R*. Filtrez, si nécessaire, sur un filtre préalablement rincé à l'*hexane R*. Examinez la solution ou le filtrat de 250 nm à 310 nm. A aucune longueur d'onde, l'absorbance n'est supérieure à 0,3.

Absorbance de la solution S2 (*2.2.25*). Examinez la solution S2 de 250 nm à 330 nm. A aucune longueur d'onde, l'absorbance n'est supérieure à 0,5.

Matériaux stabilisés à l'étain. Dans un tube à essai, introduisez 0,10 ml de la solution S2, ajoutez 0,05 ml d'*acide chlorhydrique 1 M*, 0,5 ml de *solution d'iodure de potassium R* et 5 ml d'*alcool R*. Mélangez soigneusement et attendez 5 min. Ajoutez 9 ml d'*eau R* et 0,1 ml d'une solution de *sulfite de sodium R* à 5 g/l ; mélangez soigneusement. Ajoutez 1,5 ml de *solution de dithizone R* diluée cent fois extemporanément avec du *chlorure de méthylène R*, agitez 15 s et laissez reposer 2 min. Préparez simultanément une solution témoin dans les mêmes conditions en utilisant 0,1 ml de solution étalon d'étain.

Si la couche inférieure obtenue avec la solution S2 devient violette, sa couleur n'est pas plus intense que celle obtenue avec la solution témoin (0,25 pour cent de Sn). La coloration bleu-vert de la solution de dithizone vire au rose en présence d'étain.

Solution mère d'étain. Dans un fiole jaugée de 100 ml, introduisez 81 mg d'*additif pour plastique 23 SCR* et complétez au volume avec du *tétrahydrofurane R*.

Solution étalon d'étain. Dans une fiole jaugée de 100 ml, introduisez 20 ml de solution mère d'étain et complétez au volume avec de l'*alcool R*.

Matériaux non stabilisés à l'étain. Dans un tube à essai, introduisez 5 ml de la solution S2, 0,05 ml d'*acide chlorhydrique 1 M* et 0,5 ml de *solution d'iodure de potassium R*. Mélangez soigneusement et attendez 5 min. Ajoutez 9 ml d'*eau R* et 0,1 ml d'une solution de *sulfite de sodium R* à 5 g/l ; mélangez soigneusement ; la solution obtenue doit être incolore, sinon rajoutez de la solution de sulfite de sodium par fraction de 0,05 ml. Ajoutez 1,5 ml de *solution de dithizone R* diluée cent fois extemporanément avec du *chlorure de méthylène R*, agitez 15 s et laissez reposer 2 min. Préparez simultanément une solution témoin dans les mêmes conditions en utilisant 0,05 ml de solution étalon d'étain.

Si la couche inférieure obtenue avec la solution S2 devient violette, sa couleur n'est pas plus intense que celle obtenue avec la solution témoin (25 ppm de Sn).

Métaux lourds extractibles (*2.4.8*). 12 ml de solution S3 satisfont à l'essai limite A des métaux lourds (20 ppm). Préparez le témoin avec 10 ml de *solution à 1 ppm de plomb (Pb) R*.

Zinc extractible. Opérez par spectrométrie d'absorption atomique (*2.2.23, Procédé I*).

Solution à examiner. Diluez 10 fois la solution S3 avec de l'*eau R*.

Solution témoin. Solution à 0,50 ppm de zinc préparée par dilution de la *solution à 5 mg de zinc (Zn) par millilitre R* avec de l'*acide chlorhydrique 0,01 M*.

Vérifiez l'absence de zinc dans l'acide chlorhydrique utilisé.

L'absorbance à 214,0 nm de la solution à examiner n'est pas supérieure à celle de la solution témoin (100 ppm).

Cendres sulfuriques (*2.4.14*). Déterminé sur 1,0 g du matériau à examiner, le taux des cendres sulfuriques n'est pas supérieur à 1,0 pour cent. Lorsque les matériaux sont opacifiés par du dioxyde de titane, ce taux peut atteindre au maximum 4,0 pour cent.

DOSAGE

Sur 50,0 mg du matériau à examiner effectuez une combustion dans l'oxygène (*2.5.10*). Faites absorber les produits de la combustion par 20 ml d'*hydroxyde de sodium 1 M*. A la solution obtenue, ajoutez 2,5 ml d'*acide nitrique R*,

10,0 ml de *nitrate d'argent 0,1 M*, 5 ml de *solution de sulfate ferrique et d'ammonium R2* et 1 ml de *phtalate de dibutyle R*. Titrez par le *thiocyanate d'ammonium 0,05 M* jusqu'à coloration jaune-rouge. Effectuez un dosage à blanc.

1 ml de *nitrate d'argent 0,1 M* correspond à 6,25 mg de poly(chlorure de vinyle).

3.1.13. ADDITIFS POUR PLASTIQUES

NOTE : la dénomination selon les règles IUPAC est donnée en premier lieu. Le synonyme indiqué en gras correspond à la dénomination reprise dans les textes du Chapitre 3. Le synonyme donné en anglais correspond à la dénomination selon les règles des « Chemical Abstracts ».

add01. $C_{24}H_{38}O_4$. [117-81-7]. PM RN 74640.

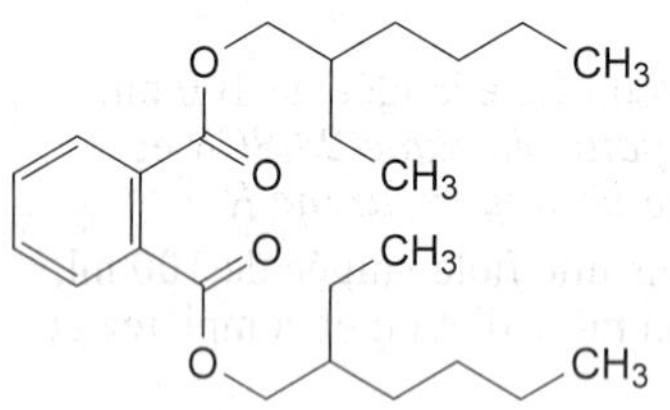

benzène-1,2-dicarboxylate de (2*RS*)-2-éthylhexyle

synonymes : – **phtalate de di(2-éthylhexyle),**
– 1,2-benzenedicarboxylic acid, bis(2-ethylhexyl) ester.

add02. $C_{16}H_{30}O_4Zn$. [136-53-8]. PM RN 54120.

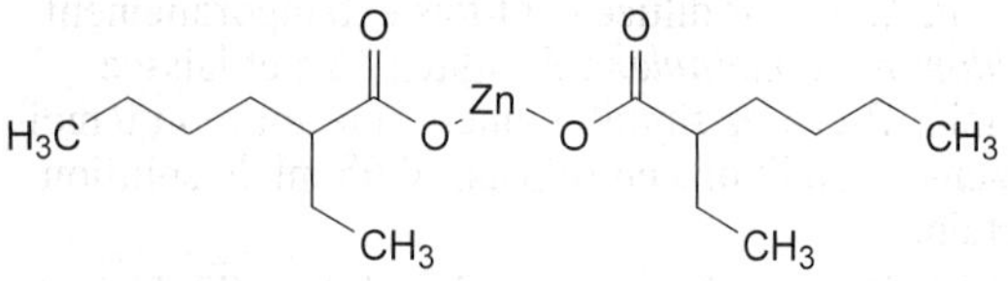

(2*RS*)-2-éthylhexanoate de zinc

synonymes : – **octanoate de zinc,**
– 2-ethylhexanoic acid, zinc salt (2:1),
– 2-éthylcaproate de zinc.

add03. [05518-18-3]/[00110-30-5]. PM RN 53440/53520.

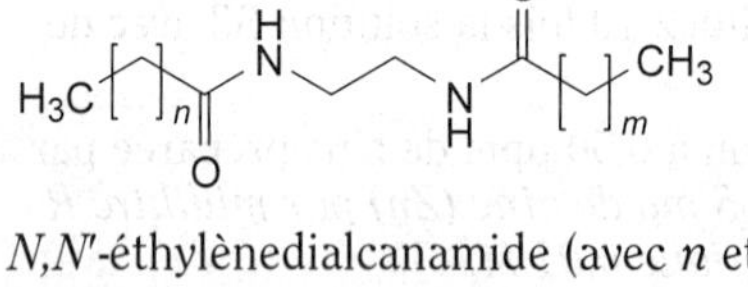

N,N'-éthylènedialcanamide (avec *n* et *m* = 14 ou 16)

synonymes : – ***N,N'*-diacyléthylènediamines,**
– *N,N'*-diacyléthylènediamine (acyl, dans ce contexte, indique notamment palmitoyl et stéaroyl).

add04. [8013-07-8]. PM RN 88640.

huile de soja époxydée

add05. [8016-11-3]. PM RN 64240.

huile de lin époxydée

add06. [57455-37-5](TSCA)/[101357-30-6] (EINECS)/Pigment blue 29 (CI 77007).

bleu outremer

add07. $C_{15}H_{24}O$. [128-37-0]. PM RN 46640.

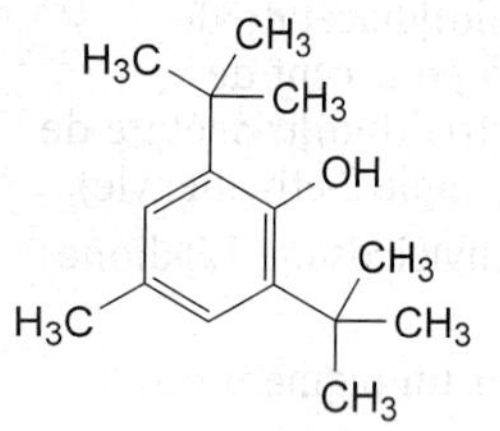

2,6-bis(1,1-diméthyléthyl)-4-méthylphénol

synonymes : – **butylhydroxytoluène,**
– 2,6-bis(1,1-diméthyléthyl)-4-méthylphénol,
– 2,6-di-*tert*-butyl-4-méthylphénol.

add08. $C_{50}H_{66}O_8$. [32509-66-3]. PM RN 53670.

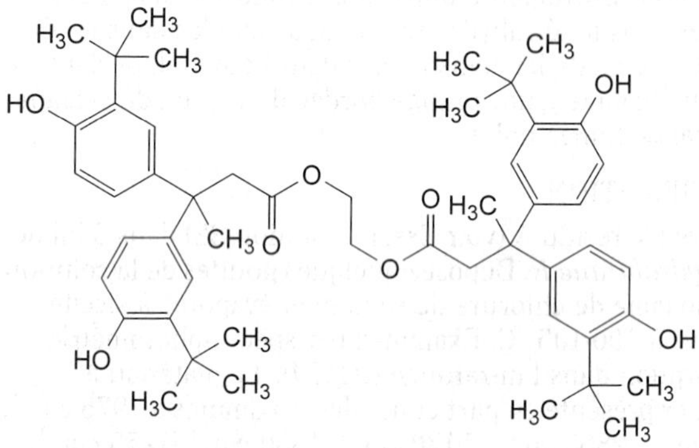

bis[3,3-bis[3-(1,1-diméthyléthyl)-4-hydroxyphényl]butanoate] d'éthylène

synonymes : – **bis[3,3-bis[3-(1,1-diméthyléthyl)-4-hydroxyphényl]butanoate] d'éthylène,**
– butanoic acid, 3,3-bis[3-(1,1-dimethylethyl)-4-hydroxyphenyl]-, 1,2-ethanediyl ester,
– bis[3,3-bis(3-*tert*-butyl-4-hydroxyphényl)butyrate] d'éthylène.

add09. $C_{73}H_{108}O_{12}$. [6683-19-8]. PM RN 71680.

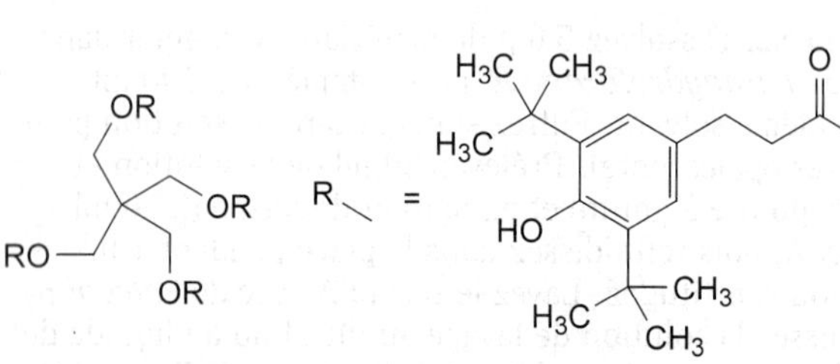

tétrakis[3-[3,5-bis(1,1-diméthyléthyl)-4-hydroxyphényl]propanoate] de méthanetétryltétraméthyle

synonymes : – **tétrakis[3-(3,5-di-*tert*-butyl-4-hydroxyphényl)propionate] de pentaérythrityle,**
– tétrakis[3-[3,5-bis(1,1-diméthyléthyl)-4-hydroxyphényl]propanoate] de 2,2-bis(hydroxyméthyl)propane-1,3-diol,
– benzenepropanoic acid, 3,5-bis(1,1-dimethylethyl)-4-hydroxy-, 2,2-bis[[3-[3,5-bis(1,1-dimethylethyl)-4-hydroxyphenyl]-1-oxopropoxy]methyl]-1,3-propanediyl ester.

add10. $C_{54}H_{78}O_3$. [1709-70-2]. PM RN 95200.

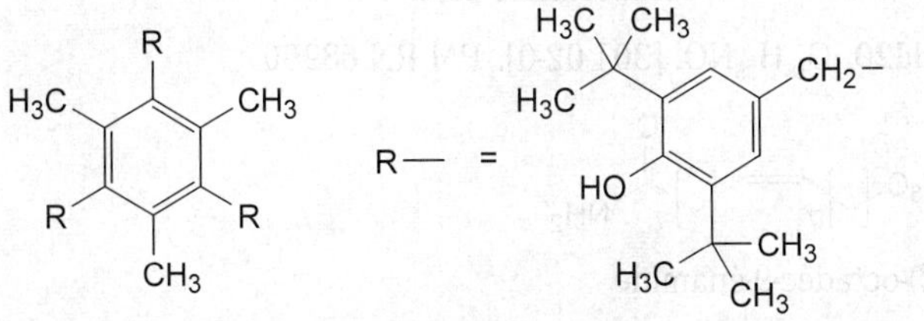

4,4′,4″-(2,4,6-triméthylbenzène-1,3,5-triyltrisméthylène)tris[2,6-bis(1,1-diméthyléthyl)phénol]

synonymes : – **4,4′,4″-(2,4,6-triméthylbenzène-1,3,5-triyltrisméthylène)tris[2,6-bis(1,1-diméthyléthyl)phénol],**

– phenol, 4,4′,4″-[(2,4,6-trimethyl-1,3,5-benzenetriyl)tris(methylene)]tris[2,6-bis(1,1-dimethylethyl)-,

– 1,3,5-tris(3,5-di-*tert*-butyl-4-hydroxybenzyl)-2,4,6-triméthylbenzène.

add11. $C_{35}H_{62}O_3$. [2082-79-3]. PM RN 68320.

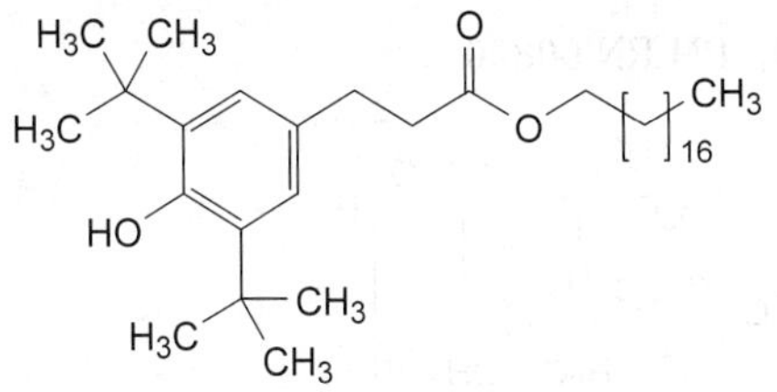

3-[3,5-bis(1,1-diméthyléthyl)-4-hydroxyphényl]propanoate d'octadécyle

synonymes : – **3-(3,5-di-*tert*-butyl-4-hydroxyphényl)propionate d'octadécyle,**

– propanoic acid, 3-[3,5-bis(1,1-dimethylethyl)-4-hydroxyphenyl], octadecyl ester.

add12. $C_{42}H_{63}O_3P$. [31570-04-4]. PM RN 74240.

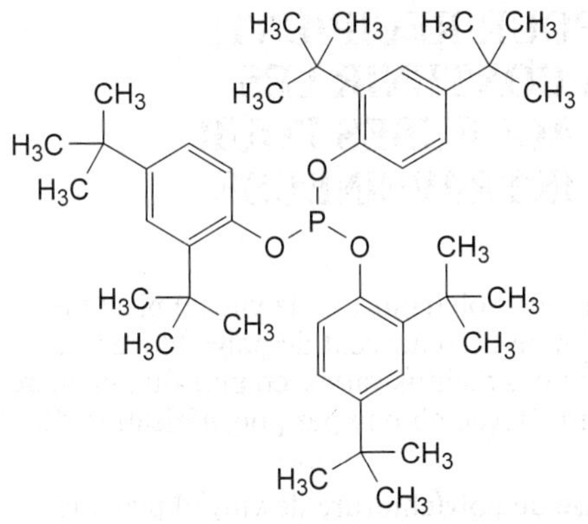

phosphite de tris[2,4-bis(1,1-diméthyléthyl)phényle]

synonymes : – **phosphite de tris[2,4-bis(1,1-diméthyléthyl)phényle],**

– phenol, 2,4-bis(1,1-dimethylethyl)-, phosphite (3:1),

– phosphite de 2,4-bis(1,1-diméthyléthyl)phényle.

add13. $C_{48}H_{69}N_3O_6$. [27676-62-6]. PM RN 95360.

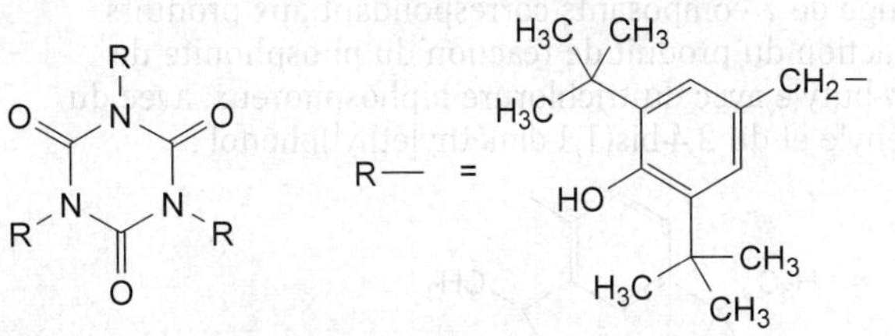

1,3,5-tris[3,5-bis(1,1-diméthyléthyl)-4-hydroxybenzyl]-1,3,5-triazine-2,4,6(1*H*,3*H*,5*H*)-trione

synonymes : – **1,3,5-tris(3,5-di-*tert*-butyl-4-hydroxybenzyl)-*s*-triazine-2,4,6(1*H*,3*H*,5*H*)-trione,**

– 1,3,5-triazine-2,4,6(1*H*,3*H*,5*H*)-trione, 1,3,5-tris[[3,5-bis(1,1-dimethylethyl)-4-hydroxyphenyl]methyl]-.

add14. $C_{41}H_{82}O_6P_2$. [3806-34-6]. PM RN 50080.

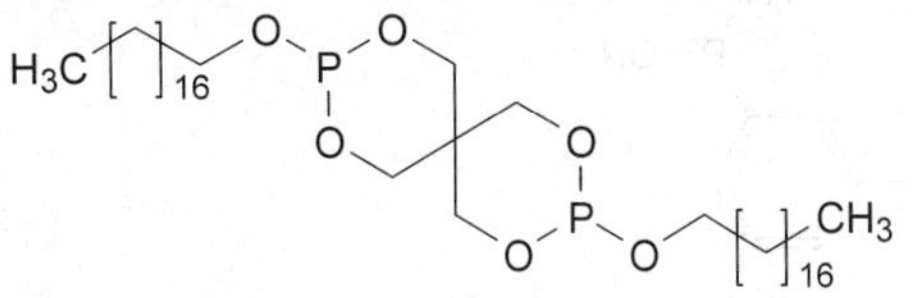

3,9-bis(octadécyloxy)-2,4,8,10-tétraoxa-3,9-diphosphaspiro[5.5]undécane

synonymes : – **2,2′-bis(octadécyloxy)-5,5′-spirobi[1,3,2-dioxaphosphinane],**

– 2,4,8,10-tetraoxa-3,9-diphosphaspiro[5.5]undecane, 3,9-bis(octadecyloxy)-.

add15. $C_{36}H_{74}S_2$. [2500-88-1]. PM RN 49840.

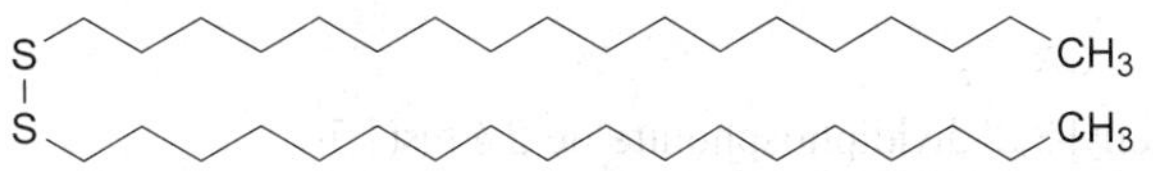

1,1′-disulfanediyldioctadécane

synonymes : – **disulfure de dioctadécyle,**

– octadecane, 1,1′-dithio-.

add16. $C_{30}H_{58}O_4S$. [123-28-4]. PM RN 93120.

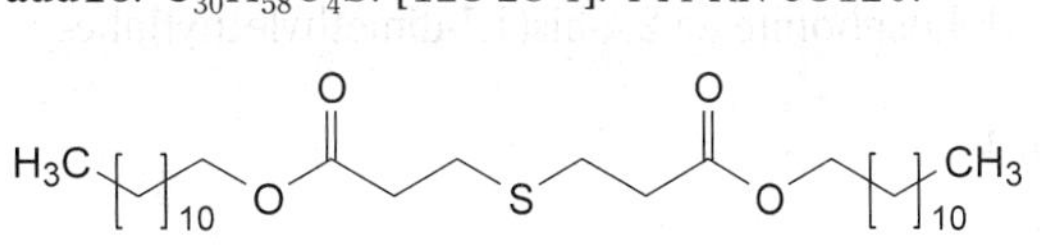

3,3′-sulfanediyldipropanoate de didodécyle

synonymes : – **3,3′-thiodipropanoate de didodécyle,**

– propanoic acid, 3,3′-thiobis-, dodecyl diester,

– thiodipropionate de lauryle.

add17. $C_{42}H_{82}O_4S$. [693-36-7]. PM RN 93280.

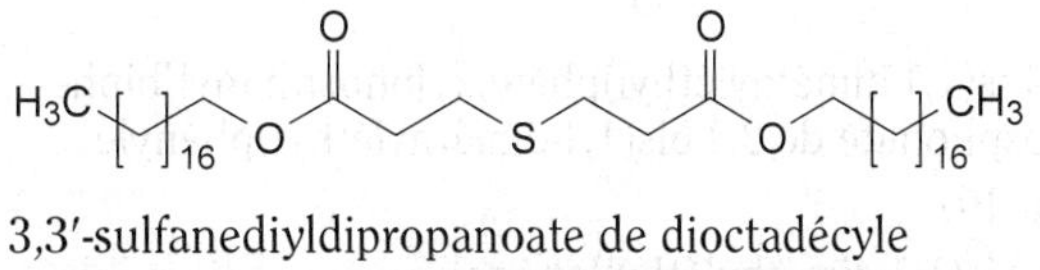

3,3′-sulfanediyldipropanoate de dioctadécyle

synonymes : – **3,3′-thiodipropanoate de dioctadécyle,**

– propanoic acid, 3,3′-thiobis-, octadecyl diester,

– thiodipropionate de stéaryle.

add18. [119345-01-6]. PM RN 92560.

Mélange de 7 composants correspondant aux produits de réaction du produit de réaction du phosphonite de di-*tert*-butyle avec du trichlorure biphosphoreux, avec du biphényle et du 2,4-bis(1,1-diméthyléthyl)phénol :

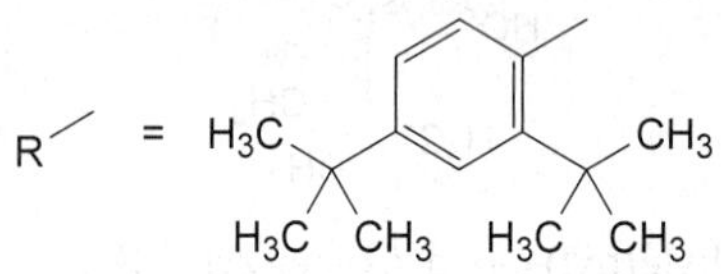

composant I

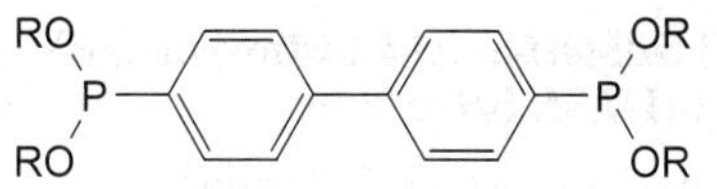

biphényl-4,4′-diyldiphosphonite de 2,4-bis(1,1-diméthylethyl)phényle

composant II

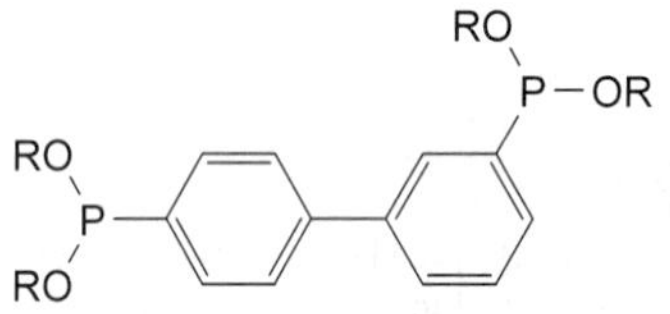

biphényl-3,4′-diyldiphosphonite de 2,4-bis(1,1-diméthyléthyl)phényle

composant III

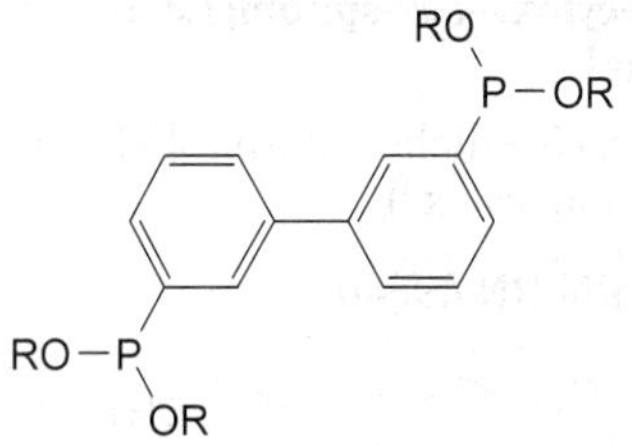

biphényl-3,3′-diyldiphosphonite de 2,4-bis(1,1-diméthyléthyl)phényle

composant IV

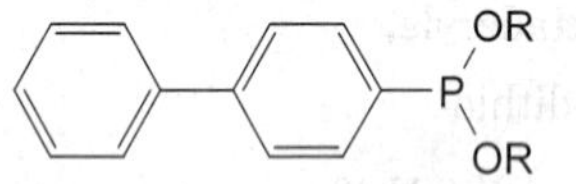

biphényl-4-ylphosphonite de 2,4-bis(1,1-diméthyléthyl)phényle

composant V

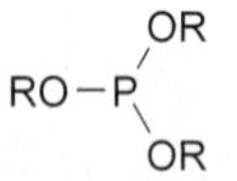

phosphite de 2,4-bis(1,1-diméthyléthyl)phényle

composant VI

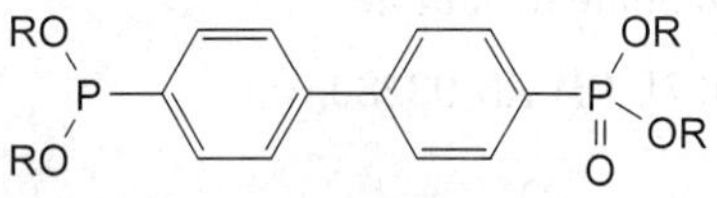

4′-[bis[2,4-bis(1,1-diméthyléthyl)phénoxy]phosphanyl]biphényl-4-ylphosphonate de 2,4-bis(1,1-diméthyléthyl)phényle

composant VII

R-OH : 2,4-bis(1,1-diméthyléthyl)phénol

add19. $C_{18}H_{36}O_2$. [57-11-4]. PM RN 24550.

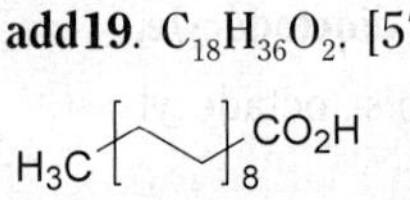

acide octadécanoïque

synonymes :
- **acide stéarique,**
- octadecanoic acid.

add20. $C_{18}H_{35}NO$. [301-02-0]. PM RN 68960.

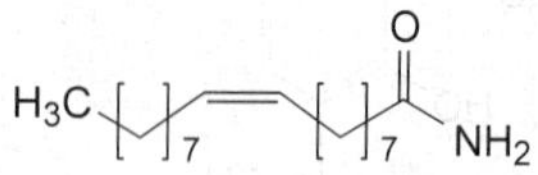

(*Z*)-octadéc-9-énamide

synonymes :
- **oléamide,**
- 9-octadecenamide, (*Z*)-,
- 9-*cis*-oléamide.

add21. $C_{22}H_{43}NO$. [112-84-5]. PM RN 52720.

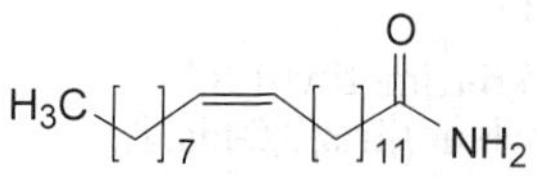

(*Z*)-docos-13-énamide

synonymes :
- **érucamide,**
- 13-docosenamide, (*Z*)-,
- 13-*cis*-docosénamide.

add22. [65447-77-0]. PM RN 60800.

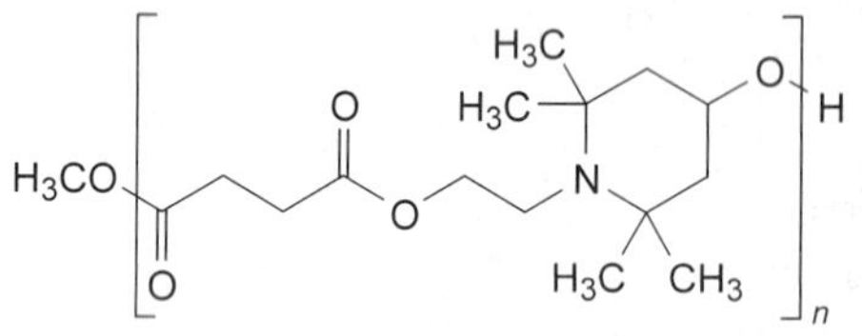

copolymère de butanedioate de diméthyle et de 1-(2-hydroxyéthyl)-2,2,6,6-tétraméthylpipéridin-4-ol

synonymes :
- **copolymère de succinate de diméthyle et de (4-hydroxy-2,2,6,6-tétraméthylpipéridin-1-yl)éthanol.**

3.1.14. MATÉRIAUX À BASE DE POLY(CHLORURE DE VINYLE) PLASTIFIÉ POUR RÉCIPIENTS DESTINÉS À CONTENIR LES SOLUTIONS AQUEUSES POUR PERFUSION INTRAVEINEUSE

DÉFINITION

Les matériaux à base de poly(chlorure de vinyle) plastifié renferment au minimum 55 pour cent de poly(chlorure de vinyle) et renferment des additifs variés, en plus du polymère de masse moléculaire élevée obtenu par polymérisation du chlorure de vinyle.

Les matériaux à base de poly(chlorure de vinyle) plastifié pour récipients destinés à contenir les solutions aqueuses pour perfusion intraveineuse sont définis par la nature et la proportion des composants entrant dans leur fabrication.

PRODUCTION

Les matériaux à base de poly(chlorure de vinyle) plastifié sont produits par des méthodes de polymérisation permettant de garantir une teneur en chlorure de vinyle résiduel inférieure à 1 ppm. La méthode de production utilisée est validée de façon à démontrer que le produit satisfait à l'essai suivant :

Chlorure de vinyle. Opérez par chromatographie en phase gazeuse à espace de tête (*2.2.28*), en utilisant de l'*éther R* comme étalon interne.

Solution d'étalon interne. Au moyen d'une microseringue, injectez 10 µl d'*éther R* dans 20,0 ml de *diméthylacétamide R* en plongeant l'extrémité de l'aiguille dans le solvant. Immédiatement avant l'emploi, diluez la solution à 1000 fois son volume avec du *diméthylacétamide R.*

Solution à examiner. Dans un flacon de 50 ml, introduisez 1,000 g du matériau à examiner et 10,0 ml de solution d'étalon interne. Bouchez et sertissez. Agitez la solution en évitant que le liquide entre en contact avec le bouchon et placez le flacon dans un bain-marie à 60 ± 1 °C pendant 2 h.

Solution mère de chlorure de vinyle. Préparez sous hotte ventilée. Dans un flacon de 50 ml, introduisez 50,0 ml de *diméthylacétamide R,* bouchez et sertissez, puis pesez l'ensemble à 0,1 mg près. Remplissez une seringue de 50 ml en polyéthylène ou polypropylène avec du *chlorure de vinyle R* gazeux ; laissez le gaz en contact avec la seringue pendant 3 min environ ; videz la seringue, puis remplissez-la à nouveau avec 50 ml de *chlorure de vinyle R* gazeux. Adaptez à la seringue une aiguille hypodermique et ramenez le volume de gaz contenu dans la seringue de 50 ml à 25 ml ; injectez lentement les 25 ml restant de chlorure de vinyle dans le flacon en agitant légèrement et en évitant tout contact entre l'aiguille et le liquide. Pesez à nouveau le flacon : l'augmentation de masse est voisine de 60 mg (1 µl de la solution ainsi obtenue contient une quantité de chlorure de vinyle d'environ 1,2 µg). Laissez reposer pendant 2 h. Conservez la solution mère au réfrigérateur.

Solution étalon de chlorure de vinyle. A 1 volume de solution mère de chlorure de vinyle, ajoutez 3 volumes de *diméthylacétamide R.*

Solutions de référence. Dans 6 flacons de 50 ml, introduisez respectivement 10,0 ml de solution d'étalon interne. Bouchez et sertissez. Dans 5 de ces flacons, injectez respectivement 1 µl, 2 µl, 3 µl, 5 µl et 10 µl de solution étalon de chlorure de vinyle. Les quantités de chlorure de vinyle contenues dans chacun des 6 flacons sont voisines respectivement de 0 µg, 0,3 µg, 0,6 µg, 0,9 µg, 1,5 µg et 3 µg. Agitez les solutions en évitant que le liquide entre en contact avec le bouchon et placez les flacons dans un bain-marie à 60 ± 1 °C pendant 2 h.

La chromatographie peut être réalisée en utilisant :

- une colonne d'acier inoxydable, d'une longueur de 3 m et d'un diamètre intérieur de 3 mm, remplie de *terre d'infusoires silanisée pour chromatographie en phase gazeuse R* imprégnée de 5 pour cent *m/m* de *diméthylstéarylamide R* et de 5 pour cent *m/m* de *macrogol 400 R,*
- comme gaz vecteur, de l'*azote pour chromatographie R,* à un débit de 30 ml/min,
- un détecteur à ionisation de flamme,

en maintenant la température de la colonne à 45 °C, celle de la chambre à injection à 100 °C et celle du détecteur à 150 °C.

Injectez 1 ml de l'espace de tête de chacun des flacons. Calculez la teneur en chlorure de vinyle.

Le matériau à examiner ne contient pas plus de 1 ppm de chlorure de vinyle.

Additifs

Un certain nombre d'additifs sont ajoutés aux polymères de base afin d'optimiser leurs propriétés chimiques, physiques et mécaniques et ainsi de les adapter au mieux à l'usage qui en sera fait. Tous les additifs sont choisis dans la liste suivante, qui spécifie pour chaque produit la teneur maximale admise :

- au maximum 40 pour cent de phtalate de di(2-éthylhexyle) (additif pour plastique 01),
- au maximum 1 pour cent d'octanoate de zinc (2-éthylhexanoate de zinc) (additif pour plastique 02),
- au maximum 1 pour cent de stéarate de calcium ou de stéarate de zinc ou 1 pour cent de leur mélange,
- au maximum 1 pour cent de *N,N'*-diacyléthylènediamines (additif pour plastique 03),
- au maximum 10 pour cent de l'une des 2 huiles époxydées suivantes ou 10 pour cent de leur mélange :
  - huile de soja époxydée (additif pour plastique 04) dont la teneur en oxygène oxirane est de 6 pour cent à 8 pour cent et dont l'indice d'iode n'est pas supérieur à 6,
  - huile de lin époxydée (additif pour plastique 05) dont la teneur en oxygène oxirane n'est pas supérieure à 10 pour cent et dont l'indice d'iode n'est pas supérieur à 7.

Lorsqu'une substance colorante est ajoutée, le bleu outremer peut être utilisé. D'autres pigments inorganiques peuvent être ajoutés sous réserve que l'innocuité du matériau pour l'usage retenu ait été démontrée de manière à satisfaire les autorités compétentes. De très faibles quantités d'antioxydants ajoutés au monomère (chlorure de vinyle) peuvent être détectées dans le polymère.

Le fournisseur du matériau doit pouvoir démontrer que la composition qualitative et quantitative retenue pour l'échantillon type est satisfaisante pour chaque lot de production.

CARACTÈRES

Poudre, billes, granulés ou, après transformation, feuilles translucides d'épaisseur variable, incolores à jaune pâle, d'odeur faible. A la combustion, ils dégagent une épaisse fumée noire.

IDENTIFICATION

Découpez préalablement, s'il y a lieu, les échantillons de matériau en morceaux de 1 cm de côté au maximum.

Chauffez à reflux 2,0 g de matériau à examiner avec 200 ml d'*éther exempt de peroxyde R* pendant 8 h. Séparez par filtration le résidu B et la solution A.

Evaporez à siccité la solution A sous pression réduite dans un bain-marie à 30 °C. Dissolvez le résidu dans 10 ml de *toluène R* (solution A1). Dissolvez le résidu B dans 60 ml de *chlorure d'éthylène R* en chauffant au bain-marie à reflux. Filtrez. Versez la solution, goutte à goutte et en agitant vigoureusement, dans 600 ml d'*heptane R* chauffé à une température voisine de son point d'ébullition. Séparez par filtration à chaud le coagulum B1 de la solution organique. Laissez refroidir cette dernière. Recueillez le précipité B2 qui se forme, sur un filtre de verre fritté (40) préalablement taré.

A. Dissolvez le coagulum B1 dans 30 ml de *tétrahydrofurane R,* puis ajoutez par petits volumes et en agitant 40 ml d'*éthanol R.* Séparez le précipité B3 en filtrant et séchez sous vide sur du *pentoxyde de diphosphore R* à une température ne dépassant pas 50 °C. Dissolvez quelques milligrammes du précipité B3, dans 1 ml de *tétrahydrofurane R.* Déposez quelques gouttes de la solution sur une lame de chlorure de sodium et évaporez à siccité à l'étuve à 100-105 °C. Examinez par spectrophotométrie d'absorption dans l'infrarouge (*2.2.24*), en comparant avec le spectre obtenu avec le *poly(chlorure de vinyle) SCR.*

B. Examinez le résidu C obtenu dans l'essai des additifs pour plastique 01, 04 et 05 par spectrophotométrie d'absorption dans l'infrarouge (*2.2.24*), en comparant avec le spectre obtenu avec l'*additif pour plastique 01 SCR.*

ESSAI

Découpez préalablement, s'il y a lieu, les échantillons de matériau à examiner en morceaux de 1 cm de côté au maximum.

Solution S1. Dans un matras à minéralisation, introduisez 5,0 g du matériau à examiner. Ajoutez 30 ml d'*acide sulfurique R* et chauffez jusqu'à obtention d'une masse sirupeuse noire. Refroidissez et ajoutez avec précaution 10 ml de *solution concentrée de peroxyde d'hydrogène R*. Chauffez modérément, laissez refroidir et ajoutez 1 ml de *solution concentrée de peroxyde d'hydrogène R*. Répétez en alternant l'évaporation et l'addition de solution de peroxyde d'hydrogène jusqu'à obtention d'un liquide incolore. Réduisez le volume à 10 ml environ, refroidissez et complétez à 50,0 ml avec de l'*eau R*.

Solution S2. Dans un ballon de verre borosilicaté, introduisez 25 g du matériau à examiner. Ajoutez 500 ml d'*eau pour préparations injectables R* et recouvrez le col du ballon d'une feuille d'aluminium ou d'un vase de verre borosilicaté. Chauffez à l'autoclave à 121 ± 2 °C pendant 20 min. Laissez refroidir et décantez la solution.

Aspect de la solution S2. La solution S2 est limpide (*2.2.1*) et incolore (*2.2.2, Procédé II*).

Acidité ou alcalinité. A 100 ml de solution S2, ajoutez 0,15 ml de *solution d'indicateurs BRP R*. Le virage au bleu de l'indicateur ne nécessite pas plus de 1,5 ml d'*hydroxyde de sodium 0,01 M*. A 100 ml de solution S2, ajoutez 0,2 ml de *solution de méthylorange R*. Le virage de l'indicateur du jaune à l'orangé ne nécessite pas plus de 1,0 ml d'*acide chlorhydrique 0,01 M*.

Absorbance (*2.2.25*). Evaporez à siccité 100,0 ml de solution S2. Dissolvez le résidu dans 5,0 ml d'*hexane R*. De 250 nm à 310 nm, l'absorbance n'est pas supérieure à 0,25.

Substances réductrices. *Effectuez l'essai dans les 4 h qui suivent la préparation de la solution S2*. A 20,0 ml de solution S2, ajoutez 1 ml d'*acide sulfurique dilué R* et 20,0 ml de *permanganate de potassium 0,002 M*. Chauffez à reflux pendant 3 min et refroidissez immédiatement. Ajoutez 1 g d'*iodure de potassium R* et titrez immédiatement par le *thiosulfate de sodium 0,01 M* en présence de 0,25 ml de *solution d'amidon R*. Effectuez un titrage à blanc avec 20 ml d'*eau pour préparations injectables R*. La différence entre les volumes utilisés dans les 2 titrages n'est pas supérieure à 2,0 ml.

Amines primaires aromatiques. A 2,5 ml de solution A1 obtenue au cours de l'identification, ajoutez 6 ml d'*eau R* et 4 ml d'*acide chlorhydrique 0,1 M*. Agitez énergiquement et rejetez la couche supérieure. A la couche aqueuse, ajoutez 0,4 ml d'une solution récemment préparée de *nitrite de sodium R* à 10 g/l, mélangez et laissez reposer pendant 1 min. Ajoutez 0,8 ml d'une solution de *sulfamate d'ammonium R* à 25 g/l et laissez reposer pendant 1 min. Ajoutez 2 ml d'une solution de *dichlorhydrate de naphtyléthylènediamine R* à 5 g/l. Préparez un témoin dans les mêmes conditions en remplaçant la couche aqueuse par un mélange de 1 ml d'une solution de *naphtylamine R* à 0,01 g/l dans l'*acide chlorhydrique 0,1 M*, de 5 ml d'*eau R* et de 4 ml d'*acide chlorhydrique 0,1 M*. Après 30 min, si la solution présente une coloration, celle-ci n'est pas plus intense que celle du témoin (20 ppm).

Additifs pour plastique 01, 04 et 05. Opérez par chromatographie sur couche mince (*2.2.27*) en utilisant une *plaque au gel de silice GF_{254} pour CCM R* (1 mm d'épaisseur).

Solution témoins. Préparez des solutions contenant 0,1 mg/ml respectivement d'*additif pour plastique 01 SCR*, d'*additif pour plastique 04 SCR* et d'*additif pour plastique 05 SCR* dans le *toluène R*.

Déposez sur la plaque, en bande de 30 mm sur 3 mm, 0,5 ml de la solution A1 obtenue au cours de l'identification. Déposez sur la plaque 5 µl de chaque solution témoin. Développez sur un parcours de 15 cm avec du *toluène R*. Séchez soigneusement la plaque. Examinez en lumière ultraviolette à 254 nm et repérez la bande correspondant à l'additif pour plastique 01 (R_f voisin de 0,4). Prélevez la bande de gel de silice correspondant à l'additif pour plastique 01 et agitez le prélèvement avec 40 ml d'*éther R* pendant 1 min. Filtrez, rincez 2 fois la silice avec 10 ml d'*éther R*, ajoutez au filtrat et évaporez à siccité. La masse du résidu C n'est pas supérieure à 40 mg.

Exposez la plaque aux vapeurs d'iode pendant 5 min. Examinez le chromatogramme et repérez les bandes correspondant aux additifs pour plastique 04 et 05 (R_f= 0). Prélevez la bande de gel de silice correspondante. Prélevez parallèlement une portion équivalente de gel de silice qui servira de blanc. Agitez séparément les 2 prélèvements avec 40 ml de *méthanol R* pendant 15 min. Filtrez, rincez 2 fois la silice avec 10 ml de *méthanol R*, joignez aux filtrats et évaporez à siccité. La différence de masse entre les 2 résidus n'est pas supérieure à 10 mg.

Additif pour plastique 03. Lavez avec de l'*éthanol R* le précipité B2 obtenu au cours de l'identification et contenu dans le filtre de verre fritté (40) préalablement taré. Séchez sur du *pentoxyde de diphosphore R* jusqu'à masse constante, puis pesez le filtre. La masse du précipité n'est pas supérieure à 20 mg.

Examinez le résidu par spectrophotométrie dans l'infrarouge (*2.2.24*), en comparant avec le spectre obtenu avec l'*additif pour plastique 03 SCR*.

Baryum. Déterminez la teneur en baryum par spectrométrie d'émission atomique dans un plasma d'argon (*2.2.22, Procédé I*).

Solution à examiner. Dans un creuset de silice, calcinez 1,0 g du matériau à examiner. Reprenez le résidu par 10 ml d'*acide chlorhydrique R* et évaporez au bain-marie à siccité. Reprenez le residu par 20 ml d'*acide chlorhydrique 0,1 M*.

Solution témoin. Solution à 0,25 ppm de baryum préparée par dilution de la *solution à 50 ppm de baryum (Ba) R* avec de l'*acide chlorhydrique 0,1 M*.

La mesure peut être réalisée en utilisant la radiation du baryum située à 455,40 nm, le fond spectral étant évalué à 455,30 nm.

Vérifiez l'absence de baryum dans l'acide chlorhydrique utilisé.

Le matériau à examiner ne contient pas plus de 5 ppm de Ba.

Cadmium. Déterminez la teneur en cadmium par spectrométrie d'absorption atomique (*2.2.23, Procédé I*).

Solution à examiner. Evaporez à siccité 10 ml de solution S1. Reprenez le résidu par 5 ml d'une solution d'*acide chlorhydrique R* à 1 pour cent *V/V*, filtrez et complétez à 10,0 ml avec le même acide.

Solutions de référence. Préparez les solutions de référence à partir de la *solution à 0,1 pour cent de cadmium (Cd) R* diluée avec une solution d'*acide chlorhydrique R* à 1 pour cent *V/V*.

Mesurez l'absorbance à 228,8 nm en utilisant une lampe à cathode creuse au cadmium comme source de radiation et une flamme air-acétylène.

Vérifiez l'absence de cadmium dans l'acide chlorhydrique utilisé.

Le matériau à examiner ne contient pas plus de 0,6 ppm de Cd.

Calcium. Déterminez la teneur en calcium par spectrométrie d'émission atomique dans un plasma d'argon (*2.2.22, Procédé I*).

Solution à examiner. Utilisez la solution à examiner préparée pour la détermination de baryum.

Solution témoin. Solution à 50,0 ppm de calcium préparée par dilution de la *solution à 400 ppm de calcium (Ca) R* avec de l'*acide chlorhydrique 0,1 M*.

La mesure peut être réalisée en utilisant la radiation du calcium située à 315,89 nm, le fond spectral étant évalué à 315,60 nm.

Vérifiez l'absence de calcium dans l'acide chlorhydrique utilisé.

Le matériau à examiner ne contient pas plus de 0,07 pour cent de Ca.

Etain. Déterminez la teneur en étain par spectrométrie d'émission atomique dans un plasma d'argon (*2.2.22, Procédé I*).

Solution à examiner. Diluez 10 fois avec de l'*eau R* la solution S1 immédiatement avant l'emploi.

Solution témoin. Dans une fiole jaugée de 50 ml contenant 5 ml d'une solution d'*acide sulfurique R* à 20 pour cent *V/V*, introduisez 2 ml de *solution à 5 ppm d'étain (Sn) R* et complétez à 50 ml avec de l'*eau R* immédiatement avant l'emploi.

La mesure peut être réalisée en utilisant la radiation de l'étain située à 189,99 nm, le fond spectral étant évalué à 190,10 nm.

Vérifiez l'absence d'étain dans l'acide sulfurique utilisé.

Le matériau à examiner ne contient pas plus de 20 ppm de Sn.

Zinc. Déterminez la teneur en zinc par spectrométrie d'absorption atomique (*2.2.23, Procédé I*).

Solution à examiner. Diluez 100 fois avec de l'*acide chlorhydrique 0,1 M* la solution S1.

Solutions de référence. Préparez les solutions de référence à partir de la *solution à 100 ppm de zinc (Zn) R* diluée avec de l'*acide chlorhydrique 0,1 M*.

Mesurez l'absorbance à 213,9 nm en utilisant une lampe à cathode creuse au zinc comme source de radiation et une flamme air-acétylène.

Vérifiez l'absence de zinc dans l'acide chlorhydrique utilisé.

Le matériau à examiner ne contient pas plus de 0,2 pour cent de Zn.

Métaux lourds (*2.4.8*). A 10 ml de solution S1, ajoutez 0,5 ml de *solution de phénolphtaléine R*, puis de la *solution concentrée d'hydroxyde de sodium R* jusqu'à faible coloration rose. Complétez à 25 ml avec de l'*eau R*. 12 ml de la solution satisfont à l'essai limite A des métaux lourds (50 ppm). Préparez le témoin avec la *solution à 2 ppm de plomb (Pb) R*.

Substances extractibles à l'eau. Evaporez au bain-marie à siccité 50 ml de solution S2. Desséchez à l'étuve 100-105 °C jusqu'à masse constante. Effectuez un essai à blanc avec 50,0 ml d'*eau pour préparations injectables R*. La masse du résidu n'est pas supérieure à 7,5 mg (0,3 pour cent), compte tenu de l'essai à blanc.

DOSAGE

Sur 50,0 mg du matériau à examiner, effectuez la combustion dans l'oxygène (*2.5.10*). Faites absorber les produits de combustion par 20 ml d'*hydroxyde de sodium 1 M*. A la solution obtenue, ajoutez 2,5 ml d'*acide nitrique R*, 10,0 ml de *nitrate d'argent 0,1 M*, 5 ml de *solution de sulfate ferrique et d'ammonium R2* et 1 ml de *phtalate de dibutyle R*. Titrez par le *thiocyanate d'ammonium 0,05 M* jusqu'à coloration jaune-rouge. Effectuez un titrage à blanc.

1 ml de *nitrate d'argent 0,1 M* correspond à 6,25 mg de poly(chlorure de vinyle).

3.1.15. POLY(TÉRÉPHTALATE D'ÉTHYLÈNE) POUR RÉCIPIENTS POUR PRÉPARATIONS À USAGE NON PARENTÉRAL

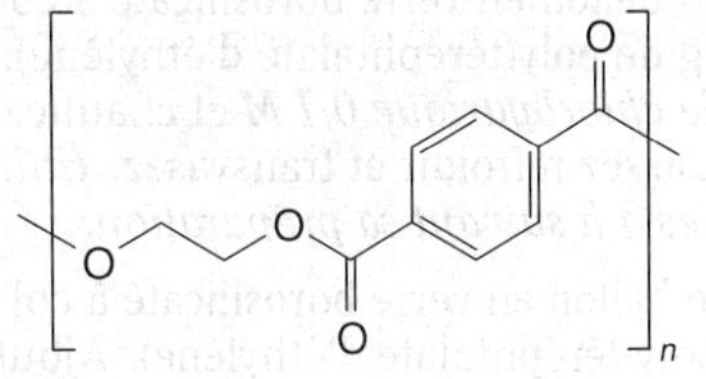

n = 100 - 200

DÉFINITION

Le poly(téréphtalate d'éthylène) est obtenu par polymérisation de l'acide téréphtalique ou du téréphtalate de diméthyle avec l'éthylèneglycol. L'acide isophthalique, l'isophtalate de diméthyle, le 1,4-bis(hydroxyméthyl)cyclohexane (cyclohexane-1,4-diméthanol) ou le diéthylèneglycol peuvent être utilisés dans la polymérisation. Il peut contenir au plus 0,5 pour cent de silice ou de silicates et des matières colorantes approuvées par les autorités compétentes.

PRODUCTION

Le procédé de fabrication est validé de façon à démontrer que la teneur en acétaldéhyde résiduel n'est pas supérieure à 10 ppm dans les granules.

CARACTÈRES

Aspect : granules translucides ou opaques.

Solubilité : pratiquement insoluble dans l'eau, dans l'alcool et dans le chlorure de méthylène. Le poly(téréphtalate d'éthylène) est hydrolysé par les bases fortes.

IDENTIFICATION

A. Dans un ballon en verre borosilicaté à col rodé, introduisez 0,10 g de poly(téréphtalate d'éthylène). Ajoutez 25 ml d'une solution d'*hydroxyde de potassium R* à 200 g/l dans une solution d'*éthanol R* à 50 pour cent *V/V*. Chauffez à reflux pendant 30 min. Laissez refroidir et complétez à 100 ml avec de l'*eau R*. Filtrez si nécessaire. Prélevez 1,0 ml du filtrat et complétez à 100 ml avec de l'*eau R*. Examinez entre 210 nm et 330 nm (*2.2.25*), la solution présente un maximum d'absorption à 240 nm.

B. Dissolvez 0,05 g de poly(téréphtalate d'éthylène) dans 2 ml de *1,1,1,3,3,3-hexafluoropropan-2-ol R*. Déposez plusieurs gouttes de la solution sur une plaque de verre, au bain-marie sous une hotte, pour produire une pellicule d'environ 15 mm sur 15 mm. Laissez le solvant s'évaporer et retirez la pellicule à l'aide d'un jet d'eau et d'un grattoir. Chauffez à l'étuve à 100-105 °C pendant 1-2 h. Examinez la pellicule par spectrophotométrie d'absorption dans l'infrarouge (*2.2.24*). Le spectre de la substance à examiner présente des maximums, en particulier à 1725 cm^{-1}, 1410 cm^{-1}, 1265 cm^{-1}, 1120 cm^{-1}, 1100 cm^{-1}, 1020 cm^{-1}, 875 cm^{-1} et 725 cm^{-1}. Le spectre obtenu est, en outre, identique au spectre obtenu avec le matériau sélectionné pour l'échantillon type.

ESSAI

Si nécessaire, découpez le matériau pour les essais, en fragments de 1 cm de côté au maximum.

Solution S1. Dans un ballon en verre borosilicaté à col rodé, introduisez 10,0 g de poly(téréphtalate d'éthylène). Ajoutez 200 ml d'*eau R* et chauffez à 50 °C pendant 5 h. Laissez refroidir et transvasez la solution. *Utilisez la solution S1 dans les 4 h suivant sa préparation.*

Solution S2. Dans un ballon en verre borosilicaté à col rodé, introduisez 10 g de poly(téréphtalate d'éthylène). Ajoutez 100 ml d'*alcool R* et chauffez à 50 °C pendant 5 h. Laissez refroidir et transvasez. *Utilisez la solution S2 dans les 4 h suivant sa préparation.*

Solution S3. Dans un ballon en verre borosilicaté à col rodé, introduisez 20 g de poly(téréphtalate d'éthylène). Ajoutez 50 ml d'*acide chlorhydrique 0,1 M* et chauffez à 50 °C pendant 5 h. Laissez refroidir et transvasez. *Utilisez la solution S3 dans les 4 h suivant sa préparation.*

Solution S4. Dans un ballon en verre borosilicaté à col rodé, introduisez 20 g de poly(téréphtalate d'éthylène). Ajoutez 50 ml d'*hydroxyde de sodium 0,01 M* et chauffez à 50 °C pendant 5 h. Laissez refroidir et transvasez. *Utilisez la solution S4 dans les 4 h suivant sa préparation.*

Aspect de la solution S1. La solution S1 est limpide (*2.2.1*).

Aspect de la solution S2. La solution S2 est limpide (*2.2.1*) et incolore (*2.2.2, Procédé II*).

Acidité ou alcalinité. A 50 ml de solution S1, ajoutez 0,15 ml de *solution d'indicateurs BRP R.* La solution vire au jaune. Le virage de l'indicateur au bleu ne nécessite pas plus de 0,5 ml d'*hydroxyde de sodium 0,01 M.* A 50 ml de solution S1, ajoutez 0,2 ml de *solution de méthylorange R.* La solution vire au jaune. Le début de virage de l'indicateur à l'orange ne nécessite pas plus de 0,5 ml d'*acide chlorhydrique 0,01 M.*

Absorbance de la solution S1 (*2.2.25*) : au maximum 0,20 entre 220 nm et 340 nm. De plus, pour un poly(téréphtalate d'éthylène) coloré : au maximum 0,05 entre 400 nm et 800 nm.

Absorbance de la solution S2 (*2.2.25*) : au maximum 0,05 entre 400 nm et 800 nm.

Substances réductrices. A 20,0 ml de solution S1, ajoutez 2 ml d'*acide sulfurique 0,5 M* et 20,0 ml de *permanganate de potassium 0,002 M.* Portez à ébullition pendant 3 min. Refroidissez immédiatement à température ambiante. Ajoutez 1 g d'*iodure de potassium R,* 0,25 ml de *solution d'amidon R* comme indicateur et titrez par le *thiosulfate de sodium 0,01 M.* Effectuez un titrage à blanc avec 20,0 ml d'*eau R.* La différence entre les volumes utilisés dans les 2 titrages n'est pas supérieure à 0,5 ml.

Substances solubles dans le dioxane : au maximum 3 pour cent.

Dans un ballon en verre borosilicaté à col rodé, introduisez 2 g de poly(téréphtalate d'éthylène). Ajoutez 20 ml de *dioxane R* et chauffez à reflux pendant 2 h. Evaporez 10 ml de la solution à siccité au bain-marie et séchez le résidu à 100-105 °C. La masse du résidu est au maximum de 30 mg.

Aluminium extractible : au maximum 1 ppm.

Spectrométrie d'émission atomique dans un plasma d'argon (*2.2.22, Procédé I*).

Solution à examiner. Solution S3.

Solutions de référence. Préparez les solutions de référence à partir de la *solution à 200 ppm d'aluminium (Al) R,* diluée avec de l'*acide chlorhydrique 0,1 M.*

Longueur d'onde : 396,15 nm, le fond spectral étant évalué à 396,25 nm.

Vérifiez l'absence d'aluminium dans l'*acide chlorhydrique 0,1 M* utilisé.

Antimoine extractible : au maximum 1 ppm.

Spectrométrie d'émission atomique dans un plasma d'argon (*2.2.22, Procédé I*).

Solution à examiner. Solution S4.

Solutions de référence. Préparez les solutions de référence à partir de la *solution à 100 ppm d'antimoine (Sb) R,* diluée avec de l'*hydroxyde de sodium 0,01 M.*

Longueur d'onde : 231,15 nm ou 217,58 nm, le fond spectral étant évalué à 231,05 nm.

Baryum extractible : au maximum 1 ppm.

Spectrométrie d'émission atomique dans un plasma d'argon (*2.2.22, Procédé I*).

Solution à examiner. Solution S3.

Solutions de référence. Préparez les solutions de référence à partir de la *solution à 50 ppm de baryum (Ba) R,* diluée avec de l'*acide chlorhydrique 0,1 M.*

Longueur d'onde : 455,40 nm, le fond spectral étant évalué à 455,30 nm.

Vérifiez l'absence de baryum dans l'*acide chlorhydrique 0,1 M* utilisé.

Cobalt extractible : au maximum 1 ppm.

Spectrométrie d'émission atomique dans un plasma d'argon (*2.2.22, Procédé I*).

Solution à examiner. Solution S3.

Solutions de référence. Préparez les solutions de référence à partir de la *solution à 100 ppm de cobalt (Co) R,* diluée avec de l'*acide chlorhydrique 0,1 M.*

Longueur d'onde : 228,62 nm, le fond spectral étant évalué à 228,50 nm.

Vérifiez l'absence de cobalt dans l'*acide chlorhydrique 0,1 M* utilisé.

Germanium extractible : au maximum 1 ppm.

Spectrométrie d'émission atomique dans un plasma d'argon (*2.2.22, Procédé I*).

Solution à examiner. Solution S4.

Solutions de référence. Préparez les solutions de référence à partir de la *solution à 100 ppm de germanium (Ge) R,* diluée avec de l'*hydroxyde de sodium 0,01 M.*

Longueur d'onde : 206,87 nm ou 265,12 nm, le fond spectral étant évalué à 206,75 nm.

Manganèse extractible : au maximum 1 ppm.

Spectrométrie d'émission atomique dans un plasma d'argon (*2.2.22, Procédé I*).

Solution à examiner. Solution S3.

Solutions de référence. Préparez les solutions de référence à partir de la *solution à 100 ppm de manganèse (Mn) R,* diluée avec de l'*acide chlorhydrique 0,1 M.*

Longueur d'onde : 257,61 nm, le fond spectral étant évalué à 257,50 nm.

Vérifiez l'absence de manganèse dans l'*acide chlorhydrique 0,1 M* utilisé.

Titane extractible : au maximum 1 ppm.

Spectrométrie d'émission atomique dans un plasma d'argon (*2.2.22, Procédé I*).

Solution à examiner. Solution S3.

Solutions de référence. Préparez les solutions de référence à partir de la *solution à 100 ppm de titane (Ti) R,* diluée avec de l'*acide chlorhydrique 0,1 M.*

Longueur d'onde : 323,45 nm ou 334,94 nm, le fond spectral étant évalué à 323,35 nm.

Vérifiez l'absence de titane dans l'*acide chlorhydrique 0,1 M* utilisé.

Zinc extractible : au maximum 1 ppm.

Spectrométrie d'émission atomique dans un plasma d'argon (*2.2.22, Procédé I*).

Solution à examiner. Solution S3.

Solutions de référence. Préparez les solutions de référence à partir de la *solution à 100 ppm de zinc (Zn) R,* diluée avec de l'acide chlorhydrique 0,1M.

Longueur d'onde : 213,86 nm, le fond spectral étant évalué à 213,75 nm.

Vérifiez l'absence de zinc dans l'*acide chlorhydrique 0,1 M* utilisé.

Cendres sulfuriques (*2.4.14*) : au maximum 0,5 pour cent, déterminé sur 1,0 g de poly(téréphtalate d'éthylène).

3.2. RÉCIPIENTS

3.2. RÉCIPIENTS

Le récipient pour usage pharmaceutique est un dispositif qui contient ou qui est destiné à contenir un produit et qui est, ou peut être, en contact direct avec celui-ci. La fermeture fait partie du récipient.

Le récipient (voir *1.3. Chapitres généraux*) est conçu pour permettre le prélèvement du contenu de façon appropriée à l'emploi auquel il est destiné. Le récipient protège le contenu de l'environnement à des degrés variables selon la nature du produit et les risques auxquels il est exposé, tout en limitant la perte des composants. Le récipient n'exerce sur le contenu aucune action physique ou chimique susceptible d'altérer sa qualité au-delà des limites tolérées par les prescriptions officielles.

Récipient unidose. Un récipient unidose est un récipient qui contient une quantité de préparation destinée à être utilisée une seule fois en totalité ou partiellement.

Récipient multidose. Un récipient multidose contient une quantité suffisante de la préparation pour au moins 2 doses de la préparation.

Récipient bien fermé. Un récipient bien fermé protège son contenu de la contamination par des matières étrangères solides et liquides, et de la perte du contenu dans des conditions normales de manutention, de conservation et de transport.

Récipient étanche. Un récipient étanche est imperméable aux solides, aux liquides et aux gaz, dans des conditions ordinaires de manutention, de conservation et de transport. Si le récipient est destiné à être ouvert plus d'une fois, il doit être conçu de façon à recouvrer son étanchéité chaque fois qu'il est refermé.

Récipient scellé. Un récipient scellé est un récipient fermé par fusion du matériau du récipient.

Récipient à fermeture inviolable. Un récipient à fermeture inviolable est un récipient fermé muni d'un dispositif spécial qui révèle irrévocablement qu'il a été ouvert.

Récipient avec dispositif de sécurité enfant. Un récipient muni d'un dispositif qui empêche toute ouverture fortuite par un enfant.

3.2.1. RÉCIPIENTS DE VERRE POUR USAGE PHARMACEUTIQUE

Les récipients de verre pour usage pharmaceutique sont des articles de verre destinés à entrer en contact direct avec les préparations pharmaceutiques.

Divers types de récipients de verre existent tels que :

Ampoules. Ce sont des récipients de verre, à paroi mince et dans lesquels la fermeture, après remplissage, est obtenue par fusion du verre. Le contenu est prélevé en une seule fois après rupture de l'enveloppe de verre.

Flacons, fioles, seringues et carpules. Ce sont des récipients à paroi plus ou moins épaisse dont la fermeture est de verre ou d'un autre matériau, par exemple matières plastiques ou élastomères. Le contenu est prélevé en une ou plusieurs fois.

Récipients destinés à contenir le sang humain et les produits du sang. Ce sont des récipients cylindriques à paroi plus ou moins épaisse de verre neutre, transparent et incolore et d'une capacité variable.

Qualité du verre

Verre incolore. Le verre est très transparent dans le spectre visible.

Verre coloré. Le verre peut être coloré par l'addition de petites quantités d'oxydes métalliques, choisis en fonction de l'absorbance spectrale désirée.

Verre neutre ou borosilicaté. Le verre neutre est un verre borosilicaté contenant des quantités importantes d'oxyde borique, d'oxydes d'aluminium ou d'oxydes alcalino-terreux. En raison de sa composition, ce verre a une très forte résistance hydrolytique et une forte résistance aux chocs thermiques.

Verre calco-sodique. Le verre calco-sodique est un verre silicaté contenant des oxydes de métaux alcalins, principalement de l'oxyde de sodium, et des oxydes alcalino-terreux, principalement de l'oxyde de calcium. En raison de sa composition, ce verre n'a qu'une résistance hydrolytique modérée.

La stabilité chimique des récipients de verre pour usage pharmaceutique est exprimée par la résistance hydrolytique. On entend par résistance hydrolytique celle offerte par le verre à la cession de substances minérales solubles dans l'eau, dans des conditions déterminées de contact entre la surface intérieure du récipient ou la poudre de verre et l'eau. Cette résistance est évaluée par le titrage de l'alcalinité de la solution.

Selon leur résistance hydrolytique, les récipients de verre sont classés comme suit :

– Verre de type I	Verre neutre, dont la résistance hydrolytique élevée est due à la composition chimique de la masse.
– Verre de type II	Habituellement du verre calco-sodique dont la résistance hydrolytique élevée résulte d'un traitement de surface approprié.
– Verre de type III	Habituellement du verre calco-sodique de résistance hydrolytique moyenne.
– Verre de type IV	Habituellement du verre calco-sodique de faible résistance hydrolytique.

Les indications suivantes, imprimées en caractères italiques, sont des recommandations générales relatives au type de récipient de verre pouvant être utilisé pour différents types de préparations pharmaceutiques. Le fabricant d'un produit pharmaceutique s'engage à garantir la compatibilité entre le récipient de verre et la substance qu'il contient.

Les récipients de verre du type I conviennent pour des préparations pour usage parentéral et non parentéral, pour le sang humain et pour les produits du sang.

Les récipients de verre du type II conviennent en général pour des préparations aqueuses acides et neutres pour usage parentéral.

Les récipients de verre du type III conviennent pour les préparations en véhicule non-aqueux pour usage parentéral, pour les poudres pour usage parentéral et pour des préparations pour usage non parentéral.

Les récipients de verre du type IV conviennent généralement pour des préparations solides et certaines préparations liquides ou semi-solides, pour usage non parentéral.

Il est toujours possible d'utiliser des récipients, d'une résistance hydrolytique supérieure à celle recommandée pour une préparation donnée.

Les récipients de verre, coloré ou non, peuvent être utilisés pour des préparations pour usage non parentéral. Les récipients de verre incolore sont habituellement utilisés pour les préparations pour usage parentéral, sauf dans le cas des préparations sensibles à la lumière où ils peuvent être de verre coloré. Il est recommandé que tous les récipients de verre pour les préparations liquides et pour les poudres pour usage parentéral permettent l'examen visuel du contenu.

Les récipients de verre peuvent être soumis à divers traitements de leur surface interne pour améliorer la résistance hydrolytique, conférer des propriétés d'hydrophobies, etc. La surface externe peut également être traitée par exemple pour accroître le glissement et la résistance aux rayures. Le traitement externe est tel qu'il ne contamine pas la surface interne du récipient.

A l'exception des récipients de verre du type I, les récipients de verre pour préparations pharmaceutiques ne doivent pas être réutilisés. Les récipients destinés à contenir le sang humain et les produits du sang ne doivent pas être réutilisés.

Les récipients de verre pour usage pharmaceutique satisfont à l'essai ou aux essais appropriés de résistance hydrolytique. Lorsque des récipients de verre comportent des éléments faits d'un matériau autre que le verre, les essais s'appliquent uniquement à la partie de verre.

ESSAI

Pour définir la qualité du récipient de verre en fonction de l'usage prévu, un ou plusieurs des essais suivants sont nécessaires :

RÉSISTANCE HYDROLYTIQUE

Appareillage et réactifs

- Le mortier, le pilon (voir figure 3.2.1.-1) et le marteau sont d'acier trempé magnétique.
- Un jeu de trois tamis constitués par une toile à mailles carrées, d'acier inoxydable, montée sur cadre de même métal.

  Le jeu de 3 tamis est composé comme suit :

  a) Tamis n° 710

  b) Tamis n° 425

  c) Tamis n° 250
- Un aimant permanent.
- Des flacons et couvercles « vieillis » de verre neutre : par flacons et couvercles « vieillis » on entend des flacons déjà utilisés pour cet essai ou des flacons qui ont été remplis d'*eau R* et maintenus à l'autoclave à 121 °C pendant au moins 1 h.
- Des feuilles de métal neutre (par exemple aluminium).
- Un autoclave permettant de maintenir une température de 121 ± 1 °C, équipé d'un thermomètre, d'un manomètre, d'un robinet de purge et d'un plateau ; sa capacité doit être suffisante pour y placer le nombre de récipients nécessaires à l'essai, au-dessus du niveau de l'eau.
- Une étuve, permettant de maintenir une température de 110 ± 5 °C.
- Une balance permettant des pesées jusqu'à 500 g, à 0,005 g près.
- De l'*eau exempte de dioxyde de carbone R*.
- De la *solution de rouge de méthyle R*.
- De l'*acide chlorhydrique 0,01 M*.
- De l'*acétone R*.
- Un mélange de 1 volume d'*acide fluorhydrique R* et de 9 volumes d'*acide chlorhydrique R*.

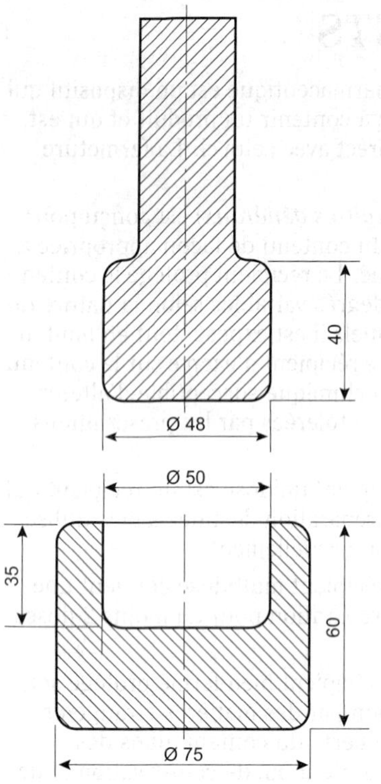

Figure 3.2.1.-1. – *Appareillage pour la méthode sur poudre Dimensions en millimètres*

Volume de remplissage. Le volume de remplissage est le volume d'eau nécessaire dans les récipients pour effectuer l'essai. Pour les flacons et récipients, ce volume est de 90 pour cent de leur capacité à ras bords. Pour les ampoules, l'eau doit atteindre le niveau de l'épaulement du flacon.

A. Essai de résistance hydrolytique de surface

La détermination s'effectue sur les récipients non encore utilisés. Le nombre de récipients à examiner et les volumes de liquide nécessaires à l'essai final sont indiqués dans le tableau 3.2.1.-1.

Tableau 3.2.1.-1. – *Nombre de récipients et volumes de liquide d'essai*

Volume de remplissage exprimé en millilitres	Nombre de récipients	Volume du liquide d'essai à titrer exprimé en millilitres
Jusqu'à 3	au moins 10	25,0
Supérieur à 3 et jusqu'à 30	au moins 5	50,0
Supérieur à 30	au moins 3	100,0

Mode opératoire. Juste avant l'essai, rincez soigneusement, trois fois au moins, chaque récipient avec de l'*eau R* ; laissez égoutter, puis remplissez les récipients avec de l'*eau R* jusqu'au volume de remplissage. Recouvrez les flacons à l'aide de cristallisoirs de verre neutre ou de feuilles d'aluminium rincées à l'*eau R*. Fermez les ampoules par fusion du verre. Placez les récipients sur le plateau de l'autoclave, le niveau de l'*eau R* dans la cuve étant inférieur à celui du plateau. Fermez l'appareil et effectuez les opérations suivantes :

- chauffez l'autoclave à 100 °C et laissez la vapeur s'échapper par le robinet de purge pendant 10 min,
- élevez la température de 100 °C à 121 °C en 20 min,
- maintenez la température de 121 ± 1 °C pendant 60 min,
- abaissez la température de 121 °C à 100 °C en 40 min, en purgeant pour éviter la formation de vide.

Avec les précautions d'usage, retirez les récipients de l'autoclave et refroidissez-les sous l'eau courante. Effectuez le titrage dans l'heure qui suit la sortie des récipients de l'autoclave. Réunissez les liquides d'essai provenant de l'ensemble des récipients traités et mélangez. Introduisez le volume prescrit (tableau 3.2.1.-1) dans une fiole conique. Dans une fiole identique à la précédente, introduisez le même volume d'*eau R*. Dans chaque fiole, ajoutez la quantité nécessaire de *solution de rouge de méthyle R*, soit 0,05 ml par 25 ml de liquide. Titrez le blanc par l'*acide chlorhydrique 0,01 M*. Titrez ensuite le liquide d'essai avec le même acide, jusqu'à ce que la coloration de l'indicateur soit identique à celle obtenue dans le titrage à blanc. Déduisez la valeur trouvée lors du dosage à blanc de celle du dosage du liquide d'essai et exprimez les résultats en millilitres d'*acide chlorhydrique 0,01 M* pour 100 ml.

Limites. La valeur trouvée n'est pas supérieure aux limites indiquées dans le tableau 3.2.1.-2.

Tableau 3.2.1.-2. – *Valeurs limites de la résistance hydrolytique du verre*

Volume de remplissage du récipient en ml	Volume en ml de HCl 0,01 M pour 100 ml de liquide d'essai	
	Récipients de verre	
	Types I & II	Type III
Jusqu'à 1	2,0	20,0
Supérieur à 1 jusqu'à 2	1,8	17,6
Supérieur à 2 jusqu'à 5	1,3	13,2
Supérieur à 5 jusqu'à 10	1,0	10,2
Supérieur à 10 jusqu'à 20	0,80	8,1
Supérieur à 20 jusqu'à 50	0,60	6,1
Supérieur à 50 jusqu'à 100	0,50	4,8
Supérieur à 100 jusqu'à 200	0,40	3,8
Supérieur à 200 jusqu'à 500	0,30	2,9
Supérieur à 500	0,20	2,2

B. Méthode sur poudre de verre pour la détermination de la résistance hydrolytique

Mode opératoire. Rincez les récipients à soumettre à l'essai avec de l'*eau R* et séchez-les dans l'étuve. Brisez grossièrement au marteau 100 g environ de verre provenant de 3 récipients au minimum, la plus grande dimension des fragments obtenus ne dépassant pas 25 mm. Introduisez une partie de l'échantillon dans le mortier, insérez le pilon et frappez fortement une seule fois avec le marteau. Transvasez le contenu du mortier sur le tamis supérieur (a) du jeu. Répétez l'opération, autant de fois qu'il est nécessaire, pour traiter la totalité de l'échantillon. Passez rapidement aux tamis et prélevez les fragments restant sur les tamis (a) et (b). Soumettez ces fragments à un nouveau concassage. Recommencez l'opération jusqu'à ce qu'il ne reste plus sur le tamis (a) que 20 g environ de verre. Rejetez cette fraction ainsi que celle ayant passé au tamis (c). Soumettez ensuite le jeu de tamis à une agitation manuelle ou mécanique pendant 5 min. Conservez pour l'essai la fraction de poudre de verre qui est passée au tamis (b) et qui est retenue par le tamis (c). Au moyen d'un aimant, débarrassez la poudre des particules métalliques qu'elle peut contenir, puis introduisez dans une fiole conique 22 g environ de poudre de verre et lavez avec 60 ml d'*acétone R* ; agitez et décantez le liquide surnageant. Effectuez les opérations 5 fois. Etalez la poudre de verre sur un cristallisoir, laissez évaporer l'acétone, séchez à l'étuve à 110 °C pendant 20 min et laissez refroidir.

Placez 20,00 g de l'échantillon desséché de poudre de verre dans une fiole conique de 250 ml. Ajoutez 100 ml d'*eau R* et pesez l'ensemble. Dans une fiole identique à la précédente, introduisez 100 ml d'*eau R* pour servir d'essai à blanc et pesez l'ensemble. Obturez les deux récipients au moyen de cristallisoirs de verre neutre ou de feuilles d'aluminium rincées à l'*eau R*. Vérifiez l'étalement uniforme de la poudre de verre sur le fond de la fiole. Placez les fioles dans l'autoclave et maintenez à une température de 121 °C pendant 30 min en suivant le mode opératoire décrit dans l'essai de résistance hydrolytique de surface. Après refroidissement, enlevez les fermetures des fioles, essuyez soigneusement ces dernières et ramenez aux masses primitives respectives par addition d'*eau R*.

Dosage. Dans une fiole conique, introduisez 50,0 ml (correspondant à 10,0 g de poudre de verre) de liquide surnageant limpide. Faites de même dans une fiole identique à la précédente avec 50 ml d'*eau R* servant d'essai à blanc. Dans chaque fiole, introduisez 0,1 ml de *solution de rouge de méthyle R*. Titrez le blanc par l'*acide chlorhydrique 0,01 M*. Titrez ensuite le liquide d'essai avec le même acide, jusqu'à ce que la coloration de la solution soit identique à celle obtenue dans le titrage à blanc. Déduisez la valeur trouvée lors du dosage à blanc de celle du dosage du liquide d'essai et exprimez les résultats en millilitres d'*acide chlorhydrique 0,01 M* pour 10,0 g de verre.

Limites. Les valeurs maximales caractéristiques des verres de type I ne sont pas supérieures à 2,0 ml, celles des verres de types II ou III ne sont pas supérieures à 17,0 ml et celles des verres de type IV ne sont pas supérieures à 30,0 ml d'*acide chlorhydrique 0,01 M*.

C. Méthode de surface sur récipient traité pour la détermination de la résistance hydrolytique

Le nombre de récipients à examiner et le volume de liquide d'essai nécessaires sont indiqués dans le tableau 3.2.1.-1.

Mode opératoire. Rincez les récipients deux fois avec de l'*eau R*, puis remplissez-les complètement avec le mélange d'*acide fluorhydrique R* et d'*acide chlorhydrique R* et laissez reposer pendant 10 min. Videz les récipients, puis rincez soigneusement 5 fois de suite avec de l'*eau R*. Juste avant l'essai, rincez encore une fois avec de l'*eau R*. Les récipients ainsi préparés sont ensuite soumis à un traitement identique à l'essai A, réalisé pour la détermination de la résistance hydrolytique de surface.

Distinction des récipients de verre de types I et II

Les résultats obtenus dans l'essai C sont comparés aux résultats obtenus dans l'essai A et leur signification est donnée dans le tableau 3.2.1.-3.

Tableau 3.2.1.-3. – *Distinction des verres de types I et II*

Type I	Type II
Les valeurs trouvées sont proches de celle de la résistance hydrolytique du verre du Type I.	Les valeurs trouvées dépassent largement celle de la résistance hydrolytique. Elles se rapprochent des valeurs du verre du Type III.

ARSENIC

L'essai s'applique aux récipients de verre destinés à contenir des préparations aqueuses pour administration parentérale.

Appareillage. L'appareil (voir figure 3.2.1.-2) consiste en un générateur d'arséniure d'hydrogène (*A*) équipé d'un épurateur (*C*) et d'un tube absorbant (*E*) ; les rodages (*B*) et (*D*) entre les éléments sont soit de forme conique standard, soit de forme sphérique. Cependant, tout autre appareil approprié, conforme aux caractéristiques décrites, peut être employé.

3. Matériaux/Récipients

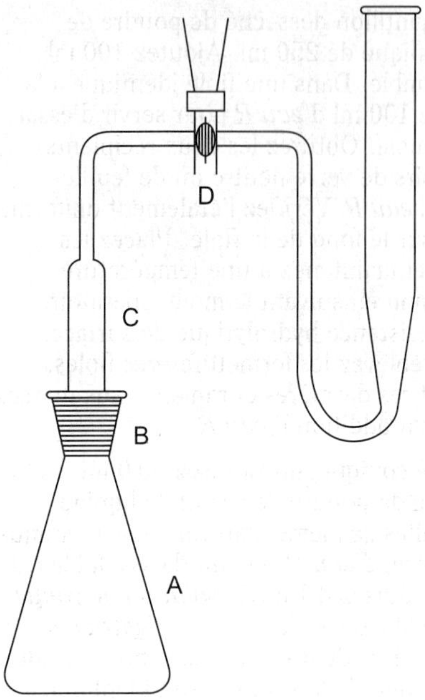

Figure 3.2.1.-2. – *Appareil pour la détermination de l'arsenic*

Solution à examiner. Dans le récipient du générateur, transvasez 35 ml du liquide préparé selon les indications de l'essai A de résistance hydrolytique de surface provenant du récipient de verre destiné aux préparations aqueuses pour usage parentéral. S'il s'agit de récipients de moindre capacité, transvasez 35 ml prélevés sur les contenus réunis de plusieurs récipients préparés de la même manière.

Solution témoin. Prélevez 3,5 ml de *solution à 1 ppm d'arsenic (As) R*, complétez à 35 ml d'*eau R* et transvasez dans le récipient du générateur.

Méthode. Traitez la solution à examiner et la solution témoin dans les mêmes conditions, comme suit : mélangez 20 ml d'une *solution d'acide sulfurique R* à 350 g/l, 2 ml de *solution d'iodure de potassium R*, 0,5 ml de *solution de chlorure stanneux R* et 1 ml de *2-propanol R*. Laissez reposer pendant 30 min. Remplissez l'épurateur (*C*) avec 2 tampons de *coton à l'acétate de plomb R* en laissant un espace de 2 mm entre les 2 tampons. Lubrifiez les joints (*B*) et (*D*) avec une graisse appropriée et reliez l'épurateur au tube absorbant (*E*) : transvasez 3,0 ml d'une solution de *diéthyldithiocarbamate d'argent R* à 5 g/l dans la *pyridine anhydre R* dans le tube absorbant. Ajoutez 3,0 g de *zinc R* en grenailles (710) au mélange dans la fiole ; connectez immédiatement l'ensemble de l'épurateur, placez le récipient du générateur (*A*) au bain-marie en maintenant une température de 25 ± 3 °C et laissez se poursuivre le dégagement d'hydrogène et l'évolution de la coloration pendant 45 min, en agitant la fiole doucement toutes les 10 min. Séparez le tube absorbant des éléments du générateur et de l'épurateur et transvasez la solution dans un tube pour essais comparatifs (*2.1.5*). Si la solution à examiner présente une coloration rouge, celle-ci n'est pas plus intense que celle de la solution témoin. L'évaluation peut également être effectuée en utilisant un spectrophotomètre ou un colorimètre avec la solution de diéthyldithiocarbamate d'argent comme témoin. Mesurez entre 535 nm et 540 nm sous une épaisseur de 1 cm.

La solution à examiner ne contient pas plus de 0,1 ppm d'arsenic (As).

TRANSMISSION DE LA LUMIÈRE POUR LES RÉCIPIENTS DE VERRE COLORÉ PROTÉGEANT CONTRE LA LUMIÈRE

Préparation de l'échantillon. Brisez les récipients de verre ou découpez-les à l'aide d'une scie circulaire munie d'une roue abrasive humide, telle qu'un carborundum ou une scie à diamant. Sélectionnez des fragments qui représentent l'épaisseur moyenne de la paroi et ajustez-les pour les monter dans un spectrophotomètre. Si l'échantillon est trop petit pour couvrir l'ouverture du porte-échantillon, masquez la portion libre par du papier opaque ou un cache, à condition que la longueur de l'échantillon soit supérieure à celle de la fente. Avant de monter l'échantillon dans le support, lavez, séchez et essuyez l'échantillon à l'aide d'un linge. Montez l'échantillon à l'aide de cire ou tout autre moyen approprié en évitant de laisser des traces de doigts ou autre empreinte.

Méthode. Placez la portion de verre dans le spectrophotomètre, son axe cylindrique étant parallèle à la fente de telle sorte que le rayon lumineux soit perpendiculaire à la surface de la section et que les déperditions de lumière dues à la réflexion soient minimales. Mesurez la transmittance de la section par rapport à l'air dans la région spectrale de 290 à 450 nm, en continu ou à des intervalles de 20 nm.

Limites. A aucune des longueurs d'onde de 290 nm à 450 nm, la transmission de lumière observée pour les récipients de verre coloré destinés aux préparations non parentérales ne dépasse 10 pour cent, sans tenir compte du type de verre et de la capacité du récipient de verre. La transmission de la lumière, observée dans les articles en verre coloré pour des préparations parentérales, ne dépasse pas les limites établies dans le tableau 3.2.1.-4.

Tableau 3.2.1.-4. – *Limites de transmission de la lumière pour les récipients de verre coloré de types I, II et III*

	Pourcentage maximal de transmission de la lumière à toute longueur d'onde entre 290 nm et 450 nm	
Volume nominal en millilitres	**Articles scellés à la flamme**	**Articles avec fermeture**
Jusqu'à 1	50	25
Supérieur à 1 jusqu'à 2	45	20
Supérieur à 2 jusqu'à 5	40	15
Supérieur à 5 jusqu'à 10	35	13
Supérieur à 10 jusqu'à 20	30	12
Supérieur à 20	15	10

RÉCIPIENTS DESTINÉS AU SANG HUMAIN ET AUX PRODUITS DU SANG

Résistance aux chocs thermiques. Les récipients ne se cassent pas, n'éclatent pas, ne se fêlent pas lorsqu'ils sont :

a) placés vides dans un autoclave et que la température est élevée à 140 °C en 30 min environ et maintenue à cette température pendant 30 min ;

b) placés vides dans une étuve et que la température est graduellement élevée en 30 min environ à 250 °C et maintenue à cette température pendant 1 h ;

c) remplis à 70 pour cent de la capacité graduée avec une solution de *chlorure de sodium R* à 9 g/l et progressivement refroidis à l'air à – 20 °C, puis maintenus à cette température pendant 24 h. Replacés à température ambiante, les récipients satisfont à l'essai de résistance à la centrifugation ;

d) soumis à une modification rapide de la température, en plaçant les récipients remplis d'eau du robinet successivement dans deux bains-marie dont la température présente une différence de 40 °C au moins.

Résistance à la centrifugation. Remplissez le récipient d'*eau R* jusqu'à atteindre la capacité maximale graduée et placez-le dans une centrifugeuse appropriée. Equilibrez la centrifugeuse et portez la vitesse à 2000 *g* en 1 min au moins. Le récipient résiste pendant 30 min au moins.

ÉTIQUETAGE

L'étiquetage des récipients destinés au sang humain et aux dérivés du sang est conforme aux prescriptions générales internationales et nationales régissant la matière.

3.2.2. RÉCIPIENTS ET FERMETURES EN MATIÈRE PLASTIQUE POUR USAGE PHARMACEUTIQUE

Le récipient en matière plastique pour usage pharmaceutique est un article de matière plastique qui contient ou qui est destiné à contenir un produit pharmaceutique et qui est, ou peut être, en contact direct avec celui-ci. La fermeture fait partie du récipient.

Les récipients et fermetures en matières plastiques pour usage pharmaceutique sont fabriqués dans des matériaux auxquels certains additifs peuvent être ajoutés. Ces matériaux ne contiennent pas de substances qui peuvent être extraites par le contenu en quantités susceptibles d'en altérer l'efficacité ou la stabilité, ou encore de présenter un risque de toxicité.

Les polymères les plus souvent utilisés sont : le polyéthylène (avec et sans additifs), le polypropylène, le poly(chlorure de vinyle), le poly(téréphtalate d'éthylène) et le poly(éthylène-acétate de vinyle).

La nature des additifs et leur quantité sont fonction du type de polymère utilisé, du procédé de transformation de celui-ci en récipient et de l'usage auquel ce récipient est destiné. Ces additifs peuvent être des antioxygènes, des stabilisants, des plastifiants, des lubrifiants, des colorants et des renforçateurs mécaniques. Les agents antistatiques et les agents de démoulage ne peuvent être utilisés que pour les récipients pour préparations à usage oral ou à usage externe pour lesquels ils sont autorisés. Des additifs acceptables sont indiqués dans la formulation type pour chaque matériau décrit dans la Pharmacopée. D'autres additifs peuvent être utilisés à condition d'avoir été approuvés, dans chaque cas, par l'Autorité compétente habilitée à autoriser la mise sur le marché de la préparation en question.

Pour choisir un récipient en matière plastique appropriée, il est nécessaire de connaître la formulation complète de ce matériau, y compris tous les produits ajoutés au cours de la fabrication du récipient, afin d'évaluer les risques éventuels. Le récipient en matière plastique sélectionné pour une préparation particulière devrait être constitué de façon que :

- les constituants de la préparation qu'il contient ne soient pas adsorbés à la surface de la matière plastique et ne migrent pas dans ou à travers elle de manière significative,
- la matière plastique ne libère aucune substance en quantité suffisante pour affecter la stabilité de la préparation ou pour entraîner un risque de toxicité.

A partir du ou des matériaux sélectionnés pour satisfaire à ces critères, des récipients identiques entre eux et constituant « l'échantillon type » sont fabriqués selon des modalités précises, puis mis à l'épreuve sur le plan pratique, dans des conditions reproduisant celles de l'emploi auquel ils sont destinés, y compris la stérilisation éventuelle. Pour vérifier la compatibilité entre récipient et contenu et pour s'assurer qu'il ne se produit pas de changement préjudiciable à la qualité de la préparation, divers essais sont effectués tels que vérification de l'absence de tout changement des caractères physiques, évaluation des pertes ou des gains éventuels par suite de la perméabilité du récipient, recherche de la modification du pH, évaluation des modifications pouvant intervenir sous l'action de la lumière, essais chimiques et, dans les cas appropriés, essais biologiques.

La méthode de fabrication est telle qu'elle assure la reproductibilité de la fabrication ultérieure en vrac et les conditions de fabrication sont choisies pour éliminer toute possibilité de contamination par d'autres matières plastiques ou leurs sous-produits. Le fabricant du produit devra s'assurer que le récipient est, en tous points, conforme à « l'échantillon type ».

Il est important, pour que les résultats de l'essai effectué sur « l'échantillon type » restent valables, que :

- aucun changement ne soit apporté à la composition du matériau telle qu'elle a été définie pour « l'échantillon type »,
- aucun changement n'intervienne dans les conditions de fabrication telles qu'elles ont été définies pour « l'échantillon type ». En particulier, il faut éviter toute modification de la température à laquelle est soumise la matière plastique au cours de sa transformation ou au cours de toute opération ultérieure telle que la stérilisation,
- les déchets ne soient pas réutilisés.

Le recyclage des chutes de fabrication dont la nature et les proportions sont bien définies peut être autorisé après validation appropriée.

Sous réserve de satisfaire aux épreuves de compatibilité récipient-contenu nécessaires pour chaque cas particulier, les matériaux décrits dans la Pharmacopée sont reconnus comme répondant aux buts spécifiques indiqués, comme défini ci-dessus.

3.2.2.1. RÉCIPIENTS EN MATIÈRE PLASTIQUE DESTINÉS AU CONDITIONNEMENT DES SOLUTIONS AQUEUSES POUR PERFUSION PARENTÉRALE

DÉFINITION

Les récipients en matière plastique destinés au conditionnement des solutions aqueuses pour perfusion parentérale sont fabriqués à partir d'un ou de plusieurs polymères contenant, le cas échéant, des additifs. Les récipients décrits dans cette section ne conviennent pas nécessairement au conditionnement des émulsions. Les polymères le plus souvent employés sont le polyéthylène, le polypropylène et le poly(chlorure de vinyle). Les spécifications de ce chapitre doivent être interprétées en fonction du chapitre *3.2.2. Récipients et fermetures en matière plastique pour usage pharmaceutique*.

Les récipients peuvent se présenter sous la forme de poches ou de flacons. Ils comportent un emplacement approprié au branchement du nécessaire pour perfusion conçu pour assurer la sécurité de la connexion. Ils comportent éventuellement un dispositif permettant une injection extemporanée. Ils sont généralement munis d'un système de suspension pouvant supporter une tension appropriée à l'usage. Les récipients doivent supporter les conditions de stérilisation auxquelles ils seront soumis. La conception du récipient et la méthode de stérilisation sont choisies de façon à garantir la stérilisation de toutes les parties du récipient qui peuvent entrer en contact avec la solution pour perfusion. Après fermeture, les récipients sont imperméables aux microorganismes. Les récipients sont conçus de façon qu'après remplissage, ils ne soient pas détériorés par une congélation accidentelle qui pourrait survenir pendant le transport de la préparation finale. Sauf exception justifiée et autorisée, ils sont et restent suffisamment transparents pour permettre à tout moment l'examen du contenu.

Les récipients vides ne présentent pas de défauts pouvant entraîner des fuites ; les récipients remplis et fermés ne présentent pas de fuites.

Pour une conservation satisfaisante de certaines préparations, il est nécessaire de placer le récipient dans une enveloppe protectrice. Dans ce cas, il convient de procéder à l'évaluation préliminaire des conditions de conservation, en utilisant le récipient placé dans son enveloppe.

ESSAI

Solution S. *Utilisez la solution S dans les 4 h qui suivent sa préparation.* Remplissez le récipient avec de l'*eau R* jusqu'à sa capacité nominale et obturez-le, si possible dans les conditions habituelles de fermeture, sinon obturez-le à l'aide d'une feuille d'aluminium pur. Chauffez le récipient à l'autoclave de façon qu'une température de 121 ± 2 °C soit atteinte en 20 min à 30 min et maintenez cette température pendant 30 min. Si un chauffage à 121 °C entraîne la détérioration du récipient, chauffez à 100 °C pendant 2 h.

Solution à blanc. Préparez une solution à blanc en chauffant de l'*eau R* dans une fiole en verre borosilicaté obturée par une feuille d'aluminium pur, à la température et pendant le temps utilisés dans la préparation de la solution S.

Aspect de la solution. La solution S est limpide (*2.2.1*) et incolore (*2.2.2, Procédé II*).

Acidité ou alcalinité. Prélevez un volume de solution S correspondant à 4 pour cent de la capacité nominale du récipient. Ajoutez 0,1 ml de *solution de phénolphtaléine R*. La solution est incolore. Ajoutez 0,4 ml d'*hydroxyde de sodium 0,01 M*. La solution est colorée en rose. Ajoutez 0,8 ml d'*acide chlorhydrique 0,01 M* et 0,1 ml de *solution de rouge de méthyle R*. La solution est colorée en rouge orangé ou en rouge.

Absorbance (*2.2.25*). Mesurez l'absorbance de la solution S de 230 nm à 360 nm, en utilisant la solution à blanc (voir solution S) comme liquide de compensation. A aucune longueur d'onde, l'absorbance n'est supérieure à 0,20.

Substances réductrices. A 20,0 ml de solution S, ajoutez 1 ml d'*acide sulfurique dilué R* et 20,0 ml de *permanganate de potassium 0,002 M*. Portez à ébullition pendant 3 min. Refroidissez immédiatement et ajoutez 1 g d'*iodure de potassium R*. Titrez immédiatement par le *thiosulfate de sodium 0,01 M* en présence de 0,25 ml de *solution d'amidon R*. Effectuez un titrage sur 20,0 ml de la solution à blanc. La différence entre les volumes utilisés dans les deux titrages n'est pas supérieure à 1,5 ml.

Transparence. Introduisez dans le récipient utilisé pour la préparation de la solution S un volume égal à sa capacité nominale de suspension mère d'opalescence (*2.2.1*) diluée au 1/200 pour un récipient en polyéthylène ou en polypropylène et au 1/400 pour les autres récipients. Observé à travers les parois du récipient, le trouble de la suspension est perceptible par rapport à un récipient semblable rempli d'*eau R*.

ÉTIQUETAGE

L'étiquette qui accompagne un lot de récipients vides indique :

- le nom et l'adresse du fabricant,
- un numéro de lot permettant de connaître les antécédents du récipient et de la matière plastique dont celui-ci est composé.

3.2.3. RÉCIPIENTS STÉRILES EN MATIÈRE PLASTIQUE POUR LE SANG HUMAIN ET LES PRODUITS DU SANG

Les récipients (ou poches) en matière plastique pour le prélèvement, la conservation, le traitement et l'administration du sang et de ses composants, sont fabriqués à partir d'un ou de plusieurs polymères avec, le cas échéant, certains additifs. La composition ainsi que les conditions de fabrication des récipients sont enregistrées par l'Autorité compétente selon la réglementation nationale et les accords internationaux régissant la matière.

Quand la composition des matériaux constituant les différentes parties de ces récipients correspond aux spécifications respectivement établies, elle est contrôlée par les méthodes indiquées dans ces textes (voir *3.1. Matériaux utilisés dans la fabrication des récipients* et sous-chapitres).

D'autres matériaux que ceux décrits à la Pharmacopée peuvent être utilisés, à condition que leur composition soit approuvée par l'Autorité compétente et que les récipients fabriqués avec de tels matériaux soient conformes au présent texte.

Dans les conditions normales d'utilisation, les matériaux ne doivent pas céder de monomères ou autres substances en quantités susceptibles d'être nuisibles, ni entraîner de modifications anormales du sang.

Les récipients peuvent contenir des solutions anticoagulantes selon l'usage envisagé ; ils sont fournis à l'état stérile.

Chaque récipient est muni de raccords appropriés à l'usage prévu. Il peut comporter un ou plusieurs compartiments ; dans ce dernier cas, le récipient de récolte est connecté par une ou plusieurs tubulures à une ou plusieurs poches secondaires pour permettre la séparation des composants du sang en système clos.

Les raccords sont de forme et de taille appropriées pour permettre l'adaptation convenable des dispositifs de transfert sur le récipient. Les dispositifs de protection placés sur l'aiguille de prélèvement et sur les raccords doivent assurer le maintien de la stérilité, être dotés d'un témoin d'inviolabilité et pouvoir être retirés facilement.

La capacité des récipients est en rapport avec la capacité nominale prescrite par l'Autorité compétente, ainsi que le volume approprié de solution anticoagulante. Leur forme est telle que les récipients remplis d'un liquide peuvent être centrifugés. Par capacité nominale, on entend le volume de sang à prélever dans le récipient.

Les récipients sont munis d'un dispositif adéquat de suspension ou de mise en position qui ne gêne ni le prélèvement, ni la conservation, ni la manipulation, ni l'administration du sang.

Les récipients sont contenus dans des enveloppes protectrices scellées.

CARACTÈRES

Le récipient est suffisamment transparent pour permettre l'examen visuel adéquat de son contenu avant et après le prélèvement du sang et suffisamment élastique pour offrir le minimum de résistance au remplissage et à la vidange dans des conditions normales d'utilisation. Le récipient ne contient pas plus de 5 ml d'air.

ESSAI

Solution S_1. Remplissez le récipient avec 100 ml d'une solution de *chlorure de sodium R* à 9 g/l stérile et exempte de pyrogènes. Fermez le récipient et chauffez-le à l'autoclave de façon que la température du liquide soit maintenue à 110 °C pendant 30 min.

Si le récipient à examiner contient une solution anticoagulante, rejetez la solution au préalable, lavez le récipient avec 250 ml d'*eau pour préparations injectables R* à 20 ± 1 °C et rejetez les produits de lavage.

Solution S_2. Introduisez dans le récipient un volume d'*eau pour préparations injectables R* correspondant au volume de solution anticoagulante préconisé. Fermez le récipient et chauffez-le à l'autoclave de façon que la température du liquide soit maintenue à 110 °C pendant 30 min ; après refroidissement, remplissez le récipient d'*eau pour préparations injectables R* jusqu'à sa capacité nominale.

Si le récipient à examiner contient une solution anticoagulante, videz-le au préalable et rincez-le comme indiqué ci-dessus.

Résistance à la centrifugation. Introduisez dans le récipient un volume d'*eau R*, acidifié par addition de 1 ml d'*acide chlorhydrique dilué R*, égal à sa capacité nominale. Enveloppez le récipient dans un papier absorbant imprégné d'une *solution de bleu de bromophénol R1* diluée au cinquième ou de tout autre indicateur approprié, puis séché. Centrifugez l'ensemble à 5000 *g* pendant 10 min. Il ne se produit aucune fuite révélée sur le papier indicateur, ni aucune distorsion permanente.

Résistance à la traction. Introduisez dans le récipient un volume d'*eau R*, acidifié par addition de 1 ml d'*acide chlorhydrique dilué R*, égal à sa capacité nominale. Suspendez le récipient par le dispositif dont il est muni à l'opposé de la tubulure à prélèvement et appliquez dans l'axe de cette tubulure une force instantanée de 20 N (2,05 kgf). Maintenez la traction pendant 5 s. Répétez en appliquant la force à chacun des raccords de remplissage et de vidange. Il ne se produit ni rupture ni détérioration.

Etanchéité. Placez le récipient soumis au préalable à l'essai de résistance à la traction entre 2 plaques recouvertes de papier absorbant imprégné d'une *solution de bleu de bromophénol R1* diluée au cinquième ou de tout autre indicateur approprié, puis séché. Exercez progressivement une force sur les plaques afin de comprimer le récipient de façon que sa pression interne (c'est-à-dire la différence entre la pression appliquée et la pression atmosphérique) atteigne 67 kPa en 1 min. Maintenez cette pression pendant 10 min. Aucune fuite n'est révélée sur le papier indicateur notamment au niveau de tout point de raccordement tel que raccord, ou soudure.

Imperméabilité à la vapeur. Remplissez le récipient contenant une quantité de solution anticoagulante en ajoutant une quantité de solution de *chlorure de sodium R* à 9 g/l correspondant à la quantité de sang à laquelle le récipient est destiné.

Dans le cas d'un récipient vide, remplissez-le avec le même mélange de solution anticoagulante et de solution de chlorure de sodium. Fermez le récipient ainsi rempli, pesez-le, puis conservez-le pendant 21 jours à 5 ± 1 °C dans une atmosphère à humidité relative de (50 ± 5) pour cent. Après cette période, la perte de masse n'est pas supérieure à 1 pour cent.

Vidange sous pression. Remplissez le récipient avec une quantité d'*eau R* à 5 ± 1 °C, égale à la capacité nominale. Fixez à l'un des raccords une tubulure à transfusion ne comportant pas d'aiguille de veine. Comprimez le récipient de façon à maintenir pendant toute la vidange une pression interne (c'est-à-dire la différence entre la pression appliquée et la pression atmosphérique) de 40 kPa. Le récipient est vide en moins de 2 min.

Vitesse de remplissage. Raccordez le récipient au moyen de la tubulure de prélèvement munie de l'aiguille de ponction à un réservoir contenant une solution convenable, de même viscosité que le sang, telle qu'une solution de *saccharose R* à 335 g/l à 37 °C. La pression interne (c'est-à-dire la différence entre la pression appliquée et la pression atmosphérique) du réservoir étant de 9,3 kPa, le fond du réservoir et la partie supérieure du récipient étant maintenus au même niveau, le volume du liquide écoulé après 8 min dans le récipient est au moins égal à la capacité nominale de celui-ci.

Résistance aux variations de température. Placez le récipient dans une enceinte appropriée à la température initiale de 20 °C à 23 °C. Refroidissez-le rapidement au congélateur à – 80 °C et maintenez-le à cette température pendant 24 h. Elevez la température à 50 °C et maintenez à cette température pendant 12 h. Laissez refroidir à température ambiante. Le récipient satisfait aux essais prescrits ci-dessus : essai de résistance à la centrifugation, essai de résistance à la traction, essai d'étanchéité, essai d'imperméabilité à la vapeur, essai de vidange sous pression et essai de remplissage.

Transparence. Introduisez dans le récipient vide un volume égal à sa capacité nominale, de suspension mère d'opalescence (*2.2.1*) diluée de façon à ce que l'absorbance (*2.2.25*) mesurée à 640 nm, soit de 0,37 à 0,43 (dilution au 1/16 environ). Observé à travers les parois du récipient, le trouble de la suspension est perceptible par rapport à un récipient semblable rempli d'*eau R*.

Matières extractibles. Des essais sont effectués d'après des modalités destinées à simuler, autant que possible, les conditions de contact entre le récipient et son contenu qui sont réalisées au cours de l'emploi.

Les modalités de contact et les essais à effectuer sur les éluats sont indiqués, en fonction de la nature des matériaux constitutifs, dans les prescriptions particulières à chaque type de récipient.

Effets hémolytiques dans des systèmes tamponnés.

Solution tampon mère. Dissolvez 90,0 g de *chlorure de sodium R*, 34,6 g de *phosphate disodique R* et 2,43 g de *phosphate monosodique R* dans de l'*eau R* et complétez à 1000 ml avec le même solvant.

Solution tampon A_0. A 30,0 ml de solution tampon mère, ajoutez 10,0 ml d'*eau R*.

Solution tampon B_0. A 30,0 ml de solution tampon mère, ajoutez 20,0 ml d'*eau R*.

Solution tampon C_0. A 15,0 ml de solution tampon mère, ajoutez 85,0 ml d'*eau R*.

Dans 3 tubes d'une centrifugeuse, introduisez respectivement 1,4 ml de la solution S_2. Au tube I, ajoutez 0,1 ml de solution tampon A_0, au tube II 0,1 ml de solution tampon B_0 et au tube III 0,1 ml de solution tampon C_0. A chaque tube, ajoutez 0,02 ml de sang humain frais hépariné, mélangez bien et chauffez au bain-marie à 30 ± 1 °C pendant 40 min. Utilisez du sang prélevé depuis moins de 3 h ou du sang conservé dans la solution anticoagulante citratée-phosphatée-glucosée (CPD), prélevé depuis moins de 24 h.

Préparez 3 solutions contenant respectivement :

3,0 ml de solution tampon A_0 et 12,0 ml d'*eau R* (solution A_1)

4,0 ml de solution tampon B_0 et 11,0 ml d'*eau R* (solution B_1)

4,75 ml de solution tampon B_0 et 10,25 ml d'*eau R* (solution C_1).

3. Matériaux/ Récipients

Aux tubes I, II et III, ajoutez respectivement 1,5 ml de solution A_1, 1,5 ml de solution B_1 et 1,5 ml de solution C_1. Préparez simultanément 3 autres tubes de façon analogue en remplaçant la solution S_2 par de l'*eau R*. Centrifugez simultanément les tubes à examiner et les tubes témoins à exactement 2500 *g* dans une même centrifugeuse horizontale pendant 5 min. Après la centrifugation, mesurez les absorbances (*2.2.25*) des liquides à 540 nm en utilisant la solution tampon mère comme liquide de compensation et calculez en pourcentage l'indice hémolytique par la relation :

$$\frac{A_{exp}}{A_{100}} \times 100$$

A_{100} = absorbance du tube III,

A_{exp} = absorbance des tubes I et II respectivement et des tubes témoins correspondants.

La solution dans le tube I fournit un indice hémolytique qui ne dépasse pas 10 pour cent et l'indice hémolytique de la solution utilisée dans le tube II ne s'écarte pas plus de 10 pour cent de celui du tube témoin correspondant.

Stérilité (*2.6.1*). Les récipients satisfont à l'essai de stérilité. Dans le récipient, introduisez aseptiquement 100 ml d'une solution stérile de chlorure de magnésium à 9 g/l. Agitez le récipient pour vérifier que les surfaces internes sont entièrement humectées. Filtrez le contenu sur une membrane filtrante et placez la membrane dans un milieu de culture approprié comme il est prescrit dans l'essai de stérilité.

Pyrogènes (*2.6.8*). La solution S_1 satisfait à l'essai des pyrogènes. Injectez à chaque lapin, par kilogramme de masse corporelle, 10 ml de la solution.

Toxicité anormale (*2.6.9*). La solution S_1 satisfait à l'essai de toxicité anormale. Injectez à chaque souris 0,5 ml de la solution.

CONDITIONNEMENT

Les récipents sont conditionnés dans des enveloppes protectrices.

Au moment de l'ouverture de l'enveloppe protectrice, le récipient ne présente aucune trace de développement de microorganismes ni de fuites. L'enveloppe protectrice est assez solide pour résister à une manipulation normale.

L'enveloppe protectrice est scellée de façon qu'elle ne puisse être ouverte, puis refermée sans laisser de traces visibles de la destruction du scellage.

ÉTIQUETAGE

L'étiquetage est conforme aux prescriptions générales internationales et nationales régissant la matière.

L'étiquette indique en particulier :

- le nom et l'adresse du fabricant,
- un numéro de lot permettant de connaître les antécédents du récipient et de la matière plastique dont celui-ci est composé ;

Une partie de l'étiquette est réservée à :

- l'indication du groupe sanguin, du numéro de référence et de toute autre information exigée par les prescriptions nationales ou internationales. Un espace reste libre pour l'application des étiquetages complémentaires.

L'étiquette de l'*enveloppe protectrice* ou du *récipient* visible à travers l'enveloppe indique :

- la date de péremption,
- que le récipient, une fois retiré de son enveloppe protectrice, doit être utilisé dans les 10 jours.

L'encre ou toute autre substance utilisée pour imprimer les étiquettes ou les inscriptions, ne doit pas diffuser dans la matière plastique du récipient et doit rester visible jusqu'au moment de l'utilisation.

3.2.4. RÉCIPIENTS VIDES ET STÉRILES EN MATÉRIAU À BASE DE POLY(CHLORURE DE VINYLE) PLASTIFIÉ POUR LE SANG HUMAIN ET LES PRODUITS DU SANG

Sauf dans les cas autorisés définis sous *Récipients stériles en matière plastique pour le sang humain et les produits du sang* (*3.2.3*), la nature et la composition du matériau constituant le récipient sont conformes aux prescriptions données sous *Matériaux à base de poly(chlorure de vinyle) plastifié pour récipients destinés à contenir le sang humain et les produits du sang et les solutions aqueuses pour perfusion intraveineuse* (*3.1.1*).

ESSAI

Le récipient est conforme aux essais prescrits sous *Récipients stériles en matière plastique pour le sang humain et les produits du sang* (*3.2.3*) ainsi qu'aux essais suivants de recherche de matières extractibles.

Solution de référence. Utilisez comme solution de référence de l'*eau pour préparations injectables R* contenue dans un ballon de verre borosilicaté et chauffée à l'autoclave à 110 °C pendant 30 min.

Substances oxydables. Immédiatement après la préparation de la solution S_2 (*3.2.3*), prélevez un volume correspondant à 8 pour cent de la capacité nominale du récipient et introduisez-le dans un ballon de verre borosilicaté.

Préparez simultanément l'essai à blanc avec un volume égal de solution de référence récemment préparée dans un autre ballon de verre borosilicaté.

A chacune des 2 solutions, ajoutez 20,0 ml de *permanganate de potassium 0,002 M* et 1 ml d'*acide sulfurique dilué R* et laissez reposer à l'abri de la lumière pendant 15 min. Ajoutez à chacune des 2 solutions 0,1 g d'*iodure de potassium R*. Laissez reposer à l'abri de la lumière pendant 5 min et titrez immédiatement par le *thiosulfate de sodium 0,01 M* en présence de 0,25 ml de *solution d'amidon R*. La différence entre les 2 titrages n'est pas supérieure à 2,0 ml.

Acidité ou alcalinité. Prélevez un volume de solution S_2 correspondant à 4 pour cent de la capacité nominale du récipient. Ajoutez 0,1 ml de *solution de phénolphtaléine R*. La solution reste incolore. Ajoutez 0,4 ml d'*hydroxyde de sodium 0,01 M*. La solution est colorée en rose. Ajoutez 0,8 ml d'*acide chlorhydrique 0,01 M* et 0,1 ml de *solution de rouge de méthyle R*. La solution est colorée en rouge orangé ou en rouge.

Chlorures (*2.4.4*). 15 ml de solution S_2 satisfont à l'essai limite des chlorures (0,4 ppm). Préparez le témoin avec un mélange de 1,2 ml de *solution à 5 ppm de chlorure (Cl) R* et de 13,8 ml d'*eau R*.

Ammonium (*2.4.1*). Prélevez 5 ml de solution S_2 et complétez à 14 ml avec de l'*eau R*. La solution satisfait à l'essai limite de l'ammonium (2 ppm).

Résidu à l'évaporation. Dans un vase cylindrique de verre borosilicaté de capacité adéquate, préalablement chauffé à 105 °C, évaporez à siccité 100 ml de solution S_2. Evaporez dans les mêmes conditions 100 ml de solution de référence (essai à blanc). Desséchez à masse constante à 100-105 °C. Le résidu de la solution S_2 n'est pas supérieur à 3 mg compte tenu de l'essai à blanc.

Absorbance (*2.2.25*). Mesurez l'absorbance de la solution S_2 de 230 nm à 360 nm, en utilisant comme liquide de compensation la solution de référence. A aucune longueur d'onde de 230 nm à 250 nm, l'absorbance n'est supérieure à 0,30. A aucune longueur d'onde de 251 nm à 360 nm, l'absorbance n'est supérieure à 0,10.

Phtalate de di(2-éthylhexyle) extractible. Utilisez comme solvant d'extraction de l'*alcool R* dilué avec de l'*eau R* de façon à obtenir une densité (*2.2.5*) de 0,9389 à 0,9395, mesurée à l'aide d'un pycnomètre.

Solution mère. Dissolvez 0,100 g de *phtalate de di(2-éthylhexyle) R* dans le solvant d'extraction et complétez à 100,0 ml avec le même solvant.

Solutions étalons.

(a) Prélevez 20,0 ml de solution mère et complétez à 100,0 ml avec le solvant d'extraction.

(b) Prélevez 10,0 ml de solution mère et complétez à 100,0 ml avec le solvant d'extraction.

(c) Prélevez 5,0 ml de solution mère et complétez à 100,0 ml avec le solvant d'extraction.

(d) Prélevez 2,0 ml de solution mère et complétez à 100,0 ml avec le solvant d'extraction.

(e) Prélevez 1,0 ml de solution mère et complétez à 100,0 ml avec le solvant d'extraction.

Mesurez les absorbances (*2.2.25*) des solutions étalons au maximum d'absorption à 272 nm en utilisant comme liquide de compensation le solvant d'extraction et construisez la courbe des absorbances par rapport aux concentrations en phtalate de di(2-éthylhexyle).

Extraction. Par la tubulure, l'aiguille ou l'adaptateur, introduisez dans le récipient vide une quantité, égale à la moitié du volume nominal, de solvant d'extraction préalablement chauffé à 37 °C dans un ballon bien fermé. Chassez tout l'air du récipient et scellez la tubulure. Immergez le récipient ainsi rempli, en position horizontale, dans un bain d'eau maintenu à 37 ± 1 °C pendant 60 ± 1 min sans agiter. Retirez le récipient du bain, retournez le doucement une dizaine de fois, puis transvasez le contenu dans un ballon de verre. Mesurez immédiatement l'absorbance au maximum d'absorption à 272 nm en utilisant comme liquide de compensation le solvant d'extraction.

Déterminez, à l'aide de la courbe d'étalonnage, la concentration en phtalate de di(2-éthylhexyle) en milligrammes par 100 ml d'extrait. La concentration n'est pas supérieure à :

- 10 mg par 100 ml pour les récipients d'un volume nominal supérieur à 300 ml mais inférieur à 500 ml ;
- 13 mg par 100 ml pour les récipients d'un volume nominal supérieur à 150 ml mais inférieur à 300 ml ;
- 14 mg par 100 ml pour les récipients d'un volume nominal maximal de 150 ml.

CONDITIONNEMENT

Voir *Récipients stériles en matière plastique pour le sang humain et les produits du sang* (*3.2.3*).

ÉTIQUETAGE

Voir *Récipients stériles en matière plastique pour le sang humain et les produits du sang* (*3.2.3*).

3.2.5. RÉCIPIENTS STÉRILES EN MATÉRIAU À BASE DE POLY(CHLORURE DE VINYLE) PLASTIFIÉ POUR LE SANG HUMAIN, ET RENFERMANT UNE SOLUTION ANTICOAGULANTE

Les récipients stériles renfermant une solution anticoagulante conforme à la monographie *Solutions anticoagulantes et de conservation du sang humain (0209)* sont utilisés pour le prélèvement, la conservation et l'administration du sang. Ils sont conformes, avant remplissage, à la description et aux caractères indiqués sous *Récipients vides et stériles en matériau à base de poly(chlorure de vinyle) plastifié pour le sang humain et les produits du sang* (*3.2.4*).

Sauf dans les cas autorisés définis sous *Récipients stériles en matière plastique pour le sang humain et les produits du sang* (*3.2.3*), la nature et la composition du matériau constituant le récipient sont conformes aux exigences prescrites sous *Matériaux à base de poly(chlorure de vinyle) plastifié pour récipients destinés à contenir le sang humain et les produits du sang et les solutions aqueuses pour perfusion intraveineuse* (*3.1.1*).

ESSAI

Le récipient satisfait aux essais prescrits sous *Récipients stériles en matière plastique pour le sang humain et les produits du sang* (*3.2.3*) ainsi qu'aux essais suivants de contrôle du volume de la solution anticoagulante et de recherche des matières extractibles.

Volume de la solution anticoagulante. Videz un récipient et recueillez la solution anticoagulante dans une éprouvette graduée. Le volume trouvé correspond à la quantité indiquée à ± 10 pour cent près.

Examen spectrophotométrique (*2.2.25*). Mesurez l'absorbance de la solution anticoagulante, extraite du récipient, de 250 nm à 350 nm en utilisant comme liquide de compensation une solution anticoagulante de même composition qui n'a pas été en contact avec une matière plastique. L'absorbance au maximum d'absorption à 280 nm n'est pas supérieure à 0,5.

Phtalate de di(2-éthylhexyle) extractible. Eliminez soigneusement la solution anticoagulante par le tube souple à prélèvement. A l'aide d'un entonnoir monté sur le tube à prélèvement, remplissez complètement le récipient avec de l'*eau R*, laissez en contact pendant 1 min en massant légèrement le récipient, puis videz-le complètement. Répétez ce rinçage. Le récipient ainsi vidé et rincé satisfait à l'essai correspondant prescrit sous *Récipients vides et stériles en matériau à base de poly(chlorure de vinyle) plastifié pour le sang humain et les produits du sang* (*3.2.4*).

CONDITIONNEMENT ET ÉTIQUETAGE

Voir *Récipients stériles en matière plastique pour le sang humain et les produits du sang (3.2.3).*

3.2.6. NÉCESSAIRES POUR LA TRANSFUSION DU SANG ET DES PRODUITS DU SANG

Les nécessaires pour la transfusion du sang et des produits du sang se composent principalement d'un système de tubes en matière plastique auxquels sont fixés des dispositifs qui permettent l'emploi du nécessaire pour la transfusion, de façon appropriée. Les nécessaires comportent un perforateur, un filtre à sang, une chambre compte-goutte, un dispositif permettant de limiter le débit, un embout Luer et, généralement, un site pour injection extemporanée. Lorsque les nécessaires sont utilisés avec des récipients exigeant une prise d'air filtrante, celle-ci peut soit être incorporée au perforateur, soit faire l'objet d'un dispositif séparé. La chambre du filtre à sang, la chambre compte-goutte et le tube principal sont transparents. La conception du nécessaire et le type de composant choisi sont tels qu'ils assurent l'absence d'effets hémolytiques. Les nécessaires répondent aux caractéristiques dimensionnelles et fonctionnelles en usage.

Toutes les parties du nécessaire pouvant être mises en contact avec le sang et les produits du sang, sont stériles et apyrogènes. Chaque nécessaire est présenté dans un emballage protecteur individuel de stérilité. Les nécessaires ne doivent ni subir une nouvelle stérilisation ni être réutilisés.

Les nécessaires pour la transfusion du sang et des produits du sang sont fabriqués conformément aux bonnes pratiques de fabrication pour les articles médicaux et aux règlements nationaux.

ESSAI

Effectuez les essais sur les nécessaires stérilisés.

Solution S. Réalisez un système de circulation en circuit fermé avec 3 nécessaires et un récipient de verre borosilicaté de 300 ml. Maintenez la température du liquide dans le récipient à 37 ± 1 °C à l'aide d'un dispositif approprié. Faites circuler dans le sens utilisé pour la transfusion 250 ml d'*eau pour préparations injectables R* à un débit de 1 litre/h pendant 2 h (par exemple, au moyen d'une pompe péristaltique munie d'une tubulure de silicone-élastomère appropriée de longueur minimale). Recueillez la totalité de la solution et laissez refroidir.

Aspect de la solution. La solution S est limpide (*2.2.1*) et incolore (*2.2.2, Procédé II*).

Acidité ou alcalinité. A 25 ml de solution S, ajoutez 0,15 ml de *solution d'indicateurs BRP R* ; le virage au bleu de l'indicateur ne nécessite pas plus de 0,5 ml d'*hydroxyde de sodium 0,01 M*. A 25 ml de solution S, ajoutez 0,2 ml de *solution de méthylorange R* ; le début de virage de l'indicateur ne nécessite pas plus de 0,5 ml d'*acide chlorhydrique 0,01 M*.

Absorbance (*2.2.25*). Mesurez l'absorbance de la solution S de 230 nm à 250 nm. L'absorbance n'est pas supérieure à 0,30. Mesurez l'absorbance de la solution S de 251 nm à 360 nm. L'absorbance n'est pas supérieure à 0,15.

Oxyde d'éthylène. Opérez par chromatographie en phase gazeuse (*2.2.28*).

La chromatographie peut être réalisée en utilisant :

- une colonne d'acier inoxydable, d'une longueur de 1,5 m et d'un diamètre intérieur de 6,4 mm, remplie de *terre d'infusoires silanisée pour chromatographie en phase gazeuse R*, imprégnée de *macrogol 1500 R* (3 g pour 10 g),
- comme gaz vecteur, de l'*hélium pour chromatographie R* à un débit de 20 ml/min,
- un détecteur à ionisation de flamme,

en maintenant la température de la colonne à 40 °C, celle de l'injecteur à 100 °C et celle du détecteur à 150 °C.

Vérifiez l'absence de pics interférant avec celui dû à l'oxyde d'éthylène en effectuant l'essai soit avec un nécessaire non stérilisé soit avec un système chromatographique différent tel que :

- une colonne d'acier inoxydable, d'une longueur de 3 m et d'un diamètre intérieur de 3,2 mm, remplie de *terre d'infusoires silanisée pour chromatographie en phase gazeuse R*, imprégnée de *triscyanoéthoxypropane R* (2 g pour 10 g),
- comme gaz vecteur, de l'*hélium pour chromatographie R* à un débit de 20 ml/min,
- un détecteur à ionisation de flamme,

en maintenant la température de la colonne à 60 °C, celle de l'injecteur à 100 °C et celle du détecteur à 150 °C.

Solution d'oxyde d'éthylène. A préparer sous hotte ventilée. Dans un flacon de 50 ml, introduisez 50,0 ml de *diméthylacétamide R*, bouchez et sertissez, puis pesez l'ensemble à 0,1 mg près. Remplissez une seringue de 50 ml, en polyéthylène ou en polypropylène, avec de l'*oxyde d'éthylène R* gazeux. Laissez le gaz en contact avec la seringue pendant 3 min environ ; videz la seringue, puis remplissez-la à nouveau avec 50 ml d'*oxyde d'éthylène R* gazeux. Adaptez à la seringue une aiguille hypodermique et ramenez le volume de gaz contenu dans la seringue de 50 ml à 25 ml. Injectez lentement ces 25 ml d'oxyde d'éthylène dans le flacon en agitant légèrement et en évitant tout contact entre l'aiguille et le liquide. Pesez à nouveau le flacon ; l'augmentation de masse est comprise entre 45 mg et 60 mg et permet de déduire le titre exact de la solution (environ 1 g/l).

Essai. Pesez le nécessaire débarrassé de son emballage, découpez-le en morceaux de 1 cm de côté au maximum et introduisez-les dans un flacon de 250 ml à 500 ml contenant 150 ml de *diméthylacétamide R*. Fermez le flacon avec un bouchon approprié et sertissez. Placez le flacon dans une étuve à 70 ± 1 °C pendant 16 h. Prélevez 1 ml du gaz chaud contenu dans le flacon et injectez-le sur la colonne. A l'aide de la courbe d'étalonnage et à partir de la hauteur du pic obtenu, calculez la masse d'oxyde d'éthylène contenu dans le flacon.

Courbe d'étalonnage. Dans une série de 7 flacons identiques à celui utilisé pour l'essai et contenant chacun 150 ml de *diméthylacétamide R*, introduisez respectivement : 0 ml, 0,05 ml, 0,10 ml, 0,20 ml, 0,50 ml, 1,00 ml et 2,00 ml de solution d'oxyde d'éthylène, soit environ 0 µg, 50 µg, 100 µg, 200 µg, 500 µg, 1000 µg et 2000 µg d'oxyde d'éthylène. Bouchez, sertissez et placez les flacons dans une étuve à 70 ± 1 °C pendant 16 h. Injectez sur la colonne 1 ml du gaz chaud contenu dans chaque flacon et construisez la courbe d'étalonnage à partir des hauteurs des pics et de la masse d'oxyde d'éthylène contenu dans chaque flacon.

Si l'étiquette indique que l'oxyde d'éthylène a été utilisé pour la stérilisation, la teneur en oxyde d'éthylène du nécessaire, déterminée par la méthode décrite ci-dessus, n'est pas supérieure à 10 ppm.

Substances réductrices. *Effectuez l'essai dans les 4 h qui suivent la préparation de la solution S.* A 20,0 ml de solution S, ajoutez 1 ml d'*acide sulfurique dilué R* et 20,0 ml de *permanganate de potassium 0,002 M.* Portez à ébullition pendant 3 min et refroidissez immédiatement. Ajoutez 1 g d'*iodure de potassium R* et titrez par le *thiosulfate de sodium 0,01 M* en présence de 0,25 ml de *solution d'amidon R.* Effectuez un essai à blanc avec 20 ml d'*eau pour préparations injectables R.* La différence entre les volumes utilisés dans les deux titrages n'est pas supérieure à 2,0 ml.

Particules étrangères. Remplissez le nécessaire par l'orifice d'entrée avec une solution de *laurilsulfate de sodium R* à 0,1 g/l, filtrée au préalable sur verre fritté (16) et portée à 37 °C. Recueillez le liquide en le laissant s'écouler par l'orifice de sortie. Examiné dans des conditions appropriées de visibilité, le liquide est limpide et pratiquement exempt de particules ou filaments visibles (en ce qui concerne cet essai, il est supposé que les particules et les filaments d'un diamètre égal ou supérieur à 50 µm sont visibles à l'oeil nu).

Débit. Faitez passer à travers un nécessaire complet avec le régulateur de débit totalement ouvert 50 ml d'une solution ayant une viscosité de 3 mPa·s (3 cP) (par exemple, une solution de *macrogol 4000 R* à 33 g/l à une température de 20 °C), la différence de niveau entre le bouchon du flacon et l'embout porte-aiguille du nécessaire étant de 1 m. Le temps d'écoulement de 50 ml de solution n'est pas supérieur à 90 s.

Résistance à la pression. Rendez étanches les extrémités du nécessaire et le dispositif éventuel de prise d'air. Reliez le nécessaire à une source d'air comprimé munie d'un régulateur de pression. Immergez le nécessaire dans une cuve d'eau à 20-23 °C. Etablissez progressivement une surpression d'air de 100 kPa et maintenez-la pendant 1 min. Aucune bulle d'air ne s'échappe du nécessaire.

Transparence. Utilisez comme suspension de référence la suspension-mère d'opalescence (*2.2.1*) diluée au 1/8 dans le cas des nécessaires de diamètre extérieur inférieur à 5 mm et diluée au 1/16 dans le cas des nécessaires de diamètre extérieur égal ou supérieur à 5 mm. Faites circuler la suspension de référence dans le nécessaire. Comparez à un nécessaire du même lot rempli d'*eau R.* L'opalescence et la présence de bulles sont perceptibles.

Résidu à l'évaporation. Evaporez à siccité au bain-marie 50,0 ml de solution S et desséchez à l'étuve à 100-105 °C jusqu'à masse constante. Effectuez un essai à blanc avec 50,0 ml d'*eau pour préparations injectables R.* La différence entre la masse de chaque résidu n'est pas supérieure à 1,5 mg.

Stérilité (*2.6.1*). Les nécessaires satisfont à l'essai de stérilité. Si le nécessaire est déclaré stérile uniquement à l'intérieur, faites passer 50 ml de solution tampon peptonée au chlorure de sodium pH 7,0 (*2.6.12*) à travers le nécessaire et utilisez la solution pour effectuer l'essai de stérilité par la méthode de filtration sur membrane.

Si le nécessaire est déclaré stérile à l'intérieur et à l'extérieur, ouvrez le sachet avec les précautions d'asepsie nécessaires, puis :

- pour la technique d'ensemencement direct, introduisez le nécessaire ou ses fragments dans un récipient approprié renfermant le milieu de culture en quantité suffisante pour que l'immersion soit complète,
- pour la technique par filtration sur membrane, introduisez le nécessaire ou ses fragments dans un récipient approprié renfermant de la solution tampon peptonée au chlorure de sodium pH 7,0 (*2.6.12*) en quantité suffisante pour permettre un rinçage total par agitation pendant 10 min.

Pyrogènes (*2.6.8*). Prélevez 5 nécessaires, reliez-les les uns aux autres et faites passer dans l'ensemble, à un débit ne dépassant pas 10 ml/min, 250 ml d'une solution stérile et apyrogène de *chlorure de sodium R* à 9 g/l. Recueillez cette solution aseptiquement dans un récipient exempt de substances pyrogènes. La solution satisfait à l'essai des pyrogènes. Injectez 10 ml par kilogramme de masse corporelle de lapin.

ÉTIQUETAGE

L'étiquette indique notamment, dans les cas appropriés, que l'oxyde d'éthylène a été utilisé pour la stérilisation.

3.2.8. SERINGUES EN MATIÈRE PLASTIQUE NON RÉUTILISABLES, STÉRILES

Les seringues en matière plastique non réutilisables, stériles, sont des accessoires médicaux destinés à un emploi extemporané pour l'administration des préparations injectables. Elles sont délivrées stériles et apyrogènes. Elles ne doivent en aucun cas subir une nouvelle stérilisation ni être réutilisées. Elles sont composées d'un corps de seringue et d'un piston qui peut comporter un joint en élastomère. Elles peuvent être munies d'une aiguille solidaire ou non de l'ensemble. Chaque seringue comporte une protection individuelle de stérilité.

Le corps de la seringue est suffisamment transparent pour permettre la lecture sans difficulté du volume à administrer et la détection des bulles d'air et des particules étrangères.

Les matières plastiques et les matériaux à base d'élastomère constitutifs du corps et du piston satisfont aux exigences des spécifications correspondantes ou aux exigences de l'Autorité compétente. Le polypropylène et le polyéthylène sont les matériaux les plus couramment employés. Les seringues répondent aux caractéristiques dimensionnelles et fonctionnelles usuelles.

Pour faciliter le fonctionnement de la seringue, de l'huile de silicone (*3.1.8*) peut être déposée sur les parois internes du corps. Aucun excédent susceptible de contaminer le contenu lors de l'injection ne persiste.

Les encres, les colles et les adhésifs utilisés pour le marquage et éventuellement l'assemblage de la seringue ou de son emballage ne migrent pas à travers la paroi.

ESSAI

Solution S. Préparez la solution de façon à éviter la contamination par des particules étrangères. Prélevez des seringues en nombre suffisant pour obtenir 50 ml de solution. Remplissez chaque seringue à son volume nominal avec de l'*eau pour préparations injectables R* et maintenez-les à 37 °C pendant 24 h. Réunissez le contenu des seringues dans un récipient de verre borosilicaté.

Aspect de la solution. La solution S est limpide (*2.2.1*) et incolore (*2.2.2, Procédé II*) et elle est pratiquement exempte de particules étrangères solides.

Acidité ou alcalinité. A 20 ml de solution S, ajoutez 0,1 ml de *solution de bleu de bromothymol R1.* Le virage de l'indicateur ne nécessite pas plus de 0,3 ml d'*hydroxyde de sodium 0,01 M* ou d'*acide chlorhydrique 0,01 M.*

Absorbance (*2.2.25*). Mesurez l'absorbance de la solution S de 220 nm à 360 nm. L'absorbance n'est pas supérieure à 0,40.

Oxyde d'éthylène. Opérez par chromatographie en phase gazeuse (*2.2.28*).

La chromatographie peut être réalisée en utilisant :

– une colonne d'acier inoxydable, d'une longueur de 1,5 m et d'un diamètre intérieur de 6,4 mm, remplie de *terre d'infusoires silanisée pour chromatographie en phase gazeuse R*, imprégnée de *macrogol 1500 R* (3 g par 10 g),
– comme gaz vecteur, de l'*hélium pour chromatographie R* à un débit de 20 ml/min,
– un détecteur à ionisation de flamme,

en maintenant la température de la colonne à 40 °C, celle de l'injecteur à 100 °C et celle du détecteur à 150 °C. Vérifiez l'absence de pics interférant avec celui dû à l'oxyde d'éthylène en effectuant l'essai soit avec une seringue non stérilisée soit avec un système chromatographique différent tel que :

– une colonne d'acier inoxydable, d'une longueur de 3 m et d'un diamètre intérieur de 3,2 mm, remplie de *terre d'infusoires silanisée pour chromatographie en phase gazeuse R* imprégnée de *triscyanoéthoxypropane R* (2 g par 10 g),
– comme gaz vecteur, de l'*hélium pour chromatographie R* à un débit de 20 ml/min,
– un détecteur à ionisation de flamme,

en maintenant la température de la colonne à 60 °C, celle de l'injecteur à 100 °C et celle du détecteur à 150 °C.

Solution d'oxyde d'éthylène. Préparez sous hotte aspirante. Dans un flacon de 50 ml, introduisez 50,0 ml de *diméthylacétamide R,* bouchez et sertissez, puis pesez l'ensemble à 0,1 mg près. Remplissez une seringue de 50 ml, en polyéthylène ou en polypropylène, avec de l'*oxyde d'éthylène R* gazeux. Laissez le gaz en contact avec la seringue pendant 3 min environ ; videz la seringue, puis remplissez-la à nouveau avec 50 ml d'*oxyde d'éthylène R* gazeux. Adaptez à la seringue une aiguille hypodermique et ramenez le volume de gaz contenu de 50 ml à 25 ml. Injectez lentement ces 25 ml d'oxyde d'éthylène dans le flacon en agitant légèrement et en évitant tout contact entre l'aiguille et le liquide. Pesez à nouveau le flacon ; l'augmentation de masse est de 45 mg à 60 mg et permet de calculer la concentration exacte de la solution (environ 1 g/l).

Courbe d'étalonnage. Dans une série de 7 flacons identiques à celui utilisé pour l'essai et contenant chacun 150 ml de *diméthylacétamide R,* introduisez respectivement : 0 ml, 0,05 ml, 0,10 ml, 0,20 ml, 0,50 ml, 1,00 ml et 2,00 ml de solution d'oxyde d'éthylène, soit environ 0 µg, 50 µg, 100 µg, 200 µg, 500 µg, 1000 µg et 2000 µg d'oxyde d'éthylène. Bouchez, sertissez et placez les flacons dans une étuve à 70 ± 1 °C pendant 16 h . Injectez sur la colonne 1 ml du gaz chaud contenu dans chaque flacon et construisez la courbe d'étalonnage à partir des hauteurs des pics et de la masse d'oxyde d'éthylène contenu dans chaque flacon.

Essai. Pesez la seringue débarrassée de son emballage, découpez-la en morceaux de 1 cm de côté au maximum et introduisez-les dans un flacon de 250 ml à 500 ml contenant 150 ml de *diméthylacétamide R.* Fermez le flacon avec un bouchon approprié et sertissez. Placez le flacon dans une étuve à 70 ± 1 °C pendant 16 h. Prélevez 1 ml du gaz chaud contenu dans le flacon et injectez-le sur la colonne. Calculez la masse d'oxyde d'éthylène contenu dans le flacon à l'aide de la courbe d'étalonnage et à partir de la hauteur du pic obtenu.

Si l'étiquette indique que l'oxyde d'éthylène a été utilisé pour la stérilisation, la teneur en oxyde d'éthylène de la seringue, déterminée par la méthode décrite ci-dessus, n'est pas supérieure à 10 ppm.

Huile de silicone. Calculez la surface intérieure d'une seringue, en centimètres carrés, à l'aide de l'expression :

$$2\sqrt{V \cdot \pi \cdot h}$$

V = volume nominal de la seringue, en centimètres cubes,

h = hauteur de la graduation, en centimètres.

Prélevez un nombre suffisant de seringues pour obtenir une surface intérieure totale de 100 cm^2 à 200 cm^2. Aspirez dans chaque seringue un volume de *chlorure de méthylène R* correspondant à la moitié du volume nominal, puis complétez au volume nominal avec de l'air. Balayez la surface intérieure correspondant au volume nominal avec le solvant, par 10 retournements successifs, en obturant l'embout de fixation de l'aiguille avec un doigt recouvert d'un film plastique inerte vis-à-vis du chlorure de méthylène. Rassemblez le chlorure de méthylène de chaque seringue dans une capsule tarée et répétez l'opération. Evaporez le chlorure de méthylène au bain-marie. Séchez à 100-105 °C pendant 1 h. Pesez le résidu. La masse du résidu ne dépasse pas 0,25 mg par centimètre carré de surface intérieure.

Examinez le résidu par spectrophotométrie d'absorption dans l'infrarouge (*2.2.24*). Le spectre présente les bandes d'absorption typiques de l'huile de silicone à 805 cm^{-1}, à 1020 cm^{-1}, à 1095 cm^{-1}, à 1260 cm^{-1} et à 2960 cm^{-1}.

Substances réductrices. A 20,0 ml de solution S, ajoutez 2 ml d'*acide sulfurique R* et 20,0 ml de *permanganate de potassium 0,002 M.* Portez à ébullition pendant 3 min, puis refroidissez immédiatement. Ajoutez 1 g d'*iodure de potassium R* et titrez immédiatement par le *thiosulfate de sodium 0,01 M* en présence de 0,25 ml de *solution d'amidon R.* Effectuez un titrage à blanc sur 20,0 ml d'*eau pour préparations injectables R.* La différence entre les volumes utilisés dans les titrages n'est pas supérieure à 3,0 ml.

Transparence. Prélevez 2 seringues. Remplissez l'une avec de l'*eau R* (témoin) et l'autre avec une dilution au 1/10 de la suspension-mère d'opalescence (*2.2.1*). Laissez reposer la suspension-mère d'opalescence à 20 ± 2 °C pendant 24 h avant l'emploi. Examinez à l'oeil nu en lumière diffuse sur fond noir. L'opalescence de la suspension est perceptible par rapport au témoin.

Stérilité (*2.6.1*). *Les seringues déclarées stériles dans leur totalité satisfont à l'essai de stérilité suivant.* Dans des conditions d'asepsie, ouvrez l'emballage, retirez la seringue, séparez les composants et introduisez-les dans un récipient approprié contenant une quantité de milieu liquide permettant l'immersion complète. Effectuez l'essai en utilisant les 2 milieux recommandés (*2.6.1*).

Les seringues déclarées stériles uniquement à l'intérieur satisfont à l'essai de stérilité suivant. Utilisez 50 ml du milieu à ensemencer pour chaque seringue à soumettre à l'essai. Dans des conditions d'asepsie, enlevez le protecteur de l'aiguille et plongez celle-ci dans le milieu de culture. Rincez la seringue à 5 reprises en actionnant le piston sur toute sa longueur.

Pyrogènes (*2.6.8*). Les seringues dont le volume nominal est égal ou supérieur à 15 ml satisfont à l'essai des pyrogènes. Remplissez au moins 3 seringues à leur volume nominal avec une solution apyrogène de *chlorure de sodium R* à 9 g/l et maintenez à 37 °C pendant 2 h. Réunissez les solutions aseptiquement dans un récipient exempt de pyrogènes et effectuez l'essai immédiatement. Injectez à chaque lapin 10 ml de la solution par kilogramme de masse corporelle.

ÉTIQUETAGE

L'étiquette de l'*emballage* indique :

- le numéro de lot,
- une description de la seringue,
- que la seringue n'est pas réutilisable.

L'étiquette de l'*emballage extérieur* indique :

- la méthode de stérilisation,
- que la seringue est stérile dans sa totalité ou seulement à l'intérieur,
- le nom du fabricant,
- que la seringue ne doit pas être utilisée si l'emballage est endommagé ou si le protecteur de stérilité est détaché.

3.2.9. FERMETURES EN CAOUTCHOUC POUR RÉCIPIENTS DESTINÉS AUX PRÉPARATIONS PARENTÉRALES AQUEUSES, AUX POUDRES ET AUX POUDRES CRYODESSÉCHÉES

Les fermetures en caoutchouc pour récipients destinés aux préparations parentérales aqueuses, aux poudres et aux poudres cryodesséchées sont constituées de matériaux obtenus par réticulation, en présence d'additifs appropriés, de produits organiques macromoléculaires (élastomères) dérivant de substances synthétiques ou naturelles par polymérisation, polyaddition ou polycondensation. La nature des produits de base et celle des divers additifs (agents de vulcanisation, accélérateurs, stabilisants, pigments...) entrant dans la composition du matériau dépend des propriétés auxquelles doit satisfaire l'objet fini. Les spécifications s'appliquent également au cas des fermetures pour récipients contenant des poudres ou des produits cryodesséchés à dissoudre extemporanément dans l'eau. Ces normes ne s'appliquent pas aux fermetures en élastomère de silicone (qui sont traitées sous *Silicone-élastomère pour fermetures et tubulures* (*3.1.9*)), ni aux fermetures laminées, ni aux fermetures laquées.

Les fermetures en caoutchouc peuvent être classées selon 2 types : les fermetures de type I répondent aux exigences les plus sévères, elles sont utilisées de préférence ; les fermetures de type II possèdent les caractéristiques mécaniques convenant à des usages spéciaux (perforations multiples...) et ne peuvent satisfaire à des exigences aussi sévères que celles de la première catégorie en raison de leur composition chimique.

Lorsqu'elles ont été sélectionnées pour une préparation particulière, les fermetures sont telles que :

- les composants de la préparation en contact avec la fermeture ne soient pas adsorbés à la surface et ne migrent pas dans ou à travers elle à un degré suffisant pour altérer la préparation,
- la fermeture ne cède pas à la préparation des substances en quantité suffisante pour en affecter la stabilité ou pour entraîner un risque de toxicité.

Les fermetures sont compatibles avec la préparation pour laquelle elles sont utilisées pendant toute sa période de validité.

Le fabricant de la préparation doit obtenir du fournisseur la garantie que la composition de la fermeture ne varie pas et qu'elle est identique à celle de la fermeture utilisée lors des essais de compatibilité. Les essais de compatibilité doivent être de nouveau effectués partiellement ou complètement en fonction de la nature des modifications apportées à la formule dont le fournisseur tient informé le fabricant de la préparation.

Les fermetures sont lavées et peuvent être stérilisées avant usage.

CARACTÈRES

Les fermetures en caoutchouc sont élastiques, soit translucides, soit opaques, sans coloration caractéristique, celle-ci dépendant des additifs utilisés. Elles sont pratiquement insolubles dans le tétrahydrofurane, solvant dans lequel une dilatation réversible considérable peut toutefois se produire. Elles sont homogènes et pratiquement exemptes de barbes et d'inclusions accidentelles (par exemple fibres, particules étrangères, déchets de caoutchouc).

Cette spécification ne prévoit pas une identification du type de caoutchouc employé pour la fermeture. L'identification donnée ci-dessous est destinée à différencier les fermetures en élastomère des fermetures faites d'autres matières non élastiques mais ne différencie pas les divers types de caoutchouc. D'autres contrôles d'identité peuvent être effectués afin de déceler des différences dans un lot par rapport aux fermetures sur lesquelles les essais de compatibilité ont été effectués. Une ou plusieurs des méthodes analytiques suivantes peuvent être utilisées dans ce but : détermination de la densité, détermination des cendres sulfuriques, détermination de la teneur en soufre, chromatographie sur couche mince effectuée sur un extrait, spectrophotométrie d'absorption dans l'ultraviolet d'un extrait et spectrophotométrie d'absorption dans l'infrarouge du produit de pyrolyse.

IDENTIFICATION

A. L'élasticité est telle qu'une bande du matériau de 1 mm^2 à 5 mm^2 environ de section peut être étirée à la main à 2 fois au moins sa longueur initiale. Etirée pendant 1 min à 2 fois sa longueur, la bande revient en 30 s à moins de 1,2 fois sa longueur initiale.

B. Chauffez sur une flamme nue 1 g à 2 g de caoutchouc dans un tube à essai résistant à la chaleur pour dessécher l'échantillon, puis continuez le chauffage jusqu'à ce que des vapeurs de pyrolysat se condensent à proximité du bord supérieur du tube. Déposez quelques gouttes de pyrolysat sur une pastille de bromure de potassium, puis examinez par spectrophotométrie d'absorption dans l'infrarouge (*2.2.24*), en comparant avec le spectre obtenu avec l'échantillon type.

C. Le taux des cendres totales (*2.4.16*) se situe dans un intervalle de ± 10 pour cent par rapport au résultat obtenu avec l'échantillon type.

ESSAI

Les échantillons pour analyses peuvent être lavés et stérilisés avant usage.

Solution S. Dans un récipient de verre approprié, introduisez un nombre de fermetures non coupées correspondant à une surface totale de 100 cm^2 environ et recouvrez d'*eau pour préparations injectables R*. Portez à ébullition pendant 5 min, puis rincez 5 fois à l'*eau pour préparations injectables R* froide. Dans une fiole de verre de type I (*3.2.1*) à large ouverture, introduisez les fermetures lavées, ajoutez 200 ml d'*eau pour préparations injectables R* et pesez. Recouvrez le col de la fiole d'un vase de verre borosilicaté et chauffez à l'autoclave de façon à atteindre la température de 121 ± 2 °C en 20 min à 30 min, puis maintenez à cette température pendant 30 min. Refroidissez à température ambiante en 30 min environ. Rétablissez la masse initiale

3. Matériaux/ Récipients

avec de l'*eau pour préparations injectables R*. Agitez puis séparez immédiatement la solution de caoutchouc par décantation. Agitez la solution S avant chaque essai.

Solution à blanc. Préparez une solution à blanc dans les mêmes conditions avec 200 ml d'*eau pour préparations injectables R*.

Aspect de la solution S. Dans le cas de fermeture du type I, la solution S n'est pas plus fortement opalescente que la suspension témoin II (*2.2.1*) et dans le cas de fermeture du type II, la solution S n'est pas plus fortement opalescente que la suspension témoin III. La solution S n'est pas plus fortement colorée que la solution témoin JV_5 (*2.2.2, Procédé II*).

Acidité ou alcalinité. A 20 ml de solution S, ajoutez 0,1 ml de *solution de bleu de bromothymol R1*. Le virage respectivement au bleu ou au jaune de l'indicateur ne nécessite pas plus de 0,3 ml d'*hydroxyde de sodium 0,01 M* ou de 0,8 ml d'*acide chlorhydrique 0,01 M*.

Absorbance. *Effectuez l'essai dans les 5 h qui suivent la préparation de la solution S*. Filtrez la solution S sur une membrane filtrante de porosité voisine de 0,45 μm en rejetant les premiers millilitres. Mesurez l'absorbance (*2.2.25*) de 220 nm à 360 nm en utilisant comme liquide de compensation la solution à blanc (voir solution S). En aucun point du spectre, l'absorbance ne dépasse 0,2 pour les fermetures du type I ou 4,0 pour les fermetures du type II. Si nécessaire, diluez le filtrat avant la mesure de l'absorbance et corrigez la lecture en fonction de la dilution.

Substances réductrices. *Effectuez l'essai dans les 4 h qui suivent la préparation de la solution S*. A 20,0 ml de solution S, ajoutez 1 ml d'*acide sulfurique dilué R* et 20,0 ml de *permanganate de potassium 0,002 M*. Chauffez à ébullition pendant 3 min. Refroidissez et ajoutez 1 g d'*iodure de potassium R*. Titrez immédiatement par le *thiosulfate de sodium 0,01 M* en présence de 0,25 ml de *solution d'amidon R*. Effectuez un essai en utilisant 20,0 ml de solution à blanc. La différence entre les volumes utilisés dans les 2 titrages n'est pas supérieure à 3,0 ml pour le caoutchouc du type I ou à 7,0 ml pour le caoutchouc du type II.

Ammonium (*2.4.1*) : au maximum 2 ppm.

Prélevez 5 ml de solution S et complétez à 14 ml avec de l'*eau R*. La solution satisfait à l'essai limite A.

Zinc extractible : au maximum 5 μg de Zn extractible par millilitre de solution S.

Spectrophotométrie d'absorption atomique (*2.2.23, Procédé I*).

Solutions à examiner. Prélevez 10,0 ml de solution S et complétez à 100 ml avec de l'*acide chlorhydrique 0,1 M*.

Solutions de référence. Préparez les solutions de référence à partir de la *solution à 10 ppm de zinc (Zn) R* diluée avec de l'*acide chlorhydrique 0,1 M*.

Source : lampe à cathode creuse au zinc.

Longueur d'onde : 213,9 nm.

Flamme : air-acétylène.

Métaux lourds extractibles (*2.4.8*) : au maximum 2 ppm.

La solution S satisfait à l'essai limite A. Préparez le témoin avec la *solution à 2 ppm de plomb (Pb) R*.

Résidu à l'évaporation. Evaporez à siccité au bain-marie 50,0 ml de solution S et desséchez à 100-105 °C. La masse du résidu n'est pas supérieure à 2,0 mg pour les caoutchoucs du type I ou à 4,0 mg pour les caoutchoucs du type II.

Sulfures volatils. Dans une fiole conique de 100 ml, introduisez une surface totale de 20 ± 2 cm² de fermeture, découpez si nécessaire, et ajoutez 50 ml d'une solution d'*acide citrique R* à 20 g/l. Posez un *papier à l'acétate de plomb R* sur l'ouverture de la fiole et maintenez-le en position à l'aide d'une capsule de pesée renversée. Chauffez à l'autoclave à 121 ± 2 °C pendant 30 min. S'il apparaît une tache noire sur le papier, elle n'est pas plus intense que celle obtenue avec un témoin préparé simultanément dans les mêmes conditions avec 0,154 mg de *sulfure de sodium R* et 50 ml d'une solution d'*acide citrique R* à 20 g/l.

Pour les essais de perçage, de fragmentation et d'auto-obturation, traitez les fermetures comme il est décrit pour la préparation de la solution S, puis laissez sécher.

Essai de perçage. Dans le cas de fermetures destinées à être percées par une aiguille hypodermique, effectuez l'essai suivant. Remplissez 10 flacons appropriés à leur volume nominal avec de l'*eau R* et fermez-les à l'aide des fermetures à examiner ; placez une capsule sur chaque flacon et sertissez-la. Percez chaque fermeture à l'aide d'une aiguille hypodermique neuve et lubrifiée, à long biseau[(18)] (angle de biseau 12 ± 2°) et d'un diamètre extérieur de 0,8 mm ; maintenez l'aiguille perpendiculaire à la surface pendant le perçage. La force nécessaire, déterminée à ± 0,25 N (25 gf) près, n'est pas supérieure à 10 N (1 kgf) pour chaque fermeture.

Fragmentation. Dans le cas de fermetures destinées à être percées par une aiguille hypodermique, effectuez l'essai suivant. Si les fermetures sont destinées à être utilisées pour des préparations aqueuses, placez dans 12 flacons propres un volume d'*eau R* correspondant au volume nominal moins 4 ml, fermez les flacons à l'aide des fermetures à examiner, placez une capsule sur chaque flacon, sertissez-la et laissez reposer pendant 16 h. Si les fermetures sont destinées à être utilisées pour des préparations sèches, fermez 12 flacons propres à l'aide des fermetures à examiner. A l'aide d'une seringue propre munie d'une aiguille hypodermique lubrifiée à long biseau[(1)] (angle de biseau 12 ± 2°) et d'un diamètre extérieur de 0,8 mm, injectez dans un flacon 1 ml d'*eau R* et retirez 1 ml d'air ; effectuez cette opération 4 fois pour chaque flacon, en un endroit à chaque fois différent. Utilisez une aiguille neuve pour chaque fermeture et vérifiez que l'aiguille n'a pas été émoussée pendant l'essai. Filtrez le liquide dans les flacons sur une membrane d'une porosité de 0,5 μm environ et comptez les fragments de caoutchouc visibles à l'oeil nu. Le nombre total des fragments n'est pas supérieur à 5. Pour l'application de cette limite, il est supposé que les fragments d'un diamètre égal ou supérieur à 50 μm sont visibles à l'oeil nu ; en cas de doute ou de litige, les fragments sont examinés au microscope pour vérifier leur nature et leurs dimensions.

Auto-obturation. Dans le cas de fermetures destinées à être utilisées pour des récipients multidoses, effectuez l'essai suivant. Remplissez 10 flacons appropriés à leur volume nominal avec de l'*eau R* et fermez-les à l'aide des fermetures à examiner. Placez une capsule sur chaque flacon et sertissez-la. Percez chaque fermeture à 10 endroits différents à l'aide d'une aiguille hypodermique neuve d'un diamètre extérieur de 0,8 mm. Immergez les flacons en position verticale dans une solution de *bleu de méthylène R* à 1 g/l et réduisez la pression extérieure de 27 kPa pendant 10 min. Rétablissez la pression atmosphérique et maintenez les flacons en immersion pendant 30 min. Rincez les flacons extérieurement. Aucun flacon ne contient de trace de solution colorée.

(18) Voir ISO 7864 « Aiguilles hypodermiques non réutilisables ».

4. RÉACTIFS

4. RÉACTIFS, SOLUTIONS ET SUBSTANCES ÉTALONS

4.1. RÉACTIFS, SOLUTIONS ÉTALONS ET SOLUTIONS TAMPONS

La lettre R, utilisée après le nom d'une substance ou d'une solution en caractères italiques, désigne un réactif figurant dans la liste ci-dessous. Les normes de ces réactifs ne sont pas nécessairement applicables aux substances médicamenteuses et aux substances auxiliaires.

La description de chaque réactif comporte un code de référence à 7 chiffres en italique (par exemple, 1002501). Ce code, qui restera inchangé pour un réactif donné lors des révisions ultérieures de la liste des réactifs, est utilisé par le Secrétariat pour identifier chaque réactif et les utilisateurs de la Pharmacopée pourront éventuellement le trouver utile, par exemple dans la gestion des stocks des réactifs.

La description peut également comporter le numéro CAS (Chemical Abstracts Service Registry Number) qui est reconnaissable d'après son format typique, par exemple 9002-93-1.

Un certain nombre de réactifs figurant dans la liste sont toxiques et doivent être manipulés conformément aux bonnes pratiques de laboratoire.

Les réactifs en solution aqueuse sont préparés avec de l'*eau R*. Lorsqu'une solution d'un réactif est désignée par une expression telle que « acide chlorhydrique à 10 g/l de HCl », la solution doit être préparée par dilution appropriée dans l'eau R d'une solution plus concentrée du réactif, décrite dans ce chapitre. Les solutions de réactifs utilisées dans les essais limites du baryum, du calcium et des sulfates, doivent être préparées à partir d'*eau distillée R*. Lorsque le nom du solvant n'est pas mentionné, il s'agit d'une solution aqueuse.

Les réactifs et solutions de réactifs doivent être conservés en récipients bien fermés. L'étiquetage doit être conforme aux prescriptions générales internationales et nationales régissant la matière.

4. Réactifs

4.1.1. RÉACTIFS

Acétal. $C_6H_{14}O_2$. (M_r 118,2). *1112300.* [105-57-7].
Acétaldéhyde diéthylacétal. 1,1-Diéthoxyéthane.
Liquide limpide, incolore et volatil, miscible à l'eau et à l'alcool.
d_{20}^{20} : voisine de 0,824.
n_D^{20} : voisin de 1,382.
Eb : voisin de 103 °C.

Acétaldéhyde. C_2H_4O. (M_r 44,1). *1000200.* [75-07-0].
Ethanal.
Liquide limpide, incolore et inflammable, miscible à l'eau et à l'alcool.
d_{20}^{20} : voisine de 0,788.
n_D^{20} : voisin de 1,332.
Eb : voisin de 21 °C.

Acétique (acide) anhydre. $C_2H_4O_2$. (M_r 60,1). *1000300.* [64-19-7].
Contient au minimum 99,6 pour cent *m/m* de $C_2H_4O_2$.
Liquide incolore ou cristaux foliacés blancs et brillants, miscibles ou très solubles dans l'eau, dans l'alcool, dans l'éther, dans le glycérol à 85 pour cent et dans la plupart des huiles grasses et essentielles.
d_{20}^{20} : 1,052 à 1,053.
Eb : 117 °C à 119 °C.

Une solution à 100 g/l est fortement acide (*2.2.4*).

Une solution à 5 g/l neutralisée par l'*ammoniaque diluée R2* donne la réaction (b) des acétates (*2.3.1*).

Point de solidification (*2.2.18*) : n'est pas inférieur à 15,8 °C.

Eau (*2.5.12*). Maximum 0,4 pour cent. Si l'échantillon contient davantage d'eau, rectifiez par addition de la quantité calculée d'*anhydride acétique R*.

Conservation à l'abri de la lumière.

Acétique (acide) deutérié. $C_2{}^2H_4O_2$. (M_r 64,1). *1101100.* [1186-52-3]. Acide tétradeutéroacétique. Acide-*d* acétique-d_3.
Le degré de deutériation est au minimum de 99,7 pour cent.
d_{20}^{20} : voisine de 1,12.
n_D^{20} : voisin de 1,368.
Eb : voisin de 115 °C.
F : voisin de 16 °C.

Acétique (acide) glacial. *1000400.* [64-19-7].
Voir Acétique glacial (acide) (0590).

Acétique (acide). *1000401.*
Contient au minimum 290 g/l et au maximum 310 g/l de $C_2H_4O_2$ (M_r 60,1).

Prélevez 30 g d'*acide acétique glacial R* et complétez à 100 ml avec de l'*eau R*.

Acétique (acide) dilué. *1000402.*
Contient au minimum 115 g/l et au maximum 125 g/l de $C_2H_4O_2$ (M_r 60,1).

Prélevez 12 g d'*acide acétique glacial R* et complétez à 100 ml avec de l'*eau R*.

Acétique (anhydride). $C_4H_6O_3$. (M_r 102,1). *1000500.* [108-24-7].
Contient au minimum 97,0 pour cent *m/m* de $C_4H_6O_3$.

Liquide incolore, limpide.

Eb : 136 °C à 142 °C.

Dosage. Dans une fiole à bouchon rodé, dissolvez 2,00 g d'anhydride acétique dans 50,0 ml d'*hydroxyde de sodium 1 M* et chauffez à reflux pendant 1 h. Titrez par l'*acide chlorhydrique 1 M* en présence de 0,5 ml de *solution de phénolphtaléine R*. Calculez le nombre de millilitres d'*hydroxyde de sodium 1 M* utilisés pour 1 g (n_1).

Dans une fiole à bouchon rodé, dissolvez 2,00 g d'anhydride acétique dans 20 ml de *cyclohexane R*, laissez refroidir dans l'eau glacée et ajoutez un mélange refroidi de 10 ml d'*aniline R* et de 20 ml de *cyclohexane R*. Chauffez à reflux pendant 1 h, ajoutez 50,0 ml d'*hydroxyde de sodium 1 M* et agitez énergiquement. Titrez par l'*acide chlorhydrique 1 M*, en présence de 0,5 ml de *solution de phénolphtaléine R*. Calculez le nombre de millilitres d'*hydroxyde de sodium 1 M* utilisés pour 1 g (n_2).

Calculez la teneur pour cent en $C_4H_6O_3$ à l'aide de l'expression :

$$10,2\,(n_1 - n_2)$$

Solution d'anhydride acétique R1. *1000501.*
Dissolvez 25,0 ml d'*anhydride acétique R* dans de la *pyridine anhydre R* et complétez à 100,0 ml avec le même solvant.

Conservation à l'abri de la lumière et de l'air.

Solution d'anhydride acétique-acide sulfurique. *1000502.*
Mélangez prudemment 5 ml d'*anhydride acétique R* avec 5 ml d'*acide sulfurique R*. Ajoutez goutte à goutte et en refroidissant à 50 ml d'*éthanol R*. Préparez extemporanément.

Acétone. *1000600.* [67-64-1].
Voir *Acétone (0872)*.

Acétone deutériée. $C_3{}^2H_6O$. (M_r 64,1). *1024900.* [666-52-4].
Acétone-d_6. ($^2H_6$)Acétone.
Le degré de deutériation est au minimum de 99,5 pour cent.

Liquide limpide, incolore, miscible à l'eau, au diméthylformamide, à l'éthanol, à l'éther et au méthanol.
d_{20}^{20} : voisine de 0,87.
n_D^{20} : voisin de 1,357.
Eb : voisin de 55 °C.
Eau et oxyde de deutérium. Maximum 0,1 pour cent.

Acétonitrile. C_2H_3N. (M_r 41,05). *1000700.* [75-05-8].
Cyanure de méthyle. Ethanenitrile.
Liquide limpide, incolore, miscible à l'eau, à l'acétone, à l'éther et au méthanol.
d_{20}^{20} : voisine de 0,78.
n_D^{20} : voisin de 1,344.

Une solution d'acétonitrile à 100 g/l est neutre au papier tournesol.

Intervalle de distillation (*2.2.11*). 95 pour cent au minimum distille de 80 °C à 82 °C.

L'acétonitrile utilisé en spectrophotométrie satisfait en plus à l'essai suivant :

Transmittance minimale (*2.2.25*) : 98 pour cent de 255 nm à 420 nm, l'*eau R* étant utilisée comme liquide de compensation.

Acétonitrile pour chromatographie. *1000701.*
Voir *Acétonitrile R.*
L'acétonitrile utilisé en chromatographie satisfait en plus aux essais suivants :
Transmittance minimale (2.2.25) : 98 pour cent à partir de 240 nm, l'*eau R* étant utilisée comme liquide de compensation.
Pureté minimale (2.2.28) : 99,8 pour cent.

Acétonitrile R1. *1000702.*
L'*acétonitrile R1* satisfait aux spécifications de la rubrique *Acétonitrile R* et aux spécifications suivantes :
Contient au minimum 99,9 pour cent de C_2H_3N.
Absorbance (2.2.25). L'absorbance à 200 nm n'est pas supérieure à 0,10, l'*eau R* étant utilisée comme liquide de compensation.

Acétylacétamide. $C_4H_7NO_2$. (M_r 101,1). *1102600.* [5977-14-0]. 3-Oxobutanamide. .
F : 53 °C à 56 °C.

Acétylacétone. $C_5H_8O_2$. (M_r 100,1). *1000900.* [123-54-6]. Pentane-2,4-dione.
Liquide incolore ou jaunâtre, facilement inflammable, facilement soluble dans l'eau, miscible à l'acétone, à l'alcool, à l'éther et à l'acide acétique glacial.
n_D^{20} : 1,452 à 1,453.
Eb : 138 °C à 140 °C.

Réactif à l'acétylacétone R1. *1000901.*
A 100 ml de solution d'acétate d'ammonium R, ajoutez 0,2 ml d'*acétylacétone R.*

***N*-Acétyl-ε-caprolactame.** $C_8H_{13}NO_2$. (M_r 155,2). *1102700.* [1888-91-1]. *N*-Acétylhexane-6-lactame.
Liquide incolore, miscible avec l'éthanol.
d_{20}^{20} : voisine de 1,100.
n_D^{20} : voisin de 1,489.
Eb : voisin de 135 °C.

Acétylcholine (chlorure d'). $C_7H_{16}ClNO_2$. (M_r 181,7). *1001000.* [60-31-1].
Poudre cristalline, très soluble dans l'eau et dans l'alcool, pratiquement insoluble dans l'éther ; le chlorure d'acétylcholine se décompose en présence d'eau chaude ou d'alcalins.
Conservation au congélateur à – 20 °C.

Acétyle (chlorure d'). C_2H_3ClO. (M_r 78,5). *1000800.* [75-36-5].
Liquide limpide et incolore, inflammable, se décomposant en présence d'eau et d'alcool, miscible au chlorure d'éthylène.
d_{20}^{20} : voisine de 1,10.
Intervalle de distillation (*2.2.11*) : 95 pour cent au minimum distille de 49 °C à 53 °C.

Acétyleugénol. $C_{12}H_{14}O_3$. (M_r 206,2). *1100700.* [93-28-7]. 2-Méthoxy-4-(2-propényl)phénylacétate.
Liquide huileux, jaune, facilement soluble dans l'alcool et dans l'éther, pratiquement insoluble dans l'eau.
n_D^{20} : voisin de 1,521.
F : 281 °C à 282 °C.
L'acétyleugénol utilisé en chromatographie en phase gazeuse satisfait en outre à l'essai suivant :
Dosage. Examinez par chromatographie en phase gazeuse (*2.2.28*) comme prescrit dans la monographie *Huile essentielle de clou de girofle (1091)* en utilisant la substance à examiner comme solution à examiner. La surface du pic principal n'est pas inférieure à 98,0 pour cent de la surface totale des pics.

***N*-Acétylglucosamine.** $C_8H_{15}NO_6$. (M_r 221,2). *1133600.* [7512-17-6]. 2-(Acétylamino)-2-désoxy-D-glucopyranose.
F : environ 202 °C.

***N*-Acétylneuraminique (acide).** $C_{11}H_{19}NO_9$. (M_r 309,3). *1001100.* [131-48-6]. Acide *O*-sialique.
Cristaux blancs aciculaires, solubles dans l'eau et dans le méthanol, peu solubles dans l'éthanol, pratiquement insolubles dans l'acétone et dans l'éther.
$[\alpha]_D^{20}$: voisin de – 36, déterminé en solution à 10 g/l.
F : voisin de 186 °C, avec décomposition.

***N*-Acétyltryptophane.** $C_{13}H_{14}N_2O_3$. (M_r 246,3). *1102800.* [1218-34-4]. Acide 2-acétylamino-3-(indol-3-yl)propanoïque.
Poudre cristalline, blanche à sensiblement blanche, ou cristaux incolores, peu soluble dans l'eau. Le *N*-acétyltryptophane se dissout dans les solutions diluées d'hydroxydes alcalins.
F : voisin de 205 °C.
Dosage. Dissolvez 10,0 mg de *N*-acétyltryptophane dans un mélange de 10 volumes d'*acétonitrile R* et de 90 volumes d'*eau R* et complétez à 100,0 ml avec le même mélange de solvants. Examinez comme indiqué dans la monographie *Tryptophane (1272)* sous l'essai « 1,1'-éthylidènebis(tryptophane) et autres substances apparentées ». Dans le chromatogramme obtenu, la surface du pic principal n'est pas inférieure à 99,0 pour cent de la surface de tous les pics.

Acétyltyrosine (ester éthylique d'). $C_{13}H_{17}NO_4,H_2O$. (M_r 269,3). *1001200.* [36546-50-6]. Ester éthylique de *N*-acétyl-L-tyrosine monohydraté. (*S*)-2-Acétamido-3-(4-hydroxyphényl)propionate d'éthyle monohydraté.
Poudre cristalline blanche, convenant au dosage de la chymotrypsine.
$[\alpha]_D^{20}$: + 21 à + 25, déterminé en solution à 10 g/l dans l'*alcool R.*
$A_{1\,cm}^{1\%}$: 60 à 68, déterminée à 278 nm dans l'*alcool R.*

Solution d'ester éthylique d'acétyltyrosine 0,2 M. *1001201.*
Dissolvez 0,54 g d'ester éthylique d'acétyltyrosine R dans de l'*alcool R* et complétez à 10,0 ml avec le même solvant.

Acrylamide. C_3H_5NO. (M_r 71,1). *1001500.* [79-06-1]. Propénamide.
Poudre cristalline blanche à sensiblement blanche ou écailles incolores ou blanches, très solubles dans l'eau et dans le méthanol, facilement solubles dans l'éthanol.
F : voisin de 84 °C.

Solution d'acrylamide/bisacrylamide (29:1) à 30 pour cent. *1001501.*
Préparez une solution contenant 290 g d'*acrylamide R* et 10 g de *méthylène bisacrylamide R* pour 1 litre d'*eau R.* Filtrez.

Solution d'acrylamide/bisacrylamide (36,5:1) à 30 pour cent. *1001502.*
Préparez une solution contenant 292 g d'*acrylamide R* et 8 g de *méthylène bisacrylamide R* pour 1 litre d'*eau R.* Filtrez.

Acrylique (acide). $C_3H_4O_2$. (M_r 72,1). *1133700.* [79-10-7].
Acide prop-2-énoïque. Acide vinylformique. .
Contient au minimum 99 pour cent de $C_3H_4O_2$.
L'acide acrylique est stabilisé avec 0,02 pour cent de monométhyléther d'hydroquinone.

Liquide corrosif, miscible à l'eau et à l'alcool. L'acide acrylique se polymérise rapidement en présence d'oxygène.
d_{20}^{20} : voisine de 1,05.
n_D^{20} : voisin de 1,421.
Eb : voisin de 141 °C.
F : 12 °C à 15 °C.

Adénosine. $C_{10}H_{13}N_5O_4$. (M_r 267,2). *1001600.* [58-61-7].
6-Amino-9-β-D-ribofuranosyl-9*H*-purine.
Poudre cristalline, blanche, peu soluble dans l'eau, pratiquement insoluble dans l'acétone, dans l'alcool et dans l'éther. L'adénosine se dissout dans les solutions diluées d'acides.
F : voisin de 234 °C.

Adipique (acide). $C_6H_{10}O_4$. (M_r 146,1). *1095600.* [124-04-9].
Prismes, facilement solubles dans le méthanol, solubles dans l'acétone, pratiquement insolubles dans l'éther de pétrole.
F : voisin de 152 °C.

Aescine. *1001700.* [11072-93-8].
Mélange de saponosides apparentés, obtenu à partir des graines d'*Aesculus hippocastanum* L.
Poudre amorphe, fine, pratiquement blanche ou légèrement jaunâtre ou rougeâtre.

Chromatographie. Examinez comme prescrit dans la monographie *Racine de polygala (0202)* en déposant 20 µl de la solution. Après pulvérisation de la solution d'*aldéhyde anisique R* et chauffage, le chromatogramme présente une bande principale dont le R_f est voisin de 0,4.

Agarose pour chromatographie. *1001800.* [9012-36-6].
Constitué par des billes gonflées d'un diamètre de 60 µm à 140 µm et présenté sous forme de suspension à 4 pour cent dans l'*eau R.*
Il est utilisé pour le fractionnement par chromatographie d'exclusion des protéines de masses moléculaires relatives de 6×10^4 à 20×10^6 et des polyosides de masses moléculaires relatives de 3×10^3 à 5×10^6.

Agarose pour électrophorèse. *1002000.* [9012-36-6].
Polysaccharide neutre, linéaire, dont le composant principal provient de l'agar-agar.
Poudre blanche ou sensiblement blanche, pratiquement insoluble dans l'eau froide, très peu soluble dans l'eau chaude.

Agarose réticulé pour chromatographie. *1001900.* [61970-08-9].
Préparé à partir d'agarose par réaction avec du 2,3-dibromopropanol dans des conditions fortement alcalines.
Il est constitué par des billes gonflées d'un diamètre de 60 µm à 140 µm et est présenté sous forme de suspension à 4 pour cent dans l'*eau R.*
Il est utilisé pour le fractionnement par chromatographie d'exclusio des protéines de masses moléculaires relatives de 6×10^4 à 20×10^6 et des polyosides de masses moléculaires relatives de 3×10^3 à 5×10^6.

Agarose réticulé pour chromatographie R1. *1001901.* [65099-79-8].
Préparé à partir d'agarose par réaction avec du 2,3-dibromopropanol dans des conditions fortement alcalines. Il est constitué par des billes gonflées d'un diamètre de 60 µm à 140 µm et est présenté sous forme de suspension à 4 pour cent dans l'*eau R.*
Il est utilisé pour le fractionnement par chromatographie d'exclusion des protéines de masses moléculaires relatives de 7×10^4 à 40×10^6 et des polyosides de masses moléculaires relatives de 1×10^5 à 2×10^7.

Agarose-DEAE pour chromatographie à échange d'ions. *1002100.* [57407-08-6].
Agarose réticulé portant des groupements diéthylaminoéthyle et présenté sous forme de billes.

Agarose-polyacrylamide réticulé. *1002200.*
Agarose retenu dans un réseau de polyacrylamide réticulé adapté à la séparation de protéines globulaires de masse moléculaire relative de 2×10^4 à 35×10^4.

Alanine. *1102900.* [56-41-7].
Voir *Alanine (0752).*

β-Alanine. *1004500.* [107-95-9].
Voir *3-Aminopropionique (acide) R.*

Albumine bovine. *1002300.* [9048-46-8].
Sérum-albumine bovine contenant 96 pour cent environ de protéines.

Poudre blanche à jaune-brun pâle.

Eau (*2.5.12*) : maximum 3,0 pour cent, déterminée sur 0,800 g.

L'albumine bovine utilisée dans le titrage biologique du tétracosactide est exempte de pyrogènes, d'activité protéolytique (démontrée par une méthode appropriée, par exemple celle utilisant le substrat chromogénique) et d'activité corticostéroïdique (démontrée par la mesure de fluorescence décrite sous titrage dans la monographie Tétracosactide (0644)).

Albumine humaine. *1133800.*
Sérum albumine humaine contenant au minimum 96 pour cent d'albumine.

Albumine humaine (solution d'). *1002400.* [9048-46-8].
Voir *Solution d'albumine humaine (0255).*

Albumine humaine (solution d') R1. *1002401.*
Diluez de la solution d'albumine humaine R dans une *solution de chlorure de sodium R* à 9 g/l jusqu'à une concentration de 1 g/l de protéines. Ajustez le pH à 3,5-4,5 avec de l'*acide acétique glacial R.*

Alcool. *1002500.* [64-17-5].
Voir la monographie *Ethanol à 96 pour cent (1317).*

Alcool à *x* pour cent *V/V*. *1002502.*
Mélangez les volumes adéquats d'*eau R* et d'*alcool R*, en tenant compte de l'échauffement et de la contraction de volume inhérents à la préparation du mélange, de façon à obtenir une solution dont le degré alcoolique final correspond à la valeur *x*.

Alcool exempt d'aldéhyde. *1002501.*
Mélangez 1 200 ml d'*alcool R* avec 5 ml d'une solution de nitrate d'argent R à 400 g/l. Ajoutez 10 ml d'une solution refroidie d'*hydroxyde de potassium R* à 500 g/l. Agitez, laissez reposer pendant quelques jours. Filtrez et distillez le filtrat au moment de l'emploi.

Alcool amylique tertiaire. *1062700.* [75-85-4].
Voir *tert-Pentylique (alcool) R.*

Alcool butylique tertiaire. *1056500.* [75-65-0].
Voir *2-Méthyl-2-propanol R.*

Aldéhyde déshydrogénase. *1103000.*
Une enzyme obtenue à partir de la levure de boulanger, qui oxyde l'acétaldéhyde en acide acétique, en présence de nicotinamide-adénine dinucléotide, de sels de potassium et de thiols, à pH 8,0.

Aldéhyde déshydrogénase (solution d'). *1103001.*
Dissolvez une quantité d'*aldéhyde déshydrogénase R* équivalente à 70 unités dans de l'*eau R* et complétez à 10 ml avec de l'*eau R.* Cette solution est stable pendant 8 h à 4 °C.

Aldrine. $C_{12}H_8Cl_6$. (M_r 364,9). *1123100.* [309-00-2].
Eb : voisin de 145 °C.
F : voisin de 104 °C.
Une solution de référence certifiée de qualité appropriée (10 ng/µl dans le cyclohexane) peut être utilisée.

Aleuritique (acide). $C_{16}H_{32}O_5$. (M_r 304,4). *1095700.* [533-87-9]. Acide (9*RS*,10*SR*)-9,10,16-trihydroxyhexadécanoïque.
Poudre blanche, onctueuse au toucher, soluble dans le méthanol.
F : voisin de 101 °C.

Alizarine S. $C_{14}H_7NaO_7S,H_2O$. (M_r 360,3). *1002600.* [130-22-3].
Schultz No. 1145.
Colour Index No. 58005.
1,2-Dihydroxyanthraquinone-3-sulfonate de sodium monohydraté. 3,4-Dihydroxy-9,10-dioxo-9,10-dihydroanthracène-2-sulfonate de sodium monohydraté.
Poudre jaune orangé, facilement soluble dans l'eau et dans l'alcool.

Solution d'alizarine S. *1002601.*

Solution à 1 g/l.

Essai de sensibilité. Si la solution d'alizarine S est utilisée pour la détermination du titre du *perchlorate de baryum 0,05 M*, ce réactif vire du jaune au rouge orangé lorsqu'il est examiné dans les conditions prescrites pour la détermination du titre du *perchlorate de baryum 0,05 M (4.2.2).*

Zone de virage : pH 3,7 (jaune) à pH 5,2 (violet).

Alliage nickel-aluminium. *1058100.*
Contient 48 pour cent à 52 pour cent d'aluminium (Al, A_r 26,98) et 48 pour cent à 52 pour cent de nickel (Ni, A_r 58,70).

Avant l'emploi, réduisez en poudre fine (180). L'alliage nickel-aluminium est pratiquement insoluble dans l'eau, soluble dans les acides minéraux.

Alliage nickel-aluminium (exempt d'halogènes). *1118100.*

Contient 48 pour cent à 52 pour cent d'aluminium (Al, A_r 26,98) et 48 pour cent à 52 pour cent de nickel (Ni, A_r 58,71).

Poudre fine, grise, pratiquement insoluble dans l'eau, soluble dans les acides minéraux avec formation de sels.
Chlorures. Au maximum 10 ppm. Dissolvez 2,00 g de substance à examiner dans 40 ml d'*acide nitrique R*, évaporez la solution à siccité quasi totale puis dissolvez le résidu dans de l'*eau R* et complétez à 20,0 ml avec le même solvant. A une demi-aliquote de cette solution, ajoutez 1,0 ml de *nitrate d'argent 0,1 M.* Filtrez après 15 min et ajoutez au filtrat 0,25 ml de solution de chlorure de sodium (contenant 40 µg de chlorures par ml). Après 5 min, la solution est plus opalescente qu'un mélange composé de l'autre demi-aliquote de solution et de 1,0 ml de *nitrate d'argent 0,1 M.*

Aloïne. *1008800.* [1415-73-2].
Voir *Barbaloïne R.*

Aluminium. Al. (A_r 26,98). *1118200.* [7429-90-5].
Métal blanc, malléable, flexible, à teinte bleuâtre, sous forme de barres, de feuilles, de poudre, de lames ou de fils. A l'air humide il se forme un film d'oxyde qui protège le métal de la corrosion.
Qualité pour analyse.

Aluminium (chlorure d'). $AlCl_3,6H_2O$. (M_r 241,4). *1002700.* [7784-13-6]. Chlorure d'aluminium hexahydraté.
Le chlorure d'aluminium hexahydraté contient au minimum 98,0 pour cent de $AlCl_3,6H_2O$.

Poudre cristalline blanche à faiblement jaunâtre, hygroscopique, facilement soluble dans l'eau et dans l'alcool, soluble dans l'éther.
Conservation en récipient étanche.

Réactif au chlorure d'aluminium. *1002702.*
Dissolvez 2,0 g de chlorure d'*aluminium R* dans 100 ml d'une solution d'*acide acétique glacial R* à 5 pour cent *V/V* dans du *méthanol R.*

Solution de chlorure d'aluminium. *1002701.*
Dissolvez 65,0 g de chlorure d'*aluminium R* dans de l'*eau R* et complétez à 100 ml avec le même solvant. Ajoutez 0,5 g de *charbon activé R*, agitez pendant 10 min, filtrez et au filtrat ajoutez, en agitant continuellement, une quantité suffisante d'une solution d'*hydroxyde de sodium R* à 10 g/l (60 ml environ) pour ajuster le pH de la solution à 1,5.

Aluminium (nitrate d'). $Al(NO_3)_3,9H_2O$. (M_r 375,1). *1002800.* [7784-27-2]. Nitrate d'aluminium nonahydraté.
Cristaux déliquescents, très solubles dans l'eau et dans l'alcool, très peu solubles dans l'acétone.
Conservation en récipient étanche.

Aluminium (oxyde d') anhydre. *1002900.* [1344-28-1].
Hydroxyde d'aluminium, déshydraté et activé par chauffage, composé de γ-Al_2O_3. La taille des particules est de 75 µm à 150 µm.

Aluminium (oxyde d') basique. *1118300.*
Oxyde d'aluminium anhydre R de type basique, approprié à la chromatographie sur colonne.
pH (2.2.3). Agitez 1 g d'oxyde d'aluminium basique avec 10 ml d'*eau exempte de dioxyde de carbone R* pendant 5 min. Le pH de la suspension est de 9 à 10.

Aluminium (oxyde d') neutre. Al_2O_3. (M_r 102,0). *1118400.*
Voir la monographie *Aluminium (oxyde d') hydraté (0311).*

Aluminium et de potassium (sulfate d'). *1003000.* [7784-24-9].
Voir *Alun (0006).*

Amidon soluble. *1085100.* [9005-84-9].
Poudre blanche.
Préparez une solution à 20 g/l dans l'*eau R* chaude. La solution est tout au plus légèrement opalescente et reste fluide après refroidissement.

Papier amidonné à l'iodate de potassium. *1085101.*
Plongez des bandelettes de papier filtre dans 100 ml de solution d'amidon exempte d'iodure R contenant 0,1 g d'*iodate de potassium R.* Laissez égoutter et sécher à l'abri de la lumière.

Papier amidonné ioduré. *1085106.*
Plongez des bandelettes de papier filtre dans 100 ml de solution d'amidon R contenant 0,5 g d'*iodure de potassium R.* Laissez égoutter et sécher à l'abri de la lumière.

Essai de sensibilité. Mélangez 0,05 ml de *nitrite de sodium 0,1 M* et 4 ml d'*acide chlorhydrique R,* et complétez à 100 ml avec de l'*eau R.* Déposez 1 goutte de solution sur du papier amidonné ioduré ; il apparaît une tache bleue.

Solution d'amidon. *1085103.*
Triturez 1,0 g d'*amidon soluble R* avec 5 ml d'*eau R* et versez, en agitant continuellement, dans 100 ml d'*eau R* bouillante à laquelle ont été ajoutés 10 mg d'*iodure mercurique R.*

Effectuez l'essai de sensibilité avant chaque emploi du réactif.

Essai de sensibilité. A un mélange de 1 ml de solution d'amidon et de 20 ml d'*eau R,* ajoutez 50 mg environ d'*iodure de potassium R* et 0,05 ml de solution d'iode R1. La solution est bleue.

Solution d'amidon exempte d'iodure. *1085104.*
Préparez cette solution selon l'indication correspondante de la rubrique Solution d'amidon R, sans ajouter d'*iodure mercurique R.* Préparez extemporanément.

Solution d'amidon R1. *1085105.*
Mélangez 1 g d'*amidon soluble R* et une faible quantité d'*eau R* froide. Tout en agitant constamment, ajoutez ce mélange à 200 ml d'*eau R* bouillante. Ajoutez 250 mg d'*acide salicylique R* et portez à ébullition pendant 3 min. Retirez immédiatement de la source de chaleur et refroidissez.

En cas de conservation prolongée, la solution doit être conservée à une température de 4-10 °C. Il convient de préparer une solution d'amidon fraîche lorsque le point de fin de titrage, de bleu à incolore, n'est pas précis. En cas de conservation au réfrigérateur, la solution d'amidon est stable pendant 2 à 3 semaines environ.

Essai de sensibilité. Un mélange de 2 ml de solution d'amidon R1, de 20 ml d'*eau R,* de 50 mg environ d'*iodure de potassium R* et de 0,05 ml de solution d'iode R1 présente une coloration bleue.

Aminoacétique (acide). *1040700.* [56-40-6].
Voir *Glycine R.*

Aminoazobenzène. $C_{12}H_{11}N_3$. (M_r 197,2). *1003200.* [60-09-3].
Colour Index No. 11000.
4-(Phénylazo)aniline.
Aiguilles jaune brunâtre à reflet bleuâtre, peu solubles dans l'eau, facilement solubles dans l'alcool et dans l'éther.
F : voisin de 128 °C.

2-Aminobenzoïque (acide). $C_7H_7NO_2$. (M_r 137,1). *1003400.* [118-92-3]. Acide anthranilique.
Poudre cristalline blanche à jaune clair, assez soluble dans l'eau froide, facilement soluble dans l'eau chaude, dans l'alcool, dans l'éther et dans le glycérol. Les solutions dans l'alcool ou dans l'éther et, plus particulièrement, dans le glycérol, présentent une fluorescence violette.
F : voisin de 145 °C.

4-Aminobenzoïque (acide). $C_7H_7NO_2$. (M_r 137,1). *1003300.* [150-13-0].
Poudre cristalline, blanche, peu soluble dans l'eau, facilement soluble dans l'alcool, pratiquement insoluble dans l'éther de pétrole.
F : voisin de 187 °C.
Chromatographie. Examiné comme prescrit dans la monographie *Chlorhydrate de procaïne (0050),* le chromatogramme obtenu présente une seule tache principale.
Conservation à l'abri de la lumière.

Solution d'acide 4-aminobenzoïque. *1003301.*
Dissolvez 1 g d'*acide 4-aminobenzoïque R* dans un mélange de 18 ml d'*acide acétique anhydre R,* de 20 ml d'*eau R* et de 1 ml d'*acide phosphorique R.* Immédiatement avant l'emploi, mélangez 2 volumes de la solution avec 3 volumes d'*acétone R.*

4-Aminobutanoïque (acide). $C_4H_9NO_2$. (M_r 103,1). *1123200.* [56-12-2]. Acide γ-aminobutyrique. GABA..
Cristaux en forme de feuillets obtenus par cristallisation à partir de méthanol et d'éther, ou en forme d'aiguilles obtenues par cristallisation à partir d'eau et d'alcool. Facilement solubles dans l'eau, pratiquement insolubles ou peu solubles dans d'autres solvants.
F : voisin de 202 °C (décroît en cas de chauffage rapide).

Aminobutanol. $C_4H_{11}NO$. (M_r 89,1). *1003500.* [5856-63-3].
2-Aminobutanol.
Liquide huileux, miscible à l'eau, soluble dans l'alcool.
d_{20}^{20} : voisine de 0,94.
n_D^{20} : voisin de 1,453.
Eb : voisin de 180 °C.

Aminochlorobenzophénone. $C_{13}H_{10}ClNO$. (M_r 231,7). *1003600.* [719-59-5]. 2-Amino-5-chlorobenzophénone.
Poudre cristalline jaune, pratiquement insoluble dans l'eau, facilement soluble dans l'acétone, soluble dans l'alcool.
F : voisin de 97 °C.
Chromatographie. Opérez comme prescrit dans la monographie *Chlorhydrate de chlordiazépoxide (0474)* en déposant 5 µl d'une solution d'aminochlorobenzophénone à 0,5 g/l dans le *méthanol R.* Le chromatogramme obtenu présente une seule tache principale d'un R_f voisin de 0,9.
Conservation à l'abri de la lumière.

Aminoéthanol (diphénylborate d'). *1032400.* [524-95-8]. Voir *Diphénylborate d'aminoéthanol R.*

6-Aminohexanoïque (acide). $C_6H_{13}NO_2$. (M_r 131,2). *1103100.* [60-32-2].
Cristaux incolores, facilement solubles dans l'eau, assez solubles dans le méthanol, pratiquement insolubles dans l'éthanol.
F : voisin de 205 °C.

Aminohippurique (acide). $C_9H_{10}N_2O_3$. (M_r 194,2). *1003700.* [61-78-9]. Acide (4-aminobenzamido)acétique.
Poudre blanche ou sensiblement blanche, assez soluble dans l'eau, soluble dans l'alcool, très peu soluble dans l'éther.
F : voisin de 200 °C.

Réactif à l'acide aminohippurique. *1003701.*
Dissolvez 3 g d'*acide phtalique R* et 0,3 g d'*acide aminohippurique R* dans de l'*alcool R*, puis complétez à 100 ml avec le même solvant.

Aminohydroxynaphtalènesulfonique (acide). $C_{10}H_9NO_4S$. (M_r 239,3). *1112400.* [116-63-2]. Acide 4-amino-3-hydroxynaphtalène-1-sulfonique.
Aiguilles blanches ou grises, virant au rose par exposition à la lumière, en particulier à l'état humide, pratiquement insolubles dans l'eau, dans l'alcool et dans l'éther, solubles dans les solutions d'hydroxydes alcalins et les solutions chaudes de métabisulfite de sodium.
Conservation à l'abri de la lumière.

Solution d'acide aminohydroxynaphtalènesulfonique. *1112401.*
Mélangez 5,0 g de *sulfite de sodium anhydre R* avec 94,3 g de *bisulfite de sodium R* et 0,7 g d'*acide aminohydroxynaphtalènesulfonique R.* Dissolvez 1,5 g du mélange dans de l'*eau R* et complétez à 10,0 ml avec le même solvant. Préparez la solution chaque jour.

Aminométhylalizarinediacétique (acide). $C_{19}H_{15}NO_8,2H_2O$. (M_r 421,4). *1003900.* [3952-78-1]. Acide 2,2′-[(3,4-dihydroxyanthraquinon-3-yl)méthylènenitrilo]diacétique dihydraté.
Poudre fine, brun-jaune pâle à brun orangé, pratiquement insoluble dans l'eau, soluble dans les solutions d'hydroxydes alcalins.
F : voisin de 185 °C.
Perte à la dessiccation (*2.2.32*) : maximum 10,0 pour cent, déterminée sur 1,000 g.

Réactif à l'acide aminométhylalizarinediacétique. *1003901.*
Solution I. Dissolvez 0,36 g de *nitrate céreux R* dans de l'*eau R* et complétez à 50 ml avec le même solvant.

Solution II. Préparez une suspension de 0,7 g d'*acide aminométhylalizarinediacétique R* dans 50 ml d'*eau R.* Dissolvez la substance en ajoutant 0,25 ml environ d'*ammoniaque concentrée R.* Ajoutez 0,25 ml d'*acide acétique glacial R* et complétez à 100 ml avec de l'*eau R.*

Solution III. Dissolvez 6 g d'*acétate de sodium R* dans 50 ml d'*eau R.* Ajoutez 11,5 ml d'*acide acétique glacial R* et complétez à 100 ml avec de l'*eau R.*

A 33 ml d'*acétone R*, ajoutez 6,8 ml de solution III, 1,0 ml de solution II et 1,0 ml de solution I, puis complétez à 50 ml avec de l'*eau R.*

Essai de sensibilité. A 1,0 ml de *solution à 10 ppm de fluorure (F) R*, ajoutez 19,0 ml d'*eau R* et 5,0 ml du réactif à l'acide aminométhylalizarinediacétique. Après 20 min, la solution présente une coloration bleue.

Utilisez dans les 5 jours qui suivent sa préparation.

Solution d'acide aminométhylalizarinediacétique. *1003902.*
Dissolvez 0,192 g d'*acide aminométhylalizarinediacétique R* dans 6 ml d'*hydroxyde de sodium 1 M* récemment préparé. Ajoutez 750 ml d'*eau R*, 25 ml de *solution tampon succinate pH 4,6 R*, puis goutte à goutte, de l'*acide chlorhydrique 0,5 M* jusqu'à début de virage du rouge-violet au jaune (pH compris entre 4,5 et 5). Ajoutez 100 ml d'*acétone R.* Puis complétez à 1000 ml avec de l'*eau R.*

Aminonitrobenzophénone. $C_{13}H_{10}N_2O_3$. (M_r 242,2). *1004000.* [1775-95-7]. 2-Amino-5-nitrobenzophénone.
Poudre cristalline jaune, pratiquement insoluble dans l'eau, soluble dans le tétrahydrofurane, peu soluble dans le méthanol.
F : voisin de 160 °C.
$A_{1\,\mathrm{cm}}^{1\%}$: 690 à 720, déterminée à 233 nm sur une solution à 0,01 g/l dans le *méthanol R.*

Aminophénazone. $C_{13}H_{17}N_3O$. (M_r 231,3). *1133900.* [58-15-1]. 4-(Diméthylamino)-1,5-diméthyl-2-phényl-1,2-dihydro-3*H*-pyrazol-3-one.
Poudre cristalline blanche ou cristaux incolores, solubles dans l'eau, facilement solubles dans l'alcool.
F : environ 108 °C.

4-Aminophénol. C_6H_7NO. (M_r 109,1). *1004300.* [123-30-8].
Poudre cristalline blanche ou légèrement colorée, se colorant par exposition à l'air et à la lumière, assez soluble dans l'eau, soluble dans l'éthanol.
F : voisin de 186 °C, avec décomposition.
Conservation à l'abri de la lumière.

Aminopolyéther. $C_{18}H_{36}N_2O_6$. (M_r 376,5). *1112500.* [23978-09-8]. 4,7,13,16,21,24-hexaoxa-1,10-diazabicyclo[8,8,8]hexacosane. .
F : 70 °C à 73 °C

3-Aminopropanol. C_3H_9NO. (M_r 75,1). *1004400.* [156-87-6]. 3-Aminopropan-1-ol.
Liquide limpide, visqueux, incolore.
d_{20}^{20} : voisine de 0,99.
n_D^{20} : voisin de 1,461.
F : voisin de 11 °C.

4. Réactifs

3-Aminopropionique (acide). $C_3H_7NO_2$. (M_r 89,1). *1004500.* [107-95-9]. β-Alanine.
Contient au minimum 99 pour cent de $C_3H_7NO_2$.
Poudre cristalline, blanche, facilement soluble dans l'eau, peu soluble dans l'alcool, pratiquement insoluble dans l'acétone et dans l'éther.
F : voisin de 200 °C, avec décomposition.

Aminopyrazolone. $C_{11}H_{13}N_3O$. (M_r 203,2). *1004600.* [83-07-8]. 4-Amino-2,3-diméthyl-1-phénylpyrazolin-5-one.
Poudre ou aiguilles jaune pâle, assez solubles dans l'eau, facilement solubles dans l'alcool, peu solubles dans l'éther.
F : voisin de 108 °C.

Solution d'aminopyrazolone. *1004601.*
Solution à 1 g/l dans la *solution tampon pH 9,0 R.*

Ammoniaque concentrée. *1004700.*
Voir *Solution concentrée d'ammoniaque (0877).*

Ammoniaque. *1004701.*
Contient au minimum 170 g/l et au maximum 180 g/l de gaz ammoniac NH_3 (M_r 17,03).
Prélevez 67 g d'*ammoniaque concentrée R* et complétez à 100 ml avec de l'*eau R.*
d_{20}^{20} : 0,931 à 0,934.
Lorsque l'ammoniaque est utilisée dans l'essai limite du fer, elle satisfait à l'essai suivant : évaporez à siccité au bain-marie 5 ml d'ammoniaque, ajoutez 10 ml d'*eau R,* 2 ml d'une solution d'*acide citrique R* à 200 g/l et 0,1 ml d'*acide thioglycolique R.* Alcalinisez en ajoutant de l'*ammoniaque R* et complétez à 20 ml avec de l'*eau R.* Il ne se développe pas de coloration rose.
Conservation à l'abri du dioxyde de carbone de l'air et à une température inférieure à 20 °C.

Ammoniaque diluée R1. *1004702.*
Contient au minimum 100 g/l et au maximum 104 g/l de NH_3 (M_r 17,03).
Prélevez 41 g d'*ammoniaque concentrée R* et complétez à 100 ml avec de l'*eau R.*

Ammoniaque diluée R2. *1004703.*
Contient au minimum 33 g/l et au maximum 35 g/l de NH_3 (M_r 17,03).
Prélevez 14 g d'*ammoniaque concentrée R* et complétez à 100 ml avec de l'*eau R.*

Ammoniaque diluée R3. *1004704.*
Contient au minimum 1,6 g/l et au maximum 1,8 g/l de NH_3 (M_r 17,03).
Prélevez 0,7 g d'*ammoniaque concentrée R* et complétez à 100 ml avec de l'*eau R.*

Ammoniaque exempte de plomb. *1004705.*
L'ammoniaque exempte de plomb satisfait aux spécifications de la rubrique *Ammoniaque diluée R1* et à l'essai suivant : à 20 ml d'ammoniaque exempte de plomb, ajoutez 1 ml de *solution de cyanure de potassium exempte de plomb R,* complétez à 50 ml avec de l'*eau R* et ajoutez 0,10 ml de *solution de sulfure de sodium R.* La solution n'est pas plus fortement colorée qu'une solution témoin préparée sans sulfure de sodium.

Ammoniaque concentrée R1. *1004800.*
Contient au minimum 32,0 pour cent *m/m* de NH_3 (M_r 17,03).
Liquide limpide et incolore.
d_{20}^{20} : 0,883 à 0,889.
Dosage. Pesez exactement un flacon à bouchon rodé contenant 50,0 ml d'*acide chlorhydrique 1 M.* Introduisez 2 ml d'ammoniaque concentrée et pesez de nouveau. Titrez par l'*hydroxyde de sodium 1 M* en présence de 0,5 ml d'*indicateur mixte au rouge de méthyle R.*
1 ml d'*acide chlorhydrique 1 M* correspond à 17,03 mg de NH_3.
Conservation à l'abri du dioxyde de carbone de l'air et à une température inférieure à 20 °C.

Ammonium (acétate d'). $C_2H_7NO_2$. (M_r 77,1). *1004900.* [631-61-8].
Cristaux incolores, très déliquescents, très solubles dans l'eau et dans l'alcool.
Conservation en récipient étanche.

Solution d'acétate d'ammonium. *1004901.*
Dissolvez 150 g d'acétate d'ammonium R dans de l'*eau R.* Ajoutez 3 ml d'*acide acétique glacial R* et complétez à 1000 ml avec de l'*eau R.* Cette solution ne se conserve qu'une semaine.

Ammonium (bicarbonate d'). NH_4HCO_3. (M_r 79,1). *1005500.* [1066-33-7].
Contient au minimum 99 pour cent de NH_4HCO_3.

Ammonium ((1*R*)-(–)-10-camphorsulfonate d'). $C_{10}H_{19}NO_4S$. (M_r 249,3). *1103200.*
La teneur en (1*R*)-(–)-10-camphorsulfonate d'ammonium n'est pas inférieure à 97,0 pour cent.
$[\alpha]_D^{20}$: – 18 ± 2 (solution à 50 g/l dans l'*eau R*).

Ammonium (carbonate d'). *1005200.* [506-87-6]. Mélange en proportions variables de bicarbonate d'ammonium (NH_4HCO_3 ; M_r 79,1) et de carbamate d'ammonium (NH_2COONH_4 ; M_r 78,1).
Masses blanches, translucides, lentement solubles dans 4 parties d'eau environ. L'eau bouillante décompose le carbonate d'ammonium.
Le carbonate d'ammonium libère au minimum 30 pour cent *m/m* de NH_3 (M_r 17,03).
Dosage. Dissolvez 2,00 g de carbonate d'ammonium dans 25 ml d'*eau R.* Ajoutez lentement 50,0 ml d'*acide chlorhydrique 1 M* et titrez par l'*hydroxyde de sodium 1 M* en présence de 0,1 ml de *solution de méthylorange R.*
1 ml d'*acide chlorhydrique 1 M* correspond à 17,03 mg de NH_3.
Conservation à une température inférieure à 20 °C.

Solution de carbonate d'ammonium. *1005201.*
Solution à 158 g/l.

Ammonium (chlorure d'). *1005300.* [12125-02-9].
Voir *Chlorure d'ammonium (0007).*

Solution de chlorure d'ammonium. *1005301.*
Solution à 107 g/l.

Ammonium (citrate d'). $C_6H_{14}N_2O_7$. (M_r 226,2). *1103300.* [3012-65-5]. Hydrogénocitrate de diammonium.
Poudre cristalline blanche ou cristaux incolores, facilement solubles dans l'eau, peu solubles dans l'alcool.
pH (2.2.3). Le pH d'une solution à 22,6 g/l est voisin de 4,3.

Ammonium (dihydrogénophosphate d'). $(NH_4)H_2PO_4$. (M_r 115,0). *1005400.* [7722-76-1]. Phosphate d'ammonium monobasique.
Poudre cristalline blanche ou cristaux incolores, facilement solubles dans l'eau.
pH (*2.2.3*). Le pH d'une solution à 23 g/l est voisin de 4,2.

Ammonium (formiate d'). CH_5NO_2. (M_r 63,1). *1112600.* [540-69-2].
Cristaux ou granules déliquescents, très solubles dans l'eau, solubles dans l'alcool.
F : 119 °C à 121 °C.
Conservation en récipient étanche.

Ammonium (hexafluorogermanate (IV) d'). $(NH_4)_2GeF_6$. (M_r 222,7). *1134000.* [16962-47-3].
Cristaux blancs, facilement solubles dans l'eau.

Ammonium (molybdate d'). $(NH_4)_6Mo_7O_{24},4H_2O$. (M_r 1236). *1005700.* [12054-85-2].
Cristaux incolores ou légèrement jaunes ou verdâtres, solubles dans l'eau, pratiquement insolubles dans l'alcool.

Réactif au molybdate d'ammonium. *1005701.*
Mélangez, en respectant l'ordre indiqué, 1 volume d'une solution de molybdate d'ammonium R à 25 g/l, 1 volume d'une solution d'*acide ascorbique R* à 100 g/l et 1 volume d'*acide sulfurique R* à 294,5 g/l en H_2SO_4. Ajoutez ensuite 2 volumes d'*eau R.*

Le réactif n'est stable que pendant 1 jour.

Réactif au molybdate d'ammonium R1. *1005706.*
Mélangez 10 ml d'une solution d'*arséniate disodique R* à 60 g/l, 50 ml de solution de molybdate d'ammonium R, 90 ml d'*acide sulfurique dilué R* et complétez à 200 ml avec de l'*eau R.*

Conservez le mélange dans un flacon brun à 37 °C pendant 24 h.

Solution de molybdate d'ammonium. *1005702.*
Solution à 100 g/l.

Solution de molybdate d'ammonium R2. *1005703.*
Dissolvez en chauffant 5,0 g de molybdate d'ammonium R dans 30 ml d'*eau R,* puis refroidissez. Ajustez le pH à 7,0 avec de l'*ammoniaque diluée R2* et complétez à 50 ml avec de l'*eau R.*

Solution de molybdate d'ammonium R3. *1005704.*

Solution I. Dissolvez 5 g de molybdate d'ammonium R dans 20 ml d'*eau R,* en chauffant.

Solution II. Mélangez 150 ml d'*alcool R* avec 150 ml d'*eau R* et ajoutez en refroidissant 100 ml d'*acide sulfurique R.*

Immédiatement avant l'emploi, ajoutez 80 volumes de solution II à 20 volumes de solution I.

Solution de molybdate d'ammonium R4. *1005705.*
Dissolvez 1,0 g de molybdate d'ammonium R dans de l'*eau R* et complétez à 40 ml avec le même solvant. Ajoutez 3 ml d'*acide chlorhydrique R,* puis 5 ml d'*acide perchlorique R* et complétez à 100 ml avec de l'*acétone R.* Conservez à l'abri de la lumière et utilisez dans un délai de 1 mois.

Solution de molybdate d'ammonium R5. *1005706.*
Dissolvez 1,0 g de molybdate d'ammonium R dans 40,0 ml d'une solution d'*acide sulfurique R* à 15 pour cent *V/V.* Préparez la solution chaque jour.

Ammonium (nitrate d'). NH_4NO_3. (M_r 80,0). *1005800.* [6484-52-2].
Poudre cristalline blanche ou cristaux incolores, hygroscopiques, très solubles dans l'eau et facilement solubles dans le méthanol, solubles dans l'alcool.
Conservation en récipient étanche.

Ammonium (nitrate d') R1. *1005801.* [6484-52-2].
Le nitrate d'ammonium R1 satisfait aux spécifications de la rubrique Nitrate d'ammonium R et aux essais supplémentaires suivants :

Acidité. La solution de la substance est faiblement acide (*2.2.4*).

Chlorures (*2.4.4*). 0,50 g de nitrate d'ammonium satisfait à l'essai limite des chlorures (100 ppm).

Sulfates (*2.4.13*). 1,0 g de nitrate d'ammonium satisfait à l'essai limite des sulfates (150 ppm).

Cendres sulfuriques (*2.4.14*). Déterminé sur 1,0 g de nitrate d'ammonium, le taux des cendres sulfuriques n'est pas supérieur à 0,05 pour cent.

Ammonium (oxalate d'). $C_2H_8N_2O_4,H_2O$. (M_r 142,1). *1005900.* [6009-70-7].
Cristaux incolores, solubles dans l'eau.

Solution d'oxalate d'ammonium. *1005901.*
Solution à 40 g/l.

Ammonium (persulfate d'). $(NH_4)_2S_2O_8$. (M_r 228,2). *1006000.* [7727-54-0].
Poudre cristalline blanche ou cristaux granulés, blancs, facilement solubles dans l'eau.

Ammonium (phosphate d'). $(NH_4)_2HPO_4$. (M_r 132,1). *1006100.* [7783-28-0]. Hydrogénophosphate de diammonium.
Cristaux ou granulés blancs, hygroscopiques, très solubles dans l'eau, pratiquement insolubles dans l'alcool.
Une solution à 200 g/l a un pH de 8 environ.

Conservation en récipient étanche.

Ammonium (pyrrolidinedithiocarbamate d'). $C_5H_{12}N_2S_2$. (M_r 164,3). *1006200.* [5108-96-3]. 1-Pyrrolidinyldithioformiate d'ammonium.
Poudre cristalline blanche à jaune pâle, assez soluble dans l'eau, très peu soluble dans l'alcool.
Conservation dans un récipient contenant un morceau de carbonate d'ammonium enveloppé dans une étamine de coton.

Ammonium (reineckate d'). $NH_4[Cr(NCS)_4(NH_3)_2],H_2O$. ($M_r$ 354,4). *1006300.* [13573-16-5]. Diamine-tétrakis(isothiocyanato)chromate(III) d'ammonium monohydraté. .
Poudre ou cristaux rouges, assez solubles dans l'eau froide, solubles dans l'eau chaude et dans l'alcool.

Solution de reineckate d'ammonium. *1006301.*
Solution à 10 g/l. Préparez extemporanément.

4. Réactifs

Ammonium (sulfamate d'). $NH_2SO_3NH_4$. (M_r 114,1). *1006400.* [7773-06-0].
Poudre cristalline blanche ou cristaux incolores, hygroscopiques, très solubles dans l'eau, peu solubles dans l'alcool.
F : voisin de 130 °C.
Conservation en récipient étanche.

Ammonium (sulfate d'). $(NH_4)_2SO_4$. (M_r 132,1). *1006500.* [7783-20-2].
Cristaux incolores ou granulés blancs, très solubles dans l'eau, pratiquement insolubles dans l'acétone et dans l'alcool.

pH (2.2.3). Le pH d'une solution à 50 g/l dans de l'*eau exempte de dioxyde de carbone R* est de 4,5 à 6,0.

Cendres sulfuriques (*2.4.14*). Maximum 0,1 pour cent.

Ammonium (sulfate ferreux et d'). *1038200.* [7783-85-9].
Voir *Ferreux et d'ammonium (sulfate) R.*

Ammonium (sulfate ferrique et d'). *1037700.* [7783-83-7].
Voir *Ferrique et d'ammonium (sulfate) R.*

Ammonium (sulfure d') (solution de). *1123300.*
Dans 120 ml d'*ammoniaque diluée R1,* faites passer du sulfure d'hydrogène R jusqu'à saturation et ajoutez 80 ml d'*ammoniaque diluée R1.* Préparez extemporanément.

Ammonium (thiocyanate d'). NH_4SCN. (M_r 76,1). *1006700.* [1762-95-4].
Cristaux incolores, déliquescents, très solubles dans l'eau, solubles dans l'alcool.
Conservation en récipient étanche.

Solution de thiocyanate d'ammonium. *1006701.*
Solution à 76 g/l.

Ammonium (vanadate d'). NH_4VO_3. (M_r 117,0). *1006800.* [7803-55-6]. Trioxovanadate(V) d'ammonium..
Poudre cristalline blanche à faiblement jaunâtre, peu soluble dans l'eau, soluble dans l'*ammoniaque diluée R1.*

Solution de vanadate d'ammonium. *1006801.*
Dissolvez 1,2 g de *vanadate d'ammonium R* dans 95 ml d'*eau R* et complétez à 100 ml avec de l'*acide sulfurique R.*

Ammonium et de cérium (nitrate d'). $(NH_4)_2Ce(NO_3)_6$. (M_r 548,2). *1005000.* [16774-21-3].
Poudre cristalline jaune orangé ou cristaux orangés, transparents, solubles dans l'eau.

Ammonium et de cérium (sulfate d'). $(NH_4)_4Ce(SO_4)_4,2H_2O$. (M_r 633). *1005100.* [10378-47-9].
Poudre cristalline ou cristaux jaune orangé, lentement solubles dans l'eau.

Amoxicilline trihydratée. *1103400.*
Voir *Amoxicilline trihydratée (0260).*

α-Amylase. *1100800.* 1,4-α-D-glucane-glucanohydrolase (EC 3.2.1.1). .
Poudre blanche à brun clair.

Solution d'α-amylase. *1100801.*
Une solution d'α-amylase R ayant une activité de 800 FAU/g.

Anéthole. $C_{10}H_{12}O$. (M_r 148,2). *1006900.* [4180-23-8].
1-Méthoxy-4-(propén-1-yl)benzène.
Masse blanche, cristalline jusqu'à 20-21 °C, liquide au-dessus de 23 °C, pratiquement insoluble dans l'eau, facilement soluble dans l'éthanol, soluble dans l'acétate d'éthyle et dans l'éther de pétrole.
n_D^{25} : voisin de 1,56.
Eb : voisin de 230 °C.
L'anéthole utilisé en chromatographie en phase gazeuse satisfait en plus à l'essai suivant :

Dosage. Opérez par chromatographie en phase gazeuse (*2.2.28*) d'après les conditions prescrites dans la monographie *Huile essentielle d'anis (0804).*

Solution à examiner. L'anéthole à examiner.

La surface du pic principal correspondant au *trans*-anéthole, avec un temps de rétention de 41 min environ, n'est pas inférieure à 99,0 pour cent de la surface de l'ensemble des pics du chromatogramme obtenu.

***cis*-Anéthole.** $C_{10}H_{12}O$. (M_r 148,2). *1007000.*
(*Z*)-1-Méthoxy-4-(propén-1-yl)benzène. .
Masse blanche, cristalline jusqu'à 20-21 °C, liquide au-dessus de 23 °C, pratiquement insoluble dans l'eau, facilement soluble dans l'éthanol, soluble dans l'acétate d'éthyle et dans l'éther de pétrole.
n_D^{25} : voisin de 1,56.
Eb : voisin de 230 °C.

Le cis-anéthole utilisé en chromatographie en phase gazeuse satisfait en plus à l'essai suivant :

Dosage. Opérez par chromatographie en phase gazeuse (*2.2.28*) d'après les conditions prescrites dans la monographie *Huile essentielle d'anis (0804).*

Solution à examiner. Le *cis*-anéthole à examiner.

La surface du pic principal n'est pas inférieure à 92,0 pour cent de la surface de l'ensemble des pics du chromatogramme obtenu.

Aniline. C_6H_7N. (M_r 93,1). *1007100.* [62-53-3].
Benzènamine.
Liquide incolore ou légèrement jaunâtre, soluble dans l'eau, miscible à l'alcool et à l'éther.
d_{20}^{20} : voisine de 1,02.
Eb : 183 °C à 186 °C.
Conservation à l'abri de la lumière.

***p*-Anisidine.** C_7H_9NO. (M_r 123,2). *1103500.* [104-94-9].
4-Méthoxyaniline.
Cristaux blancs, assez solubles dans l'eau, solubles dans l'éthanol.

La *p*-anisidine contient au minimum 97,0 pour cent de C_7H_9NO.

Attention : la p-anidisine irrite et sensibilise la peau.

Conservation à l'abri de la lumière à 0-4 °C.

La coloration de la *p*-anisidine tend à s'intensifier en cours de conservation en raison de l'oxydation. Un réactif décoloré peut être réduit et décoloré de la manière suivante : dissolvez 20 g de *p*-anisidine R dans 500 ml d'*eau R* à 75 °C. Ajoutez 1 g de *sulfite de sodium R* et 10 g de *charbon activé R* et mélangez pendant 5 min. Filtrez, refroidissez le filtrat à environ 0 °C et laissez reposer à cette température pendant au moins 4 h. Filtrez, lavez les cristaux avec une petite quantité d'*eau R* à 0 °C environ et séchez les cristaux sous vide sur du *pentoxyde de diphosphore R*.

Anisique (aldéhyde). $C_8H_8O_2$. (M_r 136,1). *1007300.* [123-11-5]. 4-Méthoxybenzaldéhyde.
Liquide huileux, très peu soluble dans l'eau ; miscible à l'alcool et à l'éther.
Eb : voisin de 248 °C.
L'aldéhyde anisique utilisé en chromatographie en phase gazeuse satisfait en plus à l'essai suivant :

Dosage. Opérez par chromatographie en phase gazeuse (*2.2.28*) d'après les conditions prescrites dans la monographie *Huile essentielle d'anis (0804)*.

Solution à examiner. L'aldéhyde anisique à examiner. La surface du pic principal n'est pas inférieure à 99,0 pour cent de la surface de l'ensemble des pics du chromatogramme obtenu.

Solution d'aldéhyde anisique. *1007301.*
Mélangez, dans l'ordre, 0,5 ml d'*aldéhyde anisique R* avec 10 ml d'*acide acétique glacial R*, 85 ml de *méthanol R* et 5 ml d'*acide sulfurique R*.

Solution d'aldéhyde anisique R1. *1007302.*
Mélangez dans l'ordre 10 ml d'*aldéhyde anisique R*, 90 ml d'*alcool R* et 10 ml d'*acide sulfurique R*.

Anolyte pour focalisation isoélectrique pH 3-5. *1112800.*
Acide glutamique 0,1 M. Acide phosphorique 0,5 M. Dissolvez 14,71 g d'*acide glutamique R* dans de l'*eau R*. Ajoutez 33 ml d'*acide phosphorique R* et complétez à 1000 ml avec de l'*eau R*.

Anthracène. $C_{14}H_{10}$. (M_r 178,2). *1007400.* [120-12-7].
Poudre cristalline blanche, pratiquement insoluble dans l'eau, peu soluble dans le chloroforme.
F : voisin de 218 °C.

Anthrone. $C_{14}H_{10}O$. (M_r 194,2). *1007500.* [90-44-8].
9(10*H*)-Anthracénone.
Poudre cristalline, jaune pâle.
F : voisin de 155 °C.

Antimoine (trichlorure d'). $SbCl_3$. (M_r 228,1). *1007700.* [10025-91-9].
Cristaux incolores ou masses cristallines transparentes, hygroscopiques, facilement solubles dans l'éthanol. Le trichlorure d'antimoine est hydrolysé par l'eau.
Conservation en récipient étanche, à l'abri de l'humidité.

Solution de trichlorure d'antimoine. *1007701.*
Lavez rapidement 30 g de trichlorure d'antimoine R avec 2 fois 15 ml de chloroforme exempt d'*éthanol R*. Décantez complètement les liquides de lavage. Dissolvez aussitôt les cristaux lavés, en chauffant légèrement, dans 100 ml de chloroforme exempt d'*éthanol R*. Conservez la solution sur quelques grammes de *sulfate de sodium anhydre R*.

Solution de trichlorure d'antimoine R1. *1007702.*

Solution I. Dissolvez 110 g de trichlorure d'antimoine R dans 400 ml de chlorure d'éthylène R. Ajoutez 2 g d'oxyde d'aluminium anhydre R, mélangez et filtrez sur un filtre de verre fritté (40). Complétez à 500,0 ml avec du chlorure d'éthylène R et mélangez. L'absorbance de la solution (*2.2.25*), déterminée à 500 nm sous une épaisseur de 2 cm, n'est pas supérieure à 0,07.
Solution II. Sous une hotte, mélangez 100 ml de chlorure d'acétyle R récemment distillé avec 400 ml de chlorure d'éthylène R. Conservez au frais.
Mélangez 90 ml de solution I avec 10 ml de solution II. Conservez dans des récipients de verre brun à bouchon rodé et utilisez dans les 7 jours qui suivent. Rejetez toute solution colorée.

Antithrombine III. *1007800.* [90170-80-2].
L'antithrombine III est purifiée à partir du plasma humain par chromatographie agarose héparine et doit posséder une activité spécifique d'au moins 6 UI par milligramme.

Antithrombine III R1 (solution d'). *1007801.*
Reconstituez l'*antithrombine III R* selon les indications du fabricant et diluez à 1 UI par millilitre dans une *solution tampon tris(hydroxyméthyl)aminométhane-chlorure de sodium pH 7,4 R*.

Antithrombine III R2 (solution d'). *1007802.*
Reconstituez l'*antithrombine III R* selon les indications du fabricant et diluez avec la *solution tampon tris(hydroxyméthyl)aminométhane-chlorure de sodium pH 7,4 R*, pour obtenir une solution à 0,5 UI par millilitre.

Apigénine. $C_{15}H_{10}O_5$. (M_r 270,2). *1095800.* [520-36-5].
4′,5,7-Trihydroxyflavone.
Poudre, faiblement jaunâtre, pratiquement insoluble dans l'eau, assez soluble dans l'alcool.
F : voisin de 310 °C, avec décomposition.
Chromatographie. Examinez comme prescrit dans la monographie *Fleur de camomille romaine (0380)* en déposant 10 µl d'une solution d'apigénine à 0,25 g/l dans du *méthanol R*. Le chromatogramme présente dans son tiers supérieur une bande principale de fluorescence vert-jaune.

Apigénine-7-glucoside. $C_{21}H_{20}O_{10}$. (M_r 432,6). *1095900.*
Poudre, faiblement jaunâtre, pratiquement insoluble dans l'eau, assez soluble dans l'alcool.
F : 198 °C à 201 °C.
Chromatographie. Examinez comme prescrit dans la monographie *Fleur de camomille romaine (0380)* en déposant 10 µl d'une solution d'apigénine-7-glucoside dans du *méthanol R*. Le chromatogramme présente dans son tiers médian une bande principale de fluorescence jaunâtre.

Aprotinine. *1007900.* [9087-70-1].
Voir *Aprotinine (0580).*

Arabinose. $C_5H_{10}O_5$. (M_r 150,1). *1008000.* [87-72-9].
L-(+)-Arabinose.
Poudre cristalline blanche, facilement soluble dans l'eau.
$[\alpha]_D^{20}$: + 103 à + 105, déterminé avec une solution à 50 g/l dans de l'*eau R* contenant 0,05 pour cent environ de NH_3.

Arbutine. *1008100.*
Voir *Arbutoside R.*

Arbutoside. $C_{12}H_{16}O_7$. (M_r 272,3). *1008100.* [497-76-7].
Arbutine. 4-Hydroxyphényl-β-D-glucopyranoside.
Aiguilles fines, blanches, brillantes, facilement solubles dans l'eau, très solubles dans l'eau chaude, solubles dans l'alcool.
$[\alpha]_D^{20}$: voisin de – 64, déterminé en solution à 20 g/l.

4. Réactifs

F : voisin de 200 °C.

Chromatographie. Examinez par chromatographie sur couche mince (*2.2.27*) comme prescrit dans la monographie *Feuille de busserole (1054)* ; le chromatogramme présente une seule tache principale.

L'arbutoside utilisé dans le dosage de l'arbutoside de la monographie Feuille de busserole (1054) satisfait également à l'essai suivant :

Dosage. Opérez par chromatographie liquide (*2.2.29*), selon les conditions données dans la monographie *Feuille de busserole (1054).*

La teneur n'est pas inférieure à 95 pour cent, calculée par le procédé de normalisation.

Argent (diéthyldithiocarbamate d'). $C_5H_{10}AgNS_2$. (M_r 256,1). *1110400.* [1470-61-7].
Poudre jaune pâle à gris-jaune, pratiquement insoluble dans l'eau, soluble dans la pyridine.
Le diéthyldithiocarbamate d'argent peut être préparé comme suit : dissolvez 1,7 g de nitrate d'argent R dans 100 ml d'*eau R* et dissolvez séparément 2,3 g de *diéthyldithiocarbamate de sodium R* dans 100 ml d'*eau R.* Refroidissez les 2 solutions à 10 °C, mélangez et, en agitant, recueillez le précipité jaune sur un filtre de verre fritté ; lavez avec 200 ml d'*eau R* froide. Séchez le précipité sous vide pendant 2 h à 3 h. Le diéthyldithiocarbamate d'argent peut être utilisé tant qu'il n'a pas changé d'aspect et ne dégage pas d'odeur forte.

Argent (nitrate d'). *1078300.* [7761-88-8].
Voir *Nitrate d'argent (0009).*

Réactif au nitrate d'argent. *1078305.*
A un mélange de 3 ml d'*ammoniaque concentrée R* et de 40 ml d'*hydroxyde de sodium 1 M,* ajoutez goutte à goutte, en agitant, 8 ml d'une solution de nitrate d'argent R à 200 g/l. Complétez à 200 ml avec de l'*eau R.*

Solution ammoniacale de nitrate d'argent. *1078303.*
Dissolvez 2,5 g de nitrate d'argent R dans 80 ml d'eau R ; ajoutez, goutte à goutte en agitant, de l'*ammoniaque diluée R1* jusqu'à dissolution du précipité. Complétez à 100 ml avec de l'*eau R.* Préparez extemporanément.

Solution de nitrate d'argent R1. *1078301.*
Solution à 42,5 g/l.
Conservation à l'abri de la lumière.

Solution de nitrate d'argent R2. *1078302.*
Solution à 17 g/l.
Conservation à l'abri de la lumière.

Solution de nitrate d'argent dans la pyridine. *1078304.*
Solution à 85 g/l dans la *pyridine R.*
Conservation à l'abri de la lumière.

Argent (oxyde d'). Ag_2O. (M_r 231,7). *1078400.* [20667-12-3].
Oxyde de diargent.
Poudre noir brunâtre, pratiquement insoluble dans l'eau et dans l'alcool, facilement soluble dans l'acide nitrique dilué et dans l'ammoniaque.
Conservation à l'abri de la lumière.

Arginine. *1103600.* [74-79-3].
Voir *Arginine (0806).*

Argon. Ar. (A_r 39,95). *1008200.* [7440-37-1].
Contient au minimum 99,995 pour cent *V/V* de Ar.
Monoxyde de carbone. Examinez dans les conditions de la méthode « *Monoxyde de carbone dans les gaz médicinaux* » (*2.5.25, Procédé I*). Le titrage effectué sur 10 litres d'*argon R* à un débit de 4 litres par heure ne consomme pas plus de 0,05 ml de *thiosulfate de sodium 0,002 M* (0,6 ppm *V/V*).

Arséniate disodique. $Na_2HAsO_4,7H_2O$. (M_r 312,0). *1102500.* [10048-95-0]. Hydrogénoarséniate disodique heptahydraté. Arséniate sodique dibasique.
Cristaux efflorescents dans l'air chaud, facilement solubles dans l'eau, solubles dans le glycérol, peu solubles dans l'alcool. La solution aqueuse est alcaline au tournesol.
d_{20}^{20} : voisine de 1,87.
F : voisin de 57 °C quand le chauffage est rapide.

Arsénieux (anhydride). As_2O_3. (M_r 197,8). *1008300.* [1327-53-3]. Trioxyde de diarsenic.
Poudre cristalline ou masses blanches, peu solubles dans l'eau, solubles dans l'eau bouillante.

Solution d'arsénite. *1008301.*
Dissolvez 0,50 g d'*anhydride arsénieux R* dans 5 ml de solution diluée d'*hydroxyde de sodium R,* ajoutez 2,0 g de *bicarbonate de sodium R* et complétez à 100,0 ml avec de l'*eau R.*

Ascorbique (acide). *1008400.* [50-81-7].
Voir *Acide ascorbique (0253).*

Solution d'acide ascorbique. *1008401.*
Dissolvez 50 mg d'*acide ascorbique R* dans 0,5 ml d'*eau R* et complétez à 50 ml dans du *diméthylformamide R.*

Asiaticoside. $C_{48}H_{78}O_{19}$. (M_r 959). *1123500.* [16830-15-2]. 2α,3β,23-Trihydroxy-4α-urs-12-én-28-oate de *O*-6-désoxy-α-L-mannopyranosyl-(1→4)-*O*-β-D-glucopyranosyl-(1→6)-*O*-β-D-glucopyranosyle.
Poudre blanche, hygroscopique, soluble dans le méthanol, peu soluble dans l'éthanol, insoluble dans l'acétonitrile.
F : voisin de 232 °C, avec décomposition.
Teneur en eau (*2.5.12*) : 6,0 pour cent.
Conservation à l'abri de l'humidité.

L'asiaticoside utilisé en chromatographie en liquide satisfait également à l'essai suivant.

Dosage. Opérez par chromatographie liquide (*2.2.29*) selon les indications données dans la monographie *Hydrocotyle (1498).*

La teneur n'est pas inférieure à 97,0 pour cent, calculée par le procédé de normalisation.

Aspartique (acide). *1134100.* [56-84-8].
Voir *Acide aspartique (0797).*

L-Aspartyl-L-phénylalanine. $C_{13}H_{16}N_2O_5$. (M_r 280,3). *1008500.* [13433-09-5]. Acide (*S*)-3-amino-*N*-[(*S*)-1-carboxy-2-phényléthyl]succinamique.
Poudre blanche.
F : voisin de 210 °C, avec décomposition.

Azométhine H. $C_{17}H_{12}NNaO_8S_2$. (M_r 445,4). *1008700.* [5941-07-1]. Hydrogéno-4-hydroxy-5-(2-hydroxybenzylidèneamino)-2,7-naphtalènedisulfonate de sodium..

Solution d'azométhine H. *1008701.*
Dissolvez en chauffant doucement 0,45 g d'*azométhine H R* et 1 g d'*acide ascorbique R* dans de l'*eau R* et complétez à 100 ml avec le même solvant.

Azote. N_2. (M_r 28,01). *1059300.* [7727-37-9].
Azote lavé et desséché.

Azote R1. *1059400.*
Contient au minimum 99,999 pour cent *V/V* de N_2.
Monoxyde de carbone : moins de 5 ppm.
Oxygène : moins de 5 ppm.

Azote exempt d'oxygène. *1059600.*
Faites passer l'*azote R* à travers la *solution alcaline de pyrogallol R.*

Azote (monoxyde d'). NO. (M_r 30,01). *1108300.*
Contient au minimum 98,0 pour cent *V/V* de NO.

Azote pour chromatographie. *1059500.*
Contient au minimum 99,95 pour cent *V/V* de N_2.

Azote (protoxyde d'). N_2O. (M_r 44,01). *1108500.*
Contient au minimum 99,99 pour cent *V/V* de N_2O.
Monoxyde d'azote : moins de 1 ppm.
Monoxyde de carbone : moins de 1 ppm.

Barbaloïne. $C_{21}H_{22}O_9,H_2O$. (M_r 436,4). *1008800.* [1415-73-2]. Aloïne. 1,8-Dihydroxy-3-hydroxyméthyl-10-β-D-glucopyranosyl-10*H*-anthracén-9-one.
Poudre cristalline jaune à jaune foncé ou aiguilles jaunes noircissant par exposition à l'air et à la lumière, assez solubles dans l'eau et dans l'alcool, solubles dans l'acétone, dans l'ammoniaque et dans les hydroxydes alcalins, très peu solubles dans l'éther.
$A^{1\%}_{1\,cm}$: 192 environ à 269 nm, 226 environ à 296,5 nm et 259 environ à 354 nm, déterminée dans le *méthanol R* et calculée par rapport à la substance anhydre.
Chromatographie. Examiné comme prescrit dans la monographie *Bourdaine (0025)*, le chromatogramme obtenu présente une seule tache principale.

Barbital. *1008900.* [57-44-3].
Voir *Barbital (0170).*

Barbital sodique. $C_8H_{11}N_2NaO_3$. (M_r 206,2). *1009000.* [144-02-5].
Contient au minimum 98,0 pour cent de dérivé sodique de la 5,5-diéthyl-1*H*,3*H*,5*H*-pyrimidine-2,4,6-trione.
Poudre cristalline blanche ou cristaux incolores, facilement solubles dans l'eau, peu solubles dans l'alcool, pratiquement insolubles dans l'éther.

Barbiturique (acide). $C_4H_4N_2O_3$. (M_r 128,1). *1009100.* [67-52-7]. 1*H*,3*H*,5*H*-pyrimidine-2,4,6-trione.
Poudre blanche ou sensiblement blanche, peu soluble dans l'eau, facilement soluble dans l'eau bouillante et dans les acides dilués.
F : voisin de 253 °C.

Baryum (carbonate de). $BaCO_3$. (M_r 197,3). *1009200.* [513-77-9].
Poudre ou masses friables blanches, pratiquement insolubles dans l'eau.

Baryum (chlorure de). $BaCl_2,2H_2O$. (M_r 244,3). *1009300.* [10326-27-9]. Dichlorure de baryum..
Cristaux incolores, facilement solubles dans l'eau, peu solubles dans l'alcool.

Solution de chlorure de baryum R1. *1009301.*
Solution à 61 g/l.

Solution de chlorure de baryum R2. *1009302.*
Solution à 36,5 g/l.

Baryum (hydroxyde de). $Ba(OH)_2,8H_2O$. (M_r 315,5). *1009400.* [12230-71-6]. Dihydroxyde de baryum. .
Cristaux incolores, solubles dans l'eau.

Solution d'hydroxyde de baryum. *1009401.*
Solution à 47,3 g/l.

Baryum (sulfate de). *1009500.* [7727-43-7].
Voir *Sulfate de baryum (0010).*

Benzaldéhyde. C_7H_6O. (M_r 106,1). *1009600.* [100-52-7].
Liquide incolore ou faiblement coloré en jaune, peu soluble dans l'eau, miscible à l'alcool et à l'éther.
d^{20}_{20} : voisine de 1,05.
n^{20}_{D} : voisin de 1,545.
Intervalle de distillation (2.2.11). 95 pour cent au minimum distille de 177 °C à 180 °C.
Conservation à l'abri de la lumière.

Benzène. C_6H_6. (M_r 78,1). *1009800.* [71-43-2].
Liquide incolore, limpide, inflammable, pratiquement insoluble dans l'eau, miscible à l'alcool et à l'éther.
Eb : voisin de 80 °C.

Benzéthonium (chlorure de). $C_{27}H_{42}ClNO_2,H_2O$. (M_r 466,1). *1009900.* [121-54-0]. Chlorure de benzyldiméthyl[2-[2-[4-(1,1,3,3-tétraméthylbutyl)phénoxy]éthoxy]éthyl]ammonium monohydraté.
Poudre fine, blanche ou cristaux incolores, solubles dans l'eau et dans l'alcool, peu solubles dans l'éther.
F : voisin de 163 °C.
Conservation à l'abri de la lumière.

Benzile. $C_{14}H_{10}O_2$. (M_r 210,2). *1117800.* [134-81-6].
Diphényléthanedione.
Poudre cristalline jaune, insoluble dans l'eau, soluble dans l'alcool, l'acétate d'éthyle et le toluène.
F : 95 °C.

Benzocaïne. $C_9H_{11}NO_2$. (M_r 165,2). *1123600.* [94-09-7].
Voir *Benzocaïne (0011).*

Benzoïne. $C_{14}H_{12}O_2$. (M_r 212,3). *1010200.* [579-44-2].
2-Hydroxy-1,2-diphényléthanone.
Cristaux faiblement jaunâtres, très peu solubles dans l'eau, facilement solubles dans l'acétone, solubles dans l'alcool chaud, assez solubles dans l'éther.
F : voisin de 137 °C.

Benzoïque (acide). *1010100.* [65-85-0].
Voir *Acide benzoïque (0066).*

Benzophénone. $C_{13}H_{10}O$. (M_r 182,2). *1010300.* [119-61-9].
Diphénylméthanone.
Cristaux prismatiques, pratiquement insolubles dans l'eau, facilement solubles dans l'alcool et dans l'éther.
F : voisin de 48 °C.

4. Réactifs

1,4-Benzoquinone. $C_6H_4O_2$. (M_r 108,1). *1118500.* [106-51-4]. Cyclohexa-2,5-diène-1,4-dione. .
Contient au minimum 98,0 pour cent de $C_6H_4O_2$.

Benzoylarginine (chlorhydrate d'ester éthylique de). $C_{15}H_{23}ClN_4O_3$. (M_r 342,8). *1010500.* [2645-08-1].
Chlorhydrate de l'ester éthylique de *N*-benzoyl-L-arginine. Chlorhydrate de (*S*)-2-benzamido-5-guanidinovalérate d'éthyle.
Poudre cristalline blanche, très soluble dans l'eau et dans l'éthanol, pratiquement insoluble dans l'éther.
$[\alpha]_D^{20}$: : – 15 à – 18, déterminé en solution à 10 g/l.
F : voisin de 129 °C.
$A_{1\,cm}^{1\%}$: 310 à 340, déterminée à 227 nm en solution à 0,01 g/l.

Benzoyle (chlorure de). C_7H_5ClO. (M_r 140,6). *1010400.* [98-88-4].
Liquide incolore, lacrymogène, soluble dans l'éther, décomposé par l'eau et par l'alcool.
d_{20}^{20} : voisine de 1,21.
Eb : voisin de 197 °C.

***N*-Benzoyl-L-prolyl-L-phénylalanyl-L-arginine 4-nitroanilide (acétate de).** $C_{35}H_{42}N_8O_8$. (M_r 703). *1010600.*

2-Benzoylpyridine. $C_{12}H_9NO$. (M_r 183,2). *1134300.* [91-02-1].
Phényl(pyridin-2-yl)méthanone.
Cristaux incolores, solubles dans l'alcool.
F : voisin de 43 °C.

Benzyle (benzoate de). *1010800.* [120-51-4].

Voir *Benzoate de benzyle (0705).*

Chromatographie. Examinez comme prescrit dans la monographie *Baume du Pérou (0754)* en déposant 20 µl d'une solution à 0,3 pour cent *V/V* dans l'acétate d'éthyle R. Après pulvérisation et chauffage, le chromatogramme présente une bande principale dont le R_f est voisin de 0,8.

Benzyle (cinnamate de). *1010900.* [103-41-3].
Voir *Cinnamate de benzyle R.*

Benzylique (alcool). *1010700.* [100-51-6].
Voir *Alcool benzylique (0256).*

Benzylpénicilline sodique. *1011000.* [69-57-8].
Voir *Benzylpénicilline sodique (0114).*

2-Benzylpyridine. $C_{12}H_{11}N$. (M_r 169,2). *1112900.* [101-82-6].
Contient au minimum 98,0 pour cent de $C_{12}H_{11}N$.
Liquide jaune.
F : 13 °C à 16 °C.

Bergaptène. $C_{12}H_8O_4$. (M_r 216,2). *1103700.* [484-20-8].
5-Méthoxypsoralène.
Cristaux incolores, pratiquement insolubles dans l'eau, assez solubles dans l'alcool et peu solubles dans l'acide acétique glacial.
F : voisin de 188 °C.

Bétuline. $C_{30}H_{50}O_2$. (M_r 442,7). *1011100.* [473-98-3].
Lup-20(39)-ène-3β,28-diol.
Poudre cristalline, blanche.
F : 248 °C à 251 °C.

Bibenzyle. $C_{14}H_{14}$. (M_r 182,3). *1011200.* [103-29-7].
1,2-Diphényléthane.
Poudre cristalline, blanche, pratiquement insoluble dans l'eau, très soluble dans le chlorure de méthylène, facilement soluble dans l'acétone, soluble dans l'alcool.
F : 50 °C à 53 °C.

Bicinchoninate disodique. $C_{20}H_{10}N_2Na_2O_4$. (M_r 388,3). *1126600.* [979-88-4]. 2,2′-Biquinoléine-4,4′-dicarboxylate disodique.

Biphényl-4-ol. $C_{12}H_{10}O$. (M_r 170,2). *1011300.* [90-43-7].
4-Phénylphénol.
Poudre cristalline, blanche, pratiquement insoluble dans l'eau.
F : 164 °C à 167 °C.

Bisbenzimide. $C_{25}H_{27}Cl_3N_6O,5H_2O$. ($M_r$ 624). *1103800.* [23491-44-3]. Trichlorhydrate de 4-[5-[5-(4-méthylpipérazin-1-yl)benzimidazol-2-yl]benzimidazol-2-yl]phénol pentahydraté.

Solution mère de bisbenzimide. *1103801.*
Dissolvez 5 mg de *bisbenzimide R* dans de l'*eau R* et complétez à 100 ml avec le même solvant. Conservez à l'obscurité.

Solution de travail de bisbenzimide. *1103802.*
Immédiatement avant emploi, prélevez 100 µl de *solution mère de bisbenzimide R* et complétez à 100 ml avec de la *solution saline tamponnée au phosphate pH 7,4 R.*

Bis(méthylphényloxazolyl)benzène. *1056200.* [3073-87-8].
Voir *Méthylphényloxazolylbenzène R.*

Bismuth (sous-nitrate de). $[4BiNO_3(OH)_2,BiO(OH)]$. (M_r 1462). *1011500.* [1304-85-4].
Poudre blanche, pratiquement insoluble dans l'eau.

Bismuth (sous-nitrate de) R1. *1011501.*
Contient au minimum 71,5 pour cent et au maximum 74,0 pour cent de bismuth (Bi), et au minimum 14,5 pour cent et au maximum 16,5 pour cent de nitrate exprimé en pentoxyde d'azote (N_2O_5).

Solution de sous-nitrate de bismuth. *1011502.*

Dissolvez 5 g de *sous-nitrate de bismuth R1* dans un mélange de 8,4 ml d'*acide nitrique R* et de 50 ml d'*eau R* et complétez à 250 ml avec de l'*eau R*. Filtrez si nécessaire.

Acidité. A 10 ml de solution, ajoutez 0,05 ml de *solution de méthylorange R*. Le virage de l'indicateur nécessite entre 5,0 ml et 6,25 ml d'*hydroxyde de sodium 1 M.*

2,2′-Bis(octadécyloxy)-5,5′-spirobi[1,3,2-dioxaphosphorinane]. *1031800.*
Voir *2,2′-di(octadécyloxy)-5,5′-spirobi-1,3,2-dioxaphosphinane R.*

Biuret. $C_2H_5N_3O_2$. (M_r 103,1). *1011600.* [108-19-0].
Cristaux blancs, hygroscopiques, solubles dans l'eau, assez solubles dans l'alcool, très peu solubles dans l'éther.
F : 188 °C à 190 °C, avec décomposition.
Conservation en récipient étanche.

Biuret (réactif au). *1011601.*
Dissolvez 1,5 g de *sulfate de cuivre R* et 6,0 g de *tartrate de sodium et de potassium R* dans 500 ml d'*eau R*. Ajoutez 300 ml d'une solution d'*hydroxyde de sodium R* à 100 g/l exempte de carbonate, complétez à 1000 ml avec la même solution et mélangez.

Bleu acide 83. $C_{45}H_{44}N_3NaO_7S_2$. (M_r 826). *1012200.* [6104-59-2].
Colour Index No. 42660.
Bleu brillant. Bleu brillant de Coomassie R 250.
Poudre brune insoluble dans l'eau froide, peu soluble dans l'eau bouillante et l'éthanol, soluble dans l'acide sulfurique, dans l'acide acétique glacial et dans les solutions diluées d'hydroxydes alcalins.

Bleu acide 90. $C_{47}H_{48}N_3NaO_7S_2$. (M_r 854). *1001300.* [6104-58-1].
Colour Index No. 42655.
[4-[[4-[(4-Ethoxyphényl)amino]phényl][[4-(éthyl)(3-sulfonatobenzyl)amino]phényl]méthylène]cyclo-hexa-2,5-dién-1-ylidène](éthyl)(3- sulfonatobenzyl)ammonium sodique.
Poudre brun foncé à reflet violet et particules à reflet métallique, soluble dans l'eau et dans l'éthanol.
$A^{1\%}_{1\,\mathrm{cm}}$: supérieure à 500, déterminée à 577 nm dans une solution tampon pH 7,0, à une concentration de 0,01 g/l et calculée par rapport à la substance desséchée.
Perte à la dessiccation (*2.2.32*) : maximum 5,0 pour cent, déterminée par chauffage à l'étuve à 100-105 °C sur 0,500 g.

Bleu acide 92. $C_{26}H_{16}N_3Na_3O_{10}S_3$. ($M_r$ 696). *1001400.* [3861-73-2].
Colour Index No. 13390.
Bleu de Coomassie. Anazolène sodique. 8-Hydroxy-4′-(phénylamino)azonaphtalène-3,5′,6-trisulfonate de trisodium.
Cristaux bleu foncé, peu solubles dans l'alcool, solubles dans l'eau, dans l'acétone et dans l'éther monoéthylique d'éthylèneglycol.

Solution de bleu acide 92. *1001401.*
Dissolvez 0,5 g de *bleu acide 92 R* dans un mélange de 10 ml d'*acide acétique glacial R*, de 45 ml d'*alcool R* et de 45 ml d'*eau R*.

Bleu acide 93. $C_{37}H_{27}N_3Na_2O_9S_3$. ($M_r$ 800). *1134200.* [28983-56-4].
Colour Index No. 42780.
Bleu de méthyle. Bleu de Poirrier.
Mélange de di- et trisulfonates de triphénylrosaniline et de triphénylpararosaniline.

Poudre bleu foncé.
Zone de virage : pH 9,4 à pH 14,0.

Solution de bleu acide 93. *1134201.*
Dissolvez 0,2 g de *bleu acide 93 R* dans de l'*eau R* et complétez à 100 ml avec le même solvant.

Bleu brillant. *1012200.* [6104-59-2].
Voir *Bleu acide 83 R*.

Bleu de bromophénol. $C_{19}H_{10}Br_4O_5S$. (M_r 670). *1012800.* [115-39-9]. 3′,3″,5′,5″-Tétrabromophénolsulfonephtaléine. 4,4′-(3*H*-2,1-Benzoxathiole-3-ylidène)bis(2,6-dibromophénol) *S,S*-dioxyde. .
Poudre jaune orangé clair, très peu soluble dans l'eau, peu soluble dans l'alcool, facilement soluble dans les solutions d'hydroxydes alcalins.

Solution de bleu de bromophénol. *1012801.*
Dissolvez 0,1 g de *bleu de bromophénol R* dans 1,5 ml d'*hydroxyde de sodium 0,1 M*, ajoutez 20 ml d'*alcool R* et complétez à 100 ml avec de l'*eau R*.
Essai de sensibilité. A 0,05 ml de solution de bleu de bromophénol, ajoutez 20 ml d'*eau exempte de dioxyde de carbone R* et 0,05 ml d'*acide chlorhydrique 0,1 M*. La solution est jaune. Le virage au bleu-violet de l'indicateur ne nécessite pas plus de 0,1 ml d'*hydroxyde de sodium 0,1 M*.
Zone de virage : pH 2,8 (jaune) à pH 4,4 (bleu-violet).

Solution de bleu de bromophénol R1. *1012802.*
Dissolvez, en chauffant doucement, 50 mg de *bleu de bromophénol R* dans 3,73 ml d'*hydroxyde de sodium 0,02 M* et complétez à 100 ml avec de l'*eau R*.

Solution de bleu de bromophénol R2. *1012803.*
Chauffez 0,2 g de *bleu de bromophénol R* avec 3 ml d'*hydroxyde de sodium 0,1 M* et 10 ml d'*alcool R*. Après dissolution, laissez refroidir et complétez à 100 ml avec de l'*alcool R*.

Bleu de bromothymol. $C_{27}H_{28}Br_2O_5S$. (M_r 624). *1012900.* [76-59-5]. 3′,3″-Dibromothymolsulfonephtaléine. . 4,4′-(3*H*-2,1-Benzoxathiol-3-ylidène)bis(2-bromo-6-isopropyl-3-méthylphénol) *S,S*-dioxyde. .
Poudre rose-rouge ou brunâtre, pratiquement insoluble dans l'eau, soluble dans l'alcool et dans les solutions diluées d'hydroxydes alcalins.

Solution de bleu de bromothymol R1. *1012901.*
Dissolvez 50 mg de *bleu de bromothymol R* dans un mélange de 4 ml d'*hydroxyde de sodium 0,02 M* et de 20 ml d'*alcool R*, puis complétez à 100 ml avec de l'*eau R*.
Essai de sensibilité. A 0,3 ml de *solution de bleu de bromothymol R1*, ajoutez 100 ml d'*eau exempte de dioxyde de carbone R*. La solution est jaune. Le virage au bleu de l'indicateur ne nécessite pas plus de 0,1 ml d'*hydroxyde de sodium 0,02 M*.
Zone de virage : pH 5,8 (jaune) à pH 7,4 (bleu).

Solution de bleu de bromothymol R2. *1012902.*
Solution à 10 g/l dans le *diméthylformamide R*.

Solution de bleu de bromothymol R3. *1012903.*
Chauffez 0,1 g de *bleu de bromothymol R* avec 3,2 ml d'*hydroxyde de sodium 0,05 M* et 5 ml d'*alcool à 90 pour cent V/V R*. Après dissolution, complétez à 250 ml avec de l'*alcool à 90 pour cent V/V R*.

Bleu de Coomassie. *1001400.* [3861-73-2].
Voir *Bleu acide 92 R*.

Solution de bleu de Coomassie. *1001401.*
Voir *Solution de bleu acide 92 R*.

Bleu dextran 2000. *1011700.* [9049-32-5].
Préparé à partir de dextran de masse moléculaire relative moyenne de 2×10^6 par introduction d'un chromophore polycyclique colorant la substance en bleu. Le degré de

substitution est de 0,017. La substance est cryodesséchée et se dissout rapidement et complètement dans l'eau et dans les solutions salines aqueuses.
En solution à 1 g/l dans une *solution tampon phosphate pH 7 R*, la substance présente un maximum d'absorption (*2.2.25*) à 280 nm.

Bleu d'hydroxynaphtol (sel sodique de). $C_{20}H_{11}N_2Na_3O_{11}S_3$. ($M_r$ 620). *1044500.* [63451-35-4]. 2,2'-Dihydroxy-1,1'-azonaphtalène-3',4,6'-trisulfonate de trisodium.

Bleu de méthylène. $C_{16}H_{18}ClN_3S,xH_2O$. (M_r 319,9 pour la substance anhydre). *1055800.* [7220-79-3].
Schultz No. 1038.
Colour Index No. 52015.
Chlorure de 3,7-diméthylaminophénothiazin-5-ium.
Le bleu de méthylène se présente sous des degrés différents d'hydratation et peut contenir jusqu'à 22 pour cent d'eau.

Poudre cristalline vert foncé ou poudre de couleur bronze, facilement soluble dans l'eau, soluble dans l'alcool.

Bleu Nil A. $C_{20}H_{21}N_3O_5S$. (M_r 415,5). *1058200.* [3625-57-8].
Schultz No. 1029.
Colour Index No. 51180.
Hydrogénosulfate de 5-amino-9-(diéthylamino)benzo[*a*]phénoxazinylium.
Poudre cristalline verte, à reflets bronze, assez soluble dans l'alcool, dans l'acide acétique glacial et dans la pyridine.
Une solution à 0,005 g/l dans l'*alcool à 50 pour cent V/V R* présente un maximum d'absorption (*2.2.25*) à 640 nm.

Solution de bleu Nil A. *1058201.*

Solution à 10 g/l dans l'*acide acétique anhydre R*.

Essai de sensibilité. A 50 ml d'*acide acétique anhydre R*, ajoutez 0,25 ml de solution de bleu Nil A. La solution est bleue. Elle vire au bleu-vert après addition de 0,1 ml d'*acide perchlorique 0,1 M*.

Zone de virage : pH 9,0 (bleu) à pH 13,0 (rouge).

Bleu de nitrotétrazolium. $C_{40}H_{30}Cl_2N_{10}O_6$. ($M_r$ 818). *1060000.* [298-83-9]. Dichlorure de 3,3'-(3,3'-diméthoxy-4,4'-diphénylène)di[2-(4-nitrophényl)-5-phényl-2*H*-tétrazolinum].
Bleu de *p*-nitrotétrazolium.
Cristaux solubles dans le méthanol en donnant une solution limpide, jaune.
F : voisin de 189 °C, avec décomposition.

Bleu oracet B. *1118600.* Mélange de 1-méthylamino-4-anilinoanthraquinone ($C_{21}H_{16}N_2O_2$; M_r 328,4) et de 1-amino-4-anilinoanthraquinone ($C_{20}H_{14}N_2O_2$; M_r 314,3).
Poudre violet-bleu foncé, pratiquement insoluble dans l'eau, facilement soluble dans l'acétone et dans l'acide acétique anhydre.

Bleu oracet et de jaune de méthyle (solution de). *1118700.* Dissolvez 10 mg de bleu oracet B R et 10 mg de jaune de méthyle R dans 300 ml de *chlorure de méthylène R*.

Bleu oracet 2R. $C_{20}H_{14}N_2O_2$. (M_r 314,3). *1061100.* [4395-65-7].
Colour Index No. 61110.
1-Amino-4-(phénylamino)anthracène-9,10-dione.
F : voisin de 194 °C.

Bleu solide B (sel de). $C_{14}H_{12}Cl_2N_4O_2$. (M_r 339,2). *1037400.* [84633-94-3].
Schultz No. 490.
Colour Index No. 37235.
Dichlorure de 3,3'-diméthoxy(biphényl)-4,4'-bisdiazonium.
Poudre vert foncé, soluble dans l'eau. Le sel de bleu solide B est stabilisé par le chlorure de zinc.
Conservation en récipient étanche, à une température de 2 °C à 8 °C.

Bleu sulfan. $C_{27}H_{31}N_2NaO_6S_2$. (M_r 566,6). *1086000.* [129-17-9].
Schultz No. 769.
Colour Index No. 42045.
Bleu acide I. Bleu de disulfine. Bleu VS. [[[4-(Diéthylamino)phényl](2,4-disulfonatophényl)méthylène]cyclohexa-2,5-dièn- 1-ylidène]diéthylammonium sodique.
Poudre violette, soluble dans l'eau. Les solutions diluées de bleu sulfan sont bleues et virent au jaune par addition d'acide chlorhydrique concentré.

Bleu de tétrazolium. $C_{40}H_{32}Cl_2N_8O_2$. (M_r 728). *1089000.* [1871-22-3]. Dichlorure de 3,3'-biphényl]-4,4'-diyl)bis[2,5-diphényl-2*H*-tétrazolium].
Cristaux jaunes, peu solubles dans l'eau, facilement solubles dans l'alcool et dans le méthanol, pratiquement insolubles dans l'acétone et dans l'éther.
F : voisin de 245 °C, avec décomposition.

Bleu de thymol. $C_{27}H_{30}O_5S$. (M_r 466,6). *1090600.* [76-61-9].
Thymolsulfonephtaléine. 4,4'-(3*H*-2,1-Benzoxathiol-3-ylidène)bis(2-isopropyl-5-méthylphénol) *S,S*-dioxyde.
Poudre cristalline, bleu-vert à vert-brun, peu soluble dans l'eau, soluble dans l'alcool et dans les solutions alcalines diluées.

Solution de bleu de thymol. *1090601.*

Dissolvez 0,1 g de *bleu de thymol R* dans un mélange de 2,15 ml d'*hydroxyde de sodium 0,1 M* et de 20 ml d'*alcool R*. Complétez à 100 ml avec de l'*eau R*.

Essai de sensibilité. A 0,1 ml de solution de bleu de thymol, ajoutez 100 ml d'*eau exempte de dioxyde de carbone R* et 0,2 ml d'*hydroxyde de sodium 0,02 M*. La solution est bleue. Le virage au jaune de l'indicateur ne nécessite pas plus de 0,15 ml d'*acide chlorhydrique 0,02 M*.

Zones de virage : pH 1,2 (rouge) à pH 2,8 (jaune) ; pH 8,0 (vert olive) à pH 9,6 (bleu).

Bleu de toluidine. $C_{15}H_{16}ClN_3S$. (M_r 305,8). *1091900.* [92-31-9].
Schultz No. 1041.
Colour Index No. 52040.
Bleu de toluidine O. Chlorure de 3-amino-7-diméthylamino-2-méthylphénothiazin-5-ium.
Poudre vert foncé, soluble dans l'eau, peu soluble dans l'alcool.

Boldine. $C_{19}H_{21}NO_4$. (M_r 327,3). *1118800.* [476-70-0].
1,10-Diméthoxy-6aα-aporphine-2,9-diol.
Poudre cristalline blanche, très faiblement soluble dans l'eau, soluble dans l'alcool et les solutions diluées d'acides.
$[\alpha]_D^{25}$: voisin de + 127, déterminé en solution à 1 g/l dans l'*éthanol R*.

F : voisin de 163 °C.
Chromatographie. Examiné comme prescrit dans la monographie *Boldo (feuille de) (1396)*, le chromatogramme obtenu présente une seule tache principale.

Dosage. Opérez par chromatographie liquide (*2.2.29*) selon les conditions prescrites dans la monographie *Boldo (feuille de) (1396)*.

Solution à examiner. La boldine à examiner.

La surface du pic principal n'est pas inférieure à 99,0 pour cent de la surface de l'ensemble des pics du chromatogramme obtenu.

Bore (trichlorure de). BCl_3. (M_r 117,2). *1112000.* [10294-34-5].
Gaz incolore. Le trichlorure de bore réagit violemment avec l'eau ; il est disponible sous forme de solutions dans un solvant approprié (2-chloroéthanol, chlorure de méthylène, hexane, heptane, méthanol).

Attention : le trichlorure de bore est toxique et corrosif.
n_D^{20} : voisin de 1,420.
Eb : voisin de 12,6 °C.

Solution méthanolique de trichlorure de bore. *1112001.*
Solution à 120 g/l de BCl_3 dans le *méthanol R*.
Conservez à l'abri de la lumière à – 20 °C, de préférence dans des tubes scellés.

Bore (trifluorure de). BF_3. (M_r 67,8). *1012100.* [7637-07-2].
Gaz incolore.

Solution méthanolique de trifluorure de bore. *1012101.*
Solution à 140 g/l de *trifluorure de bore R* dans le *méthanol R*.

Borique (acide). *1011800.* [10043-35-3].
Voir *Acide borique (0001)*.

Bornéol. $C_{10}H_{18}O$. (M_r 154,3). *1011900.* [507-70-0].
endo-1,7,7-Triméthylbicyclo[2.2.1]heptan-2-ol.
Cristaux incolores, facilement sublimables, pratiquement insolubles dans l'eau, facilement solubles dans l'alcool, dans l'éther et dans l'éther de pétrole.
F : voisin de 208 °C.
Chromatographie. Examinez par chromatographie sur couche mince (*2.2.27*) en utilisant une plaque recouverte de *gel de silice G R*. Déposez sur la plaque 10 µl d'une solution de la substance à examiner à 1 g/l dans le *toluène R*. Développez sur un parcours de 10 cm avec du *chloroforme R*. Laissez sécher la plaque à l'air. Pulvérisez de la solution d'*aldéhyde anisique R* en utilisant 10 ml de réactif pour une plaque de 200 mm de côté. Chauffez à 100-105 °C pendant 10 min. Le chromatogramme présente une seule tache principale.

Bornyle (acétate de). $C_{12}H_{20}O_2$. (M_r 196,3). *1012000.* [5655-61-8]. Acétate d'*endo*-1,7,7-triméthylbicyclo[2.2.1]hept-2-yle.
Cristaux incolores ou liquide incolore, très peu solubles dans l'eau, solubles dans l'alcool et dans l'éther.
F : voisin de 28 °C.
Chromatographie. Examinez par chromatographie sur couche mince (*2.2.27*) en utilisant une plaque recouverte de *gel de silice G R*. Déposez sur la plaque 10 µl d'une solution de la substance à examiner à 2 g/l dans le *toluène R*. Développez sur un parcours de 10 cm avec du *chloroforme R*. Laissez sécher la plaque à l'air. Pulvérisez de la solution d'*aldéhyde anisique R* en utilisant 10 ml de réactif pour une plaque de 200 mm de côté. Chauffez à 100-105 °C pendant 10 min. Le chromatogramme présente une seule tache principale.

Borotrifluorure. *1012100.*
Voir *Bore (trifluorure de) R*.

Brome. Br_2. (M_r 159,8). *1012400.* [7726-95-6].
Liquide rouge-brun, fumant, peu soluble dans l'eau, soluble dans l'alcool et dans l'éther.
d_{20}^{20} : voisine de 3,1.

Eau de brome. *1012402.*
Agitez 3 ml de *brome R* avec 100 ml d'*eau R* jusqu'à saturation.

Conservation sur un excès de *brome R* et à l'abri de la lumière.

Eau de brome R1. *1012403.*
Agitez 0,5 ml de *brome R* avec 100 ml d'*eau R*.
Conservation à l'abri de la lumière, limitée à une semaine.

Solution de brome. *1012401.*
Dissolvez 30 g de *brome R* et 30 g de *bromure de potassium R* dans de l'*eau R* et complétez à 100 ml avec le même solvant.

Bromélaïnes. *1012300.* [37189-34-7].
Concentrat d'enzymes protéolytiques obtenu à partir d'*Ananas comosus* Merr.
Poudre jaune terne.

Activité. 1 g de bromélaïnes libère environ 1,2 g d'azote aminé d'une solution de *gélatine R* en 20 min à 45 °C et à pH 4,5.

Bromélaïnes (solution de). *1012301.*
Solution de bromélaïnes R à 10 g/l dans un mélange de 1 volume de *solution tampon phosphate pH 5,5 R* et de 9 volumes d'une *solution de chlorure de sodium R* à 9 g/l.

Bromhydrique (acide) à 30 pour cent. *1098700.* [10035-10-6].
Acide bromhydrique à 30 pour cent dans de l'*acide acétique glacial R*.
Dégazez avec précaution.

Bromhydrique (acide) dilué. *1098701.*
Dans des flacons inactiniques munis de bouchons en polyéthylène, introduisez 5,0 ml d'*acide bromhydrique à 30 pour cent R*. Fermez sous *argon R* et conservez à l'obscurité. Au moment de l'emploi, ajoutez 5,0 ml d'*acide acétique glacial R*. Agitez.

4. Réactifs

Conserver à l'obscurité.

Bromhydrique (acide) à 47 pour cent. *1118900.*
Solution d'acide bromhydrique à 47 pour cent *m/m* dans de l'*eau R.*

Bromhydrique (acide) dilué R1. *1118901.*
Contient 7,9 g/l de HBr. Dissolvez 16,81 g d'*acide bromhydrique à 47 pour cent R* dans de l'*eau R* et complétez à 1000 ml avec le même solvant.

5-Bromo-2'-désoxyuridine. $C_9H_{11}BrN_2O_5$. (M_r 307,1). *1012500.* [59-14-3]. 5-Bromo-1-(2-désoxy-β-d-*érythro*-pentofuranosyl)-1*H*,3*H*-pyrimidine-2,4-dione.
F : voisin de 194 °C.
Chromatographie. Opérez comme prescrit dans la monographie *Idoxuridine (0669)* en déposant 5 µl d'une solution de 5-bromo-2'-désoxyuridine à 0,25 g/l. Le chromatogramme obtenu présente une seule tache principale.

Bromophos. $C_8H_8BrCl_2O_3$. (M_r 366,0). *1123700.* [2104-96-3].
Une solution de référence certifiée de qualité appropriée (10 ng/µl dans l'isooctane) peut être utilisée.

Bromophos-éthyle. $C_{10}H_{12}BrCl_2O_3PS$. (M_r 394,0). *1123800.* [4824-78-6].
Une solution de référence certifiée de qualité appropriée (10 ng/µl dans l'isooctane) peut être utilisée.

Bromure d'iode. IBr. (M_r 206,8). *1045900.* [7789-33-5].
Cristaux noir bleuâtre ou noir brunâtre, facilement solubles dans l'eau, dans l'alcool, dans l'éther et dans l'acide acétique glacial.
Eb : voisin de 116 °C.
F : voisin de 40 °C.
Conservation à l'abri de la lumière et au frais.

Solution de bromure d'iode. *1045901.*
Dissolvez 20 g de bromure d'*iode R* dans de l'*acide acétique glacial R* et complétez à 1000 ml avec le même acide.

Conservation à l'abri de la lumière.

BRP (solution d'indicateurs). *1013000.*
Dissolvez 0,1 g de *bleu de bromothymol R,* 20 mg de *rouge de méthyle R* et 0,2 g de *phénolphtaléine R* dans de l'*alcool R,* puis complétez à 100 ml avec le même solvant. Filtrez.

Brucine. $C_{23}H_{26}N_2O_4,2H_2O$. (M_r 430,5). *1013100.* [357-57-3]. 10,11-Diméthoxystrychnine.
Cristaux incolores, peu solubles dans l'eau, facilement solubles dans l'alcool et dans l'éther.
F : voisin de 178 °C.

Butanal. C_4H_8O. (M_r 72,1). *1134400.* [123-72-8]. Butyraldéhyde.
d_{20}^{20} : 0,806.
n_D^{20} : 1,380.
Eb : 75 °C.

Butanol. $C_4H_{10}O$. (M_r 74,1). *1013200.* [71-36-3]. *n*-Butanol. 1-Butanol.
Liquide limpide et incolore, miscible à l'alcool.
d_{20}^{20} : voisine de 0,81.
Eb : 116 °C à 119 °C.

2-Butanol R1. $C_4H_{10}O$. (M_r 74,1). *1013301.* Alcool *sec*-butylique.
Contient au minimum 99,0 pour cent de $C_4H_{10}O$.
Liquide limpide et incolore, soluble dans l'eau, miscible à l'alcool et à l'éther.
d_{20}^{20} : voisine de 0,81.
Intervalle de distillation (*2.2.11*) : 95 pour cent au minimum distille de 99 °C à 100 °C.
Dosage. Par chromatographie en phase gazeuse comme décrit dans la monographie *Alcool isopropylique (0970).*

Butylamine. $C_4H_{11}N$. (M_r 73,1). *1013600.* [109-73-9]. 1-Butanamine.
Distillez et utilisez dans le mois qui suit.
Liquide incolore, miscible à l'eau, à l'alcool et à l'éther.
n_D^{20} : voisin de 1,401.
Eb : voisin de 78 °C.

***tert*-Butylamine.** *1100900.* [75-64-9].
Voir *(1,1-Diméthyl)éthylamine R.*

Butylboronique (acide). $C_4H_{11}BO_2$. (M_r 101,9). *1013700.* [4426-47-5].
Contient au minimum 98 pour cent de $C_4H_{11}BO_2$.
F : 90 °C à 92 °C.

Butyle (acétate de). $C_6H_{12}O_2$. (M_r 116,2). *1013400.* [123-86-4].
Liquide limpide, incolore, inflammable, peu soluble dans l'eau, miscible à l'alcool et à l'éther.
d_{20}^{20} : voisine de 0,88.
n_D^{20} : voisin de 1,395.
Intervalle de distillation (*2.2.11*) : 95 pour cent au minimum d'acétate de butyle distille de 123 °C à 126 °C.

Butyle (acétate de) R1. *1013401.*
Liquide limpide, incolore, inflammable, peu soluble dans l'eau, miscible à l'alcool et à l'éther.
d_{20}^{20} : voisine de 0,883.
n_D^{20} : voisin de 1,395.

Butanol. Au maximum 0,2 pour cent, déterminé par chromatographie en phase gazeuse.

Formiate de n-butyle. Au maximum 0,1 pour cent, déterminé par chromatographie en phase gazeuse.

Propionate de n-butyle. Au maximum 0,1 pour cent, déterminé par chromatographie en phase gazeuse.

Eau. Au maximum 0,1 pour cent.

Dosage. Au minimum 99,5 pour cent de $C_6H_{12}O_2$, déterminé par chromatographie en phase gazeuse.

Butyle (parahydroxybenzoate de). *1103900.* [94-26-8].
Voir *Parahydroxybenzoate de butyle (0881).*

di-Butyle (phtalate de). *1026800.* [84-74-2].
Voir *Dibutyle (phtalate de) R.*

***tert*-Butylhydroperoxyde.** $C_4H_{10}O_2$. (M_r 90,1). *1118000.* [75-91-2]. 1,1-Diméthyléthylhydroperoxyde.
Liquide inflammable, soluble dans les solvants organiques.
d_{20}^{20} : 0,898.
n_D^{20} : 1,401.
Eb : 35 °C.

Butylhydroxytoluène. *1013800.* [128-37-0].
Voir *Butylhydroxytoluène (0581).*

***tert*-Butylméthyléther.** *1013900.* [1634-04-4].
Voir *(1,1-Diméthyléthyl)méthyléther R.*

Butyrique (acide). $C_4H_8O_2$. (M_r 88,1). *1014000.* [107-92-6].
Acide butanoïque.
Contient au minimum 99,0 pour cent de $C_4H_8O_2$.
Liquide huileux, miscible à l'eau et à l'alcool.
d_{20}^{20} : voisine de 0,96.
n_D^{20} : voisin de 1,398.
Eb : voisin de 163 °C.

Butyrolactone. $C_4H_6O_2$. (M_r 86,1). *1104000.* [96-48-0].
Dihydro-2(3*H*)-furanone. γ-Butyrolactone.
Liquide huileux, miscible à l'eau, soluble dans le méthanol et dans l'éther.
n_D^{25} : voisin de 1,435.
Eb : voisin de 204 °C.

Cadmium. Cd. (A_r 112,4). *1014100.* [10108-64-2].
Métal blanc argent brillant, pratiquement insoluble dans l'eau, facilement soluble dans l'acide nitrique et dans l'acide chlorhydrique chaud.

Caféine. *1014400.* [58-08-2].
Voir *Caféine (0267).*

Caféique (acide). $C_9H_8O_4$. (M_r 180,2). *1014300.* [331-39-5].
Acide (*E*)-3-(3,4-dihydroxyphényl)propénoïque.
Cristaux ou plaques, blancs ou sensiblement blancs, facilement solubles dans l'eau chaude, dans l'alcool, assez solubles dans l'eau froide.
F : voisin de 225 °C, avec décomposition.
Une solution à pH 7,6, récemment préparée, présente 2 maximums d'absorption (*2.2.25*) à 293 nm et à 329 nm respectivement.

Calcium (carbonate de). *1014500.* [471-34-1].
Voir *Carbonate de calcium (0014).*

Calcium (carbonate de) R1. *1014501.*

Satisfait aux spécifications du *carbonate de calcium R* et à la spécification supplémentaire suivante :

Chlorures (*2.4.4*). Au maximum 50 ppm.

Calcium (chlorure de). *1014600.* [10035-04-8].
Voir *Chlorure de calcium (0015).*

Solution de chlorure de calcium. *1014601.*
Solution à 73,5 g/l.

Solution de chlorure de calcium 0,01 M. *1014602.*
Dissolvez 0,147 g de *chlorure de calcium R* dans de l'*eau R* et complétez à 100,0 ml avec le même solvant.

Solution de chlorure de calcium 0,02 M. *1014603.*
Dissolvez 2,94 g de *chlorure de calcium R* dans 900 ml d'*eau R,* ajustez le pH à 6,0-6,2 et complétez à 1000,0 ml avec le même solvant.

Conservation à une température de 2 °C à 8 °C.

Calcium (chlorure de) R1. $CaCl_2,4H_2O$. (M_r 183,1). *1014700.*
Chlorure de calcium tétrahydraté. .
La teneur en fer n'est pas supérieure à 0,05 ppm.

Calcium (chlorure de) anhydre. $CaCl_2$. (M_r 111,0). *1014800.* [10043-52-4].
Contient au minimum 98,0 pour cent de $CaCl_2$, calculé par rapport à la substance desséchée.

Granulés blancs, déliquescents, très solubles dans l'eau, facilement solubles dans l'alcool et dans le méthanol.

Perte à la dessiccation (*2.2.32*). Maximum 5,0 pour cent, déterminée à l'étuve à 200 °C.

Conservation en récipient étanche à l'abri de l'humidité.

Calcium (hydroxyde de). $Ca(OH)_2$. (M_r 74,1). *1015000.* [1305-62-0]. Dihydroxyde de calcium. .
Poudre blanche, presque entièrement soluble dans 600 parties d'eau.

Solution d'hydroxyde de calcium. *1015001.*
Solution saturée récemment préparée.

Calcium (lactate de). *1015100.* [41372-22-9].
Voir *Lactate de calcium pentahydraté (0468).*

Calcium (sulfate de). $CaSO_4,{}^1/_2H_2O$. (M_r 145,1). *1015200.* [10034-76-1]. Sulfate de calcium hémihydraté. .
Poudre blanche, soluble dans environ 1500 parties d'eau, pratiquement insoluble dans l'alcool. Additionné de la moitié de sa masse d'eau, le sulfate de calcium hémihydraté se transforme rapidement en une masse dure et poreuse.

Solution de sulfate de calcium. *1015201.*
Agitez 5 g de *sulfate de calcium R* avec 100 ml d'*eau R* pendant 1 h et filtrez.

Calcone-acide carboxylique. $C_{21}H_{14}N_2O_7S,3H_2O$. ($M_r$ 492,5). *1015300.* [3737-95-9]. Acide 2-hydroxy-1-(2-hydroxy-4-sulfo-1-naphtylazo)naphtalène-3-carboxylique. .
Poudre brun-noir, peu soluble dans l'eau, très peu soluble dans l'acétone et dans l'alcool, assez soluble dans les solutions diluées d'hydroxyde de sodium.

Mélange composé au calcone-acide carboxylique. *1015301.*

Mélangez 1 partie de *calcone-acide carboxylique R* avec 99 parties de *chlorure de sodium R.*

Essai de sensibilité. Dissolvez 50 mg de mélange composé au calcone-acide carboxylique dans un mélange de 2 ml de solution concentrée d'*hydroxyde de sodium R* et de 100 ml d'*eau R.* La solution est bleue et devient violette par addition de 1 ml d'une solution de *sulfate de magnésium R* à 10 g/l et de 0,1 ml d'une *solution de chlorure de calcium R* à 1,5 g/l ; elle vire au bleu franc par addition de 0,15 ml d'*édétate de sodium 0,01 M.*

(1*S*)-(+)-10-Camphorsulfonique (acide). $C_{10}H_{16}O_4S$. ((M_r 232,3)). *1104100.* [3144-16-9]. Acide [(1*S*)-7,7-diméthyl-2-oxobicyclo[2.2.1]hept-1-yl]méthanesulfonique. Acide (1*S*,4*R*)-(+)-2-oxo-10-bornènesulfonique. Acide de Reychler.
Cristaux prismatiques, hygroscopiques, solubles dans l'eau.

La teneur en acide (1*S*)-(+)-10-camphorsulfonique n'est pas inférieure à 99,0 pour cent.
$[\alpha]_D^{20}$: + 20 ± 1 (solution à 43 g/l dans l'*eau R*).
F : voisin de 194 °C (décomposition).
ΔA (*2.2.41*) : $10{,}2 \times 10^3$, déterminé à 290,5 nm sur une solution à 1,0 g/l.

4. Réactifs

Camphre. *1113000.* [76-22-2]. Voir *Camphre racémique (0655).*

Le camphre utilisé en chromatographie en phase gazeuse satisfait également à l'essai suivant :

Dosage. Opérez par chromatographie en phase gazeuse (*2.2.28*) selon les indications données dans la monographie *Huile essentielle de lavande (1338).*

Solution à examiner. Solution de camphre à 10 g/l dans de l'*hexane R.*

La surface du pic principal n'est pas inférieure à 98,0 pour cent de la surface de l'ensemble des pics du chromatogramme obtenu. Ne tenez pas compte du pic correspondant à l'hexane.

Caprique (alcool). *1024700.*
Voir *Décanol R.*

ε-Caprolactame. $C_6H_{11}NO$. (M_r 113,2). *1104200.* [105-60-2].
Hexane-6-lactame.
Paillettes hygroscopiques, facilement solubles dans l'eau, dans l'éthanol et dans le méthanol.
F : voisin de 70 °C.

Carbazol. $C_{12}H_9N$. (M_r 167,2). *1015400.* [86-74-8].
Dibenzopyrrole.
Cristaux, pratiquement insolubles dans l'eau, facilement solubles dans l'acétone, assez solubles dans l'éthanol.
F : voisin de 245 °C.

Carbomère. *1015500.* [9007-20-9].
Polymère réticulé de l'acide acrylique de très haute masse moléculaire relative, contenant une large proportion de groupes carboxyliques (56 pour cent à 68 pour cent de groupes CO_2H calculés par rapport à la substance séchée à 80 °C pendant 1 h). La masse moléculaire relative moyenne est de 3×10^6.
pH (*2.2.3*). Le pH d'une suspension à 10 g/l est voisin de 3.

Carbone (dioxyde de). *1015600.* [124-38-9].
Voir *Dioxyde de carbone (0375).*

Carbone (dioxyde de) R1. CO_2. (M_r 44,01). *1015700.*
Contient au minimum 99,995 pour cent *V/V* de CO_2.

Monoxyde de carbone : moins de 5 ppm.

Oxygène : moins de 25 ppm.

Monoxyde d'azote : moins de 1 ppm.

Carbone (dioxyde de) R2. CO_2. (M_r 44,01). *1134500.*
Contient au minimum 99 pour cent *V/V* de CO_2.

Carbone (monoxyde de). CO. (M_r 28,01). *1016000.* [630-08-0].
Contient au minimum 99,97 pour cent *V/V* de CO.

Carbone (monoxyde de) R1. CO. (M_r 28,01). *1134600.* [630-08-0].
Contient au minimum 99 pour cent *V/V* de CO.

Carbone (sulfure de). CS_2. (M_r 76,1). *1015800.* [75-15-0].
Disulfure de carbone.
Liquide incolore ou jaunâtre, inflammable, pratiquement insoluble dans l'eau, miscible à l'éthanol et à l'éther.
d_{20}^{20} : voisine de 1,26.
Eb : 46 °C à 47 °C.

Carbone (tétrachlorure de). CCl_4. (M_r 153,8). *1016100.* [56-23-5]. Tétrachlorométhane.
Liquide limpide et incolore, pratiquement insoluble dans l'eau, miscible à l'alcool.
d_{20}^{20} : 1,595 à 1,598.
Eb : 76 °C à 77 °C.

Carbone graphité pour chromatographie. *1015900.*
Chaînes carbonées d'une longueur supérieure à C_9 ayant une granulométrie de 400-850 µm.

Densité : 0,72.

Surface spécifique : 10 m^2/g. Ne pas utiliser à une température supérieure à 400 °C.

Carbonique (anhydride). *1015600.* [124-38-9].
Voir *Carbone (dioxyde de) R.*

Carbophénothion. $C_{11}H_{16}ClO_2PS_3$. (M_r 342,9). *1016200.* [786-19-6]. *S*-[[(4-Chlorophényl)thio]méthyl]phosphorodithioate de *O,O*-diéthyle.
Liquide jaunâtre, pratiquement insoluble dans l'eau, miscible avec les solvants organiques.
d_4^{25} : voisine de 1,27.
Pour la monographie *Graisse de laine (0134),* une solution de référence certifiée de qualité appropriée (10 ng/µl dans l'isooctane) peut être utilisée.

Car-3-ène. $C_{10}H_{16}$. (M_r 136,2). *1124000.* [498-15-7].
3,7,7-Triméthylbicyclo[4.1.0]hept-3-ène. 4,7,7-Triméthyl-3-norcarène.
Liquide à odeur piquante, peu soluble dans l'eau, soluble dans les solvants organiques.
d_{20}^{20} : voisine de 0,864.
n_D^{20} : 1,473 à 1,474
$[\alpha]_D^{20}$: + 15 à + 17.
Eb : 170 °C à 172 °C.
Le car-3-ène utilisé en chromatographie en phase gazeuse satisfait en plus à l'essai suivant.

Dosage. Opérez par chromatographie en phase gazeuse (*2.2.28*) selon les indications données dans la monographie *Huile essentielle de noix muscade (1552).*

La surface du pic principal n'est pas inférieure à 95,0 pour cent, calculée par le procédé de normalisation.

Carmin d'indigo. $C_{16}H_8N_2Na_2O_8S_2$. (M_r 466,3). *1045600.* [860-22-0].
Schultz No. 1309.
Colour Index No. 73015.
3,3′-Dioxo-2,2′-bisindolinylidène-5,5′-disulfonate disodique. .
E 132.
Le carmin d'indigo contient normalement du chlorure de sodium.
Poudre bleue ou bleu-violet ou granulés bleus à reflet cuivré assez solubles dans l'eau, pratiquement insolubles dans l'alcool. Le carmin d'indigo précipite en solution aqueuse par addition de chlorure de sodium.

Solution de carmin d'indigo. *1045601.*

A un mélange de 10 ml d'*acide chlorhydrique R* et de 990 ml d'une solution d'acide sulfurique exempt d'*azote R* à 200 g/l, ajoutez 0,2 g de carmin d'indigo R.

La solution satisfait à l'essai suivant :

A une solution de 1,0 mg de *nitrate de potassium R* dans 10 ml d'*eau R*, ajoutez 10 ml de réactif, puis rapidement 20 ml d'acide sulfurique exempt d'*azote R* et chauffez à ébullition ; la coloration bleue disparaît en 1 min.

Solution de carmin d'indigo R1. *1045602.*

Dissolvez 4 g de carmin d'indigo R dans 900 ml d'*eau R* ajoutés par quantités successives. Ajoutez 2 ml d'*acide sulfurique R* et complétez à 1000 ml avec de l'*eau R*.
Détermination du titre. Dans une fiole conique de 100 ml à col large, introduisez 10,0 ml de *solution à 100 ppm de nitrate (NO_3) R*, 10 ml d'*eau R*, 0,05 ml de la solution de carmin d'indigo R1, puis en une seule fois avec précaution 30 ml d'*acide sulfurique R*. Titrez immédiatement par la solution de carmin d'indigo R1 jusqu'à coloration bleu stable.

Le nombre de millilitres (*n*) utilisés correspond à 1 mg de NO_3.

Carvacrol. $C_{10}H_{14}O$. (M_r 150,2). *1016400.* [499-75-2].
5-Isopropyl-2-méthylphénol.
Liquide brunâtre, pratiquement insoluble dans l'eau, très soluble dans l'alcool et dans l'éther.
d_{20}^{20} : voisine de 0,975.
n_D^{20} : voisin de 1,523.
Eb : voisin de 237 °C.
Le carvacrol utilisé en chromatographie en phase gazeuse satisfait également à l'essai suivant :

Dosage. Opérez par chromatographie en phase gazeuse (*2.2.28*) selon les indications décrites dans la monographie *Huile essentielle de menthe poivrée (0405).*

Solution à examiner. Dissolvez 0,1 g de carvacrol dans 10 ml environ d'*acétone R*.

La surface du pic principal n'est pas inférieure à 95,0 pour cent de la surface de l'ensemble des pics du chromatogramme obtenu (ne pas tenir compte du pic de l'acétone).

Carvone. $C_{10}H_{14}O$. (M_r 150,2). *1016500.* [2244-16-8].
(*S*)-*p*-Mentha-6,8-diène-2-one. (+)-2-Méthyl-5-(1-méthyléthyl)cyclohex-2-énone.
Liquide pratiquement insoluble dans l'eau, miscible à l'alcool.
d_{20}^{20} : voisine de 0,965.
n_D^{20} : voisin de 1,500.
$[\alpha]_D^{20}$: voisin de + 61.
Eb : voisin de 230 °C.
La carvone utilisée en chromatographie en phase gazeuse satisfait également à l'essai suivant :

Dosage. Opérez par chromatographie en phase gazeuse (*2.2.28*) d'après les conditions prescrites dans la monographie *Huile essentielle de menthe poivrée (0405).*

Solution à examiner. La carvone à examiner.

La surface du pic principal n'est pas inférieure à 98,0 pour cent de la surface de l'ensemble des pics du chromatogramme obtenu.

β-Caryophyllène. $C_{15}H_{24}$. (M_r 204,4). *1101000.*
[87-44-5]. (*E*)-(1*R*,9*S*)-4,11,11-Triméthyl-8-méthylènebicyclo[7.2.0]undéc-4-ène.
Liquide huileux, pratiquement insoluble dans l'eau, miscible à l'alcool et à l'éther.
d_4^{17} : voisine de 0,905.
n_D^{20} : voisin de 1,492.
$[\alpha]_D^{15}$: voisin de – 5,2.
Eb_{14} : 129 °C à 130 °C.
Le β-caryophyllène utilisé en chromatographie en phase gazeuse satisfait en plus à l'essai suivant :
Dosage. Opérez par chromatographie en phase gazeuse (*2.2.28*) comme prescrit dans la monographie *Huile essentielle de clou de girofle (1091)* en utilisant la substance à examiner comme solution à examiner.
La surface du pic principal n'est pas inférieure à 98,5 pour cent de la surface de l'ensemble des pics du chromatogramme obtenu.

Caséine. *1016600.* [9000-71-9].
Mélange de phosphoprotéines apparentées obtenu à partir du lait.
Poudre blanche amorphe ou granules, très peu solubles dans l'eau et dans les solvants organiques non polaires. La caséine se dissout dans l'acide chlorhydrique concentré en donnant une coloration violet clair. La caséine forme des sels avec les acides et avec les bases. Le point isoélectrique est situé à pH 4,7 environ. En solution alcaline, la caséine présente un pouvoir rotatoire lévogyre.

Catéchine. $C_{15}H_{14}O_6{,}xH_2O$. (M_r 290,3 pour la substance anhydre). *1119000.* [154-23-4]. (+)-(2*R*,3*S*)-2-(3,4-Dihydroxyphényl)-3,4-dihydro-2*H*-chromène-3,5,7-triol.
Catéchol. Cianidanol. Cyanidol.

Catholyte pour focalisation isoélectrique pH 3-5. *1113100.*
β-alanine 0,1 M.
Dissolvez 8,9 g de *β-alanine R* dans de l'*eau R* et complétez à 1000 ml avec le même solvant.

Cellulose pour chromatographie. *1016800.* [9004-34-6].
Poudre fine, blanche et homogène. La taille moyenne des particules est inférieure à 30 µm.
Préparation de la couche mince. Préparez une suspension de 15 g de cellulose pour chromatographie dans 100 ml d'*eau R* et homogénéisez pendant 60 s au moyen d'un agitateur électrique. A l'aide d'un dispositif approprié, étalez sur les plaques soigneusement nettoyées, en couche de 0,1 mm d'épaisseur. Laissez sécher à l'air.

Cellulose pour chromatographie R1. *1016900.*
Cellulose microcristalline. Poudre fine, blanche et homogène. La taille moyenne des particules est inférieure à 30 µm.
Préparation de la couche mince. Préparez une suspension de 25 g de *cellulose pour chromatographie R1* dans 90 ml d'*eau R* et homogénéisez pendant 60 s au moyen d'un agitateur électrique. A l'aide d'un dispositif approprié, étalez sur les plaques soigneusement nettoyées, en couche de 0,1 mm d'épaisseur. Laissez sécher à l'air.

4. Réactifs

Cellulose pour chromatographie F_{254}. *1017000.* Cellulose microcristalline F_{254}.
Poudre fine, blanche, homogène, contenant un indicateur de fluorescence dont l'intensité est optimale en lumière ultraviolette à 254 nm. La taille moyenne des particules est inférieure à 30 µm.
Préparation de la couche mince. Préparez une suspension de 25 g de cellulose pour chromatographie F_{254} dans 100 ml d'*eau R* et homogénéisez pendant 60 s au moyen d'un agitateur électrique. A l'aide d'un dispositif approprié, étalez sur les plaques soigneusement nettoyées, en couche de 0,1 mm d'épaisseur. Laissez sécher à l'air.

Céphaline. *1017200.*
A une quantité de 0,5 g à 1 g de poudre de cerveau de bœuf desséché à l'*acétone R*, ajoutez 20 ml d'*acétone R* et laissez reposer pendant 2 h. Centrifugez à 500 *g* pendant 2 min et décantez le liquide surnageant. Séchez le résidu sous pression réduite et, au matériau séché, ajoutez 20 ml de *chloroforme R*. Laissez reposer pendant 2 h, en agitant le mélange fréquemment. Après élimination du matériau solide par filtration ou centrifugation, évaporez le chloroforme sous pression réduite. Placez le résidu en suspension dans un volume de 5 ml à 10 ml d'une *solution de chlorure de sodium R* à 9 g/l.

Les solvants utilisés pour préparer ce réactif doivent contenir un antioxygène approprié, tel que le butylhydroxyanisole à une concentration de 0,02 g/l.

Conservation limitée à 3 mois après congélation ou cryodessiccation.

Céphéline (chlorhydrate de). $C_{28}H_{40}Cl_2N_2O_4,7H_2O$. ($M_r$ 666). *1017100.* [5884-43-5]. Dichlorhydrate de (*R*)-1-[(2*S*,3*R*,11b*S*)-3-éthyl-1,3,4,6,7,11b-hexahydro-9,10-diméthoxy- 2*H*-benzo[*a*]quinolizin-2-ylméthyl]-1,2,3,4-tétrahydro-7-méthoxyisoquinoléin-6-ol heptahydraté.
Poudre cristalline blanche à jaunâtre, facilement soluble dans l'eau, soluble dans l'acétone et dans l'alcool.
$[\alpha]_D^{20}$: voisin de + 25, déterminé en solution à 20 g/l.

Céreux (nitrate). $Ce(NO_3)_3,6H_2O$. (M_r 434,3). *1017400.* [10294-41-4]. Trinitrate de cérium hexahydraté. .
Poudre cristalline, incolore ou jaune pâle, facilement soluble dans l'eau et dans l'alcool.

Cérium (nitrate d'ammonium et de). *1005000.* [16774-21-3].
Voir *Ammonium et de cérium (nitrate d') R.*

Cérium (sulfate d'ammonium et de). *1005100.* [18923-36-9].
Voir *Ammonium et de cérium (sulfate d') R.*

Cerveau de bœuf desséché à l'acétone (poudre de). *1061300.*
Découpez en petits morceaux un cerveau frais de bœuf exempt de tissus vasculaires et conjonctifs. Déshydratez en plaçant le matériau dans l'*acétone R*. Complétez la déshydratation en broyant dans un mortier 30 g du matériau et en y ajoutant des quantités successives de 75 ml d'*acétone R* jusqu'à obtention d'une poudre sèche après filtration. Séchez à 37 °C pendant 2 h ou jusqu'à disparition de l'odeur d'acétone.

Césium (chlorure de). CsCl. (M_r 168,4). *1014200.* [7647-17-8].
Poudre blanche, très soluble dans l'eau, facilement soluble dans le méthanol, pratiquement insoluble dans l'acétone.

Cétostéaryle sodique (sulfate de). *1079400.*
Voir *Sulfate de cétostéaryle sodique (0847).*

Cétostéarylique (alcool). *1017500.* [67762-27-0].
Voir *Alcool cétostéarylique (0702).*

Cétrimide. *1017600.* [8044-71-1].
Voir *Cétrimide (0378).*

Cétyltriméthylammonium (bromure de). $C_{19}H_{42}BrN$. (M_r 364,5). *1017700.* [57-09-0]. Bromure de cétrimonium. Bromure de *N*-hexadécyl-*N,N,N*-triméthylammonium.
Poudre cristalline blanche, soluble dans l'eau, facilement soluble dans l'alcool.
F : voisin de 240 °C.

Charbon activé. *1017800.* [64365-11-3].
Voir *Charbon activé (0313).*

Chloracétanilide. C_8H_8ClNO. (M_r 169,6). *1018100.* [539-03-7]. 4′-Chloroacétanilide.
Poudre cristalline, pratiquement insoluble dans l'eau, soluble dans l'alcool.
F : voisin de 178 °C.

Chloracétique (acide). $C_2H_3ClO_2$. (M_r 94,5). *1018200.* [79-11-8].
Cristaux blancs ou incolores, déliquescents, très solubles dans l'eau, solubles dans l'alcool et dans l'éther.
Conservation en récipient étanche.

Chloral (hydrate de). *1017900.* [302-17-0].
Voir *Hydrate de chloral (0265).*

Solution d'hydrate de chloral. *1017901.*
Dissolvez 80 g d'*hydrate de chloral R* dans 20 ml d'*eau R.*

Chloramine. *1018000.* [7080-50-4].
Voir *Chloramine (0381).*

Solution de chloramine. *1018001.*
Solution à 20 g/l. Préparez extemporanément.

Solution de chloramine R1. *1018002.*
Solution de chloramine R à 0,1 g/l. Préparez extemporanément.

Solution de chloramine R2. *1018003.*
Solution à 0,2 g/l. Préparez extemporanément.

Chloraniline. C_6H_6ClN. (M_r 127,6). *1018300.* [106-47-8]. 4-Chloroaniline.
Cristaux solubles dans l'eau chaude, facilement solubles dans l'alcool et dans l'éther.
F : voisin de 71 °C.

Chlordane. $C_{10}H_6Cl_8$. (M_r 409,8). *1124100.* [12789-03-6].
Eb : voisin de 175 °C.
F : voisin de 106 °C.
Une solution de référence certifiée de qualité appropriée pour usage technique (10 ng/µl dans l'isooctane) peut être utilisée.

Chlordiazépoxide. *1113200.* [58-25-3].
Voir *Chlordiazépoxide (0656).*

Chlorfenvinphos. $C_{12}H_{14}Cl_3O_4P$. (M_r 359,6). *1124200.* [470-90-6].
Une solution de référence certifiée de qualité appropriée (10 ng/µl dans le cyclohexane) peut être utilisée.

Chlorhydrique (acide). *1043500.* [7647-01-0].
Voir *Acide chlorhydrique concentré (0002).*

Chlorhydrique (acide) R1. *1043501.*
Contient 250 g/l de HCl.

Prélevez 70 g d'*acide chlorhydrique R* et complétez à 100 ml avec de l'*eau R.*

Chlorhydrique (acide) bromé. *1043507.*
A 1 ml de *solution de brome R,* ajoutez 100 ml d'*acide chlorhydrique R.*

Chlorhydrique (acide) dilué. *1043503.*
Contient 73 g/l de HCl.

Prélevez 20 g d'*acide chlorhydrique R* et complétez à 100 ml avec de l'*eau R.*

Chlorhydrique (acide) dilué R1. *1043504.*
Contient 0,37 g/l de HCl.

Prélevez 1,0 ml d'*acide chlorhydrique dilué R* et complétez à 200,0 ml avec de l'*eau R.*

Chlorhydrique (acide) dilué R2. *1043505.*
Prélevez 30 ml d'*acide chlorhydrique 1 M,* complétez à 1000 ml avec de l'*eau R,* puis ajustez le pH à 1,6 ± 0,1.

Chlorhydrique (acide) éthanolique. *1043506.*
Prélevez 5,0 ml d'*acide chlorhydrique 1 M* et complétez à 500,0 ml avec de l'*alcool R.*

Chlorhydrique (acide) exempt de plomb. *1043508.*

L'acide chlorhydrique exempt de plomb satisfait aux essais de la rubrique *Acide chlorhydrique R* et à l'essai suivant.

Plomb. Déterminez le plomb par spectrométrie d'émission atomique (*Procédé I, 2.2.22*).

Solution à examiner. Dans un creuset de silice, évaporez 200 g d'acide à examiner presque à siccité. Reprenez le résidu par 5 ml d'acide nitrique préparé par distillation sous le point d'ébullition de l'*acide nitrique R* et évaporez à siccité. Reprenez le résidu dans 5 ml d'acide nitrique préparé par distillation sous le point d'ébullition de l'*acide nitrique R.*

Solutions de référence. Préparez les solutions de référence à partir de la *solution à 0,1 ppm de plomb (Pb) R* diluée avec de l'acide nitrique préparé par distillation sous le point d'ébullition de l'*acide nitrique R.* Mesurez l'intensité émise à 220,35 nm.

L'acide chlorhydrique exempt de plomb ne contient pas plus de 20 ppm de plomb (Pb).

4-Chlorobenzènesulfonamide. $C_6H_6ClNO_2S$. (M_r 191,6). *1097400.* [98-64-6].
Poudre blanche.
F : voisin de 145 °C.

Chlorobutanol. *1018400.* [57-15-8].
Voir *Chorobutanol anhydre (0382).*

2-Chloro-2-désoxy-D-glucose. $C_6H_{11}ClO_5$. (M_r 198,6). *1134700.* [14685-79-1].
Poudre blanche, cristalline, très hygroscopique, soluble dans l'eau et dans le diméthylsulfoxyde, insoluble dans l'alcool.

2-Chloroéthanol. C_2H_5ClO. (M_r 80,5). *1097500.* [107-07-3].
Liquide incolore, soluble dans l'alcool.
d_{20}^{20} : voisine de 1,197.
n_D^{20} : voisin de 1,442.
Eb : voisin de 130 °C.
F : voisin de – 89 °C.

Solution de 2-chloroéthanol. *1097501.*
Dissolvez 125 mg de *2-chloroéthanol R* dans du *2-propanol R* et complétez à 50 ml avec le même solvant. Prélevez 5 ml de solution et complétez à 50 ml avec du *2-propanol R.*

Chloroéthylamine (chlorhydrate de). $C_2H_7Cl_2N$. (M_r 116,0). *1124300.* [870-24-6]. Chlorhydrate de 2-chloroéthanamine. .
F : voisin de 145 °C.

(2-Chloroéthyl)diéthylamine (chlorhydrate de). $C_6H_{15}Cl_2N$. (M_r 172,1). *1018500.* [869-24-9].
Poudre cristalline, blanche, très soluble dans l'eau et dans le méthanol, facilement soluble dans le chlorure de méthylène, pratiquement insoluble dans l'hexane.
F : voisin de 211 °C.

Chloroforme. $CHCl_3$. (M_r 119,4). *1018600.* [67-66-3].
Trichlorométhane.
Liquide limpide et incolore, peu soluble dans l'eau, miscible à l'alcool.
d_{20}^{20} : 1,475 à 1,481.
Eb : voisin de 60 °C.
Le chloroforme contient de l'éthanol à une concentration de 0,4 pour cent *m/m* à 1,0 pour cent *m/m.*

Dosage de l'éthanol. Dans une fiole à bouchon rodé, introduisez 1,00 g de chloroforme (*m* g), puis 15,0 ml de *réactif nitrochromique R.* Bouchez, agitez vivement pendant 2 min, puis laissez au repos pendant 15 min. Ajoutez 100 ml d'*eau R* et 5 ml d'une solution d'*iodure de potassium R*à 200 g/l. Après 2 min, titrez l'excès d'iode par le *thiosulfate de sodium 0,1 M* en présence de 1 ml de solution d'amidon R jusqu'à virage au vert clair (n_1 le nombre de millilitres de *thiosulfate de sodium 0,1 M* utilisés). Effectuez un titrage à blanc (n_2 le nombre de millilitres de *thiosulfate de sodium 0,1 M* utilisés).

Calculez la teneur pour cent en éthanol à l'aide de l'expression :

$$\frac{(n_2 - n_1) \times 0,115}{m}$$

Chloroforme, acidifié. *1018601.*
A 100 ml de *chloroforme R,* ajoutez 10 ml d'*acide chlorhydrique R.* Agitez, laissez reposer la solution et séparez les 2 couches.

Chloroforme exempt d'éthanol. *1018602.*
Agitez 200 ml de *chloroforme R* avec 4 fois 100 ml d'*eau R.* Desséchez sur 20 g de *sulfate de sodium anhydre R* pendant 24 h. Distillez le filtrat sur 10 g de *sulfate de sodium anhydre R.* Rejetez les 20 premiers millilitres du distillat. Préparez extemporanément.

4. Réactifs

4. Réactifs

Chloroforme deutérié. C^2HCl_3. (M_r 120,4). *1025000.* [865-49-6]. Chloroforme-*d*. (^2H)-Chloroforme.
Le degré de deutériation est au minimum de 99,7 pour cent.
Liquide limpide, incolore, pratiquement insoluble dans l'eau, miscible à l'acétone, à l'alcool et à l'éther. Le chloroforme deutérié peut être stabilisé sur feuilles d'argent.
d_{20}^{20} : voisine de 1,51.
n_D^{20} : voisin de 1,445.
Eb : voisin de 60 °C.
Eau et oxyde de deutérium. Maximum 0,05 pour cent.

Chloroforme stabilisé avec de l'amylène. $CHCl_3$. (M_r 119,4). *1018700.*

Liquide limpide et incolore, peu soluble dans l'eau, miscible à l'alcool.

Teneur en eau. Au maximum 0,05 pour cent.

Résidu à l'évaporation. Au maximum 0,001 pour cent.

Transmittance minimale (*2.2.25*) déterminée en utilisant de l'*eau R* comme liquide de compensation : au minimum 50 pour cent à 255 nm, au minimum 80 pour cent à 260 nm, au minimum 98 pour cent à 300 nm.

Dosage. Au minimum 99,8 pour cent de $CHCl_3$, déterminé par chromatographie en phase gazeuse.

Chlorogénique (acide). $C_{16}H_{18}O_9$. . (M_r 354,3). *1104700.* [327-97-9]. Acide (1*S*,3*R*,4*R*,5*R*)-3-[(3,4-dihydroxycinnamoyl)oxy]-1,4,5-trihydroxycyclohexanecarboxylique.
Poudre cristalline, blanche ou aiguilles blanches, facilement solubles dans l'eau bouillante, dans l'acétone et dans l'éthanol.
$[\alpha]_D^{26}$: voisin de – 35,2.
F : voisin de 208 °C.
Chromatographie. Examiné comme prescrit sous Identification A dans la monographie *Extrait sec titré de feuille de belladone (1294)*, le chromatogramme ne présente qu'une seule bande principale.

2-Chloro-4-nitroaniline. $C_6H_5ClN_2O_2$. (M_r 172,6). *1018800.* [121-87-9].
Poudre cristalline, jaune, facilement soluble dans le méthanol.
F : voisin de 107 °C.
Conservation à l'abri de la lumière.

Chlorophénol. C_6H_5ClO. (M_r 128,6). *1018900.* [106-48-9]. 4-Chlorophénol.
Cristaux incolores ou presque incolores, peu solubles dans l'eau, très solubles dans l'alcool, dans l'éther et dans les solutions d'hydroxydes alcalins.
F : voisin de 42 °C.

Chloroplatinique (acide). $H_2Cl_6Pt,6H_2O$. (M_r 517,9). *1019000.* [18497-13-7]. Hexachloroplatinate(IV) d'hydrogène hexahydraté.
Contient au minimum 37,0 pour cent *m/m* de platine (A_r 195,1).
Cristaux ou masses cristallines rouge brunâtre, très solubles dans l'eau, solubles dans l'alcool.
Dosage. Calcinez 0,200 g d'acide chloroplatinique à 900 °C jusqu'à masse constante, laissez refroidir et pesez le résidu (platine).
Conservation à l'abri de la lumière.

3-Chloropropane-1,2-diol. $C_3H_7ClO_2$. (M_r 110,5). *1097600.* [96-24-2].
Liquide incolore, soluble dans l'eau, dans l'alcool et dans l'éther.
d_{20}^{20} : voisine de 1,322.
n_D^{20} : voisin de 1,480.
Eb : voisin de 213 °C.

5-Chlorosalicylique (acide). $C_7H_5ClO_3$. (M_r 172,6). *1019100.* [321-14-2].
Poudre cristalline, blanche ou sensiblement blanche, soluble dans le méthanol.
F : voisin de 173 °C.

Chlorothiazide. *1112100.* [58-94-6].
Voir *Chlorothiazide (0385).*

Chlorotriméthylsilane. C_3H_9ClSi. (M_r 108,6). *1019300.* [75-77-4].
Liquide limpide, incolore, fumant à l'air.
d_{20}^{20} : voisine de 0,86.
n_D^{20} : voisin de 1,388.
Eb : voisin de 57 °C.

Chlorpyriphos. $C_9H_{11}Cl_3NO_3PS$. (M_r 350,6). *1124400.* [2921-88-2].
Eb : voisin de 200 °C.
F : 42 °C à 44 °C.
Une solution de référence certifiée de qualité appropriée (10 ng/µl dans le cyclohexane) peut être utilisée.

Chlorpyriphos-méthyle. $C_7H_7Cl_3NO_3PS$. (M_r 322,5). *1124500.* [5598-13-0].
F : 45 °C à 47 °C.
Une solution de référence certifiée de qualité appropriée (10 ng/µl dans le cyclohexane) peut être utilisée.

Cholestérol. *1019400.* [57-88-5].
Voir *Cholestérol (0993).*

Choline (chlorure de). $C_5H_{14}ClNO$. (M_r 139,6). *1019500.* [67-48-1]. Chlorure de 2-(hydroxyéthyl)trimethylammonium.
Cristaux déliquescents, très solubles dans l'eau et dans l'alcool.
Chromatographie. Opérez comme prescrit dans la monographie *Chlorure de Suxaméthonium (0248)* en déposant 5 µl d'une solution de chlorure de choline à 0,2 g/l dans du *méthanol R*. Le chromatogramme ne présente qu'une seule tache principale.

Conservation en récipient étanche.

Chromazurol S. $C_{23}H_{13}Cl_2Na_3O_9S$. (M_r 605). *1019600.* [1667-99-8].
Schultz No. 841.
Colour Index No. 43825.
5-[(3-Carboxylato-5-méthyl-4-oxocyclohexa-2,5-diène-1-ylidène)(2,6-dichloro-3-sulfonatophényl)méthyl]-2-hydroxy-3-méthylbenzoate de trisodium.
Poudre noir brunâtre, soluble dans l'eau, peu soluble dans l'alcool.

Chrome(III) (trichlorure de) hexahydraté. $[Cr(H_2O)_4Cl_2]Cl,2H_2O$. (M_r 266,5). *1104800.* [10060-12-5].
Poudre cristalline vert foncé, hygroscopique.
Conservation à l'abri de l'humidité et des agents oxydants.

Chrome (trioxyde de). CrO_3. (M_r 100,0). *1019900.* [1333-82-0].
Aiguilles ou granules rouge brunâtre foncé, déliquescents, très solubles dans l'eau.
Conservation en récipient étanche de verre.

Chromique et de potassium (sulfate). $CrK(SO_4)_2,12H_2O$. (M_r 499,4). *1019800.* [7788-99-0]. Alun de chrome.
Gros cristaux, rouge violacé à noir, facilement solubles dans l'eau, pratiquement insolubles dans l'alcool.

Chromotrope II B. $C_{16}H_9N_3Na_2O_{10}S_2$. ($M_r$ 513,4). *1020200.* [548-80-1].
Schultz No. 67.
Colour Index No. 16575.
4,5-Dihydroxy-3-(4-nitrophénylazo)naphtalène-2,7-disulfonate disodique.
Poudre brun rougeâtre, soluble dans l'eau en donnant une solution rouge jaunâtre, pratiquement insoluble dans l'alcool.

Solution de chromotrope II B. *1020201.*
Solution à 0,05 g/l dans l'*acide sulfurique R*.

Chromotropique (sel sodique d'acide). $C_{10}H_6Na_2O_8S_2,2H_2O$. ($M_r$ 400,3). *1020300.* [5808-22-0].
Schultz No. 1136.
4,5-Dihydroxynaphtalène-2,7-disulfonate disodique dihydraté. 1,8-Dihydroxynaphtalène-3,6-disulfonate disodique dihydraté.
Poudre blanc jaunâtre, soluble dans l'eau, pratiquement insoluble dans l'alcool.

Solution de sel sodique d'acide chromotropique. *1020301.*
Dissolvez 0,60 g de sel sodique d'acide chromotropique R dans 80 ml environ d'*eau R* et complétez à 100 ml avec le même solvant. Utilisez cette solution dans les 24 h.

Chrysanthémine. $C_{21}H_{21}ClO_{11}$. (M_r 485,5). *1134800.* [7084-24-4]. Chlorure de kuromanine . Chlorure de 2-(3,4-dihydroxyphényl)-3-(β-D-glucopyranosyl)oxy-5,7-dihydroxy-1-benzopyrylium.
Poudre cristalline brun-rouge, soluble dans l'eau et dans l'alcool.
Absorbance (*2.2.25*). Une solution à 0,01 g/l dans un mélange de 1 volume d'*acide chlorhydrique R* et de 999 volumes de *méthanol R* présente un maximum à 528 nm.

Cinchonidine. $C_{19}H_{22}N_2O$. (M_r 294,4)). *1020400.* [485-71-2].
(*R*)-(Quinol-4-yl)[(2*S*,4*S*,5*R*)-5-vinylquinuclidin-2-yl]méthanol.
Poudre cristalline blanche, très peu soluble dans l'eau et dans l'éther de pétrole, soluble dans l'alcool, peu soluble dans l'éther.
$[\alpha]_D^{20}$: – 105 à – 110, déterminé en solution à 50 g/l dans l'*alcool R*.
F : voisin de 208 °C, avec décomposition.
Conservation à l'abri de la lumière.

Cinchonine. $C_{19}H_{22}N_2O$. (M_r 294,4). *1020500.* [118-10-5].
(*S*)-(Quinol-4-yl)[(2*R*,4*S*,5*R*)-5-vinylquinuclidin-2-yl]méthanol.
Poudre cristalline blanche, très peu soluble dans l'eau, assez soluble dans l'alcool et dans le méthanol, peu soluble dans l'éther.
$[\alpha]_D^{20}$: + 225 à + 230, déterminé en solution à 50 g/l dans l'*alcool R*.
F : voisin de 263 °C.
Conservation à l'abri de la lumière.

Cinéole. $C_{10}H_{18}O$. (M_r 154,3). *1020600.* [470-82-6].
1,8-Cinéole. Eucalyptol. 1,8-Epoxy-*p*-menthane.
Liquide incolore, pratiquement insoluble dans l'eau, miscible à l'éthanol et à l'éther.
d_{20}^{20} : 0,922 à 0,927.
n_D^{20} : 1,456 à 1,459.
Point de solidification (*2.2.18*) : 0 °C à 1 °C.
Intervalle de distillation (*2.2.11*) : 174 °C à 177 °C.
Phénol. Agitez 1 g de cinéole avec 20 ml d'*eau R*. Laissez reposer et, à 10 ml de la couche aqueuse, ajoutez 0,1 ml de *solution de chlorure ferrique R1*. Il ne se développe pas de coloration violette.
Essence de térébenthine. Dissolvez 1 g de cinéole dans 5 ml d'*alcool à 90 pour cent V/V R*. Ajoutez, goutte à goutte, de l'*eau de brome R* récemment préparée. Le virage au jaune, persistant pendant 30 min, ne nécessite pas plus de 0,5 ml d'*eau de brome R*.
Résidu à l'évaporation. Maximum 0,05 pour cent. A 10,0 ml de cinéole, ajoutez 25 ml d'*eau R*, évaporez au bain-marie et desséchez le résidu à 100-105 °C jusqu'à masse constante.
Le cinéole utilisé en chromatographie en phase gazeuse satisfait également à l'essai suivant :
Dosage. Opérez par chromatographie en phase gazeuse (*2.2.28*) d'après les conditions prescrites dans la monographie *Huile essentielle de menthe poivrée (0405)*.
Solution à examiner. Le cinéole à examiner.
La surface du pic principal n'est pas inférieure à 98,0 pour cent de la surface de l'ensemble des pics du chromatogramme obtenu.

Cinnamate de benzyle. $C_{16}H_{14}O_2$. (M_r 238,3). *1010900.* [103-41-3]. 3-Phénylprop-2-énoate de benzyle.
Cristaux jaunâtres ou incolores, pratiquement insolubles dans l'eau, solubles dans l'alcool et dans l'éther.
F : voisin de 39 °C.
Chromatographie. Examinez comme prescrit dans la monographie *Baume du Pérou (0754)* en déposant 20 µl d'une solution à 3 g/l dans l'acétate d'éthyle R. Après pulvérisation et chauffage, le chromatogramme présente une bande principale dont le R_f est voisin de 0,6.

Cinnamique (aldéhyde). C_9H_8O. (M_r 132,1). *1020700.* [104-55-2]. 3-Phénylpropénal.
Liquide huileux, de coloration jaunâtre à jaune-vert, peu soluble dans l'eau, très soluble dans l'alcool et dans l'éther.
d_{20}^{20} : 1,048 à 1,051.
n_D^{20} : voisin de 1,620.
Conservation à l'abri de la lumière et au frais.

***trans*-Cinnamique (aldéhyde).** C_9H_8O. (M_r 132,2). *1124600.* [14371-10-9]. (*E*)-3-Phénylprop-2-énal.
L'aldéhyde trans-cinnamique utilisé en chromatographie en phase gazeuse satisfait également à l'essai suivant.
Dosage. Opérez par chromatographie en phase gazeuse (*2.2.28*) selon les indications données dans la monographie *Huile essentielle de cannelier (1496)*.
La teneur n'est pas inférieure à 99,0 pour cent, calculée par le procédé de normalisation.

Cinnamyle (acétate de). $C_{11}H_{12}O_2$. ((M_r 176,2)). *1124700.* [103-54-8]. Acétate de 3-phénylprop-2-én-1-yl.
n_D^{20} : voisin de 1,542.
Eb : voisin de 262 °C.
L'acétate de cinnamyle utilisé en chromatographie en phase gazeuse satisfait également à l'essai suivant.

Dosage. Opérez par chromatographie en phase gazeuse (*2.2.28*) selon les indications données dans la monographie *Huile essentielle de cannelier (1496).*

La teneur n'est pas inférieure à 99,0 pour cent, calculée par le procédé de normalisation.

Citral. $C_{10}H_{16}O$. (M_r 152,2). *1020800.* [5392-40-5]. Mélange de (2*E*)- et (2*Z*)-3,7-diméthylocta-2,6-diénal.
Liquide jaune clair, pratiquement insoluble dans l'eau, miscible à l'alcool, à l'éther et au glycérol.
Chromatographie. Opérez par chromatographie sur couche mince (*2.2.27*) en utilisant une plaque recouverte de *gel de silice GF_{254} R.* Déposez sur la plaque 10 µl d'une solution de la substance à examiner à 1 g/l dans le *toluène R.* Développez sur un parcours de 15 cm avec un mélange de 15 volumes d'acétate d'éthyle R et de 85 volumes de *toluène R.* Laissez sécher la plaque à l'air et examinez en lumière ultraviolette à 254 nm. Le chromatogramme obtenu présente une seule tache principale.

Le citral utilisé en chromatographie en phase gazeuse satisfait également à l'essai suivant.

Dosage. Procédez par chromatographie en phase gazeuse (*2.2.28*), selon les indications données dans la monographie *Huile essentielle de citronnelle (1609).*

La teneur en citral (néral + géranial) n'est pas inférieure à 95,0 pour cent, calculée par le procédé de normalisation.

Citrique (acide). *1021000.* [5949-29-1]. Voir *Acide citrique monohydraté (0456).*
L'acide citrique utilisé dans l'essai limite du fer satisfait également à l'essai suivant :
Dissolvez 0,5 g d'acide citrique dans 10 ml d'*eau R* et ajoutez 0,1 ml d'*acide thioglycolique R.* Mélangez, alcalinisez avec de l'*ammoniaque R* et complétez à 20 ml avec de l'*eau R.* Il ne se développe pas de coloration rose.

Citrique (acide) anhydre. *1021200.* [77-92-9].
Voir *Acide citrique anhydre (0455).*

Citron (huile essentielle de). *1101700.*
Voir *Huile essentielle de citron (0620).*

Citronellal. $C_{10}H_{18}O$. (M_r 154,3). *1113300.* [106-23-0]. 3,7-Diméthyl-6-octénal. .
Liquide très peu soluble dans l'eau, soluble dans les alcools.
d_{20}^{20} : 0,848 à 0,856.
n_D^{20} : voisin de 1,446.
$[\alpha]_D^{25}$: voisin de + 11,50.

Le citronellal utilisé en chromatographie en phase gazeuse satisfait également à l'essai suivant.

Dosage. Procédez par chromatographie en phase gazeuse (*2.2.28*), selon les indications données dans la monographie *Huile essentielle de citronnelle (1609).*

La teneur n'est pas inférieure à 95,0 pour cent, calculée par le procédé de normalisation.

Citronellol. $C_{10}H_{20}O$. (M_r 156,3). *1134900.* [106-22-9]. 3,7-Diméthyloct-6-én-1-ol.
Liquide limpide, incolore, pratiquement insoluble dans l'eau, miscible à l'alcool.
d_{20}^{20} : 0,857.
n_D^{20} : 1,456.
Eb : 220 °C à 222 °C.

Le citronellol utilisé en chromatographie en phase gazeuse satisfait également à l'essai suivant.

Dosage. Opérez par chromatographie en phase gazeuse (*2.2.28*) selon les indications données dans la monographie *Huile essentielle de citronnelle (1609).*

La teneur n'est pas inférieure à 95,0 pour cent, calculée par le procédé de normalisation.

Conservation en récipient étanche, à l'abri de la lumière.

Citronellyle (acétate de). $C_{12}H_{22}O_2$. (M_r 198,3). *1135000.* [150-84-5]. Acétate de 3,7-diméthyl-6-octén-1-yle.
d_{20}^{20} : 0,890.
n_D^{20} : 1,443.
Eb : 229 °C.

L'acétate de citronellyle utilisé en chromatographie en phase gazeuse satisfait également à l'essai suivant.

Dosage. Opérez par chromatographie en phase gazeuse (*2.2.28*) selon les indications données dans la monographie *Huile essentielle de citronnelle (1609).*

La teneur n'est pas inférieure à 97,0 pour cent, calculée par le procédé de normalisation.

Conservation en récipient étanche, à l'abri de la lumière.

Citroptène. $C_{11}H_{10}O_4$. (M_r 206,2). *1021300.* [487-06-9]. Limettine. 5,7-Diméthoxy-2*H*-1-benzopyran-2-one.
Cristaux en aiguilles, pratiquement insolubles dans l'eau, dans l'éther et dans l'éther de pétrole, facilement solubles dans l'acétone et dans l'alcool.
F : voisin de 145 °C.
Chromatographie. Opérez par chromatographie sur couche mince (*2.2.27*) en utilisant une plaque recouverte de gel de silice GF_{254} R. Déposez sur la plaque 10 µl d'une solution de la substance à examiner à 1 g/l dans le *toluène R.* Développez sur un parcours de 15 cm avec un mélange de 15 volumes d'acétate d'éthyle R et de 85 volumes de *toluène R.* Laissez sécher la plaque à l'air et examinez en lumière ultraviolette à 254 nm. Le chromatogramme obtenu présente une seule tache principale.

Clobétasol (propionate de). $C_{25}H_{32}ClFO_5$. (M_r 467,0). *1097700.* [25122-46-7]. 17-Propionate de 21-chloro-9-fluoro-11β,17-dihydroxy-16β-méthylprégna-1,4-diène-3,20-dione.
Poudre cristalline, blanche, insoluble dans l'eau, soluble dans l'alcool et l'acétone.
$[\alpha]_D^{20}$: voisin de + 104 (dans le dioxane).
F : voisin de 196 °C.

Cobalt (chlorure de). $CoCl_2,6H_2O$. (M_r 237,9). *1021600.* [7791-13-1].
Poudre cristalline rouge ou cristaux rouge foncé, très solubles dans l'eau, solubles dans l'alcool.

Cobalt (nitrate de). $Co(NO_3)_2,6H_2O$. (M_r 291,0). *1021700.* [10026-22-9].
Petits cristaux grenat, très solubles dans l'eau.

Codéine. *1021800.* [6059-47-8].
Voir *Codéine (0076).*

Codéine (phosphate de). *1021900.* [52-28-8].
Voir *Phosphate de codéine hémihydraté (0074).*

Colonne concentrique pour CPG. *1135100.*
Système disponible dans le commerce et constitué de 2 tubes disposés concentriquement. Le tube extérieur est rempli de tamis moléculaires et le tube intérieur d'un mélange de polymères poreux. Son domaine principal d'application est la séparation des gaz.

Colza (huile de). *1074600.*
Voir *Colza (huile de) raffinée (1369).*

Cortisone (acétate de). *1097800.* [50-04-4].
Voir *Acétate de cortisone (0321).*

Coumaphos. $C_{14}H_{16}ClO_5PS$. (M_r 362,8). *1124800.* [56-72-4].
F : 91 °C à 92 °C.
Une solution de référence certifiée de qualité appropriée (10 ng/µl dans l'isooctane) peut être utilisée.

Coumarine. $C_9H_6O_2$. (M_r 146,1). *1124900.* [91-64-5].
2*H*-Chromén-2-one. 2*H*-1-Benzopyran-2-one.
Poudre cristalline incolore ou cristaux orthorhombiques ou rectangulaires, très solubles dans l'eau bouillante, solubles dans l'alcool. La coumarine se dissout dans les solutions d'hydroxydes alcalins.
F : 68 °C à 70 °C.
La coumarine utilisée en chromatographie en phase gazeuse satisfait également à l'essai suivant.

Dosage. Opérez par chromatographie en phase gazeuse (*2.2.28*) selon les indications données dans la monographie *Huile essentielle de cannelier (1496).*

La teneur n'est pas inférieure à 98,0 pour cent, calculée par le procédé de normalisation.

Crésol. C_7H_8O. (M_r 108,1). *1022700.* [95-48-7]. *o*-Crésol. 2-Méthylphénol.
Cristaux ou liquide en surfusion, se colorant progressivement à la lumière et à l'air, miscibles à l'éthanol et à l'éther, solubles dans environ 50 parties d'eau, solubles dans les solutions d'hydroxydes alcalins.
d_{20}^{20} : voisine de 1,05.
n_D^{20} : 1,540 à 1,550.
Eb : voisin de 190 °C.
Point de solidification (2.2.18) : minimum 30,5 °C.
Résidu à l'évaporation. Déterminé par évaporation au bain-marie et dessiccation à l'étuve à 100-105 °C, le résidu à l'évaporation n'est pas supérieur à 0,1 pour cent *m/m*.

Distillez avant emploi.

Conservation à l'abri de la lumière, de l'humidité et de l'oxygène.

Cuivre. Cu. (A_r 63,55). *1022100.* [7440-50-8].
Lames décapées, tournures, fil ou poudre. Métal pur de qualité électrolytique.

Cuivre (acétate de). $C_4H_6CuO_4,H_2O$. (M_r 199,7). *1022200.* [142-71-2].
Poudre bleu-vert ou cristaux, facilement solubles dans l'eau bouillante, solubles dans l'eau et dans l'alcool, peu solubles dans l'éther et dans le glycérol à 85 pour cent.

Cuivre (chlorure de). $CuCl_2,2H_2O$. (M_r 170,5). *1023000.* [10125-13-0]. Dichlorure de cuivre dihydraté.
Poudre ou cristaux vert-bleu, déliquescents à l'air humide, efflorescents en atmosphère sèche, facilement solubles dans l'eau, dans l'alcool et dans le méthanol, assez solubles dans l'acétone, peu solubles dans l'éther.
Conservation en récipient étanche.

Cuivre (nitrate de). $Cu(NO_3)_2,3H_2O$. (M_r 241,6). *1022400.* [10031-43-3]. Dinitrate de cuivre trihydraté.
Cristaux bleu foncé, hygroscopiques, très solubles dans l'eau, en donnant une solution à forte réaction acide, facilement solubles dans l'alcool et dans l'acide nitrique dilué.
Conservation en récipient étanche.

Cuivre (solution d'édétate de). *1022300.*
A 2 ml d'une solution d'*acétate de cuivre R* à 20 g/l, ajoutez 2 ml d'*édétate de sodium 0,1 M* et complétez à 50 ml avec de l'*eau R*.

Cuivre (sulfate de). $CuSO_4,5H_2O$. (M_r 249,7). *1022500.* [7758-99-8]. Sulfate de cuivre pentahydraté.
Poudre bleue, ou cristaux bleu foncé, lentement efflorescents, très solubles dans l'eau, peu solubles dans l'alcool.

Solution de sulfate de cuivre. *1022501.*
Solution à 125 g/l.

Cupri-citrique (solution). *1023100.*
Dissolvez 25 g de *sulfate de cuivre R*, 50 g d'*acide citrique R* et 144 g de *carbonate de sodium anhydre R* dans de l'*eau R* et complétez à 1000 ml avec le même solvant.

Cupri-citrique (solution) R1. *1023200.*

Dissolvez 25 g de *sulfate de cuivre R*, 50 g d'*acide citrique R* et 144 g de *carbonate de sodium anhydre R* dans de l'*eau R* et complétez à 1000 ml avec le même solvant.

La solution doit être ajustée pour répondre aux normes suivantes :

a) A 25,0 ml du réactif, ajoutez 3 g d'*iodure de potassium R* et 25 ml d'une solution d'*acide sulfurique R* à 25 pour cent *m/m*, ajoutés avec précaution et par petites quantités. Titrez par le *thiosulfate de sodium 0,1 M* en présence de 0,5 ml de solution d'amidon R, ajouté en fin de titrage.

24,5 ml à 25,5 ml de *thiosulfate de sodium 0,1 M* sont utilisés dans le titrage.

b) Prélevez 10,0 ml de réactif, complétez à 100,0 ml avec de l'*eau R* et mélangez. Prélevez 10,0 ml de cette solution, ajoutez 25,0 ml d'*acide chlorhydrique 0,1 M* et chauffez au bain-marie pendant 1 h. Refroidissez, ramenez au volume initial avec de l'*eau R* et titrez par l'*hydroxyde de sodium 0,1 M* en présence de 0,1 ml de *solution de phénolphtaléine R1.*

5,7 ml à 6,3 ml d'*hydroxyde de sodium 0,1 M* sont utilisés dans le titrage.

c) Prélevez 10,0 ml de réactif, complétez à 100,0 ml avec de l'*eau R* et mélangez. Titrez 10,0 ml de cette solution par l'*acide chlorhydrique 0,1 M* en présence de 0,1 ml de *solution de phénolphtaléine R1.*

6,0 ml à 7,5 ml d'*acide chlorhydrique 0,1 M* sont utilisés dans le titrage.

Cupri-tartrique (solution). *1023300.*

Solution I. Dissolvez 34,6 g de *sulfate de cuivre R* dans de l'*eau R* et complétez à 500 ml avec le même solvant.

Solution II. Dissolvez 173 g de *tartrate de sodium et de potassium R* et 50 g d'*hydroxyde de sodium R* dans 400 ml d'*eau R*. Chauffez à ébullition et complétez, après refroidissement, à 500 ml avec de l'*eau exempte de dioxyde de carbone R*.

Mélangez des volumes égaux des 2 solutions au moment de l'emploi.

Cupri-tartrique (solution) R2. *1023302.*
A 50 ml de *solution de carbonate de sodium R1*, ajoutez 1 ml d'une solution à 5 g/l de *sulfate de cuivre R* et à 10 g/l de *tartrate de potassium R*. Préparez extemporanément.

Cupri-tartrique (solution) R3. *1023303.*
Préparez une solution contenant 10 g/l de *sulfate de cuivre R* et 20 g/l de *tartrate de sodium R*. A 1,0 ml de solution, ajoutez 50 ml de *solution de carbonate de sodium R2*. Préparez extemporanément.

Cupri-tartrique (solution) R4. *1023304.*

Solution I. Solution de sulfate de cuivre R à 150 g/l.

Solution II. Dissolvez 2,5 g de *carbonate de sodium anhydre R*, 2,5 g de *tartrate de sodium et de potassium R*, 2,0 g de *bicarbonate de sodium R* et 20,0 g de *sulfate de sodium anhydre R* dans de l'*eau R* et complétez à 100 ml avec le même solvant.

Mélangez 1 volume de solution I et 25 volumes de solution II immédiatement avant emploi.

Curcumine. $C_{21}H_{20}O_6$. (M_r 368,4). *1023500.* [458-37-7]. 1,7-Bis(4-hydroxy-3-méthoxyphényl)hepta-1,6-diène-3,5-dione..
Poudre cristalline, brun-orangé, pratiquement insoluble dans l'eau, soluble dans l'acide acétique glacial, pratiquement insoluble dans l'éther.
F : voisin de 183 °C.

Cyanoacétique (acide). $C_3H_3NO_2$. (M_r 85,1). *1097900.* [372-09-8].
Cristaux blancs à blanc-jaune, hygroscopiques, très solubles dans l'eau.
Conservation en récipient étanche.

Cyanocobalamine. *1023600.* [68-19-9].
Voir *Cyanocobalamine (0547).*

Cyanogène (solution de bromure de). *1023700.* [506-68-3].
Ajoutez, goutte à goutte et en refroidissant, du *thiocyanate d'ammonium 0,1 M* à de l'*eau de brome R* jusqu'à disparition de la coloration jaune. Préparez extemporanément.

Cyanoguanidine. $C_2H_4N_4$. (M_r 84,1). *1023800.* [461-58-5].
Dicyandiamide. 1-Cyanoguanidine.
Poudre cristalline, blanche, assez soluble dans l'eau et dans l'alcool, pratiquement insoluble dans le chlorure de méthylène et dans l'éther.
F : voisin de 210 °C.

Cyclohexane. C_6H_{12}. (M_r 84,2). *1023900.* [110-82-7].
Liquide limpide et incolore, inflammable, pratiquement insoluble dans l'eau, miscible aux solvants organiques.
d_{20}^{20} : voisine de 0,78.
Eb : voisin de 80,5 °C.
Le cyclohexane utilisé en spectrophotométrie satisfait également aux exigences suivantes :
Transmittance minimale (*2.2.25*) : 45 pour cent à 220 nm, 70 pour cent à 235 nm, 90 pour cent à 240 nm, 98 pour cent à 250 nm, l'*eau R* étant utilisée comme liquide de compensation.

Cyclohexane R1. *1023901.*
Le *cyclohexane R1* satisfait aux spécifications de la rubrique *Cyclohexane R* et à l'essai supplémentaire suivant : la fluorescence, mesurée à 460 nm sous illumination par un faisceau de lumière excitatrice à 365 nm, n'est pas plus intense que celle d'une solution contenant 0,002 ppm de *quinine R* dans l'*acide sulfurique 0,05 M.*

Cyclohexylamine. $C_6H_{13}N$. (M_r 99,2). *1024000.* [108-91-8].
Liquide incolore, soluble dans l'eau, miscible aux solvants organiques usuels.
n_D^{20} : voisin de 1,460.
Eb : 134 °C à 135 °C.

Cyclohexylènedinitrilotétraacétique (acide). $C_{14}H_{22}N_2O_8,H_2O$. (M_r 364,4). *1024100.* Acide trans-cyclohexylène-1,2-dinitrilo-*N,N,N',N'*-tétraacétique.
Poudre cristalline, blanche.
F : voisin de 204 °C.

Cyclohexylméthanol. $C_7H_{14}O$. (M_r 114,2). *1135200.* [100-49-2]. Cyclohexylcarbinol.
Liquide à légère odeur de camphre, soluble dans l'alcool
n_D^{25} : environ 1,464.
Eb : environ 185 °C.

3-Cyclohexylpropionique (acide). $C_9H_{16}O_2$. (M_r 156,2). *1119200.* [701-97-3].
Liquide limpide.
d_{20}^{20} : voisine de 0,998.
n_D^{20} : voisin de 1,4648.
Eb : voisin de 130 °C.

Cyhalothrine. $C_{23}H_{19}ClF_3NO_3$. (M_r 449,9). *1125000.* [91465-08-6].
Eb : 187 °C à 190 °C.
F : voisin de 49 °C.
Une solution de référence certifiée de qualité appropriée (10 ng/µl dans le cyclohexane) peut être utilisée.

***p*-Cymène.** $C_{10}H_{14}$. (M_r 134,2). *1113400.* [99-87-6].
1-Isopropyl-4-méthylbenzène.
Liquide incolore à odeur de carotte, pratiquement insoluble dans l'eau, soluble dans l'alcool et dans l'éther.
d_{20}^{20} : voisin de 0,858.
n_D^{20} : voisin de 1,4895.
Eb : 175 °C à 178 °C.
Le p-cymène utilisé en chromatographie en phase gazeuse satisfait également à l'essai suivant :
Dosage. Opérez par chromatographie en phase gazeuse (*2.2.28*) selon les indications données dans la monographie *Huile essentielle de menthe poivrée (0405).*
Solution à examiner. p-Cymène à examiner.
La surface du pic principal n'est pas inférieure à 96,0 pour cent de la surface de l'ensemble des pics du chromatogramme obtenu.

Cyperméthrine. $C_{22}H_{19}Cl_2NO_3$. (M_r 416,3). *1125100.* [52315-07-8].
Eb : 170 °C à 195 °C.
F : 60 °C à 80 °C.
Une solution de référence certifiée de qualité appropriée (10 ng/µl dans le cyclohexane) peut être utilisée.

L-Cystéine. $C_3H_7NO_2S$. (M_r 121,1). *1024200.* [52-90-4].
Poudre facilement soluble dans l'eau, dans l'alcool et dans l'acide acétique, pratiquement insoluble dans l'acétone.

Cystéine (chlorhydrate de). *1024300.* [7048-04-6].
Voir *Chlorhydrate de cystéine monohydraté (0895).*

L-Cystine. $C_6H_{12}N_2O_4S_2$. (M_r 240,3). *1024400.* [56-89-3].
Poudre cristalline, blanche, pratiquement insoluble dans l'eau et dans l'alcool. La L-cystine se dissout dans les solutions diluées d'hydroxydes alcalins. Elle se décompose à 250 °C.
$[\alpha]_D^{20}$: – 218 à – 224, déterminé dans l'*acide chlorhydrique 1 M.*

Dantrone. $C_{14}H_8O_4$. (M_r 240,2). *1024500.* [117-10-2]. 1,8-Dihydroxyanthraquin-9(10*H*)-one. 1,8-Dihydroxyanthracène-9,10-dione.
Poudre cristalline orange, pratiquement insoluble dans l'eau, peu soluble dans l'alcool, soluble dans les solutions d'hydroxydes alcalins.

F : voisin de 195 °C.

La dantrone utilisée dans le dosage des acides sesquiterpéniques de la racine de valériane (0453) satisfait également aux essais suivants.
$A_{1\,cm}^{1\%}$: 355 à 375, déterminée à 500 nm dans l'*hydroxyde de potassium 1 M.*
Dosage. Opérez par chromatographie liquide (*2.2.29*), selon les indications données dans la monographie *Racine de valériane (0453),* à la concentration de la solution témoin.

La teneur n'est pas inférieure à 95 pour cent, calculée par le procédé de normalisation.

***o,p'*-DDD.** $C_{14}H_{10}Cl_4$. (M_r 320,0). *1125200.* [53-19-0].
1-(2-Chlorophényl)-1-(4-chlorophényl)-2,2-dichloroéthane.
Une solution de référence certifiée de qualité appropriée (10 ng/µl dans le cyclohexane) peut être utilisée.

***p,p'*-DDD.** $C_{14}H_{10}Cl_4$. (M_r 320,0). *1125300.* [72-54-8].
1,1-Bis(4-chlorophényl)-2,2-dichloroéthane.
Eb : voisin de 193 °C.
F : voisin de 109 °C.
Une solution de référence certifiée de qualité appropriée (10 ng/µl dans le cyclohexane) peut être utilisée.

***o,p'*-DDE.** $C_{14}H_8Cl_4$. (M_r 318,0). *1125400.* [3424-82-6].
1-(2-Chlorophényl)-1-(4-chlorophényl)-2,2-dichloroéthylène.
Une solution de référence certifiée de qualité appropriée (10 ng/µl dans le cyclohexane) peut être utilisée.

***p,p'*-DDE.** $C_{14}H_8Cl_4$. (M_r 318,0). *1125500.* [72-55-9].
1,1-Bis(4-chlorophényl)-2,2-dichloroéthylène.
Eb : 316 °C à 317 °C.
F : 88 °C à 89 °C.
Une solution de référence certifiée de qualité appropriée (10 ng/µl dans le cyclohexane) peut être utilisée.

***o,p'*-DDT.** $C_{14}H_9Cl_5$. (M_r 354,5). *1125600.* [789-02-6].
1-(2-Chlorophényl)-1-(4-chlorophényl)-2,2,2-trichloroéthane.
Une solution de référence certifiée de qualité appropriée (10 ng/µl dans le cyclohexane) peut être utilisée.

***p,p'*-DDT.** $C_{14}H_9Cl_5$. (M_r 354,5). *1125700.* [50-29-3].
1,1-Bis(4-chlorophényl)-2,2,2-trichloroéthane.
Eb : voisin de 260 °C.
F : 108 °C à 109 °C.
Une solution de référence certifiée de qualité appropriée (10 ng/µl dans le cyclohexane) peut être utilisée.

Décane. $C_{10}H_{22}$. (M_r 142,3). *1024600.* [124-18-5].
Liquide incolore, pratiquement insoluble dans l'eau.
n_D^{20} : voisin de 1,411.
Eb : voisin de 174 °C.

Décanol. $C_{10}H_{22}O$. (M_r 158,3). *1024700.* [112-30-1]. Alcool *n*-décylique.
Liquide visqueux, se solidifiant à 6 °C environ, pratiquement insoluble dans l'eau, soluble dans l'alcool et dans l'éther.
n_D^{20} : voisin de 1,436.
Eb : voisin de 230 °C.

Deltaméthrine. $C_{22}H_{19}Br_2NO_3$. (M_r 505,2). *1125800.* [52918-63-5].
Eb : voisin de 300 °C.
F : voisin de 98 °C.
Une solution de référence certifiée de qualité appropriée (10 ng/µl dans le cyclohexane) peut être utilisée.

2'-Désoxyuridine. $C_9H_{12}N_2O_5$. (M_r 228,2). *1024800.* [951-78-0]. 1-(2-Désoxy-β-d-*érythro*-pentofuranosyl)-1*H*,3*H*-pyrimidine-2,4-dione.
F : voisin de 165 °C.
Chromatographie. Opérez comme prescrit dans la monographie *Idoxuridine (0669)*en déposant 5 µl d'une solution de 2'-désoxyuridine à 0,25 g/l. Le chromatogramme obtenu présente une seule tache principale.

Deutérium (oxyde de). ^2H_2O. (M_r 20,03). *1025300.* [7789-20-0]. Eau deutériée.
Le degré de deutériation est au minimum de 99,7 pour cent.
d_{20}^{20} : voisine de 1,11.
n_D^{20} : voisin de 1,328.
Eb : voisin de 101 °C.

Dextrane réticulé pour chromatographie R2. *1025500.*
Se présente sous forme de billes et possède une zone de fractionnement appropriée à la séparation de peptides et de protéines de masse moléculaire relative de 15×10^2 à 30×10^3. Les billes à l'état sec ont un diamètre de 20 µm à 80 µm.

Dextrane réticulé pour chromatographie R3. *1025600.*
Se présente sous forme de billes et possède une zone de fractionnement appropriée à la séparation de peptides et de protéines de masse moléculaire relative de 4×10^3 à 15×10^4. Les billes à l'état sec ont un diamètre de 40 µm à 120 µm.

3,3'-Diaminobenzidine (tétrachlorhydrate de).
$C_{12}H_{18}Cl_4N_4,2H_2O$. ($M_r$ 396,1). *1098000.* [7411-49-6].
3,3',4,4'-Biphényltétramine.
Poudre sensiblement blanche à faiblement rose, soluble dans l'eau.
Eb : voisin de 280 °C, avec décomposition.

Diazinon. $C_{12}H_{21}N_2O_3PS$. (M_r 304,3). *1125900.* [333-41-5].
Eb : voisin de 306 °C.
Une solution de référence certifiée de qualité appropriée (10 ng/µl dans l'isooctane) peut être utilisée.

Diazobenzènesulfonique (solution d'acide) R1. *1026500.*
Dissolvez 0,9 g d'*acide sulfanilique R* dans un mélange de 30 ml d'*acide chlorhydrique dilué R* et de 70 ml d'*eau R*. A 3 ml de cette solution, ajoutez 3 ml d'une *solution de nitrite de sodium R* à 50 g/l. Refroidissez dans de l'eau glacée pendant 5 min, ajoutez 12 ml de la solution de nitrite de sodium, refroidissez de nouveau, complétez à 100 ml avec de l'*eau R* et conservez le réactif dans de l'eau glacée. Préparez extemporanément, puis attendez 15 min avant l'utilisation.

Dibutylamine. $C_8H_{19}N$. (M_r 129,3). *1126000.* [111-92-2].
N-Butylbutan-1-amine.
Liquide incolore.
n_D^{20} : voisin de 1,417.
Eb : voisin de 159 °C.

Dibutyle (phtalate de). $C_{16}H_{22}O_4$. (M_r 278,3). *1026800.* [84-74-2]. Benzène-1,2-dicarboxylate de dibutyle.
Liquide huileux, limpide, incolore ou légèrement coloré, très peu soluble dans l'eau, miscible à l'acétone, à l'alcool et à l'éther.
d_{20}^{20} : 1,043 à 1,048.
n_D^{20} : 1,490 à 1,495.

Dicarboxidine (chlorhydrate de). $C_{20}H_{26}Cl_2N_2O_6$. (M_r 461,3). *1026900.* [56455-90-4]. Dichlorhydrate de l'acide 4,4′-[(4,4′-diaminobiphényl-3,3′-diyl)dioxy]dibutanoïque.

Dichlofenthion. $C_{10}H_{13}Cl_2O_3PS$. (M_r 315,2). *1126100.* [97-17-6].
Une solution de référence certifiée de qualité appropriée (10 ng/µl dans le cyclohexane) peut être utilisée.

Dichloracétique (acide). $C_2H_2Cl_2O_2$. (M_r 128,9). *1027000.* [79-43-6].
Liquide incolore, miscible à l'eau, à l'alcool et à l'éther.
d_{20}^{20} : voisine de 1,566.
n_D^{20} : voisin de 1,466.
Eb : voisin de 193 °C.

Solution d'acide dichloracétique. *1027001.*
Diluez 67 ml d'*acide dichloracétique R* dans de l'*eau R* et complétez à 300 ml avec de l'*eau R*. Ajoutez de l'*ammoniaque R* jusqu'à neutralité au *papier tournesol bleu R*. Refroidissez, ajoutez 33 ml d'*acide dichloracétique R* et complétez à 600 ml avec de l'*eau R*.

Dichloréthane. *1036000.* [107-06-2].
Voir *Ethylène (chlorure d') R*.

Dichlorobenzène. $C_6H_4Cl_2$. (M_r 147,0). *1027100.* [95-50-1]. 1,2-Dichlorobenzène.
Liquide incolore et huileux, pratiquement insoluble dans l'eau, soluble dans l'éthanol et dans l'éther.
d_{20}^{20} : voisine de 1,31.
Eb : voisin de 180 °C.

Dichlorofluorescéine. $C_{20}H_{10}Cl_2O_5$. (M_r 401,2). *1027200.* [76-54-0]. 2,7-Dichlorofluorescéine. Acide 2-(2,7-dichloro-6-hydroxy-3-oxo-3*H*-xanthén-9-yl)benzoïque.
Poudre brun jaunâtre à jaune orangé, peu soluble dans l'eau, facilement soluble dans l'alcool et dans les solutions diluées d'hydroxydes alcalins en donnant une solution à fluorescence vert jaunâtre, pratiquement insoluble dans l'éther.

Dichlorométhane. *1055900.* [75-09-2].
Voir *Méthylène (chlorure de) R*.

Dichlorophénolindophénol (sel sodique de). $C_{12}H_6Cl_2NNaO_2,2H_2O$. ($M_r$ 326,1). *1027300.* [620-45-1].
Dérivé sodique de la 2,6-dichloro-*N*-(4-hydroxyphényl)-1,4-benzoquinone monoimine dihydraté.
Poudre vert foncé, facilement soluble dans l'eau et dans l'éthanol. La solution aqueuse est bleu foncé ; acidifiée, elle se colore en rose.

Solution étalon de dichlorophénolindophénol. *1027301.*
Dissolvez 50,0 mg de *sel sodique de dichlorophénolindophénol R* dans 100,0 ml d'*eau R* et filtrez.
Détermination du titre. Dissolvez 20,0 mg d'*acide ascorbique R* dans 10 ml d'une solution récemment préparée d'*acide métaphosphorique R* à 200 g/l et complétez à 250,0 ml avec de l'*eau R*. Titrez rapidement 5,0 ml par la solution étalon de dichlorophénolindophénol ajoutée à l'aide d'une microburette graduée en 1/100 de millilitre, jusqu'à coloration rose persistant pendant 10 s, le titrage ne prenant pas plus de 2 min. Diluez la solution de dichlorophénolindophénol avec de l'*eau R* afin que 1 ml de la solution corresponde à 0,1 mg d'acide ascorbique ($C_6H_8O_6$).
La solution ne peut être utilisée que pendant les 3 jours suivant sa préparation. Etalonnez immédiatement avant l'emploi.

Dichloroquinonechlorimide. $C_6H_2Cl_3NO$. (M_r 210,4). *1027400.* [101-38-2]. 2,6-Dichloro-*N*-chloro-1,4-benzoquinone monoimine.
Poudre cristalline jaune pâle ou jaune verdâtre, pratiquement insoluble dans l'eau, soluble dans l'alcool et dans les solutions alcalines diluées.
F : voisin de 66 °C.

Dichlorvos. $C_4H_7Cl_2O_4P$. (M_r 221). *1101200.* [62-73-7]. 2,2-Dichlorovinyl diméthyl phosphate.
Liquide incolore à jaune-brun, soluble dans l'eau, miscible à la plupart des solvants organiques.
n_D^{25} : voisin de 1,452.

Dicyclohexylamine. $C_{12}H_{23}N$. (M_r 181,3). *1027500.* [101-83-7]. *N,N*-Dicyclohexylamine.
Liquide incolore, assez soluble dans l'eau, miscible aux solvants organiques usuels.
n_D^{20} : voisin de 1,484.
Eb : voisin de 256 °C.
Point de solidification (*2.2.18*) : 0 °C à 1 °C.

Dicyclohexyle. $C_{12}H_{22}$. (M_r 166,3). *1135300.* [92-51-3].
Bicyclohexyle.
d_{20}^{20} : environ 0,864.
Eb : environ 227 °C.
F : environ 4 °C.

Dicyclohexylurée. $C_{13}H_{24}N_2O$. (M_r 224,4). *1027600.* [2387-23-7]. 1,3-Dicyclohexylurée.
Poudre cristalline, blanche.

F : voisin de 232 °C.

Didodécyle (3,3′-thiodipropionate de). $C_{30}H_{58}O_4S$. (M_r 514,8). *1027700.* [123-28-4].
Poudre cristalline blanche, pratiquement insoluble dans l'eau, facilement soluble dans l'acétone et dans l'éther de pétrole, peu soluble dans l'alcool.
F : voisin de 39 °C.

Dieldrine. $C_{12}H_8Cl_6O$. (M_r 380,9). *1126200.* [60-57-1].
Eb : voisin de 385 °C.
F : voisin de 176 °C.
Une solution de référence certifiée de qualité appropriée (10 ng/µl dans le cyclohexane) peut être utilisée.

Diéthanolamine. $C_4H_{11}NO_2$. (M_r 105,1). *1027800.* [111-42-2]. 2,2′-Iminodiéthanol.
Liquide visqueux limpide, faiblement jaunâtre ou cristaux déliquescents fondant vers 28 °C, très solubles dans l'eau, dans l'acétone et dans le méthanol.
d_{20}^{20} : voisine de 1,09.

pH (*2.2.3*) : 10,0 à 11,5, déterminé avec une solution à 50 g/l.

Lorsque la diéthanolamine est utilisée dans l'essai de phosphatase alcaline, elle satisfait en plus à l'essai suivant :

Ethanolamine. Examinez par chromatographie en phase gazeuse (*2.2.28*) en utilisant la *propanolamine R* comme étalon interne.

Solution d'étalon interne. Dissolvez 1,00 g de *propanolamine R* dans de l'*acétone R* et complétez à 10,0 ml avec le même solvant.

Solution à examiner (a). Dissolvez 5,00 g de substance à examiner dans de l'*acétone R* et complétez à 10,0 ml avec le même solvant.

Solution à examiner (b). Dissolvez 5,00 g de substance à examiner dans de l'*acétone R*, ajoutez 1,0 ml de solution d'étalon interne et complétez à 10,0 ml avec le même solvant.

Solutions témoins. Dissolvez 0,50 g d'*éthanolamine R* dans de l'*acétone R* et complétez à 10,0 ml avec le même solvant. Traitez des quantités aliquotes de cette solution de 0,5 ml, 1,0 ml et 2,0 ml comme suit : à chaque aliquote, ajoutez 1,0 ml de solution d'étalon interne et complétez à 10,0 ml avec de l'*acétone R*.

La chromatographie peut être réalisée en utilisant :

- une colonne d'une longueur de 1 m et d'un diamètre intérieur de 4 mm, remplie de *polymère d'oxyde de diphénylphénylène R* (180-250 µm),
- comme gaz vecteur, de l'*azote pour chromatographie R* à un débit de 40 ml/min,
- un détecteur à ionisation de flamme.

La température de la colonne est programmée à 125 °C pendant 3 min pour s'élever ensuite à 300 °C, à raison de 12 °C par minute. La température au point d'injection est maintenue à 250 °C et celle du détecteur à 280 °C. Injectez 1,0 µl de chaque solution à examiner et 1,0 µl de chaque solution témoin.

Le taux d'éthanolamine n'est pas supérieur à 1,0 pour cent.

Conservation en récipient étanche.

Diéthoxytétrahydrofurane. $C_8H_{16}O_3$. (M_r 160,2). *1027900.* [3320-90-9]. 2,5-Diéthoxytétrahydrofurane. Mélange d'isomères *cis* et *trans.*
Liquide limpide, incolore ou légèrement jaunâtre, pratiquement insoluble dans l'eau, soluble dans l'alcool, dans l'éther et dans la plupart des solvants organiques.
d_{20}^{20} : voisine de 0,98.
n_D^{20} : voisin de 1,418.

Diéthylamine. $C_4H_{11}N$. (M_r 73,1). *1028000.* [109-89-7].
Liquide limpide et incolore, inflammable, fortement alcalin, miscible à l'eau et à l'alcool.
d_{20}^{20} : voisine de 0,71.
Eb : voisin de 55 °C.

Diéthylaminoéthyldextrane. *1028200.*
Résine échangeuse d'anions présentée sous forme de chlorhydrate.

Poudre formant des gels dans l'eau.

***N,N*-Diéthylaniline.** $C_{10}H_{15}N$. (M_r 149,2). *1028400.* [91-66-7].
d_{20}^{20} : voisine de 0,938.
Eb : voisin de 217 °C.
F : voisin de − 38 °C.

Diéthylèneglycol. $C_4H_{10}O_3$. (M_r 106,1). *1028300.* [111-46-6]. 2,2′-Oxydiéthanol.
Contient au minimum 99,5 pour cent *m/m* de $C_4H_{10}O_3$.

Liquide limpide, incolore, hygroscopique, miscible à l'eau, à l'acétone et à l'alcool
d_{20}^{20} : voisine de 1,118.
n_D^{20} : voisin de 1,447.
Eb : 244 °C à 246 °C.
Conservation en récipient étanche.

***N,N*-diéthyléthane-1,2-diamine.** *1028500.* [100-36-7].
Voir *N,N-diéthyléthylènediamine R.*

***N,N*-Diéthyléthylènediamine.** $C_6H_{16}N_2$. (M_r 116,2). *1028500.* [100-36-7].
Contient au minimum 98,0 pour cent de $C_6H_{16}N_2$.

Liquide légèrement huileux, incolore à légèrement jaune, d'odeur forte d'ammoniaque, irritant par contact avec la peau, les yeux et les muqueuses.
d_{20}^{20} : voisine de 0,827.
Eb : 145 °C à 147 °C.
Eau (*2.5.12*) : maximum 1,0 pour cent, déterminé sur 0,500 g.

Di(2-éthylhexyle) (phtalate de). $C_{24}H_{38}O_4$. (M_r 390,5). *1028100.* Benzène-1,2-dicarboxylate de di(2-éthylhexyle).
Liquide incolore, huileux, pratiquement insoluble dans l'eau, soluble dans les solvants organiques.
d_{20}^{20} : voisine de 0,98.
n_D^{20} : voisin de 1,486.
Viscosité (*2.2.9*) : voisine de 80 mPa·s.

Diéthylphénylènediamine (sulfate de). $C_{10}H_{18}N_2O_4S$. (M_r 262,3). *1028600.* [6283-63-2]. Sulfate de *N,N′*-diéthyl-*p*-phénylènediamine. Sulfate de *N,N′*-diéthylbenzène-1,4-diamine.
Poudre blanche ou légèrement jaunâtre, soluble dans l'eau.
F : voisin de 185 °C, avec décomposition.
Conservation à l'abri de la lumière.

Solution de sulfate de diéthylphénylènediamine. *1028601.*
A 250 ml d'*eau R* ajoutez 2 ml d'*acide sulfurique R* et 25 ml d'*édétate de sodium 0,02 M*. Dissolvez dans cette solution 1,1 g de *sulfate de diéthylphénylènediamine R* et complétez à 1000 ml avec de l'*eau R*.

Ne pas utiliser si la solution n'est pas incolore.

Conservation à l'abri de la lumière et de la chaleur, limitée à un mois.

Digitonine. $C_{56}H_{92}O_{29}$. (M_r 1 229). *1028700.* [11024-24-1].
3β-[*O*-β-D-glucopyranosyl-(1→3)-*O*-β-D-galactopyranosyl-(1→2)-*O*-[β-D-xylopyranosyl-(1→3)]-*O*-β-D-galactopyranosyl-(1→4)-*O*-β-D-galactopyranosyloxy]-(25*R*)-5α-spirostane-2α,15β-diol.
Cristaux pratiquement insolubles dans l'eau, assez solubles dans l'éthanol, peu solubles dans l'alcool, pratiquement insolubles dans l'éther.

Digitoxine. *1028800.* [71-63-6].
Voir *Digitoxine (0078).*

10,11-Dihydrocarbamazépine. $C_{15}H_{14}N_2O$. (M_r 238,3). *1028900.* [3564-73-6]. 10,11-Dihydro-5*H*-dibenzo[*b,f*]azépine-5-carboxamide.
F : 205 °C à 210 °C.

1,3-Dihydroxynaphtalène. $C_{10}H_8O_2$. (M_r 160,2). *1029000.* [132-86-5]. Naphtalène-1,3-diol.
Poudre cristalline généralement brun violacé, facilement soluble dans l'eau et dans l'alcool.
F : voisin de 125 °C.

2,7-Dihydroxynaphtalène. $C_{10}H_8O_2$. (M_r 160,2). *1029100.* [582-17-2]. Naphtalène-2,7-diol.
Aiguilles solubles dans l'eau, dans l'alcool et dans l'éther.
F : voisin de 190 °C.

Solution de 2,7-dihydroxynaphtalène. *1029101.*
Dissolvez 10 mg de *2,7-dihydroxynaphtalène R* dans 100 ml d'*acide sulfurique R* et laissez reposer jusqu'à décoloration.

Conservation limitée à 2 jours.

Diisobutylcétone. $C_9H_{18}O$. (M_r 142,2). *1029200.* [108-83-8].
Liquide limpide, incolore, peu soluble dans l'eau, miscible à la plupart des solvants organiques.
n_D^{20} : voisin de 1,414.
Eb : voisin de 168 °C.

Diisopropyléther. *1029300.* [108-20-3].
Voir *Ether isopropylique R.*

4,4'-Diméthoxybenzophénone. $C_{15}H_{14}O_3$. (M_r 242,3). *1126300.* [90-96-0]. bis(4-Méthoxyphényl)méthanone.
Poudre blanche, pratiquement insoluble dans l'eau, peu soluble dans l'alcool.
F : environ 142 °C.

Diméthoxypropane. $C_5H_{12}O_2$. (M_r 104,1). *1105200.* [77-76-9]. 2,2-Diméthoxypropane.
Liquide incolore se décomposant à l'exposition à l'air humide ou à l'eau.
d_{20}^{20} : voisine de 0,847.
n_D^{20} : voisin de 1,378.
Eb : voisin de 83 °C.

1,3-Diméthyl-2-imidazolidinone. $C_5H_{10}N_2O$. (M_r 114,2). *1135400.* [80-73-9]. *N,N'*-Diméthyléthylèneurée.
n_D^{20} : 1,4720
Eb : voisin de 224 °C.

Diméthylacétamide. C_4H_9NO. (M_r 87,1). *1029700.* [127-19-5]. *N,N*-Diméthylacétamide.
Contient au minimum 99,5 pour cent de C_4H_9NO.

Liquide incolore, miscible à l'eau et à de nombreux solvants organiques.
d_{20}^{20} : voisine de 0,94.
n_D^{20} : voisin de 1,437.
Eb : voisin de 165 °C.

Diméthylaminobenzaldéhyde. $C_9H_{11}NO$. (M_r 149,2). *1029800.* [100-10-7]. 4-(Diméthylamino)benzaldéhyde.
Cristaux blancs ou blanc jaunâtre, solubles dans l'alcool et dans les acides dilués.
F : voisin de 74 °C.

Solution de diméthylaminobenzaldéhyde R1. *1029801.*
Dissolvez 0,2 g de *diméthylaminobenzaldéhyde R* dans 20 ml d'*alcool R*, ajoutez 0,5 ml d'*acide chlorhydrique R*. Agitez la solution avec du *charbon activé R* et filtrez. Le réactif est moins fortement coloré que la solution d'iode R3. Préparez extemporanément.

Solution de diméthylaminobenzaldéhyde R2. *1029802.*
Dissolvez à froid 0,2 g de *diméthylaminobenzaldéhyde R* dans un mélange de 4,5 ml d'*eau R* et de 5,5 ml d'*acide chlorhydrique R*. Préparez extemporanément.

Solution de diméthylaminobenzaldéhyde R6. *1029803.*
Dissolvez 0,125 g de *diméthylaminobenzaldéhyde R* dans un mélange refroidi de 35 ml d'*eau R* et de 65 ml d'*acide sulfurique R*. Ajoutez 0,1 ml d'une solution de *chlorure ferrique R* à 50 g/l. Laissez reposer la solution à l'abri de la lumière pendant 24 h avant l'utilisation.
Lorsque la solution est conservée à température ambiante, elle doit être utilisée sous 8 jours, mais elle peut être utilisée pendant plusieurs mois si elle est conservée au réfrigérateur.

Solution de diméthylaminobenzaldéhyde R7. *1029804.*
Dissolvez 1,0 g de *diméthylaminobenzaldéhyde R* dans 50 ml d'*acide chlorhydrique R*, puis ajoutez 50 ml d'*alcool R*.

Conservé à l'abri de la lumière, le réactif peut être utilisé pendant 4 semaines environ.

Solution de diméthylaminobenzaldéhyde R8. *1029805.*
Dissolvez 0,25 g de *diméthylaminobenzaldéhyde R* dans un mélange de 5 g d'*acide phosphorique R*, de 45 g d'*eau R* et de 50 g d'*acide acétique anhydre R*. Préparez extemporanément.

4-Diméthylaminocinnamaldéhyde. $C_{11}H_{13}NO$. (M_r 175,2). *1029900.* [6203-18-5]. 3-(4-Diméthylaminophényl)prop-2-énal.
Poudre ou cristaux, orange à brun-orangé, sensibles à la lumière.
F : voisin de 138 °C.

Solution de 4-diméthylaminocinnamaldéhyde. *1029901.*
Dissolvez 2 g de *4-diméthylaminocinnamaldéhyde R* dans un mélange de 100 ml d'*acide chlorhydrique R1* et de 100 ml d'*éthanol R*. Conservez dans un endroit frais. Immédiatement avant l'emploi, diluez la solution avec 4 fois son volume d'*éthanol R*.
Conservez dans un endroit frais.

Diméthylaminonaphtalènesulfonyle (chlorure de). $C_{12}H_{12}ClNO_2S$. (M_r 269,8). *1030000.* [605-65-2]. Chlorure de 5-diméthylamino-1-naphtalènesulfonyle.
Poudre cristalline jaune, peu soluble dans l'eau, soluble dans le méthanol.
F : voisin de 70 °C.
Conservation au frais.

Diméthylaniline. *1030100.* [121-69-7].
Voir *N,N-Diméthylaniline R.*

***N,N*-Diméthylaniline.** $C_8H_{11}N$. (M_r 121,2). *1030100.* [121-69-7].
Liquide huileux limpide, pratiquement incolore quand il est récemment distillé, se colorant en brun rougeâtre lors de la conservation, pratiquement insoluble dans l'eau, facilement soluble dans l'alcool et dans l'éther.
n_D^{20} : voisin de 1,558.
Intervalle de distillation (*2.2.11*) : au moins 95 pour cent distille de 192 °C à 194 °C.

2,3-Diméthylaniline. $C_8H_{11}N$. (M_r 121,2). *1105300.* [87-59-2]. 2,3-Xylidine.
Liquide jaunâtre, assez soluble dans l'eau, soluble dans l'alcool.
d_{20}^{20} : 0,993 à 0,995.
n_D^{20} : voisin de 1,569.
Eb : voisin de 224 °C.

2,6-Diméthylaniline. $C_8H_{11}N$. (M_r 121,2). *1030200.* [87-62-7]. 2,6-Xylidine.
Liquide incolore, assez soluble dans l'eau, soluble dans l'alcool.
d_{20}^{20} : voisine de 0,98.

Diméthyldécylamine. $C_{12}H_{27}N$. (M_r 185,4). *1113500.* [1120-24-7]. *N,N*-diméthyldécylamine.
Contient au minimum 98,0 pour cent *m/m* de $C_{12}H_{27}N$.
Eb : voisin de 234 °C.

Diméthyle (carbonate de). $C_3H_6O_3$. (M_r 90,1). *1119300.* [616-38-6]. Ester diméthylique de l'acide carbonique.
Liquide insoluble dans l'eau et miscible à l'alcool.
d_4^{17} : 1,065.
n_D^{20} : 1,368.
Eb : voisin de 90 °C.

(1,1-Diméthyl)éthylamine. $C_4H_{11}N$. (M_r 73,1). *1100900.* [75-64-9]. 2-Amino-2-méthylpropane. *tert*-Butylamine.
Liquide miscible à l'alcool.
d_{20}^{20} : voisine de 0,694.
n_D^{20} : voisin de 1,378.
Eb : voisin de 46 °C.

3-[3,5-bis(1,1-Diméthyléthyl)-4-hydroxyphényl]propanoate d'octadécyle. *1060600.* [2082-79-3].
Voir *Octadécyle [3-(3,5-bis(1,1-diméthyléthyl)-4-hydroxyphényl)propanoate d'] R.*

(1,1-Diméthyléthyl)méthyléther. $C_5H_{12}O$. (M_r 88,1). *1013900.* [1634-04-4]. Oxyde de 1,1-diméthyléthyle et de méthyle. 2-Méthoxy-2-méthylpropane.
Liquide incolore, limpide et inflammable.
n_D^{20} : voisin de 1,376.
Transmittance minimale (*2.2.25*) déterminée en utilisant l'*eau R* comme liquide de compensation : au minimum 50 pour cent à 240 nm, au minimum 80 pour cent à 255 nm, au minimum 98 pour cent à 280 nm.

(1,1-Diméthyléthyl)méthyléther R1. *1126400.*
Contient au minimum 99,5 pour cent de $C_5H_{12}O$.
d_{20}^{20} : voisine de 0,741.
n_D^{20} : voisin de 1,369.
Eb : voisin de 55 °C.

Diméthylformamide. C_3H_7NO. (M_r 73,1). *1030300.* [68-12-2].
Liquide limpide, incolore et neutre, miscible à l'eau et à l'alcool.
d_{20}^{20} : 0,949 à 0,952.
Eb : voisin de 153 °C.
Eau (*2.5.12*) : maximum 0,1 pour cent.

Diméthylformamide diéthylacétal. $C_7H_{17}NO_2$. (M_r 147,2). *1113600.* [1188-33-6]. *N,N*-diméthylformamide diéthylacétal.
n_D^{20} : voisin de 1,40.
Eb : 128 °C à 130 °C.

Diméthylglyoxime. $C_4H_8N_2O_2$. (M_r 116,1). *1030400.* [95-45-4]. 2,3-Butanedione dioxime.
Poudre cristalline, blanche ou cristaux incolores, pratiquement insolubles dans l'eau froide, très peu solubles dans l'eau bouillante, solubles dans l'alcool et dans l'éther.
F : voisin de 240 °C, avec décomposition.
Cendres sulfuriques (*2.4.14*). Maximum 0,05 pour cent.

***N,N*-Diméthyloctylamine.** $C_{10}H_{23}N$. (M_r 157,3). *1030500.* [7378-99-6]. Octyldiméthylamine.
Liquide incolore.
d_{20}^{20} : voisine de 0,765.
n_D^{20} : voisin de 1,424.
Eb : voisin de 195 °C.

2,6-Diméthylphénol. $C_8H_{10}O$. (M_r 122,2). *1030600.* [576-26-1].
Aiguilles incolores, peu solubles dans l'eau, très solubles dans l'alcool et dans l'éther.
Eb : voisin de 203 °C.
F : 46 °C à 48 °C.

3,4-Diméthylphénol. $C_8H_{10}O$. (M_r 122,2). *1098100.* [95-65-8].
Cristaux blancs à sensiblement blancs, peu solubles dans l'eau, facilement solubles dans l'alcool.
Eb : voisin de 226 °C.
F : 25 °C à 27 °C.

Diméthylpipérazine. $C_6H_{14}N_2$. (M_r 114,2). *1030700.* [106-58-1]. 1,4-Diméthylpipérazine.
Liquide incolore, miscible à l'eau et à l'alcool.
d_{20}^{20} : voisine de 0,85.
n_D^{20} : voisin de 1,446.
Eb : voisin de 131 °C.

Diméthylstéaramide. $C_{20}H_{41}NO$. (M_r 311,6). *1030800.* *N,N*-Diméthylstéaramide.
Masse solide, blanche ou sensiblement blanche, soluble dans de nombreux solvants organiques, y compris l'acétone.

F : voisin de 51 °C.

Diméthylstéarylamide. *1030800.*
Voir *Diméthylstéaramide R*.

Diméthylsulfone. $C_2H_6O_2S$. (M_r 94,1). *1030900.* [67-71-0].
Poudre cristalline, blanche, facilement soluble dans l'eau, soluble dans l'acétone et dans l'alcool.
F : 108 °C à 110 °C.

Diméthylsulfoxyde. C_2H_6OS. (M_r 78,1). *1029500.* [67-68-5].
Liquide limpide et incolore, huileux, hygroscopique, miscible à l'eau et à l'alcool.
d_{20}^{20} : voisine de 1,10.
Eb : voisin de 189 °C.
Eau (2.5.12) : maximum 10 g/l.
Le diméthylsulfoxyde utilisé en spectrophotométrie satisfait aux spécifications indiquées pour le diméthylsulfoxyde R compte tenu de la modification de la limite en eau. Il satisfait en plus à l'essai suivant :
Transmittance minimale (2.2.25) :
10 pour cent à 262 nm,
35 pour cent à 270 nm,
70 pour cent à 290 nm,
98 pour cent à 340 nm et plus, l'*eau R* étant utilisée comme liquide de compensation.
Eau (2.5.12) : au maximum 0,2 pour cent *m/m*.
Conservation en récipient étanche.

Diméthylsulfoxyde deutérié. $C_2{}^2H_6OS$. (M_r 84,2). *1025100.* [2206-27-1]. ($^2H_6$)Diméthylsulfoxide. Diméthylsulfoxide-d_6.
Le degré de deutériation est au minimum de 99,8 pour cent.
Liquide très hygroscopique, pratiquement incolore, visqueux, soluble dans l'eau, dans l'acétone, dans l'éthanol et dans l'éther.
d_{20}^{20} : voisine de 1,18.
F : voisin de 20 °C.
Eau et oxyde de deutérium. Maximum 0,1 pour cent.
Conservation en récipient étanche.

2,4-Diméthyl-6-*tert*-butylphénol. $C_{12}H_{18}O$. (M_r 178,3). *1126500.* [1879-09-0].

Diméticone. *1105400.* [9006-65-9].
Voir *Diméticone (0138)*.

Dimidium (bromure de). $C_{20}H_{18}BrN_3$. (M_r 380,3). *1031100.* [518-67-2]. Bromure de 3,8-diamino-5-méthyl-6-phénylphénanthridinium.
Cristaux rouge foncé, peu solubles dans l'eau à 20 °C, assez solubles dans l'eau à 60 °C et dans l'alcool, pratiquement insolubles dans l'éther.

Indicateur mixte au bromure de dimidium-bleu sulfan. *1031101.*
Dissolvez séparément 0,5 g de *bromure de dimidium R* et 0,25 g de *bleu sulfan R* dans 30 ml d'un mélange chaud de 1 volume d'*éthanol R* et de 9 volumes d'*eau R*, agitez, mélangez les 2 solutions et complétez à 250 ml avec le même mélange de solvants. Mélangez 20 ml de cette solution avec 20 ml d'une solution d'*acide sulfurique R* à 14,0 pour cent *V/V* diluée au préalable avec 250 ml d'*eau R* environ, puis complétez à 500 ml avec de l'*eau R*.
Conservation à l'abri de la lumière.

Dinitrobenzène. $C_6H_4N_2O_4$. (M_r 168,1). *1031200.* [528-29-0]. 1,3-Dinitrobenzène.
Poudre cristalline ou cristaux jaunâtres, pratiquement insolubles dans l'eau, peu solubles dans l'alcool.
F : voisin de 90 °C.

Solution de dinitrobenzène. *1031201.*
Solution à 10 g/l dans l'*alcool R*.

Dinitrobenzoïque (acide). $C_7H_4N_2O_6$. (M_r 212,1). *1031300.* [99-34-3]. Acide 3,5-dinitrobenzoïque.
Cristaux pratiquement incolores, peu solubles dans l'eau, très solubles dans l'alcool.
F : voisin de 206 °C.

Solution d'acide dinitrobenzoïque. *1031301.*
Solution à 20 g/l dans l'*alcool R*.

Dinitrobenzoyle (chlorure de). $C_7H_3ClN_2O_5$. (M_r 230,6). *1031400.* [99-33-2]. Chlorure de 3,5-dinitrobenzoyle.
Poudre cristalline, jaune pâle ou cristaux incolores.
F : voisin de 68 °C.

Dinitrophénylhydrazine. $C_6H_6N_4O_4$. (M_r 198,1). *1031500.* [119-26-6]. 2,4-Dinitrophénylhydrazine.
Cristaux rouge orangé, très peu solubles dans l'eau, peu solubles dans l'alcool.
F : voisin de 203 °C (fusion instantanée).

Solution acéto-chlorhydrique de dinitrophénylhydrazine. *1031501.*
Dissolvez 0,2 g de *dinitrophénylhydrazine R* dans 20 ml de *méthanol R* et ajoutez 80 ml d'un mélange à volumes égaux d'*acide acétique R* et d'*acide chlorhydrique R1*.
Préparez extemporanément.

Solution chlorhydrique de dinitrophénylhydrazine. *1031502.*
Dissolvez à chaud 0,50 g de *dinitrophénylhydrazine R* dans de l'*acide chlorhydrique dilué R* et complétez à 100 ml avec le même solvant. Laissez refroidir et filtrez.
Préparez extemporanément.

Solution sulfurique de dinitrophénylhydrazine. *1031503.*
Dissolvez 1,5 g de *dinitrophénylhydrazine R* dans 50 ml d'une solution d'*acide sulfurique R* à 20 pour cent *V/V*.
Préparez extemporanément.

Dinonyle (phtalate de). $C_{26}H_{42}O_4$. (M_r 418,6). *1031600.* [28553-12-0].
Liquide visqueux, incolore à jaune pâle.
d_{20}^{20} : 0,97 à 0,98.
n_D^{20} : 1,482 à 1,489.
Acidité. Agitez 5,0 g de phtalate de dinonyle avec 25 ml d'*eau R* pendant 1 min. Laissez reposer et filtrez la couche aqueuse, puis ajoutez 0,1 ml de *solution de phénolphtaléine R*. Le virage de l'indicateur ne nécessite pas plus de 0,3 ml d'*hydroxyde de sodium 0,1 M* (0,05 pour cent, calculé en acide phtalique).
Eau (2.5.12). Maximum 0,1 pour cent.

Dioctadécyle (disulfure de). $C_{36}H_{74}S_2$. (M_r 571,1). *1031700.* [1844-09-3].
Poudre blanche, pratiquement insoluble dans l'eau.
F : 53 °C à 58 °C.

Dioctadécyle (3,3′-thiodipropionate de). $C_{42}H_{82}O_4S$. (M_r 683). *1031900.* [693-36-7].
Poudre cristalline blanche, pratiquement insoluble dans l'eau, facilement soluble dans le chlorure de méthylène, assez soluble dans l'acétone, dans l'alcool et dans l'éther de pétrole.
F : 58 °C à 67 °C.

2,2′-Di(octadécyloxy)-5,5′-spirobi(1,3,2-dioxaphosphinane). $C_{41}H_{82}O_6P_2$. (M_r 733). *1031800.*
Solide cireux blanc, pratiquement insoluble dans l'eau, soluble dans les hydrocarbures.
F : 40 °C à 70 °C.

Dioxane. $C_4H_8O_2$. (M_r 88,1). *1032000.* [123-91-1]. 1,4-Dioxane.
Liquide limpide incolore, miscible à l'eau et à la plupart des solvants organiques.
d_{20}^{20} : voisine de 1,03.

Point de solidification (2.2.18) : 9 °C à 11 °C.

Eau (2.5.12) : maximum 0,5 pour cent.

Ne jamais distiller si le dioxane ne satisfait pas à l'essai des peroxydes.

Peroxydes. Dans une éprouvette à bouchon rodé d'une capacité de 12 ml et d'un diamètre de 1,5 cm environ, introduisez 8 ml de *solution amidonnée d'iodure de potassium R*. Remplissez entièrement avec le dioxane à examiner, agitez fortement et abandonnez à l'abri de la lumière pendant 30 min. Il ne se développe aucune coloration.

Le dioxane utilisé pour la scintillation liquide doit être d'un degré analytique approprié.

Solution de dioxane. *1032002.*
Prélevez 50,0 ml de *solution mère de dioxane R* et complétez à 100,0 ml avec de l'*eau R* (solution de dioxane à 0,5 mg/ml)

Solution de dioxane R1. *1032003.*
Prélevez 10,0 ml de *solution de dioxane R* et complétez à 50,0 ml avec de l'*eau R* (solution de dioxane à 0,1 mg/ml).

Solution mère de dioxane. *1032001.*
Dissolvez 1,00 g de *dioxane R* dans de l'*eau R* et complétez à 100,0 ml avec le même solvant. Prélevez 5,0 ml de solution et complétez à 50,0 ml avec de l'*eau R* (solution de dioxane à 1,0 mg/ml).

Diphénylamine. $C_{12}H_{11}N$. (M_r 169,2). *1032100.* [122-39-4].
Cristaux blancs, peu solubles dans l'eau, solubles dans l'alcool.
F : voisin de 55 °C.
Conservation à l'abri de la lumière.

Solution de diphénylamine. *1032101.*
Solution à 1 g/l dans l'*acide sulfurique R*.
Conservation à l'abri de la lumière.

Solution de diphénylamine R1. *1032102.*
Solution à 10 g/l dans l'*acide sulfurique R*. La solution est incolore.

Solution de diphénylamine R2. *1032103.*
Dissolvez 1 g de *diphénylamine R* dans 100 ml d'*acide acétique glacial R* et ajoutez 2,75 ml d'*acide sulfurique R*. Utilisez immédiatement.

Diphénylanthracène. $C_{26}H_{18}$. (M_r 330,4). *1032200.* [1499-10-1]. 9,10-Diphénylanthracène.
Poudre cristalline, jaunâtre à jaune, pratiquement insoluble dans l'eau, facilement soluble dans l'éther.
F : voisin de 248 °C.

Diphénylbenzidine. $C_{24}H_{20}N_2$. (M_r 336,4). *1032300.* [531-91-9]. *N,N′*-Diphénylbenzidine. *N,N′*-Diphénylbiphényl-4,4′-diamine.
Poudre cristalline blanche ou faiblement grise, pratiquement insoluble dans l'eau, peu soluble dans l'acétone et dans l'alcool.
F : voisin de 248 °C.

Nitrates. Dissolvez 8 mg de diphénylbenzidine dans un mélange refroidi de 5 ml d'*eau R* et de 45 ml d'*acide sulfurique exempt d'azote R*. La solution est incolore ou bleu très pâle.

Cendres sulfuriques (2.4.14) : maximum 0,1 pour cent.

Conservation à l'abri de la lumière.

Diphénylborate d'aminoéthanol. $C_{14}H_{16}BNO$. (M_r 225,1). *1032400.* [524-95-8].
Poudre cristalline blanche ou faiblement jaunâtre, pratiquement insoluble dans l'eau, soluble dans l'alcool.
F : voisin de 193 °C.

Diphénylcarbazide. $C_{13}H_{14}N_4O$. (M_r 242,3). *1032500.* [140-22-7]. 1,5-Diphénylcarbonodihydrazide.
Poudre cristalline blanche devenant progressivement rose par exposition à l'air, très peu soluble dans l'eau, soluble dans l'acétone, dans l'alcool et dans l'acide acétique glacial.
F : voisin de 170 °C.

Cendres sulfuriques (2.4.14). Maximum 0,1 pour cent.

Conservation à l'abri de la lumière.

Solution de diphénylcarbazide. *1032501.*
Dissolvez 0,2 g de *diphénylcarbazide R* dans 10 ml d'*acide acétique glacial R* et complétez à 100 ml avec de l'*éthanol R*. Préparez extemporanément.

Diphénylcarbazone. $C_{13}H_{12}N_4O$. (M_r 240,3). *1032600.* [538-62-5]. 1,5-Diphénylcarbazone.
Poudre cristalline jaune orangé, pratiquement insoluble dans l'eau, facilement soluble dans l'alcool.
F : voisin de 157 °C, avec décomposition.

Réactif à la diphénylcarbazone-mercurique . *1032601.*

Solution I. Dissolvez 0,1 g de *diphénylcarbazone R* dans de l'*éthanol R* et complétez à 50 ml avec le même solvant.

Solution II. Dissolvez 1 g de *chlorure mercurique R* dans de l'*éthanol R* et complétez à 50 ml avec le même solvant.

Mélangez des volumes égaux des 2 solutions.

Diphényloxazole. $C_{15}H_{11}NO$. (M_r 221,3). *1032700.* [92-71-7]. 2,5-Diphényloxazole.
Poudre blanche, pratiquement insoluble dans l'eau, soluble dans le méthanol, assez soluble dans le dioxane et dans l'acide acétique glacial.
F : voisin de 70 °C.
$A_{1\,\mathrm{cm}}^{1\%}$: déterminée à 305 nm avec une solution de diphényloxazole dans le *méthanol R* est voisine de 1 260.
Le diphényloxazole, utilisé pour la scintillation liquide, doit être d'un degré analytique approprié.

Diphénylphénylène (oxyde de) polymère d'. *1032800.* Polymère d'oxyde de 2,6-diphényl-*p*-phénylène..
Consiste en un polymère poreux blanc ou pratiquement blanc, sous forme de billes. Les dimensions des billes sont indiquées après le nom du réactif dans les essais où il est utilisé.

Disodium (tétraborate de). *1033600.* [1303-96-4].
Voir *Borax (0013).*

Solution boratée. *1033601.*
Dissolvez 9,55 g de *tétraborate de disodium R* dans de l'*acide sulfurique R,* en chauffant au bain-marie. Complétez à 1 litre avec de l'*acide sulfurique R.*

Ditalimphos. $C_{12}H_{14}NO_4PS$. (M_r 299,3). *1126700.* [5131-24-8]. (1,3-dihydro-1,3-dioxo-2*H*-isoindol-2-yl)phosphonothioate de *O,O*-diéthyle.

Très peu soluble dans l'eau, dans l'acétate d'éthyle et dans l'éthanol.

Une solution de référence certifiée de qualité appropriée peut être utilisée.

5,5′-Dithiobis(acide 2-nitrobenzoïque). $C_{14}H_8N_2O_8S_2$. (M_r 396,4). *1097300.* [69-78-3]. 3-Carboxy-4-nitrophényldisulfure. Réactif d'Ellman. DTNB.
Poudre jaune, assez soluble dans l'alcool.
F : voisin de 242 °C.

Dithiol. $C_7H_8S_2$. (M_r 156,3). *1033800.* [496-74-2].
Toluène-3,4-dithiol. 4-Méthylbenzène-1,2-dithiol.
Cristaux blancs, hygroscopiques, solubles dans le méthanol et dans les solutions d'hydroxydes alcalins.
F : voisin de 30 °C.
Conservation en récipient étanche.

Réactif au dithiol. *1033801.*
A 1 g de *dithiol R,* ajoutez 2 ml d'*acide thioglycolique R.* Complétez à 250 ml avec une solution d'*hydroxyde de sodium R* à 20 g/l. Solution extemporanée.

Dithiothréitol. $C_4H_{10}O_2S_2$. (M_r 154,2). *1098200.* [27565-41-9]. *thréo*-1,4-Dimercaptobutane-2,3-diol.
Aiguilles légèrement hygroscopiques, facilement solubles dans l'eau, dans l'acétone et dans l'éthanol.
Conservation en récipient étanche.

Dithizone. $C_{13}H_{12}N_4S$. (M_r 256,3). *1033900.* [60-10-6].
1,5-Diphénylthiocarbazone.
Poudre, bleu noir, brun-noir ou noire, pratiquement insoluble dans l'eau, soluble dans l'alcool.
Conservation à l'abri de la lumière.

Solution de dithizone. *1033901.*
Solution à 0,5 g/l dans le *chloroforme R.* Préparez extemporanément.

Solution de dithizone R2. *1033903.*

Dissolvez 40,0 mg de *dithizone R* dans du *chloroforme R* et complétez à 1000,0 ml avec le même solvant. Prélevez 30,0 ml de cette solution et complétez à 100,0 ml avec du *chloroforme R.*

Détermination du titre. Dissolvez, dans un mélange à volumes égaux d'*acide sulfurique dilué R* et d'*eau R,* une quantité de *chlorure mercurique R* correspondant à 0,135 4 g de $HgCl_2$ et complétez à 100,0 ml avec le même mélange de solvants. Prélevez 2,0 ml de cette solution et complétez à 100,0 ml avec un mélange à volumes égaux d'*acide sulfurique dilué R* et d'*eau R.* Cette solution contient 20 ppm de Hg. Dans une ampoule à décantation, introduisez 1,0 ml de cette solution, puis ajoutez 50 ml d'*acide sulfurique dilué R,* 140 ml d'*eau R* et 10 ml d'une solution de chlorhydrate d'hydroxylamine R à 200 g/l. Titrez par la solution de dithizone. Agitez 20 fois le mélange après chaque addition de solution titrante. Vers la fin du titrage, laissez séparer la couche chloroformique et rejetez-la. Titrez jusqu'à coloration vert-bleu. Déterminez le titre en microgrammes de mercure par millilitre de la solution de dithizone à l'aide de l'expression $20/V$ dans laquelle V est le volume, en millilitres, de la solution de dithizone utilisée.

Dithizone R1. $C_{13}H_{12}N_4S$. (M_r 256,3). *1105500.* [60-10-6].
1,5-Diphénylthiocarbazone.
Contient au minimum 98,0 pour cent de $C_{13}H_{12}N_4S$.

Poudre, bleu noir, brun-noir ou noire, pratiquement insoluble dans l'eau, soluble dans l'alcool.
Conservation à l'abri de la lumière.

Divanadium (pentoxyde de). V_2O_5. (M_r 181,9). *1034000.* [1314-62-1]. Anhydride vanadique.
Contient au minimum 98,5 pour cent de V_2O_5.

Poudre brun-jaune à brun roux, peu soluble dans l'eau, soluble dans les acides minéraux concentrés et dans les solutions d'hydroxydes alcalins avec formation de sels.

Aspect de la solution. Chauffez 1 g de pentoxyde de divanadium avec 10 ml d'*acide sulfurique R* pendant 30 min. Laissez refroidir et complétez à 10 ml avec le même acide. La solution est limpide (*2.2.1*).

Sensibilité au peroxyde d'hydrogène. Prélevez 1,0 ml de la solution obtenue dans l'essai « Aspect de la solution » et complétez avec précaution à 50,0 ml avec de l'*eau R.* A 0,5 ml de cette solution, ajoutez 0,1 ml d'une solution de *peroxyde d'hydrogène R* à 0,1 g/l en H_2O_2. La solution est nettement orangée par rapport à un témoin préparé avec 0,5 ml de la solution à examiner et 0,1 ml d'*eau R.* Après addition de 0,4 ml d'une solution de *peroxyde d'hydrogène R* à 0,1 g/l en H_2O_2, la coloration orange vire au jaune-orangé.

Perte à la calcination. Maximum 1,0 pour cent, déterminée à 700 °C sur 1,00 g.

Dosage. Dissolvez à chaud 0,200 g de pentoxyde de divanadium dans 20 ml d'une solution d'*acide sulfurique R* à 70 pour cent *m/m.* Ajoutez 100 ml d'*eau R* et du *permanganate de potassium 0,02 M* jusqu'à coloration rougeâtre. Décolorez l'excès de permanganate de potassium avec une *solution de nitrite de sodium R* à 30 g/l. Ajoutez 5 g d'*urée R* et 80 ml d'une solution d'*acide sulfurique R* à 70 pour cent *m/m,* refroidissez et titrez immédiatement par le *sulfate ferreux 0,1 M* en présence de 0,1 ml de *ferroïne R,* jusqu'à apparition d'une coloration rouge verdâtre.
1 ml de *sulfate ferreux 0,1 M* correspond à 9,095 mg de V_2O_5.

Solution sulfurique de pentoxyde de divanadium. *1034001.*
Dissolvez 0,2 g de *pentoxyde de divanadium R* dans 4 ml d'*acide sulfurique R* et complétez à 100 ml avec de l'*eau R.*

Docusate sodique. *1034100.* [577-11-7].
Voir la monographie *Docusate sodique (1418).*

Dodécyltriméthylammonium (bromure de). $C_{15}H_{34}BrN$. (M_r 308,4). *1135500.* [1119-94-4]. Bromure de *N,N,N*-triméthyldodécan-1-aminium.
Cristaux blancs.
F : environ 246 °C.

Dotriacontane. $C_{32}H_{66}$. (M_r 450,9). *1034200.* [544-85-4].
n-Dotriacontane.
Paillettes blanches, pratiquement insolubles dans l'eau, assez solubles dans l'hexane, peu solubles dans l'éther.
F : voisin de 69 °C.
Impuretés. Moins de 0,1 pour cent d'impuretés ayant la même valeur t_R que l'acétate d'α–tocophéryle, déterminé par la chromatographie en phase gazeuse prescrite dans la monographie *Acétate d'α-tocophéryle (0439).*

Eau. *1095500.* [7732-18-5].
Voir *Eau purifiée (0008).*

Eau distillée. *1095504.* [7732-18-5].
Eau R préparée par distillation.

Eau exempte d'ammonium. *1095501.* [7732-18-5].
A 100 ml d'*eau R,* ajoutez 0,1 ml d'*acide sulfurique R.* Distillez en utilisant l'appareil décrit pour la détermination de l'intervalle de distillation (*2.2.11*) ; éliminez les premiers 10 ml et recueillez les 50 ml suivants.

Eau exempte de dioxyde de carbone. *1095502.* [7732-18-5].
Faites bouillir de l'*eau R* pendant quelques minutes, laissez refroidir à l'abri de l'air et conservez dans les mêmes conditions.

Eau exempte de nitrate. *1095506.* [7732-18-5].
A 100 ml d'*eau R,* ajoutez quelques milligrammes de *permanganate de potassium R* et d'*hydroxyde de baryum R.* Distillez en utilisant l'appareil décrit pour la détermination de l'intervalle de distillation (*2.2.11*) ; éliminez les premiers 10 ml et recueillez les 50 ml suivants.

Eau exempte de particules. *1095507.* [7732-18-5].
L'eau exempte de particules est obtenue par filtration de l'*eau R* à travers une membrane de porosité de 0,22 µm.

Eau pour chromatographie. *1095503.* [7732-18-5].
Eau R désionisée ayant une résistivité de 0,18 Mohm·m au minimum.

Eau pour préparations injectables. *1095505.* [7732-18-5].
Voir *Eau pour préparations injectables (0169).*

Eau (réactif électrolytique pour microdosage de l'). *1113700.*
Voir *Réactif électrolytique pour microdosage de l'eau R.*

Emétine (chlorhydrate d'). *1034300.* [316-42-7].
Voir *Chlorhydrate d'émétine pentahydraté (0081).*

Emodine. $C_{15}H_{10}O_5$. (M_r 270,2). *1034400.* [518-82-1].
1,3,8-Trihydroxy-6-méthylanthraquinone.
Aiguilles rouge orangé, pratiquement insolubles dans l'eau, peu solubles dans l'éther, solubles dans l'alcool et dans les solutions d'hydroxydes alcalins.
Chromatographie. Examiné comme prescrit dans la monographie *Rhubarbe (0291),* le chromatogramme obtenu présente une seule tache principale.

α-Endosulfan. $C_9H_6Cl_6O_3S$. (M_r 406,9). *1126800.* [959-98-8].
Eb : voisin de 200 °C.
F : voisin de 108 °C.
Une solution de référence certifiée de qualité appropriée (10 ng/µl dans le cyclohexane) peut être utilisée.

β-Endosulfan. $C_9H_6Cl_6O_3S$. (M_r 406,9). *1126900.* [33213-65-9].
Eb : voisin de 390 °C.
F : voisin de 207 °C.
Une solution de référence certifiée de qualité appropriée (10 ng/µl dans le cyclohexane) peut être utilisée.

Endrine. $C_{12}H_8Cl_6O$. (M_r 380,9). *1127000.* [72-20-8].
Une solution de référence certifiée de qualité appropriée (10 ng/µl dans le cyclohexane) peut être utilisée.

Erucamide. $C_{22}H_{43}NO$. (M_r 337,6). *1034500.* [112-84-5].
(*Z*)-Docos-13-énoamide.
Poudre ou granulés blancs à jaunâtres, pratiquement insolubles dans l'eau, très solubles dans le chlorure de méthylène, solubles dans l'éthanol.
F : voisin de 70 °C.

Erythritol. $C_4H_{10}O_4$. (M_r 122,1). *1113800.* [149-32-6].
(*R**,*S**)-Butane-1,2,3,4-tétrol. *meso*-Erythritol.
Prismes tétragonaux, très solubles dans l'eau, solubles dans la pyridine, peu solubles dans l'alcool.
F : voisin de 121,5 °C.

Erythrocytes de lapin (suspension d'). *1074500.*
Préparez comme suit une suspension d'érythrocytes de lapin à 1,6 pour cent *V/V* : défibrinez 15 ml de sang frais de lapin en l'agitant avec des billes de verre ; centrifugez à 2000 *g* pendant 10 min ; lavez les érythrocytes avec 3 fois 30 ml d'une *solution de chlorure de sodium R* à 9 g/l ; prélevez 1,6 ml du liquide contenant les érythrocytes et complétez à 100 ml avec un mélange de 1 volume de *solution tampon phosphate pH 7,2 R* et de 9 volumes d'une *solution de chlorure de sodium R* à 9 g/l.

Esculine. $C_{15}H_{16}O_9,1^1/_2H_2O$. ($M_r$ 367,3). *1119400.* [531-75-9].
6-(β-D-Glucopyranosyloxy)-7-hydroxy-2*H*-chromén-2-one.
Poudre blanche ou sensiblement blanche ou cristaux incolores, assez solubles dans l'eau et dans l'alcool, facilement solubles dans l'eau chaude et dans l'alcool chaud.
Chromatographie (*2.2.27*). Examinez comme prescrit dans la monographie *Eleuthérocoque (1419).* Le chromatogramme présente une seule tache principale.

Estradiol. $C_{18}H_{24}O_2$. (M_r 272,4). *1135600.* [50-28-2].
Estra-1,3,5(10)-triène-3,17β-diol. β-Estradiol.
Prismes stables à l'air, pratiquement insolubles dans l'eau, facilement solubles dans l'alcool, solubles dans l'acétone et dans le dioxane, assez solubles dans les huiles végétales.
F : 173 °C à 179 °C.

4. Réactifs

17α-Estradiol. $C_{18}H_{24}O_2$. (M_r 272,4). *1034600.* [57-91-0].
Poudre cristalline, blanche ou sensiblement blanche ou cristaux incolores.
F : 220 °C à 223 °C.

Estragole. $C_{10}H_{12}O$. (M_r 148,2). *1034700.* [140-67-0].
1-Méthoxy-4-prop-2-énylbenzène.
Liquide, miscible à l'alcool.
n_D^{20} : voisin de 1,52.
Eb : voisin de 216 °C.
L'estragole utilisé en chromatographie en phase gazeuse satisfait en plus à l'essai suivant :

Dosage. Opérez par chromatographie en phase gazeuse (*2.2.28*) d'après les conditions prescrites dans la monographie *Huile essentielle d'anis (0804).*

Solution à examiner. L'estragole à examiner.

La surface du pic principal n'est pas inférieure à 98,0 pour cent de la surface de l'ensemble des pics du chromatogramme obtenu.

Etain. Sn. (A_r 118,7). *1090800.* [7440-31-5].
Grenailles blanc argent, solubles dans l'acide chlorhydrique avec dégagement d'hydrogène.
Arsenic (*2.4.2*). 0,1 g satisfait à l'essai limite A de l'arsenic (10 ppm).

Ethanol. *1034800.* [64-17-5].
Voir la monographie *Ethanol anhydre (1318).*

Ethanol R1. *1034801.*

L'*éthanol R1* satisfait aux spécifications de la monographie Ethanol anhydre (1318) et à l'essai suivant :

Méthanol. Opérez par chromatographie en phase gazeuse (*2.2.28*).

Solution à examiner. L'éthanol à examiner.

Solution témoin. Diluez 0,50 ml de *méthanol anhydre R* dans l'éthanol à examiner et complétez à 100,0 ml avec l'éthanol à examiner. Prélevez 1,0 ml de cette solution et complétez à 100,0 ml avec l'éthanol à examiner.

La chromatographie peut être réalisée en utilisant :

– une colonne de verre d'une longueur de 2 m et d'un diamètre intérieur de 2 mm, remplie de copolymère d'éthylvinylbenzène-divinylbenzène R (75-100 µm),

– comme gaz vecteur, de l'*azote pour chromatographie R* à un débit de 30 ml par minute,

– un détecteur à ionisation de flamme,

en maintenant la température de la colonne à 130 °C, celle de la chambre à injection à 150 °C et celle du détecteur à 200 °C.

Injectez 3 fois 1 µl de solution à examiner et 3 fois 1 µl de solution témoin en faisant alterner l'ordre des injections. Après chaque chromatographie, chauffez la colonne à 230 °C pendant 8 min. Intégrez le pic correspondant au méthanol. Calculez la teneur pour cent en méthanol à l'aide de l'expression :

$$\frac{a \times b}{c - b}$$

a = quantité de méthanol dans la solution témoin exprimée en pour cent *V/V*,
b = surface du pic dû au méthanol dans le chromatogramme obtenu avec la solution à examiner,
c = surface du pic dû au méthanol dans le chromatogramme obtenu avec la solution témoin.

L'éthanol à examiner ne contient pas plus de 0,005 pour cent *V/V* de méthanol.

Ethanol à 96 pour cent. *1002500.* [64-17-5].
Voir *Alcool R.*

Ethanol anhydre. *1034800.* [64-17-5].
Voir *Ethanol R.*

Ethanolamine. C_2H_7NO. (M_r 61,1). *1034900.* [141-43-5].
2-Aminoéthanol.
Liquide hygroscopique, visqueux, incolore, limpide, miscible à l'eau et au méthanol, assez soluble dans l'éther.
d_{20}^{20} : voisine de 1,04.
n_D^{20} : voisin de 1,454.
F : voisin de 11 °C.
Conservation en récipient étanche.

Ether. $C_4H_{10}O$. (M_r 74,1). *1035000.* [60-29-7].
Liquide limpide, incolore, volatil, très mobile. L'éther est très inflammable et hygroscopique, soluble dans l'eau, miscible à l'alcool.
d_{20}^{20} : 0,713 à 0,715.
Eb : 34 °C à 35 °C.
Ne jamais distiller si l'éther ne satisfait pas à l'essai des peroxydes.

Peroxydes. Dans une éprouvette à bouchon rodé d'une capacité de 12 ml et d'un diamètre de 1,5 cm environ, introduisez 8 ml de solution amidonnée d'*iodure de potassium R.* Remplissez entièrement avec l'éther à examiner, agitez fortement et abandonnez à l'abri de la lumière pendant 30 min. Il ne se développe aucune coloration.

Le nom et la concentration de tout stabilisant éventuellement ajouté sont indiqués sur l'étiquette.

Conservation en récipient étanche, à l'abri de la lumière, à une température ne dépassant pas 15 °C.

Ether exempt de peroxydes. *1035100.*
Voir *Ether anesthésique (0367).*

Ether de pétrole. *1063100.* [8032-32-4].
Liquide limpide et incolore, inflammable, non fluorescent, pratiquement insoluble dans l'eau, miscible à l'alcool.
d_{20}^{20} : 0,661 à 0,664.
Intervalle de distillation (*2.2.11*) : 50 °C à 70 °C.

Ether de pétrole R1. *1063101.*
L'*éther de pétrole R1* satisfait aux spécifications de la rubrique *Ether de pétrole R* avec les modifications suivantes :
d_{20}^{20} : 0,630 à 0,656.
Intervalle de distillation (*2.2.11*) : 40 °C à 60 °C. Il ne se trouble pas à 0 °C.

Ether de pétrole R2. *1063102.*
L'*éther de pétrole R2* satisfait aux spécifications de la rubrique *Ether de pétrole R* avec les modifications suivantes :
d_{20}^{20} : 0,620 à 0,630.
Intervalle de distillation (*2.2.11*) : 30 °C à 40 °C. Il ne se trouble pas à 0 °C.

Ether de pétrole R3. *1063103.*
L'*éther de pétrole R3* satisfait aux exigences de la rubrique *Ether de pétrole R* avec les modifications suivantes :
d_{20}^{20} : 0,659 à 0,671.
Intervalle de distillation (*2.2.11*) : 40 °C à 80 °C.

Ether dibutylique. $C_8H_{18}O$. (M_r 130,2). *1026700.* [142-96-1].
Oxyde de dibutyle.
Liquide incolore et inflammable, pratiquement insoluble dans l'eau, miscible à l'éthanol et à l'éther.
d_{20}^{20} : voisine de 0,77.
n_D^{20} : voisin de 1,399.
Ne jamais distiller si l'éther dibutylique ne satisfait pas à l'essai des peroxydes.

Peroxydes. Dans une éprouvette à bouchon rodé d'une capacité de 12 ml et d'un diamètre de 1,5 cm environ, introduisez 8 ml de solution amidonnée d'*iodure de potassium R*. Remplissez entièrement avec l'éther dibutylique à examiner, agitez fortement et abandonnez à l'abri de la lumière pendant 30 min. Il ne se développe aucune coloration.

Le nom et la concentration de tout stabilisant éventuellement ajouté sont indiqués sur l'étiquette.

Ether isopropylique. $C_6H_{14}O$. (M_r 102,2). *1029300.* [108-20-3]. Oxyde de diisopropyle.
Liquide limpide, incolore, très peu soluble dans l'eau, miscible à l'alcool et à l'éther.
d_{20}^{20} : 0,723 à 0,728.
Eb : 67 °C à 69 °C.
Ne jamais distiller si l'éther isopropylique ne satisfait pas à l'essai des peroxydes.

Peroxydes. Dans une éprouvette à bouchon rodé d'une capacité de 12 ml et d'un diamètre de 1,5 cm environ, introduisez 8 ml de solution amidonnée d'*iodure de potassium R*. Remplissez entièrement avec l'éther isopropylique à examiner. Agitez fortement et abandonnez à l'abri de la lumière pendant 30 min. Il ne se développe aucune coloration.

Le nom et la concentration de tout stabilisant éventuellement ajouté sont indiqués sur l'étiquette.

Conservation à l'abri de la lumière.

Ethion. $C_9H_{22}O_4P_2S_4$. (M_r 384,5). *1127100.* [563-12-2].
F : – 24 °C à – 25 °C.
Une solution de référence certifiée de qualité appropriée (10 ng/µl dans le cyclohexane) peut être utilisée.

Ethoxychrysoïdine (chlorhydrate d'). $C_{14}H_{17}ClN_4O$. (M_r 292,8). *1035200.* [2313-87-3]. Chlorhydrate de 4-[(4-éthoxyphényl)diazényl]phénylène-1,3-diamine.
Poudre rougeâtre, soluble dans l'alcool.

Solution d'éthoxychrysoïdine. *1035201.*
Solution à 1 g/l dans l'*alcool R*.

Essai de sensibilité. A 5 ml d'*acide chlorhydrique dilué R*, ajoutez 0,05 ml de solution d'éthoxychrysoïdine et 0,05 ml de *bromure-bromate 0,0167 M*. La coloration vire du rouge au jaune pâle dans les 2 min qui suivent.

4-[(Ethylamino)méthyl]pyridine. $C_8H_{12}N_2$. (M_r 136,2). *1101300.* [33403-97-3].
Liquide jaune pâle.
d_{20}^{20} : voisine de 0,98.
n_D^{20} : voisin de 1,516.
Eb : voisin de 98 °C.

Ethylbenzène. C_8H_{10}. (M_r 106,2). *1035800.* [100-41-4].
Contient au minimum 99,5 pour cent *m/m* de C_8H_{10}, déterminé par chromatographie en phase gazeuse.

Liquide limpide, incolore, pratiquement insoluble dans l'eau, soluble dans l'acétone et dans l'alcool.
d_{20}^{20} : voisine de 0,87.
n_D^{20} : voisin de 1,496.
Eb : voisin de 135 °C.

Ethyle (acétate d'). $C_4H_8O_2$. (M_r 88,1). *1035300.* [141-78-6].
Liquide limpide, incolore, soluble dans l'eau, miscible à l'alcool.
d_{20}^{20} : 0,901 à 0,904.
Eb : 76 °C à 78 °C.

Ethyle (acétate d') traité. *1035301.*
Dispersez 200 g d'*acide sulfamique R* dans de l'acétate d'éthyle R et complétez à 1000 ml avec le même solvant. Mettez la suspension ainsi obtenue sous agitation pendant 3 jours et filtrez sur papier filtre.

La solution est à utiliser dans le mois qui suit sa fabrication.

Ethyle (acrylate d'). $C_5H_8O_2$. (M_r 100,1). *1035400.* [140-88-5]. Prop-2-énoate d'éthyle.
Liquide incolore.
d_{20}^{20} : voisine de 0,924.
n_D^{20} : voisin de 1,406.
Eb : voisin de 99 °C.
F : voisin de – 71 °C.

Ethyle (benzoate d'). $C_9H_{10}O_2$. (M_r 150,2). *1135700.* [93-89-0].
Liquide limpide, incolore, réfringent, pratiquement insoluble dans l'eau, miscible à l'alcool et à l'éther de pétrole.
d_4^{25} : voisine de 1,050.
n_D^{20} : voisin de 1,506.
Eb : 211 °C à 213 °C.

Ethyle (cyanacétate d'). $C_5H_7NO_2$. (M_r 113,1). *1035500.* [105-56-6].
Liquide incolore ou jaune pâle, peu soluble dans l'eau, miscible à l'alcool et à l'éther.
Eb : 205 °C à 209 °C, avec décomposition.

Ethyle (formiate d'). $C_3H_6O_2$. (M_r 74,1). *1035600.* [109-94-4]. Méthanoate d'éthyle.
Liquide limpide, incolore, inflammable, facilement soluble dans l'eau, miscible à l'alcool et à l'éther.
d_{20}^{20} : voisine de 0,919.
n_D^{20} : voisin de 1,36.
Eb : voisin de 54 °C.

Ethyle (parahydroxybenzoate d'). *1035700.* [120-47-8]. Voir *Parahydroxybenzoate d'éthyle (0900).*

Ethylène (bis[3,3-di[3-(1,1-diméthyléthyl)-4-hydroxyphényl]butyrate] d'). $C_{50}H_{66}O_8$. (M_r 795). *1035900.* [32509-66-3]. Ethylène [bis[3,3-di(3-*tert*-butyl-4-hydroxyphényl)butyrate] d'].
Poudre cristalline, pratiquement insoluble dans l'eau et dans l'éther de pétrole, très soluble dans l'acétone, dans l'éther et dans le méthanol.
F : voisin de 165 °C.

Ethylène (chlorure d'). $C_2H_4Cl_2$. (M_r 99,0). *1036000.* [107-06-2]. 1,2-Dichloroéthane.
Liquide limpide et incolore, soluble dans 120 parties d'eau environ, dans 2 parties d'alcool, miscible à l'éther.
d_{20}^{20} : voisine de 1,25.
Intervalle de distillation (*2.2.11*) : 95 pour cent au minimum distille de 82 °C à 84 °C.

Ethylènediamine. $C_2H_8N_2$. (M_r 60,1). *1036500.* [107-15-3]. Ethane-1,2-diamine.
Liquide limpide et incolore, fumant, fortement alcalin, miscible à l'eau et à l'alcool, peu soluble dans l'éther.
Eb : voisin de 116 °C.

(Ethylènedinitrilo)tétraacétique (acide). $C_{10}H_{16}N_2O_8$. (M_r 292,2). *1105800.* [60-00-4]. *N,N'*-1,2-éthanediylbis[*N*-(carboxyméthyl)glycine]. Acide édétique.
Poudre cristalline, blanche, très peu soluble dans l'eau.
F : 250 °C environ, avec décomposition.

Ethylèneglycol. $C_2H_6O_2$. (M_r 62,1). *1036100.* [107-21-1]. Ethane-1,2-diol.
Liquide incolore, légèrement visqueux, hygroscopique, miscible à l'eau et à l'alcool, peu soluble dans l'éther.
d_{20}^{20} : : 1,113 à 1,115.
n_D^{20} : voisin de 1,432.
Eb : voisin de 198 °C.
F : voisin de – 12 °C.
Acidité. A 10 ml d'éthylèneglycol, ajoutez 20 ml d'*eau R* et 1 ml de *solution de phénolphtaléine R.* Le virage de l'indicateur au rose ne nécessite pas plus de 0,15 ml d'*hydroxyde de sodium 0,02 M.*
Eau (*2.5.12*). Maximum 0,2 pour cent.

Ethylèneglycol (éther monoéthylique d'). $C_4H_{10}O_2$. (M_r 90,1). *1036200.* [110-80-5]. 2-Ethoxyéthanol.
Liquide limpide et incolore, miscible à l'eau, à l'acétone, à l'alcool et à l'éther.
d_{20}^{20} : voisine de 0,93.
n_D^{25} : voisin de 1,406.
Eb : voisin de 135 °C.

Ethylèneglycol (éther monométhylique d'). $C_3H_8O_2$. (M_r 76,1). *1036300.* [109-86-4]. 2-Méthoxyéthanol.
Liquide limpide et incolore, miscible à l'eau, à l'acétone, à l'alcool et à l'éther.
d_{20}^{20} : voisine de 0,97.
n_D^{20} : voisin de 1,403.
Eb : voisin de 125 °C.

Ethylène (oxyde d'). C_2H_4O. (M_r 44,05). *1036400.* [75-21-8]. Oxirane.
Gaz incolore, inflammable, très soluble dans l'eau et dans l'éthanol.
Point de liquéfaction : voisin de 12 °C.

Solution mère d'oxyde d'éthylène. *1036401.*
Toutes les opérations entrant dans la préparation de ces solutions doivent être effectuées sous une hotte. L'opérateur doit se protéger les deux mains et le visage en portant des gants en polyéthylène ainsi qu'un masque de protection approprié.
Conservez toutes les solutions dans un récipient étanche au réfrigérateur à une température de 4-8 °C. Effectuez 3 fois toutes les déterminations.
Dans un tube à essai propre et sec, refroidi dans un mélange d'une partie de *chlorure de sodium R* et de 3 parties de glace pilée, introduisez à faible débit de l'*oxyde d'éthylène R* gazeux en favorisant une condensation sur la paroi intérieure du tube. A l'aide d'une seringue en verre préalablement refroidie à – 10 °C, injectez 300 µl environ (soit 0,25 g environ) d'*oxyde d'éthylène R* liquide dans 50 ml de *macrogol 200 R1.* Déterminez la quantité d'oxyde d'éthylène absorbée en pesant avant et après l'absorption (M_{eo}). Complétez à 100,0 ml avec du *macrogol 200 R1.* Mélangez soigneusement avant utilisation.
Dosage. Dans un flacon, ajoutez 20,0 ml d'*acide chlorhydrique alcoolique 0,1 M*à 10 ml d'une suspension de *chlorure de magnésium R*à 500 g/l dans l'*éthanol R* et fermez. Agitez pour obtenir une solution saturée et laissez reposer une nuit pour équilibrer. Pesez 5,00 g de solution mère d'oxyde d'éthylène (2,5 g/l) R dans le flacon et laissez reposer pendant 30 min. Titrez par l'*hydroxyde de potassium alcoolique 0,1 M* et déterminez le point de fin de titrage par potentiométrie (*2.2.20*).
Effectuez un titrage à blanc en remplaçant la substance à examiner par la même quantité de *macrogol 200 R1.*
La teneur en oxyde d'éthylène, en milligrammes par gramme, est donnée par l'expression :

$$\frac{(V_0 - V_1) \times f \times 4,404}{m}$$

où V_0 et V_1 sont les volumes d'hydroxyde de potassium alcoolique utilisés respectivement pour le dosage à blanc et le dosage,

f = facteur de la solution d'hydroxyde de potassium alcoolique,
m = masse de l'échantillon (g).

Solution d'oxyde d'éthylène. *1036402.*
Préparez immédiatement avant emploi. Dans une fiole froide, pesez une quantité de solution mère d'oxyde d'éthylène R refroidie équivalente à 2,5 mg d'oxyde d'éthylène et complétez à 50,0 g avec du *macrogol 200 R1.* Mélangez soigneusement puis prélevez 2,5 g de solution et complétez à 25,0 ml avec du *macrogol 200 R1* (5 µg/g).

Solution d'oxyde d'éthylène R1. *1036403.*
Préparez immédiatement avant emploi. Diluez 1,0 ml de solution mère d'oxyde d'éthylène R refroidie (vérifiez le volume exact en pesant) et complétez à 50,0 ml avec du *macrogol 200 R1.* Mélangez soigneusement puis prélevez 2,5 g de cette solution et complétez à 25,0 ml avec du *macrogol 200 R1.* Calculez la quantité exacte d'oxyde d'éthylène en ppm par ml à partir du volume déterminé par pesée et en prenant 1,127 comme densité du *macrogol 200 R1.*

Solution d'oxyde d'éthylène R2. *1036404.*
Préparez immédiatement avant l'emploi. Dans une fiole refroidie contenant 40,0 g de *macrogol 200 R1* refroidi diluez 1,00 g de solution mère d'oxyde d'éthylène R refroidie (équivalente à 2,5 mg d'oxyde d'éthylène). Mélangez, déterminez la masse exacte puis diluez jusqu'à obtention d'une masse calculée pour obtenir une solution contenant 50 µg d'oxyde d'éthylène par gramme de solution. Dans une fiole contenant 30 ml environ d'*eau R,* déposez 10,00 g de cette solution, mélangez et complétez à 50,0 ml avec de l'*eau R* (solution d'oxyde d'éthylène à 10 µg/ml).

Solution d'oxyde d'éthylène R3. *1036405.*
Préparez immédiatement avant l'emploi. Prélevez 10,0 ml de solution d'oxyde d'éthylène R2 et complétez à 50,0 ml avec de l'*eau R* (solution d'oxyde d'éthylène à 2 µg/ml).

2-Ethylhexane-1,3-diol. $C_8H_{18}O_2$. (M_r 146,2). *1105900.* [94-96-2].
Liquide légèrement huileux, soluble dans l'éthanol, le 2-propanol, le propylèneglycol et l'huile de ricin.
d_{20}^{20} : : voisine de 0,942.
n_D^{20} : voisin de 1,451.
Eb : voisin de 244 °C.

2-Ethylhexanoïque (acide). $C_8H_{16}O_2$. (M_r 144,2). *1036600.* [149-57-5].
Liquide incolore.
d_{20}^{20} : voisine de 0,91.
n_D^{20} : voisin de 1,425.
Substances étrangères. Opérez par chromatographie en phase gazeuse (*2.2.28*) en injectant 1 µl d'une solution préparée comme suit : mettez en suspension 0,2 g d'acide 2-éthylhexanoïque dans 5 ml d'*eau R,* ajoutez 3 ml d'*acide chlorhydrique dilué R* et 5 ml d'*hexane R.* Agitez pendant 1 min et laissez séparer les 2 couches. Utilisez la couche supérieure. Effectuez la chromatographie selon les conditions de l'essai de l'acide 2-éthylhexanoïque prescrit dans la monographie *Amoxicilline sodique (0577).* La surface totale des pics, autres que le pic du solvant et le pic principal, n'est pas supérieure à 2,5 pour cent de la surface du pic principal.

1,1'-Ethylidènebis(tryptophane). $C_{24}H_{26}N_4O_4$. (M_r 434,5). *1106000.* [132685-02-0]. Acide 3,3'-[éthylidènebis(1*H*-indole-1,3-diyl)]bis[(2*S*)-2-aminopropanoïque]..
Contient au minimum 98,0 pour cent de $C_{24}H_{26}N_4O_4$

Poudre cristalline, blanche à sensiblement blanche, peu soluble dans l'eau, très peu soluble dans l'alcool, pratiquement insoluble dans l'éther.
F : voisin de 223 °C, avec décomposition.
Dosage. Examinez la substance comme indiqué dans la monographie *Tryptophane (1272)* sous l'essai « 1,1'-éthylidènebis(tryptophane) et autres substances apparentées ». Dans le chromatogramme obtenu avec la solution témoin (a) la surface du pic principal n'est pas inférieure à 98,0 pour cent de la surface de tous les pics.

***N*-Ethylmaléimide.** $C_6H_7NO_2$. (M_r 125,1). *1036700.* [128-53-0]. 1-Ethyl-1*H*-pyrrole-2,5-dione.
Cristaux incolores, assez solubles dans l'eau, facilement solubles dans l'alcool.
F : 41 °C à 45 °C.
Conserver à une température de 2 °C à 8 °C.

2-Ethyl-2-méthylsuccinique (acide). $C_7H_{12}O_4$. (M_r 160,2). *1036800.* [631-31-2].
Acide 2-éthyl-2-méthylbutanedioïque.
F : 104 °C à 107 °C.

2-Ethylpyridine. C_7H_9N. (M_r 107,2). *1133400.* [100-71-0].
Liquide incolore ou brunâtre.
d_{20}^{20} : voisine de 0,939.
n_D^{20} : voisin de 1,496.
Eb : voisin de 149 °C.

Ethylvinylbenzène-divinylbenzène (copolymère). *1036900.*
Consiste en un polymère réticulé, poreux et rigide qui se présente sous forme de billes. Il est classé en plusieurs catégories définies par les dimensions des billes indiquées après le nom du réactif, dans les essais où il est utilisé.

Copolymère éthylvinylbenzène-divinylbenzène R1. *1036901.*
Consiste en un polymère réticulé, poreux et rigide, d'une surface spécifique nominale de 500-600 m²/g et ayant des pores d'un diamètre moyen de 7,5 nm. Il existe en plusieurs types définis par les dimensions des billes indiquées après le nom du réactif, dans les essais où il est utilisé.

Eugénol. $C_{10}H_{12}O_2$. (M_r 164,2). *1037000.* [97-53-0].
4-Allyl-2-méthoxyphénol.
Liquide huileux, incolore ou jaune pâle, se colorant par exposition à l'air et à la lumière et devenant plus visqueux, pratiquement insoluble dans l'eau, miscible à l'alcool, à l'éther, aux huiles grasses et aux huiles essentielles.
d_{20}^{20} : voisine de 1,07.
Eb : voisin de 250 °C.
L'eugénol utilisé en chromatographie en phase gazeuse satisfait en outre à l'essai suivant :

Dosage. Examinez par chromatographie en phase gazeuse (*2.2.28*) comme prescrit dans la monographie *Huile essentielle de clou de girofle (1091)* en utilisant la substance à examiner comme solution à examiner.

La surface du pic principal n'est pas inférieure à 98,0 pour cent de la surface totale des pics.

Conservation à l'abri de la lumière.

Euglobulines bovines. *1037100.*
Le sang bovin utilisé dans cette préparation est du sang frais recueilli sur anticoagulant, par exemple une solution de citrate de sodium. Si le sang est hémolysé, rejetez-le.

Centrifugez les prélèvements de sang à 1500-1800 *g* à 15-20 °C, afin d'obtenir un plasma surnageant pauvre en plaquettes.

A 1 litre de plasma bovin, ajoutez 75 g de *sulfate de baryum R* et agitez pendant 30 min. Centrifugez à au moins 1500-1800 *g* à 15-20 °C. Recueillez le liquide surnageant limpide. Ajoutez 10 ml d'une solution d'*aprotinine R* à 0,2 mg/ml et mélangez en agitant. Dans un récipient de 30 litres au moins placé dans une enceinte de 4 °C, introduisez 25 litres d'*eau distillée R* refroidie à 4 °C et 500 g environ de neige carbonique. Ajoutez immédiatement en agitant le liquide surnageant obtenu à partir du plasma. Laissez sédimenter à 4 °C, pendant 10 h à 15 h, le précipité blanc qui s'est formé. Eliminez le liquide surnageant par siphonnement. Recueillez le précipité par centrifugation à 4 °C. Mettez le précipité en suspension en le dispersant mécaniquement dans 500 ml d'*eau distillée R*, refroidie à 4 °C, agitez pendant 5 min et recueillez le précipité par centrifugation à 4 °C. Dispersez-le mécaniquement dans 60 ml d'une solution contenant 9 g/l de *chlorure de sodium R* et 0,9 g/l de *citrate de sodium R*. Ajustez à pH 7,2-7,4 par addition d'une solution d'*hydroxyde de sodium R* à 10 g/l. Filtrez sur un filtre de verre fritté en favorisant la dissolution du précipité par division de ses particules à l'aide d'un instrument approprié. Rincez le filtre et l'instrument avec 40 ml de la solution chlorure-citrate décrite ci-dessus et complétez à 100 ml avec la même solution. Procédez à la cryodessiccation. Le procédé permet d'obtenir de 6 g à 8 g d'euglobulines par litre de plasma bovin.

Essai de validité. Préparez les solutions utilisées dans cet essai dans la *solution tampon phosphate pH 7,4 R* contenant 30 g/l d'*albumine bovine R*.

Dans un tube à essai d'un diamètre de 8 mm, placé dans un bain-marie à 37 °C, introduisez 0,2 ml d'une solution d'une préparation de référence d'urokinase dont l'activité urokinase est de 100 UI par millilitre, 0,1 ml d'une *solution de thrombine humaine R* contenant 20 UI par millilitre. Ajoutez rapidement 0,5 ml d'une solution contenant 10 mg d'euglobulines bovines par millilitre. Il se forme un caillot de consistance ferme en moins de 10 s. Notez le temps écoulé entre l'addition de la solution d'euglobulines bovines et la lyse du caillot. Le temps de lyse ne dépasse pas 15 min.

Conservation à l'abri de l'humidité, à une température de 4 °C pendant un an au maximum.

Euglobulines humaines. *1037200.*

Le sang humain utilisé dans cette préparation peut être soit du sang frais recueilli sur anticoagulant, par exemple solution de citrate de sodium, soit du sang pour transfusion recueilli en poches à sang en matière plastique et dont la date limite d'utilisation vient d'être atteinte. Si le sang est hémolysé, rejetez-le. Centrifugez les prélèvements de sang à 1500-1800 *g* à 15 °C, afin d'obtenir un plasma surnageant pauvre en plaquettes. Les plasmas iso-groupes peuvent être mélangés.

A un litre de plasma, ajoutez 75 g de *sulfate de baryum R* et agitez pendant 30 min. Centrifugez à au moins 15 000 *g* à 15 °C. Recueillez le liquide surnageant limpide. Ajoutez 10 ml d'une solution d'*aprotinine R* à 0,2 mg/ml et mélangez en agitant. Dans un récipient de 30 litres au moins placé dans une enceinte à 4 °C, introduisez 25 litres d'*eau distillée R* refroidie à 4 °C et 500 g environ de neige carbonique. Ajoutez immédiatement et en agitant le liquide surnageant obtenu à partir du plasma. Laissez sédimenter pendant 10 h à 15 h le précipité blanc qui se forme à 4 °C. Eliminez le liquide surnageant par siphonnement. Recueillez le précipité par centrifugation à 4 °C. Mettez le précipité en suspension en le dispersant mécaniquement dans 500 ml d'*eau distillée R*, refroidie à 4 °C. Agitez pendant 5 min. Recueillez le précipité en répétant la centrifugation à 4 °C. Dispersez-le mécaniquement dans 60 ml d'une solution contenant 9 g/l de *chlorure de sodium R* et 0,9 g/l de *citrate de sodium R*. Ajustez le pH à 7,2-7,4 par addition d'une solution d'*hydroxyde de sodium R* à 10 g/l. Filtrez sur un filtre de verre fritté en favorisant la dissolution du précipité par division de ses particules à l'aide d'un instrument approprié. Rincez le filtre et l'instrument avec 40 ml de la solution chlorure-citratée décrite ci-dessus et complétez à 100 ml avec la même solution. Procédez à la cryodessiccation. Le procédé permet d'obtenir de 6 g à 8 g d'euglobulines par litre de plasma humain.

Essai de validité. Préparez les solutions utilisées dans cet essai dans la *solution tampon phosphate pH 7,2 R* contenant 30 g/l d'*albumine bovine R*.

Dans un tube à essai d'un diamètre de 8 mm, placé dans un bain-marie à 37 °C, introduisez 0,1 ml d'une solution d'une préparation de référence de streptokinase dont l'activité streptokinase est de 10 UI par millilitre, 0,1 ml d'une *solution de thrombine humaine R* contenant 20 UI par millilitre. Ajoutez rapidement 1 ml d'une solution contenant 10 mg d'euglobulines humaines par millilitre. Il se forme un caillot à consistance ferme en moins de 10 s. Notez le temps écoulé entre l'addition de la solution d'euglobulines humaines et la lyse du caillot. Le temps de lyse ne dépasse pas 15 min.

Conservation en récipient étanche, à une température de 4 °C pendant un an au maximum.

Facteur V de coagulation (solution de). *1021400.*

La solution du facteur V peut être préparée par la méthode suivante ou par une autre méthode, qui exclut la présence du facteur VIII. Préparez le facteur V à partir de plasma bovin frais oxalaté, en fractionnant à 4 °C, avec une solution saturée de sulfate d'ammonium R préparée à 4 °C. Prélevez la fraction qui précipite entre 38 pour cent et 50 pour cent de saturation (fraction contenant le facteur V sans contamination significative par le facteur VIII). Eliminez le sulfate d'ammonium par dialyse et diluez la solution avec une *solution de chlorure de sodium R* à 9 g/l de façon à obtenir une solution contenant de 10 pour cent à 20 pour cent de la quantité du facteur V présent dans le plasma humain normal frais.

Détermination du titre en facteur V. Préparez 2 dilutions de la préparation du facteur V dans la *solution tampon imidazole pH 7,3 R*, contenant 1 volume de la préparation, l'une dans 10 volumes et l'autre dans 20 volumes de la solution tampon. Effectuez l'essai sur chaque dilution : mélangez 0,1 ml de *substrat de plasma déficient en facteur V R*, 0,1 ml de solution à examiner, 0,1 ml de *thromboplastineF R* et 0,1 ml de *solution de chlorure de calcium R* à 3,5 g/l, puis enregistrez le temps de coagulation, c'est-à-dire l'intervalle entre le moment de l'addition de la solution de chlorure de calcium et la première indication de la formation de fibrine. Observez visuellement ou à l'aide d'un appareil approprié.

Déterminez en double dans les mêmes conditions les temps de coagulation de 4 dilutions de plasma humain normal dans la *solution tampon imidazole pH 7,3 R*, à raison respectivement de 1 volume dans 10 (équivalent à 100 pour cent de facteur V), de 1 volume dans 50 (20 pour cent), de 1 volume dans 100 (10 pour cent), et de 1 volume dans 1000 (1 pour cent). Sur du papier logarithmique, portez la moyenne des temps de coagulation pour chaque dilution de plasma humain par rapport au pourcentage équivalent de facteur V et lisez le pourcentage de facteur V pour les 2 dilutions de la solution de facteur V par interpolation. La moyenne des 2 résultats donne le pourcentage du facteur V dans la solution à examiner.

Conservez la solution à l'état congelé, à une température égale ou inférieure à – 20 °C.

Facteur Xa de coagulation sanguine bovin. *1037300.* [9002-05-5].
Enzyme qui permet la conversion de la prothrombine en thrombine. La préparation semi-purifiée est obtenue à partir de plasma bovin liquide et le facteur Xa peut être préparé par activation du zymogène du facteur X au moyen d'un agent approprié tel que le venin de la vipère de Russell.
Conservation à – 20 °C pour la préparation cryodesséchée et à une température inférieure à – 20 °C pour la solution congelée.

Facteur Xa, bovin (solution de). *1037301.*

Reconstituez selon les instructions du fabricant et diluez avec la *solution tampon tris(hydroxyméthyl)aminométhane-chlorure de sodium pH 7,4 R*.

Toute modification de l'absorbance de la solution mesurée à 405 nm (*2.2.25*) en prenant la *solution tampon tris(hydroxyméthyl)aminométhane-chlorure de sodium pH 7,4 R* comme blanc n'est pas supérieure à 0,15-0,20 par minute.

Fenchlorphos. $C_8H_8Cl_3O_3PS$. (M_r 321,5). *1127200.* [299-84-3].
F : voisin de 35 °C.
Une solution de référence certifiée de qualité appropriée (10 ng/µl dans le cyclohexane) peut être utilisée.

Fenchone. $C_{10}H_{16}O$. (M_r 152,2). *1037600.* [7787-20-4].
1,3,3-Triméthylbicyclo[*2.2.1*]heptan-2-one.
Liquide huileux, miscible à l'alcool et à l'éther, pratiquement insoluble dans l'eau.
n_D^{20} : voisin de 1,46.
Eb_{15mm} : voisin de 66 °C.
La fenchone utilisée en chromatographie en phase gazeuse satisfait également à l'essai suivant :

Dosage. Opérez par chromatographie en phase gazeuse (*2.2.28*) d'après les conditions prescrites dans la monographie *Fruit de fenouil amer (0824).*

Solution à examiner. La fenchone à examiner.

La surface du pic principal n'est pas inférieure à 98,0 pour cent de la surface de l'ensemble des pics du chromatogramme obtenu.

Fenvalérate. $C_{25}H_{22}ClNO_3$. (M_r 419,9). *1127300.* [51630-58-1].
Eb : voisin de 300 °C.
Une solution de référence certifiée de qualité appropriée (10 ng/µl dans le cyclohexane) peut être utilisée.

Fer. Fe. (A_r 55,85). *1046600.* [7439-89-6].
Poudre ou fil de couleur grise, soluble dans les acides minéraux dilués.

Fer (salicylate de), solution de. *1046700.*
Voir *Fer (solution de salicylate de) R.*

Ferreux (sulfate). *1038300.* [7782-63-0].
Voir *Sulfate ferreux (0083).*

Solution de sulfate ferreux R2. *1038301.*
Dissolvez 0,45 g de *sulfate ferreux R* dans 50 ml d'*acide chlorhydrique 0,1 M* et complétez à 100 ml avec de l'*eau exempte de dioxyde de carbone R*. Préparez extemporanément.

Ferreux et d'ammonium (sulfate). $Fe(NH_4)_2(SO_4)_2,6H_2O$. (M_r 392,2). *1038200.* [7783-85-9]. Bis(sulfate) de diammonium et de fer hexahydraté.
Cristaux ou granulés bleu verdâtre pâle, facilement solubles dans l'eau, pratiquement insolubles dans l'alcool.
Conservation à l'abri de la lumière.

Ferrique (chlorure). $FeCl_3,6H_2O$. (M_r 270,3). *1037800.* [10025-77-1]. Trichlorure de fer hexahydraté.
Masses cristallisées jaune orangé ou brunâtres, déliquescentes, très solubles dans l'eau, solubles dans l'alcool et dans l'éther. Exposé à la lumière, le chlorure ferrique ainsi que ses solutions subissent une réduction partielle.
Conservation en récipient étanche.

Réactif au chlorure ferrique-acide sulfamique. *1037804.*
Solution contenant 10 g/l de *chlorure ferrique R* et 16 g/l d'*acide sulfamique R.*

Solution de chlorure ferrique R1. *1037801.*
Solution à 105 g/l.

Solution de chlorure ferrique R2. *1037802.*
Solution à 13 g/l.

Solution de chlorure ferrique R3. *1037803.*
Dissolvez 2,0 g de *chlorure ferrique R* dans de l'*éthanol R* et complétez à 100,0 ml avec le même solvant.

Ferrique et d'ammonium (sulfate). $FeNH_4(SO_4)_2,12H_2O$. (M_r 482,2). *1037700.* [7783-83-7]. Bis(sulfate) d'ammonium et de fer dodécahydraté.
Cristaux violet pâle, efflorescents, très solubles dans l'eau, pratiquement insolubles dans l'alcool.

Solution de sulfate ferrique et d'ammonium R2. *1037702.*
Solution à 100 g/l. Si nécessaire, filtrez avant l'emploi.

Solution de sulfate ferrique et d'ammonium R5. *1037704.*
Agitez 30,0 g de sulfate ferrique et d'ammonium R avec 40 ml d'*acide nitrique R* et complétez à 100 ml avec de l'*eau R*. Si la solution est trouble, centrifugez ou filtrez.

Conservation à l'abri de la lumière.

Solution de sulfate ferrique et d'ammonium R6. *1037705.*

Dissolvez 20 g de sulfate ferrique et d'ammonium R dans 75 ml d'*eau R*, ajoutez 10 ml d'une solution d'*acide sulfurique R* à 2,8 pour cent *V/V* et complétez à 100 ml avec de l'*eau R*.

Ferrique (sulfate). $Fe_2(SO_4)_3,xH_2O$. *1037900.* [10028-22-5].
Tri(sulfate) de fer(III) hydraté.
Poudre blanc jaunâtre, très hygroscopique, se décomposant à l'air, peu soluble dans l'eau et dans l'alcool.
Conservation en récipient étanche, à l'abri de la lumière.

4. Réactifs

Ferrocyphène. $C_{26}H_{16}FeN_6$. (M_r 468,3). *1038000.* [14768-11-7]. Dicyanobis(1,10-phénanthroline)fer(II).
Poudre cristalline de couleur bronze violet, pratiquement insoluble dans l'eau et dans l'alcool.
Conservation à l'abri de la lumière et de l'humidité.

Ferroïne. *1038100.* [14634-91-4].
Dissolvez 0,7 g de *sulfate ferreux R* et 1,76 g de *chlorhydrate de phénanthroline R* dans 70 ml d'*eau R* et complétez à 100 ml avec le même solvant.
Essai de sensibilité. A 50 ml d'*acide sulfurique dilué R*, ajoutez 0,15 ml de solution de tétraoxyde d'osmium R et 0,1 ml de ferroïne. Après addition de 0,1 ml de *nitrate d'ammonium et de cérium 0,1 M*, la coloration vire du rouge au bleu pâle.

Fer (solution de salicylate de). *1046700.*
Dissolvez 0,1 g de sulfate ferrique et d'ammonium R dans un mélange de 2 ml d'*acide sulfurique dilué R* et de 48 ml d'*eau R*, puis complétez à 100 ml avec de l'*eau R*. A cette solution, ajoutez 50 ml d'une solution de *salicylate de sodium R* à 11,5 g/l, 10 ml d'*acide acétique dilué R* et 80 ml d'une solution d'*acétate de sodium R* à 136 g/l, puis complétez à 500 ml avec de l'*eau R*. Utilisez une solution récemment préparée.

Conservation en récipient étanche, à l'abri de la lumière.

Fibrine-bleu. *1101400.*
Mélangez 1,5 g de fibrine dans 30 ml d'une solution carmin d'indigo R à 5 g/l dans de l'*acide chlorhydrique dilué R* à 1 pour cent *V/V*. Chauffez à 80 °C et maintenez à cette température tout en agitant le mélange pendant 30 min environ. Laissez refroidir et filtrez. Lavez abondamment par resuspension dans de l'*acide chlorhydrique dilué R* à 1 pour cent *V/V*, mélangez pendant 30 min environ puis filtrez. Répétez 3 fois l'opération de lavage. Séchez à 50 °C. Broyez.

Fibrine-rouge Congo. *1038400.*
Laissez en contact pendant une nuit de la fibrine lavée et découpée en fragments, dans une *solution de rouge Congo R* à 20 g/l dans l'*alcool à 90 pour cent V/V R*. Filtrez, rincez la fibrine à l'*eau R* et conservez-la dans l'*éther R*.

Fibrinogène. *1038500.* [9001-32-5].
Voir *Fibrinogène humain cryodesséché (0024).*

Flufénamique (acide). $C_{14}H_{10}F_3NO_2$. . (M_r 281,2). *1106200.* [530-78-9]. Acide 2-[[3-(trifluorométhyl)phényl]amino]benzoïque.
Poudre cristalline ou aiguilles jaune pâle, pratiquement insolubles dans l'eau, facilement solubles dans l'alcool.
F : 132 °C à 135 °C.

Fluoranthène. $C_{16}H_{10}$. (M_r 202,3). *1038600.* [206-44-0]. 1,2-(1,8-Naphtylène)benzène. 1,2-Benzacenaphtène.
Cristaux jaunes à brun-jaune.
Eb : voisin de 384 °C.
F : 109 °C à 110 °C.

Fluorène. $C_{13}H_{10}$. (M_r 166,2). *1127400.* [86-73-7]. Diphénylèneméthane..
Cristaux blancs, facilement solubles dans l'acide acétique anhydre, solubles dans l'alcool chaud.
F : 113 °C à 115 °C.

Fluorescamine. $C_{17}H_{10}O_4$. (M_r 278,3). *1135800.* [38183-12-9]. 4-Phénylspiro[furane-2(3*H*),1′(3′*H*)-isobenzofurane]-3,3′-dione.
F : 154-155 °C.

Fluorescéine. $C_{20}H_{12}O_5$. (M_r 332,3). *1106300.* [2321-07-5]. 3′,6′-Dihydroxyspiro[isobenzofurane-1(3*H*),9′-[9*H*]xanthén]-3-one.
Poudre rouge orangé, pratiquement insoluble dans l'eau, soluble dans l'alcool chaud, pratiquement insoluble dans l'éther, soluble dans les solutions alcalines. En solution, la fluorescéine présente une fluorescence verte.
F : voisin de 315 °C.

Fluorhydrique (acide). HF. (M_r 20,01). *1043600.* [7664-39-3].
Contient au minimum 40,0 pour cent *m/m* de HF.

Liquide limpide et incolore.

Résidu à la calcination. Evaporez l'acide fluorhydrique dans un creuset de platine et calcinez doucement jusqu'à masse constante. La masse du résidu n'est pas supérieure à 0,05 pour cent *m/m*.

Dosage. Pesez exactement une fiole à bouchon rodé contenant 50,0 ml d'*hydroxyde de sodium 1 M*. Introduisez 2 g d'acide fluorhydrique et pesez de nouveau. Titrez la solution par l'*acide sulfurique 0.5 M* en présence de 0,5 ml de *solution de phénolphtaléine R*.

1 ml d'*hydroxyde de sodium 1 M* correspond à 20,01 mg de HF.

Conservation en récipient de polyéthylène.

2-Fluoro-2-désoxy-D-glucose. $C_6H_{11}FO_5$. (M_r 182,2). *1113900.* [86783-82-6].
Poudre cristalline blanche.
F : 174 °C à 176 °C.

Fluorodinitrobenzène. $C_6H_3FN_2O_4$. (M_r 186,1). *1038800.* [70-34-8]. 1-Fluoro-2,4-dinitrobenzène.
Cristaux jaune pâle, solubles dans l'éther et dans le propylèneglycol.
F : voisin de 29 °C.

1-Fluoro-2-nitro-4(trifluorométhyl)benzène. $C_7H_3F_4NO_2$. (M_r 209,1). *1038900.* [367-86-2].
F : voisin de 197 °C.

Folique (acide). *1039000.* [75708-92-8].
Voir *Acide folique (0067).*

Formaldéhyde. *1039100.* [50-00-0].
Voir *Formaldéhyde (solution de) R.*

Formaldéhyde (solution de). *1039101.*
Voir *Solution de formaldéhyde à 35 pour cent (0826).*

Formamide. CH_3NO. (M_r 45,0). *1039200.* [75-12-7].
Liquide huileux, limpide et incolore, hygroscopique, miscible à l'eau et à l'alcool. Le formamide s'hydrolyse dans l'eau.
Eb : voisin de 103 °C, déterminé sous une pression de 2 kPa.
Conservation en récipient étanche.

Formamide R1. *1039202.*
Le *formamide R1* satisfait aux spécifications de la rubrique *formamide R* et à l'essai supplémentaire suivant :
Eau (*2.5.12*) : au maximum 0,1 pour cent, déterminé avec un volume égal de *méthanol anhydre R.*

Formamide traité. *1039201.*
Dispersez 1,0 g d'*acide sulfamique R* dans 20,0 ml de *formamide R* contenant 5 pour cent *V/V* d'*eau R.*

Formique (acide) anhydre. CH_2O_2. (M_r 46,03). *1039300.* [64-18-6].
Contient au minimum 98,0 pour cent *m/m* de CH_2O_2.
Liquide incolore, corrosif, miscible à l'eau et à l'alcool.
d_{20}^{20} : voisine de 1,22.
Dosage. Pesez exactement une fiole conique contenant 10 ml d'*eau R,* introduisez rapidement 1 ml d'acide formique anhydre et pesez de nouveau. Ajoutez encore 50 ml d'*eau R* et titrez par l'*hydroxyde de sodium 1 M* en présence de 0,5 ml de *solution de phénolphtaléine R.*
1 ml d'*hydroxyde de sodium 1 M* correspond à 46,03 mg de CH_2O_2.

Fructose. *1106400.* [57-48-7].
Voir *Fructose (0188).*

Fuchsine basique. *1039400.* [632-99-5].
Mélange de chlorhydrate de rosaniline ($C_{20}H_{20}ClN_3$; M_r 337,9 ; Colour Index n° : 42510 ; Schultz n° : 780) et de chlorhydrate de pararosaniline ($C_{19}H_{18}ClN_3$; M_r 323,8 ; Colour Index n° : 42500 ; Schultz n° : 779).
Si nécessaire, purifiez de la façon suivante : dissolvez 1 g de fuchsine basique dans 250 ml d'*acide chlorhydrique dilué R* ; laissez reposer la solution pendant 2 h à température ambiante, puis filtrez ; neutralisez par la solution diluée d'*hydroxyde de sodium R* et ajoutez 1 ml à 2 ml de cette solution en excès ; filtrez le précipité sur un filtre en verre fritté (40) et lavez-le à l'eau R ; dissolvez le précipité dans 70 ml de *méthanol R,* chauffez au préalable à ébullition, puis ajoutez 300 ml d'*eau R* à 80 °C ; refroidissez à température ambiante ; filtrez les cristaux et séchez-les sous vide.
Cristaux à reflet vert bronze, solubles dans l'eau et dans l'alcool.
Conservation à l'abri de la lumière.

Solution de fuchsine décolorée. *1039401.*
Dissolvez 0,1 g de *fuchsine basique R* dans 60 ml d'*eau R.* Ajoutez une solution de 1 g de *sulfite de sodium anhydre R* ou 2 g de *sulfite de sodium R* dans 10 ml d'*eau R,* puis lentement et en agitant 2 ml d'*acide chlorhydrique R.* Complétez à 100 ml avec de l'*eau R.* Laissez reposer à l'abri de la lumière pendant 12 h au moins, décolorez la solution par addition de *charbon activé R* et filtrez. Si la solution devient trouble, filtrez avant l'emploi. Si la solution prend à la longue une coloration violette, décolorez de nouveau en ajoutant du *charbon activé R.*
Essai de sensibilité. A 1,0 ml de solution de fuchsine décolorée, ajoutez 1,0 ml d'*eau R,* 0,1 ml d'alcool exempt d'aldéhyde R, puis 0,2 ml d'une solution contenant 0,1 g/l de formaldéhyde CH_2O (M_r 30,0). Il se développe une coloration rose pâle après 5 min.
Conservation à l'abri de la lumière.

Solution de fuchsine décolorée R1. *1039402.*
A 1 g de *fuchsine basique R,* ajoutez 100 ml d'*eau R.* Chauffez à 50 °C, puis laissez refroidir en agitant de temps en temps. Laissez reposer pendant 48 h, agitez, puis filtrez. A 4 ml du filtrat, ajoutez 6 ml d'*acide chlorhydrique R,* mélangez et complétez à 100 ml avec de l'*eau R.* Laissez reposer pendant 1 h au moins avant l'utilisation.

Fucose. $C_6H_{12}O_5$. (M_r 164,2). *1039500.* [6696-41-9].
6-Désoxy-L-galactose.
Poudre blanche, soluble dans l'eau et dans l'alcool.
$[\alpha]_D^{20}$: voisin de – 76 °C, mesuré sur une solution à 90 g/l, 24 h après sa préparation.
F : voisin de 140 °C.

Furfural. $C_5H_4O_2$. (M_r 96,1). *1039600.* [98-01-1].
2-Furaldéhyde. 2-Furanecarbaldéhyde.
Liquide huileux limpide, incolore à jaune brunâtre, soluble dans 11 parties d'eau, miscible à l'alcool et à l'éther.
d_{20}^{20} : 1,155 à 1,161.
Intervalle de distillation (*2.2.11*) : 95 pour cent au minimum de furfural distille de 159 °C à 163 °C.
Conservation à l'abri de la lumière.

Gaïac (résine de). *1041400.*
Résine extraite du duramen de *Guaiacum officinale* L. et de *Guaiacum sanctum* L.
Morceaux brun-rouge foncé ou vert-brun, durs, vitreux, à cassure luisante.

Gaïazulène. $C_{15}H_{18}$. (M_r 198,3). *1041500.* [489-84-9].
1,4-Diméthyl-7-isopropylazulène.
Cristaux bleu foncé ou liquide bleu, très peu solubles dans l'eau, miscibles aux huiles grasses et aux huiles essentielles, à la paraffine liquide, assez solubles dans l'alcool, solubles dans l'acide sulfurique à 500 g/l et dans l'acide phosphorique à 80 pour cent *m/m,* en donnant une solution incolore.
F : voisin de 30 °C.
Conservation à l'abri de la lumière et de l'air.

Galactose. $C_6H_{12}O_6$. (M_r 180,2). *1039700.* [59-23-4].
D-(+)-Galactose.
Poudre cristalline blanche, facilement soluble dans l'eau.
$[\alpha]_D^{20}$: + 79 à + 81, déterminé avec une solution à 100 g/l dans de l'*eau R* contenant 0,05 pour cent environ de NH_3.

Gallique (acide). $C_7H_6O_5,H_2O$. (M_r 188,1). *1039800.* [5995-86-8]. Acide 3,4,5-trihydroxybenzoïque monohydraté.
Poudre cristalline ou aiguilles longues, incolores à faiblement jaunes, solubles dans l'eau, facilement solubles dans l'eau chaude, dans l'alcool et dans le glycérol, peu solubles dans l'éther.
L'acide gallique perd son eau de cristallisation à 120 °C et fond vers 260 °C en se décomposant.
Chromatographie. Examiné comme prescrit dans la monographie *Feuille de busserole (1054),* le chromatogramme présente une seule tache principale.

4. Réactifs

Gélatine. *1040000.* [9000-70-8].
Voir *Gélatine (0330).*

Gélatine hydrolysée. *1040100.*
Dissolvez 50 g de *gélatine R* dans 1000 ml d'*eau R*. Placez en autoclave dans de la vapeur saturée à 121 °C pendant 90 min et cryodesséchez.

Gel de silice aminopropylméthylsilylé pour chromatographie. *1102400.*
Voir *Silice (gel de) aminopropylméthylsilylé pour chromatographie R.*

Gel de silice aminopropylsilylé pour chromatographie. *1077000.*
Voir *Silice (gel de) aminopropylsilylé pour chromatographie R.*

Gel de silice amylosé pour chromatographie. *1109800.*
Voir *Silice (gel de) amylosé pour chromatographie R.*

Gel de silice anhydre. *1076100.* [112926-00-8].
Voir *Silice (gel de) anhydre R.*

Gel de silice butylsilylé pour chromatographie. *1076200.*
Voir *Silice (gel de) butylsilylé pour chromatographie R.*

Gel de silice cyanosilylé pour chromatographie. *1109900.*
Voir *Silice (gel de) cyanosilylé pour chromatographie R.*

Gel de silice diméthyloctadécylsilylé pour chromatographie. *1115100.*
Voir *Silice (gel de) diméthyloctadécylsilylé pour chromatographie R.*

Gel de silice diol pour chromatographie. *1110000.*
Voir *Silice (gel de) diol pour chromatographie R.*

Gel de silice échangeur d'anions forts pour chromatographie. *1077800.*
Voir *Silice (gel de) échangeur d'anions forts pour chromatographie R.*

Gel de silice G. *1076300.* [112926-00-8].
Voir *Silice (gel de) G R.*

Gel de silice GF$_{254}$. *1076400.* [112926-00-8].
Voir *Silice (gel de) GF$_{254}$ R.*

Gel de silice H. *1076500.* [112926-00-8].
Voir *Silice (gel de) H R.*

Gel de silice hexylsilylé pour chromatographie. *1077100.*
Voir *Silice (gel de) hexylsilylé pour chromatographie R.*

Gel de silice HF$_{254}$. *1076700.*
Voir *Silice (gel de) HF$_{254}$ R.*

Gel de silice hydrophile pour chromatographie. *1077200.*
Voir *Silice (gel de) hydrophile pour chromatographie R.*

Gel de silice nitrilé pour chromatographie. *1077300.*
Voir *Silice (gel de) nitrilé pour chromatographie R.*

Gel de silice nitrilé pour chromatographie R1. *1077400.*
Voir *Silice (gel de) nitrilé pour chromatographie R1.*

Gel de silice nitrilé pour chromatographie R2. *1119500.*
Voir *Silice (gel de) nitrilé pour chromatographie R2.*

Gel de silice octadécanoylaminopropylsilylé pour chromatographie. *1115200.*
Voir *Silice (gel de) octadécanoylaminopropylsilylé pour chromatographie R.*

Gel de silice octadécylsilylé postgreffé pour chromatographie. *1115400.*
Voir *Silice (gel de) octadécylsilylé postgreffé pour chromatographie R.*

Gel de silice octadécylsilylé pour chromatographie. *1077500.*
Voir *Silice (gel de) octadécylsilylé pour chromatographie R.*

Gel de silice octadécylsilylé pour chromatographie R1. *1110100.*
Voir *Silice (gel de) octadécylsilylé pour chromatographie R1.*

Gel de silice octadécylsilylé pour chromatographie R2. *1115300.*
Voir *Silice (gel de) octadécylsilylé pour chromatographie R2.*

Gel de silice octadécylsilylé pour chromatographie, désactivé pour les bases. *1077600.*
Voir *Silice (gel de) octadécylsilylé pour chromatographie, désactivé pour les bases R.*

Gel de silice octadécylsilylé pour chromatographie, désactivé pour les bases, postgreffé. *1108600.*
Voir *Silice (gel de) octadécylsilylé pour chromatographie, désactivé pour les bases, postgreffé R.*

Gel de silice octylsilylé pour chromatographie. *1077700.*
Voir *Silice (gel de) octylsilylé pour chromatographie R.*

Gel de silice octylsilylé pour chromatographie R1. *1077701.*
Voir *Silice (gel de) octylsilylé pour chromatographie R1.*

Gel de silice octylsilylé pour chromatographie R2. *1077702.*
Voir *Silice (gel de) octylsilylé pour chromatographie R2.*

Gel de silice octylsilylé pour chromatographie, désactivé pour les bases. *1131600.*
Voir *Silice (gel de) octylsilylé pour chromatographie, désactivé pour les bases R.*

Gel de silice octylsilylé pour chromatographie, postgreffé. *1119600.*
Voir *Silice (gel de) octylsilylé pour chromatographie, postgreffé R.*

Gel de silice OD pour séparation des composés chiraux. *1110300.*
Voir *Silice (gel de) OD pour séparation des composés chiraux R.*

Gel de silice phénylsilylé pour chromatographie. *1110200.*
Voir *Silice (gel de) phénylsilylé pour chromatographie R.*

Gel de silice phénylsilylé pour chromatographie R1. *1075700.*
Voir *Silice (gel de) phénylsilylé pour chromatographie R1.*

Gel de silice pour chromatographie. *1076900.*
Voir *Silice (gel de) pour chromatographie R.*

Gel de silice pour chromatographie d'exclusion. *1077900.*
Voir *Silice (gel de) pour chromatographie d'exclusion R.*

Gel de silice silanisé H. *1076600.*
Voir *Silice (gel de) silanisé H R.*

Gel de silice silanisé HF_{254}. *1076800.*
Voir *Silice (gel de) silanisé HF_{254} R.*

Gel de silice triméthylsilylé pour chromatographie. *1115500.*
Voir *Silice (gel de) triméthylsilylé pour chromatographie R.*

Gel polyéther hydroxylé pour chromatographie. *1067000.*
Gel de faible granulométrie, présentant une surface hydrophile avec groupement hydroxylés, avec une limite d'exclusion pour le dextran de masse moléculaire relative de 2×10^5 à $2{,}5 \times 10^6$.

Géraniol. $C_{10}H_{18}O$. (M_r 154,2). *1135900.* [106-24-1].
(*E*)-3,7-Diméthylocta-2,6-dién-1-ol.
Liquide huileux, à faible odeur de rose, pratiquement insoluble dans l'eau, miscible à l'alcool.
d_{20}^{20} : 0,890.
n_D^{20} : 1.477.
Eb : 229 °C à 230 °C.

Le géraniol utilisé en chromatographie en phase gazeuse satisfait également à l'essai suivant.

Dosage. Opérez par chromatographie en phase gazeuse (*2.2.28*) selon les indications données dans la monographie *Huile essentielle de citronnelle (1609).*

La teneur n'est pas inférieure à 98,5 pour cent, calculée par le procédé de normalisation.

Conservation en récipient étanche, à l'abri de la lumière.

Géranyle (acétate de). $C_{12}H_{20}O_2$. (M_r 196,3). *1106500.* [105-87-3]. Acétate de (*E*)-3,7-diméthylocta-2,6-dién-1-yle.
Liquide incolore à légèrement jaune, à odeur fine de rose et de lavande.
d_{25}^{25} : 0,896 à 0,913.
n_D^{15} : voisin de 1,463.
Eb_{25} : voisin de 138 °C.

L'acétate de géranyle utilisé en chromatographie en phase gazeuse satisfait également à l'essai suivant :

Dosage. Opérez par chromatographie en phase gazeuse (*2.2.28*) comme prescrit dans la monographie Huile essentielle de fleur d'oranger amer (1175).

Solution à examiner. L'acétate de géranyle à examiner.

La surface du pic principal n'est pas inférieure à 99,0 pour cent de la surface de l'ensemble des pics du chromatogramme obtenu.

Ginsénoside Rb1. $C_{54}H_{92}O_{23},3H_2O$. (M_r 1163). *1127500.* [41753-43-9]. (20*S*)-3β-di-D-Glucopyranosyl-20-di-D-glucopyranosylprotopanaxadiol. (20*S*)-3β-[(2-*O*-β-D-Glucopyranosyl-β-D-glucopyranosyl)oxy]-20-[(6-*O*-β-D-glucopyranosyl-β-D-glucopyranosyl)oxy]-5α-dammar-24-én-12β-ol. (20*S*)-3β-[(2-*O*-β-D-Glucopyranosyl-β-D-glucopyranosyl)oxy]- 20-[(6-*O*-β-D-glucopyranosyl-β-D-glucopyranosyl)oxy]-4,4,8,14-tétraméthyl-18-nor-5α-cholest-24-én-12β-ol.
Solide incolore, soluble dans l'eau, dans l'éthanol et dans le méthanol.
$[\alpha]_D^{20}$: + 11,3, déterminé sur une solution à 10 g/l dans le *méthanol R.*
F : voisin de 199 °C.
Teneur en eau (*2.5.12*). Au maximum 6,8 pour cent.

Dosage. Opérez par chromatographie liquide (*2.2.29*) selon les indications données dans la monographie *Ginseng (1523).*

Solution à examiner. Dissolvez 3,0 mg, exactement pesés, de ginsénoside Rb1 dans 10 ml de *méthanol R.*

La teneur n'est pas inférieure à 95,0 pour cent, calculée par le procédé de normalisation.

Ginsénoside Rf. $C_{42}H_{72}O_{14},2H_2O$. (M_r 837). *1127700.* [52286-58-5]. (2-*O*-β-D-Glucopyranosyl-β-D-glycopyranoside de 3β,12β,20-trihydroxydammar-24-én-6α-yle.
Solide incolore, soluble dans l'eau, dans l'éthanol et dans le méthanol.
$[\alpha]_D^{20}$: + 12,8, déterminé sur une solution à 10 g/l dans le *méthanol R.*
F : voisin de 198 °C.

Ginsénoside Rg1. $C_{42}H_{72}O_{14},2H_2O$. (M_r 837). *1127600.* [22427-39-0]. (20*S*)-6β-D-Glucopyranosyl-D-glucopyranosylprotopanaxatriol. (20*S*)-6α,20-bis(β-D-Glucopyranosyloxy)-5α-dammar-24-ène-3β,12β-diol. (20*S*)-6α,20-bis(β-D-Glucopyranosyloxy)-4,4,8,14-tétraméthyl-18-nor-5α-cholest-24-ène-3β,12β-diol.
Solide incolore, soluble dans l'eau, dans l'éthanol et dans le méthanol.
$[\alpha]_D^{20}$: + 31,2, déterminé sur une solution à 10 g/l dans le *méthanol R.*
F : 188 °C à 191 °C.
Teneur en eau (*2.5.12*). Au maximum 4,8 pour cent.

Dosage. Opérez par chromatographie liquide (*2.2.29*) selon les indications données dans la monographie *Ginseng (1523).*

Solution à examiner. Dissolvez 3,0 mg, exactement pesés, de ginsénoside Rg1 dans 10 ml de *méthanol R.*

La teneur n'est pas inférieure à 95,0 pour cent, calculée par le procédé de normalisation.

Gitoxine. $C_{41}H_{64}O_{14}$. (M_r 781). *1040200.* [4562-36-1]. Hétéroside de *Digitalis purpurea* L. 3β-(*O*-2,6-didésoxy-β-d-*ribo*-hexopyranosyl-(1→4)-*O*-2,6-didésoxy-β-d-*ribo*-hexopyranosyl-(1→4)-2,6-didésoxy-β-d-*ribo*-hexopyranosyloxy)-14,16β-dihydroxy-5β,14β-card-20(22)-énolide.
Poudre cristalline blanche, pratiquement insoluble dans l'eau et dans les solvants organiques usuels, soluble dans la pyridine.
$[\alpha]_D^{20}$: + 20 à + 24, déterminé en solution à 5 g/l dans un mélange à volumes égaux de *chloroforme R* et de *méthanol R.*
Chromatographie. Examiné comme prescrit dans la monographie *Feuille de digitale pourprée (0117),* le chromatogramme obtenu présente une seule tache principale.

Glucosamine (chlorhydrate de). $C_6H_{14}ClNO_5$. (M_r 215,6). *1040300.* [66-84-2]. Chlorhydrate D-glucosamine.
Cristaux solubles dans l'eau, pratiquement insolubles dans l'éther.
$[\alpha]_D^{20}$: + 100, déterminé sur une solution à 100 g/l dans l'eau R ; le pouvoir rotatoire spécifique diminue jusqu'à + 47,5 après 30 min.

Glucose. *1025700.* [50-99-7].
Voir *Glucose anhydre (0177).*

D-Glucuronique (acide). $C_6H_{10}O_7$. (M_r 194,1). *1119700.* [6556-12-3].

Contient au minimum 96,0 pour cent de $C_6H_{10}O_7$, calculé par rapport à la substance desséchée sous vide (*2.2.32*).

Soluble dans l'eau et dans l'alcool.

Mutarotation : $[\alpha]_D^{24}$: + 11,7 → + 36,3.

Dosage. Dissolvez 0,150 g d'acide D-glucuronique dans 50 ml de *méthanol anhydre R*, en agitant sous azote. Titrez par l'*hydroxyde de tétrabutylammonium 0,1 M*, en opérant à l'abri du dioxyde de carbone atmosphérique pendant la solubilisation et le titrage. Déterminez le point de fin de titrage par potentiométrie (*2.2.20*).

1 ml d'*hydroxyde de tétrabutylammonium 0,1 M* correspond à 19,41 mg de $C_6H_{10}O_7$.

Glutamique (acide). *1040400.* [56-86-0].
Voir *Acide glutamique (0750).*

Glutaraldéhyde. $C_5H_8O_2$. (M_r 100,1). *1098300.* [111-30-8].
Liquide huileux, soluble dans l'eau.
n_D^{25} : voisin de 1,434.
Eb : voisin de 188 °C.

Glycérol. *1040500.* [56-81-5].
Voir *Glycérol (0496).*

Glycérol à 85 pour cent. *1040600.*
Voir *Glycérol à 85 pour cent (0497).*

Glycidol. $C_3H_6O_2$. (M_r 74,1). *1127800.* [556-52-5].
Liquide légèrement visqueux, miscible à l'eau.
d_4^{20} : voisine de 1,115.
n_D^{20} : voisin de 1,432.

Glycine. *1040700.* [56-40-6].
Voir *Glycine (0614).*

Glycolique (acide). $C_2H_4O_3$. (M_r 76,0). *1040800.* [79-14-1].
Acide 2-hydroxyacétique.
Cristaux solubles dans l'eau, dans l'acétone, dans l'alcool, dans l'éther et dans le méthanol.
F : voisin de 80 °C.

Glycyrrhétique (acide). $C_{30}H_{46}O_4$. (M_r 470,7). *1040900.* [471-53-4]. Acide glycyrrhétinique. Acide 12,13-didéhydro-3β-hydroxy-11-oxo-oléan-30-oïque. .
Mélange d'acide α-glycyrrhétique et d'acide β-glycyrrhétique, avec prédominance de l'isomère β.

Poudre blanche à brun jaunâtre, pratiquement insoluble dans l'eau, soluble dans l'éthanol et dans l'acide acétique glacial.

$[\alpha]_D^{20}$: + 145 à + 155, déterminé en solution à 10,0 g/l dans l'*éthanol R*.

Chromatographie. Opérez par chromatographie sur couche mince (*2.2.27*) en utilisant une plaque recouverte de gel de silice GF_{254} R préparée avec une solution d'*acide phosphorique R* à 0,25 pour cent *V/V*. Déposez sur la plaque 5 µl d'une solution d'acide glycyrrhétique à 5 g/l dans un mélange à volumes égaux de *chloroforme R* et de *méthanol R*. Développez sur un parcours de 10 cm avec un mélange de 5 volumes de *méthanol R* et de 95 volumes de *chloroforme R*. Examinez le chromatogramme en lumière ultraviolette à 254 nm. Le chromatogramme présente une tache sombre d'un R_f voisin de 0,3 correspondant à l'acide β-glycyrrhétique et une tache plus petite d'un R_f voisin de 0,5 correspondant à l'acide α-glycyrrhétique. Pulvérisez ensuite la solution d'*aldéhyde anisique R* et chauffez à 100-105 °C pendant 10 min. Ces 2 taches sont colorées en bleu-violet. Il peut apparaître entre celles-ci une plus petite tache colorée en bleu-violet également.

18α-Glycyrrhétinique (acide). $C_{30}H_{46}O_4$. (M_r 470,7). *1127900.* [1449-05-4]. Acide (20β)-3β-hydroxy-11-oxo-18α-oléan-12-én-29-oïque.
Poudre cristalline blanche ou sensiblement blanche, pratiquement insoluble dans l'eau, soluble dans l'éthanol, assez soluble dans le chlorure de méthylène.

Glyoxal (solution de). *1098400.* [107-22-2].
Contient environ 40 pour cent *m/m* de glyoxal.
Dosage. Dans une fiole bouchant émeri, introduisez 1,000 g de solution de glyoxal, 20 ml de solution de chlorhydrate d'hydroxylamine R à 70 g/l et 50 ml d'*eau R*. Après 30 min, ajoutez 1 ml d'*indicateur mixte au rouge de méthyle R* et titrez par l'*hydroxyde de sodium 1 M* jusqu'au virage de l'indicateur du rouge au vert. Effectuez un titrage à blanc.

1 ml d'*hydroxyde de sodium 1 M* correspond à 29,02 mg de glyoxal ($C_2H_2O_2$).

Glyoxalhydroxyanile. $C_{14}H_{12}N_2O_2$. (M_r 240,3). *1041000.* [1149-16-2]. Glyoxal bis(2-hydroxyanile).
Cristaux blancs, solubles dans l'alcool à chaud.
F : voisin de 200 °C.

Gomme adragante. *1092300.* [9000-65-1].
Voir *Gomme adragante (0532).*

Gomme arabique. *1000100.*
Voir *Gomme arabique (0307).*

Solution de gomme arabique. *1000101.*
Dissolvez 100 g de *gomme arabique R* dans 1000 ml d'*eau R*. Agitez à l'aide d'un agitateur mécanique pendant 2 h et centrifugez à 2000 *g* environ pendant 30 min pour obtenir une solution limpide.

Conservation en récipient de polyéthylène d'une capacité de 250 ml environ et à une température comprise entre 0 °C et – 20 °C.

Gomme de caroube. *1104500.*
Albumen broyé des graines de *Ceratonia siliqua* L. Taub.

Poudre blanche contenant de 70 pour cent à 80 pour cent d'une gomme hydrosoluble principalement composée de galactomannoglycone.

Gonadotropine chorionique. *1041100.* [9002-61-3].
Voir *Gonadotropine chorionique (0498).*

Gonadotropine sérique. *1041200.*
Voir *Gonadotropine sérique équine à usage vétérinaire (0719).*

Guanidine (chlorhydrate de). CH_5N_3HCl. (M_r 95,5). *1098500.* [50-01-1].
Poudre cristalline, facilement soluble dans l'eau et dans l'alcool.

Guanine. $C_5H_5N_5O$. (M_r 151,1). *1041600.* [73-40-5].
2-Amino-1,7-dihydro-6*H*-purin-6-one..
Poudre blanche, amorphe, pratiquement insoluble dans l'eau, peu soluble dans l'alcool. La guanine se dissout dans l'ammoniaque et dans les solutions diluées d'hydroxydes alcalins.

Harpagoside. $C_{24}H_{30}O_{11}$. (*M*r 494,5). *1098600.*
Poudre cristalline, blanche, très hygroscopique, soluble dans l'eau et dans l'alcool.
F : 117 °C à 121 °C.
Conservation en récipient étanche.

Hélianthine. *1054800.* [547-58-0].
Voir *Méthylorange R.*

Hélium pour chromatographie. He. (*A*r 4,003). *1041800.* [7440-59-7].
Contient au minimum 99,995 pour cent *V/V* de He.

Hémoglobine. *1041700.* [9008-02-0].
Azote. 15 à 16 pour cent.
Fer. 0,2 à 0,3 pour cent.
Perte à la dessiccation (*2.2.32*). Maximum 2 pour cent.
Cendres sulfuriques (*2.4.14*). Maximum 1,5 pour cent.

Solution d'hémoglobine. *1041701.*
Transvasez 2 g d'*hémoglobine R* dans une fiole conique de 250 ml et ajoutez 75 ml d'*acide chlorhydrique dilué R2.* Agitez jusqu'à ce que l'hémoglobine soit totalement dissoute. Ajustez le pH à 1,6 ± 0,1 (*2.2.3*) avec de l'*acide chlorhydrique 1 M.* Transvasez dans une fiole de 100 ml avec de l'*acide chlorhydrique dilué R2.* Ajoutez 25 mg de *thiomersal R.* Préparez chaque jour et conservez à 5 ± 3 °C. Ajustez le pH à 1,6 avant l'emploi.

Conservez entre 2 et 8 °C.

Héparine. *1041900.* [9041-08-1].
Voir *Héparine sodique (0333).*

Heptachlore. $C_{10}H_5Cl_7$. (*M*r 373,3). *1128000.* [76-44-8].
Eb : voisin de 135 °C.
F : voisin de 95 °C.
Une solution de référence certifiée de qualité appropriée (10 ng/μl dans le cyclohexane) peut être utilisée.

Heptachlor-époxide. $C_{10}H_5Cl_7O$. (*M*r 389,3). *1128100.* [1024-57-3].
Eb : voisin de 200 °C.
F : voisin de 160 °C.
Une solution de référence certifiée de qualité appropriée (10 ng/μl dans le cyclohexane) peut être utilisée.

Heptane. C_7H_{16}. (*M*r 100,2). *1042000.* [142-82-5].
Liquide incolore et inflammable, pratiquement insoluble dans l'eau, miscible à l'éthanol et à l'éther.
d_{20}^{20} : 0,683 à 0,686.
n_D^{20} : 1,387 à 1,388.
Intervalle de distillation (*2.2.11*) : 95 pour cent au minimum distille de 97 °C à 98 °C.

Hespéridine. $C_{28}H_{34}O_{15}$. (*M*r 611). *1139000.* [520-26-3].
(*S*)-7-[[6-*O*-(6-Désoxy-α-L-mannopyranosyl)-β-D-glucopyranosyl]oxy]-5-hydroxy-2-(3-hydroxy-4-méthoxyphényl)-2,3-dihydro-4*H*-1-benzopyran-4-one.
Poudre hygroscopique, peu soluble dans l'eau et dans le méthanol.
F : 258 °C à 262 °C.

Hexachlorobenzène. C_6Cl_6. (*M*r 284,8). *1128200.* [118-74-1].
Eb : voisin de 332 °C.
F : voisin de 230 °C.
Une solution de référence certifiée de qualité appropriée (10 ng/μl dans le cyclohexane) peut être utilisée.

α-Hexachlorocyclohexane. $C_6H_6Cl_6$. (*M*r 290,8). *1128300.* [319-84-6].
Eb : voisin de 288 °C.
F : voisin de 158 °C.
Une solution de référence certifiée de qualité appropriée (10 ng/μl dans le cyclohexane) peut être utilisée.

β-Hexachlorocyclohexane. $C_6H_6Cl_6$. (*M*r 290,8). *1128400.* [319-85-7].
Une solution de référence certifiée de qualité appropriée (10 ng/μl dans le cyclohexane) peut être utilisée.

δ-Hexachlorocyclohexane. $C_6H_6Cl_6$. (*M*r 290,8). *1128500.* [319-86-8].
Une solution de référence certifiée de qualité appropriée (10 ng/μl dans le cyclohexane) peut être utilisée.

Hexacosane. $C_{26}H_{54}$. (*M*r 366,7). *1042200.* [630-01-3].
Paillettes incolores ou blanches.
F : voisin de 57 °C.

Hexadiméthrine (bromure d'). $(C_{13}H_{30}Br_2N_2)_n$. *1042300.* [28728-55-4]. Polyméthobromure de 1,5-diméthyl-1,5-diaza-undécaméthylène. Poly(dibromure de 1,1,5,5-tetraméthyl-1,5-azonia-undecaméthylène).
Poudre blanche, amorphe, hygroscopique, soluble dans l'eau.
Conservation en récipient étanche.

2,2′,2″,6,6′,6″-Hexa(1,1-diméthyléthyl)-4,4′,4″-[(2,4,6-triméthyl-1,3,5-benzènetriyle)trisméthylène]triphénol. $C_{54}H_{78}O_3$. (*M*r 775). *1042100.* 2,2′,2″,6,6′,6″-Hexa-*tert*-butyl-4,4′,4″-[(2,4,6-triméthyl-1,3,5-benzènetriyle)trisméthylène]triphénol.
Poudre cristalline, pratiquement insoluble dans l'eau, soluble dans l'acétone, peu soluble dans l'alcool.
F : voisin de 244 °C.

1,1,1,3,3,3-Hexafluoropropan-2-ol. $C_3H_2F_6O$. (*M*r 168,0). *1136000.* [920-66-1].
Contient au minimum 99,0 pour cent de $C_3H_2F_6O$, déterminé par chromatographie en phase gazeuse.
Liquide limpide, incolore, miscible à l'eau et à l'éthanol.
d_{20}^{20} : environ 1,596.
Eb : environ 59 °C.

Hexaméthyldisilazane. $C_6H_{19}NSi_2$. (*M*r 161,4). *1042400.* [999-97-3].
Liquide limpide, incolore.
d_{20}^{20} : voisine de 0,78.
n_D^{20} : voisin de 1,408.
Eb : voisin de 125 °C.
Conservation en récipient étanche.

Hexaméthylènetétramine. $C_6H_{12}N_4$. (*M*r 140,2). *1042500.* [100-97-0]. Hexamine. 1,3,5,7-Tétraazatricyclo[3.3.1.1^{3,7}]décane.
Poudre cristalline incolore, très soluble dans l'eau.

Hexane. C_6H_{14}. (*M*r 86,2). *1042600.* [110-54-3].
Liquide incolore, inflammable, pratiquement insoluble dans l'eau, miscible à l'éthanol et à l'éther.
d_{20}^{20} : 0,659 à 0,663.

n_D^{20} : 1,375 à 1,376.
Intervalle de distillation (*2.2.11*) : 95 pour cent au minimum distille de 67 °C à 69 °C.

L'hexane utilisé en spectrophotométrie satisfait en plus à l'essai suivant :

Transmittance minimale (*2.2.25*) : 97 pour cent de 260 nm à 420 nm, l'*eau R* étant utilisée comme liquide de compensation.

Hexylamine. $C_6H_{15}N$. (M_r 101,2). *1042700.* [111-26-2]. Hexanamine.
Liquide incolore, peu soluble dans l'eau, soluble dans l'alcool et dans l'éther.
d_{20}^{20} : voisine de 0,766.
n_D^{20} : voisin de 1,418.
Eb : 127 °C à 131 °C.

Histamine (dichlorhydrate d'). *1042800.* [56-92-8].
Voir *Dichlorhydrate d'histamine (0143).*

Histamine (phosphate d'). *1042900.* [23297-93-0].
Voir *Phosphate d'histamine (0144).*

Solution d'histamine. *1042901.*
Solution de chlorure de sodium R à 9 g/l contenant un sel d'histamine en quantité correspondant à 0,1 µg d'histamine base par millilitre sous forme de dichlorhydrate ou de phosphate.

Histidine (monochlorhydrate d'). $C_6H_{10}ClN_3O_2,H_2O$. (M_r 209,6). *1043000.* [123333-71-1]. Chlorhydrate de l'acide (*RS*)-2-amino-3-(imidazol-4-yl)propionique monohydraté.
Poudre cristalline ou cristaux incolores, solubles dans l'eau.
F : voisin de 250 °C, avec décomposition.
Chromatographie. Examiné comme prescrit dans la monographie *Dichlorhydrate d'histamine (0143),* le chromatogramme obtenu présente une seule tache principale.

Holmium (oxyde d'). Ho_2O_3. (M_r 377,9). *1043100.* [12055-62-8]. Trioxyde de diholmium.
Poudre jaunâtre, pratiquement insoluble dans l'eau.

Solution de perchlorate d'holmium. *1043101.*
Solution à 40 g/l d'oxyde d'holmium R dans une solution d'*acide perchlorique R* contenant 141 g/l de $HClO_4$.

DL-Homocystéine. $C_5H_{11}NO_2S$. (M_r 135,2). *1136100.* [454-29-5]. Acide (2*RS*)-2-amino-4-sulfanylbutanoïque.
Poudre cristalline blanche.
F : voisin de 232 °C.

L-Homocystéine thiolactone (chlohydrate d'). C_4H_8ClNOS. (M_r 153,6). *1136200.* [6038-19-3]. Chlorhydrate de (3*S*)-3-aminodihydrothiophén-2(3*H*)-one.
Poudre cristalline blanche.
F : voisin de 202 °C.

Huile de colza. *1074600.*
Voir *Colza (huile de) R.*

Huile de maïs. *1050400.*
Voir *Maïs (huile de) R.*

Huile d'olive. *1061000.* [8001-25-0].
Voir *Huile d'olive (0518).*

Huile de ricin polyoxyéthylée. *1068200.*
Liquide jaune pâle, devenant limpide au-dessus de 26 °C.

Huile de tournesol. *1086900.*
Voir *Tournesol (huile de) R.*

Huile de vaseline. *1062000.* [8042-47-5].
Voir *Paraffine liquide R.*

Hyaluronidase (solution de dilution d'). *1043300.*
Mélangez 100 ml de *solution tampon phosphate pH 6,4 R* à 100 ml d'*eau R.* Dissolvez 0,140 g de *gélatine hydrolysée R* dans la solution à 37 °C.

Utilisez la solution dans les 2 h.

Hydrazine. H_4N_2. (M_r 32,05). *1136300.* [302-01-2]. Diazane.

Liquide d'aspect légèrement huileux, incolore, à forte odeur d'ammoniaque, miscible à l'eau. Des solutions diluées dans l'eau sont disponibles dans le commerce.

Attention : l'hydrazine est toxique et corrosive.
n_D^{20} : voisin de 1,470.
Eb : voisin de 113 °C.
F : voisin de 1,5 °C.

Hydrazine (sulfate d'). $H_6N_2O_4S$. (M_r 130,1). *1043400.* [10034-93-2].
Cristaux incolores, assez solubles dans l'eau froide, solubles dans l'eau chaude à 50 °C, facilement solubles dans l'eau bouillante, pratiquement insolubles dans l'alcool.
Arsenic (*2.4.2*). 1,0 g satisfait à l'essai limite A de l'arsenic (1 ppm).

Cendres sulfuriques (*2.4.14*). Maximum 0,1 pour cent.

Hydrocarbures à basse tension de vapeur (type L). *1049400.*
Masse onctueuse, soluble dans le benzène et dans le toluène.

Hydrocortisone (acétate d'). *1098800.* [50-03-3].
Voir *Acétate d'hydrocortisone (0334).*

Hydrogène pour chromatographie. H_2. (M_r 2,016). *1043700.* [1333-74-0].
Contient au minimum 99,95 pour cent *V/V* de H_2.

Hydrogène (solution concentrée de peroxyde d'). *1043900.* [7722-84-1].
Voir *Solution de peroxyde d'hydrogène à 30 pour cent (0396).*

Hydrogène (solution diluée de peroxyde d'). *1043800.* [7722-84-1].
Voir *Solution de peroxyde d'hydrogène à 3 pour cent (0395).*

Hydrogène (sulfure d'). H_2S. (M_r 34,08). *1044000.* [7783-06-4].
Gaz peu soluble dans l'eau.

Solution de sulfure d'hydrogène. *1136400.*
Solution récemment préparée de *sulfure d'hydrogène R* dans l'*eau R.* La solution saturée à 20 °C contient environ 0,4 pour cent à 0,5 pour cent de H_2S.

Hydrogène (sulfure d') R1. H_2S. (M_r 34,08). *1106600.*
Contient au minimum 99,7 pour cent *V/V* de H_2S.

Hydroquinone. $C_6H_6O_2$. (M_r 110,1). *1044100.* [123-31-9].
Benzène-1,4-diol.
Aiguilles fines, incolores ou blanches, noircissant à la lumière et à l'air, solubles dans l'eau, dans l'alcool et dans l'éther.
F : voisin de 173 °C.
Conservation à l'abri de la lumière et de l'air.

4-Hydroxybenzoïque (acide). $C_7H_6O_3$. (M_r 138,1). *1106700.* [99-96-7].
Cristaux peu solubles dans l'eau, très solubles dans l'alcool, solubles dans l'acétone et dans l'éther.
F : 214 à 215 °C.

2-[4-(2-Hydroxyéthyl)pipérazin-1-yl]éthanesulfonique (acide). $C_8H_{18}N_2O_4S$. (M_r 238,3). *1106800.* [7365-45-9]. HEPES.
Poudre blanche.
F : voisin de 236 °C, avec décomposition.

4-Hydroxyisophtalique (acide). $C_8H_6O_5$. (M_r 182,1). *1106900.* [636-46-4]. Acide 4-hydroxybenzène-1,3-dicarboxylique.
Aiguilles ou paillettes, très peu solubles dans l'eau, facilement solubles dans l'alcool et l'éther.
F : voisin de 314 °C, avec décomposition.

Hydroxylamine (chlorhydrate d'). NH_4ClO. (M_r 69,5). *1044300.* [5470-11-1].
Poudre cristalline, blanche, très soluble dans l'eau, soluble dans l'alcool.

Solution alcaline d'hydroxylamine. *1044302.*
Mélangez extemporanément des volumes égaux d'une solution à 139 g/l de chlorhydrate d'hydroxylamine R et d'une solution d'*hydroxyde de sodium R* à 150 g/l.

Solution alcaline d'hydroxylamine R1. *1044303.*
Solution A. Dissolvez 12,5 g de chlorhydrate d'hydroxylamine R dans du *méthanol R* et complétez à 100 ml avec le même solvant.
Solution B. Dissolvez 12,5 g d'*hydroxyde de sodium R* dans du *méthanol R* et complétez à 100 ml avec le même solvant.
Mélangez extemporanément des volumes égaux de solution A et de solution B.

Solution alcoolique d'hydroxylamine. *1044301.*
Dissolvez 3,5 g de chlorhydrate d'hydroxylamine R dans 95 ml d'*alcool à 60 pour cent V/V R*. Ajoutez 0,5 ml d'une *solution de méthylorange R* à 2 g/l dans de l'*alcool à 60 pour cent V/V R* et de l'*hydroxyde de potassium 0,5 M* dans de l'alcool à 60 pour cent *V/V* jusqu'à coloration jaune franc. Complétez à 100 ml avec de l'*alcool à 60 pour cent V/V R*.

Solution de chlorhydrate d'hydroxylamine R2. *1044304.*
Dissolvez 2,5 g de chlorhydrate d'hydroxylamine R dans 4,5 ml d'*eau R* chaude et ajoutez 40 ml d'*alcool R* et 0,4 ml de *solution de bleu de bromophénol R2*. Ajoutez de la solution alcoolique d'*hydroxyde de potassium 0,5 M* jusqu'à virage au jaune-vert et complétez à 50,0 ml avec de l'*alcool R*.

Hydroxyméthylfurfural. $C_6H_6O_3$. (M_r 126,1). *1044400.* [67-47-0]. 5-Hydroxyméthylfurfural.
Cristaux aciculaires, facilement solubles dans l'acétone et dans l'alcool, solubles dans l'éther.
F : voisin de 32 °C.

Hydroxypropyl-β-cyclodextrine. $[C_6H_{10-x}O_5,(C_3H_7O)_x]$ où x = degré de substitution moléculaire . (M_r 1371-1432, en fonction du degré de substitution moléculaire). *1128600.* [94035-02-6].
Poudre blanche à sensiblement blanche.
pH (*2.2.3*) : 5,0-7,5 (solution à 20 g/l).

Hydroxyquinoléine. C_9H_7NO. (M_r 145,2). *1044600.* [148-24-3]. 8-Hydroxyquinoléine. Quinoléin-8-ol.
Poudre cristalline blanche ou légèrement jaunâtre, peu soluble dans l'eau, facilement soluble dans l'acétone, dans l'alcool et dans les acides minéraux dilués.
F : voisin de 75 °C.
Cendres sulfuriques (*2.4.14*). Maximum 0,05 pour cent.

12-Hydroxystéarique (acide). $C_{18}H_{36}O_3$. (M_r 300,5). *1099000.* [106-14-9]. Acide 12-hydroxyoctadécanoïque.
Poudre blanche.
F : 71 °C à 74 °C.

5-Hydroxyuracile. $C_4H_4N_2O_3$. (M_r 128,1). *1044700.* [496-76-4]. Acide isobarbiturique. Pyrimidine-2,4,5-triol.
Poudre cristalline blanche.
F : 310 °C environ, avec décomposition.
Chromatographie. Examiné comme prescrit dans la monographie *Fluouracile (0514)*, le chromatogramme obtenu présente une seule tache à un R_f de 0,3 environ.
Conservation en récipient étanche.

Hyoscyamine (sulfate de). *1044900.* [620-61-1].
Voir *Sulfate d'hyoscyamine (0501)*.

Hypéroside. $C_{21}H_{20}O_{12}$. (M_r 464,4). *1045000.* 2-(3,4-Dihydroxyphényl)-3-β-D-galactopyranosyloxy-5,7-dihydroxychromén-4-one.
Aiguilles jaune pâle, solubles dans le méthanol.
$[\alpha]_D^{20}$: −8,3, déterminé en solution à 2 g/l dans la *pyridine R*.
F : voisin de 240 °C, avec décomposition.
Une solution dans le *méthanol R* présente 2 maximums d'absorption (*2.2.25*) respectivement à 259 nm et à 364 nm.

Hypophosphoreux (réactif). *1045200.*
Dissolvez en chauffant légèrement 10 g d'*hypophosphite de sodium R* dans 20 ml d'*eau R*. Complétez à 100 ml avec de l'*acide chlorhydrique R*. Laissez déposer, décantez ou filtrez le liquide sur de la laine de verre.

Hypoxanthine. $C_5H_4N_4O$. (M_r 136,1). *1045300.* [68-94-0]. 1*H*-Purin-6-one.
Poudre cristalline blanche, très peu soluble dans l'eau, assez soluble dans l'eau bouillante, soluble dans les solutions diluées d'acides et les solutions diluées d'hydroxydes alcalins ; elle se décompose sans fondre à 150 °C environ.
Chromatographie. Examiné comme prescrit dans la monographie *Mercaptopurine (0096)*, le chromatogramme obtenu présente une seule tache principale.

Imidazole. $C_3H_4N_2$. (M_r 68,1). *1045400.* [288-32-4].
Poudre cristalline blanche, soluble dans l'eau et dans l'alcool.
F : voisin de 90 °C.

Iminodibenzyle. $C_{14}H_{13}N$. (M_r 195,3). *1045500.* [494-19-9]. 10,11-Dihydrodibenz[*b,f*]azépine.
Poudre cristalline jaune pâle, pratiquement insoluble dans l'eau, facilement soluble dans l'acétone.
F : voisin de 106 °C.

Immunosérum rabique (conjugué fluorescent d'). *1038700.* Préparation d'immunoglobulines à titre élevé en anticorps rabiques, obtenue par fractionnement à partir du sérum d'animaux appropriés ayant été immunisés avec le virus rabique inactivé. L'immunoglobuline est conjuguée avec de l'isothiocyanate de fluorescéine

Indicateur mixte au méthylorange. *1054801.*
Voir *Méthylorange R.*

Indicateur mixte au rouge de méthyle. *155101.*
Voir *Rouge de méthyle R.*

Indigo carmin. *1045600.* [860-22-0].
Voir *Carmin d'indigo R.*

Indométacine. *1101500.* [53-86-1].
Voir *Indométacine (0092).*

Iode. *1045800.* [7553-56-2].
Voir *Iode (0031).*

Solution alcoolique d'iode. *1045804.*
Solution à 10 g/l dans l'*alcool R.*

Conservation à l'abri de la lumière.

Solution chloroformique d'iode. *1045805.*
Solution à 5 g/l dans le *chloroforme R.*

Conservation à l'abri de la lumière.

Solution d'iode R1. *1045801.*
A 10,0 ml d'*iode 0,05 M,* ajoutez 0,6 g d'*iodure de potassium R* et complétez à 100,0 ml avec de l'*eau R.* Préparez extemporanément.

Solution d'iode R2. *1045802.*
A 10,0 ml d'*iode 0,05 M,* ajoutez 0,6 g d'*iodure de potassium R* et complétez à 1000,0 ml avec de l'*eau R.* Préparez extemporanément.

Solution d'iode R3. *1045803.*
Prélevez 2,0 ml de solution d'iode R1 et complétez à 100,0 ml avec de l'*eau R.* Préparez extemporanément.

Solution d'iode R4. *1045806.*
Dissolvez 14 g d'*iode R* dans 100 ml d'une solution d'*iodure de potassium R* à 400 g/l, ajoutez 1 ml d'*acide chlorhydrique dilué R* et complétez à 1000 ml avec de l'*eau R.*

Conservation à l'abri de la lumière.

Iodhydrique (acide). HI. (M_r 127,9). *1098900.* [10034-85-2].
Préparez, en distillant de l'acide iodhydrique au-dessus du phosphore rouge, en faisant passer un courant de *dioxyde de carbone R* ou d'*azote R* à travers l'appareil au cours de la distillation. Utilisez le mélange incolore ou pratiquement incolore à ébullition constante (de 55 à 58 pour cent de HI) en distillant à une température entre 126 °C et 127 °C. Placez l'acide dans de petits flacons ambrés à bouchon de verre, préalablement rincés par un courant de *dioxyde de carbone R* ou d'*azote R,* scellez à la paraffine.

Conservation dans un lieu à l'abri de la lumière.

Iodique (anhydride) recristallisé. I_2O_5. (M_r 333,8). *1046000.* [12029-98-0]. Pentoxyde de diiode recristallisé.
Contient au minimum 99,5 pour cent de I_2O_5.

Poudre cristalline blanche, ou granulés blancs ou gris-blanc, hygroscopiques, très solubles dans l'eau en formant du HIO_3.

Stabilité à la chaleur. Dissolvez dans 50 ml d'*eau R* 2 g d'anhydride iodique desséché à 200 °C au préalable pendant 1 h. La solution est incolore.

Dosage. Dissolvez 0,100 g d'anhydride iodique dans 50 ml d'*eau R.* Ajoutez 3 g d'*iodure de potassium R* et 10 ml d'*acide chlorhydrique dilué R.* Titrez l'iode libéré par le *thiosulfate de sodium 0,1 M* en présence de 1 ml de solution d'amidon R.

1 ml de *thiosulfate de sodium 0,1 M* correspond à 2,782 mg de I_2O_5.

Conservation en récipient étanche, à l'abri de la lumière.

Iodoacétique (acide). $C_2H_3IO_2$. (M_r 185,9). *1107000.* [64-69-7].
Cristaux incolores ou blancs, solubles dans l'eau et dans l'alcool.
F : 82 °C à 83 °C.

2-Iodobenzoïque (acide). $C_7H_5IO_2$. (M_r 248,0). *1046100.* [88-67-5].
Poudre cristalline, blanche ou légèrement jaune, peu soluble dans l'eau, soluble dans l'alcool.
F : voisin de 160 °C.
Chromatographie. Opérez par chromatographie sur couche mince (*2.2.27*), en utilisant une plaque recouverte de cellulose pour chromatographie F_{254} R. Déposez sur la plaque 20 µl d'une solution d'acide 2-iodobenzoïque obtenue en dissolvant 40 mg de substance dans 4 ml d'*hydroxyde de sodium 0,1 M* et en complétant la solution à 10 ml avec de l'*eau R.* Développez sur un parcours de 12 cm en utilisant comme phase mobile la couche supérieure d'un mélange obtenu en agitant 20 volumes d'*eau R,* 40 volumes d'*acide acétique glacial R* et 40 volumes de *toluène R.* Laissez sécher la plaque à l'air et examinez en lumière ultraviolette à 254 nm. Le chromatogramme obtenu présente une seule tache principale.

Iodoéthane. C_2H_5I. (M_r 155,9). *1099100.* [75-03-6].
Liquide incolore à faiblement jaunâtre, brunissant à l'exposition à l'air et à la lumière, miscible à l'alcool et à la plupart des solvants organiques.
d_{20}^{20} : voisine de 1,95.
n_D^{20} : voisin de 1,513.
Eb : voisin de 72 °C.
Conservation en récipient étanche.

2-Iodohippurique (acide). $C_9H_8INO_3,2H_2O$. (M_r 341,1). *1046200.* [147-58-0]. Acide 2-(2-iodobenzamido)acétique.
Poudre cristalline, blanche ou sensiblement blanche, assez soluble dans l'eau.
F : voisin de 170 °C.
Eau (*2.5.12*) : 9 pour cent à 13 pour cent, déterminée sur 1,000 g de substance.

Chromatographie. Opérez par chromatographie sur couche mince (*2.2.27*) en utilisant une plaque recouverte de cellulose pour chromatographie F_{254} R. Déposez sur la plaque 20 µl d'une solution d'acide 2-iodohippurique obtenue en dissolvant 40 mg de substance dans 4 ml d'*hydroxyde de sodium 0,1 M* et en complétant la solution à 10 ml avec de l'*eau R*. Développez sur un parcours de 12 cm en utilisant comme phase mobile la couche supérieure d'un mélange obtenu en agitant 20 volumes d'*eau R*, 40 volumes d'*acide acétique glacial R* et 40 volumes de *toluène R*. Laissez sécher la plaque à l'air et examinez en lumière ultraviolette à 254 nm. Le chromatogramme obtenu présente une seule tache principale.

Iodoplatinate (réactif à l'). *1046300.*
A 3 ml de solution d'*acide chloroplatinique R* à 100 g/l, ajoutez 97 ml d'*eau R* et 100 ml d'une solution d'*iodure de potassium R* à 60 g/l.

Conservation à l'abri de la lumière.

Iodosulfureux (réactif). *1046400.*

L'appareil, qui doit être sec et fermé pendant la préparation, se compose d'un ballon rond, à 3 tubulures, de 3000-4000 ml muni d'un agitateur, d'un thermomètre et d'un tube à dessiccation. Mélangez 700 ml de *pyridine anhydre R* avec 700 ml d'*éther monométhylique de l'éthylèneglycol R* ; ajoutez en agitant 220 g d'*iode R* finement pulvérisé et séché au préalable sur du pentoxyde de diphosphore R ; continuez d'agiter jusqu'à complète dissolution (30 min environ). Refroidissez à – 10 °C et introduisez en agitant, aussi rapidement que possible, 190 g de *dioxyde de soufre R* liquide. La température ne doit pas dépasser 30 °C. Refroidissez.

Titre de la solution : dans une fiole de titrage, ajoutez 20 ml environ de *méthanol anhydre R* et procédez au dosage de l'eau (*2.5.12*) en titrant par le réactif iodosulfureux jusqu'au point de fin de titrage. Introduisez dans la solution, sous une forme appropriée, la quantité adéquate d'*eau R* et effectuez à nouveau la détermination de l'eau. Calculez l'équivalent en eau en milligrammes par millilitre de réactif iodosulfureux.

Equivalent minimal d'emploi : 1 ml de réactif iodosulfureux doit correspondre à 3,5 mg de H_2O. Etablissez le titre du réactif au moment de l'emploi en opérant à l'abri de l'humidité.

Conservation en récipient sec.

5-Iodouracile. $C_4H_3IN_2O_2$. (M_r 238,0). *1046500.* [696-07-1].
5-Iodo-1*H*,3*H*-pyrimidine-2,4-dione.
F : voisin de 276 °C, avec décomposition.
Chromatographie. Opérez comme prescrit dans la monographie *Idoxuridine (0669)* en déposant 5 µl d'une solution de 5-iodouracile à 0,25 g/l. Le chromatogramme obtenu présente une seule tache principale.

Iodo-5 uracile. *1046500.* [696-07-1].
Voir *5-Iodouracile R.*

Isatine. $C_8H_5NO_2$. (M_r 147,1). *1046800.* [91-56-5].
Indoline-2,3-dione.
Petits cristaux jaune-rouge, peu solubles dans l'eau, solubles dans l'eau chaude, dans l'alcool et dans l'éther. L'isatine est soluble dans les solutions d'hydroxydes alcalins en donnant une coloration violette devenant jaune au repos.
F : voisin de 200 °C, accompagné de sublimation partielle.
Cendres sulfuriques (*2.4.14*). Maximum 0,2 pour cent.

Réactif à l'isatine. *1046801.*
Dissolvez 6 mg de *sulfate ferrique R* dans 8 ml d'*eau R* et ajoutez avec précaution 50 ml d'*acide sulfurique R*. Ajoutez 6 mg d'*isatine R* et agitez jusqu'à dissolution. Le réactif doit être jaune pâle et non orangé ou rouge.

Isoamylique (alcool). $C_5H_{12}O$. (M_r 88,1). *1046900.* [123-51-3]. 3-Méthylbutan-1-ol.
Liquide incolore, peu soluble dans l'eau, miscible à l'alcool et à l'éther.
Eb : voisin de 130 °C.

Isoandrostérone. $C_{19}H_{30}O_2$. (M_r 290,4). *1107100.* [481-29-8]. Epiandrostérone. 3β-Hydroxy-5α-androstan-17-one.
Poudre blanche, pratiquement insoluble dans l'eau, soluble dans les solvants organiques.
$[\alpha]_D^{20}$: + 88, déterminé sur une solution à 20 g/l dans le *méthanol R*.
F : 172 °C à 174 °C.
ΔA (*2.2.41*) : 14,24 × 10^3, déterminé à 304 nm sur une solution à 1,25 g/l.

Isodrine. $C_{12}H_8Cl_6$. (M_r 364,9). *1128700.* [465-73-6]. 1,2,3,4,10,10-Hexachloro-1,4,4a,5,8,8a-hexahydro-*endo*,*endo*-1,4:5,8-diméthanonaphthalène.
Pratiquement insoluble dans l'eau, soluble dans les solvants organiques courants tel que l'acétone.
Une solution de référence certifiée de qualité appropriée peut être utilisée.

Isomenthol. $C_{10}H_{20}O$. (M_r 156,3). *1047000.* [23283-97-8]. *(+)-Isomenthol* : (1*S*,2*R*,5*R*)-2-isopropyl-5-méthylcyclohexanol. *(±)-Isomenthol* : un mélange à parties égales de (1*S*,2*R*,5*R*)-2-isopropyl-5-méthylcyclohexanol et de (1*R*,2*S*,5*S*)-2-isopropyl-5-méthylcyclohexanol.
Cristaux incolores, pratiquement insolubles dans l'eau, très solubles dans l'alcool et dans l'éther.
$[\alpha]_D^{20}$: *(+)-Isomenthol* : voisin de + 24, déterminé avec une solution à 100 g/l dans l'*alcool R*.
Eb : *(+)-Isomenthol* : voisin de 218 °C. *(±)-Isomenthol* : voisin de 218 °C.
F : *(+)-Isomenthol* : voisin de 80 °C. *(±)-Isomenthol* : voisin de 53 °C.

(+)-Isomenthone. $C_{10}H_{18}O$. (M_r 154,2). *1047100.* (1*R*)-*cis*-*p*-Menthane-3-one. (1*R*)-*cis*-2-Isopropyl-5-méthylcyclohexanone.

Contient de la menthone en quantité variable.

Liquide incolore, très peu soluble dans l'eau, soluble dans l'alcool et dans l'éther.
d_{20}^{20} : voisine de 0,904.
n_D^{20} : voisin de 1,453.
$[\alpha]_D^{20}$: voisin de + 93,2.

L'isomenthone utilisée en chromatographie en phase gazeuse satisfait également à l'essai suivant :
Dosage. Opérez par chromatographie en phase gazeuse (*2.2.28*) selon les conditions prescrites dans la monographie *Huile essentielle de menthe poivrée (0405).*

Solution à examiner. L'isomenthone à examiner.

4. Réactifs

La surface du pic principal n'est pas inférieure à 80,0 pour cent de la surface de l'ensemble des pics du chromatogramme obtenu.

Isopropanol. *1072100.* [67-63-0].
Voir *2-Propanol R.*

Isopropylamine. C_3H_9N. (M_r 59,1). *1119800.* [75-31-0].
Propan-2-amine.
Liquide incolore, très volatil, inflammable.
n_D^{20} : voisin de 1,374.
Eb : 32 °C à 34 °C.

Isopropyle (myristate d'). *1047200.* [110-27-0].
Voir *Myristate d'isopropyle (0725).*

4-Isopropylphénol. $C_9H_{12}O$. (M_r 136,2). *1047300.* [99-89-8].
Contient au minimum 98 pour cent de $C_9H_{12}O$.
Eb : voisin de 212 °C.
F : 59 °C à 61 °C.

Isoquercitroside. $C_{21}H_{20}O_{12}$. (M_r 464,4). *1136500.* [21637-25-2]. Isoquercitrine. 2-(3,4-Dihydroxyphényl)-3-(β-D-glucofuranosyloxy)-5,7-dihydroxy-4*H*-1-benzopyran-4-one. 3,3′,4′,5,7-Pentahydroxyflavone-3-glucoside.

Jaune de métanile. $C_{18}H_{14}N_3NaO_3S$. (M_r 375,4). *1052900.* [587-98-4].
Schultz No. 169.
Colour Index No. 13065.
3-[4-(Phénylamino)phénylazo]benzènesulfonate de sodium.
Poudre jaune brunâtre, soluble dans l'eau et dans l'alcool, très peu soluble dans l'éther.

Solution de jaune de métanile. *1052901.*

Solution à 1 g/l dans le *méthanol R.*

Essai de sensibilité. A 50 ml d'*acide acétique anhydre R*, ajoutez 0,1 ml de solution de jaune de métanile. Après addition de 0,05 ml d'*acide perchlorique 0,1 M*, la coloration vire du rose-rouge au violet.

Zone de virage : pH 1,2 (rouge) à pH 2,3 (jaune orangé).

Jaune naphtol. $C_{10}H_5N_2NaO_5$. (M_r 256,2). *1136600.* Sel sodique de 2,4-dinitro-1-naphtol.
Poudre ou cristaux jaune orangé, facilement solubles dans l'eau, peu solubles dans l'éthanol.

Jaune titane. $C_{28}H_{19}N_5Na_2O_6S_4$. ($M_r$ 696). *1090900.* [1829-00-1].
Schultz No. 280.
Colour Index No. 19540.
Jaune de thiazol. 2,2′-[(1-Triazène-1,3-diyl)di-4,1-phénylène]bis[6-méthylbenzothiazole-7-sulfonate] de disodium.
Poudre brun jaunâtre, facilement soluble dans l'eau et dans l'alcool.

Papier au jaune titane. *1090901.*
Plongez des bandelettes de papier filtre dans la *solution de jaune titane R* et laissez en contact pendant quelques minutes, puis laissez sécher à température ambiante.

Solution de jaune titane. *1090902.*

Solution à 0,5 g/l.

Essai de sensibilité. A 0,1 ml de solution de jaune titane, ajoutez 10 ml d'*eau R*, 0,2 ml de *solution à 10 ppm de magnésium (Mg) R* et 1,0 ml d'*hydroxyde de sodium 1 M*. La solution est nettement colorée en rose comparativement à une solution témoin sans magnésium, préparée simultanément dans les mêmes conditions.

Kaolin léger. *1047400.* [1332-58-7].
Le kaolin léger est un silicate d'aluminium hydraté naturel, purifié. Il contient un agent de dispersion approprié.

Poudre blanche, légère, exempte de particules granuleuses, grasse au toucher, pratiquement insoluble dans l'eau et dans les acides minéraux.

Particules grossières. Dans une éprouvette à bouchon rodé d'une longueur de 160 mm et d'un diamètre de 35 mm, introduisez 5,0 g de kaolin léger, puis 60 ml d'une solution de *pyrophosphate de sodium R* à 10 g/l. Agitez énergiquement et laissez reposer pendant 5 min. A l'aide d'une pipette, prélevez à environ 5 cm au-dessous de la surface, 50 ml de liquide. Au liquide restant, ajoutez 50 ml d'*eau R*, agitez, laissez reposer pendant 5 min et prélevez 50 ml de liquide comme indiqué ci-dessus. Répétez l'opération jusqu'à obtention d'un prélèvement total de 400 ml. Transférez la suspension restante de l'éprouvette dans une capsule à évaporation. Evaporez au bain-marie à siccité. Chauffez le résidu à 100-105 °C jusqu'à masse constante. La masse du résidu n'est pas supérieure à 25 mg (0,5 pour cent).

Particules fines. Dispersez 5,0 g de kaolin léger dans 250 ml d'*eau R*, en agitant énergiquement pendant 2 min. Versez immédiatement le mélange dans une éprouvette de verre d'un diamètre de 50 mm. A l'aide d'une pipette, transférez-en 20 ml dans une capsule de verre. Evaporez au bain-marie à siccité et desséchez à 100-105 °C jusqu'à masse constante. Laissez reposer le reste de la suspension à 20 °C pendant 4 h. Effectuez un second prélèvement de 20 ml à l'aide d'une pipette en plaçant la pointe de celle-ci exactement 5 cm au-dessous de la surface du liquide en évitant de disperser le sédiment. Transférez le second prélèvement dans une capsule de verre. Evaporez au bain-marie à siccité et séchez à 100-105 °C jusqu'à masse constante. La masse du résidu obtenu à partir du second prélèvement n'est pas inférieure à 70 pour cent de la masse du résidu obtenu à partir du premier prélèvement.

Kieselguhr pour chromatographie. *1047500.*

Poudre légère, blanche ou blanc-jaune, pratiquement insoluble dans l'eau, dans les acides dilués et dans les solvants organiques.

Vitesse de filtration. Utilisez une allonge à chromatographie d'une longueur de 0,25 m et d'un diamètre intérieur de 10 mm, fermée à son extrémité inférieure par un disque de verre fritté (100) et portant 2 marques situées respectivement à 0,10 m et 0,20 m au-dessus de ce disque. Introduisez dans l'allonge une quantité de kieselguhr pour chromatographie, suffisante pour atteindre la première marque. Remplissez avec de l'*eau R* jusqu'au niveau de la seconde marque. Quand les premières gouttes d'eau commencent à s'écouler, remplissez de nouveau jusqu'à la seconde marque avec de l'*eau R*. Mesurez le temps nécessaire pour que les 5 premiers millilitres s'écoulent de la colonne. Le débit n'est pas inférieur à 1 ml par minute.

Aspect de l'éluat. L'éluat obtenu dans l'essai « Vitesse de filtration » est incolore (*Procédé I, 2.2.2*).

Acidité ou alcalinité. A 1,00 g de kieselguhr pour chromatographie, ajoutez 10 ml d'*eau R*. Agitez énergiquement et laissez reposer pendant 5 min. Filtrez la suspension sur un filtre préalablement lavé à l'*eau R* chaude jusqu'à ce que le filtrat soit neutre. A 2,0 ml du filtrat, ajoutez 0,05 ml de *solution de rouge de méthyle R*. La solution est jaune. A 2,0 ml du filtrat, ajoutez 0,05 ml de *solution de phénolphtaléine R1*. La solution est tout au plus légèrement rose.

Substances solubles dans l'eau. Introduisez 10,0 g de kieselguhr pour chromatographie dans une allonge à chromatographie d'une longueur de 0,25 m et d'un diamètre intérieur de 10 mm et éluez avec de l'*eau R*. Recueillez les premiers 20 ml de filtrat, évaporez à siccité et desséchez le résidu à 100-105 °C. La masse du résidu n'est pas supérieure à 10 mg.

Fer (2.4.9). A 0,50 g de kieselguhr pour chromatographie, ajoutez 10 ml d'un mélange à volumes égaux d'*acide chlorhydrique R1* et d'*eau R*. Agitez énergiquement. Laissez reposer pendant 5 min, puis filtrez. 1,0 ml du filtrat satisfait à l'essai limite du fer (200 ppm).

Perte de calcination. Au maximum 0,5 pour cent. Lors du chauffage au rouge (600 °C), la substance ne se colore pas en brun ou en noir.

Kieselguhr G. *1047600.*

Le kieselguhr G est composé de kieselguhr purifié par l'acide chlorhydrique et calciné. Il contient 15 pour cent environ de sulfate de calcium hémihydraté.

Poudre fine gris-blanc dont la coloration grise s'intensifie par mélange avec de l'eau. La grandeur moyenne des particules est de 10 µm à 40 µm.

Teneur en plâtre. Effectuez l'essai selon les prescriptions de la rubrique *Silice (gel de) G R*.

pH (2.2.3). Agitez 1 g de kieselguhr G avec 10 ml d'*eau exempte de dioxyde de carbone R* pendant 5 min. Le pH de la suspension est de 7 à 8.

Pouvoir de séparation chromatographique. Opérez par chromatographie sur couche mince (*2.2.27*). Préparez l'enduit de kieselguhr G avec une solution d'*acétate de sodium R* à 2,7 g/l. Déposez 5 µl d'une solution à 0,1 g/l respectivement de lactose, de saccharose, de glucose et de fructose dans la *pyridine R*. Développez sur un parcours de 14 cm, avec un mélange de 12 volumes d'*eau R*, de 23 volumes de *2-propanol R* et du 65 volumes d'acétate d'éthyle R. Le temps de migration est de 40 min environ. Desséchez et pulvérisez 10 ml environ de solution d'*aldéhyde anisique R*. Desséchez de nouveau à 100-105 °C pendant 5 min à 10 min. Le chromatogramme obtenu présente 4 taches bien délimitées exemptes de traînées et nettement séparées les unes des autres.

Lactique (acide). *1047800.* [50-21-5].
Voir *Acide lactique (0458)*.

Réactif lactique. *1047801.*
Solution A. A 60 ml d'*acide lactique R*, ajoutez 45 ml d'*acide lactique R* saturé à froid de rouge Soudan G R et préalablement filtré ; l'acide lactique se saturant lentement à froid, il est nécessaire qu'il y ait toujours un excès de colorant.

Solution B. Préparez 10 ml d'une solution saturée d'*aniline R*. Filtrez.

Solution C. Dissolvez 75 mg d'*iodure de potassium R* dans de l'eau et complétez à 70 ml avec le même solvant. Ajoutez 10 ml d'*alcool R*, puis 0,1 g d'*iode R*. Agitez.

Mélangez les solutions A et B. Ajoutez au mélange la solution C.

Lactobionique (acide). $C_{12}H_{22}O_{12}$. (M_r 358,3). *1101600.* [96-82-2].
Poudre cristalline, blanche, facilement soluble dans l'acétone, pratiquement insoluble dans l'alcool.
F : voisin de 115 °C.

Lactose. *1047900.* [5989-81-1].
Voir *Lactose (0187)*.

Lanthane (nitrate de). $La(NO_3)_3,6H_2O$. (M_r 433,0). *1048000.* [10277-43-7]. Trinitrate de lanthane hexahydraté.
Cristaux incolores, déliquescents, facilement solubles dans l'eau.
Conservation en récipient étanche.

Solution de nitrate de lanthane. *1048001.*
Solution à 50 g/l.

Lanthane (trioxyde de). La_2O_3. (M_r 325,8). *1114000.* [1312-81-8].
Poudre amorphe, sensiblement blanche, pratiquement insoluble dans l'*eau R*. Le trioxyde de lanthane se dissout dans les solutions diluées d'acides minéraux et absorbe le dioxyde de carbone de l'air.
Calcium. Au maximum 5 ppm.

Solution de chlorure de lanthane. *1114001.*
A 58,65 g de *trioxyde de lanthane R*, ajoutez lentement 100 ml d'*acide chlorhydrique R*. Portez à ébullition. Laissez refroidir et complétez à 1000,0 ml avec de l'*eau R*.

Laurique (alcool). $C_{12}H_{26}O$. (M_r 186,3). *1119900.* [112-53-8].
1-Dodécanol.
d_{20}^{20} : voisine de 0,820.
F : 24 à 27 °C.

Lavandulol. $C_{10}H_{18}O$. (M_r 154,2). *1114100.* [498-16-8].
(*R*)-5-méthyl-2-(1-méthyléthényl)-4-hexén-1-ol.
Liquide huileux à odeur caractéristique.
d_{20}^{20} : voisine de 0,875.
n_D^{20} : voisin de 1,407.
$[\alpha]_D^{20}$: voisin de – 10,2.
Eb_{13} : voisin de 94 °C.
Le lavandulol utilisé en chromatographie en phase gazeuse satisfait également à l'essai suivant :

Dosage. Opérez par chromatographie en phase gazeuse (*2.2.28*) selon les indications données dans la monographie *Huile essentielle de lavande (1338)*.

Solution à examiner. Le lavandulol à examiner.

La surface du pic principal n'est pas inférieure à 98,0 pour cent de la surface de l'ensemble des pics du chromatogramme obtenu.

Lavandulyle (acétate de). $C_{12}H_{20}O_2$. (M_r 196,3). *1114200.* [50373-59-6]. Acétate de 2-isopropényl-5-méthylhex-4-én-1-yle.
Liquide incolore à odeur caractéristique.

d_{20}^{20} : voisine de 0,911.
n_D^{20} : voisin de 1,454.
Eb_{13} : 106 °C à 107 °C.
L'acétate de lavandulyle utilisé en chromatographie en phase gazeuse satisfait également à l'essai suivant :

Dosage. Opérez par chromatographie en phase gazeuse (*2.2.28*) selon les indications données dans la monographie *Huile essentielle de lavande (1338).*

Solution à examiner. L'acétate de lavandulyle à examiner.

La surface du pic principal n'est pas inférieure à 93,0 pour cent de la surface de l'ensemble des pics du chromatogramme obtenu.

Leucine. *1048500.* [61-90-5].
Voir *Leucine (0771).*

Lévoménol. $C_{15}H_{26}O$. (M_r 222,4). *1128800.* [23089-26-1].
(–)-(2*S*)-6-Méthyl-2-[(1*S*)-4-méthylcyclohex-3-ényl]hept-5-én-2-ol. (–)-α-Bisabolol.
Liquide visqueux incolore, à légère odeur caractéristique, pratiquement insoluble dans l'eau, facilement soluble dans l'alcool, dans le méthanol, dans le toluène, dans les huiles grasses et dans les huiles essentielles.
d_{20}^{20} : 0,925 à 0,935.
n_D^{20} : 1,492 à 1,500.
$[\alpha]_D^{20}$: – 54,5 à 58,0, déterminé sur une solution à 50 mg/ml dans l'*alcool R*.

Conservation en récipient étanche, à l'abri de la lumière.

Limonène. $C_{10}H_{16}$. (M_r 136,2). *1048600.*
[5989-27-5]. D-Limonène. (+)-*p*-Mentha-1,8-diène.
(*R*)-4-Isopropényl-1-méthylcyclohex-1-ène.
Liquide incolore, pratiquement insoluble dans l'eau, soluble dans l'alcool.
d_{20}^{20} : voisine de 0,84.
n_D^{20} : 1,471 à 1,474.
$[\alpha]_D^{20}$: + 96 à + 106.
Eb : 175 °C à 177 °C.
Le limonène utilisé en chromatographie en phase gazeuse satisfait également à l'essai suivant :

Dosage. Opérez par chromatographie en phase gazeuse (*2.2.28*) selon les conditions prescrites dans la monographie *Huile essentielle de menthe poivrée (0405).*

Solution à examiner. Le limonène à examiner.

La surface du pic principal n'est pas inférieure à 99,0 pour cent de la surface de l'ensemble des pics du chromatogramme obtenu.

Linalol. $C_{10}H_{18}O$. (M_r 154,2). *1048700.* [78-70-6].
(*RS*)-3,7-Diméthylocta-1,6-dién-3-ol.
Mélange de deux stéréoisomères (licaréol et coriandrol).
Liquide, pratiquement insoluble dans l'eau, soluble dans l'éther.
d_{20}^{20} : voisine de 0,860.
n_D^{20} : voisin de 1,462.
Eb : voisin de 200 °C.
Le linalol utilisé en chromatographie en phase gazeuse satisfait en plus à l'essai suivant :

Dosage. Opérez par chromatographie en phase gazeuse (*2.2.28*) selon les conditions prescrites dans la monographie *Huile essentielle d'anis (0804)*

Solution à examiner. Linalol à examiner.

La surface du pic principal n'est pas inférieure à 98,0 pour cent de la surface de l'ensemble des pics du chromatogramme obtenu.

Linalyle (acétate de). $C_{12}H_{20}O_2$. (M_r 196,3). *1107200.*
[115-95-7]. Acétate de (*RS*)-1,5-diméthyl-1-vinylhex-4-ényle.
Liquide incolore à légèrement jaune, d'odeur forte de bergamote et de lavande.
d_{25}^{25} : 0,895 à 0,912.
n_D^{20} : 1,448 à 1,451.
Eb : voisin de 215 °C.
L'acétate de linalyle utilisé en chromatographie en phase gazeuse satisfait également à l'essai suivant :

Dosage. Opérez par chromatographie en phase gazeuse (*2.2.28*) comme prescrit dans la monographie *Huile essentielle de fleur d'oranger amer (1175).*

Solution à examiner. L'acétate de linalyle à examiner.

La surface du pic principal n'est pas inférieure à 95,0 pour cent de la surface de l'ensemble des pics du chromatogramme obtenu.

Lindane. $C_6H_6Cl_6$. (M_r 290,8). *1128900.* [58-89-9].
γ-Hexachlorocyclohexane.
Voir *Lindane (0772)*
Pour la monographie *Graisse de laine (0134),* une solution de référence certifiée de qualité appropriée (10 ng/µl dans le cyclohexane) peut être utilisée.

Lithium. Li. (A_r 6,94). *1048800.* [7439-93-2].
Métal mou dont la surface récemment coupée est d'un gris argenté. Exposé à l'air, le lithium se ternit rapidement. Le lithium réagit violemment avec l'eau, avec dégagement d'hydrogène et formation d'une solution d'hydroxyde de lithium ; soluble dans le méthanol avec dégagement d'hydrogène et formation d'une solution de méthanolate de lithium, pratiquement insoluble dans l'éther et dans l'éther de pétrole.
Conservation sous éther de pétrole ou paraffine liquide.

Lithium (carbonate de). Li_2CO_3. (M_r 73,9). *1048900.*
[554-13-2]. Carbonate de dilithium.
Poudre blanche, légère, assez soluble dans l'eau, très peu soluble dans l'alcool. La solution saturée à 20 °C contient environ 13 g/l de Li_2CO_3.

Lithium (chlorure de). LiCl. (M_r 42,39). *1049000.*
[7447-41-8].
Poudre cristalline, granulés ou cristaux cubiques déliquescents, facilement solubles dans l'eau, solubles dans l'acétone et dans l'alcool. La solution aqueuse est neutre ou faiblement alcaline.
Conservation en récipient étanche.

Lithium (hydroxyde de). $LiOH,H_2O$. (M_r 41,96). *1049100.*
[1310-66-3]. Hydroxyde de lithium monohydraté.
Poudre granuleuse blanche, fortement alcaline, absorbe rapidement de l'eau et du dioxyde de carbone, soluble dans l'eau, assez soluble dans l'alcool.
Conservation en récipient étanche.

Lithium (métaborate de) anhydre. $LiBO_2$. (M_r 49,75).
1120000. [13453-69-5].

Lithium (sulfate de). Li_2SO_4,H_2O. (M_r 128,0). *1049200.* [10102-25-7]. Sulfate de dilithium monohydraté.
Cristaux incolores, facilement solubles dans l'eau, pratiquement insolubles dans l'alcool.

Loganine. $C_{17}H_{26}O_{10}$. (M_r 390,4). *1136700.* [18524-94-2]. (1*S*,4a*S*,6*S*,7*R*,7a*S*)-1-(β-D-Glucopyranosyloxy)-6-hydroxy-7-méthyl-1,4a,5,6,7,7a-hexahydrocyclopenta[*c*]pyrane-4-carboxylate de méthyle.
F : 220 °C à 221 °C.

Macrogol 23 (éther laurique de). *1129000.*
L'éther laurique de macrogol 23 est conforme à la monographie Ether laurique de macrogol (1124), la quantité d'oxyde d'éthylène ayant réagi avec l'alcool laurique étant de 23 unités par molécule (valeur nominale).

Macrogol 200. *1099200.* [25322-68-3]. Polyéthylèneglycol 200.
Liquide visqueux, limpide, incolore ou sensiblement incolore, très soluble dans l'acétone et dans l'éthanol, pratiquement insoluble dans l'éther et dans les huiles grasses.
d_{20}^{20} : voisine de 1,127.
n_{D}^{20} : voisin de 1,450.

Macrogol 200 R1. *1099201.*
Introduisez 500 ml de *macrogol 200 R* dans un ballon à fond rond de 1000 ml. A l'aide d'un évaporateur rotatif retirer tout composant volatil en appliquant une température de 60 °C pendant 6 heures et un vide à une pression de 1,5 kPa à 2,5 kPa.

Macrogol 300. *1067100.* [25322-68-3]. Polyéthylèneglycol 300.
Voir *Macrogols (1444).*

Macrogol 400. *1067200.* [25322-68-3]. Polyéthylèneglycol 400.
Voir *Macrogols (1444).*

Macrogol 1000. *1067300.* [25322-68-3]. Polyéthylèneglycol 1000.
Voir *Macrogols (1444).*

Macrogol 1500. *1067400.* [25322-68-3]. Polyéthylèneglycol 1500.
Voir *Macrogols (1444).*

Macrogol 20 000. *1067600.* Polyéthylèneglycol 20 000.
Voir *Macrogols (1444).*

Macrogol 20 000 (2-nitrotéréphtalate de). *1067601.*
Polyéthylèneglycol 20 000 (2-nitrotéréphtalate de).
Macrogol 20 000 R modifié par traitement par l'acide 2-nitrotéréphtalique.
Masse dure et cireuse, blanche ou sensiblement blanche, soluble dans l'acétone.

Magnésium. Mg. ((A_r 24,30)). *1049500.* [7439-95-4].
Ruban, tournures, fil ayant l'éclat de l'argent, ou poudre grise.

Magnésium (acétate de). $C_4H_6MgO_4,4H_2O$. (M_r 214,5). *1049600.* [16674-78-5]. Diacétate de magnésium tétrahydraté.
Cristaux incolores, déliquescents, facilement solubles dans l'eau et dans l'alcool.
Conservation en récipient étanche.

Magnésium (chlorure de). *1049700.* [7791-18-6].
Voir *Chlorure de magnésium hexahydraté (0402).*

Magnésium (nitrate de). $Mg(NO_3)_2,6H_2O$. (M_r 256,4). *1049800.* [13446-18-9]. Nitrate de magnésium hexahydraté.
Cristaux incolores, limpides, déliquescents, très solubles dans l'eau, facilement solubles dans l'alcool.
Conservation en récipient étanche.

Solution de nitrate de magnésium. *1049801.*
Dissolvez 17,3 g de *nitrate de magnésium R* dans 5 ml d'*eau R* en chauffant doucement et ajoutez 80 ml d'*alcool R*. Refroidissez et complétez à 100,0 ml avec le même solvant.

Magnésium (oxyde de). *1049900.* [1309-48-4].
Voir *Oxyde de magnésium léger (0040).*

Oxyde de magnésium R1. *1049901.*

L'*oxyde de magnésium R1* satisfait aux spécifications de la rubrique *Oxyde de magnésium R* avec les modifications suivantes :

Arsenic (*2.4.2*). Dissolvez 0,5 g d'*oxyde de magnésium R1* dans un mélange de 5 ml d'*eau R* et de 5 ml d'*acide chlorhydrique R1*. La solution satisfait à l'essai limite A de l'arsenic (2 ppm).

Fer (*2.4.9*). Dissolvez 0,2 g d'*oxyde de magnésium R1* dans 6 ml d'*acide chlorhydrique dilué R* et complétez à 10 ml avec de l'*eau R*. La solution satisfait à l'essai limite du fer (50 ppm).

Métaux lourds (*2.4.8*). Dissolvez 1,0 g d'*oxyde de magnésium R1* dans 3 ml d'*eau R* et 7 ml d'*acide chlorhydrique R1*. Ajoutez 0,05 ml de *solution de phénolphtaléine R* et de l'*ammoniaque concentrée R* jusqu'à coloration rose, puis neutralisez par l'*acide acétique glacial R*. Ajoutez 0,5 ml en excès et complétez à 20 ml avec de l'*eau R*. Filtrez éventuellement. 12 ml de la solution satisfont à l'essai limite A des métaux lourds (10 ppm). Préparez le témoin avec un mélange de 5 ml de *solution à 1 ppm de plomb (Pb) R* et de 5 ml d'*eau R*.

Magnésium (oxyde de) lourd. *1050000.* [1309-48-4].
Voir *Oxyde de magnésium lourd (0041).*

Magnésium (silicate de) pour analyse des résidus de pesticides. *1129100.* [1343-88-0].
Silicate de magnésium pour chromatographie (60-100 mesh).

Magnésium (sulfate de). *1050200.* [10034-99-8].
Voir *Sulfate de magnésium (0044).*

Maïs (huile de). *1050400.*
Voir *Maïs (huile de) raffinée (1342).*

Malathion. $C_{10}H_{19}O_6PS_2$. (M_r 330,3). *1129200.* [121-75-5].
Eb : voisin de 156 °C.
Une solution de référence certifiée de qualité appropriée (10 ng/µl dans l'isooctane) peut être utilisée.

Maléique (acide). *1050600.* [110-16-7].
Voir *Acide maléique (0365).*

Maléique (anhydride). $C_4H_2O_3$. (M_r 98,1). *1050700.* [108-31-6]. Anhydride butènedioïque. 2,5-Furanedione.
Cristaux blancs, solubles dans l'eau avec formation d'acide maléique, très solubles dans l'acétone et dans l'acétate d'éthyle, facilement solubles dans le toluène, solubles dans l'alcool avec formation d'ester, très peu solubles dans l'éther de pétrole.
F : voisin de 52 °C.
Le résidu insoluble dans le toluène n'est pas supérieur à 5 pour cent (acide maléique).

Solution d'anhydride maléique. *1050701.*
Dissolvez 5 g d'*anhydride maléique R* dans du *toluène R* et complétez à 100 ml avec le même solvant. La solution est stable pendant 1 mois. Filtrez si la solution devient trouble.

Maltitol. *1136800.* [585-88-6].
Voir *Maltitol (1235).*

Manganèse (sulfate de). $MnSO_4,H_2O$. (M_r 169,0). *1050900.* [10034-96-5]. Sulfate de manganèse monohydraté.
Poudre cristalline ou cristaux rose pâle, facilement solubles dans l'eau, pratiquement insolubles dans l'alcool.
Perte à la calcination : 10,0 pour cent à 12,0 pour cent, déterminée sur 1,000 g à 500 °C.

Manganèse-argent (papier). *1078200.*
Voir *Papier manganèse-argent R.*

Mannitol. *1051000.* [69-65-8].
Voir *Mannitol (0559).*

Mannose. $C_6H_{12}O_6$. (M_r 180,2). *1051100.* [3458-28-4].
D-(+)-Mannose.
Poudre cristalline ou petits cristaux blancs, très solubles dans l'eau, peu solubles dans l'éthanol.
$[\alpha]_D^{20}$: + 13,7 à + 14,7, déterminé en solution à 200 g/l dans de l'*eau R* contenant 0,05 pour cent environ de NH_3.
F : voisin de 132 °C, avec décomposition.

Méclozine (chlorhydrate de). *1051200.* [1104-22-9].
Voir *Chlorhydrate de méclozine (0622).*

Mélamine. $C_3H_6N_6$. (M_r 126,1). *1051300.* [108-78-1].
1,3,5-Triazine-2,4,6-triamine.
Poudre amorphe, blanche, très peu soluble dans l'eau et dans l'alcool.

Mélange gazeux à base d'azote. *1136900.*
Azote R contenant 1 pour cent *V/V* de chacun des gaz suivants : *dioxyde de carbone R2, monoxyde de carbone R1* et *oxygène R1.*

Mélange réducteur. *1074700.*
Pulvérisez les substances ajoutées dans l'ordre suivant afin d'obtenir un mélange homogène : 20 mg de *bromure de potassium R,* 0,5 g de sulfate d'hydrazine R et 5 g de *chlorure de sodium R.*

Ménadione. *1051400.* [58-27-5].
Voir *Ménadione (0507).*

Menthofurane. $C_{10}H_{14}O$. (M_r 150,2). *1051500.* [17957-94-7]. 3,9-Epoxy-*p*-mentha-3,8-diène.
3,6-Diméthyl-4,5,6,7-tétrahydrobenzofurane.
Liquide légèrement bleuâtre, très peu soluble dans l'eau, soluble dans l'alcool.
d_{15}^{20} : voisine de 0,965.
n_D^{20} : voisin de 1,480.
$[\alpha]_D^{20}$: voisin de + 93.
Eb_{760} : 196 °C.
Le menthofurane utilisé en chromatographie en phase gazeuse satisfait également à l'essai suivant :

Dosage. Opérez par chromatographie en phase gazeuse (*2.2.28*) selon les prescriptions de la monographie *Huile essentielle de menthe poivrée (0405).*

Solution à examiner. Le menthofurane à examiner.

La surface du pic principal n'est pas inférieur à 97,0 pour cent de la surface de l'ensemble des pics du chromatogramme obtenu.

Menthol. *1051600.* [2216-51-5]. Voir *Lévomenthol (0619)* et *Menthol racémique (0623).*
Le menthol utilisé en chromatographie en phase gazeuse satisfait également à l'essai suivant :
Dosage. Opérez par chromatographie en phase gazeuse (*2.2.28*) selon les conditions prescrites dans l'essai des substances apparentées de la monographie *Menthol racémique (0623).*

La surface du pic principal n'est pas inférieure à 98,0 pour cent de la surface de l'ensemble des pics. Ne tenez pas compte des éventuels pics dus au solvant.

Menthone. $C_{10}H_{18}O$. (M_r 154,2). *1051700.* [14073-97-3].
(2*S*,5*R*)-2-Isopropyl-5-méthylcyclohexanone.
(−)-trans-*p*-Menthan-3-one.
Contient de l'isomenthone en quantité variable.

Liquide incolore, très peu soluble dans l'eau, très soluble dans l'alcool et dans l'éther.
d_{20}^{20} : voisine de 0,897.
n_D^{20} : voisin de 1,450.
La menthone utilisée en chromatographie en phase gazeuse satisfait également à l'essai suivant :
Dosage. Opérez par chromatographie en phase gazeuse (*2.2.28*) selon les conditions prescrites dans la monographie *Huile essentielle de menthe poivrée (0405).*
Solution à examiner. La menthone à examiner.

La surface du pic principal n'est pas inférieure à 90,0 pour cent de la surface de l'ensemble des pics du chromatogramme obtenu.

Menthyle (acétate de). $C_{12}H_{22}O_2$. (M_r 198,3). *1051800.* [16409-45-3]. Acétate de 2-isopropyl-5-méthylcyclohexyle.
Liquide incolore, peu soluble dans l'eau, miscible à l'alcool et à l'éther.
d_{20}^{20} : voisine de 0,92.
n_D^{20} : voisin de 1,447.
Eb : voisin de 225 °C.
L'acétate de menthyle utilisé en chromatographie en phase gazeuse satisfait également à l'essai suivant :

Dosage. Opérez par chromatographie en phase gazeuse (*2.2.28*) d'après les conditions prescrites dans la monographie *Huile essentielle de menthe poivrée (0405).*
Solution à examiner. L'acétate de menthyle à examiner.

La surface du pic principal n'est pas inférieure à 98,0 pour cent de la surface de l'ensemble des pics du chromatogramme obtenu.

2-Mercaptoéthanol. C_2H_6OS. (M_r 78,1). *1099300.* [60-24-2].
Liquide miscible à l'eau.
d_{20}^{20} : voisine de 1,116.
Eb : voisin de 157 °C.

Mercaptopurine. *1051900.* [6112-76-1].
Voir *Mercaptopurine (0096).*

Mercure. Hg. (A_r 200,6). *1052800.* [7439-97-6].
Liquide blanc argent, se divisant en petits globules sphériques qui ne laissent pas de trainée métallique quand on les frotte sur du papier.
d_{20}^{20} : voisine de 13,5.
Eb : voisin de 357 °C.

Solution nitrique de mercure. *1052801.*
Dissolvez avec précaution 3 ml de *mercure R* dans 27 ml d'*acide nitrique fumant R.* Diluez la solution avec un volume égal d'*eau R.*
Le réactif peut être conservé à l'abri de la lumière et utilisé dans les 2 mois qui suivent sa préparation.

Mercuricopotassique (solution d'iodure). *1071500.*
Voir *Potassium (solution de tétraiodomercurate de) R.*

Mercuricopotassique (solution alcaline d'iodure). *1071600.*
Voir *Potassium (solution alcaline de tétraiodomercurate de) R.*

Mercurique (acétate). $C_4H_6HgO_4$. (M_r 318,7). *1052000.* [1600-27-7]. Diacétate de mercure.
Cristaux blancs, facilement solubles dans l'eau, solubles dans l'alcool.

Solution d'acétate mercurique. *1052001.*
Dissolvez 3,19 g d'*acétate mercurique R* dans l'*acide acétique anhydre R* et complétez à 100 ml avec le même acide. Neutralisez la solution, si nécessaire, avec de l'*acide perchlorique 0,1 M* en présence de 0,05 ml *solution de violet cristallisé R.*

Mercurique (bromure). $HgBr_2$. (M_r 360,4). *1052100.* [7789-47-1]. Dibromure de mercure.
Poudre cristalline, ou cristaux blanc jaunâtre, peu solubles dans l'eau, solubles dans l'alcool.

Papier au bromure mercurique. *1052101.*
Plongez dans une cuve rectangulaire contenant une solution de *bromure mercurique R* à 50 g/l dans l'*éthanol R,* des bandes de papier filtre blanc d'une densité de 80 g par mètre carré (vitesse de filtration (= temps de filtration exprimé en secondes, de 100 ml d'eau à 20 °C sur une surface filtrante de 10 cm^2 et à une pression constante de 6,7 kPa) : 40 s à 60 s) de 1,5 cm sur 20 cm pliées en 2. Laissez égoutter et sécher à l'abri de la lumière sur un fil non métallique. Eliminez 1 cm aux 2 extrémités du papier et découpez le reste en carrés de 1,5 cm de côté ou en disques de 1,5 cm de diamètre.

Conservation en récipient à bouchon de verre, recouvert de papier noir.

Mercurique (chlorure). *1052200.* [7487-94-7].
Voir *Chlorure mercurique (0120).*

Solution de chlorure mercurique. *1052201.*
Solution à 54 g/l.

Mercurique (iodure). HgI_2. (M_r 454,4). *1052300.* [7774-29-0]. Diiodure de mercure.
Poudre cristalline, dense, rouge écarlate, peu soluble dans l'eau, assez soluble dans l'acétone, dans l'alcool et dans l'éther, soluble dans la solution d'*iodure de potassium R* en excès.
Conservation à l'abri de la lumière.

Mercurique (nitrate). $Hg(NO_3)_2,H_2O$. (M_r 342,6). *1052400.* [7782-86-7]. Dinitrate de mercure monohydraté.
Cristaux incolores ou légèrement colorés, hygroscopiques, solubles dans l'eau en présence d'un peu d'acide nitrique.
Conservation en récipient étanche, à l'abri de la lumière.

Mercurique (oxyde). HgO. (M_r 216,6). *1052500.* [21908-53-2]. Oxyde jaune de mercure.
Poudre jaune ou jaune orangé, pratiquement insoluble dans l'eau et dans l'alcool.
Conservation à l'abri de la lumière.

Mercurique (solution de sulfate). *1052600.* [7783-35-9].
Dissolvez 1 g d'*oxyde mercurique R* dans un mélange de 20 ml d'*eau R* et de 4 ml d'*acide sulfurique R.*

Mercurique (thiocyanate). $Hg(SCN)_2$. (M_r 316,7). *1052700.* [592-85-8]. Di(thiocyanate) de mercure.
Poudre cristalline blanche, très peu soluble dans l'eau, peu soluble dans l'alcool et dans l'éther, soluble dans les solutions de chlorure de sodium.

Solution de thiocyanate mercurique. *1052701.*
Dissolvez 0,3 g de *thiocyanate mercurique R* dans de l'*éthanol R* et complétez à 100 ml avec le même solvant. Utilisez la solution dans la semaine qui suit sa préparation.

Mésityle (oxyde de). $C_6H_{10}O$. (M_r 98,1). *1120100.* [141-79-7]. 4-Méthylpent-3-én-2-one.
Liquide incolore et huileux, soluble dans 30 parties d'eau, miscible à la majorité des solvants organiques.
d_{20}^{20} : voisin de 0,858.
Eb : 129 °C à 130 °C.

Métaphosphorique (acide). $(HPO_3)_x$. *1053000.* [37267-86-0].
Morceaux ou cylindres vitreux contenant une certaine proportion de métaphosphate de sodium, hygroscopiques, très solubles dans l'eau.

Nitrates. Chauffez à ébullition 1,0 g d'acide métaphosphorique avec 10 ml d'*eau R* et refroidissez. Ajoutez 1 ml de solution de carmin d'indigo R, 10 ml *d'acide sulfurique exempt d'azote R* et chauffez à ébullition. Il persiste une faible coloration bleue.

Substances réductrices. Dissolvez 35,0 g d'acide métaphosphorique dans 50 ml d'*eau R,* ajoutez 5 ml d'une solution d'*acide sulfurique R* à 200 g/l, 50 mg de *bromure de potassium R* et 5,0 ml de *bromate de potassium 0,02 M.* Chauffez au bain-marie pendant 30 min. Laissez refroidir et ajoutez 0,5 g d'*iodure de potassium R.* Titrez l'iode libéré par le *thiosulfate de sodium 0,1 M* en présence de 1 ml de solution d'amidon R. Effectuez un essai à blanc.

1 ml de *bromate de potassium 0,02 M* correspond à 4,10 mg de H_3PO_3.

La limite en substances réductrices, calculées en H_3PO_3, n'est pas supérieure à 0,01 pour cent.

Conservation en récipient étanche.

4. Réactifs

Méthacrylique (acide). $C_4H_6O_2$. (M_r 86,1). *1101800.* [79-41-4]. Acide 2-méthyl-2-propénoïque.
Liquide incolore.
n_D^{20} : voisin de 1,431.
Eb : voisin de 160 °C.
F : voisin de 16 °C.

Méthanesulfonique (acide). CH_4O_3S. (M_r 96,1). *1053100.* [75-75-2].
Liquide limpide, incolore, miscible à l'eau, peu soluble dans le toluène, pratiquement insoluble dans l'hexane. La substance se solidifie au-dessous de 20 °C.
d_{20}^{20} : voisine de 1,48.
n_D^{20} : voisin de 1,430.

Méthanol. CH_4O. (M_r 32,04). *1053200.* [67-56-1].
Liquide limpide et incolore, inflammable, miscible à l'eau et à l'alcool.
d_{20}^{20} : 0,791 à 0,793.
Eb : 64 °C à 65 °C.

Méthanol R1. *1053201.*

Le *méthanol R1* satisfait aux spécifications de la rubrique *Méthanol R* et satisfait en plus à l'essai suivant :

Transmittance minimale (*2.2.25*) : 20 pour cent à 210 nm, 50 pour cent à 220 nm, 75 pour cent à 230 nm, 95 pour cent à 250 nm, 98 pour cent à 260 nm et plus, l'*eau R* étant utilisée comme liquide de compensation.

Méthanol R2. *1053202.*
Le méthanol R2, lorsqu'il est utilisé en chromatographie liquide, satisfait aux spécifications supplémentaires suivantes :

Contient au minimum 99,8 pour cent de CH_4O (M_r 32,04).

Absorbance (*2.2.25*). En utilisant de l'*eau R* comme liquide de compensation, l'absorbance à 225 nm n'est pas supérieure à 0,17.

Méthanol chlorhydrique. *1053203.*
Prélevez 1,0 ml d'*acide chlorhydrique R1* et complétez à 100,0 ml avec du *méthanol R*.

Méthanol anhydre. *1053400.* [67-56-1].
Traitez 1000 ml de *méthanol R* par 5 g de *magnésium R*. Amorcez, si nécessaire, la réaction par addition de 0,1 ml de *solution de chlorure mercurique R*. Lorsque le dégagement de gaz a cessé, distillez et recueillez le distillat dans un récipient sec, à l'abri de l'humidité.
Eau (*2.5.12*) : maximum 0,3 g/l.

Méthanol deutérié. C^2H_4O. (M_r 36,1). *1025200.* [811-98-3]. (^{2}H)-Méthanol. Méthanol-*d*.
Le degré de deutériation est au minimum 99,8 pour cent.

Liquide limpide et incolore, miscible à l'eau, à l'alcool et au chlorure de méthylène.
d_{20}^{20} : voisine de 0,888.
n_D^{20} : voisin de 1,326.
Eb : voisin de 65,4 °C.

Méthanol exempt d'aldéhyde. *1053300.*
Dissolvez 25 g d'*iode R* dans 1 litre de *méthanol R*, puis versez, sous agitation constante, la solution dans 400 ml d'*hydroxyde de sodium 1 M*. Ajoutez 150 ml d'*eau R*, puis laissez reposer pendant 16 h. Filtrez. Chauffez à reflux jusqu'à disparition de l'odeur d'iodoforme. Effectuez une distillation fractionnée.

Contient au maximum 0,001 pour cent d'aldéhydes et de cétones.

DL-Méthionine. *1129400.*
Voir *DL-Méthionine (0624).*

L-Méthionine. *1053500.* [63-68-3].
Voir *Méthionine (1027).*

***(RS)*-Méthotrexate.** *1120200.* [60388-53-6]. Acide (*RS*)-2-[4-[[(2,4-diaminoptéridin-6-yl)méthyl]méthylamino]benzoylamino]pentane dioïque.
Contient au minimum 96,0 pour cent de $C_{20}H_{22}N_8O_5$.
F : voisin de 195 °C.

Méthoxychlore. $C_{16}H_{15}Cl_3O_2$. (M_r 345,7). *1129300.* [72-43-5]. 1,1-(2,2,2-Trichloroéthylidène)-bis(4-méthoxybenzène).
Pratiquement insoluble dans l'eau, facilement soluble dans la plupart des solvants organiques.
Eb : voisin de 346 °C.
F : 78 °C à 86 °C.
Une solution de référence certifiée de qualité appropriée (10 ng/µl dans l'isooctane) peut être utilisée.

***trans*-2-Méthoxycinnamaldéhyde.** $C_{10}H_{10}O_2$. (M_r 162,2). *1129500.* [60125-24-8].
F : 44 °C à 46 °C.
Le trans-2-méthoxycinnamaldéhyde utilisé en chromatographie en phase gazeuse satisfait également à l'essai suivant.

Dosage. Opérez par chromatographie en phase gazeuse (*2.2.28*) selon les indications données dans la monographie *Huile essentielle de cannelier (1496).*

La teneur n'est pas inférieure à 96,0 pour cent, calculée par le procédé de normalisation.

Méthoxyéthanol. *1036300.* [109-86-4].
Voir *Ethylèneglycol (éther monométhylique d') R.*

Méthoxyphénylacétique (acide). $C_9H_{10}O_3$. (M_r 166,2). *1053600.* [7021-09-2]. Acide (*RS*)-2-méthoxy-2-phénylacétique.
Poudre cristalline blanche ou cristaux blancs ou sensiblement blancs, assez solubles dans l'eau, facilement solubles dans l'alcool et dans l'éther.
F : voisin de 70 °C.
Conservation au frais.

Réactif méthoxyphénylacétique. *1053601.*
Dissolvez 2,7 g d'*acide méthoxyphénylacétique R* dans 6 ml de solution d'*hydroxyde de tétraméthylammonium R*, puis ajoutez 20 ml d'*éthanol R*.

Conservation en récipient de polyéthylène.

4-Méthylaminophénol (sulfate de). $C_{14}H_{20}N_2O_6S$. (M_r 344,4). *1053800.* [55-55-0].
Cristaux incolores, très solubles dans l'eau, peu solubles dans l'alcool, pratiquement insolubles dans l'éther.
F : voisin de 260 °C.

Méthylbenzothiazolone-hydrazone (chlorhydrate de). $C_8H_{10}ClN_3S,H_2O$. (M_r 233,7). *1055300.* [38894-11-0].
Chlorhydrate de 3-méthylbenzothiazol-2(3*H*)-one hydrazone monohydraté.
Poudre cristalline, sensiblement blanche ou jaunâtre.
F : voisin de 270 °C.
Essai de validité pour la détermination des aldéhydes. A 2 ml de méthanol exempt d'aldéhyde R, ajoutez 60 µl d'une solution de *propionaldéhyde R* à 1 g/l dans le méthanol exempt d'aldéhyde R et 5 ml d'une solution de chlorhydrate de méthylbenzothiazolone-hydrazone à 4 g/l. Mélangez et laissez reposer pendant 30 min. Préparez une solution à blanc sans addition de solution de propionaldéhyde. Ajoutez 25,0 ml d'une solution de *chlorure ferrique R* à 2 g/l à la solution à examiner et à la solution à blanc, complétez à 100,0 ml avec de l'*acétone R* et mélangez. L'absorbance (*2.2.25*) de la solution à examiner, mesurée à 660 nm en utilisant la solution à blanc comme liquide de compensation, n'est pas inférieure à 0,62.

2-Méthylbutane. C_5H_{12}. (M_r 72,2). *1099500.* [78-78-4].
Isopentane.
Contient au minimum 99,5 pour cent de C_5H_{12}.
Liquide incolore très inflammable.
d_{20}^{20} : voisine de 0,621.
n_D^{20} : voisin de 1,354.
Eb : voisin de 29 °C.
Teneur en eau (*2.5.12*). Au maximum 0,02 pour cent.
Résidu à l'évaporation. Au maximum 0,000 3 pour cent.
Transmittance minimale (*2.2.25*) déterminée en utilisant l'*eau R* comme liquide de compensation : 50 pour cent à 210 nm, 85 pour cent à 220 nm, 98 pour cent à 240 nm et plus.

2-Méthylbut-2-ène. C_5H_{10}. (M_r 70,1). *1055400.* [513-35-9].
Liquide très inflammable, pratiquement insoluble dans l'eau, miscible à l'alcool et à l'éther.
Eb : 37,5 °C à 38,5 °C.

Méthylcellulose 450. *1055500.* [9004-67-5].
Voir *Méthylcellulose (0345).*
La viscosité nominale est de 450 mPa·s.

3-*O*-Méthyldopamine (chlorhydrate de). $C_9H_{14}ClNO_2$. (M_r 203,7). *1055600.* [1477-68-5]. Chlorhydrate de 4-(2-aminoéthyl)-2-méthoxyphénol.
F : 213 °C à 215 °C.
Chromatographie. Opérez comme prescrit dans la monographie *Chlorhydrate de dopamine (0664)*, en déposant 10 µl d'une solution à 0,075 g/l dans le *méthanol R.*
Le chromatogramme obtenu présente une seule tache principale.

4-*O*-Méthyldopamine (chlorhydrate de). $C_9H_{14}ClNO_2$. (M_r 203,7). *1055700.* [645-33-0]. Chlorhydrate de 5-(2-aminoéthyl)-2-méthoxyphénol.
F : 207 °C à 208 °C.
Chromatographie. Opérez comme prescrit dans la monographie *Chlorhydrate de dopamine (0664)*, en déposant 10 µl d'une solution à 0,075 g/l dans le *méthanol R.*
Le chromatogramme obtenu présente une seule tache principale.

Méthyle (acétate de). $C_3H_6O_2$. (M_r 74,1). *1053700.* [79-20-9].
Liquide limpide, incolore, soluble dans l'eau, miscible à l'alcool.
d_{20}^{20} : voisine de 0,933.
n_D^{20} : voisin de 1,361.
Eb : 56 °C à 58 °C.

Méthyle (anthranilate de). $C_8H_9NO_2$. (M_r 151,2). *1107300.* [134-20-3]. 2-Aminobenzoate de méthyle.
Cristaux incolores ou liquide incolore à jaunâtre, solubles dans l'eau, facilement solubles dans l'alcool et dans l'éther.
Eb : 134 °C à 136 °C.
F : 24 °C à 25 °C.
L'anthranilate de méthyle utilisé en chromatographie en phase gazeuse satisfait également à l'essai suivant :
Dosage. Opérez par chromatographie en phase gazeuse (*2.2.28*) comme prescrit dans la monographie *Huile essentielle de fleur d'oranger amer (1175).*
Solution à examiner. L'anthranilate de méthyle à examiner.
La surface du pic principal n'est pas inférieure à 95,0 pour cent de la surface de l'ensemble des pics du chromatogramme obtenu.

Méthyle (arachidate de). $C_{21}H_{42}O_2$. (M_r 326,6). *1053900.* [1120-28-1]. Eicosanoate de méthyle.
Contient au minimum 98,0 pour cent de $C_{21}H_{42}O_2$ déterminé par chromatographie en phase gazeuse (*2.4.22*).
Masse cristalline blanche ou jaunâtre, soluble dans l'alcool, et dans l'éther de pétrole.
F : voisin de 46 °C.

Méthyle (béhénate de). $C_{23}H_{46}O_2$. (M_r 354,6). *1107500.* [929-77-1]. Docosanoate de méthyle.
F : 54 °C à 55 °C.

Méthyle (caprate de). *1054000.*
Voir *Méthyle (décanoate de) R.*

Méthyle (caproate de). $C_7H_{14}O_2$. (M_r 130,2). *1120300.* [106-70-7]. Hexanoate de méthyle.
d_{20}^{20} : voisine de 0,885.
n_D^{20} : voisin de 1,405.
Eb : 150 °C à 151 °C.

Méthyle (caprylate de). $C_9H_{18}O_2$. (M_r 158,2). *1120400.* [111-11-5]. Octanoate de méthyle.
d_{20}^{20} : voisine de 0,876.
n_D^{20} : voisin de 1,417.
Eb : 193 °C à 194 °C.

Méthyle (cinnamate de). $C_{10}H_{10}O_2$. (M_r 162,2). *1099400.* [103-26-4].
Cristaux incolores, pratiquement insolubles dans l'eau, solubles dans l'alcool et dans l'éther.
n_D^{20} : voisin de 1,56.
Eb : voisin de 260 °C.
F : 34 °C à 36 °C.

Méthyle (décanoate de). $C_{11}H_{22}O_2$. (M_r 186,3). *1054000.* [110-42-9]. *n*-Décanoate de méthyle.
Le décanoate de méthyle contient au minimum 99,0 pour cent de $C_{11}H_{22}O_2$.
Liquide limpide, incolore ou jaunâtre, soluble dans l'éther de pétrole
d_{20}^{20} : 0,871 à 0,876.

4. Réactifs

n_D^{20} : 1,425 à 1,426.
Substances étrangères. Opérez par chromatographie en phase gazeuse (*2.2.28*) en injectant le même volume de chacune des solutions suivantes : (I) une solution à 0,02 g/l de la substance à examiner dans du *sulfure de carbone R*, (II) une solution à 2 g/l de la substance à examiner dans du *sulfure de carbone R*, et (III) du *sulfure de carbone R*. Effectuez la chromatographie selon les conditions de l'essai du butylhydroxytoluène prescrit dans la monographie *Graisse de laine (0134)*. La surface totale des pics autres que le pic du solvant et le pic principal, dans le chromatogramme obtenu avec la solution (II) est inférieure à celle du pic principal dans le chromatogramme obtenu avec la solution (I).

Méthyle (eicosénoate de). $C_{21}H_{40}O_2$. (M_r 324,6). *1120500.* [2394-09-2]. (11*Z*)-Eicos-11-énoate de méthyle.

Méthyle (laurate de). $C_{13}H_{26}O_2$. (M_r 214,4). *1054400.* [111-82-0]. Dodécanoate de méthyle.
Contient au minimum 98,0 pour cent de $C_{13}H_{26}O_2$ déterminé par chromatographie en phase gazeuse (*2.4.22*).

Liquide incolore ou jaunâtre, soluble dans l'alcool et dans l'éther de pétrole.
d_{20}^{20} : voisine de 0,87.
n_D^{20} : voisin de 1,431.
F : voisin de 5 °C.

Méthyle (lignocérate de). $C_{25}H_{50}O_2$. (M_r 382,7). *1120600.* [2442-49-1]. Tétracosanoate de méthyle.
Paillettes.
F : environ 58 °C.

Méthyle (linoléate de). $C_{19}H_{34}O_2$. (M_r 294,5). *1120700.* [112-63-0]. (9*Z*,12*Z*)-Octadéca-9,12-diénoate de méthyle.
d_{20}^{20} : voisine de 0,888.
n_D^{20} : voisin de 1,466.
Eb : 207 °C à 208 °C.

Méthyle (linolénate de). $C_{19}H_{32}O_2$. (M_r 292,5). *1120800.* [301-00-8]. (9*Z*,12*Z*,15*Z*)-Octadéca-9,12,15-triénoate de méthyle.
d_{20}^{20} : voisine de 0,901.
n_D^{20} : voisin de 1,471.
Eb : environ 207 °C.

Méthyle (margarate de). $C_{18}H_{36}O_2$. (M_r 284,5). *1120900.* [1731-92-6]. Heptadécanoate de méthyle.
F : 32 °C à 34 °C.

Méthyle (méthacrylate de). $C_5H_8O_2$. (M_r 100,1). *1054500.* [80-62-6]. 2-Méthylprop-2-énoate de méthyle.
Liquide incolore.
n_D^{20} : voisin de 1,414.
Eb : voisin de 100 °C.
F : voisin de – 48 °C.
Le méthacrylate de méthyle contient un réactif de stabilisation approprié.

Méthyle (myristate de). $C_{15}H_{30}O_2$. (M_r 242,4). *1054600.* [124-10-7]. Tétradécanoate de méthyle.
Contient au minimum 98,0 pour cent de $C_{15}H_{30}O_2$ déterminé par chromatographie en phase gazeuse (*2.4.22*).

Liquide incolore ou légèrement jaunâtre, soluble dans l'alcool et dans l'éther de pétrole.
d_{20}^{20} : voisine de 0,87.
n_D^{20} : voisin de 1,437.
F : voisin de 20 °C.

Méthyle (oléate de). $C_{19}H_{36}O_2$. (M_r 296,4). *1054700.* [112-62-9]. (*Z*)-Octadéc-9-énoate de méthyle.
Contient au minimum 98,0 pour cent de $C_{19}H_{36}O_2$ déterminé par chromatographie en phase gazeuse (*2.4.22*).

Liquide incolore ou légèrement jaunâtre, soluble dans l'alcool et dans l'éther de pétrole.
d_{20}^{20} : voisine de 0,88.
n_D^{20} : voisin de 1,452.

Méthyle (palmitate de). $C_{17}H_{34}O_2$. (M_r 270,5). *1054900.* [112-39-0]. Hexadécanoate de méthyle.
Contient au minimum 98,0 pour cent de $C_{17}H_{34}O_2$ déterminé par chromatographie en phase gazeuse (*2.4.22*).

Masse cristalline blanche ou jaunâtre, soluble dans l'alcool et dans l'éther de pétrole.
F : voisin de 30 °C.

Méthyle (palmitoléate de). $C_{17}H_{32}O_2$. (M_r 268,4). *1121000.* [1120-25-8]. (9*Z*)-Hexadéc-9-énoate de méthyle.
d_{20}^{20} : voisine de 0,876.
n_D^{20} : voisin de 1,451.

Méthyle (parahydroxybenzoate de). *1055000.* [99-76-3]. Voir *Parahydroxybenzoate de méthyle (0409)*.

Méthyle (stéarate de). $C_{19}H_{38}O_2$. (M_r 298,5). *1055200.* [112-61-8]. Octadécanoate de méthyle.
Contient au minimum 98,0 pour cent de $C_{19}H_{38}O_2$ déterminé par chromatographie en phase gazeuse (*2.4.22*).

Masse cristalline blanche ou jaunâtre, soluble dans l'alcool et dans l'éther de pétrole.
F : voisin de 38 °C.

3-*O*-Méthylestrone. $C_{19}H_{24}O_2$. (M_r 284,4). *1137000.* [1624-62-0]. 3-Méthoxy-1,3,5(10)-estratrién-17-one.
Poudre blanche à blanc-jaune.
$[\alpha]_D^{20}$: environ + 157.
F : environ 173 °C.

Méthyle (tricosanoate de). $C_{24}H_{48}O_2$. (M_r 368,6). *1111500.* [2433-97-8]. Ester méthylique de l'acide tricosanoïque.
Contient au minimum 99,0 pour cent de $C_{24}H_{48}O_2$.

Cristaux blancs, insolubles dans l'eau et solubles dans l'hexane.
F : 55 °C à 56 °C.

Méthyle (tridécanoate de). $C_{14}H_{28}O_2$. (M_r 228,4). *1121100.* [1731-88-0].
Liquide incolore à faiblement jaune, soluble dans l'alcool et dans l'éther de pétrole.
d_{20}^{20} : voisine de 0,86.
n_D^{20} : voisin de 1,441.
F : voisin de 6 °C.

Méthylène bisacrylamide. $C_7H_{10}N_2O_2$. (M_r 154,2). *1056000.* [110-26-9]. *N,N'*-Méthylène dipropénamide.
Poudre fine et sensiblement blanche, peu soluble dans l'eau, soluble dans l'alcool.
F : fond en se décomposant au-dessus de 300 °C.

Méthylène (chlorure de). CH_2Cl_2. (M_r 84,9). *1055900.* [75-09-2]. Dichlorométhane.
Liquide incolore, assez soluble dans l'eau, miscible à l'alcool et à l'éther.
Eb : 39 °C à 42 °C.
Le chlorure de méthylène utilisé en fluorimétrie satisfait en plus à l'essai suivant :

Fluorescence. Sous une irradiation à 365 nm, la fluorescence (*2.2.21*) mesurée à 460 nm sous une épaisseur de 1 cm n'est pas plus intense que celle d'une solution à 0,002 ppm de *quinine R* dans l'*acide sulfurique 0,5 M,* mesurée dans les mêmes conditions.

Chlorure de méthylène acidifié. *1055901.*
A 100 ml de *chlorure de méthylène R,* ajoutez 10 ml d'*acide chlorhydrique R* ; agitez, laissez reposer la solution et séparez les 2 couches. Utilisez la couche inférieure.

Méthyléthylcétone. C_4H_8O. (M_r 72,1). *1054100.* [78-93-3]. Ethylméthylcétone. 2-Butanone.
Liquide limpide et incolore, inflammable, très soluble dans l'eau, miscible à l'alcool et à l'éther.
d_{20}^{20} : voisine de 0,81.
Eb : 79 °C à 80 °C.

Méthylisobutylcétone. $C_6H_{12}O$. (M_r 100,2). *1054300.* [108-10-1]. 4-Méthyl-2-pentanone.
Liquide limpide et incolore, peu soluble dans l'eau, miscible à la plupart des solvants organiques.
d_{20}^{20} : voisine de 0,80.
Eb : voisin de 115 °C.

Intervalle de distillation (*2.2.11*). Distillez 100 ml de méthylisobutylcétone ; l'intervalle de température de distillation de 1 ml à 95 ml de distillat ne dépasse pas 4,0 °C.

Résidu à l'évaporation. Evaporez la méthylisobutylcétone au bain-marie et desséchez à 100-105 °C. La masse du résidu à l'évaporation n'est pas supérieure à 0,01 pour cent.

Méthylisobutylcétone R1. *1054301.*
Agitez 50 ml de *méthylisobutylcétone R* fraîchement distillée avec 0,5 ml d'*acide chlorhydrique R1* pendant 1 min. Laissez séparer les couches et rejetez la couche inférieure. Préparez extemporanément.

2-Méthyl-5-nitroimidazole. $C_4H_5N_3O_2$. (M_r 127,1). *1056100.* [88054-22-2].
Poudre blanche à jaune clair.
F : 252 °C à 254 °C.

Méthylorange. $C_{14}H_{14}N_3NaO3S$. (M_r 327,3). *1054800.* [547-58-0].
Schultz No. 176.
Colour Index No. 13025.
4′-(Diméthylamino)azobenzène-4-sulfonate de sodium..
Poudre cristalline jaune orangé, peu soluble dans l'eau, pratiquement insoluble dans l'alcool.

Indicateur mixte au méthylorange. *1054801.*
Dissolvez 20 mg de *méthylorange R* et 0,1 g de *vert de bromocrésol R* dans 1 ml d'*hydroxyde de sodium 0,2 M* et complétez à 100 ml avec de l'*eau R.*

Zone de virage : pH 3,0 (orangé) à pH 4,4 (vert olive).

Solution de méthylorange. *1054802.*
Dissolvez 0,1 g de *méthylorange R* dans 80 ml d'*eau R* et complétez à 100 ml avec de l'*alcool R.*

Essai de sensibilité. Mélangez 0,1 ml de solution de méthylorange et 100 ml d'*eau exempte de dioxyde de carbone R.* La solution est jaune. Le virage ou rouge de l'indicateur ne nécessite pas plus de 0,1 ml d'*acide chlorhydrique 0,1 M.*

Zone de virage : pH 3,0 (rouge) à pH 4,4 (jaune).

4-Méthylpentan-2-ol. $C_6H_{14}O$. (M_r 102,2). *1114300.* [108-11-2].
Liquide limpide, incolore et volatil.
d_4^{20} : voisine de 0,802.
n_D^{20} : voisin de 1,411.
Eb : voisin de 132 °C.

Méthylphényloxazolylbenzène. $C_{26}H_{20}N_2O_2$. (M_r 392,5). *1056200.* [3073-87-8]. 1,4-Bis[2-(4-méthyl-5-phényl)oxazolyl]benzène.
Poudre fine jaune verdâtre présentant une fluorescence bleue ou petits cristaux, solubles dans l'alcool, assez solubles dans le xylène.
F : voisin de 233 °C.
Le méthylphényloxazolylbenzène, utilisé pour la scintillation liquide, doit être d'un degré analytique approprié.

1-Méthyl-4-phényl-1,2,3,6-tétrahydropyridine. $C_{12}H_{15}N$. (173,3). *1137100.* [28289-54-5]. MPTP.
Poudre cristalline blanche ou sensiblement blanche, peu soluble dans l'eau.
F : voisin de 41 °C.

Méthylpipérazine. $C_5H_{12}N_2$. (M_r 100,2). *1056300.* [74879-18-8]. 1-Méthylpipérazine.
Liquide incolore, miscible à l'eau et à l'alcool.
d_{20}^{20} : voisine de 0,90.
n_D^{20} : voisin de 1,466.
Eb : voisin de 138 °C.

4-(4-Méthylpipéridino)pyridine. $C_{11}H_{16}N_2$. (M_r 176,3). *1114400.* [80965-30-6].
Liquide limpide.
n_D^{20} : voisin de 1,565.

2-Méthylpropanol. $C_4H_{10}O$. (M_r 74,1). *1056400.* [78-83-1]. Alcool isobutylique. 2-Méthylpropan-1-ol.
Liquide limpide, incolore, soluble dans l'eau, miscible à l'alcool et à l'éther.
d_{20}^{20} : voisine de 0,80.
n_D^{15} : 1,397 à 1,399.
Eb : voisin de 107 °C.
Intervalle de distillation (*2.2.11*) : 96 pour cent au minimum de 2-méthylpropan-ol distille de 107 °C à 109 °C.

2-Méthyl-2-propanol. $C_4H_{10}O$. (M_r 74,1). *1056500.* [75-65-0]. (1,1-Diméthyl)éthanol. Alcool *tert*-butylique. .
Liquide limpide ou masse cristalline, incolore, soluble dans l'eau, miscible à l'alcool et à l'éther.
Point de solidification (*2.2.18*) : voisin de 25 °C.

Intervalle de distillation (*2.2.11*) : 95 pour cent au minimum de 2-méthyl-2-propanol distille de 81 °C à 83 °C.

***N*-Méthyltriméthylsilyl-trifluoroacétamide.**
$C_6H_{12}F_3NOSi$. (M_r 199,3). *1129600.* [24589-78-4].
2,2,2-Trifluoro-*N*-méthyl-*N*-(triméthylsilyl)acétamide.
n_D^{20} : voisin de 1,380.
Eb : 130 °C à 132 °C.

Molybdovanadique (réactif). *1056700.*
Dans un vase cylindrique de 150 ml, mélangez 4 g de molybdate d'ammonium R finement pulvérisé et 0,1 g de *vanadate d'ammonium R* finement pulvérisé. Ajoutez 70 ml d'*eau R* et broyez les particules avec une baguette de verre. Une solution limpide est obtenue après quelques minutes. Ajoutez 20 ml d'*acide nitrique R* et complétez à 100 ml avec de l'*eau R.*

Mordant noir 11. $C_{20}H_{12}N_3NaO_7S$. (M_r 461,4). *1056800.* [1787-61-7].
Schultz No. 241.
Colour Index No. 14645.
2-Hydroxy-1-[(1-hydroxynapht-2-yl)azo]-6-nitronaphtalène-4-sulfonate de sodium.. Noir ériochrome.
Poudre brun-noir, soluble dans l'eau et dans l'alcool.
Conservation en récipient étanche, à l'abri de la lumière.

Mélange composé au mordant noir 11. *1056801.*

Mélangez 1 g de *mordant noir 11 R* et 99 g de *chlorure de sodium R.*

Essai de sensibilité. Dissolvez 50 mg de mélange composé au mordant noir 11 dans 100 ml d'*eau R.* La solution est brun-violet. Ajoutez 0,3 ml d'*ammoniaque diluée R1.* La solution vire au bleu, puis au violet par addition de 0,1 ml d'une solution de *sulfate de magnésium R* à 10 g/l.

Conservation en récipient étanche, à l'abri de la lumière.

Morphine (chlorhydrate de). *1056900.*
Voir *Chlorhydrate de morphine (0097).*

Morpholine. C_4H_9NO. (M_r 87,1). *1057000.* [110-91-8].
Tétrahydro-1,4-oxazine.
Liquide incolore, hygroscopique, inflammable, soluble dans l'eau et dans l'alcool.
d_{20}^{20} : voisine de 1,01.
Intervalle de distillation (*2.2.11*) : 95 pour cent au minimum distille de 126 °C à 130 °C.

Conservation en récipient étanche.

Morpholine pour chromatographie. *1057001.*
Satisfait aux spécifications de la *morpholine R* et à la spécification suivante :
Contient au minimum 99,5 pour cent de C_4H_9NO.

Murexide. $C_8H_8N_6O_6,H_2O$. (M_r 302,2). *1137200.*
Sel monoammoniacal de 5,5'-nitrilobis(pyrimidine-2,4,6(1*H*,3*H*,5*H*)-trione).
Poudre cristalline, rouge-brun, assez soluble dans l'eau froide, soluble dans l'eau chaude, pratiquement insoluble dans l'alcool, soluble dans les solutions d'hydroxyde de potassium ou d'hydroxyde de sodium en donnant une coloration bleue.

Myosmine. $C_9H_{10}N_2$. (M_r 146,2). *1121200.* [532-12-7].
3-(4,5-Dihydro-3*H*-pyrrol-2-yl)pyridine.
Cristaux incolores.
F : voisin de 45 °C.

β-Myrcène. $C_{10}H_{16}$. (M_r 136,2). *1114500.* [123-35-3].
7-Méthyl-3-méthylènocta-1,6-diène.
Liquide huileux d'odeur agréable, pratiquement insoluble dans l'eau, miscible à l'alcool, soluble dans l'éther et l'acide acétique glacial. Le β-myrcène se dissout dans les solutions d'hydroxydes alcalins.
d_4^{20} : voisine de 0,794.
n_D^{20} : voisin de 1,470.
Le β-myrcène utilisé en chromatographie en phase gazeuse satisfait également à l'essai suivant :
Dosage. Opérez par chromatographie en phase gazeuse (*2.2.28*) selon les indications décrites dans la monographie *Huile essentielle de menthe poivrée (0405).*
Solution à examiner. Le β-myrcène à examiner.
La surface du pic principal n'est pas inférieure à 90,0 pour cent de la surface de l'ensemble des pics du chromatogramme obtenu.

Myristicine. $C_{11}H_{12}O_3$. (M_r 192,2). *1099600.* [607-91-0].
5-Allyl-1-méthoxy-2,3-méthylènedioxybenzène.
4-Méthoxy-6-(prop-2-ényl)-1,3-benzodioxole.
Liquide huileux, incolore, pratiquement insoluble dans l'eau, peu soluble dans l'éthanol, soluble dans l'éther, miscible dans le toluène et le xylène.
d_{20}^{20} : voisine de 1,144.
n_D^{20} : voisin de 1,540.
Eb : 276 °C à 277 °C.
F : 173 °C.
Chromatographie. Examiné comme prescrit dans la monographie *Badiane (1153),* le chromatogramme obtenu présente une seule tache principale.
La myristicine utilisée en chromatographie en phase gazeuse satisfait également à l'essai suivant.
Dosage. Opérez par chromatographie en phase gazeuse (*2.2.28*) selon les indications données dans la monographie *Huile essentielle de noix muscade (1552).*
La teneur n'est pas inférieure à 95,0 pour cent, calculée par le procédé de normalisation.
Conservation à l'abri de la lumière et au frais.

Myristique (alcool). $C_{14}H_{30}O$. (M_r 214,4). *11121300.* [112-72-1]. 1-Tétradécanol.
d_{20}^{20} : voisine de 0,823.
F : 38 °C à 40 °C.

Naphtalène. $C_{10}H_8$. (M_r 128,2). *1057100.* [91-20-3].
Cristaux blancs, pratiquement insolubles dans l'eau, facilement dans l'éther, solubles dans l'alcool.
F : voisin de 80 °C.
Le naphtalène utilisé pour la scintillation liquide, doit être d'un degré analytique approprié.

Naphtarson. $C_{16}H_{11}AsN_2Na_2O_{10}S_2$. ($M_r$ 576,3). *1121400.* [132-33-2]. Thorin. 4-[(2-Arsonophényl)azo]-3-hydroxynaphtalène-2,7-disulfonate disodique.
Poudre rouge, soluble dans l'eau.

Solution de naphtarson. *1121401.*
Solution à 0,58 g/l.
Essai de sensibilité. A 50 ml d'*alcool R* ajoutez 20 ml d'*eau R,* 1 ml d'*acide sulfurique 0,05 M* et 1 ml de solution de naphtarson. Titrez par le *perchlorate de baryum 0,025 M.* La coloration vire du jaune-orange au rose-orange.

Conservation à l'abri de la lumière et durée d'utilisation limitée à une semaine.

α-Naphtol. $C_{10}H_8O$. (M_r 144,2). *1057300.* [90-15-3].
1-Naphtol.
Poudre cristalline blanche ou cristaux incolores ou blancs, noircissant par exposition à la lumière, peu solubles dans l'eau, facilement solubles dans l'alcool et dans l'éther.
F : voisin de 95 °C.
Conservation à l'abri de la lumière.

Solution d'α-naphtol. *1057301.*
Dissolvez 0,10 g d'α-naphtol R dans 3 ml d'une solution d'*hydroxyde de sodium R* à 150 g/l et complétez à 100 ml avec de l'*eau R*. Préparez extemporanément.

β-Naphtol. $C_{10}H_8O$. (M_r 144,2). *1057400.* [135-19-3].
2-Naphtol.
Cristaux ou paillettes légèrement rosés ou blancs, très peu solubles dans l'eau, très solubles dans l'alcool.
F : voisin de 122 °C.
Conservation à l'abri de la lumière.

Solution de β-naphtol. *1057401.*
Dissolvez 5 g de β-naphtol R, récemment recristallisé, dans 40 ml de solution diluée d'*hydroxyde de sodium R* et complétez à 100 ml avec de l'*eau R*. Préparez extemporanément.

Solution de β-naphtol R1. *1057402.*
Dissolvez 3,0 mg de β-naphtol R dans 50 ml d'*acide sulfurique R* et complétez à 100,0 ml avec le même acide. Utilisez une solution récemment préparée.

Naphtolbenzéine. $C_{27}H_{20}O_3$. (M_r 392,5). *1057600.* [6948-88-5]. α-Naphtolbenzéine. Phénylbis(4-hydroxynaphtyl)méthanol.
Poudre rouge-brun ou cristaux brillants brun-noir, pratiquement insolubles dans l'eau, solubles dans l'alcool et dans l'acide acétique glacial.

Solution de naphtolbenzéine. *1057601.*

Solution à 2 g/l dans l'*acide acétique anhydre R*.

Essai de sensibilité. A 50 ml d'*acide acétique glacial R*, ajoutez 0,25 ml de solution de naphtolbenzéine. La solution est jaune-brun. Le virage au vert de l'indicateur ne nécessite pas plus de 0,05 ml d'*acide perchlorique 0,1 M*.

Naphtylamine. $C_{10}H_9N$. (M_r 143,2). *1057700.* [134-32-7].
1-Naphtylamine.
Poudre cristalline blanche virant au rose par exposition à la lumière et à l'air, peu soluble dans l'eau, facilement soluble dans l'alcool et dans l'éther.
F : voisin de 51 °C.
Conservation à l'abri de la lumière.

Naphtyléthylènediamine (dichlorhydrate de). $C_{12}H_{16}Cl_2N_2$. (M_r 259,2). *1057800.* [1465-25-4]. Dichlorhydrate de *N*-(1-naphtyl)éthylènediamine.
Il peut contenir du méthanol de cristallisation.

Poudre blanche ou blanc jaunâtre, soluble dans l'eau, peu soluble dans l'alcool.

Naringine. $C_{27}H_{32}O_{14}$. (M_r 580,5). *1137300.* [10236-47-2]. 7-[[2-*O*-(6-Désoxy-α-L-mannopyranosyl)-β-D-glucopyranosyl]oxy]-5-hydroxy-2-(4-hydroxyphényl)-2,3-dihydro-4*H*-chromén-4-one.
Poudre cristalline, blanche à sensiblement blanche, peu soluble dans l'eau, soluble dans le méthanol et dans le diméthylformamide.
F : voisin de 171 °C.
Absorbance (2.2.25). La naringine dissoute dans une solution à 5 g/l de *diméthylformamide R* dans le *méthanol R* présente un maximum d'absorption à 283 nm.

***trans*-Nérolidol.** $C_{15}H_{26}O$. (M_r 222,4). *1107900.* [40716-66-3]. 3,7,11-Triméthyldodéca-1,6,10-trién-3-ol.
Liquide légèrement jaune, d'odeur fine de lys et de muguet, pratiquement insoluble dans l'eau et dans le glycérol, miscible à l'alcool.
d_{20}^{20} : voisine de 0,876.
n_D^{20} : voisin de 1,479.
Eb_{12} : 145 °C à 146 °C.

Le trans-nérolidol utilisé en chromatographie en phase gazeuse satisfait également à l'essai suivant :

Dosage. Opérez par chromatographie en phase gazeuse (*2.2.28*) comme prescrit dans la monographie *Huile essentielle de fleur d'oranger amer (1175).*

Solution à examiner. Le *trans*-nérolidol à examiner. La surface du pic principal n'est pas inférieure à 90,0 pour cent de la surface de l'ensemble des pics du chromatogramme obtenu.

Néryle (acétate de). $C_{12}H_{20}O_2$. (M_r 196,3). *1108000.* [141-12-8]. Acétate de (*Z*)-3,7-diméthylocta-2,6-dién-1-yle.
Liquide huileux, incolore.
d_{20}^{20} : voisine de 0,907.
n_D^{20} : voisin de 1,460.
Eb_{25} : voisin de 134 °C.

L'acétate de néryle utilisé en chromatographie en phase gazeuse satisfait également à l'essai suivant :

Dosage. Opérez par chromatographie en phase gazeuse (*2.2.28*) comme prescrit dans la monographie *Huile essentielle de fleur d'oranger amer (1175).*

Solution à examiner. L'acétate de néryle à examiner. La surface du pic principal n'est pas inférieure à 93,0 pour cent de la surface de l'ensemble des pics du chromatogramme obtenu.

Nickel (chlorure de). $NiCl_2$. (M_r 129,6). *1057900.* [7718-54-9]. Chlorure de nickel anhydre.
Poudre cristalline, jaune, très soluble dans l'eau, soluble dans l'alcool. Le chlorure de nickel sublime en l'absence d'air et absorbe facilement l'ammoniaque. La solution aqueuse est acide.

Nickel (sulfate de). $NiSO_4,7H_2O$. (M_r 280,9). *1058000.* [10101-98-1]. Sulfate de nickel heptahydraté.
Poudre cristalline ou cristaux verts, facilement solubles dans l'eau, peu solubles dans l'alcool.

Nickel-aluminium (alliage). *1058100.*
Voir *Alliage nickel-aluminium R*.

Nicotinamide-adénine dinucléotide. $C_{21}H_{27}N_7O_{14}P_2$. (M_r 663). *1108100.* [53-84-9]. NAD^+.
Poudre blanche, très hygroscopique, facilement soluble dans l'eau.

Solution de nicotinamide-adénine dinucléotide. *1108101.*
Dissolvez 40 mg de *nicotinamide-adénine dinucléotide R* dans de l'*eau R* et complétez à 10 ml avec le même solvant. Préparez extemporanément.

Ninhydrine. $C_9H_4O_3,H_2O$. (M_r 178,1). *1058300.* [485-47-2]. 1,2,3-Indanetrione monohydratée.
Poudre cristalline blanche ou jaune très pâle, soluble dans l'eau et dans l'alcool, peu soluble dans l'éther.
Conservation à l'abri de la lumière.

Réactif à la ninhydrine et au chlorure stanneux. *1058301.*
Dissolvez 0,2 g de *ninhydrine R* dans 4 ml d'*eau R* chaude, ajoutez 5 ml d'une *solution de chlorure stanneux R* à 1,6 g/l, laissez reposer pendant 30 min, puis filtrez et conservez à une température de 2 °C à 8 °C. Mélangez extemporanément 2,5 ml de cette solution avec 5 ml d'*eau R* et 45 ml de *2-propanol R.*

Réactif à la ninhydrine et au chlorure stanneux R1. *1058302.*
Dissolvez 4 g de *ninhydrine R* dans 100 ml d'éther monométhylique d'*éthylèneglycol R.* Agitez doucement avec 1 g de *résine échangeuse de cations R* (300-840 µm) et filtrez (solution a). Dissolvez 0,16 g de *chlorure stanneux R* dans 100 ml de *solution tampon pH 5,5 R* (solution b). Mélangez extemporanément des volumes égaux des 2 solutions.

Solution de ninhydrine. *1058303.*
Solution à 2 g/l de *ninhydrine R* dans un mélange de 5 volumes d'*acide acétique dilué R* et de 95 volumes de *butanol R.*

Solution de ninhydrine R1. *1058304.*
Dissolvez 1,0 g de *ninhydrine R* dans 50 ml d'*alcool R* et ajoutez 10 ml d'*acide acétique glacial R.*

Solution de ninhydrine R2. *1058305.*
Dissolvez 3 g de *ninhydrine R* dans 100 ml d'une solution de *métabisulfite de sodium R* à 45,5 g/l.

Solution de ninhydrine R3. *1058306.*
Une solution à 4 g/l dans un mélange de 5 volumes d'*acide acétique anhydre R* et de 95 volumes de *butanol R.*

Nitrate ferrique. $Fe(NO_3)_3,9H_2O$. (M_r 404). *1106100.* [7782-61-8].
Contient au minimum 99,0 pour cent *m/m* de $Fe(NO_3)_3,9H_2O$.
Cristaux ou masse cristalline violet pâle, très soluble(s) dans l'eau.
Acide libre : au maximum 0,3 pour cent (exprimé en HNO_3).

Nitrilotriacétique (acide). $C_6H_9NO_6$. (M_r 191,1). *1137400.* [139-13-9].
Poudre cristalline blanche, insoluble dans l'eau et dans la plupart des solvants organiques.
F : voisin de 240 °C, avec décomposition.

Nitrique (acide). HNO_3. (M_r 63,0). *1058400.* [7697-37-2].
Contient au minimum 63,0 pour cent *m/m* et au maximum 70,0 pour cent *m/m* de HNO_3.
Solution limpide, pratiquement incolore, miscible à l'eau.
d_{20}^{20} : 1,384 à 1,416.
Une solution à 10 g/l, fortement acide, donne la réaction des nitrates (*2.3.1.*).
Aspect de la substance. L'acide nitrique est limpide (*2.2.1*) et n'est pas plus fortement coloré que la solution témoin J_6 (*2.2.2, Procédé II*).
Chlorures (*2.4.4*). A 5 g d'acide nitrique, ajoutez 10 ml d'*eau R* et 0,3 ml de solution de nitrate d'argent R2. Laissez reposer à l'abri de la lumière pendant 2 min. Si la solution présente une opalescence, celle-ci n'est pas plus prononcée que celle d'une solution témoin préparée simultanément dans les mêmes conditions, par mélange de 13 ml d'*eau R,* de 0,5 ml d'*acide nitrique R,* de 0,5 ml de *solution à 5 ppm de chlorure (Cl) R* et de 0,3 ml de solution de nitrate d'argent R2 (0,5 ppm).
Sulfates (*2.4.13*). A 10 g d'acide nitrique, ajoutez 0,2 g de *carbonate de sodium R.* Evaporez à siccité, puis dissolvez le résidu dans 15 ml d'*eau distillée R.* La solution satisfait à l'essai limite des sulfates (2 ppm). Préparez le témoin avec un mélange de 2 ml de solution à 10 ppm de sulfate (SO_4) R et de 13 ml d'*eau distillée R.*
Arsenic (*2.4.2*). Chauffez prudemment 50 g d'acide nitrique avec 0,5 ml d'*acide sulfurique R,* jusqu'à l'apparition de vapeurs blanches. Au résidu, ajoutez 1 ml d'une solution de chlorhydrate d'hydroxylamine R à 100 g/l et complétez à 2 ml avec de l'*eau R.* La solution satisfait à l'essai limite A de l'arsenic (0,02 ppm). Préparez le témoin avec 1,0 ml de solution à 1 ppm d'arsenic (As) R.
Fer (*2.4.9.*). Dissolvez le résidu obtenu au cours de l'essai des cendres sulfuriques dans 1 ml d'*acide chlorhydrique dilué R* et complétez à 50 ml avec de l'*eau R.* Prélevez 5 ml de solution et complétez à 10 ml avec de l'*eau R.* La solution satisfait à l'essai limite du fer (1 ppm).
Métaux lourds (*2.4.8*). Prélevez 10 ml de la solution préparée pour l'essai limite du fer et complétez à 20 ml avec de l'*eau R.* 12 ml de cette solution satisfont à l'essai limite A des métaux lourds (2 ppm). Préparez le témoin avec la *solution à 2 ppm de plomb (Pb) R.*
Cendres sulfuriques. Evaporez prudemment à siccité 100 g d'acide nitrique. Humectez le résidu avec quelques gouttes d'*acide sulfurique R* et calcinez au rouge sombre. La masse du résidu n'est pas supérieure à 0,001 pour cent.
Dosage. A 1,50 g d'acide nitrique, ajoutez 50 ml d'*eau R* et titrez par l'*hydroxyde de sodium 1 M* en présence de 0,1 ml de *solution de rouge de méthyle R.*
1 ml d'*hydroxyde de sodium 1 M* correspond à 63,0 mg de HNO_3.
Conservation à l'abri de la lumière.

Acide nitrique dilué. *1058402.*
Contient 125 g/l environ de HNO_3 (M_r 63,0)
Prélevez 20 g d'*acide nitrique R* et complétez à 100 ml avec de l'*eau R.*

Acide nitrique exempt de cadmium et de plomb. *1058401.*
L'acide nitrique exempt de cadmium et de plomb satisfait aux essais de la rubrique *Acide nitrique R* et aux essais suivants :

Solution à examiner. A 100 g d'acide nitrique exempt de cadmium et de plomb, ajoutez 0,1 g de *carbonate de sodium anhydre R* et évaporez à siccité. Dissolvez le résidu dans de l'*eau R* en chauffant légèrement et complétez à 50,0 ml avec le même solvant.

Cadmium. Déterminez le cadmium par spectrométrie d'absorption atomique (*2.2.23, Procédé II*) en mesurant l'absorbance à 228,8 nm en utilisant une lampe à cathode creuse au cadmium et une flamme air-propane ou air-acétylène. L'acide nitrique exempt de cadmium et de plomb ne contient pas plus de 0,1 ppm de cadmium (Cd).

Plomb. Déterminez le plomb par spectrométrie d'absorption atomique (*2.2.23, Procédé II*) en mesurant l'absorbance à 283,3 nm ou 217,0 nm en utilisant une lampe à cathode creuse au plomb et une flamme air-acétylène. L'acide nitrique exempt de cadmium et de plomb ne contient pas plus de 0,1 ppm de plomb (Pb).

Acide nitrique exempt de plomb. *1058403.*
L'acide nitrique exempt de plomb satisfait aux essais de la rubrique *Acide nitrique R* et à l'essai suivant :

A 100 g d'acide nitrique exempt de plomb, ajoutez 0,1 g de *carbonate de sodium anhydre R* et évaporez à siccité. Dissolvez le résidu dans de l'*eau R* en chauffant légèrement et complétez à 50,0 ml avec le même solvant. Déterminez la quantité de plomb par spectrométrie d'absorption atomique (*2.2.23, Procédé II*) en mesurant l'absorbance à 283,3 nm ou 217,0 nm, en utilisant une lampe à cathode creuse au plomb et une flamme air-acétylène. L'acide nitrique exempt de plomb ne contient pas plus de 0,1 ppm de plomb (Pb).

Nitrique (acide) fumant. *1058500.* [52583-42-3].
Liquide limpide, légèrement jaunâtre, fumant à l'air.
d_{20}^{20} : voisine de 1,5.

Nitroaniline. $C_6H_6N_2O_2$. (M_r 138,1). *1058600.* [100-01-6].
4-Nitroaniline.
Poudre cristalline jaune vif, très peu soluble dans l'eau, assez soluble dans l'eau bouillante, soluble dans l'alcool et dans l'éther. La nitroaniline forme des sels solubles dans l'eau avec les acides minéraux forts.
F : voisin de 147 °C.

Nitrobenzaldéhyde. $C_7H_5NO_3$. (M_r 151,1). *1058700.* [552-89-6]. 2-Nitrobenzaldéhyde.
Aiguilles jaunes, peu solubles dans l'eau, facilement solubles dans l'alcool, solubles dans l'éther, entraînables à la vapeur.
F : voisin de 42 °C.

Papier au nitrobenzaldéhyde. *1058701.*
Dissolvez 0,2 g de *nitrobenzaldéhyde R* dans 10 ml d'une solution d'*hydroxyde de sodium R* à 200 g/l. Utilisez cette solution dans l'heure qui suit. Plongez la moitié inférieure d'une bande de papier à filtration lente de 10 cm de longueur sur 0,8 cm à 1 cm de largeur et essorez l'excès de réactif entre 2 feuilles de papier filtre. Le papier au nitrobenzaldéhyde est utilisé dans les quelques minutes qui suivent sa préparation.

Solution de nitrobenzaldéhyde. *1058702.*
A 10 ml de solution diluée d'*hydroxyde de sodium R*, ajoutez 0,12 g de *nitrobenzaldéhyde R* pulvérisé. Laissez reposer pendant 10 min en agitant fréquemment, puis filtrez. Préparez extemporanément.

Nitrobenzène. $C_6H_5NO_2$. (M_r 123,1). *1058800.* [98-95-3].
Liquide incolore ou à peine jaunâtre, pratiquement insoluble dans l'eau, miscible à l'alcool et à l'éther.
Eb : voisin de 211 °C.
Dinitrobenzène. A 0,1 ml de nitrobenzène, ajoutez 5 ml d'*acétone R*, 5 ml d'*eau R* et 5 ml de solution concentrée d'*hydroxyde de sodium R*. Agitez et laissez reposer. La couche supérieure est sensiblement incolore.

Nitrobenzoyle (chlorure de). $C_7H_4ClNO_3$. (M_r 185,6). *1058900.* [122-04-3]. Chlorure de 4-nitrobenzoyle.
Masse cristallisée ou cristaux jaunes se décomposant à l'air humide, complètement solubles dans une solution d'hydroxyde de sodium en donnant une solution jaune orangé.
F : voisin de 72 °C.

Nitrobenzyle (chlorure de). $C_7H_6ClNO_2$. (M_r 171,6). *1059000.* [100-14-1]. Chlorure de 4-nitrobenzyle.
Cristaux jaune pâle, lacrymogènes, pratiquement insolubles dans l'eau, très solubles dans l'alcool et dans l'éther.

4-(4-Nitrobenzyl)pyridine. $C_{12}H_{10}N_2O_2$. (M_r 214,2). *1101900.* [1083-48-3].
Poudre jaune.
F : voisin de 70 °C.

Nitrochromique (réactif). *1059100.*
Dissolvez 0,7 g de *dichromate de potassium R* dans de l'*acide nitrique R* et complétez à 100 ml avec le même acide.

Nitroéthane. $C_2H_5NO_2$. (M_r 75,1). *1059200.* [79-24-3].
Liquide huileux, limpide et incolore.
Eb : voisin de 114 °C.

Nitrofurantoïne. *1099700.* [67-20-9].
Voir *Nitrofurantoïne (0101).*

(5-Nitro-2-furyl)méthylène (diacétate de). $C_9H_9NO_7$. (M_r 243,2). *1099800.* [92-55-7]. Diacétate de nitrofurfural.
Diacétate de 5-nitrofurfurylidène.
Cristaux jaunes.
F : voisin de 90 °C.

Nitrométhane. CH_3NO_2. (M_r 61,0). *1059700.* [75-52-5].
Liquide huileux, limpide et incolore, peu soluble dans l'eau, miscible à l'alcool et à l'éther.
d_{20}^{20} : 1,132 à 1,134.
n_D^{20} : 1,381 à 1,383.
Intervalle de distillation (*2.2.11*) : 95 pour cent au minimum distille de 100 °C à 103 °C.

Nitro-molybdovanadique (réactif). *1060100.*
Solution I. Dissolvez 10 g de molybdate d'ammonium R dans de l'*eau R*, ajoutez 1 ml d'*ammoniaque R* et complétez à 100 ml avec de l'*eau R*.
Solution II. Dissolvez 2,5 g de *vanadate d'ammonium R* dans de l'*eau R* chaude, ajoutez 14 ml d'*acide nitrique R* et complétez à 500 ml avec de l'*eau R*.
A 96 ml d'*acide nitrique R*, ajoutez 100 ml de solution I et 100 ml de solution II et complétez à 500 ml avec de l'*eau R*.

***N*-Nitrosodiéthanolamine.** $C_4H_{10}N_2O_3$. (M_r 134,1). *1129800.* [1116-54-7]. 2,2'-(Nitrosoimino)diéthanol.
Liquide jaune, miscible à l'éthanol.
n_D^{20} : voisin de 1,485.

Eb : voisin de 125 °C.

Nitrosodipropylamine. $C_6H_{14}N_2O$. (M_r 130.2). *1099900.* [621-64-7]. Dipropylnitrosamine.
Liquide soluble dans l'éthanol, dans l'éther et dans les acides forts.
d_{20}^{20} : voisine de 0,915.
Eb : voisin de 78 °C.
Qualité appropriée pour la détermination par chimioluminescence.

Nitrosodipropylamine (solution de). *1099901.*
Injectez 78,62 g d'*éthanol R* dans un flacon contenant 1 g de *nitrosodipropylamine R* à travers le septum. Diluez au 1/100ème à l'aide d'*éthanol R* et aliquotez en flacons capsulés à raison de 0,5 ml par flacon. Conservez à 5 °C à l'obscurité.

Noir amido 10B. $C_{22}H_{14}N_6Na_2O_9S_2$. ($M_r$ 617). *1003100.* [1064-48-8].
Schultz No. 299.
Colour Index No. 20470.
5-Amino-4-hydroxy-6-[(4-nitrophényl)azo]-3-(phénylazo)naphtalène-2,7-disulfonate de disodium.
Poudre brun foncé à noir, assez soluble dans l'eau, soluble dans l'alcool.

Solution de noir amido 10B. *1003101.*
Solution à 5 g/l de *noir amido 10B R* dans un mélange de 10 volumes d'*acide acétique R* et de 90 volumes de *méthanol R.*

Noir ériochrome. *1056800.* [1787-61-7].
Voir *Mordant noir 11 R.*

Nordazépam. $C_{15}H_{11}ClN_2O$. (M_r 270,7). *1060200.* [340-57-8].
7-Chloro-2,3-dihydro-5-phényl-1*H*-1,4-benzodiazépin-2-one.
Poudre cristalline, blanche à jaune pâle, pratiquement insoluble dans l'eau, peu soluble dans l'alcool.
F : voisin de 216 °C.

DL-Norleucine. $C_6H_{13}NO_2$. (M_r 131,2). *1060300.* [616-06-8].
Acide (*RS*)-2-aminohexanoïque.
Cristaux brillants, assez solubles dans l'eau et dans l'alcool, solubles dans les acides.

Noscapine (chlorhydrate de). *1060500.* [912-60-7].
Voir *Chlorhydrate de noscapine (0515).*

Octadécyle [3-[3,5-bis(1,1-diméthyléthyl)-4-hydroxyphényl]propanoate d']. $C_{35}H_{62}O_3$. (M_r 530,9). *1060600.* [2082-79-3]. 3-(3,5-di-*tert*-butyl-4-hydroxyphényl)propionate d'octadécyle.
Poudre cristalline blanche à légèrement jaunâtre, pratiquement insoluble dans l'eau, très soluble dans l'acétone et dans l'hexane, peu soluble dans le méthanol.
F : 49 °C à 55 °C.

Octanol. $C_8H_{18}O$. (M_r 130,2). *1060700.* [111-87-5].
1-Octanol. Alcool caprylique.
Liquide incolore, insoluble dans l'eau, miscible à l'alcool et à l'éther.
d_{20}^{20} : voisine de 0,828.
Eb : voisin de 195 °C.

3-Octanone. $C_8H_{16}O$. (M_r 128,2). *1114600.* [106-68-3]. Ethyl pentyl cétone.
Liquide incolore à odeur caractéristique.
d_{20}^{20} : voisine de 0,822.
n_D^{20} : voisin de 1,415.
Eb : voisin de 167 °C.
La 3-octanone utilisée en chromatographie en phase gazeuse satisfait également à l'essai suivant :

Dosage. Opérez par chromatographie en phase gazeuse (*2.2.28*) selon les indications données dans la monographie *Huile essentielle de lavande (1338).*

Solution à examiner. La 3-octanone à examiner.

La surface du pic principal n'est pas inférieure à 98,0 pour cent de la surface de l'ensemble des pics du chromatogramme obtenu.

Octoxinol 10. $C_{34}H_{62}O_{11}$ (composition moyenne). (M_r 647). *1060800.* [9002-93-1]. α-[4-(1,1,3,3-tétraméthylbutyl)phényl]-ω-hydroxypoly(oxyéthylène).
Liquide limpide, jaune pâle, visqueux, miscible à l'eau, à l'acétone et à l'alcool, soluble dans le toluène.
Conservation en récipient étanche.

Oléamide. $C_{18}H_{35}NO$. (M_r 281,5). *1060900.*
(*Z*)-Octadéc-9-énoamide.
Poudre ou granulés blancs ou jaunâtres, pratiquement insolubles dans l'eau, très solubles dans le chlorure de méthylène, solubles dans l'éthanol.
F : voisin de 80 °C.

Olive (huile d'). *1061000.* [8001-25-0].
Voir *Huile d'olive vierge (0518).*

Ombelliférone. $C_9H_6O_3$. (M_r 162,1). *1137500.* [93-35-6].
7-Hydroxycoumarine. 7-Hydroxy-2*H*-1-benzopyran-2-one.
Aiguilles obtenues par cristallisation à partir d'eau.
F : 225 °C à 228 °C.

Orangé de méthyle. *1054800.* [547-58-0].
Voir *Méthylorange R.*

Orange Soudan. $C_{16}H_{12}N_2O$. (M_r 248,3). *1110700.* [842-07-9].
Colour Index No. 12055.
1-(Phénylazo)naphtalén-2-ol. Soudan I.
Poudre rouge orangé, pratiquement insoluble dans l'eau, soluble dans le chlorure de méthylène.
F : voisin de 131 °C.

Orcinol. $C_7H_8O_2,H_2O$. (M_r 142,2). *1108700.* [6153-39-5].
5-Méthylbenzène-1,3-diol monohydraté.
Poudre cristalline, sensible à la lumière.
Eb : voisin de 290 °C.
F : 58 °C à 61 °C.

Osmium (tétraoxyde d'). OsO_4. (M_r 254,2). *1061200.* [20816-12-0].
Masses cristallines jaunes ou aiguilles jaune clair, hygroscopiques, sensibles à la lumière, solubles dans l'eau, dans l'alcool et dans l'éther.
Conservation en récipient étanche.

Solution de tétraoxyde d'osmium. *1061201.*
Solution à 2,5 g/l dans l'*acide sulfurique 0,05 M.*

Oxalique (acide). $C_2H_2O_4,2H_2O$. (M_r 126,1). *1061400.* [6153-56-6]. Acide éthanedioïque dihydraté.
Cristaux blancs, solubles dans l'eau, facilement solubles dans l'alcool.

Solution sulfurique d'acide oxalique. *1061401.*
Solution à 50 g/l d'*acide oxalique R* dans un mélange refroidi à volumes égaux d'*acide sulfurique R* et d'*eau R*.

Oxygène. O_2. (M_r 32,00). *1108800.*
Contient au minimum 99,99 pour cent *V/V* de O_2.

Azote et argon : moins de 100 ppm.

Dioxyde de carbone : moins de 10 ppm.

Monoxyde de carbone : moins de 5 ppm.

Oxygène R1. O_2. (M_r 32,00). *1137600.*
Contient au minimum 99 pour cent *V/V* de O_2.

Palladium. Pd. (A_r 106,4). *1114700.* [7440-05-3].
Métal gris blanc, soluble dans l'acide chlorhydrique.

Palladium (chlorure de). $PdCl_2$. (M_r 177,3). *1061500.* [7647-10-1].
Cristaux rouges.
F : 678 °C à 680 °C.

Solution de chlorure de palladium. *1061501.*
Dissolvez 1 g de *chlorure de palladium R* dans 10 ml d'*acide chlorhydrique R* chaud. Diluez la solution à 250 ml avec un mélange à volumes égaux d'*acide chlorhydrique dilué R* et d'*eau R*. Diluez cette solution avec 2 volumes d'*eau R* immédiatement avant l'emploi.

Palmitique (acide). $C_{16}H_{32}O_2$. (M_r 256,4). *1061600.* [57-10-3].
Acide hexadécanoïque.
Ecailles blanches, cristallines, pratiquement insolubles dans l'eau, facilement solubles dans l'alcool chaud et dans l'éther.
F : voisin de 63 °C.
Chromatographie. Examiné comme prescrit pour l'identification dans la monographie *Palmitate de chloramphénicol (0473)*, le chromatogramme obtenu avec la solution d'acide palmitique présente une seule tache principale.

Pancréas (poudre de). *1061700.*
Voir *Poudre de pancréas (0350).*

Papavérine (chlorhydrate de). *1061800.* [61-25-6].
Voir *Chlorhydrate de papavérine (0102).*

Papier à l'acétate de plomb. *1048102.*
Voir *Plomb (acétate de) R.*

Papier amidonné à l'iodate de potassium. *1085101.*
Voir *Amidon soluble R.*

Papier au bromure mercurique. *1052101.*
Voir *Mercurique (bromure) R.*

Papier à l'iodomercurate de vert de méthyle. *1054201.*
Voir *Vert de méthyle R.*

Papier au jaune titane. *1090901.*
Voir *Jaune titane R.*

Papier au nitrobenzaldéhyde. *1058701.*
Voir *Nitrobenzaldéhyde R.*

Papier manganèse-argent. *1078200.*
Plongez des bandelettes de papier à filtration lente dans une solution de *sulfate de manganèse R* à 8,5 g/l et de nitrate d'argent R à 8,5 g/l pendant quelques minutes. Faites sécher sur du *pentoxyde de diphosphore R* à l'abri des vapeurs acides et alcalines.

Papier tournesol bleu. *1049301.*
Voir *Tournesol R.*

Papier tournesol rouge. *1049302.*
Voir *Tournesol R.*

Paracétamol. *1061900.* [103-90-2].
Voir *Paracétamol (0049).*

Paracétamol exempt de 4-aminophénol. *1061901.*
Faites cristalliser le *paracétamol R* dans de l'*eau R* et desséchez sous vide à 70 °C ; répétez ces opérations jusqu'à ce que la substance satisfasse à l'essai suivant : dissolvez 5 g de la substance desséchée dans un mélange à volumes égaux de *méthanol R* et d'*eau R*, puis complétez à 100 ml avec le même mélange de solvants ; ajoutez 1 ml d'une solution récemment préparée contenant 10 g/l de *nitroprussiate de sodium R* et 10 g/l de carbonate de sodium anhydre R ; mélangez et laissez reposer pendant 30 min à l'abri de la lumière. Il ne se développe aucune coloration bleue ou verte.

Paraffine liquide. *1062000.* [8042-47-5].
Voir *Paraffine liquide (0239).*

Pararosaniline (chlorhydrate de). $C_{19}H_{18}ClN_3$. (M_r 323,8). *1062200.* [569-61-9].
Schultz No. 779.
Colour Index No. 42500.
Chlorure de 4-[bis(4-aminophényl)méthylène]cyclohexa-2,5-dièniminium.
Poudre cristalline rouge bleuâtre, peu soluble dans l'eau, soluble dans l'éthanol, pratiquement insoluble dans l'éther. Les solutions dans l'eau et dans l'éthanol sont colorées en rouge foncé. Les solutions dans l'acide chlorhydrique et dans l'acide sulfurique sont colorées en jaune.
F : voisin de 270 °C, avec décomposition.

Solution de pararosaniline décolorée. *1062201.*
Dans un flacon à bouchon rodé, ajoutez à 0,1 g de *chlorhydrate de pararosaniline R*, 60 ml d'*eau R* et une solution de 1,0 g de *sulfite de sodium anhydre R* ou de 2,0 g de *sulfite de sodium R* ou de 0,75 g de *métabisulfite de sodium R* dans 10 ml d'*eau R*. En agitant, ajoutez lentement 6 ml d'acide chlorhydrique dilué R ; bouchez le flacon et continuez à agiter jusqu'à dissolution complète. Complétez à 100 ml avec de l'*eau R* et laissez reposer pendant 12 h avant l'emploi.

Conservation à l'abri de la lumière.

Parthénolide. $C_{15}H_{20}O_3$. (M_r 248,3). *1129900.* [20554-84-1].
(4*E*)-(1a*R*,7a*S*,10a*S*,10b*S*)-1a,5-Diméthyl-8-méthylène-2,3,6,7,7a,8,10a,10b-octahydrooxiréno[9,10]cyclodéca[1,2-*b*]furan-9(1a*H*)-one. (*E*)-(5*S*,6*S*)-4,5-Époxygermacra-1(10),11(13)-diéno-12(6)-lactone.
Poudre cristalline blanche, très peu soluble dans l'eau, très soluble dans le chlorure de méthylène, soluble dans le méthanol.

$[\alpha]_D^{22}$: – 71,4, déterminé sur une solution à 2,2 g/l dans le *chlorure de méthylène R*.
F : 115 °C à 116 °C.
Absorbance (*2.2.25*). Une solution à 0,01 g/l dans l'*alcool R* présente un maximum d'absorption à 214 nm.

Dosage. Opérez par chromatographie liquide (*2.2.29*), selon les indications données dans la monographie *Grande camomille (1516)* à la concentration de la solution témoin.

La teneur n'est pas inférieure à 90 pour cent, calculée par le procédé de normalisation.

Pénicillinase (solution de). *1062300.*
Dissolvez 10 g d'hydrolysat de caséine, 2,72 g de *phosphate monopotassique R* et 5,88 g de *citrate de sodium R* dans 200 ml d'*eau R*, ajustez à pH 7,2 avec une solution d'*hydroxyde de sodium R* à 200 g/l et complétez à 1000 ml avec de l'*eau R*. Dissolvez 0,41 g de *sulfate de magnésium R* dans 5 ml d'*eau R* et ajoutez 1 ml d'une solution de sulfate ferreux et d'ammonium R à 1,6 g/l, puis complétez à 10 ml avec de l'*eau R*. Stérilisez les 2 solutions à l'autoclave, refroidissez, mélangez, répartissez par couches peu profondes dans des fioles coniques et inoculez *Bacillus cereus* (NCTC 9946). Laissez reposer les fioles à 18-37 °C jusqu'aux premiers signes de croissance et maintenez à 35-37 °C pendant 16 h, en agitant continuellement pour assurer l'aération. Centrifugez et stérilisez le liquide surnageant par filtration sur membrane. 1,0 ml de solution de pénicillinase contient au minimum 0,4 microkatal (correspondant à une hydrolyse d'au moins 500 mg de benzylpénicilline en acide benzylpénicilloïque par heure) à 30 °C et à pH 7 à condition que la concentration en benzylpénicilline ne tombe pas au-dessous du niveau nécessaire pour la saturation enzymatique. La constante de Michaelis, pour la benzylpénicilline, de la pénicillinase dans la solution de pénicillinase est égale à 12 µg environ par millilitre.

Stérilité (2.6.1). La solution satisfait à l'essai de stérilité.

Conservation à une température de 0 °C à 2 °C. A utiliser dans les 2 à 3 jours. A l'état cryodesséché, la substance peut être conservée pendant plusieurs mois dans des ampoules scellées.

Pentaérythrityle [tétrakis[3-[3,5-bis(1,1-diméthyléthyl)-4-hydroxyphényl]propanoate] de]. $C_{73}H_{108}O_{12}$. (M_r 1 178). *1062400.* [6683-19-8]. Tétrakis[3-(3,5-di-*tert*-butyl-4-hydroxyphényl)]propionate de pentaérythrityle. Tétrakis[3-[3,5-bis(1,1-diméthyléthyl)-4-hydroxyphényl]]propionate de 2,2′-bis(hydroxyméthyl)propane-1,3-diol.
Poudre cristalline blanche à légèrement jaunâtre, pratiquement insoluble dans l'eau, très soluble dans l'acétone, soluble dans le méthanol, peu soluble dans l'hexane.
F : 110 °C à 125 °C.
Forme α : 120 °C à 125 °C.
Forme β : 110 °C à 115 °C.

Pentane. C_5H_{12}. (M_r 72,2). *1062500.* [109-66-0].
Liquide limpide et incolore, inflammable, très peu soluble dans l'eau, miscible à l'acétone, à l'éthanol et à l'éther.
d_{20}^{20} : voisine de 0,63.
n_D^{20} : voisin de 1,359.
Eb : voisin de 36 °C.
Le pentane utilisé en spectrophotométrie satisfait en plus à l'essai suivant :
Transmittance minimale (*2.2.25*) : 20 pour cent à 200 nm, 50 pour cent à 210 nm, 85 pour cent à 220 nm, 93 pour cent à 230 nm, 98 pour cent à 240 nm, l'*eau R* étant utilisée comme liquide de compensation.

Pentanol. $C_5H_{12}O$. (M_r 88,1). *1062600.* [71-41-0]. 1-Pentanol.
Liquide incolore, assez soluble dans l'eau, miscible à l'alcool et à l'éther.
n_D^{20} : voisin de 1,410.
Eb : voisin de 137 °C.

Pentoxyde de diphosphore. P_2O_5. (M_r 141,9). *1032900.* [1314-56-3]. Pentoxyde de phosphore. Anhydride phosphorique.
Poudre blanche, amorphe, déliquescente. Le pentoxyde de diphosphore s'hydrate dans l'eau avec production de chaleur.
Conservation en récipient étanche.

***tert*-Pentylique (alcool).** $C_5H_{12}O$. (M_r 88,1). *1062700.* [75-85-4]. Alcool amylique tertiaire. 2-Méthyl-2-butanol.
Liquide volatil, inflammable, facilement soluble dans l'eau, miscible à l'alcool, à l'éther et au glycérol.
d_{20}^{20} : voisine de 0,81.
Intervalle de distillation (*2.2.11*) : 95 pour cent au minimum distille de 100 °C à 104 °C.
Conservation à l'abri de la lumière.

Pepsine (poudre de). *1062800.* [9001-75-6].
Voir *Poudre de pepsine (0682).*

Perchlorique (acide). $HClO_4$. (M_r 100,5). *1062900.* [7601-90-3].
Contient au minimum 70,0 pour cent *m/m* et au maximum 73,0 pour cent *m/m* de $HClO_4$.
Liquide limpide et incolore, miscible à l'eau.
d_{20}^{20} : voisine de 1,7.
Dosage. A 2,50 g d'acide perchlorique, ajoutez 50 ml d'*eau R* et titrez par l'*hydroxyde de sodium 1 M* en présence de 0,1 ml de *solution de rouge de méthyle R*.
1 ml d'*hydroxyde de sodium 1 M* correspond à 100,5 mg de $HClO_4$.

Solution d'acide perchlorique. *1062901.*
Prélevez 8,5 ml d'*acide perchlorique R* et complétez à 100 ml avec de l'*eau R*.

Periodique (acide). H_5IO_6. (M_r 227,9). *1108900.* [10450-60-9].
Cristaux facilement solubles dans l'eau et solubles dans l'alcool.
F : voisin de 122 °C.

Periodique (solution acétique d'acide). *1063000.*
Dissolvez 0,446 g de *periodate de sodium R* dans 2,5 ml d'une solution d'*acide sulfurique R* à 25 pour cent *V/V*, puis complétez à 100,0 ml avec de l'*acide acétique glacial R*.

Perméthrine. $C_{21}H_{20}Cl_2O_3$. (M_r 391,3). *1130000.* [52645-53-1].
F : 34 °C à 35 °C.
Une solution de référence certifiée de qualité appropriée (10 ng/µl dans le cyclohexane) peut être utilisée.

Pérylène. $C_{20}H_{12}$. (M_r 252,3). *1130100.* [198-55-0].
Dibenz(de,kl)anthracène.
Poudre orange.
F : voisin de 279 °C.

Pétroléine. *1063100.* [8032-32-4].
Voir *Ether de pétrole R.*

α-Phellandrène. $C_{10}H_{16}$. (M_r 136,2). *1130400.* [4221-98-1]. (*R*)-5-Isopropyl-2-methyl-cyclohexa-1,3-diène. (–)-p-Mentha-1,5-diène.
d_{20}^{20} : voisine de 0,839.
n_D^{20} : voisin de 1,471.
$[\alpha]_D^{20}$: voisin de – 217.
Eb : 171 °C à 174 °C.
L'α-phellandrène utilisé en chromatographie en phase gazeuse satisfait également à l'essai suivant.
Dosage. Opérez par chromatographie en phase gazeuse (*2.2.28*) selon les indications données dans la monographie *Huile essentielle d'eucalyptus (0390).*
Solution à examiner. L'α-phellandrène à examiner. La surface du pic principal n'est pas inférieure à 98,0 pour cent de la surface de l'ensemble des pics du chromatogramme obtenu.

Phénanthrène. $C_{14}H_{10}$. (M_r 178,2). *1063200.* [85-01-8].
Cristaux blancs, pratiquement insolubles dans l'eau, facilement solubles dans l'éther, assez solubles dans l'alcool.
F : voisin de 100 °C.

Phénanthroline (chlorhydrate de). $C_{12}H_9ClN_2,H_2O$. (M_r 234,7). *1063300.* [3829-86-5]. Chlorhydrate de 1,10-phénanthroline monohydraté.
Poudre cristalline blanche ou sensiblement blanche, facilement soluble dans l'eau, soluble dans l'alcool.
F : voisin de 215 °C, avec décomposition.

Phénazone. *1063400.* [60-80-0].
Voir *Phénazone (0421).*

Phénol. *1063500.* [108-95-2].
Voir *Phénol (0631).*

Phénolphtaléine. $C_{20}H_{14}O_4$. (M_r 318,3). *1063700.* [77-09-8]. 3-3-Bis(4-hydroxyphényl)-3*H*-isobenzofuran-1-one.
Poudre blanche ou blanc jaunâtre, pratiquement insoluble dans l'eau, soluble dans l'alcool.

Papier à la phénolphtaléine. *1063704.*
Plongez des bandelettes de papier filtre dans la *solution de phénolphtaléine R.* Maintenez-les immergées pendant quelques minutes, puis laissez sécher.

Solution de phénolphtaléine. *1063702.*
Dissolvez 0,1 g de *phénolphtaléine R* dans 80 ml d'*alcool R* et complétez à 100 ml avec de l'*eau R.*
Essai de sensibilité. A 0,1 ml de solution de phénolphtaléine, ajoutez 100 ml d'*eau exempte de dioxyde de carbone R.* La solution est incolore. Le virage au rose de l'indicateur ne nécessite pas plus de 0,2 ml d'*hydroxyde de sodium 0,02 M.*
Zone de virage : pH 8,2 (incolore) à pH 10,0 (rouge).

Solution de phénolphtaléine R1. *1063703.*
Solution à 10 g/l dans l'*alcool R.*

Phénoxyacétique (acide). $C_8H_8O_3$. (M_r 152,1). *1063800.* [122-59-8]. Acide 2-phénoxyéthanoïque.
Cristaux pratiquement blancs, assez solubles dans l'eau, facilement solubles dans l'alcool, dans l'éther et dans l'acide acétique glacial.
F : voisin de 98 °C.
Chromatographie. Examinez l'acide phénoxyacétique comme prescrit dans la monographie *Phénoxyméthylpénicilline (0148).* Le chromatogramme obtenu présente une seule tache principale.

Phénoxybenzamine (chlorhydrate de). $C_{18}H_{23}Cl_2NO$. (M_r 340,3). *1063900.* Chlorhydrate de *N*-(2-chloroéthyl)-*N*-(1-méthyl-2-phénoxyéthyl)benzylamine.
Contient au minimum 97,0 pour cent et au maximum l'équivalent de 103,0 pour cent de $C_{18}H_{23}Cl_2NO$, calculé par rapport à la substance desséchée.

Poudre cristalline blanche ou sensiblement blanche, assez soluble dans l'eau, facilement soluble dans l'alcool.
F : voisin de 138 °C.
Perte à la dessiccation (*2.2.32*). Déterminée par dessiccation sur du *pentoxyde de diphosphore R,* sous une pression ne dépassant pas 670 Pa, pendant 24 h, la perte à la dessiccation n'est pas supérieure à 0,5 pour cent.

Dosage. Dissolvez 0,500 g de chlorhydrate de phénoxybenzamine dans 50,0 ml de chloroforme exempt d'*éthanol R.* Agitez avec 3 fois 20 ml d'*acide chlorhydrique 0,01 M.* Rejetez les solutions acides, filtrez sur coton la couche chloroformique. Prélevez 5,0 ml du filtrat et complétez à 500,0 ml avec du chloroforme exempt d'*éthanol R.* Mesurez l'absorbance (*2.2.25*) de la solution au maximum à 272 nm dans une cuve fermée.

Calculez la teneur en $C_{18}H_{23}Cl_2NO$ en prenant 56,3 comme valeur de l'absorbance spécifique.

Conservation à l'abri de la lumière.

Phénoxyéthanol. $C_8H_{10}O_2$. (M_r 138,2). *1064000.* [122-99-6]. 2-Phénoxyéthanol.
Liquide limpide, incolore et huileux, peu soluble dans l'eau, facilement soluble dans l'alcool et dans l'éther.
d_{20}^{20} : voisine de 1,11.
n_D^{20} : voisin de 1,537.
Point de solidification (2.2.18) : minimum 12 °C.

Phénylalanine. *1064100.* [63-91-2].
Voir *Phénylalanine (0782).*

Phényle (isothiocyanate de). C_7H_5NS. (M_r 135,2). *1121500.* [103-72-0].
Liquide insoluble dans l'eau, soluble dans l'alcool.
d_{20}^{20} : voisine de 1,13.
n_D^{20} : voisin de 1,65.
Eb : voisin de 221 °C.
F : voisin de – 21 °C.
Utilisez une qualité appropriée pour le séquençage des protéines.

***p*-Phénylènediamine (dichlorhydrate de).** $C_6H_{10}Cl_2N_2$. (M_r 181,1). *1064200.* [615-28-1]. Dichlorhydrate de 1,4-diaminobenzène.
Poudre cristalline ou cristaux blancs ou légèrement colorés, se colorant en rougeâtre au contact de l'air, facilement solubles dans l'eau, peu soluble dans l'alcool et dans l'éther.

α-Phénylglycine. $C_8H_9NO_2$. (M_r 151,2). *1064300.* [2835-06-5]. Acide (*RS*)-2-amino-2-phénylacétique.

Phénylhydrazine (chlorhydrate de). $C_6H_9ClN_2$. (M_r 144,6). *1064500.* [59-88-1].
Poudre cristalline, blanche ou sensiblement blanche, brunissant à l'air, soluble dans l'eau et dans l'alcool.
F : voisin de 245 °C, avec décomposition.
Conservation à l'abri de la lumière.

Solution de chlorhydrate de phénylhydrazine. *1064501.* Dissolvez 0,9 g de *chlorhydrate de phénylhydrazine R* dans 50 ml d'*eau R*. Décolorez la solution avec du *charbon activé R* et filtrez. Au filtrat, ajoutez 30 ml d'*acide chlorhydrique R* et complétez à 250 ml avec de l'*eau R*.

Solution sulfurique de phénylhydrazine. *1064502.* Dissolvez 65 mg de *chlorhydrate de phénylhydrazine R*, cristallisé au préalable dans l'*alcool à 85 pour cent V/V R*, dans un mélange de 170 volumes d'*acide sulfurique R* et de 80 volumes d'*eau R*. Complétez à 100 ml avec le même mélange de solvants. Préparez extemporanément.

1-Phénylpipérazine. $C_{10}H_{14}N_2$. (M_r 162,2). *1130500.* [92-54-6].
Liquide jaune légèrement visqueux, non miscible à l'eau.
d_4^{20} : : voisine de 1,07.
n_D^{20} : voisin de 1,588.

Phloroglucine. $C_6H_6O_3,2H_2O$. (M_r 162,1). *1064600.* [6099-90-7]. Benzène-1,3,5-triol.
Cristaux blancs ou jaunâtres, peu solubles dans l'eau, solubles dans l'alcool.
F : 223 °C environ (fusion instantanée).

Solution de phloroglucine. *1064601.* A 1 ml d'une *solution de phloroglucine R* à 100 g/l dans l'*alcool R*, ajoutez 9 ml d'*acide chlorhydrique R*.
Conservation à l'abri de la lumière.

Phosalone. $C_{12}H_{15}ClNO_4PS_2$. (M_r 367,8). *1130200.* [2310-17-0].
F : 45 °C à 48 °C.
Une solution de référence certifiée de qualité appropriée (10 ng/µl dans l'isooctane) peut être utilisée.

Phosphate diammonique. *1006100.* [7783-28-0].
Voir *Ammonium (phosphate d') R*.

Phosphate dipotassique. K_2HPO_4. (M_r 174,2). *1033000.* [7758-11-4]. Hydrogénophosphate de dipotassium.
Poudre cristalline blanche, hygroscopique, très soluble dans l'eau, peu soluble dans l'alcool.
Conservation en récipient étanche.

Phosphate disodique. *1033300.* [10039-32-4].
Voir *Phosphate disodique dodécahydraté (0118)*.

Solution de phosphate disodique. *1033301.* Solution à 90 g/l.

Phosphate disodique anhydre. Na_2HPO_4. (M_r 142,0). *1033400.* [7558-79-4].

Phosphate disodique dihydraté. *1033500.* [10028-24-7].
Voir *Phosphate disodique dihydraté (0602)*.

Phosphate monopotassique. *1069600.* [7778-77-0].
Voir *Phosphate monopotassique (0920)*.

Solution de phosphate monopotassique 0,2 M. *1069601.* Contient une quantité de *phosphate monopotassique R* correspondant à 27,22 g de KH_2PO_4 dans 1000,0 ml.

Phosphate monosodique. *1080100.* [13472-35-0].
Voir *Phosphate monosodique dihydraté (0194)*.

Phosphate monosodique anhydre. NaH_2PO_4. (M_r 120,0). *1080200.* [7558-80-7].
Poudre blanche, hygroscopique.
Conservation en récipient étanche.

Phosphate monosodique monohydraté. NaH_2PO_4,H_2O. (M_r 138,0). *1080300.* [10049-21-5].
Cristaux légèrement déliquescents ou granulés, blancs, facilement solubles dans l'eau, pratiquement insolubles dans l'alcool
Conservation en récipient étanche.

Phosphate trisodique dodécahydraté. $Na_3PO_4,12H_2O$. (M_r 380,1). *1094300.* [10101-89-0].
Cristaux incolores, facilement solubles dans l'eau.

Phosphite de tris[2,4-di(1,1-diméthyléthyl)phényle]. $C_{42}H_{63}O_3P$. (M_r 647). *1094100.* [31570-04-4].
Poudre blanche.
F : 182 °C à 186 °C.

Phospholipides. *1064800.*
Lavez une quantité de cerveau humain ou bovin séparé soigneusement des méninges et des vaisseaux, et homogénéisez dans un appareil approprié. Pesez ensuite 1000 g à 1 300 g de la substance homogénéisée et mesurez le volume (*V* ml). Agitez avec 3 fois 4*V* ml d'*acétone R*, filtrez sous vide et desséchez l'insoluble à 37 °C pendant 18 h. Agitez le résidu avec 2 fois 2*V* ml d'un mélange de 2 volumes d'*éther de pétrole R2* et de 3 volumes d'*éther de pétrole R1* en filtrant chaque fraction sur un papier filtre préalablement humecté par le mélange de solvants. Réunissez les filtrats et évaporez à siccité à 45 °C, sous une pression ne dépassant pas 670 Pa. Dissolvez le résidu dans 0,2*V* ml d'*éther R* et laissez reposer à 4 °C jusqu'à formation d'un dépôt. Centrifugez et évaporez le liquide limpide surnageant sous basse pression jusqu'à un volume de 100 ml par kilogramme de substance homogénéisée et pesée. Laissez reposer à 4 °C jusqu'à formation d'un précipité (12 h à 24 h), puis centrifugez. Au liquide limpide surnageant, ajoutez 5 fois son volume d'*acétone R*, centrifugez et rejetez le liquide surnageant. Desséchez le précipité.

Conservez au dessiccateur sous vide à l'abri de la lumière.

Phosphomolybdique (acide). $12MoO_3,H_3PO_4,xH_2O$. *1064900.* [51429-74-4].
Cristaux fins jaune orangé, facilement solubles dans l'eau, solubles dans l'alcool et dans l'éther.

Solution d'acide phosphomolybdique. *1064901.* Dissolvez 4 g d'*acide phosphomolybdique R* dans de l'*eau R* et complétez à 40 ml avec le même solvant, puis ajoutez prudemment et en refroidissant 60 ml d'*acide sulfurique R*. Préparez extemporanément.

Phosphomolybdotungstique (réactif). *1065000.*
Dissolvez 100 g de *tungstate de sodium R* et 25 g de *molybdate de sodium R* dans 700 ml d'*eau R.* Ajoutez 100 ml d'*acide chlorhydrique R* et 50 ml d'*acide phosphorique R.* Dans un appareillage en verre, chauffez à reflux pendant 10 h. Ajoutez 150 g de *sulfate de lithium R,* 50 ml d'*eau R* et quelques gouttes de *brome R.* Faites bouillir jusqu'à élimination de l'excès de brome (15 min), laissez refroidir, complétez à 1000 ml avec de l'*eau R* et filtrez. Le réactif est jaune. Si le réactif prend une coloration verdâtre, il n'est pas indiqué de l'utiliser, mais il peut être régénéré par ébullition avec quelques gouttes de *brome R.* Veillez à éliminer par ébullition tout excès de brome.
Conservation de 2 °C à 8 °C.

Réactif phosphomolybdotungstique dilué. *1065001.*
Diluez 1 volume de *réactif phosphomolybdotungstique R* avec 2 volumes d'*eau R.*

Phosphonoformiate de triéthyle. $C_7H_{15}O_5P$. (M_r 210,2). *1132900.* [1474-78-8]. (Diéthoxyphosphoryl)formiate d'éthyle.
Liquide incolore.
$Eb_{12\ mm}$: voisin de 135 °C.

Phosphoreux (acide). H_3PO_3. (M_r 82,0). *1130600.* [13598-36-2].
Masse cristalline, blanche, très hygroscopique et déliquescente, lentement oxydée par l'oxygène (air) en H_3PO_4.
Cristaux orthorhombiques, instables, solubles dans l'eau, dans l'alcool et dans un mélange de 3 volumes d'éther et de 1 volume d'alcool.
d_4^{21} : 1,651.
F : voisin de 73 °C.

Phosphorique (acide). *1065100.* [7664-38-2].
Voir *Acide phosphorique concentré (0004).*

Acide phosphorique dilué. *1065101.*
Voir *Acide phosphorique dilué (0005).*

Phosphorique (anhydride). *1032900.* [1314-56-3].
Voir *Pentoxyde de diphosphore R.*

Phosphotungstique (solution d'acide). *1065200.*
Chauffez à reflux 10 g de *tungstate de sodium R* avec 8 ml d'*acide phosphorique R* et 75 ml d'*eau R* pendant 3 h. Laissez refroidir et complétez à 100 ml avec de l'*eau R.*

Phtalaldéhyde. $C_8H_6O_2$. (M_r 134,1). *1065300.* [643-79-8].
Benzène-1,2-dicarboxaldéhyde.
Poudre cristalline, jaune.
F : voisin de 55 °C.
Conservation à l'abri de la lumière et de l'air.

Réactif au phtalaldéhyde. *1065301.*
Dissolvez 2,47 g d'*acide borique R* dans 75 ml d'*eau R,* ajustez à pH 10,4 avec une solution d'*hydroxyde de potassium R* à 450 g/l et complétez à 100 ml avec de l'*eau R.* Dissolvez 1,0 g de *phtalaldéhyde R* dans 5 ml de *méthanol R,* ajoutez 95 ml de la solution d'acide borique et 2 ml d'*acide thioglycolique R* et ajustez à pH 10,4 avec une solution d'*hydroxyde de potassium R* à 450 g/l.
Conservation à l'abri de la lumière. Utilisez dans les 3 jours qui suivent la préparation.

Phtalazine. $C_8H_6N_2$. (M_r 130,1). *1065400.* [253-52-1].
Cristaux jaune pâle, facilement solubles dans l'eau, solubles dans l'acétate d'éthyle, dans l'éthanol et dans le méthanol, assez solubles dans l'éther.
F : 89 °C à 92 °C.

Phtalique (acide). $C_8H_6O_4$. (M_r 166,1). *1065600.* [88-99-3].
Acide benzène-1,2-dicarboxylique.
Poudre cristalline blanche, soluble dans l'eau chaude et dans l'alcool.

Phtalique (anhydride). $C_8H_4O_3$. (M_r 148,1). *1065700.* [85-44-9]. Isobenzofuran-1,3-dione.
Contient au minimum 99,0 pour cent de $C_8H_4O_3$.
Paillettes blanches.
F : 130 °C à 132 °C.
Dosage. Dissolvez 2,000 g d'anhydride phtalique dans 100 ml d'*eau R* et chauffez à reflux pendant 30 min. Refroidissez et titrez par l'*hydroxyde de sodium 1 M* en présence de *solution de phénolphtaléine R.*
1 ml d'*hydroxyde de sodium 1 M* correspond à 74,05 mg de $C_8H_4O_3$.

Solution d'anhydride phtalique. *1065701.*
Dissolvez 42 g d'*anhydride phtalique R* dans 300 ml de *pyridine anhydre R.* Laissez reposer pendant 16 h. Conservez à l'abri de la lumière et utilisez la solution dans la semaine qui suit sa préparation.

Picrique (acide). $C_6H_3N_3O_7$. (M_r 229,1). *1065800.* [88-89-1].
2,4,6-Trinitrophénol.
Prismes ou paillettes jaunes, solubles dans l'eau et dans l'alcool.
Conservez humidifié par l'*eau R.*

Solution d'acide picrique. *1065801.*
Solution à 10 g/l.

Solution d'acide picrique R1. *1065802.*
Préparez 100 ml d'une solution saturée d'*acide picrique R* et ajoutez 0,25 ml de solution concentrée d'*hydroxyde de sodium R.*

Solution alcaline de picrate de sodium. *1083300.*
Voir *Sodium (solution alcaline de picrate de) R.*

Picéine. $C_{14}H_{18}O_7$. (M_r 298,3). *1130700.* [530-14-3].
1-[4-(β-D-Glucopyranosyloxy)phényl]éthanone.
p-(Acétylphényl)-β-D-glucopyranoside.
F : 194 °C à 195 °C.

α-Pinène. $C_{10}H_{16}$. (M_r 136,2). *1130800.* [7785-70-8].
(1*R*,5*R*)-2,6,6-Triméthylbicyclo[3.1.1]hept-2-ène.
Liquide non miscible à l'eau.
d_{20}^{20} : voisine de 0,859.
n_D^{20} : voisin de 1,466.
Eb : 154 °C à 156 °C.
L'α-pinène utilisé en chromatographie en phase gazeuse satisfait également à l'essai suivant.
Dosage. Opérez par chromatographie en phase gazeuse (*2.2.28*) selon les indications données dans la monographie *Huile essentielle de fleur d'oranger amer (1175).*
Solution à examiner. L'α-pinène à examiner.
La surface du pic principal n'est pas inférieure à 99,0 pour cent de la surface de l'ensemble des pics du chromatogramme obtenu.

4. Réactifs

β-Pinène. $C_{10}H_{16}$. (M_r 136,2). *1109000.* [19902-08-0].
6,6-Diméthyl-2-méthylènedicyclo[3.1.1]heptane.
Liquide huileux, incolore, d'odeur rappelant celle de l'essence de térébenthine, pratiquement insoluble dans l'eau, miscible à l'alcool, et à l'éther.
d_{20}^{20} : voisine de 0,867.
n_D^{20} : voisin de 1,474.
Eb : 164 °C à 166 °C.
Le β-pinène utilisé en chromatographie en phase gazeuse satisfait également à l'essai suivant :

Dosage. Opérez par chromatographie en phase gazeuse (*2.2.28*) comme prescrit dans la monographie *Huile essentielle de fleur d'oranger amer (1175).*

Solution à examiner. Le β-pinène à examiner.

La surface du pic principal n'est pas inférieure à 99,0 pour cent de la surface de l'ensemble des pics du chromatogramme obtenu.

Pipérazine (hydrate de). *1065900.* [142-63-2].
Voir *Hydrate de pipérazine (0425).*

Pipéridine. $C_5H_{11}N$. (M_r 85,2). *1066000.* [110-89-4].
Hexahydropyridine.
Liquide incolore à faiblement jaune, alcalin, miscible à l'eau, à l'alcool, à l'éther et à l'éther de pétrole.
Eb : voisin de 106 °C.

Pirimiphos-éthyl. $C_{13}H_{24}N_3O_3PS$. (M_r 333,4). *1130300.* [23505-41-1].
F : 15 °C à 18 °C.
Une solution de référence certifiée de qualité appropriée (10 ng/µl dans le cyclohexane) peut être utilisée.

Plaque au gel de silice pour CCM. *1116700.*

Support de verre, métal ou plastique recouvert d'une couche de gel de silice d'épaisseur et de granulométrie appropriées (généralement 2-10 µm pour les plaques de fine granulométrie (chromatographie sur couche mince haute performance, CCMHP) et 5-40 µm pour les plaques CCM ordinaires). Si nécessaire, la taille des particules est indiquée après le nom du réactif dans les essais où il est utilisé.

La plaque peut contenir un liant organique.

Pouvoir de séparation chromatographique. Déposez sur la plaque un volume approprié (10 µl pour une plaque CCM ordinaire et 1-2 µl pour une plaque de fine granulométrie) de *solution pour essai de performance pour CCM R.* Développez sur un parcours égal aux 2/3 de la hauteur de la plaque avec un mélange de 20 volumes de *méthanol R* et de 80 volumes de *toluène R.* La plaque n'est valable que si le chromatogramme présente quatre taches nettement séparées : une tache due au vert de bromocrésol à un R_f inférieur à 0,15, une tache due au méthylorange à un R_f de 0,1-0,25, une tache due au rouge de méthyle à un R_f de 0,35-0,55 et une tache due au rouge Soudan G à un R_f de 0,75-0,98.

Plaque au gel de silice F_{254} pour CCM. *1116800.*

Satisfait aux spécifications décrites pour la *plaque au gel de silice pour CCM R,* avec la modification suivante :

Contient un indicateur de fluorescence dont l'absorbance est maximale en lumière ultraviolette à 254 nm.

Suppression de fluorescence. Déposez séparément sur la plaque, en 5 points, des volumes croissants (1-10 µl pour les plaques CCM ordinaires et 0,2-2 µl pour les plaques de fine granulométrie) d'une solution d'*acide benzoïque R* à 1 g/l dans un mélange de 15 volumes d'*éthanol R* et de 85 volumes de *cyclohexane R.* Développez sur un parcours égal à la moitié de la hauteur de la plaque avec le même mélange de solvants. Laissez évaporer les solvants, puis examinez en lumière ultraviolette à 254 nm. Dans le cas des plaques CCM ordinaires, pour les dépôts égaux ou supérieurs à 2 µg, l'acide benzoïque apparaît sous la forme de taches sombres sur fond fluorescent environ au milieu du chromatogramme. Dans le cas des plaques de fine granulométrie, pour les dépôts égaux ou supérieurs à 0,2 µg, l'acide benzoïque apparaît sous la forme de taches sombres sur fond fluorescent environ au milieu du chromatogramme.

Plaque au gel de silice G pour CCM. *1116900.*
Satisfait aux spécifications décrites pour la *plaque au gel de silice pour CCM R,* avec la modification suivante :

Contient du sulfate de calcium hémihydraté comme liant.

Plaque au gel de silice GF_{254} pour CCM. *1117000.*

Satisfait aux spécifications décrites pour la *plaque au gel de silice pour CCM R,* avec les modifications suivantes :

Contient du sulfate de calcium hémihydraté comme liant et un indicateur de fluorescence dont l'absorbance est maximale en lumière ultraviolette à 254 nm.

Suppression de fluorescence. Satisfait à l'essai décrit pour la plaque au gel de silice F_{254} pour CCM R.

Plaque au gel de silice octadécylsilylé pour CCM pour séparation des composés chiraux . *1137700.*
Support de verre, de métal ou de plastique, recouvert d'une couche de gel de silice octadécylsilylé, imprégné d'ions Cu^{2+} et d'hydroxyproline énantiomériquement pure. La plaque peut contenir un liant organique.

Plaque au gel de silice silanisée pour CCM. *1117100.*

Support de verre, métal ou plastique recouvert d'une couche de gel de silice silanisée d'épaisseur et de granulométrie appropriées (généralement 2-10 µm pour les plaques de fine granulométrie (chromatographie sur couche mince haute performance, CCMHP) et 5-40 µm pour les plaques CCM ordinaires). Si nécessaire, la taille des particules est indiquée après le nom du réactif dans les essais où il est utilisé.

La plaque peut contenir un liant organique.

Pouvoir de séparation chromatographique. Dans une fiole conique de 250 ml, introduisez 0,1 g respectivement de *laurate de méthyle R*, de *myristate de méthyle R*, de *palmitate de méthyle R* et de *stéarate de méthyle R*. Ajoutez 40 ml de solution alcoolique d'*hydroxyde de potassium R* et chauffez à reflux au bain-marie pendant 1 h. Laissez refroidir, transvasez dans une ampoule à décantation à l'aide de 100 ml d'*eau R*, acidifiez avec de l'*acide chlorhydrique dilué R* (pH de 2 à 3) et agitez avec 3 fois 10 ml de *chlorure de méthylène R*. Réunissez les couches organiques, séchez-les sur du *sulfate de sodium anhydre R*, filtrez et évaporez à siccité au bain-marie. Dissolvez le résidu dans 50 ml de *chlorure de méthylène R*. Opérez par chromatographie sur couche mince (*2.2.27*) en utilisant une *plaque au gel de silice silanisée pour CCM R*. Déposez respectivement sur 3 points de départ séparés, une quantité appropriée (environ 10 µl pour les plaques CCM ordinaires et environ 1-2 µl pour les plaques de fine granulométrie) de la solution préparée ci-dessus. Développez sur un parcours égal aux 2/3 de la hauteur de la plaque avec un mélange de 10 volumes d'*acide acétique glacial R*, de 25 volumes d'*eau R* et de 65 volumes de *dioxane R*. Laissez sécher la plaque à 120 °C pendant 30 min. Laissez refroidir, pulvérisez une solution d'*acide phosphomolybdique R* à 35 g/l dans du *2-propanol R* et chauffez à l'étuve à 150 °C jusqu'à apparition des taches. Traitez la plaque par des vapeurs d'ammoniaque jusqu'à obtention d'un fond blanc. Les chromatogrammes obtenus présentent 4 taches nettement séparées et délimitées.

Plaque au gel de silice silanisée F_{254} pour CCM. *1117200.*
Satisfait aux spécifications décrites pour la *plaque au gel de silice silanisée pour CCM R*, avec la modification suivante :

Contient un indicateur de fluorescence dont l'absorbance est maximale en lumière ultraviolette à 254 nm.

Plaquettes (substitut de). *1066400.*

A 0,5 g à 1 g de *phospholipides R*, ajoutez 20 ml d'*acétone R* et laissez reposer le mélange pendant 2 h en agitant fréquemment. Centrifugez pendant 2 min et éliminez le liquide surnageant. Desséchez le résidu au moyen d'une pompe à vide, ajoutez 20 ml de *chloroforme R* et agitez pendant 2 h. Filtrez sous vide et mettez le liquide obtenu en suspension dans 5 ml à 10 ml d'une *solution de chlorure de sodium R* à 9 g/l.

Pour la détermination de l'activité du facteur IX, préparez une dilution dans une *solution de chlorure de sodium R* à 9 g/l, telle que la différence entre les temps de coagulation des dilutions successives de la préparation de référence soit de 10 s environ.

Conservées à – 30 °C, les suspensions diluées peuvent être utilisées pendant les 6 semaines qui suivent leur préparation.

Plasma citraté de lapin. *1020900.*
A l'aide d'une seringue en matière plastique munie d'une aiguille n° 1, contenant le volume nécessaire de solution de *citrate de sodium R* à 38 g/l pour obtenir un rapport volume citrate/sang de 1 : 9, prélevez un échantillon de sang par ponction intracardiaque sur un lapin à jeun depuis 12 h. Séparez le plasma par centrifugation à 1500-1800 *g* à 15-20 °C pendant 30 min.

Conservez à 0-6 °C.

Utilisez le plasma dans les 4 h qui suivent le prélèvement.

Plasma pauvre en plaquettes. *1066100.*
Recueillez 45 ml de sang humain dans une seringue de plastique de 50 ml contenant 5 ml d'une solution stérile de *citrate de sodium R* à 38 g/l. Sans délai, centrifugez à 1500 *g* à 4 °C pendant 30 min. Prélevez les deux tiers supérieurs du plasma surnageant à l'aide d'une seringue de plastique et, sans délai, centrifugez à 3500 *g* à 4 °C pendant 30 min. Prélevez les deux tiers supérieurs du liquide et congelez rapidement en quantités appropriées dans des tubes de plastique à une température égale ou inférieure à – 40 °C. Utilisez un appareillage en plastique ou en verre siliconé.

Plasma (substrat de). *1066200.*
Séparez le plasma de sang humain ou bovin recueilli dans un neuvième de son volume de solution de *citrate de sodium R* à 38 g/l, ou dans deux septièmes de son volume d'une solution contenant 20 g/l de *citrate acide de sodium R* et 25 g/l de *glucose R*. Dans le premier cas, le substrat doit être préparé le jour du prélèvement du sang, dans le dernier cas, le substrat de plasma peut être préparé dans les 2 jours qui suivent le prélèvement.

Conservation à – 20 °C.

Plasma (substrat de) R1. *1066201.*

Utilisez un équipement hydrophobe fabriqué à partir de matériaux tels que des plastiques appropriés ou du verre siliconé pour prélever et manipuler le sang.
Sur au moins 5 moutons, recueillez un volume de sang approprié ; un volume de 285 ml de sang ajouté à 15 ml de solution d'anticoagulant convient mais des volumes plus petits peuvent être recueillis, sur des animaux vivants ou au moment de leur abattage, au moyen d'une aiguille adaptée à une canule appropriée d'une longueur suffisante pour atteindre le fond du récipient collecteur. Rejetez les quelques premiers millilitres et recueillez uniquement le sang qui s'écoule librement. Mélangez le sang à une quantité suffisante d'une solution anticoagulante contenant 8,7 g de *citrate de sodium R* et 4 mg d'*aprotinine R* dans 100 ml d'*eau R* pour obtenir une proportion finale de 19 volumes de sang pour 1 volume de solution anticoagulante. Pendant et immédiatement après le prélèvement, imprimez au récipient un mouvement rotatoire afin que le mélange se fasse sans former de mousse. Lorsque le prélèvement est terminé, fermez la fiole et laissez refroidir à 10-15 °C. Une fois refroidi, réunissez le contenu de tous les flacons à l'exception de ceux qui présentent des signes évidents d'hémolyse ou de coagulation et maintenez le sang recueilli à 10-15 °C.

Dès que possible et dans les 4 h qui suivent le prélèvement, centrifugez le sang recueilli à 1000-2000 *g* à 10-15 °C pendant 30 min. Séparez le liquide surnageant et centrifugez-le à 5000 *g* pendant 30 min. Une centrifugation plus rapide, par exemple à 20 000 *g* pendant 30 min, peut être appliquée si nécessaire pour clarifier le plasma ; des procédés de filtration ne doivent pas être utilisés. Séparez les liquides surnageants et, sans délai, mélangez soigneusement et répartissez le substrat de plasma dans de petits récipients qui seront bouchés à la fin de l'opération, en quantités suffisantes pour permettre un titrage complet de l'héparine (par exemple, 10 ml à 30 ml). Sans attendre, congelez rapidement à une température inférieure à – 70 °C (par exemple, en plongeant les récipients dans de l'azote liquide) et conservez à une température inférieure à – 30 °C.

Le plasma préparé dans ces conditions peut être utilisé comme substrat de plasma dans le titrage de l'héparine si, dans les conditions du titrage, il donne un temps de coagulation approprié à la méthode de détection utilisée et s'il donne des courbes réponse/log.dose reproductibles à fortes pentes.

Au moment de l'utilisation, décongelez une certaine quantité du substrat de plasma dans un bain-marie à 37 °C en remuant doucement jusqu'à liquéfaction complète ; une fois liquéfié, le plasma doit être maintenu à 10-20 °C et utilisé sans délai. Le substrat de plasma décongelé peut être légèrement centrifugé si nécessaire ; aucun procédé de filtration ne doit être utilisé.

Plasma (substrat de) R2. *1066202.*
Préparez à partir de sang humain ayant un taux de facteur IX inférieur à 1 pour cent du taux normal. Recueillez le sang dans un neuvième de son volume d'une solution de *citrate de sodium R* à 38 g/l.

Conservation en tube de plastique, en petites quantités, à une température égale ou inférieure à – 30 °C.

Plasma (substrat de) déficient en facteur V. *1066300.*
Utilisez de préférence un plasma congénitalement déficient ou préparez-le comme suit : séparez le plasma du sang humain qui a été recueilli dans le dixième de son volume dans une solution d'*oxalate de sodium R* à 13,4 g/l. Faites incuber à 37 °C pendant 24 h à 36 h. Examiné par la méthode décrite pour la *solution du facteur V de coagulation R*, le plasma doit avoir un temps de coagulation de 70 s à 100 s. Si le temps de coagulation est inférieur à 70 s, faites incuber le plasma de nouveau pendant 12 h à 24 h.

Conservation de la préparation en petites quantités, à une température égale ou inférieure à – 20 °C.

Plasminogène humain. *1109100.* [9001-91-6].
Une substance présente dans le sang qui peut être transformée en plasmine, une enzyme qui provoque la lyse de la fibrine des caillots sanguins.

Plomb (acétate de). $C_4H_6O_4Pb,3H_2O$. (M_r 379,3). *1048100.* [6080-56-4]. Diacétate de plomb trihydraté.
Cristaux incolores, efflorescents, facilement solubles dans l'eau, solubles dans l'alcool.

Coton à l'acétate de plomb. *1048101.*
Plongez du coton hydrophile dans un mélange de 1 volume d'*acide acétique dilué R* et de 10 volumes de solution d'*acétate de plomb R*. Laissez égoutter le coton sans le presser en le déposant entre plusieurs épaisseurs de papier buvard et laissez sécher à l'air.

Conservation en récipient étanche.

Papier à l'acétate de plomb. *1048102.*
Plongez une feuille de papier buvard (80 g par mètre carré) dans un mélange de 1 volume d'*acide acétique dilué R* et de 10 volumes de solution d'*acétate de plomb R*. Laissez sécher et découpez le papier en bandelettes de 15 mm sur 40 mm.

Solution d'acétate de plomb. *1048103.*
Solution à 95 g/l dans de l'*eau exempte de dioxyde de carbone R*.

Plomb (acétate basique de), solution d'. *1048400.* [1335-32-6].
Le plomb est présent sous forme d'un acétate correspondant approximativement à la formule $C_8H_{14}O_{10}Pb_3$.
Solution contenant au minimum 16,7 pour cent *m/m* et au maximum 17,4 pour cent *m/m* de Pb (A_r 207,2).
Dissolvez 40,0 g d'*acétate de plomb R* dans 90 ml d'*eau exempte de dioxyde de carbone R*. Ajustez le pH à 7,5 avec la solution concentrée d'*hydroxyde de sodium R*. Centrifugez et utilisez la solution surnageante, limpide et incolore.
Conservée en récipient bien fermé, la solution reste limpide.

Plomb (dioxyde de). PbO_2. (M_r 239,2). *1048200.* [1309-60-0].
Poudre brun foncé, dégageant de l'oxygène par chauffage, pratiquement insoluble dans l'eau, soluble dans l'acide chlorhydrique avec dégagement de chlore, soluble dans l'acide nitrique dilué en présence de peroxyde d'hydrogène, d'acide oxalique et d'autres substances réductrices, soluble dans des solutions concentrées d'hydroxydes alcalins à chaud.

Plomb (nitrate de). $Pb(NO_3)_2$. (M_r 331,2). *1048300.* [10099-74-8]. Dinitrate de plomb.
Poudre cristalline blanche, ou cristaux incolores, facilement solubles dans l'eau.

Solution de nitrate de plomb. *1048301.*
Solution à 33 g/l.

Poly[(cyanopropyl)méthylphénylméthylsiloxane]. *1066500.*
Voir *Poly[(cyanopropyl)(méthyl)][(phényl)(méthyl)]siloxane R*.

Poly[(cyanopropyl)(méthyl)][(phényl)(méthyl)]siloxane. *1066500.*
Contient 25 pour cent de groupes cyanopropyle, 25 pour cent de groupes phényle et 50 pour cent de groupes méthyle (masse moléculaire relative moyenne 8000).
Liquide très visqueux (d'une viscosité d'environ 9000 mPa·s).
d_{25}^{25} : voisine de 1,10.
n_D^{25} : voisin de 1,502.

Poly[(cyanopropyl)(phényl)][diméthyl]siloxane. *1114800.*
Phase stationnaire pour chromatographie en phase gazeuse.
Contient 6 pour cent de groupes (cyanopropyl)(phényl) et 94 pour cent de groupes diméthyle.

Poly(cyanopropyl)(phénylméthyl)siloxane. *1066600.*
Silicone contenant 90 pour cent de groupes cyanopropyle et 10 pour cent de groupes phénylméthyle.
Phase stationnaire pour chromatographie.

Poly(cyanopropyl)(7)(phényl)(7)(méthyl)(86)siloxane. *1109200.*
Polysiloxane contenant 7 pour cent de groupes cyanopropyle, 7 pour cent de groupes phényle and 86 pour cent de groupes diméthyle.
Phase stationnaire pour chromatographie en phase gazeuse.

Poly(cyanopropyl)siloxane. *1066700.*
Polysiloxane contenant 100 pour cent de groupes cyanopropyle.

Poly(diméthyl)(diphényl)(divinyl)siloxane. *1100000.* Contient 94 pour cent de groupes méthyle, 5 pour cent de groupes phényle et 1 pour cent de groupes vinyle. SE54. Phase stationnaire pour chromatographie.

Poly(diméthyl)(diphényl)siloxane. *1066900.* Contient 95 pour cent de groupes méthyle et 5 pour cent de groupes phényle. DB-5, SE52.
Phase stationnaire pour chromatographie.

Poly(diméthyl)siloxane. *1066800.*
Caoutchouc de méthylsilicone. Polymère organosilicique ayant l'aspect d'une gomme semi-liquide, incolore.

La viscosité intrinsèque déterminée par le procédé ci-dessous est voisine de 115 ml·g^{-1}. Pesez à 0,1 mg près, 1,5 g, 1 g et 0,3 g de polymère dans des fioles jaugées de 100 ml. Introduisez 40 ml à 50 ml de *toluène R*, agitez pour obtenir la dissolution complète, puis complétez à 100,0 ml avec le même solvant. Déterminez la viscosité (*2.2.9*) de chaque solution. Déterminez également la viscosité du *toluène R* dans les mêmes conditions. Réduisez la concentration de chaque solution de moitié en la diluant avec du *toluène R*. Déterminez la viscosité de ces solutions, soit :

c = concentration en grammes par 100 ml,
t_1 = temps d'écoulement de la solution à examiner,
t_2 = temps d'écoulement du toluène,
η_1 = viscosité de la solution à examiner en millipascals secondes,
η_2 = viscosité du toluène en millipascals secondes,
d_1 = densité relative de la solution à examiner,
d_2 = densité relative du toluène.

Pour les densités, prenez les valeurs suivantes :

Concentration en g/100 ml	Densité relative (d_1)
0 - 0,5	1,000
0,5 - 1,25	1,001
1,25 - 2,20	1,002
2,20 - 2,75	1,003
2,75 - 3,20	1,004
3,20 - 3,75	1,005
3,75 - 4,50	1,006

La viscosité spécifique s'obtient à l'aide de l'expression :

$$\eta_{\text{sp}} = \frac{\eta_1 - \eta_2}{\eta_2} = \frac{t_1 d_1}{t_2 d_2} - 1$$

et la viscosité réduite par :

$$\eta_{\text{red}} = \frac{\eta_{\text{sp}}}{c}$$

La viscosité intrinsèque (η) est obtenue en extrapolant à c = 0 la relation précédente. Pour cela, tracez la courbe η_{sp}/c ou log η_{sp}/c en fonction de c. L'extrapolation à c = 0 permet de déduire η. La viscosité intrinsèque est exprimée en millilitres par gramme, il est donc nécessaire de multiplier la valeur obtenue par 100.

Le spectre d'absorption dans l'infrarouge (*2.2.24*) obtenu avec la substance dispersée, si nécessaire, dans quelques gouttes de *tétrachlorure de carbone R*, et déposée sur une plaque de chlorure de sodium, ne présente pas, à 3 053 cm^{-1}, d'absorption correspondant à des groupes vinyliques.

Perte à la dessiccation (*2.2.32*). Déterminée par chauffage sous vide à 350 °C pendant 15 min sur 1,000 g de polydiméthylsiloxane, la perte à la dessiccation n'est pas supérieure à 2,0 pour cent. Elle n'est pas supérieure à 0,8 pour cent lorsqu'elle est déterminée par chauffage à 200 °C pendant 2 h sur 2,000 g de polydiméthylsiloxane.

Polyéthylèneglycol (adipate de). $(C_8H_{12}O_4)_n$. (M_r $(172,2)_n$). *1067700.*
Masse blanche d'aspect cireux, pratiquement insoluble dans l'eau.
F : voisin de 43 °C.

Polyéthylèneglycol (succinate de). $(C_6H_8O_4)_n$. (M_r $(144,1)_n$). *1067800.*
Poudre cristalline blanche, pratiquement insoluble dans l'eau.
F : voisin de 102 °C.

Polymère vinylique octadécylsilylé pour chromatographie. *1121600.*
Particules sphériques de 5 µm d'un copolymère d'alcool vinylique greffé avec un octadécylsilane. Taux de carbone de 17 pour cent.

Polyméthylphénylsiloxane. *1067900.*
Contient 50 pour cent de groupes méthyles et 50 pour cent de groupes phényles. (Masse moléculaire relative moyenne 4000).

Liquide très visqueux (viscosité d'environ 1 300 mPa·s).

Phase stationnaire pour chromatographie.
d_{25}^{25} : voisine de 1,09.
n_{D}^{25} : voisin de 1,540.

Poly[méthyl(95)phényl(5)]siloxane. *1068000.*
Voir *Poly(diméthyl)(diphényl)siloxane R.*

Poly[méthyl(94)phényl(5)vinyl(1)]siloxane. *1068100.*
Voir *Poly(diméthyl)(diphényl)(divinyl)siloxane R.*

Polysorbate 20. *1068300.* [9005-64-5].
Voir *Polysorbate 20 (0426).*

Polysorbate 80. *1068400.* [9005-65-6].
Voir *Polysorbate 80 (0428).*

Polystyrène 900-1000. *1112200.* [9003-53-6].
Substance étalon organique, utilisée pour la calibration en chromatographie en phase gazeuse.
M_w : voisin de 950.

M_w/M_n : voisin de 1,10.

Potassium-antimoine (tartrate de). $C_4H_4KO_7Sb,{}^1/_2H_2O$. (M_r 333,9). *1007600.* Aqua[tartrato(4−)-O^1, O^2, O^3]antimoniate(III) de potassium hémihydraté.
Poudre granulée blanche ou cristaux incolores transparents, solubles dans l'eau et dans le glycérol, facilement solubles dans l'eau bouillante, pratiquement insolubles dans l'alcool. La solution aqueuse est faiblement acide.

Potassium (bicarbonate de). $KHCO_3$. (M_r 100,1). *1069900.* [298-14-6]. Hydrogénocarbonate de potassium.
Cristaux transparents et incolores, facilement solubles dans l'eau, pratiquement insolubles dans l'alcool.

Solution méthanolique saturée de bicarbonate de potassium. *1069901.*
Dissolvez 0,1 g de *bicarbonate de potassium R* dans 0,4 ml d'*eau R* en chauffant au bain-marie. Ajoutez 25 ml de *méthanol R* et agitez par rotation, en maintenant la solution sur le bain-marie jusqu'à dissolution complète. Préparez extemporanément.

Potassium (bromate de). $KBrO_3$. (M_r 167,0). *1068700.* [7758-01-2].
Poudre granuleuse ou cristaux blancs, solubles dans l'eau, peu solubles dans l'alcool.

Potassium (bromure de). *1068800.* [7758-02-3]. Voir *Bromure de potassium (0184).*
Le bromure de potassium utilisé pour la spectrophotométrie d'absorption dans l'infrarouge (2.2.24) satisfait également à l'essai suivant :
Une pastille de 2 mm d'épaisseur préparée à partir de la substance préalablement desséchée à 250 °C pendant 1 h, présente un seuil pratiquement linéaire dans l'intervalle de 4000-620 cm^{-1}. Elle ne présente aucun maximum dont l'absorbance est supérieure à 0,02 au-dessus du seuil, à l'exception de ceux dus à l'eau à 3440 cm^{-1} et à 1630 cm^{-1}.

Potassium (carbonate de). K_2CO_3. (M_r 138,2). *1068900.* [584-08-7]. Carbonate de dipotassium.
Poudre granuleuse blanche, hygroscopique, très soluble dans l'eau, pratiquement insoluble dans l'éthanol.
Conservation en récipient étanche.

Potassium (chlorate de). $KClO_3$. (M_r 122,6). *1069000.* [3811-04-9].
Poudre, granules ou cristaux blancs, solubles dans l'eau.

Potassium (chlorure de). *1069100.* [7447-40-7]. Voir *Chlorure de potassium (0185).*
Le chlorure de potassium utilisé pour la spectrophotométrie d'absorption dans l'infrarouge (2.2.24) satisfait également à l'essai suivant :
Une pastille de 2 mm d'épaisseur préparée à partir de la substance préalablement desséchée à 250 °C pendant 1 h, présente un seuil pratiquement linéaire dans l'intervalle de 4000-620 cm^{-1}. Elle ne présente aucun maximum dont l'absorbance est supérieure à 0,02 au-dessus du seuil, à l'exception de ceux dus à l'eau à 3440 cm^{-1} et à 1630 cm^{-1}.

Solution de chlorure de potassium 0,1 M. *1069101.*
Contient une quantité de *chlorure de potassium R* correspondant à 7,46 g de KCl dans 1000,0 ml.

Potassium (chromate de). K_2CrO_4. (M_r 194,2). *1069200.* [7789-00-6]. Chromate de dipotassium.
Cristaux jaunes, facilement solubles dans l'eau.

Solution de chromate de potassium. *1069201.*
Solution à 50 g/l.

Potassium (citrate de). *1069300.* [6100-05-6].
Voir *Citrate de potassium (0400).*

Potassium (cyanure de). KCN. (M_r 65,1). *1069400.* [151-50-8].
Poudre cristalline, masses ou granules blancs, facilement solubles dans l'eau, peu solubles dans l'alcool.

Solution de cyanure de potassium. *1069401.*
Solution à 100 g/l.

Solution de cyanure de potassium exempte de plomb. *1069402.*
Dissolvez 10 g de *cyanure de potassium R* dans 90 ml d'*eau R*, ajoutez 2 ml de *solution concentrée de peroxyde d'hydrogène R* diluée au 1/5. Laissez reposer pendant 24 h, complétez à 100 ml avec de l'*eau R* et filtrez.

La solution satisfait à l'essai suivant : prélevez 10 ml de la solution, ajoutez 10 ml d'*eau R* et 10 ml de *solution de sulfure d'hydrogène R*. Il ne se développe pas de coloration dans la solution, même après addition de 5 ml d'*acide chlorhydrique dilué R.*

Potassium (dichromate de). $K_2Cr_2O_7$. (M_r 294,2). *1069500.* [7778-50-9]. Dichromate de dipotassium.

Le dichromate de potassium utilisé pour l'étalonnage des spectrophotomètres (*2.2.25*) contient au minimum 99,9 pour cent de $K_2Cr_2O_7$, calculé par rapport à la substance desséchée à 130 °C.

Cristaux rouge orangé, solubles dans l'eau, pratiquement insolubles dans l'alcool.
Dosage. Dissolvez 1,000 g de dichromate de potassium dans de l'*eau R* et complétez à 250,0 ml avec le même solvant. Dans un ballon de 500 ml, introduisez 50,0 ml de cette solution, ajoutez une solution extemporanée contenant dans 100 ml d'*eau R*, 4 g d'*iodure de potassium R,* 2 g de *bicarbonate de sodium R* et 6 ml d'*acide chlorhydrique R.* Bouchez le ballon et laissez reposer à l'abri de la lumière pendant 5 min. Titrez l'iode libéré par le *thiosulfate de sodium 0,1 M* en présence de 1 ml de solution d'amidon exempte d'iodure R.

1 ml de *thiosulfate de sodium 0,1 M* correspond à 4,903 mg de $K_2Cr_2O_7$.

Solution de dichromate de potassium. *1069501.*
Solution à 106 g/l.

Solution de dichromate de potassium R1. *1069502.*
Solution à 5 g/l.

Potassium (ferricyanure de). $K_3[Fe(CN)_6]$. (M_r 329,3). *1069700.* [13746-66-2]. Hexacyanoferrate(III) de potassium.
Cristaux rouges, facilement solubles dans l'eau.

Solution de ferricyanure de potassium. *1069701.*
Lavez 5 g de *ferricyanure de potassium R* avec un peu d'*eau R*. Dissolvez-les ensuite dans de l'*eau R* et complétez à 100 ml avec le même solvant. Préparez extemporanément.

Potassium (ferrocyanure de). $K_4[Fe(CN)_6],3H_2O$. (M_r 422,4). *1069800.* [14459-95-1]. Hexacyanoferrate(II) de potassium.
Cristaux jaunes transparents, facilement solubles dans l'eau, pratiquement insolubles dans l'alcool.

Solution de ferrocyanure de potassium. *1069801.*
Solution à 53 g/l.

Potassium (fluorure de). KF. (M_r 58,1). *1137800.* [7789-23-3].
Cristaux incolores ou poudre cristalline blanche, déliquescents, solubles dans l'eau, pratiquement insolubles dans l'alcool.

Potassium (hydrogénosulfate de). *1070100.* [7646-93-7].
Voir *Sulfate monopotassique R.*

Potassium (hydroxyde de). *1070300.* [1310-58-3].
Voir *Hydroxyde de potassium (0840).*

Solution alcoolique d'hydroxyde de potassium. *1070303.* Dissolvez 3 g d'*hydroxyde de potassium R* dans 5 ml d'*eau R* et complétez à 100 ml avec de l'alcool exempt d'aldéhyde R. Décantez la solution limpide. La solution doit être sensiblement incolore.

Solution alcoolique d'hydroxyde de potassium R1. *1070304.*
Dissolvez 6,6 g d'*hydroxyde de potassium R* dans 50 ml d'*eau R* et complétez à 1000 ml avec de l'*éthanol R.*

Solution alcoolique d'hydroxyde de potassium 2 M. *1070301.*
Dissolvez 12 g d'*hydroxyde de potassium R* dans 10 ml d'*eau R* et complétez à 100 ml avec de l'*alcool R.*

Solution d'hydroxyde de potassium 0,5 M dans l'alcool à 10 pour cent *V/V*. *1070302.*
Dissolvez 28 g d'*hydroxyde de potassium R* dans 100 ml d'*alcool R* et complétez à 1000 ml avec de l'*eau R.*

Potassium (iodate de). KIO_3. (M_r 214,0). *1070400.* [7758-05-6].
Poudre cristalline blanche, soluble dans l'eau.

Potassium (solution d'iodobismuthate de). *1070600.*
A 0,85 g de *sous-nitrate de bismuth R,* ajoutez 40 ml d'*eau R,* 10 ml d'*acide acétique glacial R* et 20 ml d'une solution d'*iodure de potassium R* à 400 g/l.

Potassium (solution d'iodobismuthate de) R1. *1070601.* Dissolvez 100 g d'*acide tartrique R* dans 400 ml d'*eau R* et ajoutez 8,5 g de *sous-nitrate de bismuth R.* Agitez pendant 1 h, ajoutez 200 ml d'une solution d'*iodure de potassium R* à 400 g/l et agitez. Laissez reposer pendant 24 h et filtrez.

Conservation à l'abri de la lumière.

Potassium (solution d'iodobismuthate de) R2. *1070602.*
Solution mère. Mettez en suspension 1,7 g de *sous-nitrate de bismuth R* et 20 g d'*acide tartrique R* dans 40 ml d'*eau R.* A cette suspension, ajoutez 40 ml d'une solution d'*iodure de potassium R* à 400 g/l et agitez pendant 1 h. Filtrez. La solution peut être conservée pendant plusieurs jours dans des flacons bruns.

Solution à pulvériser. Mélangez immédiatement avant utilisation 5 ml de solution mère avec 15 ml d'*eau R.*

Potassium (solution d'iodobismuthate de) R3. *1070604.* Dissolvez 0,17 g de *sous-nitrate de bismuth R* dans un mélange de 2 ml d'*acide acétique glacial R* et de 18 ml d'*eau R.* Ajoutez 4 g d'*iodure de potassium R* et 1 g d'*iode R* et complétez à 100 ml avec de l'*acide sulphurique dilué R.*

Potassium (solution d'iodobismuthate de) R4. *1070605.* Dissolvez 1,7 g de *sous-nitrate de bismuth R* dans 20 ml d'*acide acétique glacial R.* Ajoutez 80 ml d'*eau distillée R,* 100 ml d'une solution d'*iodure de potassium R* à 400 g/l, 200 ml d'*acide acétique glacial R* et complétez à 1000 ml avec de l'*eau distillée R.* Mélangez 2 volumes de cette solution avec 1 volume d'une solution de *chlorure de baryum R* à 200 g/l.

Potassium (solution diluée d'iodobismuthate de). *1070603.*
Dissolvez 100 g d'*acide tartrique R* dans 500 ml d'*eau R* et ajoutez 50 ml de solution d'iodobismuthate de potassium R1.

Conservation à l'abri de la lumière.

Potassium (iodure de). *1070500.* [7681-11-0].
Voir *Iodure de potassium (0186).*

Solution amidonnée d'iodure de potassium. *1070501.* Dissolvez 0,75 g d'*iodure de potassium R* dans 100 ml d'*eau R.* Chauffez à ébullition et ajoutez, en agitant, une solution de 0,5 g d'*amidon soluble R* dans 35 ml d'*eau R.* Chauffez à ébullition pendant 2 min et laissez refroidir.

Essai de sensibilité. A 15 ml de solution amidonnée d'iodure de potassium, ajoutez 0,05 ml d'*acide acétique glacial R* et 0,3 ml de solution d'iode R2. La solution est bleue.

Solution d'iodure de potassium. *1070502.*
Solution à 166 g/l.

Solution d'iodure de potassium iodée. *1070503.* Dissolvez 2 g d'*iode R* et 4 g d'*iodure de potassium R* dans 10 ml d'*eau R.* Après dissolution, complétez à 100 ml avec de l'*eau R.*

Solution saturée d'iodure de potassium. *1070504.* Solution saturée d'*iodure de potassium R* dans de l'*eau exempte de dioxyde de carbone R.* Il faut s'assurer que la solution reste saturée, ce qui est indiqué par la présence de cristaux non dissous.

Vérifiez le réactif en ajoutant à 0,5 ml de la solution saturée d'iodure de potassium, 30 ml d'un mélange de 2 volumes de *chloroforme R* et de 3 volumes d'*acide acétique R,* ainsi que 0,1 ml de solution d'amidon R. S'il apparaît une coloration bleue, celle-ci doit disparaître par addition de 0,05 ml de *thiosulfate de sodium 0,1 M.*

Conservation à l'abri de la lumière.

Potassium (nitrate de). KNO_3. (M_r 101,1). *1070700.* [7757-79-1].
Cristaux incolores, très solubles dans l'eau.

Potassium (periodate de). KIO_4. (M_r 230,0). *1070800.* [7790-21-8].
Poudre cristalline, blanche ou cristaux incolores, solubles dans l'eau.

Solution de ferriperiodate de potassium. *1070801.* Dissolvez 1 g de *periodate de potassium R* dans 5 ml d'une solution récemment préparée d'*hydroxyde de potassium R* à 120 g/l, ajoutez 20 ml d'*eau R* puis 1,5 ml de *solution de chlorure ferrique R1.* Complétez à 50 ml avec une solution récemment préparée d'*hydroxyde de potassium R* à 120 g/l.

Potassium (permanganate de). *1070900.* [7722-64-7]. Voir *Permanganate de potassium (0121).*

Solution de permanganate de potassium. *1070902.* Solution à 30 g/l.

Solution phosphorique de permanganate de potassium. *1070901.* Dissolvez 3 g de *permanganate de potassium R* dans un mélange de 15 ml d'*acide phosphorique R* et de 70 ml d'*eau R*, puis complétez à 100 ml avec de l'*eau R*.

Potassium (perrhénate de). $KReO_4$. (M_r 289,3). *1071000.* [10466-65-6].
Poudre cristalline blanche, soluble dans l'eau, peu soluble dans l'alcool, dans le méthanol et dans le propylèneglycol.

Potassium (persulfate de). $K_2S_2O_8$. (M_r 270,3). *1071100.* [7727-21-1]. Peroxodisulfate de dipotassium.
Poudre cristalline blanche ou cristaux incolores, assez solubles dans l'eau, pratiquement insolubles dans l'alcool. Les solutions aqueuses se décomposent à la température ambiante et plus rapidement à chaud.
Conservation au frais.

Potassium (phtalate acide de). $C_8H_5KO_4$. (M_r 204,2). *1070000.* [877-24-7]. Benzène-1,2-dicarboxylate acide de potassium.
Cristaux blancs, solubles dans l'eau, peu solubles dans l'alcool.

Solution de phtalate acide de potassium 0,2 M. *1070001.* Contient une quantité de *phtalate acide de potassium R* correspondant à 40,84 g de $C_8H_5KO_4$ dans 1000,0 ml.

Potassium (solution de plombite de). *1071200.*
Dissolvez 1,7 g d'*acétate de plomb R*, 3,4 g de *citrate de potassium R* et 50 g d'*hydroxyde de potassium R* dans de l'*eau R* et complétez à 100 ml avec le même solvant.

Potassium (pyroantimoniate de). $KSb(OH)_6$. (M_r 262,9). *1071300.* [12208-13-8]. Hexahydroxoantimoniate de potassium.
Poudre cristalline blanche ou cristaux blancs, assez solubles dans l'eau.

Solution de pyroantimoniate de potassium. *1071301.* Dissolvez 2 g de *pyroantimoniate de potassium R* dans 95 ml d'*eau R* chaude. Refroidissez rapidement et ajoutez une solution de 2,5 g d'*hydroxyde de potassium R* dans 50 ml d'*eau R* et 1 ml de solution diluée d'*hydroxyde de sodium R*. Laissez reposer pendant 24 h. Filtrez et complétez à 150 ml avec de l'*eau R*.

Potassium (tartrate acide de). $C_4H_5KO_6$. (M_r 188,2). *1070200.* [868-14-4]. (2,3)-2,3-Dihydroxybutane-1,4-dioate acide de potassium.
Poudre cristalline blanche, ou cristaux incolores à légèrement opaques, peu solubles dans l'eau, solubles dans l'eau bouillante, pratiquement insolubles dans l'alcool.

Potassium (tartrate de). $C_4H_4K_2O_6,{}^1/_2H_2O$. (M_r 235,3). *1071400.* [921-53-9]. (2*R*,3 *R*)-2,3-Dihydroxybutane-1,4-dioate de dipotassium hémihydraté.
Poudre granuleuse ou cristaux blancs, très solubles dans l'eau, très peu solubles dans l'alcool.

Potassium (tartrate de sodium et de). *1083500.* [6381-59-5]. Voir *Sodium et de potassium (tartrate de) R*.

Potassium (solution alcaline de tétraiodomercurate de). *1071600.*
Dissolvez 11 g d'*iodure de potassium R* et 15 g d'*iodure mercurique R* dans de l'*eau R*, puis complétez à 100 ml avec le même solvant. Mélangez extemporanément 1 volume de cette solution et 1 volume de solution d'*hydroxyde de sodium R* à 250 g/l.

Potassium (solution de tétraiodomercurate de). *1071500.* Dissolvez 1,35 g de *chlorure mercurique R* dans 50 ml d'*eau R*. Ajoutez 5 g d'*iodure de potassium R* et complétez à 100 ml avec de l'*eau R*.

Potassium (tétraoxalate de). $C_4H_3KO_8,2H_2O$. (M_r 254,2). *1071700.* [6100-20-5].
Poudre cristalline blanche, assez soluble dans l'eau, soluble dans l'eau bouillante, peu soluble dans l'alcool.

Potassium (thiocyanate de). KSCN. (M_r 97,2). *1071800.* [333-20-0].
Cristaux incolores, déliquescents, très solubles dans l'eau et dans l'alcool.
Conservation en récipient étanche.

Solution de thiocyanate de potassium. *1071801.* Solution à 97 g/l.

Pourpre de bromocrésol. $C_{21}H_{16}Br_2O_5S$. (M_r 540,2). *1012700.* [115-40-2]. 3′,3″-Dibromo-*o*-crésolsulfonephtaléine. 4,4′-(3 *H*-2,1-Benzoxathiazole-3-ylidène)bis(2-bromo-6-méthylphénol) *S,S*-dioxyde.
Poudre rosée, pratiquement insoluble dans l'eau, soluble dans l'alcool et dans les solutions diluées d'hydroxydes alcalins.

Solution de pourpre de bromocrésol. *1012701.*

Dissolvez 50 mg de *pourpre de bromocrésol R* dans 0,92 ml d'*hydroxyde de sodium 0,1 M* et 20 ml d'*alcool R*, puis complétez à 100 ml avec de l'*eau R*.

Essai de sensibilité. A 0,2 ml de solution de pourpre de bromocrésol, ajoutez 100 ml d'*eau exempte de dioxyde de carbone R* et 0,05 ml d'*hydroxyde de sodium 0,02 M*. La solution est bleu violacé. Le virage au jaune de l'indicateur ne nécessite pas plus de 0,2 ml d'*acide chlorhydrique 0,02 M*.

Zone de virage : pH 5,2 (jaune) à pH 6,8 (bleu-violet).

Pourpre de *m*-crésol. $C_{21}H_{18}O_5S$. (M_r 382,44). *1121700.* [2303-01-7]. *m*-Crésolsulfonephtaléine.
Poudre cristalline vert olive, peu soluble dans l'eau, soluble dans l'alcool, dans l'acide acétique glacial et dans le méthanol.

Solution de pourpre de *m*-crésol. *1121701.*

Dissolvez 0.1 g de *pourpre de m-crésol R* dans 13 ml d'*hydroxyde de sodium 0,01 M*, complétez à 100 ml avec de l'*eau R* et mélangez.

Zones de virage : pH 1,2 (rouge) à pH 2,8 (jaune) ; pH 7,4 (jaune) à pH 9,0 (pourpre).

Pourpre de phtaléine. $C_{32}H_{32}N_2O_{12}$,xH_2O. (M_r 637, substance anhydre). *1065500.* [2411-89-4]. Metalphtaléine. Acide 2,2',2'',2',3''-bis(méthylènenitrilo)]tétraacétique. Acide (1,3-dihydro-3-oxo-isobenzofuran-1-ylidène)bis[(6-hydroxy-5-méthyl- 3,1-phénylène)bis(méthylènimino)bisacétique.
Poudre blanc jaunâtre à brunâtre, pratiquement insoluble dans l'eau, soluble dans l'alcool. Le produit peut être commercialisé sous forme de sel de sodium : poudre blanc jaunâtre à rose, soluble dans l'eau, pratiquement insoluble dans l'alcool.
Essai de sensibilité. Dissolvez 10 mg de pourpre de phtaléine dans 1 ml d'*ammoniaque concentrée R* et complétez à 100 ml avec de l'*eau R.* A 5 ml de la solution, ajoutez 95 ml d'*eau R,* 4 ml d'*ammoniaque concentrée R,* 50 ml d'*alcool R* et 0,1 ml de *chlorure de baryum 0,1 M.* La solution est bleu violacé. Ajoutez 0,15 ml d'*édétate de sodium 0,1 M.* La solution devient incolore.

Povidone. *1068500.* [9003-39-8].
Voir *Povidone (0685).*

Procaïne (chlorhydrate de). *1109400.*
Voir *Chlorhydrate de procaïne (0050).*

D-Prolyl-L-phénylalanyl-L-arginine 4-nitroanilide (dichlorhydrate de). $C_{26}H_{36}Cl_2N_8O_5$. (M_r 612). *1072800.*

Propanol. C_3H_8O. (M_r 60,1). *1072000.* [71-23-8]. 1-Propanol.
Liquide limpide, incolore, miscible à l'eau et à l'alcool.
d_{20}^{20} : 0,802 à 0,806.
Eb : voisin de 97,2 °C.
Intervalle de distillation (*2.2.11*) : 95 pour cent au minimum distille de 96 °C à 99 °C.

2-Propanol. C_3H_8O. (M_r 60,1). *1072100.* [67-63-0]. Alcool isopropylique.
Liquide limpide et incolore, inflammable, miscible à l'eau et à l'alcool.
d_{20}^{20} : voisine de 0,785.
Eb : 81 °C à 83 °C.

2-Propanol R1. *1072101.*
Le *2-propanol R1* satisfait aux spécifications de la rubrique *2-Propanol R* et aux essais suivants :
n_D^{20} : voisin de 1,378.

Eau (*2.5.12*) : maximum 0,05 pour cent, déterminée sur 10 g de 2-propanol.

Transmittance minimale (*2.2.25*) : 25 pour cent à 210 nm, 55 pour cent à 220 nm, 75 pour cent à 230 nm, 95 pour cent à 250 nm, 98 pour cent à 260 nm. l'*eau R* étant utilisée comme liquide de compensation.

Propanolamine. C_3H_9NO. (M_r 75,1). *1072200.* [156-87-6]. 3-Amino-1-propanol.
Liquide visqueux, incolore, limpide.
d_{20}^{20} : voisine de 0,99.
n_D^{20} : voisin de 1,461.
F : voisin de 11 °C.

Propétamphos. $C_{10}H_{20}NO_4PS$. (M_r 281,3). *1130900.* [31218-83-4].
Une solution de référence certifiée de qualité appropriée (10 ng/µl dans le cyclohexane) peut être utilisée.

Propionaldéhyde. C_3H_6O. (M_r 58,1). *1072300.* [123-38-6]. Propanal.
Liquide facilement soluble dans l'eau, miscible à l'alcool et à l'éther.
d_{20}^{20} : voisine de 0,81.
n_D^{20} : voisin de 1,365.
Eb : voisin de 49 °C.
F : voisin de – 81 °C.

Propionique (acide). $C_3H_6O_2$. (M_r 74,1). *1072400.* [79-09-4].
Liquide huileux, soluble dans l'alcool et dans l'éther, miscible à l'eau.
d_{20}^{20} : voisine de 0,993.
n_D^{20} : voisin de 1,387.
Eb : voisin de 141 °C.
F : voisin de – 21 °C.

Propionique (anhydride). $C_6H_{10}O_3$. (M_r 130,1). *1072500.* [123-62-6].
Liquide limpide et incolore, soluble dans l'alcool et dans l'éther.
d_{20}^{20} : voisine de 1,01.
Eb : voisin de 167 °C.

Réactif à l'anhydride propionique. *1072501.*
Dissolvez 1 g d'*acide toluènesulfonique R* dans 30 ml d'*acide acétique glacial R.* Ajoutez 5 ml d'*anhydride propionique R* et laissez reposer pendant 15 min au moins avant l'emploi.

N'utilisez le réactif que pendant les 24 h qui suivent sa préparation.

Propyle (acétate de). $C_5H_{10}O_2$. (M_r 102,1). *1072600.* [109-60-4].
d_{20}^{20} : voisine de 0,888.
Eb : voisin de 102 °C.
F : voisin de – 95 °C.

Propyle (parahydroxybenzoate de). *1072700.* [94-13-3].
Voir *Parahydroxybenzoate de propyle (0431).*

Propylèneglycol. *1072900.* [57-55-6].
Voir *Propylèneglycol (0430).*

Propylène (oxyde de). C_3H_6O. (M_r 58,1). *1121800.* [75-56-9].
Liquide incolore, miscible à l'alcool.

Protamine (sulfate de). *1073000.* [53597-25-4 (salmine) 9007-31-2 (clupéine)].
Voir *Sulfate de protamine (0569).*

Protéase souche V8 de *Staphylococcus aureus.* Type XVII-B. *1115800.* [66676-43-5].
Enzyme protéolytique microbienne extracellulaire. Poudre lyophilisée contenant 500-1000 unités par milligramme de solide.

Pulégone. $C_{10}H_{16}O$. (M_r 152,2). *1073100.* [89-82-7]. (*R*)-2-Isopropylidène-5-méthylcyclohexanone. (+)-*p*-Menth-4-én-3-one.
Liquide huileux, incolore, pratiquement insoluble dans l'eau, miscible à l'alcool et à l'éther.
d_{15}^{20} : voisine de 0,936.
n_D^{20} : 1,485 à 1,489.
$[\alpha]_D^{20}$: + 19,5 à + 22,5.

Eb : 222 °C à 224 °C.
La pulégone utilisée en chromatographie en phase gazeuse satisfait également à l'essai suivant :

Dosage. Opérez par chromatographie en phase gazeuse (*2.2.28*) selon les conditions prescrites dans la monographie *Huile essentielle de menthe poivrée (0405).*

Solution à examiner. La pulégone à examiner.

La surface du pic principal n'est pas inférieure à 98,0 pour cent de la surface de l'ensemble des pics du chromatogramme obtenu.

Putrescine. $C_4H_{12}N_2$. (M_r 88,15). *1137900.* [110–60–1].
1,4-Butanediamine. Tétraméthylènediamine.
Liquide huileux incolore, à forte odeur rappelant celle de la pipéridine, très soluble dans l'eau.
Eb : environ 159 °C.
F : environ 23 °C.

Pyridin-2-amine. *1073400.* [504-29-0].
Voir *Pyrid-2-ylamine R.*

Pyridine. C_5H_5N. (M_r 79,1). *1073200.* [110-86-1].
Liquide limpide et incolore, hygroscopique, miscible à l'eau et à l'alcool.
Eb : voisin de 115 °C.
Conservation en récipient étanche.

Pyridine anhydre. *1073300.* [110-86-1].
Desséchez la *pyridine R* sur du *carbonate de sodium anhydre R*. Filtrez et distillez.
Eau (*2.5.12*). Maximum 0,01 pour cent *m/m*.

Pyrid-2-ylamine. $C_5H_6N_2$. (M_r 94,1). *1073400.* [504-29-0].
2-Aminopyridine.
Grands cristaux, solubles dans l'eau, dans l'alcool et dans l'éther.
Eb : voisin de 210 °C.
F : voisin de 58 °C.

Pyridylazonaphtol. $C_{15}H_{11}N_3O$. (M_r 249,3). *1073500.* [85-85-8]. 1-(2-Pyridylazo)-2-naphtol.
Poudre rouge brique, pratiquement insoluble dans l'eau, soluble dans l'alcool, dans le méthanol et dans les solutions chaudes diluées d'hydroxydes alcalins.
F : voisin de 138 °C.

Solution de pyridylazonaphtol. *1073501.*

Solution à 1 g/l dans l'*éthanol R.*

Essai de sensibilité. A 50 ml d'*eau R*, ajoutez 10 ml de *solution tampon acétate pH 4,4 R*, 0,10 ml d'*édétate de sodium 0,02 M* et 0,25 ml de solution de pyridylazonaphtol. Après addition de 0,15 ml d'une *solution de sulfate de cuivre R* à 5 g/l, la coloration vire du jaune pâle au violet.

4-(2-Pyridylazo)résorcinol (sel monosodique de).
$C_{11}H_8N_3NaO_2$, H_2O. (M_r 255,2). *1131500.* [16593-81-0].
Poudre cristalline orange.

Pyrocatéchol. $C_6H_6O_2$. (M_r 110,1). *1073600.* [120-80-9].
Benzène-1,2-diol.
Cristaux incolores ou légèrement jaunâtres, solubles dans l'eau, dans l'acétone, dans l'alcool et dans l'éther.
F : voisin de 102 °C.
Conservation à l'abri de la lumière.

Pyrogallol. $C_6H_6O_3$. (M_r 126,1). *1073700.* [87-66-1].
Benzène-1,2,3-triol.
Cristaux blancs, devenant brunâtres par exposition à l'air et à la lumière, très solubles dans l'eau, dans l'alcool et dans l'éther, peu solubles dans le disulfure de carbone. Exposées à l'air, les solutions aqueuses, et plus rapidement les solutions alcalines, deviennent brunes par absorption d'oxygène.
F : voisin de 131 °C.
Conservation à l'abri de la lumière.

Solution alcaline de pyrogallol. *1073701.*
Dissolvez 0,5 g de *pyrogallol R* dans 2 ml d'*eau exempte de dioxyde de carbone R*. Dissolvez séparément 12 g d'*hydroxyde de potassium R* dans 8 ml d'*eau exempte de dioxyde de carbone R*. Mélangez les 2 solutions immédiatement avant l'utilisation.

2-Pyrrolidone. C_4H_7NO. (M_r 85,1). *1138000.* [616-45-5].
Pyrrolidin-2-one.
Liquide au-dessus de 25 °C, miscible à l'eau, à l'éthanol et à l'acétate d'éthyle.
d_4^{25} : 1,116.

Pyruvique (acide). $C_3H_4O_3$. (M_r 88,1). *1109300.* [127-17-3].
Acide 2-oxopropanoïque. .
Liquide jaunâtre, miscible à l'eau, à l'éthanol et à l'éther.
d_{20}^{20} : voisine de 1,267.
n_D^{20} : voisin de 1,413.
Eb : voisin de 165 °C.

Quercétine dihydratée. $C_{15}H_{10}O_7,2H_2O$. (M_r 338,2). *1138100.*
2-(3,4-Dihydroxyphényl)-3,5,7-trihydroxy-4*H*-1-benzopyran-4-one..
Cristaux jaunes ou poudre jaunâtre, pratiquement insolubles dans l'eau, solubles dans l'acétone et dans le méthanol.

Teneur en eau (*2.5.12*) : au maximum 12,0 pour cent, déterminé sur 0,100 g de quercétine dihydratée.

Dosage. Opérez par chromatographie liquide (*2.2.29*) selon les indications données dans la monographie *Feuille de ginkgo (1828).*

Calculée par le procédé de normalisation, la teneur n'est pas inférieure à 90 pour cent (substance anhydre).

Conservation à l'abri de la lumière.

Quercitroside. $C_{21}H_{20}O_{11}$. (M_r 448,4). *1138200.*
[522-12-3]. 3-L-Rhamnopyranoside de quercétine.
3-[(6-Désoxy-α-L-mannopyranosyl)oxy]-2-(3,4-dihydroxyphényl)-5,7-dihydroxy-4*H*-1-benzopyran-4-one.
Quercitrine.
Cristaux jaunes, pratiquement insolubles dans l'eau froide, solubles dans l'alcool.
F : 176 °C à 179°C.

Chromatographie. Examinez comme prescrit dans la monographie *Solidage (1892)* en déposant 20 µl de la solution.

Après pulvérisation, le chromatogramme présente une bande de fluorescence brun-jaune dont le R_f est voisin de 0,6.

Conservation à une température de 2 °C à 8 °C.

Quinhydrone. $C_{12}H_{10}O_4$. (M_r 218,2). *1073900.* [106-34-3].
Composé équimoléculaire de 1,4-benzoquinone et d'hydroquinone.
Cristaux brillants ou poudre cristalline brillante, vert foncé, peu solubles dans l'eau, assez solubles dans l'eau chaude, solubles dans l'alcool, dans l'ammoniaque concentrée et dans l'éther.
F : voisin de 170 °C.

Quinidine. $C_{20}H_{24}N_2O_2$. (M_r 324,4). *1074000.* [56-54-2].
(*S*)-(6-Méthoxyquinol-4-yl)[(2*R*,4*S*,5*R*)-5-vinylquinuclidin-2-yl]méthanol.
Cristaux blancs, très peu solubles dans l'eau, assez solubles dans l'alcool, peu solubles dans l'éther et dans le méthanol.
$[\alpha]_D^{20}$: voisin de + 260, déterminé en solution à 10 g/l dans l'*éthanol R*.
F : voisin de 172 °C.
Conservation à l'abri de la lumière.

Quinidine (sulfate de). *1109500.* [6591-63-5].
Voir *Sulfate de quinidine (0017).*

Quinine. $C_{20}H_{24}N_2O_2$. (M_r 324,4). *1074100.* [130-95-0].
(*R*)-(6-Méthoxyquinol-4-yl)[(2*S*,4*S*,5*R*)-5-vinylquinuclidin-2-yl]méthanol.
Poudre microcristalline, blanche, très peu soluble dans l'eau, peu soluble dans l'eau bouillante, très soluble dans l'éthanol, soluble dans l'éther.
$[\alpha]_D^{20}$: voisin de – 167, déterminé en solution à 10 g/l dans l'*éthanol R*.
F : voisin de 175 °C.
Conservation à l'abri de la lumière.

Quinine (chlorhydrate de). *1074200.* [6119-47-7].
Voir *Chlorhydrate de quinine (0018).*

Quinine (sulfate de). *1074300.* [6119-70-6].
Voir *Sulfate de quinine (0019).*

Réactif électrolytique pour microdosage de l'eau. *1113700.*
Réactif anhydre disponible dans le commerce ou combinaison de réactifs anhydres pour le titrage coulométrique de l'eau, contenant des bases organiques appropriées, du dioxyde de soufre et des iodures dissous dans un solvant approprié.

Résine à exclusion d'ions pour chromatographie. *1131000.*
Résine à groupes sulfoniques fixés sur une matrice polymérique constituée de polystyrène réticulé de divinylbenzène.

Résine cationique faible. *1096000.*
Résine polyméthacrylique, faiblement acide, à groupes échangeurs carboxyles, présentée sous sa forme protonée.

Granulométrie : 75 µm à 160 µm.

Les limites du pH d'utilisation sont de 5 à 14.

La température maximale d'utilisation est de 120 °C.

Résine échangeuse d'anions. *1007200.*
Résine échangeuse sous forme chlorée d'anions à groupes ammonium quaternaire $[CH_2N^+(CH_3)_3]$ fixés sur une matrice polymérique constituée de polystyrène réticulé à 2 pour cent de divinylbenzène. Elle se présente sous forme de billes sphériques et la taille des particules est indiquée après le nom du réactif dans les essais où la résine est utilisée.
Lavez la résine sur un filtre de verre fritté (40) traité avec de l'*hydroxyde de sodium 1 M* jusqu'à disparition de toute trace de chlorures dans l'éluat, puis lavez avec de l'*eau R* jusqu'à neutralité. La résine est mise en suspension dans de l'eau exempte d'ammonium R récemment préparée et elle est conservée à l'abri du dioxyde de carbone de l'air.

Résine échangeuse d'anions R1. *1123400.*
Résine contenant des groupes ammonium quaternaire $[CH_2N^+(CH_3)_3]$ fixée sur une matrice constituée de méthacrylate.

Résine échangeuse d'anions fortement basique. *1026600.*

Résine type gel, sous forme hydroxyde contenant des groupes ammonium quaternaire $[CH_2N^+(CH_3)_3$, type 1], fixés sur une matrice polymère de polystyrène réticulé à 8 pour cent de divinylbenzène.

Perles brunes, transparentes.

Granulométrie : 0,2-1,0 mm.

Teneur en eau : 50 pour cent environ.

Capacité totale d'échange : au minimum 1,2 meq/ml.

Résine échangeuse d'anions fortement basique pour chromatographie. *1112700.*
Résine échangeuse à groupes ammonium quaternaire fixés sur une matrice constituée de latex réticulé de divinylbenzène.

Résine échangeuse de cations. *1016700.*
Résine échangeuse de cations sous forme protonée à groupes sulfoniques fixés sur une matrice polymérique constituée de polystyrène réticulé à 8 pour cent de divinylbenzène. Elle se présente sous forme de billes sphériques et la taille des particules est indiquée après le nom du réactif dans les essais où la résine est utilisée.

Résine échangeuse de cations R1. *1121900.*
Résine échangeuse de cations sous forme protonée, à groupes sulfoniques fixés sur une matrice polymérique constituée de polystyrène réticulé à 4 pour cent de divinylbenzène. Elle se présente sous forme de billes sphériques et la taille des particules est indiquée après le nom du réactif dans les essais où la résine est utilisée.

Résine échangeuse de cations, forte, sous forme calcique. *1104600.*
Résine présentée sous forme calcique, avec des groupes sulfoniques fixés sur une structure polymérique consistuée de polystyrène réticulé à 8 pour cent de divinylbenzène. La taille des particules est indiquée après le nom du réactif dans les essais où la résine est utilisée.

Résine échangeuse d'ions fortement acide. *1085400.*

Résine sous forme protonée à groupes sulfoniques fixés sur une matrice de polystyrène réticulé à 8 pour cent de divinylbenzène. Elle se présente sous forme de billes sphériques ; sauf indication contraire, la taille des particules est de 0,3 mm à 1,2 mm.

Capacité : 4,5 mmol à 5 mmol par gramme, avec une teneur en eau de 50 pour cent à 60 pour cent.

Préparation de la colonne. Sauf indication contraire, utilisez un tube muni d'un disque de verre fritté incorporé par fusion, d'une longueur de 400 mm, d'un diamètre intérieur de 20 mm et d'une hauteur de remplissage de 200 mm environ. Introduisez la résine en la mélangeant avec de l'*eau R* et en versant la pâte obtenue dans le tube en évitant la présence de bulles d'air entre les particules. Le niveau du liquide utilisé ne doit pas tomber en-dessous du niveau de la résine.

Si la résine est sous sa forme protonée, elle doit être lavée avec de l'*eau R* jusqu'à ce que la neutralisation de 50 ml de l'éluat en présence de 0,1 ml de *solution de méthylorange R* ne nécessite pas plus de 0,05 ml d'*hydroxyde de sodium 0,1 M.* Si la résine est sous sa forme sodique ou si elle nécessite une régénération, passez lentement 100 ml environ d'*acide chlorhydrique R1* dilué de moitié à travers la colonne et lavez celle-ci avec de l'*eau R* ainsi que décrit plus haut.

Résine pour chromatographie ionique en phase inversée. *1131100.*
Résine neutre, macroporeuse, à haute surface spécifique, de caractère non polaire, constituée d'une matrice polymérique de polystyrène réticulé de divinylbenzène.

Résorcinol. *1074800.* [108-46-3].
Voir *Résorcinol (0290).*

Réactif au résorcinol. *1074801.*
A 80 ml d'*acide chlorhydrique R1,* ajoutez 10 ml d'une solution de *résorcinol R* à 20 g/l et 0,25 ml d'une *solution de sulfate de cuivre R* à 25 g/l, puis complétez à 100,0 ml avec de l'*eau R.* Préparez la solution 4 h au moins avant l'emploi.

Conservation à une température de 2 °C à 8 °C, limitée à 1 semaine.

Rhamnose. $C_6H_{12}O_5,H_2O$. (M_r 182,2). *1074900.* [6155-35-7].
L-(+)-Rhamnose. 6-Désoxy-L-mannose.
Poudre cristalline blanche, facilement soluble dans l'eau.
$[\alpha]_D^{20}$: + 7,8 à + 8,3 déterminé en solution à 50 g/l dans l'*eau R* contenant 0,05 pour cent environ de NH_3.

Rhaponticoside. $C_{21}H_{24}O_9$. (M_r 420,4). *1075000.* [155-58-8].
β-D-glucopyranoside de 3-hydroxy-5-[2-(3-hydroxy-4-methoxyphényl)éthényl]phényl.
Poudre cristalline, gris jaunâtre, soluble dans l'alcool et dans le méthanol.
Chromatographie. Examiné comme prescrit dans la monographie *Rhubarbe (0291),* le chromatogramme obtenu présente une seule tache principale.

Rhodamine B. $C_{28}H_{31}ClN_2O_3$. (M_r 479,0). *1075100.* [81-88-9].
Schultz No. 864.
Colour Index No. 45170.
Chlorure de [9-(2-carboxyphényl)-6-(diéthylamino)-3*H*-xanthén-3-ylidène]diéthylammonium.
Cristaux verts ou poudre rouge-violet, très solubles dans l'eau et dans l'alcool.

Ribose. $C_5H_{10}O_5$. (M_r 150,1). *1109600.* [50-69-1]. D-Ribose.
Soluble dans l'eau, peu soluble dans l'alcool.
F : 88 °C à 92 °C.

Ricinoléique (acide). $C_{18}H_{34}O_3$. (M_r 298,5). *1100100.* [141-22-0]. Acide 12-hydroxyoléique.
Liquide visqueux jaune à brun-jaune, constitué d'un mélange d'acides gras obtenu par hydrolyse de l'huile de ricin, pratiquement insoluble dans l'eau, très soluble dans l'éthanol, soluble dans l'éther.
d_{20}^{20} : voisine de 0,942.
n_D^{20} : voisin de 1,472.
F : voisin de 285 °C, avec décomposition.

Rosmarinique (acide). $C_{18}H_{16}O_8$. (M_r 360,3). *1138300.* [20283-92-5].
F : 170 °C à 174 °C.

Rouge Congo. $C_{32}H_{22}N_6Na_2O_6S_2$. ($M_r$ 697). *1022000.* [573-58-0].
Schultz No. 360.
Colour Index No. 22120.
(Biphényl-4,4′-diyl-bis-2,2′-azo)di(1-aminonaphtalène-4-sulfonate) disodique.
Poudre rouge-brun, soluble dans l'eau.

Papier au rouge Congo. *1022002.*
Plongez des bandelettes de papier filtre dans la *solution de rouge Congo R.* Maintenez-les immergées pendant quelques minutes, puis laissez sécher.

Solution de rouge Congo. *1022001.*
Dissolvez 0,1 g de *rouge Congo R* dans un mélange de 20 ml d'*alcool R* et d'*eau R* et complétez à 100 ml avec de l'*eau R.*
Essai de sensibilité. A 0,2 ml de solution de rouge Congo, ajoutez 100 ml d'*eau exempte de dioxyde de carbone R* et 0,3 ml d'*acide chlorhydrique 0,1 M.* La solution est bleue. Le virage au rose de l'indicateur ne nécessite pas plus de 0,3 ml d'*hydroxyde de sodium 0,1 M.*

Zone de virage : pH 3,0 (bleu) à pH 5,0 (rose).

Rouge de crésol. $C_{21}H_{18}O_5S$. (M_r 382,4). *1022800.* [1733-12-6]. Crésolsulfonephtaléine. 4,4′-(3*H*-2,1-Benzoxathiol-3-ylidène)di(2-méthylphénol) *S,S*-dioxyde.
Poudre cristalline brun rougeâtre, peu soluble dans l'eau, soluble dans l'alcool et dans les solutions diluées d'hydroxydes alcalins.

Solution de rouge de crésol. *1022801.*
Dissolvez 0,1 g de *rouge de crésol R* dans un mélange de 2,65 ml d'*hydroxyde de sodium 0,1 M* et de 20 ml d'*alcool R* et complétez à 100 ml avec de l'*eau R.*

Essai de sensibilité. A 0,1 ml de solution de rouge de crésol, ajoutez 100 ml d'*eau exempte de dioxyde de carbone R* et 0,15 ml d'*hydroxyde de sodium 0,02 M.* La solution est rouge pourpre. Le virage au jaune de l'indicateur ne nécessite pas plus de 0,15 ml d'*acide chlorhydrique 0,02 M.*

Zone de virage : pH 7,0 (jaune) à pH 8,6 (rouge).

Rouge de méthyle. $C_{15}H_{15}N_3O_2$. (M_r 269,3). *1055100.* [493-52-7].
Schultz No. 250.
Colour Index No. 13020.
Acide 2-(4-diméthylaminophénylazo)benzoïque.
Poudre rouge foncé ou cristaux violets, pratiquement insolubles dans l'eau, solubles dans l'alcool.

Indicateur mixte au rouge de méthyle. *1055101.*
Dissolvez 0,1 g de *rouge de méthyle R* et 50 mg de *bleu de méthylène R* dans 100 ml d'*alcool R.*

Zone de virage : pH 5,2 (rouge-violet) à pH 5,6 (vert).

Solution de rouge de méthyle. *1055102.*
Dissolvez 50 mg de *rouge de méthyle R* dans un mélange de 1,86 ml d'*hydroxyde de sodium 0,1 M* et de 50 ml d'*alcool R.* Complétez à 100 ml avec de l'*eau R.*

Essai de sensibilité. A 0,1 ml de solution de rouge de méthyle, ajoutez 100 ml d'*eau exempte de dioxyde de carbone R* et 0,05 ml d'*acide chlorhydrique 0,02 M.* La solution est rouge. Le virage au jaune de l'indicateur ne nécessite pas plus de 0,1 ml d'*hydroxyde de sodium 0,02 M.*

Zone de virage : pH 4,4 (rouge) à pH 6,0 (jaune).

Rouge de phénol. *1063600.* [143-74-8].
Voir *Phénolsulfonephtaléine (0242).*

Solution de rouge de phénol. *1063601.*
Dissolvez 0,1 g de *rouge de phénol R* dans un mélange de 2,82 ml d'*hydroxyde de sodium 0,1 M* et de 20 ml d'*alcool R.* Complétez à 100 ml avec de l'*eau R.*

Essai de sensibilité. A 0,1 ml de solution de rouge de phénol, ajoutez 100 ml d'*eau exempte de dioxyde de carbone R.* La solution est jaune. Le virage au rouge-violet de l'indicateur ne nécessite pas plus de 0,1 ml d'*hydroxyde de sodium 0,02 M.*

Zone de virage : pH 6,8 (jaune) à pH 8,4 (rouge-violet).

Solution de rouge de phénol R2. *1063603.*

Solution I. Dissolvez 33 mg de *rouge de phénol R* dans 1,5 ml de solution diluée d'*hydroxyde de sodium R* et complétez à 100 ml avec de l'*eau R.*

Solution II. Dissolvez 25 mg de sulfate d'ammonium R dans 235 ml d'eau R ; ajoutez 105 ml de solution diluée d'*hydroxyde de sodium R* et 135 ml d'*acide acétique dilué R.*

Ajoutez 25 ml de solution I à la solution II. Si nécessaire, ajustez le pH du mélange à 4,7.

Solution de rouge de phénol R3. *1063604.*

Solution I. Dissolvez 33 mg de *rouge de phénol R* dans 1,5 ml de solution diluée d'*hydroxyde de sodium R* et complétez à 50 ml avec de l'*eau R.*

Solution II. Dissolvez 50 mg de sulfate d'ammonium R dans 235 ml d'*eau R,* ajoutez 105 ml de solution diluée d'*hydroxyde de sodium R* et 135 ml d'*acide acétique dilué R.*

Ajoutez 25 ml de solution I à la solution II. Si nécessaire, ajustez le pH du mélange à 4,7.

Rouge de quinaldine. $C_{21}H_{23}IN_2$. (M_r 430,3). *1073800.* [117-92-0]. Iodure de 2-[2-[4-(diméthylamino)phényl]éthényl]-1-éthylquinolinium.
Poudre bleu-noir foncé, assez soluble dans l'eau, facilement soluble dans l'alcool.

Solution de rouge de quinaldine. *1073801.*

Dissolvez 0,1 g de *rouge de quinaldine R* dans du *méthanol R* et complétez à 100 ml avec le même solvant.

Zone de virage : pH 1,4 (incolore) à pH 3,2 (rouge).

Rouge de ruthénium.
$[(NH_3)_5RuORu(NH_3)_4ORu(NH_3)_5]Cl_6,4H_2O$. ($M_r$ 858). *1075200.* [11103-72-3].
Poudre rouge brunâtre, soluble dans l'eau.

Solution de rouge de ruthénium. *1075201.*
Solution à 0,8 g/l dans la solution d'*acétate de plomb R.*

Rouge solide B (sel de). $C_{17}H_{13}N_3O_9S_2$. (M_r 467,4). *1037500.* [56315-29-8].
Schultz No. 155.
Colour Index No. 37125.
Naphtalène-1,5-disulfonate acide de 2-méthoxy-4-nitrobenzènediazonium.
Poudre jaune-orange, soluble dans l'eau, peu soluble dans l'alcool.
Conservation en récipient étanche, à l'abri de la lumière et à une température de 2 °C à 8 °C.

Rouge Soudan G. $C_{17}H_{14}N_2O_2$. (M_r 278,3). *1085800.*
Schultz No. 149.
Colour Index No. 12150.
Rouge solvant 1. 1-[(2-Méthoxyphényl)azo]naphtalén-2-ol.
Poudre brun-rouge, pratiquement insoluble dans l'eau.
Chromatographie. Opérez par chromatographie sur couche mince (*2.2.27*) en utilisant une plaque recouverte d'une couche de *gel de silice G R.* Déposez 10 µl d'une solution de rouge Soudan G à 0,1 g/l dans du *chlorure de méthylène R* et développez sur un parcours de 10 cm avec le même solvant. Le chromatogramme obtenu présente une seule tache principale.

Rutine. $C_{27}H_{30}O_{16},3H_2O$. (M_r 665). *1075300.* [153-18-4].
Rutoside. 3-(*O*-6-Désoxy-α-L-mannopyranosyl-(1→6)-β-D-glucopyranosyloxy)-2-(3,4-dihydroxyphényl)-5,7-dihydroxy-4*H*-chromén-4-one.
Poudre cristalline jaune, brunissant à la lumière, très peu soluble dans l'eau, soluble dans 400 parties environ d'eau bouillante, peu soluble dans l'alcool, pratiquement insoluble dans l'éther, soluble dans des solutions d'hydroxydes alcalins et dans l'ammoniaque.
F : voisin de 210 °C, avec décomposition.
La solution dans l'*alcool R* présente 2 maximums d'absorption (*2.2.25*) à 259 nm et à 362 nm.

Conservation à l'abri de la lumière.

Sabinène. $C_{10}H_{16}$. (M_r 136,2). *1109700.* [2009-00-9]. Thuy-4(10)-ène. 4-Méthylène-1-isopropylbicyclo[3.1.0]hexane.
Liquide huileux, incolore.
d_{25}^{25} : voisine de 0,843.
n_D^{20} : voisin de 1,468.
Eb : 163 °C à 165 °C.
Le sabinène utilisé en chromatographie en phase gazeuse satisfait également à l'essai suivant.

Dosage. Opérez par chromatographie en phase gazeuse (*2.2.28*) comme prescrit dans la monographie *Huile essentielle de fleur d'oranger amer (1175).*

Solution à examiner. Le sabinène à examiner.

La surface du pic principal n'est pas inférieure à 99,0 pour cent de la surface de l'ensemble des pics du chromatogramme obtenu.

Sable. *1075800.*
Grains de silice de coloration blanche ou légèrement grisâtre dont la grosseur moyenne est comprise entre 150 µm et 300 µm.

Saccharine sodique. *1131400.* [128-44-9].
Voir *Saccharine sodique (0787).*

Saccharose. *1085700.* [57-50-1].
Voir *Saccharose (0204).*
Lorsque le saccharose est utilisé pour le contrôle des polarimètres, il doit être conservé à l'état sec, dans une ampoule scellée.

Safrole. $C_{10}H_{10}O_2$. (M_r 162,2). *1131200.* [94-59-7]. 5-(Prop-2-ényl)-1,3-benzodioxole. 4-Allyl-1,2-(méthylènedioxy)benzène.
Liquide huileux, incolore ou légèrement jaune, à odeur de sassafras, insoluble dans l'eau, très soluble dans l'alcool, miscible à l'hexane.
d_{20}^{20} : 1,095 à 1,096.
n_D^{20} : 1,537 à 1,538.
Eb : 232 °C à 234 °C.
Point de solidification : voisin de 11 °C.

Le safrole utilisé en chromatographie en phase gazeuse satisfait également à l'essai suivant.
Dosage. Opérez par chromatographie en phase gazeuse (*2.2.28*) selon les indications données dans la monographie *Huile essentielle de cannelle dite de Ceylan (1501).* La teneur n'est pas inférieure à 96,0 pour cent, calculée par le procédé de normalisation.

Salicine. $C_{13}H_{18}O_7$. (M_r 286,3). *1131300.* [138-52-3].
2-(Hydroxyméthyl)phényl-β-D-glucopyranoside. Salicoside.
$[\alpha]_D^{20}$: – 62,5 ± 2.
F : 199 °C à 201 °C.
Dosage. Opérez par chromatographie liquide (*2.2.29*) selon les indications données dans la monographie *Ecorce de saule (1583)* à la concentration de la solution témoin.

La teneur n'est pas inférieure à 99,0 pour cent, calculée par le procédé de normalisation.

Salicylaldéhyde. $C_7H_6O_2$. (M_r 122,1). *1075400.* [90-02-8].
2-Hydroxybenzaldéhyde.
Liquide huileux, limpide, incolore.
d_{20}^{20} : voisine de 1,167.
n_D^{20} : voisin de 1,574.
Eb : voisin de 196 °C.
F : voisin de – 7 °C.

Salicylaldéhyde-azine. $C_{14}H_{12}N_2O_2$. (M_r 240,3). *1075500.*
2,2′-Azinodiméthyldiphénol.
F : voisin de 213 °C.
Dissolvez 0,30 g de sulfate d'hydrazine R dans 5 ml d'*eau R*, ajoutez 1 ml d'*acide acétique glacial R* et 2 ml d'une solution récemment préparée de *salicylaldéhyde R*à 20 pour cent *V/V* dans le *2-propanol R*. Mélangez, puis laissez reposer jusqu'à ce qu'il se forme un précipité jaune. Agitez avec 2 fois 15 ml de *chlorure de méthylène R*. Réunissez les couches organiques et desséchez-les sur du *sulfate de sodium anhydre R*. Laissez décanter ou filtrez la solution et évaporez à siccité. Faites recristalliser à partir d'un mélange de 40 volumes de *méthanol R* et de 60 volumes de *toluène R*, en refroidissant. Desséchez les cristaux sous vide.

Chromatographie. Examiné comme prescrit à l'essai « Hydrazine » dans la monographie *Povidone (0685)*, le chromatogramme présente une seule tache principale.

Salicylique (acide). *1075600.* [69-72-7].
Voir *Acide salicylique (0366).*

Santonine. $C_{15}H_{18}O_3$. (M_r 246,3). *1122000.* [481-06-1].
(–)-α-Santonine. 3,5a,9-Triméthyl-3a,5,5a,9b-tétrahydro-3*H*,4*H*-naphto[1,2]furane-2,8-dione.
Cristaux incolores, brillants, prenant une coloration jaune à la lumière, très peu solubles dans l'eau, facilement solubles dans l'éthanol chaud, assez solubles dans l'éthanol.
$[\alpha]_D^{18}$: – 173 dans l'éthanol.
F : 174 °C à 176 °C.
Chromatographie. Opérez comme prescrit dans l'Identification C de la monographie Arnica (fleur d') (1391). Le chromatogramme obtenu avec 10 µl de solution présente une bande d'extinction de fluorescence à un R_f de 0,5. Pulvérisez de la solution d'*aldéhyde anisique R* et chauffez à 105 °C pendant 5-10 min. Examinée à la lumière du jour, la bande d'extinction de fluorescence apparaît colorée en jaune puis vire rapidement au rouge-violet.

Scopolamine (bromhydrate de). *1044800.* [6533-68-2].
Voir *Bromhydrate de scopolamine (0106).*

SDS-PAGE (tampon concentré pour échantillons). *1115000.*
Voir *Tampon concentré pour échantillons SDS-PAGE R.*

SDS-PAGE (tampon concentré pour échantillons sous conditions réductrices). *1122100.*
Voir *Tampon concentré pour échantillons SDS-PAGE sous conditions réductrices R.*

SDS-PAGE (tampon d'électrophorèse). *1114900.*
Voir *Tampon d'électrophorèse SDS-PAGE R.*

Sélénieux (acide). H_2SeO_3. (M_r 129,0). *1100200.* [7783-00-8].
Cristaux déliquescents, facilement solubles dans l'eau.
Conservation en récipient étanche.

Sélénium. Se. (A_r 79,0). *1075900.* [7782-49-2].
Poudre ou granulés de coloration allant du brun-rouge au noir, pratiquement insolubles dans l'eau et dans l'alcool, solubles dans l'acide nitrique.
F : voisin de 220 °C.

Sérine. *1076000.* [56-45-1].
Voir *Sérine (0788).*

Sialique (acide). *1001100.* [131-48-6].
Voir *Acide N-acétylneuraminique R.*

Silice (gel de) aminohexadécylsilylé pour chromatographie. *1138400.*

Gel de silice de granulométrie très fine (3-10 µm), chimiquement modifié par greffage en surface de groupes aminohexadécylsilylés. La taille des particules est indiquée après le nom du réactif dans les essais où il est utilisé.

Poudre blanche, fine, homogène, pratiquement insoluble dans l'eau et dans l'alcool.

Silice (gel de) aminopropylméthylsilylé pour chromatographie. *1102400.*
Gel de silice de granulométrie très fine (3-10 µm), chimiquement modifié par greffage en surface de groupes aminopropylméthylsilylés. La taille des particules est indiquée après le nom du réactif dans les essais où il est utilisé.
Poudre blanche, fine, homogène, pratiquement insoluble dans l'eau et dans l'alcool.

Silice (gel de) aminopropylsilylé pour chromatographie. *1077000.*
Gel de silice de granulométrie très fine (3-10 µm), chimiquement modifié par greffage en surface de groupes aminopropylsilylés. La taille des particules est indiquée après le nom du réactif dans les essais où il est utilisé.

Poudre blanche, fine, homogène, pratiquement insoluble dans l'eau et dans l'alcool.

Silice (gel de) amylosé pour chromatographie. *1109800.*
Gel de silice de granulométrie très fine (10 µm), chimiquement modifié par greffage en surface de groupes amylose. La taille des particules est indiquée après le nom du réactif dans les essais où il est utilisé.

Poudre blanche, fine, homogène, pratiquement insoluble dans l'eau et dans l'alcool.

Silice (gel de) anhydre. *1076100.* [112926-00-8].
Forme partiellement déshydratée d'acide silicique polymérisé amorphe. Il absorbe, à 20 °C, environ 30 pour cent de sa masse d'eau. Il contient du chlorure de cobalt comme indicateur. Il est pratiquement insoluble dans l'eau, partiellement soluble dans les solutions d'hydroxyde de sodium.

Silice (gel de) butylsilylé pour chromatographie. *1076200.*
Gel de silice, de granulométrie très fine (3-10 µm), chimiquement modifié par greffage en surface de groupes butylsilylés. La taille des particules est indiquée après le nom du réactif dans les essais où il est utilisé.

Poudre blanche, fine, homogène pratiquement insoluble dans l'eau et dans l'alcool.

Silice sphéroïdale : 30 nm.

Volume de pore : 0,6 cm^3 par g.

Surface spécifique : 80 m^2 par g.

Silice (gel de) cyanosilylé pour chromatographie. *1109900.*
Gel de silice, de granulométrie très fine, chimiquement modifié par greffage en surface de groupes cyanosilylés. La taille des particules est indiquée après le nom du réactif dans les essais où il est utilisé.

Poudre blanche, fine, homogène pratiquement insoluble dans l'eau et dans l'alcool.

Silice (gel de) diméthyloctadécylsilylé pour chromatographie. *1115100.*
Gel de silice, de granulométrie très fine (3-10 µm), chimiquement modifié par greffage en surface de groupes diméthyloctadécylsilyle. La taille des particules est indiquée après le nom du réactif dans les essais où il est utilisé.

Poudre blanche, fine, homogène, pratiquement insoluble dans l'eau et dans l'alcool. Particules irrégulières. Surface spécifique : 300 m^2/g.

Silice (gel de) diol pour chromatographie. *1110000.*
Particules sphériques de gel de silice sur lesquelles sont greffés des groupes dihydroxypropyle. Diamètre des pores : 10 nm.

Silice (gel de) échangeur d'anions forts pour chromatographie. *1077800.*
Gel de silice de granulométrie très fine (3-10 µm), chimiquement modifié par greffage en surface de groupes ammonium quaternaire. La taille des particules est indiquée après le nom du réactif dans les essais où il est utilisé.

Poudre blanche, fine, homogène, pratiquement insoluble dans l'eau et dans l'alcool.

Les limites du pH d'utilisation sont de 2 à 8.

Silice (gel de) G. *1076300.* [112926-00-8].
Contient environ 13 pour cent de sulfate de calcium hémihydraté.

Poudre blanche, fine et homogène. La taille moyenne des particules est de 15 µm environ.

Teneur en plâtre. Dans un récipient à bouchon rodé, introduisez 0,25 g de gel de silice G, ajoutez 3 ml d'*acide chlorhydrique dilué R* et 100 ml d'*eau R*, puis agitez énergiquement pendant 30 min. Filtrez sur verre fritté et lavez le résidu. Réunissez le filtrat et les eaux de lavage. Effectuez le dosage du calcium par complexométrie (*2.5.11*).

1 ml d'*édétate de sodium 0,1 M* correspond à 14,51 mg de $CaSO_4,{}^1/_2H_2O$.

pH (*2.2.3*). Agitez 1 g de gel de silice G avec 10 ml d'*eau exempte de dioxyde de carbone R* pendant 5 min. Le pH de la suspension est voisin de 7.

Silice (gel de) GF_{254}. *1076400.* [112926-00-8].
Contient 13 pour cent environ de sulfate de calcium hémihydraté et 1,5 pour cent environ d'un indicateur de fluorescence dont l'intensité est optimale en lumière ultraviolette à 254 nm.

Poudre blanche, fine et homogène. La taille moyenne des particules est de 15 µm environ.

Teneur en plâtre. Voir *Silice (gel de) g R.*

pH. Voir *Silice (gel de) G R.*

Fluorescence. Opérez par chromatographie sur couche mince (*2.2.27*) en utilisant une plaque recouverte de gel de silice GF_{254}. Déposez sur les points de départ des volumes croissants de 1 µl à 10 µl d'une solution d'*acide benzoïque R*à 1 g/l dans un mélange de 10 volumes d'*acide formique anhydre R* et de 90 volumes de *2-propanol R*. Développez sur un parcours de 10 cm avec le même mélange de solvants. Laissez évaporer les solvants. Examinez en lumière ultraviolette à 254 nm. Pour des dépôts égaux ou supérieurs à 2 µg, l'acide benzoïque forme dans le tiers supérieur du chromatogramme des taches sombres sur fond fluorescent.

Silice (gel de) H. *1076500.* [112926-00-8].
Poudre blanche, fine et homogène. La taille moyenne des particules est de 15 µm environ.

pH. Voir *Silice (gel de) G R.*

Silice (gel de) hexylsilylé pour chromatographie. *1077100.*
Gel de silice de granulométrie très fine (3-10 µm) chimiquement modifié par greffage en surface de groupes hexylsilylés. La taille des particules est indiquée après

4. Réactifs

le nom du réactif dans les essais où il est utilisé. Poudre blanche, fine et homogène, pratiquement insoluble dans l'eau et dans l'alcool.

Silice (gel de) HF_{254}. *1076700.*
Contient 1,5 pour cent environ d'un indicateur de fluorescence dont l'intensité est optimale en lumière ultraviolette à 254 nm.

Poudre blanche, fine et homogène. La taille moyenne des particules est de 15 µm environ.

pH. Voir *Silice (gel de) G R.*

Fluorescence. Voir *Silice (gel de) GF_{254} R.*

Silice (gel de) hydrophile pour chromatographie. *1077200.*
Gel de silice de granulométrie très fine (3-10 µm) et dont la surface a été traitée afin de la rendre hydrophile. La taille des particules peut être indiquée après le nom du réactif dans les essais où il est utilisé.

Silice (gel de) nitrilé pour chromatographie. *1077300.*
Gel de silice, de granulométrie très fine, chimiquement modifié par greffage en surface de groupes cyanopropylsilyle. La taille des particules est indiquée après le nom du réactif dans les essais où il est utilisé.

Poudre blanche, fine, homogène, pratiquement insoluble dans l'eau, dans l'alcool et dans l'éther.

Silice (gel de) nitrilé pour chromatographie R1. *1077400.*
Gel de silice, de granulométrie très fine, constitué de particules poreuses, sphériques, comportant des groupes nitrile chimiquement liés. La taille des particules est indiquée après le nom du réactif dans les essais où il est utilisé.

Poudre blanche, fine, homogène, pratiquement insoluble dans l'eau, dans l'alcool et dans l'éther.

Silice (gel de) nitrilé pour chromatographie R2. *1119500.*
Gel de silice ultrapure, chimiquement modifié par greffage en surface de groupes cyanopropylsilylés. Il contient moins de 20 ppm de métaux. La taille des particules est indiquée après le nom du réactif dans les essais où il est utilisé.

Poudre blanche, fine, homogène, pratiquement insoluble dans l'eau et dans l'alcool.

Silice (gel de) octadécanoylaminopropylsilylé pour chromatographie. *1115200.*
Gel de silice de granulométrie très fine (3-10 µm), chimiquement modifié par greffage en surface de groupes aminopropylsilylés qui sont acylés avec des groupes octadécanoylés. La taille des particules est indiquée après le nom du réactif dans les essais où il est utilisé.

Poudre blanche, fine, homogène, pratiquement insoluble dans l'eau et dans l'alcool.

Silice (gel de) octadécylsilylé pour chromatographie, postgreffé. *1115400.*
Gel de silice de granulométrie très fine (3-10 µm), chimiquement modifié par greffage en surface de groupes octadécylsilylés. Afin de réduire à un minimum toute interaction avec des composés basiques, il est soigneusement postgreffé en couvrant la plupart des groupes silanol restants. La taille des particules est indiquée après le nom du réactif dans les essais où il est utilisé.

Poudre blanche, fine, homogène, pratiquement insoluble dans l'eau et dans l'alcool.

Silice (gel de) octadécylsilylé pour chromatographie. *1077500.*
Gel de silice de granulométrie très fine (3-10 µm), chimiquement modifié par greffage en surface de groupes octadécylsilylés La taille des particules est indiquée après le nom du réactif dans les essais où il est utilisé.

Poudre blanche, fine, homogène, pratiquement insoluble dans l'eau et dans l'alcool.

Silice (gel de) octadécylsilylé pour chromatographie R1. *1110100.*
Gel de silice ultra pure, de granulométrie très fine chimiquement modifié par greffage en surface de groupes octadécylsilylés. La taille des particules, le diamètre des pores et le taux de carbone sont indiqués après le nom du réactif dans les essais où il est utilisé. Il contient moins de 20 ppm de métaux.

Silice (gel de) octadécylsilylé pour chromatographie R2. *1115300.*
Gel de silice ultra pure, de granulométrie très fine (diamètre des pores 15 nm), chimiquement modifié par greffage en surface de groupes octadécylsilylés (20 pour cent de carbone) et optimisé pour l'analyse des hydrocarbures aromatiques polycycliques. La taille des particules est indiquée après le nom du réactif dans les essais où il est utilisé.

Poudre blanche, fine, homogène, pratiquement insoluble dans l'eau et dans l'alcool.

Silice (gel de) octadécylsilylé pour chromatographie, désactivé par traitement basique. *1077600.*
Voir *Silice (gel de) octadécylsilylé pour chromatographie, désactivé pour les bases R.*

Silice (gel de) octadécylsilylé pour chromatographie, désactivé par traitement basique, postgreffé. *1108600.*
Voir *Silice (gel de) octadécylsilylé pour chromatographie, désactivé pour les bases, postgreffé R.*

Silice (gel de) octadécylsilylé pour chromatographie, désactivé pour les bases. *1077600.*
Gel de silice de granulométrie très fine (3-10 µm), traité avant le greffage de groupes octadécylsilylés par rinçage soigneux et par hydrolyse de la majorité des liaisons siloxane en surface, en vue de réduire à un minimum l'interaction avec les composés basiques. La taille des particules est indiquée après le nom du réactif dans les essais où il est utilisé.

Poudre blanche, fine, homogène, pratiquement insoluble dans l'eau et dans l'alcool.

Silice (gel de) octadécylsilylé pour chromatographie, désactivé pour les bases, postgreffé. *1108600.*
Gel de silice de granulométrie très fine (3-10 µm) avec une porosité de 10 nm et un taux de carbone de 16 pour cent, traité avant le greffage de groupes octadécylsilylés par rinçage et par hydrolyse de la majorité des liaisons siloxane en surface. Afin de réduire à un minimum toute interaction avec des composés basiques, il est soigneusement postgreffé en couvrant la plupart des groupes silanol restants. La taille des particules est indiquée après le nom du réactif dans les essais où il est utilisé.

Poudre fine et blanche, homogène, pratiquement insoluble dans l'eau et dans l'alcool.

Silice (gel de) octylsilylé pour chromatographie. *1077700.* Gel de silice de granulométrie très fine (3-10 µm), chimiquement modifié par greffage en surface de groupes octylsilylés. La taille des particules est indiquée après le nom du réactif dans les essais où il est utilisé.

Poudre blanche, fine, homogène, pratiquement insoluble dans l'eau et dans l'alcool.

Silice (gel de) octylsilylé pour chromatographie R1. *1077701.* Gel de silice de granulométrie très fine (3-10 µm), chimiquement modifié par greffage en surface de groupes octylsilylés et méthylés (phase doublement greffée). La taille des particules est indiquée après le nom du réactif dans les essais où il est utilisé.

Poudre blanche, fine, homogène, pratiquement insoluble dans l'eau et dans l'alcool.

Silice (gel de) octylsilylé pour chromatographie R2. *1077702.* Gel de silice ultra pure de granulométrie très fine (porosité 10 nm), chimiquement modifié par greffage en surface de groupes octylsilylés (19 pour cent de carbone). Il contient moins de 20 ppm de métaux.

Silice (gel de) octylsilylé pour chromatographie, désactivé pour les bases. *1131600.* Gel de silice de granulométrie très fine (3-10 µm), traité avant le greffage de groupes octylsilylés par rinçage soigneux et par hydrolyse de la majorité des liaisons siloxane en surface, en vue de réduire à un minimum l'interaction avec les composés basiques. La taille des particules est indiquée après le nom du réactif dans les essais où il est utilisé.

Poudre blanche, fine, homogène, pratiquement insoluble dans l'eau et dans l'alcool.

Silice (gel de) octylsilylé pour chromatographie, postgreffé. *1119600.* Gel de silice de granulométrie très fine (3 -10 µm), chimiquement modifié par greffage en surface de groupes octylsilylés. Afin de réduire à un minimum toute interaction avec des composés basiques, il est soigneusement postgreffé pour couvrir la plupart des groupes silanol restants. La taille des particules est indiquée après le nom du réactif dans les essais où il est utilisé.

Poudre blanche, fine, homogène, pratiquement insoluble dans l'eau et dans l'alcool.

Silice (gel de) OD pour séparation des composés chiraux. *1110300.* Gel de silice pour chromatographie de granulométrie très fine (5 µm) recouvert du dérivé suivant :

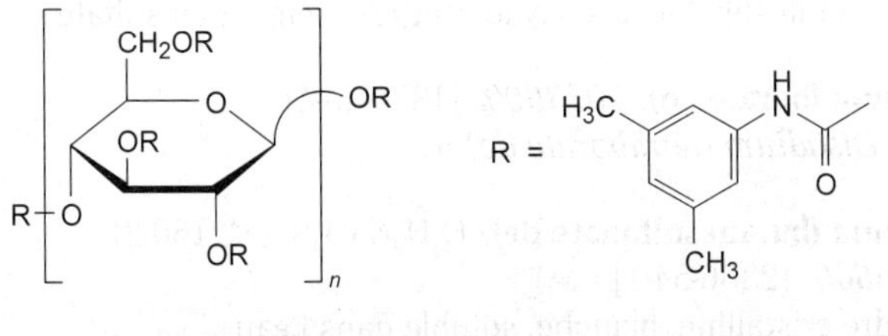

Silice (gel de) phénylsilylé pour chromatographie. *1110200.* Gel de silice de granulométrie très fine (5 µm à 10 µm), chimiquement modifié par greffage en surface de groupes phényle.

Silice (gel de) phénylsilylé pour chromatographie R1. *1075700.* Gel de silice, de granulométrie très fine (5 µm), chimiquement modifié par greffage en surface de groupes phénylés. La taille des particules est indiquée après le nom du réactif dans les essais où il est utilisé.

Poudre blanche, fine, homogène pratiquement insoluble dans l'eau, dans l'alcool et dans le chlorure de méthylène.

Silice sphéroïdale : 8 nm.

Surface spécifique : 180 m^2 par g.

Taux de carbone : 5,5 pour cent.

Silice (gel de) pour chromatographie. *1076900.* Gel de silice de granulométrie très fine (3-10 µm). La taille des particules est indiquée après le nom du réactif dans les essais où il est utilisé.

Poudre blanche, fine, homogène, pratiquement insoluble dans l'eau et dans l'alcool.

Silice (gel de) pour chromatographie d'exclusion. *1077900.* Gel de silice de granulométrie très fine (10 µm) et de surface très hydrophile. Le diamètre moyen des pores est de 30 nm environ. Il est compatible avec les solutions aqueuses entre pH 2 et pH 8 et avec les solvants organiques. Il convient à la séparation des protéines d'une masse moléculaire relative de 1000 à 300 000.

Silice (gel de) recouvert d'albumine humaine pour chromatographie. *1138500.*

Gel de silice de granulométrie très fine (3-10 µm) chimiquement modifié par greffage en surface d'albumine humaine. La taille des particules est indiquée après le nom du réactif dans les essais où il est utilisé.

Poudre blanche, fine et homogène.

Silice (gel de) silanisé H. *1076600.*

Préparation de la couche mince. Voir *Silice (gel de) silanisé HF_{254} R.*

Poudre blanche, fine et homogène qui, après agitation avec de l'eau, flotte à la surface en raison de son caractère hydrophobe.

Pouvoir de séparation chromatographique. Voir *Silice (gel de) silanisé HF_{254} R.*

Silice (gel de) silanisé HF_{254}. *1076800.*

Contient 1,5 pour cent environ d'un indicateur de fluorescence dont l'intensité est optimale en lumière ultraviolette à 254 nm. Poudre blanche, fine et homogène qui, après agitation avec de l'eau, flotte à la surface en raison de son caractère hydrophobe.

Préparation de la couche mince. Agitez vigoureusement 30 g de gel de silice silanisé HF_{254} avec 60 ml d'un mélange de 1 volume de *méthanol R* et de 2 volumes d'*eau R* pendant 2 min. Etalez sur des plaques soigneusement nettoyées, à l'aide d'un dispositif approprié, en couche de 0,25 mm. Laissez sécher à l'air, puis desséchez à l'étuve à 100-105 °C pendant 30 min.

4. Réactifs

Pouvoir de séparation chromatographique. Dans une fiole conique de 250 ml, introduisez 0,1 g respectivement de *laurate de méthyle R*, de *myristate de méthyle R*, de *palmitate de méthyle R* et de *stéarate de méthyle R*. Ajoutez 40 ml de solution alcoolique d'*hydroxyde de potassium R* et chauffez à reflux au bain-marie pendant 1 h. Laissez refroidir, transvasez dans une ampoule à décantation à l'aide de 100 ml d'*eau R*, acidifiez avec de l'*acide chlorhydrique dilué R* (pH de 2 à 3) et agitez avec 3 fois 10 ml de *chloroforme R*. Réunissez les couches chloroformiques, séchez-les sur du *sulfate de sodium anhydre R*, filtrez et évaporez à siccité au bain-marie. Dissolvez le résidu dans 50 ml de *chloroforme R*. Opérez par chromatographie sur couche mince (*2.2.27*) en utilisant une plaque recouverte de gel de silice silanisé hf_{254}. Déposez respectivement sur 3 points de départ séparés, 10 µl de la solution chloroformique. Développez sur un parcours de 14 cm avec un mélange de 10 volumes d'*acide acétique glacial R*, de 25 volumes d'*eau R* et de 65 volumes de *dioxane R*. Desséchez la plaque à 120 °C pendant 30 min. Laissez refroidir, pulvérisez une solution d'*acide phosphomolybdique R* à 35 g/l dans le *2-propanol R* et chauffez à l'étuve à 150 °C jusqu'à apparition des taches. Traitez la plaque par des vapeurs d'ammoniac jusqu'à obtention d'un fond blanc. Les chromatogrammes obtenus présentent 4 taches nettement séparées et délimitées.

Silice (gel de) triméthylsilylé pour chromatographie. *1115500.*
Gel de silice de granulométrie très fine (3-10 µm), chimiquement modifié par greffage en surface de groupes triméthylsilyle. La taille des particules est indiquée après le nom du réactif dans les essais où il est utilisé.

Poudre blanche, fine et homogène, pratiquement insoluble dans l'eau et dans l'alcool.

Silicotungstique (acide). $H_4SiW_{12}O_{40},xH_2O$. *1078000.* [11130-20-4].
Cristaux blancs ou légèrement jaunâtres, déliquescents, très solubles dans l'eau et dans l'alcool.
Conservation en récipient étanche.

Sinensétine. $C_{20}H_{20}O_7$. (M_r 372). *1110500.* [2306-27-6].
3′,4′,5,6,7-Pentaméthoxyflavone.
Poudre cristalline, blanche, pratiquement insoluble dans l'eau, soluble dans l'alcool.
F : environ 177 °C.

Absorbance (*2.2.25*). Une solution dans le *méthanol R* présente 3 maximums d'absorption respectivement à 243 nm, 268 nm, 330 nm.

Dosage. Opérez par chromatographie liquide (*2.2.29*), selon les indications données dans la monographie *Orthosiphon (1229)*.

La teneur n'est pas inférieure à 95 pour cent, calculée par le procédé de normalisation.

Sodium. Na. (A_r 22,99). *1078500.* [7440-23-5].
Métal dont la surface récemment coupée est d'un gris argenté brillant. Exposé à l'air, le sodium se ternit rapidement, s'oxyde complètement en hydroxyde de sodium, puis se transforme en carbonate de sodium. Le sodium réagit violemment avec l'eau avec dégagement d'hydrogène et formation d'une solution d'hydroxyde de sodium ; soluble dans le méthanol anhydre avec dégagement d'hydrogène et formation d'une solution de méthanolate de sodium ; pratiquement insoluble dans l'éther et dans l'éther de pétrole.
Conservation dans l'éther de pétrole ou la paraffine liquide.

Sodium (acétate de). *1078600.* [6131-90-4].
Voir *Acétate de sodium (0411).*

Sodium (acétate de) anhydre. $C_2H_3NaO_2$. (M_r 82,0). *1078700.* [127-09-3].
Cristaux ou granulés incolores, très solubles dans l'eau, assez solubles dans l'alcool.
Perte à la dessiccation (*2.2.32*) : maximum 2,0 pour cent, déterminée à l'étuve à 100-105 °C.

Sodium (solution d'ascorbate de). *1078800.* [134-03-2].
Dissolvez 3,5 g d'*acide ascorbique R* dans 20 ml d'*hydroxyde de sodium 1 M*. Préparez extemporanément.

Sodium (azide de). NaN_3. (M_r 65,0). *1078900.* [26628-22-8].
Poudre cristalline blanche ou cristaux, facilement solubles dans l'eau, peu solubles dans l'alcool, pratiquement insolubles dans l'éther.

Sodium (bicarbonate de). *1081300.* [144-55-8].
Voir *Bicarbonate de sodium (0195).*

Solution de bicarbonate de sodium. *1081301.*
Solution à 42 g/l.

Sodium (bismuthate de). $NaBiO_3$. (M_r 280,0). *1079000.* [12232-99-4].
Le bismuthate de sodium contient au minimum 85,0 pour cent de $NaBiO_3$.

Poudre jaune à brun jaunâtre, se décomposant lentement à l'humidité et à température élevée, pratiquement insoluble dans l'eau froide.
Dosage. Mettez en suspension 0,200 g de bismuthate de sodium dans 10 ml d'une solution d'*iodure de potassium R* à 200 g/l et ajoutez 20 ml d'*acide sulfurique dilué R*. Titrez par le *thiosulfate de sodium 0,1 M* en présence de 1 ml de solution d'amidon R jusqu'à virage à l'orangé.

1 ml de *thiosulfate de sodium 0,1 M* correspond à 14,00 mg de $NaBiO_3$.

Sodium (bisulfite de). $NaHO_3S$. (M_r 104,1). *1115700.* [7631-90-5].
Poudre cristalline blanche, facilement soluble dans l'eau, assez soluble dans l'alcool.
Au contact de l'air, il se produit une perte de dioxyde de soufre et la substance s'oxyde progressivement en sulfate.

Sodium (borate de). *1033600.* [1330-43-4].
Voir *Disodium (tétraborate de) R.*

Sodium (butanesulfonate de). $C_4H_9NaO_3S$. (M_r 160,2). *1115600.* [2386-54-1].
Poudre cristalline, blanche, soluble dans l'eau.
F : supérieur à 300 °C.

Sodium (carbonate de). *1079200.* [6132-02-1].
Voir *Sodium (carbonate de) décahydraté (0191).*

Sodium (carbonate de) anhydre. Na_2CO_3. (M_r 106,0). *1079300.* [497-19-8]. Carbonate de disodium.
Poudre blanche, hygroscopique, facilement soluble dans l'eau.
Chauffez le carbonate de sodium anhydre vers 300 °C. Il ne perd pas plus de 1 pour cent de sa masse. Conservation en récipient étanche.

Solution de carbonate de sodium. *1079301.*
Solution de *carbonate de sodium anhydre R* à 106 g/l.

Solution de carbonate de sodium R1. *1079302.*
Solution de *carbonate de sodium anhydre R* à 20 g/l dans de l'*hydroxyde de sodium 0,1 M.*

Solution de carbonate de sodium R2. *1079303.*
Solution de carbonate de sodium anhydre R à 40 g/l dans de l'*hydroxyde de sodium 0,2 M.*

Sodium (carbonate de) monohydraté. Na_2CO_3,H_2O. *1131700.* [5968-11-6].
Voir *Carbonate de sodium monohydraté (0192).*

Sodium (chlorure de). *1079500.* [7647-14-5].
Voir *Chlorure de sodium (0193).*

Solution de chlorure de sodium. *1079502.*
Solution à 20 pour cent *m/m.*

Solution saturée de chlorure de sodium. *1079503.*
Mélangez 1 partie de *chlorure de sodium R* avec 2 parties d'*eau R,* agitez de temps à autre et laissez reposer. Avant utilisation, décantez la solution de toute substance non dissoute et filtrez, si nécessaire.

Sodium (citrate de). *1079600.* [6132-04-3].
Voir *Citrate de sodium (0412).*

Sodium (citrate acide de). $C_6H_6Na_2O_7,1^1/_2H_2O$. (M_r 263,1). *1033200.* [144-33-2]. Citrate disodique. 2-Hydroxypropane-1,2,3-tricarboxylate de disodium sesquihydraté.
Poudre blanche, soluble dans moins de 2 parties d'eau, pratiquement insoluble dans l'alcool.

Sodium (cobaltinitrite de). $Na_3[Co(NO_2)_6]$. (M_r 403,9). *1079700.* [13600-98-1]. Hexanitrocobaltate(III) de trisodium.
Poudre jaune orangé, facilement soluble dans l'eau, peu soluble dans l'alcool.

Solution de cobaltinitrite de sodium. *1079701.*
Solution à 100 g/l. Préparez extemporanément.

Sodium (décanesulfonate de). $C_{10}H_{21}NaO_3S$. (M_r 244,3). *1079800.* [13419-61-9].
Poudre cristalline ou paillettes, blanches ou sensiblement blanches, facilement solubles dans l'eau, solubles dans le méthanol.

Sodium (décylsulfate de). $C_{10}H_{21}NaO_4S$. (M_r 260,3). *1138600.* [142-87-0].
Contient au minimum 95,0 pour cent de $C_{10}H_{21}NaO_4S$.
Poudre blanche ou sensiblement blanche, facilement soluble dans l'eau.

Sodium (désoxycholate de). $C_{24}H_{39}NaO_4$. (M_r 414,6). *1131800.* [302-95-4]. 3α,12α-dihydroxy-5β-cholan-24-oate de sodium.

Sodium (désoxyribonucléate de). (85 pour cent environ présente une masse moléculaire relative égale ou supérieure à 2 × 10^7). *1079900.* [73049-39-5].
La substance est obtenue à partir de thymus de veau et se présente sous la forme d'une préparation blanche et fibreuse.

Essai de validité. Dissolvez 10 mg de désoxyribonucléate de sodium dans la *solution tampon imidazole pH 6,5 R* et complétez à 10,0 ml avec le même solution tampon (solution a). Prélevez 2,0 ml de solution (a) et complétez à 50,0 ml avec la *solution tampon imidazole pH 6,5 R.* L'absorbance (*2.2.25*) mesurée à 260 nm est de 0,4 à 0,8.

A 0,5 ml de solution (a) ajoutez 0,5 ml de *solution tampon imidazole pH 6,5 R,* et 3 ml d'acide perchlorique à 25 g/l en $HClO_4$. Il se forme un précipité ; centrifugez. L'absorbance du liquide surnageant mesurée à 260 nm n'est pas supérieure à 0,3. Utilisez comme liquide de compensation un mélange de 1 ml de *solution tampon imidazole pH 6,5 R* et de 3 ml d'acide perchlorique à 25 g/l en $HClO_4$.

Utilisez 2 tubes à essai. Introduisez dans chacun d'eux 0,5 ml de solution (a) et 0,5 ml d'une solution contenant une quantité de préparation de référence de streptodornase correspondant à 10 UI par millilitre dans la *solution tampon imidazole pH 6,5 R.* Au contenu du premier tube, ajoutez immédiatement 3 ml d'acide perchlorique à 25 g/l en $HClO_4$. Il se forme un précipité. Centrifugez et recueillez le liquide surnageant (a). Faites incuber le contenu du deuxième tube à 37 °C pendant 15 min et ajoutez 3 ml d'acide perchlorique à 25 g/l en $HClO_4$. Centrifugez et recueillez le liquide surnageant (b). Mesurée à 260 nm par rapport à l'absorbance du liquide surnageant (a), l'absorbance du liquide surnageant (b) n'est pas inférieure à 0,15.

Sodium (diéthyldithiocarbamate de). $C_5H_{10}NNaS_2,3H_2O$. (M_r 225,3). *1080000.* [20624-25-3].
Cristaux blancs ou incolores, facilement solubles dans l'eau, solubles dans l'alcool. La solution aqueuse est incolore.

Sodium (dithionite de). $Na_2S_2O_4$. (M_r 174,1). *1080400.* [7775-14-6].
Poudre cristalline blanche à blanc grisâtre, s'oxydant à l'air, très soluble dans l'eau, peu soluble dans l'alcool.
Conservation en récipient étanche.

Sodium (dodécylsulfate de). *1080500.* [151-21-3].
Voir *Laurilsulfate de sodium (0098),* la teneur devant être au minimum de 99,0 pour cent.

Sodium (édétate de). *1080600.* [6381-92-6].
Voir *Edétate disodique (0232).*

Sodium (fluorescéinate de). $C_{20}H_{10}Na_2O_5$. (M_r 376,3). *1080700.* [518-47-8].
Schultz No. 880.
Colour Index No. 45350.
Fluorescéine sodique. 2-(3-Oxo-6-oxydo-3*H*-xanthén-9-yl)benzoate de disodium.
Poudre rouge orangé, facilement soluble dans l'eau. Les solutions aqueuses présentent une fluorescence jaune-vert intense.

Sodium (fluorure de). *1080800.* [7681-49-4].
Voir *Fluorure de sodium (0514).*

4. Réactifs

Sodium (formiate de). $CHNaO_2$. (M_r 68,0). *1122200.* [141-53-7]. Méthanoate de sodium.
Poudre cristalline ou granulés déliquescents, blancs, solubles dans l'eau et dans le glycérol, peu solubles dans l'alcool.
F : voisin de 253 °C.

Sodium (glucuronate de). $C_6H_9NaO_7,H_2O$. (M_r 234.1). *1080900.* D-Glucuronate de sodium monohydraté.
$[\alpha]_D^{20}$: + 21,5 environ, déterminé sur une solution à 20 g/l

Sodium (heptanesulfonate de). $C_7H_{15}NaO_3S$. (M_r 202,3). *1081000.* [22767-50-6].
Masse cristalline blanche ou sensiblement blanche, facilement soluble dans l'eau, soluble dans le méthanol.

Sodium (heptanesulfonate de) monohydraté. $C_7H_{15}NaO_3S,H_2O$. (M_r 220,3). *1081100.*
Contient au minimum 96 pour cent de $C_7H_{15}NaO_3S$, calculé par rapport à la substance anhydre.

Poudre cristalline blanche, soluble dans l'eau, très peu soluble dans l'éthanol, pratiquement insoluble dans l'éther.

Eau (2.5.12). Maximum 8 pour cent, déterminée sur 0,300 g.

Dosage. Dissolvez 0,150 g d'heptanesulfonate de sodium dans 50 ml d'*acide acétique anhydre R*. Titrez par l'*acide perchlorique 0,1 M*. Déterminez le point de fin de titrage par potentiométrie (*2.2.20*).

1 ml d'*acide perchlorique 0,1 M* correspond à 20,22 mg de $C_7H_{15}NaO_3S$.

Sodium (hexanesulfonate de). $C_6H_{13}NaO_3S$. (M_r 188,2). *1081200.* [2832-45-3].
Poudre blanche ou sensiblement blanche, facilement soluble dans l'eau.

Sodium (hydrogénosulfate de). $NaHSO_4$. (M_r 120,1). *1131900.* [7681-38-1]. Bisulfate de sodium.
Facilement soluble dans l'eau, très soluble dans l'eau bouillante. L'hydrogénosulfate de sodium se décompose dans l'alcool en sulfate de sodium et en acide sulfurique libre.
F : voisin de 315 °C.

Sodium (hydroxyde de). *1081400.* [1310-73-2].
Voir *Hydroxyde de sodium (0677).*

Solution concentrée d'hydroxyde de sodium. *1081404.*
Dissolvez 42 g d'*hydroxyde de sodium R* dans de l'*eau R* et complétez à 100 ml avec le même solvant.

Solution d'hydroxyde de sodium. *1081401.*
Dissolvez 20,0 g d'*hydroxyde de sodium R* dans de l'*eau R* et complétez à 100,0 ml avec le même solvant. Vérifiez la concentration par titrage par l'*acide chlorhydrique 1 M* en présence de *solution de méthylorange R*. Ajustez, si nécessaire, la concentration à 200 g/l.

Solution diluée d'hydroxyde de sodium. *1081402.*
Dissolvez 8,5 g d'*hydroxyde de sodium R* dans de l'*eau R* et complétez à 100 ml avec le même solvant.

Solution méthanolique d'hydroxyde de sodium. *1081403.*
Dissolvez 40 mg d'*hydroxyde de sodium R* dans 50 ml d'*eau R*. Refroidissez et ajoutez 50 ml de *méthanol R*.

Solution méthanolique d'hydroxyde de sodium R1. *1081405.*
Dissolvez 200 mg d'*hydroxyde de sodium R* dans 50 ml d'*eau R*. Refroidissez et ajoutez 50 ml de *méthanol R*.

Sodium (solution d'hypobromite de). *1081500.*
Dans un bain d'eau glacée, mélangez 20 ml de solution concentrée d'*hydroxyde de sodium R* et 500 ml d'*eau R*. Ajoutez 5 ml de *solution de brome R* et mélangez doucement jusqu'à dissolution. Préparez extemporanément.

Sodium (solution concentrée d'hypochlorite de). *1081600.*
Contient au minimum 25 g/l et au maximum 30 g/l de chlore actif.

Liquide jaunâtre à réaction alcaline.

Dosage. Dans une fiole conique, introduisez successivement 50 ml d'*eau R*, 1 g d'*iodure de potassium R* et 12,5 ml d'*acide acétique dilué R*. Prélevez 10,0 ml de solution concentrée d'hypochlorite de sodium et complétez à 100,0 ml avec de l'*eau R*. Introduisez dans la fiole conique 10,0 ml de la dilution et titrez l'iode libéré par le *thiosulfate de sodium 0,1 M* en présence de 1 ml de solution d'amidon R.

1 ml de *thiosulfate de sodium 0,1 M* correspond à 3,546 mg de chlore actif.

Conservation à l'abri de la lumière.

Sodium (hypophosphite de). NaH_2PO_2,H_2O. (M_r 106,0). *1081700.* [10039-56-2]. Phosphinate de sodium monohydraté.
Poudre cristalline blanche, ou cristaux incolores, hygroscopiques, facilement solubles dans l'eau, solubles dans l'alcool.
Conservation en récipient étanche.

Sodium (iodure de). *1081800.* [7681-82-5].
Voir *Iodure de sodium (0196).*

Sodium (laurilsulfate de). *1081900.* [151-21-3].
Voir *Laurilsulfate de sodium (0098).*

Sodium (laurylsulfate de). *1081900.* [151-21-3].
Voir *Laurilsulfate de sodium R.*

Sodium (laurylsulfonate de) pour chromatographie. $C_{12}H_{25}NaO_3S$. (M_r 272,4). *1132000.* [2386-53-0].
Poudre ou cristaux blancs ou sensiblement blancs, facilement solubles dans l'eau.
Absorbance (*2.2.25*) :

$A_{1\,cm}^{5\%}$: environ 0,05 à 210 nm,

$A_{1\,cm}^{5\%}$: environ 0,03 à 220 nm,

$A_{1\,cm}^{5\%}$: environ 0,02 à 230 nm,

$A_{1\,cm}^{5\%}$: environ 0,02 à 500 nm,

déterminée dans l'*eau R*.

Sodium (métabisulfite de). *1082000.* [7681-57-4].
Voir *Métabisulfite de sodium (0849).*

Sodium (méthanesulfonate de). CH_3SO_3Na. (M_r 118,1). *1082100.* [2386-57-4].
Poudre cristalline, blanche, hygroscopique.
Conservation en récipient étanche.

Sodium (molybdate de). $Na_2MoO_4,2H_2O$. (M_r 242,0). *1082200.* [10102-40-6]. Molybdate de disodium dihydraté.
Poudre cristalline blanche ou cristaux incolores, facilement solubles dans l'eau.

Sodium (naphtoquinonesulfonate de). $C_{10}H_5NaO_5S$. (M_r 260,2). *1082300.* [521-24-4]. 1,2-Naphtoquinone-4-sulfonate de sodium.
Poudre cristalline jaune ou jaune orangé, facilement soluble dans l'eau, pratiquement insoluble dans l'alcool.

Sodium (nitrate de). $NaNO_3$. (M_r 85,0). *1082400.* [7631-99-4].
Poudre ou granulés blancs ou cristaux incolores et transparents, déliquescents à l'air humide, facilement solubles dans l'eau et peu solubles dans l'alcool.
Conservation en récipient étanche.

Sodium (nitrite de). $NaNO_2$. (M_r 69,0). *1082500.* [7632-00-0].
Contient au minimum 97,0 pour cent de $NaNO_2$.
Poudre granulée blanche ou poudre cristalline légèrement jaunâtre, facilement soluble dans l'eau.

Solution de nitrite de sodium. *1082501.*
Solution à 100 g/l. Préparez extemporanément.

Sodium (nitroprussiate de). $Na_2[Fe(CN)_5NO],2H_2O$. (M_r 298,0). *1082600.* [13755-38-9]. Pentacyano-nitrosylferrate(III) de sodium dihydraté.
Poudre ou cristaux brun-rouge, facilement solubles dans l'eau, peu solubles dans l'alcool.

Sodium (octanesulfonate de). $C_8H_{17}NaO_3S$. (M_r 216,3). *1082700.* [5324-84-5].
Contient 98 pour cent de $C_8H_{17}NaO_3S$ au moins.
Poudre cristalline ou paillettes, blanches ou sensiblement blanches, facilement solubles dans l'eau, solubles dans le méthanol.

Absorbance (*2.2.25*). L'absorbance d'une solution à 54 g/l déterminée à 200 nm n'est pas supérieure à 0,10, et déterminée à 250 nm n'est pas supérieure à 0,01.

Sodium (octysulfate de). $C_8H_{17}NaO_4S$. (M_r 232,3). *1082800.* [142-31-4].
Poudre cristalline ou paillettes, blanches ou sensiblement blanches, facilement solubles dans l'eau, solubles dans le méthanol.

Sodium (oxalate de). $C_2Na_2O_4$. (M_r 134,0). *1082900.* [62-76-0].
Poudre cristalline blanche, soluble dans l'eau, pratiquement insoluble dans l'alcool et dans l'éther.

Sodium (pentanesulfonate de). $C_5H_{11}NaO_3S$. (M_r 174,2). *1083000.* [22767-49-3].
Solide blanc, cristallin, soluble dans l'eau.

Sodium (pentanesulfonate de) monohydraté. $C_5H_{11}NaO_3S,H_2O$. (M_r 192,2). *11321000.*
Solide blanc, cristallin, soluble dans l'eau.

Sodium (perchlorate de). $NaClO_4,H_2O$. (M_r 140,5). *1083100.* [7791-07-3].
Contient au minimum 99,0 pour cent de $NaClO_4,H_2O$.
Cristaux blancs, déliquescents, très solubles dans l'eau.
Conservation en récipient étanche.

Sodium (periodate de). $NaIO_4$. (M_r 213,9). *1083200.* [7790-28-5]. Métaperiodate de sodium.
Contient au minimum 99,0 pour cent de $NaIO_4$.
Poudre cristalline blanche ou cristaux blancs, solubles dans l'eau et dans les acides minéraux.

Solution de periodate de sodium. *1083201.*
Dissolvez 1,07 g de *periodate de sodium R* dans de l'*eau R*, ajoutez 5 ml d'*acide sulfurique dilué R* et complétez à 100,0 ml avec de l'*eau R*. Utilisez une solution récemment préparée.

Sodium (phosphite de) pentahydraté. $Na_2HPO_3,5H_2O$. (M_r 216,0). *1132200.* [13517-23-2].
Poudre cristalline, blanche, hygroscopique, facilement soluble dans l'eau.
Conservation en récipient étanche.

Sodium (solution alcaline de picrate de). *1083300.*
A 10 ml de solution d'*hydroxyde de sodium R* à 50 g/l, ajoutez 20 ml de solution d'*acide picrique R*. Complétez à 100 ml avec de l'*eau R*.
Conservation limitée à 2 jours.

Sodium (pyrophosphate de). $Na_4P_2O_7,10H_2O$. (M_r 446,1). *1083600.* [13472-36-1]. Diphosphate de tétrasodium décahydraté.
Cristaux incolores, légèrement efflorescents, facilement solubles dans l'eau.

Sodium (rhodizonate de). $C_6Na_2O_6$. (M_r 214,0). *1122300.* [523-21-7]. [(3,4,5,6-tétraoxocyclohex-1-én-1,2-ylène)dioxy]disodique.
Cristaux violets, solubles dans l'eau, prenant une coloration jaune-orange. Les solutions sont instables et doivent être préparées le jour de leur emploi.

Sodium (salicylate de). *1083700.* [54-21-7].
Voir *Salicylate de sodium (0413).*

Sodium (sulfate de) anhydre. *1083800.* [7757-82-6].
Calcinez à 600-700 °C du sulfate de sodium anhydre conforme à la monographie *Sulfate de sodium anhydre (0099).*
Perte à la dessiccation (*2.2.32*) : maximum 0,5 pour cent, déterminée par chauffage à l'étuve à 130 °C.

Sodium (sulfate de) décahydraté. $Na_2SO_4,10H_2O$. (M_r 322,2). *1132300.* [7727-73-3].
Voir *Sulfate de sodium décahydraté (0100).*

Sodium (sulfite de). *1084000.* [27610-45-3].
Voir *Sulfite de sodium heptahydraté (0776).*

Sodium (sulfite de) anhydre. *1084100.* [7757-83-7].
Voir *Sulfite de sodium anhydre (0775).*

Sodium (sulfure de). $Na_2S,9H_2O$. (M_r 240,2). *1083900.* [1313-84-4]. Sulfure de disodium nonahydraté.
Cristaux incolores, jaunissant rapidement, déliquescents, très solubles dans l'eau.
Conservation en récipient étanche.

Solution de sulfure de sodium. *1083901.*
Dissolvez en chauffant 12 g de *sulfure de sodium R* dans 45 ml d'un mélange de 10 volumes d'*eau R* et de 29 volumes de *glycérol à 85 pour cent R*. Laissez refroidir et complétez à 100 ml avec le même mélange de solvants. La solution doit être incolore.

Sodium (tartrate de). $C_4H_4Na_2O_6,2H_2O$. (M_r 230,1). *1084200.* [6106-24-7]. (2 *R*,3*R*)-2,3-Dihydroxybutanedioate de disodium dihydraté.
Cristaux blancs ou granulés, très solubles dans l'eau, pratiquement insolubles dans l'alcool.

Sodium (tétradeutériodiméthylsilapentanoate de). $C_6H_9{}^2H_4NaO_2Si$. (M_r 172,3). *1084300.* TSP. 2,2,3,3-Tétradeutério-4,4-diméthyl-4-silapentanoate de sodium.
Le degré de deutériation est au minimum de 99 pour cent.
Poudre blanche cristalline, facilement soluble dans l'eau, dans l'éthanol et dans le méthanol.
F : voisin de 300 °C.
Eau et oxyde de deutérium. Maximum 0,5 pour cent.

Sodium (tétraphénylborate de). $NaB(C_6H_5)_4$. (M_r 342,2). *1084400.* [143-66-8].
Poudre blanche à faiblement jaunâtre, volumineuse, facilement soluble dans l'eau et dans l'acétone.

Solution de tétraphénylborate de sodium. *1084401.*
Si nécessaire, filtrez avant l'utilisation.
Solution à 10 g/l.
Utilisez la solution dans la semaine qui suit sa préparation.

Sodium (thioglycolate de). $C_2H_3NaO_2S$. (M_r 114,1). *1084500.* [367-51-1]. Mercaptoacétate de sodium.
Poudre blanche, granuleuse ou cristaux, hygroscopiques, facilement solubles dans l'eau et dans le méthanol, peu solubles dans l'alcool.
Conservation en récipient étanche.

Sodium (thiosulfate de). *1084600.* [10102-17-7].
Voir *Thiosulfate de sodium (0414).*

Sodium (tunsgstate de). $Na_2WO_4,2H_2O$. (M_r 329,9). *1084700.* [10213-10-2]. Tungstate de disodium dihydraté.
Poudre cristalline blanche ou cristaux incolores, facilement solubles dans l'eau en formant une solution limpide, pratiquement insolubles dans l'alcool.

Sodium et de potassium (tartrate de). $C_4H_4KNaO_6,4H_2O$. (M_r 282,2). *1083500.* [6381-59-5].
Cristaux prismatiques incolores, très solubles dans l'eau.

Solution étalon pour microdosage de l'eau. *5003700.*
Solution standard disponible dans le commerce pour la titration coulométrique, contenant une teneur d'eau certifiée dans un solvant approprié.

Solution d'arrêt. *1122400.*
Solution d'*acide acétique R* à 10 pour cent *V/V*.

Solution de coloration au Coomassie. *1012201.*
Préparez une solution de *bleu acide 83 R* à 1,25 g/l dans un mélange de 1 volume d'*acide acétique glacial R*, de 4 volumes de *méthanol R* et de 5 volumes d'*eau R*. Filtrez.

Solution de décoloration. *1012202.*
Préparez un mélange de 1 volume d'*acide acétique glacial R*, de 4 volumes de *méthanol R* et de 5 volumes d'*eau R*.

Solution de développement. *1122500.*
Mélangez 2,5 ml d'une solution d'*acide citrique R* à 20 g/l et 0,27 ml de *formaldéhyde R* puis complétez à 500,0 ml avec de l'*eau R*.

Solution de fixation. *1122600.*
A 250 ml de *méthanol R*, ajoutez 0,27 ml de *formaldéhyde R* et complétez à 500,0 ml avec de l'*eau R*.

Solution de fixation pour focalisation isoélectrique sur gel de polyacrylamide. *1138700.*
Solution contenant 35 g d'*acide sulfosalicylique R* et 100 g d'*acide trichloracétique R* par litre d'*eau R*.

Solution élémentaire de référence pour spectrométrie atomique à 1,000 g/l. *5004000.*
Cette solution est préparée, en milieu généralement acide, à partir de l'élément ou d'un sel de l'élément dont le titre minimum est au moins égal à 99,0 pour cent. La quantité par litre de solution est supérieure à 0,995 g pendant toute la période de garantie, tant que le flacon n'a pas été ouvert. La matière première de départ (élément ou sel) et les caractéristiques du solvant final (nature et acidité, etc.) doivent être mentionnées sur l'étiquette.

Solution pour essai de performance pour CCM. *1116600.*
Préparez un mélange contenant 1,0 ml de chacune des solutions suivantes, puis complétez à 10,0 ml avec de l'*acétone R* : solution de *rouge Soudan G R* à 0,5 g/l dans le *toluène R*, solution préparée extemporanément de *méthylorange R* à 0,5 g/l dans l'*éthanol R*, *solution de vert de bromocrésol R* à 0,5 g/l dans l'*acétone R* et *solution de rouge de méthyle R* à 0,25 g/l dans l'*acétone R*.

Sorbitol. *1084800.* [50-70-4].
Voir *Sorbitol (0435).*

Soufre. *1110800.* [7704-34-9].
Voir *Soufre pour usage externe (0953).*

Soufre (dioxyde de). SO_2. (M_r 64,1). *1086700.* [7446-09-5].
Anhydride sulfureux.
Gaz incolore. Comprimé, il donne un liquide incolore.

Soufre (dioxyde de) R1. SO_2. (M_r 64,1). *1110900.*
Contient au minimum 99,9 pour cent *V/V* de SO_2.

Squalane. $C_{30}H_{62}$. (M_r 422,8). *1084900.* [111-01-3]. 2,6,10,15,19,23-Hexaméthyltétracosane.
Liquide huileux, incolore, facilement soluble dans l'éther et dans les huiles grasses, peu soluble dans l'acétone, dans l'alcool, dans l'acide acétique glacial et dans le méthanol.
d_{20}^{20} : 0,811 à 0,813.
n_D^{20} : 1,451 à 1,453.

Stanneux (chlorure). $SnCl_2,2H_2O$. (M_r 225,6). *1085000.* [10025-69-1]. Dichlorure d'étain dihydraté.
Contient au minimum 97,0 pour cent de $SnCl_2,2H_2O$.

Cristaux incolores, très solubles dans l'eau, facilement solubles dans l'alcool, dans l'acide acétique glacial et dans l'acide chlorhydrique dilué ou concentré.
Dosage. Dans une fiole à bouchon rodé, dissolvez 0,500 g de chlorure stanneux dans 15 ml d'*acide chlorhydrique R*. Ajoutez 10 ml d'*eau R* et 5 ml de *chloroforme R*. Titrez rapidement par l'*iodate de potassium 0,05 M* jusqu'à ce que la couche chloroformique devienne incolore.
1 ml d'*iodate de potassium 0,05 M* correspond à 22,56 mg de $SnCl_2,2H_2O$.

Solution de chlorure stanneux. *1085001.*
Chauffez 20 g d'*étain R* avec 85 ml d'*acide chlorhydrique R* jusqu'à ce qu'il ne se dégage plus d'hydrogène. Laissez refroidir.
Conservation sur un excès d'*étain R* et à l'abri de l'air.

Solution de chlorure stanneux R1. *1085002.*
Diluez extemporanément 1 volume de *solution de chlorure stanneux R* avec 10 volumes d'*acide chlorhydrique dilué R*.

Solution de chlorure stanneux R2. *1085003.*
A 8 g de *chlorure stanneux R*, ajoutez 100 ml d'*acide chlorhydrique R* à 20 pour cent *V/V*. Agitez jusqu'à dissolution complète en chauffant éventuellement à 50 °C au bain-marie. Faites barboter un courant d'*azote R* pendant 15 min. Préparez extemporanément.

Stéarique (acide). $C_{18}H_{36}O_2$. (M_r 284,5). *1085200.* [57-11-4].
Acide octadécanoïque.
Poudre blanche ou paillettes, onctueuses au toucher, pratiquement insolubles dans l'eau, solubles dans l'alcool chaud et dans l'éther.
F : voisin de 70 °C.

Streptomycine (sulfate de). *1085300.* [3810-74-0].
Voir *Sulfate de streptomycine (0053).*

Strontium (carbonate de). $SrCO_3$. (M_r 147,6). *1122700.* [1633-05-2].
Poudre cristalline blanche.
Contient au minimum 99,5 pour cent de $SrCO_3$.

Styrène-divinylbenzène (copolymère). *1085500.*
Consiste en un polymère réticulé, poreux et rigide, qui se présente sous forme de billes. Il est classé en plusieurs catégories définies par les dimensions des billes indiquées après le nom du réactif, dans les essais où il est utilisé.

Substitut de plaquettes. *1066400.*
Voir *Plaquettes (substitut de) R.*

Substrat chromophore R1. *1020000.*
Dissolvez du dichlorhydrate de *N*-α-benzyloxycarbonyl-D-arginyl-L-glycyl-L-arginine-4-nitroanilide dans de l'*eau R* pour donner une solution 0,003 M. Diluez à 0,0005 M dans une *solution tampon tris(hydroxyméthyl)aminométhane-EDTA pH 8,4 R* avant de l'utiliser dans les titrages.

Substrat chromophore R2. *1020100.*
Dissolvez du dichlorhydrate de D-phénylalanyl-L-pipécolyl-L-arginine-4-nitroanilide dans de l'*eau R* pour donner une solution 0,003 M. Diluez à 0,0005 M dans une *solution tampon tris(hydroxyméthyl)aminométhane-EDTA pH 8,4 R* avant de l'utiliser dans les titrages.

Substrat de plasma. *1066200.*
Voir *Plasma (substrat de) R.*

Substrat de plasma R1. *1066201.*
Voir *Plasma (substrat de) R1.*

Substrat de plasma R2. *1066202.*
Voir *Plasma (substrat de) R2.*

Substrat de plasma déficient en facteur V. *1066300.*
Voir *Plasma (substrat de) déficient en facteur V R.*

Suc gastrique artificiel. *1039900.*
Dissolvez 2,0 g de *chlorure de sodium R* et 3,2 g de *poudre de pepsine R* dans de l'*eau R*. Ajoutez 80 ml d'*acide chlorhydrique 1 M* et complétez à 1000 ml avec de l'*eau R*.

Succinique (acide). $C_4H_6O_4$. (M_r 118,1). *1085600.* [110-15-6].
Acide butanedioïque.
Poudre cristalline, blanche ou cristaux incolores, solubles dans l'eau et dans l'alcool.
F : 184 °C à 187 °C.

Sulfamique (acide). H_3NO_3S. (M_r 97,1). *1085900.* [5329-14-6].
Poudre cristalline ou cristaux blancs, facilement solubles dans l'eau, assez solubles dans l'acétone, dans l'alcool et dans le méthanol, pratiquement insolubles dans l'éther.
F : voisin de 205 °C, avec décomposition.

Sulfanilamide. $C_6H_8N_2O_2S$. (M_r 172,2). *1086100.* [63-74-1].
4-Aminobenzènesulfonamide.
Poudre blanche, peu soluble dans l'eau, facilement soluble dans l'eau bouillante, dans l'acétone, dans les solutions diluées d'acides et les solutions diluées d'hydroxydes alcalins, assez soluble dans l'alcool, pratiquement insoluble dans l'éther et dans l'éther de pétrole.
F : voisin de 165 °C.

Sulfanilique (acide). $C_6H_7NO_3S$. (M_r 173,2). *1086200.* [121-57-3]. Acide 4-aminobenzènesulfonique.
Cristaux incolores, assez solubles dans l'eau, pratiquement insolubles dans l'alcool.

Solution d'acide sulfanilique R1. *1086201.*

Dissolvez 0,5 g d'*acide sulfanilique R* dans un mélange de 75 ml d'*acide acétique dilué R* et de 75 ml d'*eau R*.

Solution d'acide sulfanilique diazoté. *1086202.*
Dissolvez en chauffant 0,9 g d'*acide sulfanilique R* dans 9 ml d'*acide chlorhydrique R* et cmplétez à 100 ml avec de l'*eau R*. Refroidissez 10 ml de cette solution dans de l'eau glacée et ajoutez 10 ml d'une *solution de nitrite de sodium R* à 4,5 pour cent *m/V* refroidie au préalable dans de l'eau glacée. Laissez reposer à 0 °C pendant 15 min (cette solution demeure stable à cette température pendant 3 jours) ; immédiatement avant l'emploi, ajoutez 20 ml d'une *solution de carbonate de sodium R* à 10 pour cent *m/V*.

Sulfate de cérium. $Ce(SO_4)_2,4H_2O$. (M_r 404,3). *1017300.* [123333-60-8]. Sulfate de cérium(IV). Sulfate cérique.
Poudre cristalline ou cristaux jaunes à jaune-orangé, très peu solubles dans l'eau, lentement solubles dans les acides dilués.

4. Réactifs

Sulfate dipotassique. K_2SO_4. (M_r 174,3). *1033100.* [7778-80-5]. Sulfate de dipotassium.
Cristaux incolores, solubles dans l'eau.

Sulfate monopotassique. $KHSO_4$. (M_r 136,2). *1070100.* [7646-93-7]. Hydrogénosulfate de potassium.
Cristaux incolores, transparents et hygroscopiques, facilement solubles dans l'eau en donnant une réaction fortement acide.
Conservation en récipient étanche.

Sulfathiazol. $C_9H_9N_3O_2S_2$. (M_r 255,3). *1086300.* [72-14-0]. 4-Amino-*N*-(thiazol-2-yl)benzènesulfonamide.
Poudre ou cristaux blancs ou blanc jaunâtre, très peu solubles dans l'eau, solubles dans l'acétone, peu solubles dans l'alcool. Le sulfathiazol se dissout dans les acides minéraux dilués et dans les solutions d'hydroxydes et de carbonates alcalins.
F : voisin de 200 °C.

Sulfochromique (mélange). *1019700.*
Solution saturée de *trioxyde de chrome R* dans l'*acide sulfurique R.*

Sulfomolybdique (réactif) R2. *1086400.*
Dissolvez 50 mg environ de molybdate d'ammonium R dans 10 ml d'*acide sulfurique R.*

Sulfomolybdique (réactif) R3. *1086500.*
Dissolvez en chauffant 2,5 g de molybdate d'ammonium R dans 20 ml d'*eau R.* Diluez 28 ml d'*acide sulfurique R* dans 50 ml d'*eau R,* puis refroidissez. Mélangez les 2 solutions et complétez à 100 ml avec de l'*eau R.*

Conservation en récipient en polyéthylène.

Sulfosalicylique (acide). $C_7H_6O_6S,2H_2O$. (M_r 254,2). *1086600.* [5965-83-3]. Acide 2-hydroxy-5-sulfobenzoïque.
Poudre cristalline ou cristaux blancs, très solubles dans l'eau et dans l'alcool, solubles dans l'éther.
F : voisin de 109 °C.

Sulfureux (anhydride). *1086700.* [7446-09-5].
Voir *Soufre (dioxyde de) R.*

Sulfurique (acide). H_2SO_4. (M_r 98,1). *1086800.* [7664-93-9].
Contient au minimum 95,0 pour cent *m/m* et au maximum 97,0 pour cent *m/m* de H_2SO_4.

Liquide caustique, incolore, de consistance huileuse, très hygroscopique, miscible à l'eau et à l'alcool, avec un fort échauffement.
d_{20}^{20} : 1,834 à 1,837.

La solution à 10 g/l, fortement acide, donne les réactions des sulfates (*2.3.1*).

Aspect de la substance. L'acide sulfurique est limpide (*2.2.1*) et incolore (*2.2.2, Procédé II*).

Substances oxydables. Versez prudemment et en refroidissant 20 g d'acide sulfurique dans 40 ml d'*eau R.* Ajoutez 0,5 ml de *permanganate de potassium 0,002 M.* La coloration violacée persiste pendant 5 min au moins.

Chlorures. Versez prudemment, en refroidissant, 10 g d'acide sulfurique dans 10 ml d'*eau R* et complétez à 20 ml avec le même solvant après refroidissement. Ajoutez 0,5 ml de solution de nitrate d'argent R2. Laissez reposer à l'abri d'une lumière vive pendant 2 min. Si la solution présente une opalescence, celle-ci n'est pas plus prononcée que celle d'une solution témoin, préparée simultanément avec un mélange de 1 ml de *solution à 5 ppm de chlorure (Cl) R,* de 19 ml d'*eau R* et de 0,5 ml de solution de nitrate d'argent R2 (0,5 ppm).

Nitrates. Versez prudemment, en refroidissant, 50 g ou 27,2 ml d'acide sulfurique dans 15 ml d'*eau R.* Ajoutez 0,2 ml d'une solution récemment préparée de *brucine R* à 50 g/l dans l'*acide acétique glacial R.* Après 5 min, la solution n'est pas plus fortement colorée qu'une solution témoin préparée simultanément dans les mêmes conditions par mélange de 12,5 ml d'*eau R,* de 50 g d'acide sulfurique exempt d'*azote R,* de 2,5 ml de *solution de nitrate à 10 ppm* *(NO_3) R* et de 0,2 ml de la solution de *brucine R* à 50 g/l dans l'*acide acétique glacial R* (0,5 ppm).

Ammonium. Versez prudemment, en refroidissant, 2,5 g d'acide sulfurique dans de l'*eau R* et complétez à 20 ml avec le même solvant. Refroidissez et ajoutez, goutte à goutte, 10 ml de solution d'*hydroxyde de sodium R* à 200 g/l, puis 1 ml de *solution alcaline de tétraiodomercurate de potassium R.* La solution est moins fortement colorée qu'une solution témoin préparée simultanément dans les mêmes conditions par mélange de 5 ml de *solution à 1 ppm d'ammonium (NH_4) R,* de 15 ml d'*eau R,* de 10 ml de solution d'*hydroxyde de sodium R* à 200 g/l et de 1 ml de *solution alcaline de tétraiodomercurate de potassium R* (2 ppm).

Arsenic (*2.4.2*). Evaporez prudemment un mélange de 50 g d'acide sulfurique et de 3 ml d'*acide nitrique R* jusqu'à 10 ml environ et refroidissez. Au résidu, ajoutez 20 ml d'*eau R* et concentrez à 5 ml. La solution satisfait à l'essai limite A de l'arsenic (0,02 ppm). Préparez le témoin avec 1,0 ml de solution à 1 ppm d'arsenic (As) R.

Fer (*2.4.9*). Dissolvez, en chauffant légèrement, le résidu de calcination dans 1 ml d'*acide chlorhydrique dilué R* et complétez à 50,0 ml avec de l'*eau R.* Prélevez 5 ml de solution et complétez à 10 ml avec de l'*eau R.* La solution satisfait à l'essai limite du fer (1 ppm).

Métaux lourds (*2.4.8*). Prélevez 10 ml de la solution préparée pour l'essai du fer et complétez à 20 ml avec de l'*eau R.* 12 ml de cette solution satisfont à l'essai limite A des métaux lourds (2 ppm). Préparez le témoin avec la *solution à 2 ppm de plomb (Pb) R.*

Résidu à la calcination. Maximum 0,001 pour cent, déterminé avec précaution sur 100 g d'acide sulfurique par évaporation dans un petit creuset, sur une flamme nue, et par calcination au rouge sombre.

Dosage. Pesez exactement une fiole à bouchon rodé contenant 30 ml d'*eau R.* Introduisez 0,8 ml d'acide sulfurique, refroidissez et pesez de nouveau. Titrez par l'*hydroxyde de sodium 1 M* en présence de 0,1 ml de *solution de rouge de méthyle R.*

1 ml d'*hydroxyde de sodium 1 M* correspond à 49,04 mg de H_2SO_4.

Conservation en récipient de verre muni d'un bouchon rodé ou dans tout autre récipient en matière inattaquable.

Acide sulfurique alcoolique 2,5 M. *1086801.*
A 60 ml d'*éthanol R,* ajoutez prudemment et en refroidissant 14 ml d'*acide sulfurique R.* Laissez refroidir et complétez à 100 ml avec de l'*éthanol R.* Préparez extemporanément.

Acide sulfurique alcoolique 0,25 M. *1086802.*
Prélevez 10 ml d'*acide sulfurique alcoolique 2,5 M R* et complétez à 100 ml avec de l'*éthanol R.* Préparez extemporanément.

Acide sulfurique dilué. *1086804.*
Contient 98 g/l de H_2SO_4.

A 60 ml d'*eau R,* ajoutez 5,5 ml d'*acide sulfurique R.* Laissez refroidir et complétez à 100 ml avec le même solvant.

Dosage. Dans une fiole à bouchon rodé contenant 30 ml d'*eau R,* introduisez 10,0 ml d'acide sulfurique dilué. Titrez par l'*hydroxyde de sodium 1 M* en présence de 0,1 ml de *solution de rouge de méthyle R.*

1 ml d'*hydroxyde de sodium 1 M* correspond à 49,04 mg de H_2SO_4.

Acide sulfurique exempt d'azote. *1086806.*

L'acide sulfurique exempt d'azote satisfait aux essais de la rubrique *Acide sulfurique R* et à l'essai suivant :

Nitrates. A 5 ml d'*eau R,* ajoutez avec précaution 45 ml d'acide sulfurique exempt d'azote, laissez refroidir à 40 °C et ajoutez 8 mg de *diphénylbenzidine R.* La solution est faiblement rose ou bleu très pâle.

Réactif à l'acide sulfurique et au formaldéhyde. *1086805.*
Mélangez 2 ml de *solution de formaldéhyde R* avec 100 ml d'*acide sulfurique R.*

Solution alcoolique d'acide sulfurique. *1086803.*
A 60 ml d'*alcool R* ajoutez prudemment et en refroidissant 20 ml d'*acide sulfurique R.* Laissez refroidir et complétez à 100 ml avec de l'*alcool R.* Préparez extemporanément.

Tagatose. $C_6H_{12}O_6$. (M_r 180,16). *1111000.* [87-81-0].
D-*lyxo*-Hexulose.
Poudre blanche.
$[\alpha]_D^{20}$: – 2,3 (solution à 21,9 g/l dans l'*eau R*).
F : 134 °C à 135 °C.

Talc. *1087000.* [14807-96-6].
Voir *Talc (0438).*

Tamis moléculaire. *1056600.*
Tamis moléculaire composé d'aluminosilicate de sodium. Il se présente sous forme de particules sphériques d'une porosité de 0,4 nm et d'un diamètre de 2 mm.

Tamis moléculaire pour chromatographie. *1129700.*
Tamis moléculaire composé d'aluminosilicate de sodium. La taille des pores est indiquée après le nom du réactif dans les essais où il est utilisé. Si nécessaire, la taille des particules est aussi indiquée.

Tampon concentré pour échantillons SDS-PAGE. *1115000.*
Dissolvez 1,89 g de *tris(hydroxyméthyl)aminométhane R,* 5,0 g de *laurylsulfate de sodium R* et 50 mg de *bleu de bromophénol R* dans de l'*eau R.* Ajoutez 25,0 ml de *glycérol R* et complétez à 100 ml avec de l'*eau R.* Ajustez à pH 6,8 avec de l'*acide chlorhydrique R* et complétez à 125 ml avec de l'*eau R.*

Tampon concentré pour échantillons SDS-PAGE sous conditions réductrices. *1122100.*
Dissolvez 3,78 g de *tris(hydroxyméthyl)aminométhane R,* 10,0 g de *dodécylsulfate de sodium R* et 100 mg de *bleu de bromophénol R* dans de l'*eau R.* Ajoutez 50,0 ml de *glycérol R* et complétez à 200 ml avec de l'*eau R.* Ajoutez 25,0 ml de *2-mercaptoéthanol R.* Ajustez à pH 6,8 (*2.2.3*) avec de l'*acide chlorhydrique R* et complétez à 250,0 ml avec de l'*eau R.*

Le dithiothréitol peut également être utilisé comme agent réducteur, à la place du 2-mercaptoéthanol. Dans ce cas, procédez comme suit : dissolvez 3,78 g de *tris(hydroxyméthyl)aminométhane R,* 10,0 g de *dodécylsulfate de sodium R* et 100 mg de *bleu de bromophénol R* dans de l'*eau R.* Ajoutez 50,0 ml de *glycérol R* et complétez à 200 ml avec de l'*eau R.* Ajustez à pH 6,8 (*2.2.3*) avec de l'*acide chlorhydrique R* et complétez à 250,0 ml avec de l'*eau R.* Immédiatement avant emploi, ajoutez du *dithiothréitol R* de façon à obtenir une concentration finale de 100 mM.

Tampon d'électrophorèse SDS-PAGE. *1114900.*
Dissolvez 151,4 g de *tris(hydroxyméthyl)aminométhane R,* 721,0 g de *glycine R* et 50,0 g de *laurylsulfate de sodium R* dans de l'*eau R* et complétez à 5000 ml avec le même solvant. Immédiatement avant utilisation, diluez au 1/10 avec de l'*eau R.* Mesurez le pH (*2.2.3*) de la solution diluée. Le pH est de 8,1 à 8,8.

Tannique (acide). *1087100.* [1401-55-4].
Poudre amorphe ou lamelles brillantes, jaunâtres, ou brun clair, très solubles dans l'eau, facilement solubles dans l'alcool, solubles dans l'acétone, pratiquement insolubles dans l'éther.
Conservation à l'abri de la lumière.

Tartrique (acide). *1087200.* [87-69-4].
Voir *Acide tartrique (0460).*

Tecnazène. $C_6HCl_4NO_2$. (M_r 260,9). *1132400.* [117-18-0].
F : 99 °C à 100 °C.
Eb : voisin de 304 °C.
Une solution de référence certifiée de qualité appropriée (10 ng/µl dans le cyclohexane) peut être utilisée.

γ-Terpinène. $C_{10}H_{16}$. (M_r 136,2). *1115900.* [99-85-4].
1-Isopropyl-4-méthylcyclohexa-1,4-diène.
Liquide huileux.
d_4^{15} : voisin de 0,850.
n_D^{15} : 1,474 à 1,475.
Eb : 183 °C à 186 °C.

Le γ-terpinène utilisé en chromatographie en phase gazeuse satisfait également à l'essai suivant :

Dosage. Opérez par chromatographie en phase gazeuse (*2.2.28*) selon les indications données dans la monographie *Huile essentielle de menthe poivrée (0405).*

Solution à examiner. Le γ-terpinène à examiner.

La surface du pic principal n'est pas inférieure à 93,0 pour cent de la surface de l'ensemble des pics du chromatogramme obtenu.

4. Réactifs

Terpinén-4-ol. $C_{10}H_{18}O$. (M_r 154,2). *1116000.* [562-74-3]. 4-Méthyl-1-(1-méthyléthyl)cyclohex-3-én-1-ol. *p*-Menth-1-én-4-ol.
Liquide huileux, incolore.
d_{20}^{20} : voisine de 0,934.
n_D^{20} : voisin de 1,477.
Eb : 209 °C à 212 °C.
Le terpinén-4-ol utilisé en chromatographie en phase gazeuse satisfait également à l'essai suivant :

Dosage. Opérez par chromatographie en phase gazeuse (*2.2.28*) selon les indications données dans la monographie *Huile essentielle de lavande (1338).*

Solution à examiner. Le terpinén-4-ol à examiner.

La surface du pic principal n'est pas inférieure à 98,0 pour cent de la surface de l'ensemble des pics du chromatogramme obtenu.

α-Terpinéol. $C_{10}H_{18}O$. (M_r 154,2). *1087300.* [98-55-5]. (*RS*)-2-(4-Méthylcyclohex-3-ényl)-2-propanol.
Cristaux incolores, pratiquement insolubles dans l'eau, solubles dans l'alcool et dans l'éther.
d_{20}^{20} : voisine de 0,935.
n_D^{20} : voisin de 1,483.
$[\alpha]_D^{20}$: voisin de 92,5.
F : voisin de 35 °C.
Peut contenir de 1 à 3 pour cent de β-terpinéol.

L'α-terpinéol utilisé en chromatographie en phase gazeuse satisfait en plus à l'essai suivant :

Dosage. Opérez par chromatographie en phase gazeuse (*2.2.28*) selon les conditions prescrites dans la monographie *Huile essentielle d'anis (0804).*

Solution à examiner. Solution d'α-terpinéol à 100 g/l dans de l'*hexane R*.

La surface du pic principal n'est pas inférieure à 97,0 pour cent de la surface de l'ensemble des pics du chromatogramme obtenu. Ne tenez pas compte du pic correspondant à l'hexane.

Terre d'infusoires. *1025900.* [91053-39-3].
Poudre blanche ou sensiblement blanche, finement granuleuse, constituée par des frustules siliceuses de diatomées fossiles ou des débris de celles-ci, pratiquement insoluble dans l'eau, dans l'alcool et dans l'éther. L'examen microscopique (500 ×) permet d'identifier cette substance.

Terre d'infusoires pour chromatographie en phase gazeuse. *1026000.*
Poudre blanche ou sensiblement blanche, finement granuleuse, constituée par des frustules siliceuses de diatomées fossiles ou des débris de celles-ci, pratiquement insoluble dans l'eau, dans l'alcool et dans l'éther. L'examen microscopique (500 ×) permet d'identifier cette substance. Celle-ci est purifiée par traitement à l'*acide chlorhydrique R*, puis lavage à l'*eau R*.
Dimension des particules. La proportion de terre d'infusoires restant sur un tamis n° 180 n'est pas supérieure à 5 pour cent. La proportion de terre d'infusoires passant à travers un tamis n° 125 n'est pas supérieure à 10 pour cent.

Terre d'infusoires pour chromatographie en phase gazeuse R1. *1026100.*
Poudre blanche ou sensiblement blanche, finement granuleuse, constituée par des frustules siliceuses de diatomées fossiles ou des débris de celles-ci, pratiquement insoluble dans l'eau, dans l'alcool et dans l'éther. L'examen microscopique (500 ×) permet d'identifier cette substance. Celle-ci est purifiée par traitement à l'*acide chlorhydrique R*, puis lavage à l'*eau R*.
Dimension des particules. La proportion de terre d'infusoires restant sur un tamis n° 250 n'est pas supérieure à 5 pour cent. La proportion de terre d'infusoires passant à travers un tamis n° 180 n'est pas supérieure à 10 pour cent.

Terre d'infusoires pour chromatographie en phase gazeuse R2. *1026200.*
Poudre blanche ou sensiblement blanche, finement granuleuse, ayant une surface spécifique de 0,5 m^2/g environ et constituée par des frustules siliceuses de diatomées fossiles ou des débris de celles-ci, pratiquement insoluble dans l'eau, dans l'alcool et dans l'éther. L'examen microscopique (500 ×) permet d'identifier la substance. Celle-ci est purifiée par traitement à l'*acide chlorhydrique R*, puis lavage à l'*eau R*.
Dimension des particules. La proportion de terre d'infusoires restant sur un tamis n° 180 n'est pas supérieure à 5 pour cent. La proportion de terre d'infusoires passant à travers un tamis n° 125 n'est pas supérieure à 10 pour cent.

Terre d'infusoires silanisée pour chromatographie en phase gazeuse. *1026300.*
Terre d'infusoires pour chromatographie en phase gazeuse R silanisée par le diméthyldichlorosilane ou par tout autre agent de silanisation.

Terre d'infusoires silanisée pour chromatographie en phase gazeuse R1. *1026400.*
Préparée à partir de brique réfractaire broyée, et silanisée par le diméthyldichlorosilane ou par tout autre agent de silanisation. Celle-ci est purifiée par traitement à l'*acide chlorhydrique R*, puis lavage à l'*eau R*.

Testostérone. *1116100.* [58-22-0].
Voir *Testostérone (1373).*

Testostérone (propionate de). *1087400.* [57-85-2].
Voir *Propionate de testostérone (0297).*

Tétrabutylammonium (bromure de). $C_{16}H_{36}BrN$. (M_r 322,4). *1087500.* [1643-19-2].
Cristaux blancs ou sensiblement blancs.
F : 102 °C à 104 °C.

Tétrabutylammonium (dihydrogénophosphate de). $C_{16}H_{38}NO_4P$. (M_r 339,5). *1087600.* [5574-97-0].
Poudre blanche, hygroscopique.
pH (*2.2.3*). Le pH d'une solution à 170 g/l est voisin de 7,5.
Absorbance (2.2.25). L'absorbance d'une solution à 170 g/l mesurée à 210 nm est voisine de 0,1.
Conservation en récipient étanche.

Tétrabutylammonium (hydrogénosulfate de). $C_{16}H_{37}NO_4S$. (M_r 339,5). *1087700.* [32503-27-8].
Poudre cristalline ou cristaux incolores, facilement solubles dans l'eau et dans le méthanol.

F : 169 °C à 173 °C.
Absorbance (*2.2.25*). L'absorbance d'une solution à 50 g/l, mesurée entre 240 nm et 300 nm, n'est pas supérieure à 0,05.

Tétrabutylammonium (hydroxyde de). $C_{16}H_{37}NO,30H_2O$. (M_r 800). *1087800.* [2052-49-5].
Contient au minimum 98,0 pour cent de $C_{16}H_{37}NO,30H_2O$.

Cristaux blancs à sensiblement blancs, solubles dans l'eau.
Dosage. Dissolvez 1,000 g d'hydroxyde de tétrabutylammonium dans 100 ml d'*eau R*. Titrez immédiatement par l'*acide chlorhydrique 0,1 M*. Déterminez le point de fin de titrage par potentiométrie (*2.2.20*). Effectuez un titrage à blanc.

1 ml d'*acide chlorhydrique 0,1 M* correspond à 80,0 mg de $C_{16}H_{37}NO,30H_2O$.

Tétrabutylammonium (solution d'hydroxyde de) (104 g/l). *1087801.* [2052-49-5].
Une solution contenant 104 g/l de $C_{16}H_{37}NO$ (M_r 259,5), préparée par dilution d'un réactif de qualité approprié.

Tétrabutylammonium (solution d'hydroxyde de) (400 g/l). *1087802.* [2052-49-5].
Une solution contenant 400 g/l de $C_{16}H_{37}NO$ (M_r 259,5) de qualité approprié.

Tétrabutylammonium (iodure de). $C_{16}H_{36}IN$. (M_r 369,4). *1087900.* [311-28-4].
Contient au minimum 98,0 pour cent de $C_{16}H_{36}IN$.

Poudre cristalline ou cristaux blancs ou légèrement colorés, solubles dans l'alcool.

Cendres sulfuriques (*2.4.14*). Maximum 0,02 pour cent.

Dosage. Dissolvez 1,200 g d'iodure de tétrabutylammonium dans 30 ml d'*eau R*. Ajoutez 50,0 ml de *nitrate d'argent 0,1 M* et 5 ml d'*acide nitrique dilué R*. Titrez l'excès de nitrate d'argent par le *thiocyanate d'ammonium 0,1 M* en présence de 2 ml de solution de sulfate ferrique et d'ammonium R2.

1 ml de *nitrate d'argent 0,1 M* correspond à 36,94 mg de $C_{16}H_{36}IN$.

Tétrachloréthane. $C_2H_2Cl_4$. (M_r 167,9). *1088000.* [79-34-5]. 1,1,2,2-Tétrachloroéthane.
Liquide limpide et incolore, peu soluble dans l'eau, miscible à l'alcool et à l'éther.
d_{20}^{20} : voisine de 1,59.
n_D^{20} : voisin de 1,495.
Intervalle de distillation (*2.2.11*) : 95 pour cent au minimum distille de 145 °C à 147 °C.

Tétrachlorvinphos. $C_{10}H_9Cl_4O_4P$. (M_r 366,0). *1132500.* [22248-79-9].
F : voisin de 95 °C.
Une solution de référence certifiée de qualité appropriée (10 ng/µl dans l'isooctane) peut être utilisée.

Tétradécane. $C_{14}H_{30}$. (M_r 198,4). *1088200.* [629-59-4]. *n*-Tétradécane.
Contient au minimum 99,5 pour cent *m/m* de $C_{14}H_{30}$.
Liquide incolore.
d_{20}^{20} : voisine de 0,76.
n_D^{20} : voisin de 1,429.
Eb : voisin de 252 °C.
F : voisin de – 5 °C.

Tétradécylammonium (bromure de). $C_{40}H_{84}BrN$. (M_r 659). *1088300.* [14937-42-9]. Bromure de tétrakis(décyl)ammonium.
Poudre cristalline ou cristaux blancs ou faiblement colorés.
F : 88 °C à 89 °C.

2,2,3,3-Tétradeutério-4,4-diméthyl-4-silapentanoate de sodium. *1084300.*
Voir *Sodium (tétradeutériodiméthylsilapentanoate de) R.*

Tétraéthylammonium (hydrogénosulfate de). $C_8H_{21}NO_4S$. (M_r 227,3). *1116200.* [16873-13-5].
Poudre hygroscopique.
F : voisin de 245 °C.

Tétraéthylammonium (solution d'hydroxyde de). $C_8H_{21}NO$. (M_r 147,3). *1100300.* [77-98-5].
Solution aqueuse à 200 g/l. Liquide incolore, fortement alcalin.
d_{20}^{20} : voisine de 1,01.
n_D^{20} : voisin de 1,372.
Qualité HPLC.

Tétraéthylène pentamine. $C_8H_{23}N_5$. (M_r 189,3). *1102000.* [112-57-2]. 3,6,9-Triazaundécane-1,11-diamine.
Liquide incolore, soluble dans l'acétone.
n_D^{20} : voisin de 1,506.
Conservation à l'abri de l'humidité et de la chaleur.

Tétraheptylammonium (bromure de). $C_{28}H_{60}BrN$. (M_r 490,7). *1088400.* [4368-51-8].
Poudre cristalline ou cristaux, blancs ou faiblement colorés.
F : 89 °C à 91 °C.

Tétrahexylammonium (hydrogénosulfate de). $C_{24}H_{53}NO_4S$. (M_r 451,8). *1116300.* [32503-34-7]. Hydrogénosulfate de *N,N,N*-trihexylhexan-1-aminium.
Cristaux blancs.
F : 100 °C à 102 °C.

Tétrahydrofurane. C_4H_8O. (M_r 72,1). *1088500.* [109-99-9]. Oxyde de tétraméthylène.
Liquide limpide et incolore, inflammable, miscible à l'eau, à l'alcool et à l'éther.
d_{20}^{20} : voisine de 0,89.

Ne jamais distiller si le tétrahydrofurane ne satisfait pas à l'essai des peroxydes.

Peroxydes. Dans une éprouvette à bouchon rodé d'une capacité de 12 ml et d'un diamètre de 1,5 cm environ, introduisez 8 ml de solution amidonnée d'*iodure de potassium R*. Remplissez entièrement avec le tétrahydrofurane à examiner, agitez fortement et abandonnez à l'abri de la lumière pendant 30 min. Il ne se développe aucune coloration.

Le tétrahydrofurane utilisé en spectrophotométrie satisfait également aux spécifications suivantes :

Transmittance minimale (*2.2.25*) :

pas moins de 20 pour cent à 255 nm,

pas moins de 80 pour cent à 270 nm,

pas moins de 98 pour cent à 310 nm,

l'*eau R* étant utilisée comme liquide de compensation.

4. Réactifs

Tétrakis[3-[3,5-bis(1,1-diméthyléthyl)-4-hydroxyphényl]propanoate] de 2,2′-bis(hydroxyméthyl)propane-1,3-diol. *1062400.* [6638-19-8].
Voir *Pentaérythrityle [tétrakis[3-[3,5-bis(1,1-diméthyléthyl)-4-hydroxyphényl]]propanoate de] R.*

Tétraméthylammonium (chlorure de). $C_4H_{12}ClN$. (M_r 109,6). *1100400.* [75-57-0].
Cristaux incolores, solubles dans l'eau et dans l'alcool
F : voisin de 300 °C, avec décomposition.

Tétraméthylammonium (hydrogénosulfate de). $C_4H_{13}NO_4S$. (M_r 171,2). *1116400.* [80526-82-5].
Poudre hygroscopique.
F : voisin de 295 °C.

Tétraméthylammonium (hydroxyde de). $C_4H_{13}NO,5H_2O$. (M_r 181,2). *1122800.* [10420-65-4]. Hydroxyde de tétraméthylammonium pentahydraté.
Qualité appropriée à la CLHP.

Tétraméthylammonium (solution d'hydroxyde de). *1088600.* [75-59-2].
Contient au minimum 10,0 pour cent *m/m* de $C_4H_{13}NO$ (M_r 91,2).
Liquide limpide, incolore ou jaune très pâle, miscible à l'eau et à l'alcool.
Dosage. A 1,000 g de solution d'hydroxyde de tétraméthylammonium, ajoutez 50 ml d'*eau R* et titrez par l'*acide sulfurique 0,05 M* en présence de *solution de rouge de méthyle R.*

1 ml d'*acide sulfurique 0,05 M* correspond à 9,12 mg de $C_4H_{13}NO$.

Solution diluée d'hydroxyde de tétraméthylammonium. *1088601.*
Prélevez 10 ml de solution d'*hydroxyde de tétraméthylammonium R* et complétez à 100 ml avec de l'*alcool exempt d'aldéhyde R.* Préparez extemporanément.

Tétraméthylbenzidine. $C_{16}H_{20}N_2$. (M_r 240,3). *1132600.* [54827-17-7]. 3,3′,5,5′-Tétraméthylbiphényle-4,4′-diamine.
Poudre, pratiquement insoluble dans l'eau, très soluble dans le méthanol.
F : voisin de 169 °C.

Tétraméthyldiaminodiphénylméthane. $C_{17}H_{22}N_2$. (M_r 254,4). *1088700.* [101-61-1]. 4,4′-Methylènebis-(*N,N*-diméthylaniline).
Cristaux ou feuillets blancs à blanc bleuâtre, pratiquement insolubles dans l'eau, peu solubles dans l'alcool, solubles dans les acides minéraux, facilement solubles dans l'éther.
F : voisin de 90 °C.

Réactif au tétraméthyldiaminodiphénylméthane. *1088701.*
Solution A. Dissolvez 2,5 g de *tétraméthyldiaminodiphénylméthane R* dans 10 ml d'*acide acétique glacial R* et ajoutez 50 ml d'*eau R.*
Solution B. Dissolvez 5 g d'*iodure de potassium R* dans 100 ml d'*eau R.*
Solution C. Dissolvez 0,30 g de *ninhydrine R* dans 10 ml d'*acide acétique glacial R* et ajoutez 90 ml d'*eau R.*
Mélangez la solution A, la solution B et 1,5 ml de solution C.

Tétraméthyléthylènediamine. $C_6H_{16}N_2$. (M_r 116,2). *1088800.* [110-18-9]. *N,N,N′,N′*-Tétraméthyléthylènediamine.
Liquide incolore, miscible à l'eau, à l'alcool et à l'éther.
d_{20}^{20} : voisine de 0,78.
n_D^{20} : voisin de 1,418.
Eb : voisin de 121 °C.

Tétraméthylsilane. $C_4H_{12}Si$. (M_r 88,2). *1088900.* [75-76-3]. TMS.
Liquide limpide, incolore, très peu soluble dans l'eau, soluble dans l'acétone et dans l'alcool.
d_{20}^{20} : voisine de 0,64.
n_D^{20} : voisin de 1,358.
Eb : voisin de 26 °C.

Le tétraméthylsilane destiné à la spectrométrie de résonance magnétique nucléaire satisfait en plus à l'essai suivant :

Dans le spectre de résonance magnétique nucléaire d'une solution à 10 pour cent *V/V* environ de tétraméthylsilane dans le *chloroforme deutérié R*, il ne se produit, mis à part les signaux qui sont dus aux bandes secondaires de rotation et au chloroforme, aucun signal étranger dont l'intensité est supérieure à celle des bandes satellites dues au carbone-13, qui se trouvent à une distance de 59,1 Hz de chaque côté du signal principal du tétraméthylsilane.

Tétramminecuivre (solution ammoniacale de). *1022600.*
Dissolvez 34,5 g de *sulfate de cuivre R* dans 100 ml d'*eau R.* Ajoutez, goutte à goutte et en agitant, de l'*ammoniaque concentrée R* jusqu'à ce que le précipité formé se dissolve entièrement. En maintenant une température inférieure à 20 °C, ajoutez, goutte à goutte et en agitant, 30 ml de *solution concentrée d'hydroxyde de sodium R.* Filtrez le précipité sur un entonnoir en verre fritté (40). Lavez à l'*eau R* jusqu'à obtention d'un filtrat limpide. Reprenez le précipité par 200 ml d'*ammoniaque concentrée R.* Filtrez sur verre fritté et répétez la filtration afin de dissoudre le résidu au maximum.

Thalleux (sulfate). Tl_2SO_4. (M_r 504,8). *1089100.* [7446-18-6].
Sulfate de dithallium.
Prismes rhomboédriques blancs, peu solubles dans l'eau, pratiquement insolubles dans l'alcool.

Thébaïne. $C_{19}H_{21}NO_3$. (M_r 311,4). *1089200.* [115-37-7]. (5R,9R,13S)-4,5-Epoxy-3,6-diméthoxy-9a-méthylmorphina-6,8-diène.
Poudre cristalline, blanche ou jaune pâle, très peu soluble dans l'eau, soluble dans l'éthanol chaud et dans le toluène, peu soluble dans l'éther.
F : voisin de 193 °C.
Chromatographie (*2.2.27*). Opérez comme prescrit dans l'identification B de la monographie *Opium brut (0777)*, en déposantsur la plaque, en bande de 20 mm sur 3 mm, 20 µl d'une solution de thébaïne à 0,5 g/l. Le chromatogramme présente une seule bande rouge orangé ou rouge, d'un R_f de 0,5 environ.

Théobromine. *1138800.* [83-67-0].
Voir *Théobromine (0298).*

Théophylline. *1089300.* [58-55-9].
Voir *Théophylline (0299).*

Thiamazol. $C_4H_6N_2S$. (M_r 114,2). *1089400.* [60-56-0].
Méthimazol. 1-Méthyl-1*H*-imidazole-2-thiol.
Poudre cristalline, blanche ou sensiblement blanche, facilement soluble dans l'eau, soluble dans l'alcool et dans le chlorure de méthylène, assez soluble dans l'éther.
F : voisin de 145 °C.

2-(2-Thiényl)acétique (acide). $C_6H_6O_2S$. (M_r 142,1). *1089500.* [1918-77-0].
Poudre brune.
F : voisin de 65 °C.

Thioacétamide. C_2H_5NS. (M_r 75,1). *1089600.* [62-55-5].
Poudre cristalline ou cristaux incolores, facilement solubles dans l'eau et dans l'alcool.
F : voisin de 113 °C.

Réactif au thioacétamide. *1089601.*
A 0,2 ml de *solution de thioacétamide R,* ajoutez 1 ml d'un mélange de 5 ml d'*eau R,* de 15 ml d'*hydroxyde de sodium 1 M* et de 20 ml de *glycérol à 85 pour cent R.* Chauffez dans un bain-marie pendant 20 s. Préparez extemporanément.

Solution de thioacétamide. *1089602.*
Solution à 40 g/l.

Thiobarbiturique (acide). $C_4H_4N_2O_2S$. (M_r 144,2). *1111200.* [504-17-6]. 4,6-Dihydroxy-2-sulfanylpyrimidine.

Thiodiéthylèneglycol. $C_4H_{10}O_2S$. (M_r 112,2). *1122900.* [111-48-8]. Sulfure de di(2-hydroxyéthyle).
Liquide visqueux, incolore à jaunâtre. Contient au minimum 99,0 pour cent de $C_4H_{10}O_2S$.
d_{20}^{20} : voisine de 1,18.

Thioglycolique (acide). $C_2H_4O_2S$. (M_r 92,1). *1089700.* [68-11-1]. Acide 2-mercaptoacétique.
Liquide incolore, miscible à l'eau, soluble dans l'alcool.

Thiomersal. $C_9H_9HgNaO_2S$. (M_r 404,8). *1089800.* [54-64-8].
Mercurothiolate de sodium. 2-[(Ethylmercurio)thio]benzoate de sodium.
Poudre cristalline, légère, de couleur blanc jaunâtre, très soluble dans l'eau, facilement soluble dans l'alcool, pratiquement insoluble dans l'éther.

Thiourée. CH_4N_2S. (M_r 76,1). *1089900.* [62-56-6].
Poudre cristalline blanche, ou cristaux, solubles dans l'eau et dans l'alcool.
F : voisin de 178 °C.

Thréonine. *1090000.* [72-19-5].
Voir *Thréonine (1049).*

Thrombine bovine. *1090200.* [9002-04-4].
Une préparation d'une enzyme obtenue à partir de plasma bovin et qui transforme le fibrinogène en fibrine.
Poudre blanc-jaune.
Conservation à une température inférieure à 0 °C.

Thrombine humaine. *1090100.* [9002-04-4].
Thrombine humaine desséchée. La thrombine humaine desséchée est une préparation d'une enzyme qui transforme le fibrinogène humain en fibrine. Elle est obtenue à partir de plasma humain liquide et peut être préparée par précipitation avec des sels appropriés et des solvants organiques dans des conditions contrôlées de pH, de concentration ionique et de température.

Poudre de couleur blanc jaunâtre, facilement soluble dans une solution de chlorure de sodium à 9 g/l en donnant une solution trouble, jaune pâle.
Conservation en récipient stérile et scellé, sous azote, à l'abri de la lumière et à une température inférieure à 25 °C.

Thrombine humaine (solution de). *1090101.*
Reconstituez la *thrombine humaine R* selon les indications du fabricant et diluez avec une *solution tampon tris(hydroxyméthyl)aminométhane-chlorure de sodium pH 7,4 R,* pour obtenir une solution à 5 UI par millilitre.

Thromboplastine. *1090300.*
Agitez 1,5 g de *poudre de cerveau de boeuf desséchée à l'acétone R,* avec 60 ml d'*eau R* à 50 °C, pendant 10 min à 15 min. Centrifugez à 1500 tr/min pendant 2 min et décantez le liquide surnageant. Si l'extrait est entreposé au réfrigérateur, il conserve son activité pendant plusieurs jours. Le *crésol R* à raison de 3 g/l peut être ajouté comme conservateur antimicrobien.

Thuyone. $C_{10}H_{16}O$. (M_r 152,2). *1116500.* [546-80-5].
4-Méthyl-1-(1-méthyléthyl)bicyclo[3.1.0]hexan-3-one..
Liquide incolore ou sensiblement incolore, pratiquement insoluble dans l'eau, soluble dans l'alcool et dans de nombreux solvants organiques.
d_{20}^{20} : voisine de 0,925.
n_D^{20} : voisin de 1,455.
$[\alpha]_D^{20}$: voisin de − 15
Eb : voisin de 200 °C.

Thymine. $C_5H_6N_2O_2$. (M_r 126,1). *1090400.* [65-71-4].
5-Méthylpyrimidine-2,4(1*H*,3*H*)-dione.
Aiguilles courtes ou plaquettes, peu solubles dans l'eau froide, solubles dans l'eau chaude. La thymine se dissout dans les solutions diluées d'hydroxydes alcalins.

Thymol. *1090500.* [89-83-8].
Voir *Thymol (0791).*

Le thymol utilisé en chromatographie en phase gazeuse satisfait également à l'essai suivant :

Dosage. Opérez par chromatographie en phase gazeuse (*2.2.28*) selon les indications décrites dans la monographie *Huile essentielle de menthe poivrée (0405).*

Solution à examiner. Dissolvez 0,1 g de thymol dans 10 ml environ d'*acétone R.*

La surface du pic principal n'est pas inférieure à 95,0 pour cent de la surface de l'ensemble des pics du chromatogramme obtenu (ne pas tenir compte du pic de l'acétone).

Thymolphtaléine. $C_{28}H_{30}O_4$. (M_r 430,5). *1090700.* [125-20-2]. 3,3-bis(4-Hydroxy-5-isopropyl-2-méthylphényl)-3*H*-isobenzofuran-1-one..
Poudre blanche ou blanc jaunâtre, pratiquement insoluble dans l'eau, soluble dans l'alcool et dans les solutions alcalines diluées.

Solution de thymolphtaléine. *1090701.*
Solution à 1 g/l dans l'*alcool R*.

Essai de sensibilité. A 0,2 ml de solution de thymolphtaléine, ajoutez 100 ml d'*eau exempte de dioxyde de carbone R*. La solution reste incolore. Le virage au bleu de l'indicateur ne nécessite pas plus de 0,05 ml d'*hydroxyde de sodium 0,1 M*.

Zone de virage : pH 9,3 (incolore) à pH 10,5 (bleu).

Titane. Ti. (A_r 47,88). *1091000.* [7440-32-6].

Contient au minimum 99 pour cent de Ti.

Métal en poudre, fil fin (diamètre inférieur ou égal à 0,5 mm), en éponge.
F : voisin de 1668 °C.
Masse volumique : voisine de 4,507 g/cm³.

Titane (dioxyde de). *1117900.* [13463-67-7].
Voir *Titane (dioxyde de) (0150).*

Titane (trichlorure de). $TiCl_3$. (M_r 154,3). *1091200.* [7705-07-9]. Titane(III) (chlorure de).
Cristaux violet-rouge, déliquescents, solubles dans l'eau et dans l'alcool, pratiquement insolubles dans l'éther.
F : voisin de 440 °C.
Conservation en récipient étanche.

Solution de trichlorure de titane. *1091201.*
Solution à 150 g/l dans l'acide chlorhydrique à 100 g/l en HCl.
d_{20}^{20} : voisine de 1,19.

Réactif au trichlorure de titane-acide sulfurique. *1091202.*
Mélangez prudemment 20 ml de *solution de trichlorure de titane R* avec 13 ml d'*acide sulfurique R*. Ajoutez une quantité suffisante de *solution concentrée de peroxyde d'hydrogène R* pour obtenir une coloration jaune. Chauffez la solution jusqu'à dégagement de vapeurs blanches. Laissez refroidir. Ajoutez de l'*eau R* et répétez le chauffage et l'ajout d'*eau R* jusqu'à obtention d'une solution incolore. Complétez à 100 ml avec de l'*eau R*.

o-Tolidine. $C_{14}H_{16}N_2$. (M_r 212,3). *1123000.* [119-93-7].
3,3′-Diméthylbenzidine.

Contient au minimum 97,0 pour cent de $C_{14}H_{16}N_2$.

Poudre cristalline, brun clair.
F : voisin de 130 °C.

Solution d'*o*-tolidine. *1123001.*
Dissolvez 0,16 g d'*o-tolidine R* dans 30,0 ml d'*acide acétique glacial R,* ajoutez 1,0 g d'*iodure de potassium R* et complétez à 500,0 ml avec de l'*eau R*.

Toluène. C_7H_8. (M_r 92,1). *1091300.* [108-88-3].
Méthylbenzène.
Liquide limpide et incolore, inflammable, très peu soluble dans l'eau, miscible à l'alcool.
d_{20}^{20} : 0,865 à 0,870.
Eb : voisin de 110 °C.

Toluène exempt de soufre. *1091301.*
Le toluène exempt de soufre satisfait aux spécifications de la rubrique *Toluène R* et aux essais suivants :

Composés soufrés. Chauffez à reflux pendant 15 min 10 ml de toluène exempt de soufre avec 1 ml d'*éthanol R* et 3 ml de *solution de plombite de potassium R*. Laissez reposer pendant 5 min. La couche aqueuse ne noircit pas.
Substances apparentées au thiophène. Agitez 2 ml de toluène exempt de soufre avec 5 ml de réactif à l'*isatine R* pendant 5 min. Laissez reposer pendant 15 min. Il ne se développe aucune coloration bleue dans la couche inférieure.

Toluènesulfonamide. $C_7H_9NO_2S$. (M_r 171,2).
1091500. [70-55-3]. 4-Méthylbenzènesulfonamide.
p-Toluènesulfonamide.
Poudre cristalline blanche, peu soluble dans l'eau et dans l'éther, soluble dans l'alcool et dans les solutions d'hydroxydes alcalins.
F : voisin de 136 °C.
Chromatographie. Examinez le toluènesulfonamide comme prescrit dans la monographie *Tolbutamide (0304).* Le chromatogramme obtenu présente une seule tache principale.

***o*-Toluènesulfonamide.** $C_7H_9NO_2S$. (M_r 171,2). *1091400.* [88-19-7]. 2-Méthylbenzènesulfonamide.
Poudre cristalline, blanche, peu soluble dans l'eau et dans l'éther, soluble dans l'alcool et dans les solutions diluées d'hydroxydes alcalins.
F : voisin de 156 °C.

***p*-Toluènesulfonamide.** *1091500.* [70-55-3].
Voir *Toluènesulfonamide R.*

Toluènesulfonique (acide). $C_7H_8O_3S,H_2O$. (M_r 190,2). *1091600.* [6192-52-5]. Acide 4-méthylbenzènesulfonique.
Contient au minimum 87,0 pour cent de $C_7H_8O_3S$.
Poudre cristalline blanche, ou cristaux, facilement solubles dans l'eau, solubles dans l'alcool et dans l'éther.

***o*-Toluidine.** C_7H_9N. (M_r 107,2). *1091700.* [95-53-4].
2-Méthylaniline.
Liquide jaune clair devenant brun-rouge par exposition à l'air et à la lumière, peu soluble dans l'eau, soluble dans l'alcool et dans les acides dilués.
d_{20}^{20} : voisine de 1,01.
n_D^{20} : voisin de 1,569.
Eb : voisin de 200 °C.
Conservation en récipient étanche, à l'abri de la lumière.

***o*-Toluidine (chlorhydrate d').** $C_7H_{10}ClN$. (M_r 143,6). *1117300.* [636-21-5]. Chlorhydrate de 2-méthylaniline. Chlorhydrate de 2-méthylbenzènamine.
Contient au minimum 98,0 pour cent de $C_7H_{10}ClN$.
F : 215 °C à 217 °C.

***p*-Toluidine.** C_7H_9N. (M_r 107,2). *1091800.* [106-49-0].
4-Méthylaniline.
Ecailles ou paillettes brillantes, peu solubles dans l'eau, facilement solubles dans l'acétone et dans l'alcool, solubles dans l'éther.
F : voisin de 44 °C.

Tosylarginine (chlorhydrate de l'ester méthylique de). $C_{14}H_{23}ClN_4O_4S$. (M_r 378,9). *1092000.* [1784-03-8]. Chlorhydrate de l'ester méthylique de *N*-tosyl-L-arginine. Chlorhydrate de (*S*)-5-guanidino-2-(4-méthylbenzènesulfonamido)valérate d'éthyle.

$[\alpha]_D^{20}$: – 12 à – 16, déterminé en solution à 40 g/l.
F : voisin de 145 °C.

Solution de chlorhydrate de l'ester méthylique de tosylarginine. *1092001.*
A 98,5 mg de *chlorhydrate de l'ester méthylique de tosylarginine R*, ajoutez 5 ml de *solution tampon tris(hydroxyméthyl)aminométhane pH 8,1 R* et agitez jusqu'à dissolution du substrat. Ajoutez 2,5 ml d'*indicateur mixte au rouge de méthyle R* et complétez à 25,0 ml avec de l'*eau R*.

Tosyl-lysyl-chlorométhane (chlorhydrate de). $C_{14}H_{22}Cl_2N_2O_3S$. (M_r 369,3). *1092100.* [4238-41-9].
Chlorhydrate de *N*-tosyl-L-lysyl-chlorométhane.
Chlorhydrate de (3*S*)-7-amino-1-chloro-3-(4-méthylbenzènesulfonamido)heptan-2-one.
$[\alpha]_D^{20}$: – 7 à – 9, déterminé en solution à 20 g/l.
F : voisin de 155 °C, avec décomposition.
$A_{1\,cm}^{1\%}$: 310 à 340, déterminé à 230 nm en utilisant une solution dans l'*eau R*.

Tosyl-phénylalanyl-chlorométhane. $C_{17}H_{18}ClNO_3S$. (M_r 351,9). *1092200.* [402-71-1]. *N*-Tosyl-L-phénylalanyl-chlorométhane.
$[\alpha]_D^{20}$: – 85 à – 89, déterminé en solution à 10 g/l dans l'*alcool R*.
F : voisin de 105 °C.
$A_{1\,cm}^{1\%}$: 290 à 320, déterminé à 228,5 nm dans l'*alcool R*.

Tournesol. *1049300.* [1393-92-6].
Schultz No. 1386.
Fragments bleu indigo, préparés à partir de diverses espèces de *Rocella*, de *Lecanora* et d'autres lichens. Le pigment est soluble dans l'eau, pratiquement insoluble dans l'alcool.
Zone de virage : pH 5 (rouge) à pH 8 (bleu).

Papier tournesol bleu. *1049301.*
Faites bouillir 10 parties de *tournesol R* grossièrement moulu dans 100 parties d'*alcool R* pendant 1 h. Décantez l'alcool et traitez le résidu avec un mélange de 45 parties d'*alcool R* et de 55 parties d'*eau R*. Laissez en contact pendant 2 jours et décantez le liquide limpide. Plongez des bandelettes de papier filtre dans la solution, puis laissez sécher.
Essai de sensibilité. Plongez une bandelette de 10 mm sur 60 mm dans un mélange de 10 ml d'*acide chlorhydrique 0,02 M* et de 90 ml d'*eau R*. Agitez. Le papier rougit en 45 s.

Papier tournesol rouge. *1049302.*
Traitez l'extrait de tournesol bleu par l'*acide chlorhydrique dilué R* versé goutte à goutte jusqu'à virage au rouge. Plongez des bandelettes de papier filtre dans cette solution puis laissez sécher.
Essai de sensibilité. Plongez une bandelette de 10 mm sur 60 mm dans un mélange de 10 ml d'*hydroxyde de sodium 0,02 M* et de 90 ml d'*eau R*. Agitez. Le papier bleuit en 45 s.

Tournesol (huile de). *1086900.*
Voir *Tournesol (huile de) raffinée (1371).*

Toxaphène. *1132800.* [8001-35-2].
Mélange de dérivés polychlorés.
F : 65 °C à 90 °C.
Une solution de référence certifiée de qualité appropriée (10 ng/µl dans l'isooctane) peut être utilisée.

Triacétine. $C_9H_{14}O_6$. (M_r 218,2). *1092400.* [102-76-1].
Triacétate de propane-1,2,3-triyle.
Liquide incolore à jaunâtre, presque limpide, soluble dans l'eau, miscible à l'alcool et à l'éther.
d_{20}^{20} : voisine de 1,16.
n_D^{20} : voisin de 1,43.
Eb : voisin de 260 °C.

Triamcinolone. $C_{21}H_{27}FO_6$. (M_r 394,4). *1111300.* [124-94-7].
9-Fluoro-11β,16α,17,21-tétrahydroxyprégna-1,4-diène-3,20-dione.
Poudre cristalline.
F : 262 °C à 263 °C.

Triamcinolone (acétonide de). *1133100.*
Voir *Acétonide de triamcinolone (0533).*

Trichloracétique (acide). $C_2HCl_3O_2$. (M_r 163,4). *1092500.* [76-03-9].
Masse cristalline ou cristaux incolores, très déliquescents, très solubles dans l'eau et dans l'alcool.
Conservation en récipient étanche.

Solution d'acide trichloracétique. *1092501.*
Dissolvez 40,0 g d'*acide trichloracétique R* dans de l'*eau R* et complétez à 1000,0 ml avec le même solvant. Titrez par l'*hydroxyde de sodium 0,1 M* et ajustez, si nécessaire, la concentration à 40 ± 1 g/l.

Trichloréthylène. C_2HCl_3. (M_r 131,4). *1102100.* [79-01-6].
Liquide incolore, pratiquement insoluble dans l'eau, miscible à l'alcool et à l'éther.
d_{20}^{20} : voisine de 1,46.
n_D^{20} : voisin de 1,477.

1,1,1-Trichloroéthane. $C_2H_3Cl_3$. (M_r 133,4). *1092600.* [71-55-6]. Méthylchloroforme.
Liquide ininflammable, pratiquement insoluble dans l'eau, miscible à l'acétone, à l'éther et au méthanol.
d_{20}^{20} : voisine de 1,34.
n_D^{20} : voisin de 1,438.
Eb : voisin de 74 °C.

Trichloroéthylène. *1102100.*
Voir *Trichloréthylène R.*

Trichlorotrifluoréthane. $C_2Cl_3F_3$. (M_r 187,4). *1092700.* [76-13-1]. 1,1,2-Trichloro-1,2,2-trifluoroéthane.
Liquide incolore et volatil, pratiquement insoluble dans l'eau, miscible à l'acétone et à l'éther.
d_{20}^{20} : voisine de 1,58.
Intervalle de distillation (*2.2.11*) : 98 pour cent au minimum distille de 47 °C à 48 °C.

Tricine. $C_6H_{13}NO_5$. (M_r 179,2). *1138900.* [5704–04–1].
N-[2-Hydroxy-1,1-bis(hydroxyméthyl)éthyl]glycine.
Qualité appropriée pour l'électrophorèse.
F : environ 183 °C.

Tricosane. $C_{23}H_{48}$. (M_r 324,6). *1092800.* [638-67-5].
Cristaux blancs, pratiquement insolubles dans l'eau, solubles dans l'éther et dans l'hexane.
n_D^{20} : voisin de 1,447.

4. Réactifs

F : voisin de 48 °C.

Triéthanolamine. *1092900.* [102-71-6].
Voir *Trolamine (1577).*

Triéthylamine. $C_6H_{15}N$. (M_r 101,2). *1093000.* [121-44-8].
N,N-Diéthyléthanamine.
Liquide incolore, peu soluble dans l'eau à une température inférieure à 18,7 °C, miscible à l'alcool et à l'éther.
d_{20}^{20} : voisine de 0,727.
n_D^{20} : voisin de 1,401.
Eb : voisin de 90 °C.

Triéthylènediamine. $C_6H_{12}N_2$. (M_r 112,2). *1093100.*
1,4-Diazabicyclo[2.2.2]octane.
Cristaux très hygroscopiques, facilement sublimables à température ambiante, facilement solubles dans l'eau, dans l'acétone et dans l'éthanol.
Eb : voisin de 174 °C.
F : voisin de 158 °C.
Conservation en récipient étanche.

Trifluoracétique (acide). $C_2HF_3O_2$. (M_r 114,0). *1093200.* [76-05-1].
Contient au minimum 99 pour cent de $C_2HF_3O_2$.
Liquide miscible à l'acétone, à l'alcool et à l'éther.
d_{20}^{20} : voisine de 1,53.
Eb : voisin de 72 °C.
Utilisez une qualité appropriée pour le séquençage des protéines.
Conservation en récipient étanche.

Trifluoroacétique (anhydride). $C_4F_6O_3$. (M_r 210,0). *1093300.* [407-25-0].
Liquide incolore.
d_{20}^{20} : voisine de 1,5.

Trigonelline (chlorhydrate de). $C_7H_8ClNO_2$. (M_r 173,6). *1117400.* [6138-41-6]. Chlorure de 3-carboxy-1-méthylpyridinium. Chlorhydrate de l'acide *N*-méthylbétaïne nicotinique.
Poudre cristalline, très soluble dans l'eau, soluble dans l'alcool, pratiquement insoluble dans l'éther.
F : voisin de 258 °C.

Trimère acétaldéhyde-ammoniaque trihydraté. $C_6H_{15}N_3,3H_2O$. (M_r 183,3). *1133500.* [76231-37-3].
2,4,6-Triméthylhexahydro-1,3,5-triazine trihydraté.
F : 95 °C à 97 °C.

4,4',4''-(2,4,6-triméthylbenzène-1,3,5-triyltrisméthylène)tris[2,6-bis(1,1-diméthyléthyl)phénol]. *1042100.*
Voir *2,2',2'',6,6',6''-Hexa(1,1-diméthyléthyl)-4,4',4''-[(2,4,6-triméthyl-1,3,5-benzènetriyle)trisméthylène]triphénol R.*

Triméthylpentane. C_8H_{18}. (M_r 114,2). *1093400.* [540-84-1].
Isooctane. 2,2,4-Triméthylpentane.
Liquide incolore et inflammable, pratiquement insoluble dans l'eau, soluble dans l'éthanol.
d_{20}^{20} : 0,691 à 0,696.
n_D^{20} : 1,391 à 1,393.
Intervalle de distillation (*2.2.11*) : 95 pour cent au minimum distille de 98 °C à 100 °C.
Le triméthylpentane utilisé en spectrophotométrie satisfait en plus à l'essai suivant :
Transmittance minimale (*2.2.25*) : 98 pour cent de 250 nm à 420 nm, l'*eau R* étant utilisée comme liquide de compensation.

Triméthylpentane R1. *1093401.*
Le *triméthylpentane R1* satisfait aux exigences de la rubrique « *Triméthylpentane R* » et à l'exigence supplémentaire suivante :
Absorption (*2.2.25*). Au maximum 0,07 dans l'intervalle 220-360 nm, l'*eau R*étant utilisée comme liquide de compensation.

***N,O*-bis(Triméthylsilyl)acétamide.** $C_8H_{21}NOSi_2$. (M_r 203,4). *1093600.* [10416-59-8].
Liquide incolore.
d_{20}^{20} : voisine de 0,83.

***N*-Triméthylsilylimidazole.** $C_6H_{12}N_2Si$. (M_r 140,3). *1100500.* [18156-74-6]. 1-Triméthylsilylimidazole.
Liquide incolore, hygroscopique.
d_{20}^{20} : voisine 0,96.
n_D^{20} : voisin de 1,48.
Conservation en récipient étanche.

***N,O*-bis-(Triméthylsilyl)trifluoroacétamide.** $C_8H_{18}F_3NOSi_2$. (M_r 257,4). *1133200.* [25561-30-2]. BSTFA.
Liquide incolore.
d_{20}^{20} : voisine de 0,97.
n_D^{20} : voisin de 1,38.
$Eb_{12\ mm}$: voisin de 40 °C.

2,4,6-Trinitrobenzènesulfonique (acide). $C_6H_3N_3O_9S,3H_2O$. (M_r 347,2). *1117500.* [2508-19-2].
Poudre cristalline blanche, soluble dans l'eau.
F : 190 °C à 195 °C.

Triphénylméthanol. $C_{19}H_{16}O$. (M_r 260,3). *1093700.* [76-84-6]. Triphénylcarbinol.
Cristaux incolores, pratiquement insolubles dans l'eau, facilement solubles dans l'alcool.

Triphényltétrazolium (chlorure de). $C_{19}H_{15}ClN_4$. (M_r 334,8). *1093800.* [298-96-4]. Chlorure de 2,3,5-triphényl-2*H*-tétrazolium.
Contient au minimum 98,0 pour cent de $C_{19}H_{15}ClN_4$.

Poudre jaune pâle ou terne, soluble dans l'eau, dans l'acétone et dans l'alcool, pratiquement insoluble dans l'éther.
F : voisin de 240 °C, avec décomposition.
Dosage. Dissolvez 1,000 g de chlorure de triphényltétrazolium dans un mélange de 5 ml d'*acide nitrique dilué R* et de 45 ml d'*eau R*. Ajoutez 50,0 ml de *nitrate d'argent 0,1 M* et chauffez à ébullition. Laissez refroidir, ajoutez 3 ml de *phtalate de dibutyle R*, agitez énergiquement et titrez par le *thiocyanate d'ammonium 0,1 M* en présence de 2 ml de solution de sulfate ferrique et d'ammonium R2.

1 ml de *nitrate d'argent 0,1 M* correspond à 33,48 mg de $C_{19}H_{15}ClN_4$.

Conservation à l'abri de la lumière.

Solution de chlorure de triphényltétrazolium. *1093801.*
Solution à 5 g/l dans l'alcool exempt d'aldéhyde R.

Conservation à l'abri de la lumière.

1,3,5-Tris[3,5-bis(1,1-diméthyléthyl)-4-hydroxybenzyl]-1,3,5-triazine-2,4,6(1*H*,3*H*,5*H*)-trione. $C_{48}H_{69}O_6N_3$. (M_r 784,1). *1094000.* [27676-62-6].
Poudre blanche cristalline.
F : 218 °C à 222 °C.

Triscyanoéthoxypropane. $C_{12}H_7N_3O_3$. (M_r 251,3). *1093900.*
1,2,3-Tris(2-cyanoéthoxy)propane.
Liquide visqueux, jaune-brun, soluble dans le méthanol.
Utilisé comme phase stationnaire en chromatographie en phase gazeuse.
d_{20}^{20} : voisine de 1,11.
Viscosité (2.2.9) : voisine de 172 mPa·s.

Tris(hydroxyméthyl)aminométhane. *1094200.* [77-86-1].
Voir *Trométamol (1053).*

Solution de tris(hydroxyméthyl)aminométhane. *1094201.*
Solution contenant dans 1000,0 ml l'équivalent de 24,22 g de $C_4H_{11}NO_3$.

Solution de tris(hydroxyméthyl)aminométhane R1. *1094202.*
Dissolvez 60,6 mg de *tris(hydroxyméthyl)aminométhane R* et 0,234 g de *chlorure de sodium R* dans de l'*eau R* et complétez à 100 ml avec le même solvant.

Conservation de 2 °C à 8 °C, limitée à 3 jours.

Trypsine. *1094500.* [9002-07-7].
Enzyme protéolytique obtenue par l'activation du trypsinogène extrait du pancréas de boeuf (*Bos taurus* L.).
Poudre amorphe ou cristalline, blanche, assez soluble dans l'eau.

Trypsine pour cartographie peptidique. *1094600.* [9002-07-7].
Trypsine hautement purifiée ayant subi un traitement destiné à éliminer l'activité chymotrypsine.

Tryptophane. $C_{11}H_{12}N_2O_2$. (M_r 204,2). *1094700.* [73-22-3].
Poudre cristalline, blanche à blanc-jaune ou cristaux incolores, peu solubles dans l'eau, très peu solubles dans l'alcool, pratiquement insolubles dans l'éther.
$[\alpha]_D^{20}$: voisin de – 30, déterminé sur une solution à 10 g/l.

Tyramine. $C_8H_{11}NO$. (M_r 137,2). *1117600.* [51-67-2].
4-(2-Aminoéthyl)phénol.
Cristaux assez solubles dans l'eau, solubles dans l'éthanol bouillant.
F : 164 à 165 °C.

Tyrosine. $C_9H_{11}NO_3$. (M_r 181,2). *1094800.* [60-18-4]. Acide 2-amino-3-(4-hydroxyphényl)propionique.
Poudre cristalline blanche ou cristaux blancs ou incolores, peu solubles dans l'eau, pratiquement insolubles dans l'acétone, dans l'éthanol et dans l'éther, solubles dans l'acide chlorhydrique dilué et dans les solutions d'hydroxydes alcalins.
Chromatographie. Examiné comme prescrit dans la monographie *Lévodopa (0038)*, le chromatogramme obtenu présente une seule tache principale.

Urée. *1095000.* [57-13-6].
Voir *Urée (0743).*

Uridine. $C_9H_{12}N_2O_6$. (M_r 244,2). *1095100.* [58-96-8].
1-β-D-Ribofuranosyluracile.
Poudre cristalline, blanche ou sensiblement blanche, soluble dans l'eau.
F : voisin de 165 °C.

Valérique (acide). $C_5H_{10}O_2$. (M_r 102,1). *1095200.* [109-52-4].
Acide pentanoïque.
Liquide incolore, soluble dans l'eau, facilement soluble dans l'alcool et dans l'éther.
d_{20}^{20} : voisine de 0,94.
n_D^{20} : voisin de 1,409.
Eb : voisin de 186 °C.

Vanilline. *1095300.* [121-33-5].
Voir *Vanilline (0747).*

Réactif à la vanilline. *1095301.*
En observant les précautions d'usage, ajoutez goutte à goutte 2 ml d'*acide sulfurique R* à 100 ml d'une solution de *vanilline R* à 10 g/l dans de l'*alcool R.*

Utilisez dans les 48 h qui suivent la préparation.

Solution de vanilline phosphorique. *1095302.*
Dissolvez 1,0 g de *vanilline R* dans 25 ml d'*alcool R.* Ajoutez 25 ml d'*eau R* et 35 ml d'*acide phosphorique R.*

Vaseline (huile de). *1062000.* [8042-47-5].
Voir *Paraffine liquide R.*

Vaseline blanche. *1062100.*
Mélange semi-solide d'hydrocarbures obtenus à partir du pétrole et décolorés, pratiquement insoluble dans l'eau et dans l'alcool, soluble dans l'éther et dans l'*éther de pétrole R1.* Les solutions sont parfois légèrement opalescentes.

Vert de bromocrésol. $C_{21}H_{14}Br_4O_5S$. (M_r 698). *1012600.* [76-60-8]. 3′,3″,5′,5″-Tétrabromo-*m*-crésol-sulfonephtaléine. 4,4′-(3 *H*-2,1-Benzoxathiol-3-ylidène)bis(2,6-dibromo-3-méthylphénol) *S,S*-dioxyde.
Poudre blanc brunâtre, peu soluble dans l'eau, soluble dans l'alcool et dans les solutions diluées d'hydroxydes alcalins.

Solution de vert de bromocrésol. *1012601.*

Dissolvez 50 mg de *vert de bromocrésol R* dans 0,72 ml d'*hydroxyde de sodium 0,1 M* et 20 ml d'*alcool R.* Complétez à 100 ml avec de l'*eau R.*

Essai de sensibilité. A 0,2 ml de solution de vert de bromocrésol, ajoutez 100 ml d'*eau exempte de dioxyde de carbone R.* La solution est bleue. Le virage au jaune de l'indicateur ne nécessite pas plus de 0,2 ml d'*acide chlorhydrique 0,02 M.*

Zone de virage : pH 3,6 (jaune) à pH 5,2 (bleu).

Solution de vert de bromocrésol-rouge de méthyle. *1012602.*
Dissolvez 0,15 g de *vert de bromocrésol R* et 0,1 g de *rouge de méthyle R* dans 180 ml d'*éthanol R* et complétez à 200 ml avec de l'*eau R.*

Vert malachite. $C_{23}H_{25}ClN_2$. (M_r 364,9). *1050500.* [123333-61-9].
Schultz No. 754.
Colour Index No. 42000.

Chlorure de [4-[[4-(diméthylamino)phényl]phénylméthylène]cyclohexa-2,5-diène-1-ylidène]diméthylammonium.
Cristaux verts à reflets métalliques, très solubles dans l'eau en donnant une solution vert bleuâtre, solubles dans l'alcool et dans le méthanol.
Une solution à 0,01 g/l dans l'*alcool R* présente un maximum d'absorption (*2.2.25*) à 617 nm.

Solution de vert malachite. *1050501.*
Solution à 5 g/l dans l'*acide acétique anhydre R.*

Vert de méthyle. $C_{26}H_{33}Cl_2N_3$. (M_r 458,5). *1054200.* [7114-03-6].
Schultz No. 788.
Colour Index No. 42585.
Dichlorure de 4-[[4-(diméthylamino)phényl][4-(diméthylimino)cyclohexa-2,5-diénylidène]méthylphényl]triméthylammonium.
Poudre verte, soluble dans l'eau, soluble dans l'acide sulfurique, en donnant une solution jaune qui vire au vert après dilution dans de l'eau.

Papier à l'iodomercurate de vert de méthyle. *1054201.*
Plongez des bandelettes d'un papier filtre approprié dans une solution de *vert de méthyle R* à 40 g/l, puis laissez sécher à l'air. Plongez ensuite dans une solution contenant 140 g/l d'*iodure de potassium R* et 200 g/l d'*iodure mercurique R* et maintenez en contact pendant 1 h. Lavez à l'*eau distillée R* jusqu'à ce que les eaux de lavage soient pratiquement incolores. Laissez sécher à l'air.

Conservation à l'abri de la lumière, à utiliser dans les 48 h.

Vinyle (acétate de). $C_4H_6O_2$. (M_r 86,10). *1111800.* [108-05-4].
Ethényle (acétate de).
d_{20}^{20} : voisine de 0,930.
Eb : voisin de 72 °C.

Vinyle (chlorure de). C_2H_3Cl. (M_r 62,5). *1095400.* [75-01-4].
Gaz incolore, peu soluble dans les solvants organiques.

2-Vinylpyridine. C_7H_7N. (M_r 105,1). *1102200.* [100-69-6].
Liquide jaune, miscible à l'eau.
d_{20}^{20} : voisine de 0,97.
n_D^{20} : voisin de 1,549.

1-Vinylpyrrolidin-2-one. C_6H_9NO. (M_r 111,1). *1111900.* [88-12-0]. 1-Ethénylpyrrolidin-2-one.
Contient au minimum 99,0 pour cent de C_6H_9NO.

Liquide limpide et incolore.
Teneur en eau (*2.5.12*, semi-microdosage). Pas plus de 0,1 pour cent, déterminé sur 2,5 g. Utilisez comme solvant un mélange de 50 ml de *méthanol anhydre R* et de 10 ml de *butyrolactone R.*

Dosage. Opérez par chromatographie en phase gazeuse (*2.2.28*).

La chromatographie peut être effectuée en utilisant :

- une colonne de silice fondue d'une longueur de 30 m et d'un diamètre intérieur de 0,5 mm, recouverte d'une couche de 1,0 µm d'épaisseur de *macrogol 20 000 R,*
- comme gaz vecteur, de l'*hélium pour chromatographie R,*
- un détecteur à ionisation de flamme,

en maintenant la température de la chambre à injection à 190 °C et en programmant la température de la colonne comme suit : maintenez la température à 80 °C pendant 1 min, puis portez-la à 190 °C à raison de 10 °C par minute. Maintenez à cette température pendant 15 min. Injectez 0,3 µl de la substance à examiner et ajustez le débit du gaz vecteur de façon que le temps de rétention du pic correspondant à la 1-vinylpyrrolidin-2-one soit de 17 min environ. Calculez la teneur pour cent en C_6H_9NO par le procédé de normalisation.

Violet cristallisé. $C_{25}H_{30}ClN_3$. (M_r 408,0). *1022900.* [548-62-9].
Schultz No. 78.
Colour Index No. 42555.
Chlorure d'hexaméthylpararosanilinium.
Poudre vert foncé ou cristaux, solubles dans l'eau et dans l'alcool.

Solution de violet cristallisé. *1022901.*
Dissolvez 0,5 g de *violet cristallisé R* dans de l'*acide acétique anhydre R* et complétez à 100 ml avec le même solvant.

Essai de sensibilité. A 50 ml d'*acide acétique anhydre R,* ajoutez 0,1 ml de solution de violet cristallisé. La solution est bleu pourpre. Ajoutez 0,1 ml d'*acide perchlorique 0,1 M* ; la solution vire au bleu-vert.

Vitexine. $C_{21}H_{20}O_{11}$. (M_r 448,4). *1133300.* [3681-93-4].
Apigénine-8-C-glucoside. .
Poudre jaune.
Conservation en récipient étanche et à l'abri de la lumière.

Xanthydrol. $C_{13}H_{10}O_2$. (M_r 198,2). *1096100.* [90-46-0].
9-Xanthénol.
Contient au minimum 90,0 pour cent de $C_{13}H_{10}O_2$.
Poudre blanche ou jaune pâle, très peu soluble dans l'eau, soluble dans l'alcool, dans l'éther et dans l'acide acétique glacial. Le xanthydrol peut se présenter sous la forme d'une solution méthanolique contenant 90 g/l à 110 g/l de xanthydrol.
F : voisin de 123 °C.
Dosage. Dans un ballon de 250 ml, dissolvez 0,300 g de xanthydrol dans 3 ml de *méthanol R* ou utilisez 3,0 ml de solution. Ajoutez 50 ml d'*acide acétique glacial R* et, goutte à goutte, en agitant, 25 ml d'une solution d'*urée R* à 20 g/l. Laissez reposer pendant 12 h, recueillez le précipité sur un filtre en verre fritté (16), lavez avec 20 ml d'*alcool R,* desséchez à 100-105 °C et pesez.

1 g de précipité correspond à 0,9429 g de xanthydrol.

Conservation à l'abri de la lumière. Si une solution méthanolique est utilisée, conservez-la dans de petites ampoules scellées et filtrez-la avant l'emploi si nécessaire.

Solution de xanthydrol. *1096102.*
A 0,1 ml d'une *solution de xanthydrol R* à 100 g/l dans du *méthanol R,* ajoutez 100 ml d'*acide acétique anhydre R* et 1 ml d'*acide chlorhydrique R.* Laissez reposer pendant 24 h avant l'utilisation.

Xanthydrol R1. *1096101.*
Le *xanthydrol R1* satisfait aux spécifications de la rubrique *Xanthydrol R* et à l'exigence supplémentaire suivante : Contient au minimum 98,0 pour cent de $C_{13}H_{10}O_2$.

Xylène. C_8H_{10}. (M_r 106,2). *1096200.* [1330-20-7].
Mélange des isomères. Liquide limpide et incolore, inflammable, pratiquement insoluble dans l'eau, miscible à l'alcool et à l'éther.
d_{20}^{20} : voisine de 0,867.
n_D^{20} : voisin de 1,497.
Eb : voisin de 138 °C.

***m*-Xylène.** C_8H_{10}. (M_r 106,2). *1117700.* [108-38-3].
1,3-Diméthylbenzène.
Liquide incolore et limpide, inflammable, pratiquement insoluble dans l'eau, miscible à l'alcool et à l'éther.
d_{20}^{20} : voisine de 0,884.
n_D^{20} : voisin de 1,497.
Eb : voisin de 139 °C.
F : voisin de − 47 °C.

***o*-Xylène.** C_8H_{10}. (M_r 106,2). *1100600.* [95-47-6].
1,2-Diméthylbenzène.
Liquide limpide et incolore, inflammable, pratiquement insoluble dans l'eau, miscible à l'alcool et à l'éther.
d_{20}^{20} : voisine de 0,881.
n_D^{20} : voisin de 1,505.
Eb : voisin de 144 °C.
F : voisin de − 25 °C.

Xylénolorange. $C_{31}H_{28}N_2Na_4O_{13}S$. ($M_r$ 761). *1096300.* [3618-43-7]. 3,3′-(3 *H*-2,1-Benzoxathiol-3-ylidène)bis[(6-hydroxy-5-méthyl-3,1-phénylène)méthylèneiminobisacétate] de tétrasodium *S,S*-dioxyde.
Poudre cristalline rouge-brun, soluble dans l'eau.

Mélange composé au xylénolorange. *1096301.*

Mélangez une partie de *xylénolorange R* avec 99 parties de *nitrate de potassium R.*

Essai de sensibilité. A 50 ml d'*eau R,* ajoutez 1 ml d'*acide acétique dilué R,* 50 mg de mélange composé au xylénolorange et 0,05 ml de *solution de nitrate de plomb R.* Ajoutez de l'*hexaméthylènetétramine R* jusqu'à virage du jaune au rouge-violet. Après addition de 0,1 ml d'*édétate de sodium 0,1 M,* la coloration vire au jaune.

Xylose. *1096400.* [58-86-6].
Voir *Xylose (1278).*

Zinc. Zn. (A_r 65,4). *1096500.* [7440-66-6].
Contient au minimum 99,5 pour cent de Zn.

Cylindres, grenailles, pastilles ou limaille blanc argent à reflet bleuté.

Arsenic (*2.4.2*). 5,0 g de zinc satisfont à l'essai limite A de l'arsenic (0,2 ppm). Dissolvez l'échantillon dans un mélange constitué par les 15 ml d'*acide chlorhydrique R* et les 25 ml d'*eau R* prescrits.

Zinc activé. *1096501.*

Dans une fiole conique, introduisez la prise d'essai de zinc à activer sous forme de cylindres ou de pastilles, ajoutez une quantité d'une solution d'*acide chloroplatinique R* à 50 ppm suffisante pour recouvrir le zinc. Laissez en contact pendant 10 min, rincez, essorez et séchez immédiatement.

Arsenic. A 5 g de zinc activé, ajoutez 15 ml d'*acide chlorhydrique R,* 25 ml d'*eau R,* 0,1 ml de *solution de chlorure stanneux R* et 5 ml de solution d'*iodure de potassium R.* Procédez d'après les indications données pour l'essai limite A de l'arsenic (*2.4.2*). Il ne se produit pas de tache sur le *papier au bromure mercurique R.*

Activité. Effectuez l'essai de l'arsenic en utilisant les mêmes réactifs et ajoutez une solution contenant 1 µg d'arsenic. Il se produit une tache appréciable sur le *papier au bromure mercurique R.*.

Zinc (acétate de). $(C_2H_3O_2)_2Zn,2H_2O$. (M_r 219,5). *1102300.* [5970-45-6]. Acétate de zinc dihydraté.
Cristaux blancs et brillants, légèrement efflorescents, facilement solubles dans l'eau, solubles dans l'alcool.

L'acétate de zinc perd son eau de cristallisation à 100 °C.
d_{20}^{20} : : voisine de 1,735.
F : voisin de 237 °C.

Solution d'acétate de zinc. *1102301.*
Mélangez 600 ml d'*eau R* à 150 ml d'*acide acétique glacial R* et 54,9 g d'*acétate de zinc R* puis agitez jusqu'à dissolution. Continuez l'agitation tout en ajoutant 150 ml d'*ammoniaque concentrée R.* Refroidissez à température ambiante et ajustez à pH 6,4 avec de l'*ammoniaque R.* Complétez le mélange à 1 litre avec de l'*eau R.*

Zinc (chlorure de). *1096600.* [7646-85-7].
Voir *Chlorure de zinc (0110).*

Solution de chlorure de zinc-acide formique. *1096601.*
Dissolvez 20 g de *chlorure de zinc R* dans 80 g d'*acide formique anhydre R* à 850 g/l.

Solution de chlorure de zinc iodée. *1096602.*
Dissolvez 6,5 g d'*iodure de potassium R* et 20 g de *chlorure de zinc R* dans 10,5 ml d'*eau R,* ajoutez 0,5 g d'*iode R* et agitez pendant 15 min. Filtrez si nécessaire. Conservation à l'abri de la lumière.

Zinc (solution amidonnée d'iodure de). *1096502.*

Dissolvez 2 g de *chlorure de zinc R* dans 10 ml d'*eau R,* ajoutez 0,4 g d'*amidon soluble R* et chauffez jusqu'à dissolution de l'amidon. Refroidissez à température ambiante et ajoutez 1,0 ml d'une solution incolore contenant 0,10 g de *zinc R* sous forme de limaille et 0,2 g d'*iode R* dans de l'*eau R.* Complétez à 100 ml avec de l'*eau R* et filtrez. Conservez à l'abri de la lumière.

Essai de sensibilité. Prélevez 0,05 ml de *solution de nitrite de sodium R* et complétez à 50 ml avec de l'*eau R.* A 5 ml de solution, ajoutez 0,1 ml d'*acide sulfurique dilué R* et 0,05 ml de la solution amidonnée et d'iodure de zinc et mélangez. La solution est bleue.

Zinc (oxyde de). *1096700.* [1314-13-2].
Voir *Oxyde de zinc (0252).*

Zinc (poudre de). Zn. (A_r 65,4). *1096800.* [7440-66-6].
Contient au minimum 90,0 pour cent de Zn (A_r 65,4).
Poudre grise très fine, soluble dans l'*acide chlorhydrique dilué R.*

Zinc (sulfate de). *1097000.* [7446-20-0].
Voir *Sulfate de zinc (0111).*

Zirconyle (chlorure de). Le chlorure de zirconyle est un sel basique correspondant approximativement à la formule $ZrCl_2O,8H_2O$. *1097100.* [15461-27-5].
Contient au minimum 96,0 pour cent de $ZrCl_2O,8H_2O$.

Poudre cristalline blanche ou sensiblement blanche ou cristaux, facilement solubles dans l'eau et dans l'alcool.

Dosage. Dissolvez 0,600 g de chlorure de zirconyle dans un mélange de 5 ml d'*acide nitrique R* et de 50 ml d'*eau R*. Ajoutez 50,0 ml de *nitrate d'argent 0,1 M* et 3 ml de *phtalate de dibutyle R,* puis agitez. Titrez par le *thiocyanate d'ammonium 0,1 M* en présence de 2 ml de solution de sulfate ferrique et d'ammonium R2 jusqu'à coloration jaune rougeâtre.

1 ml de *nitrate d'argent 0,1 M* correspond à 16,11 mg de $ZrCl_2O,8H_2O$.

Zirconyle (nitrate de). Le nitrate de zirconyle est un sel basique correspondant approximativement à la formule $ZrO(NO_3)_2,2H_2O$.. *1097200.* [14985-18-3].
Poudre blanche ou cristaux hygroscopiques, solubles dans l'eau. La solution aqueuse est limpide ou tout au plus faiblement opalescente.
Conservation en récipient étanche.

Solution de nitrate de zirconyle. *1097201.*
Solution de nitrate de zirconyle R à 1 g/l dans un mélange de 40 ml d'*eau R* et de 60 ml d'*acide chlorhydrique R.*

4.1.2. SOLUTIONS ÉTALONS POUR ESSAIS LIMITES

Solution à 100 ppm d'acétaldéhyde (C_2H_4O). *5000100.*
Dissolvez 1,0 g d'*acétaldéhyde R* dans du *2-propanol R* et complétez à 100,0 ml avec le même solvant. Prélevez 5,0 ml de solution et complétez à 500,0 ml avec du *2-propanol R*. Préparez extemporanément.

Solution à 100 ppm d'acétaldéhyde (C_2H_4O) R1. *5000101.*
Dissolvez 1,0 g d'*acétaldéhyde R* dans de l'*eau R* et complétez à 100,0 ml avec le même solvant. Prélevez 5,0 ml de solution et complétez à 500,0 ml avec de l'*eau R*. Préparez extemporanément.

Solution à 200 ppm d'aluminium (Al). *5000200.*
Dissolvez dans de l'*eau R* une quantité de *sulfate d'aluminium et de potassium R* correspondant à 0,352 g de $AlK(SO_4)_2,12H_2O$. Ajoutez 10 ml d'*acide sulfurique dilué R* et complétez à 100 ml avec de l'*eau R*.

Solution à 100 ppm d'aluminium (Al). *5000203.*
Dissolvez 8,947 g de *chlorure d'aluminium R* dans de l'*eau R* et complétez à 1000,0 ml avec le même solvant ; diluez au 1/10 avec de l'*eau R* immédiatement avant l'emploi.

Solution à 10 ppm d'aluminium (Al). *5000201.*
Dissolvez dans de l'*eau R* une quantité de *nitrate d'aluminium R* correspondant à 1,39 g de $Al(NO_3)_3,9H_2O$ et complétez à 100,0 ml avec de l'*eau R* ; diluez au 1/100 avec de l'*eau R* immédiatement avant l'emploi.

Solution à 2 ppm d'aluminium (Al). *5000202.*
Dissolvez dans de l'*eau R* une quantité de *sulfate d'aluminium et de potassium R* correspondant à 0,352 g de $AlK(SO_4)_2,12H_2O$. Ajoutez 10 ml d'*acide sulfurique dilué R* et complétez à 100,0 ml avec de l'*eau R* ; diluez au 1/100 avec de l'*eau R* immédiatement avant l'emploi.

Solution à 100 ppm d'ammonium (NH_4). *5000300.*
Dissolvez dans de l'*eau R* une quantité de *chlorure d'ammonium R* correspondant à 0,741 g de NH_4Cl et complétez à 1000 ml avec le même solvant. Immédiatement avant l'emploi, prélevez 10 ml de solution et complétez à 25 ml avec de l'*eau R*.

Solution à 2,5 ppm d'ammonium (NH_4). *5000301.*
Dissolvez dans de l'*eau R* une quantité de *chlorure d'ammonium R* correspondant à 0,741 g de NH_4Cl et complétez à 1000,0 ml avec le même solvant ; diluez au 1/100 avec de l'*eau R* immédiatement avant l'emploi.

Solution à 1 ppm d'ammonium (NH_4). *5000302.*
Prélevez 2 volumes de *solution à 2,5 ppm d'ammonium (NH_4) R* et complétez à 5 volumes avec de l'*eau R* immédiatement avant l'emploi.

Solution à 100 ppm d'antimoine (Sb). *5000401.*
Dissolvez dans 500 ml d'*acide chlorhydrique 1M* une quantité de *tartrate de potassium et d'antimoine R* correspondant à 0,274 g de $C_4H_4KO_7\ Sb,\frac{1}{2}H_2O$ et complétez la solution limpide à 1000 ml avec de l'*eau R*.

Solution à 1 ppm d'antimoine (Sb). *5000400.*
Dissolvez dans 20 ml d'*acide chlorhydrique R1* une quantité de *tartrate de potassium et d'antimoine R* correspondant à 0,274 g de $C_4H_4KO_7Sb,{}^1/_2H_2O$ et complétez la solution limpide à 100,0 ml avec de l'*eau R*. A 10,0 ml de cette solution, ajoutez 200 ml d'*acide chlorhydrique R1* et complétez à 1000,0 ml avec de l'*eau R*. A 100,0 ml de cette solution, ajoutez 300 ml d'*acide chlorhydrique R1* et complétez à 1000,0 ml avec de l'*eau R*. Préparez les solutions diluées extemporanément.

Solution à 5 ppm d'argent (Ag). *5002600.*
Dissolvez dans de l'*eau R* une quantité de *nitrate d'argent R* correspondant à 0,790 g de $AgNO_3$ et complétez à 1000,0 ml avec le même solvant ; diluez au 1/100 avec de l'*eau R* immédiatement avant l'emploi.

Solution à 10 ppm d'arsenic (As). *5000500.*
Dissolvez une quantité d'*anhydride arsénieux R* correspondant à 0,330 g de As_2O_3 dans 5 ml de *solution diluée d'hydroxyde de sodium R* et complétez à 250,0 ml avec de l'eau R ; diluez au 1/100 avec de l'*eau R* immédiatement avant l'emploi.

Solution à 1 ppm d'arsenic (As). *5000501.*
Diluez la *solution à 10 ppm d'arsenic (As) R* au 1/10 avec de l'*eau R* immédiatement avant l'emploi.

Solution à 0,1 ppm d'arsenic (As). *5000502.*
Diluez la *solution à 1 ppm d'arsenic (As) R* au 1/10 avec de l'*eau R* immédiatement avant l'emploi.

Solution à 50 ppm de baryum (Ba). *5000600.*
Dissolvez dans de l'*eau distillée R* une quantité de *chlorure de baryum R* correspondant à 0,178 g de $BaCl_2,2H_2O$ et complétez à 100,0 ml avec le même solvant ; diluez au 1/20 avec de l'*eau distillée R* immédiatement avant l'emploi.

Solution à 0,1 pour cent de cadmium (Cd). *5000700.*
Dissolvez dans la quantité minimale d'un mélange à volumes égaux d'*acide chlorhydrique R* et d'*eau R* une quantité de *cadmium R* correspondant à 0,100 g de Cd, puis complétez à 100,0 ml avec de l'*acide chlorhydrique R* à 1 pour cent *V/V*.

Solution à 10 ppm de cadmium (Cd). *5000701.*
Diluez la *solution à 0,1 pour cent de cadmium (Cd) R* au 1/100 avec une solution d'*acide chlorhydrique R* à 1 pour cent *V/V* immédiatement avant l'emploi.

Solution à 400 ppm de calcium (Ca). *5000800.*
Dissolvez dans 23 ml d'*acide chlorhydrique 1 M* une quantité de *carbonate de calcium R*, correspondant à 1,000 g de $CaCO_3$ et complétez à 100,0 ml avec de l'*eau distillée R* ; diluez au 1/10 avec de l'*eau distillée R* immédiatement avant l'emploi.

Solution à 100 ppm de calcium (Ca). *5000801.*
Dissolvez dans 3 ml d'*acide acétique R* une quantité de *carbonate de calcium R* correspondant à 0,624 g de $CaCO_3$ et complétez à 250,0 ml avec de l'*eau distillée R* ; diluez au 1/10 avec de l'*eau distillée R* immédiatement avant l'emploi.

Solution à 100 ppm de calcium (Ca) R1. *5000804.*
Dissolvez dans de l'*acide chlorhydrique dilué R* une quantité de *chlorure de calcium anhydre R* correspondant à 2,769 g de $CaCl_2$ et complétez à 1000,0 ml avec le même acide ; diluez au 1/10 avec de l'*eau R* immédiatement avant l'emploi.

Solution alcoolique à 100 ppm de calcium (Ca). *5000802.*
Dissolvez dans 12 ml d'*acide acétique R* une quantité de *carbonate de calcium R* correspondant à 2,50 g de $CaCO_3$ et complétez à 1000,0 ml avec de l'*eau distillée R* ; diluez au 1/10 avec de l'*alcool R* immédiatement avant l'emploi.

Solution à 10 ppm de calcium (Ca). *5000803.*
Dissolvez dans 3 ml d'*acide acétique R* une quantité de *carbonate de calcium R* correspondant à 0,624 g de $CaCO_3$ et complétez à 250,0 ml avec de l'*eau distillée R* ; diluez au 1/100 avec de l'*eau distillée R* immédiatement avant l'emploi.

Solution à 50 ppm de chlorure (Cl). *5004100.*
Dissolvez dans de l'*eau R* une quantité de *chlorure de sodium R* correspondant à 0,824 g de NaCl et complétez à 1000,0 ml avec le même solvant ; diluez au 1/10 avec de l'*eau R* immédiatement avant l'emploi.

Solution à 8 ppm de chlorure (Cl). *5000900.*
Dissolvez dans de l'*eau R* une quantité de *chlorure de sodium R* correspondant à 1,32 g de NaCl et complétez à 1000,0 ml avec le même solvant ; diluez au 1/100 avec de l'*eau R* immédiatement avant l'emploi.

Solution à 5 ppm de chlorure (Cl). *5000901.*
Dissolvez dans de l'*eau R* une quantité de *chlorure de sodium R* correspondant à 0,824 g de NaCl et complétez à 1000,0 ml avec le même solvant ; diluez au 1/100 avec de l'*eau R* immédiatement avant l'emploi.

Solution à 0,1 pour cent de chrome (Cr). *5001002.*
Dissolvez une quantité de *dichromate de potassium R* correspondant à 2,83 g de $K_2Cr_2O_7$ dans de l'*eau R* et complétez à 1000,0 ml avec le même solvant.

Solution à 100 ppm de chrome (Cr). *5001000.*
Dissolvez une quantité de *dichromate de potassium R* correspondant à 0,283 g de $K_2Cr_2O_7$ dans de l'*eau R* et complétez à 1000,0 ml avec le même solvant.

Solution à 0,1 ppm de chrome (Cr). *5001001.*
Diluez la *solution à 100 ppm de chrome (Cr) R* au 1/1000 avec de l'*eau R* immédiatement avant l'emploi.

Solution à 100 ppm de Cobalt (Co). *5004300.*
Dissolvez une quantité de *nitrate de cobalt R* correspondant à 0,494 g de $Co(NO_3)_2,6H_2O$ dans 500 ml d'*acide nitrique 1M* et complétez la solution limpide à 1000 ml avec de l'*eau R.*

Solution à 0,1 pour cent de cuivre (Cu). *5001100.*
Dissolvez dans de l'*eau R* une quantité de *sulfate de cuivre R* correspondant à 0,393 g de $CuSO_4,5H_2O$ et complétez à 100,0 ml avec le même solvant.

Solution à 10 ppm de cuivre (Cu). *5001101.*
Diluez la *solution à 0,1 pour cent de cuivre (Cu) R* au 1/100 avec de l'*eau R* immédiatement avant l'emploi.

Solution à 0,1 ppm de cuivre (Cu). *5001102.*
Diluez la *solution à 10 ppm de cuivre (Cu) R* au 1/100 avec de l'*eau R* immédiatement avant l'emploi.

Solution à 5 ppm d'étain (Sn). *5003100.*
Dissolvez dans un mélange de 5 ml d'*eau R* et de 25 ml d'*acide chlorhydrique R* une quantité d'*étain R* correspondant à 0,500 g de Sn et complétez à 1000,0 ml avec de l'eau R ; diluez au 1/100 avec de l'*acide chlorhydrique R* à 2,5 pour cent *V/V* immédiatement avant l'emploi.

Solution à 0,1 ppm d'étain (Sn). *5003101.*
Diluez la *solution à 5 ppm d'étain (Sn) R* au 1/50 avec de l'*eau R* immédiatement avant l'emploi.

Solution à 0,1 pour cent de fer (Fe). *5001605.*
Dissolvez 0,100 g de Fe dans la quantité minimale d'un mélange à volumes égaux d'*acide chlorhydrique R* et d'*eau R* et complétez à 100,0 ml avec de l'*eau R.*

Solution à 250 ppm de fer (Fe). *5001606.*
Dissolvez 4,840 g de *chlorure ferrique R* dans une solution d'*acide chlorhydrique R* à 150 g/l et complétez à 100,0 ml avec la même solution acide ; diluez au 1/40 avec de l'*eau R* immédiatement avant l'emploi.

Solution à 20 ppm de fer (Fe). *5001600.*
Dissolvez dans de l'*eau R* une quantité de *sulfate ferrique et d'ammonium R* correspondant à 0,863 g de $FeNH_4(SO_4)_2,12H_2O$. Ajoutez 25 ml d'*acide sulfurique dilué R* et complétez à 500,0 ml avec de l'*eau R* ; diluez au 1/10 avec de l'*eau R* immédiatement avant l'emploi.

Solution à 10 ppm de fer (Fe). *5001601.*
Dissolvez dans de l'*eau R* une quantité de *sulfate ferreux et d'ammonium R* correspondant à 7,022 g de $Fe(NH_4)_2(SO_4)_2,6H_2O$, ajoutez 25 ml d'*acide sulfurique dilué R* et complétez à 1000,0 ml avec de l'eau R ; diluez au 1/100 avec de l'*eau R* immédiatement avant l'emploi.

Solution à 8 ppm de fer (Fe). *5001602.*
Dissolvez 80 mg de *fer R* dans 50 ml d'*acide chlorhydrique R* à 220 g/l en HCl et complétez à 1000,0 ml avec de l'*eau R* ; diluez au 1/10 avec de l'*eau R* immédiatement avant l'emploi.

Solution à 2 ppm de fer (Fe). *5001603.*
Diluez la *solution à 20 ppm de fer (Fe) R* au 1/10 avec de l'*eau R* immédiatement avant l'emploi.

Solution à 1 ppm de fer (Fe). *5001604.*
Diluez la *solution à 20 ppm de fer (Fe) R* au 1/20 avec de l'*eau R* immédiatement avant l'emploi.

Solution à 100 ppm de ferrocyanure [$Fe(CN)_6$]. *5001200.*
Dissolvez dans de l'*eau R* une quantité de *ferrocyanure de potassium R* correspondant à 0,20 g de $K_4Fe(CN)_6,3H_2O$ et complétez à 100,0 ml avec le même solvant ; diluez au 1/10 avec de l'*eau R* immédiatement avant l'emploi.

Solution à 50 ppm de ferricyanure [$Fe(CN)_6$]. *5001300.*
Dissolvez dans de l'*eau R* une quantité de *ferricyanure de potassium R* correspondant à 0,78 g de $K_3Fe(CN)_6$ et complétez à 100,0 ml avec le même solvant ; diluez au 1/100 avec de l'*eau R* immédiatement avant l'emploi.

Solution à 10 ppm de fluorure (F). *5001400.*
Dissolvez dans de l'*eau R* une quantité de *fluorure de sodium R,* desséché au préalable à 300 °C pendant 12 h, correspondant à 0,442 g de NaF, puis complétez à 1000,0 ml

avec de l'*eau R* (1 ml = 0,2 mg de F). Conservez la solution dans des flacons de polyéthylène. Diluez au 1/20 avec de l'*eau R* immédiatement avant l'emploi.

Solution à 1 ppm de fluorure (F). *5001401.*
Diluez la *solution à 10 ppm de fluorure (F) R* au 1/10 avec de l'*eau R* immédiatement avant l'emploi.

Solution à 5 ppm de formaldéhyde (CH_2O). *5001500.*
Diluez au 1/200 avec de l'*eau R* immédiatement avant l'emploi une solution contenant 1,0 g de CH_2O par litre, préparée à partir de *solution de formaldéhyde R*.

Solution à 100 ppm de germanium (Ge). *5004400.*
Dissolvez une quantité d'*hexafluorogermanate (IV) d'ammonium R* correspondant à 0,307 g de $(NH_4)_2GeF_6$ dans une solution d'*acide fluorhydrique R* à 0,01 pour cent *V/V* et complétez la solution limpide à 1000 ml avec de l'*eau R*.

Solution à 20 ppm de glyoxal ($C_2H_2O_2$). *5003700.*
Dans une fiole jaugée de 100 ml, pesez une quantité de *solution de glyoxal R* correspondant à 0,200 g de $C_2H_2O_2$ et complétez au volume avec de l'*éthanol R*. Diluez au 1/100 avec le même solvant immédiatement avant l'emploi.

Solution à 10 ppm d'iodure (I). *5003800.*
Dissolvez dans de l'*eau R* une quantité d'*iodure de potassium R* correspondant à 0,131 g de KI et complétez à 100,0 ml avec de l'*eau R*. Diluez au 1/100 avec de l'*eau R* immédiatement avant l'emploi.

Solution à 100 ppm de magnésium (Mg). *5001800.*
Dissolvez dans de l'*eau R* une quantité de *sulfate de magnésium R* correspondant à 1,010 g de $MgSO_4,7H_2O$ et complétez à 100,0 ml avec le même solvant ; diluez au 1/10 avec de l'*eau R* immédiatement avant l'emploi.

Solution à 10 ppm de magnésium (Mg). *5001801.*
Diluez la *solution à 100 ppm de magnésium (Mg) R* au 1/10 avec de l'*eau R* immédiatement avant l'emploi.

Solution à 10 ppm de magnésium (Mg) R1. *5001802.*
Dissolvez 8,365 g de *chlorure de magnésium R* dans de l'*acide chlorhydrique dilué R* et complétez à 1000,0 ml avec le même acide ; diluez au 1/100 avec de l'*eau R* immédiatement avant l'emploi.

Solution à 100 ppm de manganèse (Mn). *5004500.*
Dissolvez une quantité de *sulphate de manganèse R* correspondant à 0,308 g de $MnSO_4,H_2O$ dans 500 ml d'*acide nitrique 1M* et complétez la solution limpide à 1000 ml avec de l'*eau R*.

Solution à 1000 ppm de mercure (Hg). *5001900.*
Dissolvez une quantité de *chlorure mercurique R* correspondant à 1,354 g de $HgCl_2$ dans 50 ml d'*acide nitrique dilué R* et complétez à 1000 ml avec de l'*eau R*.

Solution à 10 ppm de mercure (Hg). *5001901.*
Dissolvez dans de l'eau une quantité de *chlorure mercurique R* correspondant à 0,338 g de $HgCl_2$ et complétez à 250,0 ml avec le même solvant ; diluez à 1/100 avec de l'*eau R* immédiatement avant l'emploi.

Solution à 10 ppm de nickel (Ni). *5002000.*
Dissolvez dans de l'*eau R* une quantité de *sulfate de nickel R* correspondant à 4,78 g de $NiSO_4,7H_2O$ et complétez à 1000,0 ml avec le même solvant ; diluez au 1/100 avec de l'*eau R* immédiatement avant l'emploi.

Solution à 0,2 ppm de nickel (Ni). *5002002.*
Diluez la *solution à 10 ppm de nickel (Ni) R* au 1/50 avec de l'*eau R* immédiatement avant l'emploi.

Solution à 0,1 ppm de nickel (Ni). *5002001.*
Diluez la *solution à 10 ppm de nickel (Ni) R* au 1/100 avec de l'*eau R* immédiatement avant l'emploi.

Solution à 100 ppm de nitrate (NO_3). *5002100.*
Dissolvez dans de l'*eau R* une quantité de *nitrate de potassium R* correspondant à 0,815 g de KNO_3 et complétez à 500,0 ml avec le même solvant ; diluez au 1/10 avec de l'*eau R* immédiatement avant l'emploi.

Solution à 10 ppm de nitrate (NO_3). *5002101.*
Diluez la *solution à 100 ppm de nitrate (NO_3) R* au 1/10 avec de l'*eau R* immédiatement avant l'emploi.

Solution à 2 ppm de nitrate (NO_3). *5002102.*
Diluez la *solution à 10 ppm de nitrate (NO_3) R* au 1/5 avec de l'*eau R* immédiatement avant l'emploi.

Solution à 500 ppm de palladium (Pd). *5003600.*
Dissolvez 50,0 mg de *palladium R* dans 9 ml d'*acide chlorhydrique R* et complétez à 100,0 ml avec de l'*eau R*.

Solution à 20 ppm de palladium (Pd). *5003602.*
Dissolvez 0,333 g de *chlorure de palladium R* dans 2 ml d'*acide chlorhydrique R* chaud. Complétez la solution à 1000,0 ml avec un mélange à volumes égaux d'*acide chlorhydrique dilué R* et d'*eau R*. Immédiatement avant emploi, diluez au 1/10 le volume avec de l'*eau R*.

Solution à 0,5 ppm de palladium (Pd). *5003601.*
Diluez la *solution à 500 ppm de palladium (Pd) R* avec un mélange de 0,3 volume d'*acide nitrique R* et de 99,7 volumes d'*eau R*.

Solution à 200 ppm de phosphate (PO_4). *5004200.*
Dissolvez dans de l'*eau R* une quantité de *phosphate monopotassique R* correspondant à 0,286 g de KH_2PO_4 et complétez à 1000,0 ml avec le même solvant.

Solution à 5 ppm de phosphate (PO_4). *5002200.*
Dissolvez dans de l'*eau R* une quantité de *phosphate monopotassique R* correspondant à 0,716 g de KH_2PO_4 et complétez à 1000,0 ml avec le même solvant ; diluez au 1/100 avec de l'*eau R* immédiatement avant l'emploi.

Solution à 30 ppm de platine (Pt). *5002300.*
Dissolvez dans de l'*acide chlorhydrique 1 M* 80 mg d'*acide chloroplatinique R* et complétez à 100,0 ml avec le même acide ; diluez au 1/10 avec de l'*acide chlorhydrique 1 M* immédiatement avant l'emploi.

Solution à 0,1 pour cent de plomb (Pb). *5001700.*
Dissolvez dans de l'*eau R* une quantité de *nitrate de plomb R* correspondant à 0,400 g de $Pb(NO_3)_2$ et complétez à 250,0 ml avec le même solvant.

Solution à 100 ppm de plomb (Pb). *5001701.*
Diluez la *solution à 0,1 pour cent de plomb (Pb) R* au 1/10 avec de l'*eau R* immédiatement avant l'emploi.

Solution à 10 ppm de plomb (Pb). *5001702.*
Diluez la *solution à 100 ppm de plomb (Pb) R* au 1/10 avec de l'*eau R* immédiatement avant l'emploi.

Solution à 10 ppm de plomb (Pb) R1. *5001706.*
Dissolvez 0,160 g de *nitrate de plomb R* dans 100 ml d'*eau R*, ajoutez 1 ml d'*acide nitrique exempt de plomb R* et complétez à 1000,0 ml avec de l'*eau R* ; diluez au 1/10 avec de l'*eau R* immédiatement avant l'emploi.

Solution à 2 ppm de plomb (Pb). *5001703.*
Diluez la *solution à 10 ppm de plomb (Pb) R* au 1/5 avec de l'*eau R* immédiatement avant l'emploi.

Solution à 1 ppm de plomb (Pb). *5001704.*
Diluez la *solution à 10 ppm de plomb (Pb) R* au 1/10 avec de l'*eau R* immédiatement avant l'emploi.

Solution à 0,1 ppm de plomb (Pb). *5001705.*
Diluez la *solution à 1 ppm de plomb (Pb) R* au 1/10 avec de l'*eau R* immédiatement avant l'emploi.

Solution à 100 ppm de potassium (K). *5002400.*
Dissolvez dans de l'*eau R* une quantité de *sulfate dipotassique R* correspondant à 0,446 g de K_2SO_4 et complétez à 100,0 ml avec le même solvant ; diluez au 1/20 avec de l'*eau R* immédiatement avant l'emploi.

Solution à 20 ppm de potassium (K). *5002401.*
Diluez la *solution à 100 ppm de potassium (K) R* au 1/5 avec de l'*eau R* immédiatement avant l'emploi.

Solution à 100 ppm de sélénium (Se). *5002500.*
Dissolvez 0,100 g de *sélénium R* dans 2 ml d'*acide nitrique R*. Evaporez à siccité. Reprenez le résidu 3 fois avec 2 ml d'*eau R* en évaporant à siccité après chaque reprise. Dissolvez le résidu dans 50 ml d'*acide chlorhydrique dilué R* et complétez à 1000,0 ml avec le même acide.

Solution à 1 ppm de sélénium (Se). *5002501.*
Dissolvez dans de l'*eau R* une quantité d'*acide sélénieux R* correspondant à 6,54 mg de H_2SeO_3 et complétez à 100,0 ml avec le même solvant ; diluez au 1/40 avec de l'*eau R* immédiatement avant l'emploi.

Solution à 200 ppm de sodium (Na). *5002700.*
Dissolvez dans de l'*eau R* une quantité de *chlorure de sodium R* correspondant à 0,509 g de NaCl et complétez à 100,0 ml avec le même solvant ; diluez au 1/10 avec de l'*eau R* immédiatement avant l'emploi.

Solution à 50 ppm de sodium (Na). *5002701.*
Diluez la *solution à 200 ppm de sodium (Na) R* au 1/4 avec de l'*eau R*.

Solution à 1,0 pour cent de strontium (Sr). *5003900.*
Recouvrez avec de l'*eau R* une quantité de *carbonate de strontium R* équivalent à 1,6849 g de $SrCO_3$. Ajoutez avec précaution de l'*acide chlorhydrique R* jusqu'à la dissolution du solide et jusqu'à disparition des signes d'effervescence. Complétez à 100,0 ml avec de l'*eau R*.

Solution à 100 ppm de sulfate (SO_4). *5002802.*
Dissolvez dans de l'*eau distillée R* une quantité de *sulfate dipotassique R* correspondant à 0,181 g de K_2SO_4 et complétez à 100,0 ml avec le même solvant ; diluez au 1/10 avec de l'*eau distillée R* immédiatement avant l'emploi.

Solution à 10 ppm de sulfate (SO_4). *5002800.*
Dissolvez dans de l'*eau distillée R* une quantité de *sulfate dipotassique R* correspondant à 0,181 g de K_2SO_4 et complétez à 100,0 ml avec le même solvant ; diluez au 1/100 avec de l'*eau distillée R* immédiatement avant l'emploi.

Solution à 10 ppm de sulfate (SO_4) R1. *5002801.*
Dissolvez dans de l'*alcool à 30 pour cent V/V R* une quantité de *sulfate dipotassique R* correspondant à 0,181 g de K_2SO_4 et complétez à 100,0 ml avec le même solvant ; diluez au 1/100 avec le même solvant immédiatement avant l'emploi.

Solution à 1,5 ppm de sulfite (SO_2). *5002900.*
Dissolvez dans de l'*eau R* une quantité de *métabisulfite de sodium R* correspondant à 0,152 g de $Na_2S_2O_5$ et complétez à 100,0 ml avec le même solvant. Diluez au 1/20 avec de l'*eau R*. A 3,0 ml de cette solution, ajoutez 4,0 ml d'*hydroxyde de sodium 0,1 M* et complétez à 100,0 ml avec de l'*eau R*.

Solution à 10 ppm de thallium (Tl). *5003000.*
Dissolvez dans une solution de *chlorure de sodium R* à 9 g/l une quantité de *sulfate thalleux R* correspondant à 0,1235 g de Tl_2SO_4 et complétez à 1000,0 ml avec la même solution de chlorure de sodium. Prélevez 10,0 ml de solution et complétez à 100,0 ml avec une solution de *chlorure de sodium R* à 9 g/l.

Solution à 100 ppm de titane (Ti). *5003200.*
Dissolvez 100,0 mg de *titane R* dans 100 ml d'*acide chlorhydrique R* dilué à 150 ml avec de l'*eau R*, en chauffant si nécessaire. Laissez refroidir et complétez à 1000 ml avec de l'*eau R*.

Solution à 1 g/l de vanadium (V). *5003300.*
Dissolvez dans de l'*eau R* une quantité de *vanadate d'ammonium R* correspondant à 0,230 g de NH_4VO_3 et complétez à 100,0 ml avec le même solvant.

Solution à 5 mg de zinc (Zn) par millilitre. *5003400.*
Dissolvez 3,15 g d'*oxyde de zinc R* dans 15 ml d'*acide chlorhydrique R*. Après dissolution, complétez à 500,0 ml avec de l'*eau R*.

Solution à 100 ppm de zinc (Zn). *5003401.*
Dissolvez dans de l'*eau R* une quantité de *sulfate de zinc R* correspondant à 0,440 g de $ZnSO_4,7H_2O$, ajoutez 1 ml d'*acide acétique R* et complétez à 100,0 ml avec de l'*eau R* ; diluez au 1/10 avec de l'*eau R* immédiatement avant l'emploi.

Solution à 10 ppm de zinc (Zn). *5003402.*
Diluez la *solution à 100 ppm de zinc (Zn) R* au 1/10 avec de l'*eau R* immédiatement avant l'emploi.

Solution à 5 ppm de zinc (Zn). *5003403.*
Diluez la *solution à 100 ppm de zinc (Zn) R* au 1/20 avec de l'*eau R* immédiatement avant l'emploi.

Solution à 1 g/l de zirconium (Zr). *5003500.*
Dissolvez une quantité de *nitrate de zirconyle R* correspondant à 0,293 g de $ZrO(NO_3)_2,2H_2O$ dans un mélange de 2 volumes d'*acide chlorhydrique R* et de 8 volumes d'*eau R*, puis complétez à 100,0 ml avec le même mélange de solvants.

4.1.3. SOLUTIONS TAMPONS

Solution acétone tamponnée. *4000100.*
Dissolvez 8,15 g d'*acétate de sodium R* et 42 g de *chlorure de sodium R* dans de l'*eau R*, ajoutez 68 ml d'*acide chlorhydrique 0,1 M* et 150 ml d'*acétone R*, complétez à 500 ml avec de l'*eau R*.

Solution tampon pH 2,0. *4000200.*
Dissolvez 6,57 g de *chlorure de potassium R* dans de l'*eau R*, ajoutez 119,0 ml d'*acide chlorhydrique 0,1 M* et complétez à 1000,0 ml avec de l'*eau R*.

Solution tampon phosphate pH 2,0. *4007900.*
Dissolvez 8,95 g de *phosphate disodique R* et 3,40 g de *phosphate monopotassique R* dans de l'*eau R* et complétez à 1000,0 ml avec le même solvant. Si nécessaire, ajustez le pH (*2.2.3*) avec de l'*acide phosphorique R*.

Solution tampon sulfate pH 2,0. *4008900.*
Dissolvez 132,1 g de *sulfate d'ammonium R* dans de l'*eau R* et complétez à 500,0 ml avec le même solvant (solution I). A 400 ml environ d'*eau R*, ajoutez avec précaution, sans cesser d'agiter et de refroidir, 14 ml d'*acide sulfurique R*, puis laissez refroidir et complétez à 500,0 ml avec de l'*eau R* (solution II). Préparez un mélange à volumes égaux de solution I et de solution II. Ajustez le pH (*2.2.3*) si nécessaire.

Solution tampon pH 2,2. *4010500.*
Mélangez 6,7 ml d'*acide phosphorique R* et 50,0 ml de *solution diluée d'hydroxyde de sodium R* à 4 pour cent et complétez à 1000,0 ml avec de l'*eau R*.

Solution tampon pH 2,5. *4000300.*
Dissolvez 100 g de *phosphate monopotassique R* dans 800 ml d'eau R ; ajustez à pH 2,5 (*2.2.3*) avec de l'*acide chlorhydrique R* et complétez à 1000,0 ml avec de l'*eau R*.

Solution tampon pH 2,5 R1. *4000400.*
A 4,9 g d'*acide phosphorique dilué R* ajoutez 250 ml d'*eau R*. Ajustez le pH (*2.2.3*) avec de la *solution diluée d'hydroxyde de sodium R* et complétez à 500,0 ml avec de l'*eau R*.

Solution tampon phosphate pH 2,8. *4010600.*
Dissolvez 7,8 g de *phosphate monosodique R* dans 900 ml d'*eau R*, ajustez à pH 2,8 (*2.2.3*) avec de l'*acide phosphorique R* et diluez à 1000 ml avec le même solvant.

Solution tampon pH 3,0. *4008000.*
Dissolvez 21,0 g d'*acide citrique R* dans 200 ml d'*hydroxyde de sodium 1 M* et complétez à 1000 ml avec de l'*eau R*. Prélevez 40,3 ml de solution et complétez à 100,0 ml avec de l'*acide chlorhydrique 0,1 M*.

Solution tampon phosphate pH 3,0. *4000500.*
Diluez 0,7 ml d'*acide phosphorique R* dans 100 ml d'*eau R*. Complétez à 900 ml avec le même solvant et ajustez à pH 3,0 (*2.2.3*) avec de la *solution concentrée d'hydroxyde de sodium R* puis complétez à 1000 ml avec de l'*eau R*.

Solution tampon phosphate pH 3,0 R1. *4010000.*
Dissolvez 3,40 g de *phosphate monopotassique R* dans 900 ml d'*eau R*. Ajustez à pH 3.0 (*2.2.3*) avec de l'*acide phosphorique R* et complétez à 1000,0 ml avec de l'*eau R*.

Solution tampon phosphate pH 3,2. *4008100.*
A 900 ml d'une solution de *phosphate monosodique R* à 4 g/l, ajoutez 100 ml d'une solution d'*acide phosphorique R* à 2,5 g/l. Ajustez le pH (*2.2.3*) si nécessaire.

Solution tampon phosphate pH 3,2 R1. *4008500.*
Amenez à pH 3,2 (*2.2.3*) avec de l'*acide phosphorique dilué R*, une *solution de phosphate disodique R* à 35,8 g/l. Prélevez 100,0 ml de cette solution et complétez à 2000,0 ml avec de l'*eau R*.

Solution tampon pH 3,5. *4000600.*
Dissolvez 25,0 g d'*acétate d'ammonium R* dans 25 ml d'*eau R* et ajoutez 38,0 ml d'*acide chlorhydrique R1*. Ajustez le pH (*2.2.3*), si nécessaire, avec de l'*acide chlorhydrique dilué R* ou de l'*ammoniaque diluée R1* et complétez à 100,0 ml avec de l'*eau R*.

Solution tampon phosphate pH 3,5. *4000700.*
Dissolvez 68,0 g de *phosphate monopotassique R* dans de l'*eau R* et complétez à 1000,0 ml avec le même solvant. Ajustez le pH (*2.2.3*) avec de l'*acide phosphorique R*.

Solution tampon pH 3,6. *4000800.*
A 250,0 ml de *solution de phtalate acide de potassium 0,2 M R* ajoutez 11,94 ml d'*acide chlorhydrique 0,2 M* et complétez à 1000,0 ml avec de l'*eau R*.

Solution tampon pH 3,7. *4000900.*
A 15,0 ml d'*acide acétique R* ajoutez 60 ml d'*alcool R*, 20 ml d'*eau R* et de l'*ammoniaque R* jusqu'à pH 3,7 (*2.2.3*) et complétez à 100,0 ml avec de l'*eau R*.

Solution tampon sulfate de cuivre pH 4,0. *4001000.*
Dissolvez 0,25 g de *sulfate de cuivre R* et 4,5 g d'*acétate d'ammonium R* dans de l'*acide acétique dilué R* et complétez à 100,0 ml avec le même solvant.

Solution tampon acétate pH 4,4. *4001100.*
Dissolvez 136 g d'*acétate de sodium R* et 77 g d'*acétate d'ammonium R* dans de l'*eau R* et complétez à 1000,0 ml avec le même solvant. Ajoutez 250,0 ml d'*acide acétique glacial R* et mélangez.

Solution tampon phtalate pH 4,4. *4001200.*
Dissolvez 2,042 g de *phtalate acide de potassium R* dans 50 ml d'*eau R*, ajoutez 7,5 ml d'*hydroxyde de sodium 0,2 M* et complétez à 200,0 ml avec de l'*eau R*.

Solution tampon acétate de sodium pH 4,5. *4010100.*
Dissolvez 63 g d'*acétate de sodium anhydre R* dans de l'*eau R* et ajoutez 90 ml d'*acide acétique R*. Ajustez à pH 4,5, puis complétez à 1000 ml avec de l'*eau R*.

Solution tampon phosphate pH 4,5 (0,05 M). *4009000.*
Dissolvez 6,80 g de *phosphate monopotassique R* dans 1000,0 ml d'*eau R*. Le pH (*2.2.3*) de la solution est de 4,5.

Solution tampon acétate pH 4,6. *4001400.*
Dissolvez 5,4 g d'*acétate de sodium R* dans 50 ml d'*eau R*, ajoutez 2,4 g d'*acide acétique glacial R* et complétez à 100,0 ml avec de l'*eau R*. Ajustez le pH (*2.2.3*) si nécessaire.

Solution tampon succinate pH 4,6. *4001500.*
Dissolvez 11,8 g d'*acide succinique R* dans un mélange de 600 ml d'*eau R* et de 82 ml d'*hydroxyde de sodium 1 M*. Complétez à 1000 ml avec de l'*eau R*.

Solution tampon acétate pH 4,7. *4001600.*
Dissolvez 136,1 g d'*acétate de sodium R* dans 500 ml d'*eau R*. Prélevez 250 ml de cette solution et mélangez avec 250 ml d'*acide acétique dilué R*. Agitez à 2 reprises avec une solution récemment préparée puis filtrée de *dithizone R* à 0,1 g/l dans le *chloroforme R*. Agitez avec du *tétrachlorure de carbone R* jusqu'à obtention d'une couche organique incolore. Filtrez la couche aqueuse pour éliminer les traces de tétrachlorure de carbone.

Solution tampon acétate pH 5,0. *4009100.*
A 120 ml d'une solution d'*acide acétique glacial R* à 6 g/l, ajoutez 100 ml d'*hydroxyde de potassium 0,1 M* et 250 ml environ d'*eau R*. Mélangez. Ajustez à pH 5,0 avec une solution d'*acide acétique R* à 6 g/l ou avec de l'*hydroxyde de potassium 0,1 M* et complétez à 1000,0 ml avec de l'*eau R*.

Solution tampon citrate pH 5,0. *4010700.*
Préparez une solution contenant 20,1 g/l d'*acide citrique R* et 8,0 g/l d'*hydroxyde de sodium R*. Ajustez le pH avec de l'*acide chlorhydrique dilué R*.

Solution tampon pH 5,2. *4001700.*
Dissolvez 1,02 g de *phtalate acide de potassium R* dans 30,0 ml d'*hydroxyde de sodium 0,1 M* et complétez à 100,0 ml avec de l'*eau R*.

Solution tampon pH 5,5. *4001800.*
Dissolvez 54,4 g d'*acétate de sodium R* dans 50 ml d'*eau R* en chauffant si nécessaire à 35 °C. Après refroidissement, ajoutez lentement 10 ml d'*acide acétique anhydre R*, agitez et complétez à 100,0 ml avec de l'*eau R*.

Solution tampon acétate-édétate pH 5,5. *4001900.*
Dissolvez 250 g d'*acétate d'ammonium R* et 15 g d'*édétate de sodium R* dans 400 ml d'*eau R* et ajoutez 125 ml d'*acide acétique glacial R*.

Solution tampon phosphate pH 5,5. *4002000.*

Solution I : dissolvez 13,61 g de *phosphate monopotassique R* dans de l'*eau R* et complétez à 1000,0 ml avec le même solvant.

Solution II : dissolvez 35,81 g de *phosphate disodique R* dans de l'*eau R* et complétez à 1000,0 ml avec le même solvant.

A 96,4 ml de solution I, ajoutez 3,6 ml de solution II.

Solution tampon phosphate-citrate pH 5,5. *4008700.*
Mélangez 56,85 ml d'une solution de *phosphate disodique anhydre R* à 28,4 g/l et 43,15 ml d'une solution d'*acide citrique R* à 21 g/l.

Solution tampon phosphate pH 5,8. *4002100.*
Dissolvez 1,19 g de *phosphate disodique dihydraté R* et 8,25 g de *phosphate monopotassique R* dans de l'*eau R* et complétez à 1000,0 ml avec le même solvant.

Solution tampon acétate pH 6,0. *4002200.*
Dissolvez 100 g d'*acétate d'ammonium R* dans 300 ml d'*eau R* et ajoutez 4,1 ml d'*acide acétique glacial R* ; ajustez le pH (*2.2.3*) si nécessaire avec de l'*ammoniaque R* ou de l'*acide acétique R* et complétez à 500,0 ml avec de l'*eau R*.

Solution tampon phosphate de diéthylammonium pH 6,0. *4002300.*
Prélevez 68 ml d'*acide phosphorique R* et complétez à 500 ml avec de l'*eau R*. A 25 ml de solution, ajoutez 450 ml d'*eau R* et 6 ml de *diéthylamine R*. Ajustez à pH 6 ± 0,05 (*2.2.3*) si nécessaire, avec de la *diéthylamine R* ou de l'*acide phosphorique R* et complétez à 500,0 ml avec de l'*eau R*.

Solution tampon phosphate pH 6,0. *4002400.*
Mélangez 63,2 ml d'une *solution de phosphate disodique R* à 71,5 g/l avec 36,8 ml d'une solution d'*acide citrique R* à 21 g/l.

Solution tampon phosphate pH 6,0 R1. *4002500.*
Dissolvez 6,8 g de *phosphate monosodique R* dans de l'*eau R* et complétez à 1000,0 ml avec le même solvant. Ajustez le pH (*2.2.3*) avec la *solution concentrée d'hydroxyde de sodium R*.

Solution tampon phosphate pH 6,0 R2. *4002600.*
A 250 ml de *solution de phosphate monopotassique 0,2 M R* ajoutez 28,5 ml d'*hydroxyde de sodium 0,2 M* et complétez à 1000,0 ml avec de l'*eau R*.

Solution tampon phosphate pH 6,4. *4002800.*
Dissolvez 2,5 g de *phosphate disodique R*, 2,5 g de *phosphate monosodique R* et 8,2 g de *chlorure de sodium R* dans 950 ml d'*eau R*. Ajustez le pH (*2.2.3*) de la solution à 6,4 avec de l'*hydroxyde de sodium 1 M* ou de l'*acide chlorhydrique 1 M* si nécessaire. Complétez à 1000,0 ml avec de l'*eau R*.

Solution tampon phtalate pH 6,4 (0,5 M). *4009200.*
Dissolvez 100 g de *phtalate acide de potassium R* dans de l'*eau R* et complétez à 1000,0 ml avec le même solvant. Ajustez le pH (*2.2.3*), si nécessaire, avec de la *solution concentrée d'hydroxyde de sodium R*.

Solution tampon pH 6,5. *4002900.*
Dissolvez 60,5 g de *phosphate disodique R* et 46 g de *phosphate monopotassique R* dans de l'*eau R*. Ajoutez 100 ml d'*édétate de sodium 0,02 M* et 20 mg de *chlorure mercurique R* et complétez à 1000,0 ml avec le même solvant.

Solution tampon imidazole pH 6,5. *4003000.*
Dissolvez 6,81 g d'*imidazole R* et 1,23 g de *sulfate de magnésium R* dans 752 ml d'*acide chlorhydrique 0,1 M*. Ajustez le pH (*2.2.3*), si nécessaire, et complétez à 1000,0 ml avec de l'*eau R*.

Solution tampon phosphate pH 6,5 (0,1 M). *4010800.*
Dissolvez 13,80 g de *phosphate monosodique monohydraté R* dans 900 ml d'*eau distillée R*. Ajustez le pH (*2.2.3*) avec une solution d'*hydroxyde de sodium R* à 400 g/l, puis complétez à 1000 ml avec de l'*eau distillée R*.

Solution tampon pH 6,6. *4003100.*
A 250,0 ml de *solution de phosphate monopotassique 0,2 M R*, ajoutez 89,0 ml d'*hydroxyde de sodium 0,2 M* et complétez à 1000,0 ml avec de l'*eau R*.

Solution saline tamponnée phosphate pH 6,8. *4003200.*
Dissolvez 1,0 g de *phosphate monopotassique R*, 2,0 g de *phosphate dipotassique R* et 8,5 g de *chlorure de sodium R* dans 900 ml d'*eau R*, ajustez le pH (*2.2.3*) si nécessaire et complétez à 1000,0 ml avec le même solvant.

Soluté tampon salin phosphate pH 6,8. *4003200.*
Voir *Solution saline tamponnée phosphate pH 6,8 R.*

Solution tampon phosphate pH 6,8. *4003300.*
Mélangez 77,3 ml d'une *solution de phosphate disodique R* à 71,5 g/l avec 22,7 ml d'une solution d'*acide citrique R* à 21 g/l.

Solution tampon phosphate pH 6,8 R1. *4003400.*
A 51,0 ml d'une solution de *phosphate monopotassique R* à 27,2 g/l, ajoutez 49,0 ml d'une *solution de phosphate disodique R* à 71,6 g/l. Ajustez le pH (*2.2.3*) si nécessaire.

Conservation de 2 °C à 8 °C.

Solution tampon tris-chlorhydrate pH 6,8 (1 M). *4009300.*
Dissolvez 60,6 g de *tris(hydroxyméthyl)aminométhane R* dans 400 ml d'*eau R*. Ajustez le pH (*2.2.3*) avec de l'*acide chlorhydrique R* et complétez à 500,0 ml avec de l'*eau R*.

Solution tampon pH 7,0. *4003500.*
A 1000 ml d'une solution à 18 g/l de *phosphate disodique R* et à 23 g/l de *chlorure de sodium R*, ajoutez la quantité nécessaire (280 ml environ) d'une solution à 7,8 g/l de *phosphate monosodique R* et à 23 g/l de *chlorure de sodium R* pour ajuster le pH (*2.2.3*). Dissolvez dans la solution une quantité suffisante d'*azide de sodium R* pour obtenir une solution à 0,2 g/l.

Solution tampon maléate pH 7,0. *4003600.*
Dissolvez 10,0 g de *chlorure de sodium R*, 6,06 g de *tris(hydroxyméthyl)aminométhane R* et 4,90 g d'*anhydride maléique R* dans 900 ml d'*eau R*. Ajustez le pH (*2.2.3*) avec une solution d'*hydroxyde de sodium R* à 170 g/l. Complétez à 1000,0 ml avec de l'*eau R*.

Conservation de 2 °C à 8 °C, limitée à 3 jours.

Solution tampon phosphate pH 7,0. *4003700.*
Mélangez 82,4 ml d'une *solution de phosphate disodique R* à 71,5 g/l avec 17,6 ml d'une solution d'*acide citrique R* à 21 g/l.

Solution tampon phosphate pH 7,0 R1. *4003900.*
Mélangez 250,0 ml de *solution de phosphate monopotassique 0,2 M R* avec 148,2 ml d'une solution d'*hydroxyde de sodium R* à 8 g/l. Ajustez le pH (*2.2.3*) si nécessaire et complétez à 1000,0 ml avec de l'*eau R*.

Solution tampon phosphate pH 7,0 R2. *4004000.*
Mélangez 50,0 ml d'une solution de *phosphate monopotassique R* à 136 g/l avec 29,5 ml d'*hydroxyde de sodium 1 M* et complétez à 100,0 ml avec de l'*eau R*. Ajustez le pH à 7,0 ± 0,1 (*2.2.3*).

Solution tampon phosphate pH 7,0 R3. *4008600.*
Dissolvez 5 g de *phosphate monopotassique R* et 11 g de *phosphate dipotassique R* dans 900 ml d'*eau R*. Ajustez à pH 7,0 (*2.2.3*) avec de l'*acide phosphorique dilué R* ou de la *solution d'hydroxyde de sodium diluée R*. Complétez à 1000 ml avec de l'*eau R* et mélangez.

Solution tampon phosphate pH 7,0 R4. *4010200.*
Dissolvez 28,4 g de *phosphate disodique anhydre R* et 18,2 g de *phosphate monopotassique R* dans de l'*eau R* et complétez à 500 ml avec le même solvant.

Solution tampon phosphate pH 7,0 (0,025 M). *4009400.*
Mélangez 1 volume de *solution tampon phosphate pH 7,0 (0,063 M) R* et 1,5 volume d'*eau R*.

Solution tampon phosphate pH 7,0 (0,03 M). *4010300.*
Dissolvez 5,2 g de *phosphate dipotassique R* dans 900 ml d'*eau pour chromatographie R*. Ajustez la solution à pH 7,0 ± 0,1 avec de l'*acide phosphorique R* et complétez à 1000 ml avec de l'*eau pour chromatographie R*.

Solution tampon phosphate pH 7,0 (0,063 M). *4009500.*
Dissolvez 5,18 g de *phosphate disodique anhydre R* et 3,65 g de *phosphate monosodique monohydraté R* dans 950 ml d'*eau R*. Ajustez le pH (*2.2.3*) avec de l'*acide phosphorique R* et complétez à 1000,0 ml avec de l'*eau R*.

4. Réactifs

Solution tampon phosphate pH 7,0 (0,067 M). *4003800.*

Solution I : dissolvez 0,908 g de *phosphate monopotassique R* dans de l'*eau R* et complétez à 100,0 ml avec le même solvant.

Solution II : dissolvez 2,38 g de *phosphate disodique R* dans de l'*eau R* et complétez à 100,0 ml avec le même solvant.

Mélangez 38,9 ml de solution I avec 61,1 ml de solution II et ajustez le pH (*2.2.3*) si nécessaire.

Solution tampon phosphate pH 7,0 (0,1 M). *4008200.*
Dissolvez 1,361 g de *phosphate monopotassique R* dans de l'*eau R* et complétez à 100,0 ml avec le même solvant. Ajustez le pH (*2.2.3*) avec une solution de *phosphate disodique R* à 35 g/l.

Solution tampon tétrabutylammonium pH 7,0. *4010900.*
Dissolvez 6,16 g d'*acétate d'ammonium R* dans un mélange de 15 ml de *solution d'hydroxyde de tétrabutylammonium (400 g/l) R* et de 185 ml d'*eau R*. Ajustez le pH (*2.2.3*) avec de l'*acide nitrique R*.

Solution physiologique tamponnée à pH 7,2. *4004300.*
Dissolvez dans de l'*eau R* 8,0 g de *chlorure de sodium R*, 0,2 g de *chlorure de potassium R*, 0,1 g de *chlorure de calcium anhydre R*, 0,1 g de *chlorure de magnésium R*, 3,18 g de *phosphate disodique R* et 0,2 g de *phosphate monopotassique R* et complétez à 1000,0 ml avec de l'*eau R*.

Solution saline tamponnée phosphate-albumine pH 7,2. *4004400.*
Dissolvez 10,75 g de *phosphate disodique R*, 7,6 g de *chlorure de sodium R* et 10 g d'*albumine bovine R* dans de l'*eau R* et complétez à 1000,0 ml avec le même solvant. Immédiatement avant l'emploi, ajustez le pH (*2.2.3*) avec de la *solution diluée d'hydroxyde de sodium R* ou de l'*acide phosphorique dilué R*.

Solution saline tamponnée phosphate-albumine pH 7,2 R1. *4009600.*
Dissolvez 10,75 g de *phosphate disodique R*, 7,6 g de *chlorure de sodium R* et 1 g d'*albumine bovine R* dans de l'*eau R* et complétez à 1000,0 ml avec le même solvant. Immédiatement avant emploi, ajustez le pH (*2.2.3*) avec de la *solution diluée d'hydroxyde de sodium R* ou de l'*acide phosphorique dilué R*.

Solution tampon pH 7,2. *4004100.*
A 250,0 ml de *solution de phosphate monopotassique 0,2 M R* ajoutez 175,0 ml d'*hydroxyde de sodium 0,2 M* et complétez à 1000,0 ml avec de l'*eau R*. Ajustez le pH (*2.2.3*) si nécessaire.

Solution tampon phosphate pH 7,2. *4004200.*
Mélangez 87,0 ml d'une *solution de phosphate disodique R* à 71,5 g/l avec 13,0 ml d'une solution d'*acide citrique R* à 21 g/l.

Solution tampon imidazole pH 7,3. *4004500.*
Dissolvez 3,4 g d'*imidazole R* et 5,8 g de *chlorure de sodium R* dans de l'*eau R* ; ajoutez 18,6 ml d'*acide chlorhydrique 1 M* et complétez à 1000,0 ml avec de l'*eau R*. Ajustez le pH (*2.2.3*) si nécessaire.

Solution tampon pH 7,4. *4004600.*
Dissolvez 0,6 g de *phosphate monopotassique R*, 6,4 g de *phosphate disodique R* et 5,85 g de *chlorure de sodium R* dans de l'*eau R*. Complétez à 1000,0 ml avec de l'*eau R*. Ajustez le pH (*2.2.3*) si nécessaire.

Solution tampon barbital pH 7,4. *4004700.*
Mélangez 50 ml d'une solution contenant 19,44 g/l d'*acétate de sodium R* et 29,46 g/l de *barbital sodique R* dans de l'*eau R* avec 50,5 ml d'*acide chlorhydrique 0,1 M*, ajoutez 20 ml d'une solution à 85 g/l de *chlorure de sodium R* et complétez à 250 ml avec de l'*eau R*.

Solution tampon phosphate pH 7,4. *4004800.*
A 393,4 ml d'*hydroxyde de sodium 0,1 M*, ajoutez 250,0 ml de *phosphate monopotassique 0,2 M R*.

Solution tampon tris(hydroxyméthyl)aminométhane-chlorure de sodium pH 7,4. *4004900.*
Dissolvez 6,08 g de *tris(hydroxyméthyl)aminométhane R* et 8,77 g de *chlorure de sodium R* dans 500 ml d'*eau distillée R*. Ajoutez 10,0 g d'*albumine bovine R*. Ajustez le pH (*2.2.3*) à 7,4 à l'aide d'*acide chlorhydrique R* et complétez à 1000,0 ml avec de l'*eau distillée R*.

Soluté tampon salin phosphate pH 7,4. *4005000.*
Voir *Solution saline tamponnée phosphate pH 7,4 R*.

Solution saline tamponnée phosphate pH 7,4. *4005000.*
Dissolvez 2,38 g de *phosphate disodique R*, 0,19 g de *phosphate monopotassique R* et 8,0 g de *chlorure de sodium R* dans de l'*eau R* et complétez à 1000,0 ml avec le même solvant. Ajustez le pH (*2.2.3*) si nécessaire.

Solution tampon borate pH 7,5. *4005200.*
Dissolvez 2,5 g de *chlorure de sodium R*, 2,85 g de *tétraborate de disodium R* et 10,5 g d'*acide borique R* dans de l'*eau R* et complétez à 1000,0 ml avec le même solvant. Ajustez le pH (*2.2.3*) si nécessaire.

Conservation à une température de 2 °C à 8 °C.

Solution tampon HEPES pH 7,5. *4009700.*
Dissolvez 2,38 g d'*acide 2-[4-(2-hydroxyéthyl)pipérazin-1-yl]éthanesulfonique R* dans 90 ml environ d'*eau R*. Ajustez à pH 7,5 avec de la solution d'*hydroxyde de sodium R* et complétez à 100 ml avec de l'*eau R*.

Solution tampon phosphate pH 7,5 (0,33 M). *4005300.*
Solution I : dissolvez 119,31 g de *phosphate disodique R* dans de l'*eau R* et complétez à 1000,0 ml avec le même solvant.

Solution II : dissolvez 45,36 g de *phosphate monopotassique R* dans de l'*eau R* et complétez à 1000,0 ml avec le même solvant.

Mélangez 85 ml de solution I avec 15 ml de solution II et ajustez le pH (*2.2.3*) si nécessaire.

Solution tampon phosphate pH 7,5 (0,2 M). *4005400.*
Dissolvez 27,22 g de *phosphate monopotassique R* dans 930 ml d'*eau R* ; ajustez à pH 7,5 (*2.2.3*) avec une solution d'*hydroxyde de potassium R* à 300 g/l et complétez à 1000,0 ml avec de l'*eau R*.

Solution tampon tris-chlorhydrate pH 7,5 (0,05 M). *4005600.*
Dissolvez 6,057 g de *tris(hydroxyméthyl)aminométhane R* dans de l'*eau R*. Ajustez le pH (*2.2.3*) avec de l'*acide chlorhydrique R* et complétez à 1000,0 ml avec de l'*eau R*.

Solution tampon tris(hydroxyméthyl)aminométhane pH 7,5. *4005500.*
Dissolvez 7,27 g de *tris(hydroxyméthyl)aminométhane R* et 5,27 g de *chlorure de sodium R* dans de l'*eau R*, ajustez le pH (*2.2.3*) si nécessaire, et complétez à 1000,0 ml avec de l'*eau R*.

Solution tampon citrate pH 7,8 (citrate de sodium 0,034 M, chlorure de sodium 0,101 M). *4009800.*
Dissolvez 10,0 g de *citrate de sodium R* et 5,90 g de *chlorure de sodium R* dans 900 ml d'*eau R*. Ajustez le pH avec de l'*acide chlorhydrique R* et complétez à 1000 ml avec de l'*eau R*.

Solution tampon pH 8,0. *4005900.*
A 50,0 ml de *solution de phosphate monopotassique 0,2 M R* ajoutez 46,8 ml d'*hydroxyde de sodium 0,2 M* et complétez à 200,0 ml avec de l'*eau R*.

Solution tampon pH 8,0 R1. *4010400.*
Dissolvez 20 g de *phosphate dipotassique R* dans 900 ml d'*eau R*. Ajustez le pH (*2.2.3*) avec de l'*acide phosphorique R*. Complétez à 1000 ml avec de l'*eau R*.

Solution tampon borate pH 8,0 (0,0015 M). *4006000.*
Dissolvez 0,572 g de *tétraborate de disodium R* et 2,94 g de *chlorure de calcium R* dans 800 ml d'*eau R*. Ajustez le pH (*2.2.3*) avec de l'*acide chlorhydrique 1 M* et complétez à 1000,0 ml avec de l'*eau R*.

Solution tampon phosphate pH 8,0 (1 M). *4007800.*
Dissolvez 136,1 g de *phosphate monopotassique R* dans de l'*eau R*, ajustez le pH (*2.2.3*) avec de l'*hydroxyde de sodium 1 M* et complétez à 1000,0 ml avec de l'*eau R*.

Solution tampon phosphate pH 8,0 (0,1 M). *4008400.*
Dissolvez 0,523 g de *phosphate monopotassique R* et 16,73 g de *phosphate dipotassique R* dans de l'*eau R* et complétez à 1000,0 ml avec le même solvant.

Solution tampon phosphate pH 8,0 (0,02 M). *4006100.*
A 50,0 ml de *solution de phosphate monopotassique 0,2 M R*, ajoutez 46,8 ml d'*hydroxyde de sodium 0,2 M* et complétez à 500,0 ml avec de l'*eau R*.

Solution tampon tris(hydroxyméthyl)aminométhane pH 8,1. *4006200.*
Dissolvez 0,294 g de *chlorure de calcium R* dans 40 ml de *solution de tris(hydroxyméthyl)aminométhane R,* ajustez le pH (*2.2.3*) avec de l'*acide chlorhydrique 1 M* et complétez à 100,0 ml avec de l'*eau R.*

Solution tampon tris-glycine pH 8,3. *4006300.*
Dissolvez 6,0 g de *tris(hydroxyméthyl)aminométhane R* et 28,8 g de *glycine R* dans de l'*eau R* et complétez à 1000,0 ml avec le même solvant ; diluez au 1/10 avec de l'*eau R* immédiatement avant l'emploi.

Solution tampon barbital pH 8,4. *4006400.*
Dissolvez 8,25 g de *barbital sodique R* dans de l'*eau R* et complétez à 1000,0 ml avec le même solvant.

Solution tampon tris-EDTA ASB pH 8,4. *4006500.*
Dissolvez 6,1 g de *tris(hydroxyméthyl)aminométhane R,* 2,8 g d'*édétate de sodium R,* 10,2 g de *chlorure de sodium R* et 10 g d'*albumine bovine R* dans de l'*eau R,* ajustez le pH à 8,4 (*2.2.3*) avec de l'*acide chlorhydrique 1 M* et complétez à 1000,0 ml avec de l'*eau R.*

Solution tampon tris(hydroxyméthyl)aminométhane-EDTA pH 8,4. *4006600.*
Dissolvez 5,12 g de *chlorure de sodium R,* 3,03 g de *tris(hydroxyméthyl)aminométhane R* et 1,40 g d'*édétate sodique R* dans 250 ml d'*eau distillée R.* Ajustez le pH (*2.2.3*) à 8,4 à l'aide d'*acide chlorhydrique R* et complétez à 500,0 ml avec de l'*eau distillée R.*

Solution tampon tris-acétate pH 8,5. *4006700.*
Dissolvez 0,294 g de *chlorure de calcium R* et 12,11 g de *tris(hydroxyméthyl)aminométhane R* dans de l'*eau R,* ajustez le pH (*2.2.3*) avec de l'*acide acétique R* et complétez à 1000,0 ml avec de l'*eau R.*

Solution tampon barbital pH 8,6 R1. *4006900.*
Dissolvez 1,38 g de *barbital R,* 8,76 g de *barbital sodique R* et 0,38 g de *lactate de calcium R* dans de l'*eau R* et complétez à 1000,0 ml avec le même solvant.

Solution tampon tris-chlorhydrate pH 8,8 (1,5 M). *4009900.*
Dissolvez 90,8 g de *tris(hydroxyméthyl)aminométhane R* dans 400 ml d'*eau R.* Ajustez le pH (*2.2.3*) avec de l'*acide chlorhydrique R* et complétez à 500,0 ml avec de l'*eau R.*

Solution tampon pH 9,0. *4007000.*

Solution I : dissolvez 6,18 g d'*acide borique R* dans la *solution de chlorure de potassium 0,1 M R* et complétez à 1000,0 ml avec la même solution.

Solution II : *hydroxyde de sodium 0,1 M.*

Mélangez 1000,0 ml de solution I avec 420,0 ml de solution II.

Solution tampon pH 9,0 R1. *4007100.*
Dissolvez 6,20 g d'*acide borique R* dans 500 ml d'*eau R,* ajustez le pH (*2.2.3*) avec de l'*hydroxyde de sodium 1 M* (environ 41,5 ml) et complétez à 1000,0 ml avec de l'*eau R.*

Solution tampon phosphate pH 9,0. *4008300.*
Dissolvez 1,74 g de *phosphate monopotassique R* dans 80 ml d'*eau R,* ajustez le pH (*2.2.3*) avec de l'*hydroxyde de potassium 1 M* et complétez à 100,0 ml avec de l'*eau R.*

Solution tampon chlorure d'ammonium pH 9,5. *4007200.*
Dissolvez 33,5 g de *chlorure d'ammonium R* dans 150 ml d'*eau R,* ajoutez 42,0 ml d'*ammoniaque concentrée R* et complétez à 250,0 ml avec de l'*eau R.*
Conservation en récipient de polyéthylène.

Solution tampon chlorure d'ammonium pH 10,0. *4007300.*
Dissolvez 5,4 g de *chlorure d'ammonium R* dans 20 ml d'*eau R,* ajoutez 35,0 ml d'*ammoniaque R* et complétez à 100,0 ml avec de l'*eau R.*

Solution tampon diéthanolamine pH 10,0. *4007500.*
Dissolvez 96,4 g de *diéthanolamine R* dans de l'*eau R* et complétez à 400 ml avec le même solvant. Ajoutez 0,5 ml d'une solution de *chlorure de magnésium R* à 186 g/l. Ajustez le pH (*2.2.3*) avec de l'*acide chlorhydrique 1 M* et complétez à 500,0 ml avec de l'*eau R.*

Solution tampon borate pH 10,4. *4011100.*
Dissolvez 24,64 g d'*acide borique R* dans 900 ml d'*eau distillée R.* Ajustez le pH (*2.2.3*) avec une solution d'*hydroxyde de sodium R* à 400 g/l, puis complétez à 1000 ml avec de l'*eau distillée R.*

Solution tampon chlorure d'ammonium pH 10,4. *4011000.*
Dissolvez 70 g de *chlorure d'ammonium R* dans 200 ml d'*eau R,* ajoutez 330 ml d'*ammoniaque concentrée R* et complétez à 1000,0 ml avec de l'*eau R.* Si nécessaire, ajustez le pH à 10,4 avec de l'*ammoniaque R.*

Solution tampon pH 10,9. *4007600.*
Dissolvez 6,75 g de *chlorure d'ammonium R* dans de l'*ammoniaque R* et complétez à 100,0 ml avec le même solvant.

Solution tampon pour ajustement de la force ionique totale. *4007700.*
Dissolvez 58,5 g de *chlorure de sodium R,* 57,0 ml d'*acide acétique glacial R,* 61,5 g d'*acétate de sodium R* et 5,0 g d'*acide cyclohexylènedinitrilotétraacétique R* dans de l'*eau R* et complétez à 500,0 ml avec le même solvant. Ajustez à pH 5,0 à 5,5 avec une solution d'*hydroxyde de sodium R* à 335 g/l et complétez à 1000,0 ml avec de l'*eau distillée R.*

Solution tampon pour ajustement de la force ionique totale R1. *4008800.*

Solution (a). Dissolvez 210 g d'*acide citrique R* dans 400 ml d'*eau distillée R.* Ajustez à pH 7,0 (*2.2.3*) avec de l'*ammoniaque concentrée R* et complétez à 1000,0 ml avec de l'*eau distillée R.*

Solution (b). Dissolvez 132 g de *phosphate d'ammonium R* dans de l'*eau distillée R* et complétez à 1000,0 ml avec le même solvant.

Solution (c). A une suspension de 292 g d'*acide (éthylènedinitrilo)tétraacétique R* dans 500 ml environ d'*eau distillée R,* ajoutez 200 ml environ d'*ammoniaque concentrée R* pour dissoudre. Ajustez à pH 6-7 (*2.2.3*) avec de l'*ammoniaque concentrée R* et complétez à 1000,0 ml avec de l'*eau distillée R.*

Mélangez des volumes égaux des solutions (a), (b) et (c) et ajustez à pH 7,5 avec de l'*ammoniaque concentrée R.*

4.2. VOLUMÉTRIE

4.2.1. SUBSTANCES ÉTALONS POUR VOLUMÉTRIE

Les substances étalons pour volumétrie sont désignées par les lettres RV. Des substances étalons de qualité appropriée peuvent être disponibles dans le commerce ou peuvent être préparées d'après les indications suivantes :

Benzoïque (acide). $C_7H_6O_2$. (M_r 122,1). *2000200.* [65-85-0].
Faites sublimer l'*acide benzoïque R* dans un appareil approprié.

Potassium (bromate de). $KBrO_3$. (M_r 167,0). *2000300.* [7758-01-2].
Faites cristalliser le *bromate de potassium R* dans l'*eau R* bouillante. Essorez et desséchez les cristaux à 180 °C jusqu'à masse constante.

Potassium (phtalate acide de). $C_8H_5KO_4$. (M_r 204,2). *2000400.* [877-24-7].
Faites cristalliser le *phtalate acide de potassium R* dans l'*eau R* bouillante et recueillez les cristaux à une température supérieure à 35 °C. Desséchez les cristaux à 110 °C jusqu'à masse constante.

Sodium (carbonate de). Na_2CO_3. (M_r 106,0). *2000500.* [497-19-8].
Filtrez, à température ambiante, une *solution de carbonate de sodium R* saturée, puis introduisez lentement dans le filtrat un courant de *dioxyde de carbone R* en refroidissant et en agitant. Après 2 h environ, recueillez le précipité sur un filtre de verre fritté, puis lavez avec de l'*eau R* glacée contenant du dioxyde de carbone. Après dessiccation à 100-105 °C, chauffez à 270-300 °C jusqu'à masse constante en remuant de temps en temps.

Sodium (chlorure de). NaCl. (M_r 58,44). *2000600.* [7647-14-5].
A 1 volume d'une *solution saturée de chlorure de sodium R*, ajoutez 2 volumes d'*acide chlorhydrique R*. Essorez les cristaux et lavez à l'*acide chlorhydrique R1*. Eliminez l'acide chlorhydrique par chauffage au bain-marie. Desséchez les cristaux à 300 °C jusqu'à masse constante.

Sulfanilique (acide). $C_6H_7NO_3S$. (M_r 173,2). *2000700.* [121-57-3].
Faites cristalliser l'*acide sulfanilique R* dans l'*eau R* bouillante. Filtrez et séchez à 100-105 °C jusqu'à masse constante.

Zinc. Zn. (M_r 65,4). *2000800.* [7440-66-6].
Utilisez une qualité de zinc dont la teneur en Zn est au minimum de 99,9 pour cent.

4.2.2. SOLUTIONS TITRÉES

Les solutions titrées pour volumétrie sont préparées suivant les normes de la chimie analytique classique et les appareils utilisés soumis à un contrôle qui garantit les limites d'exactitude pour l'opération envisagée.

La concentration des solutions titrées est indiquée en termes de molarité. La molarité exprime en nombre de moles la quantité de matière dissoute dans 1 litre de solution. Une solution qui contient *x* moles de matière par litre est dite *x* M.

Le facteur de correction des solutions titrées est au maximum de ± 10 pour cent. La molarité des solutions titrées est déterminée par un nombre approprié de titrages. La répétabilité ne dépasse pas 0,2 pour cent (écart type relatif).

Les solutions titrées sont vérifiées d'après les techniques décrites dans ce chapitre. Lorsqu'un dosage dans une monographie est effectué par une méthode électrochimique (par exemple ampérométrie, potentiométrie), les solutions titrées sont étalonnées par la même méthode. Le milieu dans lequel la détermination du titre est effectuée devrait correspondre en composition à celui dans lequel la solution titrée sera utilisée.

Les solutions titrées de titre inférieur à celui des solutions décrites dans ce chapitre sont préparées par dilution avec de l'*eau exempte de dioxyde de carbone R*. Les facteurs de correction de ces solutions sont les mêmes que ceux des solutions titrées utilisées pour leur préparation.

Acétique (acide) 0,1 M. *3008900.*
Prélevez 6,0 g d'*acide acétique glacial R* et complétez à 1000,0 ml avec de l'*eau R*.

Détermination du titre. A 25 ml de la solution d'acide acétique, ajoutez 0,5 ml de *solution de phénolphtaléine R* et titrez par l'*hydroxyde de sodium 0,1 M*.

Ammonium et de cérium (nitrate d') 0,1 M. *3000100.*
Agitez 56 ml d'*acide sulfurique R* et 54,82 g de *nitrate d'ammonium et de cérium R* pendant 2 min. Ajoutez 5 fois de suite 100 ml d'*eau R* et agitez après chaque addition. Complétez la solution limpide à 1000,0 ml avec de l'*eau R*. Déterminez le titre de la solution 10 jours après sa préparation.

Détermination du titre. A 25,0 ml de la solution de nitrate d'ammonium et de cérium, ajoutez 2,0 g d'*iodure de potassium R* et 150 ml d'*eau R*. Titrez immédiatement par le *thiosulfate de sodium 0,1 M* en présence de 1 ml de *solution d'amidon R*.

Conservation à l'abri de la lumière.

Ammonium et de cérium (nitrate d') 0,01 M. *3000200.*
Prélevez 100,0 ml de *nitrate d'ammonium et de cérium 0,1 M*, ajoutez, en refroidissant, 30 ml d'*acide sulfurique R* et complétez à 1000,0 ml avec de l'*eau R*.

Ammonium et de cérium (sulfate d') 0,1 M. *3000300.*
Dissolvez 65,0 g de *sulfate d'ammonium et de cérium R* dans un mélange de 500 ml d'*eau R* et de 30 ml d'*acide sulfurique R*. Laissez refroidir et complétez à 1000,0 ml avec de l'*eau R*.

Détermination du titre. A 25,0 ml de la solution de sulfate d'ammonium et de cérium, ajoutez 2,0 g d'*iodure de potassium R* et 150 ml d'*eau R*. Titrez immédiatement par le *thiosulfate de sodium 0,1 M* en présence de 1 ml de *solution d'amidon R*.

Ammonium et de cérium (sulfate d') 0,01 M. *3000400.*
Prélevez 100,0 ml de *sulfate d'ammonium et de cérium 0,1 M*. Ajoutez, en refroidissant, 30 ml d'*acide sulfurique R* et complétez à 1000,0 ml avec de l'*eau R*.

Ammonium (thiocyanate d') 0,1 M. *3000500.*
Dissolvez 7,612 g de *thiocyanate d'ammonium R* dans de l'*eau R* et complétez à 1000,0 ml avec le même solvant.

Détermination du titre. Prélevez 20,0 ml de *nitrate d'argent 0,1 M*. Ajoutez 25 ml d'*eau R* et 2 ml d'*acide nitrique dilué R* ; titrez par la solution de thiocyanate d'ammonium en présence de 2 ml de *solution de sulfate ferrique et d'ammonium R2* jusqu'à coloration jaune rougeâtre.

Argent (nitrate d') 0,1 M. *3005600.*
Dissolvez 17,0 g de *nitrate d'argent R* dans de l'*eau R* et complétez à 1000,0 ml avec le même solvant.

Détermination du titre. Dissolvez 0,100 g de *chlorure de sodium RV* dans 30 ml d'*eau R*. Titrez par la solution de nitrate d'argent et déterminez le point de fin de titrage par potentiométrie (*2.2.20*).

1 ml de *nitrate d'argent 0,1 M* correspond à 5,844 mg de NaCl.

Conservation à l'abri de la lumière.

Argent (nitrate d') 0,001 M. *3009300.*
Prélevez 5,0 ml de *nitrate d'argent 0,1 M* et complétez à 500,0 ml avec de l'*eau R*.

Baryum (chlorure de) 0,1 M. *3000600.*
Dissolvez 24,4 g de *chlorure de baryum R* dans de l'*eau R* et complétez à 1000,0 ml avec le même solvant.

Détermination du titre. Prélevez 10,0 ml de la solution de chlorure de baryum, ajoutez 60 ml d'*eau R*, 3 ml d'*ammoniaque concentrée R*, 0,5 mg à 1 mg de *pourpre de phtaléine R* et titrez par l'*édétate de sodium 0,1 M*. Lorsque la solution commence à se décolorer, ajoutez 50 ml d'*alcool R* et continuez le titrage jusqu'à disparition de la coloration bleu-violet.

Baryum (perchlorate de) 0,025 M. *3009600.*
Prélevez 500,0 ml de *perchlorate de baryum 0,05 M* et complétez à 1000,0 ml avec la *solution tampon pH 3,7 R*.

Baryum (perchlorate de) 0,05 M. *3000700.*
Dissolvez 15,8 g d'*hydroxyde de baryum R* dans un mélange de 7,5 ml d'*acide perchlorique R* et de 75 ml d'*eau R*. Ajustez le pH de la solution à 3 par addition d'*acide perchlorique R* et filtrez si nécessaire. Ajoutez 150 ml d'*alcool R* et complétez à 250 ml avec de l'*eau R* puis à 1000,0 ml avec la *solution tampon pH 3,7 R*.

Détermination du titre. A 5,0 ml d'*acide sulfurique 0,05 M*, ajoutez 5 ml d'*eau R*, 50 ml de *solution tampon pH 3,7 R* et 0,5 ml de solution d'*alizarine S R*. Titrez par la solution de perchlorate de baryum jusqu'à coloration rouge orangé. Déterminez le titre de la solution immédiatement avant son utilisation.

Benzéthonium (chlorure de) 0,004 M. *3000900.*
Dissolvez dans de l'*eau R* 1,792 g de *chlorure de benzéthonium R* desséché au préalable à 100-105 °C jusqu'à masse constante et complétez à 1000,0 ml avec le même solvant.

Détermination du titre. Calculez la molarité de la solution en tenant compte de la teneur en $C_{27}H_{42}ClNO_2$ du chlorure de benzéthonium desséché, déterminée comme suit : dissolvez 0,350 g de la substance desséchée dans 30 ml d'*acide acétique anhydre R* et ajoutez 6 ml de *solution d'acétate mercurique R.* Titrez par l'*acide perchlorique 0,1 M* en présence de 0,05 ml de *solution de violet cristallisé R.* Effectuez un titrage à blanc.

1 ml d'*acide perchlorique 0,1 M* correspond à 44,81 mg de $C_{27}H_{42}ClNO_2$.

Bromure-bromate 0,0167 M. *3001000.*
Dissolvez 2,7835 g de *bromate de potassium RV* et 13 g de *bromure de potassium R* dans de l'*eau R* et complétez à 1000,0 ml avec le même solvant.

Cérium (sulfate de) 0,1 M. *3001100.*
Dissolvez 40,4 g de *sulfate de cérium R* dans un mélange de 500 ml d'*eau R* et de 50 ml d'*acide sulfurique R.* Laissez refroidir et complétez à 1000,0 ml avec de l'*eau R.*

Détermination du titre. A 25,0 ml de la solution de sulfate de cérium, ajoutez 2,0 g d'*iodure de potassium R* et 150 ml d'*eau R.* Titrez immédiatement par le *thiosulfate de sodium 0,1 M* en présence de 1 ml de *solution d'amidon R.*

Chlorhydrique (acide) 6 M. *3001500.*
Prélevez 618,0 g d'*acide chlorhydrique R* et complétez à 1000,0 ml avec de l'*eau R.*

Chlorhydrique (acide) 3 M. *3001600.*
Prélevez 309,0 g d'*acide chlorhydrique R* et complétez à 1000,0 ml avec de l'*eau R.*

Chlorhydrique (acide) 2 M. *3001700.*
Prélevez 206,0 g d'*acide chlorhydrique R* et complétez à 1000,0 ml avec de l'*eau R.*

Chlorhydrique (acide) 1 M. *3001800.*
Prélevez 103,0 g d'*acide chlorhydrique R* et complétez à 1000,0 ml avec de l'*eau R.*

Détermination du titre. Dissolvez 1,000 g de *carbonate de sodium RV* dans 50 ml d'*eau R.* Ajoutez 0,1 ml de *solution de méthylorange R* et titrez par l'acide chlorhydrique jusqu'au début du virage au rouge-jaune. Chauffez alors à ébullition pendant 2 min. La solution devient jaune. Refroidissez et titrez jusqu'à coloration rouge-jaune.

1 ml d'*acide chlorhydrique 1 M* correspond à 53,00 mg de Na_2CO_3.

Chlorhydrique (acide) 0,1 M. *3002100.*
Prélevez 100,0 ml d'*acide chlorhydrique 1 M* et complétez à 1000,0 ml avec de l'*eau R.*

Détermination du titre. Déterminez le titre d'après les indications correspondantes de la rubrique *Acide chlorhydrique 1 M,* sur 0,100 g de *carbonate de sodium RV,* dissous dans 20 ml d'*eau R.*

1 ml d'*acide chlorhydrique 0,1 M* correspond à 5,30 mg de Na_2CO_3.

Chlorhydrique (acide) alcoolique 0,1 M. *3008800.*
Prélevez 9,0 ml d'*acide chlorhydrique R* et complétez à 1000,0 ml avec de l'*alcool exempt d'aldéhyde R.*

Cuivre (sulfate de) 0,02 M. *3001200.*
Dissolvez 5,0 g de *sulfate de cuivre R* dans de l'*eau R* et complétez à 1000,0 ml avec le même solvant.

Détermination du titre. A 20,0 ml de solution de sulfate de cuivre ajoutez 2 g d'*acétate de sodium R* et 0,1 ml de *solution de pyridylazonaphtol R.* Titrez par l'*édétate de sodium 0,02 M* jusqu'à virage du bleu-violet au vert clair en procédant lentement en fin de titrage.

Cupriéthylènediamine (hydroxyde de) (solution d') 1 M. *3008700.*
Le rapport molaire entre l'éthylènediamine et le cuivre est de 2,00 ± 0,04. Cette solution est disponible dans le commerce.

Ferreux (sulfate de) 0,1 M. *3001400.*
Dissolvez 27,80 g de *sulfate ferreux R* dans 500 ml d'*acide sulfurique dilué R* et complétez à 1000,0 ml avec de l'*eau R.*

Détermination du titre. Prélevez 25,0 ml de solution de sulfate ferreux, ajoutez 3 ml d'*acide phosphorique R* et titrez immédiatement par le *permanganate de potassium 0,02 M.* Déterminez le titre immédiatement avant l'utilisation.

Ferrique et d'ammonium (sulfate) 0,1 M. *3001300.*
Dissolvez 50,0 g de *sulfate ferrique et d'ammonium R* dans un mélange de 6 ml d'*acide sulfurique R* et de 300 ml d'*eau R* et complétez à 1000,0 ml avec de l'*eau R.*

Détermination du titre. Prélevez 25,0 ml de solution de sulfate ferrique et d'ammonium, ajoutez 3 ml d'*acide chlorhydrique R* et 2 g d'*iodure de potassium R.* Laissez reposer pendant 10 min. Titrez par le *thiosulfate de sodium 0,1 M* en présence de 1 ml de *solution d'amidon R.*

1 ml de *thiosulfate de sodium 0,1 M* correspond à 48,22 mg de $FeNH_4(SO_4)_2,12H_2O$.

Iode 0,5 M. *3009400.*
Dissolvez 127 g d'*iode R* et 200 g d'*iodure potassique R* dans de l'*eau R* et complétez à 1000,0 ml avec le même solvant.

Détermination du titre. A 2,0 ml de la solution d'iode, ajoutez 1 ml d'*acide acétique dilué R* et 50 ml d'*eau R.* Titrez par le *thiosulfate de sodium 0,1 M,* en présence de *solution d'amidon R.*

Conservez à l'abri de la lumière.

Iode 0,05 M. *3002700.*
Dissolvez 12,7 g d'*iode R* et 20 g d'*iodure de potassium R* dans de l'*eau R* et complétez à 1000,0 ml avec le même solvant.

Détermination du titre. A 20,0 ml de la solution d'iode, ajoutez 1 ml d'*acide acétique dilué R* et 30 ml d'*eau R.* Titrez par le *thiosulfate de sodium 0,1 M* en présence de *solution d'amidon R.*

Conservation à l'abri de la lumière.

Iode 0,01 M. *3002900.*
A 20,0 ml d'*iode 0,05 M,* ajoutez 0,3 g d'*iodure de potassium R* et complétez à 100,0 ml avec de l'*eau R.*

Iodure de potassium 0,001 M. *3009200.*
Prélevez 10,0 ml de solution d'*iodure de potassium R* (166 g/l) et complétez à 100,0 ml avec de l'*eau R*. Prélevez 5,0 ml de cette solution et complétez à 500,0 ml avec de l'*eau R*.

Lithium (méthanolate de) 0,1 M. *3003300.*
Dissolvez 0,694 g de *lithium R* dans 150 ml de *méthanol anhydre R* et complétez à 1000,0 ml avec du *toluène R*.

Détermination du titre. Neutralisez 10 ml de *diméthylformamide R* par la solution de méthanolate de lithium en présence de 0,05 ml d'une *solution de bleu de thymol R* à 3 g/l dans le *méthanol R*, jusqu'à coloration bleu franc. Ajoutez immédiatement 0,200 g d'*acide benzoïque RV*, agitez jusqu'à dissolution et titrez par la solution de méthanolate de lithium jusqu'à réapparition de la coloration bleu franc de l'indicateur. Protégez la solution du dioxyde de carbone de l'air tout au long du titrage. A partir du volume de réactif utilisé dans le second titrage, déterminez le titre exact de la solution de méthanolate de lithium. Déterminez le titre immédiatement avant l'utilisation.

1 ml de *méthanolate de lithium 0,1 M* correspond à 12,21 mg de $C_7H_6O_2$.

Magnésium (chlorure de) 0,1 M. *3003400.*
Dissolvez 20,33 g de *chlorure de magnésium R* dans de l'*eau R* et complétez à 1000,0 ml avec le même solvant.

Détermination du titre. Effectuez le dosage du magnésium par complexométrie (*2.5.11*)

.

Nitrique (acide) 1 M. *3003600.*
Dissolvez 96,6 g d'*acide nitrique R* dans de l'*eau R* et complétez à 1000,0 ml avec le même solvant.

Détermination du titre. Dissolvez 1,000 g de *carbonate de sodium RV* dans 50 ml d'*eau R*. Ajoutez 0,1 ml de *solution de méthylorange R* et titrez par l'acide nitrique jusqu'à début du virage au jaune-rouge. Chauffez à ébullition pendant 2 min. La solution devient jaune. Refroidissez et titrez jusqu'à coloration jaune-rouge.

1 ml d'*acide nitrique 1 M* correspond à 53,00 mg de Na_2CO_3.

Perchlorique (acide) 0,1 M. *3003900.*
Dans un matras jaugé contenant 900 ml environ d'*acide acétique glacial R*, introduisez 8,5 ml d'*acide perchlorique R* et mélangez. Ajoutez 30 ml d'*anhydride acétique R* et complétez à 1000,0 ml avec de l'*acide acétique glacial R*. Mélangez et laissez reposer pendant 24 h. Déterminez la teneur en eau (*2.5.12*) sans addition de méthanol et, si nécessaire, ajustez la teneur en eau à 0,1-0,2 pour cent, en ajoutant de l'*anhydride acétique R* ou de l'*eau R*. Laissez reposer de nouveau pendant 24 h.

Détermination du titre. Dissolvez 0,350 g de *phtalate acide de potassium RV* dans 50 ml d'*acide acétique anhydre R*, en chauffant légèrement si nécessaire. Laissez refroidir à l'abri de l'air et titrez par la solution d'acide perchlorique en présence de 0,05 ml de *solution de violet cristallisé R*. Notez la température de la solution d'acide perchlorique pendant la détermination du titre. Si la température à laquelle est effectué le dosage diffère de celle à laquelle a été étalonné l'*acide perchlorique R*, le volume d'acide utilisé dans le dosage devient :

$$V_c = V\,[1 + (t_1 - t_2)\,0,0011]$$

t_1 étant la température lors de l'étalonnage et t_2 la température du dosage ; V_c le volume corrigé et V le volume déterminé au cours du titrage.

1 ml d'*acide perchlorique 0,1 M* correspond à 20,42 mg de $C_8H_5KO_4$.

Perchlorique (acide) 0,05 M. *3004000.*
Prélevez 50,0 ml d'*acide perchlorique 0,1 M* et complétez à 100,0 ml avec de l'*acide acétique anhydre R*.

Plomb (nitrate de) 0,1 M. *3003100.*
Dissolvez 33 g de *nitrate de plomb R* dans de l'*eau R* et complétez à 1000,0 ml avec le même solvant.

Détermination du titre. Prélevez 20,0 ml de la solution de nitrate de plomb, ajoutez 300 ml d'*eau R*. Effectuez le dosage du plomb par complexométrie (*2.5.11*).

Plomb (nitrate de) 0,05 M. *3009700.*
Prélevez 50,0 ml de *nitrate de plomb 0,1 M* et complétez à 100,0 ml avec de l'*eau R*.

Potassium (bromate de) 0,033 M. *3004200.*
Dissolvez 5,5670 g de *bromate de potassium RV* dans de l'*eau R* et complétez à 1000,0 ml avec le même solvant.

Potassium (bromate de) 0,02 M. *3004300.*
Dissolvez 3,340 g de *bromate de potassium RV* dans de l'*eau R* et complétez à 1000,0 ml avec le même solvant.

Potassium (bromate de) 0,0167 M. *3004400.*
Préparez par dilution du *bromate de potassium 0,033 M.*

Potassium (bromate de) 0,0083 M. *3004500.*
Préparez par dilution du *bromate de potassium 0,033 M.*

Potassium (dichromate de) 0,0167 M. *3004600.*
Dissolvez 4,90 g de *dichromate de potassium R* dans de l'*eau R* et complétez à 1000,0 ml avec le même solvant.

Détermination du titre. A 20,0 ml de solution de dichromate de potassium, ajoutez 1 g d'*iodure de potassium R* et 7 ml d'*acide chlorhydrique dilué R*. Ajoutez 250 ml d'*eau R* et titrez par le *thiosulfate de sodium 0,1 M* en présence de 3 ml de *solution d'amidon R* jusqu'à virage du bleu au vert clair.

Potassium (hydroxyde de) 1 M. *3009100.*
Dissolvez 60 g d'*hydroxyde de potassium R* dans de l'*eau exempte de dioxyde de carbone R* et complétez à 1000,0 ml avec le même solvant.

Détermination du titre. Prélevez 20,0 ml de la solution d'hydroxyde de potassium et titrez par l'*acide chlorhydrique 1 M* en présence de 0,5 ml de *solution de phénolphtaléine R*.

Potassium (hydroxyde de) 0,1 M. *3004800.*
Dissolvez 6 g d'*hydroxyde de potassium R* dans de l'*eau exempte de dioxyde de carbone R* et complétez à 1000,0 ml avec le même solvant.

Détermination du titre. Prélevez 20,0 ml de la solution d'hydroxyde de potassium et titrez par l'*acide chlorhydrique 0,1 M* en présence de 0,5 ml de *solution de phénolphtaléine R*.

Potassium (hydroxyde de) 0,5 M dans l'alcool à 60 pour cent *V/V*. *3004900.*
Dissolvez 3 g d'*hydroxyde de potassium R* dans de l'*alcool exempt d'aldéhyde R* à 60 pour cent *V/V* et complétez à 100,0 ml avec le même solvant.

Détermination du titre. Titrez 20,0 ml de la solution d'hydroxyde de potassium dans l'alcool à 60 pour cent *V/V* par l'*acide chlorhydrique 0,5 M* en présence de 0,5 ml de *solution de phénolphtaléine R*.

Potassium (hydroxyde de) alcoolique 0,5 M. *3005000.*
Dissolvez 3 g d'*hydroxyde de potassium R* dans 5 ml d'*eau R* et complétez à 100,0 ml avec de l'*alcool exempt d'aldéhyde R*.

Détermination du titre. Titrez 20,0 ml de la solution alcoolique d'hydroxyde de potassium par l'*acide chlorhydrique 0,5 M* en présence de 0,5 ml de *solution de phénolphtaléine R*.

Potassium (hydroxyde de) alcoolique 0,1 M. *3005100.*
Prélevez 20,0 ml d'*hydroxyde de potassium alcoolique 0,5 M* et complétez à 100,0 ml avec de l'*alcool exempt d'aldéhyde R*.

Potassium (hydroxyde de) alcoolique 0,01 M. *3009000.*
Prélevez 2,0 ml d'*hydroxyde de potassium alcoolique 0,5 M* et complétez à 100,0 ml avec de l'*alcool exempt d'aldéhyde R*.

Potassium (iodate de) 0,05 M. *3005200.*
Dissolvez 10,70 g d'*iodate de potassium R* dans de l'*eau R* et complétez à 1000,0 ml avec le même solvant.

Détermination du titre. Prélevez 25,0 ml de la solution d'iodate de potassium et complétez à 100,0 ml avec de l'*eau R*. A 20,0 ml de cette solution, ajoutez 2 g d'*iodure de potassium R* et 10 ml d'*acide sulfurique dilué R*. Titrez par le *thiosulfate de sodium 0,1 M* en présence de 1 ml de *solution d'amidon R* ajouté en fin de titrage.

Potassium (permanganate de) 0,02 M. *3005300.*
Dissolvez 3,2 g de *permanganate de potassium R* dans de l'*eau R* et complétez à 1000,0 ml avec le même solvant. Chauffez la solution au bain-marie pendant 1 h, laissez refroidir et filtrez sur un filtre de verre fritté.

Détermination du titre. Prélevez 20,0 ml de la solution de permanganate de potassium, ajoutez 2 g d'*iodure de potassium R* et 10 ml d'*acide sulfurique dilué R*. Titrez par le *thiosulfate de sodium 0,1 M* en présence de 1 ml de *solution d'amidon R* ajouté en fin de titrage. Déterminez le titre immédiatement avant l'emploi.
Conservation à l'abri de la lumière.

Potassium (phtalate acide de) 0,1 M. *3004700.*
Dans une fiole conique contenant 800 ml environ d'*acide acétique anhydre R*, dissolvez 20,42 g de *phtalate acide de potassium RV*. Chauffez au bain-marie, à l'abri de l'humidité, jusqu'à dissolution complète. Refroidissez à 20 °C et complétez à 1000,0 ml avec de l'*acide acétique anhydre R*.

Sodium (arsénite de) 0,1 M. *3005800.*
Dissolvez une quantité d'*anhydride arsénieux RV* correspondant à 4,946 g de As_2O_3 dans un mélange de 20 ml de *solution concentrée d'hydroxyde de sodium R* et de 20 ml d'*eau R*. Complétez à 400 ml avec de l'*eau R* et ajoutez de l'*acide chlorhydrique dilué R* jusqu'à ce que la solution soit neutre au *papier tournesol R*. Dissolvez 2 g de *bicarbonate de sodium R* dans la solution et complétez à 500,0 ml avec de l'*eau R*.

Sodium (édétate de) 0,1 M. *3005900.*
Dissolvez 37,5 g d'*édétate de sodium R* dans 500 ml d'*eau R*, ajoutez 100 ml d'*hydroxyde de sodium 1 M* et complétez à 1000,0 ml avec de l'*eau R*.

Détermination du titre. Dissolvez 0,120 g de *zinc RV* dans 4 ml d'*acide chlorhydrique R1* et ajoutez 0,1 ml d'*eau de brome R*. Eliminez l'excès de brome par ébullition. Ajoutez de la *solution diluée d'hydroxyde de sodium R* jusqu'à réaction faiblement acide ou neutre et effectuez le dosage du zinc par complexométrie (*2.5.11*).

1 ml d'*édétate de sodium 0,1 M* correspond à 6,54 mg de Zn.

Conservation en récipient en polyéthylène.

Sodium (édétate de) 0,02 M. *3006000.*
Dissolvez 7,444 g d'*édétate de sodium R* dans de l'*eau R* et complétez à 1000,0 ml avec le même solvant.

Détermination du titre. Dissolvez 0,100 g de *zinc RV* dans 4 ml d'*acide chlorhydrique R1* et ajoutez 0,1 ml d'*eau de brome R*. Eliminez l'excès de brome par ébullition. Transvasez la solution dans un ballon jaugé et complétez à 100,0 ml avec de l'*eau R*. Introduisez 25,0 ml de cette solution dans une fiole conique de 500 ml et complétez à 200 ml avec de l'*eau R*. Ajoutez 50 mg environ de *mélange composé au xylénolorange R* et de l'*hexaméthylènetétramine R* jusqu'à coloration rose-violet. Ajoutez 2 g d'*hexaméthylènetétramine R* en excès. Titrez par la solution d'édétate de sodium jusqu'à virage du rose-violet au jaune.

1 ml d'*édétate de sodium 0,02 M* correspond à 1,308 mg de Zn.

Sodium (hydroxyde de) 2 M. *3009800.*
Dissolvez 84 g d'*hydroxyde de sodium R* dans de l'*eau exempte de dioxyde de carbone R* et complétez à 1000,0 ml avec le même solvant.

Sodium (hydroxyde de) 1 M. *3006300.*
Dissolvez 42 g d'*hydroxyde de sodium R* dans de l'*eau exempte de dioxyde de carbone R* et complétez à 1000,0 ml avec le même solvant.

Détermination du titre. Titrez 20,0 ml de la solution d'hydroxyde de sodium par l'*acide chlorhydrique 1 M* en présence de l'indicateur prévu pour le dosage dans lequel l'*hydroxyde de sodium 1 M* est utilisé.

S'il est prescrit d'employer des solutions exemptes de carbonate, préparez-les comme suit : dissolvez de l'*hydroxyde de sodium R* à une concentration de 400 g/l à 600 g/l dans de l'*eau R* et laissez reposer. Prélevez le liquide limpide surnageant en évitant l'introduction de dioxyde de carbone. Diluez avec de l'*eau exempte de dioxyde de carbone R* jusqu'à la molarité voulue. La solution satisfait à l'essai suivant : titrez 20,0 ml d'acide chlorhydrique de même molarité par la solution d'hydroxyde de sodium, en présence de 0,5 ml de *solution de phénolphtaléine R*. Ajoutez au moment du virage la quantité d'acide nécessaire pour faire disparaître la coloration rose, puis ramenez la solution à 20 ml par ébullition. Ajoutez pendant l'ébullition la quantité d'acide nécessaire pour faire disparaître la coloration rose qui ne réapparaît pas pendant une ébullition prolongée. Le volume d'acide utilisé n'est pas supérieur à 0,1 ml.

Sodium (hydroxyde de) 0,1 M. *3006600.*
Prélevez 100,0 ml d'*hydroxyde de sodium 1 M* et complétez à 1000,0 ml avec de l'*eau exempte de dioxyde de carbone R.*

Détermination du titre. Titrez 20,0 ml de la solution d'hydroxyde de sodium par l'*acide chlorhydrique 0,1 M.* Déterminez le point de fin de titrage par la méthode prescrite dans le dosage où l'*hydroxyde de sodium 0,1 M* est utilisé.

Détermination du titre pour le dosage des sels halogénés de bases organiques. Dissolvez 0,100 g d'*acide benzoïque RV* dans un mélange de 5 ml d'*acide chlorhydrique 0,01 M* et 50 ml d'*alcool R.* Titrez par la solution d'hydroxyde de sodium et tracez la courbe potentiométrique (*2.2.20*). Mesurez le volume de la solution d'hydroxyde de sodium utilisé entre les 2 points d'inflexion.

Solution éthanolique d'hydroxyde de sodium 0,1 M. *3007000.*
A 250 ml d'*éthanol R,* ajoutez 3,3 g de solution concentrée d'*hydroxyde de sodium R.*

Détermination du titre. Dissolvez 0,100 g d'*acide benzoïque RV* dans un mélange de 2 ml d'*eau R* et de 10 ml d'*alcool R.* Titrez par la solution éthanolique d'hydroxyde de sodium en présence de 0,2 ml de *solution de thymolphtaléine R.* Déterminez le titre immédiatement avant son utilisation.

1 ml de *solution éthanolique d'hydroxyde de sodium 0,1 M* correspond à 12,21 mg de $C_7H_6O_2$.

Sodium (méthanolate de) 0,1 M. *3007100.*
Refroidissez dans l'*eau R* glacée 175 ml de *méthanol anhydre R* et ajoutez, par petites quantités, 2,5 g environ de *sodium R* récemment coupé. Lorsque le métal est dissous, complétez à 1000,0 ml avec du *toluène R.*

Détermination du titre. Neutralisez 10 ml de *diméthylformamide R* par la solution de méthanolate de sodium, en présence de 0,05 ml d'une *solution de bleu de thymol R* à 3 g/l dans le *méthanol R,* jusqu'à coloration bleu franc. Ajoutez immédiatement 0,200 g d'*acide benzoïque RV,* agitez jusqu'à dissolution et titrez par la solution de méthanolate de sodium jusqu'à réapparition de la coloration bleu franc de l'indicateur. Protégez la solution du dioxyde de carbone de l'air au cours du titrage. A partir du volume de réactif utilisé dans le second titrage, déterminez le titre exact de la solution de méthanolate de sodium. Déterminez le titre de la solution immédiatement avant son utilisation.

1 ml de *méthanolate de sodium 0,1 M* correspond à 12,21 mg de $C_7H_6O_2$.

Sodium (nitrite de) 0,1 M. *3007200.*
Dissolvez 7,5 g de *nitrite de sodium R* dans de l'*eau R* et complétez à 1000,0 ml avec le même solvant.

Détermination du titre. Dissolvez 0,300 g d'*acide sulfanilique RV* dans 50 ml d'*acide chlorhydrique dilué R* et effectuez le dosage de l'azote aminé primaire aromatique (*2.5.8*) par électrométrie avec la solution de nitrite de sodium. Déterminez le titre immédiatement avant son utilisation.

1 ml de *nitrite de sodium 0,1 M* correspond à 17,32 mg de $C_6H_7NO_3S$.

Sodium (periodate de) 0,1 M. *3009500.*
Dissolvez 21,4 g de *periodate de sodium R* dans 500 ml environ d'*eau R* et complétez à 1000,0 ml avec le même solvant.

Détermination du titre. Dans une fiole bouchée, introduisez 20,0 ml de la solution de periodate de sodium et ajoutez 5 ml d'*acide perchlorique R.* Bouchez la fiole et agitez. Ajustez la solution à pH 6,4 (*2.2.3*) avec une solution saturée de *bicarbonate de sodium R.* Ajoutez 10 ml de solution d'*iodure de potassium R,* bouchez, agitez et laissez reposer pendant 2 min. Titrez par l'*arsénite de sodium 0,025 M* jusqu'à ce que la coloration jaune ait pratiquement disparu. Ajoutez 2 ml de *solution d'amidon R* et continuez lentement le titrage jusqu'à disparition complète de la coloration.

Sodium (thiosulfate de) 0,1 M. *3007300.*
Dissolvez 25 g de *thiosulfate de sodium R* et 0,2 g de *carbonate de sodium R* dans de l'*eau exempte de dioxyde de carbone R* et complétez à 1000,0 ml avec le même solvant.

Détermination du titre. Prélevez 10,0 ml de *bromate de potassium 0,033 M,* ajoutez 40 ml d'*eau R,* 10 ml de solution d'*iodure de potassium R* et 5 ml d'*acide chlorhydrique R1.* Titrez par la solution de thiosulfate de sodium en présence de 1 ml de *solution d'amidon R* ajouté en fin de titrage.

Sulfurique (acide) 0,5 M. *3007800.*
Dissolvez 28 ml d'*acide sulfurique R* dans de l'*eau R* et complétez à 1000,0 ml avec le même solvant.

Détermination du titre. Dissolvez 1,000 g de *carbonate de sodium RV* dans 50 ml d'*eau R.* Ajoutez 0,1 ml de *solution de méthylorange R* et titrez par l'acide sulfurique jusqu'au début du virage au jaune-rouge. Chauffez à ébullition pendant 2 min environ. La solution redevient jaune. Refroidissez et titrez jusqu'à virage au jaune-rouge.

1 ml d'*acide sulfurique 0,5 M* correspond à 53,00 mg de Na_2CO_3.

Sulfurique (acide) 0,05 M. *3008000.*
Prélevez 100,0 ml d'*acide sulfurique 0,5 M* et complétez à 1000,0 ml avec de l'*eau R.*

Détermination du titre. Déterminez le titre de la solution d'acide sulfurique selon les indications correspondantes de la rubrique *Acide sulfurique 0,5 M,* sur une prise d'essai de *carbonate de sodium RV* de 0,100 g, dissoute dans 20 ml d'*eau R.*

1 ml d'*acide sulfurique 0,05 M* correspond à 5,30 mg de Na_2CO_3.

Tétrabutylammonium (hydroxyde de) 0,1 M. *3008300.*
Dissolvez 40 g d'*iodure de tétrabutylammonium R* dans 90 ml de *méthanol anhydre R,* ajoutez 20 g d'*oxyde d'argent R* finement pulvérisé et agitez vigoureusement pendant 1 h. Centrifugez quelques millilitres du mélange et vérifiez la présence éventuelle d'iodures dans le liquide surnageant. Dans le cas d'une réaction positive, ajoutez encore 2 g d'*oxyde d'argent R* et continuez à agiter pendant 30 min. Répétez le procédé jusqu'à ce que le liquide soit exempt d'iodures, filtrez le mélange sur un filtre de verre fritté, lavez le ballon et le filtre avec 3 fois 50 ml de *toluène R.* Réunissez le filtrat et les liquides de lavage, puis complétez à 1000,0 ml avec du *toluène R.* Faites passer de l'azote desséché exempt de dioxyde de carbone dans la solution pendant 5 min.

Détermination du titre. Neutralisez 10 ml de *diméthylformamide R* par la solution d'hydroxyde de tétrabutylammonium, en présence de 0,05 ml d'une *solution de bleu de thymol R* à 3 g/l dans le *méthanol R*, jusqu'à coloration bleu franc. Ajoutez immédiatement 0,200 g d'*acide benzoïque RV*, agitez jusqu'à dissolution et titrez par la solution d'hydroxyde de tétrabutylammonium jusqu'à réapparition de la coloration bleu franc de l'indicateur. Protégez la solution du dioxyde de carbone de l'air tout au long du titrage. A partir du volume de réactif utilisé dans le second titrage, déterminez le titre exact de la solution d'hydroxyde de tétrabutylammonium. Déterminez le titre immédiatement avant l'utilisation.

1 ml d'*hydroxyde de tétrabutylammonium 0,1 M* correspond à 12,21 mg de $C_7H_6O_2$.

Tétrabutylammonium (hydroxyde de) propanolique 0,1 M. *3008400.*
Préparez la solution d'après les indications données pour l'*hydroxyde de tétrabutylammonium 0,1 M* en remplaçant le *toluène R* par le *2-propanol R* et déterminez le titre comme indiqué dans cette rubrique.

Zinc (chlorure de) 0,05 M. *3008500.*
Dissolvez 6,82 g de *chlorure de zinc R* (pesés avec précaution) dans de l'*eau R*. Si nécessaire ajoutez, goutte à goutte, de l'*acide chlorhydrique dilué R* jusqu'à disparition de l'opalescence. Complétez à 1000,0 ml avec de l'*eau R*.

Détermination du titre. Prélevez 20,0 ml de la solution de chlorure de zinc, ajoutez 5 ml d'*acide acétique dilué R* et effectuez le dosage du zinc par complexométrie (*2.5.11*).

Zinc (sulfate de) 0,1 M. *3008600.*
Dissolvez 29 g de *sulfate de zinc R* dans de l'*eau R* et complétez à 1000,0 ml avec le même solvant.

Détermination du titre. Prélevez 20,0 ml de la solution de sulfate de zinc, ajoutez 5 ml d'*acide acétique dilué R* et effectuez le dosage du zinc par complexométrie (*2.5.11*).

4. Réactifs

5. TEXTES GÉNÉRAUX

5.1. TEXTES GÉNÉRAUX SUR LA STÉRILITÉ

5.1. TEXTES GÉNÉRAUX SUR LA STÉRILITÉ

5.1.1. MÉTHODES DE PRÉPARATION DES PRODUITS STÉRILES

La stérilité est l'absence de microorganismes viables. La réalisation d'essais ne suffit pas à garantir la stérilité d'un produit, et l'assurance de la stérilité passe également par l'application de procédés de production convenablement validés. Il est essentiel d'étudier l'effet de la méthode de stérilisation choisie sur le produit (récipient ou emballage final compris) sous l'aspect de son efficacité et du maintien de l'intégrité du produit, et de valider cette méthode avant de la mettre en pratique. Il est recommandé de choisir un récipient qui soit compatible avec l'emploi de la méthode de stérilisation optimale. La mise en œuvre scrupuleuse d'un procédé validé est une condition à respecter sous peine d'obtenir un produit non stérile ou détérioré. Une nouvelle validation est effectuée chaque fois que des changements majeurs sont apportés à la procédure de stérilisation, y compris en ce qui concerne la charge. Il va de soi que les principes de bonnes pratiques de fabrication (décrits par exemple dans le Guide CEE relatif aux BPF) auront été observés lors la mise au point du procédé, notamment quant aux aspects suivants :

- emploi d'un personnel qualifié et convenablement formé,
- utilisation de locaux adéquats,
- utilisation d'un équipement de production approprié, conçu pour pouvoir être facilement nettoyé et stérilisé,
- respect des précautions requises pour réduire la charge microbienne (biocharge) avant la stérilisation,
- mise en œuvre de méthodes validées, à toutes les étapes critiques de la production,
- surveillance de l'environnement et contrôles en cours de production.

Les précautions à prendre pour limiter la charge microbienne avant la stérilisation comprennent l'utilisation de composés présentant un niveau suffisamment faible de contamination microbienne. Une surveillance microbiologique et l'établissement de limites appropriées peuvent être souhaitables pour les composants comportant des risques de contamination en raison de leur origine, de leur nature ou de leur mode de préparation.

Les méthodes décrites ici s'appliquent principalement à l'inactivation ou l'élimination des bactéries, levures et moisissures. Toutefois, pour les produits biologiques d'origine animale ou humaine, ou lorsque du matériel d'origine animale ou humaine est utilisé pour la production, il est nécessaire de démontrer dans le cadre de la validation que le procédé utilisé permet d'éliminer ou d'inactiver les contaminants viraux potentiels. Des indications sont fournies à cet égard, par exemple, dans les Notes Explicatives CEE.

Il convient, chaque fois que possible, de choisir un procédé permettant la stérilisation du produit dans son récipient final (stérilisation terminale). Lorsqu'un procédé de stérilisation terminale (par la vapeur, la chaleur sèche ou l'irradiation) totalement validé est utilisé, il peut être admis, sous réserve de l'approbation de l'Autorité compétente, de recourir à la libération paramétrique, c'est à dire de se fonder pour la libération d'un lot d'unités stérilisées sur les données de production plutôt que sur les résultats d'un essai de stérilité effectué sur un échantillon prélevé dans ce lot.

Si la stérilisation terminale n'est pas possible, il convient de recourir à la filtration sur filtre antibactérien ou au traitement aseptique ; chaque fois que possible, un traitement complémentaire approprié (par exemple chauffage) est appliqué au produit dans son récipient final. Dans tous les cas, le récipient et le système de fermeture doivent maintenir la stérilité du produit pendant toute sa durée de conservation.

NIVEAU D'ASSURANCE DE STÉRILITÉ (NAS)

Dans les cas appropriés, il est fait référence dans les méthodes décrites ci-dessous au concept de « niveau d'assurance de la stérilité », ou « NAS ». On ne peut en effet ni garantir dans l'absolu, ni vérifier, la stérilité de tous les articles contenus dans une population ayant fait l'objet d'un traitement de stérilisation. L'inactivation des microorganismes par des procédés physiques ou chimiques suit une loi exponentielle, et il existe par conséquent toujours une certaine probabilité statistique qu'un microorganisme puisse survivre à la stérilisation. Pour un procédé donné, cette probabilité de survie est fonction du nombre, du type et de la résistance des microorganismes présents, ainsi que de l'environnement dans lequel ils se trouvent au cours du traitement. Le NAS d'un procédé de stérilisation indique le degré d'assurance avec lequel une population d'articles est rendue stérile par le procédé considéré. Le NAS pour un procédé donné est exprimé comme la probabilité d'occurrence d'un article non stérile dans cette population. Un NAS de 10^{-6}, par exemple, correspond à une probabilité d'au plus 1 microorganisme viable pour 1×10^6 unités stérilisées du produit final. Le NAS associé à un procédé, pour un produit donné, est établi sur la base d'études de validation appropriées.

MÉTHODES ET CONDITIONS DE STÉRILISATION

La stérilisation peut être effectuée par l'une des méthodes décrites ci-dessous. Il est admis d'utiliser des variantes ou combinaisons de ces méthodes à condition que la procédure choisie soit validée à la fois sous l'aspect de son efficacité et du maintien de l'intégrité du produit, récipient ou emballage compris.

Quelle que soit la méthode de stérilisation employée, les paramètres critiques font l'objet d'une surveillance visant à confirmer que l'ensemble du lot est soumis, pendant toute la durée du traitement, aux conditions de stérilisation préalablement définies. Cette exigence est valable dans tous les cas, y compris lorsque sont appliquées des conditions de référence.

STÉRILISATION TERMINALE

Pour la stérilisation terminale, il est essentiel de prendre en compte la non-uniformité des conditions physiques et, le cas échéant, chimiques, réalisées dans l'enceinte de stérilisation. L'emplacement le moins accessible à l'agent de stérilisation (par ex. le point le plus froid d'un autoclave) est déterminé pour chaque configuration de chargement et chaque type et taille de récipients ou d'emballages. Il convient également de déterminer la dose minimale létale résultant du cycle de stérilisation et la reproductibilité du cycle de stérilisation, pour s'assurer que toutes les charges soumises à stérilisation recevront le traitement requis.

Après mise au point d'un procédé de stérilisation terminale, il est pris connaissance de ses performances en routine, chaque fois que possible, par surveillance et enregistrement approprié des conditions physiques, et le cas échéant chimiques, atteintes par la charge, dans l'enceinte, pendant toute la durée de chaque cycle de stérilisation.

Stérilisation par la vapeur (passage en autoclave). Lorsqu'elle est applicable, la stérilisation par la vapeur saturée sous pression est la méthode recommandée, notamment pour les solutions aqueuses. Pour cette méthode

5. Textes généraux

de stérilisation terminale, les conditions de référence applicables aux préparations aqueuses sont de 121 °C minimum pendant 15 min. D'autres combinaisons de température et de durée peuvent être utilisées à condition qu'il ait été démontré que le procédé choisi assure un taux de létalité adéquat et reproductible lorsqu'il est appliqué en routine dans les limites des tolérances établies. Les méthodes et précautions employées sont telles qu'elles permettent d'obtenir un NAS d'au moins 10^{-6}. Des informations relatives à la validation au moyen du concept F_0 sont données plus loin (*5.1.5*).

Les paramètres physiques (température et pression) régnant à l'intérieur de l'autoclave au cours du processus de stérilisation sont relevés. La température est généralement mesurée au moyen de sondes installées à l'intérieur de plusieurs récipients représentatifs ainsi qu'aux emplacements préalablement identifiés comme les plus froids dans l'enceinte chargée. Les paramètres physiques sont enregistrés pendant toute la durée de chaque cycle, par exemple sous la forme d'un diagramme température-temps ou sous toute autre forme appropriée.

Lorsqu'il est procédé à une évaluation biologique, il convient d'utiliser un indicateur biologique approprié (*5.1.2*).

Stérilisation par la chaleur sèche. Pour cette méthode de stérilisation terminale, les conditions de référence sont de 160 °C minimum pendant 2 h au moins. D'autres combinaisons de température et de durée peuvent être utilisées à condition qu'il ait été démontré que le procédé choisi assure un taux de létalité adéquat et reproductible lorsqu'il est utilisé en routine dans les limites de tolérance établies. Les méthodes et précautions employées doivent permettre d'obtenir un NAS d'au moins 10^{-6}.

La stérilisation par la chaleur sèche est réalisée dans un four muni d'une ventilation forcée ou d'un autre dispositif spécialement conçu. Le chargement du stérilisateur est effectué de telle sorte que la température soit uniforme dans l'ensemble de la charge. Des données relatives à la température interne du stérilisateur au cours du processus de stérilisation sont recueillies, généralement au moyen de sondes installées à l'intérieur de plusieurs récipients représentatifs ainsi qu'aux emplacements préalablement identifiés comme les plus froids dans le stérilisateur chargé. La température est enregistrée pendant toute la durée de chaque cycle, sous une forme appropriée.

Lorsqu'il est procédé à une évaluation biologique, il convient d'utiliser un indicateur biologique approprié (*5.1.2*).

La chaleur sèche à plus de 220 °C est souvent utilisée pour la stérilisation et la dépyrogénisation de la verrerie. Dans ce cas, au lieu d'employer des indicateurs biologiques (*5.1.2*), il est possible de démontrer l'existence d'une réduction de 3 log des endotoxines résistant à la chaleur.

Stérilisation par irradiation ionisante. Ce mode de stérilisation est effectué par exposition du produit à un rayonnement ionisant, qui peut être un rayonnement gamma provenant d'un radio-isotope approprié (le cobalt 60 par exemple) ou un faisceau électronique énergisé au moyen d'un accélérateur d'électrons appropriés.

Il existe dans certains pays des réglementations régissant l'utilisation des rayonnements ionisants aux fins de stérilisation (voir par exemple les Notes explicatives CEE).

Pour cette méthode de stérilisation terminale, la dose de référence (dose absorbée) est de 25 kGy. D'autres valeurs peuvent être utilisées à condition qu'il ait été démontré que la dose choisie assure un taux de létalité adéquat et reproductible lorsqu'elle est appliquée en routine dans les limites de tolérance établies. Les méthodes et précautions employées doivent permettre d'obtenir un NAS d'au moins 10^{-6}.

Pendant le processus de stérilisation, le rayonnement absorbé par le produit fait l'objet de contrôles réguliers, effectués par des procédés dosimétriques reconnus permettant de mesurer la dose réellement reçue par le produit, indépendamment du taux d'irradiation. Les dosimètres sont étalonnés par rapport à une source étalon, dans une installation d'irradiation de référence, lors de la réception, puis à intervalles de temps appropriés qui ne doivent pas dépasser un an.

Lorsqu'il est procédé à une évaluation biologique, il convient d'utiliser un indicateur biologique approprié (*5.1.2*).

Stérilisation par les gaz. Cette méthode de stérilisation n'est à utiliser que lorsqu'aucun autre procédé n'est applicable. Il est essentiel d'assurer la pénétration du gaz et de l'humidité dans le produit à stériliser, et d'utiliser ensuite un procédé d'élimination du gaz dans des conditions dont il a été préalablement établi qu'elles permettent de ramener, dans le produit stérilisé, les résidus ou produits de transformation du gaz à une concentration inférieure à celle qui peut provoquer des effets toxiques lors de l'utilisation du produit. A cet égard, des indications concernant l'emploi de l'oxyde d'éthylène sont fournies, par exemple, dans les Notes explicatives CEE.

Il convient, chaque fois que possible, de mesurer et d'enregistrer la concentration en gaz, l'humidité relative, la température et la durée du processus de stérilisation. Les mesures sont effectuées aux emplacements les plus défavorables du point de vue de la réalisation des conditions de stérilisation, ces emplacements ayant été déterminés lors de la validation.

L'efficacité du procédé est vérifiée, pour chaque charge stérilisée, à l'aide d'indicateurs biologiques appropriés (*5.1.2*).

Un échantillon approprié de chaque lot est soumis à l'essai de stérilité (*2.6.1*) avant libération du lot.

FILTRATION

Certains principes actifs ou produits qui ne peuvent pas faire l'objet d'une stérilisation terminale peuvent être traités par filtration, avec un type de filtre reconnu satisfaisant à l'issue d'une épreuve microbienne réalisée avec un microorganisme d'essai approprié. Une suspension de *Pseudomonas diminuta* (ATCC 19146, NCIMB 11091 ou CIP 103020) peut convenir. Il est recommandé d'appliquer une charge d'épreuve d'au moins 10^7 UFC par centimètre carré de surface active de filtration et de préparer la suspension dans du bouillon tryptone-soja qui, après passage à travers le filtre, est recueillie dans des conditions aseptiques et mise en incubation dans des conditions aérobies à 32 °C. Ces produits nécessitent des précautions spéciales. Le procédé et l'environnement de production sont choisis de façon à limiter les risques de contamination microbienne, et ils font régulièrement l'objet de contrôles appropriés. L'équipement, les récipients et fermetures et, si possible, les composants du produit sont soumis à un procédé de stérilisation approprié. Il est recommandé d'effectuer la filtration aussi près que possible du point de remplissage. Les opérations qui suivent la filtration stérilisante sont réalisées dans des conditions aseptiques.

Les solutions sont filtrées sur une membrane antibactérienne, de porosité nominale inférieure ou égale à 0,22 µm, ou sur un autre type de filtre possédant des propriétés de rétention bactérienne équivalentes. Des précautions doivent être prises pour éviter à la fois les pertes de soluté par adsorption sur le filtre et le relargage de contaminants par le filtre. Il convient de tenir compte de la contamination microbienne avant filtration, de la capacité du filtre, de la taille des lots et de la durée de filtration. Un même filtre ne doit pas être utilisé pendant une durée supérieure à celle qui a été définie comme adéquate lors de la validation du couple filtre-produit considéré.

L'intégrité des filtres stérilisants assemblés est vérifiée avant et après usage, au moyen d'essais adaptés au type de filtre et à l'étape où est effectuée la vérification (par exemple point de bulle, résistance à la pression, ou taux de diffusion).

Du fait des risques supplémentaires que comporte la filtration, par rapport aux autres méthodes de stérilisation, il peut être souhaitable de procéder à une pré-filtration sur filtre antibactérien dans les cas où il est impossible de limiter la contamination microbienne par d'autres moyens.

PRÉPARATION ASEPTIQUE

L'objectif de la préparation aseptique est de maintenir la stérilité d'un produit obtenu à partir de composants préalablement stérilisés par l'une des méthodes citées plus haut. Le moyen d'atteindre cet objectif est d'opérer dans des conditions et au sein d'installations conçues pour empêcher la contamination microbienne. La préparation aseptique peut comprendre le remplissage et la fermeture aseptique des récipients, le mélange aseptique des composants de la formulation suivi du remplissage et du conditionnement aseptiques.

Pour maintenir la stérilité des composants et du produit au cours de la préparation, il convient de porter une attention vigilante aux aspects suivants :

- environnement,
- personnel,
- surfaces critiques,
- stérilisation des récipients/fermetures et opérations de transfert,
- durée maximale de stockage du produit avant mise en récipient final.

La validation du procédé de préparation comprend des contrôles adéquats portant sur l'ensemble de ces paramètres, et le procédé lui-même fait l'objet de vérifications régulières par simulation avec des milieux de croissance microbienne, qui sont ensuite mis en incubation et examinés en vue de la détection d'une éventuelle contamination microbienne.

Par ailleurs, dans le cas des produits stérilisés par filtration ou préparés dans des conditions aseptiques, un échantillon approprié de chaque lot est soumis à l'essai de stérilité (*2.6.1*) avant libération du lot.

5.1.2. INDICATEURS BIOLOGIQUES DE STÉRILISATION

Les indicateurs biologiques sont des préparations normalisées de microorganismes sélectionnés, utilisées pour évaluer l'efficacité d'un procédé de stérilisation. Ils sont généralement constitués par une population de spores bactériennes déposées sur un support inerte, par exemple une bandelette de papier filtre, une lame de verre ou un tube de matériau plastique. Le support ensemencé est emballé de telle sorte que l'ensemble soit protégé de toute altération ou contamination, tout en permettant à l'agent stérilisant d'entrer en contact avec les microorganismes. Les suspensions bactériennes peuvent être présentées en ampoules scellées. Les indicateurs biologiques sont préparés de façon à pouvoir être conservés dans des conditions définies. Une date de péremption est déterminée.

Des microorganismes de la même espèce bactérienne que les bactéries utilisées pour fabriquer les indicateurs biologiques peuvent être inoculés directement dans un produit liquide à stériliser, ou dans un produit liquide similaire au produit à stériliser. Dans ce cas, la preuve doit être faite que le produit liquide n'a pas d'effet inhibiteur sur les spores utilisées, en particulier quant à leur germination.

Les indicateurs biologiques sont caractérisés par le nom de l'espèce bactérienne du microorganisme témoin, le numéro de la souche dans la collection d'origine, le nombre de spores viables par support et la valeur D. La valeur D est la valeur d'un paramètre de stérilisation (durée ou dose absorbée) nécessaire pour réduire jusqu'à 10 pour cent de sa valeur initiale le nombre de microorganismes viables. Elle n'a de signification que dans des conditions expérimentales bien définies. Seuls les microorganismes indiqués sont présents. Des indicateurs biologiques comportant plus d'une espèce bactérienne sur le même support peuvent être utilisés. Des renseignements concernant le milieu de culture et les conditions d'incubation sont fournis.

Il est recommandé de déposer les indicateurs biologiques aux emplacements considérés comme les moins accessibles à l'agent de stérilisation, si possible identifiés comme tels par des mesures physiques préalables. Après exposition à l'agent stérilisant, une technique aseptique est appliquée pour le transfert des supports chargés de spores dans les milieux de culture, pour éviter tout risque de contamination à la révélation. Des indicateurs biologiques, comportant une ampoule de milieu de culture directement placée dans l'emballage protégeant le support ensemencé, peuvent être utilisés.

Le choix des microorganismes témoins est effectué sur la base des critères suivants :

a) la résistance de la souche témoin à la méthode de stérilisation considérée doit être importante comparée à celle de tous les microorganismes pathogènes et des microorganismes potentiellement présents dans le produit,

b) la souche témoin doit être non pathogène,

c) la souche témoin doit se développer facilement.

Après incubation, l'existence d'une croissance des microorganismes témoins qui ont été soumis au procédé de stérilisation démontre l'insuffisance de ce procédé.

Stérilisation par la vapeur. L'utilisation des indicateurs biologiques destinés à la stérilisation par la vapeur est recommandée pour la validation des cycles de stérilisation. L'utilisation de spores de *Bacillus stearothermophilus* (par exemple ATCC 7953, NCTC 10007, NCIMB 8157 ou CIP 52.81) est recommandée. Le nombre de spores viables par support est supérieur à 5×10^5 et la valeur D à 121 °C est supérieure à 1,5 min. Il est vérifié que l'exposition à la vapeur des indicateurs biologiques durant 6 min à 121 ± 1 °C laisse des spores revivifiables, et qu'il n'y a pas de croissance des microorganismes témoins après exposition à la vapeur des indicateurs biologiques durant 15 min à 121 ± 1 °C.

Stérilisation par la chaleur sèche. L'utilisation de spores de *Bacillus subtilis* (par exemple var. *niger* ATCC 9372, NCIMB 8058 ou CIP 77.18) est recommandée pour la préparation des indicateurs biologiques. Le nombre de spores viables par support est supérieur à 1×10^5 et la valeur D à 160 °C est de l'ordre de 5 min à 10 min. La chaleur sèche à plus de 220 °C est souvent utilisée pour la stérilisation et la dépyrogénisation de la verrerie. Dans ce cas, au lieu d'employer des indicateurs biologiques, il est possible de démontrer l'existence d'une réduction de 3 log des endotoxines bactériennes résistant à la chaleur.

Stérilisation par irradiation. Les indicateurs biologiques peuvent être utilisés pour la surveillance des opérations de routine, comme moyen supplémentaire d'évaluer l'efficacité de la dose d'irradiation choisie, particulièrement dans le cas de la stérilisation par électrons accélérés. L'utilisation

5. Textes généraux

de spores de *Bacillus pumilus* (par exemple ATCC 27.142, NCTC 10327, NCIMB 10692 ou CIP 77.25) est recommandée. Le nombre de spores viables par support est supérieur à 1×10^7 et la valeur D est supérieure à 1,9 kGy. Il est vérifié qu'il n'y a pas de croissance des microorganismes témoins après exposition des indicateurs biologiques à 25 kGy (*dose minimale absorbée*).

Stérilisation par les gaz. L'utilisation d'indicateurs biologiques est nécessaire pour tous les procédés de stérilisation par les gaz, tant pour la validation des cycles que pour les opérations de routine. Le nombre de spores viables par support est supérieur à 5×10^5. L'utilisation de spores de *Bacillus stearothermophilus* (par exemple ATCC 7953, NCTC 10007, NCIMB 8157 ou CIP 52.81) est recommandée pour le peroxyde d'hydrogène et l'acide peracétique, celle de spores de *Bacillus subtilis* (par exemple var. *niger* ATCC 9372, NCIMB 8058 ou CIP 77.18) pour l'oxyde d'éthylène et le formaldéhyde. Les paramètres de résistance sont connus pour le procédé utilisé : par exemple, pour l'oxyde d'éthylène, la valeur D est supérieure à 2,5 min pour un cycle d'essai mettant en jeu 600 mg/l d'oxyde d'éthylène, à 54 °C et sous 60 pour cent d'humidité relative. Il est vérifié qu'il n'y a pas de croissance des microorganismes témoins après exposition des indicateurs biologiques pendant 60 min au cycle d'essai décrit ci-dessus, et que l'exposition des indicateurs pendant 15 min à un cycle à température réduite (600 mg/l, 30 °C et 60 pour cent d'humidité relative) laisse des spores revivifiables. Il est essentiel que l'indicateur biologique soit capable de révéler l'existence, dans le stérilisateur et le produit, d'une humidification insuffisante pour assurer l'inactivation des microorganismes déshydratés ; l'exposition des indicateurs à 600 mg/l d'oxyde d'éthylène, pendant 60 min, à 54 °C et sans humidification doit laisser des spores revivifiables.

5.1.3. EFFICACITÉ DE LA CONSERVATION ANTIMICROBIENNE

Dans le cas où les préparations pharmaceutiques elles-mêmes ne possèdent pas de propriétés antimicrobiennes adéquates, des agents de conservation antimicrobienne peuvent être ajoutés, spécialement aux préparations aqueuses, pour éviter la prolifération ou limiter la contamination microbienne qui, dans les conditions normales de conservation et d'emploi, notamment pour des récipients multidoses, pourrait se produire et entraîner un risque d'infection pour le malade et une détérioration de la préparation. Les agents de conservation antimicrobienne ne doivent pas remplacer des bonnes pratiques de fabrication.

L'efficacité d'un agent de conservation antimicrobienne peut être accrue ou diminuée par le composant actif de la préparation ou par la composition de la préparation dans laquelle il est incorporé ou par le récipient et le mode de fermeture adopté. L'activité antimicrobienne de la préparation dans son récipient définitif est évaluée pour sa durée de validité, afin de s'assurer que cette activité ne se modifie pas au cours de la période de conservation. Ces examens peuvent être effectués sur des échantillons prélevés à partir du récipient définitif immédiatement avant l'essai.

Au cours de la phase de développement d'une préparation pharmaceutique, il doit être démontré que l'activité antimicrobienne de la préparation telle quelle ou, si nécessaire, additionnée d'un ou de plusieurs agents de conservation, assure une protection appropriée contre les effets nocifs qui peuvent résulter d'une contamination microbienne ou d'une prolifération au cours de la conservation et de l'usage de la préparation.

L'efficacité de l'activité antimicrobienne peut être démontrée à l'aide de l'essai décrit ci-dessous. L'essai n'est pas destiné au contrôle de routine.

ESSAI DE L'EFFICACITÉ DE LA CONSERVATION ANTIMICROBIENNE

L'essai consiste en la contamination artificielle de la préparation, si possible dans son récipient définitif, au moyen d'un inoculum de microorganismes appropriés prescrit, au maintien de la préparation inoculée à une température prescrite, au prélèvement d'échantillons à partir du récipient à intervalles de temps donnés et au dénombrement des organismes dans les échantillons ainsi prélevés.

Les propriétés de conservation de la préparation sont adéquates si, dans les conditions de l'essai, une diminution importante ou, selon le cas, l'absence d'augmentation du nombre de microorganismes dans la préparation ensemencée se produit après les temps et aux températures prescrits. Les critères d'acceptation, en terme de diminution du nombre de microorganismes en fonction du temps, varient pour les diverses catégories de préparations, selon le degré de protection recherché (voir tableaux 5.1.3.-1, 5.1.3.-2, 5.1.3.-3).

Microorganismes d'essai

Pseudomonas aeruginosa	ATCC 9027 ; NCIMB 8626 ; CIP 82.118.
Staphylococcus aureus	ATCC 6538 ; NCTC 10788 ; NCIMB 9518 ; CIP 4.83.
Candida albicans	ATCC 10231 ; NCPF 3179 ; IP 48.72.
Aspergillus niger	ATCC 16404 ; IMI 149007 ; IP 1431.83.

Les essais sont effectués à l'aide de souches uniques. Aux microorganismes prescrits peuvent être ajoutées, dans les cas appropriés, d'autres souches ou espèces qui peuvent représenter des contaminants potentiels de la préparation. Il est recommandé d'utiliser, par exemple, *Escherichia coli* (ATCC 8739 ; NCIMB 8545 ; CIP 53.126) pour toutes les préparations orales et *Zygosaccharomyces rouxii* (NCYC 381 ; IP 2021.92) pour les préparations orales à concentration élevée en sucre.

Préparation de l'inoculum

Avant l'essai, ensemencez la surface d'un milieu gélosé B (*2.6.12*) pour les bactéries ou celle d'un milieu gélosé C sans addition d'antibiotique (*2.6.12*) pour les champignons, avec la culture mère récemment obtenue de chacun des microorganismes spécifiés. Incubez les cultures bactériennes à une température de 30 °C à 35 °C pendant 18 h à 24 h, la culture de *C. albicans* à une température de 20 °C à 25 °C pendant 48 h et la culture de *A. niger* à une température de 20 °C à 25 °C pendant 1 semaine ou jusqu'à obtention d'une sporulation satisfaisante. Des subcultures peuvent être nécessaires après reprise des microorganismes, avant qu'ils n'atteignent leur état optimal, mais il est recommandé de maintenir au minimum le nombre de repiquages.

Pour récolter les cultures bactériennes de *C. albicans*, utilisez un liquide de suspension stérile contenant 9 g/l de *chlorure de sodium R* et 1 g/l de peptone. Dispersez et transférez la culture développée en surface dans un récipient approprié. Ajoutez une quantité de liquide de suspension suffisante pour réduire le nombre de microorganismes à 10^8 environ par millilitre. Pour récolter la culture de *A. niger*, utilisez un liquide de suspension stérile contenant 9 g/l de *chlorure de sodium R* et 0,5 g/l de *polysorbate 80 R* et ajustez le nombre des spores à 10^8 environ par millilitre avec la même solution.

Prélevez immédiatement un échantillon approprié de chaque suspension et déterminez le nombre d'unités formant colonie par millilitre dans chaque suspension par dénombrement sur plaques ou par filtration sur membrane (*2.6.12*). Ce chiffre sert à déterminer l'inoculum et le niveau de base à employer dans l'essai. Les suspensions doivent être utilisées immédiatement.

PROCÉDÉ

Pour le dénombrement des microorganismes viables dans les préparations ensemencées, utilisez le même milieu gélosé que celui employé dans la culture initiale du microorganisme correspondant.

Ensemencez une série de récipients du produit à examiner avec une suspension de l'un des microorganismes d'essais afin d'obtenir un inoculum de 10^5 à 10^6 microorganismes par millilitre ou par gramme de préparation. Le volume de la suspension de l'inoculum ne dépasse pas 1 pour cent du volume du produit. Mélangez soigneusement pour assurer une répartition homogène.

Maintenez le produit ensemencé à une température de 20 °C à 25 °C à l'abri de la lumière. Prélevez des échantillons appropriés de chaque récipient, par exemple 1 millilitre ou 1 gramme, au temps zéro et aux intervalles appropriés, selon le type de préparation, et déterminez le nombre de microorganismes viables par dénombrement sur plaques ou par filtration sur membrane (*2.6.12*), en vérifiant que toute activité antimicrobienne résiduelle dans la préparation est éliminée par dilution, par filtration ou par l'utilisation d'un neutralisant spécifique. Lorsque des procédés de dilution sont utilisés, tenez compte de la réduction de la sensibilité dans la détection de petits nombres de microorganismes viables. Lorsqu'un neutralisant spécifique est utilisé, la capacité du système à permettre la croissance des microorganismes d'essai est confirmée à l'aide de contrôles appropriés.

La méthode est validée afin de vérifier sa capacité à mettre en évidence la réduction requise du nombre de microorganismes viables.

CRITÈRES D'ACCEPTATION

Les critères pour l'évaluation de l'activité antimicrobienne sont donnés dans les tableaux 5.1.3.-1, 5.1.3.-2 et 5.1.3.-3 en termes de réduction logarithmique du nombre de microorganismes viables par rapport à la valeur obtenue pour l'inoculum.

Tableau 5.1.3.-1. - *Préparations parentérales et ophtalmiques*

		Réduction logarithmique				
		6 h	24 h	7 j	14 j	28 j
Bactéries	A	2	3	-	-	NR*
	B	-	1	3	-	NI**
Champignons	A	-	-	2	-	NI
	B	-	-	-	1	NI

*NR : non retrouvé

**NI : pas d'augmentation

Les critères A représentent l'efficacité qu'il est recommandé d'atteindre. Dans des cas justifiés, lorsque les critères A ne peuvent être respectés, par exemple en raison d'une augmentation du risque de réactions indésirables, les critères B s'appliquent.

Tableau 5.1.3.-2. - *Préparations pour application locale*

		Réduction logarithmique			
		2 j	7 j	14 j	28 j
Bactéries	A	2	3	-	NI
	B	-		3	NI
Champignons	A	-		2	NI
	B	-		1	NI

Les critères A représentent l'efficacité qu'il est recommandé d'atteindre. Dans des cas justifiés, lorsque les critères A ne peuvent être respectés, par exemple en raison d'une augmentation du risque de réactions indésirables, les critères B s'appliquent.

Tableau 5.1.3.-3. - *Préparations orales*

	Réduction logarithmique	
	14 j	28 j
Bactéries	3	NI
Champignons	1	NI

Ces critères représentent l'efficacité qu'il est recommandé d'atteindre.

5.1.4. QUALITÉ MICROBIOLOGIQUE DES PRÉPARATIONS PHARMACEUTIQUES

Le chapitre suivant est publié à titre d'information.

Lors de la fabrication, du conditionnement, de la conservation et de la distribution des préparations pharmaceutiques, des mesures appropriées doivent être prises pour assurer la qualité microbiologique du produit. Les préparations pharmaceutiques devraient satisfaire aux essais spécifiés ci-dessous.

Catégorie 1

Préparations obligatoirement stériles aux termes de la monographie de la forme pharmaceutique correspondante, et autres préparations étiquetées stériles.

– Essai de stérilité (*2.6.1*).

Catégorie 2

Préparations pour application locale ou pour administration dans les voies respiratoires, à l'exception des préparations obligatoirement stériles, et dispositifs transdermiques.

– Dénombrement des germes aérobies viables totaux (*2.6.12*). Au maximum 10^2 microorganismes (bactéries aérobies plus moisissures et levures) par gramme, par millilitre ou par dispositif transdermique (film protecteur et couche support compris).
– Entérobactéries et certaines autres bactéries gram-négatives (*2.6.13*). Dispositifs transdermiques : absence de bactéries, vérifiée sur 1 dispositif (film protecteur et couche support compris). Autres préparations : au maximum 10^1 bactéries par gramme ou par millilitre.
– Absence de *Pseudomonas aeruginosa*, vérifiée sur 1 g, 1 ml ou un dispositif (film protecteur et couche support compris) (*2.6.13*).
– Absence de *Staphylococcus aureus*, vérifiée sur 1 g, 1 ml ou un dispositif (film protecteur et couche support compris) (*2.6.13*).

Catégorie 3

A. *Préparations pour administration par voie orale ou rectale.*

– Dénombrement des germes aérobies viables totaux (*2.6.12*). Au maximum 10^3 bactéries et 10^2 moisissures et levures par gramme ou par millilitre.

– Absence d'*Escherichia coli* (1 g ou 1 ml) (*2.6.13*).

B. *Préparations pour administration orale contenant des matières premières d'origine naturelle (animale, végétale ou minérale), lorsqu'un prétraitement antimicrobien est impossible et que l'Autorité compétente admet une contamination microbienne des matières premières supérieure à 10^3 microorganismes viables par gramme ou par millilitre. Sont exclus les médicaments à base de plantes décrits dans la catégorie 4.*

– Dénombrement des germes aérobies viables totaux (*2.6.12*). Au maximum 10^4 bactéries et 10^2 moisissures et levures par gramme ou par millilitre.

– Entérobactéries et certaines autres bactéries gram-négatives (*2.6.13*). Au maximum 10^2 bactéries par gramme ou par millilitre.

– Absence de salmonelles (10 g ou 10 ml) (*2.6.13*).

– Absence d'*Escherichia coli* (1 g ou 1 ml) (*2.6.13*).

– Absence de *Staphylococcus aureus* (1 g ou 1 ml) (*2.6.13*).

Catégorie 4

Médicaments à base de plantes exclusivement composés d'une ou plusieurs drogues végétales (entières, en fragments ou en poudre)

A. *Médicaments à base de plantes dont l'emploi fait intervenir de l'eau bouillante*

– Dénombrement des germes aérobies viables totaux (*2.6.12*). Au maximum 10^7 bactéries et 10^5 moisissures et levures par gramme ou par millilitre.

– Au maximum 10^2 *Escherichia coli* par gramme ou par millilitre (*2.6.13*, en utilisant des dilutions appropriées).

B. *Médicaments à base de plantes dont l'emploi ne fait pas intervenir d'eau bouillante*

– Dénombrement des germes aérobies viables totaux (*2.6.12*). Au maximum 10^5 bactéries et 10^4 moisissures et levures par gramme ou par millilitre.

– Entérobactéries et certaines autres bactéries gram-négatives (*2.6.13*). Au maximum 10^3 bactéries par gramme ou par millilitre.

– Absence d'*Escherichia coli* (1 g ou 1 ml) (*2.6.13*).

– Absence de salmonelles (10 g ou 10 ml) (*2.6.13*).

5.1.5. APPLICATION DU CONCEPT F_0 À LA STÉRILISATION PAR LA VAPEUR DES PRÉPARATIONS AQUEUSES

Le chapitre suivant est publié à titre d'information.

La valeur F_0 associée à un procédé de stérilisation par la vapeur saturée exprime sa létalité, en termes de temps (en minutes) d'exposition à une température de 121 °C qui serait nécessaire pour obtenir le même résultat qu'avec le procédé utilisé, appliqué au produit dans son récipient final, par rapport à des microorganismes possédant une valeur Z de 10.

La F_0 totale d'un procédé prend en compte les phases de montée en température et de refroidissement du cycle, et peut être calculée par intégration par rapport au temps des taux de létalité associés à des intervalles de température discrets.

Lorsqu'un cycle de stérilisation par la vapeur est choisi sur la base du concept F_0, il faut s'assurer qu'il permet d'obtenir de façon constante une assurance de stérilité adéquate. Pour valider le procédé, il peut également être nécessaire d'effectuer un suivi microbiologique continu et rigoureux pendant la production de routine, afin de démontrer que les paramètres microbiologiques restent compris dans les tolérances établies, de façon à donner un NAS d'au moins 10^{-6}.

Dans le contexte de la stérilisation par la vapeur, la valeur Z caractérise la résistance d'un microorganisme aux variations de température. Elle est définie comme la variation de température nécessaire pour modifier la valeur D d'un facteur 10.

La valeur D est la valeur d'un paramètre de stérilisation (durée ou dose absorbée) nécessaire pour réduire jusqu'à 10 pour cent de sa valeur initiale le nombre de microorganismes viables. La valeur D n'a de signification que dans des conditions expérimentales bien définies.

Il existe entre ces différents paramètres les relations mathématiques suivantes :

$$F_0 = D_{121}\,(\log N_0 - \log N) = D_{121} \log IF$$

D_{121} = valeur D des spores de référence (*5.1.2*) à 121 °C,

N_0 = nombre initial de microorganismes viables,

N = nombre final de microorganismes viables,

IF = facteur d'inactivation.

$$Z = \frac{T_2 - T_1}{\log D_1 - \log D_2}$$

D_1 = valeur D du microorganisme à la température T_1,

D_2 = valeur D du microorganisme à la température T_2.

$$IF = N_0 - N = 10^{t/D}$$

t = temps d'exposition,

D = valeur D du microorganisme dans les conditions d'exposition.

5.2. TEXTES GÉNÉRAUX SUR LES VACCINS

5.2. TEXTES GÉNÉRAUX SUR LES VACCINS

5.2.1. TERMINOLOGIE UTILISÉE DANS LES MONOGRAPHIES SUR LES VACCINS

Système de lot de semence. Dans un système de lot de semence, les lots successifs d'un produit sont dérivés du même lot de semence primaire. Un lot de semence de travail est préparé à partir du lot de semence primaire en vue de la production de routine. L'origine et l'historique des passages du lot de semence primaire et du lot de semence de travail sont enregistrés.

Lot de semence primaire. Une culture d'un microorganisme répartie à partir d'un vrac unique en récipients traités ensemble en une seule opération et de manière à assurer l'uniformité et la stabilité et à prévenir la contamination. Un lot de semence primaire sous forme liquide est normalement conservé à une température égale ou inférieure à – 70 °C. Un lot de semence primaire cryodesséché est conservé à une température reconnue pour assurer sa stabilité.

Lot de semence de travail. Une culture d'un microorganisme dérivée du lot de semence primaire et destinée à être utilisée dans la production. Les lots de semence de travail sont répartis en récipients et conservés de la même manière que celle décrite pour les lots de semence primaires.

Système de banque de cellules. Dans un système de banque de cellules, les lots successifs d'un produit sont fabriqués par culture dans des cellules dérivées de la même banque de cellules primaire. Un certain nombre de récipients de la banque de cellules primaire est utilisé pour préparer une banque de cellules de travail. Le système de banque de cellules est validé au niveau de passage le plus élevé qui est atteint pendant la production de routine.

Banque de cellules primaire. Une culture de cellules répartie en récipients en une seule opération, traitée et conservée de manière à prévenir la contamination et à assurer l'uniformité et la stabilité. Une banque de cellules primaire est habituellement conservée à une température égale ou inférieure à – 70 °C.

Banque de cellules de travail. Une culture de cellules dérivée de la banque de cellules primaire et destinée à être utilisée dans la préparation de cultures cellulaires de production. La banque de cellules de travail est répartie en récipients, traitée et conservée comme il est décrit ci-dessus pour la banque de cellules primaire.

Cultures de cellules primaires. Cultures de cellules obtenues par trypsination d'un organe ou tissu approprié. Les cellules sont essentiellement identiques à celles du tissu animal d'origine et sont à un stade de production inférieur à 5 passages *in vitro* depuis la préparation initiale obtenue à partir du tissu animal.

Lignées cellulaires. Cultures de cellules ayant une capacité élevée de multiplication *in vitro*. Dans les lignées de cellules diploïdes, les cellules ont essentiellement les mêmes caractéristiques que les cellules du tissu animal d'origine. Dans les lignées cellulaires continues, les cellules peuvent se multiplier en culture de façon illimitée. Elles peuvent avoir pour origine un tissu sain ou un tissu tumoral. Certaines lignées cellulaires continues peuvent présenter une activité tumorigène potentielle dans certaines conditions.

Culture cellulaire de production. Une culture de cellules dérivée d'un ou de plusieurs récipients de la banque de cellules de travail ou une culture de cellules primaires et destinée à être utilisée dans la production.

Cellules témoins. Une quantité de cellules réservées, au moment de l'inoculation du virus, comme cultures cellulaires témoins non inoculées. Les cultures sont mises en incubation dans des conditions comparables à celles employées pour les cultures cellulaires de production.

Récolte unique. Le produit dérivé en une ou plusieurs occasions d'une seule culture cellulaire de production inoculée avec le même lot de semence de travail ou avec une suspension dérivée de ce lot, mise en incubation, et récoltée en une seule opération de production.

Mélange de récoltes monovalent. Un mélange de récoltes contenant une seule souche ou type de microorganisme ou d'antigène et dérivée d'œufs, de récipients de cultures cellulaires etc. traités en même temps.

Vrac final. Produit qui a subi toutes les étapes de fabrication à l'exclusion du conditionnement final. Il est constitué par un ou plusieurs mélanges de récoltes monovalents, provenant de cultures d'une ou de plusieurs espèces ou types de microorganismes, après éventuellement clarification, dilution ou addition d'adjuvant ou d'autre substance auxiliaire ou autres opérations. Il est traité de façon à assurer son homogénéité et est utilisé pour le remplissage des récipients d'un ou de plusieurs lot finals.

Lot final. Un ensemble de récipients définitifs, fermés, ou d'autres unités posologiques, dont on peut s'attendre qu'il soit homogène notamment vis-à-vis du risque de contamination pendant le remplissage ou la préparation du produit fini. Les unités posologiques sont remplies, ou préparées de toute autre manière, à partir du même vrac final, cryodesséchées ensemble, le cas échéant, et fermées dans une seule session continue de travail. Elles portent un nombre ou un code distinctif qui identifie le lot final. Si le vrac final est réparti ou cryodesséché en plusieurs sessions de travail distinctes, il en résulte plusieurs lots finals (parfois appelés sous-lots ou lots de répartition) dont la parenté est habituellement indiquée par une partie commune dans le nombre ou le code distinctif.

Vaccin combiné. Une préparation ayant plusieurs composants et formulée de telle façon que plusieurs antigènes sont administrés simultanément. Les différents composants antigéniques sont destinés à protéger contre différents types ou souches d'un même organisme ou contre différentes espèces d'organismes. Un vaccin combiné peut être présenté par le fabricant soit sous forme d'une préparation unique liquide ou cryodesséchée soit sous la forme de plusieurs constituants accompagnés des indications nécessaires pour le mélange avant emploi.

5.2.2. ÉLEVAGES DE POULETS EXEMPTS DE MICROORGANISMES PATHOGÈNES SPÉCIFIÉS POUR LA PRODUCTION ET LE CONTRÔLE DE QUALITÉ DES VACCINS

INTRODUCTION

Lorsqu'une monographie le spécifie, les poulets, les embryons et cultures cellulaires utilisés pour la production et le contrôle de qualité des vaccins sont obtenus à partir d'œufs produits par un élevage de poulets exempt de microorganismes pathogènes spécifiés (EOPS). Le statut d'un élevage EOPS est assuré au moyen du système décrit ci-dessous. La liste de microorganismes donnée est basée sur les connaissances actuelles et sera mise à jour si nécessaire.

PRINCIPES GÉNÉRAUX ET MÉTHODES

Un élevage est défini comme un groupe d'oiseaux partageant un environnement commun et dont l'éleveur n'a aucun contact avec des élevages non EOPS. Une fois l'élevage défini, aucun oiseau non EOPS n'est ajouté.

Pour les élevages EOPS établis sur une base de rotation, l'éclosion et l'élevage des remplaçants sont toujours effectués dans le poulailler à environnement contrôlé. Il est admis, sous réserve d'autorisation de l'Autorité compétente, d'introduire des embryons EOPS issus d'un élevage EOPS contrôlé appartenant à un autre poulailler du même site. A partir de l'âge de 8 semaines, ces oiseaux de remplacement sont considérés comme un élevage et font l'objet des contrôles mensuels décrits dans la monographie sous Essais ultérieurs. Au moment de la ponte, tous les oiseaux de remplacement sont soumis aux contrôles spécifiés sous Essai initial.

L'élevage est placé dans des conditions qui réduisent au minimum le risque de contamination. Il est installé à distance de tout élevage d'oiseaux non EOPS dans un isolateur ou sur un grillage dans un poulailler dont l'air est filtré sous pression positive. Des mesures appropriées sont prises afin d'empêcher l'accès de rongeurs, d'oiseaux sauvages, d'insectes et de personnes non autorisées.

Le personnel admis à y pénétrer ne doit avoir aucun contact avec d'autres oiseaux ou agent susceptible d'infecter l'élevage. Il est conseillé au personnel de se doucher et de changer de vêtements ou de porter des vêtements protecteurs avant de pénétrer dans le poulailler.

Les produits introduits dans le poulailler sont stérilisés. Les aliments subissent un traitement approprié afin d'éviter l'introduction de microorganismes indésirables et l'eau provient d'un réservoir chloré. Aucun médicament qui pourrait interférer avec la détection de maladie dans l'élevage n'est administré.

Un registre permanent de la santé générale de l'élevage est tenu et toute anomalie est prise en considération. Les facteurs à contrôler comprennent la morbidité, la mortalité, la condition physique générale, la consommation d'aliments, la ponte quotidienne et la qualité des œufs, la fertilité et l'éclosabilité. Les œufs souillés sont éliminés ; la surface des œufs propres encore chauds peut être désinfectée.

L'élevage provient de poulets exempts d'agents pathogènes transmis par voie verticale. En particulier, chaque poulet à l'origine de l'élevage fait l'objet d'un contrôle répété pour s'assurer qu'il est exempt de virus de la leucose et de leurs anticorps. Afin d'établir le statut EOPS d'un élevage, il est maintenu dans des conditions EOPS pendant une période d'essai d'au moins 4 mois. Il est démontré après 6 semaines et à la fin de la période d'essai que chaque animal de l'élevage est exempt de toute manifestation d'infection provoquée par les agents figurant dans la liste sous Essai initial.

Pour chaque nouvelle génération dans un élevage défini, la totalité de l'élevage subit à l'âge de 20 semaines au plus tard, les contrôles prescrits sous Essai initial. Après l'essai initial, les essais prescrits sous Essais ultérieurs sont effectués mensuellement sur un échantillon représentatif de 5 pour cent (10 oiseaux au minimum et 200 au maximum), avec un essai final 4 semaines après la dernière collecte des œufs.

Des échantillons de sang sont prélevés pour tous les essais sur un nombre approprié d'oiseaux au moment spécifié. Les échantillons de sérum obtenus sont examinés pour rechercher les anticorps contre les agents correspondants. Les essais de séroneutralisation sont effectués sur des mélanges de 5 sérums au maximum. Tous les autres essais sont effectués sur chaque sérum individuel. Des contrôles positifs et négatifs sont utilisés dans tous les essais. Les réactifs utilisés dans les essais sont étalonnés par rapport aux réactifs étalons internationaux ou européens lorsqu'ils sont disponibles. Dans le cas du virus de la leucose aviaire, en plus d'une recherche des anticorps effectuée sur les échantillons de sérum, des échantillons appropriés sont prélevés pour la recherche du virus.

En plus des essais sérologiques, un examen clinique est effectué, une fois par semaine au moins, afin de vérifier que les oiseaux sont exempts de variole aviaire et de signes d'autres infections. En cas de mortalité, des examens nécropsiques et, si nécessaire pour la confirmation d'un diagnostic, histopathologiques, sont effectués pour vérifier que les oiseaux morts sont exempts de tout signe d'infection. L'absence de *Salmonella* spp. est constatée par l'examen de cultures d'échantillons de fèces au moins une fois toutes les 4 semaines ; un mélange de 10 échantillons au maximum peut être utilisé pour les essais.

Si un résultat positif est obtenu dans un essai effectué pour définir le statut EOPS d'un élevage, l'élevage ne peut être qualifié de EOPS. Si un résultat positif est obtenu dans un essai effectué sur un élevage défini EOPS, l'élevage perd son statut d'élevage EOPS. Des dispositions particulières s'appliquent à l'agent de l'anémie des poussins (AAP), tel que décrit ci-dessous. Aucun poulet, embryon ou culture cellulaire, prélevé depuis le dernier essai négatif ne sera utilisé et tous les produits obtenus à partir de ces prélèvements seront détruits et les essais de contrôle de qualité effectués avec ces produits ne sont pas valables et seront répétés.

Pour retrouver son statut EOPS, l'élevage est maintenu dans des conditions EOPS et des essais de routine mensuels effectués sont poursuivis sur des échantillons de 5 pour cent, à cela près que chacun des oiseaux de l'élevage subit en outre une fois par mois un contrôle de détection de l'agent infectieux pour lequel un résultat positif a été obtenu. Les oiseaux infectés et leur descendance sont retirés de l'élevage. L'élevage retrouve son statut EOPS lorsque deux contrôles consécutifs ont donné des résultats totalement négatifs.

Un résultat positif dans l'essai de l'AAP ne disqualifie pas nécessairement l'élevage. Toutefois, les vaccins vivants, préparés à l'aide de substrats provenant d'élevages EOPS et devant être administrés à des oiseaux de moins de 7 jours, seront préparés sur des substrats provenant d'élevages exempts de l'AAP. Les vaccins inactivés administrés à des oiseaux de moins de 7 jours peuvent être fabriqués à partir de matériel provenant d'élevages dont il n'a pas été prouvé qu'ils sont exempts de l'AAP, à condition qu'il ait été démontré que le procédé d'inactivation appliqué est efficace sur l'AAP.

Un registre permanent de la mortalité et des résultats des contrôles effectués sur l'élevage est tenu et conservé pendant au moins 5 ans. Toute détérioration constatée quant à la ponte ou à l'éclosabilité, à l'exception des cas accidentels identifiés comme étant d'origine non infectieuse, et l'obtention de résultats indiquant l'existence d'une infection par un agent spécifique, sont immédiatement signalées à l'utilisateur des œufs.

ESSAI INITIAL

Sous réserve de l'autorisation de l'Autorité compétente, d'autres types d'essai peuvent être utilisés à condition qu'ils soient d'une sensibilité au moins égale à celle du type d'essai indiqué et d'une spécificité appropriée.

Microorganisme	Type d'essai
Adénovirus aviaires	Immunoadsorption à enzyme conjuguée
Adénovirus hémagglutinant aviaire (Virus de la maladie des œufs hardés ; virus du syndrome de la chute de ponte 76 - EDS 76)	Inhibition de l'hémagglutination
Agent de l'anémie des poussins	Anticorps fluorescent
Réovirus aviaires	Immunoadsorption à enzyme conjuguée
Virus de l'encéphalomyélite aviaire	Immunoadsorption à enzyme conjuguée
Virus de la bronchite infectieuse aviaire	Immunoadsorption à enzyme conjuguée
Virus de la bursite aviaire	Séroneutralisation contre chaque sérotype présent dans le pays d'origine
Virus de la grippe de type A	Immunoadsorption à enzyme conjuguée
Virus de la laryngotrachéite infectieuse aviaire	Séroneutralisation
Virus de la leucose aviaire	Immunoadsorption à enzyme conjuguée pour le virus et séroneutralisation pour les anticorps
Virus de la maladie de Marek	Immunoadsorption à enzyme conjuguée
Virus de la maladie de Newcastle	Inhibition de l'hémagglutination
Virus de la néphrite aviaire	Anticorps fluorescent
Virus de la réticuloendothéliose aviaire	Anticorps fluorescent
Virus de la rhinotrachéite du dindon	Immunoadsorption à enzyme conjuguée
Mycoplasma gallisepticum	Agglutination et, pour confirmer un essai positif, inhibition de l'hémagglutination
Mycoplasma synoviae	Agglutination et, pour confirmer un essai positif, inhibition de l'hémagglutination
Salmonella pullorum	Agglutination

ESSAIS ULTÉRIEURS

Sous réserve de l'autorisation de l'Autorité compétente, d'autres types d'essai peuvent être utilisés à condition qu'ils soient d'une sensibilité au moins égale à celle du type d'essai indiqué et d'une spécificité appropriée.

Microorganisme	Type d'essai
Adénovirus aviaires	Immunoadsorption à enzyme conjuguée
Adénovirus hémagglutinant aviaire	Inhibition de l'hémagglutination
Agent de l'anémie des poussins	Anticorps fluorescent
Réovirus aviaires	Anticorps fluorescent
Virus de l'encéphalomyélite aviaire	Immunoadsorption à enzyme conjuguée
Virus de la bronchite infectieuse aviaire	Immunoadsorption à enzyme conjuguée
Virus de la bursite aviaire	Immunodiffusion contre chaque sérotype présent dans le pays d'origine
Virus de la grippe de type A	Immunoadsorption à enzyme conjuguée
Virus de la laryngotrachéite infectieuse aviaire	Séroneutralisation
Virus de la leucose aviaire	Immunoadsorption à enzyme conjuguée pour les anticorps

Microorganisme	Type d'essai
Virus de la maladie de Marek	Immunoadsorption à enzyme conjuguée
Virus de la maladie de Newcastle	Inhibition de l'hémagglutination
Virus de la néphrite aviaire	Anticorps fluorescent
Virus de la réticuloendothéliose aviaire	Anticorps fluorescent
Virus de la rhinotrachéite du dindon	Immunoadsorption à enzyme conjuguée
Mycoplasma gallisepticum	Agglutination et, pour confirmer un essai positif, inhibition de l'hémagglutination
Mycoplasma synoviae	Agglutination et, pour confirmer un essai positif, inhibition de l'hémagglutination
Salmonella pullorum	Agglutination

5.2.3. SUBSTRATS CELLULAIRES UTILISÉS POUR LA PRODUCTION DE VACCINS POUR USAGE HUMAIN

Le présent chapitre général traite des lignées de cellules diploïdes et des lignées cellulaires continues utilisées pour la production de vaccins pour usage humain ; certains points spécifiques aux vaccins préparés par la méthode dite de l'ADN recombinant sont traités dans la monographie *Produits obtenus par la méthode dite de l'ADN recombinant (0784).* Le tableau 5.2.3.-1 donne la liste des essais à effectuer aux différentes étapes (cellules de semence, banque de cellules primaire, banque de cellules de travail, cellules appartenant à un niveau de doublement de population au moins égal au niveau maximal qui sera utilisé pour la production). Les dispositions générales concernant l'utilisation des lignées cellulaires et l'application des méthodes d'essai figurent ci-après.

Lorsqu'un vaccin est produit au moyen de cellules primaires ou de cellules n'ayant subi qu'un faible nombre de passages, sans constitution de banque cellulaire, les exigences applicables à ce vaccin figurent dans la monographie le concernant.

Lignées cellulaires diploïdes. Une lignée cellulaire diploïde possède une capacité élevée mais définie de multiplication *in vitro*.

Lignées cellulaires continues. Une lignée cellulaire continue possède une capacité illimitée de multiplication *in vitro* ; les cellules présentent souvent des différences de caryotype avec les cellules d'origine ; elles peuvent être obtenues à partir d'un tissu sain ou d'un tissu tumoral.

Dans le cas de vaccins injectables préparés sur une lignée cellulaire continue, le procédé de purification est validé afin de démontrer la réduction du taux d'ADN provenant des cellules du substrat jusqu'à un niveau équivalent à 10 ng par dose humaine unitaire au maximum, sauf indication contraire.

Système de banques de cellules. La production de vaccins en lignées cellulaires continues ou en lignées cellulaires diploïdes est fondée sur un système de banques de cellules. L'âge *in vitro* des cellules est compté à partir du lot de semence primaire. Chaque banque de cellules de travail est préparée à partir d'un ou plusieurs récipients de la banque de cellules primaire. L'utilisation, l'identité et l'inventaire des récipients sont minutieusement notés.

5. Textes généraux

Tableau 5.2.3.-1. – *Essais effectués sur les lignées de cellules*

Essai	Cellules de semence	Banque de cellules primaire (BCP)	Banque de cellules de travail (BCT)	Cellules à un niveau de doublement de population au moins égal au niveau maximal qui sera utilisé pour la production
1. IDENTITÉ ET PURETÉ				
Morphologie	+	+	+	+
Sélection appropriée parmi les essais suivants : biochimique (par ex. isoenzymes), immunologique (par ex. histocompatibilité), marqueurs cytogénétiques, empreinte génomique	+	+	+	+
Caryotype (lignées diploïdes)	+	+	+(1)	+(1)
Durée de vie (lignées diploïdes)	-	+	+	-
2. AGENTS ÉTRANGERS				
Contamination bactérienne et fongique	-	+	+	-
Mycoplasmes	-	+	+	-
Essais sur cultures cellulaires	-	-	+	-
Co-culture	-	-	+(2)	+(2)
Essais sur animaux et sur oeufs	-	-	+(2)	+(2)
Recherche spécifique de contaminants potentiels selon l'origine des cellules (voir « Agents contaminants infectieux », ci-dessus)	-	-	+(2)	+(2)
Rétrovirus	-	+(3)	-	+(3)
3. TUMORIGÉNICITÉ				
Tumorigénicité	-	-	-	+(4)

(1) Le caractère diploïde est démontré pour chaque banque de cellules de travail mais en utilisant des cellules à un niveau de doublement de population au moins égal au niveau maximal qui sera utilisé pour la production.

(2) Essai effectué pour chaque banque de cellules de travail mais en utilisant des cellules à un niveau de doublement de population au moins égal au niveau maximal qui sera utilisé pour la production.

(3) Essai effectué pour la banque de cellules primaire mais en utilisant des cellules à un niveau de doublement de population au moins égal au niveau maximal qui sera utilisé pour la production.

(4) Les lignées cellulaires MRC-5, WI-38 et FRhL-2 sont reconnues comme non tumorigènes et ne nécessitent pas d'essai de tumorigénicité. Les essais de tumorigénicité ne sont pas non plus réalisées sur les lignées cellulaires à tumorigénicité connue ou présumée.

Milieux et substances d'origine humaine et animale. La composition des milieux utilisés pour l'isolement et l'ensemble des cultures ultérieures est minutieusement notée ; si des substances d'origine humaine ou animale sont utilisées, elles sont exemptes d'agents étrangers.

Si de l'albumine humaine est utilisée, elle est conforme à la monographie *Solution d'albumine humaine (0255)*.

Il est démontré, par des essais appropriés, que les sérums d'origine bovine utilisés pour la préparation et la maintenance des cultures cellulaires sont stériles et indemnes de virus bovins, notamment du virus de la diarrhée des bovidés, ainsi que de mycoplasmes.

Des essais appropriés sont effectués sur la trypsine utilisée pour la préparation des cultures cellulaires pour démontrer la stérilité et l'absence de mycoplasmes et de virus, notamment les pestivirus et parvovirus.

Cellules de semence. Les données sur la base desquelles est évaluée l'acceptabilité des cellules de semence comprennent, chaque fois qu'il est possible, des indications sur leur provenance, leur historique et leur caractérisation.

Provenance des cellules de semence. Pour les lignées cellulaires humaines, le dossier contient les informations suivantes concernant le donneur : origine ethnique et géographique, âge, sexe, état physiologique général, tissu ou organe utilisé, résultats des éventuelles recherches de pathogènes.

Pour les lignées cellulaires animales, le dossier contient les informations suivantes concernant la provenance des cellules : espèce, lignée, conditions d'élevage, origine géographique, âge, sexe, état physiologique général, tissu ou organe utilisé, résultats des éventuelles recherches de pathogènes.

Les cellules d'origine neurale (par exemple les neuroblastomes et les cellules P12) peuvent contenir des substances qui concentrent les agents des encéphalopathies spongiformes ; ces cellules ne sont pas utilisées pour la production de vaccins.

Historique des cellules de semence. Le dossier contient les informations suivantes : méthode utilisée pour isoler les cellules de semence, les méthodes de culture et toute autre procédure utilisée pour établir la banque de cellules primaire, notamment celles susceptibles d'entraîner une exposition des cellules à des agents étrangers.

Les informations disponibles sur les ingrédients des milieux antérieurement utilisés pour la culture des cellules, par exemple la provenance des substances d'origine animale, sont parfois incomplètes ; dans les cas justifiés et autorisés, des banques de cellules déjà établies à l'aide de tels milieux peuvent néanmoins être utilisées pour la production de vaccins.

Caractérisation des cellules de semence. La caractérisation des cellules porte sur les aspects suivants :

(1) identité (par exemple, isoenzymes, sérologie, empreinte génomique),

(2) caractéristiques de croissance et propriétés morphologiques (microscopie optique et électronique),

(3) caryotype des lignées cellulaires diploïdes,

(4) durée de vie *in vitro* des lignées cellulaires diploïdes, en termes de niveaux de doublement de population.

Stabilité des substrats cellulaires. Il doit être démontré que la lignée cellulaire a une viabilité appropriée dans les conditions prévues pour la conservation. Pour chaque produit préparé à l'aide de la lignée cellulaire, il est nécessaire de démontrer qu'une production reproductible peut être obtenue avec des cellules appartenant à des niveaux de passage situés au début et à la fin de la durée d'utilisation prévue.

Agents contaminants infectieux. Les lignées cellulaires utilisées pour la production de vaccins doivent être exemptes d'agents contaminants infectieux. Des recherches d'agents contaminants sont effectuées comme indiqué dans le tableau 5.2.3.-1.

Selon l'origine et l'historique de culture de la lignée cellulaire, la recherche de certains contaminants spécifiques potentiels peut être nécessaire, notamment ceux réputés constituer des agents infectieux latents de l'espèce d'origine (par exemple le virus simien 40 pour le macaque rhésus). Dans le cas des lignées cellulaires provenant de rongeurs, des essais de production d'anticorps sont effectués sur la souris, le rat et le hamster pour détecter d'éventuels virus spécifiques de l'espèce.

Les lignées cellulaires font l'objet d'une recherche de rétrovirus comme décrit ci-après. Si la présence de rétrovirus capables de réplication est détectée, la lignée cellulaire concernée n'est pas acceptable pour la production de vaccins.

Tumorigénicité. Pour la préparation de vaccins vivants, la lignée cellulaire ne doit pas être tumorigène aux niveaux de doublements de population utilisés pour la production. Si une lignée cellulaire tumorigène est utilisée pour la préparation d'autres types de vaccin, le procédé de purification est validé afin de démontrer que le taux d'ADN provenant des cellules du substrat est réduit à un niveau équivalent à 10 ng au maximum par dose humaine unitaire, sauf indication contraire, et que le taux des protéines provenant des cellules du substrat est réduit à un niveau acceptable.

Si une lignée cellulaire possède un potentiel tumorigène reconnu, il n'est pas nécessaire de procéder à des essais de tumorigénicité. Si le potentiel tumorigène d'une lignée cellulaire est inconnu, cette lignée sera soit considérée comme tumorigène, soit soumise à un essai de tumorigénicité *in vitro* comme décrit plus loin ; si le résultat de l'essai *in vitro* est négatif ou s'il n'est pas clairement positif, la lignée fera l'objet d'un essai *in vivo* comme décrit plus loin. Les essais seront effectués sur des cellules appartenant à un niveau de doublement de population au moins égal au niveau maximal qui sera utilisé pour la production.

Les lignées de cellules diploïdes MRC-5, WI-38 et FRhL-2 sont reconnues comme non tumorigènes et ne nécessitent donc pas d'essai de tumorigénicité.

Caractérisation chromosomique. La diploïdie des lignées de cellules diploïdes doit être démontrée ; une caractérisation plus poussée par analyse du caryotype est nécessaire si l'élimination des cellules intactes pendant le traitement après la récolte n'a pas été validée. Des échantillons provenant de 4 niveaux de passage régulièrement distribués sur la durée de vie de la lignée cellulaire sont examinés. Chaque examen porte sur au moins 200 cellules en métaphase, pour vérification du nombre exact de chromosomes et évaluation de la fréquence d'hyperploïdie, d'hypoploïdie, de polyploïdie, de cassures et d'anomalies structurelles.

Les lignées de cellules MRC-5, WI-38 et FRhL-2 sont reconnues comme étant diploïdes, et bien caractérisées ; lorsqu'elles n'ont pas été génétiquement modifiées, une caractérisation plus poussée n'est pas nécessaire.

MÉTHODES D'ESSAI APPLICABLES AUX CULTURES CELLULAIRES

Identification. L'identité des cellules est établie sur la base de l'empreinte génomique et d'un choix approprié des aspects suivants :

(1) caractéristiques biochimiques (analyse des isoenzymes),

(2) caractéristiques immunologiques (antigènes d'histocompatibilité),

(3) marqueurs cytogénétiques.

Cellules contaminantes. L'empreinte génomique effectuée aux fins d'identification sert également à démontrer l'absence de cellules contaminantes.

Contamination bactérienne et fongique. La banque de cellules primaire et chaque banque de cellules de travail satisfont à l'essai de stérilité (*2.6.1*), effectué sur 10 ml du surnageant des cultures cellulaires pour chaque milieu et sur 1 pour cent des récipients, avec un minimum de 2 récipients.

Mycoplasmes (*2.6.7*). La banque de cellules primaire et chaque banque de cellules de travail satisfont à l'essai des mycoplasmes, effectué sur un ou plusieurs récipients par la méthode dite en culture et par la méthode dite d'épifluorescence en cultures cellulaires.

Recherche des agents étrangers sur cultures cellulaires. Les cellules satisfont à l'essai des virus hémadsorbants et aux essais de recherche des agents étrangers sur culture cellulaire qui sont décrits dans le chapitre *2.6.16* sous « Culture cellulaire de production : cellules témoins ». Si les cellules sont d'origine simienne, elles sont également inoculées à des cultures de cellules rénales de lapin pour une recherche de l'herpèsvirus B (herpèsvirus cercopithécin 1).

Co-culture. Co-cultivez séparément des cellules intactes et des cellules lysées avec d'autres systèmes cellulaires comprenant des cellules humaines et des cellules simiennes. Recherchez l'apparition d'éventuels changements morphologiques. Effectuez sur les liquides de culture une recherche de virus hémagglutinants. Les cellules satisfont à l'essai s'il n'y a aucune indication de la présence d'un agent étranger.

Rétrovirus. Recherchez la présence éventuelle de rétrovirus :

(1) par des essais d'infectivité,

(2) par microscopie électronique de transmission,

(3) si les essais (1) et (2) donnent des résultats négatifs, par une recherche de transcriptase inverse (en présence de magnésium et de manganèse) réalisée sur des culots obtenus par centrifugation à haute vitesse.

Essais sur animaux. A chacun des groupes d'animaux suivants, injectez par voie intramusculaire (ou, dans le cas des souriceaux, par voie sous-cutanée) 10^7 cellules viables également réparties entre les animaux du groupe :

(1) 2 portées d'au moins 10 souriceaux à la mamelle âgés de moins de 24 h,

(2) 10 souris adultes.

Injectez en outre 10^6 cellules viables à chacune de 10 souris adultes par voie intracérébrale, pour détecter la présence éventuelle du virus de la chorioméningite lymphocytaire.

Placez les animaux en observation pendant 4 semaines au moins. Examinez chaque animal qui présente des symptômes de maladie ou une anomalie pour en déterminer la cause. Les cellules satisfont à l'essai si aucun signe de présence d'agents étrangers n'est observé. L'essai n'est pas valable si moins de 80 pour cent des animaux de chaque groupe restent en bonne santé et survivent jusqu'à la fin de la période d'observation.

Dans le cas de cellules de rongeurs (par exemple les cellules ovariennes de hamster chinois ou les cellules rénales de hamster nouveau-né), effectuez sur les animaux auxquels ont été injectées les cellules des recherches d'anticorps dirigés contre les contaminants viraux potentiels de l'espèce.

Essais sur œufs. Injectez au moins 10^6 cellules viables par œuf dans la cavité allantoïdienne de 10 œufs de poules EOPS embryonnés (*5.2.2*) âgés de 9 à 11 jours, et dans le sac vitellin de 10 œufs de poules EOPS embryonnés âgés de 5 à 6 jours. Placez en incubation pendant 5 jours au minimum. Procédez à une recherche d'hémagglutinines sur les liquides allantoïdiens à l'aide d'érythrocytes mammaliens et aviaires ; effectuez l'essai à une température de 5 ± 3 °C et à une température de 20-25 °C et lisez les résultats après 30 min à 60 min. Les cellules satisfont à l'essai si aucun signe de présence d'agents étrangers n'est observé. L'essai n'est pas valable si moins de 80 pour cent des embryons restent en bonne santé et survivent jusqu'à la fin de la période d'observation.

Essais de tumorigénicité *in vitro*. Les essais suivants peuvent être utilisés :

(1) formation de colonies en gélose molle,

(2) production d'une croissance cellulaire envahissante après inoculation à des cultures d'organes,

(3) étude du pouvoir transformant au moyen, par exemple, du système d'épreuve 3T3 qui met en évidence la présence d'oncogènes activés.

Essais de tumorigénicité *in vivo*. L'essai consiste à établir une comparaison entre la lignée cellulaire continue et un témoin positif approprié (cellules HeLa ou Hep2, par exemple).

Les systèmes animaux suivants sont appropriés :

(1) souris athymiques (génotype Nu/Nu),

(2) souris, rats ou hamsters nouveau-nés ayant été traités par un sérum ou une globuline antithymocytaire,

(3) souris thymectomisées et irradiées ayant été restaurées (T^-, B^+) avec de la moelle osseuse de souris saine.

Quel que soit le système animal choisi, la lignée cellulaire et les cellules de référence sont injectées à des groupes distincts de 10 animaux chacun. Dans les deux cas, l'inoculum par animal est de 10^7 cellules en suspension dans un volume de 0,2 ml et l'injection peut être pratiquée par voie intramusculaire ou sous-cutanée. Si l'on emploie des animaux nouveau-nés, ils sont traités avec 0,1 ml de sérum ou globuline antithymocytaire aux jours 0, 2, 7 et 14 à compter de la naissance. Sont considérés comme actifs les sérums ou globulines aptes à supprimer les mécanismes immunitaires d'animaux en cours de croissance jusqu'au point où l'inoculation des 10^7 cellules de référence positives produit régulièrement des tumeurs et des métastases. Si des animaux sont sévèrement affectés et présentent sans ambiguïté des tumeurs à croissance progressive, sacrifiez-les avant la fin de l'essai pour leur épargner des souffrances inutiles.

A la fin de la période d'observation, sacrifiez et examinez tous les animaux, y compris ceux des groupes témoins ; recherchez des signes macroscopiques et microscopiques de prolifération des cellules inoculées, au site d'injection et dans d'autres organes (par exemple, les ganglions lymphatiques, les poumons, les reins et le foie).

Dans tous les cas, examinez les animaux à intervalles réguliers en procédant à une palpation pour détecter la formation éventuelle de nodules aux sites d'injection. Mesurez les nodules selon deux directions perpendiculaires et notez régulièrement les résultats des mesures, pour déterminer si le nodule est en croissance progressive. Si certains animaux présentent des nodules montrant des signes de régression au cours de la période d'observation, sacrifiez-les avant que les nodules ne soient plus détectables à la palpation, et procédez à un examen histologique. Observez les animaux présentant des nodules en croissance progressive pendant 1-2 semaines, et les animaux ne présentant pas de formation de nodules pendant 3 semaines pour la moitié d'entre eux et pendant 12 semaines pour l'autre moitié, avant de les sacrifier et de procéder à un examen histologique. Effectuez sur chaque animal une nécropsie comprenant notamment la recherche de signes macroscopiques de formation tumorale au site d'injection et dans d'autres organes (par exemple : ganglions lymphatiques, poumons, cerveau, rate, reins, foie). Procédez à un examen histologique de toutes les lésions d'apparence tumorale et du site d'injection. Par ailleurs, certaines lignées cellulaires pouvant donner des métastases sans manifestation de croissance tumorale locale, procédez systématiquement sur tous les animaux à un examen histologique des ganglions lymphatiques régionaux détectables et des poumons.

Si moins de 9 des 10 animaux auxquels ont été inoculées les cellules de référence positives présentent des tumeurs à croissance progressive, l'essai n'est pas valable.

5.2.4. CULTURES CELLULAIRES UTILISÉES POUR LA PRÉPARATION DE VACCINS POUR USAGE VÉTÉRINAIRE

Les cultures cellulaires utilisées pour la préparation de vaccins pour usage vétérinaire satisfont aux exigences décrites dans cette section. Il peut également être nécessaire que les cultures cellulaires utilisées dans le contrôle des vaccins satisfassent à tout ou partie de ces exigences.

Chaque fois qu'il est possible, les virus de mammifères sont cultivés dans des cultures dérivées de lignées cellulaires plutôt que dans des cultures de cellules primaires.

Les cellules infectées en permanence utilisées pour la préparation de vaccins pour usage vétérinaire satisfont aux exigences spécifiées ci-dessous qui leur sont applicables. Il sera démontré qu'elles sont uniquement infectées par l'agent indiqué.

LIGNÉES CELLULAIRES

Les lignées cellulaires utilisées en production sont normalement obtenues par un système de banque de cellules. Un code spécifique d'identification est attribué à chaque banque de cellules primaire. Les banques de cellules primaires sont conservées par parties aliquotes à une température inférieure ou égale à – 70 °C. Normalement, les cellules utilisées pour la production du vaccin n'ont pas subi plus de 20 passages à partir de la banque de cellules primaire. Lorsque des cultures en suspension sont utilisées, un accroissement du nombre de cellules de l'ordre de trois doublements de population environ est considéré comme équivalent à un passage. Si les cellules utilisées pour la production ont subi un nombre de passages supérieur à 20, il est démontré, par validation ou par d'autres essais, que les cellules de production sont sensiblement identiques à celles de la banque de cellules primaire quant à leurs caractéristiques biologiques et à leur pureté, et que l'utilisation de ces cellules n'a pas d'incidence néfaste sur la production du vaccin.

L'historique de la lignée cellulaire (par exemple origine, nombre de passages et milieux utilisés pour la multiplication, conditions de conservation) sera connu dans le détail et enregistré par écrit.

Une description des méthodes de conservation et d'utilisation des cellules, et notamment des moyens employés pour s'assurer que le nombre maximal de passages admis n'est pas dépassé au cours de la production est consignée. Des quantités suffisantes de la banque de cellules primaire et de chaque banque de cellules de travail sont conservées à des fins d'analyse.

Les essais décrits ci-dessous sont effectués sur des cultures établies à partir de la banque de cellules primaire et de la banque de cellules de travail ou sur des cellules de la banque de cellules de travail au niveau de passage maximum utilisé en production (tableau 5.2.4.-1), dérivées d'un échantillon homogène et représentatif. La représentativité de l'échantillon sera démontrée.

Tableau 5.2.4.-1. – *Stades des cultures cellulaires auxquels les essais sont effectués*

	Banque de cellules primaire	Banque de cellules de travail	Cellules de la banque de cellules de travail au niveau de passage maximum
Microscopie générale	+	+	+
Bactéries/Champignons	+	+	–
Mycoplasmes	+	+	–
Virus	+	+	–
Identification de l'espèce	+	–	+
Caryotype	+	–	+
Pouvoir tumorigène	+	–	–

Caractéristiques des cultures. L'aspect des tapis cellulaires, avant et après coloration histologique, est décrit. Des informations sont enregistrées, si possible sous forme de données numériques, sur la vitesse et le taux de croissance notamment. De même, la présence ou l'absence d'une inhibition de contact, de cellules plurinucléées ou de toute autre anomalie cellulaire est notée.

Caryotype. Un examen chromosomique est effectué sur au moins 50 cellules en cours de mitose, au stade de la banque de cellules primaire et à un niveau de passage au moins égal au niveau maximum utilisé en production. Tout marqueur chromosomique présent dans les cellules au stade de la banque de cellules primaire devra être retrouvé au niveau de passage supérieur. Le nombre de chromosomes (valeur modale) obtenu au niveau de passage supérieur ne doit pas dépasser de plus de 15 pour cent la valeur obtenue au stade de la banque de cellules primaire. Les caryotypes seront identiques. Si le nombre de chromosomes est supérieur à la valeur déclarée, si certains marqueurs chromosomiques ne sont pas retrouvés au stade de la banque de cellules de travail au niveau le plus élevé utilisé pour la production, ou si les caryotypes présentent des différences, la lignée cellulaire n'est pas utilisée pour la fabrication de vaccins.

Identification de l'espèce. Il sera démontré, par une méthode validée, que les cellules de la banque de cellules primaire et de la banque de cellules de travail au niveau de passage le plus élevé utilisé en production appartiennent à l'espèce d'origine indiquée.

Lorsqu'un essai d'immunofluorescence est effectué avec le sérum spécifique de l'espèce dont proviennent les cellules, et qu'il s'avère que toutes les cellules examinées sont fluorescentes, il n'est pas nécessaire d'effectuer d'autres essais avec des réactifs permettant de détecter une contamination par des cellules d'autres espèces.

Contamination bactérienne et fongique. Les cellules satisfont à l'essai de stérilité (*2.6.1*). L'échantillon de cellules examiné comprend au minimum le nombre de cellules contenues dans un tapis de 70 cm^2 ou, pour les cellules cultivées en suspension, un nombre de cellules à peu près équivalent. Les cellules sont maintenues en culture pendant au moins 15 jours, sans antibiotiques, avant d'effectuer l'essai.

Mycoplasmes (*2.6.7*). Les cellules satisfont à l'essai des mycoplasmes. Les cellules sont maintenues en culture pendant au moins 15 jours, sans antibiotiques, avant d'effectuer l'essai.

Absence de contamination virale. L'absence de toute contamination virale des cellules est vérifiée par des techniques appropriées, et par les essais décrits ci-dessous.

Les tapis cellulaires examinés doivent avoir une surface d'au moins 70 cm^2, être préparés et maintenus en culture sur le même milieu (additifs compris) et dans les mêmes conditions que les cellules utilisées pour la fabrication du vaccin.

Les tapis cellulaires sont maintenus en culture pendant au moins 28 jours au total. Des subcultures sont effectuées à intervalles de 7 jours, à moins qu'il ne soit impossible de maintenir les cellules en vie pendant une durée aussi longue. Dans ce cas, il convient d'effectuer les subcultures à intervalles moindres, mais aussi longs que possible. Le nombre de cellules obtenu à la dernière subculture, dans des récipients appropriés, sera suffisant pour la réalisation des essais ci-dessous.

Les tapis cellulaires sont soumis pendant la période d'incubation à des examens réguliers pour détecter d'éventuels effets cytopathogènes et, à la fin de la période d'observation, à des essais de recherche de virus cytopathogènes, de virus hémadsorbants et de virus spécifiques, ces derniers étant effectués par immunofluorescence ou toute autre méthode appropriée (voir ci-dessous).

Détection de virus cytopathogènes. Colorez 2 tapis cellulaires de 6 cm^2 au moins chacun avec un colorant cytologique approprié. Examinez toute la surface des tapis cellulaires colorés pour rechercher la présence éventuelle de corps d'inclusion, de cellules géantes en nombre anormalement élevé ou de toute autre lésion indiquant l'existence d'anomalies cellulaires imputables à un agent contaminant.

Détection de virus hémadsorbants. Lavez plusieurs fois des tapis cellulaires, d'une surface totale de 70 cm^2 au moins, avec une solution tampon appropriée. Ajoutez une suspension d'hématies appropriées en volume suffisant pour recouvrir uniformément la surface des tapis cellulaires. Placez en incubation pendant des temps différents, puis examinez pour détecter une hémadsorption éventuelle.

Détection de virus spécifiques. L'absence de contaminants spécifiques de l'espèce dont provient la lignée cellulaire et de l'espèce à laquelle le produit est destiné est vérifiée par des essais appropriés. Sur des supports adéquats, préparez des cellules en nombre suffisant pour pouvoir effectuer les essais de détection des virus spécifiés. Chaque essai comprendra des témoins positifs appropriés. Les essais sont réalisés, par exemple, à l'aide d'anticorps conjugués à de la fluorescéine ou de réactifs comparables.

Essais conduits sur d'autres cultures cellulaires. Disposez de tapis cellulaires d'une surface totale de 140 cm^2 au moins. Les cellules sont congelées et décongelées au moins trois fois, puis les débris cellulaires sont éliminés par centrifugation. Inoculez des parties aliquotes du liquide obtenu à des cellules des types suivants, présentant une confluence inférieure ou égale à 70 pour cent :

– cellules primaires de l'espèce d'origine,
– cellules sensibles aux virus pathogènes pour l'espèce à laquelle est destiné le vaccin,
– cellules sensibles aux pestivirus.

Ces cellules sont maintenues en culture pendant 7 jours au moins, puis des extraits sont préparés par congélation-décongélation comme indiqué ci-dessus et inoculés à des cultures fraîches de cellules du même type en nombre suffisant pour permettre la réalisation des essais décrits ci-dessous. Les cellules sont placées en incubation pendant encore 7 jours au moins. Les cultures doivent faire l'objet d'examens réguliers en vue de la détection d'effets cytopathogènes imputables à des organismes vivants.

A la fin de la période de 14 jours, les cellules qui ont subi l'inoculation doivent faire l'objet des contrôles suivants :

– vérification de l'absence d'organismes cytopathogènes ou hémadsorbants par les méthodes spécifiées plus haut,
– vérification de l'absence de pestivirus ou autres contaminants spécifiques, par immunofluorescence ou d'autres méthodes validées (voir paragraphe « Détection de virus spécifiques »).

Pouvoir tumorigène. Le risque que représente une lignée cellulaire pour l'espèce cible sera évalué, et des essais effectués si nécessaire.

CELLULES PRIMAIRES

L'utilisation de cellules primaires comme substrat de fabrication de vaccins destinés à des mammifères est dans la plupart des cas inacceptable puisque des lignées cellulaires peuvent être employées. Si un vaccin est produit en culture de cellules primaires, celles-ci doivent provenir d'un élevage exempt de microorganismes pathogènes spécifiés totalement protégé contre l'introduction de maladies (barrières sanitaires, filtres sur les ouvertures d'aération, système approprié de quarantaine avant l'introduction d'animaux). S'il s'agit d'élevages de poulets, ils sont conformes aux exigences prescrites sous *Elevages de poulets exempts de microorganismes pathogènes spécifiés pour la production et le contrôle de qualité des vaccins* (*5.2.2*). S'il s'agit d'autres animaux, il sera démontré que l'élevage est exempt de microorganismes pathogènes spécifiés. L'ensemble des reproducteurs de l'élevage à partir duquel sont obtenues des cellules primaires destinées à la fabrication de vaccins est soumis à des contrôles comprenant par exemple des examens sérologiques de routine effectués deux fois par an au moins et, entre deux examens de routine, deux examens sérologiques supplémentaires effectués sur 15 pour cent des reproducteurs.

Il convient d'utiliser chaque fois que possible, en particulier pour les cellules de mammifères, un système de lot de semence comprenant, par exemple, des banques de cellules primaires ayant subi moins de 5 passages et des banques de cellules de travail n'ayant pas subi plus de 5 passages à partir de la préparation initiale de la suspension cellulaire obtenue à partir des tissus animaux.

Chaque banque de cellules primaire, chaque banque de cellules de travail et les cellules au niveau de passage maximum utilisé en production sont soumises aux essais indiqués dans le tableau 5.2.4.-2, selon les méthodes décrites ci-dessous. L'échantillon examiné couvrira toutes les sources de cellules utilisées pour la fabrication du lot. Aucun lot de vaccin fabriqué avec ces cellules ne sera libéré si l'un des essais a donné des résultats non satisfaisants.

Tableau 5.2.4.-2. – *Stades des cultures de cellules primaires auxquels les essais sont effectués*

	Banque de cellules primaire	Banque de cellules de travail	Niveau de passage maximum
Microscopie générale	+	+	+
Bactéries/Champignons	+	+	–
Mycoplasmes	+	+	–
Virus	+	+	–
Identification de l'espèce	+	–	–

Caractéristiques des cultures. L'aspect des tapis cellulaires, avant et après coloration histologique, est décrit. Des informations sont enregistrées, si possible sous forme de données numériques, sur la vitesse et le taux de croissance notamment. De même, la présence ou l'absence d'une inhibition de contact, de cellules plurinucléées ou de toute autre anomalie cellulaire est indiquée.

Identification de l'espèce. Il sera démontré, par une méthode validée, que les cellules de la banque de cellules primaire appartiennent à l'espèce d'origine déclarée.

Lorsqu'un essai d'immunofluorescence est effectué avec le sérum spécifique de l'espèce dont proviennent les cellules, et qu'il s'avère que toutes les cellules examinées sont fluorescentes, il n'est pas nécessaire d'effectuer d'autres essais avec des réactifs permettant de détecter une contamination par des cellules d'autres espèces.

Stérilité bactérienne et fongique. Les cellules satisfont à l'essai de stérilité (*2.6.1*). L'échantillon de cellules examiné comprend au minimum le nombre de cellules contenu dans un tapis de 70 cm^2 ou, pour les cellules cultivées en suspension, un nombre de cellules à peu près équivalent. Les cellules sont maintenues en culture pendant au moins 15 jours, sans antibiotiques, avant d'effectuer l'essai.

Mycoplasmes (*2.6.7*). Les cellules satisfont à l'essai des mycoplasmes. Les cellules sont maintenues en culture pendant au moins 15 jours, sans antibiotiques, avant d'effectuer l'essai.

Absence de contamination virale. L'absence de toute contamination virale des cellules est vérifiée de la manière suivante.

Les tapis cellulaires examinés doivent avoir une surface d'au moins 70 cm^2 et être préparés et maintenus en culture sur le même milieu (additifs compris) et dans les mêmes conditions que les cellules utilisées pour la fabrication du vaccin.

Les tapis cellulaires sont maintenus en culture pendant au moins 28 jours au total ou pendant la plus longue période possible si le maintien en culture pendant 28 jours est impossible. Des subcultures sont effectuées à intervalles de sept jours, à moins qu'il ne s'avère impossible de maintenir les cellules en vie pendant une durée aussi longue. Dans ce cas, il convient d'effectuer les subcultures à intervalles moindres, mais aussi longs que possible. Le nombre de cellules obtenu à la dernière subculture, dans des récipients appropriés, sera suffisant pour la réalisation des essais ci-dessous.

5. Textes généraux

Les tapis cellulaires sont soumis pendant la période d'incubation à des examens réguliers pour la détection d'effets cytopathogènes éventuels et, à la fin de la période d'observation, à des essais de recherche de virus cytopathogènes, de virus hémadsorbants et de virus spécifiques, ces derniers étant détectés par immunofluorescence ou toute autre méthode appropriée (voir ci-dessous).

Détection de virus cytopathogènes. Colorez 2 tapis cellulaires de 6 cm^2 au moins chacun avec un colorant cytologique approprié. Examinez toute la surface des tapis cellulaires colorés pour rechercher la présence éventuelle de corps d'inclusion, de cellules géantes en nombre anormalement élevé ou de toute autre lésion indiquant l'existence d'anomalies cellulaires imputables à un contaminant.

Détection de virus hémadsorbants. Lavez plusieurs fois des tapis cellulaires, d'une surface totale de 70 cm^2 au moins, avec une solution tampon adéquate. Ajoutez une suspension d'hématies appropriées en volume suffisant pour recouvrir uniformément la surface des tapis cellulaires. Placez en incubation pendant des temps différents, puis examinez pour détecter une hémadsorption éventuelle.

Détection de virus spécifiques. L'absence de contaminants spécifiques de l'espèce dont proviennent les cellules et de l'espèce à laquelle le produit est destiné est vérifiée par des essais appropriés.

Sur des supports adéquats, préparez des cellules en nombre suffisant pour pouvoir effectuer les essais de détection des virus spécifiés. Chaque essai comprendra des témoins positifs appropriés. Les essais sont réalisés à l'aide d'anticorps conjugués à de la fluorescéine ou de réactifs semblables.

Essais conduits sur d'autres cultures cellulaires. Il faut disposer de tapis cellulaires d'une surface totale de 140 cm^2 au moins. Les cellules sont congelées et décongelées au moins trois fois, puis les débris cellulaires sont éliminés par centrifugation. Inoculez des parties aliquotes du liquide obtenu à des cellules des types suivants, présentant une confluence inférieure ou égale à 70 pour cent :

- cellules primaires de l'espèce d'origine,
- cellules sensibles aux virus pathogènes pour l'espèce à laquelle est destiné le vaccin,
- cellules sensibles aux pestivirus.

Ces cellules sont maintenues en culture pendant 7 jours au moins, puis des extraits sont préparés par congélation-décongélation comme indiqué ci-dessus et inoculés à des cultures fraîches de cellules du même type en nombre suffisant pour permettre la réalisation des essais décrits ci-dessous. Les cellules sont placées en incubation pendant encore 7 jours au moins. Les cultures doivent faire l'objet d'examens réguliers en vue de la détection d'effets cytopathogènes imputables à des organismes vivants.

A la fin de la période de 14 jours, les cellules qui ont subi l'inoculation doivent faire l'objet des contrôles suivants :

- vérification de l'absence d'organismes cytopathogènes ou hémadsorbants par les méthodes spécifiées plus haut,
- vérification de l'absence de pestivirus ou autres contaminants spécifiques, par immunofluorescence ou d'autres méthodes validées (voir paragraphe « Détection de virus spécifiques »).

5.2.5. SUBSTANCES D'ORIGINE ANIMALE UTILISÉES POUR LA PRÉPARATION DE VACCINS À USAGE VÉTÉRINAIRE

Des substances d'origine animale (par exemple, sérum, trypsine et albumine sérique) peuvent être utilisées durant la fabrication des produits immunologiques pour usage vétérinaire, notamment en tant qu'ingrédients des milieux de culture, ou constituants des vaccins ou diluants. Il est recommandé de réduire autant que possible l'emploi de telles substances.

L'utilisation des substances d'origine animale est soumise à certaines restrictions qui visent à limiter les risques associés à la présence éventuelle d'agents pathogènes dans ces substances.

- L'emploi de substances d'origine animale comme composants des vaccins ou des diluants n'est généralement pas acceptable, sauf si elles sont stérilisées par une méthode validée appropriée. Lorsque leur emploi s'est révélé indispensable et que la stérilisation est impossible, les critères indiqués sous Exigences sont utilisés.
- Les substances d'origine animale utilisées en cours de fabrication sont stérilisées ou inactivées par une méthode validée appropriée, ou soumises à un essai de détection des organismes étrangers comme décrit sous Exigences. Dans le cas de vaccins inactivés, la méthode utilisée pour l'inactivation de la souche vaccinale peut également être validée pour l'inactivation de contaminants éventuels provenant des substances d'origine animale.

Outre les restrictions décrites ci-dessous, les fabricants sont tenus de respecter les règles relatives à la manipulation des substances d'origine animale dans les locaux où sont fabriqués les vaccins.

Il peut être nécessaire d'adapter les restrictions imposées par le présent texte en fonction de l'évolution de la situation zoo-sanitaire dans le pays d'origine et en Europe.

EXIGENCES

Les substances d'origine animale sont conformes aux exigences de la Pharmacopée lorsqu'une monographie correspondante existe.

Source des substances. Il convient d'évaluer soigneusement les risques associés à la situation zoo-sanitaire dans le pays d'origine de la substance et aux maladies infectieuses qui peuvent être présentes dans l'espèce source, compte tenu des espèces cibles envisagées. Les critères de sélection utilisés sont aussi stricts que possible, en particulier pour les substances utilisées dans la préparation de produits destinés à la même espèce et pour les substances d'origine bovine, caprine, ovine et porcine.

Préparation. Les substances d'origine animale sont préparées à partir d'un vrac homogène identifié par un numéro de lot.

Un lot peut contenir des substances provenant d'un nombre quelconque d'animaux. Cependant, une fois le lot défini et identifié par un numéro, il ne subira aucun ajout ni contamination d'aucune sorte.

L'absence de contamination est démontrée pour chaque lot de substance, comme décrit ci-dessous ou il est effectué une inactivation par une méthode validée.

Inactivation. Il sera démontré que le procédé d'inactivation choisi permet de réduire d'un facteur 10^6 au moins le titre de certains contaminants potentiels de la substance considérée. Si cette réduction du titre ne peut être démontrée expérimentalement, des études cinétiques seront conduites sur le procédé d'inactivation avec des résultats satisfaisants, compte tenu du niveau de contamination présumé.

La liste des organismes contaminants potentiels pour lesquels il faut démontrer l'efficacité du procédé d'inactivation sera établie en fonction de l'espèce d'origine de la substance. La démonstration de l'efficacité du procédé, qui devra tenir compte de chaque situation particulière, peut prendre la forme de références à la littérature publiée ou de résultats expérimentaux produits par le fabricant.

Essais. Si la substance à examiner se présente sous forme solide, il convient, pour vérifier l'absence de contaminants, de la dissoudre ou de la mettre en suspension dans un liquide approprié de façon à obtenir une solution ou une suspension de concentration au moins égale à 300 g/l. Si la substance à examiner est insoluble ou a une action cytotoxique, une concentration plus faible peut être utilisée.

Tout lot s'avérant contenir des organismes vivants, quels qu'ils soient, est considéré comme non satisfaisant et est soit rejeté, soit retraité et démontré satisfaisant.

Absence de contamination virale. La solution (suspension) de la substance solide, ou la substance liquide non diluée, est soumise à un essai de recherche des contaminants par des méthodes suffisamment sensibles. Les méthodes employées comprendront des essais sur des cultures de cellules suffisamment sensibles, y compris des cellules primaires provenant de la même espèce que la substance à examiner. Une partie des cellules est soumise à deux passages au moins.

Les cellules sont régulièrement observées pendant 21 jours en vue de la détection d'éventuels effets cytopathogènes. Tous les 7 jours pendant cette période d'observation, une partie des cultures d'origine est soumise à un examen de détection des effets cytopathogènes, après fixation et coloration, une autre partie à un essai de détection des agents hémadsorbants, et une autre partie à une recherche d'agents spécifiques par des méthodes appropriées de sérodiagnostic.

Contamination bactérienne et fongique. Avant utilisation, la substance est soumise à l'essai de stérilité (*2.6.1*) et à l'essai des mycoplasmes (*2.6.7*), ou à un procédé de stérilisation assurant l'élimination de toute contamination bactérienne, fongique ou mycoplasmique.

5.2.6. ÉVALUATION DE L'INNOCUITÉ DES VACCINS VÉTÉRINAIRES

Pendant le développement d'un vaccin, des essais d'innocuité sont effectués sur l'espèce ou les espèces cibles, afin de mettre en évidence les risques potentiellement associés à l'administration du vaccin. Les vaccins vivants sont préparés uniquement à partir de souches dont l'innocuité a été démontrée.

Dans les essais, « dose » indique la dose recommandée, pour un produit ayant le titre ou l'activité maximum susceptibles d'être obtenus dans les lots de production. Pour les vaccins vivants, il faut effectuer les essais sur un ou plusieurs lots d'un vaccin préparé à partir du passage le moins atténué utilisé en production.

Dans le cas de vaccin combinés, l'innocuité de chaque composant et du vaccin combiné sera démontrée. Dans le cas de vaccins inactivés, les essais d'innocuité effectués sur le vaccin combiné peuvent être considérés comme suffisants pour démontrer l'innocuité de chaque composant individuel.

Les essais ci-dessous, avec les modifications ou les essais supplémentaires indiqués dans la section Production des monographies spécifiques, peuvent être effectués dans le cadre des essais de développement nécessaires à la démonstration de l'innocuité d'un vaccin.

A. ESSAIS DE LABORATOIRE

Innocuité de l'administration d'une dose unique. Pour chacune des voies d'administration recommandées, administrez une dose de vaccin à un groupe d'animaux réceptifs de chacune des espèces et catégories auxquelles le vaccin est destiné. Ce groupe comprendra des animaux de l'âge minimal recommandé et, le cas échéant, des femelles gestantes. Les animaux sont placés en observation et régulièrement examinés pour voir s'ils présentent des signes de réactions générales ou locales. Cette étude comprendra, dans les cas appropriés, un examen nécropsique détaillé, macroscopique et microscopique, du site d'injection ; un tel examen n'est pas nécessaire, en général, pour les animaux qui ne sont pas destinés à l'alimentation. D'autres critères objectifs doivent également être enregistrés, par exemple la température rectale des mammifères et les indices de performance.

La température rectale est enregistrée au moins le jour précédant, au moment de la vaccination, 4 h plus tard et les quatre jours suivant. Les animaux sont maintenus en observation et examinés aussi longtemps que des réactions peuvent être attendues et, dans tous les cas, pendant au moins 14 jours après l'administration du vaccin.

Les études d'innocuité peuvent également comprendre un suivi des performances reproductives lorsqu'il apparaît que la matière première dont est issu le vaccin constitue un facteur de risque. Lorsque cela est prescrit dans une monographie, une étude des performances reproductives des mâles et des femelles gestantes et non gestantes est effectuée, y compris une recherche des effets nuisibles sur la descendance, par exemple de nature tératogène et abortive.

Innocuité de l'administration d'une surdose. Une surdose du produit est administrée, par chacune des voies recommandées, à des animaux appartenant aux catégories les plus sensibles de l'espèce cible, notamment des animaux de l'âge minimum recommandé et des femelles gestantes, le cas échéant. La surdose est généralement constituée par 10 doses normales pour les vaccins vivants ou par 2 doses pour les vaccins inactivés. Les animaux sont placés en observation et régulièrement examinés pour voir s'ils présentent des signes de réactions générales ou locales. D'autres critères objectifs doivent être également enregistrés, par exemple la température rectale des mammifères et les indices de performance. Les animaux sont maintenus en observation et examinés pendant au moins 14 jours après l'administration du vaccin.

Innocuité de l'administration répétée d'une dose unique. L'administration répétée d'une dose unique peut être nécessaire pour mettre en évidence les effets indésirables éventuellement associés à ce type de situation. Ces essais sont conduits sur les catégories d'animaux les plus sensibles de l'espèce cible, par la voie d'administration recommandée. Les animaux sont placés en observation et examinés pendant au moins 14 jours après la dernière administration du vaccin, pour voir s'ils présentent des signes de réactions générales ou locales. D'autres critères objectifs doivent également être enregistrés, par exemple la température rectale des mammifères et les indices de performance.

Résidus. Il n'est normalement pas nécessaire d'effectuer une étude des résidus. Toutefois, l'utilisation d'adjuvants ou de conservateurs dans la fabrication des vaccins vétérinaires pose le problème de l'existence de résidus de ces substances dans les produits alimentaires. Si nécessaire, il convient d'étudier les effets de tels résidus. Par ailleurs, dans le cas de vaccins vivants dirigés contre des zoonoses bien reconnues, il peut être nécessaire d'effectuer une recherche de l'organisme vaccinal résiduel au point d'injection, en plus des études de dissémination décrites ci-dessous.

Effets indésirables sur les fonctions immunologiques. Lorsque l'administration d'un vaccin peut affecter négativement le système immunologique de l'animal vacciné ou de sa descendance, des essais appropriés portant sur les fonctions immunologiques sont effectués.

Exigences particulières s'appliquant aux vaccins vivants. Pour les vaccins vivants, les essais de laboratoire suivants doivent en outre être effectués.

a) Diffusion de la souche vaccinale. La possibilité d'une transmission de la souche vaccinale des animaux vaccinés à des animaux non vaccinés de l'espèce cible sera étudiée, en utilisant la voie d'administration recommandée la plus favorable à une diffusion. Il peut être nécessaire également d'étudier les risques de transmission de la souche à des espèces non cibles pouvant présenter une sensibilité élevée à un vaccin vivant. Il convient d'évaluer le nombre possible de transmissions d'animal à animal dans des circonstances normales, ainsi que leurs conséquences prévisibles.

b) Dissémination dans l'organisme de l'animal vacciné. La présence de la souche vaccinale est recherchée dans les fèces, l'urine, le lait, les œufs, et les sécrétions orales, nasales et autres. Il peut également être nécessaire d'étudier la dissémination de la souche vaccinale dans l'organisme, en portant une attention particulière aux sites où s'effectue de préférence la multiplication. Cette étude est obligatoire dans le cas des vaccins vivants dirigés contre des zoonoses bien établies et destinés à des animaux qui pourront être consommés.

c) Retour à la virulence ou augmentation de virulence. Dans le cas de vaccins atténués, utilisez la souche au niveau de passage le moins atténué pour l'espèce cible entre le lot de semence primaire et le produit fini. Dans le cas d'autres vaccins vivants, utilisez la souche au niveau de passage dont on peut s'attendre à ce qu'il soit le plus virulent pour l'espèce cible. Une première vaccination est effectuée par la voie d'administration recommandée la plus favorable au retour à la virulence. Par la suite, au moins 5 passages supplémentaires en série d'animal à animal sont entrepris au sein de l'espèce cible. Si ceci se révèle techniquement impossible à réaliser en raison de l'incapacité du microorganisme à se multiplier de façon satisfaisante, l'essai est répété et un nombre de passages aussi élevé que possible est effectué au sein de l'espèce cible. Il est admis, si nécessaire, de procéder à une multiplication *in vitro* du microorganisme entre deux passages *in vivo*. Les passages sont réalisés par la voie d'administration la plus favorable au retour à la virulence. Chaque passage comprendra au moins deux animaux totalement réceptifs. A chaque passage, la présence de microorganismes vivants dérivés du vaccin dans le substrat utilisé pour le passage sera démontrée. L'innocuité de la souche retrouvée au niveau de passage le plus élevé est comparée à celle de la souche d'origine. Pour des virus particuliers, la monographie peut exiger un nombre de passages et, pour chaque passage, un nombre d'animaux plus élevés si les données disponibles indiquent que cela est d'intérêt. Le dernier passage, au moins, est effectué avec des animaux de la catégorie la plus appropriée à l'évaluation du risque potentiel.

d) Propriétés biologiques de la souche vaccinale. Il peut être nécessaire de conduire d'autres essais pour déterminer aussi précisément que possible les propriétés biologiques intrinsèques de la souche vaccinale (neurotropisme, par exemple). Dans le cas de vaccins utilisant des vecteurs, une évaluation du risque d'une modification du tropisme ou de la virulence de la souche et, si nécessaire, des essais spécifiques sont effectués. De tels essais sont systématiquement effectués si le produit d'un gène étranger est incorporé dans la souche en tant que protéine structurelle.

e) Recombinaison ou réassortiment génomique de la souche. La probabilité de recombinaison ou de réassortiment génomique avec la souche sauvage ou d'autres souches est prise en considération.

B. ESSAIS SUR LE TERRAIN

Les résultats des essais de laboratoire doivent normalement être complétés et confirmés par des données obtenues lors d'études sur le terrain.

Dans le cas de mammifères qui seront consommés, des mesures de température rectale seront effectuées avant et après vaccination sur un nombre suffisamment élevé d'animaux ; dans le cas d'autres espèces de mammifères, de telles mesures pourront être effectuées si les essais de laboratoires en indiquent l'intérêt. L'ampleur et la persistance de toute réaction locale et la proportion d'animaux manifestant des réactions locales ou générales sont notées. Il convient également, dans les cas appropriés, d'effectuer des mesures de performances.

C. ÉCOTOXICITÉ

Une évaluation des effets nocifs du vaccin sur l'environnement est effectuée et les précautions nécessaires pour réduire ces risques sont identifiées. L'étendue d'exposition de l'environnement au vaccin est estimée en tenant compte de l'espèce cible et du mode d'administration, de l'excrétion du vaccin et de l'élimination de vaccin non utilisé. Si ces facteurs indiquent qu'il y aura une exposition significative de l'environnement au vaccin, l'écotoxicité potentielle est évaluée en tenant compte des propriétés du vaccin déterminées, par exemple, dans les essais décrits dans cette section.

5.2.7. ÉVALUATION DE L'EFFICACITÉ DES VACCINS VÉTÉRINAIRES

Pendant le développement du vaccin, son efficacité est démontrée par des essais, pour chacun des voies et modes d'administration recommandés, sur chacune des espèces et catégories auxquelles il est destiné, en utilisant le schéma proposé. La nature des essais d'efficacité est très variable suivant le type de vaccin considéré.

Les essais indiqués sous Production dans les monographies spécifiques peuvent être effectués dans le cadre des essais de développement nécessaires à la démonstration de l'efficacité du vaccin. Il convient de tenir compte des considérations suivantes.

La dose à utiliser pour les essais est égale à la dose recommandée, pour un produit ayant le titre ou l'activité minimum admis à la fin de la période de validité.

Pour les vaccins vivants, il faut effectuer les essais sur un vaccin préparé à partir du passage le plus atténué utilisé en production.

Les essais d'efficacité doivent confirmer toutes les indications déclarées du vaccin. Si, par exemple, celui-ci est censé conférer une protection contre les maladies respiratoires, il sera au moins démontré qu'une protection contre les signes cliniques de maladie respiratoire est assurée. Lorsque le vaccin est censé assurer une protection anti-infectieuse, ceci sera démontré par des techniques de ré-isolement. Si le vaccin a plusieurs indications, son efficacité sera démontrée pour chacune d'elles.

L'influence sur l'efficacité du vaccin de la présence d'anticorps acquis de façon passive ou transmis par la mère sera évaluée de façon adéquate. Toute déclaration ou indication implicite concernant le délai d'action du vaccin et la durée de protection assurée sera corroborée par des résultats d'études.

Pour les vaccins combinés, l'efficacité de chaque composant sera démontrée en utilisant le vaccin combiné.

Des études de compatibilité immunologique sont conduites lorsque l'administration simultanée de plusieurs vaccins est recommandée ou lorsqu'elle fait partie du schéma de vaccination habituel. Lorsqu'un produit fait partie d'un schéma de vaccination recommandé, son rôle en tant que primo-vaccin ou vaccin de rappel, ou sa contribution à l'efficacité du schéma dans son ensemble sera démontrée.

ÉPREUVES DE LABORATOIRE

En principe, la démonstration de l'efficacité est conduite en laboratoire dans des conditions contrôlées, par épreuve après administration du produit à l'animal cible dans les conditions d'emploi recommandées. L'épreuve est effectuée au moyen d'une souche différente de celle utilisée pour la production du vaccin. Dans la mesure du possible, les conditions de réalisation de l'épreuve reproduisent les conditions d'infection naturelles, par exemple pour ce qui est du nombre de microorganismes utilisés et de la voie d'administration employée.

Il convient, si possible, de déterminer quel est le type de mécanisme immunitaire (cellulaire/humoral, local/général, classe d'immunoglobuline) qui résulte de l'administration du produit aux animaux cibles.

ÉPREUVES SUR LE TERRAIN

De façon générale, les résultats des épreuves en laboratoire sont complétés par des données obtenues lors d'épreuves sur le terrain, effectuées sur des animaux témoins non traités. Lorsque les épreuves en laboratoire ne permettent pas de démontrer l'efficacité, il peut être admis d'effectuer seulement des épreuves sur le terrain.

5.2.8. RÉDUCTION DU RISQUE DE TRANSMISSION DES AGENTS INFECTIEUX RESPONSABLES DE L'ENCÉPHALOPATHIE SPONGIFORME ANIMALE PAR LES MÉDICAMENTS

1. REMARQUES D'ORDRE GÉNÉRAL

La famille des encéphalopathies spongiformes transmissibles (EST) inclut la tremblante du mouton et des chèvres, l'encéphalopathie spongiforme des cervidés, l'encéphalopathie spongiforme bovine (ESB) ainsi que, chez l'homme, le kuru et la maladie de Creutzfeldt-Jakob (MCJ). Les agents transmissibles responsables de ces maladies se répliquent chez les individus infectés, généralement sans signe d'infection détectable par les méthodes actuelles de diagnostic *in vivo*. Après des périodes d'incubation pouvant atteindre plusieurs années, les agents déclenchent la maladie qui entraîne la mort de l'individu. Aucune solution thérapeutique n'est connue.

Le diagnostic est basé sur les signes cliniques et la confirmation *post mortem* des lésions cérébrales caractéristiques, par histopathologie ou par détection des protéines fibrillaires spécifiques des encéphalopathies spongiformes. La démonstration de l'infectiosité par inoculation du tissu suspect à des espèces cibles ou à des animaux de laboratoire peut également être utilisée pour confirmation, mais la période d'incubation est de plusieurs mois ou plusieurs années. Des cas de transmission iatrogène des encéphalopathies spongiformes ont été signalés. Chez le mouton, la tremblante a été transmise accidentellement à la suite de l'utilisation d'un vaccin contre le virus Louping Ill préparé à partir d'un mélange de cerveaux et de rates ovins traités au formol dans lequel a été incorporé par inadvertance du tissu provenant d'un mouton infecté par la tremblante. Chez l'homme, des cas de transmission de la MCJ ont été rapportés. Ces derniers ont été attribués à l'administration parentérale répétée d'hormone de croissance et de gonadotropine issues d'hypophyses de cadavres humains. Des cas de MCJ ont également été attribués à l'utilisation d'instruments contaminés en chirurgie cérébrale et à la transplantation de méninges et de cornées humaines.

Il existe peu d'informations sur les caractéristiques de ces agents infectieux. Ils sont extrêmement résistants à la plupart des traitements chimiques ou physiques capables d'inactiver les virus conventionnels. Ils n'entraînent pas de réponse immunitaire décelable. Il existe des barrières naturelles qui limitent la prolifération de l'infection entre les espèces, mais elles peuvent être franchies dans des circonstances appropriées, qui dépendent généralement de la souche, de la quantité reçue, de la voie d'exposition et de l'importance de la barrière entre espèces. Des études sur des animaux de laboratoire ont montré que l'inoculation intracérébrale est la voie la plus efficace.

Les humains ont été exposés naturellement à l'agent infectieux de la tremblante du mouton depuis au moins 200 ans, mais aucune des vastes études épidémiologiques réalisées n'a permis de déceler de signes de transmission de la tremblante aux humains. L'ESB a été pour la première fois notifiée au Royaume-Uni en 1986. Un grand nombre de bovins et de troupeaux individuels ont été affectés. Il est clair que l'ESB est une infection transmise par la nourriture. Des cas d'ESB sont apparus dans d'autres pays, soit chez des animaux importés du Royaume-Uni, soit chez des animaux indigènes. Dans la mesure où les propriétés biologiques de l'agent causal de l'ESB diffèrent de celles de l'agent de la tremblante, il est concevable que les barrières entre espèces diffèrent également. Il existe des indices probants démontrant que la nouvelle variante de la MCJ est due à l'agent responsable de l'ESB chez les bovins.

L'apparition d'une nouvelle variante de la MCJ chez l'homme a renforcé les inquiétudes relatives à la transmission possible de l'agent infectieux de l'ESB à l'homme. La prudence est donc toujours de rigueur dans les cas où des produits biologiques issus d'espèces affectées par ces maladies autrement que par épreuve expérimentale, notamment les espèces bovines, sont utilisés pour la fabrication de médicaments.

Les recommandations ci-dessous doivent donc être suivies pour réduire autant que possible le risque de contamination. En dépit de ce chapitre général, il est à souligner que les risques potentiels associés à un médicament donné devront être considérés individuellement à la lumière de circonstances spécifiques et des connaissances du moment.

2. PORTÉE DU CHAPITRE GÉNÉRAL

Ce chapitre général considère les implications de l'EST vis-à-vis des médicaments à usage humain ou vétérinaire et les mesures à prendre pour réduire autant que possible le risque de transmission lié à leur utilisation. Ce chapitre s'applique donc aux produits d'origine animale, particulièrement les produits obtenus à partir de ruminants, utilisés pour la préparation de :

- substances actives,
- excipients,
- matières premières utilisées dans la fabrication (par exemple : sérum-albumine bovine, enzymes, milieux de culture, y compris ceux qui servent à préparer des banques de cellules de travail ou de nouvelles banques de cellules mères).

Ce chapitre général s'applique également aux produits entrant en contact direct avec les équipements utilisés lors de la fabrication (et étant donc potentiellement contaminants), par exemple, dans les milieux d'essai utilisés lors de la validation de l'usine et des équipements.

Ce chapitre général se rapporte aux produits issus de tous ruminants. Les mesures proposées sont surtout applicables aux produits issus de bovins et il peut être nécessaire de les adapter pour les produits issus de moutons, de chèvres et d'autres espèces dont la susceptibilité aux EST, autrement que par épreuve expérimentale, est établie.

Au vu des connaissances scientifiques actuelles, le lait ne présente probablement aucun risque de contamination par les agents des EST, quelle que soit son origine géographique. Par conséquent, le lait et les produits exclusivement dérivés du lait sont exclus du champ d'application du chapitre général, à condition que le lait provienne d'animaux sains et satisfasse aux mêmes conditions que le lait recueilli pour la consommation humaine(19). Les dérivés du lait de ruminants préparés à l'aide d'autres produits issus de ruminants (hydrolysats pancréatiques de caséine, par exemple), ne sont pas exclus du champ d'application du chapitre général du fait de l'utilisation de ces autres produits issus de ruminants.

Les dérivés de la laine et des poils de ruminants, comme la lanoline, les alcools de laine, et les acides aminés, sont également exclus du champ d'application du chapitre général, à condition que la laine et les poils soient prélevés sur des animaux vivants. Les dérivés de la laine et des poils de ruminants préparés à l'aide d'autres produits issus de ruminants (enzymes pancréatiques, par exemple) ne sont pas exclus du champ d'application du chapitre général du fait de l'utilisation de ces autres produits issus de ruminants.

Ce chapitre général doit être lu conjointement avec les différentes Décisions de la Commission des Communautés Européennes progressivement mises en application depuis 1991.

3. FABRICATION ET RECUEIL DES MATIÈRES PREMIÈRES

Lorsque les fabricants de médicaments ont le choix entre l'utilisation de produits issus de ruminants ou non, l'utilisation de produits issus d'animaux non ruminants sera préférée. La substitution de matières premières issues de ruminants par des produits issus d'une autre espèce dont il est établie qu'elle souffre d'EST, ou peut être infectée expérimentalement par voie orale, n'est normalement pas acceptable.

Des détails doivent être fournis sur l'origine des produits (y compris l'origine géographique de l'animal) et sur les mesures prises pour réduire autant que possible le risque de transmission des agents des EST. Le fabricant du médicament doit auditer le fournisseur de ces produits afin de garantir une origine et une manipulation conformes au présent chapitre général et aux systèmes appropriés de contrôle de la qualité.

Le risque de transmission d'agents infectieux peut être réduit de façon significative par le contrôle d'un certain nombre de paramètres, parmi lesquels se trouvent :

- l'origine des animaux,
- la nature du tissu animal utilisé lors de la fabrication,
- le(s) procédé(s) de production.

Aucune de ces approches ne pouvant nécessairement établir à elle seule la sécurité au regard du risque d'EST, il peut être nécessaire d'avoir recours aux trois approches complémentaires mentionnées ci-dessus pour réduire autant que possible le risque de contamination.

3.1. ANIMAUX UTILISÉS COMME SOURCES DE MATIÈRES PREMIÈRES

Une sélection minutieuse des matières premières constitue le critère le plus important vis-à-vis de la sécurité au regard du risque d'EST associé aux médicaments.

3.1.1. Les matières premières les plus satisfaisantes proviennent de pays dans lesquels aucun cas d'ESB n'a été rapporté et dans lesquels :

- la notification est obligatoire, et
- la vérification clinique et biologique des cas suspectés est obligatoire.

Une certification officielle de l'origine doit être disponible. En outre, il est nécessaire de s'assurer de l'absence de risques d'infection d'ESB dus aux facteurs suivants :

- l'importation de bovins originaires de pays présentant une incidence élevée d'ESB,
- l'importation de bovins nés de femelles atteintes,
- l'utilisation d'aliments à base de viande et d'os pour nourrir les ruminants et contenant des protéines de ruminants ayant pour origine un pays présentant une incidence faible ou élevée d'ESB ou dont le statut est inconnu.

3.1.2. Les matières premières peuvent également provenir de pays dans lesquels l'incidence des cas autochtones d'ESB est faible, si, en plus des facteurs décrits dans le paragraphe 3.1.1 :

- les carcasses de tous les animaux infectés sont détruites,
- la progéniture des femelles atteintes n'est pas utilisée,

(19) Dans l'estimation et la réduction du risque associé aux médicaments à usage vétérinaire destinés aux ruminants, il faut tenir compte de facteurs supplémentaires applicables spécifiquement à ces espèces.

– les protéines issues de mammifères sont interdites dans l'alimentation des ruminants.

Les animaux doivent être nés après l'entrée en vigueur de cette interdiction. Si la date de naissance des animaux est inconnue, la date de mise en application de cette interdiction et la période d'incubation de l'EST doivent être prises en considération pour évaluer la sécurité de la source d'approvisionnement.

Les troupeaux au sein desquels ont été déclarés des cas d'ESB ne sont pas utilisés pour l'approvisionnement.

3.1.3. Les matières premières provenant de pays à forte incidence d'ESB ne doivent pas être utilisées.

Parallèlement à ces mesures, les fabricants de médicaments doivent justifier leur stratégie d'approvisionnement vis-à-vis de la catégorie de produits, la quantité de matières premières et l'utilisation prévue du médicament. Il est possible de bénéficier d'une marge de sûreté supplémentaire en se fournissant auprès de pays dans lesquels les matières premières sont issues de troupeaux bien surveillés.

3.2. PARTIES D'ANIMAUX, LIQUIDES CORPORELS ET SÉCRÉTIONS UTILISÉS COMME MATIÈRES PREMIÈRES

Chez un animal infecté par une EST, les niveaux d'infectiosité varient selon les organes ou les sécrétions. En se basant sur les données relatives à la tremblante naturelle, les organes, tissus et sécrétions ont été classés en quatre groupes principaux présentant différents niveaux de risque potentiel, comme le montre le tableau 5.2.8.-1. Bien qu'il semble désormais établi que la répartition de l'infectiosité pour les bovins atteints d'ESB soit plus restreinte, la classification des tissus et liquides corporels dans le tableau doit toujours être utilisée pour la sélection des matières premières. Les catégories contenues dans le tableau n'ont qu'un caractère indicatif et il est important de noter les points suivants :

– la classification des tissus présentés dans le tableau 5.2.8.-1 est basée sur le titrage de l'infectiosité chez la souris par voie intracérébrale. Dans des modèles expérimentaux utilisant des souches adaptées aux animaux de laboratoire, des titres plus élevés et une classification des tissus légèrement différente peuvent être observés,

– dans certaines situations, il peut se produire une contamination croisée entre tissus appartenant à des catégories d'infectiosité différente. Les risques potentiels dépendront des circonstances dans lesquelles les tissus sont prélevés, notamment du contact entre des produits d'un groupe à risque faible avec ceux d'un groupe à risque élevé. Ainsi, la contamination croisée entre certains tissus risque d'être accrue si les animaux infectés sont abattus à l'aide d'un matador ou si le cerveau et/ou la moelle épinière sont débités à la scie. Le risque de contamination croisée sera réduit si les liquides corporels sont recueillis avec un minimum de lésions tissulaires, si les éléments cellulaires en sont retirés et si le sang fœtal est recueilli en évitant toute contamination par des tissus de la mère ou du fœtus comme le placenta ou les liquides amniotique et allantoïdien,

– le risque dû à la contamination croisée dépendra de plusieurs facteurs complémentaires tels que :
  – les précautions prises pour éviter toute contamination lors du recueil des tissus (voir ci-dessus),
  – le niveau de contamination (quantité de tissu contaminant),
  – la quantité de matière première à utiliser,
  – le traitement auquel sera soumis la matière première au cours du procédé de fabrication.

Les fabricants de médicaments doivent présenter une estimation du risque.

Tableau 5.2.8.-1. - *Titres infectieux relatifs de la tremblante dans les tissus et les liquides corporels de moutons et de chèvres naturellement infectés et présentant une tremblante clinique*[20]

Catégorie I	**Infectiosité élevée** cerveau, moelle épinière, (œil)
Catégorie II	**Infectiosité moyenne** iléon, ganglions lymphatiques, côlon proximal, rate, amygdales, (dure-mère, épiphyse cérébrale, placenta), liquide céphalo-rachidien, hypophyse, glandes surrénales
Catégorie III	**Infectiosité faible** côlon distal, muqueuse nasale, nerfs périphériques, moelle osseuse, foie, poumons, pancréas, thymus
Catégorie IV	**Infectiosité indétectable**[21] caillot sanguin, fèces, cœur, reins, glandes mammaires, lait, ovaires, salive, glandes salivaires, vésicules séminales, sérum, muscles squelettiques, testicules, thyroïde, utérus, tissu fœtal, (bile, os[22], tissu cartilagineux, tissu conjonctif, poils, peau, urine)

3.3. VALIDATION DU PROCÉDÉ

Le contrôle de l'approvisionnement est le critère le plus important pour parvenir à une innocuité acceptable du produit, étant donné la résistance établie des agents des EST à la plupart des procédures d'inactivation.

Des études de validation des procédures d'élimination/inactivation sont difficiles à interpréter car il est nécessaire de prendre en considération la nature du produit contaminé intentionnellement et sa pertinence vis-à-vis de la situation réelle, le protocole de l'étude (y compris la réduction d'échelle des procédés) et la méthode de détection de l'agent (dosage *in vitro* ou *in vivo*), après surcharge du matériel infectieux et après traitement. Des recherches supplémentaires sont nécessaires pour pouvoir parvenir à un accord concernant la méthodologie la plus appropriée pour les études de validation. Actuellement, les études de validation ne sont donc généralement pas exigées. Cependant, s'il est revendiqué que le procédé permet d'éliminer ou d'inactiver les agents des EST, cette revendication devra être justifiée par des études de validation appropriées. Les études de validation sont spécifiques du procédé.

Au delà des restrictions particulières qui s'appliquent aux études de validation sur les EST et à leur interprétation, l'obstacle principal est l'identification des étapes qui élimineront ou inactiveront efficacement les agents des EST au cours de la fabrication de médicaments d'origine biologique. Les fabricants sont incités à poursuivre leurs

(20) Les études de référence n'ont pas dosé les tissus entre parenthèses, mais l'infectiosité relative est indiquée par d'autres données sur les encéphalopathies spongiformes. Les matières premières non mentionnées peuvent être classées par analogie avec celles qui le sont, en se basant sur leur composition.
(21) Aucune infectiosité n'a été transmise chez des rongeurs suite à l'inoculation intracérébrale (jusqu'à 5 mg).
(22) Pour le crâne et les vertèbres, voir aussi le point 3.2 relatif à la contamination croisée.

travaux sur les méthodes d'élimination ou d'inactivation afin d'identifier les étapes/procédés qui favoriseraient l'élimination ou l'inactivation des agents infectieux des EST.

Dans tous les cas, un procédé de production doit être élaboré si possible en tenant compte des informations disponibles sur les méthodes présumées efficaces pour l'élimination ou l'inactivation des agents des EST.

Certaines procédures de production peuvent contribuer considérablement à la réduction du risque de contamination par les agents des EST, par exemple les procédures utilisées dans la fabrication de suif et de ses dérivés (voir ci-dessous).

3.4. AGE DES ANIMAUX

Etant donné que l'infectiosité des EST s'accumule sur une période d'incubation de plusieurs années, il peut être plus prudent de s'approvisionner en animaux jeunes.

3.5. PRODUITS SPÉCIFIQUES

- Le suif utilisé comme matière première dans la fabrication des dérivés du suif doit être produit selon une méthode au moins aussi robuste et rigoureuse que celles qui sont mentionnées dans les règlements internationaux. Les dérivés du suif, comme le glycérol et les acides gras qui sont fabriqués à partir de suif par des procédés rigoureux ont fait l'objet de considérations spécifiques et il est peu probable qu'ils soient infectieux. Des exemples de procédés rigoureux sont :
  - la transestérification ou l'hydrolyse sous pression, à une température d'au moins 200 °C et pendant au moins 20 min (pour la production de glycérol, d'acides gras et d'esters d'acides gras),
  - la saponification par NaOH 12 M (pour la production de glycérol et de savon) :
    - production par lots : à une température d'au moins 95 °C et pendant au moins 3 h,
    - production en continu : à une température d'au moins 140 °C, sous une pression de 2 bars (2000 hPa) et pendant au moins 8 min, ou l'équivalent.
  - la méthode de fabrication actuellement préférée est l'hydrolyse alcaline,
  - des systèmes tels que la certification ISO 9000 et l'HACCP (Hazard Analysis and Critical Control Point) doivent être mis en place pour la surveillance du procédé de production et de la production par lots (définition du lot, séparation des lots, nettoyage entre les lots, etc.),
  - des procédures doivent être mises en place pour assurer la traçabilité et l'audit des fournisseurs des matières premières.
- Gélatine :
  - Pour la gélatine produite à partir d'os de bovins[(23)], l'ensemble des paramètres suivants contribuera à l'innocuité de ce produit :
    - l'origine géographique des animaux,
    - les crânes et les moelles épinières présents dans la matière première[(24)]doivent être éliminés,
    - il est également recommandé d'exclure les vertèbres, en fonction de l'origine géographique des animaux,
  - Pour la gélatine produite à partir de peau de bovins :
    - toute contamination croisée avec des substances potentiellement infectieuses doit être évitée.

Les fabricants de médicaments doivent présenter une estimation du risque.

4. CONCLUSION

L'estimation du risque associé aux EST nécessite une prise en considération minutieuse de tous les paramètres cités, et l'option prioritaire doit être d'éviter d'utiliser des matières premières dérivées d'animaux dont la susceptibilité aux EST est établie (autrement que par épreuve expérimentale) dans les produits fabriqués par l'industrie pharmaceutique. L'acceptabilité d'un médicament contenant de telles matières premières ou pouvant, suite à sa fabrication, en contenir, dépendra d'un certain nombre de facteurs, parmi lesquels :

- les documents et les enregistrements attestant de l'origine des animaux,
- la nature du tissu animal utilisé lors de la fabrication,
- le(s) procédé(s) de production,
- la voie d'administration,
- la quantité de tissu utilisée dans les médicaments,
- la posologie thérapeutique maximale (dose journalière et durée du traitement),
- l'utilisation prévue du produit.

Les fabricants de médicaments d'origine animale sont responsables vis-à-vis de la sélection et de la justification de mesures adéquates. L'état de la science et des technologies doit être pris en considération.

En dépit de ce chapitre général, il est à souligner que les risques potentiels associés à un médicament donné devront être considérés individuellement à la lumière de circonstances spécifiques et des connaissances du moment.

Ces indications doivent également être utilisées lors de l'évaluation du rapport risque / bénéfice de chaque produit.

(23) Sont ici considérés comme matière première les os avant dégraissage.

(24) La future distribution géographique des ESB/EST ne peut être prévue. Toute modification de la distribution géographique des ESB/EST pourrait entraîner, dans le pire des cas, le rappel des produits pharmaceutiques contenant de la gélatine. Etant donné le nombre important de médicaments contenant de la gélatine comme excipient et la durée de vie élevée de la gélatine à partir de sa production jusqu'à la date limite de conservation des produits pharmaceutiques, tout rappel aurait des conséquences dramatiques en termes d'approvisionnement en médicaments essentiels. Le crâne et la moelle épinière doivent donc être retirés des matières premières de la gélatine dérivée d'os de bovins quelle que soit l'origine géographique des animaux utilisés.

5.3. ANALYSE STATISTIQUE DES RÉSULTATS DES DOSAGES ET ESSAIS BIOLOGIQUES

1. INTRODUCTION

Le présent chapitre contient des indications relatives à la conception des titrages biologiques prescrits dans la Pharmacopée européenne et à l'analyse de leurs résultats. Il a été rédigé à l'usage d'utilisateurs dont ni la formation ni les fonctions principales ne relèvent des statistiques, mais qui sont amenés de par leurs fonctions à analyser ou interpréter les résultats de ces titrages, souvent sans l'aide ou l'avis d'un statisticien. Les méthodes de calcul décrites ici n'ont pas un caractère obligatoire pour l'interprétation des dosages qui font eux, par contre, partie intégrante de la Pharmacopée européenne. Des méthodes alternatives peuvent être utilisées, à condition d'être au moins aussi fiables que celles décrites ci-après. Un grand choix de logiciels de calcul sont à la disposition de l'analyste, et peuvent lui être plus ou moins utiles selon les installations et les compétences dont il dispose.

Il existe diverses situations où l'avis d'un professionnel s'impose : le traitement global de l'organisation et de l'analyse d'essais dans le cadre de la recherche ou du développement de nouveaux produits ; l'analyse de courbes dose-réponse non linéaires de grande envergure, comme on en rencontre par exemple dans les immunodosages ; le cas où les conditions nécessaires imposées dans ce chapitre pour les plans d'essai ne sont pas satisfaites, par exemple lorsque des contraintes expérimentales spécifiques nécessitent l'utilisation de plans d'essai sur mesure, ou lorsque l'emploi d'un nombre égal de doses équidistantes est inapproprié.

1.1. PLANIFICATION DES ESSAIS ET FIDÉLITÉ

La Pharmacopée décrit des méthodes biologiques destinées au dosage de certaines substances et préparations dont l'activité ne peut pas être déterminée correctement par des méthodes chimiques ou physiques. Dans la mesure du possible, le principe appliqué dans ces dosages est la comparaison avec une préparation étalon, en vue de déterminer la quantité de la substance à titrer qui produit le même effet biologique qu'une quantité fixée, *l'unité*, de la préparation étalon. L'une des conditions essentielles à l'application de ces méthodes de titrage biologiques est que les essais soient effectués simultanément sur la préparation étalon et la substance à examiner, et dans des conditions identiques.

Pour certains essais (la détermination d'un titre en virus par exemple), l'activité de l'échantillon examiné n'est pas exprimée en termes relatifs par rapport à celle d'un étalon. La section 4.5 traite de ce type d'essais.

Toute estimation d'activité obtenue par un titrage biologique est sujette à une erreur aléatoire, due à la variabilité inhérente des réponses biologiques. Il faut donc, dans la mesure du possible, effectuer un calcul d'erreur à partir des résultats de chaque dosage, même lorsque la méthode officielle est utilisée. Tel est l'objectif des méthodes décrites ci-après pour la conception des plans d'essai et le calcul d'erreur. Dans tous les cas, avant d'adopter une méthode statistique, il convient de procéder à un essai préliminaire, avec un nombre suffisant de dosages, pour vérifier l'applicabilité de la méthode.

L'intervalle de confiance de l'activité estimée fournit une indication sur la fidélité de l'estimation obtenue lors du dosage. Il est calculé en tenant compte du plan expérimental et de la taille de l'échantillon. Pour les titrages biologiques, on utilise généralement un intervalle de confiance à 95 pour cent. Le calcul des limites est effectué par des méthodes statistiques de façon à pouvoir affirmer qu'il existe une probabilité de 95 pour cent pour que la valeur « vraie » de l'activité se situe dans ces limites. L'acceptabilité ou non de cette fidélité pour la Pharmacopée européenne dépend des exigences spécifiées dans la monographie de la préparation concernée.

Les termes « moyenne » et « écart type » sont employés ici au sens défini dans la plupart des ouvrages de biométrie actuels.

Les expressions « activité déclarée » ou « activité indiquée sur l'étiquette », « activité assignée », « activité présumée », « rapport d'activité » et « activité estimée » sont utilisées dans ce chapitre pour désigner les concepts suivants :

- l'activité « déclarée » ou « indiquée sur l'étiquette » est, dans le cas d'un produit formulé, la valeur nominale attribuée sur la base des données disponibles sur l'activité du produit vrac et, dans le cas d'un produit vrac, l'activité estimée par le fabricant,
- l'activité « assignée » est l'activité de la préparation étalon,
- l'activité « présumée » est l'activité provisoirement attribuée à la préparation à examiner, pour les besoins du calcul de la dose qui est supposée présenter une activité équivalente à celle de la dose utilisée pour la préparation étalon,
- le « rapport d'activité » est, pour une préparation inconnue, le rapport des doses de la préparation étalon et de la préparation inconnue qui ont une activité équivalente dans les conditions du titrage,
- l'activité « estimée » est l'activité calculée à partir des résultats du titrage.

La section 9 (Symboles et définitions) donne la liste des symboles les plus utilisés dans le présent chapitre. Les symboles qui n'y figurent pas ou qui sont utilisés avec un sens différent sont définis dans la partie du texte où ils apparaissent.

2. RANDOMISATION ET INDÉPENDANCE DES TRAITEMENTS INDIVIDUELS

L'affectation des différents traitements aux diverses unités expérimentales (animaux, tubes, etc.) doit être réalisée de façon strictement aléatoire. Ce principe de randomisation s'applique également à celles des conditions expérimentales dont l'affectation n'est pas délibérément prévue dans le plan d'expérience, par exemple le choix de l'emplacement des cages dans le laboratoire ou l'ordre dans lequel sont administrés les traitements. Il importe en particulier de ne pas traiter ensemble (au même moment ou au même emplacement) un groupe d'animaux recevant la même dose d'une préparation, à moins qu'il ne soit établi que la source de variation considérée (temps ou emplacement) est négligeable. Cette affectation aléatoire peut être réalisée au moyen de la fonction de randomisation que possèdent certains logiciels informatiques. L'expérimentateur doit vérifier que cette fonction fournit à chaque fois des séries de nombres différentes.

Les préparations affectées aux différentes unités expérimentales doivent être aussi indépendantes que possible. Ainsi, dans chaque groupe expérimental, les dilutions correspondant à chaque traitement ne résultent pas, normalement, de la division d'une même dose, mais doivent être préparées individuellement. Sans cette précaution, la variabilité inhérente à la préparation ne sera pas totalement représentée dans la variance de l'erreur expérimentale. Il s'ensuivra une sous-estimation de l'erreur résiduelle et par conséquent :

1) un renforcement injustifié de la rigueur des tests d'analyse de variance (voir sections 3.2.3 et 3.2.4) ;

5. Textes généraux

2) une sous-estimation des limites de confiance réelles de l'essai qui, comme indiqué dans la section 3.2.5, sont calculées à partir de l'estimation de s^2, le carré moyen de l'erreur résiduelle.

3. TITRAGES FONDÉS SUR DES RÉPONSES QUANTITATIVES

3.1. MODÈLES STATISTIQUES

3.1.1. PRINCIPES GÉNÉRAUX

Les titrages biologiques décrits dans la Pharmacopée européenne sont conçus comme des « titrages de dilution », c'est à dire que la préparation à examiner est supposée contenir le même principe actif que la préparation étalon, seule la proportion des composants actifs et inertes y étant différente. Dans ce cas, la préparation à titrer peut en théorie être dérivée de la préparation étalon par dilution avec les composants inertes. Pour vérifier si un titrage particulier peut être considéré comme un « titrage de dilution », il faut comparer les relations dose-réponse respectivement obtenues avec l'étalon et avec la préparation à titrer. Si ces relations diffèrent de façon significative, le modèle théorique du titrage de dilution n'est pas valide. L'existence de différences significatives entre les relations dose-réponse obtenues avec l'étalon et la préparation à titrer peut indiquer que l'une des préparations contient, outre le principe actif, d'autres composants qui ne sont pas inertes mais affectent les réponses mesurées.

Pour mettre en évidence l'effet de dilution dans le modèle théorique, il est utile de transformer la relation dose-réponse en une fonction linéaire sur l'intervalle de doses le plus étendu possible. Deux modèles statistiques présentent un intérêt pour les titrages biologiques prescrits dans la pharmacopée : le modèle en lignes parallèles et le modèle à rapport de pente.

Leur mise en œuvre exige que les conditions suivantes soient satisfaites :

1) les différents traitements ont été affectés au hasard aux unités expérimentales,

2) les réponses obtenues pour chaque traitement présentent une distribution normale,

3) les écarts types des réponses obtenues au sein de chaque groupe de traitement pour la préparation étalon et la préparation à examiner ne présentent pas de différences significatives.

Lors du développement d'une méthode de titrage, l'analyste doit déterminer si ces conditions sont satisfaites sur un grand nombre d'essais.

- L'application des indications données dans la section 2 permet de satisfaire à la condition 1.
- La condition 2 représente une hypothèse qui, dans la pratique, est presque toujours vérifiée. Des écarts mineurs par rapport à cette hypothèse n'introduisent pas, en général, de graves failles dans l'analyse tant que le plan d'essai comporte plusieurs répétitions pour chaque traitement. En cas de doute, un test de normalité (par exemple le test de Shapiro-Wilk[(25)]) peut être effectué.
- La condition 3 peut être vérifiée par un test d'homo-généité des variances (par ex. le test de Bartlett[(26)] ou le test de Cochran[(27)]). L'analyse de représentations graphiques des données peut également être très instructive à cet égard (voir exemples dans la section 5).

Lorsque les conditions 2 et/ou 3 ne sont pas remplies, une transformation des réponses peut permettre de mieux s'en approcher. Les transformations possibles sont par exemple $\ln y$, $\sqrt{y}$, y^2.

- La transformation logarithmique des réponses y en $\ln y$ peut être utile lorsque l'homogénéité des variances n'est pas satisfaisante. Elle peut également améliorer la normalité si la distribution est asymétrique sur la droite.
- La transformation de y en $\sqrt{y}$ est utile lorsque la distribution des valeurs observées suit une loi de Poisson, c'est à dire lorsqu'elles sont obtenues par dénombrement.
- La transformation de y en y^2 peut être utile si, par exemple, la dose est davantage susceptible d'être proportionnelle à la surface d'une zone d'inhibition qu'au diamètre, mesuré, de cette zone.

Il existe un autre catégorie de titrages : ceux où il n'est pas possible de mesurer une réponse pour chaque unité expérimentale, mais seulement de décompter le nombre d'unités répondant à chaque traitement. Cette catégorie de titrages fait l'objet de la section 4.

3.1.2. TITRAGES DE ROUTINE

Lorsqu'une méthode de titrage est utilisée en routine, il est rarement possible d'effectuer une vérification systématique des conditions 1 à 3 car, en raison du nombre limité d'observations par titrage, la sensibilité des tests statistiques risque d'être insuffisante. Heureusement, les statisticiens ont pu démontrer que, dans les titrages équilibrés symétriques, de faibles écarts d'homogénéité de la variance ou de normalité n'affectent pas sérieusement les résultats du titrage. Il n'est nécessaire de s'interroger sur l'applicabilité du modèle statistique que si une série de titrages amène à suspecter sa validité. Il peut alors être nécessaire d'effectuer une nouvelle série d'investigations préliminaires (voir section 3.1.1).

Deux autres conditions nécessaires s'appliquent, selon le modèle statistique utilisé :

Pour le modèle en lignes parallèles :

4A) la relation entre le logarithme de la dose et la réponse peut être représentée par une droite sur l'intervalle de doses utilisé,

5A) la droite obtenue pour toute préparation inconnue est parallèle à celle obtenue pour l'étalon.

Pour le modèle à rapport de pente :

4B) pour chaque préparation, la relation entre la dose et la réponse peut être représentée par une droite sur l'intervalle de doses utilisé,

5B) la droite obtenue pour toute préparation inconnue doit couper l'axe des y (dose zéro) au même point que la droite obtenue pour la préparation étalon (autrement dit, les fonctions réponses de toutes les préparations doivent avoir la même ordonnée à l'origine que la fonction réponse de l'étalon).

Les conditions 4A et 4B ne peuvent être vérifiées que dans les titrages où 3 dilutions au moins sont utilisées pour chaque préparation. L'emploi d'un titrage comportant seulement 1 ou 2 dilutions pour chaque préparation peut être justifié si l'expérience a montré que les conditions de linéarité et de parallélisme ou d'égalité des ordonnées à l'origine sont satisfaites.

Après obtention des résultats du titrage, et avant le calcul de l'activité relative de chaque échantillon examiné, une analyse de variance est effectuée pour vérifier si les conditions 4A et 5A (ou 4B et 5B) sont satisfaites. Pour ce faire, on subdivise

(25) Wilk, M.B. and Shapiro, S.S. (1968). The joint assessment of normality of several independent samples, *Technometrics* 10, 825-839.
(26) Bartlett, M.S. (1937). Properties of sufficiency and statistical tests, *Proc. Roy. Soc. London*, Series A 160, 280-282.
(27) Cochran, W.G. (1951). Testing a linear relation among variances, *Biometrics* 7, 17-32.

la somme totale des carrés en un certain nombre de sommes de carrés correspondant à chacune des conditions à satisfaire. La somme de carrés restante représente l'erreur expérimentale résiduelle, à laquelle peut être comparée l'existence ou l'absence de sources de variation importantes par une série de rapports *F*.

Une fois la validité du titrage établie, on peut calculer l'activité relative de chaque échantillon par rapport à l'étalon et l'exprimer en termes de rapport d'activité ou la convertir en une unité convenable pour la préparation considérée, par exemple l'Unité Internationale. Les limites de confiance peuvent également être déterminées à partir de chaque série de résultats de titrage.

Les titrages fondés sur le modèle en lignes parallèles et sur le modèle à rapport de pente sont respectivement discutés dans les sections 3.2 et 3.3.

Si l'une des cinq conditions (1, 2, 3, 4A, 5A ou 1, 2, 3, 4B, 5B) n'est pas satisfaite, les méthodes de calcul décrites ici ne sont pas applicables et la technique de titrage doit faire l'objet d'une nouvelle étude.

L'analyste ne doit pas adopter une autre transformation à moins d'avoir démontré que la non satisfaction des conditions n'est pas accidentelle mais résulte d'une altération systématique des conditions expérimentales. Dans ce cas, il convient de répéter les vérifications décrites dans la section 3.1.1 avant d'adopter une nouvelle transformation pour les titrages de routine.

Un nombre excessif de résultats non valides pour cause de non parallélisme ou de non linéarité, dans un titrage de routine effectué pour comparer des préparations semblables, indique souvent une inadéquation du plan d'essai quant aux répétitions. Cette inadéquation résulte souvent d'une prise en compte incomplète des sources de variation susceptibles d'affecter le titrage, qui peut se traduire par une sous-estimation de l'erreur résiduelle et donc par l'obtention de rapports *F* élevés.

Il n'est pas toujours possible de prendre en compte toutes les sources de variation possibles dans un titrage unique (par ex. la variabilité d'un jour à l'autre). Dans ce cas, il peut arriver que les intervalles de confiance associés aux répétitions du titrage ne présentent pas un chevauchement satisfaisant, et il faut faire preuve de prudence dans l'interprétation des intervalles de confiance individuels. Pour obtenir une estimation plus fiable de l'intervalle de confiance, il peut être nécessaire de réaliser plusieurs titrages indépendants et de les combiner pour obtenir une estimation unique de l'activité, avec un seul intervalle de confiance (voir section 6).

Pour les besoins du contrôle de qualité des titrages de routine, il est recommandé de conserver un enregistrement des estimations de la pente de régression et de l'estimation de l'erreur résiduelle sous forme de graphiques de contrôle.

- Une erreur résiduelle exceptionnellement élevée peut être le signe d'un problème technique. Il convient d'effectuer des investigations en ce sens et, s'il peut être établi que quelque chose a altéré le bon déroulement de la procédure de titrage, de répéter le titrage. Une erreur résiduelle inhabituellement élevée peut également indiquer la présence d'un résultat aberrant occasionnel. Une réponse douteuse en raison d'une non conformité de la procédure au cours d'un titrage sera rejetée. Si une valeur aberrante est découverte après que les réponses ont été enregistrées, mais qu'il est possible d'établir une relation avec des irrégularités dans le déroulement du titrage, son omission peut être justifiée. Le rejet ou la rétention arbitraires d'une réponse apparemment aberrante peut être une source d'erreur grave. En règle générale, il est déconseillé de rejeter certaines observations pour la seule raison qu'un test de recherche de résultats aberrants a donné un résultat significatif.
- A l'inverse, il peut parfois arriver que, du fait d'une erreur résiduelle exceptionnellement faible, les rapports *F* dépassent les valeurs critiques. Dans ce cas, il peut être justifié de remplacer l'erreur résiduelle estimée à partir du titrage individuel par une erreur résiduelle moyenne calculée à partir des données historiques enregistrées dans les graphiques de contrôle.

3.1.3. CALCULS ET RESTRICTIONS

Conformément aux principes généraux de bonne conception des essais, les plans d'essai sont normalement soumis aux trois restrictions suivantes, qui comportent des avantages tant du point de vue de la facilité du calcul que de la fidélité.

a) le même nombre de dilutions doit être utilisé pour chacune des préparations,

b) dans le modèle en lignes parallèles, le rapport entre les doses successives doit être constant pour tous les traitements du titrage ; dans le modèle à rapport de pente, l'intervalle entre les doses successives doit être constant pour tous les traitements du titrage,

c) le nombre d'unités expérimentales doit être le même pour chaque traitement.

Si le plan d'essai utilisé respecte ces restrictions, les calculs sont simples. Les formules à appliquer sont données dans les sections 3.2 et 3.3. Il est recommandé d'utiliser un logiciel spécialement conçu à cet effet. Il existe plusieurs programmes capables de traiter facilement toutes les situations associées aux plans d'essai décrits dans les monographies. Ces programmes n'utilisent pas forcément tous les mêmes formules et algorithmes de calcul, mais ils doivent normalement conduire aux même résultats.

L'emploi de plans d'essai échappant à ces restrictions peut être à la fois envisageable et correct, mais les formules à appliquer dans ce cas sont trop complexes pour pouvoir être décrites ici. Une description succincte des méthodes de calcul est donnée dans la section 7.1. Ces méthodes sont également applicables dans le cas des plans restreints, où elles sont équivalentes aux formules simples.

Les formules données dans le présent texte pour les plans d'essai restreints peuvent être utilisées, par exemple, pour créer des programmes ad hoc avec un tableur. Les exemples décrits dans la section 5 peuvent servir à éclaircir les aspects statistiques et à vérifier si un programme donne des résultats corrects.

3.2. MODÈLE EN LIGNES PARALLÈLES

3.2.1. INTRODUCTION

Le modèle en lignes parallèles est illustré figure 3.2.1.-I. Le logarithme des doses est porté sur l'axe horizontal, de gauche à droite dans l'ordre des concentrations croissantes. Les réponses sont portées sur l'axe vertical. Les réponses individuelles à chaque traitement sont figurées par des points noirs. Les 2 droites représentent la relation ln(dose)-réponse respectivement calculée pour l'étalon et pour la préparation à titrer.

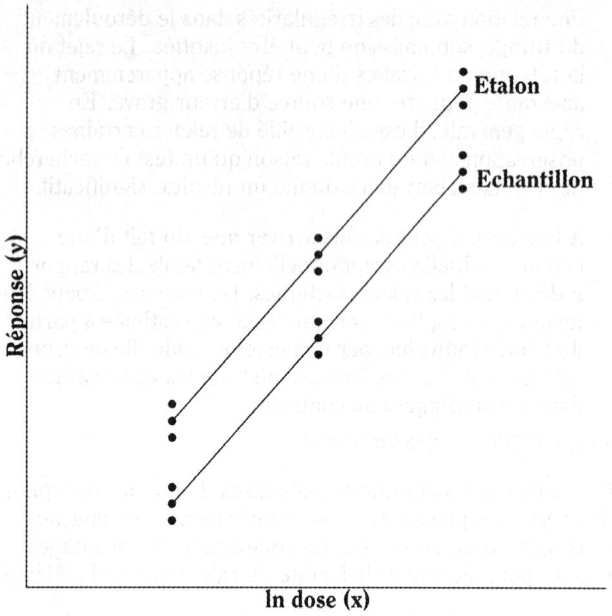

Figure 3.2.1.-I. – *Modèle en lignes parallèles pour un titrage 3 + 3*

Note : la forme logarithmique utilisée dans ce chapitre est toujours le logarithme népérien (ln ou $\log_e$). Le terme « antilogarithme » désigne par conséquent la grandeur e^x. Il est également possible, néanmoins, d'utiliser les logarithmes décimaux (log ou $\log_{10}$), auquel cas l'antilogarithme sera 10^x.

Pour que le titrage donne un résultat satisfaisant, l'activité présumée de l'échantillon examiné doit être proche de l'activité vraie. C'est sur la base de cette activité présumée et de l'activité assignée de l'étalon que sont préparées des dilutions d'activité équivalente (si possible), c'est à dire que des doses correspondantes de l'étalon et de la préparation inconnue sont supposées donner la même réponse. Si l'on ne dispose d'aucune information sur l'activité présumée, des titrages préliminaires sont effectués sur un large intervalle de doses pour déterminer l'intervalle de linéarité de la courbe.

Plus l'activité présumée de la préparation à doser s'approche de la valeur vraie, plus proches seront les 2 droites puisque, à doses égales, elles sont censées donner des réponses égales. La distance horizontale entre les droites représente l'activité « vraie » de la préparation à doser, par rapport à son activité présumée. A l'inverse, plus la distance entre les deux droites est grande, plus l'activité présumée est éloignée de la valeur vraie. Si la droite de la préparation à doser se situe à droite de celle de la préparation étalon, l'activité présumée est une surestimation, et les calculs donneront une activité estimée inférieure à l'activité présumée. A l'inverse, si la droite de la préparation à doser se situe à gauche de celle de la préparation étalon, l'activité présumée est une sous-estimation, et les calculs donneront une activité estimée supérieure à l'activité présumée.

3.2.2. PLAN D'ESSAI

Les considérations suivantes sont utiles pour optimiser la fidélité du plan d'essai :

1) le rapport entre la pente et l'erreur résiduelle doit être aussi élevé que possible,

2) l'intervalle de doses doit être aussi étendu que possible,

3) les droites doivent être aussi proches que possible, c'est à dire que l'activité présumée doit constituer une bonne estimation de l'activité vraie.

L'affectation des unités expérimentales (animaux, tubes, etc.) aux différents traitements peut être réalisée de diverses façons.

3.2.2.1. Essai totalement randomisé

Si l'ensemble des unités expérimentales peut être considéré comme raisonnablement homogène, sans que rien n'indique l'existence d'une moindre variabilité des réponses dans certains sous-groupes identifiables, l'affectation des unités aux différents traitements est effectuée de façon aléatoire.

Si certains sous-groupes (emplacements ou jours d'expérimentation par exemple) ont des chances d'être plus homogènes que l'ensemble des unités, il est possible d'améliorer la fidélité du titrage en introduisant une ou plusieurs restrictions dans le plan d'essai. Une distribution convenable des unités suivant ces restrictions permettra d'éliminer une ou plusieurs sources de variation inopportunes.

3.2.2.2. Essai en blocs complets

Ce plan d'essai permet d'éliminer une source de variation identifiable, par exemple les différences de sensibilité entre plusieurs portées d'animaux d'expérimentation ou les variations entre plusieurs boîtes de Pétri dans un dosage microbiologique par diffusion. Le plan prévoit que chaque traitement soit appliqué un nombre égal de fois à chaque bloc (portée ou boîte de Pétri) et n'est utilisable que lorsque le bloc est assez important pour recevoir chacun des traitements. Ceci est illustré dans la section 5.1.3. Il est également possible d'utiliser un essai randomisé avec répétitions. Les traitements sont alors attribués au hasard à l'intérieur de chaque bloc. Un algorithme permettant d'obtenir des permutations au hasard est donné dans la section 8.5.

3.2.2.3. Carré latin

Ce plan d'essai est approprié lorsque la réponse peut être affectée par deux sources de variation différentes, dont chacune peut prendre *k* valeurs ou positions. Par exemple, dans le dosage d'un antibiotique par diffusion, les traitements peuvent être répartis selon une matrice $k \times k$, dans une grande boîte, chaque traitement figurant une seule fois dans chaque ligne et chaque colonne. On peut utiliser ce plan d'essai quand les nombres de lignes, de colonnes et de traitements sont égaux. Les réponses sont présentées sous forme d'un carré, dit carré latin. En isolant les variations dues aux différences de réponse entre les *k* lignes et les *k* colonnes, il est possible de réduire l'erreur. Un exemple de carré latin est présenté dans la section 5.1.2. Un algorithme permettant d'obtenir des carrés latins est donné dans la section 8.6.

3.2.2.4. Essai croisé

Ce plan d'essai est utile lorsque l'essai peut être subdivisé en blocs mais que l'on ne peut appliquer que deux traitements à chaque bloc. Un bloc peut par exemple se composer d'une unité pouvant être utilisée deux fois. Ce plan d'essai vise à augmenter la fidélité en éliminant les effets des différences entre unités, tout en compensant ceux d'une éventuelle différence de niveau général des réponses entre les deux phases de l'essai. On parle de « double essai croisé » si l'on utilise deux doses d'étalon et deux doses de la préparation à examiner.

L'expérimentation se déroule en deux phases séparées par un intervalle de temps convenable. On divise les unités en quatre groupes et chaque groupe reçoit l'un des quatre traitements au cours de la première phase de l'essai. Les unités ayant reçu une préparation dans la première phase de l'essai reçoivent l'autre lors la seconde, et les unités ayant reçu des doses faibles lors d'une phase reçoivent des doses élevées lors de la suivante. L'ordre d'attribution des doses est indiqué dans le tableau 3.2.2.-I. Un exemple est décrit dans la section 5.1.5.

Tableau 3.2.2.-I. – *Ordre des doses dans un essai croisé*

Groupe d'unités	Temps I	Temps II
1	S_1	T_2
2	S_2	T_1
3	T_1	S_2
4	T_2	S_1

3.2.3. ANALYSE DE VARIANCE

On trouvera dans cette section les formules requises pour effectuer l'analyse de variance, et les exemples traités dans la section 5.1 en faciliteront la compréhension. Il sera également utile de se référer à la liste de symboles figurant dans la section 9.

Les formules indiquées s'appliquent à des essais symétriques, où une ou plusieurs préparations à titrer (*T*, *U*, etc.) sont comparées à un étalon (*S*). Il est à noter que ces formules ne peuvent être utilisées que si les doses sont uniformément espacées, les nombres de traitements par préparation égaux, et le nombre d'applications de chaque traitement identique. Il est strictement déconseillé d'essayer d'appliquer ces formules dans toute autre situation.

Mis à part quelques ajustements nécessaires dans le calcul d'erreur, l'analyse des résultats d'un dosage s'effectue selon le même principe pour les essais totalement randomisés, en blocs complets ou en carré latin. Les formules applicables aux essais croisés suivent une logique de calcul légèrement différente et font l'objet de l'exemple 5.1.5.

Après examen des points discutés dans la section 3.1 et, si nécessaire, transformation des réponses, on calcule la moyenne des valeurs par traitement et par préparation, comme indiqué dans le tableau 3.2.3.-I. On forme également les contrastes linéaires qui se rapportent aux pentes des droites ln(dose)-réponse. Trois formules supplémentaires, nécessaires pour la construction de l'analyse de variance, sont données dans le tableau 3.2.3.-II.

La variation totale dans les réponses induites par les différents traitements fait ensuite l'objet d'une partition comme indiqué dans le tableau 3.2.3.-III, les sommes de carrés étant calculées à partir des valeurs obtenues dans les tableaux 3.2.3.-I et 3.2.3.-II. La somme des carrés due à la non linéarité ne peut être calculée que si le titrage comporte au moins 3 doses par préparation.

L'erreur résiduelle associée au titrage s'obtient en soustrayant de la variation totale dans les réponses les variations prises en compte dans le plan d'essai (tableau 3.2.3.-IV). Dans ce tableau, $\overline{y}$ représente la moyenne de toutes les réponses enregistrées lors du titrage. On notera que, pour un carré latin, le nombre *n* de réponses obtenu par traitement est égal au nombre de lignes, de colonnes ou de traitements *dh*.

La suite de l'analyse de variance s'effectue comme suit : diviser chaque somme de carrés par le nombre de degrés de liberté correspondant, pour obtenir les carrés moyens, puis rapporter le carré moyen obtenu pour chacune des variables à tester à l'erreur résiduelle s^2 et évaluer le degré de signification de ce rapport (dit rapport *F*) à l'aide de la table 8.1 ou d'une sous-routine appropriée d'un programme de calcul.

3.2.4. TESTS DE VALIDITÉ

Les résultats du titrage sont considérés comme « statistiquement valides » si l'analyse de variance conduit aux conclusions suivantes.

1) Le terme de régression linéaire est significatif (probabilité calculée inférieure à 0,05). Si ce critère n'est pas satisfait, il est impossible de calculer les limites de confiance à 95 pour cent.

2) Le terme de non parallélisme n'est pas significatif (probabilité calculée supérieure ou égale à 0,05). Ceci indique que la condition 5A (voir section 3.1) est satisfaite.

3) Le terme de non linéarité n'est pas significatif (probabilité calculée supérieure ou égale à 0,05). Ceci indique que la condition 4A (voir section 3.1) est satisfaite.

Dans le cas d'un essai multiple, un écart de parallélisme significatif peut être dû à la présence dans l'essai d'une préparation donnant une droite ln(dose)-réponse ayant une pente différente de celle des autres préparations. Plutôt que de déclarer non valide l'ensemble du titrage, il peut alors être décidé d'éliminer toutes les données relatives à cette préparation et de reprendre l'analyse au début.

Une fois la validité statistique établie, on peut estimer les activités et les limites de confiance associées par les méthodes décrites dans la section qui suit.

3.2.5. ESTIMATION DE L'ACTIVITÉ ET LIMITES DE CONFIANCE

Soit *I* le logarithme du rapport entre deux doses successives d'une préparation. Dans le cas d'un dosage à *d* doses, la pente commune *b* est donnée par :

$$b = \frac{H_L(L_S + L_T + \ldots)}{Inh} \quad (3.2.5.\text{-}1)$$

et le logarithme du rapport d'activité d'une préparation à examiner, par exemple *T*, est égal à :

Tableau 3.2.3.-I. – *Formules pour les dosages à d doses de chaque préparation,modèle en lignes parallèles*

	Etalon (*S*)	1er échantillon à examiner (*T*)	2e échantillon à examiner (*U*, etc.)
Réponse moyenne à la dose la plus faible	S_1	T_1	U_1
Réponse moyenne à la 2e dose	S_2	T_2	U_2
...	...	...	...
Réponse moyenne à la dose la plus élevée	S_d	T_d	U_d
Total préparation	$P_S = S_1 + S_2 + \ldots + S_d$	$P_T = T_1 + T_2 + \ldots + T_d$	$P_U = \ldots$etc.
Contraste linéaire	$L_S = 1S_1 + 2S_2 + \ldots + dS_d - \frac{1}{2}(d+1)P_S$	$L_T = 1T_1 + 2T_2 + \ldots + dT_d - \frac{1}{2}(d+1)P_T$	$L_U = \ldots$etc.

Tableau 3.2.3.-II. – *Formules complémentaires pour la construction de l 'analyse de variance*

$H_P = \frac{n}{d}$	$H_L = \frac{12n}{d^3 - d}$	$K = \frac{n(P_S + P_T + \ldots)^2}{hd}$

Tableau 3.2.3.-III. – *Formules de calcul de la somme des carrés et degrés de liberté*

Source de variation	Degrés de liberté (*f*)	Somme des carrés
Préparations	$h - 1$	$SS_{prep} = H_P\,(P_S^2 + P_T^2 + ...) - K$
Régression linéaire	1	$SS_{reg} = \frac{1}{h} H_L\,(L_S + L_T + ...)^2$
Non parallélisme	$h - 1$	$SS_{par} = H_L\,(L_S^2 + L_T^2 + ...) - SS_{reg}$
Non linéarité(*)	$h\,(d - 2)$	$SS_{lin} = SS_{trait} - SS_{prep} - SS_{reg} - SS_{par}$
Traitements	$hd - 1$	$SS_{trait} = n\,(S_1^2 + ... + S_d^2 + T_1^2 + ... + T_d^2 + ...) - K$

(*) Non calculé pour les titrages à 2 doses

Table 3.2.3.-IV. – *Estimation de l'erreur résiduelle*

Source de variation		Degrés de liberté	Somme des carrés
Blocs (lignes)(*)		$n - 1$	$SS_{bloc} = hd\,(R_1^2 + ... + R_n^2) - K$
Colonnes(**)		$n - 1$	$SS_{col} = hd\,(C_1^2 + ... + C_n^2) - K$
Erreur résiduelle (***)	**Total. randomisé**	$hd\,(n - 1)$	$SS_{res} = SS_{tot} - SS_{trait}$
	Blocs complets	$(hd - 1)\,(n - 1)$	$SS_{res} = SS_{tot} - SS_{trait} - SS_{bloc}$
	Carré latin	$(hd - 2)\,(n - 1)$	$SS_{res} = SS_{tot} - SS_{trait} - SS_{bloc} - SS_{col}$
Total		$nhd - 1$	$SS_{tot} = \sum (y - \bar{y})^2$

(*) Non calculé pour les essais totalement randomisés.
(**) Seulement calculé pour les carrés latins.
(***) Dépend du type de plan d'essai utilisé.

$$M'_T = \frac{P_T - P_S}{db} \qquad (3.2.5.\text{-}2)$$

L'activité calculée est une estimation de l'activité « vraie » de chaque préparation. On peut obtenir les limites de confiance associées en calculant l'antilogarithme de :

$$CM'_T \pm \sqrt{(C - 1)\,(CM'^2_T + 2V)} \qquad (3.2.5.\text{-}3)$$

$$\text{où } C = \frac{SS_{reg}}{SS_{reg} - s^2 t^2} \quad \text{et} \quad V = \frac{SS_{reg}}{b^2 dn}$$

La valeur *t* est donnée dans la table 8.2 pour *p* = 0,05 et un nombre de degrés de liberté égal à celui de l'erreur résiduelle. L'activité estimée R_T et les limites de confiance associées s'obtiennent en multipliant par A_T les valeurs obtenues, après conversion en antilogarithmes. Si l'activité des solutions mères, déterminée sur la base de l'activité assignée de la préparation étalon et de l'activité présumée de la préparation à examiner, n'est pas exactement équivalente, l'application d'un facteur de correction est nécessaire (voir exemples 5.1.2 et 5.1.3).

3.2.6. VALEURS MANQUANTES

Dans un dosage équilibré, il peut arriver qu'une ou plusieurs réponses fassent défaut par suite d'un accident n'ayant aucun rapport avec les traitements appliqués (par exemple la mort d'un des animaux). Si l'on considère que cet accident est sans lien aucun avec la composition de la préparation administrée, la réalisation de calculs exacts reste possible mais les formules à appliquer sont nécessairement plus compliquées et ne peuvent être données que dans le cadre des modèles linéaires généraux (voir section 7.1). Il existe néanmoins une méthode d'approximation qui permet de conserver la simplicité du plan équilibré, en remplaçant les réponses manquantes par des valeurs calculées. Pour compenser la perte d'information résultante, on soustrait du nombre de degrés de liberté utilisé pour la somme totale des carrés et l'erreur résiduelle le nombre de valeurs manquantes et on utilise l'une des formules données ci-dessous pour les valeurs manquantes. Il est toutefois important de souligner que cette méthode n'est qu'une approximation, et que l'emploi de la méthode exacte reste toujours préférable.

S'il manque plus d'une observation, les formules restent applicables. La méthode à suivre consiste alors à poser une approximation grossière pour toutes les valeurs manquantes sauf une, pour laquelle on applique les formules appropriées en utilisant toutes les autres valeurs y compris les approximations. La valeur ainsi calculée est ensuite introduite dans les formules pour poursuivre le calcul, de la même façon, pour la première des valeurs pour lesquelles on a précédemment posé une approximation. Une fois ce calcul effectué pour toutes les valeurs manquantes, on répète le cycle de calcul dans sa totalité depuis le début, en utilisant pour chaque calcul l'approximation ou la valeur calculée la plus récente pour chacune des réponses auxquelles est appliquée la formule. On poursuit ainsi jusqu'à ce que deux cycles consécutifs donnent les mêmes valeurs. La convergence est généralement rapide.

Si le nombre de valeurs remplacées est faible, par rapport au nombre total d'observations obtenues dans l'ensemble de l'expérience (disons moins de 5 pour cent), l'approximation résultant de ce processus de remplacement et de réduction du nombre de degrés de liberté par le nombre de valeurs manquantes ainsi remplacées est généralement tout à fait satisfaisante. Il convient toutefois de faire preuve de beaucoup de prudence dans l'interprétation de l'analyse, notamment en cas de prépondérance de valeurs manquantes dans un traitement ou un bloc, et de solliciter l'avis d'un biométricien s'il apparaît quoi que ce soit d'inhabituel. Le remplacement de valeurs manquantes dans un essai sans répétition est une opération particulièrement délicate.

Essai totalement randomisé

Dans un essai totalement randomisé, la valeur manquante peut être remplacée par la moyenne arithmétique des autres réponses au même traitement.

Essai en blocs complets

La valeur manquante y' est obtenue à l'aide de l'équation :

$$y' = \frac{nB' + kT' - G'}{(n-1)(k-1)} \qquad (3.2.6.\text{-}1)$$

où B' est la somme des réponses dans le bloc contenant la valeur manquante, T' le total du traitement correspondant et G' la somme de toutes les réponses obtenues dans le titrage.

Carré latin

La valeur manquante y' est obtenue à l'aide de l'équation :

$$y' = \frac{k(B' + C' + T') - 2G'}{(k-1)(k-2)} \qquad (3.2.6.\text{-}2)$$

où B′ et C′ représentent respectivement la somme des réponses dans la ligne et dans la colonne contenant la valeur manquante. Dans le cas présent $k = n$.

Essai croisé

Si un accident conduisant à la perte de valeurs se produit dans un essai croisé, il convient de consulter un ouvrage de statistiques (par ex. D.J. Finney, voir section 10), car les formules à appliquer dépendent des combinaisons de traitements considérées.

3.3. MODÈLE À RAPPORT DE PENTE

3.3.1. INTRODUCTION

Ce modèle est approprié, par exemple, pour certains titrages microbiologiques où la variable indépendante est la concentration d'un facteur de croissance essentiel inférieure à la concentration optimale du milieu. Le modèle à rapport de pente est illustré figure 3.3.1.-I.

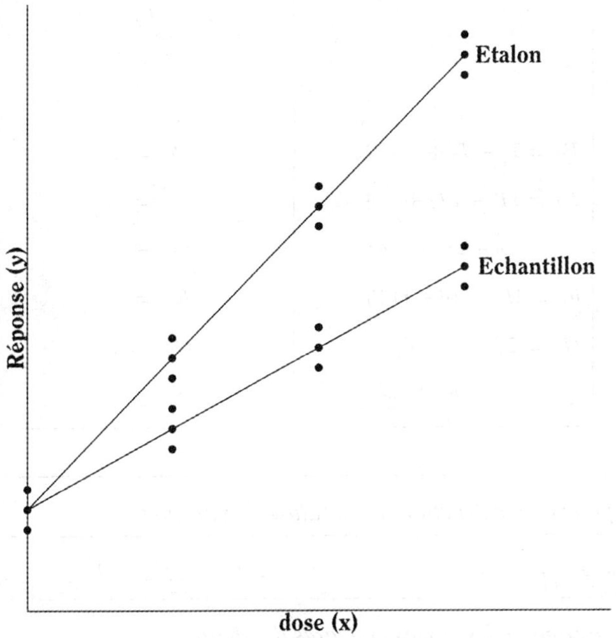

Figure 3.3.1.-I. – *Modèle à rapport de pente pour un titrage 2 × 3 + 1*

Les doses sont portées sur l'axe horizontal, de gauche à droite dans l'ordre des concentrations croissantes. Les réponses sont portées sur l'axe vertical. Les réponses individuelles à chaque traitement sont figurées par des points noirs. Les 2 droites représentent la relation dose-réponse respectivement calculée pour l'étalon et pour la préparation à titrer, dans l'hypothèse que leur point d'intersection se situe à la dose zéro. A la différence du modèle en lignes parallèles, il n'est pas effectué de transformation logarithmique des doses.

Par contre, tout comme dans un titrage selon le modèle en lignes parallèles, il est important que l'activité présumée de l'échantillon soit proche de l'activité vraie, et que les dilutions préparées pour les préparations à examiner et pour l'étalon soient (si possible) d'activité équivalente. Plus l'activité présumée de la préparation à doser s'approche de la valeur vraie, plus proches seront les 2 droites. Le rapport des pentes représente l'activité « vraie » de la préparation à doser, par rapport à son activité présumée. Si la pente de la droite obtenue pour la préparation à doser est plus forte que celle obtenue pour l'étalon, l'activité présumée est une sous-estimation, et les calculs donneront une activité estimée supérieure à l'activité présumée. A l'inverse, si la pente obtenue pour la préparation à doser est moins forte que celle obtenue pour l'étalon, l'activité présumée est une surestimation, et les calculs donneront une activité estimée inférieure à l'activité présumée.

Lors de la conception du plan d'essai, il convient de vérifier pour toutes les réponses que les conditions 1, 2, 3 de la section 3.1 sont satisfaites. L'analyse de variance à effectuer en routine est décrite dans la section 3.3.3, avec vérification des conditions 4B et 5B de la section 3.1.

3.3.2. PLAN D'ESSAI

L'utilisation de la méthode d'analyse statistique décrite ci-après impose les restrictions suivantes dans la réalisation de l'essai :

a) l'examen de l'étalon et des préparations à titrer doit être effectué avec le même nombre de dilutions équidistantes,

b) un groupe supplémentaire d'unités expérimentales n'ayant reçu aucun traitement (blancs) peut être examiné,

c) chaque groupe de traitement doit comporter le même nombre d'unités expérimentales.

Comme précédemment indiqué dans la section 3.1.3, l'emploi de plans d'essai échappant à ces restrictions peut être à la fois envisageable et correct, mais les méthodes d'analyse statistique simples présentées ici ne sont alors plus applicables et il convient de solliciter l'avis d'un expert ou d'utiliser un logiciel approprié.

On utilise en général un plan d'essai comportant 2 doses par préparation plus un blanc (dit essai « ($2h$ + 1) à zéro commun ») car ce type de plan assure une fidélité maximale tout en permettant de vérifier la validité dans les limites des contraintes mentionnées ci-dessus. Cependant, la linéarité de la relation ne se vérifie pas dans tous les cas jusqu'à la dose zéro. Il est possible, au prix d'une légère perte de fidélité, d'utiliser un plan d'essai ne comportant pas de blancs. Dans ce cas, il est préférable d'utiliser 3 doses par préparation (essai « ($3h$) à zéro commun ») plutôt que 2. Les doses sont choisies comme suit :

1) l'étalon est administré à une dose élevée, qui approche sans la dépasser la dose maximale donnant une réponse moyenne située dans la partie linéaire de la courbe dose-réponse,

2) les autres doses sont réparties de façon équidistante entre la dose maximale et la dose zéro,

3) les préparations à examiner sont administrées à des doses équivalentes, déterminées sur la base de l'activité présumée du produit.

On peut utiliser un plan totalement randomisé, un plan en blocs complets ou un carré latin comme décrit dans la section 3.2.2. Tout comme pour les titrages fondés sur le modèle en lignes parallèles, l'application de l'un de ces plans nécessite un ajustement à la somme des carrés de l'erreur. L'analyse du titrage d'une ou plusieurs préparations à examiner par rapport à un étalon est décrite ci-dessous.

3.3.3. ANALYSE DE VARIANCE

3.3.3.1. Plan (*hd* +1)

Les réponses sont vérifiées, comme décrit dans la section 3.1, et si nécessaire transformées. On calcule ensuite la moyenne des réponses pour chaque traitement et pour chaque préparation, comme indiqué dans le tableau 3.3.3.1.-I, ainsi que la réponse moyenne des blancs (*B*).

On procède ensuite au calcul des sommes de carrés utilisées dans l'analyse de variance, comme indiqué dans les tableaux 3.3.3.1.-I à 3.3.3.1.-III. La somme des carrés associée à la non linéarité ne peut être calculée que si le titrage comprend au moins 3 doses pour chaque préparation. L'erreur résiduelle s'obtient en soustrayant de la variation totale dans les réponses les variations prises en compte dans le plan d'essai (tableau 3.3.3.1.-IV).

La suite de l'analyse de variance s'effectue comme suit : diviser chaque somme de carrés par le nombre de degrés de liberté correspondant, pour obtenir les carrés moyens, puis rapporter le carré moyen obtenu pour chacune des variables à tester à l'erreur résiduelle s^2 et évaluer le degré de signification de ce rapport (dit rapport *F*) à l'aide de la table 8.1 ou d'une sous-routine appropriée d'un programme de calcul.

3.3.3.2. Plan (*hd*)

Les formules à appliquer sont fondamentalement les mêmes que pour le plan (*hd* + 1), à de légères différences près :

- *B* est supprimé dans toutes les formules,
- $K = \frac{n(P_S+P_T+...)^2}{hd}$
- SS_{blanc} ne figure plus dans l'analyse de variance,
- le nombre de degrés de liberté pour les traitements devient *hd* – 1.
- le nombre de degrés de liberté pour l'erreur résiduelle la variance totale est calculé comme décrit pour le modèle en lignes parallèles (voir tableau 3.2.3.-IV).

Pour vérifier la validité du titrage et calculer l'activité et les intervalles de confiance, on procède comme indiqué dans les sections 3.3.4 et 3.3.5.

3.3.4. TESTS DE VALIDITÉ

Les résultats du titrage sont considérés comme « statistiquement valides » si l'analyse de variance conduit aux conclusions suivantes :

1) le terme « blancs » dans les plans (*hd* + 1) n'est pas significatif (probabilité calculée supérieure ou égale à 0,05) ; ceci indique que les réponses obtenues pour les blancs ne diffèrent pas significativement de l'ordonnée à l'origine commune, et que la relation linéaire est valide jusqu'à la dose zéro,

Tableau 3.3.3.1.-I. – *Formules pour les dosages à d doses de chaque préparation et 1 blanc, modèle à rapport de pente*

	Etalon (*S*)	1er échantillon à examiner (*T*)	2e échantillon à examiner (*U*, etc.)
Réponse moyenne à la dose la plus faible	S_1	T_1	U_1
Réponse moyenne à la 2e dose	S_2	T_2	U_2
...	...	...	...
Réponse moyenne à la dose la plus élevée	S_d	T_d	U_d
Total préparation	$P_S = S_1 + S_2 + ... + S_d$	$P_T = T_1 + T_2 + ... + T_d$	$P_U = ...$
Produit linéaire	$L_S = 1S_1 + 2S_2 + ... + dS_d$	$L_T = 1T_1 + 2T_2 + ... + dT_d$	$L_U = ...$
Ordonnée à l'origine	$a_S = (4d+2)P_S - 6L_S$	$a_T = (4d+2)P_T - 6L_T$	$a_U = ...$
Pente	$b_S = 2L_S - (d+1)P_S$	$b_T = 2L_T - (d+1)P_T$	$b_U = ...$
Traitements	$G_S = S_1^2 + ... + S_d^2$	$G_T = T_1^2 + ... + T_d^2$	$G_U = ...$
Non linéarité(*)	$J_S = G_S - \frac{P_S^2}{d} - \frac{3b_S^2}{d^3-d}$	$J_T = G_T - \frac{P_T^2}{d} - \frac{3b_T^2}{d^3-d}$	$J_U = ...$

(*) Non calculé pour les titrages à 2 doses.

Tableau 3.3.3.1.-II. – *Formules complémentaires pour la construction de l'analyse de variance*

$H_B = \frac{nhd^2-nhd}{hd^2-hd+4d+2}$	$H_I = \frac{n}{4d^3-2d^2-2d}$	$a = \frac{a_S+a_T+...}{h(d^2-d)}$	$K = \frac{n(B+P_S+P_T+...)^2}{hd+1}$

Tableau 3.3.3.1.-III. – *Formules de calcul de la somme des carrés et degrés de liberté*

Source de variation	Degrés de liberté (*f*)	Somme des carrés
Régression	h	$SS_{reg} = SS_{trait} - SS_{blanc} - SS_{int} - SS_{lin}$
Blancs	1	$SS_{blanc} = H_B(B-a)^2$
Intersection	$h-1$	$SS_{int} = H_I\left((a_S^2 + a_T^2 + ...) - h(d^2-d)^2 a^2\right)$
Non linéarité(*)	$h(d-2)$	$SS_{lin} = n(J_S + J_T + ...)$
Traitements	hd	$SS_{trait} = n(B^2 + G_S + G_T + ...) - K$

(*) Non calculé pour les titrages à 2 doses

Tableau 3.3.3.1.-IV. – *Estimation de l'erreur résiduelle*

Source de variation		Degrés de liberté	Somme des carrés
Blocs (lignes)(*)		$n-1$	$SS_{bloc} = hd(R_1^2 + ... + R_n^2) - K$
Colonnes(**)		$n-1$	$SS_{col} = hd(C_1^2 + ... + C_n^2) - K$
Erreur résiduelle(***)	Total. randomisé	$(hd+1)(n-1)$	$SS_{res} = SS_{tot} - SS_{trait}$
	Blocs complets	$hd(n-1)$	$SS_{res} = SS_{tot} - SS_{trait} - SS_{bloc}$
	Carré latin	$(hd-1)(n-1)$	$SS_{res} = SS_{tot} - SS_{trait} - SS_{bloc} - SS_{col}$
Total		$nhd+n-1$	$SS_{tot} = \sum(y-\overline{y})^2$

(*) Non calculé pour les essais totalement randomisés
(**) Seulement calculé pour les carrés latins
(***) Dépend du type de plan d'essai utilisé

2) le terme d'intersection n'est pas significatif (probabilité calculée supérieure ou égale à 0,05) ; ceci indique que la condition 5B (voir section 3.1) est satisfaite,

3) dans les titrages comprenant au moins 3 doses par préparation, le terme de non linéarité n'est pas significatif (probabilité calculée supérieure ou égale à 0,05) ; ceci indique que la condition 4B (voir section 3.1) est satisfaite.

L'existence d'une variabilité significative pour les blancs indique que l'hypothèse de linéarité n'est pas vérifiée au voisinage de la dose zéro. Si cette situation semble être systématique plutôt qu'accidentelle, pour le type de titrage considéré, le plan (*hd*) est mieux adapté. Il convient dans ce cas de négliger toutes les réponses obtenues avec les blancs.

Une fois la validité du dosage établie au moyen de ces tests, le calcul de l'activité et des limites de confiance associées est effectué comme décrit dans la section 3.3.5.

3.3.5. ESTIMATION DE L'ACTIVITÉ ET LIMITES DE CONFIANCE

3.3.5.1. Plan (*hd* + 1)

L'ordonnée à l'origine a' commune à toutes les préparations est donnée par :

$$a' = \frac{(2d+1)B+(2d-3)ha}{h(2d-3)+2d+1} \qquad (3.3.5.1.\text{-}1)$$

L'équation suivante permet de calculer la pente de la courbe de l'étalon, celles des autres courbes étant calculées de la même manière :

$$b'_S = \frac{6L_S - 3d(d+1)a'}{2d^3+3d^2+d} \qquad (3.3.5.1.\text{-}2)$$

Le rapport d'activité est égal, pour chaque préparation, à :

$$R'_T = \frac{b'_T}{b'_S} \qquad (3.3.5.1.\text{-}3)$$

et doit être multiplié par A_T, l'activité présumée de la préparation à doser, pour obtenir l'activité estimée R_T. Si l'écart entre 2 doses successives n'est pas identique pour l'étalon et pour la préparation à doser, l'activité doit en outre être multipliée par I_S/I_T. Notons que, à la différence du modèle en lignes parallèles, il n'est pas effectué ici de calcul des antilogarithmes.

L'intervalle de confiance associé à R'_T est donné par :

$$CR'_T - K' \pm \sqrt{(C-1)(CR'^2_T+1) + K'(K'-2CR'_T)} \qquad (3.3.5.1.\text{-}4)$$

où $C = \frac{b'^2_S}{b'^2_S - s^2t^2V_1}$ et $K' = (C-1)V_2$

V_1 et V_2 sont fonction de la variance et de la covariance du numérateur et du dénominateur de R'_T. Il peuvent être calculés comme suit :

$$V_1 = \frac{6}{n(2d+1)}\left(\frac{1}{d(d+1)} + \frac{3}{2(2d+1)+hd(d-1)}\right) \qquad (3.3.5.1.\text{-}5)$$

$$V_2 = \frac{3d(d+1)}{(3d+1)(d+2)+hd(d-1)} \qquad (3.3.5.1.\text{-}6)$$

Les limites de confiance sont multipliées par A_T et si nécessaire par I_S/I_T.

3.3.5.2. Plan (*hd*)

Les formules sont les mêmes que pour le plan (*hd* + 1), aux modifications suivantes près :

$$a' = a \qquad (3.3.5.2.\text{-}1)$$

$$V_1 = \frac{6}{nd(2d+1)}\left(\frac{1}{d+1} + \frac{3}{h(d-1)}\right) \qquad (3.3.5.2.\text{-}2)$$

$$V_2 = \frac{3(d+1)}{3(d+1)+h(d-1)} \qquad (3.3.5.2.\text{-}3)$$

4. TITRAGES FONDÉS SUR DES RÉPONSES QUALITATIVES

4.1. INTRODUCTION

Dans certains titrages, il est impossible ou excessivement laborieux de mesurer la réponse de chaque unité expérimentale selon une échelle quantitative. On peut par contre observer si une réponse, telle que la mort ou des symptômes d'hypoglycémie, se produit ou non dans chaque unité : le résultat dépend donc du nombre d'unités donnant une réponse positive. De tels essais sont dits qualitatifs ou « tout ou rien ».

La situation est très voisine de celle décrite dans la section 3.1 pour les titrages fondés sur des effets quantitatifs, mais au lieu d'avoir n réponses séparées pour chaque traitement, on n'enregistre qu'une seule valeur, la fraction d'unités de chaque groupe qui présentent une réponse. La représentation graphique de ces fractions en fonction du logarithme de la dose donne en général une courbe sigmoïde (en S) plutôt qu'une droite. On utilise alors une fonction mathématique décrivant cette courbe sigmoïde pour obtenir une estimation de la courbe dose-réponse. La fonction la plus couramment utilisée à cet effet est la loi de distribution normale. Cette loi présente un intérêt théorique certain, et est probablement la mieux adaptée lorsque la réponse reflète la tolérance des unités. Si, par contre, la réponse est plutôt susceptible de dépendre d'un processus de croissance, l'emploi du modèle de distribution logistique est préférable bien que la différence entre les résultats respectivement obtenus avec ces deux modèles soit généralement très faible.

Les estimations les plus probables de la pente et de la position des courbes ne peuvent être obtenues que par une procédure itérative. Il existe de nombreuses procédures qui conduisent au même résultat, mais diffèrent quant à leur efficacité en raison de la rapidité de la convergence. L'une des méthodes les plus rapides est l'optimisation directe de la fonction de vraisemblance maximale (voir section 7.1), qu'il est facile de réaliser avec des programmes informatiques comportant une procédure prévue à cet effet. Malheureusement, ces procédures ne donnent pas, pour la plupart, d'estimation de l'intervalle de confiance, et la technique à utiliser pour l'obtenir est trop complexe pour pouvoir être décrite ici. La technique décrite ci-dessous n'est donc pas la plus rapide, mais elle a été choisie pour sa relative simplicité. Elle peut être utilisée pour le titrage d'une ou plusieurs préparations par comparaison à une préparation étalon. Les conditions suivantes doivent être satisfaites :

1) la relation entre le logarithme de la dose et la réponse peut être représentée par une courbe de distribution normale,

2) les courbes obtenues pour l'étalon et la préparation à examiner sont parallèles, c'est-à-dire qu'elles ont une allure identique et ne diffèrent que par leur position horizontale,

3) en théorie, il n'existe pas de réponse naturelle aux doses extrêmement faibles ni de non réponse naturelle aux doses extrêmement élevées.

4.2. MÉTHODE DES PROBITS

Il est possible de rendre linéaire la courbe sigmoïde en remplaçant chaque réponse (c'est à dire la fraction de réponses positives par groupe) par la valeur correspondante de la loi normale centrée réduite. Cette valeur, souvent appelée « normit », peut théoriquement prendre des valeurs allant de $-\infty$ à $+\infty$. Il était proposé, dans le passé, d'ajouter 5 à chaque normit, pour obtenir des « probits », ce qui facilitait les calculs en évitant d'avoir à traiter des valeurs négatives. L'avènement de l'informatique a rendu cette opération superflue. Il serait donc plus juste d'appeler « méthode des normits » la méthode décrite ci-dessous mais, comme le terme « analyse des probits » est très largement utilisé, il a été décidé de le conserver ici pour des raisons historiques.

Une fois les réponses linéarisées, il devrait normalement être possible d'effectuer une analyse en lignes parallèles comme décrit dans la section 3.2. Malheureusement, la condition de validité relative à l'homogénéité de la variance pour chaque dose n'est pas satisfaite. La variance est en effet minimale à normit = 0 et croît lorsque le normit prend des valeurs négatives et positives. Il est donc nécessaire de donner davantage de poids aux réponses situées au milieu de la courbe qu'à celles situées dans ses parties extrêmes. La méthode utilisée à cet effet est décrite ci-dessous, ainsi que l'analyse de variance et l'estimation de l'activité et de l'intervalle de confiance.

4.2.1. PRÉSENTATION DES RÉSULTATS SOUS FORME DE TABLEAU

Les données obtenues sont reportées dans les colonnes du tableau 4.2.1.-I, numérotées comme suit :

(1) dose de la préparation étalon ou de la préparation à doser.

(2) nombre n d'unités soumises à chaque traitement.

(3) nombre r d'unités donnant une réponse positive au traitement.

(4) logarithme x de la dose.

(5) fraction $p = r/n$ de réponses positives par groupe.

Le premier cycle de calcul commence ensuite :

(6) la colonne Y ne comporte que des zéros à la première itération,

(7) valeur $\Phi = \Phi(Y)$ correspondante de la loi normale centrée réduite (voir également table 8.4).

Les valeurs à inscrire dans les colonnes (8) à (10) sont calculées à l'aide des formules suivantes :

(8) $$Z = \frac{e^{-Y^2/2}}{\sqrt{2\pi}} \quad (4.2.1.\text{-}1)$$

(9) $$y = Y + \frac{p-\Phi}{Z} \quad (4.2.1.\text{-}2)$$

(10) $$w = \frac{nZ^2}{\Phi-\Phi^2} \quad (4.2.1.\text{-}3)$$

Il est facile de calculer les valeurs des colonnes (11) à (15) à partir de celles des colonnes (4), (9) et (10) car elles sont respectivement égales à wx, wy, wx^2, wy^2 et wxy , et la somme Σ de chacune des colonnes (10) à (15) est calculée séparément pour chaque préparation.

Les sommes calculées dans le tableau 4.2.1.-I sont ensuite reportées dans les colonnes (1) à (6) du tableau 4.2.1.-II dont les colonnes (7) à (12) sont alors calculées comme suit :

(7) $$S_{xx} = \sum wx^2 - \frac{\left(\sum wx\right)^2}{\sum w} \quad (4.2.1.\text{-}4)$$

(8) $$S_{xy} = \sum wxy - \frac{\left(\sum wx\right)\left(\sum wy\right)}{\sum w} \quad (4.2.1.\text{-}5)$$

(9) $$S_{yy} = \sum wy^2 - \frac{\left(\sum wy\right)^2}{\sum w} \quad (4.2.1.\text{-}6)$$

(10) $$\bar{x} = \frac{\sum wx}{\sum w} \quad (4.2.1.\text{-}7)$$

(11) $$\bar{y} = \frac{\sum wy}{\sum w} \quad (4.2.1.\text{-}8)$$

La pente commune b est égale à :

$$b = \frac{\sum S_{xy}}{\sum S_{xx}} \quad (4.2.1.\text{-}9)$$

et l'équation suivante permet de calculer l'ordonnée à l'origine a de la courbe de l'étalon, celles des autres courbes étant calculées de la même manière :

(12) $$a = \bar{y} - b\bar{x} \quad (4.2.1.\text{-}10)$$

On peut alors remplacer les valeurs de la colonne (6) du premier tableau de travail par $Y = a + bx$, et répéter ainsi le cycle de calcul jusqu'à obtention d'une différence suffisamment faible entre 2 cycles (par ex. obtention pour Y, entre 2 cycles consécutifs, d'une différence inférieure à 10^{-8}).

4.2.2. TESTS DE VALIDITÉ

Avant de procéder au calcul des activités et des intervalles de confiance, il faut vérifier la validité du titrage. Si le plan d'essai comporte au moins 3 doses pour chaque préparation, les écarts de linéarité peuvent être mesurés comme suit : ajouter une 13e colonne au tableau 4.2.1.-II et porter dans cette colonne les valeurs de

$$S_{yy} - \frac{S_{xy}^2}{S_{xx}} \quad (4.2.2.\text{-}1)$$

Le total de la colonne est une mesure des écarts de linéarité et suit approximativement une loi χ^2 comportant un nombre de degrés de liberté égal à $N - 2h$. Le niveau de signification de cette valeur peut être évalué à l'aide de la table 8.3 ou d'une sous-routine appropriée d'un programme informatique. Si la valeur est significative au niveau de probabilité 0,05, le titrage doit probablement être rejeté (voir section 4.2.4).

Si le test ne fait pas apparaître d'écarts significatifs par rapport à la régression linéaire, le test suivant est effectué pour les écarts de parallélisme, au niveau de signification 0,05 :

$$\chi^2 = \sum \frac{S_{xy}^2}{S_{xx}} - \frac{\left(\sum S_{xy}\right)^2}{\sum S_{xx}} \quad (4.2.2.\text{-}2)$$

avec $h - 1$ degrés de liberté.

Tableau 4.2.1.-I.–*Premier tableau de travail*

	(1)	(2)	(3)	(4)	(5)	(6)	(7)	(8)	(9)	(10)	(11)	(12)	(13)	(14)	(15)
	dose	*n*	*r*	*x*	*p*	*Y*	Φ	*Z*	*y*	*w*	*wx*	*wy*	wx^2	wy^2	*wxy*
S	.	.	.	.	.	.	.	.	.	.	.	.	.	.	.
	.	.	.	.	.	.	.						.		
	.	.	.	.	.	.	.						.		
										Σ =	Σ =	Σ =	Σ =	Σ =	Σ =
T	.	.	.	.	.	.	.	.	.	.	.	.	.	.	.
	.	.	.	.	.	.	.	.	.	.	.	.	.	.	.
	.	.	.	.	.	.	.	.	.	.	.	.	.	.	.
										Σ =	Σ =	Σ =	Σ =	Σ =	Σ =
etc.															

Tableau 4.2.1.-II.–*Second tableau de travail*

	(1)	(2)	(3)	(4)	(5)	(6)	(7)	(8)	(9)	(10)	(11)	(12)
	Σw	Σwx	Σwy	Σwx^2	Σwy^2	Σwxy	S_{xx}	S_{xy}	S_{yy}	$\overline{x}$	$\overline{y}$	*a*
S	.	.	.	.	.	.	.	.	.	.	.	.
T	.	.	.	.	.	.	.	.	.	.	.	.
etc.	.	.	.	.	.	.	.	.	.	.	.	.
							Σ =	Σ =				

4.2.3. ESTIMATION DE L'ACTIVITÉ ET LIMITES DE CONFIANCE

S'il n'apparaît pas d'écarts significatifs de parallélisme ou de linéarité, le calcul du ln(rapport d'activité) M_T' est effectué :

$$M_T' = \frac{a_T - a_S}{b} \qquad (4.2.3.\text{-}1)$$

et le résultat transformé en antilogarithme. Posons maintenant *t* = 1,96 et *s* = 1. Les limites de confiance sont les antilogarithmes des valeurs :

$$CM_T' - (C-1)(\overline{x}_S - \overline{x}_T) \pm \sqrt{(C-1)\left(V\sum S_{xx} + C\left(M_T' - \overline{x}_S + \overline{x}_T\right)^2\right)} \qquad (4.2.3.\text{-}2)$$

$$\text{où } C = \frac{b^2 \sum S_{xx}}{b^2 \sum S_{xx} - s^2 t^2} \quad \text{et } V = \frac{1}{\sum_S w} + \frac{1}{\sum_T w}$$

4.2.4. TITRAGES NON VALIDES

Lorsque le test de linéarité décrit dans la section 4.2.2 donne un résultat significatif, le titrage doit normalement être rejeté. S'il est décidé d'accepter l'essai, les formules sont légèrement modifiées : *t* devient la valeur *t* (*p* = 0,05) qui correspond au nombre de degrés de liberté utilisé pour le test de linéarité et s^2 devient la valeur χ^2 divisée par le même nombre de degrés de liberté (donc une valeur typiquement supérieure à 1).

Le test de parallélisme est lui aussi légèrement modifié. La valeur χ^2 pour le non parallélisme est divisée par le nombre de degrés de liberté correspondant, et le résultat est à son tour divisé par la valeur s^2 calculée ci-dessus ; on obtient ainsi un rapport *F* à $h - 1$ et $N - 2h$ degrés de liberté, qui est évalué selon la méthode habituelle au niveau de signification 0,05.

4.3. MÉTHODE DES LOGITS

Comme indiqué dans la section 4.1, la méthode des logits est parfois mieux adaptée que celle des probits. Cette méthode est ainsi désignée car elle est dérivée de la fonction logit, qui est la réciproque de la loi logistique. La procédure à suivre est similaire à celle décrite pour les probits, aux modifications suivantes près des formules pour Φ et *Z*.

$$\Phi = \frac{1}{1+e^{-Y}} \qquad (4.3.\text{-}1)$$

$$Z = \frac{e^{-Y}}{(1+e^{-Y})^2} \qquad (4.3.\text{-}2)$$

4.4. AUTRES FORMES DE COURBES

La méthode des probits ou des logits est dans presque tous les cas adéquate pour l'analyse des réponses qualitatives dans le cadre de la Pharmacopée européenne. Si, toutefois, il peut être établi que la courbe ln (dose)-réponse a une autre forme que les 2 courbes décrites ci-dessus, il est possible d'adopter une autre fonction Φ. On utilise alors pour *Z* la dérivée première de Φ.

Par exemple : s'il peut être démontré que la courbe n'est pas symétrique, la loi de Gompertz peut être appropriée (méthode des gompits), auquel cas on aura $\Phi = 1 - e^{-e^Y}$ et $Z = e^{Y - e^Y}$.

4.5. DOSE EFFICACE MÉDIANE

Dans certains types de titrages, il est souhaitable de déterminer la dose efficace médiane (DE_{50}), c'est-à-dire la dose qui produit une réponse dans 50 pour cent des cas (unités). La méthode des probits peut être utilisée pour déterminer cette dose efficace médiane mais, comme il n'est pas nécessaire d'exprimer cette dose par rapport à un étalon, les formules à appliquer sont légèrement différentes.

Note : il est néanmoins possible d'utiliser un étalon, pour la validation du titrage. En règle générale, le titrage est considéré comme valide si la DE_{50} calculée pour l'étalon est suffisamment proche de la DE_{50} assignée. La signification de l'expression « suffisamment proche » dans ce contexte dépendra des exigences spécifiées dans la monographie.

On procède à la mise en tableau des réponses obtenues pour les échantillons à examiner, et éventuellement pour l'étalon, comme décrit dans la section 4.2.1, puis l'essai de linéarité est effectué comme indiqué dans la section 4.2.2. L'essai de parallélisme n'est pas nécessaire pour ce type de titrage. La DE_{50} de l'échantillon *T* (de même que celle des autres échantillons) s'obtient comme décrit dans la section 4.2.3, aux modifications suivantes près dans les formules 4.2.3.-1 et 4.2.3.-2) :

$$M'_T = \frac{-a_T}{b} \quad (4.5.\text{-}1)$$

et $CM'_T - (C-1)\,\overline{x}_T \pm$

$$\sqrt{(C-1)\left(V \sum S_{xx} + C\left(M'_T + \overline{x}_T\right)^2\right)} \quad (4.5.\text{-}2)$$

où $V = \frac{1}{\sum_T w}$ et *C* reste inchangé.

5. EXEMPLES

Cette section décrit une série d'exemples illustrant l'application des formules. Ces exemples ont été choisis en premier lieu pour leur valeur illustrative du point de vue de la méthode de calcul statistique utilisée et non, lorsque l'emploi de méthodes alternatives est autorisé dans une monographie particulière, dans l'intention d'indiquer la meilleure méthode de titrage. Comme ils peuvent également servir d'outils de vérification des programmes informatiques, le nombre de décimales indiqué est plus élevé qu'il n'est habituellement nécessaire. Notons également qu'il existe d'autres méthodes de calcul équivalentes. Elles doivent normalement conduire aux mêmes résultats exactement que celles utilisées dans les exemples.

5.1. MODÈLE EN LIGNES PARALLÈLES

5.1.1. ESSAI MULTIPLE À 2 DOSES TOTALEMENT RANDOMISÉ

Titrage de la corticotropine par injection sous-cutanée chez le rat

La préparation étalon est administrée à raison de 0,25 unité et 1,0 unité pour 100 g de masse corporelle. Les deux préparations à examiner possèdent une activité présumée de 1 unité par milligramme, et sont administrées dans les mêmes quantités que l'étalon. Les réponses obtenues et les moyennes par traitement sont reportées dans le tableau 5.1.1.-I. La représentation graphique des données ne laisse subsister aucun doute sur l'homogénéité de la variance et la normalité des données, mais fait suspecter un éventuel problème de parallélisme pour la préparation *U*.

Tableau 5.1.1.-I. – *Réponse instrumentale y – masse d'acide ascorbique (mg) pour 100 g de surrénale*

	Etalon *S*		**Prépar. *T***		**Prépar. *U***	
	S_1	S_2	T_1	T_2	U_1	U_2
	300	289	310	230	250	236
	310	221	290	210	268	213
	330	267	360	280	273	283
	290	236	341	261	240	269
	364	250	321	241	307	251
	328	231	370	290	270	294
	390	229	303	223	317	223
	360	269	334	254	312	250
	342	233	295	216	320	216
	306	259	315	235	265	265
Moy.	332,0	248,4	323,9	244,0	282,2	250,0

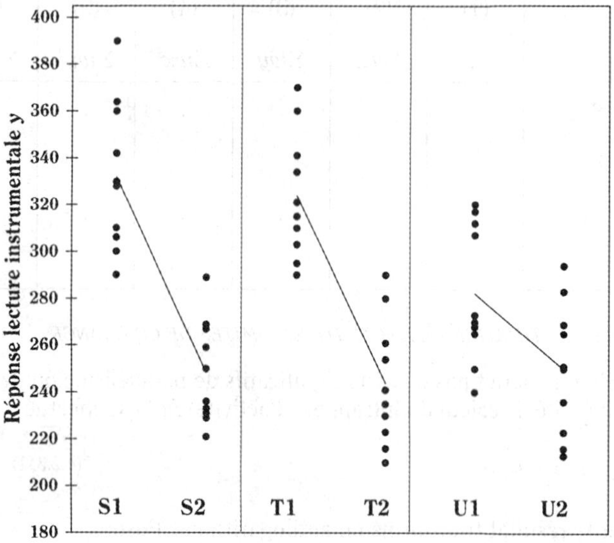

Figure 5.1.1.-I.

L'application des formules des tableaux 3.2.3.-I et 3.2.3.-II conduit aux résultats suivants :

$P_S = 580{,}4$ $\quad L_S = -41{,}8$

$P_T = 567{,}9$ $\quad L_T = -39{,}95$

$P_U = 532{,}2$ $\quad L_U = -16{,}1$

$H_P = \frac{10}{2} = 5$ $\quad H_L = \frac{120}{6} = 20$

On peut alors poursuivre l'analyse de variance en appliquant les formules des tableaux 3.2.3-III et 3.2.3.-IV. Les résultats sont présentés dans le tableau 5.1.1.-II.

Tableau 5.1.1.-II. – *Analyse de variance*

Source de variation	Degrés de liberté	Somme des carrés	Carré moyen	Rapport *F*	Probabilité
Préparations	2	6256,6	3128,3		
Régression	1	63 830,8	63 830,8	83,38	0,000
Non parallélisme	2	8218,2	4109,1	5,37	0,007
Traitements	5	78 305,7			
Erreur résiduelle	54	41 340,9	765,57		
Total	59	119 646,6			

L'analyse confirme que la régression linéaire est hautement significative. L'écart de parallélisme, toutefois, est également significatif ($p = 0{,}0075$), ce que laissait d'ailleurs suspecter la représentation graphique, où la droite correspondant à la préparation *U* n'est pas parallèle à celle de l'étalon. Cette préparation est donc rejetée et l'analyse répétée avec seulement la préparation *T* et l'étalon.

Tableau 5.1.1.-III. – *Analyse de variance sans la préparation* U

Source de variation	Degrés de liberté	Somme des carrés	Carré moyen	Rapport *F*	Probabilité
Préparations	1	390,6	390,6		
Régression	1	66 830,6	66 830,6	90,5	0,000
Non parallélisme	1	34,2	34,2	0,05	0,831
Traitements	3	67 255,5			
Erreur résiduelle	36	26 587,3	738,54		
Total	39	93 842,8			

Après réalisation de l'analyse sans la préparation *U*, il apparait que les conditions de régression et de parallélisme sont satisfaites. On peut donc calculer l'activité. Les formules de la section 3.2.5 donnent :

pour la pente commune

$$b = \frac{20(-41{,}8-39{,}95)}{ln4 \times 10 \times 2} = -58{,}970$$

pour ln(rapport d'activité)

$$M'_T = \frac{567{,}9-580{,}4}{2 \times (-58{,}970)} = 0{,}1060$$

$$C = \frac{66\,830{,}6}{66\,830{,}6-738{,}54 \times 2{,}028^2} = 1{,}0476$$

$$V = \frac{66\,830{,}6}{(-58{,}970)^2 \times 2 \times 10} = 0{,}9609$$

et pour ln(limites de confiance)

$$1{,}0476 \times 0{,}1060 \pm \sqrt{0{,}0476 \times (1{,}0476 \times 0{,}1060^2 + 2 \times 0{,}9609)}$$
$$= 0{,}1110 \pm 0{,}3034$$

En prenant l'antilogarithme de ces deux dernières valeurs, nous obtenons un rapport d'activité de 1,11 avec un intervalle de confiance à 95 pour cent de 0,82-1,51.

La multiplication de ce résultat par l'activité présumée de la préparation *T* donne une activité de 1,11 unités/mg avec un intervalle de confiance à 95 pour cent de 0,82-1,51 unités/mg.

5.1.2. ESSAI À 3 DOSES EN CARRÉ LATIN

Titrage par diffusion d'un antibiotique sur une plaque rectangulaire

L'activité assignée de l'étalon est de 4855 UI/mg, et l'activité présumée de la préparation de 5600 UI/mg. Des solutions mères sont préparées en dissolvant 25,2 mg de l'étalon dans 24,5 ml de solvant et 21,4 mg de la préparation à examiner dans 23,95 ml de solvant. Les solutions finales sont obtenues par une première dilution au 1/20 des deux solutions mères, puis une série de dilutions de raison 1,5.

Un carré latin est généré suivant la méthode décrite dans la section 8.6 (voir tableau 5.1.2.-I). Les réponses obtenues lors de ce titrage de routine sont reportées dans le tableau 5.1.2.-II (zones d'inhibition en mm × 10), et les moyennes par traitement dans le tableau 5.1.2.-III. La représentation graphique des données (voir figure 5.1.2.-I) ne donne pas de raison de douter de la normalité des données ou de l'homogénéité de la variance.

L'application des formules des tableaux 3.2.3.-I et 3.2.3.-II conduit aux résultats suivants :

$P_S = 529{,}667$ $\quad L_S = 35{,}833$

$P_T = 526{,}333$ $\quad L_T = 39{,}333$

$H_P = \frac{6}{3} = 2$ $\quad H_L = \frac{72}{24} = 3$

On peut alors poursuivre l'analyse de variance en appliquant les formules des tableaux 3.2.3-III et 3.2.3.-IV. Les résultats sont présentés dans le tableau 5.1.2.-IV.

L'analyse met en évidence des différences significatives entre les lignes. Cela montre que la fidélité obtenue avec un carré latin est supérieure à celle obtenue avec un essai totalement randomisé. Le caractère hautement significatif de la régression et l'absence d'écarts de parallélisme et de linéarité significatifs des droites de régression confirme que le titrage est approprié au calcul des activités.

Tableau 5.1.2.-I. – *Distribution des traitements sur la plaque*

	1	2	3	4	5	6
1	S_1	T_1	T_2	S_3	S_2	T_3
2	T_1	T_3	S_1	S_2	T_2	S_3
3	T_2	S_3	S_2	S_1	T_3	T_1
4	S_3	S_2	T_3	T_1	S_1	T_2
5	S_2	T_2	S_3	T_3	T_1	S_1
6	T_3	S_1	T_1	T_2	S_3	S_2

Tableau 5.1.2.-II. – *Zones d'inhibition mesurées* (mm × 10)

	1	2	3	4	5	6	moy. ligne
1	161	160	178	187	171	194	175,2 = R_1
2	151	192	150	172	170	192	171,2 = R_2
3	162	195	174	161	193	151	172,7 = R_3
4	194	184	199	160	163	171	178,5 = R_4
5	176	181	201	202	154	151	177,5 = R_5
6	193	166	161	186	198	182	181,0 = R_6
Moy. Col.	172,8 = C_1	179,7 = C_2	177,2 = C_3	178,0 = C_4	174,8 = C_5	173,5 = C_6	

5. Textes généraux

Tableau 5.1.2.-III. – *Moyennes des traitements*

	Etalon *S*			Préparation *T*		
	S_1	S_2	S_3	T_1	T_2	T_3
Moy.	158,67	176,50	194,50	156,17	174,67	195,50

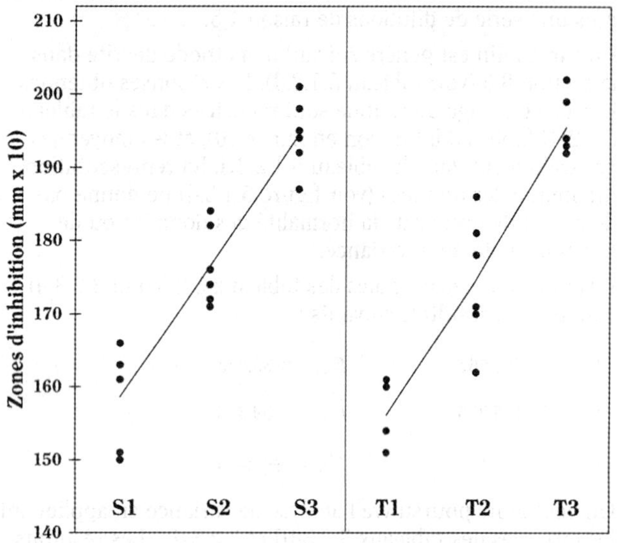

Figure 5.1.2.-I.

Table 5.1.2.-IV. – *Analyse de variance*

Source de variation	Degrés de liberté	Somme des carrés	Carré moyen	Rapport *F*	Probabilité
Préparations	1	11,1111	11,1111		
Régression	1	8475,0417	8475,0417	408,1	0,000
Non parallélisme	1	18,3750	18,3750	0,885	0,358
Non linéarité	2	5,4722	2,7361	0,132	0,877
Traitements	5	8510			
Blocs	5	412	82,40	3,968	0,012
Colonnes	5	218,6667	43,73	2,106	0,107
Erreur résiduelle	20	415,3333	20,7667		
Total	35	9556			

Les formules de la section 3.2.5 donnent :

Pour la pente commune

$$b = \frac{3\times(35,833+39,333)}{\ln(1,5)\times6\times2} = 46,346$$

Pour ln(rapport d'activité)

$$M'_T = \frac{526,333-529,667}{3\times46,346} = -0,023974$$

$$C = \frac{8475,0417}{8475,0417-20,7667\times2,086^2} = 1,0108$$

$$V = \frac{8475,0417}{46,346^2\times3\times6} = 0,2192$$

et pour ln(limites de confiance)

$$1,0108\times(-0,0240)\pm\sqrt{0,0108\times(1,0108\times(-0,0240)^2+2\times0,2192)}$$
$$= -0,02423\pm0,06878$$

En prenant l'antilogarithme de ces deux dernières valeurs, nous obtenons un rapport d'activité de 0,976 3 avec un intervalle de confiance à 95 pour cent de 0,9112-1,0456.

L'application d'un facteur de correction de $\frac{4855\times25,2/24,5}{5600\times21,4/23,95} = 0,99799$ est nécessaire car, au vu de l'activité présumée de la préparation à examiner, les doses utilisées ne sont pas exactement équivalentes.

En multipliant l'activité relative par ce facteur de correction et par l'activité présumée de 5600 UI/mg, on obtient une activité estimée de 5456 UI/mg avec un intervalle de confiance à 95 pour cent de 5092-5843 UI/mg.

5.1.3. ESSAI À 4 DOSES EN BLOCS COMPLETS

Titrage d'un antibiotique par turbidimétrie

L'objet de ce titrage est l'attribution d'une activité en unités internationales par ampoule. L'activité assignée de l'étalon est de 670 UI/mg, l'activité présumée de la préparation à examiner de 20 000 UI/ampoule. Sur la base de ces données, les solutions mères sont préparées comme suit : on dissout 16,7 mg de l'étalon dans 25 ml de solvant, et le contenu d'une ampoule de la préparation à examiner dans 40 ml de solvant. Les solutions finales sont obtenues par une première dilution au 1/40 des deux solutions mères, puis une série de dilutions de raison 1,5. Les tubes sont placés dans un bain-marie selon une répartition en blocs complets (voir section 8.5). Les réponses obtenues sont reportées dans le tableau 5.1.3.-I.

L'examen de la figure 5.1.3.-I ne donne pas de raison de douter de la validité des hypothèses de normalité des données et d'homogénéité de la variance. L'écart type de S_3 est un peu élevé mais sans qu'il y ait lieu de s'en inquiéter.

L'application des formules des tableaux 3.2.3.-I et 3.2.3.-II conduit aux résultats suivants :

P_S = 719,4 L_S = – 229,1

P_T = 687,6 L_T = – 222

$H_P = \frac{5}{4} = 1,25$ $H_L = \frac{60}{60} = 1$

L'analyse de variance est effectuée à l'aide des formules données dans les tableaux 3.2.3.-III et 3.2.3.-IV. Les résultats obtenus sont présentés dans le tableau 5.1.3.-II.

Table 5.1.3.-I. – *Densité optique des suspensions* (× 1000)

	Etalon *S*				Préparation *T*				
Bloc	S_1	S_2	S_3	S_4	T_1	T_2	T_3	T_4	Moy.
1	252	207	168	113	242	206	146	115	181,1
2	249	201	187	107	236	197	153	102	179,0
3	247	193	162	111	246	197	148	104	176,0
4	250	207	155	108	231	191	159	106	175,9
5	235	207	140	98	232	186	146	95	167,4
Moy.	246,6	203,0	162,4	107,4	237,4	195,4	150,4	104,4	

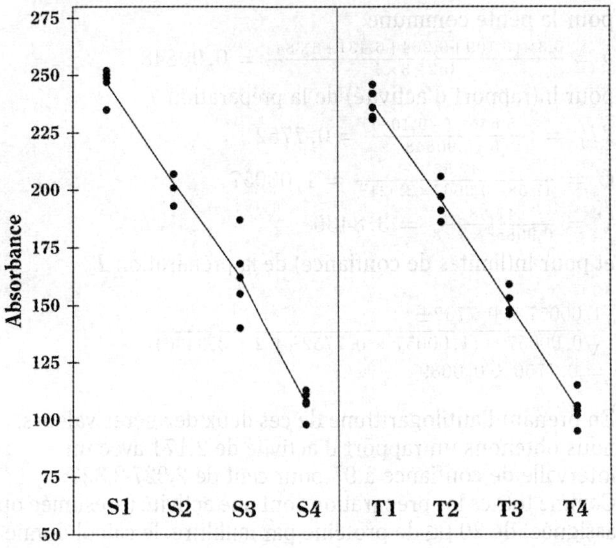

Figure 5.1.3.-I.

Tableau 5.1.3.-II. – *Analyse de variance*

Source de variation	Degrés de liberté	Somme des carrés	Carré moyen	Rapport F	Probabilité
Préparations	1	632,025	632,025		
Régression	1	101 745,6	101 745,6	1887,1	0,000
Non parallélisme	1	25,205	25,205	0,467	0,500
Non linéarité	4	259,14	64,785	1,202	0,332
Traitements	7	102 662			
Lignes	4	876,75	219,188	4,065	0,010
Erreur résiduelle	28	1509,65	53,916		
Total	39	105 048,4			

Il existe une différence significative entre les blocs. Ceci montre qu'un essai en blocs complets permet d'obtenir une fidélité supérieure. Le caractère hautement significatif de la régression et l'absence d'écarts de parallélisme et de linéarité significatifs confirment que le titrage permet de calculer les activités. Les formules de la section 3.2.5 donnent :

pour la pente commune

$$b = \frac{1 \times (-229,1-222)}{\ln(1,5) \times 5 \times 2} = -111,255$$

pour ln(rapport d'activité)

$$M'_T = \frac{687,6-719,4}{4 \times (-111,255)} = 0,071457$$

$$C = \frac{101\,745,6}{101\,745,6-53,916 \times 2,048^2} = 1,00223$$

$$V = \frac{101\,745,6}{(-111,255)^2 \times 4 \times 5} = 0,4110$$

et pour ln(limites de confiance)

$$1,00223 \times 0,0715 \pm \sqrt{0,00223 \times (1,00223 \times 0,0715^2 + 2 \times 0,4110)} = 0,07162 \pm 0,04293$$

En prenant l'antilogarithme de ces deux dernières valeurs, nous obtenons un rapport d'activité de 1,0741 avec un intervalle de confiance à 95 pour cent de 1,0291-1,1214. L'application d'un facteur de correction de $\frac{670 \times 16,7/25}{20\,000 \times 1/40} = 0,89512$ est nécessaire car, au vu de l'activité présumée de la préparation à examiner, les doses utilisées ne sont pas exactement équivalentes. En multipliant le rapport d'activité par ce facteur de correction et par l'activité présumée de 20 000 UI/mg, on obtient une activité estimée de 19 228 UI/ampoule avec un intervalle de confiance à 95 pour cent de 18 423-20 075 UI/ampoule.

5.1.4. ESSAI MULTIPLE À 5 DOSES TOTALEMENT RANDOMISÉ

Titrage in vitro de 3 vaccins de l'hépatite B par comparaison à un étalon.

Trois séries indépendantes de cinq dilutions au 1/2 sont préparées à partir de chaque vaccin. Après diverses opérations faisant partie de la méthode de titrage, des mesures d'absorbance sont effectuées. Les résultats obtenus sont présentés dans le tableau 5.1.4.-I.

Tableau 5.1.4.-I. – *Densités optiques*

Dilution	Etalon S			Préparation T		
1:16 000	0,043	0,045	0,051	0,097	0,097	0,094
1:8000	0,093	0,099	0,082	0,167	0,157	0,178
1:4000	0,159	0,154	0,166	0,327	0,355	0,345
1:2000	0,283	0,295	0,362	0,501	0,665	0,576
1:1000	0,514	0,531	0,545	1,140	1,386	1,051

Dilution	Préparation U			Préparation V		
1:16 000	0,086	0,071	0,073	0,082	0,082	0,086
1:8000	0,127	0,146	0,133	0,145	0,144	0,173
1:4000	0,277	0,268	0,269	0,318	0,306	0,316
1:2000	0,586	0,489	0,546	0,552	0,551	0,624
1:1000	0,957	0,866	1,045	1,037	1,039	1,068

On sait qu'il existe une relation linéaire entre le logarithme de la densité optique et le logarithme de la dose. Les moyennes des transformées logarithmiques des valeurs de la densité optique sont données dans le tableau 5.1.4.-II. La représentation graphique des données ne met en évidence aucune anomalie.

Tableau 5.1.4.-II. – *Moyennes des transformées logarithmiques de la densité optique*

S_1	−3,075	T_1	−2,344	U_1	−2,572	V_1	−2,485
S_2	−2,396	T_2	−1,789	U_2	−2,002	V_2	−1,874
S_3	−1,835	T_3	−1,073	U_3	−1,305	V_3	−1,161
S_4	−1,166	T_4	−0,550	U_4	−0,618	V_4	−0,554
S_5	−0,635	T_5	0,169	U_5	−0,048	V_5	0,047

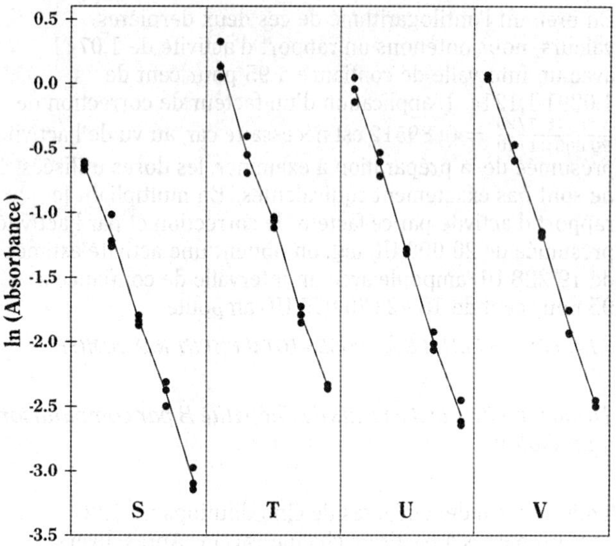

Figure 5.1.4.-I.

L'application des formules des tableaux 3.2.3.-I et 3.2.3.-II conduit aux résultats suivants :

$P_S = -9{,}108 \quad L_S = 6{,}109$

$P_T = -5{,}586 \quad L_T = 6{,}264$

$P_U = -6{,}544 \quad L_U = 6{,}431$

$P_V = -6{,}027 \quad L_V = 6{,}384$

$H_P = \frac{3}{5} = 0,6 \quad H_L = \frac{36}{120} = 0,3$

L'analyse de variance est réalisée à l'aide des formules des tableaux 3.2.3.-III et 3.2.3.-IV. Les résultats obtenus sont présentés dans le tableau 5.1.4.-III.

Tableau 5.1.4.-III. – *Analyse de variance*

Source de variation	Degrés de liberté	Somme des carrés	Carré moyen	Rapport F	Probabilité
Préparations	3	4,475	1,492		
Régression	1	47,58	47,58	7126	0,000
Non parallélisme	3	0,0187	0,006	0,933	0,434
Non linéarité	12	0,0742	0,006	0,926	0,531
Traitements	19	52,152			
Erreur résiduelle	40	0,267	0,0067		
Total	59	52,42			

Le caractère hautement significatif de la régression et l'absence d'écarts de parallélisme et de linéarité significatifs confirment que le calcul des activités peut être effectué en toute sécurité. Les formules de la section 3.2.5 donnent :

pour la pente commune

$$b = \frac{0{,}3\times(6{,}109+6{,}264+6{,}431+6{,}384)}{\ln 2\times 3\times 4} = 0,90848$$

pour ln(rapport d'activité) de la préparation T

$$M'_T = \frac{-5{,}586-(-9{,}108)}{5\times 0{,}90848} = 0,7752$$

$$C = \frac{47{,}58}{47{,}58-0{,}0067\times 2{,}021^2} = 1,00057$$

$$V = \frac{47{,}58}{0{,}9085^2\times 5\times 3} = 3,8436$$

et pour ln(limites de confiance) de la préparation T

$$1,00057 \times 0,7752 \pm \sqrt{0,00057 \times (1,00057 \times 0,7752^2 + 2 \times 3,8436)} = 0,7756 \pm 0,0689$$

En prenant l'antilogarithme de ces deux dernières valeurs, nous obtenons un rapport d'activité de 2,171 avec un intervalle de confiance à 95 pour cent de 2,027-2,327. Comme toutes les préparations ont une activité (présumée ou assignée) de 20 µg de protéine par millilitre, le calcul donne pour la préparation à examiner T une activité de 43,4 µg de protéine par millilitre avec un intervalle de confiance à 95 pour cent de 40,5-46,5 µg de protéine par millilitre.

La même procédure est appliquée pour estimer l'activité des autres préparations à examiner et les intervalles de confiance associés. Les résultats obtenus sont présentés dans le tableau 5.1.4.-IV.

Tableau 5.1.4.-IV. – *Estimations finales de l 'activité des vaccins à examiner et limites de confiance à 95 pour cent (en µg de protéine par millilitre)*

	Limite inférieure	Estimation	Limite supérieure
Vaccin *T*	40,5	43,4	46,5
Vaccin *U*	32,9	35,2	37,6
Vaccin *V*	36,8	39,4	42,2

5.1.5 DOUBLE ESSAI CROISÉ

Titrage de l'insuline par injection sous-cutanée à des lapins

La préparation étalon est administrée à raison de 1 unité et 2 unités par millilitre. La préparation à examiner est admi-nistrée à des doses équivalentes, déterminées sur la base de l'activité présumée du produit qui est de 40 unités par millilitre. Chaque lapin reçoit par voie sous-cutanée 0,5 ml des solutions appropriées, attribuées selon le plan représenté dans le tableau 5.1.5.-I. Les réponses obtenues sont présentées dans le tableau 5.1.5.-II. L'importante variance constatée reflète la variabilité des résultats d'un lapin à l'autre et montre l'utilité d'appliquer un essai croisé.

Tableau 5.1.5.-I. – *Ordre des traitements*

	Groupe de lapins			
	1	**2**	**3**	**4**
Jour 1	S_1	S_2	T_1	T_2
Jour 2	T_2	T_1	S_2	S_1

Tableau 5.1.5.-II. – *Réponse y:somme des valeurs de la glycémie (mg/100 ml) après 1 h et 2h30*

	Groupe 1		Groupe 2		Groupe 3		Groupe 4	
	S_1	T_2	S_2	T_1	T_1	S_2	T_2	S_1
	112	104	65	72	105	91	118	144
	126	112	116	160	83	67	119	149
	62	58	73	72	125	67	42	51
	86	63	47	93	56	45	64	107
	52	53	88	113	92	84	93	117
	110	113	63	71	101	56	73	128
	116	91	50	65	66	55	39	87
	101	68	55	100	91	68	31	71
Moy.	95,6	82,8	69,6	93,3	89,9	66,6	72,4	106,8

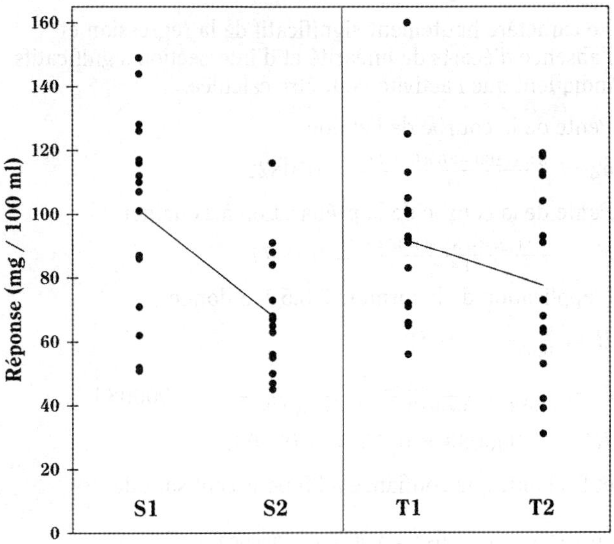

Figure 5.1.5.-I.

L'analyse de variance est plus compliquée ici que pour les autres plans d'essai décrits car, dans la somme des carrés, la composante due au parallélisme n'est pas indépendante de celle due aux différences entre lapins. Pour vérifier le parallélisme des droites de régression, il faut calculer un second terme d'erreur en soustrayant de la composante due aux différences entre lapins la composante de parallélisme et deux composantes d'interaction.

L'analyse de variance met en jeu trois composantes d'interaction résultant de la répétition des traitements à l'intérieur de chaque groupe :

jours × préparation ; jours × régression ; jours × parallélisme.

Ces termes reflètent la tendance qu'ont les facteurs considérés (préparations, régression et parallélisme) à varier d'un jour à l'autre. Les rapports F correspondants permettent de vérifier la validité de l'essai sous cet aspect. Si les valeurs de F sont significativement élevées, il convient d'interpréter les résultats du titrage avec circonspection et même, si possible, de le recommencer.

L'analyse de variance est réalisée en appliquant séparément les formules des tableaux 3.2.3.-I à 3.2.3.-III aux deux jours et à l'ensemble de toutes les données. Les formules des tableaux 3.2.3.-I et 3.2.3.-II donnent :

Jour 1 :	$P_S = 165{,}25$	$L_S = -13$
	$P_T = 162{,}25$	$L_T = -8{,}75$
	$H_P = \frac{8}{2} = 4$	$H_L = \frac{96}{6} = 16$
Jour 2 :	$P_S = 173{,}38$	$L_S = -20{,}06$
	$P_T = 176{,}00$	$L_T = -5{,}25$
	$H_P = \frac{8}{2} = 4$	$H_L = \frac{96}{6} = 16$
Ensemble :	$P_S = 169{,}31$	$L_S = -16{,}53$
	$P_T = 169{,}13$	$L_T = -7{,}00$
	$H_P = \frac{16}{2} = 8$	$H_L = \frac{192}{6} = 32$

et celles du tableau 3.2.3.-III permettent de calculer :

Jour 1	Jour 2	Ensemble
$SS_{prep} = 18{,}000$	$SS_{prep} = 13{,}781$	$SS_{prep} = 0{,}141$
$SS_{reg} = 3784{,}5$	$SS_{reg} = 5125{,}8$	$SS_{reg} = 8859{,}5$
$SS_{par} = 144{,}5$	$SS_{par} = 1755{,}3$	$SS_{par} = 1453{,}5$

Les termes d'interaction s'obtiennent par l'opération : jour 1 + jour 2 – ensemble :

$SS_{jours \times prep} = 31{,}64$

$SS_{jours \times reg} = 50{,}77$

$SS_{jours \times par} = 446{,}27$

On calcule également la somme des carrés due à la variabilité d'un jour à l'autre :

$SS_{jours} = \frac{1}{2}N\left(D_1^2 + D_2^2\right) - K = 478{,}52$

et la somme des carrés due aux blocs (variabilité entre lapins) :

$SS_{bloc} = 2\sum B_i^2 - K = 39\,794{,}7$

où B_i est la réponse moyenne par lapin.

L'analyse de variance est ensuite poursuivie comme indiqué dans le tableau 5.1.5.-III.

Tableau 5.1.5.-III. – *Analyse de variance*

Source de variation	Degrés de liberté	Somme des carrés	Carré moyen	Rapport F	Probabilité
Non parallélisme	1	1453,5	1453,5	1,064	0,311
Jours × Prép.	1	31,6	31,6	0,023	0,880
Jours × Régr.	1	50,8	50,8	0,037	0,849
Erreur rés. inter-lapins	28	38 258,8	1366,4		
Lapins	31	39 794,7	1283,7		
Préparations	1	0,14	0,14	0,001	0,975
Régression	1	8859,5	8859,5	64,532	0,000
Jours	1	478,5	478,5	3,485	0,072
Jours × non-par.	1	446,3	446,3	3,251	0,082
Erreur rés. intra-lapins	28	3844,1	137,3		
Total	63	53 423,2			

Cette analyse confirme que les conditions de validité sont satisfaites : régression hautement significative, absence d'écart de parallélisme significatif, caractère non significatif des 3 composantes d'interaction.

Les formules de la section 3.2.5 donnent :

pour la pente commune

$$b = \frac{32\times(-16,53-7)}{\ln 2\times 16\times 2} = -33,95$$

pour ln(rapport d'activité)

$$M'_T = \frac{169,13-169,31}{2\times(-33,95)} = 0,00276$$

$$C = \frac{8859,5}{8859,5-137,3\times 2,048^2} = 1,0695$$

$$V = \frac{8859,5}{(-33,95)^2\times 2\times 16} = 0,2402$$

et pour ln(limites de confiance)

$$1,0695 \times 0,00276 \pm \sqrt{0,0695 \times (1,0695 \times 0,00276^2 + 2 \times 0,2402)} = 0,00295 \pm 0,18279$$

En prenant l'antilogarithme de ces deux dernières valeurs, nous obtenons un rapport d'activité de 1,003 avec un intervalle de confiance à 95 pour cent de 0,835-1,204. Ces résul-tats multipliés par $A_T = 40$ donnent une activité de 40,1 unités par millilitre avec un intervalle de confiance à 95 pour cent de 33,4-48,2 unités par millilitre.

5.2. MODÈLE À RAPPORT DE PENTE

5.2.1. ESSAI (0,3,3) TOTALEMENT RANDOMISÉ

Titrage du facteur VIII

Un laboratoire effectue un titrage d'activité colorimétrique du factor VIII dans des solutions concentrées. Ce laboratoire ne possède pas d'expérience sur ce type de titrage, mais essaie de le rendre opérationnel. Trois dilutions équivalentes sont préparées pour l'étalon et pour la préparation à examiner. Un blanc est également préparé bien que l'on ne s'attende pas à obtenir une relation dose-réponse linéaire pour les doses faibles. Chaque dilution est examinée avec 8 répétitions, c'est-à-dire un nombre supérieur à celui qui serait utilisé en routine.

Tableau 5.2.1.-I. – *Absorbances*

	Blanc	Etalon S (en UI/ml)			Préparation T (en UI/ml)		
Conc.	B	S_1 0,01	S_2 0,02	S_3 0,03	T_1 0,01	T_2 0,02	T_3 0,03
	0,022	0,133	0,215	0,299	0,120	0,188	0,254
	0,024	0,133	0,215	0,299	0,119	0,188	0,253
	0,024	0,131	0,216	0,299	0,118	0,190	0,255
	0,026	0,136	0,218	0,297	0,120	0,190	0,258
	0,023	0,137	0,220	0,297	0,120	0,190	0,257
	0,022	0,136	0,220	0,305	0,121	0,191	0,257
	0,022	0,138	0,219	0,299	0,121	0,191	0,255
	0,023	0,137	0,218	0,302	0,121	0,190	0,254
Moy.	0,0235	0,1351	0,2176	0,2996	0,1200	0,1898	0,2554

La représentation graphique des données montre clairement que la relation dose-réponse n'est effectivement pas linéaire aux doses faibles. Les réponses obtenues pour le blanc ne seront donc pas utilisées dans les calculs (de nouveaux essais sont bien sûr nécessaires pour justifier cette décision). Les formules des tableaux 3.3.3.2.-I et 3.3.3.1.-II donnent :

P_S	=	0,6524	P_T	=	0,5651
L_S	=	1,4693	L_T	=	1,2656
a_S	=	0,318	a_T	=	0,318
b_S	=	0,329	b_T	=	0,271
G_S	=	0,1554	G_T	=	0,1156
J_S	=	$4,17 \cdot 10^{-8}$	J_T	=	$2,84 \cdot 10^{-6}$

et

$H_I = 0,09524$ $a' = 0,05298$ $K = 1,9764$

et l'analyse de variance est réalisée à l'aide des formules des tableaux 3.3.3.1.-III et 3.3.3.1.-IV.

Le caractère hautement significatif de la régression et l'absence d'écarts de linéarité et d'intersection significatifs indiquent que l'activité peut être calculée.

Pente de la courbe de l'étalon

$$b'_S = \frac{6\times 1,469-36\times 0,0530}{84} = 0,0822$$

Pente de la courbe de la préparation à examiner

$$b'_T = \frac{6\times 1,266-36\times 0,0530}{84} = 0,0677$$

L'application de la formule 3.3.5.1.-3 donne

$$R = \frac{0,0677}{0,0822} = 0,823$$

$$C = \frac{0,0822^2}{0,0822^2-3,86\cdot 10^{-6}\times 2,018^2\times 0,0357} = 1,000083$$

$$K' = 0,000083 \times 0,75 = 0,000062$$

et les limites de confiance à 95 pour cent sont de

$$0,823 \pm \sqrt{0,000083 \times 1,678 + 0,000062 \times (-1,646)} = 0,823 \pm 0,006$$

Le rapport d'activité estimé est donc de 0,823 avec un intervalle de confiance à 95 pour cent de 0,817-0,829.

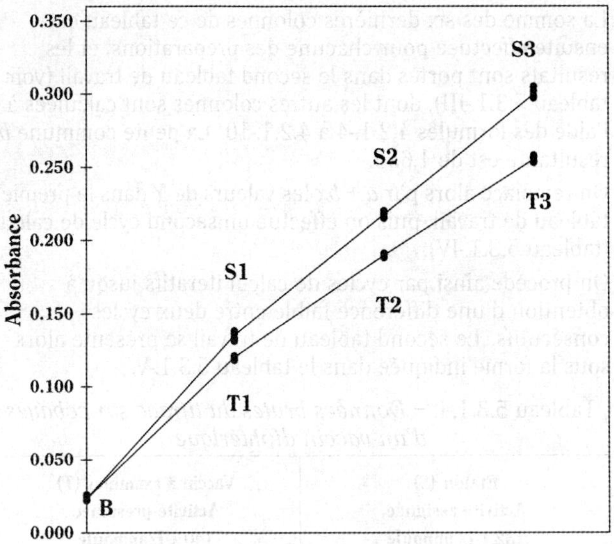

Figure 5.2.1.-I.

Tableau 5.2.1.-II. – *Analyse de variance*

Source de variation	Degrés de liberté	Somme des carrés	Carré moyen	Rapport F	Probabilité
Régression	2	0,1917	0,0958	24 850	0,000
Intersection	1	$3 \cdot 10^{-9}$	$3 \cdot 10^{-9}$	$7 \cdot 10^{-4}$	0,978
Non linéarité	2	$2 \cdot 10^{-5}$	$1 \cdot 10^{-5}$	2,984	0,061
Traitements	5	0,1917			
Erreur résiduelle	42	$1{,}62 \cdot 10^{-4}$	$3{,}86 \cdot 10^{-6}$		
Total	47	0,1919			

5.2.2. ESSAI (0,4,4,4) TOTALEMENT RANDOMISÉ

Titrage in vitro de vaccins de la grippe

La teneur en antigène hémagglutinine (AH) de 2 vaccins grippaux est déterminée par immunodiffusion radiale simple. Les 2 vaccins ont une activité déclarée de 15 µg d'AH par dose, soit l'équivalent d'une teneur en AH de 30 µg/ml. La teneur en AH assignée à l'étalon est de 39 µg/ml.

L'étalon et les vaccins à titrer sont examinés à 4 concentrations, préparées en double sur la base de leur teneur (assignée ou déclarée) respective. Lorsque l'équilibre entre le réactif interne et le réactif externe est atteint, on mesure la surface de la zone annulaire de précipitation. Les résultats obtenus sont présentés dans le tableau 5.2.2.-I.

La représentation graphique des données ne fait apparaître aucun aspect inhabituel. L'application des formules des tableaux 3.3.3.1.-I et 3.3.3.1.-II donne :

P_S = 108,2	P_T = 103,85	P_U = 85,8
L_S = 301,1	L_T = 292,1	L_U = 234,1
a_S = 141,0	a_T = 116,7	a_U = 139,8
b_S = 61,2	b_T = 64,95	b_U = 39,2
G_S = 3114,3	G_T = 2909,4	G_U = 1917,3
J_S = 0,223	J_T = 2,227	J_U = 0,083

et

H_I = 0,0093 a' = 11,04 K = 14 785,8

et l'analyse de variance est réalisée à l'aide des formules des tableaux 3.3.3.1.-III et 3.3.3.1.-IV. Les résultats obtenus sont présentés dans le tableau 5.2.2.-II.

Le caractère hautement significatif de la régression et l'absence d'écarts de linéarité et d'intersection significatifs indiquent que l'activité peut être calculée.

Pente de la courbe de l'étalon

$$b'_S = \frac{6\times301{,}1-60\times11{,}04}{180} = 6,356$$

Pente de la courbe du vaccin *T*

$$b'_T = \frac{6\times292{,}1-60\times11{,}04}{180} = 6,056$$

Pente de la courbe du vaccin *U*

$$b'_U = \frac{6\times234{,}1-60\times11{,}04}{180} = 4,123$$

Le rapport d'activité estimé est donc de 6,056/6,356 = 0,953 pour le vaccin *T* et de 4,123/6,356 = 0,649 pour le vaccin *U*.

$$C = \frac{6{,}356^2}{6{,}356^2-1{,}068\times2{,}179^2\times0{,}0444} = 1,0056$$

$$K' = 0,0056 \times 0,625 = 0,0035$$

Les limites de confiance sont données par la formule 3.3.5.1.-4.

Pour le vaccin *T*

$$0,955 \pm \sqrt{0,0056 \times 1,913 + 0,0035 \times (-1,913)} = 0,955 \pm 0,063$$

Pour le vaccin *U*

$$0,649 \pm \sqrt{0,0056 \times 1,423 + 0,0035 \times (-1,301)} = 0,649 \pm 0,058$$

La teneur en AH, en µg/ml, est calculée en multipliant les rapports d'activité et les limites de confiance par l'activité présumée (30 µg/ml). Les résultats obtenus figurent dans le tableau 5.2.2.-III.

Tableau 5.2.2.-I. – *Surface de précipitation* (mm²)

Conc.	**Etalon *S***		**Préparation *T***		**Préparation *U***	
(µg/ml)	I	II	I	II	I	II
7,5	18,0	18,0	15,1	16,8	15,4	15,7
15,0	22,8	24,5	23,1	24,2	20,2	18,6
22,5	30,4	30,4	28,9	27,4	24,2	23,1
30,0	35,7	36,6	34,4	37,8	27,4	27,0

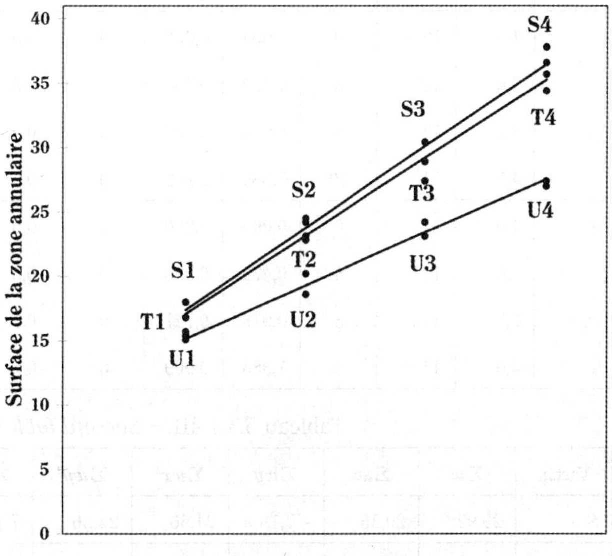

Figure 5.2.2.-I.

5. Textes généraux

Tableau 5.2.2.-II. – *Analyse de variance*

Source de variation	**Degrés de liberté**	**Somme des carrés**	**Carré moyen**	**Rapport *F***	**Probabilité**
Régression	3	1087,7	362,6	339,5	0,000
Intersection	2	3,474	1,737	1,626	0,237
Non linéarité	6	5,066	0,844	0,791	0,594
Traitements	11	1096,2			
Erreur résiduelle	12	12,815	1,068		
Total	23	1109,0			

Tableau 5.2.2.-III. – *Estimations de la teneur en AH* (µg/dose)

	Limite inf.	**Estimation**	**Limite sup.**
Vaccin *T*	13,4	14,3	15,3
Vaccin *U*	8,9	9,7	10,6

5.3. RÉPONSES QUALITATIVES

5.3.1. TITRAGE D'UNE PRÉPARATION PAR RAPPORT À UN ÉTALON PAR LA MÉTHODE DES PROBITS

Titrage in vivo d'un vaccin diphtérique

Un vaccin diphtérique (activité présumée 140 UI/ampoule) est titré par comparaison à un étalon (activité assignée 132 UI/ampoule). Sur la base de ces activités, on prépare des doses équivalentes de ces préparations, qui sont administrées de façon aléatoire à des groupes de cobayes. Après un délai donné, les animaux sont soumis à une épreuve virulente au moyen de la toxine diphtérique. Les résultats obtenus (nombre d'animaux survivants) sont présentés dans le tableau 5.3.1.-I.

Ces valeurs sont transposées dans le premier tableau de travail, dont on calcule les colonnes suivantes comme décrit dans la section 4.2.1. Le tableau 5.3.1.-II représente le premier cycle de cette procédure de calcul.

La somme des six dernières colonnes de ce tableau est ensuite effectuée pour chacune des préparations, et les résultats sont portés dans le second tableau de travail (voir tableau 5.3.1.-III), dont les autres colonnes sont calculées à l'aide des formules 4.2.1.-4 à 4.2.1.-10. La pente commune *b* résultante est de 1,655.

On remplace alors par *a* + *bx* les valeurs de *Y* dans le premier tableau de travail, puis on effectue un second cycle de calcul (tableau 5.3.1.-IV).

On procède ainsi par cycles de calcul itératifs jusqu'à obtention d'une différence faible entre deux cycles consécutifs. Le second tableau de travail se présente alors sous la forme indiquée dans le tableau 5.3.1.-V.

Tableau 5.3.1.-I. – *Données brutes du titrage sur cobayes d'un vaccin diphtérique*

Etalon (*S*) Activité assignée 132 UI/ampoule			**Vaccin à examiner (*T*) Activité présumée 140 UI/ampoule**		
dose (UI/ml)	soumis à l'épreuve	protégés	dose (UI/ml)	soumis à l'épreuve	protégés
1,0	12	0	1,0	11	0
1,6	12	3	1,6	12	4
2,5	12	6	2,5	11	8
4,0	11	10	4,0	11	10

Un test de linéarité est ensuite effectué comme décrit dans la section 4.2.2. La valeur χ^2 avec 4 degrés de liberté est de 0,851 + 1,070 = 1,921, soit une valeur *p* de 0,750, ce qui n'est pas significatif.

Etant donné l'absence d'écarts de linéarité significatifs, le test de parallélisme peut être effectué comme décrit dans la même section. La valeur χ^2 avec 1 degré de liberté est de $(16,71 + 17,27) - \frac{14,15^2}{5,89} = 0,001$, soit une valeur *p* de 0,974, ce qui n'est pas significatif.

En opérant comme indiqué dans la section 4.2.3, on obtient alors les estimations suivantes :

pour ln(rapport d'activité)

$$M'_T = \frac{-1,721-(-2,050)}{2,401} = 0,137$$

Tableau 5.3.1.-II. – *Premier tableau de travail,premier cycle de calcul*

Vaccin	**Dose**	***n***	***r***	***x***	***p***	***Y***	**Φ**	***Z***	***y***	***w***	***wx***	***wy***	***wx²***	***wy²***	***wxy***
S	1,0	12	0	0,000	0,000	0	0,5	0,399	– 1,253	7,64	0,00	– 9,57	0,00	12,00	0,00
	1,6	12	3	0,470	0,250	0	0,5	0,399	– 0,627	7,64	3,59	– 4,79	1,69	3,00	– 2,25
	2,5	12	6	0,916	0,500	0	0,5	0,399	0,000	7,64	7,00	0,00	6,41	0,00	0,00
	4,0	11	10	1,386	0,909	0	0,5	0,399	1,025	7,00	9,71	7,18	13,46	7,36	9,95
T	1,0	11	0	0,000	0,000	0	0,5	0,399	– 1,253	7,00	0,00	– 8,78	0,00	11,00	0,00
	1,6	12	4	0,470	0,333	0	0,5	0,399	– 0,418	7,64	3,59	– 3,19	1,69	1,33	– 1,50
	2,5	11	8	0,916	0,727	0	0,5	0,399	0,570	7,00	6,42	3,99	5,88	2,27	3,66
	4,0	11	10	1,386	0,909	0	0,5	0,399	1,025	7,00	9,71	7,18	13,46	7,36	9,95

Tableau 5.3.1.-III. – *Second tableau de travail,premier cycle de calcul*

Vaccin	**Σ*w***	**Σ*wx***	**Σ*wy***	**Σ*wx²***	**Σ*wy²***	**Σ*wxy***	S_{xx}	S_{xy}	S_{yy}	$\bar{x}$	$\bar{y}$	***a***
S	29,92	20,30	– 7,18	21,56	22,36	7,70	7,79	12,58	20,64	0,68	– 0,24	– 1,36
T	28,65	19,72	– 0,80	21,03	21,97	12,11	7,46	12,66	21,95	0,69	– 0,03	– 1,17

Tableau 5.3.1.-IV. – *Premier tableau de travail,second cycle de calcul*

Vaccin	Dose	*n*	*r*	*x*	*p*	*Y*	Φ	*Z*	*y*	*w*	*wx*	*wy*	wx^2	wy^2	*wxy*
S	1,0	12	0	0,000	0,000	– 1,36	0,086	0,158	– 1,911	3,77	0,00	– 7,21	0,00	13,79	0,00
	1,6	12	3	0,470	0,250	– 0,58	0,279	0,336	– 0,672	6,74	3,17	– 4,53	1,49	3,04	– 2,13
	2,5	12	6	0,916	0,500	0,15	0,561	0,394	– 0,001	7,57	6,94	– 0,01	6,36	0,00	– 0,01
	4,0	11	10	1,386	0,909	0,93	0,824	0,258	1,260	5,07	7,03	6,39	9,75	8,05	8,86
T	1,0	11	0	0,000	0,000	– 1,17	0,122	0,202	– 1,769	4,20	0,00	– 7,43	0,00	13,14	0,00
	1,6	12	4	0,470	0,333	– 0,39	0,349	0,370	– 0,430	7,23	3,40	– 3,11	1,60	1,34	– 1,46
	2,5	11	8	0,916	0,727	0,35	0,637	0,375	0,591	6,70	6,14	3,96	5,62	2,34	3,63
	4,0	11	10	1,386	0,909	1,13	0,870	0,211	1,311	4,35	6,03	5,70	8,36	7,48	7,90

Tableau 5.3.1.-V. – *Second tableau de travail,dernier cycle de calcul*

Vaccin	Σw	Σwx	Σwy	Σwx^2	Σwy^2	Σwxy	S_{xx}	S_{xy}	S_{yy}	$\bar{x}$	$\bar{y}$	*a*
S	18,37	14,80	– 2,14	14,85	17,81	5,28	2,93	7,00	17,56	0,81	– 0,12	– 2,05
T	17,96	12,64	– 0,55	11,86	18,35	6,76	2,96	7,15	18,34	0,70	– 0,03	– 1,72

$$C = \frac{2,401^2 \times 5,893}{2,401^2 \times 5,893 - 1^2 \times 1,960^2} = 1,127$$

$$V = \frac{1}{18,37} + \frac{1}{17,96} = 0,110$$

et pour ln(limites de confiance)

$$0,155 - 0,013 \pm \sqrt{0,127\,(0,649 + 1,127 \times 0,036^2)} = 0,142 \pm 0,288$$

L'activité et les limites de confiance peuvent alors être obtenues en multipliant les antilogarithmes par l'activité présumée (140 UI/ampoule). L'estimation ainsi obtenue est de 160,6 UI/ampoule avec un intervalle de confiance à 95 pour cent de 121,0-215,2 UI/ampoule.

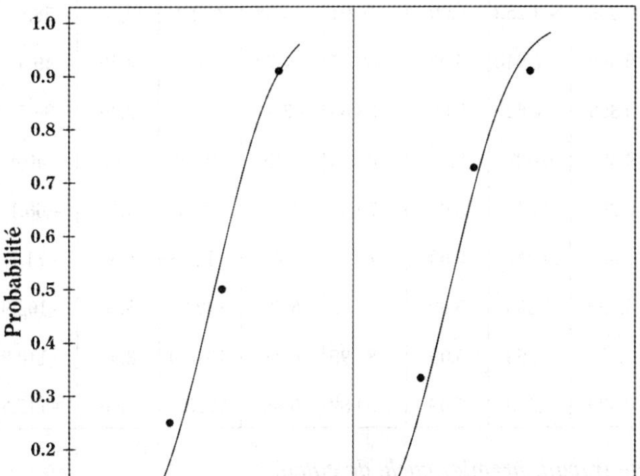

Figure 5.3.1.-I.

5.3.2. TITRAGE D'UNE PRÉPARATION PAR RAPPORT À UN ÉTALON PAR LA MÉTHODE DES LOGITS ET D'AUTRES TYPES DE MÉTHODES

Les résultats ci-dessous sont ceux qui seraient obtenus si les données de la section 5.3.1 étaient traitées par la méthode des logits et par d'autres méthodes « classiques » de la même famille. Cet exemple est à considérer comme un exercice d'illustration, et non comme une alternative à la méthode des probits dans le cas particulier traité. Il n'est en effet admis d'utiliser une autre fonction que sur la base de justifications expérimentales ou théoriques.

Tableau 5.3.2.-I. – *Résultats obtenus avec différentes fonctions d'analyse*

	Logit	Gompit	Angle(*)
Φ	$\frac{1}{1+e^{-Y}}$	$1 - e^{-e^{Y}}$	$\frac{1}{2}\sin Y + \frac{1}{2}$
Z	$\frac{e^{-Y}}{(1+e^{-Y})^2}$	$e^{Y - e^{Y}}$	$\frac{1}{2}\cos Y$
Pente *b*	4,101	2,590	1,717
χ^2 lin.	2,15	3,56	1,50
χ^2 par.	0,0066	0,168	0,0010
Activité	162,9	158,3	155,8
Limite inf.	121,1	118,7	122,6
Limite sup.	221,1	213,3	200,7

(*) $\begin{cases} \text{Si } Y < -\frac{1}{2}\pi \text{ alors } \Phi = 0 \text{ et } Z = 0 \\ \text{Si } Y > \frac{1}{2}\pi \text{ alors } \Phi = 1 \text{ et } Z = 0 \end{cases}$

5.3.3. DÉTERMINATION DE LA DE_{50} D'UNE SUBSTANCE PAR LA MÉTHODE DES PROBITS

Titrage in vitro d'un vaccin poliomyélitique oral

Le titrage d'un vaccin poliomyélitique oral est effectué par détermination de la DE_{50} sur plaques ELISA avec 10 dilutions différentes et 8 répétitions de 50 µl. Les résultats obtenus sont présentés dans le tableau 5.3.3.-I.

Tableau 5.3.3.-I. – *Dilutions (10^x µl du vaccin non dilué)*

– 3,5	– 4,0	– 4,5	– 5,0	– 5,5	– 6,0	– 6,5	– 7,0	– 7,5	– 8,0
+	+	+	+	–	–	–	–	–	–
+	+	+	+	–	–	–	–	–	–
+	+	–	–	–	–	–	–	–	–
+	+	+	+	–	–	–	–	–	–
+	+	+	–	–	–	–	–	–	–
+	+	+	+	+	–	–	–	–	–
+	+	+	+	+	–	+	–	–	–
+	+	+	+	–	+	–	–	–	–

Ces valeurs sont transposées dans le premier tableau de travail, dont on calcule les colonnes suivantes comme décrit dans la section 4.2.1. Le tableau 5.3.3.-II représente le premier cycle de cette procédure de calcul.

La somme des six dernières colonnes de ce tableau est ensuite effectuée, et les résultats sont portés dans le second tableau de travail (voir tableau 5.3.3.-III), dont les autres colonnes sont calculées à l'aide des formules 4.2.1.-4 à 4.2.1.-10. la pente commune *b* résultante est de – 0,295.

On remplace alors par *a* + *bx* les valeurs de *Y* dans le premier tableau de travail, puis on effectue un second cycle de calcul. On procède ainsi par cycles de calcul itératifs jusqu'à obtention d'une différence faible entre deux cycles consécutifs. Le second tableau de travail se présente alors sous la forme indiquée dans le tableau 5.3.3.-IV.

Un test de linéarité est ensuite effectué comme décrit dans la section 4.2.2. La valeur χ^2 avec 8 degrés de liberté est de 2,711, soit une valeur *p* de 0,951, ce qui n'est pas significatif.

En opérant comme indiqué dans la section 4.5, on obtient alors les estimations suivantes :

pour ln(rapport d'activité)

$$M'_T = \frac{-(-7{,}931)}{-0{,}646} = -12,273$$

$$C = \frac{(-0{,}646)^2 \times 55{,}883}{(-0{,}646)^2 \times 55{,}883 - 1^2 \times 1{,}960^2} = 1,197$$

$$V = \frac{1}{19{,}39} = 0,052$$

et pour ln(limites de confiance)

$$-14,692 - (-2,420) \pm \sqrt{0,197 \times (2,882 + 1,197 \times 0,009^2)} = -12,272 \pm 0,754$$

Cette estimation est encore exprimée en termes ln(dilutions). Pour convertir cette expression en ln(DE_{50})/ml, il faut effectuer la transformation $-M'_T + \ln\left(\frac{1000}{50}\right)$.

Par ailleurs, comme l'activité de ce type de vaccin est généralement exprimée en termes $\log_{10}(DE_{50})$/ml, il faut diviser les résultats par ln(10). L'activité estimée ainsi obtenue est égale à 6,63 $\log_{10}(DE_{50})$/ml, avec un intervalle de confiance à 95 pour cent de 6,30-6,96 $\log_{10}(DE_{50})$/ml.

Tableau 5.3.3.-II. – *Premier tableau de travail, premier cycle de calcul*

Vaccin	Dose	*n*	*r*	*x*	*p*	*Y*	Φ	*Z*	*y*	*w*	*wx*	*wy*	wx^2	wy^2	*wxy*
T	$10^{-3,5}$	8	0	– 8,06	0,000	0,00	0,5	0,399	– 1,253	5,09	– 41,04	– 6,38	330,8	8,00	51,4
	$10^{-4,0}$	8	0	– 9,21	0,000	0,00	0,5	0,399	– 1,253	5,09	– 46,91	– 6,38	432,0	8,00	58,8
	$10^{-4,5}$	8	1	– 10,36	0,125	0,00	0,5	0,399	– 0,940	5,09	– 52,77	– 4,79	546,8	4,50	49,6
	$10^{-5,0}$	8	2	– 11,51	0,250	0,00	0,5	0,399	– 0,627	5,09	– 58,63	– 3,19	675,1	2,00	36,7
	$10^{-5,5}$	8	6	– 12,66	0,750	0,00	0,5	0,399	0,627	5,09	– 64,50	3,19	816,8	2,00	– 40,4
	$10^{-6,0}$	8	7	– 13,82	0,875	0,00	0,5	0,399	0,940	5,09	– 70,36	4,79	972,1	4,50	– 66,1
	$10^{-6,5}$	8	7	– 14,97	0,875	0,00	0,5	0,399	0,940	5,09	– 76,23	4,79	1140,8	4,50	– 71,7
	$10^{-7,0}$	8	8	– 16,12	1,000	0,00	0,5	0,399	1,253	5,09	– 82,09	6,38	1323,1	8,00	– 102,9
	$10^{-7,5}$	8	8	– 17,27	1,000	0,00	0,5	0,399	1,253	5,09	– 87,95	6,38	1518,9	8,00	– 110,2
	$10^{-8,0}$	8	8	– 18,42	1,000	0,00	0,5	0,399	1,253	5,09	– 93,82	6,38	1728,2	8,00	– 117,6

Tableau 5.3.3.-III. – *Second tableau de travail, premier cycle de calcul*

Vaccin	Σw	Σwx	Σwy	Σwx^2	Σwy^2	Σwxy	S_{xx}	S_{xy}	S_{yy}	$\bar{x}$	$\bar{y}$	*a*
T	50,93	– 674,3	11,17	9484,6	57,50	– 312,32	556,92	– 164,43	55,05	– 13,24	0,219	– 3,690

Tableau 5.3.3.-IV. – *Second tableau de travail, dernier cycle de calcul*

Vaccin	Σw	Σwx	Σwy	Σwx^2	Σwy^2	Σwxy	S_{xx}	S_{xy}	S_{yy}	$\bar{x}$	$\bar{y}$	*a*
T	19,39	– 238,2	0,11	2981,1	26,05	– 37,45	55,88	– 36,11	26,05	– 12,28	0,006	– 7,931

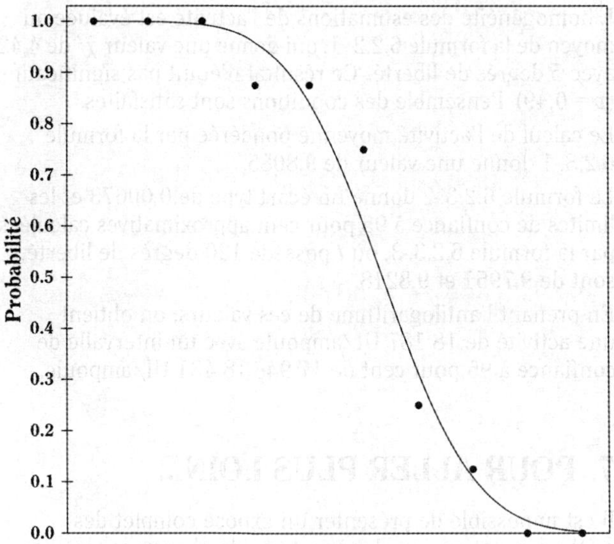

Figure 5.3.3.-I.

6. COMBINAISON DES RÉSULTATS DE TITRAGES

6.1. INTRODUCTION

Pour satisfaire aux exigences de la Pharmacopée européenne, il est souvent nécessaire de réaliser plusieurs titrages indépendants et de combiner leurs résultats. La question se pose alors de savoir s'il est admissible de combiner les résultats de ces titrages et, si oui, de quelle manière.

Deux titrages peuvent être considérés comme indépendants lorsque l'exécution de l'un d'entre eux n'affecte en rien la probabilité associée aux résultats de l'autre. Ceci implique que l'ensemble des erreurs aléatoires attachées aux principaux facteurs d'influence de l'un des titrages (par exemple : dilutions de l'étalon et de la préparation à examiner, sensibilité de l'indicateur biologique) doivent être indépendantes des erreurs aléatoires correspondantes de l'autre titrage. Des essais effectués sur plusieurs jours consécutifs au moyen de dilutions de l'étalon préparées au même moment ne sont donc pas indépendants.

Il existe différentes méthodes pour combiner les résultats de titrages indépendants, la plus acceptable d'un point de vue théorique étant aussi la plus difficile à appliquer. Trois méthodes approchées simples sont décrites ci-dessous, mais d'autres peuvent être utilisées si les conditions nécessaires sont remplies.

Avant de combiner les activités obtenues à partir des titrages fondés sur le modèle en lignes parallèles ou celui des probits, il convient de les exprimer en logarithmes ; par contre, les activités obtenues à partir de titrages fondés sur le modèle en rapport de pente sont utilisées telles quelles. Comme les deux premiers modèles sont d'emploi plus courant que celui à rapport de pente, c'est le symbole M représentant le logarithme de l'activité qui est utilisé dans les formules de cette section. En lisant R (rapport de pente) au lieu de M, l'expérimentateur pourra appliquer les mêmes formules pour calculer les résultats des titrages fondés sur le modèle en rapport de pente. Avant d'être combinées, toutes les estimations de l'activité doivent être corrigées de l'activité attribuée à chaque préparation à examiner.

6.2. COMBINAISON PONDÉRÉE DES RÉSULTATS

Cette méthode peut être utilisée si les conditions suivantes sont remplies :

1) les estimations de l'activité résultent de titrages indépendants,

2) pour chaque titrage, C est voisin de 1 (disons inférieur à 1,1)

3) le nombre de degrés de liberté des erreurs résiduelles individuelles est supérieur ou égal à 6 et de préférence supérieur à 15,

4) les estimations individuelles de l'activité forment une série homogène (voir section 6.2.2).

Si ces conditions ne sont pas satisfaites, cette méthode ne peut pas être appliquée. La méthode décrite dans la section 6.3 peut alors être utilisée pour obtenir la meilleure estimation de l'activité moyenne, pouvant être adoptée dans des dosages ultérieurs comme activité présumée.

6.2.1. CALCUL DES FACTEURS DE PONDÉRATION

Il est présumé que les résultats de chacun des n' titrages ont été analysés pour donner n' valeurs de M avec les limites de confiance associées. Pour chaque titrage, l'intervalle de confiance logarithmique L est obtenu en soustrayant la limite inférieure de la limite supérieure. Un facteur de pondération W est calculé pour chaque valeur de M à l'aide de la formule 6.2.1.-1, où t prend la même valeur que celle utilisée dans le calcul des limites de confiance.

$$W = \frac{4t^2}{L^2} \qquad (6.2.1.\text{-}1)$$

6.2.2. HOMOGÉNÉITÉ DES ESTIMATIONS DE L'ACTIVITÉ

En élevant au carré l'écart de chaque valeur de M par rapport à la moyenne pondérée, puis en multipliant chacun de ces écarts par le facteur de pondération approprié et en effectuant leur somme sur l'ensemble des titrages, on obtient une variable statistique dont la distribution suit approximativement une loi de χ^2 (voir table 8.3) et qui peut être utilisée pour vérifier l'homogénéité d'une série d'estimations du logarithme de l'activité :

$$\chi^2 \approx \sum_{n'} W\left(M - \overline{M}\right)^2 \quad \text{où} \quad \overline{M} = \frac{\sum WM}{\sum W} \qquad (6.2.2.\text{-}1)$$

Si la valeur χ^2 ainsi calculée est inférieure à la valeur de la table qui correspond à $(n' - 1)$ degrés de liberté, les activités sont homogènes et les valeurs obtenues dans la section 6.2.3 pour l'activité moyenne et les limites associées seront pertinentes.

Si la valeur χ^2 calculée est supérieure à la valeur de la table, les activités sont hétérogènes. Ceci signifie que les variations entre estimations individuelles de M sont supérieures à ce que laisseraient prévoir les estimations des limites de confiance, c'est-à-dire qu'il existe une variabilité significative entre les titrages. Dans ces conditions, la condition 4 n'est pas satisfaite et les équations de la section 6.2.3 ne sont donc plus applicables, mais elles peuvent être remplacées par celles de la section 6.2.4.

6.2.3. CALCUL DE LA MOYENNE PONDÉRÉE ET DES LIMITES DE CONFIANCE

Les produits WM sont formés pour chaque titrage et leur somme est divisée par la somme des facteurs de pondération de tous les titrages, pour donner la moyenne logarithmique pondérée de l'activité.

$$\overline{M} = \frac{\sum WM}{\sum W} \qquad (6.2.3.\text{-}1)$$

L'erreur type sur ln(activité moyenne) est la racine carrée de l'inverse de la somme des facteurs de pondération :

$$s_{\overline{M}} = \sqrt{\frac{1}{\sum W}} \qquad (6.2.3.\text{-}2)$$

et les limites de confiance approximatives sont obtenues en prenant l'antilogarithme de la valeur donnée par l'expression :

$$\overline{M} \pm ts_{\overline{M}} \qquad (6.2.3.\text{-}3)$$

où le nombre de degrés de liberté associé à t est égal à la somme du nombre de degrés de liberté pour les carrés moyens de l'erreur dans les titrages individuels.

6.2.4. CALCUL DE LA MOYENNE PONDÉRÉE ET DES LIMITES DE CONFIANCE SUR LA BASE DES VARIATIONS INTRA- ET INTER-TITRAGES

Lorsque les résultats de plusieurs titrages répétés sont combinés, la valeur χ^2 peut être significative. On considère alors que la variabilité observée comporte deux composantes :

– la variabilité intra-titrage $s_M^2 = 1/W$,

– la variabilité inter-titrages $s_{\overline{M}}^2 = \frac{\sum(M-\overline{M})^2}{n'(n'-1)}$

où $\overline{M}$ est la moyenne non pondérée. La première varie d'un titrage à l'autre tandis que la seconde est commune à toutes les valeurs M.

On calcule alors pour chaque valeur M un facteur de pondération

$$W' = \frac{1}{s_M^2 + s_{\overline{M}}^2}$$

qui remplace W dans la section 6.2.3, où t prend approximativement la valeur 2.

6.3. COMBINAISON NON PONDÉRÉE DES RÉSULTATS

Pour combiner de la façon la plus simple les n' estimations de M obtenues à partir des n' dosages, on détermine leur moyenne puis on calcule une estimation de l'écart type associé d'après la formule :

$$s_{\overline{M}}^2 = \frac{\sum(M-\overline{M})^2}{n'(n'-1)} \qquad (6.3.\text{-}1)$$

Les limites de confiance sont alors données par

$$\overline{M} \pm ts_{\overline{M}} \qquad (6.3.\text{-}2)$$

où t possède $(n' - 1)$ degrés de liberté. Le nombre n' d'estimations de M étant généralement petit, la valeur de t est relativement élevée.

6.4. EXEMPLE D'ACTIVITÉ MOYENNE PONDÉRÉE ET DE LIMITES DE CONFIANCE ASSOCIÉES

Dans le tableau 6.4.-I figurent six estimations indépendantes de l'activité de la même préparation, avec les limites de confiance à 95 pour cent et les nombres de degrés de liberté correspondants. Les conditions 1, 2 et 3 de la section 6.2. sont satisfaites. Les valeurs ln(activité) et les facteurs de pondération sont calculés comme décrit dans la section 6.2.

Tableau 6.4.-I.–*Estimations de l 'activité et intervalles de confiance pour 6 titrages indépendants*

Estimat. activité (UI/amp.)	Limite inférieure (UI/amp.)	Limite supérieure (UI/amp.)	Degrés de liberté	ln activité M	Pondération W
18 367	17 755	19 002	20	9,8183	3777,7
18 003	17 415	18 610	20	9,7983	3951,5
18 064	17 319	18 838	20	9,8017	2462,5
17 832	17 253	18 429	20	9,7887	4003,0
18 635	17 959	19 339	20	9,8328	3175,6
18 269	17 722	18 834	20	9,8130	4699,5

L'homogénéité des estimations de l'activité est évaluée au moyen de la formule 6.2.2.-1, qui donne une valeur χ^2 de 4,42 avec 5 degrés de liberté. Ce résultat n'étant pas significatif (p = 0,49), l'ensemble des conditions sont satisfaites.

Le calcul de l'activité moyenne pondérée par la formule 6.2.3.-1 donne une valeur de 9,8085.

La formule 6.2.3.-2 donne un écart type de 0,00673 et les limites de confiance à 95 pour cent approximatives calculées par la formule 6.2.3.-3, où t possède 120 degrés de liberté, sont de 9,7951 et 9,8218.

En prenant l'antilogarithme de ces valeurs, on obtient une activité de 18 187 UI/ampoule avec un intervalle de confiance à 95 pour cent de 17 946-18 431 UI/ampoule.

7. POUR ALLER PLUS LOIN...

Il est impossible de présenter un exposé complet des méthodes statistiques dans un texte de pharmacopée, mais les méthodes décrites précédemment devraient normalement suffire pour la plupart des essais de pharmacopée. L'objectif de la présente section est d'essayer d'apporter une vision plus globale sur les méthodes alternatives ou plus générales qui ont été développées. Le lecteur qui y trouvera un intérêt est invité à approfondir le sujet en explorant la littérature existante. En tout état de cause, l'application de méthodes statistiques plus spécialisées devrait être laissée à des personnes qualifiées.

7.1. MODÈLES LINÉAIRES GÉNÉRAUX

Les méthodes décrites dans la présente annexe peuvent, globalement, être décrites comme des modèles linéaires généraux (ou « généralisés » pour inclure les méthodes des probits et des logits). Le principe général consiste à définir une matrice de structure linéaire X (ou matrice de planification) dont chaque ligne représente une observation et chaque colonne un effet linéaire (préparation, bloc, colonne, dose). Par exemple : l'essai en carré latin de l'exemple 5.1.2 pourrait être représenté par une matrice à 36 lignes et 13 colonnes : une colonne pour chaque préparation, une colonne pour les doses, cinq colonnes pour les blocs à l'exception du premier et cinq colonnes pour les lignes à l'exception de la première. Toutes les colonnes sauf celle des doses contiennent la valeur 0 ou 1 selon que l'observation se rapporte ou non à l'effet considéré. Un vecteur Y est construit avec les observations (transformées). Les effets sont estimés au moyen de la formule $(X'X)^{-1}X'Y$, et il est facile d'en déduire l'estimation de l'activité m en faisant le rapport des effets considérés. L'intervalle de confiance est calculé par le théorème de Fieller :

$$m_L, m_U = \frac{\left[m - \frac{gv_{12}}{v_{22}} \pm \frac{ts}{b}\sqrt{v_{11} - 2mv_{12} + m^2v_{22} - g\left(v_{11} - \frac{v_{12}^2}{v_{22}}\right)}\right]}{(1-g)}$$

où $g = \frac{t^2 s^2 v_{22}}{b^2}$

et v_{11}, v_{22}, v_{12} représentent respectivement les multiplicateurs de variance pour le numérateur et le dénominateur et le multiplicateur de covariance. Il sont obtenus directement à partir de $(X'X)^{-1}$ ou indirectement en posant
$\mathrm{Var}(a_1 - a_2) = \mathrm{Var}(a_1) + \mathrm{Var}(a_2) - 2\mathrm{Cov}(a_1, a_2)$ et
$\mathrm{Cov}(a_1 - a_2, b) = \mathrm{Cov}(a_1, b) - \mathrm{Cov}(a_2, b)$.

Une analyse de variance complète impliquant une partition de toutes les composantes est légèrement plus complexe car elle implique une redéfinition de X, avec davantage de colonnes, pour vérifier les hypothèses de parallélisme et de linéarité, après quoi les hypothèses linéaires peuvent être testées. Pour les titrages fondés sur des réponses qualitatives, les effets linéaires (ordonnées à l'origine a_S, a_T

etc. et pente commune b) sont déterminés en maximisant la somme sur les traitements de $n\ln\Phi(a_i + bx) + (n - r)\ln(1 - \Phi(a_i + bx))$, où x est ln(dose), Φ représente la forme de la distribution et $i \in \{S, T, ...\}$.

7.2. HÉTÉROGÉNÉITÉ DE LA VARIANCE

Il n'est pas toujours possible de résoudre le problème d'hétérogénéité de la variance par simple transformation des réponses. Une approche possible consiste à utiliser une régression linéaire pondérée. Pour obtenir une estimation sans biais, on applique aux observations un facteur de pondération proportionnel à l'inverse des variances d'erreur. Comme la variance d'erreur vraie n'est pas toujours connue, on peut procéder par détermination itérative des pondérations. Néanmoins, le calcul de l'intervalle de confiance pose encore d'autres problèmes.

7.3. VALEURS ABERRANTES ET ROBUSTESSE DES MÉTHODES

La méthode des moindres carrés décrite dans la présente annexe comporte l'inconvénient d'être extrêmement sensible aux résultats aberrants. Un résultat nettement aberrant peut totalement fausser les calculs. On remédie souvent à ce problème en écartant ce type de résultats des données analysées. Cette pratique peut toutefois conduire au rejet arbitraire de données, et n'est pas toujours sans danger.
Il n'est pas facile de proposer des règles générales sur la façon de décider si une observation spécifique constitue ou non un résultat aberrant, et cela a incité au développement de nombreuses méthodes plus robustes, c'est-à-dire moins sensibles à l'existence de résultats aberrants car donnant moins de poids aux observations qui s'écartent beaucoup de la valeur présumée. Ces méthodes posent cependant d'autres problèmes liés au calcul des intervalles de confiance ou à la définition d'une fonction d'ajustement satisfaisante.

7.4. ERREURS CORRÉLÉES

Une randomisation absolue n'est pas toujours réalisable ou vraiment souhaitable d'un point de vue pratique. Il est donc fréquent que les doses successives d'une série de dilutions présentent des erreurs corrélées et que, par voie de conséquence, les limites de confiance soient beaucoup trop étroites. Des méthodes permettant de prendre en compte cet effet d'autocorrélation ont été développées

8. TABLES ET MÉTHODES DE GÉNÉRATION

Les tables contenues dans cette section donnent les valeurs critiques correspondant aux nombres de degrés de liberté les plus usuels. Si une valeur critique n'y figure pas, il convient de se référer à des tables plus exhaustives. De nombreux logiciels informatiques comportent des fonctions statistiques, et leur emploi est préférable à celui des tables présentées ici. Une autre approche possible consiste à utiliser les méthodes de génération décrites à la suite de chaque table pour calculer la probabilité correspondant à une variable statistique et un nombre de degrés de liberté donnés.

8.1. LOI DE *F*

Si la valeur observée est supérieure à la valeur indiquée dans la table, elle est considérée comme significative (lignes supérieures, $p = 0{,}05$) ou hautement significative (lignes inférieures, $p = 0{,}01$). $df1$ est le nombre de degrés de liberté du numérateur et $df2$ le nombre de degrés de liberté du dénominateur.

df1 → df2 ↓	1	2	3	4	5	6	8	10	12	15	20	∞
10	4,965	4,103	3,708	3,478	3,326	3,217	3,072	2,978	2,913	2,845	2,774	2,538
	10,044	7,559	6,552	5,994	5,636	5,386	5,057	4,849	4,706	4,558	4,405	3,909
12	4,747	3,885	3,490	3,259	3,106	2,996	2,849	2,753	2,687	2,617	2,544	2,296
	9,330	6,927	5,953	5,412	5,064	4,821	4,499	4,296	4,155	4,010	3,858	3,361
15	4,543	3,682	3,287	3,056	2,901	2,790	2,641	2,544	2,475	2,403	2,328	2,066
	8,683	6,359	5,417	4,893	4,556	4,318	4,004	3,805	3,666	3,522	3,372	2,868
20	4,351	3,493	3,098	2,866	2,711	2,599	2,447	2,348	2,278	2,203	2,124	1,843
	8,096	5,849	4,938	4,431	4,103	3,871	3,564	3,368	3,231	3,088	2,938	2,421
25	4,242	3,385	2,991	2,759	2,603	2,490	2,337	2,236	2,165	2,089	2,007	1,711
	7,770	5,568	4,675	4,177	3,855	3,627	3,324	3,129	2,993	2,850	2,699	2,169
30	4,171	3,316	2,922	2,690	2,534	2,421	2,266	2,165	2,092	2,015	1,932	1,622
	7,562	5,390	4,510	4,018	3,699	3,473	3,173	2,979	2,843	2,700	2,549	2,006
50	4,034	3,183	2,790	2,557	2,400	2,286	2,130	2,026	1,952	1,871	1,784	1,438
	7,171	5,057	4,199	3,720	3,408	3,186	2,890	2,698	2,563	2,419	2,265	1,683
∞	3,841	2,996	2,605	2,372	2,214	2,099	1,938	1,831	1,752	1,666	1,571	1,000
	6,635	4,605	3,782	3,319	3,017	2,802	2,511	2,321	2,185	2,039	1,878	1,000

Méthode de génération : Soit `F` le rapport *F*, `df1` et `df2` les valeurs décrites ci-dessus, et `pi` = π = 3,14159265358979 La méthode suivante permet de générer la valeur *p*.

df1 pair	**df1 impair et df2 pair**	**df1 et df2 impairs**
x=df1/(df1+df2/F)	x=df2/(df2+df1*F)	x=atn(sqr(df1*F/df2))
s=1	s=1	cs=cos(x) : sn=sin(x) : x=x/2
t=1	t=1	s=0 : t=sn*cs/2 : v=0 : w=1
for i=2 to (df1-2) step 2	for i=2 to (df2-2) step 2	for i=2 to (df2-1) step 2
t=t*x*(df2+i-2)/i	t=t*x*(df1+i-2)/i	s=s+t
s=s+t	s=s+t	t=t*i/(i+1)*cs*cs
next i	next i	next i
p=s*(1-x)^(df2/2)	p=1-s*(1-x)^(df1/2)	for i=1 to (df1-2) step 2
		v=v+w : w=w*(df2+i)/(i+2)*sn*sn
		next i
		p=1+(t*df2*v-x-s)/pi*4

8.2. LOI DE *t*

df	p = 0,05	p = 0,01	df	p = 0,05	p = 0,01
1	12,706	63,656	22	2,074	2,819
2	4,303	9,925	24	2,064	2,797
3	3,182	5,841	26	2,056	2,779
4	2,776	4,604	28	2,048	2,763
5	2,571	4,032	30	2,042	2,750
6	2,447	3,707	35	2,030	2,724
7	2,365	3,499	40	2,021	2,704
8	2,306	3,355	45	2,014	2,690
9	2,262	3,250	50	2,009	2,678
10	2,228	3,169	60	2,000	2,660
12	2,179	3,055	70	1,994	2,648
14	2,145	2,977	80	1,990	2,639
16	2,120	2,921	90	1,987	2,632
18	2,101	2,878	100	1,984	2,626
20	2,086	2,845	∞	1,960	2,576

Si la valeur observée est supérieure à la valeur indiquée dans la table, elle est considérée comme significative ($p = 0{,}05$) ou hautement significative ($p = 0{,}01$).

Méthodes de génération : La valeur *p* pour un *t* donné avec df degrés de liberté peut être obtenue par les méthodes décrites dans la section 8.1 en faisant `F` = t^2, `df1` = 1 et `df2` = df.

La valeur *t* ($p = 0{,}05$) pour un nombre de degrés de liberté `df` peut être obtenue par la méthode suivante ; elle sera exacte jusqu'à 6 décimales.

```
t   =  1.959964+
       2.37228/df+
       2.82202/df^2+
       2.56449/df^3+
       1.51956/df^4+
       1.02579/df^5+
       0.44210/df^7
```

8.3. LOI DE χ^2

df	p = 0,05	p = 0,01	df	p = 0,05	p = 0,01
1	3,841	6,635	11	19,675	24,725
2	5,991	9,210	12	21,026	26,217
3	7,815	11,345	13	22,362	27,688
4	9,488	13,277	14	23,685	29,141
5	11,070	15,086	15	24,996	30,578
6	12,592	16,812	16	26,296	32,000
7	14,067	18,475	20	31,410	37,566
8	15,507	20,090	25	37,652	44,314
9	16,919	21,666	30	43,773	50,892
10	18,307	23,209	40	55,758	63,691

Si la valeur observée est supérieure à la valeur indiquée dans la table, elle est considérée comme significative ($p = 0{,}05$) ou hautement significative ($p = 0{,}01$).

Méthode de génération : Soit `X2` la valeur de la variable χ^2 et `df` le nombre tel que décrit ci-dessus. La méthode suivante permet de générer la valeur *p*.

df pair	df impair
`s=0 : t=exp(-x2/2)`	`x=sqr(x2) : s=0`
	`t=x*exp(-x2/2)/sqr(pi/2)`
`for i=2 to df step 2`	`for i=3 to df step 2`
`s=s+t`	`s=s+t`
`t=t*x2/i`	`t=t*x2/i`
`next i`	`next i`
`p=1-s`	`p=1-s-2*phi(x)`

`phi` est ici la loi normale réduite cumulative Φ (voir section 8.4).

5. Textes généraux

8.4. LOI DE Φ (LOI NORMALE CENTRÉE RÉDUITE)

x	Φ	*x*	Φ	*x*	Φ
0,00	0,500	1,00	0,841	2,00	0,977
0,05	0,520	1,05	0,853	2,05	0,980
0,10	0,540	1,10	0,864	2,10	0,982
0,15	0,560	1,15	0,875	2,15	0,984
0,20	0,579	1,20	0,885	2,20	0,986
0,25	0,599	1,25	0,894	2,25	0,988
0,30	0,618	1,30	0,903	2,30	0,989
0,35	0,637	1,35	0,911	2,35	0,991
0,40	0,655	1,40	0,919	2,40	0,992
0,45	0,674	1,45	0,926	2,45	0,993
0,50	0,691	1,50	0,933	2,50	0,994
0,55	0,709	1,55	0,939	2,55	0,995
0,60	0,726	1,60	0,945	2,60	0,995
0,65	0,742	1,65	0,951	2,65	0,996
0,70	0,758	1,70	0,955	2,70	0,997
0,75	0,773	1,75	0,960	2,75	0,997
0,80	0,788	1,80	0,964	2,80	0,997
0,85	0,802	1,85	0,968	2,85	0,998
0,90	0,816	1,90	0,971	2,90	0,998
0,95	0,829	1,95	0,974	2,95	0,998

Pour les x négatifs, la valeur Φ s'obtient à partir de la table en prenant 1 – Φ (–*x*).

Méthode de génération : Soit x la valeur de la variable *x*. La méthode suivante permet d'obtenir la valeur Φ corres-pondante si $0 \le x \le 8{,}15$. Si $x > 8{,}15$, on peut poser Φ = 1. Si *x* est négative, on peut utiliser la formule indiquée ci-dessus. L'emploi de cette méthode suppose que l'ordinateur puisse représenter 15 décimales environ. Si le nombre de décimales représentées est inférieur ou supérieur à 15, la méthode nécessite quelques aménagements simples.

```
s=0 : t=x : i=1
repeat
s=s+t : i=i+2 : t=t*x*x/i
until t<1E-16
phi=0.5+s*exp(-x*x/2)/sqr(2*pi)
```

8.5. PERMUTATIONS AU HASARD

Les permutations au hasard sont indispensables dans le cas des essais en blocs complets. L'algorithme représenté ci-dessous montre comment obtenir une permutation au hasard de *N* traitements au moyen de la fonction de génération d'un système informatique.

1. Inscrire en ligne les *N* traitements possibles.
2. Choisir au hasard un nombre entier *r* tel que $1 \le r \le N$.
3. Permuter le *r*-ème traitement et le *N*-ème traitement de la ligne.
4. Faire $N = N - 1$ et répéter les opérations 2 à 4 jusqu'à $N = 1$.

L'exemple suivant, à 6 traitements, illustre cet algorithme.

1.	$N = 6$	S_1	S_2	S_3	T_1	T_2	T_3
2.	$r = 2$		→				←
3.		S_1	T_3	S_3	T_1	T_2	S_2
4.	$N = 5$						
2.	$r = 4$				→	←	
3.		S_1	T_3	S_3	T_2	T_1	S_2
4.	$N = 4$						
2.	$r = 4$				↓		
3.		S_1	T_3	S_3	T_2	T_1	S_2
4.	$N = 3$						
2.	$r = 1$	→		←			
3.		S_3	T_3	S_1	T_2	T_1	S_2
4.	$N = 2$						
2.	$r = 1$	→	←				
3.		T_3	S_3	S_1	T_2	T_1	S_2
4.	$N = 1$						

8.6. CARRÉS LATINS

L'exemple suivant montre comment utiliser 3 permutations indépendantes pour obtenir un carré latin.

1. Générer une permutation au hasard des *N* traitements possibles (voir section 8.5) :

T_3	S_3	S_1	T_2	T_1	S_2

2. On peut construire un carré latin simple en procédant comme suit à une rotation vers la droite des termes de cette permutation. Inscrire dans la première ligne la permutation obtenue à l'étape 1. La seconde ligne se compose de la même permutation, mais dont tous les termes on été décalés vers la droite, le traitement situé à l'extrême droite venant occuper l'espace libre à l'extrême gauche. Répéter cette opération à chaque ligne jusqu'à ce que tous les traitements apparaissent une fois dans chaque colonne :

T_3	S_3	S_1	T_2	T_1	S_2
S_2	T_3	S_3	S_1	T_2	T_1
T_1	S_2	T_3	S_3	S_1	T_2
T_2	T_1	S_2	T_3	S_3	S_1
S_1	T_2	T_1	S_2	T_3	S_3
S_3	S_1	T_2	T_1	S_2	T_3

3. Générer ensuite deux permutations au hasard indépendantes des nombres 1 à *N* :

une pour les lignes

2	**3**	**6**	**1**	**4**	**5**

et une pour les colonnes

3	4	6	2	5	1

4. Le carré latin randomisé peut alors être obtenu en réordonnant les lignes et les colonnes du carré latin simple selon les deux permutations respectivement définies :

	3	4	6	2	5	1
2	T_3	S_3	S_1	T_2	T_1	S_2
3	S_2	T_3	S_3	S_1	T_2	T_1
6	T_1	S_2	T_3	S_3	S_1	T_2
1	T_2	T_1	S_2	T_3	S_3	S_1
4	S_1	T_2	T_1	S_2	T_3	S_3
5	S_3	S_1	T_2	T_1	S_2	T_3

↓

	1	2	3	4	5	6
1	S_1	T_3	T_2	T_1	S_3	S_2
2	S_2	T_2	T_3	S_3	T_1	S_1
3	T_1	S_1	S_2	T_3	T_2	S_3
4	S_3	S_2	S_1	T_2	T_3	T_1
5	T_3	T_1	S_3	S_1	S_2	T_2
6	T_2	S_3	T_1	S_2	S_1	T_3

9. SYMBOLES ET DÉFINITIONS

Symbole	Définition
a	Ordonnée à l'origine de la droite de régression des réponses en fonction de la dose ou de ln(dose)
b	Pente de la droite de régression des réponses en fonction des doses ou du logarithme des doses
d	Nombre de doses utilisées pour chaque préparation (à l'exclusion du blanc dans le modèle à rapport de pente)
e	Base des logarithmes népériens (= 2,71828182845905...)
g	Variable statistique utilisée dans le théorème de Fieller : $g = \frac{C-1}{C}$
h	Nombre de préparations incluses dans un titrage, préparation étalon comprise
m	Estimation de l'activité obtenue en faisant le rapport des effets dans les modèles linéaires généraux.
n	Nombre de répétitions pour chaque traitement.
p	Probabilité qu'une variable statistique prenne une valeur supérieure à la valeur observée. Représente également le rapport r/n dans la méthode des probits.
r	Dans les titrages fondés sur des réponses qualitatives, nombre d'unités donnant une réponse par groupe de traitement.
s	Estimation de l'écart type ($= \sqrt{s^2}$)
s^2	Estimation de la variance résiduelle correspondant au carré moyen de l'erreur dans l'analyse de variance.
t	Variable de Student (table 8.2.).
v_{11}, v_{12}, v_{22}	Facteurs de (co)variance s'appliquant au numérateur et au dénominateur du quotient m dans le théorème de Fieller
w	Facteur de pondération
x	ln(dose)
y	Réponse individuelle ou réponse transformée
A	Activité présumée d'une préparation inconnue, utilisée pour préparer les dilutions
B	Réponse moyenne aux blancs dans le modèle à rapport de pente
C	variable utilisée dans le calcul des intervalles de confiance : $C = \frac{1}{1-g}$
$C_1,...,C_n$	Réponse moyenne de chaque colonne d'un carré latin
D_1, D_2	Réponse moyenne au temps 1 ou au temps 2 dans un double essai croisé
F	Rapport de deux estimations indépendantes de la variance suivant une loi de F (table 8.1.)
$G_S, G_T,...$	Valeurs des traitements utilisés dans une analyse de variance selon le modèle à rapport de pente
H_P, H_L	Multiplicateurs utilisés dans une analyse de variance selon le modèle en lignes parallèles
H_B, H_I	Multiplicateurs utilisés dans une analyse de variance selon le modèle en à rapport de pente

Symbole	Définition
I	Dans le modèle en lignes parallèles, logarithme du rapport entre doses adjacentes. Dans le modèle à rapport de pente, intervalle entre doses adjacentes
$J_S, J_T, ...$	Valeurs de linéarité utilisées dans une analyse de variance selon le modèle à rapport de pente
K	Facteur de correction utilisé dans le calcul des sommes de carrés de l'analyse de variance
L	Etendue de l'intervalle de confiance en valeur logarithmique
$L_S, L_T, ...$	Contrastes linéaires de l'étalon et des préparations à titrer
M'	ln(rapport d'activité) d'une préparation donnée
N	Nombre total de traitements compris dans le titrage (= dh)
$P_S, P_T, ...$	Somme de l'étalon et des préparations à titrer
R	Activité estimée d'une préparation à titrer
R'	Rapport d'activité d'une préparation à titrer
$R_1, ... , R_n$	Réponse moyenne de chacune des lignes 1 à n d'un carré latin, ou de chacun des blocs d'un essai en blocs complets
S	Préparation étalon
$S_1, ... , S_d$	Réponse moyenne aux différentes doses d'une préparation étalon S, de la dose la plus faible (1) à la dose la plus forte (d)
SS	Somme des carrés associée à une source de variation donnée
$T, U, V, ...$	Préparations à titrer
$T_1, ... , T_d$	Réponse moyenne aux différentes doses d'une préparation à titrer T, de la dose la plus faible (1) à la dose la plus forte (d)
V	Coefficient de variance dans le calcul des limites de confiance
W	Facteur de pondération utilisé pour la combinaison de résultats de titrages
X	Structure linéaire ou matrice de représentation utilisées dans les modèles linéaires généraux
Y	Vecteur représentant les réponses (transformées) dans les modèles linéaires généraux
Z	Dérivée première de Φ
π	3,141592653589793238...
Φ	Loi normale centrée réduite (table 8.4.)
χ^2	Variable chi carré (table 8.3.)

10. LITTÉRATURE

Cette section contient une liste de références bibliographiques dont la lecture est recommandée pour une étude plus approfondie du sujet.

Finney, D.J. (1971). *Probit Analysis,* 3rd Ed. Cambridge University Press, Cambridge.

Nelder, J.A. & Wedderburn, R.W.M. (1972). Generalized linear models, *Journal of the Royal Statistical Society, Series* A 135, 370-384.

Finney, D.J. (1978). *Statistical Method in Biological Assay,* 3rd Ed. Griffin, London.

Sokal, R.R. & Rohlf, F.R. (1981). *Biometry: Principles and Practice of Statistics in Biological Research,* 2nd Ed. W.H. Freemann & CO, New York.

Peace, K.E. (1988). *Biopharmaceutical Statistics for Drug Development,* Marcel Dekker Inc., New York/Basel.

Bowerman, B.L. & O'Connell, R.T. (1990). *Linear Statistical Models an Applied Approach,* 2nd Ed. PWS-KENT Publishing Company, Boston.

5.4. SOLVANTS RÉSIDUELS

5.4. SOLVANTS RÉSIDUELS

LIMITATION DES TAUX DE SOLVANTS RÉSIDUELS DANS LES PRINCIPES ACTIFS, LES EXCIPIENTS ET LES MÉDICAMENTS

La Conférence Internationale sur l'Harmonisation (ICH) (*International Conference on Harmonisation of Technical Requirements for Registration of Pharmaceuticals for Human Use*) a adopté un document intitulé « Impuretés : Note explicative relative aux solvants résiduels », qui prescrit les limites de teneur en solvants pouvant subsister dans les principes actifs, les excipients et les médicaments après la fabrication. Cette note explicative, dont le texte est reproduit ci-après, exclut les produits déjà commercialisés. Cependant, la Pharmacopée Européenne applique aux principes actifs, aux excipients et aux médicaments existants les principes énoncés dans la note explicative, que ceux-ci fassent ou non l'objet d'une monographie dans la Pharmacopée. Il convient de rechercher dans l'ensemble des substances et produits, d'éventuelles traces de solvants qui auraient pu subsister après la fabrication.

Si l'utilisation d'un solvant de classe 1 a été justifiée et autorisée, sa teneur doit être limitée dans la rubrique Essai de la monographie correspondante.

En règle générale, les monographies de la Pharmacopée ne comprennent pas d'essais limites pour les solvants qui relèvent de la classe 2, car les solvants employés peuvent varier d'un fabricant à l'autre. Par conséquent, l'Autorité compétente doit être informée des solvants utilisés pendant le processus de fabrication. Ces informations figurent également dans le dossier présenté lors de la demande d'obtention d'un certificat de conformité aux monographies de la Pharmacopée Européenne et sont mentionnées sur ledit certificat.

Lorsqu'il est fait emploi de solvants de classe 3 au cours du processus de fabrication, la substance peut être soumise à un essai de perte à la dessiccation, qui est alors décrit dans la monographie correspondante. Si un solvant de classe 3 présente une limite justifiée et autorisée, supérieure à 0,5 pour cent, il y a lieu de procéder à une détermination spécifique de ce solvant. Dans ce cas, la limite doit être indiquée dans la monographie car la définition fait référence à une substance exempte d'eau et de solvants. Dans tous les cas, l'Autorité compétente doit être informée des solvants utilisés, et comme pour les solvants de classe 2, cette information apparaît sur le certificat de conformité.

En cas d'utilisation de solvants résiduels qui relèvent des classes 1 ou 2 (voire de la classe 3 lorsque leur teneur est supérieure à 0,5 pour cent), il convient d'appliquer chaque fois que possible, la méthodologie énoncée dans la méthode générale (*2.4.24*). Dans les autres cas, le recours à une méthode validée s'impose.

IMPURETÉS : NOTE EXPLICATIVE RELATIVE AUX SOLVANTS RÉSIDUELS (CSP/ICH/283/95)

1. INTRODUCTION

La présente note explicative a pour objectif de recommander les quantités de solvants résiduels admissibles dans les produits à usage pharmaceutique, en excluant tout risque pour la santé du patient. Elle préconise l'utilisation des solvants les moins toxiques et indique, pour quelques solvants, les taux résiduels jugés acceptables d'un point de vue toxicologique.

Les solvants résiduels utilisés dans les produits à usage pharmaceutique sont définis ici comme des produits chimiques organiques volatils, utilisés ou produits dans la fabrication de substances actives ou d'excipients, ou entrant dans la préparation de médicaments. Les procédés de fabrication courants ne permettent pas d'éliminer totalement les solvants. Le choix judicieux du solvant pour la synthèse de la substance active peut améliorer le rendement ou déterminer des paramètres tels que la forme cristalline, la pureté et la solubilité. Par conséquent, le solvant peut être parfois un élément critique du procédé de synthèse. La présente note explicative ne concerne ni les solvants exclusivement utilisés comme excipients, ni les solvates. Il convient toutefois d'évaluer et de justifier la teneur en solvants de tels produits.

Etant donné que les solvants résiduels ne présentent aucun avantage thérapeutique, il convient de les éliminer autant que possible pour satisfaire aux exigences de qualité (spécifications, Bonnes Pratiques de Fabrication ...). Les médicaments ne doivent pas présenter des taux de solvants résiduels supérieurs à ceux mentionnés par les données de sécurité. En raison du caractère inacceptable de leur toxicité, les solvants de la classe 1 (tableau 1) ne doivent pas être employés dans la fabrication de principes actifs, d'excipients ou de médicaments, à moins que leur utilisation ne puisse être justifiée par une analyse satisfaisante du rapport risques/bénéfices. L'utilisation des solvants de classe 2 (tableau 2), dont la toxicité est moins importante, doit être limitée en vue de protéger les patients d'éventuelles réactions indésirables. Enfin, idéalement ce sont les solvants les moins toxiques (classe 3, tableau 3) qui doivent être utilisés chaque fois que possible. La liste complète des solvants figure en annexe 1 de la présente note explicative.

Les listes présentées dans ce document ne sont pas exhaustives ; aussi certains solvants utilisés à l'heure actuelle pourront-ils être ultérieurement ajoutés aux différentes listes. Les limites recommandées pour les solvants des classes 1 et 2 ou encore la classification des solvants sont susceptibles de varier en fonction de la mise à disposition de nouvelles données de sécurité. Les données de sécurité qui permettent d'étayer la demande de mise sur le marché d'un nouveau médicament contenant un nouveau solvant peuvent s'inspirer des informations présentées dans ce document, ou de celles du *Guideline ICH-Q3A* (« Impuretés dans les nouveaux principes actifs »), du *Guideline ICH-Q3B* (« Impuretés dans les nouveaux médicaments »), ou encore des trois documents réunis.

2. PORTÉE DE LA PRÉSENTE NOTE EXPLICATIVE

Cette note fait l'inventaire des solvants résiduels présents dans les principes actifs, les excipients et les médicaments. Par conséquent, la réalisation d'un essai des solvants résiduels doit être effectuée chaque fois qu'il est connu que les procédés de fabrication ou de purification entraînent la rémanence de tels solvants. La recherche ne portera que sur les solvants utilisés ou produits pendant la fabrication ou la purification de principes actifs, d'excipients ou de médicaments. Même si les fabricants peuvent choisir d'effectuer la détermination sur le médicament, il est par ailleurs possible d'appliquer une méthode cumulative permettant de déterminer les taux de solvants résiduels présents dans le médicament à partir des taux existant dans ses différents éléments constitutifs. Si ce calcul donne un résultat inférieur ou égal au niveau de solvant indiqué dans cette note explicative, la détermination des solvants résiduels sur le médicament n'est pas exigée. En revanche, si le taux de solvants résiduels obtenu est supérieur au niveau recommandé, l'essai doit être réalisé sur le médicament pour attester que le taux des solvants résiduels a été ramené à des valeurs admissibles. Les médicaments doivent également être soumis à cet essai lorsqu'un solvant est utilisé pendant la fabrication.

La présente note explicative ne s'applique pas aux nouveaux principes actifs, excipients ou médicaments potentiels utilisés aux stades du développement qui correspondent à la recherche clinique, ni aux médicaments déjà commercialisés.

La présente note explicative s'applique à toutes les formes pharmaceutiques et à toutes les voies d'administration. Des taux de solvants résiduels élevés sont toutefois admissibles dans certains cas, par exemple pour des traitements à court terme (30 jours ou moins) ou des applications locales. Ces taux devront faire l'objet d'une justification au cas par cas.

Voir l'annexe 2 pour un complément d'informations relatives aux solvants résiduels.

3. PRINCIPES GÉNÉRAUX

3.1. CLASSIFICATION DES SOLVANTS RÉSIDUELS EN FONCTION DE L'ÉVALUATION DU RISQUE

L'*International Program on Chemical Safety* (*IPCS*) utilise l'expression « dose journalière tolérable » (DJT) (en anglais *TDI = tolerable daily intake*) pour décrire les limites d'une exposition aux produits chimiques toxiques. Pour ce même concept, l'OMS ainsi que d'autres autorités ou instituts (nationaux ou internationaux) de santé publique utilisent l'expression « dose journalière admissible » (DJA) (en anglais *ADI = acceptable daily intake*). L'exposition journalière admissible (EJA) (en anglais *PDE = Permitted daily exposure*) est la nouvelle expression consacrée par le présent document. Elle fait référence à la dose de solvants résiduels admissible du point de vue de l'usage pharmaceutique, ce qui permet d'éviter toute confusion entre les différentes valeurs de DJA pour une même substance.

L'annexe 1 fait l'inventaire des solvants résiduels dont il est question dans le présent document. Ils sont présentés sous forme de tableau (nom, formule développée et classe) et évalués en fonction du risque qu'ils présentent pour la santé du patient. Ils se subdivisent en trois classes :

Classe 1 : Solvants à éviter

Carcinogènes humains connus ou fortement suspectés, dangereux pour l'environnement.

Classe 2 : Solvants dont l'utilisation est soumise à limitation

Carcinogènes animaux non-génotoxiques ou éventuels agents causals d'autres effets toxiques irréversibles tels que la neurotoxicité ou la tératogénicité.

Solvants présumés être à l'origine d'autres effets toxiques importants mais réversibles.

Classe 3 : Solvants à faible potentiel toxique

Solvants à faible potentiel toxique pour l'homme ; aucune limite relative à l'exposition n'est exigée. Les solvants de classe 3 présentent des EJA de 50 mg ou plus.

3.2. MÉTHODES PERMETTANT D'ÉTABLIR LES LIMITES D'EXPOSITION

La méthode utilisée pour l'établissement des EJA aux solvants résiduels est présentée dans l'Annexe 3. Les résumés des données de toxicité qui ont servi à établir ces valeurs sont publiées dans *Pharmeuropa*, Vol. 9, n°. 1, supplément du mois d'avril 1997.

3.3. OPTIONS PERMETTANT DE DÉCRIRE LES LIMITES DES SOLVANTS DE CLASSE 2

Deux options permettent de fixer les limites qui s'appliquent aux solvants de classe 2.

Option 1 : Les limites de concentration (en ppm) indiquées dans le Tableau 2 peuvent être utilisées. Elles ont été déterminées à l'aide de l'équation (1) ci-dessous et prennent comme référence une dose de 10 g administrée quotidiennement.

$$\text{Concentration (ppm)} = \frac{1000 \times \text{EJA}}{\text{dose}} \qquad (1)$$

Dans ce cas, l'EJA est indiquée en mg/jour et la dose en g/jour.

Ces limites sont jugées acceptables pour toutes les substances, excipients, ou médicaments. Par conséquent, cette option peut être appliquée si la dose journalière est inconnue ou variable. Si l'ensemble des excipients et des principes actifs d'une formulation satisfont aux limites de l'option 1, ces composants peuvent être utilisés dans n'importe quelles proportions. Aucun autre calcul ne s'impose à condition que la dose journalière ne dépasse pas 10 g. Les médicaments administrés à des doses supérieures à 10 g par jour relèvent de l'option 2.

Option 2 : Il n'est pas jugé utile que chaque composant du médicament satisfasse aux limites indiquées dans l'option 1. L'EJA, exprimée en mg/jour, telle qu'indiquée dans le tableau 2 peut être utilisée avec la dose journalière maximale connue et l'équation (1) susmentionnée pour déterminer la concentration en solvant résiduel autorisée dans un médicament. De telles limites sont acceptables s'il a été démontré que la présence de solvant résiduel a été réduite au minimum possible. Les limites doivent être réalistes au regard de la précision analytique, de la faisabilité en cours de fabrication et d'une variation raisonnable du procédé de fabrication. Enfin, elles doivent refléter les standards de fabrication actuels.

Il est possible d'utiliser l'option 2 en additionnant les quantités de solvants résiduels présentes dans chacun des composants du médicament. La somme des quantités de solvants admissibles par jour doit être inférieure à celle indiquée par l'EJA.

A titre d'exemple, considérons l'application des options 1 et 2 à l'acétonitrile contenu dans un médicament. L'exposition journalière admissible à l'acétonitrile est de 4,1 mg/jour, par conséquent la limite préconisée par l'option 1 est de 410 ppm. La quantité maximale de médicament administrée par jour est de 5,0 g et ce médicament contient deux excipients. La composition du médicament et le calcul de la teneur maximale en acétonitrile résiduel sont indiqués dans le tableau suivant :

Composant	Quantité dans la formulation	Teneur en acétronitrile	Exposition journalière
Principe actif	0,3 g	800 ppm	0,24 mg
Excipient 1	0,9 g	400 ppm	0,36 mg
Excipient 2	3,8 g	800 ppm	3,04 mg
Médicament	5,0 g	728 ppm	3,64 mg

L'excipient 1 satisfait à la limite imposée par l'option 1, mais le principe actif, l'excipient 2, et le médicament ne répondent pas aux exigences de cette limite. Néanmoins, le médicament satisfait à la limite de l'option 2 (4,1 mg par jour) et par conséquent aux recommandations contenues dans cette note explicative.

Considérons un second exemple d'acétonitrile résiduel. La quantité maximale d'un médicament administrée par jour est de 5,0 g et ce médicament contient deux excipients. La composition du médicament et le calcul de la teneur maximale en acétonitrile résiduel sont indiqués dans le tableau suivant :

Composant	Quantité dans la formulation	Teneur en acétronitrile	Exposition journalière
Principe actif	0,3 g	800 ppm	0,24 mg
Excipient 1	0,9 g	2000 ppm	1,80 mg
Excipient 2	3,8 g	800 ppm	3,04 mg
Médicament	5,0 g	1016 ppm	5,08 mg

Dans ce cas, il apparaît que par la sommation des teneurs de chaque constituant, le médicament ne respecte ni la limite de l'option 1, ni celle de l'option 2. Le fabricant peut alors analyser le médicament en vue de déterminer si le procédé de fabrication du médicament a permis de réduire le taux d'acétonitrile. Si le taux d'acétonitrile n'a pas été ramené à la limite autorisée au cours de la fabrication, il appartient au fabricant d'engager d'autres mesures pour réduire la quantité d'acétonitrile contenue dans le médicament. Si toutes ces opérations ne permettent toujours pas de réduire le taux de solvant résiduel, le fabricant peut, à titre exceptionnel, faire état des mesures qu'il a prises en vue de réduire le taux de solvant jusqu'à la limite préconisée et fournir une analyse évaluant les risques et les bénéfices en faveur de l'utilisation d'un médicament dont la teneur en solvant résiduel est supérieure à la limite autorisée.

3.4. PROCÉDURES ANALYTIQUES

Les teneurs en solvants résiduels sont habituellement déterminées par des techniques chromatographiques telles que la chromatographie en phase gazeuse. Pour déterminer les taux de solvants résiduels, il convient d'appliquer, dans la mesure du possible, les procédures harmonisées décrites dans les pharmacopées. En cas d'impossibilité, les fabricants peuvent choisir une procédure analytique validée et appropriée à une application particulière. En présence de solvants relevant exclusivement de la classe 3, une méthode non spécifique, telle que la perte à la dessiccation, peut être utilisée. La validation des méthodes permettant de déterminer les niveaux de solvants résiduels doivent répondre aux guidelines ICH suivants : *Text on Validation of Analytical Procedures* et *Extension of the ICH Text on Validation of Analytical Procedures*.

3.5. DÉCLARATION DE CONFORMITÉ DES LIMITES EN SOLVANTS RÉSIDUELS

Afin de respecter les critères mentionnés dans cette note explicative, les fabricants de produits à usage pharmaceutique ont besoin d'informations sur les taux de solvants résiduels contenus dans les excipients ou les principes actifs. Voici, à titre d'exemple les informations qu'un fabricant d'excipients ou de principes actifs pourrait transmettre à un fabricant de médicaments ; l'une des expressions suivantes peut être choisie selon le cas :

- Seuls des solvants de classe 3 sont susceptibles d'être présents. Perte à la dessiccation inférieure à 0,5 %.
- Seuls les solvants de classe 2 X, Y, ... sont susceptibles d'être présents. Les taux sont tous inférieurs à la limite préconisée par l'option 1. (Dans ce cas, le fournisseur indiquerait le nom des solvants de classe 2 représentés par X, Y, ...)
- Seuls les solvants de classe 2 X, Y ... et des solvants de classe 3 sont susceptibles d'être présents. Les taux des solvants résiduels de classe 2 sont inférieurs à la limite préconisée par l'option 1 et ceux des solvants de classe 3 sont inférieurs à 0,5 %.

Si des solvants de classe 1 sont susceptibles d'être présents, ils doivent être identifiés et quantifiés. L'expression « ...susceptibles d'être présents » renvoie à la fois au solvant entrant dans l'étape finale de la fabrication et aux solvants utilisés au cours des étapes précédentes et qui ne sont pas éliminés systématiquement au moyen d'un procédé validé.

Si les solvants résiduels de classe 2 ou 3 atteignent un taux respectivement supérieur à la limite préconisée par l'option 1 ou à 0,5 %, ils doivent être identifiés et quantifiés.

4. LIMITES EN SOLVANTS RÉSIDUELS

4.1. SOLVANTS À ÉVITER

Les solvants de la classe 1 ne doivent pas être utilisés dans la fabrication de principes actifs, d'excipients et de médicaments en raison du caractère inacceptable de leur toxicité ou de leur effet nuisible à l'environnement. Toutefois, si l'utilisation de ces solvants est incontournable dans la production d'un médicament présentant une avance thérapeutique significative, leur taux ne doit en aucun cas dépasser les valeurs indiquées dans le tableau 1, sauf exception justifiée. Le 1,1,1-trichloroéthane figure au tableau 1 en raison de son effet nuisible à l'environnement. La limite de 1500 ppm est fondée sur l'évaluation des données de sécurité.

Tableau 1. – *Solvants de classe 1 dans les produits à usage pharmaceutique (solvants à éviter)*

Solvant	Limite de concentration (ppm)	Risque
Benzène	2	Carcinogène
Tétrachlorure de carbone	4	Toxique et dangereux pour l'environnement
1,2-Dichloroéthane	5	Toxique
1,1-Dichloroéthène	8	Toxique
1,1,1-Trichloroéthane	1500	Dangeureux pour l'environnement

4.2. SOLVANTS DONT L'UTILISATION EST LIMITÉE

La présence dans des produits à usage pharmaceutique, de solvants du tableau 2 doit être limitée en raison de leur toxicité intrinsèque. Les EJA et les concentrations sont respectivement indiquées à 0,1 mg/jour et à 10 ppm près. Les valeurs présentées ne reflètent pas nécessairement la précision analytique de leur détermination. La précision doit être déterminée lors de la validation de la méthode.

Tableau 2. – *Solvants de classe 2 dans les produits à usage pharmaceutique*

Solvant	EJA (mg/jour)	Limite de concentration (ppm)
Acétonitrile	4,1	410
Chlorobenzène	3,6	360
Chloroforme	0,6	60
Cyclohexane	38,8	3880
1,2-Dichloroéthène	18,7	1870
Dichlorométhane	6,0	600
1,2-Diméthoxyéthane	1,0	100
N,N-Diméthylacétamide	10,9	1090
N,N-Diméthylformamide	8,8	880
1,4-Dioxane	3,8	380
2-Ethoxyéthanol	1,6	160
Ethylèneglycol	6,2	620
Formamide	2,2	220
Hexane	2,9	290
Méthanol	30,0	3000
2-Méthoxyéthanol	0,5	50
Méthylbutylcétone	0,5	50
Méthylcyclohexane	11,8	1180
N-Méthylpyrrolidone	48,4	4840
Nitrométhane	0,5	50
Pyridine	2,0	200
Sulfolane	1,6	160
Tétraline	1,0	100
Toluène	8,9	890
1,1,2-Trichloroéthène	0,8	80
Xylène*	21,7	2170

*habituellement 60 pour cent de *m*-xylène, 14 pour cent de *p*-xylène, 9 pour cent d'*o*-xylène avec 17 pour cent d'éthylbenzène

4.3. SOLVANTS À FAIBLE POTENTIEL TOXIQUE

Les solvants de la classe 3 (présentés dans le tableau 3) peuvent être considérés comme des solvants de moindre toxicité, ne présentant que peu de dangers pour la santé. La classe 3 ne contient aucun solvant connu pour présenter des risques pour la santé dans le respect des limites autorisées pour les produits à usage pharmaceutique. Il n'existe cependant pas d'études relatives à une toxicité à long terme ou à un effet carcinogène pour bon nombre de solvants de la classe 3. Les données existantes indiquent qu'ils s'avèrent être moins toxiques dans les études de toxicité aiguë (à forte dose) ou à court terme, et qu'ils présentent des résultats négatifs dans les études de génotoxicité. La limite admissible pour des solvants de cette classe est inférieure ou égale à 50 mg/jour (ce qui correspond à 5000 ppm ou 0,5 % selon l'option 1), sans justification particulière. Des taux plus élevés peuvent être tolérés à condition qu'ils soient réalistes en matière de faisabilité en cours de fabrication et de bonnes pratiques de fabrication.

Tableau 3. – *Solvants de classe 3 devant être limités par les BPF ou par d'autres exigences de qualité*

Acide acétique	Heptane
Acétone	Acétate d'isobutyle
Anisole	Acétate d'isopropyle
1-Butanol	Acétate de méthyle
2-Butanol	3-Méthyl-1-butanol
Acétate de butyle	Méthyléthylcétone
tert-Butylméthyléther	Méthylisobutylcétone
Cumène	2-Méthyl-l-propanol
Diméthylsulfoxyde	Pentane
Ethanol	1-Pentanol
Acétate d'éthyle	1-Propanol
Ether éthylique	2-Propanol
Formate d'éthyle	Acétate de propyle
Acide formique	Tétrahydrofurane

4.4. SOLVANTS POUR LESQUELS LES DONNÉES TOXICOLOGIQUES FONT DÉFAUT

Les solvants ci-après désignés (Tableau 4) peuvent également présenter un intérêt pour les fabricants d'excipients, de principes actifs ou de médicaments. Cependant, on ne dispose pas pour l'instant des données toxicologiques adéquates qui permettraient de déterminer une EJA. Les fabricants doivent fournir les justifications relatives aux teneurs résiduelles de ces solvants dans les produits à usage pharmaceutique.

Tableau 4. – *Solvants pour lesquels les données toxicologiques font défaut*

1,1-Diéthoxypropane	Méthylisopropylcétone
1,1-Diméthoxyméthane	Méthyltétrahydrofurane
2,2-Diméthoxypropane	Ether de pétrole
Isooctane	Acide trichloracétique
Ether isopropylique	Acide trifluoracétique

GLOSSAIRE

Carcinogènes génotoxiques : carcinogènes qui provoquent un cancer et atteignent les gènes ou les chromosomes.

LOEL : abréviation de « *lowest-observed effect level* ».

Lowest-observed effect level : dans le cadre d'une étude ou d'un groupe d'études, il s'agit de la plus faible dose de substance à l'origine d'augmentations sensibles d'un point de vue biologique, de la fréquence ou de la gravité d'un quelconque effet chez l'homme ou l'animal (« dose effective minimale »).

Facteur de modification : facteur déterminé par un toxicologue professionnel et appliqué aux résultats d'un dosage biologique pour obtenir la relation avec les données chez l'homme dans des conditions de sécurité satisfaisante.

Neurotoxicité : capacité d'une substance à provoquer des effets indésirables sur le système nerveux.

NOEL : abréviation de « *no-observed-effect level* ».

No-observed-effect level : dose de substance la plus forte pour laquelle on ne constate pas d'augmentations sensibles d'un point de vue biologique de la fréquence ou de la gravité d'un quelconque effet chez l'homme ou l'animal (« dose sans effet observable »).

EJA : abréviation de « exposition journalière admissible » (en anglais PDE = *permitted daily exposure*)

Exposition journalière admissible : dose maximale journalière de solvant résiduel admise dans un produit à usage pharmaceutique.

Toxicité réversible : disparition des effets nuisibles initialement causés par une substance, lorsque celle-ci n'est plus administrée.

Carcinogène humain fortement suspecté : substance pour laquelle les preuves épidémiologiques de carcinogenèse n'ont pu être établies, bien qu'il existe des données génotoxiques positives et des preuves évidentes de carcinogenèse chez les rongeurs.

Tératogénicité : apparition de malformations structurelles au cours du développement fœtal lorsqu'une substance est administrée pendant la grossesse.

ANNEXE 1. LISTE DES SOLVANTS INCLUS DANS CETTE NOTE EXPLICATIVE

Solvant	**Autres désignations**	**Formule chimique**	**Classe**
Acide acétique	Acide éthanoïque	CH_3COOH	Classe 3
Acétone	2-Propanone Propan-2-one	CH_3COCH_3	Classe 3
Acétonitrile		CH_3CN	Classe 2
Anisole	Méthoxybenzène	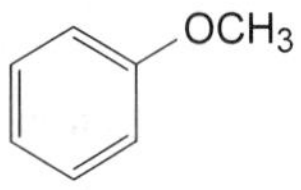	Classe 3
Benzène	Benzol	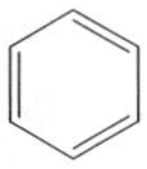	Classe 1
1-Butanol	Alcool *n*-butylique Butan-1-ol	$CH_3(CH_2)_3OH$	Classe 3
2-Butanol	Alcool *sec*-butylique Butan-2-ol	$CH_3CH_2CH(OH)CH_3$	Classe 3
Acétate de butyle	Ester butylique de l'acide acétique	$CH_3COO(CH_2)_3CH_3$	Classe 3
tert-Butylméthyléther	2-Méthoxy-2-méthylpropane	$(CH_3)_3COCH_3$	Classe 3
Tétrachlorure de carbone	Tétrachlorométhane	CCl_4	Classe 1
Chlorobenzène		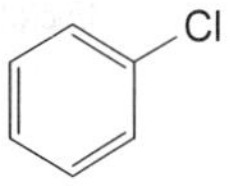	Classe 2
Chloroforme	Trichlorométhane	$CHCl_3$	Classe 2
Cumène	Isopropylbenzène (1-Méthyléthyl)benzène	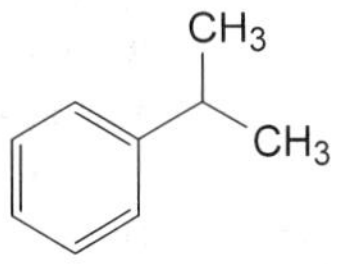	Classe 3
Cyclohexane	Hexaméthylène	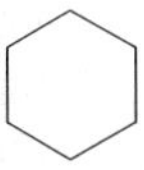	Classe 2
1,2-Dichloroéthane	*sym*-Dichloroéthane Dichlorure d'éthylène Chlorure d'éthylène	CH_2ClCH_2Cl	Classe 1
1,1-Dichloroéthène	1,1-Dichloroéthylène Chlorure de vinylidène	$H_2C{=}CCl_2$	Classe 1
1,2-Dichloroéthène	1,2-Dichloroéthylène Dichlorure d'acéthylène	$ClHC{=}CHCl$	Classe 2
Dichlorométhane	Chlorure de méthylène	CH_2Cl_2	Classe 2

Solvant	Autres désignations	Formule chimique	Classe
1,2-Diméthoxyéthane	Ethylèneglycol diméthyl éther Monoglyme Diméthyl cellosolve	$H_3COCH_2CH_2OCH_3$	Classe 2
N,N-Diméthylacétamide	DMA	$CH_3CON(CH_3)_2$	Classe 2
N,N-Diméthylformamide	DMF	$HCON(CH_3)_2$	Classe 2
Diméthylsulphoxide	Méthylsulfinylméthane Sulfoxyde de méthyle DMSO	$(CH_3)_2SO$	Classe 3
1,4-Dioxane	*p*-Dioxane [1,4]Dioxane	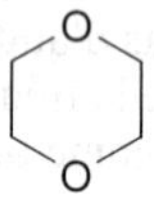	Classe 2
Ethanol	Alcool éthylique	CH_3CH_2OH	Classe 3
2-Ethoxyéthanol	Cellosolve	$CH_3CH_2OCH_2CH_2OH$	Classe 2
Acétate d'éthyle	Ester éthylique de l'acide acétique	$CH_3COOCH_2CH_3$	Classe 3
Ethylèneglycol	1,2-Dihydroxyéthane 1,2-Ethanediol	$HOCH_2CH_2OH$	Classe 2
Ether éthylique	Ether diéthylique Ethoxyéthane 1,1'-Oxybiséthane	$CH_3CH_2OCH_2CH_3$	Classe 3
Formate d'éthyle	Ester éthylique de l'acide formique	$HCOOCH_2CH_3$	Classe 3
Formamide	Méthanamide	$HCONH_2$	Classe 2
Acide formique		$HCOOH$	Classe 3
Heptane	*n*-Heptane	$CH_3(CH_2)_5CH_3$	Classe 3
Hexane	*n*-Hexane	$CH_3(CH_2)_4CH_3$	Classe 2
Acétate d'isobutyle	Ester isobutylique de l'acide acétique	$CH_3COOCH_2CH(CH_3)_2$	Classe 3
Acétate d'isopropyle	Ester isopropylique de l'acide acétique	$CH_3COOCH(CH_3)_2$	Classe 3
Méthanol	Alcool méthylique	CH_3OH	Classe 2
2-Methoxyéthanol	Méthyl cellosolve	$CH_3OCH_2CH_2OH$	Classe 2
Acétate de méthyle	Ester méthylique de l'acide acétique	CH_3COOCH_3	Classe 3
3-Méthyl-1-butanol	Alcool isoamylique Alcool isopentylique 3-Méthylbutan-1-ol	$(CH_3)_2CHCH_2CH_2OH$	Classe 3
Méthylbutylcétone	2-Hexanone Hexan-2-one	$CH_3(CH_2)_3COCH_3$	Classe 2
Méthylcyclohexane	Cyclohexylméthane	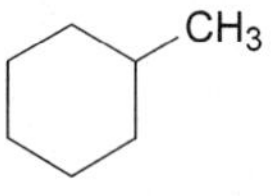	Classe 2
Méthyléthylcétone	2-Butanone MEK Butan-2-one	$CH_3CH_2COCH_3$	Classe 3
Méthylisobutylcétone	4-Méthylpentan-2-one 4-Méthyl-2-pentanone MIBK	$CH_3COCH_2CH(CH_3)_2$	Classe 3
2-Méthyl-1-propanol	Alcool isobutylique 2-Méthylpropan-1-ol	$(CH_3)_2CHCH_2OH$	Classe 3
N-Méthylpyrrolidone	1-Méthylpyrrolidin-2-one 1-Méthyl-2-pyrrolidinone	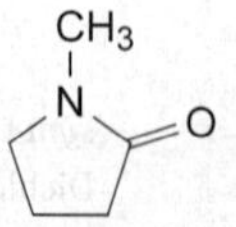	Classe 2
Nitrométhane		CH_3NO_2	Classe 2
Pentane	*n*-Pentane	$CH_3(CH_2)_3CH_3$	Classe 3
1-Pentanol	Alcool amylique Pentan-1-ol Alcool pentylique	$CH_3(CH_2)_3CH_2OH$	Classe 3

Solvant	Autres désignations	Formule chimique	Classe
1-Propanol	Propan-1-ol Alcool propylique	$CH_3CH_2CH_2OH$	Classe 3
2-Propanol	Propan-2-ol Alcool isopropylique	$(CH_3)_2CHOH$	Classe 3
Acétate de propyle	Ester propylique de l'acide acétique	$CH_3COOCH_2CH_2CH_3$	Classe 3
Pyridine		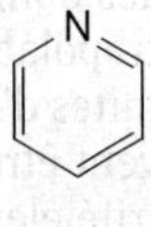	Classe 2
Sulfonane	Tétrahydrothiophène 1,1-dioxide	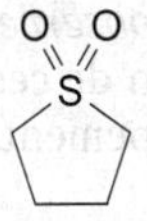	Classe 2
Tétrahydrofurane	Oxyde de tétraméthylène Oxacyclopentane	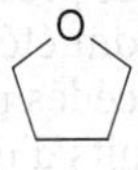	Classe 3
Tétraline	1,2,3,4-Tétrahydronaphthalène	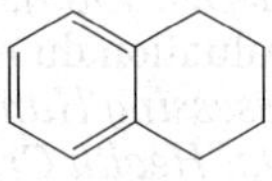	Classe 2
Toluène	Méthylbenzène	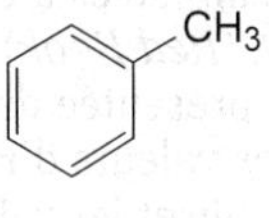	Classe 2
1,1,1-Trichloroéthane	Méthylchloroforme	CH_3CCl_3	Classe 1
1,1,2-Trichloroéthène	Trichloroéthène	$HClC{=}CCl_2$	Classe 2
Xylène*	Dimethybenzène Xylol	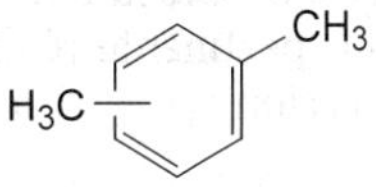	Classe 2

*habituellement 60 pour cent de *m*-xylène, 14 pour cent de *p*-xylène, 9 pour cent d'*o*-xylène avec 17 pour cent d'éthylbenzène.

ANNEXE 2. INFORMATIONS COMPLÉMENTAIRES

A2.1. RÉGLEMENTATION : SOLVANTS ORGANIQUES VOLATILS ET ENVIRONNEMENT

Un certain nombre des solvants résiduels couramment utilisés dans la fabrication de produits à usage pharmaceutique, sont considérés comme des substances toxiques dans les monographies EHC relatives aux critères de santé et d'environnement (*Environmental Health Criteria*) et dans le système IRIS (*Integrated Risk Information System*). Les objectifs des organismes tels que l'*International Programme on Chemical Safety* (IPCS), l'*United States Environmental Protection Agency* (USEPA) et l'*United States Food and Drug Administration* (USFDA) comprennent la détermination des taux d'exposition admissibles. Le but de cette détermination est de protéger la santé publique et de préserver l'environnement contre les éventuels effets nocifs de ces substances liés à une exposition de longue durée dans le milieu environnant. Les méthodes utilisées pour l'évaluation des limites maximales d'exposition sans effets nocifs reposent généralement sur des études menées à long terme. Si on ne dispose pas de résultats d'études à long terme, les résultats obtenus sur des études à court terme peuvent être exploités à condition que certains paramètres soient modifiés (l'utilisation de facteurs de sécurité plus élevés, par exemple). L'approche décrite ci-après repose sur une *exposition à long terme ou à vie de la population* dans son milieu environnant, à savoir l'air ambiant, l'alimentation, l'eau potable ainsi que d'autres milieux.

A2.2. SOLVANTS RÉSIDUELS DANS LES PRODUITS PHARMACEUTIQUES

Les limites d'exposition contenues dans cette note explicative sont définies à partir de méthodes et de données de toxicité présentées dans les monographies de l'EHC et de l'IRIS. Lors de l'établissement de telles limites, il convient toutefois de tenir compte de postulats particuliers, relatifs aux résidus des solvants utilisés dans la synthèse et la fabrication de produits à usage pharmaceutique. Ces postulats sont les suivants :

1) Seuls des patients (et non la population au sens large du terme) utilisent des produits à usage pharmaceutique dans le but de se soigner ou de prévenir des infections ou des maladies.

2) Pour la plupart des produits à usage pharmaceutique, le principe d'une exposition à vie du patient n'est pas nécessaire, mais peut servir d'hypothèse de travail visant à réduire les risques pour la santé.

3) Les solvants résiduels entrent inévitablement dans la fabrication de produits à usage pharmaceutique et font souvent partie intégrante de médicaments.

4) Exception faite de cas très particuliers, la teneur en solvants résiduels ne doit pas dépasser les limites prescrites.

5) Les résultats des études toxicologiques utilisées pour déterminer les teneurs acceptables en solvants résiduels doivent être issus de protocoles expérimentaux appropriés, tels que ceux décrits par l'OCDE et le « *Red Book* » de la FDA.

5. Textes généraux

ANNEXE 3. MÉTHODES RELATIVES À L'ÉTABLISSEMENT DE LIMITES D'EXPOSITION

La méthode de Gaylor-Kodell, relative à l'évaluation du risque (*Gaylor, D. W. and Kodell, R.L. : Linear Interpolation algorithm for low dose assessment of toxic substance. J. Environ. Pathology, 4, 305, 1980*), est appropriée aux solvants carcinogènes de classe 1. Dans l'établissement de limites d'exposition, seules des données carcinogènes fiables peuvent justifier une extrapolation par application de modèles mathématiques. Les limites d'exposition applicables aux solvants de la classe 1 peuvent être déterminées en combinant des facteurs de sécurité élevés (ex. 10 000 à 100 000) et les données de *no-observed-effect level* (NOEL). La détection et la quantification de ces solvants doivent répondre aux derniers développements en matière de techniques analytiques.

Les taux d'exposition acceptables présentés dans cette note pour les solvants de la classe 2 ont été établis après calcul des valeurs d'EJA, selon les procédés permettant d'établir les limites applicables aux produits d'usage pharmaceutique (*Pharmacopeial Forum, Nov-Dec 1989*), et la méthode adoptée par l'IPCS pour l'évaluation du risque présenté par les substances chimiques (*Assessing Human Health Risk of Chemicals - Environmental Health Criteria 170, WHO, 1994*). Ces méthodes sont semblables à celles utilisées par l'USEPA (IRIS), l'USFDA (*Red Book*) et par d'autres organismes. La méthode est présentée dans l'objectif de faire comprendre l'origine des valeurs d'EJA. Il est inutile d'effectuer ces calculs pour utiliser les valeurs EJA indiquées au point 4 du présent document.

L'EJA est calculée à partir du *no-observed-effect level* (NOEL), ou encore du *lowest-observed effect level* (LOEL), obtenus dans l'étude la plus pertinente réalisée sur les animaux, à l'aide de l'expression :

$$\mathrm{EJA} = \frac{\mathrm{NOEL} \times \text{Ajustement pondéral}}{\mathrm{F1} \times \mathrm{F2} \times \mathrm{F3} \times \mathrm{F4} \times \mathrm{F5}} \qquad (1)$$

Idéalement, l'EJA est dérivée du NOEL. Si le NOEL ne peut être obtenu, le LOEL peut être utilisé. Les facteurs de modification proposés ci-après, qui permettent d'appliquer aux êtres humains les données obtenues, s'apparentent aux « facteurs d'incertitude » utilisés dans les EHC (*Environmental Health Criteria 170, World Health Organisation, Geneva, 1994*), et aux « facteurs de modification » ou « facteurs de sécurité » mentionnés dans le *Pharmacopoeial Forum.* L'hypothèse d'une exposition systémique de 100 % est utilisée dans tous les calculs, sans distinction entre les différentes voies d'administration.

Les facteurs de modification sont les suivants :

F1 = un facteur permettant l'extrapolation entre les espèces

- F1 = 2 pour le passage du chien à l'homme
- F1 = 2,5 pour le passage du lapin à l'homme
- F1 = 3 pour le passage du singe à l'homme
- F1 = 5 pour le passage du rat à l'homme
- F1 = 10 pour le passage des autres animaux à l'homme
- F1 = 12 pour le passage de la souris à l'homme

F1 permet de prendre en compte les rapports comparatifs surface/masse corporelles pour les espèces concernées et pour l'homme. La surface (*S*) se calcule à l'aide de l'équation suivante :

$$S = kM^{0.67} \qquad (2)$$

où *M* correspond à la masse corporelle et k est une constante dont la valeur est fixée à 10. Les masses corporelles utilisées dans l'équation sont présentées dans le tableau A 3.-1 ci-après.

F2 = 10 et représente le facteur qui tient compte de la variabilité entre les individus. En règle générale, un facteur de 10 est indiqué pour l'ensemble des solvants organiques. Cette valeur est d'ailleurs systématiquement appliquée dans la présente note.

F3 = un facteur variable qui correspond aux études de toxicité relatives à une exposition à court terme.

- F3 = 1 pour des études dont la durée correspond au moins à une demi-longévité (1 an pour les rongeurs ou les lapins ; 7 ans pour les chats, les chiens et les singes).
- F3 = 1 pour les études relatives à la reproduction, au cours desquelles toute la période de l'organogénèse est couverte.
- F3 = 2 pour une étude de 6 mois sur les rongeurs ou de 3,5 ans sur les non rongeurs.
- F3 = 5 pour une étude de 3 mois sur les rongeurs ou de 2 ans sur les non rongeurs.
- F3 = 10 pour des études de plus courte durée.

Dans tous les cas de figures, le facteur le plus élevé a été retenu pour les études dont la durée se situe entre le début et la fin de la période déterminée, par ex. un facteur de 2 pour une étude de 9 mois sur les rongeurs.

F4 = un facteur qui peut être utilisé dans tous les cas de toxicité majeure, par ex. carcinogénécité non génotoxique, neurotoxicité ou tératogénicité. Dans les études de toxicité liée à la reproduction, il convient d'utiliser les facteurs ci-après indiqués :

- F4 = 1 pour la toxicité qui concerne le fœtus et la mère
- F4 = 5 pour la toxicité qui concerne le fœtus sans la mère
- F4 = 5 pour un effet tératogène avec effet toxique pour la mère
- F4 = 10 pour un effet tératogène sans effet toxique pour la mère

F5 = un facteur variable pouvant être utilisé si la dose sans effet (*no-effect level*) n'a pas été établie.

Lorsque le LOEL est seul disponible, un facteur pouvant aller jusqu'à 10, en fonction de la gravité de la toxicité, peut être utilisé.

L'ajustement pondéral se fonde sur une masse corporelle arbitraire de 50 kg pour un adulte de sexe masculin ou féminin. Ce poids, relativement faible, fournit une marge de sécurité supplémentaire par rapport au poids standard de 60 kg ou 70 kg, souvent utilisé dans ce type de calcul. On considère que l'accumulation des facteurs de sécurité dans la détermination de l'EJA permet de couvrir la catégorie des patients adultes dont le poids corporel est inférieur à 50 kg. Si le solvant est présent dans un médicament réservé à un usage pédiatrique, il est indiqué de procéder à un ajustement pondéral (poids inférieur).

Pour illustrer l'application de cette équation, prenons à titre d'exemple une étude de toxicité de l'acétonitrile chez la souris, qui est présentée dans le supplément d'avril 1997 de *Pharmeuropa*, Vol. 9, No. 1, page S24 (version anglaise). Le NOEL est estimé à 50,7 mg kg^{-1} $jour^{-1}$. Dans ce cas particulier, l'EJA à l'acétonitrile est calculée comme suit :

$$EJA = \frac{50,7 mg\ kg^{-1}\ jour^{-1} \times 50\ kg}{12 \times 10 \times 5 \times 1 \times 1} = 4,22\ mg\ jour^{-1}$$

Dans cet exemple,

F1 = 12 pour tenir compte de l'extrapolation de la souris à l'homme

F2 = 10 pour tenir compte des différences entre les individus

F3 = 5 car la durée de l'étude est limitée à 13 semaines seulement

F4 = 1 car aucune toxicité grave n'est apparue

F5 = 1 car la dose sans effet (*no-effect level*) a été déterminée

Tableau A 3.-1. – *Valeurs utilisées pour les calculs présentés dans ce document*

Masse corporelle du rat :	425 g
Masse corporelle d'une ratte gestante :	330 g
Masse corporelle de la souris :	28 g
Masse corporelle d'une souris gestante :	30 g
Masse corporelle du cobaye :	500 g
Masse corporelle du macaque Rhésus :	2,5 kg
Masse corporelle du lapin (gestante ou non) :	4 kg
Masse corporelle du chien beagle :	11,5 kg
Volume respiratoire du rat :	290 l/jour
Volume respiratoire de la souris :	43 l/jour
Volume respiratoire du lapin :	1440 l/jour
Volume respiratoire du cobaye :	430 l/jour
Volume respiratoire d'un humain :	28 800 l/jour
Volume respiratoire du chien :	9000 l/jour
Volume respiratoire du singe :	1150 l/jour
Consommation en eau de la souris :	5 ml/jour
Consommation en eau du rat :	30 ml/jour
Consommation alimentaire du rat :	30 g/jour

En ce qui concerne les concentrations de gaz utilisées dans les études d'inhalation, l'équation des gaz parfaits, $PV = nRT$, permet de convertir les unités ppm en unités de type mg/l ou mg/m^3. A titre d'exemple, l'étude de toxicité relative à la reproduction chez le rat par inhalation de tétrachlorure de carbone (masse moléculaire 153,84) est présentée dans le supplément d'avril 1997 de *Pharmeuropa*, Vol. 9, No. 1, page S9 .

$$\frac{n}{V} = \frac{P}{RT} = \frac{300 \times 10^{-6}\ atm \times 153\ 840\ mg\ mol^{-1}}{0,082\ l\ atm\ K^{-1} mol^{-1} \times 298\ K} = \frac{46,15\ mg}{24,45\ l} = 1,89\ mg/l$$

La correspondance 1000 litres = 1 m^3 est utilisée pour convertir le résultat en mg/m^3.

5. Textes généraux

5.5. TABLES ALCOOMÉTRIQUES

5.5. TABLES ALCOOMÉTRIQUES

La formule générale fixée par le Conseil des Communautés Européennes dans ses directives du 27 juillet 1976 sur l'alcoométrie, a servi de base pour établir les tables ci-après.

% *V/V*	% *m/m*	ρ_{20} (kg/m³)
0,0	0,0	998,20
0,1	0,08	998,05
0,2	0,16	997,90
0,3	0,24	997,75
0,4	0,32	997,59
0,5	0,40	997,44
0,6	0,47	997,29
0,7	0,55	997,14
0,8	0,63	996,99
0,9	0,71	996,85
1,0	0,79	996,70
1,1	0,87	996,55
1,2	0,95	996,40
1,3	1,03	996,25
1,4	1,11	996,11
1,5	1,19	995,96
1,6	1,27	995,81
1,7	1,35	995,67
1,8	1,43	995,52
1,9	1,51	995,38
2,0	1,59	995,23
2,1	1,67	995,09
2,2	1,75	994,94
2,3	1,82	994,80
2,4	1,90	994,66
2,5	1,98	994,51
2,6	2,06	994,37
2,7	2,14	994,23
2,8	2,22	994,09
2,9	2,30	993,95
3,0	2,38	993,81
3,1	2,46	993,66
3,2	2,54	993,52
3,3	2,62	993,38
3,4	2,70	993,24
3,5	2,78	993,11
3,6	2,86	992,97
3,7	2,94	992,83
3,8	3,02	992,69
3,9	3,10	992,55
4,0	3,18	992,41
4,1	3,26	992,28
4,2	3,34	992,14
4,3	3,42	992,00
4,4	3,50	991,87
4,5	3,58	991,73
4,6	3,66	991,59
4,7	3,74	991,46
4,8	3,82	991,32
4,9	3,90	991,19
5,0	3,98	991,06
5,1	4,06	990,92
5,2	4,14	990,79
5,3	4,22	990,65
5,4	4,30	990,52
5,5	4,38	990,39
5,6	4,46	990,26
5,7	4,54	990,12
5,8	4,62	989,99
5,9	4,70	989,86
6,0	4,78	989,73
6,1	4,86	989,60
6,2	4,95	989,47
6,3	5,03	989,34
6,4	5,11	989,21
6,5	5,19	989,08
6,6	5,27	988,95
6,7	5,35	988,82
6,8	5,43	988,69
6,9	5,51	988,56
7,0	5,59	988,43
7,1	5,67	988,30
7,2	5,75	988,18
7,3	5,83	988,05
7,4	5,91	987,92
7,5	5,99	987,79
7,6	6,07	987,67
7,7	6,15	987,54
7,8	6,23	987,42
7,9	6,32	987,29
8,0	6,40	987,16

% V/V	% m/m	ρ_{20} (kg/m³)
8,1	6,48	987,04
8,2	6,56	986,91
8,3	6,64	986,79
8,4	6,72	986,66
8,5	6,80	986,54
8,6	6,88	986,42
8,7	6,96	986,29
8,8	7,04	986,17
8,9	7,12	986,05
9,0	7,20	985,92
9,1	7,29	985,80
9,2	7,37	985,68
9,3	7,45	985,56
9,4	7,53	985,44
9,5	7,61	985,31
9,6	7,69	985,19
9,7	7,77	985,07
9,8	7,85	984,95
9,9	7,93	984,83
10,0	8,01	984,71
10,1	8,10	984,59
10,2	8,18	984,47
10,3	8,26	984,35
10,4	8,34	984,23
10,5	8,42	984,11
10,6	8,50	983,99
10,7	8,58	983,88
10,8	8,66	983,76
10,9	8,75	983,64
11,0	8,83	983,52
11,1	8,91	983,40
11,2	8,99	983,29
11,3	9,07	983,17
11,4	9,15	983,05
11,5	9,23	982,94
11,6	9,32	982,82
11,7	9,40	982,70
11,8	9,48	982,59
11,9	9,56	982,47
12,0	9,64	982,35
12,1	9,72	982,24
12,2	9,80	982,12
12,3	9,89	982,01

% V/V	% m/m	ρ_{20} (kg/m³)
12,4	9,97	981,89
12,5	10,05	981,78
12,6	10,13	981,67
12,7	10,21	981,55
12,8	10,29	981,44
12,9	10,37	981,32
13,0	10,46	981,21
13,1	10,54	981,10
13,2	10,62	980,98
13,3	10,70	980,87
13,4	10,78	980,76
13,5	10,87	980,64
13,6	10,95	980,53
13,7	11,03	980,42
13,8	11,11	980,31
13,9	11,19	980,19
14,0	11,27	980,08
14,1	11,36	979,97
14,2	11,44	979,86
14,3	11,52	979,75
14,4	11,60	979,64
14,5	11,68	979,52
14,6	11,77	979,41
14,7	11,85	979,30
14,8	11,93	979,19
14,9	12,01	979,08
15,0	12,09	978,97
15,1	12,17	978,86
15,2	12,26	978,75
15,3	12,34	978,64
15,4	12,42	978,53
15,5	12,50	978,42
15,6	12,59	978,31
15,7	12,67	978,20
15,8	12,75	978,09
15,9	12,83	977,98
16,0	12,91	977,87
16,1	13,00	977,76
16,2	13,08	977,65
16,3	13,16	977,55
16,4	13,24	977,44
16,5	13,32	977,33
16,6	13,41	977,22

% *V/V*	% *m/m*	ρ_{20} (kg/m³)	% *V/V*	% *m/m*	ρ_{20} (kg/m³)
16,7	13,49	977,11			
16,8	13,57	977,00	21,0	17,04	972,48
16,9	13,65	976,89	21,1	17,13	972,37
			21,2	17,21	972,27
17,0	13,74	976,79	21,3	17,29	972,16
17,1	13,82	976,68	21,4	17,38	972,05
17,2	13,90	976,57	21,5	17,46	971,94
17,3	13,98	976,46	21,6	17,54	971,83
17,4	14,07	976,35	21,7	17,62	971,73
17,5	14,15	976,25	21,8	17,71	971,62
17,6	14,23	976,14	21,9	17,79	971,51
17,7	14,31	976,03			
17,8	14,40	975,92	22,0	17,87	971,40
17,9	14,48	975,81	22,1	17,96	971,29
			22,2	18,04	971,18
18,0	14,56	975,71	22,3	18,12	971,08
18,1	14,64	975,60	22,4	18,21	970,97
18,2	14,73	975,49	22,5	18,29	970,86
18,3	14,81	975,38	22,6	18,37	970,75
18,4	14,89	975,28	22,7	18,46	970,64
18,5	14,97	975,17	22,8	18,54	970,53
18,6	15,06	975,06	22,9	18,62	970,42
18,7	15,14	974,95			
18,8	15,22	974,85	23,0	18,71	970,31
18,9	15,30	974,74	23,1	18,79	970,20
			23,2	18,87	970,09
19,0	15,39	974,63	23,3	18,96	969,98
19,1	15,47	974,52	23,4	19,04	969,87
19,2	15,55	974,42	23,5	19,13	969,76
19,3	15,63	974,31	23,6	19,21	969,65
19,4	15,72	974,20	23,7	19,29	969,54
19,5	15,80	974,09	23,8	19,38	969,43
19,6	15,88	973,99	23,9	19,46	969,32
19,7	15,97	973,88			
19,8	16,05	973,77	24,0	19,54	969,21
19,9	16,13	973,66	24,1	19,63	969,10
			24,2	19,71	968,99
20,0	16,21	973,56	24,3	19,79	968,88
20,1	16,30	973,45	24,4	19,88	968,77
20,2	16,38	973,34	24,5	19,96	968,66
20,3	16,46	973,24	24,6	20,05	968,55
20,4	16,55	973,13	24,7	20,13	968,43
20,5	16,63	973,02	24,8	20,21	968,32
20,6	16,71	972,91	24,9	20,30	968,21
20,7	16,79	972,80			
20,8	16,88	972,70	25,0	20,38	968,10
20,9	16,96	972,59	25,1	20,47	967,99

% *V/V*	% *m/m*	ρ_{20} (kg/m³)
25,2	20,55	967,87
25,3	20,63	967,76
25,4	20,72	967,65
25,5	20,80	967,53
25,6	20,88	967,42
25,7	20,97	967,31
25,8	21,05	967,19
25,9	21,14	967,08
26,0	21,22	966,97
26,1	21,31	966,85
26,2	21,39	966,74
26,3	21,47	966,62
26,4	21,56	966,51
26,5	21,64	966,39
26,6	21,73	966,28
26,7	21,81	966,16
26,8	21,90	966,05
26,9	21,98	965,93
27,0	22,06	965,81
27,1	22,15	965,70
27,2	22,23	965,58
27,3	22,32	965,46
27,4	22,40	965,35
27,5	22,49	965,23
27,6	22,57	965,11
27,7	22,65	964,99
27,8	22,74	964,88
27,9	22,82	964,76
28,0	22,91	964,64
28,1	22,99	964,52
28,2	23,08	964,40
28,3	23,16	964,28
28,4	23,25	964,16
28,5	23,33	964,04
28,6	23,42	963,92
28,7	23,50	963,80
28,8	23,59	963,68
28,9	23,67	963,56
29,0	23,76	963,44
29,1	23,84	963,32
29,2	23,93	963,20
29,3	24,01	963,07
29,4	24,10	962,95
29,5	24,18	962,83
29,6	24,27	962,71
29,7	24,35	962,58
29,8	24,44	962,46
29,9	24,52	962,33
30,0	24,61	962,21
30,1	24,69	962,09
30,2	24,78	961,96
30,3	24,86	961,84
30,4	24,95	961,71
30,5	25,03	961,59
30,6	25,12	961,46
30,7	25,20	961,33
30,8	25,29	961,21
30,9	25,38	961,08
31,0	25,46	960,95
31,1	25,55	960,82
31,2	25,63	960,70
31,3	25,72	960,57
31,4	25,80	960,44
31,5	25,89	960,31
31,6	25,97	960,18
31,7	26,06	960,05
31,8	26,15	959,92
31,9	26,23	959,79
32,0	26,32	959,66
32,1	26,40	959,53
32,2	26,49	959,40
32,3	26,57	959,27
32,4	26,66	959,14
32,5	26,75	959,01
32,6	26,83	958,87
32,7	26,92	958,74
32,8	27,00	958,61
32,9	27,09	958,47
33,0	27,18	958,34
33,1	27,26	958,20
33,2	27,35	958,07
33,3	27,44	957,94
33,4	27,52	957,80
33,5	27,61	957,66
33,6	27,69	957,53
33,7	27,78	957,39

% *V/V*	% *m/m*	ρ_{20} (kg/m^3)
33,8	27,87	957,26
33,9	27,95	957,12
34,0	28,04	956,98
34,1	28,13	956,84
34,2	28,21	956,70
34,3	28,30	956,57
34,4	28,39	956,43
34,5	28,47	956,29
34,6	28,56	956,15
34,7	28,65	956,01
34,8	28,73	955,87
34,9	28,82	955,73
35,0	28,91	955,59
35,1	28,99	955,45
35,2	29,08	955,30
35,3	29,17	955,16
35,4	29,26	955,02
35,5	29,34	954,88
35,6	29,43	954,73
35,7	29,52	954,59
35,8	29,60	954,44
35,9	29,69	954,30
36,0	29,78	954,15
36,1	29,87	954,01
36,2	29,95	953,86
36,3	30,04	953,72
36,4	30,13	953,57
36,5	30,21	953,42
36,6	30,30	953,28
36,7	30,39	953,13
36,8	30,48	952,98
36,9	30,56	952,83
37,0	30,65	952,69
37,1	30,74	952,54
37,2	30,83	952,39
37,3	30,92	952,24
37,4	31,00	952,09
37,5	31,09	951,94
37,6	31,18	951,79
37,7	31,27	951,63
37,8	31,35	951,48
37,9	31,44	951,33

% *V/V*	% *m/m*	ρ_{20} (kg/m^3)
38,0	31,53	951,18
38,1	31,62	951,02
38,2	31,71	950,87
38,3	31,79	950,72
38,4	31,88	950,56
38,5	31,97	950,41
38,6	32,06	950,25
38,7	32,15	950,10
38,8	32,24	949,94
38,9	32,32	949,79
39,0	32,41	949,63
39,1	32,50	949,47
39,2	32,59	949,32
39,3	32,68	949,16
39,4	32,77	949,00
39,5	32,86	948,84
39,6	32,94	948,68
39,7	33,03	948,52
39,8	33,12	948,37
39,9	33,21	948,21
40,0	33,30	948,05
40,1	33,39	947,88
40,2	33,48	947,72
40,3	33,57	947,56
40,4	33,66	947,40
40,5	33,74	947,24
40,6	33,83	947,08
40,7	33,92	946,91
40,8	34,01	946,75
40,9	34,10	946,58
41,0	34,19	946,42
41,1	34,28	946,26
41,2	34,37	946,09
41,3	34,46	945,93
41,4	34,55	945,76
41,5	34,64	945,59
41,6	34,73	945,43
41,7	34,82	945,26
41,8	34,91	945,09
41,9	35,00	944,93
42,0	35,09	944,76
42,1	35,18	944,59
42,2	35,27	944,42

% *V/V*	% *m/m*	ρ_{20} (kg/m³)
42,3	35,36	944,25
42,4	35,45	944,08
42,5	35,54	943,91
42,6	35,63	943,74
42,7	35,72	943,57
42,8	35,81	943,40
42,9	35,90	943,23
43,0	35,99	943,06
43,1	36,08	942,88
43,2	36,17	942,71
43,3	36,26	942,54
43,4	36,35	942,37
43,5	36,44	942,19
43,6	36,53	942,02
43,7	36,62	941,84
43,8	36,71	941,67
43,9	36,80	941,49
44,0	36,89	941,32
44,1	36,98	941,14
44,2	37,07	940,97
44,3	37,16	940,79
44,4	37,25	940,61
44,5	37,35	940,43
44,6	37,44	940,26
44,7	37,53	940,08
44,8	37,62	939,90
44,9	37,71	939,72
45,0	37,80	939,54
45,1	37,89	939,36
45,2	37,98	939,18
45,3	38,08	939,00
45,4	38,17	938,82
45,5	38,26	938,64
45,6	38,35	938,46
45,7	38,44	938,28
45,8	38,53	938,10
45,9	38,62	937,91
46,0	38,72	937,73
46,1	38,81	937,55
46,2	38,90	937,36
46,3	38,99	937,18
46,4	39,08	937,00
46,5	39,18	936,81
46,6	39,27	936,63
46,7	39,36	936,44
46,8	39,45	936,26
46,9	39,54	936,07
47,0	39,64	935,88
47,1	39,73	935,70
47,2	39,82	935,51
47,3	39,91	935,32
47,4	40,00	935,14
47,5	40,10	934,95
47,6	40,19	934,76
47,7	40,28	934,57
47,8	40,37	934,38
47,9	40,47	934,19
48,0	40,56	934,00
48,1	40,65	933,81
48,2	40,75	933,62
48,3	40,84	933,43
48,4	40,93	933,24
48,5	41,02	933,05
48,6	41,12	932,86
48,7	41,21	932,67
48,8	41,30	932,47
48,9	41,40	932,28
49,0	41,49	932,09
49,1	41,58	931,90
49,2	41,68	931,70
49,3	41,77	931,51
49,4	41,86	931,31
49,5	41,96	931,12
49,6	42,05	930,92
49,7	42,14	930,73
49,8	42,24	930,53
49,9	42,33	930,34
50,0	42,43	930,14
50,1	42,52	929,95
50,2	42,61	929,75
50,3	42,71	929,55
50,4	42,80	929,35
50,5	42,90	929,16
50,6	42,99	928,96
50,7	43,08	928,76
50,8	43,18	928,56

% V/V	% m/m	ρ_{20} (kg/m³)	% V/V	% m/m	ρ_{20} (kg/m³)
50,9	43,27	928,36	55,1	47,28	919,75
			55,2	47,38	919,54
51,0	43,37	928,16	55,3	47,47	919,33
51,1	43,46	927,96	55,4	47,57	919,12
51,2	43,56	927,77	55,5	47,67	918,91
51,3	43,65	927,57	55,6	47,77	918,69
51,4	43,74	927,36	55,7	47,86	918,48
51,5	43,84	927,16	55,8	47,96	918,27
51,6	43,93	926,96	55,9	48,06	918,06
51,7	44,03	926,76			
51,8	44,12	926,56	56,0	48,15	917,84
51,9	44,22	926,36	56,1	48,25	917,63
			56,2	48,35	917,42
52,0	44,31	926,16	56,3	48,45	917,20
52,1	44,41	925,95	56,4	48,54	916,99
52,2	44,50	925,75	56,5	48,64	916,77
52,3	44,60	925,55	56,6	48,74	916,56
52,4	44,69	925,35	56,7	48,84	916,35
52,5	44,79	925,14	56,8	48,93	916,13
52,6	44,88	924,94	56,9	49,03	915,91
52,7	44,98	924,73			
52,8	45,07	924,53	57,0	49,13	915,70
52,9	45,17	924,32	57,1	49,23	915,48
			57,2	49,32	915,27
53,0	45,26	924,12	57,3	49,42	915,05
53,1	45,36	923,91	57,4	49,52	914,83
53,2	45,46	923,71	57,5	49,62	914,62
53,3	45,55	923,50	57,6	49,72	914,40
53,4	45,65	923,30	57,7	49,81	914,18
53,5	45,74	923,09	57,8	49,91	913,97
53,6	45,84	922,88	57,9	50,01	913,75
53,7	45,93	922,68			
53,8	46,03	922,47	58,0	50,11	913,53
53,9	46,13	922,26	58,1	50,21	913,31
			58,2	50,31	913,09
54,0	46,22	922,06	58,3	50,40	912,87
54,1	46,32	921,85	58,4	50,50	912,65
54,2	46,41	921,64	58,5	50,60	912,43
54,3	46,51	921,43	58,6	50,70	912,22
54,4	46,61	921,22	58,7	50,80	912,00
54,5	46,70	921,01	58,8	50,90	911,78
54,6	46,80	920,80	58,9	51,00	911,55
54,7	46,90	920,59			
54,8	46,99	920,38	59,0	51,10	911,33
54,9	47,09	920,17	59,1	51,19	911,11
			59,2	51,29	910,89
55,0	47,18	919,96	59,3	51,39	910,67

% *V/V*	% *m/m*	ρ_{20} (kg/m³)
59,4	51,49	910,45
59,5	51,59	910,23
59,6	51,69	910,01
59,7	51,79	909,78
59,8	51,89	909,56
59,9	51,99	909,34
60,0	52,09	909,11
60,1	52,19	908,89
60,2	52,29	908,67
60,3	52,39	908,44
60,4	52,49	908,22
60,5	52,59	908,00
60,6	52,69	907,77
60,7	52,79	907,55
60,8	52,89	907,32
60,9	52,99	907,10
61,0	53,09	906,87
61,1	53,19	906,64
61,2	53,29	906,42
61,3	53,39	906,19
61,4	53,49	905,97
61,5	53,59	905,74
61,6	53,69	905,51
61,7	53,79	905,29
61,8	53,89	905,06
61,9	53,99	904,83
62,0	54,09	904,60
62,1	54,19	904,37
62,2	54,30	904,15
62,3	54,40	903,92
62,4	54,50	903,69
62,5	54,60	903,46
62,6	54,70	903,23
62,7	54,80	903,00
62,8	54,90	902,77
62,9	55,00	902,54
63,0	55,11	902,31
63,1	55,21	902,08
63,2	55,31	901,85
63,3	55,41	901,62
63,4	55,51	901,39
63,5	55,61	901,15
63,6	55,72	900,92
63,7	55,82	900,69
63,8	55,92	900,46
63,9	56,02	900,23
64,0	56,12	899,99
64,1	56,23	899,76
64,2	56,33	899,53
64,3	56,43	899,29
64,4	56,53	899,06
64,5	56,64	898,83
64,6	56,74	898,59
64,7	56,84	898,36
64,8	56,94	898,12
64,9	57,05	897,89
65,0	57,15	897,65
65,1	57,25	897,42
65,2	57,36	897,18
65,3	57,46	896,94
65,4	57,56	896,71
65,5	57,67	896,47
65,6	57,77	896,23
65,7	57,87	896,00
65,8	57,98	895,76
65,9	58,08	895,52
66,0	58,18	895,28
66,1	58,29	895,05
66,2	58,39	894,81
66,3	58,49	894,57
66,4	58,60	894,33
66,5	58,70	894,09
66,6	58,81	893,85
66,7	58,91	893,61
66,8	59,01	893,37
66,9	59,12	893,13
67,0	59,22	892,89
67,1	59,33	892,65
67,2	59,43	892,41
67,3	59,54	892,17
67,4	59,64	891,93
67,5	59,74	891,69
67,6	59,85	891,45
67,7	59,95	891,20
67,8	60,06	890,96
67,9	60,16	890,72

% *V/V*	% *m/m*	ρ_{20} (kg/m³)
68,0	60,27	890,48
68,1	60,37	890,23
68,2	60,48	889,99
68,3	60,58	889,75
68,4	60,69	889,50
68,5	60,80	889,26
68,6	60,90	889,01
68,7	61,01	888,77
68,8	61,11	888,52
68,9	61,22	888,28
69,0	61,32	888,03
69,1	61,43	887,79
69,2	61,54	887,54
69,3	61,64	887,29
69,4	61,75	887,05
69,5	61,85	886,80
69,6	61,96	886,55
69,7	62,07	886,31
69,8	62,17	886,06
69,9	62,28	885,81
70,0	62,39	885,56
70,1	62,49	885,31
70,2	62,60	885,06
70,3	62,71	884,82
70,4	62,81	884,57
70,5	62,92	884,32
70,6	63,03	884,07
70,7	63,13	883,82
70,8	63,24	883,57
70,9	63,35	883,32
71,0	63,46	883,06
71,1	63,56	882,81
71,2	63,67	882,56
71,3	63,78	882,31
71,4	63,89	882,06
71,5	63,99	881,81
71,6	64,10	881,55
71,7	64,21	881,30
71,8	64,32	881,05
71,9	64,43	880,79
72,0	64,53	880,54
72,1	64,64	880,29

% *V/V*	% *m/m*	ρ_{20} (kg/m³)
72,2	64,75	880,03
72,3	64,86	879,78
72,4	64,97	879,52
72,5	65,08	879,27
72,6	65,19	879,01
72,7	65,29	878,75
72,8	65,40	878,50
72,9	65,51	878,24
73,0	65,62	877,99
73,1	65,73	877,73
73,2	65,84	877,47
73,3	65,95	877,21
73,4	66,06	876,96
73,5	66,17	876,70
73,6	66,28	876,44
73,7	66,39	876,18
73,8	66,50	875,92
73,9	66,61	875,66
74,0	66,72	875,40
74,1	66,83	875,14
74,2	66,94	874,88
74,3	67,05	874,62
74,4	67,16	874,36
74,5	67,27	874,10
74,6	67,38	873,84
74,7	67,49	873,58
74,8	67,60	873,32
74,9	67,71	873,06
75,0	67,82	872,79
75,1	67,93	872,53
75,2	68,04	872,27
75,3	68,15	872,00
75,4	68,26	871,74
75,5	68,38	871,48
75,6	68,49	871,21
75,7	68,60	870,95
75,8	68,71	870,68
75,9	68,82	870,42
76,0	68,93	870,15
76,1	69,04	869,89
76,2	69,16	869,62
76,3	69,27	869,35
76,4	69,38	869,09

% *V/V*	% *m/m*	ρ_{20} (kg/m³)
76,5	69,49	868,82
76,6	69,61	868,55
76,7	69,72	868,28
76,8	69,83	868,02
76,9	69,94	867,75
77,0	70,06	867,48
77,1	70,17	867,21
77,2	70,28	866,94
77,3	70,39	866,67
77,4	70,51	866,40
77,5	70,62	866,13
77,6	70,73	865,86
77,7	70,85	865,59
77,8	70,96	865,32
77,9	71,07	865,05
78,0	71,19	864,78
78,1	71,30	864,50
78,2	71,41	864,23
78,3	71,53	863,96
78,4	71,64	863,69
78,5	71,76	863,41
78,6	71,87	863,14
78,7	71,98	862,86
78,8	72,10	862,59
78,9	72,21	862,31
79,0	72,33	862,04
79,1	72,44	861,76
79,2	72,56	861,49
79,3	72,67	861,21
79,4	72,79	860,94
79,5	72,90	860,66
79,6	73,02	860,38
79,7	73,13	860,10
79,8	73,25	859,83
79,9	73,36	859,55
80,0	73,48	859,27
80,1	73,60	858,99
80,2	73,71	858,71
80,3	73,83	858,43
80,4	73,94	858,15
80,5	74,06	857,87
80,6	74,18	857,59
80,7	74,29	857,31

% *V/V*	% *m/m*	ρ_{20} (kg/m³)
80,8	74,41	857,03
80,9	74,53	856,75
81,0	74,64	856,46
81,1	74,76	856,18
81,2	74,88	855,90
81,3	74,99	855,62
81,4	75,11	855,33
81,5	75,23	855,05
81,6	75,34	854,76
81,7	75,46	854,48
81,8	75,58	854,19
81,9	75,70	853,91
82,0	75,82	853,62
82,1	75,93	853,34
82,2	76,05	853,05
82,3	76,17	852,76
82,4	76,29	852,48
82,5	76,41	852,19
82,6	76,52	851,90
82,7	76,64	851,61
82,8	76,76	851,32
82,9	76,88	851,03
83,0	77,00	850,74
83,1	77,12	850,45
83,2	77,24	850,16
83,3	77,36	849,87
83,4	77,48	849,58
83,5	77,60	849,29
83,6	77,72	848,99
83,7	77,84	848,70
83,8	77,96	848,41
83,9	78,08	848,11
84,0	78,20	847,82
84,1	78,32	847,53
84,2	78,44	847,23
84,3	78,56	846,93
84,4	78,68	846,64
84,5	78,80	846,34
84,6	78,92	846,05
84,7	79,04	845,75
84,8	79,16	845,45
84,9	79,28	845,15

% *V/V*	% *m/m*	ρ_{20} (kg/m³)
85,0	79,40	844,85
85,1	79,53	844,55
85,2	79,65	844,25
85,3	79,77	843,95
85,4	79,89	843,65
85,5	80,01	843,35
85,6	80,14	843,05
85,7	80,26	842,75
85,8	80,38	842,44
85,9	80,50	842,14
86,0	80,63	841,84
86,1	80,75	841,53
86,2	80,87	841,23
86,3	81,00	840,92
86,4	81,12	840,62
86,5	81,24	840,31
86,6	81,37	840,00
86,7	81,49	839,70
86,8	81,61	839,39
86,9	81,74	839,08
87,0	81,86	838,77
87,1	81,99	838,46
87,2	82,11	838,15
87,3	82,24	837,84
87,4	82,36	837,52
87,5	82,49	837,21
87,6	82,61	836,90
87,7	82,74	836,59
87,8	82,86	836,27
87,9	82,99	835,96
88,0	83,11	835,64
88,1	83,24	835,32
88,2	83,37	835,01
88,3	83,49	834,69
88,4	83,62	834,37
88,5	83,74	834,05
88,6	83,87	833,73
88,7	84,00	833,41
88,8	84,13	833,09
88,9	84,25	832,77
89,0	84,38	832,45
89,1	84,51	832,12
89,2	84,64	831,80
89,3	84,76	831,48
89,4	84,89	831,15
89,5	85,02	830,82
89,6	85,15	830,50
89,7	85,28	830,17
89,8	85,41	829,84
89,9	85,54	829,51
90,0	85,66	829,18
90,1	85,79	828,85
90,2	85,92	828,52
90,3	86,05	828,19
90,4	86,18	827,85
90,5	86,31	827,52
90,6	86,44	827,18
90,7	86,57	826,85
90,8	86,71	826,51
90,9	86,84	826,17
91,0	86,97	825,83
91,1	87,10	825,49
91,2	87,23	825,15
91,3	87,36	824,81
91,4	87,49	824,47
91,5	87,63	824,13
91,6	87,76	823,78
91,7	87,89	823,44
91,8	88,02	823,09
91,9	88,16	822,74
92,0	88,29	822,39
92,1	88,42	822,04
92,2	88,56	821,69
92,3	88,69	821,34
92,4	88,83	820,99
92,5	88,96	820,63
92,6	89,10	820,28
92,7	89,23	819,92
92,8	89,37	819,57
92,9	89,50	819,21
93,0	89,64	818,85
93,1	89,77	818,49
93,2	89,91	818,12
93,3	90,05	817,76
93,4	90,18	817,40
93,5	90,32	817,03

% *V/V*	% *m/m*	ρ_{20} (kg/m³)
93,6	90,46	816,66
93,7	90,59	816,30
93,8	90,73	815,93
93,9	90,87	815,55
94,0	91,01	815,18
94,1	91,15	814,81
94,2	91,29	814,43
94,3	91,43	814,06
94,4	91,56	813,68
94,5	91,70	813,30
94,6	91,84	812,92
94,7	91,98	812,54
94,8	92,13	812,15
94,9	92,27	811,77
95,0	92,41	811,38
95,1	92,55	810,99
95,2	92,69	810,60
95,3	92,83	810,21
95,4	92,98	809,82
95,5	93,12	809,42
95,6	93,26	809,02
95,7	93,41	808,63
95,8	93,55	808,23
95,9	93,69	807,82
96,0	93,84	807,42
96,1	93,98	807,01
96,2	94,13	806,61
96,3	94,27	806,20
96,4	94,42	805,78
96,5	94,57	805,37
96,6	94,71	804,96
96,7	94,86	804,54
96,8	95,01	804,12
96,9	95,16	803,70
97,0	95,31	803,27
97,1	95,45	802,85
97,2	95,60	802,42
97,3	95,75	801,99
97,4	95,90	801,55
97,5	96,05	801,12
97,6	96,21	800,68
97,7	96,36	800,24
97,8	96,51	799,80
97,9	96,66	799,35
98,0	96,81	798,90
98,1	96,97	798,45
98,2	97,12	798,00
98,3	97,28	797,54
98,4	97,43	797,08
98,5	97,59	796,62
98,6	97,74	796,15
98,7	97,90	795,68
98,8	98,06	795,21
98,9	98,22	794,73
99,0	98,38	794,25
99,1	98,53	793,77
99,2	98,69	793,28
99,3	98,86	792,79
99,4	99,02	792,30
99,5	99,18	791,80
99,6	99,34	791,29
99,7	99,50	790,79
99,8	99,67	790,28
99,9	99,83	789,76
100,0	100,0	789,24

5.6. TITRAGE DES INTERFÉRONS

5.6. TITRAGE DES INTERFÉRONS

Le chapitre suivant est publié à titre d'information.

1. INTRODUCTION

Les monographies relatives aux interférons humains comportent généralement un titrage biologique reposant sur l'action inhibitrice, exercée par les interférons, sur l'effet cytopathogène d'un virus sur une culture cellulaire. Toutefois, elles ne donnent pas en général de spécifications détaillées concernant le virus, la lignée cellulaire et le mode opératoire à utiliser, afin de permettre une certaine flexibilité, indispensable dans les cas où la monographie couvre plusieurs sous-classes d'interféron.

Le présent texte a pour but de fournir à l'analyste des indications générales sur la mise au point, l'optimisation et la validation de ce type d'essais dès lors qu'a été choisie une combinaison appropriée de lignée cellulaire et de virus cytopathogène. Il décrit dans le détail, à titre d'exemple de méthode appropriée, une procédure analytique applicable à un titrage d'activité antivirale particulier, tout en fournissant des informations sur d'autres combinaisons virus-lignée cellulaire et des indications sur les modalités d'adaptation et de validation de la procédure pour ces autres combinaisons.

2. TITRAGE D'ACTIVITÉ ANTIVIRALE (RÉDUCTION DE L'EFFET CYTOPATHOGÈNE)

Le titrage d'activité antivirale des interférons humains repose sur la mesure de la réponse induite dans des cellules humaines par les interférons, qui suppriment ou réduisent l'effet cytopathogène produit sur ces cellules par un virus infectieux. L'activité de l'interféron est estimée par comparaison de sa capacité à protéger des cellules de l'action cytopathogène d'un virus avec celle d'une préparation de référence appropriée, étalonnée en Unités Internationales.

3. TITRAGE D'UN INTERFÉRON AU MOYEN DE CELLULES Hep2c ET DU VIRUS DE L'ENCÉPHALOMYOCARDITE INFECTIEUSE

La méthode de titrage qui est décrite ici à titre d'exemple repose sur la réduction d'un effet cytopathogène. Elle utilise des cellules humaines Hep2c, que l'on infecte avec le virus de l'encéphalomyocardite infectieuse (EMC) dans le but de mesurer l'activité de différentes préparations d'interféron humain. Cette méthode a été employée lors des études collaboratives conduites par l'Organisation Mondiale de la Santé (OMS) pour l'établissement d'étalons internationaux des interférons humains alpha, bêta et gamma et sa sensibilité, sa fiabilité et sa reproductibilité pour l'estimation de l'activité de ces différents types d'interférons humains ont été démontrées à plusieurs reprises.

Pour les cultures de cellules de mammifères, toutes les opérations sont conduites selon les procédures opératoires standardisées établies pour ces cultures cellulaires. Les volumes de réactifs à utiliser sont indiqués ici pour des cultures effectuées en flacons de 75 cm²; d'autres types de récipients (flacons ou boîtes de culture) peuvent être utilisés, mais les volumes doivent alors être adaptés en conséquence.

3.1. CULTURE ET PRÉPARATION DES CELLULES Hep2c

Les cellules Hep2c sont maintenues et repiquées dans le milieu de culture A.

Les cellules sont conservées sous forme congelée en suivant des procédures opératoires standardisées. Les cellules peuvent être maintenues en culture jusqu'à 30 passages maximum, après quoi de nouvelles cultures sont établies à partir des stocks congelés.

En début de titrage, procédez à la récolte des cellules lorsque les tapis cellulaires présentent une confluence à 90 pour cent, par la méthode de traitement à la trypsine décrite ci-dessous.

- Videz le milieu de culture contenu dans les flacons.
- Ajoutez dans chaque flacon 5 ml d'une solution de trypsine chauffée à 37 °C, préparée extemporanément par dilution au 1/50 avec du tampon salin phosphate à partir d'une solution mère concentrée contenant 4 mg/ml de *trypsine R* et 4 mg/ml d'*édétate de sodium R*. Bouchez le flacon et agitez circulairement pour laver le tapis cellulaire. Eliminez l'excès de solution de trypsine.
- Placez les flacons en incubateur à 37 °C pendant 5-10 min. Procédez à un examen visuel ou microscopique pour observer les signes de détachement des cellules. Au microscope, celles-ci apparaissent soit agglutinées soit séparées et flottant librement. Agitez énergiquement les flacons pour détacher toutes les cellules, puis ajoutez 5 ml environ de milieu de culture A. Agitez énergiquement pour obtenir une suspension de cellules dissociées.
- Pour préparer les suspensions cellulaires en vue du titrage, dispersez les cellules avec précaution en aspirant et refoulant à la pipette pour rompre les agrégats cellulaires, puis dénombrez les cellules et ajustez la concentration des suspensions à 6×10^5 cellules par millilitre.

3.2 MULTIPLICATION DU VIRUS EMC

Le virus EMC est multiplié dans des cellules L-929 de souris, de façon à donner une suspension mère du virus. Le maintien des cultures de cellules L-929 est effectué par traitement à la trypsine et repiquage comme décrit pour les cellules Hep2c (*NOTE : en cas de croissance cellulaire médiocre, il peut être nécessaire de remplacer le sérum de veau nouveau-né par du sérum fœtal de veau*).

Prenez plusieurs flacons contenant des cultures confluentes de cellules L-929. Videz le milieu contenu dans les flacons. Introduisez dans chaque flacon 2 ml de suspension du virus EMC, préalablement diluée jusqu'à une concentration de $2{,}5 \times 10^8$ UFP/ml environ avec du milieu de culture B. Chaque flacon contenant 4-6 $\times 10^7$ cellules L-929, la multiplicité d'infection sera approximativement de 10 UFP/cellule. Dispersez avec précaution la suspension virale sur la surface du tapis cellulaire, en agitant circulairement, puis replacez les flacons en incubateur pendant 1 h environ. Maintenez le pH du milieu à 7,4-7,8.

Après adsorption du virus EMC, ajoutez dans chaque flacon 40 ml environ de milieu de culture B, puis replacez en incubateur à 37 °C pendant 30 h environ. Maintenez le pH du milieu à 7,4-7,8 pour obtenir un rendement maximal en virus. Prélevez le surnageant de culture et conservez-le à 40 °C environ.

Placez les flacons à – 20 °C pour congeler les tapis cellulaires, puis ramenez à température ambiante. Ajoutez 5 ml environ de milieu de culture et agitez pour rompre les membranes cellulaires. Transvasez le contenu de chaque flacon dans le récipient contenant le surnageant de culture, puis transférez ce mélange dans des tubes à centrifuger en plastique de 50 ml et centrifugez à 500 *g* environ pendant approximativement 10 min, pour séparer les débris cellulaires. Répartissez le surnageant limpide dans des tubes de verre à capuchon vissé, par fractions de 20 ml, 10 ml, 5 ml, 1 ml, 0,5 ml ou 0,2 ml par tube, selon les besoins. Conservez à – 70 °C. Les volumes importants peuvent être décongelés, puis divisés en quantités plus petites et recongelés si nécessaire. Il convient toutefois de noter que cette suspension mère du virus EMC ne conserve son titre initial que si elle est conservée sans interruption à – 70 °C environ ; des cycles de congélation-décongélation répétés ou la conservation à des températures plus élevées (par exemple de l'ordre de – 20 °C) entraînent une perte progressive de titre.

3.3. MÉTHODE DE TITRAGE

3.3.1. Détermination de l'intervalle de mesure

Préparation des solutions d'interféron

Diluez l'étalon d'interféron approprié (par exemple un étalon OMS d'un sous-type d'interféron spécifique) dans le milieu de culture A de façon à obtenir une série de dilutions de raison 10 couvrant l'intervalle de doses 1000-0,001 UI/ml. Utilisez des plaques de microtitrage à 96 puits. Introduisez dans chaque puits 100 µl de milieu de culture A. Ajoutez ensuite dans tous les puits, à l'exception de ceux qui serviront de témoins « virus », 100 µl environ d'une des dilutions de la préparation de référence. Mélangez soigneusement le contenu des puits avec une pipette multicanaux réglée sur 100 µl.

Distribution de la suspension cellulaire

Versez dans une boîte de Pétri stérile la suspension de cellules Hep2c ajustée de façon à contenir environ 6×10^5 cellules par millilitre de milieu de culture A, puis répartissez le contenu de la boîte de Pétri dans les puits des plaques de microtitrage en utilisant une pipette multicanaux réglée sur 100 µl.

Placez les plaques en incubateur à 37 °C, sous atmosphère contenant 5 pour cent de CO_2, pendant 24 h environ.

Infection par le virus

A cette étape, vérifiez sous un microscope inversé que les tapis de cellules Hep2c sont confluents, qu'ils présentent une distribution cellulaire relativement uniforme, que leur morphologie est correcte et que les cellules sont saines.

Videz alors la plus grande partie du milieu de culture contenu dans les puits, en procédant comme suit : renversez la plaque, secouez-la et épongez avec du papier absorbant (on procédera toujours de la même manière, par la suite, pour vider le liquide contenu dans les puits). Diluez la suspension mère de virus EMC avec du milieu de culture A frais de façon à obtenir un titre infectieux de 3×10^7 UFP/ml environ (*NOTE : il faut environ 20 ml de virus dilué pour chaque plaque, plus 5-10 pour cent de volume supplémentaire*). Placez la suspension diluée dans une boîte de Pétri stérile de 9 cm puis, au moyen d'une pipette multicanaux réglée sur 200 µl, répartissez le contenu de la boîte dans tous les puits (y compris ceux servant de témoins « virus »), à l'exception de ceux prévus comme témoins « cellules » ; dans ces derniers, ajoutez 200 µl environ de milieu de culture A ne contenant pas de virus.

Replacez les plaques en incubateur à 37 °C, sous atmosphère contenant 5 pour cent de CO_2, pendant 24 h environ.

Coloration

Examinez les plaques au microscope pour confirmer l'effet cytopathogène produit par le virus EMC sur les témoins « virus ». Le temps nécessaire pour obtenir un effet cytopathogène maximal peut varier d'un titrage à l'autre en raison de la variabilité intrinsèque de la réaction des cellules Hep2c à l'épreuve virale sur une période donnée de culture en continu.

Videz la plus grande partie du milieu de culture contenu dans les puits dans une solution décontaminante appropriée (par exemple de l'hypochlorite de sodium). Ajoutez dans les puits de la *solution saline tamponnée phosphate pH 7,4 R*, puis videz-la dans une solution décontaminante. Introduisez dans chaque puits 150 µl de solution de coloration et laissez la coloration des cellules s'effectuer pendant 30 min environ, à température ambiante, puis videz la solution de coloration dans une solution décontaminante. Ajoutez dans les puits 150 µl environ de solution de fixation, laissez agir pendant 10 min à température ambiante, puis videz la solution de fixation dans une solution décontaminante. Lavez les tapis cellulaires en plaçant les plaques dans un bac en plastique sous l'eau courante. Jetez l'eau et séchez superficiellement les plaques avec du papier absorbant. Séchez les plaques à une température comprise entre 20 °C et 37 °C jusqu'à évaporation totale de l'humidité.

Ajoutez dans chaque puits 150 µl d'*hydroxyde de sodium 0,1 M*. Eluez le colorant en agitant doucement les plaques ou en les tapotant sur la paume de la main. Assurez-vous que la répartition de la coloration est uniforme dans l'ensemble des puits, avant de procéder aux mesures spectrophotométriques.

Mesurez l'absorbance à 610-620 nm, au moyen d'un lecteur de plaques de microtitrage, en utilisant comme blanc un puits, ou une rangée de puits, ne contenant pas de cellules mais environ 150 µl d'*hydroxyde de sodium 0,1 M*.

Estimez les concentrations de l'étalon d'interféron qui correspondent respectivement aux réductions maximale et minimale de l'effet cytopathogène. Ces concentrations définissent l'intervalle de mesure qui sera utilisé pour le titrage.

3.3.2. Titrage

Effectuez le titrage selon la procédure décrite ci-dessus, en utilisant :

– comme solutions à examiner, une série de dilutions au 1/2 de la substance à examiner dans le milieu de culture A, dont les concentrations nominales couvrent l'intervalle de mesure du titrage,

– comme solutions de référence, une série de dilutions au 1/2 dans le milieu de culture A de l'étalon approprié (par exemple un étalon OMS d'un sous-type d'interféron spécifique), dont les concentrations nominales couvrent l'intervalle de mesure du titrage.

3.3.3. Analyse des résultats

Les résultats des titrages d'activité antivirale suivent généralement une courbe dose-réponse de type sigmoïde, lorsque l'on trace le graphe de la concentration en interféron (logarithme de l'inverse de la dilution) en fonction de l'absorbance.

Tracez le graphe de la concentration en interféron (logarithme de l'inverse de la dilution) en fonction de l'absorbance mesurée, pour les solutions de référence et pour les solutions à examiner. En ne considérant que la partie linéaire de la courbe, calculez la teneur en interféron de l'échantillon par comparaison des réponses respectivement obtenues avec les solutions à examiner et avec les solutions de référence, selon les méthodes statistiques habituelles pour les essais en lignes parallèles.

4. VALIDATION D'AUTRES PROCÉDURES

4.1. CHOIX DE LA LIGNÉE CELLULAIRE ET DU VIRUS

Un certain nombre d'autres combinaisons lignée cellulaire/virus sont utilisées pour le titrage d'activité antivirale des interférons, par exemple le virus EMC avec des cellules d'épithéliome pulmonaire A549, le virus de la forêt de Semliki (virus SF) ou le virus Sindbis avec des fibroblastes humains, le virus de la stomatite vésiculaire avec des fibroblastes diploïdes humains, la lignée cellulaire amniotique humaine WISH ou la lignée de cellules rénales bovines de Madin-Darby. La combinaison lignée cellulaire/virus choisie sera, en général, celle dont la réponse à la préparation d'interféron à titrer présente la sensibilité maximale et qui permet d'obtenir des réponses parallèles avec la préparation à examiner et l'étalon d'interféron.

4.2. CHOIX DE LA TECHNIQUE DE COLORATION VITALE

La technique de coloration décrite plus haut permet de mesurer le nombre résiduel de cellules viables. D'autres techniques sont également utilisées, notamment la coloration au violet de méthyle ou au violet cristallisé, ou la méthode de conversion du bleu de thiazolyl (MTT). Dans tous les cas, le critère de choix de la méthode sera l'obtention, entre la coloration et le nombre de cellules viables, d'une relation présentant une linéarité et une sensibilité satisfaisantes.

4.3. VALIDATION STATISTIQUE

Comme tous les titrages biologiques effectués suivant le modèle en lignes parallèles, le titrage d'activité antivirale doit satisfaire aux conditions statistiques habituelles de linéarité de la réponse, de parallélisme et de variance.

4.4. VALIDATION DU PLAN D'ESSAI

Comme pour tous les titrages sur plaques de microtitrage, une validation du plan d'essai utilisé est nécessaire. Il est notamment important de déceler les éventuelles erreurs résultant d'un ordre de distribution non aléatoire dans les puits ou de l'effet de bordure de plaque, et de les éliminer en effectuant une randomisation du plan de titrage ou en évitant d'utiliser les puits de bordure.

RÉACTIFS ET MILIEUX DE CULTURE

Milieu de culture A (sérum de veau nouveau-né : 10 pour cent)

Milieu de culture RPMI 1640 si nécessaire additionné d'antibiotiques (pénicilline 10 000 UI/ml ; streptomycine 10 ng/ml)	450 ml
L-Glutamine, 200 mM, stérile	5 ml
Sérum de veau nouveau-né	50 ml

Milieu de culture B (sérum fœtal de veau : 2 pour cent)

Milieu de culture RPMI 1640 si nécessaire additionné d'antibiotiques (pénicilline 10 000 UI/ml ; streptomycine 10 ng/ml)	490 ml
L-Glutamine, 200 mM, stérile	5 ml
Sérum fœtal de veau	10 ml

Solution de coloration

Noir de naphtalène	0,5 g
Acide acétique glacial	90 ml
Acétate de sodium anhydre	8,2 g
Eau *q.s.p.*	1000 ml

Solution de fixation

Formaldéhyde à 40 pour cent	100 ml
Acide acétique glacial	90 ml
Acétate de sodium anhydre	8,2 g
Eau *q.s.p.*	1000 ml

5.7. TABLEAU DES CARACTÉRISTIQUES DES RADIONUCLÉIDES MENTIONNÉS DANS LA PHARMACOPÉE EUROPÉENNE

5.7. TABLEAU DES CARACTÉRISTIQUES DES RADIONUCLÉIDES MENTIONNÉS DANS LA PHARMACOPÉE EUROPÉENNE

Le tableau suivant est donné pour compléter la monographie générale *Préparations radiopharmaceutiques (0125).*

Les valeurs sont obtenues à partir de la base de données du National Nuclear Data Center (NNDC) situé au Brookhaven National Laboratory, Upton, N.Y., Etats-Unis, directement accessible par Internet à l'adresse : « http ://www.nndc.bnl.gov/nndc/nudat/radform.html ».

Si une autre source d'informations est préférée (valeurs plus récentes), elle est mentionnée explicitement.

Autres sources de données :

* DAMRI (Département des Applications et de la Métrologie des Rayonnements Ionisants, CEA Gif-sur-Yvette, France),

** PTB (Physikalisch-Technische Bundesanstalt, Braunschweig, Allemagne),

*** NPL (National Physical Laboratory, Teddington, Middlesex, Royaume-Uni).

L'incertitude de la période est donnée entre parenthèses. En principe, le nombre entre parenthèses est la valeur numérique de l'incertitude-type qui porte sur les derniers chiffres correspondants de la valeur indiquée (" Guide pour l'expression de l'incertitude de mesure ", organisation internationale de normalisation (ISO), 1995, ISBN 92-67-20188-3).

Les abréviations suivantes sont utilisées :

e_A = électrons Auger,
e_c = électrons de conversion,
β^- = électrons,
β^+ = positons,
γ = rayonnements gamma,
X = rayonnements X.

Radionucléide	Période	Emission électronique			Emission photonique		
		Type	Energie (MeV)	Probabilité d'émission (par 100 désintégrations)	Type	Energie (MeV)	Probabilité d'émission (par 100 désintégrations)
Tritium (^3H)	*12,33 (6) ans	*β^-	*0,006 (I) (max : 0,019)	*100			
Carbone-11 (^{11}C)	20,385 (20) min	β^+	0,386 (I) (max : 0,960)	99,8	γ	0,511	199,5 (II)
Azote-13 (^{13}N)	9,965 (4) min	β^+	0,492 (I)(max : 1,198)	99,8	γ	0,511	199,6 (II)
Oxygène-15 (^{15}O)	122,24 (16) s	β^+	0,735 (I) (max : 1,732)	99,9	γ	0,511	199,8 (II)
Fluor-18(^{18}F)	109,77 (5) min	β^+	0,250 (I) (max : 0,633)	96,7	γ	0,511	193,5 (II)
Phosphore-32 (^{32}P)	14,26 (4) jours	β^-	0,695 (I) (max : 1,71)	100			
Phosphore-33 (^{33}P)	25,34 (12) jours	β^-	0,076 (I) (max : 0,249)	100			
Soufre-35 (^{35}S)	87,51 (12) jours	β^-	0,049 (I) (max : 0,167)	100			
Chrome-51 (^{51}Cr)	27,7025 (24) jours	e_A	0,004	67	X	0,005	22,3
					γ	0,320	9,9

(I) Energie moyenne du spectre β.
(II) Probabilité d'émission maximum correspondant à une annihilation totale dans la source par 100 désintégrations.

Radionucléide	Période	Emission électronique			Emission photonique		
		Type	Energie (MeV)	Probabilité d'émission (par 100 désintégrations)	Type	Energie (MeV)	Probabilité d'émission (par 100 désintégrations)
Cobalt-56 (^{56}Co)	77,27 (3) jours	e_A	0,006	47	X	0,006-0,007	25
		β^+	0,179 (I)	0,9	γ	0,511	38,0 (II)
			0,631 (I)	18,1		0,847	100,0
						1,038	14,1
						1,175	2,2
						1,238	66,1
						1,360	4,3
						1,771	15,5
						2,015	3,0
						2,035	7,8
						2,598	17,0
						3,202	3,1
						3,253	7,6
Cobalt-57 (^{57}Co)	271,79 (9) jours	e_A+e_c	0,006-0,007	177,4	X	0,006-0,007	57
		e_c	0,014	7,4	γ	0,014	9,2
			0,115	1,8		0,122	85,6
			0,129	1,3		0,136	10,7
						0,692	0,15
Cobalt-58 (^{58}Co)	70,86 (7) jours	e_A	0,006	49,4	X	0,006-0,007	26,3
		β^+	0,201 (I)	14,9	γ	0,511	29,9 (II)
						0,811	99,4
						0,864	0,7
						1,675	0,5
Cobalt-60 (^{60}Co)	5,2714 (5) ans	β^-	0,096 (I) (max : 0,318)	99,9	γ	1,173	100,0
						1,333	100,0

(I) Energie moyenne du spectre β.
(II) Probabilité d'émission maximum correspondant à une annihilation totale dans la source par 100 désintégrations.

Radionucléide	Période	Emission électronique			Emission photonique		
		Type	Energie (MeV)	Probabilité d'émission (par 100 désintégrations)	Type	Energie (MeV)	Probabilité d'émission (par 100 désintégrations)
Gallium-66 (^{66}Ga)	9,49 (7) heures	e_A	0,008	21	X	0,009-0,010	19,1
		$β^+$	0,157 (I)	1	γ	0,511	112 (II)
			0,331 (I)	0,7		0,834	5,9
			0,397 (I)	3,8		1,039	37
			0,782 (I)	0,3		1,333	1,2
			1,90 (I)	50		1,919	2,1
						2,190	5,6
						2,423	1,9
						2,752	23,4
						3,229	1,5
						3,381	1,5
						3,792	1,1
						4,086	1,3
						4,295	4,1
						4,807	1,8
Gallium-67 (^{67}Ga)	3,2612 (6) jours	e_A	0,008	62	X	0,008-0,010	57
		e_c	0,082-0,084	30,4	γ	0,091-0,093	42,4
			0,090-0,092	3,6		0,185	21,2
			0,175	0,3		0,209	2,4
						0,300	16,8
						0,394	4,7
						0,888	0,15
Germanium-68 (^{68}Ge) en équilibre avec Gallium 68 (^{68}Ga)	270,82 (27) jours	e_A	0,008	42,4	X	0,009-0,010	44,1
		$β^+$	0,353 (I)	1,2	γ	0,511	178,3
	(^{68}Ga : 67,629 (24) min)		0,836 (I)	88,0		1,077	3,0
Gallium-68 (^{68}Ga)	67,629 (24) min	e_A	0,008	5,1	X	0,009-0,010	4,7
		$β^+$	0,353 (I)	1,2	γ	0,511	178,3
			0,836 (I)	88,0		1,077	3,0
Krypton-81m (^{81m}Kr)	13,10 (3) s	e_c	0,176	26,4	X	0,012-0,014	17,0
			0,189	4,6			
					γ	0,190	67,6

(I) Energie moyenne du spectre β.
(II) Probabilité d'émission maximum correspondant à une annihilation totale dans la source par 100 désintégrations.

5. Textes généraux

Radionucléide	Période	Emission électronique			Emission photonique		
		Type	Energie (MeV)	Probabilité d'émission (par 100 désintégrations)	Type	Energie (MeV)	Probabilité d'émission (par 100 désintégrations)
Rubidium-81 (^{81}Rb) en équilibre avec Krypton-81m (^{81m}Kr)	4,576 (5) heures	e_A	0,011	31,3	X	0,013-0,014	57,2
		e_c	0,176	25,0	γ	0,190	64
			0,188	4,3		0,446	23,2
						0,457	3,0
		β^+	0,253 (I)	1,8		0,510	5,3
			0,447 (I)	25,0		0,511	54,2
	(^{81m}Kr : 13,10 (3) s)					0,538	2,2
Strontium-89 (^{89}Sr) en équilibre avec Yttrium-89m (^{89m}Y)	50,53 (7) jours	β^-	0,583 (I) (max : 1,492)	99,99	γ	0,909	0,01
	(^{89m}Y : 16,06 (4) s)						
Strontium-90 (^{90}Sr) en équilibre avec Yttrium-90 (^{90}Y)	28,74 (4) ans	β^-	0,196 (I) (max : 0,546)	100			
	(^{90}Y : 64,10 (8) heures)						
Yttrium-90 (^{90}Y)	64,10 (8) heures	β^-	0,934 (I) (max : 2,280)	100			
Molybdène-99 (^{99}Mo) en équilibre avec le Technétium-99m (^{99m}Tc)	65,94 (1) heures	β^-	0,133 (I)	16,4	X	0,018-0,021	3,6
			0,290 (I)	1,1			
			0,443 (I)	82,4	γ	0,041	1,1
						0,141	4,5
						0,181	6
						0,366	1,2
	(^{99m}Tc : 6,01 (1) heures)					0,740	12,1
						0,778	4,3
Technétium-99m (^{99m}Tc)	6,01 (1) heures	e_c	0,002	74	X	0,018-0,021	7,3
		e_A	0,015	2,1	γ	0,141	89,1
		e_c	0,120	9,4			
			0,137-0,140	1,3			
Technétium-99 (^{99}Tc)	2,11 × 10^5 ans	β^-	0,085 (I) (max : 0,294)	100			

(I) Energie moyenne du spectre β.

(II) Probabilité d'émission maximum correspondant à une annihilation totale dans la source par 100 désintégrations.

Radionucléide	Période	Emission électronique: Type	Emission électronique: Energie (MeV)	Emission électronique: Probabilité d'émission (par 100 désintégrations)	Emission photonique: Type	Emission photonique: Energie (MeV)	Emission photonique: Probabilité d'émission (par 100 désintégrations)
Ruthénium-103 (^{103}Ru) en équilibre avec le Rhodium-103m (^{103m}Rh)	39,26 (2) jours	e_A+e_c	0,017	12	X	0,020-0,023	9,0
		e_c	0,030-0,039	88,3	γ	0,497	91
						0,610	5,8
	(^{103m}Rh :	β⁻	0,031 (I)	6,6			
	56,114 (20) min)		0,064 (I)	92,2			
Indium-110 (^{110}In)	4,9 (1) heures	e_A	0,019	13,4	X	0,023-0,026	70,5
					γ	0,642	25,9
						0,658	98,3
						0,885	92,9
						0,938	68,4
						0,997	10,5
Indium-110m (^{110m}In)	69,1 (5) min	e_A	0,019	5,3	X	0,023-0,026	27,8
		β⁺	1,015 (I)	61	γ	0,511	123,4 (II)
						0,658	97,8
						2,129	2,1
Indium-111 (^{111}In)	2,8047 (5) jours	e_A	0,019	15,6	X	0,003	6,9
						0,023-0,026	82,3
		e_c	0,145	7,8			
			0,167-0,171	1,3	γ	0,171	90,2
			0,219	4,9		0,245	94,0
			0,241-0,245	1,0			
Indium-114m (^{114m}In) en équilibre avec Indium-114 (^{114}In)	49,51 (1) jours	e_c	0,162	40	X	0,023-0,027	36,3
			0,186-0,190	40			
					γ	0,190	15,6
		*β⁻	0,777 (I) (max : 1,985)	95		0,558	3,2
	(^{114}In : 71,9 (1) s)					0,725	3,2
Tellure-121m (^{121m}Te) en équilibre avec Tellure-121 (^{121}Te)	154,0 (7) jours	e_A	0,003	88,0	X	0,026-0,031	50,5
			0,022-0,023	7,4			
					γ	0,212	81,4
		e_c	0,050	33,2		1,102	2,5
	(^{121}Te : 19,16 (5) jours)		0,077	40,0			
			0,180	6,1			

(I) Energie moyenne du spectre β.
(II) Probabilité d'émission maximum correspondant à une annihilation totale dans la source par 100 désintégrations.

5. Textes généraux

Radionucléide	Période	Emission électronique			Emission photonique		
		Type	Energie (MeV)	Probabilité d'émission (par 100 désintégrations)	Type	Energie (MeV)	Probabilité d'émission (par 100 désintégrations)
Tellure-121 (^{121}Te)	**19,16 (5) jours	e_A	0,022	11,6	X	0,026-0,030	75,6
					γ	0,470	1,4
						0,508	17,7
						0,573	80,3
Iode-123 (^{123}I)	13,27 (8) heures	e_A	0,023	12,3	X	0,004	9,3
						0,027-0,031	86,6
		e_c	0,127	13,6			
			0,154	1,8	γ	0,159	83,3
			0,158	0,4		0,346	0,1
						0,440	0,4
						0,505	0,3
						0,529	1,4
						0,538	0,4
Iode-125 (^{125}I)	59,402 (14) jours	e_A+e_c	0,004	80	X	0,004	15,5
			0,023-0,035	33		0,027	114
						0,031	26
					γ	0,035	6,7
Iode-126 (^{126}I)	13,11 (5) jours	e_A	0,023	6	X	0,027-0,031	42,2
		e_c	0,354	0,5	γ	0,388	34
			0,634	0,1		0,491	2,9
						0,511	2,3 (II)
		β^-	0,109 (I)	3,6		0,666	33
			0,290 (I)	32,1		0,754	4,2
			0,459 (I)	8,0		0,880	0,8
						1,420	0,3
		β^+	0,530 (I)	1			

(I) Energie moyenne du spectre β.
(II) Probabilité d'émission maximum correspondant à une annihilation totale dans la source par 100 désintégrations.

Radionucléide	Période	Emission électronique			Emission photonique		
		Type	Energie (MeV)	Probabilité d'émission (par 100 désintégrations)	Type	Energie (MeV)	Probabilité d'émission (par 100 désintégrations)
Iode-131 (^{131}I)	8,02070 (11) jours	e_c	0,46	3,5	X	0,029-0,030	3,9
			0,330	1,6			
					γ	0,080	2,6
		β^-	0,069 (I)	2,1		0,284	6,1
			0,097 (I)	7,3		0,365	81,7
			0,192 (I)	89,9		0,637	7,2
						0,723	1,8
Xénon-131m (^{131m}Xe)	11,84 (7) jours	e_A	0,025	6,8	X	0,004	8,3
						0,030	44,0
		e_c	0,129	61		0,034	10,2
			0,159	28,5			
			0,163	8,3	γ	0,164	2,0
Iode-133 (^{133}I) (génère le Xénon-133 radioactif)	20,8 (1) heures	β^-	0,140 (I)	3,8	γ	0,530	87
			0,162 (I)	3,2		0,875	4,5
			0,299 (I)	4,2		1,298	2,4
			0,441 (I)	83			
Xénon-133 (^{133}Xe)	5,243 (1) jours	e_A	0,026	5,8	X	0,004	6,3
						0,031	40,3
		e_c	0,045	55,1		0,035	9,4
			0,075-0,080	9,9			
					γ	0,080	38,3
		β^-	0,101 (I)	99,0			
Xénon-133m (^{133m}Xe) (génère le Xénon-133 radioactif)	2,19 (1) jours	e_A	0,025	7	X	0,004	7,8
						0,030	45,9
		e_c	0,199	64,0		0,034	10,6
			0,228	20,7			
			0,232	4,6	γ	0,233	10,0

(I) Energie moyenne du spectre β.
(II) Probabilité d'émission maximum correspondant à une annihilation totale dans la source par 100 désintégrations.

Radionucléide	Période	Emission électronique			Emission photonique		
		Type	Energie (MeV)	Probabilité d'émission (par 100 désintégrations)	Type	Energie (MeV)	Probabilité d'émission (par 100 désintégrations)
Iode-135 (^{135}I) (génère le Xénon-135 radioactif)	6,57 (2) heures	β^-	0,140 (I)	7,4	γ	0,527	13,8
			0,237 (I)	8		0,547	7,2
			0,307 (I)	8,8		0,837	6,7
			0,352 (I)	21,9		1,039	8,0
			0,399 (I)	8		1,132	22,7
			0,444 (I)	7,5		1,260	28,9
			0,529 (I)	23,8		1,458	8,7
						1,678	9,6
						1,791	7,8
Xénon-135 (^{135}Xe)	9,14 (2) heures	e_c	0,214	5,5	X	0,031-0,035	5,0
		β^-	0,171	3,1	γ	0,250	90,2
			0,308	96,0		0,608	2,9
Césium-137(^{137}Cs) en équilibre avec Barium-137m (^{137m}Ba)	30,04 (3) ans	e_A	0,026	0,8	X	0,005	1
						0,032-0,036	7
		e_c	0,624	8,0			
			0,656	1,4	γ	0,662	85,1
		β^-	0,174 (I)	94,4			
	(^{137m}Ba : 2,552 (1) min)		0,416 (I)	5,6			
Thallium-200 (^{200}Tl)	26,1 (1) heures	e_c	0,285	3,4	X	0,010	32,0
			0,353	1,4		0,069-0,071	63,3
						0,08	17,5
		β^+	0,495 (I)	0,3			
					γ	0,368	87,2
						0,579	13,8
						0,828	10,8
						1,206	29,9
						1,226	3,4
						1,274	3,3
						1,363	3,4
						1,515	4,0

(I) Energie moyenne du spectre β.

(II) Probabilité d'émission maximum correspondant à une annihilation totale dans la source par 100 désintégrations.

5. Textes généraux

Radionucléide	Période	Emission électronique			Emission photonique		
		Type	Energie (MeV)	Probabilité d'émission (par 100 désintégrations)	Type	Energie (MeV)	Probabilité d'émission (par 100 désintégrations)
Plomb-201 (^{201}Pb) (génère le Thallium-201 radioactif)	9,33 (3) heures	e_A	0,055	3	X	0,070-0,073	69
						0,083	19
		e_c	0,246	8,5			
			0,276	2	γ	0,331	79
			0,316	2,3		0,361	9,9
						0,406	2,0
						0,585	3,6
						0,692	4,3
						0,767	3,2
						0,826	2,4
						0,908	5,7
						0,946	7,9
						1,099	1,8
						1,277	1,6
Thallium-201 (^{201}Tl)	72,912 (17) heures	e_c	0,016-0,017	17,7	X	0,010	46,0
			0,027-0,029	4,1		0,069-0,071	73,7
			0,052	7,2		0,080	20,4
			0,084	15,4			
			0,153	2,6	γ	0,135	2,6
						0,167	10,0
Thallium-202 (^{202}Tl)	12,23 (2) jours	e_A	0,054	2,8	X	0,010	31,0
						0,069-0,071	61,6
		e_c	0,357	2,4		0,080	17,1
					γ	0,440	91,4
Plomb-203 (^{203}Pb)	51,873 (9) heures	e_A	0,055	3,0	X	0,010	37,0
						0,071-0,073	69,6
		e_c	0,194	13,3		0,083	19,4
					γ	0,279	80,8
						0,401	3,4

(I) Energie moyenne du spectre β.
(II) Probabilité d'émission maximum correspondant à une annihilation totale dans la source par 100 désintégrations.

5.8. HARMONISATION DES PHARMACOPÉES

5.8. HARMONISATION DES PHARMACOPÉES

Ce chapitre général est pour information seulement. Il contient des indications sur le degré d'harmonisation et, en conséquence, l'interchangeabilité des divers chapitres généraux et monographies de la Pharmacopée des Etats-Unis, de la Pharmacopée européenne et de la Pharmacopée japonaise. Il ne modifie en rien le statut des monographies et des chapitres généraux, qui font autorité en cas de doute ou de litige lorsque la conformité à la Pharmacopée européenne est requise.

La Commission Européenne de Pharmacopée reconnaît l'utilité d'une coopération avec les autres organismes de pharmacopée pour l'élaboration de monographies et de chapitres généraux harmonisés. Cette harmonisation est totalement compatible avec les objectifs de la Commission et présente divers avantages dont la simplification et la rationalisation des méthodes de contrôle qualité et des procédures d'enregistrement. Par ailleurs, cette harmonisation profite aux travaux de la Conférence Internationale sur l'Harmonisation (ICH) et de la Coopération Internationale sur l'Harmonisation Vétérinaire (VICH) dans la mesure où certaines notes explicatives dépendent des chapitres généraux de la Pharmacopée pour leur application.

Les travaux d'harmonisation sont réalisés d'une manière bien définie mais informelle au sein du Groupe de Discussion des Pharmacopées (PDG), qui associe la Pharmacopée des Etats-Unis, la Pharmacopée européenne et la Pharmacopée japonaise. Des informations sur les points qui auront été traités par le PDG figureront dans les versions ultérieures du présent chapitre.

L'harmonisation des chapitres généraux vise à l'obtention de méthodes ou de normes interchangeables ; ceci implique que la conformité établie à l'aide de l'une des pharmacopées le serait tout autant si le chapitre correspondant de l'une quelconque des autres pharmacopées avait été utilisé. Toute différence résiduelle entre les chapitres généraux harmonisés des trois pharmacopées sera décrite dans les versions successives du présent chapitre.

L'harmonisation des monographies vise à l'obtention de normes identiques pour toutes les caractéristiques d'une substance. L'harmonisation intégrale de certaines monographies peut se révéler difficile, en raison, par exemple, de différences de statut juridique ou d'interprétations divergentes. Dans ce cas, le PDG a décidé d'approuver et de publier des monographies dont le plus grand nombre possible d'éléments auront été harmonisés. Ces éléments divergents subsistant dans les monographies harmonisées seront décrits dans les versions successives du présent chapitre.

Les trois pharmacopées ont décidé de ne pas modifier unilatéralement les monographies et chapitres généraux harmonisés ; les révisions seront effectuées simultanément par les trois pharmacopées selon la procédure convenue.

MONOGRAPHIES GÉNÉRALES

01/2002:0784

ADN RECOMBINANT (PRODUITS OBTENUS PAR LA MÉTHODE DITE DE L')

Producta ab ADN recombinante

Cette monographie donne des spécifications générales traitant du développement et de la fabrication des produits obtenus par la méthode dite de l'ADN recombinant. Ces spécifications ne sont pas nécessairement complètes pour un cas donné et des spécifications complémentaires ou supplémentaires peuvent être imposées dans une monographie individuelle ou par l'Autorité compétente.

Cette monographie ne s'applique pas aux organismes vivants modifiés réservés à l'utilisation directe chez l'homme ou l'animal, par exemple les vaccins vivants.

DÉFINITION

Les produits obtenus par la méthode dite de l'ADNr sont le résultat d'une modification génétique qui consiste à introduire, le plus souvent en utilisant comme vecteur un plasmide ou un virus, de l'ADN codant pour la substance souhaitée dans un microorganisme ou une lignée cellulaire convenable, où cet ADN est exprimé et traduit en protéine. La substance souhaitée est alors récupérée par extraction et purification. La cellule ou le microorganisme ne contenant pas encore le vecteur est appelé l'hôte et l'association stable des deux, utilisée pour la production, est appelée le système hôte-vecteur.

PRODUCTION

La méthode de production est fondée sur un système de lot de semence validé utilisant une combinaison hôte-vecteur qui s'est révélée appropriée et a été agréée par l'Autorité compétente. Le système de lot de semence utilise une banque de cellules primaires et une banque de cellules de travail dérivée du lot de semence primaire de la combinaison hôte-vecteur. Une description détaillée des phases de culture, d'extraction et de purification et une définition du lot de produit doivent être établies.

La démonstration que la combinaison hôte-vecteur est appropriée et la validation du système de lot de semences comprennent les éléments suivants :

CLONAGE ET EXPRESSION

La conformité du système hôte-vecteur, notamment en ce qui concerne la pureté microbiologique, est démontrée à l'aide des points suivants :

Caractérisation de la cellule hôte notamment source, phénotype et génotype et des milieux de culture cellulaire

Indication de la stratégie de clonage du gène et caractérisation du vecteur recombinant, notamment :

i. origine et caractérisation du gène,

ii. analyse de la séquence nucléotidique du gène cloné et des zones de contrôle contiguës du vecteur d'expression. Les séquences clonées doivent être limitées au minimum et toutes les séquences exprimées correspondantes doivent être clairement identifiées et confirmées au niveau de l'ARN.

La séquence de l'ADN du gène cloné doit normalement être confirmée au stade du lot de semence jusqu'à ou au-delà du niveau de doublement de la population après fermentation à l'échelle maximale. Dans certains systèmes, par exemple lorsque des copies multiples du gène sont insérées dans le génome d'une lignée cellulaire continue, il est parfois déconseillé d'analyser la séquence du gène cloné au stade de la production. Dans ce cas, il peut être utile de procéder à une analyse globale de l'ADN cellulaire par la méthode dite des empreintes (Southern blots) ou à une analyse séquentielle de l'ARN messager (ARNm), en portant une attention particulière à la caractérisation de la protéine exprimée,

iii. constitution, caractéristiques génétiques et structure du vecteur d'expression dans sa totalité.

Caractérisation du système hôte-vecteur notamment :

i. mécanisme de transfert du vecteur dans les cellules hôtes,

ii. nombre de copies, état physique et stabilité du vecteur à l'intérieur de la cellule hôte,

iii. moyens utilisés pour lancer et contrôler l'expression.

SYSTÈME DE BANQUE DE CELLULES

La banque de cellules primaires est une suspension homogène des cellules originelles déjà transformées par introduction du vecteur d'expression contenant le gène souhaité, répartie en quantités égales dans plusieurs récipients pour conservation (par exemple dans l'azote liquide). Dans certains cas, il peut être nécessaire d'établir des banques de cellules primaires séparées pour l'expression du vecteur et des cellules hôtes.

La banque de cellules de travail est une suspension homogène du matériel cellulaire dérivée de la (des) banque(s) de cellule(s) primaire(s) par un nombre de passages défini, répartie en quantités égales dans plusieurs récipients pour conservation (par exemple dans l'azote liquide).

Dans ces deux banques de cellules, tous les récipients sont traités de manière identique au cours de la conservation, et une fois sortis de leur lieu de conservation les récipients ne sont pas réintroduits dans le stock cellulaire.

La banque de cellules peut être utilisée pour la production avec nombre de passages défini ou pour la production en lignée continue.

Production avec nombre de passages défini

Cette méthode de culture est définie par l'existence d'un nombre limité de passages ou de doublements de population ne devant pas être dépassé au cours de la production.
Le nombre maximum de doublements du nombre de cellules, ou de passages, pour lequel la production satisfait habituellement aux critères décrits plus loin doit être indiqué.

Production en lignée continue

Avec cette méthode de culture, il n'existe pas de nombre limité de passages ou de doublements de population fixé en début de production. Il revient au fabricant de définir les critères régissant la récolte et l'arrêt de la production. Il est nécessaire d'exercer une surveillance pendant toute la durée de la culture, mais la fréquence et le type des contrôles dépendent de la nature du système de production et de celle du produit.

Il est nécessaire de disposer d'informations sur l'intégrité moléculaire du gène en cours d'expression et sur les caractéristiques phénotypiques et génotypiques de la cellule hôte après culture de longue durée. L'acceptation des récoltes pour traitement ultérieur doit être clairement liée au plan de surveillance adopté et une définition claire du « lot » de produit destiné au traitement ultérieur est nécessaire.

VALIDATION DES BANQUES DE CELLULES

La validation des banques de cellules comprend les points suivants :

i. Mesures de stabilité, portant sur la viabilité et la rétention du vecteur.

ii. Vérification de l'identité des cellules, à partir des caractères phénotypiques.

Monographies générales

iii. Le cas échéant, démonstration que les banques de cellules sont exemptes d'agents étrangers (viraux, bactériens, fongiques ou mycoplasmiques) potentiellement oncogènes ou infectieux. Une attention particulière doit être portée aux virus constituant des agents de contamination courants des espèces dont est issue la lignée cellulaire. Certaines lignées cellulaires contiennent des virus endogènes, par exemple des rétrovirus, dont l'élimination peut être difficile. Il faut effectuer des essais pour mettre en évidence l'expression de ces organismes, dans différentes conditions connues pour entraîner leur induction.

iv. Pour les cellules de mammifères, obtention d'informations détaillées sur le pouvoir tumorigénique de la banque de cellules.

CONTRÔLE DES CELLULES

L'origine, la forme, la conservation, l'utilisation et la stabilité au taux d'utilisation prévu doivent être attestées de façon exhaustive pour toutes les banques de cellules dans les conditions de conservation, de même que le rendement. Toute nouvelle banque de cellules doit être totalement validée.

VALIDATION DU PROCESSUS DE PRODUCTION

Extraction et purification

L'aptitude de chaque phase de la procédure d'extraction et de purification à assurer l'élimination ou l'inactivation des substances contaminantes associées à la cellule hôte ou au milieu de culture, notamment les particules virales, protéines, acides nucléiques et substances ajoutées, doit être validée.

Des études de validation sont effectuées afin de démontrer que le processus de production satisfait habituellement aux critères suivants :

– Exclusion des agents extérieurs. Il convient d'effectuer des études portant par exemple sur les virus possédant les caractéristiques physico-chimiques adéquates, et il faut établir pour ces agents le pouvoir de décontamination propre à chacune des phases de purification appropriées.
– Elimination adéquate des contaminants associés au vecteur, à la cellule hôte, au milieu de culture et aux réactifs. Le pouvoir d'élimination vis à vis de l'ADN doit être établi par la méthode de la contamination intentionnelle. L'élimination des protéines d'origine animale peut être détecté par des méthodes immunochimiques.
– Maintien, dans des limites établies, du rendement de production de la culture.
– Stabilité adéquate de tout intermédiaire de production ou de fabrication lorsqu'une phase de conservation intermédiaire est prévue dans le processus.

Caractérisation de la substance

L'identité, la pureté, l'activité et la stabilité du produit final en vrac sont établies initialement par la réalisation d'un nombre important d'essais chimiques, physiques, immunochimiques et biologiques. Avant que le produit ne soit débité, l'identité et la pureté de chaque lot sont vérifiées par le fabricant, et un dosage approprié est effectué.

Régularité de la production

Des essais appropriés sont effectués pour démontrer la régularité de la production et de la purification. Les essais comprennent notamment des essais de caractérisation, des contrôles en cours de fabrication et des essais sur les produits finis comme par exemple :

COMPOSITION EN ACIDES AMINÉS

Analyse partielle de la séquence des acides aminés. Les données relatives à la séquence des acides aminés permettent de confirmer que les segments *N*-terminaux ont été correctement fabriqués et que les acides aminés *C*-terminaux n'ont pas disparu.

Cartographie des peptides. La cartographie des peptides par segmentation chimique ou enzymatique du produit protéique, suivie d'une analyse par une méthode appropriée telle que l'électrophorèse bidimensionnelle sur gel, l'électrophorèse capillaire ou la chromatographie en phase liquide, démontre l'absence de différences significatives entre la protéine à examiner et la préparation de référence. La cartographie des peptides peut également être utile pour démontrer que les ponts disulfure sont corrects.

DÉTERMINATION DE LA MASSE MOLÉCULAIRE

Rétention du gène cloné. La quantité minimale en pourcentage de cellules contenant le vecteur du gène cloné après culture est approuvée par l'Autorité compétente.

Protéines totales. Détermination du rendement en protéines.

Pureté chimique. La pureté du produit protéinique est analysée par comparaison avec une préparation de référence par une méthode appropriée telle que la chromatographie en phase liquide, l'électrophorèse capillaire ou l'électrophorèse sur gel de polyacrylamide au dodécylsulfate de sodium.

Protéines issues de la cellule hôte. Sauf indication contraire, les protéines issues de la cellule hôte sont détectées par des méthodes immunochimiques, par exemple à l'aide d'immunosérums polyclonaux dirigés contre les composants protéiques du système hôte-vecteur utilisé pour la fabrication du produit. Les types de méthode suivants peuvent être utilisés : dosages par déplacement en phase liquide (par exemple dosage immunoradiologique), dosages par liaison directe en phase liquide et dosages par liaison directe avec immobilisation des antigènes sur des membranes de nitrocellulose ou équivalent (par exemple titrage par immuno-empreintes, Western blots). Les exigences générales relatives à la validation des méthodes de titrage immunologique sont présentées sous *2.7.1. Méthodes immunochimiques*. En outre, les méthodes de titrage immunologique des contaminants associés aux cellules hôtes doivent satisfaire aux critères suivants :

– *Préparations d'antigènes.* Des immunosérums sont dirigés contre une préparation d'antigènes issus de l'organisme hôte, dans lequel a été inséré le vecteur utilisé pour le processus de fabrication non porteur du gène spécifique codant pour le produit. La multiplication en culture de cette cellule hôte et l'extraction des protéines sont conduites dans des conditions identiques à celles utilisées en fabrication pour la culture et l'extraction. Il est également possible d'utiliser pour la fabrication des immunosérums des préparations d'antigènes partiellement purifiées par application de certaines des phases de purification du processus de fabrication.
– *Etalonnage.* Des données quantitatives sont obtenues par comparaison avec les courbes doses/réponses établies avec des préparations étalons d'antigènes protéiniques issus de la cellule hôte. Ces préparations étant des mélanges de protéines mal définies, chaque préparation étalon doit être préparée et étalonnée selon une méthode appropriée de dosage des protéines. Cette préparation doit être conservée dans un état stable approprié à une utilisation prolongée.
– *Immunosérums.* Les immunosérums contiennent des anticorps très avides, capables d'identifier dans le mélange d'antigènes autant de protéines différentes que possible, et n'interagissent pas avec le produit.

ADN issu de la cellule hôte et du vecteur. L'ADN résiduel est détecté par hybridation, par des techniques analytiques indépendantes de la séquence ayant une sensibilité convenable, ou par d'autres techniques analytiques de sensibilité convenable.

Analyse par hybridation

L'ADN de l'échantillon à examiner est immobilisé sur une membrane de nitrocellulose (ou équivalent), dénaturé pour donner un ADN simple brin, et hybridé avec de l'ADN marqué (sondes) préparé à partir du système hôte-vecteur utilisé en fabrication. Les approches expérimentales possibles sont nombreuses, mais les méthodes d'hybridation utilisées pour mesurer l'ADN du système hôte-vecteur doivent satisfaire aux critères suivants :

- *Sondes.* De l'ADN purifié est obtenu à partir du système hôte-vecteur cultivé dans des conditions identiques à celles utilisées en fabrication. L'ADN chromosomique de l'hôte et l'ADN vecteur peuvent être préparés et utilisés comme sondes séparément.
- *Etalonnage.* Des données quantitatives sont obtenues par comparaison avec les réponses obtenues avec des préparations étalons. Les sondes d'ADN chromosomique et les sondes d'ADN vecteur sont respectivement utilisées avec des étalons d'ADN chromosomique et d'ADN vecteur. Les préparations étalons sont analysées par spectrométrie et conservées dans un état approprié à une utilisation prolongée.
- *Conditions d'hybridation.* Les conditions d'hybridation doivent être suffisamment strictes pour assurer une hybridation spécifique entre les sondes et les préparations étalons d'ADN, et les substances médicamenteuses ne doivent pas influencer l'hybridation, aux concentrations utilisées.

Techniques indépendantes de la séquence

Les méthodes appropriées sont soit la détection des groupements de cytosine sulfonée dans l'ADN simple brin (avec immobilisation de l'ADN sur une membrane, dérivatisation *in situ* des cytosines puis détection et analyse quantitative à l'aide d'un anticorps dirigé contre ce groupement sulfoné), soit la détection de l'ADN simple brin à l'aide d'un fragment d'ADN simple brin lié à une protéine et d'un anticorps de cette protéine. Ni l'une ni l'autre de ces méthodes ne nécessite l'emploi d'ADN spécifique de l'hôte ou du vecteur comme étalon de dosage. Toutefois, il faut valider la méthode utilisée pour s'assurer du parallélisme avec l'étalon d'ADN utilisé, de la linéarité de la réponse, de la non-interférence de la substance médicamenteuse ou des excipients de la formulation aux dilutions utilisées lors du dosage.

IDENTIFICATION, ESSAIS ET DOSAGE

Les exigences auxquelles doit satisfaire le produit final (vrac ou forme pharmaceutique) pendant toute sa durée de validité, ainsi que les méthodes d'essai spécifique, sont indiquées dans la monographie spécifique.

CONSERVATION

Voir les monographies spécifiques.

ÉTIQUETAGE

Voir les monographies spécifiques.

01/2002:1433

DROGUES VÉGÉTALES

Plantae medicinales

DÉFINITION

Les drogues végétales sont essentiellement des plantes, parties de plantes ou algues, champignons, lichens, entiers, fragmentés ou coupés, utilisés en l'état, soit le plus souvent sous forme desséchée, soit à l'état frais. Certains exsudats n'ayant pas subi de traitements spécifiques sont également considérés comme des drogues végétales. Les drogues végétales doivent être définies avec précision par la dénomination scientifique botanique selon le système à 2 mots (genre, espèce, variété, auteur).

PRODUCTION

Les drogues végétales sont obtenues à partir de plantes cultivées ou sauvages. Des conditions appropriées de collecte, de culture, de récolte, de séchage, de fragmentation et de stockage sont essentielles pour garantir la qualité des drogues végétales.

Les drogues végétales sont dans la mesure du possible exemptes d'impuretés telles que terre, poussière, souillure ou autre contaminant (par exemple contamination fongique, par les insectes ou autre contamination animale). Elles ne présentent pas de signe de pourriture.

Dans le cas où un traitement décontaminant a été utilisé, il est nécessaire de montrer qu'il n'altère pas les constituants de la plante et qu'il ne laisse pas de résidus nocifs. L'emploi d'oxyde d'éthylène est interdit pour la décontamination des drogues végétales.

IDENTIFICATION

Les drogues végétales sont identifiées par leur description macroscopique, microscopique et tout essai complémentaire éventuellement requis (par exemple un essai par chromatographie sur couche mince).

ESSAI

Une recherche des éléments étrangers (*2.8.2*) est effectuée, sauf indication contraire dans les monographies individuelles.

Les drogues végétales pour lesquelles il existe un risque de falsification peuvent être l'objet d'un essai spécifique approprié.

Dans les cas appropriés, les drogues végétales satisfont à d'autres essais de pureté, par exemple cendres totales (*2.4.16*), cendres insolubles dans l'acide chlorhydrique (*2.8.1*), matières extractibles, indice de gonflement (*2.8.4*) et indice d'amertume.

La perte à la dessiccation (*2.2.32*) des drogues végétales est déterminée, sauf indication contraire dans les monographies individuelles. Pour les drogues végétales ayant une teneur élevée en huile essentielle, un essai de teneur en eau (*2.2.13*) est mis en œuvre.

Les drogues végétales satisfont aux exigences en matière de résidus de pesticides (*2.8.13*). Ces exigences prennent en compte la nature de la plante, si nécessaire la préparation à laquelle la plante est éventuellement destinée ainsi que, si disponible, la connaissance de l'historique complet du traitement du lot de la plante. La teneur en résidus de pesticides peut être déterminée par la méthode décrite en annexe à la méthode générale.

Le risque de contamination des drogues végétales par des métaux lourds doit être envisagé. Si une monographie individuelle ne prescrit pas de limites pour les métaux lourds ou pour certains éléments spécifiques, de telles limites peuvent être exigées dans les cas justifiés.

Des recommandations sur la qualité microbiologique des produits exclusivement composés d'une ou de plusieurs drogues végétales sont données dans le texte *Qualité microbiologique des préparations pharmaceutiques* (*5.1.4. - Catégorie 4*).

Quand cela est nécessaire, une limite pour les aflatoxines peut être exigée.

Dans certaines circonstances particulières, il y a lieu de considérer le risque de contamination radioactive.

DOSAGE

Les drogues végétales sont dosées, sauf exception justifiée et autorisée par une méthode appropriée.

CONSERVATION

A l'abri de la lumière.

Monographies générales

01/2002:0765

EXTRAITS

Extracta

DÉFINITION

Les extraits sont des préparations concentrées, liquides, solides ou de consistance intermédiaire, généralement obtenues à partir de matières premières végétales ou animales séchées. Pour certaines préparations, les matières à extraire peuvent subir un traitement préalable (tel que l'inactivation d'enzymes, le broyage ou le dégraissage).

Les extraits sont préparés par macération, percolation ou par d'autres procédés appropriés et validés, en utilisant de l'éthanol ou un autre solvant approprié. Après extraction, les matières indésirables sont éliminées si nécessaire.

PRODUCTION

Production par percolation. Réduisez, si nécessaire, la drogue en morceaux de taille appropriée. Mélangez uniformément avec une partie du solvant d'extraction prescrit et laissez reposer pendant un temps approprié. Introduisez le mélange dans un percolateur et laissez le percolat s'égoutter lentement en veillant à ce que la drogue soit toujours couverte par le restant du solvant d'extraction. Le marc peut être pressé et le liquide exprimé réuni avec le percolat.

Production par macération. Sauf indication contraire, réduisez la drogue en morceaux de taille appropriée, mélangez uniformément avec le solvant d'extraction prescrit et laissez reposer le mélange dans un récipient fermé, pendant un temps approprié. La drogue épuisée est séparée du liquide extractif et, le cas échéant, pressée. Dans ce cas, les 2 liquides obtenus sont réunis.

La concentration à la consistance souhaitée est réalisée par des procédés appropriés, généralement sous pression réduite et à une température à laquelle l'altération des constituants est minime. Les solvants résiduels dans l'extrait ne dépassent pas les limites prescrites.

La teneur en constituants des extraits titrés est ajustée au moyen de substances inertes appropriées ou au moyen d'un autre extrait obtenu à partir de la matière végétale ou animale utilisée pour la préparation.

Extraits fluides

DÉFINITION

Les extraits fluides sont des préparations liquides dont, en général, une partie en masse ou en volume correspond à une partie en masse de matière première séchée. Ces préparations sont ajustées, si nécessaire, de façon à répondre aux exigences de la teneur en solvants, en constituants ou en résidu sec.

Les extraits fluides peuvent être préparés par les méthodes décrites plus haut en utilisant seulement de l'éthanol de titre approprié ou de l'eau ou par dissolution d'un extrait sec ou mou dans un de ces mêmes solvants et, si nécessaire, filtrés ; quel que soit leur mode de préparation, les extraits obtenus doivent avoir une composition comparable. Au repos, les extraits peuvent présenter un léger dépôt qui est acceptable à condition que la composition n'en soit pas modifiée de manière significative.

Les extraits fluides peuvent contenir des conservateurs antimicrobiens appropriés.

ESSAI

Densité (*2.2.5*). Le cas échéant, l'extrait fluide satisfait aux limites prescrites dans la monographie.

Teneur en éthanol (*2.9.10*). Pour les extraits fluides alcooliques, effectuez la détermination de la teneur en éthanol. La teneur en éthanol correspond à celle prescrite.

Méthanol et 2-propanol (*2.9.11*). Sauf indication contraire, les extraits fluides alcooliques ne contiennent pas plus de 0,05 pour cent *V/V* de méthanol ni plus de 0,05 pour cent *V/V* de 2-propanol.

Résidu sec. Le cas échéant, l'extrait fluide satisfait aux limites prescrites dans la monographie. Dans une capsule à fond plat d'un diamètre de 50 mm environ et d'une hauteur de 30 mm environ, pesez rapidement 2,00 g ou introduisez 2,0 ml d'extrait. Evaporez à siccité au bain-marie et desséchez à l'étuve à 100-105 °C pendant 3 h. Laissez refroidir au dessiccateur, sur du *pentoxyde de diphosphore R*, puis pesez. Exprimez le résultat en pour cent *m/m* ou en grammes par litre.

CONSERVATION

A l'abri de la lumière.

ÉTIQUETAGE

L'étiquette indique :

- la drogue végétale ou animale utilisée,
- dans les cas appropriés, qu'une matière fraîche végétale ou animale a été utilisée,
- le nom et la teneur en éthanol en pour cent *V/V* du solvant utilisé pour la préparation,
- dans les cas appropriés, la teneur en éthanol en pour cent *V/V* dans l'extrait final,
- la teneur en principe actif ou le rapport entre la matière première et l'extrait fluide final,
- le nom et la concentration du conservateur antimicrobien éventuellement ajouté.

Extraits mous ou fermes

DÉFINITION

Les extraits mous ou fermes sont des préparations de consistance intermédiaire entre les extraits fluides et les extraits secs. Les extraits mous ou fermes sont préparés par évaporation partielle du solvant ayant servi à leur préparation. Seuls l'éthanol de titre approprié ou l'eau sont utilisés. Les extraits mous ou fermes ont en général un résidu sec qui n'est pas inférieur à 70 pour cent *m/m*. Ils peuvent contenir des conservateurs antimicrobiens appropriés.

ESSAI

Résidu sec. Le cas échéant, l'extrait satisfait aux limites prescrites dans la monographie. Dans une capsule à fond plat d'un diamètre de 50 mm environ et d'une hauteur de 30 mm environ, pesez rapidement 2,00 g d'extrait. Evaporez à siccité au bain-marie et desséchez à l'étuve à 100-105 °C pendant 3 h. Laissez refroidir au dessiccateur sur du *pentoxyde de diphosphore R*, puis pesez. Exprimez le résultat en pour cent *m/m*.

CONSERVATION

A l'abri de la lumière.

ÉTIQUETAGE

L'étiquette indique :

- la drogue végétale ou animale utilisée,
- dans les cas appropriés, qu'une matière fraîche végétale ou animale a été utilisée,
- le nom et la teneur en éthanol en pour cent *V/V* du solvant utilisé pour la préparation,
- la teneur en principe actif ou le rapport entre la matière première et l'extrait final,
- le nom et la concentration du conservateur antimicrobien éventuellement ajouté.

Extraits secs

DÉFINITION

Les extraits secs sont des préparations solides, obtenues par évaporation du solvant ayant servi à leur production. Les extraits secs ont en général un résidu sec qui n'est pas inférieur à 95 pour cent *m/m*. Des substances inertes appropriées peuvent être ajoutées.

La teneur définie en constituants des extraits secs titrés est ajustée au moyen de substances inertes appropriées ou au moyen d'un autre extrait sec de la matière végétale ou animale utilisée pour la préparation.

Dans les cas appropriés, la monographie spécifique prescrit un essai limite du solvant utilisé pour l'extraction.

ESSAI

Perte à la dessiccation (*2.2.32*). Le cas échéant, l'extrait satisfait aux limites prescrites dans la monographie. Dans une capsule à fond plat d'un diamètre de 50 mm environ et d'une hauteur de 30 mm environ, pesez rapidement 0,50 g d'extrait sec finement pulvérisé. Desséchez à l'étuve à 100-105 °C pendant 3 h. Laissez refroidir au dessiccateur, sur du *pentoxyde de diphosphore R*, puis pesez. Exprimez le résultat en pour cent *m/m*.

CONSERVATION

En récipient étanche, à l'abri de la lumière.

ÉTIQUETAGE

L'étiquette indique :

- le nom et la quantité de la substance inerte éventuellement utilisée,
- la drogue végétale ou animale utilisée,
- dans les cas appropriés, qu'une matière fraîche végétale ou animale a été utilisée,
- le nom et la teneur en éthanol en pour cent *V/V* du solvant utilisé pour la préparation,
- la teneur en principe actif ou le rapport entre la matière première et l'extrait final.

01/2002:1579

HUILES GRASSES VÉGÉTALES

Olea herbaria

DÉFINITION

Les huiles grasses végétales sont principalement des triglycérides d'acides gras sous forme solide ou liquide. Elles peuvent contenir de petites quantités d'autres lipides tels que des cires, des acides gras libres, des glycérides partiels ou des substances insaponifiables. Les huiles grasses végétales sont obtenues à partir des graines, du fruit ou du noyau de plantes diverses par pression et/ou extraction au moyen de solvants, puis sont éventuellement raffinées et hydrogénées. Un antioxydant approprié peut être ajouté si nécessaire.

L'huile vierge est une huile obtenue à partir de matières premières d'une qualité particulière par des moyens mécaniques (par exemple, pression à froid, centrifugation).

L'huile raffinée est une huile obtenue par pression et/ou extraction au moyen de solvants, suivie soit d'un raffinage alcalin puis d'une décoloration et d'une désodorisation, soit d'un raffinage physique.

L'huile hydrogénée est une huile obtenue par pression et/ou extraction au moyen de solvants suivie, soit d'un raffinage alcalin soit d'un raffinage physique, puis d'une décoloration éventuelle, suivi d'un séchage, d'une hydrogénation puis encore d'une décoloration et d'une désodorisation.

Seules les huiles obtenues par raffinage alcalin ou raffinage au moyen d'acide phosphorique sont utilisées dans la préparation de formes pharmaceutiques administrées par voie parentérale.

PRODUCTION

OBTENTION D'UNE HUILE BRUTE

Lorsque la plante présente une teneur élevée en huile, cette huile est généralement obtenue par pression avec chauffage suivie d'une extraction. En revanche, lorsque la teneur en huile est faible, elle est généralement obtenue par extraction directe.

Procédés mécaniques

A. Pression

Pression au moyen d'une presse à vis à haute pression. Cette opération comprend tout ou partie des étapes suivantes : nettoyage, séchage, écossage ou décorticage, broyage, cuisson et floconnage.

Le *nettoyage* permet de supprimer les substances étrangères. Le *séchage* peut s'avérer utile lorsque le degré d'humidité des graines est supérieur au degré souhaitable pour le traitement ultérieur de l'huile. Le *décorticage* permet d'obtenir une farine à teneur protéique élevée grâce à une réduction des fibres et d'abaisser le taux des impuretés présentes dans l'huile. La *cuisson* a plusieurs fonctions : elle permet d'achever la rupture des cellules huileuses, de diminuer la viscosité de l'huile, de coaguler les protéines dans la farine, d'ajuster le degré d'humidité, de stériliser les graines, de détoxifier les composés indésirables des graines (par exemple, le gossypol pour le coton) et de fixer certains phosphatides dans le tourteau pour diminuer ainsi les pertes induites par le raffinage. L'efficacité du procédé de pression est telle qu'il ne reste que 3 à 6 pour cent d'huile dans le tourteau.

Monographies générales

Pression humide au moyen d'une presse à vis. Cette presse travaille à l'aide de cages dans lesquelles sont chargées les grappes (cas du fruit du palmier) ; ces cages sont ensuite dirigées vers un stérilisateur horizontal en présence de vapeur vive et avec chauffage. Cette étape permet l'inactivation des enzymes, la séparation des fruits de la grappe, la coagulation des protéines, etc. Après passage dans un autoclave à chaud, la pulpe est envoyée sur la presse à vis. L'huile est séparée de l'eau et des impuretés par centrifugation et séchage sous vide.

Prépression suivie d'une extraction par un solvant. Les étapes de ce procédé de pression sont identiques à celles décrites ci-dessus. La prépression permet avant tout d'obtenir une excellente perméabilité du tourteau, ce qui favorisera l'extraction par le solvant. L'extraction s'effectue dans un appareil à percolation ou à immersion. L'efficacité du procédé d'extraction par le solvant est telle que le taux d'huile résiduelle dans la farine est généralement inférieur à 1 pour cent.

B. Centrifugation

La centrifugation consiste à séparer la phase huileuse de la phase aqueuse contenant l'eau, les constituants hydrosolubles et les particules solides résiduelles. Cette opération peut être effectuée à l'aide de :

- centrifugeuses auto-débourbeuses à bol ou à assiettes,
- superdécanteurs c'est-à-dire de turbines à axe horizontal, munies d'un bol cylindrique puis légèrement conique dans lequel tourne une vis continue raclant les parois du bol. Vis et bol tournent à des vitesses différentes. Les particules solides sont éliminées vers la partie conique du bol, l'huile s'écoulant à l'autre extrémité.

Extraction au moyen de solvants. Les étapes indiquées ci-après précèdent l'extraction : afin de désolidariser la cosse de la graine et de permettre à l'humidité contenue dans les graines de parvenir à un équilibre, ces dernières sont maintenues pendant une semaine environ à une température inférieure à 24 °C. Elles sont ensuite nettoyées, broyées, écossées (décortiquées) et transformées en flocons. Le solvant le plus couramment utilisé est un mélange composé principalement de *n*-hexane et de méthylpentanes (Eb : 65-70 °C) appelé communément « hexane ». En raison du risque majeur que présente ce mélange (inflammabilité et explosion), on peut également utiliser des gaz liquéfiés et supercritiques.

RAFFINAGE

Le raffinage a pour objectif de supprimer les impuretés et les agents de contamination de l'huile, tout en préservant autant que possible les triglycérides et en réduisant la perte d'huile. La teneur en substances indiquées ci-après est par conséquent réduite :

- acides gras libres qui peuvent détériorer l'huile par oxydation, provoquer un goût fumé en cas de chauffage et une saveur piquante (par raffinage alcalin),
- eau qui favorise les réactions d'hydrolyse enzymatique (par raffinage alcalin, séchage),
- glycérides partiels qui peuvent engendrer une émulsion et un goût amer (par neutralisation, lavage),
- phosphatides et composés phosphorés qui présentent des propriétés émulsifiantes, peuvent induire des dépôts, un noircissement de l'huile en cas de chauffage, un aspect trouble et une mauvaise stabilité organoleptique (par raffinage alcalin),
- colorants tels que chlorophylle (par raffinage alcalin), caroténoïdes (par décoloration),
- glycolipides qui peuvent former des solutions colloïdales lorsqu'ils sont mélangés à l'eau,
- hydrocarbures libres, paraffine, cires et substances résineuses,
- métaux (Fe, Cu, Pb, Sn, Pt, Pd, etc.) qui sont de puissants catalyseurs d'oxydation,
- pigments tels que le gossypol (dans l'huile de coton) ou mycotoxines telles que l'aflatoxine (principalement dans l'huile d'arachide),
- pesticides,
- produits d'oxydation : aldéhydes, peroxydes,
- protéines qui peuvent induire des réactions allergiques,
- insaponifiable : lignines, stérols, tocophérols et autres vitamines,
- hydrocarbures aromatiques polycycliques.

Procédé alcalin. Ce procédé comprend les étapes suivantes : dégommage, neutralisation au moyen de bases, lavage et séchage.

Dégommage. Au cours de cette étape de raffinage, à savoir un traitement à base d'eau et/ou d'acide phosphorique et/ou de chlorure de sodium, les phosphatides, les composés phosphorés et les métaux sont éliminés. Cette étape dépend de la nature de l'huile.

Neutralisation au moyen de bases. Cette étape a pour objectif de ramener la teneur en acides gras libres à un taux inférieur à 0,1 pour cent. Les acides gras sont convertis en savons insolubles dans l'huile, également appelés pâtes de neutralisation. Par ailleurs, d'autres substances peuvent être éliminées par adsorption sur ces savons, en l'occurrence des mucilages, des phosphatides, des produits d'oxydation, des colorants, etc. Toute substance qui devient insoluble dans l'huile lors de l'hydratation est supprimée. La neutralisation au moyen de bases présente l'inconvénient de saponifier une partie de l'huile neutre si l'opération n'est pas correctement effectuée.

Lavage. Cette opération permet d'éliminer, au moyen d'eau chaude, l'excédent de savon et de bases ainsi que les résidus de métaux, les phosphatides et autres impuretés présentes à l'état de traces.

Séchage. Avant de passer à une autre étape, telle que la décoloration par exemple, il convient d'éliminer sous vide l'eau résiduelle.

Procédé physique. Le procédé physique consiste en un traitement à la vapeur, dans des conditions de vide poussé et à une température supérieure à 235 °C. Cette technique doit être utilisée pour des huiles dont la teneur en phosphatides et en métaux est naturellement faible (huile de palme, de coco et d'olive) ou dont les phosphatides et les métaux ont été éliminés par traitement acide à base d'acide phosphorique concentré, suivi d'un traitement par adsorption à base de terres décolorantes activées (huile de tournesol, de colza, de soja). Cette technique ne peut être appliquée à des huiles sensibles à la chaleur (huile de coton) car elles noircissent.

Décoloration. La méthode de décoloration traditionnelle correspond à une adsorption au moyen de terres décolorantes (naturelle ou activée) ou de charbon (activé ou non) de l'huile qui est généralement chauffée à 90 °C pendant 30 min sous vide. Des adsorbants de silice synthétique peuvent également y être ajoutés. Les substances telles que les caroténoïdes ou la chlorophylle, qui subsistent à l'état de traces après le raffinage, sont éliminées au cours de la décoloration.

Désodorisation. L'étape de désodorisation permet d'éliminer les flaveurs, les substances volatiles et les solvants d'extraction résiduels. Elle consiste à injecter de la vapeur sèche dans l'huile maintenue sous vide et à température élevée. Les températures varient en fonction de l'huile : 200 °C à 235 °C pendant 1 h 30 min à 3 h ou plus de 240 °C pendant 30 min.

L'une des principales réactions secondaires de cette étape réside dans la décoloration thermique due à la destruction des caroténoïdes lorsque la température est supérieure à 150 °C. Cette technique implique la perte des substances qui peuvent être distillées (acides gras libres, stérols, tocophérols, partie de l'huile raffinée) et peut induire une isomérisation *cis-trans* des doubles liaisons des acides gras insaturés.

DÉCIRAGE

Le décirage (ou winterisation, ou frigélisation) consiste en une élimination des substances solides et des cires par filtration à basse température. Ces substances solides et cires peuvent modifier l'aspect de l'huile et provoquer des dépôts.

HYDROGÉNATION

L'hydrogénation de l'huile séchée et/ou décolorée s'effectue au moyen d'un catalyseur (par exemple, Ni, Pt, Pd), à une température située entre 100 °C et 200 °C environ, sous pression d'hydrogène. Le catalyseur est ensuite supprimé par filtration à 90 °C. L'hydrogène doit être pur : exempt de poisons de catalyseur, exempt d'eau, à faible teneur en dioxyde de carbone, de méthane et d'azote. De petites quantités d'acides gras *trans* ou de polymères peuvent être obtenus.

PURIFICATION CHROMATOGRAPHIQUE

En cas d'applications requérant un degré de pureté élevé, telles que l'usage parentéral, l'huile peut être purifiée moyennant un passage à travers une colonne remplie de terres activées. L'utilisation d'un solvant peut, dans certains cas, améliorer l'efficacité de cette opération. Les molécules à forte polarité telles que les substances oxydées, les acides, les alcools, les glycérides partiels et les stérols libres sont éliminées en priorité.

Lorsque l'huile est utilisée dans la préparation de formes pharmaceutiques administrées par voie parentérale, les limites fixées pour l'indice d'acide, l'indice de peroxyde et la teneur en eau dans la monographie peuvent être différentes.

ÉTIQUETAGE

L'étiquette indique :

- dans les cas appropriés, que l'huile est obtenue par pression ou extraction,
- dans les cas appropriés, que l'huile convient à la préparation de formes pharmaceutiques administrées par voie parentérale,
- le nom et la concentration de tout antioxydant éventuellement ajouté.

01/2002:0084

IMMUNOSÉRUMS POUR USAGE HUMAIN

Immunosera ad usum humanum

DÉFINITION

Les immunosérums pour usage humain sont des préparations purifiées obtenues à partir de sérum d'animaux immunisés, renfermant des immunoglobulines douées du pouvoir de neutraliser spécifiquement des venins ou des toxines formées par les bactéries, ou de se fixer spécifiquement sur des bactéries, des virus ou d'autres antigènes.

PRODUCTION

Les immunosérums sont obtenus à partir d'animaux sains immunisés par injection de toxines ou d'anatoxines appropriées, de venins, de suspensions de microorganismes ou d'autres antigènes. Les animaux ne doivent pas être traités par la pénicilline au cours de l'immunisation. Les globulines contenant les substances immunisantes peuvent être obtenues à partir du sérum par traitement enzymatique et précipitation fractionnée ou par d'autres méthodes chimiques ou physiques.

Un agent antimicrobien approprié peut être ajouté. Cette addition est obligatoire lorsque la préparation est délivrée en récipients multidoses. Le produit stérile final est réparti aseptiquement dans des récipients stériles qui sont alors hermétiquement fermés, de façon à exclure toute possibilité de contamination.

Le produit peut être cryodesséché. La méthode de cryodessiccation utilisée permet d'obtenir un produit dont la teneur en eau n'est pas supérieure à 1,0 pour cent *m/m*.

Les immunosérums préparés par traitement enzymatique et précipitation fractionnée présentent une stabilité maximale à un pH voisin de 6. La méthode de préparation permet d'obtenir un produit qui, à ce pH, ne perd pas plus de 5 pour cent de son activité par an s'il est conservé à 20 °C et pas plus de 20 pour cent par an s'il est conservé à 37 °C.

Le procédé de production fait l'objet d'une validation permettant de démontrer que le produit satisferait à l'essai de toxicité anormale des immunosérums et vaccins pour usage humain (*2.6.9*), s'il lui était appliqué.

CARACTÈRES

Les immunosérums sont des liquides limpides, presque incolores ou très faiblement jaunes. Les immunosérums cryodesséchés se présentent sous forme de pellicules ou de poudres blanches ou jaune pâle, facilement solubles dans l'eau, donnant des solutions incolores ou jaune pâle. Celles-ci présentent les caractères des préparations liquides correspondantes.

ESSAI

Les essais suivants s'appliquent aux immunosérums liquides et aux immunosérums cryodesséchés reconstitués.

Détermination du pH (*2.2.3*). Le pH des immunosérums est de 6,0 à 7,0.

Protéines étrangères. Les protéines des immunosérums, précipitées par les antisérums spécifiques, sont exclusivement celles de l'espèce animale déclarée.

Protéines totales. Déterminez l'azote après minéralisation par l'acide sulfurique (*2.5.9*) et multipliez le résultat obtenu par le facteur 6,25. Les immunosérums contiennent au maximum 170 g/l de protéines totales.

Albumine. Sauf indication contraire dans la monographie, les immunosérums examinés par électrophorèse ne contiennent éventuellement de l'albumine qu'à l'état de traces.

Phénol (*2.5.15*). Si le phénol est utilisé, sa concentration n'est pas supérieure à 2,5 g/l.

Stérilité (*2.6.1*). Les immunosérums satisfont à l'essai de stérilité.

ACTIVITÉ

Effectuez un titrage biologique d'après l'indication de la monographie et exprimez le résultat en Unités Internationales par millilitre, quand elles existent.

Monographies générales

CONSERVATION

A une température de 5 ± 3 °C. Les préparations liquides ne doivent pas être congelées.

Date de péremption. La date de péremption est calculée à partir du début de l'essai d'activité. Elle s'applique aux immunosérums conservés dans les conditions prescrites.

ÉTIQUETAGE

L'étiquette indique :

- le nom de la préparation,
- le nombre d'Unités Internationales par millilitre, lorsqu'elles existent,
- le numéro du lot ou autre référence,
- la voie d'administration,
- les conditions de conservation,
- la date de péremption, sauf dans le cas des récipients de 1 ml ou moins, conditionnés en emballage unitaire. La date de péremption peut alors être omise sur l'étiquette du récipient, à condition qu'elle figure sur celle de l'emballage extérieur, accompagnée de l'indication que le récipient doit rester dans l'emballage jusqu'au moment de l'utilisation,
- le nom de l'espèce animale d'origine,
- le nom et la quantité de tout agent antimicrobien et de toute autre substance ajoutés à l'immunosérum,
- la mention des substances susceptibles de provoquer des réactions secondaires, des contre-indications pour l'utilisation de l'immunosérum,
- dans le cas des immunosérums cryodesséchés :
  - le nom ou la composition et la quantité du liquide à ajouter,
  - la mention « à utiliser immédiatement après reconstitution »,
- le nom et l'adresse du fabricant.

01/2002:0030

IMMUNOSÉRUMS POUR USAGE VÉTÉRINAIRE

Immunosera ad usum veterinarium

DÉFINITION

Les immunosérums pour usage vétérinaire sont des préparations renfermant des immunoglobulines douées du pouvoir de neutraliser spécifiquement les toxines formées ou de se fixer spécifiquement sur les antigènes utilisés pour leur préparation. Ils peuvent être bruts ou purifiés.

PRODUCTION

Les immunosérums sont obtenus à partir de sérum d'animaux sains, immunisés par injections de toxines ou d'anatoxines, de venins de serpents, de virus, de suspensions de microorganismes ou d'autres antigènes appropriés. Si l'animal est traité par une pénicilline pendant l'immunisation, il ne doit pas être saigné au cours des 8 jours qui suivent la dernière administration d'antibiotique. Un ou plusieurs agents antimicrobiens appropriés peuvent être ajoutés ; cette addition est obligatoire lorsque la préparation est délivrée en récipients multidoses.

En ce qui concerne les immunosérums purifiés, les globulines contenant les substances immunisantes peuvent être obtenues à partir de l'immunosérum brut par traitement enzymatique et précipitation fractionnée, ou par d'autres méthodes physiques ou chimiques. Les immunosérums purifiés ont une stabilité maximale à un pH voisin de 6.

CARACTÈRES

Les immunosérums se présentent sous la forme de liquides dont la couleur varie en fonction de la méthode de préparation. Ils sont répartis aseptiquement dans des récipients stériles, qui sont ensuite fermés. Lorsqu'ils sont desséchés, ils se présentent sous la forme d'une masse friable ou d'une poudre soluble dans l'eau.

ESSAI

Les essais suivants s'appliquent aux immunosérums liquides et aux immunosérums cryodesséchés reconstitués.

Détermination du pH (*2.2.3*). Le pH des immunosérums bruts est de 7,0 à 8,0. Celui des immunosérums purifiés est de 6,0 à 7,0.

Protéines étrangères. Les protéines des immunosérums, précipitées par les antisérums spécifiques, sont exclusivement celles de l'espèce animale déclarée comme ayant fourni l'immunosérum.

Albumine. Les immunosérums purifiés satisfont également à l'essai de l'albumine. Sauf indication contraire dans la monographie, les immunosérums purifiés, examinés par électrophorèse, ne contiennent éventuellement de l'albumine qu'à l'état de traces.

Protéines totales. Dosez l'azote après minéralisation par l'acide sulfurique (*2.5.9*) et multipliez le résultat obtenu par le facteur 6,25. Les immunosérums contiennent au maximum 170 g/l de protéines totales.

Phénol (*2.5.15*). Si le phénol est utilisé, sa concentration n'est pas supérieure à 5 g/l.

Stérilité (*2.6.1*). Les immunosérums pour usage vétérinaire satisfont à l'essai de stérilité. Lorsque le volume du liquide contenu dans le récipient est supérieur à 100 ml, il est recommandé d'utiliser, si possible, la technique de filtration sur membrane. Si cette technique est utilisée, le temps d'incubation du milieu ne doit pas être inférieur à 14 jours. Lorsque la technique de filtration sur membrane ne peut être appliquée, la méthode d'inoculation directe peut être utilisée. Lorsque la quantité d'un liquide dans chaque récipient est de 20 ml ou plus, la quantité minimale à utiliser pour chaque milieu correspond à 10 pour cent du contenu, mais n'est pas supérieure à 5 ml.

Le nombre approprié d'unités à examiner (*2.6.1*) représente 1 pour cent du lot avec un minimum de 4 et un maximum de 10.

ACTIVITÉ

Effectuez le titrage d'après les indications de la monographie et exprimez le résultat en Unités Internationales par millilitre, lorsqu'elles existent.

CONSERVATION

A l'abri de la lumière et à une température de 5 ± 3 °C. Les préparations liquides ne doivent pas être congelées.

Date de péremption. La date de péremption est calculée à partir du début de l'essai d'activité. Elle s'applique aux immunosérums conservés dans les conditions prescrites.

ÉTIQUETAGE

L'étiquette indique :

- le nom de la préparation,
- la mention : « pour usage vétérinaire »,
- le nombre d'Unités Internationales par millilitre lorsqu'elles existent,

- le numéro ou autre référence du lot,
- les conditions de conservation,
- la date de péremption,
- l'espèce animale à laquelle l'immunosérum est destiné,
- le nom de l'espèce animale d'origine,
- le nom et la quantité de tout agent antimicrobien ou de toute substance ajoutés à l'immunosérum,
- la mention des substances susceptibles de provoquer des réactions secondaires,
- les contre-indications pour l'utilisation de l'immunosérum,
- dans le cas des immunosérums cryodesséchés :
  - le nom ou la composition et la quantité du liquide à ajouter,
  - la mention : « à utiliser immédiatement après reconstitution »,
- les doses recommandées pour les différentes espèces,
- le nom et l'adresse du fabricant.

01/2002:1435

PLANTES POUR TISANES

Plantae ad ptisanam

DÉFINITION

Les plantes pour tisanes sont constituées exclusivement d'une ou plusieurs drogues végétales destinées à des préparations aqueuses buvables par décoction, infusion ou macération. La préparation est réalisée au moment de l'emploi.

Les plantes pour tisanes sont le plus souvent présentées en vrac ou en sachet-dose.

Les drogues végétales utilisées satisfont aux monographies appropriées individuelles de la Pharmacopée Européenne ou en leur absence à la monographie générale *Drogues végétales (1433)*.

Les recommandations sur la qualité microbiologique des plantes pour tisanes (*5.1.4. – Catégorie 4*) prennent en compte le mode de préparation préconisé (intervention d'eau bouillante ou non).

IDENTIFICATION

L'identité des drogues végétales présentes dans les plantes pour tisanes est vérifiée par des examens botaniques.

ESSAI

La proportion des drogues végétales présentes dans les plantes pour tisanes est vérifiée par des méthodes appropriées.

Les plantes pour tisanes présentées en sachet-dose satisfont à l'essai suivant.

Uniformité de masse. Déterminez la masse moyenne de 20 unités prélevées au hasard en procédant de la façon suivante : pesez un sachet-dose pour tisane plein ; ouvrez-le sans perdre de fragments. Videz-le complètement en vous aidant d'un pinceau. Pesez le sachet vide et calculez la masse du contenu par différence. Répétez l'opération sur les 19 autres sachets-doses. Sauf exception justifiée, la masse individuelle du contenu de 2 au plus des 20 unités peut s'écarter de la masse moyenne du contenu d'un pourcentage plus élevé que celui qui est indiqué dans le tableau ci-dessous, et la masse du contenu d'aucune unité ne peut s'écarter de plus du double de ce pourcentage.

Masse moyenne	**Ecarts limites en pourcentage de la masse moyenne**
moins de 1,5 g	15 pour cent
1,5 g à 2,0 g inclus	10 pour cent
plus de 2,0 g	7,5 pour cent

CONSERVATION

A l'abri de la lumière.

01/2002:1434

PRÉPARATIONS À BASE DE DROGUES VÉGÉTALES

Plantae medicinales praeparatore

DÉFINITION

Les préparations à base de drogues végétales sont obtenues en soumettant les drogues végétales à des traitements tels que extraction, distillation, expression, fractionnement, purification, concentration ou fermentation. Ce sont notamment des drogues végétales finement divisées ou pulvérisées, des teintures, des extraits, des huiles essentielles, des jus d'expression et des exsudats ayant subi un traitement.

Les plantes pour tisane satisfont à la monographie *Plantes pour tisanes (1435)*.

Les préparations instantanées pour tisane sont constituées de poudre ou granulés d'une ou plusieurs préparation(s) à base de drogues végétales destinés à la préparation extemporanée d'une solution buvable.

01/2002:0125

PRÉPARATIONS RADIOPHARMACEUTIQUES

Radiopharmaceutica

DÉFINITION

Dans le cadre de la présente monographie générale, sont considérées comme préparations radiopharmaceutiques :

- médicament radiopharmaceutique : tout médicament qui, lorsqu'il est prêt à l'emploi, contient un ou plusieurs radionucléides (isotopes radioactifs), incorporés à des fins médicales,
- générateur radionucléidique : tout système contenant un radionucléide parent déterminé servant à la production d'un radionucléide de filiation, obtenu par élution ou par toute autre méthode et utilisé dans un médicament radiopharmaceutique,
- trousse pour préparation radiopharmaceutique : toute préparation qui doit être reconstituée et/ou combinée avec des radionucléides dans le produit radiopharmaceutique final, généralement avant son administration,
- précurseur radiopharmaceutique : tout autre radionucléide produit pour le marquage d'une autre substance, avant administration.

Un nucléide est une espèce atomique caractérisée par le nombre de protons et de neutrons contenus dans son noyau (donc par son numéro atomique Z et son nombre de masse A) ainsi que par son état énergétique. Les isotopes d'un élément sont des nucléides ayant le même numéro atomique mais des nombres de masse différents. Les nucléides qui sont constitués d'un arrangement instable de protons

Monographies générales

et de neutrons se transforment spontanément, avec une probabilité statistique constante, en une autre combinaison, stable ou instable, de protons et de neutrons. Ces nucléides sont dits radioactifs et sont appelés radionucléides. Le nucléide instable initial est appelé radionucléide parent et celui auquel il donne naissance, nucléide de filiation.

La décroissance ou transformation radioactive peut s'effectuer par émission de particules chargées, capture d'électrons (CE) ou transition isomérique (TI). Les particules chargées émises par le noyau peuvent être des particules alpha (noyau d'hélium, nombre de masse 4) ou bêta de charge négative (appelés « électrons » en général) ou positive, (appelés « positons » en général). L'émission par le noyau de particules chargées peut s'accompagner d'une émission de rayonnements gamma. Des rayonnements gamma sont également émis au cours des transitions isomériques. Ces émissions de rayonnements gamma peuvent être partiellement remplacées par l'éjection d'électrons dits électrons de conversion interne. Ce phénomène, de même que celui de la capture d'électrons, entraîne une émission secondaire de rayons X (due à la réorganisation des électrons dans l'atome). Enfin, cette émission secondaire peut à son tour être partiellement substituée par l'éjection d'électrons dits électrons Auger. Les radionucléides présentant un déficit en neutrons peuvent se désintégrer en émettant des positons ; ils sont appelés émetteurs de positons. Les positons s'annihilent au contact des électrons, et ce processus s'accompagne généralement de l'émission de deux photons gamma émis à 180° l'un de l'autre, avec une énergie de 511 keV (rayonnement d'annihilation).

La décroissance d'un radionucléide est régie par les lois de la probabilité, avec une constante de désintégration caractéristique, et suit une loi exponentielle. Le temps nécessaire pour qu'une quantité donnée du radionucléide ait décru jusqu'à la moitié de sa valeur initiale est appelé période ou demi-vie ($T_{1/2}$).

Le pouvoir pénétrant des différents rayonnements varie considérablement selon leur nature et leur énergie. Les particules alpha sont totalement absorbées dans la matière sur une épaisseur de quelques micromètres à quelques dizaines de micromètres. Les particules bêta sont totalement absorbées dans la matière sur une épaisseur de quelques millimètres à quelques centimètres. Les rayonnements gamma sont atténués, mais jamais totalement absorbés (il faut par exemple plusieurs centimètres de plomb pour obtenir une diminution d'un facteur 10). Pour la plupart des substances absorbantes : plus la substance absorbante est dense, plus le parcours des particules alpha et bêta est court et l'atténuation des rayonnements gamma importante.

Chaque radionucléide est caractérisé par une période invariable, exprimée en unités de temps, et par la nature et l'énergie de son (ses) rayonnement(s). Cette énergie est exprimée en électronvolts (eV), kiloélectronvolts (keV) ou mégaélectronvolts (MeV).

En général l'expression « radioactivité » est utilisée pour décrire le phénomène de décroissance radioactive et pour décrire la quantité physique (activité) de ce phénomène. La radioactivité d'une préparation est le nombre de désintégrations ou transformations nucléaires se produisant dans cette préparation par unité de temps.

Dans le Système International d'unités (SI), la radioactivité est exprimée en becquerel (Bq), un becquerel correspondant à 1 transformation nucléaire par seconde. La mesure absolue de la radioactivité ne peut être effectuée que dans un laboratoire spécialisé, mais l'identification et la mesure du rayonnement peuvent être réalisées de façon relative, par comparaison à des préparations étalons fournies par des laboratoires agréés par les autorités compétentes.

Pureté radionucléidique : pour un radionucléide donné, rapport, exprimé en pourcentage, de la radioactivité attribuable à ce radionucléide à la radioactivité totale de la préparation radiopharmaceutique. La liste des impuretés radionucléidiques à considérer est donnée dans chaque monographie spécifique, avec les limites correspondantes.

Pureté radiochimique : pour un radionucléide donné, rapport, exprimé en pourcentage, de la radioactivité attribuable à la forme chimique indiquée à la radioactivité totale attribuable à ce radionucléide dans la préparation radiopharmaceutique. La liste des impuretés radiochimiques à considérer est donnée dans chaque monographie spécifique, avec les limites correspondantes.

Pureté chimique : dans les monographies sur les préparations radiopharmaceutiques la pureté chimique exigée est fixée par spécification de limites pour les impuretés chimiques.

Entraîneur isotopique : isotope stable de l'élément considéré, qui se trouve présent dans la préparation radioactive ou lui est ajouté sous la même forme chimique que le radionucléide.

Radioactivité spécifique : radioactivité d'un radionucléide par unité de masse de l'élément ou de la forme chimique considérée.

Concentration radioactive : radioactivité d'un nucléide par unité de volume.

Radioactivité totale : radioactivité d'un nucléide par unité (flacon, capsule, ampoule, générateur, etc).

Matière première : tout constituant utilisé pour la production d'une préparation radiopharmaceutique.

Durée de validité : durée pendant laquelle la conformité à toutes les spécifications de la monographie est exigée. La mention « Date de péremption : ... (date et, si nécessaire, temps) » doit être clairement indiquée.

PRODUCTION

Chaque monographie de préparation radiopharmaceutique décrit de façon aussi précise que possible la méthode de production utilisée pour obtenir le radionucléide. Celui-ci peut être présent dans la préparation radiopharmaceutique sous différentes formes :

- élément sous forme atomique ou moléculaire ; exemples : [^{133}Xe], [^{15}O]O_2,
- sous forme d'ion ; exemples : [^{131}I]iodure, [^{99m}Tc]pertechnétate,
- sous forme associée ou liée à une molécule organique, par chélation (exemple : oxine[^{111}In]) ou liaison covalente (exemple : 2-[^{18}F]fluoro-2-désoxy-D-glucose).

Il existe en pratique différents procédés permettant de produire des radionucléides qui seront utilisés dans des préparations radiopharmaceutiques ou comme préparations radiopharmaceutiques :

- bombardement neutronique de matières cibles (généralement dans des réacteurs nucléaires),
- bombardement de matières cibles par des particules chargées (dans des accélérateurs tels que cyclotrons),
- fission nucléaire de nucléides lourds de matières cibles (généralement après bombardement par des neutrons ou des particules chargées),
- générateur radionucléidique.

BOMBARDEMENT PAR DES NEUTRONS OU DES PARTICULES CHARGÉES

La réaction nucléaire et sa probabilité de survenir par unité de temps dépendent de la nature et des propriétés physiques de la matière cible et de la nature, de l'énergie et de la quantité des particules incidentes.

La transformation nucléaire résultant d'un bombardement particulaire peut être figurée de la façon suivante :

noyau cible (particule incidente, particule ou rayonnement émis) noyau résultant.

Exemples : $^{58}Fe(n,\gamma)^{59}Fe$

$^{18}O(p,n)^{18}F$

Des réactions parasites peuvent s'ajouter à la réaction nucléaire souhaitée. Ces réactions dépendent de l'énergie des particules incidentes et de la pureté de la matière cible. Elles peuvent donner naissance à des impuretés radionucléidiques.

FISSION NUCLÉAIRE

Un petit nombre de nucléides ayant un nombre atomique élevé sont fissibles et la réaction la plus fréquemment utilisée est la fission de l'uranium-235 sous l'action de neutrons, dans un réacteur nucléaire. L'iode-131, le molybdène-99 et le xénon-133 peuvent être produits par fission nucléaire de l'uranium-235. Leur extraction, à partir d'un mélange de plus de 200 radionucléides, doit être contrôlée avec soin afin de limiter autant que possible les impuretés radionucléidiques.

GÉNÉRATEURS RADIONUCLÉIDIQUES

Les systèmes générateurs de radionucléides utilisent un radionucléide parent à période relativement longue, qui en général décroît en donnant un radionucléide de filiation à période plus courte.

Le radionucléide de filiation est ensuite séparé du radionucléide parent, par un procédé chimique ou physique, ce qui permet de l'utiliser même à une distance importante du site de production du générateur, malgré sa période courte.

MATIÈRES CIBLES

La composition isotopique et la pureté de la matière cible déterminent les proportions relatives du radionucléide principal et des impuretés radionucléidiques éventuelles. L'emploi de matières cibles enrichies, dans lesquelles l'abondance du nucléide cible a été artificiellement accrue, permet d'améliorer le rendement de production et la pureté du radionucléide souhaité.

La forme chimique, la pureté et l'état physique de la cible, les additifs chimiques ainsi que les conditions de bombardement et l'environnement direct physique et chimique déterminent l'état chimique et la pureté chimique des radionucléides produits.

En cours de production des radionucléides et particulièrement des radionucléides ayant une vie courte, il n'est pas possible de déterminer les critères de qualité avant de poursuivre la production et la fabrication des préparations radiopharmaceutiques. Par conséquent, chaque lot de matières cibles devra être testé dans un essai de production avant d'être utilisé en routine dans la production du radionucléide considéré et dans la fabrication des préparations radiopharmaceutiques. De cette façon, il sera vérifié que la cible utilisée dans des conditions bien déterminées permet de produire le radionucléide considéré avec les spécifications de qualité et de quantité souhaitées.

Les matières cibles sont contenues dans un récipient sous forme gazeuse, liquide ou solide, pour être irradiées par un faisceau de particules. En cas de bombardement neutronique, l'emploi d'ampoules de quartz ou de récipients en aluminium ou titanium de haute pureté est courant. Il est indispensable de vérifier l'absence de risques d'interaction entre le récipient et son contenu dans les conditions d'irradiation (température, pression, temps).

Pour le bombardement par des particules chargées, on utilise généralement un récipient en aluminium ou autre métal, comportant des orifices d'entrée et de sortie et une enveloppe de refroidissement ainsi que, généralement, une fenêtre cible constituée d'une feuille métallique mince. La nature et l'épaisseur de la fenêtre ont une influence déterminante sur le rendement de la réaction nucléaire, et peuvent également affecter la pureté radionucléidique.

La description du procédé de production doit clairement spécifier les aspects suivants :

- nature de la matière cible,
- configuration du récipient de la matière cible,
- chargement de la matière cible dans le dispositif d'irradiation,
- méthode d'irradiation (de bombardement),
- séparation du radionucléide souhaité,

et en évaluer tous les effets sur l'efficacité de la production, en termes de qualité et de quantité du radionucléide produit.

L'état chimique du radionucléide séparé peut jouer un rôle majeur dans l'ensemble des traitements ultérieurs.

PRÉCURSEURS DE SYNTHÈSE

En règle générale, ces précurseurs ne sont pas produits à grande échelle. Certains sont synthétisés par le laboratoire de production radiopharmaceutique, d'autres sont fournis par des fabricants ou laboratoires spécialisés.

Les essais d'identification, la détermination de la pureté chimique et le dosage doivent être effectués selon des procédures validées.

Lorsque des lots de précurseurs sont acceptés sur la base des données figurant dans les certificats d'analyse, il convient d'obtenir les preuves requises pour démontrer la fiabilité et la reproductibilité des analyses effectuées par le fabricant, et il faut réaliser au moins un essai d'identification. Il est recommandé de tester le lot de précurseurs dans des essais préliminaires de production avant de l'utiliser en routine dans la fabrication de préparations radiopharmaceutiques, de façon à vérifier que ce précurseur permet d'obtenir la préparation radiopharmaceutique concernée avec ses spécifications de quantité et de qualité souhaitées pour autant que les conditions bien déterminées de production aient été respectées.

CONTRÔLE DU SYSTÈME DE PRODUCTION

Toutes les opérations, de la préparation de la cible à la distribution de la préparation radiopharmaceutique finale, doivent être décrites de façon claire et documentée, incluant leur impact sur la pureté du produit final et l'efficacité du procédé. Si possible, des contrôles en cours de production sont à effectuer à chaque étape et leurs résultats seront consignés, afin de pouvoir localiser la cause de toute anomalie par rapport à la procédure normale de production.

a) La production des préparations radiopharmaceutiques peut mettre en œuvre certains processus mécanisés et automatisés utilisés dans l'industrie pharmaceutique, sous réserve de les adapter à la spécificité de la matière première radioactive et aux exigences de la radioprotection.

b) Pour les préparations radiopharmaceutiques incluant des radionucléides à demi-vie courte (comme par exemple certains émetteurs de positons), les systèmes de production sont généralement télécommandés et la radiosynthèse automatisée. Pour les radionucléides à période très courte (moins de 20 min), le contrôle du bon fonctionnement du

Monographies générales

système de production constitue un moyen important de vérifier la qualité de la préparation radiopharmaceutique avant sa libération.

c) Chaque procédure de production doit être validée par plusieurs essais préliminaires afin de vérifier que, dans des conditions bien déterminées, elle permet d'obtenir la préparation radiopharmaceutique concernée avec ses spécifications de quantité et de qualité souhaitées.

d) La fabrication de la quantité de la préparation à administrer au patient, en médecine nucléaire, met généralement en œuvre une radioactivité limitée, à partir de préparations radiopharmaceutiques prêtes à l'emploi, de générateurs, de trousses ou de précurseurs radioactifs. Tous les facteurs susceptibles d'affecter la qualité du produit (pureté radiochimique et stérilité, par exemple) doivent être clairement identifiés, et des mesures appropriées de radioprotection doivent être prises.

IDENTIFICATION

Décroissance radioactive : la radioactivité décroît en suivant une loi exponentielle. La constante de désintégration est caractéristique pour chaque radionucléide.

La courbe de décroissance exponentielle (courbe de décroissance) est décrite par l'équation :

$$A_t = A_o e^{-\lambda t}$$

A_t = radioactivité au temps t,

A_o = radioactivité au temps $t = 0$,

λ = constante de désintégration, caractéristique du radionucléide considéré,

e = base des logarithmes népériens.

Il existe entre la période $T_{1/2}$ et la constante de désintégration λ une relation de la forme :

$$T_{1/2} = \frac{\ln 2}{\lambda} \qquad (\ln 2 \approx 0,693)$$

Un radionucléide peut être identifié par sa période et/ou par la nature et l'énergie du ou des rayonnements émis, comme prescrit dans la monographie.

Mesure de la période. La période est mesurée à l'aide d'un appareil de détection approprié, par exemple une chambre à ionisation, un compteur de Geiger-Müller, un compteur à scintillation (cristal solide, liquide) ou des détecteurs semi-conducteurs. La préparation à examiner est utilisée soit telle quelle, soit diluée, soit desséchée dans une coupelle après dilution appropriée. Dans les conditions expérimentales utilisées, la prise d'essai doit être suffisante pour permettre la détection pendant une durée supérieure à plusieurs fois la période estimée, sans toutefois être trop importante en raison du risque de pertes de comptage liées par exemple au temps mort.

La source radioactive est préparée de façon à éviter toute perte de substance en cours de manipulation. Les sources liquides (solutions) sont placées dans des flacons ou tubes scellés. Les sources solides (résidus de dessiccation contenus dans une coupelle) sont protégées par un film d'acétate de cellulose adhésif ou tout autre matériau.

Plusieurs comptages sont effectués sur la même source dans des conditions de géométrie identiques et à des intervalles de temps correspondant habituellement à une demi-période, pendant une durée totale de l'ordre de 3 périodes environ. Il convient de vérifier le bon fonctionnement de l'appareillage au moyen d'une source de longue période et, si nécessaire (voir Mesure de la radioactivité), une correction sera apportée pour tenir compte des changements du taux de comptage de cette source.

On peut établir ensuite une courbe en portant en abscisse le temps et en ordonnée le logarithme de la réponse de l'instrument (taux de comptage, par exemple). La période calculée ne s'écarte pas de plus de 5 pour cent de la valeur indiquée dans la Pharmacopée, sauf indication contraire.

Détermination de la nature et de l'énergie du rayonnement. La nature et l'énergie du rayonnement émis peuvent être déterminées par plusieurs procédés, notamment la construction d'une courbe d'atténuation et la spectrométrie. La méthode de la courbe d'atténuation peut être utilisée pour l'analyse des rayonnements d'électrons. L'identification des rayonnements gamma et des rayonnements X détectables se fait essentiellement par spectrométrie.

La méthode de la *courbe d'atténuation* est utilisée soit pour les émetteurs d'électrons purs, lorsque l'on ne dispose pas de spectromètre pour rayonnements bêta, soit pour les émetteurs bêta/gamma, lorsqu'on ne dispose pas de spectromètre pour rayonnements gamma. Cette méthode, qui repose sur l'estimation de l'énergie maximale du rayonnement bêta, ne donne que des valeurs approximatives. La source, convenablement installée de façon à assurer des conditions de géométrie constantes, est placée face à la fenêtre mince d'un compteur de Geiger-Müller ou d'un compteur proportionnel ; elle est protégée comme indiqué plus haut. On compte le nombre d'impulsions produites par la source, puis on interpose successivement entre celle-ci et le compteur, 6 écrans (au moins) en aluminium, de masse surfacique croissante jusqu'à la valeur seuil au-delà de laquelle, pour un émetteur bêta pur, l'addition d'écrans supplémentaires n'affecte plus le taux de comptage. Les écrans sont disposés de telle sorte que les conditions géométriques restent constantes. On construit alors une courbe en portant en abscisse la masse surfacique des écrans (exprimée en milligrammes par centimètre carré) et en ordonnée le logarithme du taux de comptage en présence de chacun des écrans. Une autre courbe est établie de la même manière avec une préparation étalon. Les coefficients d'atténuation massique sont calculés à partir de la partie médiane des courbes, qui est pratiquement linéaire.

Le *coefficient d'atténuation massique* μ_m, exprimé en centimètres carrés par milligramme, est fonction du spectre de l'énergie du rayonnement bêta ainsi que de la nature et des propriétés physiques de l'écran. Il permet donc d'identifier les émetteurs bêta. Il est calculé à l'aide de l'expression :

$$\mu_m = \frac{\ln A_1 - \ln A_2}{m_2 - m_1}$$

m_1 = masse surfacique de l'écran le plus léger,

m_2 = masse surfacique de l'écran le plus lourd, m_1 et m_2 étant compris dans la partie linéaire de la courbe,

A_1 = taux de comptage pour la masse surfacique m_1,

A_2 = taux de comptage pour la masse surfacique m_2.

Le coefficient d'atténuation massique μ_m ainsi calculé ne doit pas s'écarter de plus de 10 pour cent du coefficient obtenu dans des conditions identiques avec une préparation étalon du même radionucléide.

Le parcours maximal des particules bêta est un facteur additionnel qui peut-être utilisé pour la détermination de l'énergie bêta. Il est calculé à partir de la courbe décrite ci-dessus. Il représente la masse par unité de surface correspondant à l'intersection des extrapolations de la partie descendante rectilinéaire de la courbe d'atténuation et de la ligne horizontale du bruit de fond.

Des *compteurs à scintillation liquide* peuvent être utilisés pour établir le spectre de rayonnement des émetteurs α et β^- (voir « Mesure de la radioactivité »).

La *spectrométrie gamma* est utilisée pour identifier les radionucléides par l'énergie et l'intensité de leurs rayonnements gamma et X.

Les détecteurs semi-conducteurs au germanium sont ceux utilisés de préférence en spectrométrie gamma et X. Des détecteurs à l'iodure de sodium activé au thallium sont également employés, mais leur résolution en énergie est beaucoup plus faible.

Le système de détection doit être étalonné, car l'efficacité de détection est fonction de l'énergie des rayonnements gamma et X ainsi que de la forme de la source et de la distance source-détecteur. L'efficacité de détection peut être mesurée à l'aide d'une source étalonnée du radionucléide étudié ; il est également possible, pour des travaux d'ordre plus général, d'établir une courbe de l'efficacité en fonction de l'énergie des rayonnements gamma et X, à partir des résultats obtenus avec une série de sources étalonnées de divers radionucléides.

Le spectre de rayonnement d'un radionucléide émettant des rayonnements gamma et X est spécifique de ce radionucléide ; il est caractérisé par l'énergie et le nombre des photons produits lors de transitions d'un niveau d'énergie bien déterminé vers un autre niveau d'énergie du noyau. Cette propriété contribue à l'identification et l'évaluation quantitative des radionucléides présents dans une source. Elle permet l'estimation du degré de pureté radionucléidique grâce à la détection des pics autres que ceux qui sont attendus.

La spectrométrie gamma permet de vérifier la loi de décroissance de la radioactivité, car l'amplitude des pics décroît en fonction de la période. Il est donc possible de détecter la présence dans la source d'une impureté radioactive de période différente, en identifiant le ou les pics caractéristiques dont l'amplitude décroît à une vitesse différente de celle attendue pour le radionucléide considéré. La détermination de la période correspondant aux pics parasites, par des mesures répétées effectuées sur l'échantillon, aide à l'identification de l'impureté.

Le *Tableau des caractéristiques des radionucléides mentionnés dans la Pharmacopée Européenne* (*5.7*) résume les caractéristiques physiques les plus généralement reconnues des radionucléides entrant dans la composition des préparations qui font l'objet de monographies dans la Pharmacopée Européenne. Il indique en outre les caractéristiques physiques des principales impuretés potentielles de ces radionucléides.

L'expression « probabilité d'une transition » désigne la probabilité de transformation, par la transition considérée, d'un noyau se trouvant dans un état énergétique donné. Les termes « intensité » et « abondance » sont utilisés fréquemment au lieu de « probabilité ».

L'expression « probabilité d'émission » désigne la probabilité avec laquelle un atome radioactif peut donner naissance à la particule ou au rayonnement considéré.

Qu'elle soit entendue dans un sens ou dans l'autre, l'intensité est généralement rapportée à 100 désintégrations.

MESURE DE LA RADIOACTIVITÉ

La radioactivité d'une préparation est généralement identifiée à une date et, si nécessaire, à un temps déterminé.

La mesure absolue de la radioactivité d'un échantillon donné est possible si le schéma de désintégration du radionucléide est connu mais, en pratique, l'obtention de résultats exacts exige l'application de nombreuses corrections. C'est pour cela qu'il est plus courant d'effectuer la mesure à l'aide d'une source primaire. Les sources primaires peuvent ne pas être disponibles pour les radionucléides de courte vie, par exemple pour les émetteurs de positons. Les instruments de mesure sont étalonnés en utilisant des étalons appropriés pour les radionucléides concernés. Des étalons sont disponibles auprès des laboratoires agréés par l'Autorité compétente.

Les chambres d'ionisation et les compteurs de Geiger-Müller peuvent être utilisés pour les émetteurs bêta et bêta/gamma, les compteurs à scintillation ou à semi-conducteur et les chambres d'ionisation conviennent pour les émetteurs gamma, et les émetteurs bêta de faible énergie nécessitent l'emploi d'un compteur à scintillation liquide. La détection et la quantification des émetteurs alpha requièrent un équipement spécial et une technique particulière. Il est essentiel, pour permettre la comparaison exacte des sources radioactives, d'opérer dans des conditions de mesure similaires pour les échantillons et les étalons.

Pour le comptage par scintillation liquide des émetteurs bêta de faible énergie, l'échantillon est dissous dans une solution contenant une ou plusieurs (souvent deux) substances organiques fluorescentes (scintillateurs primaire et secondaire), qui convertissent une partie de l'énergie de désintégration en photons lumineux ; ceux-ci sont détectés par un photomultiplicateur et à leur tour convertis en impulsions électriques. Dans le cas des mesures comparatives par scintillation liquide, il convient d'appliquer une correction d'atténuation lumineuse ; les mesures directes doivent être effectuées, si possible, dans des conditions similaires (volumes et types de solutions, par exemple) pour la source à examiner et la source étalon.

Toutes les mesures de radioactivité doivent être corrigées par soustraction du mouvement propre dû à la radioactivité ambiante et aux signaux parasites générés par l'équipement lui-même.

Avec certains appareillages, quand les comptages sont effectués à des niveaux d'activité élevés, il peut être nécessaire d'apporter une correction de perte par coïncidence due au temps mort du détecteur et de l'équipement électronique associé. Dans le cas d'un système de comptage ayant un temps mort τ après chaque impulsion, cette correction est de la forme :

$$N = \frac{N_{obs}}{1 - N_{obs}\tau}$$

N = taux de comptage réel par seconde,

N_{obs} = taux de comptage observé par seconde,

τ = temps mort, en secondes.

Avec certains équipements, la correction est automatique. Les corrections de perte par coïncidence doivent être apportées avant la correction du mouvement propre.

Si le temps de l'opération de mesure t_m n'est pas très court et négligeable, comparé à la période $T_{1/2}$, la désintégration pendant le temps de la mesure doit être prise en compte. Après avoir corrigé les valeurs transmises par l'instrument (taux de comptage, courant d'ionisation, etc.) pour le

Monographies générales

mouvement propre et, si nécessaire, pour des pertes dues à des effets électroniques, la désintégration durant la période de mesure est :

$$R_{corr} = \frac{R\frac{t_m \ln 2}{T_{1/2}}}{1 - \exp\left(-\frac{t_m \ln 2}{T_{1/2}}\right)}$$

R_{corr} = valeur transmise par l'instrument, tenant compte de la correction au début de la mesure individuelle,

R = valeur transmise par l'instrument avant la correction pour la décroissance, mais déjà corrigée pour le mouvement propre.

Les résultats des mesures de radioactivité présentent des variations liées principalement au caractère aléatoire de la transformation nucléaire. Il est nécessaire d'enregistrer un nombre suffisant d'impulsions pour compenser les variations du nombre de transformations par unité de temps. L'écart type étant la racine carrée du taux de comptage, 10 000 impulsions au moins sont nécessaires pour obtenir un écart type relatif inférieur ou égal à 1 pour cent (intervalle de confiance : 1 sigma).

Monographies générales

Toute indication de radioactivité est accompagnée de l'indication de la date et, si nécessaire, du temps de la mesure, avec mention du fuseau horaire de référence (GMT, CET). La radioactivité à d'autres dates ou temps peut être déterminée graphiquement ou calculée à partir de la loi exponentielle ou de tables.

La radioactivité d'une solution est exprimée par unité de volume, ce qui donne la concentration radioactive.

PURETÉ RADIONUCLÉIDIQUE

Pour établir la pureté radionucléidique d'une préparation radiopharmaceutique, il faut connaître la radioactivité (et donc l'identité) de chaque radionucléide présent. La méthode la mieux adaptée, en général, à l'étude de la pureté radionucléidique est la spectrométrie gamma. Cette méthode n'est toutefois pas absolument fiable : en effet, elle ne permet généralement pas de déceler facilement les impuretés émettrices alpha et bêta et, lorsqu'on utilise un détecteur à l'iodure de sodium, les pics dus aux impuretés émettrices gamma sont souvent masqués par le spectre du radionucléide principal.

Les monographies particulières décrivent la pureté radionucléidique requise (par exemple : le spectre de rayonnement gamma ne diffère pas de manière significative de celui d'une préparation étalon), et prescrivent parfois des limites pour certaines impuretés radionucléidiques spécifiques (par exemple : le cobalt-60 dans le cobalt-57). Ces exigences sont nécessaires, mais ne peuvent apporter à elles seules la garantie qu'une préparation est de pureté radionucléidique suffisante pour pouvoir être employée en médecine humaine. A cet effet, le fabricant doit examiner le produit de manière plus approfondie et, notamment, rechercher des impuretés à longue période dans les préparations de radionucléides à période courte, après un temps de décroissance approprié. Il peut ainsi obtenir des informations sur la qualité des méthodes de fabrication et l'efficacité des contrôles qu'il met en œuvre. Dans le cas où 2 ou plusieurs radionucléides émetteurs de positons doivent être identifiés et/ou différenciés, comme par exemple des 18F-impuretés dans des préparations 13N, la détermination de la période doit être faite en plus de la spectrométrie gamma.

Comme les radionucléides présents dans une préparation radiopharmaceutique possèdent des périodes différentes, la pureté radionucléidique varie dans le temps. Toutes les exigences concernant la pureté radionucléidique doivent être applicables pendant toute la durée de validité. Parfois il est difficile d'effectuer ces essais avant d'autoriser la libération du lot pour l'emploi lorsque la période du radionucléide dans la préparation est courte. Dans ce cas, l'essai consiste en un contrôle de qualité de la production.

PURETÉ RADIOCHIMIQUE

La pureté radiochimique est déterminée par séparation des différentes substances chimiques contenant le radionucléide considéré, puis estimation de la radioactivité associée à la substance chimique déclarée. Les impuretés radiochimiques peuvent avoir différentes origines :

- production du radionucléide,
- traitements chimiques ultérieurs,
- séparation préparative incomplète,
- altérations chimiques en cours de conservation.

Toute indication de radioactivité spécifique doit être applicable pendant toute la durée de validité.

En principe, la détermination de la pureté radiochimique peut être réalisée par toute méthode de séparation analytique. Les monographies de préparations radiopharmaceutiques peuvent par exemple utiliser des techniques de chromatographie sur papier (*2.2.26*), chromatographie sur couche mince (*2.2.27*), électrophorèse (*2.2.31*), chromatographie d'exclusion (*2.2.30*), chromatographie en phase gazeuse (*2.2.28*), chromatographie liquide (*2.2.29*). Les procédures analytiques à mettre en œuvre sont décrites dans les monographies. Certaines précautions spécifiques de radioprotection sont en outre à prendre en considération.

Dans un environnement hospitalier, la chromatographie sur couche mince et la chromatographie sur papier sont utilisées le plus souvent. Pour la chromatographie sur papier et la chromatographie sur couche mince, le volume de prise d'essai spécifié dans la monographie est déposé sur la ligne de départ, comme prescrit dans les méthodes générales. Il est préférable de ne pas diluer la préparation à examiner, mais il faut également éviter de déposer des quantités trop importantes de radioactivité sous peine de pertes de comptage (par coïncidence) lors de la mesure de la radioactivité. Compte tenu des très faibles masses de substances radioactives déposées, il est admis d'ajouter un entraîneur si la monographie le spécifie. Après développement et séchage du support, on détermine la position des surfaces radioactives soit par autoradiographie soit par mesure de la radioactivité sur toute la longueur du chromatogramme au moyen de compteurs à collimateur appropriés ou en découpant le chromatogramme en bandelettes et en effectuant un comptage sur chacune d'elles. La position des taches ou des bandes permet leur identification chimique par comparaison à des solutions des mêmes substances chimiques (non radioactives) révélées par une méthode de détection appropriée.

La radioactivité peut être mesurée par intégration à l'aide d'un enregistreur automatique ou d'un compteur numérique. Le rapport des surfaces sous les pics donne le rapport des concentrations radioactives des substances chimiques. Lorsque les chromatogrammes sont découpés, ce sont les rapports des radioactivités respectivement mesurées qui donnent le rapport des concentrations des substances chimiques radioactives.

RADIOACTIVITÉ SPÉCIFIQUE

La radioactivité spécifique est généralement calculée à partir de la concentration radioactive (radioactivité volumique) et de la concentration chimique de la substance étudiée, après avoir vérifié que la radioactivité est attribuable au seul radionucléide considéré (pureté radionucléidique) et à la seule espèce chimique considérée (pureté radiochimique).

La radioactivité spécifique varie dans le temps. Toute indication de radioactivité spécifique est accompagnée d'une indication de date et de temps, et doit être applicable pendant toute la durée de validité.

PURETÉ CHIMIQUE

La pureté chimique est déterminée par quantification des impuretés chimiques spécifiées dans la monographie.

PURETÉ ÉNANTIOMÉRIQUE

Dans certains cas, la pureté stéréoisomérique est à vérifier.

DISTRIBUTION PHYSIOLOGIQUE

Un essai de distribution physiologique est prescrit, si nécessaire, dans le cas de certaines préparations radiopharmaceutiques. L'observation, chez une espèce animale appropriée (généralement le rat ou la souris), du profil de distribution de la radioactivité dans des organes, tissus ou compartiments physiologiques spécifiés peut fournir une indication fiable sur la distribution prévisible chez l'homme, et par conséquent l'adéquation de la substance à l'usage prévu.

La description détaillée du mode opératoire et les exigences relatives à la distribution physiologique figurent dans la monographie spécifique de la préparation radiopharmaceutique.

Une distribution physiologique chez l'animal conforme aux spécifications exigées permet d'estimer que la distribution du composé radioactif aux cibles biologiques chez l'homme sera adéquate et que la distribution aux autres organes et tissus sera limitée.

En règle générale, l'essai est effectué comme suit.

La préparation à examiner est injectée à trois animaux par voie intraveineuse. Le cas échéant, la monographie spécifie l'espèce, le sexe, la souche et la masse corporelle ou l'âge des animaux. La solution injectée est la préparation radiopharmaceutique destinée à l'usage humain. Le cas échéant, les produits sont préalablement reconstitués suivant les instructions du fabricant. Dans certains cas, il peut être nécessaire de procéder à une dilution immédiatement avant l'injection.

L'administration se fait généralement par voie intraveineuse, dans les veines caudales. D'autres veines telles que les veines saphène, fémorale, jugulaire ou pénienne peuvent également être utilisées dans des cas spéciaux. Les animaux présentant des signes d'extravasation de la solution (observés au moment de l'injection ou au cours des mesures ultérieures de radioactivité tissulaire) sont éliminés de l'essai.

Immédiatement après l'injection, chaque animal est placé dans une cage séparée permettant de recueillir les excréments et d'éviter toute contamination de la surface corporelle de l'animal.

Après un intervalle de temps spécifié à compter de l'injection, les animaux sont sacrifiés par une méthode appropriée, puis disséqués. Un dosage de radioactivité est effectué sur les organes et tissus concernés, au moyen d'un instrument approprié comme décrit par ailleurs dans la présente monographie. La distribution physiologique est alors calculée, l'activité mesurée dans chacun des organes ou tissus prélevés étant exprimée en termes de pourcentage. A cet effet, la radioactivité dans un organe peut être rapportée à l'activité injectée, calculée à partir de la radioactivité mesurée dans la seringue avant et après l'injection. Pour certaines préparations radiopharmaceutiques, il peut être intéressant de déterminer le rapport radioactivité/masse en effectuant une pesée des échantillons de tissus prélevés.

Une préparation satisfait à l'essai si la distribution de radioactivité observée chez au moins deux des trois animaux répond à tous les critères spécifiés.

STÉRILITÉ

Les préparations radiopharmaceutiques administrées par voie parentérale doivent être préparées dans des conditions visant à exclure toute contamination microbienne et à garantir leur stérilité. L'essai de stérilité est effectué comme décrit dans la méthode générale (*2.6.1*). Sa réalisation présente des difficultés particulières dans le cas des préparations radiopharmaceutiques, du fait de la courte période de certains radionucléides, de la taille réduite des lots et des risques d'irradiation. Il n'est pas toujours possible d'attendre le résultat de l'essai de stérilité pour autoriser la libération du lot en question. Dans ces cas, la libération paramétrique (*5.1.1*) d'un produit fabriqué par un procédé entièrement validé est la méthode de préférence. L'essai de stérilité doit être effectué en tant que contrôle supplémentaire de la qualité de la production en cas de production aseptique.

Si la taille d'un lot d'une préparation radiopharmaceutique est limitée à un seul ou à une petite quantité d'échantillons (par exemple des préparations radiopharmaceutiques thérapeutiques ou de très courte durée de vie), l'échantillonnage du lot pour l'essai de stérilité ne peut pas être appliqué. Si la préparation radiopharmaceutique a été stérilisée par filtration et/ou produite par un procédé aseptique (*5.1.1*), la validation du procédé est essentielle.

Si la demi-vie du radionucléide est très courte (par exemple inférieure à 20 min), l'administration de la préparation au patient s'effectue généralement « en-ligne » avec un système de production validé.

Pour des raisons de sécurité (niveau élevé de radioactivité), il n'est pas possible d'utiliser pour les préparations radiopharmaceutiques les prises d'essai spécifiées dans l'essai de stérilité (*2.6.1*). La filtration sur membrane est la méthode à utiliser de préférence, afin de réduire les risques d'irradiation de l'opérateur.

Nonobstant les prescriptions relatives à l'emploi des agents antimicrobiens de la monographie *Préparations parentérales (0520)*, l'addition de tels agents aux préparations radiopharmaceutiques conditionnées en récipients multidoses n'est pas obligatoire, sauf prescription explicite dans la monographie particulière.

ENDOTOXINES BACTÉRIENNES ET PYROGÈNES

Un essai des endotoxines bactériennes est prescrit pour certaines préparations radiopharmaceutiques. L'essai est effectué comme décrit dans la méthode générale (*2.6.14*), en prenant les précautions nécessaires pour réduire les risques d'irradiation de l'opérateur.

La concentration limite en endotoxines bactériennes est spécifiée dans la monographie.

Lorsque la préparation radiopharmaceutique est source d'interférence, par inhibition ou activation, et qu'il n'est pas possible d'éliminer le(s) facteur(s) d'interférence, le recours à l'essai des pyrogènes (*2.6.8*) peut être spécifiquement prescrit.

La réalisation de ces essais avant autorisation de libération du lot est parfois difficile lorsque la période du radioélément contenu dans la préparation est brève. L'essai constitue alors un contrôle de la qualité de la production.

CONSERVATION

En récipient étanche bénéficiant d'une protection suffisante pour éviter l'irradiation du personnel par les rayonnements primaires ou secondaires et satisfaisant aux règlements nationaux et internationaux régissant le stockage des substances radioactives. Au cours de la conservation, les récipients peuvent brunir sous l'effet du rayonnement. Ce brunissement ne traduit pas nécessairement une altération de la préparation.

Les préparations radiopharmaceutiques ont une durée de validité courte, et la date de péremption doit être clairement indiquée.

ÉTIQUETAGE

L'étiquetage des préparations radiopharmaceutiques est conforme aux réglementations nationales et européennes régissant la matière.

L'étiquette du récipient primaire indique :

- le nom ou la référence de la préparation,
- le nom du fabricant,
- un numéro d'identification,
- pour les préparations liquides et gazeuses : la radioactivité totale contenue dans le récipient ou la concentration radioactive par millilitre à la date et (si nécessaire) au temps indiqué, ainsi que le volume de liquide contenu dans le récipient,
- pour les préparations solides (par exemple cryodesséchées) : la radioactivité totale à la date et (si nécessaire) au temps indiqué. La préparation est considérée liquide après la reconstitution avec une solution appropriée,
- pour les capsules : la radioactivité par capsule à la date et (si nécessaire) au temps indiqué, ainsi que le nombre de capsules contenues dans le récipient.

L'étiquetage peut être adapté dans certains cas (par exemple : préparations radiopharmaceutiques contenant des radionucléides de courte durée de vie).

L'étiquette de l'emballage externe indique en outre :

- la voie d'administration,
- la durée de validité ou la date de péremption,
- le nom et la concentration de tout conservateur antimicrobien ajouté,
- le cas échéant, les conditions de conservation particulières.

01/2002:1063

PRODUITS ALLERGÈNES

Producta allergenica

DÉFINITION

Les produits allergènes sont des préparations pharmaceutiques obtenues à partir d'extraits de matières premières d'origine naturelle contenant des allergènes, qui sont des substances qui entraînent et/ou provoquent des réactions allergiques (hypersensibilité). Les composants allergéniques sont le plus souvent de nature protéique. Les produits allergènes sont destinés au diagnostic *in vivo* et/ou au traitement des maladies allergiques (hypersensibilité) attribuées à ces allergènes.

Les produits allergènes sont disponibles sous forme de produits finis, de préparations en vrac à concentrer ou à diluer avant emploi (formes sèches et solutions ou suspensions) ou de préparations finales (solutions, suspensions ou lyophilisats). Les produits allergènes destinés à l'administration par voie parentérale, bronchique ou conjonctivale sont stériles.

Les produits destinés au *diagnostic* sont habituellement, pour les épreuves cutanées, des extraits non modifiés dans une solution de glycérol à 50 pour cent *V/V*. Pour les épreuves intradermiques ou les épreuves de provocation par voie nasale, oculaire ou bronchique, des dilutions appropriées peuvent être préparées à partir d'extraits aqueux ou glycérinés, ou par reconstitution extemporanée d'extraits non modifiés lyophilisés.

Les produits destinés à l'*immunothérapie* peuvent être des extraits non modifiés ou des extraits modifiés par voie chimique et/ou par adsorption sur différents vecteurs (par exemple l'hydroxyde d'aluminium, le phosphate de calcium ou la tyrosine).

La présente monographie ne s'applique pas aux substances chimiques exclusivement utilisées pour le diagnostic des dermatites de contact, aux produits obtenus par synthèse chimique, aux allergènes obtenus par la méthode de l'ADN recombinant ; elle ne s'applique pas aux produits finis à usage nominal et elle ne s'applique pas nécessairement aux produits allergènes à usage vétérinaire.

PRODUCTION

Les produits allergènes sont obtenus à partir de matières premières allergéniques de nature très diverse. Ils sont souvent préparés sous forme de produits en vrac à diluer ou à concentrer avant emploi. Ils peuvent subir un traitement destiné à modifier ou réduire leur activité allergénique ou peuvent rester non modifiés.

MATIÈRES PREMIÈRES

Les matières premières utilisées pour la préparation de produits allergènes sont principalement des pollens, des moisissures, des acariens, des épithéliums d'animaux, des venins d'hyménoptères et certains aliments.

Elles sont caractérisées par leur origine, leur nature, la méthode de récolte ou de production utilisée et le pré-traitement appliqué ; elles sont conservées dans des conditions définies permettant de limiter les risques de détérioration.

La récolte ou la production, ainsi que les traitements appliqués aux matières premières, sont conduits de façon à garantir, autant que possible, l'uniformité qualitative et quantitative de la composition du produit d'un lot à l'autre.

Pollens. La présence dans les pollens de contaminants chimiques potentiels tels que pesticides et métaux lourds doit être minimisée. La teneur en pollens étrangers, déterminée par examen microscopique, n'est pas supérieure à 1 pour cent. La teneur en spores de moisissures, déterminée par examen microscopique, n'est pas supérieure à 1 pour cent.

Acariens et moisissures. La présence de contaminants biologiquement actifs, tels que les mycotoxines pour les moisissures, doit être minimisée et toute présence justifiée. Des précautions doivent être prises pour limiter la présence de tout constituant allergénique dans les milieux de culture des acariens ou moisissures utilisés comme matières premières. L'emploi de milieux contenant des substances d'origine animale ou humaine doit être justifié et si nécessaire, les milieux doivent faire l'objet d'un traitement approprié permettant d'inactiver ou d'éliminer tout agent pathogène transmissible.

Epithéliums d'animaux. Les épitheliums d'animaux doivent être obtenus à partir d'animaux sains, sélectionnés afin d'éviter le risque de transmission d'agents pathogènes.

Monographies générales

PROCÉDÉ DE PRODUCTION

Les produits allergènes sont généralement obtenus par extraction à partir des matières premières, et éventuellement purification, au moyen de méthodes appropriées dont il a été établi qu'elles préservent les propriétés biologiques des composants allergéniques. Les produits allergènes sont préparés dans des conditions permettant de limiter la prolifération microbienne et la dégradation enzymatique.

La purification éventuelle est destinée à réduire la teneur en composants irritants potentiels de faible masse moléculaire et/ou en d'autres composants non allergéniques.

Les produits allergènes peuvent contenir un conservateur antimicrobien approprié, dont la nature et la concentration doivent être justifiées.

Le procédé de production comprend différentes étapes.

Les extraits allergènes initiaux sont obtenus par séparation à partir de matières premières soumises à extraction.

Les produits allergènes intermédiaires sont obtenus par traitement ou modification des extraits initiaux. La modification peut être d'ordre chimique (conjugaison) ou physique (adsorption sur différents vecteurs, par exemple l'hydroxyde d'aluminium, le phosphate de calcium ou la tyrosine). Il peut également s'agir d'une inclusion dans des véhicules tels que des liposomes ou des microsphères, ou de l'addition d'autres agents biologiques actifs permettant d'améliorer l'efficacité et/ou l'innocuité. Les produits allergènes intermédiaires peuvent être lyophilisés.

Les préparations allergènes en vrac sont des solutions ou des suspensions qui ne seront plus soumises à des traitements et/ou des modifications, et sont prêtes à être diluées et/ou reparties dans les récipients définitifs.

PRÉPARATION DE RÉFÉRENCE INTERNE

Une préparation représentative appropriée est sélectionnée comme Préparation de Référence Interne (PRI), caractérisée et utilisée pour vérifier l'uniformité de la production d'un lot à l'autre. La PRI est conservée en quantités unitaires appropriées dans des conditions assurant sa stabilité, généralement sous forme cryodesséchée.

Caractérisation de la Préparation de Référence Interne. *La caractérisation des PRI peut être plus ou moins importante selon la nature de la matière première, le niveau de connaissance des composants allergéniques et la disponibilité de réactifs adéquats, ainsi que l'utilisation prévue. La PRI caractérisée est utilisée comme référence pour le contrôle des lots d'extraits allergènes initiaux ou de produits allergènes intermédiaires et, si possible, pour le contrôle des lots de préparations allergènes finales.*

La Préparation de Référence Interne (PRI) est caractérisée par la détermination de la teneur en protéines et par un profil protéique en utilisant des méthodes appropriées (telles que la focalisation isoélectrique, l'électrophorèse en gel de polyacrylamide, l'immunoélectrophorèse ou la détermination du profil de masse moléculaire). Les composants allergéniques peuvent être détectés par des méthodes appropriées (par exemple l'immunotransfert ou la radio-immunoélectrophorèse croisée). Leur caractérisation peut comprendre l'identification de certains allergènes par des techniques sérologiques ou autres, au moyen de sérums (individuel ou mélange) de patients allergiques ou d'anticorps spécifiques polyclonaux ou monoclonaux d'allergènes. Lorsque des substances allergènes de référence sont disponibles, une détermination de la teneur en allergènes individuels peut être effectuée. Les allergènes individuels sont si possible identifiés selon la nomenclature internationale reconnue.

L'activité biologique de la PRI est si possible établie par des techniques *in vivo* telles que les réactions cutanées, et exprimée en unités d'activité biologique. En cas d'impossibilité, pour certains extraits, l'activité peut être établie par des immunodosages appropriés (par exemple ceux fondés sur l'inhibition de la capacité de fixation des anticorps immunoglobulines E spécifiques), ou par des techniques quantitatives s'appliquant à un seul composant majeur.

IDENTIFICATION

L'identité est confirmée à l'étape intermédiaire ou à une autre étape adéquate, par comparaison avec le profil protéique de la PRI au moyen de méthodes appropriées (par exemple la focalisation isoélectrique, l'électrophorèse en gel de polyacrylamide en présence de dodécylsulfate de sodium ou l'immunoélectrophorèse).

ESSAI

Divers essais biochimiques et immunologiques ont été développés pour la caractérisation qualitative et quantitative des allergènes. Cependant, certaines de ces méthodes ne sont pas applicables à tous les produits dans l'état actuel des techniques, notamment pour la détermination de l'activité et du profil allergéniques, en raison du niveau de connaissance insuffisant des composants allergéniques et/ou des réactifs requis. Il a donc été procédé à une classification des produits allergènes par niveau d'exigence croissant, selon la qualité et l'utilisation prévue.

Chaque fois que possible, les essais suivants sont appliqués aux préparations finales. En cas d'impossibilité, ils doivent être mis en œuvre sur les extraits à une étape aussi tardive que possible du processus de fabrication, par exemple à l'étape intermédiaire qui précède le traitement (modification, dilution, etc.) empêchant la réalisation de l'essai sur la préparation finale.

Teneur en eau (*2.5.12*). La teneur en eau des produits allergènes lyophilisés n'est pas supérieure à 5 pour cent.

Stérilité (*2.6.1*). Les produits allergènes destinés à l'administration par voies parentérale, bronchique et conjonctivale satisfont à l'essai de stérilité.

Teneur en protéines. La teneur en protéines est comprise entre 80 pour cent et 120 pour cent de la valeur déclarée pour un lot donné. Cet essai peut être omis s'il est possible de déterminer l'activité biologique.

Profil protéique. La composition protéique, déterminée par des méthodes appropriées, correspond à celle de la PRI.

Toxicité anormale (*2.6.9*). A l'exception des produits destinés aux épreuves cutanées, les produits allergènes obtenus à partir de moisissures et destinés à l'administration par voie parentérale satisfont à l'essai de toxicité anormale pour des immunosérums et vaccins pour usage humain.

Selon le produit allergène considéré, divers essais complémentaires dont certains présentent une sélectivité accrue peuvent être effectués. Dans tous les cas pour les produits allergènes à usage thérapeutique, un essai validé permettant de mesurer l'activité (activité allergénique totale, détermination d'allergènes individuels ou tout autre essai justifié) doit être mis en œuvre.

Aluminium (*2.5.13*). Pour les produits allergènes adsorbés sur hydroxyde d'aluminium ou phosphate d'aluminium la teneur en aluminium n'est pas inférieure à 80 pour cent ni supérieure à 120 pour cent de la teneur déclarée mais dans tous les cas la teneur en aluminium n'est pas supérieure à 1,25 mg d'aluminium (Al) par dose humaine sauf exception justifiée et autorisée.

Calcium (*2.5.14*). La teneur en calcium n'est pas inférieure à 80 pour cent ni supérieure à 120 pour cent de la teneur déclarée pour les produits allergènes adsorbés sur phosphate de calcium.

Profil antigénique. Les antigènes sont identifiés par des techniques appropriées au moyen d'anticorps d'origine animale spécifiques de ces antigènes.

Profil allergénique. Les composants allergéniques caractéristiques sont identifiés par des techniques appropriées au moyen d'anticorps d'origine humaine spécifiques de ces allergènes.

Activité allergénique totale. L'activité, déterminée par la méthode de l'inhibition de la capacité de fixation des anticorps immunoglobulines E spécifiques ou par une méthode *in vitro* équivalente appropriée, est comprise entre 50 pour cent et 200 pour cent de la valeur déclarée.

Allergènes individuels. La teneur en allergènes individuels, déterminée par une méthode appropriée, est comprise entre 50 pour cent et 200 pour cent de la valeur déclarée.

CONSERVATION

Les produits allergènes adsorbés ne doivent pas être congelés.

ÉTIQUETAGE

L'étiquette indique :

- l'activité biologique et/ou la teneur en protéines et/ou le rapport d'extraction,
- la voie d'administration et l'utilisation prévue,
- les conditions de conservation,
- dans les cas appropriés, le nom et la concentration du conservateur antimicrobien ajouté,
- pour les préparations lyophilisées :
  - le nom, la composition et le volume de liquide à ajouter pour la reconstitution,
  - la durée de validité après reconstitution,
- dans les cas appropriés, que la préparation est stérile,
- dans les cas appropriés, le nom et la concentration de l'adsorbant utilisé.

01/2002:1483

PRODUITS COMPORTANT UN RISQUE DE TRANSMISSION D'AGENTS D'ENCÉPHALOPATHIES SPONGIFORMES ANIMALES

Producta cum possibili transmissione vectorium enkephalopathiarum spongiformium animalium

DÉFINITION

Les produits comportant un risque de transmission d'agents d'encéphalopathies spongiformes animales sont issus de tissus ou de sécrétions d'animaux réceptifs aux encéphalopathies spongiformes transmissibles autrement que par épreuve expérimentale. Cette monographie s'applique à toutes les substances ou préparations obtenues à partir de ces animaux ainsi qu'à toutes les substances ou préparations pour lesquelles des produits obtenus à partir de ces animaux sont utilisés en tant que substances actives ou excipients ou sont utilisés au cours de la production, par exemple comme produits de départ, matières premières ou réactifs.

PRODUCTION

La production est conforme au chapitre *Réduction du risque de transmission des agents infectieux responsables de l'encéphalopathie spongiforme animale par les médicaments* (*5.2.8*).

01/2002:1468

PRODUITS DE FERMENTATION

Producta ab fermentatione

La présente monographie s'applique aux produits indirects de l'expression génétique obtenus par fermentation. Elle ne s'applique pas :

- *aux monographies de la Pharmacopée relatives aux vaccins à usage humain ou vétérinaire ;*
- *aux produits obtenus au moyen de lignées cellulaires continues d'origine humaine ou animale ;*
- *aux produits directs de l'expression génétique résultant de la transcription et de la traduction des acides nucléiques en protéines, avec ou sans modification post-traductionnelle ;*
- *aux produits obtenus par hémisynthèse à partir d'un produit de fermentation et aux produits obtenus par transformation biocatalytique ;*
- *aux milieux concentrés entiers ou aux produits bruts de fermentation.*

Cette monographie donne des spécifications générales traitant du développement et de la fabrication des produits de fermentation. Ces spécifications ne sont pas nécessairement complètes pour un cas donné et des spécifications complémentaires ou supplémentaires peuvent être imposées dans une monographie ou par l'Autorité compétente.

DÉFINITION

Dans le cadre de la présente monographie, les produits de fermentation sont définis comme des substances pharmaceutiques, actives ou inactives, obtenues par fermentation contrôlée en tant que produits indirects de l'expression génétique. Ce sont des métabolites primaires ou secondaires de microorganismes tels que des bactéries, des levures, des moisissures ou des algues unicellulaires, modifiés ou non par des techniques traditionnelles ou par la méthode dite de l'ADN recombinant (ADNr). Ces métabolites comprennent des vitamines, des acides aminés, des antibiotiques, des alcaloïdes et des polyosides.

Ils peuvent être obtenus par différents processus de fermentation (par lot ou continue) suivis de diverses étapes de traitement (extraction, concentration, purification, isolation).

PRODUCTION

La production est effectuée par un procédé qui a été validé et s'est avéré approprié. Le degré de validation requis est fonction du caractère plus ou moins critique de l'étape de production considérée.

CARACTÉRISATION DU MICROORGANISME PRODUCTEUR

L'historique du microorganisme utilisé pour la production est documenté. Le microorganisme fait l'objet d'une caractérisation adéquate. Cette caractérisation peut inclure la détermination du phénotype, la mise en œuvre de méthodes macroscopiques et microscopiques et d'essais biochimiques ainsi que, dans les cas appropriés, la détermination du génotype et des essais de génétique moléculaire.

PROCESSUS UTILISANT UN SYSTÈME DE LOT DE SEMENCE

La *banque de cellules primaires* est une suspension homogène ou un lyophilisat des cellules originelles, réparti dans des récipients individuels aux fins de conservation. La viabilité et la productivité des cellules dans les conditions de conservation choisies et leur aptitude à assurer un processus de production satisfaisant après conservation doivent être démontrées.

La multiplication de la banque de cellules primaires peut être réalisée au moyen d'un système de lot de semence utilisant une banque de cellules de travail.

La *banque de cellules de travail* est une suspension homogène ou un lyophilisat du matériel cellulaire issu de la banque de cellules primaires, réparti en quantités égales dans des récipients individuels aux fins de conservation (par exemple dans l'azote liquide).

La production peut être effectuée par lot ou en culture continue et est arrêtée dans des conditions fixées.

Tous les récipients d'une banque de cellules sont conservés dans des conditions identiques. Une fois retirés de leur lieu de conservation, les récipients individuels (ampoules, flacons ou pailles) ne sont pas réintroduits dans la banque de cellules.

PROCESSUS UTILISANT LA CROISSANCE PAR ÉTAPES EN CULTURES

Le contenu d'un des récipients constituant la banque de cellules de travail est utilisé, si nécessaire après remise en suspension, pour préparer un inoculum dans un milieu approprié. Après une période de croissance appropriée, les cultures sont utilisées pour lancer le processus de fermentation, si nécessaire après pré-culture dans un pré-fermenteur. Les conditions à appliquer à chaque étape du processus sont définies et doivent être réalisées lors de chaque cycle de production.

CONTRÔLE DES MODIFICATIONS

Si le processus de production fait l'objet d'une modification entraînant un changement significatif du profil d'impuretés du produit, les étapes critiques associées à ce changement du profil d'impuretés font l'objet d'une revalidation.

Si le microorganisme utilisé pour la production subit une modification entraînant un changement significatif du profil d'impuretés du produit, les étapes critiques du processus de production associées à ce changement, notamment les procédures de purification et d'isolation, font l'objet d'une revalidation.

La revalidation doit notamment permettre de démontrer que les nouvelles impuretés présentes dans le produit, du fait de la modification effectuée, sont adéquatement contrôlées par les procédures d'essai mises en œuvre. Des essais complémentaires ou alternatifs sont, si nécessaire, introduits avec des limites appropriées. Si la modification apportée au processus se traduit par une augmentation de la concentration d'une impureté, l'acceptabilité de cette augmentation est établie.

Lorsqu'une banque de cellules primaires est remplacée, les étapes critiques du processus de production doivent faire l'objet d'une revalidation permettant de démontrer que la qualité et l'innocuité du produit n'en sont pas affectées. Une attention particulière doit être portée aux éventuelles modifications du profil d'impuretés du produit dans le cas où un microorganisme nouveau, ou modifié, est introduit dans le processus.

MATIÈRES PREMIÈRES

Les matières premières utilisées pour la fermentation et/ou les traitements ultérieurs sont de qualité appropriée à l'usage auquel elles sont destinées. Elles font l'objet de contrôles visant à vérifier qu'elles satisfont à des spécifications écrites.

Le taux de contamination des milieux et de l'air utilisé pour l'aération doit être suffisamment faible pour garantir que, en cas de contamination microbienne, celle-ci n'affectera pas la qualité, la pureté et l'innocuité du produit. L'addition en cours de fermentation de composants tels que des éléments nutritifs, des précurseurs et des substrats est réalisée dans des conditions aseptiques.

CONTRÔLES EN COURS DE PRODUCTION

Des contrôles en cours de production sont effectués pour vérifier la stabilité des conditions dans lesquelles sont réalisés la fermentation et les traitements ultérieurs, ainsi que la qualité du produit isolé. Il y a lieu, en particulier, de vérifier que toute contamination microbienne affectant la qualité, la pureté et l'innocuité du produit sera détectée par les contrôles effectués.

Les conditions de production peuvent être surveillées par des contrôles et mesures appropriés portant par exemple, selon le cas, sur :

- la température,
- le pH,
- le taux d'aération,
- le taux d'agitation,
- la pression,

et par le suivi de la concentration du métabolite recherché.

TRAITEMENTS POST-FERMENTATION

En fin de fermentation, le microorganisme producteur est inactivé ou éliminé. D'autres traitements sont appliqués pour réduire à un niveau acceptable les résidus issus du milieu de culture et assurer l'obtention d'un produit de qualité constante.

Différents procédés de purification peuvent être employés, par exemple, le traitement au charbon actif, l'ultrafiltration, l'extraction par solvant. Il doit être démontré que le ou les procédés choisis permettent de réduire au minimum ou d'éliminer :

- les résidus des microorganismes producteurs, milieux de culture, substrats et précurseurs,
- les produits de transformation indésirables des substrats et précurseurs.

Si nécessaire, des essais appropriés sont effectués, soit comme contrôles en cours de production, soit sur le produit de fermentation isolé.

IDENTIFICATION, ESSAI ET DOSAGE

Les exigences auxquelles le produit doit satisfaire pendant toute sa durée de validité, ainsi que les méthodes d'essai spécifiques s'y rattachant, sont spécifiées dans les monographies particulières.

ÉTIQUETAGE

Voir monographies particulières.

CONSERVATION

Voir monographies particulières.

Monographies générales

01/2002:2034

SUBSTANCES POUR USAGE PHARMACEUTIQUE

Corpora ad usum pharmaceuticum

Les indications figurant dans cette monographie s'appliquent aux substances faisant l'objet de monographies spécifiques dans la Pharmacopée. L'Autorité compétente peut décider l'application de la monographie à d'autres substances.

DÉFINITION

Les substances pour usage pharmaceutique sont des substances organiques ou inorganiques, quelles qu'elles soient, utilisées en tant que substances actives ou excipients pour la production de médicaments pour usage humain ou vétérinaire. Elles peuvent être obtenues à partir de sources naturelles ou produites par extraction à partir de matières premières, par fermentation ou par synthèse.

Les substances pour usage pharmaceutique peuvent être utilisées soit en l'état soit comme matières premières dans le cadre d'une formulation pour la préparation de médicaments. Selon la formulation, certaines substances peuvent être utilisées soit comme substances actives soit comme excipients. Les substances solides peuvent faire l'objet de traitements tels que le compactage, l'enrobage, la granulation, la réduction en poudre de finesse donnée, ou autres. Le traitement avec ajout d'excipients n'est autorisé que si la rubrique Définition de la monographie de la substance en fait spécifiquement mention.

Qualités spéciales d'une substance pour usage pharmaceutique. Sauf mention contraire ou restriction explicite dans les monographies, toute substance pour usage pharmaceutique est destinée à être utilisée chez l'homme et l'animal et est de qualité appropriée à la fabrication de toutes les formes pharmaceutiques dans lesquelles elle peut être utilisée.

Polymorphisme. En règle générale, les monographies spécifiques ne traitent pas de formes cristallines ou amorphes particulières, sauf si la biodisponibilité de la substance en est affectée. Sauf indication contraire, toutes les formes d'une substance pour usage pharmaceutique satisfont aux exigences de la monographie de cette substance.

PRODUCTION

Les substances pour usage pharmaceutique sont produites par des procédés conçus pour assurer une qualité reproductible et satisfaire aux exigences des monographies ou de spécifications approuvées.

Que la monographie d'une substance pour usage pharmaceutique spécifie ou non que la substance :

- est une protéine recombinante ou une autre substance dont l'obtention découle directement d'une modification génétique, dans les cas appropriés, la substance satisfait également aux exigences de la monographie générale *Produits obtenus par la méthode dite de l'ADN recombinant (0784)* ;
- est obtenue à partir d'animaux sensibles aux encéphalopathies spongiformes transmissibles autrement que par épreuve expérimentale, dans les cas appropriés, la substance satisfait également aux exigences de la monographie générale *Produits comportant un risque de transmission d'agents d'encéphalopathies spongiformes animales (1483)* ;
- est une substance obtenue par un procédé de fermentation, indépendamment du fait que les microorganismes impliqués sont modifiés par des procédés traditionnels ou par la technologie dite de l'ADN recombinant (ADNr), dans les cas appropriés, la substance satisfait également aux exigences de la monographie générale *Produits de fermentation (1468).*

Lorsque des solvants sont utilisés en cours de production, ils sont de qualité appropriée ; en outre, leur toxicité et leur taux résiduel sont pris en considération (*5.4*). Si de l'eau est utilisée en cours de production, elle est de qualité appropriée.

Si une substance est produite ou traitée en vue d'obtentir une certaine forme ou qualité, cette forme ou qualité particulière de la substance satisfait aux exigences de la monographie. Certains essais de propriétés fonctionnelles peuvent être décrits pour contrôler des propriétés susceptibles d'affecter l'adéquation de la substance et, par suite, les propriétés des formes pharmaceutiques où elle est utilisée.

Les *substances pulvérisées* peuvent faire l'objet d'un traitement visant à obtenir un certain degré de finesse (*2.9.12*).

Les *substances compactées* font l'objet d'un traitement visant à augmenter la taille des particules ou à leur conférer une forme spécifique et/ou à accroître la masse volumique de la substance.

Les *substances actives enrobées* se composent de particules de la substance, enrobées d'un ou plusieurs excipients appropriés.

Les *substances actives granulées* sont des particules de taille et/ou forme spécifiées, produites par granulation à partir de la substance directement ou au moyen d'un ou plusieurs excipients appropriés.

Si le traitement des substances fait intervenir des excipients, ces derniers satisfont aux exigences de leur monographie respective ou, si une telle monographie n'existe pas, de la spécification approuvée.

CARACTÈRES

Les indications figurant sous la rubrique Caractères (par exemple concernant la solubilité ou une éventuelle température de décomposition) ne sont pas à interpréter de manière stricte, et ne constituent pas des exigences. Elles sont données à titre d'information.

L'existence d'un possible polymorphisme peut être signalée sous Caractères, afin d'attirer l'attention de l'utilisateur sur cette caractéristique dont il peut avoir à tenir compte lors de la formulation d'une préparation.

IDENTIFICATION

Lorsque la rubrique Identification d'une monographie comporte deux sous-rubriques intitulées *Première identification* et *Seconde identification*, le ou les essais de la *Seconde identification* peuvent être utilisés en remplacement du ou des essais de la *Première identification* à condition qu'il puisse être démontré que la substance provient bien d'un lot attesté conforme à l'ensemble des exigences de la monographie.

ESSAI

Polymorphisme. Si la nature d'une forme cristalline ou amorphe impose certaines restrictions quant à son utilisation dans des préparations, la nature de la forme cristalline ou amorphe spécifiquement considérée est identifiée, sa morphologie est convenablement contrôlée et son identité est indiquée sur l'étiquette.

Substances apparentées. Dans des substances actives, toute impureté organique présente à teneur supérieure à 0,1 pour cent doit être qualifiée et si possible identifiée, sauf si la posologie journalière de la substance active dépasse 2 g, auquel cas ce seuil de qualification est abaissé à 0,05 pour cent. Les impuretés toxiques ou pharmacologiquement actives à teneur inférieure à 0,1 pour cent peuvent être contrôlées par un essai séparé. Les impuretés non qualifiées ne doivent pas dépasser une teneur de 0,1 pour cent. Pour les substances actives exclusivement destinées à être utilisées dans des médicaments vétérinaires, le seuil de qualification est fixé à 0,5 pour cent. L'existence de ces impuretés est à signaler à partir d'une teneur de 0,1 pour cent, et leur identification est requise à partir de 0,2 pour cent. Ces exigences ne s'appliquent pas aux produits biologiques ou biotechnologiques, aux peptides, aux oligonucléotides, aux produits radiopharmaceutiques, aux produits de fermentation et produits semi-synthétiques dérivés, ou aux produits bruts d'origine animale ou végétale.

Solvants résiduels. La teneur en solvants résiduels est limitée selon les principes définis dans le chapitre général (*5.4*), par la méthode générale (*2.4.24*) ou une autre méthode appropriée.

Stérilité (*2.6.1*). Les substances pour usage pharmaceutique destinées à la préparation de formes stériles sans autre procédé approprié de stérilisation, ou présentées comme substances de qualité « stérile », satisfont à l'essai de stérilité.

Endotoxines bactériennes (*2.6.14*). Les substances pour usage pharmaceutique présentées comme substances de qualité « exempte d'endotoxines bactériennes » satisfont à l'essai des endotoxines bactériennes. La limite et la méthode d'essai à utiliser (s'il ne s'agit pas de la méthode A de gélification) sont indiquées dans la monographie de la substance. La limite est calculée selon les *Recommandations pour la réalisation de l'essai des endotoxines bactériennes* (*2.6.14*), sauf si une limite inférieure est justifiée au vu des résultats obtenus sur les lots de production, ou est exigée par l'Autorité compétente. Lorsqu'un essai des endotoxines bactériennes est prescrit, il n'est pas exigé d'essai des pyrogènes.

Pyrogènes (*2.6.8*). Les substances pour usage pharmaceutique pour lesquelles il est justifié d'utiliser l'essai des pyrogènes plutôt que celui des endotoxines bactériennes et qui sont présentées comme substances de qualité « exempte de pyrogènes », satisfont à l'essai des pyrogènes. La limite et la méthode d'essai à utiliser sont indiquées dans la monographie de la substance, ou approuvées par l'Autorité compétente. Sous réserve de validation comparative appropriée, l'essai des endotoxines bactériennes peut remplacer celui des pyrogènes.

Propriétés supplémentaires. Le contrôle de propriétés particulières (caractéristiques physiques, propriétés fonctionnelles par exemple) peut être nécessaire pour certains procédés de fabrication ou certaines formulations. Des qualités spéciales d'une substance (stérile, exempte d'endotoxines, apyrogène, ...) peuvent être produites en vue de la fabrication de préparations pour administration parentérale ou d'autres formes pharmaceutiques, et des exigences appropriées peuvent alors être spécifiées dans la monographie de la substance.

DOSAGE

Sauf exception justifiée et autorisée, les teneurs en substances pour usage pharmaceutique sont déterminées, au moyen de méthodes appropriées.

ÉTIQUETAGE

D'une manière générale, l'étiquetage est régi par des accords internationaux et par des règlements supranationaux et nationaux. Les indications figurant sous la rubrique Étiquetage ne constituent donc pas une liste exhaustive et, par ailleurs, seules sont obligatoires aux fins de la Pharmacopée, les indications d'étiquetage nécessaires pour démontrer la conformité ou non conformité à la monographie. Toute autre information est donnée à titre de recommandation. Lorsque le terme "étiquette" est employé dans la Pharmacopée, les indications, peuvent figurer sur le récipient, sur l'emballage ou sur une notice qui accompagne l'emballage, selon la décision de l'Autorité compétente.

Dans les cas appropriés, l'étiquette indique notamment, que la substance :

- est destinée à un usage spécifique,
- présente une forme cristalline distincte,
- possède un degré de finesse spécifique,
- a fait l'objet d'un compactage,
- a fait l'objet d'un enrobage,
- a fait l'objet d'une granulation,
- est stérile,
- est exempte d'endotoxines bactériennes,
- est apyrogène,
- contient des agents régulateurs d'écoulement.

Dans les cas appropriés, l'étiquette indique le degré d'hydratation, la nature de tout conservateur antimicrobien, antioxydant ou autre excipient ajouté et, lorsque la substance active a fait l'objet d'un traitement avec ajout d'excipients, les excipients utilisés et les teneurs en substance active et en excipients.

01/2002:0792

TEINTURES

Tincturae

DÉFINITION

Les teintures sont des préparations liquides, généralement obtenues à partir de matières premières végétales ou animales séchées. Pour certaines préparations, les matières à extraire peuvent subir un traitement préalable tel que l'inactivation des enzymes, le broyage ou le dégraissage.

Les teintures sont obtenues par macération, par percolation ou par d'autres procédés appropriés et validés, en utilisant de l'alcool de titre approprié. Les teintures peuvent également être préparées par dissolution ou dilution d'un extrait dans de l'alcool de titre approprié.

Les teintures sont généralement obtenues soit à partir de 1 partie de drogue et de 10 parties de solvant d'extraction, soit à partir de 1 partie de drogue et de 5 parties de solvant d'extraction. Les teintures sont généralement limpides. Au repos, les teintures peuvent présenter un léger sédiment qui est acceptable à condition que la composition de la teinture n'en soit pas modifiée de manière significative.

PRODUCTION

Production par percolation. Réduisez, si nécessaire, la drogue en morceaux de taille appropriée. Mélangez uniformément avec une partie du solvant d'extraction prescrit et laissez reposer pendant un temps approprié. Introduisez le mélange dans un percolateur et laissez le percolat s'égoutter lentement en s'assurant que la drogue soit toujours couverte par le restant du solvant d'extraction. Le marc peut être pressé et le liquide exprimé réuni avec le percolat.

Production par macération. Sauf indication contraire, réduisez la drogue en morceaux de taille appropriée, mélangez uniformément avec le solvant d'extraction prescrit et laissez reposer le mélange dans un récipient fermé, pendant un temps approprié. La drogue épuisée est séparée du liquide extractif et, le cas échéant, pressée. Dans ce cas, les 2 liquides obtenus sont réunis.

Production à partir des extraits. La teinture est préparée en dissolvant ou en diluant un extrait dans de l'alcool de titre approprié. La teneur en éthanol et en constituants ou, le cas échéant, la teneur en éthanol et en résidu sec correspond à celle des teintures obtenues par macération ou percolation.

Ajustement des constituants. Si nécessaire, l'ajustement de la teneur en constituants peut être effectué soit en ajoutant du solvant d'extraction d'un titre approprié soit en ajoutant une autre teinture obtenue à partir de la matière végétale ou animale utilisée pour la préparation.

ESSAI

Densité (*2.2.5*). Le cas échéant, la teinture satisfait aux limites prescrites dans la monographie.

Teneur en éthanol (*2.9.10*). La teneur en éthanol satisfait à celle prescrite.

Méthanol et 2-propanol (*2.9.11*). Sauf indication contraire, les teintures ne contiennent pas plus de 0,05 pour cent *V/V* de méthanol et de 2-propanol respectivement.

Résidu sec. Le cas échéant, la teinture satisfait aux limites prescrites dans la monographie. Dans une capsule à fond plat d'un diamètre de 50 mm environ et d'une hauteur de 30 mm environ, pesez rapidement 2,00 g ou introduisez 2,0 ml de teinture. Evaporez à siccité au bain-marie et desséchez à l'étuve à 100-105 °C pendant 3 h. Laissez refroidir au dessiccateur sur du *pentoxyde de diphosphore R*, puis pesez. Exprimez le résultat en pour cent *m/m* ou en grammes par litre.

CONSERVATION

A l'abri de la lumière.

ÉTIQUETAGE

L'étiquette indique :

- la drogue végétale ou animale utilisée,
- dans les cas appropriés, qu'une drogue végétale ou animale fraîche a été utilisée,
- la teneur en éthanol en pour cent *V/V* du solvant utilisé pour la préparation,
- la teneur en éthanol en pour cent *V/V* dans la teinture finale,
- soit la teneur en principe actif soit le rapport entre la matière première et le liquide d'extraction ou entre la matière première et la teinture finale.

01/2002:0153

VACCINS POUR USAGE HUMAIN

Vaccina ad usum humanum

Dans le cas d'un vaccin combiné, lorsqu'il n'existe aucune monographie pour une combinaison particulière, le vaccin est conforme à chacune des monographies pour les composants individuels, avec les modifications éventuellement approuvées par l'Autorité compétente.

DÉFINITION

Les vaccins pour usage humain sont des préparations contenant des substances antigéniques ayant la propriété de créer chez l'homme une immunité active spécifique contre l'agent infectant ou la toxine ou l'antigène élaboré par celui-ci. Il doit être démontré qu'ils possèdent une activité immunogène acceptable chez l'homme lorsqu'ils sont administrés selon le programme de vaccination préconisé.

Les vaccins pour usage humain peuvent être constitués par : des organismes inactivés par des moyens chimiques ou physiques qui maintiennent des propriétés immunogènes adéquates ; des organismes vivants de faible virulence naturelle ou qui ont été traités afin d'atténuer leur virulence tout en maintenant des propriétés immunogènes adéquates ; des antigènes extraits des organismes ou sécrétés par ceux-ci ou préparés par génie génétique ; les antigènes peuvent être utilisés dans leur état d'origine ou ils peuvent être détoxifiés par des moyens chimiques ou physiques et peuvent être sous formes d'aggrégats, de conjugats ou polymères afin d'augmenter leur pouvoir immunogène ; les antigènes ou les fractions antigéniques sont rendus inoffensifs, si nécessaire.

Certains termes employés dans les monographies des vaccins pour usage humain sont définis dans le chapitre *5.2.1*.

Les *vaccins bactériens* sont des suspensions d'opacité variable dans des liquides incolores ou sensiblement incolores. Ils peuvent être cryodesséchés. La concentration en bactéries vivantes ou inactivées est exprimée en Unités Internationales d'opacité, ou selon le cas, par dénombrement des germes dans une cellule compte-microbes ou pour les germes vivants, par culture.

Les *anatoxines bactériennes* sont préparées à partir de toxines par réduction de leur toxicité à un niveau non décelable ou par neutralisation complète de cette toxicité au moyen de méthodes physiques ou chimiques, tout en maintenant des propriétés immunogènes adéquates. Les toxines sont obtenues à partir de souches sélectionnées de microorganismes. La méthode de préparation est choisie de façon à transformer de manière irréversible la toxine en anatoxine. Les anatoxines peuvent être liquides ou cryodesséchées. Elles peuvent être purifiées et adsorbées. Les anatoxines adsorbées sont des suspensions de particules blanches ou grises, dispersées dans des liquides incolores ou jaune pâle ; elles peuvent laisser un dépôt au fond du récipient.

Les *vaccins viraux* sont préparés à partir de virus cultivés soit sur animaux ou sur œufs embryonnés, soit sur cultures cellulaires ou sur tissus appropriés, soit par la culture de cellules modifiées par génie génétique. Les vaccins viraux peuvent être d'opacité variable selon le type de préparation. Ils peuvent être colorés lorsqu'ils contiennent un indicateur de pH tel que le rouge de phénol.

PRODUCTION

Dispositions générales. Des exigences concernant la production, y compris les essais effectués en cours de fabrication figurent dans les monographies individuelles.

Dans des cas justifiés et autorisés, certains essais peuvent être omis s'il peut être démontré par d'autres moyens, par exemple des essais de validation, que le procédé de production donne de façon régulière un produit qui est conforme à l'essai.

Sauf exception justifiée et autorisée, les vaccins sont préparés selon un système de lot de semence. Les méthodes de préparation, sont conçues de façon à conserver les propriétés immunogènes adéquates, à rendre la préparation inoffensive et à prévenir la contamination par des agents étrangers.

Sauf exception justifiée et autorisée, pour la production d'un lot final de vaccin, le nombre de passages d'un virus ou le nombre de subcultures d'une bactérie à partir du lot de semence primaire n'est pas supérieur à celui utilisé pour la production du vaccin qui s'est avéré satisfaisant en ce qui concerne l'innocuité et l'efficacité, lors d'essais cliniques.

Les vaccins sont exempts, dans la mesure du possible, de substances reconnues comme ayant provoqué des réactions toxiques, des réactions allergiques ou d'autres réactions indésirables chez l'homme. Des additifs convenables, y compris des stabilisants et des adjuvants, peuvent être ajoutés pendant la préparation. La pénicilline et la streptomycine ne sont utilisées à aucun stade de la préparation ni ajoutées dans le produit final ; néanmoins, les lots de semence primaires préparés à l'aide de milieux contenant de la pénicilline ou de la streptomycine peuvent être utilisés pour la production dans des cas justifiés et autorisés.

Substrats pour la multiplication des microorganismes. Les substrats utilisés satisfont aux exigences appropriées de la Pharmacopée (par exemple, *5.2.2*, *5.2.3*) ou à défaut à celles décidées par l'Autorité compétente. L'utilisation des banques de cellules et des cultures cellulaires qui en sont issues est faite dans des conditions d'asepsie, dans un endroit où d'autres cellules ne sont pas manipulées. Il est démontré que le sérum et la trypsine utilisés dans la préparation des suspensions de cellules et des milieux sont exempts d'agents étrangers.

Lots de semence. La souche de bactérie ou de virus utilisée dans un lot de semence primaire est identifiée par des données historiques y compris des informations sur son origine et sa manipulation ultérieure. Aucun microorganisme autre que la souche de semence ne doit être présent dans un lot de semence.

Milieux de culture. Les milieux de culture sont exempts, dans la mesure du possible, de substances reconnues comme ayant provoqué des réactions toxiques, des réactions allergiques ou d'autres réactions indésirables chez l'homme ; s'il est nécessaire d'employer de tels ingrédients pendant la production, il sera démontré que la quantité présente dans le lot final est telle que la préparation est inoffensive. Du sérum animal approuvé (mais non humain) peut être utilisé dans les milieux de culture, pour la croissance cellulaire, mais le milieu final utilisé pour maintenir les cultures cellulaires en cours de multiplication virale ne contient pas de sérum animal, sauf indication contraire. Les milieux de culture cellulaire peuvent contenir un indicateur de pH, tel que le rouge de phénol, et des antibiotiques approuvés à la plus faible concentration efficace mais il est préférable d'utiliser un substrat exempt d'antibiotiques pendant la production.

Multiplication et récolte. La multiplication des cultures de semence et la récolte sont effectuées dans des conditions définies. La pureté de la récolte est vérifiée par des essais appropriés tels que définis dans la monographie individuelle.

Cellules témoins. Dans les cas de vaccins produits sur cultures cellulaires, des cellules témoins sont maintenues et examinées selon les indications de la monographie. Ces cellules représentent un contrôle valable seulement si elles sont maintenues dans des conditions qui sont rigoureusement identiques à celles utilisées pour la culture cellulaire de production, y compris l'emploi des mêmes lots de milieux et les mêmes changements de milieu.

Œufs témoins. Dans les cas de vaccins produits sur œufs, des œufs témoins, sont maintenus et examinés selon les indications de la monographie.

Purification. Dans les cas appropriés, des procédés de purification validés peuvent être utilisés.

Inactivation. Les vaccins inactivés sont préparés à l'aide d'un procédé d'inactivation validé dont l'efficacité et la régularité ont été démontrées. Lorsqu'il y a des contaminants potentiels reconnus d'une récolte, par exemple lorsque le vaccin est produit sur des œufs provenant d'un élevage sain non-EOPS, le procédé d'inactivation est également validé vis-à-vis des contaminants potentiels. Un essai d'inactivation est effectué aussitôt que possible après l'inactivation, sauf exception justifiée et autorisée.

Intermédiaires. Dans les cas appropriés, la stabilité des intermédiaires dans des conditions de conservation données est évaluée et une durée de validité est établie.

Vrac final. Le vrac final est préparé par mélange aseptique des différents ingrédients du vaccin.

Adsorbants. Les vaccins peuvent être adsorbés sur de l'hydroxyde d'aluminium, le phosphate d'aluminium, le phosphate de calcium ou d'autres adsorbants appropriés. Les adsorbants sont préparés dans des conditions particulières qui leur confèrent la forme physique et les propriétés d'adsorption appropriées.

Conservateurs antimicrobiens. Un conservateur antimicrobien approprié peut être ajouté à des vaccins stériles et inactivés. Cette addition est obligatoire lorsque la préparation est délivrée dans des récipients multidoses, sauf indication contraire. Si le vaccin contient un conservateur antimicrobien, il est démontré que celui-ci n'affecte ni l'innocuité ni l'efficacité du vaccin.

Au cours de la phase de développement, l'efficacité du conservateur antimicrobien pendant toute la durée de validité doit être démontrée à l'Autorité compétente.

L'efficacité du conservateur antimicrobien est évaluée comme il est décrit au chapitre *5.1.3.* Lorsque ni les critères A, ni les critères B ne peuvent être respectés, dans les cas justifiés les critères suivants sont appliqués aux vaccins pour usage humain : bactéries, pas d'augmentation à 24 h et 7 jours, réduction de 3 log à 14 jours, pas d'augmentation à 28 jours ; champignons, pas d'augmentation à 14 jours et 28 jours.

Lot final. Dans le cas des vaccins pour administration par voie parentérale, le lot final est préparé par répartition aseptique du vrac final dans des récipients stériles à fermeture inviolable qui sont fermés, le cas échéant après cryodessiccation, de façon à prévenir toute contamination. Dans le cas des vaccins pour administration par une voie autre que parentérale, le lot final est préparé par répartition dans des conditions appropriées du vrac final dans des récipients stériles à fermeture inviolable.

Stabilité. L'activité du lot final pendant toute la durée de validité est étudiée ; la perte d'activité dans les conditions de conservation recommandées est mesurée et une perte excessive peut indiquer que le vaccin n'est pas acceptable, même si l'activité reste supérieure au minimum acceptable.

Degré d'adsorption. Pendant le développement d'un vaccin adsorbé, l'évaluation du degré d'adsorption fait partie des études pour démontrer la régularité de la production. Une spécification du degré d'adsorption pour la libération des lots est établie en fonction des résultats trouvés pour des lots utilisés lors des essais cliniques. A partir des données de stabilité obtenues pour le vaccin, il doit être démontré que le degré d'adsorption à la fin de la période de validité ne sera pas inférieur à celui des lots utilisés pour les essais cliniques.

ESSAI

Les vaccins satisfont aux essais prescrits dans la monographie individuelle, y compris dans les cas appropriés, aux essais ci-après :

Aluminium (*2.5.13*). Lorsqu'un adsorbant à base d'aluminium a été utilisé, le vaccin contient au maximum 1,25 mg d'aluminium (Al) par dose humaine unitaire, sauf indication contraire.

Calcium (*2.5.14*). Lorsqu'un adsorbant à base calcium a été utilisé, le vaccin contient au maximum 1,3 mg de calcium (Ca) par dose humaine unitaire, sauf indication contraire.

Formaldéhyde (*2.4.18*). Lorsque le formaldéhyde a été utilisé pendant la préparation du vaccin, la concentration en formaldéhyde libre dans le lot final ne dépasse pas 0,2 g/l.

Phénol (*2.5.15*). Lorsque le phénol a été utilisé pendant la préparation du vaccin, sa concentration dans le produit final n'est pas supérieure à 2,5 g/l, sauf indication contraire.

Teneur en eau (*2.5.12*). Lorsque le vaccin est cryodesséché, la teneur en eau n'est pas supérieure à 3,0 pour cent *m/m*, sauf indication contraire.

CONSERVATION

A l'abri de la lumière. Sauf indication contraire, les vaccins sont conservés à une température de 5 ± 3 °C et les vaccins liquides et adsorbés ne doivent pas être congelés.

Date de péremption. Sauf indication contraire, la date de péremption est calculée à partir du début de l'essai d'activité ou de la détermination du titre en virus selon le cas. Elle s'applique aux vaccins conservés dans les conditions prescrites.

ÉTIQUETAGE

L'étiquette indique :

- le nom de la préparation,
- une référence qui identifie le lot final,
- la dose humaine recommandée et la voie d'administration,
- les conditions de conservation,
- la date de péremption,
- le nom du conservateur antimicrobien, le cas échéant,
- le nom des antibiotiques, adjuvants, aromatisants et stabilisants présents, le cas échéant, dans le vaccin,
- la mention des substances susceptibles de provoquer des réactions secondaires, des contre-indications pour l'utilisation du vaccin,
- dans le cas des vaccins cryodesséchés :
  - le nom ou la composition et la quantité du liquide de reconstitution à ajouter,
  - la période pendant laquelle le vaccin doit être utilisé après reconstitution.

Monographies générales

01/2002:0062

VACCINS POUR USAGE VÉTÉRINAIRE

Vaccina ad usum veterinarium

Dans le cas d'un vaccin mixte, les monographies individuelles, lorsqu'elles existent, s'appliquent aux composants du vaccin mixte, sous réserve, si nécessaire, des modifications indiquées ci-dessous (Essai, Innocuité ; Evaluation de l'innocuité des vaccins vétérinaires (5.2.6) ; Evaluation de l'efficacité des vaccins vétérinaires (5.2.7)).

DÉFINITION

Les vaccins pour usage vétérinaire sont des préparations contenant des substances antigéniques destinées à induire une immunité active spécifique contre des maladies provoquées par des bactéries, des toxines, des virus ou des parasites. Ces vaccins, vivants ou inactivés, induisent une immunité active, qui peut être transmise passivement par les anticorps d'origine maternelle, envers les agents infectieux qu'ils contiennent, et parfois également envers des organismes apparentés du point de vue antigénique. Ils peuvent contenir des microorganismes vivants ou inactivés, des parasites, des fractions antigéniques ou des substances élaborées par ces organismes et rendues inoffensives, mais ayant conservé tout ou partie de leurs propriétés antigéniques ; les vaccins peuvent également être constitués par des mélanges de ces divers composants. Des adjuvants appropriés peuvent être incorporés afin d'améliorer les propriétés immunisantes des vaccins.

Certains termes employés dans les monographies des vaccins pour usage vétérinaire sont définis dans le chapitre *5.2.1*.

VACCINS BACTÉRIENS ET ANATOXINES BACTÉRIENNES

Les vaccins et les anatoxines bactériens sont préparés à partir de cultures en milieux liquides ou solides adéquats, ou par d'autres procédés appropriés ; cette section ne s'applique pas aux vaccins bactériens préparés en cultures cellulaires ou sur animaux vivants. La souche de bactérie utilisée peut avoir été modifiée par génie génétique. L'identité, l'activité antigénique et la pureté de chaque culture bactérienne utilisée sont soigneusement contrôlées.

Les vaccins bactériens contiennent des bactéries vivantes ou inactivées, ou leurs composants antigéniques ; ce sont des préparations liquides d'opacité variable ou des préparations cryodesséchées.

Les anatoxines bactériennes sont préparées à partir de toxines, par réduction à un niveau très bas ou neutralisation complète de leur toxicité par des moyens physiques ou chimiques ; les moyens mis en oeuvre sont tels qu'ils n'altèrent pas l'activité immunisante du vaccin. Les toxines sont obtenues à partir de souches sélectionnées de microorganismes spécifiés, cultivés sur des milieux appropriés ou sont obtenues par d'autres méthodes appropriées, par exemple la synthèse chimique.

Les anatoxines peuvent être :

- liquides,
- précipitées par l'alun ou tout autre agent approprié,
- purifiées et/ou adsorbées sur du phosphate d'aluminium, de l'hydroxyde d'aluminium, du phosphate de calcium ou tout autre adsorbant spécifié dans la monographie particulière.

Les anatoxines bactériennes sont des liquides limpides ou légèrement opalescents. Les anatoxines adsorbées se présentent sous forme de suspensions ou d'émulsions. Certaines anatoxines peuvent être cryodesséchées.

Sauf indication contraire, les dispositions et exigences mentionnées ci-dessous pour les vaccins bactériens s'appliquent de la même façon aux vaccins et aux anatoxines bactériennes et aux produits contenant un mélange de cellules bactériennes et d'anatoxine.

VACCINS VIRAUX

Les vaccins viraux sont préparés par multiplication en cultures cellulaires appropriées (*5.2.4*), dans des tissus, dans des microorganismes, dans des œufs embryonnés ou, lorsqu'il n'y a aucune autre possibilité, dans un animal vivant, ou par tout autre moyen approprié. La souche de virus utilisée peut avoir été modifiée par génie génétique. Ce sont des préparations liquides ou cryodesséchées d'un ou de plusieurs virus ou de sous-unités ou peptides viraux.

Les vaccins viraux vivants sont préparés à partir de virus de virulence atténuée ou de faible virulence naturelle envers l'espèce cible.

Les vaccins inactivés sont soumis à un procédé validé d'inactivation du virus et peuvent être purifiés et concentrés.

VACCINS UTILISANT DES VECTEURS

Les vaccins utilisant des vecteurs sont des préparations liquides ou cryodesséchées d'un ou de plusieurs microorganismes vivants (bactéries ou virus), non ou peu pathogènes, dans lesquels ont été insérés un ou plusieurs gènes exprimant des antigènes qui suscitent une réponse immunitaire protectrice vis-à-vis d'autres microorganismes.

PRODUCTION

Les méthodes de préparation, qui varient selon le type de vaccin considéré, sont propres à assurer le maintien de l'intégrité et le pouvoir immunogène de l'antigène et à exclure toute contamination par des agents étrangers.

Les substances d'origine animale utilisées dans la production des vaccins pour usage vétérinaire sont conformes aux spécifications indiquées sous *5.2.5*. Les substances d'autre origine satisfont aux exigences de la Pharmacopée (lorsqu'une monographie correspondante existe) et sont préparées de manière à éviter la contamination du vaccin par des organismes vivants ou des toxines.

SUBSTRATS DE PRODUCTION

Les cultures cellulaires utilisées pour la production de vaccins à usage vétérinaire sont conformes aux spécifications reprises sous *5.2.4*.

Lorsqu'il est fait référence, dans une monographie, à des élevages de poulets exempts de microorganismes pathogènes spécifiés (EOPS), ces élevages sont conformes aux spécifications reprises sous *5.2.2*.

Lorsque, dans le cas des vaccins inactivés, l'agent infectieux est cultivé dans des embryons de poulet, ceux-ci proviennent soit d'élevages EOPS (*5.2.2*) soit d'élevages non-EOPS sains exempts de certains agents spécifiés et des anticorps correspondants, tel que prescrit dans la monographie individuelle. Il peut être nécessaire de démontrer l'efficacité du procédé d'inactivation envers certains contaminants potentiels spécifiés. L'utilisation d'œufs provenant d'élevages EOPS (*5.2.2*) est obligatoire pour l'établissement d'une banque de cellules primaire et pour tous les passages d'un microorganisme jusqu'au lot de semence de travail.

Lorsqu'il n'y a aucune alternative à l'emploi d'animaux ou des tissus animaux pour la production d'un vaccin vétérinaire, ces animaux seront exempts d'agents pathogènes spécifiés, dont la nature dépend de l'espèce source et de l'espèce cible du vaccin.

MILIEUX

La composition, au moins qualitative, des milieux utilisés pour la préparation des cultures d'ensemencement et pour la production est enregistrée. La qualité de chacun des ingrédients indiqués est spécifiée. Lorsque les milieux ou ingrédients sont revendiqués comme propriété industrielle, ceci est indiqué et une description appropriée est enregistrée. Pour ce qui est des substances d'origine animale, l'espèce source et le pays d'origine sont spécifiés, et ils satisfont aux critères indiqués dans la méthode *5.2.5*. Les méthodes utilisées pour la préparation des milieux, procédés de stérilisation compris, sont consignés.

Lors de la fabrication du produit, l'addition d'antibiotiques est normalement limitée aux liquides de culture cellulaire et autres milieux, aux inoculums injectés à des œufs et aux produits récoltés à partir de tissus, cutanés ou autres.

LOTS DE SEMENCE BACTÉRIENS

Exigences générales. Les bactéries utilisées pour la production du vaccin sont caractérisées en termes de genre et d'espèce (et le cas échéant de variété). Chaque fois qu'il est possible, les bactéries utilisées pour la production sont cultivées dans un système de lot de semence. Chaque lot de semence primaire est soumis aux essais décrits ci-dessous. Un registre de l'origine des bactéries, de la date d'isolement, de l'historique des passages (y compris les procédés de purification et de caractérisation) et des conditions de conservation est tenu pour chaque lot de semence primaire. Un code spécifique d'identification est attribué à chaque lot de semence primaire.

Cultures. Le nombre minimal et le nombre maximal de subcultures effectuées pour chaque lot de semence avant l'étape de production sont spécifiés. Les méthodes utilisées pour la préparation des cultures de semence et celle des suspensions d'ensemencement, les techniques d'inoculation des bactéries, le titre et la concentration des inoculums et des milieux utilisés sont consignés. Il sera démontré que les subcultures réalisées ne modifient pas les caractéristiques de la semence (par exemple, dissociation ou propriétés antigéniques). Les conditions de conservation de chaque lot de semence seront consignées.

Identité et pureté. Il est établi, pour chaque lot de semence primaire, qu'il contient uniquement des bactéries de l'espèce et de la souche indiquées. Une description succincte de la méthode employée pour identifier chaque souche d'après ses caractéristiques biochimiques, sérologiques et morphologiques, et la distinguer autant que possible des souches apparentées, est enregistrée, ainsi que les méthodes de détermination de la pureté de la souche. Si le lot de semence s'avère contenir des organismes vivants, quels qu'ils soient, autres que les bactéries de l'espèce et de la souche indiquées, il est impropre à la production de vaccins.

LOTS DE SEMENCE DE VIRUS

Exigences générales. Les virus utilisés pour la production sont multipliés selon un système de lot de semence. Chaque lot de semence primaire est soumis aux essais décrits ci-dessous. Un registre de l'origine, la date de l'isolement, de l'historique des passages (y compris les procédés de purification et de caractérisation) et des conditions de conservation est tenu pour chaque lot de semence. Un code d'identification est attribué à chaque lot de semence. Normalement, le virus utilisé pour la production d'un vaccin n'aura pas subi plus de 5 passages à partir du lot de semence primaire. Sauf indication contraire, les essais portant sur le lot de semence primaire qui sont décrits ci-dessous sont conduits sur des organismes n'ayant pas subi, en début d'essais, plus de 5 passages depuis le lot de semence primaire.

Lorsque le lot de semence primaire de virus se présente sous la forme d'une banque de cellules primaire porteuse du virus, les essais suivants sont effectués sur un volume approprié de virus obtenu par lyse des cellules de la banque de cellules primaire. Lorsque les essais appropriés ont été effectués sur des cellules lysées pour valider la banque de cellules primaire, il n'est pas nécessaire de les répéter.

Multiplication. La multiplication du virus au stade du lot de semence primaire et pour tous les passages ultérieurs est effectuée en culture cellulaire, dans des œufs embryonnés ou chez des animaux dont il a été établi qu'ils sont appropriés à la production de vaccin (voir plus haut). Si des substances d'origine animale sont utilisées, elles satisfont aux spécifications prescrites sous *5.2.5*.

Identification. Une méthode permettant d'identifier la souche vaccinale et de la distinguer autant que possible des souches apparentées est utilisée.

Contamination bactérienne et fongique. Le lot de semence primaire satisfait à l'essai de stérilité (*2.6.1*).

Mycoplasmes (*2.6.7*). Le lot de semence primaire satisfait à l'essai des mycoplasmes.

Monographies générales

Absence de virus étrangers. Des préparations d'anticorps monoclonaux ou polyclonaux contenant des taux élevés d'anticorps dirigés contre le virus de semence sont préparées, sous forme de lots, à l'aide d'un antigène ne dérivant d'aucun des passages de l'isolat de virus à partir duquel a été préparé le lot de semence primaire. Chaque lot de sérum est maintenu à 56 °C pendant 30 min afin d'inactiver le complément. Pour chaque lot, l'absence d'anticorps dirigés contre les contaminants potentiels du virus de semence est établie, de même que l'absence de toute action inhibitrice non spécifique sur la capacité du virus à infecter des cellules (ou, le cas échéant, des œufs) et à se multiplier en leur sein. Si un tel sérum ne peut être obtenu, d'autres méthodes sont utilisées pour neutraliser ou éliminer le virus vaccinal spécifiquement.

Un échantillon du lot de semence primaire est traité avec une quantité aussi faible que possible de l'anticorps monoclonal ou polyclonal, de façon à neutraliser (autant que possible) ou à éliminer le virus vaccinal. Le mélange final virus-sérum aura, si possible, un titre en virus équivalant à 10 doses au moins de vaccin par 0,1 ml dans le cas des vaccins aviaires et par millilitre dans le cas d'autres vaccins. Une recherche des agents étrangers est effectuée comme suit sur ce mélange.

Dans le cas de vaccins aviaires, effectuez l'essai des virus étrangers sur œufs embryonnés (*2.6.3*), l'essai du virus de la leucose (*2.6.4*), l'essai des virus étrangers sur cultures cellulaires (*2.6.5*) et l'essai des agents étrangers sur poussins (*2.6.6*).

Dans le cas d'autres vaccins, le mélange est inoculé à des cultures, de surface au moins égale à 70 cm^2, de cellules des types requis. L'inoculation peut avoir lieu à n'importe quel stade de la croissance correspondant à une confluence allant jusqu'à 70 pour cent. Au moins un tapis de chaque type cellulaire est conservé comme témoin. Les cultures font l'objet de contrôles quotidiens pendant une semaine. Elles sont ensuite congelées et décongelées à trois reprises, puis centrifugées de façon à éliminer les débris de cellules et réinoculées à des cellules du même type que précédemment. Cette opération est répétée à deux reprises. Le nombre de cellules obtenu au dernier passage, dans des récipients appropriés, devra être suffisant pour la réalisation des essais ci-dessous.

Une recherche des agents cytopathogènes et hémadsorbants est effectuée selon les méthodes décrites sous *5.2.4*. Des techniques telles que l'immunofluorescence sont employées pour la détection d'agents de contamination spécifiques dans les cultures cellulaires. Le lot de semence primaire est inoculé à :

- des cellules primaires de l'espèce dont provient le virus,
- des cellules sensibles aux virus pathogènes pour les espèces auxquelles le vaccin est destiné,
- des cellules sensibles aux pestivirus.

Si le lot de semence primaire s'avère contenir des organismes vivants de quelque sorte que ce soit, autres que le virus appartenant à l'espèce et à la souche indiquées, ou des antigènes viraux étrangers, il est impropre à la production de vaccins.

INACTIVATION

Les vaccins inactivés sont soumis à un procédé validé d'inactivation. L'essai de cinétique d'inactivation décrit ci-dessous est effectué une seule fois pour un procédé de production donné. Les autres essais décrits ci-dessous sont à effectuer à chaque cycle de production. Lors des essais d'inactivation, il est indispensable de tenir compte du fait que dans les conditions de fabrication, les organismes peuvent être protégés physiquement de l'agent d'inactivation.

Cinétique d'inactivation. Il sera démontré que l'agent et le procédé d'inactivation employés assurent effectivement l'inactivation du microorganisme vaccinal dans les conditions de fabrication. Des données appropriées seront établies quant à la cinétique d'inactivation. Normalement, le temps nécessaire à l'inactivation ne dépassera pas 67 pour cent de la durée de l'étape d'inactivation.

Aziridine. Si l'agent d'inactivation employé est un dérivé de l'aziridine, il sera établi qu'il n'en reste aucun résidu à la fin de l'étape d'inactivation. Pour ce faire, il est possible de neutraliser l'agent d'inactivation par le thiosulfate puis de mettre en évidence la présence de thiosulfate résiduel dans la récolte inactivée après l'étape d'inactivation.

Formaldéhyde. Si l'agent d'inactivation employé est du formaldéhyde, un essai de détection du formaldéhyde libre est effectué comme prescrit sous Essai.

Autres agents d'inactivation. Lorsqu'un autre procédé d'inactivation est employé, des essais sont effectués permettant de démontrer que l'agent d'inactivation est éliminé soit totalement soit jusqu'à un taux résiduel acceptable.

Essai d'inactivation. Un essai permettant de confirmer l'inactivation est effectué immédiatement après l'étape d'inactivation et, le cas échéant, après la neutralisation ou l'élimination des résidus de l'agent d'inactivation. Si le vaccin contient un adjuvant qui rend impossible un essai d'inactivation sur le lot final, un essai d'inactivation en cours de fabrication est également effectué sur le mélange d'antigènes en vrac, immédiatement avant l'addition de l'adjuvant, au lieu d'être effectué sur le lot final.

(a) Vaccins bactériens. La méthode d'essai choisie sera appropriée aux bactéries considérées et comprendra au moins deux passages sur les milieux utilisés en production ou, si la production est effectuée sur milieu solide, dans un milieu liquide approprié ou sur les milieux prescrits dans la monographie spécifique. Le produit est conforme si aucun microorganisme vivant n'est détecté.

(b) Anatoxines bactériennes. Un essai de détoxication est effectué immédiatement après la préparation de l'anatoxine et, le cas échéant, la neutralisation ou l'élimination de l'agent d'inactivation. L'essai choisi sera approprié à la toxine ou aux toxines présentes et sera le plus sensible des essais disponibles. S'il y a un risque de réversion à la toxicité, un essai supplémentaire est effectué au stade le plus avancé du procédé de production où la sensibilité de l'essai n'est pas compromise.

(c) Vaccins viraux. La méthode d'essai choisie sera appropriée au virus considéré et comprendra au moins deux passages sur cultures cellulaires, dans des œufs embryonnés ou, s'il n'y a aucune autre méthode de sensibilité appropriée, chez des animaux. La quantité de cellules, d'œufs ou d'animaux utilisés sera suffisante pour que l'essai soit suffisamment sensible. Pour les essais sur cultures cellulaires, un tapis de 150 cm^2 au moins de cultures cellulaires sont inoculées avec 1,0 ml de récolte inactivée. Aucun virus ou autre microorganisme vivant n'est détecté.

CHOIX DE LA COMPOSITION VACCINALE ET CHOIX DE LA SOUCHE VACCINALE

Lors du choix de la composition vaccinale et du choix de la souche, parmi les éléments importants à évaluer figurent l'innocuité, l'efficacité et la stabilité. Les prescriptions décrites par les méthodes *5.2.6* et *5.2.7* concernent respectivement l'évaluation de l'innocuité et celle de l'efficacité ; ces indications peuvent être explicitées ou complétées par les exigences des monographies spécifiques.

La durée de validité proposée sera justifiée par les résultats d'études de stabilité, qui comprennent des déterminations soit du titre en virus, soit du nombre de bactéries soit de l'activité, effectuées à intervalles réguliers, jusqu'à 3 mois au-delà de la date de péremption, sur au moins 3 lots successifs et représentatifs du vaccin conservés dans les conditions recommandées et, le cas échéant, des mesures de la teneur en humidité (dans le cas de produits cryodesséchés), des essais physiques sur les adjuvants, des essais chimiques sur les constituants des adjuvants et les conservateurs, et des mesures de pH.

La stabilité du vaccin reconstitué, dans les cas appropriés, est évaluée par rapport au mode d'emploi recommandé.

VRAC FINAL

Le vrac final est préparé par mélange d'un ou de plusieurs lots d'antigène, qui satisfont à tous les essais indiqués, à des substances auxiliaires telles que des adjuvants, des conservateurs antimicrobiens, des stabilisants et des diluants.

Conservateurs antimicrobiens. Les conservateurs antimicrobiens sont employés pour empêcher l'altération de la préparation ou éviter des effets indésirables suite à une contamination microbienne du vaccin intervenant pendant son utilisation. Les conservateurs antimicrobiens ne sont pas incorporés dans les préparations cryodesséchées ; cependant, en fonction de la période maximale d'utilisation recommandée du vaccin après reconstitution, ils peuvent être incorporés dans le diluant des préparations multidoses cryodesséchées. Généralement, il n'est pas acceptable d'incorporer un conservateur antimicrobien dans les préparations liquides unidoses mais l'ajout d'un conservateur antimicrobien peut être acceptable, par exemple lorsque le même vaccin est réparti en récipients unidoses et multidoses. Dans le cas de préparations multidoses liquides, la nécessité d'un conservateur antimicrobien est évaluée, compte tenu de la possibilité de contamination pendant l'utilisation du vaccin et de la période maximale d'utilisation recommandée du récipient entamé.

Au cours de la phase de développement, l'efficacité du conservateur antimicrobien pendant toute la durée de validité doit être démontrée à l'Autorité compétente.

L'efficacité du conservateur antimicrobien est évaluée comme il est décrit au chapitre *5.1.3* ; dans le cas d'une préparation multidose, des échantillons sont également prélevés afin de contrôler l'effet du conservateur antimicrobien pendant la durée limite d'utilisation après avoir entamé le récipient. Lorsque ni les critères A, ni les critères B ne peuvent être respectés, dans les cas justifiés les critères suivants sont appliqués aux vaccins pour usage vétérinaire : bactéries, pas d'augmentation à 24 h et 7 jours, réduction de 3 log à 14 jours, pas d'augmentation à 28 jours ; champignons, pas d'augmentation à 14 jours et 28 jours.

L'addition d'antibiotiques en tant que conservateurs antimicrobiens n'est pas acceptable.

Dans le cas de vaccins inactivés, si les substances auxiliaires interfèrent avec l'essai d'inactivation, l'essai est effectué pendant la préparation du vrac final, après mélange des différents lots d'antigènes mais avant addition de substances auxiliaires ; l'essai d'inactivation peut alors ne pas être effectué sur le vrac final et le lot final.

Certains essais peuvent être effectués sur le vrac final plutôt que sur le lot final ou les lots finals qui en sont dérivés ; parmi ces essais figurent la détermination des teneurs en conservateur antimicrobien et en formaldéhyde libre, l'essai d'innocuité et la détermination d'activité des vaccins inactivés.

LOT FINAL

Sauf indication contraire dans la monographie, le vrac final est réparti aseptiquement dans des récipients stériles à fermeture inviolable, qui sont ensuite fermés de façon à empêcher toute contamination.

Essais physiques. Les vaccins à adjuvant huileux sont soumis à un essai de viscosité, par une méthode appropriée ; la viscosité doit se situer dans les limites approuvées pour le produit. La stabilité de l'émulsion sera démontrée.

Essais chimiques. Il est démontré par des essais appropriés que la concentration de certaines substances, telles que l'aluminium et les conservateurs antimicrobiens, est conforme aux limites définies pour le produit.

Détermination du pH. Le pH des produits liquides et des diluants est mesuré ; il est démontré que les mesures sont conformes aux limites de pH définies pour le produit.

Teneur en eau (*2.5.12*). Le cas échéant, le procédé de cryodessiccation est vérifié par mesure de la teneur en eau qui doit se situer dans les limites approuvées pour le produit.

Seul un lot final qui est conforme à chacune des spécifications prescrites sous Identification, Essai ou Activité ci-dessous ou dans les monographies individuelles, peut être libéré. Sous réserve de l'autorisation de l'Autorité compétente, certains essais sur le lot final peuvent être omis si des essais réalisés en cours de fabrication donnent une garantie de la conformité du lot final au moins équivalente ou si d'autres essais validés par rapport à l'essai de la Pharmacopée ont été effectués.

ESSAI

Les monographies individuelles indiquent également les essais à effectuer pour chaque vaccin particulier.

Formaldéhyde (*2.4.18*) : utilisez le Procédé B si du métabisulfite de sodium a été ajouté au vaccin pendant la préparation pour neutraliser un excès de formaldéhyde). Les préparations traitées par le formaldéhyde contiennent au maximum 0,5 g/l de formaldéhyde libre, sauf s'il a été démontré qu'une teneur plus élevée est bien tolérée.

Phénol (*2.5.15*). Si le vaccin contient du phénol, sa teneur en phénol n'est pas supérieure à 5 g/l.

Stérilité (*2.6.1*). Lorsque la monographie spécifique le prescrit, le vaccin satisfait à l'essai de stérilité. Si le volume de liquide contenu dans le récipient est supérieur à 100 ml, il est recommandé d'utiliser, si possible, la technique de filtration sur membrane. Si la technique de filtration sur membrane ne peut pas être appliquée, la méthode d'inoculation directe peut être utilisée.

Lorsque le volume de liquide contenu dans chaque récipient est égal ou supérieur à 20 ml, la prise d'essai à utiliser pour chaque milieu est de 10 pour cent de ce volume au minimum, mais de 5 ml au maximum.

Le nombre d'unités à examiner (*2.6.1*) est de 1 pour cent du lot, avec un minimum de 4 et un maximum de 10.

Mycoplasmes (*2.6.7*). Lorsque la monographie le prescrit, le vaccin satisfait à l'essai des mycoplasmes.

Innocuité. En général, 2 doses d'un vaccin inactivé ou 10 doses d'un vaccin vivant sont administrées par une des voies recommandées. Dans le cas d'un vaccin mixte, l'essai peut être effectué séparément sur les différents composants si la présentation du vaccin le permet ; si ceci n'est pas possible, il peut être nécessaire de réduire le nombre de doses prescrit pour un vaccin vivant afin d'éviter l'injection d'une quantité trop élevée d'un composant inactivé. Les animaux sont mis en observation pendant la période la plus longue prescrite dans les monographies spécifiques. Il ne se produit aucune réaction anormale locale ou générale.

CONSERVATION

A l'abri de la lumière et à une température de 5 ± 3 °C, sauf indication contraire dans la monographie. Sauf indication contraire, les préparations liquides ne doivent pas être congelées.

ÉTIQUETAGE

L'étiquette indique :

- le fait que le vaccin est à usage vétérinaire,
- le volume de préparation et le nombre de doses contenus dans le récipient,
- la voie d'administration,
- le ou les type(s) de bactéries ou de virus utilisés et, pour les vaccins vivants, le nombre minimum de bactéries vivantes ou le titre minimum en virus,
- dans le cas des vaccins inactivés, l'activité minimale en Unités Internationales lorsqu'elles existent,
- dans les cas appropriés, le nom et la concentration du conservateur antimicrobien ou autre substance ajoutés au vaccin,
- le nom de toute substance susceptible de provoquer des réactions indésirables,
- pour les vaccins cryodesséchés :
  - le nom (ou la composition) et le volume du liquide à ajouter pour reconstituer le vaccin,
  - la période pendant laquelle le vaccin peut être utilisé après reconstitution,
- pour les vaccins à adjuvant huileux, le fait qu'en cas d'injection accidentelle du vaccin à l'homme, une intervention médicale d'urgence est nécessaire,
- l'espèce animale à laquelle le vaccin est destiné,
- les indications du vaccin,
- le mode d'emploi,
- les doses recommandées pour les différentes espèces.

FORMES PHARMACEUTIQUES

01/2002:1502

GLOSSAIRE

Le texte suivant contient des définitions et/ou des explications relatives à certains termes qui apparaissent dans les monographies générales de formes pharmaceutiques, ou sont utilisés en relation avec ces textes, sans y être définis. Dans certains cas, il est fait référence dans ce texte à des termes, considérés comme « équivalents », qui sont utilisés dans d'autres publications ou contextes.

Ce glossaire est donné à titre d'information.

Terme normalisé

Une liste de termes normalisés décrivant les différentes formes pharmaceutiques auxquelles se rattachent les médicaments, les voies d'administration et les récipients utilisés a été établie par la Commission européenne de Pharmacopée et fait l'objet d'une publication séparée.

Principe actif

Tout composant d'un médicament qui est destiné à exercer une action pharmacologique ou un autre effet direct en rapport avec le diagnostic, le traitement ou la prévention d'une maladie, ou à agir sur la structure ou les fonctions de l'organisme humain ou animal par des moyens pharmacologiques. Un médicament peut contenir plusieurs principes actifs. Terme équivalent : substance active.

Excipient

Tout composant, autre que le(s) principe(s) actif(s), qui est présent dans un médicament ou utilisé pour sa fabrication. La fonction d'un excipient est de servir de vecteur (véhicule ou base) au(x) principe(s) actif(s), ou d'entrer dans la composition du vecteur, contribuant ainsi à certaines propriétés du produit telles que la stabilité, le profil biopharmaceutique, l'aspect et l'acceptabilité pour le patient, la facilité de fabrication. La formulation d'un médicament comprend généralement plusieurs excipients.

Véhicule

Dans les préparations liquides, vecteur du (ou des) principe(s) actif(s), composé d'un ou plusieurs excipients.

Base

Dans les préparations solides et semi-solides, vecteur du (ou des) principe(s) actif(s), composé d'un ou plusieurs excipients.

Forme à libération conventionnelle

Préparation où la libération du (ou des) principe(s) actif(s) n'a pas fait l'objet d'une modification délibérée résultant de la mise en œuvre d'une formulation particulière et/ou d'un procédé de fabrication spécial. Dans le cas des formes solides, le profil de dissolution du principe actif dépend essentiellement de ses propriétés intrinsèques. Terme équivalent : forme à libération immédiate.

Forme à libération modifiée

Préparation où la libération du (ou des) principe(s) actif(s) a fait l'objet, quant à sa vitesse et/ou son lieu, d'une modification délibérée résultant d'une formulation particulière et/ou d'un procédé de fabrication spécial, et est donc différente de celle qu'assurerait la forme à libération conventionnelle administrée par la même voie. Les formes à libération modifiée comprennent les formes à libération prolongée, à libération retardée et à libération séquentielle.

Forme à libération prolongée

Type particulier de forme à libération modifiée se caractérisant par une vitesse de libération du (ou des) principe(s) actif(s) inférieure à celle qu'assurerait la forme à libération conventionnelle administrée par la même voie. La libération prolongée est le résultat d'une formulation particulière et/ou d'un procédé de fabrication spécial.

Forme à libération retardée

Type particulier de forme à libération modifiée se caractérisant par une libération différée du (ou des) principe(s) actif(s). La libération retardée est le résultat d'une formulation particulière et/ou d'un procédé de fabrication spécial. Les formes à libération retardée comprennent les préparations gastro-résistantes comme définies dans les monographies générales traitant de formes pharmaceutiques solides administrées par voie orale.

Forme à libération séquentielle

Type particulier de forme à libération modifiée se caractérisant par une libération séquentielle du (ou des) principe(s) actif(s). La libération séquentielle est le résultat d'une formulation particulière et/ou d'un procédé de fabrication spécial.

Préparation parentérale de grand volume

Solution pour perfusion parentérale ou solution injectable conditionnée en récipients de contenance nominale supérieure à 100 ml.

Préparation parentérale de petit volume

Solution pour perfusion parentérale ou solution injectable conditionnée en récipients de contenance nominale inférieure ou égale à 100 ml.

Les monographies ayant pour objet les formes pharmaceutiques sont rassemblées dans ce chapitre et présentées par ordre alphabétique.

01/2002:1154

BÂTONS

Styli

Des exigences supplémentaires concernant les bâtons peuvent le cas échéant figurer dans d'autres monographies générales, par exemple la monographie Préparations nasales (0676).

DÉFINITION

Les bâtons sont des préparations solides pour usage local, de forme cylindrique ou conique, constituées d'un ou plusieurs principes actifs, employés soit tels quels soit dissous ou dispersés dans un excipient simple ou composé qui peut être soluble ou fondre à la température corporelle.

Les bâtons pour usage urétral et les bâtons intralésionnels sont stériles.

PRODUCTION

Lors de la fabrication, du conditionnement, de la conservation et de la distribution des bâtons, des mesures appropriées sont prises pour assurer la qualité microbiologique du produit ; des recommandations sont fournies à cet égard dans le texte *Qualité microbiologique des préparations pharmaceutiques* (*5.1.4*).

Les bâtons pour usage urétral et autres bâtons stériles sont préparés à partir de produits et par des méthodes propres à assurer leur stérilité et à empêcher l'introduction de contaminants et la croissance de microorganismes ; des recommandations sont fournies à cet égard dans le texte *Méthodes de préparation des produits stériles* (*5.1.1*).

Lors de la fabrication des bâtons, des mesures sont prises pour assurer que la préparation satisfait à un essai d'uniformité de masse ou, dans les cas appropriés, à un essai d'uniformité de teneur.

ESSAI

Stérilité (*2.6.1*). Les bâtons pour usage urétral et les bâtons intralésionnels satisfont à l'essai de stérilité.

ÉTIQUETAGE

L'étiquette indique :

– la quantité de principe(s) actif(s) par bâton,

– dans le cas des bâtons pour usage urétral et des bâtons intralésionnels, que ces bâtons sont stériles.

01/2002:0016

CAPSULES

Capsulae

Les exigences de la présente monographie ne s'appliquent pas nécessairement aux préparations présentées sous forme de capsules qui sont destinées à d'autres voies d'administration que la voie orale. Des exigences relatives à ces préparations peuvent le cas échéant figurer dans d'autres monographies générales, par exemple les monographies Préparations rectales (1145) et Préparations vaginales (1164).

DÉFINITION

Les capsules sont des préparations solides constituées d'une enveloppe dure ou molle, de forme et de capacité variables, contenant généralement une dose unitaire de principe actif. Les capsules sont destinées à l'administration par voie orale.

L'enveloppe est à base de gélatine ou d'autres substances dont la consistance peut être adaptée par addition, par exemple, de glycérol ou de sorbitol. D'autres excipients tels que des agents tensioactifs, des opacifiants, des conservateurs antimicrobiens, des édulcorants, des colorants autorisés par l'Autorité compétente et des aromatisants peuvent également être ajoutés. Les capsules peuvent porter des indications imprimées.

Le contenu des capsules peut être solide, liquide ou de consistance pâteuse. Il est constitué d'un ou plusieurs principes actifs additionnés ou non d'excipients tels que solvants, diluants, lubrifiants et désagrégeants. Le contenu ne doit pas provoquer de détérioration de l'enveloppe. En revanche, celle-ci est profondément altérée par les sucs digestifs ; il en résulte la libération du contenu.

Dans les cas appropriés, les récipients destinés aux capsules satisfont aux exigences relatives aux *Matériaux utilisés dans la fabrication des récipients* (*3.1* et sous-chapitres) et aux *Récipients* (*3.2* et sous-chapitres).

Plusieurs catégories de capsules peuvent être distinguées :

– les capsules à enveloppe dure ou gélules,

– les capsules à enveloppe molle,

– les capsules gastrorésistantes,

– les capsules à libération modifiée,

– les cachets.

PRODUCTION

Lors de la fabrication, du conditionnement, de la conservation et de la distribution des capsules, des mesures appropriées sont prises pour assurer la qualité microbiologique du produit ; des recommandations sont fournies à cet égard dans le texte *Qualité microbiologique des préparations pharmaceutiques* (*5.1.4*).

ESSAI

Uniformité de teneur (*2.9.6*). Sauf indication contraire ou exception justifiée et autorisée, les capsules dont la teneur en principe actif est inférieure à 2 mg ou dans lesquelles le principe actif représente moins de 2 pour cent de la masse totale satisfont à l'essai B d'uniformité de teneur des préparations présentées en unités de prise. Si la préparation contient plusieurs principes actifs, l'essai ne s'applique qu'à ceux qui répondent aux conditions indiquées ci-dessus.

Uniformité de masse (*2.9.5*). Les capsules satisfont à l'essai d'uniformité de masse des préparations présentées en unités de prise. Lorsqu'un essai d'uniformité de teneur est prescrit pour tous les principes actifs, l'essai d'uniformité de masse n'est pas exigé.

Dissolution. Un essai approprié peut être réalisé pour démontrer que la libération du ou des principes actifs est satisfaisante, par exemple l'un des essais décrits dans le texte *Essai de dissolution des formes solides* (*2.9.3*).

Lorsqu'un essai de dissolution est prescrit, un essai de désagrégation peut ne pas être exigé.

CONSERVATION

A une température ne dépassant pas 30 °C.

ÉTIQUETAGE

L'étiquette indique le nom de tout conservateur antimicrobien ajouté.

Capsules à enveloppe dure ou gélules

DÉFINITION

Les capsules à enveloppe dure ou gélules comportent une enveloppe préfabriquée constituée de 2 parties cylindriques ouvertes à une extrémité et dont le fond est hémisphérique.

PRODUCTION

Le ou les principes actifs, généralement sous forme solide (poudre ou granulés), sont introduits dans l'une des 2 parties, puis la seconde est emboîtée sur la première. La fermeture peut être renforcée par des moyens appropriés.

ESSAI

Désagrégation. Les capsules à enveloppe dure ou gélules satisfont à l'essai de désagrégation des comprimés et des capsules (*2.9.1*). Utilisez de l'*eau R* comme milieu liquide ou, dans certains cas justifiés et autorisés, de l'*acide chlorhydrique 0,1 M* ou du *suc gastrique artificiel R*. Si les capsules flottent à la surface de l'eau, un disque peut être ajouté. Faites fonctionner l'appareil pendant 30 min, sauf exception justifiée et autorisée, puis examinez l'état des échantillons. Les capsules satisfont à l'essai si toutes les 6 sont désagrégées.

Capsules à enveloppe molle

DÉFINITION

Les capsules à enveloppe molle comportent une enveloppe plus épaisse que celles des capsules à enveloppe dure. L'enveloppe ne comporte qu'une partie et présente des formes variées.

PRODUCTION

Les capsules à enveloppe molle sont généralement formées, remplies et fermées au cours d'un même cycle de fabrication, mais les enveloppes peuvent dans certains cas être préfabriquées pour permettre les préparations extemporanées. L'enveloppe peut parfois contenir un principe actif.

Les liquides peuvent être inclus directement ; les solides sont normalement dissous ou dispersés dans un excipient approprié pour obtenir une solution ou une dispersion de consistance pâteuse.

Du fait de la nature des matériaux et des surfaces en contact, il peut se produire une migration partielle d'un élément du contenant dans le contenu et vice versa.

ESSAI

Désagrégation. Les capsules à enveloppe molle satisfont à l'essai de désagrégation des comprimés et des capsules (*2.9.1*). Utilisez de l'*eau R* comme milieu liquide ou, dans certains cas justifiés et autorisés, de l'*acide chlorhydrique 0,1 M* ou du *suc gastrique artificiel R*. Placez un disque dans chacun des tubes. Certains médicaments liquides contenus dans des capsules à enveloppe molle peuvent attaquer le disque. Dans ce cas, et sous réserve d'autorisation, l'utilisation de l'appareil sans disque peut être admise. Faites fonctionner l'appareil pendant 30 min, sauf exception justifiée et autorisée, puis examinez l'état des échantillons. Si les capsules ne satisfont pas à l'essai en raison d'une adhérence au disque, répétez l'essai sur 6 autres capsules en omettant les disques. Les capsules satisfont à l'essai si toutes les 6 sont désagrégées.

Capsules à libération modifiée

DÉFINITION

Les capsules à libération modifiée sont des capsules à enveloppe dure ou molle, dont le contenu ou l'enveloppe sont préparés avec des excipients spéciaux ou par des procédés particuliers visant à modifier la vitesse, le lieu ou le moment de la libération du ou des principes actifs.

Les capsules à libération modifiée comprennent les capsules à libération prolongée et à libération retardée.

PRODUCTION

Un essai approprié est réalisé pour démontrer que la libération du ou des principes actifs est satisfaisante.

Capsules gastrorésistantes

DÉFINITION

Les capsules gastrorésistantes sont des capsules à libération retardée destinées à résister au suc gastrique et à libérer le ou les principes actifs dans le suc intestinal. Elles sont généralement préparées en remplissant des capsules avec des granulés ou des particules déjà recouverts d'un enrobage gastrorésistant, ou dans certains cas en recouvrant des capsules dures ou molles d'une enveloppe gastrorésistante (capsules entériques).

PRODUCTION

Dans le cas des capsules remplies de granulés ou de particules recouverts d'un enrobage gastrorésistant, un essai approprié est réalisé pour démontrer que la libération du ou des principes actifs est satisfaisante.

ESSAI

Désagrégation. Pour les capsules à enveloppe gastrorésistante, effectuez l'essai de désagrégation (*2.9.1*) modifié de la façon suivante : utilisez l'*acide chlorhydrique 0,1 M* comme milieu liquide et faites fonctionner l'appareil pendant 2 h, ou pendant la durée autorisée, sans ajouter de disque. Examinez l'état des capsules. La durée de résistance en milieu acide varie selon la formulation de la capsule à examiner. Elle est typiquement de 2 h à 3 h et n'est jamais inférieure à 1 h, même compte tenu des dérogations autorisées. Aucune des capsules ne doit présenter de signes de désagrégation ou de fissures pouvant entraîner une perte de contenu. Remplacez la solution acide par de la *solution tampon phosphate pH 6,8 R*. Dans certains cas justifiés et autorisés, l'utilisation d'une solution tampon à pH 6,8 additionnée de poudre de pancréas (par exemple 0,35 g de *poudre de pancréas R* pour 100 ml de solution tampon) peut être admise. Introduisez un disque dans chacun des tubes. Faites fonctionner l'appareil pendant 60 min, puis examinez l'état des échantillons. Si les capsules ne satisfont pas à l'essai en raison d'une adhérence au disque, répétez l'essai sur 6 autres capsules en omettant les disques. Les capsules satisfont à l'essai si toutes les 6 sont désagrégées.

Dissolution. Dans le cas des capsules préparées à partir de granulés ou de particules déjà recouverts d'un enrobage gastrorésistant, un essai approprié est réalisé pour démontrer que la libération du ou des principes actifs est satisfaisante, par exemple l'essai décrit dans le texte *Essai de dissolution des formes solides* (*2.9.3*).

Cachets

DÉFINITION

Les cachets sont des préparations solides constituées d'une enveloppe dure contenant une unité de prise d'un ou plusieurs principes actifs. L'enveloppe est composée de 2 demi-cylindres préfabriqués et de forme aplatie, constitués de pain azyme généralement obtenu à partir de farine de riz. Avant administration, les cachets sont trempés dans l'eau pendant quelques secondes, placés sur la langue, puis avalés avec une gorgée d'eau.

ÉTIQUETAGE

L'étiquette indique le mode d'administration des cachets.

01/2002:0478

COMPRIMÉS

Compressi

Les exigences de la présente monographie ne s'appliquent pas nécessairement aux préparations présentées sous forme de comprimés destinés à d'autres voies d'administration que la voie orale. Des exigences relatives à ces préparations peuvent le cas échéant figurer dans d'autres monographies générales, par exemple les monographies Préparations rectales (1145) et Préparations vaginales (1164). Les exigences de la présente monographie ne s'appliquent pas aux pastilles, aux lyophilisats oraux, aux pâtes orales ni aux gommes orales. Dans certains cas justifiés et autorisés, les exigences de la présente monographie peuvent ne pas s'appliquer aux comprimés pour usage vétérinaire.

DÉFINITION

Les comprimés sont des préparations solides contenant une unité de prise d'un ou plusieurs principes actifs. Ils sont généralement obtenus en agglomérant par compression un volume constant de particules. Les comprimés sont destinés à la voie orale. Certains sont avalés ou croqués, d'autres sont dissous ou désagrégés dans de l'eau avant administration, certains, enfin, doivent séjourner dans la bouche pour y libérer le principe actif.

Les particules sont constituées d'un ou plusieurs principes actifs, additionnés ou non d'excipients tels que : diluants, liants, désagrégeants, glissants, lubrifiants, composés pouvant modifier le comportement de la préparation dans le tube digestif, colorants autorisés par l'Autorité compétente, aromatisants.

Les comprimés se présentent généralement sous la forme d'un cylindre plein dont les extrémités peuvent être plates ou convexes et les bords biseautés. Ils peuvent porter des barres de cassures, un sigle ou une autre marque. Ils peuvent être enrobés.

Dans les cas appropriés, les récipients destinés aux comprimés satisfont aux exigences relatives aux *Matériaux utilisés dans la fabrication des récipients* (*3.1* et sous-chapitres) et aux *Récipients* (*3.2* et sous-chapitres).

Plusieurs catégories de comprimés oraux peuvent être distinguées :

- les comprimés non enrobés,
- les comprimés enrobés,
- les comprimés effervescents,
- les comprimés solubles,
- les comprimés dispersibles,
- les comprimés gastrorésistants,
- les comprimés à libération modifiée,
- les comprimés à utiliser dans la cavité buccale.

PRODUCTION

Les comprimés sont généralement fabriqués par compression d'un volume constant de particules ou d'agrégats obtenus par des méthodes de granulation. Lors de la fabrication du noyau des comprimés, des mesures sont prises pour obtenir un produit présentant une résistance mécanique suffisante pour pouvoir être manipulé sans s'effriter ni se briser. Cette résistance peut être démontrée au moyen des essais décrits dans les textes *Friabilité des comprimés non enrobés* (*2.9.7*) et *Résistance à la rupture des comprimés* (*2.9.8*). Les comprimés à croquer sont préparés de façon à pouvoir se broyer facilement sous la dent. Les comprimés comportant une ligne de cassure peuvent être divisés en 2 moitiés uniformes.

Lors de la fabrication, du conditionnement, de la conservation et de la distribution des comprimés, des mesures appropriées sont prises pour assurer la qualité microbiologique du produit ; des recommandations sont fournies à cet égard dans le texte *Qualité microbiologique des préparations pharmaceutiques* (*5.1.4*).

ESSAI

Uniformité de teneur (*2.9.6*). Sauf indication contraire ou exception justifiée et autorisée, les comprimés dont la teneur en principe actif est inférieure à 2 mg ou dans lesquels le principe actif représente moins de 2 pour cent de la masse totale satisfont à l'essai A d'uniformité de teneur des préparations présentées en unités de prise. Si la préparation contient plusieurs principes actifs, l'essai ne s'applique qu'à ceux qui répondent aux conditions indiquées ci-dessus.

Uniformité de masse (*2.9.5*). Les comprimés non enrobés et, sauf exception justifiée et autorisée, les comprimés pelliculés satisfont à l'essai d'uniformité de masse des préparations présentées en unités de prise. Lorsqu'un essai d'uniformité de teneur est prescrit pour tous les principes actifs, l'essai d'uniformité de masse n'est pas exigé.

Dissolution. Un essai approprié peut être réalisé pour démontrer que la libération du ou des principes actifs est satisfaisante, par exemple l'un des essais décrits dans le texte *Essai de dissolution des formes solides* (*2.9.3*).

Lorsqu'un essai de dissolution est prescrit, un essai de désagrégation peut ne pas être exigé.

CONSERVATION

En récipient empêchant tout broyage et tout choc mécanique.

Comprimés non enrobés

DÉFINITION

Les comprimés non enrobés comprennent des comprimés à couche unique et des comprimés à couches multiples disposées parallèlement ou concentriquement. Les premiers résultent d'une seule compression, les seconds de compressions successives exercées sur des ensembles différents de particules. Les excipients ne sont pas spécifiquement destinés à modifier la libération des principes actifs dans les sucs digestifs.

Les comprimés non enrobés répondent à la définition générale des comprimés. Examinée à la loupe, leur section présente suivant les cas une texture relativement homogène (comprimés à couche unique) ou stratifiée (comprimés à couches multiples), sans apparence d'enrobage.

ESSAI

Désagrégation. Les comprimés non enrobés satisfont à l'essai de désagrégation des comprimés et des capsules (*2.9.1*). Utilisez l'*eau R* comme milieu liquide. Placez un disque dans chacun des tubes. Faites fonctionner l'appareil pendant 15 min, sauf exception justifiée et autorisée, puis examinez l'état des échantillons. Si les comprimés ne satisfont pas à l'essai en raison de l'adhérence au disque, répétez l'essai sur 6 autres comprimés en omettant les disques. Les comprimés satisfont à l'essai si tous les 6 sont désagrégés.

Les comprimés à croquer ne sont pas tenus de satisfaire à l'essai.

Comprimés enrobés

DÉFINITION

Les comprimés enrobés sont des comprimés recouverts d'une ou plusieurs couches de mélanges de substances diverses telles que : résines naturelles ou synthétiques, gommes, gélatine, charges insolubles inactives, sucres, substances plastifiantes, polyols, cires, colorants autorisés par l'Autorité compétente, et, parfois, aromatisants et principes actifs. Les substances employées pour l'enrobage sont généralement appliquées sous forme de solution ou de suspension dans des conditions qui favorisent l'évaporation du solvant. Quand l'enrobage est constitué d'un film polymère très mince, le comprimé est dit pelliculé.

Le revêtement des comprimés enrobés est lisse, souvent coloré, et il peut être poli ; examinée à la loupe, leur section présente un noyau entouré d'une ou de plusieurs couches continues de texture différente.

ESSAI

Désagrégation. Les comprimés enrobés autres que les comprimés pelliculés satisfont à l'essai de désagrégation des comprimés et des capsules (*2.9.1*). Utilisez de l'*eau R* comme milieu liquide. Placez un disque dans chacun des tubes. Faites fonctionner l'appareil pendant 60 min, sauf exception justifiée et autorisée, puis examinez l'état des échantillons. Si tous les comprimés ne se sont pas désagrégés, répétez l'essai sur un autre échantillon de 6 comprimés, en remplaçant l'*eau R* par de l'*acide chlorhydrique 0,1 M*. Les comprimés satisfont à l'essai si tous les 6 sont désagrégés en milieu acide.

Les comprimés pelliculés satisfont à l'essai réalisé comme décrit ci-dessus, mais en faisant fonctionner l'appareil pendant 30 min sauf exception justifiée et autorisée.

Si les comprimés enrobés ou les comprimés pelliculés ne satisfont pas à l'essai en raison de l'adhérence au disque, répétez l'essai sur 6 autres comprimés en omettant les disques. Les comprimés satisfont à l'essai si tous les 6 sont désagrégés.

Les comprimés à croquer ne sont pas tenus de satisfaire à l'essai.

Comprimés effervescents

DÉFINITION

Les comprimés effervescents sont des comprimés non enrobés contenant généralement des substances acides et des carbonates ou bicarbonates qui réagissent rapidement en présence d'eau en libérant du dioxyde de carbone. Ils sont destinés à être dissous ou dispersés dans l'eau avant administration.

ESSAI

Désagrégation. Placez un comprimé dans un vase à précipiter contenant 200 ml d'*eau R* à 15-25 °C ; de nombreuses bulles de gaz se dégagent. Lorsque l'émission de bulles autour du comprimé ou de ses fragments est terminée, le comprimé est désagrégé ; il est alors dissous ou dispersé dans l'eau et il ne subsiste plus aucun agglomérat de particules. Répétez l'opération sur 5 autres unités. Les comprimés satisfont à l'essai si chacune des 6 unités utilisées se désagrège en moins de 5 min dans les conditions indiquées ci-dessus, sauf exception justifiée et autorisée.

Comprimés solubles

DÉFINITION

Les comprimés solubles sont des comprimés non enrobés ou des comprimés pelliculés. Ils sont destinés à être dissous dans de l'eau avant administration. La solution obtenue peut être légèrement opalescente en raison de la présence d'excipients ajoutés lors de la fabrication des comprimés.

ESSAI

Désagrégation. Procédez à l'essai de désagrégation des comprimés et des capsules (*2.9.1*), mais en utilisant comme milieu liquide de l'*eau R* à 15-25 °C. Les comprimés solubles se désagrègent en moins de 3 min.

Comprimés dispersibles

DÉFINITION

Les comprimés dispersibles sont des comprimés non enrobés ou des comprimés pelliculés destinés à être dispersés dans de l'eau avant administration, en donnant une dispersion homogène.

ESSAI

Désagrégation. Procédez à l'essai de désagrégation des comprimés et des capsules (*2.9.1*), mais en utilisant comme milieu liquide de l'*eau R* à 15-25 °C. Les comprimés dispersibles se désagrègent en moins de 3 min.

Finesse de la dispersion. Placez 2 comprimés dans 100 ml d'*eau R* et agitez jusqu'à dispersion totale. La dispersion obtenue est homogène et traverse un tamis d'une ouverture de maille nominale de 710 µm.

Comprimés à libération modifiée

DÉFINITION

Les comprimés à libération modifiée sont des comprimés, enrobés ou non, qui sont préparés avec des excipients spéciaux ou par des procédés particuliers visant, séparément ou conjointement, à modifier la vitesse, le lieu ou le moment de la libération du ou des principes actifs.

Les comprimés à libération modifiée comprennent les comprimés à libération prolongée, à libération retardée, à libération séquentielle et à libération accélérée.

PRODUCTION

Un essai approprié est réalisé pour démontrer que la libération du ou des principes actifs est satisfaisante.

Comprimés gastrorésistants

DÉFINITION

Les comprimés gastrorésistants sont des comprimés à libération modifiée destinés à résister au suc gastrique et à libérer le ou les principes actifs dans le suc intestinal. Ils sont généralement préparés à partir de granulés ou de particules déjà recouverts d'un enrobage gastrorésistant, ou dans certains cas en recouvrant les comprimés d'une enveloppe gastrorésistante (comprimés entériques).

Les comprimés recouverts d'un enrobage gastrorésistant répondent à la définition des comprimés enrobés.

PRODUCTION

Dans le cas des comprimés préparés à partir de granulés ou de particules déjà recouverts d'un enrobage gastrorésistant, un essai approprié est réalisé pour démontrer que la libération du ou des principes actifs est satisfaisante.

ESSAI

Désagrégation. Pour les comprimés à enrobage gastrorésistant, effectuez l'essai de désagrégation (*2.9.1*) modifié de la façon suivante. Utilisez l'*acide chlorhydrique 0,1 M* comme milieu liquide. Faites fonctionner l'appareil pendant 2 h, sauf exception justifiée et autorisée, sans ajouter de disque. Examinez l'état des comprimés. La durée de résistance en milieu acide varie selon la formulation du comprimé à examiner. Elle est typiquement de 2 h à 3 h et n'est jamais inférieure à 1 h, même compte tenu des dérogations autorisées. Aucun des comprimés ne présente de signes de désagrégation ou de craquelures pouvant entraîner une perte de matière, à l'exclusion du détachement éventuel de fragments de l'enrobage. Remplacez la solution acide par de la *solution tampon phosphate pH 6,8 R* et introduisez un disque dans chacun des tubes. Faites fonctionner l'appareil pendant 60 min, puis examinez l'état des échantillons. Si les comprimés ne satisfont pas à l'essai en raison d'une adhérence au disque, répétez l'essai sur 6 autres comprimés en omettant les disques. Les comprimés satisfont à l'essai si tous les 6 sont désagrégés.

Dissolution. Dans le cas des comprimés préparés à partir de granulés ou de particules déjà recouverts d'un enrobage gastrorésistant, un essai approprié est réalisé pour démontrer que la libération du ou des principes actifs est satisfaisante, par exemple l'essai décrit dans le texte *Essai de dissolution des formes solides* (*2.9.3*).

Comprimés à utiliser dans la cavité buccale

DÉFINITION

Les comprimés à utiliser dans la cavité buccale sont le plus souvent des comprimés non enrobés. Leur formule est établie de façon à permettre une libération lente et une action locale du ou des principes actifs, ou la libération et l'absorption du ou des principes actifs dans une partie définie de la cavité buccale. Certains comprimés à utiliser dans la cavité buccale sont formulés comme :

- comprimés sublinguaux,
- comprimés buccaux,
- comprimés muco-adhésifs,
- comprimés à croquer.

01/2002:1228

DISPOSITIFS INTRARUMINAUX

Praeparationes intraruminales

Les spécifications de la présente monographie ne s'appliquent pas aux préparations (parfois appelées bols) telles que les capsules et comprimés conventionnels de grande taille, ou les formes pharmaceutiques moulées, qui assurent une libération immédiate ou prolongée du ou des principes actifs. Ces préparations sont couvertes par les sous-rubriques correspondantes des monographies Capsules (0016) ou Comprimés (0478).

DÉFINITION

Les dispositifs intraruminaux sont des préparations solides contenant un ou plusieurs principes actifs. Ils sont destinés à être administrés aux ruminants par voie orale et sont conçus pour être retenus dans le rumen, où la libération du ou des principes actifs s'effectue de façon continue ou séquentielle. La durée de libération du ou des principes actifs peut varier de quelques jours à plusieurs semaines selon la nature de la formulation et/ou du dispositif considéré.

Les dispositifs intraruminaux peuvent être administrés à l'aide de lance-bols. Certains sont conçus pour surnager à la surface du jus ruminal, d'autres pour rester sur le plancher du rumen ou du bonnet. Chaque dispositif possède une densité adaptée à l'usage auquel il est destiné.

PRODUCTION

Les dispositifs intraruminaux à libération continue sont conçus pour libérer le ou les principes actifs à une vitesse définie et pendant une durée définie. Cette libération peut s'effectuer par érosion, corrosion, diffusion, pression osmotique ou tout autre processus chimique, physique ou physico-chimique approprié.

Les dispositifs intraruminaux à libération séquentielle sont conçus pour libérer une quantité définie du ou des principes actifs à un ou plusieurs intervalles de temps définis. Cette libération peut s'effectuer par corrosion des éléments métalliques du dispositif sous l'action du jus ruminal ; il en résulte une libération séquentielle des unités constitutives, qui se présentent souvent sous forme de comprimés.

Lors de la fabrication des dispositifs intraruminaux, des mesures sont prises pour assurer une libération appropriée du ou des principes actifs.

Lors de la fabrication, du conditionnement, de la conservation et de la distribution des dispositifs intraruminaux, des mesures appropriées sont prises pour assurer la qualité microbiologique du produit ; des recommandations sont fournies à cet égard dans le texte *Qualité microbiologique des préparations pharmaceutiques* (*5.1.4*).

ESSAI

Uniformité de teneur (*2.9.6*). Sauf exception justifiée et autorisée, les comprimés unitaires constituant le dispositif intraruminal dont la teneur en principe actif est inférieure à 2 mg ou représente moins de 2 pour cent de la masse totale satisfont à l'essai A d'uniformité de teneur des préparations présentées en unités de prise. Si la préparation contient plusieurs principes actifs, l'essai ne s'applique qu'à ceux qui répondent aux conditions indiquées ci-dessus.

Uniformité de masse (*2.9.5*). Sauf exception justifiée et autorisée, les comprimés unitaires constituant le dispositif intraruminal satisfont à l'essai d'uniformité de masse.

Lorsqu'un essai d'uniformité de teneur est prescrit pour tous les principes actifs, l'essai d'uniformité de masse n'est pas exigé.

ÉTIQUETAGE

L'étiquette indique :

- la dose libérée par unité de temps dans le cas des dispositifs à libération continue,
- la dose libérée aux intervalles de temps spécifiés dans le cas des dispositifs à libération séquentielle.

01/2002:1011

DISPOSITIFS TRANSDERMIQUES

Emplastra transcutanea

DÉFINITION

Les dispositifs transdermiques sont des préparations pharmaceutiques souples, de dimensions variables, qui servent de support à un ou plusieurs principes actifs. Placés sur la peau non lésée, ils sont destinés à libérer et diffuser un ou plusieurs principes actifs dans la circulation générale après passage de la barrière cutanée.

Les dispositifs transdermiques sont généralement constitués d'un support externe sur lequel est fixée une préparation contenant le(s) principe(s) actif(s). La face de la préparation qui correspond à la surface de libération est recouverte d'un film protecteur, que l'on retire avant d'appliquer le dispositif sur la peau.

Le support externe est une membrane imperméable au(x) principe(s) actif(s), et normalement imperméable à l'eau, qui reçoit et protège la préparation. Il peut être de mêmes dimensions que la préparation ou légèrement plus grand, auquel cas la partie périphérique qui dépasse est recouverte de substances auto-adhésives qui assurent la fixation du dispositif sur la peau.

La préparation contient le(s) principe(s) actif(s) ainsi que divers adjuvants tels que stabilisants, solubilisants ou substances destinées à modifier la vitesse de libération ou à favoriser l'absorption transdermique. Elle peut être constituée d'une matrice solide ou semi-solide à une ou plusieurs couche(s), et dans ce cas c'est la composition et la structure de la matrice qui déterminent le mode de diffusion transdermique du(des) principe(s) actif(s). La matrice peut contenir des substances auto-adhésives qui assurent la fixation de la préparation sur la peau. La préparation peut également prendre la forme d'un réservoir semi-solide dont une des parois est une membrane qui peut moduler la libération et la diffusion du(des) principe(s) actif(s). Les substances auto-adhésives peuvent dans ce cas être appliquées sur tout ou partie de la membrane, ou seulement sur la périphérie du support externe.

Appliqué sur une peau sèche, propre et non lésée, le dispositif transdermique adhère solidement sous l'effet d'une pression modérée des doigts ou de la main et peut être retiré sans lésion notable de la peau ni détachement de la préparation du support externe. Il ne doit avoir aucune action irritante ou sensibilisante sur la peau, même après des applications répétées.

Le film protecteur se compose en général d'une feuille de matière plastique ou d'un matériau métallique. Lorsqu'il est retiré, il n'entraîne avec lui ni la préparation (matrice ou réservoir) ni l'adhésif.

Les dispositifs transdermiques sont généralement conditionnés en sachets individuels scellés.

PRODUCTION

Lors de la fabrication, du conditionnement, de la conservation et de la distribution des dispositifs transdermiques, des mesures appropriées sont prises pour assurer la qualité microbiologique du produit ; des recommandations sont fournies à cet égard dans le texte *Qualité microbiologique des préparations pharmaceutiques* (*5.1.4*).

ESSAI

Uniformité de teneur (*2.9.6*). Sauf indication contraire ou exception justifiée et autorisée, les dispositifs transdermiques satisfont à l'essai C d'uniformité de teneur des préparations présentées en unités de prise.

Dissolution. Il peut être nécessaire d'effectuer un essai approprié pour démontrer que la libération du ou des principes actifs est satisfaisante, par exemple l'un des essais décrits dans le texte *Essai de dissolution des dispositifs transdermiques* (*2.9.4*). Il est possible d'utiliser la méthode de l'appareil à disque, la méthode de la cellule ou la méthode du cylindre rotatif, selon la composition, les dimensions et la forme du dispositif à examiner.

Une membrane peut être employée. Elle peut être constituée de matériaux divers (par exemple cellulose poreuse inerte ou silicones). Elle ne doit pas influencer la cinétique de libération du ou des principes actifs par le dispositif. Elle doit en outre être exempte de toute substance susceptible de perturber sa fonction (graisse par exemple). Avant tout essai, elle doit être soumise à un conditionnement approprié (par exemple maintien pendant 24 h dans le milieu qui sera utilisé pour l'essai). Enfin, la membrane est appliquée sur la surface de libération du dispositif de façon à éviter la formation de bulles d'air.

Les conditions opératoires et les exigences correspondantes sont soumises à l'approbation de l'Autorité compétente.

CONSERVATION

Sauf indication contraire, à température ambiante.

ÉTIQUETAGE

L'étiquette indique, dans les cas appropriés, la quantité totale de principe(s) actif(s) par dispositif, la dose libérée par unité de temps et l'aire de la surface de libération.

01/2002:1239

GOMMES À MÂCHER MÉDICAMENTEUSES

Masticabilia gummis medicata

DÉFINITION

Les gommes à mâcher médicamenteuses sont des préparations solides présentées en unité de prise dont l'excipient principal est une gomme, destinées à être mâchées, sans être avalées.

Elles contiennent un ou plusieurs principes actifs dont la libération s'effectue lors de la mastication. Les gommes à mâcher sont destinées après dissolution ou dispersion du ou des principe(s) actif(s) dans la salive :

- soit au traitement local des affections buccales,
- soit à un traitement systémique après absorption à travers la muqueuse buccale ou gastro-intestinale.

PRODUCTION

Les gommes à mâcher médicamenteuses sont constituées d'une gomme masticatoire insipide à base d'élastomères naturels ou synthétiques et peuvent contenir d'autres

Formes pharmaceutiques

excipients non masticatoires tels que : charges, agents émollients, édulcorants, aromatisants, agents stabilisants et plastifiants, matières colorantes autorisées.

Les gommes à mâcher médicamenteuses sont fabriquées par compression ou par ramollissement ou fusion des excipients élastomères, puis addition successive des autres excipients. Dans ce dernier cas, les gommes à mâcher sont ensuite soumises à des traitements supplémentaires afin d'obtenir la présentation requise. Les gommes à mâcher médicamenteuses peuvent être enrobées, par exemple s'il est nécessaire de les mettre à l'abri de l'humidité et de la lumière.

Sauf exception justifiée et autorisée, un essai approprié est effectué pour démontrer que la libération du ou des principe(s) actif(s) est satisfaisante.

Des mesures adéquates doivent être prises lors de la fabrication, du conditionnement, de la conservation et de la distribution des gommes à mâcher médicamenteuses pour assurer leur qualité microbiologique ; des recommandations à cet effet sont données dans le chapitre général *Qualité microbiologique des préparations pharmaceutiques* (*5.1.4*).

ESSAI

Uniformité de teneur (*2.9.6*). Sauf indication contraire ou exception justifiée et autorisée, les gommes à mâcher médicamenteuses dont la teneur en principe actif est inférieure à 2 mg ou dans lesquelles le principe actif représente moins de 2 pour cent de la masse totale satisfont à l'essai A d'uniformité de teneur des préparations présentées en unités de prise. Si la préparation contient plusieurs principes actifs, l'essai ne s'applique qu'à ceux qui répondent aux conditions indiquées ci-dessus.

Uniformité de masse (*2.9.5*). Les gommes à mâcher médicamenteuses non enrobées et, sauf exception justifiée et autorisée, les gommes à mâcher médicamenteuses enrobées satisfont à l'essai d'uniformité de masse des préparations présentées en unités de prise. Lorsqu'un essai d'uniformité de teneur est prescrit pour tous les principes actifs, l'essai d'uniformité de masse n'est pas exigé.

CONSERVATION

A l'abri de l'humidité et de la lumière pour les gommes à mâcher non enrobées.

01/2002:0499

GRANULÉS

Granulata

Les exigences relatives aux granulés destinés à la préparation des solutions ou suspensions orales figurent dans la monographie Préparations liquides pour usage oral (0672). Dans certains cas justifiés et autorisés, les exigences de la présente monographie peuvent ne pas s'appliquer aux granulés pour usage vétérinaire.

DÉFINITION

Les granulés sont des préparations constituées de grains solides secs, formant chacun un agrégat de particules de poudre d'une solidité suffisante pour permettre diverses manipulations. Les granulés sont destinés à la voie orale. Certains granulés sont avalés tels quels, d'autres sont croqués ou dissous ou désagrégés dans de l'eau ou d'autres liquides appropriés avant administration.

Les granulés contiennent un ou plusieurs principes actifs, additionnés ou non d'excipients et, si nécessaire, de colorants autorisés par l'Autorité compétente et d'aromatisants.

Les granulés se présentent soit sous forme de préparations unidoses, soit sous forme de préparations multidoses. Chaque dose d'une préparation multidose est administrée au moyen d'un dispositif permettant de mesurer la quantité prescrite. Chaque dose de granulés conditionnés sous forme unitaire est présentée en récipient individuel, par exemple un sachet, une pochette en papier ou un flacon.

Dans les cas appropriés, les récipients destinés aux granulés satisfont aux exigences relatives aux *Matériaux utilisés dans la fabrication des récipients* (*3.1* et sous-chapitres) et aux *Récipients* (*3.2* et sous-chapitres).

Plusieurs catégories de granulés peuvent être distinguées :

- les granulés effervescents,
- les granulés enrobés,
- les granulés gastrorésistants,
- les granulés à libération modifiée.

PRODUCTION

Lors de la fabrication, du conditionnement, de la conservation et de la distribution des granulés, des mesures appropriées sont prises pour assurer la qualité microbiologique du produit ; des recommandations sont fournies à cet égard dans le texte *Qualité microbiologique des préparations pharmaceutiques* (*5.1.4*).

ESSAI

Uniformité de teneur (*2.9.6*). Sauf indication contraire ou exception justifiée et autorisée, les granulés conditionnés en récipients unidoses dont la teneur en principe actif est inférieure à 2 mg ou dans lesquels le principe actif représente moins de 2 pour cent de la masse totale satisfont à l'essai B d'uniformité de teneur des préparations présentées en unités de prise. Si la préparation contient plusieurs principes actifs, l'essai ne s'applique qu'à ceux qui répondent aux conditions indiquées ci-dessus.

Uniformité de masse (*2.9.5*). Les granulés conditionnés en récipients unidoses autres que les granulés enrobés satisfont à l'essai d'uniformité de masse des préparations présentées en unités de prise. Lorsqu'un essai d'uniformité de teneur est prescrit pour tous les principes actifs, l'essai d'uniformité de masse n'est pas exigé.

CONSERVATION

En récipient étanche si la préparation contient des composants volatils ou si le contenu du récipient doit être protégé.

Granulés effervescents

DÉFINITION

Les granulés effervescents sont des granulés non enrobés contenant généralement des substances acides et des carbonates ou bicarbonates qui réagissent rapidement en présence d'eau en libérant du dioxyde de carbone. Ils sont destinés à être dissous ou dispersés dans l'eau avant administration.

ESSAI

Désagrégation. Placez une dose de granulés effervescents dans un vase à précipiter contenant 200 ml d'*eau R* à 15-25 °C ; de nombreuses bulles de gaz se dégagent. Lorsque l'émission de bulles autour des grains individuels est terminée, les granulés sont désagrégés ; ils sont alors dissous ou dispersés dans l'eau. Répétez l'essai sur 5 autres doses. La préparation satisfait à l'essai si chacune des 6 doses se désagrège en moins de 5 min.

CONSERVATION

En récipient étanche.

Granulés enrobés

DÉFINITION

Les granulés enrobés sont généralement des préparations multidoses constituées de grains enrobés d'une ou de plusieurs couches de mélanges d'excipients divers.

PRODUCTION

Les substances employées pour l'enrobage sont généralement appliquées sous forme de solution ou de suspension dans des conditions qui favorisent l'évaporation du solvant.

ESSAI

Dissolution. Un essai approprié peut être réalisé pour démontrer que la libération du ou des principes actifs est satisfaisante, par exemple l'un des essais décrits dans le texte *Essai de dissolution des formes solides* (*2.9.3*).

Granulés à libération modifiée

DÉFINITION

Les granulés à libération modifiée sont des granulés, enrobés ou non, qui sont préparés avec des excipients spéciaux ou par des procédés particuliers visant, séparément ou conjointement, à modifier la vitesse, le lieu ou le moment de la libération du ou des principes actifs.

Les granulés à libération modifiée comprennent les granulés à libération prolongée et les granulés à libération retardée.

PRODUCTION

Un essai approprié est réalisé pour démontrer que la libération du ou des principes actifs est satisfaisante.

Granulés gastrorésistants

DÉFINITION

Les granulés gastrorésistants sont des granulés à libération modifiée destinés à résister au suc gastrique et à libérer le ou les principes actifs dans le suc intestinal. Ces propriétés sont obtenues en recouvrant les granulés d'un enrobage gastrorésistant (granulés entériques) ou par tout autre moyen approprié.

PRODUCTION

Un essai approprié est réalisé pour démontrer que la libération du ou des principes actifs est satisfaisante.

ESSAI

Dissolution. Un essai approprié est réalisé pour démontrer que la libération du ou des principes actifs est satisfaisante, par exemple l'essai décrit dans le texte *Essai de dissolution des formes solides* (*2.9.3*).

01/2002:1105

MOUSSES MÉDICAMENTEUSES

Musci medicati

Des exigences supplémentaires concernant les mousses médicamenteuses peuvent le cas échéant figurer dans d'autres monographies générales, par exemple les monographies Préparations rectales (1145), Préparations vaginales (1164) et Préparations liquides pour application cutanée (0927).

DÉFINITION

Les mousses médicamenteuses sont des préparations constituées par la dispersion d'un volume important de gaz dans une préparation liquide contenant généralement un ou plusieurs principes actifs, un agent tensioactif assurant leur formation, et divers autres excipients. Les mousses médicamenteuses sont le plus souvent destinées à être appliquées sur la peau ou les muqueuses.

Les mousses médicamenteuses sont généralement formées au moment de l'administration, à partir d'une préparation liquide contenue dans un récipient pressurisé. Le récipient est muni d'un dispositif constitué d'une valve et d'un bouton-poussoir adaptés à la distribution de la mousse.

Les mousses médicamenteuses destinées à être appliquées sur des plaies ouvertes importantes ou sur une peau gravement atteinte sont stériles.

Les mousses médicamenteuses conditionnées en récipients pressurisés satisfont aux exigences de la monographie *Préparations pharmaceutiques pressurisées (0523).*

PRODUCTION

Les mousses médicamenteuses stériles sont préparées à partir de produits et par des méthodes propres à assurer leur stérilité et à empêcher l'introduction de contaminants et la croissance de microorganismes ; des recommandations sont fournies à cet égard dans le texte *Méthodes de préparation des produits stériles* (*5.1.1*).

ESSAI

Densité de la mousse. Maintenez le récipient à une température de 25 °C pendant au moins 24 h. En évitant de réchauffer le récipient, adaptez au bouton-poussoir un tube rigide d'une longueur de 70 mm à 100 mm et d'un diamètre intérieur de 1 mm environ, agitez le récipient pour homogénéiser la phase liquide et expulsez à perte 5 ml à 10 ml de mousse. Tarez un cristallisoir à fond plat d'un volume de 60 ml environ et d'une hauteur de 35 mm environ. Placez l'extrémité du tube rigide dans l'angle du fond du cristallisoir et, pour le remplir uniformément, appuyez sur le bouton-poussoir en effectuant un mouvement circulaire. Après expansion totale de la mousse, arasez en découpant l'excédent à l'aide d'une lame. Pesez. Déterminez la masse du même volume d'*eau R* en remplissant d'*eau R* le même cristallisoir.

La densité de la mousse est égale au rapport :

$$\frac{m}{e}$$

m = masse de la prise d'essai de mousse, en grammes,

e = masse du même volume d'*eau R,* en grammes.

Effectuez 3 mesures. Aucune des valeurs individuelles ne s'écarte de plus de 20 pour cent de la valeur moyenne.

Formes pharmaceutiques

Durée d'expansion. L'appareil (figure 1105.-1) est constitué par une burette de 50 ml, d'un diamètre intérieur de 15 mm, graduée de 0,1 ml en 0,1 ml et munie d'un robinet à une voie de 4 mm. La graduation correspondant à 30 ml se trouve à 210 mm au moins de l'axe du robinet. La partie inférieure de la burette est raccordée, par l'intermédiaire d'un tube en matière plastique d'une longueur maximale de 50 mm et d'un diamètre intérieur de 4 mm, au récipient générateur de mousse muni d'un bouton-poussoir adapté à ce raccordement. Maintenez le récipient à une température de 25 °C pendant au moins 24 h. En évitant de le réchauffer, agitez le récipient pour homogénéiser la phase liquide et expulsez à perte 5 ml à 10 ml de mousse. Raccordez le bouton-poussoir à la sortie de la burette. Appuyez sur le bouton-poussoir et introduisez, en une seule fois, une quantité de mousse voisine de 30 ml. Fermez le robinet, déclenchez simultanément le chronomètre et lisez le volume de mousse contenu dans la burette. Lisez ensuite toutes les 10 s le volume qui croît jusqu'au volume maximal.

Effectuez 3 mesures. Aucune des durées nécessaires pour obtenir le volume maximal n'est supérieure à 5 min.

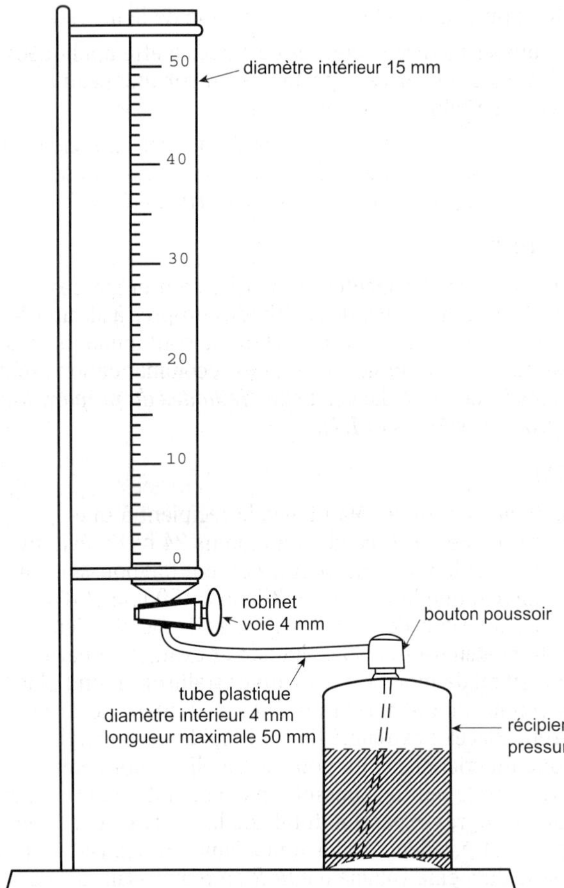

Figure 1105.-1. – *Appareil pour la détermination de la durée d'expansion*

Stérilité (*2.6.1*). Lorsque l'étiquette indique que la préparation est stérile, celle-ci satisfait à l'essai de stérilité.

ÉTIQUETAGE

L'étiquette indique, dans les cas appropriés, que la préparation est stérile.

01/2002:1165

POUDRES ORALES

Pulveres perorales

Les exigences relatives aux poudres destinées à la préparation de solutions ou suspensions orales figurent dans la monographie Préparations liquides pour usage oral (0672). Dans certains cas justifiés et autorisés, les exigences de la présente monographie peuvent ne pas s'appliquer aux poudres orales pour usage vétérinaire.

DÉFINITION

Les poudres orales sont des préparations constituées de particules solides sèches, libres et plus ou moins fines. Elles contiennent un ou plusieurs principes actifs additionnés ou non d'excipients et, si nécessaire, de colorants autorisés par l'Autorité compétente et d'aromatisants. Elles sont généralement administrées dans ou avec de l'eau ou d'autres liquides appropriés. Dans certains cas, elles peuvent être avalées telles quelles. Elles se présentent soit sous forme de poudres unidoses, soit sous forme de poudres multidoses.

Dans les cas appropriés, les récipients destinés aux poudres orales satisfont aux exigences relatives aux *Matériaux utilisés dans la fabrication des récipients* (*3.1* et sous-chapitres) et aux *Récipients* (*3.2* et sous-chapitres).

Les poudres orales multidoses nécessitent l'emploi d'une mesure permettant de délivrer la quantité prescrite. Chaque dose des poudres orales unidoses est présentée en récipient individuel, par exemple un sachet, une pochette en papier ou un flacon.

PRODUCTION

Lors de la fabrication des poudres orales, des mesures sont prises pour assurer que la taille des particules est appropriée à l'usage prévu de la préparation.

Lors de la fabrication, du conditionnement, de la conservation et de la distribution des poudres orales, des mesures appropriées sont prises pour assurer la qualité microbiologique du produit ; des recommandations sont fournies à cet égard dans le texte *Qualité microbiologique des préparations pharmaceutiques* (*5.1.4*).

ESSAI

Uniformité de teneur (*2.9.6*). Sauf indication contraire ou exception justifiée et autorisée, les poudres orales unidoses dont la teneur en principe actif est inférieure à 2 mg ou dans lesquelles le principe actif représente moins de 2 pour cent de la masse totale satisfont à l'essai B d'uniformité de teneur des préparations présentées en unités de prise. Si la préparation contient plusieurs principes actifs, l'essai ne s'applique qu'à ceux qui répondent aux conditions indiquées ci-dessus.

Uniformité de masse (*2.9.5*). Les poudres orales unidoses satisfont à l'essai d'uniformité de masse des préparations présentées en unités de prise. Lorsqu'un essai d'uniformité de teneur est prescrit pour tous les principes actifs, l'essai d'uniformité de masse n'est pas exigé.

CONSERVATION

En récipient étanche si la préparation contient des composants volatils.

Poudres effervescentes

Les poudres effervescentes sont conditionnées en récipients unidoses ou multidoses et contiennent généralement des substances acides et des carbonates ou bicarbonates qui réagissent rapidement en présence d'eau en libérant du dioxyde de carbone. Elles sont destinées à être dissoutes ou dispersées dans l'eau avant administration.

CONSERVATION

En récipient étanche.

01/2002:1166

POUDRES POUR APPLICATION CUTANÉE

Pulveres ad usum dermicum

Dans certains cas justifiés et autorisés, les exigences de la présente monographie peuvent ne pas s'appliquer aux poudres pour usage vétérinaire.

DÉFINITION

Les poudres pour application cutanée sont des préparations constituées de particules solides sèches, libres et plus ou moins fines. Elles contiennent un ou plusieurs principes actifs additionnés ou non d'excipients et, si nécessaire, de colorants autorisés par l'Autorité compétente.

Les poudres pour application cutanée se présentent sous forme de poudres unidoses ou de poudres multidoses. Elles sont exemptes d'agglomérats palpables. Les poudres spécifiquement destinées à être appliquées sur des plaies ouvertes importantes ou sur une peau gravement atteinte sont stériles.

Les poudres pour application cutanée présentées sous forme de poudres multidoses peuvent être conditionnées en récipients saupoudreurs, en récipients munis d'un dispositif mécanique de pulvérisation ou en récipients sous pression.

Les poudres conditionnées en récipients sous pression satisfont aux exigences de la monographie *Préparations pharmaceutiques pressurisées (0523)*.

Dans les cas appropriés, les récipients destinés aux poudres pour application cutanée satisfont aux exigences relatives aux *Matériaux utilisés dans la fabrication des récipients* (*3.1* et sous-chapitres) et aux *Récipients* (*3.2* et sous-chapitres).

PRODUCTION

Lors de la fabrication des poudres pour application cutanée, des mesures sont prises pour assurer que la taille des particules est appropriée à l'usage prévu de la préparation.

Lors de la fabrication, du conditionnement, de la conservation et de la distribution des poudres pour application cutanée, des mesures appropriées sont prises pour assurer la qualité microbiologique du produit ; des recommandations sont fournies à cet égard dans le texte *Qualité microbiologique des préparations pharmaceutiques* (*5.1.4*).

Les poudres pour application cutanée stériles sont préparées à partir de produits et par des méthodes propres à assurer leur stérilité et à empêcher l'introduction de contaminants et la croissance de microorganismes ; des recommandations sont fournies à cet égard dans le texte *Méthodes de préparation des produits stériles* (*5.1.1*).

ESSAI

Granulométrie. Lorsque la finesse d'une poudre pour application cutanée est prescrite, elle est déterminée par tamisage (*2.9.12*) ou par une autre méthode appropriée.

Uniformité de teneur (*2.9.6*). Sauf indication contraire ou exception justifiée et autorisée, les poudres pour application cutanée unidoses dont la teneur en principe actif est inférieure à 2 mg ou dans lesquelles le principe actif représente moins de 2 pour cent de la masse totale satisfont à l'essai B d'uniformité de teneur des préparations présentées en unités de prise. Si la préparation contient plusieurs principes actifs, l'essai ne s'applique qu'à ceux qui répondent aux conditions indiquées ci-dessus.

Uniformité de masse (*2.9.5*). Les poudres pour application cutanée unidoses satisfont à l'essai d'uniformité de masse des préparations présentées en unités de prise. Lorsqu'un essai d'uniformité de teneur est prescrit pour tous les principes actifs, l'essai d'uniformité de masse n'est pas exigé.

Stérilité (*2.6.1*). Lorsque l'étiquette indique que la poudre est stérile, celle-ci satisfait à l'essai de stérilité.

ÉTIQUETAGE

L'étiquette indique :

- que la préparation est destinée à un usage externe,
- dans les cas appropriés, que la préparation est stérile.

01/2002:1037

PRÉMÉLANGES POUR ALIMENTS MÉDICAMENTEUX POUR USAGE VÉTÉRINAIRE

Praeadmixta ad alimenta medicata ad usum veterinarium

DÉFINITION

Les prémélanges pour aliments médicamenteux pour usage vétérinaire sont des mélanges, généralement dans des excipients appropriés, destinés à faciliter l'administration d'un ou de plusieurs principes actifs à des animaux par voie alimentaire. Ils sont exclusivement utilisés dans la préparation d'aliments médicamenteux, par simple mélange avec les autres ingrédients.

Les prémélanges se présentent sous la forme de granulés ou de poudres. Ils s'écoulent librement et les agglomérats éventuels se désagrègent spontanément lors d'une manipulation normale. La taille des particules et les autres propriétés déterminent la répartition homogène du ou des principes actifs dans l'aliment final.

PRODUCTION

Sauf exception justifiée et autorisée, la concentration du prémélange dans l'aliment médicamenteux n'est pas inférieure à 0,5 pour cent.

ESSAI

Perte à la dessiccation (*2.2.32*). Sauf exception justifiée et autorisée, la perte à la dessiccation, déterminée à l'étuve à 100-105 °C pendant 2 h sur 3,000 g de préparation à examiner, n'est pas supérieure à 15,0 pour cent.

ÉTIQUETAGE

L'étiquette indique :

- la catégorie d'animaux à laquelle le prémélange est destiné,
- le mode de préparation de l'aliment médicamenteux à partir du prémélange et de l'aliment de base,
- dans les cas appropriés, le délai à respecter entre l'arrêt de l'administration du prémélange dilué et l'abattage de l'animal pour la consommation humaine.

Formes pharmaceutiques

01/2002:0652

PRÉPARATIONS AURICULAIRES

Auricularia

DÉFINITION

Les préparations auriculaires sont des préparations liquides, semi-solides ou solides destinées à l'instillation, la pulvérisation, l'insufflation ou l'application dans le conduit auditif ou au lavage auriculaire.

Les préparations auriculaires contiennent habituellement un ou plusieurs principes actifs dans un excipient approprié. Elles peuvent contenir également d'autres excipients destinés par exemple à ajuster le pouvoir osmotique ou la viscosité, ajuster ou stabiliser le pH, accroître la solubilité des principes actifs, stabiliser la préparation ou assurer des propriétés antimicrobiennes appropriées. Ces excipients ne nuisent pas à l'action médicamenteuse recherchée et, aux concentrations utilisées, ne provoquent pas d'effets toxiques ou d'irritation locale notable.

Les préparations auriculaires destinées à être appliquées à une oreille lésée, particulièrement en cas de perforation du tympan, ou avant une intervention chirurgicale, sont stériles, exemptes de conservateurs antimicrobiens, et conditionnées en récipients unidoses.

Les préparations auriculaires sont conditionnées en récipients multidoses ou unidoses, éventuellement munis d'un dispositif d'administration approprié qui peut être conçu pour empêcher la pénétration de tout agent de contamination.

Sauf exception justifiée et autorisée, les préparations auriculaires aqueuses conditionnées en récipients multidoses contiennent un conservateur antimicrobien approprié à concentration convenable, sauf si la préparation elle-même possède des propriétés antimicrobiennes adéquates.

Dans les cas appropriés, les récipients destinés aux préparations auriculaires satisfont aux exigences relatives aux *Matériaux utilisés dans la fabrication des récipients* (*3.1* et sous-chapitres) et aux *Récipients* (*3.2* et sous-chapitres).

Plusieurs catégories de préparations auriculaires peuvent être distinguées :

- les liquides pour instillation ou pulvérisation auriculaire,
- les préparations auriculaires semi-solides,
- les poudres auriculaires,
- les liquides pour lavage auriculaire,
- les tampons auriculaires.

PRODUCTION

Au cours du développement des préparations auriculaires dont la formulation comporte un conservateur antimicrobien, l'efficacité du conservateur choisi doit être démontrée de manière à satisfaire l'Autorité compétente. Le texte *Efficacité de la conservation antimicrobienne* (*5.1.3*) décrit une méthode d'essai appropriée et indique des critères d'évaluation des propriétés antimicrobiennes de la formulation.

Lors de la fabrication, du conditionnement, de la conservation et de la distribution des préparations auriculaires, des mesures appropriées sont prises pour assurer la qualité microbiologique du produit ; des recommandations sont fournies à cet égard dans le texte *Qualité microbiologique des préparations pharmaceutiques* (*5.1.4*).

Les préparations auriculaires stériles sont préparées à partir de produits et par des méthodes propres à assurer leur stérilité et à empêcher l'introduction de contaminants et la croissance de microorganismes ; des recommandations sont fournies à cet égard dans le texte *Méthodes de préparation des produits stériles* (*5.1.1*).

Lors de la fabrication des préparations auriculaires contenant des particules en dispersion, des mesures sont prises pour assurer que la taille des particules est convenablement contrôlée et qu'elle est appropriée à l'usage prévu de la préparation.

ESSAI

Uniformité de teneur (*2.9.6*). Sauf indication contraire ou exception justifiée et autorisée, les préparations auriculaires unidoses dont la teneur en principe actif est inférieure à 2 mg ou dans lesquelles le principe actif représente moins de 2 pour cent de la masse totale satisfont à l'essai B d'uniformité de teneur des préparations présentées en unités de prise. Si la préparation contient plusieurs principes actifs, l'essai ne s'applique qu'à ceux qui répondent aux conditions indiquées ci-dessus.

Uniformité de masse (*2.9.5*). Les préparations auriculaires unidoses satisfont à l'essai d'uniformité de masse des préparations présentées en unités de prise. Lorsqu'un essai d'uniformité de teneur est prescrit pour tous les principes actifs, l'essai d'uniformité de masse n'est pas exigé.

Stérilité (*2.6.1*). Lorsque l'étiquette indique que la préparation est stérile, celle-ci satisfait à l'essai de stérilité.

CONSERVATION

Si la préparation est stérile, elle est conservée en récipient stérile, étanche, à fermeture inviolable.

ÉTIQUETAGE

L'étiquette indique :

- le nom de tout conservateur antimicrobien ajouté,
- dans les cas appropriés, que la préparation est stérile,
- dans le cas des récipients multidoses, la durée limite d'utilisation à partir de l'ouverture du récipient. Sauf exception justifiée et autorisée, cette durée ne dépasse pas 4 semaines.

Préparations liquides pour instillation ou pulvérisation auriculaire

DÉFINITION

Les préparations liquides pour instillation ou pulvérisation auriculaire sont des solutions, des émulsions ou des suspensions d'un ou plusieurs principes actifs dans des liquides appropriés pouvant être appliqués dans le conduit auditif sans exercer de pression nuisible pour le tympan (par exemple de l'eau, des glycols ou des huiles grasses). Ces préparations peuvent également être appliquées dans le conduit auditif au moyen d'un tampon imbibé du liquide.

Les émulsions peuvent présenter des signes de séparation des phases, mais sont facilement redispersées par agitation. Les suspensions peuvent présenter un sédiment, qu'il est facile de disperser par agitation de façon à obtenir une suspension suffisamment stable pour permettre l'administration de la dose voulue.

Les préparations liquides pour instillation auriculaire sont habituellement conditionnées en récipients multidoses en verre ou en matière plastique appropriée munis soit d'un compte-gouttes incorporé soit d'un capuchon vissé constitué de matériaux appropriés et comportant un compte-gouttes et un embout en caoutchouc ou en plastique. Ce capuchon vissé peut également être fourni séparément.

Les préparations liquides pour pulvérisation auriculaire sont habituellement conditionnées en récipients multidoses munis d'un système de distribution approprié ; lorsqu'elles sont conditionnées en récipients pressurisés, celles-ci satisfont aux exigences de la monographie *Préparations pharmaceutiques pressurisées (0523).*

Préparations auriculaires semi-solides

DÉFINITION

Les préparations auriculaires semi-solides sont destinées à l'application dans le conduit auditif externe, si nécessaire au moyen d'un tampon imprégné de la préparation.

Les préparations auriculaires semi-solides satisfont aux exigences de la monographie *Préparations semi-solides pour application cutanée (0132).*

Elles sont conditionnées en récipients munis d'un dispositif de distribution approprié.

Poudres auriculaires

DÉFINITION

Les poudres auriculaires satisfont aux exigences de la monographie *Poudres pour application cutanée (1166).*

Les poudres auriculaires sont conditionnées en récipients munis d'un dispositif approprié permettant l'application ou l'insufflation.

Préparations liquides pour lavage auriculaire

DÉFINITION

Les préparations liquides pour lavage auriculaire sont destinées au nettoyage du conduit auditif externe. Ce sont en général des solutions aqueuses de pH compris dans les limites physiologiques.

Les préparations liquides pour lavage auriculaire destinées à être appliquées sur une partie lésée ou à être utilisées avant une intervention chirurgicale sont stériles.

ESSAI

Masse ou volume délivrable (*2.9.28*). Les préparations liquides pour lavage auriculaire conditionnées en récipients unidoses satisfont à l'essai.

Tampons auriculaires

DÉFINITION

Les tampons auriculaires sont destinés à être introduits dans le conduit auditif externe. Ils satisfont aux exigences de la monographie *Tampons médicamenteux (1155).*

01/2002:0945

PRÉPARATIONS INTRAMAMMAIRES POUR USAGE VÉTÉRINAIRE

Praeparationes intramammariae ad usum veterinarium

DÉFINITION

Les préparations intramammaires pour usage vétérinaire sont des préparations stériles destinées à être introduites dans la glande mammaire par le canal du trayon. Il en existe 2 catégories principales : celles destinées à l'administration à des animaux en lactation, et celles destinées à l'administration à des animaux en fin de lactation ou à des animaux hors lactation pour la prévention ou le traitement d'une infection.

Les préparations intramammaires pour usage vétérinaire sont des solutions, des émulsions, des suspensions ou des préparations semi-solides contenant un ou plusieurs principes actifs dans un excipient approprié. Elles peuvent contenir également d'autres excipients tels que des stabilisants, émulsionnants, suspensifs et épaississants. Les suspensions peuvent présenter un sédiment, qu'il est facile de disperser par agitation. Les émulsions peuvent présenter des signes de séparation des phases, mais elles sont facilement redispersées par agitation.

Sauf exception justifiée et autorisée, les préparations intramammaires pour usage vétérinaire sont présentées en récipients unidoses pour introduction dans un seul canal du trayon d'un animal.

Si elles sont présentées en récipients multidoses, les préparations aqueuses contiennent un conservateur antimicrobien approprié à concentration convenable, sauf si la préparation elle-même possède des propriétés antimicrobiennes adéquates. Des précautions pour l'administration et la conservation entre les prélèvements doivent être prises.

Dans les cas appropriés, les récipients destinés aux préparations intramammaires pour usage vétérinaire satisfont aux exigences relatives aux *Matériaux utilisés dans la fabrication des récipients* (*3.1* et sous-chapitres) et aux *Récipients* (*3.2* et sous-chapitres).

PRODUCTION

Au cours du développement des préparations intramammaires pour usage vétérinaire dont la formulation comporte un conservateur antimicrobien, l'efficacité du conservateur choisi doit être démontrée de manière à satisfaire l'Autorité compétente. Le texte *Efficacité de la conservation antimicrobienne* (*5.1.3*) décrit une méthode d'essai appropriée et indique des critères d'évaluation des propriétés antimicrobiennes de la formulation.

Les préparations intramammaires pour usage vétérinaire sont préparées à partir de produits et par des méthodes propres à assurer leur stérilité et à empêcher l'introduction de contaminants et la croissance de microorganismes ; des recommandations sont fournies à cet égard dans le texte *Méthodes de préparation des produits stériles* (*5.1.1*).

Lors de la fabrication des préparations intramammaires pour usage vétérinaire contenant des particules en dispersion, des mesures sont prises pour assurer que la taille des particules est convenablement contrôlée et qu'elle est appropriée à l'usage prévu de la préparation.

ESSAI

Masse ou volume délivrable. Extrayez le maximum du contenu de 10 récipients, selon les indications mentionnées sur l'étiquette. La masse moyenne ou le volume moyen obtenu ne diffère pas de plus de 10 pour cent de la masse nominale ou du volume nominal.

Stérilité (*2.6.1*). Les préparations intramammaires pour usage vétérinaire satisfont à l'essai de stérilité, réalisé par la technique de filtration sur membrane ou, dans des cas justifiés, par ensemencement direct du milieu nutritif. Videz le contenu de 10 récipients et mélangez soigneusement. Pour chaque milieu, utilisez 0,5 g à 1 g (ou 0,5 ml à 1 ml selon les cas) du mélange.

CONSERVATION

En récipient stérile, étanche, à fermeture inviolable.

Formes pharmaceutiques

ÉTIQUETAGE

L'étiquette indique :

– le nom du ou des principe(s) actif(s) et la quantité de principe(s) actif(s), en masse ou nombre d'Unités Internationales, qui peut être extraite du récipient par une technique normale,
– si la préparation est destinée à des animaux en lactation ou à des animaux hors lactation,
– dans le cas des préparations multidoses, le nom de tout conservateur antimicrobien ajouté.

01/2002:0927

PRÉPARATIONS LIQUIDES POUR APPLICATION CUTANÉE

Praeparationes liquidae ad usum dermicum

Dans certains cas justifiés et autorisés, les exigences de la présente monographie peuvent ne pas s'appliquer aux préparations pour usage systémique ou vétérinaire.

DÉFINITION

Les préparations liquides pour application cutanée sont des préparations de viscosité variable destinées à être appliquées sur la peau (y compris le cuir chevelu) ou les ongles en vue d'une action locale ou transdermique. Ce sont des solutions, émulsions ou suspensions qui peuvent contenir un ou plusieurs principes actifs dans un excipient approprié. Ces préparations peuvent également contenir des conservateurs antimicrobiens appropriés, des antioxydants et d'autres excipients tels que des stabilisants, des substances émulsionnantes et épaississantes.

Les émulsions peuvent présenter des signes de séparation des phases, mais sont facilement redispersées par agitation. Les suspensions peuvent présenter un sédiment, qu'il est facile de disperser par agitation de façon à obtenir une suspension suffisamment stable pour permettre l'administration d'une préparation homogène.

Dans les cas appropriés, les récipients destinés aux préparations liquides pour application cutanée satisfont aux exigences relatives aux *Matériaux utilisés dans la fabrication des récipients* (*3.1* et sous-chapitres) et aux *Récipients* (*3.2* et sous-chapitres).

Lorsque les préparations liquides pour application cutanée sont conditionnées en récipients pressurisés, ces récipients satisfont aux exigences de la monographie *Préparations pharmaceutiques pressurisées (0523).*

Les préparations spécifiquement destinées à être appliquées sur une peau gravement atteinte sont stériles.

Plusieurs catégories de préparations liquides pour application cutanée peuvent être distinguées :

– les shampooings,
– les mousses pour application cutanée.

PRODUCTION

Au cours du développement des préparations liquides pour application cutanée dont la formulation comporte un conservateur antimicrobien, l'efficacité du conservateur choisi doit être démontrée de manière à satisfaire l'Autorité compétente. Le texte *Efficacité de la conservation antimicrobienne* (*5.1.3*) décrit une méthode d'essai appropriée et indique des critères d'évaluation des propriétés antimicrobiennes de la formulation.

Lors de la fabrication, du conditionnement, de la conservation et de la distribution des préparations liquides pour application cutanée, des mesures appropriées sont prises pour assurer la qualité microbiologique du produit ; des recommandations sont fournies à cet égard dans le texte *Qualité microbiologique des préparations pharmaceutiques* (*5.1.4*).

Les préparations liquides pour application cutanée stériles sont préparées à partir de produits et par des méthodes propres à assurer leur stérilité et à empêcher l'introduction de contaminants et la croissance de microorganismes ; des recommandations sont fournies à cet égard dans le texte *Méthodes de préparation des produits stériles* (*5.1.1*).

Lors de la fabrication des préparations liquides pour application cutanée contenant des particules en dispersion, des mesures sont prises pour assurer que la taille des particules est convenablement contrôlée et qu'elle est appropriée à l'usage prévu de la préparation.

ESSAI

Masse ou volume délivrable (*2.9.28*). Les préparations liquides pour application cutanée conditionnées en récipients unidoses satisfont à l'essai.

Stérilité (*2.6.1*). Lorsque l'étiquette indique que la préparation est stérile, celle-ci satisfait à l'essai de stérilité.

CONSERVATION

Si la préparation est stérile, elle est conservée en récipient stérile, étanche, à fermeture inviolable.

ÉTIQUETAGE

L'étiquette indique :

– le nom de tout conservateur antimicrobien ajouté,
– dans les cas appropriés, que la préparation est stérile.

Shampooings

DÉFINITION

Les shampooings sont des préparations liquides, ou parfois semi-solides, destinées à être appliquées sur le cuir chevelu, puis rincées et éliminées à l'eau. Par friction avec de l'eau, ils forment généralement de la mousse.

Les shampooings sont des émulsions, des suspensions ou des solutions. Ils contiennent habituellement des agents tensioactifs.

Mousses pour application cutanée

DÉFINITION

Les mousses pour application cutanée satisfont aux exigences de la monographie *Mousses médicamenteuses (1105).*

01/2002:0672

PRÉPARATIONS LIQUIDES POUR USAGE ORAL

Praeparationes liquidae peroraliae

Dans certains cas justifiés et autorisés, les exigences de la présente monographie peuvent ne pas s'appliquer aux préparations pour usage vétérinaire.

DÉFINITION

Les préparations liquides pour usage oral sont habituellement des solutions, émulsions ou suspensions contenant un ou plusieurs principes actifs dans un excipient

Formes pharmaceutiques

approprié ; certaines préparations liquides pour usage oral (liquides buvables) sont constituées de principes actifs liquides utilisés tels quels.

Certaines préparations liquides pour usage oral sont préparées par dilution de préparations liquides concentrées, ou à partir de poudres ou granulés destinés à la préparation de solutions ou suspensions buvables, de gouttes buvables ou de sirops, au moyen d'un excipient approprié.

Les excipients utilisés pour préparer les préparations liquides pour usage oral sont choisis en fonction de la nature du ou des principes actifs, et de façon à conférer à la préparation des propriétés organoleptiques appropriées à l'usage prévu.

Les préparations liquides pour usage oral peuvent contenir des conservateurs antimicrobiens appropriés, des antioxydants et d'autres excipients tels que des agents de dispersion, de suspension, des substances épaississantes, émulsionnantes, des tampons, des mouillants, des solubilisants, des stabilisants, des aromatisants, des édulcorants et des colorants autorisés par l'Autorité compétente.

Les émulsions peuvent présenter des signes de séparation des phases, mais sont facilement redispersées par agitation. Les suspensions peuvent présenter un sédiment, qu'il est facile de disperser par agitation de façon à obtenir une suspension suffisamment stable pour permettre l'administration de la dose voulue.

Dans les cas appropriés, les récipients destinés aux préparations liquides pour usage oral satisfont aux exigences relatives aux *Matériaux utilisés dans la fabrication des récipients* (*3.1* et sous-chapitres) et aux *Récipients* (*3.2* et sous-chapitres).

Plusieurs catégories de préparations liquides pour usage oral peuvent être distinguées :

- les solutions, émulsions et suspensions buvables,
- les poudres et granulés pour solutions ou suspensions buvables,
- les gouttes buvables,
- les poudres pour gouttes buvables,
- les sirops,
- les poudres et granulés pour sirops.

PRODUCTION

Au cours du développement des préparations liquides pour usage oral dont la formulation comporte un conservateur antimicrobien, l'efficacité du conservateur choisi doit être démontrée de manière à satisfaire l'Autorité compétente. Le texte *Efficacité de la conservation antimicrobienne* (*5.1.3*) décrit une méthode d'essai appropriée et indique des critères d'évaluation des propriétés antimicrobiennes de la formulation.

Lors de la fabrication, du conditionnement, de la conservation et de la distribution des préparations liquides pour usage oral, des mesures appropriées sont prises pour assurer la qualité microbiologique du produit ; des recommandations sont fournies à cet égard dans le texte *Qualité microbiologique des préparations pharmaceutiques* (*5.1.4*).

Lors de la fabrication des préparations liquides pour usage oral contenant des particules en dispersion, des mesures sont prises pour assurer que la taille des particules est convenablement contrôlée et qu'elle est appropriée à l'usage prévu de la préparation.

ESSAI

Uniformité de teneur (*2.9.6*). Sauf indication contraire ou exception justifiée et autorisée, les suspensions conditionnées en récipients unidoses satisfont à l'essai suivant : après l'avoir agité, videz au maximum chaque récipient et effectuez l'essai sur le contenu individuel. Ces préparations satisfont à l'essai B d'uniformité de teneur des préparations présentées en unités de prise.

Uniformité de masse. Les solutions et émulsions conditionnées en récipients unidoses satisfont à l'essai suivant : pesez individuellement le contenu de 20 récipients vidés au maximum et déterminez la masse moyenne. Deux au plus des masses individuelles peuvent s'écarter de plus de 10 pour cent de la masse moyenne et aucune ne s'en écarte de plus de 20 pour cent.

Dose et uniformité de dose des gouttes buvables. Dans une éprouvette graduée appropriée, introduisez à l'aide du dispositif le nombre de gouttes ou la quantité de préparation habituellement prescrits pour une dose. La vitesse ne doit pas dépasser 2 gouttes par seconde. Pesez le liquide, ajoutez une nouvelle dose, pesez à nouveau et continuez à ajouter et à peser jusqu'à obtention de 10 masses au total. Aucune des masses individuelles ne s'écarte de plus de 10 pour cent de la masse moyenne. Le total des 10 masses ne s'écarte pas de plus de 15 pour cent de la masse nominale de 10 doses. Si nécessaire, mesurez le volume total de 10 doses. Le volume ne s'écarte pas de plus de 15 pour cent du volume nominal de 10 doses.

Masse ou volume délivrable (*2.9.28*). Les préparations liquides pour usage oral conditionnées en récipients unidoses satisfont à l'essai.

ÉTIQUETAGE

L'étiquette indique le nom de tout conservateur antimicrobien ajouté.

Solutions, émulsions et suspensions buvables

DÉFINITION

Les solutions, émulsions et suspensions buvables sont conditionnées en récipients unidoses ou multidoses. Chaque dose d'une préparation multidose est administrée à l'aide d'un dispositif permettant de mesurer la quantité prescrite. Ce dispositif est généralement une cuillère ou un godet, pour les volumes de 5 ml ou multiples de 5 ml, ou une seringue orale pour les autres volumes.

Poudres et granulés pour solutions ou suspensions buvables

DÉFINITION

Les poudres et les granulés destinés à la préparation des solutions ou suspensions buvables répondent sur le plan général à la définition donnée, selon le cas, dans la monographie *Poudres orales (1165)* ou *Granulés (0499)*. Ils peuvent contenir des excipients, notamment pour faciliter la dispersion ou la formation d'une solution et empêcher l'agrégation des particules.

Après dissolution ou mise en suspension, la préparation satisfait, selon le cas, aux exigences concernant les solutions ou les suspensions buvables.

Formes pharmaceutiques

ESSAI

Uniformité de teneur (*2.9.6*). Sauf indication contraire ou exception justifiée et autorisée, les poudres et granulés conditionnés en récipients unidoses dont la teneur en principe actif est inférieure à 2 mg ou dans lesquels le principe actif représente moins de 2 pour cent de la masse totale satisfont à l'essai B d'uniformité de teneur des préparations présentées en unités de prise. Si la préparation contient plusieurs principes actifs, l'essai ne s'applique qu'à ceux qui répondent aux conditions indiquées ci-dessus.

Uniformité de masse (*2.9.5*). Les poudres et granulés conditionnés en récipients unidoses satisfont à l'essai d'uniformité de masse des préparations présentées en unités de prise. Lorsqu'un essai d'uniformité de teneur est prescrit pour tous les principes actifs, l'essai d'uniformité de masse n'est pas exigé.

ÉTIQUETAGE

L'étiquette indique :

– le mode de préparation de la solution ou de la suspension,

– les conditions et la durée de conservation après reconstitution.

Gouttes buvables

DÉFINITION

Les gouttes buvables sont des solutions, des émulsions ou des suspensions administrées en petits volumes au moyen d'un dispositif approprié.

ÉTIQUETAGE

L'étiquette indique lorsque la dose est mesurée en gouttes, le nombre de gouttes par millilitre ou par gramme de préparation.

Poudres pour gouttes buvables

DÉFINITION

Les poudres pour gouttes buvables répondent sur le plan général à la définition des *Poudres orales (1165)*. Elles peuvent contenir des excipients destinés à faciliter la dissolution ou la dispersion ou empêcher l'agrégation des particules.

Après dissolution ou mise en suspension, la préparation satisfait aux exigences concernant les gouttes buvables.

ESSAI

Uniformité de teneur (*2.9.6*). Sauf indication contraire ou exception justifiée et autorisée, les poudres pour gouttes buvables conditionnées en récipients unidoses dont la teneur en principe actif est inférieure à 2 mg ou dans lesquels le principe actif représente moins de 2 pour cent de la masse totale satisfont à l'essai B d'uniformité de teneur des préparations présentées en unités de prise. Si la préparation contient plusieurs principes actifs, l'essai ne s'applique qu'à ceux qui répondent aux conditions indiquées ci-dessus.

Uniformité de masse (*2.9.5*). Les poudres pour gouttes buvables conditionnées en récipients unidoses satisfont à l'essai d'uniformité de masse des préparations présentées en unités de prise. Lorsqu'un essai d'uniformité de teneur est prescrit pour tous les principes actifs, l'essai d'uniformité de masse n'est pas exigé.

Sirops

DÉFINITION

Les sirops sont des préparations aqueuses caractérisées par leur saveur sucrée et leur consistance visqueuse. Ils peuvent contenir du saccharose, à concentration au moins égale à 45 pour cent *m/m*. La saveur sucrée peut également leur être conférée par d'autres polyols ou édulcorants. Ils contiennent généralement des aromatisants ou autres agents de sapidité. Chaque dose d'une préparation multidose est administrée à l'aide d'un dispositif permettant de mesurer la quantité prescrite. Ce dispositif est généralement une cuillère ou un godet, pour les volumes de 5 ml ou multiples de 5 ml.

ÉTIQUETAGE

L'étiquette indique le nom et la concentration du polyol ou de l'édulcorant utilisé.

Poudres et granulés pour sirops

DÉFINITION

Les poudres et granulés pour sirops répondent sur le plan général à la définition donnée, selon le cas, dans la monographie *Poudres orales (1165)* ou *Granulés (0499)*. Ils peuvent contenir des excipients destinés à faciliter la dissolution.

Après dissolution, la préparation satisfait aux exigences concernant les sirops.

ESSAI

Uniformité de teneur (*2.9.6*). Sauf indication contraire ou exception justifiée et autorisée, les poudres et granulés pour sirops conditionnés en récipients unidoses dont la teneur en principe actif est inférieure à 2 mg ou dans lesquels le principe actif représente moins de 2 pour cent de la masse totale satisfont à l'essai B d'uniformité de teneur des préparations présentées en unités de prise. Si la préparation contient plusieurs principes actifs, cette exigence ne s'applique qu'à ceux qui répondent aux conditions ci-dessus.

Uniformité de masse (*2.9.5*). Les poudres et granulés pour sirops conditionnés en récipients unidoses satisfont à l'essai d'uniformité de masse des préparations présentées en unités de prise. Lorsqu'un essai d'uniformité de teneur est prescrit pour tous les principes actifs, l'essai d'uniformité de masse n'est pas exigé.

01/2002:0676

PRÉPARATIONS NASALES

Nasalia

DÉFINITION

Les préparations nasales sont des préparations liquides, semi-solides ou solides destinées à l'administration dans les cavités nasales en vue d'une action locale ou systémique. Elles contiennent un ou plusieurs principes actifs. Les préparations nasales sont, dans la mesure du possible, non irritantes et n'exercent aucun effet notable sur les fonctions de la muqueuse nasale et de ses cils. Les préparations nasales aqueuses sont habituellement isotoniques et peuvent contenir des excipients destinés, par exemple, à ajuster la viscosité de la préparation, à adapter ou stabiliser le pH, à augmenter la solubilité du ou des principes actifs ou à stabiliser la préparation.

Les préparations nasales sont conditionnées en récipients multidoses ou unidoses, éventuellement munis d'un dispositif d'administration approprié qui peut être conçu pour empêcher la pénétration de tout agent de contamination.

Sauf exception justifiée et autorisée, les préparations nasales aqueuses conditionnées en récipients multidoses contiennent un conservateur antimicrobien approprié à concentration convenable, sauf si la préparation elle-même possède des propriétés antimicrobiennes adéquates.

Dans les cas appropriés, les récipients destinés aux préparations nasales satisfont aux exigences relatives aux *Matériaux utilisés dans la fabrication des récipients* (*3.1* et sous-chapitres) et aux *Récipients* (*3.2* et sous-chapitres).

Plusieurs catégories de préparations nasales peuvent être distinguées :

- les préparations liquides pour instillation ou pulvérisation nasale,
- les poudres nasales,
- les préparations nasales semi-solides,
- les solutions pour lavage nasal,
- les bâtons pour usage nasal.

PRODUCTION

Au cours du développement des préparations nasales dont la formulation comporte un conservateur antimicrobien, l'efficacité du conservateur choisi doit être démontrée de manière à satisfaire l'Autorité compétente. Le texte *Efficacité de la conservation antimicrobienne (5.1.3)* décrit une méthode d'essai appropriée et indique des critères d'évaluation des propriétés antimicrobiennes de la formulation.

Lors de la fabrication, du conditionnement, de la conservation et de la distribution des préparations nasales, des mesures appropriées sont prises pour assurer la qualité microbiologique du produit ; des recommandations sont fournies à cet égard dans le texte *Qualité microbiologique des préparations pharmaceutiques* (*5.1.4*).

Les préparations nasales stériles sont préparées à partir de produits et par des méthodes propres à assurer leur stérilité et à empêcher l'introduction de contaminants et la croissance de microorganismes ; des recommandations sont fournies à cet égard dans le texte *Méthodes de préparation des produits stériles* (*5.1.1*).

Lors de la fabrication des préparations nasales contenant des particules en dispersion, des mesures sont prises pour assurer que la taille des particules est convenablement contrôlée et qu'elle est appropriée à l'usage prévu de la préparation.

ESSAI

Stérilité (*2.6.1*). Lorsque l'étiquette indique que la préparation est stérile, celle-ci satisfait à l'essai de stérilité.

CONSERVATION

Si la préparation est stérile, elle est conservée en récipient stérile, étanche, à fermeture inviolable.

ÉTIQUETAGE

L'étiquette indique :

- le nom de tout conservateur antimicrobien ajouté,
- dans les cas appropriés, que la préparation est stérile.

Préparations liquides pour instillation ou pulvérisation nasale

DÉFINITION

Les préparations liquides pour instillation ou pulvérisation nasale sont des solutions, des émulsions ou des suspensions destinées à être instillées ou pulvérisées dans les cavités nasales.

Les émulsions peuvent présenter des signes de séparation des phases, mais sont facilement redispersées par agitation. Les suspensions peuvent présenter un sédiment, qu'il est facile de disperser par agitation de façon à obtenir une suspension suffisamment stable pour permettre l'administration de la dose voulue.

Les préparations liquides pour instillation nasale sont habituellement conditionnées en récipients multidoses comportant un dispositif d'administration approprié.

Les préparations liquides pour pulvérisation nasale sont conditionnées en récipients avec nébuliseur, ou en récipients pressurisés munis d'un système d'administration approprié, avec ou sans valve doseuse, satisfaisant aux exigences de la monographie *Préparations pharmaceutiques pressurisées (0523)*.

La taille des gouttelettes pulvérisées est telle que leur dépôt se localise dans la cavité nasale.

ESSAI

Sauf indication contraire ou exception justifiée et autorisée, les préparations liquides pour instillation nasale présentées en récipients unidoses et les doses unitaires des préparations liquides pour pulvérisation nasale présentées en récipients doseurs, destinées à une action systémique, satisfont aux essais suivants.

Uniformité de masse. Les solutions pour instillation nasale satisfont à l'essai suivant. Pesez individuellement le contenu de 10 récipients, vidés aussi complètement que possible, et déterminez la masse moyenne. Deux au plus des masses individuelles peuvent s'écarter de la masse moyenne de plus de 10 pour cent, et aucune ne s'en écarte de plus de 20 pour cent.

Les solutions pour pulvérisation nasale présentées en récipients doseurs satisfont à l'essai suivant. Actionnez une fois à perte. Attendez 5 s au minimum et actionnez encore une fois à perte. Répétez l'opération à 3 reprises encore. Pesez le récipient, actionnez une fois à perte et pesez à nouveau le récipient. Calculez la différence entre les 2 masses obtenues. Opérez de même avec 9 autres récipients. La préparation satisfait à l'essai si deux au plus des valeurs obtenues s'écartent de la moyenne de plus de 25 pour cent et si aucune ne s'en écarte de plus de 35 pour cent.

Uniformité de teneur (*2.9.6*). Les suspensions et les émulsions pour instillation nasale satisfont à l'essai suivant. Videz chaque récipient aussi complètement que possible et effectuez séparément l'essai sur le contenu de chacun d'eux. Celui-ci satisfait à l'essai B d'uniformité de teneur.

Uniformité de la dose délivrée. Les suspensions et les émulsions pour pulvérisation nasale présentées en récipients doseurs satisfont à l'essai suivant. Utilisez un appareillage permettant de recueillir quantitativement la dose libérée par le diffuseur.

Agitez un récipient pendant 5 s et actionnez une fois à perte. Attendez 5 s au minimum, agitez pendant 5 s et actionnez encore une fois à perte. Répétez l'opération à 3 reprises encore. Au bout de 2 s, déchargez une dose de la préparation dans un récipient de collecte, en actionnant le diffuseur.

Formes pharmaceutiques

Recueillez le contenu du récipient de collecte par plusieurs rinçages successifs. Déterminez la teneur en principe actif du mélange des produits de rinçage.

Opérez de même avec 9 autres récipients.

Sauf exception justifiée et autorisée, la préparation satisfait à l'essai si la teneur individuelle d'une unité au plus se situe en dehors des limites de 75 pour cent à 125 pour cent de la teneur moyenne et si aucune des teneurs ne se situe en dehors des limites de 65 pour cent à 135 pour cent de la teneur moyenne.

Si les teneurs individuelles de 2 ou de 3 unités au plus se situent en dehors des limites de 75 pour cent à 125 pour cent de la teneur moyenne et si aucune teneur individuelle ne se situe en dehors des limites de 65 pour cent à 135 pour cent de la teneur moyenne, répétez l'essai sur 20 autres récipients. La préparation satisfait à l'essai si les teneurs individuelles de 3 unités au plus dans les 30 unités se situent en dehors des limites de 75 pour cent à 125 pour cent de la teneur moyenne et si aucune d'entre elles ne se situe en dehors des limites de 65 pour cent à 135 pour cent de la teneur moyenne.

Poudres nasales

DÉFINITION

Les poudres nasales sont des poudres destinées à être insufflées dans la cavité nasale à l'aide d'un dispositif approprié.

Elles satisfont aux exigences de la monographie *Poudres pour application cutanée (1166).*

La taille des particules des poudres nasales est telle que leur dépôt soit localisé dans la cavité nasale ; elle est vérifiée par des méthodes adéquates de détermination de la taille des particules.

Préparations nasales semi-solides

DÉFINITION

Les préparations nasales semi-solides satisfont aux exigences de la monographie *Préparations semi-solides pour application cutanée (0132).*

Les récipients sont adaptés à la délivrance du produit au site d'application.

Solutions pour lavage nasal

DÉFINITION

Les solutions pour lavage nasal sont en général des solutions aqueuses isotoniques destinées au nettoyage des fosses nasales.

Les solutions pour lavage nasal destinées à être appliquées sur une partie lésée ou à être utilisées avant une intervention chirurgicale sont stériles.

ESSAI

Masse ou volume délivrable (*2.9.28*). Les solutions pour lavage nasal conditionnées en récipients unidoses satisfont à l'essai.

Bâtons pour usage nasal

DÉFINITION

Les bâtons pour usage nasal satisfont aux exigences de la monographie *Bâtons (1154).*

01/2002:1163

PRÉPARATIONS OPHTALMIQUES

Ophthalmica

DÉFINITION

Les préparations ophtalmiques sont des préparations liquides, semi-solides ou solides stériles destinées à être appliquées sur le globe oculaire et/ou les conjonctives ou à être introduites dans le sac conjonctival.

Dans les cas appropriés, les récipients destinés aux préparations ophtalmiques satisfont aux exigences relatives aux *Matériaux utilisés dans la fabrication des récipients* (*3.1* et sous-chapitres) et aux *Récipients* (*3.2* et sous-chapitres).

Plusieurs catégories de préparations ophtalmiques peuvent être distinguées :

- les collyres,
- les solutions pour lavage ophtalmique,
- les poudres pour collyres ou solutions pour lavage ophtalmique,
- les préparations ophtalmiques semi-solides,
- les inserts ophtalmiques.

PRODUCTION

Au cours du développement des préparations ophtalmiques dont la formulation comporte un conservateur antimicrobien, l'efficacité du conservateur choisi doit être démontrée de manière à satisfaire l'Autorité compétente. Le texte *Efficacité de la conservation antimicrobienne* (*5.1.3*) décrit une méthode d'essai appropriée et indique des critères d'évaluation des propriétés antimicrobiennes de la formulation.

Les préparations ophtalmiques sont préparées à partir de produits et par des méthodes propres à assurer leur stérilité et à empêcher l'introduction de contaminants et la croissance de microorganismes ; des recommandations sont fournies à cet égard dans le texte *Méthodes de préparation des produits stériles* (*5.1.1*).

Lors de la fabrication des préparations ophtalmiques contenant des particules en dispersion, des mesures sont prises pour assurer que la taille des particules est convenablement contrôlée et qu'elle est appropriée à l'usage prévu de la préparation.

ESSAI

Uniformité de teneur (*2.9.6*). Sauf indication contraire ou exception justifiée et autorisée, les préparations ophtalmiques conditionnées en récipients unidoses dont la teneur en principe actif est inférieure à 2 mg ou dans lesquels le principe actif représente moins de 2 pour cent de la masse totale satisfont à l'essai B d'uniformité de teneur des préparations présentées en unités de prise. Si la préparation contient plusieurs principes actifs, cette exigence ne s'applique qu'à ceux qui répondent aux conditions ci-dessus.

Uniformité de masse (*2.9.5*). Les préparations ophtalmiques conditionnées en récipients unidoses satisfont à l'essai d'uniformité de masse des préparations présentées en unités de prise. Lorsqu'un essai d'uniformité de teneur est prescrit pour tous les principes actifs, l'essai d'uniformité de masse n'est pas exigé.

Stérilité (*2.6.1*). Les préparations ophtalmiques satisfont à l'essai de stérilité. Les applicateurs fournis séparément satisfont également à l'essai de stérilité. Sortez l'applicateur de son emballage dans des conditions aseptiques et transférez-le dans un tube à essai contenant un milieu de culture, en veillant à l'immerger totalement. Placez en incubation et interprétez les résultats comme indiqué dans l'essai de stérilité.

Masse ou volume délivrable (*2.9.28*). Les préparations ophtalmiques liquides ou semi-solides conditionnées en récipients unidoses satisfont à l'essai.

CONSERVATION

Sauf indication contraire, en récipient stérile, étanche, à fermeture inviolable.

ÉTIQUETAGE

L'étiquette indique le nom de tout conservateur antimicrobien ajouté.

Collyres

DÉFINITION

Les collyres sont des solutions ou des suspensions stériles, aqueuses ou huileuses, contenant un ou plusieurs principes actifs et destinées à l'instillation oculaire.

Les collyres peuvent contenir des excipients destinés, par exemple, à ajuster le pouvoir osmotique ou la viscosité de la préparation, à adapter ou stabiliser le pH, à augmenter la solubilité du principe actif ou à stabiliser la préparation. Ces excipients ne nuisent pas à l'action médicamenteuse recherchée et, aux concentrations choisies, ne provoquent pas d'irritation locale notable.

Les préparations aqueuses conditionnées en récipients multidoses contiennent un conservateur antimicrobien approprié à concentration convenable, sauf si la préparation présente elle-même des propriétés antimicrobiennes adéquates. Le conservateur antimicrobien choisi doit être compatible avec les composants de la préparation et garder son efficacité jusqu'à la fin de la durée d'utilisation du collyre.

Si les collyres sont prescrits sans conservateur antimicrobien, ils sont autant que possible conditionnés en récipients unidoses. Les collyres utilisés au cours d'opérations chirurgicales ne contiennent pas de conservateurs antimicrobiens et sont conditionnés en récipients unidoses.

Les collyres qui se présentent sous forme de solutions, examinés dans des conditions appropriées de visibilité, sont pratiquement limpides et pratiquement exempts de particules.

Les collyres qui se présentent sous forme de suspensions peuvent présenter un sédiment qu'il est facile de disperser par agitation de façon à obtenir une suspension suffisamment stable pour permettre l'administration de la dose voulue.

Les préparations multidoses sont conditionnées en récipients permettant l'administration à plusieurs reprises d'une goutte de la préparation. Les récipients contiennent au maximum 10 ml de préparation, sauf exception justifiée et autorisée.

ESSAI

Taille des particules. Sauf exception justifiée et autorisée, les collyres présentés sous forme de suspensions satisfont à l'essai suivant : dans une chambre d'hémocytomètre, introduisez une quantité appropriée de la suspension ou, suivant le cas, déposez-la sur une lame à l'aide d'une micropipette. Examinez au microscope une aire correspondant à 10 µg de la phase solide. Pour des raisons pratiques, il est recommandé d'examiner l'échantillon sous un faible grossissement (par exemple, 50×) pour déceler les particules supérieures à 25 µm, puis de mesurer ces dernières sous un plus fort grossissement (par exemple, 200× ou 500×). Dans chaque aire correspondant à 10 µg de principe actif à l'état solide, 20 particules au plus présentent une dimension maximale supérieure à 25 µm et 2 d'entre elles au plus dépassent 50 µm. Aucune particule n'a une dimension maximale supérieure à 90 µm.

ÉTIQUETAGE

L'étiquette indique :

- dans les cas appropriés, le nom de tout conservateur antimicrobien ajouté,
- dans le cas des récipients multidoses, la durée limite d'utilisation à partir de l'ouverture du récipient. Cette durée ne dépasse pas 4 semaines, sauf exception justifiée et autorisée.

Solutions pour lavage ophtalmique

DÉFINITION

Les solutions pour lavage ophtalmique sont des solutions aqueuses stériles destinées à rincer ou à baigner les yeux ou à imbiber des compresses oculaires.

Les solutions pour lavage ophtalmique peuvent contenir des excipients destinés, par exemple, à ajuster le pouvoir osmotique ou la viscosité de la préparation ou à adapter ou stabiliser le pH. Ces excipients ne nuisent pas à l'action recherchée et, aux concentrations choisies, ne provoquent pas d'irritation locale notable.

Les solutions pour lavage ophtalmique conditionnées en récipients multidoses contiennent un conservateur antimicrobien approprié à concentration convenable, sauf si la préparation elle-même possède des propriétés antimicrobiennes adéquates. Le conservateur antimicrobien choisi est compatible avec les autres composants de la préparation et garde son efficacité jusqu'à la fin de la durée d'utilisation de la solution.

Lorsque les solutions pour lavage ophtalmique sont prescrites sans conservateur antimicrobien, elles sont conditionnées en récipients unidoses. Les solutions pour lavage ophtalmique utilisées au cours d'interventions chirurgicales ou en traitement de premier secours ne contiennent pas de conservateurs antimicrobiens et sont conditionnées en récipients unidoses.

Les solutions pour lavage ophtalmique, examinées dans des conditions appropriées de visibilité, sont pratiquement limpides et pratiquement exemptes de particules.

Les récipients multidoses ne contiennent pas plus de 200 ml de solution pour lavage ophtalmique, sauf exception justifiée et autorisée.

ÉTIQUETAGE

L'étiquette indique :

- dans les cas appropriés, que le contenu du récipient est à utiliser en une seule fois,
- dans le cas des récipients multidoses, la durée limite d'utilisation à compter de l'ouverture du récipient. Cette durée ne dépasse pas 4 semaines, sauf exception justifiée et autorisée.

Poudres pour collyres et poudres pour solutions pour lavage ophtalmique

DÉFINITION

Les poudres pour collyres et poudres pour solutions pour lavage ophtalmique sont des préparations sèches stériles à dissoudre ou disperser dans un liquide approprié au moment de l'administration. Elles peuvent contenir des excipients destinés à faciliter la dissolution ou la dispersion, à empêcher l'agrégation des particules, à ajuster le pouvoir osmotique, à adapter ou stabiliser le pH ou à stabiliser la préparation.

Formes pharmaceutiques

Après dissolution ou mise en suspension, la préparation satisfait, selon le cas, aux exigences concernant les collyres ou les solutions pour lavage ophtalmique.

ESSAI

Uniformité de teneur (*2.9.6*). Sauf indication contraire ou exception justifiée et autorisée, les poudres conditionnées en récipients unidoses dont la teneur en principe actif est inférieure à 2 mg ou dans lesquelles le principe actif représente moins de 2 pour cent de la masse totale satisfont à l'essai B d'uniformité de teneur des préparations présentées en unités de prise. Si la préparation contient plusieurs principes actifs, cette exigence ne s'applique qu'à ceux qui répondent aux conditions ci-dessus.

Uniformité de masse (*2.9.5*). Les poudres conditionnées en récipients unidoses satisfont à l'essai d'uniformité de masse des préparations présentées en unités de prise. Lorsqu'un essai d'uniformité de teneur est prescrit pour tous les principes actifs, l'essai d'uniformité de masse n'est pas exigé.

Préparations ophtalmiques semi-solides

DÉFINITION

Les préparations ophtalmiques semi-solides sont des pommades, crèmes ou gels stériles destinés à être appliqués sur les conjonctives. Elles contiennent un ou plusieurs principes actifs dissous ou dispersés dans un excipient approprié. Elles présentent un aspect homogène.

Les préparations ophtalmiques semi-solides satisfont aux exigences de la monographie *Préparations semi-solides pour application cutanée (0132)*. L'excipient utilisé doit être exempt de propriétés irritantes pour les conjonctives.

Les préparations ophtalmiques semi-solides sont conditionnées en petits tubes collabables, stérilisés, munis ou accompagnés d'une canule et contenant au plus 5 g de préparation. Les tubes doivent être bien fermés pour exclure toute contamination microbienne. Les préparations ophtalmiques semi-solides peuvent également être conditionnées en récipients unidoses appropriés. Les récipients, ou les embouts des tubes, sont conçus de façon à faciliter l'administration sans risque de contamination. Les tubes sont à fermeture inviolable.

ESSAI

Taille des particules. Les préparations ophtalmiques semi-solides contenant en dispersion des particules solides satisfont à l'essai suivant : étalez soigneusement en couche mince une quantité de la préparation correspondant au moins à 10 µg du principe actif à l'état solide. Examinez au microscope la totalité de l'échantillon. Pour des raisons pratiques, il est recommandé d'examiner la totalité de l'échantillon sous un faible grossissement (par exemple 50×) pour déceler les particules supérieures à 25 µm, puis de mesurer ces dernières sous un plus fort grossissement (par exemple, 200× ou 500×). Dans chaque aire correspondant à 10 µg de principe actif à l'état solide, 20 particules au plus présentent une dimension maximale supérieure à 25 µm et 2 d'entre elles au plus dépassent 50 µm. Aucune particule n'a une dimension maximale supérieure à 90 µm.

Inserts ophtalmiques

DÉFINITION

Les inserts ophtalmiques sont des préparations solides ou semi-solides stériles, d'une taille et d'une forme appropriées, destinées à être insérées dans le sac conjonctival en vue d'une action sur l'œil. Ils sont en général constitués d'un réservoir de principe actif encastré dans une matrice ou entouré de membranes de contrôle du débit. Le principe actif, plus ou moins soluble dans les liquides physiologiques, est libéré pendant une durée déterminée.

Les inserts ophtalmiques sont conditionnés individuellement en récipients stériles.

PRODUCTION

Lors de la fabrication des inserts ophtalmiques, des mesures sont prises pour assurer un comportement en dissolution approprié.

ESSAI

Uniformité de teneur (*2.9.6*). Les inserts ophtalmiques satisfont, dans les cas appropriés, à l'essai A d'uniformité de teneur.

ÉTIQUETAGE

L'étiquette indique :

- dans les cas appropriés, la quantité totale de principe actif par insert,
- dans les cas appropriés, la dose libérée par unité de temps.

01/2002:0520

PRÉPARATIONS PARENTÉRALES

Parenteralia

Les exigences de la présente monographie ne s'appliquent pas nécessairement aux produits dérivés du sang humain, aux préparations immunologiques ou aux préparations radiopharmaceutiques. Les préparations pour usage vétérinaire peuvent faire l'objet d'exigences particulières selon les espèces animales auxquelles elles sont destinées.

DÉFINITION

Les préparations parentérales sont des préparations stériles destinées à être injectées, perfusées ou implantées dans le corps humain ou animal.

Les préparations parentérales peuvent nécessiter l'emploi d'excipients, par exemple pour assurer l'isotonie au sang, ajuster le pH, augmenter la solubilité, permettre la conservation des principes actifs, assurer une action antimicrobienne. Ces excipients n'affectent pas l'action médicamenteuse recherchée et, aux concentrations choisies, ne provoquent pas de phénomènes de toxicité ou d'irritation locale notable.

Les récipients destinés aux préparations parentérales sont constitués, dans la mesure du possible, de matériaux suffisamment transparents pour permettre la vérification visuelle de l'aspect du contenu, sauf dans le cas des implants et d'autres cas justifiés et autorisés.

Dans les cas appropriés, les récipients destinés aux préparations parentérales satisfont aux exigences relatives aux *Matériaux utilisés dans la fabrication des récipients* (*3.1* et sous-chapitres) et aux *Récipients* (*3.2* et sous-chapitres).

Les préparations parentérales sont conditionnées en récipients de verre (*3.2.1*) ou dans d'autres récipients tels que des récipients en matière plastique (*3.2.2*, *3.2.2.1* et *3.2.9*) et des seringues préremplies. L'étanchéité de ces récipients est assurée par des moyens appropriés. Les fermetures assurent l'étanchéité, empêchent la pénétration de microorganismes et de tout autre agent de contamination et permettent habituellement, sans être déplacées, le prélèvement de tout ou partie du contenu. La matière plastique ou l'élastomère (*3.2.9*) constituant cette fermeture présente une résistance et une élasticité adaptées à la pénétration d'une aiguille, en entraînant aussi peu que possible de fragments. Les

Formes pharmaceutiques

fermetures des récipients multidoses sont suffisamment élastiques pour garantir l'obturation du passage de l'aiguille dès le retrait de celle-ci.

Plusieurs catégories de préparations parentérales peuvent être distinguées :

- les préparations injectables,
- les préparations pour perfusion,
- les préparations à diluer pour injection ou pour perfusion,
- les poudres pour injection ou pour perfusion,
- les implants.

PRODUCTION

Au cours du développement des préparations parentérales dont la formulation comporte un conservateur antimicrobien, l'efficacité du conservateur choisi est démontrée de manière à satisfaire l'Autorité compétente. Le texte *Efficacité de la conservation antimicrobienne* (*5.1.3*) décrit une méthode d'essai appropriée et indique des critères d'évaluation des propriétés antimicrobiennes de la formulation.

Les préparations parentérales sont préparées à partir de produits et par des méthodes propres à assurer leur stérilité et à empêcher l'introduction de contaminants et la croissance de microorganismes ; des recommandations sont fournies à cet égard dans le texte *Méthodes de préparation des produits stériles* (*5.1.1*).

L'eau utilisée pour la fabrication des préparations parentérales satisfait aux exigences spécifiées pour l'eau pour préparations injectables en vrac dans la monographie *Eau pour préparations injectables (0169)*.

ESSAI

Contamination particulaire : particules non visibles (*2.9.19*). Dans le cas de préparations pour usage humain, les solutions injectables et les solutions pour perfusion conditionnées en récipients de contenance nominale supérieure à 100 ml satisfont à l'essai.

Dans le cas de préparations pour usage vétérinaire, les solutions injectables et les solutions pour perfusion, conditionnées en récipients de contenance nominale supérieure à 100 ml et équivalant à une dose supérieure à 1,4 ml par kilogramme de masse corporelle, satisfont à l'essai des particules non visibles.

Les produits dont l'étiquette indique qu'ils sont à utiliser avec un filtre terminal sont exemptés de ces exigences.

Stérilité (*2.6.1*). Les préparations parentérales satisfont à l'essai de stérilité.

CONSERVATION

En récipient stérile, étanche, à fermeture inviolable.

ÉTIQUETAGE

L'étiquette indique :

- le nom et la concentration de tout conservateur antimicrobien ajouté,
- dans les cas appropriés, que la solution est à utiliser avec un filtre terminal,
- dans les cas appropriés, que la préparation est exempte d'endotoxines bactériennes ou qu'elle est apyrogène.

Préparations injectables

DÉFINITION

Les préparations injectables sont des solutions, émulsions ou suspensions stériles. Elles sont préparées par mise en solution, émulsion ou dispersion des principes actifs et éventuellement des excipients dans de l'*Eau pour préparations injectables (0169)*, dans un liquide stérile non aqueux approprié, ou dans un mélange de ces 2 liquides.

Les solutions injectables, examinées dans des conditions appropriées de visibilité, sont limpides et pratiquement exemptes de particules.

Les émulsions injectables ne présentent pas de signe de séparation des phases. Les suspensions injectables peuvent présenter un sédiment, qu'il est facile de disperser par agitation de façon à obtenir une suspension suffisamment stable pour permettre l'administration de la dose voulue.

Préparations multidoses. Les préparations aqueuses multidoses contiennent un conservateur antimicrobien approprié à concentration convenable, sauf si la préparation elle-même possède des propriétés antimicrobiennes adéquates. Lorsqu'il est nécessaire de présenter une préparation parentérale dans des récipients multidoses, les précautions à prendre pour son administration et tout particulièrement pour sa conservation entre les prélèvements successifs sont indiquées.

Conservateurs antimicrobiens. Les préparations aqueuses qui sont préparées dans des conditions aseptiques et ne peuvent pas être soumises à une stérilisation terminale peuvent contenir un conservateur antimicrobien approprié à concentration convenable.

Il n'est pas ajouté de conservateur antimicrobien lorsque :

- le volume de la dose à injecter en une seule fois dépasse 15 ml, sauf exception justifiée,
- les préparations sont destinées à être injectées par des voies qui ne permettent pas, pour des raisons médicales, l'addition d'un conservateur antimicrobien, telles les voies intracisternale, péridurale, intrathécale ou toute autre voie donnant accès au liquide céphalorachidien, ou la voie intra- ou rétro-oculaire.

De telles préparations sont conditionnées en récipients unidoses.

PRODUCTION

Lors de la fabrication des préparations injectables contenant des particules en dispersion, des mesures sont prises pour assurer que la taille des particules est convenablement contrôlée et qu'elle est appropriée à l'usage prévu de la préparation.

Préparations unidoses. Le volume de préparation injectable contenu dans un récipient unidose correspond à une quantité de préparation suffisante pour permettre le prélèvement et l'administration de la dose nominale par une technique normale.

ESSAI

Uniformité de teneur (*2.9.6*). Sauf indication contraire ou exception justifiée et autorisée, les suspensions injectables présentées en unités de prise dont la teneur en principe actif est inférieure à 2 mg ou dans lesquelles le principe actif représente moins de 2 pour cent de la masse totale satisfont à l'essai A d'uniformité de teneur des préparations présentées en unités de prise. Si la préparation contient plusieurs principes actifs, l'essai ne s'applique qu'à ceux qui répondent aux conditions indiquées ci-dessus.

Endotoxines bactériennes - pyrogènes. *Un essai des endotoxines bactériennes (2.6.14) ou, dans les cas justifiés et autorisés, l'essai des pyrogènes (2.6.8) est réalisé.*

Préparations pour usage humain. Lorsque le volume à injecter en une seule fois est égal ou supérieur à 15 ml, la préparation satisfait à un essai des endotoxines bactériennes (*2.6.14*) ou à l'essai des pyrogènes (*2.6.8*).

Préparations pour usage vétérinaire. Lorsque le volume à injecter en une seule fois est égal ou supérieur à 15 ml et équivaut à une dose égale ou supérieure à 0,2 ml par kilogramme de masse corporelle, la préparation satisfait à un essai des endotoxines bactériennes (*2.6.14*) ou à l'essai des pyrogènes (*2.6.8*).

Toutes préparations. Lorsque l'étiquette porte la mention « exempt d'endotoxines bactériennes » ou « apyrogène », respectivement, la préparation satisfait à un essai des endotoxines bactériennes (*2.6.14*) ou à l'essai des pyrogènes (*2.6.8*).

Préparations pour perfusion

DÉFINITION

Les préparations pour perfusion sont des solutions aqueuses ou des émulsions en phase externe aqueuse, stériles et normalement rendues isotoniques au sang. Elles sont principalement destinées à être administrées en grand volume. Les préparations pour perfusion ne sont pas additionnées de conservateur antimicrobien.

Les solutions pour perfusion, examinées dans des conditions appropriées de visibilité, sont limpides et pratiquement exemptes de particules.

Les émulsions pour perfusion ne présentent pas de signe de séparation des phases.

PRODUCTION

Lors de la fabrication des préparations pour perfusion contenant des particules en dispersion, des mesures sont prises pour assurer que la taille des particules est convenablement contrôlée et qu'elle est appropriée à l'usage prévu de la préparation.

Le volume de préparation pour perfusion contenu dans le récipient est suffisant pour permettre le prélèvement et l'administration de la dose nominale par une technique normale (*2.9.17*).

ESSAI

Endotoxines bactériennes - pyrogènes. Les préparations pour perfusion satisfont à un essai des endotoxines bactériennes (*2.6.14*) ou, dans les cas justifiés et autorisés, à l'essai des pyrogènes (*2.6.8*). Dans ce dernier cas, injectez à chaque lapin 10 ml de préparation par kilogramme de masse corporelle, sauf exception justifiée et autorisée.

Préparations à diluer pour injection ou pour perfusion

DÉFINITION

Les préparations à diluer pour injection ou pour perfusion sont des solutions stériles destinées à être injectées ou administrées par perfusion après dilution. Elles sont diluées au volume prescrit avec un liquide spécifié, avant l'administration. Après dilution, elles satisfont aux exigences spécifiées pour les préparations injectables ou pour les préparations pour perfusion.

ESSAI

Endotoxines bactériennes - pyrogènes. Les préparations à diluer pour injection ou pour perfusion satisfont aux exigences indiquées pour les préparations injectables ou les préparations pour perfusion, après dilution au volume approprié.

Poudres pour injection ou pour perfusion

DÉFINITION

Les poudres pour injection ou pour perfusion sont des substances solides stériles, réparties dans leurs récipients définitifs ; elles donnent rapidement, après agitation avec le volume prescrit d'un liquide stérile spécifié, soit une solution limpide et pratiquement exempte de particules, soit une suspension uniforme. Après dissolution ou dispersion, la préparation satisfait aux exigences spécifiées pour les préparations injectables ou pour les préparations pour perfusion.

Les substances cryodesséchées pour usage parentéral sont classées dans cette catégorie.

PRODUCTION

L'uniformité de teneur et l'uniformité de masse des produits cryodesséchés pour usage parentéral sont garanties par les contrôles en cours de production portant sur la quantité de solution introduite dans les ampoules avant cryodessiccation.

ESSAI

Uniformité de teneur (*2.9.6*). Sauf indication contraire ou exception justifiée et autorisée, les poudres pour injection ou pour perfusion dont la teneur en principe actif est inférieure à 2 mg ou dans lesquelles le principe actif représente moins de 2 pour cent de la masse totale ou dont la masse unitaire est inférieure ou égale à 40 mg satisfont à l'essai A d'uniformité de teneur des préparations présentées en unités de prise. Si la poudre contient plusieurs principes actifs, l'essai ne s'applique qu'à ceux qui répondent aux conditions indiquées ci-dessus.

Uniformité de masse (*2.9.5*). Les poudres pour injection ou pour perfusion satisfont à l'essai d'uniformité de masse des préparations présentées en unités de prise. Lorsqu'un essai d'uniformité de teneur est prescrit pour tous les principes actifs, l'essai d'uniformité de masse n'est pas exigé.

Endotoxines bactériennes - pyrogènes. Les poudres pour injection ou pour perfusion satisfont aux exigences indiquées pour les préparations injectables ou les préparations pour perfusion, après mise en solution ou en suspension dans un volume approprié de liquide.

ÉTIQUETAGE

L'étiquette indique le mode de préparation des préparations injectables et des préparations pour perfusion.

Implants

DÉFINITION

Les implants sont des préparations solides stériles, de taille et de forme appropriées à l'implantation parentérale. Ils assurent la libération du principe actif ou des principes actifs sur une longue durée. Chaque dose est conditionnée en récipient stérile.

01/2002:0523

PRÉPARATIONS PHARMACEUTIQUES PRESSURISÉES

Praeparationes pharmaceuticae in vasis cum pressu

Des exigences supplémentaires concernant les préparations conditionnées en récipients sous pression peuvent le cas échéant figurer dans d'autres monographies générales, par exemple les monographies Préparations pour inhalation (0671), Préparations liquides pour application cutanée (0927), Poudres pour application cutanée (1166), Préparations nasales (0676) et Préparations auriculaires (0652).

DÉFINITION

Les préparations pharmaceutiques pressurisées sont des préparations conditionnées dans des récipients spéciaux, sous la pression d'un gaz. Elles contiennent un ou plusieurs principes actifs. Elles sont libérées du récipient à l'aide d'une valve appropriée, sous forme d'un aérosol (dispersion de particules solides ou liquides dans un gaz, la taille des particules étant adaptée à l'usage prévu) ou d'un jet liquide ou semi-solide, par exemple une mousse. La pression nécessaire pour assurer la projection de la préparation est produite par des gaz propulseurs appropriés.

Les préparations pharmaceutiques pressurisées se présentent sous forme de solution, d'émulsion ou de suspension. Elles sont destinées soit à l'application locale sur la peau ou les muqueuses des divers orifices corporels soit à l'inhalation. Des excipients appropriés peuvent également être utilisés, par exemple des solvants, des solubilisants, des émulsifiants, des agents de suspension ou encore des lubrifiants destinés à éviter le blocage de la valve.

Gaz propulseurs. Ce sont des gaz liquéfiés sous pression, des gaz comprimés ou des liquides à point d'ébullition bas. Les gaz liquéfiés sont, par exemple, des hydrocarbures fluorés et des hydrocarbures de faible masse moléculaire (tels que le propane et le butane). Les gaz comprimés sont, par exemple, le dioxyde de carbone, l'azote et le protoxyde d'azote.

Des mélanges de gaz propulseurs peuvent être utilisés pour obtenir les propriétés optimales de solubilité et les caractéristiques souhaitables de pression, d'expulsion et de pulvérisation.

Récipients. Ils sont étanches et résistent à la pression interne ; ils peuvent être constitués de métal, de verre, de matière plastique ou d'une combinaison de ces matériaux. Ils doivent être compatibles avec leur contenu. Les récipients en verre sont protégés par une gaine en matière plastique.

Dispositifs de pulvérisation. La valve assure l'obturation étanche du récipient en période de repos et règle la distribution du contenu hors du récipient pendant l'utilisation. Les caractéristiques de pulvérisation dépendent du type de dispositif de pulvérisation utilisé, en particulier des dimensions, du nombre et de l'emplacement du ou des orifices. Certaines valves peuvent assurer une distribution continue ; d'autres, dites « valves doseuses », libèrent à chaque pression une quantité définie de produit.

Les matériaux constituant les valves qui sont en contact avec le contenu du récipient doivent être compatibles avec lui.

Exigences applicables aux préparations pharmaceutiques pressurisées. Les préparations pressurisées sont munies d'un dispositif d'administration adapté à l'usage prévu de la préparation.

Des exigences particulières peuvent être requises par exemple pour le choix des gaz propulseurs, la taille des particules et l'unité de prise délivrée par les valves doseuses.

ÉTIQUETAGE

L'étiquette indique :

- le mode d'emploi de la préparation,
- les précautions éventuelles à prendre,
- dans le cas de récipients à valve doseuse, la quantité de principe actif par unité de pulvérisation.

01/2002:0671

PRÉPARATIONS POUR INHALATION

Inhalanda

DÉFINITION

Les préparations pour inhalation sont des préparations liquides ou solides destinées à être administrées dans les poumons sous forme de vapeurs ou d'aérosols, en vue d'une action locale ou systémique. Elles contiennent un ou plusieurs principes actifs qui peuvent être dissous ou dispersés dans un excipient approprié.

Les préparations pour inhalation peuvent, suivant leur type, contenir des gaz propulseurs, des co-solvants, des diluants, des conservateurs antimicrobiens, des solubilisants, des stabilisants, etc. Ces excipients n'exercent aucun effet notable sur les fonctions de la muqueuse du tractus respiratoire et de ses cils.

Les préparations pour inhalation sont conditionnées en récipients multidoses ou unidoses. Lorsqu'elles sont conditionnées en récipients pressurisés, elles satisfont aux exigences de la monographie *Préparations pharmaceutiques pressurisées (0523).*

Les préparations qui doivent être converties en aérosols (dispersion de particules solides ou liquides dans un gaz) sont administrées à l'aide d'un des dispositifs suivants :

- nébuliseur,
- inhalateur pressurisé à valve doseuse,
- inhalateur à poudre sèche.

PRODUCTION

Au cours du développement des préparations pour inhalation contenant un conservateur antimicrobien, l'efficacité du conservateur choisi est démontrée de manière à satisfaire l'Autorité compétente. Le texte *Efficacité de la conservation antimicrobienne* (*5.1.3*) décrit une méthode d'essai appropriée et indique des critères d'évaluation des propriétés antimicrobiennes de la formulation.

La taille des particules des aérosols est contrôlée de façon qu'une fraction significative des particules se dépose dans les poumons. Les caractéristiques particulaires des préparations pour inhalation sont déterminées par la méthode *Evaluation aérodynamique des particules fines* (*2.9.18*).

Pour évaluer l'uniformité de la dose délivrée, le fabricant peut utiliser des méthodes alternatives portant sur plusieurs inhalateurs. Ces méthodes doivent permettre de vérifier la conformité de tous les inhalateurs aux exigences de la Pharmacopée.

Les inhalateurs pressurisés à valve doseuse font l'objet de contrôles portant sur l'absence de fuites. Tous les inhalateurs font l'objet de contrôles portant sur la contamination particulaire externe.

Formes pharmaceutiques

ÉTIQUETAGE

Dans le cas des préparations à dose prémesurée, l'étiquette indique :

– la dose délivrée, sauf dans les cas où la dose a été établie en termes de dose prémesurée ou de dose préconditionnée,
– dans les cas appropriés, le nombre de décharges qui correspond à la dose minimale recommandée,
– le nombre de décharges par inhalateur.

L'étiquette indique, dans les cas appropriés, le nom de tout conservateur antimicrobien ajouté.

Préparations liquides pour inhalation

Trois catégories de préparations liquides pour inhalation peuvent être distinguées :

A. les préparations destinées à être converties en vapeurs,
B. les préparations liquides dispensées au moyen de nébuliseurs,
C. les préparations liquides dispensées au moyen d'inhalateurs pressurisés à valve doseuse.

Les préparations liquides pour inhalation sont des solutions ou des dispersions.

Les dispersions sont facilement dispersibles par agitation et demeurent suffisamment stables pour que la dose correcte soit délivrée. Des excipients appropriés peuvent être employés.

A. PRÉPARATIONS DESTINÉES À ÊTRE CONVERTIES EN VAPEUR

DÉFINITION

Les préparations destinées à être converties en vapeur sont des solutions, des dispersions ou des préparations solides. Elles sont généralement ajoutées à de l'eau chaude et la vapeur générée est inhalée.

B. PRÉPARATIONS LIQUIDES DISPENSÉES AU MOYEN DE NÉBULISEURS

DÉFINITION

Les préparations liquides pour inhalation destinées à être converties en aérosols au moyen de nébuliseurs opérant en continu ou de nébuliseurs à valve doseuse sont des solutions, des suspensions ou des émulsions. Des co-solvants ou solubilisants appropriés peuvent être employés afin d'augmenter la solubilité des principes actifs.

Les préparations liquides présentées sous forme concentrée pour administration au moyen de nébuliseurs opérant en continu sont diluées au volume prescrit avec le liquide indiqué, avant emploi. Les préparations liquides dispensées au moyen de nébuliseurs peuvent également être préparées à partir de poudres.

Le pH des préparations liquides dispensées au moyen de nébuliseurs opérant en continu n'est pas inférieur à 3 ni supérieur à 8,5.

Les suspensions et émulsions sont facilement dispersibles par agitation et demeurent suffisamment stables pour que la dose correcte soit délivrée.

Les préparations aqueuses dispensées au moyen de nébuliseurs qui sont présentées en récipients multidoses peuvent contenir un conservateur antimicrobien approprié à concentration convenable, à moins que la préparation elle-même ne possède des propriétés antimicrobiennes adéquates.

Les nébuliseurs opérant en continu sont des dispositifs qui convertissent les liquides en aérosols sous l'effet de gaz sous pression ou de vibrations ultrasoniques, ou par d'autres méthodes. Ils permettent l'inhalation de la dose à un débit approprié et avec une taille de particules assurant le dépôt de la préparation dans les poumons.

Les nébuliseurs à valve doseuse sont des dispositifs qui convertissent les liquides en aérosols sous l'effet de gaz sous pression ou de vibrations ultrasoniques, ou par d'autres méthodes. Le volume de liquide à nébuliser est dosé de telle sorte que la dose d'aérosol puisse être inhalée en une seule inspiration.

C. PRÉPARATIONS LIQUIDES DISPENSÉES AU MOYEN D'INHALATEURS PRESSURISÉS À VALVE DOSEUSE

DÉFINITION

Les préparations liquides dispensées au moyen d'inhalateurs pressurisés à valve doseuse sont des solutions, suspensions ou émulsions conditionnées en récipients spéciaux comportant une valve doseuse et maintenues sous pression avec des gaz ou des mélanges de gaz propulseurs liquéfiés appropriés, qui peuvent également servir de solvants. Des co-solvants, des solubilisants et des stabilisants appropriés peuvent être ajoutés.

La dose délivrée est la dose que le patient reçoit de l'inhalateur. Pour certaines préparations, la dose est établie en termes de dose prémesurée. Celle-ci est déterminée par addition de la dose délivrée et de la quantité de préparation qui s'est déposée dans le dispositif. Elle peut également être déterminée directement.

ESSAI

Uniformité de la dose délivrée. Les récipients s'utilisent généralement tête en bas. Pour ceux qui s'utilisent tête en haut, un essai équivalent est réalisé par des méthodes permettant de recueillir la totalité de la dose délivrée. Dans tous les cas, préparez l'inhalateur comme indiqué dans la notice d'utilisation.

L'appareil utilisé pour recueillir les doses doit être capable de retenir quantitativement la dose délivrée.

L'essai peut être réalisé avec l'appareillage et selon le mode opératoire suivants.

L'appareil (figure 0671.-1) se compose d'un support avec porte-filtre à mailles ouvertes (par exemple tamis d'acier inoxydable), d'un tube collecteur pouvant se visser ou se clipper sur le support, et d'un adaptateur assurant une jonction étanche entre l'embout de l'inhalateur et le tube collecteur. L'adaptateur utilisé doit permettre d'aligner dans un même plan la face avant de l'embout et celle du tube collecteur. Un connecteur assure la jonction avec un système comportant une pompe à vide et un régulateur de débit. La pompe est réglée de façon à aspirer l'air à travers l'ensemble du montage, y compris le filtre et l'inhalateur soumis à l'essai, à un débit de 28,3 ± 1,5 litres/min. Il est important que l'aspiration de l'air à travers l'appareil s'effectue en continu, pour éviter des déperditions de préparation dans l'atmosphère. Le porte-filtre est conçu pour recevoir des filtres circulaires d'un diamètre de 25 mm. Le filtre et les autres éléments de l'appareillage doivent être constitués de matériaux compatibles avec la préparation et avec les solvants utilisés pour extraire les principes actifs retenus sur le filtre. L'une des extrémités du tube collecteur sert à maintenir le filtre contre le porte-filtre. Après assemblage, la jonction entre les différents éléments de l'appareillage doit être étanche afin que, lorsque le vide est appliqué, tout l'air aspiré à travers le tube collecteur traverse l'inhalateur.

Sauf indication contraire dans la notice d'utilisation, agitez l'inhalateur pendant 5 s et actionnez une fois à perte. Déchargez l'inhalateur tête en bas dans l'appareil, en appuyant sur la valve le temps voulu pour obtenir une décharge complète. Effectuez ainsi le nombre de décharges

Formes pharmaceutiques

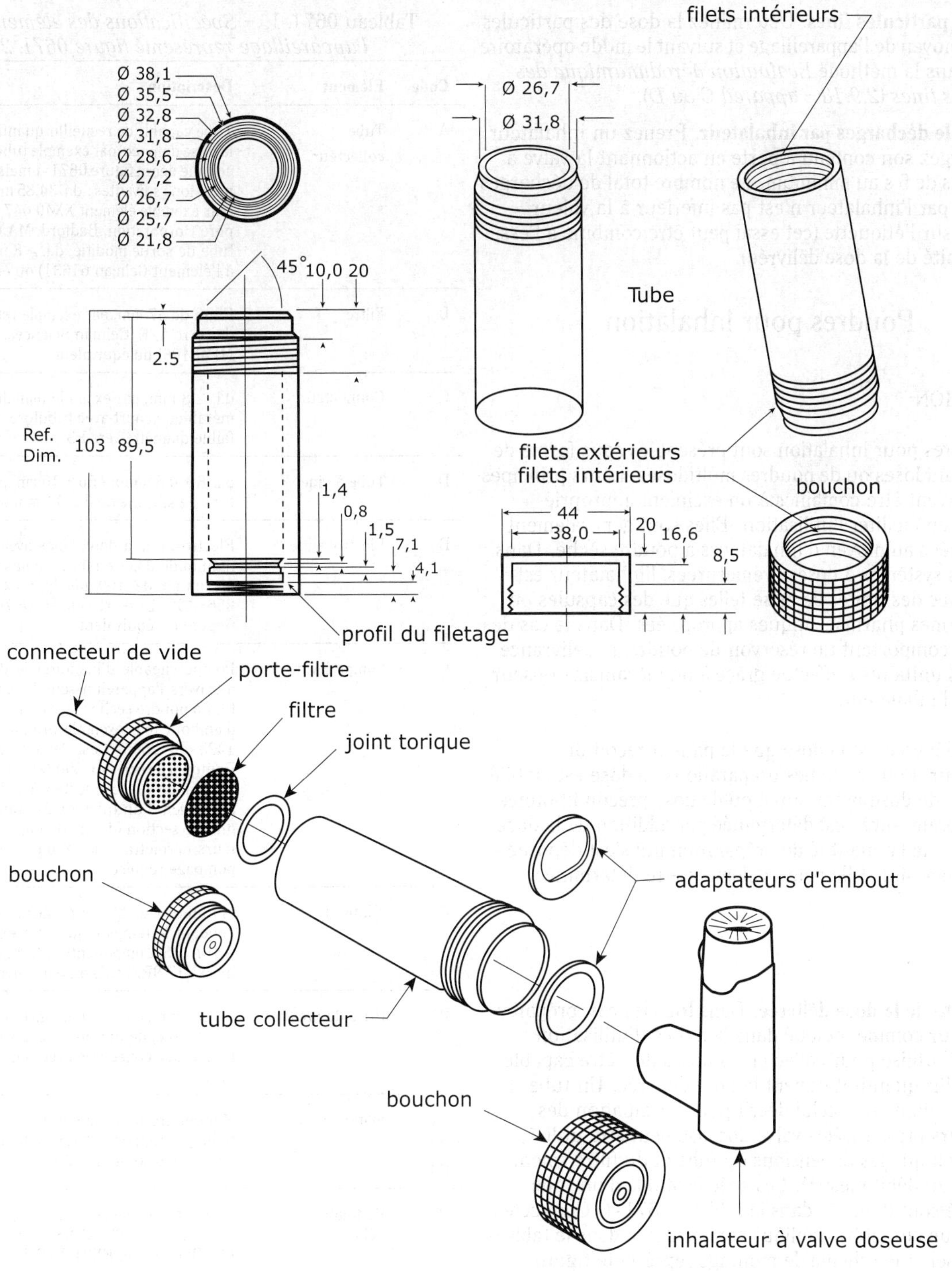

Figure 0671.-1. – *Appareillage utilisé pour collecter les doses dans le cas des inhalateurs pressurisés à valve doseuse*

Dimensions en millimètres

nécessaire pour obtenir un échantillon correspondant à la dose minimale recommandée. Recueillez quantitativement le contenu de l'appareil et déterminez la quantité de principe actif recueilli.

Opérez de même pour 2 autres doses.

Actionnez l'appareil à perte, en attendant 5 s au moins entre les décharges, jusqu'à ce qu'il ne contienne plus que $(n/2)+1$ décharges, n étant le nombre nominal de décharges indiqué sur l'étiquette, puis recueillez 4 doses en opérant comme décrit ci-dessus.

Actionnez l'appareil à perte, en attendant 5 s au moins entre les décharges, jusqu'à ce qu'il ne contienne plus que 3 doses, puis recueillez ces 3 doses en opérant comme décrit ci-dessus.

Dans le cas des préparations contenant plusieurs principes actifs, l'essai d'uniformité de la dose délivrée est à effectuer pour chaque principe actif.

Sauf exception justifiée et autorisée, la préparation satisfait à l'essai si, sur les 10 résultats obtenus, 9 sont compris entre 75 pour cent et 125 pour cent et tous entre 65 pour cent et 135 pour cent de la valeur moyenne. Si 2 ou 3 valeurs se situent hors de l'intervalle 75-125 pour cent, répétez l'essai sur 2 autres inhalateurs. Trois au maximum des 30 valeurs obtenues se situent en dehors de l'intervalle 75-125 pour cent et aucune ne se situe en dehors de l'intervalle 65-135 pour cent.

Dose des particules fines. Déterminez la dose des particules fines au moyen de l'appareillage et suivant le mode opératoire décrits dans la méthode *Evaluation aérodynamique des particules fines* (*2.9.18 – appareil C ou D*).

Nombre de décharges par inhalateur. Prenez un inhalateur et déchargez son contenu à perte en actionnant la valve à intervalles de 5 s au minimum. Le nombre total de décharges délivrées par l'inhalateur n'est pas inférieur à la valeur indiquée sur l'étiquette (cet essai peut être combiné à l'essai d'uniformité de la dose délivrée).

Poudres pour inhalation

DÉFINITION

Les poudres pour inhalation sont présentées sous forme de poudres unidoses ou de poudres multidoses. Leurs principes actifs peuvent être combinés à un excipient approprié destiné à en faciliter l'utilisation. Elles sont généralement administrées au moyen d'inhalateurs à poudre sèche. Dans le cas des systèmes à doses prémesurées, l'inhalateur est chargé avec des unités de prise telles que des capsules ou autres formes pharmaceutiques appropriées. Dans le cas des systèmes comportant un réservoir de poudre, la délivrance des doses unitaires s'effectue grâce à un mécanisme doseur intégré à l'inhalateur.

La dose délivrée est la dose que le patient reçoit de l'inhalateur. Pour certaines préparations, la dose est établie en termes de dose prémesurée ou de dose préconditionnée. La dose prémesurée est déterminée par addition de la dose délivrée et de la quantité de préparation qui s'est déposée dans le dispositif. Elle peut également être déterminée directement.

ESSAI

Uniformité de la dose délivrée. Dans tous les cas, préparez l'inhalateur comme indiqué dans la notice d'utilisation. L'appareil utilisé pour collecter les doses doit être capable de recueillir quantitativement la dose délivrée. Un tube collecteur similaire à celui décrit pour l'évaluation des inhalateurs pressurisés à valve doseuse peut être utilisé, à condition que les dimensions du tube et du filtre soient adaptées au débit mesuré. Les spécifications d'un tube approprié sont données dans le tableau 0671.-1. Connectez le tube à un circuit hydraulique comme décrit dans le tableau 0671.-1, selon le schéma de montage représenté figure 0671.-2.

Tableau 0671.-1. – *Spécifications des éléments de l'appareillage représenté figure 0671.-2*

Code	Elément	Description
A	Tube collecteur	Tube capable de recueillir quantitativement la dose délivrée, par exemple tube collecteur comme décrit figure 0671.-1 mais avec les dimensions suivantes : d.i. 34,85 mm × *l* 12 cm (par exemple élément XX40 047 00 de Millipore Corporation, Bedford, MA 01732 avec tube de sortie modifié, d.i. ≥ 8 mm, associé à l'élément Gelman 61631) ou équivalent.
B	Filtre	Filtre de 47 mm, par exemple filtre de fibre de verre A/E (Gelman Sciences, Ann Arbor, MI 48106) ou équivalent.
C	Connecteur	d.i. ≥ 8 mm, par exemple manchon métallique court avec tubulure latérale de faible diamètre vers P3.
D	Tube à vide	d.i. 8 ± 0.5 mm × *l* 50 ± 10 cm, par exemple tube de silicone de d.e. 14 mm et d.i. 8 mm.
E	Electrovanne	Electrovanne à deux voies avec orifice minimum de d.i. ≥ 8 mm et temps de réponse maximum de 100 ms (par exemple type 256-A08, Bürkert GmbH, D-74653 Ingelfingen) ou équivalent.
F	Pompe à vide	Pompe capable d'instaurer le débit requis à travers l'appareil assemblé, avec l'inhalateur à poudre sèche placé dans l'adaptateur d'embout (par exemple produit type 1023, 1423 ou 2565, Gast Manufacturing Inc., Benton Harbor, MI 49022) ou équivalent. La pompe est connectée à l'électrovanne au moyen d'un tube à vide court et/ou de grande section (d.i. ≥ 10 mm) et de connecteurs permettant de réduire la capacité de pompage requise.
G	Minuteur	Minuteur capable de piloter l'électrovanne pendant le temps requis (par exemple type G814, RS Components International, Corby, NN17 9RS, UK) ou équivalent.
P1	Prise de pression	d.i. 2,2 mm, d.e. 3,1 mm, installée à 59 mm de l'entrée, de niveau avec la surface interne du tube collecteur, avec centrage et sans bavure.
P1 P2 P3	Manomètres	Manomètre mesurant la pression différentielle par rapport à l'atmosphère (P1) ou la pression absolue (P2 et P3).
H	Régulateur de débit	Robinet réglable avec *Cv* maximum ≥ 1 (par exemple type 8FV12LNSS, Parker Hannifin plc, Barnstaple, EX31 1NP, UK) ou équivalent.

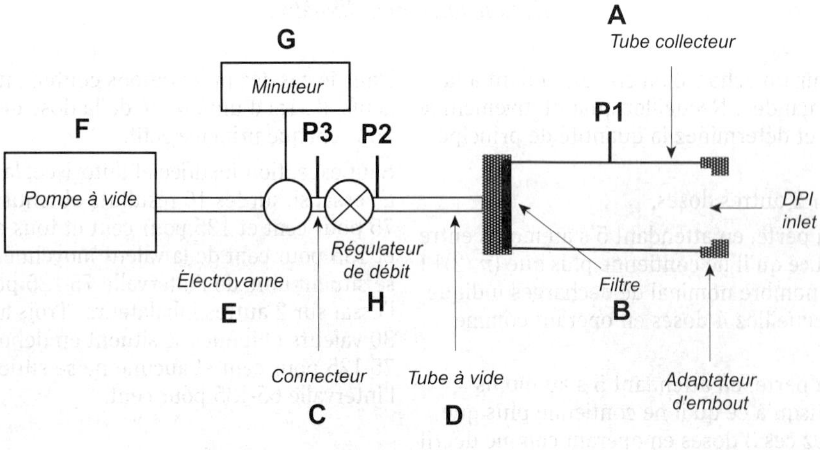

Figure 0671.-2. – *Appareillage permettant de mesurer l'uniformité de la dose délivrée par les inhalateurs à poudre*

Sauf indication contraire, déterminez les conditions d'essai (débit et durée) à l'aide du tube collecteur de doses, du circuit hydraulique associé, d'un manomètre différentiel approprié et d'un débitmètre volumétrique approprié, étalonné pour le courant gazeux en sortie de débitmètre, selon la procédure suivante.

Préparez l'inhalateur pour l'emploi et connectez-le à l'entrée de l'appareillage d'essai au moyen d'un adaptateur assurant une jonction étanche entre l'embout de l'inhalateur et le tube collecteur. L'adaptateur utilisé doit permettre d'aligner dans un même plan la face avant de l'embout et celle du tube collecteur. Branchez l'une des bornes d'un manomètre différentiel au point de lecture P1 (figure 0671.-2), et laissez l'autre en libre communication avec l'atmosphère. Mettez la pompe en marche, ouvrez l'électrovanne et réglez le débit au moyen du régulateur de façon à appliquer à travers l'inhalateur une pression différentielle (lue sur le manomètre différentiel) de 4,0 kPa (40,8 cm H_2O). Enlevez l'inhalateur de l'adaptateur et, sans toucher au régulateur de débit, branchez un débitmètre à l'entrée de l'appareillage d'essai. Si le débit est supérieur à 100 litres/min, ajustez-le au moyen du régulateur de façon à le ramener à 100 ± 5 litres/min. Notez la valeur du débit-volume obtenu ; cette valeur est définie comme le débit d'essai Q, en litres par minute. La durée d'essai T est définie comme le temps, en secondes, correspondant au passage de 4 litres d'air à travers l'inhalateur.

Vérifiez que le régime critique est instauré dans le régulateur de débit en opérant comme suit, avec l'inhalateur en place et au débit d'essai Q établi : mesurez la pression absolue à l'entrée et à la sortie du régulateur (points de mesure P2 et P3 de la figure 0671.-2). Un rapport P3/P2 inférieur ou égal à 0,5 indique que le débit est critique. Si le débit critique n'est pas atteint, remplacez la pompe par une pompe plus puissante et déterminez à nouveau le débit d'essai.

Systèmes à doses préconditionnées. Préparez l'inhalateur pour l'emploi comme indiqué dans la notice d'utilisation et connectez-le à l'appareillage d'essai au moyen d'un adaptateur assurant une bonne étanchéité. Créez un flux d'air à travers l'inhalateur en appliquant les conditions prédéterminées. Répétez l'opération le nombre de fois nécessaire pour obtenir un échantillon correspondant à la dose minimale recommandée. Recueillez quantitativement le contenu de l'appareil et déterminez la quantité de principe actif collectée.

Opérez de même pour 9 autres doses.

Systèmes à réservoir. Préparez l'inhalateur pour l'emploi comme indiqué dans la notice d'utilisation et connectez-le à l'appareillage d'essai au moyen d'un adaptateur assurant une bonne étanchéité. Créez un flux d'air à travers l'inhalateur en appliquant les conditions prédéterminées. Répétez l'opération le nombre de fois nécessaire pour obtenir un échantillon correspondant à la dose minimale recommandée. Recueillez quantitativement le contenu de l'appareil et déterminez la quantité de principe actif collectée.

Opérez de même pour 2 autres doses.

Actionnez l'inhalateur à perte jusqu'à ce qu'il ne contienne plus que $(n/2)+1$ décharges, n étant le nombre nominal de décharges indiqué sur l'étiquette. Si nécessaire, laissez reposer pour décharger l'électricité statique. Recueillez 4 doses en opérant comme décrit ci-dessus.

Actionnez l'inhalateur à perte jusqu'à ce qu'il ne contienne plus que 3 doses. Si nécessaire, laissez reposer pour décharger l'électricité statique. Recueillez ces 3 doses en opérant comme décrit ci-dessus.

Dans le cas des préparations contenant plusieurs principes actifs, l'essai d'uniformité de la dose délivrée est à effectuer pour chaque principe actif.

La préparation satisfait à l'essai si, sur les 10 résultats obtenus, 9 sont compris entre 75 pour cent et 125 pour cent et tous entre 65 pour cent et 135 pour cent de la valeur moyenne. Si 2 ou 3 valeurs se situent en dehors de l'intervalle 75-125 pour cent, répétez l'essai sur 2 autres inhalateurs. Trois au maximum des 30 valeurs obtenues se situent en dehors de l'intervalle 75-125 pour cent et aucune ne se situe en dehors de l'intervalle 65-135 pour cent.

Dans certains cas justifiés et autorisés, ces intervalles peuvent être étendus, mais aucune valeur ne doit être supérieure à 150 pour cent ou inférieure à 50 pour cent de la valeur moyenne.

Dose des particules fines. Déterminez la dose des particules fines au moyen de l'appareillage et suivant le mode opératoire décrits dans la méthode *Evaluation aérodynamique des particules fines* (*2.9.18 – appareil C ou D*).

Nombre de décharges par inhalateur pour les inhalateurs multidoses. Videz entièrement un inhalateur, dose par dose, au débit prédéterminé. Notez le nombre de décharges obtenu. Le nombre total de doses délivrées n'est pas inférieur à la valeur indiquée sur l'étiquette (cet essai peut être combiné à l'essai d'uniformité de la dose délivrée).

01/2002:1116

PRÉPARATIONS POUR IRRIGATION

Praeparationes ad irrigationem

DÉFINITION

Les préparations pour irrigation sont des préparations aqueuses stériles de grand volume destinées à l'irrigation des cavités, des lésions et des surfaces corporelles, par exemple au cours d'interventions chirurgicales.

Les préparations pour irrigation peuvent être des solutions préparées en dissolvant un ou plusieurs principes actifs, des électrolytes ou des substances osmotiquement actives dans de l'*Eau pour préparations injectables (0169)*, ou peuvent être constituées de cette eau seule. Dans ce dernier cas, la préparation peut être étiquetée « Eau pour irrigation ». Les solutions pour irrigation sont généralement ajustées à l'isotonie au sang.

Examinées dans des conditions appropriées de visibilité, les préparations pour irrigation sont limpides et pratiquement exemptes de particules.

Les préparations pour irrigation sont conditionnées en récipients unidoses. Les récipients et systèmes de fermeture satisfont aux exigences définies pour les récipients destinés aux préparations pour administration parentérale (*3.2.1* et *3.2.2*), mais l'orifice de sortie des récipients n'est pas adaptable aux équipements d'administration intraveineuse, ce qui interdit l'administration de la préparation pour irrigation avec de tels équipements.

PRODUCTION

Les préparations pour irrigation sont préparées à partir de produits et par des méthodes propres à assurer leur stérilité et à empêcher l'introduction de contaminants et la croissance de microorganismes ; des recommandations sont fournies à cet égard dans le texte *Méthodes de préparation des produits stériles* (*5.1.1*).

Formes pharmaceutiques

ESSAI

Masse ou volume délivrable (*2.9.28*). Les préparations pour irrigation conditionnées en récipients unidoses satisfont à l'essai.

Stérilité (*2.6.1*). Les préparations pour irrigation satisfont à l'essai de stérilité.

Endotoxines bactériennes (*2.6.14*) : moins de 0,5 UI/ml.

Pyrogènes (*2.6.8*). Les préparations auxquelles aucune méthode validée de détection des endotoxines bactériennes ne peut être appliquée satisfont à l'essai des pyrogènes. Sauf exception justifiée et autorisée, injectez à chaque lapin 10 ml de préparation par kilogramme de masse corporelle.

ÉTIQUETAGE

L'étiquette indique :

- que la préparation ne doit pas être utilisée en injection,
- que la préparation doit être utilisée en une seule fois et que les quantités non utilisées sont à jeter.

01/2002:1145

PRÉPARATIONS RECTALES

Rectalia

DÉFINITION

Les préparations rectales sont des préparations destinées à être administrées par voie rectale en vue d'une action locale ou systémique, ou à des fins de diagnostic.

Dans les cas appropriés, les récipients destinés aux préparations rectales satisfont aux exigences relatives aux *Matériaux utilisés dans la fabrication des récipients* (*3.1* et sous-chapitres) et aux *Récipients* (*3.2* et sous-chapitres).

Plusieurs catégories de préparations rectales peuvent être distinguées :

- les suppositoires,
- les capsules rectales,
- les solutions, émulsions et suspensions rectales,
- les poudres et comprimés pour solutions ou suspensions rectales,
- les préparations rectales semi-solides,
- les mousses rectales,
- les tampons rectaux.

PRODUCTION

Au cours du développement des préparations rectales dont la formulation comporte un conservateur antimicrobien, l'efficacité du conservateur choisi doit être démontrée de manière à satisfaire l'Autorité compétente. Le texte *Efficacité de la conservation antimicrobienne* (*5.1.3*) décrit une méthode d'essai appropriée et indique des critères d'évaluation des propriétés antimicrobiennes de la formulation.

Lors de la fabrication, du conditionnement, de la conservation et de la distribution des préparations rectales, des mesures appropriées sont prises pour assurer la qualité microbiologique du produit ; des recommandations sont fournies à cet égard dans le texte *Qualité microbiologique des préparations pharmaceutiques* (*5.1.4*).

Lors de la fabrication des préparations rectales liquides et semi-solides contenant des particules en dispersion, des mesures sont prises pour assurer que la taille des particules est convenablement contrôlée et qu'elle est appropriée à l'usage prévu de la préparation.

ESSAI

Uniformité de teneur (*2.9.6*). Sauf indication contraire ou exception justifiée et autorisée, les préparations rectales unidoses solides dont la teneur en principe actif est inférieure à 2 mg ou dans lesquelles le principe actif représente moins de 2 pour cent de la masse totale satisfont aux essais A (comprimés) ou B (suppositoires, capsules rectales) d'uniformité de teneur des préparations présentées en unités de prise. Si la préparation contient plusieurs principes actifs, l'essai ne s'applique qu'à ceux qui répondent aux conditions indiquées ci-dessus.

Uniformité de masse (*2.9.5*). Les préparations rectales unidoses solides satisfont à l'essai d'uniformité de masse. Lorsqu'un essai d'uniformité de teneur est prescrit pour tous les principes actifs, l'essai d'uniformité de masse n'est pas exigé.

Masse ou volume délivrable (*2.9.28*). Les préparations rectales liquides ou semi-solides conditionnées en récipients unidoses satisfont à l'essai.

Dissolution. Dans le cas des préparations rectales unidoses solides, il peut être nécessaire d'effectuer un essai approprié pour démontrer que la libération du ou des principes actifs est satisfaisante, par exemple l'essai de dissolution des suppositoires et capsules à enveloppe molle (*2.9.3*).

Lorsqu'un essai de dissolution est prescrit, un essai de désagrégation peut ne pas être exigé.

ÉTIQUETAGE

L'étiquette indique le nom de tout conservateur antimicrobien ajouté.

Suppositoires

DÉFINITION

Les suppositoires sont des préparations unidoses solides. Leur forme, volume et consistance sont adaptés à l'administration par voie rectale.

Ils contiennent un ou plusieurs principes actifs dispersés ou dissous dans une base appropriée qui est, suivant le cas, soluble ou dispersible dans l'eau ou fond à la température du corps. Ils peuvent également contenir, si nécessaire, d'autres excipients tels que des agents diluants, absorbants, tensioactifs, lubrifiants, des conservateurs antimicrobiens et des colorants autorisés par l'Autorité compétente.

PRODUCTION

Les suppositoires sont obtenus par compression ou par moulage. Si nécessaire, le ou les principes actifs sont préalablement broyés et tamisés sur un tamis approprié. Dans le cas de suppositoires moulés, la masse médicamenteuse rendue suffisamment fluide par action de la chaleur est coulée dans des alvéoles appropriées, et le suppositoire se solidifie en refroidissant. Divers excipients adaptés à ce mode de fabrication sont utilisés, tels que beurre de cacao, glycérides hémi-synthétiques solides, macrogols et mélanges à consistance de gel composés par exemple de gélatine, de glycérol et d'eau. Dans les cas appropriés, une détermination du temps de ramollissement des suppositoires lipophiles (*2.9.22*) et/ou une détermination de la résistance à la rupture des suppositoires (*2.9.24*) sont effectuées.

Dans le cas des suppositoires adaptés à une libération modifiée ou à une action locale prolongée, un essai approprié est réalisé pour démontrer que la libération du ou des principes actifs est satisfaisante.

Lors de la fabrication des suppositoires contenant des principes actifs sous forme dispersée, des mesures sont prises pour s'assurer que la taille des particules est convenablement contrôlée et qu'elle est appropriée.

ESSAI

Désagrégation. A moins qu'ils ne soient adaptés à une libération modifiée du principe actif ou à une action locale prolongée, les suppositoires satisfont à l'essai de désagrégation des suppositoires et des ovules (*2.9.2*). Examinez l'état des suppositoires à excipient gras après 30 min et celui des suppositoires à excipient hydrosoluble après 60 min, sauf exception justifiée et autorisée.

Capsules rectales

DÉFINITION

Les capsules rectales sont des préparations unidoses solides se présentant sur le plan général comme les capsules à enveloppe molle comme définies dans la monographie *Capsules (0016)*, mais pouvant être recouvertes d'un enrobage lubrifiant. Les capsules rectales sont allongées, elles sont lisses et leur aspect extérieur est uniforme.

PRODUCTION

Dans le cas des capsules rectales adaptées à une libération modifiée ou à une action locale prolongée, un essai approprié est réalisé pour démontrer que la libération du ou des principes actifs est satisfaisante.

ESSAI

Désagrégation. A moins qu'elles ne soient adaptées à une libération modifiée du principe actif ou à une action locale prolongée, les capsules rectales satisfont à l'essai de désagrégation des suppositoires et des ovules (*2.9.2*). Examinez l'état des capsules rectales après 30 min, sauf exception justifiée et autorisée.

Solutions, émulsions et suspensions rectales

DÉFINITION

Les solutions, émulsions et suspensions rectales sont des préparations liquides destinées à l'administration rectale. Elles ont une action locale ou systémique, ou peuvent être utilisées aux fins de diagnostic.

Les solutions, émulsions et suspensions rectales sont conditionnées en récipients unidoses et contiennent un ou plusieurs principes actifs dissous ou dispersés dans de l'eau, du glycérol, des macrogols ou d'autres solvants appropriés. Les émulsions peuvent présenter des signes de séparation des phases, mais sont facilement redispersées par agitation. Les suspensions peuvent présenter un sédiment, qu'il est facile de disperser par agitation de façon à obtenir une suspension suffisamment stable pour permettre l'administration de la dose voulue.

Les solutions, émulsions et suspensions rectales peuvent contenir des excipients destinés, par exemple, à ajuster la viscosité de la préparation, à adapter ou stabiliser le pH, à augmenter la solubilité du ou des principes actifs ou à stabiliser la préparation. Ces excipients ne nuisent pas à l'action médicamenteuse recherchée et, aux concentrations choisies, ne provoquent pas d'irritation locale notable.

Les solutions, émulsions et suspensions rectales sont présentées en récipients d'une contenance de 2,5 ml à 2000 ml. Le récipient est de forme adaptée à l'application de la préparation dans le rectum ou est muni d'un dispositif approprié.

Poudres et comprimés pour solutions ou suspensions rectales

DÉFINITION

Les poudres et comprimés destinés à la préparation de solutions ou suspensions rectales sont des préparations unidoses qui sont dissoutes ou dispersées dans l'eau au moment de l'administration. Ils peuvent contenir des excipients destinés à faciliter la dissolution ou la dispersion ou à empêcher l'agrégation des particules.

Après dissolution ou mise en suspension, la préparation satisfait, selon le cas, aux exigences concernant les solutions ou les suspensions rectales.

ESSAI

Désagrégation. Dans le cas de comprimés pour solutions ou suspensions rectales, opérez comme décrit dans l'essai de désagrégation des comprimés et des capsules (*2.9.1*), mais en utilisant de l'*eau R* à 15-25 °C. Les comprimés se désagrègent en moins de 3 min.

ÉTIQUETAGE

L'étiquette indique :

- le mode de préparation de la solution ou de la suspension rectale,
- les conditions et la durée de conservation de la solution ou de la suspension après reconstitution.

Préparations rectales semi-solides

DÉFINITION

Les préparations rectales semi-solides sont des pommades, crèmes ou gels.

Elles se présentent souvent sous la forme de préparations unidoses dispensées au moyen de récipients munis d'un dispositif approprié.

Les préparations rectales semi-solides satisfont aux exigences de la monographie *Préparations semi-solides pour application cutanée (0132).*

Mousses rectales

DÉFINITION

Les mousses rectales satisfont aux exigences de la monographie *Mousses médicamenteuses (1105).*

Tampons rectaux

DÉFINITION

Les tampons rectaux sont des préparations unidoses solides destinées à être introduites dans la partie inférieure du rectum pour une durée limitée.

Ils satisfont aux exigences de la monographie *Tampons médicamenteux (1155).*

01/2002:0132

PRÉPARATIONS SEMI-SOLIDES POUR APPLICATION CUTANÉE

Praeparationes molles ad usum dermicum

Les exigences de la présente monographie s'appliquent à toutes les préparations semi-solides pour application cutanée. Dans le cas de préparations semi-solides destinées à être appliquées sur des surfaces particulières ou sur les muqueuses, elles peuvent le cas échéant être complétées par des exigences spécifiques figurant dans d'autres monographies générales, par exemple les monographies Préparations auriculaires (0652), Préparations nasales (0676), Préparations ophtalmiques (1163), Préparations rectales (1145) et Préparations vaginales (1164).

DÉFINITION

Les préparations semi-solides pour application cutanée sont formulées en vue d'une libération locale ou transdermique de principes actifs, ou pour leur action émolliente ou protectrice. Elles présentent un aspect homogène.

Les préparations semi-solides pour application cutanée sont constituées d'un excipient, simple ou composé, dans lequel sont habituellement dissous ou dispersés un ou plusieurs principes actifs. Selon sa composition, cet excipient peut avoir une influence sur l'activité de la préparation.

Les excipients utilisés peuvent être des substances d'origine naturelle ou synthétique, et peuvent être monophases ou multiphases. Selon la nature de l'excipient, la préparation peut avoir des propriétés hydrophiles ou hydrophobes. La préparation peut également contenir d'autres excipients appropriés tels que des agents antimicrobiens, des antioxydants, des agents stabilisants, des émulsifiants, des épaississants et des agents de pénétration.

Les préparations semi-solides pour application cutanée destinées à être appliquées sur des plaies ouvertes importantes ou sur une peau gravement lésée sont stériles.

Dans les cas appropriés, les récipients destinés aux préparations semi-solides pour application cutanée satisfont aux exigences relatives aux *Matériaux utilisés dans la fabrication des récipients* (*3.1* et sous-chapitres) et aux *Récipients* (*3.2* et sous-chapitres).

Plusieurs catégories de préparations semi-solides pour application cutanée peuvent être distinguées :

- les pommades,
- les crèmes,
- les gels,
- les pâtes,
- les cataplasmes,
- les emplâtres médicamenteux.

Selon leur structure, les pommades, crèmes et gels présentent généralement un comportement viscoélastique et les propriétés des fluides non-newtoniens (par exemple de type plastique, pseudoplastique ou thixotrope) sous des vitesses de cisaillement élevées. Les pâtes présentent souvent des propriétés de dilatance.

PRODUCTION

Au cours du développement des préparations semi-solides pour application cutanée dont la formulation comporte un conservateur antimicrobien, la nécessité et l'efficacité du conservateur choisi doivent être démontrées de manière à satisfaire l'Autorité compétente. Le texte *Efficacité de la conservation antimicrobienne* (*5.1.3*) décrit une méthode d'essai appropriée et indique des critères d'évaluation des propriétés antimicrobiennes de la formulation. Lors de la fabrication, du conditionnement, de la conservation et de la distribution des préparations semi-solides pour application cutanée, des mesures appropriées sont prises pour assurer la qualité microbiologique du produit ; des recommandations sont fournies à cet égard dans le texte *Qualité microbiologique des préparations pharmaceutiques* (*5.1.4*). Les préparations semi-solides pour application cutanée stériles sont préparées à partir de produits et par des méthodes propres à assurer leur stérilité et à empêcher l'introduction de contaminants et la croissance de microorganismes ; des recommandations sont fournies à cet égard dans le texte *Méthodes de préparation des produits stériles* (*5.1.1*).

Lors de la fabrication des préparations semi-solides pour application cutanée, des mesures adéquates sont prises pour assurer l'obtention des propriétés rhéologiques recherchées. Dans les cas appropriés, les essais suivants, d'application non obligatoire, peuvent être effectués : mesure de la consistance par pénétrométrie (*2.9.9*), viscosité (viscosité apparente) (*2.2.10*) et un essai approprié peut être réalisé pour démontrer que la libération du ou des principes actifs est satisfaisante.

Lors de la fabrication de préparations semi-solides pour application cutanée contenant un ou plusieurs principes actifs qui ne sont pas dissous dans l'excipient (ex : émulsions ou suspensions), des mesures sont prises pour assurer une homogénéité adéquate de la préparation à administrer.

Lors de la fabrication des préparations semi-solides pour application cutanée contenant des particules en dispersion, des mesures sont prises pour assurer que la taille des particules est convenablement contrôlée et qu'elle est appropriée à l'usage prévu de la préparation.

ESSAI

Masse ou volume délivrable (*2.9.28*). Les préparations semi-solides pour application cutanée conditionnées en récipients unidoses satisfont à l'essai.

Stérilité (*2.6.1*). Lorsque l'étiquette indique que la préparation est stérile, celle-ci satisfait à l'essai de stérilité.

CONSERVATION

En récipient étanche si la préparation contient de l'eau ou d'autres composants volatils. Si la préparation est stérile, elle est conservée en récipient stérile, étanche, à fermeture inviolable.

ÉTIQUETAGE

L'étiquette indique :

- le nom de tout conservateur antimicrobien ajouté,
- dans les cas appropriés, que la préparation est stérile.

Pommades

DÉFINITION

Les pommades se composent d'un excipient monophase dans lequel peuvent être dispersés des liquides ou des solides.

Pommades hydrophobes

Les pommades hydrophobes ne peuvent absorber que de petites quantités d'eau. Les excipients les plus communément employés pour la formulation de telles pommades sont la paraffine solide, la paraffine liquide, la paraffine liquide légère, les huiles végétales, les graisses animales, les glycérides synthétiques, les cires et les polyalkylsiloxanes liquides.

Pommades absorbant l'eau

Formes pharmaceutiques

Ces pommades peuvent absorber des quantités plus importantes d'eau et conduire par conséquent à l'obtention d'émulsions eau-dans-huile ou huile-dans-eau selon la nature des agents émulsifiants. Des agents émulsifiants eau-dans-huile tels que des alcools de graisse de laine, des esters de sorbitan, des monoglycérides, des alcools gras, ou des agents émulsifiants huile-dans-eau tels que des alcools gras sulfatés, des polysorbates, l'éther cétostéarylique de macrogol ou des esters d'acides gras et de macrogols peuvent être utilisés dans ce but. Les excipients utilisés sont ceux d'une pommade hydrophobe.

Pommades hydrophiles

Les pommades hydrophiles sont des préparations dont l'excipient est miscible à l'eau. Cet excipient est habituellement constitué de mélanges de macrogols (polyéthylèneglycols) liquides et solides. Il peut contenir des quantités appropriées d'eau.

Crèmes

DÉFINITION

Les crèmes sont des préparations multiphases composées d'une phase lipophile et d'une phase aqueuse.

Crèmes lipophiles

Dans les crèmes lipophiles, la phase externe est la phase lipophile. Ces préparations contiennent des agents émulsifiants eau-dans-huile tels que des alcools de graisse de laine, des esters de sorbitan et des monoglycérides.

Crèmes hydrophiles

Dans les crèmes hydrophiles, la phase externe est la phase aqueuse. Ces préparations contiennent des agents émulsifiants huile-dans-eau tels que des savons de sodium ou de trolamine, des alcools gras sulfatés, des polysorbates et des esters d'acides et d'alcools gras polyoxyéthylénés, éventuellement en combinaison avec des agents émulsifiants eau-dans-huile.

Gels

DÉFINITION

Les gels sont constitués de liquides gélifiés à l'aide d'agents gélifiants appropriés.

Gels lipophiles

Les gels lipophiles (oléogels) sont des préparations dont l'excipient est habituellement de la paraffine liquide additionnée de polyéthylène, ou des huiles grasses gélifiées par de la silice colloïdale ou des savons d'aluminium ou de zinc

Gels hydrophiles

Les gels hydrophiles (hydrogels) sont des préparations dont l'excipient est habituellement de l'eau, du glycérol ou du propylèneglycol gélifiés à l'aide d'agents gélifiants appropriés tels que l'amidon, des dérivés de la cellulose, des carbomères ou des silicates de magnésium-aluminium.

Pâtes

DÉFINITION

Les pâtes sont des préparations semi-solides pour application cutanée contenant de fortes proportions de poudres finement dispersées dans l'excipient.

Cataplasmes

DÉFINITION

Les cataplasmes se composent d'un excipient hydrophile rétenteur de chaleur, dans lequel sont dispersés des principes actifs solides ou liquides. Ils sont généralement étalés en couche épaisse sur un pansement approprié et chauffés avant application sur la peau.

Emplâtres médicamenteux

DÉFINITION

Les emplâtres médicamenteux sont des préparations souples contenant un ou plusieurs principes actifs. Il sont destinés à être placés sur la peau en vue de maintenir un contact étroit entre la peau et le ou les principes actifs, de telle sorte que ceux-ci puissent être absorbés lentement ou agir comme agents protecteurs ou kératolytiques.

Ils consistent en une base adhésive, colorée ou non, contenant un ou plusieurs principes actifs, étalée en une couche uniforme sur un support approprié constitué d'un matériau naturel ou synthétique. Les emplâtres médicamenteux ne sont pas responsables d'irritations ou de sensibilisation de la peau. Les bases adhésives sont recouvertes d'une bande de protection appropriée qui est retirée avant application sur la peau. Lorsqu'elle est retirée, la bande protectrice n'entraîne pas la préparation avec elle.

Les emplâtres médicamenteux sont soit présentés sous des dimensions permettant un usage direct, soit sous forme de bandes destinées à être coupées avant utilisation. Ils adhèrent fermement à la peau par simple pression et peuvent être retirés facilement sans causer de blessure notable de la peau ni de séparation de la préparation et du support.

ESSAI

Dissolution. Un essai approprié peut être nécessaire afin de démontrer que la libération du ou des principes actifs est adéquate ; à cette fin l'un des essais décrits dans la méthode *Essai de dissolution des dispositifs transdermiques* (*2.9.4*) peut être effectué.

01/2002:1164

PRÉPARATIONS VAGINALES

Vaginalia

DÉFINITION

Les préparations vaginales sont des préparations liquides, semi-solides ou solides destinées à être administrées par voie vaginale, généralement en vue d'une action locale. Elles contiennent un ou plusieurs principes actifs dans un excipient approprié.

Dans les cas appropriés, les récipients destinés aux préparations vaginales satisfont aux exigences relatives aux *Matériaux utilisés dans la fabrication des récipients* (*3.1* et sous-chapitres) et aux *Récipients* (*3.2* et sous-chapitres).

Plusieurs catégories de préparations vaginales peuvent être distinguées :

- les ovules,
- les comprimés vaginaux,
- les capsules vaginales,
- les solutions, émulsions et suspensions vaginales,
- les comprimés pour solutions ou suspensions vaginales,
- les préparations vaginales semi-solides,
- les mousses vaginales,

– les tampons vaginaux médicamenteux.

PRODUCTION

Lors de la fabrication, du conditionnement, de la conservation et de la distribution des préparations vaginales, des mesures appropriées sont prises pour assurer la qualité microbiologique du produit ; des recommandations sont fournies à cet égard dans le texte *Qualité microbiologique des préparations pharmaceutiques* (*5.1.4*).

ESSAI

Uniformité de teneur (*2.9.6*). Sauf indication contraire ou exception justifiée et autorisée, les préparations vaginales unidoses solides dont la teneur en principe actif est inférieure à 2 mg ou dans lesquelles le principe actif représente moins de 2 pour cent de la masse totale satisfont aux essais A (comprimés vaginaux) ou B (ovules, capsules vaginales) d'uniformité de teneur des préparations présentées en unités de prise. Si la préparation contient plusieurs principes actifs, l'essai ne s'applique qu'à ceux qui répondent aux conditions indiquées ci-dessus.

Uniformité de masse (*2.9.5*). Les préparations vaginales unidoses solides satisfont à l'essai d'uniformité de masse des préparations présentées en unités de prise. Lorsqu'un essai d'uniformité de teneur est prescrit pour tous les principes actifs, l'essai d'uniformité de masse n'est pas exigé.

Masse ou volume délivrable (*2.9.28*). Les préparations vaginales liquides et semi-solides conditionnées en récipients unidoses satisfont à l'essai.

Dissolution. Dans le cas des préparations unidoses solides, un essai approprié peut être réalisé pour démontrer que la libération du ou des principes actifs est satisfaisante, par exemple l'un des essais décrits dans le texte *Essai de dissolution des formes solides* (*2.9.3*).

Lorsqu'un essai de dissolution est prescrit, un essai de désagrégation peut ne pas être exigé.

Ovules

DÉFINITION

Les ovules sont des préparations unidoses solides. Ils sont de forme variable, mais généralement ovoïdes ; leur volume et leur consistance sont adaptés à l'administration par voie vaginale. Ils contiennent un ou plusieurs principes actifs dispersés ou dissous dans une base appropriée qui est, suivant le cas, soluble ou dispersible dans l'eau ou fond à la température du corps. Ils peuvent également contenir, si nécessaire, d'autres excipients tels que des agents diluants, absorbants, tensioactifs, lubrifiants, des conservateurs antimicrobiens et des colorants autorisés par l'Autorité compétente.

PRODUCTION

Les ovules sont généralement obtenus par moulage. Dans les cas appropriés, des mesures sont prises lors de la fabrication des ovules pour s'assurer que la taille des particules du ou des principes actifs est convenablement contrôlée et qu'elle est appropriée. Si nécessaire, les principes actifs sont préalablement broyés et tamisés sur un tamis approprié.

Dans le cas des ovules moulés, la masse médicamenteuse rendue suffisamment fluide par action de la chaleur est coulée dans des alvéoles appropriées, et l'ovule se solidifie en refroidissant. Divers excipients adaptés à ce mode de fabrication sont utilisés, tels que beurre de cacao, glycérides hémi-synthétiques solides, macrogols et mélanges à consistance de gel composés par exemple de gélatine, de glycérol et d'eau.

Dans le cas des ovules adaptés à une action locale prolongée, un essai approprié est réalisé pour démontrer que la libération du ou des principes actifs est satisfaisante.

Dans les cas appropriés, une détermination de la résistance à la rupture des ovules (*2.9.24*) est effectuée.

ESSAI

Désagrégation. A moins qu'ils ne soient adaptés à une action locale prolongée, les ovules satisfont à l'essai de désagrégation des suppositoires et des ovules (*2.9.2*). Examinez l'état des ovules après 60 min, sauf exception justifiée et autorisée.

Comprimés vaginaux

DÉFINITION

Les comprimés vaginaux sont des préparations unidoses solides. Ils répondent sur le plan général à la définition donnée pour les comprimés non enrobés ou les comprimés pelliculés dans la monographie *Comprimés (0478)*.

PRODUCTION

Dans le cas des comprimés vaginaux adaptés à une action locale prolongée, un essai approprié est réalisé pour démontrer que la libération du ou des principes actifs est satisfaisante.

ESSAI

Désagrégation. A moins qu'ils ne soient adaptés à une action locale prolongée, les comprimés vaginaux satisfont à l'essai de désagrégation des suppositoires et des ovules - cas particulier des comprimés vaginaux (*2.9.2*). Examinez l'état des comprimés vaginaux après 30 min, sauf exception justifiée et autorisée.

Capsules vaginales

DÉFINITION

Les capsules vaginales sont des préparations unidoses solides. Elles se présentent en général comme des capsules à enveloppe molle, dont elles diffèrent simplement par la forme et la taille. Les capsules vaginales sont de forme variable, mais le plus souvent ovoïde ; elles sont lisses et leur aspect extérieur est uniforme.

PRODUCTION

Dans le cas des capsules vaginales adaptées à une action locale prolongée, un essai approprié est réalisé pour démontrer que la libération du ou des principes actifs est satisfaisante.

ESSAI

Désagrégation. A moins qu'elles ne soient adaptées à une action locale prolongée, les capsules vaginales satisfont à l'essai de désagrégation des suppositoires et des ovules (*2.9.2*). Examinez l'état des capsules vaginales après 30 min, sauf exception justifiée et autorisée.

Solutions, émulsions et suspensions vaginales

DÉFINITION

Les solutions, émulsions et suspensions vaginales sont des préparations liquides administrées en vue d'une action locale ou à des fins d'irrigation ou de diagnostic. Elles peuvent contenir des excipients destinés, par exemple, à ajuster la viscosité de la préparation, à adapter ou stabiliser le pH, à augmenter la solubilité du ou des principes actifs ou à

Formes pharmaceutiques

stabiliser la préparation. Ces excipients ne nuisent pas à l'action médicamenteuse recherchée et, aux concentrations choisies, ne provoquent pas d'irritation locale notable.

Les émulsions peuvent présenter des signes de séparation des phases, mais sont facilement redispersées par agitation. Les suspensions peuvent présenter un sédiment, qu'il est facile de disperser par agitation de façon à obtenir une suspension suffisamment stable pour permettre l'administration d'une préparation homogène.

Les solutions, émulsions et suspensions vaginales sont présentées en récipients unidoses. Le récipient est de forme adaptée à l'application de la préparation dans le vagin ou est muni d'un applicateur approprié.

PRODUCTION

Lors de la fabrication des suspensions vaginales, des mesures sont prises pour assurer que la taille des particules est convenablement contrôlée et qu'elle est appropriée à l'usage prévu de la préparation.

Comprimés pour solutions ou suspensions vaginales

DÉFINITION

Les comprimés destinés à la préparation de solutions ou suspensions vaginales sont des préparations unidoses à dissoudre ou disperser dans de l'eau au moment de l'administration. Ils peuvent contenir des excipients destinés à faciliter la dissolution ou la dispersion ou à empêcher l'agrégation des particules.

Mis à part l'essai de désagrégation, les comprimés pour solutions ou suspensions vaginales répondent à la définition des *Comprimés (0478)*.

Après dissolution ou mise en suspension, la préparation satisfait, selon le cas, aux exigences concernant les solutions ou les suspensions vaginales.

ESSAI

Désagrégation. Opérez comme décrit dans l'essai de désagrégation des comprimés et des capsules (*2.9.1*), mais en utilisant de l'*eau R* à 15-25 °C. Les comprimés se désagrègent en moins de 3 min.

ÉTIQUETAGE

L'étiquette indique :

- le mode de préparation de la solution ou de la suspension vaginale,
- les conditions et la durée de conservation de la solution ou de la suspension après reconstitution.

Préparations vaginales semi-solides

DÉFINITION

Les préparations vaginales semi-solides sont des pommades, crèmes ou gels.

Elles sont souvent conditionnées en récipients unidoses. Le récipient est muni d'un applicateur approprié.

Les préparations vaginales semi-solides satisfont aux exigences de la monographie *Préparations semi-solides pour application cutanée (0132)*.

Mousses vaginales

DÉFINITION

Les mousses vaginales satisfont aux exigences de la monographie *Mousses médicamenteuses (1105)*.

Tampons vaginaux médicamenteux

DÉFINITION

Les tampons vaginaux médicamenteux sont des préparations unidoses solides destinées à être introduites dans le vagin pendant une durée limitée.

Ils satisfont aux exigences de la monographie *Tampons médicamenteux (1155)*.

01/2002:1808

PRÉPARATIONS VÉTÉRINAIRES LIQUIDES POUR APPLICATION CUTANÉE

Praeparationes liquidae veterinariae ad usum dermicum

Sauf exception justifiée et autorisée, les préparations vétérinaires liquides pour application cutanée satisfont aux exigences de la monographie Préparations liquides pour application cutanée (0927). Les préparations vétérinaires liquides pour application cutanée font, en outre, l'objet des définitions et prescriptions suivantes.

DÉFINITION

Les préparations vétérinaires liquides pour application cutanée sont des préparations liquides destinées à être appliquées sur la peau en vue d'une action locale et/ou systémique. Ce sont des solutions, émulsions ou suspensions qui peuvent contenir un ou plusieurs principes actifs dans un excipient approprié. Elles peuvent se présenter sous la forme de préparations concentrées (poudres mouillables, pâtes, solutions, suspensions) à partir desquelles sont préparées des suspensions ou émulsions diluées de principes actifs. Elles peuvent également contenir des conservateurs antimicrobiens appropriés, des antioxydants et d'autres excipients tels que des stabilisants, émulsionnants et épaississants.

Plusieurs catégories de préparations vétérinaires liquides pour application cutanée peuvent être distinguées :

- les mousses pour application cutanée (voir *Préparations liquides pour application cutanée (0927)*),
- les préparations concentrées pour balnéation,
- les préparations pour pour-on,
- les shampooings (voir *Préparations liquides pour application cutanée (0927)*),
- les préparations pour spot-on,
- les préparations pour pulvérisation,
- les préparations pour trempage mammaire,
- les préparations pour pulvérisation mammaire,
- les préparations pour lavage mammaire.

Préparations concentrées pour balnéation

DÉFINITION

Les préparations concentrées pour balnéation sont des préparations contenant un ou plusieurs principes actifs, généralement sous forme de poudre mouillable, pâte, solution ou suspension, à partir desquelles sont préparées des solutions, suspensions ou émulsions diluées de principes actifs. Les préparations diluées sont appliquées par immersion complète de l'animal.

Formes pharmaceutiques

Préparations pour pour-on

DÉFINITION

Les préparations pour pour-on sont des préparations contenant un ou plusieurs principes actifs, destinées à la prévention et au traitement d'infestations ectoparasitaires et/ou endoparasitaires chez l'animal. Elles sont appliquées en volumes généralement supérieurs à 5 ml, par déversement le long de l'épine dorsale de l'animal.

Préparations pour spot-on

DÉFINITION

Les préparations pour spot-on sont des préparations contenant un ou plusieurs principes actifs, destinées à la prévention et au traitement d'infestations ectoparasitaires et/ou endoparasitaires chez l'animal. Elles sont appliquées en volumes généralement inférieurs à 10 ml, sur une surface limitée de la tête ou du dos, selon le cas, de l'animal.

Préparations pour pulvérisation

DÉFINITION

Les préparations pour pulvérisation sont des préparations contenant un ou plusieurs principes actifs, destinées à être appliquées par voie externe à des fins thérapeutiques ou prophylactiques. Elles sont délivrées sous la forme d'un aérosol produit soit par actionnement d'une valve appropriée soit au moyen d'un dispositif de nébulisation approprié qui peut faire partie intégrante du récipient ou être fourni séparément.

Les préparations pour pulvérisation peuvent être conditionnées en récipients pressurisés (voir *Préparations pharmaceutiques pressurisées (0523)*). Dans ce cas, elles se composent généralement d'un ou plusieurs principes actifs, dans un excipient approprié, maintenus sous pression par des gaz ou mélanges de gaz propulseurs appropriés. Les préparations pour pulvérisation non pressurisées sont conditionnées en récipients bien fermés.

PRODUCTION

Au cours du développement et de la fabrication des préparations pour pulvérisation, des mesures appropriées sont prises pour assurer la conformité du produit assemblé à des critères définis de débit et de profil de pulvérisation.

Préparations pour trempage mammaire

DÉFINITION

Les préparations pour trempage mammaire sont des préparations contenant un ou plusieurs principes actifs désinfectants, généralement sous la forme de solutions dans lesquelles sont trempés les trayons de l'animal avant et, si nécessaire, après la traite, afin de réduire la population de microorganismes pathogènes sur leur surface. Les préparations pour trempage mammaire peuvent être conditionnées/présentées sous forme de préparations prêtes à l'emploi, ou être préparées par dilution de préparations concentrées pour trempage mammaire. Les préparations pour trempage mammaire utilisées avant et après la traite diffèrent souvent dans leur formulation. Les préparations pour trempage mammaire contiennent généralement des émollients destinés à hydrater la peau, l'adoucir et aider à la cicatrisation des lésions qui pourraient sinon abriter des bactéries.

Préparations pour pulvérisation mammaire

DÉFINITION

Les préparations pour pulvérisation mammaire sont des préparations contenant un ou plusieurs principes actifs désinfectants, généralement sous la forme de solutions qui sont pulvérisées sur les trayons de l'animal avant et, si nécessaire, après la traite, afin de réduire la population de microorganismes pathogènes sur leur surface. Les préparations pour pulvérisation mammaire peuvent être conditionnées/présentées sous forme de préparations prêtes à l'emploi, ou être préparées par dilution de préparations concentrées pour pulvérisation mammaire. Les préparations pour pulvérisation mammaire utilisées avant et après la traite diffèrent souvent dans leur formulation. Les préparations pour pulvérisation mammaire contiennent généralement des émollients destinés à hydrater la peau, l'adoucir et aider à la cicatrisation des lésions qui pourraient sinon abriter des bactéries.

Préparations pour lavage mammaire

DÉFINITION

Les préparations pour lavage mammaire sont des préparations contenant un ou plusieurs principes actifs désinfectants, généralement sous la forme de solutions qui sont pulvérisées sur les mamelles et les trayons de l'animal afin d'éliminer la boue et la contamination fécale avant l'application de préparations pour trempage ou pour pulvérisation mammaire. Les préparations pour lavage mammaire sont généralement préparées par dilution de préparations concentrées ou de préparations pour trempage ou pour pulvérisation mammaire prêtes à l'emploi.

01/2002:1155

TAMPONS MÉDICAMENTEUX

Tamponae medicatae

Des exigences supplémentaires concernant les tampons médicamenteux peuvent le cas échéant figurer dans d'autres monographies générales, par exemple les monographies Préparations rectales (1145), Préparations vaginales (1164) et Préparations auriculaires (0652).

DÉFINITION

Les tampons médicamenteux sont des préparations solides unidoses destinées à être introduites dans les cavités corporelles pour une durée limitée. Ils sont constitués d'un matériau approprié, tel que cellulose, collagène ou silicone, imprégné d'un ou plusieurs principe(s) actif(s).

PRODUCTION

Lors de la fabrication, du conditionnement, de la conservation et de la distribution des tampons médicamenteux, des mesures appropriées sont prises pour assurer la qualité microbiologique du produit ; des recommandations sont fournies à cet égard dans le texte *Qualité microbiologique des préparations pharmaceutiques* (*5.1.4*).

ÉTIQUETAGE

L'étiquette indique la quantité de principe(s) actif(s) par tampon.

A

Monographies A - C

01/2002:1380

ABSINTHE

Absinthii herba

DÉFINITION

L'absinthe est constituée par la feuille basilaire ou par la sommité fleurie, légèrement feuillée, ou par un mélange de ces organes entiers ou contusés, séchés, d'*Artemisia absinthium* L. L'absinthe contient au minimum 2 ml/kg d'huile essentielle, calculé par rapport à la drogue desséchée.

CARACTÈRES

L'absinthe présente les caractères macroscopiques et microscopiques décrits aux identifications A et B.

IDENTIFICATION

A. La feuille d'absinthe est grisâtre à verdâtre, fortement tomenteuse sur les 2 faces. La feuille basilaire, longuement pétiolée, présente un limbe triangulaire à ovale bipennatiséqué à tripennatiséqué, à segments arrondis à lancéolés. La feuille caulinaire est moins segmentée et la feuille apicale a une forme lancéolée. La tige de la région florifère est gris-vert, tomenteuse, d'un diamètre pouvant atteindre 2,5 mm, et présente le plus souvent 5 rainures longitudinales aplaties. Les capitules sont disposés en panicules lâches, axillaires, insérées au niveau des feuilles lancéolées à faiblement pennatiséquées ; ils sont sphériques à hémisphériques aplatis, ont un diamètre de 2 mm à 4 mm, et se composent d'un involucre gris, tomenteux, formé de bractées externes linéaires et de bractées internes ovales, à pointe émoussée et marge scarieuse, et d'un réceptacle comportant de très longues paillettes, pouvant atteindre ou même dépasser 1 mm, ainsi que de nombreuses fleurs tubulées jaunes, hermaphrodites, d'une longueur de 2 mm environ, entourées de quelques fleurs ligulées jaunes.

B. Réduisez l'absinthe en poudre (355). La poudre est gris-vert. Examinez au microscope en utilisant de la *solution d'hydrate de chloral R.* La poudre présente de nombreux poils tecteurs en forme de T, à court pédicelle unisérié formé de 1 à 5 cellules de petite taille coiffées perpendiculairement par une très longue cellule terminale, onduleuse et à extrémités fuselées ; des fragments de tissu épidermique comportant des cellukes à paroi sinueuse à ondulée, des stomates de type anomocytique (*2.8.3*) et des poils sécréteurs composés d'un court pédicelle bicellulaire bisérié et d'une tête bisériée formée de 2 à 4 cellules ; des fragments des fleurs tubulées et ligulées, dont certains contiennent de petites macles d'oxalate de calcium ; de nombreuses paillettes composées d'une petite cellule formant un pédicelle et d'une très longue cellule terminale cylindrique, à paroi mince, d'une longueur de 1 mm à 1,5 mm environ ; des grains de pollen sphéroïdes, d'un diamètre de 30 µm environ, à 3 pores et à exine finement verruqueuse ; des faisceaux de fibres, des petits vaisseaux à épaississement spiralé et annulaire, des vaisseaux plus grands à ponctuations aréolées et des cellules parenchymateuses à paroi ponctuée et modérément épaissie, provenant de la tige.

C. Opérez par chromatographie sur couche mince (*2.2.27*)en utilisant une plaque recouverte d'un gel de silice approprié.

Solution à examiner. Placez 2 g d'absinthe pulvérisée (355) dans 50 ml d'*eau R* bouillante et laissez reposer pendant 5 min en agitant le ballon à plusieurs reprises. Après refroidissement, ajoutez 5 ml d'une solution d'*acétate de plomb R* à 100 g/l. Mélangez et filtrez. Rincez le ballon et le résidu du filtre avec 20 ml d'*eau R.* Agitez le filtrat avec 50 ml de *chlorure de méthylène R.* Séparez la couche organique, séchez-la sur du *sulfate de sodium anhydre R,* filtrez et évaporez le filtrat à siccité au bain-marie. Dissolvez le résidu dans 0,5 ml d'*alcool R.*

Solution témoin. Dissolvez 2 mg de *rouge de méthyle R* et 2 mg de *résorcinol R* dans 10,0 ml de *méthanol R.*

Déposez sur la plaque, en bandes, 10 µl de chaque solution. Développez sur un parcours de 15 cm avec un mélange de 10 volumes d'*acétone R,* de 10 volumes d'*acide acétique glacial R,* de 30 volumes de *toluène R* et de 50 volumes de *chlorure de méthylène R.* Laissez sécher la plaque à l'air. Pulvérisez de la *solution d'anhydride acétique-acide sulfurique R* et examinez à la lumière du jour. Le chromatogramme obtenu avec la solution à examiner présente une bande bleue due à l'artabsine un peu au-dessus de la bande rouge correspondant au rouge de méthyle dans le chromatogramme obtenu avec la solution témoin. Examinez à la lumière du jour en chauffant à 100-105 °C pendant 5 min. Le chromatogramme obtenu avec la solution témoin présente dans son tiers médian une bande rouge due au rouge de méthyle et, au-dessous, une bande rose clair due au résorcinol. Le chromatogramme obtenu avec la solution à examiner présente une intense bande rouge à rouge-brun correspondant à l'absinthine, à un R_f voisin de celui de la bande due au résorcinol dans le chromatogramme obtenu avec la solution témoin. D'autres bandes sont visibles, mais sont moins intenses que celle de l'absinthine.

ESSAI

Eléments étrangers (*2.8.2*). Le taux de tiges de diamètre supérieur à 4 mm n'est pas supérieur à 5 pour cent et le taux d'autres éléments étrangers n'est pas supérieur à 2 pour cent.

Indice d'amertume. L'indice d'amertume de l'absinthe est déterminé par rapport à l'indice d'amertume du chlorhydrate de quinine fixé à 200 000. Il est désigné par la réciproque de la dilution qui peut encore être qualifiée d'amère.

Solution mère de chlorhydrate de quinine. Dissolvez 0,100 g de *chlorhydrate de quinine R* dans de l'*eau R* et complétez à 100,0 ml avec le même solvant. Prélevez 1,0 ml de cette solution et complétez à 100,0 ml avec de l'*eau R.*

Extrait d'absinthe. A 1,0 g d'absinthe pulvérisée (710), ajoutez 1000 ml d'*eau R* bouillante. Chauffez au bain-marie, en agitant continuellement, pendant 30 min. Laissez refroidir et complétez à 1000 ml avec de l'*eau R.* Agitez vigoureusement, filtrez et rejetez les 20 premiers millilitres du filtrat.

Préparez une série de dilutions de comparaison en introduisant dans le premier tube 4,2 ml de solution mère de chlorhydrate de quinine et en augmentant progressivement le volume de 0,2 ml dans les tubes suivants jusqu'à ce que le volume contenu dans le dernier tube soit de 5,8 ml. Dans chaque tube, complétez le volume à 10,0 ml avec de l'*eau R.* Déterminez la dilution correspondant à la plus faible concentration qui présente une saveur amère. Introduisez dans la bouche 10,0 ml de la dernière dilution de la série en les mettant en contact avec les parties latérales et supérieures de la base de la langue pendant 30 s. Si cette solution n'est pas jugée amère, crachez-la et attendez 1 min avant de recommencer une autre détermination. Rincez la bouche à l'*eau R* et, après 10 min, utilisez la dilution suivante par ordre de concentration croissante.

Calculez le facteur de correction (*k*) à l'aide de l'expression :

$$\frac{5,00}{n}$$

n = nombre de millilitres de solution mère de chlorhydrate de quinine contenues dans la dilution correspondant à la concentration la plus faible jugée encore amère.

Diluez $10/k$ ml de l'extrait d'absinthe à 100,0 ml avec de l'*eau R*. 10,0 ml de cette dilution doivent présenter une saveur amère. L'indice d'amertume n'est pas inférieur à 10 000.

Perte à la dessiccation (*2.2.32*). Déterminée à l'étuve à 100-105 °C pendant 2 h sur 1,000 g d'absinthe pulvérisée (355), la perte à la dessiccation n'est pas supérieure à 10,0 pour cent.

Cendres totales (*2.4.16*). Le taux des cendres totales n'est pas supérieur à 12,0 pour cent.

Cendres insolubles dans l'acide chlorhydrique (*2.8.1*). Le taux des cendres insolubles dans l'acide chlorhydrique n'est pas supérieur à 1,0 pour cent.

DOSAGE

Effectuez la détermination des huiles essentielles dans les drogues végétales (*2.8.12*). Utilisez 50,0 g d'absinthe contusée, un ballon à fond rond de 1000 ml et 500 ml d'*eau R* comme liquide d'entraînement. Introduisez 0,5 ml de *xylène R* dans le tube gradué. Distillez à un débit de 2 ml/min à 3 ml/min pendant 3 h au minimum.

CONSERVATION

A l'abri de la lumière.

01/2002:1585

ACAMPROSATE CALCIQUE

Acamprosatum calcicum

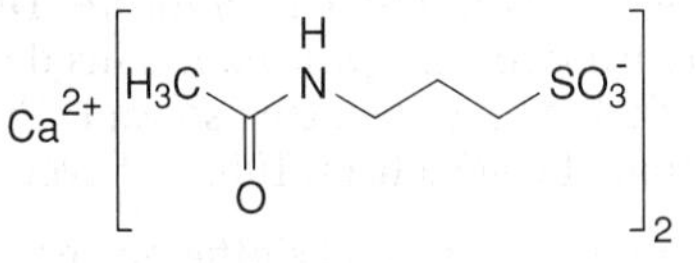

$C_{10}H_{20}CaN_2O_8S_2$ M_r 400,5

DÉFINITION

Bis[3-(acétylamino)propane-1-sulfonate] de calcium.

Teneur : 98,0 pour cent à 102,0 pour cent (substance desséchée).

CARACTÈRES

Aspect : poudre blanche.

Solubilité : facilement soluble dans l'eau, pratiquement insoluble dans l'alcool et dans le chlorure de méthylène.

IDENTIFICATION

A. Spectrophotométrie d'absorption dans l'infrarouge (*2.2.24*).

Comparaison : *spectre de référence de l'acamprosate calcique de la Ph. Eur.*

B. L'acamprosate calcique donne la réaction (a) du calcium (*2.3.1*).

ESSAI

Solution S. Dissolvez 5,0 g d'acamprosate calcique dans l'*eau exempte de dioxyde de carbone R* et complétez à 100 ml avec le même solvant.

Aspect de la solution. La solution S est limpide (*2.2.1*) et incolore (*2.2.2, Procédé II*).

pH (*2.2.3*) : 5,5 à 7,0 pour la solution S.

Impureté A. Chromatographie liquide (*2.2.29*).

Solution à examiner. Dissolvez 0,40 g d'acamprosate calcique dans de l'*eau distillée R* et complétez à 20,0 ml avec le même solvant. Prélevez 10,0 ml de solution et complétez à 100,0 ml avec de la *solution tampon borate pH 10,4 R*. Prélevez 3,0 ml de la solution obtenue, introduisez-les dans un tube en verre à bouchon rodé de 25 ml. Ajoutez 0,15 ml d'une solution récemment préparée de *fluorescamine R* à 5 g/l dans l'*acétonitrile R*. Agitez vigoureusement pendant 30 s dès l'addition du réactif. Chauffez dans un bain-marie à 50 °C durant 30 min. Refroidissez sous un courant d'eau froide. Centrifugez et filtrez le surnageant sur une membrane filtrante appropriée (0,45 µm), d'un diamètre de 25 mm.

Solution témoin. Dissolvez 50 mg d'*impureté A d'acamprosate SCR* dans de l'*eau distillée R* et complétez à 200,0 ml avec le même solvant. Prélevez 0,4 ml de solution et complétez à 100,0 ml avec de la *solution tampon borate pH 10,4 R*. Traitez 3,0 ml de la solution obtenue de la même façon que la solution à examiner.

Colonne :

– *dimensions* : l = 0,15 m, Ø = 4,6 mm,
– *phase stationnaire* : *gel de silice octadécylsilylé pour chromatographie R* (5 µm) à particules sphériques d'une surface spécifique de 170 m^2/g et d'un diamètre de pores de 12 nm.

Phase mobile : *acétonitrile R, méthanol R, solution tampon phosphate pH 6,5 (0,1 M) R* (10:10:80 *V/V/V*).

Débit : 1 ml/min.

Détection : spectrophotomètre à 261 nm.

Injection : 20 µl.

Enregistrement : 6 fois le temps de rétention de l'impureté A.

Temps de rétention : fluorescamine = environ 4 min ; impureté A = environ 8 min ; l'acamprosate n'est pas visible dans ce système.

Limites :

– *impureté A* : au maximum la surface du pic correspondant dans le chromatogramme obtenu avec la solution témoin (0,05 pour cent).

Métaux lourds (*2.4.8*) : au maximum 10 ppm.

Dissolvez 2,0 g d'acamprosate calcique dans de l'*eau distillée R* et complétez à 20 ml avec le même solvant. 12 ml de solution satisfont à l'essai limite A. Préparez le témoin avec 10 ml de *solution à 1 ppm de plomb (Pb) R*.

Perte à la dessiccation (*2.2.32*) : au maximum 0,4 pour cent, déterminé à l'étuve à 100-105 °C sur 1,000 g d'acamprosate calcique.

DOSAGE

A 4 g de *résine échangeuse de cations R* (75-150 µm), ajoutez 20 ml d'*eau distillée R* et agitez pendant 10 min à l'aide d'un agitateur magnétique. Introduisez cette suspension dans une colonne de verre d'une longueur de 45 cm et d'un diamètre intérieur de 2,2 cm, équipée d'un robinet en polytétrafluoroéthylène surmonté d'un tampon de laine de verre. Laissez écouler quelques millilitres de solution, puis placez au-dessus de la résine un tampon de laine de verre. Faites passer à travers la colonne 50 ml d'*acide chlorhydrique 1 M*. Le pH de l'éluat est voisin de 1. Lavez avec 3 fois 200 ml d'*eau distillée R*, jusqu'à obtention d'un éluat à pH 6. Dissolvez 0,100 g d'acamprosate calcique dans 15 ml d'*eau distillée R* et faites passer la solution à travers la colonne. Lavez avec 3 fois 25 ml d'*eau distillée R* en recueillant l'éluat. Laissez éluer jusqu'à obtention d'un éluat à pH 6. Titrez la solution obtenue par l'*hydroxyde de sodium 0,1 M*. Déterminez le point de fin de titrage par potentiométrie (*2.2.20*).

1 ml d'*hydroxyde de sodium 0,1 M* correspond à 20,02 mg de $C_{10}H_{20}CaN_2O_8S_2$.

IMPURETÉS

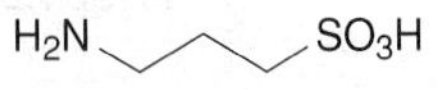

A. acide 3-aminopropane-1-sulfonique (homotaurine).

01/2002:0871

ACÉBUTOLOL (CHLORHYDRATE D')

Acebutololi hydrochloridum

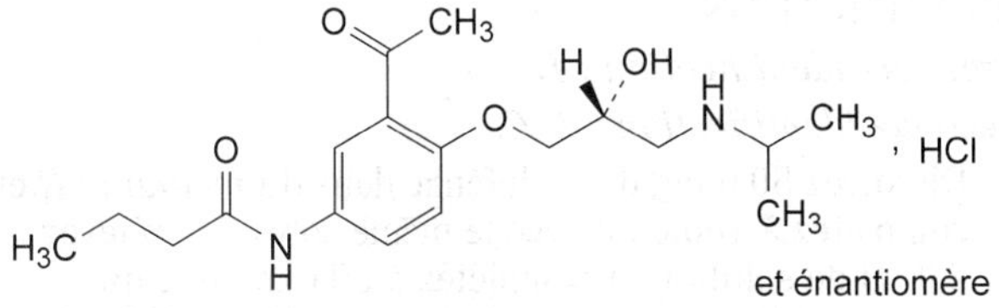

$C_{18}H_{29}ClN_2O_4$ M_r 372,9

DÉFINITION

Le chlorhydrate d'acébutolol contient au minimum 99,0 pour cent et au maximum l'équivalent de 101,0 pour cent de chlorhydrate de *N*-[3-acétyl-4-[(2*RS*)-2-hydroxy-3-[(1-méthyléthyl)amino]propoxy]phényl]butanamide, calculé par rapport à la substance desséchée.

CARACTÈRES

Poudre cristalline, blanche ou sensiblement blanche, facilement soluble dans l'eau et dans l'alcool, très peu soluble dans l'acétone et dans le chlorure de méthylène, pratiquement insoluble dans l'éther.

Le chlorhydrate d'acébutolol fond vers 143 °C.

IDENTIFICATION

Première identification : B, D.

Seconde identification : A, C, D.

A. Dissolvez 20,0 mg de chlorhydrate d'acébutolol dans une solution d'*acide chlorhydrique R* à 0,1 pour cent *V/V* et complétez à 100,0 ml avec la même solution acide. Prélevez 5,0 ml de solution et complétez à 100,0 ml avec une solution d'*acide chlorhydrique R* à 0,1 pour cent *V/V*. Examinée de 220 nm à 350 nm (*2.2.25*), la solution présente 2 maximums d'absorption respectivement à 233 nm et à 322 nm. L'absorbance spécifique au maximum à 233 nm est de 555 à 605.

B. Examinez le chlorhydrate d'acébutolol par spectrophotométrie d'absorption dans l'infrarouge (*2.2.24*), en comparant avec le spectre obtenu avec le *chlorhydrate d'acébutolol SCR*. Examinez les substances sous forme de pastilles.

C. Opérez par chromatographie sur couche mince (*2.2.27*) en utilisant une plaque recouverte d'un gel de silice octadécylsilylé approprié contenant un indicateur de fluorescence dont l'intensité est optimale à 254 nm.

Solution à examiner. Dissolvez 20 mg de chlorhydrate d'acébutolol dans du *méthanol R* et complétez à 20 ml avec le même solvant.

Solution témoin (a). Dissolvez 20 mg de *chlorhydrate d'acébutolol SCR* dans du *méthanol R* et complétez à 20 ml avec le même solvant.

Solution témoin (b). Dissolvez 20 mg de *pindolol SCR* dans du *méthanol R* et complétez à 20 ml avec le même solvant. A 1 ml de solution, ajoutez 1 ml de solution témoin (a).

Déposez séparément sur la plaque 10 µl de chaque solution. Développez sur un parcours de 15 cm avec un mélange de 0,5 volume d'*acide perchlorique R*, de 40 volumes de *méthanol R* et de 60 volumes d'*eau R*. Laissez sécher la plaque à l'air. Examinez en lumière ultraviolette à 254 nm. La tache principale du chromatogramme obtenu avec la solution à examiner est semblable quant à sa position et ses dimensions à la tache principale du chromatogramme obtenu avec la solution témoin (a). L'identification n'est valable que si le chromatogramme obtenu avec la solution témoin (b) présente 2 taches principales nettement séparées.

D. Le chlorhydrate d'acébutolol donne la réaction (a) des chlorures (*2.3.1*).

ESSAI

Aspect de la solution. Dissolvez 0,5 g de chlorhydrate d'acébutolol dans de l'*eau R* et complétez à 10 ml avec le même solvant. La solution n'est pas plus fortement opalescente que la suspension témoin II (*2.2.1*) et n'est pas plus fortement colorée que la solution témoin JB_5 (*2.2.2, Procédé II*).

Détermination du pH (*2.2.3*). Dissolvez 0,20 g de chlorhydrate d'acébutolol dans de l'*eau exempte de dioxyde de carbone R* et complétez à 20 ml avec le même solvant. Le pH de la solution est de 5,0 à 7,0.

Substances apparentées. Opérez par chromatographie sur couche mince (*2.2.27*) en utilisant 2 plaques recouvertes de *gel de silice* GF_{254} *R*.

Solution à examiner. Dissolvez 0,10 g de chlorhydrate d'acébutolol dans du *méthanol R* et complétez à 10 ml avec le même solvant.

Solution témoin (a). Prélevez 3 ml de solution à examiner et complétez à 100 ml avec du *méthanol R*. Prélevez 1 ml de solution et complétez à 10 ml avec du *méthanol R*.

Solution témoin (b). Prélevez 5 ml de solution témoin (a) et complétez à 15 ml avec du *méthanol R*.

A. Déposez séparément sur la première plaque 20 µl de chaque solution. Développez sur un parcours de 15 cm avec la couche supérieure d'un mélange de 10 volumes d'*acide acétique glacial R*, de 40 volumes de *butanol R* et de 50 volumes d'*eau R*.

B. Déposez séparément sur la deuxième plaque 20 µl de chaque solution. Développez sur un parcours de 15 cm avec un mélange de 10 volumes d'*acide acétique glacial R* et de 90 volumes de *2-propanol R*.

Laissez sécher les plaques à l'air. Examinez en lumière ultraviolette à 254 nm. S'il apparaît sur l'une ou l'autre plaque, d'autres taches que la tache principale, dans le chromatogramme obtenu avec la solution à examiner, aucune d'entre elles n'est plus intense que la tache du chromatogramme obtenu avec la solution témoin (a)

Monographies A - C

(0,3 pour cent) et 2 d'entre elles au plus peuvent être plus intenses que la tache du chromatogramme obtenu avec la solution témoin (b) (0,1 pour cent). Ne tenez pas compte d'une tache au point de départ.

Métaux lourds (*2.4.8*). 1,0 g de chlorhydrate d'acébutolol satisfait à l'essai limite D des métaux lourds (20 ppm). Préparez le témoin avec 2 ml de *solution à 10 ppm de plomb (Pb) R*.

Perte à la dessiccation (*2.2.32*). Déterminée à l'étuve à 100-105 °C pendant 3 h sur 1,000 g de chlorhydrate d'acébutolol, la perte à la dessiccation n'est pas supérieure à 1,0 pour cent.

Cendres sulfuriques (*2.4.14*). Déterminé sur 1,0 g de chlorhydrate d'acébutolol, le taux des cendres sulfuriques n'est pas supérieur à 0,1 pour cent.

DOSAGE

Dissolvez 0,300 g de chlorhydrate d'acébutolol dans 50 ml d'*alcool R* et ajoutez 1 ml d'*acide chlorhydrique 0,1 M*. Titrez par l'*hydroxyde de sodium 0,1 M* et tracez la courbe potentiométrique (*2.2.20*). Mesurez le volume d'*hydroxyde de sodium 0,1 M* utilisé entre les 2 points d'inflexion.

1 ml d'*hydroxyde de sodium 0,1 M* correspond à 37,29 mg de $C_{18}H_{29}ClN_2O_4$.

CONSERVATION

A l'abri de la lumière.

IMPURETÉS

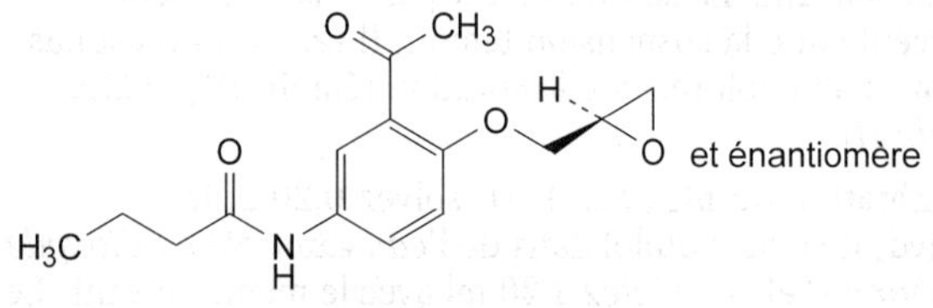

A. *N*-[3-acétyl-4-[(2*RS*)-oxiran-2-ylméthoxy]phényl]butanamide,

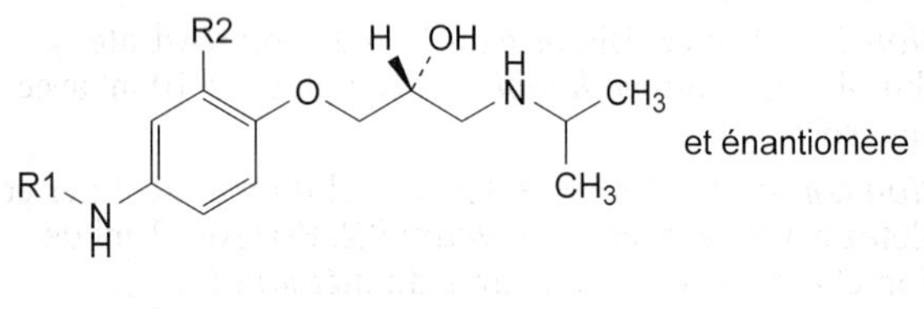

B. R1 = R2 = CO-CH_3 : *N*-[3-acétyl-4-[(2*RS*)-2-hydroxy-3-[(1-méthyléthyl)amino]propoxy]phényl]acétamide,

D. R1 = H, R2 = CO-CH_3 : 1-[5-amino-2-[(2*RS*)-2-hydroxy-3-[(1-méthyléthyl)amino]propoxy]phényl]éthanone,

E. R1 = CO-CH_2-CH_2-CH_3, R2 = H : *N*-[4-[(2*RS*)-2-hydroxy-3-[(1-méthyléthyl)amino]propoxy]phényl]butanamide,

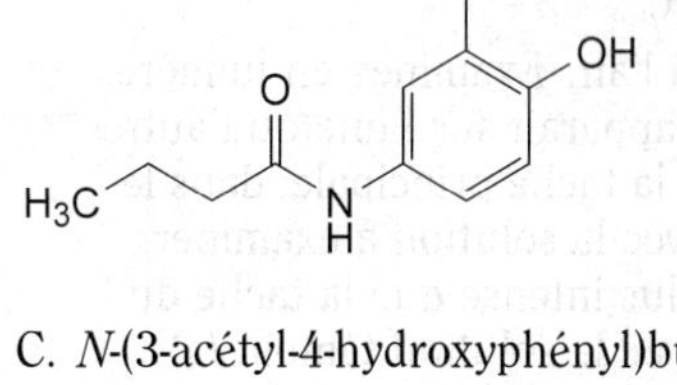

C. *N*-(3-acétyl-4-hydroxyphényl)butanamide.

01/2002:1281

ACÉCLOFÉNAC

Aceclofenacum

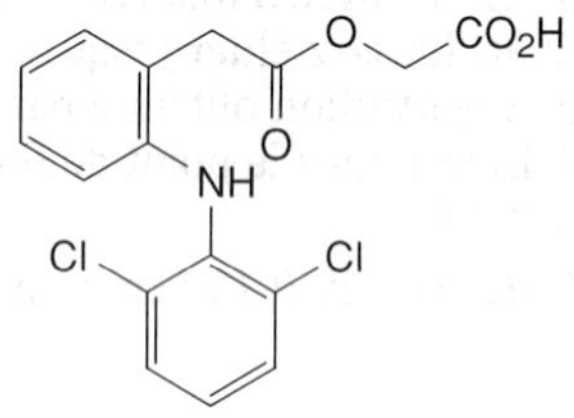

$C_{16}H_{13}Cl_2NO_4$ M_r 354,2

DÉFINITION

L'acéclofénac contient au minimum 99,0 pour cent et au maximum l'équivalent de 101,0 pour cent d'acide [[[2-[(2,6-dichlorophényl)amino]phényl]acétyl]oxy]acétique, calculé par rapport à la substance desséchée.

CARACTÈRES

Poudre cristalline, blanche à sensiblement blanche, pratiquement insoluble dans l'eau, facilement soluble dans l'acétone et dans le diméthylformamide, soluble dans l'alcool et dans le méthanol.

IDENTIFICATION

Première identification : B.

Seconde identification : A, C.

A. Dissolvez 50,0 mg d'acéclofénac dans du *méthanol R* et complétez à 100,0 ml avec le même solvant. Prélevez 2,0 ml de solution et complétez à 50,0 ml avec du *méthanol R*. Examinée de 220 nm à 370 nm (*2.2.25*), la solution présente un maximum d'absorption à 275 nm. L'absorbance spécifique au maximum est de 320 à 350.

B. Examinez l'acéclofénac par spectrophotométrie d'absorption dans l'infrarouge (*2.2.24*), en comparant avec le spectre obtenu avec l'*acéclofénac SCR*.

C. Dissolvez 10 mg environ d'acéclofénac dans 10 ml d'*alcool R*. A 1 ml de solution, ajoutez 0,2 ml d'un mélange extemporané à volumes égaux d'une solution de *ferricyanure de potassium R* à 6 g/l et d'une solution de *chlorure ferrique R* à 9 g/l. Laissez reposez à l'abri de la lumière pendant 5 min. Ajoutez 3 ml d'une solution d'*acide chlorhydrique R* à 10,0 g/l. Laissez reposez à l'abri de la lumière pendant 15 min. Il se développe une coloration bleue et il se forme un précipité.

ESSAI

Substances apparentées. Opérez par chromatographie liquide (*2.2.29*).

Solution à examiner. Dissolvez 0,10 g d'acéclofénac dans la phase mobile et complétez à 50,0 ml avec la phase mobile.

Solution témoin (a). Dissolvez une quantité de *diclofénac de sodium SCR* équivalant à 5,0 mg de diclofénac dans la phase mobile et complétez à 50,0 ml avec la phase mobile.

Solution témoin (b). Prélevez 2,0 ml de solution témoin (a) et complétez à 50,0 ml avec la phase mobile.

Solution témoin (c). A 5,0 ml de solution témoin (a), ajoutez 0,25 ml de solution à examiner et complétez à 50,0 ml avec la phase mobile.

La chromatographie peut être réalisée en utilisant :

– une colonne d'acier inoxydable, d'une longueur de 0,15 m et d'un diamètre intérieur de 4,0 mm, remplie de *gel de silice butylsilylé pour chromatographie R* (5 µm),

- comme phase mobile, à un débit de 1 ml/min, un mélange de 225 volumes d'*acétonitrile R*, de 225 volumes de *tétrahydrofurane R* et de 550 volumes d'une solution d'*acide acétique glacial R* à 1,2 g/l ajustée à pH 3,5 avec une solution d'*hydroxyde de sodium R* à 40 g/l,
- comme détecteur, un spectrophotomètre réglé à 275 nm.

Injectez 10 µl de solution témoin (c). Lorsque les chromatogrammes sont enregistrés dans les conditions prescrites, les temps de rétention sont de 4 min environ pour l'acéclofénac et de 7 min environ pour le diclofénac. Ajustez la sensibilité du système de façon que la hauteur des 2 pics principaux dans le chromatogramme obtenu avec la solution témoin (c) représente 50 pour cent au minimum de l'échelle totale de l'enregistreur. L'essai n'est valable que si, dans le chromatogramme obtenu avec la solution témoin (c), la résolution entre les pics correspondant respectivement à l'acéclofénac et au diclofénac n'est pas inférieure à 8,0.

Injectez 10 µl de solution à examiner et 10 µl de solution témoin (b). Continuez la chromatographie pendant 10 fois le temps de rétention du pic principal. S'il apparaît d'autres pics que le pic principal, dans le chromatogramme obtenu avec la solution à examiner, la surface d'aucun d'entre eux n'est supérieure à celle du pic principal du chromatogramme obtenu avec la solution témoin (b) (0,2 pour cent) et la somme de leur surface n'est pas supérieure à 2,5 fois la surface du pic principal du chromatogramme obtenu avec la solution témoin (b) (0,5 pour cent). Ne tenez pas compte des pics dont la surface est inférieure à 0,2 fois la surface du pic principal du chromatogramme obtenu avec la solution témoin (b).

Métaux lourds (*2.4.8*). Dans un creuset de silice, ajoutez à 2,0 g d'acéclofénac 2 ml d'*acide sulfurique R* pour humidifier la substance. Chauffez progressivement jusqu'à carbonisation, puis obtention de cendres pratiquement blanches ou au plus grisâtres, la température ne dépassant pas 800 °C. Refroidissez. Ajoutez 3 ml d'*acide chlorhydrique R* et 1 ml d'*acide nitrique R*. Chauffez et évaporez lentement à sec. Refroidissez, ajoutez 1 ml d'une solution d'*acide chlorhydrique R* à 100 g/l et 10,0 ml d'*eau distillée R*. Neutralisez avec une solution d'*ammoniaque R* à 1,0 g/l en présence de 0,1 ml de *solution de phénolphtaléine R*. Ajoutez 2,0 ml d'une solution d'*acide acétique anhydre R* à 60 g/l et complétez à 20 ml avec de l'*eau distillée R*. 12 ml de solution satisfont à l'essai limite A des métaux lourds (10 ppm). Préparez le témoin avec la *solution à 1 ppm de plomb (Pb) R*.

Perte à la dessiccation (*2.2.32*). Déterminée à l'étuve à 100-105 °C sur 1,000 g d'acéclofénac, la perte à la dessiccation n'est pas supérieure à 0,5 pour cent.

Cendres sulfuriques (*2.4.14*). Déterminé sur 1,0 g d'acéclofénac, le taux des cendres sulfuriques n'est pas supérieur à 0,1 pour cent.

DOSAGE

Dissolvez 0,300 g d'acéclofénac dans 40 ml de *méthanol R*. Titrez par l'*hydroxyde de sodium 0,1 M*. Déterminez le point de fin de titrage par potentiométrie (*2.2.20*).

1 ml d'*hydroxyde de sodium 0,1 M* correspond à 35,42 mg de $C_{16}H_{13}Cl_2NO_4$.

CONSERVATION

A l'abri de la lumière.

IMPURETÉS

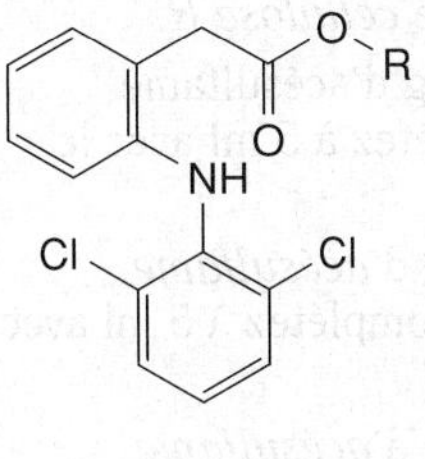

A. R = H : acide [2-[(2,6-dichlorophényl)amino]phényl]acétique (diclofénac),

B. R = CH_3 : [2-[(2,6-dichlorophényl)amino]phényl]acétate de méthyle (ester méthylique du diclofénac),

C. R = C_2H_5 : [2-[(2,6-dichlorophényl)amino]phényl]acétate d'éthyle (ester éthylique du diclofénac),

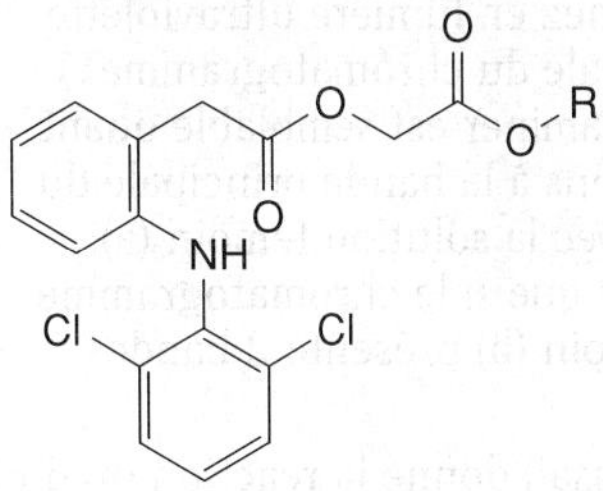

D. R = CH_3 : [[[2-[(2,6-dichlorophényl)amino]phényl]acétyl]oxy]acétate de méthyle (ester méthylique de l'acéclofénac),

E. R = C_2H_5 : [[[2-[(2,6-dichlorophényl)amino]phényl]acétyl]oxy]acétate d'éthyle (ester éthylique de l'acéclofénac),

F. R = CH_2-C_6H_5 : [[[2-[(2,6-dichlorophényl)amino]phényl]acétyl]oxy]acétate de benzyle (ester benzylique de l'acéclofénac).

01/2002:1282

ACÉSULFAME POTASSIQUE

Acesulfamum kalicum

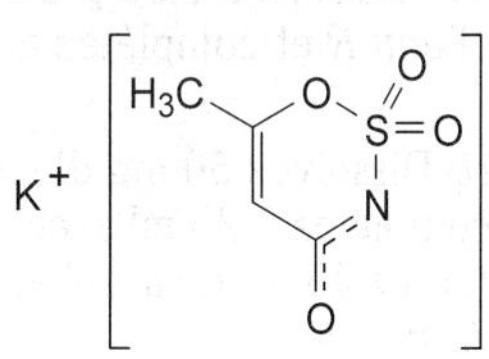

$C_4H_4KNO_4S$ M_r 201,2

DÉFINITION

L'acésulfame potassique contient au minimum 99,0 pour cent et au maximum l'équivalent de 101,0 pour cent de 2,2-dioxyde de 6-méthyl-1,2,3-oxathiazin-4-olate de potassium, calculé par rapport à la substance desséchée.

CARACTÈRES

Poudre cristalline blanche ou cristaux incolores, solubles dans l'eau, très peu solubles dans l'acétone et dans l'alcool.

IDENTIFICATION

Première identification : A, C.

Seconde identification : B, C.

A. Examinez l'acésulfame potassique par spectrophotométrie d'absorption dans l'infrarouge (*2.2.24*), en comparant avec le spectre obtenu avec l'*acésulfame potassique SCR*. Examinez les substances sous forme de pastilles.

B. Opérez par chromatographie sur couche mince (*2.2.27*) en utilisant une plaque recouverte de *cellulose R*.

Solution à examiner. Dissolvez 5 mg d'acésulfame potassique dans de l'*eau R* et complétez à 5 ml avec le même solvant.

Solution témoin (a). Dissolvez 5 mg d'*acésulfame potassique SCR* dans de l'*eau R* et complétez à 5 ml avec le même solvant.

Solution témoin (b). Dissolvez 5 mg d'*acésulfame potassique SCR* et 5 mg de *saccharine sodique R* dans de l'*eau R* et complétez à 5 ml avec le même solvant.

Déposez séparément sur la plaque en bandes, 5 µl de chaque solution. Développez 2 fois sur un parcours de 15 cm avec un mélange de 10 volumes d'*ammoniaque concentrée R*, de 60 volumes d'*acétate d'éthyle R* et de 60 volumes d'*acétone R*. Faites sécher la plaque dans un courant d'air chaud. Examinez en lumière ultraviolette à 254 nm. La bande principale du chromatogramme obtenu avec la solution à examiner est semblable quant à sa position et ses dimensions à la bande principale du chromatogramme obtenu avec la solution témoin (a). L'identification n'est valable que si le chromatogramme obtenu avec la solution témoin (b) présente 2 bandes nettement séparées.

C. 0,5 ml de solution S (voir Essai) donne la réaction (b) du potassium (*2.3.1*).

ESSAI

Solution S. Dissolvez 10,0 g d'acésulfame potassique dans de l'*eau exempte de dioxyde de carbone R* et complétez à 50 ml avec le même solvant.

Aspect de la solution. La solution S est limpide (*2.2.1*) et incolore (*2.2.2, Procédé II*).

Acidité ou alcalinité. A 20 ml de solution S, ajoutez 0,1 ml de *solution de bleu de bromothymol R1*. Le virage de l'indicateur ne nécessite pas plus de 0,2 ml d'*acide chlorhydrique 0,01 M* ou d'*hydroxyde de sodium 0,01 M*.

Acétylacétamide. Opérez par chromatographie sur couche mince (*2.2.27*), en utilisant une plaque recouverte d'un gel de silice approprié.

Solution à examiner. Dissolvez 0,80 g d'acésulfame potassique dans de l'*eau R* et complétez à 10 ml avec le même solvant.

Solution témoin (a). Dissolvez 50 mg d'*acétylacétamide R* dans de l'*eau R* et complétez à 25 ml avec le même solvant.A 5 ml de solution, ajoutez 45 ml d'*eau R* et complétez à 100 ml avec du *méthanol R*.

Solution témoin (b). Prélevez 10 ml de solution témoin (a), ajoutez 1 ml de solution à examiner et complétez à 20 ml avec du *méthanol R*.

Déposez séparément sur la plaque 5 µl de chaque solution. Développez sur un parcours de 15 cm avec un mélange de 2 volumes d'*eau R*, de 15 volumes d'*alcool R* et de 74 volumes d'*acétate d'éthyle R*. Laissez sécher la plaque à l'air jusqu'à disparition complète des vapeurs de solvants. Pulvérisez de la *solution de vanilline phosphorique R* et chauffez la plaque à 120 °C pendant 10 min environ. Examinez à la lumière du jour. Dans le chromatogramme obtenu avec la solution à examiner, s'il apparaît une tache due à l'acétylacétamide, elle n'est pas plus intense que la tache du chromatogramme obtenu avec la solution témoin (a) (0,125 pour cent). L'essai n'est valable que si le chromatogramme obtenu avec la solution témoin (a) présente une tache nettement visible et le chromatogramme obtenu avec la solution témoin (b) présente 2 taches nettement séparées.

Impureté B et substances apparentées. Opérez par chromatographie liquide (*2.2.29*).

Solution à examiner. Dissolvez 0,100 g d'acésulfame potassique dans de l'*eau R* et complétez à 10,0 ml avec le même solvant.

Solution témoin (a). Dissolvez 20,0 mg d'*impureté B d'acésulfame potassique SCR* dans de l'*eau R* et complétez à 500,0 ml avec le même solvant. Prélevez 0,5 ml de solution et complétez à 100,0 ml avec de l'*eau R*.

Solution témoin (b). Dissolvez 10,0 mg d'*impureté B d'acésulfame potassique SCR* et 10,0 mg d'*acésulfame potassique SCR* dans de l'*eau R* et complétez à 500,0 ml avec le même solvant. Prélevez 5,0 ml de solution et complétez à 100,0 ml avec de l'*eau R*.

La chromatographie peut être réalisée en utilisant :

- une colonne d'acier inoxydable, d'une longueur de 0,25 m et d'un diamètre intérieur de 4,6 mm remplie de *gel de silice octadécylsilylé pour chromatographie R* (3 µm),
- comme phase mobile, à un débit de 1 ml/min, un mélange de 40 volumes d'*acétonitrile R* et de 60 volumes d'une solution d'*hydrogénosulfate de tétrabutylammonium R* à 3,3 g/l,
- comme détecteur, un spectrophotomètre réglé à 234 nm.

Injectez 20 µl de solution témoin (b). Ajustez la sensibilité du système de façon que la hauteur des 2 pics principaux représente 50 pour cent au minimum de l'échelle totale de l'enregistreur. L'essai n'est valable que si dans le chromatogramme obtenu, la résolution entre les pics correspondant respectivement à l'acésulfame potassique et à l'impureté B n'est pas inférieure à 3,0.

Injectez 20 µl de solution à examiner et 20 µl de solution témoin (a). Continuez la chromatographie de la solution à examiner pendant au moins 3 fois le temps de rétention du pic principal. S'il apparaît d'autres pics que le pic principal dans le chromatogramme obtenu avec la solution à examiner, la surface d'aucun d'entre eux n'est supérieure à la surface du pic principal du chromatogramme obtenu avec la solution témoin (a) (20 ppm).

Fluorures. Opérez par détermination potentiométrique de la concentration (*2.2.36, Procédé I*) en utilisant comme électrode indicatrice une électrode sélective de l'ion fluorure et comme électrode de référence une électrode argent-chlorure d'argent.

Solution à examiner. Dissolvez 3,000 g d'acésulfame potassique dans de l'*eau distillée R*, ajoutez 15,0 ml de *solution tampon pour ajustement de la force ionique totale R1* et complétez à 50,0 ml avec de l'*eau distillée R*.

Solutions de référence. A respectivement 0,5 ml, 1,0 ml, 1,5 ml et 3 ml de *solution à 10 ppm de fluorure (F) R*, ajoutez 15,0 ml de *solution tampon pour ajustement de la force ionique totale R1* puis complétez à 50,0 ml avec de l'*eau distillée R*.

Effectuez les mesures sur chaque solution.

L'acésulfame potassique ne contient pas plus de 3 ppm de F.

Métaux lourds (*2.4.8*). 12 ml de solution S satisfont à l'essai limite A des métaux lourds (5 ppm). Préparez le témoin avec la *solution à 1 ppm de plomb (Pb) R*.

Perte à la dessiccation (*2.2.32*). Déterminée à l'étuve à 100-105 °C pendant 3 h sur 1,000 g d'acésulfame potassique, la perte à la dessiccation n'est pas supérieure à 1,0 pour cent.

DOSAGE

Dissolvez 0,150 g d'acésulfame potassique dans 50 ml d'*acide acétique anhydre R*. Titrez par l'*acide perchlorique 0,1 M*. Déterminez le point de fin de titrage par potentiométrie (*2.2.20*).

1 ml d'*acide perchlorique 0,1 M* correspond à 20,12 mg de $C_4H_4KNO_4S$.

IMPURETÉS

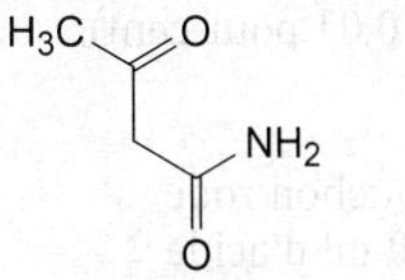

A. 3-oxobutanamide (acétylacétamide),

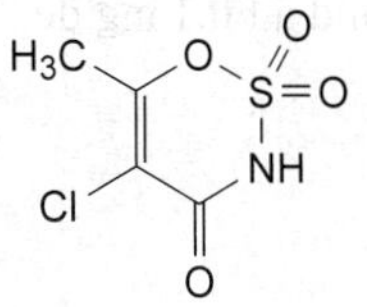

B. 2,2-dioxyde de 5-chloro-6-méthyl-1,2,3-oxathiazin-4(3*H*)-one.

01/2002:0454

ACÉTAZOLAMIDE

Acetazolamidum

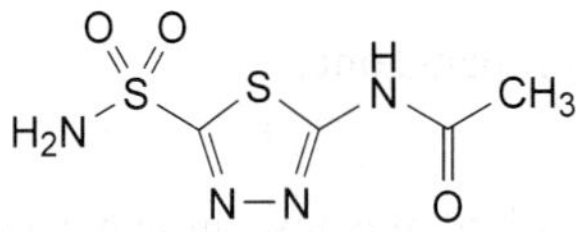

$C_4H_6N_4O_3S_2$ M_r 222,2

DÉFINITION

L'acétazolamide contient au minimum 98,5 pour cent et au maximum l'équivalent de 101,0 pour cent de *N*-(5-sulfamoyl-1,3,4-thiadiazol-2-yl)acétamide, calculé par rapport à la substance desséchée.

CARACTÈRES

Poudre cristalline blanche ou sensiblement blanche, très peu soluble dans l'eau, peu soluble dans l'alcool, pratiquement insoluble dans l'éther. L'acétazolamide se dissout dans les solutions diluées d'hydroxydes alcalins.

IDENTIFICATION

Première identification : A, B.

Seconde identification : A, C, D.

A. Dissolvez 30,0 mg d'acétazolamide dans de l'*hydroxyde de sodium 0,01 M* et complétez à 100,0 ml avec la même solution alcaline. Prélevez 10,0 ml de cette solution et complétez à 100,0 ml avec de l'*hydroxyde de sodium 0,01 M* (solution A). Examinée de 230 nm à 260 nm (*2.2.25*), la solution A présente un maximum d'absorption à 240 nm. L'absorbance spécifique au maximum est de 162 à 176. Prélevez 25,0 ml de solution A et complétez à 100,0 ml avec de l'*hydroxyde de sodium 0,01 M*. Examinée de 260 nm à 350 nm, la solution présente un maximum d'absorption à 292 nm. L'absorbance spécifique au maximum est de 570 à 620.

B. Examinez l'acétazolamide par spectrophotométrie d'absorption dans l'infrarouge (*2.2.24*), en comparant avec le spectre obtenu avec l'*acétazolamide SCR*. Lorsque, au cours de l'examen de l'acétazolamide à l'état solide, le spectre de la substance à examiner et celui de la substance de référence présentent des différences, dissolvez respectivement la substance à examiner et la substance de référence dans de l'*alcool R*. Evaporez à siccité, préparez de nouvelles pastilles et enregistrez les spectres.

C. Dans un tube à essai, introduisez 20 mg environ d'acétazolamide, ajoutez 4 ml d'*acide chlorhydrique dilué R* et 0,2 g de *poudre de zinc R*. Placez aussitôt un morceau de *papier à l'acétate de plomb R* au-dessus de l'orifice du tube. Le papier présente une coloration noir brunâtre.

D. Dissolvez 25 mg environ d'acétazolamide dans un mélange de 0,1 ml de *solution diluée d'hydroxyde de sodium R* et de 5 ml d'*eau R*. Ajoutez 0,1 ml de *solution de sulfate de cuivre R*. Il se forme un précipité bleu verdâtre.

ESSAI

Aspect de la solution. Dissolvez 1,0 g d'acétazolamide dans 10 ml d'*hydroxyde de sodium 1 M*. La solution n'est pas plus fortement opalescente que la suspension témoin II (*2.2.1*) ni plus fortement colorée que la solution témoin J_5 ou JB_5 (*2.2.2, Procédé II*).

Substances apparentées. Opérez par chromatographie sur couche mince (*2.2.27*) en utilisant une plaque recouverte de *gel de silice GF_{254} R*.

Solution à examiner. Dissolvez 50 mg d'acétazolamide dans un mélange à volumes égaux d'*acétate d'éthyle R* et d'*alcool R* et complétez à 10 ml avec le même mélange de solvants.

Solution témoin. Prélevez 1 ml de solution à examiner et complétez à 100 ml avec un mélange à volumes égaux d'*acétate d'éthyle R* et d'*alcool R*.

Déposez séparément sur la plaque 20 µl de chaque solution. Ne tapissez pas les parois de la chambre à chromatographie et laissez les solvants saturer l'atmosphère de la chambre pendant 1 h avant le développement. Développez sur un parcours de 15 cm avec un mélange préparé extemporanément de 20 volumes d'*ammoniaque concentrée R*, de 30 volumes d'*acétate d'éthyle R* et de 50 volumes de *2-propanol R*. Laissez sécher la plaque à l'air. Examinez en lumière ultraviolette à 254 nm. S'il apparaît d'autres taches que la tache principale dans le chromatogramme obtenu avec la solution à examiner, aucune d'entre elles n'est plus intense que la tache du chromatogramme obtenu avec la solution témoin (1 pour cent).

Sulfates (*2.4.13*). Dissolvez en chauffant à ébullition 0,4 g d'acétazolamide dans 20 ml d'*eau distillée R*. Laissez refroidir en agitant fréquemment et filtrez. 15 ml du filtrat satisfont à l'essai limite des sulfates (500 ppm).

Métaux lourds (*2.4.8*). 1,0 g d'acétazolamide satisfait à l'essai limite C des métaux lourds (20 ppm). Préparez le témoin avec 2 ml de *solution à 10 ppm de plomb (Pb) R*.

Perte à la dessiccation (*2.2.32*). Déterminée à l'étuve à 100-105 °C sur 1,000 g d'acétazolamide, la perte à la dessiccation n'est pas supérieure à 0,5 pour cent.

Cendres sulfuriques (*2.4.14*). Déterminé sur 1,0 g d'acétazolamide, le taux des cendres sulfuriques n'est pas supérieur à 0,1 pour cent.

DOSAGE

Dissolvez 0,200 g d'acétazolamide dans 25 ml de *diméthylformamide R*. Titrez par la *solution éthanolique d'hydroxyde de sodium 0,1 M*. Déterminez le point de fin de titrage par potentiométrie (*2.2.20*).

1 ml de *solution éthanolique d'hydroxyde de sodium 0,1 M* correspond à 22,22 mg de $C_4H_6N_4O_3S_2$.

01/2002:0590

ACÉTIQUE GLACIAL (ACIDE)

Acidum aceticum glaciale

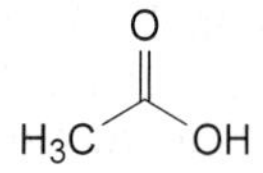

$C_2H_4O_2$ M_r 60,1

DÉFINITION

L'acide acétique glacial contient au minimum 99,0 pour cent *m/m* et au maximum l'équivalent de 100,5 pour cent *m/m* de $C_2H_4O_2$.

CARACTÈRES

Liquide limpide, volatil, incolore ou masses cristallines, miscibles à l'eau, à l'alcool, au chlorure de méthylène et à l'éther.

IDENTIFICATION

A. Une solution d'acide acétique glacial à 100 g/l est fortement acide (*2.2.4*).

B. A 0,03 ml d'acide acétique glacial, ajoutez 3 ml d'*eau R* et neutralisez avec de la *solution diluée d'hydroxyde de sodium R*. La solution donne la réaction (b) des acétates (*2.3.1*).

ESSAI

Solution S. Prélevez 20 ml d'acide acétique glacial et complétez à 100 ml avec de l'*eau distillée R*.

Aspect de la substance. L'acide acétique glacial est limpide (*2.2.1*) et incolore (*2.2.2, Procédé II*).

Point de solidification (*2.2.18*) : au minimum 14,8 °C.

Substances réductrices. A 5,0 ml d'acide acétique glacial, ajoutez 10,0 ml d'*eau R* et mélangez. A 5,0 ml de la solution, ajoutez 6 ml d'*acide sulfurique R*, refroidissez, puis ajoutez 2,0 ml de *dichromate de potassium 0,0167 M*. Laissez reposer pendant 1 min et ajoutez 25 ml d'*eau R* et 1 ml d'une solution récemment préparée d'*iodure de potassium R* à 100 g/l. Titrez par le *thiosulfate de sodium 0,1 M* en utilisant 1,0 ml de *solution d'amidon R*. Le virage de l'indicateur nécessite au moins 1,0 ml de *thiosulfate de sodium 0,1 M*.

Chlorures (*2.4.4*). Prélevez 10 ml de solution S et complétez à 15 ml avec de l'*eau R*. La solution satisfait à l'essai limite des chlorures (25 mg/l).

Sulfates (*2.4.13*). 15 ml de solution S satisfont à l'essai limite des sulfates (50 mg/l).

Fer (*2.4.9*). Prélevez 5,0 ml de la solution (a) obtenue dans l'essai des métaux lourds et complétez à 10,0 ml avec de l'*eau R*. La solution satisfait à l'essai limite du fer (5 ppm).

Métaux lourds (*2.4.8*). Reprenez en chauffant le résidu obtenu dans l'essai du résidu à l'évaporation avec 2 fois 15 ml d'*eau R* et complétez à 50,0 ml (solution a). 12 ml de solution (a) satisfont à l'essai limite A des métaux lourds (5 ppm). Préparez le témoin avec la *solution à 2 ppm de plomb (Pb) R*.

Résidu à l'évaporation. Evaporez au bain-marie 20 g d'acide acétique glacial, desséchez à l'étuve à 100-105 °C. La masse du résidu n'est pas supérieure à 2,0 mg (0,01 pour cent).

DOSAGE

Pesez exactement une fiole conique à bouchon rodé contenant 25 ml d'*eau R*. Introduisez 1,0 ml d'acide acétique glacial et pesez à nouveau exactement. Titrez par l'*hydroxyde de sodium 1 M* en présence de 0,5 ml de *solution de phénolphtaléine R*.

1 ml d'*hydroxyde de sodium 1 M* correspond à 60,1 mg de $C_2H_4O_2$.

CONSERVATION

En récipient étanche.

01/2002:0872

ACÉTONE

Acetonum

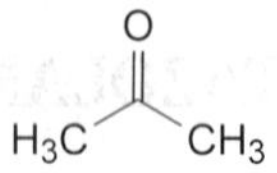

C_3H_6O M_r 58,08

DÉFINITION

L'acétone est la propan-2-one.

CARACTÈRES

Liquide limpide, volatil, incolore, miscible à l'eau, à l'alcool et à l'éther ; les vapeurs sont inflammables.

IDENTIFICATION

A. A 1 ml d'acétone, ajoutez 3 ml de *solution diluée d'hydroxyde de sodium R* et 0,3 ml d'une solution de *nitroprussiate de sodium R* à 25 g/l. Une coloration rouge intense apparaît qui vire au violet par addition de 3,5 ml d'*acide acétique R*.

B. A 10 ml d'une solution d'acétone à 0,1 pour cent *V/V* dans l'*alcool à 50 pour cent V/V R*, ajoutez 1 ml d'une solution de *nitrobenzaldéhyde R* à 10 g/l dans l'*alcool à 50 pour cent V/V R*, puis 0,5 ml de *solution concentrée d'hydroxyde de sodium R*. Laissez reposer pendant 2 min environ et acidifiez avec de l'*acide acétique R*. Il apparaît une coloration bleu-vert.

ESSAI

Aspect de la solution. A 10 ml d'acétone, ajoutez 10 ml d'*eau R*. La solution est limpide (*2.2.1*) et incolore (*2.2.2, Procédé II*).

Acidité ou alcalinité. A 5 ml d'acétone, ajoutez 5 ml d'*eau exempte de dioxyde de carbone R*, 0,15 ml de *solution de phénolphtaléine R* et 0,5 ml d'*hydroxyde de sodium 0,01 M*. La solution est colorée en rose. Ajoutez 0,7 ml d'*acide chlorhydrique 0,01 M* et 0,05 ml de *solution de rouge de méthyle R*. La solution est colorée en rouge ou orangé.

Densité (*2.2.5*) : 0,790 à 0,793.

Substances apparentées. Opérez par chromatographie en phase gazeuse (*2.2.28*).

Solution à examiner. Acétone.

Solution témoin. A 0,5 ml de *méthanol R,* ajoutez 0,5 ml de *2-propanol R* et complétez à 100,0 ml avec la solution à examiner. Prélevez 1,0 ml de solution et complétez à 10,0 ml avec la solution à examiner.

La chromatographie peut être réalisée en utilisant :

- une colonne de silice fondue d'une longueur de 50 m et d'un diamètre intérieur de 0,3 mm, recouverte d'un film (0,5 µm) de *macrogol 20 000 R,*
- comme gaz vecteur, de l'*hélium pour chromatographie R,* avec un rapport de division de 50:1 environ et à un débit linéaire de 21 cm/s,
- un détecteur à ionisation de flamme,

en maintenant la température de la colonne à 45 °C jusqu'à l'injection, puis en l'augmentant de 5 °C par minute jusqu'à 100 °C et en maintenant la température de la chambre à injection à 150 °C et celle du détecteur à 250 °C.

Injectez 1 µl de solution à examiner et 1 µl de solution témoin.

Lorsque les chromatogrammes sont enregistrés dans les conditions prescrites, les substances sont éluées dans l'ordre suivant : acétone, méthanol, 2-propanol.

Continuez la chromatographie pendant 3 fois le temps de rétention de l'acétone qui est de 5,3 min environ.

L'essai n'est valable que si, dans le chromatogramme obtenu avec la solution témoin, la résolution entre les pics correspondant respectivement au méthanol et au 2-propanol n'est pas inférieure à 1,0.

S'il apparaît, dans le chromatogramme obtenu avec la solution à examiner, des pics correspondant au méthanol et au 2-propanol, la surface d'aucun d'entre eux n'est supérieure à la différence entre les surfaces des pics correspondants dans les chromatogrammes obtenus avec la solution témoin et la solution à examiner (0,05 pour cent *V/V* de chaque impureté). S'il apparaît, dans le chromatogramme obtenu avec la solution à examiner, d'autres pics que le pic principal et les pics dus au méthanol et au 2-propanol, la surface d'aucun d'entre eux n'est supérieure à la différence entre la surface du pic correspondant au méthanol dans le chromatogramme obtenu avec la solution témoin et la surface du pic correspondant dans le chromatogramme obtenu avec la solution à examiner (0,05 pour cent *V/V* pour toute autre impureté).

Matières insolubles dans l'eau. A 1 ml d'acétone, ajoutez 19 ml d'*eau R.* La solution est limpide (*2.2.1*).

Substances réductrices. A 30 ml d'acétone, ajoutez 0,1 ml de *permanganate de potassium 0,02 M.* Laissez reposer à l'obscurité pendant 2 h. Le mélange n'est pas complètement décoloré.

Résidu à l'évaporation. Evaporez à siccité au bain-marie 20,0 g d'acétone et desséchez à 100-105 °C. La masse du résidu n'est pas supérieure à 1 mg (50 ppm).

Teneur en eau (*2.5.12*). Déterminée par semi-microdosage sur 10,0 ml d'acétone, la teneur en eau n'est pas supérieure à 3 g/l. Utilisez comme solvant 20 ml de *pyridine anhydre R.*

CONSERVATION

A l'abri de la lumière.

IMPURETÉS

A. CH_3-OH : méthanol,

B. propan-2-ol.

01/2002:1485

ACÉTYLCHOLINE (CHLORURE D')

Acetylcholini chloridum

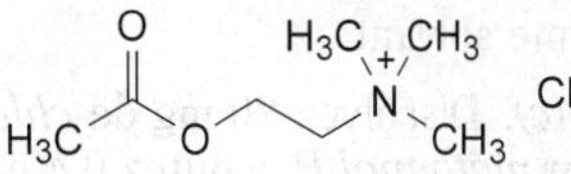

$C_7H_{16}ClNO_2$ M_r 181,7

DÉFINITION

Chlorure de 2-(acétyloxy)-*N,N,N*-triméthyléthanaminium.

Teneur : 98,5 pour cent à 101,5 pour cent (substance desséchée).

CARACTÈRES

Aspect : poudre cristalline blanche ou cristaux incolores, très hygroscopiques.

Solubilité : très solubles dans l'eau, facilement solubles dans l'alcool, peu solubles dans le chlorure de méthylène.

IDENTIFICATION

Première identification : B, E.

Seconde identification : A, C, D, E.

A. Point de fusion (*2.2.14*) : 149 °C à 152 °C.
Introduisez le chlorure d'acétylcholine dans un tube capillaire. Desséchez pendant 3 h à l'étuve à 100-105 °C. Scellez et déterminez le point de fusion.

B. Spectrophotométrie d'absorption dans l'infrarouge (*2.2.24*).
Comparaison : *chlorure d'acétylcholine SCR.*

C. Examinez les chromatogrammes obtenus dans l'essai des substances apparentées.
Résultats : la bande principale du chromatogramme obtenu avec la solution à examiner (b) est semblable quant à sa position, sa coloration et ses dimensions à la bande principale du chromatogramme obtenu avec la solution témoin (b).

D. A 15 mg de chlorure d'acétylcholine, ajoutez 10 ml de *solution diluée d'hydroxyde de sodium R,* 2 ml de *permanganate de potassium 0,02 M* et chauffez. Les vapeurs qui se dégagent colorent en bleu le *papier tournesol rouge R.*

E. 0,5 ml de solution S (voir Essai) donne la réaction (a) des chlorures (*2.3.1*).

ESSAI

Solution S. Dissolvez 5,0 g de chlorure d'acétylcholine dans de l'*eau exempte de dioxyde de carbone R* et complétez à 50 ml avec le même solvant.

Aspect de la solution. La solution S est limpide (*2.2.1*) et n'est pas plus fortement colorée que la solution témoin J_6 ou JB_6 (*2.2.2, Procédé II*).

Acidité. Prélevez 1 ml de solution S et complétez à 10 ml avec de l'*eau exempte de dioxyde de carbone R.* Ajoutez 0,05 ml de *solution de phénolphtaléine R.* Le virage de l'indicateur au rose ne nécessite pas plus de 0,4 ml d'*hydroxyde de sodium 0,01 M.*

Substances apparentées. Chromatographie sur couche mince (*2.2.27*). *Préparez les solutions immédiatement avant l'emploi.*

Solution à examiner (a). Dissolvez 0,20 g de chlorure d'acétylcholine dans du *méthanol R* et complétez à 2,0 ml avec le même solvant.

Solution à examiner (b). Prélevez 1 ml de solution à examiner (a) et complétez à 10 ml avec du *méthanol R*.

Solution témoin (a). Prélevez 1 ml de solution à examiner (a) et complétez à 100 ml avec du *méthanol R*.

Solution témoin (b). Dissolvez 20,0 mg de *chlorure d'acétylcholine SCR* dans du *méthanol R* et complétez à 2,0 ml avec le même solvant.

Solution témoin (c). Dissolvez 20 mg de *chlorure de choline R* dans du *méthanol R*, ajoutez 0,4 ml de solution à examiner (a) et complétez à 2,0 ml avec du *méthanol R*.

Plaque : *plaque au gel de silice pour CCM R*.

Phase mobile : mélangez 20 volumes d'une solution de *nitrate d'ammonium R* à 40 g/l, 20 volumes de *méthanol R* et 60 volumes d'*acétonitrile R*.

Dépôt : 5 µl à déposer en bandes de 10 mm sur 2 mm.

Développement : sur les 2/3 de la plaque.

Détection : pulvérisez de la *solution d'iodobismuthate de potassium R3*.

Conformité du système : l'essai n'est valable que si le chromatogramme obtenu avec la solution témoin (c) présente 2 bandes nettement séparées.

Limites :

- *toute impureté* : s'il apparaît d'autres bandes que la bande principale dans le chromatogramme obtenu avec la solution à examiner (a), aucune d'entre elles n'est plus intense que la bande principale du chromatogramme obtenu avec la solution témoin (a) (1 pour cent).

Triméthylamine. Dissolvez 0,1 g de chlorure d'acétylcholine dans 10 ml de *solution de carbonate de sodium R* et portez à ébullition. Il ne se dégage pas de vapeur colorant en bleu le *papier tournesol rouge R*.

Métaux lourds (*2.4.8*) : au maximum 10 ppm.

12 ml de solution S satisfont à l'essai limite A. Préparez le témoin avec la *solution à 1 ppm de plomb (Pb) R*.

Perte à la dessiccation (*2.2.32*) : au maximum 1,0 pour cent, déterminé à l'étuve à 100-105 °C pendant 3 h sur 1,000 g de chlorure d'acétylcholine.

Cendres sulfuriques (*2.4.14*) : au maximum 0,1 pour cent, déterminé sur le résidu obtenu dans l'essai de perte à la dessiccation.

DOSAGE

Dissolvez 0,200 g de chlorure d'acétylcholine dans 20 ml d'*eau exempte de dioxyde de carbone R*. Neutralisez avec de l'*hydroxyde de sodium 0,01 M* en présence de 0,15 ml de *solution de phénolphtaléine R*. Ajoutez 20,0 ml d'*hydroxyde de sodium 0,1 M* et laissez reposer pendant 30 min. Titrez par l'*acide chlorhydrique 0,1 M*.

1 ml d'*hydroxyde de sodium 0,1 M* correspond à 18,17 mg de $C_7H_{16}ClNO_2$.

CONSERVATION

En ampoules, à l'abri de la lumière.

IMPURETÉS

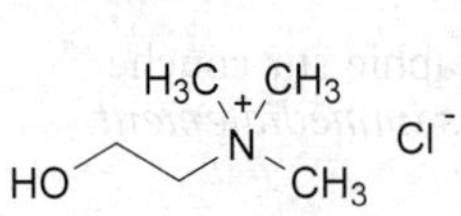

A. chlorure de 2-hydroxy-*N,N,N*-triméthyléthanaminium (chlorure de choline),

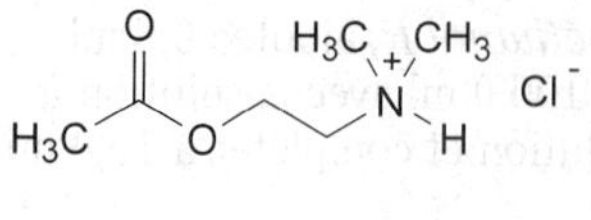

B. chlorure de 2-(acétyloxy)-*N,N*-diméthyléthanaminium,

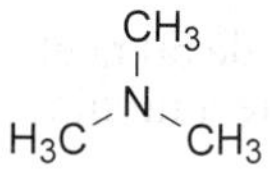

C. *N,N*-diméthylméthanamine.

01/2002:0967

ACÉTYLCYSTÉINE

Acetylcysteinum

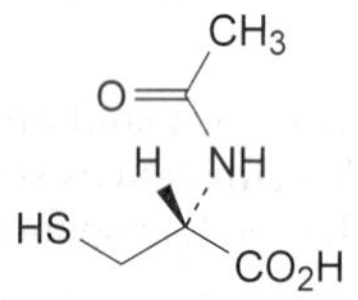

$C_5H_9NO_3S$ M_r 163,2

DÉFINITION

L'acétylcystéine contient au minimum 98,0 pour cent et au maximum l'équivalent de 101,0 pour cent d'acide (2*R*)-2-(acétylamino)-3-sulfanylpropanoïque, calculé par rapport à la substance desséchée.

CARACTÈRES

Poudre cristalline blanche ou cristaux incolores, facilement solubles dans l'eau et dans l'alcool, pratiquement insolubles dans le chlorure de méthylène.

IDENTIFICATION

Première identification : A, C.

Seconde identification : A, B, D, E.

A. L'acétylcystéine satisfait à l'essai du pouvoir rotatoire spécifique (voir Essai).

B. Le point de fusion (*2.2.14*) de l'acétylcystéine est de 104 °C à 110 °C.

C. Examinez l'acétylcystéine par spectrophotométrie d'absorption dans l'infrarouge (*2.2.24*), en comparant avec le spectre obtenu avec l'*acétylcystéine SCR*. Examinez les substances sous forme de pastilles à base de *bromure de potassium R*.

D. Examinez les chromatogrammes obtenus dans l'essai des substances apparentées. Le pic principal du chromatogramme obtenu avec la solution à examiner (b) est semblable quant à son temps de rétention et ses dimensions approximatifs au pic principal du chromatogramme obtenu avec la solution témoin (b).

E. A 0,5 ml de solution S (voir Essai), ajoutez 0,05 ml d'une solution de *nitroprussiate de sodium R* à 50 g/l et 0,05 ml d'*ammoniaque concentrée R*. Il se développe une coloration violet foncé.

ESSAI

Solution S. Dissolvez 1,0 g d'acétylcystéine dans de l'*eau exempte de dioxyde de carbone R* et complétez à 20 ml avec le même solvant.

Aspect de la solution. La solution S est limpide (*2.2.1*) et incolore (*2.2.2, Procédé II*).

Détermination du pH (*2.2.3*). Le pH d'un mélange de 2 ml de solution S et de 8 ml d'*eau exempte de dioxyde de carbone R* est de 2,0 à 2,8.

Pouvoir rotatoire spécifique (*2.2.7*). Dans une fiole jaugée de 25 ml, mélangez 1,25 g d'acétylcystéine avec 1 ml d'une solution d'*édétate de sodium R* à 10 g/l. Ajoutez 7,5 ml d'une solution d'*hydroxyde de sodium R* à 40 g/l, mélangez et dissolvez. Complétez à 25,0 ml avec la *solution tampon phosphate pH 7,0 R2*. Calculé par rapport à la substance desséchée, le pouvoir rotatoire spécifique est de + 21,0 à + 27,0.

Substances apparentées. Opérez par chromatographie liquide (*2.2.29*). *Sauf indication contraire, préparez les solutions immédiatement avant l'emploi.*

Solution à examiner (a). Mettez en suspension 0,80 g d'acétylcystéine dans 1 ml d'*acide chlorhydrique 1 M* et complétez à 100,0 ml avec de l'*eau R*.

Solution à examiner (b). Prélevez 5,0 ml de solution à examiner (a) et complétez à 100,0 ml avec de l'*eau R*. Prélevez 5,0 ml de solution et complétez à 50,0 ml avec de l'*eau R*.

Solution à examiner (c). Utilisez la solution à examiner (a) après conservation pendant au moins 1 h.

Solution témoin (a). Mettez en suspension 4,0 mg d'*acétylcystéine SCR*, 4,0 mg de *L-cystine R*, 4,0 mg de *L-cystéine R*, 4,0 mg d'*impureté C d'acétylcystéine SCR* et 4,0 mg d'*impureté D d'acétylcystéine SCR* dans 1 ml d'*acide chlorhydrique 1 M* et complétez à 100,0 ml avec de l'*eau R*.

Solution témoin (b). Mettez en suspension 4,0 mg d'*acétylcystéine SCR* dans 1 ml d'*acide chlorhydrique 1 M* et complétez à 100,0 ml avec de l'*eau R*.

La chromatographie peut être réalisée en utilisant :

- une colonne d'acier inoxydable, d'une longueur de 0,25 m et d'un diamètre intérieur de 4 mm, remplie de *gel de silice octadécylsilylé pour chromatographie R* (5 µm),
- comme phase mobile, à un débit de 1,0 ml/min, un mélange préparé comme suit : dans un vase à précipiter, agitez 3 volumes d'*acétonitrile R* et 97 volumes d'*eau R*. Ajustez à pH 3,0 avec de l'*acide phosphorique R*,
- comme détecteur, un spectrophotomètre réglé à 220 nm.

Lorsque les chromatogrammes sont enregistrés dans les conditions prescrites, les temps de rétention sont de 2,2 min environ pour la L-cystine, de 2,4 min environ pour la L-cystéine, de 3,3 min environ pour l'acide 2-méthyl-2-thiazoline-4-carboxylique apparaissant dans la solution à examiner (c), de 6,4 min environ pour l'acétylcystéine, de 12 min environ pour l'impureté C d'acétylcystéine et de 14 min environ pour l'impureté D d'acétylcystéine. Injectez 20 µl de solution témoin (a). L'essai n'est valable que si :

- dans le chromatogramme obtenu avec la solution témoin (a), la résolution entre les pics dus respectivement à la L-cystine et à la L-cystéine n'est pas inférieure à 1,5,
- dans le chromatogramme obtenu avec la solution témoin (a), la résolution entre les pics dus à aux impuretés C et D de l'acétylcystéine n'est pas inférieure à 2,0.

Injectez 20 µl d'*acide chlorhydrique 0,01 M* comme blanc. Injectez 3 fois 20 µl de solution témoin (a), 20 µl de solution témoin (b) et 20 µl de chaque solution à examiner. Continuez la chromatographie pendant 5 fois le temps de rétention de l'acétylcystéine qui est de 30 min environ.

A partir du chromatogramme obtenu avec la solution à examiner (a), calculez la teneur pour cent des impuretés connues et des impuretés inconnues à l'aide des expressions :

teneur en impureté connue :

$$\text{teneur en impureté connue} = \frac{A_1 \times m_2 \times 100}{A_2 \times m_1}$$

$$\text{teneur en impureté inconnue} = \frac{A_3 \times m_3 \times 100}{A_4 \times m_1}$$

A_1 = surface du pic de l'impureté individuelle (L-cystine, L-cystéine, impureté C d'acétylcystéine et impureté D d'acétylcystéine) dans le chromatogramme obtenu avec la solution à examiner (a),

A_2 = surface du pic de l'impureté individuelle correspondant à la L-cystine, à la L-cystéine, à l'impureté C d'acétylcystéine et à l'impureté D d'acétylcystéine dans le chromatogramme obtenu avec la solution témoin (a),

A_3 = surface du pic de l'impureté inconnue dans le chromatogramme obtenu avec la solution à examiner (a),

A_4 = surface du pic correspondant à l'acétylcystéine dans le chromatogramme obtenu avec la solution témoin (b),

m_1 = masse de la substance à examiner dans la solution à examiner (a),

m_2 = masse de l'impureté individuelle dans la solution témoin (a),

m_3 = masse de l'acétylcystéine dans la solution témoin (b).

La teneur pour cent de chaque impureté connue et de chaque impureté inconnue n'est pas supérieure à 0,5 pour cent. La somme des teneurs pour cent calculées des impuretés connues et inconnues n'est pas supérieure à 0,5 pour cent. Ne tenez pas compte des pics dus au solvant, d'un pic ayant un temps de rétention de 3,3 min environ correspondant à l'acide 2-méthyl-2-thiazoline-4-carboxylique ni de tous les pics dont la surface est inférieure à 0,1 fois celle du pic principal dans le chromatogramme obtenu avec la solution témoin (b).

Métaux lourds (*2.4.8*). 2,0 g d'acétylcystéine satisfont à l'essai limite C des métaux lourds (10 ppm). Préparez le témoin avec 2 ml de *solution à 10 ppm de plomb (Pb) R*.

Zinc. Déterminez la teneur en zinc par spectrométrie d'absorption atomique (*2.2.23, Procédé II*).

Solution à examiner. Dissolvez 1,00 g d'acétylcystéine dans l'*acide chlorhydrique 0,001 M* et complétez à 50,0 ml avec le même acide.

Solutions de référence. Préparez des solutions de référence à partir de la *solution à 5 mg de zinc (Zn) par millilitre R* diluée avec de l'*acide chlorhydrique 0,001 M*.

Mesurez l'absorbance à 213,8 nm en utilisant une lampe à cathode creuse au zinc comme source de radiation, une flamme air-acétylène et un système de correction d'absorption non spécifique.

L'acétylcystéine ne contient pas plus de 10 ppm de Zn.

Perte à la dessiccation (*2.2.32*). Déterminée à l'étuve sous vide à 70 °C pendant 3 h sur 1,000 g d'acétylcystéine, la perte à la dessiccation n'est pas supérieure à 1,0 pour cent.

Cendres sulfuriques (*2.4.14*). Déterminé sur 1,0 g d'acétylcystéine, le taux des cendres sulfuriques n'est pas supérieur à 0,2 pour cent.

DOSAGE

Dissolvez 0,140 g d'acétylcystéine dans 60 ml d'*eau R* et ajoutez 10 ml d'*acide chlorhydrique dilué R*. Après refroidissement dans de l'eau glacée, ajoutez 10 ml de *solution d'iodure de potassium R*. Titrez par l'*iode 0,05 M* en présence de 1 ml de *solution d'amidon R*.

1 ml d'*iode 0,05 M* correspond à 16,32 mg de $C_5H_9NO_3S$.

CONSERVATION

A l'abri de la lumière.

IMPURETÉS

A. L-cystine,

B. L-cystéine,

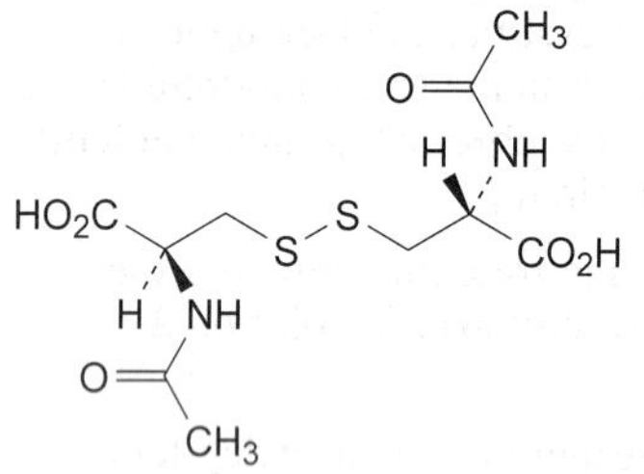

C. *N,N'*-diacétyl-L-cystine,

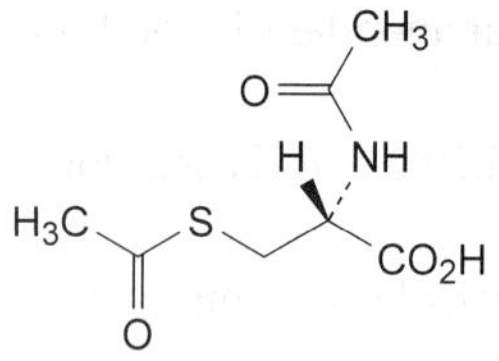

D. *N,S*-diacétyl-L-cystéine.

01/2002:0309

ACÉTYLSALICYLIQUE (ACIDE)

Acidum acetylsalicylicum

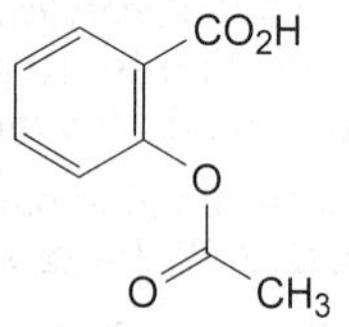

$C_9H_8O_4$ M_r 180,2

DÉFINITION

L'acide acétylsalicylique contient au minimum 99,5 pour cent et au maximum l'équivalent de 101,0 pour cent d'acide 2-(acétyloxy)benzoïque, calculé par rapport à la substance desséchée.

CARACTÈRES

Poudre cristalline blanche ou cristaux incolores, peu solubles dans l'eau, facilement solubles dans l'alcool, solubles dans l'éther.

L'acide acétylsalicylique fond vers 143 °C (fusion instantanée).

IDENTIFICATION

Première identification : A, B.

Seconde identification : B, C, D.

A. Examinez l'acide acétylsalicylique par spectrophotométrie d'absorption dans l'infrarouge (*2.2.24*), en comparant avec le spectre obtenu avec l'*acide acétylsalicylique SCR*.

B. Chauffez à ébullition pendant 3 min 0,2 g d'acide acétylsalicylique avec 4 ml de *solution diluée d'hydroxyde de sodium R* et refroidissez. Ajoutez 5 ml d'*acide sulfurique dilué R*. Il se forme un précipité cristallin. Filtrez et lavez, puis desséchez le précipité à 100-105 °C. Le point de fusion (*2.2.14*) est de 156 °C à 161 °C.

C. Dans un tube à essai, mélangez 0,1 g d'acide acétylsalicylique avec 0,5 g d'*hydroxyde de calcium R*. Chauffez le mélange. Il se dégage des vapeurs qui colorent en bleu-vert ou jaune-vert un morceau de papier filtre imprégné de 0,05 ml de *solution de nitrobenzaldéhyde R*. Humectez le papier filtre avec de l'*acide chlorhydrique dilué R* ; la coloration de la tache vire au bleu.

D. Dissolvez à chaud 20 mg environ du précipité obtenu au cours de l'identification B dans 10 ml d'*eau R*, puis refroidissez. La solution donne la réaction (a) des salicylates (*2.3.1*).

ESSAI

Aspect de la solution. Dissolvez 1,0 g d'acide acétylsalicylique dans 9 ml d'*alcool R*. La solution est limpide (*2.2.1*) et incolore (*2.2.2, Procédé II*).

Substances apparentées. Opérez par chromatographie liquide (*2.2.29*). *Préparez les solutions juste avant l'emploi.*

Solution à examiner. Dissolvez 0,10 g d'acide acétylsalicylique dans de l'*acétonitrile pour chromatographie R* et complétez à 10,0 ml avec le même solvant.

Solution témoin (a). Dissolvez 50,0 mg d'*acide salicylique R* dans la phase mobile et complétez à 50,0 ml avec la phase mobile. Prélevez 1,0 ml de cette solution et complétez à 100,0 ml avec la phase mobile.

Solution témoin (b). Dissolvez 10,0 mg d'*acide salicylique R* dans la phase mobile et complétez à 10,0 ml avec la phase mobile. Prélevez 1,0 ml de cette solution, ajoutez 0,2 ml de solution à examiner et complétez à 100,0 ml avec la phase mobile.

La chromatographie peut être réalisée en utilisant :

- une colonne d'acier inoxydable, d'une longueur de 0,25 m et d'un diamètre intérieur de 4,6 mm, remplie de *gel de silice octadécylsilylé pour chromatographie R* (5 µm),
- comme phase mobile, à un débit de 1 ml/min, un mélange de 2 volumes d'*acide phosphorique R*, de 400 volumes d'*acétonitrile pour chromatographie R* et de 600 volumes d'*eau R*,
- comme détecteur, un spectrophotomètre réglé à 237 nm.

Injectez 10 µl de chaque solution. Continuez la chromatographie de la solution à examiner pendant 7 fois le temps de rétention de l'acide acétylsalicylique. L'essai n'est valable que si, dans le chromatogramme obtenu avec la solution témoin (b), la résolution entre les 2 pics principaux n'est pas inférieure à 6,0.

S'il apparaît d'autres pics que le pic principal dans le chromatogramme obtenu avec la solution à examiner, la surface d'aucun d'entre eux n'est supérieure à la surface du pic principal du chromatogramme obtenu avec la solution témoin (a) (0,1 pour cent) et la somme de leur surface n'est pas supérieure à 2,5 fois la surface du pic principal du chromatogramme obtenu avec la solution témoin (a) (0,25 pour cent). Ne tenez pas compte des pics dont la surface est inférieure à 0,25 fois la surface du pic principal du chromatogramme obtenu avec la solution témoin (a).

Métaux lourds (*2.4.8*). Dissolvez 1,0 g d'acide acétylsalicylique dans 12 ml d'*acétone R* et complétez à 20 ml avec de l'*eau R*. 12 ml de cette solution satisfont à l'essai limite B des métaux lourds (20 ppm). Préparez le témoin avec une solution à 1 ppm de plomb (Pb) obtenue par dilution de la *solution à 100 ppm de plomb (Pb) R* avec un mélange de 6 volumes d'*eau R* et de 9 volumes d'*acétone R*.

Perte à la dessiccation (*2.2.32*). Déterminée sous vide sur 1,000 g d'acide acétylsalicylique, la perte à la dessiccation n'est pas supérieure à 0,5 pour cent.

Cendres sulfuriques (*2.4.14*). Déterminé sur 1,0 g d'acide acétylsalicylique, le taux des cendres sulfuriques n'est pas supérieur à 0,1 pour cent.

DOSAGE

Dans une fiole à bouchon rodé, dissolvez 1,000 g d'acide acétylsalicylique dans 10 ml d'*alcool R*. Ajoutez 50,0 ml d'*hydroxyde de sodium 0,5 M* et fermez la fiole. Laissez reposer pendant 1 h. Titrez par l'*acide chlorhydrique 0,5 M* en présence de 0,2 ml de *solution de phénolphtaléine R*. Effectuez un titrage à blanc.

1 ml d'*hydroxyde de sodium 0,5 M* correspond à 45,04 mg de $C_9H_8O_4$.

CONSERVATION

En récipient étanche.

IMPURETÉS

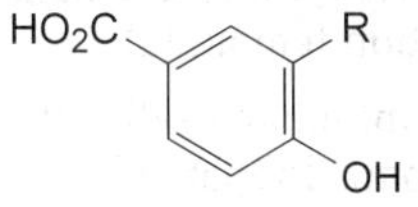

A. R = H : acide 4-hydroxybenzoïque,

B. R = CO_2H : acide 4-hydroxybenzène-1,3-dicarboxylique (acide 4-hydroxyisophtalique),

C. acide salicylique,

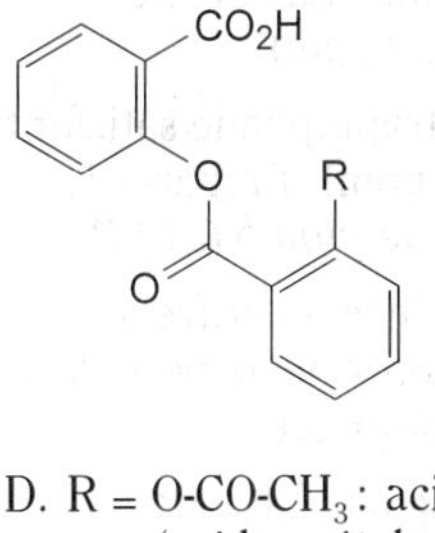

D. R = O-CO-CH_3 : acide 2-[[2-(acétyloxy)benzoyl]oxy]benzoïque (acide acétylsalicylsalicylique),

E. R = OH : acide 2-[(2-hydroxybenzoyl)oxy]benzoïque (acide salicylsalicylique),

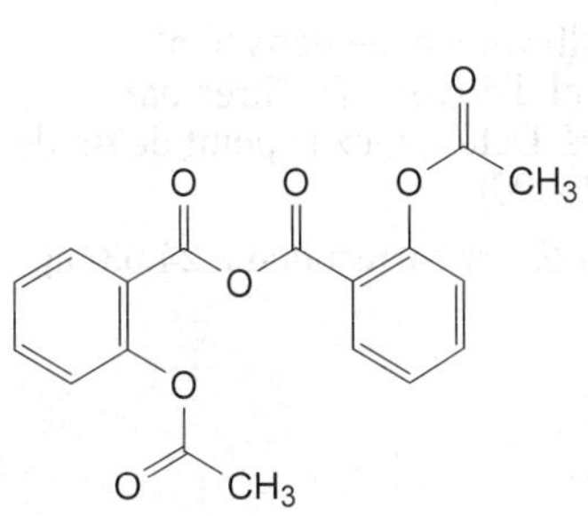

F. anhydride 2-(acétyloxy)benzoïque (anhydride acétylsalicylique).

01/2002:1383

N-ACÉTYLTRYPTOPHANE

N-Acetyltryptophanum

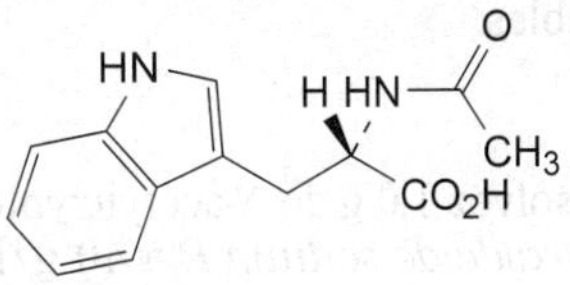

et énantiomère

$C_{13}H_{14}N_2O_3$ M_r 246,3

DÉFINITION

Le *N*-acétyltryptophane contient au minimum 99,0 pour cent et au maximum l'équivalent de 101,0 pour cent d'acide (*RS*)-2-acétylamino-3-(1*H*-indol-3-yl)propanoïque, calculé par rapport à la substance desséchée.

PRODUCTION

Le tryptophane utilisé pour la production du *N*-acétyltryptophane satisfait à l'essai 1,1'-éthylidènebistryptophane et autres substances apparentées de la monographie *Tryptophane (1272)*.

CARACTÈRES

Poudre cristalline, blanche à sensiblement blanche, ou cristaux incolores, peu solubles dans l'eau, très solubles dans l'alcool. Le *N*-acétyltryptophane se dissout dans les solutions diluées d'hydroxydes alcalins.

Le *N*-acétyltryptophane fond vers 205 °C.

IDENTIFICATION

Première identification : A, B.

Seconde identification : A, C, D, E.

A. Le *N*-acétyltryptophane satisfait à l'essai de l'angle de rotation optique (voir Essai).

B. Examinez le *N*-acétyltryptophane par spectrophotométrie d'absorption dans l'infrarouge (*2.2.24*), en comparant avec le spectre obtenu avec le *N-acétyltryptophane SCR*.

C. Opérez par chromatographie sur couche mince (*2.2.27*) en utilisant une *plaque au gel de silice F_{254} pour CCM R*.

Solution à examiner. Dissolvez 50 mg de *N*-acétyltryptophane dans 0,2 ml d'*ammoniaque concentrée R* et complétez à 10 ml avec de l'*eau R*.

Solution témoin (a). Dissolvez 50 mg de *N-acétyltryptophane SCR* dans 0,2 ml d'*ammoniaque concentrée R* et complétez à 10 ml avec de l'*eau R*.

Solution témoin (b). Dissolvez 10 mg de *tryptophane R* dans la solution à examiner et complétez à 2 ml avec la même solution.

Déposez sur la plaque 2 µl de chaque solution. Développez sur un parcours de 10 cm avec un mélange de 25 volumes d'*acide acétique glacial R*, de 25 volumes d'*eau R* et de 50 volumes de *butanol R*. Séchez la plaque à l'étuve à 100-105 °C pendant 15 min. Examinez en lumière ultraviolette à 254 nm. La tache principale du chromatogramme obtenu avec la solution à examiner est semblable quant à sa position et ses dimensions à la tache principale du chromatogramme obtenu avec la solution témoin (a). L'identification n'est valable que si le chromatogramme obtenu avec la solution témoin (b) présente 2 taches nettement séparées.

D. Dissolvez 2 mg environ de *N*-acétyltryptophane dans 2 ml d'*eau R*. Ajoutez 2 ml de *solution de diméthylaminobenzaldéhyde R6*. Chauffez au bain-marie. Il se développe une coloration bleu à bleu-vert.

E. Le *N*-acétyltryptophane donne la réaction de l'acétyle (*2.3.1*). Procédez comme décrit pour les substances difficilement hydrolysables.

ESSAI

Aspect de la solution. Dissolvez 1,0 g de *N*-acétyltryptophane dans une solution d'*hydroxyde de sodium R* à 40 g/l et complétez à 100 ml avec la même solution alcaline. La solution est limpide (*2.2.1*) et n'est pas plus fortement colorée que la solution témoin J_7 ou JV_7 (*2.2.2, Procédé II*).

Angle de rotation optique (*2.2.7*). Dissolvez 2,50 g de *N*-acétyltryptophane dans une solution d'*hydroxyde de sodium R* à 40 g/l et complétez à 25,0 ml avec la même solution alcaline. L'angle de rotation optique est de – 0,1° à + 0,1°.

Substances apparentées. Opérez par chromatographie liquide (*2.2.29*).

Solution tampon pH 2,3. Dissolvez 3,90 g de *phosphate monosodique R* dans 1000 ml d'*eau R*. Ajoutez environ 700 ml d'une solution d'*acide phosphorique R* à 2,9 g/l et ajustez à pH 2,3 avec la même solution acide.

Préparez les solutions immédiatement avant l'emploi.

Solution à examiner. Dissolvez 0,10 g de *N*-acétyltryptophane dans un mélange de 50 volumes d'*acétonitrile R* et de 50 volumes d'*eau R* et complétez à 20,0 ml avec le même mélange de solvants.

Solution témoin (a). Prélevez 1,0 ml de solution à examiner et complétez à 100,0 ml avec un mélange de 10 volumes d'*acétonitrile R* et de 90 volumes d'*eau R*.

Solution témoin (b). Dissolvez 1,0 mg de *1,1'-éthylidènebis(tryptophane) SCR* dans un mélange de 10 volumes d'*acétonitrile R* et de 90 volumes d'*eau R* et complétez à 100,0 ml avec le même mélange de solvants.

Solution témoin (c). A 4,0 ml de solution témoin (a), ajoutez 20,0 ml de solution témoin (b) et complétez à 100,0 ml avec un mélange de 10 volumes d'*acétonitrile R* et de 90 volumes d'*eau R*.

La chromatographie peut être réalisée en utilisant :

– une colonne d'acier inoxydable, d'une longueur de 0,25 m et d'un diamètre intérieur de 4,6 mm, remplie de *gel de silice octadécylsilylé pour chromatographie R* (5 µm),

– comme phase mobile, à un débit de 0,7 ml/min :

Phase mobile A. Un mélange de 115 volumes d'*acétonitrile R* et de 885 volumes de solution tampon pH 2,3,

Phase mobile B. Un mélange de 350 volumes d'*acétonitrile R* et de 650 volumes de solution tampon pH 2,3,

Intervalle (min)	Phase mobile A (pour cent *V/V*)	Phase mobile B (pour cent *V/V*)	Commentaire
	100	0	équilibrage
0 - 10	100	0	isocratique
10 - 45	100 → 0	0 → 100	gradient linéaire
45 - 65	0	100	isocratique
65 - 66	0 → 100	100 → 0	gradient linéaire
66 - 80	100	0	rééquilibrage

– comme détecteur, un spectrophotomètre réglé à 220 nm,

en maintenant la température de la colonne à 40 °C.

Lorsque les chromatogrammes sont enregistrés dans les conditions prescrites, les temps de rétention sont de 29 min environ pour le *N*-acétyltryptophane et de 34 min environ pour le 1,1'-éthylidènebis(tryptophane). Ajustez la sensibilité du système de façon que la hauteur du pic dû au *N*-acétyltryptophane dans le chromatogramme obtenu avec la solution témoin (a) représente 50 pour cent au minimum de l'échelle totale de l'enregistreur.

Injectez 20 µl de solution témoin (c). L'essai n'est valable que si la résolution entre le pic correspondant au *N*-acétyltryptophane et le pic correspondant au 1,1'-éthylidènebis(tryptophane) n'est pas inférieure à 8,0. Si nécessaire, ajustez la durée de l'élution en modifiant la proportion de la phase mobile A. Une augmentation allonge les temps de rétention et conduit à une meilleure résolution.

Injectez 20 µl de solution à examiner et 20 µl de solution témoin (a). Continuez la chromatographie de la solution à examiner pendant 1,8 fois le temps de rétention du *N*-acétyltryptophane. S'il apparaît, dans le chromatogramme obtenu avec la solution à examiner, d'autres pics que le pic principal, la surface d'aucun d'entre eux n'est supérieure à 0,25 fois celle du pic principal du chromatogramme obtenu avec la solution témoin (a) (0,25 pour cent) et la somme de leur surface n'est pas supérieure à 0,5 fois la surface du pic principal du chromatogramme obtenu avec la solution témoin (a) (0,5 pour cent). Ne tenez pas compte d'un pic dû au solvant ni des pics dont la surface est inférieure à 0,01 fois la surface du pic correspondant au *N*-acétyltryptophane dans le chromatogramme obtenu avec la solution témoin (a).

Ammonium (*2.4.1*). 0,10 g de *N*-acétyltryptophane satisfait à l'essai limite B de l'ammonium (200 ppm). Préparez le témoin avec 0,2 ml de *solution à 100 ppm d'ammonium* (NH_4) *R*.

Fer (*2.4.9*). Dissolvez, en chauffant à 50 °C, 1,0 g de *N*-acétyltryptophane dans 50 ml d'*acide chlorhydrique R1*. Laissez refroidir. Dans une ampoule à décantation, agitez la solution avec 3 fois 10 ml de *méthylisobutylcétone R1* pendant 3 min chaque fois. Agitez les phases organiques réunies avec 10 ml d'*eau R* pendant 3 min. La couche aqueuse satisfait à l'essai limite du fer (10 ppm).

Métaux lourds (*2.4.8*). 2,0 g de *N*-acétyltryptophane satisfont à l'essai limite C des métaux lourds (10 ppm). Préparez le témoin avec 2 ml de *solution à 10 ppm de plomb (Pb) R*.

Perte à la dessiccation (*2.2.32*). Déterminée à l'étuve à 100-105 °C sur 1,000 g de *N*-acétyltryptophane, la perte à la dessiccation n'est pas supérieure à 0,5 pour cent.

Cendres sulfuriques (*2.4.14*). Déterminé sur 1,0 g de *N*-acétyltryptophane, le taux des cendres sulfuriques n'est pas supérieur à 0,1 pour cent.

DOSAGE

Dissolvez 0,200 g de *N*-acétyltryptophane dans 5 ml de *méthanol R*. Ajoutez 50 ml d'*éthanol R*. Titrez par l'*hydroxyde de sodium 0,1 M*. Déterminez le point de fin de titrage par potentiométrie (*2.2.20*).

1 ml d'*hydroxyde de sodium 0,1 M* correspond à 24,63 mg de $C_{13}H_{14}N_2O_3$.

CONSERVATION

A l'abri de la lumière.

IMPURETÉS

A. tryptophane,

Monographies A - C

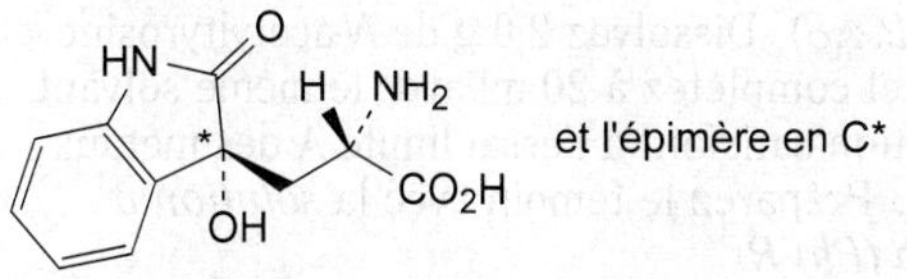

B. acide (*S*)-2-amino-3-[(3*RS*)-3-hydroxy-2-oxo-2,3-dihydro-1*H*-indol-3-yl]propanoïque (dioxyindolylalanine),

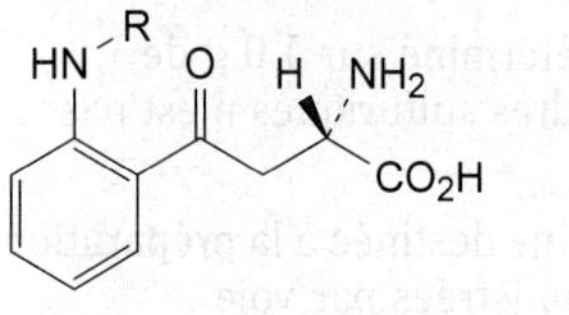

C. R = H : acide (*S*)-2-amino-4-(2-aminophényl)-4-oxobutanoïque (kynurénine),

E. R = CHO : acide (*S*)-2-amino-4-[2-(formylamino)phényl]-4-oxobutanoïque (*N*-formylkynurénine),

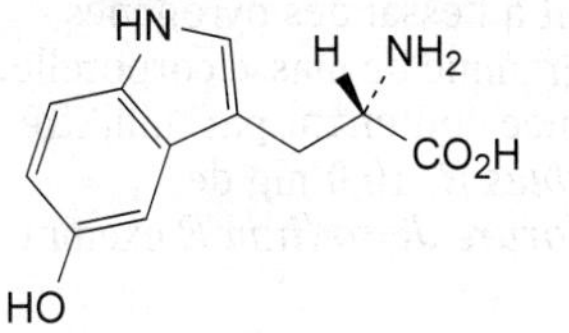

D. acide (*S*)-2-amino-3-(5-hydroxy-1*H*-indol-3-yl)propanoïque (5-hydroxytryptophane),

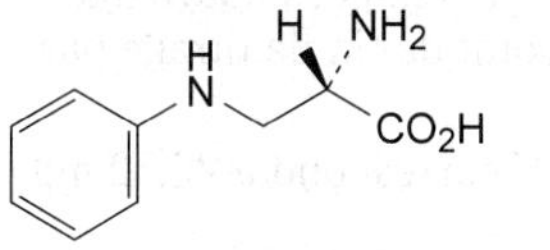

F. acide (*S*)-2-amino-3-(phénylamino)propanoïque (3-phénylaminoalanine),

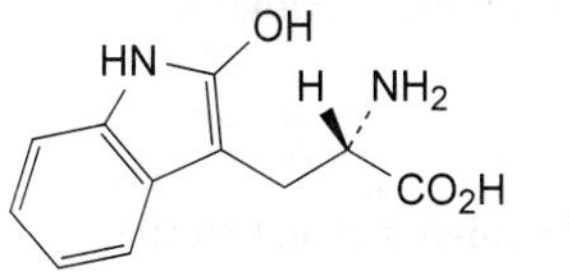

G. acide (*S*)-2-amino-3-(2-hydroxy-1*H*-indol-3-yl)propanoïque (2-hydroxytryptophane),

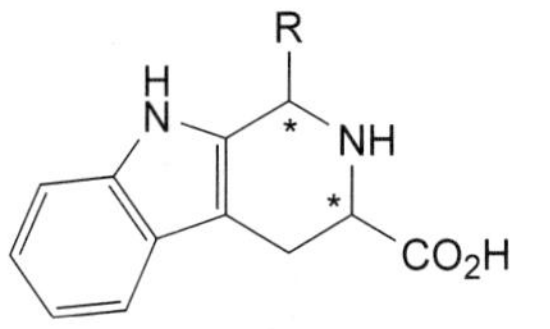

H. R = H : acide (3*RS*)-1,2,3,4-tétrahydro-9*H*-β-carboline-3-carboxylique,

I. R = CH_3 : acide 1-méthyl-1,2,3,4-tétrahydro-9*H*-β-carboline-3-carboxylique,

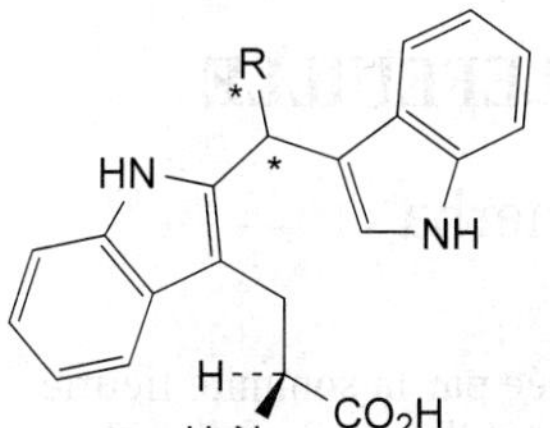

J. R = CHOH-CH_2-OH : acide (*S*)-2-amino-3-[2-[2,3-dihydroxy-1-(1*H*-indol-3-yl)propyl]-1*H*-indol-3-yl]propanoïque,

K. R = H : acide (*S*)-2-amino-3-[2-(1*H*-indol-3-ylméthyl)-1*H*-indol-3-yl]propanoïque,

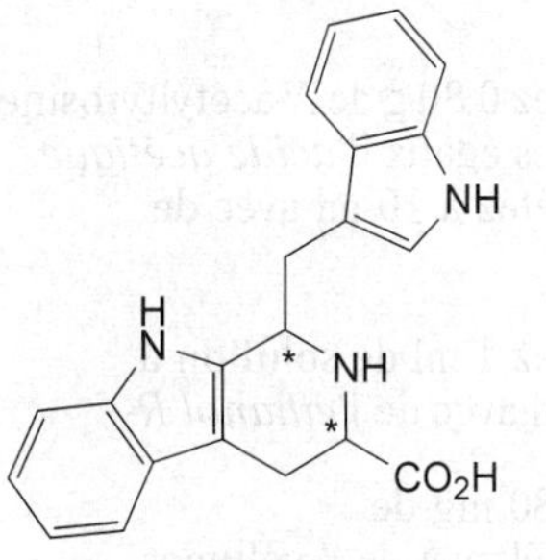

L. acide 1-(1*H*-indol-3-ylméthyl)-1,2,3,4-tétrahydro-9*H*-β-carboline-3-carboxylique.

01/2002:1384

N-ACÉTYLTYROSINE

N-Acetyltyrosinum

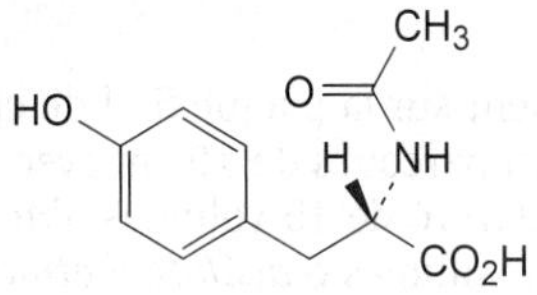

$C_{11}H_{13}NO_4$ M_r 223,2

DÉFINITION

La *N*-acétyltyrosine contient au minimum 98,5 pour cent et au maximum l'équivalent de 101,0 pour cent d'acide (2*S*)-2-(acétylamino)-3-(4-hydroxyphényl)propanoïque, calculé par rapport à la substance desséchée.

CARACTÈRES

Poudre cristalline blanche ou cristaux incolores, facilement solubles dans l'eau, pratiquement insolubles dans le cyclohexane.

IDENTIFICATION

Première identification : A, B.

Seconde identification : A, C, D.

A. La *N*-acétyltyrosine satisfait à l'essai du pouvoir rotatoire spécifique (voir Essai).

B. Examinez la *N*-acétyltyrosine par spectrophotométrie d'absorption dans l'infrarouge (*2.2.24*), en comparant avec le spectre obtenu avec la *N-acétyltyrosine SCR*. Examinez les substances sous forme de pastilles.

C. Examinez les chromatogrammes obtenus dans l'essai des substances apparentées en lumière ultraviolette à 254 nm. La tache principale du chromatogramme obtenu avec la solution à examiner (b) est semblable quant à sa position et ses dimensions à la tache principale du chromatogramme obtenu avec la solution témoin (a).

D. La solution S (voir Essai) est fortement acide (*2.2.4*).

ESSAI

Solution S. Dissolvez 2,50 g de *N*-acétyltyrosine dans de l'*eau R* et complétez à 100,0 ml avec le même solvant.

Aspect de la solution. La solution S est limpide(*2.2.1*) et incolore (*2.2.2, Procédé II*).

Pouvoir rotatoire spécifique (*2.2.7*). Prélevez 10,0 ml de solution S et complétez à 25,0 ml avec de l'*eau R*. Calculé par rapport à la substance desséchée, le pouvoir rotatoire spécifique est de + 46 à + 49.

Substances apparentées. Opérez par chromatographie sur couche mince (*2.2.27*) en utilisant une *plaque au gel de silice F_{254} pour CCM R*.

Solution à examiner (a). Dissolvez 0,80 g de *N*-acétyltyrosine dans 6 ml d'un mélange à volumes égaux d'*acide acétique glacial R* et d'*eau R*, puis complétez à 10 ml avec de l'*éthanol R*.

Solution à examiner (b). Prélevez 1 ml de solution à examiner (a) et complétez à 10 ml avec de l'*éthanol R*.

Solution témoin (a). Dissolvez 80 mg de *N-acétyltyrosine SCR* dans un mélange de 3 volumes d'*eau R*, de 3 volumes d'*acide acétique glacial R* et de 94 volumes d'*éthanol R*, puis complétez à 10 ml avec le même mélange de solvants.

Solution témoin (b). Prélevez 0,5 ml de solution à examiner (b) et complétez à 10 ml avec de l'*éthanol R*.

Solution témoin (c). Dissolvez 40 mg de *tyrosine SCR* dans 20 ml d'un mélange à volumes égaux d'*eau R* et d'*acide acétique glacial R*, puis complétez à 50 ml avec de l'*éthanol R*.

Déposez séparément sur la plaque 5 µl de chaque solution. Développez sur un parcours de 10 cm avec un mélange de 10 volumes d'*eau R*, de 15 volumes d'*acide acétique glacial R* et de 75 volumes d'*acétate d'éthyle R*. Laissez sécher la plaque à l'air. Examinez en lumière ultraviolette à 254 nm. S'il apparaît, dans le chromatogramme obtenu avec la solution à examiner (a), d'autres taches que la tache principale, aucune d'entre elles n'est plus intense que la tache principale du chromatogramme obtenu avec la solution témoin (b) (0,5 pour cent). Pulvérisez de la *solution de ninhydrine R* et chauffez à 100-105 °C pendant 10 min. Examinez à la lumière du jour. S'il apparaît, dans le chromatogramme obtenu avec solution à examiner (a), une tache correspondant à la tyrosine, elle n'est pas plus intense que la tache principale du chromatogramme obtenu avec la solution témoin (c) (1 pour cent).

Monographies A - C

Chlorures (*2.4.4*). Prélevez 10 ml de solution S et complétez à 15 ml avec de l'*eau R*. La solution satisfait à l'essai limite des chlorures (200 ppm).

Sulfates (*2.4.13*). Dissolvez 1,0 g de *N*-acétyltyrosine dans de l'*eau distillée R* et complétez à 20 ml avec le même solvant. La solution satisfait à l'essai limite des sulfates (200 ppm).

Ammonium. Préparez une cellule faite de 2 verres de montre d'un diamètre de 60 mm, placés bord à bord. Faites adhérer à la paroi intérieure du verre de montre supérieur à l'aide de quelques gouttes d'*eau R*, un morceau de *papier tournesol rouge R* de 5 mm × 5 mm. Dans le verre de montre inférieur, placez 50 mg de *N*-acétyltyrosine finement pulvérisée et dissolvez dans 0,5 ml d'*eau R*. Ajoutez 0,30 g d'*oxyde de magnésium lourd R*. Triturez brièvement avec une baguette de verre. Fermez immédiatement la cellule en joignant les 2 verres de montre. Chauffez à 40 °C pendant 15 min. Le papier tournesol n'est pas plus fortement coloré en bleu que le papier tournesol placé au-dessus d'un témoin préparé simultanément et dans les mêmes conditions avec 0,1 ml de *solution à 100 ppm d'ammonium (NH_4) R*, 0,5 ml d'*eau R* et 0,30 g d'*oxyde de magnésium lourd R* (200 ppm).

Fer (*2.4.9*). Dans une ampoule à décantation, dissolvez 0,5 g de *N*-acétyltyrosine dans 10 ml d'*acide chlorhydrique dilué R*. Agitez avec 3 fois 10 ml de *méthylisobutylcétone R1* pendant 3 min à chaque fois. Agitez les couches organiques réunies avec 10 ml d'*eau R* pendant 3 min. La couche aqueuse satisfait à l'essai limite du fer (20 ppm).

Métaux lourds (*2.4.8*). Dissolvez 2,0 g de *N*-acétyltyrosine dans de l'*eau R* et complétez à 20 ml avec le même solvant. 12 ml de la solution satisfont à l'essai limite A des métaux lourds (10 ppm). Préparez le témoin avec la *solution à 1 ppm de plomb (Pb) R*.

Perte à la dessiccation (*2.2.32*). Déterminée à l'étuve à 100-105 °C sur 1,000 g de *N*-acétyltyrosine, la perte à la dessiccation n'est pas supérieure à 0,5 pour cent.

Cendres sulfuriques (*2.4.14*). Déterminé sur 1,0 g de *N*-acétyltyrosine, le taux des cendres sulfuriques n'est pas supérieur à 0,1 pour cent.

Stérilité (*2.6.1*). La *N*-acétyltyrosine destinée à la préparation de formes pharmaceutiques administrées par voie parentérale sans autre procédé approprié de stérilisation satisfait à l'essai de stérilité.

Pyrogènes (*2.6.8*). La *N*-acétyltyrosine destinée à la préparation des formes pharmaceutiques administrées par voie parentérale, sans autre procédé approprié d'élimination des pyrogènes, satisfait également à l'essai des pyrogènes. Injectez à chaque lapin, par kilogramme de masse corporelle, 1,0 ml d'une solution extemporanée contenant par millilitre d'*eau pour préparations injectables R*, 10,0 mg de *N*-acétyltyrosine et 9,0 mg de *chlorure de sodium R* exempt de pyrogènes.

DOSAGE

Dissolvez 0,180 g de *N*-acétyltyrosine dans 50 ml d'*eau exempte de dioxyde de carbone R*. Titrez par l'*hydroxyde de sodium 0,1 M*. Déterminez le point de fin de titrage par potentiométrie (*2.2.20*).

1 ml d'*hydroxyde de sodium 0,1 M* correspond à 22,32 mg de $C_{11}H_{13}NO_4$.

CONSERVATION

A l'abri de la lumière. Si la substance est stérile, elle est conservée en récipient stérile, à fermeture inviolable.

ÉTIQUETAGE

L'étiquette indique :

- dans des cas appropriés, que la substance est stérile,
- dans des cas appropriés, que la substance est apyrogène.

IMPURETÉS

A. tyrosine,

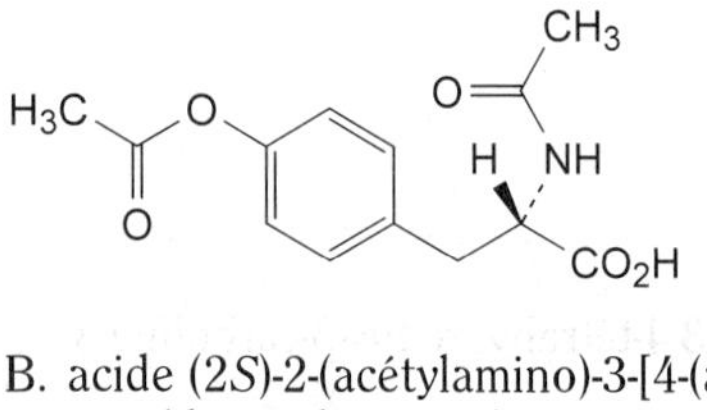

B. acide (2*S*)-2-(acétylamino)-3-[4-(acétoxy)phényl]propanoïque (diacétyltyrosine).

01/2002:1382

ACHILLÉE MILLEFEUILLE

Millefolii herba

DÉFINITION

L'achillée millefeuille est constituée par la sommité fleurie séchée, entière ou fragmentée, d'*Achillea millefolium* L. Elle contient au minimum 2 ml/kg d'huile essentielle et au minimum 0,02 pour cent de proazulènes, exprimés en chamazulène ($C_{14}H_{16}$; M_r 184,3), les deux teneurs étant calculées par rapport à la drogue desséchée.

CARACTÈRES

L'achillée millefeuille présente les caractères macroscopiques et microscopiques décrits aux identifications A et B.

IDENTIFICATION

A. La feuille, verte ou vert-gris, a une face supérieure légèrement pubescente et une face inférieure plus fortement pubescente ; elle est pennée, à 2 ou 3 niveaux de subdivision, avec des lobes linéaires et une extrémité en pointe assez aiguë, blanchâtre. Les capitules sont disposés en corymbe à l'extrémité de la tige. Chaque capitule, d'un diamètre de 3 mm à 5 mm, est composé du réceptacle, de fleurs externes ligulées, en général au nombre de 4 ou 5, et de 3 à 20 fleurs centrales tubulées. L'involucre comporte 3 rangées de bractées vertes, pubescentes, imbriquées, de forme lancéolée, à bord membraneux, brunâtre ou blanchâtre. Le réceptacle est peu convexe et porte des paillettes à l'aisselle desquelles sont insérées des fleurs externes, à ligule blanchâtre ou rougeâtre trilobée, et des fleurs centrales tubulées à corolle radiale à 5 lobes jaunâtres ou brunâtre clair. La tige, pubescente, verte ou par endroits brune ou violette, d'une épaisseur allant jusqu'à 3 mm, présente des sillons longitudinaux et une partie médullaire claire.

B. Réduisez l'achillée millefeuille en poudre (355). La poudre est verte à vert-gris. Examinez au microscope en utilisant de la *solution d'hydrate de chloral R*. La poudre présente des fragments de tiges, de feuilles et de bractées portant des poils glanduleux, très rares, à pédicelle court, à tête formée de 2 rangées de 3 à 5 cellules incluses dans une membrane en forme de vésicule, des poils tecteurs unisériés, composés de 4 à 6 petites cellules plus ou moins isodiamétrales à la base et d'une cellule terminale à paroi épaisse, souvent légèrement sinueuse, d'une longueur variant de 400 µm environ à plus de 1000 µm ; des fragments de corolles ligulées à cellules épidermiques papilleuses ; un parenchyme à petites cellules de la corolle tubulées contenant des macles d'oxalate de calcium, des groupes de cellules lignifiées et ponctuées provenant des bractées ; des grains de pollen sphériques, d'un diamètre de 30 µm environ avec 3 pores germinatifs et exine échinulée ; des groupes de fibres sclérenchymateuses et de petits vaisseaux épaissis spiralés ou annelés provenant de la tige.

C. A 0,1 ml de solution S (voir Essai), ajoutez 2,5 ml de *solution de diméthylaminobenzaldéhyde R8* puis chauffez au bain-marie pendant 2 min. Laissez refroidir. Ajoutez 5 ml d'*éther de pétrole R* et agitez énergiquement le mélange. La phase aqueuse présente une coloration bleue ou bleu-vert.

D. Opérez par chromatographie sur couche mince (*2.2.27*) en utilisant une plaque recouverte d'un gel de silice approprié.

Solution à examiner. Utilisez la solution préparée dans l'identification C.

Solution témoin. Dissolvez 10 mg de *cinéole R* et 10 mg de *gaïazulène R* dans 20 ml de *toluène R*.

Déposez sur la plaque, en bandes, 20 µl de chaque solution. Développez sur un parcours de 10 cm avec un mélange de 5 volumes d'*acétate d'éthyle R* et de 95 volumes de *toluène R*. Laissez sécher la plaque à l'air. Pulvérisez de la *solution d'aldéhyde anisique R*. Examinez à la lumière du jour, en chauffant à 100-105 °C pendant 5 min à 10 min. Le chromatogramme obtenu avec la solution témoin présente une bande rouge (gaïazulène) dans sa partie supérieure et une bande bleue ou bleu-gris (cinéole) dans sa partie médiane. Le chromatogramme obtenu avec la solution à examiner présente une bande violette légèrement au-dessus de la bande due au gaïazulène dans le chromatogramme obtenu avec la solution témoin, au-dessous de la bande précédente une bande violet-rouge sous laquelle une ou deux bandes, non clairement séparées, violet-gris à gris (virant au gris-vert après quelques heures) et une autre bande violet-rouge légèrement plus haut que la bande due au cinéole dans le chromatogramme obtenu avec la solution témoin. D'autres bandes de faible intensité peuvent être visibles.

ESSAI

Solution S. A 2,0 g d'achillée millefeuille pulvérisée (710), ajoutez 25 ml d'*acétate d'éthyle R* et agitez pendant 5 min, puis filtrez. Evaporez à siccité au bain-marie et dissolvez le résidu dans 0,5 ml de *toluène R*.

Eléments étrangers (*2.8.2*). L'achillée millefeuille ne contient pas plus de 5 pour cent de tiges d'un diamètre supérieur à 3 mm ni plus de 2 pour cent d'autres éléments étrangers.

Perte à la dessiccation (*2.2.32*). Déterminée à l'étuve à 100-105 °C pendant 2 h sur 0,500 g d'achillée millefeuille pulvérisée (355), la perte à la dessiccation n'est pas supérieure à 12,0 pour cent.

Cendres totales (*2.4.16*). Le taux des cendres totales n'est pas supérieur à 10,0 pour cent.

Cendres insolubles dans l'acide chlorhydrique (*2.8.1*). Le taux des cendres insolubles dans l'acide chlorhydrique n'est pas supérieur à 2,5 pour cent.

DOSAGE

Huile essentielle. Effectuez la détermination des huiles essentielles dans les drogues végétales (*2.8.12*). Utilisez 20,0 g d'achillée millefeuille fragmentée, un ballon à fond rond de 1000 ml et, comme liquide d'entraînement, 500 ml d'un mélange de 1 volume d'*eau R* et de 9 volumes d'*éthylèneglycol R*. Ajoutez 0,2 ml de *xylène R* dans le tube gradué. Distillez à un débit de 2 ml/min à 3 ml/min pendant 2 h.

Stoppez la réfrigération (à la fin de la distillation) et poursuivez la distillation jusqu'à ce que les composants de couleur bleue entraînés par la vapeur aient atteint la base du réfrigérant. Reprenez immédiatement la réfrigération, pour éviter de chauffer l'espace de séparation. Arrêtez la distillation après 5 min. Remplacez le ballon de 1000 ml par un ballon de 250 ml contenant un mélange de 0,4 ml de *xylène R* et de 50 ml d'*eau R*. Distillez pendant 15 min. Après 10 min, notez le volume total. Pour déterminer la valeur à blanc, placez 0,2 ml de *xylène R* dans le tube gradué et distillez un mélange de 0,4 ml de *xylène R* et de 50 ml d'*eau R* pendant 15 min.

Proazulènes. En prenant soin de prélever le moins possible d'eau, transférez dans un ballon jaugé de 50 ml le mélange huile essentielle - xylène de couleur bleue obtenu lors du dosage de l'huile essentielle, à l'aide de petites quantités de *xylène R* et en rinçant le tube gradué de l'appareil avec du *xylène R*, puis complétez à 50,0 ml avec le même solvant. Mesurez l'absorbance (*2.2.25*) à 608 nm en utilisant le *xylène R* comme liquide de compensation.

Calculez la teneur pour cent en proazulènes, exprimés en chamazulène, à l'aide de l'expression :

$$\frac{A \times 2,1}{m}$$

en prenant 23,8 comme valeur de l'absorbance spécifique du chamazulène.

Monographies A - C

A = absorbance à 608 nm,

m = masse de la prise d'essai, en grammes.

CONSERVATION

A l'abri de la lumière.

01/2002:0968

ACICLOVIR

Aciclovirum

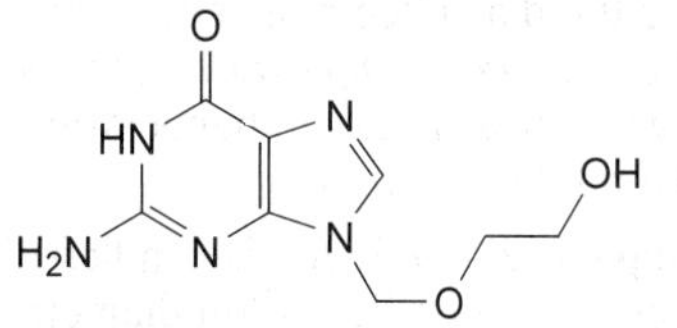

$C_8H_{11}N_5O_3$ M_r 225,2

DÉFINITION

L'aciclovir contient au minimum 98,5 pour cent et au maximum l'équivalent de 101,0 pour cent de 2-amino-9-[(2-hydroxyéthoxy)méthyl]-1,9-dihydro-6*H*-purin-6-one, calculé par rapport à la substance anhydre.

CARACTÈRES

Poudre cristalline, blanche ou sensiblement blanche, peu soluble dans l'eau, facilement soluble dans le diméthylsulfoxyde, très peu soluble dans l'alcool. L'aciclovir se dissout dans les solutions diluées d'acides minéraux et d'hydroxydes alcalins.

IDENTIFICATION

Examinez l'aciclovir par spectrophotométrie d'absorption dans l'infrarouge (*2.2.24*), en comparant avec le spectre obtenu avec l'*aciclovir SCR*.

ESSAI

Aspect de la solution. Dissolvez 0,25 g d'aciclovir dans de l'*hydroxyde de sodium 0,1 M* et complétez à 25 ml avec la même solution alcaline. La solution est limpide (*2.2.1*) et n'est pas plus fortement colorée que la solution témoin J_7 (*2.2.2, Procédé II*).

Substances apparentées.

A. Opérez par chromatographie sur couche mince (*2.2.27*) en utilisant une plaque recouverte de *gel de silice* GF_{254} *R*. *Préparez les solutions immédiatement avant l'emploi.*

Solution à examiner. Dissolvez 0,1 g d'aciclovir dans du *diméthylsulfoxyde R* et complétez à 10 ml avec le même solvant.

Solution témoin. Dissolvez 10 mg d'*impureté A d'aciclovir SCR* dans du *diméthylsulfoxyde R* et complétez à 20 ml avec le même solvant. Prélevez 1 ml de solution et complétez à 10 ml avec du *diméthylsulfoxyde R*.

Déposez sur la plaque 10 µl de chaque solution. Séchez les dépôts dans un courant d'air chaud de façon qu'ils restent compacts. Laissez refroidir la plaque et développez sur un parcours de 10 cm avec un mélange de 2 volumes d'*ammoniaque concentrée R*, de 20 volumes de *méthanol R* et de 80 volumes de *chlorure de méthylène R*. Laissez sécher la plaque à l'air et examinez en lumière ultraviolette à 254 nm. S'il apparaît, dans le chromatogramme obtenu avec la solution à examiner, des taches d'un R_f supérieur à celui de la tache principale, aucune d'entre elles n'est plus intense que la tache du chromatogramme obtenu avec la solution témoin (0,5 pour cent).

B. Opérez par chromatographie liquide (*2.2.29*).

Solution à examiner. Dissolvez 50,0 mg d'aciclovir dans 10 ml d'un mélange de 20 volumes d'*acide acétique glacial R* et de 80 volumes d'*eau R* et complétez à 100,0 ml avec la phase mobile.

Solution témoin (a). Prélevez 1,0 ml de solution à examiner et complétez à 200,0 ml avec la phase mobile.

Solution témoin (b). Dissolvez 20 mg d'*aciclovir SCR* et 20 mg d'*impureté A d'aciclovir SCR* dans un mélange de 20 volumes d'*acide acétique glacial R* et de 80 volumes d'*eau R* et complétez à 100,0 ml avec le même mélange de solvants. Prélevez 1,0 ml de solution et complétez à 10,0 ml avec la phase mobile.

Solution témoin (c). Dissolvez 7 mg de *guanine R* dans de l'*hydroxyde de sodium 0,1 M* et complétez à 100,0 ml avec la même solution alcaline. Prélevez 1,0 ml de solution et complétez à 20,0 ml avec la phase mobile.

La chromatographie peut être réalisée en utilisant :

- une colonne d'acier inoxydable, d'une longueur de 0,10 m et d'un diamètre intérieur de 4,6 mm, remplie de *gel de silice octadécylsilylé pour chromatographie R* (3 µm),
- comme phase mobile, à un débit de 2 ml/min, un mélange préparé comme suit : dissolvez 6,0 g de *phosphate monosodique R* et 1,0 g de *décanesulfonate de sodium R* dans 900 ml d'*eau R* et ajustez à pH 3 ± 0,1 avec de l'*acide phosphorique R*. Ajoutez 40 ml d'*acétonitrile R* et complétez à 1 litre avec de l'*eau R*,
- comme détecteur, un spectrophotomètre réglé à 254 nm,
- un injecteur à boucle.

Injectez 20 µl de chaque solution. Enregistrez les chromatogrammes pendant 7 fois le temps de rétention de l'aciclovir. L'essai n'est valable que si, dans le chromatogramme obtenu avec la solution témoin (b), le nombre de plateaux théoriques calculé pour le pic dû à l'impureté A d'aciclovir n'est pas inférieur à 1500 et si son coefficient de distribution massique n'est pas inférieur à 7 (V_0 peut être calculé en utilisant du *diméthylsulfoxyde R*). S'il apparaît, dans le chromatogramme obtenu avec la solution à examiner, un pic correspondant à la guanine, sa surface n'est pas supérieure à celle du pic du chromatogramme obtenu avec la solution témoin (c) (0,7 pour cent). S'il apparaît, dans le chromatogramme obtenu avec la solution à examiner, d'autres pics que le pic principal et un pic correspondant à la guanine, la surface d'aucun d'entre eux n'est supérieure à celle du pic du chromatogramme obtenu avec la solution témoin (a) (0,5 pour cent) et la somme de leur surface n'est pas supérieure à 2 fois la surface du pic du chromatogramme obtenu avec la solution témoin (a) (1 pour cent). Ne tenez pas compte des pics dont la surface est inférieure à 0,05 fois la surface du pic du chromatogramme obtenu avec la solution témoin (a).

Teneur en eau (*2.5.12*). Déterminée par semi-microdosage sur 0,500 g d'aciclovir, la teneur en eau n'est pas supérieure à 6,0 pour cent.

Cendres sulfuriques (*2.4.14*). Déterminé sur 1,0 g d'aciclovir, le taux des cendres sulfuriques n'est pas supérieur à 0,1 pour cent.

DOSAGE

Dissolvez 0,150 g d'aciclovir dans 60 ml d'*acide acétique anhydre R*. Titrez par l'*acide perchlorique 0,1 M*. Déterminez le point de fin de titrage par potentiométrie (*2.2.20*). Effectuez un titrage à blanc.

1 ml d'*acide perchlorique 0,1 M* correspond à 22,52 mg de $C_8H_{11}N_5O_3$.

IMPURETÉS

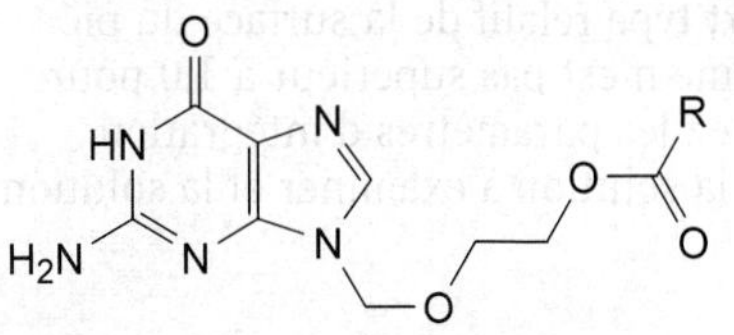

A. R = CH_3 : acétate de 2-[(2-amino-6-oxo-1,6-dihydro-9*H*-purin-9-yl)méthoxy]éthyle,

D. R = C_6H_5 : benzoate de 2-[(2-amino-6-oxo-1,6-dihydro-9*H*-purin-9-yl)méthoxy]éthyle,

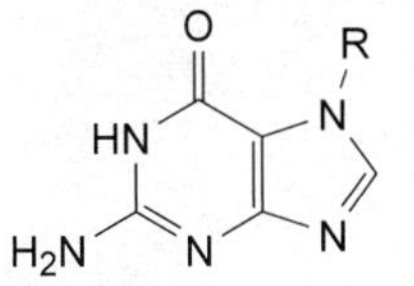

B. R = H : 2-amino-1,7-dihydro-6*H*-purin-6-one (guanine),

C. R = CH_2-O-CH_2-CH_2-OH : 2-amino-7-[(2-hydroxyéthoxy)méthyl]-1,7-dihydro-6*H*-purin-6-one,

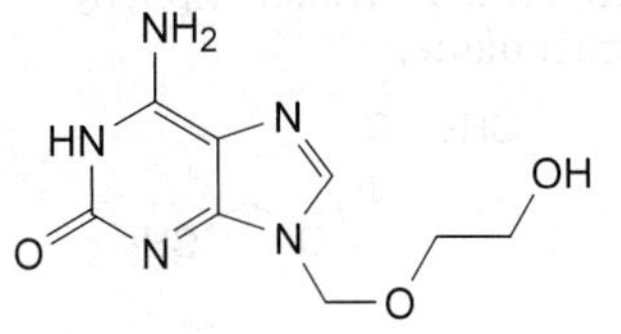

E. 6-amino-9-[(2-hydroxyéthoxy)méthyl]-1,9-dihydro-2*H*-purin-2-one,

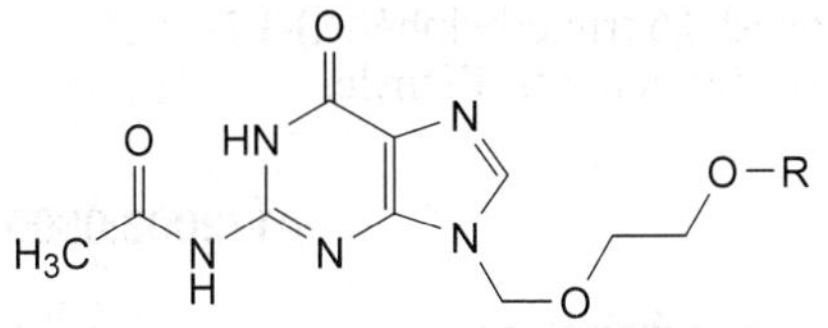

F. R = H : *N*-[9-[(2-hydroxyéthoxy)méthyl]-6-oxo-6,9-dihydro-1*H*-purin-2-yl]acétamide,

G. R = CO-CH_3 : acétate de 2-[[2-(acétylamino)-6-oxo-1,6-dihydro-9*H*-purin-9-yl]méthoxy]éthyle,

H. R = CO-C_6H_5 : benzoate de 2-[[2-(acétylamino)-6-oxo-1,6-dihydro-9*H*-purin-9-yl]méthoxy]éthyle.

01/2002:1385

ACITRÉTINE

Acitretinum

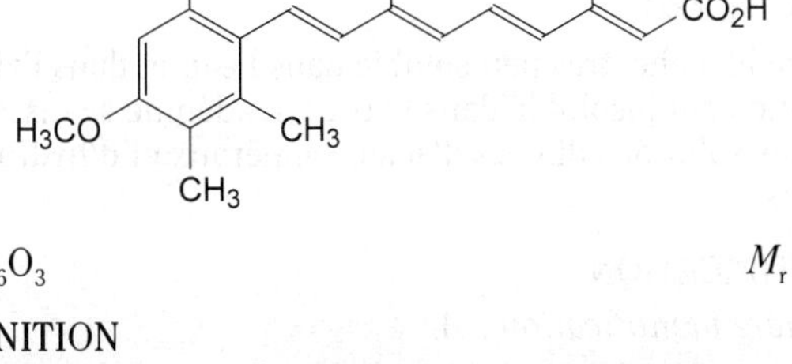

$C_{21}H_{26}O_3$ M_r 326,4

DÉFINITION

L'acitrétine contient au minimum 98,0 pour cent et au maximum l'équivalent de 102,0 pour cent d'acide (tout-*E*)-9-(4-méthoxy-2,3,6-triméthylphényl)-3,7-diméthylnona-2,4,6,8-tétraénoïque, calculé par rapport à la substance desséchée.

CARACTÈRES

Poudre cristalline jaune ou jaune-vert, pratiquement insoluble dans l'eau, très peu soluble dans le cyclohexane, peu soluble dans l'acétone et dans l'alcool, assez soluble dans le tétrahydrofurane. L'acitrétine est sensible à l'air, à la chaleur et à la lumière, particulièrement en solution.

Effectuez toutes les opérations aussi rapidement que possible et en évitant une exposition à la lumière actinique. Utilisez des solutions récemment préparées.

IDENTIFICATION

Première identification : B.

Seconde identification : A, C.

A. Dissolvez 15,0 mg d'acitrétine dans 10 ml de *tétrahydrofurane R* et complétez immédiatement à 100,0 ml avec le même solvant. Prélevez 2,5 ml de cette solution et complétez à 100,0 ml avec du *tétrahydrofurane R*. Examinée entre 300 nm et 400 nm (*2.2.25*), la solution présente un maximum d'absorption à 358 nm. L'absorbance spécifique à ce maximum est de 1350 à 1475.

B. Examinez l'acitrétine par spectrométrie d'absorption dans l'infrarouge (*2.2.24*), en comparant avec le spectre obtenu avec l'*acitrétine SCR*. Examinez les substances préparées sous forme de pastilles.

C. Examinez les chromatogrammes obtenus dans le dosage. Le pic principal du chromatogramme obtenu avec la solution à examiner est semblable quant à son temps de rétention au pic principal du chromatogramme obtenu avec la solution témoin (a).

ESSAI

Substances apparentées. Opérez par chromatographie liquide (*2.2.29*) comme indiqué sous Dosage.

Injectez séparément 10 µl des solutions témoins (b) et (c) et de solution à examiner. Ajustez la sensibilité du système de façon que la hauteur du pic principal du chromatogramme obtenu avec la solution témoin (b) représente au moins 40 pour cent de l'échelle totale de l'enregistreur. L'essai n'est valable que si la résolution entre les pics correspondant à l'acitrétine et à la trétinoïne dans le chromatogramme obtenu avec la solution témoin (b) n'est pas inférieure à 2,0. Si nécessaire, ajustez la concentration en *éthanol R*. Continuez la chromatographie de la solution à examiner pendant 2,5 fois le temps de rétention du pic principal. S'il apparaît, dans le chromatogramme obtenu avec la solution à examiner, d'autres pics que le pic principal, la surface d'aucun d'entre eux n'est supérieure à celle du pic correspondant à l'acitrétine dans le chromatogramme obtenu avec la solution témoin (c) (0,3 pour cent). La somme de la surface de tous les pics, à l'exception du pic principal, n'est pas supérieure à celle du pic correspondant à l'acitrétine dans le chromatogramme obtenu avec la solution témoin (b) (1,0 pour cent). Ne tenez pas compte d'un pic dont la surface est inférieure à 0,1 fois la surface du pic principal du chromatogramme obtenu avec la solution témoin (c).

Métaux lourds (*2.4.8*). 2,0 g d'acitrétine satisfont à l'essai limite C des métaux lourds (20 ppm). Préparez le témoin avec 2 ml de *solution étalon à 10 ppm de plomb (Pb) R*.

Palladium. Opérez par spectrométrie d'absorption atomique (*2.2.23, Procédé I*).

Solution à examiner. Déposez 2,0 g d'acitrétine dans un vase à précipiter en quartz et ajoutez 3 ml de *solution de nitrate de magnésium R*. Chauffez dans un four à moufle à 350 °C, à raison de 40 °C par minute afin d'incinérer le contenu. Calcinez à 450 °C environ pendant 8 h, puis à 550 °C pendant une heure supplémentaire. Dissolvez le résidu dans un mélange de 0,75 ml d'*acide chlorhydrique R* et de 0,25 ml d'*acide nitrique R* en chauffant doucement. Refroidissez, puis transvasez la solution dans une fiole jaugée contenant de l'*eau R*, puis complétez à 50,0 ml avec le même solvant.

Solution témoin. Dissolvez 0,163 g d'*oxyde de magnésium lourd R* dans un mélange de 0,5 ml d'*acide nitrique R*, de 1,5 ml d'*acide chlorhydrique R* et de 50 ml d'*eau R*, ajoutez 2,0 ml de *solution à 20 ppm de palladium (Pd) R* et complétez à 100,0 ml avec de l'*eau R*.

Mesurez l'absorbance à 247,6 nm à l'aide d'une lampe à cathode creuse au palladium comme source de radiation et d'une flamme air-acétylène.

L'acitrétine ne contient pas plus de 10 ppm de Pd.

Perte à la dessiccation (*2.2.32*). Déterminée sous vide à 100 °C pendant 4 h sur 1,000 g d'acitrétine, la perte à la dessiccation n'est pas supérieure à 0,5 pour cent.

Cendres sulfuriques (*2.4.14*). Déterminé sur 1,0 g d'acitrétine, le taux des cendres sulfuriques n'est pas supérieur à 0,1 pour cent.

DOSAGE

Effectuez le dosage à l'abri de la lumière, à l'aide de fioles volumétriques ambre et préparez les solutions immédiatement avant l'emploi.

Opérez par chromatographie liquide (*2.2.29*).

Solution à examiner. Dissolvez 25,0 mg d'acitrétine dans 5 ml de *tétrahydrofurane R* et complétez immédiatement à 100,0 ml avec de l'*éthanol R*.

Solution témoin (a). Dissolvez 25,0 mg d'*acitrétine SCR* dans 5 ml de *tétrahydrofurane R* et complétez immédiatement à 100,0 ml avec de l'*éthanol R*.

Solution témoin (b). Dissolvez 1,0 mg de *trétinoïne SCR* dans de l'*éthanol R* et complétez à 20,0 ml avec le même solvant. Mélangez 5,0 ml de cette solution avec 1,0 ml de solution témoin (a) et complétez à 100,0 ml avec de l'*éthanol R*.

Solution témoin (c). Prélevez 2,5 ml de solution témoin (a) et complétez à 50,0 ml avec de l'*éthanol R*. Prélevez 3,0 ml de solution et complétez à 50,0 ml avec de l'*éthanol R*.

La chromatographie peut être réalisée en utilisant :

– une colonne d'acier inoxydable, d'une longueur de 0,25 m et d'un diamètre intérieur de 4 mm, remplie de *gel de silice octadécylsilylé pour chromatographie R* (5 µm) à microparticules présentant un taux de carbone de 20 pour cent, une surface spécifique de 200 m^2/g et un diamètre de pores de 15 nm,
– comme phase mobile, à un débit de 0,6 ml/min, une solution *d'acide acétique glacial R* à 0,3 pour cent *V/V* dans un mélange de 8 volumes d'*eau R* et de 92 volumes d'*éthanol R*,
– comme détecteur, un spectrophotomètre réglé à 360 nm,
– un échantillonneur à une température de 4 °C,

en maintenant la température de la colonne à 25 °C.

Lorsque les chromatogrammes sont enregistrés dans les conditions décrites, les temps de rétention sont de 4,8 min environ pour l'impureté A, de 5,2 min environ pour la trétinoïne, de 6,2 min environ pour l'acitrétine et de 10,2 min environ pour l'impureté B.

Injectez six fois 10 µl de solution témoin (a). L'essai n'est valable que si l'écart type relatif de la surface du pic correspondant à l'acitrétine n'est pas supérieur à 1,0 pour cent. Si nécessaire, ajustez les paramètres d'intégration. Injectez alternativement la solution à examiner et la solution témoin (a).

CONSERVATION

En récipient étanche, à l'abri de la lumière et à une température de 2 °C à 8 °C.

Il est recommandé d'utiliser le plus rapidement possible le contenu d'un récipient ouvert et de protéger la substance non utilisée sous gaz inerte.

IMPURETÉS

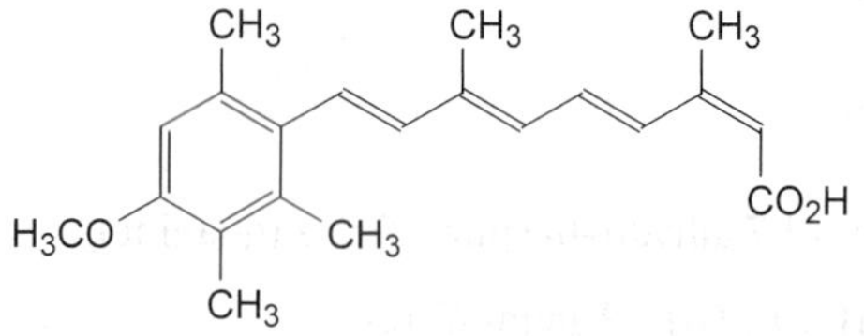

A. acide (2*Z*,4*E*,6*E*,8*E*)-9-(4-méthoxy-2,3,6-triméthylphényl)-3,7-diméthylnona-2,4,6,8-tétraénoïque,

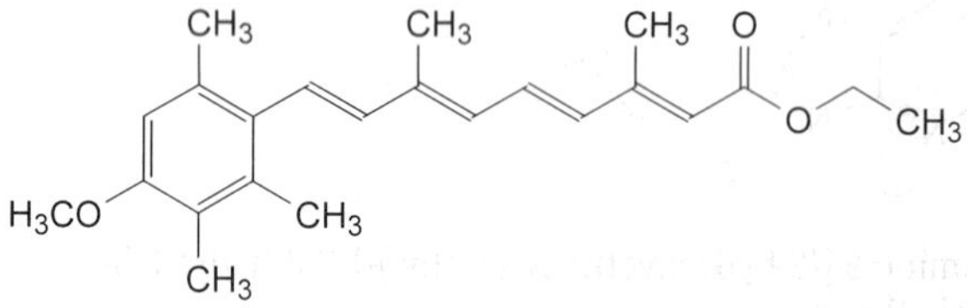

B. (tout-*E*)-9-(4-méthoxy-2,3,6-triméthylphényl)-3,7-diméthylnona-2,4,6,8-tétraénoate d'éthyle.

01/2002:0800

ADÉNINE

Adeninum

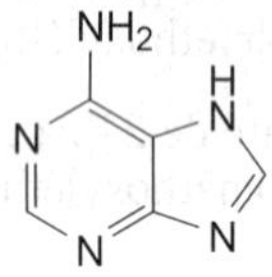

$C_5H_5N_5$ M_r 135,1

DÉFINITION

L'adénine contient au minimum 98,5 pour cent et au maximum l'équivalent de 101,0 pour cent de 7*H*-purin-6-amine, calculé par rapport à la substance desséchée.

CARACTÈRES

Poudre blanche, très peu soluble dans l'eau et dans l'alcool, pratiquement insoluble dans l'éther. L'adénine se dissout dans les solutions diluées d'acides minéraux et d'hydroxydes alcalins.

IDENTIFICATION

Première identification : A.

Seconde identification : B, C.

A. Examinez l'adénine par spectrophotométrie d'absorption dans l'infrarouge (*2.2.24*), en comparant avec le spectre obtenu avec l'*adénine SCR*. Examinez les substances sous forme de pastilles.

B. Examinez les chromatogrammes obtenus dans l'essai des substances apparentées. La tache principale du chromatogramme obtenu avec la solution à examiner (b) est semblable quant à sa position et ses dimensions à la tache principale du chromatogramme obtenu avec la solution témoin (a).

C. Chauffez à ébullition pendant 15 min tout en agitant 1 g d'adénine avec 3,5 ml d'*anhydride propionique R*. Refroidissez. A la masse cristalline obtenue, ajoutez 15 ml d'*éther de pétrole R* et chauffez à ébullition tout en agitant vigoureusement. Refroidissez et filtrez. Lavez le précipité avec 2 fois 5 ml d'*éther de pétrole R*. Dissolvez le précipité dans 10 ml d'*eau R* en chauffant à ébullition pendant 1 min. Filtrez le mélange à une température de 30 °C à 40 °C. Laissez refroidir, filtrez et desséchez le précipité à 100-105 °C pendant 1 h. Le point de fusion (*2.2.14*) du précipité est de 237 °C à 241 °C.

ESSAI

Solution S. Mettez en suspension 2,5 g d'adénine dans 50 ml d'*eau distillée R* et chauffez à ébullition pendant 3 min. Refroidissez et complétez à 50 ml avec de l'*eau distillée R*. Filtrez. Utilisez le filtrat comme solution S.

Aspect de la solution. Dissolvez 0,5 g d'adénine dans de l'*acide chlorhydrique dilué R* et complétez à 50 ml avec le même acide. La solution est limpide (*2.2.1*) et incolore (*2.2.2, Procédé II*).

Acidité ou alcalinité. A 10 ml de solution S, ajoutez 0,1 ml de *solution de bleu de bromothymol R1* et 0,2 ml d'*hydroxyde de sodium 0,01 M* ; la solution est colorée en bleu. Ajoutez 0,4 ml d'*acide chlorhydrique 0,01 M* ; la solution est colorée en jaune.

Substances apparentées. Opérez par chromatographie sur couche mince (*2.2.27*) en utilisant une plaque recouverte de *gel de silice* GF_{254} *R*.

Solution à examiner (a). Dissolvez, en chauffant si nécessaire, 0,10 g d'adénine dans de l'*acide acétique dilué R* et complétez à 10 ml avec le même acide.

Solution à examiner (b). Prélevez 1 ml de solution à examiner (a) et complétez à 10 ml avec de l'*acide acétique dilué R*.

Solution témoin (a). Dissolvez, en chauffant si nécessaire, 10 mg d'*adénine SCR* dans de l'*acide acétique dilué R* et complétez à 10 ml avec le même acide.

Solution témoin (b). Prélevez 1 ml de solution à examiner (b) et complétez à 20 ml avec de l'*acide acétique dilué R*.

Solution témoin (c). Dissolvez, en chauffant si nécessaire, 10 mg d'*adénine SCR* et 10 mg d'*adénosine R* dans de l'*acide acétique dilué R* et complétez à 10 ml avec le même acide.

Déposez sur la plaque 5 µl de chaque solution. Développez sur un parcours de 12 cm avec un mélange de 20 volumes d'*ammoniaque concentrée R*, de 40 volumes d'*acétate d'éthyle R* et de 40 volumes de *propanol R*. Faites sécher la plaque dans un courant d'air chaud. Examinez en lumière ultraviolette à 254 nm. S'il apparaît d'autres taches que la tache principale dans le chromatogramme obtenu avec la solution à examiner (a), aucune d'entre elles n'est plus intense que la tache du chromatogramme obtenu avec la solution témoin (b) (0,5 pour cent). L'essai n'est valable que si le chromatogramme obtenu avec la solution témoin (c) présente 2 taches nettement séparées.

Chlorures (*2.4.4*). A 10 ml de solution S, ajoutez 1 ml d'*ammoniaque concentrée R* et 3 ml de *solution de nitrate d'argent R2*. Filtrez. Lavez le précipité avec un peu d'*eau R* et complétez le filtrat à 15 ml avec de l'*eau R*. La solution satisfait à l'essai limite des chlorures (100 ppm). Pour cet essai, utilisez 2 ml d'*acide nitrique dilué R* au lieu de 1 ml d'*acide nitrique dilué R*.

Sulfates (*2.4.13*). Prélevez 10 ml de solution S et complétez à 15 ml avec de l'*eau distillée R*. La solution satisfait à l'essai limite des sulfates (300 ppm).

Ammonium. Préparez une cellule faite de 2 verres de montre d'un diamètre de 60 mm placés bord à bord. Faites adhérer à la paroi intérieure du verre de montre supérieur à l'aide de quelques gouttes d'*eau R*, un morceau de *papier tournesol rouge R* de 5 mm × 5 mm. Dans le verre de montre inférieur, placez 0,5 g d'adénine finement pulvérisée et mettez en suspension dans 0,5 ml d'*eau R*. Ajoutez 0,30 g d'*oxyde de magnésium lourd R*. Triturez brièvement avec une baguette de verre. Fermez immédiatement la cellule en joignant les 2 verres de montre. Chauffez à 40 °C pendant 15 min. Le papier tournesol n'est pas plus fortement coloré en bleu que le papier tournesol placé au-dessus d'un témoin préparé simultanément et dans les mêmes conditions avec 0,05 ml de *solution à 100 ppm d'ammonium* (NH_4) *R*, 0,5 ml d'*eau R* et 0,30 g d'*oxyde de magnésium lourd R* (10 ppm).

Métaux lourds (*2.4.8*). 1,0 g d'adénine satisfait à l'essai limite C des métaux lourds (20 ppm). Préparez le témoin avec 2 ml de *solution à 10 ppm de plomb (Pb) R*.

Perte à la dessiccation (*2.2.32*). Déterminée à l'étuve à 100-105 °C sur 1,000 g d'adénine, la perte à la dessiccation n'est pas supérieure à 0,5 pour cent.

Cendres sulfuriques (*2.4.14*). Déterminé sur 1,0 g d'adénine, le taux des cendres sulfuriques n'est pas supérieur à 0,1 pour cent.

DOSAGE

Dissolvez 0,100 g d'adénine dans un mélange de 20 ml d'*anhydride acétique R* et de 30 ml d'*acide acétique anhydre R*. Titrez par l'*acide perchlorique 0,1 M*. Déterminez le point de fin de titrage par potentiométrie (*2.2.20*).

1 ml d'*acide perchlorique 0,1 M* correspond à 13,51 mg de $C_5H_5N_5$.

01/2002:1486

ADÉNOSINE

Adenosinum

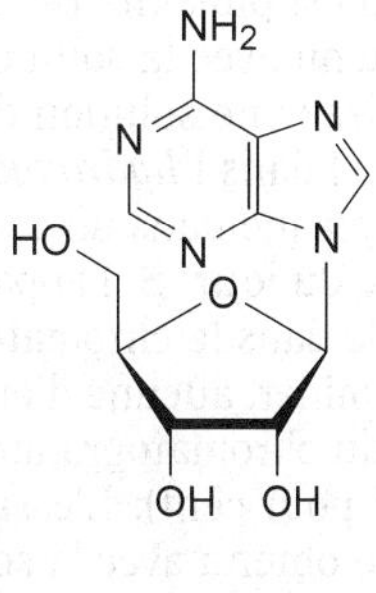

$C_{10}H_{13}N_5O_4$ M_r 267,2

DÉFINITION

L'adénosine contient au minimum 99,0 pour cent et au maximum l'équivalent de 101,0 pour cent de 9-β-D-ribofuranosyl-9*H*-purin-6-amine, calculé par rapport à la substance desséchée.

CARACTÈRES

Poudre cristalline blanche, peu soluble dans l'eau, soluble dans l'eau chaude, pratiquement insoluble dans l'alcool et dans le chlorure de méthylène. L'adénosine se dissout dans les acides minéraux dilués.

L'adénosine fond vers 234 °C.

IDENTIFICATION

Examinez l'adénosine par spectrophotométrie d'absorption dans l'infrarouge (*2.2.24*), en comparant avec le spectre obtenu avec l'*adénosine SCR*.

ESSAI

Solution S. Mettez en suspension 5,0 g d'adénosine dans 100 ml d'*eau distillée R* et chauffez à ébullition. Laissez refroidir, filtrez sous vide et complétez à 100 ml avec de l'*eau distillée R*.

Aspect de la solution. La solution S est incolore (*2.2.2, Procédé II*).

Acidité ou alcalinité. A 10 ml de solution S, ajoutez 0,1 ml de *solution de pourpre de bromocrésol R* et 0,1 ml d'*acide chlorhydrique 0,01 M*. La solution est colorée en jaune. Ajoutez 0,4 ml d'*hydroxyde de sodium 0,01 M*. La solution est colorée en bleu-violet.

Pouvoir rotatoire spécifique (*2.2.7*). Dissolvez 1,25 g d'adénosine dans de l'*acide chlorhydrique 1 M* et complétez à 50,0 ml avec le même acide. Déterminé dans les 10 min et calculé par rapport à la substance desséchée, le pouvoir rotatoire spécifique est de – 45 à – 49.

Substances apparentées. Opérez par chromatographie sur couche mince (*2.2.27*) en utilisant une *plaque au gel de silice F_{254} pour CCM R*.

Solution à examiner. Dissolvez, en chauffant légèrement, 0,20 g d'adénosine dans de l'*acide acétique dilué R* et complétez à 5 ml avec le même acide.

Solution témoin (a). Prélevez 1 ml de solution à examiner et complétez à 100 ml avec de l'*eau R*.

Solution témoin (b). Dissolvez, en chauffant si nécessaire, 10 mg d'*adénosine SCR* et 10 mg d'*adénine SCR* dans de l'*acide acétique dilué R* et complétez à 10 ml avec le même acide.

Déposez sur la plaque 5 µl de chaque solution. Développez sur un parcours de 12 cm avec un mélange de 10 volumes d'*eau R*, de 30 volumes d'*ammoniaque concentrée R* et de 60 volumes de *propanol R*. Faites sécher la plaque dans un courant d'air chaud. Examinez en lumière ultraviolette à 254 nm. S'il apparaît d'autres taches que la tache principale dans le chromatogramme obtenu avec la solution à examiner, aucune d'entre elles n'est plus intense que la tache du chromatogramme obtenu avec la solution témoin (a) (1 pour cent). Pulvérisez une solution de *permanganate de potassium R* à 5 g/l dans l'*hydroxyde de sodium 1 M*. Faites sécher la plaque dans un courant d'air chaud. Examinez à la lumière du jour. S'il apparaît d'autres taches que la tache principale dans le chromatogramme obtenu avec la solution à examiner, aucune d'entre elles n'est plus intense que la tache du chromatogramme obtenu avec la solution témoin (a) (1 pour cent). L'essai n'est valable que si le chromatogramme obtenu avec la solution témoin (b) présente deux taches nettement séparées.

Chlorures (*2.4.4*). Prélevez 10 ml de solution S et complétez à 15 ml avec de l'*eau R*. La solution satisfait à l'essai limite des chlorures (100 ppm).

Sulfates (*2.4.13*). 15 ml de solution S satisfont à l'essai limite des sulfates (200 ppm).

Ammonium (*2.4.1*). 0,5 g d'adénosine satisfont à l'essai limite B de l'ammonium (10 ppm). Préparez le témoin avec 5 ml de *solution à 1 ppm d'ammonium (NH_4) R*.

Perte à la dessiccation (*2.2.32*). Déterminée à l'étuve à 100-105 °C sur 1,000 g d'adénosine, la perte à la dessiccation n'est pas supérieure à 0,5 pour cent.

Cendres sulfuriques (*2.4.14*). Déterminé sur 1,0 g d'adénosine, le taux des cendres sulfuriques n'est pas supérieur à 0,1 pour cent.

DOSAGE

Dissolvez, en chauffant légèrement si nécessaire, 0,200 g d'adénosine dans un mélange de 20 ml d'*anhydrique acétique R* et de 30 ml d'*acide acétique anhydre R*. Titrez par l'*acide perchlorique 0,1 M*. Déterminez le point de fin de titrage par potentiométrie (*2.2.20*).

1 ml d'*acide perchlorique 0,1 M* correspond à 26,72 mg de $C_{10}H_{13}N_5O_4$.

IMPURETÉS

A. adénine,

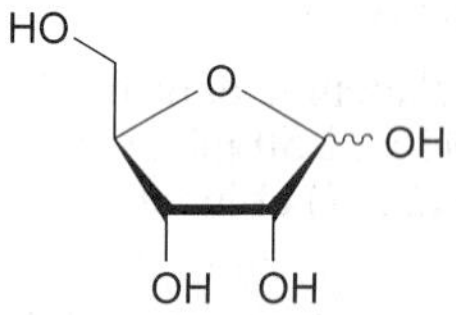

B. D-ribose,

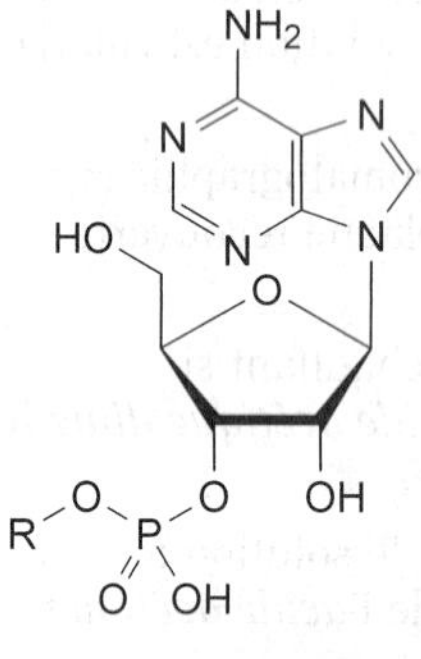

C. R = H : adénosine 3′-(dihydrogénophosphate),

D. R = PO_3H_2 : adénosine 3′-(trihydrogénodiphosphate),

E. R = PO_2H-O-PO_3H_2 : adénosine 3′-(tétrahydrogénotriphosphate).

01/2002:1586

ADIPIQUE (ACIDE)

Acidum adipicum

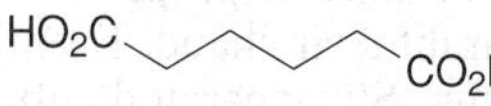

$C_6H_{10}O_4$ M_r 146,1

DÉFINITION

Acide hexanedioïque.

Teneur : 99,0 pour cent à 101,0 pour cent (substance desséchée).

CARACTÈRES

Aspect : poudre cristalline, blanche.

Solubilité : assez soluble dans l'eau, soluble dans l'eau bouillante, facilement soluble dans l'alcool et dans le méthanol, soluble dans l'acétone.

IDENTIFICATION

A. Point de fusion (*2.2.14*) : 151 °C à 154 °C.

B. Spectrophotométrie d'absorption dans l'infrarouge (*2.2.24*).
Comparaison : acide adipique SCR.

ESSAI

Solution S. Dissolvez en chauffant 5,0 g d'acide adipique dans de l'*eau distillée R* et complétez à 50 ml avec le même solvant. Laissez refroidir et cristalliser. Filtrez sur verre fritté (40). Lavez le filtre avec de l'*eau distillée R*, et réunissez le filtrat et les eaux de lavage jusqu'à obtention d'un volume de 50 ml.

Aspect de la solution. La solution est limpide (*2.2.1*) et incolore (*2.2.2, Procédé II*).

Dissolvez 1,0 g d'acide adipique dans du *méthanol R* et complétez à 20 ml avec le même solvant.

Nitrates : au maximum 30 ppm.

A 1 ml de solution S ajoutez 2 ml d'*ammoniaque concentrée R*, 0,5 ml d'une solution de *sulfate de manganèse R* à 10 g/l, 1 ml d'une solution de *sulfanilamide R* à 10 g/l et complétez à 20 ml avec de l'*eau R*. Ajoutez 0,10 g de *poudre de zinc R* et laissez refroidir dans de l'eau glacée pendant 30 min ; agitez de temps en temps. Filtrez. Laissez refroidir 10 ml du filtrat dans de l'eau glacée. Ajoutez 2,5 ml d'*acide chlorhydrique R1* et 1 ml d'une solution de *dichlorhydrate de naphtyléthylènediamine R* à 10 g/l. Laissez reposer à température ambiante. Après 15 min, le mélange n'est pas plus fortement coloré qu'un témoin préparé simultanément et dans les mêmes conditions en utilisant 1,5 ml de *solution à 2 ppm de nitrate (NO_3) R* au lieu de 1 ml de solution S. L'essai n'est pas valable si une solution à blanc, préparée simultanément et dans les mêmes conditions en utilisant 1 ml d'*eau R* au lieu de 1 ml de solution S, est plus fortement colorée qu'une solution de *permanganate de potassium R* à 2 mg/l.

Chlorures (*2.4.4*) : au maximum 200 ppm.

Prélevez 2,5 ml de solution S et complétez à 15 ml avec de l'*eau R*. La solution satisfait à l'essai limite des chlorures.

Sulfates (*2.4.13*) : au maximum 500 ppm.

Prélevez 3 ml de solution S et complétez à 15 ml avec de l'*eau distillée R*. La solution satisfait à l'essai limite des sulfates.

Fer (*2.4.9*) : au maximum 10 ppm.

10 ml de solution S satisfont à l'essai limite du fer.

Métaux lourds (*2.4.8*) : au maximum 10 ppm.

12 ml de solution S satisfont à l'essai limite A. Préparez le témoin avec la *solution à 1 ppm de plomb (Pb) R*.

Perte à la dessiccation (*2.2.32*) : au maximum 0,2 pour cent, déterminé à l'étuve à 100-105 °C sur 1,000 g d'acide adipique.

Cendres sulfuriques (*2.4.14*) : au maximum 0,1 pour cent.

Faites fondre complètement 1,0 g d'acide adipique à l'aide d'un brûleur à gaz, puis allumez la substance fondue avec le brûleur. Après le début de l'allumage diminuez ou enlevez la flamme pour éviter que la substance n'atteigne l'ébullition et laissez brûler jusqu'à carbonisation complète. Effectuez l'essai des cendres sulfuriques avec ce résidu.

DOSAGE

Dissolvez 60,0 mg d'acide adipique dans 50 ml d'*eau R*. Titrez par l'*hydroxyde de sodium 0,1 M* en présence de 0,2 ml de *solution de phénolphtaléine R*.

1 ml d'*hydroxyde de sodium 0,1 M* correspond à 7,31 mg de $C_6H_{10}O_4$.

01/2002:0254

ADRÉNALINE (TARTRATE D')

Adrenalini tartras

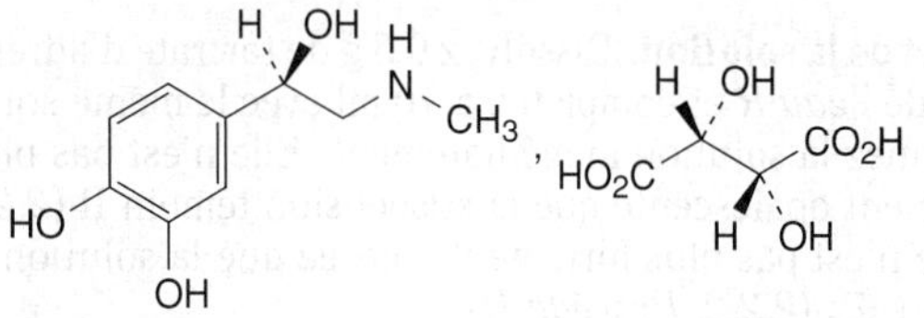

$C_{13}H_{19}NO_9$ M_r 333,3

DÉFINITION

Le tartrate d'adrénaline contient au minimum 98,5 pour cent et au maximum l'équivalent de 101,0 pour cent d'hydrogéno-(2*R*,3*R*)-2,3-dihydroxybutanedioate de (1*R*)-1-(3,4-dihydroxyphényl)-2-(méthylamino)éthanol, calculé par rapport à la substance desséchée.

CARACTÈRES

Poudre cristalline blanche ou blanc grisâtre, facilement soluble dans l'eau, peu soluble dans l'alcool, pratiquement insoluble dans l'éther.

IDENTIFICATION

Première identification : A, C, F.

Seconde identification : A, B, D, E, F.

A. Dissolvez 2 g de tartrate d'adrénaline dans 20 ml d'une solution de *métabisulfite de sodium R* à 5 g/l et ajoutez de l'*ammoniaque R* jusqu'à réaction alcaline. Maintenez dans un bain de glace pendant 1 h, puis filtrez. Réservez le filtrat pour l'identification F. Lavez le précipité avec 3 fois 2 ml d'*eau R*, puis avec 5 ml d'*alcool R* et finalement avec 5 ml d'*éther R*. Desséchez sous vide pendant 3 h. A partir du résidu, préparez une solution à 20,0 g/l dans l'*acide chlorhydrique 0,5 M*. Le pouvoir rotatoire spécifique (*2.2.7*) de l'adrénaline base obtenue est de − 50 à − 54.

B. Dissolvez 50,0 mg de tartrate d'adrénaline dans de l'*acide chlorhydrique 0,01 M* et complétez à 100,0 ml avec le même acide. Prélevez 10,0 ml de cette solution et complétez à 100,0 ml avec de l'*acide chlorhydrique 0,01 M*. Examinée de 250 nm à 300 nm (*2.2.25*), la solution présente un maximum d'absorption à 279 nm. L'absorbance spécifique au maximum est de 79 à 85.

C. Examinez l'adrénaline base, préparée d'après les indications données dans l'identification A, par spectrophotométrie d'absorption dans l'infrarouge (*2.2.24*), en comparant avec le spectre obtenu avec l'adrénaline base préparée, selon le même procédé, à partir d'une quantité appropriée de *tartrate d'adrénaline SCR*. Examinez les substances sous forme de pastilles.

D. Dissolvez 5 mg environ de tartrate d'adrénaline dans 5 ml d'*eau R*. A 1 ml de cette solution, ajoutez 10 ml de *solution tampon pH 3,6 R* et 1 ml d'*iode 0,05 M*. Laissez reposer pendant 5 min. Ajoutez 2 ml de *thiosulfate de sodium 0,1 M*. Il apparaît une coloration rouge-violet intense.

E. A 1 ml de la solution de tartrate d'adrénaline préparée pour l'identification D, ajoutez 1 ml d'une solution de *diéthoxytétrahydrofurane R* à 1 pour cent *V/V* dans l'*acide acétique glacial R*. Chauffez à 80 °C pendant 2 min, refroidissez dans un bain d'eau glacée et ajoutez 3 ml de solution de *diméthylaminobenzaldéhyde R* à 20 g/l dans un mélange de 1 volume d'*acide chlorhydrique R* et de 19 volumes d'*acide acétique glacial R*. Mélangez et laissez reposer pendant 2 min. La solution présente une coloration jaune semblable à celle d'un essai à blanc.

F. 0,2 ml du filtrat obtenu au cours de l'identification A donne la réaction (b) des tartrates (*2.3.1*).

ESSAI

Aspect de la solution. Dissolvez 0,5 g de tartrate d'adrénaline dans de l'*eau R* et complétez à 10 ml avec le même solvant. Examinez la solution immédiatement. Elle n'est pas plus fortement opalescente que la suspension témoin II (*2.2.1*) et elle n'est pas plus fortement colorée que la solution témoin JB_5 (*2.2.2, Procédé II*).

Adrénalone. Dissolvez 50,0 mg de tartrate d'adrénaline dans l'*acide chlorhydrique 0,01 M* et complétez à 25,0 ml avec le même acide. Mesurée à 310 nm (*2.2.25*), l'absorbance n'est pas supérieure à 0,10.

Noradrénaline. Opérez par chromatographie sur couche mince (*2.2.27*) en utilisant une plaque recouverte de *gel de silice G R*.

Solution à examiner. Dissolvez 0,25 g de tartrate d'adrénaline dans de l'*eau R* et complétez à 10 ml avec le même solvant. Préparez extemporanément.

Solution témoin (a). Dissolvez 12,5 mg de *tartrate de noradrénaline SCR* dans de l'*eau R* et complétez à 10 ml avec le même solvant. Préparez extemporanément.

Solution témoin (b). Prélevez 2 ml de solution témoin (a) et complétez à 10 ml avec de l'*eau R*.

Solution témoin (c). Mélangez 2 ml de solution à examiner et 2 ml de solution témoin (b).

Déposez séparément sur la plaque, en bandes de 20 mm sur 2 mm, 6 µl de solution à examiner, 6 µl de solution témoin (a), 6 µl de solution témoin (b) et 12 µl de solution témoin (c). Laissez sécher la plaque à l'air. Pulvérisez sur les dépôts une solution saturée de *bicarbonate de sodium R*. Laissez sécher la plaque à l'air. Pulvérisez à 2 reprises sur les dépôts de l'*anhydride acétique R* en séchant entre les 2 pulvérisations. Chauffez la plaque à 50 °C pendant 90 min. Développez sur un parcours de 15 cm avec un mélange de 0,5 volume d'*acide formique anhydre R*, de 50 volumes d'*acétone R* et de 50 volumes de *chlorure de méthylène R*. Laissez sécher la plaque à l'air. Pulvérisez un mélange récemment préparé par addition de 2 volumes d'une solution de *ferricyanure de potassium R* à 5 g/l à un mélange de 2 volumes d'*éthylènediamine R* et de 8 volumes de *méthanol R*. Séchez la plaque à 60 °C pendant 10 min. Examinez en lumière ultraviolette à 254 nm et à 365 nm. S'il apparaît une bande entre les bandes les plus intenses dans le chromatogramme obtenu avec la solution à examiner, elle n'est pas plus intense que la bande correspondante du chromatogramme obtenu avec la solution témoin (b) (1,0 pour cent). L'essai n'est valable que si le chromatogramme obtenu avec la solution témoin (c) présente, entre les 2 bandes les plus intenses, une bande nettement séparée correspondant à la bande la plus intense du chromatogramme obtenu avec la solution témoin (a).

Perte à la dessiccation (*2.2.32*). Déterminée sous vide pendant 18 h sur 1,00 g de tartrate d'adrénaline, la perte à la dessiccation n'est pas supérieure à 0,5 pour cent.

Cendres sulfuriques (*2.4.14*). Déterminé sur 1,0 g de tartrate d'adrénaline, le taux des cendres sulfuriques n'est pas supérieur à 0,1 pour cent.

DOSAGE

Dissolvez 0,300 g de tartrate d'adrénaline dans 50 ml d'*acide acétique anhydre R* en chauffant modérément si nécessaire. Titrez par l'*acide perchlorique 0,1 M* en présence de 0,1 ml de *solution de violet cristallisé R* jusqu'à virage au bleu-vert.

1 ml d'*acide perchlorique 0,1 M* correspond à 33,33 mg de $C_{13}H_{19}NO_9$.

CONSERVATION

En récipient étanche, ou de préférence en tube scellé sous vide ou sous gaz inerte, à l'abri de la lumière.

01/2002:0310

AGAR-AGAR

Agar

DÉFINITION

L'agar-agar est constitué par les polyosides de diverses espèces de Rhodophyceae, principalement du genre *Gelidium*. L'agar-agar est extrait par traitement des algues à l'eau bouillante ; l'extrait est filtré à chaud, puis concentré et desséché.

CARACTÈRES

L'agar-agar est de saveur mucilagineuse.

Il se présente sous forme de poudre, de rubans chiffonnés d'une largeur de 2 mm à 5 mm, ou parfois sous forme de flocons, incolores à jaune pâle, translucides, plutôt résistants et difficiles à rompre, devenant cassants au séchage.

Il présente les caractères microscopiques décrits à l'identification A.

IDENTIFICATION

A. Examinez au microscope en utilisant de l'*iode 0,005 M*. L'agar-agar sous forme de bandes ou de flocons se colore en partie en violet-brun. Vu sous grossissement (100 ×), il présente de nombreux grains minuscules, incolores, ovoïdes ou arrondis, sur un fond amorphe et parfois des spores brunes, arrondies à ovoïdes, à surface réticulée, mesurant jusqu'à 60 µm. Réduisez l'agar-agar en poudre, si nécessaire. La poudre est blanc-jaune. Examinez au microscope en utilisant de l'*iode 0,005 M*. La poudre présente des fragments anguleux sur lesquels se trouvent de nombreux grains, similaires à ceux qui sont observés dans les rubans et flocons ; la coloration de certains fragments vire au violet-brun.

B. Dissolvez en chauffant 0,1 g d'agar-agar dans 50 ml d'*eau R*. Refroidissez et ajoutez prudemment 3 ml d'*eau R* à 1 ml de mucilage de façon à obtenir 2 couches distinctes. Ajoutez ensuite 0,1 ml d'*iode 0,05 M*. A la zone de contact, il apparaît une coloration violet-brun foncé. Mélangez ; le liquide devient jaune pâle.

C. Chauffez au bain-marie 5 ml du mucilage préparé pour l'identification B avec 0,5 ml d'*acide chlorhydrique R* pendant 30 min. Ajoutez 1 ml de *solution de chlorure de baryum R1*. Il se forme un trouble blanc dans les 30 min.

D. Chauffez au bain-marie 0,5 g d'agar-agar avec 50 ml d'*eau R* jusqu'à dissolution. Seuls de rares fragments restent insolubles. Au cours du refroidissement, la solution se gélifie entre 35 °C et 30 °C. Le gel obtenu, chauffé au bain-marie, ne se liquéfie qu'au-dessus de 80 °C.

Monographies A - C

ESSAI

Indice de gonflement (*2.8.4*). L'indice de gonflement de l'agar-agar pulvérisé (355) est au minimum de 10 et se situe dans les 10 pour cent de la valeur indiquée sur l'étiquette.

Matières insolubles. A 5,00 g d'agar-agar pulvérisé (355), ajoutez 100 ml d'*eau R* et 14 ml d'*acide chlorhydrique dilué R*. Faites bouillir doucement pendant 15 min en agitant fréquemment. Filtrez à chaud sur un filtre de verre fritté (160) et taré. Lavez à l'*eau R* chaude et desséchez à 100-105 °C. La masse du résidu n'est pas supérieure à 50 mg (1,0 pour cent).

Gélatine. Chauffez au bain-marie 1,00 g d'agar-agar avec 100 ml d'*eau R* jusqu'à dissolution. Laissez refroidir à 50 °C. A 5 ml de solution, ajoutez 5 ml de *solution d'acide picrique R*. Il ne se forme aucun trouble dans les 10 min.

Perte à la dessiccation (*2.2.32*). Déterminée à l'étuve à 100-105 °C sur 1,000 g d'agar-agar pulvérisé (355), la perte à la dessiccation n'est pas supérieure à 20,0 pour cent.

Cendres totales (*2.4.16*). Le taux des cendres totales n'est pas supérieur à 5,0 pour cent.

Contamination microbienne. L'agar-agar satisfait à une limite du nombre de germes aérobies viables totaux de 10^3 microorganismes par gramme, déterminé par dénombrement sur plaques de gélose (*2.6.12*). L'agar-agar satisfait aux essais d'*Escherichia coli* et des salmonelles (*2.6.13*).

ÉTIQUETAGE

L'étiquette indique l'indice de gonflement.

01/2002:1587

AIGREMOINE

Agrimoniae herba

DÉFINITION

Sommité fleurie séchée d'*Agrimonia eupatoria* L.

Teneur : au minimum 2,0 pour cent de tanins, exprimés en pyrogallol ($C_6H_6O_3$; M_r 126,1) (drogue desséchée).

CARACTÈRES

Caractères macroscopiques et microscopiques décrits aux identifications A et B.

IDENTIFICATION

A. La tige est verte ou, le plus souvent, rougeâtre, cylindrique et peu ramifiée. Elle est couverte de poils longs, dressés ou enchevêtrés. Les feuilles sont composées, imparipennées avec 3 ou 6 paires de folioles opposées entre lesquelles se trouvent 2 à 3 folioles plus petites. Les folioles sont dentées profondément ou en dents de scie, leur face supérieure est vert foncé, la face inférieure est grisâtre et fortement tomenteuse. Les fleurs sont petites et forment un épi terminal. Elles sont pentamères et se développent aux aisselles de bractées velues, le calice est entouré de près par de nombreux brins se terminant en crochet et prenant naissance au bord du réceptacle velu. Les pétales sont libres, jaunes et caducs. Des réceptacles fructifères coniques, à profonds sillons et aux soies recourbées en crochet, sont généralement présents à la base de l'inflorescence.

B. Réduisez l'aigremoine en poudre (355). La poudre est vert-jaune à gris. Examinée au microscope en utilisant de la *solution d'hydrate de chloral R*, la poudre présente les éléments suivants : de nombreux poils longs, droits ou courbés, unicellulaires, à parois épaisses (environ 500 µm) finement verruqueux et comportant parfois des marques en spirale ; des fragments de parenchyme contenant des cristaux prismatiques et des macles d'oxalate de calcium ; des fragments d'épiderme foliaire aux parois sinueuses comportant, pour l'épiderme inférieur, de nombreux stomates, principalement anomocytiques mais pouvant occasionnellement être anisocytiques ; des grains de pollen ovoïdes à subsphériques, à 3 pores et exine lisse ; des fragments de poils glanduleux à pédicelle multicellulaire unisérié et tête sphérique unicellulaire ou quadricellulaire ; des groupes de fibres et des vaisseaux spiralés et à ponctuation aréolée, issus de la tige.

C. Chromatographie sur couche mince (*2.2.27*).

Solution à examiner. A 2,0 g d'aigremoine pulvérisée (355), ajoutez 20 ml de *méthanol R*. Chauffez en agitant à 40 °C pendant 10 min. Filtrez.

Solution témoin. Dissolvez 1,0 mg de *rutine R* et 1,0 mg d'*isoquercitroside R* dans 2 ml de *méthanol R*.

Plaque : *plaque au gel de silice pour CCM R*.

Phase mobile : *acide formique anhydre R, eau R, acétate d'éthyle R* (10:10:80 *V/V/V*).

Dépôt : 10 µl, en bandes.

Développement : sur un parcours de 12 cm.

Séchage : à 100-105 °C.

Détection : pulvérisez la plaque encore chaude avec une solution de *diphénylborate d'aminoéthanol R* à 10 g/l dans du *méthanol R*, puis avec une solution de *macrogol 400 R* à 50 g/l dans du *méthanol R*. Laissez sécher la plaque à l'air pendant 30 min. Examinez en lumière ultraviolette à 365 nm.

Résultats : voir ci-dessous la séquence des bandes présentes dans les chromatogrammes obtenus avec la solution témoin et la solution à examiner.

Haut de la plaque	
	Une bande de fluorescence orange peut être présente (quercitroside)
Isoquercitroside : une bande de fluorescence orange	Une bande de fluorescence orange (isoquercitroside)
	Une bande de fluorescence orange (hypéroside)
Rutine : une bande de fluorescence orange	Une bande de fluorescence orange (rutine)
Solution témoin	**Solution à examiner**

ESSAI

Eléments étrangers (*2.8.2*) : l'aigremoine satisfait à l'essai des éléments étrangers.

Perte à la dessiccation (*2.2.32*) : au maximum 10,0 pour cent, déterminé à l'étuve à 100-105 °C pendant 2 h sur 1,000 g d'aigremoine pulvérisée (355).

Cendres totales (*2.4.16*) : au maximum 10,0 pour cent.

DOSAGE

Effectuez la détermination des tanins dans les drogues végétales (*2.8.14*). Utilisez 1,000 g d'aigremoine pulvérisée (180).

01/2002:1216

AIL (POUDRE D')

Allii sativi bulbi pulvis

DÉFINITION

La poudre d'ail est obtenue à partir du bulbe d'*Allium sativum* L., divisé, cryodesséché ou séché à une température ne dépassant pas 65 °C, et réduit en poudre. Elle contient au minimum 0,45 pour cent d'allicine ($C_6H_{10}OS_2$; M_r 162,3), calculé par rapport à la drogue desséchée.

CARACTÈRES

La poudre d'ail est jaunâtre clair.

Elle présente les caractères microscopiques décrits dans l'identification A.

IDENTIFICATION

A. Examinez au microscope en utilisant de la *solution d'hydrate de chloral R*. La poudre d'ail présente de nombreux fragments de parenchyme et des groupes de vaisseaux spiralés ou annelés accompagnés de cellules parenchymateuses à paroi mince.

B. Opérez par chromatographie sur couche mince (*2.2.27*) en utilisant une plaque recouverte d'un gel de silice approprié.

Solution à examiner. A 1,0 g de poudre d'ail, ajoutez 5,0 ml de *méthanol R*. Agitez pendant 60 s, puis filtrez.

Solution témoin. Dissolvez 5 mg d'*alanine R* dans 10 ml d'*eau R* et complétez à 20 ml avec du *méthanol R*.

Déposez séparément sur la plaque, en bandes, 20 µl de la solution à examiner et 10 µl de la solution témoin. Développez sur un parcours de 10 cm avec un mélange de 20 volumes d'*acide acétique glacial R*, de 20 volumes de *propanol R*, de 20 volumes d'*eau R* et de 40 volumes d'*éthanol R*. Laissez sécher la plaque à l'air. Pulvérisez une solution de *ninhydrine R* à 2 g/l dans un mélange de 5 volumes d'*acide acétique glacial R* et de 95 volumes de *butanol R*. Chauffez à 105-110 °C pendant 5 min à 10 min. Examinez à la lumière du jour. Le chromatogramme obtenu avec la solution témoin présente dans son tiers médian une bande violette (alanine). Le chromatogramme obtenu avec la solution à examiner présente une bande semblable quant à sa position à celle du chromatogramme obtenu avec la solution témoin, de coloration violette à rouge brun correspondant à l'alliine et, de part et d'autre de cette bande, d'autres bandes violettes généralement plus faibles.

ESSAI

Amidon. Examinez au microscope en utilisant de l'*eau R*. Ajoutez de la *solution d'iode R1*. Aucune coloration bleue ne se développe.

Perte à la dessiccation (*2.2.32*). Déterminée à l'étuve à 100-105 °C sur 1,000 g de poudre d'ail, la perte à la dessiccation n'est pas supérieure à 7,0 pour cent.

Cendres totales (*2.4.16*). Le taux des cendres totales n'est pas supérieur à 5,0 pour cent.

DOSAGE

Opérez par chromatographie liquide (*2.2.29*) en utilisant le *parahydroxybenzoate de butyle R* comme étalon interne. *Effectuez le dosage le plus rapidement possible.*

Solution d'étalon interne. Dissolvez 20,0 mg de *parahydroxybenzoate de butyle R* dans 100,0 ml d'un mélange à volumes égaux d'*eau R* et de *méthanol R*.

Solution à examiner. A 0,800 g de poudre d'ail, ajoutez 20,0 ml d'*eau R*. Homogénéisez le mélange par traitement aux ultrasons à 4 °C pendant 5 min. Laissez reposer à température ambiante pendant 30 min, puis centrifugez pendant 30 min. Prélevez 10,0 ml de surnageant et complétez à 25,0 ml avec un mélange de 40 volumes d'une solution d'*acide formique anhydre R* à 1 pour cent *V/V* et de 60 volumes de *méthanol R* (solution mère). Agitez, puis centrifugez pendant 5 min. Introduisez 0,50 ml de solution d'étalon interne dans une fiole jaugée et complétez à 10,0 ml avec la solution mère.

La chromatographie peut être réalisée en utilisant :

- une précolonne d'acier inoxydable, d'une longueur de 20 mm et d'un diamètre intérieur de 4 mm, suivie d'une colonne d'acier inoxydable, d'une longueur de 0,25 m et d'un diamètre intérieur de 4 mm, toutes deux remplies de *gel de silice octadécylsilylé pour chromatographie R* silanisé (5 µm),
- comme phase mobile, à un débit de 0,8 ml/min, un mélange de 40 volumes d'une solution d'*acide formique anhydre R* à 1 pour cent *V/V* et de 60 volumes de *méthanol R*,
- un injecteur à boucle,
- comme détecteur, un spectrophotomètre réglé à 254 nm.

Injectez 1 µl de la solution d'étalon interne. Injectez 10 µl de la solution à examiner. Ajustez la sensibilité du système de façon que la hauteur du pic dû au parahydroxybenzoate de butyle dans la solution à examiner représente 50 pour cent environ de l'échelle totale de l'enregistreur.

Calculez la teneur pour cent en allicine à l'aide de l'expression :

$$\frac{F_1 \times m_2 \times 22,75}{F_2 \times m_1}$$

F_1 = surface du pic correspondant à l'allicine (pic principal) dans la solution à examiner,

F_2 = surface du pic correspondant au parahydroxybenzoate de butyle dans la solution à examiner,

m_1 = masse de la prise d'essai, en grammes,

m_2 = masse de parahydroxybenzoate de butyle dans 100,0 ml de solution d'étalon interne, en grammes. 1 mg de parahydroxybenzoate de butyle correspond à 8,65 mg d'allicine.

CONSERVATION

A l'abri de la lumière.

01/2002:1238

AIR MÉDICINAL

Aer medicalis

DÉFINITION

L'air médicinal est de l'air ambiant comprimé contenant au minimum 20,4 pour cent *V/V* et au maximum 21,4 pour cent *V/V* d'oxygène (O_2).

CARACTÈRES

Gaz incolore et inodore.

A la température de 20 °C et sous une pression de 101 kPa, un volume d'air médicinal se dissout dans 50 volumes environ d'eau.

Monographies A - C

PRODUCTION

Dioxyde de carbone. Déterminez la teneur en dioxyde de carbone à l'aide d'un analyseur infrarouge (*2.5.24*).

Gaz à examiner. Filtrez l'air à examiner pour éviter les phénomènes optiques parasites.

Gaz témoin (a). Utilisez un mélange de 79 pour cent *V/V* d'*azote R1* et de 21 pour cent *V/V* d'*oxygène R* contenant moins de 1 ppm *V/V* de *dioxyde de carbone R1*.

Gaz témoin (b). Utilisez un mélange de 79 pour cent *V/V* d'*azote R1* et de 21 pour cent *V/V* d'*oxygène R* contenant 500 ppm *V/V* de *dioxyde de carbone R1*.

Procédez aux réglages du zéro et de la sensibilité de l'appareil à l'aide des gaz témoins (a) et (b). Mesurez la teneur en dioxyde de carbone dans le gaz à examiner.

L'air médicinal ne contient pas plus de 500 ppm *V/V* de dioxyde de carbone.

Monoxyde de carbone. Déterminez la teneur en monoxyde de carbone à l'aide d'un analyseur infrarouge (*2.5.25*).

Gaz à examiner. Filtrez l'air à examiner pour éviter les phénomènes optiques parasites.

Gaz témoin (a). Utilisez un mélange de 79 pour cent *V/V* d'*azote R1* et de 21 pour cent *V/V* d'*oxygène R* contenant moins de 1 ppm *V/V* de *monoxyde de carbone R*.

Gaz témoin (b). Utilisez un mélange de 79 pour cent *V/V* d'*azote R1* et de 21 pour cent *V/V* d'*oxygène R* contenant 5 ppm *V/V* de *monoxyde de carbone R*.

Procédez aux réglages du zéro et de la sensibilité de l'appareil à l'aide des gaz témoins (a) et (b). Mesurez la teneur en monoxyde de carbone dans le gaz à examiner.

L'air médicinal ne contient pas plus de 5 ppm *V/V* de monoxyde de carbone.

Dioxyde de soufre. Déterminez la teneur en dioxyde de soufre à l'aide d'un analyseur à fluorescence ultraviolette (figure 1238.-1).

L'appareil comporte :

- un système de génération du rayonnement ultraviolet d'une longueur d'onde de 210 nm, comprenant une lampe ultraviolette, un collimateur et un filtre sélectif. Le faisceau lumineux est interrompu périodiquement par un obturateur tournant à grande vitesse,
- une chambre de réaction, dans laquelle circule le gaz à examiner,
- un système de détection du rayonnement émis à la longueur d'onde de 350 nm, constitué par un filtre sélectif, un photomultiplicateur et un amplificateur.

Gaz à examiner. Filtrez l'air à examiner.

Gaz témoin (a). Utilisez un mélange de 79 pour cent *V/V* d'*azote R1* et de 21 pour cent *V/V* d'*oxygène R*.

Gaz témoin (b). Utilisez un mélange de 79 pour cent *V/V* d'*azote R1* et de 21 pour cent *V/V* d'*oxygène R* contenant entre 0,5 ppm *V/V* et 2 ppm *V/V* de *dioxyde de soufre R1*.

Procédez aux réglages du zéro et de la sensibilité de l'appareil à l'aide des gaz témoins (a) et (b). Mesurez la teneur en dioxyde de soufre dans le gaz à examiner.

L'air médicinal ne contient pas plus de 1 ppm *V/V* de dioxyde de soufre.

Huile. Déterminez la teneur en huile à l'aide d'une chaîne de mesure telle que décrite ci-dessous (figure 1238.-2), à pression atmosphérique et à 0 °C.

L'appareil comporte :

- un clapet marche/arrêt (1),
- une vanne à 3 voies (2),
- un cône à huile (3),
- un circuit de déviation (4),
- un régulateur de pression (5),
- un débimètre (6).

Tout le matériel est nettoyé au préalable à l'aide de trichlorotrifluoréthane R, exempt d'huile et de matières grasses.

Placez un filtre en microfibres de verre dans le cône à huile (3) (ce filtre présente les caractéristiques suivantes : verre 100 pour cent borosilicaté sans liant ; résistant à un traitement thermique de 500 °C (afin d'éliminer les traces organiques) ; efficacité de rétention de 99,999 pour cent pour les particules de NaCl correspondant à un diamètre de 0,6 µm). Fermez le clapet marche/arrêt (1) ; l'air médicinal passe dans le circuit de déviation (4) pour purger la vanne à 3 voies (2), le régulateur de pression (5) et le débimètre (6). Fermez l'arrivée de l'air médicinal de la chaîne de compression et de filtration : ouvrez la vanne (1) et mettez la vanne à 3 voies (2) en position passage cône-régulateur

Monographies A - C

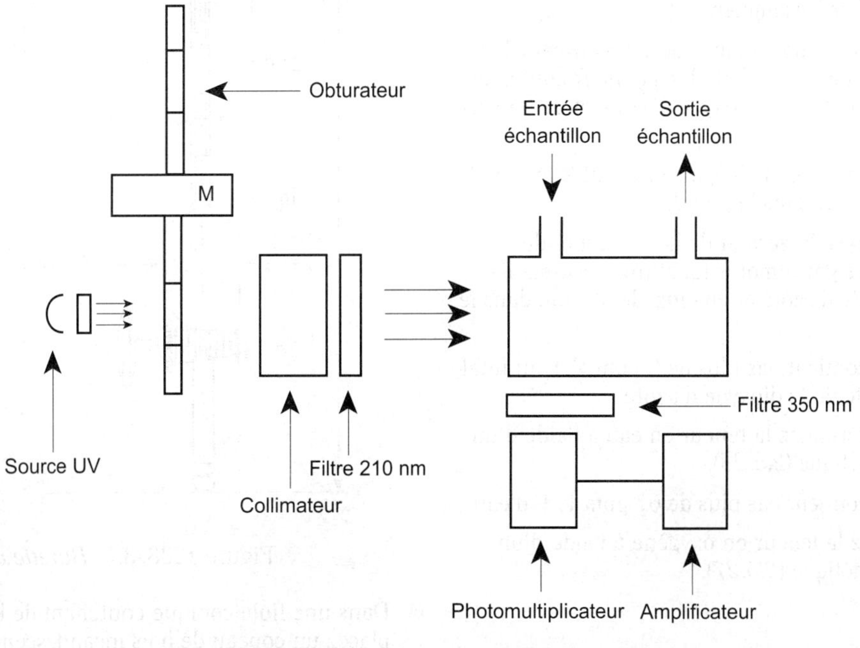

Figure 1238.-1. – *Analyseur à fluorescence UV*

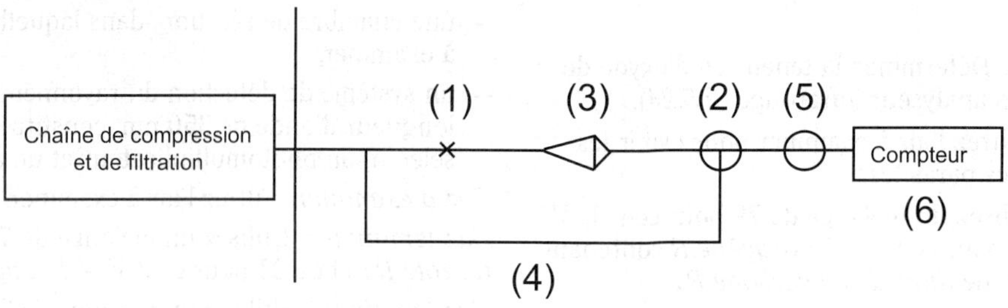

Figure 1238.-2. – *Chaîne de mesure pour la recherche de l'huile*

de pression. Ouvrez l'arrivée d'air médicinal et réglez le régulateur de pression (5) de façon que le débit du débimètre (6) indique 20 litres par minute. Faites passer un volume de 100,0 litres d'air médicinal.

Prélevez le filtre en microfibres de verre dans un récipient étanche. Découpez soigneusement le filtre en microfibres de verre et placez les morceaux dans 25,0 ml de *trichlorotrifluoréthane R* (solution à examiner).

Préparez des solutions de référence avec des quantités d'huile (huile utilisée pour la lubrification de la chaîne de compression) variant de 0,05 µg par millilitre à 0,5 µg par millilitre dans le *trichlorotrifluoréthane R*. Mesurez les absorbances de la solution à examiner et des solutions de référence à l'aide d'un spectrophotomètre infrarouge approprié à 2960,3 cm^{-1}, à 2927,7 cm^{-1} et à 2855,0 cm^{-1}. La somme des 3 absorbances donne l'absorbance de l'huile. Utilisez des cuves de bromure de potassium ayant une longueur de parcours de plusieurs centimètres.

Tracez la courbe d'étalonnage à partir des absorbances obtenues avec les solutions de référence et déterminez la quantité d'huile à l'aide de la courbe obtenue.

L'air médicinal ne contient pas plus de 0,1 mg d'huile par mètre cube.

Monoxyde d'azote et dioxyde d'azote. Déterminez la teneur en monoxyde et dioxyde d'azote à l'aide d'un analyseur à chimiluminescence (*2.5.26*).

Gaz à examiner. L'air à examiner.

Gaz témoin (a). Utilisez un mélange de 79 pour cent *V/V* d'*azote R1* et de 21 pour cent *V/V* d'*oxygène R* contenant moins de 0,05 ppm *V/V* de monoxyde d'azote et de dioxyde d'azote.

Gaz témoin (b). Utilisez un mélange contenant 2 ppm *V/V* de *monoxyde d'azote R* dans l'*azote R1*.

Procédez aux réglages du zéro et de la sensibilité de l'appareil à l'aide des gaz témoins (a) et (b). Mesurez les teneurs en monoxyde d'azote et en dioxyde d'azote dans le gaz à examiner.

L'air médicinal ne contient pas plus de 2 ppm *V/V* au total de monoxyde d'azote et de dioxyde d'azote.

Teneur en eau. Déterminez la teneur en eau à l'aide d'un hygromètre électrolytique (*2.5.28*).

L'air médicinal ne contient pas plus de 67 ppm *V/V* d'eau.

Dosage. Déterminez la teneur en oxygène à l'aide d'un analyseur paramagnétique (*2.5.27*).

IDENTIFICATION

Première identification : C.

Seconde identification : A, B.

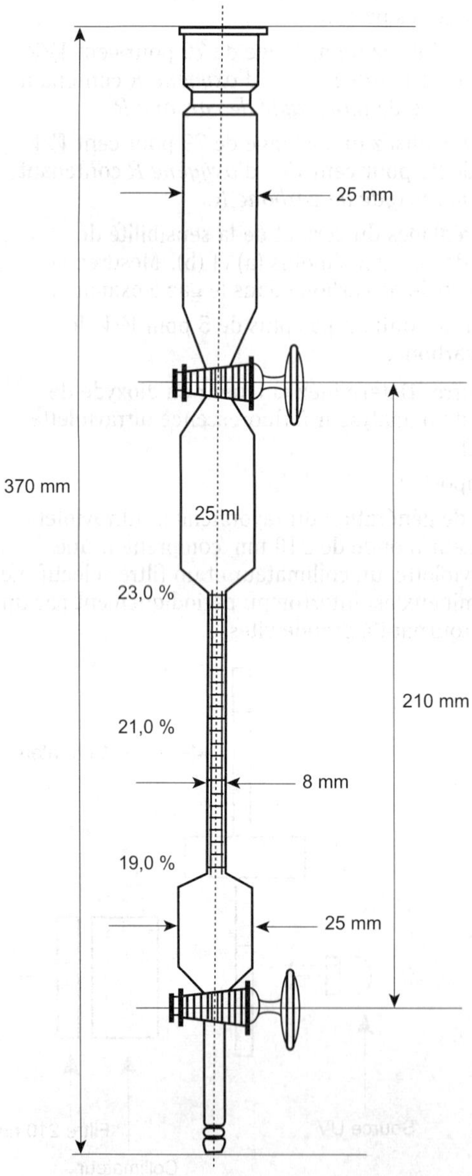

Figure 1238.-3. – *Burette à gaz*

A. Dans une fiole conique contenant de l'air médicinal, placez un copeau de bois incandescent. Le copeau reste incandescent.

B. Utilisez une burette à gaz (figure 1238.-3) de 25 ml, constituée d'un réservoir dont la partie centrale est formée d'un tube gradué en 0,2 pour cent entre 19,0 pour cent et 23,0 pour cent et isolée à ses 2 extrémités par un robinet à boisseau conique. Le robinet inférieur, terminé par un ajutage en olive, sert à l'admission du gaz. Un entonnoir cylindrique, situé au-dessus du robinet supérieur, sert à l'introduction de la solution absorbante. Lavez la burette à l'*eau R* et séchez. Ouvrez les 2 robinets. Reliez l'ajutage à la source d'air médicinal et réglez le débit à 1 litre par minute. Faites circuler l'air médicinal dans la burette pendant 1 min pour la purger. Fermez le robinet inférieur puis, immédiatement après, le robinet supérieur de la burette et déconnectez rapidement de la source d'air médicinal. Faites rapidement tourner le robinet supérieur d'un demi-tour de façon à éliminer un éventuel excès de pression. Maintenez la burette en position verticale et remplissez l'entonnoir avec un mélange extemporané de 21 ml d'une solution d'*hydroxyde de potassium R* à 560 g/l et de 130 ml d'une solution de *dithionite de sodium R* à 200 g/l. Ouvrez doucement le robinet supérieur ; la solution absorbe l'oxygène et s'écoule dans la burette. Laissez reposer sans agiter pendant 10 min. Lisez sur l'échelle graduée, en regard du ménisque, le niveau atteint par la solution, qui indique la concentration en oxygène de l'air médicinal en pour cent *V/V*. La valeur lue est de 20,4 à 21,4.

C. L'air médicinal satisfait aux limites du dosage.

ESSAI

Dioxyde de carbone. Déterminée à l'aide du tube détecteur de dioxyde de carbone (*2.1.6*), la teneur en dioxyde de carbone n'est pas supérieure à 500 ppm *V/V*.

Dioxyde de soufre. Déterminée à l'aide du tube détecteur de dioxyde soufre (*2.1.6*), la teneur en dioxyde de soufre n'est pas supérieure à 1 ppm *V/V*.

Huile. Déterminée à l'aide du tube détecteur d'huile (*2.1.6*), la teneur en huile n'est pas supérieure à 0,1 mg par mètre cube.

Monoxyde d'azote et dioxyde d'azote. Déterminée à l'aide du tube détecteur de monoxyde d'azote et de dioxyde d'azote (*2.1.6*), la teneur totale en monoxyde d'azote et dioxyde d'azote n'est pas supérieure à 2 ppm *V/V*.

Monoxyde de carbone. Déterminée à l'aide du tube détecteur de monoxyde de carbone (*2.1.6*), la teneur en monoxyde de carbone n'est pas supérieure à 5 ppm *V/V*.

Vapeur d'eau. Déterminée à l'aide du tube détecteur de vapeur d'eau (*2.1.6*), la teneur en vapeur d'eau n'est pas supérieure à 67 ppm *V/V*.

CONSERVATION

Sous forme de gaz en récipients appropriés conformes aux prescriptions légales ou sous forme de gaz distribué par réseaux de canalisation.

IMPURETÉS

A. dioxyde de carbone,

B. dioxyde de soufre,

C. monoxyde d'azote,

D. dioxyde d'azote,

E. huile,

F. monoxyde de carbone,

G. eau.

01/2002:0752

ALANINE

Alaninum

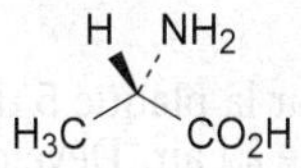

$C_3H_7NO_2$ M_r 89,1

DÉFINITION

L'alanine contient au minimum 98,5 pour cent et au maximum l'équivalent de 101,0 pour cent d'acide (*S*)-2-aminopropanoïque, calculé par rapport à la substance desséchée.

CARACTÈRES

Poudre cristalline, blanche ou sensiblement blanche ou cristaux incolores, facilement solubles dans l'eau, très peu solubles dans l'alcool, pratiquement insolubles dans l'éther.

IDENTIFICATION

Première identification : A, B.

Seconde identification : A, C, D.

A. L'alanine satisfait à l'essai du pouvoir rotatoire spécifique (voir Essai).

B. Examinez l'alanine par spectrophotométrie d'absorption dans l'infrarouge (*2.2.24*), en comparant avec le spectre obtenu avec l'*alanine SCR*. Examinez les substances sous forme de pastilles.

C. Examinez les chromatogrammes obtenus dans l'essai des substances décelables par la ninhydrine. La tache principale du chromatogramme obtenu avec la solution à examiner (b) est semblable quant à sa position, sa coloration et ses dimensions à la tache principale du chromatogramme obtenu avec la solution témoin (a).

D. Dissolvez 0,5 g d'alanine dans un mélange de 1 ml d'*eau R*, 0,5 ml d'une solution de *nitrite de sodium R* à 100 g/l et 0,25 ml d'*acide chlorhydrique R1*. Agitez. Il se produit un dégagement gazeux. Ajoutez 2 ml de *solution diluée d'hydroxyde de sodium R*, puis 0,25 ml de *solution d'iodure de potassium iodée R*. Après 30 min environ, il se forme un précipité jaune d'odeur caractéristique.

ESSAI

Solution S. Dissolvez 2,5 g d'alanine dans de l'*eau distillée R* et complétez à 50 ml avec le même solvant.

Aspect de la solution. Prélevez 10 ml de solution S et complétez à 20 ml avec de l'*eau R*. La solution est limpide (*2.2.1*) et n'est pas plus fortement colorée que la solution témoin JB_6 (*2.2.2, Procédé II*).

Pouvoir rotatoire spécifique (*2.2.7*). Dissolvez 2,50 g d'alanine dans de l'*acide chlorhydrique R1* et complétez à 25,0 ml avec le même acide. Calculé par rapport à la substance desséchée, le pouvoir rotatoire spécifique est de + 13,5 à + 15,5.

Substances décelables par la ninhydrine. Opérez par chromatographie sur couche mince (*2.2.27*) en utilisant une *plaque au gel de silice pour CCM R*.

Solution à examiner (a). Dissolvez 0,10 g d'alanine dans de l'*eau R* et complétez à 10 ml avec le même solvant.

Solution à examiner (b). Prélevez 1 ml de solution à examiner (a) et complétez à 50 ml avec de l'*eau R*.

Solution témoin (a). Dissolvez 10 mg d'*alanine SCR* dans de l'*eau R* et complétez à 50 ml avec le même solvant.

Monographies A - C

Solution témoin (b). Prélevez 5 ml de solution à examiner (b) et complétez à 20 ml avec de l'*eau R*.

Solution témoin (c). Dissolvez 10 mg d'*alanine SCR* et 10 mg de *glycine SCR* dans de l'*eau R* et complétez à 25 ml avec le même solvant.

Déposez séparément sur la plaque 5 µl de chaque solution. Laissez sécher la plaque à l'air. Développez sur un parcours de 15 cm avec un mélange de 20 volumes d'*acide acétique glacial R*, de 20 volumes d'*eau R* et de 60 volumes de *butanol R*. Laissez sécher la plaque à l'air. Pulvérisez de la *solution de ninhydrine R*. Chauffez la plaque à 100-105 °C pendant 15 min. S'il apparaît d'autres taches que la tache principale dans le chromatogramme obtenu avec la solution à examiner (a), aucune d'entre elles n'est plus intense que la tache du chromatogramme obtenu avec la solution témoin (b) (0,5 pour cent). L'essai n'est valable que si le chromatogramme obtenu avec la solution témoin (c) présente 2 taches nettement séparées.

Chlorures (*2.4.4*). Prélevez 5 ml de solution S et complétez à 15 ml avec de l'*eau R*. La solution satisfait à l'essai limite des chlorures (200 ppm).

Sulfates (*2.4.13*). Prélevez 10 ml de solution S et complétez à 15 ml avec de l'*eau distillée R*. La solution satisfait à l'essai limite des sulfates (300 ppm).

Ammonium (*2.4.1*). 50 mg d'alanine satisfont à l'essai limite B de l'ammonium (200 ppm). Préparez le témoin avec 0,1 ml de *solution à 100 ppm d'ammonium (NH_4) R*.

Fer (*2.4.9*). Dans une ampoule à décantation, dissolvez 1,0 g d'alanine dans 10 ml d'*acide chlorhydrique dilué R*. Agitez avec 3 fois 10 ml de *méthylisobutylcétone R1* pendant 3 min chaque fois. Agitez les couches organiques réunies avec 10 ml d'*eau R* pendant 3 min. La couche aqueuse satisfait à l'essai limite du fer (10 ppm).

Métaux lourds (*2.4.8*). Dissolvez 2,0 g d'alanine dans de l'*eau R* et complétez à 20 ml avec le même solvant. 12 ml de solution satisfont à l'essai limite A des métaux lourds (10 ppm). Préparez le témoin avec la *solution à 1 ppm de plomb (Pb) R*.

Perte à la dessiccation (*2.2.32*). Déterminée à l'étuve à 100-105 °C sur 1,000 g d'alanine, la perte à la dessiccation n'est pas supérieure à 0,5 pour cent.

Cendres sulfuriques (*2.4.14*). Déterminé sur 1,0 g d'alanine, le taux des cendres sulfuriques n'est pas supérieur à 0,1 pour cent.

DOSAGE

Dissolvez 80,0 mg d'alanine dans 3 ml d'*acide formique anhydre R*. Ajoutez 30 ml d'*acide acétique anhydre R*. Titrez par l'*acide perchlorique 0,1 M* en présence de 0,1 ml de *solution de naphtolbenzéine R* jusqu'à virage du jaune-brun au vert.

1 ml d'*acide perchlorique 0,1 M* correspond à 8,91 mg de $C_3H_7NO_2$.

CONSERVATION

A l'abri de la lumière.

01/2002:1386

ALBENDAZOLE

Albendazolum

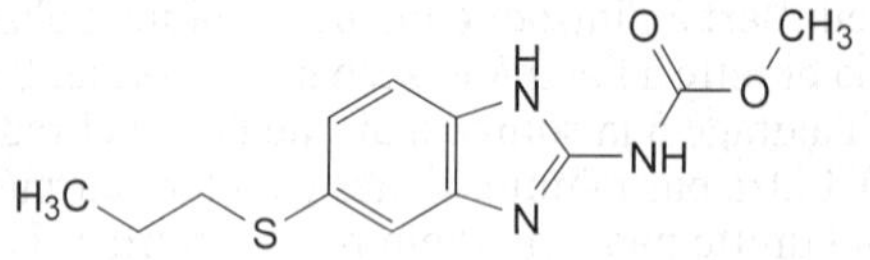

$C_{12}H_{15}N_3O_2S$ M_r 265,3

DÉFINITION

L'albendazole contient au minimum 98,0 pour cent et au maximum l'équivalent de 102,0 pour cent de [5-(propylsulfanyl)-1*H*-benzimidazol-2-yl]carbamate de méthyle, calculé par rapport à la substance desséchée.

CARACTÈRES

Poudre blanche à faiblement jaunâtre, pratiquement insoluble dans l'eau, facilement soluble dans l'acide formique anhydre, très peu soluble dans le chlorure de méthylène, pratiquement insoluble dans l'alcool.

IDENTIFICATION

Examinez l'albendazole par spectrophotométrie d'absorption dans l'infrarouge (*2.2.24*), en comparant avec le spectre obtenu avec l'*albendazole SCR*. Examinez les substances sous forme de pastilles.

ESSAI

Aspect de la solution. Dissolvez 0,10 g d'albendazole dans un mélange de 1 volume d'*acide formique anhydre R* et de 9 volumes de *chlorure de méthylène R* et complétez à 10 ml avec le même mélange de solvants. La solution est limpide (*2.2.1*) et n'est pas plus fortement colorée que la solution témoin JB_6 (*2.2.2, Procédé II*).

Substances apparentées. Opérez par chromatographie liquide (*2.2.29*).

Solution à examiner. Dissolvez 25,0 mg d'albendazole dans 5 ml de *méthanol R* contenant 1 pour cent *V/V* d'*acide sulfurique R* et complétez à 50,0 ml avec la phase mobile.

Solution témoin (a). Dissolvez 10,0 mg d'albendazole dans 10 ml de *méthanol R* contenant 1 pour cent *V/V* d'*acide sulfurique R* et complétez à 100,0 ml avec la phase mobile. Prélevez 0,5 ml de cette solution et complétez à 20,0 ml avec la phase mobile.

Solution témoin (b). Dissolvez 50,0 mg d'albendazole et 50 mg d'*oxybendazole SCR* dans 5 ml de *méthanol R* contenant 1 pour cent *V/V* d'*acide sulfurique R* et complétez à 100,0 ml avec la phase mobile.

La chromatographie peut être réalisée en utilisant :

- une colonne d'acier inoxydable, d'une longueur de 0,30 m et d'un diamètre intérieur de 3,9 mm, remplie de *gel de silice octadécylsilylé pour chromatographie R* (4 µm),
- comme phase mobile, à un débit de 0,7 ml/min, un mélange de 300 volumes d'une solution de *dihydrogénophosphate d'ammonium R* à 1,67 g/l et de 700 volumes de *méthanol R*,
- comme détecteur, un spectrophotomètre réglé à 254 nm.

Injectez 20 µl de solution témoin (a). Ajustez la sensibilité du système de façon que la hauteur du pic principal du chromatogramme obtenu représente au moins 50 pour cent de l'échelle totale de l'enregistreur. Injectez 20 µl de solution témoin (b). L'essai n'est valable que si la résolution entre les pics correspondant à l'albendazole et à l'oxybendazole n'est pas inférieure à 3,0.

Injectez 20 µl de solution à examiner. Continuez la chromatographie pendant 1,5 fois le temps de rétention de l'albendazole. Lorsque les chromatogrammes sont enregistrés dans les conditions décrites, les temps de rétention relatifs sont d'environ : 0,80 pour l'impureté A, 0,43 pour les impuretés B et C, 0,40 pour l'impureté D, 0,47 pour l'impureté E et 0,57 pour l'impureté F. S'il apparait d'autres pics que le pic principal dans le chromatogramme obtenu avec la solution à examiner, la surface d'aucun d'entre eux n'est supérieure à 1,5 fois la surface du pic principal du chromatogramme obtenu avec la solution témoin (a) (0,75 pour cent) et la somme de leur surface n'est pas supérieure à 3 fois la surface du pic principal du chromatogramme obtenu avec la solution témoin (a) (1,5 pour cent). Ne tenez pas compte des pics dont la surface est inférieure à 0,1 fois la surface du pic principal dans le chromatogramme obtenu avec la solution témoin (a).

Perte à la dessiccation (*2.2.32*). Déterminée à l'étuve à 100-105 °C pendant 4 h sur 1,000 g d'albendazole, la perte à la dessiccation n'est pas supérieure à 0,5 pour cent.

Cendres sulfuriques (*2.4.14*). Déterminé sur 1,0 g d'albendazole, le taux des cendres sulfuriques n'est pas supérieur à 0,2 pour cent.

DOSAGE

Afin d'éviter toute surchauffe pendant le titrage, mélangez soigneusement pendant toute l'opération et arrêtez immédiatement le titrage lorsque le point de fin de titrage est atteint.

Dissolvez 0,250 g d'albendazole dans 3 ml d'*acide formique anhydre R* et ajoutez 40 ml d'*acide acétique anhydre R*. Titrez par l'*acide perchlorique 0,1 M*. Déterminez le point de fin de titrage par potentiométrie (*2.2.20*).

1 ml d'*acide perchlorique 0,1 M* correspond à 26,53 mg de $C_{12}H_{15}N_3O_2S$.

CONSERVATION

A l'abri de la lumière.

IMPURETÉS

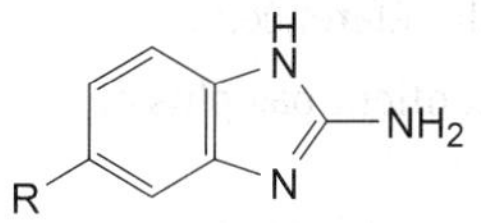

A. R = $S\text{-}CH_2\text{-}CH_2\text{-}CH_3$: 5-(propylsulfanyl)-1*H*-benzimidazol-2-amine,

D. R = $SO_2\text{-}CH_2\text{-}CH_2\text{-}CH_3$: 5-(propylsulfonyl)-1*H*-benzimidazol-2-amine,

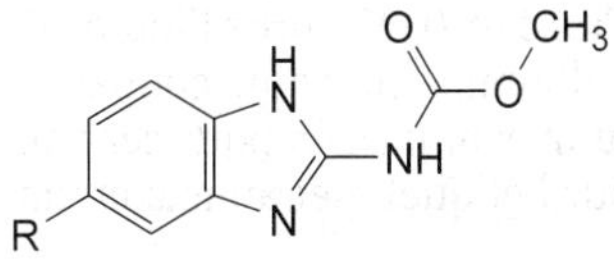

B. R = $SO\text{-}CH_2\text{-}CH_2\text{-}CH_3$: [5-(propylsulfinyl)-1*H*-benzimidazol-2-yl]carbamate de méthyle,

C. R = $SO_2\text{-}CH_2\text{-}CH_2\text{-}CH_3$: [5-(propylsulfonyl)-1*H*-benzimidazol-2-yl]carbamate de méthyle,

E. R = H : (1*H*-benzimidazol-2-yl)carbamate de méthyle,

F. R = $S\text{-}CH_3$: [5-(méthylsulfanyl)-1*H*-benzimidazol-2-yl]carbamate de méthyle.

01/2002:0255

ALBUMINE HUMAINE (SOLUTION D')

Albumini humani solutio

DÉFINITION

La solution d'albumine humaine est une solution aqueuse de protéines obtenues à partir du plasma qui est conforme à la monographie *Plasma humain pour fractionnement (0853).*

PRODUCTION

La séparation de l'albumine est effectuée dans des conditions contrôlées, notamment de pH, de force ionique et de température de façon que, dans le produit final, 95 pour cent au moins des protéines totales soient de l'albumine. La solution d'albumine humaine est préparée sous forme de solution concentrée contenant de 150 g/l à 250 g/l de protéines totales ou sous forme de solution isotonique contenant de 35 g/l à 50 g/l de protéines totales. Un stabilisant approprié protégeant la préparation des effets de la chaleur, tel que le caprylate de sodium (octanoate de sodium) ou le *N*-acétyltryptophane ou une combinaison des deux, peut être ajouté à une concentration appropriée, mais aucun conservateur antimicrobien ne doit être ajouté à aucun stade de la préparation. La solution est filtrée sur une membrane retenant les bactéries, puis répartie aseptiquement dans des récipients stériles qui sont ensuite fermés de façon à prévenir toute contamination. La solution dans son récipient final est chauffée à 60 ± 1,0 °C et maintenue à cette température pendant au moins 10 h. Les récipients sont ensuite mis à incuber, soit à 30-32 °C pendant au moins 14 jours, soit à 20-25 °C pendant au moins 4 semaines, puis examinés visuellement afin de déceler une éventuelle contamination microbienne.

CARACTÈRES

Liquide limpide, légèrement visqueux, pratiquement incolore, jaune, ambre ou vert.

IDENTIFICATION

A. Effectuez sur la solution d'albumine humaine des essais de précipitation avec une gamme appropriée d'immunosérums spécifiques d'espèces. Il est recommandé d'effectuer les essais à l'aide d'immunosérums spécifiques aux protéines plasmatiques de chaque espèce d'animal domestique couramment utilisée pour la préparation de produits d'origine biologique dans le pays concerné. La solution contient des protéines d'origine humaine et donne des résultats négatifs avec les immunosérums spécifiques aux protéines plasmatiques d'autres espèces.

B. Examinez la solution d'albumine humaine par une technique appropriée d'immunoélectrophorèse. A l'aide d'un immunosérum du sérum humain normal, comparez un sérum humain normal et la solution d'albumine humaine, tous deux dilués à une concentration en protéines de 10 g/l. Le composant principal de la solution d'albumine humaine correspond au composant principal du sérum humain normal. D'autres protéines plasmatiques peuvent être présentes en faibles quantités.

ESSAI

Détermination du pH (*2.2.3*). Diluez la solution d'albumine humaine dans une solution de *chlorure de sodium R* à 9 g/l jusqu'à une concentration en protéines de 10 g/l. Le pH de cette solution est de 6,7 à 7,3.

Monographies A - C

Protéines totales. Diluez la solution d'albumine humaine dans une solution de *chlorure de sodium R* à 9 g/l jusqu'à obtention d'une solution contenant environ 15 mg de protéines dans 2 ml. Dans un tube à centrifugation à fond rond, introduisez 2,0 ml de cette solution. Ajoutez 2 ml d'une solution de *molybdate de sodium R* à 75 g/l et 2 ml d'un mélange de 1 volume d'*acide sulfurique exempt d'azote R* et de 30 volumes d'*eau R*. Agitez, centrifugez pendant 5 min, séparez le liquide surnageant et laissez égoutter le tube renversé sur un papier filtre. Effectuez le dosage de l'azote dans le caillot après minéralisation par l'acide sulfurique (*2.5.9*). Calculez la teneur en protéines en multipliant le résultat par 6,25. La teneur en protéines n'est pas inférieure à 95 pour cent ni supérieure à 105 pour cent de la quantité indiquée sur l'étiquette.

Composition en protéines. Opérez par électrophorèse de zone (*2.2.31*) en utilisant comme support des bandelettes de gel d'acétate de cellulose approprié et comme solution d'électrolyte de la *solution tampon barbital pH 8,6 R1*.

Solution à examiner. Diluez la solution d'albumine humaine dans une solution de *chlorure de sodium R* à 9 g/l jusqu'à une concentration en protéines de 20 g/l.

Solution témoin. Diluez l'*albumine humaine pour électrophorèse PBR* dans une solution de *chlorure de sodium R* à 9 g/l jusqu'à une concentration en protéines de 20 g/l.

Monographies A - C

Déposez sur une bandelette 2,5 µl de solution à examiner en bande de 10 mm ou déposez 0,25 µl par millimètre si une bandelette plus étroite est utilisée. Sur une autre bandelette, déposez dans les mêmes conditions le même volume de solution témoin. Appliquez un champ électrique approprié tel que le composé, qui se déplace le plus rapidement, migre d'au moins 30 mm. Traitez les bandelettes par de la *solution de noir amido 10B R* pendant 5 min, puis par un mélange de 10 volumes d'*acide acétique glacial R* et de 90 volumes de *méthanol R* pendant le temps strictement nécessaire pour obtenir la décoloration du support. Développez la transparence du support avec un mélange de 19 volumes d'*acide acétique glacial R* et de 81 volumes de *méthanol R*. Mesurez l'absorbance des bandes à 600 nm à l'aide d'un instrument, donnant à cette longueur d'onde, une réponse linéaire sur l'intervalle de mesure. Effectuez 3 fois la mesure sur chaque bandelette et calculez la moyenne des lectures pour chaque bandelette. Dans l'électrophorégramme obtenu avec la solution à examiner, 5 pour cent au plus des protéines ont une mobilité différente de celle de la bande principale. L'essai n'est valable que si, dans l'électrophorégramme obtenu avec la solution témoin, la proportion de protéines contenues dans la bande principale est comprise dans les limites indiquées dans la notice accompagnant la préparation de référence.

Distribution de taille moléculaire. Examinez par chromatographie liquide (*2.2.29*).

Solution à examiner. Diluez la solution d'albumine humaine dans une solution de *chlorure de sodium R* à 9 g/l jusqu'à une concentration appropriée au système chromatographique utilisé. Une concentration comprise entre 4 g/l et 12 g/l et une injection de 50 µg à 600 µg de protéines conviennent généralement.

La chromatographie peut être réalisée en utilisant :

– une colonne d'une longueur de 0,6 m et d'un diamètre intérieur de 7,5 mm, remplie de *gel de silice hydrophile pour chromatographie R*,
– comme phase mobile, à un débit de 0,5 ml/min, une solution contenant par litre : 4,873 g de *phosphate disodique dihydraté R*, 1,741 g de *phosphate monosodique monohydraté R*, 11,688 g de *chlorure de sodium R* et 50 mg d'*azide de sodium R*,
– un détecteur réglé à 280 nm.

Le pic dû aux polymères et aux agrégats est situé dans la partie du chromatogramme correspondant au volume d'exclusion. La surface de ce pic, divisée par 2, représente au maximum 5 pour cent de la surface totale du chromatogramme.

Hème. Diluez la solution d'albumine humaine dans une solution de *chlorure de sodium R* à 9 g/l jusqu'à une concentration en protéines de 10 g/l. Mesurez l'absorbance (*2.2.25*) à 403 nm en utilisant l'*eau R* comme liquide de compensation. L'absorbance n'est pas supérieure à 0,15.

Activateur de prékallikréine (*2.6.15*). La solution d'albumine humaine ne contient pas plus de 35 UI d'activateur de prékallikréine par millilitre.

Aluminium. Opérez par spectrométrie d'absorption atomique (*2.2.23, Procédé I*), en utilisant un four comme générateur d'atomes.

Utilisez des récipients en matière plastique pour la préparation des solutions. Lavez l'appareillage avant emploi avec de l'acide nitrique (200 g/l de HNO_3).

Solution à examiner. Utilisez la solution d'albumine humaine.

Solution de validation. Utilisez l'*albumine humaine pour validation de l'essai de l'aluminium PBR*.

Solutions de référence. Préparez une gamme appropriée de solutions de référence par addition de volumes appropriés de *solution à 10 ppm d'aluminium (Al) R* à des volumes connus d'*eau R*.

Diluez les solutions si nécessaire avec de l'acide nitrique (10 g/l de HNO_3) contenant 1,7 g/l de *nitrate de magnésium R* et 0,05 pour cent *V/V* d'*octoxinol 10 R*. Mesurez l'absorbance à 309,3 nm. L'essai n'est valable que si la teneur en aluminium trouvée pour l'*albumine humaine pour validation de l'essai de l'aluminium PBR* ne diffère pas de plus de 20 pour cent de la valeur indiquée dans la notice accompagnant la préparation de référence.

La solution d'albumine humaine ne contient pas plus de 200 µg d'Al par litre.

Potassium. Déterminez la teneur en potassium par spectrométrie d'émission atomique (*2.2.22, Procédé I*). Mesurez l'intensité émise à 766,5 nm. La solution d'albumine humaine ne contient pas plus de 0,05 mmol de K par gramme de protéines.

Sodium. Déterminez la teneur en sodium par spectrométrie d'émission atomique (*2.2.22, Procédé I*). Mesurez l'intensité émise à 589 nm. La solution d'albumine humaine contient au minimum 95 pour cent et au maximum 105 pour cent de la teneur en sodium indiquée sur l'étiquette et au maximum 160 mmol de Na par litre.

Stérilité (*2.6.1*). La solution d'albumine humaine satisfait à l'essai de stérilité.

Pyrogènes (*2.6.8*). La solution d'albumine humaine satisfait à l'essai des pyrogènes. Dans le cas d'une solution contenant de 35 g/l à 50 g/l de protéines, injectez à chaque lapin, par kilogramme de masse corporelle, 10 ml de solution à examiner. Dans le cas d'une solution contenant de 150 g/l à 250 g/l de protéines, injectez à chaque lapin, par kilogramme de masse corporelle, 3 ml de solution à examiner.

CONSERVATION

A l'abri de la lumière.

ÉTIQUETAGE

L'étiquette indique :

- le nom de la préparation,
- le volume de la préparation,
- la teneur en protéines exprimée en grammes par litre,
- la teneur en sodium exprimée en millimoles par litre,
- la mention que le produit ne doit pas être utilisé s'il est devenu trouble ou s'il s'est formé un dépôt,
- le nom et la concentration de toute substance ajoutée (par exemple les stabilisants).

01/2002:1387

ALCHÉMILLE

Alchemillae herba

DÉFINITION

L'alchémille est constituée par les parties aériennes fleuries séchées, entières ou fragmentées, d'*Alchemilla xanthochlora* Rothm. (*A. vulgaris* L. *sensu latiore*). Elle contient au minimum 7,5 pour cent de tanins, exprimés en pyrogallol ($C_6H_6O_3$, M_r 126,1), calculé par rapport à la drogue desséchée.

CARACTÈRES

L'alchémille présente les caractères macroscopiques et microscopiques décrits aux identifications A et B.

IDENTIFICATION

A. Les feuilles basales, qui constituent la majeure partie de la drogue, sont vert-gris ou par endroits vert-brun, réniformes à presque semi-circulaires, d'un diamètre allant généralement jusqu'à 8 cm ou parfois jusqu'à 11 cm ; elles comportent 7 à 9 ou 11 lobes et possèdent un long pétiole. Les feuilles caulinaires, de plus petite taille, portent à la base une paire de grandes stipules ; elles comportent 5 à 9 lobes et possèdent un pétiole plus court ou sont sessiles. Les feuilles sont fortement pubescentes, notamment sur la face inférieure, et leur bord est grossièrement denté. Les jeunes feuilles sont repliées et présentent une pubescence blanc argenté, les feuilles plus âgées sont légèrement pubescentes et leur face inférieure présente un fin réseau de nervures proéminentes. Le pétiole, vert-gris à vert-jaune, est pubescent, d'un diamètre de 1 mm environ, avec un sillon adaxial. Les fleurs apétales, vert-jaune à vert clair, ont un diamètre d'environ 3 mm. Le calice, double, est surmonté d'un calicule à 4 pièces alternant avec 4 sépales de plus grande taille, subaigus à triangulaires. La fleur comporte 4 courtes étamines et un carpelle unique à stigmate capité. La tige creuse, de couleur vert-gris à vert-jaune, est pubescente et présente des sillons plus ou moins longitudinaux.

B. Réduisez l'alchémille en poudre (355). La poudre est vert-gris. Examinez au microscope en utilisant de la *solution d'hydrate de chloral R*. La poudre présente : des poils unicellulaires étroits, de longueur allant jusqu'à 1 mm, sinueux par endroits, à épaisse paroi lignifiée, acuminés et en pointe émoussée à l'extrémité, plus ou moins élargis et ponctués à la base ; des fragments de feuilles comportant 2 assises de parenchyme palissadique, avec des cellules 2 à 3 fois plus longues dans l'assise supérieure que dans l'assise inférieure, et un parenchyme lacuneux contenant des macles d'oxalate de calcium dispersées, de diamètre pouvant atteindre 25 µm ; des fragments de feuilles qui, vus de face, présentent des cellules épidermiques plus ou moins sinueuses, à parois anticlinales irrégulièrement épaissies en chapelet, et des stomates de type anomocyte (*2.8.3*) ; des formations composées de tissu vasculaire et de fibres lignifiées, provenant des tiges et des pétioles, avec des vaisseaux spiralés ou à ponctuations aréolées ; quelques poils coniques à paroi mince, d'une longueur de 300 µm environ ; des cellules parenchymateuses à paroi mince contenant des macles d'oxalate de calcium ; des grains de pollen sphériques, d'un diamètre de 15 µm environ, à 3 pores distincts et exine granuleuse ; quelques fragments de la paroi de l'ovaire, à cellules contenant un cristal unique d'oxalate de calcium.

C. Opérez par chromatographie sur couche mince (*2.2.27*) en utilisant une *plaque au gel de silice pour CCM R*.

Solution à examiner. A 0,5 g d'alchémille pulvérisée (355), ajoutez 5 ml de *méthanol R* et chauffez à reflux dans un bain-marie à 70 °C pendant 5 min, puis refroidissez et filtrez.

Solution témoin. Dissolvez 1,0 mg d'*acide caféique R* et 1,0 mg d'*acide chlorogénique R* dans 10 ml de *méthanol R*.

Déposez séparément sur la plaque, en bandes, 20 µl de solution à examiner et 10 µl de solution témoin. Développez sur un parcours de 10 cm avec un mélange de 8 volumes d'*acide formique anhydre R*, de 8 volumes d'*eau R* et de 84 volumes d'*acétate d'éthyle R*. Séchez la plaque à 100-105 °C pendant 5 min. Pulvérisez sur la plaque encore chaude une solution de *diphénylborate d'aminoéthanol R* à 10 g/l dans le *méthanol R*. Pulvérisez ensuite d'une solution de *macrogol 400 R* à 50 g/l dans le *méthanol R*. Laissez reposer pendant 30 min puis examinez en lumière ultraviolette à 365 nm. Le chromatogramme obtenu avec la solution témoin présente une bande de fluorescence bleu clair (acide chlorogénique) dans sa partie médiane et une seconde bande de fluorescence bleu clair (acide caféique) dans sa partie supérieure. Le chromatogramme obtenu avec la solution à examiner présente successivement, de bas en haut : une bande d'intense fluorescence jaune à orange semblable quant à sa position à la bande correspondant à l'acide chlorogénique dans le chromatogramme obtenu avec la solution témoin, une ou plusieurs bandes d'intense fluorescence verte à jaune-vert, une ou deux bandes d'intense fluorescence bleu clair puis, près du front du solvant et au-dessus de la bande correspondant à l'acide caféique dans le chromatogramme obtenu avec la solution témoin, deux bandes de fluorescence rouge (chlorophylle). Il présente également, légèrement au-dessus de la ligne de dépôt, quelques bandes de fluorescence bleuâtre moins intense et une bande de fluorescence brun-jaune de faible intensité.

Monographies A - C

ESSAI

Eléments étrangers (*2.8.2*). L'alchémille satisfait à l'essai des éléments étrangers.

Perte à la dessiccation (*2.2.32*). Déterminée à l'étuve à 100-105 °C pendant 2 h sur 1,000 g de drogue pulvérisée (355), la perte à la dessiccation n'est pas supérieure à 10,0 pour cent.

Cendres totales (*2.4.16*). Le taux des cendres totales n'est pas supérieur à 12,0 pour cent.

DOSAGE

Effectuez la détermination des tanins dans les drogues végétales (*2.8.14*). Utilisez 0,50 g d'alchémille pulvérisée (355).

CONSERVATION

A l'abri de la lumière.

01/2002:0593

ALCOOLS DE GRAISSE DE LAINE

Alcoholes adipis lanae

DÉFINITION

Les alcools de graisse de laine sont constitués par un mélange de stérols et d'alcools aliphatiques supérieurs provenant de la graisse de laine. Les alcools de graisse de laine contiennent au minimum 30,0 pour cent de cholestérol. Les alcools de graisse de laine peuvent contenir au maximum 200 ppm de butylhydroxytoluène.

CARACTÈRES

Masse friable, jaune pâle à jaune-brun, devenant malléable par chauffage, pratiquement insoluble dans l'eau, soluble dans le chlorure de méthylène, dans l'éther et dans l'éthanol bouillant, peu soluble dans l'alcool à 90 pour cent *V/V*.

IDENTIFICATION

Dissolvez 50 mg d'alcools de graisse de laine dans 5 ml de *chlorure de méthylène R*. Ajoutez 1 ml d'*anhydride acétique R* et 0,1 ml d'*acide sulfurique R*. Après quelques secondes, il se développe une coloration verte.

ESSAI

Aspect de la solution. A 1,0 g d'alcools de graisse de laine, ajoutez 10 ml d'*éther de pétrole R1*. Agitez, en chauffant au bain-marie. La substance se dissout complètement et, après refroidissement, la solution est limpide (*2.2.1*).

Alcalinité. Dissolvez 2,0 g d'alcools de graisse de laine dans 25 ml d'*alcool à 90 pour cent V/V R* chaud. Ajoutez 0,5 ml de *solution de phénolphtaléine R1*. La solution n'est pas colorée en rouge.

Point de fusion (*2.2.15*). Le point de fusion des alcools de graisse de laine n'est pas inférieur à 58 °C. Faites fondre les alcools de graisse de laine au bain-marie, à une température n'excédant pas de plus de 10 °C celle du point de fusion présumé et introduisez-les dans les tubes capillaires. Laissez reposer pendant 16 h au minimum à une température de 15 °C à 17 °C.

Indice d'acide (*2.5.1*). Si nécessaire, chauffez à reflux au bain-marie jusqu'à dissolution complète. L'indice d'acide n'est pas supérieur à 2.

Indice d'hydroxyle (*2.5.3, Procédé A*) : 120 à 180.

Indice de peroxyde (*2.5.5*) : au maximum 15. Prélevez des échantillons cunéiformes dont la base comprend la surface de la substance à examiner et faites-les fondre.

Indice de saponification (*2.5.6*). Déterminé sur 2,00 g d'alcools de graisse de laine, l'indice de saponification n'est pas supérieur à 12. Chauffez à reflux pendant 4 h.

Butylhydroxytoluène. Opérez par chromatographie en phase gazeuse (*2.2.28*) en utilisant le *décanoate de méthyle R* comme étalon interne.

Solution d'étalon interne. Dissolvez 0,20 g de *décanoate de méthyle R* dans du *sulfure de carbone R* et complétez à 100,0 ml avec le même solvant. Prélevez 1,0 ml de solution et complétez à 10,0 ml avec du *sulfure de carbone R*.

Solution à examiner (a). Dissolvez 1,0 g d'alcools de graisse de laine dans du *sulfure de carbone R* et complétez à 10,0 ml avec le même solvant.

Solution à examiner (b). Dissolvez 1,0 g d'alcools de graisse de laine dans du *sulfure de carbone R*. Ajoutez 1,0 ml de solution d'étalon interne et complétez à 10,0 ml avec du *sulfure de carbone R*.

Solution témoin. Dissolvez 0,20 g de *butylhydroxytoluène R* dans du *sulfure de carbone R* et complétez à 100,0 ml avec le même solvant. Prélevez 1,0 ml de cette solution et complétez à 10,0 ml avec du *sulfure de carbone R*. A 1,0 ml de cette solution, ajoutez 1,0 ml de solution d'étalon interne et complétez à 10,0 ml avec du *sulfure de carbone R*.

La chromatographie peut être réalisée en utilisant :

- une colonne d'une longueur de 1,5 m et d'un diamètre intérieur de 4 mm, remplie de *terre d'infusoires silanisée pour chromatographie en phase gazeuse R*, imprégnée de 10 pour cent *m/m* de *poly(diméthyl)siloxane R*. La colonne est précédée d'une autre colonne remplie de laine de verre silanisée,
- comme gaz vecteur, de l'*azote pour chromatographie R* à un débit de 40 ml/min,
- un détecteur à ionisation de flamme,

en maintenant la température de la colonne à 150 °C, celle de la chambre à injection à 180 °C et celle du détecteur à 300 °C.

Injectez le volume choisi de chacune des solutions à examiner (a) et (b) et de la solution témoin.

Les alcools de graisse de laine ne contiennent pas plus de 200 ppm de butylhydroxytoluène.

Perte à la dessiccation (*2.2.32*). Déterminée à l'étuve à 100-105 °C sur 2,000 g d'alcools de graisse de laine, la perte à la dessiccation n'est pas supérieure à 0,5 pour cent.

Cendres totales (*2.4.16*). Le taux des cendres totales n'est pas supérieur à 0,1 pour cent.

Pouvoir d'absorption d'eau. Dans un mortier, faites fondre en chauffant au bain-marie 0,6 g d'alcools de graisse de laine et 9,4 g de *vaseline blanche R*. Laissez refroidir et incorporez 20 ml d'*eau R*, ajoutés peu à peu. Dans les 24 h, l'émulsion, qui est pratiquement blanche et a l'aspect d'une pommade, ne libère pas d'eau.

DOSAGE

Dissolvez 0,1000 g d'alcools de graisse de laine dans 12 ml d'*alcool à 90 pour cent V/V R* chaud. Laissez reposer pendant 18 h, puis filtrez sur un filtre en verre fritté (16). Lavez le filtre avec 2 fois 15 ml d'*alcool à 90 pour cent V/V R*. Réunissez le filtrat et les liquides de lavage et ajoutez 20 ml d'une solution récemment préparée de *digitonine R* à 10 g/l dans l'*alcool à 90 pour cent V/V R*. Chauffez à

Monographies A - C

60 °C environ. Laissez refroidir, filtrez sur un filtre en verre fritté (16), lavez avec 10 ml d'*alcool à 90 pour cent V/V R*, desséchez à 100-105 °C jusqu'à masse constante.

1 g de précipité correspond à 0,239 g de cholestérol.

CONSERVATION

A l'abri de la lumière, dans des récipients bien remplis.

ÉTIQUETAGE

L'étiquette indique, dans les cas appropriés, la concentration en butylhydroxytoluène.

01/2002:1285

ALCURONIUM (CHLORURE D')

Alcuronii chloridum

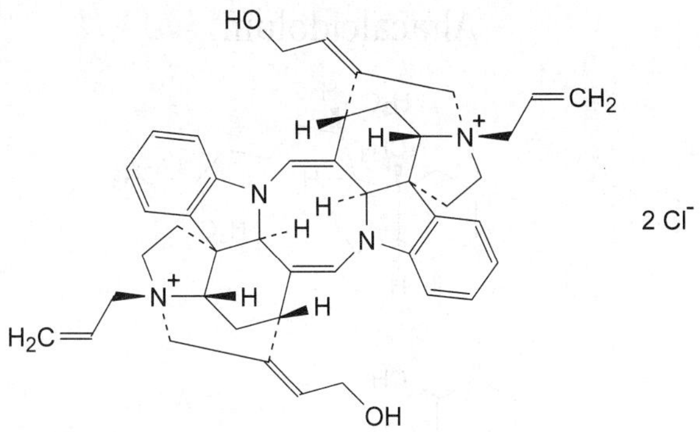

$C_{44}H_{50}Cl_2N_4O_2$ M_r 738

DÉFINITION

Le chlorure d'alcuronium contient au minimum 98,0 pour cent et au maximum l'équivalent de 102,0 pour cent de dichlorure de (1*R*,3a*S*,10*S*,11a*S*,12*R*,14a*S*,19a*S*,20b*S*,21*S*,22a*S*,23*E*,26*E*)-23,26-bis(2-hydroxyéthylidène)-1,12-bis(prop-2-ényl)-2,3,11,11a,13,14,22,22a-octahydro-10*H*,21*H*-1,21:10,12-diéthano-19a*H*,20b*H*-[1,5]diazocino[1,2,3-*lm*:5,6,7-*l'm'*]dipyrrolo[2',3'-*d*:2",3" :*d'*]dicarbazolediium (dichlorure de 4,4'-didéméthyl-4,4'-bis(prop-2-ényl)toxiférine I), calculé par rapport à la substance anhydre et exempte de propan-2-ol.

CARACTÈRES

Poudre cristalline, blanche à légèrement blanc-gris, facilement soluble dans l'eau et dans le méthanol, soluble dans l'alcool, pratiquement insoluble dans le cyclohexane.

Effectuez l'identification, les essais et le dosage le plus rapidement possible en évitant toute exposition à la lumière actinique.

IDENTIFICATION

Première identification : A, C.

Seconde identification : B, C.

A. Examinez par spectrophotométrie d'absorption dans l'infrarouge (*2.2.24*), en comparant avec le spectre obtenu avec le *chlorure d'alcuronium SCR*.

B. Opérez par chromatographie sur couche mince (*2.2.27*) en utilisant une *plaque au gel de silice pour CCM R*.

Solution à examiner. Dissolvez 10 mg de chlorure d'alcuronium dans du *méthanol R* et complétez à 10 ml avec le même solvant.

Solution témoin. Dissolvez 10 mg de *chlorure d'alcuronium SCR* dans du *méthanol R* et complétez à 10 ml avec le même solvant.

Déposez sur la plaque 10 µl de chaque solution. Développez sur un parcours de 15 cm avec un mélange de 15 volumes d'une solution de *chlorure de sodium R* à 58,4 g/l, de 35 volumes d'*ammoniaque diluée R2* et 50 volumes de *méthanol R*. Laissez sécher la plaque à l'air pendant 10 min. Pulvérisez du *nitrate d'ammonium et de cérium 0,1 M*. La tache principale du chromatogramme obtenu avec la solution à examiner est semblable quant à sa position, sa coloration et ses dimensions à la tache principale du chromatogramme obtenu avec la solution témoin.

C. Le chlorure d'alcuronium donne la réaction (a) des chlorures (*2.3.1*).

ESSAI

Solution S. Dissolvez 0,250 g de chlorure d'alcuronium dans de l'*eau exempte de dioxyde de carbone R* et complétez à 25,0 ml avec le même solvant.

Aspect de la solution. La solution S est limpide (*2.2.1*) et n'est pas plus fortement colorée que la solution témoin J_6, JB_6 ou B_6 (*2.2.2, Procédé I*).

Acidité ou alcalinité. A 10 ml de solution S, ajoutez 0,1 ml de *solution de rouge de méthyle R* et 0,2 ml d'*acide chlorhydrique 0,01 M*. La solution est rouge. Ajoutez 0,4 ml d'*hydroxyde de sodium 0,01 M*. La solution est jaune.

Pouvoir rotatoire spécifique (*2.2.7*). Déterminé avec la solution S et calculé par rapport à la substance anhydre et exempte de propan-2-ol, le pouvoir rotatoire spécifique est de – 430 à – 451.

Propan-2-ol. Le chlorure d'alcuronium ne contient pas plus de 1,0 pour cent de propan-2-ol (*2.4.24, Système A*).

Substances apparentées. Opérez par chromatographie liquide (*2.2.29*).

Mélange de solvants. Mélangez 100 ml de *méthanol R*, 200 ml d'*acétonitrile R* et 200 ml de solution de *phosphate monopotassique R* à 6,82 g/l. Dissolvez dans le mélange 1,09 g de *laurylsulfonate de sodium pour chromatographie R*, puis ajustez à un pH apparent de 8,0 avec la solution d'*hydroxyde de sodium R* à 100 g/l.

Solution à examiner. Dissolvez 0,20 g de chlorure d'alcuronium dans le mélange de solvants et complétez à 100,0 ml avec le mélange de solvants.

Solution témoin (a). Prélevez 0,5 ml de solution à examiner et complétez à 100,0 ml avec le mélange de solvants.

Solution témoin (b). Prélevez 4,0 ml de solution témoin (a) et complétez à 10,0 ml avec le mélange de solvants.

Solution témoin (c). Prélevez 1,0 ml de solution témoin (a) et complétez à 10,0 ml avec le mélange de solvants.

Solution témoin (d). A 5,0 ml de solution à examiner, ajoutez 5,0 mg de *bromure de N-allylstrychnine SCR*, dissolvez dans le mélange de solvants et complétez à 100,0 ml avec le mélange de solvants.

La chromatographie peut être réalisée en utilisant :

- une colonne d'acier inoxydable, d'une longueur de 0,25 m et d'un diamètre intérieur de 4 mm, remplie de *gel de silice octylsilylé pour chromatographie R* (5 µm),
- comme phase mobile, à un débit de 1,2 ml/min, une solution préparée comme suit : mélangez 200 ml de *méthanol R*, 400 ml d'*acétonitrile R* et 400 ml de solution de *phosphate monopotassique R* à 6,82 g/l. Dissolvez 2,18 g de *laurylsulfonate de sodium pour chromatographie R* dans le mélange, puis ajustez la phase mobile à un pH apparent de 5,4 avec une solution d'*acide phosphorique R* à 100 g/l,
- comme détecteur, un spectrophotomètre réglé à 254 nm.

Injectez 10 µl de solution témoin (b). Ajustez la sensibilité du système de façon que la hauteur du pic dû à l'alcuronium représente au moins 10 pour cent de l'échelle totale de l'enregistreur. Injectez 10 µl de solution témoin (d). L'essai n'est valable que si la résolution entre les pics correspondant respectivement à la *N*-allylstrychnine et à l'alcuronium n'est pas inférieure à 4,0. Injectez 10 µl de solution à examiner, 10 µl de solution témoin (a) et 10 µl de solution témoin (c). Continuez la chromatographie de la solution à examiner pendant 2 fois le temps de rétention du pic dû à l'alcuronium. S'il apparaît, dans le chromatogramme obtenu avec la solution à examiner, d'autres pics que le pic principal, la surface d'aucun d'entre eux n'est supérieure à celle du pic principal du chromatogramme obtenu avec la solution témoin (a) (0,5 pour cent) et un seul de ces pics peut présenter une surface supérieure à celle du pic principal du chromatogramme obtenu avec la solution témoin (b) (0,2 pour cent). La somme de la surface de tous les pics, à l'exception du pic principal, n'est pas supérieure à 2 fois la surface du pic principal du chromatogramme obtenu avec la solution témoin (a) (1 pour cent). Ne tenez pas compte des pics dont la surface est inférieure à la surface du pic principal du chromatogramme obtenu avec la solution témoin (c) (0,05 pour cent).

Teneur en eau (*2.5.12*). Déterminée par semi-microdosage sur 0,500 g de chlorure d'alcuronium, la teneur en eau n'est pas supérieure à 5,0 pour cent.

Cendres sulfuriques (*2.4.14*). Déterminé sur 1,0 g de chlorure d'alcuronium, le taux des cendres sulfuriques n'est pas supérieur à 0,1 pour cent.

DOSAGE

Dissolvez, en maintenant sous agitation pendant 1 min, 0,300 g de chlorure d'alcuronium dans 70 ml d'*anhydride acétique R*. Titrez par *l'acide perchlorique 0,1 M* en présence de 0,1 ml de *solution de violet cristallisé R* jusqu'à virage du bleu-violet au bleu-vert.

1 ml d'*acide perchlorique 0,1 M* correspond à 36,9 mg de $C_{44}H_{50}Cl_2N_4O_2$.

CONSERVATION

Sous azote, en récipient étanche et à l'abri de la lumière, à une température de 2 °C à 8 °C.

IMPURETÉS

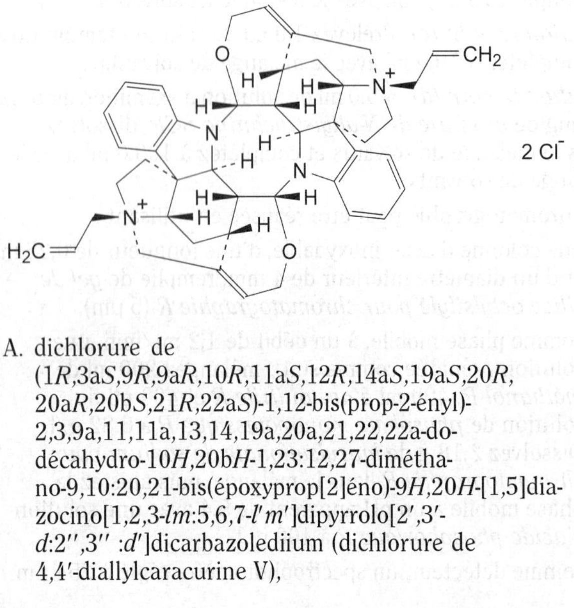

A. dichlorure de (1*R*,3a*S*,9*R*,9a*R*,10*R*,11a*S*,12*R*,14a*S*,19a*S*,20*R*,20a*R*,20b*S*,21*R*,22a*S*)-1,12-bis(prop-2-ényl)-2,3,9a,11,11a,13,14,19a,20a,21,22,22a-dodécahydro-10*H*,20b*H*-1,23:12,27-diméthano-9,10:20,21-bis(époxyprop[2]éno)-9*H*,20*H*-[1,5]diazocino[1,2,3-*lm*:5,6,7-*l'm'*]dipyrrolo[2',3'-*d*:2'',3'' :*d'*]dicarbazolediium (dichlorure de 4,4'-diallylcaracurine V),

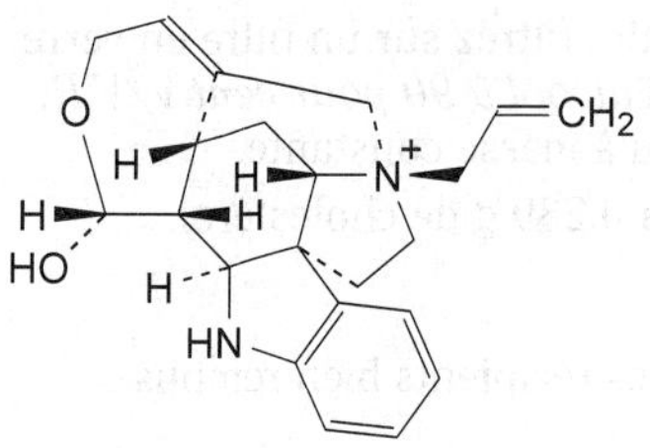

B. chlorure de (4b*S*,7*R*,7a*S*,8a*R*,13*R*,13a*R*,13b*S*)-13-hydroxy-7-(prop-2-ényl)-5,6,7a,8,8a,11,13,13a,13b,14-décahydro-7,9-méthano-7*H*-oxépino[3,4-*a*]pyrrolo[2,3-*d*]carbazolium (chlorure de (4*R*,17*R*)-4-allyl-17,18-époxy-17-hydroxy-19,20-didéshydrocuranium).

01/2002:1286

ALFACALCIDOL

Alfacalcidolum

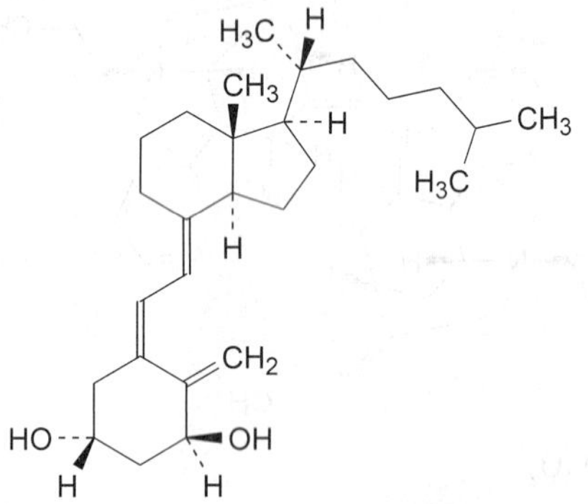

$C_{27}H_{44}O_2$ M_r 400,6

DÉFINITION

L'alfacalcidol contient au minimum 97,0 pour cent et au maximum l'équivalent de 102,0 pour cent de (5*Z*,7*E*)-9,10-sécocholesta-5,7,10(19)-triène-1α,3β-diol.

CARACTÈRES

Cristaux blancs ou sensiblement blancs, pratiquement insolubles dans l'eau, facilement solubles dans l'alcool, solubles dans les huiles grasses. L'alfacalcidol est sensible à l'air, à la chaleur et à la lumière.

Une isomérisation réversible en pré-alfacalcidol se produit en solution, en fonction de la température et du temps. L'activité est due aux deux composés.

IDENTIFICATION

A. Examinez l'alfacalcidol par spectrophotométrie d'absorption dans l'infrarouge (*2.2.24*), en comparant avec le *spectre de référence de l'alfacalcidol de la Ph. Eur.* (préparé en utilisant 2 mg d'alfacalcidol et 150 mg de *bromure de potassium R*).

B. Examinez les chromatogrammes obtenus dans le dosage. Le pic principal du chromatogramme obtenu avec la solution à examiner est semblable quant à son temps de rétention et ses dimensions au pic principal du chromatogramme obtenu avec la solution témoin (a).

ESSAI

Substances apparentées. Opérez par chromatographie liquide (*2.2.29*) selon les indications données sous Dosage. Calculez la teneur pour cent des substances apparentées, à l'exception du pré-alfacalcidol, qui éluent pendant 2 fois le temps de rétention de l'alfacalcidol, à partir de la surface des pics du chromatogramme obtenu avec la solution à examiner, en utilisant le procédé de normalisation. La teneur en toute substance apparentée n'est pas supérieure à 0,5 pour cent et la somme des teneurs en substances apparentées n'est pas supérieure à 1,0 pour cent. Ne tenez pas compte des pics inférieurs à 0,1 pour cent.

DOSAGE

Effectuez le dosage aussi rapidement que possible en évitant l'exposition à la lumière actinique et à l'air.

Opérez par chromatographie liquide (*2.2.29*).

Solution à examiner. Dissolvez sans chauffer 1,0 mg d'alfacalcidol dans 10,0 ml de phase mobile.

Solution témoin (a). Dissolvez sans chauffer 1,0 mg d'*alfacalcidol SCR* dans 10,0 ml de phase mobile.

Solution témoin (b). Diluez la solution témoin (a) au 1/100 avec la phase mobile.

Solution témoin (c). Chauffez à reflux 2 ml de solution témoin (a) dans un bain-marie à 80 °C pendant 2 h, puis refroidissez.

La chromatographie peut être réalisée en utilisant :

- une colonne d'une longueur de 0,25 m et d'un diamètre intérieur de 4,0 mm, remplie de *gel de silice octadécylsilylé pour chromatographie R2* (5 µm),
- comme phase mobile, à un débit de 2,0 ml/min, un mélange de 1 volume d'*ammoniaque R*, de 200 volumes d'*eau R* et de 800 volumes d'*acétonitrile R*,
- comme détecteur, un spectrophotomètre réglé à 265 nm,
- un injecteur à boucle.

Injectez à 6 reprises 100 µl de solution témoin (c) et enregistrez les chromatogrammes. Lorsque les chromatogrammes sont enregistrés dans les conditions prescrites, le temps de rétention relatif à l'alfacalcidol est d'environ 1,3 pour le pré-alfacalcidol. Le dosage n'est valable que si l'écart type relatif de la réponse obtenue pour l'alfacalcidol n'est pas supérieur à 1 pour cent et si la résolution entre les pics correspondant au pré-alfacalcidol et à l'alfacalcidol n'est pas inférieure à 4,0. Si nécessaire, ajustez les proportions des composants de la phase mobile pour obtenir cette résolution.

Injectez 100 µl de solution témoin (a) et 100 µl de solution témoin (b) et enregistrez les chromatogrammes. Injectez 100 µl de solution à examiner et enregistrez le chromatogramme de la même façon en continuant la chromatographie pendant deux fois le temps de rétention du pic principal.

CONSERVATION

En récipient étanche, sous azote, à l'abri de la lumière et à une température de 2 °C à 8 °C.

Le contenu de tout récipient entamé doit être utilisé immédiatement.

IMPURETÉS

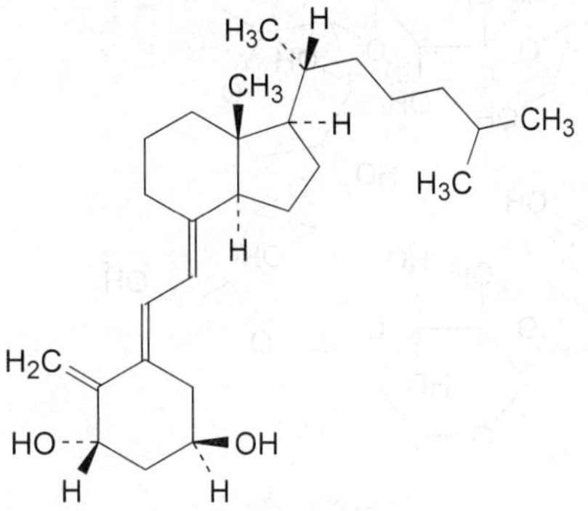

A. (5*E*,7*E*)-9,10-sécocholesta-5,7,10(19)-triène-1α,3β-diol (*trans*-alfacalcidol),

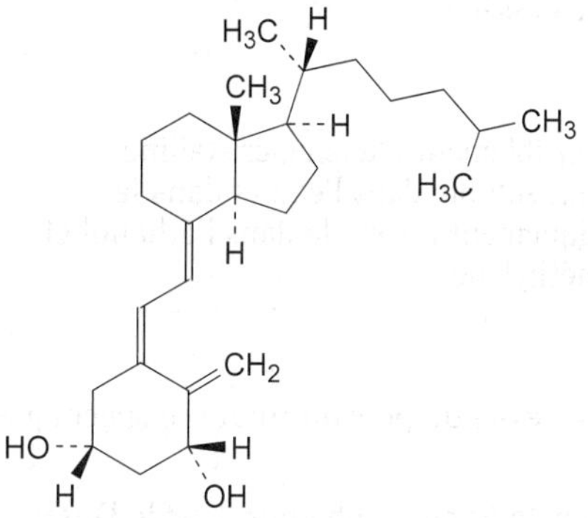

B. (5*Z*,7*E*)-9,10-sécocholesta-5,7,10(19)-triène-1β,3β-diol (1β-calcidol),

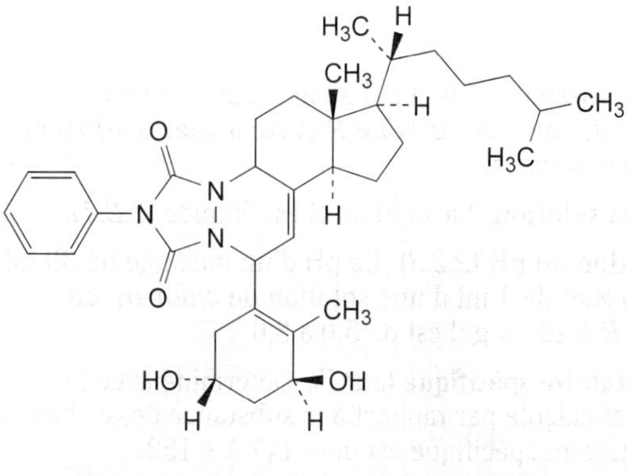

C. produit d'addition de la triazoline et du pré-alfacalcidol.

Monographies A - C

01/2002:1487

ALFADEX

Alfadexum

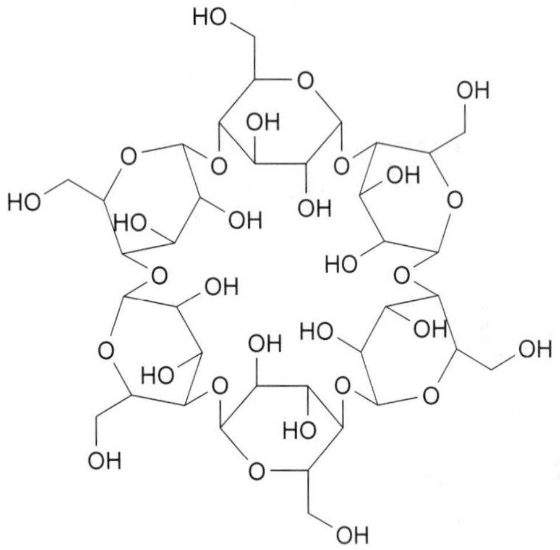

$[C_6H_{10}O_5]_6$ M_r 973

DÉFINITION

L'alfadex contient au minimum 98,0 pour cent et au maximum l'équivalent de 101,0 pour cent de cyclohexakis-(1→4)-(α-D-glucopyranosyl) (cyclomaltohexaose ou α-cyclodextrine), calculé par rapport à la substance desséchée.

CARACTÈRES

Poudre blanche ou sensiblement blanche, cristalline ou amorphe, facilement soluble dans l'eau et dans le propylèneglycol, pratiquement insoluble dans l'éthanol et dans le chlorure de méthylène.

IDENTIFICATION

A. L'alfadex satisfait à l'essai du pouvoir rotatoire spécifique (voir Essai).

B. Examinez les chromatogrammes obtenus dans le Dosage. Le pic principal du chromatogramme obtenu avec la solution à examiner (b) est semblable quant à son temps de rétention et ses dimensions au pic principal du chromatogramme obtenu avec la solution témoin (c).

C. Dissolvez 0,2 g d'alfadex dans 2 ml de *solution d'iode R4* en chauffant au bain-marie, puis laissez reposer à température ambiante. Il se forme un précipité brun-jaune.

ESSAI

Solution S. Dissolvez 1,000 g d'alfadex dans de l'*eau exempte de dioxyde de carbone R* et complétez à 100,0 ml avec le même solvant.

Aspect de la solution. La solution S est limpide (*2.2.1*).

Détermination du pH (*2.2.3*). Le pH d'un mélange de 30 ml de solution S et de 1 ml d'une solution de *chlorure de potassium R* à 223,6 g/l est de 5,0 à 8,0.

Pouvoir rotatoire spécifique (*2.2.7*). Déterminé avec la solution S et calculé par rapport à la substance desséchée, le pouvoir rotatoire spécifique est de + 147 à + 152.

Sucres réducteurs

Solution à examiner. A 1 ml de solution S, ajoutez 1 ml de *solution cupri-tartrique R4*. Chauffez au bain-marie pendant 10 min, puis refroidissez à température ambiante. Ajoutez 10 ml de *réactif au molybdate d'ammonium R1* et laissez reposer pendant 15 min.

Solution témoin. Préparez une solution témoin simultanément et de la même manière que la solution à examiner, en utilisant 1 ml d'une solution de *glucose R* à 0,02 g/l.

Mesurez l'absorbance de la solution à examiner et de la solution témoin (*2.2.25*) au maximum à 740 nm en utilisant de l'*eau R* comme liquide de compensation. L'absorbance de la solution à examiner n'est pas supérieure à celle de la solution témoin (0,2 pour cent).

Impuretés absorbant la lumière. Examinez la solution S entre 230 nm et 750 nm (*2.2.25*). Entre 230 nm et 350 nm, l'absorbance n'est pas supérieure à 0,10. Entre 350 nm et 750 nm, l'absorbance n'est pas supérieure à 0,05.

Substances apparentées. Opérez par chromatographie liquide (*2.2.29*) comme décrit sous Dosage. Injectez la solution à examiner (a) et la solution témoin (b). S'il apparaît, dans le chromatogramme obtenu avec la solution à examiner (a), des pics correspondant à la bétadex et à la gammacyclodextrine, la surface d'aucun d'entre eux n'est supérieure à la moitié de la surface des pics correspondants dans le chromatogramme obtenu avec la solution témoin (b) (0,25 pour cent). La somme de la surface de tous les pics, à l'exception du pic principal et des pics correspondant à la bétadex et à la gammacyclodextrine, n'est pas supérieure à la moitié de la surface des pics correspondant à l'alfadex dans le chromatogramme obtenu avec la solution témoin (b) (0,5 pour cent).

Solvants résiduels. Opérez par chromatographie en phase gazeuse (*2.2.28*) à espace de tête, en utilisant la méthode des ajouts dosés et le *chlorure d'éthylène R* comme étalon interne.

Solutions à examiner. Dans 4 flacons identiques de 20 ml, dissolvez 500 mg d'alfadex dans de l'*eau R*. Ajoutez 0,10 g de *chlorure de calcium R* et 30 µl de *solution d'α-amylase R* et, séparément, 1 ml des solutions témoins (a), (b), (c) et (d), puis complétez à 10 ml avec de l'*eau R*.

Solutions témoins. Préparez une solution témoin (a) contenant 10 µl de *chlorure d'éthylène R* par litre. A partir de la solution témoin (a), préparez les solutions témoins (b), (c) et (d) contenant respectivement 3 µl, 10 µl et 15 µl de *trichloréthylène R* et de *toluène R* par litre.

La chromatographie peut être réalisée en utilisant :

– une colonne de silice fondue, d'une longueur de 25 m et d'un diamètre intérieur de 0,32 mm, dont la paroi intérieure est recouverte d'une couche de 1 µm de *macrogol 20 000 R,*
– comme gaz vecteur, de l'*hélium pour chromatographie R,*
– un détecteur à ionisation de flamme,

en maintenant la température de la colonne à 50 °C, celle de l'injecteur à 140 °C et celle du détecteur à 280 °C. Placez les échantillons dans une enceinte thermostatée à 45 °C pendant 2 h. Injectez 200 µl de l'espace de tête de chaque flacon et répétez chaque essai au moins 3 fois. Le temps de rétention du toluène est de 10 min environ. L'essai n'est valable que si :

– la résolution entre les pics correspondant au trichloréthylène et au toluène d'une part, et entre les pics correspondant au toluène et au chlorure d'éthylène d'autre part, n'est pas inférieure à 1,1,

Monographies A - C

– l'écart-type relatif des rapports entre la surface des pics correspondant au trichloréthylène et au toluène et celle du pic correspondant à l'étalon interne n'est pas supérieur à 5 pour cent.

Calculez la teneur en trichloréthylène et en toluène en prenant comme densités relatives 1,46 et 0,87 respectivement. L'alfadex ne contient pas plus de 10 ppm de trichloréthylène, ni plus de 10 ppm de toluène.

Métaux lourds (*2.4.8*). 2,0 g d'alfadex satisfont à l'essai limite C des métaux lourds (10 ppm). Préparez le témoin avec 2 ml de *solution à 10 ppm de plomb (Pb) R*.

Perte à la dessiccation (*2.2.32*). Déterminée à l'étuve à 120 °C pendant 2 h sur 1,000 g d'alfadex, la perte à la dessiccation n'est pas supérieure à 10,0 pour cent.

Cendres sulfuriques (*2.4.14*). Déterminé sur 1,0 g d'alfadex, le taux des cendres sulfuriques n'est pas supérieur à 0,1 pour cent.

DOSAGE

Opérez par chromatographie liquide (*2.2.29*).

Solution à examiner (a). Dissolvez en chauffant 0,25 g d'alfadex dans de l'*eau R*, refroidissez, puis complétez à 25,0 ml avec le même solvant.

Solution à examiner (b). Prélevez 5,0 ml de solution à examiner (a) et complétez à 50,0 ml avec de l'*eau R*.

Solution témoin (a). Dissolvez 25,0 mg de *bétadex SCR*, 25,0 mg de *gammacyclodextrine SCR* et 50,0 mg d'*alfadex SCR* dans de l'*eau R*, puis complétez à 50,0 ml avec le même solvant.

Solution témoin (b). Prélevez 5,0 ml de solution témoin (a) et complétez à 50,0 ml avec de l'*eau R*.

Solution témoin (c). Dissolvez 25,0 mg d'*alfadex SCR* dans de l'*eau R* et complétez à 25,0 ml avec le même solvant.

La chromatographie peut être réalisée en utilisant :

– une colonne d'acier inoxydable, d'une longueur de 0,25 m et d'un diamètre intérieur de 4,6 mm, remplie de *gel de silice octadécylsilylé pour chromatographie R* (10 µm),
– comme phase mobile, à un débit de 1,5 ml/min, un mélange de 10 volumes de *méthanol R* et de 90 volumes d'*eau R*,
– comme détecteur, un réfractomètre différentiel,
– un injecteur à boucle de 50 µl.

Equilibrez la colonne avec la phase mobile à un débit de 1,5 ml/min pendant 3 h environ. Injectez 5 fois la solution témoin (a). Enregistrez les chromatogrammes pendant 3,5 fois le temps de rétention de l'alfadex. Ajustez la sensibilité du système de façon que la hauteur du pic correspondant à la gammacyclodextrine, dans le chromatogramme obtenu avec la solution témoin (a), représente 55 pour cent à 75 pour cent de l'échelle totale de l'enregistreur. Le temps de rétention de l'alfadex est 4,5 min environ, la rétention relative de la gammacyclodextrine et de la bétadex est respectivement de 0,7 et 2,2 environ.

L'essai n'est valable que si :

– la résolution entre les pics correspondant à la gammacyclodextrine et à l'alfadex n'est pas inférieure à 1,5,
– l'écart type relatif de la surface du pic correspondant à l'alfadex est inférieur à 2,0 pour cent.

Si nécessaire, ajustez la concentration du méthanol dans la phase mobile pour obtenir la résolution souhaitée. Injectez en alternance la solution à examiner (b) et la solution témoin (c). Calculez la teneur pour cent en $[C_6H_{10}O_5]_6$ à partir de la surface du pic principal de chacun des chromatogrammes obtenus et de la teneur déclarée de l'*alfadex SCR*.

CONSERVATION

En récipient étanche.

IMPURETÉS

A. bétadex,

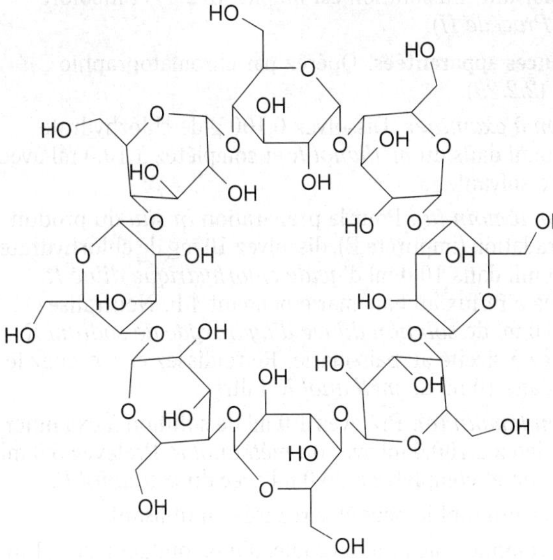

B. cyclooctakis-(1→4)-(α-D-glucopyranosyl) (cyclomaltooctaose ou γ-cyclodextrine).

01/2002:1062

ALFENTANIL (CHLORHYDRATE D')

Alfentanili hydrochloridum

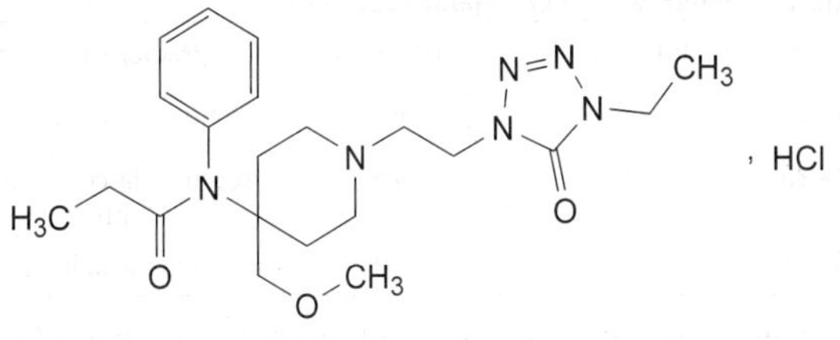

$C_{21}H_{33}ClN_6O_3$ M_r 453,0

DÉFINITION

Le chlorhydrate d'alfentanil contient au minimum 98,5 pour cent et au maximum l'équivalent de 101,5 pour cent de chlorhydrate de *N*-[1-[2-(4-éthyl-4,5-dihydro-5-oxo-1*H*-tétrazol-1-yl)éthyl]-4-(méthoxyméthyl)pipéridin-4-yl]-*N*-phénylpropanamide, calculé par rapport à la substance anhydre.

CARACTÈRES

Poudre blanche à sensiblement blanche, facilement soluble dans l'eau, dans l'alcool et dans le méthanol.

Le chlorhydrate d'alfentanil fond en se décomposant vers 140 °C.

IDENTIFICATION

A. Examinez le chlorhydrate d'alfentanil par spectrophotométrie d'absorption dans l'infrarouge (*2.2.24*), en comparant avec le *spectre de référence du chlorhydrate d'alfentanil de la Ph. Eur.*

Monographies A - C

B. Dissolvez 50 mg de chlorhydrate d'alfentanil dans un mélange de 0,4 ml d'*ammoniaque R* et de 2 ml d'*eau R*. Mélangez, laissez reposer pendant 5 min et filtrez. Acidifiez le filtrat avec de l'*acide nitrique dilué R*. La solution donne la réaction (a) des chlorures (*2.3.1*).

ESSAI

Aspect de la solution. Dissolvez 0,2 g de chlorhydrate d'alfentanil dans de l'*eau R* et complétez à 20 ml avec le même solvant. La solution est limpide (*2.2.1*) et incolore (*2.2.2, Procédé II*).

Substances apparentées. Opérez par chromatographie liquide (*2.2.29*).

Solution à examiner. Dissolvez 0,100 g de chlorhydrate d'alfentanil dans du *méthanol R* et complétez à 10,0 ml avec le même solvant.

Solution témoin (a). Pour la préparation *in situ* du produit de dégradation (impureté E), dissolvez 10 mg de chlorhydrate d'alfentanil dans 10,0 ml d'*acide chlorhydrique dilué R*. Chauffez à reflux au bain-marie pendant 4 h. Neutralisez avec 10,0 ml de *solution diluée d'hydroxyde de sodium R*. Evaporez à siccité au bain-marie. Refroidissez et reprenez le résidu dans 10 ml de *méthanol R*. Filtrez.

Solution témoin (b). Prélevez 1,0 ml de solution à examiner et complétez à 100,0 ml avec du *méthanol R*. Prélevez 5,0 ml de solution et complétez à 20,0 ml avec du *méthanol R*.

La chromatographie peut être réalisée en utilisant :

– une colonne d'acier inoxydable, d'une longueur de 0,1 m et d'un diamètre intérieur de 4,6 mm, remplie de *gel de silice octadécylsilylé pour chromatographie R* (3 µm),
– comme phase mobile, à un débit de 1,5 ml/min, une programmation de gradient aux conditions suivantes :
  Phase mobile A. Une *solution de carbonate d'ammonium R* à 5 g/l dans un mélange de 10 volumes de *tétrahydrofurane R* et de 90 volumes d'*eau R*,
  Phase mobile B. *Acétonitrile R*,

Intervalle (min)	Phase mobile A (pour cent *V/V*)	Phase mobile B (pour cent *V/V*)	Commentaire
0 - 15	90 → 40	10 → 60	gradient linéaire
15 - 20	40	60	élution isocratique
20 - 25	90	10	retour à la composition initiale
25 = 0	90	10	recommencez le gradient

– comme détecteur, un spectrophotomètre réglé à 220 nm.

Equilibrez la colonne pendant 30 min au moins avec de l'*acétonitrile R* puis revenez à la composition initiale pendant 5 min au moins. Ajustez la sensibilité du détecteur de façon que la hauteur du pic principal du chromatogramme obtenu avec 10 µl de solution témoin (b) représente au moins 50 pour cent de l'échelle totale de l'enregistreur.

Injectez 10 µl de solution témoin (a). Lorsque les chromatogrammes sont enregistrés dans les conditions prescrites, les temps de rétention sont de 6 min environ pour l'impureté E et de 7 min environ pour le chlorhydrate d'alfentanil. Ne tenez compte d'aucun autre pic. L'essai n'est valable que si la résolution entre les pics correspondant respectivement au chlorhydrate d'alfentanil et à son produit de dégradation n'est pas inférieure à 4,0. Si nécessaire, ajustez la teneur en acétonitrile dans la phase mobile ou la programmation du temps pour le gradient linéaire d'élution.

Injectez 10 µl de *méthanol R* comme blanc, 10 µl de solution à examiner et 10 µl de solution témoin (b). S'il apparaît d'autres pics que le pic principal dans le chromatogramme obtenu avec la solution à examiner, la surface d'aucun d'entre eux n'est supérieure à celle du pic principal du chromatogramme obtenu avec la solution témoin (b) (0,25 pour cent) et la somme de leur surface n'est pas supérieure à 2 fois la surface du pic principal du chromatogramme obtenu avec la solution témoin (b) (0,5 pour cent). Ne tenez pas compte d'un pic dû au blanc ni des pics dont la surface est inférieure à 0,2 fois la surface du pic principal du chromatogramme obtenu avec la solution témoin (b) (0,05 pour cent).

Teneur en eau (*2.5.12*). Déterminée par semi-microdosage sur 0,500 g de chlorhydrate d'alfentanil, la teneur en eau est de 3,0 pour cent à 4,0 pour cent.

DOSAGE

Dissolvez 0,350 g de chlorhydrate d'alfentanil dans 50 ml d'un mélange de 1 volume d'*alcool R* et de 4 volumes d'*eau R* puis ajoutez 5,0 ml d'*acide chlorhydrique 0,01 M*. Titrez par l'*hydroxyde de sodium 0,1 M* et tracez la courbe potentiométrique (*2.2.20*). Mesurez le volume d'*hydroxyde de sodium 0,1 M* utilisé entre les 2 points d'inflexion.

1 ml d'*hydroxyde de sodium 0,1 M* correspond à 45,30 mg de $C_{21}H_{33}ClN_6O_3$.

CONSERVATION

A l'abri de la lumière.

IMPURETÉS

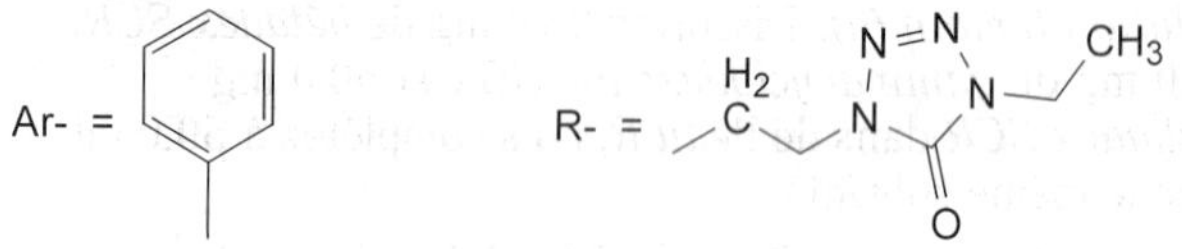

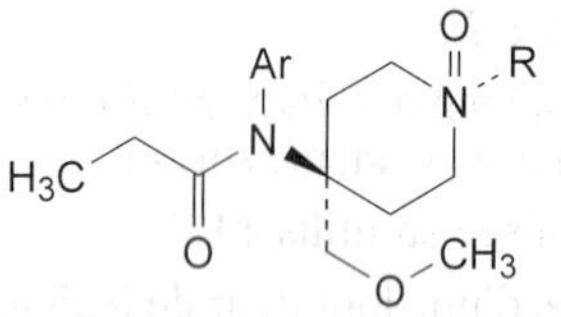

A. *cis*-*N*-[1-[2-(4-éthyl-4,5-dihydro-5-oxo-1*H*-tétrazol-1-yl)éthyl]-4-(méthoxyméthyl)pipéridin-4-yl]-*N*-phénylpropanamide, *N*-oxyde,

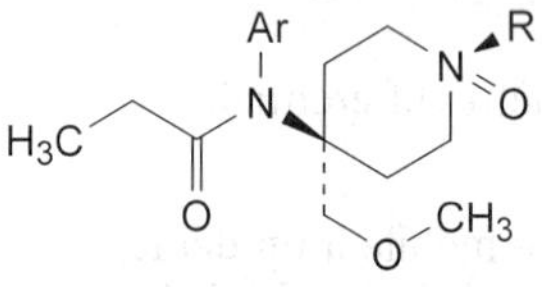

B. *trans*-*N*-[1-[2-(4-éthyl-4,5-dihydro-5-oxo-1*H*-tétrazol-1-yl)éthyl]-4-(méthoxyméthyl)pipéridin-4-yl]-*N*-phénylpropanamide, *N*-oxyde,

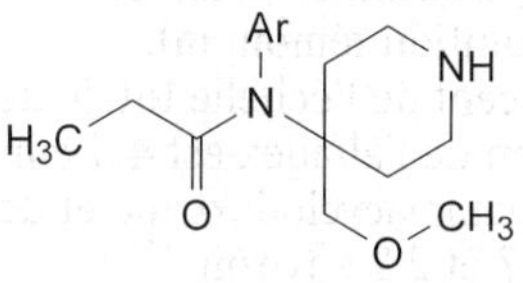

C. *N*-[4-(méthoxyméthyl)pipéridin-4-yl]-*N*-phénylpropanamide,

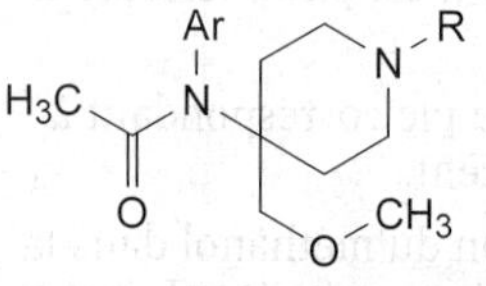

D. *N*-[1-[2-(4-éthyl-4,5-dihydro-5-oxo-1*H*-tétrazol-1-yl)éthyl]-4-(méthoxyméthyl)pipéridin-4-yl]-*N*-phénylacétamide,

Monographies A - C

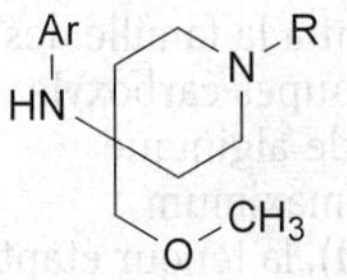

E. 1-éthyl-1,4-dihydro-4-[2-[[4-(méthoxyméthyl)-4-phénylamino]pipéridin-1-yl]éthyl]-5*H*-tétrazol-5-one,

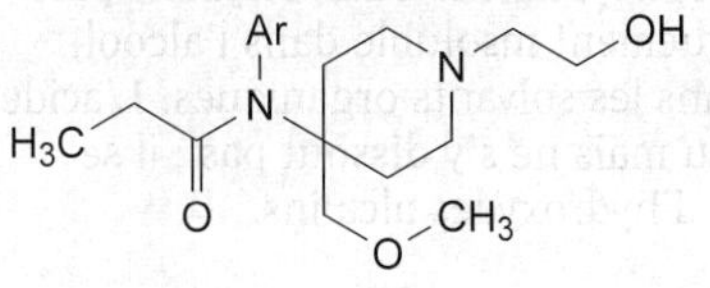

F. *N*-[1-(2-hydroxyéthyl)-4-(méthoxyméthyl)pipéridin-4-yl]-*N*-phénylpropanamide,

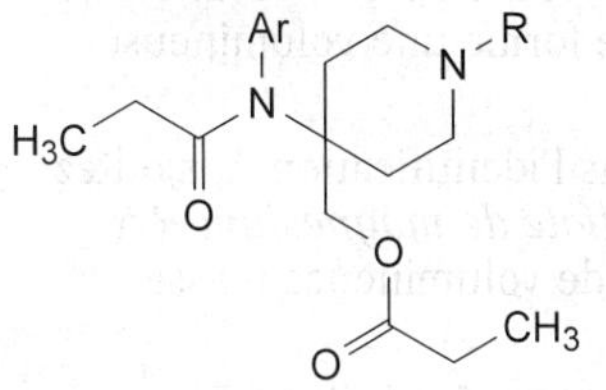

G. *N*-[1-[2-(4-éthyl-4,5-dihydro-5-oxo-1*H*-tétrazol-1-yl)éthyl]-4-(propanoyloxyméthyl)piperidin-4-yl]-*N*-phénylpropanamide,

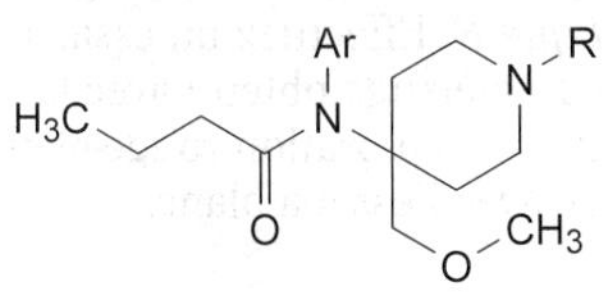

H. *N*-[1-[2-(4-éthyl-4,5-dihydro-5-oxo-1*H*-tétrazol-1-yl)éthyl]-4-(méthoxyméthyl)pipéridin-4-yl]-*N*-phénylbutanamide.

01/2002:1287

ALFUZOSINE (CHLORHYDRATE D')

Alfuzosini hydrochloridum

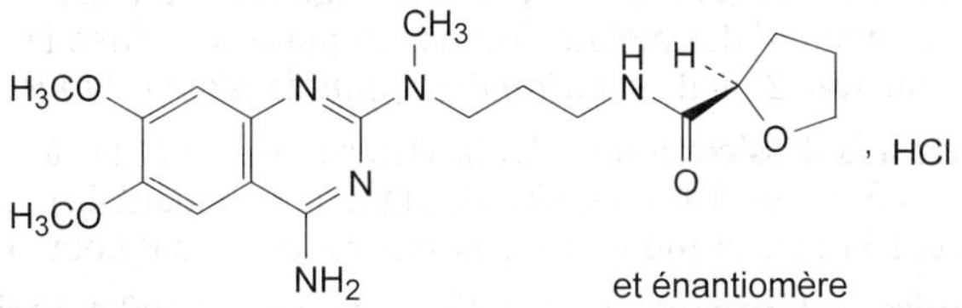

et énantiomère

$C_{19}H_{28}ClN_5O_4$ M_r 425,9

DÉFINITION

Le chlorhydrate d'alfuzosine contient au minimum 98,5 pour cent et au maximum l'équivalent de 101,0 pour cent de chlorhydrate de (*RS*)-*N*-[3-[(4-amino-6,7-diméthoxyquinazolin-2-yl)(méthyl)amino]propyl]tétrahydrofurane-2-carboxamide, calculé par rapport à la substance anhydre.

CARACTÈRES

Poudre cristalline, blanche ou sensiblement blanche, légèrement hygroscopique, facilement soluble dans l'eau, assez soluble dans l'alcool, pratiquement insoluble dans le chlorure de méthylène.

IDENTIFICATION

A. Examinez le chlorhydrate d'alfuzosine par spectrophotométrie d'absorption dans l'infrarouge (*2.2.24*), en comparant avec le spectre obtenu avec le *chlorhydrate d'alfuzosine SCR*. Examinez les substances sous forme de pastilles.

B. A 1 ml de solution S (voir Essai), ajoutez 1 ml d'*eau R*. Cette solution donne la réaction (a) des chlorures (*2.3.1*).

ESSAI

Solution S. Dissolvez 0,500 g de chlorhydrate d'alfuzosine dans de l'*eau exempte de dioxyde de carbone R* et complétez à 25,0 ml avec le même solvant.

Détermination du pH (*2.2.3*). Le pH de la solution S récemment préparée est de 4,0 à 6,0.

Angle de rotation optique (*2.2.7*). Déterminé avec la solution S, l'angle de rotation optique est de – 0,10° à + 0,10°.

Substances apparentées. Opérez par chromatographie liquide (*2.2.29*).

Solution à examiner. Dissolvez 20,0 mg de chlorhydrate d'alfuzosine dans la phase mobile et complétez à 100,0 ml avec la phase mobile.

Solution témoin (a). Prélevez 1,0 ml de solution à examiner et complétez à 50,0 ml avec la phase mobile. Prélevez 5,0 ml de cette solution et complétez à 20,0 ml avec la phase mobile.

Solution témoin (b). Dissolvez 5 mg d'*impureté A d'alfuzosine SCR* dans la phase mobile et complétez à 25 ml avec la phase mobile. A 1 ml de cette solution, ajoutez 1 ml de solution à examiner et complétez à 100 ml avec la phase mobile.

La chromatographie peut être réalisée en utilisant :

- une colonne d'acier inoxydable d'une longueur de 0,15 m et d'un diamètre intérieur de 4,6 mm, remplie de *gel de silice octadécylsilylé pour chromatographie R* (5 µm) à microparticules présentant un taux de carbone de 18,5 pour cent, une surface spécifique de 320 m^2/g, un diamètre de pores de 15 nm, post-greffées avec de l'hexaméthyldisilane,
- comme phase mobile, à un débit de 1,5 ml/min, un mélange de 1 volume de *tétrahydrofurane R,* de 20 volumes d'*acétonitrile R* et de 80 volumes d'une solution de perchlorate de sodium préparée comme suit : diluez 5,0 ml d'*acide perchlorique R* dans 900 ml d'*eau R,* ajustez à pH 3,5 avec de la *solution diluée d'hydroxyde de sodium R* et complétez à 1000 ml avec de l'*eau R,*
- comme détecteur, un spectrophotomètre réglé à 254 nm.

Injectez 20 µl de solution témoin (b). Ajustez la sensibilité du système de façon que la hauteur des 2 pics du chromatogramme obtenu représente au moins 50 pour cent de l'échelle totale de l'enregistreur. L'essai n'est valable que si la résolution entre les pics correspondant respectivement à l'alfuzosine et à l'impureté A d'alfuzosine n'est pas inférieure à 3,0. Injectez 20 µl de solution à examiner et 20 µl de solution témoin (a). S'il apparaît d'autres pics que le pic principal dans le chromatogramme obtenu avec la solution à examiner, la surface d'aucun d'entre eux n'est supérieure à 0,6 fois celle du pic principal du chromatogramme obtenu avec la solution témoin (a) (0,3 pour cent) et la somme de leur surface n'est pas supérieure à celle du pic principal du chromatogramme obtenu avec la solution témoin (a) (0,5 pour cent). Ne tenez pas compte des pics dont la surface est inférieure à 0,025 fois la surface du pic principal du chromatogramme obtenu avec la solution témoin (a).

Teneur en eau (*2.5.12*). Déterminée par semi-microdosage sur 0,500 g de chlorhydrate d'alfuzosine, la teneur en eau n'est pas supérieure à 2,0 pour cent.

Cendres sulfuriques (*2.4.14*). Déterminé sur 1,0 g de chlorhydrate d'alfuzosine, le taux des cendres sulfuriques n'est pas supérieur à 0,1 pour cent.

DOSAGE

Dissolvez 0,300 g de chlorhydrate d'alfuzosine dans un mélange de 40 ml d'*acide acétique anhydre R* et de 40 ml d'*anhydride acétique R*. Titrez par l'*acide perchlorique 0,1 M*. Déterminez le point de fin de titrage par potentiométrie (*2.2.20*).

1 ml d'*acide perchlorique 0,1 M* correspond à 42,59 mg de $C_{19}H_{28}ClN_5O_4$.

CONSERVATION

En récipient étanche, à l'abri de la lumière.

IMPURETÉS

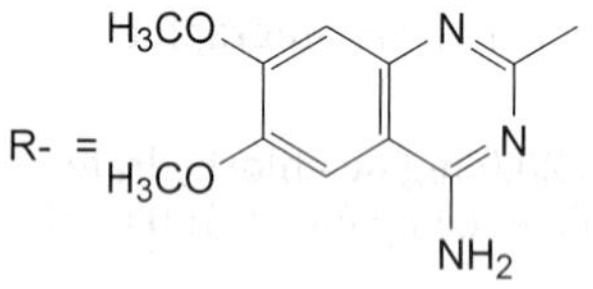

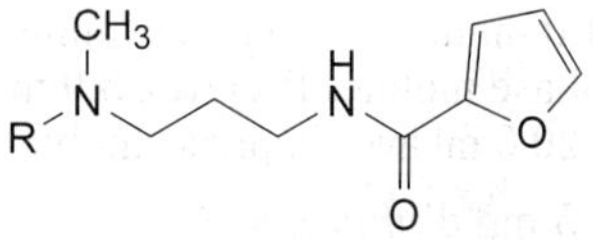

A. *N*-[3-[(4-amino-6,7-diméthoxyquinazolin-2-yl)(méthyl)amino]propyl]furane-2-carboxamide,

B. R-Cl : 2-chloro-6,7-diméthoxyquinazolin-4-amine,

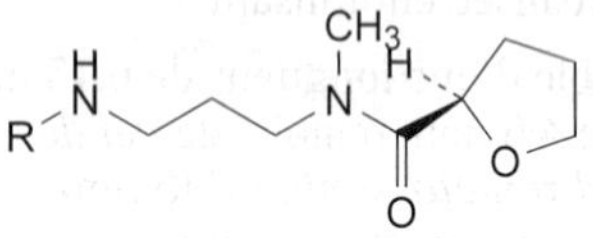

C. (*RS*)-*N*-[3-[(4-amino-6,7-diméthoxyquinazolin-2-yl)amino]propyl]-*N*-méthyltétrahydrofurane-2-carboxamide,

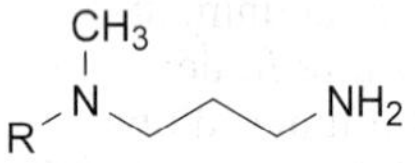

D. *N*-(4-amino-6,7-diméthoxyquinazolin-2-yl)-*N*-méthylpropane-1,3-diamine,

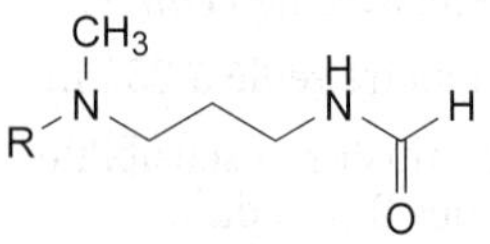

E. *N*-[3-[(4-amino-6,7-diméthoxyquinazolin-2-yl)(méthyl)amino]propyl]formamide.

01/2002:0591

ALGINIQUE (ACIDE)

Acidum alginicum

DÉFINITION

L'acide alginique est un mélange d'acides polyuroniques $[(C_6H_8O_6)_n]$ constitués par des résidus de l'acide D-mannuronique et de l'acide L-guluronique. Il est obtenu principalement à partir d'algues appartenant à la famille des Phéophycées. Une petite proportion des groupes carboxyle de l'acide alginique peut être salifiée. L'acide alginique contient au minimum 19,0 pour cent et au maximum 25,0 pour cent de groupes carboxyle (COOH), la teneur étant calculée par rapport à la substance desséchée.

CARACTÈRES

Poudre cristalline ou amorphe, blanche ou brun-jaune pâle, très peu soluble ou pratiquement insoluble dans l'alcool, pratiquement insoluble dans les solvants organiques. L'acide alginique gonfle dans l'eau mais ne s'y dissout pas ; il se dissout dans les solutions d'hydroxydes alcalins.

IDENTIFICATION

A. A 0,2 g d'acide alginique, ajoutez 20 ml d'*eau R* et 0,5 ml de *solution de carbonate de sodium R*. Agitez et filtrez. A 5 ml du filtrat, ajoutez 1 ml de *solution de chlorure de calcium R*. Il se forme une volumineuse masse gélatineuse.

B. A 5 ml du filtrat obtenu dans l'identification A, ajoutez 0,5 ml d'une solution de *sulfate de magnésium R* à 123 g/l. Il ne se forme pas de volumineuse masse gélatineuse.

C. A 5 mg d'acide alginique, ajoutez 5 ml d'*eau R*, 1 ml d'une solution récemment préparée de *1,3-dihydroxynaphtalène R* à 10 g/l dans l'*alcool R* et 5 ml d'*acide chlorhydrique R*. Faites bouillir doucement pendant 3 min, refroidissez, ajoutez 5 ml d'*eau R* et agitez avec 15 ml d'*éther isopropylique R*. Effectuez un essai à blanc. La couche supérieure du mélange obtenu avec la substance à examiner présente une coloration rouge-bleu plus intense que celle obtenue avec l'essai à blanc.

ESSAI

Chlorures. A 2,50 g d'acide alginique, ajoutez 50 ml d'*acide nitrique dilué R*. Agitez pendant 1 h, puis complétez à 100,0 ml avec de l'*acide nitrique dilué R*. Filtrez. A 50,0 ml du filtrat, ajoutez 10,0 ml de *nitrate d'argent 0,1 M* et 5 ml de *toluène R*. Titrez par le *thiocyanate d'ammonium 0,1 M* en présence de 2 ml de *solution de sulfate ferrique et d'ammonium R2* en agitant énergiquement à l'approche du virage.

1 ml de *nitrate d'argent 0,1 M* correspond à 3,545 mg de Cl.

L'acide alginique ne contient pas plus de 1,0 pour cent de chlorures.

Métaux lourds (*2.4.8*). 1,0 g d'acide alginique satisfait à l'essai limite F des métaux lourds (20 ppm). Préparez le témoin avec 2 ml de *solution à 10 ppm de plomb (Pb) R*.

Perte à la dessiccation (*2.2.32*). Déterminée à l'étuve à 100-105 °C sur 0,1000 g d'acide alginique pendant 4 h, la perte à la dessiccation n'est pas supérieure à 15,0 pour cent.

Cendres sulfuriques (*2.4.14*). Déterminé sur 0,100 g d'acide alginique et calculé par rapport à la substance desséchée, le taux des cendres sulfuriques n'est pas supérieur à 8,0 pour cent.

Contamination microbienne. L'acide alginique satisfait à une limite du nombre de germes aérobies viables totaux (*2.6.12*) de 10^2 microorganismes par gramme, déterminé par dénombrement sur plaque de gélose. L'acide alginique satisfait aux essais d'*Escherichia coli* et des salmonelles (*2.6.13*).

DOSAGE

A 0,2500 g d'acide alginique, ajoutez 25 ml d'*eau R*, 25,0 ml d'*hydroxyde de sodium 0,1 M* et 0,2 ml de *solution de phénolphtaléine R*. Titrez par l'*acide chlorhydrique 0,1 M*.

1 ml d'*hydroxyde de sodium 0,1 M* correspond à 4,502 mg de groupes carboxyle (COOH).

01/2002:1288

ALLANTOÏNE

Allantoinum

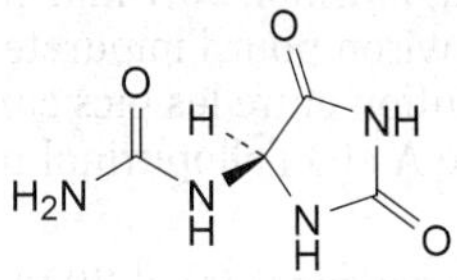

et énantiomère

$C_4H_6N_4O_3$ M_r 158,1

DÉFINITION

L'allantoïne contient au minimum 98,5 pour cent et au maximum l'équivalent de 101,0 pour cent de (*RS*)-(2,5-dioxoimidazolidin-4-yl)urée.

CARACTÈRES

Poudre cristalline blanche, peu soluble dans l'eau, très peu soluble dans l'alcool.

L'allantoïne fond en se décomposant vers 225 °C.

IDENTIFICATION

Première identification : A.

Seconde identification : B, C, D.

A. Examinez l'allantoïne par spectrophotométrie d'absorption dans l'infrarouge (*2.2.24*), en comparant avec le spectre obtenu avec l'*allantoïne SCR*.

B. Examinez les chromatogrammes obtenus dans l'essai des substances apparentées. La tache principale du chromatogramme obtenu avec la solution à examiner (b) est semblable quant à sa position, sa coloration et ses dimensions à la tache principale du chromatogramme obtenu avec la solution témoin (a).

C. Portez à ébullition un mélange de 20 mg d'allantoïne, de 1 ml de *solution diluée d'hydroxyde de sodium R* et de 1 ml d'*eau R*. Laissez refroidir, puis ajoutez 1 ml d'*acide chlorhydrique dilué R*. Prélevez 0,1 ml de cette solution et ajoutez 0,1 ml d'une solution de *bromure de potassium R* à 100 g/l, 0,1 ml d'une solution de *résorcinol R* à 20 g/l et 3 ml d'*acide sulfurique R*, puis chauffez au bain-marie pendant 5 min à 10 min. La solution devient bleu foncé. Après refroidissement, versez la solution dans 10 ml environ d'*eau R* : la solution devient rouge.

D. Chauffez 0,5 g environ d'allantoïne. Il se dégage des vapeurs d'ammoniac qui font virer au bleu un *papier tournesol rouge R*.

ESSAI

Solution S. Dissolvez, en chauffant si nécessaire, 0,5 g d'allantoïne dans de l'*eau exempte de dioxyde de carbone R* et complétez à 100 ml avec le même solvant.

Acidité ou alcalinité. Prélevez 5 ml de solution S et ajoutez 5 ml d'*eau exempte de dioxyde de carbone R*, 0,1 ml de *solution de rouge de méthyle R* et 0,2 ml d'*hydroxyde de sodium 0,01 M*. La solution est jaune. Ajoutez 0,4 ml d'*acide chlorhydrique 0,01 M*. La solution est rouge.

Angle de rotation optique (*2.2.7*). Déterminé avec la solution S, l'angle de rotation optique est de – 0,10° à + 0,10°.

Substances réductrices. Agitez 1,0 g d'allantoïne avec 10 ml d'*eau R* pendant 2 min. Filtrez. Ajoutez 1,5 ml de *permanganate de potassium 0,02 M*. La solution reste colorée en violet pendant au moins 10 min.

Substances apparentées. Opérez par chromatographie sur couche mince (*2.2.27*) en utilisant une plaque recouverte de *cellulose pour chromatographie R* appropriée.

Solution à examiner (a). Dissolvez en chauffant 0,10 g d'allantoïne dans 5,0 ml d'*eau R*. Laissez refroidir. Complétez à 10 ml avec du *méthanol R*. *Utilisez immédiatement la solution.*

Solution à examiner (b). Prélevez 1 ml de solution à examiner (a) et complétez à 10 ml avec un mélange de 1 volume de *méthanol R* et de 1 volume d'*eau R*.

Solution témoin (a). Dissolvez 10 mg d'*allantoïne SCR* dans un mélange de 1 volume de *méthanol R* et de 1 volume d'*eau R* et complétez à 10 ml avec le même mélange de solvants.

Solution témoin (b). Dissolvez 10 mg d'*urée R* dans 10 ml d'*eau R*. Prélevez 1 ml de solution et complétez à 10 ml avec du *méthanol R*.

Solution témoin (c). Mélangez 1 ml de solution témoin (a) et 1 ml de solution témoin (b).

Déposez sur la plaque 10 µl de solution à examiner (a) et 5 µl de solution à examiner (b), de solution témoin (a), de solution témoin (b) et de solution témoin (c). Développez sur un parcours de 10 cm avec un mélange de 15 volumes d'*acide acétique glacial R*, de 25 volumes d'*eau R* et de 60 volumes de *butanol R*. Laissez sécher la plaque à l'air. Pulvérisez une solution de *diméthylaminobenzaldéhyde R* à 5 g/l dans un mélange de 1 volume d'*acide chlorhydrique R* et de 3 volumes de *méthanol R*. Faites sécher la plaque dans un courant d'air chaud. Examinez à la lumière du jour après 30 min. S'il apparaît d'autres taches que la tache principale dans le chromatogramme obtenu avec la solution à examiner (a), aucune d'entre elles n'est plus intense que la tache du chromatogramme obtenu avec la solution témoin (b) (0,5 pour cent). L'essai n'est valable que si le chromatogramme obtenu avec la solution témoin (c) présente 2 taches principales nettement séparées.

Perte à la dessiccation (*2.2.32*). Déterminée à l'étuve à 100-105 °C, sur 1,000 g d'allantoïne, la perte à la dessiccation n'est pas supérieure à 0,1 pour cent.

Cendres sulfuriques (*2.4.14*). Déterminé sur 1,0 g d'allantoïne, le taux des cendres sulfuriques n'est pas supérieur à 0,1 pour cent.

DOSAGE

Dissolvez 120,0 mg d'allantoïne dans 40 ml d'*eau R*. Titrez par l'*hydroxyde de sodium 0,1 M*. Déterminez le point de fin de titrage par potentiométrie (*2.2.20*).

1 ml d'*hydroxyde de sodium 0,1 M* correspond à 15,81 mg de $C_4H_6N_4O_3$.

IMPURETÉS

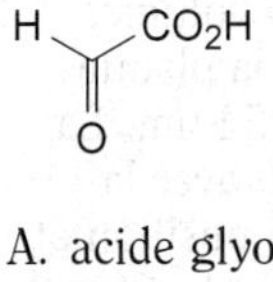

A. acide glyoxylique,

B. urée.

01/2002:0576

ALLOPURINOL

Allopurinolum

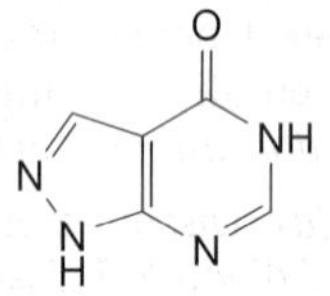

$C_5H_4N_4O$ M_r 136,1

DÉFINITION

L'allopurinol contient au minimum 98,0 pour cent et au maximum l'équivalent de 102,0 pour cent de 1,5-dihydro-4*H*-pyrazolo[3,4-*d*]pyrimidin-4-one, calculé par rapport à la substance desséchée.

CARACTÈRES

Poudre blanche ou sensiblement blanche, très peu soluble dans l'eau et dans l'alcool. L'allopurinol se dissout dans les solutions diluées d'hydroxydes alcalins.

IDENTIFICATION

Première identification : B.

Seconde identification : A, C, D.

A. Dissolvez 10 mg d'allopurinol dans 1 ml d'*hydroxyde de sodium 0,1 M* et complétez à 100,0 ml avec de l'*acide chlorhydrique 0,1 M*. Prélevez 10,0 ml de cette solution et complétez à 100,0 ml avec de l'*acide chlorhydrique 0,1 M*. Examinée de 220 nm à 350 nm (*2.2.25*), la solution présente un maximum d'absorption à 250 nm et un minimum d'absorption à 231 nm. Le rapport entre l'absorbance au minimum à 231 nm et l'absorbance au maximum à 250 nm est de 0,52 à 0,62.

B. Examinez l'allopurinol par spectrophotométrie d'absorption dans l'infrarouge (*2.2.24*), en comparant avec le spectre obtenu avec l'*allopurinol SCR*. Examinez les substances sous forme de pastilles.

C. Dissolvez 0,3 g d'allopurinol dans 2,5 ml de *solution diluée d'hydroxyde de sodium R* et ajoutez 50 ml d'*eau R*. Ajoutez lentement et en agitant 5 ml de *solution de nitrate d'argent R1* ; il se forme un précipité blanc qui ne se dissout pas par addition de 5 ml d'*ammoniaque R*.

D. Opérez par chromatographie sur couche mince (*2.2.27*) en utilisant une *plaque au gel de silice F_{254} pour CCM R*.

Solution à examiner. Dissolvez 20 mg d'allopurinol dans de l'*ammoniaque concentrée R* et complétez à 10 ml avec le même solvant.

Solution témoin. Dissolvez 20 mg d'*allopurinol SCR* dans de l'*ammoniaque concentrée R* et complétez à 10 ml avec le même solvant.

Déposez sur la plaque 10 µl de chaque solution. Développez sur un parcours de 15 cm en utilisant un mélange de 40 volumes d'*éthanol R* et de 60 volumes de *chlorure de méthylène R*. Laissez sécher la plaque à l'air. Examinez en lumière ultraviolette à 254 nm. La tache principale du chromatogramme obtenu avec la solution à examiner est semblable quant à sa position et ses dimensions à la tache principale du chromatogramme obtenu avec la solution témoin.

ESSAI

Aspect de la solution. Dissolvez 1,0 g d'allopurinol dans 20 ml de *solution diluée d'hydroxyde de sodium R*. La solution est limpide (*2.2.1*) et n'est pas plus fortement colorée que la solution témoin J_6 ou JV_6 (*2.2.2, Procédé II*).

Substances apparentées. Opérez par chromatographie liquide (*2.2.29*) comme décrit sous Dosage.

Injectez 20 µl de solution témoin (b). Lorsque les chromatogrammes sont enregistrés dans les conditions prescrites, les temps de rétention sont de 4,2 min environ pour l'impureté A, 6,1 min environ pour les impuretés B et C, 7,7 min environ pour l'allopurinol, 26,1 min environ pour l'impureté D et 27,8 min environ pour l'impureté E. L'essai n'est valable que si la résolution entre les pics correspondant respectivement à l'impureté A et à l'allopurinol n'est pas inférieure à 3,0.

Injectez 20 µl de solution à examiner (a) et 20 µl de solution témoin (a). Continuez la chromatographie de la solution à examiner (a) pendant 5 fois le temps de rétention de l'allopurinol. Dans le chromatogramme obtenu avec la solution à examiner (a), la surface d'un pic correspondant à l'impureté A n'est pas supérieure à celle du pic correspondant dans le chromatogramme obtenu avec la solution témoin (b) (0,2 pour cent) ; la surface d'un double pic non résolu correspondant aux impuretés B et C n'est pas supérieure à celle du double pic correspondant dans le chromatogramme obtenu avec la solution témoin (b) (0,2 pour cent) ; la surface des pics correspondant aux impuretés D ou E n'est pas supérieure à celle des pics correspondants dans le chromatogramme obtenu avec la solution témoin (b) (0,1 pour cent) ; s'il apparaît d'autres pics que le pic principal et les pics correspondant aux impuretés A, B, C, D et E, leur surface n'est pas supérieure à celle du pic correspondant à l'allopurinol dans le chromatogramme obtenu avec la solution témoin (a) (0,1 pour cent) ; la somme de la surface de ces pics inconnus n'est pas supérieure à 3 fois la surface du pic correspondant à l'allopurinol dans le chromatogramme obtenu avec la solution témoin (a) (0,3 pour cent). Ne tenez pas compte des pics dont la surface est inférieure à 0,2 fois la surface du pic correspondant à l'allopurinol dans le chromatogramme obtenu avec la solution témoin (a).

Métaux lourds (*2.4.8*). 1,0 g d'allopurinol satisfait à l'essai limite C des métaux lourds (20 ppm). Préparez le témoin avec 2 ml de *solution à 10 ppm de plomb (Pb) R*.

Perte à la dessiccation (*2.2.32*). Déterminée à l'étuve à 100-105 °C sur 1,000 g d'allopurinol, la perte à la dessiccation n'est pas supérieure à 0,5 pour cent.

Cendres sulfuriques (*2.4.14*). Déterminé sur 1,0 g d'allopurinol, le taux des cendres sulfuriques n'est pas supérieur à 0,1 pour cent.

DOSAGE

Opérez par chromatographie liquide (*2.2.29*). *Préparez les solutions immédiatement avant l'emploi.*

Mélange de solvants. Mélangez 2 volumes de phase mobile B et 8 volumes de phase mobile A.

Solution à examiner (a). Dissolvez 50,0 mg d'allopurinol dans 5,0 ml d'*hydroxyde de sodium 0,1 M* et complétez immédiatement à 100,0 ml avec le mélange de solvants.

Solution à examiner (b). Dissolvez 20,0 mg d'allopurinol dans 5,0 ml d'*hydroxyde de sodium 0,1 M* et complétez immédiatement à 250,0 ml avec le mélange de solvants.

Solution témoin (a). Prélevez 2,0 ml de solution à examiner (a) et complétez à 100,0 ml avec le mélange de solvants. Prélevez 5,0 ml de cette solution et complétez à 100,0 ml avec le mélange de solvants.

Solution témoin (b). Dissolvez 10,0 mg d'*impureté A d'allopurinol SCR*, 5,0 mg d'*impureté B d'allopurinol SCR*, 5,0 mg d'*impureté C d'allopurinol SCR*, 5,0 mg d'*impureté D d'allopurinol SCR* et 5,0 mg d'*impureté E d'allopurinol SCR* dans 5,0 ml d'*hydroxyde de sodium 0,1 M*. Ajoutez 20,0 ml de solution à examiner (a) et complétez immédiatement à 100,0 ml avec le mélange de solvants. Prélevez 1,0 ml de cette solution et complétez à 100,0 ml avec le mélange de solvants.

Solution témoin (c). Dissolvez 20,0 mg d'*allopurinol SCR* dans 5,0 ml d'*hydroxyde de sodium 0,1 M* et complétez immédiatement à 250,0 ml avec le mélange de solvants.

La chromatographie peut être réalisée en utilisant :

– une colonne d'acier inoxydable, d'une longueur de 0,25 m et d'un diamètre intérieur de 4,6 mm, remplie de *gel de silice octadécylsilylé pour chromatographie R* (5 µm),

– comme phase mobile, à un débit de 1,0 ml/min :

Phase mobile A. Une solution de *phosphate monopotassique R* à 1,25 g/l,

Phase mobile B. Méthanol R,

Intervalle (min)	Phase mobile A (pour cent *V/V*)	Phase mobile B (pour cent *V/V*)	Commentaire
0 - 30	90 → 70	10 → 30	gradient linéaire

– comme détecteur, un spectrophotomètre réglé à 230 nm.

Injectez 20 µl de solution témoin (c). Ajustez la sensibilité du système de façon que la hauteur du pic principal du chromatogramme obtenu représente au moins 50 pour cent de l'échelle totale de l'enregistreur. Injectez 20 µl de solution à examiner (b). Calculez la teneur pour cent en allopurinol à partir de la surface du pic dans le chromatogramme obtenu avec la solution témoin (c).

IMPURETÉS

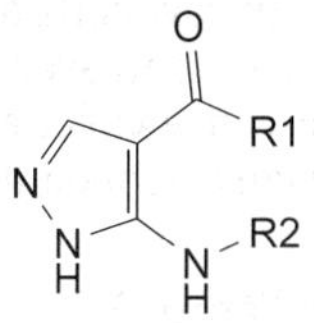

A. R1 = NH_2, R2 = H : 5-amino-1*H*-pyrazole-4-carboxamide,

B. R1= NH_2, R2 = CHO : 5-(formylamino)-1*H*-pyrazole-4-carboxamide,

D. R1 = O-CH_2-CH_3, R2 = H : 5-amino-1*H*-pyrazole-4-carboxylate d'éthyle,

E. R1 = O-CH_2-CH_3, R2 = CHO : 5-(formylamino)-1*H*-pyrazole-4-carboxylate d'éthyle,

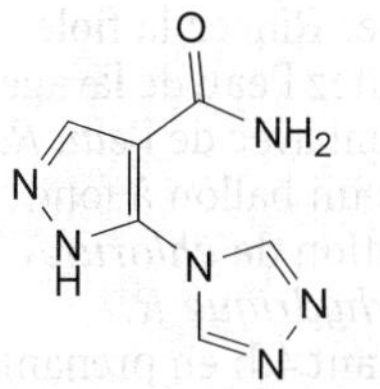

C. 5-(4*H*-1,2,4-triazol-4-yl)-1*H*-pyrazole-4-carboxamide.

01/2002:0257

ALOÈS DES BARBADES

Aloe barbadensis

DÉFINITION

L'aloès des Barbades est constitué par le suc concentré et séché provenant des feuilles d'*Aloe barbadensis* Miller. Il contient au minimum 28,0 pour cent de dérivés hydroxyanthracéniques, exprimés en barbaloïne ($C_{21}H_{22}O_9$; M_r 418,4) et calculés par rapport à la drogue desséchée.

CARACTÈRES

L'aloès des Barbades se présente sous forme de masses brun foncé, légèrement brillantes ou opaques, à cassure conchoïdale. La poudre est brune. L'aloès des Barbades est soluble à chaud dans l'alcool, partiellement soluble dans l'eau bouillante, pratiquement insoluble dans l'éther.

IDENTIFICATION

A. Opérez par chromatographie sur couche mince (*2.2.27*) en utilisant une plaque recouverte de *gel de silice G R*.

Solution à examiner. Chauffez dans un bain-marie jusqu'à ébullition 0,25 g de drogue pulvérisée avec 20 ml de *méthanol R*. Agitez pendant quelques minutes, décantez la solution et maintenez-la à 4 °C environ ; cette solution doit être utilisée dans les 24 h.

Solution témoin. Dissolvez 25 mg de *barbaloïne R* dans du *méthanol R* et complétez à 10 ml avec le même solvant.

Déposez séparément sur la plaque, en bandes de 20 mm sur 3 mm au maximum, 10 µl de chaque solution. Développez sur un parcours de 10 cm avec un mélange de 13 volumes d'*eau R*, de 17 volumes de *méthanol R* et de 100 volumes d'*acétate d'éthyle R*. Laissez sécher la plaque à l'air. Pulvérisez une solution d'*hydroxyde de potassium R* à 100 g/l dans le *méthanol R*. Examinez la plaque en lumière ultraviolette à 365 nm. Le chromatogramme obtenu avec la solution à examiner présente en son milieu une bande de fluorescence jaune (barbaloïne) semblable quant à sa position à celle de la bande correspondant à la barbaloïne dans le chromatogramme obtenu avec la solution témoin. Le chromatogramme obtenu avec la solution à examiner présente dans sa partie inférieure une bande de fluorescence bleu clair (aloésine). Chauffez la plaque à 110 °C pendant 5 min. Il apparaît dans le chromatogramme obtenu avec la solution à examiner une bande de fluorescence violette située immédiatement au-dessous de la bande correspondant à la barbaloïne.

B. Agitez 1 g de drogue pulvérisée avec 100 ml d'*eau R* bouillante et refroidissez. Ajoutez 1 g de *talc R* et filtrez. Dissolvez à chaud 0,25 g de *tétraborate de disodium R* dans 10 ml du filtrat. Versez 2 ml de solution dans 20 ml d'*eau R*. Il apparaît une fluorescence vert-jaune, plus distincte en lumière ultraviolette à 365 nm.

C. A 5 ml du filtrat obtenu au cours de l'identification B, ajoutez 1 ml d'*eau de brome R* récemment préparée. Il se forme un précipité jaune-brun. Le liquide surnageant est coloré en violet.

ESSAI

Perte à la dessiccation (*2.2.32*). Déterminée à l'étuve à 100-105 °C sur 1,000 g de drogue pulvérisée, la perte à la dessiccation n'est pas supérieure à 12,0 pour cent.

Cendres totales (*2.4.16*). Le taux des cendres totales n'est pas supérieur à 2,0 pour cent.

Monographies A - C

DOSAGE

Effectuez le dosage à l'abri d'une lumière vive.

Dans une fiole conique de 250 ml, introduisez 0,300 g de drogue pulvérisée (180). Humectez avec 2 ml de *méthanol R*, ajoutez 5 ml d'*eau R* chauffée au préalable à 60 °C environ et mélangez. Ajoutez encore 75 ml d'*eau R* chauffée à la même température et agitez le mélange pendant 30 min. Refroidissez et filtrez dans une fiole jaugée. Rincez la fiole conique et le filtre avec 20 ml d'*eau R*. Ajoutez l'eau de lavage dans la fiole jaugée et complétez à 1000,0 ml avec de l'*eau R*. Introduisez 10,0 ml de cette solution dans un ballon à fond rond de 100 ml contenant 1 ml d'une solution de *chlorure ferrique R* à 600 g/l et 6 ml d'*acide chlorhydrique R*. Chauffez à reflux dans un bain-marie pendant 4 h en prenant soin que le niveau de l'eau soit toujours au-dessus de celui du liquide dans le ballon. Laissez refroidir. Dans une ampoule à décantation, introduisez la solution. Lavez successivement le ballon avec 4 ml d'*eau R*, 4 ml d'*hydroxyde de sodium 1 M* et 4 ml d'*eau R* et ajoutez les solutions de lavage au contenu de l'ampoule. Agitez le contenu de l'ampoule à décantation avec 3 fois 20 ml d'*éther R*. Réunissez les solutions éthérées, lavez avec 2 fois 10 ml d'*eau R* et rejetez les solutions de lavage. Complétez la couche organique à 100,0 ml avec de l'*éther R*. Prélevez 20,0 ml et évaporez-les avec précaution au bain-marie à siccité. Dissolvez le résidu dans 10,0 ml d'une solution d'*acétate de magnésium R* à 5 g/l dans le *méthanol R*. Mesurez l'absorbance (*2.2.25*) à 512 nm, en utilisant comme liquide de compensation le *méthanol R*.

Calculez la teneur pour cent de dérivés hydroxy-anthracéniques exprimés en barbaloïne, à l'aide de l'expression :

$$\frac{A \times 19,6}{m}$$

en prenant 255 comme valeur de l'absorbance spécifique de la barbaloïne.

A = absorbance à 512 nm,

m = masse de la prise d'essai en grammes.

CONSERVATION

En récipient étanche, à l'abri de la lumière.

01/2002:0258

ALOÈS DU CAP

Aloe capensis

DÉFINITION

L'aloès du Cap est constitué par le suc concentré et séché provenant des feuilles de diverses espèces d'*Aloe*, principalement d'*Aloe ferox* Miller et de ses hybrides. Il contient au minimum 18,0 pour cent de dérivés hydroxyanthracéniques, exprimés en barbaloïne ($C_{21}H_{22}O_9$; M_r 418,4) et calculés par rapport à la drogue desséchée.

CARACTÈRES

L'aloès du Cap se présente sous forme de masses brun foncé à reflets verdâtres, à cassure conchoïdale brillante. La poudre est brun-vert. L'aloès du Cap est soluble à chaud dans l'alcool, partiellement soluble dans l'eau bouillante et pratiquement insoluble dans l'éther.

IDENTIFICATION

A. Examinez les chromatogrammes obtenus dans l'essai Aloes des Barbades. Le chromatogramme obtenu avec la solution à examiner présente en son milieu une bande de fluorescence jaune (barbaloïne) semblable quant à sa position à celle de la bande correspondant à la barbaloïne dans le chromatogramme obtenu avec la solution témoin. Le chromatogramme obtenu avec la solution à examiner présente dans sa partie inférieure 2 bandes de fluorescence jaune (aloénosides A et B) ainsi qu'une bande de fluorescence bleue (aloésine).

B. Agitez 1 g de drogue pulvérisée avec 100 ml d'*eau R* bouillante et refroidissez. Ajoutez 1 g de *talc R* et filtrez. Dissolvez à chaud 0,25 g de *tétraborate de disodium R* dans 10 ml du filtrat. Versez 2 ml de solution dans 20 ml d'*eau R*. Il apparaît une fluorescence vert-jaune, plus distincte en lumière ultraviolette à 365 nm.

C. A 5 ml du filtrat obtenu au cours de l'identification B, ajoutez 1 ml d'*eau de brome R* récemment préparée. Il se forme un précipité jaune. Le liquide surnageant ne présente aucune coloration violette.

ESSAI

Aloes des Barbades. Opérez par chromatographie sur couche mince (*2.2.27*) en utilisant une plaque recouverte de *gel de silice G R*.

Solution à examiner. Chauffez au bain-marie jusqu'à ébullition 0,25 g de drogue pulvérisée avec 20 ml de *méthanol R*. Agitez pendant quelques minutes, décantez la solution et maintenez-la à 4 °C environ ; cette solution doit être utilisée dans les 24 h.

Solution témoin. Dissolvez 25 mg de *barbaloïne R* dans du *méthanol R* et complétez à 10 ml avec le même solvant.

Déposez séparément sur la plaque, en bandes de 20 mm sur 3 mm au maximum, 10 µl de chaque solution. Développez sur un parcours de 10 cm avec un mélange de 13 volumes d'*eau R*, de 17 volumes de *méthanol R* et de 100 volumes d'*acétate d'éthyle R*. Laissez sécher la plaque à l'air. Pulvérisez une solution d'*hydroxyde de potassium R* à 100 g/l dans le *méthanol R* et chauffez la plaque à 110 °C pendant 5 min. Examinez la plaque en lumière ultraviolette à 365 nm. Il n'apparaît dans le chromatogramme obtenu avec la solution à examiner aucune bande de fluorescence violette située immédiatement au-dessous de la bande correspondant à la barbaloïne.

Perte à la dessiccation (*2.2.32*). Déterminée à l'étuve à 100-105 °C sur 1,000 g de drogue pulvérisée, la perte à la dessiccation n'est pas supérieure à 10,0 pour cent.

Cendres totales (*2.4.16*). Le taux des cendres totales n'est pas supérieur à 2,0 pour cent.

DOSAGE

Effectuez le dosage à l'abri d'une lumière vive.

Dans une fiole conique de 250 ml, introduisez 0,400 g de drogue pulvérisée (180). Humectez avec 2 ml de *méthanol R*, ajoutez 5 ml d'*eau R* chauffée au préalable à 60 °C environ et mélangez. Ajoutez encore 75 ml d'*eau R* chauffée à la même température et agitez le mélange pendant 30 min. Refroidissez et filtrez dans une fiole jaugée. Rincez la fiole conique et le filtre avec 20 ml d'*eau R*. Ajoutez l'eau de lavage dans la fiole jaugée et complétez à 1000,0 ml avec de l'*eau R*. Introduisez 10,0 ml de cette solution dans un ballon à fond rond de 100 ml contenant 1 ml d'une solution de *chlorure ferrique R* à 600 g/l et 6 ml d'*acide chlorhydrique R*. Chauffez à reflux dans un bain-marie pendant 4 h en prenant soin que le niveau de l'eau soit toujours au-dessus de celui du liquide dans le ballon. Laissez refroidir. Dans une ampoule à décantation, introduisez la solution. Lavez successivement le ballon avec 4 ml d'*eau R*, 4 ml d'*hydroxyde de sodium 1 M* et 4 ml d'*eau R* et ajoutez les solutions de lavage au contenu de l'ampoule. Agitez le contenu de l'ampoule à décantation avec 3 fois 20 ml d'*éther R*. Réunissez les solutions éthérées, lavez avec 2 fois 10 ml d'*eau R* et rejetez les solutions de lavage. Complétez la couche organique à 100,0 ml avec de l'*éther R*. Prélevez 20,0 ml et évaporez-les avec précaution au bain-marie à siccité. Dissolvez le résidu dans 10,0 ml d'une solution d'*acétate de magnésium R* à 5 g/l dans le *méthanol R*. Mesurez l'absorbance (*2.2.25*) à 512 nm, en utilisant comme liquide de compensation le *méthanol R*.

Calculez la teneur pour cent de dérivés hydroxy-anthracéniques en barbaloïne, à l'aide de l'expression :

$$\frac{A \times 19,6}{m}$$

en prenant 255 comme valeur de l'absorbance spécifique de la barbaloïne.

A = absorbance à 512 nm,

m = masse de la prise d'essai en grammes.

CONSERVATION

En récipient étanche, à l'abri de la lumière.

01/2002:0259

ALOÈS (EXTRAIT SEC TITRÉ D')

Aloes extractum siccum normatum

DÉFINITION

L'extrait sec titré d'aloès est préparé à partir d'Aloès des Barbades ou d'Aloès du Cap ou d'un mélange des 2 par traitement à l'eau bouillante. Il est ajusté, si nécessaire, au titre de 19,0 pour cent à 21,0 pour cent de dérivés hydroxyanthracéniques, exprimés en barbaloïne ($C_{21}H_{22}O_9$; M_r 418,4) et calculés par rapport à l'extrait desséché.

CARACTÈRES

Poudre brune à brun-jaune, assez soluble dans l'eau bouillante.

IDENTIFICATION

A. Opérez par chromatographie sur couche mince (*2.2.27*) en utilisant une plaque recouverte de *gel de silice G R*.

Solution à examiner. Chauffez dans un bain-marie jusqu'à ébullition 0,25 g de la préparation à examiner avec 20 ml de *méthanol R*. Agitez pendant quelques minutes, décantez la solution et maintenez-la à 4 °C environ ; cette solution doit être utilisée dans les 24 h.

Solution témoin. Dissolvez 25 mg de *barbaloïne R* dans du *méthanol R* et complétez à 10 ml avec le même solvant.

Déposez séparément sur la plaque, en bandes de 20 mm sur 3 mm au maximum, 10 µl de chaque solution. Développez sur un parcours de 10 cm avec un mélange de 13 volumes d'*eau R*, de 17 volumes de *méthanol R* et de 100 volumes d'*acétate d'éthyle R*. Laissez sécher la plaque à l'air. Pulvérisez une solution d'*hydroxyde de potassium R* à 100 g/l dans le *méthanol R*. Examinez la plaque en lumière ultraviolette à 365 nm. Le chromatogramme obtenu avec la solution à examiner présente en son milieu une bande de fluorescence jaune (barbaloïne) semblable quant à sa position à celle de la bande correspondant à la barbaloïne dans le chromatogramme obtenu avec la solution témoin. Le chromatogramme obtenu avec la solution à examiner présente dans sa partie inférieure une bande de fluorescence bleu clair (aloésine). Dans la partie inférieure du chromatogramme obtenu avec la solution à examiner, 2 bandes de fluorescence jaune (aloénosides A et B) (Aloès du Cap) et une bande de fluorescence violette située immédiatement au-dessous de la bande correspondant à la barbaloine (Aloès des Barbades) peuvent être présentes.

B. Agitez 1 g de la préparation à examiner avec 100 ml d'*eau R* bouillante et refroidissez. Ajoutez 1 g de *talc R* et filtrez. Dissolvez à chaud 0,25 g de *tétraborate de disodium R* dans 10 ml du filtrat. Versez 2 ml de solution dans 20 ml d'*eau R*. Il apparaît une fluorescence vert-jaune, plus distincte en lumière ultraviolette à 365 nm.

ESSAI

Perte à la dessiccation (*2.8.17*) : au maximum 4,0 pour cent *m/m*.

Cendres totales (*2.4.16*). Le taux des cendres totales n'est pas supérieur à 2,0 pour cent.

DOSAGE

Effectuez le dosage à l'abri d'une lumière vive.

Dans une fiole conique de 250 ml, introduisez 0,400 g de la préparation à examiner. Humectez avec 2 ml de *méthanol R*, ajoutez 5 ml d'*eau R* chauffée au préalable à 60 °C environ et mélangez. Ajoutez encore 75 ml d'*eau R* chauffée à la même température et agitez le mélange pendant 30 min. Refroidissez et filtrez dans une fiole jaugée. Rincez la fiole conique et le filtre avec 20 ml d'*eau R*. Ajoutez l'eau de lavage dans la fiole jaugée, puis complétez à 1000,0 ml avec de l'*eau R*. Introduisez 10,0 ml de cette solution dans un ballon à fond rond de 100 ml contenant 1 ml d'une solution de *chlorure ferrique R* à 600 g/l et 6 ml d'*acide chlorhydrique R*. Chauffez à reflux dans un bain-marie pendant 4 h en prenant soin que le niveau de l'eau soit toujours au-dessus de celui du liquide dans le ballon. Laissez refroidir. Dans une ampoule à décantation, introduisez la solution. Lavez successivement le ballon avec 4 ml d'*eau R*, 4 ml d'*hydroxyde de sodium 1 M* et 4 ml d'*eau R* et ajoutez les solutions de lavage au contenu de l'ampoule. Agitez le contenu de l'ampoule à décantation avec 3 fois 20 ml d'*éther R*. Réunissez les solutions éthérées, lavez avec 2 fois 10 ml d'*eau R* et rejetez les solutions de lavage. Complétez la couche organique à 100,0 ml avec de l'*éther R*. Prélevez 20,0 ml et évaporez-les avec précaution au bain-marie à siccité. Dissolvez le résidu dans 10,0 ml d'une solution d'*acétate de magnésium R* à 5 g/l dans le *méthanol R*. Mesurez l'absorbance (*2.2.25*) à 512 nm, en utilisant comme liquide de compensation le *méthanol R*.

Calculez la teneur pour cent de dérivés hydroxy-anthracéniques exprimés en barbaloïne, à l'aide de l'expression :

$$\frac{A \times 19,6}{m}$$

en prenant 255 comme valeur de l'absorbance spécifique de la barbaloïne.

A = absorbance à 512 nm,

m = masse de la prise d'essai en grammes.

Monographies A - C

01/2002:1065

ALPRAZOLAM

Alprazolamum

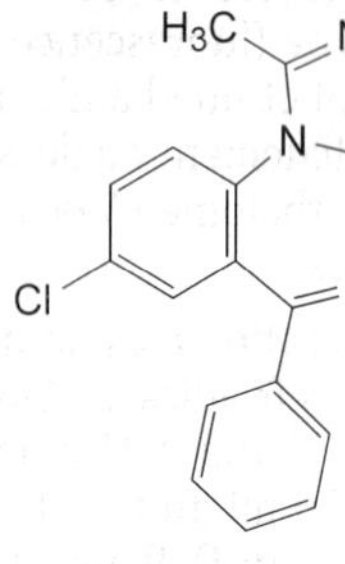

$C_{17}H_{13}ClN_4$ M_r 308,8

DÉFINITION

L'alprazolam contient au minimum 99,0 pour cent et au maximum l'équivalent de 101,0 pour cent de 8-chloro-1-méthyl-6-phényl-4*H*-[1,2,4]triazolo[4,3-*a*][1,4]benzodiazépine, calculé par rapport à la substance desséchée.

CARACTÈRES

Poudre cristalline blanche, pratiquement insoluble dans l'eau, facilement soluble dans le chlorure de méthylène, assez soluble dans l'acétone et dans l'alcool.

L'alprazolam présente un phénomène de polymorphisme.

IDENTIFICATION

Première identification : B.

Seconde identification : A, C.

A. Dissolvez l'alprazolam dans la quantité minimale d'*acétate d'éthyle R*, puis évaporez au bain-marie à siccité. Mélangez intimement 5,0 mg d'alprazolam et 5,0 mg d'*alprazolam SCR*. Le point de fusion (*2.2.14*) du mélange ne s'écarte pas de plus de 2 degrés du point de fusion de l'alprazolam.

B. Examinez l'alprazolam par spectrophotométrie d'absorption dans l'infrarouge (*2.2.24*), en comparant avec le spectre obtenu avec l'*alprazolam SCR*. Si les spectres obtenus à l'état solide présentent des différences, dissolvez respectivement la substance à examiner et la substance de référence dans un volume minimal d'*acétate d'éthyle R*, évaporez au bain-marie à siccité et enregistrez de nouveaux spectres à partir des résidus. Examinez les substances sous forme de pastilles.

C. Opérez par chromatographie sur couche mince (*2.2.27*) en utilisant une plaque recouverte de *gel de silice GF_{254} R*.

Solution à examiner. Dissolvez 10 mg d'alprazolam dans du *méthanol R* et complétez à 10 ml avec le même solvant.

Solution témoin (a). Dissolvez 10 mg d'*alprazolam SCR* dans du *méthanol R* et complétez à 10 ml avec le même solvant.

Solution témoin (b). Dissolvez 10 mg d'*alprazolam SCR* et 10 mg de *midazolam SCR* dans du *méthanol R* et complétez à 10 ml avec le même solvant.

Déposez séparément sur la plaque 5 µl de chaque solution. Développez sur un parcours de 12 cm avec un mélange de 2 volumes d'*acide acétique glacial R*, de 15 volumes d'*eau R*, de 20 volumes de *méthanol R* et de 80 volumes d'*acétate d'éthyle R*. Laissez sécher la plaque à l'air. Examinez en lumière ultraviolette à 254 nm. La tache principale dans le chromatogramme obtenu avec la solution à examiner est semblable quant à sa position et ses dimensions à la tache principale du chromatogramme obtenu avec la solution témoin (a). L'identification n'est valable que si le chromatogramme obtenu avec la solution témoin (b) présente 2 taches nettement séparées.

ESSAI

Substances apparentées. Opérez par chromatographie liquide (*2.2.29*).

Solution à examiner. Dissolvez 0,100 g d'alprazolam dans du *diméthylformamide R* et complétez à 10,0 ml avec le même solvant.

Solution témoin (a). Dissolvez 2 mg d'*alprazolam SCR* et 2 mg de *triazolam SCR* dans du *diméthylformamide R* et complétez à 100,0 ml avec le même solvant.

Solution témoin (b). Prélevez 5,0 ml de solution à examiner et complétez à 100,0 ml avec du *diméthylformamide R*. Prélevez 0,5 ml de solution et complétez à 10,0 ml avec du *diméthylformamide R*.

La chromatographie peut être réalisée en utilisant :

– une colonne d'acier inoxydable, d'une longueur de 0,25 m et d'un diamètre intérieur de 4,6 mm, remplie de *gel de silice phénylsilylé pour chromatographie R1* (5 µm),

– comme phase mobile, à un débit de 2 ml/min, et à une température de 40 °C une programmation de gradient aux conditions suivantes :

Phase mobile A. Un mélange de 44 volumes de solution tampon et de 56 volumes de *méthanol R*,

Phase mobile B. Un mélange de 5 volumes de solution tampon et de 95 volumes de *méthanol R*,

Solution tampon : dissolvez 7,7 g d'*acétate d'ammonium R* dans 1000 ml d'*eau R* et ajustez à pH 4,2 avec de l'*acide acétique glacial R*,

Temps (min)	Phase mobile A (pour cent *V/V*)	Phase mobile B (pour cent *V/V*)	Commentaire
0	98	2	isocratique
15	98	2	commencer le gradient linéaire
35	1	99	commencer l'isocratique
40	1	99	fin du chromatogramme et revenir à la composition initiale
41	98	2	début d'équilibrage
50 = 0	98	2	fin d'équilibrage

– comme détecteur, un spectrophotomètre réglé à 254 nm.

Equilibrez la colonne pendant 30 min au moins avec la composition éluante initiale. Pour les chromatogrammes suivants, appliquer les conditions indiquées entre 40 et 50 min. Ajustez la sensibilité du détecteur de façon que la hauteur du pic principal dans le chromatogramme obtenu avec la solution témoin (b) représente au moins 50 pour cent de l'échelle totale de l'enregistreur.

Injectez 10 µl de solution témoin (a). Lorsque le chromatogramme est enregistré dans les conditions prescrites, le temps de rétention est de 9 min environ pour le triazolam et de 10 min environ pour l'alprazolam. L'essai n'est valable que si la résolution entre les pics correspondant respectivement à l'alprazolam et au triazolam n'est pas inférieure à 1,5.

Injectez séparément 10 µl de *diméthylformamide R* comme blanc, 10 µl de solution à examiner et 10 µl de solution témoin (b). S'il apparaît d'autres pics que le pic principal dans le chromatogramme obtenu avec la solution à examiner, la somme de leur surface n'est pas supérieure à la surface du pic principal du chromatogramme obtenu avec la solution

Monographies A - C

témoin (b) (0,25 pour cent). Ne tenez pas compte des pics dus au blanc ni des pics dont la surface est inférieure à 0,2 fois la surface du pic principal dans le chromatogramme obtenu avec la solution témoin (b).

Perte à la dessiccation (*2.2.32*). Déterminée à l'étuve à 100-105 °C sur 1,000 g d'alprazolam, la perte à la dessiccation n'est pas supérieure à 0,5 pour cent.

Cendres sulfuriques (*2.4.14*). Déterminé sur 1,0 g d'alprazolam, le taux des cendres sulfuriques n'est pas supérieur à 0,1 pour cent.

DOSAGE

Dissolvez 0,140 g d'alprazolam dans 50 ml d'un mélange de 3 volumes d'*acide acétique anhydre R* et de 2 volumes d'*anhydride acétique R*. Titrez par l'*acide perchlorique 0,1 M*. Déterminez le point de fin de titrage par potentiométrie (*2.2.20*). Titrez jusqu'au second point d'inflexion.

1 ml d'*acide perchlorique 0,1 M* correspond à 15,44 mg de $C_{17}H_{13}ClN_4$.

CONSERVATION

A l'abri de la lumière.

IMPURETÉS

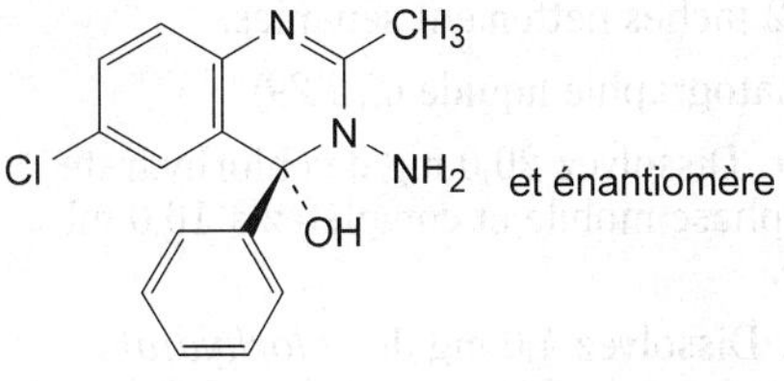

A. (4*RS*)-3-amino-6-chloro-2-méthyl-4-phényl-3,4-dihydroquinazolin-4-ol,

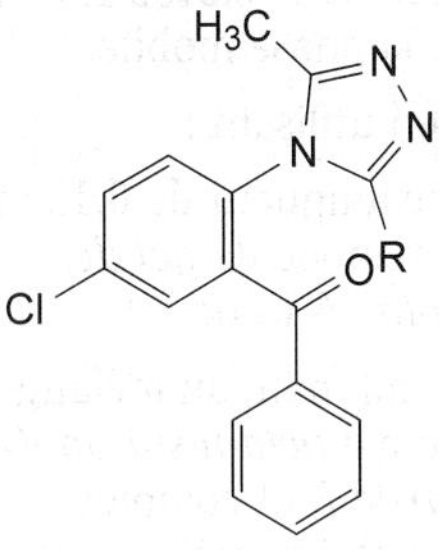

B. R = CH_2OH : [5-chloro-2-[3-(hydroxyméthyl)-5-méthyl-4*H*-1,2,4-triazol-4-yl]phényl]phénylméthanone,

C. R = H : [5-chloro-2-[3-méthyl-4*H*-1,2,4-triazol-4-yl]phényl]phénylméthanone,

F. R = CH_2Cl : [5-chloro-2-[3-(chlorométhyl)-5-méthyl-4*H*-1,2,4-triazol-4-yl]phényl]phénylméthanone,

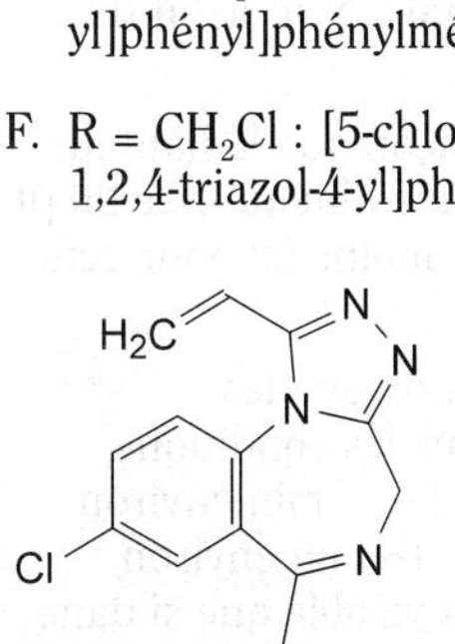

D. 8-chloro-1-éthényl-6-phényl-4*H*-[1,2,4]triazolo[4,3-*a*][1,4]benzodiazépine,

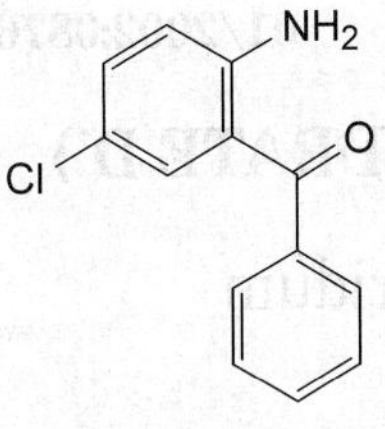

E. (2-amino-5-chlorophényl)phénylméthanone,

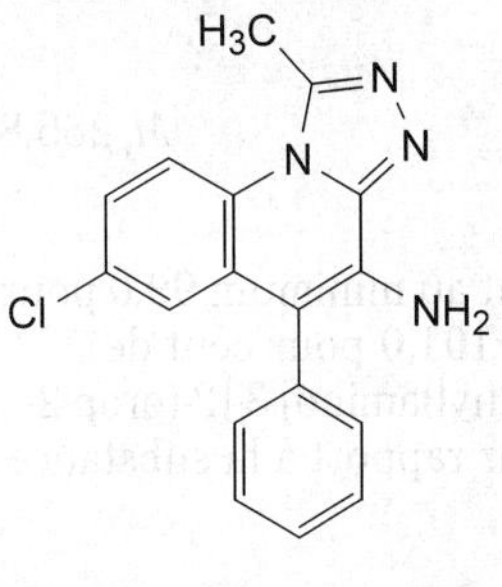

G. 7-chloro-1-méthyl-5-phényl[1,2,4]triazolo[4,3-*a*]quinoléin-4-amine,

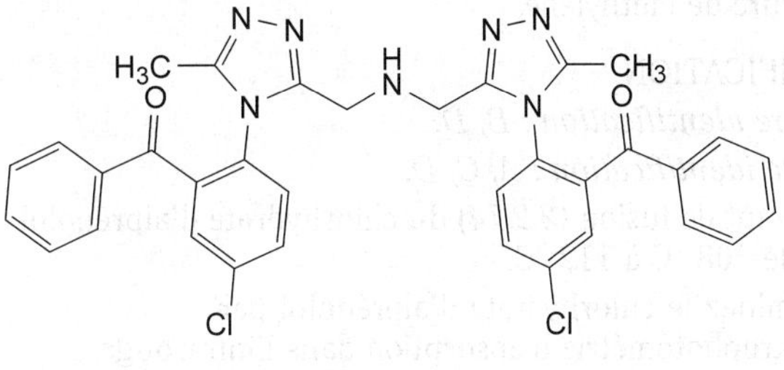

H. bis[[4-(2-benzoyl-4-chlorophényl)-5-méthyl-4*H*-1,2,4-triazol-3-yl]méthyl]amine,

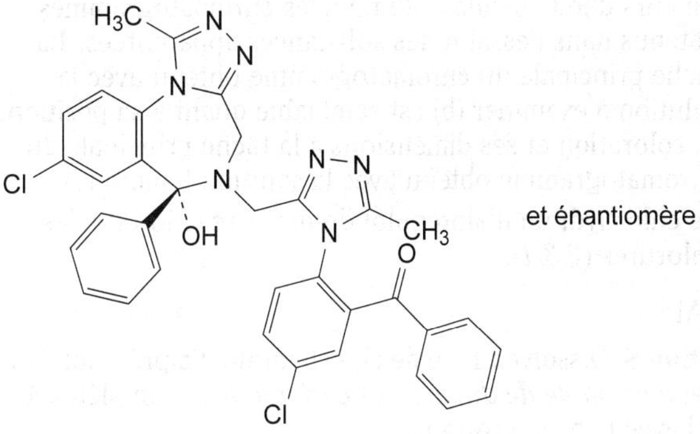

I. [5-chloro-2-[3-[[(6*RS*)-8-chloro-6-hydroxy-1-méthyl-6-phényl-4*H*-[1,2,4]triazolo[4,3-*a*][1,4]benzodiazépin-5(6*H*)-yl]méthyl]-5-méthyl-4*H*-1,2,4-triazol-4-yl]phényl]phénylméthanone,

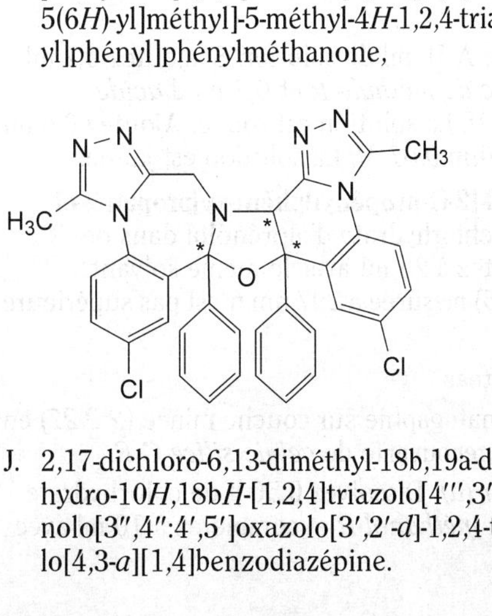

J. 2,17-dichloro-6,13-diméthyl-18b,19a-diphényl-8b,19a-dihydro-10*H*,18b*H*-[1,2,4]triazolo[4‴,3‴:1″,2″]quinolo[3″,4″:4′,5′]oxazolo[3′,2′-*d*]-1,2,4-triazolo[4,3-*a*][1,4]benzodiazépine.

01/2002:0876

ALPRÉNOLOL (CHLORHYDRATE D')

Alprenololi hydrochloridum

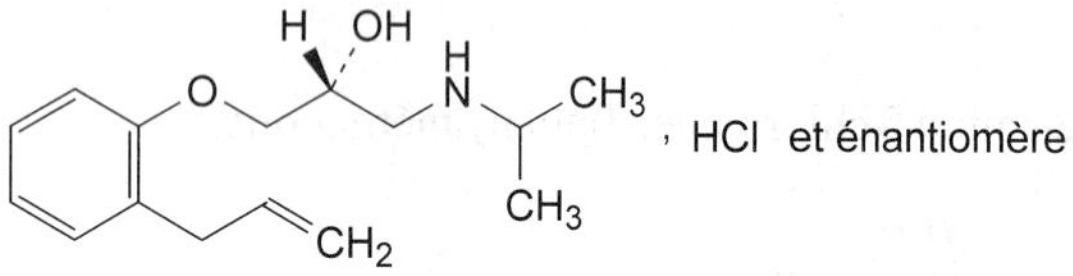

$C_{15}H_{24}ClNO_2$ M_r 285,8

DÉFINITION

Le chlorhydrate d'alprénolol contient au minimum 99,0 pour cent et au maximum l'équivalent de 101,0 pour cent de chlorhydrate de (2*RS*)-1-[(1-méthyléthyl)amino]-3-[2-(prop-2-ényl)phénoxy]propan-2-ol, calculé par rapport à la substance desséchée.

CARACTÈRES

Poudre cristalline blanche ou cristaux incolores, très solubles dans l'eau, facilement solubles dans l'alcool et dans le chlorure de méthylène.

IDENTIFICATION

Première identification : B, D.

Seconde identification : A, C, D.

A. Le point de fusion (*2.2.14*) du chlorhydrate d'alprénolol est de 108 °C à 112 °C.

B. Examinez le chlorhydrate d'alprénolol par spectrophotométrie d'absorption dans l'infrarouge (*2.2.24*), en comparant avec le spectre obtenu avec le *chlorhydrate d'alprénolol SCR*.

C. Examinez à la lumière du jour, après exposition aux vapeurs d'iode pendant 30 min, les chromatogrammes obtenus dans l'essai A des substances apparentées. La tache principale du chromatogramme obtenu avec la solution à examiner (b) est semblable quant à sa position, sa coloration et ses dimensions à la tache principale du chromatogramme obtenu avec la solution témoin (a).

D. Le chlorhydrate d'alprénolol donne la réaction (a) des chlorures (*2.3.1*).

ESSAI

Solution S. Dissolvez 1,0 g de chlorhydrate d'alprénolol dans de l'*eau exempte de dioxyde de carbone R* et complétez à 50 ml avec le même solvant.

Aspect de la solution. La solution S est limpide (*2.2.1*) et n'est pas plus fortement colorée que la solution témoin B_9 (*2.2.2, Procédé II*).

Acidité ou alcalinité. A 10 ml de solution S, ajoutez 0,2 ml de *solution de rouge de méthyle R* et 0,2 ml d'*acide chlorhydrique 0,01 M*. La solution est rouge. Ajoutez 0,4 ml d'*hydroxyde de sodium 0,01 M*. La solution est jaune.

1-(Isopropylamino)-3-[2-(1-propényl)phénoxy]propan-2-ol. Dissolvez 0,25 g de chlorhydrate d'alprénolol dans de l'*alcool R* et complétez à 25 ml avec le même solvant. L'absorbance (*2.2.25*) mesurée à 297 nm n'est pas supérieure à 0,20.

Substances apparentées

A. Opérez par chromatogaphie sur couche mince (*2.2.27*) en utilisant une plaque recouverte de *gel de silice G R*.

Solution à examiner (a). Dissolvez 0,50 g de chlorhydrate d'alprénolol dans du *méthanol R* et complétez à 10 ml avec le même solvant.

Solution à examiner (b). Prélevez 1 ml de solution à examiner (a) et complétez à 50 ml avec du *méthanol R*.

Solution témoin (a). Dissolvez 10 mg de *chlorhydrate d'alprénolol SCR* dans du *méthanol R* et complétez à 10 ml avec le même solvant.

Solution témoin (b). Dissolvez 10 mg de *chlorhydrate d'alprénolol SCR* et 10 mg de *chlorhydrate d'oxprénolol SCR* dans du *méthanol R* et complétez à 10 ml avec le même solvant.

Solution témoin (c). Prélevez 5 ml de solution à examiner (b) et complétez à 50 ml avec du *méthanol R*.

Déposez au fond de la chambre 2 vases à précipiter contenant chacun 30 ml d'*ammoniaque R* et laissez saturer avec la phase mobile et l'*ammoniaque R* pendant au moins 1 h. Déposez séparément sur la plaque 5 µl de chaque solution. Développez sur un parcours de 15 cm avec un mélange de 5 volumes de *méthanol R* et de 95 volumes d'*acétate d'éthyle R*. Séchez la plaque à 100 °C pendant 15 min. Exposez la plaque aux vapeurs d'iode pendant 6 h maximum. S'il apparaît dans le chromatogramme obtenu avec la solution à examiner (a) une tache dont la valeur R_f est supérieure à celle de la tache due au chlorhydrate d'alprénolol, elle n'est pas plus intense que la tache du chromatogramme obtenu avec la solution témoin (c) (0,2 pour cent). L'essai n'est valable que si le chromatogramme obtenu avec la solution témoin (b) présente 2 taches nettement séparées.

B. Opérez par chromatographie liquide (*2.2.29*).

Solution à examiner. Dissolvez 20,0 mg de chlorhydrate d'alprénolol dans la phase mobile et complétez à 10,0 ml avec la phase mobile.

Solution témoin (a). Dissolvez 4,0 mg de *chlorhydrate d'alprénolol SCR* et 0,8 mg de *4-isopropylphénol R* dans la phase mobile et complétez à 100,0 ml avec la phase mobile.

Solution témoin (b). Prélevez 4,0 ml de solution à examiner et complétez à 100,0 ml avec la phase mobile. Prélevez 1,0 ml de solution et complétez à 10,0 ml avec la phase mobile.

La chromatographie peut être réalisée en utilisant :

– une colonne d'acier inoxydable, d'une longueur de 0,15 m et d'un diamètre intérieur de 4 mm, remplie de *gel de silice octylsilylé pour chromatographie R* (5 µm),

– comme phase mobile, à un débit de 1 ml/min, un mélange préparé comme suit : dissolvez 0,656 g d'*octanesulfonate de sodium R* dans 150 ml d'*acétonitrile R* et complétez à 500 ml avec un tampon phosphate pH 2,8 (mélange de 1,78 g d'*acide phosphorique R* et de 15,6 g de *phosphate monosodique R*, complété à 2000 ml avec de l'*eau R*),

– comme détecteur, un spectrophotomètre réglé à 280 nm.

Equilibrez la colonne avec la phase mobile à un débit de 1 ml/min pendant 1 h environ.

Ajustez la sensibilité du détecteur de façon que la hauteur du pic principal dans le chromatogramme obtenu avec 20 µl de la solution témoin (b) représente au moins 50 pour cent de l'échelle totale de l'enregistreur.

Injectez 20 µl de solution témoin (a). Lorsque les chromatogrammes sont enregistrés dans les conditions prescrites, les temps de rétention sont de 11 min environ pour le chlorhydrate d'alprénolol et de 18 min environ pour le 4-isopropylphénol. L'essai n'est valable que si dans le chromatogramme obtenu avec la solution témoin (a), la résolution entre les pics correspondant respectivement au chlorhydrate d'alprénolol et au 4-isopropylphénol n'est pas inférieure à 5 ; si nécessaire, ajustez la concentration en octanesulfonate de sodium ou en acétonitrile dans la phase mobile (augmentez la concentration en octanesulfonate de sodium pour accroître le temps de rétention du chlorhydrate d'alprénolol et augmentez la concentration en acétonitrile pour diminuer le temps de rétention des 2 substances).

Injectez 20 µl de solution à examiner et 20 µl de solution témoin (b). Continuez la chromatographie pendant 2 fois le temps de rétention du pic principal. S'il apparaît d'autres pics que le pic principal dans le chromatogramme obtenu avec la solution à examiner, la somme de leur surface n'est pas supérieure à celle du pic principal du chromatogramme obtenu avec la solution témoin (b) (0,4 pour cent). Ne tenez pas compte des pics dont la surface est inférieure à 0,1 fois la surface du pic principal du chromatogramme obtenu avec la solution témoin (b).

Métaux lourds (*2.4.8*). Dissolvez 2,0 g de chlorhydrate d'alprénolol dans 20 ml d'*eau R*. 12 ml de solution satisfont à l'essai limite A des métaux lourds (10 ppm). Préparez le témoin avec la *solution à 1 ppm de plomb (Pb) R*.

Perte à la dessiccation (*2.2.32*). Déterminée dans un dessiccateur sur du *pentoxyde de diphosphore R* sous une pression ne dépassant pas 2,7 kPa, sur 1,000 g de chlorhydrate d'alprénolol, la perte à la dessiccation n'est pas supérieure à 0,5 pour cent.

Cendres sulfuriques (*2.4.14*). Déterminé sur 1,0 g de chlorhydrate d'alprénolol, le taux des cendres sulfuriques n'est pas supérieur à 0,1 pour cent.

DOSAGE

Dissolvez 0,400 g de chlorhydrate d'alprénolol dans 25 ml d'un mélange à volumes égaux d'*eau R* et d'*éthanol R*. Ajoutez 10 ml d'*acide chlorhydrique 0,01 M*. Titrez par l'*hydroxyde de sodium 0,1 M* et tracez la courbe potentiométrique (*2.2.20*). Mesurez le volume d'*hydroxyde de sodium 0,1 M* utilisé entre les 2 points d'inflexion.

1 ml d'*hydroxyde de sodium 0,1 M* correspond à 28,58 mg de $C_{15}H_{24}ClNO_2$.

CONSERVATION

A l'abri de la lumière.

IMPURETÉS

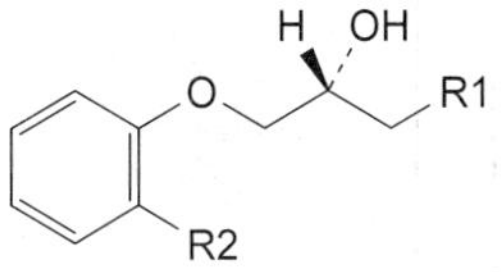

et énantiomère

A. R1 = OH, R2 = CH_2-CH=CH_2 : (2*RS*)-3-[2-(prop-2-ényl)phénoxy]propan-1,2-diol,

C. R1 = NH-CH$(CH_3)_2$, R2 = CH=CH-CH_3 : (2*RS*)-1-[(1-méthyléthyl)amino]-3-[2-(prop-1-ényl)phénoxy]propan-2-ol,

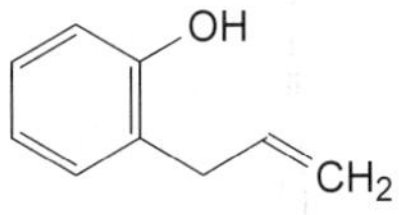

B. 2-(prop-2-ényl)phénol,

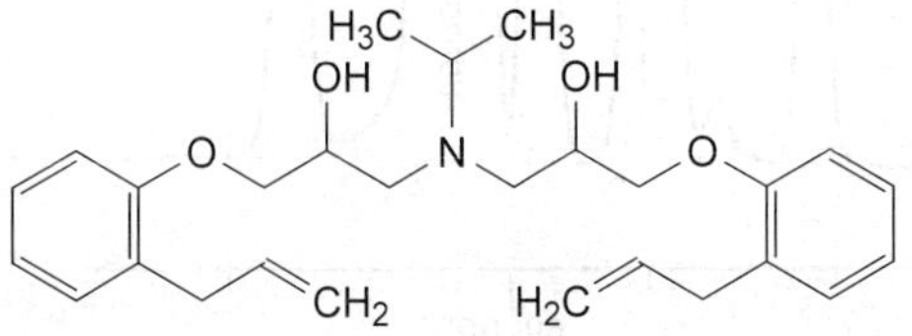

D. 1,1′-[(1-méthyléthyl)imino]bis[3-[2-(prop-2-ényl)phénoxy]propan-2-ol].

01/2002:1488

ALPROSTADIL

Alprostadilum

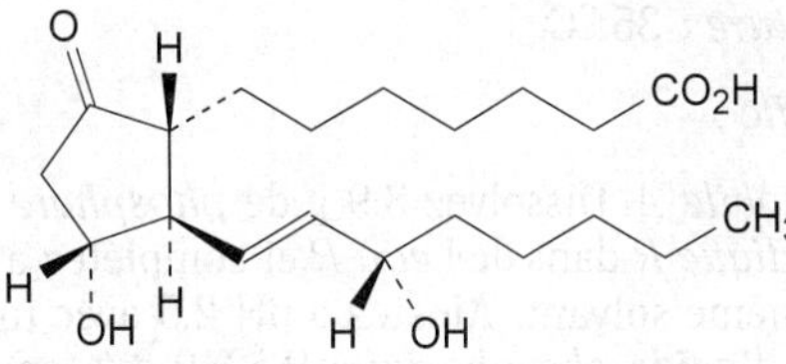

$C_{20}H_{34}O_5$ M_r 354,5

DÉFINITION

Acide 7-[(1*R*,2*R*,3*R*)-3-hydroxy-2-[(1*E*,3*S*)-3-hydroxyoct-1-ényl]-5-oxocyclopentyl]heptanoïque.

Teneur : 95,0 pour cent à 102,5 pour cent (substance anhydre).

CARACTÈRES

Aspect : poudre cristalline blanche à légèrement jaunâtre.

Solubilité : pratiquement insoluble dans l'eau, facilement soluble dans l'alcool, soluble dans l'acétone, peu soluble dans l'acétate d'éthyle.

IDENTIFICATION

A. Pouvoir rotatoire spécifique (*2.2.7*) : – 60 à – 70 (substance anhydre).

   Immédiatement avant l'emploi,dissolvez 50 mg d'alprostadil dans de l'*alcool R* et complétez à 10,0 ml avec le même solvant.

B. Spectrophotométrie d'absorption dans l'infrarouge (*2.2.24*)

   Préparation : pastilles.

   Comparaison : *alprostadil SCR*.

C. Examinez les chromatogrammes obtenus dans le dosage.

   Résultats : le pic principal du chromatogramme obtenu avec la solution à examiner est semblable quant à son temps de rétention et ses dimensions approximatifs au pic principal du chromatogramme obtenu avec la solution témoin.

ESSAI

Substances apparentées. Chromatographie liquide (*2.2.29*).

Préparez les solutions à l'abri de la lumière.

Solution à examiner. Dissolvez 10,0 mg d'alprostadil dans un mélange à volumes égaux d'*acétonitrile R1* et d'*eau R*, et complétez à 10,0 ml avec le même mélange de solvants.

Solution témoin (a). Prélevez 100 µl de solution à examiner et complétez à 20,0 ml avec un mélange à volumes égaux d'*acétonitrile R1* et d'*eau R*.

Solution témoin (b). Dissolvez 1,0 mg d'*impureté C de dinoprostone SCR* (impureté H d'alprostadil) et 1,0 mg d'*alprostadil SCR* dans un mélange à volumes égaux d'*acétonitrile R1* et d'*eau R*, et complétez à 20,0 ml avec le même mélange de solvants.

Solution témoin (c). Pour la préparation *in situ* des produits de dégradation (impureté A et impureté B), dissolvez 1 mg d'alprostadil dans 100 µl d'*hydroxyde de sodium 1 M* (la solution se colore en rouge-brun), laissez reposer 3 min et ajoutez 100 µl d'*acide phosphorique 1 M* (solution opalescente blanc-jaune) ; complétez à 5,0 ml avec un mélange à volumes égaux d'*acétonitrile R1* et d'*eau R*.

Système A

Colonne :

– *dimensions* : *l* = 0,25 m, Ø = 4,0 mm,

– *phase stationnaire* : *gel de silice octylsilylé pour chromatographie, désactivé pour les bases R* (4 µm) présentant un diamètre de pores de 6 nm,

– *température* : 35 °C.

Phase mobile :

– *phase mobile A.* Dissolvez 3,9 g de *phosphate monosodique R* dans de l'*eau R* et complétez à 1000,0 ml avec le même solvant. Ajustez à pH 2,5 avec une solution d'*acide phosphorique R* à 2,9 g/l (environ 600 ml). A 740 ml de solution tampon, ajoutez 260 ml d'*acétonitrile R1*,

– *phase mobile B.* Dissolvez 3,9 g de *phosphate monosodique R* dans de l'*eau R* et complétez à 1000,0 ml avec le même solvant. Ajustez à pH 2,5 avec une solution d'*acide phosphorique R* à 2,9 g/l (environ 600 ml). A 200 ml de solution tampon, ajoutez 800 ml d'*acétonitrile R1*,

Intervalle (min)	**Phase mobile A (pour cent *V/V*)**	**Phase mobile B (pour cent *V/V*)**
0 - 75	100	0
75 - 76	100 → 0	0 → 100
76 - 86	0	100
86 - 87	0 → 100	100 → 0
87 - 102	100	0

Débit : 1 ml/min.

Détection : spectrophotomètre à 200 nm.

Injection : un injecteur à boucle de 20 µl.

Conformité du système :

– *temps de rétention* : alprostadil = environ 63 min,

– *résolution* : au minimum 1,5 entre les pics dus à l'impureté H et à l'alprostadil dans le chromatogramme obtenu avec la solution témoin (b).

Système B

Utilisez les mêmes conditions que pour le système A avec la phase mobile et le programme d'élution suivants :

Le chromatogramme suivant est publié à titre d'information.

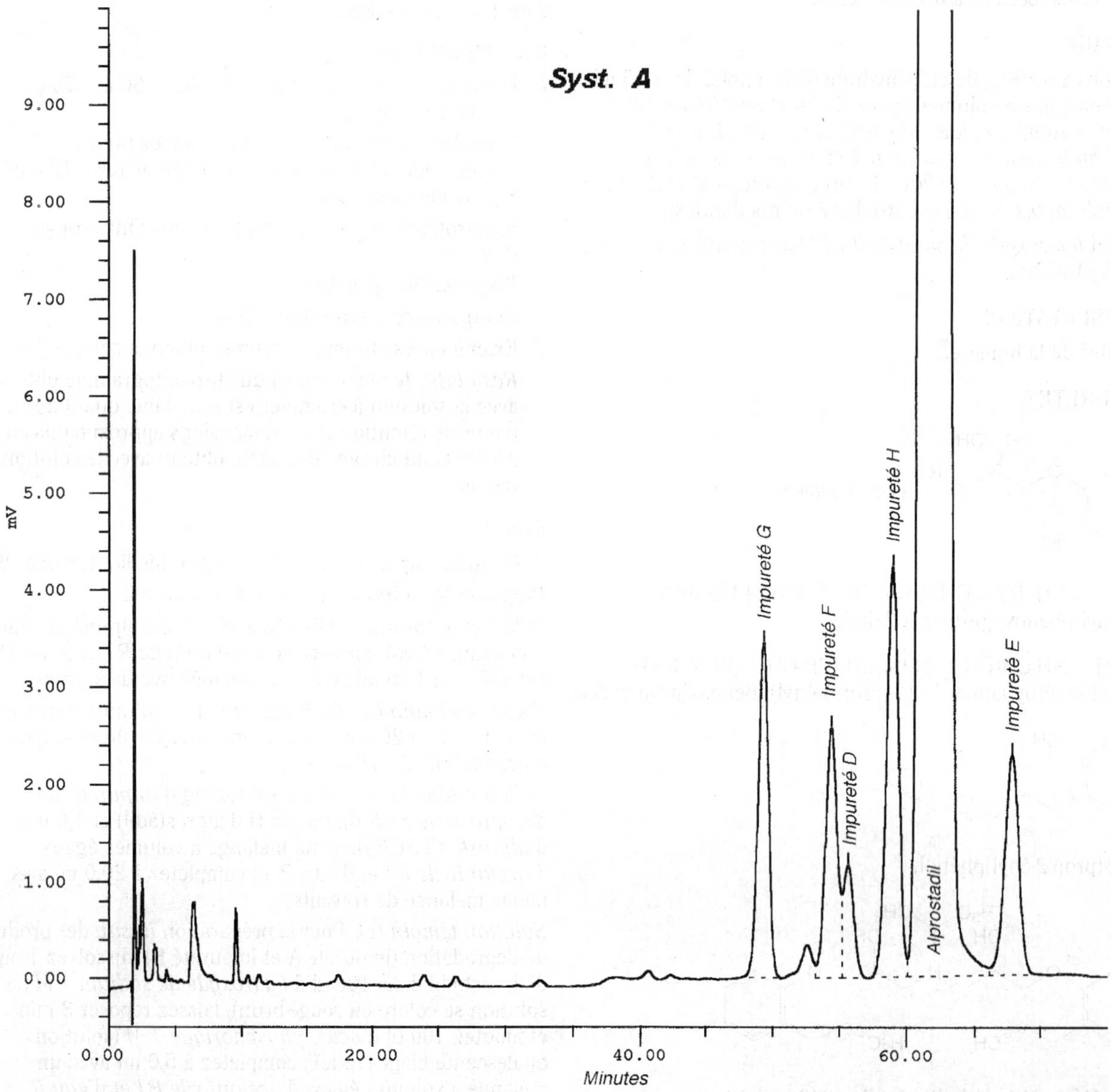

Figure 1488.-1. – *Chromatogramme pour l'essai des substances apparentées (système A) de l'alprostadil*

– *phase mobile A*. Dissolvez 3,9 g de *phosphate monosodique R* dans de l'*eau R* et complétez à 1000,0 ml avec le même solvant. Ajustez à pH 2,5 avec une solution d'*acide phosphorique R* à 2,9 g/l (environ 600 ml). A 600 ml de solution tampon, ajoutez 400 ml d'*acétonitrile R1*,
– *phase mobile B*. Utilisez la phase mobile B décrite sous Système A.

Intervalle (min)	Phase mobile A (pour cent *V/V*)	Phase mobile B (pour cent *V/V*)
0 - 50	100	0
50 - 51	100 → 0	0 → 100
51 - 61	0	100
61 - 62	0 → 100	100 → 0
62 - 72	100	0

Conformité du système :
– *rétention relative* par rapport à l'alprostadil (temps de rétention = environ 7 min) : impureté A = environ 2,4 ; impureté B = environ 2,6,
– *résolution* : au minimum 1,5 entre les pics dus à l'impureté A et à l'impureté B dans le chromatogramme obtenu avec la solution témoin (c).

Faites l'essai en utilisant les systèmes A et B.

Limites :
– *facteurs de correction* : multipliez la surface des pics correspondants à l'aide des facteurs de correction indiqués dans le tableau 1488.-1 pour obtenir les surfaces corrigées,

Tableau 1488.-1

Impureté	Rétention relative (système A)	Rétention relative (système B)	Facteur de correction
impureté G	0,80	-	0,7
impureté F	0,88	-	0,8
impureté D	0,90	-	1,0
impureté H	0,96	-	0,7
impureté E	1,10	-	0,7
impureté C	-	1,36	1,9

Le chromatogramme suivant est publié à titre d'information.

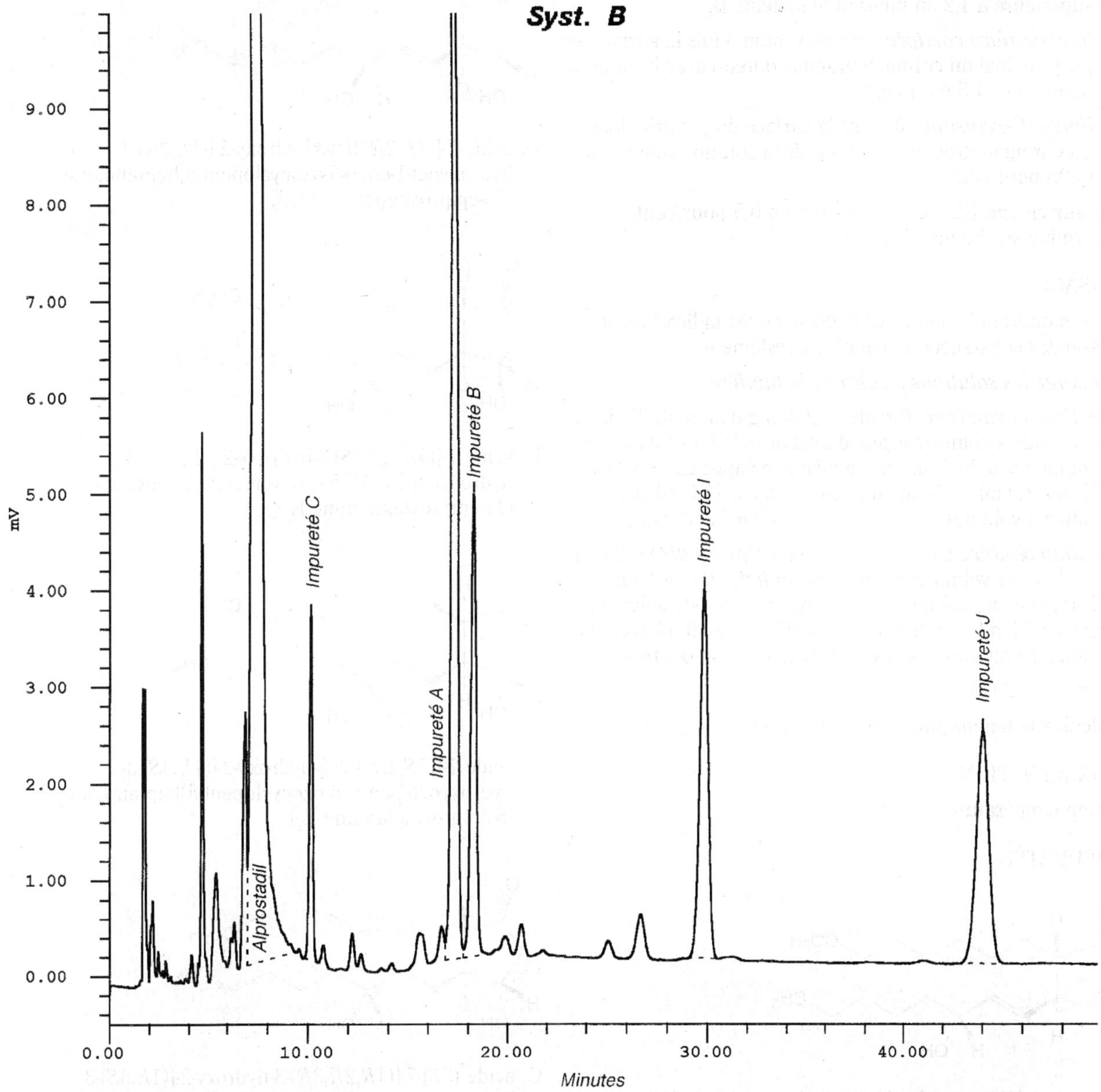

Figure 1488.-2. – *Chromatogramme pour l'essai des substances apparentées (système B) de l'alprostadil*

Impureté	Rétention relative (système A)	Rétention relative (système B)	Facteur de correction
impureté K	-	1,85	0,06
impureté A	-	2,32	0,7
impureté B	-	2,45	1,5
impureté I	-	4,00	1,0
impureté J	-	5,89	1,0

- *impureté A (surface corrigée)* : au maximum 3 fois la surface du pic principal du chromatogramme obtenu avec la solution témoin (a) (1,5 pour cent),
- *impureté B (surface corrigée)* : au maximum la surface du pic principal du chromatogramme obtenu avec la solution témoin (a) (0,5 pour cent),
- *toute autre impureté (surface corrigée)* : au maximum 1,8 fois la surface du pic principal du chromatogramme obtenu avec la solution témoin (a) (0,9 pour cent), et 1 seul au plus de ces pics présente une surface supérieure à celle du pic principal du chromatogramme obtenu avec la solution témoin (a) (0,5 pour cent). Evaluez les impuretés dont la rétention relative est inférieure à 1,2 en utilisant le système A et les impuretés dont la rétention relative est supérieure à 1,2 en utilisant le système B,
- *total (surface corrigée)* : au maximum 3 fois la surface du pic principal du chromatogramme obtenu avec la solution témoin (a) (1,5 pour cent),
- *limite d'exclusion* : 0,1 fois la surface du pic principal du chromatogramme obtenu avec la solution témoin (a) (0,05 pour cent).

Teneur en eau (*2.5.32*) : au maximum 0,5 pour cent, déterminé sur 50 mg d'alprostadil.

DOSAGE

Chromatographie liquide (*2.2.29*) selon les indications de l'essai des substances apparentées, système A.

Préparez les solutions à l'abri de la lumière.

Solution à examiner. Dissolvez 10,0 mg d'alprostadil dans un mélange à volumes égaux d'*acétonitrile R1* et d'*eau R*, et complétez à 25,0 ml avec le même mélange de solvants. Prélevez 3,0 ml de solution et complétez à 20,0 ml avec un mélange à volumes égaux d'*acétonitrile R1* et d'*eau R*.

Solution témoin. Dissolvez 10,0 mg d'*alprostadil SCR* dans un mélange à volumes égaux d'*acétonitrile R1* et d'*eau R*, et complétez à 25,0 ml avec le même mélange de solvants. Prélevez 3,0 ml de solution et complétez à 20,0 ml avec un mélange à volumes égaux d'*acétonitrile R1* et d'*eau R*.

Injection : 20 µl.

Calculez la teneur pour cent en $C_{20}H_{34}O_5$.

CONSERVATION

A une température de 2 °C à 8 °C.

IMPURETÉS

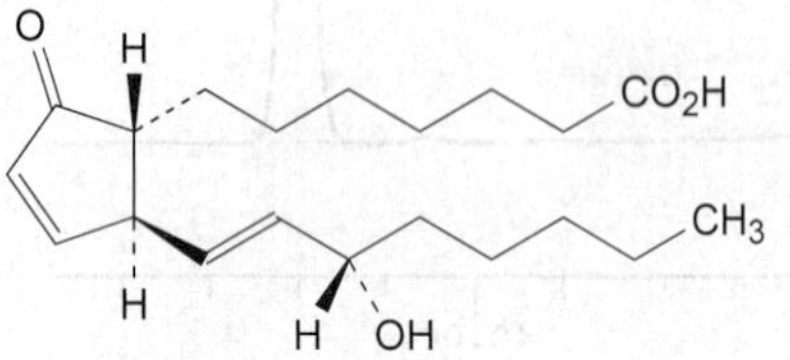

A. acide 7-[(1*R*,2*S*)-2-[(1*E*,3*S*)-3-hydroxyoct-1-ényl]-5-oxocyclopent-3-ényl]heptanoïque (prostaglandine A_1),

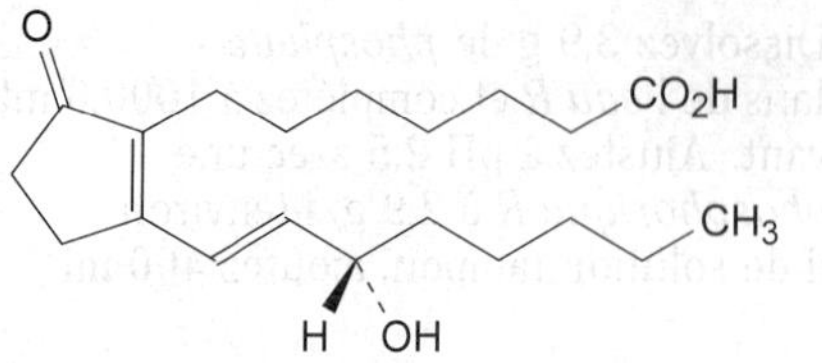

B. acide 7-[2-[(1*E*,3*S*)-3-hydroxyoct-1-ényl]-5-oxocyclopent-1-ényl]heptanoïque (prostaglandine B_1),

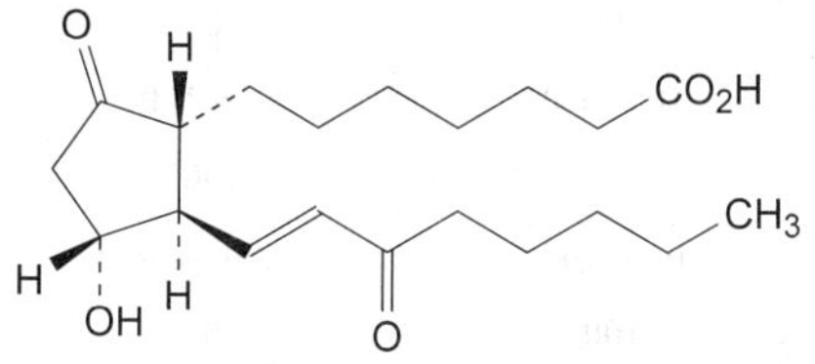

C. acide 7-[(1*R*,2*R*,3*R*)-3-hydroxy-2-[(1*E*)-3-oxooct-1-ényl]-5-oxocyclopentyl]heptanoïque (15-oxoprostaglandine E_1),

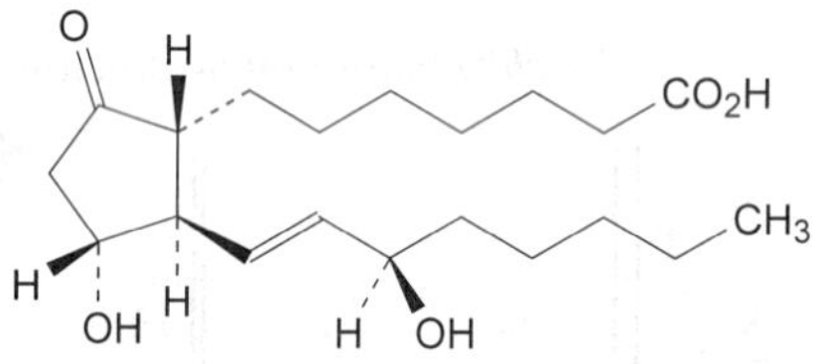

D. acide 7-[(1*R*,2*R*,3*R*)-3-hydroxy-2-[(1*E*,3*R*)-3-hydroxyoct-1-ényl]-5-oxocyclopentyl]heptanoïque (15-épiprostaglandine E_1),

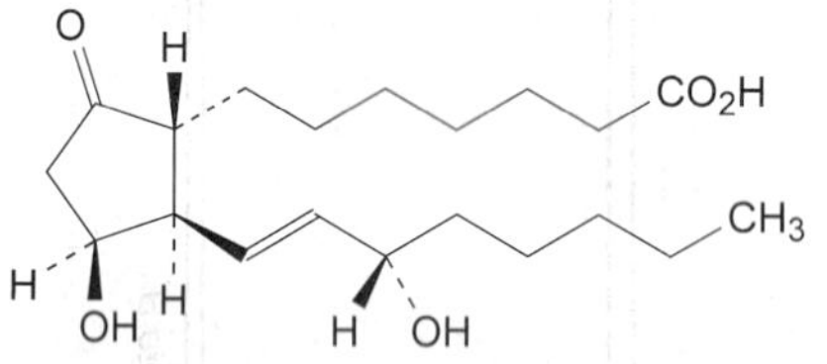

E. acide 7-[(1*R*,2*R*,3*S*)-3-hydroxy-2-[(1*E*,3*S*)-3-hydroxyoct-1-ényl]-5-oxocyclopentyl]heptanoïque (11-épiprostaglandine E_1),

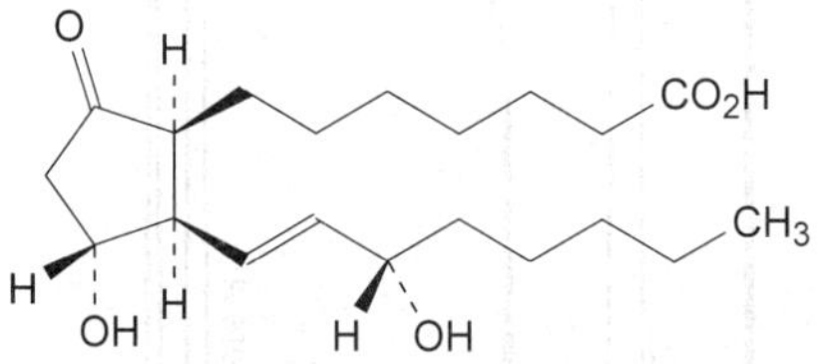

F. acide 7-[(1*S*,2*R*,3*R*)-3-hydroxy-2-[(1*E*,3*S*)-3-hydroxyoct-1-ényl]-5-oxocyclopentyl]heptanoïque (8-épiprostaglandine E_1),

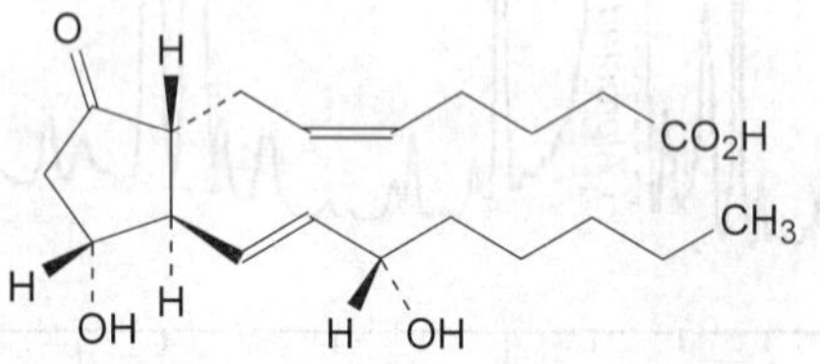

G. acide (5*Z*)-7-[(1*R*,2*R*,3*R*)-3-hydroxy-2-[(1*E*,3*S*)-3-hydroxyoct-1-ényl]-5-oxocyclopentyl]hept-5-énoïque (dinoprostone),

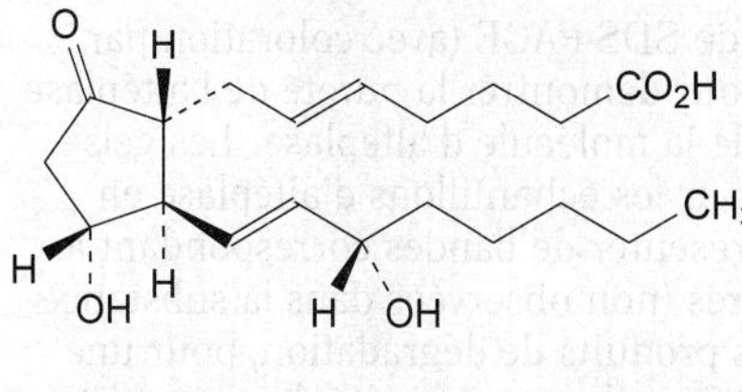

H. acide (5*E*)-7-[(1*R*,2*R*,3*R*)-3-hydroxy-2-[(1*E*,3*S*)-3-hydroxyoct-1-ényl]-5-oxocyclopentyl]hept-5-énoïque ((5*E*)-prostaglandine E_2),

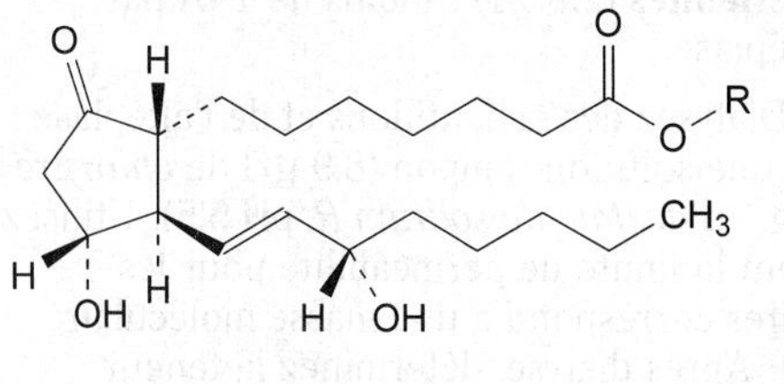

I. R = CH_2-CH_3 : 7-[(1*R*,2*R*,3*R*)-3-hydroxy-2-[(1*E*,3*S*)-3-hydroxyoct-1-ényl]-5-oxocyclopentyl]heptanoate d'éthyle (ester éthylique de la prostaglandine E_1),

J. R = $CH(CH_3)_2$: 7-[(1*R*,2*R*,3*R*)-3-hydroxy-2-[(1*E*,3*S*)-3-hydroxyoct-1-ényl]-5-oxocyclopentyl]heptanoate de 1-méthyléthyle (ester isopropylique de la prostaglandine E_1),

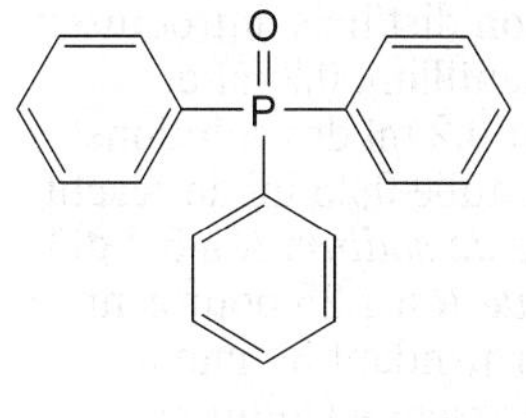

K. triphénylphosphine oxyde.

01/2002:1170

ALTÉPLASE POUR SOLUTION INJECTABLE

Alteplasum ad iniectabile

```
SYQVICRDEK  TQMIYQQHQS  WLRPVLRSNR  VEYCWCNSGR
AQCHSVPVKS  CSEPRCFNGG  TCQQALYFSD  FVCQCPEGFA
GKCCEIDTRA  TCYEDQGISY  RGTWSTAESG  AECTNWNSSA
LAQKPYSGRR  PDAIRLGLGN  HNYCRNPDRD  SKPWCYVFKA
GKYSSEFCST  PACSEGNSDC  YFGNGSAYRG  THSLTESGAS
CLPWNSMILI  GKVYTAQNPS  AQALGLGKHN  YCNRPDGDAK
PWCHVLKNRR  LTWEYCDVPS  CSTCGLRQYS  QPQFR
                                         IKGGL
FADIASHPWQ  AAIFAKHRRS  PGERFLCGGI  LISSCWILSA
AHCFQERFPP  HHLTVILGRT  YRVVPGEEEQ  KFEVEKYIVH
KEFDDDTYDN  DIALLQLKSD  SSRCAQESSV  VRTVCLPPAD
LQLPDWTECE  LSGYGKHEAL  SPFYSERLKE  AHVRLYPSSR
CTSQHLLNRT  VTDNMLCAGD  TRSGGPQANL  HDACQGDSGG
PLVCLNDGRM  TLVGIISWGL  GCGQKDVPGV  YTKVTNYLDW
IRDNMRP
```

DÉFINITION

L'altéplase pour solution injectable est une préparation stérile cryodesséchée d'altéplase, un activateur tissulaire du plasminogène (AP-t) préparé par la méthode dite de l'ADN recombinant. L'altéplase a une activité d'au minimum 500 000 UI par milligramme de protéine.

L'activateur tissulaire du plasminogène se lie aux caillots de fibrine et transforme le plasminogène en plasmine, entraînant ainsi la dégradation des caillots de fibrine ou autres caillots sanguins.

L'altéplase se compose de 527 acides aminés et sa masse moléculaire calculée est de 59 050 si l'on ne tient pas compte de la glycosylation en positions Asn 117, Asn 184 et Asn 448. La masse moléculaire relative totale est de 65 000 environ. La plasmine induit une scission de la liaison entre les acides aminés 275 et 276 et la formation d'une molécule à deux chaînes : la chaîne A et la chaîne B, qui sont reliées par un pont disulfure entre Cys 264 et Cys 395. Les deux formes (à chaîne unique et à deux chaînes) ont une activité fibrinolytique comparable *in vitro*.

PRODUCTION

L'altéplase est produite par la méthode dite de l'ADN recombinant, en culture cellulaire. La fermentation se déroule dans un milieu ne contenant pas de sérum.

Le procédé de purification employé assure une élimination efficace des impuretés potentielles telles qu'antibiotiques, ADN et des contaminants protéiques issus de la cellule hôte ou du milieu de culture, et des contaminants viraux potentiels.

Si l'altéplase est conservée sous forme de vrac, les conditions de conservation sont propres à assurer le maintien de son activité.

La production, la purification et l'homogénéité du produit font l'objet de contrôles effectués par diverses méthodes analytiques décrites ci-après au titre de contrôles de routine en cours de production.

Teneur en protéines. La teneur en protéines des solutions d'altéplase est déterminée par mesure de l'absorbance (*2.2.25*) des solutions à 280 nm et à 320 nm. L'absorbance est mesurée par rapport à celle du tampon de formulation. Si une dilution des échantillons d'altéplase est nécessaire, elle est réalisée avec le tampon de formulation. Le calcul de la teneur en protéines est effectué en soustrayant l'absorbance du tampon de formulation de l'absorbance des échantillons. La concentration en altéplase est calculée en divisant la différence d'absorbance ($A_{280} - A_{320}$) par le coefficient d'absorption spécifique de l'altéplase, soit 1,9.

Activité. L'activité de l'altéplase est déterminée par un essai *in vitro* de lyse de caillot, comme décrit sous Dosage. L'activité spécifique de l'altéplase en vrac est d'environ 580 000 UI par milligramme d'altéplase.

Séquence *N*-terminale. Un séquençage de la partie amino-terminale est réalisé pour vérifier la séquence *N*-terminale et effectuer une détermination semi-quantitative des sites de clivage supplémentaires dans la molécule d'altéplase, par exemple aux positions AA 275-276 ou AA 27-28. La séquence *N*-terminale doit être conforme à celle de l'activateur tissulaire du plasminogène humain.

Focalisation isoélectrique. La régularité d'un lot à l'autre de la micro-hétérogénéité liée à la glycosylation de la molécule d'altéplase peut être démontrée par focalisation isoélectrique (FIE). Les gels FIE présentent un profil de bandes complexe, avec 10 bandes principales et plusieurs bandes secondaires dans l'intervalle de pH 6,5-8,5. La FIE est conduite dans des conditions de dénaturation pour bien séparer les variantes de l'altéplase possédant des charges différentes. La large

Monographies A - C

distribution de charge observée est due à l'existence dans le produit d'une population de molécules présentant des différences quant à la structure fine de la glycosylation de type complexe à 2 ou 3 chaînes latérales, avec un degré de substitution différent par les acides sialiques. Le profil FIE des échantillons à examiner doit être conforme à celui de l'altéplase de référence.

Teneur en altéplase à chaîne unique. L'altéplase produite par des cellules CHO (d'ovaire de hamster chinois) dans un milieu ne contenant pas de sérum est principalement constituée d'altéplase à chaîne unique. Il est possible de séparer la forme à chaîne unique de la forme à deux chaînes par chromatographie liquide à perméation de gel, en opérant dans des conditions réductrices comme décrit sous Teneur en altéplase à chaîne unique (voir Essai). La teneur en altéplase à chaîne unique des échantillons d'altéplase en vrac doit être supérieure à 60 pour cent.

Cartographie tryptique. La structure primaire de la molécule d'altéplase est vérifiée par cartographie tryptique, comme décrit sous Identification B. La trypsine scinde la molécule d'altéplase, préalablement réduite et carboxyméthylée, en 50 peptides environ qui sont séparés par chromatographie liquide en phase inversée. Le chromatogramme obtenu est caractéristique (empreinte digitale). L'identité entre la carte tryptique d'un échantillon d'altéplase donné et le profil d'un étalon bien caractérisé constitue une confirmation indirecte de la séquence des acides aminés, car cette technique très sensible permet de détecter toute substitution, même unique, d'acides aminés dans les différents peptides. Il est en outre possible d'isoler dans la carte tryptique les pics complexes correspondant aux glycopeptides, et de procéder à une séparation secondaire soit par chromatographie liquide en phase inversée dans des conditions modifiées soit par électrophorèse capillaire. Cette séparation bidimensionnelle des variantes glycopeptidiques permet de vérifier la régularité d'un lot à l'autre de la micro-hétérogénéité de glycosylation.

La carte tryptique des échantillons d'altéplase examinés doit être conforme à celle de l'altéplase de référence.

Teneur en monomère. La teneur en monomère de l'altéplase est mesurée par chromatographie liquide à perméation de gel dans des conditions non réductrices, comme décrit sous Teneur en monomère (voir Essai). La teneur en monomère des échantillons d'altéplase en vrac doit être supérieure à 95 pour cent.

Teneur en altéplase de type I et de type II. Les cellules CHO produisent deux variantes de glycosylation de l'altéplase. La variante de type I possède un site de glycosylation de type polymannose en position Asn 117 et deux sites de glycosylation de type complexe en positions Asn 184 et Asn 448, respectivement. La variante de type II n'est glycosylée qu'en positions Asn 117 et Asn 448.

Le rapport altéplase type I/altéplase type II est constant et les teneurs en altéplase de type I et de type II sont respectivement comprises entre 45 et 65 pour cent et entre 35 et 55 pour cent. La teneur en altéplase de type I et de type II peut être déterminée par balayage densitométrique d'un gel SDS-PAGE (électrophorèse en gel de polyacrylamide en présence de dodécylsulfate de sodium). Les échantillons d'altéplase, préalablement traités à la plasmine puis réduits et carboxyméthylés avant d'être déposés sur le gel, se séparent en trois bandes : chaîne A de l'altéplase type I (AA 1-275), chaîne A de l'altéplase type II (AA 1-275) et chaîne B de l'altéplase (AA 276-527). Le rapport altéplase type I/altéplase type II est déterminé au moyen d'une courbe d'étalonnage obtenue par balayage densitométrique de mélanges bien définis d'étalons d'altéplase de type I et II.

SDS-PAGE. La méthode SDS-PAGE (avec coloration par l'argent) est utilisée pour démontrer la pureté de l'altéplase en vrac et l'intégrité de la molécule d'altéplase. Les gels SDS-PAGE obtenus pour les échantillons d'altéplase en vrac ne doivent pas présenter de bandes correspondant à des protéines étrangères (non observées dans la substance de référence) ou à des produits de dégradation, pour une quantité déposée de 2,5 µg de protéine altéplase par piste et un seuil de détection de 5 ng par bande protéique (sérum-albumine bovine).

Endotoxines bactériennes (*2.6.14*) : moins de 1 UI par milligramme d'altéplase.

Acides sialiques. Dialysez des échantillons et de l'altéplase de référence dans une solution tampon (8,9 g/l de *chlorure de sodium R*, 4,1 g/l d'*acétate de sodium R*, pH 5,5). Utilisez une membrane dont la limite de perméabilité pour les protéines globulaires correspond à une masse moléculaire relative de 10 000. Après dialyse, déterminez la teneur en protéines. A 1 ml de solution protéique, ajoutez 5 µl de solution de *chlorure de calcium R* à 19,98 pour cent *m/m*. Ajoutez ensuite 10 milliunités de neuramidase par milligramme de protéine. Placez cette solution en incubation à 37 °C pendant 17 h environ.

Préparez des solutions d'étalonnage de concentration allant de 1,56 mg/ml à 25,0 mg/ml, par dilution d'une solution mère de référence d'*acide N-acétylneuraminique R* à 50 mg/ml. Dans des tubes à réaction distincts, introduisez en double à la pipette 0,2 ml d'échantillon, 0,2 ml de solution de protéine de référence et 0,2 ml des solutions d'étalonnage. Ajoutez dans chaque tube 0,25 ml de réactif au periodate (solution de *periodate de sodium R* à 5,4 g/l dans une solution d'*acide sulfurique R* à 1,25 pour cent *V/V*), mélangez et mettez à incuber pendant 30 min à 37 °C. Ajoutez 0,2 ml de réactif à l'arsénite (solution d'*arsénite de sodium R* à 20 g/l dans une solution d'*acide chlorhydrique R* à 1,55 pour cent *V/V*) et mélangez. Une coloration brun-jaunâtre se développe, puis disparaît. Ajoutez 2,0 ml d'une solution d'*acide thiobarbiturique R* à 28,9 g/l et mélangez. Fermez les tubes, chauffez-les dans de l'eau bouillante pendant 7,5 min, puis refroidissez-les dans un bain de glace pendant 5 min. Ajoutez 2,0 ml d'un mélange de *butanol R* et d'*acide chlorhydrique R* (95:5) et mélangez. Centrifugez à 3000 tr/min pendant 3 min, puis mesurez l'absorbance de la phase butanol/HCl à 552 nm dans les 30 min qui suivent, par rapport à un blanc butanol/HCl. Effectuez une analyse de régression linéaire pour l'étalon d'acide *N*-acétylneuraminique. A partir de la courbe d'étalonnage, calculez la concentration molaire d'acide *N*-acétylneuraminique dans les échantillons et dans l'altéplase de référence. La teneur en acides sialiques des échantillons à examiner doit être comprise entre 70 et 130 pour cent de celle de l'altéplase de référence, qui est d'environ 3 moles d'acides sialiques par mole d'altéplase.

Sucres neutres. Diluez les échantillons d'altéplase et l'altéplase de référence dans une solution tampon (34,8 g/l d'*arginine R* et 0,1 g/l de *polysorbate 80 R*, ajusté à pH 7,4 avec de l'*acide phosphorique R*) de façon à obtenir une concentration en protéine de 50 µg/ml. Pour établir une courbe d'étalonnage, préparez une série de solutions de mannose dans le même tampon de dosage, aux concentrations suivantes : 20, 30, 40, 50 et 60 µg/ml. Dans des tubes à réaction distincts, introduisez en double à la pipette 2 ml des échantillons d'altéplase, 2 ml d'altéplase de référence et 2 ml de chaque solution d'étalonnage. Ajoutez dans chaque tube 50 µl de *phénol R*, puis 5 ml d'*acide sulfurique R*. Mettez le mélange à incuber pendant 30 min à température ambiante, puis mesurez l'absorbance à 492 nm pour chaque tube. Déterminez la teneur en sucres neutres à partir de la courbe d'étalonnage établie avec le mannose. Exprimez cette teneur en moles de sucres neutres par mole d'altéplase, en tenant compte du facteur de dilution des échantillons d'altéplase et de l'altéplase de référence et en prenant respectivement comme valeurs de la masse moléculaire relative 180,2 pour le mannose et 59 050 pour la partie protéique de l'altéplase. La teneur en sucres neutres des échantillons d'altéplase doit être comprise entre 70 et 130 pour cent de celle de l'altéplase de référence, qui est d'environ 12 moles de sucres neutres par mole d'altéplase.

CARACTÈRES

Poudre ou masse solide friable, blanche ou légèrement jaune.

Reconstituez la préparation comme indiqué sur l'étiquette avant d'effectuer l'identification, les essais (sauf pour les essais de solubilité et de teneur en eau), et le titrage d'activité.

IDENTIFICATION

A. Le dosage sert également à identifier la préparation.

B. Cartographie tryptique. Opérez par chromatographie liquide (*2.2.29*).

Solution à examiner. Diluez la préparation à examiner dans de l'*eau R* de façon à obtenir une solution contenant environ 1 mg/ml d'altéplase. Dialysez 2,5 ml environ de la solution, pendant 12 h au moins, dans une solution contenant 480 g/l d'*urée R*, 44 g/l de *tris(hydroxyméthyl)aminométhane R* et 1,5 g/l d'*édétate disodique R*, dont le pH est ajusté à 8,6. Utilisez une membrane dont la limite de perméabilité pour les protéines globulaires correspond à une masse moléculaire relative de 10 000. Mesurez le volume de la solution, transvasez-la dans un tube à essai propre et ajoutez par millilitre de solution 10 µl d'une solution de *dithiothréitol R* à 156 g/l. Laissez reposer pendant 4 h, refroidissez en bain d'eau glacée et ajoutez par millilitre de solution 25 µl d'une solution récemment préparée d'*acide iodoacétique R* à 190 g/l. Laissez reposer à l'obscurité pendant 30 min. Ajoutez par millilitre de solution 50 µl de solution de dithiothréitol pour arrêter la réaction. Dialysez pendant 24 h dans une solution de *bicarbonate d'ammonium R* à 8 g/l. Ajoutez une partie de *trypsine pour cartographie peptidique R* pour 100 parties de protéine et laissez reposer pendant 6 h à 8 h. Répétez l'addition de trypsine et laissez reposer jusqu'à un total de 24 h.

Solution témoin. Préparez la solution témoin selon les indications données pour la solution à examiner en utilisant de l'*altéplase SCR* à la place de la préparation à examiner.

La chromatographie peut être réalisée en utilisant :

– une colonne d'une longueur de 0,1 m et d'un diamètre intérieur de 4,6 mm, remplie de *gel de silice octadécylsilylé pour chromatographie R* (5 µm à 10 µm),
  Phase mobile A. Une solution de *phosphate monosodique R* à 8 g/l, ajustée à pH 2,85 avec de l'*acide phosphorique R*, filtrée et dégazée,
  Phase mobile B. Une solution d'*acétonitrile R* à 75 pour cent *V/V* dans la phase mobile A,
– comme détecteur, un spectrophotomètre à ultraviolet réglé à 210 nm.

Equilibrez le système avec la phase mobile A avec un débit de 1 ml/min. Après injection de la solution, augmentez la proportion de phase mobile B à raison de 0,44 pour cent par minute, jusqu'à ce que le rapport phase mobile A/phase mobile B soit de 60/40. Augmentez alors la proportion de phase mobile B à raison de 1,33 pour cent par minute jusqu'à ce que le rapport phase mobile A/phase mobile B soit de 20/80. Poursuivez l'élution avec ce mélange pendant encore 10 min. Enregistrez le chromatogramme de la solution témoin. L'essai n'est valable que si la résolution entre les pics 6 (peptide 268-275) et 7 (peptide 1-7) n'est pas inférieure à 1,5, et les valeurs $b_{0,5a}$ et $b_{0,5b}$ ne sont pas supérieures à 0,4 min. Injectez 100 µl environ de solution à examiner et enregistrez le chromatogramme. Vérifiez l'identité des pics par comparaison avec le chromatogramme obtenu avec la solution témoin. Aucun pic ou épaulement supplémentaire significatif n'est observé, un pic ou épaulement significatif étant défini comme un pic ou épaulement présentant une surface égale ou supérieure à 5 pour cent de celle du pic 19 (peptide 278-296). Aucun pic significatif n'est absent. Un chromatogramme type permet d'identifier les pics cités ci-dessus (figure 1170.-1).

ESSAI

Aspect de la solution. La préparation reconstituée est limpide (*2.2.1*) et n'est pas plus fortement colorée que la solution témoin J_7 (*2.2.2, Procédé II*).

pH (*2.2.3*). Le pH de la préparation à examiner est de 7,1 à 7,5.

Le chromatogramme suivant est publié à titre d'information.

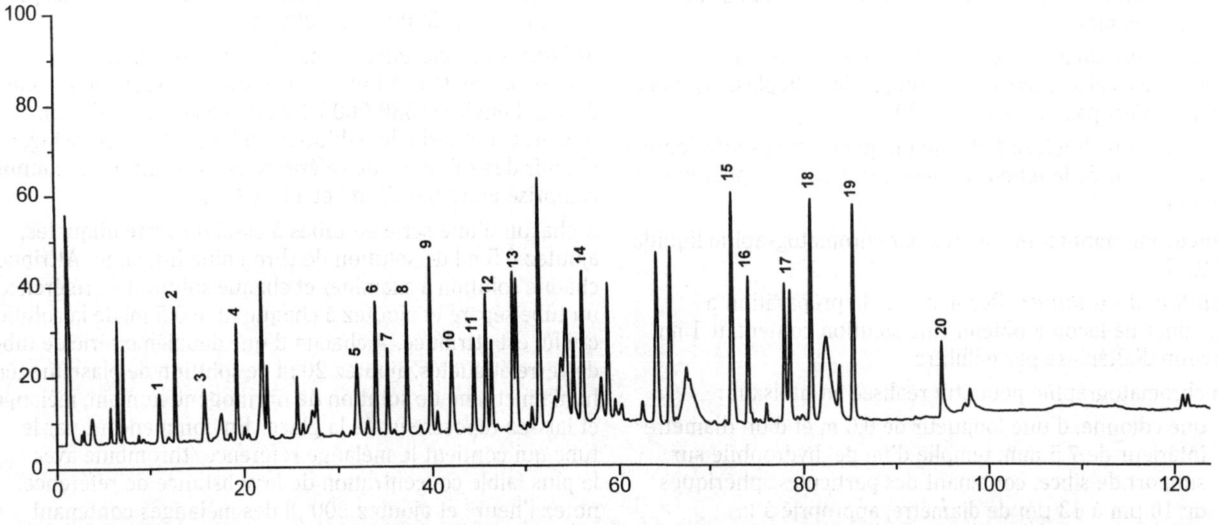

Figure 1170.-1. – *Chromatogramme type obtenu par cartographie tryptique de l'altéplase*

Solubilité. Ajoutez le volume de liquide indiqué sur l'étiquette. La préparation se dissout complètement en 2 min à 20-25 °C.

Teneur en protéines. Préparez une solution de la préparation à examiner ayant une concentration exactement connue d'environ 1 g/l. Prélevez un volume exactement connu de la solution et, à l'aide d'une solution d'*arginine R* à 34,8 g/l ajustée à pH 7,3 avec de l'*acide phosphorique R*, diluez-la de façon à obtenir une lecture d'absorbance au maximum à 280 nm environ qui se situe entre 0,5 et 1,0 (*solution à examiner*). Mesurez l'absorbance (*2.2.25*) de la solution au maximum à 280 nm environ et à 320 nm, en utilisant la solution d'arginine comme liquide de compensation. Calculez la teneur en protéines dans la prise d'essai à l'aide de l'expression :

$$\frac{V\,(A_{280} - A_{320})}{1,9}$$

où V représente le volume de la solution d'arginine nécessaire pour préparer la solution à examiner, et A_{280} et A_{320} représentent les absorbances mesurées au maximum à 280 nm environ et à 320 nm, respectivement.

Teneur en altéplase à chaîne unique. Opérez par chromatographie liquide (*2.2.29*).

Solution à examiner. Dissolvez la préparation à examiner dans de l'*eau R* de façon à obtenir une solution contenant 1 mg environ d'altéplase par millilitre. Placez 1 ml environ de la solution dans un tube, ajoutez 3 ml d'une solution de *dithiothréitol R* à 3 g/l dans la phase mobile, fermez le tube avec une capsule et chauffez à environ 80 °C pendant 3 min à 5 min.

La chromatographie peut être réalisée en utilisant :

- une colonne, d'une longueur de 0,6 m et d'un diamètre intérieur de 7,5 mm, remplie d'un gel hydrophile sur support de silice, contenant des particules sphériques de 10 µm à 13 µm de diamètre, approprié à la chromatographie d'exclusion,
- comme phase mobile, à un débit de 0,5 ml/min, une solution contenant 30 g/l de *phosphate monosodique R* et 1 g/l de *dodécylsulfate de sodium R*, ajustée à pH 6,8 avec de la *solution diluée d'hydroxyde de sodium R*,
- comme détecteur, un spectrophotomètre réglé à 214 nm.

Injectez 50 µl environ de solution à examiner et enregistrez le chromatogramme. Le chromatogramme présente deux pics principaux correspondant respectivement à l'altéplase à chaîne unique et l'altéplase à double chaîne. Calculez la teneur relative en altéplase à chaîne unique à partir de la surface des pics.

L'essai n'est valable que si le nombre des plateaux théoriques, calculé sur la base du pic de l'altéplase à chaîne unique, n'est pas inférieur à 1000.

La teneur en altéplase à chaîne unique n'est pas inférieure à 60 pour cent de la teneur totale en substances apparentées obtenue.

Teneur en monomère. Opérez par chromatographie liquide (*2.2.29*).

Solution à examiner. Reconstituez la préparation à examiner de façon à obtenir une solution contenant 1 mg environ d'altéplase par millilitre.

La chromatographie peut être réalisée en utilisant :

- une colonne, d'une longueur de 0,6 m et d'un diamètre intérieur de 7,5 mm, remplie d'un gel hydrophile sur support de silice, contenant des particules sphériques de 10 µm à 13 µm de diamètre, approprié à la chromatographie d'exclusion,
- comme phase mobile, à un débit de 0,5 ml/min, une solution contenant 30 g/l de *phosphate monosodique R* et 1 g/l de *dodécylsulfate de sodium R*, ajustée à pH 6,8 avec de la *solution diluée d'hydroxyde de sodium R*,
- comme détecteur, un spectrophotomètre réglé à 214 nm.

Injectez la solution à examiner et enregistrez le chromatogramme. L'essai n'est valable que si le nombre de plateaux théoriques calculés pour le pic de l'altéplase monomère n'est pas inférieur à 1000. Mesurez la réponse de tous les pics correspondant à des espèces d'altéplase de masse moléculaire différente. Calculez la teneur relative en monomère à partir de la surface de ces pics. La teneur en monomère de la préparation à examiner n'est pas inférieure à 95 pour cent.

Teneur en eau (*2.5.12*). Déterminée par semi-microdosage, la teneur en eau n'est pas supérieure à 4,0 pour cent.

Endotoxines bactériennes (*2.6.14*) : moins de 1 UI par milligramme de protéine.

Stérilité (*2.6.1*). La préparation à examiner satisfait à l'essai de stérilité.

TITRAGE

L'activité de l'altéplase est déterminée par comparaison de sa capacité à activer la transformation du plasminogène en plasmine avec la même capacité d'une préparation de référence étalonnée en Unités Internationales. La formation de plasmine est mesurée par détermination du temps de lyse d'un caillot de fibrine dans des conditions données.

L'Unité Internationale est l'activité d'une quantité donnée de l'étalon international d'altéplase. La correspondance en Unités Internationales de l'étalon international est indiquée par l'Organisation Mondiale de la Santé.

Solution tampon de dissolution. Une solution contenant 1,38 g/l de *phosphate monodosique monohydraté R*, 7,10 g/l de *phosphate disodique anhydre R*, 0,20 g/l d'*azide de sodium R* et 0,10 g/l de *polysorbate 80 R*.

Solution de thrombine humaine. Une solution de *thrombine humaine R* contenant 33 UI/ml dans la solution tampon de dissolution.

Solution de fibrinogène humain. Une solution de *fibrinogène R* à 2 g/l dans la solution tampon de dissolution.

Solution de plasminogène humain. Une solution de *plasminogène humain R* à 1 g/l dans la solution tampon de dissolution.

Solutions à examiner. A partir d'une solution de la préparation à examiner à 1 g/l, préparez à l'aide de la solution tampon de dissolution une série de dilutions, par exemple aux 1/5000, 1/10 000 et 1/20 000.

Solutions de référence. A partir d'une solution d'*altéplase SCR* ayant une concentration exactement connue de 1 g/l environ (580 000 UI d'altéplase par millilitre), préparez une série de 5 dilutions à l'aide d'*eau R* de façon à obtenir des solutions de référence de concentration connue, comprise entre 9,0 UI/ml et 145 UI/ml.

A chacun d'une série de tubes à essai de verre étiquetés, ajoutez 0,5 ml de solution de thrombine humaine. Attribuez chaque solution à examiner et chaque solution de référence à un tube séparé et ajoutez à chaque tube 0,5 ml de la solution qui lui est attribuée. A chacun d'une deuxième série de tubes de verre étiquetés, ajoutez 20 µl de solution de plasminogène humain et 1 ml de solution de fibrinogène humain, mélangez et laissez reposer sur de la glace. En commençant par le tube qui contient le mélange référence/thrombine avec la plus faible concentration de la substance de référence, notez l'heure et ajoutez 200 µl des mélanges contenant la thrombine aux tubes à essai contenant le mélange de

Monographies A - C

plasminogène et de fibrinogène. A l'aide d'un mélangeur de type vortex, mélangez à intervalles le contenu de chaque tube pendant 15 s au total et placez les tubes soigneusement sur un dispositif porte-tubes dans un bain-marie, à 37 °C et muni d'un mélangeur. Un caillot trouble se forme dans les 30 s et il s'y forme ensuite des bulles. Notez le temps de lyse du caillot, c'est-à-dire le temps qui s'écoule entre la première addition de solution d'altéplase et le moment où la dernière bulle monte à la surface. Au moyen d'une analyse des moindres carrés, calculez l'équation de la courbe analytique à partir des logarithmes des concentrations de la préparation de référence en unités internationales par millilitre contre les logarithmes des valeurs du temps de lyse correspondant, à l'aide de l'expression :

$$\log t = a + b\,(\log U_s)$$

où t représente le temps de lyse, U_S l'activité en unités internationales par millilitre de la préparation de référence, b la pente et a l'intersection sur l'axe y de la courbe. L'essai n'est valable que si le coefficient de corrélation est compris entre – 0,9900 et – 1,0000. A partir de l'équation de la droite et du temps de lyse mesuré pour la solution à examiner, calculez le logarithme de l'activité U_A à l'aide de l'expression :

$$\log U_A = \frac{[(\log t) - a]}{b}$$

Calculez l'activité en unités internationales d'altéplase par millilitre à l'aide de l'expression :

$$D \times U_A$$

où D représente le facteur de dilution de la solution à examiner. Calculez l'activité spécifique dans la prise d'essai de la préparation à examiner à l'aide de l'expression :

$$\frac{U_A}{P}$$

où P représente la concentration en protéines déterminées dans l'essai des protéines totales.

L'activité estimée n'est pas inférieure à 90 pour cent ni supérieure à 110 pour cent de l'activité déclarée.

CONSERVATION

En récipient de verre incolore, sous vide ou sous atmosphère de gaz inerte, à l'abri de la lumière, à une température de 2 °C à 30 °C.

ÉTIQUETAGE

L'étiquette indique :

- le nombre d'Unités Internationales par récipient,
- la quantité de protéine par récipient.

01/2002:0971

ALUMINIUM (CHLORURE D') HEXAHYDRATÉ

Aluminii chloridum hexahydricum

$AlCl_3,6H_2O$ M_r 241,4

DÉFINITION

Le chlorure d'aluminium hexahydraté contient au minimum 95,0 pour cent et au maximum l'équivalent de 101,0 pour cent de $AlCl_3,6H_2O$.

CARACTÈRES

Poudre cristalline, blanche à faiblement jaunâtre ou cristaux incolores, déliquescents, très solubles dans l'eau, facilement solubles dans l'alcool, solubles dans le glycérol.

IDENTIFICATION

A. Prélevez 0,1 ml de solution S2 (voir Essai) et complétez à 2 ml avec de l'*eau R*. La solution donne la réaction (a) des chlorures (*2.3.1*).

B. Prélevez 0,3 ml de solution S2 et complétez à 2 ml avec de l'*eau R*. La solution donne la réaction de l'aluminium (*2.3.1*).

ESSAI

Solution S1. Dissolvez 10,0 g de chlorure d'aluminium hexahydraté dans de l'*eau distillée R* et complétez à 100 ml avec le même solvant.

Solution S2. Prélevez 50 ml de solution S1 et complétez à 100 ml avec de l'*eau R*.

Aspect de la solution. La solution S2 est limpide (*2.2.1*) et n'est pas plus fortement colorée que la solution témoin B_7 (*2.2.2, Procédé II*).

Sulfates (*2.4.13*). 15 ml de solution S1 satisfont à l'essai limite des sulfates (100 ppm).

Fer (*2.4.9*). 10 ml de solution S1 satisfont à l'essai limite du fer (10 ppm).

Métaux alcalins et alcalino-terreux. Prélevez 20 ml de solution S2, ajoutez 100 ml d'*eau R* et chauffez à ébullition. A la solution chaude, ajoutez 0,2 ml de *solution de rouge de méthyle R*, puis de l'*ammoniaque diluée R1* jusqu'à virage de l'indicateur au jaune et complétez à 150 ml avec de l'*eau R*. Chauffez à ébullition et filtrez. Evaporez au bain-marie à siccité 75 ml du filtrat, puis calcinez jusqu'à masse constante. La masse du résidu n'est pas supérieure à 2,5 mg (0,5 pour cent).

Métaux lourds (*2.4.8*). 12 ml de solution S1 satisfont à l'essai limite A des métaux lourds (20 ppm). Préparez le témoin avec la *solution à 2 ppm de plomb (Pb) R*.

Teneur en eau (*2.5.12*). Déterminée par semi-microdosage sur 50,0 mg de chlorure d'aluminium hexahydraté, la teneur en eau est de 42,0 pour cent à 48,0 pour cent.

DOSAGE

Dissolvez 0,500 g de chlorure d'aluminium hexahydraté dans 25,0 ml d'*eau R*. Effectuez le dosage de l'aluminium par complexométrie (*2.5.11*). Titrez par le *sulfate de zinc 0,1 M* jusqu'à virage de l'indicateur du vert-gris au rose. Effectuez un titrage à blanc.

1 ml d'*édétate de sodium 0,1 M* correspond à 24,14 mg de $AlCl_3,6H_2O$.

CONSERVATION

En récipient étanche.

01/2002:0311

ALUMINIUM (OXYDE D') HYDRATÉ

Aluminii oxidum hydricum

DÉFINITION

L'oxyde d'aluminium hydraté contient au minimum l'équivalent de 47,0 pour cent et au maximum l'équivalent de 60,0 pour cent de Al_2O_3 (M_r 102,0).

Monographies A - C

CARACTÈRES

Poudre blanche, amorphe, pratiquement insoluble dans l'eau. L'oxyde d'aluminium hydraté se dissout dans les acides minéraux dilués et dans les solutions d'hydroxydes alcalins.

IDENTIFICATION

La solution S (voir Essai) donne la réaction de l'aluminium (*2.3.1*).

ESSAI

Solution S. Dissolvez 2,5 g d'oxyde d'aluminium hydraté dans 15 ml d'*acide chlorhydrique R* en chauffant au bain-marie et complétez à 100 ml avec de l'*eau distillée R*.

Aspect de la solution. La solution S n'est pas plus fortement opalescente que la suspension témoin II (*2.2.1*) et n'est pas plus fortement colorée que la solution témoin JV_6 (*2.2.2, Procédé II*).

Impuretés alcalines. Agitez 1,0 g d'oxyde d'aluminium hydraté avec 20 ml d'*eau exempte de dioxyde de carbone R* pendant 1 min, puis filtrez. A 10 ml du filtrat, ajoutez 0,1 ml de *solution de phénolphtaléine R*. S'il apparaît une coloration rose, elle disparaît par addition de 0,3 ml d'*acide chlorhydrique 0,1 M*.

Pouvoir neutralisant. *Effectuez les opérations suivantes à une température de 37 °C.* Dispersez 0,5 g d'oxyde d'aluminium hydraté dans 100 ml d'*eau R*. Chauffez et ajoutez 100,0 ml d'*acide chlorhydrique 0,1 M* chauffé au préalable ; agitez la solution sans interruption. Après 10 min, 15 min et 20 min, mesurez le pH (*2.2.3*) de la solution. Il n'est pas inférieur à 1,8, 2,3 et 3,0 respectivement, et n'est jamais supérieur à 4,5. Ajoutez 10,0 ml d'*acide chlorhydrique 0,5 M* chauffé au préalable. Agitez sans interruption pendant 1 h, puis titrez par l'*hydroxyde de sodium 0,1 M* jusqu'à pH 3,5 ; la quantité d'*hydroxyde de sodium 0,1 M* utilisée n'est pas supérieure à 35,0 ml.

Chlorures (*2.4.4*). Dissolvez en chauffant 0,1 g d'oxyde d'aluminium hydraté dans 10 ml d'*acide nitrique dilué R* et complétez à 100 ml avec de l'*eau R*. Prélevez 5 ml de cette solution et complétez à 15 ml avec de l'*eau R*. La solution satisfait à l'essai limite des chlorures (1 pour cent).

Sulfates (*2.4.13*). Prélevez 4 ml de solution S et complétez à 100 ml avec de l'*eau distillée R*. 15 ml de cette solution satisfont à l'essai limite des sulfates (1 pour cent).

Arsenic (*2.4.2*). 10 ml de solution S satisfont à l'essai limite A de l'arsenic (4 ppm).

Métaux lourds (*2.4.8*). A 20 ml de solution S, ajoutez de l'*ammoniaque concentrée R* jusqu'à neutralité en utilisant la *solution de jaune de métanile R* comme indicateur externe. Filtrez éventuellement et complétez à 30 ml avec de l'*eau R*. 12 ml de cette solution satisfont à l'essai limite A des métaux lourds (60 ppm). Préparez le témoin avec 10 ml de *solution à 1 ppm de plomb (Pb) R*.

Contamination microbienne. L'oxyde d'aluminium hydraté satisfait à une limite du nombre de germes aérobies viables totaux (*2.6.12*) de 10^3 microorganismes par gramme, déterminé par dénombrement sur plaque de gélose. L'oxyde d'aluminium hydraté satisfait aux essais des entérobactéries, de certaines autres bactéries gram-négatives et d'*Escherichia coli* (*2.6.13*).

DOSAGE

Dissolvez 0,800 g d'oxyde d'aluminium hydraté dans 10 ml d'*acide chlorhydrique R1* en chauffant au bain-marie. Refroidissez et complétez à 50,0 ml avec de l'*eau R*. Prélevez 10,0 ml de cette solution et ajoutez de l'*ammoniaque diluée R1* jusqu'à début de précipitation. Ajoutez un minimum d'*acide chlorhydrique dilué R* pour dissoudre et complétez à 20 ml avec de l'*eau R*. Effectuez le dosage de l'aluminium par complexométrie (*2.5.11*).

1 ml d'*édétate de sodium 0,1 M* correspond à 5,098 mg de Al_2O_3.

CONSERVATION

En récipient étanche, à une température inférieure à 30 °C.

01/2002:1598

ALUMINIUM (PHOSPHATE D') HYDRATÉ

Aluminii phosphas hydricus

$AlPO_4,x\,H_2O$ M_r 122,0 (substance anhydre)

DÉFINITION

Teneur : 94,0 pour cent à 102,0 pour cent de $AlPO_4$ (M_r 122,0) (substance calcinée).

CARACTÈRES

Aspect : poudre blanche ou sensiblement blanche.

Solubilité : très peu soluble dans l'eau, pratiquement insoluble dans l'alcool. Le phosphate d'aluminium hydraté se dissout dans les solutions diluées d'acides minéraux et d'hydroxydes alcalins.

IDENTIFICATION

A. La solution S (voir Essai) donne la réaction (b) des phosphates (*2.3.1*).

B. La solution S donne la réaction de l'aluminium (*2.3.1*).

ESSAI

Solution S. Dissolvez 2,00 g de phosphate d'aluminium hydraté dans de l'*acide chlorhydrique dilué R* et complétez à 100 ml avec le même acide.

Aspect de la solution. La solution S est limpide (*2.2.1*) et incolore (*2.2.2, Procédé II*).

pH (*2.2.3*) : 5,5 à 7,2.

Agitez 4,0 g de phosphate d'aluminium hydraté avec de l'*eau exempte de dioxyde de carbone R* et complétez à 100 ml avec le même solvant.

Chlorures (*2.4.4*) : au maximum 1,3 pour cent.

Dissolvez 50,0 mg de phosphate d'aluminium hydraté dans 10 ml d'*acide nitrique dilué R* et complétez à 200 ml avec de l'*eau R*. 15 ml de solution satisfont à l'essai limite des chlorures.

Phosphates solubles : au maximum 1,0 pour cent, calculé en PO_4^{3-}.

Solution à examiner. Agitez 5,0 g de phosphate d'aluminium hydraté avec 150 ml d'*eau R* pendant 2 h. Filtrez, puis lavez le filtre avec 50 ml d'*eau R*. Réunissez le filtrat et les eaux de lavage et complétez à 250,0 ml avec de l'*eau R*. Prélevez 10,0 ml de cette solution et complétez à 100,0 ml avec de l'*eau R*.

Solution témoin (a). Dissolvez 2,86 mg de *phosphate monopotassique R* dans de l'*eau R* et complétez à 100 ml avec le même solvant.

Solution témoin (b). Prélevez 1 ml de solution témoin (a) et complétez à 5 ml avec de l'*eau R*.

Solution témoin (c). Prélevez 3 ml de solution témoin (a) et complétez à 5 ml avec de l'*eau R*.

Monographies A - C

Traitez chaque solution comme suit : à 5,0 ml de solution, ajoutez 4 ml d'*acide sulfurique dilué R,* 1 ml de *solution de molybdate d'ammonium R,* 5 ml d'*eau R* et 2 ml d'une solution contenant 0,10 g de *sulfate de 4-méthylaminophénol R,* 0,5 g de *sulfite de sodium anhydre R* et 20,0 g de *métabisulfite de sodium R* dans 100 ml d'*eau R* ; agitez et laissez reposer pendant 15 min, puis complétez à 25,0 ml avec de l'*eau R* et laissez reposer pendant encore 15 min. Mesurez l'absorbance (*2.2.25*) à 730 nm. Calculez la teneur en phosphates solubles au moyen d'une courbe d'étalonnage établie à l'aide des solutions témoins (a), (b) et (c) traitées.

Sulfates (*2.4.13*) : au maximum 0,6 pour cent.

Prélevez 8 ml de solution S et complétez à 100 ml avec de l'*eau distillée R.* 15 ml de solution satisfont à l'essai limite des sulfates.

Arsenic (*2.4.2*) : au maximum 1 ppm.

1,0 g de phosphate d'aluminium hydraté satisfait à l'essai limite A.

Métaux lourds (*2.4.8*) : au maximum 20 ppm.

Dissolvez 1,0 g de phosphate d'aluminium hydraté dans de l'*acide chlorhydrique dilué R* et complétez à 20 ml avec le même acide. 12 ml de solution satisfont à l'essai limite A. Préparez le témoin avec la *solution à 1 ppm de plomb (Pb) R.*

Perte à la calcination : 10,0 pour cent à 20,0 pour cent, déterminé par chauffage à 800 °C sur 1,000 g de phosphate d'aluminium hydraté.

Pouvoir neutralisant. A 30 ml d'*acide chlorhydrique 0,1 M* préalablement chauffé à 37 °C, ajoutez 0,50 g de phosphate d'aluminium hydraté et maintenez à cette température pendant 15 min sous agitation. Le pH (*2.2.3*) du mélange après 15 min à 37 °C est de 2,0 à 2,5.

DOSAGE

Dissolvez 0,400 g de phosphate d'aluminium hydraté dans 10 ml d'*acide chlorhydrique dilué R* et complétez à 100,0 ml avec de l'*eau R.* A 10,0 ml de solution, ajoutez 10,0 ml d'*édétate de sodium 0,1 M* et 30 ml d'un mélange à volumes égaux de *solution d'acétate d'ammonium R* et d'*acide acétique dilué R.* Chauffez à ébullition pendant 3 min, puis refroidissez. Ajoutez 25 ml d'*alcool R* et 1 ml d'une solution récemment préparée de *dithizone R* à 0,25 g/l dans l'*alcool R.* Titrez l'excès d'édétate de sodium par le *sulfate de zinc 0,1 M* jusqu'à virage au rose.

1 ml d'*édétate de sodium 0,1 M* correspond à 12,20 mg de $AlPO_4$.

CONSERVATION

En récipient étanche.

01/2002:1388

ALUMINIUM (SILICATE D') ET DE MAGNÉSIUM

Aluminii magnesii silicas

DÉFINITION

Le silicate d'aluminium et de magnésium est un mélange sous forme de particules de taille colloïdale de montmorillonite et de saponite, exempt de grumeaux et de minerai non gonflable. La teneur en aluminium et en magnésium n'est pas inférieure à 95,0 pour cent ni supérieure à 105,0 pour cent de la valeur indiquée sur l'étiquette.

CARACTÈRES

Poudre fine, granules ou paillettes, sensiblement blanches, pratiquement insolubles dans l'eau et dans les solvants organiques.

Le silicate d'aluminium et de magnésium gonfle dans l'eau et forme une dispersion colloïdale.

IDENTIFICATION

A. Faites fondre 1 g de substance à examiner avec 2 g de *carbonate de sodium anhydre R.* Chauffez le résidu avec de l'*eau R* et filtrez. Acidifiez le filtrat avec de l'*acide chlorhydrique R* et évaporez à siccité au bain-marie. 0,25 g du résidu donne la réaction des silicates (*2.3.1*).

B. Dissolvez le résidu restant obtenu dans l'identification A dans un mélange de 5 ml d'*acide chlorhydrique dilué R* et de 10 ml d'*eau R.* Filtrez et ajoutez de la *solution tampon chlorure d'ammonium pH 10,0 R.* Il se forme un précipité blanc gélatineux. Centrifugez. Réservez le surnageant pour l'identification C. Dissolvez le précipité dans de l'*acide chlorhydrique dilué R.* La solution donne la réaction de l'aluminium (*2.3.1*).

C. Le liquide surnageant obtenu après centrifugation dans l'identification B donne la réaction du magnésium (*2.3.1*).

ESSAI

Détermination du pH (*2.2.3*). Dispersez 5,0 g de substance à examiner dans 100 ml d'*eau exempte de dioxyde de carbone R.* Le pH de la dispersion est de 9,0 à 10,0.

Arsenic (*2.4.2*). Dans un vase à précipiter de 250 ml contenant 100 ml d'*acide chlorhydrique dilué R,* introduisez 16,6 g de substance à examiner. Mélangez, couvrez le vase à précipiter avec un verre de montre et faites bouillir doucement, en agitant de temps en temps, pendant 15 min. Laissez décanter et filtrez le liquide surnageant sur un papier filtre à filtration rapide dans une fiole jaugée de 250 ml tout en retenant le plus possible de sédiment dans le vase à précipiter. Ajoutez 25 ml d'*acide chlorhydrique dilué R* chaud au résidu dans le vase à précipiter, agitez, chauffez à ébullition, laissez décanter et filtrez le liquide surnageant sur un filtre dans la fiole jaugée. Répétez l'extraction avec 4 fois 25 ml d'*acide chlorhydrique dilué R* chaud en filtrant chaque fois le liquide surnageant sur le filtre dans la fiole jaugée. Lors de la dernière extraction transférez le plus possible la fraction insoluble sur le filtre. Laissez refroidir les filtrats combinés à température ambiante et complétez à 250,0 ml avec de l'*acide chlorhydrique dilué R.* Prélevez 5,0 ml de solution et complétez à 25,0 ml avec de l'*acide chlorhydrique dilué R.* La solution satisfait à l'essai limite A de l'arsenic (3 ppm).

Plomb. Déterminez la teneur en plomb par spectrométrie d'absorption atomique (*2.2.23, Procédé I*).

Solution à examiner. Dans un vase à précipiter de 250 ml contenant 100 ml d'*acide chlorhydrique dilué R*, introduisez 10,0 g de substance à examiner. Mélangez, couvrez le vase à précipiter avec un verre de montre et faites bouillir pendant 15 min. Laissez refroidir à température ambiante et laissez décanter. Filtrez le liquide surnageant sur un papier filtre à filtration rapide dans un vase à précipiter de 400 ml. Ajoutez 25 ml d'*eau R* chaude à la fraction insoluble dans le vase à précipiter de 250 ml, agitez, laissez décanter et filtrez le liquide surnageant sur un filtre dans le vase à précipiter de 400 ml. Répétez 2 fois l'extraction avec 25 ml d'*eau R* en filtrant chaque fois le liquide surnageant sur le filtre dans le vase à précipiter de 400 ml. Lavez le filtre avec 25 ml d'*eau R* chaude en recueillant le filtrat dans le vase à précipiter de 400 ml. Evaporez les filtrats réunis à environ 20 ml en chauffant légèrement. S'il apparaît un précipité, ajoutez environ 0,1 ml d'*acide nitrique R*, chauffez à ébullition et laissez refroidir à température ambiante. Filtrez les extraits concentrés sur un papier filtre à filtration rapide dans une fiole jaugée de 50 ml. Transférez le contenu restant du vase à précipiter de 400 ml avec de l'*eau R* sur le filtre dans la fiole jaugée et complétez à 50,0 ml avec de l'*eau R*.

Solution de référence. Préparez les solutions de référence à partir de la *solution à 10 ppm de plomb (Pb) R*, diluée si nécessaire avec de l'*eau R*.

Mesurez l'absorbance à 217 nm en utilisant une lampe à cathode creuse au plomb comme source de radiation et une flamme oxydante air-acétylène.

Le silicate d'aluminium et de magnésium ne contient pas plus de 15 ppm de Pb.

Perte à la dessiccation (*2.2.32*). Déterminée à l'étuve à 100-105 °C sur 1,000 g de substance à examiner, la perte à la dessiccation n'est pas supérieure à 8,0 pour cent.

Contamination microbienne. La substance à examiner satisfait à une limite du nombre de germes aérobies viables totaux (*2.6.12*) de 10^3 microorganismes par gramme, déterminé par dénombrement sur plaque de gélose. Elle satisfait à l'essai d'*Escherichia coli* (*2.6.13*).

DOSAGE

Aluminium. Déterminez la teneur en aluminium par spectrométrie d'absorption atomique (*2.2.23, Procédé I*).

Solution à examiner. Dans un creuset de platine, mélangez 0,200 g de substance à examiner avec 1,0 g de *métaborate de lithium R*. Chauffez lentement d'abord, puis calcinez à 1000-1 200 °C pendant 15 min. Laissez refroidir. Transférez le creuset dans un vase à précipiter de 100 ml contenant 25 ml d'*acide nitrique dilué R* et ajoutez 50 ml d'*acide nitrique dilué R* pour remplir et immerger le creuset. Placez un barreau magnétique gainé de polytétrafluoroéthylène dans le creuset et agitez doucement avec un agitateur magnétique jusqu'à dissolution complète. Transférez le contenu dans un vase à précipiter de 250 ml et enlevez le creuset. Chauffez la solution, filtrez à travers un papier filtre à filtration rapide dans une fiole jaugée de 250 ml, lavez le filtre et le vase à précipiter avec de l'*eau R*, puis compléter à 250,0 ml avec de l'*eau R* (solution A). Prélevez 20,0 ml de solution A, ajoutez 20 ml de solution de *chlorure de sodium R* à 10 g/l et complétez à 100,0 ml avec de l'*eau R*.

Solutions de référence. Dissolvez 1,000 g d'*aluminium R* dans un mélange de 10 ml d'*acide chlorhydrique R* et de 10 ml d'*eau R* en chauffant légèrement. Laissez refroidir et complétez à 1000,0 ml avec de l'*eau R* (1 mg d'aluminium par millilitre). Dans 3 fioles jaugées identiques, contenant chacune 0,20 g de *chlorure de sodium R*, introduisez respectivement 2,0 ml, 5,0 ml et 10,0 ml de solution et complétez à 100,0 ml avec de l'*eau R*.

Mesurez l'absorbance à 309 nm en utilisant une lampe à cathode creuse à l'aluminium comme source de radiation et une flamme oxydante acétylène-protoxyde d'azote.

Magnésium. Déterminez la teneur en magnésium par spectrométrie d'absorption atomique (*2.2.23, Procédé I*).

Solution à examiner. Prélevez 25,0 ml de solution A, préparée dans le dosage de l'aluminium, et complétez à 50,0 ml avec de l'*eau R*. Prélevez 5,0 ml de solution, ajoutez 20,0 ml de *solution de chlorure de lanthane R* et complétez à 100,0 ml avec de l'*eau R*.

Solutions de référence. Dans un vase à précipiter de 250 ml contenant 20 ml d'*eau R*, introduisez 1,000 g de *magnésium R*, puis ajoutez prudemment 20 ml d'*acide chlorhydrique R* et chauffez si nécessaire pour dissoudre. Transférez la solution dans une fiole jaugée et complétez à 1000,0 ml avec de l'*eau R* (1 mg de magnésium par millilitre). Prélevez 5,0 ml de solution et complétez à 250,0 ml avec de l'*eau R*. Dans 4 fioles jaugées identiques, introduisez respectivement 5,0 ml, 10,0 ml, 15,0 ml et 20,0 ml de solution, ajoutez 20,0 ml de *solution de nitrate de lanthane R* dans chacune et complétez à 100,0 ml avec de l'*eau R*.

Mesurez l'absorbance à 285 nm en utilisant une lampe à cathode creuse au magnésium comme source de radiation et une flamme réductrice air-acétylène.

ÉTIQUETAGE

L'étiquette indique la teneur en aluminium et en magnésium.

01/2002:0165

ALUMINIUM (SULFATE D')

Aluminii sulfas

DÉFINITION

Le sulfate d'aluminium contient au minimum 51,0 pour cent et au maximum l'équivalent de 59,0 pour cent de $Al_2(SO_4)_3$ (M_r 342,1). Il contient une quantité variable d'eau de cristallisation.

CARACTÈRES

Cristaux incolores brillants ou masses cristallines, solubles dans l'eau froide, facilement solubles dans l'eau chaude, pratiquement insolubles dans l'alcool.

IDENTIFICATION

A. La solution S (voir Essai) donne la réaction (a) des sulfates (*2.3.1*).

B. La solution S donne la réaction de l'aluminium (*2.3.1*).

ESSAI

Solution S. Dissolvez 2,5 g de sulfate d'aluminium dans de l'*eau R* et complétez à 50 ml avec le même solvant.

Aspect de la solution. La solution S n'est pas plus fortement opalescente que la suspension témoin III (*2.2.1*) et elle est incolore (*2.2.2, Procédé II*).

Détermination du pH (*2.2.3*). Dissolvez 0,5 g de sulfate d'aluminium dans de l'*eau exempte de dioxyde de carbone R* et complétez à 25 ml avec le même solvant. Le pH de cette solution est de 2,5 à 4,0.

Métaux alcalins et alcalino-terreux. Prélevez 20 ml de solution S, ajoutez 100 ml d'*eau R* et chauffez. Ajoutez 0,1 ml de *solution de rouge de méthyle R* et de l'*ammoniaque diluée R1* jusqu'à virage de l'indicateur au jaune, puis complétez à 150 ml avec de l'*eau R*. Chauffez à ébullition et filtrez. Evaporez au bain-marie à siccité 75 ml du filtrat et calcinez. La masse du résidu n'est pas supérieure à 2 mg (0,4 pour cent).

Ammonium (*2.4.1*). Prélevez 0,4 ml de solution S et complétez à 14 ml avec de l'*eau R*. La solution satisfait à l'essai limite de l'ammonium (500 ppm).

Fer (*2.4.9*). Prélevez 2 ml de solution S et complétez à 10 ml avec de l'*eau R*. La solution satisfait à l'essai limite du fer (100 ppm). Utilisez dans cet essai 0,3 ml d'*acide thioglycolique R*.

Métaux lourds (*2.4.8*). Prélevez 8 ml de solution S et complétez à 20 ml avec de l'*eau R*. 12 ml de cette solution satisfont à l'essai limite A des métaux lourds (50 ppm). Préparez le témoin avec la *solution à 1 ppm de plomb (Pb) R*.

DOSAGE

Dissolvez 0,500 g de sulfate d'aluminium dans 20 ml d'*eau R*. Effectuez le titrage de l'aluminium par complexométrie (*2.5.11*).

1 ml d'*édétate de sodium 0,1 M* correspond à 17,11 mg de $Al_2(SO_4)_3$.

CONSERVATION

En récipient étanche.

01/2002:0006

ALUN

Alumen

AlK $(SO_4)_2,12H_2O$ — M_r 474,4

DÉFINITION

L'alun contient au minimum 99,0 pour cent et au maximum l'équivalent de 100,5 pour cent de $AlK(SO_4)_2,12H_2O$.

CARACTÈRES

Poudre granuleuse ou masses cristallines transparentes incolores, facilement solubles dans l'eau, très solubles dans l'eau bouillante, solubles dans le glycérol, pratiquement insolubles dans l'alcool.

IDENTIFICATION

A. La solution S (voir Essai) donne les réactions des sulfates (*2.3.1*).

B. La solution S donne la réaction de l'aluminium (*2.3.1*).

C. Agitez 10 ml de la solution S avec 0,5 g de *bicarbonate de sodium R*. Filtrez. Le filtrat donne la réaction (a) du potassium (*2.3.1*).

ESSAI

Solution S. Dissolvez 2,5 g d'alun dans de l'*eau R* et complétez à 50 ml avec le même solvant.

Aspect de la solution. La solution S est limpide (*2.2.1*) et incolore (*2.2.2, Procédé II*).

Détermination du pH (*2.2.3*). Dissolvez 1,0 g d'alun dans de l'*eau exempte de dioxyde de carbone R* et complétez à 10 ml avec le même solvant. Le pH de la solution est de 3,0 à 3,5.

Ammonium (*2.4.1*). A 1 ml de la solution S, ajoutez 4 ml d'*eau R*. Prélevez 0,5 ml de la solution et complétez à 14 ml avec le même solvant. La solution satisfait à l'essai limite de l'ammonium (0,2 pour cent).

Fer (*2.4.9*). Prélevez 2 ml de la solution S et complétez à 10 ml avec de l'*eau R*. La solution satisfait à l'essai limite du fer (100 ppm). Utilisez dans cet essai 0,3 ml d'*acide thioglycolique R*.

Métaux lourds (*2.4.8*). 12 ml de la solution S satisfont à l'essai limite A des métaux lourds (20 ppm). Préparez le témoin avec la *solution à 1 ppm de plomb (Pb) R*.

DOSAGE

Dissolvez 0,900 g d'alun dans 20 ml d'*eau R*. Effectuez le dosage de l'aluminium par complexométrie (*2.5.11*).

1 ml d'*édétate de sodium 0,1 M* correspond à 47,44 mg de $AlK(SO_4)_2,12H_2O$.

01/2002:1064

AMANDE (HUILE D') RAFFINÉE

Amygdalae oleum raffinatum

DÉFINITION

L'huile d'amande raffinée est l'huile grasse obtenue à partir de graines mûres de *Prunus dulcis* (Miller) D.A. Webb var. *dulcis* ou de *Prunus dulcis* (Miller) D.A. Webb var. *amara* (D.C.) Buchheim ou d'un mélange des 2 variétés par pression à froid, suivie d'un raffinage. Un antioxydant approprié peut être ajouté.

CARACTÈRES

Liquide limpide, jaune pâle, peu soluble dans l'alcool, miscible à l'éther de pétrole.

L'huile d'amande raffinée se solidifie vers – 18 °C et a une densité de 0,916 environ.

IDENTIFICATION

A. Effectuez l'identification des huiles grasses par chromatographie sur couche mince (*2.3.2*). Le chromatogramme obtenu est comparable au chromatogramme type de l'huile d'amande.

B. L'huile d'amande raffinée satisfait à l'essai de composition en acides gras (voir Essai).

ESSAI

Absorbance (*2.2.25*). Dissolvez 0,100 g d'huile d'amande raffinée dans du *cyclohexane R* et complétez à 10,0 ml avec le même solvant. Déterminée au maximum situé entre 264 nm et 276 nm, l'absorbance est comprise entre 0,2 et 6,0.

Indice d'acide (*2.5.1*). Déterminé sur 5,0 g d'huile d'amande raffinée, l'indice d'acide n'est pas supérieur à 0,5.

Indice de peroxyde (*2.5.5*) : au maximum 5,0.

Insaponifiable (*2.5.7*). Déterminé sur 5,0 g d'huile d'amande raffinée, l'insaponifiable n'est pas supérieur à 0,7 pour cent.

Composition en acides gras (*2.4.22, Procédé A*). Le mélange des acides gras constitutifs de l'huile d'amande raffinée est composé de :

– acides gras saturés de longueur de chaine inférieure à C_{16} : au maximum 0,1 pour cent,
– acide palmitique : 4,0 pour cent à 9,0 pour cent,
– acide palmitoléique (longueur de chaîne équivalente sur l'adipate de polyéthylèneglycol 16,3) : au maximum 0,6 pour cent,
– acide margarique : au maximum 0,2 pour cent,
– acide stéarique : au maximum 3,0 pour cent,
– acide oléique (longueur de chaîne équivalente sur l'adipate de polyéthylèneglycol 18,3) : 62,0 pour cent à 86,0 pour cent,

Monographies A - C

- acide linoléique (longueur de chaîne équivalente sur l'adipate de polyéthylèneglycol 18,9) : 20,0 pour cent à 30,0 pour cent,
- acide linolénique (longueur de chaîne équivalente sur l'adipate de polyéthylèneglycol 19,7) : au maximum 0,4 pour cent,
- acide arachidique : au maximum 0,2 pour cent,
- acide eicosénoïque (longueur de chaîne équivalente sur l'adipate de polyéthylèneglycol 20,3) : au maximum 0,3 pour cent,
- acide béhénique : au maximum 0,2 pour cent,
- acide érucique (longueur de chaîne équivalente sur l'adipate de polyéthylèneglycol 22,3) : au maximum 0,1 pour cent.

Stérols. Effectuez la détermination des stérols dans les huiles grasses (*2.4.23*). La fraction stérolique de l'huile d'amande raffinée est composée de :

- cholestérol : au maximum 0,7 pour cent,
- campestérol : au maximum 5,0 pour cent,
- stigmastérol : au maximum 4,0 pour cent,
- β-sitostérol : 73,0 pour cent à 87,0 pour cent,
- Δ5-avénastérol : au minimum 5,0 pour cent,
- Δ7-avénastérol : au maximum 3,0 pour cent,
- Δ7-stigmasténol : au maximum 3,0 pour cent,
- brassicastérol : au maximum 0,3 pour cent.

Teneur en eau (*2.5.32*). L'huile d'amande raffinée destinée à la préparation de formes pharmaceutiques administrées par voie parentérale satisfait à l'essai de teneur en eau. Déterminé sur 5,00 g de substance à examiner par microdosage, la teneur en eau n'est pas supérieure à 0,1 pour cent.

CONSERVATION

En récipient bien rempli, à l'abri de la lumière.

ÉTIQUETAGE

L'étiquette indique :

- dans les cas appropriés, que la substance convient à la préparation de formes pharmaceutiques administrées par voie parentérale,
- le nom et la concentration de tout antioxydant éventuellement ajouté.

01/2002:0261

AMANDE (HUILE D') VIERGE

Amygdalae oleum virginale

DÉFINITION

L'huile d'amande vierge est l'huile grasse obtenue par pression à froid à partir de graines mûres de *Prunus dulcis* (Miller) D.A. Webb var. *dulcis* ou de *Prunus dulcis* (Miller) D.A. Webb var. *amara* (D.C.) Buchheim ou d'un mélange des 2 variétés.

CARACTÈRES

Liquide limpide, jaune, peu soluble dans l'alcool et miscible à l'éther de pétrole.

L'huile d'amande vierge se solidifie vers – 18 °C et a une densité de 0,916 environ.

IDENTIFICATION

Première identification : A, C.

Seconde identification : A, B.

A. L'huile d'amande vierge satisfait à l'essai de l'absorbance (voir Essai).

B. Effectuez l'identification des huiles grasses par chromatographie sur couche mince (*2.3.2*). Le chromatogramme obtenu est comparable au chromatogramme type de l'huile d'amande.

C. L'huile d'amande vierge satisfait à l'essai de composition en acides gras (voir Essai).

ESSAI

Absorbance (*2.2.25*). Dissolvez 0,100 g d'huile d'amande vierge dans du *cyclohexane R* et complétez à 10,0 ml avec le même solvant. Déterminée au maximum situé entre 264 nm et 276 nm, l'absorbance n'est pas supérieure à 0,2. Le rapport entre l'absorbance à 232 nm et l'absorbance à 270 nm est supérieur à 7.

Indice d'acide (*2.5.1*). Déterminé sur 5,0 g d'huile d'amande vierge, l'indice d'acide n'est pas supérieur à 2,0.

Indice de peroxyde (*2.5.5*) : au maximum 15,0.

Insaponifiable (*2.5.7*). Déterminé sur 5,0 g d'huile d'amande vierge, l'insaponifiable n'est pas supérieur à 0,7 pour cent.

Composition en acides gras (*2.4.22, Procédé A*). Le mélange des acides gras constitutifs de l'huile d'amande vierge est composé de :

- *acides gras saturés de longueur de chaîne inférieure à* C_{16} : au maximum 0,1 pour cent,
- *acide palmitique* : 4,0 pour cent à 9,0 pour cent,
- *acide palmitoléique* (longueur de chaîne équivalente sur l'adipate de polyéthylèneglycol 16,3) : au maximum 0,6 pour cent,
- *acide margarique* : au maximum 0,2 pour cent,
- *acide stéarique* : au maximum 3,0 pour cent,
- *acide oléique* (longueur de chaîne équivalente sur l'adipate de polyéthylèneglycol 18,3) : 62,0 pour cent à 86,0 pour cent,
- *acide linoléique* (longueur de chaîne équivalente sur l'adipate de polyéthylèneglycol 18,9) : 20,0 pour cent à 30,0 pour cent,
- *acide linolénique* (longueur de chaîne équivalente sur l'adipate de polyéthylèneglycol 19,7) : au maximum 0,4 pour cent,
- *acide arachidique* : au maximum 0,2 pour cent,
- *acide eicosénoïque* (longueur de chaîne équivalente sur l'adipate de polyéthylèneglycol 20,3) : au maximum 0,3 pour cent,
- *acide béhénique* : au maximum 0,2 pour cent,
- *acide érucique* (longueur de chaîne équivalente sur l'adipate de polyéthylèneglycol 22,3) : au maximum 0,1 pour cent.

Stérols. Effectuez la détermination des stérols dans les huiles grasses (*2.4.23*). La fraction stérolique de l'huile d'amande vierge est composée de :

- *cholestérol* : au maximum 0,7 pour cent,
- *campestérol* : au maximum 4,0 pour cent,
- *stigmastérol* : au maximum 3,0 pour cent,
- *β-sitostérol* : 73,0 pour cent à 87,0 pour cent,
- *Δ5-avénastérol* : au minimum 10,0 pour cent,
- *Δ7-avénastérol* : au maximum 3,0 pour cent,
- *Δ7-stigmasténol* : au maximum 3,0 pour cent,
- *brassicastérol* : au maximum 0,3 pour cent.

CONSERVATION

En récipient bien rempli, à l'abri de la lumière.

01/2002:0463

AMANTADINE (CHLORHYDRATE D')

Amantadini hydrochloridum

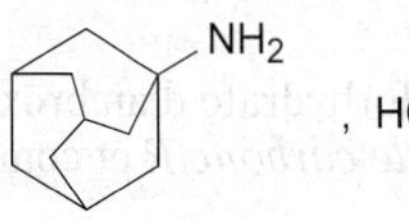

$C_{10}H_{18}ClN$ M_r 187,7

DÉFINITION

Le chlorhydrate d'amantadine contient au minimum 98,5 pour cent et au maximum l'équivalent de 101,0 pour cent de chlorhydrate de tricyclo[3.3.1.1^{3,7}]décan-1-amine, calculé par rapport à la substance anhydre.

CARACTÈRES

Poudre cristalline blanche ou sensiblement blanche, facilement soluble dans l'eau et dans l'alcool, pratiquement insoluble dans l'éther.

Le chlorhydrate d'amantadine sublime par chauffage.

IDENTIFICATION

Première identification : A, D.

Seconde identification : B, C, D.

A. Examinez le chlorhydrate d'amantadine par spectrophotométrie d'absorption dans l'infrarouge (*2.2.24*), en comparant avec le spectre obtenu avec le *chlorhydrate d'amantadine SCR*. Examinez les substances sous forme de pastilles.

B. Mélangez 0,1 g de chlorhydrate d'amantadine et 1 ml de *pyridine R* et ajoutez 0,1 ml d'*anhydride acétique R*. Chauffez à ébullition pendant 10 s environ. Versez la solution chaude dans 10 ml d'*acide chlorhydrique dilué R*, refroidissez à 5 °C et filtrez. Lavez le précipité à l'*eau R* et séchez-le à 60 °C sous vide pendant 1 h. Le point de fusion (*2.2.14*) du précipité est de 147 °C à 151 °C.

C. Dissolvez 0,2 g de chlorhydrate d'amantadine dans 1 ml d'*acide chlorhydrique 0,1 M*. Ajoutez 1 ml d'une solution de *nitrite de sodium R* à 500 g/l. Il se forme un précipité blanc.

D. 1 ml de solution S (voir Essai) donne la réaction (a) des chlorures (*2.3.1*).

ESSAI

Solution S. Dissolvez 2,5 g de chlorhydrate d'amantadine dans de l'*eau exempte de dioxyde de carbone R* et complétez à 25 ml avec le même solvant.

Aspect de la solution. La solution S est limpide (*2.2.1*) et n'est pas plus fortement colorée que la solution témoin J_7 (*2.2.2, Procédé II*).

Acidité ou alcalinité. Prélevez 2 ml de solution S et complétez à 10 ml avec de l'*eau exempte de dioxyde de carbone R*. Ajoutez 0,1 ml de *solution de rouge de méthyle R* et 0,2 ml d'*hydroxyde de sodium 0,01 M*. La solution est colorée en jaune. Ajoutez 0,4 ml d'*acide chlorhydrique 0,01 M*. La solution est colorée en rouge.

Substances apparentées. Opérez par chromatographie en phase gazeuse (*2.2.28*).

Solution à examiner. Dissolvez 0,10 g de chlorhydrate d'amantadine dans 2 ml d'*eau R*. Ajoutez 2 ml d'une solution d'*hydroxyde de sodium R* à 200 g/l. Agitez avec 2 ml de *chloroforme R* pendant 10 min. Séparez la couche chloroformique, séchez-la sur du *sulfate de sodium anhydre R* et filtrez.

La chromatographie peut être réalisée en utilisant :

- une colonne de verre d'une longueur de 1,8 m et d'un diamètre intérieur de 2 mm remplie d'une phase stationnaire préparée comme suit : mélangez 19,5 g de *terre d'infusoires silanisée pour chromatographie en phase gazeuse R* et 60 ml d'une solution d'*hydroxyde de potassium R* à 3,3 g/l dans du *méthanol R* ; évaporez sous pression réduite par rotation lente (support) ; dissolvez séparément 0,4 g d'*hydrocarbures à basse tension de vapeur (type L) R* dans 60 ml de *toluène R* (la dissolution peut durer 5 h). Ajoutez cette solution au support et évaporez le solvant sous vide par rotation lente,
- comme gaz vecteur, de l'*azote pour chromatographie R* à un débit de 30 ml/min,
- un détecteur à ionisation de flamme.

Programmez linéairement la température de la colonne par élévation de 6 °C par minute à partir de 100 °C jusqu'à 200 °C. Maintenez la température de la chambre à injection à 220 °C et celle du détecteur à 300 °C. Injectez 1 µl de solution à examiner ou le volume choisi. Continuez la chromatographie pendant une période correspondant au moins à 2,5 fois le temps de rétention du pic principal.

Dans le chromatogramme, la somme des surfaces des pics, autres que celui qui correspond à l'amantadine, n'est pas supérieure à 1 pour cent de la surface totale des pics et la surface d'aucun d'entre eux, n'est supérieure à 0,3 pour cent de la surface totale des pics. Dans l'évaluation, ne tenez pas compte du pic correspondant au solvant.

Métaux lourds (*2.4.8*). 12 ml de solution S satisfont à l'essai limite A des métaux lourds (20 ppm). Préparez le témoin avec la *solution à 2 ppm de plomb (Pb) R*.

Teneur en eau (*2.5.12*). Déterminée par semi-microdosage sur 2,000 g de chlorhydrate d'amantadine, la teneur en eau n'est pas supérieure à 0,5 pour cent.

Cendres sulfuriques (*2.4.14*). Déterminé sur 1,0 g de chlorhydrate d'amantadine, le taux des cendres sulfuriques n'est pas supérieur à 0,1 pour cent.

DOSAGE

Dissolvez 0,150 g de chlorhydrate d'amantadine dans un mélange de 5,0 ml d'*acide chlorhydrique 0,01 M* et de 50 ml d'*alcool R*. Titrez par l'*hydroxyde de sodium 0,1 M* et tracez la courbe potentiométrique (*2.2.20*). Mesurez le volume d'*hydroxyde de sodium 0,1 M* utilisé entre les 2 points d'inflexion.

1 ml d'*hydroxyde de sodium 0,1 M* correspond à 18,77 mg de $C_{10}H_{18}ClN$.

01/2002:1489

AMBROXOL (CHLORHYDRATE D')

Ambroxoli hydrochloridum

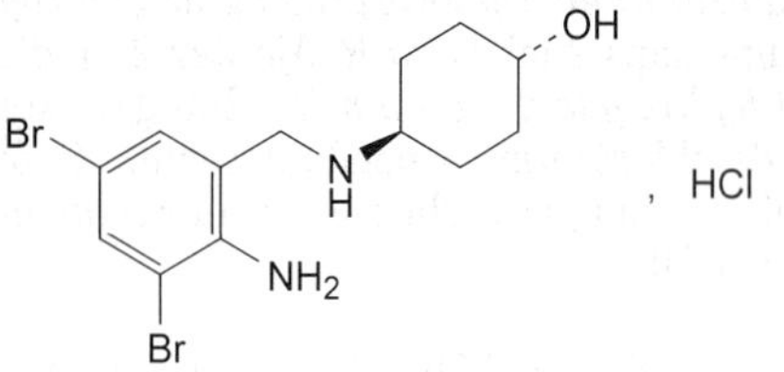

$C_{13}H_{19}Br_2ClN_2O$ M_r 414,6

DÉFINITION

Chlorhydrate de *trans*-4-[(2-amino-3,5-dibromobenzyl)amino]cyclohexanol.

Teneur : 99,0 pour cent à 101,0 pour cent (substance desséchée).

CARACTÈRES

Aspect : poudre cristalline, blanche ou jaunâtre.

Solubilité : assez soluble dans l'eau, soluble dans le méthanol, pratiquement insoluble dans le chlorure de méthylène.

IDENTIFICATION

Première identification : B, D.

Seconde identification : A, C, D.

A. Dissolvez 20,0 mg de chlorhydrate d'ambroxol dans de l'*acide sulfurique 0,05 M* et complétez à 100,0 ml avec le même acide. Prélevez 2,0 ml de solution et complétez à 10,0 ml avec l'*acide sulfurique 0,05 M*. Examinée de 200 nm à 350 nm (*2.2.25*), la solution présente 2 maximums d'absorption respectivement à 245 nm et 310 nm. Le rapport entre l'absorbance mesurée à 245 nm par rapport à celle mesurée à 310 nm est de 3,2 à 3,4.

B. Spectrophotométrie d'absorption dans l'infrarouge (*2.2.24*).

Comparaison : *chlorhydrate d'ambroxol SCR.*

C. Opérez par chromatographie sur couche mince (*2.2.27*).

Solution à examiner. Dissolvez 50 mg de chlorhydrate d'ambroxol dans du *méthanol R* et complétez à 5 ml avec le même solvant.

Solution témoin. Dissolvez 50 mg de *chlorhydrate d'ambroxol SCR* dans du *méthanol R* et complétez à 5 ml avec le même solvant.

Plaque : *plaque au gel de silice F_{254} pour CCM R.*

Phase mobile : *ammoniaque concentrée R, 1-propanol R, acétate d'éthyle R, hexane R* (1:10:20:70 *V/V/V/V*).

Dépôt : 10 µl.

Développement : sur les 2/3 de la plaque.

Séchage : à l'air.

Détection : examinez en lumière ultraviolette à 254 nm.

Résultats : la tache principale du chromatogramme obtenu avec la solution à examiner est semblable quant à sa position et ses dimensions à la tache principale du chromatogramme obtenu avec la solution témoin.

D. Dissolvez 25 mg de chlorhydrate d'ambroxol dans 2,5 ml d'*eau R*, mélangez avec 1,0 ml d'*ammoniaque diluée R1* et laissez reposer pendant 5 min. Filtrez et acidifiez le filtrat avec de l'*acide nitrique dilué R*. Le filtrat donne la réaction (a) des chlorures (*2.3.1*).

ESSAI

Solution S. Dissolvez 0,75 g de chlorhydrate d'ambroxol dans du *méthanol R* et complétez à 15 ml avec le même solvant.

Aspect de la solution. La solution S est limpide (*2.2.1*) et n'est pas plus fortement colorée que la solution témoin J_6 (*2.2.2, Procédé II*).

pH (*2.2.3*) : 4,5 à 6,0.

Dissolvez 0,2 g de chlorhydrate d'ambroxol dans de l'*eau exempte de dioxyde de carbone R* et complétez à 20 ml avec le même solvant.

Substances apparentées. Chromatographie liquide (*2.2.29*). *Préparez les solutions immédiatement avant l'emploi.*

Solution à examiner. Dissolvez 50,0 mg de chlorhydrate d'ambroxol dans de l'*eau R* et complétez à 50,0 ml avec le même solvant.

Solution témoin (a). Prélevez 5,0 ml de solution à examiner et complétez à 250,0 ml avec de l'*eau R*. Prélevez 1,0 ml de solution et complétez à 20,0 ml avec la phase mobile.

Solution témoin (b). Dissolvez 5 mg de chlorhydrate d'ambroxol dans 0,2 ml de *méthanol R*, ajoutez 0,04 ml d'un mélange de 1 volume de *solution de formaldéhyde R* et de 99 volumes d'*eau R*. Chauffez à 60 °C pendant 5 min. Evaporez à siccité sous un courant d'azote. Dissolvez le résidu dans 5 ml d'*eau R* et complétez à 20 ml avec la phase mobile.

Colonne :

– *dimensions* : l = 0,25 m, Ø = 4,0 mm,
– *phase stationnaire* : *gel de silice octadécylsilylé pour chromatographie R* (5 µm).

Phase mobile : un mélange à volumes égaux d'*acétonitrile R* et d'une solution préparée comme suit : dissolvez 1,32 g de *phosphate d'ammonium R* dans 900 ml d'*eau R*, ajustez à pH 7,0 avec de l'*acide phosphorique R* et complétez à 1000 ml avec de l'*eau R*.

Débit : 1 ml/min.

Détection : spectrophotomètre à 248 nm.

Injection : 20 µl.

Sensibilité : solution témoin (a).

Enregistrement : 3 fois le temps de rétention du pic principal du chromatogramme obtenu avec la solution à examiner.

Conformité du système :

– *résolution* : au minimum 4,0 entre les pics dus à l'impureté B et à l'ambroxol dans le chromatogramme obtenu avec la solution témoin (b).

Limites :

– *toute impureté* : au maximum la surface du pic principal du chromatogramme obtenu avec la solution témoin (a) (0,1 pour cent),
– *total* : au maximum 3 fois la surface du pic principal du chromatogramme obtenu avec la solution témoin (a) (0,3 pour cent),
– *limite d'exclusion* : 0,1 fois la surface du pic principal du chromatogramme obtenu avec la solution témoin (a).

Métaux lourds (*2.4.8*) : au maximum 20 ppm.

1,0 g de chlorhydrate d'ambroxol satisfait à l'essai limite C. Préparez le témoin avec 2 ml de *solution à 10 ppm de plomb (Pb) R*.

Perte à la dessiccation (*2.2.32*) : au maximum 0,5 pour cent, déterminé à l'étuve à 100-105 °C, sur 1,000 g de chlorhydrate d'ambroxol.

Cendres sulfuriques (*2.4.14*) : au maximum 0,1 pour cent, déterminé sur 1,0 g de chlorhydrate d'ambroxol.

DOSAGE

Dissolvez 0,300 g de chlorhydrate d'ambroxol dans 70 ml d'*alcool R* et ajoutez 5 ml d'*acide chlorhydrique 0,01 M.* Effectuez un titrage par potentiométrie (*2.2.20*), en utilisant de l'*hydroxyde de sodium 0,1 M.* Lire le volume ajouté entre les deux points d'inflexion.

1 ml d'*hydroxyde de sodium 0,1 M* correspond à 41,46 mg de $C_{13}H_{19}Br_2ClN_2O$.

CONSERVATION

A l'abri de la lumière.

IMPURETÉS

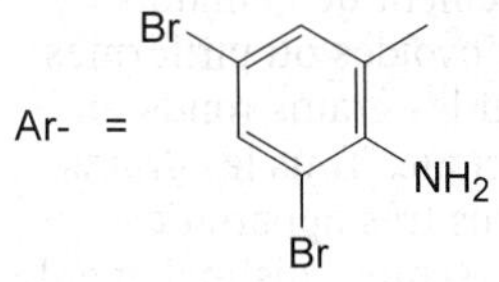

A. Ar-CH_2OH : (2-amino-3,5-dibromophényl)méthanol,

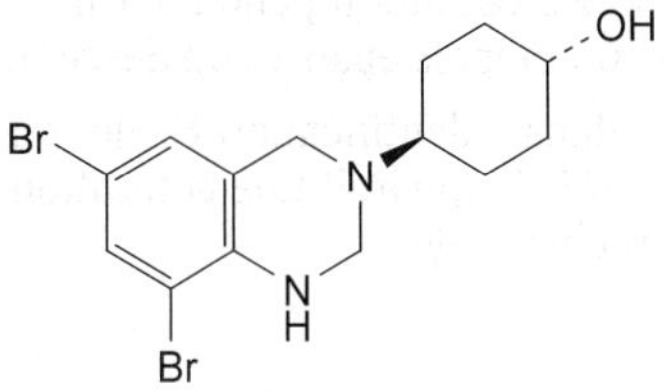

B. *trans*-4-(6,8-dibromo-1,4-dihydroquinazolin-3(2*H*)-yl)cyclohexanol,

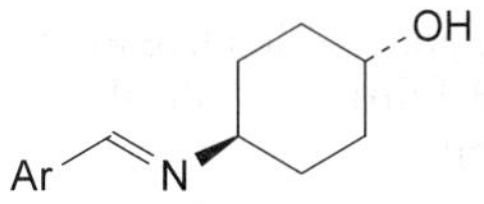

C. *trans*-4-[[(*E*)-2-amino-3,5-dibromobenzylidén]amino]cyclohexanol,

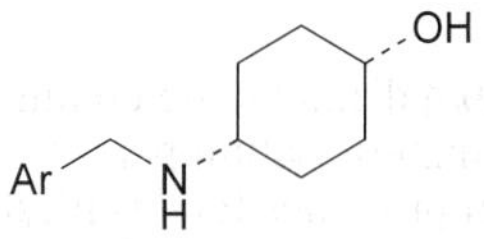

D. *cis*-4-[(2-amino-3,5-dibromobenzyl)amino]cyclohexanol,

E. Ar-CH=O : 2-amino-3,5-dibromobenzaldéhyde.

01/2002:0359

AMIDON DE BLÉ

Tritici amylum

DÉFINITION

L'amidon de blé est l'amidon retiré du caryopse de *Triticum aestivum* L. (*T. vulgare* Vill.).

CARACTÈRES

Poudre blanche, très fine, qui crisse sous la pression des doigts. L'amidon de blé est pratiquement insoluble dans l'eau froide et dans l'alcool. L'amidon de blé ne doit pas contenir de grains d'amidon d'origine étrangère. Il peut contenir quelques fragments tissulaires provenant de la plante d'origine, mais seulement en quantité infime.

IDENTIFICATION

A. Examiné au microscope en utilisant un mélange à volumes égaux d'*eau R* et de *glycérol R*, l'amidon de blé apparaît composé de grains de grande ou de petite taille et, très rarement, de taille intermédiaire. Les grains de grande taille, d'un diamètre de 10 µm à 45 µm, sont discoïdes ou, plus rarement, réniformes (en vue de face). Le hile central et les stries sont invisibles ou à peine visibles et les grains présentent parfois des bords fissurés. Vus de profil, les grains sont elliptiques, fusiformes et le hile apparaît comme une fente le long de l'axe principal. Les grains de petite taille, arrondis ou polyédriques, ont un diamètre de 2 µm à 10 µm. Entre nicols croisés, les grains présentent distinctement le phénomène de la croix noire centrée sur le hile.

B. Mettez en suspension 1 g d'amidon de blé dans 50 ml d'*eau R*, chauffez à ébullition pendant 1 min et refroidissez. Il se forme un empois trouble et peu épais.

C. A 1 ml de l'empois obtenu dans l'identification B, ajoutez 0,05 ml de *solution d'iode R1*. Il apparaît une coloration bleu foncé qui disparaît au chauffage.

ESSAI

Détermination du pH (*2.2.3*). Agitez 5,0 g d'amidon de blé avec 25,0 ml d'*eau exempte de dioxyde de carbone R* pendant 60 s et laissez reposer pendant 15 min. Le pH de la solution est de 5,0 à 8,0.

Fer (*2.4.9*). Agitez 1,5 g d'amidon de blé avec 15 ml d'*acide chlorhydrique dilué R*. Filtrez. Le filtrat satisfait à l'essai limite du fer (10 ppm).

Eléments étrangers (*2.8.2*). Examiné au microscope en utilisant un mélange à volumes égaux d'*eau R* et de *glycérol R*, l'amidon de blé ne présente des fragments de membranes cellulaires ou de résidus cytoplasmiques qu'à l'état de traces.

Protéines totales. Déterminée sur 6,0 g d'amidon de blé par dosage de l'azote après minéralisation par l'acide sulfurique (*2.5.9*), la teneur en protéines totales n'est pas supérieure à 0,3 pour cent (correspondant à 0,048 pour cent de N_2, facteur de conversion : 5,7). La méthode de semi-microdosage est modifiée comme suit : entraînez les parcelles solides adhérant au col du matras par lavage avec 25 ml d'*acide sulfurique R*, continuez le chauffage jusqu'à obtention d'une solution limpide et ajoutez 45 ml de *solution concentrée d'hydroxyde de sodium R.*

Substances oxydantes (*2.5.30*). L'amidon de blé satisfait à l'essai des substances oxydantes.

Dioxyde de soufre (*2.5.29*). L'amidon de blé ne contient pas plus de 50 ppm de dioxyde de soufre.

Perte à la dessiccation (*2.2.32*). Déterminée à l'étuve à 130 °C pendant 90 min sur 1,000 g d'amidon de blé, la perte à la dessiccation n'est pas supérieure à 15,0 pour cent.

Cendres sulfuriques (*2.4.14*). Déterminé sur 1,0 g d'amidon de blé, le taux des cendres sulfuriques n'est pas supérieur à 0,6 pour cent.

Contamination microbienne. L'amidon de blé satisfait à une limite du nombre de germes aérobies viables totaux (*2.6.12*) de 10^3 bactéries par gramme et de 10^2 moisissures et levures par gramme, déterminé par dénombrement sur plaques de gélose. L'amidon de blé satisfait à l'essai d'*Escherichia coli* (*2.6.13*).

01/2002:0344

AMIDON DE MAÏS

Maydis amylum

DÉFINITION

L'amidon de maïs est retiré du caryopse de *Zea mays* L.

CARACTÈRES

Poudre d'un blanc mat à faiblement jaunâtre, très fine, insipide, qui crisse sous la pression des doigts. L'amidon de maïs est pratiquement insoluble dans l'eau froide et dans l'alcool. La présence de grains ayant des fentes ou des irrégularités sur leur bord est exceptionnelle.

DESCRIPTION

Examiné au microscope, l'amidon de maïs se présente en grains anguleux polyédriques de 2 µm à 23 µm et en grains arrondis de 25 µm à 32 µm. Ils comportent un hile central formé par une cavité distincte ou par 2 à 5 fissures étoilées et sont dépourvus de stries concentriques. Entre nicols croisés, ils présentent distinctement le phénomène de la croix noire centrée sur le hile.

IDENTIFICATION

A. Chauffez à ébullition une suspension de 1 g d'amidon de maïs dans 50 ml d'*eau R* pendant 1 min et refroidissez. Il se forme un empois trouble et liquide.

B. A 1 ml de l'empois obtenu dans l'identification A, ajoutez 0,05 ml de *solution d'iode R1*. Il apparaît une coloration bleu foncé qui disparaît par chauffage.

ESSAI

Acidité. Neutralisez 100 ml d'*alcool à 70 pour cent V/V R* en présence de 0,5 ml de *solution de phénolphtaléine R*. Ajoutez 10 g d'amidon de maïs et agitez pendant 1 h. Filtrez et prélevez 50 ml du filtrat. Le virage de l'indicateur ne nécessite pas plus de 2,0 ml d'*hydroxyde de sodium 0,1 M*.

Eléments étrangers. L'amidon de maïs ne présente des fragments de membranes cellulaires ou de protoplasme qu'à l'état de traces.

Perte à la dessiccation (*2.2.32*). Déterminée à l'étuve à 100-105 °C sur 1,00 g d'amidon de maïs, la perte à la dessiccation n'est pas supérieure à 15,0 pour cent.

Cendres sulfuriques (*2.4.14*). Déterminé sur 1,0 g d'amidon de maïs, le taux des cendres sulfuriques n'est pas supérieur à 0,6 pour cent.

Contamination microbienne. L'amidon de maïs satisfait à une limite du nombre de germes aérobies viables totaux (*2.6.12*) de 10^3 bactéries et de 10^2 moisissures par gramme, déterminé par dénombrement sur plaques de gélose. L'amidon de maïs satisfait à l'essai d'*Escherichia coli* (*2.6.13*).

CONSERVATION

En récipient étanche.

01/2002:0355

AMIDON DE POMME DE TERRE

Solani amylum

DÉFINITION

L'amidon ou fécule de pomme de terre est l'amidon retiré des tubercules de *Solanum tuberosum* L.

CARACTÈRES

Poudre blanche, très fine, qui crisse sous la pression des doigts. L'amidon de pomme de terre est pratiquement insoluble dans l'eau froide et dans l'alcool. L'amidon de pomme de terre ne doit pas contenir de grains d'amidon d'origine étrangère. Il peut contenir quelques fragments tissulaires provenant de la plante d'origine, mais seulement en quantité infime.

IDENTIFICATION

A. Examiné au microscope en utilisant un mélange à volumes égaux d'*eau R* et de *glycérol R*, l'amidon de pomme de terre apparaît composé de grains irréguliers, soit ovoïdes ou piriformes (30 µm à 100 µm) soit ronds (10 µm à 35 µm). On observe occasionnellement de l'amidon formé de 2 à 4 grains. Les grains ovoïdes ou piriformes comportent un hile excentrique et les grains ronds un hile centré ou légèrement excentrique. Tous les grains présentent des stries concentriques très apparentes. Entre nicols croisés, les grains présentent distinctement le phénomène de la croix noire centrée sur le hile.

B. Mettez en suspension 1 g d'amidon de pomme de terre dans 50 ml d'*eau R*, chauffez à ébullition pendant 1 min et refroidissez. Il se forme un empois épais et opalescent.

C. A 1 ml de l'empois obtenu dans l'identification B, ajoutez 0,05 ml de *solution d'iode R1*. Il apparaît une coloration bleu foncé qui disparaît au chauffage.

ESSAI

Détermination du pH (*2.2.3*). Agitez 5,0 g d'amidon de pomme de terre avec 25,0 ml d'*eau exempte de dioxyde de carbone R* pendant 60 s et laissez reposer pendant 15 min. Le pH de la solution est de 5,0 à 8,0.

Fer (*2.4.9*). Agitez 1,5 g d'amidon de pomme de terre avec 15 ml d'*acide chlorhydrique dilué R*. Filtrez. Le filtrat satisfait à l'essai limite du fer (10 ppm).

Eléments étrangers (*2.8.2*). Examiné au microscope en utilisant un mélange à volumes égaux d'*eau R* et de *glycérol R*, l'amidon de pomme de terre ne présente des fragments de membranes cellulaires ou de résidus cytoplasmiques qu'à l'état de traces.

Protéines totales. Déterminée sur 6,0 g d'amidon de pomme de terre par dosage de l'azote après minéralisation par l'acide sulfurique (*2.5.9*), la teneur en protéines totales n'est pas supérieure à 0,1 pour cent (correspondant à 0,017 pour cent de N_2, facteur de conversion : 5,7). La méthode de semi-microdosage est modifiée comme suit : entraînez les parcelles solides adhérant au col du matras par lavage avec 25 ml d'*acide sulfurique R*, continuez le chauffage jusqu'à obtention d'une solution limpide et ajoutez 45 ml de *solution concentrée d'hydroxyde de sodium R*.

Substances oxydantes (*2.5.30*). L'amidon de pomme de terre satisfait à l'essai des substances oxydantes.

Dioxyde de soufre (*2.5.29*). L'amidon de pomme de terre ne contient pas plus de 50 ppm de dioxyde de soufre.

Perte à la dessiccation (*2.2.32*). Déterminée à l'étuve à 130 °C pendant 90 min sur 1,000 g d'amidon de pomme de terre, la perte à la dessiccation n'est pas supérieure à 20,0 pour cent.

Cendres sulfuriques (*2.4.14*). Déterminé sur 1,0 g d'amidon de pomme de terre, le taux des cendres sulfuriques n'est pas supérieur à 0,6 pour cent.

Contamination microbienne. L'amidon de pomme de terre satisfait à une limite du nombre de germes aérobies viables totaux (*2.6.12*)de 10^3 bactéries par gramme et de

Monographies A - C

10^2 moisissures et levures par gramme, déterminé par dénombrement sur plaques de gélose. L'amidon de pomme de terre satisfait à l'essai d'*Escherichia coli* (*2.6.13*).

01/2002:0349

AMIDON DE RIZ

Oryzae amylum

DÉFINITION

L'amidon de riz est retiré du caryopse d'*Oryza sativa* L.

CARACTÈRES

Poudre blanche, très fine, insipide, qui crisse sous la pression des doigts. L'amidon de riz est pratiquement insoluble dans l'eau froide et dans l'alcool.

La présence de grains ayant des fentes ou des irrégularités sur leur bord est exceptionnelle.

DESCRIPTION

Examiné au microscope, l'amidon de riz se présente en grains polyédriques de 2 µm à 5 µm, isolés, ou associés en masses ovoïdes de 10 µm à 20 µm. Les grains comportent un hile central peu apparent et sont dépourvus de stries concentriques ; entre nicols croisés, ils présentent distinctement le phénomène de la croix noire centrée sur le hile.

IDENTIFICATION

A. Chauffez à ébullition une suspension de 1 g d'amidon de riz dans 50 ml d'*eau R* pendant 1 min et refroidissez. Il se forme un empois trouble et liquide.

B. A 1 ml de l'empois obtenu dans l'identification A, ajoutez 0,05 ml de *solution d'iode R1*. Il apparaît une coloration bleu foncé qui disparaît par chauffage.

ESSAI

Acidité. Neutralisez 100 ml d'*alcool à 70 pour cent V/V R* en présence de 0,5 ml de *solution de phénolphtaléine R*. Ajoutez 10 g d'amidon de riz et agitez pendant 1 h. Filtrez et prélevez 50 ml du filtrat. Le virage de l'indicateur ne nécessite pas plus de 2,0 ml d'*hydroxyde de sodium 0,1 M*.

Eléments étrangers. L'amidon de riz ne présente des fragments de membranes cellulaires ou de protoplasme qu'à l'état de traces.

Perte à la dessiccation (*2.2.32*). Déterminée à l'étuve à 100-105 °C sur 1,00 g d'amidon de riz, la perte à la dessiccation n'est pas supérieure à 15,0 pour cent.

Cendres sulfuriques (*2.4.14*). Déterminé sur 1,0 g d'amidon de riz, le taux des cendres sulfuriques n'est pas supérieur à 1,0 pour cent.

Contamination microbienne. L'amidon de riz satisfait à une limite du nombre de germes aérobies viables totaux (*2.6.12*) de 10^3 bactéries et de 10^2 moisissures par gramme, déterminé par dénombrement sur plaques de gélose. L'amidon de riz satisfait à l'essai d'*Escherichia coli* (*2.6.13*).

CONSERVATION

En récipient étanche.

01/2002:1267

AMIDON PRÉGÉLATINISÉ

Amylum pregelificatum

DÉFINITION

L'amidon prégélatinisé est de l'amidon, à l'exclusion de l'amidon de blé, qui a été mécaniquement traité en présence d'eau à l'aide d'un procédé thermique ou non, pour rompre tout ou partie des grains d'amidon et qui a ensuite été desséché. Il ne contient aucune substance ajoutée mais peut être modifié pour le rendre compressible et améliorer ses caractéristiques de fluidité.

CARACTÈRES

Poudre blanche à blanc jaune qui gonfle dans l'eau froide.

IDENTIFICATION

A. Examinez au microscope en utilisant un mélange à volumes égaux d'*eau R* et de *glycérol R*. L'amidon prégélatinisé présente des paillettes ou des grains irréguliers, translucides, de couleur blanche à blanc-jaune, dont la surface est irrégulière. Sous lumière polarisée (entre nicols croisés), des grains d'amidon présentant distinctement le phénomène de la croix noire centrée sur le hile peuvent être présents.

B. Dispersez 0,5 g d'amidon prégélatinisé dans 2 ml d'*eau R* sans chauffer et ajoutez 0,05 ml de *solution d'iode R1*. Il se développe une coloration violet-rouge à bleue.

ESSAI

Détermination du pH (*2.2.3*). Agitez 5,0 g d'amidon prégélatinisé avec 25,0 ml d'*eau exempte de dioxyde de carbone R* pendant 60 s et laissez reposer pendant 15 min. Le pH de la solution est de 4,5 à 7,0.

Fer (*2.4.9*). Agitez 0,75 g d'amidon prégélatinisé avec 15 ml d'*acide chlorhydrique dilué R*. Filtrez. Le filtrat satisfait à l'essai limite du fer (20 ppm).

Substances oxydantes(*2.5.30*). L'amidon prégélatinisé satisfait à l'essai des substances oxydantes.

Dioxyde de soufre (*2.5.29*). L'amidon prégélatinisé ne contient pas plus de 50 ppm de dioxyde de soufre.

Eléments étrangers (*2.8.2*). Examiné au microscope en utilisant un mélange à volumes égaux d'*eau R* et de *glycérol R*, l'amidon prégélatinisé ne présente des fragments de membranes cellulaires ou de résidus cytoplasmiques qu'à l'état de traces.

Perte à la dessiccation (*2.2.32*). Déterminée à l'étuve à 130 °C pendant 90 min sur 1,000 g d'amidon prégélatinisé, la perte à la dessiccation n'est pas supérieure à 15,0 pour cent.

Cendres sulfuriques (*2.4.14*). Déterminé sur 1,0 g d'amidon prégélatinisé, le taux des cendres sulfuriques n'est pas supérieur à 0,6 pour cent.

Contamination microbienne. L'amidon prégélatinisé satisfait aux limites du nombre de germes aérobies viables totaux de 10^3 bactéries par gramme et de 10^2 moisissures et levures par gramme, déterminé par dénombrement sur plaques de gélose (*2.6.12*). L'amidon prégélatinisé satisfait à l'essai d'*Escherichia coli* (*2.6.13*).

ÉTIQUETAGE

L'origine végétale de l'amidon prégélatinisé est indiquée.

01/2002:0873

AMIDOTRIZOÏQUE (ACIDE) DIHYDRATÉ

Acidum amidotrizoicum dihydricum

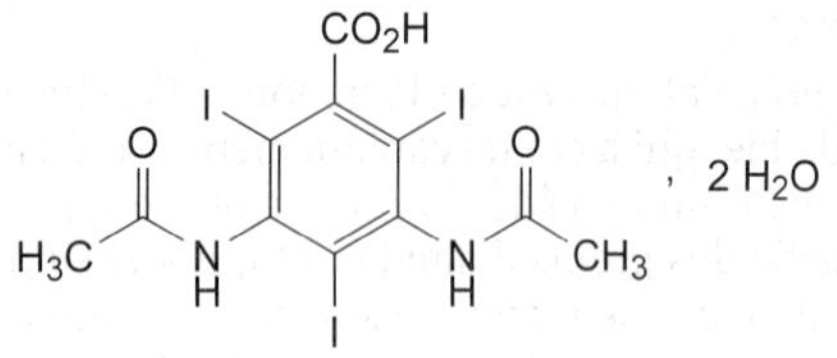

$C_{11}H_9I_3N_2O_4,2H_2O$ M_r 650

DÉFINITION

L'acide amidotrizoïque dihydraté contient au minimum 98,5 pour cent et au maximum l'équivalent de 101,0 pour cent d'acide 3,5-bis(acétylamino)-2,4,6-triiodobenzoïque, calculé par rapport à la substance desséchée.

CARACTÈRES

Poudre cristalline, blanche ou sensiblement blanche, très peu soluble dans l'eau et dans l'alcool, pratiquement insoluble dans l'éther. L'acide amidotrizoïque dihydraté se dissout dans les solutions diluées d'hydroxydes alcalins.

IDENTIFICATION

Première identification : A.

Seconde identification : B, C.

A. Examinez l'acide amidotrizoïque dihydraté par spectrophotométrie d'absorption dans l'infrarouge (*2.2.24*), en comparant avec le spectre obtenu avec l'*acide amidotrizoïque dihydraté SCR*.

B. Examinez les chromatogrammes obtenus dans l'essai des substances apparentées. La tache principale du chromatogramme obtenu avec la solution à examiner (b) est semblable quant à sa position et ses dimensions à la tache principale du chromatogramme obtenu avec la solution témoin (b).

C. Dans une petite capsule de porcelaine, introduisez 50 mg d'acide amidotrizoïque dihydraté et chauffez doucement au-dessus d'une flamme nue. Il se dégage des vapeurs violettes.

ESSAI

Aspect de la solution. Dissolvez 1,0 g d'acide amidotrizoïque dihydraté dans de la *solution diluée d'hydroxyde de sodium R* et complétez à 20 ml avec la même solution alcaline. La solution est limpide (*2.2.1*) et incolore (*2.2.2, Procédé II*).

Substances apparentées. Opérez par chromatographie sur couche mince (*2.2.27*) en utilisant une plaque recouverte de *gel de silice* GF_{254} *R*.

Solution à examiner (a). Dissolvez 0,50 g d'acide amidotrizoïque dihydraté dans une solution d'*ammoniaque R* à 3 pour cent *V/V* dans le *méthanol R* et complétez à 10 ml avec la même solution.

Solution à examiner (b). Prélevez 1 ml de solution à examiner (a) et complétez à 10 ml avec une solution d'*ammoniaque R* à 3 pour cent *V/V* dans le *méthanol R*.

Solution témoin (a). Prélevez 1 ml de solution à examiner (b) et complétez à 50 ml avec une solution d'*ammoniaque R* à 3 pour cent *V/V* dans le *méthanol R*.

Solution témoin (b). Dissolvez 50 mg d'*acide amidotrizoïque dihydraté SCR* dans une solution d'*ammoniaque R* à 3 pour cent *V/V* dans le *méthanol R* et complétez à 10 ml avec la même solution.

Déposez séparément sur la plaque 2 µl de chaque solution. Développez sur un parcours de 15 cm avec un mélange de 20 volumes d'*acide formique anhydre R*, de 25 volumes de *méthyléthylcétone R* et de 60 volumes de *toluène R*. Laissez sécher la plaque jusqu'à évaporation des solvants et examinez en lumière ultraviolette à 254 nm. S'il apparaît d'autres taches que la tache principale dans le chromatogramme obtenu avec la solution à examiner (a), aucune d'entre elles n'est plus intense que la tache du chromatogramme obtenu avec la solution témoin (a) (0,2 pour cent).

Halogénures. Dissolvez 0,55 g d'acide amidotrizoïque dihydraté dans un mélange de 4 ml de *solution diluée d'hydroxyde de sodium R* et de 15 ml d'*eau R*. Ajoutez 6 ml d'*acide nitrique dilué R* et filtrez. 15 ml du filtrat satisfont à l'essai limite des chlorures (*2.4.4*) (150 ppm exprimés en chlorures).

Amines aromatiques libres. *Maintenez les solutions et les réactifs dans un bain d'eau glacée, à l'abri d'une lumière vive.* Dans une fiole jaugée de 50 ml introduisez 0,50 g d'acide amidotrizoïque dihydraté et ajoutez 15 ml d'*eau R*. Agitez et ajoutez 1 ml de *solution diluée d'hydroxyde de sodium R*. Refroidissez dans un bain d'eau glacée et ajoutez 5 ml d'une solution récemment préparée de *nitrite de sodium R* à 5 g/l et 12 ml d'*acide chlorhydrique dilué R*. Agitez doucement et laissez reposer exactement 2 min après l'addition de l'acide chlorhydrique, ajoutez 10 ml d'une solution de *sulfamate d'ammonium R* à 20 g/l. Laissez reposer 5 min en agitant fréquemment et ajoutez 0,15 ml d'une solution d'*α-naphtol R* à 100 g/l dans l'*alcool R*. Agitez et laissez reposer pendant 5 min. Ajoutez 3,5 ml de *solution tampon pH 10,9 R*, mélangez et complétez à 50,0 ml avec de l'*eau R*. Après 20 min au plus, l'absorbance (*2.2.25*) de la solution mesurée à 485 nm, en utilisant comme liquide de compensation une solution préparée simultanément et de la même manière sans addition d'acide amidotrizoïque dihydraté, n'est pas supérieure à 0,30.

Métaux lourds (*2.4.8*). Dissolvez 2,0 g d'acide amidotrizoïque dihydraté dans 4 ml de *solution diluée d'hydroxyde de sodium R* et complétez à 20 ml avec de l'*eau R*. 12 ml de solution satisfont à l'essai limite A des métaux lourds (20 ppm). Préparez le témoin avec la *solution à 2 ppm de plomb (Pb) R*.

Perte à la dessiccation (*2.2.32*). Déterminée à l'étuve à 100-105 °C sur 0,500 g d'acide amidotrizoïque dihydraté, la perte à la dessiccation est de 4,5 pour cent à 7,0 pour cent.

Cendres sulfuriques (*2.4.14*). Déterminé sur 1,0 g d'acide amidotrizoïque dihydraté, le taux des cendres sulfuriques n'est pas supérieur à 0,1 pour cent.

DOSAGE

Dans un ballon à fond rond de 250 ml, introduisez 0,150 g d'acide amidotrizoïque dihydraté. Ajoutez 5 ml de *solution concentrée d'hydroxyde de sodium R*, 20 ml d'*eau R*, 1 g de *poudre de zinc R* et quelques billes de verre. Placez sur le ballon un réfrigérant à reflux et portez à ébullition pendant 30 min. Laissez refroidir et rincez le réfrigérant avec 20 ml d'*eau R*, en recueillant les liquides de rinçage dans le ballon. Filtrez sur un filtre en verre fritté et lavez le filtre à plusieurs reprises avec de l'*eau R*. Rassemblez le filtrat et les eaux de lavage, ajoutez 40 ml d'*acide sulfurique dilué R* et titrez immédiatement par le *nitrate d'argent 0,1 M*. Déterminez le point de fin de titrage par potentiométrie (*2.2.20*), en utilisant un système d'électrodes approprié, par exemple un système argent-sulfate mercureux.

1 ml de *nitrate d'argent 0,1 M* correspond à 20,47 mg de $C_{11}H_9I_3N_2O_4$.

CONSERVATION

A l'abri de la lumière.

IMPURETÉS

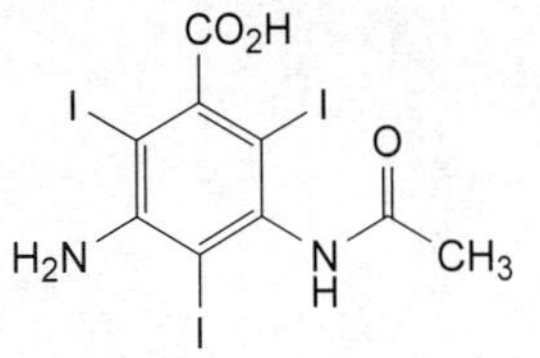

A. acide 3-(acétylamino)-5-amino-2,4,6-triiodobenzoïque.

01/2002:1289

AMIKACINE

Amikacinum

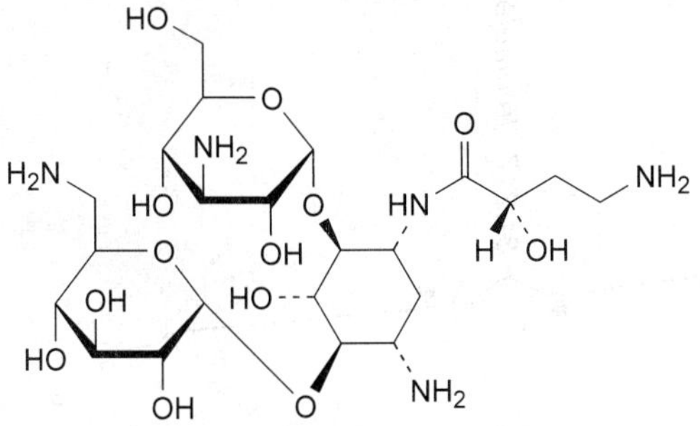

$C_{22}H_{43}N_5O_{13}$ M_r 585,6

DÉFINITION

L'amikacine est la 6-*O*-(3-amino-3-désoxy-α-D-glucopyranosyl)-4-*O*-(6-amino-6-désoxy-α-D-glucopyranosyl)-1-*N*-[(2*S*)-4-amino-2-hydroxybutanoyl]-2-désoxy-D-streptamine, substance antimicrobienne obtenue à partir de la kanamycine A. Elle contient au minimum 96,5 pour cent et au maximum l'équivalent de 102,5 pour cent de $C_{22}H_{43}N_5O_{13}$, calculé par rapport à la substance anhydre.

CARACTÈRES

Poudre blanche à sensiblement blanche, assez soluble dans l'eau, peu soluble dans le méthanol, pratiquement insoluble dans l'acétone et dans l'alcool.

IDENTIFICATION

A. Examinez l'amikacine par spectrophotométrie d'absorption dans l'infrarouge (*2.2.24*), en comparant avec le spectre obtenu avec l'*amikacine SCR*.

B. Opérez par chromatographie sur couche mince (*2.2.27*) en utilisant une *plaque au gel de silice pour CCM R*.

Solution à examiner. Dissolvez 25 mg d'amikacine dans de l'*eau R* et complétez à 10 ml avec le même solvant.

Solution témoin (a). Dissolvez 25 mg d'*amikacine SCR* dans de l'*eau R* et complétez à 10 ml avec le même solvant.

Solution témoin (b). Dissolvez 5 mg de *monosulfate de kanamycine SCR* dans 1 ml de solution à examiner et complétez à 10 ml avec de l'*eau R*.

Déposez sur la plaque 5 µl de chaque solution. Développez sur un parcours de 15 cm avec la phase inférieure d'un mélange à volumes égaux d'*ammoniaque concentrée R*, de *chlorure de méthylène R* et de *méthanol R*. Laissez sécher la plaque à l'air. Pulvérisez de la *solution de ninhydrine R1*. Chauffez la plaque à 110 °C pendant 5 min. La tache principale du chromatogramme obtenu avec la solution à examiner est semblable quant à sa position, sa coloration et ses dimensions à la tache principale du chromatogramme obtenu avec la solution témoin (a). L'identification n'est valable que si le chromatogramme obtenu avec la solution témoin (b) présente 2 taches nettement séparées.

ESSAI

Détermination du pH (*2.2.3*). Dissolvez 0,1 g d'amikacine dans de l'*eau exempte de dioxyde de carbone R* et complétez à 10 ml avec le même solvant. Le pH de la solution est de 9,5 à 11,5.

Pouvoir rotatoire spécifique (*2.2.7*). Dissolvez 0,50 g d'amikacine dans de l'*eau R* et complétez à 25,0 ml avec le même solvant. Calculé par rapport à la substance anhydre, le pouvoir rotatoire spécifique est de + 97 à + 105.

Substances apparentées. Opérez par chromatographie liquide (*2.2.29*) comme décrit sous Dosage.

Injectez 20 µl de solution témoin (a). Ajustez la sensibilité du système de façon que la hauteur du pic principal du chromatogramme obtenu représente 50 pour cent au moins de l'échelle totale de l'enregistreur. Injectez 20 µl de solution témoin (c). L'essai n'est valable que si, dans le chromatogramme obtenu, la résolution entre les pics correspondant respectivement à l'amikacine et à l'impureté A n'est pas inférieure à 3,5. Injectez 20 µl de solution à examiner (a). Continuez la chromatographie pendant 4 fois le temps de rétention du pic principal. S'il apparaît, dans le chromatogramme obtenu avec la solution à examiner (a), un pic correspondant à l'impureté A, sa surface n'est pas supérieure à celle du pic principal du chromatogramme obtenu avec la solution témoin (a) (1 pour cent). S'il apparaît, dans le chromatogramme obtenu avec la solution à examiner (a), d'autres pics que le pic principal et un pic dû à l'impureté A, la surface d'aucun d'entre eux n'est supérieure à la moitié de la surface du pic principal du chromatogramme obtenu avec la solution témoin (a) (0,5 pour cent) et la somme de leur surface n'est pas supérieure à 1,5 fois la surface du pic principal du chromatogramme obtenu avec la solution témoin (a) (1,5 pour cent). Ne tenez pas compte des pics dus au blanc ni des pics dont la surface est inférieure à 0,1 fois la surface du pic principal du chromatogramme obtenu avec la solution témoin (a).

Teneur en eau (*2.5.12*). Déterminée par semi-microdosage sur 0,200 g d'amikacine, la teneur en eau n'est pas supérieure à 8,5 pour cent.

Cendres sulfuriques (*2.4.14*). Déterminé sur 1,0 g d'amikacine, le taux des cendres sulfuriques n'est pas supérieur à 0,5 pour cent.

DOSAGE

Opérez par chromatographie liquide (*2.2.29*).

Solution à examiner (a). Dissolvez 0,100 g d'amikacine dans de l'*eau R* et complétez à 10,0 ml avec le même solvant. Dans un flacon à bouchon rodé, ajoutez 0,2 ml de cette solution à 2,0 ml d'une solution d'*acide 2,4,6-trinitrobenzènesulfonique R* à 10 g/l. Ajoutez 3,0 ml de *pyridine R* et fermez hermétiquement le flacon. Agitez énergiquement pendant 30 s et chauffez dans un bain-marie à 75 °C pendant 45 min. Refroidissez dans de l'eau froide pendant 2 min et ajoutez 2 ml d'*acide acétique glacial R*. Agitez énergiquement pendant 30 s.

Le chromatogramme suivant est publié à titre d'information.

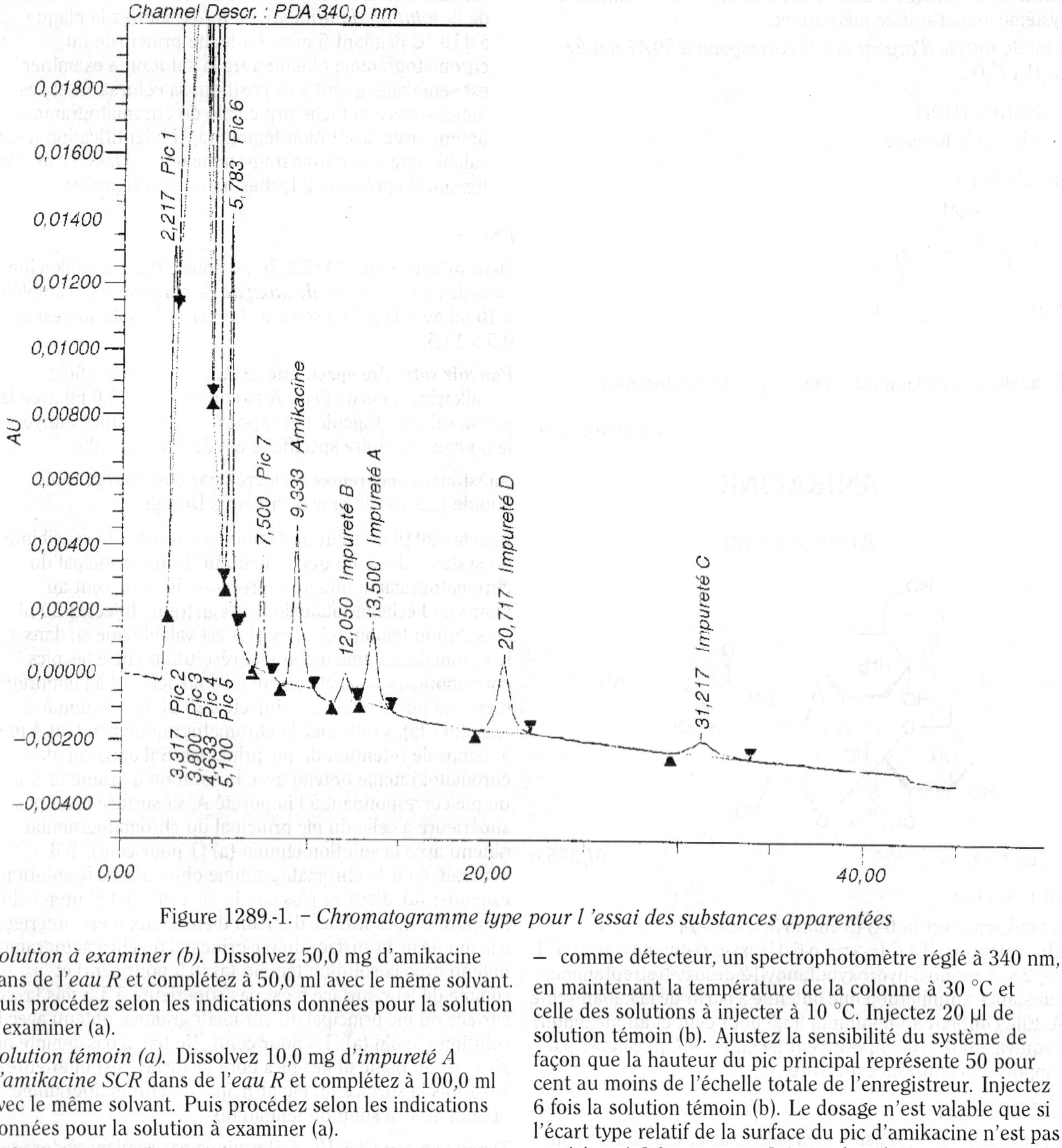

Figure 1289.-1. – *Chromatogramme type pour l'essai des substances apparentées*

Solution à examiner (b). Dissolvez 50,0 mg d'amikacine dans de l'*eau R* et complétez à 50,0 ml avec le même solvant. Puis procédez selon les indications données pour la solution à examiner (a).

Solution témoin (a). Dissolvez 10,0 mg d'*impureté A d'amikacine SCR* dans de l'*eau R* et complétez à 100,0 ml avec le même solvant. Puis procédez selon les indications données pour la solution à examiner (a).

Solution témoin (b). Dissolvez 50,0 mg d'*amikacine SCR* dans de l'*eau R* et complétez à 50,0 ml avec le même solvant. Puis procédez selon les indications données pour la solution à examiner (a).

Solution témoin (c). Dissolvez 5 mg d'*amikacine SCR* et 5 mg d'*impureté A d'amikacine SCR* dans de l'*eau R* et complétez à 50 ml avec le même solvant. Puis procédez selon les indications données pour la solution à examiner (a).

Solution à blanc. Procédez selon les indications données pour la solution à examiner (a) en utilisant 0,2 ml d'*eau R*.

La chromatographie peut être réalisée en utilisant :

– une colonne d'acier inoxydable d'une longueur de 0,25 m et d'un diamètre intérieur de 4,6 mm, remplie de *gel de silice octadécylsilylé pour chromatographie R* (5 µm),
– comme phase mobile, à un débit de 1 ml/min, un mélange de 30 volumes d'une solution de *phosphate monopotassique R* à 2,7 g/l, ajustée à pH 6,5 avec une solution d'*hydroxyde de potassium R* à 22 g/l, et de 70 volumes de *méthanol R*,
– comme détecteur, un spectrophotomètre réglé à 340 nm,

en maintenant la température de la colonne à 30 °C et celle des solutions à injecter à 10 °C. Injectez 20 µl de solution témoin (b). Ajustez la sensibilité du système de façon que la hauteur du pic principal représente 50 pour cent au moins de l'échelle totale de l'enregistreur. Injectez 6 fois la solution témoin (b). Le dosage n'est valable que si l'écart type relatif de la surface du pic d'amikacine n'est pas supérieur à 2,0 pour cent. Injectez la solution à examiner (b) et la solution témoin (b).

IMPURETÉS

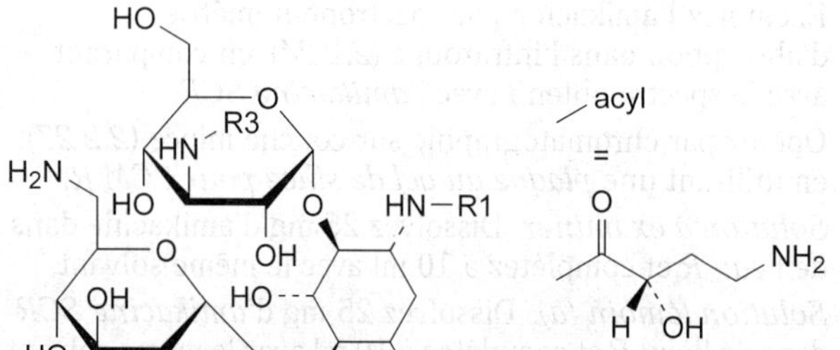

A. R1 = R3 = H, R2 = acyl : 4-*O*-(3-amino-3-désoxy-α-D-glucopyranosyl)-6-*O*-(6-amino-6-désoxy-α-D-glucopyranosyl)-1-*N*-[(2*S*)-4-amino-2-hydroxybutanoyl]-2-désoxy-L-streptamine,

B. R1 = R2 = acyl, R3 = H : 4-*O*-(3-amino-3-désoxy-α-D-glucopyranosyl)-6-*O*-(6-amino-6-désoxy-α-D-glucopyranosyl)-1,3-*N*-bis[(2*S*)-4-amino-2-hydroxybutanoyl]-2-désoxy-L-streptamine,

C. R1 = R2 = H, R3 = acyl : 4-*O*-(6-amino-6-désoxy-α-D-glucopyranosyl)-6-*O*-[3-[[(2*S*)-4-amino-2-hydroxybutanoyl]amino]-3-désoxy-α-D-glucopyranosyl]-2-désoxy-D-streptamine,

D. R1 = R2 = R3 = H : kanamycine.

01/2002:1290

AMIKACINE (SULFATE D')

Amikacini sulfas

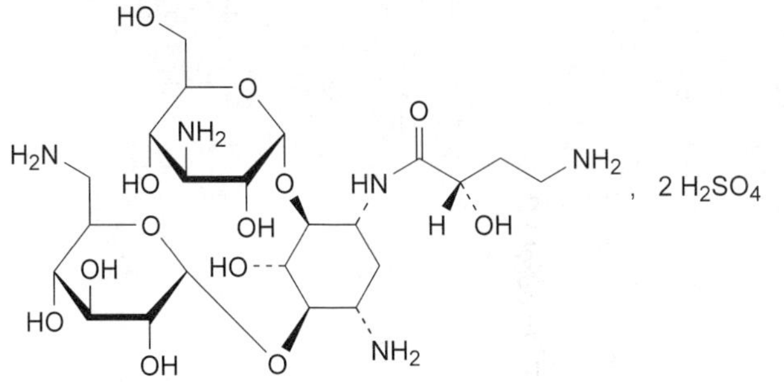

$C_{22}H_{47}N_5O_{21}S_2$ M_r 782

DÉFINITION

Le sulfate d'amikacine est le sulfate de 6-*O*-(3-amino-3-désoxy-α-D-glucopyranosyl)-4-*O*-(6-amino-6-désoxy-α-D-glucopyranosyl)-1-*N*-[(2*S*)-4-amino-2-hydroxybutanoyl]-2-désoxy-D-streptamine, substance antimicrobienne obtenue à partir de la kanamycine A. Elle contient au minimum 72,3 pour cent et au maximum l'équivalent de 76,8 pour cent de $C_{22}H_{43}N_5O_{13}$, calculé par rapport à la substance desséchée.

CARACTÈRES

Poudre blanche à sensiblement blanche, facilement soluble dans l'eau, pratiquement insoluble dans l'acétone et dans l'alcool.

IDENTIFICATION

A. Examinez le sulfate d'amikacine par spectrophotométrie d'absorption dans l'infrarouge (*2.2.24*), en comparant avec le spectre obtenu avec le *sulfate d'amikacine SCR*.

B. Opérez par chromatographie sur couche mince (*2.2.27*) en utilisant une *plaque au gel de silice pour CCM R*.

Solution à examiner. Dissolvez 25 mg de sulfate d'amikacine dans de l'*eau R* et complétez à 10 ml avec le même solvant.

Solution témoin (a). Dissolvez 25 mg de *sulfate d'amikacine SCR* dans de l'*eau R* et complétez à 10 ml avec le même solvant.

Solution témoin (b). Dissolvez 5 mg de *monosulfate de kanamycine SCR* dans 1 ml de solution à examiner et complétez à 10 ml avec de l'*eau R*.

Déposez sur la plaque 5 µl de chaque solution. Développez sur un parcours de 15 cm avec la phase inférieure d'un mélange à volumes égaux d'*ammoniaque concentrée R*, de *chlorure de méthylène R* et de *méthanol R*. Laissez sécher la plaque à l'air. Pulvérisez de la *solution de ninhydrine R1*. Chauffez la plaque à 110 °C pendant 5 min. La tache principale du chromatogramme obtenu avec la solution à examiner est semblable quant à sa position, sa coloration et ses dimensions à la tache principale du chromatogramme obtenu avec la solution témoin (a). L'identification n'est valable que si le chromatogramme obtenu avec la solution témoin (b) présente 2 taches nettement séparées.

C. Le sulfate d'amikacine donne la réaction (a) des sulfates (*2.3.1*)

ESSAI

Détermination du pH (*2.2.3*). Dissolvez 0,1 g de sulfate d'amikacine dans de l'*eau exempte de dioxyde de carbone R* et complétez à 10 ml avec le même solvant. Le pH de la solution est de 2,0 à 4,0.

Pouvoir rotatoire spécifique (*2.2.7*). Dissolvez 0,50 g de sulfate d'amikacine dans de l'*eau R* et complétez à 25,0 ml avec le même solvant. Calculé par rapport à la substance desséchée, le pouvoir rotatoire spécifique est de + 76 à + 84.

Substances apparentées. Opérez par chromatographie liquide (*2.2.29*) comme décrit sous Dosage.

Injectez 20 µl de solution témoin (a). Ajustez la sensibilité du système de façon que la hauteur du pic principal du chromatogramme obtenu représente au moins 50 pour cent de l'échelle totale de l'enregistreur. Injectez 20 µl de solution témoin (c). L'essai n'est valable que si, dans le chromatogramme obtenu, la résolution entre les pics correspondant respectivement à l'amikacine et à l'impureté A n'est pas inférieure à 3,5. Injectez 20 µl de solution à examiner (a). Continuez la chromatographie pendant 4 fois le temps de rétention du pic principal. S'il apparaît, dans le chromatogramme obtenu avec la solution à examiner (a), un pic correspondant à l'impureté A, sa surface n'est pas supérieure à celle du pic principal du chromatogramme obtenu avec la solution témoin (a) (1 pour cent). S'il apparaît, dans le chromatogramme obtenu avec la solution à examiner (a), d'autres pics que le pic principal et un pic dû à l'impureté A, la surface d'aucun d'entre eux n'est supérieure à la moitié de la surface du pic principal du chromatogramme obtenu avec la solution témoin (a) (0,5 pour cent) et la somme de leur surface n'est pas supérieure à 1,5 fois la surface du pic principal du chromatogramme obtenu avec la solution témoin (a) (1,5 pour cent). Ne tenez pas compte des pics dus au blanc ni des pics dont la surface est inférieure à 0,1 fois la surface du pic principal du chromatogramme obtenu avec la solution témoin (a).

Sulfate. Dissolvez 0,250 g de sulfate d'amikacine dans 100 ml d'*eau R* et ajustez la solution à pH 11 avec de l'*ammoniaque concentrée R*. Ajoutez 10,0 ml de *chlorure de baryum 0,1 M* et 0,5 mg environ de *pourpre de phtaléine R*. Titrez par l'*édétate de sodium 0,1 M* en ajoutant 50 ml d'*alcool R* au moment où la coloration de la solution commence à changer, puis poursuivez le titrage jusqu'à disparition de la coloration bleu-violet.

1 ml de *chlorure de baryum 0,1 M* correspond à 9,606 mg de sulfate (SO_4).

Le sulfate d'amikacine contient 23,3 pour cent à 25,8 pour cent de sulfate (SO_4), calculé par rapport à la substance desséchée.

Perte à la dessiccation (*2.2.32*). Déterminée à l'étuve à 100-105 °C sous une pression ne dépassant pas 0,7 kPa pendant 3 h sur 0,500 g de sulfate d'amikacine, la perte à la dessiccation n'est pas supérieure à 13,0 pour cent.

Stérilité (*2.6.1*). Le sulfate d'amikacine destiné à la préparation de formes pharmaceutiques administrées par voie parentérale sans autre procédé approprié de stérilisation satisfait également à l'essai de stérilité.

Le chromatogramme suivant est publié à titre d'information.

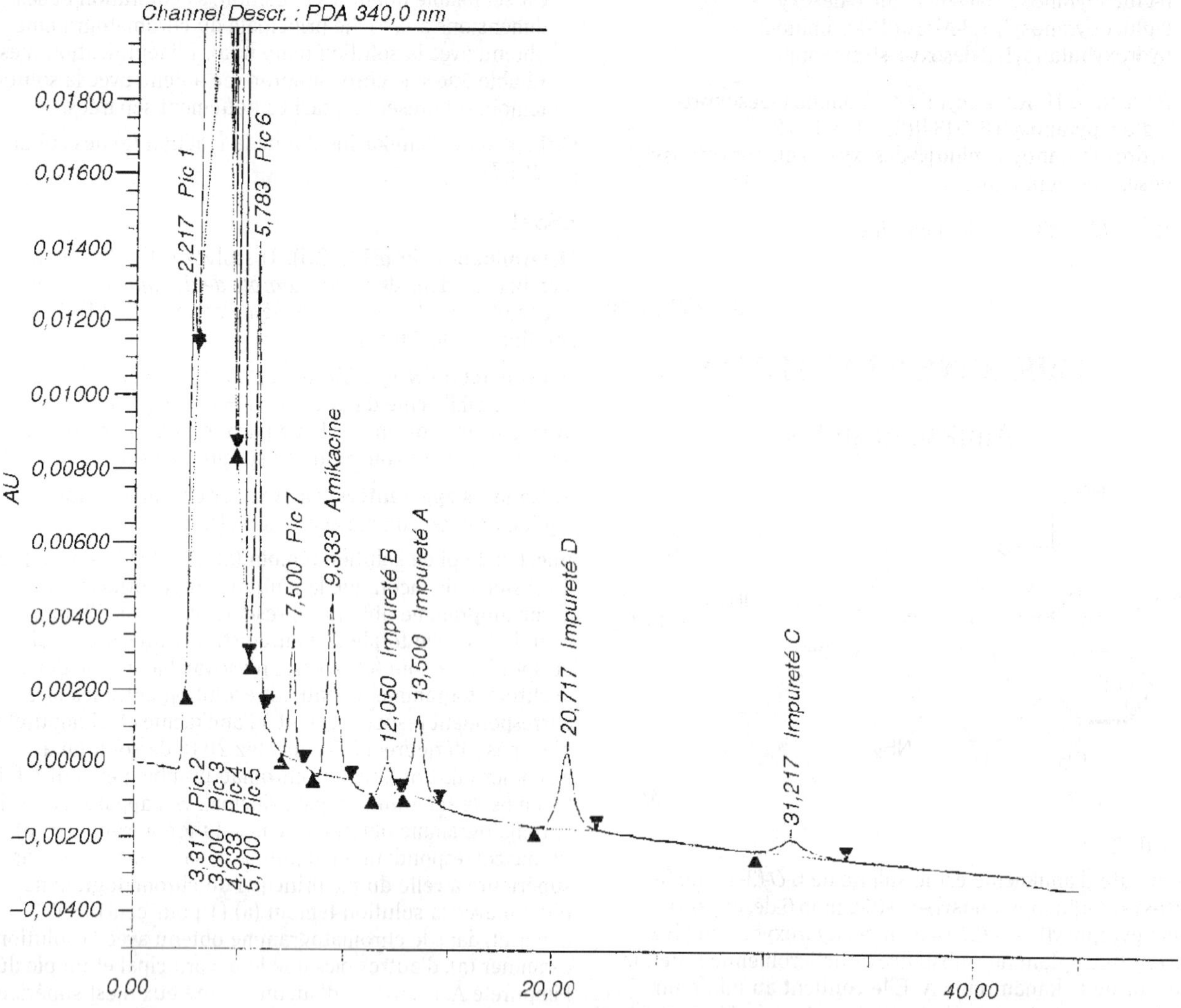

Figure 1290.-1. – Chromatogramme type pour l'essai des substances apparentées du sulfate d'amikacine

Pyrogènes (*2.6.8*). Le sulfate d'amikacine destiné à la préparation de formes pharmaceutiques administrées par voie parentérale sans autre procédé approprié d'élimination des pyrogènes satisfait également à l'essai pyrogènes. Injectez à chaque lapin, par kilogramme de masse corporelle, 5 ml d'une solution contenant 25 mg de sulfate d'amikacine dans de l'*eau pour préparations injectables R*.

DOSAGE

Opérez par chromatographie liquide (*2.2.29*).

Solution à examiner (a). Dissolvez 0,100 g de sulfate d'amikacine dans de l'*eau R* et complétez à 10,0 ml avec le même solvant. Dans un flacon à bouchon rodé, ajoutez 0,2 ml de solution à 2,0 ml d'une solution d'*acide 2,4,6-trinitrobenzènesulfonique R* à 10 g/l. Ajoutez 3,0 ml de *pyridine R* et fermez hermétiquement le flacon. Agitez vigoureusement pendant 30 s et chauffez dans un bain-marie à 75 °C pendant 45 min. Refroidissez dans de l'eau froide pendant 2 min et ajoutez 2 ml d'*acide acétique glacial R*. Agitez énergiquement pendant 30 s.

Solution à examiner (b). Dissolvez 50,0 mg de sulfate d'amikacine dans de l'*eau R* et complétez à 50,0 ml avec le même solvant. Puis procédez selon les indications données pour la solution à examiner (a).

Solution témoin (a). Dissolvez 10,0 mg d'*impureté A d'amikacine SCR* dans de l'*eau R* et complétez à 100,0 ml avec le même solvant. Puis procédez selon les indications données pour la solution à examiner (a).

Solution témoin (b). Dissolvez 50,0 mg de *sulfate d'amikacine SCR* dans de l'*eau R* et complétez à 50,0 ml avec le même solvant. Puis procédez selon les indications données pour la solution à examiner (a).

Solution témoin (c). Dissolvez 5 mg de *sulfate d'amikacine SCR* et 5 mg d'*impureté A d'amikacine SCR* dans de l'*eau R* et complétez à 50 ml avec le même solvant. Puis procédez selon les indications données pour la solution à examiner (a).

Solution à blanc. Procédez selon les indications données pour la solution à examiner (a) en utilisant 0,2 ml d'*eau R*.

La chromatographie peut être réalisée en utilisant :

- une colonne d'acier inoxydable d'une longueur de 0,25 m et d'un diamètre intérieur de 4,6 mm, remplie de *gel de silice octadécylsilylé pour chromatographie R* (5 µm),
- comme phase mobile, à un débit de 1 ml/min, un mélange de 30 volumes d'une solution de *phosphate monopotassique R* à 2,7 g/l, ajustée à pH 6,5 avec une solution d'*hydroxyde de potassium R* à 22 g/l, et de 70 volumes de *méthanol R*,
- comme détecteur, un spectrophotomètre réglé à 340 nm,

en maintenant la température de la colonne à 30 °C et celle des solutions à examiner à 10 °C. Injectez 20 µl de solution témoin (b). Ajustez la sensibilité du système de façon que la hauteur du pic principal représente 50 pour cent au moins de l'échelle totale de l'enregistreur. Injectez 6 fois la solution témoin (b). Le dosage n'est valable que si l'écart type relatif de la surface du pic d'amikacine n'est pas supérieur à 2,0 pour cent. Injectez la solution à examiner (b) et la solution témoin (b).

CONSERVATION

Si la substance est stérile, elle est conservée en récipient stérile, étanche, à fermeture inviolable.

ÉTIQUETAGE

L'étiquette indique :

– dans les cas appropriés, que la substance est stérile,
– dans les cas appropriés, que la substance est apyrogène.

IMPURETÉS

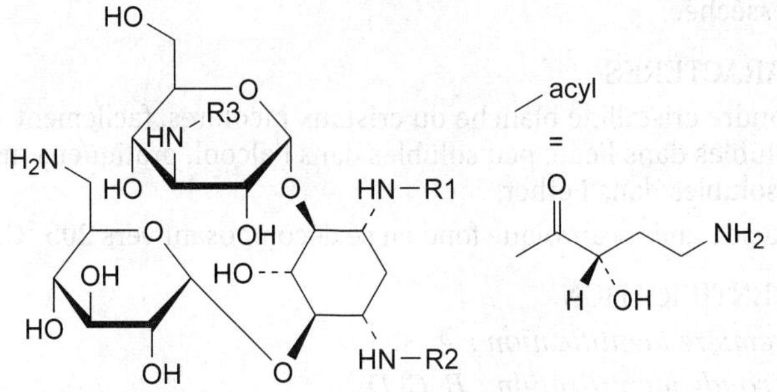

A. R1 = R3 = H, R2 = acyl : 4-*O*-(3-amino-3-désoxy-α-D-glucopyranosyl)-6-*O*-(6-amino-6-désoxy-α-D-glucopyranosyl)-1-*N*-[(2*S*)-4-amino-2-hydroxybutanoyl]-2-désoxy-L-streptamine,

B. R1 = R2 = acyl, R3 = H : 4-*O*-(3-amino-3-désoxy-α-D-glucopyranosyl)-6-*O*-(6-amino-6-désoxy-α-D-glucopyranosyl)-1,3-*N*-bis[(2*S*)-4-amino-2-hydroxybutanoyl]-2-désoxy-L-streptamine,

C. R1 = R2 = H, R3 = acyl : 4-*O*-(6-amino-6-désoxy-α-D-glucopyranosyl)-6-*O*-[3-[[(2*S*)-4-amino-2-hydroxybutanoyl]amino]-3-désoxy-α-D-glucopyranosyl]-2-désoxy-D-streptamine,

D. R1 = R2 = R3 = H : kanamycine.

01/2002:0651

AMILORIDE (CHLORHYDRATE D')

Amiloridi hydrochloridum

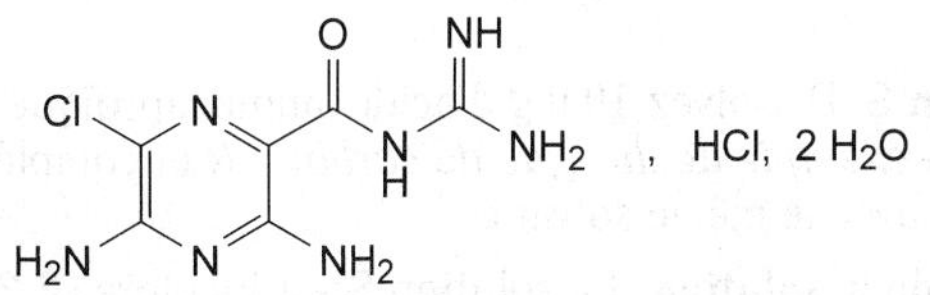

$C_6H_9Cl_2N_7O,2H_2O$ M_r 302,1

DÉFINITION

Le chlorhydrate d'amiloride contient au minimum 98,0 pour cent et au maximum l'équivalent de 101,0 pour cent de chlorhydrate de 3,5-diamino-*N*-carbamimidoyl-6-chloropyrazine-2-carboxamide, calculé par rapport à la substance anhydre.

CARACTÈRES

Poudre jaune pâle à jaune-vert, peu soluble dans l'eau et dans l'éthanol.

IDENTIFICATION

Première identification : A, D.

Seconde identification : B, C, D.

A. Examinez le chlorhydrate d'amiloride par spectrophotométrie d'absorption dans l'infrarouge (*2.2.24*), en comparant avec le spectre obtenu avec le *chlorhydrate d'amiloride SCR*.

B. Opérez par chromatographie sur couche mince (*2.2.27*) en utilisant une plaque recouverte d'un gel de silice approprié.

Solution à examiner. Dissolvez 40 mg de chlorhydrate d'amiloride dans du *méthanol R* et complétez à 10 ml avec le même solvant.

Solution témoin. Dissolvez 40 mg de *chlorhydrate d'amiloride SCR* dans du *méthanol R* et complétez à 10 ml avec le même solvant.

Déposez sur la plaque 5 µl de chaque solution. Développez sur un parcours de 12 cm avec un mélange récemment préparé de 6 volumes d'*ammoniaque diluée R1*, de 6 volumes d'*eau R* et de 88 volumes de *dioxane R*. Laissez sécher la plaque à l'air. Examinez en lumière ultraviolette à 365 nm. La tache principale du chromatogramme obtenu avec la solution à examiner est semblable quant à sa position, sa fluorescence et ses dimensions à la tache principale du chromatogramme obtenu avec la solution témoin.

C. Dissolvez 10 mg environ de chlorhydrate d'amiloride dans 10 ml d'*eau R*. Ajoutez 10 ml d'une solution de *cétrimide R* à 200 g/l, 0,25 ml de *solution diluée d'hydroxyde de sodium R* et 1 ml d'*eau de brome R*. Il apparaît une coloration jaune-vert. Ajoutez 2 ml d'*acide chlorhydrique dilué R*. La coloration vire au jaune foncé et la solution présente une fluorescence bleue en lumière ultraviolette à 365 nm.

D. Le chlorhydrate d'amiloride donne la réaction (b) des chlorures (*2.3.1*).

ESSAI

Acide libre. Dissolvez 1,0 g de chlorhydrate d'amiloride dans un mélange de 50 ml de *méthanol R* et de 50 ml d'*eau R*, et titrez par l'*hydroxyde de sodium 0,1 M* en déterminant le point de fin de titrage par potentiométrie (*2.2.20*). L'obtention du point de fin de titrage ne nécessite pas plus de 0,3 ml d'*hydroxyde de sodium 0,1 M*.

Substances apparentées. Opérez par chromatographie liquide (*2.2.29*).

Solution à examiner. Dissolvez 20,0 mg de chlorhydrate d'amiloride dans un mélange de 1 volume d'*acétonitrile R* et de 3 volumes d'*eau R* et complétez à 10,0 ml avec le même mélange de solvants.

Solution témoin (a). Prélevez 1,0 ml de solution à examiner et complétez à 100,0 ml avec un mélange de 1 volume d'*acétonitrile R* et de 3 volumes d'*eau R*.

Solution témoin (b). Prélevez 1,0 ml de solution témoin (a) et complétez à 10,0 ml avec un mélange de 1 volume d'*acétonitrile R* et de 3 volumes d'*eau R*.

Solution témoin (c). Dissolvez 20,0 mg d'*impureté A d'amiloride SCR* dans un mélange de 1 volume d'*acétonitrile R* et de 3 volumes d'*eau R* et complétez à 20,0 ml avec le même mélange de solvants. Prélevez 1,0 ml de solution et complétez à 100,0 ml avec un mélange de 1 volume d'*acétonitrile R* et de 3 volumes d'*eau R*.

La chromatographie peut être réalisée en utilisant :

– une colonne d'acier inoxydable, d'une longueur de 0,25 m et d'un diamètre intérieur de 4,6 mm, remplie de *gel de silice octadécylsilylé pour chromatographie R* (5 µm),

- comme phase mobile, à un débit de 1 ml/min, un mélange de 5 volumes de *solution d'hydroxyde de tétraméthylammonium R*, de 250 volumes d'*acétonitrile R* et de 745 volumes d'*eau R*. Ajustez le pH à 7,0 à l'aide d'un mélange de 1 volume d'*acide phosphorique R* et de 9 volumes d'*eau R*,
- comme détecteur, un spectrophotomètre réglé à 254 nm.

Injectez 20 µl de solution témoin (c). Ajustez la concentration de l'acétonitrile dans la phase mobile de façon que le temps de rétention du pic dû à l'impureté A soit compris entre 5 min et 6 min (une augmentation de la concentration en acétonitrile diminue le temps de rétention). Injectez 20 µl de solution témoin (a). Ajustez la concentration de l'hydroxyde de tétraméthylammonium et de l'acide phosphorique en maintenant le pH à 7,0, de façon que le temps de rétention de l'amiloride soit compris entre 9 min et 12 min (une augmentation de la concentration diminue le temps de rétention de l'amiloride). Injectez 20 µl de solution témoin (b). L'essai n'est valable que si le rapport signal/bruit du pic dû à l'amiloride est au minimum de 5,0.

Injectez 20 µl de solution à examiner et 20 µl de solution témoin (c). Enregistrez les chromatogrammes pendant 5 fois le temps de rétention de l'amiloride. S'il apparaît d'autres pics que le pic dû à l'amiloride dans le chromatogramme obtenu avec la solution à examiner, la somme de leur surface n'est pas supérieure à la surface du pic correspondant à l'impureté A dans le chromatogramme obtenu avec la solution témoin (c) (0,5 pour cent). Ne tenez pas compte des pics dont la surface est inférieure à 10 pour cent de celle du pic correspondant à l'impureté A dans le chromatogramme obtenu avec la solution témoin (c).

Teneur en eau (*2.5.12*). Déterminée par semi-microdosage sur 0,200 g de chlorhydrate d'amiloride, la teneur en eau est de 11,0 pour cent à 13,0 pour cent.

Cendres sulfuriques (*2.4.14*). Déterminé sur 1,0 g de chlorhydrate d'amiloride, le taux des cendres sulfuriques n'est pas supérieur à 0,1 pour cent.

DOSAGE

Dissolvez 0,200 g de chlorhydrate d'amiloride dans un mélange de 5,0 ml d'*acide chlorhydrique 0,01 M* et de 50 ml d'*alcool R*. Titrez par l'*hydroxyde de sodium 0,1 M* et tracez la courbe potentiométrique (*2.2.20*). Mesurez le volume d'*hydroxyde de sodium 0,1 M* utilisé entre les 2 points d'inflexion.

1 ml d'*hydroxyde de sodium 0,1 M* correspond à 26,61 mg de $C_6H_9Cl_2N_7O$.

CONSERVATION

A l'abri de la lumière.

IMPURETÉS

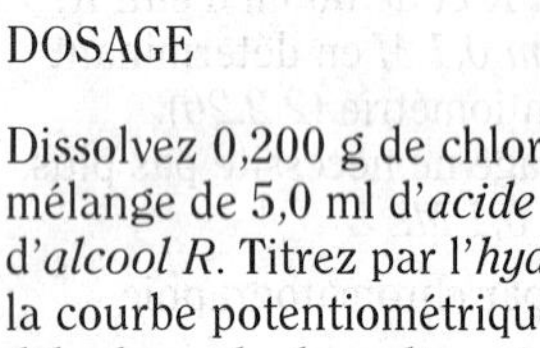

A. 3,5-diamino-6-chloropyrazine-2-carboxylate de méthyle.

01/2002:0874

AMINOCAPROÏQUE (ACIDE)

Acidum aminocaproicum

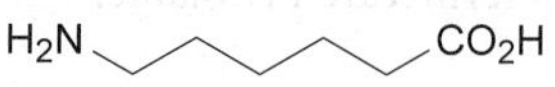

$C_6H_{13}NO_2$ M_r 131,2

DÉFINITION

L'acide aminocaproïque contient au minimum 98,5 pour cent et au maximum l'équivalent de 101,0 pour cent d'acide 6-aminohexanoïque, calculé par rapport à la substance desséchée.

CARACTÈRES

Poudre cristalline blanche ou cristaux incolores, facilement solubles dans l'eau, peu solubles dans l'alcool, pratiquement insolubles dans l'éther.

L'acide aminocaproïque fond en se décomposant vers 205 °C.

IDENTIFICATION

Première identification : A.

Seconde identification : B, C, D.

A. Examinez l'acide aminocaproïque par spectrophotométrie d'absorption dans l'infrarouge (*2.2.24*), en comparant avec le spectre obtenu avec l'*acide aminocaproïque SCR*. Examinez les substances sous forme de pastilles.

B. Examinez les chromatogrammes obtenus dans l'essai des substances décelables par la ninhydrine. La tache principale du chromatogramme obtenu avec la solution à examiner (b) est semblable quant à sa position, sa coloration et ses dimensions à la tache principale du chromatogramme obtenu avec la solution témoin (a).

C. Dissolvez 0,5 g d'acide aminocaproïque dans 4 ml d'un mélange à volumes égaux d'*acide chlorhydrique dilué R* et d'*eau R*. Evaporez à siccité au bain-marie et desséchez le résidu dans un dessiccateur. Dissolvez le résidu dans 2 ml environ d'*éthanol R* bouillant. Laissez refroidir et maintenez à 4-8 °C pendant 3 h. Filtrez sous pression réduite, lavez le résidu avec 10 ml environ d'*acétone R* et desséchez le résidu à 60 °C pendant 30 min. Le point de fusion (*2.2.14*) du résidu est de 131 °C à 133 °C.

D. Dissolvez 5 mg environ d'acide aminocaproïque dans 0,5 ml d'*eau distillée R*. Ajoutez 3 ml de *diméthylformamide R* et 2 ml de *solution d'acide ascorbique R*. Chauffez au bain-marie. Il se développe une coloration orange.

ESSAI

Solution S. Dissolvez 10,0 g d'acide aminocaproïque dans de l'*eau exempte de dioxyde de carbone R* et complétez à 50,0 ml avec le même solvant.

Aspect de la solution. La solution S est incolore (*2.2.2, Procédé II*) et reste limpide pendant 24 h (*2.2.1*).

Détermination du pH (*2.2.3*). Le pH de la solution S est de 7,5 à 8,0.

Absorbance (*2.2.25*).

A. Mesurée à 287 nm, l'absorbance de la solution S n'est pas supérieure à 0,10. Mesurée à 450 nm, l'absorbance de la solution S n'est pas supérieure à 0,03.

B. Dans une capsule plate d'un diamètre de 9 cm, étalez 2,0 g d'acide aminocaproïque en couche uniforme, recouvrez la capsule et maintenez-la à 98-102 °C pendant 72 h. Dissolvez la substance dans de l'*eau R* et complétez à 10,0 ml avec le même solvant. Mesurée à 287 nm, l'absorbance de la solution n'est pas supérieure à 0,15. Mesurée à 450 nm, l'absorbance n'est pas supérieure à 0,03.

Substances décelables par la ninhydrine. Opérez par chromatographie sur couche mince (*2.2.27*) en utilisant une plaque recouverte d'un gel de silice approprié.

Solution à examiner (a). Dissolvez 0,10 g d'acide aminocaproïque dans de l'*eau R* et complétez à 10 ml avec le même solvant.

Solution à examiner (b). Prélevez 1 ml de solution à examiner (a) et complétez à 50 ml avec de l'*eau R*.

Solution témoin (a). Dissolvez 10 mg d'*acide aminocaproïque SCR* dans de l'*eau R* et complétez à 50 ml avec le même solvant.

Solution témoin (b). Prélevez 5 ml de solution à examiner (b) et complétez à 20 ml avec de l'*eau R*.

Solution témoin (c). Dissolvez 10 mg d'*acide aminocaproïque SCR* et 10 mg de *leucine SCR* dans de l'*eau R* et complétez à 25 ml avec le même solvant.

Déposez séparément sur la plaque 5 µl de chaque solution. Laissez sécher la plaque à l'air. Développez sur un parcours de 15 cm avec un mélange de 20 volumes d'*acide acétique glacial R*, de 20 volumes d'*eau R* et de 60 volumes de *butanol R*. Faites sécher la plaque dans un courant d'air chaud. Pulvérisez de la *solution de ninhydrine R*. Chauffez la plaque à 100-105 °C pendant 15 min. S'il apparaît d'autres taches que la tache principale dans le chromatogramme obtenu avec la solution à examiner (a), aucune d'entre elles n'est plus intense que la tache du chromatogramme obtenu avec la solution témoin (b) (0,5 pour cent). L'essai n'est valable que si le chromatogramme obtenu avec la solution témoin (c) présente 2 taches principales nettement séparées.

Métaux lourds (*2.4.8*). 12 ml de solution S satisfont à l'essai limite A des métaux lourds (10 ppm). Préparez le témoin avec la *solution à 2 ppm de plomb (Pb) R*.

Perte à la dessiccation (*2.2.32*). Déterminée à l'étuve à 100-105 °C sur 1,000 g d'acide aminocaproïque, la perte à la dessiccation n'est pas supérieure à 0,5 pour cent.

Cendres sulfuriques (*2.4.14*). Déterminé sur 1,0 g d'acide aminocaproïque, le taux des cendres sulfuriques n'est pas supérieur à 0,1 pour cent.

DOSAGE

Dissolvez 0,100 g d'acide aminocaproïque dans 20 ml d'*acide acétique anhydre R*. Titrez par l'*acide perchlorique 0,1 M* en présence de 0,1 ml de *solution de violet cristallisé R* jusqu'à virage du violet-bleu au vert-bleu.

1 ml d'*acide perchlorique 0,1 M* correspond à 13,12 mg de $C_6H_{13}NO_2$.

01/2002:1291

AMINOGLUTÉTHIMIDE

Aminoglutethimidum

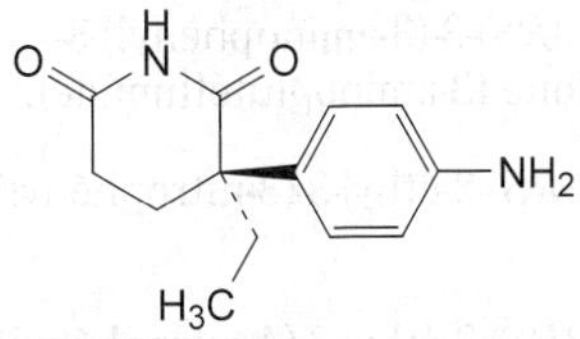

$C_{13}H_{16}N_2O_2$ M_r 232,3

DÉFINITION

L'aminoglutéthimide contient au minimum 98,0 pour cent et au maximum l'équivalent de 101,5 pour cent de (3*RS*)-3-(4-aminophényl)-3-éthylpipéridine-2,6-dione, calculé par rapport à la substance desséchée.

CARACTÈRES

Poudre cristalline, blanche à faiblement jaunâtre, pratiquement insoluble dans l'eau, facilement soluble dans l'acétone, soluble dans le méthanol.

IDENTIFICATION

Première identification : B.

Seconde identification : A, C.

A. Le point de fusion (*2.2.14*) de l'aminoglutéthimide est de 150 °C à 154 °C.

B. Examinez l'aminoglutéthimide par spectrophotométrie d'absorption dans l'infrarouge (*2.2.24*), en comparant avec le spectre obtenu avec l'*aminoglutéthimide SCR*. Examinez les substances sous forme de pastilles.

C. Opérez par chromatographie sur couche mince (*2.2.27*) en utilisant une plaque recouverte d'un gel de silice approprié contenant un indicateur de fluorescence dont l'intensité est optimale à 254 nm.

Solution à examiner. Dissolvez 25 mg d'aminoglutéthimide dans de l'*acétone R* et complétez à 5 ml avec le même solvant.

Solution témoin (a). Dissolvez 25 mg d'*aminoglutéthimide SCR* dans de l'*acétone R* et complétez à 5 ml avec le même solvant.

Solution témoin (b). Dissolvez 25 mg d'*aminoglutéthimide SCR* et 25 mg de *glutéthimide SCR* dans de l'*acétone R* et complétez à 5 ml avec le même solvant.

Déposez sur la plaque 5 µl de chaque solution. Développez sur un parcours de 15 cm avec un mélange de 0,5 volume d'*acide acétique glacial R*, de 15 volumes de *méthanol R* et de 85 volumes d'*acétate d'éthyle R*. Laissez sécher la plaque à l'air. Examinez en lumière ultraviolette à 254 nm. La tache principale du chromatogramme obtenu avec la solution à examiner est semblable quant à sa position et ses dimensions à la tache principale du chromatogramme obtenu avec la solution témoin (a). L'identification n'est valable que si le chromatogramme obtenu avec la solution témoin (b) présente 2 taches nettement séparées.

ESSAI

Solution S. Dissolvez 1,0 g d'aminoglutéthimide dans du *méthanol R* et complétez à 20,0 ml avec le même solvant.

Aspect de la solution. La solution S est limpide (*2.2.1*) et n'est pas plus fortement colorée que la solution témoin J_7 (*2.2.2, Procédé II*).

Angle de rotation optique (*2.2.7*). Déterminé avec la solution S, l'angle de rotation optique est de – 0,10° à + 0,10°.

3-Aminoglutéthimide et autres substances apparentées. Opérez par chromatographie liquide (*2.2.29*).

Solution à examiner. Dissolvez 0,10 g d'aminoglutéthimide dans un mélange à volumes égaux de *méthanol R* et de *solution tampon acétate pH 5,0 R* et complétez à 50,0 ml avec le même mélange de solvants.

Solution témoin (a). Dissolvez 5,0 mg d'*impureté A d'aminoglutéthimide SCR* dans un mélange à volumes égaux de *méthanol R* et de *solution tampon acétate pH 5,0 R* et complétez à 25,0 ml avec le même mélange de solvants.

Monographies A - C

Solution témoin (b). Prélevez 1,0 ml de solution témoin (a) et complétez à 10,0 ml avec un mélange à volumes égaux de *méthanol R* et de *solution tampon acétate pH 5,0 R.*

Solution témoin (c). Prélevez 1,0 ml de solution à examiner et complétez à 100,0 ml avec un mélange à volumes égaux de *méthanol R* et de *solution tampon acétate pH 5,0 R.*

Solution témoin (d). Prélevez 1,0 ml de solution à examiner et complétez à 10,0 ml avec la solution témoin (a).

La chromatographie peut être réalisée en utilisant :

- une colonne d'acier inoxydable, d'une longueur de 0,15 m et d'un diamètre intérieur de 3,9 mm, remplie de *gel de silice octadécylsilylé pour chromatographie R* (4 µm),
- comme phase mobile, à un débit de 1,3 ml/min, un mélange de 27 volumes de *méthanol R* et de 73 volumes de *solution tampon acétate pH 5,0 R,*
- comme détecteur, un spectrophotomètre réglé à 240 nm,

en maintenant la température de la colonne à 40 °C.

Injectez 10 µl de solution témoin (d). Lorsque les chromatogrammes sont enregistrés dans les conditions prescrites, les temps de rétention sont de 9 min environ pour l'aminoglutéthimide et de 12 min environ pour l'impureté A. Ajustez la sensibilité du système de façon que la hauteur du pic principal dans le chromatogramme obtenu avec la solution témoin (d) représente 60 pour cent au minimum de l'échelle totale de l'enregistreur. L'essai n'est valable que si, dans le chromatogramme obtenu avec la solution témoin (d), la résolution entre les pics correspondant respectivement à l'aminoglutéthimide et à l'impureté A n'est pas inférieure à 2,0.

Injectez 10 µl de solution à examiner, 10 µl de solution témoin (b) et 10 µl de solution témoin (c). Continuez la chromatographie de la solution à examiner pendant 4 fois le temps de rétention de l'aminoglutéthimide. S'il apparaît, dans le chromatogramme obtenu avec la solution à examiner, un pic correspondant à l'impureté A, sa surface n'est pas supérieure à 2 fois la surface du pic principal du chromatogramme obtenu avec la solution témoin (b) (2 pour cent). S'il apparaît d'autres pics que le pic principal et un pic correspondant à l'impureté A, dans le chromatogramme obtenu avec la solution à examiner, la somme de leur surface n'est pas supérieure à la surface du pic principal du chromatogramme obtenu avec la solution témoin (c) (1 pour cent). La somme des teneurs en impuretés n'est pas supérieure à 2,0 pour cent. Ne tenez pas compte des pics dont la surface est inférieure à 0,05 fois la surface du pic principal du chromatogramme obtenu avec la solution témoin (c).

Azoglutéthimide. Opérez par chromatographie liquide (*2.2.29*).

Effectuez l'essai à l'abri de la lumière. N'utilisez ni le traitement aux ultrasons ni le chauffage mais l'agitation pour dissoudre la substance de référence et la substance à examiner.

Solution à examiner. Dissolvez 0,100 g d'aminoglutéthimide dans du *diméthylsulfoxyde R* et complétez à 100,0 ml avec le même solvant.

Solution témoin. Dissolvez 3,0 mg d'*impureté D d'aminoglutéthimide SCR* dans du *diméthylsulfoxyde R* et complétez à 100,0 ml avec le même solvant. Prélevez 1,0 ml de solution et complétez à 100,0 ml avec du *diméthylsulfoxyde R.*

La chromatographie peut être réalisée en utilisant :

- une colonne d'acier inoxydable, d'une longueur de 0,12 m et d'un diamètre intérieur de 4 mm, remplie de *gel de silice octadécylsilylé pour chromatographie R* (5 µm),
- comme phase mobile, à un débit de 1,0 ml/min, un mélange préparé de la façon suivante : dissolvez 0,285 g d'*édétate de sodium R* dans de l'*eau R*, ajoutez 7,5 ml d'*acide acétique dilué R* et 50 ml d'*hydroxyde de potassium 0,1 M* et complétez à 1000 ml avec de l'*eau R*. Ajustez à pH 5,0 avec de l'*acide acétique glacial R*. Mélangez 350 ml de cette solution avec 650 ml de *méthanol R,*
- comme détecteur, un spectrophotomètre réglé à 328 nm.

Injectez 10 µl de chaque solution. L'essai n'est valable que si, dans le chromatogramme obtenu avec la solution à examiner :

- le nombre de plateaux théoriques calculé pour le pic principal n'est pas inférieur à 3300,
- le coefficient de distribution massique du pic principal est de 2,0 à 5,0,
- le facteur de symétrie du pic principal est inférieur à 1,2.

La surface du pic correspondant à l'impureté D dans le chromatogramme obtenu avec la solution à examiner n'est pas supérieure à la surface du pic principal du chromatogramme obtenu avec la solution témoin (300 ppm).

Sulfates (*2.4.13*). Prélevez 6 ml de solution S et complétez à 15 ml avec de l'*eau distillée R*. La solution satisfait à l'essai limite des sulfates (500 ppm).

Métaux lourds (*2.4.8*). Dissolvez 2,0 g d'aminoglutéthimide dans 15 ml d'*acétone R* puis complétez à 20 ml avec de l'*eau R*. 12 ml de solution satisfont à l'essai limite B des métaux lourds (10 ppm). Préparez le témoin avec une solution de 1 ppm de plomb (Pb) obtenue par dilution de la *solution à 100 ppm de plomb (Pb) R* avec un mélange de 15 ml d'*acétone R* et de 5 ml d'*eau R.*

Perte à la dessiccation (*2.2.32*). Déterminée à l'étuve à 100-105 °C sur 1,000 g d'aminoglutéthimide, la perte à la dessiccation n'est pas supérieure à 0,5 pour cent.

Cendres sulfuriques (*2.4.14*). Déterminé sur 1,0 g d'aminoglutéthimide, le taux des cendres sulfuriques n'est pas supérieur à 0,1 pour cent.

DOSAGE

Dissolvez 0,180 g d'aminoglutéthimide dans 50 ml d'*acide acétique anhydre R*. Titrez par l'*acide perchlorique 0,1 M*. Déterminez le point de fin de titrage par potentiométrie (*2.2.20*).

1 ml d'*acide perchlorique 0,1 M* correspond à 23,23 mg de $C_{13}H_{16}N_2O_2$.

IMPURETÉS

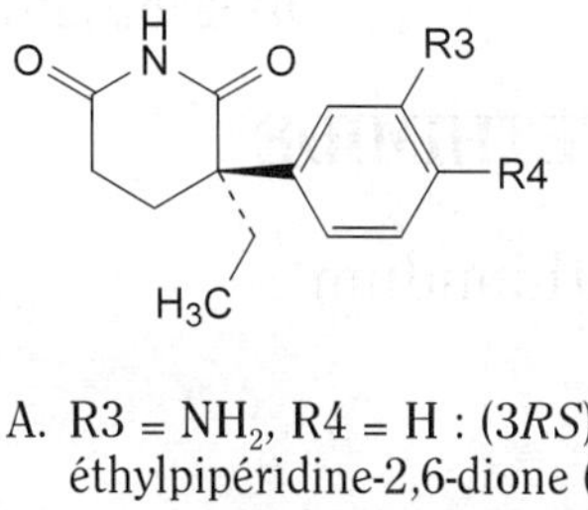

et énantiomère

A. R3 = NH_2, R4 = H : (3*RS*)-3-(3-aminophényl)-3-éthylpipéridine-2,6-dione (3-aminoglutéthimide),

B. R3 = NO_2, R4 = H : (3*RS*)-3-éthyl-3-(3-nitrophényl)pipéridine-2,6-dione,

C. R3 = H, R4 = NO_2 : (3*RS*)-3-éthyl-3-(4-nitrophényl)pipéridine-2,6-dione,

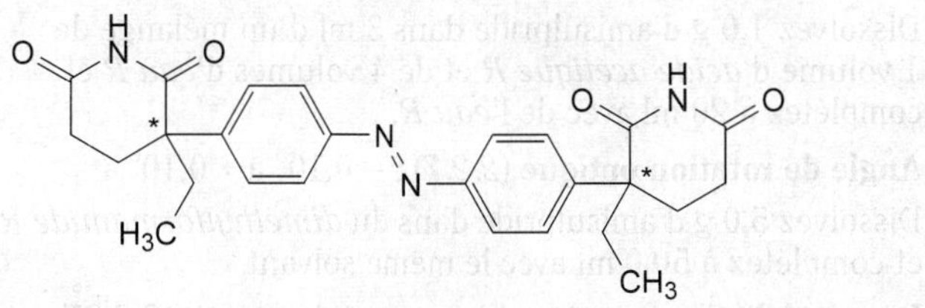

D. 3,3′-[diazènediylbis(4,1-phénylène)]bis(3-éthylpipéridine-2,6-dione) (azoglutéthimide).

01/2002:0803

AMIODARONE (CHLORHYDRATE D')

Amiodaroni hydrochloridum

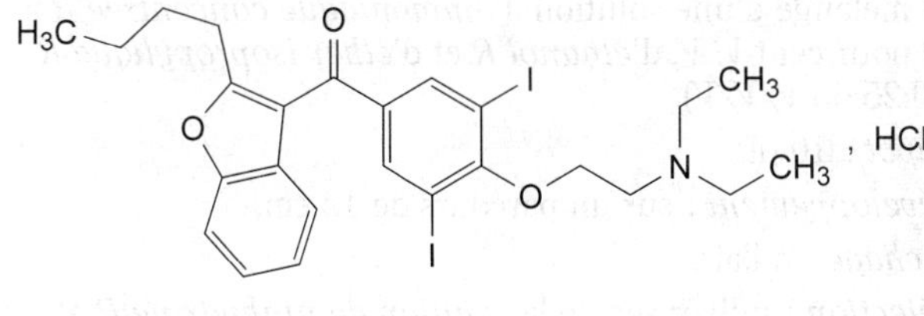

$C_{25}H_{30}ClI_2NO_3$ M_r 682

DÉFINITION

Le chlorhydrate d'amiodarone contient au minimum 98,5 pour cent et au maximum l'équivalent de 101,0 pour cent de chlorhydrate de (2-butylbenzofuran-3-yl)[4-[2-(diéthylamino)éthoxy]-3,5-diiodophényl]méthanone, calculé par rapport à la substance desséchée.

CARACTÈRES

Poudre fine, cristalline, blanche ou sensiblement blanche, très peu soluble dans l'eau, facilement soluble dans le chlorure de méthylène, soluble dans le méthanol, assez soluble dans l'alcool, très peu soluble dans l'hexane.

IDENTIFICATION

Première identification : A, B, D.

Seconde identification : A, C, D.

A. Le point de fusion (*2.2.14*) du chlorhydrate d'amiodarone est de 159 °C à 163 °C.

B. Examinez le chlorhydrate d'amiodarone par spectrophotométrie d'absorption dans l'infrarouge (*2.2.24*), en comparant avec le spectre obtenu avec le *chlorhydrate d'amiodarone SCR*. Examinez les substances sous forme de pastilles.

C. Examinez les chromatogrammes obtenus dans l'essai des substances apparentées en lumière ultraviolette à 254 nm. La tache principale du chromatogramme obtenu avec la solution à examiner (b) est semblable quant à sa position et ses dimensions à la tache principale du chromatogramme obtenu avec la solution témoin (a).

D. Le chlorhydrate d'amiodarone donne la réaction (b) des chlorures (*2.3.1*).

ESSAI

Aspect de la solution. Dissolvez 1,0 g de chlorhydrate d'amiodarone dans du *méthanol R* et complétez à 20 ml avec le même solvant. La solution est limpide (*2.2.1*) et n'est pas plus fortement colorée que la solution témoin JV_5 (*2.2.2, Procédé II*).

Détermination du pH (*2.2.3*). Dissolvez 1,0 g de chlorhydrate d'amiodarone dans de l'*eau exempte de dioxyde de carbone R* en chauffant à 80 °C, refroidissez et complétez à 20 ml avec le même solvant. Le pH de la solution est de 3,2 à 3,8.

Substances apparentées. Opérez par chromatographie sur couche mince (*2.2.27*) en utilisant une plaque recouverte de *gel de silice* GF_{254} *R*.

Préparez les solutions immédiatement avant l'emploi et conservez-les à l'abri d'une lumière vive.

Solution à examiner (a). Dissolvez 0,50 g de chlorhydrate d'amiodarone dans du *chlorure de méthylène R* et complétez à 5 ml avec le même solvant.

Solution à examiner (b). Prélevez 1 ml de solution à examiner (a) et complétez à 20 ml avec du *chlorure de méthylène R*.

Solution témoin (a). Dissolvez 25 mg de *chlorhydrate d'amiodarone SCR* dans du *chlorure de méthylène R* et complétez à 5 ml avec le même solvant.

Solution témoin (b). Prélevez 1 ml de solution à examiner (b) et complétez à 10 ml avec du *chlorure de méthylène R*.

Solution témoin (c). Prélevez 5 ml de solution témoin (b) et complétez à 10 ml avec du *chlorure de méthylène R*.

Solution témoin (d). Dissolvez 10 mg de *chlorhydrate de (2-chloroéthyl)diéthylamine R* dans du *chlorure de méthylène R* et complétez à 50 ml avec le même solvant.

Déposez sur la plaque 5 µl de chaque solution. Développez sur un parcours de 15 cm avec un mélange de 5 volumes d'*acide formique anhydre R*, de 10 volumes de *méthanol R* et de 85 volumes de *chlorure de méthylène R*. Faites sécher la plaque dans un courant d'air froid, jusqu'à évaporation complète des solvants. Examinez en lumière ultraviolette à 254 nm. S'il apparaît d'autres taches que la tache principale dans le chromatogramme obtenu avec la solution à examiner (a), aucune d'entre elles n'est plus intense que la tache du chromatogramme obtenu avec la solution témoin (b) (0,5 pour cent) et une seule d'entre elles peut être plus intense que la tache du chromatogramme obtenu avec la solution témoin (c) (0,25 pour cent). Pulvérisez de la *solution d'iodobismuthate de potassium R1*, puis de la *solution diluée de peroxyde d'hydrogène R* et examinez immédiatement à la lumière du jour. S'il apparaît une tache correspondant à la (2-chloroéthyl)diéthylamine dans le chromatogramme obtenu avec la solution à examiner (a), elle n'est pas plus intense que la tache du chromatogramme obtenu avec la solution témoin (d) (0,2 pour cent).

Iodures. *Préparez la solution à examiner et la solution témoin simultanément.* Ajoutez 1,50 g de chlorhydrate d'amiodarone à 40 ml d'*eau R* à 80 °C, et agitez jusqu'à dissolution complète. Refroidissez et complétez à 50,0 ml avec de l'*eau R* (solution a).

Solution à examiner. A 15,0 ml de solution (a), ajoutez 1,0 ml d'*acide chlorhydrique 0.1 M*, puis 1,0 ml d'*iodate de potassium 0,05 M* et complétez à 20,0 ml avec de l'*eau R*. Laissez reposer à l'abri de la lumière pendant 4 h.

Solution témoin. A 15,0 ml de solution (a), ajoutez 1,0 ml d'*acide chlorhydrique 0,1 M*, puis 1,0 ml d'une solution à 88,2 ppm d'*iodure de potassium R* et 1,0 ml d'*iodate de potassium 0,05 M*. Complétez à 20,0 ml avec de l'*eau R*. Laissez reposer à l'abri de la lumière pendant 4 h.

Mesurez l'absorbance (*2.2.25*) des solutions à 420 nm, en utilisant comme liquide de compensation un mélange de 15,0 ml de solution (a) et de 1,0 d'*acide chlorhydrique 0,1 M* complété à 20,0 ml avec de l'*eau R*. L'absorbance de la solution à examiner n'est pas supérieure à la moitié de celle de la solution témoin (150 ppm).

Monographies A - C

Métaux lourds (*2.4.8*). 1,0 g de chlorhydrate d'amiodarone satisfait à l'essai limite C des métaux lourds (20 ppm). Préparez le témoin en utilisant 2 ml de *solution témoin à 10 ppm de plomb (Pb) R*.

Perte à la dessiccation (*2.2.32*). Déterminée par chauffage à 50 °C sous une pression ne dépassant pas 0,3 kPa pendant 4 h sur 1,000 g de chlorhydrate d'amiodarone, la perte à la dessiccation n'est pas supérieure à 0,5 pour cent.

Cendres sulfuriques (*2.4.14*). Déterminé sur 1,0 g de chlorhydrate d'amiodarone, le taux des cendres sulfuriques n'est pas supérieur à 0,1 pour cent.

DOSAGE

Dissolvez 0,600 g de chlorhydrate d'amiodarone dans un mélange de 5,0 ml d'*acide chlorhydrique 0,01 M* et de 75 ml d'*alcool R*. Titrez par l'*hydroxyde de sodium 0,1 M* et tracez la courbe potentiométrique (*2.2.20*). Mesurez le volume d'*hydroxyde de sodium 0,1 M* utilisé entre les 2 points d'inflexion.

1 ml d'*hydroxyde de sodium 0,1 M* correspond à 68,18 mg de $C_{25}H_{30}ClI_2NO_3$.

CONSERVATION

A l'abri de la lumière, à une température ne dépassant pas 30 °C.

Monographies A - C

01/2002:1490

AMISULPRIDE

Amisulpridum

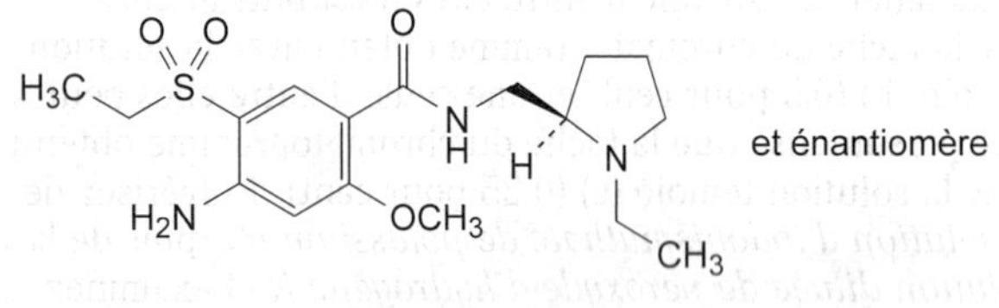

$C_{17}H_{27}N_3O_4S$ M_r 369,5

DÉFINITION

4-Amino-*N*-[[(2*RS*)-1-éthylpyrrolidin-2-yl]méthyl]-5-(éthylsulfonyl)-2-méthoxybenzamide.

Teneur : 99,0 pour cent à 101,0 pour cent (substance desséchée).

CARACTÈRES

Aspect : poudre cristalline, blanche ou sensiblement blanche.

Solubilité : pratiquement insoluble dans l'eau, facilement soluble dans le chlorure de méthylène, assez soluble dans l'éthanol.

F : environ 126 °C.

IDENTIFICATION

Spectrophotométrie d'absorption dans l'infrarouge (*2.2.24*).

Comparaison : *amisulpride SCR*.

ESSAI

Aspect de la solution. La solution n'est pas plus fortement opalescente que la suspension témoin II (*2.2.1*) et n'est pas plus fortement colorée que la solution témoin J_6 (*2.2.2, Procédé II*).

Dissolvez 1,0 g d'amisulpride dans 3 ml d'un mélange de 1 volume d'*acide acétique R* et de 4 volumes d'*eau R* et complétez à 20 ml avec de l'*eau R*.

Angle de rotation optique (*2.2.7*) : – 0,10° à + 0,10°.

Dissolvez 5,0 g d'amisulpride dans du *diméthylformamide R* et complétez à 50,0 ml avec le même solvant.

Impureté A. Chromatographie sur couche mince (*2.2.27*).

Solution à examiner. Dissolvez 0,20 g d'amisulpride dans du *méthanol R* et complétez à 10 ml avec le même solvant.

Solution témoin (a). Dissolvez 20 mg d'*impureté A d'amisulpride SCR* dans du *méthanol R* et complétez à 100 ml avec le même solvant. Prélevez 2 ml de solution et complétez à 20 ml avec du *méthanol R*.

Solution témoin (b). Prélevez 1 ml de solution à examiner et complétez à 10 ml avec du *méthanol R*. Prélevez 1 ml de solution et complétez à 10 ml avec la solution témoin (a).

Plaque : *plaque au gel de silice G pour CCM R*.

Phase mobile : la phase supérieure obtenue après agitation du mélange d'une solution d'*ammoniaque concentrée R* à 50 pour cent *V/V*, d'*éthanol R* et d'*éther isopropylique R* (10:25:65 *V/V/V*).

Dépôt : 10 µl.

Développement : sur un parcours de 12 cm.

Séchage : à l'air.

Détection : pulvérisez de la *solution de ninhydrine R* et chauffez à 100-105 °C pendant 15 min.

Conformité du système : l'essai n'est valable que si le chromatogramme obtenu avec la solution témoin (b) présente 2 taches nettement séparées.

Limites :

– *impureté A* : s'il apparaît une tache due à l'impureté A dans le chromatogramme obtenu avec la solution à examiner, elle n'est pas plus intense que la tache du chromatogramme obtenu avec la solution témoin (a) (0,1 pour cent).

Substances apparentées. Chromatographie liquide (*2.2.29*).

Solution à examiner.Dissolvez 0,10 g d'amisulpride dans 30 ml de *méthanol R* et complétez à 100,0 ml avec la phase mobile B.

Solution témoin (a). Prélevez 5,0 ml de solution à examiner et complétez à 100,0 ml avec un mélange de 30 volumes de phase mobile A et de 70 volumes de phase mobile B. Prélevez 1,0 ml de solution et complétez à 25,0 ml avec un mélange de 30 volumes de phase mobile A et de 70 volumes de phase mobile B.

Solution témoin (b). Dissolvez 5 mg d'*impureté B d'amisulpride SCR* dans 5 ml de solution à examiner et complétez à 50 ml avec un mélange de 30 volumes de phase mobile A et de 70 volumes de phase mobile B. Prélevez 1 ml de solution et complétez à 10 ml avec un mélange de 30 volumes de phase mobile A et de 70 volumes de phase mobile B.

Colonne :

– *dimensions* : l = 0,25 m, Ø = 4,6 mm,

– *phase stationnaire* : *gel de silice octylsylilylé pour chromatographie R* (5 µm) à microparticules présentant un taux de carbone de 16 pour cent, une surface spécifique de 330 m^2/g et un diamètre de pores de 7,5 nm.

Phase mobile :

– *phase mobile A* : *méthanol R*,

– *phase mobile B* : une solution d'*octanesulfonate de sodium R* à 0,7 g/l dans de l'*acide sulfurique dilué R* à 0,25 pour cent *V/V*.

Time (min)	Mobile phase A (per cent *V/V*)	Mobile phase B (per cent *V/V*)
0 - 18	30 → 36	70 → 64
18 - 35	36 → 52	64 → 48
35 - 45	52	48
45 - 46	52 → 30	48 → 70
46 - 56	30	70

Débit : 1,5 ml/min.

Détection : spectrophotomètre à 225 nm.

Injection : injecteur à boucle de 10 µl ; injectez la solution à examiner et les solutions témoins (a) et (b).

Conformité du système :

– *résolution* : au minimum 2,0 entre les pics dus à l'amisulpride et à l'impureté B dans le chromatogramme obtenu avec la solution témoin (b).

Limites :

– *toute impureté* : au maximum 0,5 fois la surface du pic principal du chromatogramme obtenu avec la solution témoin (a) (0,1 pour cent),

– *total* : au maximum 1,5 fois la surface du pic principal du chromatogramme obtenu avec la solution témoin (a) (0,3 pour cent),

– *limite d'exclusion* : 0,1 fois la surface du pic principal du chromatogramme obtenu avec la solution témoin (a) (0,02 pour cent).

Chlorures (*2.4.4*) : au maximum 200 ppm.

Agitez 0,5 g d'amisulpride avec 30 ml d'*eau R* pendant 10 min. Filtrez. 15 ml du filtrat satisfont à l'essai limite des chlorures.

Métaux lourds (*2.4.8*) : au maximum 10 ppm.

Dissolvez 4,0 g d'amisulpride dans 5 ml d'*acide acétique dilué R* en chauffant légèrement, laissez refroidir et complétez à 20 ml avec de l'*eau R*. 12 ml de cette solution satisfont à l'essai limite A. Préparez le témoin avec la *solution à 2 ppm de plomb (Pb) R*.

Perte à la dessiccation (*2.2.32*) : au maximum 0,5 pour cent, déterminé à l'étuve à 100-105 °C pendant 3 h sur 1,000 g d'amisulpride.

Cendres sulfuriques (*2.4.14*) : au maximum 0,1 pour cent, déterminé sur 1,0 g d'amisulpride.

DOSAGE

Dissolvez en agitant 0,300 g d'amisulpride dans un mélange de 5 ml d'*anhydride acétique R* et de 50 ml d'*acide acétique anhydre R*. Titrez par l'*acide perchlorique 0,1 M*. Déterminez le point de fin de titrage par potentiométrie (*2.2.20*).

1 ml d'*acide perchlorique 0,1 M* correspond à 36,95 mg de $C_{17}H_{27}N_3O_4S$.

IMPURETÉS

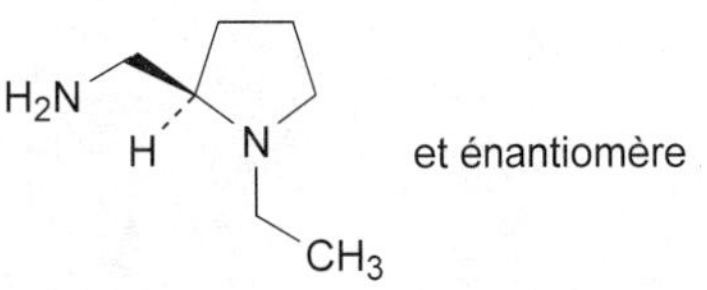

A. [(2*RS*)-1-éthylpyrrolidin-2-yl]méthanamine,

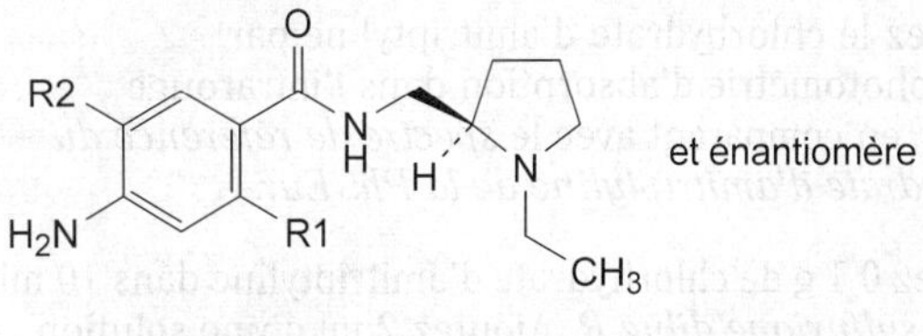

B. R1 = OH, R2 = SO_2-CH_2-CH_3 : 4-amino-*N*-[[(2*RS*)-1-éthylpyrrolidin-2-yl]méthyl]-5-(éthylsulfonyl)-2-hydroxybenzamide,

C. R1 = OCH_3, R2 = I : 4-amino-*N*-[[(2*RS*)-1-éthylpyrrolidin-2-yl]méthyl]-5-iodo-2-méthoxybenzamide,

D. R1 = OCH_3, R2 = SO_2-CH_3 : 4-amino-*N*-[[(2*RS*)-1-éthylpyrrolidin-2-yl]méthyl]-2-méthoxy-5-(méthylsulfonyl)benzamide,

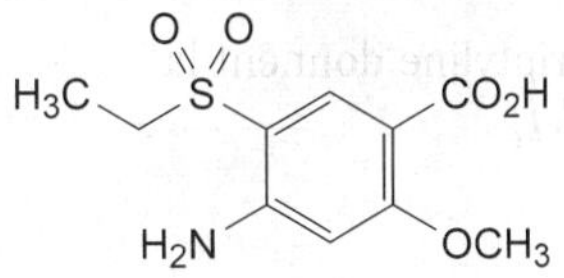

E. acide 4-amino-5-(éthylsulfonyl)-2-méthoxybenzoïque.

01/2002:0464

AMITRIPTYLINE (CHLORHYDRATE D')

Amitriptylini hydrochloridum

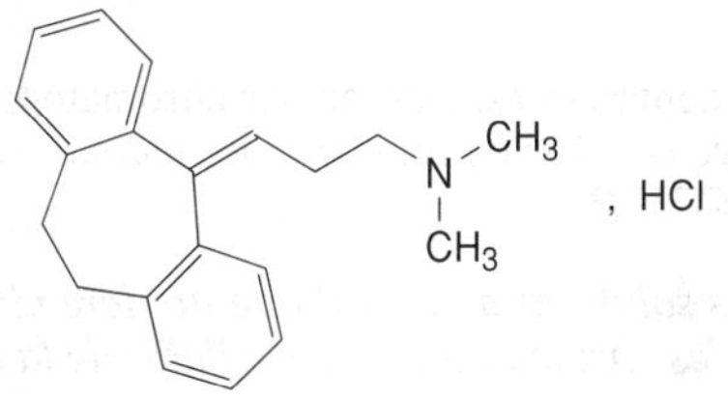

$C_{20}H_{24}ClN$ M_r 313,9

DÉFINITION

Le chlorhydrate d'amitriptyline contient au minimum 99,0 pour cent et au maximum l'équivalent de 101,0 pour cent de chlorhydrate de 3-(10,11-dihydro-5*H*-dibenzo[*a*,*d*][7]annulén-5-ylidène)-*N*,*N*-diméthylpropan-1-amine, calculé par rapport à la substance desséchée.

CARACTÈRES

Poudre blanche ou sensiblement blanche ou cristaux incolores, facilement solubles dans l'eau, dans l'alcool et dans le chlorure de méthylène.

IDENTIFICATION

Première identification : C, E.

Seconde identification : A, B, D, E.

A. Le point de fusion (*2.2.14*) du chlorhydrate d'amitriptyline est de 195 °C à 199 °C.

B. Dissolvez 25,0 mg de chlorhydrate d'amitriptyline dans du *méthanol R* et complétez à 100,0 ml avec le même solvant. Prélevez 5,0 ml de solution et complétez à 100,0 ml avec du *méthanol R*. Examinée de 230 nm à 350 nm (*2.2.25*), la solution présente un maximum d'absorption à 239 nm. L'absorbance spécifique au maximum est de 435 à 475.

C. Examinez le chlorhydrate d'amitriptyline par spectrophotométrie d'absorption dans l'infrarouge (*2.2.24*), en comparant avec le *spectre de référence du chlorhydrate d'amitriptyline de la Ph. Eur.*

D. Dissolvez 0,1 g de chlorhydrate d'amitriptyline dans 10 ml d'*acide sulfurique dilué R*. Ajoutez 2 ml d'une solution saturée de *permanganate de potassium R*. La coloration violette de la solution disparaît rapidement. Chauffez au bain-marie jusqu'à dissolution aussi complète que possible du précipité brun. Refroidissez et agitez avec 15 ml d'*éther R* jusqu'à élimination du trouble blanc, puis rejetez la couche éthérée. A la couche aqueuse, ajoutez 5 ml d'*ammoniaque concentrée R* et agitez pendant 2 min. Ajoutez 3 ml de *chlorure de méthylène R* et agitez de nouveau. Il apparaît une coloration rouge-violet dans la couche inférieure.

E. 50 mg de chlorhydrate d'amitriptyline donnent la réaction (b) des chlorures (*2.3.1*).

ESSAI

Aspect de la solution. Dissolvez 1,25 g de chlorhydrate d'amitriptyline dans de l'*eau R* et complétez à 25 ml avec le même solvant. La solution est limpide (*2.2.1*) et n'est pas plus fortement colorée que la solution témoin B_7 (*2.2.2, Procédé II*).

Acidité ou alcalinité. Dissolvez 0,20 g de chlorhydrate d'amitriptyline dans de l'*eau exempte de dioxyde de carbone R* et complétez à 10 ml avec le même solvant. Ajoutez 0,1 ml de *solution de rouge de méthyle R* et 0,2 ml d'*hydroxyde de sodium 0,01 M* ; la solution est jaune. Ajoutez 0,4 ml d'*acide chlorhydrique 0,01 M* ; la solution est rouge.

Substances apparentées. Opérez par chromatographie sur couche mince (*2.2.27*) en utilisant une *plaque au gel de silice pour CCM R*.

Préparez les solutions à l'abri d'une lumière vive et développez les chromatogrammes à l'abri de la lumière.

Solution à examiner. Dissolvez 0,20 g de chlorhydrate d'amitriptyline dans de l'*alcool R* et complétez à 10 ml avec le même solvant.

Solution témoin (a). Dissolvez 10 mg de *dibenzosubérone SCR* dans de l'*alcool R* et complétez à 10 ml avec le même solvant. Prélevez 1 ml de solution et complétez à 100 ml avec de l'*alcool R*.

Solution témoin (b). Dissolvez 10 mg de *chlorhydrate de cyclobenzaprine SCR* dans de l'*alcool R* et complétez à 10 ml avec le même solvant. Prélevez 2 ml de solution et complétez à 50 ml avec de l'*alcool R*.

Déposez sur la plaque 5 µl de chaque solution. Développez dans une chambre non saturée sur un parcours de 14 cm avec un mélange de 3 volumes de *diéthylamine R*, de 15 volumes d'*acétate d'éthyle R* et de 85 volumes de *cyclohexane R*. Chauffez à 100-105 °C pendant 10 min. Pulvérisez un mélange récemment préparé de 4 volumes de *solution de formaldéhyde R* et de 96 volumes d'*acide sulfurique R*. Chauffez à 100-105 °C pendant 10 min. Examinez immédiatement en lumière ultraviolette à 365 nm et à 254 nm. S'il apparaît des taches correspondant respectivement à la dibenzosubérone et au chlorhydrate de cyclobenzaprine dans le chromatogramme obtenu avec la solution à examiner, elles ne sont pas plus intenses que les taches correspondantes des chromatogrammes obtenus avec les solutions témoins (a) (0,05 pour cent) et (b) (0,2 pour cent). S'il apparaît d'autres taches que la tache principale et des taches correspondant respectivement à la dibenzosubérone et au chlorhydrate de cyclobenzaprine dans le chromatogramme obtenu avec la solution à examiner, aucune d'entre elles n'est plus intense que la tache du chromatogramme obtenu avec la solution témoin (b) (0,2 pour cent).

Métaux lourds (*2.4.8*). 1,0 g de chlorhydrate d'amitriptyline satisfait à l'essai limite F (20 ppm). Préparez le témoin avec 2 ml de *solution à 10 ppm de plomb (Pb) R*.

Perte à la dessiccation (*2.2.32*). Déterminée à l'étuve à 100-105 °C pendant 2 h sur 1,000 g de chlorhydrate d'amitriptyline, la perte à la dessiccation n'est pas supérieure à 0,5 pour cent.

Cendres sulfuriques (*2.4.14*). Déterminé sur 1,0 g de chlorhydrate d'amitriptyline, le taux des cendres sulfuriques n'est pas supérieur à 0,1 pour cent.

DOSAGE

Dissolvez 0,250 g de chlorhydrate d'amitriptyline dans 30 ml d'*alcool R*. Titrez par l'*hydroxyde de sodium 0,1 M*. Déterminez le point de fin de titrage par potentiométrie (*2.2.20*).

1 ml d'*hydroxyde de sodium 0,1 M* correspond à 31,39 mg de $C_{20}H_{24}ClN$.

CONSERVATION

A l'abri de la lumière.

IMPURETÉS

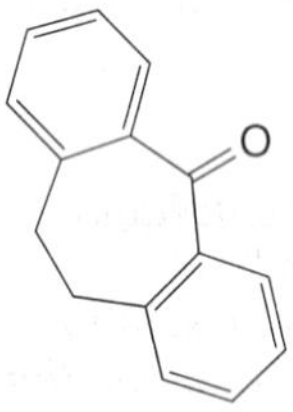

A. 10,11-dihydro-5*H*-dibenzo[*a,d*][7]annulén-5-one (dibenzosubérone),

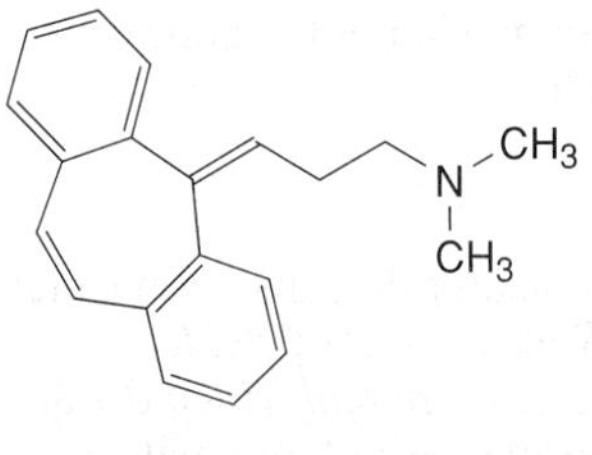

B. 3-(5*H*-dibenzo[*a,d*][7]annulén-5-ylidène)-*N,N*-diméthylpropan-1-amine (cyclobenzaprine),

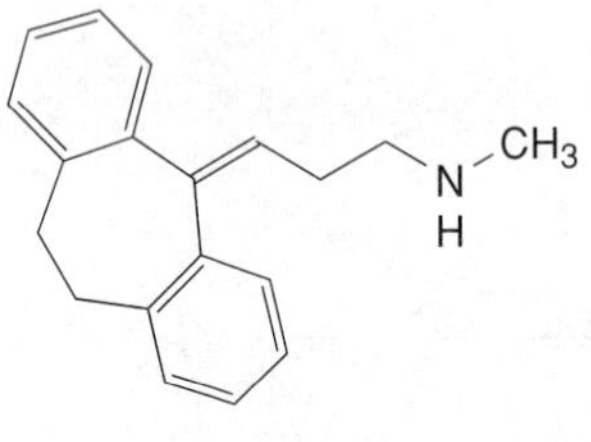

C. 3-(10,11-dihydro-5*H*-dibenzo[*a,d*][7]annulén-5-ylidène)-*N*-méthylpropan-1-amine,

Monographies A - C

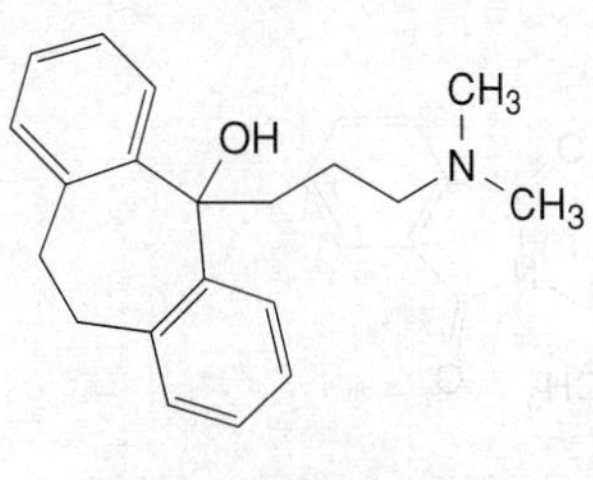

D. 5-[3-(diméthylamino)propyl]-10,11-dihydro-5*H*-dibenzo[*a,d*][7]annulén-5-ol,

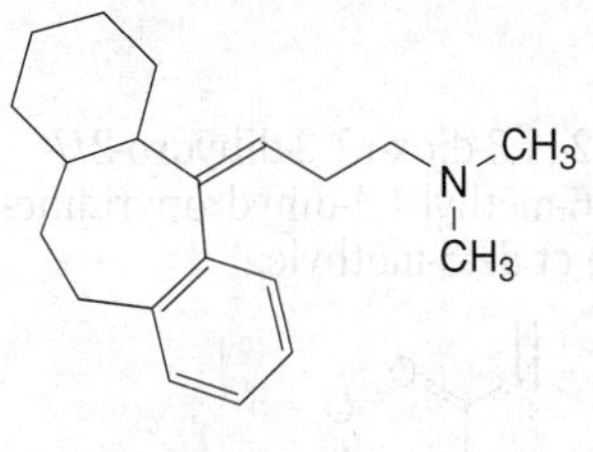

E. 3-(1,2,3,4,4a,10,11,11a-octahydro-5*H*-dibenzo[*a,d*][7]annulén-5-ylidène)-*N,N*-diméthylpropan-1-amine,

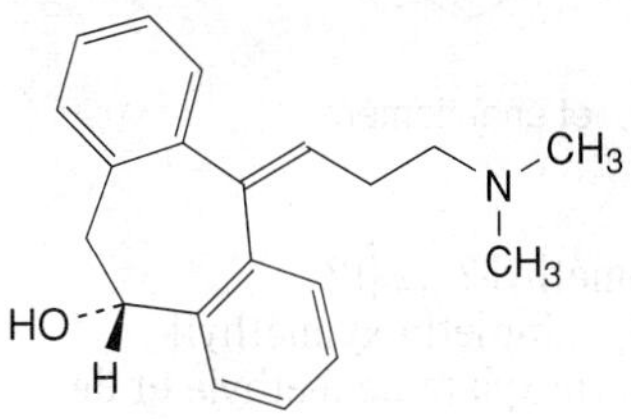

et énantiomère

F. (10*RS*)-5-[3-(diméthylamino)propylidène]-10,11-dihydro-5*H*-dibenzo[*a,d*][7]annulén-10-ol.

01/2002:1491

AMLODIPINE (BÉSILATE D')

Amlodipini besilas

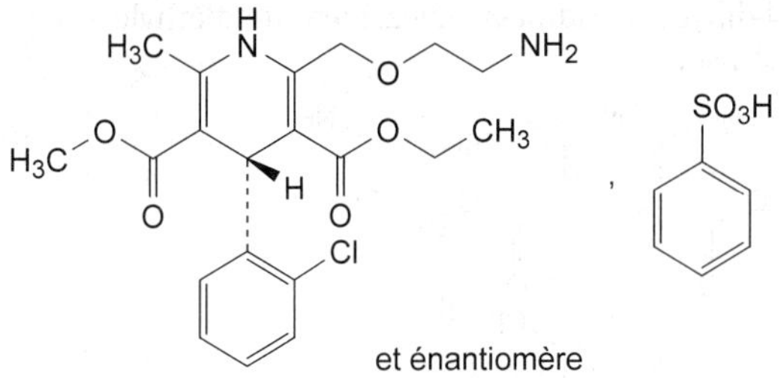

et énantiomère

$C_{26}H_{31}ClN_2O_8S$ M_r 567,1

DÉFINITION

Le bésilate d'amlodipine contient au minimum 97,0 pour cent et au maximum l'équivalent de 102,0 pour cent de benzènesulfonate de (4*RS*)-2-[(2-aminoéthoxy)méthyl]-4-(2-chlorophényl)-6-méthyl-1,4-dihydropyridine-3,5-dicarboxylate de 3-éthyle et de 5-méthyle, calculé par rapport à la substance anhydre.

CARACTÈRES

Poudre blanche ou sensiblement blanche, peu soluble dans l'eau, facilement soluble dans le méthanol, assez soluble dans l'éthanol, peu soluble dans le 2-propanol.

IDENTIFICATION

Première identification : A.

Seconde identification : B, C.

A. Examinez le bésilate d'amlodipine par spectrophotométrie d'absorption dans l'infrarouge (*2.2.24*), en comparant avec le spectre obtenu avec le *bésilate d'amlodipine SCR*. Examinez les substances sous forme de pâtes.

B. Examinez les chromatogrammes obtenus dans l'essai A des substances apparentées, en lumière ultraviolette à 366 nm. La tache principale du chromatogramme obtenu avec la solution à examiner (b) est semblable quant à sa position, sa coloration et ses dimensions à la tache principale du chromatogramme obtenu avec la solution témoin (a).

C. Dissolvez 5,0 mg de bésilate d'amlodipine dans une solution d'*acide chlorhydrique 0,1 M* à 1 pour cent *V/V* dans du *méthanol R* et complétez à 100,0 ml avec la même solution acide. Examinée entre 300 nm et 400 nm, la solution présente un maximum d'absorption à 360 nm. L'absorbance spécifique au maximum est de 113 à 121.

ESSAI

Angle de rotation optique (*2.2.7*). Dissolvez 0,250 g de bésilate d'amlodipine dans du *méthanol R* et complétez à 25,0 ml avec le même solvant. L'angle de rotation optique est de – 0,10° à + 0,10°.

Substances apparentées.

A. Opérez par chromatographie sur couche mince (*2.2.27*) en utilisant une *plaque au gel de silice F_{254} pour CCM R*.

Solution à examiner (a). Dissolvez 0,140 g de bésilate d'amlodipine dans du *méthanol R* et complétez à 2,0 ml avec le même solvant.

Solution à examiner (b). Prélevez 1,0 ml de solution à examiner (a) et complétez à 10,0 ml avec du *méthanol R*.

Solution témoin (a). Dissolvez 7,0 mg de *bésilate d'amlodipine SCR* dans 1,0 ml de *méthanol R*.

Solution témoin (b). Prélevez 3,0 ml de solution à examiner (b) et complétez à 100,0 ml avec du *méthanol R*.

Solution témoin (c). Prélevez 1,0 ml de solution à examiner (b) et complétez à 100,0 ml avec du *méthanol R*.

Solution témoin (d). Dissolvez 1,0 mg d'*impureté C d'amlodipine SCR* dans 5 ml de solution témoin (b) et complétez à 10,0 ml avec du *méthanol R*.

Déposez sur la plaque 10 µl de chaque solution. Développez sur un parcours de 15 cm avec la couche supérieure d'un mélange de 25 volumes d'*acide acétique glacial R*, de 25 volumes d'*eau R* et de 50 volumes de *méthylisobutylcétone R*. Séchez la plaque pendant 15 min à 80 °C, puis examinez en lumière ultraviolette à 254 nm et à 366 nm. S'il apparaît, dans le chromatogramme obtenu avec la solution à examiner (a), d'autres taches que la tache principale, aucune d'entre elles n'est plus intense que la tache du chromatogramme obtenu avec la solution témoin (b) (0,3 pour cent) et 2 d'entre elles au plus peuvent être plus intenses que la tache du chromatogramme obtenu avec la solution témoin (c) (0,1 pour cent). L'essai n'est valable que si le chromatogramme obtenu avec la solution témoin (d) présente 2 taches nettement séparées.

B. Opérez par chromatographie liquide (*2.2.29*) selon les indications du dosage. Injectez les solutions à examiner (a) et (b) et les solutions témoins (c), (d) et (e). Continuez la chromatographie de la solution à examiner (a) pendant 3 fois le temps de rétention du bésilate d'amlodipine. S'il apparaît, dans le chromatogramme obtenu avec la solution à examiner (a), un pic correspondant à l'impureté D, sa surface n'est pas supérieure à celle du pic principal du chromatogramme obtenu avec la solution témoin (c) (0,3 pour cent) ; s'il apparaît d'autres pics que le pic principal et le pic correspondant à l'impureté D, la somme de leur surface n'est pas supérieure à celle du pic principal du chromatogramme obtenu avec la solution témoin (d) (0,3 pour cent). Ne tenez pas compte des pics dont la surface est inférieure à 0,1 fois celle du pic principal du chromatogramme obtenu avec la solution témoin (d) (0,03 pour cent).

Teneur en eau (*2.5.12*). Déterminée par semi-microdosage sur 3,000 g de bésilate d'amlodipine, la teneur en eau n'est pas supérieure à 0,5 pour cent.

Cendres sulfuriques (*2.4.14*). Déterminé sur 1,0 g de bésilate d'amlodipine, le taux des cendres sulfuriques n'est pas supérieur à 0,2 pour cent.

DOSAGE

Opérez par chromatographie liquide (*2.2.29*).

Solution à examiner (a). Dissolvez 50,0 mg de bésilate d'amlodipine dans la phase mobile et complétez à 50,0 ml avec la phase mobile.

Solution à examiner (b). Prélevez 5,0 ml de solution à examiner (a) et complétez à 100,0 ml avec la phase mobile.

Solution témoin (a). Dissolvez 50,0 mg de *bésilate d'amlodipine SCR* dans la phase mobile et complétez à 50,0 ml avec la phase mobile. Prélevez 5,0 ml de solution et complétez à 100,0 ml avec la phase mobile.

Solution témoin (b). Dissolvez 1,0 mg d'*impureté D d'amlodipine SCR* dans la phase mobile et complétez à 10,0 ml avec la phase mobile.

Solution témoin (c). Prélevez 3,0 ml de solution témoin (b) et complétez à 100,0 ml avec la phase mobile.

Solution témoin (d). Prélevez 3,0 ml de solution à examiner (a) et complétez à 100,0 ml avec la phase mobile. Prélevez 5,0 ml de solution et complétez à 50,0 ml avec la phase mobile.

Solution témoin (e). Prélevez 5 ml de solution témoin (b) et 0,5 ml de solution à examiner (a) et complétez à 50 ml avec la phase mobile.

La chromatographie peut être réalisée en utilisant :

- une colonne d'acier inoxydable d'une longueur de 0,15 m et d'un diamètre intérieur de 3,9 mm, remplie de *gel de silice octadécylsilylé pour chromatographie R* (5 µm),
- comme phase mobile, à un débit de 1,0 ml/min, un mélange de 15 volumes d'*acétonitrile R*, de 35 volumes de *méthanol R* et de 50 volumes d'une solution préparée comme suit : dissolvez 7,0 ml de *triéthylamine R* dans 1 litre d'*eau R* et ajustez à pH 3,0 ± 0,1 avec de l'*acide phosphorique R*,
- comme détecteur, un spectrophotomètre réglé à 237 nm.

Injectez 10 µl de solution à examiner (b), 10 µl de solution témoin (a) et 10 µl de solution témoin (e). Ajustez la sensibilité du système de façon que la hauteur des pics des chromatogrammes obtenus représente 80 pour cent environ de l'échelle totale de l'enregistreur. L'essai n'est valable que si, dans le chromatogramme obtenu avec la solution témoin (e), la résolution entre les pics correspondant respectivement à l'amlodipine et l'impureté D n'est pas inférieure à 4,5. Calculez la teneur en bésilate d'amlodipine à partir de la surface des pics et de la teneur déclarée en $C_{26}H_{31}ClN_2O_8S$ du *bésilate d'amlodipine SCR*.

CONSERVATION

En récipient étanche, à l'abri de la lumière.

IMPURETÉS

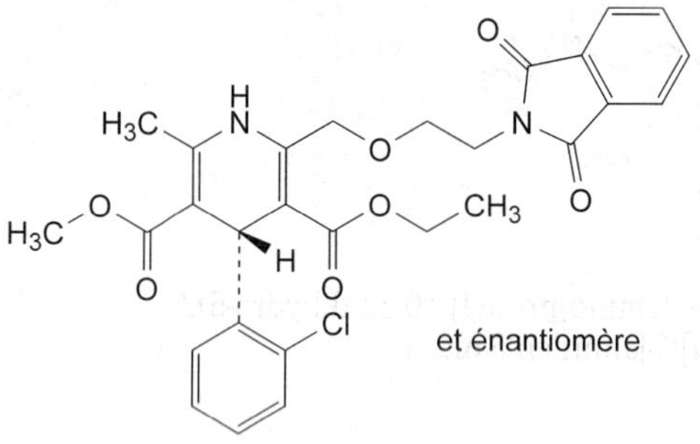

A. (4*RS*)-4-(2-chlorophényl)-2-[[2-(1,3-dioxo-1,3-dihydro-2*H*-isoindol-2-yl)éthoxy]méthyl]-6-méthyl-1,4-dihydropyridine-3,5-dicarboxylate de 3-éthyle et de 5-méthyle,

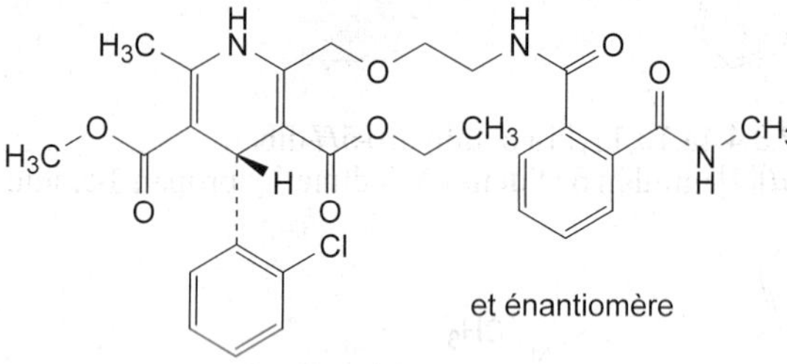

B. (4*RS*)-4-(2-chlorophényl)-6-méthyl-2-[[2-[[2-(méthylcarbamoyl)benzoyl]amino]éthoxy]méthyl]-1,4-dihydropyridine-3,5-dicarboxylate de 3-éthyle et de 5-méthyle,

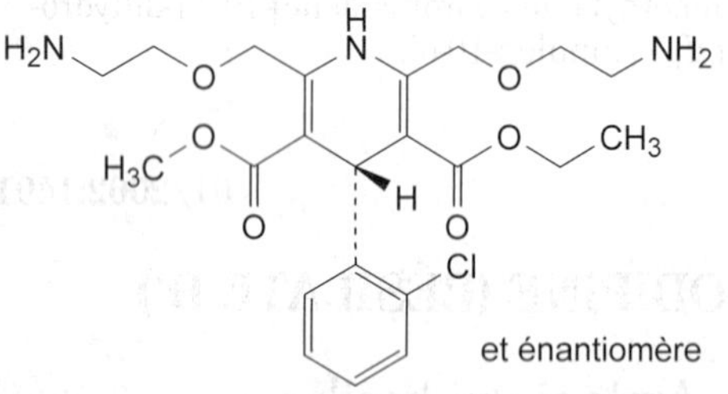

C. (4*RS*)-2,6-bis[(2-aminoéthoxy)méthyl]-4-(2-chlorophényl)-1,4-dihydropyridine-3,5-dicarboxylate d'éthyle et de méthyle,

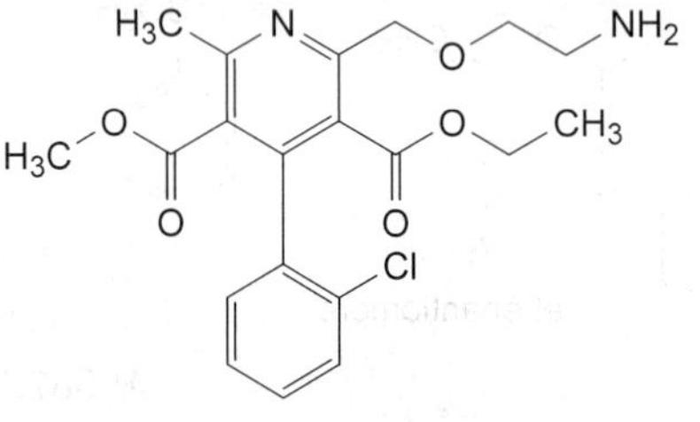

D. 2-[(2-aminoéthoxy)méthyl]-4-(2-chlorophényl)-6-méthylpyridine-3,5-dicarboxylate de 3-éthyle et de 5-méthyle.

01/2002:0877

AMMONIAQUE (SOLUTION CONCENTRÉE D')

Ammoniae solutio concentrata

DÉFINITION

La solution concentrée d'ammoniaque contient au minimum 25,0 pour cent *m/m* et au maximum 30,0 pour cent *m/m* d'ammoniac (NH_3 ; M_r 17,03).

CARACTÈRES

Liquide limpide, incolore, très caustique, miscible à l'eau et à l'alcool.

IDENTIFICATION

A. La densité (*2.2.5*) est de 0,892 à 0,910.

B. La solution concentrée d'ammoniaque est fortement alcaline (*2.2.4*).

C. A 0,5 ml de solution concentrée d'ammoniaque, ajoutez 5 ml d'*eau R*. Faites barboter de l'air dans la solution et dirigez le gaz qui s'échappe à la surface d'un mélange de 1 ml d'*acide chlorhydrique 0,1 M* et de 0,05 ml de *solution de rouge de méthyle R*. La coloration du mélange vire du rouge au jaune. Ajoutez 1 ml de *solution de cobaltinitrite de sodium R*. Il se forme un précipité jaune.

ESSAI

Solution S. Evaporez presqu'à siccité au bain-marie 220 ml de solution concentrée d'ammoniaque. Refroidissez, ajoutez 1 ml d'*acide acétique dilué R* et complétez à 20 ml avec de l'*eau distillée R*.

Aspect de la solution. A 2 ml de solution concentrée d'ammoniaque, ajoutez 8 ml d'*eau R*. La solution est limpide (*2.2.1*) et incolore (*2.2.2, Procédé II*).

Substances oxydables. Versez, avec précaution et en refroidissant, 8,8 ml de solution concentrée d'ammoniaque dans 100 ml d'*acide sulfurique dilué R*. Ajoutez 0,75 ml de *permanganate de potassium 0,002 M*. Après 5 min, la solution reste légèrement rose.

Pyridine et substances apparentées. Mesurez l'absorbance (*2.2.25*) de la solution concentrée d'ammoniaque à 252 nm en utilisant de l'*eau R* comme liquide de compensation. L'absorbance n'est pas supérieure à 0,06 (2 ppm calculé en pyridine).

Carbonates. Dans un tube à essai à bouchon rodé, versez 10 ml de solution concentrée d'ammoniaque et 10 ml de *solution d'hydroxyde de calcium R*. Bouchez immédiatement et mélangez. Si la solution présente une opalescence, celle-ci n'est pas plus prononcée que celle d'une solution préparée simultanément et de la même manière avec 10 ml d'une solution de *carbonate de sodium anhydre R* à 0,1 g/l (60 ppm).

Chlorures (*2.4.4*). Prélevez 5 ml de solution S et complétez à 15 ml avec de l'*eau R*. La solution satisfait à l'essai limite des chlorures (1 ppm).

Sulfates (*2.4.13*). Prélevez 3 ml de solution S et complétez à 15 ml avec de l'*eau distillée R*. La solution satisfait à l'essai limite des sulfates (5 ppm).

Fer (*2.4.9*). Prélevez 4 ml de solution S et complétez à 10 ml avec de l'*eau R*. La solution satisfait à l'essai limite du fer (0,25 ppm).

Métaux lourds (*2.4.8*). Prélevez 4 ml de solution S et complétez à 20 ml avec de l'*eau R*. 12 ml de solution satisfont à l'essai limite A des métaux lourds (1 ppm). Préparez le témoin avec la *solution à 2 ppm de plomb (Pb) R*.

Résidu à l'évaporation. Evaporez à siccité au bain-marie 50 ml de solution concentrée d'ammoniaque et desséchez à 100-105 °C pendant 1 h. La masse du résidu n'est pas supérieure à 1 mg (20 mg/l).

DOSAGE

Pesez exactement un flacon à bouchon rodé contenant 50,0 ml d'*acide chlorhydrique 1 M*. Introduisez 2 ml de solution concentrée d'ammoniaque et pesez à nouveau. Titrez par l'*hydroxyde de sodium 1 M* en présence de 0,1 ml de *solution de rouge de méthyle R* jusqu'à virage du rouge au jaune.

1 ml d'*acide chlorhydrique 1 M* correspond à 17,03 mg de NH_3.

CONSERVATION

A l'abri de l'air et à une température ne dépassant pas 20 °C.

01/2002:1390

AMMONIUM (BICARBONATE D')

Ammonii hydrogenocarbonas

NH_4HCO_3 M_r 79,1

DÉFINITION

Le bicarbonate d'ammonium contient au minimum 98,0 pour cent et au maximum l'équivalent de 101,0 pour cent d'hydrogénocarbonate d'ammonium.

CARACTÈRES

Poudre cristalline, fine, blanche ou cristaux blancs, légèrement hygroscopiques, facilement solubles dans l'eau, pratiquement insolubles dans l'alcool.

Le bicarbonate d'ammonium se volatilise rapidement à 60 °C. La volatilisation se produit lentement à température ambiante si la substance est légèrement humide. Le bicarbonate d'ammonium est en état d'équilibre avec le carbamate d'ammonium.

IDENTIFICATION

A. Le bicarbonate d'ammonium donne la réaction des carbonates et des bicarbonates (*2.3.1*).

B. Dissolvez 50 mg de bicarbonate d'ammonium dans 2 ml d'*eau R*. La solution donne la réaction des sels d'ammonium (*2.3.1*).

ESSAI

Solution S. Dissolvez 14,0 g de bicarbonate d'ammonium dans 100 ml d'*eau distillée R*. Chauffez à ébullition pour éliminer l'ammoniac, laissez refroidir et complétez à 100,0 ml avec de l'*eau distillée R*.

Chlorures (*2.4.4*). Prélevez 5 ml de solution S et complétez à 15 ml avec de l'*eau R*. La solution satisfait à l'essai limite des chlorures (70 ppm).

Sulfates (*2.4.13*). 15 ml de solution S satisfont à l'essai limite des sulfates (70 ppm).

Fer (*2.4.9*). Prélevez 1,8 ml de solution S et complétez à 10 ml avec de l'*eau R*. La solution satisfait à l'essai limite du fer (40 ppm).

Métaux lourds (*2.4.8*). Dissolvez avec précaution 2,5 g de bicarbonate d'ammonium dans 25 ml d'*acide chlorhydrique 1 M*. 12 ml de solution satisfont à l'essai limite A des métaux lourds (10 ppm). Préparez le témoin avec la *solution à 1 ppm de plomb (Pb) R*.

DOSAGE

Dissolvez avec précaution 1,0 g de bicarbonate d'ammonium dans 20,0 ml d'*acide sulfurique 0,5 M* et complétez à 50 ml avec de l'*eau R*. Chauffez à ébullition et refroidissez. Titrez l'excès d'acide par l'*hydroxyde de sodium 1 M* en présence de 0,1 ml de *solution de rouge de méthyle R*.

1 ml d'*acide sulfurique 0,5 M* correspond à 79,1 mg de NH_4HCO_3.

Monographies A - C

CONSERVATION

En récipient étanche.

01/2002:1389

AMMONIUM (BROMURE D')

Ammonii bromidum

NH_4Br M_r 97,9

DÉFINITION

Le bromure d'ammonium contient au minimum 98,5 pour cent et au maximum l'équivalent de 100,5 pour cent de NH_4Br, calculé par rapport à la substance desséchée.

CARACTÈRES

Poudre cristalline blanche à sensiblement blanche ou cristaux incolores, hygroscopiques, facilement solubles dans l'eau, assez solubles dans l'alcool.

La substance se colore en jaune à la lumière et à l'air.

IDENTIFICATION

A. Le bromure d'ammonium donne la réaction (a) des bromures (*2.3.1*).

B. 10 ml de solution S (voir Essai) donnent la réaction des sels d'ammonium (*2.3.1*).

Monographies A - C

ESSAI

Solution S. Dissolvez 10,0 g de bromure d'ammonium dans de l'*eau exempte de dioxyde de carbone R* préparée à partir d'*eau distillée R* et complétez à 100 ml avec le même solvant.

Aspect de la solution. La solution S est limpide (*2.2.1*) et incolore (*2.2.2, Procédé II*).

Acidité ou alcalinité. A 10 ml de solution S, ajoutez 0,05 ml de *solution de rouge de méthyle R*. Le virage de l'indicateur ne nécessite pas plus de 0,5 ml d'*acide chlorhydrique 0,01 M* ou d'*hydroxyde de sodium 0,01 M*.

Bromates. A 5 ml de solution S, ajoutez 5 ml d'*eau R*, 1 ml d'*acide sulfurique dilué R*, 1 ml de *chlorure de méthylène R* et agitez énergiquement. La couche inférieure reste incolore (*2.2.2, Procédé I*).

Chlorures. Dans une fiole conique, dissolvez 1,000 g de bromure d'ammonium dans 20 ml d'*acide nitrique dilué R*. Ajoutez 5 ml de *solution concentrée de peroxyde d'hydrogène R* et chauffez au bain-marie jusqu'à décoloration complète de la solution. Lavez les parois de la fiole avec un peu d'*eau R* et chauffez au bain-marie pendant 15 min. Laissez refroidir, complétez à 50 ml avec de l'*eau R*, puis ajoutez 5,0 ml de *nitrate d'argent 0,1 M* et 1 ml de *phtalate de dibutyle R*,puis agitez. Titrez par le *thiocyanate d'ammonium 0,1 M* en présence de 5 ml de *solution de sulfate ferrique et d'ammonium R2*.

1 ml de *nitrate d'argent 0,1 M* correspond à 3,545 mg de Cl.

Le bromure d'ammonium ne contient pas plus de 0,6 pour cent de chlorures.

Iodures. A 5 ml de solution S, ajoutez 0,15 ml de *solution de chlorure ferrique R1* et 2 ml de *chlorure de méthylène R*, puis agitez. Laissez séparer. La couche inférieure est incolore (*2.2.2, Procédé I*).

Sulfates (*2.4.13*). 15 ml de solution S satisfont à l'essai limite des sulfates (100 ppm).

Calcium (*2.4.3*). Prélevez 10 ml de solution S et complétez à 15 ml avec de l'*eau distillée R*. La solution satisfait à l'essai limite du calcium (100 ppm).

Fer (*2.4.9*). Prélevez 5 ml de solution S et complétez à 10 ml avec de l'*eau R*. La solution satisfait à l'essai limite du fer (20 ppm).

Métaux lourds (*2.4.8*). 12 ml de solution S satisfont à l'essai limite A des métaux lourds (10 ppm). Préparez le témoin avec la *solution à 1 ppm de plomb (Pb) R*.

Perte à la dessiccation (*2.2.32*). Déterminée à l'étuve à 100-105 °C sur 1,000 g de bromure d'ammonium, la perte à la dessiccation n'est pas supérieure à 1,0 pour cent.

Cendres sulfuriques (*2.4.14*). Déterminé sur 1,0 g de bromure d'ammonium, le taux des cendres sulfuriques n'est pas supérieur à 0,1 pour cent.

DOSAGE

Dissolvez 1,500 g de bromure d'ammonium dans de l'*eau R* et complétez à 100,0 ml avec le même solvant. Prélevez 10,0 ml de solution, ajoutez 50 ml d'*eau R*, 5 ml d'*acide nitrique dilué R*, 25,0 ml de *nitrate d'argent 0,1 M* et 2 ml de *phtalate de dibutyle R*, puis agitez. Titrez par le *thiocyanate d'ammonium 0,1 M* en présence de 2 ml de *solution de sulfate ferrique et d'ammonium R2* en agitant énergiquement à l'approche du virage.

1 ml de *nitrate d'argent 0,1 M* correspond à 9,794 mg de NH_4Br.

Calculez la teneur pour cent en NH_4Br à l'aide de l'expression :

$$a - 2,763b$$

a = teneur pour cent en NH_4Br et NH_4Cl obtenue dans le dosage et calculé en NH_4Br,

b = teneur pour cent en Cl obtenue dans l'essai des chlorures.

CONSERVATION

A l'abri de la lumière.

01/2002:0007

AMMONIUM (CHLORURE D')

Ammonii chloridum

NH_4Cl M_r 53,49

DÉFINITION

Le chlorure d'ammonium contient au minimum 99,0 pour cent et au maximum l'équivalent de 100,5 pour cent de NH_4Cl, calculé par rapport à la substance desséchée.

CARACTÈRES

Poudre cristalline blanche ou cristaux incolores, facilement solubles dans l'eau.

IDENTIFICATION

A. Le chlorure d'ammonium donne les réactions des chlorures (*2.3.1*).

B. 10 ml de solution S (voir Essai) donnent la réaction des sels d'ammonium (*2.3.1*).

ESSAI

Solution S. Dissolvez 10,0 g de chlorure d'ammonium dans de l'*eau exempte de dioxyde de carbone R* préparée à partir d'*eau distillée R* et complétez à 100 ml avec le même solvant.

Aspect de la solution. La solution S est limpide (*2.2.1*) et incolore (*2.2.2, Procédé II*).

Acidité ou alcalinité. A 10 ml de solution S, ajoutez 0,05 ml de *solution de rouge de méthyle R*. Le virage de l'indicateur ne nécessite pas plus de 0,5 ml d'*acide chlorhydrique 0,01 M* ou d'*hydroxyde de sodium 0,01 M*.

Bromures et iodures. A 10 ml de solution S, ajoutez 0,1 ml d'*acide chlorhydrique dilué R* et 0,05 ml de *solution de chloramine R*. Après 1 min, ajoutez 2 ml de *chloroforme R* et agitez énergiquement. La phase chloroformique reste incolore (*2.2.2, Procédé I*).

Sulfates (*2.4.13*). Prélevez 10 ml de solution S et complétez à 15 ml avec de l'*eau distillée R*. La solution satisfait à l'essai limite des sulfates (150 ppm).

Calcium (*2.4.3*). Prélevez 5 ml de solution S et complétez à 15 ml avec de l'*eau distillée R*. La solution satisfait à l'essai limite du calcium (200 ppm).

Fer (*2.4.9*). Prélevez 5 ml de solution S et complétez à 10 ml avec de l'*eau R*. La solution satisfait à l'essai limite du fer (20 ppm).

Métaux lourds (*2.4.8*). 12 ml de solution S satisfont à l'essai limite A (10 ppm). Préparez le témoin avec la *solution à 1 ppm de plomb (Pb) R*.

Perte à la dessiccation (*2.2.32*). Déterminée à l'étuve à 100-105 °C pendant 2 h sur 1,00 g de chlorure d'ammonium, la perte à la dessiccation n'est pas supérieure à 1,0 pour cent.

Cendres sulfuriques (*2.4.14*). Déterminé sur 2,0 g de chlorure d'ammonium, le taux des cendres sulfuriques n'est pas supérieur à 0,1 pour cent.

DOSAGE

Dissolvez 1,000 g de chlorure d'ammonium dans 20 ml d'*eau R*. Ajoutez un mélange de 5 ml de *solution de formaldéhyde R* neutralisé au préalable en présence de *solution de phénolphtaléine R* et de 20 ml d'*eau R*. Après 1 min à 2 min, titrez lentement la solution par l'*hydroxyde de sodium 1 M* en présence de 0,2 ml de l'indicateur précité.

1 ml d'*hydroxyde de sodium 1 M* correspond à 53,49 mg de NH_4Cl.

01/2002:0594

AMOBARBITAL

Amobarbitalum

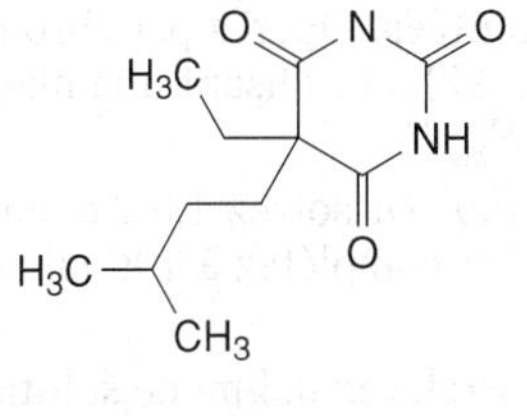

$C_{11}H_{18}N_2O_3$ M_r 226,3

DÉFINITION

L'amobarbital contient au minimum 99,0 pour cent et au maximum l'équivalent de 101,0 pour cent de 5-éthyl-5-(3-méthylbutyl)pyrimidin-2,4,6(1*H*,3*H*,5*H*)-trione, calculé par rapport à la substance desséchée.

CARACTÈRES

Poudre cristalline, blanche, très peu soluble dans l'eau, facilement soluble dans l'alcool et dans l'éther, soluble dans le chlorure de méthylène. L'amobarbital donne des composés solubles dans l'eau avec les hydroxydes et les carbonates alcalins et avec l'ammoniaque.

IDENTIFICATION

Première identification : A, B.

Seconde identification : A, C, D.

A. Déterminez le point de fusion (*2.2.14*) de l'amobarbital. Mélangez en proportions égales de la substance à examiner et de l'*amobarbital SCR*, puis déterminez le point de fusion du mélange. La différence entre les 2 points de fusion observés vers 157 °C n'est pas supérieure à 2 °C.

B. Examinez l'amobarbital par spectrophotométrie d'absorption dans l'infrarouge (*2.2.24*), en comparant avec le spectre obtenu avec l'*amobarbital SCR*.

C. Opérez par chromatographie sur couche mince (*2.2.27*) en utilisant une plaque recouverte de *gel de silice* GF_{254} *R*.
Solution à examiner. Dissolvez 0,1 g d'amobarbital dans de l'*alcool R* et complétez à 100 ml avec le même solvant.
Solution témoin. Dissolvez 0,1 g d'*amobarbital SCR* dans de l'*alcool R* et complétez à 100 ml avec le même solvant.
Déposez séparément sur la plaque 10 µl de chaque solution. Mélangez 5 volumes d'*ammoniaque concentrée R*, 15 volumes d'*alcool R* et 80 volumes de *chloroforme R*. Utilisez la couche inférieure comme phase mobile. Développez sur un parcours de 18 cm. Examinez immédiatement en lumière ultraviolette à 254 nm. La tache principale du chromatogramme obtenu avec la solution à examiner est semblable quant à sa position et ses dimensions à la tache principale du chromatogramme obtenu avec la solution témoin.

D. L'amobarbital donne la réaction des barbituriques non substitués à l'azote (*2.3.1*).

ESSAI

Aspect de la solution. Dissolvez 1,0 g d'amobarbital dans un mélange de 4 ml de *solution diluée d'hydroxyde de sodium R* et de 6 ml d'*eau R*. La solution est limpide (*2.2.1*) et n'est pas plus fortement colorée que la solution témoin J_6 (*2.2.2, Procédé II*).

Acidité ou alcalinité. Chauffez à ébullition pendant 2 min 1,0 g d'amobarbital avec 50 ml d'*eau R*, puis laissez refroidir et filtrez. A 10 ml du filtrat, ajoutez 0,15 ml de *solution de rouge de méthyle R* et 0,1 ml d'*hydroxyde de sodium 0,01 M*. La solution est colorée en jaune. Ajoutez 0,2 ml d'*acide chlorhydrique 0,01 M*. La solution est colorée en rouge.

Substances apparentées. Opérez par chromatographie sur couche mince (*2.2.27*) en utilisant une plaque recouverte de *gel de silice* GF_{254} *R*.

Solution à examiner. Dissolvez 1,0 g d'amobarbital dans de l'*alcool R* et complétez à 100 ml avec le même solvant.

Solution témoin. Prélevez 0,5 ml de solution à examiner et complétez à 100 ml avec de l'*alcool R*.

Déposez séparément sur la plaque 20 µl de chaque solution. Mélangez 5 volumes d'*ammoniaque concentrée R*, 15 volumes d'*alcool R* et 80 volumes de *chloroforme R*. Utilisez la couche inférieure comme phase mobile. Développez sur un parcours de 15 cm. Examinez immédiatement en lumière ultraviolette à 254 nm. S'il apparaît d'autres taches que la tache principale dans le chromatogramme obtenu avec la solution à examiner,

Monographies A - C

aucune d'entre elles n'est plus intense que la tache du chromatogramme obtenu avec la solution témoin. Pulvérisez du *réactif à la diphénylcarbazone-mercurique R*. Laissez sécher la plaque à l'air. Pulvérisez de la *solution alcoolique d'hydroxyde de potassium R* préparée extemporanément et diluée 5 fois avec de l'*alcool exempt d'aldéhyde R*. Chauffez la plaque à 100-105 °C pendant 5 min et examinez immédiatement. S'il apparaît d'autres taches que la tache principale dans le chromatogramme obtenu avec la solution à examiner, aucune d'entre elles n'est plus intense que la tache du chromatogramme obtenu avec la solution témoin (0,5 pour cent).

Perte à la dessiccation (*2.2.32*). Déterminée à l'étuve à 100-105 °C sur 1,000 g d'amobarbital, la perte à la dessiccation n'est pas supérieure à 0,5 pour cent.

Cendres sulfuriques (*2.4.14*). Déterminé sur 1,0 g d'amobarbital, le taux des cendres sulfuriques n'est pas supérieur à 0,1 pour cent.

DOSAGE

Dissolvez 0,100 g d'amobarbital dans 5 ml de *pyridine R*. Ajoutez 0,5 ml de *solution de thymolphtaléine R* et 10 ml de *solution de nitrate d'argent dans la pyridine R*. Titrez par la *solution éthanolique d'hydroxyde de sodium 0,1 M* jusqu'à coloration bleu franc. Effectuez un titrage à blanc.

1 ml de *solution éthanolique d'hydroxyde de sodium 0,1 M* correspond à 11,31 mg de $C_{11}H_{18}N_2O_3$.

Monographies A - C

01/2002:0166

AMOBARBITAL SODIQUE

Amobarbitalum natricum

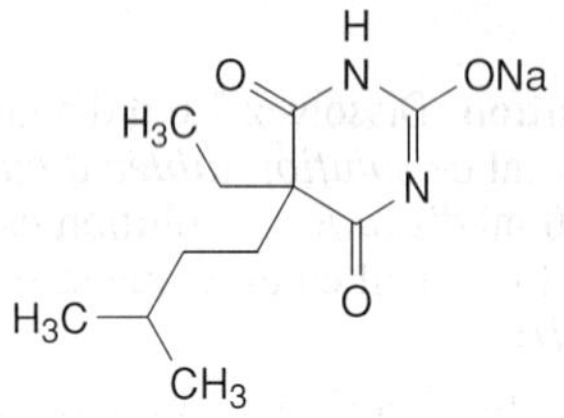

$C_{11}H_{17}N_2NaO_3$ M_r 248,3

DÉFINITION

L'amobarbital sodique contient au minimum 98,5 pour cent et au maximum l'équivalent de 102,0 pour cent de dérivé sodique de la 5-éthyl-5-(3-méthylbutyl)pyrimidin-2,4,6(1*H*,3*H*,5*H*)-trione, calculé par rapport à la substance desséchée.

CARACTÈRES

Poudre granulée blanche, hygroscopique, très soluble dans l'eau exempte de dioxyde de carbone (en laissant éventuellement une légère fraction insoluble), facilement soluble dans l'alcool, pratiquement insoluble dans l'éther.

IDENTIFICATION

Première identification : A, B, E.

Seconde identification : A, C, D, E.

A. Acidifiez 10 ml de solution S (voir Essai) avec de l'*acide chlorhydrique dilué R*. Agitez avec 20 ml d'*éther R*. Recueillez la couche éthérée. Lavez-la avec 10 ml d'*eau R*, puis desséchez-la sur du *sulfate de sodium anhydre R*. Filtrez et évaporez le filtrat à siccité. Desséchez le résidu à 100-105 °C (résidu à examiner). Effectuez les mêmes opérations à partir de 0,1 g d'*amobarbital sodique SCR* (résidu témoin). Déterminez le point de fusion (*2.2.14*) du résidu à examiner. Mélangez en proportions égales ce résidu au résidu témoin, puis déterminez le point de fusion du mélange. La différence entre les 2 points de fusion observés vers 157 °C n'est pas supérieure à 2 °C.

B. Examinez le résidu obtenu dans l'identification A à partir de la substance à examiner par spectrophotométrie d'absorption dans l'infrarouge (*2.2.24*), en comparant avec le spectre obtenu avec le résidu témoin préparé à partir d'*amobarbital sodique SCR*.

C. Opérez par chromatographie sur couche mince (*2.2.27*) en utilisant une plaque recouverte de *gel de silice* GF_{254} *R*.

   Solution à examiner. Dissolvez 0,1 g d'amobarbital sodique dans de l'*alcool R* et complétez à 100 ml avec le même solvant.

   Solution témoin. Dissolvez 0,1 g d'*amobarbital sodique SCR* dans de l'*alcool R* et complétez à 100 ml avec le même solvant.

   Déposez séparément sur la plaque 10 µl de chaque solution. Mélangez 5 volumes d'*ammoniaque concentrée R*, 15 volumes d'*alcool R* et 80 volumes de *chloroforme R*. Utilisez la couche inférieure comme phase mobile. Développez sur un parcours de 18 cm. Examinez immédiatement en lumière ultraviolette à 254 nm. La tache principale du chromatogramme obtenu avec la solution à examiner est semblable quant à sa position et ses dimensions à la tache principale du chromatogramme obtenu avec la solution témoin.

D. L'amobarbital sodique donne la réaction des barbituriques non substitués à l'azote (*2.3.1*).

E. L'amobarbital sodique donne la réaction (a) du sodium (*2.3.1*).

ESSAI

Solution S. Dissolvez 5,0 g d'amobarbital sodique dans de l'*alcool à 50 pour cent V/V R* et complétez à 50 ml avec le même solvant.

Aspect de la solution. La solution S est limpide (*2.2.1*) et n'est pas plus fortement colorée que la solution témoin J_7 (*2.2.2, Procédé II*).

Détermination du pH (*2.2.3*). Dissolvez 5,0 g d'amobarbital sodique dans de l'*eau exempte de dioxyde de carbone R* et complétez à 50 ml avec le même solvant. Le pH de la solution, dans laquelle il peut subsister une légère fraction insoluble, n'est pas supérieur à 11,0.

Substances apparentées. Opérez par chromatographie sur couche mince (*2.2.27*) en utilisant une plaque recouverte de *gel de silice* GF_{254} *R*.

Solution à examiner. Dissolvez 1,0 g d'amobarbital sodique dans de l'*alcool R* et complétez à 100 ml avec le même solvant.

Solution témoin. Prélevez 0,5 ml de solution à examiner et complétez à 100 ml avec de l'*alcool R*.

Déposez séparément sur la plaque 20 µl de chaque solution. Mélangez 5 volumes d'*ammoniaque concentrée R*, 15 volumes d'*alcool R* et 80 volumes de *chloroforme R*. Utilisez la couche inférieure comme phase mobile. Développez sur un parcours de 15 cm. Examinez immédiatement en lumière ultraviolette à 254 nm. Pulvérisez du *réactif à la diphénylcarbazone-mercurique R*. Laissez sécher la plaque à l'air. Pulvérisez de la *solution alcoolique d'hydroxyde de potassium R* préparée extemporanément et diluée 5 fois avec de l'*alcool exempt d'aldéhyde R*. Chauffez la plaque à 100-105 °C pendant 5 min et observez immédiatement. Si, en lumière ultraviolette et après pulvérisation, il apparaît d'autres taches que la tache principale dans le chromatogramme obtenu avec la solution à examiner, aucune d'entre elles n'est plus intense que la tache du chromatogramme obtenu avec la solution témoin (0,5 pour cent). Ne tenez pas compte de la tache au point de départ.

Perte à la dessiccation (*2.2.32*). Déterminée à l'étuve à 130 °C sur 0,50 g d'amobarbital sodique, la perte à la dessiccation n'est pas supérieure à 3,0 pour cent.

DOSAGE

Dissolvez 0,200 g d'amobarbital sodique dans 5 ml d'*éthanol R*. Ajoutez 0,5 ml de *solution de thymolphtaléine R* et 10 ml de *solution de nitrate d'argent dans la pyridine R*. Titrez par la *solution éthanolique d'hydroxyde de sodium 0,1 M* jusqu'à coloration bleu franc. Effectuez un titrage à blanc.

1 ml de *solution éthanolique d'hydroxyde de sodium 0,1 M* correspond à 24,83 mg de $C_{11}H_{17}N_2NaO_3$.

CONSERVATION

En récipient étanche.

01/2002:0577

AMOXICILLINE SODIQUE

Amoxicillinum natricum

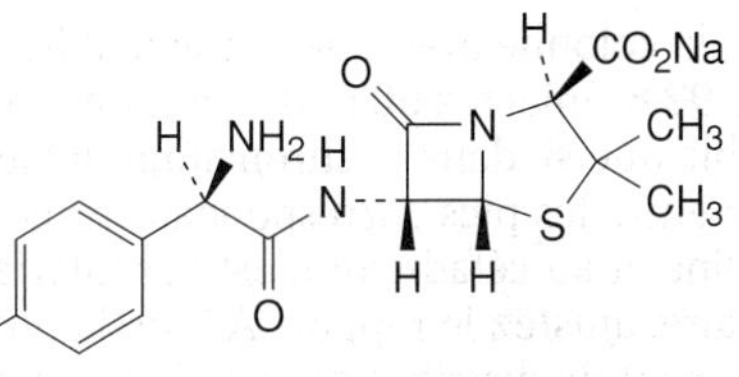

$C_{16}H_{18}N_3NaO_5S$ M_r 387,4

DÉFINITION

L'amoxicilline sodique contient au minimum 89,0 pour cent et au maximum l'équivalent de 100,5 pour cent de (2*S*,5*R*,6*R*)-6-[[(2*R*)-2-amino-2-(4-hydroxyphényl)acétyl]amino]-3,3-diméthyl-7-oxo-4-thia-1-azabicyclo[3.2.0]heptane-2-carboxylate de sodium, calculé par rapport à la substance anhydre.

CARACTÈRES

Poudre blanche à sensiblement blanche, très hygroscopique, très soluble dans l'eau, assez soluble dans l'éthanol, très peu soluble dans l'acétone.

IDENTIFICATION

Première identification : A, D.

Seconde identification : B, C, D.

A. Dissolvez 0,250 g d'amoxicilline sodique dans 5 ml d'*eau R*. Ajoutez 0,5 ml d'*acide acétique dilué R*, agitez et laissez reposer 10 min dans un bain d'eau glacée. Filtrez et lavez les cristaux avec 2 ml à 3 ml d'un mélange de 1 volume d'*eau R* et de 9 volumes d'*acétone R*. Séchez à l'étuve à 60 °C pendant 30 min. Examinez par spectrophotométrie d'absorption dans l'infrarouge (*2.2.24*), en comparant avec le spectre obtenu avec l'*amoxicilline trihydratée SCR*.

B. Opérez par chromatographie sur couche mince (*2.2.27*) en utilisant une *plaque au gel de silice silanisée pour CCM R*.

   Solution à examiner. Dissolvez 25 mg d'amoxicilline sodique dans 10 ml de *solution de bicarbonate de sodium R*.

   Solution témoin (a). Dissolvez 25 mg d'*amoxicilline trihydratée SCR* dans 10 ml de *solution de bicarbonate de sodium R*.

   Solution témoin (b). Dissolvez 25 mg d'*amoxicilline trihydratée SCR* et 25 mg d'*ampicilline trihydratée SCR* dans 10 ml de *solution de bicarbonate de sodium R*.

   Déposez sur la plaque 1 µl de chaque solution. Développez sur un parcours de 15 cm avec un mélange de 10 volumes d'*acétone R* et de 90 volumes d'une solution d'*acétate d'ammonium R* à 154 g/l dont le pH a été préalablement ajusté à 5,0 avec de l'*acide acétique glacial R*. Laissez sécher la plaque à l'air et exposez-la à des vapeurs d'iode jusqu'à apparition des taches. Examinez à la lumière du jour. La tache principale du chromatogramme obtenu avec la solution à examiner est semblable quant à sa position, sa coloration et ses dimensions à la tache principale du chromatogramme obtenu avec la solution témoin (a). L'identification n'est valable que si le chromatogramme obtenu avec la solution témoin (b) présente 2 taches nettement séparées.

C. Dans un tube à essai d'une longueur de 150 mm et d'un diamètre de 15 mm environ, introduisez 2 mg environ d'amoxicilline sodique. Humectez avec 0,05 ml d'*eau R* et ajoutez 2 ml de *réactif à l'acide sulfurique et au formaldéhyde R*. Mélangez le contenu du tube en tournant ; la solution est pratiquement incolore. Immergez le tube dans un bain-marie pendant 1 min. Il se développe une coloration jaune foncé.

D. L'amoxicilline sodique donne la réaction (a) du sodium (*2.3.1*).

ESSAI

Aspect de la solution. Dissolvez 1,0 g d'amoxicilline sodique dans de l'*eau R* et complétez à 10,0 ml avec le même solvant. Examinée immédiatement après dissolution, la solution n'est pas plus fortement opalescente que la suspension témoin II (*2.2.1*). La solution peut présenter une coloration initiale, mais passagère, rose. Après 5 min, l'absorbance de la solution mesurée à 430 nm (*2.2.25*) n'est pas supérieure à 0,20.

Détermination du pH (*2.2.3*). Dissolvez 2,0 g d'amoxicilline sodique dans de l'*eau exempte de dioxyde de carbone R* et complétez à 20 ml avec le même solvant. Le pH de la solution est de 8,0 à 10,0.

Pouvoir rotatoire spécifique (*2.2.7*). Dissolvez 62,5 mg d'amoxicilline sodique dans une solution de *phtalate acide de potassium R* à 4 g/l et complétez à 25,0 ml avec la même solution. Calculé par rapport à la substance anhydre, le pouvoir rotatoire spécifique est de + 240 à + 290.

Substances apparentées. Opérez par chromatographie liquide (*2.2.29*), comme décrit sous Dosage. Injectez 50 µl de solution témoin (d) et effectuez l'élution isocratique

Monographies A - C

jusqu'à l'élution du pic de l'amoxicilline. Injectez 50 µl de solution à examiner (b) et commencez l'élution isocratique. Immédiatement après l'élution du pic de l'amoxicilline, commencez le gradient linéaire suivant. Si la composition de la phase mobile a été ajustée pour atteindre la résolution demandée, la composition ajustée sera appliquée au temps 0 dans le gradient.

Intervalle (min)	Phase mobile A (pour cent V/V)	Phase mobile B (pour cent V/V)	Commentaire
0 - 25	92 → 0	8 → 100	gradient linéaire
25 - 40	0	100	isocratique
40 - 55	92	8	réequilibrage

Injectez la phase mobile A et appliquez le même gradient d'élution pour obtenir un blanc. Injectez la solution témoin (e). Les 3 pics principaux élués après le pic principal correspondent respectivement à la dicétopipérazine d'amoxicilline, au dimère d'amoxicilline (impureté J ; n = 1) et au trimère d'amoxicilline (impureté J ; n = 2). Leurs temps de rétention relatifs par rapport au pic principal sont respectivement de 3,4, de 4,1 et de 4,5 environ. S'il apparaît, dans le chromatogramme obtenu avec la solution à examiner (b), un pic correspondant au dimère d'amoxicilline, sa surface n'est pas supérieure à 3 fois la surface du pic principal du chromatogramme obtenu avec la solution témoin (d) (3 pour cent). S'il apparaît d'autres pics que le pic principal et un pic correspondant au dimère d'amoxicilline dans le chromatogramme obtenu avec la solution à examiner (b), la surface d'aucun d'entre eux n'est supérieure à 2 fois la surface du pic principal du chromatogramme obtenu avec la solution témoin (d) (2 pour cent), la somme de leur surface n'est pas supérieure à 9 fois la surface du pic principal du chromatogramme obtenu avec la solution témoin (d) (9 pour cent). Ne tenez pas compte des pics dont la surface est inférieure à 0,1 fois la surface du pic principal du chromatogramme obtenu avec la solution témoin (d).

***N,N*-Diméthylaniline** (*2.4.26, Méthode B*). L'amoxicilline sodique ne contient pas plus de 20 ppm de *N,N*-diméthylaniline.

Acide 2-éthylhexanoïque (*2.4.28*). L'amoxicilline sodique ne contient pas plus de 0,8 pour cent *m/m* d'acide 2-éthylhexanoïque.

Métaux lourds (*2.4.8*). 1,0 g d'amoxicilline sodique satisfait à l'essai limite C des métaux lourds (20 ppm). Préparez le témoin avec 2 ml de *solution à 10 ppm de plomb (Pb) R*.

Teneur en eau (*2.5.12*). Déterminée par semi-microdosage sur 0,400 g d'amoxicilline sodique, la teneur en eau n'est pas supérieure à 3,0 pour cent.

Stérilité (*2.6.1*). L'amoxicilline sodique destinée à la préparation de formes pharmaceutiques administrées par voie parentérale sans autre procédé approprié de stérilisation satisfait également à l'essai de stérilité.

Endotoxines bactériennes (*2.6.14*) : moins de 0,25 UI par milligramme, si l'amoxicilline sodique est destinée à la préparation de formes pharmaceutiques administrées par voie parentérale sans autre procédé approprié d'élimination des endotoxines bactériennes.

DOSAGE

Opérez par chromatographie liquide (*2.2.29*).

Solution à examiner (a). Dissolvez 30,0 mg d'amoxicilline sodique dans la phase mobile A et complétez à 50,0 ml avec la même phase mobile.

Solution à examiner (b). Préparez immédiatement avant l'emploi. Dissolvez 30,0 mg d'amoxicilline sodique dans la phase mobile A et complétez à 20,0 ml avec la même phase mobile.

Solution témoin (a). Dissolvez 30,0 mg d'*amoxicilline trihydratée SCR* dans la phase mobile A et complétez à 50,0 ml avec la même phase mobile.

Solution témoin (b). Dissolvez 4,0 mg de *céfadroxil SCR* dans la phase mobile A et complétez à 50 ml avec la même phase mobile. A 5,0 ml de solution, ajoutez 5,0 ml de solution témoin (a) et complétez à 100 ml avec la phase mobile A.

Solution témoin (c). Prélevez 1,0 ml de solution témoin (a) et complétez à 20,0 ml avec la phase mobile A. Prélevez 1,0 ml de solution et complétez à 50,0 ml avec la phase mobile A.

Solution témoin (d). Prélevez 2,0 ml de solution témoin (a) et complétez à 20,0 ml avec la phase mobile A. Prélevez 5,0 ml de solution et complétez à 20,0 ml avec la phase mobile A.

Solution témoin (e). A 0,20 g d'*amoxicilline trihydratée R*, ajoutez 1,0 ml d'*eau R*. Agitez et ajoutez goutte à goutte de la *solution diluée d'hydroxyde de sodium R* pour obtenir une solution. Le pH de la solution est de 8,5 environ. Conservez la solution à température ambiante pendant 4 h. Prélevez 0,5 ml de solution et complétez à 50,0 ml avec la phase mobile A.

La chromatographie peut être réalisée en utilisant :

– une colonne d'une longueur de 0,25 m et d'un diamètre intérieur de 4,6 mm, remplie de *gel de silice octadécylsilylé pour chromatographie R* (5 µm),
– comme phase mobile, à un débit de 1,0 ml/min :
  Phase mobile A. Mélangez 1 volume d'*acétonitrile R* et 99 volumes d'une *solution de phosphate monopotassique 0,2 M R* à 25 pour cent *V/V* ajustée à pH 5,0 avec la *solution diluée d'hydroxyde de sodium R.*
  Phase mobile B. Mélangez 20 volumes d'*acétonitrile R* et 80 volumes d'une *solution de phosphate monopotassique 0,2 M R* à 25 pour cent *V/V* ajustée à pH 5,0 avec la *solution diluée d'hydroxyde de sodium R.*
– comme détecteur, un spectrophotomètre réglé à 254 nm.

Equilibrez la colonne avec une phase mobile dont le rapport A:B est de 92:8. Injectez 50 µl de solution témoin (b). L'essai n'est valable que si, dans le chromatogramme obtenu, la résolution entre les pics correspondant respectivement à l'amoxicilline et au céfadroxil n'est pas inférieure à 2,0 (si nécessaire, ajustez le rapport A:B de la phase mobile) et le coefficient de distribution massique du premier pic (amoxicilline) est de 1,3 à 2,5. Injectez la solution témoin (c). Ajustez le système de manière à obtenir un pic dont le rapport signal/bruit n'est pas inférieur à 3. Injectez 6 fois la solution témoin (a). L'essai n'est valable que si l'écart type relatif de la surface du pic principal n'est pas supérieur à 1,0 pour cent. Injectez la solution à examiner (a) et la solution témoin (a).

Calculez la teneur pour cent en amoxicilline sodique en multipliant par 1,060 la teneur pour cent en amoxicilline.

CONSERVATION

En récipient étanche. Si la substance est stérile, elle est conservée en récipient stérile, étanche, à fermeture inviolable.

ÉTIQUETAGE

L'étiquette indique :

– dans les cas appropriés, que la substance est stérile,
– dans les cas appropriés, que la substance est exempte d'endotoxines bactériennes.

Monographies A - C

IMPURETÉS

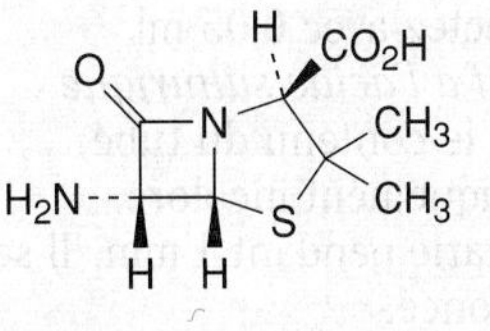

A. acide (2*S*,5*R*,6*R*)-6-amino-3,3-diméthyl-7-oxo-4-thia-1-azabicyclo[3.2.0]heptane-2-carboxylique (acide 6-aminopénicillanique),

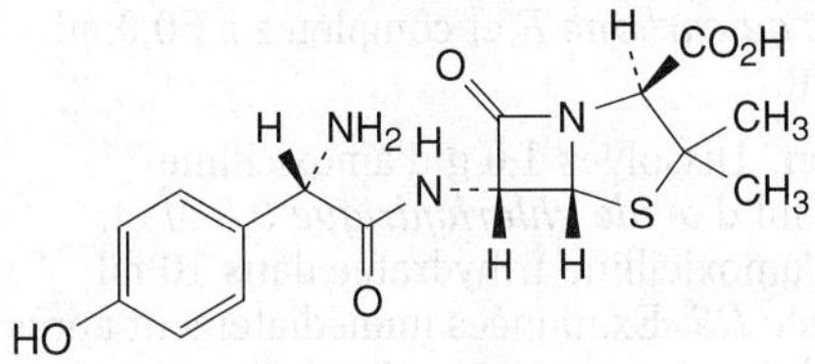

B. acide (2*S*,5*R*,6*R*)-6-[[(2*S*)-2-amino-2-(4-hydroxyphényl)acétyl]amino]-3,3-diméthyl-7-oxo-4-thia-1-azabicyclo[3.2.0]heptane-2-carboxylique (L-amoxicilline),

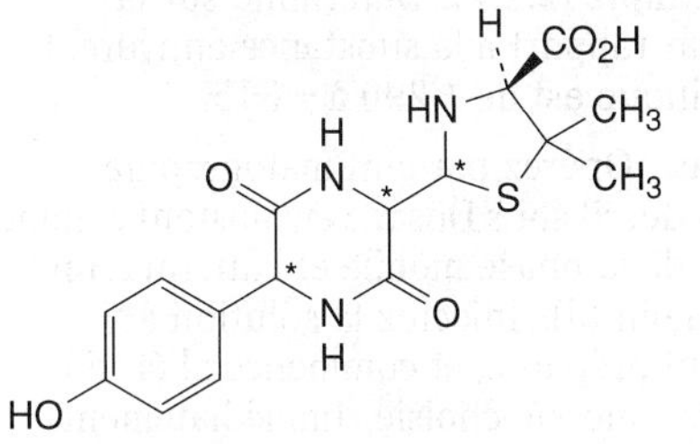

C. acide (4*S*)-2-[5-(4-hydroxyphényl)-3,6-dioxopipérazin-2-yl]-5,5-diméthylthiazolidine-4-carboxylique (dicétopipérazines d'amoxicilline),

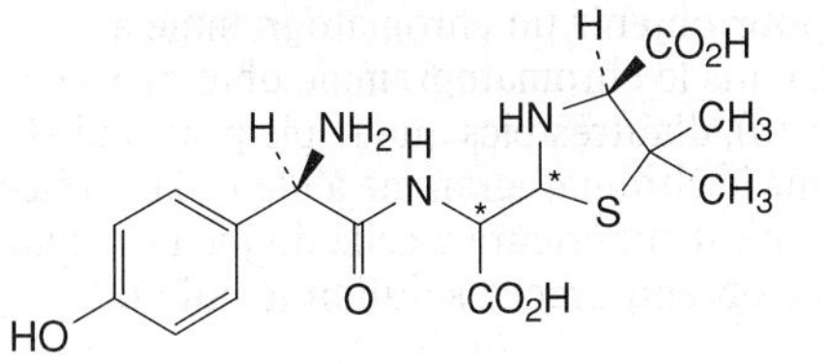

D. acide (4*S*)-2-[[[(2*R*)-2-amino-2-(4-hydroxyphényl)acétyl]amino]carboxyméthyl]-5,5-diméthylthiazolidine-4-carboxylique (acides pénicilloïques d'amoxicilline),

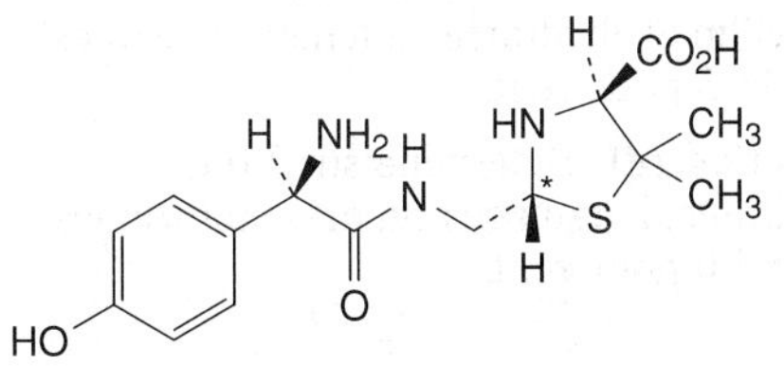

et l'épimère en C*

E. acide (2*RS*,4*S*)-2-[[[(2*R*)-2-amino-2-(4-hydroxyphényl)acétyl]amino]méthyl]-5,5-diméthylthiazolidine-4-carboxylique (acides pénilloïques d'amoxicilline),

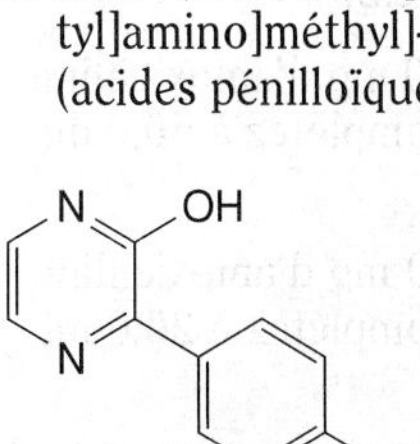

F. 3-(4-hydroxyphényl)pyrazin-2-ol,

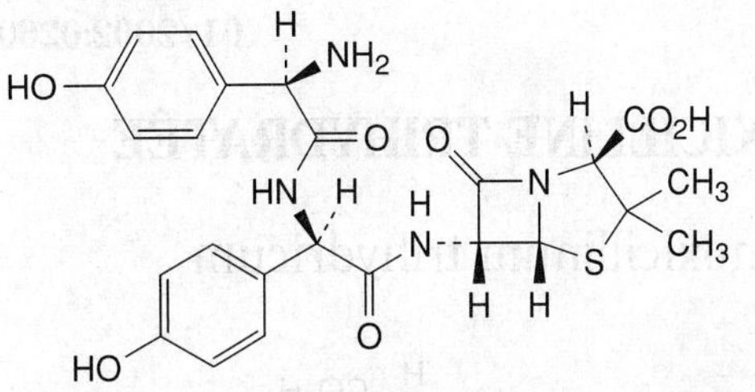

G. acide (2*S*,5*R*,6*R*)-6-[[(2*R*)-2-[[(2*R*)-2-amino-2-(4-hydroxyphényl)acétyl]amino]-2-(4-hydroxyphényl)acétyl]amino]-3,3-diméthyl-7-oxo-4-thia-1-azabicyclo[3.2.0]heptane-2-carboxylique (L-(4-hydroxyphényl)glycylamoxicilline),

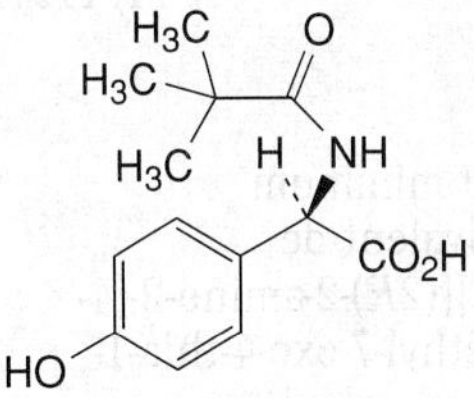

H. acide (2*R*)-2-[(2,2-diméthylpropanoyl)amino]-2-(4-hydroxyphényl)acétique,

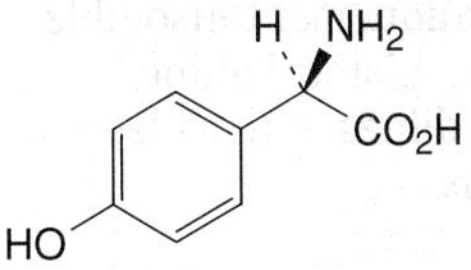

I. acide (2*R*)-2-amino-2-(4-hydroxyphényl)acétique,

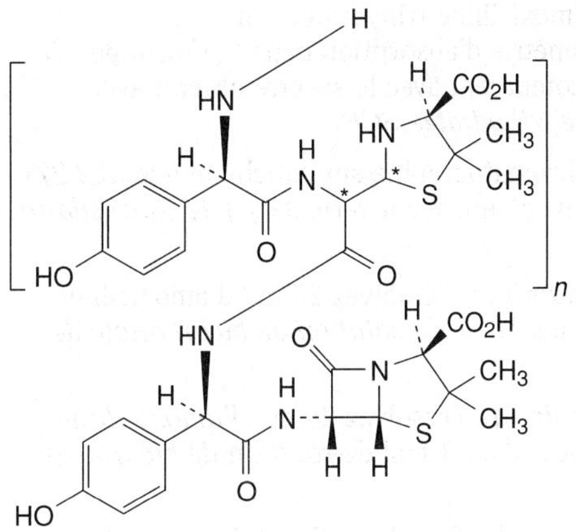

J. cooligomères d'amoxicilline et d'acides pénicilloïques d'amoxicilline,

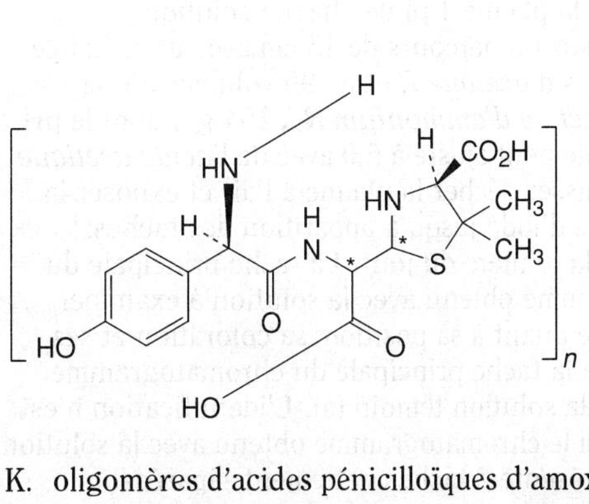

K. oligomères d'acides pénicilloïques d'amoxicilline.

Monographies A - C

01/2002:0260

AMOXICILLINE TRIHYDRATÉE

Amoxicillinum trihydricum

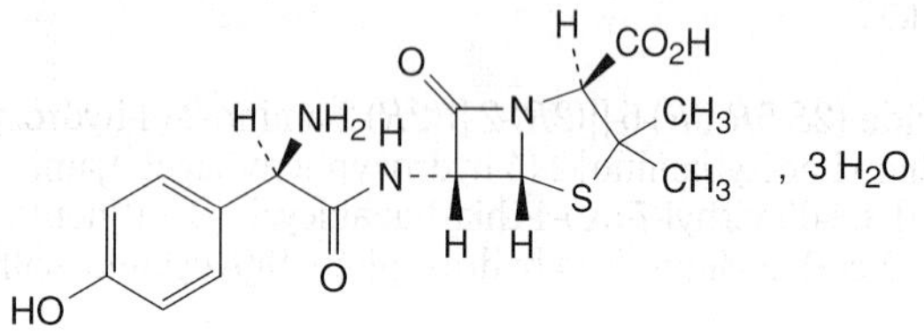

$C_{16}H_{19}N_3O_5S,3H_2O$ M_r 419,4

DÉFINITION

L'amoxicilline trihydratée contient au minimum 95,0 pour cent et au maximum l'équivalent de 100,5 pour cent d'acide (2*S*,5*R*,6*R*)-6-[[(2*R*)-2-amino-2-(4-hydroxyphényl)acétyl]amino]-3,3-diméthyl-7-oxo-4-thia-1-azabicyclo[3.2.0]heptane-2-carboxylique, calculé par rapport à la substance anhydre.

CARACTÈRES

Poudre cristalline, blanche ou sensiblement blanche, peu soluble dans l'eau et dans l'alcool, pratiquement insoluble dans l'éther et dans les huiles grasses. L'amoxicilline trihydratée se dissout dans les acides dilués et dans les solutions diluées d'hydroxydes alcalins.

IDENTIFICATION

Première identification : A

Seconde identification : B, C.

A. Examinez l'amoxicilline trihydratée par spectrophotométrie d'absorption dans l'infrarouge (*2.2.24*), en comparant avec le spectre obtenu avec l'*amoxicilline trihydratée SCR*.

B. Opérez par chromatographie sur couche mince (*2.2.27*) en utilisant une plaque recouverte de *gel de silice silanisé H R*.

Solution à examiner. Dissolvez 25 mg d'amoxicilline trihydratée dans 10 ml de *solution de bicarbonate de sodium R*.

Solution témoin (a). Dissolvez 25 mg d'*amoxicilline trihydratée SCR* dans 10 ml de *solution de bicarbonate de sodium R*.

Solution témoin (b). Dissolvez 25 mg d'*amoxicilline trihydratée SCR* et 25 mg d'*ampicilline trihydratée SCR* dans 10 ml de *solution de bicarbonate de sodium R*.

Déposez sur la plaque 1 µl de chaque solution. Développez sur un parcours de 15 cm avec un mélange de 10 volumes d'*acétone R* et de 90 volumes d'une solution d'*acétate d'ammonium R* à 154 g/l dont le pH a été préalablement ajusté à 5,0 avec de l'*acide acétique glacial R*. Laissez sécher la plaque à l'air et exposez-la à des vapeurs d'iode jusqu'à apparition des taches. Examinez à la lumière du jour. La tache principale du chromatogramme obtenu avec la solution à examiner est semblable quant à sa position, sa coloration et ses dimensions à la tache principale du chromatogramme obtenu avec la solution témoin (a). L'identification n'est valable que si le chromatogramme obtenu avec la solution témoin (b) présente 2 taches nettement séparées.

C. Dans un tube à essai d'une longueur de 150 mm et d'un diamètre de 15 mm environ, introduisez 2 mg environ d'amoxicilline trihydratée. Humectez avec 0,05 ml d'*eau R* et ajoutez 2 ml de *réactif à l'acide sulfurique et au formaldéhyde R*. Mélangez le contenu du tube en tournant ; la solution est pratiquement incolore. Immergez le tube dans un bain-marie pendant 1 min. Il se développe une coloration jaune foncé.

ESSAI

Solution S. Dissolvez, à l'aide d'ultrasons ou en chauffant légèrement, 0,100 g d'amoxicilline trihydratée dans de l'*eau exempte de dioxyde de carbone R* et complétez à 50,0 ml avec le même solvant.

Aspect de la solution. Dissolvez 1,0 g d'amoxicilline trihydratée dans 10 ml d'*acide chlorhydrique 0,5 M* et, séparément, 1,0 g d'amoxicilline trihydratée dans 10 ml d'*ammoniaque diluée R2*. Examinées immédiatement après dissolution, les 2 solutions ne sont pas plus fortement opalescentes que la suspension témoin II (*2.2.1*).

Détermination du pH (*2.2.3*). Le pH de la solution S est de 3,5 à 5,5.

Pouvoir rotatoire spécifique (*2.2.7*). Déterminé sur la solution S et calculé par rapport à la substance anhydre, le pouvoir rotatoire spécifique est de + 290 à + 315.

Substances apparentées. Opérez par chromatographie liquide (*2.2.29*) comme décrit sous Dosage en ajustant comme indiqué le rapport A:B de la phase mobile et l'atténuation. Injectez la solution témoin (d). Injectez la solution à examiner (b) récemment préparée, et commencez l'élution isocratique avec la phase mobile choisie. Immédiatement après l'élution du pic de l'amoxicilline, passez en 25 min à un rapport A:B de 0:100, selon un gradient linéaire, puis poursuivez l'élution avec la phase mobile B pendant 15 min. Equilibrez la colonne avec la phase mobile initiale pendant 15 min, puis injectez la phase mobile A et appliquez le même gradient d'élution pour obtenir un chromatogramme à blanc. S'il apparaît, dans le chromatogramme obtenu avec la solution à examiner (b), d'autres pics que le pic principal et les pics observés dans le chromatogramme à blanc, la surface d'aucun d'entre eux n'est supérieure à celle du pic principal du chromatogramme obtenu avec la solution témoin (d) (1 pour cent).

***N,N*-Diméthylaniline** (*2.4.26, Méthode B*). L'amoxicilline trihydratée ne contient pas plus de 20 ppm de *N,N*-diméthylaniline.

Teneur en eau (*2.5.12*). Déterminée par semi-microdosage sur 0,100 g d'amoxicilline trihydratée, la teneur en eau est de 11,5 pour cent à 14,5 pour cent.

Cendres sulfuriques (*2.4.14*). Déterminé sur 1,0 g d'amoxicilline trihydratée, le taux des cendres sulfuriques n'est pas supérieur à 1,0 pour cent.

DOSAGE

Opérez par chromatographie liquide (*2.2.29*).

Solution à examiner (a). Dissolvez 30,0 mg d'amoxicilline trihydratée dans la phase mobile A et complétez à 50,0 ml avec la même phase mobile.

Solution à examiner (b). Dissolvez 30,0 mg d'amoxicilline trihydratée dans la phase mobile A et complétez à 20,0 ml avec la même phase mobile.

Solution témoin (a). Dissolvez 30,0 mg d'*amoxicilline trihydratée SCR* dans la phase mobile A et complétez à 50,0 ml avec la même phase mobile.

Monographies A - C

Solution témoin (b). Dissolvez 4,0 mg de *céfadroxil SCR* dans la phase mobile A et complétez à 50 ml avec la même phase mobile. A 5,0 ml de solution, ajoutez 5,0 ml de solution témoin (a) puis complétez à 100 ml avec la phase mobile A.

Solution témoin (c). Prélevez 1,0 ml de solution témoin (a) et complétez à 20,0 ml avec la phase mobile A. Prélevez 1,0 ml de solution et complétez à 50,0 ml avec la phase mobile A.

Solution témoin (d). Prélevez 2,0 ml de solution témoin (a) et complétez à 20,0 ml avec la phase mobile A. Prélevez 5,0 ml de solution et complétez à 20,0 ml avec la phase mobile A.

La chromatographie peut être réalisée en utilisant :

- une colonne d'acier inoxydable, d'une longueur de 0,25 m et d'un diamètre intérieur de 4,6 mm, remplie de *gel de silice octadécylsilylé pour chromatographie R* (5 µm),
- comme phase mobile, à un débit de 1,0 ml/min, les mélanges suivants :

Phase mobile A. Mélangez 1 volume d'*acétonitrile R* et 99 volumes de solution tampon pH 5,0,

Phase mobile B. Mélangez 20 volumes d'*acétonitrile R* et 80 volumes de solution tampon pH 5,0,

en préparant la solution tampon comme suit : à 250 ml de *solution de phosphate monopotassique 0,2 M R,* ajoutez de la *solution diluée d'hydroxyde de sodium R* en quantité nécessaire pour ajuster à pH 5,0 puis complétez à 1000,0 ml avec de l'*eau R,*

- comme détecteur, un spectrophotomètre réglé à 254 nm,
- un injecteur à boucle de 50 µl.

Equilibrez la colonne avec un mélange de 92 volumes de phase mobile A et de 8 volumes de phase mobile B. Injectez la solution témoin (b). Le dosage n'est valable que si :

- la résolution entre les pics principaux n'est pas inférieure à 2,0 ; si nécessaire, ajustez le rapport A:B de la phase mobile,
- le coefficient de distribution massique du premier pic (amoxicilline) est de 1,3 à 2,5.

Injectez la solution témoin (c). Ajustez le système de façon à obtenir un pic dont le rapport signal/bruit n'est pas inférieur à 3. Injectez 6 fois la solution témoin (a). Le dosage n'est valable que si l'écart type relatif de la surface du pic principal n'est pas supérieur à 1,0 pour cent. Injectez alternativement la solution à examiner (a) et la solution témoin (a).

CONSERVATION

En récipient étanche.

IMPURETÉS

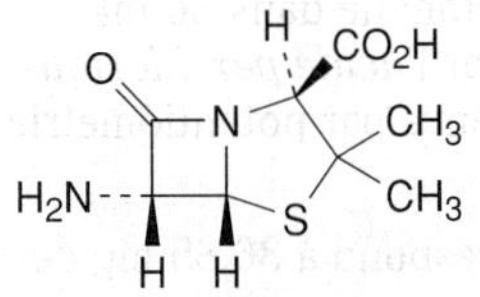

A. acide (2*S*,5*R*,6*R*)-6-amino-3,3-diméthyl-7-oxo-4-thia-1-azabicyclo[3.2.0]heptane-2-carboxylique (acide 6-aminopénicillanique),

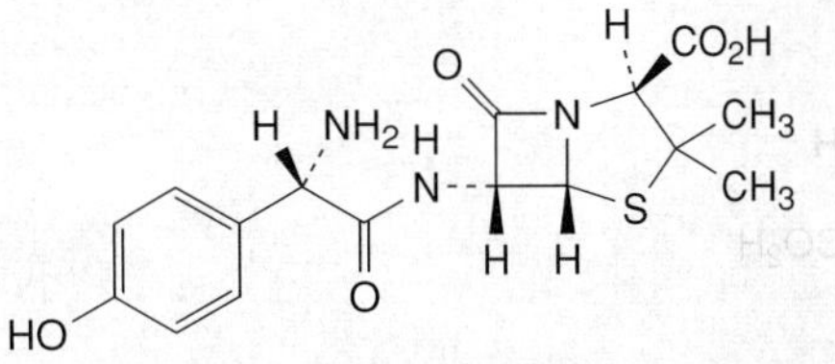

B. acide (2*S*,5*R*,6*R*)-6-[[(2*S*)-2-amino-2-(4-hydroxyphényl)acétyl]amino]-3,3-diméthyl-7-oxo-4-thia-1-azabicyclo[3.2.0]heptane-2-carboxylique (L-amoxicilline),

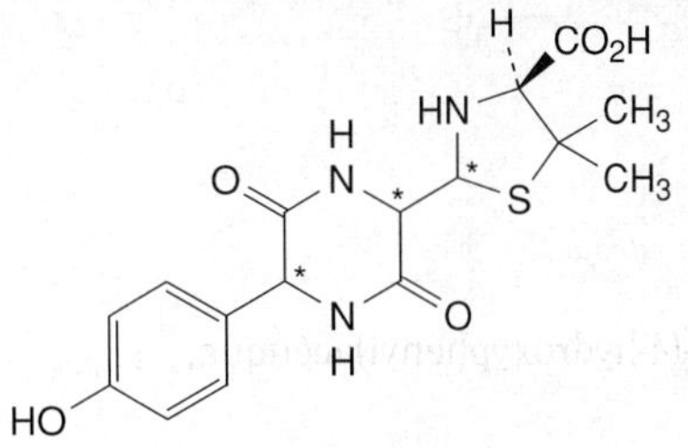

C. acide (4*S*)-2-[5-(4-hydroxyphényl)-3,6-dioxopipérazin-2-yl]-5,5-diméthylthiazolidine-4-carboxylique (dicétopipérazines d'amoxicilline),

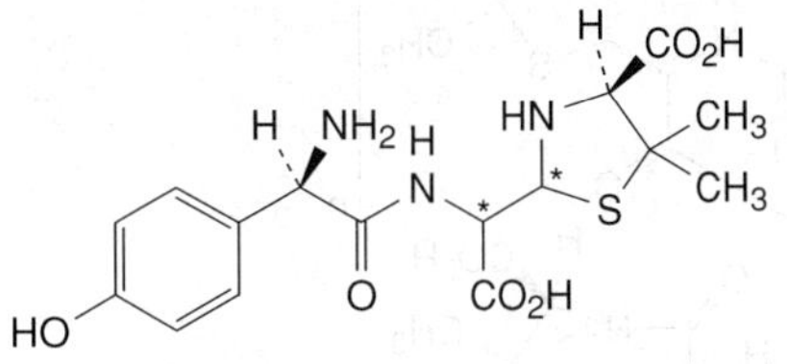

D. acide (4*S*)-2-[[[(2*R*)-2-amino-2-(4-hydroxyphényl)acétyl]amino]carboxyméthyl]-5,5-diméthylthiazolidine-4-carboxylique (acides pénicilloïques d'amoxicilline),

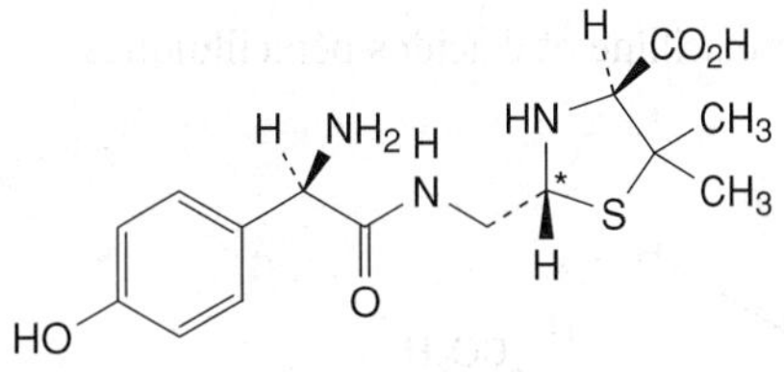

et l'épimère en C*

E. acide (2*RS*,4*S*)-2-[[[(2*R*)-2-amino-2-(4-hydroxyphényl)acétyl]amino]méthyl]-5,5-diméthylthiazolidine-4-carboxylique (acides pénilloïques d'amoxicilline),

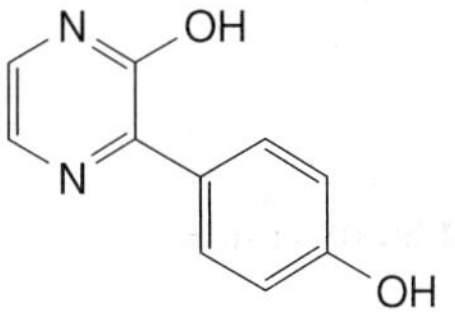

F. 3-(4-hydroxyphényl)pyrazin-2-ol,

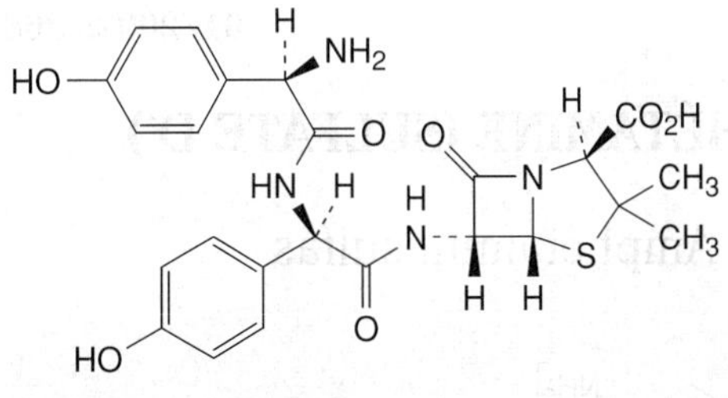

G. acide (2*S*,5*R*,6*R*)-6-[[(2*R*)-2-[[(2*R*)-2-amino-2-(4-hydroxyphényl)acétyl]amino]-2-(4-hydroxyphényl)acétyl]amino]-3,3-diméthyl-7-oxo-4-thia-1-azabicyclo[3.2.0]heptane-2-carboxylique (L-(4-hydroxyphényl)glycylamoxicilline),

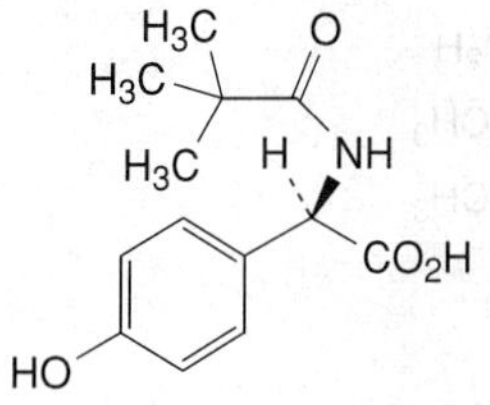

H. acide (2*R*)-2-[(2,2-diméthylpropanoyl)amino]-2-(4-hydroxyphényl)acétique,

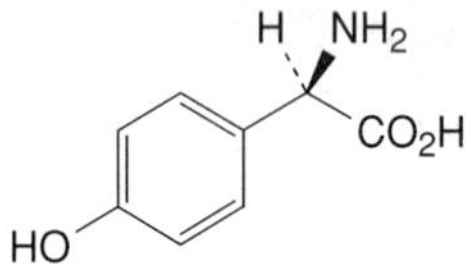

I. acide (2*R*)-2-amino-2-(4-hydroxyphényl)acétique,

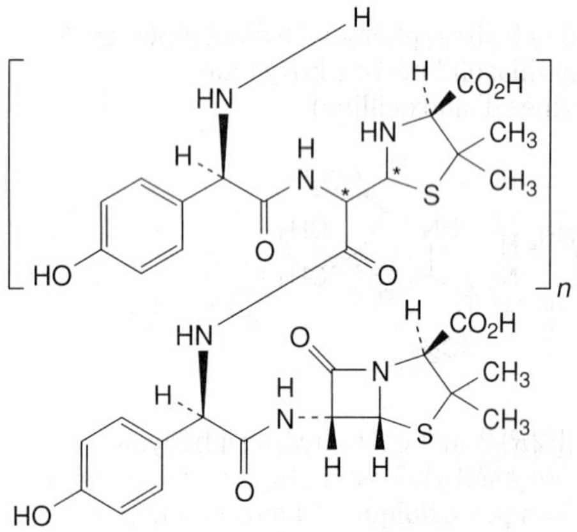

J. cooligomères d'amoxicilline et d'acides pénicilloïques d'amoxicilline,

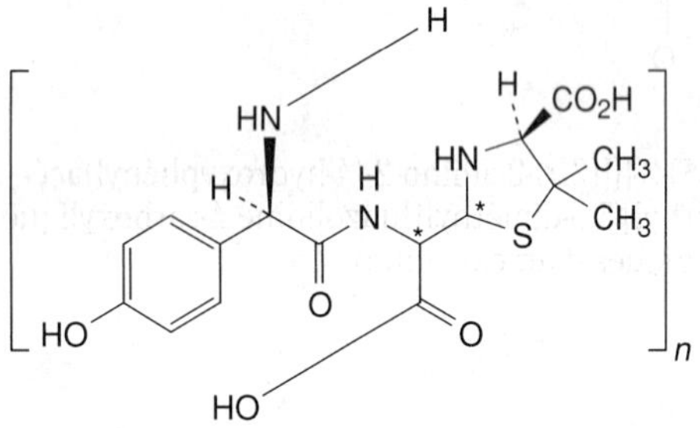

K. oligomères d'acides pénicilloïques d'amoxicilline.

01/2002:0368

AMPHÉTAMINE (SULFATE D')

Amphetamini sulfas

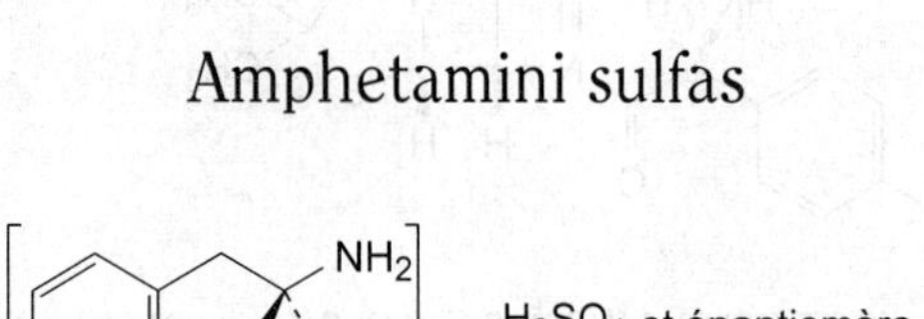

$C_{18}H_{28}N_2O_4S$ M_r 368,5

DÉFINITION

Le sulfate d'amphétamine contient au minimum 99,0 pour cent et au maximum l'équivalent de 100,5 pour cent de sulfate de bis[(2*RS*)-1-phénylpropan-2-amine], calculé par rapport à la substance desséchée.

CARACTÈRES

Poudre blanche, facilement soluble dans l'eau, peu soluble dans l'alcool, pratiquement insoluble dans l'éther.

IDENTIFICATION

Première identification : A, B, E.

Seconde identification : A, C, D, E.

A. Déterminé avec la solution S (voir Essai) dans un tube de 2 dm, l'angle de rotation optique (*2.2.7*) est de – 0,04 à + 0,04.

B. Examinez le sulfate d'amphétamine par spectrophotométrie d'absorption dans l'infrarouge (*2.2.24*), en comparant avec le *spectre de référence du sulfate d'amphétamine de la Ph. Eur.* Examinez la substance en dispersion dans la *paraffine liquide R.*

C. A 50 ml de solution S, ajoutez 5 ml de *solution concentrée d'hydroxyde de sodium R* et 0,5 ml de *chlorure de benzoyle R,* puis agitez. Répétez l'addition de *chlorure de benzoyle R* par fractions de 0,5 ml, jusqu'à ce qu'il ne se forme plus de précipité. Filtrez et lavez le précipité à l'*eau R.* Faites cristalliser à 2 reprises dans un mélange à volumes égaux d'*alcool R* et d'*eau R,* puis desséchez à 100-105 °C. Le point de fusion (*2.2.14*) des cristaux est de 131 °C à 135 °C.

D. A 2 mg environ de sulfate d'amphétamine ajoutez 1 ml de *réactif à l'acide sulfurique et au formaldéhyde R.* Il se développe une coloration orangée qui vire rapidement au brun foncé.

E. La solution S donne la réaction (a) des sulfates (*2.3.1*).

ESSAI

Solution S. Dissolvez 2,0 g de sulfate d'amphétamine dans de l'*eau exempte de dioxyde de carbone R* et complétez à 100 ml avec le même solvant.

Aspect de la solution. La solution S est limpide (*2.2.1*) et incolore (*2.2.2, Procédé II*).

Acidité ou alcalinité. A 25 ml de solution S, ajoutez 0,1 ml de *solution de rouge de méthyle R.* Le virage de l'indicateur ne nécessite pas plus de 0,1 ml d'*acide chlorhydrique 0,01 M* ou d'*hydroxyde de sodium 0,01 M.*

Perte à la dessiccation (*2.2.32*). Déterminée à l'étuve à 100-105 °C sur 1,00 g de sulfate d'amphétamine, la perte à la dessiccation n'est pas supérieure à 1,0 pour cent.

Cendres sulfuriques (*2.4.14*). Déterminé sur 1,0 g de sulfate d'amphétamine, le taux des cendres sulfuriques n'est pas supérieur à 0,1 pour cent.

DOSAGE

Dissolvez 0,300 g de sulfate d'amphétamine dans 30 ml d'*acide acétique anhydre R.* Titrez par l'*acide perchlorique 0,1 M.* Déterminez le point d'équivalence par potentiométrie (*2.2.20*).

1 ml d'*acide perchlorique 0,1 M* correspond à 36,85 mg de $C_{18}H_{28}N_2O_4S$.

CONSERVATION

A l'abri de la lumière.

01/2002:1292

AMPHOTÉRICINE B

Amphotericinum B

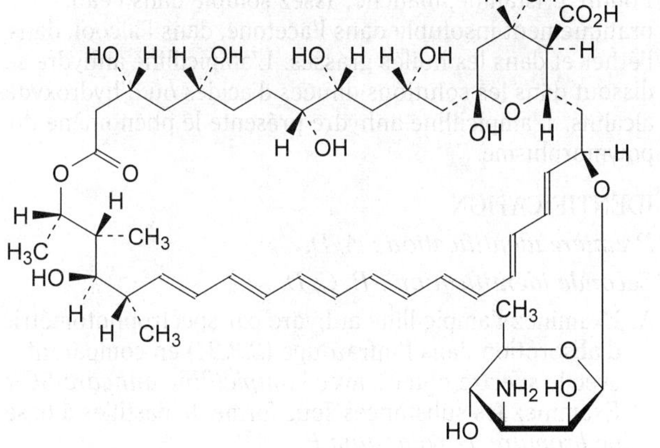

$C_{47}H_{73}NO_{17}$ M_r 924

DÉFINITION

L'amphotéricine B est un mélange de polyènes antifongiques produits par certaines souches de *Streptomyces nodosus* ou obtenus par tout autre moyen. Elle est constituée en majeure partie d'amphotéricine B ou acide (1*R*,3*S*,5*R*,6*R*,9*R*,11*R*,15*S*,16*R*,17*R*,18*S*,19*E*,21*E*,23*E*,25*E*,27*E*,29*E*,31*E*,33*R*,35*S*,36*R*,37*S*)-33-[(3-amino-3,6-didésoxy-β-D-mannopyranosyl)oxy]-1,3,5,6,9,11,17,37-octahydroxy-15,16,18-triméthyl-13-oxo-14,39-dioxabicyclo[33.3.1]nonatriaconta-19,21,23,25,27,29,31-heptaène-36-carboxylique. L'activité de l'amphotéricine B n'est pas inférieure à 750 UI/mg, calculé par rapport à la substance desséchée.

CARACTÈRES

Poudre jaune à orange, pratiquement insoluble dans l'eau, soluble dans le diméthylsulfoxyde et dans le propylèneglycol, peu soluble dans le diméthylformamide, très peu soluble dans le méthanol, pratiquement insoluble dans l'alcool.

L'amphotéricine B est sensible à la lumière dans les solutions diluées et est inactivée aux faibles valeurs de pH.

IDENTIFICATION

A. Dissolvez 25 mg d'amphotéricine B dans 5 ml de *diméthylsulfoxyde R* et complétez à 50 ml avec du *méthanol R*. Prélevez 2 ml de solution et complétez à 200 ml avec du *méthanol R*. Examinée de 300 nm à 450 nm (*2.2.25*), la solution présente 3 maximums d'absorption respectivement à 362 nm, 381 nm et 405 nm. Le rapport entre les absorbances mesurées aux maximums à 362 nm et à 381 nm est de 0,57 à 0,61. Le rapport entre les absorbances mesurées aux maximums à 381 nm et à 405 nm est de 0,87 à 0,93.

B. Examinez l'amphotéricine B par spectrophotométrie d'absorption dans l'infrarouge (*2.2.24*), en comparant avec le spectre obtenu avec l'*amphotéricine B SCR*. Si les spectres présentent des différences, séchez la substance à examiner à 60 °C sous une pression ne dépassant pas 0,7 kPa pendant 1 h et enregistrez un nouveau spectre.

C. A 1 ml d'une solution d'amphotéricine B à 0,5 g/l dans le *diméthylsulfoxyde R*, ajoutez 5 ml d'*acide phosphorique R* en évitant le mélange des 2 liquides. Un anneau bleu apparaît immédiatement à l'interface des 2 liquides. Mélangez, une coloration bleue intense apparaît. Ajoutez 15 ml d'*eau R*, il se développe une coloration jaune pâle.

ESSAI

Teneur en tétraènes. Procédez de la façon suivante :

Solution à examiner. Dissolvez 50,0 mg d'amphotéricine B dans 5 ml de *diméthylsulfoxyde R* et complétez à 50,0 ml avec du *méthanol R*. Prélevez 4,0 ml de solution et complétez à 50,0 ml avec du *méthanol R*.

Solution témoin (a). Dissolvez 50,0 mg d'*amphotéricine B SCR* dans 5 ml de *diméthylsulfoxyde R* et complétez à 50,0 ml avec du *méthanol R*. Prélevez 4,0 ml de solution et complétez à 50,0 ml avec du *méthanol R*.

Solution témoin (b). Dissolvez 25,0 mg de *nystatine SCR* dans 25 ml de *diméthylsulfoxyde R* et complétez à 250,0 ml avec du *méthanol R*. Prélevez 4,0 ml de solution et complétez à 50,0 ml avec du *méthanol R*.

Mesurez l'absorbance (*2.2.25*) de la solution à examiner et des solutions témoins (a) et (b) aux maximums d'absorption respectivement à 282 nm et à 304 nm en utilisant comme liquide de compensation une solution de *diméthylsulfoxyde R* à 0,8 pour cent *V/V* dans du *méthanol R*. Calculez l'absorbance spécifique de la substance à examiner, de la *nystatine SCR* et de l'*amphotéricine B SCR* aux 2 longueurs d'onde par rapport à la substance desséchée dans chaque cas.

Calculez la teneur en tétraènes en pour cent à l'aide de l'expression :

$$F + \frac{100\,(B_1S_2 - B_2S_1)}{(N_2B_1 - N_1B_2)}$$

S_1 et S_2 = absorbances spécifiques de la substance à examiner, respectivement à 282 nm et à 304 nm,

N_1 et N_2 = absorbances spécifiques de la *nystatine SCR*, respectivement à 282 nm et à 304 nm,

B_1 et B_2 = absorbances spécifiques de l'*amphotéricine B SCR*, respectivement à 282 nm et à 304 nm,

F = teneur déclarée en tétraènes de l'*amphotéricine B SCR*.

L'amphotéricine B ne contient pas plus de 10,0 pour cent de tétraènes. L'amphotéricine B destinée à la préparation de formes pharmaceutiques administrées par voie parentérale ne contient pas plus de 5,0 pour cent de tétraènes.

Perte à la dessiccation (*2.2.32*). Déterminée à l'étuve à 60 °C sous une pression ne dépassant pas 0,7 kPa sur 1,000 g d'amphotéricine B, la perte à la dessiccation n'est pas supérieure à 5,0 pour cent.

Cendres sulfuriques (*2.4.14*). Déterminé sur 1,0 g d'amphotéricine B, le taux des cendres sulfuriques n'est pas supérieur à 3,0 pour cent. Si l'amphotéricine B est destinée à la préparation de formes pharmaceutiques administrées par voie parentérale, le taux des cendres sulfuriques n'est pas supérieur à 0,5 pour cent.

Stérilité (*2.6.1*). L'amphotéricine B destinée à la préparation de formes pharmaceutiques administrées par voie parentérale sans autre procédé approprié de stérilisation satisfait à l'essai de stérilité.

Endotoxines bactériennes (*2.6.14*) : moins de 1,0 UI/mg, si l'amphotéricine B est destinée à la préparation de formes pharmaceutiques administrées par voie parentérale sans autre procédé approprié d'élimination des endotoxines bactériennes.

TITRAGE

Triturez 60 mg d'amphotéricine B dans du *diméthylformamide R* et complétez, en agitant, à 100 ml avec le même solvant. Prélevez 10 ml de solution et complétez à 100 ml avec du *diméthylformamide R*. Effectuez le titrage microbiologique des antibiotiques (*2.7.2*).

CONSERVATION

A l'abri de la lumière et à une température de 2 °C à 8 °C. Si la substance est stérile, elle est conservée en récipient stérile, étanche, à fermeture inviolable.

ÉTIQUETAGE

L'étiquette indique :

– dans les cas appropriés, que la substance est exempte d'endotoxines bactériennes,
– dans les cas appropriés, que la substance est stérile,
– dans les cas appropriés, que la substance convient à la préparation de formes pharmaceutiques administrées par voie parentérale.

IMPURETÉS

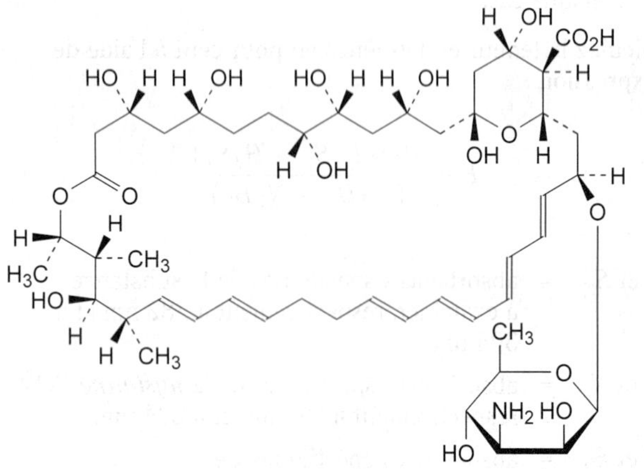

A. amphotéricine A (tétraène).

01/2002:0167

AMPICILLINE ANHYDRE

Ampicillinum anhydricum

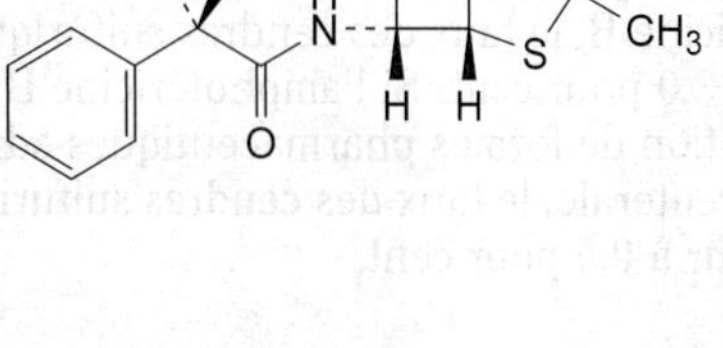

$C_{16}H_{19}N_3O_4S$ M_r 349,4

DÉFINITION

L'ampicilline anhydre contient au minimum 96,0 pour cent et au maximum l'équivalent de 100,5 pour cent d'acide (2*S*,5*R*,6*R*)-6-[[(2*R*)-2-amino-2-phénylacétyl]amino]-3,3-diméthyl-7-oxo-4-thia-1-azabicyclo[3.2.0]heptane-2-carboxylique, calculé par rapport à la substance anhydre.

CARACTÈRES

Poudre cristalline, blanche, assez soluble dans l'eau, pratiquement insoluble dans l'acétone, dans l'alcool, dans l'éther et dans les huiles grasses. L'ampicilline anhydre se dissout dans les solutions diluées d'acides ou d'hydroxydes alcalins. L'ampicilline anhydre présente le phénomène du polymorphisme.

IDENTIFICATION

Première identification : A, D.

Seconde identification : B, C, D.

A. Examinez l'ampicilline anhydre par spectrophotométrie d'absorption dans l'infrarouge (*2.2.24*) en comparant avec le spectre obtenu avec l'*ampicilline anhydre SCR*. Examinez les substances sous forme de pastilles à base de *bromure de potassium R*.

B. Opérez par chromatographie sur couche mince (*2.2.27*) en utilisant une plaque recouverte de *gel de silice silanisé H R*.

   Solution à examiner. Dissolvez 25 mg d'ampicilline anhydre dans 10 ml de *solution de bicarbonate de sodium R*.

   Solution témoin (a). Dissolvez 25 mg d'*ampicilline anhydre SCR* dans 10 ml de *solution de bicarbonate de sodium R*.

   Solution témoin (b). Dissolvez 25 mg d'*amoxicilline trihydratée SCR* et 25 mg d'*ampicilline anhydre SCR* dans 10 ml de *solution de bicarbonate de sodium R*.

   Déposez séparément sur la plaque 1 µl de chaque solution. Développez sur un parcours de 15 cm avec un mélange de 10 volumes d'*acétone R* et de 90 volumes d'une solution d'*acétate d'ammonium R* à 154 g/l dont le pH a été préalablement ajusté à 5,0 avec de l'*acide acétique glacial R*. Laissez sécher la plaque à l'air et exposez-la à des vapeurs d'iode jusqu'à apparition des taches. Examinez à la lumière du jour. La tache principale du chromatogramme obtenu avec la solution à examiner est semblable quant à sa position, sa coloration et ses dimensions à la tache principale du chromatogramme obtenu avec la solution témoin (a). L'identification n'est valable que si le chromatogramme obtenu avec la solution témoin (b) présente 2 taches nettement séparées.

C. Dans un tube à essai d'une longueur de 150 mm et d'un diamètre de 15 mm environ, introduisez 2 mg environ d'ampicilline anhydre. Humectez avec 0,05 ml d'*eau R* et ajoutez 2 ml de *réactif à l'acide sulfurique et au formaldéhyde R*. Mélangez le contenu du tube en tournant ; la solution est pratiquement incolore. Immergez le tube dans un bain-marie pendant 1 min. Il se développe une coloration jaune foncé.

D. L'ampicilline anhydre satisfait à l'essai de teneur en eau (voir Essai).

ESSAI

Aspect de la solution. Dissolvez 1,0 g d'ampicilline anhydre dans 10 ml d'*acide chlorhydrique 1 M* et, séparément, 1,0 g d'ampicilline anhydre dans 10 ml d'*ammoniaque diluée R2*. Examinées immédiatement après dissolution, les 2 solutions ne sont pas plus fortement opalescentes que la suspension témoin II (*2.2.1*).

Détermination du pH (*2.2.3*). Dissolvez 0,1 g d'ampicilline anhydre dans de l'*eau exempte de dioxyde de carbone R* et complétez à 40 ml avec le même solvant. Le pH de la solution est de 3,5 à 5,5.

Pouvoir rotatoire spécifique (*2.2.7*). Dissolvez 62,5 mg d'ampicilline anhydre dans de l'*eau R* et complétez à 25,0 ml avec le même solvant. Calculé par rapport à la substance anhydre, le pouvoir rotatoire spécifique est de + 280 à + 305.

Substances apparentées. Opérez par chromatographie liquide (*2.2.29*) comme décrit sous Dosage. Injectez la solution témoin (c) et effectuez l'élution isocratique. Injectez une solution à examiner (b) fraîchement préparée et commencez l'élution isocratique. Immédiatement après l'élution du pic correspondant à l'ampicilline, commencez le gradient linéaire suivant. Si la composition de la phase mobile à été ajustée pour atteindre la résolution demandée, la composition ajustée sera appliquée au temps 0 dans le gradient.

Temps (min)	Phase mobile A (% *V/V*)	Phase mobile B (% *V/V*)
0	85	15
30	0	100
45	0	100

Equilibrez la colonne avec la phase mobile initiale pendant 15 min. Injectez la phase mobile A et utilisez le même gradient d'élution pour obtenir un blanc. S'il apparaît d'autres pics dans le chromatogramme obtenu avec la solution à examiner (b), la surface d'aucun d'entre eux, à l'exception du pic principal et du ou des pics du chromatogramme obtenu avec le blanc, n'est supérieure à la surface du pic principal du chromatogramme obtenu avec la solution témoin (c) (1,0 pour cent).

***N,N*-Diméthylaniline** (*2.4.26, Méthode B*). L'ampicilline anhydre ne contient pas plus de 20 ppm de *N,N*-diméthylaniline.

Teneur en eau (*2.5.12*). Déterminée par semi-microdosage sur 0,300 g d'ampicilline anhydre, la teneur en eau n'est pas supérieure à 2,0 pour cent.

Cendres sulfuriques (*2.4.14*). Déterminé sur 1,0 g d'ampicilline anhydre, le taux des cendres sulfuriques n'est pas supérieur à 0,5 pour cent.

DOSAGE

Opérez par chromatographie liquide (*2.2.29*)

Solution à examiner (a). Dissolvez 27,0 mg d'ampicilline anhydre dans la phase mobile A et complétez à 50,0 ml avec le même solvant.

Solution à examiner (b). Dissolvez 27,0 mg d'ampicilline anhydre dans la phase mobile A et complétez à 10,0 ml avec le même solvant.

Solution témoin (a). Dissolvez 27,0 mg d'*ampicilline anhydre SCR* dans la phase mobile A et complétez à 50,0 ml avec le même solvant.

Solution témoin (b). Dissolvez 2,0 mg de *céfradine SCR* dans la phase mobile A et complétez à 50 ml avec le même solvant. A 5,0 ml de cette solution ajoutez 5,0 ml de solution témoin (a).

Solution témoin (c). Prélevez 1,0 ml de solution témoin (a) et complétez à 20,0 ml avec la phase mobile A.

Solution témoin (d). Prélevez 1,0 ml de solution témoin (c) et complétez à 25,0 ml avec la phase mobile A.

La chromatographie peut être réalisée en utilisant :

- une colonne d'une longueur de 0,25 m et d'un diamètre intérieur de 4,6 mm, remplie de *gel de silice octadécylsilylé pour chromatographie R* (5 µm),
- comme phase mobile, à un débit de 1,0 ml/min :

  Phase mobile A. Un mélange de 0,5 ml d'*acide acétique dilué R*, de 50 ml de *solution de phosphate monopotassique 0,2 M R* et de 50 ml d'*acétonitrile R*, dilué à 1000 ml avec de l'*eau R*,

  Phase mobile B. Un mélange de 0,5 ml d'*acide acétique dilué R*, de 50 ml de *solution de phosphate monopotassique 0,2 M R* et de 400 ml d'*acétonitrile R*, dilué à 1000 ml avec de l'*eau R*,
- comme détecteur, un spectrophotomètre réglé à 254 nm,
- un injecteur à boucle de 50 µl.

Equilibrez la colonne avec une phase mobile dont le rapport A:B est de 85:15. Injectez la solution témoin (b). L'essai n'est valable que si la résolution entre les deux pics principaux est au moins de 3,0. Si nécessaire, ajustez le rapport A:B de la phase mobile. Le rapport de distribution de masse correspondant au premier pic (ampicilline) est de 2,0 à 2,5. Injectez la solution témoin (d). Réglez le système de sorte à obtenir un pic présentant un rapport signal/bruit au moins égal à 3. Injectez 6 fois la solution témoin (a). L'essai n'est valable que si l'écart type relatif correspondant à la surface du pic principal n'est pas supérieur à 1,0 pour cent. Injectez alternativement la solution à examiner (a) et la solution témoin (a).

Calculez la teneur pour cent en ampicilline.

CONSERVATION

En récipient étanche, à une température ne dépassant pas 30 °C.

IMPURETÉS

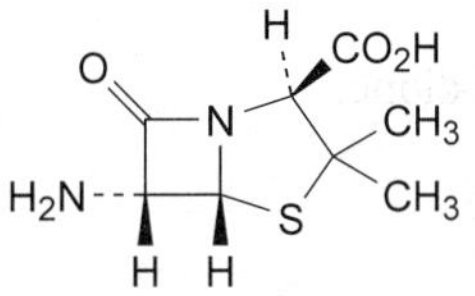

A. acide (2*S*,5*R*,6*R*)-6-amino-3,3-diméthyl-7-oxo-4-thia-1-azabicyclo[3.2.0]heptane-2-carboxylique (acide 6-aminopénicillanique),

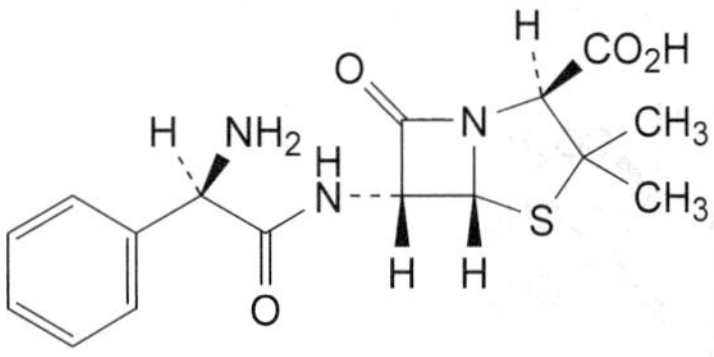

B. acide (2*S*,5*R*,6*R*)-6-[[(2*S*)-2-amino-2-phénylacétyl]amino]-3,3-diméthyl-7-oxo-4-thia-1-azabicyclo[3.2.0]heptane-2-carboxylique (L-ampicilline),

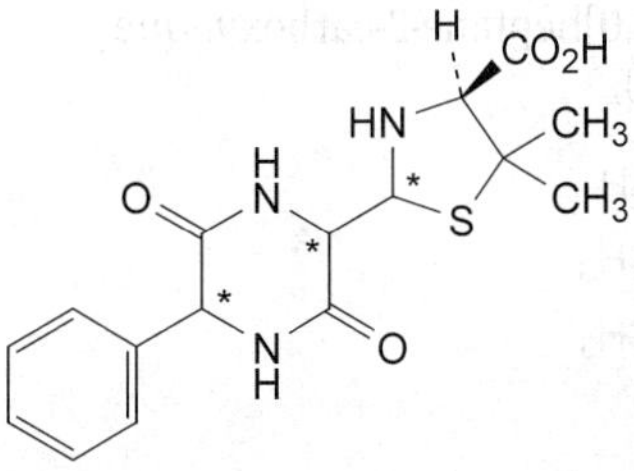

C. acide (4*S*)-2-(3,6-dioxo-5-phénylpipérazin-2-yl)-5,5-diméthylthiazolidine-4-carboxylique (dicétopipérazines d'ampicilline),

Monographies A - C

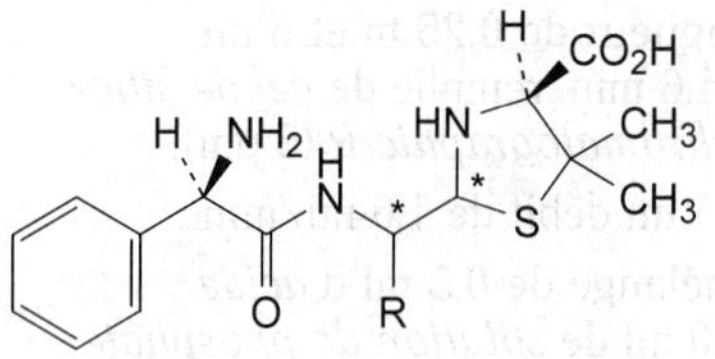

D. R = CO_2H : acide (4*S*)-2-[[[(2*R*)-2-amino-2-phénylacétyl]amino]carboxyméthyl]-5,5-diméthylthiazolidine-4-carboxylique (acides pénicilloïques d'ampicilline),

F. R = H : acide (2*RS*,4*S*)-2-[[[(2*R*)-2-amino-2-phénylacétyl]amino]méthyl]-5,5-diméthylthiazolidine-4-carboxylique (acides penilloïques d'ampicilline),

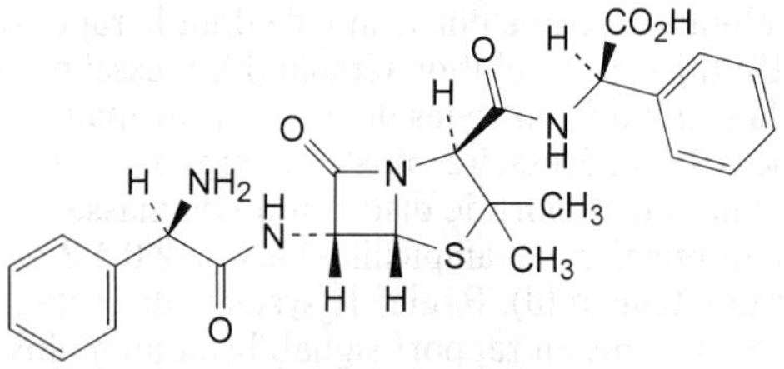

E. acide (2*R*)-2-[[[(2*S*,5*R*,6*R*)-6-[[(2*R*)-2-amino-2-phénylacétyl]amino]-3,3-diméthyl-7-oxo-4-thia-1-azabicyclo[3.2.0]hept-2-yl]carbonyl]amino]-2-phénylacétique (ampicillinyl-D-phénylglycine),

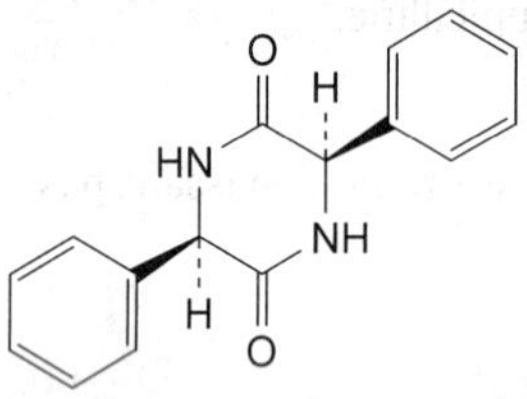

G. (3*R*,6*R*)-3,6-diphénylpipérazine-2,5-dione,

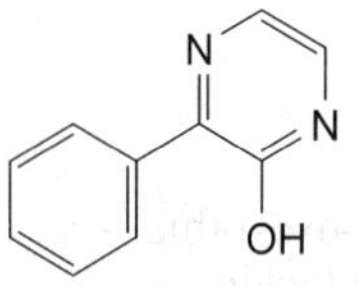

H. 3-phénylpyrazin-2-ol,

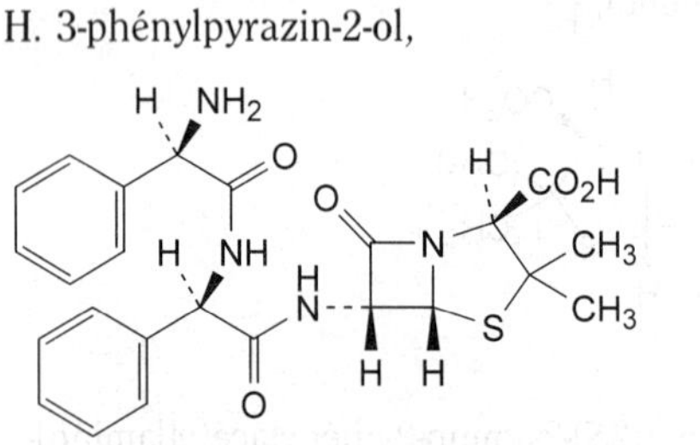

I. acide (2*S*,5*R*,6*R*)-6-[[(2*R*)-2-[[(2*R*)-2-amino-2-phénylacétyl]amino]-2-phénylacétyl]amino]-3,3-diméthyl-7-oxo-4-thia-1-azabicyclo[3.2.0]heptane-2-carboxylique (D-phénylglycylampicilline),

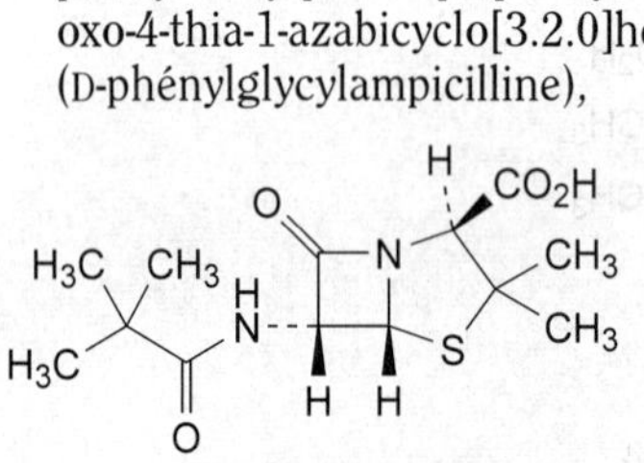

J. acide (2*S*,5*R*,6*R*)-6-[(2,2-diméthylpropanoyl)amino]-3,3-diméthyl-7-oxo-4-thia-1-azabicyclo[3.2.0]heptane-2-carboxylique,

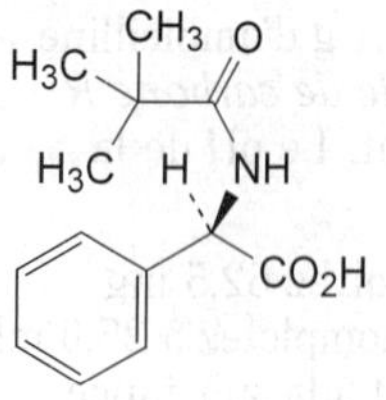

K. acide (2*R*)-2-[(2,2-diméthylpropanoyl)amino]-2-phénylacétique,

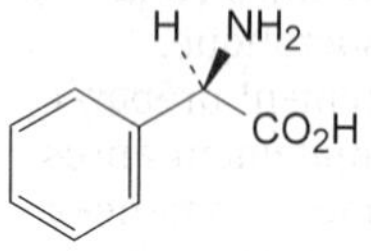

L. acide (2*R*)-2-amino-2-phénylacétique (D-phénylglycine),

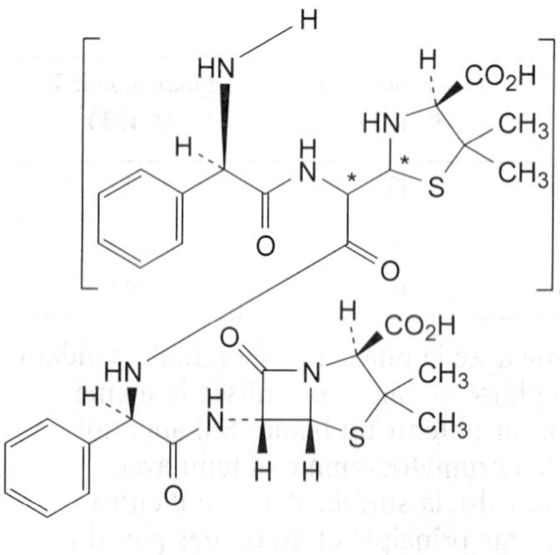

M. cooligomères d'ampicilline et d'acides pénicilloïques d'ampicilline.

01/2002:0578

AMPICILLINE SODIQUE

Ampicillinum natricum

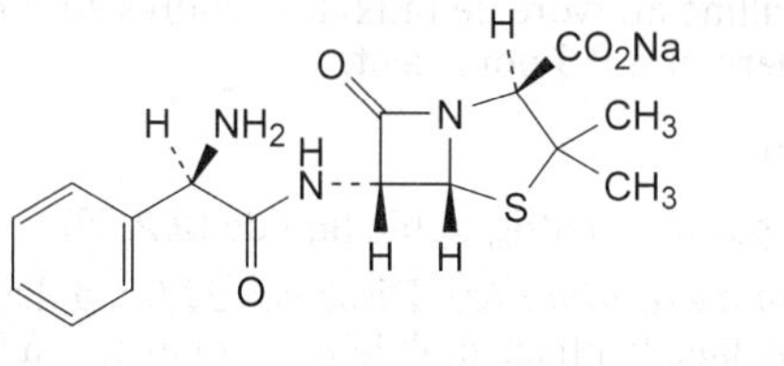

$C_{16}H_{18}N_3NaO_4S$ M_r 371,4

DÉFINITION

L'ampicilline sodique contient au minimum 91,0 pour cent et au maximum l'équivalent de 100,5 pour cent de (2*S*,5*R*,6*R*)-6-[[(2*R*)-2-amino-2-phénylacétyl]amino]-3,3-diméthyl-7-oxo-4-thia-1-azabicyclo[3.2.0]heptane-2-carboxylate de sodium, calculé par rapport à la substance anhydre.

CARACTÈRES

Poudre blanche, hygroscopique, facilement soluble dans l'eau, assez soluble dans l'acétone, pratiquement insoluble dans l'éther, dans les huiles grasses et dans la paraffine liquide.

IDENTIFICATION

Première identification : A, D.

Seconde identification : B, C, D.

A. Dissolvez 0,250 g d'ampicilline sodique dans 5 ml d'*eau R*. Ajoutez 0,5 ml d'*acide acétique dilué R*, agitez et laissez reposer pendant 10 min dans un bain d'eau glacée. Filtrez les cristaux sur un petit creuset en verre fritté (40) par aspiration. Lavez les cristaux avec 2 ml à 3 ml d'un mélange de 1 volume d'*eau R* et de 9 volumes d'*acétone R*. Séchez à l'étuve à 60 °C pendant 30 min. Examinez les cristaux par spectrophotométrie d'absorption dans l'infrarouge (*2.2.24*), en comparant avec le spectre obtenu avec l'*ampicilline trihydratée SCR*.

B. Opérez par chromatographie sur couche mince (*2.2.27*) en utilisant une plaque recouverte de *gel de silice silanisé H R*.

Solution à examiner. Dissolvez 25 mg d'ampicilline sodique dans 10 ml de *solution de bicarbonate de sodium R*.

Solution témoin (a). Dissolvez 25 mg d'*ampicilline trihydratée SCR* dans 10 ml de *solution de bicarbonate de sodium R*.

Solution témoin (b). Dissolvez 25 mg d'*amoxicilline trihydratée SCR* et 25 mg d'*ampicilline trihydratée SCR* dans 10 ml de *solution de bicarbonate de sodium R*.

Déposez séparément sur la plaque 1 µl de chaque solution. Développez sur un parcours de 15 cm avec un mélange de 10 volumes d'*acétone R* et de 90 volumes d'une solution d'*acétate d'ammonium R* à 154 g/l dont le pH a été préalablement ajusté à 5,0 avec de l'*acide acétique glacial R*. Laissez sécher la plaque à l'air et exposez-la à des vapeurs d'iode jusqu'à apparition des taches. Examinez à la lumière du jour. La tache principale du chromatogramme obtenu avec la solution à examiner est semblable quant à sa position, sa coloration et ses dimensions à la tache principale du chromatogramme obtenu avec la solution témoin (a). L'identification n'est valable que si le chromatogramme obtenu avec la solution témoin (b) présente 2 taches nettement séparées.

C. Dans un tube à essai d'une longueur de 150 mm et d'un diamètre de 15 mm environ, introduisez 2 mg environ d'ampicilline sodique. Humectez avec 0,05 ml d'*eau R* et ajoutez 2 ml de *réactif à l'acide sulfurique et au formaldéhyde R*. Mélangez le contenu du tube en tournant ; la solution est pratiquement incolore. Immergez le tube dans un bain-marie pendant 1 min. Il se développe une coloration jaune foncé.

D. L'ampicilline sodique donne la réaction (a) du sodium (*2.3.1*).

ESSAI

Aspect de la solution. Dans une fiole conique, ajoutez lentement 10 ml d'*acide chlorhydrique 1 M* à 1,0 g d'ampicilline sodique en agitant continuellement. Dissolvez séparément 1,0 g d'ampicilline sodique dans de l'*eau R* et complétez à 10,0 ml avec le même solvant. Examinées immédiatement après dissolution, les 2 solutions ne sont pas plus fortement opalescentes que la suspension témoin II (*2.2.1*). L'absorbance (*2.2.25*) de la solution dans l'eau, mesurée à 430 nm, n'est pas supérieure à 0,15.

Détermination du pH (*2.2.3*). Dissolvez 2,0 g d'ampicilline sodique dans de l'*eau exempte de dioxyde de carbone R* et complétez à 20 ml avec le même solvant. Mesuré 10 min après la mise en solution, le pH de la solution est de 8,0 à 10,0.

Pouvoir rotatoire spécifique (*2.2.7*). Dissolvez 62,5 mg d'ampicilline sodique dans une solution de *phtalate acide de potassium R* à 4 g/l et complétez à 25,0 ml avec la même solution. Calculé par rapport à la substance anhydre, le pouvoir rotatoire spécifique est de + 258 à + 287.

Substances apparentées. Opérez par chromatographie liquide (*2.2.29*) comme décrit sous Dosage. Injectez 50 µl de solution témoin (d) et effectuez l'élution isocratique jusqu'à l'élution du pic de l'ampicilline. Injectez 50 µl de solution à examiner (b) et commencez l'élution isocratique. Immédiatement après l'élution du pic de l'ampicilline, commencez le gradient linéaire suivant. Si la composition de la phase mobile a été ajustée pour atteindre la résolution demandée, la composition ajustée sera appliquée au temps 0 dans le gradient.

Intervalle (min)	Phase mobile A (pour cent *V/V*)	Phase mobile B (pour cent *V/V*)	Commentaire
0 - 30	85 → 0	15 → 100	gradient linéaire
30 - 45	0	100	isocratique
45 - 35	85	15	rééquilibrage

Injectez la phase mobile A et appliquez le même programme d'élution pour obtenir un blanc. Injectez la solution témoin (e) et appliquez le même programme d'élution. Dans le chromatogramme obtenu avec la solution témoin (e), il apparaît un pic correspondant à l'ampicilline et un pic correspondant au dimère de l'ampicilline, avec un temps de rétention relatif de 2,8 environ par rapport à l'ampicilline. S'il apparaît, dans le chromatogramme obtenu avec la solution à examiner (b), un pic correspondant au dimère de l'ampicilline, sa surface n'est pas supérieure à 4,5 fois la surface du pic principal du chromatogramme obtenu avec la solution témoin (d) (4,5 pour cent). S'il apparaît, dans le chromatogramme obtenu avec la solution à examiner (b), d'autres pics que le pic principal et un pic correspondant au dimère d'ampicilline, la surface d'aucun d'entre eux n'est supérieure à deux fois la surface du pic principal du chromatogramme obtenu avec la solution témoin (d) (2 pour cent). Ne tenez pas compte des pics dus au blanc.

***N,N*-Diméthylaniline** (*2.4.26, Méthode B*). L'ampicilline sodique ne contient pas plus de 20 ppm de *N,N*-diméthylaniline.

Acide 2-éthylhexanoïque (*2.4.28*). L'ampicilline sodique ne contient pas plus de 0,8 pour cent *m/m* d'acide 2-éthylhexanoïque.

Chlorure de méthylène. Opérez par chromatographie en phase gazeuse (*2.2.28*) en utilisant le *chlorure d'éthylène R* comme étalon interne.

Solution d'étalon interne. Dissolvez 1,0 ml de *chlorure d'éthylène R* dans de l'*eau R* et complétez à 500,0 ml avec le même solvant.

Solution à examiner (a). Dissolvez 1,0 g d'ampicilline sodique dans de l'*eau R* et complétez à 10,0 ml avec le même solvant.

Solution à examiner (b). Dissolvez 1,0 g d'ampicilline sodique dans de l'*eau R*, ajoutez 1,0 ml de solution d'étalon interne et complétez à 10,0 ml avec de l'*eau R*.

Solution témoin. Dissolvez 1,0 ml de *chlorure de méthylène R* dans de l'*eau R* et complétez à 500,0 ml avec le même solvant. Prélevez 1,0 ml de solution, ajoutez 1,0 ml de solution d'étalon interne et complétez à 10,0 ml avec de l'*eau R*.

La chromatographie peut être réalisée en utilisant :

- une colonne de verre, d'une longueur de 1,5 m et d'un diamètre intérieur de 4 mm, remplie de *terre d'infusoires pour chromatographie en phase gazeuse R*, imprégnée de 10 pour cent *m/m* de *macrogol 1000 R*,
- comme gaz vecteur, de l'*azote pour chromatographie R*, à un débit de 40 ml/min,
- un détecteur à ionisation de flamme,

en maintenant la température de la colonne à 60 °C, celle de la chambre à injection à 100 °C et celle du détecteur à 150 °C. Calculez la teneur en chlorure de méthylène en prenant 1,325 g/ml comme masse volumique du chlorure de méthylène à 20 °C.

L'ampicilline sodique ne contient pas plus de 0,2 pour cent *m/m* de chlorure de méthylène.

Métaux lourds (*2.4.8*). 1,0 g d'ampicilline sodique satisfait à l'essai limite C des métaux lourds (20 ppm). Préparez le témoin avec 2 ml de *solution à 10 ppm de plomb (Pb) R*.

Teneur en eau (*2.5.12*). Déterminée par semi-microdosage sur 0,300 g d'ampicilline sodique, la teneur en eau n'est pas supérieure à 2,0 pour cent.

Stérilité (*2.6.1*). L'ampicilline sodique destinée à la préparation de formes pharmaceutiques administrées par voie parentérale sans autre procédé approprié de stérilisation satisfait également à l'essai de stérilité.

Endotoxines bactériennes (*2.6.14*) : moins de 0,15 UI/mg, si l'ampicilline sodique est destinée à la préparation de formes pharmaceutiques administrées par voie parentérale sans autre procédé approprié d'élimination des endotoxines bactériennes.

DOSAGE

Opérez par chromatographie liquide (*2.2.29*).

Solution à examiner (a). Dissolvez 31,0 mg d'ampicilline sodique dans la phase mobile A et complétez à 50,0 ml avec la phase mobile A.

Solution à examiner (b). Préparez immédiatement avant l'emploi. Dissolvez 31,0 mg d'ampicilline sodique dans la phase mobile A et complétez à 10,0 ml avec la phase mobile A.

Solution témoin (a). Dissolvez 27,0 mg d'*ampicilline anhydre SCR* dans la phase mobile A et complétez à 50,0 ml avec la phase mobile A.

Solution témoin (b). Dissolvez 2,0 mg de *céfradine SCR* dans la phase mobile A et complétez à 50 ml avec la phase mobile A. A 5,0 ml de solution ajoutez 5,0 ml de solution témoin (a).

Solution témoin (c). Prélevez 1,0 ml de solution témoin (a) et complétez à 20,0 ml avec la phase mobile A. Prélevez 1,0 ml de solution et complétez à 25,0 ml avec la phase mobile A.

Solution témoin (d). Prélevez 1,0 ml de solution témoin (a) et complétez à 20,0 ml avec la phase mobile A.

Solution témoin (e). A 0,20 g d'ampicilline sodique, ajoutez 1,0 ml d'*eau R*. Chauffez la solution à 60 °C pendant 1 h. Prélevez 0,5 ml de solution et complétez à 50,0 ml avec la phase mobile A.

La chromatographie peut être réalisée en utilisant :

- une colonne d'une longueur de 0,25 m et d'un diamètre intérieur de 4,6 mm, remplie de *gel de silice octadécylsilylé pour chromatographie R* (5 µm),
- comme phase mobile, à un débit de 1,0 ml/min, les mélanges suivants :

  Phase mobile A. Mélangez 0,5 ml d'*acide acétique dilué R*, 50 ml de *solution de phosphate monopotassique 0,2 M R* et 50 ml d'*acétonitrile R* ; complétez à 1000 ml avec de l'*eau R*,

  Phase mobile B. Mélangez 0,5 ml d'*acide acétique dilué R*, 50 ml de *solution de phosphate monopotassique 0,2 M R* et 400 ml d'*acétonitrile R* ; complétez à 1000 ml avec de l'*eau R*,
- comme détecteur, un spectrophotomètre réglé à 254 nm.

Equilibrez la colonne avec une phase mobile dont le rapport A:B est de 85:15. Injectez 50 µl de solution témoin (b). Le dosage n'est valable que si la résolution entre les 2 pics principaux est n'est pas inférieure à 3,0. Si nécessaire, ajustez le rapport A:B de la phase mobile. Le coefficient de distribution massique correspondant au premier pic (ampicilline) est de 2,0 à 2,5. Injectez 50 µl de solution témoin (c). Ajustez le système de façon à obtenir un pic dont le rapport signal/bruit n'est pas inférieur à 3. Injectez 6 fois la solution témoin (a). L'essai n'est valable que si l'écart type relatif correspondant à la surface du pic principal n'est pas supérieur à 1,0 pour cent. Injectez alternativement la solution à examiner (a) et la solution témoin (a).

Calculez la teneur pour cent en ampicilline sodique en multipliant la teneur pour cent en ampicilline par 1,063.

CONSERVATION

En récipient étanche. Si la substance est stérile, elle est conservée en récipient stérile, étanche, à fermeture inviolable.

ÉTIQUETAGE

L'étiquette indique :

- dans les cas appropriés, que la substance est stérile,
- dans les cas appropriés, que la substance est exempte d'endotoxines bactériennes.

IMPURETÉS

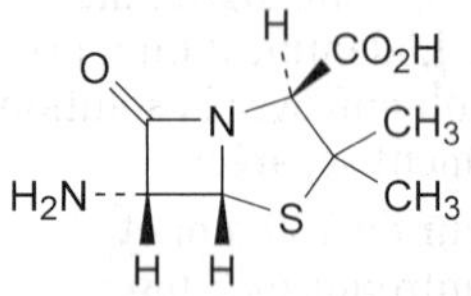

A. acide (2*S*,5*R*,6*R*)-6-amino-3,3-diméthyl-7-oxo-4-thia-1-azabicyclo[3.2.0]heptane-2-carboxylique (acide 6-aminopénicillanique),

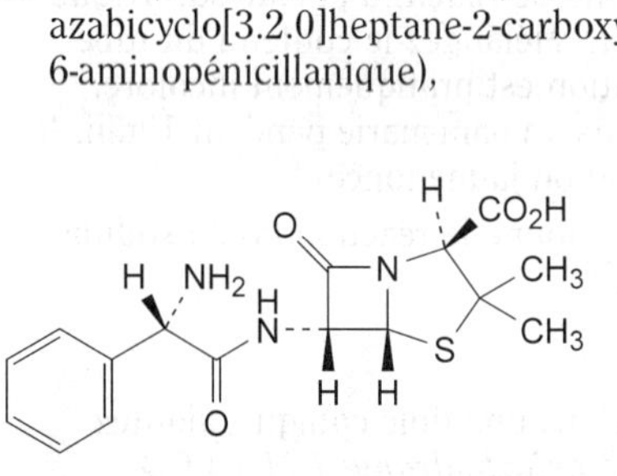

B. acide (2*S*,5*R*,6*R*)-6-[[(2*S*)-2-amino-2-phénylacétyl]amino]-3,3-diméthyl-7-oxo-4-thia-1-azabicyclo[3.2.0]heptane-2-carboxylique (L-ampicilline),

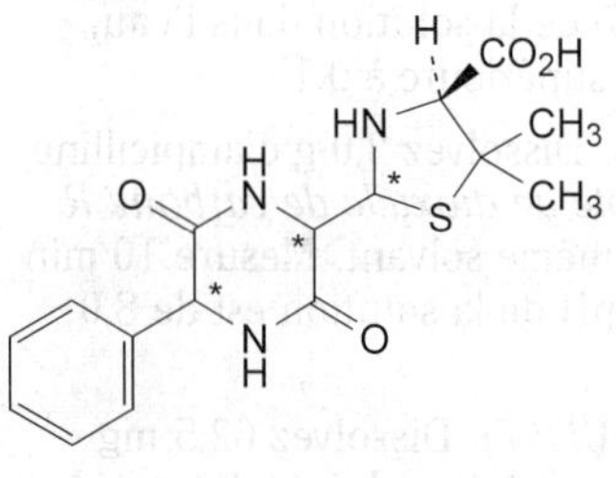

C. acide (4*S*)-2-(3,6-dioxo-5-phénylpipérazin-2-yl)-5,5-diméthylthiazolidine-4-carboxylique (dicétopipérazines d'ampicilline),

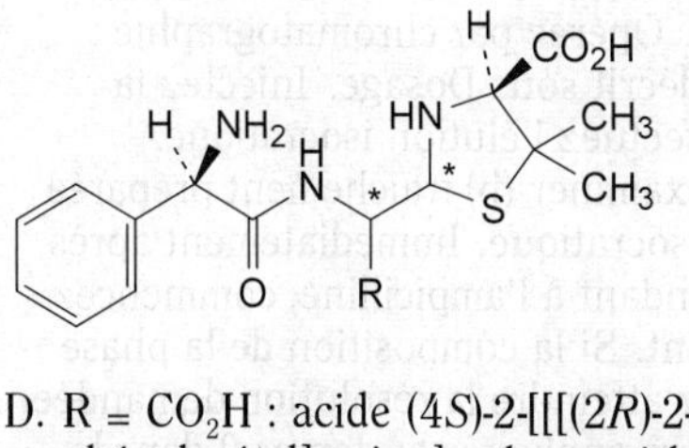

D. R = CO_2H : acide (4*S*)-2-[[[(2*R*)-2-amino-2-phénylacétyl]amino]carboxyméthyl]-5,5-diméthylthiazolidine-4-carboxylique (acides pénicilloïques d'ampicilline),

F. R = H : acide (2*RS*,4*S*)-2-[[[(2*R*)-2-amino-2-phénylacétyl]amino]méthyl]-5,5-diméthylthiazolidine-4-carboxylique (acides penilloïques d'ampicilline),

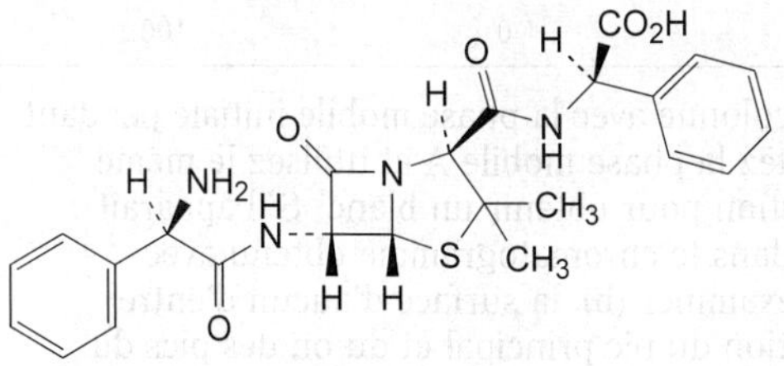

E. acide (2*R*)-2-[[[(2*S*,5*R*,6*R*)-6-[[(2*R*)-2-amino-2-phénylacétyl]amino]-3,3-diméthyl-7-oxo-4-thia-1-azabicyclo[3.2.0]hept-2-yl]carbonyl]amino]-2-phénylacétique (ampicillinyl-D-phénylglycine),

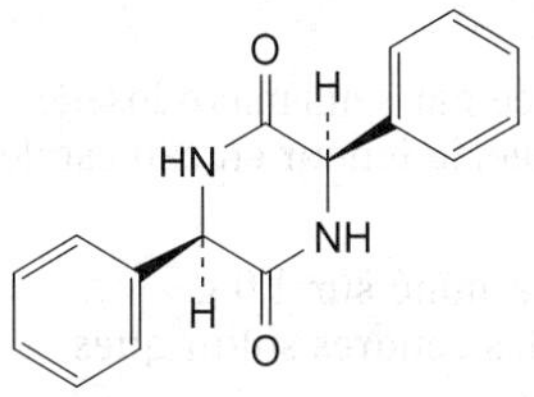

G. (3*R*,6*R*)-3,6-diphénylpipérazine-2,5-dione,

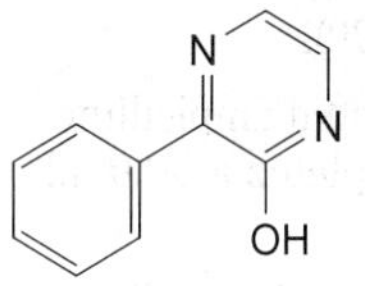

H. 3-phénylpyrazin-2-ol,

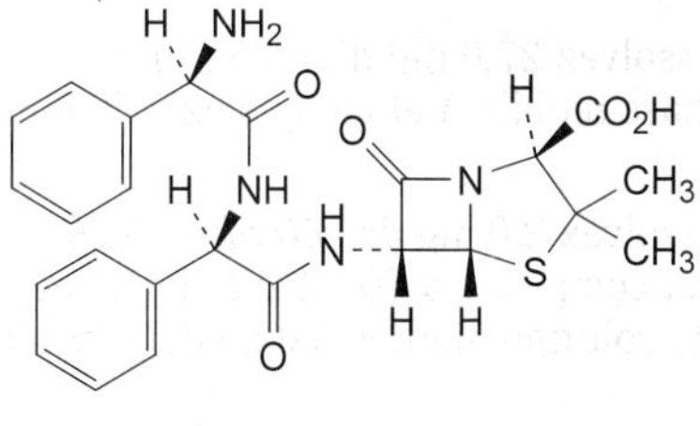

I. acide (2*S*,5*R*,6*R*)-6-[[(2*R*)-2-[[(2*R*)-2-amino-2-phénylacétyl]amino]-2-phénylacétyl]amino]-3,3-diméthyl-7-oxo-4-thia-1-azabicyclo[3.2.0]heptane-2-carboxylique (D-phénylglycylampicilline),

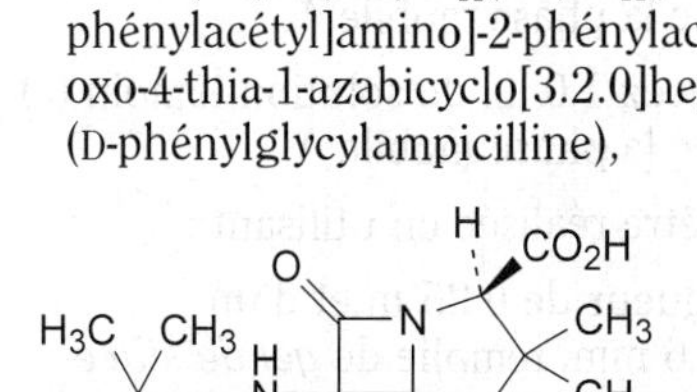

J. acide (2*S*,5*R*,6*R*)-6-[(2,2-diméthylpropanoyl)amino]-3,3-diméthyl-7-oxo-4-thia-1-azabicyclo[3.2.0]heptane-2-carboxylique,

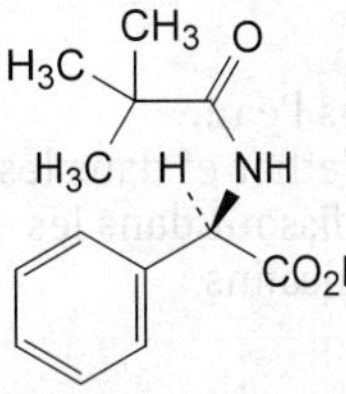

K. acide (2*R*)-2-[(2,2-diméthylpropanoyl)amino]-2-phénylacétique,

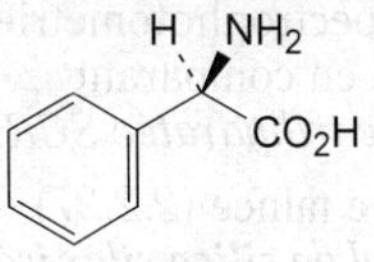

L. acide (2*R*)-2-amino-2-phénylacétique (D-phénylglycine),

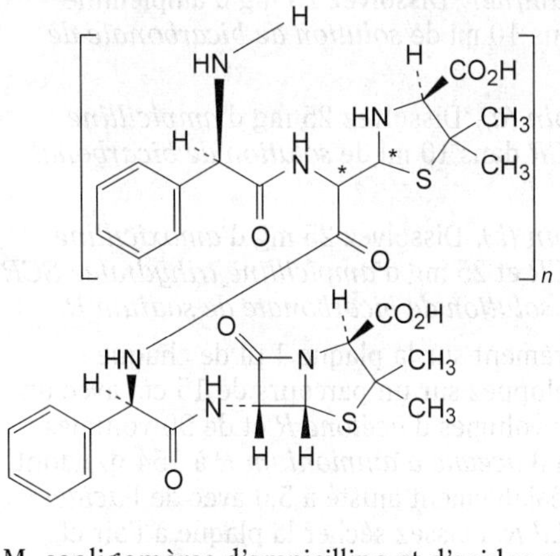

M. cooligomères d'ampicilline et d'acides pénicilloïques d'ampicilline,

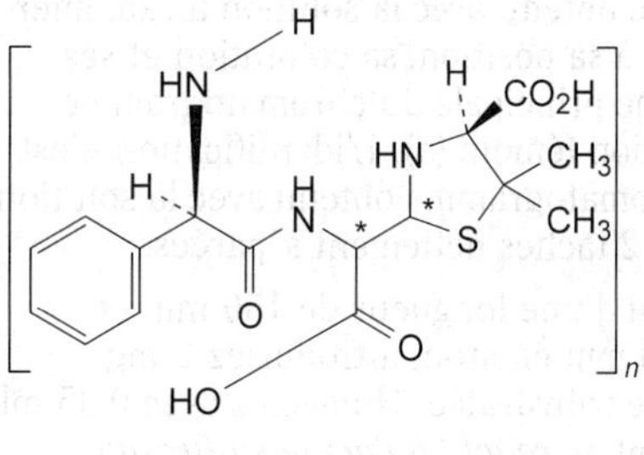

N. oligomères d'acides pénicilloïques d'ampicilline.

01/2002:0168

AMPICILLINE TRIHYDRATÉE

Ampicillinum trihydricum

Monographies A - C

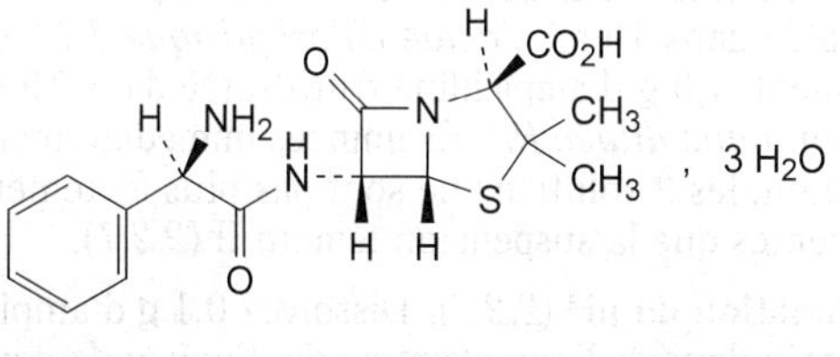

$C_{16}H_{19}N_3O_4S,3H_2O$ M_r 403,5

DÉFINITION

L'ampicilline trihydratée contient au minimum 96,0 pour cent et au maximum l'équivalent de 100,5 pour cent d'acide (2*S*,5*R*,6*R*)-6-[[(2*R*)-2-amino-2-phénylacétyl]amino]-3,3-diméthyl-7-oxo-4-thia-1-azabicyclo[3.2.0]heptane-2-carboxylique, calculé par rapport à la substance anhydre.

CARACTÈRES

Poudre cristalline, blanche, peu soluble dans l'eau, pratiquement insoluble dans l'alcool, dans l'éther et dans les huiles grasses. L'ampicilline trihydratée se dissout dans les solutions diluées d'acides ou d'hydroxydes alcalins.

IDENTIFICATION

Première identification : A, D.

Seconde identification : B, C, D.

A. Examinez l'ampicilline trihydratée par spectrophotométrie d'absorption dans l'infrarouge (*2.2.24*), en comparant avec le spectre obtenu avec l'*ampicilline trihydratée SCR*.

B. Opérez par chromatographie sur couche mince (*2.2.27*) en utilisant une plaque recouverte de *gel de silice silanisé H R*.

Solution à examiner. Dissolvez 25 mg d'ampicilline trihydratée dans 10 ml de *solution de bicarbonate de sodium R*.

Solution témoin (a). Dissolvez 25 mg d'*ampicilline trihydratée SCR* dans 10 ml de *solution de bicarbonate de sodium R*.

Solution témoin (b). Dissolvez 25 mg d'*amoxicilline trihydratée SCR* et 25 mg d'*ampicilline trihydratée SCR* dans 10 ml de *solution de bicarbonate de sodium R*.

Déposez séparément sur la plaque 1 µl de chaque solution. Développez sur un parcours de 15 cm avec un mélange de 10 volumes d'*acétone R* et de 90 volumes d'une solution d'*acétate d'ammonium R* à 154 g/l dont le pH a été préalablement ajusté à 5,0 avec de l'*acide acétique glacial R*. Laissez sécher la plaque à l'air et exposez-la à des vapeurs d'iode jusqu'à apparition des taches. Examinez à la lumière du jour. La tache principale du chromatogramme obtenu avec la solution à examiner est semblable quant à sa position, sa coloration et ses dimensions à la tache principale du chromatogramme obtenu avec la solution témoin (a). L'identification n'est valable que si le chromatogramme obtenu avec la solution témoin (b) présente 2 taches nettement séparées.

C. Dans un tube à essai d'une longueur de 150 mm et d'un diamètre de 15 mm environ, introduisez 2 mg environ d'ampicilline trihydratée. Humectez avec 0,05 ml d'*eau R*, ajoutez 2 ml de *réactif à l'acide sulfurique et auformaldéhyde R*. Mélangez le contenu du tube en tournant ; la solution est pratiquement incolore. Immergez le tube dans un bain-marie pendant 1 min. Il se développe une coloration jaune foncé.

D. L'ampicilline trihydratée satisfait à l'essai de teneur en eau (voir Essai).

ESSAI

Aspect de la solution. Dissolvez 1,0 g d'ampicilline trihydratée dans 10 ml d'*acide chlorhydrique 1 M* et, séparément, 1,0 g d'ampicilline trihydratée dans 10 ml d'*ammoniaque diluée R2*. Examinées immédiatement après dissolution, les 2 solutions ne sont pas plus fortement opalescentes que la suspension témoin II (*2.2.1*).

Détermination du pH (*2.2.3*). Dissolvez 0,1 g d'ampicilline trihydratée dans de l'*eau exempte de dioxyde de carbone R* et complétez à 40 ml avec le même solvant. Le pH de la solution est de 3,5 à 5,5.

Pouvoir rotatoire spécifique (*2.2.7*). Dissolvez 62,5 mg d'ampicilline trihydratée dans de l'*eau R* et complétez à 25,0 ml avec le même solvant. Calculé par rapport à la substance anhydre, le pouvoir rotatoire spécifique est de + 280 à + 305.

Substances apparentées. Opérez par chromatographie liquide (*2.2.29*) comme décrit sous Dosage. Injectez la solution témoin (c) et effectuez l'élution isocratique. Injectez une solution à examiner (b) fraîchement préparée et commencez l'élution isocratique. Immédiatement après l'élution du pic correspondant à l'ampicilline, commencez le gradient linéaire suivant. Si la composition de la phase mobile à été ajustée pour atteindre la résolution demandée, la composition ajustée sera appliquée au temps 0 dans le gradient.

Temps (min)	Phase mobile A (% *V/V*)	Phase mobile B (% *V/V*)
0	85	15
30	0	100
45	0	100

Equilibrez la colonne avec la phase mobile initiale pendant 15 min. Injectez la phase mobile A et utilisez le même gradient d'élution pour obtenir un blanc. S'il apparaît d'autres pics dans le chromatogramme obtenu avec la solution à examiner (b), la surface d'aucun d'entre eux, à l'exception du pic principal et du ou des pics du chromatogramme obtenu avec le blanc, n'est supérieure à la surface du pic principal du chromatogramme obtenu avec la solution témoin (c) (1,0 pour cent).

***N,N*-Diméthylaniline** (*2.4.26, Méthode B*). L'ampicilline trihydratée ne contient pas plus de 20 ppm de *N,N*-diméthylaniline.

Teneur en eau (*2.5.12*). Déterminée par semi-microdosage sur 0,100 g d'ampicilline trihydratée, la teneur en eau est de 12,0 pour cent à 15,0 pour cent.

Cendres sulfuriques (*2.4.14*). Déterminé sur 1,0 g d'ampicilline trihydratée, le taux des cendres sulfuriques n'est pas supérieur à 0,5 pour cent.

DOSAGE

Opérez par chromatographie liquide (*2.2.29*).

Solution à examiner (a). Dissolvez 31,0 mg d'ampicilline trihydratée dans la phase mobile A et complétez à 50,0 ml avec le même solvant.

Solution à examiner (b). Dissolvez 31,0 mg d'ampicilline trihydratée dans la phase mobile A et complétez à 10,0 ml avec le même solvant.

Solution témoin (a). Dissolvez 27,0 mg d'*ampicilline anhydre SCR* dans la phase mobile A et complétez à 50,0 ml avec le même solvant.

Solution témoin (b). Dissolvez 2,0 mg de *céfradine SCR* dans la phase mobile A et complétez à 50 ml avec le même solvant. A 5,0 ml de cette solution ajoutez 5,0 ml de solution témoin (a).

Solution témoin (c). Prélevez 1,0 ml de solution témoin (a) et complétez à 20,0 ml avec la phase mobile A.

Solution témoin (d). Prélevez 1,0 ml de solution témoin (c) et complétez à 25,0 ml avec la phase mobile A.

La chromatographie peut être réalisée en utilisant :

– une colonne d'une longueur de 0,25 m et d'un diamètre intérieur de 4,6 mm, remplie de *gel de silice octadécylsilylé pour chromatographie R* (5 µm),
– comme phase mobile, à un débit de 1,0 ml/min :

Phase mobile A. Un mélange de 0,5 ml d'*acide acétique dilué R*, de 50 ml de *solution de phosphate monopotassique 0,2 M R* et de 50 ml d'*acétonitrile R*, dilué à 1000 ml avec de l'*eau R*,

Phase mobile B. Un mélange de 0,5 ml d'*acide acétique dilué R*, de 50 ml de *solution de phosphate monopotassique 0,2 M R* et de 400 ml d'*acétonitrile R*, dilué à 1000 ml avec de l'*eau R*,

- comme détecteur, un spectrophotomètre réglé à 254 nm,
- un injecteur à boucle de 50 µl.

Equilibrez la colonne avec une phase mobile dont le rapport A:B est de 85:15. Injectez la solution témoin (b). L'essai n'est valable que si la résolution entre les deux pics principaux est au moins de 3,0. Si nécessaire, ajustez le rapport A:B de la phase mobile. Le rapport de distribution de masse correspondant au premier pic (ampicilline) est de 2,0 à 2,5. Injectez la solution témoin (d). Réglez le système de façon à obtenir un pic présentant un rapport signal/bruit au moins égal à 3. Injectez 6 fois la solution témoin (a). L'essai n'est valable que si l'écart type relatif correspondant à la surface du pic principal n'est pas supérieure à 1,0 pour cent. Injectez alternativement la solution à examiner (a) et la solution témoin (a).

Calculez la teneur pour cent en ampicilline.

CONSERVATION

En récipient étanche, à une température ne dépassant pas 30 °C.

IMPURETÉS

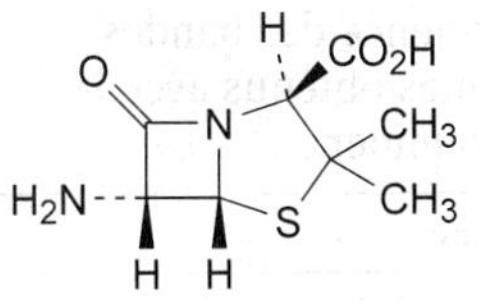

A. acide (2*S*,5*R*,6*R*)-6-amino-3,3-diméthyl-7-oxo-4-thia-1-azabicyclo[3.2.0]heptane-2-carboxylique (acide 6-aminopénicillanique),

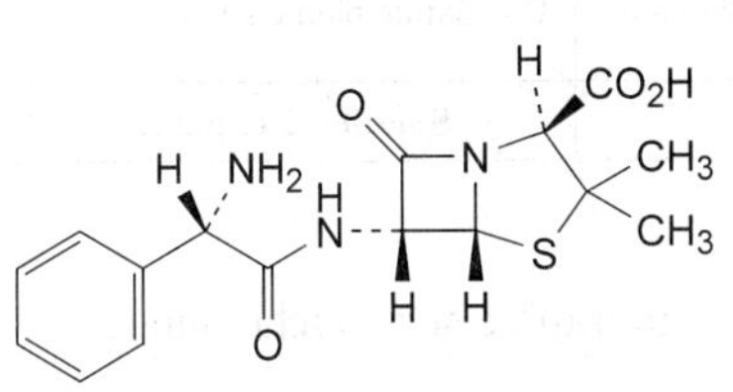

B. acide (2*S*,5*R*,6*R*)-6-[[(2*S*)-2-amino-2-phénylacétyl]amino]-3,3-diméthyl-7-oxo-4-thia-1-azabicyclo[3.2.0]heptane-2-carboxylique (L-ampicilline),

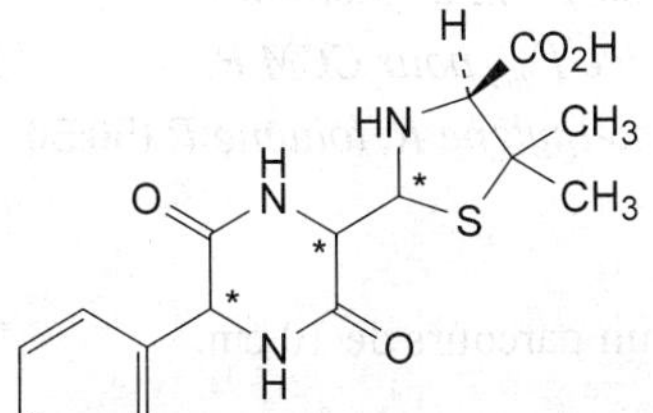

C. acide (4*S*)-2-(3,6-dioxo-5-phénylpipérazin-2-yl)-5,5-diméthylthiazolidine-4-carboxylique (dicétopipérazines d'ampicilline),

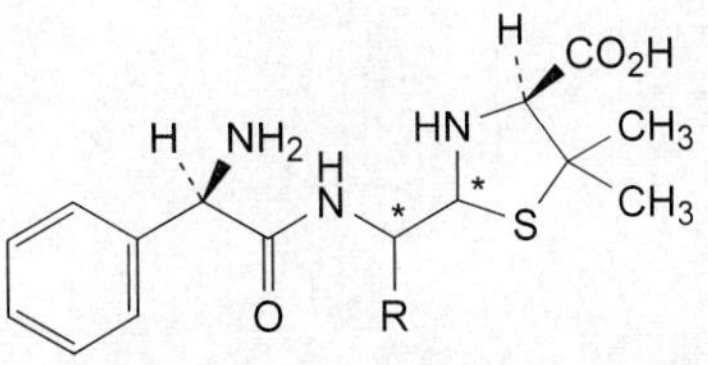

D. R = CO_2H : acide (4*S*)-2-[[[(2*R*)-2-amino-2-phénylacétyl]amino]carboxyméthyl]-5,5-diméthylthiazolidine-4-carboxylique (acides pénicilloïques d'ampicilline),

F. R = H : acide (2*RS*,4*S*)-2-[[[(2*R*)-2-amino-2-phénylacétyl]amino]méthyl]-5,5-diméthylthiazolidine-4-carboxylique (acides penilloïques d'ampicilline),

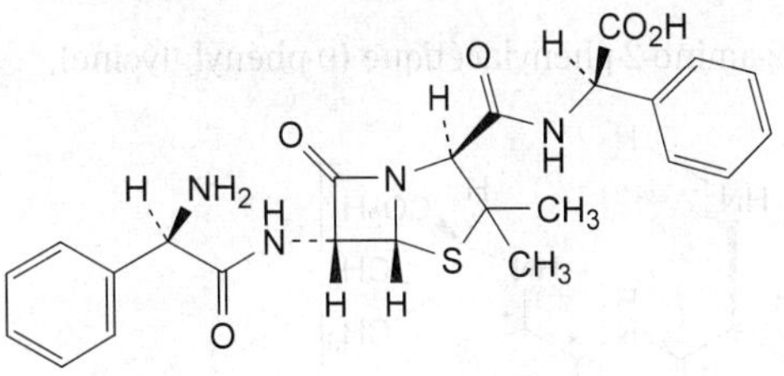

E. acide (2*R*)-2-[[[(2*S*,5*R*,6*R*)-6-[[(2*R*)-2-amino-2-phénylacétyl]amino]-3,3-diméthyl-7-oxo-4-thia-1-azabicyclo[3.2.0]hept-2-yl]carbonyl]amino]-2-phénylacétique (ampicillinyl-D-phénylglycine),

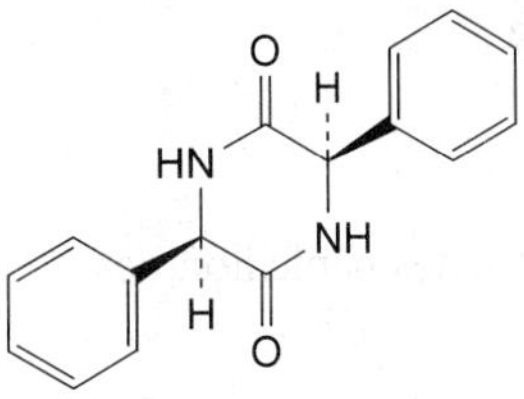

G. (3*R*,6*R*)-3,6-diphénylpipérazine-2,5-dione,

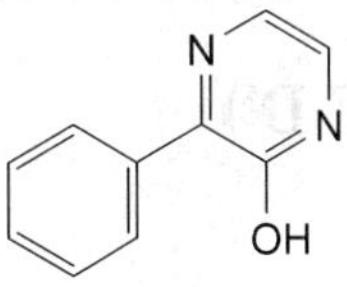

H. 3-phénylpyrazin-2-ol,

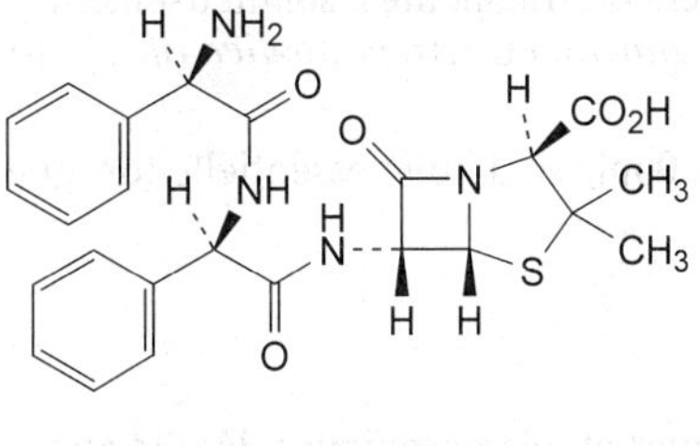

I. acide (2*S*,5*R*,6*R*)-6-[[(2*R*)-2-[[(2*R*)-2-amino-2-phénylacétyl]amino]-2-phénylacétyl]amino]-3,3-diméthyl-7-oxo-4-thia-1-azabicyclo[3.2.0]heptane-2-carboxylique (D-phénylglycylampicilline),

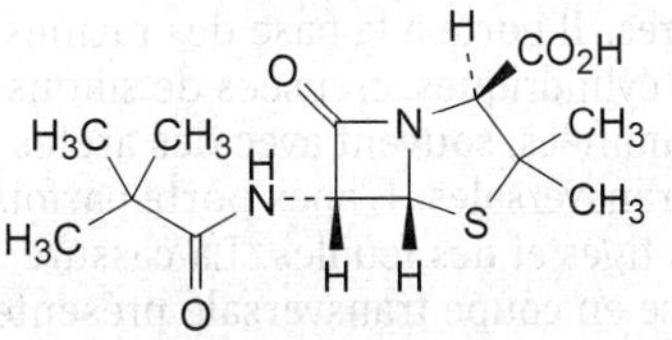

J. acide (2*S*,5*R*,6*R*)-6-[(2,2-diméthylpropanoyl)amino]-3,3-diméthyl-7-oxo-4-thia-1-azabicyclo[3.2.0]heptane-2-carboxylique,

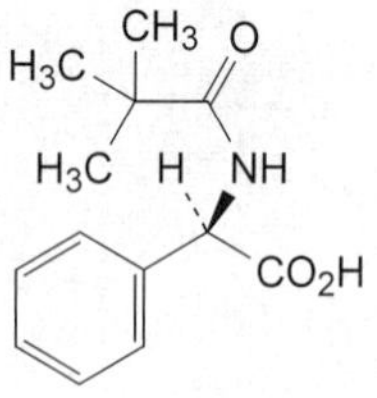

K. acide (2*R*)-2-[(2,2-diméthylpropanoyl)amino]-2-phénylacétique,

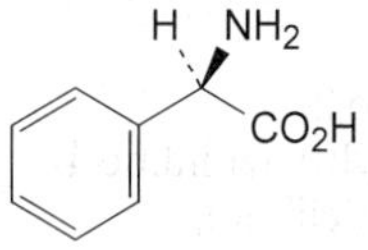

L. acide (2*R*)-2-amino-2-phénylacétique (D-phénylglycine),

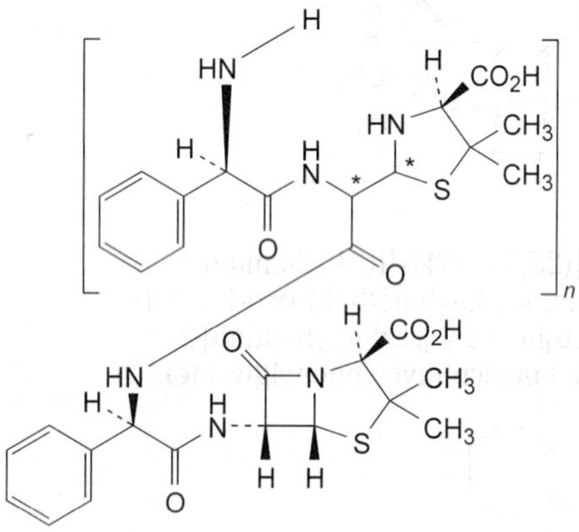

M. cooligomères d'ampicilline et d'acides pénicilloïques d'ampicilline.

01/2002:1857

ANGÉLIQUE (RACINE D')

Angelicae radix

DÉFINITION

Rhizome et racine, entiers ou fragmentés, soigneusement séchés, d'*Angelica archangelica* L. (*Archangelica officinalis Haffm.*).

Teneur : au minimum 2,0 ml/kg d'huile essentielle (drogue desséchée).

CARACTÈRES

Saveur amère.

Caractères macroscopiques et microscopiques décrits aux identifications A et B.

IDENTIFICATION

A. Le rhizome est brun-gris ou brun-rouge, avec des épaississements annulaires. Il porte à la base des racines brun-gris ou brun-rouge cylindriques, creusées de sillons longitudinaux, parfois ramifiées, souvent avec des arêtes circulaires incomplètes transversales. L'apex porte parfois des restes de la base des tiges et des feuilles. La cassure est irrégulière. La surface en coupe transversale présente une écorce blanc-gris lacuneuse, à structure distinctement radiée, où les canaux sécréteurs apparaissent sous l'aspect de taches brunes, et du bois jaune vif à jaune-gris qui, dans le rhizome, entoure la moelle grisâtre ou blanc-brun.

B. Réduisez la racine d'angélique en poudre (355). La poudre est blanc-brun. Examinez au microscope en utilisant de la *solution d'hydrate de chloral R*. La poudre présente : des fragments de suber constitués de plusieurs assises de cellules brun-gris ou brun-rouge à paroi mince ; des fragments de grands canaux sécréteurs brun-jaune ; des fragments de rayons médullaires de 2 ou 4 cellules de large ; des fragments du xylem à rayons médullaires et des vaisseaux lignifiés à disposition radiale avec des épaississements réticulés. Examinez au microscope en utilisant une solution de *glycérol R* à 50 pour cent *V/V*. La poudre présente de nombreux grains d'amidon simple de 2 µm à 4 µm de diamètre.

C. Examinez les chromatogrammes obtenus dans l'essai de Racine de livèche.

Résultats A : voir ci-dessous la séquence des bandes présentes dans les chromatogrammes obtenus avec la solution témoin et la solution à examiner.

Haut de la plaque	
Coumarine : une bande d'atténuation de fluorescence	Une bande d'atténuation de fluorescence
	Une bande d'atténuation de fluorescence
	Une bande d'atténuation de fluorescence
	Une bande d'atténuation de fluorescence
Ombelliférone : une bande d'atténuation de fluorescence	Une bande d'atténuation de fluorescence
Solution témoin	**Solution à examiner**

Résultats B : voir ci-dessous la séquence des bandes présentes dans les chromatogrammes obtenus avec la solution témoin et la solution à examiner.

Haut de la plaque	
Coumarine : une bande jaune	Une bande jaune
	Une bande rouge orange
	Une bande bleu clair
	Une bande jaune
Ombelliférone : une bande bleu clair intense	Une bande bleu clair
Solution témoin	**Solution à examiner**

ESSAI

Racine de livèche. Chromatographie sur couche mince (*2.2.27*).

Solution à examiner. A 1,0 g de racine d'angélique récemment pulvérisée (355), ajoutez 5 ml de *méthanol R* et chauffez le mélange à ébullition pendant 30 s. Refroidissez et filtrez.

Solution témoin. Dissolvez 5,0 mg de *coumarine R* et 5,0 mg *d'ombelliférone R* dans 10 ml de *méthanol R*.

Plaque : *plaque au gel de silice F_{254} pour CCM R.*

Phase mobile : *chlorure de méthylène R*, *toluène R* (50:50 *V/V*).

Dépôt : 20 µl, en bandes.

Développement : 2 fois, sur un parcours de 10 cm.

Séchage : à l'air.

Détection A : examinez en lumière ultraviolette à 254 nm.

Détection B : pulvérisez de la *solution alcoolique d'hydroxyde de potassium 2M R*. Examinez en lumière ultraviolette à 365 nm.

Résultats B : le chromatogramme obtenu avec la solution à examiner ne présente pas de bande bleu clair intense au-dessus de la bande de la coumarine dans le chromatogramme obtenu avec la solution témoin.

Eléments étrangers (*2.8.2*) : au maximum 5 pour cent de bases de feuilles et de tiges, au maximum 5 pour cent de fragments décolorés et au maximum 1 pour cent d'autres éléments étrangers.

Perte à la dessication (*2.2.32*) : au maximum 10,0 pour cent, déterminé à l'étuve à 100-105 °C pendant 2 h sur 1,000 g de racine d'angélique pulvérisée (355).

Cendres totales (*2.4.16*) : au maximum 10,0 pour cent.

Cendres insolubles dans l'acide chlorhydrique (*2.8.1*) : au maximum 2,0 pour cent.

DOSAGE

Effectuez la détermination des huiles essentielles dans les drogues végétales (*2.8.12*). Utilisez 40,0 g de racine d'angélique pulvérisée (500) immédiatement avant la détermination, un ballon à fond rond de 2 litres, 10 gouttes de *paraffine liquide R* et 500 ml d'*eau R* comme liquide d'entraînement. Introduisez 0,50 ml de *xylène R* dans le tube gradué. Distillez à un débit de 2-3 ml/min pendant 4 h.

01/2002:0262

ANIS (FRUIT D')

Anisi fructus

DÉFINITION

Le fruit d'anis est constitué par le diakène entier sec de *Pimpinella anisum* L. Il contient au minimum 20 ml/kg d'huile essentielle.

CARACTÈRES

Le fruit d'anis a une odeur rappelant l'anéthole.

Le fruit est un diakène, généralement entier, souvent encore muni d'un petit fragment de pédoncule mince, rigide et légèrement arqué.

Il présente les caractères macroscopiques et microscopiques décrits aux identifications A et B.

IDENTIFICATION

A. Le diakène, ovoïde ou piriforme, un peu comprimé sur les côtés, est vert-jaune ou gris-vert ; il a une longueur de 3 mm à 5 mm et une largeur de 3 mm au maximum ; il est surmonté d'un stylopode à 2 styles courts et réfléchis. Les méricarpes, attachés par le sommet à l'extrémité du carpophore, présentent une face commissurale plane et une face dorsale convexe ; cette dernière est recouverte de poils courts, verruqueux, visibles à la loupe ; le fruit est parcouru longitudinalement par 5 côtes primaires, 3 dorsales et 2 commissurales, peu proéminentes, de couleur plus claire.

B. Réduisez le fruit d'anis en poudre (355). La poudre est jaune-vert à vert-brun. Examinez au microscope en utilisant de la *solution d'hydrate de chloral R*. La poudre présente les éléments suivants : des poils entiers ou fragmentés, la plupart unicellulaires, parfois recourbés, à pointe émoussée, à cuticule verruqueuse ; des fragments d'épiderme à cuticule striée, de rares stomates anomocytiques ; des fragments de nombreux canaux sécréteurs à ramifications étroites ; des fragments d'albumen avec grains d'aleurone et macles d'oxalate de calcium ; des cellules sclérifiées allongées de la face commissurale ; des paquets de fibres sclérifiées du carpophore et du pédoncule. La poudre ne contient pas d'amidon.

C. Opérez par chromatographie sur couche mince (*2.2.27*) en utilisant une plaque recouverte de *gel de silice* GF_{254} *R*.

Solution à examiner. Agitez 0,10 g de fruit d'anis pulvérisé (1500) avec 2 ml de *chlorure de méthylène R* pendant 15 min. Filtrez et évaporez à siccité le filtrat avec précaution au bain-marie à 60 °C. Reprenez le résidu par 0,5 ml de *toluène R*.

Solution témoin. Dissolvez 3 µl d'*anéthole R* et 40 µl d'*huile d'olive R* dans 1 ml de *toluène R*.

Déposez sur la plaque, à 2 cm de distance, 2 µl et 3 µl de la solution à examiner, puis 1 µl, 2 µl et 3 µl de la solution témoin. Développez sur un parcours de 10 cm avec du *toluène R*. Laissez sécher la plaque à l'air. Examinez la plaque en lumière ultraviolette à 254 nm. Les chromatogrammes présentent, sur un fond clair, au milieu de la plaque, une tache d'atténuation de fluorescence (anéthole). Pulvérisez, pour une plaque de 200 mm de côté, 10 ml d'une solution récemment préparée d'*acide phosphomolybdique R* à 200 g/l dans l'*alcool R*, puis chauffez à 120 °C pendant 5 min. Les taches correspondant à l'anéthole apparaissent en bleu sur fond jaune. La dimension de la tache correspondant à l'anéthole dans le chromatogramme obtenu avec 2 µl de solution à examiner est comprise entre les dimensions des taches correspondantes dans les chromatogrammes obtenus avec 1 µl et 3 µl de solution témoin. Les chromatogrammes obtenus avec la solution à examiner présentent en leur tiers inférieur une tache bleue (triglycérides) semblable quant à sa position à celle de la tache dans le tiers inférieur des chromatogrammes obtenus avec la solution témoin (triglycérides de l'huile d'olive).

ESSAI

Eléments étrangers (*2.8.2*). Le fruit d'anis satisfait à l'essai des éléments étrangers.

Teneur en eau (*2.2.13*). Déterminée par entraînement sur 20,0 g de fruit d'anis pulvérisé, la teneur en eau n'est pas supérieure à 70 ml/kg.

Cendres totales (*2.4.16*). Le taux des cendres totales n'est pas supérieur à 12,0 pour cent.

Cendres insolubles dans l'acide chlorhydrique (*2.8.1*). Le taux des cendres insolubles dans l'acide chlorhydrique n'est pas supérieur à 2,5 pour cent.

DOSAGE

Effectuez la détermination des huiles essentielles dans les drogues végétales (*2.8.12*). Utilisez un ballon de 250 ml et 100 ml d'*eau R* comme liquide d'entraînement. Introduisez 0,50 ml de *xylène R* dans le tube gradué. Réduisez le fruit

Monographies A - C

d'anis en poudre grossière. Procédez immédiatement à la détermination sur 10,0 g de drogue en poudre en distillant à un débit de 2,5-3,5 ml/min pendant 2 h.

CONSERVATION

A l'abri de la lumière.

01/2002:0804

ANIS (HUILE ESSENTIELLE D')

Anisi aetheroleum

DÉFINITION

L'huile essentielle d'anis est obtenue par entraînement à la vapeur d'eau à partir des fruits mûrs et secs de *Pimpinella anisum* L. ou d'*Illicium verum* Hook. fil.

CARACTÈRES

Liquide limpide, incolore ou jaune clair, se solidifiant par refroidissement, pratiquement insoluble dans l'eau, miscible à l'alcool, à l'éther, au chlorure du méthylène et à l'éther de pétrole.

IDENTIFICATION

Première identification : B.

Seconde identification : A.

A. Opérez par chromatographie sur couche mince (*2.2.27*) en utilisant une plaque recouverte de *gel de silice* GF_{254} *R*.

Solution à examiner. Dissolvez 1 g d'huile essentielle d'anis dans du *toluène R* et complétez à 10 ml avec le même solvant.

Solution témoin (a). Dissolvez 80 µl d'*anéthole R* dans du *toluène R* et complétez à 1 ml avec le même solvant.

Solution témoin (b). Dissolvez 3 µl d'*aldéhyde anisique R* dans du *toluène R* et complétez à 1 ml avec le même solvant.

Solution témoin (c). Dissolvez 1 µl de *linalol R* dans du *toluène R* et complétez à 1 ml avec le même solvant.

Déposez séparément sur la plaque 5 µl de chaque solution. Développez sur un parcours de 15 cm avec un mélange de 7 volumes d'*acétate d'éthyle R* et de 93 volumes de *toluène R*. Laissez sécher la plaque à l'air. Examinez en lumière ultraviolette à 254 nm. Le chromatogramme obtenu avec la solution à examiner présente une tache semblable quant à sa position et l'atténuation de fluorescence à celle du chromatogramme obtenu avec la solution témoin (b). Il présente également dans son tiers supérieur une tache d'atténuation de fluorescence correspondant à l'anéthole. Pulvérisez du *réactif à la vanilline R*. Chauffez la plaque à 100-105 °C pendant 10 min. Examinez à la lumière du jour dans les 10 min qui suivent. Le chromatogramme obtenu avec la solution à examiner présente une tache bleue semblable quant à sa position et sa coloration à celle du chromatogramme obtenu avec la solution témoin (c) et une tache rose-orange semblable quant à sa position et sa coloration à celle du chromatogramme obtenu avec la solution témoin (a). Il présente également une tache violette voisine du front du solvant (hydrocarbures monoterpéniques) ; l'huile essentielle de *P. anisum* peut présenter une tache brune supplémentaire située juste au-dessus de la tache correspondant à l'aldéhyde anisique.

B. Examinez les chromatogrammes obtenus dans l'essai du profil chromatographique. Les 6 pics du chromatogramme obtenu avec la solution à examiner sont semblables, quant à leur temps de rétention, aux 6 pics du chromatogramme obtenu avec la solution témoin.

ESSAI

Densité (*2.2.5*) : 0,978 à 0,994.

Indice de réfraction (*2.2.6*) : 1,552 à 1,561.

Point de solidification (*2.2.18*) : 15 °C à 19 °C.

Indice d'acide (*2.5.1*). Déterminé sur 5,0 g d'huile essentielle d'anis dissous dans 50 ml du mélange de solvants prescrit, l'indice d'acide n'est pas supérieur à 1,0.

Huiles grasses et huiles essentielles résinifiées (*2.8.7*). L'huile essentielle d'anis satisfait à l'essai des huiles grasses et huiles essentielles résinifiées.

Profil chromatographique. Opérez par chromatographie en phase gazeuse (*2.2.28*).

Solution à examiner. Huile essentielle d'anis à examiner.

Solution témoin. Préparez le mélange suivant en pesant à 20 pour cent près les quantités indiquées. A 1 g d'*hexane R*, ajoutez 20 mg de *linalol R*, 20 mg d'*estragole R*, 20 mg d'*α-terpinéol R*, 10 mg de *cis-anéthole R*, 60 mg d'*anéthole R* et 30 mg d'*aldéhyde anisique R*.

La chromatographie peut être réalisée en utilisant :

- une colonne de verre, d'une longueur de 30 m à 60 m et d'un diamètre intérieur de 0,3 mm environ dont la paroi intérieure est recouverte de *macrogol 20 000 R*,
- comme gaz vecteur, de l'*hélium pour chromatographie R*,
- un détecteur à ionisation de flamme,

en maintenant la température de la colonne à 60 °C pendant 4 min, puis en l'augmentant de 2 °C par minute jusqu'à 210 °C et en la maintenant à 210 °C pendant 15 min et en maintenant la température de la chambre à injection à 180-200 °C et celle du détecteur à 220-250 °C.

Injectez 0,2 µl environ de solution témoin. Lorsque les chromatogrammes sont enregistrés dans les conditions prescrites, les constituants éluent dans l'ordre donné pour la préparation de la solution témoin. Notez les temps de rétention de ces substances.

L'essai n'est valable que si :

- le nombre de plateaux théoriques n'est pas inférieur à 30 000, calculé sur le pic de l'estragole à 120 °C,
- la résolution, calculée à 130 °C, entre les pics correspondant respectivement à l'estragole et à l'α-terpinéol n'est pas inférieure à 1,3.

Injectez 0,2 µl environ de solution à examiner. A l'aide des temps de rétention déterminés avec le chromatogramme obtenu avec la solution témoin, localisez sur le chromatogramme obtenu avec la solution à examiner, les 6 composants de la solution témoin (ne tenez pas compte du pic correspondant à l'hexane).

Déterminez la teneur pour cent de chacun de ces 6 composants à l'aide du chromatogramme obtenu avec la solution à examiner, en utilisant le procédé de normalisation.

Ces teneurs sont comprises entre les valeurs suivantes :

Linalol	0,1 à 1,5 pour cent
Estragole	0,5 à 6,0 pour cent
α-Terpinéol	0,1 à 1,5 pour cent
cis-Anéthole	inférieur à 0.5 pour cent

Le chromatogramme suivant est publié à titre d'information.

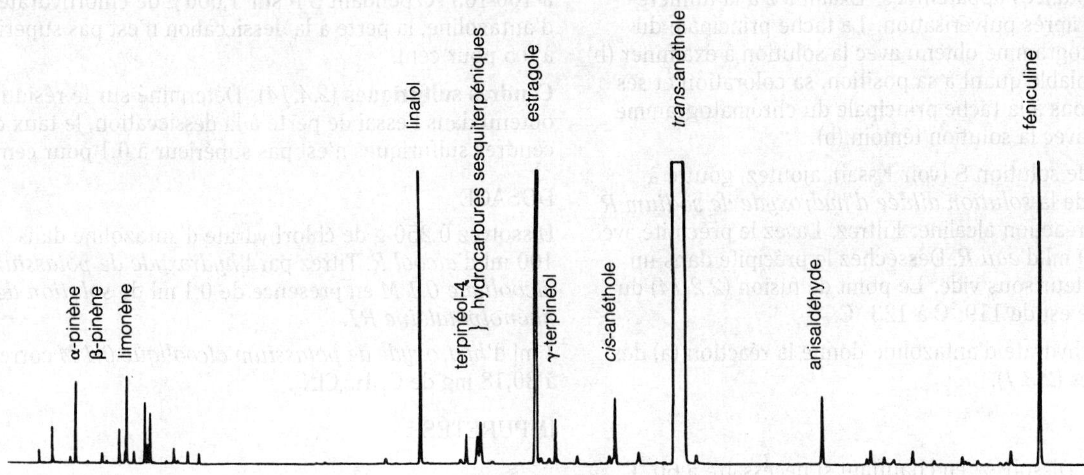

Figure 0804.-1. – *Chromatogramme type d'huile essentielle d'Illicium verum*

Le chromatogramme suivant est publié à titre d'information.

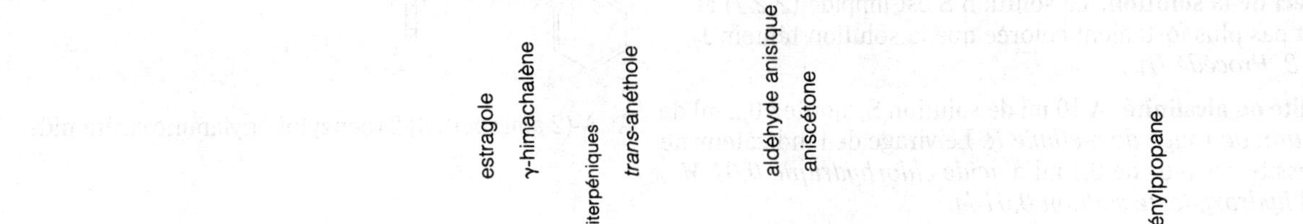

Figure 0804.-2. – *Chromatogramme type d'huile essentielle de Pimpinella anisum*

trans-Anéthole	84 à 93 pour cent
Aldéhyde anisique	0,1 à 3,5 pour cent

CONSERVATION

En récipient étanche et bien rempli, à l'abri de la lumière et de la chaleur.

ÉTIQUETAGE

L'étiquette indique si l'huile essentielle d'anis est obtenue à partir de *P. anisum* ou d'*I. verum*.

01/2002:0972

ANTAZOLINE (CHLORHYDRATE D')

Antazolini hydrochloridum

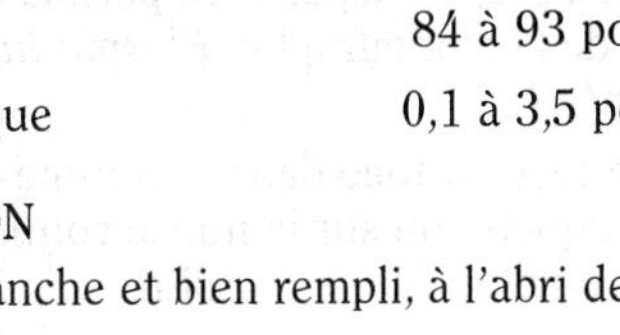

$C_{17}H_{20}ClN_3$ M_r 301,8

DÉFINITION

Le chlorhydrate d'antazoline contient au minimum 99,0 pour cent et au maximum l'équivalent de 101,0 pour cent de chlorhydrate de *N*-benzyl-*N*-[(4,5-dihydro-1*H*-imidazol-2-yl)méthyl]aniline, calculé par rapport à la substance desséchée.

CARACTÈRES

Poudre cristalline, blanche ou sensiblement blanche, assez soluble dans l'eau, soluble dans l'alcool, peu soluble dans le chlorure de méthylène.

Le chlorhydrate d'antazoline fond en se décomposant vers 240 °C.

IDENTIFICATION

Première identification : A, D.

Seconde identification : B, C, D.

A. Examinez le chlorhydrate d'antazoline par spectrophotométrie d'absorption dans l'infrarouge (*2.2.24*), en comparant avec le spectre obtenu avec le *chlorhydrate d'antazoline SCR*. Examinez les substances sous forme de pastilles à base de *chlorure de potassium R*.

Monographies A - C

B. Examinez les chromatogrammes obtenus dans l'essai des substances apparentées. Examinez à la lumière du jour, après pulvérisation. La tache principale du chromatogramme obtenu avec la solution à examiner (b) est semblable quant à sa position, sa coloration et ses dimensions à la tache principale du chromatogramme obtenu avec la solution témoin (b).

C. A 5 ml de solution S (voir Essai), ajoutez, goutte à goutte, de la *solution diluée d'hydroxyde de sodium R* jusqu'à réaction alcaline. Filtrez. Lavez le précipité avec 2 fois 10 ml d'*eau R*. Desséchez le précipité dans un dessiccateur sous vide. Le point de fusion (*2.2.14*) du précipité est de 119 °C à 123 °C.

D. Le chlorhydrate d'antazoline donne la réaction (a) des chlorures (*2.3.1*).

ESSAI

Solution S. Dissolvez, en chauffant si nécessaire à 60 °C, 2,0 g de chlorhydrate d'antazoline dans de l'*eau exempte de dioxyde de carbone R* préparée à partir d'*eau distillée R*. Laissez refroidir et complétez à 100 ml avec le même solvant.

Aspect de la solution. La solution S est limpide (*2.2.1*) et n'est pas plus fortement colorée que la solution témoin J_7 (*2.2.2, Procédé II*).

Acidité ou alcalinité. A 10 ml de solution S, ajoutez 0,2 ml de *solution de rouge de méthyle R*. Le virage de l'indicateur ne nécessite pas plus de 0,1 ml d'*acide chlorhydrique 0,01 M* ou d'*hydroxyde de sodium 0,01 M*.

Substances apparentées. Opérez par chromatographie sur couche mince (*2.2.27*) en utilisant une plaque recouverte de *gel de silice GF_{254} R*. Avant usage, chauffez la plaque à 110 °C pendant 15 min.

Solution à examiner (a). Dissolvez 0,10 g de chlorhydrate d'antazoline dans du *méthanol R* et complétez à 5 ml avec le même solvant.

Solution à examiner (b). Prélevez 1 ml de solution à examiner (a) et complétez à 5 ml avec du *méthanol R*.

Solution témoin (a). Prélevez 0,5 ml de solution à examiner (a) et complétez à 100 ml avec du *méthanol R*.

Solution témoin (b). Dissolvez 20 mg de *chlorhydrate d'antazoline SCR* dans du *méthanol R* et complétez à 5 ml avec le même solvant.

Solution témoin (c). Dissolvez 20 mg de *chlorhydrate de xylométazoline SCR* dans 1 ml de solution à examiner (a) et complétez à 5 ml avec du *méthanol R*.

Déposez sur la plaque 5 µl de chaque solution. Développez sur un parcours de 15 cm avec un mélange de 5 volumes de *diéthylamine R*, de 10 volumes de *méthanol R* et de 85 volumes d'*acétate d'éthyle R*. Faites sécher la plaque dans un courant d'air chaud pendant 15 min. Examinez en lumière ultraviolette à 254 nm. L'essai n'est valable que si le chromatogramme obtenu avec la solution témoin (c) présente 2 taches principales nettement séparées. Pulvérisez un mélange à volumes égaux d'une solution de *chlorure ferrique R* à 200 g/l et d'une solution de *ferricyanure de potassium R* à 5 g/l. Examinez immédiatement à la lumière du jour. S'il apparaît d'autres taches que la tache principale dans le chromatogramme obtenu avec la solution à examiner (a), aucune d'entre elles n'est plus intense que la tache du chromatogramme obtenu avec la solution témoin (a) (0,5 pour cent).

Métaux lourds (*2.4.8*). 1,0 g de chlorhydrate d'antazoline satisfait à l'essai limite C des métaux lourds (20 ppm). Préparez le témoin avec 2 ml de *solution à 10 ppm de plomb (Pb) R*.

Perte à la dessiccation (*2.2.32*). Déterminée à l'étuve à 100-105 °C pendant 3 h sur 1,000 g de chlorhydrate d'antazoline, la perte à la dessiccation n'est pas supérieure à 0,5 pour cent.

Cendres sulfuriques (*2.4.14*). Déterminé sur le résidu obtenu dans l'essai de perte à la dessiccation, le taux des cendres sulfuriques n'est pas supérieur à 0,1 pour cent.

DOSAGE

Dissolvez 0,250 g de chlorhydrate d'antazoline dans 100 ml d'*alcool R*. Titrez par l'*hydroxyde de potassium alcoolique 0,1 M* en présence de 0,1 ml de *solution de phénolphtaléine R1*.

1 ml d'*hydroxyde de potassium alcoolique 0,1 M* correspond à 30,18 mg de $C_{17}H_{20}ClN_3$.

IMPURETÉS

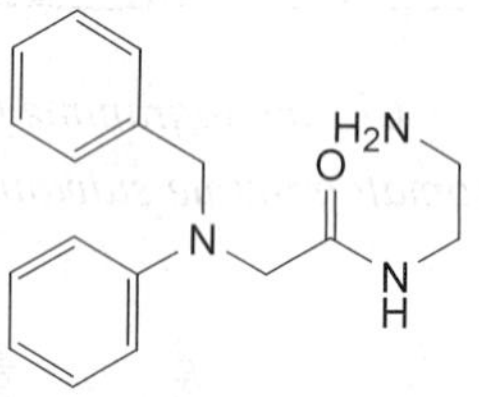

A. *N*-(2-aminoéthyl)-2-(benzylphénylamino)acétamide.

01/2002:0878

ANTITHROMBINE III HUMAINE (CONCENTRÉ D')

Antithrombinum III humanum densatum

DÉFINITION

Le concentré d'antithrombine III humaine cryodesséché est une fraction glycoprotéique obtenue à partir du plasma humain et qui inactive la thrombine en présence d'un excès d'héparine. Il est préparé à partir de plasma qui est conforme aux exigences de la monographie *Plasma humain pour fractionnement (853)*.

La préparation reconstituée dans le volume de solvant indiqué sur l'étiquette ou sur la notice contient au minimum 25 UI d'antithrombine III par millilitre.

PRODUCTION

La méthode de préparation comprend une ou plusieurs étapes dont il a été démontré qu'elles éliminent ou inactivent les agents connus d'infection ; si des substances sont utilisées pour inactiver les virus pendant la production, le procédé de purification ultérieur doit être validé de façon à démontrer que la concentration de ces substances est ramenée à un niveau approprié, tel que les résidus éventuels ne compromettent pas la sécurité de la préparation pour les patients.

L'antithrombine III est purifiée et concentrée et un stabilisant approprié peut être ajouté. L'activité spécifique n'est pas inférieure à 3 UI d'antithrombine III par milligramme de protéines totales, à l'exclusion de l'albumine. Le concentré d'antithrombine III est filtré sur un filtre retenant les bactéries, réparti aseptiquement dans les récipients stériles définitifs, congelé immédiatement, puis cryodesséché ; les récipients sont fermés sous vide ou sous gaz inerte. Aucun conservateur antimicrobien n'est ajouté pendant la production.

ESSAI DE VALIDATION

Il doit être démontré que le procédé de fabrication permet d'obtenir de façon constante un produit qui est conforme à l'essai suivant.

Détermination du pourcentage d'antithrombine III pouvant se lier à l'héparine. Opérez par électrophorèse (*2.2.31*) sur gel d'agarose. Préparez une solution d'*agarose pour électrophorèse R* à 10 g/l contenant 15 UI d'*héparine R* par millilitre dans la *solution tampon barbital pH 8,4 R*. Versez 5 ml de cette solution sur une plaque de verre de 5 × 5 cm. Maintenez le gel à 4 °C pendant 30 min. Creusez 2 cupules d'un diamètre de 2 mm et situées, respectivement, à 1 cm et 4 cm d'un côté de la plaque et à 1 cm de la cathode. Déposez dans une des cupules 5 µl de la préparation à examiner diluée de façon à obtenir environ 1 UI d'antithrombine III par millilitre. Déposez dans l'autre cupule 5 µl d'une solution d'un colorant tel que le *bleu de bromophénol R*. Procédez à l'électrophorèse à 4 °C en appliquant un champ électrique constant de 7 V/cm jusqu'à ce que le colorant atteigne l'anode.

Découpez le gel d'agarose à 1,5 cm du côté de la plaque où la préparation à examiner a été déposée et enlevez la plus grande partie du gel en laissant une bande d'une largeur de 1,5 cm contenant la préparation à examiner. Remplacez la partie du gel qui a été enlevée par une couche uniforme formée par 3,5 ml d'une solution d'*agarose pour électrophorèse R* à 10 g/l dans la *solution tampon barbital pH 8,4 R* et contenant un sérum de lapin anti-antithrombine III humaine à une concentration appropriée, déterminée au préalable, afin d'obtenir des hauteurs de pics adéquates d'au moins 1,5 cm. Placez le côté de la plaque portant le gel initial à la cathode de façon qu'une deuxième migration puisse s'effectuer perpendiculairement à la première. Procédez à cette deuxième électrophorèse en appliquant un champ électrique constant de 2 V/cm pendant 16 h. Couvrez les plaques de papier filtre et de plusieurs couches d'ouate imbibée d'une solution de *chlorure de sodium R* à 9 g/l et maintenez sous pression pendant 2 h, en renouvelant la solution saline plusieurs fois. Rincez à l'*eau R*, séchez les plaques et colorez par la *solution de bleu acide 92 R*.

Calculez la proportion d'antithrombine III liée à l'héparine, qui est représentée par le pic le plus proche de l'anode, par rapport à la quantité totale d'antithrombine III en mesurant la surface délimitée par les 2 pics de précipitation.

La proportion d'antithrombine III pouvant se lier à l'héparine n'est pas inférieure à 60 pour cent.

CARACTÈRES

Poudre ou masse friable, blanche.

Reconstituez la préparation à examiner d'après les indications de l'étiquette ou de la notice immédiatement avant d'effectuer l'identification, les essais (sauf ceux de solubilité, de protéines totales et de teneur en eau) et la détermination d'activité.

IDENTIFICATION

A. Effectuez sur la préparation à examiner des essais de précipitation avec une gamme appropriée d'immunosérums spécifiques d'espèces ; colorez les gels avec du *bleu acide 92 R*. Il est recommandé d'effectuer l'essai à l'aide d'immunosérums spécifiques aux protéines plasmatiques de chaque espèce d'animal domestique couramment utilisée pour la préparation de produits d'origine biologique dans le pays concerné. La préparation contient des protéines d'origine humaine et donne des résultats négatifs avec les immunosérums spécifiques aux protéines plasmatiques d'autres espèces.

B. La détermination de l'activité de l'antithrombine III contribue à l'identification de la préparation.

ESSAI

Détermination du pH (*2.2.3*). Le pH de la préparation à examiner est de 6,0 à 7,5.

Solubilité. Ajoutez à la préparation à examiner le volume de solvant indiqué sur l'étiquette ou sur la notice et agitez doucement pendant 10 min au plus. La préparation se dissout complètement en donnant une solution limpide ou légèrement opalescente, et incolore.

Osmolalité (*2.2.35*). L'osmolalité de la préparation à examiner n'est pas inférieure à 240 mosmol/kg.

Protéines totales. Diluez, si nécessaire, avec de l'*eau R*, une quantité exactement mesurée de la préparation à examiner pour obtenir une solution contenant environ 15 mg de protéines dans 2 ml. Dans un tube à centrifugation à fond rond, introduisez 2,0 ml de cette solution, 2 ml d'une solution de *molybdate de sodium R* à 75 g/l et 2 ml d'un mélange composé de 1 volume d'*acide sulfurique exempt d'azote R* et de 30 volumes d'*eau R*. Agitez, centrifugez pendant 5 min, séparez le liquide surnageant et laissez égoutter le tube renversé sur du papier filtre. Effectuez le dosage de l'azote dans le culot après minéralisation par l'acide sulfurique (*2.5.9*). Calculez la teneur en protéines en multipliant la quantité d'azote par 6,25.

Héparine (*2.7.5*). La préparation à examiner ne contient pas plus de 0,1 UI d'héparine par Unité Internationale d'antithrombine III. Il est nécessaire de valider le titrage de l'héparine pour chaque préparation donnée afin de tenir compte de l'interférence par l'antithrombine III.

Teneur en eau. Déterminée par une méthode appropriée telle que le semi-microdosage de l'eau (*2.5.12*), la perte à la dessiccation (*2.2.32*) ou la spectrophotométrie dans le proche infrarouge (*2.2.40*), la teneur en eau est comprise dans les limites approuvées par l'Autorité compétente.

Stérilité (*2.6.1*). La préparation à examiner satisfait à l'essai de stérilité.

Pyrogènes (*2.6.8*). La préparation à examiner satisfait à l'essai des pyrogènes. Injectez à chaque lapin, par kilogramme de masse corporelle, un volume contenant 50 UI d'antithrombine III, calculé d'après l'activité indiquée sur l'étiquette.

ACTIVITÉ

Effectuez le dosage de l'antithrombine III humaine (*2.7.17*).

L'activité estimée n'est pas inférieure à 90 pour cent ni supérieure à 110 pour cent de l'activité indiquée sur l'étiquette. L'intervalle de confiance (P = 0,95) ne dépasse pas 90 pour cent à 110 pour cent de l'activité estimée.

CONSERVATION

A l'abri de la lumière.

ÉTIQUETAGE

L'étiquette indique :

- l'activité totale en antithrombine III, exprimée en Unités Internationales, dans le récipient,
- la nature et le volume de solvant nécessaire pour reconstituer la préparation,
- dans les cas appropriés, la quantité d'albumine présente en tant que stabilisant.

01/2002:0136

APOMORPHINE (CHLORHYDRATE D')

Apomorphini hydrochloridum

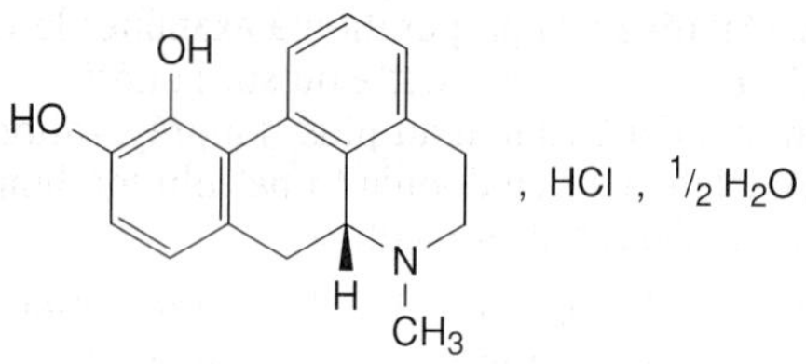

$C_{17}H_{18}ClNO_2$, $1/2H_2O$ M_r 312,8

DÉFINITION

Chlorhydrate de (6a*R*)-6-méthyl-5,6,6a,7-tétrahydro-4*H*-dibenzo[*de,g*]quinoléine-10,11-diol hémihydraté.

Teneur : 99,0 pour cent à 101,0 pour cent (substance desséchée).

CARACTÈRES

Aspect : poudre cristalline ou cristaux, blancs ou légèrement brun-jaune allant jusqu'au gris teinté de vert, prenant une teinte verdâtre plus prononcée sous l'influence de l'air et de la lumière.

Solubilité : assez soluble dans l'eau et dans l'alcool, pratiquement insoluble dans le toluène.

IDENTIFICATION

Première identification : B, D.

Seconde identification : A, C, D.

A. Dissolvez 10,0 mg de chlorhydrate d'apomorphine dans de l'*acide chlorhydrique 0,1 M* et complétez à 100,0 ml avec le même acide. Prélevez 10,0 ml de solution et complétez à 100,0 ml avec de l'*acide chlorhydrique 0,1 M*. Examinée de 230 nm à 350 nm (*2.2.25*), la solution présente un maximum d'absorption à 273 nm et un épaulement de 300 nm à 310 nm. L'absorbance spécifique au maximum est de 530 à 570.

B. Spectrophotométrie d'absorption dans l'infrarouge (*2.2.24*).
Comparaison : spectre de référence du chlorhydrate d'apomorphine de la Ph. Eur.

C. A 5 ml de la solution S (voir Essai), ajoutez quelques millilitres de *solution de bicarbonate de sodium R* jusqu'à obtention d'un précipité stable blanc qui devient peu à peu verdâtre. Ajoutez 0,25 ml d'*iode 0,05 M* et agitez. Le précipité prend une coloration vert-gris. Recueillez le précipité. Ce dernier se dissout dans l'*éther R* en donnant une solution pourpre, dans le *chlorure de méthylène R* en donnant une solution bleu violacé et dans l'*alcool R* en donnant une solution bleue.

D. A 2 ml de la solution S, ajoutez 0,1 ml d'*acide nitrique R*, mélangez et filtrez. Le filtrat donne la réaction (a) des chlorures (*2.3.1*).

ESSAI

Solution S. Dissolvez sans chauffer 0,25 g de chlorhydrate d'apomorphine dans de l'*eau exempte de dioxyde de carbone R* et complétez à 25 ml avec le même solvant.

Aspect de la solution. La solution S est limpide (*2.2.1*) et n'est pas plus fortement colorée que la solution de référence JB_5 ou JV_5 (*2.2.2, Procédé II*).

pH (*2.2.3*) : 4,0 à 5,0 pour la solution S.

Pouvoir rotatoire spécifique (*2.2.7*) : – 48 à – 52 (substance desséchée).

Dissolvez 0,25 g de chlorhydrate d'apomorphine dans de l'*acide chlorhydrique 0,02 M* et complétez à 25,0 ml avec le même acide.

Substances apparentées. Chromatographie liquide (*2.2.29*).

Solution à examiner. Dissolvez 0,25 g de chlorhydrate d'apomorphine dans une solution d'*acide acétique glacial R* à 1 pour cent *V/V* et complétez à 100,0 ml avec la même solution.

Solution témoin (a). Prélevez 1,0 ml de solution à examiner et complétez à 10,0 ml avec une solution d'*acide acétique glacial R* à 1 pour cent *V/V*. Prélevez 1,0 ml et complétez à 100,0 ml avec la même solution.

Solution témoin (b). Dissolvez 25 mg de *boldine R* dans une solution d'*acide acétique glacial R* à 1 pour cent *V/V* et complétez à 10,0 ml avec le même solvant. A 1 ml de cette solution, ajoutez 1 ml de solution à examiner et complétez à 10,0 ml avec une solution d'*acide acétique glacial R* à 1 pour cent *V/V*.

Colonne :

– *dimensions* : *l* = 0,15 m, Ø = 4,6 mm,
– *phase stationnaire* : *gel de silice octadécylsilylé pour chromatographie R* (5 µm),
– *température* : 35 °C.

Phase mobile :

– *phase mobile A* : solution d'*octanesulfonate de sodium R* à 1,1 g/l, ajustée à pH 2,2 avec une solution d'*acide phosphorique R* à 50 pour cent *m/m*,
– *phase mobile B* : *acétonitrile R*,

Intervalle (min)	Phase mobile A (pour cent *V/V*)	Phase mobile B (pour cent *V/V*)
0 - 30	85 → 68	15 → 32
30 - 35	68	32
35 - 45	68 → 85	32 → 15

Débit : 1,5 ml/min.

Détection : spectrophotomètre à 280 nm.

Injection : 10 µl.

Conformité du système : solution témoin (b) :

– *résolution* : au minimum 5,0 entre les pics dus à la boldine et à l'apomorphine.

Limites :

– *toute impureté* : au maximum 2 fois la surface du pic principal du chromatogramme obtenu avec la solution témoin (a) (0,2 pour cent),
– *total* : au maximum 8 fois la surface du pic principal du chromatogramme obtenu avec la solution témoin (a) (0,8 pour cent),
– *limite d'exclusion* : 0,2 fois la surface du pic principal du chromatogramme obtenu avec la solution témoin (a) (0,02 pour cent).

Métaux lourds (*2.4.8*) : au maximum 20 ppm.

1,0 g de chlorhydrate d'apomorphine satisfait à l'essai limite C. Préparez le témoin avec 2 ml de *solution à 10 ppm de plomb (Pb) R*.

Perte à la dessiccation (*2.2.32*) : 2,5 pour cent à 4,2 pour cent, déterminé à l'étuve à 100-105 °C sur 1,000 g de chlorhydrate d'apomorphine.

Cendres sulfuriques (*2.4.14*) : au maximum 0,1 pour cent, déterminé sur 1,0 g de chlorhydrate d'apomorphine.

DOSAGE

Dissolvez 0,250 g de chlorhydrate d'apomorphine dans un mélange de 5,0 ml d'*acide chlorhydrique 0,01 M* et de 50 ml d'*alcool R*. Titrez par l'*hydroxyde de sodium 0,1 M* et tracez la courbe potentiométrique (*2.2.20*). Mesurez le volume utilisé entre les 2 premiers points d'inflexion.

1 ml d'*hydroxyde de sodium 0,1 M* correspond à 30,38 mg de $C_{17}H_{18}ClNO_2$.

CONSERVATION

En récipient étanche, à l'abri de la lumière.

IMPURETÉS

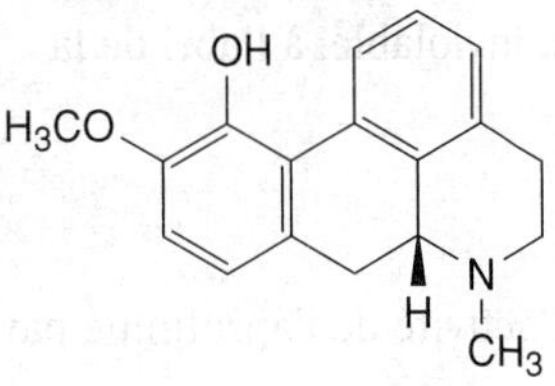

A. (6a*R*)-10-méthoxy-6-méthyl-5,6,6a,7-tétrahydro-4*H*-dibenzo[*de,g*]quinoléin-11-ol (apocodéine),

B. morphine.

01/2002:0580

APROTININE

Aprotininum

DÉFINITION

L'aprotinine est un polypeptide constitué par une chaîne de 58 acides aminés. L'aprotinine possède la propriété d'inhiber stœchiométriquement l'activité de nombreuses enzymes protéolytiques telles que la chymotrypsine, la kallikréine, la plasmine et la trypsine. L'aprotinine titre au minimum 3,0 Unités Pharmacopée Européenne d'activité aprotinine par milligramme, calculé par rapport à la substance desséchée.

PRODUCTION

Les animaux à partir desquels l'aprotinine est obtenue répondent aux exigences de santé requises par les autorités compétentes pour les animaux destinés à la consommation humaine.

Le procédé de fabrication est validé pour démontrer qu'il permet d'inactiver ou d'éliminer de façon appropriée toute contamination par des virus ou d'autres agents infectieux.

Le procédé de fabrication fait l'objet d'une validation permettant de démontrer que le produit satisferait aux essais suivants s'ils lui étaient appliqués :

Toxicité anormale (*2.6.9*). Injectez à chaque souris une quantité d'aprotinine contenant 2 U. Ph. Eur. dissoute dans de l'*eau pour préparations injectables R* pour obtenir un volume de 0,5 ml.

Histamine (*2.6.10*) : au maximum 0,2 µg d'histamine base pour 3 U. Ph. Eur.

CARACTÈRES

Aspect : poudre sensiblement blanche, hygroscopique.

Solubilité : soluble dans l'eau et dans les solutés isotoniques, pratiquement insoluble dans les solvants organiques.

IDENTIFICATION

A. Chromatographie sur couche mince (*2.2.27*).

Solution à examiner. Solution S (voir Essai).

Solution témoin. *Solution d'aprotinine PBR*.

Plaque : *plaque au gel de silice G pour CCM R*.

Phase mobile : *eau R*, *acide acétique glacial R*, (80:100 V/V) contenant 0,10 g/l d'*acétate de sodium R*.

Dépôt : 10 µl.

Développement : sur un parcours de 12 cm.

Séchage : à l'air.

Détection : pulvérisez une solution de 0,1 g de *ninhydrine R* dans un mélange de 6 ml d'une solution de *chlorure de cuivre R* à 10 g/l, de 21 ml d'*acide acétique glacial R* et de 70 ml d'*éthanol R*. Séchez la plaque à 60 °C.

Résultats : la tache principale du chromatogramme obtenu avec la solution à examiner est semblable quant à sa position, sa coloration et ses dimensions à la tache principale du chromatogramme obtenu avec la solution témoin.

B. Déterminez la capacité d'inhibition de l'activité trypsique en utilisant la méthode décrite ci-dessous.

Solution à examiner. Prélevez 1 ml de solution S et complétez à 50 ml avec de la *solution tampon pH 7,2 R*.

Solution de trypsine. Dissolvez 10 mg de *trypsine PBR* dans de l'*acide chlorhydrique 0,002 M* et complétez à 100 ml avec le même acide.

Solution de caséine. Dissolvez 0,2 g de *caséine R* dans de la *solution tampon pH 7,2 R* et complétez à 100 ml avec la même solution tampon.

Solution de précipitation. Mélangez 1 volume d'*acide acétique glacial R*, 49 volumes d'*eau R* et 50 volumes d'*éthanol R*.

Mélangez 1 ml de solution à examiner et 1 ml de solution de trypsine. Laissez reposer pendant 10 min, puis ajoutez 1 ml de solution de caséine. Faites incuber la solution à 35 °C pendant 30 min. Refroidissez dans de l'eau glacée et ajoutez 0,5 ml de solution de précipitation. Agitez et laissez reposer à température ambiante pendant 15 min. La solution présente un trouble. Effectuez un essai à blanc dans les mêmes conditions en remplaçant la solution à examiner par de la *solution tampon pH 7,2 R*. Il ne se forme aucun trouble.

ESSAI

Solution S. Préparez une solution d'aprotinine contenant 15 U. Ph. Eur./ml sur la base de l'activité indiquée sur l'étiquette.

Aspect de la solution. La solution S est limpide (*2.2.1*).

Absorbance (*2.2.25*) : au maximum 0,80 en mesurant au maximum d'absorption à 277 nm.

Préparez une solution d'aprotinine contenant 3,0 U. Ph. Eur./ml.

Impuretés protéiques de masse moléculaire plus élevée. Chromatographie d'exclusion (*2.2.30*).

Utilisez du *dextrane réticulé pour chromatographie R2*. Utilisez une solution d'*acide acétique anhydre R* à 180 g/l comme liquide de gonflement et comme éluant. Préparez une colonne de gel d'une longueur de 0,8 m à 1,0 m et d'un diamètre de 25 mm en évitant la formation de bulles d'air. Déposez sur la colonne une quantité d'aprotinine correspondant à 300 U. Ph. Eur., dissoute dans 1 ml d'une solution d'*acide acétique anhydre R* à 180 g/l et procédez à l'élution. Recueillez l'éluat par fractions de 2 ml. Mesurez l'absorbance (*2.2.25*) de chaque fraction au maximum d'absorption à 277 nm et portez les valeurs sur un graphique. Le chromatogramme obtenu ne présente pas de maximum d'absorption avant l'élution de l'aprotinine.

Perte à la dessiccation (*2.2.32*) : au maximum 6,0 pour cent, déterminé sous vide sur 0,100 g d'aprotinine.

Stérilité (*2.6.1*). L'aprotinine destinée à la préparation de formes pharmaceutiques administrées par voie parentérale sans autre procédé approprié de stérilisation satisfait également à l'essai de stérilité.

Endotoxines bactériennes (*2.6.14*) : moins de 0,14 UI par Unité Ph. Eur., si l'aprotinine est destinée à la préparation de formes pharmaceutiques administrées par voie parentérale sans autre procédé approprié d'élimination des endotoxines bactériennes.

TITRAGE

L'activité de l'aprotinine est évaluée par détermination de l'action inhibitrice qu'elle exerce sur l'activité d'une solution de trypsine de titre connu. Le titre de l'activité inhibitrice de l'aprotinine est calculé à partir de la différence entre le titre initial et le titre résiduel en trypsine.

L'activité inhibitrice de l'aprotinine est exprimée en Unités Ph. Eur. ; 1 Unité Ph. Eur. inhibe à 50 pour cent l'activité enzymatique de 2 microkatals de trypsine.

Utilisez un vase à réaction d'environ 30 ml muni :

– d'un dispositif permettant de maintenir la température à 25 ± 0,1 °C,
– d'un dispositif d'agitation, tel qu'un agitateur magnétique,
– d'un couvercle pourvu de 5 orifices pour le passage de chaque électrode, de l'extrémité de la burette, d'un tube d'adduction d'azote, et pour l'introduction des réactifs.

Un appareil à titrage automatique ou manuel peut être utilisé ; dans le second cas, la burette est graduée en 0,05 ml et le pH-mètre est muni d'une échelle de lecture étendue et d'électrodes de verre et au calomel.

Solution à examiner. Préparez une solution d'aprotinine dans la *solution tampon borate 0,0015 M pH 8,0 R* à une concentration présumée de 1,67 U. Ph. Eur./ml, soit 0,6 mg environ (*m* mg) par millilitre.

Solution de trypsine. Préparez une solution de *trypsine PBR* contenant approximativement 0,8 microkatal par millilitre (environ 1 mg/ml) dans de l'*acide chlorhydrique 0,001 M.* Utilisez une solution récemment préparée et maintenez-la dans de l'eau glacée.

Solution de trypsine et d'aprotinine. A 4,0 ml de solution de trypsine, ajoutez 1,0 ml de solution à examiner. Complétez immédiatement à 40,0 ml avec la *solution tampon borate 0,0015 M pH 8,0 R.* Maintenez cette solution à température ambiante pendant 10 min, puis conservez-la dans de l'eau glacée. Utilisez la solution dans les 6 h qui suivent sa préparation.

Solution de trypsine diluée. Prélevez 0,5 ml de solution de trypsine et complétez à 10,0 ml avec de la *solution tampon borate 0,0015 M pH 8,0 R.* Maintenez cette solution à température ambiante pendant 10 min, puis conservez-la dans de l'eau glacée.

Dans le vase à réaction, maintenu sous atmosphère d'azote et sous agitation constante, introduisez 9,0 ml de *solution tampon borate 0,0015 M pH 8,0 R* et 1,0 ml d'une solution extemporanée de *chlorhydrate d'ester éthylique de benzoylarginine R* à 6,9 g/l. Ajustez le pH à 8,0 avec de l'*hydroxyde de sodium 0,1 M.* Lorsque l'équilibre thermique (25 ± 0,1 °C) est atteint, ajoutez 1,0 ml de solution de trypsine et d'aprotinine et déclenchez un chronomètre. Maintenez le pH à 8,0 par addition d'*hydroxyde de sodium 0,1 M* et notez toutes les 30 s les volumes ajoutés. Suivez la réaction pendant 6 min. Déterminez le nombre de millilitres d'*hydroxyde de sodium 0,1 M* utilisés par seconde (n_1 ml). Effectuez un titrage dans les mêmes conditions avec 1,0 ml de solution de trypsine diluée. Déterminez le nombre de millilitres d'*hydroxyde de sodium 0,1 M* utilisés par seconde (n_2 ml).

Calculez l'activité de l'aprotinine exprimée en Unités Ph. Eur. par milligramme à l'aide de l'expression :

$$\frac{4000\,(2n_2 - n_1)}{m}$$

L'activité mesurée n'est pas inférieure à 90 pour cent ni supérieure à 110 pour cent de l'activité indiquée sur l'étiquette.

CONSERVATION

En récipient étanche, à fermeture inviolable, à l'abri de la lumière.

ÉTIQUETAGE

L'étiquette indique :

– le nombre d'Unités Ph. Eur. d'activité de l'aprotinine par milligramme,
– dans les cas appropriés, que la substance est stérile,
– dans les cas appropriés, que la substance est exempte d'endotoxines bactériennes.

01/2002:0579

APROTININE (SOLUTION CONCENTRÉE D')

Aprotinini solutio concentrata

DÉFINITION

La solution concentrée d'aprotinine est une solution d'un polypeptide constitué par une chaîne de 58 acides aminés, l'aprotinine, qui possède la propriété d'inhiber stœchiométriquement l'activité de nombreuses enzymes protéolytiques telles que la chymotrypsine, la kallikréine, la plasmine et la trypsine. La solution concentrée d'aprotinine titre au minimum 15,0 Unités Pharmacopée Européenne d'activité aprotinine par millilitre.

PRODUCTION

Les animaux à partir desquels la solution concentrée d'aprotinine est obtenue répondent aux exigences de santé requises par les autorités compétentes pour les animaux destinés à la consommation humaine.

Le procédé de fabrication est validé pour démontrer qu'il permet d'inactiver ou d'éliminer de façon appropriée toute contamination par des virus ou d'autres agents infectieux.

Le procédé de fabrication fait l'objet d'une validation permettant de démontrer que le produit satisferait aux essais suivants s'ils lui étaient appliqués :

Toxicité anormale (*2.6.9*). Injectez à chaque souris une quantité de la solution concentrée d'aprotinine contenant 2 U. Ph. Eur. diluée dans de l'*eau pour préparations injectables R* pour obtenir un volume de 0,5 ml.

Histamine (*2.6.10*) : au maximum 0,2 µg d'histamine base pour 3 U. Ph. Eur.

CARACTÈRES

Aspect : liquide limpide et incolore.

IDENTIFICATION

A. Chromatographie sur couche mince (*2.2.27*).

Solution à examiner. Solution S (voir Essai).

Solution témoin. Solution d'aprotinine PBR.

Monographies A - C

Plaque : *plaque au gel de silice G pour CCM R.*

Phase mobile : *eau R, acide acétique glacial R* (80:100 *V/V*) contenant 0,10 g/l d'*acétate de sodium R*.

Dépôt : 10 µl.

Développement : sur un parcours de 12 cm.

Séchage : à l'air.

Détection : pulvérisez une solution de 0,1 g de *ninhydrine R* dans un mélange de 6 ml d'une solution de *chlorure de cuivre R* à 10 g/l, de 21 ml d'*acide acétique glacial R* et de 70 ml d'*éthanol R*. Séchez la plaque à 60 °C.

Résultats : la tache principale du chromatogramme obtenu avec la solution à examiner est semblable quant à sa position, sa coloration et ses dimensions à la tache principale du chromatogramme obtenu avec la solution témoin.

B. Déterminez la capacité d'inhibition de l'activité trypsique en utilisant la méthode décrite ci-dessous.

Solution à examiner. Prélevez 1 ml de solution S et complétez à 50 ml avec de la *solution tampon pH 7,2 R.*

Solution de trypsine. Dissolvez 10 mg de *trypsine PBR* dans de l'*acide chlorhydrique 0,002 M* et complétez à 100 ml avec le même acide.

Solution de caséine. Dissolvez 0,2 g de *caséine R* dans de la *solution tampon pH 7,2 R* et complétez à 100 ml avec la même solution tampon.

Solution de précipitation. Mélangez 1 volume d'*acide acétique glacial R,* 49 volumes d'*eau R* et 50 volumes d'*éthanol R*.

Mélangez 1 ml de solution à examiner et 1 ml de solution de trypsine. Laissez reposer pendant 10 min, puis ajoutez 1 ml de solution de caséine. Faites incuber la solution à 35 °C pendant 30 min. Refroidissez dans de l'eau glacée et ajoutez 0,5 ml de solution de précipitation. Agitez et laissez reposer à température ambiante pendant 15 min. La solution présente un trouble. Effectuez un essai à blanc dans les mêmes conditions en remplaçant la solution à examiner par de la *solution tampon pH 7,2 R.* Il ne se forme aucun trouble.

ESSAI

Solution S. Préparez une solution contenant 15 U. Ph. Eur. d'aprotinine par millilitre, si nécessaire par dilution de la solution concentrée sur la base de l'activité indiquée sur l'étiquette.

Aspect de la solution. La solution S est limpide (*2.2.1*).

Absorbance (*2.2.25*) : au maximum 0,80 en mesurant au maximum d'absorption à 277 nm.

Préparez à partir de la solution concentrée une dilution contenant 3,0 U. Ph. Eur./ml.

Impuretés protéiques de masse moléculaire plus élevée. Chromatographie d'exclusion (*2.2.30*).

Procédez à une cryodessiccation de la solution sous une pression de 2,7 Pa à une température de – 30 °C. La durée de l'opération comprenant la cryodessiccation suivie d'une dessiccation à une température de 15-25 °C est de 6-12 h.

Utilisez du *dextrane réticulé pour chromatographie R2.* Utilisez une solution d'*acide acétique anhydre R* à 180 g/l comme liquide de gonflement et comme éluant. Préparez une colonne de gel d'une longueur de 0,8 m à 1,0 m et d'un diamètre de 25 mm en évitant la formation de bulles d'air. Déposez sur la colonne une quantité d'aprotinine contenant 300 U. Ph. Eur., dissoute dans 1 ml d'une solution d'*acide acétique anhydre R* à 180 g/l et procédez à l'élution. Recueillez l'éluat par fractions de 2 ml. Mesurez l'absorbance (*2.2.25*) de chaque fraction au maximum d'absorption à 277 nm et portez les valeurs sur un graphique. Le chromatogramme obtenu ne présente pas de maximum d'absorption avant l'élution de l'aprotinine.

Activité spécifique du résidu sec : au minimum 3,0 U. Ph. Eur. d'activité d'aprotinine par milligramme de résidu sec. Evaporez à siccité 25,0 ml de la solution à examiner au bain-marie ; desséchez le résidu à 110 °C pendant 15 h et pesez-le. A partir de la masse du résidu et de l'activité déterminée ci-dessous, calculez le nombre d'Unités Ph. Eur. par milligramme de résidu sec.

Stérilité (*2.6.1*). La solution concentrée d'aprotinine destinée à la préparation de formes pharmaceutiques administrées par voie parentérale sans autre procédé approprié de stérilisation satisfait également à l'essai de stérilité.

Endotoxines bactériennes (*2.6.14*) : moins de 0,14 UI par Unité Ph. Eur., si la solution concentrée d'aprotinine est destinée à la préparation de formes pharmaceutiques administrées par voie parentérale sans autre procédé approprié d'élimination des endotoxines bactériennes.

TITRAGE

L'activité de l'aprotinine est évaluée par détermination de l'action inhibitrice qu'elle exerce sur l'activité d'une solution de trypsine de titre connu. Le titre de l'activité inhibitrice de l'aprotinine est calculé à partir de la différence entre le titre initial et le titre résiduel en trypsine.

L'activité inhibitrice de l'aprotinine est exprimée en Unités Ph. Eur. ; 1 Unité Ph. Eur. inhibe à 50 pour cent l'activité enzymatique de 2 microkatals de trypsine.

Utilisez un vase à réaction d'environ 30 ml muni :

- d'un dispositif permettant de maintenir la température à 25 ± 0,1 °C,
- d'un dispositif d'agitation, tel qu'un agitateur magnétique,
- d'un couvercle pourvu de 5 orifices pour le passage de chaque électrode, de l'extrémité de la burette, d'un tube d'adduction d'azote, et pour l'introduction des réactifs.

Un appareil à titrage automatique ou manuel peut être utilisé ; dans le second cas, la burette est graduée en 0,05 ml et le pH-mètre est muni d'une échelle de lecture étendue et d'électrodes de verre et au calomel.

Solution à examiner. Préparez une dilution appropriée (*D*) de la solution concentrée d'aprotinine dans la *solution tampon borate 0,0015 M pH 8,0 R* de façon à obtenir une solution supposée contenir, sur la base de l'activité indiquée, 1,67 U. Ph. Eur./ml.

Solution de trypsine. Préparez une solution de *trypsine PBR* contenant approximativement 0,8 microkatal par millilitre (environ 1 mg/ml) dans de l'*acide chlorhydrique 0,001 M.* Utilisez une solution récemment préparée et maintenez-la dans de l'eau glacée.

Solution de trypsine et d'aprotinine. A 4,0 ml de solution de trypsine, ajoutez 1,0 ml de solution à examiner. Complétez immédiatement à 40,0 ml avec la *solution tampon borate 0,0015 M pH 8,0 R.* Maintenez cette solution à température ambiante pendant 10 min, puis conservez-la dans de l'eau glacée. Utilisez la solution dans les 6 h qui suivent sa préparation.

Solution de trypsine diluée. Prélevez 0,5 ml de solution de trypsine et complétez à 10,0 ml avec de la *solution tampon borate 0,0015 M pH 8,0 R.* Maintenez cette solution à température ambiante pendant 10 min, puis conservez-la dans de l'eau glacée.

Dans le vase à réaction, maintenu sous atmosphère d'azote et sous agitation constante, introduisez 9,0 ml de *solution tampon borate 0,0015 M pH 8,0 R* et 1,0 ml d'une solution extemporanée de *chlorhydrate d'ester éthylique de benzoylarginine R* à 6,9 g/l. Ajustez le pH à 8,0 avec de l'*hydroxyde de sodium 0,1 M*. Lorsque l'équilibre thermique (25 ± 0,1 °C) est atteint, ajoutez 1,0 ml de solution de trypsine et d'aprotinine et déclenchez un chronomètre. Maintenez le pH à 8,0 par addition d'*hydroxyde de sodium 0,1 M* et notez toutes les 30 s les volumes ajoutés. Suivez la réaction pendant 6 min. Déterminez le nombre de millilitres d'*hydroxyde de sodium 0,1 M* utilisés par seconde (n_1 ml). Effectuez un titrage dans les mêmes conditions avec 1,0 ml de solution de trypsine diluée. Déterminez le nombre de millilitres d'*hydroxyde de sodium 0,1 M* utilisé par seconde (n_2 ml).

Calculez l'activité de l'aprotinine exprimée en Unités Ph. Eur. par millilitre à l'aide de l'expression :

$$4000\,(2n_2 - n_1) \times D$$

D = facteur de dilution de la solution concentrée d'aprotinine à examiner pour obtenir une solution contenant 1,67 Unités Ph. Eur. par millilitre.

L'activité mesurée n'est pas inférieure à 90 pour cent ni supérieure à 110 pour cent de l'activité indiquée sur l'étiquette.

CONSERVATION

En récipient étanche, à fermeture inviolable, à l'abri de la lumière.

ÉTIQUETAGE

L'étiquette indique :

- le nombre d'Unités Ph. Eur. d'activité de l'aprotinine par millilitre,
- dans les cas appropriés, que la solution est stérile,
- dans les cas appropriés, que la solution est exempte d'endotoxines bactériennes.

01/2002:1171

ARACHIDE (HUILE D') HYDROGÉNÉE

Arachidis oleum hydrogenatum

DÉFINITION

L'huile d'arachide hydrogénée est obtenue par purification, blanchiment, hydrogénation et désodorisation de l'huile provenant des graines décortiquées d'*Arachis hypogaea* L. Chaque type d'huile d'arachide est caractérisé par son point de goutte nominal.

CARACTÈRES

Masse blanche à légèrement jaunâtre et onctueuse qui fond en donnant un liquide limpide et jaune pâle lorsqu'elle est chauffée, pratiquement insoluble dans l'eau, facilement soluble dans le chlorure de méthylène et dans l'éther de pétrole (Eb : 65-70 °C), très peu soluble dans l'alcool.

IDENTIFICATION

Première identification : A, B.
Seconde identification : A, C.

A. L'huile d'arachide hydrogénée satisfait à l'essai du point de goutte.

B. Effectuez l'identification des huiles grasses par chromatographie sur couche mince (*2.3.2*).
Le chromatogramme obtenu est semblable au chromatogramme type de l'huile d'arachide.

C. L'huile d'arachide hydrogénée satisfait à l'essai de composition en acides gras.

ESSAI

Point de goutte (*2.2.17*) : 32 °C à 43 °C. Dans cet intervalle, le point de goutte ne diffère pas de plus de 3 °C de la valeur nominale.

Indice d'acide (*2.5.1*) : au maximum 0,5. Dissolvez 10,0 g d'huile d'arachide hydrogénée dans 50 ml du solvant prescrit en chauffant au bain-marie.

Indice de peroxyde (*2.5.5*) : au maximum 5,0. Dissolvez 5,0 g d'huile d'arachide hydrogénée dans 30 ml du solvant prescrit en chauffant au bain-marie.

Insaponifiable (*2.5.7*) : au maximum 1,0 pour cent.

Impuretés à réaction alcaline dans les huiles grasses (*2.4.19*). L'huile d'arachide hydrogénée satisfait à l'essai des impuretés à réaction alcaline dans les huiles grasses.

Composition en acides gras (*2.4.22, Procédé A*).

La chromatographie peut être réalisée en utilisant :

- une colonne capillaire de silice fondue, d'une longueur de 25 m et d'un diamètre intérieur de 0,25 mm, recouverte de *polycyanopropylsiloxane R* (épaisseur du film 0,2 µm),
- comme gaz vecteur, de l'*hélium pour chromatographie R*, à un débit de 0,7 ml/min,
- un détecteur à ionisation de flamme,
- un injecteur avec division (1:100),

en maintenant la température de la colonne à 180 °C pendant 20 min, celle de la chambre à injection et celle du détecteur à 250 °C.

Le mélange des acides gras constitutifs de l'huile d'arachide hydrogénée est composé de :

- au maximum 0,5 pour cent d'acides gras saturés de longueur de chaîne inférieure à C_{14},
- au maximum 0,5 pour cent d'acide myristique,
- 7,0 pour cent à 16,0 pour cent d'acide palmitique,
- 3,0 pour cent à 19,0 pour cent d'acide stéarique,
- 54,0 pour cent à 78,0 pour cent d'acide oléique et d'isomères ($C_{18:1}$ longueur de chaîne équivalente sur le polycyanopropylsiloxane 18,5 à 18,8),
- au maximum 10,0 pour cent d'acide linoléique et d'isomères ($C_{18:2}$ longueur de chaîne équivalente sur le polycyanopropylsiloxane 19,4 à 19,8),
- 1,0 pour cent à 3,0 pour cent d'acide arachidique,
- au maximum 2,1 pour cent d'acides eicosénoïques ($C_{20:1}$ longueur de chaîne équivalente sur le polycyanopropylsiloxane 20,4 à 20,7),
- 1,0 pour cent à 5,0 pour cent d'acide béhénique,
- au maximum 0,5 pour cent d'acide érucique et d'isomères ($C_{22:1}$ longueur de chaîne équivalente sur le polycyanopropylsiloxane 22,4 à 22,6),
- 0,5 pour cent à 3,0 pour cent d'acide lignocérique.

Nickel. Déterminez la teneur en nickel par spectrométrie d'absorption atomique (*2.2.23, Procédé II*).

Solution à examiner. Dans un creuset de platine ou de silice préalablement taré après calcination, introduisez 5,0 g d'huile d'arachide hydrogénée. Chauffez avec précaution et introduisez dans la substance une mèche constituée par un toron de papier filtre sans cendres. Enflammez la mèche. Lorsque la substance brûle d'elle-même, arrêtez le chauffage. Après combustion, calcinez au four à moufle à 600 °C environ. Continuez l'incinération jusqu'à obtention de cendres blanches. Après refroidissement, reprenez le résidu par 2 fois 2 ml d'*acide chlorhydrique dilué R* et transvasez dans une fiole jaugée de 25 ml. Ajoutez 0,3 ml d'*acide nitrique R* puis complétez à 25,0 ml avec de l'*eau R*.

Solutions de référence. Préparez 3 solutions de référence en ajoutant respectivement 1,0 ml, 2,0 ml et 4,0 ml de la *solution à 0,2 ppm de nickel (Ni) R* à 2,0 ml de solution à examiner, puis en complétant à 10,0 ml avec de l'*eau R*.

Mesurez l'absorbance à 232 nm en utilisant une lampe à cathode creuse au nickel comme source de radiation, un four de graphite comme dispositif d'atomisation et de l'*argon R* comme gaz vecteur.

L'huile d'arachide hydrogénée ne contient pas plus de 1 ppm de Ni.

Teneur en eau (*2.5.12*). Déterminée par semi-microdosage sur 1,000 g d'huile d'arachide hydrogénée, la teneur en eau n'est pas supérieure à 0,3 pour cent.

CONSERVATION

A l'abri de la lumière.

ÉTIQUETAGE

L'étiquette indique le point de goutte nominal.

01/2002:0263

ARACHIDE (HUILE D') RAFFINÉE

Arachidis oleum raffinatum

DÉFINITION

Huile grasse raffinée obtenue à partir de graines décortiquées d'*Arachis hypogaea* L. Un antioxydant approprié peut être ajouté.

CARACTÈRES

Aspect : liquide limpide, jaunâtre, visqueux.

Solubilité : très peu soluble dans l'alcool, miscible à l'éther de pétrole.

Densité : environ 0,915.

L'huile d'arachide raffinée se solidifie à environ 2 °C.

IDENTIFICATION

L'huile d'arachide raffinée satisfait à l'identification des huiles grasses par chromatographie sur couche mince (*2.3.2*). Le chromatogramme obtenu est semblable au chromatogramme type de l'huile d'arachide.

ESSAI

Indice d'acide (*2.5.1*) : au maximum 0,5, déterminé sur 10,0 g d'huile d'arachide raffinée.

Indice de peroxyde (*2.5.5*) : au maximum 5,0.

Insaponifiable (*2.5.7*) : au maximum 1,0 pour cent, déterminé sur 5,0 g d'huile d'arachide raffinée.

Impuretés à réaction alcaline (*2.4.19*). L'huile d'arachide raffinée satisfait à l'essai des impuretés à réaction alcaline dans les huiles grasses.

Composition en acides gras. Chromatographie en phase gazeuse (*2.4.22, Procédé A*).

Solution témoin (a). Préparez 0,50 g du mélange des substances d'étalonnage comme indiqué dans le tableau 0263-1. Dissolvez dans l'*heptane R* et complétez à 50 ml avec le même solvant.

Tableau 0263-1

Substances d'étalonnage	Composition (pour cent *m/m*)
Palmitate de méthyle R	10
Stéarate de méthyle R	5
Oléate de méthyle R	40
Linoléate de méthyle R	25
Linolénate de méthyle R	2
Arachidate de méthyle R	5
Eicosénoate de méthyle R	3
Béhénate de méthyle R	5
Erucate de méthyle R	2
Lignocérate de méthyle R	3

Composition du mélange des acides gras constitutifs de l'huile d'arachide raffinée :

- *acides gras saturés de longueur de chaîne inférieure à* C_{16}: au maximum 0,4 pour cent,
- *acide palmitique* : 7,0 pour cent à 16,0 pour cent,
- *acide stéarique* : 1,3 pour cent à 6,5 pour cent,
- *acide oléique* (longueur de chaîne équivalente sur l'adipate de polyéthylèneglycol 18,3) : 35,0 pour cent à 72,0 pour cent,
- *acide linoléique* (longueur de chaîne équivalente sur l'adipate de polyéthylèneglycol 18,9) : 13,0 pour cent à 43,0 pour cent,
- *acide linolénique* (longueur de chaîne équivalente sur l'adipate de polyéthylèneglycol 19,7) : au maximum 0,6 pour cent,
- *acide arachidique* : 0,5 pour cent à 3,0 pour cent,
- *acide eicosénoïque* (longueur de chaîne équivalente sur l'adipate de polyéthylèneglycol 20,3) : 0,5 pour cent à 2,1 pour cent,
- *acide béhénique* : 1,0 pour cent à 5,0 pour cent,
- *acide érucique* (longueur de chaîne équivalente sur l'adipate de polyéthylèneglycol 22,3) : au maximum 0,5 pour cent,
- *acide lignocérique* : 0,5 pour cent à 3,0 pour cent.

Teneur en eau (*2.5.12*) : au maximum 0,3 pour cent, déterminé sur 3,00 g d'huile d'arachide raffinée, si elle est destinée à la préparation de formes pharmaceutiques administrées par voie parentérale.

CONSERVATION

En récipient bien rempli, à l'abri de la lumière.

ÉTIQUETAGE

L'étiquette indique :

- dans les cas appropriés, que la substance convient à la préparation de formes pharmaceutiques administrées par voie parentérale,
- le nom et la concentration de tout antioxydant éventuellement ajouté.

Monographies A - C

01/2002:0009

ARGENT (NITRATE D')

Argenti nitras

$AgNO_3$ M_r 169,9

DÉFINITION

Le nitrate d'argent contient au minimum 99,0 pour cent et au maximum l'équivalent de 100,5 pour cent de $AgNO_3$.

CARACTÈRES

Poudre cristalline blanche ou cristaux transparents incolores, très solubles dans l'eau, solubles dans l'alcool.

IDENTIFICATION

A. 10 mg de nitrate d'argent donnent la réaction des nitrates (*2.3.1*).

B. 10 mg de nitrate d'argent donnent la réaction de l'argent (*2.3.1*).

ESSAI

Solution S. Dissolvez 2,0 g de nitrate d'argent dans de l'*eau R* et complétez à 50 ml avec le même solvant.

Aspect de la solution. La solution S est limpide (*2.2.1*) et incolore (*2.2.2, Procédé II*).

Acidité ou alcalinité. A 2 ml de la solution S, ajoutez 0,1 ml de *solution de vert de bromocrésol R*. La solution est colorée en bleu. A 2 ml de la solution S, ajoutez 0,1 ml de *solution de rouge de phénol R*. La solution est colorée en jaune.

Sels étrangers. A 30 ml de la solution S, ajoutez 7,5 ml d'*acide chlorhydrique dilué R*, agitez énergiquement, chauffez pendant 5 min au bain-marie et filtrez. Evaporez 20 ml du filtrat au bain-marie à siccité et desséchez à 100-105 °C. La masse du résidu n'excède pas 2 mg (0,3 pour cent).

Aluminium, plomb, cuivre, et bismuth. Dissolvez 1,0 g de nitrate d'argent dans un mélange de 4 ml d'*ammoniaque concentrée R* et de 6 ml d'*eau R*. La solution est limpide (*2.2.1*) et incolore (*2.2.2, Procédé II*).

DOSAGE

Dissolvez 0,300 g de nitrate d'argent dans 50 ml d'*eau R*. Ajoutez 2 ml d'*acide nitrique dilué R* et 2 ml de *solution de sulfate ferrique et d'ammonium R2*. Titrez par le *thiocyanate d'ammonium 0,1 M* jusqu'à coloration jaune rougeâtre.

1 ml de *thiocyanate d'ammonium 0,1 M* correspond à 16,99 mg de $AgNO_3$.

CONSERVATION

En récipient non métallique, à l'abri de la lumière.

01/2002:0806

ARGININE

Argininum

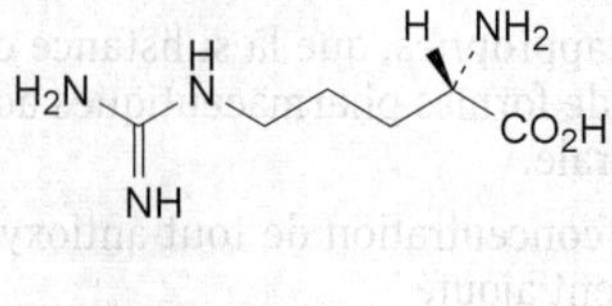

$C_6H_{14}N_4O_2$ M_r 174,2

DÉFINITION

L'arginine contient au minimum 98,5 pour cent et au maximum l'équivalent de 101,0 pour cent d'acide (*S*)-2-amino-5-guanidinopentanoïque, calculé par rapport à la substance desséchée.

CARACTÈRES

Poudre cristalline, blanche ou sensiblement blanche ou cristaux incolores, facilement solubles dans l'eau, très peu solubles dans l'alcool, pratiquement insolubles dans l'éther.

IDENTIFICATION

Première identification : A, C.

Seconde identification : A, B, D, E.

A. L'arginine satisfait à l'essai du pouvoir rotatoire spécifique (voir Essai).

B. La solution S (voir Essai) est fortement alcaline (*2.2.4*).

C. Examinez l'arginine par spectrophotométrie d'absorption dans l'infrarouge (*2.2.24*), en comparant avec le spectre obtenu avec l'*arginine SCR*. Examinez les substances sous forme de pastilles.

D. Examinez les chromatogrammes obtenus dans l'essai des substances décelables par la ninhydrine. La tache principale du chromatogramme obtenu avec la solution à examiner (b) est semblable quant à sa position, sa coloration et ses dimensions à la tache principale du chromatogramme obtenu avec la solution témoin (a).

E. Dissolvez 25 mg environ d'arginine dans 2 ml d'*eau R*. Ajoutez 1 ml de *solution d'α-naphtol R* et 2 ml d'un mélange à volumes égaux de *solution concentrée d'hypochlorite de sodium R* et d'*eau R*. Il se développe une coloration rouge.

ESSAI

Solution S. Dissolvez 2,5 g d'arginine dans de l'*eau distillée R* et complétez à 50 ml avec le même solvant.

Aspect de la solution. La solution S est limpide (*2.2.1*) et n'est pas plus fortement colorée que la solution témoin JB_6 (*2.2.2, Procédé II*).

Pouvoir rotatoire spécifique. (*2.2.7*). Dissolvez 2,00 g d'arginine dans de l'*acide chlorhydrique R1* et complétez à 25,0 ml avec le même acide. Calculé par rapport à la substance desséchée, le pouvoir rotatoire spécifique est de + 25,5 à + 28,5.

Substances décelables par la ninhydrine. Opérez par chromatographie sur couche mince (*2.2.27*) en utilisant une *plaque au gel de silice pour CCM R*.

Solution à examiner (a). Dissolvez 0,10 g d'arginine dans de l'*acide chlorhydrique dilué R* et complétez à 10 ml avec le même acide.

Solution à examiner (b). Prélevez 1 ml de solution à examiner (a) et complétez à 50 ml avec de l'*eau R*.

Solution témoin (a). Dissolvez 10 mg d'*arginine SCR* dans de l'*acide chlorhydrique 0,1 M* et complétez à 50 ml avec le même acide.

Solution témoin (b). Prélevez 5 ml de solution à examiner (b) et complétez à 20 ml avec de l'*eau R*.

Solution témoin (c). Dissolvez 10 mg d'*arginine SCR* et 10 mg de *chlorhydrate de lysine SCR* dans de l'*acide chlorhydrique 0,1 M* et complétez à 25 ml avec le même acide.

Déposez sur la plaque 5 µl de chaque solution. Laissez sécher la plaque à l'air. Développez sur un parcours de 15 cm avec un mélange de 30 volumes d'*ammoniaque concentrée R* et de 70 volumes de *2-propanol R*. Séchez la plaque à 100-105 °C jusqu'à disparition complète de l'ammoniaque.

Pulvérisez de la *solution de ninhydrine R*. Chauffez la plaque à 100-105 °C pendant 15 min. S'il apparaît d'autres taches que la tache principale dans le chromatogramme obtenu avec la solution à examiner (a), aucune d'entre elles n'est plus intense que la tache du chromatogramme obtenu avec la solution témoin (b) (0,5 pour cent). L'essai n'est valable que si le chromatogramme obtenu avec la solution témoin (c) présente 2 taches nettement séparées.

Chlorures (*2.4.4*). Prélevez 5 ml de solution S, ajoutez 0,5 ml d'*acide nitrique dilué R* et complétez à 15 ml avec de l'*eau R*. La solution satisfait à l'essai limite des chlorures (200 ppm).

Sulfates (*2.4.13*). Prélevez 10 ml de solution S, ajoutez 1,7 ml d'*acide chlorhydrique dilué R* et complétez à 15 ml avec de l'*eau distillée R*. La solution satisfait à l'essai limite des sulfates (300 ppm).

Ammonium (*2.4.1*). 50 mg d'arginine satisfont à l'essai limite B de l'ammonium (200 ppm). Préparez le témoin avec 0,1 ml de *solution à 100 ppm d'ammonium (NH_4) R*.

Fer (*2.4.9*). Dans une ampoule à décantation, dissolvez 1,0 g d'arginine dans 10 ml d'*acide chlorhydrique dilué R*. Agitez avec 3 fois 10 ml de *méthylisobutylcétone R1* pendant 3 min à chaque fois. Agitez les couches organiques réunies avec 10 ml d'*eau R* pendant 3 min. La couche aqueuse satisfait à l'essai limite du fer (10 ppm).

Métaux lourds (*2.4.8*). Dissolvez 2,0 g d'arginine dans de l'*eau R* et complétez à 20 ml avec le même solvant. 12 ml de solution satisfont à l'essai limite A des métaux lourds (10 ppm). Préparez le témoin avec la *solution à 1 ppm de plomb (Pb) R*.

Perte à la dessiccation (*2.2.32*). Déterminée à l'étuve à 100-105 °C sur 1,000 g d'arginine, la perte à la dessiccation n'est pas supérieure à 0,5 pour cent.

Cendres sulfuriques (*2.4.14*). Déterminé sur 1,0 g d'arginine, le taux des cendres sulfuriques n'est pas supérieur à 0,1 pour cent.

DOSAGE

Dissolvez 0,150 g d'arginine dans 50 ml d'*eau R*. Titrez par l'*acide chlorhydrique 0,1 M* en présence de 0,2 ml d'*indicateur mixte au rouge de méthyle R* jusqu'à virage du vert au rouge-violet.

1 ml d'*acide chlorhydrique 0,1 M* correspond à 17,42 mg de $C_6H_{14}N_4O_2$.

CONSERVATION

A l'abri de la lumière.

01/2002:0805

ARGININE (CHLORHYDRATE D')

Arginini hydrochloridum

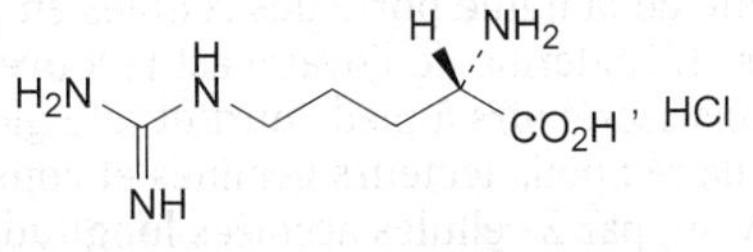

$C_6H_{15}ClN_4O_2$ M_r 210,7

DÉFINITION

Le chlorhydrate d'arginine contient au minimum 98,5 pour cent et au maximum l'équivalent de 101,0 pour cent de chlorhydrate d'acide (*S*)-2-amino-5-guanidinopentanoïque, calculé par rapport à la substance desséchée.

CARACTÈRES

Poudre cristalline, blanche ou sensiblement blanche ou cristaux incolores, facilement solubles dans l'eau, très peu solubles dans l'alcool, pratiquement insolubles dans l'éther.

IDENTIFICATION

Première identification : A, B, E.

Seconde identification : A, C, D, E.

A. Le chlorhydrate d'arginine satisfait à l'essai du pouvoir rotatoire spécifique (voir Essai).

B. Examinez le chlorhydrate d'arginine par spectrophotométrie d'absorption dans l'infrarouge (*2.2.24*), en comparant avec le spectre obtenu avec le *chlorhydrate d'arginine SCR*. Examinez les substances sous forme de pastilles.

C. Examinez les chromatogrammes obtenus dans l'essai des substances décelables par la ninhydrine. La tache principale du chromatogramme obtenu avec la solution à examiner (b) est semblable quant à sa position, sa coloration et ses dimensions à la tache principale du chromatogramme obtenu avec la solution témoin (a).

D. Dissolvez 25 mg environ de chlorhydrate d'arginine dans 2 ml d'*eau R*. Ajoutez 1 ml de *solution d'α-naphtol R* et 2 ml d'un mélange à volumes égaux de *solution concentrée d'hypochlorite de sodium R* et d'*eau R*. Il se développe une coloration rouge.

E. 20 mg environ de chlorhydrate d'arginine donnent la réaction (a) des chlorures (*2.3.1*).

ESSAI

Solution S. Dissolvez 2,5 g de chlorhydrate d'arginine dans de l'*eau distillée R* et complétez à 50 ml avec le même solvant.

Aspect de la solution. La solution S est limpide (*2.2.1*) et n'est pas plus fortement colorée que la solution témoin JB_6 (*2.2.2, Procédé II*).

Pouvoir rotatoire spécifique (*2.2.7*). Dissolvez 2,00 g de chlorhydrate d'arginine dans de l'*acide chlorhydrique R1* et complétez à 25,0 ml avec le même acide. Calculé par rapport à la substance desséchée, le pouvoir rotatoire spécifique est de + 21,0 à + 23,5.

Substances décelables par la ninhydrine. Opérez par chromatographie sur couche mince (*2.2.27*) en utilisant une *plaque au gel de silice pour CCM R*.

Solution à examiner (a). Dissolvez 0,10 g de chlorhydrate d'arginine dans de l'*eau R* et complétez à 10 ml avec le même solvant.

Solution à examiner (b). Prélevez 1 ml de solution à examiner (a) et complétez à 50 ml avec de l'*eau R*.

Solution témoin (a). Dissolvez 10 mg de *chlorhydrate d'arginine SCR* dans de l'*eau R* et complétez à 50 ml avec le même solvant.

Solution témoin (b). Prélevez 5 ml de solution à examiner (b) et complétez à 20 ml avec de l'*eau R*.

Solution témoin (c). Dissolvez 10 mg de *chlorhydrate d'arginine SCR* et 10 mg de *chlorhydrate de lysine SCR* dans de l'*eau R* et complétez à 25 ml avec le même solvant.

Déposez sur la plaque 5 µl de chaque solution. Laissez sécher la plaque à l'air. Développez sur un parcours de 15 cm avec un mélange de 30 volumes d'*ammoniaque concentrée R* et de 70 volumes de *2-propanol R*. Séchez la plaque à 100-105 °C jusqu'à disparition complète de l'ammoniaque. Pulvérisez de la *solution de ninhydrine R*. Chauffez la plaque à 100-105 °C pendant 15 min. S'il apparaît d'autres taches que la tache principale dans le chromatogramme obtenu avec la solution à examiner (a), aucune d'entre elles

Monographies A - C

n'est plus intense que la tache du chromatogramme obtenu avec la solution témoin (b) (0,5 pour cent). L'essai n'est valable que si le chromatogramme obtenu avec la solution témoin (c) présente 2 taches nettement séparées.

Sulfates (*2.4.13*). Prélevez 10 ml de solution S et complétez à 15 ml avec de l'*eau distillée R*. La solution satisfait à l'essai limite des sulfates (300 ppm).

Ammonium (*2.4.1*). 50 mg d'arginine satisfont à l'essai limite B de l'ammonium (200 ppm). Préparez le témoin avec 0,1 ml de *solution à 100 ppm d'ammonium* (NH_4) *R*.

Fer (*2.4.9*). Dans une ampoule à décantation, dissolvez 1,0 g de chlorhydrate d'arginine dans 10 ml d'*acide chlorhydrique dilué R*. Agitez avec 3 fois 10 ml de *méthylisobutylcétone R1* pendant 3 min à chaque fois. Agitez les couches organiques réunies avec 10 ml d'*eau R* pendant 3 min. La couche aqueuse satisfait à l'essai limite du fer (10 ppm).

Métaux lourds (*2.4.8*). Dissolvez 2,0 g de chlorhydrate d'arginine dans de l'*eau R* et complétez à 20 ml avec le même solvant. 12 ml de solution satisfont à l'essai limite A des métaux lourds (10 ppm). Préparez le témoin avec la *solution à 1 ppm de plomb (Pb) R*.

Perte à la dessiccation (*2.2.32*). Déterminée à l'étuve à 100-105 °C sur 1,000 g de chlorhydrate d'arginine, la perte à la dessiccation n'est pas supérieure à 0,5 pour cent.

Cendres sulfuriques (*2.4.14*). Déterminé sur 1,0 g de chlorhydrate d'arginine, le taux des cendres sulfuriques n'est pas supérieur à 0,1 pour cent.

Monographies A - C

DOSAGE

Dissolvez 0,180 g de chlorhydrate d'arginine dans 3 ml d'*acide formique anhydre R*. Ajoutez 30 ml d'*acide acétique anhydre R*. Titrez par l'*acide perchlorique 0,1 M* en présence de 0,1 ml de *solution de naphtolbenzéine R* jusqu'à virage du jaune-brun au vert.

1 ml d'*acide perchlorique 0,1 M* correspond à 21,07 mg de $C_6H_{15}ClN_4O_2$.

CONSERVATION

A l'abri de la lumière.

01/2002:1391

ARNICA (FLEUR D')

Arnicae flos

DÉFINITION

La fleur d'arnica est constituée par le capitule, entier ou brisé, séché, de *Arnica montana* L. Elle contient au minimum 0,40 pour cent *m/m* de sesquiterpènes lactoniques totaux exprimés en tiglate d'hélénaline, calculé par rapport à la drogue desséchée.

CARACTÈRES

La fleur d'arnica a une odeur aromatique.

Le capitule, étalé, a un diamètre d'environ 20 mm et une profondeur de 15 mm environ et possède un pédoncule de 2 cm à 3 cm de longueur. L'involucre est constitué de 18 à 24 bractées lancéolées, allongées, aiguës à leur sommet, disposées sur 1 à 2 rangées ; les bractées sont longues de 8 mm à 10 mm environ, de couleur verte et possèdent des poils externes vert-jaune, visibles à la loupe. Le réceptacle convexe, d'un diamètre de 6 mm environ, possède des alvéoles et est garni de poils. Il porte sur son pourtour une vingtaine de fleurons ligulés mesurant 20 mm à 30 mm de long et, sur son disque, un nombre plus considérable de fleurons tubulés mesurant environ 15 mm de long. L'ovaire mesure 4 mm à 8 mm de long ; il est surmonté d'un pappus de soies blanchâtres mesurant 4 mm à 8 mm de long. Quelques akènes, bruns, surmontés ou non du pappus, peuvent être présents.

La fleur d'arnica présente les caractères macroscopiques et microscopiques décrits aux identifications A et B.

IDENTIFICATION

A. L'involucre est composé de bractées ovales-allongées et aiguës à leur sommet ; leur bord est cilié. Le fleuron ligulé a un calice réduit surmonté d'une couronne de soies blanchâtres, fines et brillantes, revêtues de petits poils rudes. La corolle jaune orangé porte 7 à 10 nervures parallèles et se termine par 3 petits lobes. Les étamines à anthères libres sont incomplètement développées. L'ovaire, étroit, brun, est surmonté du stigmate divisé en 2 branches incurvées vers l'extérieur. Le fleuron tubulé est actinomorphe. L'ovaire et le calice sont semblables à ceux de la fleur ligulée. La corolle, courte, possède 5 lobes triangulaires réfléchis ; les 5 étamines fertiles sont soudées par les anthères.

B. Séparez les différentes parties du capitule. Réduisez-les en poudre (355). Examinez au microscope en utilisant de la *solution d'hydrate de chloral R*. La poudre présente les caractéristiques suivantes. Les épidermes des bractées de l'involucre présentent des stomates et des poils, ceci avec une fréquence plus grande sur la face externe (abaxiale). Les poils sont de plusieurs types : poils tecteurs unisériés, pluricellulaires, de longueur variable allant de 50 µm à 500 µm, particulièrement abondants sur les bords de la bractée ; poils sécréteurs à pied pluricellulaire, uni ou bisérié, à tête globuleuse, pluricellulaire, mesurant environ 300 µm de long, abondants sur la face externe de la bractée ; poils sécréteurs, à pied pluricellulaire, unisérié, à tête globuleuse, pluricellulaire, mesurant environ 80 µm de long, fréquents sur la face interne de la bractée. L'épiderme de la corolle ligulée est constitué par des cellules lobées ou allongées, quelques stomates et des poils de différents types : poils tecteurs à extrémité très effilée, dont la longueur peut dépasser 500 µm, constitués par 1 à 3 cellules proximales à parois épaissies et 2 à 4 cellules distales, à parois fines ; poils sécréteurs à tête pluricellulaire bisériée ; poils sécréteurs à pied pluricellulaire et à tête globuleuse pluricellulaire. L'extrémité de la ligule porte des cellules en papilles arrondies. L'épiderme de l'ovaire est recouvert de poils : poils sécréteurs à pied court et tête globuleuse pluricellulaire ; poils tecteurs géminés et constitués, le plus souvent, par 2 cellules accolées longitudinalement, la paroi commune étant ponctuée ; leur extrémité est effilée et parfois bifide. Les épidermes du calice sont constitués par des cellules allongées portant des poils tecteurs courts, unicellulaires, orientés vers l'extrémité supérieure de la soie. Les grains de pollen, d'un diamètre de 30 µm environ, sont arrondis, à exine échinulée ; ils présentent 3 pores germinatifs.

C. Examinez les chromatogrammes obtenus dans l'essai *Calendula officinalis* L. - *Heterotheca inuloïdes*. Le chromatogramme obtenu avec la solution à examiner présente, vers le milieu, une bande de fluorescence bleutée correspondant à celle due à l'acide chlorogénique dans le chromatogramme obtenu avec la solution témoin ; au-dessus de cette bande, il présente trois bandes de fluorescence brun-jaune à jaune orangé et, au-dessus, une bande de fluorescence jaune-vert (astragaline). La bande située en dessous de l'astragaline correspond à l'isoquercitroside ; la bande située juste en dessous de cette dernière correspond au lutéolol-7-glucoside. Il présente également une bande de fluorescence bleu-vert en dessous de la bande due à l'acide caféique dans le chromatogramme obtenu avec la solution témoin.

ESSAI

Eléments étrangers (*2.8.2*). Le taux des éléments étrangers n'est pas supérieur à 5,0 pour cent.

Calendula officinalis* L. - *Heterotheca inuloïdes. Opérez par chromatographie sur couche mince (*2.2.27*) en utilisant une *plaque au gel de silice pour CCM R*.

Solution à examiner. A 2,00 g d'arnica pulvérisé (710), ajoutez 10 ml de *méthanol R*. Chauffez, en agitant, dans un bain-marie à 60 °C pendant 5 min. Refroidissez et filtrez.

Solution témoin. Dissolvez 2,0 mg d'*acide caféique R*, 2,0 mg d'*acide chlorogénique R* et 5,0 mg de *rutine R* dans du *méthanol R* et complétez à 30 ml avec le même solvant.

Déposez séparément sur la plaque, en bandes, 15 µl de chaque solution. Développez sur un parcours de 15 cm avec un mélange de 10 volumes d'*acide formique anhydre R*, de 10 volumes d'*eau R*, de 30 volumes de *méthyléthylcétone R* et de 50 volumes d'*acétate d'éthyle R*. Laissez sécher la plaque à l'air pendant quelques minutes. Pulvérisez une solution de *diphénylborate d'aminoéthanol R* à 10 g/l dans du *méthanol R* puis une solution de *macrogol 400 R* à 50 g/l dans du *méthanol R*. Chauffez pendant 5 min à 100-105 °C. Laissez sécher la plaque à l'air et examinez en lumière ultraviolette à 365 nm. Le chromatogramme obtenu avec la solution témoin présente dans sa partie inférieure une bande de fluorescence jaune orangé (rutine), dans sa partie médiane une bande due à l'acide chlorogénique et dans sa partie supérieure une bande de fluorescence bleu clair (acide caféique). Le chromatogramme obtenu avec la solution à examiner ne présente ni la bande de fluorescence jaune orangé correspondant à la rutine dans le chromatogramme obtenu avec la solution témoin, ni celle en dessous de la bande correspondant à la rutine.

Perte à la dessiccation (*2.2.32*). Déterminée à l'étuve à 100-105 °C pendant 2 h sur 1,000 g d'arnica pulvérisé (355), la perte à la dessiccation n'est pas supérieure à 10,0 pour cent.

Cendres totales (*2.4.16*). Le taux des cendres totales n'est pas supérieur à 10,0 pour cent.

DOSAGE

Opérez par chromatographie liquide (*2.2.29*) en utilisant la *santonine R* comme étalon interne.

Solution d'étalon interne. Préparez une solution extemporanée de 0,010 g exactement pesé de *santonine R* dans 10,0 ml de *méthanol R*.

Solution à examiner. Dans un ballon à fond rond de 250 ml, introduisez 1,00 g de fleur d'arnica pulvérisée (355). Ajoutez 50 ml d'un mélange à volumes égaux de *méthanol R* et d'*eau R* et chauffez à reflux dans un bain-marie à 50-60 °C pendant 30 min, en agitant fréquemment. Laissez refroidir et filtrez à travers un filtre en papier. Transférez le filtre en papier découpé en morceaux et le résidu dans le ballon à fond rond, ajoutez 50 ml d'un mélange à volumes égaux de *méthanol R* et d'*eau R* et chauffez à reflux dans un bain-marie à 50-60 °C pendant 30 min, en agitant fréquemment. Répétez 2 fois l'opération. Réunissez les filtrats, puis ajoutez 3,00 ml de la solution d'étalon interne et évaporez sous pression réduite jusqu'à obtention d'un volume de 18 ml. Rincez le ballon à fond rond avec de l'*eau R* et complétez à 20,0 ml avec les eaux de lavage. Transférez la solution dans une colonne chromatographique, d'une longueur de 0,15 m environ et d'un diamètre intérieur de 30 mm environ, contenant 15 g de *kieselguhr pour chromatographie R*. Laissez reposer pendant 20 min, puis éluez avec 200 ml d'un mélange à volumes égaux d'*acétate d'éthyle R* et de *chlorure de méthylène R*. Évaporez l'éluat à siccité dans un ballon à fond rond de 250 ml. Dissolvez le résidu dans 10,0 ml de *méthanol R* et ajoutez 10,0 ml d'*eau R*, puis 7,0 g d'*oxyde d'aluminium neutre R*. Agitez pendant 120 s, centrifugez à 5000 *g* pendant 10 min et filtrez sur un filtre en papier. Evaporez à siccité 10,0 ml du filtrat. Dissolvez le résidu dans 3,0 ml d'un mélange à volumes égaux de *méthanol R* et d'*eau R*, puis filtrez.

La chromatographie peut être réalisée en utilisant :

– une colonne d'acier inoxydable, d'une longueur de 0,12 m et d'un diamètre intérieur de 4 mm, remplie de *gel de silice octadécylsilylé pour chromatographie R* (4 µm),
– comme phase mobile, à un débit de 1,2 ml/min :
  Phase mobile A. Eau R,
  Phase mobile B. Méthanol R,

Intervalle (min)	Phase mobile A (pour cent *V/V*)	Phase mobile B (pour cent *V/V*)	Commentaire
0 - 3	62	38	isocratique
3 - 20	62 → 55	38 → 45	gradient linéaire
20 - 30	55	45	isocratique
30 - 55	55 → 45	45 → 55	gradient linéaire
55 - 57	45 → 0	55 → 100	gradient linéaire
57 - 70	0	100	isocratique
70 - 90	62	38	isocratique

– comme détecteur, un spectrophotomètre réglé à 225 nm,
– un injecteur à boucle de 20 µl.

Calculez la teneur pour cent en sesquiterpènes lactoniques totaux, exprimés en tiglate d'hélénaline, à l'aide de l'expression :

$$\frac{S_{\mathrm{LS}} \times C \times V \times 1,187 \times 100}{S_{\mathrm{s}} \times m \times 1000}$$

S_{LS} = surface totale des pics correspondant aux sesquiterpènes lactoniques apparaissant après le pic de santonine dans le chromatogramme obtenu avec la solution à examiner,

S_{S} = surface du pic correspondant à la santonine dans le chromatogramme obtenu avec la solution à examiner,

m = masse de la prise d'essai, en grammes,

Monographies A - C

C = concentration de santonine dans la solution d'étalon interne utilisée pour la solution à examiner, en milligrammes par millilitre,

V = volume de la solution d'étalon interne utilisée pour la solution à examiner, en millilitres,

1,187 = facteur de corrélation entre le tiglate d'hélénaline et la santonine.

CONSERVATION

A l'abri de la lumière.

01/2002:1791

ASCORBATE SODIQUE

Natrii ascorbas

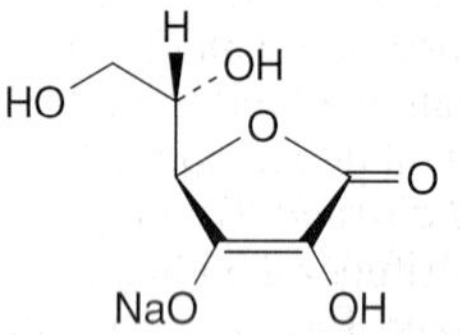

$C_6H_7NaO_6$ M_r 198,1

DÉFINITION

(2*R*)-2-[(1*S*)-1,2-Dihydroxyéthyl]-4-hydroxy-5-oxo-2,5-dihydrofuran-3-olate de sodium.

Teneur : 99,0 pour cent à 101,0 pour cent (substance desséchée).

CARACTÈRES

Aspect : poudre cristalline ou cristaux, blancs ou jaunâtres.

Solubilité : facilement soluble dans l'eau, assez soluble dans l'alcool, pratiquement insoluble dans le chlorure de méthylène.

IDENTIFICATION

Première identification : B, D.

Seconde identification : A, C, D.

A. Pouvoir rotatoire spécifique (*2.2.7*) (voir Essai).

B. Spectrophotométrie d'absorption dans l'infrarouge (*2.2.24*).

   Préparation : pastilles.

   Comparaison : *ascorbate sodique SCR*.

C. A 1 ml de solution S (voir Essai), ajoutez 0,2 ml d'*acide nitrique dilué R* et 0,2 ml de *solution de nitrate d'argent R2*. Il se forme un précipité gris.

D. 1 ml de solution S donne la réaction (a) du sodium (*2.3.1*).

ESSAI

Solution S. Dissolvez 10,0 g d'ascorbate sodique dans de l'*eau exempte de dioxyde de carbone R* préparée à partir d'*eau distillée R* et complétez à 100,0 ml avec le même solvant.

Aspect de la solution. La solution S est limpide (*2.2.1*) et n'est pas plus fortement colorée que la solution témoin J_6 ou JB_6 (*2.2.2, Procédé II*). Examinez la coloration de la solution immédiatement après sa préparation.

pH (*2.2.3*) : 7,0 à 8,0 pour la solution S.

Pouvoir rotatoire spécifique (*2.2.7*) : + 103 à + 108 (substance desséchée), déterminé avec la solution S récemment préparée.

Acide oxalique : au maximum 0,3 pour cent.

Solution à examiner. Dissolvez 0,25 g d'ascorbate sodique dans 5 ml d'*eau R*. Ajoutez 1 ml d'*acide acétique dilué R* et 0,5 ml de *solution de chlorure de calcium R*.

Solution témoin. Dissolvez 70 mg d'*acide oxalique R* dans de l'*eau R* et complétez à 500 ml avec le même solvant ; prélevez 5 ml de solution, ajoutez 1 ml d'*acide acétique dilué R* et 0,5 ml de *solution de chlorure de calcium R*.

Laissez reposer les solutions pendant 1 h. Si la solution à examiner présente une opalescence, celle-ci n'est pas plus prononcée que celle de la solution témoin.

Benzène (*2.4.24, Système A*) : au maximum 2 ppm.

Sulfates (*2.4.13*) : au maximum 150 ppm.

A 10 ml de solution S, ajoutez 2 ml d'*acide chlorhydrique R1* et complétez à 15 ml avec de l'*eau distillée R*. La solution satisfait à l'essai limite des sulfates.

Cuivre : au maximum 5 ppm.

Spectrométrie d'absorption atomique (*2.2.23, Procédé I*).

Solution à examiner. Dissolvez 2,0 g d'ascorbate sodique dans de l'*acide nitrique 0,1 M* et complétez à 25,0 ml avec le même solvant.

Solutions de référence. Préparez les solutions de référence (0,2 ppm, 0,4 ppm et 0,6 ppm) à partir de la *solution à 10 ppm de cuivre (Cu) R*, diluée avec de l'*acide nitrique 0,1 M*.

Source : lampe à cathode creuse au cuivre.

Longueur d'onde : 324,8 nm.

Flamme : air-acétylène.

Fer : au maximum 2 ppm.

Spectrométrie d'absorption atomique (*2.2.23, Procédé I*).

Solution à examiner. Dissolvez 5,0 g d'ascorbate sodique dans de l'*acide nitrique 0,1 M* et complétez à 25,0 ml avec le même solvant.

Solutions de référence. Préparez les solutions de référence (0,2 ppm, 0,4 ppm et 0,6 ppm) à partir de la *solution à 20 ppm de fer (Fe) R*, diluée avec de l'*acide nitrique 0,1 M*.

Source : lampe à cathode creuse au fer.

Longueur d'onde : 248,3 nm.

Flamme : air-acétylène.

Nickel : au maximum 1 ppm.

Spectrométrie d'absorption atomique (*2.2.23, Procédé I*).

Solution à examiner. Dissolvez 10,0 g d'ascorbate sodique dans de l'*acide nitrique 0,1 M* et complétez à 25,0 ml avec le même solvant.

Solutions de référence. Préparez les solutions de référence (0,2 ppm, 0,4 ppm et 0,6 ppm) à partir de la *solution à 10 ppm de nickel (Ni) R*, diluée avec de l'*acide nitrique 0,1 M*.

Source : lampe à cathode creuse au nickel.

Longueur d'onde : 232,0 nm.

Flamme : air-acétylène.

Métaux lourds (*2.4.8*) : au maximum 10 ppm.

Dissolvez 2,0 g d'ascorbate sodique dans de l'*eau R* et complétez à 20 ml avec le même solvant. 12 ml de cette solution satisfont à l'essai limite A. Préparez le témoin avec la *solution à 1 ppm de plomb (Pb) R*.

Perte à la dessiccation (*2.2.32*) : au maximum 0,25 pour cent, déterminé à l'étuve à 100-105 °C sur 1,000 g d'ascorbate sodique.

Monographies A - C

DOSAGE

Dissolvez 80 mg d'ascorbate sodique dans un mélange de 10 ml d'*acide sulfurique dilué R* et de 80 ml d'*eau exempte de dioxyde de carbone R*. Ajoutez 1 ml de *solution d'amidon R*. Titrez par l'*iode 0,05 M* jusqu'à obtention d'une coloration bleu-violet persistante.

1 ml d'*iode 0,05 M* correspond à 9,91 mg de $C_6H_7NaO_6$.

CONSERVATION

En récipient non métallique, à l'abri de la lumière.

01/2002:0253

ASCORBIQUE (ACIDE)

Acidum ascorbicum

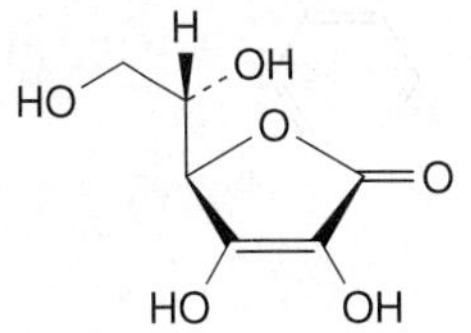

$C_6H_8O_6$ M_r 176,1

DÉFINITION

L'acide ascorbique contient au minimum 99,0 pour cent et au maximum l'équivalent de 100,5 pour cent de (5*R*)-5-[(1*S*)-1,2-dihydroxyéthyl]-3,4-dihydroxyfuran-2(5*H*)-one.

CARACTÈRES

Poudre cristalline blanche à sensiblement blanche ou cristaux incolores se colorant par exposition à l'air et à l'humidité, facilement solubles dans l'eau, solubles dans l'alcool, pratiquement insolubles dans l'éther.

L'acide ascorbique fond en se décomposant vers 190 °C.

IDENTIFICATION

Première identification : B, C.

Seconde identification : A, C, D.

A. Dissolvez 0,10 g d'acide ascorbique dans de l'*eau R* et complétez immédiatement à 100,0 ml avec le même solvant. A 10 ml d'*acide chlorhydrique 0,1 M*, ajoutez 1,0 ml de cette solution et complétez à 100,0 ml avec de l'*eau R*. Déterminée immédiatement après la mise en solution, au maximum d'absorption à 243 nm (*2.2.25*), l'absorbance spécifique est de 545 à 585.

B. Examinez l'acide ascorbique par spectrophotométrie d'absorption dans l'infrarouge (*2.2.24*), en comparant avec le spectre obtenu avec l'*acide ascorbique SCR*. Examinez sous forme de pastilles préparées à partir de 1 mg de substance.

C. Le pH (*2.2.3*) de la solution S (voir Essai) est de 2,1 à 2,6.

D. A 1 ml de solution S, ajoutez 0,2 ml d'*acide nitrique dilué R* et 0,2 ml de *solution de nitrate d'argent R2*. Il se forme un précipité gris.

ESSAI

Solution S. Dissolvez 1,0 g d'acide ascorbique dans de l'*eau exempte de dioxyde de carbone R* et complétez à 20 ml avec le même solvant.

Aspect de la solution. La solution S est limpide (*2.2.1*) et n'est pas plus fortement colorée que la solution témoin JB_7 (*2.2.2, Procédé II*).

Pouvoir rotatoire spécifique (*2.2.7*). Dissolvez 2,50 g d'acide ascorbique dans de l'*eau R* et complétez à 25,0 ml avec le même solvant. Le pouvoir rotatoire spécifique est de + 20,5 à + 21,5.

Acide oxalique. Dissolvez 0,25 g d'acide ascorbique dans 5 ml d'*eau R*. Neutralisez au *papier tournesol rouge R* par de la *solution diluée d'hydroxyde de sodium R*. Ajoutez 1 ml d'*acide acétique dilué R* et 0,5 ml de *solution de chlorure de calcium R* (solution à examiner). Préparez comme suit la solution témoin : dissolvez 70 mg d'*acide oxalique R* dans de l'*eau R* et complétez à 500 ml avec le même solvant ; prélevez 5 ml de cette solution, ajoutez 1 ml d'*acide acétique dilué R* et 0,5 ml de *solution de chlorure de calcium R* (solution témoin). Laissez reposer les solutions pendant 1 h. Si la solution à examiner présente une opalescence, celle-ci n'est pas plus prononcée que celle de la solution témoin (0,3 pour cent).

Cuivre. Déterminez la teneur en cuivre par spectrométrie d'absorption atomique (*2.2.23, Procédé I*).

Solution à examiner. Dissolvez 2,0 g d'acide ascorbique dans de l'*acide nitrique 0,1 M* et complétez à 25,0 ml avec le même acide.

Solutions de référence. Préparez des solutions de référence, contenant respectivement 0,2 ppm, 0,4 ppm et 0,6 ppm de Cu, par dilution de la *solution à 10 ppm de cuivre (Cu) R* dans de l'*acide nitrique 0,1 M*.

Mesurez l'absorbance à 324,8 nm en utilisant une lampe à cathode creuse au cuivre comme source de radiation et une flamme air-acétylène. Réglez le zéro de l'appareil en utilisant de l'*acide nitrique 0,1 M*.

L'acide ascorbique ne contient pas plus de 5 ppm de Cu.

Fer. Déterminez la teneur en fer par spectrométrie d'absorption atomique (*2.2.23, Procédé I*).

Solution à examiner. Dissolvez 5,0 g d'acide ascorbique dans de l'*acide nitrique 0,1 M* et complétez à 25,0 ml avec le même acide.

Solutions de référence. Préparez des solutions de référence, contenant respectivement 0,2 ppm, 0,4 ppm et 0,6 ppm de Fe, par dilution appropriée de la *solution à 20 ppm de fer (Fe) R* dans de l'*acide nitrique 0,1 M*.

Mesurez l'absorbance à 248,3 nm en utilisant une lampe à cathode creuse au fer comme source de radiation et une flamme air-acétylène. Réglez le zéro de l'appareil en utilisant de l'*acide nitrique 0,1 M*.

L'acide ascorbique ne contient pas plus de 2 ppm de Fe.

Métaux lourds (*2.4.8*). Dissolvez 1,5 g d'acide ascorbique dans de l'*eau R* et complétez à 15 ml avec le même solvant. 12 ml de solution satisfont à l'essai limite A des métaux lourds (10 ppm). Préparez le témoin avec la *solution à 1 ppm de plomb (Pb) R*.

Cendres sulfuriques (*2.4.14*). Déterminé sur 1,0 g d'acide ascorbique, le taux des cendres sulfuriques n'est pas supérieur à 0,1 pour cent.

DOSAGE

Dissolvez 0,150 g d'acide ascorbique dans un mélange de 10 ml d'*acide sulfurique dilué R* et de 80 ml d'*eau exempte de dioxyde de carbone R*. Ajoutez 1 ml de *solution d'amidon R*. Titrez par l'*iode 0,05 M* jusqu'à coloration bleu-violet persistante.

1 ml d'*iode 0,05 M* correspond à 8,81 mg de $C_6H_8O_6$.

CONSERVATION

En récipient non métallique, à l'abri de la lumière.

Monographies A - C

01/2002:0807

ASCORBYLE (PALMITATE D')

Ascorbylis palmitas

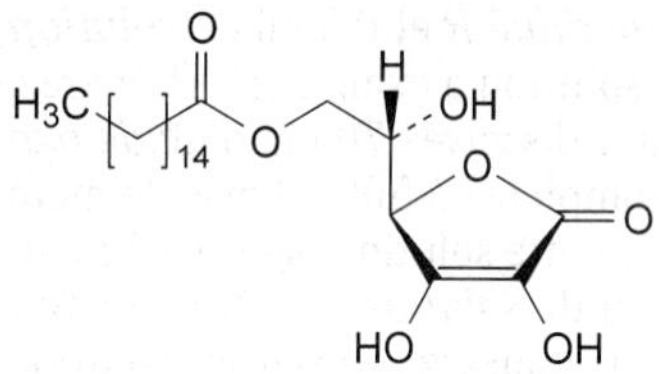

$C_{22}H_{38}O_7$ M_r 414,5

DÉFINITION

Le palmitate d'ascorbyle contient au minimum 98,0 pour cent et au maximum l'équivalent de 100,5 pour cent d'hexadécanoate de (2*S*)-2-[(5*R*)-3,4-dihydroxy-5-oxo-2,5-dihydrofuran-2-yl]-2-hydroxyéthyle, calculé par rapport à la substance desséchée.

CARACTÈRES

Poudre blanche ou blanc-jaune, pratiquement insoluble dans l'eau, facilement soluble dans l'alcool et dans le méthanol, pratiquement insoluble dans le chlorure de méthylène et dans les huiles grasses.

IDENTIFICATION

A. Le palmitate d'ascorbyle satisfait à l'essai du pouvoir rotatoire spécifique (voir Essai).

B. Examinez le palmitate d'ascorbyle par spectrophotométrie d'absorption dans l'infrarouge (*2.2.24*), en comparant avec le *spectre de référence du palmitate d'ascorbyle de la Ph. Eur.*

C. Dissolvez 10 mg environ de palmitate d'ascorbyle dans 5 ml de *méthanol R*. La solution décolore la *solution étalon de dichlorophénolindophénol R*.

ESSAI

Solution S. Dissolvez 2,50 g de palmitate d'ascorbyle dans du *méthanol R* et complétez à 25,0 ml avec le même solvant.

Aspect de la solution. La solution S est limpide (*2.2.1*) et n'est pas plus fortement colorée que la solution témoin JB_4 (*2.2.2, Procédé I*).

Pouvoir rotatoire spécifique (*2.2.7*). Déterminé avec la solution S et calculé par rapport à la substance desséchée, le pouvoir rotatoire spécifique est de + 21 à + 24.

Métaux lourds (*2.4.8*). 2,0 g de palmitate d'ascorbyle satisfont à l'essai limite C des métaux lourds (10 ppm). Préparez le témoin avec 2 ml de *solution à 10 ppm de plomb (Pb) R*.

Perte à la dessiccation (*2.2.32*). Déterminée sous vide à 60 °C pendant 5 h sur 1,000 g de palmitate d'ascorbyle, la perte à la dessiccation n'est pas supérieure à 1,0 pour cent.

Cendres sulfuriques (*2.4.14*). Déterminé sur 1,0 g de palmitate d'ascorbyle, le taux des cendres sulfuriques n'est pas supérieur à 0,1 pour cent.

DOSAGE

Dissolvez 0,160 g de palmitate d'ascorbyle dans 50 ml de *méthanol R*. Ajoutez 30 ml d'*eau R* et 1 ml de *solution d'amidon R*. Titrez par l'*iode 0,05 M* jusqu'à coloration bleu-violet persistante.

1 ml d'*iode 0,05 M* correspond à 20,73 mg de $C_{22}H_{38}O_7$.

CONSERVATION

En récipient étanche, à l'abri de la lumière, à une température de 8 °C à 15 °C.

01/2002:0973

ASPARTAM

Aspartamum

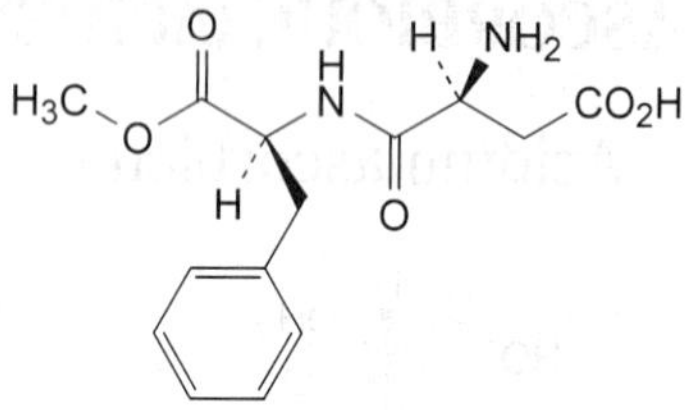

$C_{14}H_{18}N_2O_5$ M_r 294,3

DÉFINITION

L'aspartam contient au minimum 98,0 pour cent et au maximum l'équivalent de 102,0 pour cent d'acide (3*S*)-3-amino-4-[[(1*S*)-1-benzyl-2-méthoxy-2-oxoéthyl]amino]-4-oxobutanoïque, calculé par rapport à la substance desséchée.

CARACTÈRES

Poudre cristalline, blanche, légèrement hygroscopique, assez soluble à peu soluble dans l'eau et dans l'alcool, pratiquement insoluble dans le chlorure de méthylène et dans l'hexane.

IDENTIFICATION

Première identification : B.

Seconde identification : A, C, D.

A. Dissolvez 0,1 g d'aspartam dans de l'*alcool R* et complétez à 100 ml avec le même solvant. Examinée de 230 nm à 300 nm (*2.2.25*), la solution présente des maximums d'absorption à 247 nm, 252 nm, 258 nm et 264 nm.

B. Examinez l'aspartam par spectrophotométrie d'absorption dans l'infrarouge (*2.2.24*), en comparant avec le spectre obtenu avec l'*aspartam SCR*. Examinez les substances sous forme de pastilles.

C. Opérez par chromatographie sur couche mince (*2.2.27*) en utilisant une plaque recouverte de *gel de silice G R*.

Solution à examiner. Dissolvez 15 mg d'aspartam dans 2,5 ml d'*eau R* et complétez à 10 ml avec de l'*acide acétique R*.

Solution témoin. Dissolvez 15 mg d'*aspartam SCR* dans 2,5 ml d'*eau R* et complétez à 10 ml avec de l'*acide acétique R*.

Déposez sur la plaque 20 µl de chaque solution. Développez sur un parcours de 15 cm avec un mélange de 2 volumes d'*eau R*, de 4 volumes d'*acide formique anhydre R*, de 30 volumes de *méthanol R* et de 64 volumes de *chlorure de méthylène R*. Laissez sécher la plaque à l'air. Pulvérisez de la *solution de ninhydrine R* et chauffez à 100-105 °C pendant 15 min. La tache du chromatogramme obtenu avec la solution à examiner est semblable quant à sa position, sa coloration et ses dimensions à la tache du chromatogramme obtenu avec la solution témoin.

Monographies A - C

D. Dissolvez 20 mg environ d'aspartam dans 5 ml de *méthanol R* et ajoutez 1 ml de *solution alcaline d'hydroxylamine R1*. Chauffez au bain-marie pendant 15 min. Laissez refroidir et ajustez le pH à 2 environ avec de l'*acide chlorhydrique dilué R*. Ajoutez 0,1 ml de *solution de chlorure ferrique R1*. Il apparaît une coloration rouge-brun.

ESSAI

Solution S. Dissolvez 0,8 g d'aspartam dans de l'*eau exempte de dioxyde de carbone R* et complétez à 100 ml avec le même solvant.

Aspect de la solution. La solution S est limpide (*2.2.1*) et n'est pas plus fortement colorée que la solution témoin JV_6 (*2.2.2, Procédé II*).

Conductivité (*2.2.38*). Dissolvez 0,80 g d'aspartam dans de l'*eau exempte de dioxyde de carbone R*, préparée à partir d'*eau distillée R* et complétez à 100,0 ml avec le même solvant. Mesurez la conductivité de la solution (C_1) et celle de l'eau utilisée pour préparer la solution (C_2). Les valeurs obtenues ne doivent pas varier de plus de 1 pour cent sur une durée de 30 s. Calculez la conductivité de la solution d'aspartam à l'aide de l'expression :

$$C_1 - 0,992\, C_2$$

La conductivité n'est pas supérieure à 30 $\mu S{\cdot}cm^{-1}$.

Pouvoir rotatoire spécifique (*2.2.7*). Dissolvez 2,00 g d'aspartam dans une solution d'*acide formique anhydre R* à 690 g/l et complétez à 50,0 ml avec la même solution. Mesuré dans les 30 min qui suivent la préparation de la solution et calculé par rapport à la substance desséchée, le pouvoir rotatoire spécifique est de + 14,5 à + 16,5.

Substances apparentées. Opérez par chromatographie liquide (*2.2.29*).

Solution à examiner. Dissolvez 0,60 g d'aspartam dans un mélange de 1,5 volume d'*acide acétique glacial R* et de 98,5 volumes d'*eau R* et complétez à 100,0 ml avec le même mélange de solvants.

Solution témoin (a). Dissolvez 9,0 mg d'*impureté A d'aspartam SCR* dans un mélange de 1,5 volume d'*acide acétique glacial R* et de 98,5 volumes d'*eau R* et complétez à 100,0 ml avec le même mélange de solvants.

Solution témoin (b). Dissolvez 30,0 mg de *phénylalanine R* dans un mélange de 15 volumes d'*acide acétique glacial R* et de 85 volumes d'*eau R* et complétez à 100,0 ml avec le même mélange de solvants. Prélevez 1,0 ml de solution et complétez à 10,0 ml avec de l'*eau R*.

Solution témoin (c). Prélevez 5,0 ml de solution à examiner et complétez à 10,0 ml avec de l'*eau R*. Prélevez 3,0 ml de solution et complétez à 100,0 ml avec de l'*eau R*.

Solution témoin (d). Dissolvez 30,0 mg de *L-aspartyl-L-phénylalanine R* dans un mélange de 15 volumes d'*acide acétique glacial R* et de 85 volumes d'*eau R* et complétez à 100,0 ml avec le même mélange de solvants. Prélevez 1,0 ml de solution et complétez à 10,0 ml avec de l'*eau R*. Mélangez 1,0 ml de cette solution et 1,0 ml de solution témoin (b).

La chromatographie peut être réalisée en utilisant :

- une colonne d'acier inoxydable, d'une longueur de 0,25 m et d'un diamètre intérieur de 4,0 mm, remplie de *gel de silice octadécylsilylé pour chromatographie R* (5 µm à 10 µm),
- comme phase mobile, à un débit de 1 ml/min, un mélange de 10 volumes d'*acétonitrile R* et de 90 volumes d'une solution de *phosphate monopotassique R* à 6,8 g/l préalablement ajusté à pH 3,7 avec de l'*acide phosphorique R*,
- comme détecteur, un spectrophotomètre réglé à 220 nm.

Injectez 20 µl de solution témoin (c). Ajustez la sensibilité du système de façon que la hauteur du pic principal dans le chromatogramme obtenu représente 50 pour cent au minimum de l'échelle totale de l'enregistreur. Injectez 20 µl de solution témoin (d). L'essai n'est valable que si, dans le chromatogramme obtenu, la résolution entre les pics correspondant respectivement à la phénylalanine et à la L-aspartyl-L-phénylalanine n'est pas inférieure à 3,5. Injectez séparément 20 µl de chaque solution. Continuez la chromatographie pendant 2 fois le temps de rétention de l'aspartam. Dans le chromatogramme obtenu avec la solution à examiner, s'il apparaît un pic correspondant à l'impureté A, sa surface n'est pas supérieure à celle du pic principal du chromatogramme obtenu avec la solution témoin (a) (1,5 pour cent) ; s'il apparaît un pic correspondant à la phénylalanine, sa surface n'est pas supérieure à celle du pic principal du chromatogramme obtenu avec la solution témoin (b) (0,5 pour cent). S'il apparaît d'autres pics, à l'exception du pic principal, la somme de leur surface n'est pas supérieure à la surface du pic principal du chromatogramme obtenu avec la solution témoin (c) (1,5 pour cent).

Ne tenez pas compte d'un pic dû au solvant.

Métaux lourds (*2.4.8*). 1,0 g d'aspartam satisfait à l'essai limite C des métaux lourds (10 ppm). Préparez le témoin avec 1 ml de *solution à 10 ppm de plomb (Pb) R*.

Perte à la dessiccation (*2.2.32*). Déterminée à l'étuve à 100-105 °C sur 1,000 g d'aspartam, la perte à la dessiccation n'est pas supérieure à 4,5 pour cent.

Cendres sulfuriques (*2.4.14*). Déterminé sur 1,0 g d'aspartam, le taux des cendres sulfuriques n'est pas supérieur à 0,2 pour cent.

DOSAGE

Dissolvez 0,250 g d'aspartam dans 1,5 ml d'*acide formique anhydre R* et 60 ml d'*acide acétique anhydre R*. Titrez immédiatement par l'*acide perchlorique 0,1 M*. Déterminez le point de fin de titrage par potentiométrie (*2.2.20*).

1 ml d'*acide perchlorique 0,1 M* correspond à 29,43 mg de $C_{14}H_{18}N_2O_5$.

CONSERVATION

En récipient étanche.

IMPURETÉS

A. acide 2-(5-benzyl-3,6-dioxopipérazin-2-yl)acétique (dicétopipérazine),

B. L-aspartyl-L-phénylalanine,

C. phénylalanine.

Monographies A - C

01/2002:0797

ASPARTIQUE (ACIDE)

Acidum asparticum

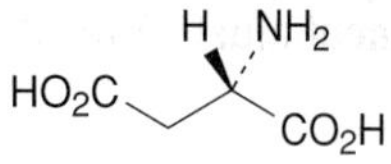

$C_4H_7NO_4$ M_r 133,1

DÉFINITION

L'acide aspartique contient au minimum 98,5 pour cent et au maximum l'équivalent de 101,5 pour cent d'acide (2*S*)-2-aminobutanedioïque, calculé par rapport à la substance desséchée.

CARACTÈRES

Poudre cristalline blanche ou sensiblement blanche ou cristaux incolores, peu solubles dans l'eau, pratiquement insolubles dans l'alcool. L'acide aspartique se dissout dans les solutions diluées d'acides minéraux et d'hydroxydes alcalins.

IDENTIFICATION

Première identification : A, C.

Seconde identification : A, B, D.

A. L'acide aspartique satisfait à l'essai du pouvoir rotatoire spécifique (voir Essai).

B. Une suspension de 1 g d'acide aspartique dans 10 ml d'*eau R* est fortement acide (*2.2.4*).

C. Examinez l'acide aspartique par spectrophotométrie d'absorption dans l'infrarouge (*2.2.24*), en comparant avec le spectre obtenu avec l'*acide aspartique SCR*. Examinez les substances sous forme de pastilles.

D. Examinez les chromatogrammes obtenus dans l'essai des substances décelables par la ninhydrine. La tache principale du chromatogramme obtenu avec la solution à examiner (b) est semblable quant à sa position, sa coloration et ses dimensions à la tache principale du chromatogramme obtenu avec la solution témoin (a).

ESSAI

Aspect de la solution. Dissolvez 0,5 g d'acide aspartique dans de l'*acide chlorhydrique 1 M* et complétez à 10 ml avec le même acide. La solution est limpide (*2.2.1*) et n'est pas plus fortement colorée que la solution témoin JB_6 (*2.2.2, Procédé II*).

Pouvoir rotatoire spécifique (*2.2.7*). Dissolvez 2,000 g d'acide aspartique dans de l'*acide chlorhydrique R1* et complétez à 25,0 ml avec le même acide. Calculé par rapport à la substance desséchée, le pouvoir rotatoire spécifique est de + 24,0 à + 26,0.

Substances décelables par la ninhydrine. Opérez par chromatographie sur couche mince (*2.2.27*) en utilisant une *plaque au gel de silice pour CCM R*.

Solution à examiner (a). Dissolvez 0,10 g d'acide aspartique dans 2 ml d'*ammoniaque R* et complétez à 10 ml avec de l'*eau R*.

Solution à examiner (b). Prélevez 1 ml de solution à examiner (a) et complétez à 50 ml avec de l'*eau R*.

Solution témoin (a). Dissolvez 10 mg d'*acide aspartique SCR* dans 2 ml d'*ammoniaque diluée R1* et complétez à 50 ml avec de l'*eau R*.

Solution témoin (b). Prélevez 5 ml de solution à examiner (b) et complétez à 20 ml avec de l'*eau R*.

Solution témoin (c). Dissolvez 10 mg d'*acide aspartique SCR* et 10 mg d'*acide glutamique SCR* dans 2 ml d'*ammoniaque diluée R1* et complétez à 25 ml avec de l'*eau R*.

Déposez séparément sur la plaque 5 µl de chaque solution. Laissez sécher la plaque à l'air. Développez sur un parcours de 15 cm avec un mélange de 20 volumes d'*acide acétique glacial R*, de 20 volumes d'*eau R* et de 60 volumes de *butanol R*. Laissez sécher la plaque à l'air. Pulvérisez de la *solution de ninhydrine R*. Chauffez la plaque à 100-105 °C pendant 15 min. S'il apparaît d'autres taches que la tache principale dans le chromatogramme obtenu avec la solution à examiner (a), aucune d'entre elles n'est plus intense que la tache du chromatogramme obtenu avec la solution témoin (b) (0,5 pour cent). L'essai n'est valable que si le chromatogramme obtenu avec la solution témoin (c) présente 2 taches principales nettement séparées.

Chlorures (*2.4.4*). Dissolvez 0,25 g d'acide aspartique dans 3 ml d'*acide nitrique dilué R* et complétez à 15 ml avec de l'*eau R*. La solution, additionnée de 1 ml d'*eau R* au lieu de l'*acide nitrique dilué R*, satisfait à l'essai limite des chlorures (200 ppm).

Sulfates (*2.4.13*). Dissolvez 0,5 g d'acide aspartique dans 4 ml d'*acide chlorhydrique R* et complétez à 15 ml avec de l'*eau distillée R*. La solution satisfait à l'essai limite des sulfates (300 ppm). Effectuez l'évaluation de l'essai après 30 min.

Ammonium (*2.4.1*). 50 mg d'acide aspartique satisfont à l'essai limite B (200 ppm). Préparez le témoin avec 0,1 ml de *solution à 100 ppm d'ammonium (NH_4) R*.

Fer (*2.4.9*). Dans une ampoule à décantation, dissolvez 1,0 g d'acide aspartique dans 10 ml d'*acide chlorhydrique dilué R*. Agitez avec 3 fois 10 ml de *méthylisobutylcétone R1* pendant 3 min chaque fois. Agitez les couches organiques réunies avec 10 ml d'*eau R* pendant 3 min. La couche aqueuse satisfait à l'essai limite du fer (10 ppm).

Métaux lourds (*2.4.8*). 2,0 g d'acide aspartique satisfont à l'essai limite D (10 ppm). Préparez le témoin avec 2 ml de *solution à 10 ppm de plomb (Pb) R*.

Perte à la dessiccation (*2.2.32*). Déterminée à l'étuve à 100-105 °C sur 1,000 g d'acide aspartique, la perte à la dessiccation n'est pas supérieure à 0,5 pour cent.

Cendres sulfuriques (*2.4.14*). Déterminé sur 1,0 g d'acide aspartique, le taux des cendres sulfuriques n'est pas supérieur à 0,1 pour cent.

DOSAGE

Dissolvez, en chauffant légèrement si nécessaire, 0,100 g d'acide aspartique dans 50 ml d'*eau exempte de dioxyde de carbone R*. Refroidissez. Titrez par l'*hydroxyde de sodium 0,1 M* en présence de 0,1 ml de *solution de bleu de bromothymol R1* jusqu'à virage du jaune au bleu.

1 ml d'*hydroxyde de sodium 0,1 M* correspond à 13,31 mg de $C_4H_7NO_4$.

CONSERVATION

À l'abri de la lumière.

Monographies A - C

01/2002:1067

ASTÉMIZOLE

Astemizolum

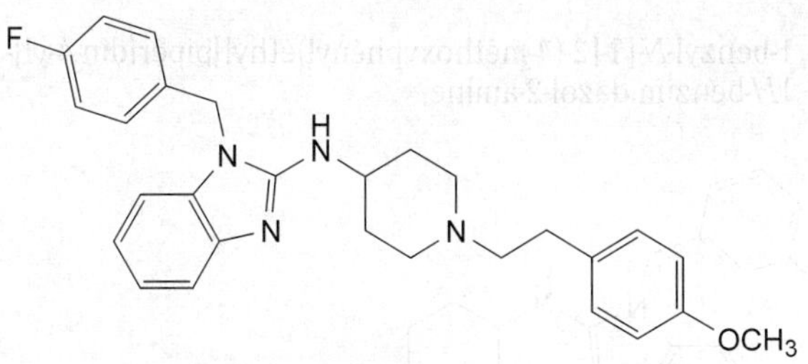

$C_{28}H_{31}FN_4O$ M_r 458,6

DÉFINITION

L'astémizole contient au minimum 99,0 pour cent et au maximum l'équivalent de 101,0 pour cent de 1-(4-fluorobenzyl)-*N*-[1-[2-(4-méthoxyphényl)éthyl]pipéridin-4-yl]-1*H*-benzimidazol-2-amine, calculé par rapport à la substance desséchée.

CARACTÈRES

Poudre blanche ou sensiblement blanche, pratiquement insoluble dans l'eau, facilement soluble dans le chlorure de méthylène et dans le méthanol, soluble dans l'alcool.

IDENTIFICATION

Première identification : A, B.

Seconde identification : A, C, D.

A. Le point de fusion (*2.2.14*) de l'astémizole est de 175 °C à 178 °C.

B. Examinez l'astémizole par spectrophotométrie d'absorption dans l'infrarouge (*2.2.24*), en comparant avec le spectre obtenu avec l'*astémizole SCR*. Examinez les substances sous forme de pastilles.

C. Opérez par chromatographie sur couche mince (*2.2.27*) en utilisant une plaque recouverte d'un gel de silice octadécylsilylé approprié.

Solution à examiner. Dissolvez 30 mg d'astémizole dans du *méthanol R* et complétez à 5 ml avec le même solvant.

Solution témoin (a). Dissolvez 30 mg d'*astémizole SCR* dans du *méthanol R* et complétez à 5 ml avec le même solvant.

Solution témoin (b). Dissolvez 30 mg d'*astémizole SCR* et 30 mg de *kétoconazole SCR* dans du *méthanol R* et complétez à 5 ml avec le même solvant.

Déposez séparément sur la plaque 5 µl de chaque solution. Développez sur un parcours de 15 cm avec un mélange de 20 volumes de *solution d'acétate d'ammonium R*, de 40 volumes de *dioxane R* et de 40 volumes de *méthanol R*. Faites sécher la plaque dans un courant d'air chaud pendant 15 min et exposez-la aux vapeurs d'iode jusqu'à l'apparition des taches. Examinez à la lumière du jour. La tache principale du chromatogramme obtenu avec la solution à examiner est semblable quant à sa position et ses dimensions à la tache principale du chromatogramme obtenu avec la solution témoin (a). L'identification n'est valable que si le chromatogramme obtenu avec la solution témoin (b) présente 2 taches nettement séparées.

D. Dans un creuset, mélangez environ 5 mg d'astémizole à 45 mg d'*oxyde de magnésium lourd R* et calcinez dans un creuset jusqu'à obtention d'un résidu sensiblement blanc (généralement en moins de 5 min.) Laissez refroidir, ajoutez 1 ml d'*eau R*, 0,05 ml de *solution de phénolphtaléine R1* et environ 1 ml d'*acide chlorhydrique dilué R* pour rendre la solution incolore. Filtrez. Ajoutez 1 ml du filtrat à un mélange fraîchement préparé de 0,1 ml d'une *solution d'alizarine S R* et de 0,1 ml d'une *solution de nitrate de zirconyle R*. Mélangez, laissez reposer pendant 5 minutes et comparez la couleur de la solution à celle d'un blanc préparé de la même manière. La solution examinée est jaune et la solution à blanc est rouge.

ESSAI

Aspect de la solution. Dissolvez 0,2 g d'astémizole dans du *méthanol R* et complétez à 20 ml avec le même solvant. La solution est limpide (*2.2.1*) et n'est pas plus fortement colorée que la solution témoin J_7 (*2.2.2, Procédé II*).

Substances apparentées. Opérez par chromatographie liquide (*2.2.29*).

Préparez les solutions immédiatement avant emploi.

Solution à examiner. Dissolvez 0,100 g d'astémizole dans du *méthanol R* et complétez à 10,0 ml avec le même solvant.

Solution témoin (a). Dissolvez 2,5 mg d'*astémizole SCR* et 25 mg de *kétoconazole SCR* dans du *méthanol R* et complétez à 100,0 ml avec le même solvant.

Solution témoin (b). Prélevez 1,0 ml de solution à examiner et complétez à 100,0 ml avec du *méthanol R*. Prélevez 5,0 ml de solution et complétez à 20,0 ml avec du *méthanol R*.

La chromatographie peut être réalisée en utilisant :

- une colonne d'acier inoxydable, d'une longueur de 0,1 m et d'un diamètre intérieur de 4,6 mm, remplie de *gel de silice octadécylsilylé pour chromatographie, désactivé pour les bases R* (3 µm),
- comme phase mobile, à un débit de 1,5 ml/min, une programmation de gradient aux conditions suivantes :

  Phase mobile A. Une solution d'*hydrogénosulfate de tétrabutylammonium R* à 17 g/l,

  Phase mobile B. Acétonitrile R,

Temps (min)	Phase mobile A (pour cent *V/V*)	Phase mobile B (pour cent *V/V*)	Commentaire
0	95	5	début de gradient
15	80	20	fin de gradient
18	0	100	temps de purge
23	95	5	rééquilibrage initial
28 = 0	95	5	début du chromatogramme suivant

- comme détecteur, un spectrophotomètre réglé à 278 nm.

Equilibrez la colonne avec l'*acétonitrile R* pendant 30 min au moins puis équilibrez la colonne aux conditions de l'élution initiale pendant 5 min au moins.

Ajustez la sensibilité du système de façon que la hauteur du pic principal dans le chromatogramme obtenu avec 10 µl de la solution témoin (b) représente au moins 50 pour cent de l'échelle totale de l'enregistreur.

Injectez 10 µl de la solution témoin (a). Lorsque le chromatogramme est enregistré dans les conditions prescrites, les temps de rétention sont de 8 min environ pour le kétoconazole et de 9 min environ pour l'astémizole. L'essai n'est valable que si la résolution entre les pics correspondant au kétoconazole et à l'astémizole n'est pas res[...]

inférieure à 1,5. Si nécessaire, ajustez la concentration finale de l'acétonitrile, la teneur pour cent d'hydrogénosulfate de tétrabutylammonium dans la phase mobile ou encore la durée prévue pour le gradient linéaire d'élution.

Injectez séparément 10 µl de *méthanol R* comme blanc, 10 µl de solution à examiner et 10 µl de solution témoin (b). S'il apparaît d'autres pics que le pic principal dans le chromatogramme obtenu avec la solution à examiner, la surface d'aucun d'entre eux n'est supérieure à celle du pic principal du chromatogramme obtenu avec la solution témoin (b) (0,25 pour cent) et la somme de leur surface n'est pas supérieure à 2 fois la surface du pic principal du chromatogramme obtenu avec la solution témoin (b) (0,5 pour cent). Ne tenez pas compte des pics dus au blanc et de ceux dont la surface est inférieure à 0,2 fois la surface du pic principal du chromatogramme obtenu avec la solution témoin (b).

Perte à la dessiccation (*2.2.32*). Déterminée à l'étuve à 100-105 °C sur 1,000 g d'astémizole, la perte à la dessiccation n'est pas supérieure à 0,5 pour cent.

Cendres sulfuriques (*2.4.14*). Déterminé sur 1,0 g d'astémizole, le taux des cendres sulfuriques n'est pas supérieur à 0,1 pour cent.

Monographies A - C

DOSAGE

Dissolvez 0,200 g d'astémizole dans 50 ml d'un mélange de 1 volume d'*acide acétique anhydre R* et de 7 volumes de *méthyléthylcétone R*. Titrez par l'*acide perchlorique 0,1 M* en présence de 0,2 ml de *solution de naphtolbenzéine R*.

1 ml d'*acide perchlorique 0,1 M* correspond à 22,93 mg de $C_{28}H_{31}FN_4O$.

CONSERVATION

A l'abri de la lumière.

IMPURETÉS

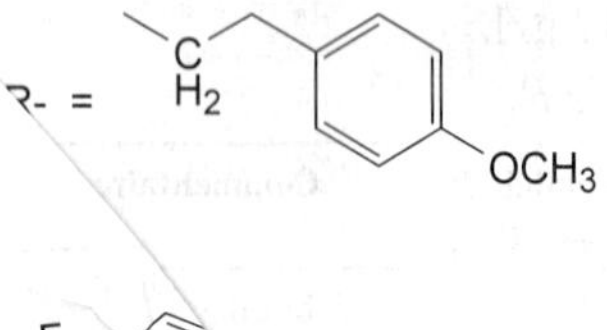

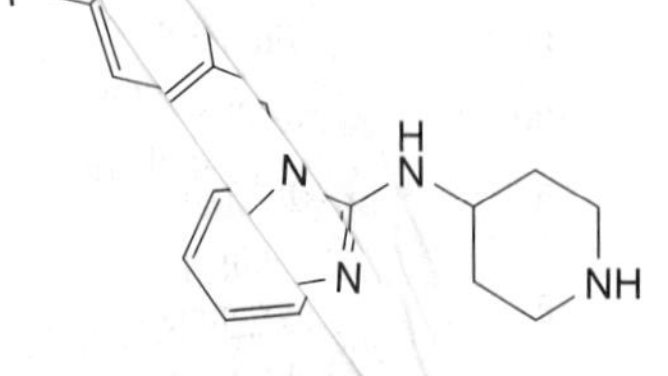

A. 1-(4-fluoroben... amine, ...-(pipéridin-4-yl)-1*H*-benzimidazol-2-

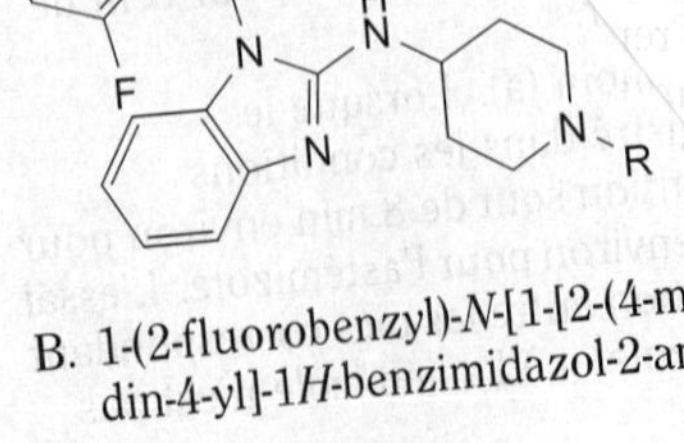

B. 1-(2-fluorobenzyl)-*N*-[1-[2-(4-méthox... hyl]pipéri-din-4-yl]-1*H*-benzimidazol-2-amine,

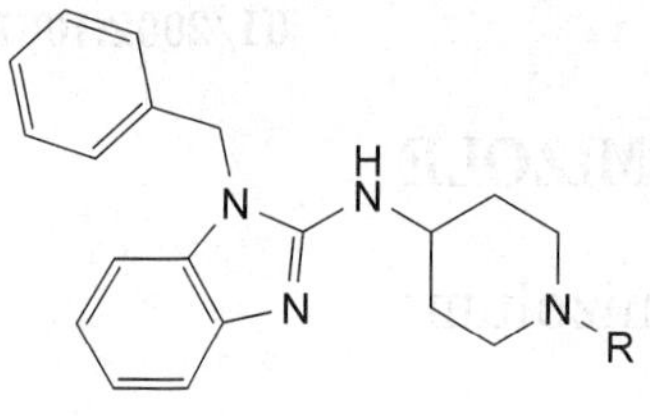

C. 1-benzyl-*N*-[1-[2-(4-méthoxyphényl)éthyl]pipéridin-4-yl]-1*H*-benzimidazol-2-amine,

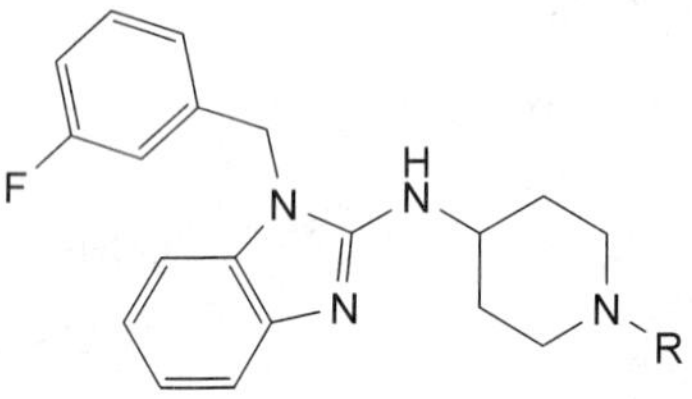

D. 1-(3-fluorobenzyl)-*N*-[1-[2-(4-méthoxyphényl)éthyl]pipéridin-4-yl]-1*H*-benzimidazol-2-amine,

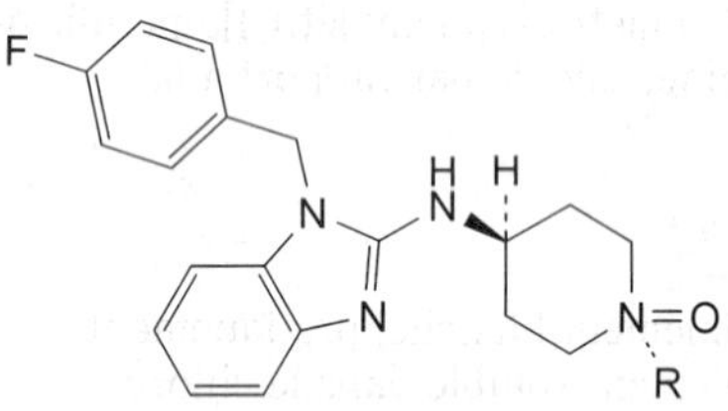

E. 1-(4-fluorobenzyl)-*N*-[*cis*-1-[2-(4-méthoxyphényl)éthyl]pipéridin-4-yl 1-oxyde]-1*H*-benzimidazol-2-amine,

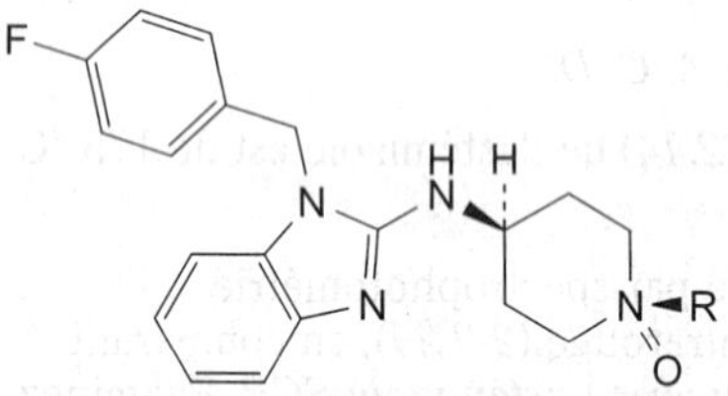

F. 1-(4-fluorobenzyl)-*N*-[*trans*-1-[2-(4-méthoxyphényl)éthyl]pipéridin-4-yl 1-oxyde]-1*H*-benzimidazol-2-amine,

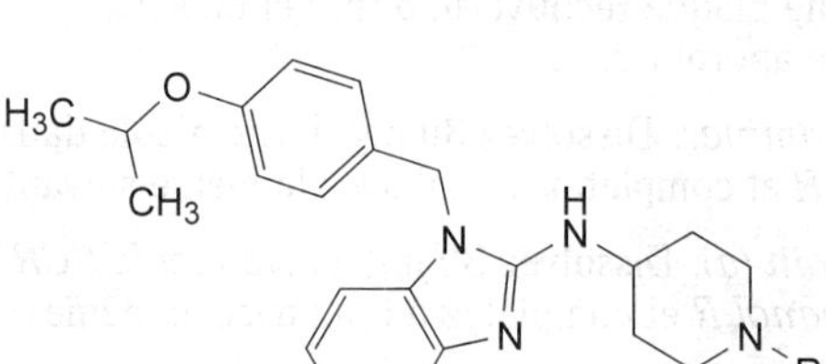

G. *N*-[1-[2-(4-méthoxyphényl)éthyl]pipéridin-4-yl]-1-[4-(1-méthyléthoxy)benzyl]-1*H*-benzimidazol-2-amine,

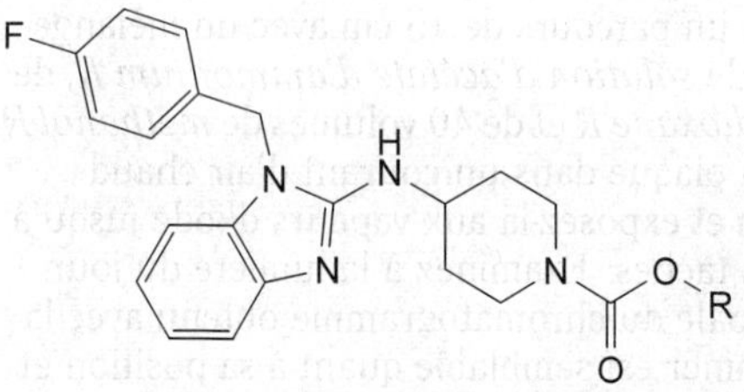

H. 4-[[1-(4-fluorobenzyl)-1*H*-benzimidazol-2-yl]amino]pipéridin-1-carboxylate de 2-(4-méthoxyphényl)éthyle.

01/2002:0703

ATÉNOLOL

Atenololum

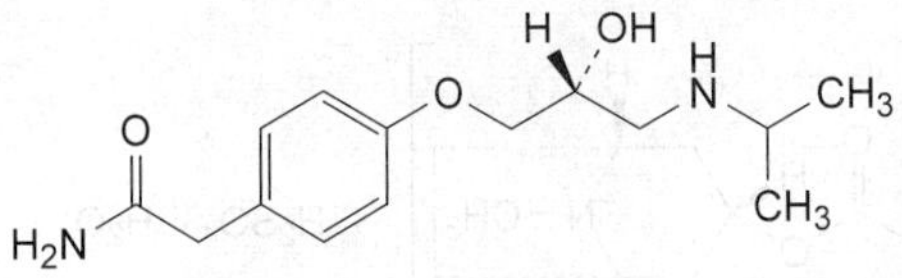

et énantiomère

$C_{14}H_{22}N_2O_3$ M_r 266,3

DÉFINITION

L'aténolol contient au minimum 99,0 pour cent et au maximum l'équivalent de 101,0 pour cent de 2-[4-[(2*RS*)-2-hydroxy-3-[(1-méthyléthyl)amino]propoxy]phényl]acétamide, calculé par rapport à la substance desséchée.

CARACTÈRES

Poudre blanche ou sensiblement blanche, assez soluble dans l'eau, soluble dans l'éthanol, peu soluble dans le chlorure de méthylène, pratiquement insoluble dans l'éther.

IDENTIFICATION

Première identification : C.

Seconde identification : A, B, D.

A. Le point de fusion (*2.2.14*) de l'aténolol est de 152 °C à 155 °C.

B. Dissolvez 0,100 g d'aténolol dans du *méthanol R* et complétez à 100 ml avec le même solvant. Prélevez 10,0 ml de solution et complétez à 100 ml avec du *méthanol R*. Examinée de 230 nm à 350 nm (*2.2.25*), la solution présente 2 maximums d'absorption respectivement à 275 nm et à 282 nm. Le rapport entre l'absorbance mesurée au maximum à 275 nm et celle mesurée au maximum à 282 nm est de 1,15 à 1,20.

C. Examinez l'aténolol par spectrophotométrie d'absorption dans l'infrarouge (*2.2.24*), en comparant avec le spectre obtenu avec l'*aténolol SCR*.

D. Opérez par chromatographie sur couche mince (*2.2.27*) en utilisant une plaque recouverte de *gel de silice* GF_{254} *R*.

Solution à examiner. Dissolvez 10 mg d'aténolol dans 1 ml de *méthanol R*.

Solution témoin. Dissolvez 10 mg d'*aténolol SCR* dans 1 ml de *méthanol R*.

Déposez séparément sur la plaque 10 µl de chaque solution. Développez sur un parcours de 15 cm avec un mélange de 1 volume d'*ammoniaque concentrée R1* et de 99 volumes de *méthanol R*. Laissez sécher la plaque à l'air et examinez en lumière ultraviolette à 254 nm. La tache principale du chromatogramme obtenu avec la solution à examiner est semblable quant à sa position et ses dimensions à la tache principale du chromatogramme obtenu avec la solution témoin.

ESSAI

Solution S. Dissolvez 0,10 g d'aténolol dans de l'*eau R* et complétez à 10 ml avec le même solvant.

Aspect de la solution. La solution S est limpide (*2.2.1*) et n'est pas plus fortement colorée que la solution de degré 6 de la gamme des solutions témoins présentant la coloration la plus appropriée (*2.2.2, Procédé II*).

Angle de rotation optique (*2.2.7*). Déterminé avec la solution S, l'angle de rotation optique est de + 0,10° à − 0,10°.

Substances apparentées. Opérez par chromatographie liquide (*2.2.29*).

Solution à examiner (a). Dissolvez 50,0 mg d'aténolol dans 20 ml de phase mobile et complétez à 25,0 ml avec la phase mobile.

Solution à examiner (b). Dissolvez 50,0 mg d'aténolol dans 0,1 ml de *diméthylsulfoxyde R*, en chauffant légèrement si nécessaire par immersion du récipient dans un bain-marie pendant quelques secondes. Complétez à 25,0 ml avec la phase mobile.

Solution témoin (a). Prélevez 0,5 ml de solution à examiner (a) et complétez à 100,0 ml avec la phase mobile.

Solution témoin (b). Dissolvez 50,0 mg d'*aténolol pour validation de la colonne SCR* dans 0,1 ml de *diméthylsulfoxyde R*, en chauffant légèrement si nécessaire par immersion du récipient dans un bain-marie pendant quelques secondes. Complétez à 25,0 ml avec la phase mobile.

La chromatographie peut être réalisée en utilisant :

- une colonne d'acier inoxydable d'une longueur de 0,15 m et d'un diamètre intérieur de 4,6 mm, remplie de *gel de silice octadécylsilylé pour chromatographie R* (5 µm),
- comme phase mobile, à un débit de 1,0 ml/min, un mélange préparé comme suit : dissolvez 1,0 g d'*octanesulfonate de sodium R* et 0,4 g d'*hydrogénosulfate de tétrabutylammonium R* dans 1 litre d'un mélange de 20 volumes de *tétrahydrofurane R*, de 180 volumes de *méthanol R* et de 800 volumes d'une solution de *phosphate monopotassique R* à 3,4 g/l ; ajustez le pH à 3,0 avec de l'*acide phosphorique R*,
- comme détecteur, un spectrophotomètre réglé à 226 nm.

Equilibrez la colonne avec la phase mobile à un débit de 1,0 ml/min pendant 30 min environ.

Ajustez la sensibilité du système de façon que la hauteur du pic principal du chromatogramme obtenu avec 10 µl de la solution témoin (a) représente 50 pour cent au moins de l'échelle totale de l'enregistreur.

Injectez 10 µl de solution témoin (b). Le chromatogramme obtenu est semblable quant à la position du pic dû au bis-éther, qui précède le pic normalement double dû à l'amine tertiaire et en est séparé, au chromatogramme type fourni avec l'*aténolol pour validation de la colonne SCR*. Si nécessaire, ajustez la concentration de la phase mobile en octanesulfonate de sodium. Un accroissement de la concentration d'octanesulfonate de sodium entraîne une augmentation du temps de rétention de l'amine tertiaire.

Injectez séparément 10 µl de solution à examiner (a) et 10 µl de solution témoin (a). Continuez la chromatographie pendant 4 fois le temps de rétention du pic principal. S'il apparaît, dans le chromatogramme obtenu avec la solution à examiner (a), d'autres pics que le pic principal, la surface d'aucun d'entre eux n'est supérieure à la moitié de celle du pic principal dans le chromatogramme obtenu avec la solution témoin (a) (0,25 pour cent). La somme de la surface de tous les pics dans le chromatogramme obtenu avec la solution à examiner (a), à l'exception du pic principal, n'est pas supérieure à celle du pic principal du chromatogramme obtenu avec la solution témoin (a) (0,5 pour cent).

Ne tenez pas compte des pics dont la surface est inférieure à 0,1 fois la surface du pic principal du chromatogramme obtenu avec la solution témoin (a).

Si la substance à examiner s'avère contenir plus de 0,15 pour cent de bis-éther, confirmez sa conformité en répétant l'analyse chromatographique en utilisant 10 µl de solution à examiner (b).

Monographies A - C

Chlorures (*2.4.4*). Dissolvez 50 mg d'aténolol dans un mélange de 1 ml d'*acide nitrique dilué R* et de 15 ml d'*eau R*. La solution satisfait à l'essai limite des chlorures (0,1 pour cent), sans addition ultérieure d'*acide nitrique dilué R*.

Perte à la dessiccation (*2.2.32*). Déterminée à l'étuve à 100-105 °C sur 1,000 g d'aténolol, la perte à la dessiccation n'est pas supérieure à 0,5 pour cent.

Cendres sulfuriques (*2.4.14*). Déterminé sur 1,0 g d'aténolol, le taux des cendres sulfuriques n'est pas supérieur à 0,1 pour cent.

DOSAGE

Dissolvez 0,200 g d'aténolol dans 80 ml d'*acide acétique anhydre R*. Titrez par l'*acide perchlorique 0,1 M*. Déterminez le point de fin de titrage par potentiométrie (*2.2.20*).

1 ml d'*acide perchlorique 0,1 M* correspond à 26,63 mg de $C_{14}H_{22}N_2O_3$.

IMPURETÉS

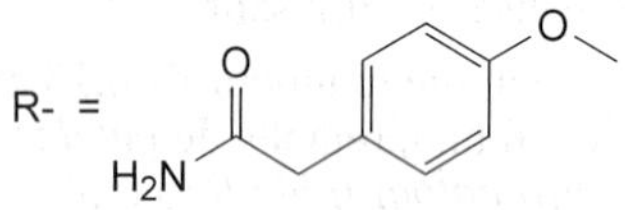

A. R-H : 2-(4-hydroxyphényl)acétamide,

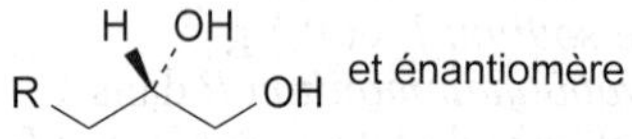

B. 2-[4-[(2*RS*)-2,3-dihydroxypropoxy]phényl]acétamide,

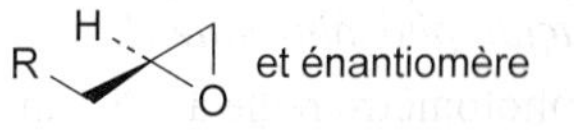

C. 2-[4-[[(2*RS*)-oxiran-2-yl]méthoxy]phényl]acétamide,

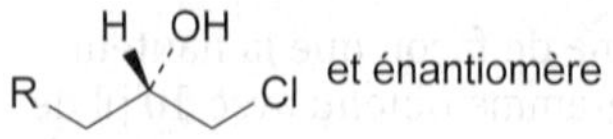

D. 2-[4-[(2*RS*)-3-chloro-2-hydroxypropoxy]phényl]acétamide,

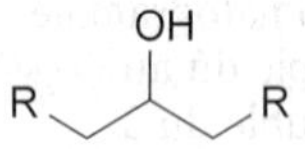

E. 2,2′-[2-hydroxypropan-1,3-diylbis(oxy-4,1-phénylène)]diacétamide,

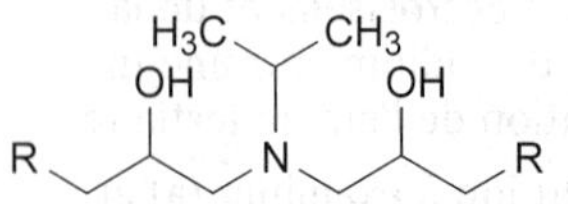

F. 2,2′-[(1-méthyléthyl)iminobis(2-hydroxypropan-3,1-diyloxy-4,1-phénylène)]diacétamide,

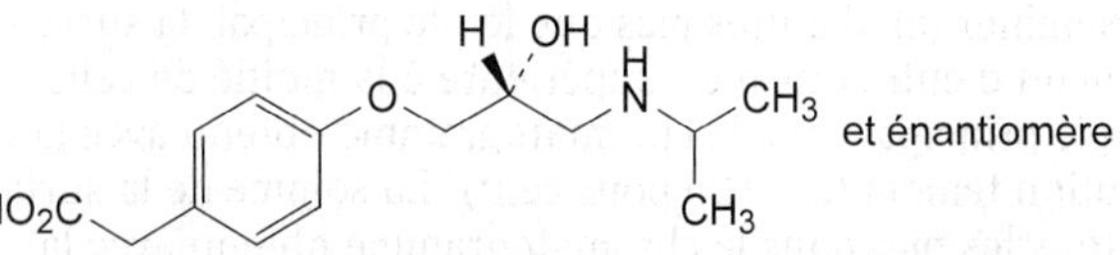

G. acide 2-[4-[(2*RS*)-2-hydroxy-3-[(1-méthyléthyl)amino]propoxy]phényl]acétique,

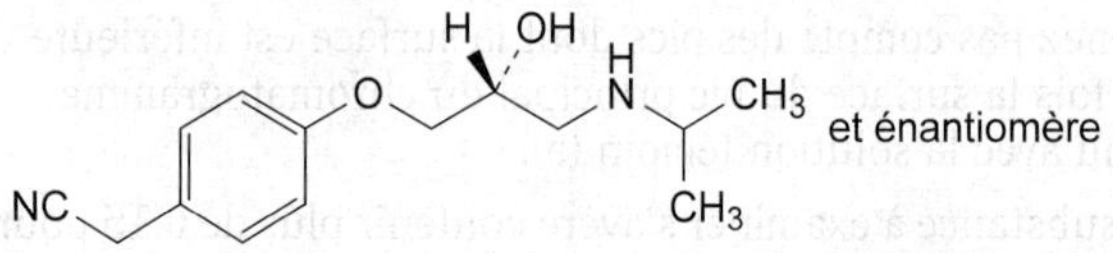

H. 2-[4-[(2*RS*)-2-hydroxy-3-[(1-méthyléthyl)amino]propoxy]phényl]acétonitrile.

01/2002:0068

ATROPINE (SULFATE D')

Atropini sulfas

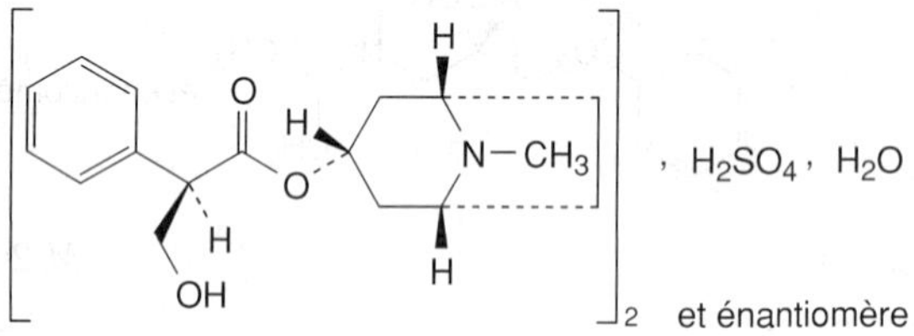

$C_{34}H_{48}N_2O_{10}S,H_2O$ M_r 695

DÉFINITION

Le sulfate d'atropine contient au minimum 99,0 pour cent et au maximum l'équivalent de 101,0 pour cent de sulfate de bis[(2*RS*)-3-hydroxy-2-phénylpropanoate de (1*R*,3*r*,5*S*)-8-méthyl-8-azabicyclo[3.2.1]oct-3-yle], calculé par rapport à la substance anhydre.

CARACTÈRES

Poudre cristalline blanche ou cristaux incolores, très solubles dans l'eau, facilement solubles dans l'alcool, pratiquement insolubles dans l'éther.

Le sulfate d'atropine desséché à 135 °C pendant 15 min fond en se décomposant vers 190 °C.

IDENTIFICATION

Première identification : A, B, E.

Seconde identification : C, D, E, F.

A. La solution aqueuse de sulfate d'atropine n'a pratiquement pas de pouvoir rotatoire (voir Essai).

B. Examinez le sulfate d'atropine par spectrophotométrie d'absorption dans l'infrarouge (*2.2.24*), en comparant avec le spectre obtenu avec le *sulfate d'atropine SCR*.

C. Dissolvez 50 mg environ de sulfate d'atropine dans 5 ml d'*eau R*. Ajoutez 5 ml de *solution d'acide picrique R*. Recueillez le précipité, lavez à l'*eau R* et desséchez à 100-105 °C pendant 2 h. Le point de fusion (*2.2.14*) est de 174 °C à 179 °C.

D. A 1 mg environ de sulfate d'atropine, ajoutez 0,2 ml d'*acide nitrique fumant R* et évaporez au bain-marie à siccité. Dissolvez le résidu dans 2 ml d'*acétone R*, puis ajoutez 0,1 ml d'une solution d'*hydroxyde de potassium R* à 30 g/l dans le *méthanol R*. Il se développe une coloration violette.

E. Le sulfate d'atropine donne les réactions des sulfates (*2.3.1*).

F. Le sulfate d'atropine donne la réaction des alcaloïdes (*2.3.1*).

ESSAI

Détermination du pH (*2.2.3*). Dissolvez 0,6 g de sulfate d'atropine dans de l'*eau exempte de dioxyde de carbone R* et complétez à 30 ml avec le même solvant. Le pH de la solution est de 4,5 à 6,2.

Angle de rotation optique (*2.2.7*). Dissolvez 2,50 g de sulfate d'atropine dans de l'*eau R* et complétez à 25,0 ml avec le même solvant. L'angle de rotation optique mesuré dans un tube de 2 dm est de – 0,50° à + 0,05°.

Alcaloïdes étrangers et produits de décomposition. Opérez par chromatographie sur couche mince (*2.2.27*) en utilisant une plaque recouverte de *gel de silice G R*.

Solution à examiner. Dissolvez 0,2 g de sulfate d'atropine dans du *méthanol R* et complétez à 10 ml avec le même solvant.

Solution témoin (a). Prélevez 1 ml de la solution à examiner et complétez à 100 ml avec du *méthanol R*.

Solution témoin (b). Prélevez 5 ml de la solution témoin (a) et complétez à 10 ml avec du *méthanol R*.

Déposez séparément sur la plaque 10 µl de chaque solution. Développez sur un parcours de 10 cm avec un mélange de 3 volumes d'*ammoniaque concentrée R*, de 7 volumes d'*eau R* et de 90 volumes d'*acétone R*. Desséchez la plaque à 100-105 °C pendant 15 min. Laissez refroidir. Pulvérisez la *solution diluée d'iodobismuthate de potassium R* jusqu'à l'apparition des taches. S'il apparaît d'autres taches que la tache principale dans le chromatogramme obtenu avec la solution à examiner, aucune d'entre elles n'est plus intense que la tache du chromatogramme obtenu avec la solution témoin (a) (1,0 pour cent) et une seule d'entre elles peut être plus intense que la tache du chromatogramme obtenu avec la solution témoin (b) (0,5 pour cent).

Apoatropine. Dissolvez 0,10 g de sulfate d'atropine dans de l'*acide chlorhydrique 0,01 M* et complétez à 100,0 ml avec le même acide. Mesurez l'absorbance (*2.2.25*) à 245 nm. Calculée par rapport à la substance anhydre, l'absorbance spécifique n'est pas supérieure à 4,0 (0,5 pour cent environ).

Teneur en eau (*2.5.12*). Déterminée par semi-microdosage sur 0,50 g de sulfate d'atropine, la teneur en eau est de 2,0 pour cent à 4,0 pour cent.

Cendres sulfuriques (*2.4.14*). Déterminé sur 1,0 g de sulfate d'atropine, le taux des cendres sulfuriques n'est pas supérieur à 0,1 pour cent.

DOSAGE

Dissolvez 0,500 g de sulfate d'atropine dans 30 ml d'*acide acétique anhydre R* en chauffant si nécessaire. Refroidissez la solution. Titrez par l'*acide perchlorique 0,1 M*. Déterminez le point de fin de titrage par potentiométrie (*2.2.20*).

1 ml d'*acide perchlorique 0,1 M* correspond à 67,68 mg de $C_{34}H_{48}N_2O_{10}S$.

CONSERVATION

A l'abri de la lumière.

01/2002:1220

AUBÉPINE (BAIE D')

Crataegi fructus

DÉFINITION

La baie d'aubépine est constituée par le pseudo-fruit séché de *Crataegus monogyna* Jacq. (Lindm.) ou de *Crataegus laevigata* (Poir.) D.C. (synonyme : *Crataegus oxyacantha* L.) ou de leurs hybrides, ou d'un mélange de ces pseudo-fruits. Elle contient au minimum 1,0 pour cent de procyanidines, exprimés en chlorure de cyanidine ($C_{15}H_{11}ClO_6$; M_r 322,7), calculé par rapport à la drogue desséchée.

CARACTÈRES

Le pseudo-fruit a une saveur mucilagineuse sucrée.

Il présente les caractères macroscopiques et microscopiques décrits aux identifications A et B.

IDENTIFICATION

A. Le pseudo-fruit de *C. monogyna* est de forme obovée à globulaire, généralement d'une longueur de 6 mm à 10 mm et d'une largeur de 4 mm à 8 mm, de couleur brun-rouge à rouge sombre. Il présente une surface ponctuée ou, plus rarement, réticulée. L'extrémité supérieure du fruit est couronnée par les restes de 5 sépales réfléchis, entourant un petit disque en creux délimité par un léger renflement. Au centre du disque se trouvent les restes du style avec, à la base, des touffes de poils, raides, incolores. L'extrémité inférieure du fruit porte un court fragment du pédicelle ou, plus fréquemment, une petite cicatrice ronde de couleur claire correspondant au point d'attache du pédicelle. Le réceptacle est charnu et contient un fruit ovoïde, brun jaune, à paroi épaisse et dure, qui renferme une graine unique brun pâle, lisse et luisante, de forme allongée.

Le pseudo-fruit de *C. laevigata* a une longueur pouvant atteindre 13 mm. Il contient 2 à 3 drupes, à face ventrale aplatie, présentant des poils courts à leur extrémité. Le centre du disque surmontant le pseudo-fruit porte souvent des restes des 2 styles.

B. Réduisez la baie d'aubépine en poudre (355). La poudre est rouge-gris. Examinez au microscope en utilisant de la *solution d'hydrate de chloral R*. La poudre présente de longs poils tecteurs, unicellulaires, provenant de l'intérieur du disque, souvent flexueux, se terminant en pointe et possédant une paroi lisse, fortement épaissie et lignifiée ; des fragments de parenchyme du réceptacle dont l'assise externe est colorée en rouge et dont certaines cellules des assises internes contiennent de petites macles d'oxalate de calcium ; de rares fragments comprenant des groupes de scléréides et de faisceaux vasculaires associés à des files de cellules contenant des prismes d'oxalate de calcium ; des fragments de péricarpe composé de grandes cellules scléreuses à paroi épaisse comportant de nombreuses ponctuations, dont certaines sont très visiblement ramifiées ; quelques fragments de tégument à assise épidermique composée de cellules mucilagineuses hexagonales, surmontant une assise pigmentée en brun jaune et contenant de nombreux prismes d'oxalate de calcium de forme allongée ; du parenchyme provenant de l'albumen et des cotylédons, composé de cellules à paroi mince, contenant des grains d'aleurone et des globules d'huile.

C. Opérez par chromatographie sur couche mince (*2.2.27*) en utilisant une plaque recouverte d'un gel de silice approprié.

Solution à examiner. A 1,0 g de baie d'aubépine pulvérisée (355), ajoutez 10 ml de *méthanol R*. Chauffez dans un bain-marie à 65 °C pendant 5 min, en agitant fréquemment. Laissez refroidir à température ambiante, puis filtrez. Complétez le filtrat à 10 ml avec du *méthanol R*.

Solution témoin. Dissolvez 2 mg d'*acide chlorogénique R*, 2 mg d'*acide caféique R*, 5 mg d'*hypéroside R* et 5 mg de *rutine R* dans 20 ml de *méthanol R*.

Déposez séparément sur la plaque, 30 µl de solution à examiner et 10 µl de solution témoin. Développez sur un parcours de 15 cm avec un mélange de 10 volumes d'*acide formique anhydre R*, de 10 volumes d'*eau R*, de 30 volumes de *méthyléthylcétone R* et de 50 volumes d'*acétate d'éthyle R*. Séchez la plaque à 100-105 °C puis pulvérisez à chaud une solution de *diphénylborate d'aminoéthanol R* à 10 g/l dans du *méthanol R*. Pulvérisez ensuite une solution de *macrogol 400 R* à 50 g/l dans du *méthanol R*. Laissez sécher la plaque à l'air pendant 30 min. Examinez en lumière ultraviolette à 365 nm. Le chromatogramme obtenu avec la solution témoin présente, dans sa moitié inférieure et par ordre de R_f croissant, une bande de fluorescence brun-jaune (rutine), une bande de fluorescence bleu clair (acide chlorogénique) et une bande de fluorescence brun-jaune (hypéroside) ; il présente en outre, dans son tiers supérieur, une bande de fluorescence bleu clair (acide caféique). Le chromatogramme obtenu avec la solution à examiner présente 3 bandes semblables quant à leur position et leur fluorescence à celles du chromatogramme obtenu avec la solution témoin correspondant à l'acide chlorogénique, à l'hypéroside et à l'acide caféique. Il présente également trois faibles bandes de fluorescence rougeâtre dont une est semblable quant à sa position à celle du chromatogramme obtenu avec la solution témoin correspondant à la rutine, les deux autres étant situées au-dessus de la bande correspondant à l'hypéroside. Des bandes de fluorescence bleu clair sont présentes au-dessus et au-dessous de la bande correspondant à l'acide caféique.

ESSAI

Eléments étrangers (*2.8.2*). La baie d'aubépine contient au maximum 2 pour cent d'éléments étrangers. Elle contient au maximum 5 pour cent de pseudo-fruits altérés. Elle ne contient pas de pseudo-fruits d'autres espèces du genre *Crataegus* (*C. nigra* Waldst. et Kit., *C. pentagyna* Waldst. et Kit. ex Willd. et *C. azarolus* L.), se caractérisant par la présence de plus de 3 drupes.

Perte à la dessiccation (*2.2.32*). Déterminée à l'étuve à 100-105 °C pendant 2 h sur 1,000 g de baie d'aubépine pulvérisée (355), la perte à la dessiccation n'est pas supérieure à 12,0 pour cent.

Cendres totales (*2.4.16*). Le taux des cendres totales n'est pas supérieur à 5,0 pour cent.

DOSAGE

A 2,50 g de baie d'aubépine pulvérisée (355), ajoutez 30 ml d'*alcool à 70 pour cent V/V R*. Chauffez à reflux pendant 30 min, puis filtrez. Lavez le résidu avec 10,0 ml d'*alcool à 70 pour cent V/V R*. Ajoutez au filtrat 15,0 ml d'*acide chlorhydrique R1* et 10,0 ml d'*eau R*. Chauffez à reflux pendant 80 min. Laissez refroidir, filtrez et lavez le résidu avec de l'*alcool à 70 pour cent V/V R* jusqu'à obtention d'un filtrat incolore. Complétez le filtrat à 250,0 ml avec de l'*alcool à 70 pour cent V/V R*. Introduisez 50,0 ml de solution dans un ballon à fond rond, évaporez jusqu'à réduction du volume à 3 ml environ, et transvasez dans une ampoule à décantation. Rincez le ballon à fond rond avec 10 ml puis 5 ml d'*eau R* et transvasez dans l'ampoule à décantation. Agitez avec 3 fois 15 ml de *butanol R*. Réunissez les phases organiques et complétez à 100,0 ml avec du *butanol R*. Mesurez l'absorbance (*2.2.25*) de la solution à 545 nm.

Calculez la teneur pour cent en procyanidines, exprimées en chlorure de cyanidine, à l'aide de l'expression :

$$\frac{A \times 500}{75 \times m}$$

en prenant 75 comme valeur de l'absorbance spécifique du chlorure de cyanidine.

A = absorbance à 545 nm,

m = masse de drogue à examiner, en grammes.

CONSERVATION

A l'abri de la lumière.

01/2002:1432

AUBÉPINE (FEUILLE ET FLEUR D')

Crataegi folium cum flore

DÉFINITION

La feuille et fleur d'aubépine est constituée par les rameaux florifères séchés, entiers ou coupés de *Crataegus monogyna* Jacq. (Lindm.), *C. laevigata* (Poiret) D.C. (*C. oxyacanthoides* Thuill.) ou de leurs hybrides, ou plus rarement d'autres espèces européennes de *Crataegus* comme *C. pentagyna* Waldst. et Kit. ex Willd., *C. nigra* Waldst. et Kit., *C. azarolus* L. Elle contient au minimum 1,5 pour cent de flavonoïdes, exprimés en hypéroside ($C_{21}H_{20}O_{12}$; M_r 464,4), calculé par rapport à la drogue desséchée.

CARACTÈRES

La feuille et fleur d'aubépine présente les caractères macroscopiques et microscopiques décrits aux identifications A et B.

IDENTIFICATION

A. Les rameaux, brun foncé, ligneux, ont un diamètre compris entre 1 mm et 2,5 mm et portent des feuilles alternes, pétiolées, à petites stipules souvent caduques, ainsi que de nombreuses petites fleurs, blanches, disposées en corymbes. Les feuilles, plus ou moins profondément lobées, ont un bord légèrement denté ou presque entier ; celles de *C. laevigata* sont pennatilobées ou pennatifides et divisées en 3, 5 ou 7 lobes obtus ; celles de *C. monogyna* sont pennatiséquées et divisées en 3 ou 5 lobes acuminés. Leur face adaxiale est vert foncé à vert-brun, leur face abaxiale est d'un vert-gris plus clair et présente une nervation réticulée dense et saillante. Les feuilles de *C. laevigata*, *C. monogyna* et *C. pentagyna* sont glabres ou portent seulement des poils isolés, celles de *C. azarolus* et de *C. nigra* sont fortement pubescentes. Les fleurs comportent un calice tubulaire vert-brun composé de 5 sépales, libres, réfléchis, une corolle formée de 5 pétales libres de couleur blanc-jaune à brunâtre, arrondis à approximativement ovales, brièvement onguiculés, et de nombreuses étamines. L'ovaire, soudé au calice, comporte 1 à 5 carpelles dont chacun est surmonté d'un long style et contient un seul ovule, celui de *C. monogyna* comporte un seul carpelle, celui de *C. laevigata* 2 ou 3, celui de *C. azarolus* 2, 3 ou parfois 1 seul, celui de *C. pentagyna* 5 ou plus rarement 4.

Monographies A - C

B. Réduisez la feuille et fleur d'aubépine en poudre (355). La poudre est vert-jaune. Examinez au microscope en utilisant de la *solution d'hydrate de chloral R*. La poudre présente notamment des poils tecteurs, unicellulaires, le plus souvent à paroi épaisse et large lumen, presque droits ou légèrement recourbés, ponctués à la base ; des fragments d'épiderme foliaire comportant des cellules à paroi anticlinale sinueuse à polygonale et de grands stomates de type anomocytique (*2.8.3*) entourés de 4 à 7 cellules annexes ; des cellules parenchymateuses du mésophylle contenant des macles d'oxalate de calcium mesurant en général de 10 µm à 20 µm, associées à des nervures contenant des groupes de petits cristaux prismatiques ; des fragments de pétales à cellules épidermiques polygonales arrondies, fortement papilleuses, à paroi épaisse, dont la cuticule présente nettement des stries onduleuses ; des fragments d'anthères présentant un endothécium avec une bordure arquée et régulièrement épaissie ; des fragments de tiges contenant des cellules collenchymateuses, des vaisseaux à ponctuations aréolées et des groupes de fibres sclérenchymateuses lignifiées à lumen étroit ; de nombreux grains de pollen sphériques à elliptiques, ou triangulaires, d'un diamètre allant jusqu'à 45 µm, à 3 pores germinatifs et exine légèrement granuleuse.

C. Opérez par chromatographie sur couche mince (*2.2.27*) en utilisant une *plaque au gel de silice pour CCM R*.

Solution à examiner. Agitez 1,0 g de drogue pulvérisée (355) avec 10 ml de *méthanol R* dans un bain-marie à 65 °C pendant 5 min. Refroidissez et filtrez.

Solution témoin. Dissolvez 1,0 mg d'*acide chlorogénique R*, 2,5 mg d'*hypéroside R* et 2,5 mg de *rutine R* dans 10 ml de *méthanol R*.

Déposez séparément sur la plaque, en bandes, 20 µl de solution à examiner et 10 µl de solution témoin. Développez sur un parcours de 15 cm avec un mélange de 10 volumes d'*acide formique anhydre R*, de 10 volumes d'*eau R*, de 30 volumes de *méthyléthylcétone R* et de 50 volumes d'*acétate d'éthyle R*. Séchez la plaque à 100-105 °C et pulvérisez sur la plaque encore chaude une solution de *diphénylborate d'aminoéthanol R* à 10 g/l dans du *méthanol R*. Pulvérisez ensuite une solution de *macrogol 400 R* à 50 g/l dans du *méthanol R*. Laissez sécher la plaque pendant 30 min environ. Examinez en lumière ultraviolette à 365 nm. Le chromatogramme obtenu avec la solution témoin présente dans son tiers médian, une bande de fluorescence brun-jaune (rutine) puis, au-dessus, une bande de fluorescence bleu clair (acide chlorogénique) et, encore au-dessus, une bande de fluorescence brun-jaune (hypéroside). Le chromatogramme obtenu avec la solution à examiner présente notamment, de bas en haut : une bande de fluorescence brun-jaune semblable quant à sa position à la bande due à la rutine dans le chromatogramme obtenu avec la solution témoin ; immédiatement au-dessus, une bande de fluorescence vert-jaune (vitexine-2″-rhamnoside) ; une bande de fluorescence bleu clair éventuellement superposée à une bande jaune semblable quant à sa position à la bande due à l'acide chlorogénique dans le chromatogramme obtenu avec la solution témoin ; une intense bande de fluorescence brun-jaune semblable quant à sa position à la bande due à l'hypéroside dans le chromatogramme obtenu avec la solution témoin ; immédiatement au-dessus, une bande de fluorescence brun-jaune souvent non séparée de la bande due à l'hypéroside ; immédiatement au-dessus, une bande de fluorescence vert-jaune, généralement faible (vitexine) ; près du front du solvant, une bande de fluorescence bleu clair. D'autres bandes de fluorescence plus faibles sont également présentes.

ESSAI

Eléments étrangers (*2.8.2*). La feuille et fleur d'aubépine ne contient pas plus de 8 pour cent de rameaux lignifiés de diamètre supérieur à 2,5 mm et pas plus de 2 pour cent d'autres éléments étrangers.

Perte à la dessiccation (*2.2.32*). Déterminée à l'étuve à 100-105 °C pendant 2 h sur 1,000 g de drogue pulvérisée (355), la perte à la dessiccation n'est pas supérieure à 10,0 pour cent.

Cendres totales (*2.4.16*). Le taux des cendres totales n'est pas supérieur à 10,0 pour cent.

DOSAGE

Solution mère. Dans un flacon de 200 ml, introduisez 0,400 g de drogue pulvérisée (250) et ajoutez 40 ml d'*alcool à 60 pour cent V/V R*. Chauffez dans un bain-marie à 60 °C pendant 10 min, en agitant fréquemment. Laissez refroidir et filtrez sur un tampon de coton hydrophile en recueillant le filtrat dans une fiole jaugée de 100 ml. Transférez le coton hydrophile avec le résidu de la drogue dans le flacon de 200 ml, ajoutez 40 ml d'*alcool à 60 pour cent V/V R* et chauffez à nouveau dans un bain-marie à 60 °C pendant 10 min, en agitant fréquemment. Laissez refroidir et filtrez dans la même fiole jaugée de 100 ml. Rincez le flacon de 200 ml et filtrez avec de l'*alcool à 60 pour cent V/V R* et transférez dans la même fiole jaugée de 100 ml. Complétez au volume avec de l'*alcool à 60 pour cent V/V R* et filtrez.

Solution à examiner. Introduisez 5,0 ml de solution mère dans un ballon à fond rond et évaporez à siccité sous pression réduite. Reprenez le résidu avec 8 ml d'un mélange de 10 volumes de *méthanol R* et de 100 volumes d'*acide acétique glacial R*, et transvasez dans une fiole jaugée de 25 ml. Rincez le ballon à fond rond avec 3 ml d'un mélange de 10 volumes de *méthanol R* et de 100 volumes d'*acide acétique glacial R*, et versez dans la même fiole jaugée de 25 ml que précédemment. Ajoutez 10,0 ml d'une solution contenant 25,0 g/l d'*acide borique R* et 20,0 g/l d'*acide oxalique R* dans de l'*acide formique anhydre R* puis complétez à 25,0 ml avec de l'*acide acétique anhydre R*.

Solution de compensation. Introduisez 5,0 ml de solution mère dans un ballon à fond rond et évaporez à siccité sous pression réduite. Reprenez le résidu dans 8 ml d'un mélange de 10 volumes de *méthanol R* et de 100 volumes d'*acide acétique glacial R* et transvasez dans une fiole jaugée de 25 ml. Rincez le ballon à fond rond avec 3 ml d'un mélange de 10 volumes de *méthanol R* et de 100 volumes d'*acide acétique glacial R*, et versez dans la même fiole jaugée de 25 ml que précédemment. Ajoutez 10,0 ml d'*acide formique anhydre R* puis complétez à 25,0 ml avec de l'*acide acétique anhydre R*.

Après 30 min, mesurez l'absorbance (*2.2.25*) à 410 nm de la solution à examiner par comparaison à la solution de compensation.

Calculez la teneur pour cent en flavonoïdes totaux, exprimés en hypéroside, à l'aide de l'expression :

$$\frac{A \times 1,235}{m}$$

en prenant 405 comme valeur de l'absorbance spécifique.

A = absorbance mesurée à 410 nm,

m = masse de la prise d'essai, en grammes.

Monographies A - C

CONSERVATION

A l'abri de la lumière.

01/2002:1708

AZAPÉRONE POUR USAGE VÉTÉRINAIRE

Azaperonum ad usum veterinarium

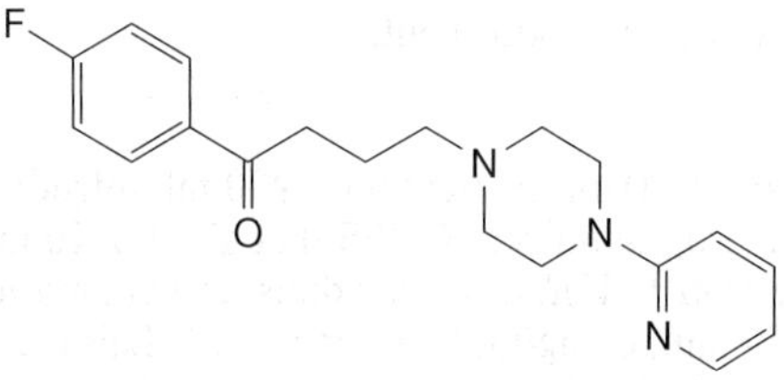

$C_{19}H_{22}FN_3O$ M_r 327,4

DÉFINITION

1-(4-Fluorophényl)-4-[4-(pyridin-2-yl)pipérazin-1-yl]butan-1-one.

Teneur : 99,0 pour cent à 101,0 pour cent (substance desséchée).

CARACTÈRES

Aspect : poudre blanche ou sensiblement blanche.

Solubilité : pratiquement insoluble dans l'eau, facilement soluble dans l'acétone et dans le chlorure de méthylène, soluble dans l'alcool.

La substance à examiner présente le phénomène du polymorphisme.

IDENTIFICATION

Spectrophotométrie d'absorption dans l'infrarouge (*2.2.24*).

Préparation : pastilles.

Comparaison : *azapérone SCR*.

Si les spectres obtenus présentent des différences, dissolvez respectivement la substance à examiner et la substance de référence dans l'*acétone R*, évaporez à siccité et enregistrez de nouveaux spectres à partir des résidus.

ESSAI

Aspect de la solution. La solution est limpide (*2.2.1*) et n'est pas plus fortement colorée que la solution témoin J_6 (*2.2.2, Procédé II*).

Dissolvez 1,0 g de substance à examiner dans 25 ml d'une solution d'*acide tartrique R* à 14 g/l.

Substances apparentées. Chromatographie liquide (*2.2.29*).

Solution à examiner. Dissolvez 0,100 g de substance à examiner dans du *méthanol R* et complétez à 10,0 ml avec le même solvant.

Solution témoin (a). Dissolvez 5,0 mg d'*azapérone SCR* et 6,0 mg de *benpéridol SCR* dans du *méthanol R* et complétez à 200,0 ml avec le même solvant.

Solution témoin (b). Prélevez 1,0 ml de solution à examiner et complétez à 100,0 ml avec du *méthanol R*. Prélevez 5,0 ml de solution et complétez à 20,0 ml avec du *méthanol R*.

Colonne :

- *dimensions* : l = 0,10 m, Ø = 4,6 mm,
- *phase stationnaire* : *gel de silice octadécylsilylé pour chromatographie, désactivé pour les bases R* (3 µm),
- *température* : 25 °C.

Phase mobile :

- *phase mobile A* : dissolvez 1,4 g de *sulfate de sodium anhydre R* dans 900 ml d'*eau R*, ajoutez 16,0 ml d'*acide sulfurique 0,01 M* et complétez à 1000 ml avec de l'*eau R*,
- *phase mobile B* : *méthanol R*.

Intervalle (min)	Phase mobile A (pour cent *V/V*)	Phase mobile B (pour cent *V/V*)
0 - 15	95 → 20	5 → 80
15 - 20	20	80
20 - 21	20 → 95	80 → 5

Débit : 1,5 ml/min.

Détection : spectrophotomètre à 230 nm.

Equilibrage : au moins 4 min avec la phase mobile à la composition initiale.

Injection : 10 µl.

Rétention relative par rapport à l'azapérone (temps de rétention = environ 9 min) : impureté A = environ 0,9 ; impureté B = environ 1,1 ; impureté C = environ 1,15.

Conformité du système : solution témoin (a) :

- *résolution* : au minimum 8,0 entre les pics dus à l'azapérone et au benpéridol.

Limites :

- *impureté A* : au maximum la surface du pic principal du chromatogramme obtenu avec la solution témoin (b) (0,25 pour cent),
- *total des impuretés B et C* : au maximum 3 fois la surface du pic principal du chromatogramme obtenu avec la solution témoin (b) (0,75 pour cent),
- *total* : au maximum 4 fois la surface du pic principal du chromatogramme obtenu avec la solution témoin (b) (1,0 pour cent),
- *limite d'exclusion* : 0,2 fois la surface du pic principal du chromatogramme obtenu avec la solution témoin (b) (0,05 pour cent).

Perte à la dessiccation (*2.2.32*) : au maximum 0,5 pour cent, déterminé sous vide à 60 °C pendant 4 h sur 1,000 g de substance à examiner.

Cendres sulfuriques (*2.4.14*) : au maximum 0,1 pour cent, déterminé sur 1,0 g de substance à examiner.

DOSAGE

Dissolvez 0,130 g de substance à examiner dans 70 ml d'un mélange de 1 volume d'*acide acétique anhydre R* et de 7 volumes de *méthyléthylcétone R*. Titrez par l'*acide perchlorique 0,1 M* en présence de 0,2 ml de *solution de naphtolbenzéine R*.

1 ml d'*acide perchlorique 0,1 M* correspond à 16,37 mg de $C_{19}H_{22}FN_3O$.

CONSERVATION

A l'abri de la lumière.

IMPURETÉS

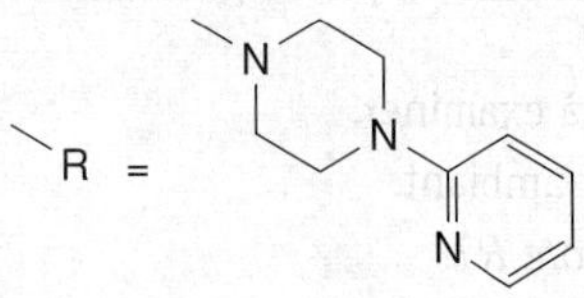

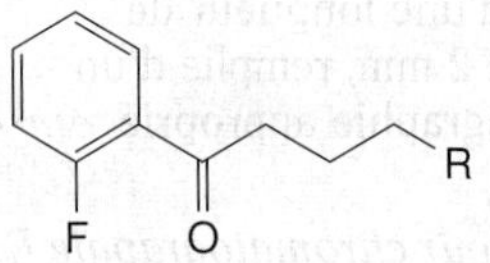

A. 1-(2-fluorophényl)-4-[4-(pyridin-2-yl)pipérazin-1-yl]butan-1-one,

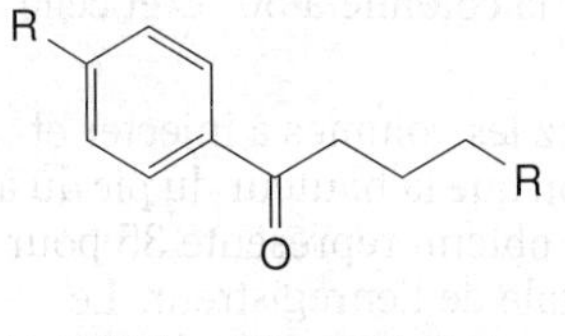

B. 4-[4-(pyridin-2-yl)pipérazin-1-yl]-1-[4-[4-(pyridin-2-yl)pipérazin-1-yl]phényl]butan-1-one,

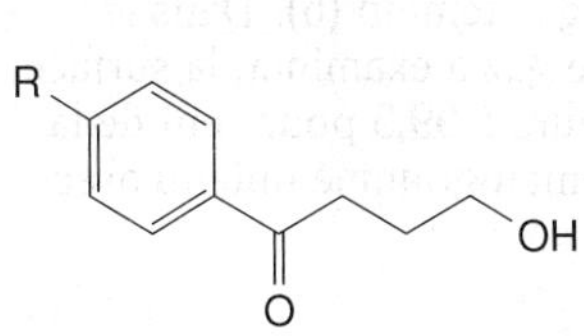

C. 4-hydroxy-1-[4-[4-(pyridin-2-yl)pipérazin-1-yl]phényl]butan-1-one.

01/2002:0369

AZATHIOPRINE

Azathioprinum

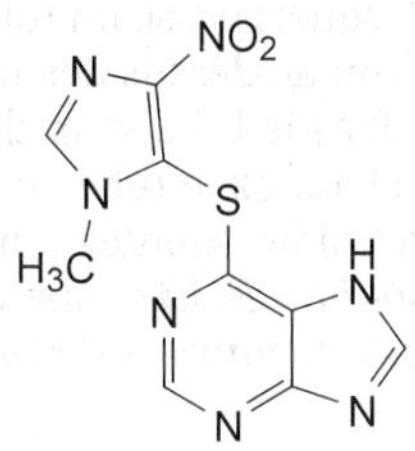

$C_9H_7N_7O_2S$ M_r 277,3

DÉFINITION

L'azathioprine contient au minimum 98,5 pour cent et au maximum l'équivalent de 101,0 pour cent de 6-[(1-méthyl-4-nitro-1*H*-imidazol-5-yl)sulfanyl]-7*H*-purine, calculé par rapport à la substance desséchée.

CARACTÈRES

Poudre jaune pâle, pratiquement insoluble dans l'eau et dans l'alcool. L'azathioprine est soluble dans les solutions diluées d'hydroxydes alcalins et assez soluble dans les acides minéraux dilués.

IDENTIFICATION

A. Dissolvez 0,150 g d'azathioprine dans 30 ml de *diméthylsulfoxyde R* et complétez à 500,0 ml avec de l'*acide chlorhydrique 0,1 M.* Prélevez 25,0 ml de cette solution et complétez à 1000,0 ml avec de l'*acide chlorhydrique 0,1 M.* Examinée de 230 nm à 350 nm (*2.2.25*), la solution présente un maximum d'absorption à 280 nm. L'absorbance spécifique à ce maximum est de 600 à 660.

B. Examinez l'azathioprine par spectrophotométrie d'absorption dans l'infrarouge (*2.2.24*), en comparant avec le spectre obtenu avec l'*azathioprine SCR*.

C. Chauffez 20 mg environ d'azathioprine dans 100 ml d'*eau R* et filtrez. A 5 ml du filtrat, ajoutez 1 ml d'*acide chlorhydrique R* et 10 mg environ de *poudre de zinc R*. Laissez reposer pendant 5 min. La solution se colore en jaune. Filtrez et refroidissez dans un bain d'eau glacée. Ajoutez 0,1 ml de *solution de nitrite de sodium R* et 0,1 g d'*acide sulfamique R*. Agitez jusqu'à disparition des bulles. Ajoutez 1 ml de *solution de β-naphtol R*. Il se forme un précipité rose pâle.

ESSAI

Acidité ou alcalinité. Mélangez 0,5 g d'azathioprine avec 25 ml d'*eau exempte de dioxyde de carbone R* en agitant pendant 15 min et filtrez. A 20 ml du filtrat, ajoutez 0,1 ml de *solution de rouge de méthyle R*. Le virage de l'indicateur ne nécessite pas plus de 0,2 ml d'*acide chlorhydrique 0,01 M* ou d'*hydroxyde de sodium 0,01 M*.

Chlorométhylnitroimidazole et mercaptopurine. Opérez par chromatographie sur couche mince (*2.2.27*) en utilisant une plaque recouverte de *cellulose pour chromatographie F_{254} R*.

Solution à examiner. Dissolvez 0,2 g d'azathioprine dans de l'*ammoniaque diluée R1* et complétez à 10 ml avec le même solvant. Préparez extemporanément.

Solution témoin (a). Dissolvez 10 mg de *chlorométhylnitroimidazole SCR* dans de l'*ammoniaque diluée R1* et complétez à 50 ml avec le même solvant. Préparez extemporanément.

Solution témoin (b). Dissolvez 10 mg de *mercaptopurine R* dans de l'*ammoniaque diluée R1* et complétez à 50 ml avec le même solvant. Préparez extemporanément.

Déposez séparément sur la plaque 5 µl de chaque solution. Développez sur un parcours de 15 cm avec du *butanol R* saturé d'*ammoniaque diluée R1*. Séchez la plaque à 50 °C. Examinez en lumière ultraviolette à 254 nm. S'il apparaît une tache correspondant au chlorométhylnitroimidazole et une tache correspondant à la mercaptopurine dans le chromatogramme obtenu avec la solution à examiner, elles ne sont pas plus intenses que les taches des chromatogrammes obtenus respectivement avec la solution témoin (a) (1,0 pour cent) et la solution témoin (b) (1,0 pour cent).

Perte à la dessiccation (*2.2.32*). Déterminée à l'étuve à 100-105 °C sur 0,50 g d'azathioprine, la perte à la dessiccation n'est pas supérieure à 1,0 pour cent.

Cendres sulfuriques (*2.4.14*). Déterminé sur 1,0 g d'azathioprine, le taux des cendres sulfuriques n'est pas supérieur à 0,1 pour cent.

DOSAGE

Dissolvez 0,250 g d'azathioprine dans 25 ml de *diméthylformamide R*. Titrez par l'*hydroxyde de tétrabutylammonium 0,1 M*. Déterminez le point de fin de titrage par potentiométrie (*2.2.20*).

1 ml d'*hydroxyde de tétrabutylammonium 0,1 M* correspond à 27,73 mg de $C_9H_7N_7O_2S$.

CONSERVATION

A l'abri de la lumière.

01/2002:1247

AZOTE

Nitrogenium

N_2 M_r 28,01

DÉFINITION

L'azote contient au minimum 99,5 pour cent *V/V* de N_2.

Cette monographie s'applique à l'azote pour usage médicinal.

CARACTÈRES

Gaz incolore et inodore. A la température de 20 °C et sous une pression de 101 kPa, un volume d'azote se dissout dans 62 volumes environ d'eau et 10 volumes environ d'alcool.

PRODUCTION

Dioxyde de carbone. Déterminez la teneur en dioxyde de carbone à l'aide d'un analyseur infrarouge (*2.5.24*).

Gaz à examiner. Filtrez la substance à examiner pour éviter les phénomènes optiques parasites.

Gaz témoin (a). Utilisez de l'*azote R1*.

Gaz témoin (b). Utilisez un mélange contenant 300 ppm *V/V* de *dioxyde de carbone R1* dans de l'*azote R1*.

Etalonnez l'appareil et ajustez la sensibilité à l'aide des gaz témoins (a) et (b). Mesurez la teneur en dioxyde de carbone dans le gaz à examiner.

L'azote ne contient pas plus de 300 ppm *V/V* de dioxyde de carbone.

Monoxyde de carbone. Déterminez la teneur en monoxyde de carbone à l'aide d'un analyseur infrarouge (*2.5.25*).

Gaz à examiner. Filtrez la substance à examiner pour éviter les phénomènes optiques parasites.

Gaz témoin (a). Utilisez de l'*azote R1*.

Gaz témoin (b). Utilisez un mélange contenant 5 ppm *V/V* de *monoxyde de carbone R* dans de l'*azote R1*.

Etalonnez l'appareil et ajustez la sensibilité à l'aide des gaz témoins (a) et (b). Mesurez la teneur en monoxyde de carbone dans le gaz à examiner.

L'azote ne contient pas plus de 5 ppm *V/V* de monoxyde de carbone.

Oxygène. Déterminez la teneur en oxygène à l'aide d'un analyseur d'oxygène ayant une échelle de mesure de 0 ppm *V/V* à 100 ppm *V/V* et comportant une cellule électrochimique.

Le gaz à examiner traverse une cellule de détection contenant une solution aqueuse d'un électrolyte, généralement de l'hydroxyde de potassium. La présence d'oxygène dans le gaz à examiner entraîne une variation du signal électrique enregistré à la sortie de la cellule en fonction de la teneur en oxygène.

Calibrez l'analyseur conformément aux instructions du fabricant. Faites passer le gaz à examiner dans l'analyseur, en utilisant un régulateur de pression approprié et des tubes métalliques étanches et en opérant aux débits prescrits jusqu'à obtention de lectures stables.

L'azote ne contient pas plus de 50 ppm *V/V* d'oxygène.

Teneur en eau. Déterminez la teneur en eau à l'aide d'un hygromètre électrolytique (*2.5.28*).

L'azote ne contient pas plus de 67 ppm *V/V* d'eau.

Dosage. Opérez par chromatographie en phase gazeuse (*2.2.28*).

Gaz à examiner. La substance à examiner.

Gaz témoin (a). Utilisez de l'air ambiant.

Gaz témoin (b). Utilisez de l'*azote R1*.

La chromatographie peut être réalisée en utilisant :

- une colonne d'acier inoxydable, d'une longueur de 2 m et d'un diamètre intérieur de 2 mm, remplie d'un tamis moléculaire pour chromatographie approprié (0,5 nm),
- comme gaz vecteur, de l'*hélium pour chromatographie R*, à un débit de 40 ml/min,
- un détecteur à conductivité thermique,
- un injecteur à boucle,

en maintenant la température de la colonne à 50 °C et celle du détecteur à 130 °C.

Injectez le gaz témoin (a). Ajustez les volumes à injecter et les conditions opératoires de façon que la hauteur du pic dû à l'azote dans le chromatogramme obtenu représente 35 pour cent au minimum de l'échelle totale de l'enregistreur. Le dosage n'est valable que si les chromatogrammes obtenus montrent une séparation nette entre l'oxygène et l'azote.

Injectez le gaz à examiner et le gaz témoin (b). Dans le chromatogramme obtenu avec le gaz à examiner, la surface du pic principal n'est pas inférieure à 99,5 pour cent de la surface du pic principal du chromatogramme obtenu avec le gaz témoin (b).

IDENTIFICATION

Première identification : A.

Seconde identification : B, C.

A. Examinez les chromatogrammes obtenus dans le dosage (voir Production). Le pic principal du chromatogramme obtenu avec le gaz à examiner est semblable quant à son temps de rétention au pic principal du chromatogramme obtenu avec le gaz témoin (b).

B. Dans une fiole conique de 250 ml, remplacez l'air par de l'azote. Placez un copeau de bois enflammé ou incandescent dans le flacon. Le tison s'éteint.

C. Dans un tube approprié, placez 0,1 g de *magnésium R* en tournures. Fermez le tube avec un bouchon à deux orifices dans un desquels passe un tube de verre pénétrant jusqu'à 1 cm environ au-dessus des tournures. Faites passer de l'azote dans le tube sans chauffer pendant une minute, puis chauffez le tube au rouge vif pendant 15 min. Laissez refroidir. Ajoutez 5 ml de *solution diluée d'hydroxyde de sodium R*. Les vapeurs qui se dégagent bleuissent le *papier de tournesol rouge R* humecté.

ESSAI

Dioxyde de carbone. Déterminée à l'aide du tube détecteur de dioxyde de carbone (*2.1.6*), la teneur en dioxyde de carbone n'est pas supérieure à 300 ppm *V/V*.

Monoxyde de carbone. Déterminée à l'aide du tube détecteur de monoxyde de carbone (*2.1.6*), la teneur en monoxyde de carbone n'est pas supérieure à 5 ppm *V/V*.

Vapeur d'eau. Déterminée à l'aide du tube détecteur de vapeur d'eau (*2.1.6*), la teneur en vapeur d'eau n'est pas supérieure à 67 ppm *V/V*.

CONSERVATION

Sous forme de gaz comprimé ou liquéfié, en récipients appropriés conformes aux prescriptions légales.

IMPURETÉS

A. dioxyde de carbone,

B. monoxyde de carbone,

C. oxygène,

D. eau.

01/2002:1550

AZOTE (MONOXYDE D')

Nitrogenii oxidum

NO M_r 30,01

DÉFINITION

Le monoxyde d'azote contient au minimum 99,0 pour cent *V/V* de NO.

Cette monographie s'applique au monoxyde d'azote pour usage médicinal.

CARACTÈRES

Gaz incolore virant au brun au contact de l'air. A la température de 20 °C et sous une pression de 101 kPa, 1 volume de monoxyde d'azote se dissout dans environ 21 volumes d'eau.

PRODUCTION

Dioxyde de carbone. Opérez par chromatographie en phase gazeuse (*2.2.28*).

Gaz à examiner. La substance à examiner.

Gaz témoin. Utilisez un mélange contenant 3000 ppm *V/V* de *dioxyde de carbone R1* dans l'*azote R*.

La chromatographie peut être réalisée en utilisant :

– une colonne d'acier inoxydable, d'une longueur de 3,5 m et d'un diamètre intérieur de 2 mm, remplie de *copolymère éthylvinylbenzène-divinylbenzène R*,
– comme gaz vecteur, de l'*hélium pour chromatographie R*, à un débit de 15 ml/min,
– un détecteur à conductivité thermique,
– un injecteur à boucle,

en maintenant la température de la colonne à 50 °C.

Injectez le gaz à examiner et le gaz témoin. L'essai n'est valable que si les chromatogrammes obtenus montrent une séparation nette entre le dioxyde de carbone et le monoxyde d'azote.

Calculez la teneur en dioxyde de carbone du gaz à examiner à partir de la surface du pic dû au dioxyde de carbone dans le chromatogramme obtenu avec le gaz témoin.

Le monoxyde d'azote ne contient pas plus de 3000 ppm *V/V* de dioxyde de carbone.

Azote. Opérez par chromatographie en phase gazeuse (*2.2.28*).

Gaz à examiner. La substance à examiner.

Gaz témoin. Utilisez un mélange contenant 3000 ppm *V/V* d'*azote R* dans *l'hélium pour chromatographie R*.

La chromatographie peut être réalisée en utilisant :

– une colonne d'acier inoxydable, d'une longueur de 3,5 m et d'un diamètre intérieur de 2 mm, remplie de *tamis moléculaire pour chromatographie R* (0,5 nm),
– comme gaz vecteur, de l'*hélium pour chromatographie R*, à un débit de 15 ml/min,
– un détecteur à conductivité thermique,
– un injecteur à boucle,

en maintenant la température de la colonne à 50 °C.

Injectez le gaz à examiner et le gaz témoin. L'essai n'est valable que si les chromatogrammes obtenus montrent une séparation nette entre l'azote et le monoxyde d'azote.

Calculez la teneur en azote du gaz à examiner à partir de la surface du pic dû à l'azote dans le chromatogramme obtenu avec le gaz témoin.

Le monoxyde d'azote ne contient pas plus de 3000 ppm *V/V* d'azote.

Dioxyde d'azote. Déterminez la teneur en dioxyde d'azote à l'aide d'un analyseur de spectrophotométrie d'absorption dans l'ultraviolet.

Gaz à examiner. La substance à examiner.

Gaz témoin (a). Utilisez de l'*azote R1*.

Gaz témoin (b). Utilisez un mélange contenant 400 ppm *V/V* de *dioxyde d'azote R* dans l'*azote R*.

L'appareil est constitué des dispositifs suivants :

– un émetteur ultraviolet visible (longueur d'onde analytique de 400 nm environ),
– une chambre d'analyse à travers laquelle le gaz circule,
– une chambre de référence fermée, contenant de l'*azote R1*, en parallèle avec la chambre d'analyse,
– un obturateur rotatif qui assure la transmission du rayonnement alternativement à la chambre de référence et à la chambre d'analyse,
– un détecteur à semi-conducteur qui génère un signal modulé en fréquence dont l'amplitude est une mesure de la différence d'absorption entre le gaz à examiner et le gaz témoin.

Effectuez l'analyse de la manière suivante :

– réglez le zéro de l'appareil en utilisant le gaz témoin (a) à un débit de 1 litre/min,
– faites passer dans l'appareil le gaz témoin (b) à un débit de 1 litre/min, et ajustez l'échelle,
– faites passer dans l'appareil le gaz à examiner à un débit de 1 litre/min, notez la valeur indiquée par l'appareil et calculez, si nécessaire, la concentration de dioxyde d'azote.

Le monoxyde d'azote ne contient pas plus de 400 ppm *V/V* de dioxyde d'azote.

Protoxyde d'azote. Opérez par chromatographie en phase gazeuse (*2.2.28*).

Gaz à examiner. La substance à examiner.

Gaz témoin. Utilisez un mélange contenant 3000 ppm *V/V* de *protoxyde d'azote R* dans l'*azote R*.

La chromatographie peut être réalisée en utilisant :

– une colonne d'acier inoxydable, d'une longueur de 3,5 m et d'un diamètre intérieur de 2 mm, remplie de *copolymère éthylvinylbenzène-divinylbenzène R*,
– comme gaz vecteur, de l'*hélium pour chromatographie R*, à un débit de 15 ml/min,
– un détecteur à conductivité thermique,
– un injecteur à boucle,

en maintenant la température de la colonne à 50 °C.

Injectez le gaz à examiner et le gaz témoin. L'essai n'est valable que si les chromatogrammes obtenus montrent une séparation nette entre le protoxyde d'azote et le monoxyde d'azote.

Calculez la teneur en protoxyde d'azote du gaz à examiner à partir de la surface du pic dû au protoxyde d'azote dans le chromatogramme obtenu avec le gaz témoin.

Le monoxyde d'azote ne contient pas plus de 3000 ppm *V/V* de protoxyde d'azote.

Teneur en eau. Déterminez la teneur en eau à l'aide d'un hygromètre électrolytique (*2.5.28*).
Le monoxyde d'azote ne contient pas plus de 100 ppm *V/V* d'eau.

Dosage. Calculez la teneur en monoxyde d'azote par différence à partir de la balance des masses après détermination de la somme des impuretés décrites sous Production.

IDENTIFICATION

Examinez le monoxyde d'azote par spectrophotométrie d'absorption dans l'infrarouge (*2.2.24*), en comparant avec le *spectre de référence du monoxyde d'azote de la Ph. Eur.*

CONSERVATION

Sous forme de gaz comprimé, à une pression égale ou inférieure à 2,5 MPa (25 bars) mesurée à 15 °C, en récipients appropriés conformes aux prescriptions légales.

IMPURETÉS

A. dioxyde de carbone,

B. azote,

C. dioxyde d'azote,

D. protoxyde d'azote,

E. eau.

01/2002:0416

AZOTE (PROTOXYDE D')

Dinitrogenii oxidum

N_2O M_r 44,01

DÉFINITION

Teneur : au minimum 98,0 pour cent *V/V* de N_2O en phase gazeuse, lorsque l'échantillon est prélevé à une température de 15 °C.

Cette monographie s'applique au protoxyde d'azote pour usage médicinal.

CARACTÈRES

Aspect : gaz incolore.

Solubilité : à la température de 20 °C et sous une pression de 101 kPa, 1 volume de protoxyde d'azote se dissout dans environ 1,5 volume d'eau.

PRODUCTION

Le protoxyde d'azote est produit à partir du nitrate d'ammonium par décomposition thermique.

Examinez la phase gazeuse.

Si l'essai est effectué sur une bouteille, maintenez la bouteille contenant le gaz à examiner à température ambiante pendant au moins 6 h. Dans tous les essais, maintenez-la en position verticale, le pointeau dirigé vers le haut.

Dioxyde de carbone. Chromatographie en phase gazeuse (*2.2.28*).

Gaz à examiner. La substance à examiner.

Gaz témoin. Un mélange contenant 300 ppm *V/V* de *dioxyde de carbone R1* dans le *protoxyde d'azote R*.

Colonne :
- *matériau* : acier inoxydable,
- *dimensions* : l = 3,5 m, Ø = 2 mm,
- *phase stationnaire* : *copolymère éthylvinylbenzène-divinylbenzène R.*

Gaz vecteur : *hélium pour chromatographie R.*

Débit : 15 ml/min.

Température :
- *colonne* : 40 °C,
- *détecteur* : 90 °C.

Détection : conductivité thermique.

Injection : injecteur à boucle.

Ajustez les volumes à injecter et les conditions opératoires de façon que la hauteur du pic dû au dioxyde de carbone dans le chromatogramme obtenu avec le gaz témoin représente au minimum 35 pour cent de l'échelle totale de l'enregistreur. L'essai n'est valable que si les chromatogrammes obtenus montrent une séparation nette entre le dioxyde de carbone et le protoxyde d'azote.

Limites :
- *dioxyde de carbone* : au maximum la surface du pic correspondant dans le chromatogramme obtenu avec le gaz témoin (300 ppm *V/V*).

Monoxyde de carbone. Chromatographie en phase gazeuse (*2.2.28*). *Si l'essai est effectué sur une bouteille, utilisez la première portion de gaz prélevée.*

Gaz à examiner. La substance à examiner.

Gaz témoin. Un mélange contenant 5 ppm *V/V* de *monoxyde de carbone R* dans le *protoxyde d'azote R*.

Colonne :
- *matériau* : acier inoxydable,
- *dimensions* : l = 2 m, Ø = 4 mm,
- *phase stationnaire* : un tamis moléculaire pour chromatographie approprié (0,5 nm).

Gaz vecteur : *hélium pour chromatographie R.*

Débit : 60 ml/min.

Température :
- *colonne* : 50 °C,
- *chambre à injection et détecteur* : 130 °C.

Détection : ionisation de flamme avec méthaniseur.

Injection : injecteur à boucle.

Ajustez les volumes à injecter et les conditions opératoires de façon que la hauteur du pic dû au monoxyde de carbone dans le chromatogramme obtenu avec le gaz témoin représente au minimum 35 pour cent de l'échelle totale de l'enregistreur.

Limites :
- *monoxyde de carbone* : au maximum la surface du pic correspondant dans le chromatogramme obtenu avec le gaz témoin (5 ppm *V/V*).

Monoxyde d'azote et dioxyde d'azote : au maximum 2 ppm *V/V* au total dans les phases gazeuse et liquide, déterminé à l'aide d'un analyseur à chimiluminescence (*2.5.26*).

Gaz à examiner. La substance à examiner.

Gaz témoin (a). *Protoxyde d'azote R.*

Gaz témoin (b). Un mélange contenant 2 ppm *V/V* de *monoxyde d'azote R* dans l'*azote R1*.

Etalonnez l'appareil et ajustez la sensibilité à l'aide des gaz témoins (a) et (b). Mesurez la teneur en monoxyde d'azote et dioxyde d'azote, en examinant séparément les échantillons prélevés sur la phase gazeuse et la phase liquide du gaz à examiner.

Multipliez le résultat obtenu par le facteur correcteur d'atténuation afin de corriger le phénomène d'atténuation de la réponse de l'analyseur dû à l'effet de matrice du protoxyde d'azote.

Ce facteur correcteur d'atténuation est déterminé en faisant passer dans l'analyseur un mélange de référence connu constitué de monoxyde d'azote dans du protoxyde d'azote et en comparant la teneur effective (connue) avec la teneur indiquée par l'analyseur étalonné avec le mélange NO/N_2 de réference.

$$\text{Facteur correcteur d'atténuation} = \frac{\text{teneur effective en monoxyde d'azote}}{\text{teneur indiquée en monoxyde d'azote}}$$

Teneur en eau : au maximum 67 ppm *V/V*, déterminé à l'aide d'un hygromètre électrolytique (*2.5.28*).

Dosage. Chromatographie en phase gazeuse (*2.2.28*).

Gaz à examiner. La substance à examiner.

Gaz témoin. Protoxyde d'azote R.

Colonne :

- *matériau* : acier inoxydable,
- *dimensions* : l = 2 m, Ø = 2 mm,
- *phase stationnaire* : *gel de silice pour chromatographie R* (250-355 µm).

Gaz vecteur : *hélium pour chromatographie R.*

Débit : 50 ml/min.

Température :

- *colonne et chambre à injection* : 60 °C,
- *détecteur* : 130 °C.

Détection : conductivité thermique.

Injection : injecteur à boucle.

Ajustez les volumes à injecter et les conditions opératoires de façon que la hauteur du pic dû au protoxyde d'azote, dans le chromatogramme obtenu avec le gaz témoin, représente au minimum 35 pour cent de l'échelle totale de l'enregistreur.

La surface du pic dû au protoxyde d'azote dans le chromatogramme obtenu avec le gaz à examiner n'est pas inférieure à 98,0 pour cent de la surface du pic dû au protoxyde d'azote dans le chromatogramme obtenu avec le gaz témoin.

IDENTIFICATION

Première identification : A.

Seconde identification : B, C.

A. Spectrophotométrie d'absorption dans l'infrarouge (*2.2.24*).

Comparaison : *spectre de référence du protoxyde d'azote de la Ph. Eur.*

B. Placez un copeau de bois incandescent au contact du protoxyde d'azote. Le bois s'enflamme.

C. Introduisez du protoxyde d'azote dans de la *solution alcaline de pyrogallol R*. Il ne se développe pas de coloration brune.

ESSAI

Examinez la phase gazeuse.

Si l'essai est effectué sur une bouteille, maintenez la bouteille contenant le gaz à examiner à température ambiante pendant au moins 6 h. Dans tous les essais, maintenez-la en position verticale, le pointeau dirigé vers le haut.

Dioxyde de carbone : au maximum 300 ppm *V/V*, déterminé à l'aide du tube détecteur de dioxyde de carbone (*2.1.6*).

Monoxyde de carbone : au maximum 5 ppm *V/V*, déterminé à l'aide du tube détecteur de monoxyde de carbone (*2.1.6*). *Si l'essai est effectué sur une bouteille, utilisez la première portion de gaz prélevée.*

Monoxyde d'azote et dioxyde d'azote : au maximum 2 ppm *V/V*, déterminé à l'aide du tube détecteur de monoxyde d'azote et de dioxyde d'azote (*2.1.6*).

Vapeur d'eau : au maximum 67 ppm *V/V*, déterminé à l'aide du tube détecteur de vapeur d'eau (*2.1.6*).

CONSERVATION

Liquéfié sous pression, en récipients appropriés conformes aux prescriptions légales. Les robinets et les soupapes ne sont ni graissés, ni huilés.

IMPURETÉS

A. dioxyde de carbone,

B. monoxyde de carbone,

C. monoxyde d'azote,

D. dioxyde d'azote,

E. eau.

B

01/2002:0808

BACAMPICILLINE (CHLORHYDRATE DE)

Bacampicillini hydrochloridum

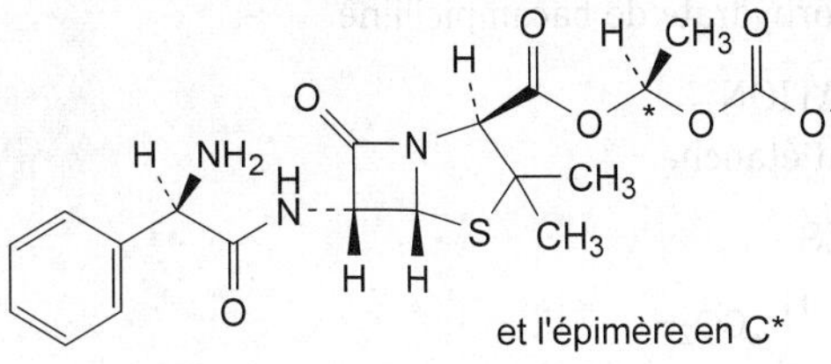

$C_{21}H_{28}ClN_3O_7S$ M_r 502,0

DÉFINITION

Le chlorhydrate de bacampicilline contient au minimum 95,0 pour cent et au maximum l'équivalent de 102,0 pour cent de chlorhydrate de (2*S*,5*R*,6*R*)-6-[[(2*R*)-2-amino-2-phénylacétyl]amino]-3,3-diméthyl-7-oxo-4-thia-1-azabicyclo[3.2.0]heptane-2-carboxylate de (1*RS*)-1-[(éthoxycarbonyl)oxy]éthyle, calculé par rapport à la substance anhydre et exempte de solvants.

PRODUCTION

Le chlorhydrate de bacampicilline obtenu selon un procédé pouvant laisser des résidus de diméthylaniline dans la substance et/ou obtenu par un procédé utilisant des matières premières ou des intermédiaires pouvant contenir des résidus de diméthylaniline, satisfait à l'essai suivant.

***N,N*-Diméthylaniline** (*2.4.26, Procédé A*). Le chlorhydrate de bacampicilline ne contient pas plus de 20 ppm de *N,N*-diméthylaniline.

CARACTÈRES

Poudre ou granulés blancs ou sensiblement blancs, hygroscopiques, solubles dans l'eau, facilement solubles dans l'alcool, solubles dans le chlorure de méthylène.

IDENTIFICATION

Première identification : A, D.

Seconde identification : B, C, D.

A. Examinez le chlorhydrate de bacampicilline par spectrophotométrie d'absorption dans l'infrarouge (*2.2.24*), en comparant avec le spectre obtenu avec le *chlorhydrate de bacampicilline SCR*.

B. Opérez par chromatographie sur couche mince (*2.2.27*) en utilisant une *plaque au gel de silice silanisée pour CCM R*.

Solution à examiner. Dissolvez 10 mg de chlorhydrate de bacampicilline dans 2 ml de *méthanol R*.

Solution témoin (a). Dissolvez 10 mg de *chlorhydrate de bacampicilline SCR* dans 2 ml de *méthanol R*.

Solution témoin (b). Dissolvez 10 mg de *chlorhydrate de bacampicilline SCR*, 10 mg de *chlorhydrate de talampicilline SCR* et 10 mg de *pivampicilline SCR* dans 2 ml de *méthanol R*.

Déposez sur la plaque 1 µl de chaque solution. Développez sur un parcours de 15 cm avec un mélange de 10 volumes d'une solution d'*acétate de sodium R* à 272 g/l, ajustée au préalable à pH 5,0 avec de l'*acide acétique glacial R*, de 40 volumes d'*eau R* et de 50 volumes d'*alcool R*. Séchez la plaque dans un courant d'air chaud, puis pulvérisez de la *solution de ninhydrine R1* et chauffez à 60 °C pendant 10 min. La tache principale du chromatogramme obtenu avec la solution à examiner est semblable quant à sa position, sa coloration et ses dimensions à la tache principale du chromatogramme obtenu avec la solution témoin (a). L'identification n'est valable que si le chromatogramme obtenu avec la solution témoin (b) présente 3 taches nettement séparées.

C. Dans un tube à essai d'une longueur de 150 mm et d'un diamètre de 15 mm environ, introduisez 2 mg environ de chlorhydrate de bacampicilline. Humectez avec 0,05 ml d'*eau R* et ajoutez 2 ml de *réactif à l'acide sulfurique et au formaldéhyde R*. Mélangez le contenu du tube en tournant ; la solution est pratiquement incolore. Immergez le tube dans un bain-marie pendant 1 min. Il se développe une coloration jaune foncé.

D. Dissolvez 25 mg environ de chlorhydrate de bacampicilline dans 2 ml d'*eau R*. Ajoutez 2 ml de *solution diluée d'hydroxyde de sodium R* et agitez. Attendez quelques minutes et ajoutez 3 ml d'*acide nitrique dilué R* et 0,5 ml de *solution de nitrate d'argent R1*. Il se forme un précipité blanc. Ajoutez 0,5 ml d'*ammoniaque concentrée R*. Le précipité se dissout.

ESSAI

Aspect de la solution. Dissolvez 0,200 g de chlorhydrate de bacampicilline dans 20 ml d'*eau R*. La solution n'est pas plus fortement opalescente que la suspension témoin II (*2.2.1*). Dissolvez 0,500 g de chlorhydrate de bacampicilline dans 10 ml d'*eau R*. L'absorbance (*2.2.25*) de la solution mesurée à 430 nm n'est pas supérieure à 0,10.

Détermination du pH (*2.2.3*). Dissolvez 1,0 g de chlorhydrate de bacampicilline dans de l'*eau exempte de dioxyde de carbone R* et complétez à 50 ml avec le même solvant. Le pH de la solution est de 3,0 à 4,5.

Pouvoir rotatoire spécifique (*2.2.7*). Dissolvez 0,250 g de chlorhydrate de bacampicilline dans de l'*eau R* et complétez à 25,0 ml avec le même solvant. Calculé par rapport à la substance anhydre et exempte de solvants, le pouvoir rotatoire spécifique est de + 175 à + 195.

Acétate de butyle et acétate d'éthyle. Opérez par chromatographie en phase gazeuse à espace de tête (*2.2.28*) en utilisant la méthode des ajouts dosés.

Solution mère de la substance à examiner. Dissolvez 50,0 mg de chlorhydrate de bacampicilline dans de l'*eau R* et complétez à 10,0 ml avec le même solvant.

La chromatographie peut être réalisée en utilisant le système A de l'essai Solvants résiduels (*2.4.24*) et en appliquant les conditions d'espace de tête statique suivantes :

- température d'équilibre : 60 °C,
- durée d'équilibre : 20 min.

Le chlorhydrate de bacampicilline ne contient pas plus de 2,0 pour cent *m/m* d'acétate de butyle ni plus de 4,0 pour cent *m/m* d'acétate d'éthyle. La somme des teneurs en acétates de butyle et d'éthyle n'est pas supérieure à 5,0 pour cent *m/m*.

Substances apparentées. Opérez par chromatographie liquide (*2.2.29*), selon les indications données sous Dosage. Injectez 20 µl de solution témoin (b). Ajustez la sensibilité du système de façon que la hauteur du pic principal du chromatogramme obtenu représente au moins 50 pour cent de l'échelle totale de l'enregistreur. Injectez 20 µl de solution témoin (d). L'essai n'est valable que si, dans le chromatogramme obtenu, le pic correspondant à l'ampicilline est séparé des pics dus au solvant. Injectez 20 µl de solution à examiner et continuez la chromatographie pendant 3,5 fois le temps de rétention du pic principal. S'il apparaît

Monographies A - C

d'autres pics que le pic principal dans le chromatogramme obtenu avec la solution à examiner, la surface d'aucun d'entre eux n'est supérieure à 1,5 fois celle du pic principal du chromatogramme obtenu avec la solution témoin (b) (1,5 pour cent) et la somme de leur surface n'est pas supérieure à 3 fois celle du pic principal du chromatogramme obtenu avec la solution témoin (b) (3 pour cent). Ne tenez pas compte des pics dont la surface est inférieure à 0,1 fois celle du pic principal du chromatogramme obtenu avec la solution témoin (b).

Teneur en eau (*2.5.12*). Déterminée par semi-microdosage sur 0,300 g de chlorhydrate de bacampicilline, la teneur en eau n'est pas supérieure à 0,8 pour cent.

Cendres sulfuriques (*2.4.14*). Déterminé sur 1,0 g de chlorhydrate de bacampicilline, le taux des cendres sulfuriques n'est pas supérieur à 1,5 pour cent.

DOSAGE

Opérez par chromatographie liquide (*2.2.29*). *Préparez la solution à examiner et les solutions témoins (a), (b) et (d) immédiatement avant l'emploi.*

Solution tampon phosphate A. Dissolvez 1,4 g de *phosphate monosodique monohydraté R* dans de l'*eau R* et complétez à 800 ml environ avec le même solvant. Ajustez à pH 3,0 avec de l'*acide phosphorique dilué R* et complétez à 1000,0 ml avec de l'*eau R*.

Solution tampon phosphate B. Dissolvez 2,75 g de *phosphate monosodique monohydraté R* et 2,3 g de *phosphate disodique dihydraté R* dans de l'*eau R* et complétez à 1 800 ml environ avec le même solvant. Ajustez à pH 6,8 si nécessaire avec de l'*acide phosphorique dilué R* ou de la *solution diluée d'hydroxyde de sodium R*, et complétez à 2000,0 ml avec de l'*eau R*.

Solution à examiner. Dissolvez 30,0 mg de chlorhydrate de bacampicilline dans la solution tampon phosphate A et complétez à 100,0 ml avec la même solution.

Solution témoin (a). Dissolvez 30,0 mg de *chlorhydrate de bacampicilline SCR* dans la solution tampon phosphate A et complétez à 100,0 ml avec la même solution.

Solution témoin (b). Prélevez 1,0 ml de solution témoin (a) et complétez à 100,0 ml avec la solution tampon phosphate A.

Solution témoin (c). Dissolvez 30 mg de chlorhydrate de bacampicilline dans la solution tampon phosphate B et complétez à 100 ml avec la même solution. Chauffez la solution à 80 °C pendant 30 min environ.

Solution témoin (d). Dissolvez 20 mg d'*ampicilline trihydratée SCR* dans la solution tampon phosphate A et complétez à 250 ml avec la même solution. Prélevez 5 ml de cette solution et complétez à 100 ml avec la solution tampon phosphate A.

La chromatographie peut être réalisée en utilisant :

– une colonne d'une longueur de 0,05 m et d'un diamètre intérieur de 3,9 mm, remplie de *gel de silice octadécylsilylé pour chromatographie R* (5 µm),
– comme phase mobile, à un débit de 1,0 ml/min, un mélange de 30 volumes d'*acétonitrile R* et de 70 volumes d'une solution d'*hydrogénosulfate de tétrahexylammonium R* à 0,06 pour cent *m/m* dans la solution tampon phosphate B,
– comme détecteur, un spectrophotomètre réglé à 220 nm.

Injectez 20 µl de solution témoin (a). Ajustez la sensibilité du système de façon que la hauteur du pic principal du chromatogramme obtenu représente au moins 50 pour cent de l'échelle totale de l'enregistreur. Injectez 20 µl de solution témoin (c). L'essai n'est valable que si, dans le chromatogramme obtenu, le temps de rétention relatif du produit de dégradation élué juste après la bacampicilline est de 1,12 à 1,38 par rapport à la bacampicilline. Si nécessaire, ajustez la concentration en hydrogénosulfate de tétrahexylammonium de la phase mobile. Injectez six fois la solution témoin (a). L'essai n'est valable que si l'écart type relatif de la surface du pic de la bacampicilline n'est pas supérieur à 1,0 pour cent. Injectez en alternance la solution à examiner et la solution témoin (a). Calculez la teneur pour cent en chlorhydrate de bacampicilline.

CONSERVATION

En récipient étanche.

IMPURETÉS

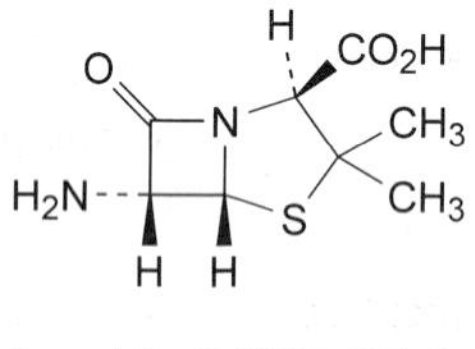

A. acide (2*S*,5*R*,6*R*)-6-amino-3,3-diméthyl-7-oxo-4-thia-1-azabicyclo[3.2.0]heptane-2-carboxylique (acide 6-aminopénicillanique),

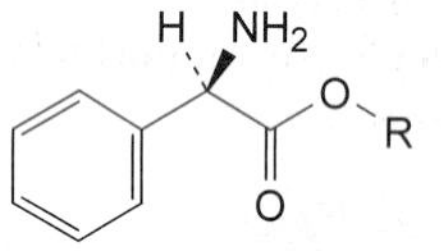

B. R = H : acide (2*R*)-2-amino-2-phénylacétique (D-phénylglycine),

G. R = CH_3 : (2*R*)-2-amino-2-phénylacétate de méthyle (D-phénylglycinate de méthyle),

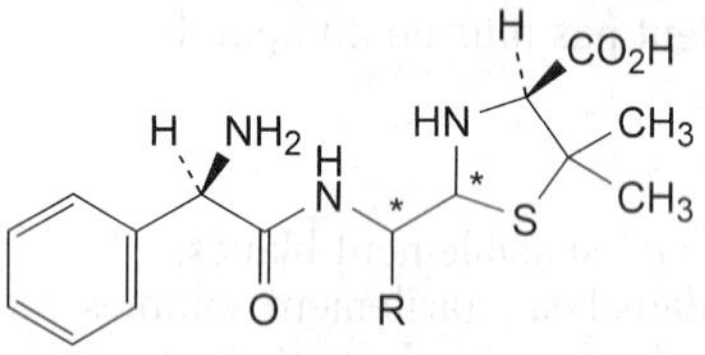

C. R = H : acide (2*RS*,4*S*)-2-[[[(2*R*)-2-amino-2-phénylacétyl]amino]méthyl]-5,5-diméthylthiazolidine-4-carboxylique (acides pénilloïques de l'ampicilline),

D. R = CO_2H : acide (4*S*)-2-[[[(2*R*)-2-amino-2-phénylacétyl]amino]carboxyméthyl]-5,5-diméthylthiazolidine-4-carboxylique (acides pénicilloïques de l'ampicilline),

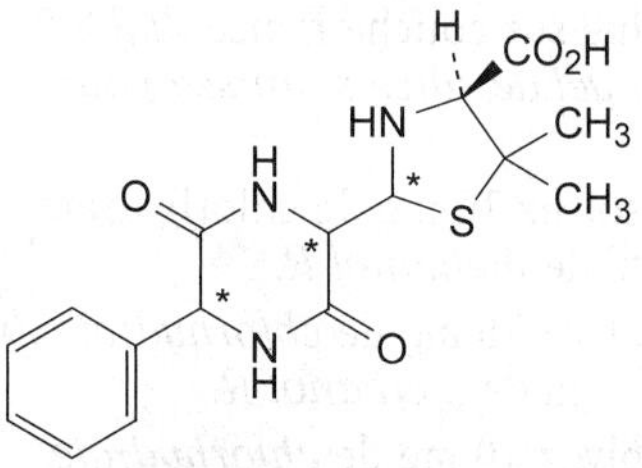

E. acide (4*S*)-2-(3,6-dioxo-5-phénylpipérazin-2-yl)-5,5-diméthylthiazolidine-4-carboxylique (dicétopipérazines de l'ampicilline),

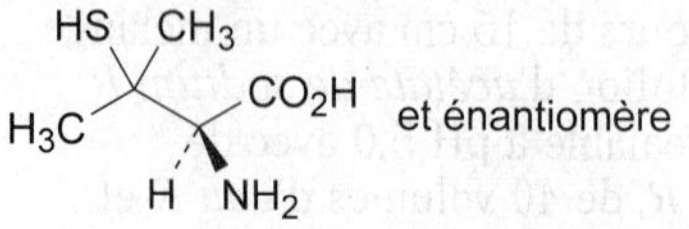

F. acide (2*RS*)-2-amino-3-méthyl-3-sulfanylbutanoïque (DL-pénicillamine),

Monographies A - C

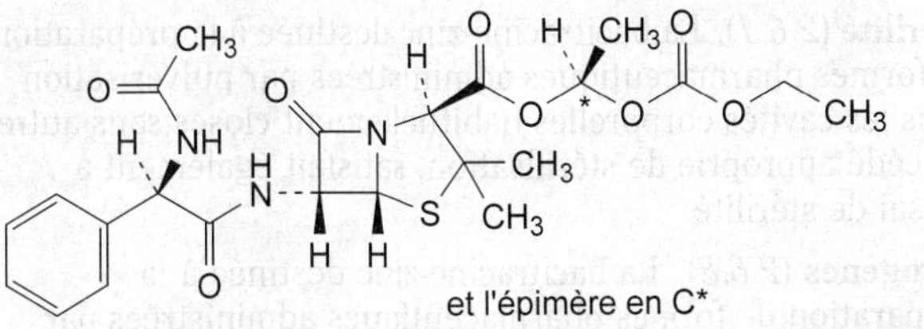

H. (2*S*,5*R*,6*R*)-6-[[(2*R*)-2-(acétylamino)-2-phénylacétyl]amino]-3,3-diméthyl-7-oxo-4-thia-1-azabicyclo[3.2.0]heptane-2-carboxylate de (1*RS*)-1-[(éthoxycarbonyl)oxy]éthyle (*N*-acétylbacampicilline),

I. ampicilline.

01/2002:0465

BACITRACINE

Bacitracinum

DÉFINITION

La bacitracine est constituée par un ou plusieurs polypeptides antimicrobiens produits par certaines souches de *Bacillus licheniformis* et par *Bacillus subtilis* var. *Tracy* donnant par hydrolyse les acides aminés suivants : L-cystéine, acide D-glutamique, L-histidine, L-isoleucine, L-leucine, L-lysine, D-ornithine, D-phénylalanine et acide DL-aspartique. L'activité de la bacitracine n'est pas inférieure à 60 UI/mg, calculée par rapport à la substance desséchée.

CARACTÈRES

Poudre blanche ou sensiblement blanche, hygroscopique, facilement soluble dans l'eau et dans l'alcool, pratiquement insoluble dans l'éther.

IDENTIFICATION

A. Opérez par chromatographie sur couche mince (*2.2.27*) en utilisant une plaque recouverte de *gel de silice G R*.

Solution à examiner. Dissolvez 5 mg de bacitracine dans un mélange de 0,5 ml d'*acide chlorhydrique R* et de 0,5 ml d'*eau R*. Chauffez à 135 °C dans un tube scellé pendant 5 h. Evaporez au bain-marie à siccité et continuez le chauffage jusqu'à évaporation complète de l'acide chlorhydrique. Dissolvez le résidu dans 0,5 ml d'*eau R*.

Solution témoin. Préparez la solution témoin comme décrit pour la solution à examiner en remplaçant la substance à examiner par 5 mg de *bacitracine-zinc SCR*.

Effectuez les opérations suivantes à l'abri de la lumière. Déposez séparément sur la plaque, en bandes de 10 mm, 5 µl de chaque solution. Utilisez comme phase mobile un mélange de 25 parties d'*eau R* et de 75 parties de *phénol R*. Maintenez la plaque pendant 12 h au moins dans les vapeurs de la phase mobile sans la mettre en contact avec cette dernière. Développez sur un parcours de 12 cm, en utilisant la même phase mobile. Séchez la plaque à 100-105 °C. Pulvérisez de la *solution de ninhydrine R1*. Chauffez à 110 °C pendant 5 min. Le chromatogramme obtenu avec la solution à examiner présente des bandes correspondant à celles du chromatogramme obtenu avec la solution témoin.

B. Dissolvez 5 mg environ de bacitracine dans 3 ml d'*eau R*. Ajoutez 3 ml de *solution diluée d'hydroxyde de sodium R*. Agitez et ajoutez 0,5 ml d'une solution de *sulfate de cuivre R* à 10 g/l. Il se développe une coloration violette.

C. Calcinez 0,2 g de bacitracine. Il ne reste qu'un résidu impondérable qui n'est pas coloré en jaune à température élevée. Laissez refroidir le résidu et dissolvez-le dans 0,1 ml d'*acide chlorhydrique dilué R*. Ajoutez 5 ml d'*eau R* et 0,2 ml de *solution concentrée d'hydroxyde de sodium R*. Il ne se forme pas de précipité blanc.

ESSAI

Solution S. Dissolvez 0,25 g de bacitracine dans de l'*eau exempte de dioxyde de carbone R* et complétez à 25 ml avec le même solvant.

Aspect de la solution. La solution S est limpide (*2.2.1*) et n'est pas plus fortement colorée que la solution témoin JB_5 (*2.2.2, Procédé II*).

Détermination du pH (*2.2.3*). Le pH de la solution S est de 6,0 à 7,0.

Bacitracine-F et substances apparentées. Dissolvez 0,15 g de bacitracine dans de l'*acide sulfurique 0,05 M* et complétez à 100,0 ml avec le même acide. Prélevez 2,0 ml de cette solution et complétez à 10,0 ml avec de l'*acide sulfurique 0,05 M*. Le rapport des absorbances (*2.2.25*) mesurées à 290 nm et à 252 nm n'est pas supérieur à 0,20.

Perte à la dessiccation (*2.2.32*). Déterminée sous une pression ne dépassant pas 0,1 kPa à 60 °C sur du *pentoxyde de diphosphore R* pendant 3 h sur 1,000 g de bacitracine, la perte à la dessiccation n'est pas supérieure à 5,0 pour cent.

Cendres sulfuriques (*2.4.14*). Déterminé sur 1,0 g de bacitracine, le taux des cendres sulfuriques n'est pas supérieur à 3,0 pour cent.

Stérilité (*2.6.1*). La bacitracine destinée à la préparation de formes pharmaceutiques administrées par voie ophtalmique sans autre procédé approprié de stérilisation satisfait également à l'essai de stérilité.

TITRAGE

Effectuez le titrage microbiologique des antibiotiques (*2.7.2*). Utilisez comme substance de référence la *bacitracine-zinc SCR*.

CONSERVATION

En récipient étanche, à une température de 2 °C à 8 °C. Si la substance est stérile, elle est conservée en récipient stérile, étanche, à fermeture inviolable.

ÉTIQUETAGE

L'étiquette indique, dans les cas appropriés, que la substance est stérile.

01/2002:0466

BACITRACINE-ZINC

Bacitracinum zincum

DÉFINITION

La bacitracine-zinc est le complexe zincique de la bacitracine qui est constituée par un ou plusieurs polypeptides antimicrobiens produits par certaines souches de *Bacillus licheniformis* et par *Bacillus subtilis* var. *Tracy* donnant par hydrolyse les acides aminés suivants : L-cystéine, acide D-glutamique, L-histidine, L-isoleucine, L-leucine, L-lysine, D-ornithine, D-phénylalanine et acide DL-aspartique. L'activité de la bacitracine-zinc n'est pas inférieure à 60 UI/mg, calculée par rapport à la substance desséchée.

Monographies A - C

CARACTÈRES

Poudre blanche ou faiblement gris jaunâtre, hygroscopique, peu soluble dans l'eau et dans l'alcool, très peu soluble dans l'éther.

IDENTIFICATION

A. Opérez par chromatographie sur couche mince (*2.2.27*) en utilisant une plaque recouverte de *gel de silice G R*.

Solution à examiner. Dissolvez 5 mg de bacitracine-zinc dans un mélange de 0,5 ml d'*acide chlorhydrique R* et de 0,5 ml d'*eau R*. Chauffez à 135 °C dans un tube scellé pendant 5 h. Evaporez au bain-marie à siccité et continuez le chauffage jusqu'à évaporation complète de l'acide chlorhydrique. Dissolvez le résidu dans 0,5 ml d'*eau R*.

Solution témoin. Préparez la solution témoin comme décrit pour la solution à examiner en remplaçant la substance à examiner par 5 mg de *bacitracine-zinc SCR*.

Effectuez les opérations suivantes à l'abri de la lumière. Déposez sur la plaque, en bandes de 10 mm, 5 µl de chaque solution. Utilisez comme phase mobile un mélange de 25 parties d'*eau R* et de 75 parties de *phénol R*. Maintenez la plaque pendant au moins 12 h dans les vapeurs de la phase mobile sans la mettre en contact avec cette dernière. Développez sur un parcours de 12 cm, en utilisant la même phase mobile. Séchez la plaque à 100-105 °C. Pulvérisez de la *solution de ninhydrine R1*. Chauffez à 110 °C pendant 5 min. Le chromatogramme obtenu avec la solution à examiner présente des bandes correspondant à celles du chromatogramme obtenu avec la solution témoin.

B. Dissolvez 5 mg environ de bacitracine-zinc dans 3 ml d'*eau R*. Ajoutez 3 ml de *solution diluée d'hydroxyde de sodium R*. Agitez et ajoutez 0,5 ml d'une solution de *sulfate de cuivre R* à 10 g/l. Il se développe une coloration violette.

C. Calcinez 0,15 g de bacitracine-zinc. Laissez refroidir le résidu et dissolvez-le dans 1 ml d'*acide chlorhydrique dilué R*. Ajoutez 4 ml d'*eau R*. La solution donne la réaction du zinc (*2.3.1*)

ESSAI

Détermination du pH (*2.2.3*). Agitez 1,0 g de bacitracine-zinc avec 10 ml d'*eau exempte de dioxyde de carbone R* pendant 1 min environ et filtrez. Le pH du filtrat est de 6,0 à 7,5.

Bacitracine-F et substances apparentées. Dissolvez 0,15 g de bacitracine-zinc dans de l'*acide sulfurique 0,05 M* et complétez à 100,0 ml avec le même acide. Prélevez 2,0 ml de cette solution et complétez à 10,0 ml avec de l'*acide sulfurique 0,05 M*. Le rapport des absorbances (*2.2.25*) mesurées à 290 nm et à 252 nm n'est pas supérieur à 0,15.

Zinc. Dissolvez 0,200 g de bacitracine-zinc dans un mélange de 2,5 ml d'*acide acétique dilué R* et de 2,5 ml d'*eau R*. Ajoutez 50 ml d'*eau R*, 50 mg de *mélange composé au xylénolorange R* et de l'*hexaméthylènetétramine R* jusqu'à coloration rouge. Ajoutez 2 g d'*hexaméthylènetétramine R* en excès. Titrez par l'*édétate de sodium 0,01 M* jusqu'à virage au jaune.

1 ml d'*édétate de sodium 0,01 M* correspond à 0,654 mg de Zn.

La teneur en zinc de la bacitracine-zinc est de 4,0 pour cent à 6,0 pour cent, calculée par rapport à la substance desséchée.

Perte à la dessiccation (*2.2.32*). Déterminée sous une pression ne dépassant pas 0,1 kPa sur du *pentoxyde de diphosphore R* à 60 °C pendant 3 h sur 1,000 g de bacitracine-zinc, la perte à la dessiccation n'est pas supérieure à 5,0 pour cent.

Stérilité (*2.6.1*). La bacitracine-zinc destinée à la préparation de formes pharmaceutiques administrées par pulvérisation dans les cavités corporelles habituellement closes sans autre procédé approprié de stérilisation, satisfait également à l'essai de stérilité.

Pyrogènes (*2.6.8*). La bacitracine-zinc destinée à la préparation de formes pharmaceutiques administrées par pulvérisation dans les cavités corporelles habituellement closes sans autre procédé approprié d'élimination des pyrogènes satisfait également à l'essai des pyrogènes. Centrifugez une suspension de 11 mg de bacitracine-zinc par millilitre dans une solution de *chlorure de sodium R* à 9 g/l, exempte de pyrogènes. Injectez à chaque lapin, par kilogramme de masse corporelle, 1 ml du liquide surnageant.

TITRAGE

Mettez 50,0 mg de bacitracine-zinc en suspension dans 5 ml d'*eau R*, puis ajoutez 0,5 ml d'*acide chlorhydrique dilué R* et complétez à 100,0 ml avec de l'*eau R*. Laissez reposer la solution pendant 30 min, puis effectuez le titrage microbiologique des antibiotiques (*2.7.2*).

CONSERVATION

En récipient étanche. Si la substance est stérile, elle est conservée en récipient stérile, étanche, à fermeture inviolable.

ÉTIQUETAGE

L'étiquette indique :

– dans les cas appropriés, que la substance est stérile,
– dans les cas appropriés, que la substance est apyrogène.

01/2002:0653

BACLOFÈNE

Baclofenum

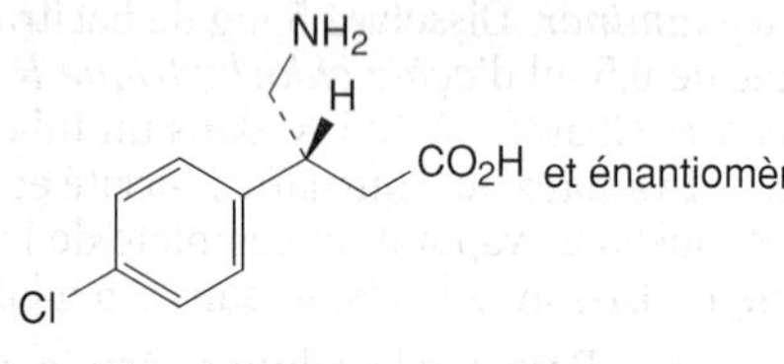

$C_{10}H_{12}ClNO_2$ M_r 213,7

DÉFINITION

Le baclofène contient au minimum 98,0 pour cent et au maximum l'équivalent de 101,0 pour cent d'acide (3*RS*)-4-amino-3-(4-chlorophényl)butanoïque, calculé par rapport à la substance anhydre.

CARACTÈRES

Poudre blanche ou sensiblement blanche, peu soluble dans l'eau, très peu soluble dans l'alcool, pratiquement insoluble dans l'acétone et dans l'éther. Le baclofène se dissout dans les acides minéraux dilués et dans les solutions diluées d'hydroxydes alcalins.

Le baclofène présente le phénomène de polymorphisme.

IDENTIFICATION

Première identification : B.

Seconde identification : A, C.

A. Dissolvez 70 mg de baclofène dans de l'*eau R* et complétez à 100,0 ml avec le même solvant. Examinée de 220 nm à 320 nm (*2.2.25*), la solution présente 3 maximums d'absorption, respectivement à 259 nm, à 266 nm et à 275 nm. Les absorbances spécifiques à ces maximums sont respectivement de 9,8 à 10,8, de 11,5 à 12,7 et de 8,4 à 9,3. L'identification n'est valable que si dans l'essai du pouvoir de résolution (*2.2.25*), le rapport des absorbances n'est pas inférieur à 1,5.

B. Examinez le baclofène par spectrophotométrie d'absorption dans l'infrarouge (*2.2.24*), en comparant avec le spectre obtenu avec le *baclofène SCR*. Examinez sous forme de pastilles préparées à partir de 3 mg de substance et de 300 mg de *bromure de potassium R*. Lorsqu'au cours de l'examen du baclofène à l'état solide, le spectre de la substance à examiner et celui de la substance de référence présentent des différences, dissolvez respectivement 0,1 g de la substance à examiner et de la substance de référence dans 1 ml de *solution diluée d'hydroxyde de sodium R*, puis ajoutez 10 ml d'*alcool R* et 1 ml d'*acide acétique dilué R*. Laissez reposer pendant 1 h. Filtrez, lavez le précipité avec de l'*alcool R* et séchez-le sous vide. Préparez de nouvelles pastilles et enregistrez les spectres.

C. Opérez par chromatographie sur couche mince (*2.2.27*) en utilisant une plaque recouverte de *gel de silice G R*.

Solution à examiner. Dissolvez 10 mg de baclofène dans la phase mobile décrite ci-dessous et complétez à 10 ml avec la phase mobile.

Solution témoin. Dissolvez 10 mg de *baclofène SCR* dans la phase mobile et complétez à 10 ml avec la phase mobile.

Déposez séparément sur la plaque 5 µl de chaque solution. Développez sur un parcours de 12 cm avec un mélange de 5 volumes d'*acide formique anhydre R*, de 5 volumes d'*eau R*, de 20 volumes de *méthanol R*, de 30 volumes de *chloroforme R* et de 40 volumes d'*acétate d'éthyle R*. Laissez sécher la plaque jusqu'à évaporation complète des solvants. Pulvérisez de la *solution de ninhydrine R3* jusqu'à ce que la plaque s'humidifie légèrement. Déposez la plaque dans une étuve dont la température est maintenue à 100 °C pendant 10 min. Examinez à la lumière du jour. La tache principale du chromatogramme obtenu avec la solution à examiner est semblable quant à sa position, sa coloration et ses dimensions à la tache principale du chromatogramme obtenu avec la solution témoin.

ESSAI

Aspect de la solution. Dissolvez 0,50 g de baclofène dans de l'*hydroxyde de sodium 1 M* et complétez à 25 ml avec le même solvant. La solution n'est pas plus opalescente que la suspension témoin II (*2.2.1*) et elle n'est pas plus fortement colorée que la solution témoin JB_5 (*2.2.2, Procédé II*).

Substances apparentées. Opérez par chromatographie liquide (*2.2.29*).

Solution à examiner. Dissolvez 25,0 mg de baclofène dans la phase mobile et complétez à 10,0 ml avec la phase mobile.

Solution témoin (a). Dissolvez 25,0 mg d'*impureté A du baclofène SCR* dans la phase mobile et complétez à 10,0 ml avec la phase mobile.

Solution témoin (b). Prélevez 1,0 ml de solution témoin (a) et complétez à 100,0 ml avec la phase mobile.

Solution témoin (c). Prélevez 2,0 ml de solution à examiner et complétez à 100,0 ml avec la phase mobile.

Solution témoin (d). Prélevez 2,0 ml de solution à examiner et 2,0 ml de solution témoin (a) puis complétez à 100,0 ml avec la phase mobile.

La chromatographie peut être réalisée en utilisant :

- une colonne d'acier inoxydable, d'une longueur de 0,25 m et d'un diamètre intérieur de 4,0 mm, remplie de *gel de silice octadécylsilylé pour chromatographie R* (10 µm),
- comme phase mobile, à un débit de 2,0 ml/min, un mélange préparé comme suit : dissolvez 1,822 g d'*hexanesulfonate de sodium R* dans 1 litre d'un mélange de 560 volumes d'*eau R*, de 440 volumes de *méthanol R* et de 5 volumes d'*acide acétique glacial R*,
- comme détecteur, un spectrophotomètre réglé à 266 nm.

Ajustez la sensibilité du système de façon que la hauteur du pic principal dans le chromatogramme obtenu avec 20 µl de solution témoin (c) représente au moins 50 pour cent de l'échelle totale de l'enregistreur. Injectez 20 µl de solution témoin (d). L'essai n'est valable que si la résolution entre les pics correspondant respectivement au baclofène et à l'impureté A du baclofène n'est pas inférieure à 2,0. Injectez séparément 20 µl de solution à examiner, de solution témoin (b) et de solution témoin (c). Continuez la chromatographie pendant 5 fois le temps de rétention du pic principal. Dans le chromatogramme obtenu avec la solution à examiner, la surface du pic correspondant à l'impureté A du baclofène n'est pas supérieure à la surface du pic principal du chromatogramme obtenu avec la solution témoin (b) (1,0 pour cent). La somme de la surface de tous les pics, à l'exception du pic principal, n'est pas supérieure à la surface du pic principal du chromatogramme obtenu avec la solution témoin (c) (2,0 pour cent).

Teneur en eau (*2.5.12*). Déterminée par semi-microdosage sur 1,000 g de baclofène, la teneur en eau n'est pas supérieure à 1,0 pour cent.

Cendres sulfuriques (*2.4.14*). Déterminé sur 1,0 g de baclofène, le taux des cendres sulfuriques n'est pas supérieur à 0,1 pour cent.

DOSAGE

Dissolvez 0,1500 g de baclofène dans 50 ml d'*acide acétique anhydre R*. Titrez par l'*acide perchlorique 0,1 M*. Déterminez le point de fin de titrage par potentiométrie (*2.2.20*).

1 ml d'*acide perchlorique 0,1 M* correspond à 21,37 mg de $C_{10}H_{12}ClNO_2$.

IMPURETÉS

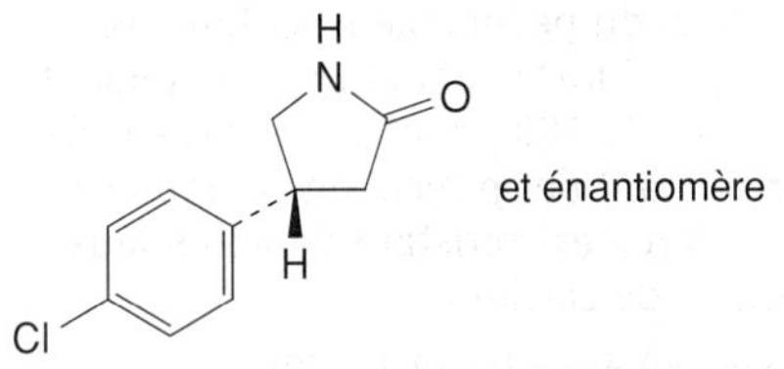

A. (4*RS*)-4-(4-chlorophényl)pyrrolidin-2-one,

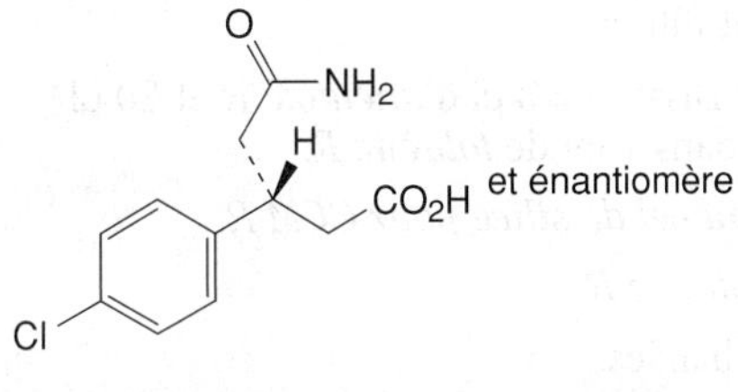

B. acide (3*RS*)-5-amino-3-(4-chlorophényl)-5-oxopentanoïque.

01/2002:1153

BADIANE

Anisi stellati fructus

DÉFINITION

Fruit composé séché d'*Illicium verum* Hooker fil.

Teneur : au minimum 70 ml/kg d'huile essentielle (drogue anhydre).

CARACTÈRES

Les carpelles du fruit sont bruns.

Odeur d'anéthole.

Caractères macroscopiques et microscopiques décrits aux identifications A et B.

IDENTIFICATION

A. Le fruit est constitué de 6 à 11 (habituellement 8) follicules en forme de bateau, souvent inégalement développés, disposés radialement autour d'une courte colonne centrale à extrémité tronquée, et mesurant chacun 12 mm à 20 mm de long et 6 mm à 11 mm d'épaisseur. Les follicules ont une pointe émoussée à l'apex, une base plate et une face externe brun-gris avec des rides grossières. La fente de déhiscence ventrale est fréquemment ouverte, découvrant une graine unique, dure, ovoïde, comprimée latéralement, brillante, de couleur brun-rouge et d'une longueur de 8 mm environ. Le pédoncule, s'il est présent, est nettement incurvé et épaissi à l'apex. Des follicules et des graines séparés peuvent être présents.

B. Réduisez la badiane en poudre (355). La poudre est brun-rouge. Examinez au microscope avec de la *solution d'hydrate de chloral R*. La poudre présente les caractères distinctifs suivants : cellules brunes de l'épicarpe, polygonales vues de face, à cuticule fortement striée et rares stomates de type anomocytique (*2.8.3*) ; fragments d'endocarpe à cellules palissadiques d'une longueur de 600 µm environ ; fragments de mésocarpe avec grandes cellules parenchymateuses, vaisseaux, cellules oléifères et groupes de grandes cellules scléreuses très allongées à paroi épaissie et ponctuée ; fragments du tégument avec cellules scléreuses palissadiques, de couleur jaune, de longueur pouvant atteindre 200 µm, à paroi fortement ponctuée ; fragments d'albumen contenant des gouttelettes d'huile et des grains d'aleurone ; fragments de la colonne centrale et du pédoncule fructifère avec cellules scléreuses, à paroi fortement et irrégulièrement épaissie, d'une longueur de 400 µm et d'une largeur de 150 µm environ, présentant des projections pointues en forme d'étoile (astroscléréides) ; cristaux rhomboïdaux ou rectangulaires d'oxalate de calcium.

C. Chromatographie sur couche mince (*2.2.27*).

Solution à examiner. Agitez 0,20 g de badiane récemment pulvérisée (710) avec 2,0 ml de *toluène R* pendant 15 min et filtrez.

Solution témoin. Dissolvez 3 µl d'*anéthole R* et 20 µl d'*huile d'olive R* dans 1 ml de *toluène R*.

Plaque : *plaque au gel de silice pour CCM R*.

Phase mobile : *toluène R*.

Dépôt : 20 µl, en bandes.

Développement : sur une parcours de 10 cm.

Séchage : à l'air.

Détection : pulvérisez de la *solution d'aldéhyde anisique R*. Chauffez la plaque à 120 °C pendant 5 min, puis examinez à la lumière du jour.

Résultats : voir ci-dessous la séquence des bandes présentes dans les chromatogrammes obtenus avec la solution témoin et la solution à examiner. Par ailleurs, d'autres bandes de plus faible intensité peuvent être présentes dans le chromatogramme obtenu avec la solution à examiner.

Haut de la plaque	
———	———
Anéthole : une bande violet-rouge	Une bande violet-rouge (anéthole)
———	———
Triglycérides de l'huile d'olive : une bande violet-bleu	Une bande violet-bleu
Solution témoin	**Solution à examiner**

ESSAI

***Illicium anisatum* (= *I. religiosum*)**. Le fruit ne doit pas contenir de follicules à pointes en forme de bec, ni de pédoncules rectilignes à extrémité supérieure non courbée. Les fragments d'endocarpe à cellules palissadiques d'une longueur allant seulement jusqu'à 360 µm environ ainsi que les fragments de la colonne centrale préalablement séparée du fruit avec cellules scléreuses arrondies à paroi fortement épaissie sans projections pointues en forme d'étoile doivent être absents.

Eléments étrangers (*2.8.2*) : au maximum 2 pour cent.

Teneur en eau (*2.2.13*) : au maximum 100 ml/kg, déterminé par entraînement sur 20,0 g de badiane pulvérisée (710).

Cendres totales (*2.4.16*) : au maximum 4,0 pour cent.

DOSAGE

Effectuez la détermination des huiles essentielles dans les drogues végétales (*2.8.12*). Utilisez un ballon à fond rond de 250 ml et 100 ml d'*eau R* comme liquide d'entraînement. Immédiatement avant la détermination, réduisez 50,0 g de badiane en poudre grossière (1400) et mélangez. Réduisez en poudre plus fine (710) environ 10,0 g de ce mélange. Utilisez 2,50 g de poudre pour la détermination. Introduisez 0,50 ml de *xylène R* dans le tube gradué. Distillez à un débit de 2-3 ml/min pendant 2 h.

01/2002:1293

BAMBUTÉROL (CHLORHYDRATE DE)

Bambuteroli hydrochloridum

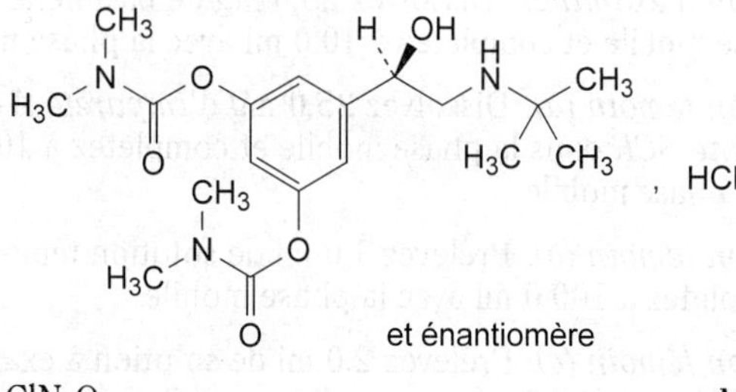

$C_{18}H_{30}ClN_3O_5$ M_r 403,9

DÉFINITION

Le chlorhydrate de bambutérol contient au minimum 98,5 pour cent et au maximum l'équivalent de 101,5 pour cent de chlorhydrate de bis(diméthylcarbamate) de 5-[(1*RS*)-2-[(1,1-diméthyléthyl)amino]-1-hydroxyéthyl]-1,3-phénylène, calculé par rapport à la substance anhydre.

CARACTÈRES

Poudre cristalline, blanche ou sensiblement blanche, facilement soluble dans l'eau, soluble dans l'alcool.

Le chlorhydrate de bambutérol présente le phénomène du polymorphisme.

IDENTIFICATION

A. Examinez le chlorhydrate de bambutérol par spectrophotométrie d'absorption dans l'infrarouge (*2.2.24*), en comparant avec le spectre obtenu avec le *chlorhydrate de bambutérol SCR*. Examinez les substances sous forme de pastilles. Si les spectres obtenus présentent des différences, dissolvez respectivement la substance à examiner et la substance de référence dans un mélange de 1 volume d'*eau R* et de 6 volumes d'*acétone R*, refroidissez dans un bain de glace jusqu'à précipitation. Séchez les 2 précipités sous vide à 50 °C jusqu'à masse constante. Enregistrez de nouveaux spectres à partir des résidus.

B. Le chlorhydrate de bambutérol donne la réaction (a) des chlorures (*2.3.1*).

ESSAI

Solution S. Dissolvez 4,0 g de chlorhydrate de bambutérol dans de l'*eau exempte de dioxyde de carbone R* et complétez à 20,0 ml avec le même solvant.

Acidité ou alcalinité. A 10 ml de solution S, ajoutez 0,2 ml de *solution de rouge de méthyle R* et 0,2 ml d'*acide chlorhydrique 0,01 M*. La solution se colore en rouge. Ajoutez 0,4 ml d'*hydroxyde de sodium 0,01 M*. La solution se colore en jaune.

Angle de rotation optique (*2.2.7*). Prélevez 1 ml de solution S et complétez à 10 ml avec de l'*eau exempte de dioxyde de carbone R*. L'angle de rotation optique est de − 0,10° à + 0,10°.

Substances apparentées. Opérez par chromatographie liquide (*2.2.29*).

Solution à examiner. Dissolvez 5,0 mg de chlorhydrate de bambutérol dans la phase mobile et complétez à 10,0 ml avec la phase mobile.

Solution témoin (a). Dissolvez 1,0 mg de *fumarate de formotérol dihydraté SCR* dans la phase mobile et complétez à 10,0 ml avec la phase mobile. Mélangez 0,8 ml de la solution avec 0,4 ml de solution à examiner et complétez à 100,0 ml avec la phase mobile.

Solution témoin (b). Prélevez 1,0 ml de solution à examiner et complétez à 50,0 ml avec la phase mobile. Prélevez 2,0 ml de la solution et complétez à 20,0 ml avec la phase mobile.

La chromatographie peut être réalisée en utilisant :

– une colonne d'acier inoxydable, d'une longueur de 0,15 m et d'un diamètre intérieur de 4,6 mm remplie de *gel de silice octadécylsilylé pour chromatographie, désactivé pour les bases R* (5 µm),
– comme phase mobile à un débit de 1,5 ml/min, un mélange préparé comme suit : dissolvez 1,3 g d'*octanesulfonate de sodium R* dans 430 ml d'un mélange de 25 volumes d'*acétonitrile R1* et de 75 volumes de *méthanol R* ; mélangez cette solution avec 570 ml d'une solution tampon phosphate 0,050 M à pH 3,0 (dissolvez 6,90 g de *phosphate monosodique monohydraté R* dans de l'*eau R* et complétez à 1000 ml avec de l'*eau R*, ajustez à pH 3,0 avec une solution d'*acide phosphorique dilué R* à 50 g/l),
– comme détecteur, un spectrophotomètre réglé à 214 nm.

Ajustez la sensibilité du système de façon que la hauteur du pic principal du chromatogramme obtenu avec 20 µl de solution témoin (b) représente 50 pour cent environ de l'échelle totale de l'enregistreur.

Injectez 20 µl de solution témoin (a). Lorsque les chromatogrammes sont enregistrés dans les conditions prescrites, les temps de rétention sont de 7 min environ pour le formotérol et de 9 min environ pour le bambutérol. L'essai n'est valable que si la résolution entre les pics correspondant au bambutérol et au formotérol n'est pas inférieure à 5,0. Continuez la chromatographie de la solution à examiner pendant 1,5 fois le temps de rétention du bambutérol. Si nécessaire, ajustez la composition de la phase mobile. Augmentez la teneur en solution tampon phosphate pour augmenter le temps de rétention.

Injectez séparément 20 µl de phase mobile, 20 µl de solution à examiner et 20 µl de solution témoin (b). S'il apparaît, dans le chromatogramme obtenu avec la solution à examiner, d'autres pics que le pic principal, la surface d'aucun d'entre eux n'est supérieure à celle du pic principal du chromatogramme obtenu avec la solution témoin (b) (0,2 pour cent) et la somme de leur surface n'est pas supérieure à 3 fois la surface du pic principal du chromatogramme obtenu avec la solution témoin (b) (0,6 pour cent). Ne tenez pas compte des pics dus à la phase mobile ni des pics dont la surface est inférieure à 0,25 fois celle du pic principal obtenu avec la solution témoin (b).

Teneur en eau (*2.5.12*). Déterminée par semi-microdosage sur 0,500 g de chlorhydrate de bambutérol, la teneur en eau n'est pas supérieure à 0,5 pour cent.

Cendres sulfuriques (*2.4.14*). Déterminé sur 1,0 g de chlorhydrate de bambutérol, le taux des cendres sulfuriques n'est pas supérieur à 0,1 pour cent.

DOSAGE

Dissolvez 0,320 g de chlorhydrate de bambutérol dans 50 ml d'*alcool R* et ajoutez 5 ml d'*acide chlorhydrique 0,01 M*. Titrez par l'*hydroxyde de sodium 0,1 M* et tracez la courbe potentiométrique (*2.2.20*). Mesurez le volume d'*hydroxyde de sodium 0,1 M* utilisé entre les deux points d'inflexion.

1 ml d'*hydroxyde de sodium 0,1 M* correspond à 40,39 mg de $C_{18}H_{30}ClN_3O_5$.

IMPURETÉS

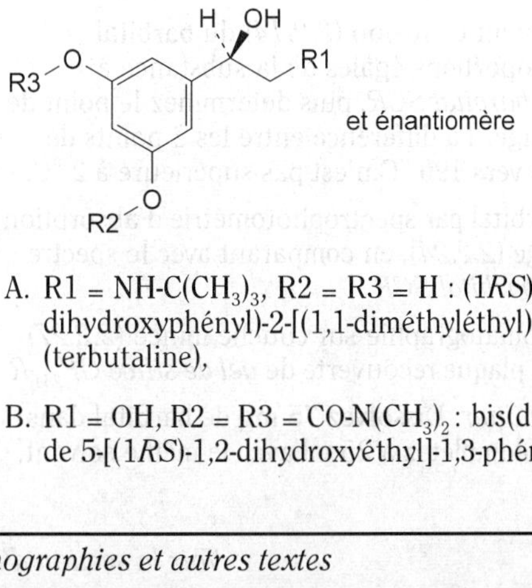

A. R1 = NH-C$(CH_3)_3$, R2 = R3 = H : (1*RS*)-1-(3,5-dihydroxyphényl)-2-[(1,1-diméthyléthyl)amino]éthanol (terbutaline),

B. R1 = OH, R2 = R3 = CO-N$(CH_3)_2$: bis(diméthylcarbamate) de 5-[(1*RS*)-1,2-dihydroxyéthyl]-1,3-phénylène,

C. R1 = NH-C(CH_3)$_3$, R2 = H, R3 = CO-N(CH_3)$_2$: diméthylcarbamate de 3-[(1*RS*)-2-[(1,1-diméthyléthyl)amino]-1-hydroxyéthyl]-5-hydroxyphényle,

D. R1 = H, R2 = R3 = CO-N(CH_3)$_2$: bis(diméthylcarbamate) de 5-[(1*RS*)-1-hydroxyéthyl]-1,3-phénylène,

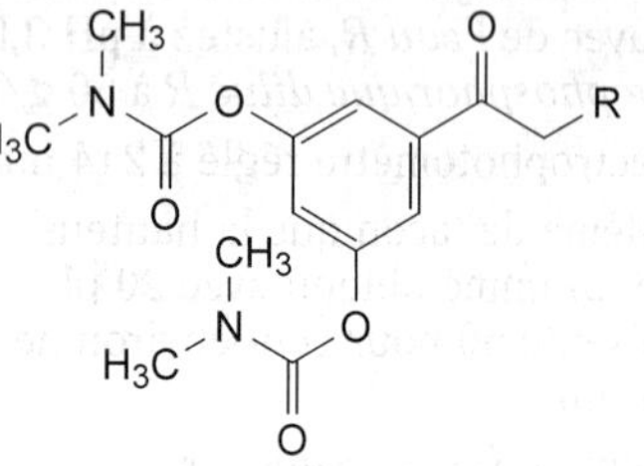

E. R = H : bis(diméthylcarbamate) de 5-acétyl-1,3-phénylène,

F. R = NH-C(CH_3)$_3$: bis(diméthylcarbamate) de 5-[[(1,1-diméthyléthyl)amino]acétyl]-1,3-phénylène.

01/2002:0170

BARBITAL

Barbitalum

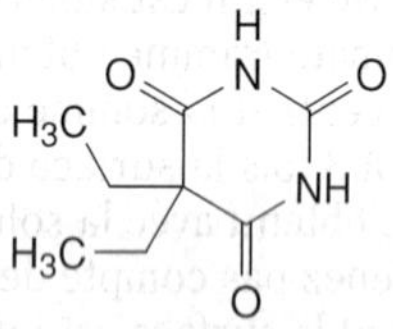

$C_8H_{12}N_2O_3$ M_r 184,2

DÉFINITION

Le barbital contient au minimum 99,0 pour cent et au maximum l'équivalent de 101,0 pour cent de 5,5-diéthylpyrimidine-2,4,6(1*H*,3*H*,5*H*)-trione, calculé par rapport à la substance desséchée.

CARACTÈRES

Poudre cristalline blanche ou cristaux incolores, peu solubles dans l'eau, solubles dans l'eau bouillante, dans l'alcool et dans l'éther. Le barbital donne des composés solubles dans l'eau avec les hydroxydes, les carbonates alcalins et l'ammoniaque.

IDENTIFICATION

Première identification : A, B.

Seconde identification : A, C, D.

A. Déterminez le point de fusion (*2.2.14*) du barbital. Mélangez en proportions égales de la substance à examiner et du *barbital SCR*, puis déterminez le point de fusion du mélange. La différence entre les 2 points de fusion observés vers 190 °C n'est pas supérieure à 2 °C.

B. Examinez le barbital par spectrophotométrie d'absorption dans l'infrarouge (*2.2.24*), en comparant avec le spectre obtenu avec le *barbital SCR*.

C. Opérez par chromatographie sur couche mince (*2.2.27*) en utilisant une plaque recouverte de *gel de silice GF_{254} R*.

Solution à examiner. Dissolvez 75 mg de barbital dans de l'*alcool R* et complétez à 25 ml avec le même solvant.

Solution témoin. Dissolvez 75 mg de *barbital SCR* dans de l'*alcool R* et complétez à 25 ml avec le même solvant.

Déposez séparément sur la plaque 10 µl de chaque solution. Mélangez 5 volumes d'*ammoniaque concentrée R*, 15 volumes d'*alcool R* et 80 volumes de *chloroforme R*. Utilisez la couche inférieure comme phase mobile. Développez sur un parcours de 18 cm. Examinez immédiatement en lumière ultraviolette à 254 nm. La tache principale du chromatogramme obtenu avec la solution à examiner est semblable quant à sa position et ses dimensions à la tache principale du chromatogramme obtenu avec la solution témoin.

D. Le barbital donne la réaction des barbituriques non substitués à l'azote (*2.3.1*).

ESSAI

Aspect de la solution. Dissolvez 1,0 g de barbital dans un mélange de 4 ml de *solution diluée d'hydroxyde de sodium R* et de 6 ml d'*eau R*. La solution est limpide (*2.2.1*) et n'est pas plus fortement colorée que la solution témoin J_6 (*2.2.2, Procédé II*).

Acidité. Chauffez à ébullition pendant 2 min 1,0 g de barbital avec 50 ml d'*eau R*, puis laissez refroidir et filtrez. A 10 ml du filtrat, ajoutez 0,15 ml de *solution de rouge de méthyle R*. La solution est colorée en jaune orangé. Le virage de l'indicateur au jaune franc ne nécessite pas plus de 0,1 ml d'*hydroxyde de sodium 0,1 M*.

Substances apparentées. Opérez par chromatographie sur couche mince (*2.2.27*) en utilisant une plaque recouverte de *gel de silice GF_{254} R*.

Solution à examiner. Dissolvez 1,0 g de barbital dans de l'*alcool R* et complétez à 100 ml avec le même solvant.

Solution témoin. Prélevez 0,5 ml de solution à examiner et complétez à 100 ml avec de l'*alcool R*.

Déposez séparément sur la plaque 20 µl de chaque solution. Mélangez 5 volumes d'*ammoniaque concentrée R*, 15 volumes d'*alcool R* et 80 volumes de *chloroforme R*. Utilisez la couche inférieure comme phase mobile. Développez sur un parcours de 15 cm. Examinez immédiatement en lumière ultraviolette à 254 nm. Pulvérisez du *réactif à la diphénylcarbazone-mercurique R*. Laissez sécher la plaque à l'air. Pulvérisez de la *solution alcoolique d'hydroxyde de potassium R* préparée extemporanément et diluée 5 fois avec de l'*alcool exempt d'aldéhyde R*. Chauffez la plaque à 100-105 °C pendant 5 min et examinez immédiatement. Si, en lumière ultraviolette et après pulvérisation, il apparaît d'autres taches que la tache principale dans le chromatogramme obtenu avec la solution à examiner, aucune d'entre elles n'est plus intense que la tache du chromatogramme obtenu avec la solution témoin (0,5 pour cent).

Perte à la dessiccation (*2.2.32*). Déterminée à l'étuve à 100-105 °C sur 1,00 g de barbital, la perte à la dessiccation n'est pas supérieure à 0,5 pour cent.

Cendres sulfuriques (*2.4.14*). Déterminé sur 1,0 g de barbital, le taux des cendres sulfuriques n'est pas supérieur à 0,1 pour cent.

DOSAGE

Dissolvez 85,0 mg de barbital dans 5 ml de *pyridine R*. Ajoutez 0,5 ml de *solution de thymolphtaléine R* et 10 ml de *solution de nitrate d'argent dans la pyridine R*. Titrez par la *solution éthanolique d'hydroxyde de sodium 0,1 M* jusqu'à coloration bleu franc. Effectuez un titrage à blanc.

1 ml de *solution éthanolique d'hydroxyde de sodium 0,1 M* correspond à 9,21 mg de $C_8H_{12}N_2O_3$.

01/2002:0010

BARYUM (SULFATE DE)

Barii sulfas

$BaSO_4$ M_r 233,4

CARACTÈRES

Poudre blanche, lourde et fine, exempte de particules cristallisées, pratiquement insoluble dans l'eau et dans les solvants organiques. Le sulfate de baryum est très peu soluble dans les acides et les solutions d'hydroxydes alcalins.

IDENTIFICATION

A. Chauffez à ébullition pendant 5 min 0,2 g de sulfate de baryum et 5 ml d'une solution de *carbonate de sodium R* à 500 g/l. Ajoutez 10 ml d'*eau R* et filtrez. Acidifiez une partie du filtrat avec de l'*acide chlorhydrique dilué R*. La solution donne les réactions des sulfates (*2.3.1*).

B. Prélevez le résidu obtenu au cours de l'essai précédent, lavez 3 fois avec un peu d'*eau R*, ajoutez 5 ml d'*acide chlorhydrique dilué R* et filtrez. Au filtrat, ajoutez 0,3 ml d'*acide sulfurique dilué R*. Il se forme un précipité blanc, insoluble dans la *solution diluée d'hydroxyde de sodium R*.

ESSAI

Solution S. A 20,0 g de sulfate de baryum, ajoutez 40 ml d'*eau distillée R* et 60 ml d'*acide acétique dilué R*. Chauffez à ébullition pendant 5 min. Filtrez et complétez le filtrat refroidi à 100 ml avec de l'*eau distillée R*.

Acidité ou alcalinité. Chauffez au bain-marie pendant 5 min 5,0 g de sulfate de baryum et 20 ml d'*eau exempte de dioxyde de carbone R*, puis filtrez. A 10 ml du filtrat, ajoutez 0,05 ml de *solution de bleu de bromothymol R1*. Le virage de l'indicateur ne nécessite pas plus de 0,5 ml d'*acide chlorhydrique 0,01 M* ou d'*hydroxyde de sodium 0,01 M*.

Substances solubles dans l'acide. Evaporez 25 ml de solution S au bain-marie à siccité et desséchez à 100-105 °C jusqu'à masse constante. La masse du résidu ne dépasse pas 15 mg (0,3 pour cent).

Composés soufrés oxydables. Agitez 1,0 g de sulfate de baryum avec 5 ml d'*eau R* pendant 30 s, puis filtrez. Au filtrat, ajoutez 0,1 ml de *solution d'amidon R*. Dissolvez 0,1 g d'*iodure de potassium R*, puis ajoutez 1,0 ml d'une solution récemment préparée d'*iodate de potassium R* à 3,6 mg/l, 1 ml d'*acide chlorhydrique 1 M* et agitez énergiquement. La solution est plus fortement colorée qu'une solution témoin préparée simultanément dans les mêmes conditions sans iodate de potassium.

Sels de baryum solubles. A 10 ml de la solution S, ajoutez 1 ml d'*acide sulfurique dilué R*. Après 1 h, si la solution présente une opalescence, celle-ci n'est pas plus prononcée que celle d'un mélange de 10 ml de la solution S et de 1 ml d'*eau distillée R*.

Phosphates. A 1,0 g de sulfate de baryum, ajoutez 3 ml d'*acide nitrique dilué R* et 7 ml d'*eau R*. Chauffez au bain-marie pendant 5 min, filtrez et complétez à 10 ml avec de l'*eau R*. Ajoutez 5 ml de *réactif molybdovanadique R*. Après 5 min, la solution n'est pas plus fortement colorée en jaune qu'une solution témoin préparée simultanément dans les mêmes conditions avec 10 ml de *solution à 5 ppm de phosphate (PO_4) R* (50 ppm).

Arsenic (*2.4.2*). Dans un petit matras à col long, agitez 0,5 g de sulfate de baryum avec 2 ml d'*acide nitrique R* et 30 ml d'*eau R*. Chauffez au bain-marie pendant 2 h le matras incliné dont le col est obturé par un petit entonnoir. Laissez refroidir, rétablissez le volume initial avec de l'*eau R* et filtrez. Lavez le résidu par décantation avec 3 fois 5 ml d'*eau R*. Réunissez le filtrat et les eaux de lavage, ajoutez 1 ml d'*acide sulfurique R*, évaporez au bain-marie, puis chauffez jusqu'à fort dégagement de fumées blanches. Reprenez le résidu par 10 ml d'*acide sulfurique dilué R* et ajoutez 10 ml d'*eau R*. La solution satisfait à l'essai limite A de l'arsenic (2 ppm).

Métaux lourds (*2.4.8*). Prélevez 10 ml de la solution S et complétez à 20 ml avec de l'*eau R*. 12 ml de la solution satisfont à l'essai limite A des métaux lourds (10 ppm). Préparez le témoin avec la *solution à 1 ppm de plomb (Pb) R*.

Perte à la calcination. Déterminée à 600 °C sur 1,0 g de sulfate de baryum, la perte à la calcination n'est pas supérieure à 2,0 pour cent.

Sédimentation. Dans une éprouvette de 50 ml munie d'un bouchon rodé, et dont l'échelle graduée depuis la base s'étend sur une hauteur de 14 cm, introduisez 5,0 g de sulfate de baryum et complétez à 50 ml avec de l'*eau R*. Agitez pendant 5 min et laissez reposer pendant 15 min. Le sulfate de baryum ne descend pas au-dessous du trait des 15 ml.

01/2002:1596

BAUME DE TOLU

Balsamum tolutanum

DÉFINITION

Oléo-résine obtenue des troncs de *Myroxylon balsamum* (L.) Harms et *Myroxylon balsamum* var. *pereirae* (Royle) Harms.

Teneur : 25,0 pour cent à 50,0 pour cent d'acides libres ou combinés, exprimés en acide cinnamique ($C_9H_8O_2$; M_r 148,2) (drogue desséchée).

CARACTÈRES

Aspect : masse brunâtre à brun-rouge, dure, friable et dont les éclats minces paraissent jaune-brun par transparence.

Odeur rappelant celle de la vanilline.

Solubilité : pratiquement insoluble dans l'eau, très soluble à facilement soluble dans l'alcool, pratiquement insoluble dans l'éther de pétrole.

IDENTIFICATION

Chromatographie sur couche mince (*2.2.27*).

Solution à examiner. Agitez 0,40 g de baume de Tolu fragmenté avec 10 ml de *chlorure de méthylène R* pendant 5 min, puis filtrez.

Solution témoin. Dissolvez 50 mg de *cinnamate de benzyle R* dans du *chlorure de méthylène R*, ajoutez 50 µl de *benzoate de benzyle R* et complétez à 10 ml avec du *chlorure de méthylène R*.

Plaque : *plaque au gel de silice G pour CCM R*.

Phase mobile : *éther de pétrole R, toluène R* (5:95 *V/V*).

Dépôt : 20 µl, en bandes.

Développement : sur un parcours de 15 cm.

Séchage : à l'air.

Détection : pulvérisez du *réactif à la vanilline R*. Chauffez la plaque à 100-105 °C pendant 5 min. Examinez à la lumière du jour.

Résultats : voir ci-dessous la séquence des bandes présentes dans les chromatogrammes obtenus avec la solution à examiner et la solution témoin. Par ailleurs, d'autres bandes colorées sont présentes dans le chromatogramme obtenu avec la solution à examiner.

Haut de la plaque	
Benzoate de benzyle : une bande bleu- gris	Une bande bleu-gris
Cinnamate de benzyle : une bande vert-gris	Une bande vert-gris
Solution témoin	**Solution à examiner**

ESSAI

Indice d'acide : 100 à 160.

Dissolvez 0,5 g de baume de Tolu fragmenté dans 50 ml d'*alcool R*. Ajoutez 0,5 ml de *solution de bleu acide 93 R* et 5,0 ml d'*hydroxyde de potassium alcoolique 0,5 M*. Agitez énergiquement, puis titrez par de l'*acide chlorhydrique 0,5 M* jusqu'à virage du rouge-brun au vert-noir (n_1 ml d'*acide chlorhydrique 0,5 M*). Effectuez de la même manière un essai à blanc (n_2 ml d'*acide chlorhydrique 0,5 M*). Le calcul se fait de la même manière que pour la détermination de l'indice de saponification (*2.5.6*).

Matières insolubles dans l'alcool : au maximum 5 pour cent. Chauffez à ébullition 2,0 g de baume de Tolu fragmenté avec 25 ml d'*alcool à 90 pour cent V/V R*, puis filtrez. Lavez le résidu avec de l'*alcool à 90 pour cent V/V R* bouillant jusqu'à extraction complète, puis séchez le résidu à 100-105 °C. Pesez le résidu.

Perte à la dessiccation (*2.2.32*) : au maximum 5,0 pour cent. Etalez 2,000 g de baume de Tolu fragmenté à la surface d'un cristallisoir plat de 9 cm de diamètre et laissez sécher sous vide pendant 4 h.

Cendres totales (*2.4.16*) : au maximum 0,3 pour cent.

DOSAGE

Chauffez à reflux 1,500 g de baume de Tolu avec 25 ml d'*hydroxyde de potassium alcoolique 0,5 M* pendant 1 h. Evaporez l'éthanol, et chauffez le résidu avec 50 ml d'*eau R* jusqu'à répartition homogène. Après refroidissement, ajoutez 80 ml d'*eau R* et une solution de 1,5 g de *sulfate de magnésium R* dans 50 ml d'*eau R*. Mélangez, puis laissez reposer pendant 10 min. Filtrez sur filtre plissé et lavez le résidu avec 20 ml d'*eau R*. Réunissez le filtrat et les eaux de lavage, acidifiez par l'*acide chlorhydrique R* et extrayez 4 fois avec 40 ml d'*éther R*. Rejetez la phase aqueuse. Réunissez les extraits organiques et lavez-les 2 fois avec 20 ml et 3 fois avec 10 ml d'une solution de *bicarbonate de sodium R* à 50 g/l. Rejetez la phase éthérée. Réunissez les extraits aqueux, acidifiez avec l'*acide chlorhydrique R* et agitez-les 1 fois avec 30 ml, 2 fois avec 20 ml et 1 fois avec 10 ml de *chlorure de méthylène R*. Réunissez les extraits de chlorure de méthylène et desséchez sur du *sulfate de sodium anhydre R*. Filtrez sur filtre plissé et lavez le résidu avec 10 ml de *chlorure de méthylène R*. Concentrez par distillation les extraits réunis à 10 ml, puis éliminez le reste du chlorure de méthylène dans un courant d'air. Dissolvez à chaud le résidu dans 10 ml d'*alcool R* neutralisé au préalable en présence de *solution de rouge de phénol R*. Après refroidissement, titrez par l'*hydroxyde de sodium 0,1 M*, en utilisant le même indicateur.

1 ml d'*hydroxyde de sodium 0,1 M* correspond à 14,82 mg d'acides totaux, exprimés en acide cinnamique.

CONSERVATION

Ne pas conserver sous forme de poudre.

01/2002:0754

BAUME DU PÉROU

Balsamum peruvianum

DÉFINITION

Le baume du Pérou est le baume obtenu à partir du tronc scarifié à chaud de *Myroxylon balsamum* (L). Harms. var. *pereirae* (Royle) Harms. Il contient au minimum 45,0 pour cent *m/m*et au maximum 70,0 pour cent *m/m* d'esters, principalement constitués de benzoate de benzyle et de cinnamate de benzyle.

CARACTÈRES

Liquide visqueux brun foncé qui, examiné en couche mince, est transparent et brun-jaune, pratiquement insoluble dans l'eau, facilement soluble dans l'éthanol ; il n'est pas miscible aux huiles grasses, à l'exception de l'huile de ricin. Le baume du Pérou n'est ni collant, ni siccatif et il ne file pas.

IDENTIFICATION

A. Dissolvez 0,20 g de baume du Pérou dans 10 ml d'*alcool R*. Ajoutez 0,2 ml de *solution de chlorure ferrique R1*. Il se développe une coloration verte à vert olive.

B. Opérez par chromatographie sur couche mince (*2.2.27*) en utilisant une plaque recouverte de *gel de silice* GF_{254} *R*.

Solution à examiner. Dissolvez 0,5 g de baume du Pérou dans 10 ml d'*acétate d'éthyle R*.

Solution témoin. Dissolvez 4 mg de *thymol R*, 30 mg de *cinnamate de benzyle R* et 80 µl de *benzoate de benzyle R* dans 5 ml d'*acétate d'éthyle R*.

Déposez séparément sur la plaque, en bandes de 20 mm sur 3 mm, 10 µl de chaque solution. Développez 2 fois sur un parcours de 10 cm avec un mélange de 0,5 volume d'*acide acétique glacial R*, de 10 volumes d'*acétate d'éthyle R* et de 90 volumes d'*hexane R*. Laissez sécher la plaque à l'air, examinez en lumière ultraviolette à 254 nm et marquez les zones d'atténuation de fluorescence. Le chromatogramme obtenu avec la solution témoin présente dans le tiers supérieur 2 bandes d'atténuation ; la plus élevée correspondant au benzoate de benzyle, la bande inférieure au cinnamate de benzyle. Le chromatogramme obtenu avec la solution à examiner présente 2 bandes d'atténuation au même niveau et pratiquement de même dimension. Pulvérisez 10 ml d'une solution récemment préparée d'*acide phosphomolybdique R* à 200 g/l dans l'*alcool R*, pour une plaque de 200 mm de coté. Chauffez à 100-105 °C pendant 5 min à 10 min en observant les chromatogrammes à la lumière du jour. Les bandes correspondant au benzoate de benzyle et au cinnamate de benzyle sont colorées en bleu sur fond jaune. Le chromatogramme obtenu avec la solution témoin présente, à peu près au milieu, une bande gris-violet (thymol). Dans le chromatogramme obtenu avec la solution à examiner, une bande bleue (nérolidol) est visible, juste au-dessous de la bande correspondant au thymol dans le chromatogramme obtenu avec la solution témoin. Immédiatement au-dessous de la bande correspondant au nérolidol, le chromatogramme ne présente pas de bande bleue correspondant à une zone d'atténuation de fluorescence lors de l'examen en lumière ultraviolette à 254 nm (colophane). Dans les parties supérieure et inférieure du chromatogramme obtenu avec la solution à examiner, d'autres bandes bleu pâle peuvent être observées.

ESSAI

Densité (*2.2.5*) : 1,14 à 1,17.

Indice de saponification (*2.5.6*) : 230 à 255. Utilisez le résidu obtenu dans le dosage.

Baumes artificiels. Agitez 0,20 g de baume du Pérou avec 6 ml d'*éther de pétrole R1*. La solution d'éther de pétrole est limpide et incolore et les parties insolubles du baume adhèrent totalement aux parois du tube à essai.

Huiles grasses. Agitez 1 g de baume du Pérou avec 3 ml d'une solution d'*hydrate de chloral R* à 1000 g/l. La solution obtenue est aussi limpide que la solution d'*hydrate de chloral R* à 1000 g/l.

Térébenthine. Evaporez à siccité 4 ml de la solution d'éther de pétrole obtenue dans l'essai des baumes artificiels. Le résidu ne dégage aucune odeur de térébenthine.

DOSAGE

Dans une ampoule à décantation, agitez vigoureusement 2,50 g de baume du Pérou avec 7,5 ml de *solution diluée d'hydroxyde de sodium R* et 40 ml d'*éther exempt de peroxydes R* pendant 10 min. Séparez la couche inférieure et agitez-la avec 3 fois 15 ml d'*éther exempt de peroxydes R*. Réunissez les couches éthereées, séchez les sur 10 g de *sulfate de sodium anhydre R* et filtrez. Lavez le sulfate de sodium avec 2 fois 10 ml d'*éther exempt de peroxydes R*. Réunissez les couches éthereées et évaporez les à siccité. Séchez le résidu (esters) à 100-105 °C pendant 30 min et pesez.

CONSERVATION

A l'abri de la lumière.

01/2002:0654

BÉCLOMÉTASONE (DIPROPIONATE DE)

Beclometasoni dipropionas

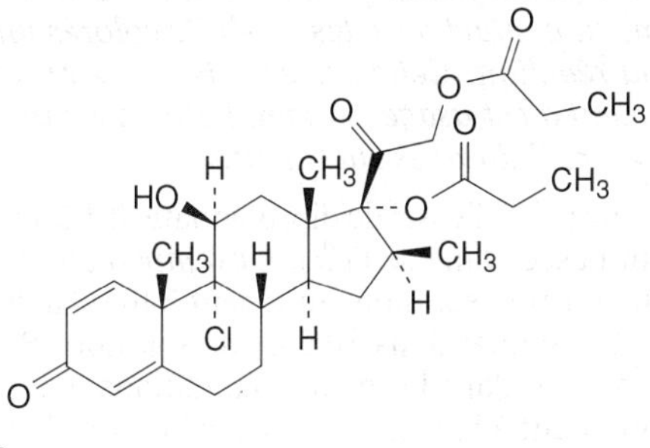

$C_{28}H_{37}ClO_7$ M_r 521,1

DÉFINITION

Le dipropionate de béclométasone contient au minimum 96,0 pour cent et au maximum l'équivalent de 103,0 pour cent de 17,21-dipropionate de 9-chloro-11β,17,21-trihydroxy-16β-méthylpregna-1,4-diène-3,20-dione, calculé par rapport à la substance desséchée.

CARACTÈRES

Poudre cristalline, blanche ou sensiblement blanche, pratiquement insoluble dans l'eau, facilement soluble dans l'acétone, assez soluble dans l'alcool.

Le dipropionate de béclométasone fond en se décomposant vers 210 °C.

IDENTIFICATION

Première identification : A, D.

Seconde identification : B, C, D.

A. Examinez le dipropionate de béclométasone par spectrophotométrie d'absorption dans l'infrarouge (*2.2.24*), en comparant avec le spectre obtenu avec le *dipropionate de béclométasone SCR*. Lorsqu'au cours de l'examen du dipropionate de béclométasone à l'état solide, le spectre de la substance à examiner et celui de la substance de référence présentent des différences, enregistrez de nouveaux spectres en utilisant des solutions à 50 g/l dans le *chloroforme R*.

B. Opérez par chromatographie sur couche mince (*2.2.27*) en utilisant une plaque recouverte d'un gel de silice approprié contenant un indicateur de fluorescence dont l'intensité est optimale à 254 nm.

Solution à examiner (a). Dissolvez 25 mg de dipropionate de béclométasone dans du *méthanol R* en chauffant doucement et complétez à 5 ml avec le même solvant. Cette solution sert aussi à préparer la solution à examiner (b). Prélevez 2 ml de solution et complétez à 10 ml avec du *chloroforme R*.

Solution à examiner (b). Dans un tube de verre de 15 ml à bouchon rodé ou muni d'un capuchon de polytétrafluoroéthylène, introduisez 2 ml de la solution obtenue au cours de la préparation de la solution à examiner (a). Ajoutez 10 ml de *solution méthanolique saturée de bicarbonate de potassium R* et faites passer immédiatement un fort courant d'*azote R* à travers la solution pendant 5 min. Fermez le tube. Chauffez au bain-marie à 45 °C à l'abri de la lumière pendant 3 h. Laissez refroidir.

Solution témoin (a). Dissolvez 25 mg de *dipropionate de béclométasone SCR* dans du *méthanol R* en chauffant doucement et complétez à 5 ml avec le même solvant. Cette solution sert aussi à préparer la solution témoin (b). Prélevez 2 ml de solution et complétez à 10 ml avec du *chloroforme R*.

Solution témoin (b). Dans un tube de verre de 15 ml à bouchon rodé ou muni d'un capuchon de polytétrafluoroéthylène, introduisez 2 ml de la solution obtenue au cours de la préparation de la solution témoin (a). Ajoutez 10 ml de *solution méthanolique saturée de bicarbonate de potassium R* et faites passer immédiatement un fort courant d'*azote R* à travers la solution pendant 5 min. Fermez le tube. Chauffez au bain-marie à 45 °C à l'abri de la lumière pendant 3 h. Laissez refroidir.

Déposez séparément sur la plaque 5 µl de chaque solution. Préparez la phase mobile en ajoutant un mélange de 1,2 volume d'*eau R* et de 8 volumes de *méthanol R* à un mélange de 15 volumes d'*éther R* et de 77 volumes de *chlorure de méthylène R*. Développez sur un parcours de 15 cm. Laissez sécher la plaque à l'air. Examinez en lumière ultraviolette à 254 nm. Le chromatogramme obtenu avec la solution à examiner (b) présente au moins 2 taches distinctes semblables quant à leur position et leurs dimensions aux taches du chromatogramme obtenu avec la solution témoin (b). La tache principale du chromatogramme obtenu avec la solution à examiner (a) est semblable quant à sa position et ses dimensions à la tache principale du chromatogramme obtenu avec la solution témoin (a). Pulvérisez de la *solution alcoolique d'acide sulfurique R*. Chauffez à 120 °C pendant 10 min ou jusqu'à apparition des taches. Laissez refroidir. Examinez à la lumière du jour et en lumière ultraviolette à 365 nm. Le chromatogramme obtenu avec la solution à examiner (b) présente au moins 2 taches distinctes semblables quant à leur position, leur coloration à la lumière du jour, leur fluorescence en lumière ultraviolette à 365 nm et leurs dimensions aux taches

Monographies A - C

du chromatogramme obtenu avec la solution témoin (b). La tache principale du chromatogramme obtenu avec la solution à examiner (a) est semblable quant à sa position, sa coloration à la lumière du jour, sa fluorescence en lumière ultraviolette à 365 nm et ses dimensions à la tache principale du chromatogramme obtenu avec la solution témoin (a). Les taches principales des chromatogrammes obtenus avec la solution à examiner (b) et la solution témoin (b) présentent un R_f nettement inférieur à celui des taches principales des chromatogrammes obtenus avec la solution à examiner (a) et la solution témoin (a).

C. A 2 ml d'*acide sulfurique R*, ajoutez 2 mg environ de dipropionate de béclométasone et agitez pour dissoudre. En 5 min, il se développe une intense coloration brun-rouge. A 10 ml d'*eau R*, ajoutez la solution et mélangez. La coloration s'atténue et la solution reste limpide.

D. Traitez 25 mg de dipropionate de béclométasone selon la méthode de combustion dans l'oxygène (*2.5.10*). Utilisez un mélange de 1 ml d'*hydroxyde de sodium 1 M* et de 20 ml d'*eau R* pour absorber les produits de combustion. La solution donne la réaction (a) des chlorures (*2.3.1*).

ESSAI

Pouvoir rotatoire spécifique (*2.2.7*). Dissolvez 0,250 g de dipropionate de béclométasone dans du *dioxane R* et complétez à 25,0 ml avec le même solvant. Calculé par rapport à la substance desséchée, le pouvoir rotatoire spécifique est de + 88 à + 94.

Absorbance (*2.2.25*). Dissolvez 50,0 mg de dipropionate de béclométasone dans de l'*alcool R* et complétez à 100,0 ml avec le même solvant. Prélevez 2,0 ml de solution et complétez à 50,0 ml avec de l'*alcool R*. Déterminée au maximum à 238 nm et calculée par rapport à la substance desséchée, l'absorbance spécifique est de 284 à 302.

Substances apparentées. Opérez par chromatographie liquide (*2.2.29*).

Solution à examiner. Dissolvez 62,5 mg de dipropionate de béclométasone dans la phase mobile et complétez à 25,0 ml avec la phase mobile.

Solution témoin (a). Dissolvez 2 mg de *17-propionate de béclométasone SCR* et 2 mg de *21-propionate de béclométasone SCR* dans la phase mobile et complétez à 50,0 ml avec la phase mobile.

Solution témoin (b). Prélevez 1,0 ml de solution à examiner et complétez à 50,0 ml avec la phase mobile.

La chromatographie peut être réalisée en utilisant :

- une colonne d'acier inoxydable, d'une longueur de 0,25 m et d'un diamètre intérieur de 4,6 mm, remplie de *gel de silice octadécylsilylé pour chromatographie R* (5 µm),
- comme phase mobile, à un débit de 1 ml/min, un mélange préparé comme suit : à 600 ml d'*acétonitrile R*, ajoutez 350 ml d'*eau R* ; laissez refroidir, puis complétez à 1000 ml avec de l'*eau R*. Mélangez de nouveau,
- comme détecteur, un spectrophotomètre réglé à 254 nm, dont la sensibilité a été ajustée de façon que la hauteur du pic principal du chromatogramme obtenu avec la solution témoin (b) soit de 70 pour cent à 90 pour cent de l'échelle totale de l'enregistreur.

Equilibrez la colonne avec la phase mobile pendant 45 min environ à un débit de 1 ml/min. Lorsque les chromatogrammes sont enregistrés dans les conditions prescrites, les temps de rétention sont de 6,2 min environ pour le 17-propionate de béclométasone, de 6,7 min environ pour le 21-propionate de béclométasone et de 13-14 min pour le dipropionate de béclométasone. Injectez 20 µl de solution témoin (a). L'essai n'est valable que si la résolution entre les pics correspondant respectivement au 17-propionate de béclométasone et au 21-propionate de béclométasone n'est pas inférieure à 1,4. Si nécessaire, ajustez la concentration en acétonitrile dans la phase mobile de façon à obtenir la résolution exigée. Vérifiez la répétabilité en injectant séparément 5 fois 20 µl de solution témoin (b) : l'essai n'est valable que si l'écart type relatif de la surface du pic principal dans les chromatogrammes obtenus avec la solution témoin (b) est inférieur à 2,0 pour cent.

Injectez séparément 20 µl de solution à examiner et 20 µl de solution témoin (b). Enregistrez les chromatogrammes pendant 2 fois le temps de rétention du pic principal. S'il apparaît d'autres pics que le pic principal dans le chromatogramme obtenu avec la solution à examiner, la surface d'aucun d'entre eux n'est supérieure à celle du pic principal du chromatogramme obtenu avec la solution témoin (b) (2,0 pour cent) et un seul de ces pics peut présenter une surface supérieure à la moitié de celle du pic principal du chromatogramme obtenu avec la solution témoin (b) (1,0 pour cent). La somme de la surface de tous les pics, à l'exception du pic principal, dans le chromatogramme obtenu avec la solution à examiner, n'est pas supérieure à 1,25 fois la surface du pic principal du chromatogramme obtenu avec la solution témoin (b) (2,5 pour cent). Ne tenez pas compte des pics dont la surface est inférieure à 0,025 fois la surface du pic principal du chromatogramme obtenu avec la solution témoin (b) ni du pic dû au solvant.

Perte à la dessiccation (*2.2.32*). Déterminée à l'étuve à 100-105 °C pendant 3 h sur 1,000 g de dipropionate de béclométasone, la perte à la dessiccation n'est pas supérieure à 0,5 pour cent.

DOSAGE

Effectuez le dosage en maintenant les solutions à l'abri de la lumière. Les produits colorés de la réaction ont tendance à être adsorbés sur la surface des récipients de verre. Afin d'éviter cette adsorption qui entraîne des résultats trop faibles, il est recommandé de mettre la verrerie, avant son utilisation, en contact avec les produits colorés formés au cours de la réaction. Cette verrerie devrait être réservée exclusivement à cet usage et devrait être lavée uniquement à l'eau R entre 2 dosages successifs.

Dissolvez une prise d'essai de dipropionate de béclométasone, exactement pesée, dans de l'*alcool exempt d'aldéhyde R* de façon à obtenir une solution contenant 340 µg à 360 µg de substance à examiner dans 10,0 ml de solution. Préparez simultanément et dans les mêmes conditions une solution témoin contenant à la même concentration du *dipropionate de béclométasone SCR*. Dans 2 ballons jaugés de 25 ml, introduisez respectivement 10,0 ml de chaque solution. Dans un troisième ballon identique, introduisez 10 ml d'*alcool exempt d'aldéhyde R*. Dans chaque ballon, ajoutez 2,0 ml de *solution de chlorure de triphényltétrazolium R*. Chassez l'air des ballons à l'aide d'*azote exempt d'oxygène R*. Ajoutez immédiatement 2,0 ml de *solution diluée d'hydroxyde de tétraméthylammonium R*, puis chassez de nouveau l'air à l'aide d'*azote exempt d'oxygène R*. Bouchez les ballons. Mélangez en agitant doucement et laissez reposer au bain-marie à 35 °C pendant 2 h. Refroidissez rapidement et complétez à 25,0 ml avec de l'*alcool exempt d'aldéhyde R*. Dans une cuve fermée de 1 cm, mesurez immédiatement l'absorbance (*2.2.25*) de la solution à examiner et de la solution témoin au maximum à 485 nm en utilisant comme liquide de compensation la solution préparée à partir des 10 ml d'*alcool exempt d'aldéhyde R*. Veillez à ce que la solution à examiner et la solution témoin soient traitées de façon que, pour chacune d'elles, l'intervalle de temps

Monographies A - C

entre l'addition de la *solution diluée d'hydroxyde de tétraméthylammonium R* et la mesure de l'absorbance soit identique.

En tenant compte des absorbances mesurées et de la concentration des solutions, calculez la teneur de la substance à examiner en $C_{28}H_{37}ClO_7$.

CONSERVATION

A l'abri de la lumière.

01/2002:0221

BELLADONE (FEUILLE DE)

Belladonnae folium

DÉFINITION

La feuille de belladone est constituée par les feuilles seules ou les feuilles mêlées de sommités florifères et, parfois, fructifères, séchées d'*Atropa belladonna* L. Elle contient au minimum 0,30 pour cent d'alcaloïdes totaux, calculés en hyoscyamine (M_r 289,4) par rapport à la drogue desséchée à 100-105 °C. Parmi ces alcaloïdes, l'hyoscyamine nettement prépondérante est accompagnée de faibles quantités de scopolamine (hyoscine).

CARACTÈRES

La feuille de belladone a une odeur légèrement vireuse.

Elle présente les caractères macroscopiques et microscopiques décrits aux identifications A et B.

IDENTIFICATION

A. Les feuilles, dont la couleur va du vert au vert-brun, un peu plus sombres à la face supérieure, sont souvent froissées et enroulées et partiellement agglomérées dans la drogue. La feuille est pétiolée et la base du limbe est atténuée et le bord entier. Les tiges florifères sont aplaties et portent des feuilles géminées de taille inégale, à l'aisselle desquelles sont insérés des fleurs solitaires, ou parfois des fruits. Les fleurs ont un calice gamosépale et une corolle campanulée. La drogue peut contenir des fruits sous forme de baies globuleuses, dont la couleur va du vert au noir-brun, entourées d'un calice persistant à lobes largement étalés.

B. Réduisez la feuille de belladone en poudre (355). La poudre est vert foncé. Examinez au microscope en utilisant de la *solution d'hydrate de chloral R*. La poudre présente les éléments suivants : des fragments de limbe formés de cellules épidermiques à parois sinueuses, à cuticule striée ; de nombreux stomates sont présents surtout sur l'épiderme inférieur (anisocytiques et aussi quelques anomocytiques) ; des poils tecteurs pluricellulaires, unisériés à cuticule lisse et des poils glanduleux à tête unicellulaire et à pédicelle multicellulaire unisérié ou à tête pluricellulaire et à pédicelle unicellulaire ; des cellules du parenchyme parmi lesquelles des cellules arrondies contenant des microcristaux cunéiformes d'oxalate de calcium ; des vaisseaux épaissis annelés et spiralés. La drogue pulvérisée peut présenter également : des vaisseaux réticulés épaissis et des fibres provenant des tiges ; des grains de pollen subsphériques d'un diamètre de 40 µm à 50 µm, présentant 3 pores germinatifs, 3 sillons et une exine percée de nombreuses ponctuations ; des fragments de la corolle à épidermes papillés ou portant de nombreux poils tecteurs ou glanduleux des types précédemment décrits ; des fragments de semences, jaune-brun, formés de cellules du tégument irrégulièrement sclérifiées et ponctuées.

C. Agitez 1 g de feuille de belladone pulvérisée avec 10 ml d'*acide sulfurique 0,05 M* pendant 2 min et filtrez. Au filtrat, ajoutez 1 ml d'*ammoniaque concentrée R* et 5 ml d'*eau R*. Agitez avec 15 ml d'*éther R*, avec précaution pour éviter la formation d'émulsion. Recueillez la phase éthérée et desséchez-la sur du *sulfate de sodium anhydre R*. Filtrez dans une capsule de porcelaine, puis évaporez le solvant. Ajoutez 0,5 ml d'*acide nitrique fumant R*, puis évaporez au bain-marie à siccité. Ajoutez 10 ml d'*acétone R* et, goutte à goutte, une solution d'*hydroxyde de potassium R* à 30 g/l dans l'*alcool R*. Il se développe une intense coloration violette.

D. Examinez le chromatogramme obtenu dans l'essai Chromatographie. Les bandes principales des chromatogrammes obtenus avec la solution à examiner sont semblables quant à leur position, leur coloration et leurs dimensions aux bandes principales des chromatogrammes obtenus avec le même volume de la solution témoin.

ESSAI

Chromatographie. Opérez par chromatographie sur couche mince (*2.2.27*) en utilisant une plaque recouverte de *gel de silice G R*.

Solution à examiner. A 0,6 g de drogue pulvérisée (180), ajoutez 15 ml d'*acide sulfurique 0,05 M*. Agitez pendant 15 min et filtrez. Lavez le filtre avec de l'*acide sulfurique 0,05 M* jusqu'à obtention de 20 ml de filtrat. Au filtrat, ajoutez 1 ml d'*ammoniaque concentrée R* et agitez ensuite avec 2 fois 10 ml d'*éther exempt de peroxydes R*. Séparez par centrifugation, si nécessaire. Réunissez les couches éthérées et séchez-les sur du *sulfate de sodium anhydre R*. Filtrez et évaporez le filtrat au bain-marie à siccité. Dissolvez le résidu dans 0,5 ml de *méthanol R*.

Solution témoin. Dissolvez 50 mg de *sulfate d'hyoscyamine R* dans 9 ml de *méthanol R*. Dissolvez 15 mg de *bromhydrate de scopolamine R* dans 10 ml de *méthanol R*. A 8 ml de la solution de sulfate d'hyoscyamine, ajoutez 1,8 ml de la solution de bromhydrate de scopolamine.

Déposez séparément sur la plaque, à une distance de 1 cm, 10 µl et 20 µl de chaque solution, en bandes de 20 mm sur 3 mm. Développez sur un parcours de 10 cm avec un mélange de 3 volumes d'*ammoniaque concentrée R*, de

7 volumes d'*eau R* et de 90 volumes d'*acétone R*. Séchez la plaque à 100-105 °C pendant 15 min, puis laissez refroidir. Pulvérisez 10 ml environ de *solution d'iodobismuthate de potassium R2* pour une plaque de 200 mm de côté, jusqu'à apparition de bandes orangées ou brunes sur fond jaune. Les bandes des chromatogrammes obtenus avec la solution à examiner sont semblables quant à leur position (hyoscyamine dans le tiers inférieur et scopolamine dans le tiers supérieur des chromatogrammes) et leur coloration à celles des chromatogrammes obtenus avec la solution témoin. La dimension des bandes des chromatogrammes obtenus avec la solution à examiner n'est pas inférieure à celle des bandes correspondantes dans le chromatogramme obtenu avec le même volume de solution témoin. De faibles bandes secondaires peuvent apparaître, en particulier au centre du chromatogramme obtenu avec 20 µl de solution à examiner ou près du point de départ dans le chromatogramme obtenu avec 10 µl de solution à examiner. Pulvérisez de la *solution de nitrite de sodium R* jusqu'à ce que la couche devienne transparente. Examinez après 15 min. La coloration des bandes correspondant à l'hyoscyamine dans les chromatogrammes obtenus avec la solution témoin et dans les chromatogrammes obtenus avec la solution à examiner vire du brun au brun-rouge mais pas au bleu-gris (atropine) et les bandes secondaires éventuelles disparaissent.

Eléments étrangers (*2.8.2*). La feuille de belladone ne contient pas plus de 3 pour cent de tiges d'un diamètre supérieur à 5 mm.

Cendres totales (*2.4.16*). Le taux de cendres totales n'est pas supérieur à 16,0 pour cent.

Cendres insolubles dans l'acide chlorhydrique (*2.8.1*). Le taux des cendres insolubles dans l'acide chlorhydrique n'est pas supérieur à 4,0 pour cent.

DOSAGE

Prélevez 50 g environ de feuille de belladone et pulvérisez-les complètement (180). Sur la poudre ainsi obtenue, déterminez la perte à la dessiccation et la teneur en alcaloïdes totaux.

a) Effectuez la perte à la dessiccation (*2.2.32*) par chauffage à l'étuve à 100-105 °C sur 2,000 g de drogue pulvérisée.

b) Imbibez 10,00 g de drogue pulvérisée avec un mélange de 5 ml d'*ammoniaque R*, de 10 ml d'*alcool R* et de 30 ml d'*éther exempt de peroxydes R*. Mélangez soigneusement. Dans un percolateur approprié, introduisez la prise d'essai, éventuellement à l'aide du mélange extracteur. Laissez macérer pendant 4 h. Lixiviez avec un mélange de 1 volume de *chloroforme R* et de 3 volumes d'*éther exempt de peroxydes R* jusqu'à extraction complète des alcaloïdes. Evaporez à siccité quelques millilitres s'écoulant du percolateur, reprenez par de l'*acide sulfurique 0,25 M* et vérifiez l'absence d'alcaloïdes avec la *solution de tétraiodomercurate de potassium R*. Réduisez le volume du percolat à 50 ml environ par distillation au bain-marie, puis introduisez-les dans une ampoule à décantation en rinçant avec de l'*éther exempt de peroxydes R*. Au liquide obtenu, ajoutez 2,1 fois au moins son volume d'*éther exempt de peroxydes R*, de façon à obtenir une phase de densité nettement inférieure à celle de l'eau. Agitez avec au moins 3 fois 20 ml d'*acide sulfurique 0,25 M*. Séparez les 2 couches, par centrifugation si nécessaire, puis versez les fractions acides dans une deuxième ampoule à décantation. Alcalinisez par de l'*ammoniaque R* les solutions acides et agitez avec 3 fois 30 ml de *chloroforme R*. Réunissez les couches chloroformiques. Ajoutez 4 g de *sulfate de sodium anhydre R* et laissez en contact pendant 30 min en agitant de temps en temps. Recueillez le chloroforme et lavez le sulfate de sodium avec 3 fois 10 ml de *chloroforme R*. Réunissez les couches chloroformiques, évaporez au bain-marie à siccité et desséchez à l'étuve à 100-105 °C pendant 15 min. Dissolvez le résidu dans quelques millilitres de *chloroforme R*. Ajoutez 20,0 ml d'*acide sulfurique 0,01 M* et éliminez le chloroforme par évaporation au bain-marie. Titrez l'excès d'acide par l'*hydroxyde de sodium 0,02 M* en présence d'*indicateur mixte au rouge de méthyle R*.

Calculez la teneur pour cent en alcaloïdes totaux, exprimés en hyoscyamine, à l'aide de l'expression :

$$\frac{57,88 \times (20 - n)}{(100 - d) \times m}$$

d = perte à la dessiccation, exprimée en pour cent,

n = nombre de millilitres d'*hydroxyde de sodium 0,02 M* utilisés,

m = masse de la prise d'essai, en grammes.

CONSERVATION

A l'abri de la lumière.

01/2002:1294

BELLADONE (FEUILLE DE), EXTRAIT SEC TITRÉ DE

Belladonnae folii extractum siccum normatum

DÉFINITION

L'extrait sec titré de feuille de belladone est obtenu à partir de *Feuille de belladone (0221)*. Il contient au minimum 0,95 pour cent et au maximum 1,05 pour cent d'alcaloïdes totaux, exprimés en hyoscyamine ($C_{17}H_{23}NO_3$; M_r 289,4) et calculés par rapport à l'extrait desséché.

PRODUCTION

L'extrait sec titré de feuille de belladone est préparé à partir de feuille de belladone et d'éthanol à 70 pour cent *V/V* par une méthode appropriée.

CARACTÈRES

Poudre hygroscopique, brune ou verdâtre.

IDENTIFICATION

A. Opérez par chromatographie sur couche mince (*2.2.27*) en utilisant une plaque recouverte d'un gel de silice approprié.

Solution à examiner. A 1 g d'extrait à examiner, ajoutez 5,0 ml de *méthanol R*. Agitez pendant 2 min et filtrez.

Solution témoin. Dissolvez 1,0 mg d'*acide chlorogénique R* et 2,5 mg de *rutine R* dans 10 ml de *méthanol R*.

Déposez sur la plaque, en bandes, 20 µl de chaque solution. Développez sur un parcours de 15 cm avec un mélange de 10 volumes d'*acide formique anhydre R*, de 10 volumes d'*eau R*, de 30 volumes de *méthyléthylcétone R* et de 50 volumes d'*acétate d'éthyle R*. Séchez la plaque à 100-105 °C. Pulvérisez sur la plaque encore chaude une solution de *diphénylborate d'aminoéthanol R* à 10 g/l dans du *méthanol R*. Pulvérisez ensuite une solution de *macrogol 400 R* à 50 g/l dans du *méthanol R*. Laissez sécher la plaque à l'air pendant 30 min. Examinez en lumière ultraviolette à 365 nm. Les chromatogrammes obtenus avec la solution témoin et la solution à examiner présentent, dans leur partie médiane, une bande de fluorescence bleu clair (acide chlorogénique) et, dans leur partie inférieure, une bande de fluorescence brun-jaune (rutine). Le chromatogramme obtenu avec la solution à examiner présente également légèrement au-dessus de la ligne de dépôt une bande de fluorescence brun-jaune et directement au-dessus une bande de fluorescence jaune, et il présente une bande de fluorescence jaune à brun-jaune entre la bande de la rutine et celle de l'acide chlorogénique. D'autres bandes peuvent être présentes.

B. Examinez les chromatogrammes obtenus dans l'essai de l'atropine. Les bandes principales du chromatogramme obtenu avec la solution à examiner sont semblables quant à leur position et leur coloration aux bandes principales du chromatogramme obtenu avec la solution témoin.

ESSAI

Atropine. Opérez par chromatographie sur couche mince (*2.2.27*) en utilisant une plaque recouverte d'un gel de silice approprié.

Solution à examiner. A 0,20 g d'extrait à examiner, ajoutez 10,0 ml d'*acide sulfurique 0,05 M*, agitez pendant 2 min et filtrez. Ajoutez 1,0 ml d'*ammoniaque concentrée R* et agitez avec 2 fois 10 ml d'*éther exempt de peroxydes R*. Séparez par centrifugation si nécessaire. Réunissez les phases éthérées et séchez sur environ 2 g de *sulfate de sodium anhydre R*, puis filtrez et évaporez à siccité au bain-marie. Dissolvez le résidu dans 0,5 ml de *méthanol R*.

Solution témoin. Dissolvez 50 mg de *sulfate d'hyoscyamine R* dans 9 ml de *méthanol R*. Dissolvez 15 mg de *bromhydrate de scopolamine R* dans 10 ml de *méthanol R*. Mélangez 1,8 ml de la solution de bromhydrate de scopolamine et 8 ml de la solution de sulfate d'hyoscyamine.

Déposez sur la plaque, en bandes, 20 µl de chaque solution. Développez sur un parcours de 10 cm avec un mélange de 3 volumes d'*ammoniaque concentrée R*, de 7 volumes d'*eau R* et de 90 volumes d'*acétone R*. Faites sécher la plaque à 100-105 °C pendant 15 min. Laissez refroidir et pulvérisez de la *solution d'iodobismuthate de potassium R2*, jusqu'à obtention de bandes orangées ou brunes visibles sur fond jaune. Les bandes du chromatogramme obtenu avec la solution à examiner sont semblables à celles du chromatogramme obtenu avec la solution témoin quant à leur position (hyoscyamine dans le tiers inférieur et scopolamine dans le tiers supérieur) et leur coloration. Le chromatogramme obtenu avec la solution à examiner peut également présenter d'autres bandes faibles. Pulvérisez de la *solution de nitrite de sodium R* jusqu'à ce que la couche devienne transparente. Examinez après 15 min. Les bandes correspondant à l'hyoscyamine dans les chromatogrammes obtenus avec la solution à examiner et la solution témoin virent de l'orange au brun à brun-rouge, mais pas au bleu-gris (atropine).

Perte à la dessiccation (*2.8.17*) : au maximum 5,0 pour cent.

Contamination microbienne. L'extrait à examiner satisfait à une limite du nombre de germes aérobies viables totaux de 10^4 microorganismes par gramme dont 10^2 moisissures et levures par gramme, déterminés par dénombrement sur plaques de gélose (*2.6.12*). Il satisfait aux essais d'*Escherichia coli* et des salmonelles (*2.6.13*).

DOSAGE

A chaque étape d'extraction il est nécessaire de vérifier que les alcaloïdes ont été complètement extraits. Si l'extraction est dans la phase organique, évaporez à siccité quelques millilitres de la dernière phase organique, reprenez par l'*acide sulfurique 0,25 M* et vérifiez l'absence d'alcaloïdes avec la *solution de tétraiodomercurate de potassium R*. Si l'extraction est dans la phase aqueuse acide, utilisez quelques millilitres de la dernière phase aqueuse acide et vérifiez l'absence d'alcaloïdes avec la *solution de tétraiodomercurate de potassium R*.

Dispersez 3,00 g d'extrait à examiner dans un mélange de 5 ml d'*ammoniaque R* et de 15 ml d'*eau R*. Agitez à 3 reprises au moins, chaque fois avec 40 ml d'un mélange de 1 volume de *chlorure de méthylène R* et de 3 volumes d'*éther exempt de peroxydes R* jusqu'à extraction complète des alcaloïdes. Réduisez le volume des phases organiques réunies à 50 ml environ par distillation au bain-marie, puis introduisez-les dans une ampoule à décantation en rinçant avec de l'*éther exempt de peroxydes R*. Au liquide obtenu, ajoutez 2,1 fois au moins son volume d'*éther exempt de peroxydes R*, de façon à obtenir une phase de densité nettement inférieure à celle de l'eau. Agitez la solution obtenue à 3 reprises au moins, chaque fois avec 20 ml d'*acide sulfurique 0,25 M* jusqu'à extraction complète des alcaloïdes. Séparez les phases par centrifugation si nécessaire, puis versez les solutions acides dans une deuxième ampoule à décantation. Alcalinisez par l'*ammoniaque R* les solutions acides et agitez à 3 reprises au moins, chaque fois avec 30 ml de *chlorure de méthylène R* jusqu'à extraction complète des alcaloïdes. Réunissez les phases organiques. Ajoutez 4 g de *sulfate de sodium anhydre R* et laissez en contact pendant 30 min en agitant de temps en temps. Décantez le chlorure de méthylène et lavez le sulfate de sodium avec 3 fois 10 ml de *chlorure de méthylène R*. Réunissez les phases organiques, évaporez au bain-marie à siccité et desséchez à l'étuve à 100-105 °C pendant 15 min. Dissolvez le résidu dans quelques millilitres de *chlorure de méthylène R*, évaporez au bain-marie à siccité et desséchez de nouveau le résidu à l'étuve à 100-105 °C pendant 15 min. Dissolvez le résidu dans quelques millilitres de *chlorure de méthylène R*. Ajoutez 20,0 ml d'*acide sulfurique 0,01 M* et éliminez le chlorure de méthylène par évaporation au bain-marie. Titrez l'excès d'acide par l'*hydroxyde de sodium 0,02 M* en présence d'*indicateur mixte au rouge de méthyle R*.

Calculez la teneur pour cent en alcaloïdes totaux, exprimés en hyoscyamine, à l'aide de l'expression :

$$\frac{57,88 \times (20 - n)}{100 \times m}$$

n = volume d'*hydroxyde de sodium 0,02 M* utilisé, en millilitres,

m = masse de la prise d'essai, en grammes.

CONSERVATION

En récipient étanche, à l'abri de la lumière.

01/2002:0222

BELLADONE (POUDRE TITRÉE DE)

Belladonnae pulvis normatus

DÉFINITION

La poudre titrée de belladone est obtenue à partir de la feuille de belladone pulvérisée (180), ajustée, si nécessaire, au titre de 0,28 pour cent à 0,32 pour cent d'alcaloïdes totaux avec du lactose en poudre ou une poudre de feuille de belladone à faible teneur en alcaloïdes ; ce titre est calculé en hyoscyamine (M_r 289,4) par rapport à la drogue desséchée.

CARACTÈRES

Odeur légèrement vireuse.

IDENTIFICATION

A. La poudre est vert foncé. Examinez au microscope en utilisant de la *solution d'hydrate de chloral R.* La poudre présente les éléments suivants : des fragments de limbe formés de cellules épidermiques à parois sinueuses, à cuticule striée ; de nombreux stomates sont présents surtout sur l'épiderme inférieur (anisocytiques et aussi quelques anomocytiques) ; des poils tecteurs pluricellulaires, unisériés à cuticule lisse et des poils glanduleux à tête unicellulaire et à pédicelle multicellulaire unisérié ou à tête pluricellulaire et à pédicelle unicellulaire ; des cellules du parenchyme parmi lesquelles des cellules arrondies contenant des microcristaux cunéiformes d'oxalate de calcium ; des vaisseaux épaissis annelés et spiralés. La drogue pulvérisée peut présenter également : des vaisseaux réticulés épaissis et des fibres provenant des tiges ; des grains de pollen subsphériques d'un diamètre de 40 µm à 50 µm, présentant 3 pores germinatifs, 3 sillons et une exine percée de nombreuses ponctuations ; des fragments de la corolle à épidermes papillés ou portant de nombreux poils tecteurs ou glanduleux des types précédemment décrits ; des fragments de semences, jaune-brun, formés de cellules du tégument irrégulièrement sclérifiées et ponctuées. Examinée dans le *glycérol à 85 pour cent R,* la poudre titrée de belladone peut présenter des cristaux de lactose.

B. Agitez 1 g de poudre titrée de belladone avec 10 ml d'*acide sulfurique 0,05 M* pendant 2 min et filtrez. Au filtrat, ajoutez 1 ml d'*ammoniaque concentrée R* et 5 ml d'*eau R.* Agitez avec 15 ml d'*éther R,* avec précaution pour éviter la formation d'émulsion. Recueillez la phase éthérée et desséchez-la sur du *sulfate de sodium anhydre R.* Filtrez dans une capsule de porcelaine, puis évaporez le solvant. Ajoutez 0,5 ml d'*acide nitrique fumant R,* puis évaporez au bain-marie à siccité. Ajoutez 10 ml d'*acétone R* et, goutte à goutte, une solution d'*hydroxyde de potassium R* à 30 g/l dans l'*alcool R.* Il se développe une intense coloration violette.

C. Examinez le chromatogramme obtenu dans l'essai Chromatographie. Les bandes principales des chromatogrammes obtenus avec la solution à examiner sont semblables quant à leur position, leur coloration et leurs dimensions aux bandes principales des chromatogrammes obtenus avec le même volume de la solution témoin.

ESSAI

Chromatographie. Opérez par chromatographie sur couche mince (*2.2.27*) en utilisant une plaque recouverte de *gel de silice G R.*

Solution à examiner. A 0,6 g de poudre titrée de belladone, ajoutez 15 ml d'*acide sulfurique 0,05 M.* Agitez pendant 15 min et filtrez. Lavez le filtre avec de l'*acide sulfurique 0,05 M* jusqu'à obtention de 20 ml de filtrat. Au filtrat, ajoutez 1 ml d'*ammoniaque concentrée R* et agitez ensuite avec 2 fois 10 ml d'*éther exempt de peroxydes R.* Séparez par centrifugation, si nécessaire. Réunissez les couches éthérées et séchez-les sur du *sulfate de sodium anhydre R.* Filtrez et évaporez le filtrat au bain-marie à siccité. Dissolvez le résidu dans 0,5 ml de *méthanol R.*

Solution témoin. Dissolvez 50 mg de *sulfate d'hyoscyamine R* dans 9 ml de *méthanol R.* Dissolvez 15 mg de *bromhydrate de scopolamine R* dans 10 ml de *méthanol R.* A 8 ml de la solution de sulfate d'hyoscyamine, ajoutez 1,8 ml de la solution de bromhydrate de scopolamine.

Déposez séparément sur la plaque, à une distance de 1 cm, 10 µl et 20 µl de chaque solution, en bandes de 20 mm sur 3 mm. Développez sur un parcours de 10 cm avec un mélange de 3 volumes d'*ammoniaque concentrée R,* de 7 volumes d'*eau R* et de 90 volumes d'*acétone R.* Séchez la plaque à 100-105 °C pendant 15 min, puis laissez refroidir. Pulvérisez 10 ml environ de *solution d'iodobismuthate de potassium R2* pour une plaque de 200 mm de côté, jusqu'à apparition de bandes orangées ou brunes sur fond jaune. Les bandes des chromatogrammes obtenus avec la solution à examiner sont semblables quant à leur position (hyoscyamine dans le tiers inférieur et scopolamine dans le tiers supérieur des chromatogrammes) et leur coloration à celles des chromatogrammes obtenus avec la solution témoin. La dimension des bandes des chromatogrammes obtenus avec la solution à examiner n'est pas inférieure à celle des bandes correspondantes dans le chromatogramme obtenu avec le même volume de solution témoin. De faibles bandes secondaires peuvent apparaître, en particulier au centre du chromatogramme obtenu avec 20 µl de solution à examiner ou près du point de départ dans le chromatogramme obtenu avec 10 µl de solution à examiner. Pulvérisez de la *solution de nitrite de sodium R* jusqu'à ce que la couche devienne transparente. Examinez après 15 min. La coloration des bandes correspondant à l'hyoscyamine dans les chromatogrammes obtenus avec la solution témoin et dans les chromatogrammes obtenus avec la solution à examiner vire du brun au brun-rouge mais pas au bleu-gris (atropine) et les bandes secondaires éventuelles disparaissent.

Perte à la dessiccation (*2.2.32*). Déterminée à l'étuve à 100-105 °C sur 1,000 g de poudre titrée de belladone, la perte à la dessiccation n'est pas supérieure à 5,0 pour cent.

Cendres totales (*2.4.16*). Le taux de cendres totales n'est pas supérieur à 16,0 pour cent.

Cendres insolubles dans l'acide chlorhydrique (*2.8.1*). Le taux des cendres insolubles dans l'acide chlorhydrique n'est pas supérieur à 4,0 pour cent.

DOSAGE

a) Effectuez la perte à la dessiccation (*2.2.32*) par chauffage à l'étuve à 100-105 °C sur 2,000 g de poudre titrée de belladone.

b) Imbibez 10,00 g de poudre titrée de belladone avec un mélange de 5 ml d'*ammoniaque R,* de 10 ml d'*alcool R* et de 30 ml d'*éther exempt de peroxydes R.* Mélangez soigneusement. Dans un percolateur approprié, introduisez la prise d'essai, éventuellement à l'aide du mélange extracteur. Laissez macérer pendant 4 h. Lixiviez avec un mélange de 1 volume de *chloroforme R* et de 3 volumes d'*éther exempt de peroxydes R* jusqu'à extraction complète des alcaloïdes. Evaporez à siccité quelques millilitres s'écoulant du percolateur, reprenez par de l'*acide sulfurique 0,25 M* et vérifiez l'absence d'alcaloïdes avec la *solution de tétraiodomercurate de potassium R.* Réduisez le volume du percolat à 50 ml environ par distillation au bain-marie, puis introduisez-les dans une ampoule à décantation en rinçant avec de l'*éther exempt de peroxydes R.* Au liquide obtenu, ajoutez 2,1 fois au moins son volume d'*éther exempt de peroxydes R,* de façon à obtenir une phase de densité nettement inférieure à celle de l'eau. Agitez avec au moins 3 fois 20 ml d'*acide sulfurique 0,25 M.* Séparez les 2 couches, par centrifugation si nécessaire, puis versez les fractions acides dans une deuxième ampoule à décantation.

Alcalinisez par de l'*ammoniaque R* les solutions acides et agitez avec 3 fois 30 ml de *chloroforme R*. Réunissez les couches chloroformiques. Ajoutez 4 g de *sulfate de sodium anhydre R* et laissez en contact pendant 30 min en agitant de temps en temps. Recueillez le chloroforme et lavez le sulfate de sodium avec 3 fois 10 ml de *chloroforme R*. Réunissez les couches chloroformiques, évaporez au bain-marie à siccité et desséchez à l'étuve à 100-105 °C pendant 15 min. Dissolvez le résidu dans quelques millilitres de *chloroforme R*. Ajoutez 20,0 ml d'*acide sulfurique 0,01 M* et éliminez le chloroforme par évaporation au bain-marie. Titrez l'excès d'acide par l'*hydroxyde de sodium 0,02 M* en présence d'*indicateur mixte au rouge de méthyle R*.

Calculez la teneur pour cent en alcaloïdes totaux, exprimés en hyoscyamine, à l'aide de l'expression :

$$\frac{57,88 \times (20 - n)}{(100 - d) \times m}$$

d = perte à la dessiccation, exprimée en pour cent,

n = nombre de millilitres d'*hydroxyde de sodium 0,02 M* utilisés,

m = masse de la prise d'essai, en grammes.

CONSERVATION

En récipient étanche, à l'abri de la lumière.

01/2002:0370

BENDROFLUMÉTHIAZIDE

Bendroflumethiazidum

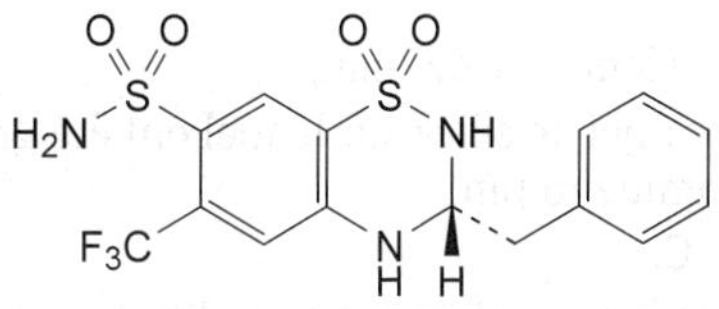

et énantiomère

$C_{15}H_{14}F_3N_3O_4S_2$ M_r 421,4

DÉFINITION

Le bendrofluméthiazide contient au minimum 98,0 pour cent et au maximum l'équivalent de 102,0 pour cent de 3-benzyl-3,4-dihydro-6-(trifluorométhyl)-2*H*-1,2,4-benzothiadiazine-7-sulfonamide 1,1-dioxyde, calculé par rapport à la substance desséchée.

CARACTÈRES

Poudre cristalline blanche à sensiblement blanche, pratiquement insoluble dans l'eau, facilement soluble dans l'acétone, soluble dans l'alcool.

IDENTIFICATION

Première identification : A.

Seconde identification : B, C, D.

A. Examinez le bendrofluméthiazide par spectrophotométrie d'absorption dans l'infrarouge (*2.2.24*), en comparant avec le spectre obtenu avec le *bendrofluméthiazide SCR*. Examinez les substances sous forme de pastilles.

B. Examinez les chromatogrammes obtenus dans l'essai des substances apparentées. La tache principale du chromatogramme obtenu avec 4 µl de solution à examiner est semblable quant à sa position, sa coloration et ses dimensions à la tache principale du chromatogramme obtenu avec la solution témoin (a).

C. Dans un tube à essai, chauffez à feu nu 0,5 ml de *mélange sulfochromique R* jusqu'à apparition de vapeurs blanches dans la partie supérieure du tube. La solution humecte la paroi du tube et il ne se forme pas de tache d'apparence huileuse. Ajoutez 2 mg environ de bendrofluméthiazide et chauffez de nouveau à feu nu jusqu'à apparition de vapeurs blanches. La solution n'humecte plus la paroi du tube et ne s'écoule pas facilement.

D. Chauffez 5 mg environ de bendrofluméthiazide avec un mélange de 5 ml de *solution de permanganate de potassium R* et de 1 ml d'*acide sulfurique R*. Il se dégage l'odeur de benzaldéhyde.

ESSAI

Substances apparentées. Opérez par chromatographie sur couche mince (*2.2.27*) en utilisant une plaque recouverte de *gel de silice G R*.

Solution à examiner. Dissolvez 25 mg de bendrofluméthiazide dans de l'*acétone R* et complétez à 5 ml avec le même solvant.

Solution témoin (a). Dissolvez 25 mg de *bendrofluméthiazide SCR* dans de l'*acétone R* et complétez à 5 ml avec le même solvant.

Solution témoin (b). Prélevez 1 ml de solution témoin (a) et complétez à 100 ml avec de l'*acétone R*.

Déposez séparément sur la plaque 4 µl et 20 µl de solution à examiner, 4 µl de solution témoin (a) et 20 µl de solution témoin (b). Développez sur un parcours de 15 cm avec de l'*acétate d'éthyle R*. Faites sécher la plaque dans un courant d'air pendant 10 min. Pulvérisez, par petits volumes, un mélange à volumes égaux de *solution alcoolique d'acide sulfurique R* et d'*alcool R* à raison de 10 ml environ pour une plaque de 200 mm de côté. Laissez évaporer l'alcool entre 2 pulvérisations afin d'éviter de trop mouiller la plaque. Chauffez à 100-105 °C pendant 30 min. Dans une chambre à chromatographie de verre contenant 10 ml d'une solution saturée de *nitrite de sodium R*, placez immédiatement la plaque en évitant qu'elle soit en contact avec la solution. A la solution de nitrite de sodium, ajoutez avec précaution 0,5 ml d'*acide sulfurique R*. Fermez la chambre et laissez reposer pendant 15 min. Retirez la plaque et chauffez-la dans une étuve ventilée à 40 °C pendant 15 min. Pulvérisez 3 fois 5 ml d'une solution extemporanée de *dichlorhydrate de naphtyléthylènediamine R* à 5 g/l dans de l'*alcool R*. Examinez la plaque par transparence en lumière indirecte. S'il apparaît d'autres taches que la tache principale dans le chromatogramme obtenu avec 20 µl de la solution à examiner, aucune d'entre elles n'est plus intense que la tache du chromatogramme obtenu avec la solution témoin (b) (1,0 pour cent).

Perte à la dessiccation (*2.2.32*). Déterminée à l'étuve à 100-105 °C sur 1,00 g de bendrofluméthiazide, la perte à la dessiccation n'est pas supérieure à 0,5 pour cent.

Cendres sulfuriques (*2.4.14*). Déterminé sur 1,0 g de bendrofluméthiazide, le taux des cendres sulfuriques n'est pas supérieur à 0,1 pour cent.

DOSAGE

Dissolvez 0,200 g de bendrofluméthiazide dans 50 ml de *pyridine anhydre R*. Titrez par l'*hydroxyde de tétrabutylammonium 0,1 M*. Déterminez le point de fin de titrage par potentiométrie (*2.2.20*) au niveau du deuxième point d'inflexion. Effectuez un titrage à blanc.

1 ml d'*hydroxyde de tétrabutylammonium 0,1 M* correspond à 21,07 mg de $C_{15}H_{14}F_3N_3O_4S_2$.

01/2002:1601

BENFLUOREX (CHLORHYDRATE DE)

Benfluorexi hydrochloridum

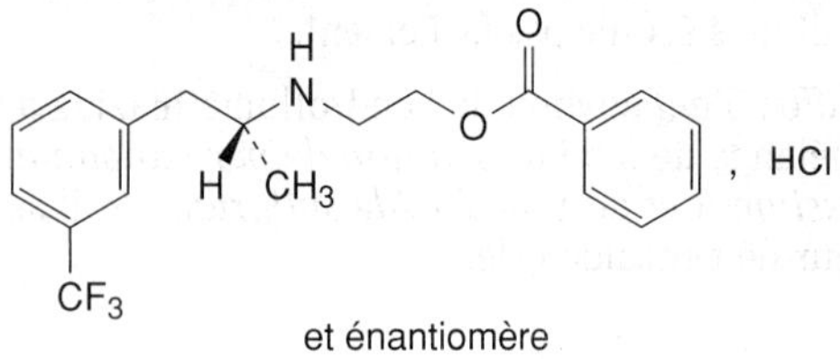

et énantiomère

$C_{19}H_{21}ClF_3NO_2$ M_r 387,8

DÉFINITION

Chlorhydrate de benzoate de 2-[[(1*RS*)-1-méthyl-2-[3-(trifluorométhyl)phényl]éthyl]amino]éthyle.

Teneur : 98,5 pour cent à 101,0 pour cent (substance desséchée).

CARACTÈRES

Aspect : poudre blanche ou sensiblement blanche.

Solubilité : peu soluble dans l'eau, facilement soluble dans le méthanol, soluble dans le chlorure de méthylène, assez soluble à soluble dans l'alcool.

Le chlorhydrate de benfluorex présente le phénomène du polymorphisme.

IDENTIFICATION

A. Spectrophotométrie d'absorption dans l'infrarouge (*2.2.24*).
  Préparation : pâtes de *paraffine liquide R*.
  Comparaison : *chlorhydrate de benfluorex SCR*.
  Si les spectres obtenus présentent des différences, chauffez séparément la substance à examiner et la substance de référence à l'étuve à 150 °C pendant 3 h et enregistrez de nouveaux spectres.

B. Le chlorhydrate de benfluorex donne la réaction (a) des chlorures (*2.3.1*).

ESSAI

Angle de rotation optique (*2.2.7*) : – 0,10° à + 0,10°.

Dissolvez 0,2 g de chlorhydrate de benfluorex dans de l'*éthanol R* et complétez à 20,0 ml avec le même solvant.

Impureté B. Chromatographie en phase gazeuse (*2.2.28*) : utilisez le procédé de normalisation.

Solution à examiner. Dissolvez 0,30 g de chlorhydrate de benfluorex dans du *chlorure de méthylène R* et complétez à 20 ml avec le même solvant. Transvasez la solution dans une ampoule à décantation et ajoutez 10 ml d'une solution d'*hydroxyde de sodium R* à 40 g/l. Agitez énergiquement, puis laissez reposer jusqu'à séparation des phases. Recueillez la phase organique.

Solution témoin. Dissolvez 0,30 g de *chlorhydrate de benfluorex pour conformité du système SCR* dans du *chlorure de méthylène R* et complétez à 20 ml avec le même solvant. Transvasez la solution dans une ampoule à décantation et ajoutez 10 ml d'une solution d'*hydroxyde de sodium R* à 40 g/l. Agitez énergiquement, puis laissez reposer jusqu'à séparation des phases. Recueillez la phase organique.

Colonne :
- *matériau* : silice fondue,
- *dimensions* : l = 25 m, Ø = 0,32 mm,
- *phase stationnaire* : macrogol 20 000 R (épaisseur du film 0,2 µm).

Gaz vecteur : *hydrogène pour chromatographie R*.

Vitesse linéaire : 75 cm/s.

Rapport de division : 1:35.

Température :
- *colonne* : 220 °C,
- *chambre à injection et détecteur* : 250 °C.

Détection : ionisation de flamme.

Injection : 1 µl.

Enregistrement : 1,5 fois le temps de rétention du benfluorex.

Rétention relative par rapport au benfluorex (temps de rétention = environ 4,5 min) : impureté B = environ 1,1.

Conformité du système :
- *rapport pic/vallée* : au minimum 2,5 avec H_p = hauteur au-dessus de la ligne de base du pic dû à l'impureté B, et H_v = hauteur au-dessus de la ligne de base du point le plus bas du tracé entre ce pic et celui dû au benfluorex.

Limite : au maximum 0,1 pour cent.

Substances apparentées, autres que l'impureté B. Chromatographie liquide (*2.2.29*).

Solution à examiner. Dissolvez 60,0 mg de chlorhydrate de benfluorex dans 50 ml d'*acétonitrile R* et complétez à 100,0 ml avec de l'*eau R*.

Solution témoin (a). Dissolvez 60,0 mg de *chlorhydrate de benfluorex pour conformité du système SCR* dans 50 ml d'*acétonitrile R* et complétez à 100,0 ml avec de l'*eau R*.

Solution témoin (b). Prélevez 1,0 ml de solution à examiner et complétez à 100,0 ml avec un mélange à volumes égaux d'*acétonitrile R* et d'*eau R*. Prélevez 5,0 ml de cette solution et complétez à 50,0 ml avec le même mélange de solvants.

Colonne :
- *dimensions* : l = 0,15 m, Ø = 4,6 mm,
- *phase stationnaire* : gel de silice sur lequel ont été greffés des groupes alkylamide (5 µm),
- *température* : 60 °C.

Phase mobile : un mélange à volumes égaux d'*acétonitrile R* et d'une solution contenant 2,18 g/l de *phosphate monopotassique R* ajustée à pH 2,5 avec de l'*acide phosphorique R* et 6,5 g/l de *décylsulfate de sodium R*.

Débit : 1,4 ml/min.

Détection : spectrophotomètre à 210 nm.

Injection : 10 µl.

Enregistrement : 3 fois le temps de rétention du benfluorex.

Rétention relative par rapport au benfluorex (temps de rétention = environ 5 min) : impureté A = environ 0,9.

Conformité du système :
- *rapport signal/bruit* : au minimum 20 pour le pic principal du chromatogramme obtenu avec la solution témoin (b),
- *rapport pic/vallée* : au minimum 2,5 avec H_p = hauteur au-dessus de la ligne de base du pic dû à l'impureté A, et H_v = hauteur au-dessus de la ligne de base du point le plus bas du tracé entre ce pic et celui dû au benfluorex, dans le chromatogramme obtenu avec la solution témoin (a).

Limites :
- *toute impureté* : au maximum la surface du pic principal du chromatogramme obtenu avec la solution témoin (b) (0,1 pour cent),
- *total* : au maximum 2 fois la surface du pic principal du chromatogramme obtenu avec la solution témoin (b) (0,2 pour cent),

– *limite d'exclusion* : 0,5 fois la surface du pic principal du chromatogramme obtenu avec la solution témoin (b) (0,05 pour cent).

Métaux lourds (*2.4.8*) : au maximum 20 ppm.

1,0 g satisfait à l'essai limite C. Préparez le témoin avec 10 ml de *solution à 2 ppm de plomb (Pb) R*.

Perte à la dessiccation (*2.2.32*) : au maximum 0,5 pour cent, déterminé à l'étuve à 100-105 °C sur 1,000 g de chlorhydrate de benfluorex.

Cendres sulfuriques (*2.4.14*) : au maximum 0,1 pour cent, déterminé sur 1,0 g de chlorhydrate de benfluorex.

DOSAGE

Afin d'éviter un échauffement trop important du milieu réactionnel, mélangez soigneusement pendant le titrage et arrêtez le titrage immédiatement après le point de fin de titrage.

Dissolvez rapidement 0,250 g de chlorhydrate de benfluorex dans 2,0 ml d'*acide formique anhydre R* et ajoutez 50,0 ml d'*anhydride acétique R*. Titrez immédiatement par l'*acide perchlorique 0,1 M*. Déterminez le point de fin de titrage par potentiométrie (*2.2.20*).

1 ml d'*acide perchlorique 0,1 M* correspond à 38,78 mg de $C_{19}H_{21}ClF_3NO_2$.

IMPURETÉS

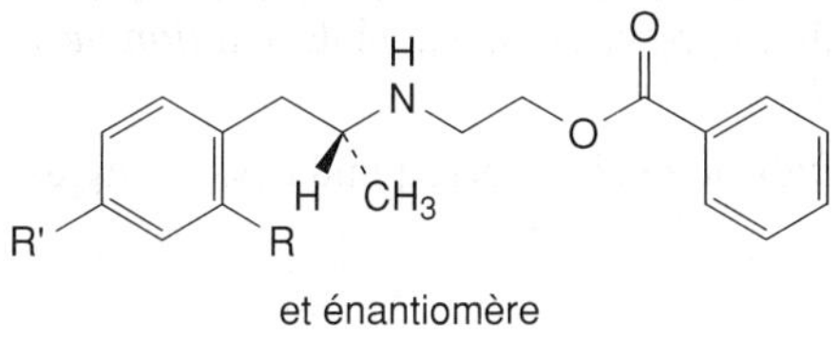

A. R = CF_3, R′ = H : benzoate de 2-[[(1*RS*)-1-méthyl-2-[2-(trifluorométhyl)phényl]éthyl]amino]éthyle,

B. R = H, R′ = CF_3 : benzoate de 2-[[(1*RS*)-1-méthyl-2-[4-(trifluorométhyl)phényl]éthyl]amino]éthyle,

C. acide benzoïque,

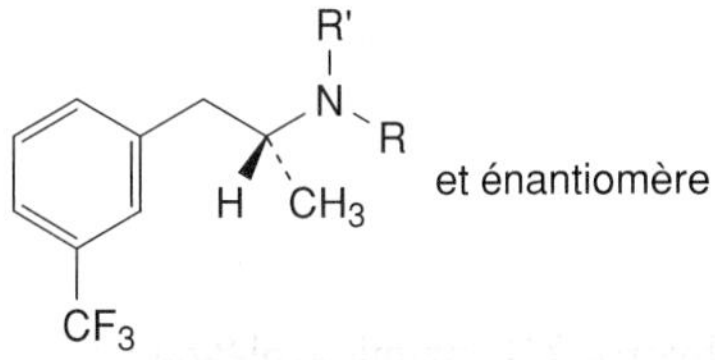

D. R = CH_2-CH_2-OH, R′ = H : 2-[[(1*RS*)-1-méthyl-2-[3-(trifluorométhyl)phényl]éthyl]amino]éthanol,

E. R = CH_2-CH_2-OH, R′ = CO-C_6H_5 : *N*-(2-hydroxyéthyl)-*N*-[(1*RS*)-1-méthyl-2-[3-(trifluorométhyl)phényl]éthyl]benzamide,

F. R = CH_2-CH_2-O-CO-C_6H_5, R′ = CO-C_6H_5 : benzoate de 2-[benzoyl[(1*RS*)-1-méthyl-2-[3-(trifluorométhyl)phényl]éthyl]amino]éthyle.

01/2002:1172

BENPÉRIDOL

Benperidolum

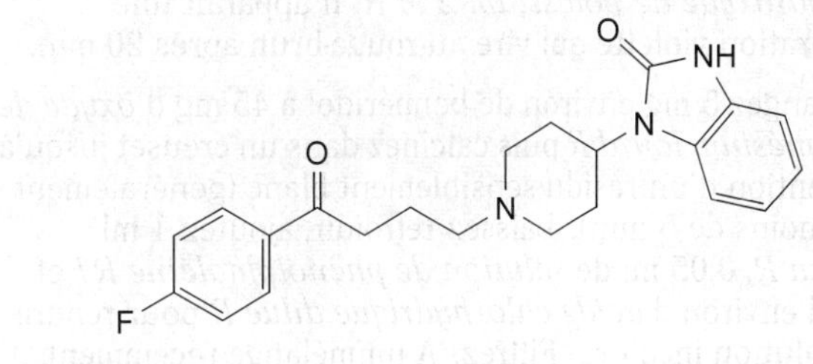

$C_{22}H_{24}FN_3O_2$ M_r 381,4

DÉFINITION

Le benpéridol contient au minimum 99,0 pour cent et au maximum l'équivalent de 101,0 pour cent de 1-[1-[4-(4-fluorophényl)-4-oxobutyl]pipéridin-4-yl]-1,3-dihydro-2*H*-benzimidazol-2-one, calculé par rapport à la substance desséchée.

CARACTÈRES

Poudre blanche à sensiblement blanche, pratiquement insoluble dans l'eau, facilement soluble dans le diméthylformamide, soluble dans le chlorure de méthylène et peu soluble dans l'alcool.

Le benpéridol présente le phénomène du polymorphisme.

IDENTIFICATION

Première identification : A.

Seconde identification : B, C, D.

A. Examinez le benpéridol par spectrophotométrie d'absorption dans l'infrarouge (*2.2.24*), en comparant avec le spectre obtenu avec le *benpéridol SCR*. Examinez les substances sous forme de pastilles. Si les spectres obtenus à l'état solide présentent des différences, dissolvez respectivement la substance à examiner et la substance de référence dans un volume minimal de *méthylisobutylcétone R*, évaporez à siccité et enregistrez de nouveaux spectres à partir des résidus.

B. Examinez le benpéridol par chromatographie sur couche mince (*2.2.27*) en utilisant une plaque recouverte d'un gel de silice approprié contenant un indicateur de fluorescence dont l'intensité est optimale à 254 nm.

Solution à examiner. Dissolvez 30 mg de benpéridol dans un mélange de 1 volume d'*acétone R* et de 9 volumes de *méthanol R*, puis complétez à 10 ml avec le même mélange de solvants.

Solution témoin (a). Dissolvez 30 mg de *benpéridol SCR* dans un mélange de 1 volume d'*acétone R* et de 9 volumes de *méthanol R*, puis complétez à 10 ml avec le même mélange de solvants.

Solution témoin (b). Dissolvez 30 mg de *benpéridol SCR* et 30 mg de *dropéridol SCR* dans un mélange de 1 volume d'*acétone R* et de 9 volumes de *méthanol R*, puis complétez à 10 ml avec le même mélange de solvants.

Déposez sur la plaque 10 µl de chaque solution. Développez sur un parcours de 15 cm avec un mélange de 1 volume d'*acétone R* et de 9 volumes de *méthanol R*. Laissez sécher la plaque à l'air et examinez en lumière ultraviolette à 254 nm. La tache principale du chromatogramme obtenu avec la solution à examiner est semblable quant à sa position et ses dimensions à la tache principale du chromatogramme obtenu avec

Monographies A - C

la solution témoin (a). L'essai n'est valable que si le chromatogramme obtenu avec la solution témoin (b) présente 2 taches nettement séparées.

C. Dissolvez 10 mg environ de benpéridol dans 5 ml d'*éthanol R*. Ajoutez 0,5 ml de *solution de dinitrobenzène R* et 0,5 ml de *solution alcoolique d'hydroxyde de potassium 2 M R*. Il apparaît une coloration violette qui vire au rouge-brun après 20 min.

D. Mélangez 5 mg environ de benpéridol à 45 mg d'*oxyde de magnésium lourd R* puis calcinez dans un creuset jusqu'à obtention d'un résidu sensiblement blanc (généralement en moins de 5 min). Laissez refroidir, ajoutez 1 ml d'*eau R*, 0,05 ml de *solution de phénolphtaléine R1* et 1 ml environ d'*acide chlorhydrique dilué R* pour rendre la solution incolore. Filtrez. A un mélange récemment préparé de 0,1 ml de *solution d'alizarine S R* et de 0,1 ml de *solution de nitrate de zirconyle R*, ajoutez 1,0 ml du filtrat. Mélangez, laissez reposer pendant 5 min et comparez la coloration de la solution à celle d'un blanc préparé de la même manière. La solution à examiner est colorée en jaune et la solution à blanc est colorée en rouge.

ESSAI

Substances apparentées. Opérez par chromatographie liquide (*2.2.29*).

Préparez les solutions immédiatement avant l'emploi.

Solution à examiner. Dissolvez 0,10 g de benpéridol dans du *diméthylformamide R* et complétez à 10,0 ml avec le même solvant.

Solution témoin (a). Dissolvez 2,5 mg de *benpéridol SCR* et 2,5 mg de *dropéridol SCR* dans du *diméthylformamide R* et complétez à 100,0 ml avec le même solvant.

Solution témoin (b). Prélevez 1,0 ml de solution à examiner et complétez à 100,0 ml avec du *diméthylformamide R*. Prélevez 5,0 ml de cette solution et complétez à 20,0 ml avec du *diméthylformamide R*.

La chromatographie peut être réalisée en utilisant :

– une colonne d'acier inoxydable d'une longueur de 0,1 m et d'un diamètre intérieur de 4,6 mm remplie de *gel de silice octadécylsilylé pour chromatographie, désactivé pour les bases R* (3 µm),

– comme phase mobile, à un débit de 1,5 ml/min :

Phase mobile A. Une solution d'*hydrogénosulfate de tétrabutylammonium R* à 10 g/l,

Phase mobile B. Acétonitrile R,

Intervalle (min)	Phase mobile A (pour cent *V/V*)	Phase mobile B (pour cent *V/V*)	Commentaire
0 - 15	100 → 60	0 → 40	gradient linéaire
15 - 20	60	40	élution isocratique
20 - 25	100	0	revenez à la composition initiale
25 = 0	100	0	recommencez le gradient

– comme détecteur, un spectrophotomètre réglé à 275 nm.

Equilibrez la colonne pendant 30 min au moins avec de l'*acétonitrile R* puis revenez à la composition initiale pendant 5 min au moins.

Ajustez la sensibilité du système de façon que la hauteur du pic principal du chromatogramme obtenu avec 10 µl de solution témoin (b) représente 50 pour cent au minimum de l'échelle totale de l'enregistreur.

Injectez 10 µl de solution témoin (a). Lorsque le chromatogramme est enregistré dans les conditions prescrites, les temps de rétention sont de 6,5 min environ pour le benpéridol et de 7 min environ pour le dropéridol. L'essai n'est valable que si la résolution entre les pics correspondant respectivement au benpéridol et au dropéridol n'est pas inférieure à 2,0. Si nécessaire, ajustez la concentration en acétonitrile de la phase mobile ou ajustez la programmation du gradient linéaire.

Injectez 10 µl de *diméthylformamide R* en guise de blanc, 10 µl de solution à examiner et 10 µl de solution témoin (b). S'il apparaît, dans le chromatogramme obtenu avec la solution à examiner, d'autres pics que le pic principal, la surface d'aucun d'entre eux n'est supérieure à celle du pic principal du chromatogramme obtenu avec la solution témoin (b) (0,25 pour cent) et la somme de leur surface n'est pas supérieure à 2 fois la surface du pic principal du chromatogramme obtenu avec la solution témoin (b) (0,5 pour cent). Ne tenez pas compte d'un pic dû au blanc ni des pics dont la surface est inférieure à 0,2 fois la surface du pic principal du chromatogramme obtenu avec la solution témoin (b).

Perte à la dessiccation (*2.2.32*). Déterminée à l'étuve à 100-105 °C sur 1,000 g de benpéridol, la perte à la dessiccation n'est pas supérieure à 0,5 pour cent.

Cendres sulfuriques (*2.4.14*). Déterminé sur 1,0 g de benpéridol dans un creuset de platine, le taux des cendres sulfuriques n'est pas supérieur à 0,1 pour cent.

DOSAGE

Dissolvez 0,300 g de benpéridol dans 50 ml d'un mélange de 1 volume d'*acide acétique anhydre R* et de 7 volumes de *méthyléthylcétone R* puis titrez par l'*acide perchlorique 0,1 M* en présence de 0,2 ml de *solution de naphtolbenzéine R*.

1 ml d'*acide perchlorique 0,1 M* correspond à 38,14 mg de $C_{22}H_{24}FN_3O_2$.

CONSERVATION

A l'abri de la lumière.

IMPURETÉS

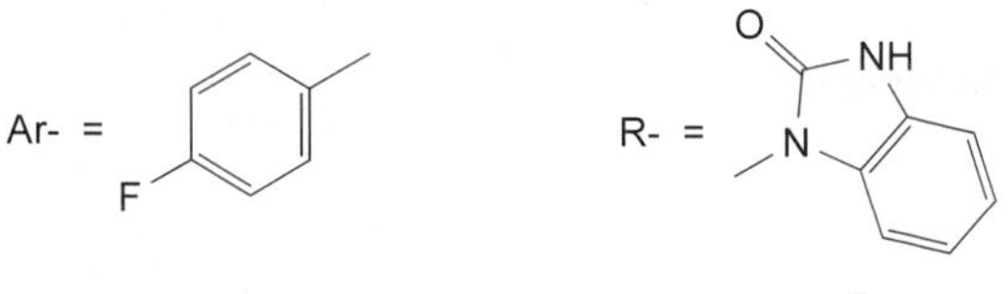

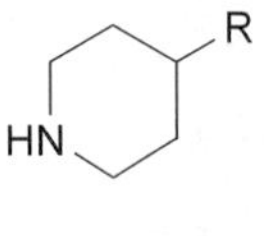

A. 1-(pipéridin-4-yl)-1,3-dihydro-2*H*-benzimidazol-2-one,

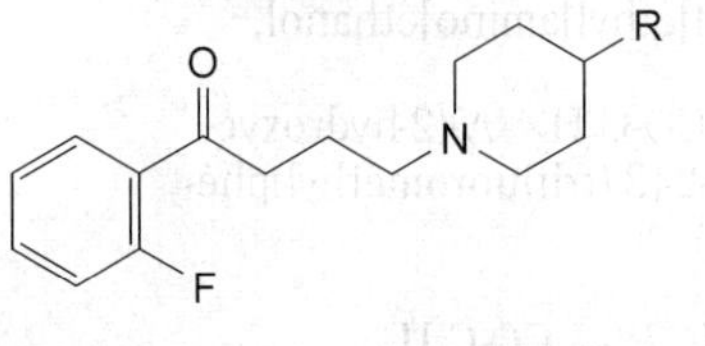

B. 1-[1-[4-(2-fluorophényl)-4-oxobutyl]pipéridin-4-yl]-1,3-dihydro-2*H*-benzimidazol-2-one,

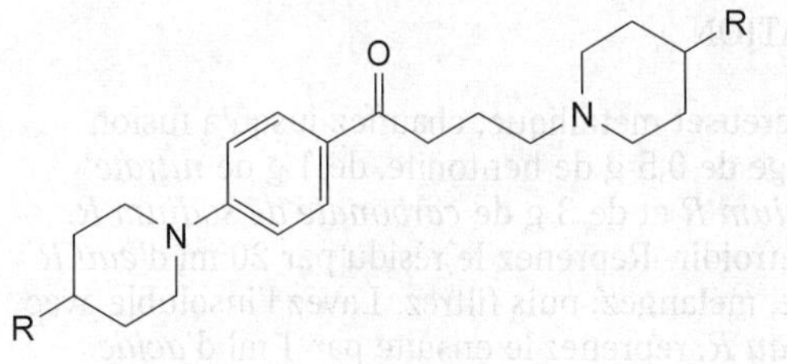

C. 1-[1-[4-oxo-4-[4-[4-(2-oxo-2,3-dihydro-1*H*-benzimidazol-1-yl)pipéridin-1-yl]phényl]butyl]pipéridin-4-yl]-1,3-dihydro-2*H*-benzimidazol-2-one,

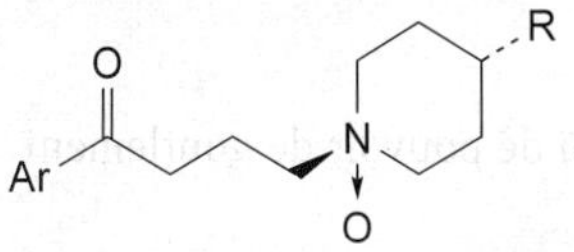

D. *cis*-1-[1-[4-(4-fluorophényl)-4-oxobutyl]pipéridin-4-yl 1-oxyde]-1,3-dihydro-2*H*-benzimidazol-2-one,

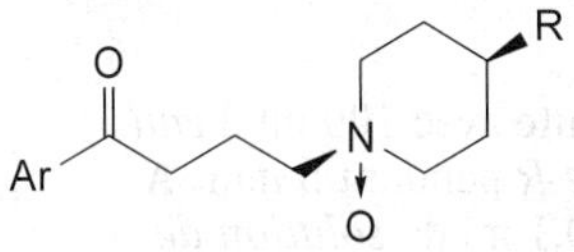

E. *trans*-1-[1-[4-(4-fluorophényl)-4-oxobutyl]pipéridin-4-yl 1-oxyde]-1,3-dihydro-2*H*-benzimidazol-2-one.

01/2002:1173

BENSÉRAZIDE (CHLORHYDRATE DE)

Benserazidi hydrochloridum

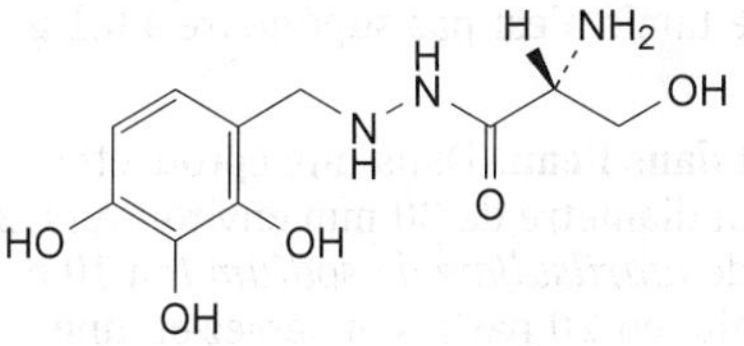

et énantiomère , HCl

$C_{10}H_{16}ClN_3O_5$ M_r 293,7

DÉFINITION

Le chlorhydrate de bensérazide contient au minimum 98,5 pour cent et au maximum l'équivalent de 101,0 pour cent de chlorhydrate de (*RS*)-2-amino-3-hydroxy-2′-(2,3,4-trihydroxybenzyl)propanohydrazide, calculé par rapport à la substance anhydre.

CARACTÈRES

Poudre cristalline, blanche à blanc-jaune ou blanc orangé, facilement soluble dans l'eau, très peu soluble dans l'éthanol, pratiquement insoluble dans l'acétone.

Le chlorhydrate de bensérazide présente le phénomène du polymorphisme.

IDENTIFICATION

A. Examinez le chlorhydrate de bensérazide par spectrophotométrie d'absorption dans l'infrarouge (*2.2.24*), en comparant avec le spectre obtenu avec le *chlorhydrate de bensérazide SCR*. Examinez les substances sous forme de pastilles. Si les spectres obtenus présentent des différences, dissolvez respectivement la substance à examiner et la substance de référence dans du *méthanol R* chaud, évaporez à siccité et enregistrez de nouveaux spectres à partir des résidus.

B. La solution S (voir Essai) donne la réaction (b) des chlorures (*2.3.1*).

ESSAI

Solution S. Dissolvez 1,0 g de chlorhydrate de bensérazide dans de l'*eau exempte de dioxyde de carbone R* et complétez à 100 ml avec le même solvant.

Aspect de la solution. La solution S est limpide (*2.2.1*) et n'est pas plus fortement colorée que la solution témoin JB_6 (*2.2.2, Procédé II*).

Détermination du pH (*2.2.3*). Le pH de la solution S est de 4,0 à 5,0.

Angle de rotation optique (*2.2.7*). Déterminé avec la solution S, l'angle de rotation optique est de – 0,05° à + 0,05°.

Substances apparentées. Opérez par chromatographie liquide (*2.2.29*).

Préparez les solutions avec de la phase mobile refroidie à une température de 4 °C et injectez-les immédiatement.

Solution à examiner. Dissolvez 0,10 g de chlorhydrate de bensérazide dans la phase mobile et complétez à 100,0 ml avec la phase mobile.

Solution témoin. Dissolvez 5,0 mg d'*impureté A de bensérazide SCR* et 5,0 mg de *chlorhydrate de bensérazide SCR* dans la phase mobile et complétez à 50,0 ml avec la phase mobile. Prélevez 5,0 ml de solution et complétez à 100,0 ml avec la phase mobile.

La chromatographie peut être réalisée en utilisant :

- une colonne d'acier inoxydable, d'une longueur de 0,125 m et d'un diamètre intérieur de 4 mm, remplie de *gel de silice octylsilylé pour chromatographie R* (5 µm),
- comme phase mobile, à un débit de 1,2 ml/min, un mélange préparé comme suit : dissolvez 4,76 g de *phosphate monopotassique R* dans 800 ml d'*eau R* ; ajoutez 200 ml d'*acétonitrile R* et 1,22 g de *décanesulfonate de sodium R* ; ajustez à pH 3,5 avec de l'*acide phosphorique R*,
- comme détecteur, un spectrophotomètre réglé à 220 nm.

Injectez 20 µl de solution témoin. L'essai n'est valable que si la résolution entre les pics correspondant respectivement à l'impureté A (premier pic) et au bensérazide (deuxième pic) n'est pas inférieure à 2,0.

Injectez 20 µl de solution à examiner. Continuez la chromatographie pendant 9 fois le temps de rétention du bensérazide. S'il apparaît, dans le chromatogramme obtenu avec la solution à examiner, un pic dû à l'impureté A, sa surface n'est pas supérieure à celle du pic correspondant dans le chromatogramme obtenu avec la solution témoin (0,5 pour cent). S'il apparaît, dans le chromatogramme obtenu avec la solution à examiner, d'autres pics que le pic principal et un pic dû à l'impureté A, la surface d'aucun d'entre eux n'est supérieure à celle du pic dû au bensérazide dans le chromatogramme obtenu avec la solution témoin (0,5 pour cent) et la somme de leur surface n'est pas supérieure à 2 fois la surface du pic dû au bensérazide dans le chromatogramme obtenu avec la solution témoin (1 pour cent). Ne tenez pas compte des pics dont la surface est inférieure à 0,1 fois la surface du pic dû au bensérazide dans le chromatogramme obtenu avec la solution témoin.

Métaux lourds (*2.4.8*). 1,0 g de chlorhydrate de bensérazide satisfait à l'essai limite C des métaux lourds (20 ppm). Préparez le témoin avec 2 ml de *solution à 10 ppm de plomb (Pb) R*.

Teneur en eau (*2.5.12*). Déterminée par semi-microdosage sur 0,500 g de chlorhydrate de bensérazide, la teneur en eau n'est pas supérieure à 1,0 pour cent.

Monographies A - C

Cendres sulfuriques (*2.4.14*). Déterminé sur 1,0 g de chlorhydrate de bensérazide, le taux des cendres sulfuriques n'est pas supérieur à 0,1 pour cent.

DOSAGE

Afin d'éviter un échauffement trop important du milieu réactionnel, mélangez soigneusement pendant le titrage et arrêtez le titrage immédiatement après le point de fin de titrage.

Dissolvez 0,250 g de chlorhydrate de bensérazide dans 5 ml d'*acide formique anhydre R*. Ajoutez 70 ml d'*acide acétique anhydre R*. Titrez immédiatement par l'*acide perchlorique 0,1 M*. Déterminez le point de fin de titrage par potentiométrie (*2.2.20*).

1 ml d'*acide perchlorique 0,1 M* correspond à 29,37 mg de $C_{10}H_{16}ClN_3O_5$.

CONSERVATION

A l'abri de la lumière.

IMPURETÉS

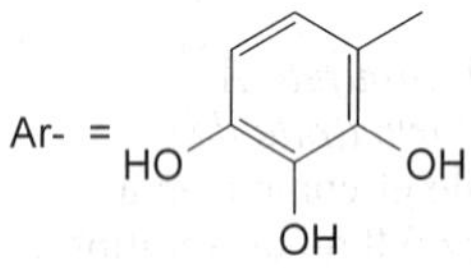

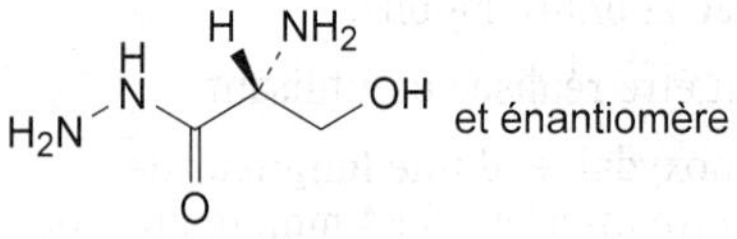

A. (*RS*)-2-amino-3-hydroxypropanohydrazide,

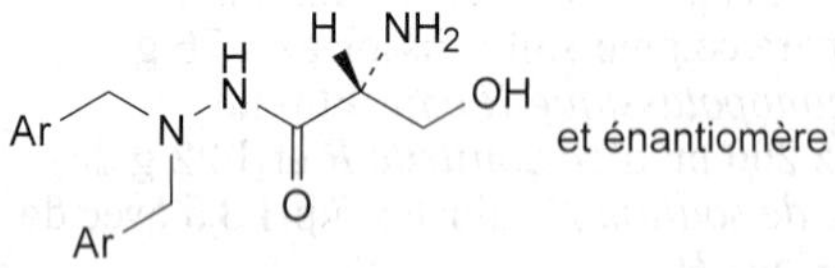

B. (*RS*)-2-amino-3-hydroxy-2′,2′-bis(2,3,4-trihydroxybenzyl)propanohydrazide,

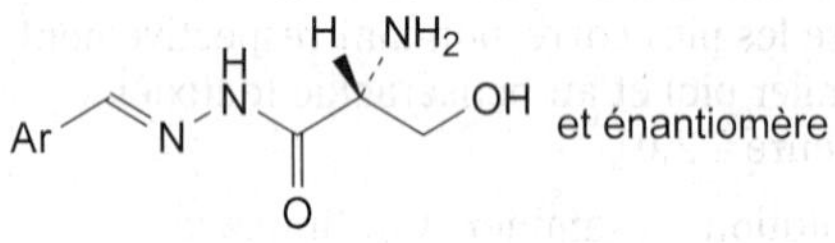

C. (*RS*)-2-amino-3-hydroxy-2′-(2,3,4-trihydroxybenzylidène)propanohydrazide.

01/2002:0467

BENTONITE

Bentonitum

DÉFINITION

La bentonite est une argile naturelle contenant une forte proportion de montmorillonite, silicate d'aluminium hydraté d'origine naturelle, dans lequel certains atomes d'aluminium et de silicium peuvent être remplacés par d'autres atomes tels que le magnésium et le fer.

CARACTÈRES

Poudre très fine, homogène, blanc-gris, plus ou moins teintée de jaune ou de rosâtre, pratiquement insoluble dans l'eau et dans les solutions aqueuses. En présence d'une petite quantité d'eau, la bentonite gonfle et se transforme en masse malléable.

IDENTIFICATION

A. Dans un creuset métallique, chauffez jusqu'à fusion un mélange de 0,5 g de bentonite, de 1 g de *nitrate de potassium R* et de 3 g de *carbonate de sodium R*. Laissez refroidir. Reprenez le résidu par 20 ml d'*eau R* bouillante, mélangez, puis filtrez. Lavez l'insoluble avec 50 ml d'*eau R*, reprenez-le ensuite par 1 ml d'*acide chlorhydrique R* et 5 ml d'*eau R*, puis filtrez. Au filtrat, ajoutez 1 ml de *solution concentrée d'hydroxyde de sodium R* et filtrez. A ce dernier filtrat, ajoutez 3 ml de *solution de chlorure d'ammonium R*. Il se forme un précipité blanc gélatineux.

B. La bentonite satisfait à l'essai de pouvoir de gonflement dans l'eau (voir Essai).

C. 0,25 g de bentonite donne la réaction des silicates (*2.3.1*).

ESSAI

Alcalinité. Agitez 2 g de bentonite avec 100 ml d'*eau exempte de dioxyde de carbone R* pendant 5 min. A 5 ml de la suspension, ajoutez 0,1 ml de *solution de thymolphtaléine R*. Le liquide présente une coloration bleuâtre. Ajoutez 0,1 ml d'*acide chlorhydrique 0,1 M*. Le liquide se décolore au cours des 5 min qui suivent.

Particules grossières. Mélangez 20 g de bentonite et 1000 ml d'*eau R* pendant 15 min, à l'aide d'un mélangeur dont la vitesse peut atteindre 5000 tr/min au minimum. Transvasez la suspension sur un tamis humide (75) desséché au préalable à 100-105 °C et taré. Lavez avec 3 fois 500 ml d'*eau R* en veillant à ce que tout agglomérat soit dispersé. Desséchez le tamis à 100-105 °C et pesez. La masse des particules restées sur le tamis n'est pas supérieure à 0,1 g (0,5 pour cent).

Pouvoir de gonflement dans l'eau. Dans une éprouvette graduée de 100 ml, d'un diamètre de 30 mm environ,versez 100 ml d'une solution de *laurilsulfate de sodium R* à 10 g/l. Divisez 2,0 g de bentonite en 20 parties et versez-en une toutes les 2 min dans le liquide de l'éprouvette en laissant sédimenter la substance entre chaque addition. Laissez reposer pendant 2 h. Le volume apparent du sédiment n'est pas inférieur à 22 ml.

Volume de sédimentation. Mélangez 6,0 g de bentonite et 200 ml d'*eau R* pendant 20 min à l'aide d'un mélangeur dont la vitesse peut atteindre 10 000 tr/min. Transvasez 100 ml de cette suspension dans une éprouvette graduée. Laissez reposer pendant 24 h. Le volume du liquide surnageant limpide n'est pas supérieur à 2 ml.

Métaux lourds (*2.4.8*). Chauffez à ébullition pendant 5 min un mélange de 5,0 g de bentonite, de 7,5 ml d'*acide chlorhydrique dilué R* et de 27,5 ml d'*eau R*. Centrifugez et filtrez le liquide surnageant. Lavez le résidu de centrifugation à l'*eau R* et filtrez. Réunissez les filtrats et complétez à 50,0 ml avec de l'*eau R*. A 5 ml de la solution, ajoutez 5 ml d'*eau R*, 10 ml d'*acide chlorhydrique R* et 25 ml de *méthylisobutylcétone R*. Agitez pendant 2 min, puis séparez les couches. Evaporez la couche aqueuse au bain-marie à siccité. Dissolvez le résidu dans 1 ml d'*acide acétique R* et complétez à 25 ml avec de l'*eau R*, puis filtrez. 12 ml du filtrat satisfont à l'essai limite A des métaux lourds (50 ppm). Préparez le témoin avec la *solution à 1 ppm de plomb (Pb) R*.

Perte à la dessiccation (*2.2.32*). Déterminée à l'étuve à 100-105 °C sur 1,000 g de bentonite, la perte à la dessiccation n'est pas supérieure à 15 pour cent.

Contamination microbienne. La bentonite satisfait à une limite du nombre de germes aérobies viables totaux (*2.6.12*) de 10^3 par gramme, déterminé par dénombrement sur plaque de gélose.

01/2002:0372

BENZALKONIUM (CHLORURE DE)

Benzalkonii chloridum

DÉFINITION

Le chlorure de benzalkonium est un mélange de chlorures d'alkylbenzyldiméthylammoniums dont la partie alkyle est constituée par des chaînes en C_8 à C_{18}. Il contient au minimum 95,0 pour cent et au maximum l'équivalent de 104,0 pour cent de chlorures d'alkylbenzyldiméthylammoniums, calculés en $C_{22}H_{40}ClN$ (M_r 354,0) par rapport à la substance anhydre.

CARACTÈRES

Poudre blanche à blanc-jaune ou masses gélatineuses, blanc jaunâtre, hygroscopiques, savonneuses au toucher, très solubles dans l'eau et dans l'alcool. Le chlorure de benzalkonium donne par chauffage une masse limpide qui fond. Une solution de chlorure de benzalkonium dans l'eau forme une mousse abondante par agitation.

IDENTIFICATION

A. Dissolvez 80 mg de chlorure de benzalkonium dans de l'*eau R* et complétez à 100 ml avec le même solvant. Examinée de 220 nm à 350 nm (*2.2.25*), la solution présente 3 maximums d'absorption respectivement à 257 nm, à 263 nm et à 269 nm, et un épaulement à 250 nm environ.

B. A 2 ml de solution S (voir Essai), ajoutez 0,1 ml d'*acide acétique glacial R*, puis, goutte à goutte, 1 ml de *solution de tétraphénylborate de sodium R*. Il se forme un précipité blanc. Filtrez et dissolvez le précipité dans un mélange de 1 ml d'*acétone R* et de 5 ml d'*alcool R* en chauffant à une température ne dépassant pas 70 °C. A la solution chaude, ajoutez de l'*eau R*, goutte à goutte, jusqu'à apparition d'une légère opalescence. Chauffez doucement jusqu'à limpidité et laissez refroidir. Il se forme des cristaux blancs. Filtrez, lavez 3 fois avec 10 ml d'*eau R* et séchez sous vide, sur du *pentoxyde de diphosphore R* ou sur du *gel de silice anhydre R*, à une température ne dépassant pas 50 °C. Le point de fusion (*2.2.14*) des cristaux est de 127 °C à 133 °C.

C. A 5 ml de *solution diluée d'hydroxyde de sodium R*, ajoutez 0,1 ml de *solution de bleu de bromophénol R1* et 5 ml de *chloroforme R*. Agitez. La couche chloroformique est incolore. Ajoutez 0,1 ml de solution S et agitez. La couche chloroformique se colore en bleu.

D. A 2 ml de solution S, ajoutez 1 ml d'*acide nitrique dilué R*. Il se forme un précipité blanc qui se dissout par addition de 5 ml d'*alcool R*. La solution donne la réaction (a) des chlorures (*2.3.1*).

ESSAI

Solution S. Dissolvez 1,0 g de chlorure de benzalkonium dans de l'*eau exempte de dioxyde de carbone R* et complétez à 100 ml avec le même solvant.

Aspect de la solution. La solution S est limpide (*2.2.1*) et n'est pas plus fortement colorée que la solution témoin J_6 (*2.2.2, Procédé II*).

Acidité ou alcalinité. A 50 ml de solution S, ajoutez 0,1 ml de *solution de pourpre de bromocrésol R*. Le virage de l'indicateur ne nécessite pas plus de 0,1 ml d'*acide chlorhydrique 0,1 M* ou d'*hydroxyde de sodium 0,1 M*.

Amines et sels d'amines. Dissolvez en chauffant 5,0 g de chlorure de benzalkonium dans 20 ml d'un mélange de 3 volumes d'*acide chlorhydrique 1 M* et de 97 volumes de *méthanol R*. Ajoutez 100 ml de *2-propanol R*. Faites passer lentement un courant d'*azote R* dans la solution. Titrez en ajoutant progressivement 12,0 ml d'*hydroxyde de tétrabutylammonium 0,1 M* et tracez la courbe du titrage potentiométrique (*2.2.20*). Si la courbe de titrage présente 2 points d'inflexion, le volume de solution titrante ajouté entre ces 2 points n'est pas supérieur à 5,0 ml. Si la courbe de titrage ne présente pas de point d'inflexion, le chlorure de benzalkonium ne satisfait pas à l'essai. Si la courbe de titrage ne présente qu'un seul point d'inflexion, répétez l'essai en ajoutant 3,0 ml d'une solution de *diméthyldécylamine R* à 25,0 g/l dans du *2-propanol R* avant d'effectuer le titrage. Si la courbe de ce titrage, après addition de 12,0 ml de solution titrante, ne présente qu'un seul point d'inflexion, le chlorure de benzalkonium ne satisfait pas à l'essai.

Teneur en eau (*2.5.12*). Déterminée par semi-microdosage sur 0,300 g de chlorure de benzalkonium, la teneur en eau n'est pas supérieure à 10 pour cent.

Cendres sulfuriques (*2.4.14*). Déterminé sur 1,0 g de chlorure de benzalkonium, le taux des cendres sulfuriques n'est pas supérieur à 0,1 pour cent.

DOSAGE

Dissolvez 2,00 g de chlorure de benzalkonium dans de l'*eau R* et complétez à 100,0 ml avec le même solvant. Dans une ampoule à décantation, introduisez 25,0 ml de cette solution, ajoutez 25 ml de *chloroforme R*, 10 ml d'*hydroxyde de sodium 0,1 M* et 10,0 ml d'une solution récemment préparée d'*iodure de potassium R* à 50 g/l. Agitez énergiquement. Laissez reposer et rejetez la couche chloroformique. Agitez 3 fois avec 10 ml de *chloroforme R* et rejetez les couches chloroformiques. A la couche aqueuse, ajoutez 40 ml d'*acide chlorhydrique R*. Laissez refroidir et titrez par l'*iodate de potassium 0,05 M* jusqu'à disparition presque totale de la coloration brun foncé. Ajoutez 2 ml de *chloroforme R* et continuez le titrage en agitant énergiquement jusqu'à ce que la coloration de la couche chloroformique ne change plus. Effectuez un titrage à blanc sur un mélange de 10,0 ml de la solution récemment préparée d'*iodure de potassium R* à 50 g/l, de 20 ml d'*eau R* et de 40 ml d'*acide chlorhydrique R*.

1 ml d'*iodate de potassium 0,05 M* correspond à 35,4 mg de $C_{22}H_{40}ClN$.

01/2002:0371

BENZALKONIUM (CHLORURE DE), SOLUTION DE

Benzalkonii chloridi solutio

DÉFINITION

La solution de chlorure de benzalkonium est une solution aqueuse d'un mélange de chlorures d'alkylbenzyldiméthylammoniums dont la partie alkyle est constituée par des chaînes en C_8 à C_{18}. La solution de chlorure de benzalkonium contient au minimum 475 g/l et au maximum 525 g/l de chlorures d'alkylbenzyldiméthylammoniums, calculés en $C_{22}H_{40}ClN$ (M_r 354,0). La solution peut contenir de l'alcool.

CARACTÈRES

Liquide limpide, incolore ou légèrement jaunâtre, miscible à l'eau et à l'alcool. La solution de chlorure de benzalkonium forme une mousse abondante par agitation.

IDENTIFICATION

A. Prélevez 0,3 ml de solution de chlorure de benzalkonium et complétez à 100 ml avec de l'*eau R*. Examinée de 220 nm à 350 nm (*2.2.25*), la solution présente 3 maximums d'absorption respectivement à 257 nm, à 263 nm et à 269 nm, et un épaulement à 250 nm environ.

B. Prélevez 0,05 ml de solution de chlorure de benzalkonium et ajoutez 2 ml d'*eau R*, 0,1 ml d'*acide acétique glacial R*, puis, goutte à goutte, 1 ml de *solution de tétraphénylborate de sodium R*. Il se forme un précipité blanc. Filtrez et dissolvez le précipité dans un mélange de 1 ml d'*acétone R* et de 5 ml d'*alcool R* en chauffant à une température ne dépassant pas 70 °C. A la solution chaude, ajoutez de l'*eau R*, goutte à goutte, jusqu'à apparition d'une légère opalescence. Chauffez doucement jusqu'à limpidité et laissez refroidir. Il se forme des cristaux blancs. Filtrez, lavez 3 fois avec 10 ml d'*eau R* et séchez sous vide, sur du *pentoxyde de diphosphore R* ou sur du *gel de silice anhydre R*, à une température ne dépassant pas 50 °C. Le point de fusion (*2.2.14*) des cristaux est de 127 °C à 133 °C.

C. A 5 ml de *solution diluée d'hydroxyde de sodium R*, ajoutez 0,1 ml de *solution de bleu de bromophénol R1* et 5 ml de *chloroforme R*. Agitez. La couche chloroformique est incolore. Ajoutez 0,05 ml de solution de chlorure de benzalkonium et agitez. La couche chloroformique se colore en bleu.

D. A 0,05 ml de solution de chlorure de benzalkonium, ajoutez 1 ml d'*acide nitrique dilué R*. Il se forme un précipité blanc qui se dissout par addition de 5 ml d'*alcool R*. La solution donne la réaction (a) des chlorures (*2.3.1*).

ESSAI

Solution S. Prélevez 2,0 g de solution de chlorure de benzalkonium et complétez à 100 ml avec de l'*eau exempte de dioxyde de carbone R*.

Aspect de la solution. La solution S est limpide (*2.2.1*) et n'est pas plus fortement colorée que la solution témoin J_6 (*2.2.2, Procédé II*).

Acidité ou alcalinité. A 50 ml de solution S, ajoutez 0,1 ml de *solution de pourpre de bromocrésol R*. Le virage de l'indicateur ne nécessite pas plus de 0,1 ml d'*acide chlorhydrique 0,1 M* ou d'*hydroxyde de sodium 0,1 M*.

Amines et sels d'amines. Mélangez en chauffant 10,0 g de solution de chlorure de benzalkonium et 20 ml d'un mélange de 3 volumes d'*acide chlorhydrique 1 M* et de 97 volumes de *méthanol R*. Ajoutez 100 ml de *2-propanol R*. Faites passer lentement un courant d'*azote R* dans la solution. Titrez en ajoutant progressivement 12,0 ml d'*hydroxyde de tétrabutylammonium 0,1 M* et tracez la courbe du titrage potentiométrique (*2.2.20*). Si la courbe de titrage présente 2 points d'inflexion, le volume de solution titrante ajouté entre ces 2 points n'est pas supérieur à 5,0 ml. Si la courbe de titrage ne présente pas de point d'inflexion, la solution de chlorure de benzalkonium ne satisfait pas à l'essai. Si la courbe de titrage ne présente qu'un seul point d'inflexion, répétez l'essai en ajoutant 3,0 ml d'une solution de *diméthyldécylamine R* à 25,0 g/l dans du *2-propanol R* avant d'effectuer le titrage. Si la courbe de ce titrage, après addition de 12,0 ml de solution titrante, ne présente qu'un seul point d'inflexion, la solution de chlorure de benzalkonium ne satisfait pas à l'essai.

Cendres sulfuriques (*2.4.14*). Déterminé sur 1,0 g de solution de chlorure de benzalkonium, le taux des cendres sulfuriques n'est pas supérieur à 0,1 pour cent.

DOSAGE

Déterminez la masse volumique (*2.2.5*) de la solution de chlorure de benzalkonium. Prélevez-en 4,00 g et complétez à 100,0 ml avec de l'*eau R*. Dans une ampoule à décantation, introduisez 25,0 ml de cette solution, ajoutez 25 ml de *chloroforme R*, 10 ml d'*hydroxyde de sodium 0,1 M* et 10,0 ml d'une solution récemment préparée d'*iodure de potassium R* à 50 g/l. Agitez énergiquement. Laissez reposer et rejetez la couche chloroformique. Agitez 3 fois avec 10 ml de *chloroforme R* et rejetez les couches chloroformiques. A la couche aqueuse, ajoutez 40 ml d'*acide chlorhydrique R*. Laissez refroidir et titrez par l'*iodate de potassium 0,05 M* jusqu'à disparition presque totale de la coloration brun foncé. Ajoutez 2 ml de *chloroforme R* et continuez le titrage en agitant énergiquement jusqu'à ce que la coloration de la couche chloroformique ne change plus. Effectuez un titrage à blanc sur un mélange de 10,0 ml de la solution récemment préparée d'*iodure de potassium R* à 50 g/l, de 20 ml d'*eau R* et de 40 ml d'*acide chlorhydrique R*.

1 ml d'*iodate de potassium 0,05 M* correspond à 35,4 mg de $C_{22}H_{40}ClN$.

ÉTIQUETAGE

L'étiquette indique la teneur éventuelle en alcool.

01/2002:0373

BENZATHINE BENZYLPÉNICILLINE

Benzylpenicillinum benzathinum

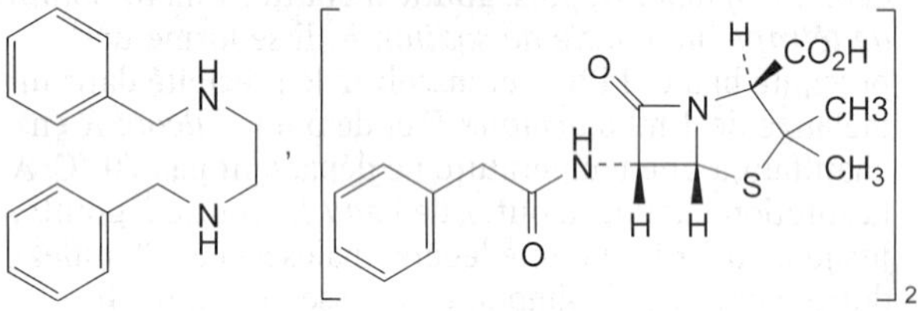

$C_{48}H_{56}N_6O_8S_2$ M_r 909

DÉFINITION

La benzathine benzylpénicilline est l'acide bis[(2*S*,5*R*,6*R*)-3,3-diméthyl-7-oxo-6-[(phénylacétyl)amino]-4-thia-1-azabicyclo[3.2.0]heptane-2-carboxylate] de *N,N'*-dibenzyléthane-1,2-diamine. Elle contient au minimum 96,0 pour cent et au maximum l'équivalent de 102,0 pour cent de benzathine benzylpénicilline et au minimum 24,0 pour cent et au maximum 27,0 pour cent de *N,N'*-dibenzyléthylènediamine (benzathine $C_{16}H_{20}N_2$; M_r 240,3), les pourcentages étant calculés par rapport à la substance anhydre. La benzathine benzylpénicilline contient une quantité variable d'eau. Des agents de dispersion ou de mise en suspension peuvent être ajoutés.

CARACTÈRES

Poudre blanche, très peu soluble dans l'eau, facilement soluble dans le diméthylformamide et dans le formamide, peu soluble dans l'alcool.

IDENTIFICATION

Première identification : A.

Seconde identification : B, C, D.

A. Examinez la benzathine benzylpénicilline par spectrophotométrie d'absorption dans l'infrarouge (*2.2.24*), en comparant avec le spectre obtenu avec la *benzathine benzylpénicilline SCR*.

B. Opérez par chromatographie sur couche mince (*2.2.27*) en utilisant une *plaque au gel de silice silanisé pour CCM R*.

Solution à examiner. Dissolvez 25 mg de benzathine benzylpénicilline dans 5 ml de *méthanol R*.

Solution témoin. Dissolvez 25 mg de *benzathine benzylpénicilline SCR* dans 5 ml de *méthanol R*.

Déposez sur la plaque 1 µl de chaque solution. Développez sur un parcours de 15 cm avec un mélange de 30 volumes d'*acétone R* et de 70 volumes d'une solution d'*acétate d'ammonium R* à 154 g/l préalablement ajustée à pH 7,0 avec de l'*ammoniaque R*. Laissez sécher la plaque à l'air et exposez-la à des vapeurs d'iode jusqu'à apparition des taches. Examinez à la lumière du jour. Les 2 taches principales du chromatogramme obtenu avec la solution à examiner sont semblables quant à leur position, leur coloration et leurs dimensions aux 2 taches principales du chromatogramme obtenu avec la solution témoin. L'identification n'est valable que si le chromatogramme obtenu avec la solution témoin présente 2 taches nettement séparées.

C. Dans un tube à essai d'une longueur de 150 mm et d'un diamètre de 15 mm environ, introduisez 2 mg environ de benzathine benzylpénicilline. Humectez avec 0,05 ml d'*eau R*. Ajoutez 2 ml de *réactif à l'acide sulfurique et au formaldéhyde R*. Mélangez le contenu du tube en tournant ; la solution est pratiquement incolore. Immergez le tube au bain-marie pendant 1 min. Il se développe une coloration brun-rouge.

D. Agitez 0,1 g de benzathine benzylpénicilline avec 2 ml d'*hydroxyde de sodium 1 M* pendant 2 min, puis avec 2 fois 3 ml d'*éther R*. Réunissez les phases éthérées et évaporez-les à siccité. Dissolvez le résidu dans 1 ml d'*alcool à 50 pour cent V/V R*. Ajoutez 5 ml de *solution d'acide picrique R*, chauffez à 90 °C pendant 5 min et laissez refroidir lentement. Séparez les cristaux et faites cristalliser dans de l'*alcool à 25 pour cent V/V R* contenant 10 g/l d'*acide picrique R*. Le point de fusion (*2.2.14*) des cristaux est voisin de 214 °C.

ESSAI

Acidité ou alcalinité. A 0,50 g de benzathine benzylpénicilline, ajoutez 100 ml d'*eau exempte de dioxyde de carbone R* et agitez pendant 5 min. Filtrez sur un filtre de verre fritté. A 20 ml du filtrat, ajoutez 0,1 ml de *solution de bleu de bromothymol R1*. La solution est colorée en vert ou en jaune. Le virage au bleu de l'indicateur ne nécessite pas plus de 0,2 ml d'*hydroxyde de sodium 0,02 M*.

Substances apparentées. Chromatographie liquide (*2.2.29*).

Préparez les solutions immédiatement avant l'emploi, soumettez aux ultrasons (pendant environ 2 min) pour dissoudre les échantillons. Evitez tout échauffement inutile pendant la préparation des échantillons.

Solution à examiner. Dissolvez 70,0 mg de benzathine benzylpénicilline dans 25 ml de *méthanol R* et complétez à 50,0 ml avec une solution à 6,8 g/l de *phosphate monopotassique R* et 1,02 g/l de *phosphate disodique R*.

Solution témoin (a). Dissolvez 70,0 mg de *benzathine benzylpénicilline SCR* dans 25 ml de *méthanol R* et complétez à 50,0 ml avec une solution à 6,8 g/l de *phosphate monopotassique R* et 1,02 g/l de *phosphate disodique R*.

Solution témoin (b). Prélevez 1,0 ml de la solution témoin (a) et complétez à 100,0 ml avec la phase mobile A.

Colonne :

– *dimensions* : *l* = 0,25 m, Ø = 4,0 mm,
– *phase stationnaire : gel de silice octadécylsilylé postgreffé pour chromatographie R* (5 µm),
– *température* : 40 °C.

Phase mobile :

– *phase mobile A* : mélangez 10 volumes d'une solution de *phosphate monopotassique R* à 34 g/l, ajustée à pH 3,5 avec de l'*acide phosphorique R*, 30 volumes de *méthanol R* et 60 volumes d'*eau R*,
– *phase mobile B* : mélangez 10 volumes d'une solution de *phosphate monopotassique R* à 34 g/l, ajustée à pH 3,5 avec de l'*acide phosphorique R*, 30 volumes d'*eau R* et 60 volumes de *méthanol R*,

Intervalle (min)	**Phase mobile A (pour cent *V/V*)**	**Phase mobile B (pour cent *V/V*)**
0 - 10	75	25
10 - 20	75 → 0	25 → 100
20 - 55	0	100
55 - 70	75	25

Débit : 1 ml/min.

Détection : spectrophotomètre à 220 nm.

Injection : 20 µl. Injectez la solution à examiner et les solutions témoins.

Conformité du système : solution témoin (a)

– *rétention relative* par rapport à la benzylpénicilline : benzathine = 0,3 à 0,4 ; impureté C = environ 2,4. Si nécessaire, ajustez la concentration en méthanol dans la phase mobile.

Limites :

– *impureté C* : au maximum 2 fois la somme de la surface des 2 pics principaux du chromatogramme obtenu avec la solution témoin (b) (2 pour cent),
– *toute autre impureté* : au maximum la somme de la surface des 2 pics principaux du chromatogramme obtenu avec la solution témoin (b) (1 pour cent),
– *limite d'exclusion* : 0,05 fois la somme de la surface des 2 pics principaux du chromatogramme obtenu avec la solution témoin (b) (0,05 pour cent).

Teneur en eau (*2.5.12*). Déterminée par semi-microdosage sur 0,300 g de benzathine benzylpénicilline, la teneur en eau est de 5,0 pour cent à 8,0 pour cent.

Stérilité (*2.6.1*). La benzathine benzylpénicilline destinée à la préparation de formes pharmaceutiques administrées par voie parentérale sans autre procédé approprié de stérilisation satisfait également à l'essai de stérilité.

Endotoxines bactériennes (*2.6.14, Méthode E*). Mettez en suspension 20 mg de benzathine benzylpénicilline dans 20 ml d'une solution d'*hydroxyde de sodium 0,1 M* dilué au centième, agitez énergiquement et centrifugez. Le surnageant contient moins de 0,13 UI/ml lorsque la benzathine benzylpénicilline est destinée à la préparation de formes pharmaceutiques administrées par voie parentérale sans autre procédé approprié d'élimination des endotoxines bactériennes.

DOSAGE

Chromatographie liquide (*2.2.29*) selon les indications de l'essai des substances apparentées.

Phase mobile : *solution tampon phosphate pH 3,5 R, méthanol R, eau R* (10:35:55 *V/V/V*).

Injection : 20 µl. Injectez la solution à examiner et la solution témoin (a).

Calculez la teneur pour cent en benzathine et en benzathine benzylpénicilline. Calculez cette dernière en multipliant la teneur pour cent en benzylpénicilline par 1,36.

CONSERVATION

En récipient étanche. Si la substance est stérile, elle est conservée en récipient stérile, étanche, à fermeture inviolable.

ÉTIQUETAGE

L'étiquette indique :

– dans les cas appropriés, le nom et la quantité des agents de dispersion ou de mise en suspension ajoutés,

– dans les cas appropriés, que la substance est stérile,

– dans les cas appropriés, que la substance est exempte d'endotoxines bactériennes.

IMPURETÉS

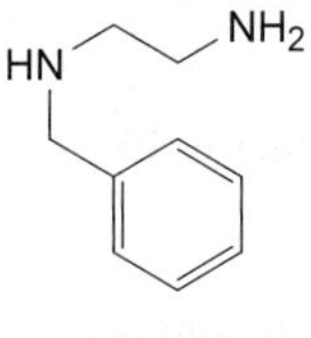

A. monobenzyléthylènediamine,

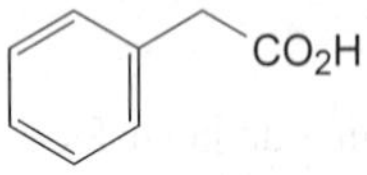

B. acide phénylacétique,

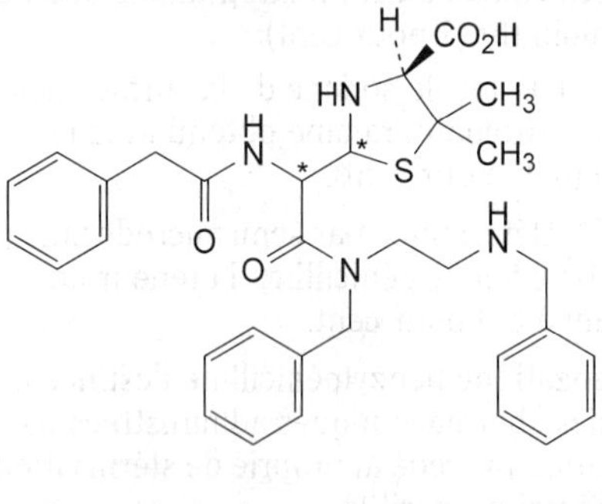

C. benzathide des acides benzylpénicilloïques,

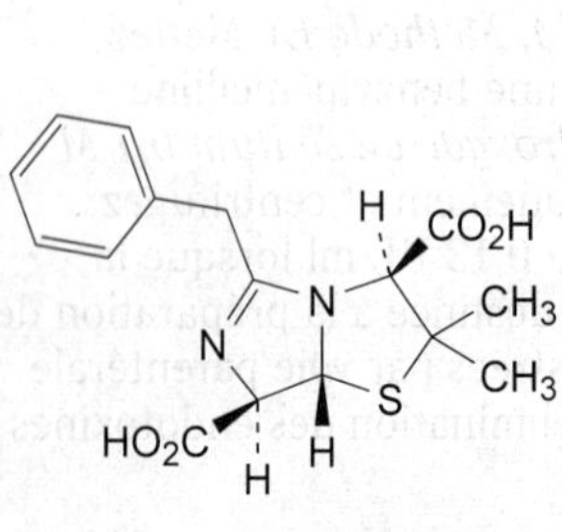

D. acide (3*S*,7*R*,7a*R*)-5-benzyl-2,2-diméthyl-2,3,7,7a-tétrahydroimidazo[5,1-*b*]thiazole-3,7-dicarboxylique (acide pénillique de benzylpénicilline),

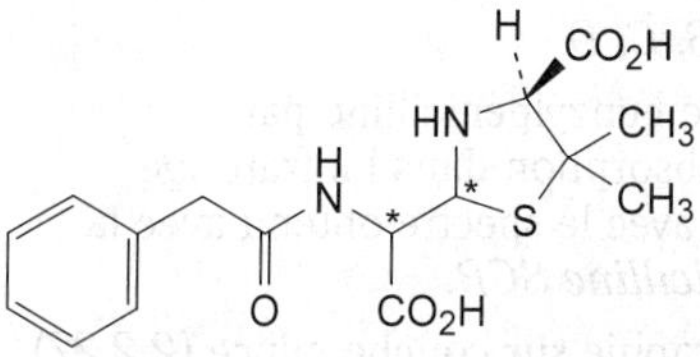

E. acide (4*S*)-2-[carboxy[(phénylacétyl)amino]méthyl]-5,5-diméthylthiazolidine-4-carboxylique (acides pénicilloïques de benzylpénicilline),

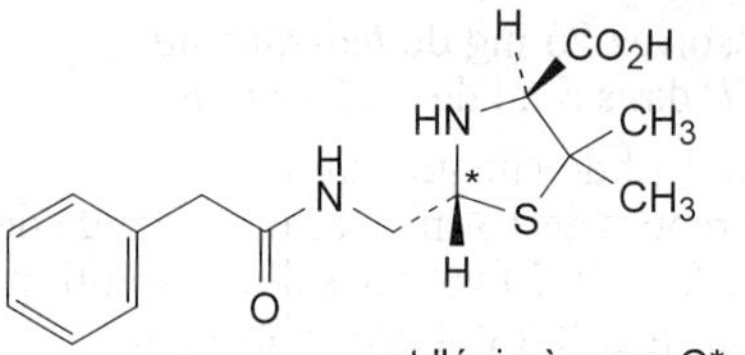

et l'épimère en C*

F. acide (2*RS*,4*S*)-2-[[(phénylacétyl)amino]méthyl]-5,5-diméthylthiazolidine-4-carboxylique (acides pénilloïques de benzylpénicilline).

01/2002:1393

BENZBROMARONE

Benzbromaronum

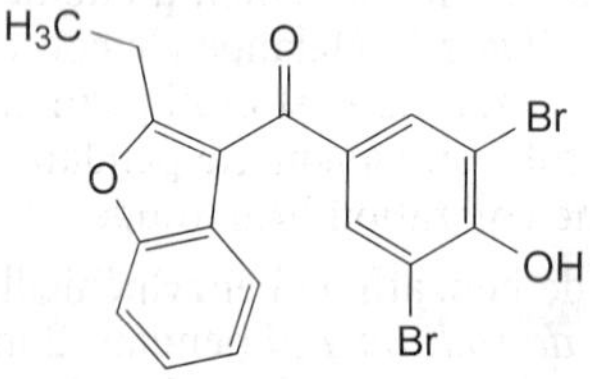

$C_{17}H_{12}Br_2O_3$ M_r 424,1

DÉFINITION

La benzbromarone contient au minimum 98,0 et au maximum l'équivalent de 101,0 pour cent de (3,5-dibromo-4-hydroxyphényl)(2-éthylbenzofuran-3-yl)méthanone, calculé par rapport à la substance desséchée.

CARACTÈRES

Poudre cristalline blanche ou sensiblement blanche, pratiquement insoluble dans l'eau, facilement soluble dans l'acétone et dans le chlorure de méthylène, assez soluble dans l'alcool.

La benzbromarone fond vers 152 °C.

IDENTIFICATION

A. Examinez la benzbromarone par spectrophotométrie d'absorption dans l'infrarouge (*2.2.24*), en comparant avec le *spectre de référence de la benzbromarone de la Ph. Eur.*

B. A l'aide d'un fil de cuivre, préalablement calciné, introduisez un peu de benzbromarone dans la partie non éclairante d'une flamme. Celle-ci se colore en vert.

ESSAI

Aspect de la solution. Dissolvez 1,25 g de benzbromarone dans du *diméthylformamide R* et complétez à 25 ml avec le même solvant. La solution est limpide (*2.2.1*) et n'est pas plus fortement colorée que la solution témoin J_5 (*2.2.2, Procédé II*).

Acidité ou alcalinité. Mélangez 0,5 g de benzbromarone et 10 ml d'*eau exempte de dioxyde de carbone R*, agitez pendant 1 min puis filtrez. A 2,0 ml du filtrat, ajoutez 0,1 ml de *solution de rouge de méthyle R* et 0,1 ml de solution d'*acide chlorhydrique 0,01 M*. La solution est rouge. Ajoutez 0,3 ml de solution d'*hydroxyde de sodium 0,01 M*. La solution est jaune.

Substances apparentées. Opérez par chromatographie liquide (*2.2.29*).

Solution à examiner. Dissolvez 0,125 g de benzbromarone dans 30 ml de *méthanol R* et complétez à 50,0 ml avec la phase mobile.

Solution témoin (a). Prélevez 1,0 ml de solution à examiner et complétez à 100 ml avec la phase mobile. Prélevez 1 ml de solution et complétez à 10 ml avec la phase mobile.

Solution témoin (b). Dissolvez 10 mg de *benzarone SCR* dans la phase mobile et complétez à 20 ml avec la phase mobile.

Solution témoin (c). A 5 ml de solution témoin (b), ajoutez 1 ml de solution à examiner et complétez à 100 ml avec la phase mobile.

La chromatographie peut être réalisée en utilisant :

- une colonne d'acier inoxydable d'une longueur de 0,25 m et d'un diamètre intérieur de 4,6 mm, remplie de *gel de silice octadécylsilylé pour chromatographie R* (5 µm),
- comme phase mobile, à un débit de 1,5 ml/min, un mélange de 5 volumes d'*acide acétique glacial R*, de 25 volumes d'*acétonitrile R*, de 300 volumes d'*eau R* et de 990 volumes de *méthanol R*,
- comme détecteur, un spectrophotomètre réglé à 231 nm.

Injectez 20 µl de solution témoin (c). Ajustez la sensibilité du système de façon que la hauteur des pics principaux du chromatogramme obtenu représente au moins 50 pour cent de l'échelle totale de l'enregistreur. L'essai n'est valable que si la résolution entre le premier pic (impureté C) et le second pic (benzbromarone) n'est pas inférieure à 10,0.

Injectez 20 µl de solution à examiner et 20 µl de solution témoin (a). Continuez la chromatographie de la solution à examiner pendant 2,5 fois le temps de rétention de la benzbromarone. S'il apparaît d'autres pics que le pic principal dans le chromatogramme obtenu avec la solution à examiner, ils peuvent être dus à l'impureté A ou à l'impureté B. Lorsque les chromatogrammes sont enregistrés dans les conditions décrites, les temps de rétention relatifs sont de 0,6 environ pour l'impureté A et de 2 environ pour l'impureté B.

Dans le chromatogramme obtenu avec la solution à examiner, la surface du pic correspondant à l'impureté A n'est pas supérieure à 4 fois la surface du pic principal du chromatogramme obtenu avec la solution témoin (a) (0,4 pour cent) et la surface du pic correspondant à l'impureté B n'est pas supérieure à 10 fois la surface du pic principal du chromatogramme obtenu avec la solution témoin (a) (1 pour cent). S'il apparaît, dans le chromatogramme obtenu avec la solution à examiner, d'autres pics que le pic principal et des pics correspondant à l'impureté A et à l'impureté B, la surface d'aucun d'entre eux n'est supérieure à celle du pic principal du chromatogramme obtenu avec la solution témoin (a) (0,1 pour cent) et la somme de leur surface n'est pas supérieure à 2 fois la surface du pic principal du chromatogramme obtenu avec la solution témoin (a) (0,2 pour cent). Ne tenez pas compte des pics dont la surface est inférieure à 0,2 fois la surface du pic principal du chromatogramme obtenu avec la solution témoin (a).

Halogénures exprimés en chlorures (*2.4.4*). Agitez 1,25 g de benzbromarone avec un mélange de 5 ml d'*acide nitrique dilué R* et de 15 ml d'*eau R*. Filtrez. Rincez le filtre avec de l'*eau R* et complétez à 25 ml avec le même solvant. Prélevez 2,5 ml du filtrat et complétez à 15 ml avec de l'*eau R*. La solution satisfait à l'essai limite des chlorures (400 ppm).

Fer (*2.4.9*). Humectez le résidu obtenu dans l'essai des cendres sulfuriques avec 2 ml d'*acide chlorhydrique R* puis évaporez à siccité au bain-marie. Ajoutez 0,05 ml d'*acide chlorhydrique R* et 10 ml d'*eau R*, puis portez à ébullition et maintenez à cette température pendant 1 min. Laissez refroidir. Rincez le creuset à l'*eau R*, recueillez les eaux de rinçage et complétez à 25 ml avec de l'*eau R*. Prélevez 2 ml de cette solution et complétez à 10 ml avec de l'*eau R*. La solution satisfait à l'essai limite du fer (125 ppm).

Métaux lourds (*2.4.8*). 0,5 g de benzbromarone satisfont à l'essai limite C des métaux lourds (20 ppm). Préparez le témoin avec 1 ml de *solution à 10 ppm de plomb (Pb) R*.

Perte à la dessiccation (*2.2.32*). Déterminée à l'étuve sous vide à 50 °C pendant 4 h sur 1,000 g de benzbromarone, la perte à la dessiccation n'est pas supérieure à 0,5 pour cent.

Cendres sulfuriques (*2.4.14*). Déterminé sur 1,0 g de benzbromarone, le taux des cendres sulfuriques n'est pas supérieur à 0,1 pour cent.

DOSAGE

Dissolvez 0,300 g de benzbromarone dans 60 ml de *méthanol R*. Agitez jusqu'à dissolution complète et ajoutez 10 ml d'*eau R*. Titrez par l'*hydroxyde de sodium 0,1 M*. Déterminez le point de fin de titrage par potentiométrie (*2.2.20*).

1 ml d'*hydroxyde de sodium 0,1 M* correspond à 42,41 mg de $C_{17}H_{12}Br_2O_3$.

CONSERVATION

A l'abri de la lumière.

IMPURETÉS

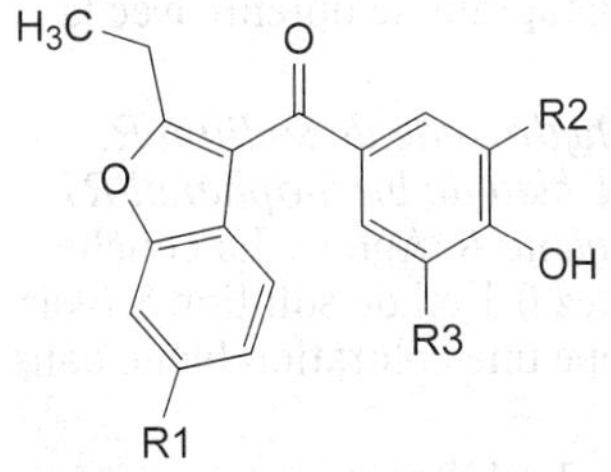

A. R1 = R2 = H, R3 = Br : (3-bromo-4-hydroxyphényl)(2-éthylbenzofuran-3-yl)méthanone,

B. R1 = R2 = R3 = Br : (6-bromo-2-éthylbenzofuran-3-yl)(3,5-dibromo-4-hydroxyphényl)méthanone,

C. R1 = R2 = R3 = H : (2-éthylbenzofuran-3-yl)(4-hydroxyphényl)méthanone (benzarone).

01/2002:0974

BENZÉTHONIUM (CHLORURE DE)

Benzethonii chloridum

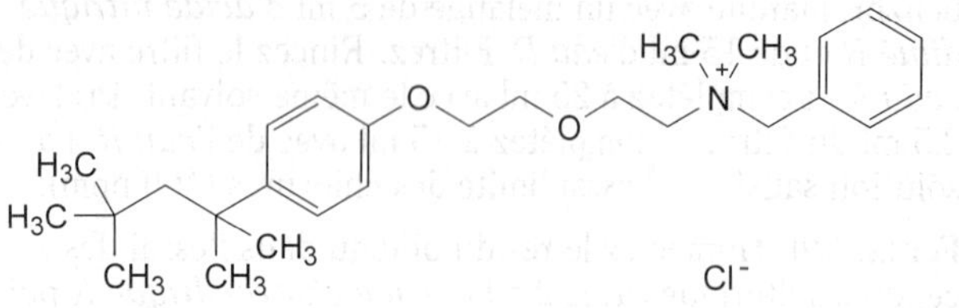

$C_{27}H_{42}ClNO_2$ M_r 448,1

DÉFINITION

Le chlorure de benzéthonium contient au minimum 97,0 pour cent et au maximum l'équivalent de 103,0 pour cent de chlorure de *N*-benzyl-*N*,*N*-diméthyl-2-[2-[4-(1,1,3,3-tétraméthylbutyl)phénoxy]éthoxy]éthanaminium, calculé par rapport à la substance desséchée.

CARACTÈRES

Poudre blanche à blanc-jaune, très soluble dans l'eau et dans l'alcool, facilement soluble dans le chlorure de méthylène.

Une solution aqueuse de chlorure de benzéthonium forme une mousse abondante par agitation.

IDENTIFICATION

A. Le point de fusion (*2.2.14*) du chlorure de benzéthonium, après dessiccation à 105 °C pendant 4 h, est de 158 °C à 164 °C.

B. Opérez par chromatographie sur couche mince (*2.2.27*) en utilisant une plaque recouverte d'un gel de silice approprié contenant un indicateur de fluorescence dont l'intensité est optimale à 254 nm.

Solution à examiner. Dissolvez 25 mg de chlorure de benzéthonium dans de l'*eau R* et complétez à 5 ml avec le même solvant.

Solution témoin. Dissolvez 25 mg de *chlorure de benzéthonium SCR* dans de l'*eau R* et complétez à 5 ml avec le même solvant.

Déposez sur la plaque 20 µl de chaque solution. Développez sur un parcours de 12 cm avec un mélange de 5 volumes d'*acide acétique glacial R*, de 5 volumes d'*eau R* et de 100 volumes de *méthanol R*. Faites sécher la plaque dans un courant d'air chaud. Examinez en lumière ultraviolette à 254 nm. La tache principale du chromatogramme obtenu avec la solution à examiner est semblable quant à sa position et ses dimensions à la tache principale du chromatogramme obtenu avec la solution témoin.

C. A 5 ml de *solution diluée d'hydroxyde de sodium R*, ajoutez 0,1 ml de *solution de bleu de bromophénol R1* et 5 ml de *chlorure de méthylène R*. Agitez. La couche inférieure est incolore. Ajoutez 0,1 ml de solution S (voir Essai) et agitez. Il se développe une coloration bleue dans la couche inférieure.

D. A 2 ml de solution S, ajoutez 1 ml d'*acide nitrique dilué R*. Il se forme un précipité blanc qui se dissout par addition de 5 ml d'*alcool R*. La solution donne la réaction (a) des chlorures (*2.3.1*).

ESSAI

Solution S. Dissolvez 5,0 g de chlorure de benzéthonium dans de l'*eau exempte de dioxyde de carbone R* et complétez à 50 ml avec le même solvant.

Aspect de la solution. La solution S est limpide (*2.2.1*) et n'est pas plus fortement colorée que la solution témoin J_6 (*2.2.2, Procédé II*).

Acidité ou alcalinité. A 25 ml de solution S, ajoutez 0,1 ml de *solution de phénolphtaléine R*. La solution est incolore. Ajoutez 0,3 ml d'*hydroxyde de sodium 0,01 M*. La solution est colorée en rose. Ajoutez 0,1 ml de *solution de rouge de méthyle R* et 0,5 ml d'*acide chlorhydrique 0,01 M*. La solution est colorée en rouge orangé.

Bases volatiles et sels de bases volatiles (*2.4.1*). 0,20 g de chlorure de benzéthonium satisfont à l'essai limite B de l'ammonium (50 ppm). Préparez le témoin avec 0,1 ml de *solution à 100 ppm d'ammonium (NH_4) R*. Remplacez l'oxyde de magnésium lourd par 2,0 ml de *solution concentrée d'hydroxyde de sodium R*.

Perte à la dessiccation (*2.2.32*). Déterminée à l'étuve à 100-105 °C pendant 4 h sur 1,000 g de chlorure de benzéthonium, la perte à la dessiccation n'est pas supérieure à 5,0 pour cent.

Cendres sulfuriques (*2.4.14*). Déterminé sur 1,0 g de chlorure de benzéthonium, le taux des cendres sulfuriques n'est pas supérieur à 0,1 pour cent.

DOSAGE

Dissolvez 2,000 g de chlorure de benzéthonium dans de l'*eau R* et complétez à 100,0 ml avec le même solvant. Dans une ampoule à décantation, introduisez 25,0 ml de solution, ajoutez 10 ml d'une solution d'*hydroxyde de sodium R* à 4 g/l, 10,0 ml d'une solution récemment préparée d'*iodure de potassium R* à 50 g/l et 25 ml de *chlorure de méthylène R*. Agitez énergiquement, laissez reposer et rejetez la couche inférieure. Agitez la couche supérieure avec 3 fois 10 ml de *chlorure de méthylène R* et rejetez chaque fois la couche inférieure. A la couche supérieure, ajoutez 40 ml d'*acide chlorhydrique R*. Laissez refroidir et titrez par l'*iodate de potassium 0,05 M* jusqu'à quasi-disparition de la coloration brun foncé. Ajoutez 4 ml de *chlorure de méthylène R* et continuez le titrage en agitant énergiquement jusqu'à ce que la couche inférieure ne soit plus colorée en brun. Effectuez un titrage à blanc en utilisant un mélange de 10,0 ml de solution récemment préparée d'*iodure de potassium R* à 50 g/l, de 20 ml d'*eau R* et de 40 ml d'*acide chlorhydrique R*.

1 ml d'*iodate de potassium 0,05 M* correspond à 44,81 mg de $C_{27}H_{42}ClNO_2$

CONSERVATION

A l'abri de la lumière.

01/2002:0011

BENZOCAÏNE

Benzocainum

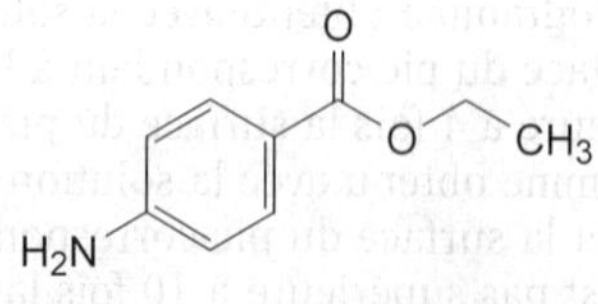

$C_9H_{11}NO_2$ M_r 165,2

DÉFINITION

La benzocaïne contient au minimum 99,0 pour cent et au maximum l'équivalent de 101,0 pour cent de 4-aminobenzoate d'éthyle, calculé par rapport à la substance desséchée.

CARACTÈRES

Poudre cristalline blanche ou cristaux incolores, très peu solubles dans l'eau, facilement solubles dans l'alcool et dans l'éther.

IDENTIFICATION

Première identification : A, B.

Seconde identification : A, C, D.

A. Le point de fusion (*2.2.14*) de la benzocaïne est de 89 °C à 92 °C.

B. Examinez la benzocaïne par spectrophotométrie d'absorption dans l'infrarouge (*2.2.24*), en comparant avec le spectre obtenu avec la *benzocaïne SCR*.

C. Dans un tube à essai, introduisez 50 mg environ de benzocaïne et 0,2 ml d'une solution de *trioxyde de chrome R* à 500 g/l. Placez sur l'ouverture du tube un carré de papier filtre imbibé d'un mélange préparé extemporanément avec des volumes égaux d'une solution de *nitroprussiate de sodium R* à 50 g/l et d'une solution d'*hydrate de pipérazine R* à 200 g/l. Chauffez à douce ébullition pendant 30 s au moins. Il se développe une coloration bleue sur le papier.

D. Dissolvez 50 mg environ de benzocaïne dans de l'*alcool R* et complétez à 100 ml avec le même solvant. 2 ml de la solution donnent la réaction des amines primaires aromatiques (*2.3.1*).

ESSAI

Aspect de la solution. Dissolvez 1,0 g de benzocaïne dans de l'*alcool R* et complétez à 20 ml avec le même solvant. La solution est limpide (*2.2.1*) et incolore (*2.2.2, Procédé II*).

Acidité ou alcalinité. Dissolvez 0,5 g de benzocaïne dans 10 ml d'*alcool R* neutralisé au préalable en présence de 0,05 ml de *solution de phénolphtaléine R*. Ajoutez 10 ml d'*eau exempte de dioxyde de carbone R*. La solution reste incolore et le virage de l'indicateur ne nécessite pas plus de 0,5 ml d'*hydroxyde de sodium 0,01 M*.

Perte à la dessiccation (*2.2.32*). Déterminée sous vide sur 1,00 g de benzocaïne, la perte à la dessiccation n'est pas supérieure à 0,5 pour cent.

Cendres sulfuriques (*2.4.14*). Déterminé sur 1,0 g de benzocaïne, le taux des cendres sulfuriques n'est pas supérieur à 0,1 pour cent.

DOSAGE

Dissolvez 0,400 g de benzocaïne dans un mélange de 25 ml d'*acide chlorhydrique R* et de 50 ml d'*eau R*. Effectuez le dosage de l'azote aminé primaire aromatique (*2.5.8*).

1 ml de *nitrite de sodium 0,1 M* correspond à 16,52 mg de $C_9H_{11}NO_2$.

CONSERVATION

A l'abri de la lumière.

01/2002:0066

BENZOÏQUE (ACIDE)

Acidum benzoicum

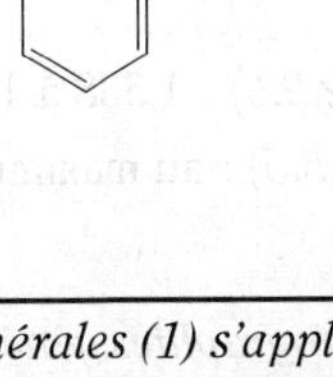

$C_7H_6O_2$ M_r 122,1

DÉFINITION

L'acide benzoïque contient au minimum 99,0 pour cent et au maximum l'équivalent de 100,5 pour cent d'acide benzènecarboxylique.

CARACTÈRES

Poudre cristalline blanche ou cristaux incolores, peu solubles dans l'eau, solubles dans l'eau bouillante, facilement solubles dans l'alcool, dans l'éther et dans les huiles grasses.

IDENTIFICATION

A. Le point de fusion (*2.2.14*) de l'acide benzoïque est de 121 °C à 124 °C.

B. La solution S (voir Essai) donne la réaction (a) des benzoates (*2.3.1*).

ESSAI

Solution S. Dissolvez 5,0 g d'acide benzoïque dans de l'*alcool R* et complétez à 100 ml avec le même solvant.

Aspect de la solution. La solution S est limpide (*2.2.1*) et incolore (*2.2.2, Procédé II*).

Substances carbonisables. Dissolvez, en agitant, 0,5 g d'acide benzoïque dans 5 ml d'*acide sulfurique R*. Après 5 min, la solution n'est pas plus fortement colorée que la solution témoin J_5 (*2.2.2, Procédé I*).

Substances oxydables. Dissolvez 0,2 g d'acide benzoïque dans 10 ml d'*eau R* bouillante. Refroidissez, agitez et filtrez. Au filtrat, ajoutez 1 ml d'*acide sulfurique dilué R* et 0,2 ml de *permanganate de potassium 0,02 M*. Après 5 min, la solution reste colorée en rose.

Composés halogénés et halogénures.

La verrerie de laboratoire utilisée dans cet essai doit être exempte de chlorures et peut être nettoyée par trempage dans une solution d'acide nitrique R à 500 g/l pendant une nuit, puis rincée avec de l'eau R et conservée remplie d'eau R. La verrerie de laboratoire utilisée dans cet essai devrait uniquement être destinée à cet usage.

Solution (a). Dissolvez 6,7 g d'acide benzoïque dans un mélange de 40 ml d'*hydroxyde de sodium 1 M* et de 50 ml d'*alcool R*, puis complétez à 100,0 ml avec de l'*eau R*. Prélevez 10,0 ml de cette solution, ajoutez 7,5 ml de *solution diluée d'hydroxyde de sodium R* et 0,125 g d'*alliage nickel-aluminium R*, puis chauffez au bain-marie pendant 10 min. Laissez refroidir à température ambiante et filtrez dans une fiole jaugée de 25 ml. Lavez le filtre avec 3 fois 2 ml d'*alcool R*. Au filtrat, ajoutez les liquides de lavage et complétez à 25,0 ml avec de l'*eau R*. Cette solution sert à préparer la solution A.

Solution (b). Préparez dans les mêmes conditions une solution semblable sans ajouter la substance à examiner. Cette solution sert à préparer la solution B.

Dans 4 fioles jaugées de 25 ml, introduisez respectivement 10 ml de solution (a), 10 ml de solution (b), 10 ml de *solution à 8 ppm de chlorure (Cl) R* qui servent à préparer la solution C, et 10 ml d'*eau R*. Dans chaque fiole, ajoutez 5 ml de *solution de sulfate ferrique et d'ammonium R5*, et, goutte à goutte, 2 ml d'*acide nitrique R* et 5 ml de *solution de thiocyanate mercurique R* en agitant entre chaque addition. Complétez le contenu de chaque fiole à 25,0 ml avec de l'*eau R* et maintenez les solutions au bain-marie à 20 °C pendant 15 min. Mesurez à 460 nm (*2.2.25*) l'absorbance de la solution A en utilisant, comme liquide de compensation, la solution B et l'absorbance de la solution C, en utilisant comme liquide de compensation, la solution obtenue à partir des 10 ml d'*eau R*. L'absorbance de la solution A n'est pas supérieure à celle de la solution C (300 ppm).

Monographies A - C

Métaux lourds (*2.4.8*). 12 ml de la solution S satisfont à l'essai limite B des métaux lourds (10 ppm). Préparez le témoin avec un mélange de 5 ml de *solution à 1 ppm de plomb (Pb) R* et de 5 ml d'*alcool R*.

Cendres sulfuriques (*2.4.14*). Déterminé sur 1,0 g d'acide benzoïque, le taux des cendres sulfuriques n'est pas supérieur à 0,1 pour cent.

DOSAGE

Dissolvez 0,200 g d'acide benzoïque dans 20 ml d'*alcool R*. Titrez par l'*hydroxyde de sodium 0,1 M* en présence de 0,1 ml de *solution de rouge de phénol R* jusqu'à virage du jaune au rouge-violet.

1 ml d'*hydroxyde de sodium 0,1 M* correspond à 12,21 mg de $C_7H_6O_2$.

01/2002:0705

BENZYLE (BENZOATE DE)

Benzylis benzoas

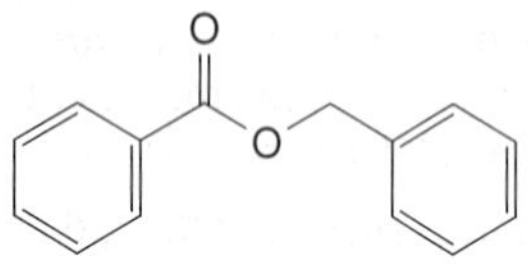

$C_{14}H_{12}O_2$ M_r 212,2

DÉFINITION

Le benzoate de benzyle contient au minimum 99,0 pour cent et au maximum l'équivalent de 100,5 pour cent de benzoate de phénylméthyle.

CARACTÈRES

Cristaux incolores ou sensiblement incolores ou liquide huileux incolore ou sensiblement incolore, pratiquement insoluble dans l'eau, miscible à l'alcool, au chlorure de méthylène, à l'éther, aux huiles grasses et aux huiles essentielles.

Le benzoate de benzyle bout vers 320 °C.

IDENTIFICATION

Première identification : A.

Seconde identification : B, C.

A. Examinez le benzoate de benzyle par spectrophotométrie d'absorption dans l'infrarouge (*2.2.24*), en comparant avec le *spectre de référence du benzoate de benzyle de la Ph. Eur.*

B. A 2 g de benzoate de benzyle, ajoutez 25 ml de *solution alcoolique d'hydroxyde de potassium R* et faites bouillir à reflux pendant 2 h. Chauffez au bain-marie jusqu'à élimination de l'éthanol, ajoutez 50 ml d'*eau R* et distillez. Recueillez 25 ml environ de distillat et réservez-le pour l'identification C. Acidifiez le résidu de la distillation par de l'*acide chlorhydrique dilué R*. Il se forme un précipité blanc. Lavez le précipité avec de l'*eau R* et desséchez-le sous vide. Le point de fusion (*2.2.14*) du précipité est de 121 °C à 124 °C.

C. Au distillat obtenu dans l'identification B, ajoutez 2,5 g de *permanganate de potassium R* et 5 ml de *solution diluée d'hydroxyde de sodium R*. Faites bouillir à reflux pendant 15 min, refroidissez et filtrez. Acidifiez le filtrat avec de l'*acide chlorhydrique dilué R*. Il se forme un précipité blanc. Lavez le précipité avec de l'*eau R* et desséchez-le sous vide. Le point de fusion (*2.2.14*) du précipité est de 121 °C à 124 °C.

ESSAI

Acidité. Dissolvez 2,0 g de benzoate de benzyle dans de l'*alcool R* et complétez à 10 ml avec le même solvant. Titrez par l'*hydroxyde de sodium 0,1 M* en présence de *solution de phénolphtaléine R*. Le virage de l'indicateur au rose ne nécessite pas plus de 0,2 ml d'*hydroxyde de sodium 0,1 M*.

Densité (*2.2.5*) : 1,118 à 1,122.

Indice de réfraction (*2.2.6*) : 1,568 à 1,570.

Point de solidification (*2.2.18*). Le point de solidification du benzoate de benzyle n'est pas inférieur à 17,0 °C.

Cendres sulfuriques (*2.4.14*). Déterminé sur 1,0 g de benzoate de benzyle, le taux des cendres sulfuriques n'est pas supérieur à 0,1 pour cent.

DOSAGE

A 2,000 g de benzoate de benzyle, ajoutez 50,0 ml d'*hydroxyde de potassium alcoolique 0,5 M*. Faites bouillir doucement à reflux pendant 1 h. Titrez la solution chaude par l'*acide chlorhydrique 0,5 M* en présence de 1 ml de *solution de phénolphtaléine R*. Effectuez un titrage à blanc.

1 ml d'*hydroxyde de potassium alcoolique 0,5 M* correspond à 106,1 mg de $C_{14}H_{12}O_2$.

CONSERVATION

En récipient étanche et complètement rempli, à l'abri de la lumière.

01/2002:0256

BENZYLIQUE (ALCOOL)

Alcohol benzylicus

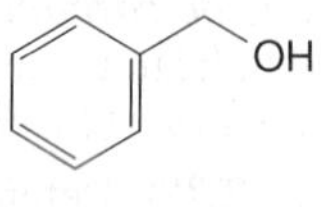

C_7H_8O M_r 108,1

DÉFINITION

Phénylméthanol.

Teneur : 98,0 pour cent à 100,5 pour cent.

CARACTÈRES

Aspect : liquide huileux, limpide, incolore.

Solubilité : soluble dans l'eau, miscible à l'alcool, aux huiles grasses et aux huiles essentielles.

Densité : 1,043 à 1,049.

IDENTIFICATION

Spectrophotométrie d'absorption dans l'infrarouge (*2.2.24*).

Comparaison : *alcool benzylique SCR*.

ESSAI

Aspect de la solution. La solution est limpide (*2.2.1*) et incolore (*2.2.2, Procédé II*).

Agitez 2,0 ml d'alcool benzylique avec 60 ml d'*eau R*. L'alcool benzylique se dissout complètement.

Acidité. A 10 ml d'alcool benzylique, ajoutez 10 ml d'*alcool R* et 1 ml de *solution de phénolphtaléine R*. Le virage au rose de l'indicateur ne nécessite pas plus de 1 ml d'*hydroxyde de sodium 0,1 M*.

Indice de réfraction (*2.2.6*) : 1,538 à 1,541.

Indice de peroxyde (*2.5.5*) : au maximum 5.

Benzaldéhyde et autres substances apparentées. Chromatographie en phase gazeuse (*2.2.28*).

Solution à examiner. Alcool benzylique.

Solution d'étalon (a). Dissolvez 0,100 g d'*éthylbenzène R* dans la solution à examiner et complétez à 10,0 ml avec la même solution. Prélevez 2,0 ml de cette solution et complétez à 20,0 ml avec la solution à examiner.

Solution d'étalon (b). Dissolvez 2,000 g de *dicyclohexyle R* dans la solution à examiner et complétez à 10,0 ml avec la même solution. Prélevez 2,0 ml de cette solution et complétez à 20,0 ml avec la solution à examiner.

Solution témoin (a). Dissolvez 0,750 g de *benzaldéhyde R* et 0,500 g de *cyclohexylméthanol R* dans la solution à examiner et complétez à 25,0 ml avec la même solution. Ajoutez 1,0 ml de cette solution à un mélange de 2,0 ml de solution d'étalon (a) et de 3,0 ml de solution d'étalon (b), puis complétez à 20,0 ml avec la solution à examiner.

Solution témoin (b). Dissolvez 0,250 g de *benzaldéhyde R* et 0,500 g de *cyclohexylméthanol R* dans la solution à examiner et complétez à 25,0 ml avec la même solution. Ajoutez 1,0 ml de cette solution à un mélange de 2,0 ml de solution d'étalon (a) et de 2,0 ml de solution d'étalon (b), puis complétez à 20,0 ml avec la solution à examiner.

Colonne :

- *matériau* : silice fondue,
- *dimensions* : l = 30 m, Ø = 0,32 mm,
- *phase stationnaire* : *macrogol 20 000 R* (épaisseur du film 0,5 µm).

Gaz vecteur : *hélium pour chromatographie R.*

Vitesse linéaire : 25 cm/s.

Température :

	Intervalle (min)	**Température (°C)**
Colonne	0 - 34	50 → 220
	34 - 69	220
Chambre à injection		200
Détecteur		310

Détection : ionisation de flamme.

Alcool benzylique non destiné à l'usage parentéral.

Injection : 0,1 µl de solution à examiner sans tampon d'air et 0,1 µl de solution témoin (a).

Rétention relative par rapport à l'alcool benzylique (temps de rétention = environ 26 min) : éthylbenzène = environ 0,28 ; dicyclohexyle = environ 0,59 ; benzaldéhyde = environ 0,68 ; cyclohexylméthanol = environ 0,71.

Conformité du système : solution témoin (a) :

- *résolution* : au minimum 3,0 entre les pics dus au benzaldéhyde et au cyclohexylméthanol.

Vérifiez que le chromatogramme obtenu avec la solution à examiner ne présente pas de pics dont le temps de rétention est identique à celui des étalons.

Limites :

- *benzaldéhyde* : au maximum la différence entre la surface du pic correspondant au benzaldéhyde dans le chromatogramme obtenu avec la solution témoin (a) et la surface du pic correspondant au benzaldéhyde dans le chromatogramme obtenu avec la solution à examiner (0,15 pour cent).
- *cyclohexylméthanol* : au maximum la différence entre la surface du pic correspondant au cyclohexylméthanol dans le chromatogramme obtenu avec la solution témoin (a) et la surface du pic correspondant au cyclohexylméthanol dans le chromatogramme obtenu avec la solution à examiner (0,10 pour cent).
- *total des autres impuretés de rétention relative inférieure à celle de l'alcool benzylique* : au maximum 4 fois la surface du pic correspondant à l'éthylbenzène dans la solution témoin (a) (0,04 pour cent).
- *total des impuretés de rétention relative supérieure à celle de l'alcool benzylique* : au maximum la surface du pic correspondant au dicyclohexyle dans le chromatogramme obtenu avec la solution témoin (a) (0,3 pour cent).
- *limite d'exclusion* : 0,01 fois la surface du pic correspondant à l'éthylbenzène dans le chromatogramme obtenu avec la solution témoin (a) (0,0001 pour cent).

Alcool benzylique destiné à un usage parentéral.

Injection : 0,1 µl de solution à examiner sans tampon d'air et 0,1 µl de solution témoin (b).

Rétention relative par rapport à l'alcool benzylique (temps de rétention = environ 26 min) : éthylbenzène = environ 0,28 ; dicyclohexyle = environ 0,59 ; benzaldéhyde = environ 0,68 ; cyclohexylméthanol = environ 0,71.

Conformité du système : solution témoin (b) :

- *résolution* : au minimum 3,0 entre les pics dus au benzaldéhyde et au cyclohexylméthanol.

Vérifiez que le chromatogramme obtenu avec la solution à examiner ne présente pas de pics dont le temps de rétention est identique à celui des étalons.

Limites :

- *benzaldéhyde* : au maximum la différence entre la surface du pic correspondant au benzaldéhyde dans le chromatogramme obtenu avec la solution témoin (b) et la surface du pic correspondant au benzaldéhyde dans le chromatogramme obtenu avec la solution à examiner (0,05 pour cent).
- *cyclohexylméthanol* : au maximum la différence entre la surface du pic correspondant au cyclohexylméthanol dans le chromatogramme obtenu avec la solution témoin (b) et la surface du pic correspondant au cyclohexylméthanol dans le chromatogramme obtenu avec la solution à examiner (0,10 pour cent).
- *total des autres impuretés de rétention relative inférieure à celle de l'alcool benzylique* : au maximum 2 fois la surface du pic correspondant à l'éthylbenzène dans la solution témoin (b) (0,02 pour cent).
- *total des impuretés de rétention relative supérieure à celle de l'alcool benzylique* : au maximum la surface du pic correspondant au dicyclohexyle dans le chromatogramme obtenu avec la solution témoin (b) (0,2 pour cent).
- *limite d'exclusion* : 0,01 fois la surface du pic correspondant à l'éthylbenzène, dans le chromatogramme obtenu avec la solution témoin (b) (0,0001 pour cent).

Résidu à l'évaporation : au maximum 0,05 pour cent.

Après avoir vérifié qu'il satisfait à l'essai d'indice de peroxyde, évaporez à siccité 10,0 g d'alcool benzylique au bain-marie. Desséchez le résidu à l'étuve à 100-105 °C pendant 1 h. Laissez refroidir dans un dessiccateur, puis pesez. La masse du résidu est au maximum de 5 mg.

DOSAGE

A 0,900 g (*m* g) d'alcool benzylique, ajoutez 15,0 ml d'un mélange récemment préparé de 1 volume d'*anhydride acétique R* et de 7 volumes de *pyridine R*. Chauffez à reflux pendant 30 min. Refroidissez et ajoutez 25 ml d'*eau R*. Titrez par l'*hydroxyde de sodium 1 M* en présence de 0,25 ml de *solution de phénolphtaléine R* (n_1 ml). Effectuez un titrage à blanc (n_2 ml).

Calculez la teneur pour cent en C_7H_8O à l'aide de l'expression :

$$\frac{10,81\,(n_2 - n_1)}{m}$$

CONSERVATION

En récipient étanche, sous azote, à l'abri de la lumière et à une température de 2 °C à 8 °C.

ETIQUETAGE

L'étiquette indique, dans les cas appropriés, que la substance convient à la préparation de formes pharmaceutiques administrées par voie parentérale.

01/2002:0113

BENZYLPÉNICILLINE POTASSIQUE

Benzylpenicillinum kalicum

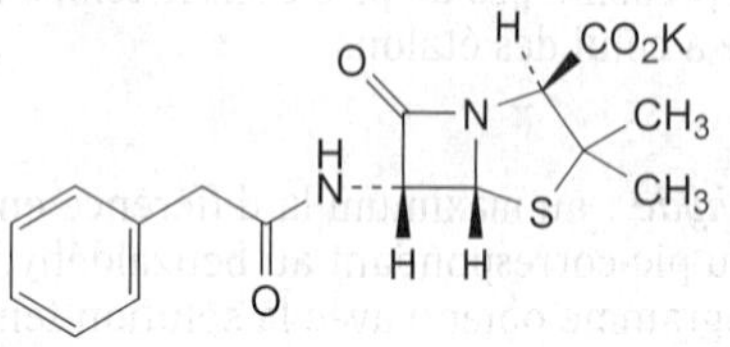

$C_{16}H_{17}KN_2O_4S$ M_r 372,5

DÉFINITION

La benzylpénicilline potassique est le (2*S*,5*R*,6*R*)-3,3-diméthyl-7-oxo-6-[(phénylacétyl)amino]-4-thia-1-azabicyclo[3.2.0]heptane- 2-carboxylate de potassium, substance élaborée par certaines souches de *Penicillium notatum* ou par d'autres organismes apparentés ou obtenue par tout autre moyen. Elle contient au minimum 96,0 pour cent et au maximum l'équivalent de 102,0 pour cent de benzylpénicilline potassique, calculé par rapport à la substance desséchée.

CARACTÈRES

Poudre cristalline, blanche ou sensiblement blanche, très soluble dans l'eau, pratiquement insoluble dans les huiles grasses et dans la paraffine liquide.

IDENTIFICATION

Première identification : A, D.

Seconde identification : B, C, D.

A. Examinez la benzylpénicilline potassique par spectrophotométrie d'absorption dans l'infrarouge (*2.2.24*), en comparant avec le spectre obtenu avec la *benzylpénicilline potassique SCR*.

B. Opérez par chromatographie sur couche mince (*2.2.27*) en utilisant une *plaque au gel de silice silanisée pour CCM R*.

Solution à examiner. Dissolvez 25 mg de benzylpénicilline potassique dans 5 ml d'*eau R*.

Solution témoin (a). Dissolvez 25 mg de *benzylpénicilline potassique SCR* dans 5 ml d'*eau R*.

Solution témoin (b). Dissolvez 25 mg de *benzylpénicilline potassique SCR* et 25 mg de *phénoxyméthylpénicilline potassique SCR* dans 5 ml d'*eau R*.

Déposez sur la plaque 1 µl de chaque solution. Développez sur un parcours de 15 cm avec un mélange de 30 volumes d'*acétone R* et de 70 volumes d'une solution d'*acétate d'ammonium R* à 154 g/l préalablement ajustée à pH 5,0 avec de l'*acide acétique glacial R*. Laissez sécher la plaque à l'air et exposez-la à des vapeurs d'iode jusqu'à apparition des taches. Examinez à la lumière du jour. La tache principale du chromatogramme obtenu avec la solution à examiner est semblable quant à sa position, sa coloration et ses dimensions à la tache principale du chromatogramme obtenu avec la solution témoin (a). L'identification n'est valable que si le chromatogramme obtenu avec la solution témoin (b) présente 2 taches nettement séparées.

C. Dans un tube à essai d'une longueur de 150 mm et d'un diamètre de 15 mm environ, introduisez 2 mg environ de benzylpénicilline potassique. Humectez avec 0,05 ml d'*eau R*. Ajoutez 2 ml de *réactif à l'acide sulfurique et au formaldéhyde R*. Mélangez le contenu du tube en tournant ; la solution est pratiquement incolore. Immergez le tube dans un bain-marie pendant 1 min. Il se développe une coloration brun-rouge.

D. La benzylpénicilline potassique donne la réaction (a) du potassium (*2.3.1*).

ESSAI

Détermination du pH (*2.2.3*). Dissolvez 2,0 g de benzylpénicilline potassique dans de l'*eau exempte de dioxyde de carbone R* et complétez à 20 ml avec le même solvant. Le pH de la solution est de 5,5 à 7,5.

Pouvoir rotatoire spécifique (*2.2.7*). Dissolvez 0,500 g de benzylpénicilline potassique dans de l'*eau exempte de dioxyde de carbone R* et complétez à 25,0 ml avec le même solvant. Calculé par rapport à la substance desséchée, le pouvoir rotatoire spécifique est de + 270 à + 300.

Absorbance (*2.2.25*). Dissolvez 94,0 mg de benzylpénicilline potassique dans de l'*eau R* et complétez à 50,0 ml avec le même solvant. Mesurez l'absorbance de la solution à 325 nm, à 280 nm et au maximum à 264 nm en diluant la solution, si nécessaire, pour effectuer la mesure à 264 nm. Les absorbances mesurées à 325 nm et à 280 nm ne sont pas supérieures à 0,10 ; l'absorbance au maximum à 264 nm, rapportée à la solution non diluée (1,88 g/l) est de 0,80 à 0,88. Vérifiez la résolution de l'appareillage (*2.2.25*) ; le rapport des absorbances n'est pas inférieur à 1,7.

Substances apparentées. Opérez par chromatographie liquide (*2.2.29*), comme décrit sous Dosage. Injectez 20 µl de la solution témoin (d) et effectuez l'élution isocratique avec la phase mobile choisie. Injectez 20 µl de la solution à examiner (b) et commencez l'élution isocratique. Immédiatement après l'élution du pic correspondant à la benzylpénicilline, commencez le gradient linéaire suivant :

Intervalle (min)	Phase mobile A (pour cent *V/V*)	Phase mobile B (pour cent *V/V*)	Commentaire
0 - 20	70 → 0	30 → 100	gradient linéaire
20 - 35	0	100	isocratique
35 - 50	70	30	rééquilibrage

Injectez de l'*eau R* et appliquez le même modèle d'élution pour obtenir une solution à blanc. S'il apparaît d'autres pics que le pic principal dans le chromatogramme obtenu avec la solution à examiner (b), la surface d'aucun d'entre eux n'est supérieure à la surface du pic principal du chromatogramme obtenu avec la solution témoin (d) (1 pour cent).

Perte à la dessiccation (*2.2.32*). Déterminée à l'étuve à 100-105 °C sur 1,000 g de benzylpénicilline potassique, la perte à la dessiccation n'est pas supérieure à 1,0 pour cent.

Stérilité (*2.6.1*). La benzylpénicilline potassique destinée à la préparation de formes pharmaceutiques administrées par voie parentérale sans autre procédé approprié de stérilisation satisfait également à l'essai de stérilité.

Endotoxines bactériennes (*2.6.14, Méthode E*) : moins de 0,16 UI/mg, si la benzylpénicilline potassique est destinée à la préparation de formes pharmaceutiques administrées par voie parentérale sans autre procédé approprié d'élimination des endotoxines bactériennes.

DOSAGE

Opérez par chromatographie liquide (*2.2.29*).

Solution à examiner (a). Dissolvez 50,0 mg de benzylpénicilline potassique dans de l'*eau R* et complétez à 50,0 ml avec le même solvant.

Solution à examiner (b). Préparez la solution immédiatement avant l'emploi. Dissolvez 80,0 mg de benzylpénicilline potassique dans de l'*eau R* et complétez à 20,0 ml avec le même solvant.

Solution témoin (a). Dissolvez 50,0 mg de *benzylpénicilline sodique SCR* dans de l'*eau R* et complétez à 50,0 ml avec le même solvant.

Solution témoin (b). Dissolvez 10 mg de *benzylpénicilline sodique SCR* et 10 mg d'*acide phénylacétique SCR* dans de l'*eau R* et complétez à 50 ml avec le même solvant.

Solution témoin (c). Prélevez 1,0 ml de solution témoin (a) et complétez à 20,0 ml avec de l'*eau R*. Prélevez 1,0 ml de solution et complétez à 50,0 ml avec de l'*eau R*.

Solution témoin (d). Prélevez 4,0 ml de solution témoin (a) et complétez à 100,0 ml avec de l'*eau R*.

La chromatographie peut être réalisée en utilisant :

- une colonne d'une longueur de 0,25 m et d'un diamètre intérieur de 4,6 mm remplie de *gel de silice octadécylsilylé pour chromatographie R* (5 µm),
- comme phase mobile, à un débit de 1,0 ml/min :

Phase mobile A. Mélangez 10 volumes d'une solution de *phosphate monopotassique R* à 68 g/l ajustée à pH 3,5 avec une solution d'*acide phosphorique dilué R* à 500 g/l, 30 volumes de *méthanol R* et 60 volumes d'*eau R*,

Phase mobile B. Mélangez 10 volumes d'une solution de *phosphate monopotassique R* à 68 g/l ajustée à pH 3,5 avec une solution d'*acide phosphorique dilué R* à 500 g/l, 40 volumes d'*eau R* et 50 volumes de *méthanol R*,

- comme détecteur un spectrophotomètre réglé à 225 nm.

Equilibrez la colonne avec une phase mobile dont le rapport A:B est de 70:30. Injectez 20 µl de solution témoin (b). L'essai n'est valable que si la résolution entre les 2 pics principaux n'est pas inférieure à 6,0 (si nécessaire, ajustez le rapport A:B de la phase mobile) et si le coefficient de distribution massique du second pic (benzylpénicilline) est de 4,0 à 6,0. Injectez 20 µl de solution témoin (c). Ajustez le système pour obtenir un pic dont le rapport signal/bruit est d'au moins 3. Injectez 6 fois la solution témoin (a). L'essai n'est valable que si l'écart type relatif de la surface du pic principal n'est pas supérieur à 1,0 pour cent. Injectez en alternance la solution à examiner (a) et la solution témoin (a).

Calculez la teneur pour cent en benzylpénicilline potassique en multipliant la teneur pour cent en benzylpénicilline sodique par 1,045.

CONSERVATION

En récipient étanche. Si la substance est stérile, elle est conservée en récipient stérile, étanche, à fermeture inviolable.

ÉTIQUETAGE

L'étiquette indique :

- dans les cas appropriés, que la substance est stérile,
- dans les cas appropriés, que la substance est exempte d'endotoxines bactériennes.

IMPURETÉS

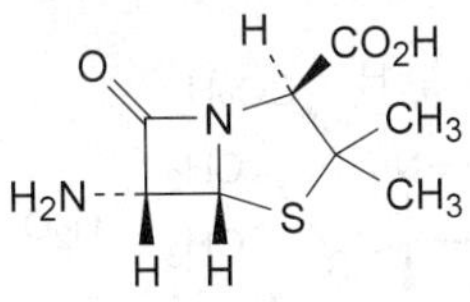

A. acide (2*S*,5*R*,6*R*)-6-amino-3,3-diméthyl-7-oxo-4-thia-1-azabicyclo[3.2.0]heptane-2-carboxylique (acide 6-aminopénicillanique),

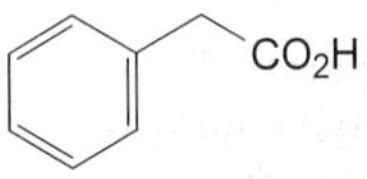

B. acide phénylacétique,

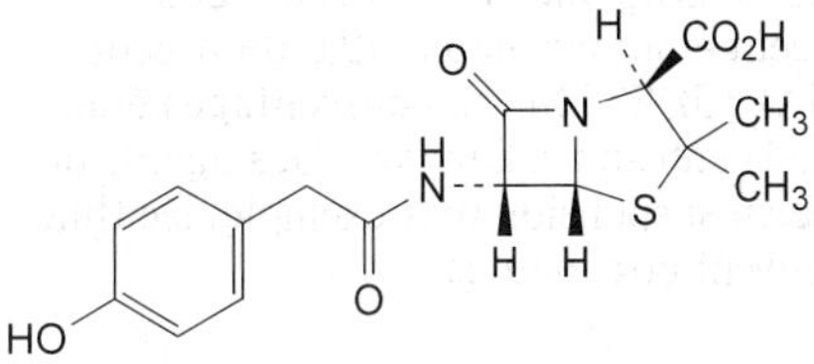

C. acide (2*S*,5*R*,6*R*)-6-[[(4-hydroxyphényl)acétyl]amino]-3,3-diméthyl-7-oxo-4-thia- 1-azabicyclo[3.2.0]heptane-2-carboxylique,

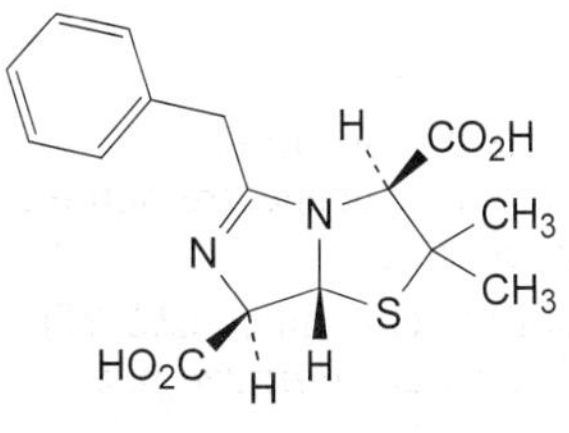

D. acide (3*S*,7*R*,7a*R*)-5-benzyl-2,2-diméthyl-2,3,7,7a-tétrahydroimidazo[5,1-*b*]thiazole-3,7-dicarboxylique (acide pénillique de benzylpénicilline),

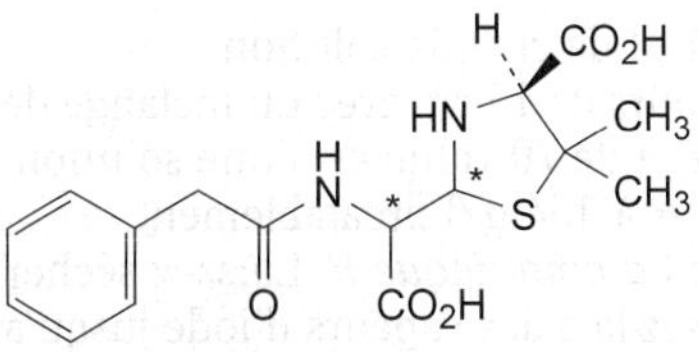

E. acide (4*S*)-2-[carboxy[(phénylacétyl)amino]méthyl]-5,5-diméthylthiazolidine-4-carboxylique (acides pénicilloïques de benzylpénicilline),

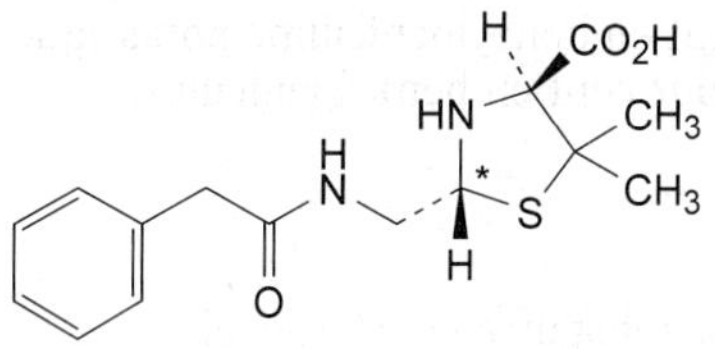

et l'épimère en C*

F. acide (2*RS*,4*S*)-2-[[(phénylacétyl)amino]méthyl]-5,5-diméthylthiazolidine-4-carboxylique (acides pénilloïques de benzylpénicilline).

01/2002:0115

BENZYLPÉNICILLINE PROCAÏNE

Benzylpenicillinum procainum

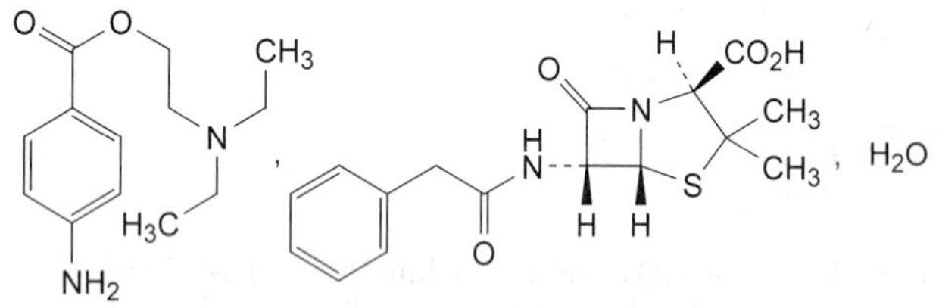

$C_{29}H_{38}N_4O_6S,H_2O$ M_r 588,7

DÉFINITION

La benzylpénicilline procaïne est le monohydrate d'acide (2*S*,5*R*,6*R*)-3,3-diméthyl-7-oxo-6-[(phénylacétyl)amino]-4-thia-1-azabicyclo[3.2.0]heptane- 2-carboxylique du 4-aminobenzoate de 2-(diéthylamino)éthyle. Elle contient au minimum 96,0 pour cent et au maximum l'équivalent de 102,0 pour cent de benzylpénicilline procaïne et au minimum 39,0 pour cent et au maximum 42,0 pour cent de procaïne ($C_{13}H_{20}N_2O_2$; M_r 236,3), les pourcentages étant calculés par rapport à la substance anhydre. Des agents de dispersion ou de mise en suspension (par exemple, lécithine et polysorbate 80) peuvent être ajoutés.

CARACTÈRES

Poudre cristalline, blanche, peu soluble dans l'eau, assez soluble dans l'alcool.

IDENTIFICATION

Première identification : A.

Seconde identification : B, C, D.

A. Examinez par spectrophotométrie d'absorption infrarouge (*2.2.24*), en comparant avec le spectre obtenu avec la *benzylpénicilline procaïne SCR*.

B. Opérez par chromatographie sur couche mince (*2.2.27*) en utilisant une *plaque au gel de silice silanisée pour CCM R*.

Solution à examiner. Dissolvez 25 mg de benzylpénicilline procaïne dans 5 ml d'*acétone R*.

Solution témoin. Dissolvez 25 mg de *benzylpénicilline procaïne SCR* dans 5 ml d'*acétone R*.

Déposez sur la plaque 1 µl de chaque solution. Développez sur un parcours de 15 cm avec un mélange de 30 volumes d'*acétone R* et de 70 volumes d'une solution d'*acétate d'ammonium R* à 154 g/l préalablement ajustée à pH 7,0 avec de l'*ammoniaque R*. Laissez sécher la plaque à l'air et exposez-la à des vapeurs d'iode jusqu'à apparition des taches. Examinez à la lumière du jour. Les 2 taches principales du chromatogramme obtenu avec la solution à examiner sont semblables quant à leur position, leur coloration et leurs dimensions aux 2 taches principales du chromatogramme obtenu avec la solution témoin. L'identification n'est valable que si le chromatogramme obtenu avec la solution témoin présente 2 taches nettement séparées.

C. Dans un tube à essai d'une longueur de 150 mm et d'un diamètre de 15 mm environ, introduisez 2 mg environ de benzylpénicilline procaïne. Humectez avec 0,05 ml d'*eau R*. Ajoutez 2 ml de *réactif à l'acide sulfurique et au formaldéhyde R*. Mélangez le contenu du tube en tournant ; la solution est pratiquement incolore. Immergez le tube au bain-marie pendant 1 min. Il se développe une coloration brun-rouge.

D. Dissolvez 0,1 g de benzylpénicilline procaïne dans 2 ml d'*acide chlorhydrique dilué R*. La solution, qui peut être trouble, donne la réaction des amines primaires aromatiques (*2.3.1*).

ESSAI

Détermination du pH (*2.2.3*). Dissolvez 50 mg de benzylpénicilline procaïne dans de l'*eau exempte de dioxyde de carbone R* et complétez à 15 ml avec le même solvant. Agitez jusqu'à dissolution complète. Le pH de la solution est de 5,0 à 7,5.

Pouvoir rotatoire spécifique (*2.2.7*). Dissolvez 0,250 g de benzylpénicilline procaïne dans un mélange de 2 volumes d'*eau R* et de 3 volumes d'*acétone R*, puis complétez à 25,0 ml avec le même mélange de solvants. Calculé par rapport à la substance anhydre, le pouvoir rotatoire spécifique est de + 165 à + 180.

Substances apparentées. Opérez par chromatographie liquide (*2.2.29*) comme décrit sous Dosage. Injectez 10 µl de solution témoin (c). Ajustez la sensibilité du système de façon que la hauteur du pic correspondant à la benzylpénicilline représente au moins 50 pour cent de l'échelle totale de l'enregistreur. Injectez 10 µl de solution à examiner (a) et enregistrez le chromatogramme pendant 1,5 fois le temps de rétention du pic dû à la benzylpénicilline. S'il apparaît dans le chromatogramme obtenu avec la solution à examiner (a), un pic correspondant à l'acide 4-aminobenzoïque, sa surface n'est pas supérieure à la surface du pic correspondant dans le chromatogramme obtenu avec la solution témoin (c) (0,024 pour cent). S'il apparaît, dans le chromatogramme obtenu avec la solution à examiner (a), d'autres pics que les deux pics principaux et un pic dû à l'acide 4-aminobenzoïque, la surface d'aucun d'entre eux n'est supérieure à celle du pic correspondant à la benzylpénicilline dans le chromatogramme obtenu avec la solution témoin (c) (1 pour cent).

Teneur en eau (*2.5.12*). Déterminée par semi-microdosage sur 0,500 g de benzylpénicilline procaïne, la teneur en eau est de 2,8 pour cent à 4,2 pour cent.

Stérilité (*2.6.1*). La benzylpénicilline procaïne destinée à la préparation de formes pharmaceutiques administrées par voie parentérale sans autre procédé approprié de stérilisation satisfait également à l'essai de stérilité.

Endotoxines bactériennes (*2.6.14, Méthode E*) : moins de 0,10 UI/mg, si la benzylpénicilline procaïne est destinée à la préparation de formes pharmaceutiques administrées par voie parentérale sans autre procédé approprié d'élimination des endotoxines bactériennes.

DOSAGE

Opérez par chromatographie liquide (*2.2.29*). *Préparez les solutions immédiatement avant l'emploi.*

Solution à examiner (a). Dissolvez 70,0 mg de benzylpénicilline procaïne dans la phase mobile et complétez à 50,0 ml avec la phase mobile.

Solution à examiner (b). Dissolvez 70,0 mg de benzylpénicilline procaïne dans la phase mobile et complétez à 100,0 ml avec la phase mobile.

Solution témoin (a). Dissolvez 70,0 mg de *benzylpénicilline procaïne SCR* dans la phase mobile et complétez à 100,0 ml avec la phase mobile.

Solution témoin (b). Dissolvez 4 mg d'*acide 4-aminobenzoïque R* dans la solution témoin (a) et complétez à 25 ml avec la même solution.

Solution témoin (c). Dissolvez 16,8 mg d'*acide 4-aminobenzoïque R* dans de l'*eau R* et complétez à 50,0 ml avec le même solvant. Prélevez 1,0 ml de solution et complétez à 10,0 ml avec de l'*eau R*. A 1,0 ml de cette solution, ajoutez 1,0 ml de solution à examiner (a) et complétez à 100,0 ml avec la phase mobile.

La chromatographie peut être réalisée en utilisant :

- une colonne d'acier inoxydable d'une longueur de 0,25 m et d'un diamètre intérieur de 4,6 mm remplie de *gel de silice octadécylsilylé pour chromatographie R* (5 µm),
- comme phase mobile à un débit de 1,75 ml/min un mélange préparé comme suit : mélangez 250 ml d'*acétonitrile R*, 250 ml d'*eau R* et 500 ml d'une solution contenant 14 g/l de *phosphate monopotassique R* et 6,5 g/l de *solution d'hydroxyde de tétrabutylammonium (400 g/l) R* et ajustée à pH 7,0 avec de l'*hydroxyde de potassium 1 M* ; ajustez le mélange à pH 7,2 avec de l'*acide phosphorique dilué R* si nécessaire,
- comme détecteur, un spectrophotomètre réglé à 225 nm,

Injectez 10 µl de solution témoin (b). Lorsque le chromatogramme est enregistré dans les conditions décrites, l'ordre d'élution est le suivant : acide 4-aminobenzoïque, procaïne, benzylpénicilline. Ajustez la sensibilité du système de façon que la hauteur du pic correspondant à l'acide 4-aminobenzoïque représente au moins 50 pour cent de l'échelle totale de l'enregistreur. L'essai n'est valable que si la résolution entre le premier pic (acide 4-aminobenzoïque) et le deuxième pic (procaïne) n'est pas inférieure à 2,0. Si nécessaire, ajustez la teneur en acétonitrile de la phase mobile. Injectez 6 fois la solution témoin (a). L'essai n'est valable que si l'écart type relatif pour la surface des deux pics principaux n'est pas supérieure à 1,0 pour cent. Injectez en alternance la solution à examiner (b) et la solution témoin (a).

Calculez la teneur pour cent en procaïne et en benzylpénicilline procaïne. Calculez cette dernière en multipliant la teneur pour cent en benzylpénicilline par 1,67.

CONSERVATION

En récipient étanche. Si la substance est stérile, elle est conservée en récipient stérile, étanche, à fermeture inviolable.

ÉTIQUETAGE

L'étiquette indique :

- dans les cas appropriés, le nom et la quantité des agents de dispersion ou de mise en suspension ajoutés,
- dans les cas appropriés, que la substance est stérile,
- dans les cas appropriés, que la substance est exempte d'endotoxines bactériennes.

IMPURETÉS

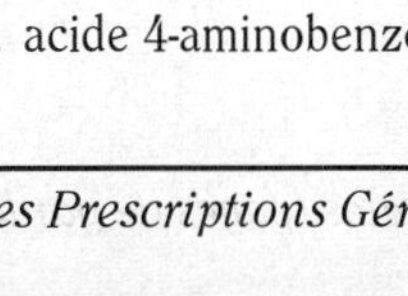

A. acide 4-aminobenzoïque,

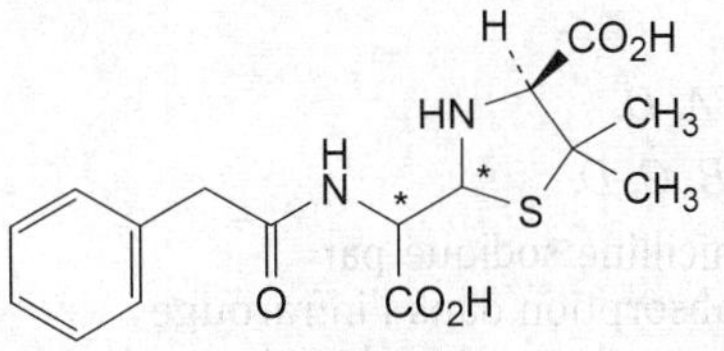

B. acide (4*S*)-2-[carboxy[(phénylacétyl)amino]méthyl]-5,5-diméthylthiazolidine-4-carboxylique (acides pénicilloïques de benzylpénicilline),

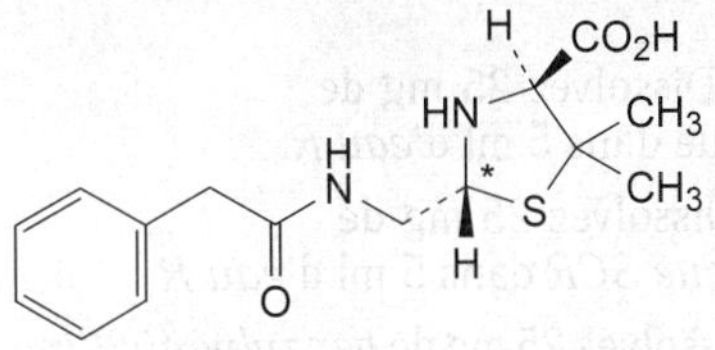

et l'épimère en C*

C. acide (2*RS*,4*S*)-2-[[(phénylacétyl)amino]méthyl]-5,5-diméthylthiazolidine-4-carboxylique (acides pénilloïques de benzylpénicilline),

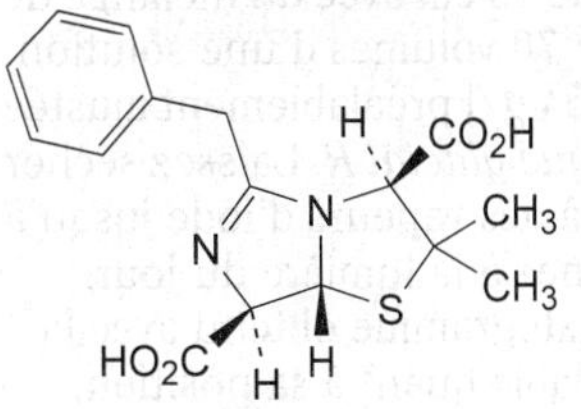

D. acide (3*S*,7*R*,7a*R*)-5-benzyl-2,2-diméthyl-2,3,7,7a-tétrahydroimidazo[5,1-*b*]thiazole-3,7-dicarboxylique (acide pénillique de benzylpénicilline),

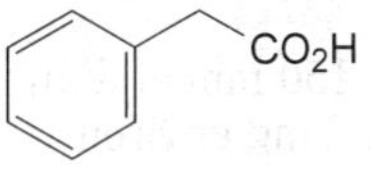

E. acide phénylacétique.

01/2002:0114

BENZYLPÉNICILLINE SODIQUE

Benzylpenicillinum natricum

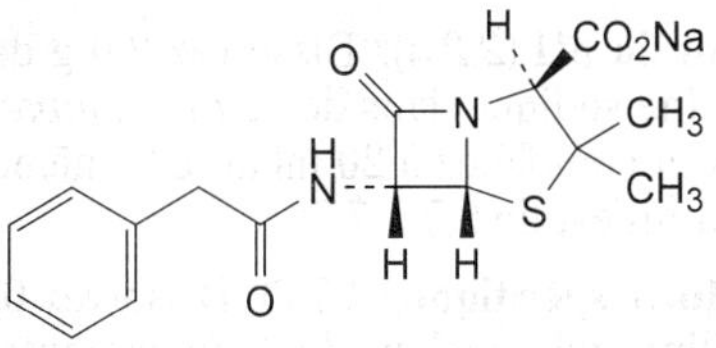

$C_{16}H_{17}N_2NaO_4S$ M_r 356,4

DÉFINITION

La benzylpénicilline sodique est le (2*S*,5*R*,6*R*)-3,3-diméthyl-7-oxo-6-[(phénylacétyl)amino]-4-thia-1-azabicyclo[3.2.0]heptane-2-carboxylate de sodium, substance élaborée par certaines souches de *Penicillium notatum* ou par d'autres organismes apparentés, ou obtenue par tout autre moyen. Elle contient au minimum 96,0 pour cent et au maximum l'équivalent de 102,0 pour cent de benzylpénicilline sodique, calculé par rapport à la substance desséchée.

CARACTÈRES

Poudre cristalline, blanche ou sensiblement blanche, très soluble dans l'eau, pratiquement insoluble dans les huiles grasses et dans la paraffine liquide.

IDENTIFICATION

Première identification : A, D.

Seconde identification : B, C, D.

A. Examinez la benzylpénicilline sodique par spectrophotométrie d'absorption dans l'infrarouge (*2.2.24*), en comparant avec le spectre obtenu avec la *benzylpénicilline sodique SCR*.

B. Opérez par chromatographie sur couche mince (*2.2.27*) en utilisant une *plaque au gel de silice silanisée pour CCM R*.

Solution à examiner. Dissolvez 25 mg de benzylpénicilline sodique dans 5 ml d'*eau R*.

Solution témoin (a). Dissolvez 25 mg de *benzylpénicilline sodique SCR* dans 5 ml d'*eau R*.

Solution témoin (b). Dissolvez 25 mg de *benzylpénicilline sodique SCR* et 25 mg de *phénoxyméthylpénicilline potassique SCR* dans 5 ml d'*eau R*.

Déposez sur la plaque 1 µl de chaque solution. Développez sur un parcours de 15 cm avec un mélange de 30 volumes d'*acétone R* et de 70 volumes d'une solution d'*acétate d'ammonium R* à 154 g/l préalablement ajustée à pH 5,0 avec de l'*acide acétique glacial R*. Laissez sécher la plaque à l'air et exposez-la à des vapeurs d'iode jusqu'à apparition des taches. Examinez à la lumière du jour. La tache principale du chromatogramme obtenu avec la solution à examiner est semblable quant à sa position, sa coloration et ses dimensions à la tache principale du chromatogramme obtenu avec la solution témoin (a). L'identification n'est valable que si le chromatogramme obtenu avec la solution témoin (b) présente 2 taches nettement séparées.

C. Dans un tube à essai d'une longueur de 150 mm et d'un diamètre de 15 mm environ, introduisez 2 mg environ de benzylpénicilline sodique. Humectez avec 0,05 ml d'*eau R*. Ajoutez 2 ml de *réactif à l'acide sulfurique et au formaldéhyde R*. Mélangez le contenu du tube en tournant ; la solution est pratiquement incolore. Immergez le tube au bain-marie pendant 1 min. Il se développe une coloration brun-rouge.

D. La benzylpénicilline sodique donne la réaction (a) du sodium (*2.3.1*).

ESSAI

Détermination du pH (*2.2.3*). Dissolvez 2,0 g de benzylpénicilline sodique dans de l'*eau exempte de dioxyde de carbone R* et complétez à 20 ml avec le même solvant. Le pH de la solution est de 5,5 à 7,5.

Pouvoir rotatoire spécifique (*2.2.7*). Dissolvez 0,500 g de benzylpénicilline sodique dans de l'*eau exempte de dioxyde de carbone R* et complétez à 25,0 ml avec le même solvant. Calculé par rapport à la substance desséchée, le pouvoir rotatoire spécifique est de + 285 à + 310.

Absorbance (*2.2.25*). Dissolvez 90,0 mg de benzylpénicilline sodique dans de l'*eau R* et complétez à 50,0 ml avec le même solvant. Mesurez l'absorbance de la solution à 325 nm, à 280 nm et au maximum à 264 nm en diluant la solution, si nécessaire, pour effectuer la mesure à 264 nm. Les absorbances mesurées à 325 nm et à 280 nm ne sont pas supérieures à 0,10 ; l'absorbance au maximum à 264 nm, rapportée à la solution non diluée (1,80 g/l) est de 0,80 à 0,88. Vérifiez la résolution de l'appareillage (*2.2.25*) ; le rapport des absorbances n'est pas inférieur à 1,7.

Substances apparentées. Opérez par chromatographie liquide (*2.2.29*), comme décrit sous Dosage. Injectez 20 µl de solution témoin (d) et effectuez l'élution isocratique avec la phase mobile choisie. Injectez 20 µl de solution à examiner (b) et commencez l'élution isocratique. Immédiatement après élution du pic correspondant à la benzylpénicilline, commencez le gradient linéaire suivant :

Intervalle (min)	Phase mobile A (pour cent *V/V*)	Phase mobile B (pour cent *V/V*)	Commentaire
0 - 20	70 → 0	30 → 100	gradient linéaire
20 - 35	0	100	isocratique
35 - 50	70	30	rééquilibrage

Injectez de l'*eau R* et appliquez le même programme d'élution pour obtenir un blanc. S'il apparaît d'autres pics que le pic principal dans le chromatogramme obtenu avec la solution à examiner (b), la surface d'aucun d'entre eux n'est supérieure à la surface du pic principal du chromatogramme obtenu avec la solution témoin (d) (1 pour cent).

Acide 2-éthylhexanoïque (*2.4.28*). La benzylpénicilline sodique ne contient pas plus de 0,5 pour cent *m/m* d'acide 2-éthylhexanoïque.

Perte à la dessiccation (*2.2.32*). Déterminée à l'étuve à 100-105 °C sur 1,000 g de benzylpénicilline sodique, la perte à la dessiccation n'est pas supérieure à 1,0 pour cent.

Stérilité (*2.6.1*). La benzylpénicilline sodique destinée à la préparation de formes pharmaceutiques administrées par voie parentérale sans autre procédé approprié de stérilisation satisfait également à l'essai de stérilité.

Endotoxines bactériennes (*2.6.14, Méthode E*) : moins de 0,16 UI/mg, si la benzylpénicilline sodique est destinée à la préparation de formes pharmaceutiques administrées par voie parentérale sans autre procédé approprié d'élimination des endotoxines bactériennes.

DOSAGE

Opérez par chromatographie liquide (*2.2.29*).

Solution à examiner (a). Dissolvez 50,0 mg de benzylpénicilline sodique dans de l'*eau R* et complétez à 50,0 ml avec le même solvant.

Solution à examiner (b). Préparez la solution immédiatement avant l'emploi. Dissolvez 80,0 mg de benzylpénicilline sodique dans de l'*eau R* et complétez à 20,0 ml avec le même solvant.

Solution témoin (a). Dissolvez 50,0 mg de *benzylpénicilline sodique SCR* dans de l'*eau R* et complétez à 50,0 ml avec le même solvant.

Solution témoin (b). Dissolvez 10 mg de *benzylpénicilline sodique SCR* et 10 mg d'*acide phénylacétique SCR* dans de l'*eau R* et complétez à 50 ml avec le même solvant.

Solution témoin (c). Prélevez 1,0 ml de solution témoin (a) et complétez à 20,0 ml avec de l'*eau R*. Prélevez 1,0 ml de solution et complétez à 50,0 ml avec de l'*eau R*.

Solution témoin (d). Prélevez 4,0 ml de solution témoin (a) et complétez à 100,0 ml avec de l'*eau R*.

La chromatographie peut être réalisée en utilisant :

– une colonne d'une longueur de 0,25 m et d'un diamètre intérieur de 4,6 mm remplie de *gel de silice octadécylsilylé pour chromatographie R* (5 µm),

– comme phase mobile, à un débit de 1,0 ml/min :

Phase mobile A. Mélangez 10 volumes d'une solution de *phosphate monopotassique R* à 68 g/l ajustée à pH 3,5 avec une solution d'*acide phosphorique dilué R* à 500 g/l, 30 volumes de *méthanol R* et 60 volumes d'*eau R*,

Monographies A - C

Phase mobile B. Mélangez 10 volumes d'une solution de *phosphate monopotassique R* à 68 g/l ajustée à pH 3,5 avec une solution d'*acide phosphorique dilué R* à 500 g/l, 40 volumes d'*eau R* et 50 volumes de *méthanol R*,

– comme détecteur un spectrophotomètre réglé à 225 nm.

Equilibrez la colonne avec une phase mobile dont le rapport A:B est de 70:30. Injectez 20 µl de solution témoin (b). L'essai n'est valable que si la résolution entre les deux pics principaux est d'au moins 6,0 (si nécessaire, ajustez le rapport A:B de la phase mobile) et si le coefficient de distribution massique du second pic (benzylpénicilline) est de 4,0 à 6,0. Injectez 20 µl de solution témoin (c). Ajustez le système pour obtenir un pic dont le rapport signal/bruit est d'au moins 3. Injectez 6 fois la solution témoin (a). L'essai n'est valable que si l'écart type relatif de la surface du pic principal n'est pas supérieur à 1,0 pour cent. Injectez en alternance la solution à examiner (a) et la solution témoin (a).

CONSERVATION

En récipient étanche. Si la substance est stérile, elle est conservée en récipient stérile, étanche, à fermeture inviolable.

ÉTIQUETAGE

L'étiquette indique :

– dans les cas appropriés, que la substance est stérile,
– dans les cas appropriés, que la substance est exempte d'endotoxines bactériennes.

IMPURETÉS

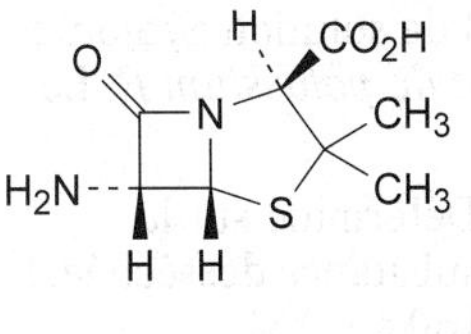

A. acide (2*S*,5*R*,6*R*)-6-amino-3,3-diméthyl-7-oxo-4-thia-1-azabicyclo[3.2.0]heptane-2-carboxylique (acide 6-aminopénicillanique),

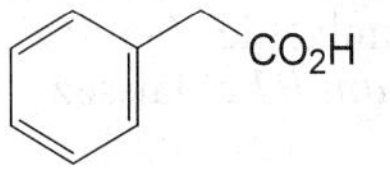

B. acide phénylacétique,

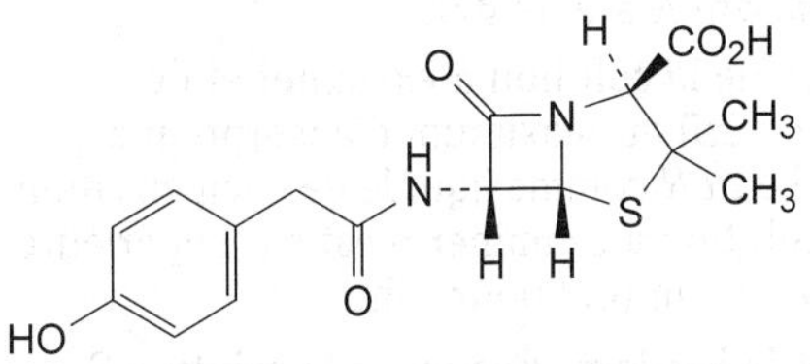

C. acide (2*S*,5*R*,6*R*)-6-[[(4-hydroxyphényl)acétyl]amino]-3,3-diméthyl-7-oxo-4-thia- 1-azabicyclo[3.2.0]heptane-2-carboxylique,

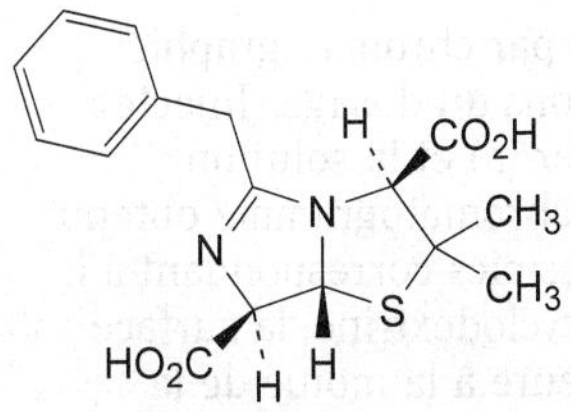

D. acide (3*S*,7*R*,7a*R*)-5-benzyl-2,2-diméthyl-2,3,7,7a-tétrahydroimidazo[5,1-*b*]thiazole-3,7-dicarboxylique (acide pénillique de benzylpénicilline),

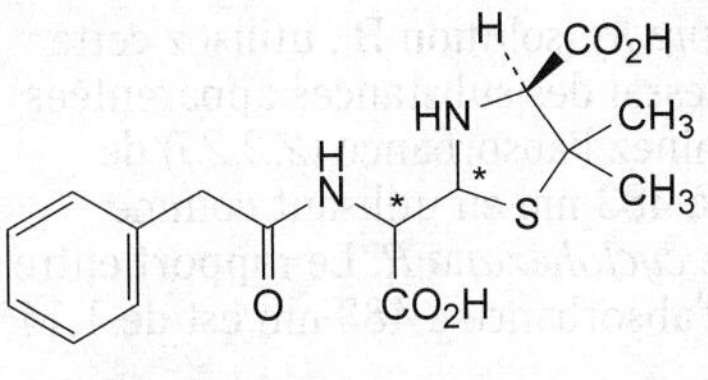

E. acide (4*S*)-2-[carboxy[(phénylacétyl)amino]méthyl]-5,5-diméthylthiazolidine-4-carboxylique (acides pénicilloïques de benzylpénicilline),

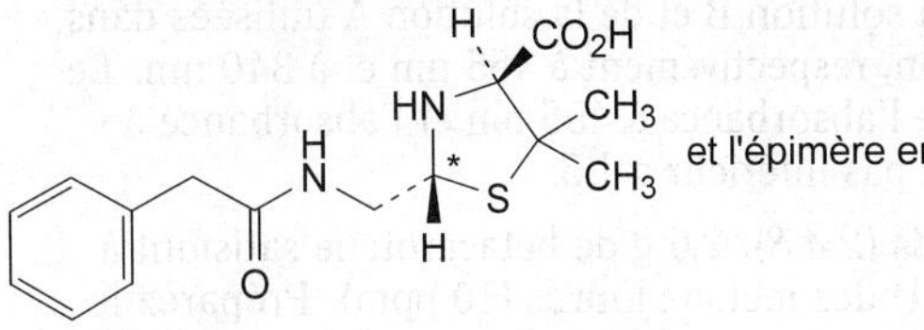

F. acide (2*RS*,4*S*)-2-[[(phénylacétyl)amino]méthyl]-5,5-diméthylthiazolidine-4-carboxylique (acides pénilloïques de benzylpénicilline).

01/2002:1069

BÉTACAROTÈNE

Betacarotenum

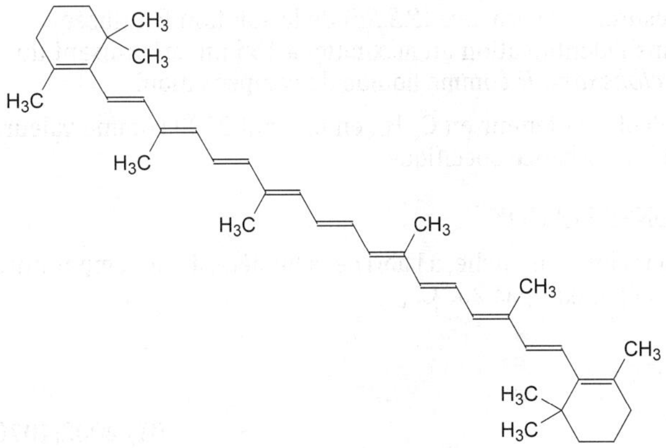

$C_{40}H_{56}$ M_r 536,9

DÉFINITION

Le bétacarotène contient au minimum 96,0 pour cent et au maximum l'équivalent de 101,0 pour cent de (tout-*E*)-3,7,12,16-tétraméthyl-1,18-bis(2,6,6-triméthylcyclohex-1-ényl)octadéca-1,3,5,7,9,11,13,15,17-nonaène, calculé par rapport à la substance desséchée.

CARACTÈRES

Poudre cristalline rouge-brun à rouge-brunâtre, pratiquement insoluble dans l'eau, peu soluble dans le cyclohexane et dans l'éther, pratiquement insoluble dans l'éthanol. Le bétacarotène est sensible à l'air, à la chaleur et à la lumière, particulièrement en solution.

Effectuez les manipulations aussi rapidement que possible en évitant toute exposition à la lumière actinique ; utilisez des solutions préparées extemporanément.

IDENTIFICATION

Dissolvez 50,0 mg de bétacarotène dans 10 ml de *chloroforme R* et complétez immédiatement à 100,0 ml avec du *cyclohexane R*. Prélevez 5,0 ml de cette solution et complétez à 100,0 ml avec du *cyclohexane R* (solution A ; utilisez cette solution également pour l'essai des substances apparentées). Prélevez 5,0 ml de solution A et complétez à

50,0 ml avec du *cyclohexane R.* (solution B ; utilisez cette solution également pour l'essai des substances apparentées et pour le dosage). Déterminez l'absorbance (*2.2.25*) de la solution B à 455 nm et à 483 nm en utilisant comme liquide de compensation le *cyclohexane R*. Le rapport entre l'absorbance à 455 nm et l'absorbance à 483 nm est de 1,14 à 1,18.

ESSAI

Substances apparentées. Déterminez l'absorbance (*2.2.25*) de la solution B et de la solution A utilisées dans l'identification, respectivement à 455 nm et à 340 nm. Le rapport entre l'absorbance à 455 nm et l'absorbance à 340 nm n'est pas inférieur à 1,5.

Métaux lourds (*2.4.8*). 2,0 g de bétacarotène satisfont à l'essai limite D des métaux lourds (10 ppm). Préparez le témoin avec 2 ml d'une *solution à 10 ppm de plomb (Pb) R*.

Perte à la dessiccation (*2.2.32*). Déterminée dans un dessiccateur sous vide à 40 °C sur du *pentoxyde de diphosphore R* pendant 4 h sur 1,000 g de bétacarotène, la perte à la dessiccation n'est pas supérieure à 0,2 pour cent.

Cendres sulfuriques (*2.4.14*). Déterminé sur 1,0 g de bétacarotène, humecté avec un mélange de 2 ml d'*acide sulfurique dilué R* et de 5 ml d'*alcool R*, le taux des cendres sulfuriques n'est pas supérieur à 0,2 pour cent.

DOSAGE

Mesurez l'absorbance (*2.2.25*) de la solution B utilisée dans l'identification au maximum à 455 nm en utilisant du *cyclohexane R* comme liquide de compensation.

Calculez la teneur en $C_{40}H_{56}$ en prenant 2500 comme valeur de l'absorbance spécifique.

CONSERVATION

En récipient étanche, à l'abri de la lumière, à une température ne dépassant pas 25 °C.

Monographies A - C

01/2002:1070

BÉTADEX

Betadexum

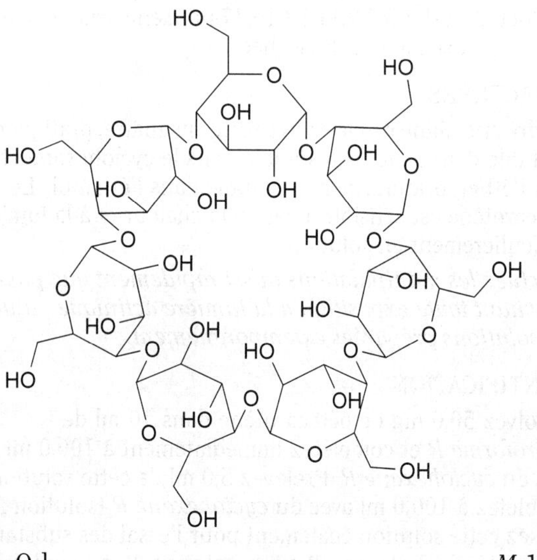

$[C_6H_{10}O_5]_7$ M_r 1135

DÉFINITION

La bétadex (bêtacyclodextrine) contient au minimum 98,0 pour cent et au maximum l'équivalent de 101,0 pour cent de cyclo-α-(1→4)-D-heptaglucopyranoside, calculé par rapport à la substance desséchée.

CARACTÈRES

Poudre cristalline ou amorphe, blanche ou sensiblement blanche, assez soluble dans l'eau, facilement soluble dans le propylèneglycol, pratiquement insoluble dans l'éthanol et dans le chlorure de méthylène.

IDENTIFICATION

A. La bétadex satisfait à l'essai du pouvoir rotatoire spécifique (voir Essai).

B. Examinez les chromatogrammes obtenus dans le dosage. Le pic principal du chromatogramme obtenu avec la solution à examiner (b) est semblable, quant à son temps de rétention et ses dimensions, au pic principal du chromatogramme obtenu avec la solution témoin (c).

C. Dissolvez 0,2 g de bétadex dans 2 ml de *solution d'iode R4* en chauffant au bain-marie et laissez reposer à température ambiante. Il se forme un précipité brun-jaune.

ESSAI

Solution S. Dissolvez en chauffant 1,000 g de bétadex dans de l'*eau exempte de dioxyde de carbone R*, laissez refroidir et complétez à 100,0 ml avec le même solvant.

Aspect de la solution. La solution S est limpide (*2.2.1*).

Détermination du pH (*2.2.3*). A 10 ml de solution S, ajoutez 0,1 ml de solution saturée de *chlorure de potassium R*. Le pH de la solution S est de 5,0 à 8,0.

Pouvoir rotatoire spécifique (*2.2.7*). Déterminé sur la solution S et calculé par rapport à la substance desséchée, le pouvoir rotatoire spécifique est de + 160 à + 164.

Sucres réducteurs

Solution à examiner. A 1 ml de solution S, ajoutez 1 ml de *solution cupri-tartrique R4*. Chauffez au bain-marie pendant 10 min et laissez refroidir à température ambiante. Ajoutez 10 ml de *réactif au molybdate d'ammonium R1* et laissez reposer pendant 15 min.

Solution témoin. Préparez une solution témoin simultanément et de la même manière, en utilisant 1 ml d'une solution de *glucose R* à 0,02 g/l.

Mesurez l'absorbance de la solution à examiner et de la solution témoin (*2.2.25*) au maximum d'absorption à 740 nm, en utilisant l'*eau R* comme liquide de compensation. L'absorbance de la solution à examiner n'est pas supérieure à celle de la solution témoin (0,2 pour cent).

Impuretés absorbant la lumière. Examinez la solution S de 230 nm à 750 nm (*2.2.25*). A aucune longueur d'onde entre 230 nm et 350 nm, l'absorbance n'est supérieure à 0,10. A aucune longueur d'onde entre 350 nm et 750 nm, l'absorbance n'est supérieure à 0,05.

Substances apparentées. Opérez par chromatographie liquide (*2.2.29*) selon les indications du dosage. Injectez séparément la solution à examiner (a) et la solution témoin (b). S'il apparait, dans le chromatogramme obtenu avec la solution à examiner (a) des pics correspondant à la gammacyclodextrine et à l'alphacyclodextrine, la surface d'aucun d'entre eux n'est supérieure à la moitié de la surface des pics correspondants dans le chromatogramme obtenu avec la solution témoin (b) (0,25 pour cent). La somme de la surface de tous les pics, à l'exception du pic principal et des pics correspondant à l'alphacyclodextrine et à la gammacyclodextrine n'est pas supérieure à la moitié de la surface du pic correspondant à la bétadex dans le chromatogramme obtenu avec la solution témoin (b) (0,5 pour cent).

Solvants résiduels. Opérez par chromatographie en phase gazeuse (*2.2.28*) à espace de tête, en utilisant la méthode des ajouts dosés et le *chlorure d'éthylène R* comme étalon interne.

Solutions à examiner. Dans 4 flacons identiques de 20 ml, dissolvez 500 mg de bétadex dans de l'*eau R*, ajoutez 0,10 g de *chlorure de calcium R*, 30 µl de *solution d'α-amylase R* et, séparément, 1 ml des solutions témoins (a), (b), (c) et (d), puis complétez à 10 ml avec de l'*eau R*.

Solutions témoins. Préparez une solution témoin (a) contenant 10 µl de *chlorure d'éthylène R* par litre. A partir de la solution témoin (a), préparez les solutions témoins (b), (c) et (d) contenant respectivement 5 µl, 10 µl et 15 µl de *trichloréthylène R* et de *toluène R* par litre.

La chromatographie peut être réalisée en utilisant :

- une colonne de silice fondue d'une longueur de 25 m et d'un diamètre intérieur de 0,32 mm dont la paroi intérieure est recouverte d'une couche de 1 µm environ de *macrogol 20 000 R*,
- comme gaz vecteur, de l'*hélium pour chromatographie R*,
- un détecteur à ionisation de flamme,

en maintenant la température de la colonne à 50 °C, celle de l'injecteur à 140 °C et celle du détecteur à 280 °C. Placez les échantillons dans une enceinte thermostatée à 45 °C pendant 2 h. Injectez 200 µl de l'espace de tête de chaque flacon et répétez chaque essai au moins 3 fois. Le temps de rétention du toluène est de 10 min environ. L'essai n'est valable que si :

- la résolution entre les pics correspondant au trichloréthylène et au toluène d'une part, et entre les pics correspondant au toluène et au chlorure d'éthylène d'autre part, n'est pas inférieure à 1,1,
- l'écart type relatif des rapports entre la surface des pics correspondant au trichloréthylène et au toluène et celle du pic correspondant à l'étalon interne n'est pas supérieur à 5 pour cent.

Calculez la teneur en trichloréthylène et en toluène en prenant comme densités relatives 1,46 et 0,87 respectivement.

La bétadex ne contient pas plus de 10 ppm de trichloréthylène ni plus de 10 ppm de toluène.

Métaux lourds (*2.4.8*). 1,0 g de bétadex satisfait à l'essai limite C des métaux lourds (10 ppm). Préparez le témoin avec 1 ml de *solution à 10 ppm de plomb (Pb) R*.

Perte à la dessiccation (*2.2.32*). Déterminée à l'étuve à 120 °C pendant 2 h sur 1,000 g de bétadex, la perte à la dessiccation n'est pas supérieure à 16,0 pour cent.

Cendres sulfuriques (*2.4.14*). Déterminé sur 1,0 g de bétadex, le taux des cendres sulfuriques n'est pas supérieur à 0,1 pour cent.

DOSAGE

Opérez par chromatographie liquide (*2.2.29*).

Solution à examiner (a). Dissolvez en chauffant 0,25 g de bétadex dans de l'*eau R*, refroidissez, puis complétez à 25,0 ml avec le même solvant.

Solution à examiner (b). Prélevez 5,0 ml de solution à examiner (a) et complétez à 50,0 ml avec de l'*eau R*.

Solution témoin (a). Dissolvez 25,0 mg d'*alfadex SCR*, 25,0 mg de *gammacyclodextrine SCR* et 50,0 mg de *bétadex SCR* dans de l'*eau R*, puis complétez à 50,0 ml avec le même solvant.

Solution témoin (b). Prélevez 5,0 ml de solution témoin (a) et complétez à 50,0 ml avec de l'*eau R*.

Solution témoin (c). Dissolvez 25,0 mg de *bétadex SCR* dans de l'*eau R* et complétez à 25,0 ml avec le même solvant.

La chromatographie peut être réalisée en utilisant :

- une colonne d'acier inoxydable, d'une longueur de 0,25 m et d'un diamètre intérieur de 4,6 mm, remplie de *gel de silice octadécylsilylé pour chromatographie R* (10 µm),
- comme phase mobile, à un débit de 1,5 ml/min, un mélange de 10 volumes de *méthanol R* et de 90 volumes d'*eau R*,
- comme détecteur, un réfractomètre différentiel,
- un injecteur à boucle de 50 µl.

Equilibrez la colonne avec la phase mobile à un débit de 1,5 ml/min pendant 3 h environ. Injectez chaque solution. Enregistrez les chromatogrammes pendant 1,5 fois le temps de rétention de la bétadex. Ajustez la sensibilité du système de façon que la hauteur du pic correspondant à la gammacyclodextrine, dans le chromatogramme obtenu avec la solution témoin (a), représente 55 pour cent à 75 pour cent de l'échelle totale de l'enregistreur. Le temps de rétention de la bétadex est 10 min environ, la rétention relative de la gammacyclodextrine et de l'alfadex est respectivement de 0,3 et 0,45 environ.

L'essai n'est valable que si :

- la résolution entre les pics correspondant à la gammacyclodextrine et l'alfadex n'est pas inférieure à 1,5,
- l'écart type relatif de la surface du pic correspondant à la bétadex est inférieur à 2,0 pour cent.

Si nécessaire, ajustez la concentration du méthanol dans la phase mobile pour obtenir la résolution souhaitée. Calculez la teneur pour cent en $[C_6H_{10}O_5]_7$ à partir de la surface du pic principal de chacun des chromatogrammes obtenus avec la solution à examiner (b) et la solution témoin (c), et de la teneur déclarée de la *bétadex SCR*.

CONSERVATION

En récipient étanche.

IMPURETÉS

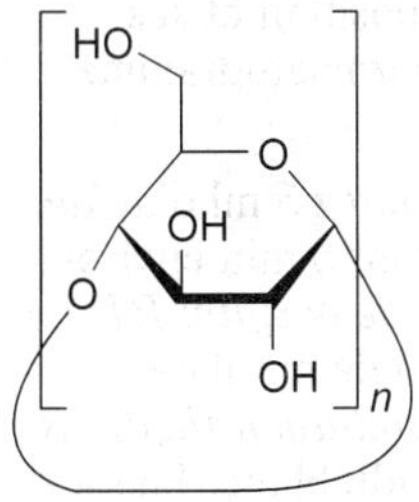

A. *n* = 6 : alfadex,

B. *n* = 8 : gammacyclodextrine.

01/2002:1071

BÉTAHISTINE (MÉSILATE DE)

Betahistini mesilas

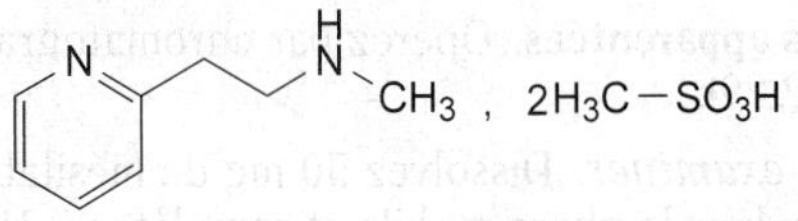

$C_{10}H_{20}N_2O_6S_2$ M_r 328,4

DÉFINITION

Le mésilate de bétahistine contient au minimum 98,0 pour cent et au maximum l'équivalent de 101,0 pour cent de bis(méthanesulfonate) de *N*-méthyl-2-(pyridin-2-yl)éthanamine, calculé par rapport à la substance anhydre et exempte de 2-propanol.

CARACTÈRES

Poudre cristalline blanche, très hygroscopique, très soluble dans l'eau, facilement soluble dans l'alcool, très peu soluble dans le 2-propanol.

IDENTIFICATION

Première identification : B.

Seconde identification : A, C, D.

A. Le point de fusion (*2.2.14*) du mésilate de bétahistine est de 108 °C à 112 °C.

B. Examinez le mésilate de bétahistine par spectrophotométrie d'absorption dans l'infrarouge (*2.2.24*), en comparant avec le spectre obtenu avec le *mésilate de bétahistine SCR*. Examinez les substances sous forme de pastilles.

C. Opérez par chromatographie sur couche mince (*2.2.27*) en utilisant une plaque recouverte d'un gel de silice approprié contenant un indicateur de fluorescence dont l'intensité est optimale à 254 nm.

Solution à examiner. Dissolvez 10 mg de mésilate de bétahistine dans de l'*alcool R* et complétez à 2 ml avec le même solvant.

Solution témoin. Dissolvez 10 mg de *mésilate de bétahistine SCR* dans de l'*alcool R* et complétez à 2 ml avec le même solvant.

Déposez séparément sur la plaque 2 µl de chaque solution. Développez sur un parcours de 15 cm avec un mélange de 0,75 volume d'*ammoniaque concentrée R*, de 15 volumes d'*acétate d'éthyle R* et de 30 volumes de *méthanol R*. Séchez la plaque à 110 °C pendant 10 min. Examinez en lumière ultraviolette à 254 nm. La tache principale du chromatogramme obtenu avec la solution à examiner est semblable quant à sa position et ses dimensions à la tache principale du chromatogramme obtenu avec la solution témoin.

D. A 0,1 g de mésilate de bétahistine, ajoutez 5 ml d'*acide chlorhydrique dilué R* et agitez pendant 5 min environ. Ajoutez 1 ml de *solution de chlorure de baryum R1*. La solution reste limpide. Mélangez 0,1 g de mésilate de bétahistine et 0,5 g de *carbonate de sodium anhydre R* et calcinez jusqu'à obtention d'un résidu blanc. Laissez refroidir et dissolvez le résidu dans 7 ml d'*eau R*. La solution donne la réaction (a) des sulfates (*2.3.1*).

ESSAI

Solution S. Dissolvez 5,0 g de mésilate de bétahistine dans de l'*eau exempte de dioxyde de carbone R* préparée à partir d'*eau distillée R*, et complétez à 50 ml avec le même solvant.

Aspect de la solution. La solution S est limpide (*2.2.1*) et incolore (*2.2.2, Procédé II*).

Détermination du pH (*2.2.3*). Le pH de la solution S est de 2,0 à 3,0.

Substances apparentées. Opérez par chromatographie liquide (*2.2.29*).

Solution à examiner. Dissolvez 50 mg de mésilate de bétahistine dans la phase mobile et complétez à 10,0 ml avec la phase mobile.

Solution témoin (a). Dissolvez 10 mg de *mésilate de bétahistine SCR* et 10 mg de *2-vinylpyridine R* dans la phase mobile et complétez à 50,0 ml avec la phase mobile. Prélevez 2,0 ml de solution et complétez à 50,0 ml avec la phase mobile.

Solution témoin (b). Prélevez 1,0 ml de solution à examiner et complétez à 100,0 ml avec la phase mobile.

Solution témoin (c). Prélevez 2,0 ml de solution témoin (b) et complétez à 10,0 ml avec la phase mobile.

La chromatographie peut être réalisée en utilisant :

- une colonne d'acier inoxydable, d'une longueur de 0,25 m et d'un diamètre intérieur de 4,6 mm, remplie de *gel de silice octadécylsilylé pour chromatographie R* (5 µm),
- comme phase mobile, à un débit de 1 ml/min, un mélange préparé comme suit : dissolvez 2,0 g de *dodécylsulfate de sodium R* dans un mélange de 15 volumes d'une solution d'*acide sulfurique R* à 10 pour cent *V/V*, de 35 volumes d'une solution d'*hydrogénosulfate de tétrabutylammonium R* à 17 g/l et de 650 volumes d'*eau R*. Ajustez à pH 3,3 avec de la *solution diluée d'hydroxyde de sodium R* et ajoutez 300 volumes d'*acétonitrile R*,
- comme détecteur, un spectrophotomètre réglé à 260 nm.

Injectez 20 µl de solution témoin (a). Ajustez la sensibilité du système de façon que la hauteur du premier pic du chromatogramme obtenu avec la solution témoin (a) représente au moins 70 pour cent de l'échelle totale de l'enregistreur. L'essai n'est valable que si dans le chromatogramme obtenu avec la solution témoin (a), la résolution entre les pics correspondant respectivement à la 2-vinylpyridine et au mésilate de bétahistine n'est pas inférieure à 3,5.

Injectez 20 µl de solution à examiner, 20 µl de solution témoin (b) et 20 µl de solution témoin (c). Continuez la chromatographie pendant 3 fois le temps de rétention du mésilate de bétahistine (qui est de 8 min environ). S'il apparaît d'autres pics que le pic principal dans le chromatogramme obtenu avec la solution à examiner, la surface d'aucun d'entre eux n'est supérieure à celle du pic principal du chromatogramme obtenu avec la solution témoin (c) (0,2 pour cent). La somme de la surface de tous les pics, à l'exception du pic principal, dans le chromatogramme obtenu avec la solution à examiner, n'est pas supérieure à la moitié de la surface du pic principal du chromatogramme obtenu avec la solution témoin (b) (0,5 pour cent).

Ne tenez pas compte des pics dont la surface est inférieure à 0,025 fois la surface du pic principal du chromatogramme obtenu avec la solution témoin (b).

2-Propanol (*2.4.24*). La teneur en 2-propanol n'est pas supérieure à 0,5 pour cent.

Chlorures (*2.4.4*). A 14 ml de solution S, ajoutez 1 ml d'*eau R*. La solution satisfait à l'essai limite des chlorures (35 ppm).

Sulfates (*2.4.13*). Prélevez 6 ml de solution S et complétez à 15 ml avec de l'*eau distillée R*. La solution satisfait à l'essai limite des sulfates (250 ppm).

Métaux lourds (*2.4.8*). 12 ml de solution S satisfont à l'essai limite A des métaux lourds (20 ppm). Préparez le témoin avec la *solution à 2 ppm de plomb (Pb) R*.

Teneur en eau (*2.5.12*). Déterminée par semi-microdosage sur 0,50 g de mésilate de bétahistine, la teneur en eau n'est pas supérieure à 2,0 pour cent.

DOSAGE

Dissolvez 0,140 g de mésilate de bétahistine dans 50 ml d'un mélange de 1 volume d'*acide acétique anhydre R* et de 7 volumes d'*anhydride acétique R*. Titrez par l'*acide perchlorique 0,1 M*. Déterminez le point de fin de titrage par potentiométrie (*2.2.20*).

1 ml d'*acide perchlorique 0,1 M* correspond à 16,42 mg de $C_{10}H_{20}N_2O_6S_2$.

CONSERVATION

En récipient étanche.

IMPURETÉS

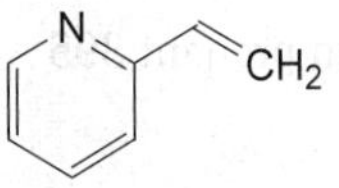

A. 2-éthénylpyridine.

01/2002:0312

BÉTAMÉTHASONE

Betamethasonum

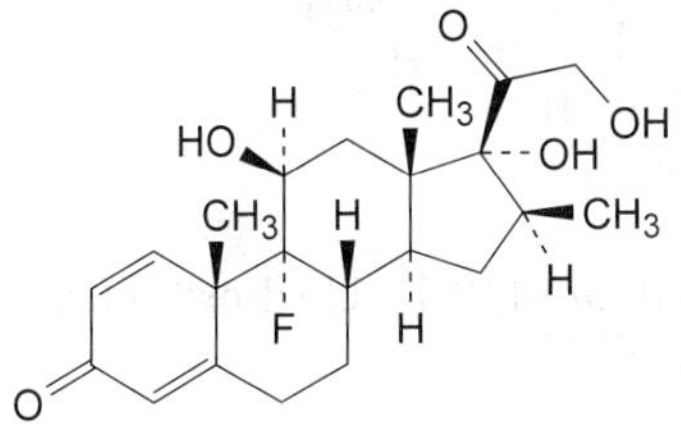

$C_{22}H_{29}FO_5$ M_r 392,5

DÉFINITION

La bétaméthasone contient au minimum 97,0 pour cent et au maximum l'équivalent de 103,0 pour cent de 9-fluoro-11β,17,21-trihydroxy-16β-méthylprégna-1,4-diène-3,20-dione, calculé par rapport à la substance desséchée.

CARACTÈRES

Poudre cristalline blanche ou sensiblement blanche, pratiquement insoluble dans l'eau, assez soluble dans l'éthanol, très peu soluble dans le chlorure de méthylène.

IDENTIFICATION

Première identification : B, C.

Seconde identification : A, C, D, E.

A. Dissolvez 10,0 mg de bétaméthasone dans de l'*éthanol R* et complétez à 100,0 ml avec le même solvant. Dans un tube à essai à bouchon rodé, introduisez 2,0 ml de cette solution. Ajoutez 10,0 ml de *solution sulfurique de phénylhydrazine R*, mélangez et chauffez au bain-marie à 60 °C pendant 20 min. Refroidissez immédiatement. Déterminée à 419 nm, l'absorbance (*2.2.25*) de la solution n'est pas supérieure à 0,10.

B. Examinez la bétaméthasone par spectrophotométrie d'absorption dans l'infrarouge (*2.2.24*), en comparant avec le spectre obtenu avec la *bétaméthasone SCR*. Si les spectres obtenus à l'état solide présentent des différences, dissolvez respectivement la substance à examiner et la substance de référence dans un volume minimal de *chlorure de méthylène R*, évaporez au bain-marie à siccité et enregistrez de nouveaux spectres à partir des résidus obtenus.

C. Opérez par chromatographie sur couche mince (*2.2.27*) en utilisant une plaque recouverte d'un gel de silice approprié contenant un indicateur de fluorescence dont l'intensité est optimale à 254 nm.

Solution à examiner. Dissolvez 10 mg de bétaméthasone dans un mélange de 1 volume de *méthanol R* et de 9 volumes de *chlorure de méthylène R* et complétez à 10 ml avec le même mélange de solvants.

Solution témoin (a). Dissolvez 20 mg de *bétaméthasone SCR* dans un mélange de 1 volume de *méthanol R* et de 9 volumes de *chlorure de méthylène R* et complétez à 20 ml avec le même mélange de solvants.

Solution témoin (b). Dissolvez 10 mg de *dexaméthasone SCR* dans la solution témoin (a) et complétez à 10 ml avec la même solution.

Déposez séparément sur la plaque 5 µl de chaque solution. Développez sur un parcours de 15 cm avec un mélange de 5 volumes de *butanol R* saturé d'*eau R*, de 10 volumes de *toluène R* et de 85 volumes d'*éther R*. Laissez sécher la plaque à l'air et examiner en lumière ultraviolette à 254 nm. La tache principale du chromatogramme obtenu avec la solution à examiner est semblable quant à sa position et ses dimensions à la tache principale du chromatogramme obtenu avec la solution témoin (a). Pulvérisez de la *solution alcoolique d'acide sulfurique R*. Chauffez à 120 °C pendant 10 min ou jusqu'à apparition des taches et laissez refroidir. Examinez à la lumière du jour et en lumière ultraviolette à 365 nm. La tache principale du chromatogramme obtenu avec la solution à examiner est semblable quant à sa position, sa coloration à la lumière du jour, sa fluorescence en lumière ultraviolette à 365 nm et ses dimensions à la tache principale du chromatogramme obtenu avec la solution témoin (a). L'essai n'est valable que si le chromatogramme obtenu avec la solution témoin (b) présente 2 taches qui peuvent ne pas être totalement séparées.

D. Mélangez 5 mg environ de bétaméthasone et 45 mg d'*oxyde de magnésium lourd R* et calcinez dans un creuset jusqu'à obtention d'un résidu pratiquement blanc (normalement moins de 5 min). Laissez refroidir, ajoutez 1 ml d'*eau R*, puis 0,05 ml de *solution de phénolphtaléine R1* et 1 ml environ d'*acide chlorhydrique dilué R* pour rendre la solution incolore. Filtrez. A un mélange récemment préparé de 0,1 ml de *solution d'alizarine S R* et de 0,1 ml de *solution de nitrate de zirconyle R*, ajoutez 1,0 ml du filtrat. Mélangez, laissez reposer pendant 5 min et comparez la coloration de la solution à celle d'un blanc préparé de la même manière. La solution à examiner est colorée en jaune ; la solution à blanc est colorée en rouge.

E. A 2 ml d'*acide sulfurique R*, ajoutez 2 mg environ de bétaméthasone et agitez pour dissoudre. En 5 min, il se développe une intense coloration rouge-brun. A 10 ml d'*eau R*, ajoutez la solution et mélangez. La coloration disparaît et la solution reste limpide.

ESSAI

Pouvoir rotatoire spécifique (*2.2.7*). Dissolvez 0,125 g de bétaméthasone dans du *méthanol R* et complétez à 25,0 ml avec le même solvant. Calculé par rapport à la substance desséchée, le pouvoir rotatoire spécifique est de + 118 à + 126.

Substances apparentées. Opérez par chromatographie liquide (*2.2.29*).

Solution à examiner. Dissolvez 25,0 mg de bétaméthasone dans un mélange à volumes égaux d'*acétonitrile R* et de *méthanol R* et complétez à 10,0 ml avec le même solvant.

Solution témoin (a). Dissolvez 2 mg de *bétaméthasone SCR* et 2 mg de *méthylprednisolone SCR* dans la phase mobile A et complétez à 100,0 ml avec la même phase mobile.

Solution témoin (b). Prélevez 1,0 ml de solution à examiner et complétez à 100,0 ml avec la phase mobile A.

La chromatographie peut être réalisée en utilisant :

– une colonne d'acier inoxydable, d'une longueur de 0,25 m et d'un diamètre intérieur de 4,6 mm, remplie de *gel de silice octadécylsilylé pour chromatographie R* (5 µm),

– comme phases mobiles, à un débit de 2,5 ml/min :

Phase mobile A. Dans une fiole jaugée de 1000 ml, mélangez 250 ml d'*acétonitrile R* et 700 ml d'*eau R*. Après équilibre, complétez à 1000,0 ml avec de l'*eau R* puis mélangez à nouveau,

Phase mobile B. Acétonitrile R,

Temps (min)	Phase mobile A (pour cent *V/V*)	Phase mobile B (pour cent *V/V*)	Commentaire
0	100	0	isocratique
15	100	0	commencez le gradient linéaire.
40	0	100	fin de l'enregistrement du chromatogramme, retour à 100 A
41	100	0	commencez l'équilibrage avec A
46 = 0	100	0	fin de l'équilibrage, commencez le chromatogramme suivant

– comme détecteur, un spectrophotomètre réglé à 254 nm,

en maintenant la température de la colonne à 45 °C.

Equilibrez la colonne avec la phase mobile B à un débit de 2,5 ml/min pendant au moins 30 min, puis avec la phase mobile A pendant 5 min. Pour les chromatogrammes suivants, appliquez les conditions décrites entre 40 et 46 min.

Ajustez la sensibilité du système de façon que la hauteur du pic principal du chromatogramme obtenu avec 20 µl de la solution témoin (b) représente au moins 50 pour cent de l'échelle totale de l'enregistreur.

Injectez 20 µl de solution témoin (a). Lorsque les chromatogrammes sont enregistrés dans les conditions prescrites, les temps de rétention sont de 11,5 min environ pour la méthylprednisolone et de 12,5 min environ pour la bétaméthasone. L'essai n'est valable que si la résolution entre les pics correspondant respectivement à la méthylprednisolone et à la bétaméthasone n'est pas inférieure à 1,5 ; si nécessaire, ajustez la teneur en acétonitrile dans la phase mobile A.

Injectez séparément 20 µl du mélange à volumes égaux d'*acétonitrile R* et de *méthanol R* en guise de blanc, 20 µl de solution à examiner et 20 µl de solution témoin (b). S'il apparaît, dans le chromatogramme obtenu avec la solution à examiner, d'autres pics que le pic principal, la surface d'aucun d'entre eux n'est supérieure à celle du pic principal du chromatogramme obtenu avec la solution témoin (b) (1,0 pour cent) et un seul de ces pics peut présenter une surface supérieure à la moitié du pic principal du chromatogramme obtenu avec la solution témoin (b) (0,5 pour cent). La somme de la surface de tous les pics, à l'exception du pic principal, n'est pas supérieure à 2 fois la surface du pic principal du chromatogramme obtenu avec la solution témoin (b) (2,0 pour cent). Ne tenez pas compte des pics dus au blanc ni de ceux dont la surface est inférieure à 0,05 fois la surface du pic principal du chromatogramme obtenu avec la solution témoin (b).

Perte à la dessiccation (*2.2.32*). Déterminée à l'étuve à 100-105 °C sur 0,500 g de bétaméthasone, la perte à la dessiccation n'est pas supérieure à 0,5 pour cent.

DOSAGE

Dissolvez 0,100 g de bétaméthasone dans de l'*alcool R* et complétez à 100,0 ml avec le même solvant. Prélevez 2,0 ml de solution et complétez à 100,0 ml avec de l'*alcool R*. Mesurez l'absorbance (*2.2.25*) de la solution au maximum à 238,5 nm.

Calculez la teneur pour cent de $C_{22}H_{29}FO_5$ en prenant 395 comme valeur de l'absorbance spécifique.

CONSERVATION

A l'abri de la lumière.

IMPURETÉS

A. dexaméthasone,

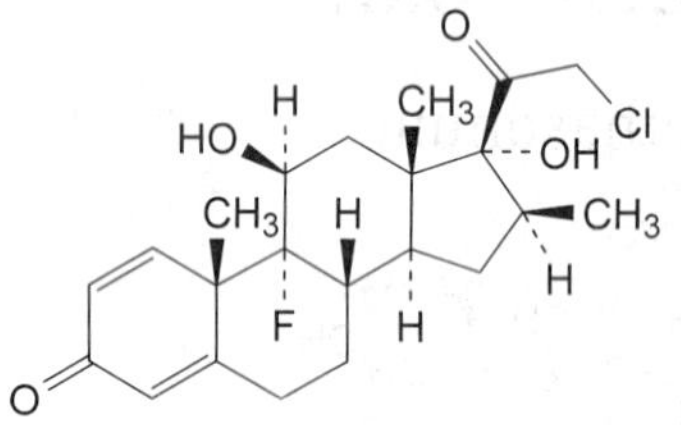

B. 21-chloro-9-fluoro-11β,17-dihydroxy-16β-méthylprégna-1,4-diène-3,20-dione,

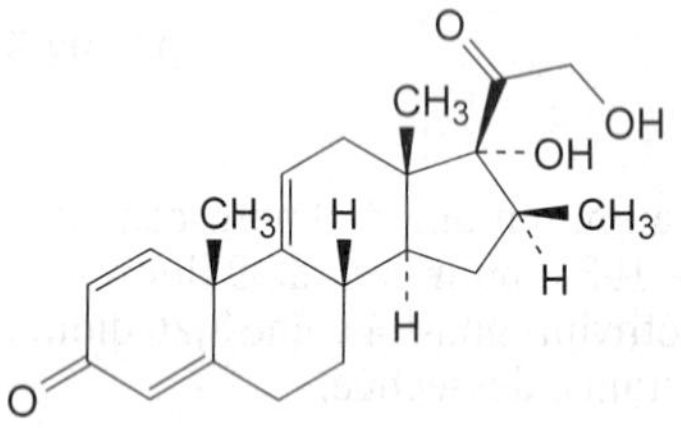

C. 17,21-dihydroxy-16β-méthylprégna-1,4,9(11)-triène-3,20-dione,

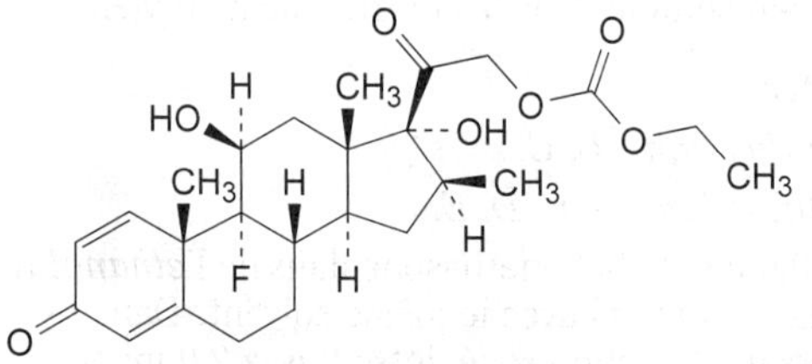

D. éthoxycarboxylate de 9-fluoro-11β,17-dihydroxy-16β-méthyl-3,20-dioxoprégna-1,4-dién-21-yle,

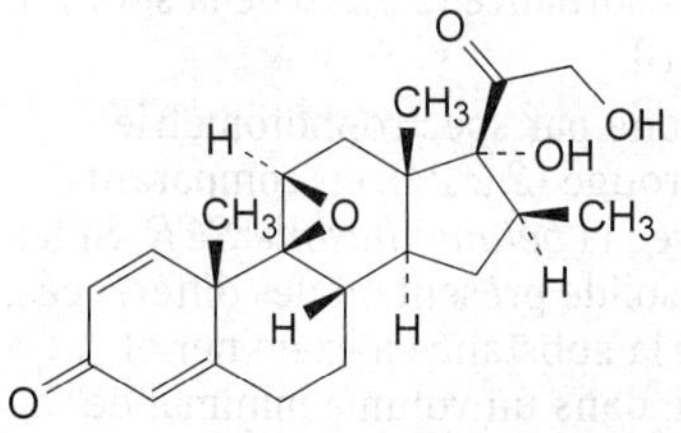

E. 9,11β-époxy-17,21-dihydroxy-16β-méthyl-9β-prégna-1,4-diène-3,20-dione,

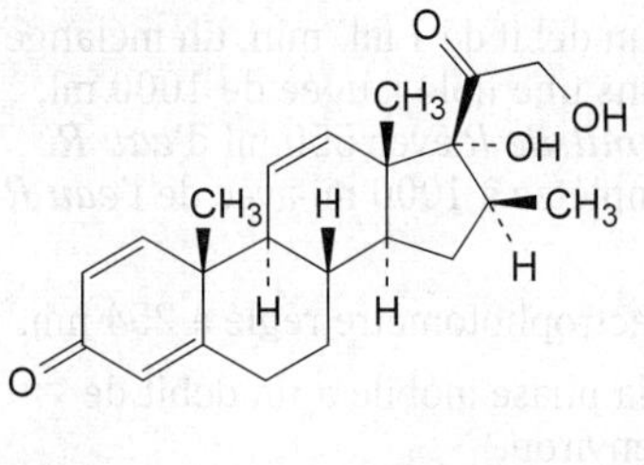

F. 17,21-dihydroxy-16β-méthylprégna-1,4,11-triène-3,20-dione,

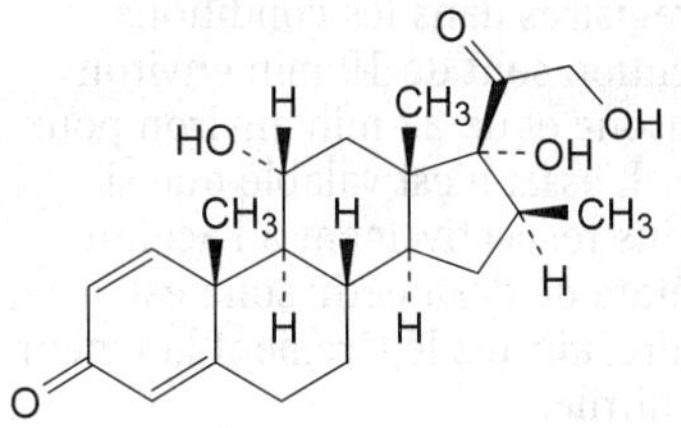

G. 11α,17,21-trihydroxy-16β-méthylprégna-1,4-diène-3,20-dione,

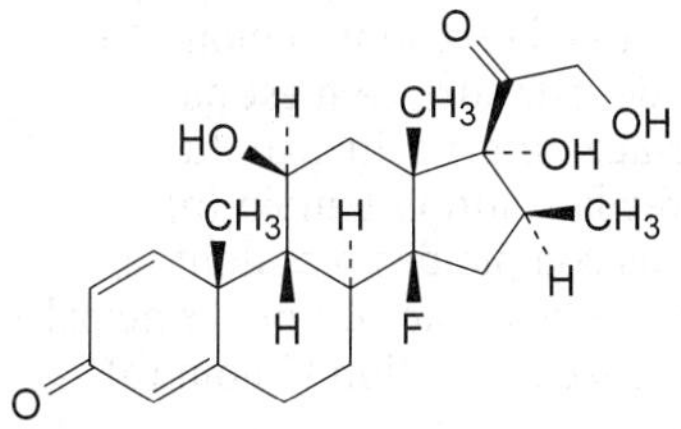

H. 14-fluoro-11β,17,21-trihydroxy-16β-méthyl-8α,9β,14β-prégna-1,4-diène-3,20-dione,

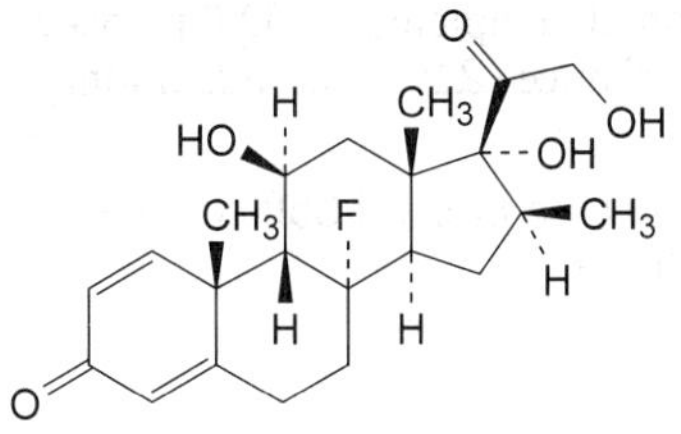

I. 8-fluoro-11β,17,21-trihydroxy-16β-méthyl-8α,9β-prégna-1,4-diène-3,20-dione,

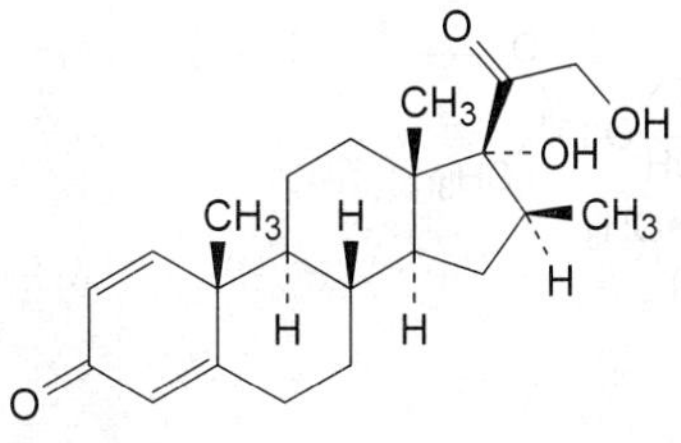

J. 17,21-dihydroxy-16β-méthylprégna-1,4-diène-3,20-dione.

01/2002:0975

BÉTAMÉTHASONE (ACÉTATE DE)

Betamethasoni acetas

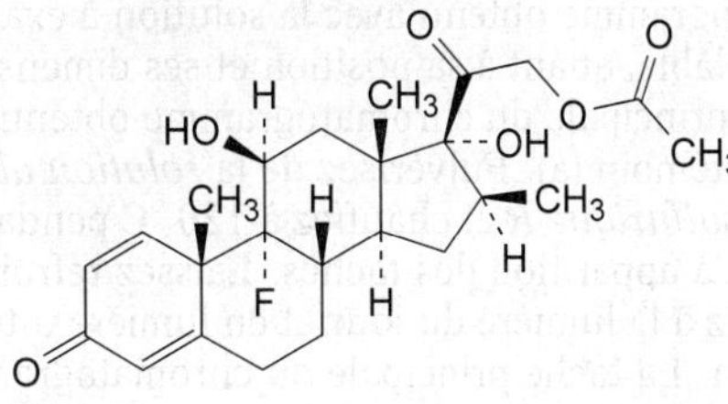

$C_{24}H_{31}FO_6$ M_r 434,5

DÉFINITION

L'acétate de bétaméthasone contient au minimum 97,0 pour cent et au maximum l'équivalent de 103,0 pour cent d'acétate de 9-fluoro-11β,17-dihydroxy-16β-méthyl-3,20-dioxoprégna-1,4-dién-21-yle, calculé par rapport à la substance anhydre.

CARACTÈRES

Poudre cristalline, blanche ou sensiblement blanche, pratiquement insoluble dans l'eau, facilement soluble dans l'acétone, soluble dans l'alcool et dans le chlorure de méthylène.

L'acétate de bétaméthasone présente le phénomène du polymorphisme.

IDENTIFICATION

Première identification : B, C.

Seconde identification : A, C, D, E, F.

A. Dissolvez 10,0 mg d'acétate de bétaméthasone dans de l'*éthanol R* et complétez à 100,0 ml avec le même solvant. Dans un tube de verre à bouchon rodé, introduisez 2,0 ml de cette solution. Ajoutez 10,0 ml de *solution sulfurique de phénylhydrazine R*, mélangez et chauffez dans un bain-marie à 60 °C pendant 20 min. Refroidissez immédiatement. L'absorbance (*2.2.25*) de la solution à 419 nm n'est pas supérieure à 0,10.

B. Examinez l'acétate de bétaméthasone par spectrophotométrie d'absorption dans l'infrarouge (*2.2.24*), en comparant avec le spectre obtenu avec l'*acétate de bétaméthasone SCR*. Si les spectres obtenus à l'état solide présentent des différences, dissolvez respectivement la substance à examiner et la substance de référence dans un volume minimal de *méthanol R*, évaporez au bain-marie à siccité et enregistrez de nouveaux spectres à partir des résidus.

C. Opérez par chromatographie sur couche mince (*2.2.27*) en utilisant une plaque recouverte d'un gel de silice approprié contenant un indicateur de fluorescence dont l'intensité est optimale à 254 nm.

Solution à examiner. Dissolvez 10 mg d'acétate de bétaméthasone dans un mélange de 1 volume de *méthanol R* et de 9 volumes de *chlorure de méthylène R* et complétez à 10 ml avec le même mélange de solvants.

Solution témoin (a). Dissolvez 20 mg d'*acétate de bétaméthasone SCR* dans un mélange de 1 volume de *méthanol R* et de 9 volumes de *chlorure de méthylène R* et complétez à 20 ml avec le même mélange de solvants.

Solution témoin (b). Dissolvez 10 mg d'*acétate de prednisolone SCR* dans de la solution témoin (a) et complétez à 10 ml avec la même solution.

Déposez sur la plaque 5 µl de chaque solution. Préparez la phase mobile en ajoutant un mélange de 1,2 volume d'*eau R* et de 8 volumes de *méthanol R* à un mélange de 15 volumes d'*éther R* et de 77 volumes de *chlorure de méthylène R*. Développez sur un parcours de 15 cm. Laissez sécher la plaque à l'air. Examinez en lumière ultraviolette à 254 nm. La tache principale du chromatogramme obtenu avec la solution à examiner est semblable, quant à sa position et ses dimensions, à la tache principale du chromatogramme obtenu avec la solution témoin (a). Pulvérisez de la *solution alcoolique d'acide sulfurique R* et chauffez à 120 °C pendant 10 min ou jusqu'à apparition des taches. Laissez refroidir. Examinez à la lumière du jour et en lumière ultraviolette à 365 nm. La tache principale du chromatogramme obtenu avec la solution à examiner est semblable, quant à sa position, sa coloration à la lumière du jour, sa fluorescence en lumière ultraviolette à 365 nm et ses dimensions, à la tache principale du chromatogramme obtenu avec la solution témoin (a). L'identification n'est valable que si le chromatogramme obtenu avec la solution témoin (b) présente 2 taches nettement séparées.

D. A 2 ml d'*acide sulfurique R*, ajoutez 2 mg environ d'acétate de bétaméthasone et agitez pour dissoudre. En 5 min, il se développe une intense coloration brun-rouge. Ajoutez la solution à 10 ml d'*eau R* et mélangez. La coloration s'atténue et la solution reste limpide.

E. Mélangez 5 mg environ d'acétate de bétaméthasone et 45 mg d'*oxyde de magnésium lourd R* et calcinez dans un creuset jusqu'à obtention d'un résidu pratiquement blanc (normalement moins de 5 min). Laissez refroidir, ajoutez 1 ml d'*eau R*, puis 0,05 ml de *solution de phénolphtaléine R1* et 1 ml environ d'*acide chlorhydrique dilué R* pour rendre la solution incolore. Filtrez. A un mélange récemment préparé de 0,1 ml de *solution d'alizarine S R* et de 0,1 ml de solution de *nitrate de zirconyle R*, ajoutez 1,0 ml du filtrat. Mélangez, laissez reposer pendant 5 min et comparez la coloration de la solution à celle d'un blanc préparé de la même manière. La solution à examiner est colorée en jaune et la solution à blanc est colorée en rouge.

F. 10 mg environ d'acétate de bétaméthasone donnent la réaction de l'acétyle (*2.3.1*).

ESSAI

Pouvoir rotatoire spécifique (*2.2.7*). Dissolvez 0,250 g d'acétate de bétaméthasone dans du *dioxane R* et complétez à 25,0 ml avec le même solvant. Calculé par rapport à la substance anhydre, le pouvoir rotatoire spécifique est de + 120 à + 128.

Substances apparentées. Opérez par chromatographie liquide (*2.2.29*).

Solution à examiner. Dissolvez 25,0 mg d'acétate de bétaméthasone dans 4 ml d'*acétonitrile R* et complétez à 10,0 ml avec le même solvant.

Solution témoin (a). Dissolvez 2 mg d'*acétate de bétaméthasone SCR* et 2 mg d'*acétate de dexaméthasone SCR* dans la phase mobile et complétez à 100,0 ml avec la phase mobile.

Solution témoin (b). Prélevez 1,0 ml de solution à examiner et complétez à 100,0 ml avec la phase mobile.

La chromatographie peut être réalisée en utilisant :

– une colonne d'acier inoxydable d'une longueur de 0,25 m et d'un diamètre intérieur de 4,6 mm, remplie de *gel de silice octadécylsilylé pour chromatographie R* (5 µm),

– comme phase mobile, à un débit de 1 ml/min, un mélange préparé comme suit : dans une fiole jaugée de 1000 ml, mélangez 380 ml d'*acétonitrile R* avec 550 ml d'*eau R*. Laissez reposer puis complétez à 1000 ml avec de l'*eau R* et mélangez à nouveau,

– comme détecteur, un spectrophotomètre réglé à 254 nm.

Equilibrez la colonne avec la phase mobile à un débit de 1 ml/min pendant 30 min environ.

Ajustez la sensibilité du système de façon que la hauteur du pic principal dans le chromatogramme obtenu avec 20 µl de solution témoin (b) représente au moins 50 pour cent de l'échelle totale de l'enregistreur.

Injectez 20 µl de solution témoin (a). Lorsque les chromatogrammes sont enregistrés dans les conditions prescrites, les temps de rétention sont de 19 min environ pour l'acétate de bétaméthasone et de 22 min environ pour l'acétate de dexaméthasone. L'essai n'est valable que si la résolution entre les pics dus respectivement à l'acétate de bétaméthasone et à l'acétate de dexaméthasone est supérieure à 3,3 ; si nécessaire, ajustez légèrement la teneur de la phase mobile en acétonitrile.

Injectez 20 µl de solution à examiner et 20 µl de solution témoin (b). Continuez la chromatographie pendant 2,5 fois le temps de rétention du pic principal dans le chromatogramme obtenu avec la solution à examiner. S'il apparaît d'autres pics que le pic principal dans le chromatogramme obtenu avec la solution à examiner, la surface d'aucun d'entre eux n'est supérieure à 0,5 fois la surface du pic principal du chromatogramme obtenu avec la solution témoin (b) (0,5 pour cent) et la somme de leur surface n'est pas supérieure à 1,25 fois la surface du pic principal du chromatogramme obtenu avec la solution témoin (b) (1,25 pour cent). Ne tenez pas compte des pics dont la surface est inférieure à 0,05 fois la surface du pic principal du chromatogramme obtenu avec la solution témoin (b).

Teneur en eau (*2.5.12*). Déterminée par semi-microdosage sur 0,100 g d'acétate de bétaméthasone, la teneur en eau n'est pas supérieure à 4,0 pour cent.

DOSAGE

Dissolvez 0,100 g d'acétate de bétaméthasone dans de l'*alcool R* et complétez à 100,0 ml avec le même solvant. Prélevez 2,0 ml de la solution et complétez à 100,0 ml avec de l'*alcool R*. Mesurez l'absorbance (*2.2.25*) au maximum à 240 nm.

Calculez la teneur en $C_{24}H_{31}FO_6$ en prenant 350 comme valeur de l'absorbance spécifique.

CONSERVATION

A l'abri de la lumière.

IMPURETÉS

A. bétaméthasone,

B. acétate de dexaméthasone,

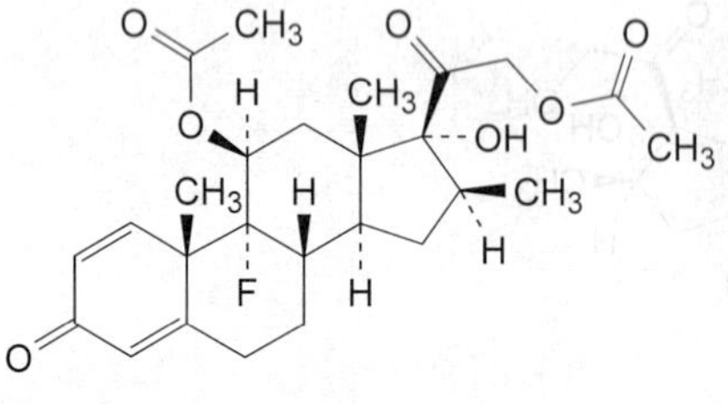

C. 11,21-diacétate de bétaméthasone,

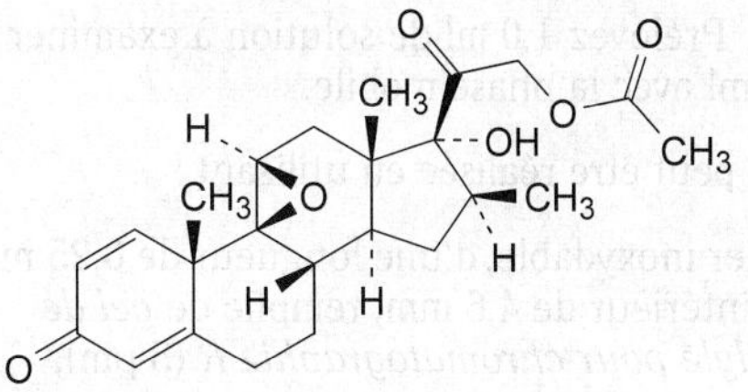

D. acétate de 9,11β-époxy-17-hydroxy-16β-méthyl-3,20-dioxo-9β-prégna-1,4-dién-21-yle.

01/2002:0809

BÉTAMÉTHASONE (DIPROPIONATE DE)

Betamethasoni dipropionas

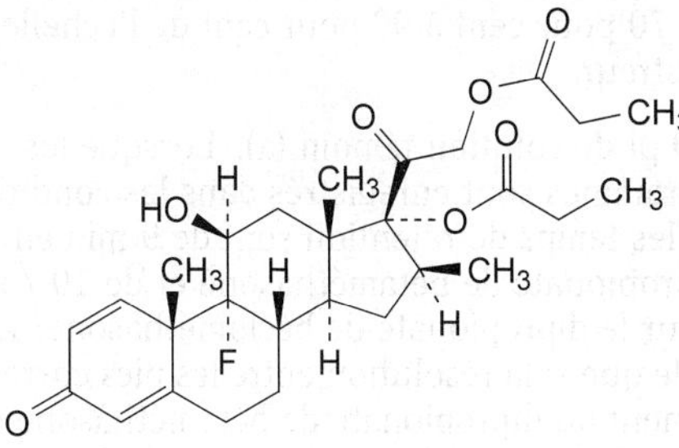

$C_{28}H_{37}FO_7$ — M_r 504,6

DÉFINITION

Le dipropionate de bétaméthasone contient au minimum 97,0 pour cent et au maximum l'équivalent de 103,0 pour cent de dipropanoate de 9-fluoro-11β-hydroxy-16β-méthyl-3,20-dioxoprégna-1,4-diène-17,21-diyle, calculé par rapport à la substance desséchée.

CARACTÈRES

Poudre cristalline, blanche ou sensiblement blanche, pratiquement insoluble dans l'eau, facilement soluble dans l'acétone et dans le chlorure de méthylène, assez soluble dans l'alcool.

IDENTIFICATION

Première identification : B, C.

Seconde identification : A, D, E, F.

A. Dissolvez 10,0 mg de dipropionate de bétaméthasone dans de l'*éthanol R* et complétez à 100,0 ml avec le même solvant. Dans un tube de verre à bouchon rodé, introduisez 2,0 ml de cette solution. Ajoutez 10,0 ml de *solution sulfurique de phénylhydrazine R*, mélangez et chauffez dans un bain-marie à 60 °C pendant 20 min. Refroidissez immédiatement. L'absorbance (*2.2.25*) de la solution à 419 nm n'est pas supérieure à 0,10.

B. Examinez le dipropionate de bétaméthasone par spectrophotométrie d'absorption dans l'infrarouge (*2.2.24*), en comparant avec le spectre obtenu avec le *dipropionate de bétaméthasone SCR*.

C. Opérez par chromatographie sur couche mince (*2.2.27*) en utilisant une plaque recouverte d'un gel de silice approprié contenant un indicateur de fluorescence dont l'intensité est optimale à 254 nm.

Solution à examiner. Dissolvez 10 mg de dipropionate de bétaméthasone dans un mélange de 1 volume de *méthanol R* et de 9 volumes de *chlorure de méthylène R* et complétez à 10 ml avec le même mélange de solvants.

Solution témoin (a). Dissolvez 10 mg de *dipropionate de bétaméthasone SCR* dans un mélange de 1 volume de *méthanol R* et de 9 volumes de *chlorure de méthylène R* et complétez à 10 ml avec le même mélange de solvants.

Solution témoin (b). Dissolvez 10 mg d'*acétate de désoxycortone SCR* dans un mélange de 1 volume de *méthanol R* et de 9 volumes de *chlorure de méthylène R* et complétez à 10 ml avec le même mélange de solvants. Prélevez 5 ml de solution et complétez à 10 ml avec la solution témoin (a).

Déposez sur la plaque 5 µl de chaque solution. Préparez la phase mobile en ajoutant un mélange de 1,2 volume d'*eau R* et de 8 volumes de *méthanol R* à un mélange de 15 volumes d'*éther R* et de 77 volumes de *chlorure de méthylène R*. Développez sur un parcours de 15 cm. Laissez sécher la plaque à l'air. Examinez en lumière ultraviolette à 254 nm. La tache principale du chromatogramme obtenu avec la solution à examiner est semblable, quant à sa position et ses dimensions, à la tache principale du chromatogramme obtenu avec la solution témoin (a). Pulvérisez de la *solution alcoolique d'acide sulfurique R*. Chauffez à 120 °C pendant 10 min ou jusqu'à apparition des taches. Laissez refroidir. Examinez à la lumière du jour et en lumière ultraviolette à 365 nm. La tache principale du chromatogramme obtenu avec la solution à examiner est semblable, quant à sa position, sa coloration à la lumière du jour, sa fluorescence en lumière ultraviolette à 365 nm et ses dimensions à la tache principale du chromatogramme obtenu avec la solution témoin (a). L'identification n'est valable que si le chromatogramme obtenu avec la solution témoin (b) présente 2 taches nettement séparées.

D. Opérez par chromatographie sur couche mince (*2.2.27*) en utilisant une plaque recouverte d'un gel de silice approprié contenant un indicateur de fluorescence dont l'intensité est optimale à 254 nm.

Solution à examiner (a). Dissolvez 25 mg de dipropionate de bétaméthasone dans du *méthanol R* en chauffant doucement et complétez à 5 ml avec le même solvant. Cette solution sert aussi à préparer la solution à examiner (b). Prélevez 2 ml de solution et complétez à 10 ml avec du *chlorure de méthylène R*.

Solution à examiner (b). Dans un tube de verre de 15 ml à bouchon rodé ou muni d'un capuchon de polytétrafluoroéthylène, introduisez 2 ml de la solution obtenue lors de la préparation de la solution à examiner (a). Ajoutez 10 ml de *solution méthanolique saturée de bicarbonate de potassium R* et faites passer immédiatement un fort courant d'*azote R* à travers la solution pendant 5 min. Fermez le tube. Chauffez dans un bain-marie à 45 °C à l'abri de la lumière pendant 2 h. Laissez refroidir.

Solution témoin (a). Dissolvez 25 mg de *dipropionate de bétaméthasone SCR* dans du *méthanol R* en chauffant doucement et complétez à 5 ml avec le même solvant. Cette solution sert aussi à préparer la solution témoin (b). Prélevez 2 ml de solution et complétez à 10 ml avec du *chlorure de méthylène R*.

Solution témoin (b). Dans un tube de verre de 15 ml à bouchon rodé ou muni d'un capuchon de polytétrafluoroéthylène, introduisez 2 ml de la solution obtenue lors de la préparation de la solution témoin (a). Ajoutez 10 ml de *solution méthanolique saturée de bicarbonate de potassium R* et faites passer immédiatement un fort courant d'*azote R* à travers la solution pendant 5 min. Fermez le tube. Chauffez dans un bain-marie à 45 °C à l'abri de la lumière pendant 2 h. Laissez refroidir.

Déposez sur la plaque 5 µl de chaque solution. Préparez la phase mobile en ajoutant un mélange de 1,2 volume d'*eau R* et de 8 volumes de *méthanol R* à un mélange de 15 volumes d'*éther R* et de 77 volumes de *chlorure de méthylène R*. Développez sur un parcours de 15 cm. Laissez sécher la plaque à l'air et examinez en lumière ultraviolette à 254 nm. La tache principale des chromatogrammes obtenus avec chacune des 2 solutions à examiner est semblable, quant à sa position et ses dimensions, à la tache principale du chromatogramme obtenu avec la solution témoin correspondante. Pulvérisez de la *solution alcoolique d'acide sulfurique R* et chauffez à 120 °C pendant 10 min ou jusqu'à apparition des taches. Laissez refroidir. Examinez la plaque à la lumière du jour et en lumière ultraviolette à 365 nm. La tache principale des chromatogrammes obtenus avec chacune des 2 solutions à examiner est semblable, quant à sa position, sa coloration à la lumière du jour, sa fluorescence en lumière ultraviolette à 365 nm et ses dimensions, à la tache principale du chromatogramme obtenu avec la solution témoin correspondante. La tache principale des chromatogrammes obtenus avec la solution à examiner (b) et la solution témoin (b) présente un R_f nettement inférieur à celui de la tache principale des chromatogrammes obtenus avec la solution à examiner (a) et la solution témoin (a).

E. A 2 ml d'*acide sulfurique R*, ajoutez 2 mg environ de dipropionate de bétaméthasone et agitez pour dissoudre. En 5 min, il se développe une intense coloration brun-rouge. Ajoutez la solution à 10 ml d'*eau R* et mélangez. La coloration s'atténue et la solution reste limpide.

F. Mélangez 5 mg environ de dipropionate de bétaméthasone et 45 mg d'*oxyde de magnésium lourd R* et calcinez dans un creuset jusqu'à obtention d'un résidu pratiquement blanc (normalement moins de 5 min). Laissez refroidir, ajoutez 1 ml d'*eau R*, 0,05 ml de *solution de phénolphtaléine R1* et 1 ml environ d'*acide chlorhydrique dilué R* pour rendre la solution incolore. Filtrez. A un mélange récemment préparé de 0,1 ml de *solution d'alizarine S R* et de 0,1 ml de *solution de nitrate de zirconyle R*, ajoutez 1,0 ml du filtrat. Mélangez, laissez reposer pendant 5 min et comparez la coloration de la solution par rapport à un blanc préparé de la même manière. La solution à examiner est colorée en jaune et le blanc est coloré en rouge.

Monographies A - C

ESSAI

Pouvoir rotatoire spécifique (*2.2.7*). Dissolvez 0,250 g de dipropionate de bétaméthasone dans du *dioxane R* et complétez à 25,0 ml avec le même solvant. Calculé par rapport à la substance desséchée, le pouvoir rotatoire spécifique est de + 63 à + 70.

Substances apparentées. Opérez par chromatographie liquide (*2.2.29*).

Solution à examiner. Dissolvez 62,5 mg de dipropionate de bétaméthasone dans la phase mobile et complétez à 25,0 ml avec la phase mobile.

Solution témoin (a). Dissolvez 2,5 mg de *dipropionate de bétaméthasone SCR* et 2,5 mg de *dipropionate de béclométhasone SCR* dans la phase mobile et complétez 50,0 ml avec la phase mobile.

Solution témoin (b). Prélevez 1,0 ml de solution à examiner et complétez à 50,0 ml avec la phase mobile.

La chromatographie peut être réalisée en utilisant :

- une colonne d'acier inoxydable, d'une longueur de 0,25 m et d'un diamètre intérieur de 4,6 mm, remplie de *gel de silice octadécylsilylé pour chromatographie R* (5 µm),
- comme phase mobile, à un débit de 1 ml/min, un mélange préparé comme suit : mélangez avec précaution 350 ml d'*eau R* et 600 ml d'*acétonitrile R* et laissez équilibrer. Complétez à 1000 ml avec de l'*eau R* et mélangez à nouveau,
- comme détecteur, un spectrophotomètre réglé à 254 nm.

Equilibrez la colonne avec la phase mobile à un débit de 1 ml/min pendant 45 min environ.

Ajustez la sensibilité de façon que la hauteur du pic principal du chromatogramme obtenu avec la solution témoin (b) représente 70 pour cent à 90 pour cent de l'échelle totale de l'enregistreur.

Injectez 20 µl de solution témoin (a). Lorsque les chromatogrammes sont enregistrés dans les conditions prescrites, les temps de rétention sont de 9 min environ pour le dipropionate de bétaméthasone et de 10,7 min environ pour le dipropionate de béclométhasone. L'essai n'est valable que si la résolution entre les pics correspondant respectivement au dipropionate de bétaméthasone et au dipropionate de béclométhasone n'est pas inférieure à 2,5 ; si nécessaire, ajustez la concentration de l'acétonitrile dans la phase mobile.

Injectez séparément 20 µl de solution à examiner et 20 µl de solution témoin (b). Continuez la chromatographie pendant 2,5 fois le temps de rétention du pic principal. S'il apparaît d'autres pics que le pic principal dans le chromatogramme obtenu avec la solution à examiner, la surface d'aucun d'entre eux n'est supérieure à 0,75 fois la surface du pic principal du chromatogramme obtenu avec la solution témoin (b) (1,5 pour cent) et un seul de ces pics peut présenter une surface supérieure à la moitié de la surface du pic principal du chromatogramme obtenu avec la solution témoin (b) (1 pour cent). La somme de la surface de tous les pics, à l'exception du pic principal, dans le chromatogramme obtenu avec la solution à examiner, n'est pas supérieure à 1,25 fois la surface du pic principal du chromatogramme obtenu avec la solution témoin (b) (2,5 pour cent). Ne tenez pas compte des pics dont la surface est inférieure à 0,025 fois la surface du pic principal du chromatogramme obtenu avec la solution témoin (b).

Perte à la dessiccation (*2.2.32*). Déterminée à l'étuve à 100-105 °C sur 0,500 g de dipropionate de bétaméthasone, la perte à la dessiccation n'est pas supérieure à 1,0 pour cent.

DOSAGE

Dissolvez 50,0 mg de dipropionate de bétaméthasone dans de l'*alcool R* et complétez à 100,0 ml avec le même solvant. Prélevez 2,0 ml de la solution et complétez à 50,0 ml avec de l'*alcool R*. Mesurez l'absorbance (*2.2.25*) au maximum à 240 nm.

Calculez la teneur en $C_{28}H_{37}FO_7$ en prenant 305 comme valeur de l'absorbance spécifique.

CONSERVATION

A l'abri de la lumière.

01/2002:0810

BÉTAMÉTHASONE (PHOSPHATE SODIQUE DE)

Betamethasoni natrii phosphas

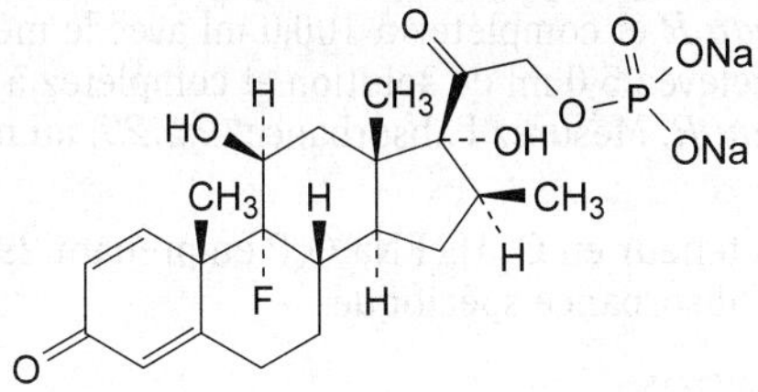

$C_{22}H_{28}FNa_2O_8P$ M_r 516,4

DÉFINITION

Le phosphate sodique de bétaméthasone contient au minimum 96,0 pour cent et au maximum l'équivalent de 103,0 pour cent de phosphate de 9-fluoro-11β,17-dihydroxy-16β-méthyl-3,20-dioxoprégna-1,4-dién-21-yle et de disodium, calculé par rapport à la substance anhydre.

CARACTÈRES

Poudre blanche ou sensiblement blanche, très hygroscopique, facilement soluble dans l'eau, peu soluble dans l'alcool, pratiquement insoluble dans le chlorure de méthylène et dans l'éther.

IDENTIFICATION

Première identification : B, C.

Seconde identification : A, C, D, E, F.

A. Dissolvez 10,0 mg de phosphate sodique de bétaméthasone dans 5 ml d'*eau R* et complétez à 100,0 ml avec de l'*éthanol R.* Dans un tube de verre à bouchon rodé, introduisez 2,0 ml de cette solution. Ajoutez 10,0 ml de *solution sulfurique de phénylhydrazine R*, mélangez et chauffez dans un bain-marie à 60 °C pendant 20 min. Refroidissez immédiatement. Déterminée au maximum à 450 nm, l'absorbance (*2.2.25*) n'est pas supérieure à 0,10.

B. Examinez le phosphate sodique de bétaméthasone par spectrophotométrie d'absorption dans l'infrarouge (*2.2.24*), en comparant avec le spectre obtenu avec le *phosphate sodique de bétaméthasone SCR.* Si les spectres obtenus à l'état solide présentent des différences, dissolvez respectivement la substance à examiner et la substance de référence dans un volume minimal d'*alcool R*, évaporez au bain-marie à siccité et enregistrez de nouveaux spectres à partir des résidus.

C. Opérez par chromatographie sur couche mince (*2.2.27*) en utilisant une plaque recouverte d'un gel de silice approprié contenant un indicateur de fluorescence dont l'intensité est optimale à 254 nm.

Solution à examiner. Dissolvez 10 mg de phosphate sodique de bétaméthasone dans du *méthanol R* et complétez à 10 ml avec le même solvant.

Solution témoin (a). Dissolvez 10 mg de *phosphate sodique de bétaméthasone SCR* dans du *méthanol R* et complétez à 10 ml avec le même solvant.

Solution témoin (b). Dissolvez 10 mg de *phosphate sodique de prednisolone SCR* dans du *méthanol R* et complétez à 10 ml avec le même solvant. Prélevez 5 ml de cette solution et complétez à 10 ml avec la solution témoin (a).

Déposez sur la plaque 5 µl de chaque solution. Développez sur un parcours de 15 cm avec un mélange de 20 volumes d'*acide acétique glacial R*, de 20 volumes d'*eau R* et de 60 volumes de *butanol R.* Laissez sécher la plaque à l'air et examinez en lumière ultraviolette à 254 nm. La tache principale du chromatogramme obtenu avec la solution à examiner est semblable quant à sa position et ses dimensions à la tache principale du chromatogramme obtenu avec la solution témoin (a). Pulvérisez de la *solution alcoolique d'acide sulfurique R.* Chauffez à 120 °C pendant 10 min ou jusqu'à apparition des taches. Laissez refroidir. Examinez à la lumière du jour et en lumière ultraviolette à 365 nm. La tache principale du chromatogramme obtenu avec la solution à examiner est semblable quant à sa position, sa coloration à la lumière du jour, sa fluorescence en lumière ultraviolette à 365 nm et ses dimensions à la tache principale du chromatogramme obtenu avec la solution témoin (a). L'identification n'est valable que si le chromatogramme obtenu avec la solution témoin (b) présente 2 taches qui peuvent toutefois n'être pas totalement séparées.

D. A 2 ml d'*acide sulfurique R*, ajoutez 2 mg environ de phosphate sodique de bétaméthasone et agitez pour dissoudre. En 5 min, il se développe une intense coloration brun-rouge. Ajoutez la solution à 10 ml d'*eau R* et mélangez. La coloration s'atténue et la solution reste limpide.

E. Mélangez 5 mg environ de phosphate sodique de bétaméthasone et 45 mg d'*oxyde de magnésium lourd R* et calcinez dans un creuset jusqu'à obtention d'un résidu pratiquement blanc (normalement moins de 5 min). Laissez refroidir, ajoutez 1 ml d'*eau R*, 0,05 ml de *solution de phénolphtaléine R1* et 1 ml environ d'*acide chlorhydrique dilué R* pour rendre la solution incolore. Filtrez. A un mélange récemment préparé de 0,1 ml de *solution d'alizarine S R* et de 0,1 ml de solution de *nitrate de zirconyle R*, ajoutez 1,0 ml du filtrat. Mélangez, laissez reposer pendant 5 min et comparez la coloration de la solution par rapport à un blanc préparé de la même manière. La solution à examiner est colorée en jaune et le blanc est coloré en rouge.

F. A 40 mg environ de phosphate sodique de bétaméthasone, ajoutez 2 ml d'*acide sulfurique R* et chauffez doucement jusqu'à apparition de vapeurs blanches. Ajoutez, goutte à goutte, de l'*acide nitrique R* et continuez à chauffer jusqu'à ce que la solution soit presque incolore. Refroidissez. Ajoutez 2 ml d'*eau R*, chauffez jusqu'à nouvelle apparition de vapeurs blanches et refroidissez. Ajoutez 10 ml d'*eau R* et neutralisez au *papier tournesol rouge R* avec de l'*ammoniaque diluée R1.* La solution donne la réaction (a) du sodium (*2.3.1*) et la réaction (b) des phosphates (*2.3.1*).

ESSAI

Solution S. Dissolvez 1,0 g de phosphate sodique de bétaméthasone dans de l'*eau exempte de dioxyde de carbone R* et complétez à 20 ml avec le même solvant.

Aspect de la solution. La solution S est limpide (*2.2.1*) et n'est pas plus fortement colorée que la solution témoin B_7 (*2.2.2, Procédé II*).

Détermination du pH (*2.2.3*). Prélevez 1 ml de solution S et complétez à 5 ml avec de l'*eau exempte de dioxyde de carbone R.* Le pH de la solution est de 7,5 à 9,0.

Monographies A - C

Pouvoir rotatoire spécifique (*2.2.7*). Dissolvez 0,250 g de phosphate sodique de bétaméthasone dans de l'*eau R* et complétez à 25,0 ml avec le même solvant. Calculé par rapport à la substance anhydre, le pouvoir rotatoire spécifique est de + 98 à + 104.

Substances apparentées. Opérez par chromatographie liquide (*2.2.29*).

Solution à examiner. Dissolvez 62,5 mg de phosphate sodique de bétaméthasone dans la phase mobile et complétez à 25,0 ml avec la phase mobile.

Solution témoin (a). Dissolvez 25 mg de *phosphate sodique de bétaméthasone SCR* et 25 mg de *phosphate sodique de dexaméthasone SCR* dans la phase mobile et complétez à 25,0 ml avec la phase mobile. Prélevez 1,0 ml de solution et complétez à 25,0 ml avec la phase mobile.

Solution témoin (b). Prélevez 1,0 ml de solution à examiner et complétez à 50,0 ml avec la phase mobile.

La chromatographie peut être réalisée en utilisant :

- une colonne d'acier inoxydable, d'une longueur de 0,25 m et d'un diamètre intérieur de 4,6 mm, remplie de *gel de silice octadécylsilylé pour chromatographie R* (5 µm),
- comme phase mobile, à un débit de 1 ml/min, un mélange préparé comme suit : dans une fiole conique de 250 ml, pesez 1,360 g de *phosphate monopotassique R* et 0,600 g d'*hexylamine R*. Mélangez et laissez reposer pendant 10 min, puis dissolvez dans 185 ml d'*eau R*. Ajoutez 65 ml d'*acétonitrile R*, mélangez et filtrez (0,45 µm),
- comme détecteur, un spectrophotomètre réglé à 254 nm.

Equilibrez la colonne avec la phase mobile à un débit de 1 ml/min pendant 45 min environ.

Ajustez la sensibilité du système de façon que la hauteur du pic principal dans le chromatogramme obtenu avec la solution témoin (b) représente 70 pour cent à 90 pour cent de l'échelle totale de l'enregistreur.

Injectez 20 µl de solution témoin (a). Lorsque les chromatogrammes sont enregistrés dans les conditions prescrites, les temps de rétention sont : de 14 min environ pour le phosphate sodique de bétaméthasone et de 15,5 min environ pour le phosphate sodique de dexaméthasone. L'essai n'est valable que si la résolution entre les pics correspondant respectivement au phosphate sodique de bétaméthasone et au phosphate sodique de dexaméthasone n'est pas inférieure à 2,0 ; si nécessaire, augmentez la concentration de l'acétonitrile ou augmentez la concentration de l'eau dans la phase mobile.

Injectez 20 µl de solution à examiner et 20 µl de solution témoin (b). Continuez la chromatographie pendant 2 fois le temps de rétention du pic principal. S'il apparaît d'autres pics que le pic principal dans le chromatogramme obtenu avec la solution à examiner, la surface d'aucun d'entre eux n'est supérieure à celle du pic principal du chromatogramme obtenu avec la solution témoin (b) (2 pour cent) un seul de ces pics peut présenter une surface supérieure à la moitié de la surface du pic principal du chromatogramme obtenu avec la solution témoin (b) (1 pour cent) et la somme de leur surface n'est pas supérieure à 1,5 fois la surface du pic principal du chromatogramme obtenu avec la solution témoin (b) (3 pour cent). Ne tenez pas compte des pics dont la surface est inférieure à 0,025 fois la surface du pic principal du chromatogramme obtenu avec la solution témoin (b).

Phosphate inorganique. Dissolvez 50 mg de phosphate sodique de bétaméthasone dans de l'*eau R* et complétez à 100 ml avec le même solvant. A 10 ml de solution, ajoutez 5 ml de *réactif molybdovanadique R*, mélangez et laissez reposer pendant 5 min. Si la solution présente une coloration jaune, celle-ci n'est pas plus intense que celle d'un témoin préparé simultanément et de la même manière, en utilisant 10 ml de *solution à 5 ppm de phosphate (PO_4) R* (1 pour cent).

Teneur en eau (*2.5.12*). Déterminée par semi-microdosage sur 0,200 g de phosphate sodique de bétaméthasone, la teneur en eau n'est pas supérieure à 8,0 pour cent.

DOSAGE

Dissolvez 0,100 g de phosphate sodique de bétaméthasone dans de l'*eau R* et complétez à 100,0 ml avec le même solvant. Prélevez 5,0 ml de solution et complétez à 250,0 ml avec de l'*eau R*. Mesurez l'absorbance (*2.2.25*) au maximum à 241 nm.

Calculez la teneur en $C_{22}H_{28}FNa_2O_8P$ en prenant 297 comme valeur de l'absorbance spécifique.

CONSERVATION

En récipient étanche, à l'abri de la lumière.

01/2002:0811

BÉTAMÉTHASONE (VALÉRATE DE)

Betamethasoni valeras

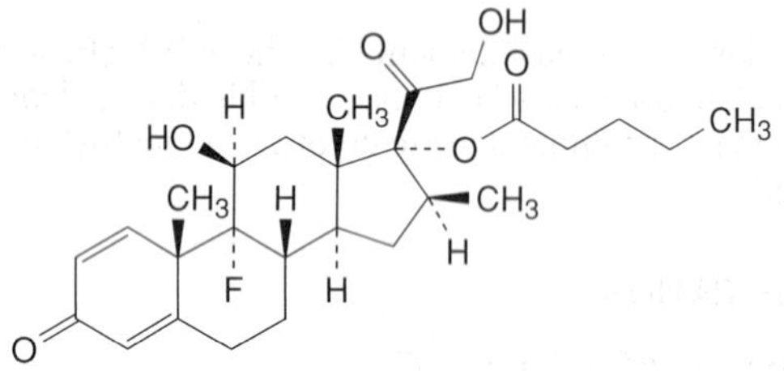

$C_{27}H_{37}FO_6$ M_r 476,6

DÉFINITION

Le valérate de bétaméthasone contient au minimum 97,0 pour cent et au maximum l'équivalent de 103,0 pour cent de pentanoate de 9-fluoro-11β,21-dihydroxy-16β-méthyl-3,20-dioxoprégna-1,4-dién-17-yle, calculé par rapport à la substance desséchée.

CARACTÈRES

Poudre cristalline, blanche ou sensiblement blanche, pratiquement insoluble dans l'eau, facilement soluble dans l'acétone et dans le chlorure de méthylène, soluble dans l'alcool.

Le valérate de bétaméthasone fond en se décomposant vers 192 °C.

IDENTIFICATION

Première identification : C, D.

Seconde identification : A, B, E, F, G.

A. Le valérate de bétaméthasone satisfait à l'essai « Pouvoir rotatoire spécifique » (voir Essai).

B. Dissolvez 10,0 mg de valérate de bétaméthasone dans de l'*éthanol R* et complétez à 100,0 ml avec le même solvant. Dans un tube de verre à bouchon rodé, introduisez 2,0 ml de cette solution. Ajoutez 10,0 ml de *solution sulfurique de phénylhydrazine R*, mélangez et chauffez dans un bain-marie à 60 °C pendant 20 min. Refroidissez immédiatement. L'absorbance (*2.2.25*) de la solution à 419 nm n'est pas supérieure à 0,10.

C. Examinez le valérate de bétaméthasone par spectrophotométrie d'absorption dans l'infrarouge (*2.2.24*), en comparant avec le spectre obtenu avec le *17-valérate de bétaméthasone SCR*. Si les spectres obtenus à l'état solide présentent des différences, dissolvez respectivement la substance à examiner et la substance de référence dans un volume minimal de *chloroforme R*, évaporez au bain-marie à siccité et enregistrez de nouveaux spectres à partir des résidus.

D. Opérez par chromatographie sur couche mince (*2.2.27*) en utilisant une plaque recouverte d'un gel de silice approprié contenant un indicateur de fluorescence dont l'intensité est optimale à 254 nm.

Solution à examiner. Dissolvez 10 mg de valérate de bétaméthasone dans un mélange de 1 volume de *méthanol R* et de 9 volumes de *chlorure de méthylène R* et complétez à 10 ml avec le même mélange de solvants.

Solution témoin (a). Dissolvez 10 mg de *17-valérate de bétaméthasone SCR* dans un mélange de 1 volume de *méthanol R* et de 9 volumes de *chlorure de méthylène R* et complétez à 10 ml avec le même mélange de solvants.

Solution témoin (b). Dissolvez 10 mg de *21-valérate de bétaméthasone SCR* dans un mélange de 1 volume de *méthanol R* et de 9 volumes de *chlorure de méthylène R* et complétez à 10 ml avec le même mélange de solvants. Prélevez 5 ml de solution et complétez à 10 ml avec la solution témoin (a).

Déposez sur la plaque 5 µl de chaque solution. Préparez la phase mobile en ajoutant un mélange de 1,2 volume d'*eau R* et de 8 volumes de *méthanol R* à un mélange de 15 volumes d'*éther R* et de 77 volumes de *chlorure de méthylène R*. Développez sur un parcours de 15 cm. Laissez sécher la plaque à l'air. Examinez en lumière ultraviolette à 254 nm. La tache principale du chromatogramme obtenu avec la solution à examiner est semblable quant à sa position et ses dimensions à la tache principale du chromatogramme obtenu avec la solution témoin (a). Pulvérisez de la *solution alcoolique d'acide sulfurique R*. Chauffez à 120 °C pendant 10 min ou jusqu'à apparition des taches. Laissez refroidir. Examinez à la lumière du jour et en lumière ultraviolette à 365 nm. La tache principale du chromatogramme obtenu avec la solution à examiner est semblable quant à sa position, sa coloration à la lumière du jour, sa fluorescence en lumière ultraviolette à 365 nm et ses dimensions à la tache principale du chromatogramme obtenu avec la solution témoin (a). L'identification n'est valable que si le chromatogramme obtenu avec la solution témoin (b) présente 2 taches nettement séparées.

E. Opérez par chromatographie sur couche mince (*2.2.27*) en utilisant une plaque recouverte d'un gel de silice approprié contenant un indicateur de fluorescence dont l'intensité est optimale à 254 nm.

Solution à examiner (a). Dissolvez 25 mg de valérate de bétaméthasone dans du *méthanol R* en chauffant doucement et complétez à 5 ml avec le même solvant. Cette solution sert aussi à préparer la solution à examiner (b). Prélevez 2 ml de solution et complétez à 10 ml avec du *chlorure de méthylène R*.

Solution à examiner (b). Dans un tube de verre de 15 ml à bouchon rodé ou muni d'un capuchon de polytétrafluoroéthylène, introduisez 2 ml de la solution obtenue lors la préparation de la solution à examiner (a). Ajoutez 10 ml de *solution méthanolique saturée de bicarbonate de potassium R* et faites passer immédiatement un fort courant d'*azote R* à travers la solution pendant 5 min. Fermez le tube. Chauffez dans un bain-marie à 45 °C à l'abri de la lumière pendant 3 h. Laissez refroidir.

Solution témoin (a). Dissolvez 25 mg de *17-valérate de bétaméthasone SCR* dans du *méthanol R* en chauffant doucement et complétez à 5 ml avec le même solvant. Cette solution sert aussi à préparer la solution témoin (b). Prélevez 2 ml de solution et complétez à 10 ml avec du *chlorure de méthylène R*.

Solution témoin (b). Dans un tube de verre de 15 ml à bouchon rodé ou muni d'un capuchon de polytétrafluoroéthylène, introduisez 2 ml de la solution obtenue lors la préparation de la solution témoin (a). Ajoutez 10 ml de *solution méthanolique saturée de bicarbonate de potassium R* et faites passer immédiatement un fort courant d'*azote R* à travers la solution pendant 5 min. Fermez le tube. Chauffez dans un bain-marie à 45 °C à l'abri de la lumière pendant 3 h. Laissez refroidir.

Déposez sur la plaque 5 µl de chaque solution. Préparez la phase mobile en ajoutant un mélange de 1,2 volume d'*eau R* et de 8 volumes de *méthanol R* à un mélange de 15 volumes d'*éther R* et de 77 volumes de *chlorure de méthylène R*. Développez sur un parcours de 15 cm. Laissez sécher la plaque à l'air et examinez en lumière ultraviolette à 254 nm. La tache principale des chromatogrammes obtenus avec chacune des 2 solutions à examiner est semblable quant à sa position et ses dimensions à la tache principale du chromatogramme obtenu avec la solution témoin correspondante. Pulvérisez de la *solution alcoolique d'acide sulfurique R* et chauffez à 120 °C pendant 10 min ou jusqu'à apparition des taches. Laissez refroidir. Examinez à la lumière du jour et en lumière ultraviolette à 365 nm. La tache principale des chromatogrammes obtenus avec chacune des 2 solutions à examiner est semblable quant à sa position, sa coloration à la lumière du jour, sa fluorescence en lumière ultraviolette à 365 nm et ses dimensions à la tache principale du chromatogramme obtenu avec la solution témoin correspondante. La tache principale des chromatogrammes obtenus avec la solution à examiner (b) et la solution témoin (b) présente un R_f nettement inférieur à celui de la tache principale des chromatogrammes obtenus avec la solution à examiner (a) et la solution témoin (a).

F. A 2 ml d'*acide sulfurique R* ajoutez environ 2 mg de valérate de bétaméthasone et agitez pour dissoudre. En 5 min, il se développe une intense coloration brun-rouge. Ajoutez la solution à 10 ml d'*eau R* et mélangez. La coloration s'atténue et la solution reste limpide.

Monographies A - C

G. Mélangez environ 5 mg de valérate de bétaméthasone et 45 mg d'*oxyde de magnésium lourd R* et calcinez dans un creuset jusqu'à obtention d'un résidu pratiquement blanc (normalement moins de 5 min). Laissez refroidir, ajoutez 1 ml d'*eau R*, 0,05 ml de *solution de phénolphtaléine R1* et environ 1 ml d'*acide chlorhydrique dilué R* pour rendre la solution incolore. Filtrez. A un mélange récemment préparé de 0,1 ml de *solution d'alizarine S R* et de 0,1 ml de *solution de nitrate de zirconyle R*, ajoutez 1,0 ml du filtrat. Mélangez, laissez reposer pendant 5 min et comparez la coloration de la solution à celle d'un blanc préparé de la même manière. La solution à examiner est colorée en jaune et le blanc est coloré en rouge.

ESSAI

Pouvoir rotatoire spécifique (*2.2.7*). Dissolvez 0,250 g de valérate de bétaméthasone dans du *dioxane R* et complétez à 25,0 ml avec le même solvant. Calculé par rapport à la substance desséchée, le pouvoir rotatoire spécifique est de + 75 à + 82.

Substances apparentées. Opérez par chromatographie liquide (*2.2.29*).

Solution A. A 1000 ml de phase mobile, ajoutez 1 ml d'*acide acétique glacial R* et mélangez soigneusement.

Solution à examiner. Dissolvez 62,5 mg de valérate de bétaméthasone dans la solution A et complétez à 25,0 ml avec la solution A.

Solution témoin (a). Dissolvez 2 mg de *17-valérate de bétaméthasone SCR* et 2 mg de *21-valérate de bétaméthasone SCR* dans la phase mobile et complétez à 50,0 ml avec la solution A.

Solution témoin (b). Prélevez 1,0 ml de solution à examiner et complétez à 50,0 ml avec la solution A.

La chromatographie peut être réalisée en utilisant :

- une colonne d'acier inoxydable, d'une longueur de 0,25 m et d'un diamètre intérieur de 4,6 mm, remplie de *gel de silice octadécylsilylé pour chromatographie R* (5 µm),
- comme phase mobile, à un débit de 1 ml/min, un mélange préparé comme suit : mélangez 350 ml d'*eau R* et 600 ml d'*acétonitrile R* et laissez équilibrer. Complétez à 1000 ml avec de l'*eau R* et mélangez à nouveau,
- comme détecteur, un spectrophotomètre réglé à 254 nm.

Equilibrez la colonne avec la phase mobile pendant 45 min environ.

Ajustez la sensibilité de façon que la hauteur du pic principal du chromatogramme obtenu avec la solution témoin (b) représente 70 pour cent à 90 pour cent de l'échelle totale de l'enregistreur.

Injectez 20 µl de solution témoin (a). Lorsque les chromatogrammes sont enregistrés dans les conditions prescrites, les temps de rétention sont d'environ 7 min pour le 17-valérate de bétaméthasone et d'environ 9 min pour le 21-valérate de bétaméthasone. L'essai n'est valable que si la résolution entre les pics correspondant respectivement au 17-valérate de bétaméthasone et au 21-valérate de bétaméthasone n'est pas inférieure à 5,0 ; si nécessaire, ajustez la concentration de la phase mobile en acétonitrile.

Injectez 20 µl de solution à examiner et 20 µl de solution témoin (b). Continuez la chromatographie pendant 2,5 fois le temps de rétention du pic principal. S'il apparaît d'autres pics que le pic principal dans le chromatogramme obtenu avec la solution à examiner, la surface d'aucun d'entre eux n'est supérieure à 0,75 fois la surface du pic principal du chromatogramme obtenu avec la solution témoin (b) (1,5 pour cent) et un seul de ces pics peut présenter une surface supérieure à la moitié de la surface du pic principal du chromatogramme obtenu avec la solution témoin (b) (1,0 pour cent). La somme de la surface de tous les pics, à l'exception du pic principal, n'est pas supérieure à 1,5 fois la surface du pic principal du chromatogramme obtenu avec la solution témoin (b) (3,0 pour cent). Ne tenez pas compte des pics dont la surface est inférieure à 0,025 fois la surface du pic principal du chromatogramme obtenu avec la solution témoin (b).

Perte à la dessiccation (*2.2.32*). Déterminée à l'étuve à 100-105 °C sur 1,000 g de valérate de bétaméthasone, la perte à la dessiccation n'est pas supérieure à 0,5 pour cent.

DOSAGE

Dissolvez 50,0 mg de valérate de bétaméthasone dans de l'*alcool R* et complétez à 100,0 ml avec le même solvant. Prélevez 2,0 ml de solution et complétez à 50,0 ml avec de l'*alcool R*. Mesurez l'absorbance (*2.2.25*) au maximum à 240 nm.

Calculez la teneur en $C_{27}H_{37}FO_6$ en prenant 325 comme valeur de l'absorbance spécifique.

CONSERVATION

A l'abri de la lumière.

01/2002:1072

BÉTAXOLOL (CHLORHYDRATE DE)

Betaxololi hydrochloridum

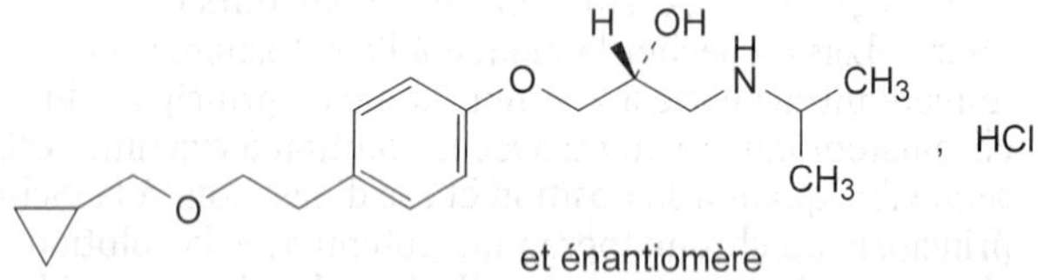

$C_{18}H_{30}ClNO_3$ M_r 343,9

DÉFINITION

Le chlorhydrate de bétaxolol contient au minimum 98,5 pour cent et au maximum l'équivalent de 101,5 pour cent de chlorhydrate de (2*RS*)-1-[4-[2-(cyclopropylméthoxy)éthyl]phénoxy]-3-[(1-méthyléthyl)amino]propan-2-ol, calculé par rapport à la substance desséchée.

CARACTÈRES

Poudre cristalline, blanche ou sensiblement blanche, très soluble dans l'eau, facilement soluble dans l'alcool, soluble dans le chlorure de méthylène, pratiquement insoluble dans l'éther.

IDENTIFICATION

Première identification : B, D.

Seconde identification : A, C, D.

A. Le point de fusion (*2.2.14*) du chlorhydrate de bétaxolol est de 113 °C à 117 °C.

B. Examinez le chlorhydrate de bétaxolol par spectrophotométrie d'absorption dans l'infrarouge (*2.2.24*), en comparant avec le spectre obtenu avec le *chlorhydrate de bétaxolol SCR*.

C. Opérez par chromatographie sur couche mince (*2.2.27*) en utilisant une plaque recouverte de *gel de silice octadécylsilylé pour chromatographie R* contenant un indicateur de fluorescence dont l'intensité est optimale à 254 nm.

Solution à examiner. Dissolvez 10 mg de chlorhydrate de bétaxolol dans 1 ml de *méthanol R.*

Solution témoin (a). Dissolvez 20 mg de *chlorhydrate de bétaxolol SCR* dans 2 ml de *méthanol R.*

Solution témoin (b). Dissolvez 10 mg de *chlorhydrate d'oxprénolol SCR* dans 1 ml de solution témoin (a).

Déposez séparément sur la plaque 2 µl de chaque solution. Développez sur un parcours de 10 cm avec un mélange de 0,5 volume d'*acide perchlorique R*, de 50 volumes d'*eau R* et de 50 volumes de *méthanol R.* Laissez sécher la plaque à l'air et examinez en lumière ultraviolette à 254 nm. La tache principale du chromatogramme obtenu avec la solution à examiner est semblable quant à sa position et ses dimensions à la tache principale du chromatogramme obtenu avec la solution témoin (a). Pulvérisez une solution de *vanilline R* à 50 g/l dans un mélange de 5 volumes d'*acide sulfurique R*, de 10 volumes d'*acide acétique glacial R* et de 85 volumes de *méthanol R.* Chauffez la plaque à 100-105 °C jusqu'à obtention de l'intensité maximale de la coloration des taches (10-15 min). Examinez à la lumière du jour. La tache principale du chromatogramme obtenu avec la solution à examiner est semblable quant à sa position, sa coloration et ses dimensions à la tache principale du chromatogramme obtenu avec la solution témoin (a). L'identification n'est valable que si le chromatogramme obtenu avec la solution témoin (b) présente 2 taches nettement séparées.

D. Le chlorhydrate de bétaxolol donne la réaction (a) des chlorures (*2.3.1*).

ESSAI

Aspect de la solution. Dissolvez 0,5 g de chlorhydrate de bétaxolol dans de l'*eau R* et complétez à 25 ml avec le même solvant. La solution est limpide (*2.2.1*) et incolore (*2.2.2, Procédé II*).

Acidité-alcalinité. Dissolvez 0,20 g de chlorhydrate de bétaxolol dans de l'*eau exempte de dioxyde de carbone R* et complétez à 20 ml avec le même solvant. Ajoutez 0,2 ml de *solution de rouge de méthyle R* et 0,2 ml d'*acide chlorhydrique 0,01 M.* La solution est colorée en rouge. Ajoutez 0,4 ml d'*hydroxyde de sodium 0,01 M.* La solution est colorée en jaune.

Substances apparentées. Opérez par chromatographie liquide (*2.2.29*).

Solution à examiner. Dissolvez 10,0 mg de chlorhydrate de bétaxolol dans la phase mobile et complétez à 5,0 ml avec la phase mobile.

Solution témoin (a). Dissolvez 8 mg de chlorhydrate de bétaxolol et 4 mg d'*impureté A de bétaxolol SCR* dans la phase mobile et complétez à 20,0 ml avec la phase mobile.

Solution témoin (b). Prélevez 1,0 ml de solution à examiner et complétez à 100,0 ml avec la phase mobile.

La chromatographie peut être réalisée en utilisant :

- une colonne d'acier inoxydable, d'une longueur de 0,25 m et d'un diamètre intérieur de 4 mm, remplie de *gel de silice octylsilylé pour chromatographie R* (5 µm),
- comme phase mobile, à un débit de 1,5 ml/min, un mélange préparé comme suit : mélangez 175 ml d'*acétonitrile R* avec 175 ml de *méthanol R* et complétez à 1 litre avec une solution à 3,4 g/l de *phosphate monopotassique R,* préalablement ajustée à pH 3,0 avec de l'*acide phosphorique R,*
- comme détecteur, un spectrophotomètre réglé à 273 nm,
- un injecteur à boucle.

Injectez 20 µl de chaque solution. Continuez la chromatographie pendant au moins 4 fois le temps de rétention du pic principal dans le chromatogramme obtenu avec la solution à examiner. S'il apparaît dans le chromatogramme obtenu avec la solution à examiner, d'autres pics que le pic principal, la surface d'aucun d'entre eux n'est supérieure à 0,3 fois la surface du pic du chromatogramme obtenu avec la solution témoin (b) (0,3 pour cent) et la somme de leur surface n'est pas supérieure à la surface du pic du chromatogramme obtenu avec la solution témoin (b) (1,0 pour cent). L'essai n'est valable que si dans le chromatogramme obtenu avec la solution témoin (a), la résolution entre les pics correspondant respectivement à l'impureté A de bétaxolol et au bétaxolol n'est pas inférieure à 2,0. Ne tenez pas compte des pics dont la surface est inférieure à 0,025 fois la surface du pic du chromatogramme obtenu avec la solution témoin (b).

Métaux lourds (*2.4.8*). Dissolvez 2,0 g de chlorhydrate de bétaxolol dans 20 ml d'*eau R.* 12 ml de solution satisfont à l'essai limite A des métaux lourds (10 ppm). Préparez le témoin avec 10 ml de *solution à 1 ppm de plomb (Pb) R.*

Perte à la dessiccation (*2.2.32*). Déterminée à l'étuve à 100-105 °C sur 1,000 g de chlorhydrate de bétaxolol, la perte à la dessiccation n'est pas supérieure à 0,5 pour cent.

Cendres sulfuriques (*2.4.14*). Déterminé sur 1,0 g de chlorhydrate de bétaxolol, le taux des cendres sulfuriques n'est pas supérieur à 0,1 pour cent.

DOSAGE

Dissolvez 0,300 g de chlorhydrate de bétaxolol dans un mélange de 10,0 ml d'*acide chlorhydrique 0,01 M* et de 50 ml d'*alcool R.* Titrez par l'*hydroxyde de sodium 0,1 M* et tracez la courbe potentiométrique (*2.2.20*). Mesurez le volume d'*hydroxyde de sodium 0,1 M* utilisé entre les 2 points d'inflexion.

1 ml d'*hydroxyde de sodium 0,1 M* correspond à 34,39 mg de $C_{18}H_{30}ClNO_3$.

CONSERVATION

A l'abri de la lumière.

IMPURETÉS

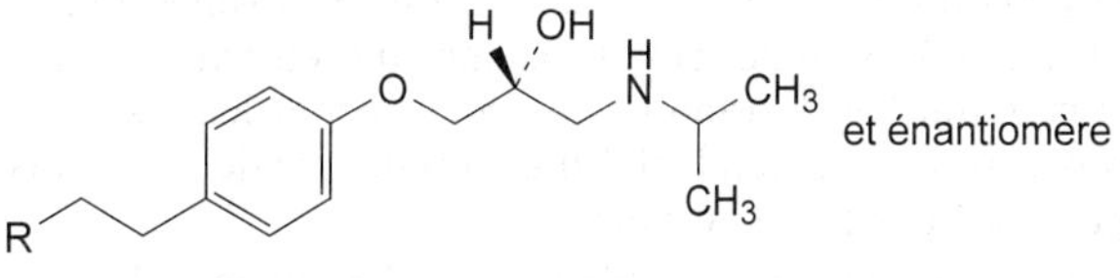

A. R = H : (2*RS*)-1-(4-éthylphénoxy)-3-[(1-méthyléthyl)amino]propan-2-ol,

B. R = OH : (2*RS*)-1-[4-(2-hydroxyéthyl)phénoxy]-3-[(1-méthyléthyl)amino]propan-2-ol,

E. R = O-CH_2-CH_2-CH_2-CH_3 : (2*RS*)-1-[4-(2-butoxyéthyl)phénoxy]-3-[(1-méthyléthyl)amino]propan-2-ol,

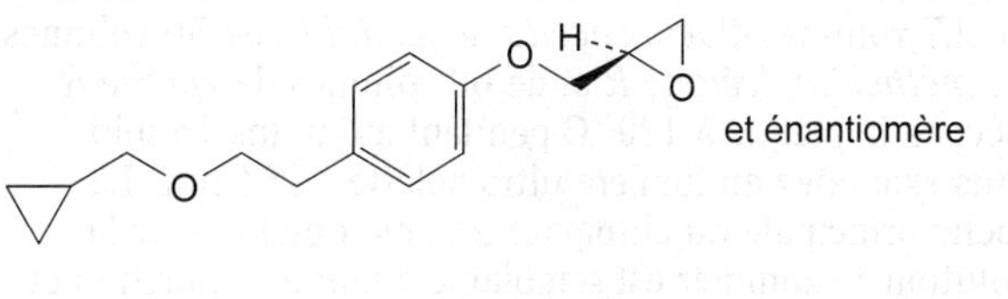

C. 2-[[4-[2-(cyclopropylméthoxy)éthyl]phénoxy]méthyl]oxirane,

Monographies A - C

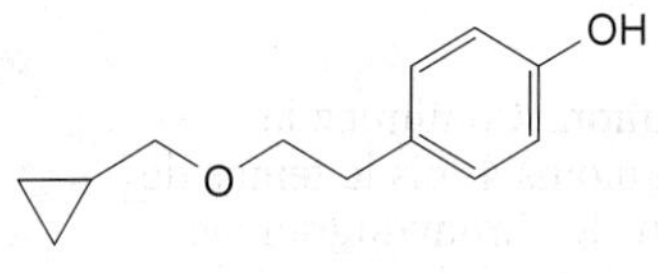

D. 4-[2-(cyclopropylméthoxy)éthyl]phénol.

01/2002:1394

BÉZAFIBRATE

Bezafibratum

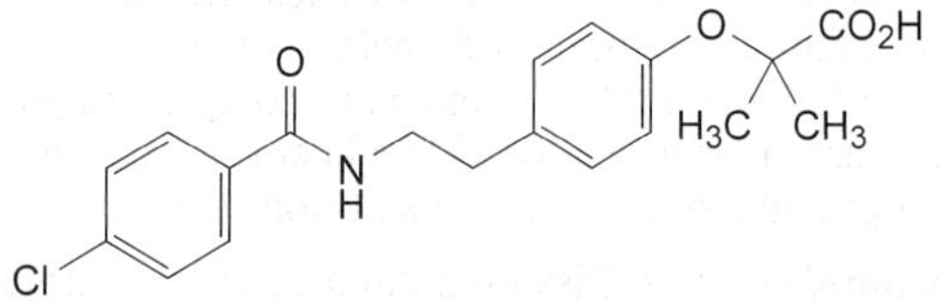

$C_{19}H_{20}ClNO_4$ M_r 361,8

DÉFINITION

Le bézafibrate contient au minimum 98,0 pour cent et au maximum l'équivalent de 102,0 pour cent d'acide 2-[4-[2-[(4-chlorobenzoyl)amino]éthyl]phénoxy]-2-méthylpropanoïque, calculé par rapport à la substance desséchée.

CARACTÈRES

Poudre cristalline blanche ou sensiblement blanche, pratiquement insoluble dans l'eau, facilement soluble dans le diméthylformamide, assez soluble dans l'acétone et dans l'alcool. Le bézafibrate se dissout dans les solutions diluées d'hydroxydes alcalins.

Le bézafibrate présente le phénomène du polymorphisme.

IDENTIFICATION

Première identification : A, B.

Seconde identification : A, C.

A. Le point de fusion du bézafibrate (*2.2.14*) est de 181 °C à 185 °C.

B. Examinez le bézafibrate par spectrophotométrie d'absorption dans l'infrarouge (*2.2.24*),en comparant avec le spectre obtenu avec le *bézafibrate SCR*. Examinez la substance sous forme de pastilles. Si les spectres présentent des différences, dissolvez respectivement la substance à examiner et la substance de référence dans du *méthanol R* et évaporez à siccité. Séchez les résidus sous vide à 80 °C pendant 1 h et enregistrez de nouveaux spectres à partir des résidus.

C. Opérez par chromatographie sur couche mince (*2.2.27*) en utilisant une *plaque au gel de silice F_{254} pour CCM R*.

Solution à examiner. Dissolvez 10 mg de bézafibrate dans du *méthanol R* et complétez à 5 ml avec le même solvant.

Solution témoin. Dissolvez 10 mg de *bézafibrate SCR* dans du *méthanol R* et complétez à 5 ml avec le même solvant.

Déposez sur la plaque 5 µl de chaque solution. Développez sur un parcours de 10 cm avec un mélange de 2,7 volumes d'*acide acétique glacial R*, de 30 volumes de *méthyléthylcétone R* et de 60 volumes de *xylène R*. Séchez la plaque à 120 °C pendant au moins 15 min puis examinez en lumière ultraviolette à 254 nm. La tache principale du chromatogramme obtenu avec la solution à examiner est semblable quant à sa position et ses dimensions à la tache principale du chromatogramme obtenu avec la solution témoin.

ESSAI

Solution S. Dissolvez 1,0 g de bézafibrate dans du *diméthylformamide R* et complétez à 20 ml avec le même solvant.

Aspect de la solution. La solution S est limpide (*2.2.1*) et n'est pas plus fortement colorée que la solution témoin JB_5 (*2.2.2, Procédé II*).

Substances apparentées. Opérez par chromatographie liquide (*2.2.29*).

Solution à examiner. Dissolvez 50,0 mg de bézafibrate dans la phase mobileet complétez à 100,0 ml avec la phase mobile.

Solution témoin (a). Prélevez 10,0 ml de solution à examiner et complétez à 100,0 ml avec la phase mobile. Prélevez 5,0 ml de solution et complétez à 100,0 ml avec la phase mobile.

Solution témoin (b). Prélevez 5,0 ml de solution témoin (a) et complétez à 50,0 ml avec la phase mobile.

Solution témoin (c). A 1 ml de solution à examiner, ajoutez 1 ml d'*acide chlorhydrique 0,1 M* et évaporez à siccité sur une plaque chauffante. Dissolvez le résidu dans 20 ml de phase mobile.

La chromatographie peut être réalisée en utilisant :

– une colonne d'acier inoxydable, d'une longueur de 0,125 m et d'un diamètre intérieur de 4 mm, remplie de *gel de silice octadécylsilylé pour chromatographie R* (5 µm),
– comme phase mobile, à un débit de 1 ml/min, un mélange de 40 volumes d'une solution de *phosphate monopotassique R* à 2,72 g/l ajustée à pH 2,3 avec de l'*acide phosphorique R*, et de 60 volumes de *méthanol R*,
– comme détecteur, un spectrophotomètre réglé à 228 nm.

Injectez 20 µl de la solution à examiner et 20 µl des solutions témoins (a), (b) et (c). Lorsque les chromatogrammes sont enregistrés dans les conditions décrites, les temps de rétention sont de 3 min environ pour l'impureté A, de 3,5 min environ pour l'impureté B, de 6,0 min environ pour le bézafibrate, de 9 min environ pour l'impureté C, de 14 min environ pour l'impureté D et de 37 min environ pour l'impureté E. Continuez la chromatographie le temps nécessaire pour détecter l'ester attendu qui peut être l'impureté C, D ou E selon le procédé de synthèse. L'essai n'est valable que si la résolution entre les 2 pics principaux dans le chromatogramme obtenu avec la solution témoin (c) n'est pas inférieure à 5,0 et si le pic principal du chromatogramme obtenu avec la solution témoin (b) a un rapport signal/bruit d'au moins 5.

S'il apparaît, dans le chromatogramme obtenu avec la solution à examiner, d'autres pics que le pic principal, la surface d'aucun d'entre eux n'est supérieure à celle du pic principal du chromatogramme obtenu avec la solution témoin (a) (0,5 pour cent) et la somme de leur surface n'est pas supérieure à 1,5 fois la surface du pic principal du chromatogramme obtenu avec la solution témoin (a) (0,75 pour cent). Ne tenez pas compte des pics dont la surface est inférieure à 0,1 fois la surface du pic principal du chromatogramme obtenu avec la solution témoin (a).

Chlorures (*2.4.4*). Prélevez 10 ml de solution S et complétez à 50 ml avec de l'*eau R*. Filtrez la suspension obtenue sur un filtre mouillé préalablement lavé avec de l'*eau R* jusqu'à élimination des chlorures. 15 ml du filtrat satisfont à l'essai limite des chlorures (300 ppm). Préparez le témoin avec 9 ml de *solution à 5 ppm de chlorure (Cl) R* et 6 ml d'*eau R*.

Métaux lourds (*2.4.8*). 2,0 g de bézafibrate satisfont à l'essai limite C des métaux lourds (10 ppm). Préparez le témoin avec 2 ml de *solution à 10 ppm de plomb (Pb) R*.

Perte à la dessiccation (*2.2.32*). Déterminée à l'étuve à 100-105 °C sur 1,000 g de bézafibrate, la perte à la dessiccation n'est pas supérieure à 0,5 pour cent.

Cendres sulfuriques (*2.4.14*). Déterminé sur 1,0 g de bézafibrate, le taux des cendres sulfuriques n'est pas supérieur à 0,1 pour cent.

DOSAGE

Dissolvez 0,300 g de bézafibrate dans 50 ml d'un mélange de 25 volumes d'*eau R* et de 75 volumes d'*alcool R*. Titrez par l'*hydroxyde de sodium 0,1 M* en présence de 0,1 ml de*solution de phénolphtaléine R* jusqu'à virage au rose. Effectuez un titrage à blanc.

1 ml d'*hydroxyde de sodium 0,1 M* correspond à 36,18 mg de $C_{19}H_{20}ClNO_4$.

IMPURETÉS

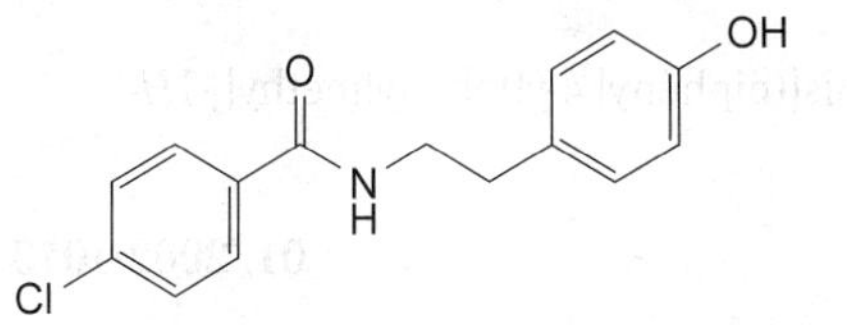

A. 4-chloro-*N*-[2-(4-hydroxyphényl)éthyl]benzamide (chlorobenzoyltyramine),

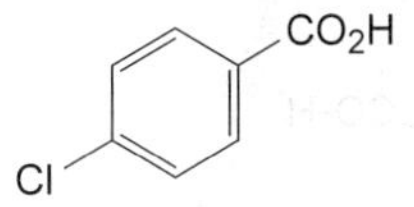

B. acide 4-chlorobenzoïque,

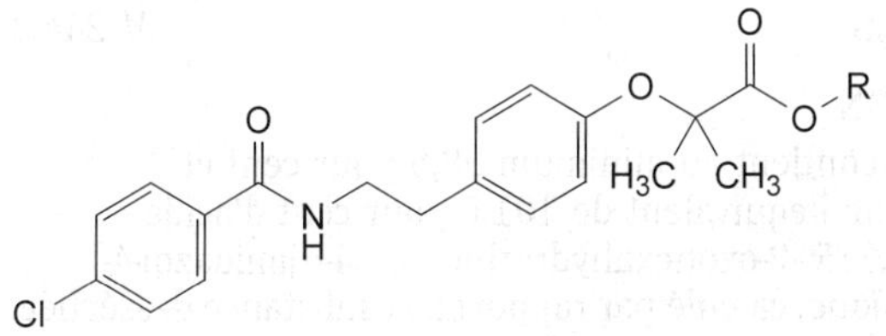

C. R = CH_3 : 2-[4-[2-[(4-chlorobenzoyl)amino]éthyl]phénoxy]-2-méthylpropanoate de méthyle,

D. R = CH_2-CH_3 : 2-[4-[2-[(4-chlorobenzoyl)amino]éthyl]phénoxy]-2-méthylpropanoate d'éthyle,

E. R = CH_2-CH_2-CH_2-CH_3 : 2-[4-[2-[(4-chlorobenzoyl)amino]éthyl]phénoxy]-2-méthylpropanoate de butyle.

01/2002:1395

BIFONAZOLE

Bifonazolum

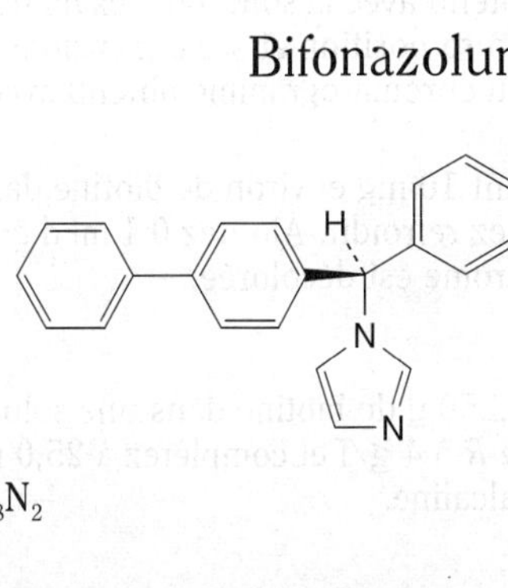

et énantiomère

$C_{22}H_{18}N_2$ M_r 310,4

DÉFINITION

Le bifonazole contient au minimum 98,0 pour cent et au maximum l'équivalent de 100,5 pour cent de 1-[(*RS*)-(biphényl-4-yl)phénylméthyl]-1*H*-imidazole, calculé par rapport à la substance desséchée.

CARACTÈRES

Poudre cristalline, blanche à sensiblement blanche, pratiquement insoluble dans l'eau, assez soluble dans l'éthanol.

Le bifonazole présente le phénomène du polymorphisme.

IDENTIFICATION

Examinez le bifonazole par spectrophotométrie d'absorption dans l'infrarouge (*2.2.24*), en comparant avec le spectre obtenu avec le *bifonazole SCR*. Si les spectres obtenus à l'état solide présentent des différences, dissolvez respectivement la substance à examiner et la substance de référence dans un volume minimal de *2-propanol R*, évaporez à siccité et enregistrez de nouveaux spectres à partir des résidus.

ESSAI

Angle de rotation optique (*2.2.7*). Dissolvez 0,20 g de bifonazole dans 20,0 ml de *méthanol R*. L'angle de rotation optique est de – 0,10° à + 0,10°.

Substances apparentées. Opérez par chromatographie liquide (*2.2.29*).

Solution tampon pH 3,2. Mélangez 2,0 ml d'*acide phosphorique R* avec de l'*eau R* et complétez à 1000,0 ml avec le même solvant. Ajustez à pH 3,2 (*2.2.3*) avec de la *triéthylamine R*.

Solution à examiner. Dissolvez 50,0 mg de bifonazole dans 25 ml d'*acétonitrile R* et complétez à 50,0 ml avec la solution tampon pH 3,2.

Solution témoin (a). Prélevez 0,25 ml de solution à examiner et complétez à 50,0 ml avec la solution tampon pH 3,2.

Solution témoin (b). Dissolvez 25,0 mg d'*imidazole R* (impureté C) dans de l'*acétonitrile R* et complétez à 25,0 ml avec le même solvant. Prélevez 0,25 ml de solution et complétez à 100,0 ml avec la solution tampon pH 3,2.

Solution témoin (c). Dissolvez 34,2 mg de *trifluoroacétate de 4-[(RS)-(biphényl-4-yl)phénylméthyl]-4H-imidazole SCR* (correspondant à 25,0 mg d'impureté B base) dans de l'*acétonitrile R* et complétez à 25,0 ml avec le même solvant.

Solution témoin (d). Prélevez 0,25 ml de solution témoin (c) et complétez 50,0 ml avec la solution tampon pH 3,2.

Solution témoin (e). Mélangez 0,25 ml de solution à examiner et 0,25 ml de solution témoin (c), puis complétez à 50,0 ml avec la solution tampon pH 3,2.

La chromatographie peut être réalisée en utilisant :

- une colonne d'acier inoxydable, d'une longueur de 0,125 m et d'un diamètre intérieur de 4,6 mm, remplie de *gel de silice octadécylsilylé pour chromatographie R* (5 µm),
- comme phase mobile, à un débit de 1 ml/min, le programme d'élution suivant :

  Phase mobile A. Un mélange de 20 volumes d'*acétonitrile R* et de 80 volumes de solution tampon pH 3,2,

  Phase mobile B. Un mélange de 20 volumes de solution tampon pH 3,2 et de 80 volumes d'*acétonitrile R*,

Monographies A - C

Intervalle (min)	Phase mobile A (pour cent *V/V*)	Phase mobile B (pour cent *V/V*)	Commentaire
0 - 8	60	40	élution isocratique
8 - 12	60 → 10	40 → 90	gradient linéaire
12 - 30	10	90	élution isocratique
30 - 32	10 → 60	90 → 40	retour à la composition initiale
32 - 40	60	40	équilibrage
40 = 0	60	40	recommencez l'élution isocratique

– comme détecteur, un spectrophotomètre réglé à 210 nm,

en maintenant la température de la colonne à 40 °C.

Ajustez la sensibilité du système de façon que la hauteur du pic correspondant au bifonazole dans le chromatogramme obtenu avec 50 µl de solution témoin (e) représente au moins 50 pour cent de l'échelle totale de l'enregistreur.

Injectez 50 µl de solution témoin (e). Lorsque le chromatogramme est enregistré dans les conditions prescrites, les temps de rétention sont de 4 min environ pour l'impureté B et de 4,5 min environ pour le bifonazole. L'essai n'est valable que si la résolution entre les pics correspondant à l'impureté B et au bifonazole n'est pas inférieure à 2,5.

Injectez 50 µl de solution à examiner et 50 µl des solutions témoins (a), (b) et (d). S'il apparaît, dans le chromatogramme obtenu avec la solution à examiner, un pic correspondant à l'impureté C, sa surface n'est pas supérieure à celle du pic correspondant dans le chromatogramme obtenu avec la solution témoin (b) (0,25 pour cent) ; s'il apparaît un pic correspondant à l'impureté B, sa surface n'est pas supérieure à 3 fois la surface du pic correspondant dans le chromatogramme obtenu avec la solution témoin (d) (1,5 pour cent) ; s'il apparaît d'autres pics que le pic principal et des pics correspondant aux impuretés B et C, la surface d'aucun d'entre eux n'est supérieure à celle du pic du chromatogramme obtenu avec la solution témoin (a) (0,5 pour cent) ; la somme de la surface de tous les pics, à l'exception du pic principal, n'est pas supérieure à 4 fois la surface du pic principal du chromatogramme obtenu avec la solution témoin (a) (2 pour cent). Ne tenez pas compte des pics dont la surface est inférieure à 0,1 fois celle du pic principal dans le chromatogramme obtenu avec la solution témoin (a).

Perte à la dessiccation (*2.2.32*). Déterminée à l'étuve à 100-105 °C sur 1,000 g de bifonazole, la perte à la dessiccation n'est pas supérieure à 0,5 pour cent.

Cendres sulfuriques (*2.4.14*). Déterminé sur 1,0 g de bifonazole, le taux des cendres sulfuriques n'est pas supérieur à 0,1 pour cent.

DOSAGE

Dissolvez 0,250 g de bifonazole dans 80 ml d'*acide acétique anhydre R*. Titrez par l'*acide perchlorique 0,1 M*. Déterminez le point de fin de titrage par potentiométrie (*2.2.20*).

1 ml d'*acide perchlorique 0,1 M* correspond à 31,04 mg de $C_{22}H_{18}N_2$.

IMPURETÉS

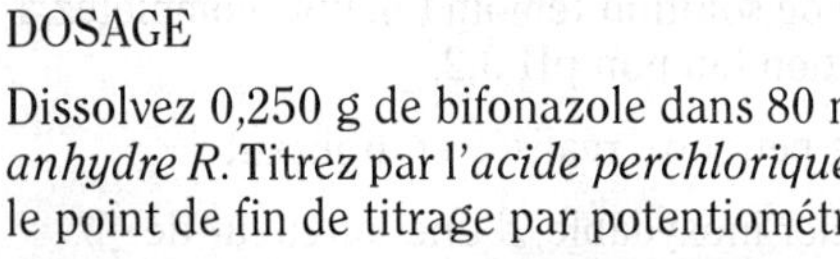

et énantiomère

A. R-OH : (*RS*)-(biphényl-4-yl)phénylméthanol,

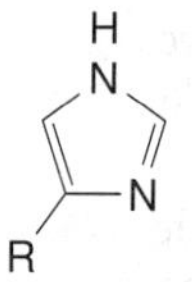

B. 4-[(*RS*)-(biphényl-4-yl)phénylméthyl]-1*H*-imidazole,

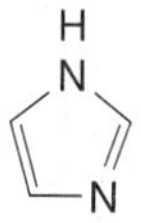

C. 1*H*-imidazole,

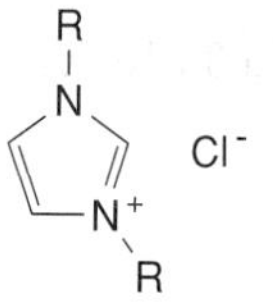

D. chlorure de 1,3-bis[(biphényl-4-yl)phénylméthyl]-1*H*-imidazolium.

01/2002:1073

BIOTINE

Biotinum

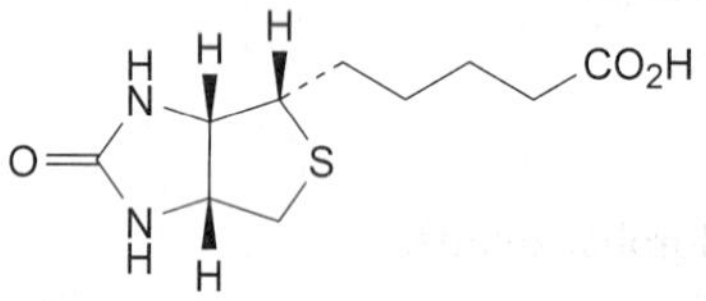

$C_{10}H_{16}N_2O_3S$ M_r 244,3

DÉFINITION

La biotine contient au minimum 98,5 pour cent et au maximum l'équivalent de 101,0 pour cent d'acide 5-[(3a*S*,4*S*,6a*R*)-2-oxohexahydrothiéno[3,4-*d*]imidazol-4-yl]pentanoïque, calculé par rapport à la substance desséchée.

CARACTÈRES

Poudre cristalline blanche ou cristaux incolores, très peu solubles dans l'eau et dans l'alcool, pratiquement insolubles dans l'acétone. La biotine se dissout dans les solutions diluées d'hydroxydes alcalins.

IDENTIFICATION

Première identification : A.

Seconde identification : B, C.

A. Examinez par spectrophotométrie d'absorption dans l'infrarouge (*2.2.24*), en comparant avec le spectre obtenu avec la *biotine SCR*.

B. Examinez les chromatogrammes obtenus dans l'essai des substances apparentées. La tache principale du chromatogramme obtenu avec la solution à examiner (b) est semblable quant à sa position et ses dimensions à la tache principale du chromatogramme obtenu avec la solution témoin (a).

C. Dissolvez en chauffant 10 mg environ de biotine dans 20 ml d'*eau R*. Laissez refroidir. Ajoutez 0,1 ml d'*eau de brome R*. L'eau de brome est décolorée.

ESSAI

Solution S. Dissolvez 0,250 g de biotine dans une solution d'*hydroxyde de sodium R* à 4 g/l et complétez à 25,0 ml avec la même solution alcaline.

Monographies A - C

Aspect de la solution. La solution S est limpide (*2.2.1*) et incolore (*2.2.2, Procédé II*).

Pouvoir rotatoire spécifique (*2.2.7*). Calculé par rapport à la substance desséchée, le pouvoir rotatoire spécifique de la solution S est de + 89 à + 93.

Substances apparentées. Opérez par chromatographie sur couche mince (*2.2.27*) en utilisant une plaque recouverte d'un gel de silice approprié (5 µm).

Préparez les solutions immédiatement avant l'emploi et conservez-les à l'abri d'une lumière vive.

Solution à examiner (a). Dissolvez 50 mg de biotine dans de l'*acide acétique glacial R* et complétez à 10 ml avec le même solvant.

Solution à examiner (b). Prélevez 1 ml de solution à examiner (a) et complétez à 10 ml avec de l'*acide acétique glacial R*.

Solution témoin (a). Dissolvez 5 mg de *biotine SCR* dans de l'*acide acétique glacial R* et complétez à 10 ml avec le même solvant.

Solution témoin (b). Prélevez 1 ml de solution à examiner (b) et complétez à 20 ml avec de l'*acide acétique glacial R*.

Solution témoin (c). Prélevez 1 ml de solution à examiner (b) et complétez à 40 ml avec de l'*acide acétique glacial R*.

Déposez sur la plaque 10 µl de chaque solution. Développez sur un parcours de 15 cm avec un mélange de 5 volumes de *méthanol R*, de 25 volumes d'*acide acétique glacial R* et de 75 volumes de *toluène R*. Séchez la plaque dans un courant d'air chaud. Laissez refroidir et pulvérisez de la *solution de 4-diméthylaminocinnamaldéhyde R*. Examinez immédiatement à la lumière du jour. S'il apparaît d'autres taches que la tache principale dans le chromatogramme obtenu avec la solution à examiner (a), aucune d'entre elles n'est plus intense que la tache du chromatogramme obtenu avec la solution témoin (b) (0,5 pour cent) et une seule d'entre elles peut être plus intense que la tache du chromatogramme obtenu avec la solution témoin (c) (0,25 pour cent).

Métaux lourds (*2.4.8*). 1,0 g de biotine satisfait à l'essai limite C des métaux lourds (10 ppm). Préparez le témoin avec 10 ml de *solution à 1 ppm de plomb (Pb) R*.

Perte à la dessiccation (*2.2.32*). Déterminée à l'étuve à 100-105 °C sur 1,000 g de biotine, la perte à la dessiccation n'est pas supérieure à 1,0 pour cent.

Cendres sulfuriques (*2.4.14*). Déterminé sur 1,0 g de biotine, le taux des cendres sulfuriques n'est pas supérieur à 0,1 pour cent.

DOSAGE

Mettez en suspension 0,200 g de biotine dans 5 ml de *diméthylformamide R*. Chauffez jusqu'à dissolution totale de la substance. Ajoutez 50 ml d'*éthanol R* et titrez par l'*hydroxyde de tétrabutylammonium 0,1 M*. Déterminez le point de fin de titrage par potentiométrie (*2.2.20*).

1 ml d'*hydroxyde de tétrabutylammonium 0,1 M* correspond à 24,43 mg de $C_{10}H_{16}N_2O_3S$.

CONSERVATION

A l'abri de la lumière.

IMPURETÉS

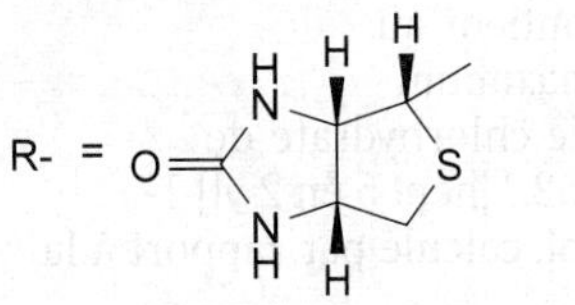

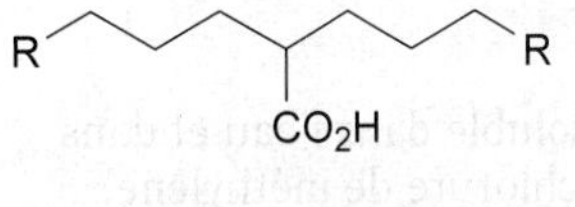

A. acide di[3-[(3a*S*,4*S*,6a*R*)-2-oxohexahydrothiéno[3,4-*d*]imidazol-4-yl]propyl]acétique,

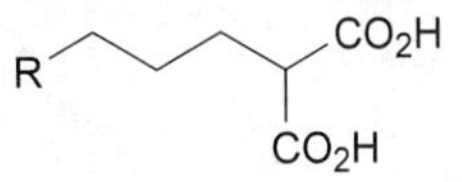

B. acide 4-[(3a*S*,4*S*,6a*R*)-2-oxohexahydrothiéno[3,4-*d*]imidazol-4-yl]butane-1,1-dicarboxylique,

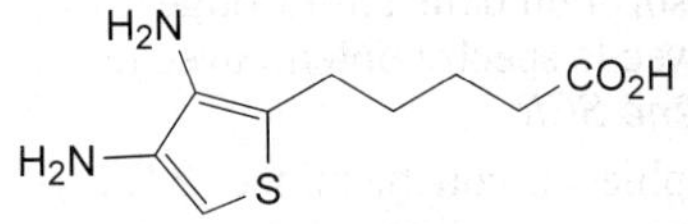

C. acide 5-(3,4-diamino-2-thiényl)pentanoïque,

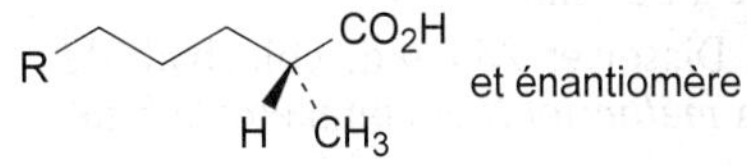

D. acide 2-méthyl-5-[(3a*S*,4*S*,6a*R*)-2-oxohexahydrothiéno[3,4-*d*]imidazol-4-yl]pentanoïque,

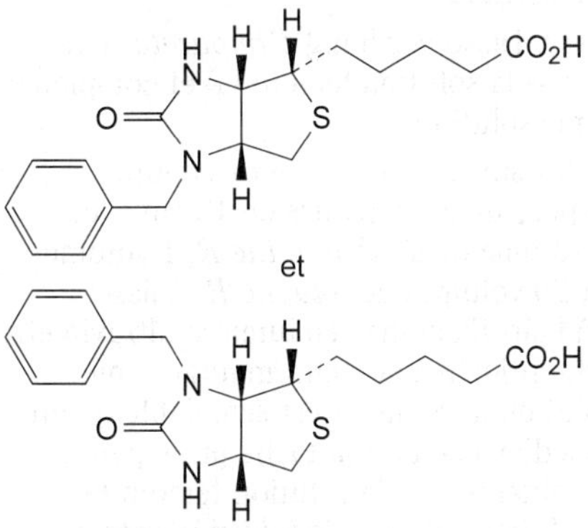

E. acide 5-[(3a*S*,4*S*,6a*R*)-3-benzyl-2-oxohexahydrothiéno[3,4-*d*]imidazol-4-yl]pentanoïque et acide 5-[(3a*S*,4*S*,6a*R*)-1-benzyl-2-oxohexahydrothiéno[3,4-d]imidazol-4-yl]pentanoïque.

01/2002:1074

BIPÉRIDÈNE (CHLORHYDRATE DE)

Biperideni hydrochloridum

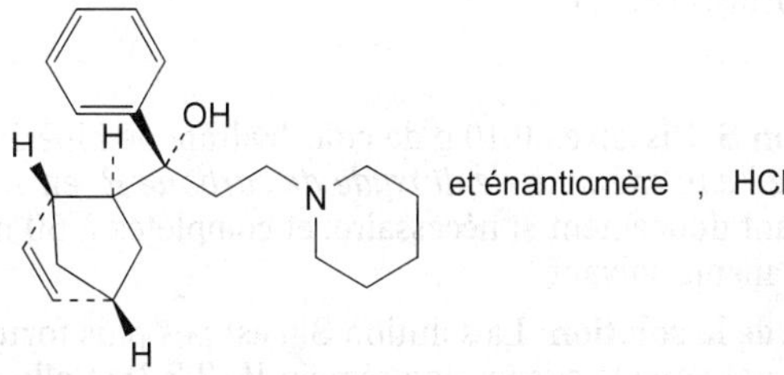

$C_{21}H_{30}ClNO$ M_r 347,9

DÉFINITION

Le chlorhydrate de bipéridène contient au minimum 99,0 pour cent et au maximum l'équivalent de 101,0 pour cent de chlorhydrate de (1*RS*)-1-[(1*RS*,2*SR*,4*RS*)-bicyclo[2.2.1]hept-5-én-2-yl]-1-phényl-3-(pipéridin-1-yl)propan-1-ol, calculé par rapport à la substance desséchée.

CARACTÈRES

Poudre cristalline, blanche, peu soluble dans l'eau et dans l'alcool, très peu soluble dans le chlorure de méthylène, pratiquement insoluble dans l'éther.

Le chlorhydrate de bipéridène fond en se décomposant vers 280 °C.

IDENTIFICATION

Première identification : A, D.

Seconde identification : B, C, D.

A. Examinez le chlorhydrate de bipéridène par spectrophotométrie d'absorption dans l'infrarouge (*2.2.24*), en comparant avec le spectre obtenu avec le *chlorhydrate de bipéridène SCR*.

B. Opérez par chromatographie sur couche mince (*2.2.27*) en utilisant une plaque recouverte d'un gel de silice approprié contenant un indicateur de fluorescence dont l'intensité est optimale à 254 nm.

Solution à examiner. Dissolvez 25 mg de chlorhydrate de bipéridène dans du *méthanol R* et complétez à 5 ml avec le même solvant.

Solution témoin (a). Dissolvez 25 mg de *chlorhydrate de bipéridène SCR* dans du *méthanol R* et complétez à 5 ml avec le même solvant.

Solution témoin (b). Dissolvez 5 mg d'*impureté A de bipéridène SCR* dans la solution témoin (a) et complétez à 2 ml avec la même solution.

Déposez séparément sur la plaque 5 µl de chaque solution. Développez sur un parcours de 15 cm avec un mélange de 1 volume de *diéthylamine R*, 1 volume de *méthanol R* et 20 volumes de *toluène R*. Laissez sécher la plaque à l'air. Examinez en lumière ultraviolette à 254 nm. La tache principale du chromatogramme obtenu avec la solution à examiner est semblable quant à sa position et ses dimensions à la tache principale du chromatogramme obtenu avec la solution témoin (a). Pulvérisez de la *solution diluée d'iodobismuthate de potassium R*, puis de la *solution de nitrite de sodium R*. Examinez à la lumière du jour. La tache principale du chromatogramme obtenu avec la solution à examiner est semblable quant à sa position, sa coloration et ses dimensions à la tache principale du chromatogramme obtenu avec la solution témoin (a). L'identification n'est valable que si le chromatogramme obtenu avec la solution témoin (b) présente 2 taches nettement séparées.

C. A 20 mg environ de chlorhydrate de bipéridène, ajoutez 5 ml d'*acide phosphorique R*. Il se développe une coloration verte.

D. Le chlorhydrate de bipéridène donne la réaction (a) des chlorures (*2.3.1*).

ESSAI

Solution S. Dissolvez 0,10 g de chlorhydrate de bipéridène dans de l'*eau exempte de dioxyde de carbone R*, en chauffant doucement si nécessaire, et complétez à 50 ml avec le même solvant.

Aspect de la solution. La solution S n'est pas plus fortement opalescente que la suspension témoin II (*2.2.1*) et elle est incolore (*2.2.2, Procédé II*).

Détermination du pH (*2.2.3*). Le pH de la solution S est de 5,0 à 6,5.

Substances apparentées. Opérez par chromatographie en phase gazeuse (*2.2.28*).

Solution à examiner. Dissolvez 0,10 g de chlorhydrate de bipéridène dans du *méthanol R* et complétez à 10 ml avec le même solvant.

Solution témoin (a). Prélevez 0,5 ml de solution à examiner et complétez à 100 ml avec du *méthanol R*. Prélevez 10 ml de solution et complétez à 50 ml avec du *méthanol R*.

Solution témoin (b). Dissolvez 10 mg de chlorhydrate de bipéridène et 10 mg d'*impureté A de bipéridène SCR* et complétez à 10 ml avec du *méthanol R*. Prélevez 1 ml de solution et complétez à 10 ml avec du *méthanol R*.

La chromatographie peut être réalisée en utilisant :

- une colonne de silice fondue d'une longueur de 50 m et d'un diamètre intérieur de 0,25 mm, revêtue de *poly(vinylphénylméthyl)siloxane R* (0,25 µm),
- comme gaz vecteur, de l'*azote pour chromatographie R*, à un débit de 0,4 ml/min et un rapport de division de 1:250,
- un détecteur à ionisation de flamme,

en maintenant la température de la colonne à 200 °C pendant 5 min puis en l'augmentant de 2 °C par minute jusqu'à 270 °C et en maintenant la température de la chambre à injection à 250 °C et celle du détecteur à 300 °C.

Injectez 2 µl de solution témoin (a) et 2 µl de solution témoin (b). Ajustez la sensibilité du détecteur de façon que la hauteur des 2 pics principaux dans le chromatogramme obtenu avec la solution témoin (b), représente 50 pour cent au minimum de l'échelle totale de l'enregistreur. L'essai n'est valable que si dans le chromatogramme obtenu avec la solution témoin (b), la résolution entre le premier pic (bipéridène) et le deuxième pic (impureté A de bipéridène) n'est pas inférieure à 2,5 et si le chromatogramme obtenu avec la solution témoin (a) présente un pic principal dont le rapport signal/bruit n'est pas inférieur à 6.

Injectez 2 µl de solution à examiner. Continuez la chromatographie pendant 2 fois le temps de rétention du chlorhydrate de bipéridène. S'il apparait des pics ayant un temps de rétention relatif par rapport au bipéridène compris entre 0,95 et 1,05, la surface d'aucun d'entre eux n'est supérieure à 0,5 pour cent de la surface du pic principal et la somme de leur surface n'est pas supérieure à 1,0 pour cent de la surface du pic principal. S'il apparaît des pics ayant un temps de rétention relatif par rapport au bipéridène non compris entre 0,95 et 1,05, la surface d'aucun d'entre eux n'est supérieure à 0,1 pour cent de la surface du pic principal et la somme de leur surface n'est pas supérieure à 0,5 pour cent de la surface du pic principal. Ne tenez pas compte des pics dont la surface est inférieure à 0,05 pour cent de la surface du pic principal dans le chromatogramme obtenu avec la solution à examiner.

Métaux lourds (*2.4.8*). 1.0 g de chlorhydrate de bipéridène satisfait à l'essai limite D des métaux lourds (20 ppm). Préparez le témoin avec 2 ml de *solution à 10 ppm de plomb (Pb) R*.

Perte à la dessiccation (*2.2.32*). Déterminée à l'étuve à 100-105 °C pendant 2 h sur 1,000 g de chlorhydrate de bipéridène, la perte à la dessiccation n'est pas supérieure à 0,5 pour cent.

Cendres sulfuriques (*2.4.14*). Déterminé sur 1,0 g de chlorhydrate de bipéridène, le taux des cendres sulfuriques n'est pas supérieur à 0,1 pour cent.

DOSAGE

Dissolvez 0,200 g de chlorhydrate de bipéridène dans 60 ml d'*alcool R*. Dans un récipient fermé, titrez par l'*hydroxyde de potassium alcoolique 0,1 M*. Déterminez le point de fin de titrage par potentiométrie (*2.2.20*).

1 ml d'*hydroxyde de potassium alcoolique 0,1 M* correspond à 34,79 mg de $C_{21}H_{30}ClNO$.

CONSERVATION

En récipient étanche, à l'abri de la lumière.

IMPURETÉS

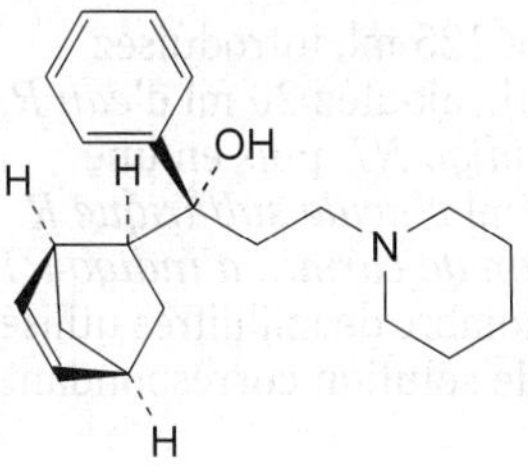

et énantiomère

A. (1*RS*)-1-[(1*SR*,2*SR*,4*SR*)-bicyclo[2.2.1]hept-5-én-2-yl]-1-phényl-3-(pipéridin-1-yl)propan-1-ol (isomère *endo*),

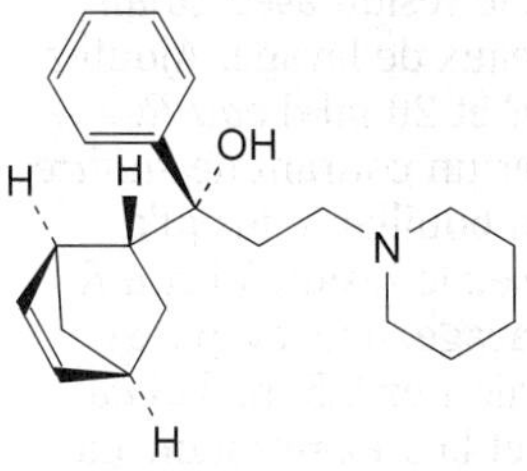

et énantiomère

B. (1*RS*)-1-[(1*SR*,2*RS*,4*SR*)-bicyclo[2.2.1]hept-5-én-2-yl]-1-phényl-3-(pipéridin-1-yl)propan-1-ol,

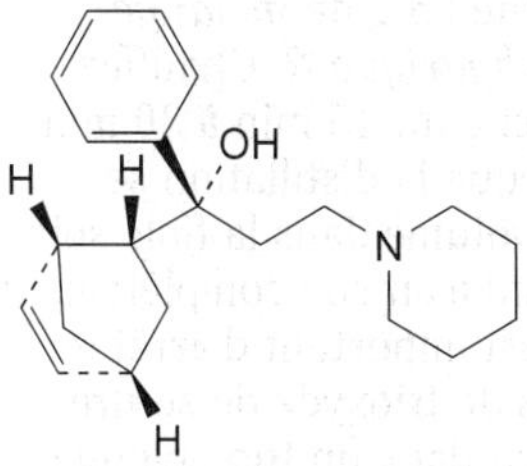

et énantiomère

C. (1*RS*)-1-[(1*RS*,2*RS*,4*RS*)-bicyclo[2.2.1]hept-5-én-2-yl]-1-phényl-3-(pipéridin-1-yl)propan-1-ol,

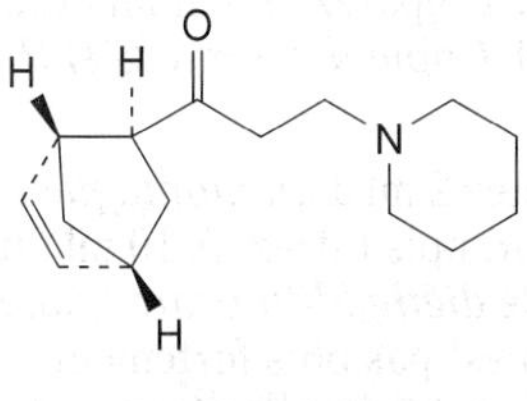

et énantiomère

D. 1-[(1*RS*,2*SR*,4*RS*)-bicyclo[2.2.1]hept-5-én-2-yl]-3-(pipéridin-1-yl)propan-1-one,

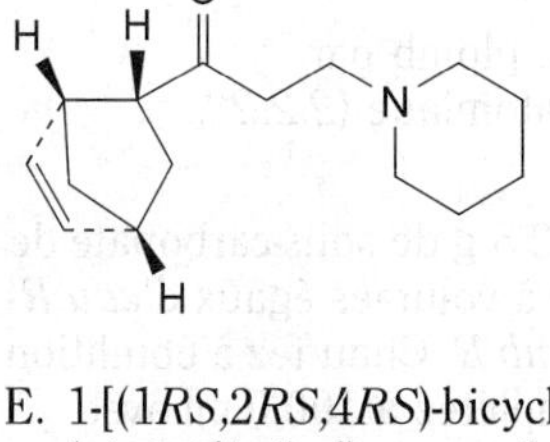

et énantiomère

E. 1-[(1*RS*,2*RS*,4*RS*)-bicyclo[2.2.1]hept-5-én-2-yl]-3-(pipéridin-1-yl)propan-1-one.

01/2002:0595

BISACODYLE

Bisacodylum

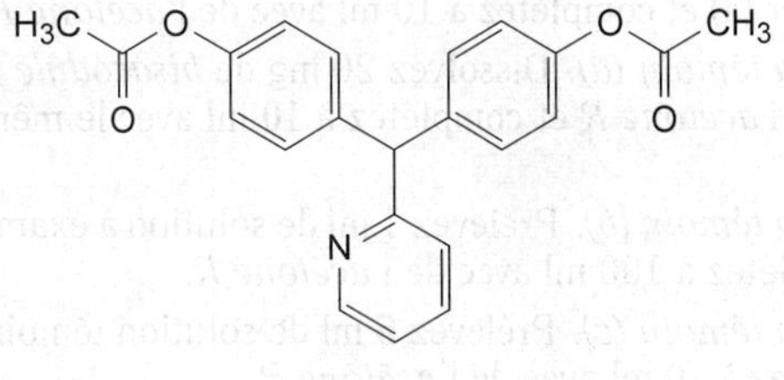

$C_{22}H_{19}NO_4$ M_r 361,4

DÉFINITION

Le bisacodyle contient au minimum 98,0 pour cent et au maximum l'équivalent de 101,0 pour cent de diacétate de 4,4'-(pyridin-2-ylméthylène)diphényle, calculé par rapport à la substance desséchée.

CARACTÈRES

Poudre cristalline, blanche ou sensiblement blanche, pratiquement insoluble dans l'eau, soluble dans l'acétone, assez soluble dans l'alcool, peu soluble dans l'éther. Le bisacodyle se dissout dans les solutions diluées d'acides minéraux.

IDENTIFICATION

Première identification : C.

Seconde identification : A, B, D.

A. Le point de fusion du bisacodyle (*2.2.14*) est de 131 °C à 135 °C.

B. Dissolvez 10,0 mg de bisacodyle dans une solution d'*hydroxyde de potassium R* à 6 g/l dans du *méthanol R* et complétez à 100,0 ml avec la même solution alcaline. Prélevez 10,0 ml de cette solution et complétez à 100,0 ml avec une solution d'*hydroxyde de potassium R* à 6 g/l dans du *méthanol R*. Examinée de 220 nm à 350 nm (*2.2.25*), la solution présente un maximum d'absorption à 248 nm et un épaulement à 290 nm environ. L'absorbance spécifique au maximum est de 632 à 672.

C. Examinez le bisacodyle par spectrophotométrie d'absorption dans l'infrarouge (*2.2.24*), en comparant avec le spectre obtenu avec le *bisacodyle SCR*. Lorsque les spectres obtenus avec la substance à examiner et avec la substance de référence présentent des différences, dissolvez séparément la substance à examiner et la substance de référence dans du *chloroforme R*, évaporez à siccité et enregistrez de nouveaux spectres.

D. Examinez en lumière du jour les chromatogrammes obtenus dans l'essai des substances apparentées après pulvérisation d'un mélange à volumes égaux d'*iode 0,05 M* et d'*acide sulfurique dilué R*. La tache principale du chromatogramme obtenu avec la solution à examiner (b) est semblable quant à sa position et ses dimensions à la tache principale du chromatogramme obtenu avec la solution témoin (a).

ESSAI

Acidité ou alcalinité. Agitez 1,0 g de bisacodyle avec 20 ml d'*eau exempte de dioxyde de carbone R*. Chauffez à ébullition, refroidissez et filtrez. Ajoutez 0,2 ml d'*hydroxyde de sodium 0,01 M* et 0,1 ml de *solution de rouge de méthyle R*. La solution est colorée en jaune. Le virage de l'indicateur au rouge ne nécessite pas plus de 0,4 ml d'*acide chlorhydrique 0,01 M*.

Substances apparentées. Opérez par chromatographie sur couche mince (*2.2.27*) en utilisant une plaque recouverte de *gel de silice GF_{254} R*.

Solution à examiner (a). Dissolvez 0,20 g de bisacodyle dans de l'*acétone R* et complétez à 10 ml avec le même solvant.

Solution à examiner (b). Prélevez 1 ml de solution à examiner (a) et complétez à 10 ml avec de l'*acétone R*.

Solution témoin (a). Dissolvez 20 mg de *bisacodyle SCR* dans de l'*acétone R* et complétez à 10 ml avec le même solvant.

Solution témoin (b). Prélevez 1 ml de solution à examiner (a) et complétez à 100 ml avec de l'*acétone R*.

Solution témoin (c). Prélevez 5 ml de solution témoin (b) et complétez à 10 ml avec de l'*acétone R*.

Déposez séparément sur la plaque 10 µl de chaque solution. Développez sur un parcours de 10 cm avec un mélange de 50 volumes de *méthyléthylcétone R* et de 50 volumes de *xylène R*. Laissez sécher la plaque à l'air en chauffant si nécessaire à 100-105 °C. Examinez en lumière ultraviolette à 254 nm. S'il apparaît d'autres taches que la tache principale dans le chromatogramme obtenu avec la solution à examiner (a), aucune d'entre elles n'est plus intense que la tache du chromatogramme obtenu avec la solution témoin (b) (1,0 pour cent) et une seule d'entre elles peut être plus intense que la tache du chromatogramme obtenu avec la solution témoin (c) (0,5 pour cent).

Perte à la dessiccation (*2.2.32*). Déterminée par chauffage à l'étuve à 100-105 °C sur 0,500 g de bisacodyle, la perte à la dessiccation n'est pas supérieure à 0,5 pour cent.

Cendres sulfuriques (*2.4.14*). Déterminé sur 1,0 g de bisacodyle, le taux des cendres sulfuriques n'est pas supérieur à 0,1 pour cent.

DOSAGE

Dissolvez 0,300 g de bisacodyle dans 60 ml d'*acide acétique anhydre R*. Titrez par l'*acide perchlorique 0,1 M*. Déterminez le point de fin de titrage par potentiométrie (*2.2.20*).

1 ml d'*acide perchlorique 0,1 M* correspond à 36,14 mg de $C_{22}H_{19}NO_4$.

CONSERVATION

A l'abri de la lumière.

01/2002:0012

BISMUTH (SOUS-CARBONATE DE)

Bismuthi subcarbonas

DÉFINITION

Le sous-carbonate de bismuth contient au minimum 80,0 pour cent et au maximum 82,5 pour cent de Bi (A_r 209,0), calculé par rapport à la substance desséchée.

CARACTÈRES

Poudre blanche ou sensiblement blanche, pratiquement insoluble dans l'eau, dans l'alcool et dans l'éther. Le sous-carbonate de bismuth se dissout avec effervescence dans les acides minéraux.

IDENTIFICATION

A. Le sous-carbonate de bismuth donne la réaction des carbonates (*2.3.1*).

B. Le sous-carbonate de bismuth donne les réactions du bismuth (*2.3.1*).

ESSAI

Solution S. Agitez 5,0 g de sous-carbonate de bismuth avec 10 ml d'*eau R* et ajoutez 20 ml d'*acide nitrique R*. Chauffez jusqu'à dissolution, refroidissez et complétez à 100 ml avec de l'*eau R*.

Aspect de la solution. La solution S n'est pas plus fortement opalescente que la suspension témoin II (*2.2.1*) et elle est incolore (*2.2.2, Procédé II*).

Chlorures (*2.4.4*). Prélevez 6,6 ml de la solution S, ajoutez 4 ml d'*acide nitrique R* et complétez à 50 ml avec de l'*eau R*. 15 ml de la solution satisfont à l'essai limite des chlorures (500 ppm).

Nitrates. Dans une fiole conique de 125 ml, introduisez 0,25 g de sous-carbonate de bismuth, ajoutez 20 ml d'*eau R*, 0,05 ml de *solution de carmin d'indigo R1*, puis en une seule fois mais avec précaution, 30 ml d'*acide sulfurique R*. Titrez immédiatement par la *solution de carmin d'indigo R1* jusqu'à coloration bleu stable. Le nombre de millilitres utilisé n'excède pas *n*, *n* étant le volume de solution correspondant à 1 mg de NO_3 (0,4 pour cent).

Métaux alcalins et alcalino-terreux. A 1,0 g de sous-carbonate de bismuth, ajoutez 10 ml d'*eau R* et 10 ml d'*acide acétique R*. Chauffez à ébullition pendant 2 min, refroidissez et filtrez. Lavez le résidu avec 20 ml d'*eau R*. Réunissez le filtrat et les eaux de lavage. Ajoutez 2 ml d'*acide chlorhydrique dilué R* et 20 ml d'*eau R*. Chauffez à ébullition et faites passer un courant de *sulfure d'hydrogène R* à travers la solution bouillante jusqu'à précipitation complète, filtrez et lavez le résidu à l'*eau R*. Réunissez le filtrat et les eaux de lavage, puis évaporez au bain-marie à siccité. Au résidu, ajoutez 0,5 ml d'*acide sulfurique R*. Calcinez doucement et laissez refroidir. La masse du résidu n'excède pas 10 mg (1,0 pour cent).

Arsenic (*2.4.2*). Dans un ballon à distiller, introduisez 0,5 g de sous-carbonate de bismuth, 5 ml d'*eau R* et 7 ml d'*acide sulfurique R*. Laissez refroidir, ajoutez 5 g de *mélange réducteur R* et 10 ml d'*acide chlorhydrique R*. Chauffez graduellement jusqu'à ébullition pendant 15 min à 30 min et continuez le chauffage de façon que la distillation se poursuive régulièrement et que le volume dans la fiole soit réduit de moitié, ou que le réfrigérant à air soit complètement rempli de vapeur depuis 5 min. Il est important d'arrêter la distillation avant que les vapeurs de trioxyde de soufre n'apparaissent. Recueillez le distillat dans un tube plongé dans de l'eau glacée et contenant 15 ml d'*eau R* refroidie. Lavez le réfrigérant à l'*eau R* et complétez le volume du distillat à 25 ml avec le même solvant. La solution satisfait à l'essai limite A de l'arsenic (5 ppm). Préparez le témoin avec un mélange de 2,5 ml de *solution à 1 ppm d'arsenic (As) R* et de 22,5 ml d'*eau R*.

Cuivre. A 5 ml de la solution S, ajoutez 2 ml d'*ammoniaque R* et complétez à 50 ml avec de l'*eau R*, puis filtrez. A 10 ml du filtrat, ajoutez 1 ml d'une solution de *diéthyldithiocarbamate de sodium R* à 1 g/l. La solution n'est pas plus fortement colorée qu'une solution témoin préparée simultanément et dans les mêmes conditions en remplacant les 10 ml du filtrat par un mélange de 0,25 ml de *solution à 10 ppm de cuivre (Cu) R* et de 9,75 ml d'*eau R* (50 ppm).

Plomb. Déterminez la quantité de plomb par spectrophotométrie d'absorption atomique (*2.2.23, Procédé II*).

Solution à examiner. Dissolvez 12,5 g de sous-carbonate de bismuth dans 75 ml d'un mélange à volumes égaux d'*eau R* et d'*acide nitrique exempt de plomb R*. Chauffez à ébullition pendant 1 min, refroidissez et complétez à 100,0 ml avec de l'*eau R*.

Monographies A - C

Solutions de référence. Préparez les solutions de référence à partir de quantités appropriées de solution étalon de plomb et d'une dilution à 37 pour cent *V/V* d'*acide nitrique exempt de plomb R*.

Mesurez l'absorbance à 283,3 nm (en fonction de l'appareil utilisé, la raie à 217,0 nm peut être utilisée) en utilisant une lampe à cathode creuse au plomb comme source de radiation et une flamme air-acétylène.

Le sous-carbonate de bismuth ne contient pas plus de 20 ppm de plomb (Pb).

Argent. A 2,0 g de sous-carbonate de bismuth, ajoutez 1 ml d'*eau R*, puis 4 ml d'*acide nitrique R*. Chauffez légèrement jusqu'à dissolution, puis complétez à 11 ml avec de l'*eau R*. Refroidissez, ajoutez 2 ml d'*acide chlorhydrique 1 M* et laissez reposer à l'abri de la lumière pendant 5 min. Préparez le témoin simultanément et dans les mêmes conditions avec un mélange de 10 ml de *solution à 5 ppm d'argent (Ag) R*, de 1 ml d'*acide nitrique R* et de 2 ml d'*acide chlorhydrique 1 M*. Si la solution à examiner présente une opalescence, celle-ci n'est pas plus prononcée que celle du témoin (25 ppm).

Perte à la dessiccation (*2.2.32*). Déterminée à l'étuve à 100-105 °C sur 1,000 g de sous-carbonate de bismuth, la perte à la dessiccation n'est pas supérieure à 1,0 pour cent.

DOSAGE

Dissolvez 0,500 g de sous-carbonate de bismuth dans 3 ml d'*acide nitrique R*, puis complétez à 250 ml avec de l'*eau R*. Effectuez le dosage du bismuth par complexométrie (*2.5.11*).

1 ml d'*édétate de sodium 0,1 M* correspond à 20,90 mg de Bi.

CONSERVATION

A l'abri de la lumière.

01/2002:1493

BISMUTH (SOUS-GALLATE DE)

Bismuthi subgallas

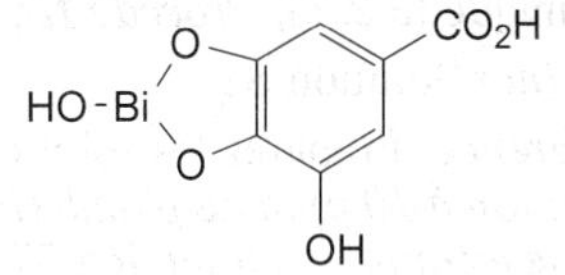

$C_7H_5BiO_6$ M_r 394,1

DÉFINITION

Le sous-gallate de bismuth contient au minimum 48,0 pour cent et au maximum 51,0 pour cent de Bi (A_r 209,0), calculé par rapport à la substance desséchée.

CARACTÈRES

Poudre jaune, pratiquement insoluble dans l'eau et dans l'alcool. Le sous-gallate de bismuth se dissout dans les acides minéraux avec décomposition et dans les solutions d'hydroxydes alcalins en donnant un liquide de coloration brun-rouge.

IDENTIFICATION

A. Mélangez 0,1 g de sous-gallate de bismuth avec 5 ml d'*eau R* et 0,1 ml d'*acide phosphorique R*. Portez à ébullition et maintenez l'ébullition pendant 2 min. Refroidissez et filtrez. Au filtrat, ajoutez 1,5 ml de *solution de chlorure ferrique R1*. Il se développe une coloration bleu-noir.
B. Le sous-gallate de bismuth donne la réaction (b) du bismuth (*2.3.1*).

ESSAI

Solution S. Dans une fiole jaugée de 20 ml, introduisez 1,00 g de substance à examiner et 2,0 ml d'*acide nitrique exempt de plomb R*. Laissez attaquer à froid et tiédissez légèrement à la fin si nécessaire pour dissoudre entièrement la prise d'essai. Ajoutez 10 ml d'*eau R*, agitez et ajoutez par petites fractions 4,5 ml d'*ammoniaque exempte de plomb R* ; agitez, laissez refroidir, complétez à 20,0 ml avec de l'*eau R*, agitez de nouveau et laissez décanter. La solution claire surnageante constitue la solution S.

Acidité. Agitez 1,0 g de sous-gallate de bismuth avec 20 ml d'*eau R* pendant 1 min, puis filtrez. Au filtrat ajoutez 0,1 ml de *solution de rouge de méthyle R*. Le virage de l'indicateur au jaune ne nécessite pas plus de 0,15 ml d'*hydroxyde de sodium 0,1 M* (0,25 pour cent).

Chlorures (*2.4.4*). A 0,5 g de sous-gallate de bismuth, ajoutez 10 ml d'*acide nitrique dilué R*. Maintenez au bain-marie pendant 5 min, puis filtrez. Prélevez 5 ml du filtrat et complétez à 15 ml avec de l'*eau R*. La solution obtenue satisfait à l'essai limite des chlorures (200 ppm).

Nitrates. A 1,0 g de sous-gallate de bismuth, ajoutez 25 ml d'*eau R*, puis 25 ml d'un mélange de 2 volumes d'*acide sulfurique R* et de 9 volumes d'*eau R*. Maintenez vers 50 °C pendant 1 min en agitant et filtrez. A 10 ml du filtrat, ajoutez avec précaution 30 ml d'*acide sulfurique R*. La solution obtenue n'est pas plus fortement colorée en jaune-brun qu'une solution témoin préparée simultanément comme suit : à 0,4 g d'*acide gallique R*, ajoutez 20 ml de *solution à 100 ppm de nitrate (NO_3) R* et 30 ml d'un mélange de 2 volumes d'*acide sulfurique R* et de 9 volumes d'*eau R*, puis filtrez. A 10 ml de filtrat ajoutez avec précaution 30 ml d'*acide sulfurique R* (0,2 pour cent).

Cuivre. Déterminez la quantité de cuivre par spectrométrie d'absorption atomique (*2.2.23, Procédé I*).

Solution à examiner. Utilisez la solution S.

Solutions de référence. Préparez les solutions de référence à partir de la *solution à 10 ppm de cuivre (Cu) R*, diluée avec une solution d'*acide nitrique exempt de plomb R* à 37 pour cent *V/V*.

Mesurez l'absorbance à 324,7 nm en utilisant une lampe à cathode creuse au cuivre comme source de radiation et une flamme air-acétylène.

Le sous-gallate de bismuth ne contient pas plus de 50 ppm de Cu.

Plomb. Déterminez la quantité de plomb par spectrométrie d'absorption atomique (*2.2.23, Procédé II*).

Solution à examiner. Utilisez la solution S.

Solutions de référence. Préparez les solutions de référence à partir de la *solution à 10 ppm de plomb (Pb) R*, diluée avec une solution d'*acide nitrique exempt de plomb R* à 37 pour cent *V/V*.

Mesurez l'absorbance à 283,3 nm (en fonction de l'appareil utilisé, la raie à 217,0 nm peut être utilisée) en utilisant une lampe à cathode creuse au plomb comme source de radiation et une flamme air-acétylène.

Le sous-gallate de bismuth ne contient pas plus de 20 ppm de Pb.

Argent. Déterminez la quantité d'argent par spectrométrie d'absorption atomique (*2.2.23, Procédé I*).

Solution à examiner. Utilisez la solution S.

Solutions de référence. Préparez les solutions de référence à partir de la *solution à 5 ppm d'argent (Ag) R*, diluée avec une solution d'*acide nitrique exempt de plomb R* à 37 pour cent *V/V*.

Mesurez l'absorbance à 328,1 nm en utilisant une lampe à cathode creuse à l'argent comme source de radiation et une flamme air-acétylène.

Le sous-gallate de bismuth ne contient pas plus de 25 ppm d'Ag.

Substances non précipitables par l'ammoniaque. Dans une capsule de porcelaine ou de quartz, calcinez 2,0 g de sous-gallate de bismuth, en augmentant très progressivement la température ; laissez refroidir. Humectez le résidu avec 2 ml d'*acide nitrique R*, évaporez à siccité au bain-marie, puis chauffez avec précaution et calcinez à nouveau. Après refroidissement, dissolvez le résidu dans 5 ml d'*acide nitrique R*, puis complétez à 20 ml avec de l'*eau R*. A 10 ml de solution, ajoutez de l'*ammoniaque concentrée R* jusqu'à réaction alcaline et filtrez. Lavez le résidu avec de l'*eau R*. Réunissez le filtrat et les eaux de lavage, puis évaporez au bain-marie à siccité. Au résidu, ajoutez 0,3 ml d'*acide sulfurique dilué R* et calcinez. La masse du résidu n'excède pas 10 mg (1,0 pour cent).

Perte à la dessiccation (*2.2.32*). Déterminée à l'étuve à 100-105 °C sur 1,000 g de sous-gallate de bismuth pendant 3h, la perte à la dessiccation n'est pas supérieure à 7,0 pour cent.

DOSAGE

A 0,300 g de sous-gallate de bismuth, ajoutez 10 ml d'un mélange à volumes égaux d'*acide nitrique R* et d'*eau R*, chauffez à ébullition et maintenez l'ébullition pendant 2 min. Ajoutez 0,1 g de *chlorate de potassium R*, chauffez à ébullition et maintenez l'ébullition pendant 1 min. Ajoutez 10 ml d'*eau R* et chauffez jusqu'à obtention d'une solution incolore. A la solution chaude, ajoutez 200 ml d'*eau R* et 50 mg de *mélange composé au xylénolorange R*. Titrez par l'*édétate de sodium 0,1 M* jusqu'à virage au jaune.

1 ml d'*édétate de sodium 0,1 M* correspond à 20,90 mg de Bi.

CONSERVATION

A l'abri de la lumière.

01/2002:1494

BISMUTH (SOUS-NITRATE DE) LOURD

Bismuthi subnitras ponderosum

$4[BiNO_3(OH)_2],BiO(OH)$ M_r 1462

DÉFINITION

Le sous-nitrate de bismuth lourd contient au minimum 71,0 pour cent et au maximum 74,0 pour cent de Bi (A_r 209,0), calculé par rapport à la substance desséchée.

CARACTÈRES

Poudre blanche, pratiquement insoluble dans l'eau et dans l'alcool. Le sous-nitrate de bismuth se dissout dans les acides minéraux avec décomposition.

IDENTIFICATION

A. Prélevez 1 ml de solution S1 (voir Essai) et complétez à 5 ml avec de l'*eau R*. Ajoutez 0,3 ml de *solution d'iodure de potassium R*. Il se forme un précipité noir qui se dissout par addition de 2 ml de *solution d'iodure de potassium R*, en donnant une solution orange.

B. La substance à examiner donne la réaction (b) du bismuth (*2.3.1*).

C. La substance à examiner donne la réaction des nitrates (*2.3.1*).

D. Le pH (*2.2.3*) de la solution S2 (voir Essai) n'est pas supérieur à 2,0.

ESSAI

Solution S1. Agitez en chauffant légèrement 5,0 g de substance à examiner avec 10 ml d'*eau R* et ajoutez 20 ml d'*acide nitrique R*. Chauffez jusqu'à dissolution, refroidissez et complétez à 100 ml avec de l'*eau R*.

Solution S2. Dans une fiole jaugée de 20 ml, introduisez 1,00 g de substance à examiner et 2,0 ml d'*acide nitrique exempt de plomb R*. Laissez attaquer à froid et tiédissez légèrement à la fin si nécessaire pour dissoudre entièrement la prise d'essai. Ajoutez 10 ml d'*eau R*, agitez et ajoutez par petites fractions 4,5 ml d'*ammoniaque exempte de plomb R* ; agitez, laissez refroidir, complétez à 20,0 ml avec de l'*eau R*, agitez de nouveau et laissez décanter. La solution claire surnageante constitue la solution S2.

Acidité. Mettez en suspension 1,0 g de substance à examiner dans 15 ml d'*eau R* et agitez plusieurs fois. Laissez reposer pendant 5 min, puis filtrez. A 10 ml de filtrat, ajoutez 0,5 ml de *solution de phénolphtaléine R1*. Le virage au rose de l'indicateur ne nécessite pas plus de 0,5 ml d'*hydroxyde de sodium 0,1 M*.

Chlorures (*2.4.4*). Prélevez 5,0 ml de solution S1. Ajoutez 3 ml d'*acide nitrique R* et complétez à 15 ml avec de l'*eau R*. La solution satisfait à l'essai limite des chlorures (200 ppm).

Cuivre. Déterminez la teneur en cuivre par spectrométrie d'absorption atomique (*2.2.23, Procédé I*).

Solution à examiner. Solution S2.

Solutions de référence. Préparez les solutions de référence à partir de la *solution à 10 ppm de cuivre (Cu) R*, diluée avec de l'*acide nitrique exempt de plomb R* à 37 pour cent *V/V*.

Mesurez l'absorbance à 324,7 nm en utilisant une lampe à cathode creuse au cuivre comme source de radiation et une flamme air-acétylène.

Le sous-nitrate de bismuth lourd ne contient pas plus de 50 ppm de Cu.

Plomb. Déterminez la teneur en plomb par spectrométrie d'absorption atomique (*2.2.23, Procédé II*).

Solution à examiner. Solution S2.

Solutions de référence. Préparez les solutions de référence à partir de la *solution à 10 ppm de plomb (Pb) R*, diluée avec de l'*acide nitrique exempt de plomb R* à 37 pour cent *V/V*.

Mesurez l'absorbance à 283,3 nm (en fonction de l'appareil utilisé, la raie à 217,0 nm peut être utilisée) en utilisant une lampe à cathode creuse au plomb comme source de radiation et une flamme air-acétylène.

Le sous-nitrate de bismuth lourd ne contient pas plus de 20 ppm de Pb.

Argent. Déterminez la teneur en argent par spectrométrie d'absorption atomique (*2.2.23, Procédé I*).

Solution à examiner. Solution S2.

Solutions de référence. Préparez les solutions de référence à partir de la *solution à 5 ppm d'argent (Ag) R*, diluée avec de l'*acide nitrique exempt de plomb R* à 37 pour cent *V/V*.

Mesurez l'absorbance à 328,1 nm en utilisant une lampe à cathode creuse à l'argent comme source de radiation et une flamme air-acétylène.

Le sous-nitrate de bismuth lourd ne contient pas plus de 25 ppm d'Ag.

Substances non précipitables par l'ammoniaque. A 20 ml de solution S1, ajoutez de l'*ammoniaque concentrée R* jusqu'à réaction alcaline et filtrez. Lavez le résidu avec de l'*eau R*. Réunissez le filtrat et les eaux de lavage, puis évaporez au bain-marie à siccité. Au résidu, ajoutez 0,3 ml d'*acide sulfurique dilué R* et calcinez. La masse du résidu n'excède pas 10 mg (1,0 pour cent).

Perte à la dessiccation (*2.2.32*). Déterminée à l'étuve à 100-105 °C sur 1,000 g de substance à examiner, la perte à la dessiccation n'est pas supérieure à 3,0 pour cent.

DOSAGE

Dissolvez en chauffant, 0,250 g de substance à examiner dans 10 ml d'un mélange de 2 volumes d'*acide perchlorique R* et de 5 volumes d'*eau R*. A la solution chaude, ajoutez 200 ml d'*eau R* et 50 mg de *mélange composé au xylénolorange R*. Titrez par l'*édétate de sodium 0,1 M* jusqu'à virage au jaune.

1 ml d'*édétate de sodium 0,1 M* correspond à 20,90 mg de Bi.

01/2002:1495

BISMUTH (SOUS-SALICYLATE DE)

Bismuthi subsalicylas

$C_7H_5BiO_4$ M_r 362,1

DÉFINITION

Le sous-salicylate de bismuth contient au minimum 57,0 pour cent et au maximum 60,0 pour cent de Bi (A_r 209,0), calculé par rapport à la substance desséchée.

CARACTÈRES

Poudre blanche, pratiquement insoluble dans l'eau et dans l'alcool. Le sous-salicycate de bismuth se dissout dans les acides minéraux avec décomposition.

IDENTIFICATION

A. A 0,5 g de sous-salicylate de bismuth, ajoutez 10 ml d'*acide chlorhydrique R1*. Maintenez au bain-marie bouillant pendant 5 min, refroidissez et filtrez. Conservez le filtrat pour l'identification B. Lavez le résidu avec de l'*acide chlorhydrique dilué R*, puis avec de l'*eau R*. Dissolvez-le dans 0,5 ml à 1 ml de *solution diluée d'hydroxyde de sodium R*. Ajoutez 15 ml d'*eau R*. Après neutralisation par l'*acide chlorhydrique dilué R*, la solution donne la réaction (a) des salicylates (*2.3.1*).

B. Le filtrat obtenu dans l'identification A donne la réaction (b) du bismuth (*2.3.1*).

ESSAI

Solution S. Dans une fiole jaugée de 20 ml, introduisez 1,00 g de substance à examiner et 2,0 ml d'*acide nitrique exempt de plomb R*. Laissez attaquer à froid et tiédissez légèrement à la fin si nécessaire pour dissoudre entièrement la prise d'essai. Ajoutez 10 ml d'*eau R*, agitez et ajoutez par petites fractions 4,5 ml d'*ammoniaque exempte de plomb R* ; agitez, laissez refroidir, complétez à 20,0 ml avec de l'*eau R*, agitez de nouveau et laissez décanter. La solution claire surnageante constitue la solution S.

Acidité. Agitez 2,0 g de sous-salicylate de bismuth avec 30 ml d'*éther R* pendant 1 min, puis filtrez. Au filtrat ajoutez 30 ml d'*alcool R* et 0,1 ml de *solution de bleu de thymol R*. Le virage de l'indicateur au bleu ne nécessite pas plus de 0,35 ml d'*hydroxyde de sodium 0,1 M* (0,25 pour cent).

Chlorures (*2.4.4*). Dissolvez 0,250 g de sous-salicylate de bismuth dans un mélange de 2 ml d'*acide nitrique R*, de 5 ml d'*eau R* et de 8 ml de *méthanol R*. La solution satisfait à l'essai limite des chlorures (200 ppm).

Nitrates. A 0,1 g de sous-salicylate de bismuth, ajoutez 10 ml d'*eau R* et, avec précaution, 20 ml d'*acide sulfurique R*. Agitez. La solution n'est pas plus fortement colorée en jaune qu'une solution témoin préparée simultanément en ajoutant à 0,1 g d'*acide salicylique R* 6 ml d'*eau R*, 4 ml de *solution à 100 ppm de nitrate (NO_3) R* et 20 ml d'*acide sulfurique R* (0,4 pour cent).

Cuivre. Déterminez la teneur en cuivre par spectrométrie d'absorption atomique (*2.2.23, Procédé I*).

Solution à examiner. Solution S.

Solutions de référence. Préparez les solutions de référence à partir de la *solution à 10 ppm de cuivre (Cu) R*, diluée avec une solution d'*acide nitrique exempt de plomb R* à 37 pour cent *V/V*.

Mesurez l'absorbance à 324,7 nm en utilisant une lampe à cathode creuse au cuivre comme source de radiation et une flamme air-acétylène.

Le sous-salicylate de bismuth ne contient pas plus de 50 ppm de Cu.

Plomb. Déterminez la teneur en plomb par spectrométrie d'absorption atomique (*2.2.23, Procédé II*).

Solution à examiner. Solution S.

Solutions de référence. Préparez les solutions de référence à partir de la *solution à 10 ppm de plomb (Pb) R*, diluée avec une solution d'*acide nitrique exempt de plomb R* à 37 pour cent *V/V*.

Mesurez l'absorbance à 283,3 nm (en fonction de l'appareil utilisé, la raie à 217,0 nm peut être utilisée) en utilisant une lampe à cathode creuse au plomb comme source de radiation et une flamme air-acétylène.

Le sous-salicylate de bismuth ne contient pas plus de 20 ppm de Pb.

Argent. Déterminez la teneur en argent par spectrométrie d'absorption atomique (*2.2.23, Procédé I*).

Solution à examiner. Solution S.

Solutions de référence. Préparez les solutions de référence à partir de la *solution à 5 ppm d'argent (Ag) R*, diluée avec une solution d'*acide nitrique exempt de plomb R* à 37 pour cent *V/V*.

Mesurez l'absorbance à 328,1 nm en utilisant une lampe à cathode creuse à l'argent comme source de radiation et une flamme air-acétylène.

Le sous-salicylate de bismuth ne contient pas plus de 25 ppm d'Ag.

Bismuth soluble. Déterminez la teneur en bismuth par spectrométrie d'absorption atomique (*2.2.23, Procédé I*).

Solution à examiner. Mettez en suspension 5,0 g de sous-salicylate de bismuth dans 100 ml d'*eau R*. Agitez continuellement pendant 2 h à une température comprise entre 20 °C et 23 °C. Filtrez sur papier filtre (filtration lente), puis sur membrane microporeuse cellulosique (0,1 µm). A 10,0 ml de filtrat limpide, ajoutez 0,1 ml d'*acide nitrique R*.

Solutions de référence. Préparez les solutions de référence à partir de la *solution à 100 ppm de bismuth (Bi) R*, diluée avec un mélange à volumes égaux d'*acide nitrique dilué R* et d'*eau R*.

Mesurez l'absorbance à 223,06 nm en utilisant une lampe à cathode creuse au bismuth comme source de radiation et une flamme air-acétylène.

Le sous-salicylate de bismuth ne contient pas plus de 40 ppm de Bi.

Perte à la dessiccation (*2.2.32*). Déterminée à l'étuve à 100-105 °C sur 1,000 g de sous-salicylate de bismuth, la perte à la dessiccation n'est pas supérieure à 1,0 pour cent.

DOSAGE

Dissolvez en chauffant, 0,300 g de sous-salicylate de bismuth dans 10 ml d'un mélange de 2 volumes d'*acide perchlorique R* et de 5 volumes d'*eau R*. A la solution chaude, ajoutez 200 ml d'*eau R* et 50 mg de *mélange composé au xylénolorange R*. Titrez par l'*édétate de sodium 0,1 M* jusqu'à virage au jaune.

1 ml d'*édétate de sodium 0,1 M* correspond à 20,90 mg de Bi.

CONSERVATION

A l'abri de la lumière.

01/2002:0976

BLÉOMYCINE (SULFATE DE)

Bleomycini sulfas

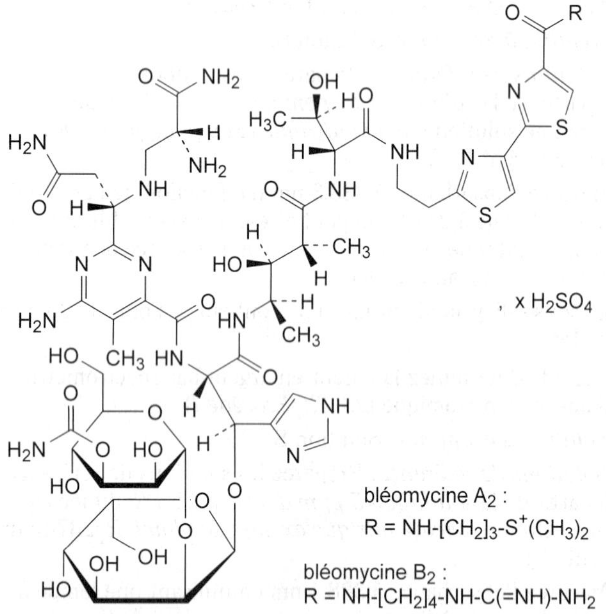

DÉFINITION

Le sulfate de bléomycine est le sulfate d'un mélange de glycopeptides élaborés par *Streptomyces verticillus* ou obtenus par tout autre moyen, dont les 2 principaux composants sont le *N*1-[3-(diméthylsulfonio)propyl] bléomycinamide (bléomycine A_2) et le *N*1-4-(guanidobutyl) bléomycinamide (bléomycine B_2). L'activité du sulfate de bléomycine n'est pas inférieure à 1500 UI/mg, calculé par rapport à la substance desséchée.

CARACTÈRES

Poudre blanche ou blanc-jaune, très hygroscopique, très soluble dans l'eau, peu soluble dans l'éthanol, pratiquement insoluble dans l'acétone et dans l'éther.

IDENTIFICATION

A. Examinez les chromatogrammes obtenus dans l'essai de composition. Les 2 pics principaux du chromatogramme obtenu avec la solution à examiner sont semblables quant à leurs temps de rétention et leurs dimensions approximatives aux 2 pics principaux du chromatogramme obtenu avec la solution témoin (a).

B. Le sulfate de bléomycine donne les réactions des sulfates (*2.3.1*).

ESSAI

Aspect de la solution. Dissolvez 0,200 g de sulfate de bléomycine dans de l'*eau R* et complétez à 10,0 ml avec le même solvant. La solution est limpide (*2.2.1*). L'absorbance de la solution mesurée à 430 nm (*2.2.25*) n'est pas supérieure à 0,10.

Détermination du pH (*2.2.3*). Dissolvez 50 mg de sulfate de bléomycine dans de l'*eau exempte de dioxyde de carbone R* et complétez à 10 ml avec le même solvant. Le pH de la solution est de 4,5 à 6,0.

Composition. Opérez par chromatographie liquide (*2.2.29*).

Solution à examiner. Dissolvez 25,0 mg de sulfate de bléomycine dans de l'*eau R* et complétez à 50,0 ml avec le même solvant.

Solution témoin (a). Dissolvez 25,0 mg de *sulfate de bléomycine SCR* dans de l'*eau R* et complétez à 50,0 ml avec le même solvant.

Solution témoin (b). Prélevez 1,5 ml de solution témoin (a) et complétez à 100,0 ml avec de l'*eau R*.

La chromatographie peut être réalisée en utilisant :

– une colonne d'acier inoxydable d'une longueur de 0,25 m et d'un diamètre intérieur de 4,6 mm, remplie de *gel de silice octadécylsilylé pour chromatographie R* (7 µm),
– un gradient d'élution avec une phase mobile, à un débit de 1,2 ml/min, composée initialement de 10 pour cent *V/V* de *méthanol R* et 90 pour cent *V/V* d'un mélange préparé comme suit : dissolvez 0,960 g de *pentanesulfonate de sodium R* dans 900 ml d'acide acétique à 4,8 g/l de $C_2H_4O_2$, ajoutez 1,86 g d'*édétate de sodium R* et complétez à 1000 ml avec le même solvant ; ajustez à pH 4,3 avec de l'*ammoniaque R* ; augmentez la proportion de *méthanol R* jusqu'à 40 pour cent *V/V* pendant 60 min et continuez la chromatographie pendant 20 min environ avec le mélange final, jusqu'à élution de la déméthylbléomycine A_2 (temps de rétention relatif de 1,5 à 2,5 par rapport à la bléomycine A_2),
– comme détecteur, un spectrophotomètre réglé à 254 nm,
– un injecteur à boucle de 20 µl.

Injectez la solution témoin (a). L'essai n'est valable que si la résolution entre les 2 pics principaux n'est pas inférieure à 5. Injectez la solution témoin (b). L'essai n'est valable que si le rapport signal/bruit calculé pour le pic principal n'est pas inférieur à 20.

Injectez 6 fois la solution témoin (a). L'essai n'est valable que si l'écart type relatif de la surface du pic principal n'est pas supérieur à 2 pour cent.

Injectez la solution à examiner. La composition, calculée par le procédé de normalistion sans tenir compte des pics dont la surface est inférieure à 0,1 pour cent du total, est la suivante : bléomycine A_2 (premier pic principal), 55 pour cent à 70 pour cent ; bléomycine B_2 (deuxième pic principal), 25 pour cent à 32 pour cent ; somme des teneurs en bléomycine A_2 et bléomycine B_2, au minimum 85 pour cent ; déméthylbléomycine A_2 (temps de rétention de 1,5 à 2,5 relatif à bléomycine A_2), au maximum 5,5 pour cent ; autres substances apparentées, au maximum 9,5 pour cent.

Cuivre. Déterminez la teneur en cuivre par spectrométrie d'absorption atomique (*2.2.23, Procédé I*).

Solution à examiner. Dissolvez 50 mg de sulfate de bléomycine dans de l'*eau R* et complétez à 10,0 ml avec le même solvant.

Solution témoin. Prélevez 1,0 ml de la *solution à 10 ppm de cuivre (Cu) R* et complétez à 10,0 ml avec de l'*eau R*.

Mesurez l'absorbance à 324,7 nm en utilisant une lampe à cathode creuse au cuivre comme source de radiation et une flamme air-acétylène.

Le sulfate de bléomycine ne contient pas plus de 200 ppm de Cu.

Perte à la dessiccation (*2.2.32*). Déterminée à 60 °C sous une pression ne dépassant pas 670 Pa pendant 3 h sur 50 mg de sulfate de bléomycine, la perte à la dessiccation n'est pas supérieure à 3,0 pour cent.

Stérilité (*2.6.1*). Le sulfate de bléomycine destiné à la préparation de formes pharmaceutiques administrées par voie parentérale sans autre procédé approprié de stérilisation satisfait également à l'essai de stérilité.

Endotoxines bactériennes (*2.6.14*) : moins de 5 UI/mg, si le sulfate de bléomycine est destiné à la préparation de formes pharmaceutiques administrées par voie parentérale sans autre procédé approprié d'élimination des endotoxines bactériennes.

TITRAGE

Effectuez le titrage microbiologique des antibiotiques par diffusion (*2.7.2*) en utilisant le *sulfate de bléomycine SCR* comme substance de référence.

CONSERVATION

En récipient étanche à une température de 2 °C à 8 °C. Si la substance est stérile, elle est conservée en récipient stérile, étanche, à fermeture inviolable.

ÉTIQUETAGE

L'étiquette indique :

– dans les cas appropriés, que la substance est stérile,

– dans les cas appropriés, que la substance est exempte d'endotoxines bactériennes.

IMPURETÉS

A. R = OH : acide bléomycinique,

B. R = NH-$[CH_2]_3$-NH-$[CH_2]_4$-NH_2 : bléomycine A_5,

C. R = NH-$[CH_2]_4$-NH-C(=NH)-NH-$[CH_2]_4$-NH-C(=NH)-NH_2 : bléomycine B_4,

D. R = NH-$[CH_2]_3$-S-CH_3 : déméthylbléomycine A_2.

01/2002:1396

BOLDO (FEUILLE DE)

Boldi folium

DÉFINITION

La feuille de boldo est constituée par la feuille séchée, entière ou fragmentée, de *Peumus boldus* Molina. La drogue entière contient au minimum 20,0 ml/kg et au maximum 40,0 ml/kg et la drogue fragmentée au minimum 15,0 ml/kg d'huile essentielle. La feuille de boldo contient au minimum 0,1 pour cent d'alcaloïdes totaux, exprimés en boldine ($C_{19}H_{21}NO_4$; M_r 327,4), calculé par rapport à la drogue anhydre.

CARACTÈRES

La feuille de boldo a une odeur aromatique surtout lorsqu'elle est froissée.

Elle présente les caractères macroscopiques et microscopiques décrits aux identifications A et B.

IDENTIFICATION

A. La feuille, ovale ou elliptique, a généralement une longueur de 5 cm ; elle possède un court pétiole, un apex obtus ou légèrement émarginé ou mucroné et une base symétrique et arrondie, un bord entier légèrement ondulé, épaissi et plus ou moins révoluté. Le limbe vert-gris est épais, coriace et cassant. La face supérieure est rugueuse et présente de nombreuses petites protubérances ainsi qu'une nervation déprimée. La face inférieure, finement pubescente, présente des protubérances moins marquées et une nervation pennée à nervures saillantes.

B. Réduisez la feuille de boldo en poudre (355). La poudre est vert-gris. Examinez au microscope en utilisant de la *solution d'hydrate de chloral R*. La poudre présente des fragments de l'épiderme de la face supérieure et de l'hypoderme sous-jacent, à parois cellulaires droites ou légèrement sinueuses, épaissies en chapelet ; des fragments de l'épiderme de la face inférieure comportant de nombreux stomates entourés de 4 à 7 cellules annexes ; des poils tecteurs unicellulaires simples, bifurqués ou en bouquets à parois plus ou moins épaisses et lignifiées ; des fragments du limbe présentant deux assises palissadiques ; des débris de mésophylle lacuneux renfermant de nombreuses cellules oléifères arrondies de grande taille ; des fragments de parenchyme contenant de fins cristaux en aiguilles, des fibres à paroi épaisse et des cellules parenchymateuses lignifiées et ponctuées associées à du tissu vasculaire provenant des nervures.

C. Opérez par chromatographie sur couche mince (*2.2.27*) en utilisant une *plaque au gel de silice pour CCM R*.

Solution à examiner. A 0,5 g de feuille de boldo pulvérisée (355), ajoutez un mélange de 1 ml d'*acide chlorhydrique dilué R* et 20 ml d'*eau R*, puis chauffez à reflux au bain-marie pendant 10 min. Refroidissez et filtrez. Ajoutez au filtrat 2 ml d'*ammoniaque diluée R1* et extrayez avec 2 fois 20 ml d'*éther R* en évitant la formation d'émulsion. Réunissez les phases organiques et évaporez le solvant au bain-marie. Dissolvez le résidu dans 1,0 ml de *méthanol R*.

Solution témoin. Dissolvez 2 mg de *boldine R* dans 5 ml de *méthanol R*.

Déposez sur la plaque, en bandes, 20 µl de solution à examiner et 10 µl de solution témoin. Développez sur un parcours de 15 cm avec un mélange de 10 volumes de *méthanol R*, 10 volumes de *diéthylamine R* et 80 volumes de *toluène R*. Laissez sécher la plaque à l'air. Pulvérisez de la *solution d'iodobismuthate de potassium R2*. Laissez sécher la plaque à l'air pendant 5 min et pulvérisez ensuite de la *solution de nitrite de sodium R*. Examinez à la lumière du jour. Les chromatogrammes présentent dans leur tiers inférieur la bande brun à brun-rouge de la boldine. Le chromatogramme obtenu avec la solution à examiner présente plusieurs bandes brunâtres au-dessus et au-dessous de la bande correspondant à la boldine.

ESSAI

Eléments étrangers (*2.8.2*). Le taux des rameaux n'est pas supérieur à 4 pour cent et le taux des autres éléments étrangers n'est pas supérieur à 2 pour cent.

Teneur en eau (*2.2.13*). Déterminée par entraînement sur 20,0 g de feuille de boldo pulvérisée (355), la teneur en eau n'est pas supérieure à 100 ml/kg.

Cendres totales (*2.4.16*). Le taux des cendres totales n'est pas supérieur à 13,0 pour cent.

Monographies A - C

DOSAGE

Huile essentielle. Effectuez la détermination des huiles essentielles dans les drogues végétales (*2.8.12*). Utilisez 10,0 g de feuille de boldo récemment contusée, un ballon de 1000 ml et 300 ml d'*eau R* comme liquide d'entraînement. Distillez à un débit de 2 ml/min à 3 ml/min pendant 3 h.

Alcaloïdes. Opérez par chromatographie liquide (*2.2.29*).

Solution à examiner. A 1,000 g (m_1) de boldo pulvérisé (355), ajoutez 50 ml d'*acide chlorhydrique dilué R*. Agitez dans un bain-marie à 80 °C pendant 30 min. Filtrez, reprenez le résidu par 50 ml d'*acide chlorhydrique dilué R*, puis agitez dans un bain-marie à 80 °C pendant 30 min. Filtrez, renouvelez une fois l'opération sur le résidu obtenu. Filtrez. Réunissez les filtrats refroidis et agitez-les avec 100 ml d'un mélange à volumes égaux d'*acétate d'éthyle R* et d'*hexane R*. Ajustez le pH de la phase aqueuse à 9,5 avec de l'*ammoniaque diluée R1*. Agitez successivement avec 100 ml, 50 ml et 50 ml de *chlorure de méthylène R*, puis réunissez les phases inférieures et évaporez à siccité sous pression réduite. Dissolvez le résidu dans la phase mobile dans un ballon jaugé de 10,0 ml et complétez à 10,0 ml avec la phase mobile.

Solution témoin. Dans un ballon jaugé de 100,0 ml, dissolvez 12 mg (m_2) de *boldine R* dans 100,0 ml de phase mobile. Prélevez 1,0 ml de solution et complétez à 10,0 ml avec la phase mobile.

La chromatographie peut être réalisée en utilisant :

- une colonne d'acier inoxydable, d'une longueur de 0,25 m et d'un diamètre intérieur de 4,6 mm, remplie de *gel de silice octadécylsilylé pour chromatographie R* (5 µm),
- comme phase mobile, à un débit de 1,5 ml/min, un mélange de 16 volumes de solution A et de 84 volumes de solution B,

  Solution A. Mélangez 99,8 ml d'*acétonitrile R* et 0,2 ml de *diéthylamine R*,

  Solution B. Mélangez 99,8 ml d'*eau R* et 0,2 ml de *diéthylamine R* et ajustez à pH 3 avec de l'*acide formique R*,
- comme détecteur un spectrophotomètre réglé à 304 nm.

Injectez 20 µl de chaque solution. Lorsque les chromatogrammes sont enregistrés dans les conditions prescrites, les temps de rétention relatifs calculés par rapport à la boldine sont de 0,9 environ pour l'isoboldine, de 1,8 environ pour l'isocorydine *N*-oxyde, de 2,2 environ pour la laurotétanine, de 2,8 environ pour l'isocorydine, de 3,2 environ pour la *N*-méthyllaurotétanine. Des pics supplémentaires peuvent être présents.

Calculez la teneur pour cent en alcaloïdes totaux exprimés en boldine à l'aide de l'expression :

$$\frac{\sum A_1 \times m_2}{A_2 \times m_1}$$

m_1 = masse de la prise d'essai de boldo, en grammes,

m_2 = masse de la prise d'essai de *boldine R*, en grammes,

ΣA_1 = somme des surfaces des pics dus aux 6 alcaloïdes identifiés dans le chromatogramme obtenu avec la solution à examiner,

A_2 = surface du pic dû à la boldine dans le chromatogramme obtenu avec la solution témoin.

CONSERVATION

A l'abri de la lumière.

01/2002:0013

BORAX

Borax

$Na_2B_4O_7,10H_2O$ M_r 381,4

DÉFINITION

Le borax contient au minimum 99,0 pour cent et au maximum l'équivalent de 103,0 pour cent de tétraborate de disodium décahydraté.

CARACTÈRES

Poudre cristalline blanche, cristaux incolores ou morceaux cristallins, efflorescents, solubles dans l'eau, très solubles dans l'eau bouillante, facilement solubles dans le glycérol.

IDENTIFICATION

A. A 1 ml de solution S (voir Essai), ajoutez 0,1 ml d'*acide sulfurique R* et 5 ml de *méthanol R*, puis enflammez la solution. Celle-ci brûle en donnant une flamme bordée de vert.

B. A 5 ml de solution S, ajoutez 0,1 ml de *solution de phénolphtaléine R*. Il apparaît une coloration rouge qui disparaît par addition de 5 ml de *glycérol à 85 pour cent R*.

C. La solution S donne les réactions du sodium (*2.3.1*).

ESSAI

Solution S. Dissolvez 4,0 g de borax dans de l'*eau exempte de dioxyde de carbone R* préparée à partir d'*eau distillée R* et complétez à 100 ml avec le même solvant.

Aspect de la solution. La solution S est limpide (*2.2.1*) et incolore (*2.2.2, Procédé II*).

Détermination du pH (*2.2.3*). Le pH de la solution S est de 9,0 à 9,6.

Sulfates (*2.4.13*). 15 ml de solution S satisfont à l'essai limite des sulfates (50 ppm). Utilisez 1,0 ml d'*acide acétique R* au lieu des 0,5 ml prescrits. Préparez le témoin avec un mélange de 3 ml de *solution à 10 ppm de sulfate (SO_4) R* et de 12 ml d'*eau distillée R*.

Ammonium (*2.4.1*). Prélevez 6 ml de solution S et complétez à 14 ml avec de l'*eau R*. La solution satisfait à l'essai limite de l'ammonium (10 ppm). Préparez le témoin avec un mélange de 2,5 ml de *solution à 1 ppm d'ammonium (NH_4) R* et de 7,5 ml d'*eau R*.

Arsenic (*2.4.2*). 5 ml de solution S satisfont à l'essai limite A de l'arsenic (5 ppm).

Calcium (*2.4.3*). 15 ml de solution S satisfont à l'essai limite du calcium (100 ppm). Préparez le témoin avec un mélange de 6 ml de *solution à 10 ppm de calcium (Ca) R* et de 9 ml d'*eau distillée R*.

Métaux lourds (*2.4.8*). 12 ml de solution S satisfont à l'essai limite A des métaux lourds (25 ppm). Préparez le témoin avec la *solution à 1 ppm de plomb (Pb) R*.

DOSAGE

Dissolvez 20 g de *mannitol R* dans 100 ml d'*eau R*, en chauffant si nécessaire. Refroidissez, ajoutez 0,5 ml de *solution de phénolphtaléine R* et neutralisez par l'*hydroxyde de sodium 0,1 M* jusqu'à coloration rose. Ajoutez 3,00 g de borax et chauffez jusqu'à dissolution complète, puis refroidissez. Titrez par l'*hydroxyde de sodium 1 M* jusqu'à réapparition de la coloration rose.

1 ml d'*hydroxyde de sodium 1 M* correspond à 0,1907 g de $Na_2B_4O_7,10H_2O$.

01/2002:0001

BORIQUE (ACIDE)

Acidum boricum

H_3BO_3 M_r 61,8

DÉFINITION

L'acide borique contient au minimum 99,0 pour cent et au maximum l'équivalent de 100,5 pour cent de H_3BO_3.

CARACTÈRES

Poudre cristalline blanche, paillettes brillantes incolores, onctueuses au toucher, ou cristaux blancs, solubles dans l'eau et dans l'alcool, facilement solubles dans l'eau bouillante et dans le glycérol à 85 pour cent.

IDENTIFICATION

A. Dissolvez, en chauffant légèrement, 0,1 g d'acide borique dans 5 ml de *méthanol R*. Ajoutez 0,1 ml d'*acide sulfurique R* et enflammez la solution. Celle-ci brûle en donnant une flamme bordée de vert.

B. La solution S (voir Essai) est acide (*2.2.4*).

ESSAI

Solution S. Dissolvez 3,3 g d'acide borique dans 80 ml d'*eau distillée R* bouillante. Refroidissez et complétez à 100 ml avec de l'*eau exempte de dioxyde de carbone R* préparée à partir d'*eau distillée R*.

Aspect de la solution. La solution S est limpide (*2.2.1*) et incolore (*2.2.2, Procédé II*).

Détermination du pH (*2.2.3*). Le pH de la solution S est de 3,8 à 4,8.

Solubilité dans l'alcool. Dissolvez 1,0 g d'acide borique dans 10 ml d'*alcool R* bouillant. La solution n'est pas plus fortement opalescente que la suspension témoin II (*2.2.1*) et elle est incolore (*2.2.2, Procédé II*).

Matières organiques. Chauffez progressivement l'acide borique au rouge sombre. Il ne noircit pas.

Sulfates (*2.4.13*). Prélevez 10 ml de la solution S et complétez à 15 ml avec de l'*eau distillée R*. La solution satisfait à l'essai limite des sulfates (450 ppm).

Métaux lourds (*2.4.8*). 12 ml de la solution S satisfont à l'essai limite A des métaux lourds (15 ppm). Préparez le témoin avec un mélange de 2,5 ml de *solution à 2 ppm de plomb (Pb) R* et de 7,5 ml d'*eau R*.

DOSAGE

Dissolvez, en chauffant, 1,000 g d'acide borique dans 100 ml d'*eau R* contenant 15 g de *mannitol R*. Titrez par l'*hydroxyde de sodium 1 M* en présence de 0,5 ml de *solution de phénolphtaléine R* jusqu'à virage au rose.

1 ml d'*hydroxyde de sodium 1 M* correspond à 61,8 mg de H_3BO_3.

01/2002:1853

BOUILLON BLANC (FLEUR DE)

Verbasci flos

DÉFINITION

Fleur séchée, réduite à la corolle et à l'androcée de *Verbascum thapsus* L., de *V. densiflorum* Bertol. (*V. thapsiforme* Schrad), et de *V. phlomoides* L.

CARACTÈRES

Caractères macroscopiques et microscopiques décrits aux identifications A et B.

IDENTIFICATION

A. La corolle de *V. thapsus* a un diamètre d'environ 20 mm, elle est de couleur jaune pâle, jaune à brun, infundibuliforme et comporte 5 lobes étalés légèrement inégaux. Ces lobes sont fortement velus sur la face extérieure, glabres sur la face intérieure qui présente un fin réseau de nervures brun clair. Les étamines alternent avec les pétales et sont au nombre de 5, 2 longues à filet glabre, les 3 autres plus courtes à filet fortement tomenteux. Les anthères sont insérés transversalement. Chez *V. phlomoides* la corolle, de coloration jaune vif à orangée, peut atteindre 30 mm de diamètre et les anthères sont insérés obliquement aux filets. La corolle de *V. densiflorum*, d'environ 30 mm de diamètre, est presque plate et nettement divisée en 5 lobes légèrement inégaux, aux extrémités arrondies.

B. Réduisez le bouillon blanc en poudre (355). La poudre est jaune ou brun-jaune. Examinez au microscope en utilisant de la *solution d'hydrate de chloral R*. La poudre présente de nombreux poils tecteurs entiers ou fragmentés, provenant de la corolle, pluricellulaires, en candélabre, avec un axe central unisérié d'où naissent des ramifications cellulaires verticillées au niveau des parois transversales et à l'extrémité ; des poils tecteurs, provenant des filets staminaux, unicellulaires, longs, tubulaires, à paroi fine, parfois terminés en massue, à surface nettement granuleuse ou striée ; de nombreux grains de pollen ovoïdes à 3 pores et exine finement granuleuse ; des fragments de l'assise fibreuse de l'anthère, à paroi épaissie donnant une forme d'étoile caractéristique ; des fragments de pétales jaunes vus de face dont les cellules épidermiques sont polygonales et isodiamétriques ; des fragments du mésophylle constitué de cellules parenchymateuses irrégulières et de vaisseaux spiralés disséminés.

C. Chromatographie sur couche mince (*2.2.27*).

Solution à examiner. Chauffez dans un bain-marie à 60 °C pendant 5 min, en agitant, 1,0 g de drogue pulvérisée (355) dans 10 ml de *méthanol R*. Refroidissez et filtrez.

Solution témoin. Dissolvez 1 mg d'*acide caféique R*, 2,5 mg d'*hypéroside R* et 2,5 mg de *rutine R* dans du *méthanol R* et complétez à 10 ml avec le même solvant.

Plaque : *plaque au gel de silice pour CCM R.*

Phase mobile : *eau R, acide formique anhydre R, méthyléthylcétone R, acétate d'éthyle R* (10:10:30:50 *V/V/V/V*).

Dépôt : 10 µl de la solution témoin et 30 µl de la solution à examiner, en bandes.

Développement : sur un parcours de 15 cm.

Séchage : à 100-105 °C.

Monographies A - C

Détection : pulvérisez la plaque encore chaude avec une solution de *diphénylborate d'aminoéthanol R* à 10 g/l dans du *méthanol R*, puis une solution de *macrogol 400 R* à 50 g/l dans du *méthanol R*. Laissez sécher la plaque à l'air pendant 30 min. Examinez en lumière ultraviolette à 365 nm.

Résultats : voir ci-dessous la séquence des bandes présentes dans les chromatogrammes obtenus avec la solution témoin et la solution à examiner. Par ailleurs d'autres bandes de faible fluorescence peuvent être présentes dans le chromatogramme obtenu avec la solution à examiner.

Haut de la plaque	
	Une bande de fluorescence jaune à vert-jaune.
Acide caféique : une bande de fluorescence bleu-vert.	
	Une bande de fluorescence bleuâtre.
	Une bande de fluorescence verdâtre.
	Une bande de fluorescence vert-jaune.
	Une bande de fluorescence bleuâtre.
Hypéroside : une bande de fluorescence brun-jaune.	
	Une bande de fluorescence verdâtre.
Rutine : une bande de fluorescence brun-jaune.	
Solution témoin	**Solution à examiner**

D. Chauffez à ébullition 1,0 g de drogue pulvérisée (355) avec 15 ml d'*eau R* pendant 1 min. Filtrez. Ajoutez 1 ml d'*acide chlorhydrique R* et chauffez à ébullition pendant 1 min. Il se développe une coloration bleu-vert et, après quelques minutes, il apparait un trouble, puis un précipité noirâtre (iridoïdes).

ESSAI

Eléments étrangers (*2.8.2*) : au maximum 5 pour cent de pétales bruns et au maximum 2 pour cent de fragments du calice et d'autres éléments étrangers, déterminé sur 20 g.

Indice de gonflement (*2.8.4*) : au minimum 9, déterminé sur la drogue pulvérisée (710), humidifiée avec 2 ml d'*alcool R*.

Perte à la dessiccation (*2.2.32*) : au maximum 12,0 pour cent, déterminé à l'étuve à 100-105 °C pendant 2 h sur 1,000 g de drogue pulvérisée (710).

Cendres totales (*2.4.16*) : au maximum 6,0 pour cent.

Cendres insolubles dans l'acide chlorhydrique (*2.8.1*) : au maximum 2,0 pour cent.

CONSERVATION

En récipient étanche.

01/2002:1174

BOULEAU (FEUILLE DE)

Betulae folium

DÉFINITION

La feuille de bouleau est constituée par la feuille, entière ou fragmentée, séchée, de *Betula pendula* Roth et/ou de *Betula pubescens* Ehrh. ou des hybrides des deux espèces.

Elle contient au minimum 1,5 pour cent de flavonoïdes, exprimés en hypéroside ($C_{21}H_{20}O_{12}$; M_r 464,4), calculé par rapport à la drogue desséchée.

CARACTÈRES

La feuille de bouleau présente les caractères macroscopiques et microscopiques décrits aux identifications A et B.

IDENTIFICATION

A. La feuille des 2 espèces est vert foncé à la face supérieure, et d'un gris-vert plus clair à la face inférieure. Elle présente une nervation réticulée serrée et caractéristique. Les nervures sont brun clair à sensiblement blanches.

La feuille de *B. pendula* est glabre et présente sur les 2 faces des ponctuations serrées des glandes. La feuille de *B. pendula* mesure 3 cm à 7 cm de long et 2 cm à 5 cm de large ; le pétiole est long, le limbe, à denture double, est triangulaire à rhomboïdal, largement cunéiforme ou tronqué à la base. Les angles latéraux sont peu ou pas arrondis, la pointe est longue et acuminée.

La feuille de *B. pubescens* porte peu de poils glanduleux et est légèrement velue sur les 2 faces. La face inférieure présente de petits faisceaux de poils gris-jaune dans les angles des nervures. La feuille de *B. pubescens*, légèrement plus petite, est de forme ovale à rhomboïdale plus arrondie. Elle est plus grossièrement et plus régulièrement dentée. Sa pointe n'est ni allongée, ni acuminée.

B. Réduisez la feuille de bouleau en poudre (355). La poudre est gris-vert. Examinez au microscope en utilisant de la *solution d'hydrate de chloral R*. La poudre présente de nombreux fragments du limbe avec cellules épidermiques à bords droits, ainsi que des cellules de l'épiderme inférieur entourant des stomates de type anomocytique (*2.8.3*) ; des glandes peltées de grande taille, mesurant le plus souvent 100 µm à 120 µm, à la surface des épidermes supérieur et inférieur, des fragments du mésophylle renfermant des macles d'oxalate de calcium, des files de cellules cristallifères accompagnant les fragments des faisceaux libéro-ligneux et les fibres sclérenchymateuses. En présence de *B. pubescens*, la poudre contient en outre des poils tecteurs, unicellulaires, à parois très épaissies, d'environ 80 µm à 600 µm de longueur, le plus souvent entre 100 µm et 200 µm.

C. Opérez par chromatographie sur couche mince (*2.2.27*) en utilisant une plaque recouverte d'un gel de silice approprié.

Solution à examiner. Agitez 1 g de feuille de bouleau pulvérisée (355) avec 10 ml de *méthanol R*. Chauffez dans un bain-marie à 60 °C pendant 5 min. Après refroidissement, filtrez la solution.

Solution témoin. Dissolvez 1 mg d'*acide chlorogénique R*, 1 mg d'*acide caféique R*, 2,5 mg d'*hypéroside R* et 2,5 mg de *rutine R* dans 10 ml de *méthanol R*.

Déposez séparément sur la plaque, en bandes, 10 µl de chaque solution. Développez sur un parcours de 10 cm avec un mélange de 10 volumes d'*acide formique anhydre R*, de 10 volumes d'*eau R*, de 30 volumes de *méthyléthylcétone R* et de 50 volumes d'*acétate d'éthyle R*. Séchez la plaque dans un courant d'air chaud. Pulvérisez de la solution de *diphénylborate d'aminoéthanol R* à 10 g/l dans du *méthanol R*. Pulvérisez ensuite une solution de *macrogol 400 R* à 50 g/l dans du *méthanol R*. Laissez sécher la plaque à l'air pendant 30 min. Examinez en lumière ultraviolette à 365 nm. Le chromatogramme obtenu avec la solution témoin présente trois bandes dans la partie inférieure :

par ordre de R_f croissant, une bande de fluorescence brun-jaune (rutine), une bande de fluorescence bleu clair (acide chlorogénique) et une bande de fluorescence brun-jaune (hypéroside), et dans le tiers supérieur, il présente une bande de fluorescence bleu clair (acide caféique).

Le chromatogramme obtenu avec la solution à examiner présente trois bandes semblables quant à leur position et leur fluorescence à celles du chromatogramme obtenu avec la solution témoin correspondant à la rutine, à l'acide chlorogénique et à l'hypéroside, la bande correspondant à la rutine, étant de très faible intensité et celle correspondant à l'hypéroside intense. Il présente également d'autres bandes de fluorescence brun-jaune d'intensité moindre situées entre les bandes dues à l'acide caféique et à l'acide chlorogénique dans le chromatogramme obtenu avec la solution témoin. Vers le front du chromatogramme, la fluorescence rouge de la bande des chlorophylles est visible. Entre celle-ci et la bande correspondant à l'acide caféique du chromatogramme obtenu avec la solution témoin, le chromatogramme obtenu avec la solution à examiner présente une bande de fluorescence jaune-brun correspondant à la quercétine.

ESSAI

Eléments étrangers (*2.8.2*). Le taux des fragments de châtons femelles n'est pas supérieur à 3 pour cent et le taux des autres éléments étrangers n'est pas supérieur à 3 pour cent.

Perte à la dessiccation (*2.2.32*). Déterminée à l'étuve à 100-105 °C pendant 2 h sur 1,000 g de feuille de bouleau pulvérisée (355), la perte à la dessiccation n'est pas supérieure à 10,0 pour cent.

Cendres totales (*2.4.16*). Le taux des cendres totales n'est pas supérieur à 5,0 pour cent.

DOSAGE

Solution mère. Placez 0,200 g de feuille de bouleau pulvérisée (355) dans un ballon à fond rond de 100 ml. Ajoutez 1 ml d'une solution d'*hexaméthylènetétramine R* à 5 g/l, 20 ml d'*acétone R* et 2 ml d'*acide chlorhydrique R1*. Chauffez à ébullition à reflux pendant 30 min. Filtrez le mélange sur un peu de coton hydrophile dans une fiole de 100 ml. Portez à ébullition à reflux le résidu et le coton hydrophile pendant 10 min avec 2 fois 20 ml d'*acétone R*. Après refroidissement à la température ambiante, filtrez la solution sur un peu de coton hydrophile puis filtrez la solution sur un filtre papier dans la fiole jaugée et complétez à 100,0 ml avec de l'*acétone R* en rinçant la fiole et le filtre. Transvasez 20,0 ml de solution dans une ampoule à décantation, ajoutez 20 ml d'*eau R* et agitez avec 1 fois 15 ml et 3 fois 10 ml d'*acétate d'éthyle R*. Réunissez les extraits d'acétate d'éthyle dans une ampoule à décantation, et lavez-les avec 2 fois 50 ml d'*eau R*. Filtrez les extraits sur 10 g de *sulfate de sodium anhydre R* dans une fiole jaugée de 50 ml et complétez à 50,0 ml avec de l'*acétate d'éthyle R*.

Solution à examiner. A 10,0 ml de solution mère, ajoutez 1 ml de *réactif au chlorure d'aluminium R* et complétez à 25,0 ml avec une solution d'*acide acétique glacial R* à 5 pour cent *V/V* dans du *méthanol R*.

Solution de compensation. Prélevez 10,0 ml de solution mère et complétez à 25,0 ml avec une solution d'*acide acétique glacial R* à 5 pour cent *V/V* dans du *méthanol R*.

Après 30 min, mesurez l'absorbance (*2.2.25*) de la solution à examiner à 425 nm par rapport à la solution de compensation.

Calculez la teneur pour cent en flavonoïdes, exprimés en hypéroside, à l'aide de l'expression :

$$\frac{A \times 1,25}{m}$$

en prenant 500 comme valeur de l'absorbance spécifique de l'hypéroside.

A = absorbance à 425 nm,

m = masse de la prise d'essai, en grammes.

CONSERVATION

A l'abri de la lumière.

01/2002:0025

BOURDAINE

Frangulae cortex

DÉFINITION

La bourdaine est constituée par l'écorce séchée, entière ou fragmentée, de la tige et des branches de *Rhamnus frangula* L. (*Frangula alnus* Miller). Elle contient au minimum 7,0 pour cent de glucofrangulines, exprimées en glucofranguline A ($C_{27}H_{30}O_{14}$; M_r 578,5), calculé par rapport à la drogue desséchée.

CARACTÈRES

La bourdaine présente les caractères macroscopiques et microscopiques décrits aux identifications A et B.

IDENTIFICATION

A. L'écorce se présente en fragments cintrés, presque plats ou enroulés ou en tuyaux simples ou doubles, généralement d'une épaisseur de 0,5 mm à 2 mm et de longueur et largeur variables. La surface externe, d'un brun-gris ou brun foncé, est ridée longitudinalement et recouverte de nombreuses lenticelles grisâtres, étirées transversalement ; débarrassée des assises externes, elle laisse apparaître une couche de couleur rouge foncé. La face interne, d'un brun orangé à brun-rouge, est lisse et striée finement en longueur ; elle se colore en rouge par addition d'alcalis. La cassure est courte, mais fibreuse au niveau de la face interne.

B. Réduisez la bourdaine en poudre (355). La poudre est jaunâtre à brun-rouge. Examinez au microscope en utilisant de la *solution d'hydrate de chloral R*. La poudre présente de nombreuses fibres libériennes, partiellement lignifiées, groupées et accompagnées de tubes oxalifères à prismes ; des fragments brun-rouge du suber ; des fragments de parenchyme renfermant des macles d'oxalate de calcium. La poudre ne contient pas de cellules scléreuses.

C. Examinez les chromatogrammes obtenus dans l'essai « Autres espèces de *Rhamnus* ; anthrones » à la lumière du jour. Le chromatogramme obtenu avec la solution à examiner présente 2 bandes brun orangé (glucofrangulines) dans son tiers inférieur et 2 à 4 bandes rouges (frangulines, plus ou moins bien séparées et, au-dessus, frangula-émodine) dans son tiers supérieur.

Monographies A - C

D. A 50 mg environ de bourdaine pulvérisée (180), ajoutez 25 ml d'*acide chlorhydrique dilué R* et chauffez au bain-marie pendant 15 min. Laissez refroidir, agitez la solution avec 20 ml d'*éther R* et rejetez la couche aqueuse. Agitez ensuite l'éther avec 10 ml d'*ammoniaque diluée R1*. Il se développe une coloration violet-rouge dans la couche aqueuse.

ESSAI

Autres espèces de *Rhamnus* ; anthrones. Opérez par chromatographie sur couche mince (*2.2.27*) en utilisant une plaque recouverte d'un gel de silice approprié.

Solution à examiner. Chauffez à ébullition 0,5 g de bourdaine pulvérisée (180) avec 5 ml d'*alcool à 70 pour cent V/V R*. Refroidissez et centrifugez. Décantez immédiatement le liquide surnageant. Utilisez cette solution dans les 30 min.

Solution témoin. Dissolvez 20 mg de *barbaloïne R* dans de l'*alcool à 70 pour cent V/V R* et complétez à 10 ml avec le même solvant.

Déposez séparément sur la plaque, en bandes 10 µl de chaque solution. Développez sur un parcours de 10 cm avec un mélange de 13 volumes d'*eau R*, de 17 volumes de *méthanol R* et de 100 volumes d'*acétate d'éthyle R*. Laissez sécher la plaque pendant 5 min. Pulvérisez une solution d'*hydroxyde de potassium R* à 50 g/l dans l'*alcool à 50 pour cent V/V R* et chauffez à 100-105 °C pendant 15 min. Examinez la plaque en lumière ultraviolette à 365 nm. Le chromatogramme obtenu avec la solution témoin présente en son milieu une bande jaune-brun correspondant à la barbaloïne. Le chromatogramme obtenu avec la solution à examiner ne présente ni bande de fluorescence jaune intense ni bande de fluorescence orange à rougeâtre semblable quant à sa position à celle correspondant à la barbaloïne dans le chromatogramme obtenu avec la solution témoin.

Déposez sur une autre plaque, en bande 10 µl de solution à examiner et développez comme indiqué plus haut. Laissez sécher la plaque pendant 5 min au maximum. Pulvérisez immédiatement une solution de *bleu de nitrotétrazolium R* à 5 g/l dans le *méthanol R*. Examinez immédiatement le chromatogramme. Il n'apparaît aucune bande violette ou bleu-gris.

Eléments étrangers (*2.8.2*). Le taux des éléments étrangers n'est pas supérieur à 1 pour cent.

Perte à la dessiccation (*2.2.32*). Déterminée à l'étuve à 100-105 °C pendant 2 h sur 1,000 g de drogue pulvérisée (355), la perte à la dessiccation n'est pas supérieure à 10,0 pour cent.

Cendres totales (*2.4.16*). Le taux des cendres totales n'est pas supérieur à 6,0 pour cent.

DOSAGE

Effectuez le dosage à l'abri d'une lumière vive.

Dans un ballon taré, à fond rond et à col rodé, pesez 0,250 g de bourdaine pulvérisée (180). Ajoutez 25,0 ml d'une solution de *méthanol R* à 70 pour cent *V/V*, mélangez et pesez. Placez le ballon dans un bain-marie et chauffez à reflux pendant 15 min. Laissez refroidir, pesez et rétablissez la masse avec une solution de *méthanol R* à 70 pour cent *V/V*. Filtrez. Dans une ampoule à décantation, introduisez 5,0 ml du filtrat. Ajoutez 50 ml d'*eau R* et 0,1 ml d'*acide chlorhydrique R*. Agitez avec 5 fois 20 ml d'*éther de pétrole R*. Laissez séparer et introduisez la phase aqueuse dans un ballon jaugé de 100 ml. Réunissez les phases d'éther de pétrole. Lavez l'éther de pétrole 2 fois avec 15 ml d'*eau R*. Rincez l'ampoule à décantation avec la même eau de lavage et versez-la dans le ballon jaugé. Ajoutez 5 ml d'une solution de *carbonate de sodium R* à 50 g/l et complétez à 100,0 ml avec de l'*eau R*. Rejetez la phase d'éther de pétrole. Dans un ballon à fond rond et à col rodé de 200 ml, introduisez 40,0 ml de la solution aqueuse. Ajoutez 20 ml d'une solution de *chlorure ferrique R* à 200 g/l. Placez le ballon dans un bain-marie de façon que le niveau de l'eau soit au-dessus de celui du liquide dans le ballon et chauffez à reflux pendant 20 min. Ajoutez 2 ml d'*acide chlorhydrique R* et prolongez le chauffage pendant 20 min en agitant fréquemment jusqu'à dissolution du précipité. Laissez refroidir et introduisez le mélange dans une ampoule à décantation. Agitez avec 3 fois 25 ml d'*éther R* utilisés au préalable pour rincer le ballon. Réunissez les 3 phases éthérées et lavez avec 2 fois 15 ml d'*eau R*. Dans un ballon jaugé, introduisez la phase éthérée et complétez à 100,0 ml avec de l'*éther R*. Evaporez soigneusement à siccité 20,0 ml de la solution éthérée, dissolvez le résidu dans 10,0 ml d'une solution d'*acétate de magnésium R* à 5 g/l dans le *méthanol R*. Mesurez l'absorbance (*2.2.25*) à 515 nm en utilisant le *méthanol R* comme liquide de compensation.

Calculez la teneur pour cent en glucofrangulines, exprimées en glucofrangaline A, à l'aide de l'expression :

$$\frac{A \times 3,06}{m}$$

en prenant 204 comme valeur de l'absorbance spécifique de la glucofrangaline A.

A = absorbance à 515 nm,

m = masse de la prise d'essai, en grammes.

CONSERVATION

A l'abri de la lumière.

01/2002:1214

BOURDAINE (EXTRAIT SEC TITRÉ DE)

Frangulae corticis extractum siccum normatum

DÉFINITION

L'extrait sec titré de bourdaine est produit à partir de *Bourdaine (0025)*. Il contient au minimum 15,0 pour cent et au maximum 30,0 pour cent de glucofrangulines, exprimées en glucofrangaline A ($C_{27}H_{30}O_{14}$; M_r 578,5), calculé par rapport à l'extrait desséché. La teneur mesurée ne s'écarte pas de plus de 10 pour cent de la valeur indiquée sur l'étiquette.

PRODUCTION

L'extrait sec titré de bourdaine est produit à partir de la drogue et d'éthanol à 50 à 80 pour cent *V/V*, par une méthode appropriée.

CARACTÈRES

Poudre fine, brun-jaune.

IDENTIFICATION

A. Opérez par chromatographie sur couche mince (*2.2.27*) en utilisant une plaque recouverte d'un gel de silice approprié.

Solution à examiner. Chauffez à ébullition 0,05 g de préparation à examiner avec 5 ml d'*alcool à 70 pour cent V/V R*. Refroidissez, puis centrifugez. Décantez immédiatement le liquide surnageant et utilisez-le dans les 30 min.

Solution témoin. Dissolvez 20 mg de *barbaloïne R* dans de l'*alcool à 70 pour cent V/V R* et complétez à 10 ml avec le même solvant.

Déposez séparément sur la plaque, en bandes, 10 µl de chaque solution. Développez sur un parcours de 10 cm avec un mélange de 13 volumes d'*eau R*, de 17 volumes de *méthanol R* et de 100 volumes d'*acétate d'éthyle R*. Laissez sécher la plaque pendant 5 min. Pulvérisez une solution d'*hydroxyde de potassium R* à 50 g/l dans l'*alcool à 50 pour cent V/V R*. Chauffez à 100-105 °C pendant 15 min et examinez immédiatement. Le chromatogramme obtenu avec la solution témoin présente une bande brun-rouge (barbaloïne) dans son tiers médian. Le chromatogramme obtenu avec la solution à examiner présente 2 bandes brun orangé (glucofrangulines) dans son tiers inférieur et 2 à 4 bandes rouges (frangulines, plus ou moins bien séparées et, au-dessus, frangula-émodine) dans son tiers supérieur.

B. A 25 mg environ de préparation à examiner, ajoutez 25 ml d'*acide chlorhydrique dilué R* et chauffez le mélange au bain-marie pendant 15 min. Laissez refroidir, agitez avec 20 ml d'*éther R* et rejetez la phase aqueuse. Agitez la phase éthérée avec 10 ml d'*ammoniaque diluée R1*. Il se développe une coloration violet-rouge dans la phase aqueuse.

ESSAI

Perte à la dessiccation (*2.8.17*) : au maximum 5,0 pour cent.

Contamination microbienne. La préparation à examiner satisfait à une limite de 10^4 germes aérobies viables totaux par gramme dont 10^2 moisissures et levures par gramme, déterminés par dénombrement sur plaques de gélose (*2.6.12*). La préparation à examiner satisfait aux essais d'*Escherichia coli* et des salmonelles (*2.6.13*).

DOSAGE

Effectuez le dosage à l'abri d'une lumière vive.

Dans un ballon à fond rond et à col rodé, taré, introduisez 0,100 g de préparation à examiner. Ajoutez 25,0 ml d'une solution de *méthanol R* à 70 pour cent *V/V*, mélangez et pesez à nouveau. Placez le ballon dans un bain-marie et chauffez à reflux à 70 °C pendant 15 min. Laissez refroidir, pesez et rétablissez la masse avec une solution de *méthanol R* à 70 pour cent *V/V*. Filtrez et introduisez 5,0 ml du filtrat dans une ampoule à décantation. Ajoutez 50 ml d'*eau R* et 0,1 ml d'*acide chlorhydrique R*. Agitez avec 5 fois 20 ml d'*éther de pétrole R1*. Laissez séparer les phases et transférez la phase aqueuse dans une fiole jaugée de 100 ml. Réunissez les phases d'éther de pétrole et lavez avec 2 fois 15 ml d'*eau R*. Rincez l'ampoule à décantation avec la même eau de lavage et versez-la dans la fiole jaugée. Ajoutez 5 ml d'une solution de *carbonate de sodium R* à 50 g/l et complétez à 100,0 ml avec de l'*eau R*. Rejetez la phase d'éther de pétrole. Dans un ballon de 200 ml, à fond rond et à col rodé, introduisez 40,0 ml de solution aqueuse. Ajoutez 20 ml d'une solution de *chlorure ferrique R* à 200 g/l. Placez le ballon dans un bain-marie et chauffez à reflux pendant 20 min en veillant à ce que le niveau de l'eau reste constamment supérieur à celui du liquide contenu dans le ballon. Ajoutez 2 ml d'*acide chlorhydrique R* et continuez à chauffer pendant 20 min, en agitant fréquemment jusqu'à dissolution du précipité. Laissez refroidir. Transvasez le mélange dans une ampoule à décantation. Agitez avec 3 fois 25 ml d'*éther R*, préalablement utilisé pour rincer le ballon. Réunissez les 3 phases éthérées et lavez avec 2 fois 15 ml d'*eau R*. Transvasez la phase éthérée dans un ballon jaugé et complétez à 100,0 ml avec de l'*éther R*. Prélevez 20,0 ml de cette solution et évaporez à siccité avec précaution, puis dissolvez le résidu dans 10,0 ml d'une solution d'*acétate de magnésium R* à 5 g/l dans le *méthanol R*. Mesurez l'absorbance (*2.2.25*) à 515 nm en utilisant du *méthanol R* comme liquide de compensation.

Calculez la teneur pour cent en glucofrangulines exprimées en glucofranguline A, à l'aide de l'expression :

$$\frac{A \times 3,06}{m}$$

en prenant 204 comme valeur de l'absorbance spécifique de la glucofranguline A, calculée par rapport à l'absorbance de la barbaloïne.

A = absorbance à 515 nm,

m = masse de la prise d'essai, en grammes.

CONSERVATION

En récipient étanche, à l'abri de la lumière.

ÉTIQUETAGE

L'étiquette indique la teneur en glucofrangulines.

01/2002:0879

BROMAZÉPAM

Bromazepamum

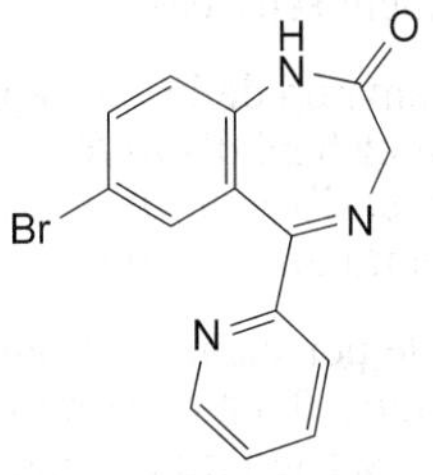

$C_{14}H_{10}BrN_3O$ M_r 316,2

DÉFINITION

Le bromazépam contient au minimum 99,0 pour cent et au maximum l'équivalent de 101,0 pour cent de 7-bromo-5-(pyridin-2-yl)-1,3-dihydro-2*H*-1,4-benzodiazépin-2-one, calculé par rapport à la substance desséchée.

CARACTÈRES

Poudre cristalline, blanche ou jaunâtre, pratiquement insoluble dans l'eau, assez soluble dans l'alcool et dans le chlorure de méthylène.

IDENTIFICATION

Première identification : B.

Seconde identification : A, C, D, E.

A. Dissolvez 50,0 mg de bromazépam dans du *méthanol R* et complétez à 100,0 ml avec le même solvant. Prélevez 1,0 ml de solution et complétez à 100,0 ml avec du *méthanol R*. Examinée de 220 nm à 350 nm (*2.2.25*), la solution présente un maximum d'absorption à 233 nm, un épaulement vers 260 nm et peut présenter un large maximum d'absorption à 325 nm environ. L'absorbance spécifique au maximum à 233 nm est de 980 à 1 080.

B. Examinez le bromazépam par spectrophotométrie d'absorption dans l'infrarouge (*2.2.24*), en comparant avec le spectre obtenu avec le *bromazépam SCR*. Examinez les substances sous forme de pastilles.

C. Opérez par chromatographie sur couche mince (*2.2.27*) en utilisant une plaque recouverte d'un gel de silice approprié contenant un indicateur de fluorescence dont l'intensité est optimale à 254 nm.

Solution à examiner. Dissolvez 10 mg de bromazépam dans un mélange de 1 volume de *méthanol R* et de 9 volumes de *chlorure de méthylène R* et complétez à 10 ml avec le même mélange de solvants.

Solution témoin (a). Dissolvez 10 mg de *bromazépam SCR* dans un mélange de 1 volume de *méthanol R* et de 9 volumes de *chlorure de méthylène R* et complétez à 10 ml avec le même mélange de solvants.

Solution témoin (b). Dissolvez 10 mg de *bromazépam SCR* et 10 mg de *témazépam SCR* dans un mélange de 1 volume de *méthanol R* et de 9 volumes de *chlorure de méthylène R* et complétez à 10 ml avec le même mélange de solvants.

Déposez séparément sur la plaque 5 µl de chaque solution. Développez sur un parcours de 10 cm avec un mélange de 30 volumes de *diéthylamine R* et de 70 volumes d'*éther R*. Faites sécher la plaque dans un courant d'air. Examinez en lumière ultraviolette à 254 nm. La tache principale du chromatogramme obtenu avec la solution à examiner est semblable quant à sa position et ses dimensions à la tache principale du chromatogramme obtenu avec la solution témoin (a). L'identification n'est valable que si le chromatogramme obtenu avec la solution témoin (b) présente 2 taches principales nettement séparées.

D. Dissolvez 20 mg environ de bromazépam dans 5 ml de *méthanol R*. Ajoutez 5 ml d'*eau R* et 1 ml d'une solution de *sulfate ferreux et d'ammonium R* à 10 g/l. Il se développe une coloration violette.

E. Dans un creuset de porcelaine, introduisez 0,15 g de bromazépam. Ajoutez 0,5 g de *carbonate de sodium anhydre R*. Chauffez à feu nu pendant 10 min. Laissez refroidir. Reprenez le résidu par 10 ml d'*acide nitrique dilué R* et filtrez. A 1 ml du filtrat, ajoutez 1 ml d'*eau R*. La solution donne la réaction (a) des bromures (*2.3.1*).

ESSAI

Aspect de la solution. Dissolvez 0,5 g de bromazépam dans un mélange de 1 volume de *méthanol R* et de 4 volumes de *tétrahydrofurane R* et complétez à 20 ml avec le même mélange de solvants. La solution est limpide (*2.2.1*).

Substances apparentées. Opérez par chromatographie sur couche mince (*2.2.27*) en utilisant une plaque recouverte de *gel de silice* GF_{254} *R. Préparez les solutions immédiatement avant l'emploi et effectuez l'essai à l'abri de la lumière.*

Solution à examiner. Dissolvez 50 mg de bromazépam dans un mélange de 1 volume de *méthanol R* et de 9 volumes de *chlorure de méthylène R* et complétez à 5 ml avec le même mélange de solvants.

Solution témoin. Prélevez 1 ml de solution à examiner et complétez à 20 ml avec un mélange de 1 volume de *méthanol R* et de 9 volumes de *chlorure de méthylène R*. Prélevez 2 ml de solution et complétez à 50 ml avec un mélange de 1 volume de *méthanol R* et de 9 volumes de *chlorure de méthylène R*.

Déposez séparément sur la plaque 5 µl de chaque solution. Développez sur un parcours de 7,5 cm avec un mélange de 5 volumes d'*alcool R*, de 5 volumes de *triéthylamine R*, de 20 volumes de *chlorure de méthylène R* et de 70 volumes d'*éther de pétrole R1*. Faites sécher la plaque dans un courant d'air pendant 20 min. Examinez en lumière ultraviolette à 254 nm. S'il apparaît d'autres taches que la tache principale dans le chromatogramme obtenu avec la solution à examiner, aucune d'entre elles n'est plus intense que la tache du chromatogramme obtenu avec la solution témoin (0,2 pour cent).

Perte à la dessiccation (*2.2.32*). Déterminée à 80 °C sous une pression ne dépassant pas 2,7 kPa pendant 4 h sur 1,000 g de bromazépam, la perte à la dessiccation n'est pas supérieure à 0,2 pour cent.

Cendres sulfuriques (*2.4.14*). Déterminé sur 1,0 g de bromazépam, le taux des cendres sulfuriques n'est pas supérieur à 0,1 pour cent.

DOSAGE

Dissolvez 0,250 g de bromazépam dans 20 ml d'*acide acétique anhydre R*. Ajoutez 50 ml d'*anhydride acétique R*. Titrez par l'*acide perchlorique 0,1 M*. Déterminez le point de fin de titrage par potentiométrie (*2.2.20*).

1 ml d'*acide perchlorique 0,1 M* correspond à 31,62 mg de $C_{14}H_{10}BrN_3O$.

CONSERVATION

A l'abri de la lumière.

IMPURETÉS

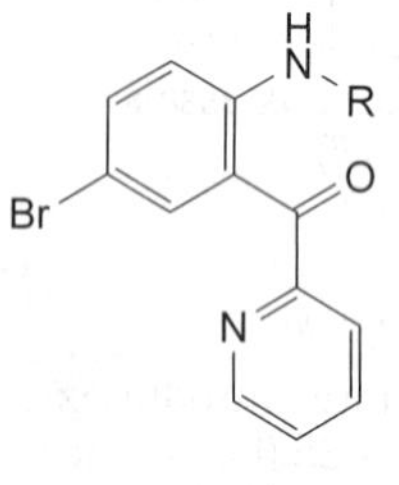

A. R = H : (2-amino-5-bromophényl)(pyridin-2-yl)méthanone,

B. R = CO-CH_2-Cl : N-[4-bromo-2-(pyridin-2-ylcarbonyl)phényl]-2-chloroacétamide,

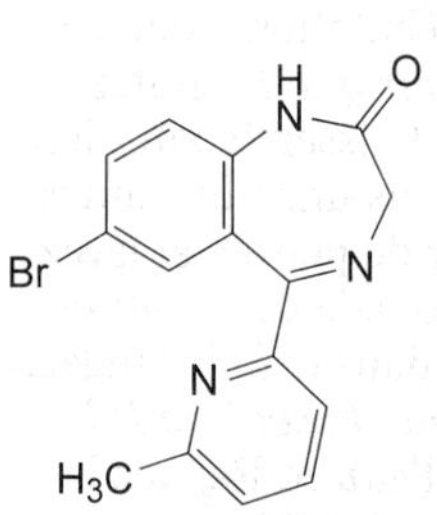

C. 7-bromo-5-(6-méthylpyridin-2-yl)-1,3-dihydro-2*H*-1,4-benzodiazépin-2-one,

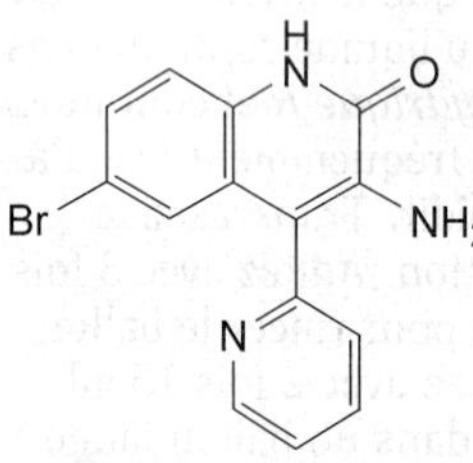

D. 3-amino-6-bromo-4-(pyridin-2-yl)quinoléin-2(1*H*)-one.

01/2002:0706

BROMHEXINE (CHLORHYDRATE DE)

Bromhexini hydrochloridum

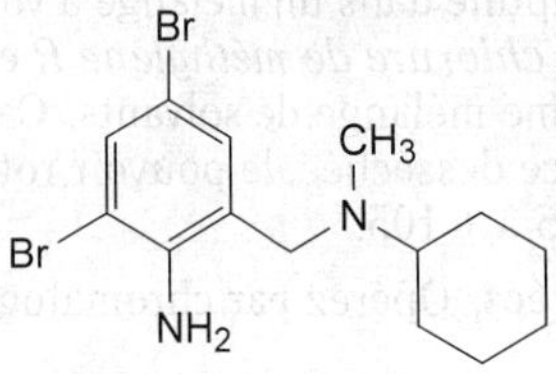

$C_{14}H_{21}Br_2ClN_2$ M_r 412,6

DÉFINITION

Le chlorhydrate de bromhexine contient au minimum 98,5 pour cent et au maximum l'équivalent de 101,5 pour cent de chlorhydrate de *N*-(2-amino-3,5-dibromobenzyl)-*N*-méthylcyclohexanamine, calculé par rapport à la substance desséchée.

CARACTÈRES

Poudre cristalline, blanche ou sensiblement blanche, très peu soluble dans l'eau, peu soluble dans l'alcool et dans le chlorure de méthylène.

IDENTIFICATION

Première identification : A, E.

Seconde identification : B, C, D, E.

A. Examinez par spectrophotométrie d'absorption dans l'infrarouge (*2.2.24*), en comparant avec le spectre obtenu avec le *chlorhydrate de bromhexine SCR*. Lorsqu'au cours de l'examen du chlorhydrate de bromhexine à l'état solide, le spectre de la substance à examiner et celui du *chlorhydrate de bromhexine SCR* présentent des différences, dissolvez respectivement la substance à examiner et la substance de référence dans le volume minimal nécessaire de *méthanol R* et évaporez à siccité au bain-marie. Préparez des pastilles à base de sel halogéné et enregistrez de nouveaux spectres.

B. Examinez les chromatogrammes obtenus dans l'essai des substances apparentées en lumière ultraviolette à 254 nm. La tache principale du chromatogramme obtenu avec la solution à examiner (b) est semblable quant à sa position et ses dimensions à la tache principale du chromatogramme obtenu avec la solution témoin (c).

C. Dissolvez 25 mg environ de chlorhydrate de bromhexine dans un mélange de 1 ml d'*acide sulfurique dilué R* et de 50 ml d'*eau R*. Ajoutez 2 ml de *chlorure de méthylène R* et 5 ml de *solution de chloramine R* et agitez. Il se développe une coloration jaune-brun dans la couche inférieure.

D. Dissolvez 1 mg environ de chlorhydrate de bromhexine dans 3 ml d'*acide chlorhydrique 0,1 M*. La solution donne la réaction des amines primaires aromatiques (*2.3.1*).

E. Dissolvez 20 mg environ de chlorhydrate de bromhexine dans 1 ml de *méthanol R* et ajoutez 1 ml d'*eau R*. La solution donne la réaction (a) des chlorures (*2.3.1*).

ESSAI

Substances apparentées. Opérez par chromatographie sur couche mince (*2.2.27*) en utilisant une plaque recouverte de *gel de silice GF_{254} R*.

Solution à examiner (a). Dissolvez 0,10 g de chlorhydrate de bromhexine dans du *méthanol R* et complétez à 5 ml avec le même solvant.

Solution à examiner (b). Prélevez 1,0 ml de solution à examiner (a) et complétez à 10 ml avec du *méthanol R*.

Solution témoin (a). Prélevez 0,5 ml de solution à examiner (b) et complétez à 20 ml avec du *méthanol R*.

Solution témoin (b). Prélevez 7,5 ml de solution témoin (a) et complétez à 10 ml avec du *méthanol R*.

Solution témoin (c). Dissolvez 20 mg de *chlorhydrate de bromhexine SCR* dans du *méthanol R* et complétez à 10 ml avec le même solvant.

Déposez séparément sur la plaque, par petites quantités, 20 µl de chaque solution. Développez sur un parcours de 15 cm avec un mélange de 17 volumes d'*acide acétique glacial R*, de 17 volumes d'*eau R* et de 66 volumes de *butanol R*. Laissez sécher la plaque à l'air. Examinez en lumière ultraviolette à 254 nm. S'il apparaît d'autres taches que la tache principale dans le chromatogramme obtenu avec la solution à examiner (a), aucune d'entre elles n'est plus intense que la tache du chromatogramme obtenu avec la solution témoin (a) (0,25 pour cent). L'essai n'est valable que si le chromatogramme obtenu avec la solution témoin (b) présente une tache nettement visible.

Perte à la dessiccation (*2.2.32*). Déterminée à l'étuve à 100-105 °C sur 1,000 g de chlorhydrate de bromhexine, la perte à la dessiccation n'est pas supérieure à 1,0 pour cent.

Cendres sulfuriques (*2.4.14*). Déterminé sur 1,0 g de chlorhydrate de bromhexine, le taux des cendres sulfuriques n'est pas supérieur à 0,1 pour cent.

DOSAGE

Dissolvez 0,300 g de chlorhydrate de bromhexine dans 70 ml d'*alcool R* et ajoutez 1 ml d'*acide chlorhydrique 0,1 M*. Titrez par l'*hydroxyde de sodium 0,1 M* et tracez la courbe potentiométrique (*2.2.20*). Mesurez le volume d'*hydroxyde de sodium 0,1 M* utilisé entre les 2 points d'inflexion.

1 ml d'*hydroxyde de sodium 0,1 M* correspond à 41,26 mg de $C_{14}H_{21}Br_2ClN_2$.

CONSERVATION

A l'abri de la lumière.

01/2002:0596

BROMOCRIPTINE (MÉSILATE DE)

Bromocriptini mesilas

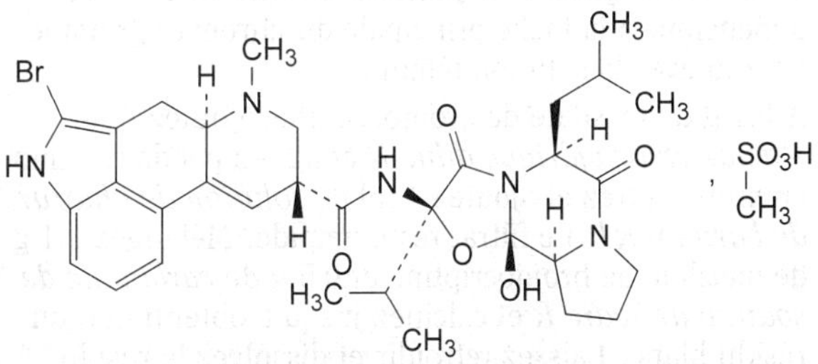

$C_{33}H_{44}BrN_5O_8S$ M_r 751

DÉFINITION

Le mésilate de bromocriptine contient au minimum 98,0 pour cent et au maximum l'équivalent de 101,0 pour cent de monométhanesulfonate de (6a*R*,9*R*)-5-bromo-*N*-[(2*R*,5*S*,10a*S*,10b*S*)-10b-hydroxy-2-(1-méthyléthyl)-5-(2-méthylpropyl)-3,6-dioxooctahydro-8*H*-oxazolo[3,2-*a*]pyrrolo[2,1-c]pyrazin-2-yl]-7-méthyl-4,6,6a,7,8,9-hexahydroindolo[4,3-*fg*]quinoléine-9-carboxamide, calculé par rapport à la substance desséchée.

Monographies A - C

CARACTÈRES

Poudre cristalline, fine, blanche ou faiblement colorée, très sensible à la lumière, pratiquement insoluble dans l'eau, facilement soluble dans le méthanol, soluble dans l'alcool, assez soluble dans le chlorure de méthylène.

Effectuez l'identification, les essais et le dosage aussi rapidement que possible et à l'abri de la lumière.

IDENTIFICATION

Première identification : B.

Seconde identification : A, C, D, E.

A. Dissolvez 10,0 mg de mésilate de bromocriptine dans 10 ml de *méthanol R* et complétez à 200,0 ml avec de l'*acide chlorhydrique 0,01 M*. Examinée de 250 nm à 380 nm (*2.2.25*), la solution présente un maximum d'absorption à 305 nm et un minimum à 270 nm. L'absorbance spécifique au maximum est de 120 à 135, calculée par rapport à la substance desséchée.

B. Examinez le mésilate de bromocriptine par spectrophotométrie d'absorption dans l'infrarouge (*2.2.24*), en comparant avec le spectre obtenu avec le *mésilate de bromocriptine SCR*.

C. Opérez par chromatographie sur couche mince (*2.2.27*) en utilisant une *plaque au gel de silice G pour CCM R*.

Préparez les solutions immédiatement avant l'emploi.

Solution à examiner. Dissolvez 10 mg de mésilate de bromocriptine dans un mélange de 3 volumes d'*alcool R*, de 3 volumes de *méthanol R* et de 4 volumes de *chlorure de méthylène R* et complétez à 10 ml avec le même mélange de solvants.

Solution témoin. Dissolvez 10 mg de *mésilate de bromocriptine SCR* dans un mélange de 3 volumes d'*alcool R*, de3 volumes de *méthanol R* et de 4 volumes de *chlorure de méthylène R* et complétez à 10 ml avec le même mélange de solvants.

Déposez sur la plaque 10 µl de chaque solution. Développez immédiatement dans une cuve non saturée sur un parcours de 15 cm avec un mélange de 0,1 volume d'*ammoniaque concentrée R*, de 1,5 volume d'*eau R*, de 3 volumes de *2-propanol R*, de 88 volumes de *chlorure de méthylène R* et de 100 volumes d'*éther R*. Séchez la plaque dans un courant d'air froid pendant 2 min. Pulvérisez de la *solution de molybdate d'ammonium R3*. Séchez la plaque à 100 °C jusqu'à apparition des taches (10 min environ). La tache principale du chromatogramme obtenu avec la solution à examiner est similaire quant à sa position, sa coloration et ses dimensions à la tache principale du chromatogramme obtenu avec la solution témoin.

D. A 0,1 g de mésilate de bromocriptine, ajoutez 5 ml d'*acide chlorhydrique dilué R* et agitez pendant 5 min environ. Filtrez et ajoutez 1 ml de *solution de chlorure de baryum R1*. Le filtrat reste limpide. Mélangez 0,1 g de mésilate de bromocriptine et 0,5 g de *carbonate de sodium anhydre R* et calcinez jusqu'à obtention d'un résidu blanc. Laissez refroidir et dissolvez le résidu dans 7 ml d'*eau R* (solution A). La solution A donne la réaction (a) des sulfates (*2.3.1*).

E. La solution A obtenue au cours de l'identification D donne la réaction (a) des bromures (*2.3.1*).

ESSAI

Aspect de la solution. Dissolvez 0,25 g de mésilate de bromocriptine dans du *méthanol R* et complétez à 25 ml avec le même solvant. La solution est limpide (*2.2.1*) et n'est pas plus fortement colorée que la solution témoin B_5, JB_5 ou J_5 (*2.2.2, Procédé II*).

Détermination du pH (*2.2.3*). Dissolvez 0,2 g de mésilate de bromocriptine dans un mélange de 2 volumes de *méthanol R* et de 8 volumes d'*eau exempte de dioxyde de carbone R* et complétez à 20 ml avec le même mélange de solvants. Le pH de la solution est de 3,1 à 3,8.

Pouvoir rotatoire spécifique (*2.2.7*). Dissolvez 0,100 g de mésilate de bromocriptine dans un mélange à volumes égaux de *méthanol R* et de *chlorure de méthylène R* et complétez à 10,0 ml avec le même mélange de solvants. Calculé par rapport à la substance desséchée, le pouvoir rotatoire spécifique est de + 95 à + 105.

Substances apparentées. Opérez par chromatographie liquide (*2.2.29*).

Solution à examiner. Dissolvez 0,500 g de mésilate de bromocriptine dans 5,0 ml de *méthanol R* et complétez à 10,0 ml avec la *solution tampon pH 2,0 R*.

Solution témoin (a). Prélevez 1,0 ml de solution à examiner et complétez à 100,0 ml avec un mélange à volumes égaux de *solution tampon pH 2,0 R* et de *méthanol R*.

Solution témoin (b). Prélevez 1,0 ml de solution témoin (a) et complétez à 10,0 ml avec un mélange à volumes égaux de *solution tampon pH 2,0 R* et de *méthanol R*.

Solution témoin (c). Dissolvez 5,0 mg d'*impureté A de bromocriptine SCR* dans un mélange à volumes égaux de *solution tampon pH 2,0 R* et de *méthanol R*, et complétez à 5,0 ml avec le même mélange de solvants.

Solution témoin (d). Dissolvez 5,0 mg d'*impureté B de bromocriptine SCR* dans un mélange à volumes égaux de *solution tampon pH 2,0 R* et de *méthanol R*, et complétez à 5,0 ml avec le même mélange de solvants.

Solution témoin (e). Mélangez 0,5 ml de solution témoin (c) et 0,5 ml de solution témoin (d), et complétez à 10,0 ml avec un mélange à volumes égaux de *solution tampon pH 2,0 R* et de *méthanol R*.

Solution témoin (f). Prélevez 1,0 ml de solution témoin (c) et complétez à 100,0 ml avec un mélange à volumes égaux de *solution tampon pH 2,0 R* et de *méthanol R*.

La chromatographie peut être réalisée en utilisant :

– une colonne d'acier inoxydable, d'une longueur de 0,12 m et d'un diamètre intérieur de 4 mm, remplie de *gel de silice octadécylsilylé pour chromatographie R* (5 µm),

– comme phase mobile, à un débit de 2 ml/min :

Phase mobile A : une solution de *carbonate d'ammonium R* à 0,791 g/l,

Phase mobile B : *acétonitrile R*,

Intervalle (min)	Phase mobile A (pour cent *V/V*)	Phase mobile B (pour cent *V/V*)	Commentaire
0 - 30	90 → 40	10 → 60	gradient linéaire
30 - 45	40	60	isocratique

– comme détecteur, un spectrophotomètre réglé à 300 nm.

Injectez 20 µl de solution témoin (e) et ajustez la sensibilité du système de façon que la hauteur des 2 pics principaux représente au moins 20 pour cent de l'échelle totale de l'enregistreur. L'essai n'est valable que si la résolution entre les pics correspondant respectivement à l'impureté A et à l'impureté B n'est pas inférieure à 1,1.

Injectez 20 µl de toutes les autres solutions. Dans le chromatogramme obtenu avec la solution à examiner, la surface du pic correspondant à l'impureté A n'est pas supérieure à la surface du pic principal du chromatogramme obtenu avec la solution témoin (f) (0,02 pour cent) et la surface du pic correspondant à l'impureté C, dont la rétention relative est de 1,2 environ, n'est pas supérieure à 4 fois la surface du pic principal du chromatogramme obtenu avec la solution témoin (b) (0,4 pour cent). S'il apparaît, dans le chromatogramme obtenu avec la solution à examiner, d'autres pics que le pic principal et un pic dû à l'impureté C, la surface d'aucun d'entre eux n'est supérieure à 2 fois celle du pic principal du chromatogramme obtenu avec la solution témoin (b) (0,2 pour cent) et un seul de ces pics peut présenter une surface supérieure à celle du pic principal du chromatogramme obtenu avec la solution témoin (b) (0,1 pour cent). La somme de la surface de tous les pics, à l'exception du pic principal, n'est pas supérieure à 1,5 fois la surface du pic principal du chromatogramme obtenu avec la solution témoin (a) (1,5 pour cent). A l'exception du pic dû à l'impureté A, ne tenez pas compte des pics, dont la surface est inférieure à la moitié de la surface du pic principal du chromatogramme obtenu avec la solution témoin (b) (0,05 pour cent).

Perte à la dessiccation (*2.2.32*). Déterminée par chauffage à 80 °C sous vide pendant 5 h sur 0,500 g de mésilate de bromocriptine, la perte à la dessiccation n'est pas supérieure à 3,0 pour cent.

DOSAGE

Dissolvez 0,500 g de mésilate de bromocriptine dans 80 ml d'un mélange de 10 volumes d'*acide acétique anhydre R* et de 70 volumes d'*anhydride acétique R*. Titrez par l'*acide perchlorique 0,1 M*. Déterminez le point de fin de titrage par potentiométrie (*2.2.20*).

1 ml d'*acide perchlorique 0,1 M* correspond à 75,1 mg de $C_{33}H_{44}BrN_5O_8S$.

CONSERVATION

En récipient étanche, à l'abri de la lumière, à une température ne dépassant pas – 15 °C.

IMPURETÉS

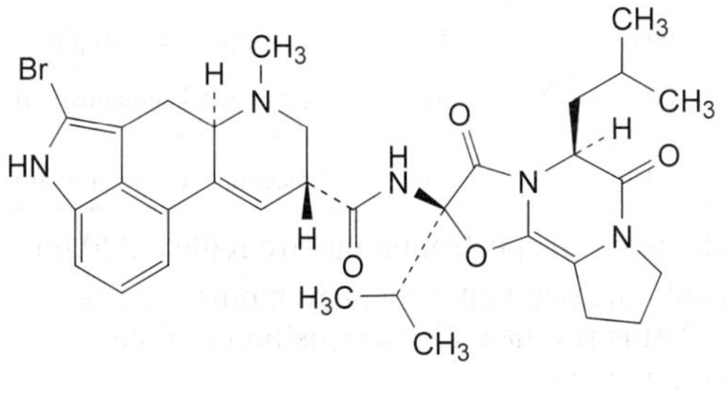

A. (6a*R*,9*R*)-5-bromo-*N*-[(2*R*,5*S*)-2-(1-méthyléthyl)-5-(2-méthylpropyl)-3,6-dioxo-2,3,5,6,9,10-hexahydro-8*H*-oxazolo[3,2-*a*]pyrrolo[2,1-*c*]pyrazin-2-yl]-7-méthyl-4,6,6a,7,8,9-hexahydroindolo[4,3-*fg*]quinoléine-9-carboxamide (2-bromodéshydro-α-ergocriptine),

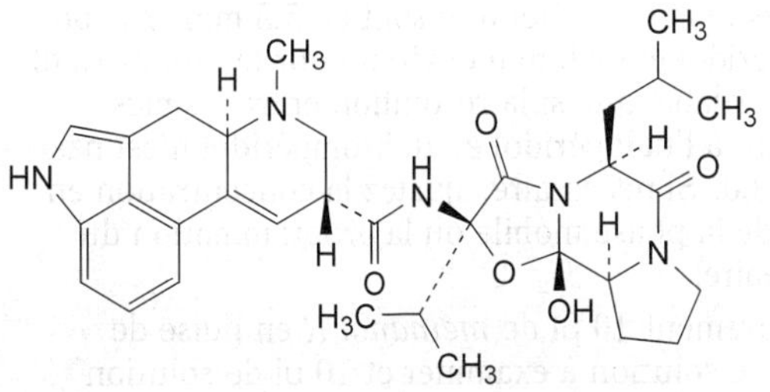

B. (6a*R*,9*R*)-*N*-[(2*R*,5*S*,10a*S*,10b*S*)-10b-hydroxy-2-(1-méthyléthyl)-5-(2-méthylpropyl)-3,6-dioxooctahydro-8*H*-oxazolo[3,2-*a*]pyrrolo[2,1-*c*]pyrazin-2-yl]-7-méthyl-4,6,6a,7,8,9-hexahydroindolo[4,3-*fg*]quinoléine-9-carboxamide (α-ergocriptine),

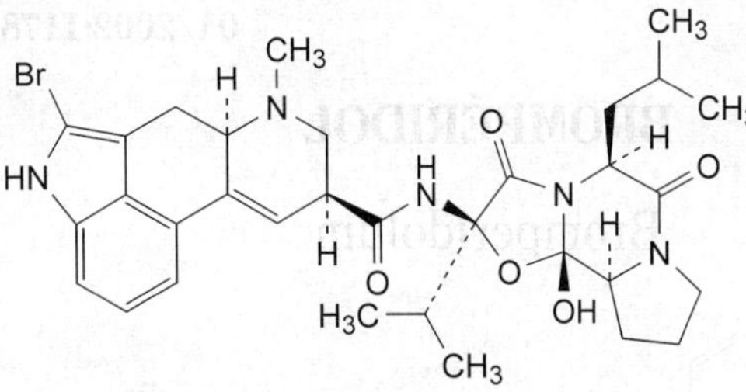

C. (6a*R*,9*S*)-5-bromo-*N*-[(2*R*,5*S*,10a*S*,10b*S*)-10b-hydroxy-2-(1-méthyléthyl)-5-(2-méthylpropyl)-3,6-dioxooctahydro-8*H*-oxazolo[3,2-*a*]pyrrolo[2,1-*c*]pyrazin-2-yl]-7-méthyl-4,6,6a,7,8,9-hexahydroindolo[4,3-*fg*]quinoléine-9-carboxamide ((9*S*)-2-bromo-α-ergocriptine),

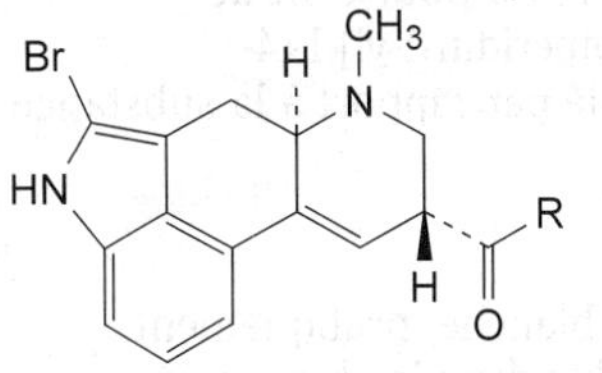

D. R = OH : acide (6a*R*,9*R*)-5-bromo-7-méthyl-4,6,6a,7,8,9-hexahydroindolo[4,3-*fg*]quinoléine-9-carboxylique,

E. R = NH_2 : (6a*R*,9*R*)-5-bromo-7-méthyl-4,6,6a,7,8,9-hexahydroindolo[4,3-*fg*]quinoléine-9-carboxamide,

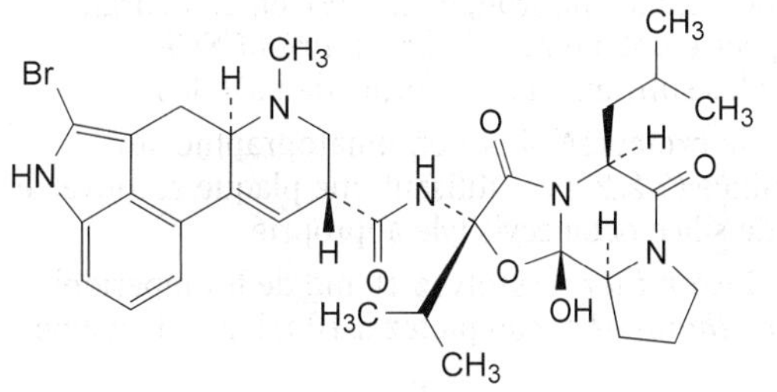

F. (6a*R*,9*R*)-5-bromo-*N*-[(2*S*,5*S*,10a*S*,10b*S*)-10b-hydroxy-2-(1-méthyléthyl)-5-(2-méthylpropyl)-3,6-dioxooctahydro-8*H*-oxazolo[3,2-*a*]pyrrolo[2,1-*c*]pyrazin-2-yl]-7-méthyl-4,6,6a,7,8,9-hexahydroindolo[4,3-*fg*]quinoléine-9-carboxamide ((2′*S*)-2-bromo-α-ergocriptine),

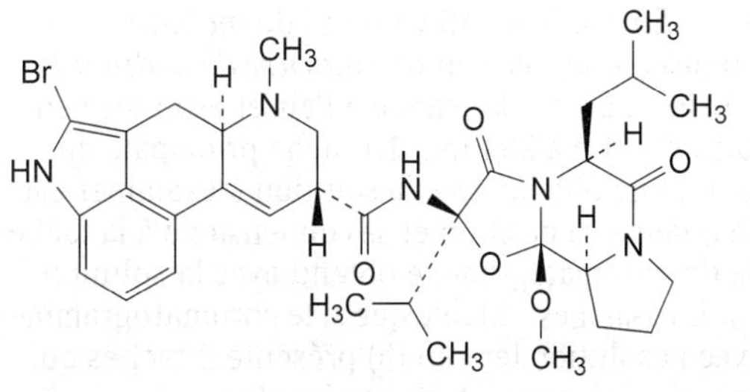

G. (6a*R*,9*R*)-5-bromo-*N*-[(2*R*,5*S*,10a*S*,10b*S*)-10b-méthoxy-2-(1-méthyléthyl)-5-(2-méthylpropyl)-3,6-dioxooctahydro-8*H*-oxazolo[3,2-*a*]pyrrolo[2,1-*c*]pyrazin-2-yl]-7-méthyl-4,6,6a,7,8,9-hexahydroindolo[4,3-*fg*]quinoléine-9-carboxamide (2-bromo-10′b-*O*-méthyl-α-ergocriptine).

01/2002:1178

BROMPÉRIDOL

Bromperidolum

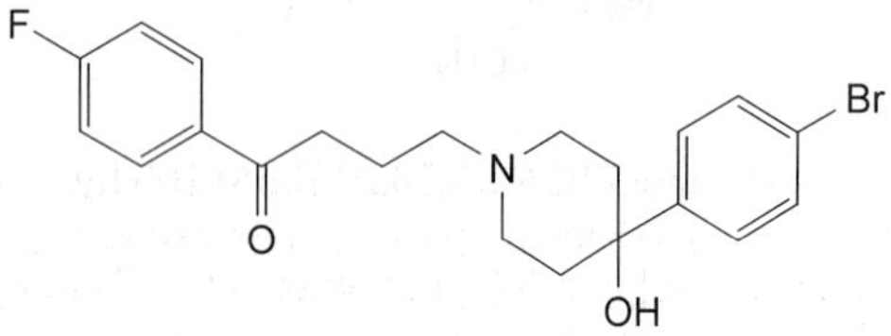

$C_{21}H_{23}BrFNO_2$ M_r 420,3

DÉFINITION

Le brompéridol contient au minimum 99,0 pour cent et au maximum l'équivalent de 101,0 pour cent de 4-[4-(4-bromophényl)-4-hydroxypipéridin-1-yl]-1-(4-fluorophényl)butan-1-one, calculé par rapport à la substance desséchée.

CARACTÈRES

Poudre blanche à sensiblement blanche, pratiquement insoluble dans l'eau, assez soluble dans le chlorure de méthylène et dans le méthanol, peu soluble dans l'alcool.

IDENTIFICATION

Première identification : B, E.

Seconde identification : A, C, D, E.

A. Le point de fusion (*2.2.14*) du brompéridol est de 156 °C à 159 °C.

B. Examinez le brompéridol par spectrophotométrie d'absorption dans l'infrarouge (*2.2.24*), en comparant avec le spectre obtenu avec le *brompéridol SCR*. Examinez les substances sous forme de pastilles.

C. Examinez le brompéridol par chromatographie sur couche mince (*2.2.27*) en utilisant une plaque recouverte d'un gel de silice octadécylsilylé approprié.

Solution à examiner. Dissolvez 10 mg de brompéridol dans du *méthanol R* et complétez à 10 ml avec le même solvant.

Solution témoin (a). Dissolvez 10 mg de *brompéridol SCR* dans du *méthanol R* et complétez à 10 ml avec le même solvant.

Solution témoin (b). Dissolvez 10 mg de *brompéridol SCR* et 10 mg d'*halopéridol SCR* dans du *méthanol R* et complétez à 10 ml avec le même solvant.

Déposez séparément sur la plaque 1 µl de chaque solution. Développez dans une chambre non saturée sur un parcours de 15 cm avec un mélange de 10 volumes de *tétrahydrofurane R*, de 45 volumes de *méthanol R* et de 45 volumes d'une solution de *chlorure de sodium R* à 58 g/l. Laissez sécher la plaque à l'air et examinez en lumière ultraviolette à 254 nm. La tache principale du chromatogramme obtenu avec la solution à examiner est semblable quant à sa position et ses dimensions à la tache principale du chromatogramme obtenu avec la solution témoin (a). L'essai n'est valable que si le chromatogramme obtenu avec la solution témoin (b) présente 2 taches qui peuvent ne pas être complètement séparées.

D. Dissolvez 10 mg environ de brompéridol dans 5 ml d'*éthanol R*. Ajoutez 0,5 ml de *solution de dinitrobenzène R* et 0,5 ml de *solution alcoolique d'hydroxyde de potassium 2 M R*. Il apparaît une coloration violette qui vire au rouge-brun après 20 min.

E. Dans un creuset de porcelaine, déposez 0,1 g de brompéridol et ajoutez 0,5 g de *carbonate de sodium anhydre R*. Chauffez sur une flamme nue pendant 10 min. Laissez refroidir puis reprenez le résidu par 5 ml d'*acide nitrique dilué R* et filtrez. A 1 ml du filtrat ajoutez 1 ml d'*eau R*. La solution donne la réaction (a) des bromures (*2.3.1*).

ESSAI

Aspect de la solution. Dissolvez 0,2 g de brompéridol dans 20 ml d'une solution d'*acide lactique R* à 1 pour cent *V/V*. La solution est limpide (*2.2.1*) et n'est pas plus fortement colorée que la solution témoin J_7 (*2.2.2, Procédé II*).

Substances apparentées. Opérez par chromatographie liquide (*2.2.29*).

Solution à examiner. Dissolvez 0,100 g de brompéridol dans du *méthanol R* et complétez à 10,0 ml avec le même solvant.

Solution témoin (a). Dissolvez 2,5 mg de *brompéridol SCR* et 5,0 mg d'*halopéridol SCR* dans du *méthanol R* et complétez à 50,0 ml avec le même solvant.

Solution témoin (b). Prélevez 5,0 ml de solution à examiner et complétez à 100,0 ml avec du *méthanol R*. Prélevez 1,0 ml de cette solution et complétez à 10,0 ml avec du *méthanol R*.

La chromatographie peut être réalisée en utilisant :

- une colonne d'acier inoxydable, d'une longueur de 0,1 m et d'un diamètre intérieur de 4,0 mm, remplie de *gel de silice octadécylsilylé pour chromatographie, désactivé pour les bases R* (3 µm),
- comme phase mobile, à un débit de 1,5 ml/min :

  Phase mobile A. Une solution d'*hydrogénosulfate de tétrabutylammonium R* à 17 g/l,

  Phase mobile B. Acétonitrile R,

Intervalle (min)	Phase mobile A (pour cent *V/V*)	Phase mobile B (pour cent *V/V*)	Commentaire
0 - 15	90 → 50	10 → 50	gradient linéaire
15 - 20	50	50	élution isocratique
20 - 25	90	10	revenez à la composition initiale
25 = 0	90	10	recommencez le gradient

- comme détecteur, un spectrophotomètre réglé à 230 nm.

Equilibrez la colonne pendant 30 min au moins avec de l'*acétonitrile R* puis revenez à la composition initiale pendant 5 min au moins.

Ajustez la sensibilité du système de façon que la hauteur du pic principal du chromatogramme obtenu avec 10 µl de solution témoin (b) représente 50 pour cent au minimum de l'échelle totale de l'enregistreur.

Injectez 10 µl de solution témoin (a). Lorsque le chromatogramme est enregistré dans les conditions prescrites, les temps de rétention sont de 5,5 min environ pour l'halopéridol et de 6 min environ pour le brompéridol. L'essai n'est valable que si la résolution entre les pics correspondant à l'halopéridol et au brompéridol n'est pas inférieure à 3,0. Si nécessaire, ajustez la concentration en acétonitrile de la phase mobile ou la programmation du gradient linéaire.

Injectez séparément 10 µl de *méthanol R* en guise de blanc, 10 µl de solution à examiner et 10 µl de solution témoin (b). S'il apparaît, dans le chromatogramme obtenu avec la solution à examiner, d'autres pics que le pic principal, la surface d'aucun d'entre eux n'est supérieure à celle du pic principal du chromatogramme obtenu avec la solution témoin (b) (0,5 pour cent) et la somme de leur surface n'est pas supérieure à 2 fois la surface du pic principal du

Monographies A - C

chromatogramme obtenu avec la solution témoin (b) (1 pour cent). Ne tenez pas compte d'un pic dû au blanc ni des pics dont la surface est inférieure à 0,1 fois la surface du pic principal du chromatogramme obtenu avec la solution témoin (b).

Perte à la dessiccation (*2.2.32*). Déterminée à l'étuve à 100-105 °C sur 1,000 g de brompéridol, la perte à la dessiccation n'est pas supérieure à 0,5 pour cent.

Cendres sulfuriques (*2.4.14*). Déterminé sur 1,0 g de brompéridol dans un creuset de platine, le taux des cendres sulfuriques n'est pas supérieur à 0,1 pour cent.

DOSAGE

Dissolvez 0,300 g de brompéridol dans 50 ml d'un mélange de 1 volume d'*acide acétique anhydre R* et de 7 volumes de *méthyléthylcétone R*. Titrez par l'*acide perchlorique 0,1 M* en présence de 0,2 ml de *solution de naphtolbenzéine R*.

1 ml d'*acide perchlorique 0,1 M* correspond à 42,03 mg de $C_{21}H_{23}BrFNO_2$.

CONSERVATION

A l'abri de la lumière.

IMPURETÉS

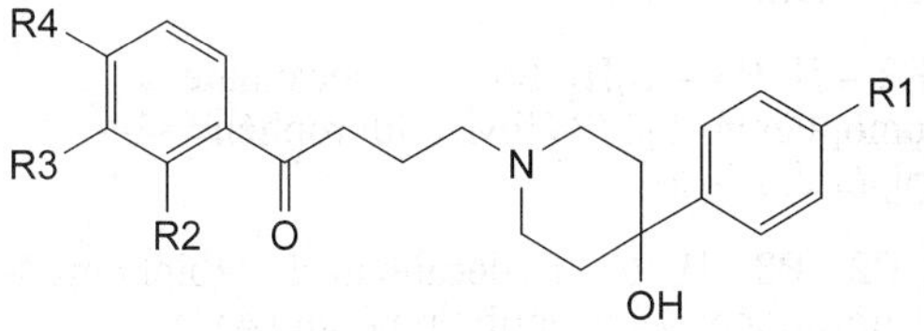

A. R1 = R2 = R3 = H, R4 = F : 1-(4-fluorophényl)-4-(4-hydroxy-4-phénylpipéridin-1-yl)butan-1-one,

B. R1 = Br, R2 = F, R3 = R4 = H : 4-[4-(4-bromophényl)-4-hydroxypipéridin-1-yl]-1-(2-fluorophényl)butan-1-one,

C. R1 = C_6H_5, R2 = R3 = H, R4 = F : 4-[4-(biphényl-4-yl)-4-hydroxypipéridin-1-yl]-1-(4-fluorophényl)butan-1-one,

D. R1 = Br, R2 = H, R3 = C_2H_5, R4 = F : 4-[4-(4-bromophényl)-4-hydroxypipéridin-1-yl]-1-(3-éthyl-4-fluorophényl)butan-1-one,

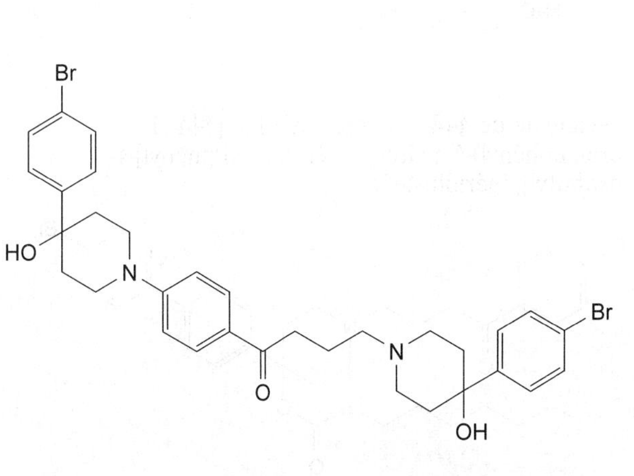

E. 4-[4-(4-bromophényl)-4-hydroxypipéridin-1-yl]-1-[4-[4-(4-bromophényl)-4-hydroxypipéridin-1-yl]phényl]butan-1-one,

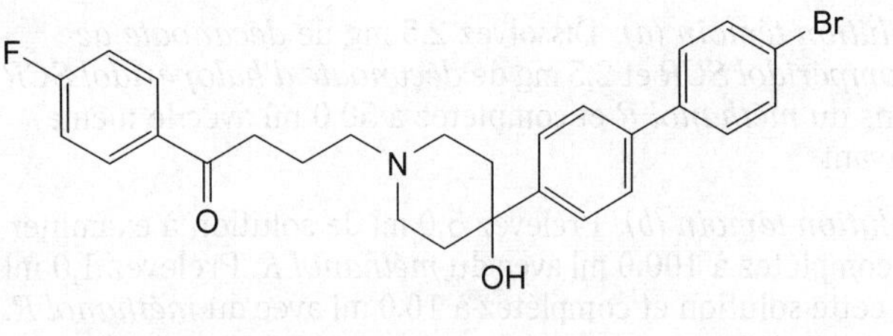

F. 4-[4-(4′-bromobiphényl-4-yl)-4-hydroxypipéridin-1-yl]-1-(4-fluorophényl)butan-1-one.

01/2002:1397

BROMPÉRIDOL (DÉCANOATE DE)

Bromperidoli decanoas

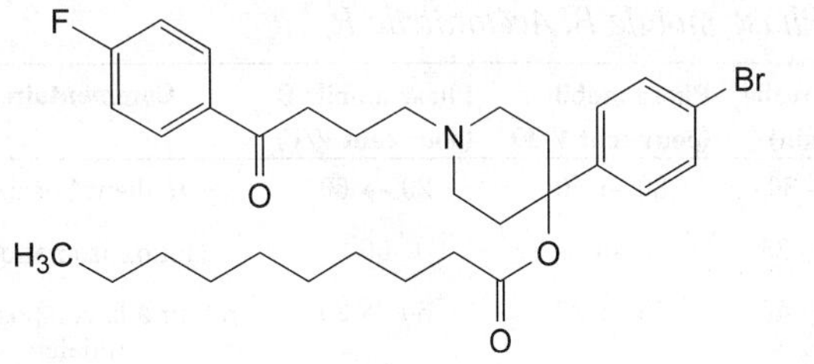

$C_{31}H_{41}BrFNO_3$ M_r 574,6

DÉFINITION

Le décanoate de brompéridol contient au minimum 98,5 pour cent et au maximum l'équivalent de 101,0 pour cent de décanoate de 4-(4-bromophényl)-1-[4-(4-fluorophényl)-4-oxobutyl]pipéridin-4-yle, calculé par rapport à la substance desséchée.

CARACTÈRES

Poudre blanche à sensiblement blanche, pratiquement insoluble dans l'eau, très soluble dans le chlorure de méthylène, soluble dans l'alcool.

Le décanoate de brompéridol fond vers 60 °C.

IDENTIFICATION

A. Examinez le décanoate de brompéridol par spectrophotométrie d'absorption dans l'infrarouge (*2.2.24*), en comparant avec le spectre obtenu avec le *décanoate de brompéridol SCR*. Examinez les substances sous forme de pâtes à base de *paraffine liquide R*.

B. Déposez 0,1 g de décanoate de brompéridol dans un creuset de porcelaine et ajoutez 0,5 g de *carbonate de sodium anhydre R*. Chauffez sur une flamme nue pendant 10 min. Laissez refroidir. Reprenez le résidu par 5 ml d'*acide nitrique dilué R* et filtrez. A 1 ml du filtrat, ajoutez 1 ml d'*eau R*. La solution donne la réaction (a) des bromures (*2.3.1*).

ESSAI

Aspect de la solution. Dissolvez 2,0 g de décanoate de brompéridol dans du *chlorure de méthylène R* et complétez à 20 ml avec le même solvant. La solution est limpide (*2.2.1*) et n'est pas plus fortement colorée que la solution témoin B_5 (*2.2.2, Procédé II*).

Substances apparentées. Opérez par chromatographie liquide (*2.2.29*). *Préparez les solutions immédiatement avant l'emploi et à l'abri de la lumière.*

Solution à examiner. Dissolvez 0,100 g de décanoate de brompéridol dans du *méthanol R* et complétez à 10,0 ml avec le même solvant.

Solution témoin (a). Dissolvez 2,5 mg de *décanoate de brompéridol SCR* et 2,5 mg de *décanoate d'halopéridol SCR* dans du *méthanol R* et complétez à 50,0 ml avec le même solvant.

Solution témoin (b). Prélevez 5,0 ml de solution à examiner et complétez à 100,0 ml avec du *méthanol R*. Prélevez 1,0 ml de cette solution et complétez à 10,0 ml avec du *méthanol R*.

La chromatographie peut être réalisée en utilisant :

- une colonne d'acier inoxydable d'une longueur de 0,1 m et d'un diamètre intérieur de 4,0 mm remplie de *gel de silice octadécylsilylé pour chromatographie, désactivé pour les bases R* (3 μm),
- comme phase mobile, à un débit de 1,5 ml/min :

  Phase mobile A. Une solution d'*hydrogénosulfate de tétrabutylammonium R* à 27 g/l,

  Phase mobile B. Acétonitrile R,

Intervalle (min)	Phase mobile A (pour cent *V/V*)	Phase mobile B (pour cent *V/V*)	Commentaire
0 - 30	80 → 40	20 → 60	gradient linéaire
30 - 35	40	60	élution isocratique
35 - 40	40 → 80	60 → 20	retour à la composition initiale
40 = 0	80	20	recommencez le gradient

- comme détecteur, un spectrophotomètre réglé à 230 nm.

Equilibrez la colonne pendant 30 min au moins avec de l'*acétonitrile R*, puis avec la composition initiale de l'éluant pendant 5 min au moins.

Ajustez la sensibilité du système de façon que la hauteur du pic principal du chromatogramme obtenu avec 10 μl de solution témoin (b) représente 50 pour cent au moins de l'échelle totale de l'enregistreur.

Injectez 10 μl de solution témoin (a). Lorsque les chromatogrammes sont enregistrés dans les conditions prescrites, les temps de rétention sont de 24 min environ pour le décanoate d'halopéridol et de 24,5 min environ pour le décanoate de brompéridol. L'essai n'est valable que si la résolution entre les pics correspondant au décanoate d'halopéridol et au décanoate de brompéridol n'est pas inférieure à 1,5. Si nécessaire, ajustez le gradient ou la durée du programme du gradient linéaire d'élution.

Injectez séparément 10 μl de *méthanol R* en guise de blanc, 10 μl de solution à examiner et 10 μl de solution témoin (b). S'il apparaît, dans le chromatogramme obtenu avec la solution à examiner, d'autres pics que le pic principal, la surface d'aucun d'entre eux n'est supérieure à celle du pic principal du chromatogramme obtenu avec la solution témoin (b) (0,5 pour cent) et la somme de leur surface n'est pas supérieure à 3 fois celle du pic principal du chromatogramme obtenu avec la solution témoin (b) (1,5 pour cent). Ne tenez pas compte des pics dus au blanc ni des pics dont la surface est inférieure à 0,1 fois celle du pic principal du chromatogramme obtenu avec la solution témoin (b).

Perte à la dessiccation (*2.2.32*). Déterminée dans un dessiccateur sous vide à 30 °C sur 1,000 g de décanoate de brompéridol, la perte à la dessiccation n'est pas supérieure à 0,5 pour cent.

Cendres sulfuriques (*2.4.14*). Déterminé sur 1,0 g de décanoate de brompéridol dans un creuset de platine, le taux des cendres sulfuriques n'est pas supérieur à 0,1 pour cent.

DOSAGE

Dissolvez 0,450 g de décanoate de brompéridol dans 50 ml d'un mélange de 1 volume d'*acide acétique anhydre R* et de 7 volumes de *méthyléthylcétone R*. Titrez par l'*acide perchlorique 0,1 M* en présence de 0,2 ml de *solution de naphtolbenzéine R*.

1 ml d'*acide perchlorique 0,1 M* correspond à 57,46 mg de $C_{31}H_{41}BrFNO_3$.

CONSERVATION

A une température inférieure à 25 °C, à l'abri de la lumière.

IMPURETÉS

Impuretés qualifiées : A, B, C, D, E, F, G, H, I, J, K.

Autres impuretés décelables : L.

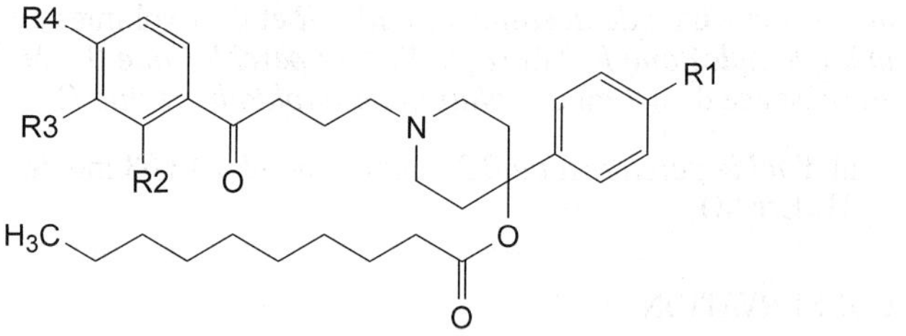

A. R1 = R2 = R3 = H, R4 = F : décanoate de 1-[4-(4-fluorophényl)-4-oxobutyl]-4-phénylpipéridin-4-yle,

B. R1 = Br, R2 = F, R3 = R4 = H : décanoate de 4-(4-bromophényl)-1-[4-(2-fluorophényl)-4-oxobutyl]pipéridin-4-yle,

C. R1 = Br, R2 = H, R3 = C_2H_5, R4 = F : décanoate de 4-(4-bromophényl)-1-[4-(3-éthyl-4-fluorophényl)-4-oxobutyl]pipéridin-4-yle,

F. R1 = C_6H_5, R2 = R3 = H, R4 = F : décanoate de 4-(biphényl-4-yl)-1-[4-(4-fluorophényl)-4-oxobutyl]pipéridin-4-yle,

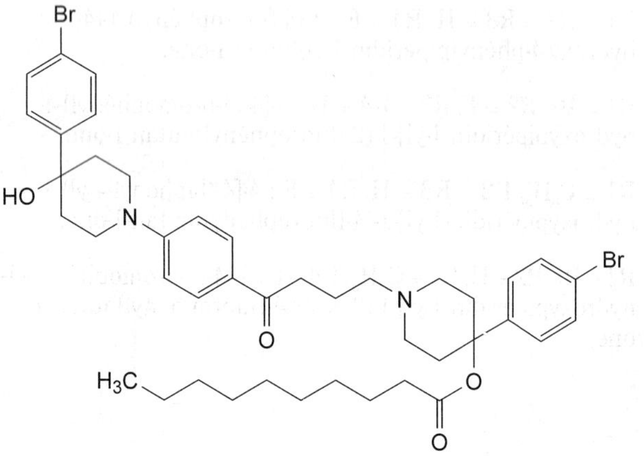

D. décanoate de 4-(4-bromophényl)-1-[4-[4-[4-(4-bromophényl)-4-hydroxypipéridin-1-yl]phényl]-4-oxobutyl]pipéridin-4-yle,

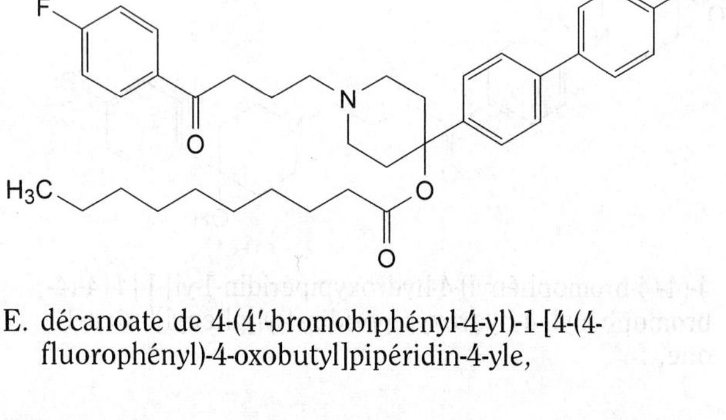

E. décanoate de 4-(4′-bromobiphényl-4-yl)-1-[4-(4-fluorophényl)-4-oxobutyl]pipéridin-4-yle,

G. bromépéridol,

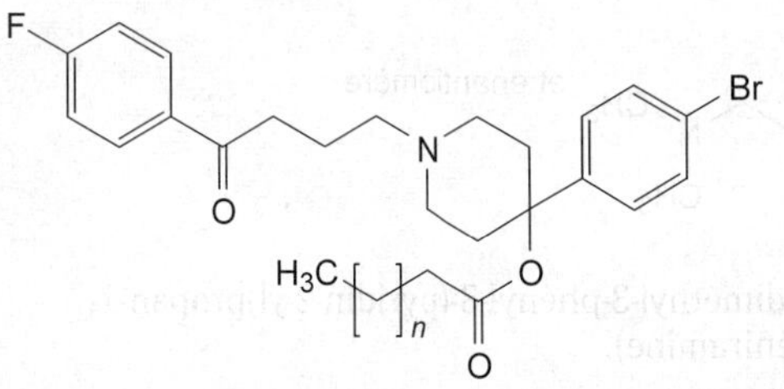

H. $n = 5$: octanoate de 4-(4-bromophényl)-1-[4-(4-fluorophényl)-4-oxobutyl]pipéridin-4-yle,

I. $n = 6$: nonanoate de 4-(4-bromophényl)-1-[4-(4-fluorophényl)-4-oxobutyl]pipéridin-4-yle,

J. $n = 8$: undécanoate de 4-(4-bromophényl)-1-[4-(4-fluorophényl)-4-oxobutyl]pipéridin-4-yle,

K. $n = 9$: dodécanoate de 4-(4-bromophényl)-1-[4-(4-fluorophényl)-4-oxobutyl]pipéridin-4-yle,

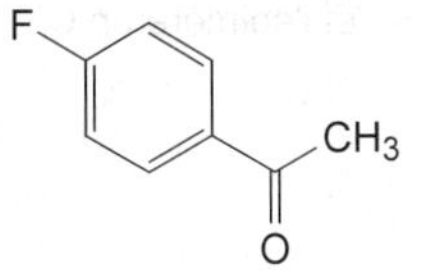

L. 1-(4-fluorophényl)éthanone.

01/2002:0977

BROMPHÉNIRAMINE (MALÉATE DE)

Brompheniramini maleas

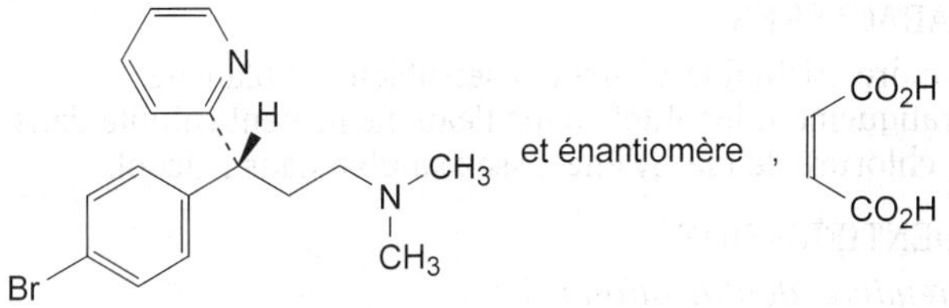

$C_{20}H_{23}BrN_2O_4$ M_r 435,3

DÉFINITION

Le maléate de bromphéniramine contient au minimum 98,0 pour cent et au maximum l'équivalent de 101,0 pour cent de (*Z*)-butenedioate de (3*RS*)-3-(4-bromophényl)-*N,N*-diméthyl-3-(pyridin-2-yl)propan-1-amine, calculé par rapport à la substance desséchée.

CARACTÈRES

Poudre cristalline, blanche ou sensiblement blanche, soluble dans l'eau, facilement soluble dans l'alcool, dans le chlorure de méthylène et dans le méthanol.

IDENTIFICATION

Première identification : A, B, C, D, E.

Seconde identification : A, B, E, F.

A. Le point de fusion (*2.2.14*) du maléate de bromphéniramine est de 130 °C à 135 °C.

B. Dissolvez 65 mg de maléate de bromphéniramine dans de l'*acide chlorhydrique 0,1 M* et complétez à 100,0 ml avec le même acide. Prélevez 5,0 ml de solution et complétez à 100,0 ml avec de l'*acide chlorhydrique 0,1 M.* Examinée de 220 nm à 320 nm (*2.2.25*), la solution présente un maximum d'absorption à 265 nm. L'absorbance spécifique au maximum est de 190 à 210.

C. Examinez le maléate de bromphéniramine par spectrophotométrie d'absorption dans l'infrarouge (*2.2.24*), en comparant avec le spectre obtenu avec le *maléate de bromphéniramine SCR*. Examinez les substances sous forme de pastilles à base de *bromure de potassium R*.

D. Examinez les chromatogrammes obtenus dans l'essai des substances apparentées. Le pic principal du chromatogramme obtenu avec la solution à examiner est semblable quant à son temps de rétention et ses dimensions au pic principal du chromatogramme obtenu avec la solution témoin (a). L'identification n'est valable que si le chromatogramme obtenu avec la solution témoin (c) présente 2 pics principaux dont les temps de rétention correspondent à ceux des pics obtenus avec les solutions témoins (a) et (b).

E. Opérez par chromatographie sur couche mince (*2.2.27*)en utilisant une plaque recouverte d'un gel de silice approprié contenant un indicateur de fluorescence dont l'intensité est optimale à 254 nm.

Solution à examiner. Dissolvez 0,10 g de maléate de bromphéniramine dans du *méthanol R* et complétez à 5,0 ml avec le même solvant.

Solution témoin. Dissolvez 56 mg d'*acide maléique R* dans du *méthanol R* et complétez à 10 ml avec le même solvant.

Déposez sur la plaque 5 µl de chaque solution. Développez sur un parcours de 12 cm avec un mélange de 3 volumes d'*eau R*, de 7 volumes d'*acide formique anhydre R*, de 20 volumes de *méthanol R* et de 70 volumes d'*éther diisopropylique R*. Laissez sécher la plaque dans un courant d'air pendant quelques minutes et examinez en lumière ultraviolette à 254 nm. Le chromatogramme obtenu avec la solution à examiner présente deux taches nettement séparées. La tache supérieure est semblable quant à sa position et à ses dimensions à la tache du chromatogramme obtenu avec la solution témoin.

F. Dans un creuset de porcelaine, introduisez 0,15 g de maléate de bromphéniramine et ajoutez 0,5 g de *carbonate de sodium anhydre R*. Chauffez pendant 10 min, à feu nu puis laissez refroidir. Reprenez le résidu par 10 ml d'*acide nitrique dilué R* et filtrez. A 1 ml du filtrat, ajoutez 1 ml d'*eau R*. La solution donne la réaction (a) des bromures (*2.3.1*).

ESSAI

Aspect de la solution. Dissolvez 2,0 g de maléate de bromphéniramine dans du *méthanol R* et complétez à 20 ml avec le même solvant. La solution est limpide (*2.2.1*) et n'est pas plus fortement colorée que la solution témoin JB_6 (*2.2.2, Procédé II*).

Détermination du pH (*2.2.3*). Dissolvez 0,20 g de maléate de bromphéniramine dans 20 ml d'*eau exempte de dioxyde de carbone R*. Le pH de la solution est de 4,0 à 5,0.

Angle de rotation optique (*2.2.7*). Dissolvez 2,5 g de maléate de bromphéniramine dans de l'*eau R* et complétez à 25,0 ml avec le même solvant. Mesuré dans un tube de 2 dm, l'angle de rotation optique est de – 0,2° à + 0,2°.

Substances apparentées. Opérez par chromatographie en phase gazeuse (*2.2.28*).

Solution à examiner. Dissolvez 0,10 g de maléate de bromphéniramine dans 10 ml de *chlorure de méthylène R*.

Solution témoin (a). Dissolvez 10 mg de *maléate de bromphéniramine SCR* dans du *chlorure de méthylène R* et complétez à 1 ml avec le même solvant.

Solution témoin (b). Dissolvez 5 mg de *maléate de chlorphénamine SCR* dans du *chlorure de méthylène R* et complétez à 1 ml avec le même solvant.

Solution témoin (c). A 0,5 ml de solution à examiner, ajoutez 0,5 ml de solution témoin (b).

La chromatographie peut être réalisée en utilisant :

- une colonne de verre d'une longueur de 2,3 m et d'un diamètre intérieur de 2 mm, remplie de *terre d'infusoires silanisée pour chromatographie en phase gazeuse R* (135-175 µm), lavée en milieu acide et en milieu basique, imprégnée de 3 pour cent *m/m* de *polyméthylphénylsiloxane R*,
- comme gaz vecteur, de l'*azote pour chromatographie R*, à un débit de 20 ml/min,
- un détecteur à ionisation de flamme,

en maintenant la température de la colonne à 205 °C, celle de la chambre à injection et celle du détecteur à 250 °C.

Injectez 1 µl de chaque solution. L'essai n'est valable que si, dans le chromatogramme obtenu avec la solution témoin (c), la résolution entre les pics correspondant respectivement à la bromphéniramine et à la chlorphénamine n'est pas inférieure à 1,5. Dans le cas de la solution à examiner, poursuivez la chromatographie pendant 2,5 fois au moins le temps de rétention du pic principal. S'il apparaît, dans le chromatogramme obtenu avec la solution à examiner, d'autres pics que le pic principal, la somme de leur surface n'est pas supérieure à 1 pour cent de la surface du pic principal et la surface d'aucun d'entre eux n'est supérieure à 0,4 pour cent de la surface du pic principal. Ne tenez pas compte des pics dont la surface est inférieure à 0,1 pour cent de celle du pic principal dans le chromatogramme obtenu avec la solution à examiner.

Métaux lourds (*2.4.8*). 1,0 g de maléate de bromphéniramine satisfait à l'essai limite C des métaux lourds (20 ppm). Préparez le témoin avec 2 ml de *solution à 10 ppm de plomb (Pb) R*.

Perte à la dessiccation (*2.2.32*). Déterminée à l'étuve à 100-105 °C pendant 3 h sur 1,000 g de maléate de bromphéniramine, la perte à la dessiccation n'est pas supérieure à 0,5 pour cent.

Cendres sulfuriques (*2.4.14*). Déterminé sur 1,0 g de maléate de bromphéniramine, le taux des cendres sulfuriques n'est pas supérieur à 0,1 pour cent.

DOSAGE

Dissolvez 0,260 g de maléate de bromphéniramine dans 50 ml d'*acide acétique anhydre R*. Titrez par l'*acide perchlorique 0,1 M*. Déterminez le point de fin de titrage par potentiométrie (*2.2.20*).

1 ml d'*acide perchlorique 0,1 M* correspond à 21,77 mg de $C_{20}H_{23}BrN_2O_4$.

CONSERVATION

A l'abri de la lumière.

IMPURETÉS

A. chlorphénamine,

B. dexchlorphéniramine,

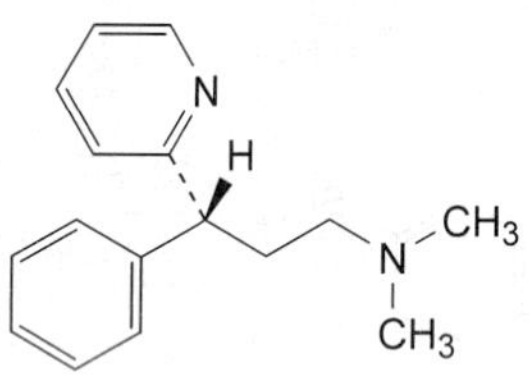

C. (3*RS*)-*N*,*N*-diméthyl-3-phényl-3-(pyridin-2-yl)propan-1-amine (phéniramine).

01/2002:1075

BUDÉSONIDE

Budesonidum

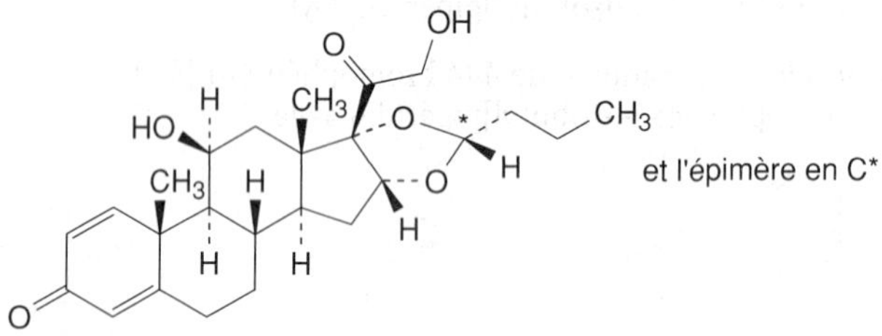

$C_{25}H_{34}O_6$ M_r 430,5

DÉFINITION

Le budésonide contient au minimum 98,0 pour cent et au maximum l'équivalent de 102,0 pour cent d'un mélange de la forme C-22*S* (épimère A) et de la forme C-22*R* (épimère B) du 16α,17-[(1*RS*)-Butylidènebis(oxy)]-11β,21-dihydroxyprégna-1,4-diène-3,20-dione, calculé par rapport à la substance desséchée.

CARACTÈRES

Poudre cristalline blanche à sensiblement blanche, pratiquement insoluble dans l'eau, facilement soluble dans le chlorure de méthylène, assez soluble dans l'alcool.

IDENTIFICATION

Première identification : A.

Seconde identification : B, C, D.

A. Examinez le budésonide par spectrophotométrie d'absorption dans l'infrarouge (*2.2.24*), en comparant avec le spectre obtenu avec le *budésonide SCR*. Examinez les substances sous forme de pastilles.

B. Opérez par chromatographie sur couche mince (*2.2.27*) en utilisant une plaque recouverte d'un gel de silice approprié contenant un indicateur de fluorescence dont l'intensité est optimale à 254 nm.

Solution à examiner. Dissolvez 25 mg de budésonide dans un mélange de 1 volume de *méthanol R* et de 9 volumes de *chlorure de méthylène R* et complétez à 10 ml avec le même mélange de solvants.

Solution témoin (a). Dissolvez 25 mg de *budésonide SCR* dans un mélange de 1 volume de *méthanol R* et de 9 volumes de *chlorure de méthylène R* et complétez à 10 ml avec le même mélange de solvants.

Solution témoin (b). Dissolvez 12,5 mg d'*acétonide de triamcinolone SCR* dans la solution témoin (a) et complétez à 5 ml avec la même solution.

Déposez séparément sur la plaque 5 µl de chaque solution. Préparez la phase mobile en ajoutant un mélange de 1,2 volume d'*eau R* et de 8 volumes de *méthanol R* à un mélange de 15 volumes d'*éther R* et de 77 volumes de *chlorure de méthylène R*. Développez sur un parcours de 15 cm. Laissez sécher la plaque à l'air. Examinez en lumière ultraviolette à 254 nm. La tache principale du chromatogramme obtenu avec la solution à examiner est semblable quant à sa position et ses dimensions à la tache principale du chromatogramme obtenu avec la solution témoin (a). Pulvérisez de la *solution alcoolique d'acide sulfurique R*. Chauffez à 120 °C pendant 10 min ou jusqu'à apparition des taches et laissez refroidir. Examinez à la lumière du jour et en lumière ultraviolette à 365 nm. La tache principale du chromatogramme obtenu avec la solution à examiner est semblable quant à sa position, sa coloration à la lumière du jour, sa fluorescence en lumière ultraviolette à 365 nm et ses dimensions à la tache principale du chromatogramme obtenu avec la solution témoin (a). L'identification n'est valable que si le chromatogramme obtenu avec la solution témoin (b) présente 2 taches nettement séparées.

C. Dissolvez 2 mg environ de budésonide dans 2 ml d'*acide sulfurique R*. Il se développe une coloration jaune dans les 5 min. Après 30 min, la coloration a viré au brun ou au brun-rouge. Ajoutez avec précaution la solution à 10 ml d'*eau R* et mélangez. La coloration s'atténue et la solution obtenue est limpide.

D. Dissolvez 1 mg environ de budésonide dans 2 ml d'une solution préparée en dissolvant 2 g d'*acide phosphomolybdique R* dans un mélange de 10 ml de *solution diluée d'hydroxyde de sodium R*, de 15 ml d'*eau R* et de 25 ml d'*acide acétique glacial R*. Chauffez au bain-marie pendant 5 min. Refroidissez dans de l'eau glacée pendant 10 min, puis ajoutez 3 ml de *solution diluée d'hydroxyde de sodium R*. La solution est colorée en bleu.

ESSAI

Substances apparentées. Opérez par chromatographie liquide (*2.2.29*) comme décrit sous Dosage.

Injectez 20 µl de solution témoin (a). Ajustez la sensibilité du système de façon que la hauteur du pic correspondant à l'épimère B (le premier des 2 pics principaux) dans le chromatogramme obtenu représente au moins 50 pour cent de l'échelle totale de l'enregistreur. Injectez 20 µl de solution à examiner, 20 µl de solution témoin (a) et 20 µl de solution témoin (b). Continuez la chromatographie pendant 1,5 fois le temps de rétention de l'épimère B. S'il apparaît, dans le chromatogramme obtenu avec la solution à examiner, d'autres pics que les pics correspondant à l'épimère A et à l'épimère B, la surface d'aucun d'entre eux n'est supérieure à la somme des surfaces des pics des 2 épimères dans le chromatogramme obtenu avec la solution témoin (b) (0,5 pour cent) et la somme de leur surface n'est pas supérieure à la somme de la surface des pics des 2 épimères dans le chromatogramme obtenu avec la solution témoin (a) (1,5 pour cent). Ne tenez pas compte des pics dont la surface est inférieure à 0,1 fois la somme de la surface des pics des épimères dans le chromatogramme obtenu avec la solution témoin (b).

Epimère A. Opérez par chromatographie liquide (*2.2.29*) comme décrit sous Dosage.

Injectez 20 µl de solution à examiner. La teneur en épimère A (second pic) représente 40,0 pour cent à 51,0 pour cent de la somme des surfaces des pics des 2 épimères du budésonide.

Méthanol. Opérez par chromatographie en phase gazeuse à espace de tête (*2.2.28*) en utilisant la méthode des ajouts dosés.

Solution à examiner. Dissolvez 2,000 g de budésonide dans du *diméthylacétamide R* et complétez à 20,0 ml avec le même solvant.

Solution témoin. Diluez 0,500 g de *méthanol R* dans du *diméthylacétamide R* et complétez à 100,0 ml avec le même solvant.

Les conditions d'espace de tête suivantes peuvent être utilisées :

- température d'équilibre : 80 °C,
- temps d'équilibrage : 30 min,
- température de la ligne de transfert : 85 °C,
- durée de pressurisation : 10 s,
- durée d'injection : 10 s.

La chromatographie peut être réalisée en utilisant :

- une colonne de silice fondue d'une longueur de 30 m et d'un diamètre intérieur de 0,32 mm, à paroi intérieure recouverte de *macrogol 20 000 R* (épaisseur 1 µm),
- comme gaz vecteur, de l'*azote pour chromatographie R*, à une pression de 55 kPa,
- un détecteur à ionisation de flamme,

en maintenant la température de la colonne à 50 °C pendant 5 min, puis en l'augmentant de 30 °C par minute jusqu'à 220 °C et en la maintenant à 220 °C pendant 2 min, et en maintenant la température de la chambre à injection à 250 °C et celle du détecteur à 300 °C.

Le budésonide ne contient pas plus de 0,1 pour cent de méthanol.

Perte à la dessiccation (*2.2.32*). Déterminée à l'étuve à 100-105 °C sur 1,000 g de budésonide, la perte à la dessiccation n'est pas supérieure à 0,5 pour cent.

DOSAGE

Opérez par chromatographie liquide (*2.2.29*).

Protégez les solutions de la lumière pendant le dosage.

Solution à examiner. Dissolvez 25,0 mg de budésonide dans 15 ml d'*acétonitrile R* et complétez à 50,0 ml avec de la *solution tampon phosphate pH 3,2 R*. Laissez reposer pendant au moins 15 min avant l'emploi.

Solution témoin (a). Prélevez 15,0 ml de solution à examiner et complétez à 100,0 ml avec la phase mobile. Prélevez 1,0 ml de solution et complétez à 10,0 ml avec la phase mobile.

Solution témoin (b). Prélevez 5,0 ml de solution à examiner et complétez à 100,0 ml avec la phase mobile. Prélevez 1,0 ml de solution et complétez à 10,0 ml avec la phase mobile.

Solution témoin (c). Dissolvez 25,0 mg de *budésonide SCR* dans 15 ml d'*acétonitrile R* et complétez à 50,0 ml avec de la *solution tampon phosphate pH 3,2 R*.

La chromatographie peut être réalisée en utilisant :

- une colonne d'acier inoxydable, d'une longueur de 0,12 m et d'un diamètre intérieur de 4,6 mm, remplie de *gel de silice octadécylsilylé pour chromatographie R* (5 µm),
- comme phase mobile, à un débit de 1,5 ml/min, un mélange de 32 volumes d'*acétonitrile R* et de 68 volumes de *solution tampon phosphate pH 3,2 R*,
- comme détecteur, un spectrophotomètre réglé à 240 nm.

Injectez 20 µl de solution témoin (c). Ajustez la sensibilité du système de façon que la hauteur du pic correspondant à l'épimère B (le premier des 2 pics principaux) dans le chromatogramme obtenu représente au moins 50 pour cent de l'échelle totale de l'enregistreur. Lorsque les chromatogrammes sont enregistrés dans les conditions prescrites, le temps de rétention est de 16 min environ pour l'épimère B. Si nécessaire, ajustez la concentration en acétonitrile dans la phase mobile (en augmentant la concentration pour diminuer le temps de rétention). L'essai n'est valable que si dans le chromatogramme obtenu avec la solution témoin (c) :

Monographies A - C

– la résolution entre les pics correspondant respectivement à l'épimère A et à l'épimère B n'est pas inférieure à 1,5,
– le nombre de plateaux théoriques déterminé à partir du pic correspondant à l'épimère B n'est pas inférieur à 4000,
– le facteur de symétrie du pic correspondant à l'épimère B n'est pas supérieur à 1,5.

Injectez 6 fois la solution témoin (c). Le dosage n'est valable que si l'écart type relatif de la somme des surfaces des pics des 2 épimères n'est pas supérieure à 1,0 pour cent. Injectez alternativement la solution à examiner et la solution témoin (c).

Calculez la teneur pour cent de $C_{25}H_{34}O_6$ à partir de la somme des surfaces des 2 pics épimères.

IMPURETÉS

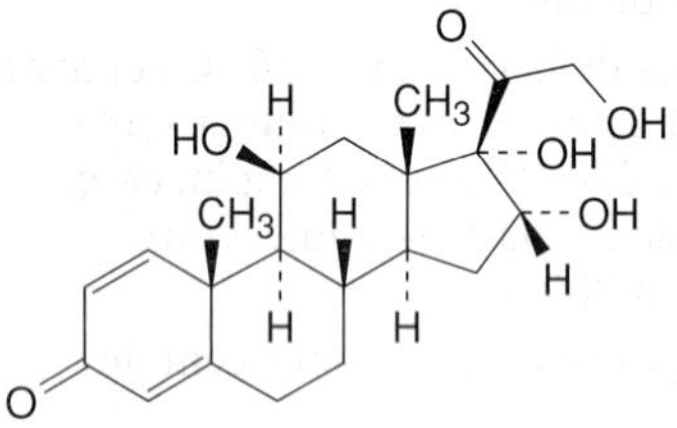

A. 11β,16α,17,21-tétrahydroxyprégna-1,4-diène-3,20-dione,

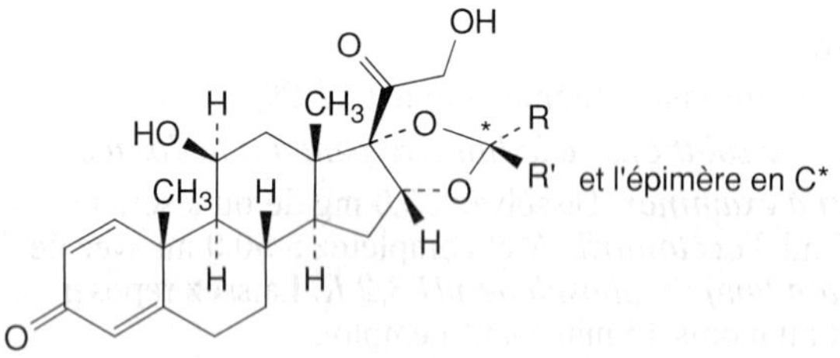

B. R = CH_3, R′ = H : 16α,17-[(1*RS*)-éthylidènebis(oxy)]-11β,21-dihydroxyprégna-1,4-diène-3,20-dione,

F. R = R′ = CH_3 : 16α,17-[-1-méthyléthylidènebis(oxy)]-11β,21-dihydroxyprégna-1,4-diène-3,20-dione,

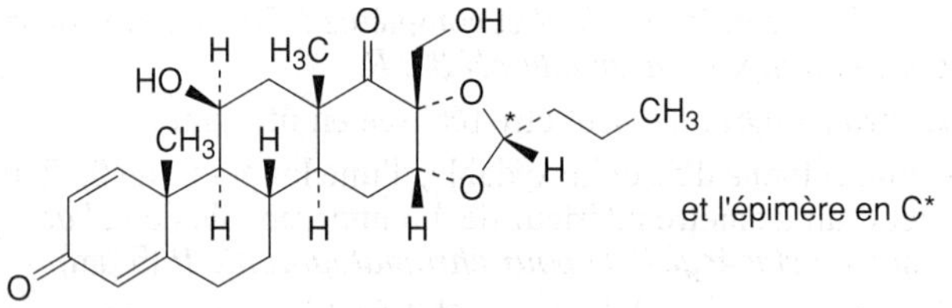

C. 16α,17-[(1*RS*)-butylidènebis(oxy)]-11β-hydroxy-17-(hydroxyméthyl)-*D*-homoandrosta-1,4-diène-3,17a-dione,

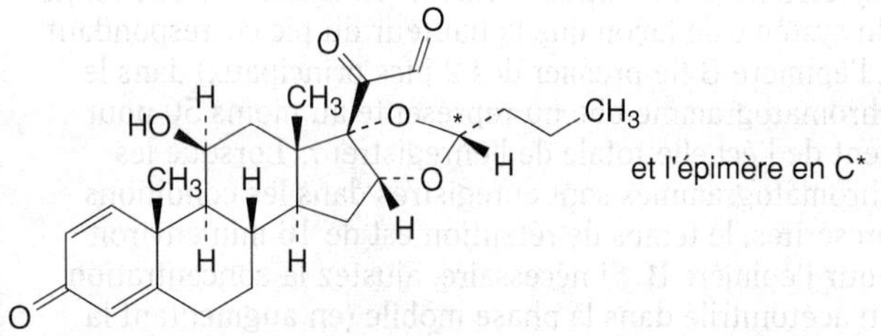

D. 16α,17-[(1*RS*)-butylidènebis(oxy)]-11β-hydroxy-3,20-dioxoprégna-1,4-dién-21-al,

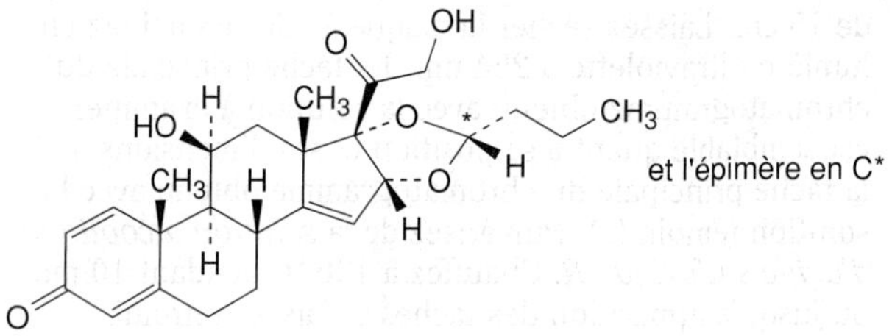

E. 16α,17-[(1*RS*)-butylidènebis(oxy)]-11β,21-dihydroxyprégna-1,4,14-triène-3,20-dione,

G. 16α,17-[(1*RS*)-butylidènebis(oxy)]-11β,21-dihydroxyprégn-4-ène-3,20-dione.

01/2002:1179

BUFEXAMAC

Bufexamacum

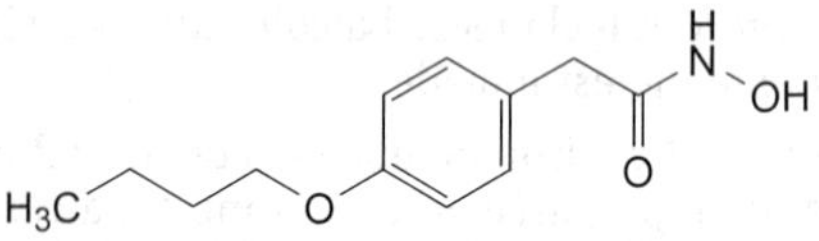

$C_{12}H_{17}NO_3$ M_r 223,3

DÉFINITION

Le bufexamac contient au minimum 98,5 pour cent et au maximum l'équivalent de 101,5 pour cent de 2-(4-butoxyphényl)-*N*-hydroxyacétamide, calculé par rapport à la substance desséchée.

CARACTÈRES

Poudre cristalline, blanche ou sensiblement blanche, pratiquement insoluble dans l'eau, soluble dans le diméthylformamide, peu soluble dans l'acétate d'éthyle et dans le méthanol.

IDENTIFICATION

Première identification : B.

Seconde identification : A, C.

A. Dissolvez 20 mg de bufexamac dans du *méthanol R* et complétez à 20 ml avec le même solvant. Prélevez 1 ml de solution et complétez à 50 ml avec du *méthanol R*. Examinée de 210 nm à 360 nm (*2.2.25*), la solution présente 3 maximums d'absorption respectivement à 228 nm, 277 nm et 284 nm.

B. Examinez le bufexamac par spectrophotométrie d'absorption dans l'infrarouge (*2.2.24*), en comparant avec le spectre obtenu avec le *bufexamac SCR*. Examinez les substances sous forme de pastilles.

C. Opérez par chromatographie sur couche mince (*2.2.27*) en utilisant une plaque recouverte d'un gel de silice approprié contenant un indicateur de fluorescence dont l'intensité est optimale à 254 nm.

Solution à examiner. Dissolvez 10 mg de bufexamac dans du *méthanol R* et complétez à 5 ml avec le même solvant.

Solution témoin (a). Dissolvez 20 mg de *bufexamac SCR* dans du *méthanol R* et complétez à 10 ml avec le même solvant.

Solution témoin (b). Dissolvez 10 mg d'*acide salicylique R* dans la solution témoin (a) et complétez à 5 ml avec la même solution.

Déposez sur la plaque 10 µl de chaque solution. Développez sur un parcours de 15 cm avec un mélange de 4 volumes d'*acide acétique glacial R*, de 20 volumes

Monographies A - C

de *dioxane R* et de 90 volumes de *toluène R*. Faites sécher la plaque dans un courant d'air chaud. Examinez en lumière ultraviolette à 254 nm. La tache principale du chromatogramme obtenu avec la solution à examiner est semblable quant à sa position et ses dimensions à la tache principale du chromatogramme obtenu avec la solution témoin (a). L'identification n'est valable que si le chromatogramme obtenu avec la solution témoin (b) présente 2 taches nettement séparées.

ESSAI

Substances apparentées. Opérez par chromatographie liquide (*2.2.29*).

Solution à examiner. Dissolvez 50,0 mg de bufexamac dans la phase mobile et complétez à 20,0 ml avec la phase mobile.

Solution témoin (a). Prélevez 5,0 ml de solution à examiner et complétez à 25,0 ml avec la phase mobile. Prélevez 1,0 ml de solution et complétez à 100,0 ml avec la phase mobile.

Solution témoin (b). Dissolvez 5 mg de *bufexamac SCR* et 5 mg d'*acide salicylique R* dans la phase mobile et complétez à 10 ml avec la phase mobile. Prélevez 1 ml de solution et complétez à 10 ml avec la phase mobile.

La chromatographie peut être réalisée en utilisant :

– une colonne d'acier inoxydable, d'une longueur de 0,25 m et d'un diamètre intérieur de 4,6 mm, remplie de *gel de silice octadécylsilylé pour chromatographie R* (5 µm), d'une surface spécifique de 350 m²/g et d'un diamètre de pores de 10 nm,
– comme phase mobile, à un débit de 1 ml/min, un mélange de 30 volumes d'une solution de *phosphate dipotassique R* à 1,4 g/l et de 70 volumes de *méthanol R*, ajustée à pH 3,6 avec de l'*acide phosphorique dilué R*,
– comme détecteur, un spectrophotomètre réglé à 275 nm.

Injectez 20 µl de solution témoin (a) et 20 µl de solution témoin (b). Ajustez la sensibilité du système de façon que la hauteur du pic principal dans le chromatogramme obtenu avec la solution témoin (a), représente au moins 50 pour cent de l'échelle totale de l'enregistreur. L'essai n'est valable que si, dans le chromatogramme obtenu avec la solution témoin (b), la résolution entre les pics correspondant respectivement à l'acide salicylique et au bufexamac n'est pas inférieure à 2,0.

Injectez 20 µl de solution à examiner. Continuez la chromatographie pendant 4 fois le temps de rétention du bufexamac. S'il apparaît d'autres pics que le pic principal dans le chromatogramme obtenu avec la solution à examiner, la surface d'aucun d'entre eux n'est supérieure à celle du pic principal du chromatogramme obtenu avec la solution témoin (a) (0,2 pour cent) et la somme de leur surface n'est pas supérieure à 2,5 fois la surface du pic principal du chromatogramme obtenu avec la solution témoin (a) (0,5 pour cent).

Ne tenez pas compte d'un pic dû au solvant ni des pics dont la surface est inférieure à 0,05 fois la surface du pic principal du chromatogramme obtenu avec la solution témoin (a).

Perte à la dessiccation (*2.2.32*). Déterminée sous vide à 80 °C pendant 3 h sur 1,000 g de bufexamac, la perte à la dessiccation n'est pas supérieure à 0,5 pour cent.

Cendres sulfuriques (*2.4.14*). Déterminé sur 1,0 g de bufexamac, le taux des cendres sulfuriques n'est pas supérieur à 0,1 pour cent.

DOSAGE

Dissolvez 0,200 g de bufexamac dans 50 ml de *diméthylformamide R*. Titrez par le *méthanolate de lithium 0,1 M*. Déterminez le point de fin de titrage par potentiométrie (*2.2.20*).

1 ml de *méthanolate de lithium 0,1 M* correspond à 22,33 mg de $C_{12}H_{17}NO_3$.

CONSERVATION

A l'abri de la lumière.

IMPURETÉS

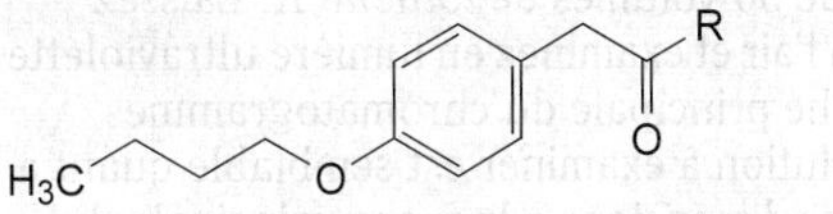

A. R = OH : acide 2-(4-butoxyphényl)acétique,

B. R = OCH_3 : 2-(4-butoxyphényl)acétate de méthyle,

C. R = OC_4H_9 : 2-(4-butoxyphényl)acétate de butyle,

D. R = NH_2 : 2-(4-butoxyphényl)acétamide.

01/2002:1398

BUFLOMÉDIL (CHLORHYDRATE DE)

Buflomedili hydrochloridum

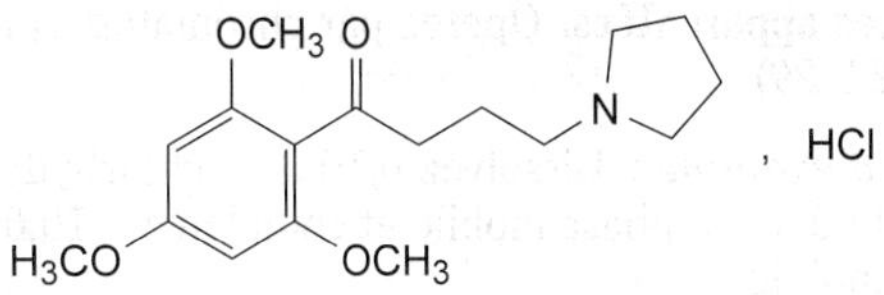

$C_{17}H_{26}ClNO_4$ M_r 343,9

DÉFINITION

Le chlorhydrate de buflomédil contient au minimum 98,5 pour cent et au maximum l'équivalent de 101,5 pour cent de chlorhydrate de 4-(pyrrolidin-1-yl)-1-(2,4,6-triméthoxyphényl)butan-1-one, calculé par rapport à la substance desséchée.

CARACTÈRES

Poudre microcristalline, blanche ou sensiblement blanche, facilement soluble dans l'eau, soluble dans l'alcool, très peu soluble dans l'acétone.

Le chlorhydrate de buflomédil fond vers 195 °C, en se décomposant.

IDENTIFICATION

Première identification : B, D.

Seconde identification : A, C, D.

A. Dissolvez 25,0 mg de chlorhydrate de buflomédil dans de l'*alcool R* et complétez à 50 ml avec le même solvant. Prélevez 1,0 ml de solution et complétez à 25,0 ml avec de l'*alcool R*. Examinée entre 220 nm et 350 nm (*2.2.25*), la solution présente un maximum d'absorption à 275 nm. L'absorbance spécifique au maximum est de 143 à 149.

B. Examinez le chlorhydrate de buflomédil par spectrophotométrie d'absorption dans l'infrarouge (*2.2.24*), en comparant avec le spectre obtenu avec le *chlorhydrate de buflomédil SCR*. Examinez les substances sous forme de pastilles.

C. Opérez par chromatographie sur couche mince (*2.2.27*) en utilisant une *plaque au gel de silice F_{254} pour CCM R*.

Solution à examiner. Dissolvez 40 mg de chlorhydrate de buflomédil dans du *méthanol R* et complétez à 2 ml avec le même solvant.

Solution témoin. Dissolvez 40 mg de *chlorhydrate de buflomédil SCR* dans du *méthanol R* et complétez à 2 ml avec le même solvant.

Déposez sur la plaque 10 µl de chaque solution. Développez sur un parcours de 15 cm avec un mélange de 5 volumes de *triéthylamine R*, de 50 volumes de *2-propanol R* et de 50 volumes de *toluène R*. Laissez sécher la plaque à l'air et examinez en lumière ultraviolette à 254 nm. La tache principale du chromatogramme obtenu avec la solution à examiner est semblable quant à sa position et à ses dimensions à la tache principale du chromatogramme obtenu avec la solution témoin.

D. Le chlorhydrate de buflomédil donne la réaction (a) des chlorures (*2.3.1*).

ESSAI

Solution S. Dissolvez 2,5 g de chlorhydrate de buflomédil dans de l'*eau exempte de dioxyde de carbone R* et complétez à 50 ml avec le même solvant.

Aspect de la solution. La solution S est limpide (*2.2.1*) et n'est pas plus fortement colorée que la solution témoin B_6 (*2.2.2, Procédé II*).

Détermination du pH (*2.2.3*). Le pH de la solution S est de 4,5 à 6,5.

Substances apparentées. Opérez par chromatographie liquide (*2.2.29*).

Solution à examiner. Dissolvez 0,10 g de chlorhydrate de buflomédil dans la phase mobile et complétez à 10,0 ml avec la phase mobile.

Solution témoin (a). Prélevez 0,5 ml de solution à examiner et complétez à 100,0 ml avec la phase mobile. Prélevez 5,0 ml de cette solution et complétez à 10,0 ml avec la phase mobile.

Solution témoin (b). Dissolvez 2 mg d'*impureté B du buflomédil SCR* dans la phase mobile, ajoutez 0,5 ml de solution à examiner et complétez à 100 ml avec la phase mobile.

La chromatographie peut être réalisée en utilisant :

- une colonne d'acier inoxydable d'une longueur de 0,25 m et d'un diamètre intérieur de 4,6 mm remplie de *gel de silice octadécylsilylé postgreffé pour chromatographie R* (5 µm),
- comme phase mobile, à un débit de 1 ml/min, un mélange de 45 volumes d'*acétonitrile R* et de 55 volumes d'une solution de *phosphate monopotassique R* à 9,25 g/l ajusté à pH 2,5 avec de l'*acide phosphorique R* concentré,
- comme détecteur, un spectrophotomètre réglé à 210 nm,

en maintenant la température de la colonne à 40 °C.

Injectez 10 µl de solution témoin (b). Ajustez la sensibilité du système de façon que la hauteur du pic principal du chromatogramme obtenu représente au moins 50 pour cent de l'échelle totale de l'enregistreur. L'essai n'est valable que si, dans le chromatogramme obtenu, la résolution entre les pics correspondant respectivement au buflomédil et à l'impureté B n'est pas inférieure à 5,0. Injectez 10 µl de solution à examiner et 10 µl de solution témoin (a). Continuez la chromatographie de la solution à examiner pendant 2 fois le temps de rétention du buflomédil qui est de 5 min environ. S'il apparaît d'autres pics que le pic principal, dans le chromatogramme obtenu avec la solution à examiner, la surface d'aucun d'entre eux n'est supérieure à celle du pic principal du chromatogramme obtenu avec la solution témoin (a) (0,25 pour cent) et la somme de leur surface n'est pas supérieure à 2 fois la surface du pic principal du chromatogramme obtenu avec la solution témoin (a) (0,5 pour cent). Ne tenez pas compte des pics dont la surface est inférieure à 0,2 fois la surface du pic principal du chromatogramme obtenu avec la solution témoin (a).

Métaux lourds (*2.4.8*). 2,0 g de chlorhydrate de buflomédil satisfont à l'essai limite C des métaux lourds (10 ppm). Préparez le témoin avec 2 ml de *solution à 10 ppm de plomb (Pb) R*.

Perte à la dessiccation (*2.2.32*). Déterminée à l'étuve à 100-105 °C pendant 2 h sur 1,000 g de chlorhydrate de buflomédil, la perte à la dessiccation n'est pas supérieure à 0,5 pour cent.

Cendres sulfuriques (*2.4.14*). Déterminé sur 1,0 g de chlorhydrate de buflomédil, le taux des cendres sulfuriques n'est pas supérieur à 0,1 pour cent.

DOSAGE

Dissolvez 0,300 g de chlorhydrate de buflomédil dans 15 ml d'*acide acétique anhydre R* et 35 ml d'*anhydride acétique R*. Titrez par l'*acide perchlorique 0,1 M*. Déterminez le point de fin de titrage par potentiométrie (*2.2.20*).

1 ml d'*acide perchlorique 0,1 M* correspond à 34,39 mg de $C_{17}H_{26}ClNO_4$.

IMPURETÉS

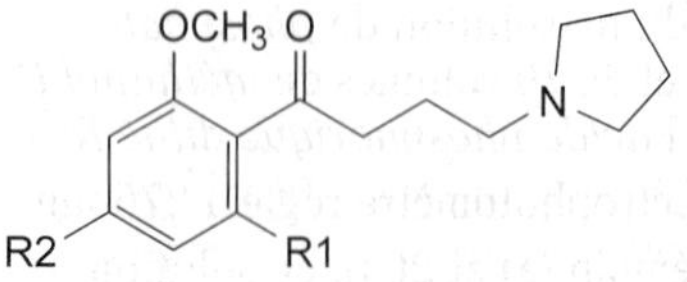

A. R1 = OH, R2 = OCH_3 : 4-(pyrrolidin-1-yl)-1-(2-hydroxy-4,6-diméthoxyphényl)butan-1-one,

B. R1 = OCH_3, R2 = OH : 4-(pyrrolidin-1-yl)-1-(4-hydroxy-2,6-diméthoxyphényl)butan-1-one,

C. R1 = OH, R2 = OH : 4-(pyrrolidin-1-yl)-1-(2,4-dihydroxy-6-méthoxyphényl)butan-1-one.

01/2002:1879

BUGRANE (RACINE DE)

Ononidis radix

DÉFINITION

Racine séchée, entière ou coupée, d'*Ononis spinosa* L.

CARACTÈRES

Caractères macroscopiques et microscopiques décrits aux identifications A et B.

IDENTIFICATION

A. La racine est plus ou moins aplatie, tordue et ramifiée, profondément ridée, de coloration brune avec des sillons longitudinaux. La surface en coupe transversale fait apparaître une écorce fine et un cylindre ligneux à structure radiée très visible. La cassure de la racine est courte et fibreuse.

B. Réduisez la racine de bugrane en poudre (355). La poudre est brun clair à brun. Examinez au microscope en utilisant de la *solution d'hydrate de chloral R*. La poudre présente des fragments de suber bruns composés de cellules polygonales à paroi fine ; des groupes de fibres étroites à parois épaisses, souvent accompagnées de files de cellules parenchymateuses cristallifères à prismes d'oxalate de calcium ; des fragments vasculaires avec de nombreuses petites ponctuations aréolées ; des cellules parenchymateuses avec des prismes simples d'oxalate de calcium. Examinez au microscope en utilisant un mélange à volumes égaux de *glycérol R* et d'*eau R*. La poudre présente de nombreux grains d'amidon simples et arrondis, d'un diamètre de 5 µm à 10 µm.

C. Chromatographie sur couche mince (*2.2.27*).

Solution à examiner. A 1,0 g de racine de bugrane pulvérisée (180), ajoutez 15,0 ml de *méthanol R* et chauffez à reflux pendant 30 min. Refroidissez et filtrez.

Solution témoin. Dissolvez 10 mg de *résorcinol R* et 50 mg de *vanilline R* dans 10 ml de *méthanol R*.

Plaque : *plaque au gel de silice F_{254} pour CCM R.*

Phase mobile : *alcool R, chlorure de méthylène R, toluène R* (10:45:45 *V/V/V*).

Dépôt : 20 µl, en bandes.

Développement : sur un parcours de 15 cm.

Séchage : à l'air.

Détection A : examinez en lumière ultraviolette à 254 nm et 365 nm.

Résultats A : voir ci-dessous la séquence des bandes présentes dans les chromatogrammes obtenus avec la solution témoin et la solution à examiner. Par ailleurs, d'autres bandes de fluorescence sont présentes dans le tiers médian du chromatogramme obtenu avec la solution à examiner.

Haut de la plaque	
Vanilline : une bande visible à 254 nm	
Résorcinol : une bande visible à 254 nm	Une bande de fluorescence bleu intense visible à 365 nm
Solution témoin	**Solution à examiner**

Détection B : pulvérisez de la *solution d'aldéhyde anisique R*. Chauffez à 100-105 °C pendant 5-10 min. Examinez à la lumière du jour.

Résultats B : voir ci-dessous la séquence des bandes présentes dans les chromatogrammes obtenus avec la solution témoin et la solution à examiner.

Haut de la plaque	
Vanilline : une bande violet-gris	
	Une bande violette (onocol)
Résorcinol : une bande rouge	
Solution témoin	**Solution à examiner**

ESSAI

Matières extractibles : au minimum 15,0 pour cent.

A 2,00 g de racine de bugrane pulvérisée (250), ajoutez un mélange de 8 g d'*eau R* et de 12 g d'*alcool R*. Laissez macérer pendant 2 h. Agitez fréquemment. Filtrez, prélevez 5 g du filtrat et évaporez-le au bain-marie à siccité, puis desséchez à l'étuve à 100-105 °C pendant 2 h. La masse du résidu est au minimum de 75 mg.

Eléments étrangers (*2.8.2*). La racine de bugrane satisfait à l'essai des éléments étrangers.

Perte à la dessiccation (*2.2.32*) : au maximum 10,0 pour cent, déterminé à l'étuve à 100-105 °C pendant 2 h sur 1,000 g de racine de bugrane pulvérisée (355).

Cendres totales (*2.4.16*) : au maximum 8,0 pour cent.

01/2002:1076

BUMÉTANIDE

Bumetanidum

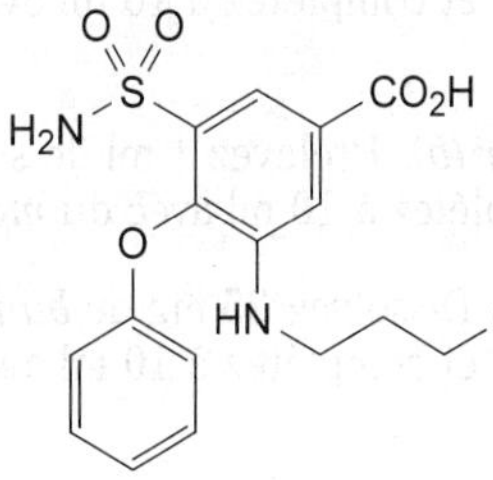

$C_{17}H_{20}N_2O_5S$ M_r 364,4

DÉFINITION

Le bumétanide contient au minimum 99,0 pour cent et au maximum l'équivalent de 101,5 pour cent d'acide 3-(butylamino)-4-phénoxy-5-sulfamoylbenzoïque, calculé par rapport à la substance desséchée.

CARACTÈRES

Poudre cristalline, blanche, pratiquement insoluble dans l'eau, soluble dans l'acétone et dans l'alcool, peu soluble dans le chlorure de méthylène et dans l'éther. Le bumétanide se dissout dans les solutions diluées d'hydroxydes alcalins. Le bumétanide présente le phénomène du polymorphisme.

Le bumétanide fond vers 233 °C.

IDENTIFICATION

Première identification : B.

Seconde identification : A, C, D.

A. Dissolvez 0,100 g de bumétanide dans une solution d'*hydroxyde de sodium R* à 4 g/l et complétez à 100,0 ml avec la même solution alcaline. Prélevez 1,0 ml de solution et complétez à 100,0 ml avec une solution d'*hydroxyde de sodium R* à 4 g/l. Examinée de 210 nm à 350 nm (*2.2.25*), la solution présente 2 maximums d'absorption respectivement à 224 nm et à 320 nm et un épaulement de 255 nm à 265 nm. L'absorbance spécifique au maximum à 224 nm est de 720 à 760.

B. Examinez le bumétanide par spectrophotométrie d'absorption dans l'infrarouge (*2.2.24*), en comparant avec le spectre obtenu avec le *bumétanide SCR*. Si les spectres obtenus à l'état solide présentent des différences, dissolvez respectivement la substance à examiner et la substance de référence dans de l'*acétone R*, évaporez à siccité et enregistrez de nouveaux spectres à partir des résidus.

C. Examinez les chromatogrammes obtenus dans l'essai des substances apparentées en lumière ultraviolette à 254 nm. La tache principale du chromatogramme obtenu avec la solution à examiner (b) est semblable quant à sa position et ses dimensions à la tache principale du chromatogramme obtenu avec la solution témoin (a).

D. A 20 mg environ de bumétanide, ajoutez 0,1 g de *carbonate de sodium anhydre R*. Ajoutez 0,1 ml d'*eau R* et chauffez. Il se dégage des vapeurs d'ammoniaque qui colorent en bleu le *papier tournesol rouge R*.

ESSAI

Aspect de la solution. Dissolvez 0,1 g de bumétanide dans une solution d'*hydroxyde de potassium R* à 6 g/l et complétez à 20 ml avec la même solution alcaline. La solution est limpide (*2.2.1*) et incolore (*2.2.2, Procédé II*).

Substances apparentées. *Préparez les solutions immédiatement avant l'emploi*. Opérez par chromatographie sur couche mince (*2.2.27*) en utilisant une plaque recouverte de *gel de silice GF_{254} R*.

Solution à examiner (a). Dissolvez 0,25 g de bumétanide dans du *méthanol R* et complétez à 10 ml avec le même solvant.

Solution à examiner (b). Prélevez 1 ml de solution à examiner (a) et complétez à 10 ml avec du *méthanol R*.

Solution témoin (a). Dissolvez 25 mg de *bumétanide SCR* dans du *méthanol R* et complétez à 10 ml avec le même solvant.

Solution témoin (b). Prélevez 1 ml de solution à examiner (b) et complétez à 50 ml avec du *méthanol R*.

Solution témoin (c). Prélevez 5 ml de solution témoin (b) et complétez à 10 ml avec du *méthanol R*.

Déposez séparément sur la plaque 10 µl de chaque solution. Développez sur un parcours de 15 cm avec un mélange de 2,5 volumes de *méthanol R*, de 10 volumes d'*acide acétique glacial R*, de 10 volumes de *cyclohexane R* et de 80 volumes de *chlorure de méthylène R*. Laissez sécher la plaque à l'air. Examinez en lumière ultraviolette à 254 nm. S'il apparaît d'autres taches que la tache principale dans le chromatogramme obtenu avec la solution à examiner (a), aucune d'entre elles n'est plus intense que la tache du chromatogramme obtenu avec la solution témoin (b) (0,2 pour cent) et 3 d'entres elles au plus peuvent être plus intenses que la tache du chromatogramme obtenu avec la solution témoin (c) (0,1 pour cent).

Métaux lourds (*2.4.8*). 1,0 g de bumétanide satisfait à l'essai limite C des métaux lourds (20 ppm). Préparez le témoin avec 2 ml de *solution à 10 ppm de plomb (Pb) R*.

Perte à la dessiccation (*2.2.32*). Déterminée à l'étuve à 100-105 °C pendant 4 h sur 1,000 g de bumétanide, la perte à la dessiccation n'est pas supérieure à 0,5 pour cent.

Cendres sulfuriques (*2.4.14*). Déterminé sur 1,0 g de bumétanide, le taux des cendres sulfuriques n'est pas supérieur à 0,1 pour cent.

DOSAGE

Dissolvez 0,300 g de bumétanide dans 50 ml d'*alcool R*. Titrez par l'*hydroxyde de sodium 0,1 M* en présence de 0,1 ml de *solution de rouge de phénol R* jusqu'à obtention d'une coloration rouge-violet. Effectuez un titrage à blanc.

1 ml d'*hydroxyde de sodium 0,1 M* correspond à 36,44 mg de $C_{17}H_{20}N_2O_5S$.

CONSERVATION

A l'abri de la lumière.

Monographies A - C

IMPURETÉS

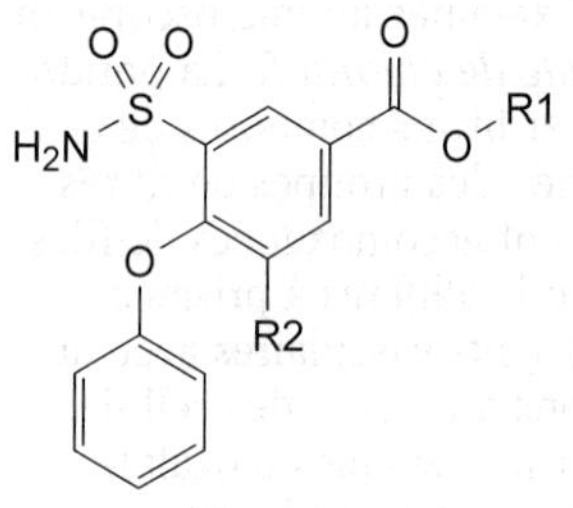

A. R1 = H, R2 = NO_2 : acide 3-nitro-4-phénoxy-5-sulfamoylbenzoïque,

B. R1 = H, R2 = NH_2 : acide 3-amino-4-phénoxy-5-sulfamoylbenzoïque,

C. R1 = C_4H_9, R2 = NH-C_4H_9 : 3-(butylamino)-4-phénoxy-5-sulfamoylbenzoate de butyle,

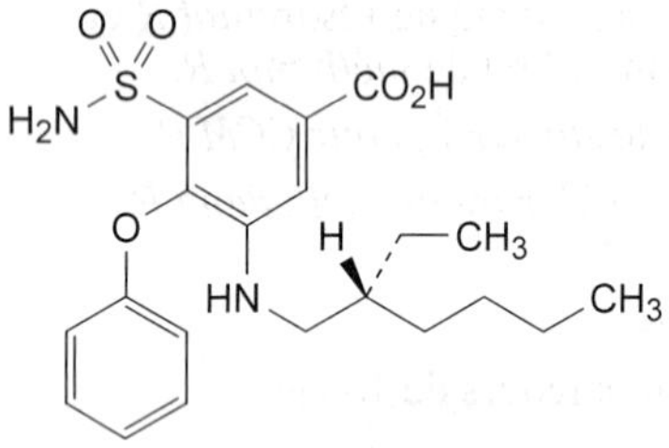

et énantiomère

D. acide 3-[[(2*RS*)-2-éthylhexyl]amino]-4-phénoxy-5-sulfamoylbenzoïque.

01/2002:0541

BUPIVACAÏNE (CHLORHYDRATE DE)

Bupivacaini hydrochloridum

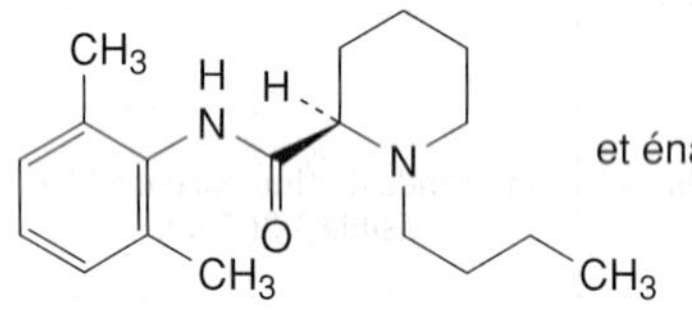

et énantiomère , HCl , H_2O

$C_{18}H_{29}ClN_2O,H_2O$ M_r 342,9

DÉFINITION

Chlorhydrate de (2*RS*)-1-butyl-*N*-(2,6-diméthylphényl)pipéridine-2-carboxamide monohydraté.

Teneur : 98,5 pour cent à 101,0 pour cent (substance desséchée).

CARACTÈRES

Aspect : poudre cristalline blanche ou cristaux incolores.

Solubilité : soluble dans l'eau, facilement soluble dans l'alcool.

F : environ 254 °C, avec décomposition.

IDENTIFICATION

Première identification : A, D.

Seconde identification : B, C, D.

A. Spectrophotométrie d'absorption dans l'infrarouge (*2.2.24*).
Préparation : pastilles de *bromure de potassium R*.
Comparaison : *chlorhydrate de bupivacaïne SCR*.

B. Chromatographie sur couche mince (*2.2.27*).

Solution à examiner. Dissolvez 25 mg de substance à examiner dans du *méthanol R* et complétez à 5 ml avec le même solvant.

Solution témoin. Dissolvez 25 mg de *chlorhydrate de bupivacaïne SCR* dans du *méthanol R* et complétez à 5 ml avec le même solvant.

Plaque : plaque au gel de silice G pour CCM R.

Phase mobile : *ammoniaque concentrée R, méthanol R* (0,1:100 *V/V*).

Dépôt : 5 µl.

Développement : sur un parcours de 10 cm.

Séchage : à l'air.

Détection : pulvérisez de la *solution diluée d'iodobismuthate de potassium R.*

Résultats : la tache principale du chromatogramme obtenu avec la solution à examiner est semblable quant à sa position, sa coloration et ses dimensions à la tache principale du chromatogramme obtenu avec la solution témoin.

C. Dissolvez 0,1 g de substance à examiner dans 10 ml d'*eau R*. Ajoutez 2 ml de *solution diluée d'hydroxyde de sodium R* et agitez avec 2 fois 15 ml d'*éther R*. Recueillez les couches éthérées, réunissez-les et séchez-les sur du *sulfate de sodium anhydre R* et filtrez. Evaporez l'éther et faites recristalliser le résidu dans de l'*alcool à 90 pour cent V/V R*. Séchez les cristaux sous vide. Le point de fusion (*2.2.14*) est de 105 °C à 108 °C.

D. La substance à examiner donne la réaction (a) des chlorures (*2.3.1*).

ESSAI

Solution S. Dissolvez 1,0 g de substance à examiner dans de l'*eau exempte de dioxyde de carbone R* et complétez à 50 ml avec le même solvant.

Aspect de la solution. La solution S est limpide (*2.2.1*) et incolore (*2.2.2, Procédé II*).

Acidité ou alcalinité. A 10 ml de solution S, ajoutez 0,2 ml d'*hydroxyde de sodium 0,01 M.* Le pH (*2.2.3*) n'est pas inférieur à 4,7. Après addition de 0,4 ml d'*acide chlorhydrique 0,01 M,* le pH n'est pas supérieur à 4,7.

Substances apparentées. Chromatographie en phase gazeuse (*2.2.28*).

Solution d'étalon interne. Dissolvez 25 mg de *béhénate de méthyle R* dans du *chlorure de méthylène R* et complétez à 500 ml avec le même solvant.

Solution à examiner. Dissolvez 50,0 mg de substance à examiner dans 2,5 ml d'*eau R*, ajoutez 2,5 ml d'une *solution diluée d'hydroxyde de sodium R* et extrayez avec 2 fois 5 ml de solution d'étalon interne. Filtrez la couche inférieure.

Solution témoin (a). Dissolvez 10 mg de substance à examiner, 10 mg d'*impureté B de bupivacaïne SCR* et 10 mg d'*impureté E de bupivacaïne SCR* dans 2,5 ml d'*eau R* ; ajoutez 2,5 ml de *solution diluée d'hydroxyde de sodium R* et extrayez avec 2 fois 5 ml de solution d'étalon interne. Filtrez la couche inférieure et complétez à 20 ml avec la solution d'étalon interne.

Solution témoin (b). Prélevez 1,0 ml de solution à examiner et complétez à 100,0 ml avec la solution d'étalon interne.

Solution témoin (c). Prélevez 5,0 ml de solution témoin (b) et complétez à 10,0 ml avec la solution d'étalon interne.

Solution témoin (d). Prélevez 1,0 ml de solution témoin (b) et complétez à 10,0 ml avec la solution d'étalon interne.

Colonne :

- *matériau* : silice fondue,
- *dimensions* : *l* = 30 m, Ø = 0,32 mm,
- *phase stationnaire* : *poly(diméthyl)(diphényl)siloxane R* (épaisseur du film 0,25 µm).

Gaz vecteur : *hélium pour chromatographie R.*

Débit : 2,5 ml/min.

Rapport de division : 1:12.

Température :

	Intervalle (min)	Température (°C)
Colonne	0	180
	0 - 10	180 → 230
	10 - 15	230
Chambre à injection		250
Détecteur		250

Détection : ionisation de flamme.

Injection : 1 µl.

Rétention relative par rapport à la bupivacaïne (temps de rétention = environ 10 min) : impureté C = environ 0,5 ; impureté A = environ 0,6 ; impureté B = environ 0,7 ; impureté D = environ 0,8 ; impureté E = environ 1,1 ; étalon interne = environ 1,4.

Conformité du système : solution témoin (a) :

- *résolution* : au minimum 3,0 entre les pics dus à la bupivacaïne et à l'impureté E.

Limites :

- *impureté B* : calculez le rapport (*R*) entre la surface du pic principal et la surface du pic dû à l'étalon interne dans le chromatogramme obtenu avec la solution témoin (c) ; calculez le rapport entre la surface du pic dû à l'impureté B et la surface du pic dû à l'étalon interne dans le chromatogramme obtenu avec la solution à examiner : ce rapport n'est pas supérieur à *R* (0,5 pour cent),
- *toute autre impureté* : calculez le rapport (*R*) entre la surface du pic principal et la surface du pic dû à l'étalon interne dans le chromatogramme obtenu avec la solution témoin (d) ; s'il apparaît, dans le chromatogramme obtenu avec la solution à examiner, d'autres pics que le pic principal, le pic dû à l'impureté B et le pic dû à l'étalon interne, calculez le rapport entre la surface de ces pics et la surface du pic dû à l'étalon interne : ce rapport n'est pas supérieur à *R* (0,1 pour cent),
- *total* : calculez le rapport (*R*) entre la surface du pic principal et la surface du pic dû à l'étalon interne dans le chromatogramme obtenu avec la solution témoin (b) ; s'il apparaît, dans le chromatogramme obtenu avec la solution à examiner, d'autres pics que le pic principal et le pic dû à l'étalon interne, calculez le rapport entre la somme de la surface de ces pics et la surface du pic dû à l'étalon interne : ce rapport n'est pas supérieur à *R* (1,0 pour cent),
- *limite d'exclusion* : rapport inférieur à 0,01 fois *R* (0,01 pour cent).

2,6-Diméthylaniline : au maximum 100 ppm.

Dissolvez 0,50 g de substance à examiner dans du *méthanol R* et complétez à 10 ml avec le même solvant. A 2 ml de solution, ajoutez 1 ml d'une solution extemporanée de *diméthylaminobenzaldéhyde R* à 10 g/l dans le *méthanol R* et 2 ml d'*acide acétique glacial R.* Laissez reposer pendant 10 min. La solution n'est pas plus fortement colorée en jaune qu'une solution témoin préparée simultanément et dans les mêmes conditions avec 2 ml d'une solution de *2,6-diméthylaniline R* à 5 mg/l dans le *méthanol R.*

Monographies A - C

Métaux lourds (*2.4.8*) : au maximum 10 ppm.

Dissolvez 2,0 g de substance à examiner dans un mélange de 15 volumes d'*eau R* et de 85 volumes de *méthanol R* et complétez à 20 ml avec le même mélange de solvants. 12 ml de solution satisfont à l'essai limite B. Préparez le témoin avec une solution à 1 ppm de plomb (Pb) obtenue par dilution de la *solution à 100 ppm de plomb (Pb) R* avec un mélange de 15 volumes d'*eau R* et de 85 volumes de *méthanol R*.

Perte à la dessiccation (*2.2.32*) : 4,5 pour cent à 6,0 pour cent, déterminé à l'étuve à 100-105 °C sur 1,000 g de substance à examiner.

Cendres sulfuriques (*2.4.14*) : au maximum 0,1 pour cent, déterminé sur 1,0 g de substance à examiner.

DOSAGE

Dissolvez 0,250 g de substance à examiner dans un mélange de 20 ml d'*eau R* et de 25 ml d'*alcool R*. Ajoutez 5,0 ml d'*acide chlorhydrique 0,01 M*. Titrez par la *solution éthanolique d'hydroxyde de sodium 0,1 M* et tracez la courbe potentiométrique (*2.2.20*). Mesurez le volume de *solution éthanolique d'hydroxyde de sodium 0,1 M* utilisé entre les 2 points d'inflexion.

1 ml de *solution éthanolique d'hydroxyde de sodium 0,1 M* correspond à 32,49 mg de $C_{18}H_{29}ClN_2O$.

CONSERVATION

A l'abri de la lumière.

IMPURETÉS

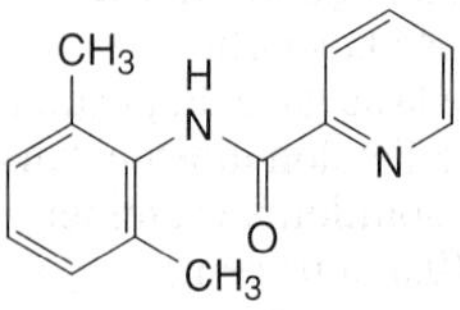

A. *N*-(2,6-diméthylphényl)pyridine-2-carboxamide,

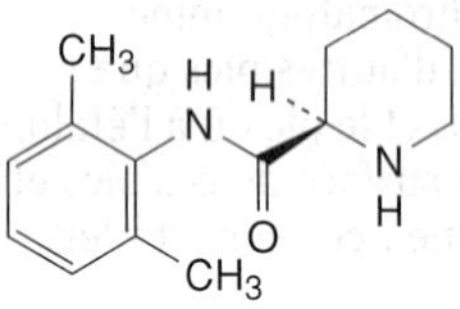

B. (2*RS*)-*N*-(2,6-diméthylphényl)pipéridine-2-carboxamide,

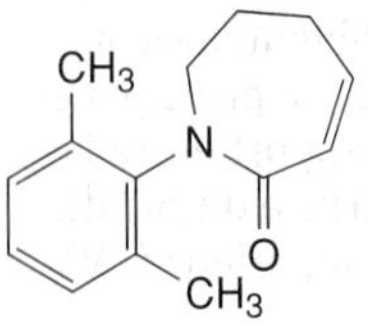

C. 1-(2,6-diméthylphényl)-1,5,6,7-tétrahydro-2*H*-azépin-2-one,

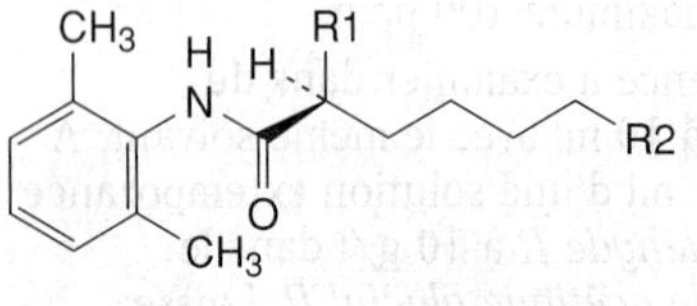

D. R1 = R2 = Cl : (2*RS*)-2,6-dichloro-*N*-(2,6-diméthylphényl)hexanamide,

E. R1 = H, R2 = NH-$(CH_2)_3$-CH_3 : 6-(butylamino)-*N*-(2,6-diméthylphényl)hexanamide,

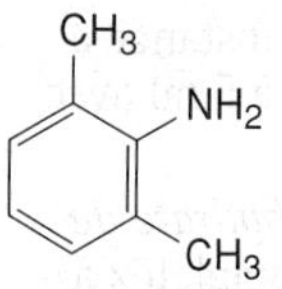

F. 2,6-diméthylaniline.

01/2002:1180

BUPRÉNORPHINE

Buprenorphinum

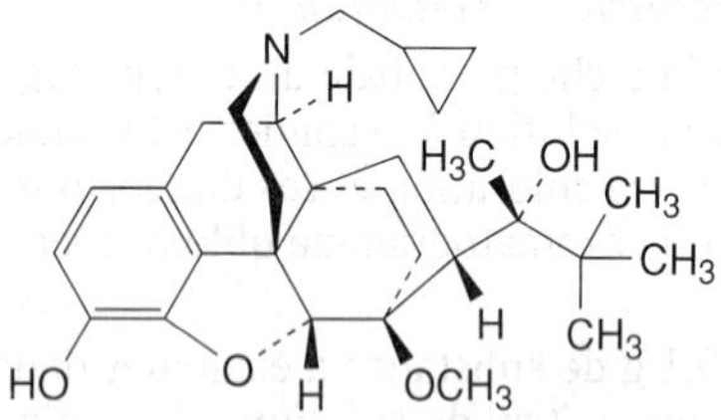

$C_{29}H_{41}NO_4$ M_r 467,6

DÉFINITION

La buprénorphine contient au minimum 98,5 pour cent et au maximum l'équivalent de 101,0 pour cent de (2*S*)-2-[17-(cyclopropylméthyl)-4,5α-époxy-3-hydroxy-6-méthoxy-6α,14-éthano-14α-morphinan-7α-yl]-3,3-diméthylbutan-2-ol, calculé par rapport à la substance desséchée.

CARACTÈRES

Poudre cristalline blanche ou sensiblement blanche, très peu soluble dans l'eau, facilement soluble dans l'acétone, soluble dans le méthanol, peu soluble dans le cyclohexane. La buprénorphine se dissout dans les solutions diluées d'acides.

La buprénorphine fond vers 217 °C.

IDENTIFICATION

Examinez la buprénorphine par spectrophotométrie d'absorption dans l'infrarouge (*2.2.24*), en comparant avec le *spectre de référence de la buprénorphine de la Ph. Eur.*

ESSAI

Solution S. Dissolvez 0,250 g de buprénorphine dans de l'*éthanol R* et complétez à 25,0 ml avec le même solvant.

Aspect de la solution. La solution S est limpide (*2.2.1*) et incolore (*2.2.2, Procédé II*).

Pouvoir rotatoire spécifique (*2.2.7*). Déterminé sur la solution S et calculé par rapport à la substance desséchée, le pouvoir rotatoire spécifique est de – 103 à – 107.

Substances apparentées. Opérez par chromatographie liquide (*2.2.29*).

Solution à examiner. Dissolvez 25,0 mg de buprénorphine dans la phase mobile et complétez à 10,0 ml avec la phase mobile.

Solution témoin (a). Dissolvez 5,0 mg de buprénorphine dans 2,0 ml de *méthanol R*. Ajoutez 0,25 ml d'*acide chlorhydrique 2 M.*

Solution témoin (b). Prélevez 0,5 ml de solution à examiner et complétez à 200,0 ml avec la phase mobile.

Solution témoin (c). Prélevez 0,65 ml de solution à examiner et complétez à 100,0 ml avec la phase mobile.

Solution témoin (d). Prélevez 4,0 ml de solution témoin (b) et complétez à 10,0 ml avec la phase mobile.

La chromatographie peut être réalisée en utilisant :

– une colonne d'acier inoxydable, d'une longueur de 0,25 m et d'un diamètre intérieur de 4,6 mm, remplie de *gel de silice octadécylsilylé pour chromatographie R* (5 µm),

– comme phase mobile, à un débit d'environ 1 ml/min, un mélange de 10 volumes d'une solution d'*acétate d'ammonium R* à 10 g/l et de 60 volumes de *méthanol R*,

– comme détecteur, un spectrophotomètre réglé à 288 nm,

en maintenant la température de la colonne à 40 °C.

Injectez 20 µl de solution témoin (a). Ajustez le débit de façon que le temps de rétention du pic correspondant à la buprénorphine soit de 15 min environ. L'essai n'est valable que si le chromatogramme obtenu avec la solution témoin (a) présente 2 pics et si le premier pic présente un temps de rétention relatif au second pic (buprénorphine) de 0,93. Injectez 20 µl de chaque solution. Enregistrez le chromatogramme de la solution à examiner pendant 2,5 fois le temps de rétention du pic principal. S'il apparaît d'autres pics que le pic principal dans le chromatogramme obtenu avec la solution à examiner, la surface d'aucun d'entre eux n'est supérieure à celle du pic principal du chromatogramme obtenu avec la solution témoin (b) (0,25 pour cent) et la somme de leur surface n'est pas supérieure à la surface du pic du chromatogramme obtenu avec la solution témoin (c) (0,65 pour cent). Ne tenez pas compte des pics dont la surface est inférieure à celle du pic principal du chromatogramme obtenu avec la solution témoin (d).

Perte à la dessiccation (*2.2.32*). Déterminée à l'étuve à 100-105 °C sur 1,000 g de buprénorphine, la perte à la dessiccation n'est pas supérieure à 1,0 pour cent.

DOSAGE

Dissolvez 0,400 g de buprénorphine dans 40 ml d'*acide acétique anhydre R*. Titrez par l'*acide perchlorique 0,1 M* en présence de 0,1 ml de *solution de violet cristallisé R* jusqu'à virage du bleu-violet au vert.

1 ml d'*acide perchlorique 0,1 M* correspond à 46,76 mg de $C_{29}H_{41}NO_4$.

CONSERVATION

A l'abri de la lumière.

IMPURETÉS

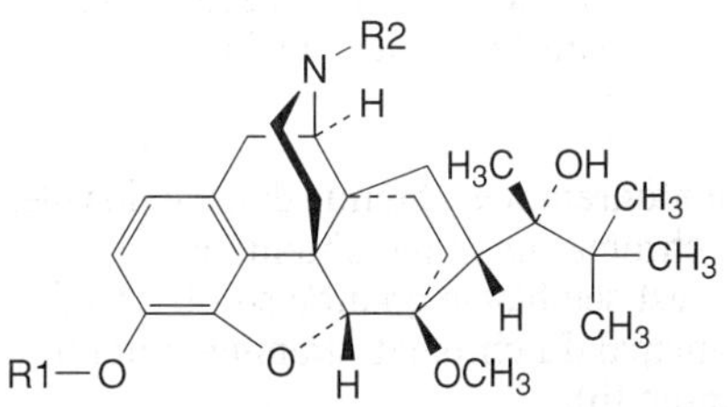

A. R1 = H, R2 = CH_2-CH_2-CH=CH_2 : (2*S*)-2-[17-(but-3-ényl)-4,5α-époxy-3-hydroxy-6-méthoxy-6α,14-éthano-14α-morphinan-7α-yl]-3,3-diméthylbutan-2-ol,

B. R1 = R2 = H : (2*S*)-2-(4,5α-époxy-3-hydroxy-6-méthoxy-6α,14-éthano-14α-morphinan-7α-yl)-3,3-diméthylbutan-2-ol,

C. R1 = CH_3, R2 = CN : 4,5α-époxy-7α-[(1*S*)-1-hydroxy-1,2,2-triméthylpropyl]-3,6-diméthoxy-6α,14-éthano-14α-morphinane-17-carbonitrile,

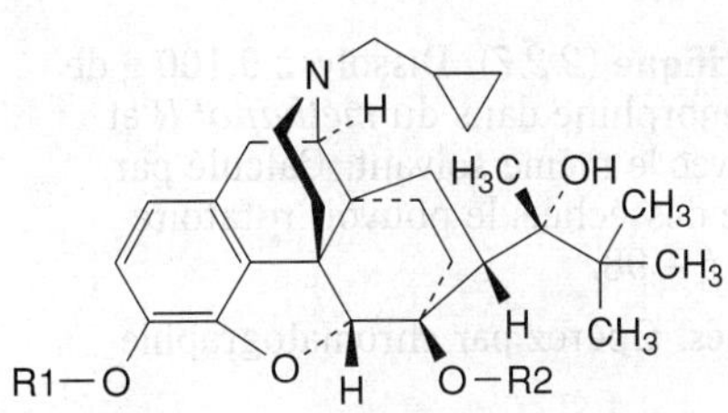

D. R1 = R2 = CH_3 : (2*S*)-2-[17-(cyclopropylméthyl)-4,5α-époxy-3,6-diméthoxy-6α,14-éthano-14α-morphinan-7α-yl]-3,3-diméthylbutan-2-ol (3-*O*-méthylbuprénorphine),

E. R1 = R2 = H : (2*S*)-2-[17-(cyclopropylméthyl)-4,5α-époxy-3,6-dihydroxy-6α,14-éthano-14α-morphinan-7α-yl]-3,3-diméthylbutan-2-ol (6-*O*-desméthylbuprénorphine).

01/2002:1181

BUPRÉNORPHINE (CHLORHYDRATE DE)

Buprenorphini hydrochloridum

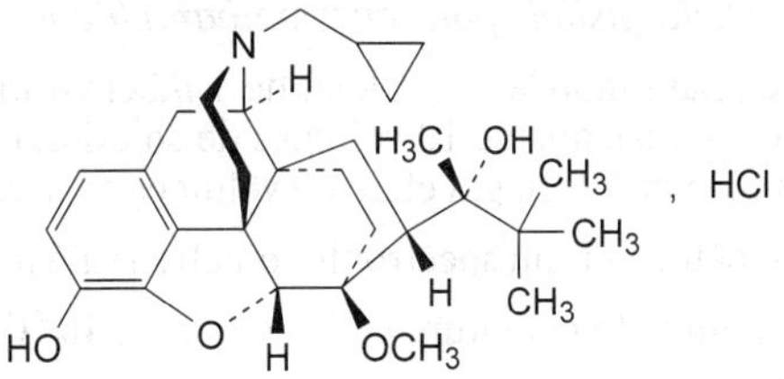

$C_{29}H_{42}ClNO_4$ M_r 504,1

DÉFINITION

Le chlorhydrate de buprénorphine contient au minimum 98,5 pour cent et au maximum l'équivalent de 101,0 pour cent de chlorhydrate de (2*S*)-2-[17-(cyclopropylméthyl)-4,5α-époxy-3-hydroxy-6-méthoxy-6α,14-éthano-14α-morphinan-7α-yl]-3,3-diméthylbutan-2-ol, calculé par rapport à la substance desséchée.

CARACTÈRES

Poudre cristalline, blanche ou sensiblement blanche, assez soluble dans l'eau, facilement soluble dans le méthanol, soluble dans l'alcool, pratiquement insoluble dans le cyclohexane.

IDENTIFICATION

A. Examinez le chlorhydrate de buprénorphine par spectrophotométrie d'absorption dans l'infrarouge (*2.2.24*), en comparant avec le *spectre de référence du chlorhydrate de buprénorphine de la Ph. Eur.*

B. 3 ml de solution S (voir Essai) donnent la réaction (a) des chlorures (*2.3.1*).

ESSAI

Solution S. Dissolvez 0,250 g de chlorhydrate de buprénorphine dans 5,0 ml de *méthanol R* et complétez, en agitant, à 25,0 ml avec de l'*eau exempte de dioxyde de carbone R*.

Aspect de la solution. La solution S est limpide (*2.2.1*) et incolore (*2.2.2, Procédé II*).

Acidité ou alcalinité. A 10,0 ml de solution S, ajoutez 0,05 ml de *solution de rouge de méthyle R*. Le virage de l'indicateur ne nécessite pas plus de 0,2 ml d'*hydroxyde de sodium 0,02 M* ou d'*acide chlorhydrique 0,02 M*.

Pouvoir rotatoire spécifique (*2.2.7*). Dissolvez 0,100 g de chlorhydrate de buprénorphine dans du *méthanol R* et complétez à 10,0 ml avec le même solvant. Calculé par rapport à la substance desséchée, le pouvoir rotatoire spécifique est de – 92 à – 98.

Substances apparentées. Opérez par chromatographie liquide (*2.2.29*).

Solution à examiner. Dissolvez 25,0 mg de chlorhydrate de buprénorphine dans la phase mobile et complétez à 10,0 ml avec la phase mobile.

Solution témoin (a). Dissolvez 5 mg de chlorhydrate de buprénorphine dans 2,0 ml de *méthanol R*. Ajoutez 0,25 ml d'*acide chlorhydrique 2 M*.

Solution témoin (b). Prélevez 0,5 ml de solution à examiner et complétez à 200,0 ml avec la phase mobile.

Solution témoin (c). Prélevez 0,65 ml de solution à examiner et complétez à 100,0 ml avec la phase mobile.

Solution témoin (d). Prélevez 4,0 ml de solution témoin (b) et complétez à 10,0 ml avec la phase mobile.

La chromatographie peut être réalisée en utilisant :

– une colonne d'acier inoxydable, d'une longueur de 0,25 m et d'un diamètre intérieur de 4,6 mm, remplie de *gel de silice octadécylsilylé pour chromatographie R* (5 µm),

– comme phase mobile, à un débit de 1 ml environ par minute, un mélange de 10 volumes de solution d'*acétate d'ammonium R* à 10 g/l et de 60 volumes de *méthanol R*,

– comme détecteur, un spectrophotomètre réglé à 288 nm,

en maintenant la température de la colonne à 40 °C.

Injectez 20 µl de solution témoin (a). Ajustez le débit de façon que le temps de rétention du pic correspondant à la buprénorphine soit de 15 min environ. L'essai n'est valable que si le chromatogramme obtenu avec la solution témoin (a) présente 2 pics et si le premier pic présente un temps de rétention relatif au second pic de 0,93 (buprénorphine). Injectez séparément 20 µl de chaque solution. Enregistrez le chromatogramme de la solution à examiner pendant 2,5 fois le temps de rétention du pic principal. S'il apparaît dans le chromatogramme obtenu avec la solution à examiner d'autres pics que le pic principal, la surface d'aucun d'entre eux n'est supérieure à celle du pic principal du chromatogramme obtenu avec la solution témoin (b) (0,25 pour cent) et la somme de leur surface n'est pas supérieure à la surface du pic du chromatogramme obtenu avec la solution témoin (c) (0,65 pour cent). Ne tenez pas compte des pics dont la surface est inférieure à celle du pic principal du chromatogramme obtenu avec la solution témoin (d).

Perte à la dessiccation (*2.2.32*). Déterminée par chauffage à l'étuve à 115-120 °C sur 1,000 g de chlorhydrate de buprénorphine, la perte à la dessiccation n'est pas supérieure à 1,0 pour cent.

DOSAGE

Dissolvez 0,400 g de chlorhydrate de buprénorphine dans 40 ml d'*acide acétique anhydre R* et ajoutez 10 ml d'*anhydride acétique R*. Titrez par l'*acide perchlorique 0,1 M*. Déterminez le point de fin de titrage par potentiométrie (*2.2.20*).

1 ml d'*acide perchlorique 0,1 M* correspond à 50,41 mg de $C_{29}H_{42}ClNO_4$.

CONSERVATION

A l'abri de la lumière.

IMPURETÉS

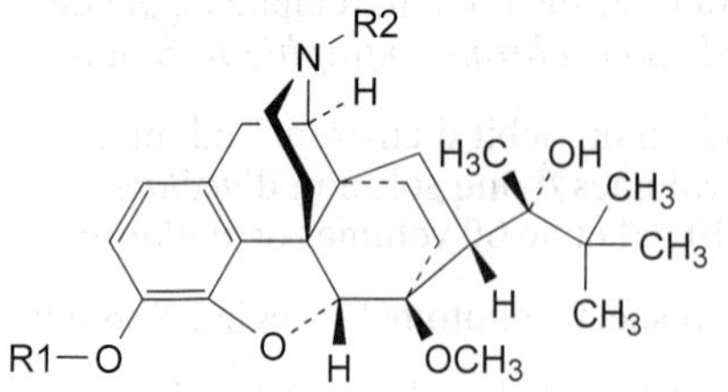

A. R1 = H, R2 = CH_2-CH_2-CH=CH_2 : (2*S*)-2-[17-(but-3-ényl)-4,5α-époxy-3-hydroxy-6-méthoxy-6α,14-éthano-14α-morphinan-7α-yl]-3,3-diméthylbutan-2-ol,

B. R1 = H, R2 = H : (2*S*)-2-(4,5α-époxy-3-hydroxy-6-méthoxy-6α,14-éthano-14α-morphinan-7α-yl)-3,3-diméthylbutan-2-ol,

C. R1 = CH_3, R2 = CN : 4,5α-époxy-7α-[(1*S*)-1-hydroxy-1,2,2-triméthylpropyl]-3,6-diméthoxy-6α,14-éthano-14α-morphinane-17-carbonitrile.

01/2002:1077

BUSÉRÉLINE

Buserelinum

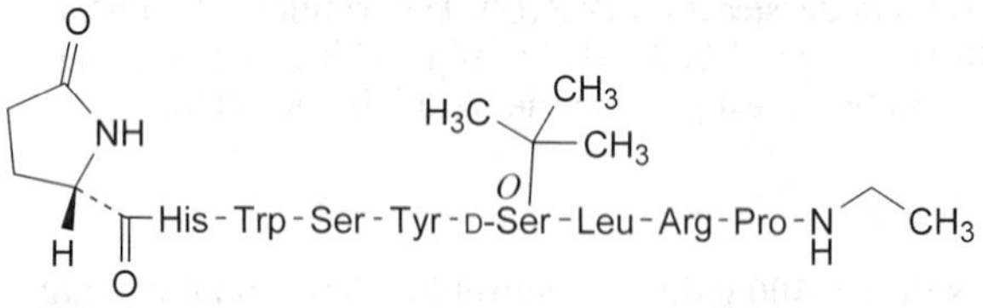

$C_{60}H_{86}N_{16}O_{13}$ M_r 1239

DÉFINITION

La buséréline est un nonapeptide synthétique analogue de la GnRH, l'hormone humaine stimulant la libération de gonadotrophine. Elle possède une activité agoniste vis-à-vis de la gonadoréline. La buséréline est obtenue par synthèse chimique et existe sous forme d'acétate. Elle contient au minimum 95,0 pour cent et au maximum l'équivalent de 102,0 pour cent du peptide $C_{60}H_{86}N_{16}O_{13}$, calculé par rapport à la substance anhydre et exempte d'acide acétique.

CARACTÈRES

Poudre blanche ou légèrement jaunâtre, hygroscopique, assez soluble dans l'eau et dans les acides dilués.

IDENTIFICATION

A. Examinez les chromatogrammes obtenus dans le dosage. Le pic principal du chromatogramme obtenu avec la solution à examiner est semblable quant à son temps de rétention au pic principal du chromatogramme obtenu avec la solution témoin (b).

B. Le spectre de résonance magnétique nucléaire ^1H (*2.2.33*) d'une solution de buséréline à 4 mg/ml dans un mélange de 20 volumes d'*acide acétique deutérié R* et de 80 volumes d'*oxyde de deutérium R* est qualitativement semblable au *spectre de référence de la buséréline de la Ph. Eur.*

ESSAI

Aspect de la solution. Une solution à 10 g/l est limpide (*2.2.1*) et n'est pas plus fortement colorée que la solution témoin J_7 (*2.2.2, Procédé II*).

Monographies A - C

Pouvoir rotatoire spécifique (*2.2.7*). Calculé par rapport à la substance anhydre et exempte d'acide acétique, le pouvoir rotatoire spécifique d'une solution à 10 g/l est de – 49 à – 58.

Absorbance (*2.2.25*). Dissolvez 10,0 mg de buséréline dans 100,0 ml d'*acide chlorhydrique 0,01 M*. Calculée par rapport à la substance anhydre et exempte d'acide acétique, l'absorbance spécifique au maximum à 278 nm est de 49 à 56.

Acides aminés. Examinez au moyen d'un analyseur d'acides aminés. Etalonnez l'appareil avec un mélange contenant des quantités équimolaires d'ammoniaque, de glycine et de la forme L des acides aminés suivants :

Lysine	Thréonine	Alanine	Leucine
Histidine	Sérine	Valine	Tyrosine
Arginine	Acide glutamique	Méthionine	Phénylalanine
Acide aspartique	Proline	Isoleucine	

plus la moitié de la quantité équimolaire de L-cystine. Pour la validation de la méthode, il convient d'utiliser un étalon interne approprié, tel que la *DL-norleucine R*.

Solution à examiner. Dans un tube de verre dur, rigoureusement propre, d'une longueur de 100 mm et d'un diamètre intérieur de 6 mm, introduisez 1,0 mg de buséréline. Ajoutez un volume approprié d'une solution d'*acide chlorhydrique R* à 50 pour cent *V/V*. Immergez le tube dans un mélange réfrigérant à une température de – 5 °C. Faites le vide dans le tube jusqu'à obtention d'une pression inférieure à 133 Pa, puis scellez. Chauffez à 110-115 °C pendant 16 h. Refroidissez le tube, puis ouvrez-le, transvasez son contenu dans une fiole de 10 ml avec 5 fois 0,2 ml d'*eau R* et évaporez à siccité sous pression réduite sur de l'*hydroxyde de potassium R*. Dissolvez le résidu dans de l'*eau R*, puis évaporez à siccité sous pression réduite sur de l'*hydroxyde de potassium R* ; répétez ces opérations une fois. Reprenez le résidu dans une solution tampon adaptée à l'analyseur d'acides aminés utilisé, et complétez à un volume approprié avec la même solution tampon. Déposez un volume approprié dans l'analyseur d'acides aminés.

Exprimez en moles la teneur de chacun des acides aminés. Calculez les proportions relatives en attribuant la valeur 1 à la somme, divisée par 6, du nombre de moles d'acide glutamique, d'histidine, de tyrosine, de leucine, d'arginine et de proline. Les valeurs obtenues se situent dans les limites suivantes : sérine 1,4 à 2,0 ; proline 0,8 à 1,2 ; acide glutamique 0,9 à 1,1 ; leucine 0,9 à 1,1 ; tyrosine 0,9 à 1,1 ; histidine 0,9 à 1,1 ; arginine 0,9 à 1,1. D'autres acides aminés ne sont éventuellement présents qu'à l'état de traces, à l'exception du tryptophane.

Peptides apparentés. Opérez par chromatographie liquide (*2.2.29*), comme décrit sous Dosage.

Injectez 10 µl de solution témoin (c) et enregistrez le chromatogramme pendant 2 fois environ le temps de rétention du pic principal. Ajustez la sensibilité du système de façon que la hauteur du pic principal du chromatogramme obtenu avec la solution témoin (c) représente 50 pour cent à 70 pour cent de l'échelle totale de l'enregistreur. Injectez 10 µl de solution à examiner. S'il apparaît d'autres pics que le pic principal dans le chromatogramme obtenu avec la solution à examiner, la surface d'aucun d'entre eux n'est supérieure à 3 fois la surface du pic principal du chromatogramme obtenu avec la solution témoin (c) (3 pour cent) et la somme de leur surface n'est pas supérieure à 5 fois la surface du pic principal du chromatogramme obtenu avec la solution témoin (c) (5 pour cent). Ne tenez pas compte des pics dont la surface est inférieure à 0,1 fois la surface du pic principal du chromatogramme obtenu avec la solution témoin (c) (0,1 pour cent).

Acide acétique (*2.5.34*).

Solution à examiner. Dissolvez 20,0 mg de buséréline dans un mélange de 5 volumes de phase mobile B et de 95 volumes de phase mobile A et complétez à 10,0 ml avec le même mélange de solvants.

La buséréline contient de 3,0 pour cent à 7,0 pour cent d'acide acétique.

Teneur en eau (*2.5.12*). Déterminée par semi-microdosage sur 80,0 mg de buséréline, la teneur en eau n'est pas supérieure à 4,0 pour cent.

Stérilité (*2.6.1*). La buséréline destinée à la préparation de formes pharmaceutiques administrées par voie parentérale sans autre procédé approprié de stérilisation satisfait également à l'essai de stérilité.

Endotoxines bactériennes (*2.6.14*) : moins de 55,5 UI/mg, si la buséréline est destinée à la préparation de formes pharmaceutiques administrées par voie parentérale sans autre procédé approprié d'élimination des endotoxines bactériennes.

DOSAGE

Opérez par chromatographie liquide (*2.2.29*).

Solution à examiner. Dissolvez 5,0 mg de buséréline dans 5,0 ml de phase mobile.

Solution témoin (a). Dissolvez le contenu d'une ampoule de *D-His-buséréline SCR* dans la phase mobile, puis prélevez un volume approprié de cette solution et complétez avec la phase mobile de façon à obtenir une concentration finale de 1 mg/ml. A 1,0 ml de cette solution, ajoutez 1,0 ml de la solution à examiner.

Solution témoin (b). Dissolvez le contenu d'une ampoule de *buséréline SCR* dans la phase mobile, puis prélevez un volume approprié de cette solution et complétez avec la phase mobile de façon à obtenir une concentration finale de 1,0 mg/ml.

Solution témoin (c). Prélevez 1,0 ml de solution à examiner et complétez à 100,0 ml avec la phase mobile.

La chromatographie peut être réalisée en utilisant :

– une colonne d'acier inoxydable, d'une longueur de 0,25 m et d'un diamètre intérieur de 4 mm, remplie de *gel de silice octadécylsilylé pour chromatographie R* (5 µm),
– comme phase mobile, à un débit de 0,8 ml/min, un mélange de 200 ml d'*acétonitrile R* et de 700 ml d'une solution d'*acide phosphorique R* à 11,2 g/l ; ajustez le pH du mélange à 2,5 avec de la *triéthylamine R*,
– comme détecteur, un spectrophotomètre réglé à 220 nm.

Injectez 10 µl de solution témoin (a). Le dosage n'est valable que si la résolution entre les pics correspondant respectivement à la D-His-buséréline et à la buséréline n'est pas inférieure à 1,5.

Injectez 10 µl de solution à examiner et 10 µl de solution témoin (b).

Calculez la teneur en buséréline ($C_{60}H_{86}N_{16}O_{13}$) à partir de la surface des pics des chromatogrammes obtenus avec la solution à examiner et la solution témoin (b), et de la teneur déclarée en $C_{60}H_{86}N_{16}O_{13}$ de la *buséréline SCR*.

CONSERVATION

En récipient étanche, à l'abri de la lumière, à une température de 2 °C à 8 °C. Si la substance est stérile, elle est conservée en récipient étanche, stérile, à fermeture inviolable.

ÉTIQUETAGE

L'étiquette indique :

– la masse de peptide contenu dans le récipient,
– dans les cas appropriés, que la substance est exempte d'endotoxines bactériennes,
– dans les cas appropriés, que la substance est stérile.

01/2002:1054

BUSSEROLE (FEUILLE DE)

Uvae ursi folium

DÉFINITION

Feuille entière ou fragmentée, séchée, de *Arctostaphylos uva-ursi* (L.) Spreng.

Teneur : au minimum 7,0 pour cent d'arbutoside anhydre ($C_{12}H_{16}O_7$; M_r 272,3) (drogue desséchée).

CARACTÈRES

Caractères macroscopiques et microscopiques décrits aux identifications A et B.

IDENTIFICATION

A. La feuille de busserole, de couleur vert foncé brillant sur la face adaxiale, plus claire sur la face abaxiale, a généralement une longueur de 7 mm à 30 mm et une largeur de 5 mm à 12 mm. La feuille entière est obovale, à bords lisses, un peu réfléchie en dessous, atténuée à la base en un court pétiole. Elle est obtuse ou rétuse au sommet. Le limbe est épais et coriace. La nervation, pennée et finement réticulée, est nettement visible sur les 2 faces. La face adaxiale est marquée de veinules creuses qui lui donnent un aspect chagriné caractéristique. Seule la feuille jeune est ciliée sur les bords. La feuille âgée est glabre.

B. Réduisez la feuille de busserole en poudre (355). La poudre est verte à gris-vert ou vert-jaune. Examinez au microscope en utilisant de la *solution d'hydrate de chloral R*. La poudre présente les éléments suivants : des fragments d'épidermes qui, vus de face, présentent des cellules polygonales, recouvertes d'une cuticule épaisse et lisse, à parois droites, épaisses et irrégulièrement ponctuées ; des stomates de type anomocytique (*2.8.3*) entourés de 5 à 11 cellules annexes et de cicatrices des bases de poils seulement à l'épiderme abaxial ; des fragments de parenchyme palissadique, à 3 ou 4 assises de cellules de longueur inégale, et de parenchyme lacuneux ; des groupes de fibres lignifiées du péricycle accompagnées de files de cellules contenant des prismes d'oxalate de calcium ; de rares poils tecteurs, coniques, unicellulaires.

C. Chromatographie sur couche mince (*2.2.27*).

Solution à examiner. A 0,5 g de feuille de busserole pulvérisée (355), ajoutez 5 ml d'un mélange à volumes égaux de *méthanol R* et d'*eau R* et chauffez à reflux pendant 10 min. Filtrez à chaud. Lavez la fiole et le filtre avec un mélange à volumes égaux de *méthanol R* et d'*eau R* et complétez à 5 ml avec le même mélange de solvants.

Solution témoin. Dissolvez 25 mg d'*arbutoside R*, 25 mg d'*acide gallique R* et 25 mg d'*hydroquinone R* dans du *méthanol R* et complétez à 10,0 ml avec le même solvant.

Plaque : *plaque au gel de silice G pour CCM R.*

Phase mobile : *acide formique anhydre R, eau R, acétate d'éthyle R* (6:6:88 *V/V/V*).

Dépôt : 10 µl de solution témoin et 20 µl de solution à examiner, en bandes.

Développement : sur un parcours de 15 cm.

Séchage : à 105-110 °C jusqu'à disparition complète de la phase mobile.

Détection : pulvérisez une solution de *dichloroquinonechlorimide R* à 10 g/l dans le *méthanol R*. Pulvérisez ensuite une solution de *carbonate de sodium anhydre R* à 20 g/l.

Résultats : voir ci-dessous la séquence des bandes présentes dans les chromatogrammes obtenus avec la solution témoin et la solution à examiner. Par ailleurs, 2 à 3 bandes bleues et plusieurs bandes brunes à gris-brun peuvent être présentes dans le chromatogramme obtenu avec la solution à examiner.

Haut de la plaque	
Hydroquinone : une bande bleue	Une bande bleue
Acide gallique : une bande brunâtre	Une bande brunâtre
_______	_______
_______	_______
Arbutoside : une bande bleu clair	Une bande bleu clair (arbutoside)
Solution témoin	**Solution à examiner**

ESSAI

Eléments étrangers (*2.8.2*) : au maximum 5 pour cent de tiges et au maximum 3 pour cent d'autres éléments étrangers.

Feuilles de couleur différente : au maximum 10 pour cent de feuilles de couleur différente, déterminé selon la méthode des éléments étrangers (*2.8.2*).

Perte à la dessiccation (*2.2.32*) : au maximum 10,0 pour cent, déterminé à l'étuve à 100-105 °C pendant 2 h sur 1,000 g de drogue pulvérisée (355).

Cendres totales (*2.4.16*) : au maximum 5,0 pour cent.

DOSAGE

Chromatographie liquide (*2.2.29*).

Solution à examiner. Dans un ballon de 100 ml à col rodé, introduisez 0,800 g de drogue pulvérisée (250). Ajoutez 20 ml d'*eau R* et chauffez à reflux au bain-marie pendant 30 min. Laissez refroidir, puis filtrez le liquide sur un tampon de coton hydrophile. Ajoutez le coton hydrophile au résidu contenu dans le ballon de 100 ml, puis chauffez à reflux au bain-marie pendant 30 min avec 20 ml d'*eau R*. Laissez refroidir et filtrez sur un filtre en papier. Réunissez les filtrats et complétez à 50,0 ml avec de l'*eau R*. Filtrez sur un filtre en papier et jetez les 10 premiers millilitres de filtrat.

Solution témoin. Dissolvez 50,0 mg d'*arbutoside R* dans la phase mobile et complétez à 50,0 ml avec la phase mobile.

Colonne :

– *dimensions* : *l* = 0,25 m, Ø = 4 mm,
– *phase stationnaire* : *gel de silice octadécylsilylé pour chromatographie désactivé pour les bases R* (5 µm).

Phase mobile : *méthanol R, eau R* (10:90 *V/V*).

Débit : 1,2 ml/min.

Détection : spectrophotomètre à 280 nm.

Le chromatogramme suivant est publié à titre d'information.

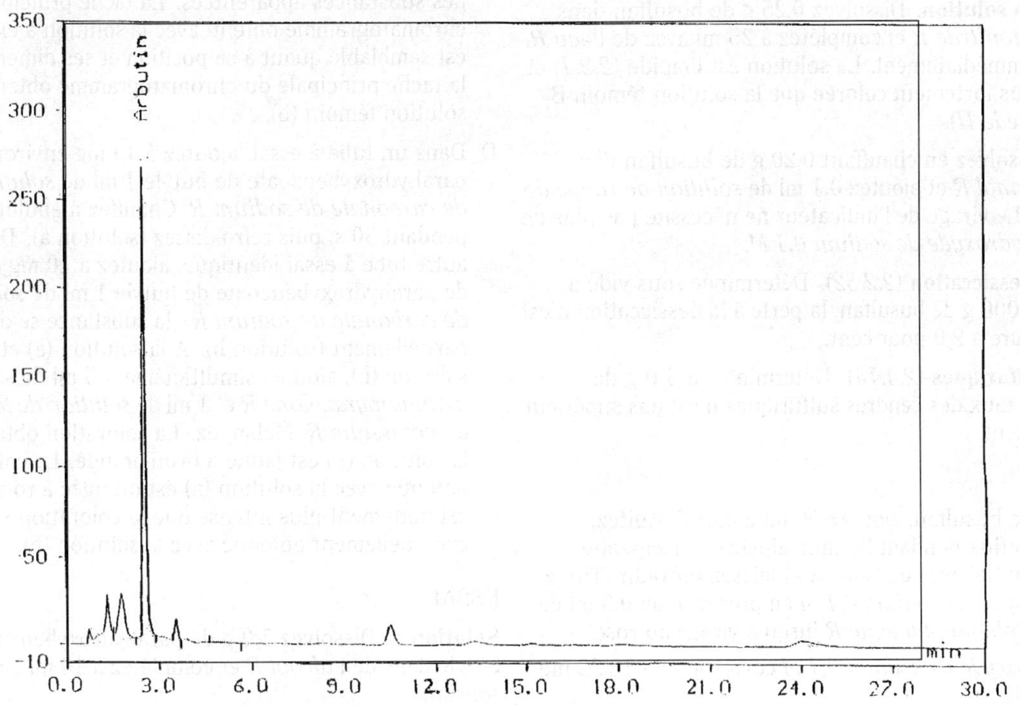

Figure 1054.-1. – *Chromatogramme pour le dosage de l'arbutoside dans la feuille de busserole*

Calculez la teneur pour cent en arbutoside à l'aide de l'expression :

$$\frac{F_1 \times m_2 \times 100}{F_2 \times m_1}$$

F_1 = surface du pic dû à l'arbutoside dans le chromatogramme obtenu avec la solution à examiner,

F_2 = surface du pic dû à l'arbutoside dans le chromatogramme obtenu avec la solution témoin,

m_1 = masse de la prise d'essai, en grammes,

m_2 = masse d'*arbutoside R* dans la solution témoin, en grammes.

01/2002:0542

BUSULFAN

Busulfanum

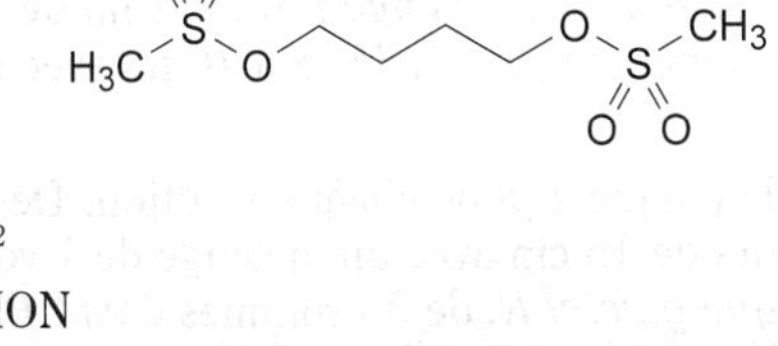

$C_6H_{14}O_6S_2$ M_r 246,3

DÉFINITION

Le busulfan contient au minimum 99,0 pour cent et au maximum l'équivalent de 100,5 pour cent de di(méthanesulfonate) de butane-1,4-diyle, calculé par rapport à la substance desséchée.

CARACTÈRES

Poudre cristalline blanche ou sensiblement blanche, très peu soluble dans l'eau, facilement soluble dans l'acétone et dans l'acétonitrile, très peu soluble dans l'alcool et dans l'éther.

Le busulfan fond vers 116 °C.

IDENTIFICATION

Première identification : A.

Seconde identification : B, C, D.

A. Examinez le busulfan par spectrophotométrie d'absorption dans l'infrarouge (*2.2.24*), en comparant avec le spectre obtenu avec le *busulfan SCR*.

B. Opérez par chromatographie sur couche mince (*2.2.27*) en utilisant une plaque recouverte de *gel de silice G R*.

Solution à examiner. Dissolvez 20 mg de busulfan dans 2 ml d'*acétone R*.

Solution témoin. Dissolvez 20 mg de *busulfan SCR* dans 2 ml d'*acétone R*.

Déposez séparément sur la plaque 5 µl de chaque solution. Développez sur un parcours de 15 cm avec un mélange à volumes égaux d'*acétone R* et de *toluène R*. Séchez la plaque dans un courant d'air chaud. Pulvérisez de la *solution d'aldéhyde anisique R*. Chauffez la plaque à 120 °C. La tache principale du chromatogramme obtenu avec la solution à examiner est semblable quant à sa position, sa coloration et ses dimensions à la tache principale du chromatogramme obtenu avec la solution témoin.

C. A 0,1 g de busulfan, ajoutez 5 ml d'*hydroxyde de sodium 1 M*. Chauffez jusqu'à obtention d'une solution limpide. Laissez refroidir. A 2 ml de cette solution, ajoutez 0,1 ml de *solution de permanganate de potassium R*. La coloration vire du pourpre, au violet puis au bleu et enfin au vert. Filtrez et ajoutez 1 ml de *solution de nitrate d'argent ammoniacal R*. Il se forme un précipité.

D. Faites fondre un mélange de 0,1 g de busulfan, de 0,1 g de *nitrate de potassium R* et de 0,25 g d'*hydroxyde de sodium R*. Laissez refroidir et dissolvez le résidu dans 5 ml d'*eau R*. Ajoutez de l'*acide chlorhydrique dilué R* jusqu'à un pH de 1 à 2. La solution donne la réaction (a) des sulfates (*2.3.1*).

ESSAI

Aspect de la solution. Dissolvez 0,25 g de busulfan dans 20 ml d'*acétonitrile R* et complétez à 25 ml avec de l'*eau R*. Examinez immédiatement. La solution est limpide (*2.2.1*) et n'est pas plus fortement colorée que la solution témoin B_7 (*2.2.2, Procédé II*).

Acidité. Dissolvez en chauffant 0,20 g de busulfan dans 50 ml d'*éthanol R* et ajoutez 0,1 ml de *solution de rouge de méthyle R*. Le virage de l'indicateur ne nécessite pas plus de 0,05 ml d'*hydroxyde de sodium 0,1 M*.

Perte à la dessiccation (*2.2.32*). Déterminée sous vide à 60 °C sur 1,000 g de busulfan, la perte à la dessiccation n'est pas supérieure à 2,0 pour cent.

Cendres sulfuriques (*2.4.14*). Déterminé sur 1,0 g de busulfan, le taux des cendres sulfuriques n'est pas supérieur à 0,1 pour cent.

DOSAGE

A 0,250 g de busulfan, ajoutez 50 ml d'*eau R*. Agitez, chauffez à reflux pendant 30 min, ajustez si nécessaire au volume initial avec de l'*eau R* et laissez refroidir. Titrez par l'*hydroxyde de sodium 0,1 M* en présence de 0,3 ml de *solution de phénolphtaléine R* jusqu'à virage au rose.

1 ml d'*hydroxyde de sodium 0,1 M* correspond à 12,32 mg de $C_6H_{14}O_6S_2$.

CONSERVATION

En récipient étanche, à l'abri de la lumière.

01/2002:0881

BUTYLE (PARAHYDROXYBENZOATE DE)

Butylis parahydroxybenzoas

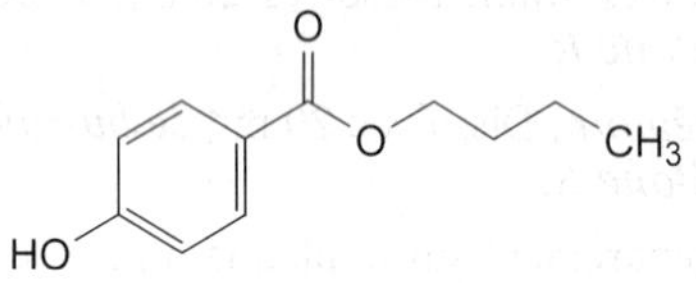

$C_{11}H_{14}O_3$ M_r 194,2

DÉFINITION

Le parahydroxybenzoate de butyle contient au minimum 99,0 pour cent et au maximum l'équivalent de 100,5 pour cent de 4-hydroxybenzoate de butyle.

CARACTÈRES

Poudre cristalline, blanche ou sensiblement blanche, ou cristaux incolores, très peu solubles dans l'eau, facilement solubles dans l'alcool et dans le méthanol.

IDENTIFICATION

Première identification : A, B.

Seconde identification : A, C, D.

A. Le point de fusion (*2.2.14*) du parahydroxybenzoate de butyle est de 68 °C à 71 °C.

B. Examinez le parahydroxybenzoate de butyle par spectrophotométrie d'absorption dans l'infrarouge (*2.2.24*), en comparant avec le spectre obtenu avec le *parahydroxybenzoate de butyle SCR*.

C. Examinez les chromatogrammes obtenus dans l'essai des substances apparentées. La tache principale du chromatogramme obtenu avec la solution à examiner (b) est semblable quant à sa position et ses dimensions à la tache principale du chromatogramme obtenu avec la solution témoin (b).

D. Dans un tube à essai, ajoutez à 10 mg environ de parahydroxybenzoate de butyle 1 ml de *solution de carbonate de sodium R*. Chauffez à ébullition pendant 30 s, puis refroidissez (solution a). Dans un autre tube à essai identique, ajoutez à 10 mg environ de parahydroxybenzoate de butyle 1 ml de *solution de carbonate de sodium R* ; la substance se dissout partiellement (solution b). A la solution (a) et à la solution (b), ajoutez simultanément 5 ml de *solution d'aminopyrazolone R* et 1 ml de *solution de ferricyanure de potassium R*. Mélangez. La coloration obtenue avec la solution (b) est jaune à brun-orangé. La coloration obtenue avec la solution (a) est orangée à rouge, elle est nettement plus intense que la coloration similaire éventuellement obtenue avec la solution (b).

ESSAI

Solution S. Dissolvez 1,0 g de parahydroxybenzoate de butyle dans de l'*alcool R* et complétez à 10 ml avec le même solvant.

Aspect de la solution. La solution S est limpide (*2.2.1*) et n'est pas plus fortement colorée que la solution témoin JB_6 (*2.2.2, Procédé II*).

Acidité. A 2 ml de solution S, ajoutez 3 ml d'*alcool R*, 5 ml d'*eau exempte de dioxyde de carbone R* et 0,1 ml de *solution de vert de bromocrésol R*. Le virage de l'indicateur au bleu ne nécessite pas plus de 0,1 ml d'*hydroxyde de sodium 0,1 M*.

Substances apparentées. Opérez par chromatographie sur couche mince (*2.2.27*) en utilisant une plaque recouverte d'un gel de silice octadécylsilylé approprié contenant un indicateur de fluorescence dont l'intensité est optimale à 254 nm.

Solution à examiner (a). Dissolvez 0,10 g de parahydroxybenzoate de butyle dans de l'*acétone R* et complétez à 10 ml avec le même solvant.

Solution à examiner (b). Prélevez 1 ml de solution à examiner (a) et complétez à 10 ml avec de l'*acétone R*.

Solution témoin (a). Prélevez 0,5 ml de solution à examiner (a) et complétez à 100 ml avec de l'*acétone R*.

Solution témoin (b). Dissolvez 10 mg de *parahydroxybenzoate de butyle SCR* dans de l'*acétone R* et complétez à 10 ml avec le même solvant.

Solution témoin (c). Dissolvez 10 mg de *parahydroxybenzoate de propyle R* dans 1 ml de solution à examiner (a) et complétez à 10 ml avec de l'*acétone R*.

Déposez sur la plaque 2 µl de chaque solution. Développez sur un parcours de 15 cm avec un mélange de 1 volume d'*acide acétique glacial R*, de 30 volumes d'*eau R* et de 70 volumes de *méthanol R*. Laissez sécher la plaque à l'air. Examinez en lumière ultraviolette à 254 nm. S'il apparaît d'autres taches que la tache principale dans le chromatogramme obtenu avec la solution à examiner (a), aucune d'entre elles n'est plus intense que la tache du chromatogramme obtenu avec la solution témoin (a) (0,5 pour cent). L'essai n'est valable que si le chromatogramme obtenu avec la solution témoin (c) présente 2 taches principales nettement séparées.

Cendres sulfuriques (*2.4.14*). Déterminé sur 1,0 g de parahydroxybenzoate de butyle, le taux des cendres sulfuriques n'est pas supérieur à 0,1 pour cent.

DOSAGE

Dans une fiole à bouchon rodé munie d'un réfrigérant à reflux, introduisez 2,000 g de parahydroxybenzoate de butyle et ajoutez 40,0 ml d'*hydroxyde de sodium 1 M*. Chauffez à reflux pendant 1 h. Laissez refroidir et rincez le réfrigérant avec de l'*eau R*. Titrez l'excès d'hydroxyde de sodium par l'*acide sulfurique 0,5 M* en poursuivant le titrage jusqu'au deuxième point d'inflexion. Déterminez le point de fin de titrage par potentiométrie (*2.2.20*). Effectuez un titrage à blanc.

1 ml d'*hydroxyde de sodium 1 M* correspond à 194,2 mg de $C_{11}H_{14}O_3$.

IMPURETÉS

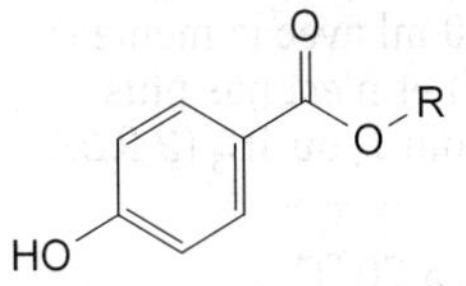

A. R = H : acide 4-hydroxybenzoïque,

B. R = CH_3 : 4-hydroxybenzoate de méthyle,

C. R = CH_2-CH_3 : 4-hydroxybenzoate d'éthyle,

D. R = CH_2-CH_2-CH_3 : 4-hydroxybenzoate de propyle.

01/2002:0880

BUTYLHYDROXYANISOLE

Butylhydroxyanisolum

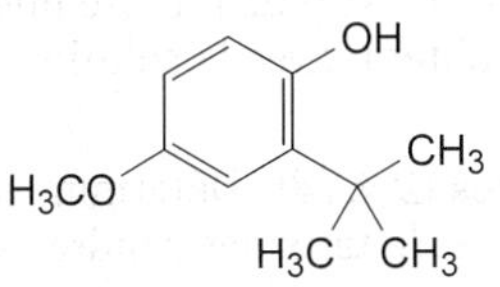

$C_{11}H_{16}O_2$ M_r 180,3

DÉFINITION

Le butylhydroxyanisole est le 2-(1,1-diméthyléthyl)-4-méthoxyphénol contenant au maximum 10 pour cent de 3-(1,1-diméthyléthyl)-4-méthoxyphénol.

CARACTÈRES

Poudre cristalline blanche à jaunâtre ou légèrement rosée, pratiquement insoluble dans l'eau, très soluble dans le chlorure de méthylène, facilement soluble dans l'alcool et dans les huiles végétales. Le butylhydroxyanisole se dissout dans les solutions diluées d'hydroxydes alcalins.

IDENTIFICATION

A. Examinez les chromatogrammes obtenus dans l'essai des substances apparentées. La tache principale du chromatogramme obtenu avec la solution à examiner (b) est semblable quant à sa position, sa coloration et ses dimensions à la tache principale du chromatogramme obtenu avec la solution témoin (a).

B. A 0,5 ml de solution S (voir Essai), ajoutez 10 ml de *solution d'aminopyrazolone R* et 1 ml de *solution de ferricyanure de potassium R*. Mélangez et ajoutez 10 ml de *chlorure de méthylène R*. Agitez vigoureusement. Après séparation, la couche organique présente une coloration rouge.

C. Dissolvez 10 mg environ de butylhydroxyanisole dans 2 ml d'*alcool R*. Ajoutez 1 ml d'une solution de *propionate de testostérone R* à 1 g/l dans l'*alcool R* et 2 ml de *solution diluée d'hydroxyde de sodium R*. Chauffez dans un bain-marie à 80 °C pendant 10 min. Laissez refroidir. Il se développe une coloration rouge.

ESSAI

Solution S. Dissolvez 2,5 g de butylhydroxyanisole dans de l'*alcool R* et complétez à 25 ml avec le même solvant.

Aspect de la solution. La solution S est limpide (*2.2.1*) et n'est pas plus fortement colorée que la solution de degré 5 de la gamme des solutions témoins présentant la coloration la plus appropriée (*2.2.2, Procédé II*).

Substances apparentées. Opérez par chromatographie sur couche mince (*2.2.27*) en utilisant une plaque recouverte de *gel de silice G R*.

Solution à examiner (a). Dissolvez 0,25 g de butylhydroxyanisole dans du *chlorure de méthylène R* et complétez à 10 ml avec le même solvant.

Solution à examiner (b). Prélevez 1 ml de solution à examiner (a) et complétez à 10 ml avec du *chlorure de méthylène R*.

Solution témoin (a). Dissolvez 25 mg de *butylhydroxyanisole SCR* dans du *chlorure de méthylène R* et complétez à 10 ml avec le même solvant.

Solution témoin (b). Prélevez 1 ml de solution témoin (a) et complétez à 20 ml avec du *chlorure de méthylène R*.

Solution témoin (c). Dissolvez 50 mg d'*hydroquinone R* dans 5 ml d'*alcool R* et complétez à 100 ml avec du *chlorure de méthylène R*. Prélevez 1 ml de solution et complétez à 10 ml avec du *chlorure de méthylène R*.

Déposez séparément sur la plaque 5 µl de chaque solution. Développez sur un parcours de 10 cm avec du *chlorure de méthylène R*. Laissez sécher la plaque à l'air. Pulvérisez avec un mélange extemporané de 10 volumes de *solution de ferricyanure de potassium R*, de 20 volumes de *solution de chlorure ferrique R1* et de 70 volumes d'*eau R*. S'il apparaît une tache bleu-violet de R_f voisin de 0,35 correspondant au 3-(1,1-diméthyléthyl)-4-méthoxyphénol dans le chromatogramme obtenu avec la solution à examiner (a), elle n'est pas plus intense que la tache principale du chromatogramme obtenu avec la solution témoin (a) (10 pour cent). S'il apparaît une tache correspondant à l'hydroquinone dans le chromatogramme obtenu avec la solution à examiner (a), elle n'est pas plus intense que la tache principale du chromatogramme obtenu avec la solution témoin (c) (0,2 pour cent). S'il apparaît d'autres taches que la tache principale et des taches correspondant au 3-(1,1-diméthyléthyl)-4-méthoxyphénol et à l'hydroquinone dans le chromatogramme obtenu avec la solution à examiner (a), aucune d'entre elles n'est plus intense que la tache principale du chromatogramme obtenu avec la solution témoin (b) (0,5 pour cent).

Métaux lourds (*2.4.8*). 1,0 g de butylhydroxyanisole satisfait à l'essai limite C des métaux lourds (10 ppm). Préparez le témoin avec 1 ml de *solution à 10 ppm de plomb (Pb) R*.

Cendres sulfuriques (*2.4.14*). Déterminé sur 1,0 g de butylhydroxyanisole, le taux des cendres sulfuriques n'est pas supérieur à 0,1 pour cent.

Monographies A - C

CONSERVATION

A l'abri de la lumière.

IMPURETÉS

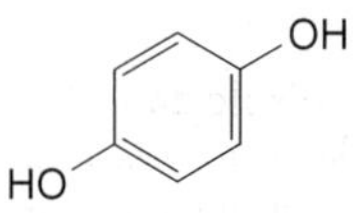

A. benzène-1,4-diol (hydroquinone).

01/2002:0581

BUTYLHYDROXYTOLUÈNE

Butylhydroxytoluenum

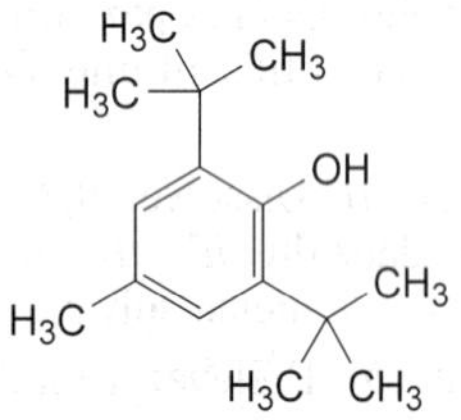

$C_{15}H_{24}O$ M_r 220,4

DÉFINITION

Le butylhydroxytoluène est le 2,6-bis(1,1-diméthyléthyl-4-méthylphénol.

CARACTÈRES

Poudre cristalline, blanche ou blanc jaunâtre, pratiquement insoluble dans l'eau, très soluble dans l'acétone et dans l'éther, facilement soluble dans l'alcool et dans les huiles végétales.

IDENTIFICATION

Première identification : A, C.

Seconde identification : A, B, D.

A. Le butylhydroxytoluène satisfait à l'essai du point de solidification (voir Essai).

B. Dissolvez 0,500 g de butylhydroxytoluène dans de l'*éthanol R* et complétez à 100,0 ml avec le même solvant. Prélevez 1,0 ml de cette solution et complétez à 100,0 ml avec de l'*éthanol R*. Examinée de 230 nm à 300 nm (*2.2.25*), la solution présente un maximum d'absorption à 278 nm. L'absorbance spécifique à ce maximum est de 80 à 90.

C. Examinez par spectrophotométrie d'absorption dans l'infrarouge (*2.2.24*), en comparant avec le spectre obtenu avec le *butylhydroxytoluène SCR*.

D. Dissolvez 10 mg environ de butylhydroxytoluène dans 2 ml d'*alcool R*. Ajoutez 1 ml de solution de *propionate de testostérone R* à 1 g/l dans l'*alcool R* et 2 ml de *solution diluée d'hydroxyde de sodium R*. Chauffez au bain-marie à 80 °C pendant 10 min. Laissez refroidir. Il se développe une coloration bleue.

ESSAI

Aspect de la solution. Dissolvez 1,0 g de butylhydroxytoluène dans du *méthanol R* et complétez à 10 ml avec le même solvant. La solution est limpide (*2.2.1*) et n'est pas plus fortement colorée que la solution témoin J_5 ou JB_5 (*2.2.2, Procédé II*).

Point de solidification (*2.2.18*) : 69 °C à 70 °C.

Substances apparentées. Opérez par chromatographie sur couche mince (*2.2.27*) en utilisant une plaque recouverte de *gel de silice G R*.

Solution à examiner. Dissolvez 0,2 g de butylhydroxytoluène dans du *méthanol R* et complétez à 10,0 ml avec le même solvant.

Solution témoin. Prélevez 1 ml de solution à examiner et complétez à 200 ml avec du *méthanol R*.

Déposez séparément sur la plaque 10 µl de chaque solution. Développez sur un parcours de 15 cm avec du *chlorure de méthylène R*. Laissez sécher la plaque à l'air. Pulvérisez un mélange récemment préparé de 10 volumes de *solution de ferricyanure de potassium R*, de 20 volumes de *solution de chlorure ferrique R1* et de 70 volumes d'*eau R*. S'il apparaît d'autres taches que la tache principale dans le chromatogramme obtenu avec la solution à examiner, aucune d'entre elles n'est plus intense que la tache du chromatogramme obtenu avec la solution témoin (0,5 pour cent).

Cendres sulfuriques (*2.4.14*). Déterminé sur 1,0 g de butylhydroxytoluène, le taux des cendres sulfuriques n'est pas supérieur à 0,1 pour cent.

C

01/2002:0267

CAFÉINE

Coffeinum

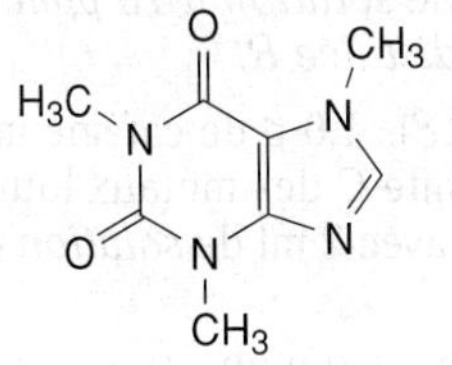

$C_8H_{10}N_4O_2$ M_r 194,2

DÉFINITION

La caféine contient au minimum 98,5 pour cent et au maximum l'équivalent de 101,5 pour cent de 1,3,7-triméthyl-3,7-dihydro-1*H*-purine-2,6-dione calculé par rapport à la substance desséchée.

CARACTÈRES

Poudre cristalline blanche ou cristaux soyeux blancs, facilement sublimables, assez solubles dans l'eau, facilement solubles dans l'eau bouillante, peu solubles dans l'éthanol et dans l'éther. La caféine se dissout dans les solutions concentrées de benzoates ou de salicylates alcalins.

IDENTIFICATION

Première identification : A, B, E.

Seconde identification : A, C, D, E, F.

A. Le point de fusion (*2.2.14*) de la caféine est de 234 °C à 239 °C.

B. Examinez la caféine par spectrophotométrie d'absorption dans l'infrarouge (*2.2.24*), en comparant avec le spectre obtenu avec la *caféine SCR*.

C. A 2 ml d'une solution saturée de caféine, ajoutez 0,05 ml de *solution d'iodure de potassium iodée R*. La solution reste limpide. Ajoutez 0,1 ml d'*acide chlorhydrique dilué R*. Il se forme un précipité brun qui se dissout après neutralisation par la *solution diluée d'hydroxyde de sodium R*.

D. Dans un tube à bouchon rodé, dissolvez 10 mg environ de caféine dans 0,25 ml d'un mélange de 0,5 ml d'*acétylacétone R* et de 5 ml de *solution diluée d'hydroxyde de sodium R*. Chauffez au bain-marie à 80 °C pendant 7 min. Refroidissez et ajoutez 0,5 ml de *solution de diméthylaminobenzaldéhyde R2*. Chauffez de nouveau au bain-marie à 80 °C pendant 7 min. Laissez refroidir et ajoutez 10 ml d'*eau R*. Il se développe une coloration bleu intense.

E. La caféine satisfait à l'essai de perte à la dessiccation (voir Essai).

F. La caféine donne la réaction des xanthines (*2.3.1*).

ESSAI

Solution S. Dissolvez à chaud 0,5 g de caféine dans 50 ml d'*eau exempte de dioxyde de carbone R* préparée à partir d'*eau distillée R*. Refroidissez et complétez à 50 ml avec le même solvant.

Aspect de la solution. La solution S est limpide (*2.2.1*) et incolore (*2.2.2, Procédé II*).

Acidité. A 10 ml de solution S, ajoutez 0,05 ml de *solution de bleu de bromothymol R1*. La solution se colore en vert ou en jaune. Le virage au bleu de l'indicateur ne nécessite pas plus de 0,2 ml d'*hydroxyde de sodium 0,01 M*.

Substances apparentées. Opérez par chromatographie sur couche mince (*2.2.27*) en utilisant une plaque recouverte de *gel de silice GF_{254} R*.

Solution à examiner. Dissolvez 0,2 g de caféine dans un mélange de 4 volumes de *méthanol R* et de 6 volumes de *chloroforme R*, puis complétez à 10 ml avec le même mélange de solvants.

Solution témoin. Prélevez 0,5 ml de solution à examiner et complétez à 100 ml avec un mélange de 4 volumes de *méthanol R* et de 6 volumes de *chloroforme R*.

Déposez sur la plaque 10 µl de chaque solution. Développez sur un parcours de 15 cm avec un mélange de 10 volumes d'*ammoniaque concentrée R*, de 30 volumes d'*acétone R*, de 30 volumes de *chloroforme R* et de 40 volumes de *butanol R*. Laissez sécher la plaque à l'air. Examinez en lumière ultraviolette à 254 nm. S'il apparaît d'autres taches que la tache principale dans le chromatogramme obtenu avec la solution à examiner, aucune d'entre elles n'est plus intense que la tache du chromatogramme obtenu avec la solution témoin (0,5 pour cent).

Sulfates (*2.4.13*). 15 ml de solution S satisfont à l'essai limite des sulfates (500 ppm). Préparez le témoin avec un mélange de 7,5 ml de *solution à 10 ppm de sulfate (SO_4) R* et de 7,5 ml d'*eau distillée R*.

Métaux lourds (*2.4.8*). 1,0 g de caféine satisfait à l'essai limite C des métaux lourds (20 ppm). Préparez le témoin avec 2 ml de *solution à 10 ppm de plomb (Pb) R*.

Perte à la dessiccation (*2.2.32*). Déterminée à l'étuve à 100-105 °C pendant 1 h sur 1,000 g de caféine, la perte à la dessiccation n'est pas supérieure à 0,5 pour cent.

Cendres sulfuriques (*2.4.14*). Déterminé sur 1,0 g de caféine, le taux des cendres sulfuriques n'est pas supérieur à 0,1 pour cent.

DOSAGE

Dissolvez 0,170 g de caféine dans 5 ml d'*acide acétique anhydre R* en chauffant. Laissez refroidir. Ajoutez 10 ml d'*anhydride acétique R* et 20 ml de *toluène R*. Titrez par l'*acide perchlorique 0,1 M*. Déterminez le point de fin de titrage par potentiométrie (*2.2.20*).

1 ml d'*acide perchlorique 0,1 M* correspond à 19,42 mg de $C_8H_{10}N_4O_2$.

01/2002:0268

CAFÉINE MONOHYDRATÉE

Coffeinum monohydricum

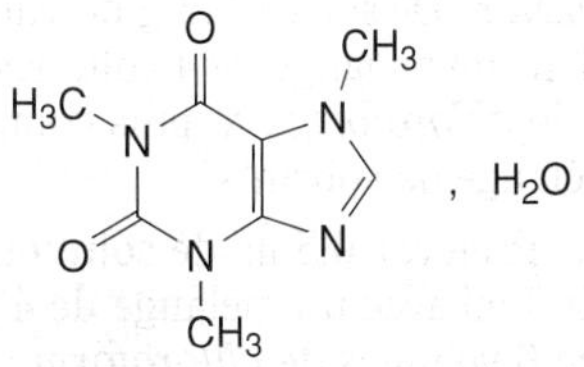

$C_8H_{10}N_4O_2,H_2O$ M_r 212,2

DÉFINITION

La caféine monohydratée contient au minimum 98,5 pour cent et au maximum l'équivalent de 101,5 pour cent de 1,3,7-triméthyl-3,7-dihydro-1*H*-purine-2,6-dione, calculé par rapport à la substance desséchée.

Monographies A - C

CARACTÈRES

Poudre cristalline blanche ou cristaux soyeux blancs, facilement sublimables, assez solubles dans l'eau, facilement solubles dans l'eau bouillante, peu solubles dans l'éthanol et dans l'éther. La caféine monohydratée se dissout dans les solutions concentrées de benzoates ou de salicylates alcalins.

IDENTIFICATION

Première identification : A, B, E.

Seconde identification : A, C, D, E, F.

A. Le point de fusion (*2.2.14*) de la caféine monohydratée, préalablement desséchée à 100-105 °C, est de 234 °C à 239 °C.

B. Examinez la caféine monohydratée, préalablement desséchée à 100-105 °C, par spectrophotométrie d'absorption dans l'infrarouge (*2.2.24*), en comparant avec le spectre obtenu avec la *caféine SCR*.

C. A 2 ml d'une solution saturée de caféine monohydratée, ajoutez 0,05 ml de *solution d'iodure de potassium iodé R*. La solution reste limpide. Ajoutez 0,1 ml d'*acide chlorhydrique dilué R*. Il se forme un précipité brun qui se dissout après neutralisation par la *solution diluée d'hydroxyde de sodium R*.

D. Dans un tube à bouchon rodé, dissolvez 10 mg environ de caféine monohydratée dans 0,25 ml d'un mélange de 0,5 ml d'*acétylacétone R* et de 5 ml de *solution diluée d'hydroxyde de sodium R*. Chauffez au bain-marie à 80 °C pendant 7 min. Refroidissez et ajoutez 0,5 ml de *solution de diméthylaminobenzaldéhyde R2*. Chauffez de nouveau au bain-marie à 80 °C pendant 7 min. Laissez refroidir et ajoutez 10 ml d'*eau R*. Il se développe une coloration bleu intense.

E. La caféine monohydratée satisfait à l'essai de perte à la dessiccation (voir Essai).

F. La caféine monohydratée donne la réaction des xanthines (*2.3.1*).

ESSAI

Solution S. Dissolvez à chaud 0,5 g de caféine monohydratée dans 50 ml d'*eau exempte de dioxyde de carbone R* préparée à partir d'*eau distillée R*. Refroidissez et complétez à 50 ml avec le même solvant.

Aspect de la solution. La solution S est limpide (*2.2.1*) et incolore (*2.2.2, Procédé II*).

Acidité. A 10 ml de solution S, ajoutez 0,05 ml de *solution de bleu de bromothymol R1*. La solution se colore en vert ou en jaune. Le virage au bleu de l'indicateur ne nécessite pas plus de 0,2 ml d'*hydroxyde de sodium 0,01 M*.

Substances apparentées. Opérez par chromatographie sur couche mince (*2.2.27*) en utilisant une plaque recouverte de *gel de silice GF_{254} R*.

Solution à examiner. Dissolvez 0,2 g de caféine monohydratée dans un mélange de 4 volumes de *méthanol R* et de 6 volumes de *chloroforme R*, puis complétez à 10 ml avec le même mélange de solvants.

Solution témoin. Prélevez 0,5 ml de solution à examiner et complétez à 100 ml avec un mélange de 4 volumes de *méthanol R* et de 6 volumes de *chloroforme R*.

Déposez séparément sur la plaque 10 µl de chaque solution. Développez sur un parcours de 15 cm avec un mélange de 10 volumes d'*ammoniaque concentrée R*, de 30 volumes d'*acétone R*, de 30 volumes de *chloroforme R* et de 40 volumes de *butanol R*. Laissez sécher la plaque à l'air. Examinez en lumière ultraviolette à 254 nm. S'il apparaît d'autres taches que la tache principale dans le chromatogramme obtenu avec la solution à examiner, aucune d'entre elles n'est plus intense que la tache du chromatogramme obtenu avec la solution témoin (0,5 pour cent).

Sulfates (*2.4.13*). 15 ml de solution S satisfont à l'essai limite des sulfates (500 ppm). Préparez le témoin avec un mélange de 7,5 ml de *solution à 10 ppm de sulfate (SO_4) R* et de 7,5 ml d'*eau distillée R*.

Métaux lourds (*2.4.8*). 1,0 g de caféine monohydratée satisfait à l'essai limite C des métaux lourds (20 ppm). Préparez le témoin avec 2 ml de *solution à 10 ppm de plomb (Pb) R*.

Perte à la dessiccation (*2.2.32*). Déterminée à l'étuve à 100-105 °C pendant 1 h sur 1,000 g de caféine monohydratée, la perte à la dessiccation est de 5,0 pour cent à 9,0 pour cent.

Cendres sulfuriques (*2.4.14*). Déterminé sur 1,0 g de caféine monohydratée, le taux des cendres sulfuriques n'est pas supérieur à 0,1 pour cent.

DOSAGE

Dissolvez 0,170 g de caféine monohydratée, préalablement desséchée à 100-105 °C, dans 5 ml d'*acide acétique anhydre R* en chauffant. Laissez refroidir. Ajoutez 10 ml d'*anhydride acétique R* et 20 ml de *toluène R*. Titrez par l'*acide perchlorique 0,1 M*. Déterminez le point de fin de titrage par potentiométrie (*2.2.20*).

1 ml d'*acide perchlorique 0,1 M* correspond à 19,42 mg de $C_8H_{10}N_4O_2$.

01/2002:1295

CALCIFÉDIOL

Calcifediolum

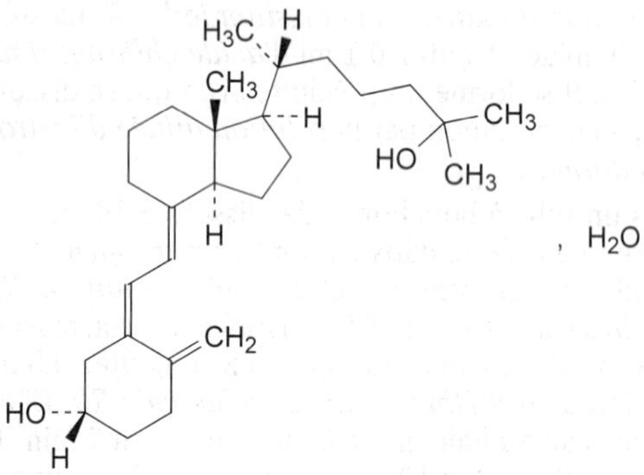

$C_{27}H_{44}O_2,H_2O$ M_r 418,7

DÉFINITION

Le calcifédiol est le monohydrate de (5*Z*,7*E*)-9,10-sécocholesta-5,7,10(19)-triène-3β,25-diol. Il contient au minimum 97,0 pour cent et au maximum l'équivalent de 102,0 pour cent de $C_{27}H_{44}O_2$, calculé par rapport à la substance anhydre.

CARACTÈRES

Cristaux blancs ou sensiblement blancs, pratiquement insolubles dans l'eau, facilement solubles dans l'alcool, solubles dans les huiles grasses. Le calcifédiol est sensible à l'air, à la chaleur et à la lumière.

Une isomérisation réversible en pré-calcifédiol se produit en solution, en fonction de la température et du temps. L'activité est due aux deux composés.

IDENTIFICATION

A. Examinez le calcifédiol par spectrophotométrie d'absorption dans l'infrarouge (*2.2.24*) en comparant avec le *spectre de référence du calcifédiol de la Ph. Eur.* (préparé en utilisant 2 mg de calcifédiol et 225 mg de *bromure de potassium R*).

B. Examinez les chromatogrammes obtenus dans le dosage. Le pic principal du chromatogramme obtenu avec la solution à examiner est semblable quant à son temps de rétention et ses dimensions au pic principal du chromatogramme obtenu avec la solution témoin (a).

ESSAI

Substances apparentées. Opérez par chromatographie liquide (*2.2.29*) selon les indications données sous Dosage. Dans le chromatogramme obtenu avec la solution à examiner, calculez, par le procédé de normalisation, la teneur pour cent de toutes les substances dont les pics éluent pendant 2 fois le temps de rétention du calcifédiol, à l'exception des pics correspondant respectivement à la substance à examiner et au pré-calcifédiol. La teneur d'aucune d'entre elles n'est supérieure à 0,5 pour cent et la somme de leur teneur n'est pas supérieure à 1,0 pour cent. Ne tenez pas compte des pics inférieurs à 0,1 pour cent.

Teneur en eau (*2.5.32*). Déterminée par microdosage sur 10,0 mg de calcifédiol, la teneur en eau est de 3,8 pour cent à 5,0 pour cent.

DOSAGE

Effectuez le dosage aussi rapidement que possible en évitant l'exposition à la lumière actinique et à l'air.

Opérez par chromatographie liquide (*2.2.29*).

Solution à examiner. Dissolvez sans chauffer 1,0 mg de calcifédiol dans 10,0 ml de phase mobile.

Solution témoin (a). Dissolvez sans chauffer 1,0 mg de *calcifédiol SCR* dans 10,0 ml de phase mobile.

Solution témoin (b). Diluez la solution témoin (a) au 1/100 avec la phase mobile.

Solution témoin (c). Chauffez à reflux 2 ml de solution témoin (a) dans un bain-marie à 80 °C pendant 2 h, puis refroidissez.

La chromatographie peut être réalisée en utilisant :

- une colonne d'une longueur de 0,15 m et d'un diamètre intérieur de 4,6 mm, remplie de *gel de silice octylsilylé pour chromatographie R1* (5 µm),
- comme phase mobile, à un débit de 1,5 ml/min, un mélange de 200 volumes d'*eau R* et de 800 volumes de *méthanol R*,
- comme détecteur, un spectrophotomètre réglé à 265 nm,
- un injecteur à boucle.

Injectez à 6 reprises 50 µl de solution témoin (c) et enregistrez les chromatogrammes. Lorsque les chromatogrammes sont enregistrés dans les conditions prescrites, le temps de rétention relatif au calcifédiol est d'environ 1,3 pour le pré-calcifédiol. Le dosage n'est valable que si l'écart type relatif des réponses obtenues pour le calcifédiol n'est pas supérieur à 1 pour cent et si la résolution entre les pics correspondant au pré-calcifédiol et au calcifédiol n'est pas inférieure à 5,0. Si nécessaire, ajustez les proportions des composants de la phase mobile pour obtenir cette résolution.

Injectez 50 µl de solution témoin (a) et de solution témoin (b) et enregistrez les chromatogrammes. Injectez 50 µl de solution à examiner et enregistrez le chromatogramme de la même façon en continuant la chromatographie pendant deux fois le temps de rétention du pic principal.

CONSERVATION

Dans un récipient étanche, sous azote, à l'abri de la lumière et à une température comprise entre 2 °C et 8 °C.

Le contenu de tout récipient entamé doit être utilisé immédiatement.

IMPURETÉS

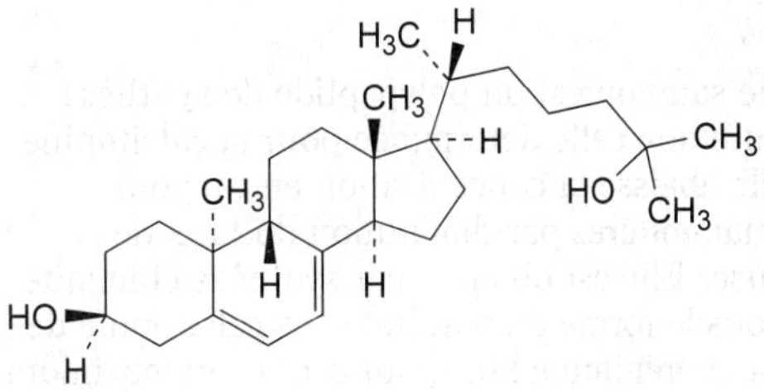

A. 9β,10α-cholesta-5,7-diène-3β,25-diol,

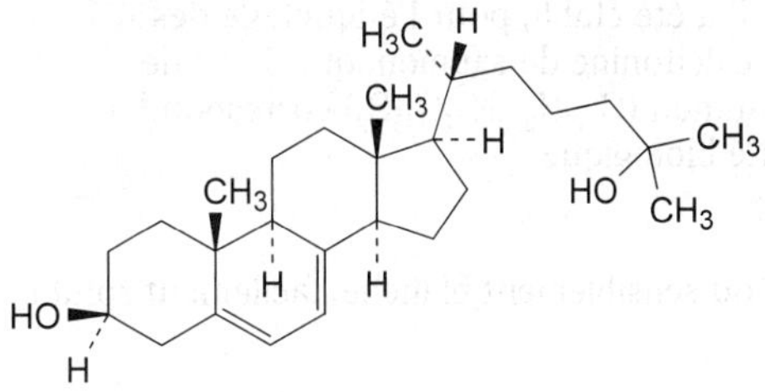

B. cholesta-5,7-diène-3β,25-diol,

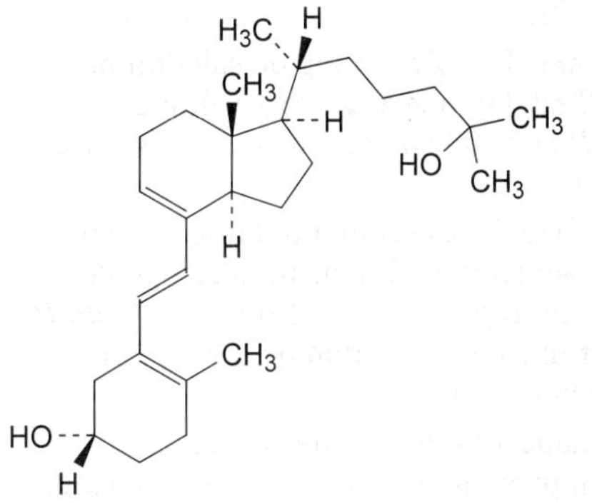

C. (6*E*)-9,10-sécocholesta-5(10),6,8-triène-3β,25-diol,

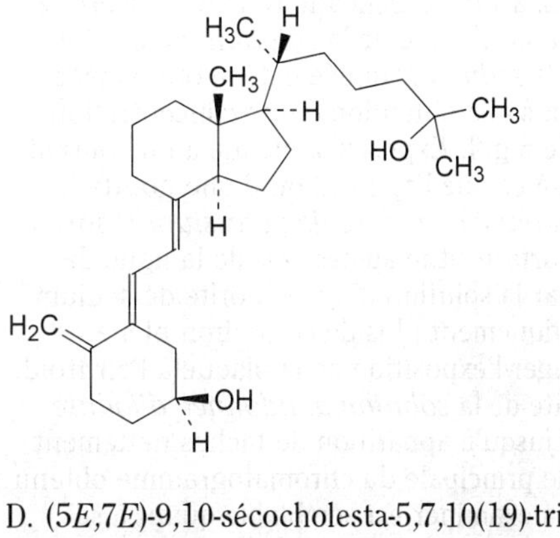

D. (5*E*,7*E*)-9,10-sécocholesta-5,7,10(19)-triène-3β,25-diol.

01/2002:0471

CALCITONINE DE SAUMON

Calcitoninum salmonis

H-Cys-Ser-Asn-Leu-Ser-Thr-Cys-Val-Leu-Gly-

Lys-Leu-Ser-Gln-Glu-Leu-His-Lys-Leu-Gln-

Thr-Tyr-Pro-Arg-Thr-Asn-Thr-Gly-Ser-Gly-

Thr-Pro-NH_2

$C_{145}H_{240}N_{44}O_{48}S_2$ M_r 3432

DÉFINITION

La calcitonine de saumon est un polypeptide de synthèse de même structure que celle déterminée pour la calcitonine de saumon I. Elle abaisse la concentration en calcium du plasma des mammifères par diminution du taux de résorption osseuse. Elle est obtenue par synthèse chimique et se présente sous la forme d'un acétate. La calcitonine de saumon contient au minimum 90,0 pour cent et au maximum l'équivalent de 105,0 pour cent de peptide $C_{145}H_{240}N_{44}O_{48}S_2$, calculé par rapport à la substance anhydre et exempte d'acide acétique.

Par convention, il a été établi, pour l'étiquetage des préparations de calcitonine de saumon, que 1 mg de calcitonine de saumon ($C_{145}H_{240}N_{44}O_{48}S_2$) correspond à 6000 UI d'activité biologique.

CARACTÈRES

Poudre blanche ou sensiblement blanche, facilement soluble dans l'eau.

IDENTIFICATION

A. Opérez par chromatographie sur couche mince (*2.2.27*) en utilisant une plaque recouverte de *cellulose pour chromatographie R1*.

Solution à examiner. Dissolvez 4 mg de calcitonine de saumon dans 2 ml d'un mélange de 2 volumes d'*acide acétique R* et de 98 volumes d'*eau R. Préparez extemporanément.*

Solution témoin. Dissolvez le contenu d'une ampoule de *calcitonine de saumon SCR* dans un mélange de 2 volumes d'*acide acétique R* et de 98 volumes d'*eau R*, de façon à obtenir une concentration de 2,0 mg/ml. *Préparez extemporanément.*

Déposez sur la plaque 1 µl de chaque solution. Développez sur un parcours de 15 cm avec un mélange de 6 volumes d'*acide acétique glacial R*, de 20 volumes de *pyridine R*, de 24 volumes d'*eau R* et de 30 volumes de *butanol R*. Laissez sécher la plaque à l'air pendant 1 h, puis chauffez à 110 °C pendant 10 min. Pulvérisez sur la plaque encore chaude de la *solution concentrée d'hypochlorite de sodium R* diluée extemporanément avec de l'*eau R* jusqu'à obtention d'une concentration en chlore actif de 5 g/l. Exposez la plaque à un courant d'air froid jusqu'à ce que l'application d'une goutte de *solution amidonnée d'iodure de potassium R* sur un élément de surface situé au-dessous de la ligne de dépôt et traité par la solution d'hypochlorite de sodium ne produise pratiquement plus de coloration bleue. Evitez de prolonger l'exposition de la plaque à l'air froid. Pulvérisez ensuite de la *solution amidonnée d'iodure de potassium R* jusqu'à apparition de taches nettement visibles. La tache principale du chromatogramme obtenu avec la solution à examiner est semblable quant à sa position, sa coloration et ses dimensions à la tache principale du chromatogramme obtenu avec la solution témoin.

B. Examinez les chromatogrammes obtenus dans le dosage. Le pic principal du chromatogramme obtenu avec la solution à examiner est semblable quant à son temps de rétention au pic principal du chromatogramme obtenu avec la solution témoin.

ESSAI

Acide acétique (*2.5.34*).

Solution à examiner. Dissolvez 10,0 mg de calcitonine de saumon dans un mélange de 5 volumes de phase mobile B et de 95 volumes de phase mobile A et complétez à 10,0 ml avec le même mélange de solvants.

La calcitonine de saumon contient de 4,0 pour cent à 15,0 pour cent d'acide acétique.

Acides aminés. Opérez au moyen d'un analyseur d'acides aminés. Etalonnez l'appareil avec un mélange en quantités équimolaires d'ammoniaque, de glycine et de la forme L des acides aminés suivants :

lysine	histidine	arginine
sérine	méthionine	acide glutamique
isoleucine	proline	leucine
acide aspartique	alanine	tyrosine
thréonine	valine	phénylalanine

plus la moitié de la quantité équimolaire de L-cystine. Pour la validation de la méthode, utilisez un étalon interne approprié tel que la *DL-norleucine R*.

Solution à examiner. Dans un tube de verre dur rigoureusement propre, d'une longueur de 100 mm et d'un diamètre intérieur de 6 mm, introduisez 1,0 mg de calcitonine de saumon. Ajoutez une quantité appropriée d'une solution d'*acide chlorhydrique R* à 50 pour cent *V/V*. Immergez le tube dans un mélange réfrigérant à température de – 5 °C, faites le vide dans le tube jusqu'à obtention d'une pression inférieure à 133 Pa, puis scellez. Chauffez à 110-115 °C pendant 16 h. Refroidissez le tube, puis ouvrez-le, transvasez son contenu dans un flacon de 10 ml à l'aide de 5 fois 0,2 ml d'*eau R* et évaporez à siccité sous pression réduite sur de l'*hydroxyde de potassium R*. Dissolvez le résidu dans de l'*eau R*, puis évaporez à siccité sous pression réduite sur de l'*hydroxyde de potassium R* ; répétez une fois cette suite d'opérations. Reprenez le résidu par une solution tampon adaptée à l'analyseur d'acides aminés utilisé et complétez à un volume approprié avec la même solution tampon. Déposez un volume approprié dans l'analyseur d'acides aminés.

Exprimez la teneur de chacun des acides aminés en moles. Calculez la proportion relative des différents acides aminés en attribuant la valeur 1 à la somme divisée par 20 du nombre de moles d'acide aspartique, d'acide glutamique, de proline, de glycine, de valine, de leucine, d'histidine, d'arginine et de lysine. Les valeurs obtenues se situent dans les limites suivantes : acide aspartique 1,8 à 2,2 ; acide glutamique 2,7 à 3,3 ; proline 1,7 à 2,3 ; glycine 2,7 à 3,3 ; valine 0,9 à 1,1 ; leucine 4,5 à 5,3 ; histidine 0,9 à 1,1 ; arginine 0,9 à 1,1 ; lysine 1,8 à 2,2 ; sérine 3,2 à 4,2 ; thréonine 4,2 à 5,2 ; tyrosine 0,7 à 1,1 ; demi-cystine 1,4 à 2,1.

Peptides apparentés. Opérez par chromatographie liquide (*2.2.29*) comme décrit sous Dosage.

Injectez 20 µl de solution à examiner. S'il apparaît, dans le chromatogramme obtenu, d'autres pics que le pic principal, la surface d'aucun d'entre eux n'est supérieure à 3,0 pour cent de la surface totale des pics et la somme de leur surface n'est pas supérieure à 5,0 pour cent de la surface totale des pics. Ne tenez pas compte du pic dû au solvant ni des pics dont la surface est inférieure à 0,1 pour cent de celle du pic principal.

Teneur en eau (*2.5.32*). Déterminée par microdosage, la teneur en eau n'est pas supérieure à 10,0 pour cent.

Acide acétique et eau. Additionnez les teneurs pour cent en acide acétique et en eau respectivement obtenues dans les essais de l'acide acétique et de teneur en eau. La calcitonine de saumon ne contient pas plus de 20 pour cent d'acide acétique et d'eau.

Stérilité (*2.6.1*). La calcitonine de saumon destinée à la préparation de formes pharmaceutiques administrées par voie parentérale sans autre procédé approprié de stérilisation satisfait également à l'essai de stérilité.

Endotoxines bactériennes (*2.6.14*) : moins de 1000 UI/mg, si la calcitonine de saumon est destinée à la préparation de formes pharmaceutiques administrées par voie parentérale sans autre procédé approprié d'élimination des endotoxines bactériennes.

DOSAGE

Opérez par chromatographie liquide (*2.2.29*).

Solution à examiner. Préparez une solution de calcitonine de saumon à 1,0 mg/ml dans la phase mobile A.

Solution témoin. Dissolvez le contenu d'une ampoule de *calcitonine de saumon SCR* dans la phase mobile A de façon à obtenir une concentration de 1,0 mg/ml.

Solution pour essai de résolution. Dissolvez le contenu d'une ampoule de *N-acétyl-cys[1]calcitonine SCR* dans 400 µl de phase mobile A et ajoutez 100 µl de solution à examiner.

La chromatographie peut être réalisée en utilisant :

– une colonne d'acier inoxydable d'une longueur de 0,25 m et d'un diamètre intérieur de 4,6 mm, remplie de *gel de silice octadécylsilylé pour chromatographie R* (5 µm),
– comme phase mobile, à un débit de 1,0 ml/min :

Phase mobile A. Dissolvez 3,26 g d'*hydroxyde de tétraméthylammonium R* dans 900 ml d'*eau R*, ajustez à pH 2,5 avec de l'*acide phosphorique R* et mélangez avec 100 ml d'*acétonitrile pour chromatographie R* ; filtrez et dégazez,

Phase mobile B. Dissolvez 1,45 g d'*hydroxyde de tétraméthylammonium R* dans 400 ml d'*eau R*, ajustez à pH 2,5 avec de l'*acide phosphorique R* et mélangez avec 600 ml d'*acétonitrile pour chromatographie R* ; filtrez et dégazez,

Intervalle (min)	Phase mobile A (pour cent *V/V*)	Phase mobile B (pour cent *V/V*)	Commentaire
0 - 30	72 → 48	28 → 52	gradient linéaire
30 - 32	48 → 72	52 → 28	retour à la composition initiale
32 - 55	72	28	rééquilibrage

– comme détecteur, un spectrophotomètre réglé à 220 nm,

en maintenant la température de la colonne à 65 °C.

Equilibrez la colonne avec un mélange de 72 volumes de phase mobile A et de 28 volumes de phase mobile B.

Injectez 20 µl de solution pour essai de résolution. Lorsque le chromatogramme est enregistré dans les conditions prescrites, la rétention relative de la *N*-acétyl-cys[1]calcitonine, par rapport au pic principal, est de 1,15 environ. L'essai n'est valable que si la résolution entre les pics correspondant respectivement à la calcitonine et à la *N*-acétyl-cys[1]calcitonine n'est pas inférieure à 5,0 et le facteur de symétrie du pic dû à la *N*-acétyl-cys[1]calcitonine n'est pas supérieur à 2,5. Si nécessaire, ajustez le rapport initial A:B de la phase mobile. Injectez 20 µl de solution à examiner et 20 µl de solution témoin.

Calculez la teneur en calcitonine de saumon ($C_{145}H_{240}N_{44}O_{48}S_2$) à partir de la surface des pics des chromatogrammes obtenus avec la solution à examiner et la solution témoin et de la teneur déclarée en $C_{145}H_{240}N_{44}O_{48}S_2$ de la *calcitonine de saumon SCR*. Procédez à une intégration tangentielle de la surface des pics.

CONSERVATION

A l'abri de la lumière et à une température de 2 °C à 8 °C. Si la substance est stérile, elle est conservée en récipient stérile, étanche, à fermeture inviolable.

ÉTIQUETAGE

L'étiquette indique :

– la teneur en peptide calcitonine ($C_{145}H_{240}N_{44}O_{48}S_2$),
– dans les cas appropriés, que la substance est stérile,
– dans les cas appropriés, que la substance est exempte d'endotoxines bactériennes.

01/2002:0883

CALCITRIOL

Calcitriolum

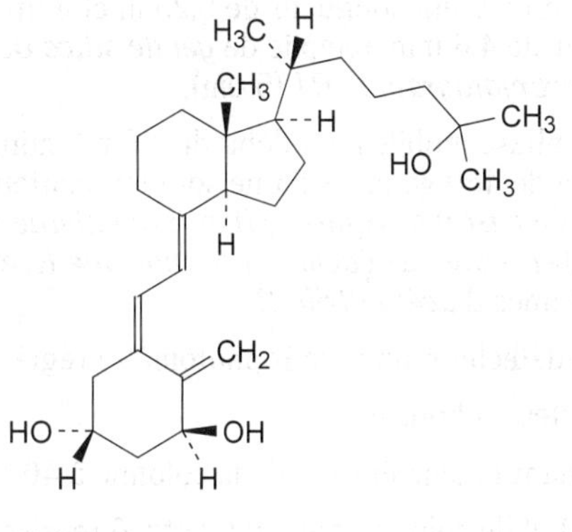

$C_{27}H_{44}O_3$ *M*r 416,6

DÉFINITION

Le calcitriol contient au minimum 97,0 pour cent et au maximum l'équivalent de 103,0 pour cent de (5*Z*,7*E*)-9,10-sécocholesta-5,7,10(19)-triène-1α,3β,25-triol.

CARACTÈRES

Cristaux blancs ou sensiblement blancs, pratiquement insolubles dans l'eau, facilement solubles dans l'alcool, solubles dans les huiles grasses. Le calcitriol est sensible à l'air, à la chaleur et à la lumière.

Une isomérisation réversible en précalcitriol se produit en solution en fonction de la température et du temps. L'activité est due aux deux composés.

IDENTIFICATION

A. Examinez le calcitriol par spectrophotométrie d'absorption dans l'infrarouge (*2.2.24*), en comparant avec le *spectre de référence du calcitriol de la Ph. Eur.*
B. Examinez les chromatogrammes obtenus dans le dosage. Le pic principal du chromatogramme obtenu avec la solution à examiner est semblable quant à son temps de rétention et ses dimensions au pic principal du chromatogramme obtenu avec la solution témoin (a).

ESSAI

Substance apparentées. Opérez par chromatographie liquide (*2.2.29*) comme décrit sous Dosage. Calculez la teneur pour cent des substances apparentées, à l'exception du précalcitriol, ayant un temps de rétention inférieur à 2 fois le temps de rétention du calcitriol, à partir de la surface des pics du chromatogramme obtenu avec la solution à examiner, en utilisant le procédé de normalisation. La teneur en toute substance apparentée n'est pas supérieure à 0,5 pour cent et la somme de leur teneur n'est pas supérieure à 1,0 pour cent. Ne tenez pas compte des pics dont la surface est inférieure à 0,1 fois la surface du pic du chromatogramme obtenu avec la solution témoin (b) (0,1 pour cent).

DOSAGE

Effectuez le dosage aussi rapidement que possible, en évitant l'exposition à la lumière actinique et à l'air.

Opérez par chromatographie liquide (*2.2.29*).

Solution à examiner. Dissolvez sans chauffer 1,000 mg de calcitriol dans 10,0 ml de phase mobile.

Solution témoin (a). Dissolvez sans chauffer 1,000 mg de *calcitriol SCR* dans 10,0 ml de phase mobile.

Solution témoin (b). Prélevez 1,0 ml de solution témoin (a) et complétez à 100,0 ml avec la phase mobile.

Solution témoin (c). Conservez 2 ml de solution témoin (a) pendant 30 min à 80 °C.

La chromatographie peut être réalisée en utilisant :

- une colonne d'une longueur de 0,25 m et d'un diamètre intérieur de 4,6 mm, remplie de *gel de silice octylsilylé pour chromatographie R1* (5 µm),
- comme phase mobile à un débit de 1,0 ml/min, un mélange de 450 volumes d'une solution contenant 1,0 g/l de *tris(hydroxyméthyl)aminométhane R,* ajustée à pH 7,0-7,5 avec de l'*acide phosphorique R,* et de 550 volumes d'*acétonitrile R,*
- comme détecteur, un spectrophotomètre réglé à 230 nm,
- un injecteur à boucle,

en maintenant la température de la colonne à 40 °C.

Injectez 50 µl de solution témoin (c) et à 6 reprises 50 µl de solution témoin (a). Lorsque les chromatogrammes sont enregistrés dans les conditions décrites, le temps de rétention relatif au calcitriol est d'environ 0,9 pour le précalcitriol. Le dosage n'est valable que si :

- le nombre de plateaux théoriques calculé pour le pic dû au calcitriol dans le chromatogramme obtenu avec la solution témoin (a) n'est pas inférieur à 10 000,
- l'écart type relatif des réponses obtenues pour le calcitriol n'est pas supérieur à 1 pour cent,
- la résolution entre les pics correspondant au calcitriol et au précalcitriol n'est pas inférieure à 3,5.

Injectez 50 µl de solution témoin (b) et 50 µl de solution à examiner. Continuez la chromatographie pendant 2 fois le temps de rétention du calcitriol.

Calculez la teneur pour cent en calcitriol.

CONSERVATION

En récipient étanche, sous azote, à l'abri de la lumière, à une température de 2 °C à 8 °C.

Le contenu de tout récipient entamé doit être utilisé immédiatement.

IMPURETÉS

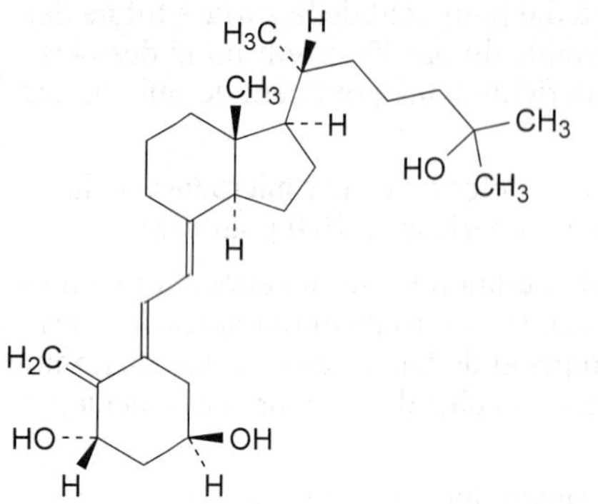

A. (5*E*,7*E*)-9,10-sécocholesta-5,7,10(19)-triène-1α,3β,25-triol (*trans*-calcitriol),

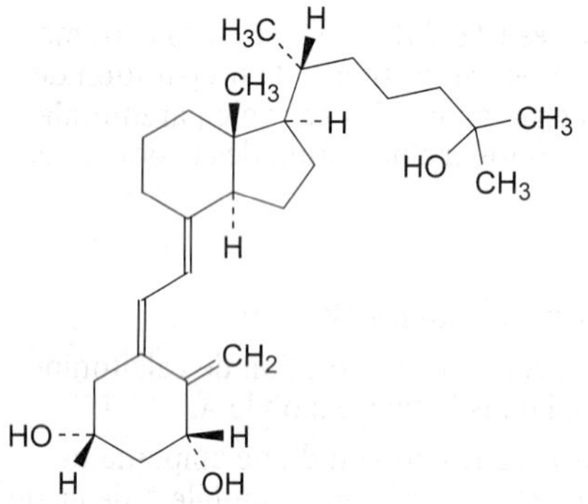

B. (5*Z*,7*E*)-9,10-sécocholesta-5,7,10(19)-triène-1β,3β,25-triol (1β-calcitriol),

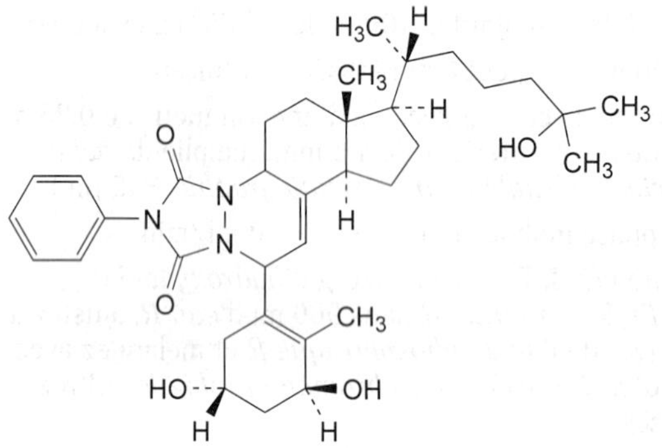

C. (6a*R*,7*R*,9a*R*)-11-[(3*S*,5*R*)-3,5-dihydroxy-2-méthylcyclohex-1-ényl]-7-[(1*R*)-5-hydroxy-1,5-diméthylhexyl]-6a-méthyl-2-phényl-5,6,6a,7,8,9,9a,11-octahydro-1*H*,4a*H*-cyclopenta[*f*][1,2,4]triazolo[1,2-*a*]cinnoline-1,3(2*H*)-dione (produit d'addition de la triazoline et du précalcitriol).

01/2002:1182

CALCIUM (ASCORBATE DE)

Calcii ascorbas

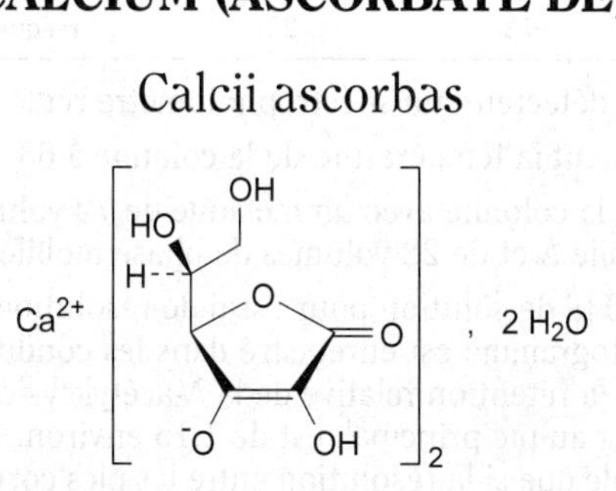

$C_{12}H_{14}CaO_{12},2H_2O$ M_r 426,3

DÉFINITION

L'ascorbate de calcium contient au minimum 99,0 pour cent et au maximum l'équivalent de 100,5 pour cent de di[(*R*)-2-[(*S*)-1,2-dihydroxyéthyl]-4-hydroxy-5-oxo-2*H*-furan-3-olate] de calcium dihydraté.

CARACTÈRES

Poudre cristalline, blanche à faiblement jaunâtre, facilement soluble dans l'eau, pratiquement insoluble dans l'alcool.

IDENTIFICATION

Première identification : A, B, E.

Seconde identification : A, C, D, E.

A. L'ascorbate de calcium satisfait à l'essai du pouvoir rotatoire spécifique.

B. Examinez l'ascorbate de calcium par spectrophotométrie d'absorption dans l'infrarouge (*2.2.24*), en comparant avec le *spectre de référence de l'ascorbate de calcium de la Ph. Eur.*

C. Prélevez 1 ml de solution S (voir Essai) et complétez à 10 ml avec de l'*eau R*. A 2 ml de solution, ajoutez 0,2 ml d'une solution de *sulfate ferreux R* à 100 g/l. Il se développe une coloration violet intense.

D. A 1 ml de solution S, ajoutez 0,2 ml d'*acide nitrique dilué R* et 0,2 ml de *solution de nitrate d'argent R2*. Il se forme un précipité gris.

E. L'ascorbate de calcium donne la réaction (b) du calcium (*2.3.1*).

ESSAI

Solution S. Dissolvez 5,00 g d'ascorbate de calcium dans de l'*eau exempte de dioxyde de carbone R* et complétez à 50,0 ml avec le même solvant.

Aspect de la solution. La solution S est limpide (*2.2.1*) et n'est pas plus fortement colorée que la solution témoin J_6 (*2.2.2, Procédé II*). Observez la couleur de la solution immédiatement après préparation de la solution.

Détermination du pH (*2.2.3*). Le pH de la solution S est de 6,8 à 7,4.

Pouvoir rotatoire spécifique (*2.2.7*). Déterminé avec la solution S récemment préparée et calculé par rapport à la substance desséchée, le pouvoir rotatoire spécifique est de + 95 à + 97.

Fluorures. Opérez par détermination potentiométrique de la concentration (*2.2.36, Procédé I*) en utilisant comme électrode indicatrice une électrode sélective de l'ion fluorure et une électrode argent-chlorure d'argent comme électrode de référence.

Solution à examiner. Dans une fiole jaugée de 50 ml, dissolvez 1,000 g d'ascorbate de calcium dans une solution d'*acide chlorhydrique R* à 10,3 g/l, ajoutez 5,0 ml de *solution à 1 ppm de fluorure (F) R* et complétez à 50,0 ml avec une solution d'*acide chlorhydrique R* à 10,3 g/l. A 20,0 ml de solution, ajoutez 20,0 ml de *solution tampon pour ajustement de la force ionique totale R* et 3 ml de solution d'*acétate de sodium anhydre R* à 82 g/l. Ajustez à pH 5,2 avec de l'*ammoniaque R* et complétez à 50,0 ml avec de l'*eau distillée R*.

Solutions de référence. A respectivement 0,25 ml, 0,5 ml, 1,0 ml, 2,0 ml et 5,0 ml de *solution à 10 ppm de fluorure (F) R*, ajoutez 20,0 ml de *solution tampon pour ajustement de la force ionique totale R* et complétez à 50,0 ml avec de l'*eau distillée R*.

Effectuez les mesures sur chaque solution. Calculez la concentration en fluorures à l'aide de la droite d'étalonnage en tenant compte de l'ajout de fluorure à la solution à examiner.

L'ascorbate de calcium ne contient pas plus de 10 ppm de F.

Cuivre. Déterminez la teneur en cuivre par spectrométrie d'absorption atomique (*2.2.23, Procédé I*).

Solution à examiner. Dissolvez 2,0 g d'ascorbate de calcium dans une solution d'*acide nitrique R* à 9,7 g/l et complétez à 25,0 ml avec la même solution acide.

Solutions de référence. Préparez les solutions de référence à partir de la *solution à 10 ppm de cuivre (Cu) R*, diluée avec une solution d'*acide nitrique R* à 9,7 g/l.

Mesurez l'absorbance à 324,8 nm en utilisant une lampe à cathode creuse au cuivre comme source de radiation et une flamme air-acétylène.

L'ascorbate de calcium ne contient pas plus de 5 ppm de Cu.

Fer. Déterminez la teneur en fer par spectrométrie d'absorption atomique (*2.2.23, Procédé I*).

Solution à examiner. Dissolvez 5,0 g d'ascorbate de calcium dans une solution d'*acide nitrique R* à 9,7 g/l et complétez à 25,0 ml avec la même solution acide.

Solution de référence. Préparez les solutions de référence à partir de la *solution à 10 ppm de fer (Fe) R*, diluée avec une solution d'*acide nitrique R* à 9,7 g/l.

Mesurez l'absorbance à 248,3 nm en utilisant une lampe à cathode creuse au fer comme source de radiation et une flamme air-acétylène.

L'ascorbate de calcium ne contient pas plus de 2 ppm de Fe.

Métaux lourds (*2.4.8*). 2,0 g d'ascorbate de calcium satisfont à l'essai limite D des métaux lourds (10 ppm). Préparez le témoin avec 2,0 ml de *solution à 10 ppm de plomb (Pb) R*.

Perte à la dessiccation (*2.2.32*). Déterminée à l'étuve à 100-105 °C pendant 2 h sur 1,000 g d'ascorbate de calcium, la perte à la dessiccation n'est pas supérieure à 0,1 pour cent.

DOSAGE

Dissolvez 80,0 mg d'ascorbate de calcium dans un mélange de 10 ml d'*acide sulfurique dilué R* et de 80 ml d'*eau exempte de dioxyde de carbone R*. Ajoutez 1 ml de *solution d'amidon R*. Titrez par l'*iode 0,05 M* jusqu'à coloration bleu-violet persistante.

1 ml d'*iode 0,05 M* correspond à 10,66 mg de $C_{12}H_{14}CaO_{12},2H_2O$.

CONSERVATION

En récipient non métallique, à l'abri de la lumière.

01/2002:0014

CALCIUM (CARBONATE DE)

Calcii carbonas

$CaCO_3$ — M_r 100,1

DÉFINITION

Le carbonate de calcium contient au minimum 98,5 pour cent et au maximum l'équivalent de 100,5 pour cent de $CaCO_3$, calculé par rapport à la substance desséchée.

CARACTÈRES

Poudre blanche, pratiquement insoluble dans l'eau.

Monographies A - C

IDENTIFICATION

A. Le carbonate de calcium donne la réaction des carbonates (*2.3.1*).

B. 0,2 ml de solution S (voir Essai) donne les réactions du calcium (*2.3.1*).

ESSAI

Solution S. Dissolvez 5,0 g de carbonate de calcium dans 80 ml d'*acide acétique dilué R*. Dès la fin de l'effervescence, chauffez à ébullition pendant 2 min. Laissez refroidir et complétez à 100 ml avec de l'*acide acétique dilué R*. Filtrez, si nécessaire, sur un filtre de verre fritté.

Substances insolubles dans l'acide acétique. Reprenez le précipité recueilli éventuellement au cours de la préparation de la solution S, lavez avec 4 fois 5 ml d'*eau R* chaude, puis desséchez à 100-105 °C pendant 1 h. La masse du résidu ne dépasse pas 10 mg (0,2 pour cent).

Chlorures (*2.4.4*). Prélevez 3 ml de solution S et complétez à 15 ml avec de l'*eau R*. La solution satisfait à l'essai limite des chlorures (330 ppm).

Sulfates (*2.4.13*). Prélevez 1,2 ml de solution S et complétez à 15 ml avec de l'*eau distillée R*. La solution satisfait à l'essai limite des sulfates (0,25 pour cent).

Arsenic (*2.4.2*). 5 ml de solution S satisfont à l'essai limite A de l'arsenic (4 ppm).

Baryum. A 10 ml de solution S, ajoutez 10 ml de *solution de sulfate de calcium R*. Après 15 min au moins, si la solution présente une opalescence, celle-ci n'est pas plus prononcée que celle d'un mélange de 10 ml de solution S et de 10 ml d'*eau distillée R*.

Fer (*2.4.9*). Dissolvez 50 mg de carbonate de calcium dans 5 ml d'*acide chlorhydrique dilué R* et complétez à 10 ml avec de l'*eau R*. La solution satisfait à l'essai limite du fer (200 ppm).

Magnésium et métaux alcalins. Dissolvez 1,0 g de carbonate de calcium dans 12 ml d'*acide chlorhydrique dilué R*. Chauffez à ébullition pendant 2 min environ. Ajoutez 20 ml d'*eau R*, 1 g de *chlorure d'ammonium R* et 0,1 ml de *solution de rouge de méthyle R*. Ajoutez de l'*ammoniaque diluée R1* jusqu'à virage de l'indicateur, puis 2 ml en excès. Chauffez à ébullition et ajoutez 50 ml de *solution d'oxalate d'ammonium R* chaude. Laissez reposer pendant 4 h et complétez à 100 ml avec de l'*eau R*. Filtrez sur un filtre approprié et prélevez 50 ml du filtrat. Ajoutez 0,25 ml d'*acide sulfurique R*. Evaporez au bain-marie à siccité, puis calcinez à 600 °C jusqu'à masse constante. La masse du résidu n'excède pas 7,5 mg (1,5 pour cent).

Métaux lourds (*2.4.8*). 12 ml de solution S satisfont à l'essai limite A des métaux lourds (20 ppm). Préparez le témoin avec la *solution à 1 ppm de plomb (Pb) R*.

Perte à la dessiccation (*2.2.32*). Déterminée à l'étuve à 200 °C sur 1,000 g de carbonate de calcium, la perte à la dessiccation n'est pas supérieure à 2,0 pour cent.

DOSAGE

Dissolvez 0,150 g de carbonate de calcium dans un mélange de 3 ml d'*acide chlorhydrique dilué R* et de 20 ml d'*eau R*. Chauffez à ébullition pendant 2 min, laissez refroidir, complétez à 50 ml avec de l'*eau R*. Effectuez le dosage du calcium par complexométrie (*2.5.11*).

1 ml d'*édétate de sodium 0,1 M* correspond à 10,01 mg de $CaCO_3$.

01/2002:0015

CALCIUM (CHLORURE DE)

Calcii chloridum

$CaCl_2,2H_2O$ M_r 147,0

DÉFINITION

Le chlorure de calcium contient au minimum 97,0 pour cent et au maximum l'équivalent de 103,0 pour cent de $CaCl_2,2H_2O$.

CARACTÈRES

Poudre cristalline, blanche, hygroscopique, facilement soluble dans l'eau, soluble dans l'alcool.

IDENTIFICATION

A. La solution S (voir Essai) donne la réaction (a) des chlorures (*2.3.1*).

B. Le chlorure de calcium donne les réactions du calcium (*2.3.1*).

ESSAI

Solution S. Dissolvez 10,0 g de chlorure de calcium dans de l'*eau exempte de dioxyde de carbone R* préparée à partir d'*eau distillée R* et complétez à 100 ml avec le même solvant.

Aspect de la solution. La solution S est limpide (*2.2.1*) et n'est pas plus fortement colorée que la solution témoin J_6 (*2.2.2, Procédé II*).

Acidité ou alcalinité. A 10 ml de la solution S récemment préparée, ajoutez 0,1 ml de *solution de phénolphtaléine R*. Le virage de l'indicateur ne nécessite pas plus de 0,2 ml d'*acide chlorhydrique 0,01 M* si la solution est rouge, ou d'*hydroxyde de sodium 0,01 M* si la solution est incolore.

Sulfates (*2.4.13*). Prélevez 5 ml de la solution S et complétez à 15 ml avec de l'*eau distillée R*. La solution satisfait à l'essai limite des sulfates (300 ppm).

Aluminium. A 10 ml de la solution S, ajoutez 2 ml de *solution de chlorure d'ammonium R* et 1 ml d'*ammoniaque diluée R1*. Chauffez à ébullition. Il ne se produit ni trouble ni précipité.

Si le chlorure de calcium est destiné à la préparation de solutions pour dialyse il satisfait à l'essai de l'aluminium suivant qui remplace celui prescrit ci-dessus : dissolvez 4 g de chlorure de calcium dans 100 ml d'*eau R* et ajoutez 10 ml de *solution tampon acétate pH 6,0 R*. La solution satisfait à l'essai limite de l'aluminium (1 ppm). Utilisez comme solution de référence un mélange de 2 ml de *solution à 2 ppm d'aluminium (Al) R*, de 10 ml de *solution tampon acétate pH 6,0 R* et de 98 ml d'*eau R* et comme solution à blanc un mélange de 10 ml de *solution tampon acétate pH 6,0 R* et de 100 ml d'*eau R*.

Baryum. A 10 ml de la solution S, ajoutez 1 ml de *solution de sulfate de calcium R*. Après 15 min au moins, si la solution présente une opalescence, celle-ci n'est pas plus prononcée que celle d'un mélange de 10 ml de la solution S et de 1 ml d'*eau distillée R*.

Fer (*2.4.9*). 10 ml de la solution S satisfont à l'essai limite du fer (10 ppm).

Magnésium et métaux alcalins. Dissolvez 2 g de *chlorure d'ammonium R* dans un mélange de 20 ml de la solution S et de 80 ml d'*eau R*, puis ajoutez 2 ml d'*ammoniaque diluée R1*. Chauffez à ébullition. Versez dans la solution bouillante une solution chaude de 5 g d'*oxalate d'ammonium R* dans 75 ml d'*eau R* et laissez reposer pendant 4 h, puis

Monographies A - C

complétez à 200 ml avec de l'*eau R*. Filtrez sur un filtre approprié et prélevez 100 ml du filtrat. Ajoutez 0,5 ml d'*acide sulfurique R*, évaporez au bain-marie à siccité et calcinez à 600 °C jusqu'à masse constante. La masse du résidu n'excède pas 5 mg (0,5 pour cent).

Métaux lourds (*2.4.8*). 12 ml de la solution S satisfont à l'essai limite A des métaux lourds (20 ppm). Préparez le témoin avec la *solution à 2 ppm de plomb (Pb) R*.

DOSAGE

Dissolvez 0,280 g de chlorure de calcium dans 100 ml d'*eau R*. Effectuez le dosage du calcium par complexométrie (*2.5.11*).

1 ml d'*édétate de sodium 0,1 M* correspond à 14,70 mg de $CaCl_2,2H_2O$.

ÉTIQUETAGE

L'étiquette indique, dans les cas appropriés, que la substance convient à la préparation de solutions pour dialyse.

01/2002:0707

CALCIUM (CHLORURE DE) HEXAHYDRATÉ

Calcii chloridum hexahydricum

$CaCl_2,6H_2O$ M_r 219,1

DÉFINITION

Le chlorure de calcium hexahydraté contient au minimum 97,0 pour cent et au maximum l'équivalent de 103,0 pour cent de $CaCl_2,6H_2O$.

CARACTÈRES

Masse cristalline, blanche ou cristaux incolores, très solubles dans l'eau, facilement solubles dans l'alcool.

Le chlorure de calcium hexahydraté se solidifie vers 29 °C.

IDENTIFICATION

A. La solution S (voir Essai) donne la réaction (a) des chlorures (*2.3.1*).

B. Le chlorure de calcium hexahydraté donne les réactions du calcium (*2.3.1*).

C. Le chlorure de calcium hexahydraté satisfait aux limites du dosage.

ESSAI

Solution S. Dissolvez 15,0 g de chlorure de calcium hexahydraté dans de l'*eau exempte de dioxyde de carbone R* préparée à partir d'*eau distillée R* et complétez à 100 ml avec le même solvant.

Aspect de la solution. La solution S est limpide (*2.2.1*) et n'est pas plus fortement colorée que la solution témoin J_6 (*2.2.2, Procédé II*).

Acidité ou alcalinité. A 10 ml de solution S récemment préparée, ajoutez 0,1 ml de *solution de phénolphtaléine R*. Le virage de l'indicateur ne nécessite pas plus de 0,2 ml d'*acide chlorhydrique 0,01 M* si la solution est rouge, ou pas plus de 0,2 ml d'*hydroxyde de sodium 0,01 M* si la solution est incolore.

Sulfates (*2.4.13*). Prélevez 5 ml de solution S et complétez à 15 ml avec de l'*eau distillée R*. La solution satisfait à l'essai limite des sulfates (200 ppm).

Aluminium. A 10 ml de solution S, ajoutez 2 ml de *solution de chlorure d'ammonium R* et 1 ml d'*ammoniaque diluée R1*. Chauffez à ébullition. Il ne se produit ni trouble ni précipité.

Si le chlorure de calcium hexahydraté est destiné à la préparation de solutions pour dialyse il satisfait à l'essai de l'aluminium suivant qui remplace celui prescrit ci-dessus : dissolvez 6 g de chlorure de calcium hexahydraté dans 100 ml d'*eau R* et ajoutez 10 ml de *solution tampon acétate pH 6,0 R*. La solution satisfait à l'essai limite de l'aluminium (1 ppm). Utilisez comme solution de référence un mélange de 2 ml de *solution à 2 ppm d'aluminium (Al) R*, de 10 ml de *solution tampon acétate pH 6,0 R* et de 98 ml d'*eau R* et comme solution à blanc un mélange de 10 ml de *solution tampon acétate pH 6,0 R* et de 100 ml d'*eau R*.

Baryum. A 10 ml de solution S, ajoutez 1 ml de *solution de sulfate de calcium R*. Si, après 15 min au moins, la solution présente une opalescence, celle-ci n'est pas plus prononcée que celle d'un mélange de 10 ml de solution S et de 1 ml d'*eau distillée R*.

Fer (*2.4.9*). 10 ml de solution S satisfont à l'essai limite du fer (7 ppm).

Magnésium et métaux alcalins. Dissolvez 2 g de *chlorure d'ammonium R* dans un mélange de 20 ml de solution S et de 80 ml d'*eau R*, puis ajoutez 2 ml d'*ammoniaque diluée R1*. Chauffez à ébullition. Versez dans la solution bouillante une solution chaude de 5 g d'*oxalate d'ammonium R* dans 75 ml d'*eau R* et laissez reposer pendant 4 h, puis complétez à 200 ml avec de l'*eau R*. Filtrez sur un filtre approprié et prélevez 100 ml du filtrat. Ajoutez 0,5 ml d'*acide sulfurique R*, évaporez au bain-marie à siccité et calcinez à 600 °C jusqu'à masse constante. La masse du résidu n'est pas supérieure à 5 mg (0,3 pour cent).

Métaux lourds (*2.4.8*). 12 ml de solution S satisfont à l'essai limite A des métaux lourds (15 ppm). Préparez le témoin avec la *solution à 2 ppm de plomb (Pb) R*.

DOSAGE

Dissolvez 0,200 g de chlorure de calcium hexahydraté dans 100 ml d'*eau R*. Effectuez le dosage du calcium par complexométrie (*2.5.11*).

1 ml d'*édétate de sodium 0,1 M* correspond à 21,91 mg de $CaCl_2,6H_2O$.

ÉTIQUETAGE

L'étiquette indique, dans les cas appropriés, que la substance convient à la préparation de solutions pour dialyse.

01/2002:1183

CALCIUM (DOBÉSILATE DE) MONOHYDRATÉ

Calcii dobesilas monohydricum

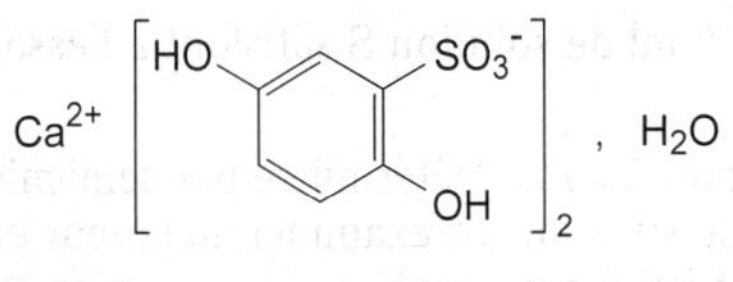

$C_{12}H_{10}CaO_{10}S_2,H_2O$ M_r 436,4

DÉFINITION

Le dobésilate de calcium monohydraté contient au minimum 99,0 pour cent et au maximum l'équivalent de 102,0 pour cent de di(2,5-dihydroxybenzènesulfonate) de calcium, calculé par rapport à la substance anhydre.

Monographies A - C

CARACTÈRES

Poudre blanche à sensiblement blanche, hygroscopique, très soluble dans l'eau, facilement soluble dans l'éthanol, très peu soluble dans le 2-propanol, pratiquement insoluble dans le chlorure de méthylène.

IDENTIFICATION

A. Dissolvez 0,100 g de substance à examiner dans de l'*eau R* et complétez à 200,0 ml avec le même solvant. Prélevez 5,0 ml de solution et complétez à 100,0 ml avec de l'*eau R*. Examinée de 210 nm à 350 nm (*2.2.25*), la solution présente 2 maximums d'absorption à 221 nm et à 301 nm respectivement. L'absorbance spécifique au maximum à 301 nm est de 174 à 181.

B. Mélangez 1 ml de *solution de chlorure ferrique R2*, 1 ml d'une solution de *ferricyanure de potassium R* à 10 g/l récemment préparée et 0,1 ml d'*acide nitrique R*. A ce mélange, ajoutez 5 ml de solution S récemment préparée (voir Essai) : une coloration bleue et un précipité se forment immédiatement.

C. 2 ml de solution S récemment préparée (voir Essai) donnent la réaction (b) du calcium (*2.3.1*).

ESSAI

Solution S. Dissolvez 10,0 g de substance à examiner dans de l'*eau exempte de dioxyde de carbone R* et complétez à 100 ml avec le même solvant.

Aspect de la solution. La solution S récemment préparée est limpide (*2.2.1*) et incolore (*2.2.2, Procédé II*).

Détermination du pH (*2.2.3*). Le pH de la solution S est de 4,5 à 6,0.

Hydroquinone. Opérez par chromatographie sur couche mince (*2.2.27*) en utilisant une plaque recouverte d'un gel de silice approprié contenant un indicateur de fluorescence dont l'intensité est optimale à 254 nm.

Solution à examiner. Dissolvez 2,0 g de substance à examiner dans de l'*eau R* et complétez à 10 ml avec le même solvant.

Solution témoin. Dissolvez 10 mg d'*hydroquinone R* dans de l'*eau R* et complétez à 50 ml avec le même solvant.

Déposez sur la plaque 10 µl de chaque solution. Faites sécher les dépôts dans un courant d'air froid. Développez sur un parcours de 15 cm avec un mélange de 20 volumes de *chlorure de méthylène R*, de 30 volumes d'*acétate de méthyle R* et de 50 volumes d'*acétate d'éthyle R*. Séchez la plaque dans un courant d'air chaud et examinez en lumière ultraviolette à 254 nm. S'il apparaît une tache correspondant à l'hydroquinone dans le chromatogramme obtenu avec la solution à examiner, elle n'est pas plus intense que la tache principale du chromatogramme obtenu avec la solution témoin (0,1 pour cent).

Métaux lourds (*2.4.8*). 1,0 g de substance à examiner satisfait à l'essai limite C des métaux lourds (15 ppm). Préparez le témoin avec 1,5 ml d'une *solution à 10 ppm de plomb (Pb) R*.

Fer (*2.4.9*). 10 ml de solution S satisfont à l'essai limite du fer (10 ppm).

Teneur en eau (*2.5.12*). Déterminée par semi-microdosage sur 0,500 g de substance à examiner, la teneur en eau est de 4,0 pour cent à 6,0 pour cent.

DOSAGE

Dissolvez 0,200 g de substance à examiner dans un mélange de 10 ml d'*eau R* et de 40 ml d'*acide sulfurique dilué R*. Titrez par le *sulfate de cérium 0,1 M*. Déterminez le point de fin de titrage par potentiométrie (*2.2.20*).

1 ml de *sulfate de cérium 0,1 M* correspond à 10,45 mg de $C_{12}H_{10}CaO_{10}S_2$.

CONSERVATION

En récipient étanche, à l'abri de la lumière.

IMPURETÉS

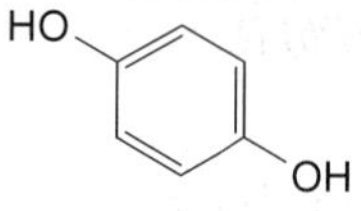

A. benzène-1,4-diol (hydroquinone).

01/2002:0978

CALCIUM (FOLINATE DE)

Calcii folinas

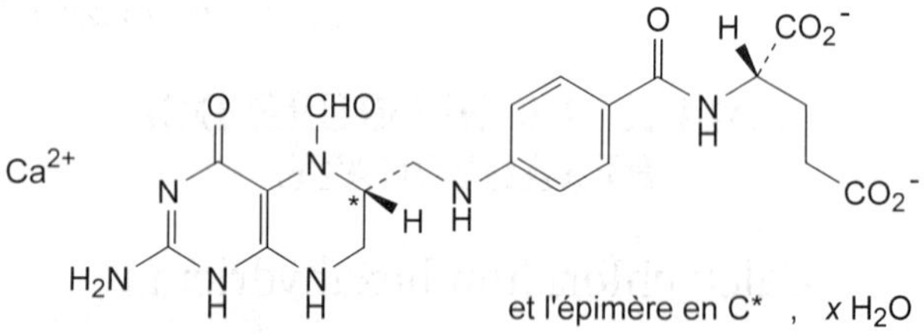

$C_{20}H_{21}CaN_7O_7,xH_2O$ M_r 511,5 (substance anhydre)

DÉFINITION

Le folinate de calcium contient au minimum 97,0 pour cent et au maximum l'équivalent de 102,0 pour cent de (2*S*)-2-[[4-[[[(6*RS*)-2-amino-5-formyl-4-oxo-1,4,5,6,7,8-hexahydroptéridin-6-yl]méthyl]amino]benzoyl]amino]pentanedioate de calcium et au minimum 7,54 pour cent et au maximum l'équivalent de 8,14 pour cent de Ca, calculés tous les deux par rapport à la substance anhydre et exempte de solvants.

CARACTÈRES

Poudre amorphe ou cristalline, blanche ou jaune pâle, assez soluble dans l'eau, pratiquement insoluble dans l'acétone et dans l'alcool. A l'état amorphe, le folinate de calcium peut donner des solutions sursaturées dans l'eau.

IDENTIFICATION

Première identification : A, B, D.

Seconde identification : A, C, D.

A. Le folinate de calcium satisfait à l'essai du pouvoir rotatoire spécifique (voir Essai).

B. Examinez le folinate de calcium par spectrophotométrie d'absorption dans l'infrarouge (*2.2.24*), en comparant avec le spectre obtenu avec le *folinate de calcium SCR*. Examinez les substances sous forme de pastilles. Si les spectres obtenus présentent des différences, dissolvez respectivement la substance à examiner et la substance de référence dans un volume minimal d'*eau R*, ajoutez goutte à goutte une quantité d'*acétone R* suffisante pour produire une précipitation. Laissez reposer pendant 15 min et recueillez le précipité par centrifugation. Lavez-le avec 2 petits volumes d'*acétone R* et desséchez. Enregistrez de nouveaux spectres à partir des résidus.

C. Opérez par chromatographie sur couche mince (*2.2.27*) en utilisant une plaque recouverte de *cellulose pour chromatographie F_{254} R*.

Solution à examiner. Dissolvez 15 mg de folinate de calcium dans une solution d'*ammoniaque R* à 3 pour cent *V/V* et complétez à 5 ml avec le même solvant.

Solution témoin. Dissolvez 15 mg de *folinate de calcium SCR* dans une solution d'*ammoniaque R* à 3 pour cent *V/V* et complétez à 5 ml avec le même solvant.

Déposez sur la plaque 5 µl de chaque solution. Développez sur un parcours de 15 cm avec la couche inférieure d'un mélange de 1 volume d'*alcool isoamylique R* et de 10 volumes d'une solution d'*acide citrique R* à 50 g/l, préalablement ajustée à pH 8 avec de l'*ammoniaque R*. Laissez sécher la plaque à l'air. Examinez en lumière ultraviolette à 254 nm. La tache principale du chromatogramme obtenu avec la solution à examiner est semblable quant à sa position et ses dimensions à la tache principale du chromatogramme obtenu avec la solution témoin.

D. Le folinate de calcium donne la réaction (b) du calcium (*2.3.1*).

Effectuez les essais et le dosage aussi rapidement que possible, à l'abri de la lumière actinique.

ESSAI

Solution S. Dissolvez, en chauffant à 40 °C si nécessaire, 1,25 g de folinate de calcium dans de l'*eau exempte de dioxyde de carbone R* et complétez à 50,0 ml avec le même solvant.

Aspect de la solution. La solution S est limpide (*2.2.1*). Mesurez l'absorbance (*2.2.25*) de la solution S à 420 nm, en utilisant de l'*eau R* comme liquide de compensation. L'absorbance n'est pas supérieure à 0,60.

Détermination du pH (*2.2.3*). Le pH de la solution S est de 6,8 à 8,0.

Pouvoir rotatoire spécifique (*2.2.7*). Déterminé sur la solution S et calculé par rapport à la substance anhydre et exempte de solvants, le pouvoir rotatoire spécifique du folinate de calcium est de + 14,4 à + 18,0.

Acétone, éthanol et méthanol. Opérez par chromatographie en phase gazeuse à espace de tête (*2.2.28*) en utilisant la méthode des ajouts dosés.

Solution à examiner. Dissolvez 0,25 g de folinate de calcium dans de l'*eau R* et complétez à 10,0 ml avec le même solvant.

Solution témoin. Dissolvez 0,125 g d'*acétone R*, 0,750 g d'*éthanol R* et 0,125 g de *méthanol R* dans de l'*eau R* et complétez à 1000,0 ml avec de l'*eau R*.

La chromatographie peut être réalisée en utilisant :

- une colonne de silice fondue d'une longueur de 10 m et d'un diamètre intérieur de 0,32 mm recouverte de *copolymère styrène-divinylbenzène R*,
- comme gaz vecteur, de l'*azote pour chromatographie R*, à un débit de 4 ml/min,
- un détecteur à ionisation de flamme,

en augmentant la température de la colonne de 125 °C à 185 °C à une vitesse de 10 °C/min et en la maintenant à 185 °C jusqu'à une durée totale de 15 min. Maintenez la température de la chambre à injection à 250 °C et celle du détecteur à 250 °C. Placez les échantillons dans une enceinte thermostatée à 80 °C pendant 20 min et pressurisez-les pendant 30 s. Répétez chaque injection au moins 3 fois.

La teneur en acétone n'est pas supérieure à 0,5 pour cent, la teneur en éthanol n'est pas supérieure à 3,0 pour cent et la teneur en méthanol n'est pas supérieure à 0,5 pour cent.

Substances apparentées. Examinez les chromatogrammes obtenus sous Dosage. S'il apparaît dans le chromatogramme obtenu avec la solution à examiner un pic correspondant à l'acide formylfolique, sa surface n'est pas supérieure à celle du pic principal du chromatogramme obtenu avec la solution témoin (c) (1 pour cent). S'il apparaît d'autres pics que le pic principal et un pic correspondant à l'acide formylfolique dans le chromatogramme obtenu avec la solution à examiner, la surface d'aucun d'entre eux n'est supérieure à celle du pic principal du chromatogramme obtenu avec la solution témoin (b) (1 pour cent) et la somme de la surface de tous les pics, à l'exception du pic principal, dans le chromatogramme obtenu avec la solution à examiner, n'est pas supérieure à 2,5 fois la surface du pic principal du chromatogramme obtenu avec la solution témoin (b) (2,5 pour cent). Ne tenez pas compte des pics dont la surface est inférieure à celle du pic principal du chromatogramme obtenu avec la solution témoin (d).

Chlorures (*2.4.4*). Dissolvez 67 mg de folinate de calcium dans 10 ml d'*eau R* et ajoutez 3 ml d'*acide acétique R*. Filtrez et lavez le précipité avec 5 fois 5 ml d'*eau R*. Réunissez le filtrat et les eaux de lavage et complétez à 100 ml avec de l'*eau R*. 15 ml de cette solution satisfont à l'essai limite des chlorures (0,5 pour cent).

Métaux lourds (*2.4.8*). 1,0 g de folinate de calcium satisfait à l'essai limite F des métaux lourds (50 ppm). Préparez le témoin avec 5 ml de *solution à 10 ppm de plomb (Pb) R*.

Platine. Déterminez la teneur en platine par spectrométrie d'absorption atomique (*2.2.23, Procédé II*).

Solution à examiner. Diluez 1,00 g de folinate de calcium dans de l'*eau R* et complétez à 100,0 ml avec le même solvant.

Solutions de référence. Préparez les solutions de référence à partir de la *solution à 30 ppm de platine (Pt) R*, diluée si nécessaire avec un mélange de 1 volume d'*acide nitrique R* et 99 volumes d'*eau R*.

Mesurez l'absorbance à 265,9 nm en utilisant une lampe à cathode creuse au platine comme source de radiation.

Le folinate de calcium ne contient pas plus de 20 ppm de Pt.

Teneur en eau (*2.5.12*). Déterminée par semi-microdosage sur 0,200 g de folinate de calcium finement pulvérisé, la teneur en eau n'est pas supérieure à 17,0 pour cent. Avant de titrer, agitez la substance à examiner dans le solvant de titrage pendant 6 min environ. Utilisez un réactif de titrage approprié, dépourvu de pyridine.

Stérilité (*2.6.1*). Le folinate de calcium destiné à la préparation de formes pharmaceutiques administrées par voie parentérale sans autre procédé approprié de stérilisation satisfait à l'essai de stérilité.

Endotoxines bactériennes (*2.6.14*) : moins de 0,5 UI/mg, si le folinate de calcium est destiné à la préparation de formes pharmaceutiques administrées par voie parentérale sans autre procédé approprié d'élimination des endotoxines bactériennes.

DOSAGE

Calcium. Dissolvez 0,400 g de folinate de calcium dans 150 ml d'*eau R* et complétez à 300 ml avec le même solvant. Effectuez le dosage du calcium par complexométrie (*2.5.11*).

1 ml d'*édétate de sodium 0,1 M* correspond à 4,008 mg de Ca.

Folinate de calcium. Opérez par chromatographie liquide (*2.2.29*).

Solution à examiner. Dissolvez 10,0 mg de folinate de calcium dans de l'*eau R* et complétez à 10,0 ml avec le même solvant.

Solution témoin (a). Dissolvez 10,0 mg de *folinate de calcium SCR* dans de l'*eau R* et complétez à 10,0 ml avec le même solvant.

Solution témoin (b). Prélevez 1,0 ml de solution témoin (a) et complétez à 100,0 ml avec de l'*eau R*.

Solution témoin (c). Dissolvez 10,0 mg d'*acide formylfolique SCR* dans la phase mobile et complétez à 100,0 ml avec la phase mobile. Prélevez 1,0 ml de cette solution et complétez à 10,0 ml avec de l'*eau R*.

Solution témoin (d). Prélevez 1,0 ml de solution témoin (b) et complétez à 10,0 ml avec de l'*eau R*.

Solution témoin (e). Prélevez 5,0 ml de solution témoin (c) et complétez à 10,0 ml avec la solution témoin (b).

La chromatographie peut être réalisée en utilisant :

- une colonne d'acier inoxydable, d'une longueur de 0,25 m et d'un diamètre intérieur de 4 mm, remplie de *gel de silice octadécylsilylé pour chromatographie R* (5 µm),
- comme phase mobile, à un débit de 1 ml/min, un mélange préparé comme suit : mélangez 220 ml de *méthanol R* et 780 ml d'une solution contenant 2,0 ml de solution d'*hydroxyde de tétrabutylammonium R* et 2,2 g de *phosphate disodique R*, préalablement ajustée à pH 7,8 avec de l'*acide phosphorique R*,
- comme détecteur un spectrophotomètre réglé à 280 nm,

en maintenant la température de la colonne à 40 °C.

Injectez 10 µl de chaque solution et enregistrez les chromatogrammes pendant 2,5 fois le temps de rétention du pic principal du chromatogramme obtenu avec la solution à examiner. Le dosage n'est valable que si :

- dans le chromatogramme obtenu avec la solution témoin (e), la résolution entre les pics dus au folinate de calcium et à l'acide formylfolique n'est pas inférieure à 2,2,
- l'écart type relatif de la surface du pic principal obtenu au cours de 6 injections successives de la solution témoin (a) n'est pas supérieur à 2,0 pour cent.

Calculez la teneur pour cent en $C_{20}H_{21}CaN_7O_7$ à partir de la surface des pics et de la teneur déclarée du *folinate de calcium SCR*.

CONSERVATION

En récipient étanche, à l'abri de la lumière. Si la substance est stérile, elle est conservée en récipient stérile, étanche, à fermeture inviolable.

ÉTIQUETAGE

L'étiquette indique :

- dans les cas appropriés, que la substance est stérile,
- dans les cas appropriés, que la substance est exempte d'endotoxines bactériennes.

IMPURETÉS

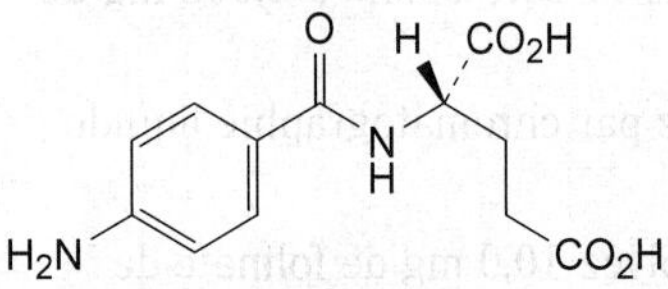

A. acide (2*S*)-2[(4-aminobenzoyl)amino]pentanedioïque,

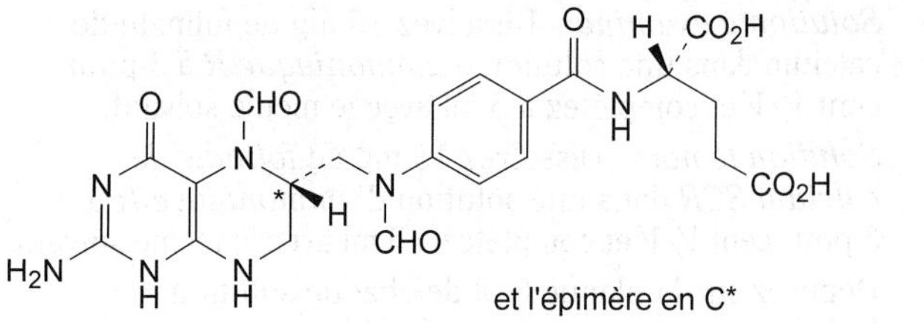

B. acide (2*S*)-2-[[4-[[[(6*RS*)-2-amino-5-formyl-4-oxo-1,4,5,6,7,8-hexahydroptéridin-6-yl]méthyl]formylamino]benzoyl]amino]pentanedioïque (acide 5,10-diformyltétrahydrofolique),

C. acide folique,

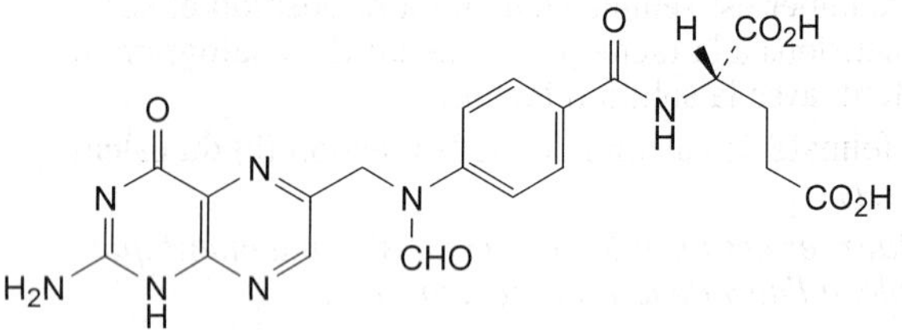

D. acide (2*S*)-2-[[4-[[(2-amino-4-oxo-1,4-dihydroptéridin-6-yl)méthyl]formylamino]benzoyl]amino]pentanedioïque (acide 10-formylfolique),

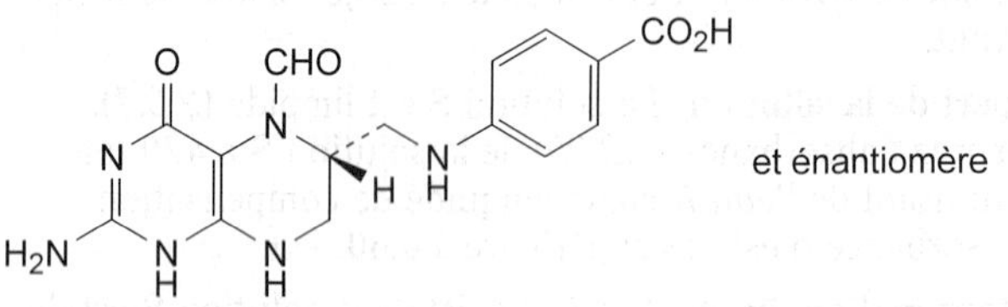

E. acide 4-[[[(6*RS*)-2-amino-5-formyl-4-oxo-1,4,5,6,7,8-hexahydroptéridin-6-yl]méthyl]amino]benzoïque (acide 5-formyltétrahydroptéroïque),

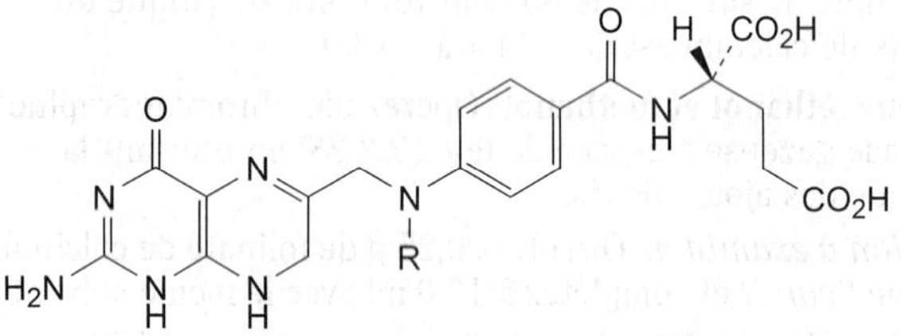

F. R = CHO : acide (2*S*)-2-[[4-[[(2-amino-4-oxo-1,4,7,8-tétrahydroptéridin-6-yl)méthyl]formylamino]benzoyl]amino]pentanedioïque (acide 10-formyldihydrofolique),

G. R = H : acide (2*S*)-2-[[4-[[(2-amino-4-oxo-1,4,7,8-tétrahydroptéridin- 6-yl)méthyl]amino]benzoyl]amino]pentanedioïque (acide dihydrofolique).

01/2002:1399

CALCIUM (GLUCOHEPTONATE DE)

Calcii glucoheptonas

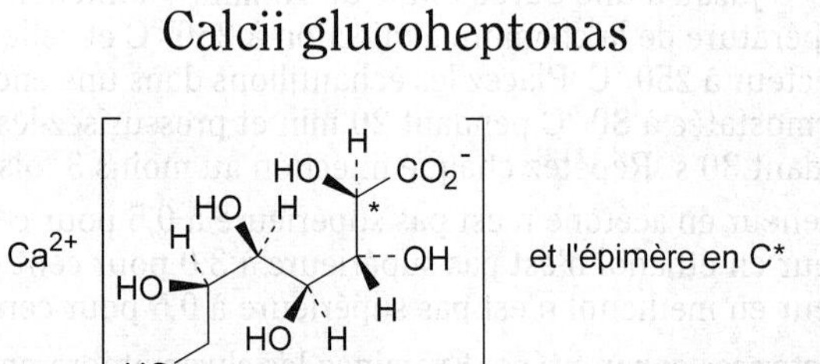

$C_{14}H_{26}CaO_{16}$ *M*r 490,4

DÉFINITION

Le glucoheptonate de calcium est constitué par un mélange en proportions variables de di(D-*glycéro*-D-*gulo*-heptonate) de calcium et di(D-*glycéro*-D-*ido*-heptonate) de calcium. Le glucoheptonate de calcium contient au minimum 98,0 pour cent et au maximum l'équivalent de 102,0 pour cent de 2,3,4,5,6,7-hexahydroxyheptanoate de calcium, calculé par rapport à la substance desséchée.

CARACTÈRES

Poudre amorphe, blanche à très légèrement jaune, hygroscopique, très soluble dans l'eau, pratiquement insoluble dans l'acétone et dans l'alcool.

IDENTIFICATION

A. Opérez par chromatographie sur couche mince (*2.2.27*) en utilisant une plaque recouverte de *cellulose pour chromatographie R1*.

Solution à examiner. Dissolvez 20 mg de glucoheptonate de calcium dans 1 ml d'*eau R*.

Solution témoin (a). Dissolvez 20 mg de *glucoheptonate de calcium SCR* dans 1 ml d'*eau R*.

Solution témoin (b). Dissolvez 10 mg de *gluconate de calcium SCR* dans 0,5 ml de solution à examiner et complétez à 1 ml avec de l'*eau R*.

Déposez séparément sur la plaque en bandes de 20 mm sur 2 mm, 10 µl de chaque solution. Développez sur un parcours de 12 cm avec un mélange récemment préparé de 20 volumes d'*acide formique anhydre R*, de 20 volumes d'*eau R*, de 30 volumes d'*acétone R* et de 30 volumes de *butanol R*. Laissez saturer la cuve pendant 10 min. Laissez sécher la plaque à l'air, puis, pulvérisez avec du *permanganate de potassium 0,02 M*. La tache principale du chromatogramme obtenu avec la solution à examiner est semblable quant à sa position et ses dimensions à la tache principale du chromatogramme obtenu avec la solution témoin (a). L'identification n'est valable que si le chromatogramme obtenu avec la solution témoin (b) présente 2 taches nettement séparées.

B. 0,2 ml de la solution S (voir Essai) donne la réaction (b) du calcium (*2.3.1*).

ESSAI

Solution S. Dissolvez 10,0 g de glucoheptonate de calcium dans de l'*eau exempte de dioxyde de carbone R* préparée à partir d'*eau distillée R* et complétez à 100 ml avec le même solvant.

Aspect de la solution. La solution S est limpide (*2.2.1*) et n'est pas plus fortement colorée que la solution témoin J_6 (*2.2.2, Procédé II*).

Détermination du pH (*2.2.3*). Le pH de la solution S est de 6,0 à 8,0.

Sucres réducteurs. Dissolvez 1,0 g de glucoheptonate de calcium dans 5 ml d'*eau R* en chauffant modérément. Refroidissez, puis ajoutez 20 ml de *solution cupri-citrique R* et quelques billes de verre. Chauffez de façon à assurer l'ébullition en 4 min. Maintenez l'ébullition pendant 3 min. Refroidissez rapidement et ajoutez 100 ml d'une solution d'*acide acétique glacial R* à 2,4 pour cent *V/V* et 20,0 ml d'*iode 0,025 M*. Ajoutez, sans cesser d'agiter, 25 ml d'un mélange de 6 volumes d'*acide chlorhydrique R* et de 94 volumes d'*eau R*. Lorsque le précipité est dissous, titrez l'excès d'iode par le *thiosulfate de sodium 0,05 M* en présence de 1 ml de *solution d'amidon R*, ajouté vers la fin du titrage. La quantité de *thiosulfate de sodium 0,05 M* utilisée n'est pas inférieure à 12,6 ml (1 pour cent exprimé en glucose).

Cyanure. Dissolvez 5,0 g de glucoheptonate de calcium dans 50 ml d'*eau R* et ajoutez 2,0 g d'*acide tartrique R*. Placez cette solution dans un appareil à distiller (*2.2.11*). L'allonge coudée fixée à l'extrémité du tube réfrigérant comporte une partie verticale de longueur suffisante pour être située à 1 cm du fond d'une éprouvette de 50 ml, utilisée comme récepteur. Placez dans le récepteur 10 ml d'*eau R* et 2 ml d'*hydroxyde de sodium 0,1 M*. Distillez et recueillez 25 ml de distillat, complétez à 50 ml avec de l'*eau R*. Prélevez 25 ml de cette solution, ajoutez 25 mg de *sulfate ferreux R* et portez un court instant à ébullition. Après refroidissement à environ 70 °C, ajoutez 10 ml d'*acide chlorhydrique R1*. Après 30 min, filtrez la solution et lavez le filtre. Il apparaît sur le filtre une tache jaune ; il n'apparaît pas de tache bleue ou verte.

Chlorures (*2.4.4*). A 5 ml de la solution S, ajoutez 10 ml d'*eau R*. La solution satisfait à l'essai limite des chlorures (100 ppm).

Sulfates (*2.4.13*). 15 ml de la solution S satisfont à l'essai limite des sulfates (100 ppm).

Fer (*2.4.9*). Prélevez 2,5 ml de solution S et complétez à 10 ml avec de l'*eau R*. La solution satisfait à l'essai limite du fer (40 ppm).

Métaux lourds (*2.4.8*). Dissolvez 2,0 g de glucoheptonate de calcium dans 10 ml de *solution tampon pH 3,5 R* et complétez à 20 ml avec de l'*eau R*. 12 ml de la solution satisfont à l'essai limite A des métaux lourds (10 ppm). Préparez le témoin avec la *solution à 1 ppm de plomb (Pb) R*.

Perte à la dessiccation (*2.2.32*). Déterminée à l'étuve à 100-105 °C pendant 3 h sur 1,000 g de glucoheptonate de calcium, la perte à la dessiccation n'est pas supérieure à 5,0 pour cent.

Stérilité (*2.6.1*). Le glucoheptonate de calcium destiné à la préparation de formes pharmaceutiques administrées par voie parentérale sans autre procédé approprié de stérilisation satisfait également à l'essai de stérilité.

Endotoxines bactériennes (*2.6.14*) : moins de 167 UI/g, si le glucoheptonate de calcium est destiné à la préparation de formes pharmaceutiques administrées par voie parentérale sans autre procédé approprié d'élimination des endotoxines bactériennes.

DOSAGE

Dissolvez 0,800 g de glucoheptonate de calcium dans un mélange de 150 ml d'*eau R* et de 2 ml d'*acide chlorhydrique 3 M*. Tout en agitant, ajoutez 12,5 ml d'*édétate de sodium 0,1 M*, 15 ml d'*hydroxyde de sodium 1 M* et 0,3 g de *sel sodique de bleu d'hydroxynaphtol R*. Titrez par l'*édétate de sodium 0,1 M* jusqu'à virage du violet au bleu franc.

1 ml d'*édétate de sodium 0,1 M* correspond à 49,04 mg de $C_{14}H_{26}CaO_{16}$.

CONSERVATION

En récipient étanche. Si la substance est stérile, elle est conservée en récipient stérile, étanche, à fermeture inviolable.

ÉTIQUETAGE

L'étiquette indique :

- dans les cas appropriés, que la substance est stérile,
- dans les cas appropriés, que la substance est exempte d'endotoxines bactériennes.

Monographies A - C

01/2002:0172

CALCIUM (GLUCONATE DE)

Calcii gluconas

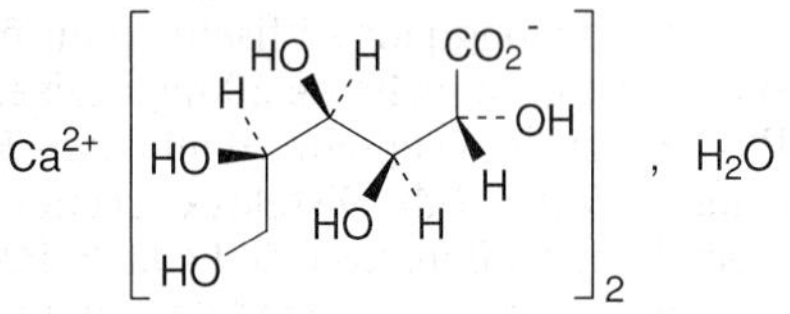

$C_{12}H_{22}CaO_{14},H_2O$ M_r 448,4

DÉFINITION

Le gluconate de calcium contient au minimum 98,5 pour cent et au maximum l'équivalent de 102,0 pour cent de D-gluconate de calcium monohydraté.

CARACTÈRES

Poudre cristalline ou granuleuse, blanche, assez soluble dans l'eau, facilement soluble dans l'eau bouillante.

IDENTIFICATION

A. Opérez par chromatographie sur couche mince (*2.2.27*) en utilisant une plaque recouverte de *gel de silice G R*.

Solution à examiner. Dissolvez 20 mg de gluconate de calcium dans 1 ml d'*eau R* en chauffant dans un bain-marie à 60 °C si nécessaire.

Solution témoin. Dissolvez 20 mg de *gluconate de calcium SCR* dans 1 ml d'*eau R* en chauffant dans un bain-marie à 60 °C si nécessaire.

Déposez séparément sur la plaque 5 µl de chaque solution. Développez sur un parcours de 10 cm avec un mélange de 10 volumes d'*acétate d'éthyle R*, de 10 volumes d'*ammoniaque concentrée R*, de 30 volumes d'*eau R* et de 50 volumes d'*alcool R*. Séchez la plaque à 100 °C pendant 20 min et laissez refroidir. Pulvérisez une solution de *dichromate de potassium R* à 50 g/l dans une solution d'*acide sulfurique R* à 40 pour cent *m/m*. Après 5 min, la tache principale du chromatogramme obtenu avec la solution à examiner est semblable quant à sa position, sa coloration et ses dimensions à la tache principale du chromatogramme obtenu avec la solution témoin.

B. La solution S (voir Essai) donne les réactions du calcium (*2.3.1*).

ESSAI

Solution S. Dissolvez 1,0 g de gluconate de calcium dans de l'*eau R* chauffée à 60 °C et complétez à 50 ml avec le même solvant.

Aspect de la solution. A 60 °C, la solution S n'est pas plus fortement colorée que la solution témoin J_6 (*2.2.2, Procédé II*). Après refroidissement, elle n'est pas plus fortement opalescente que la suspension témoin II (*2.2.1*).

Impuretés organiques et acide borique. Dans une capsule de porcelaine préalablement lavée à l'*acide sulfurique R* et placée dans un bain d'eau glacée, introduisez 0,5 g de gluconate de calcium. Ajoutez 2 ml d'*acide sulfurique R* refroidi et mélangez. Il ne se développe aucune coloration jaune ou brune. Ajoutez 1 ml de *solution de chromotrope II B R*. Il se développe une coloration violette qui ne vire pas au bleu foncé. Comparez la coloration obtenue à celle d'un mélange de 1 ml de *solution de chromotrope II B R* et de 2 ml d'*acide sulfurique R* refroidi.

Saccharose et sucres réducteurs. Dissolvez 0,5 g de gluconate de calcium dans un mélange de 2 ml d'*acide chlorhydrique R1* et de 10 ml d'*eau R*. Chauffez à ébullition pendant 5 min et laissez refroidir. Ajoutez 10 ml de *solution de carbonate de sodium R*. Laissez reposer, complétez à 25 ml avec de l'*eau R* et filtrez. A 5 ml du filtrat, ajoutez 2 ml de *solution cupri-tartrique R* et chauffez à ébullition pendant 1 min. Laissez reposer pendant 2 min. Il ne se forme pas de précipité rouge.

Chlorures (*2.4.4*). Prélevez 12,5 ml de solution S et complétez à 15 ml avec de l'*eau R*. La solution satisfait à l'essai limite des chlorures (200 ppm).

Sulfates (*2.4.13*). Dissolvez en chauffant 10,0 g de gluconate de calcium dans un mélange de 10 ml d'*acide acétique R* et de 90 ml d'*eau distillée R*. 15 ml de solution satisfont à l'essai limite des sulfates (100 ppm).

Magnésium et métaux alcalins. Dissolvez 1,00 g de gluconate de calcium dans 100 ml d'*eau R* bouillante. Ajoutez 10 ml de *solution de chlorure d'ammonium R*, 1 ml d'*ammoniaque R* et, goutte à goutte, 50 ml de *solution d'oxalate d'ammonium R* chaude. Laissez reposer pendant 4 h, complétez à 200 ml avec de l'*eau R* et filtrez. Evaporez 100 ml du filtrat à siccité, puis calcinez. La masse du résidu n'est pas supérieure à 2 mg (0,4 pour cent).

Métaux lourds (*2.4.8*). 2,0 g de gluconate de calcium satisfont à l'essai limite D des métaux lourds (10 ppm). Chauffez progressivement la substance avec précaution jusqu'à transformation quasi totale en masse blanche, puis procédez à la calcination. Préparez le témoin avec 2 ml de *solution à 10 ppm de plomb (Pb) R*.

Contamination microbienne. Le gluconate de calcium satisfait à une limite du nombre de germes aérobies viables totaux (*2.6.12*) de 10^3 microorganismes par gramme, déterminé par dénombrement sur plaque de gélose.

DOSAGE

Dissolvez 0,8000 g de gluconate de calcium dans 20 ml d'*eau R* chaude. Laissez refroidir et complétez à 300 ml avec de l'*eau R*. Effectuez le titrage du calcium par complexométrie (*2.5.11*).

1 ml d'*édétate de sodium 0,1 M* correspond à 44,84 mg de $C_{12}H_{22}CaO_{14},H_2O$.

01/2002:0979

CALCIUM (GLUCONATE DE) POUR SOLUTION INJECTABLE

Calcii gluconas ad iniectabile

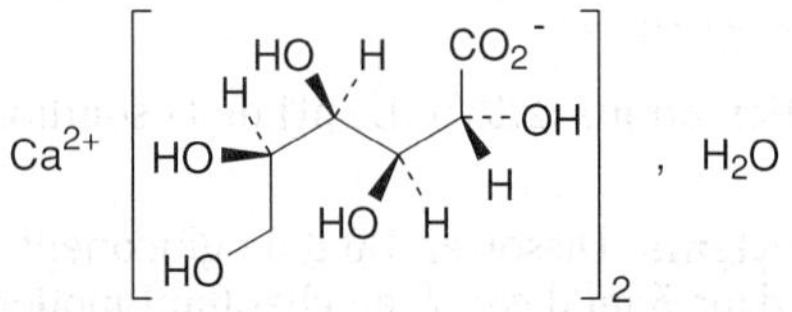

$C_{12}H_{22}CaO_{14},H_2O$ M_r 448,4

DÉFINITION

Le gluconate de calcium pour solution injectable contient au minimum 99,0 pour cent et au maximum l'équivalent de 101,0 pour cent de D-gluconate de calcium monohydraté.

CARACTÈRES

Poudre blanche, cristalline ou granuleuse, assez soluble dans l'eau, facilement soluble dans l'eau bouillante.

IDENTIFICATION

A. Opérez par chromatographie sur couche mince (*2.2.27*) en utilisant une plaque recouverte de *gel de silice G R*.

Solution à examiner. Dissolvez 20 mg de gluconate de calcium pour solution injectable dans 1 ml d'*eau R*, en chauffant dans un bain-marie à 60 °C si nécessaire.

Solution témoin. Dissolvez 20 mg de *gluconate de calcium SCR* dans 1 ml d'*eau R*, en chauffant dans un bain-marie à 60 °C si nécessaire.

Déposez sur la plaque 5 µl de chaque solution. Développez sur un parcours de 10 cm avec un mélange de 10 volumes d'*acétate d'éthyle R*, de 10 volumes d'*ammoniaque concentrée R*, de 30 volumes d'*eau R* et de 50 volumes d'*alcool R*. Séchez la plaque à 100 °C pendant 20 min et laissez refroidir. Pulvérisez une solution de *dichromate de potassium R* à 50 g/l dans une solution d'*acide sulfurique R* à 40 pour cent *m/m*. Après 5 min, la tache principale du chromatogramme obtenu avec la solution à examiner est semblable quant à sa position, sa coloration et ses dimensions à la tache principale du chromatogramme obtenu avec la solution témoin.

B. 20 mg environ de gluconate de calcium pour solution injectable donnent la réaction (b) du calcium (*2.3.1*).

ESSAI

Solution S. Sur 10,0 g de gluconate de calcium pour solution injectable, versez 90 ml d'*eau distillée R* bouillante et, en agitant, chauffez à ébullition jusqu'à dissolution complète, pendant 10 s au plus, puis complétez à 100,0 ml avec le même solvant.

Aspect de la solution. A 60 °C, la solution S n'est pas plus fortement colorée que la solution témoin B_7 (*2.2.2, Procédé II*). Après refroidissement à 20 °C, elle n'est pas plus fortement opalescente que la suspension témoin II (*2.2.1*).

Détermination du pH (*2.2.3*). Dissolvez 1,0 g de gluconate de calcium pour solution injectable dans 20 ml d'*eau exempte de dioxyde de carbone R* en chauffant au bain-marie. Le pH de la solution est de 6,4 à 8,3.

Impuretés organiques et acide borique. Dans une capsule de porcelaine préalablement lavée à l'*acide sulfurique R* et placée dans un bain d'eau glacée, introduisez 0,5 g de gluconate de calcium pour solution injectable. Ajoutez 2 ml d'*acide sulfurique R* refroidi et mélangez. Il ne se développe aucune coloration jaune ou brune. Ajoutez 1 ml de *solution de chromotrope II B R*. Il se développe une coloration violette qui ne vire pas au bleu foncé. Comparez la coloration obtenue à celle d'un mélange de 1 ml de *solution de chromotrope II B R* et de 2 ml d'*acide sulfurique R* refroidi.

Oxalates. Opérez par chromatographie liquide (*2.2.29*).

Solution à examiner. Dissolvez 1,00 g de gluconate de calcium pour solution injectable dans de l'*eau pour chromatographie R* et complétez à 100,0 ml avec le même solvant.

Solution témoin. Dissolvez 1,00 g de gluconate de calcium pour solution injectable dans de l'*eau pour chromatographie R*, ajoutez 0,5 ml d'une solution d'*oxalate de sodium R* à 0,152 g/l dans de l'*eau pour chromatographie R* et complétez à 100,0 ml avec le même solvant.

La chromatographie peut être réalisée en utilisant :

– une colonne de garde, d'une longueur de 30 mm et d'un diamètre intérieur de 4 mm, remplie d'une résine échangeuse d'anions forte appropriée (30 µm à 50 µm),

– 2 colonnes, chacune d'une longueur de 0,25 m et d'un diamètre intérieur de 4 mm, remplies d'une résine échangeuse d'anions forte appropriée (30 µm à 50 µm),

– une colonne à micromembrane de suppression d'anions raccordée en série à la colonne de garde et aux colonnes analytiques. La colonne de suppression d'anions est équipée d'une micromembrane qui sépare la phase mobile de la solution de régénération de suppression s'écoulant à contre-courant par rapport à la phase mobile à un débit de 4 ml/min,

– comme phase mobile, à un débit de 2 ml/min, une solution préparée comme suit : dissolvez 0,212 g de *carbonate de sodium anhydre R* et 63 mg de *bicarbonate de sodium R* dans de l'*eau pour chromatographie R* et complétez à 1000,0 ml avec le même solvant,

– comme solution de régénération de suppression, une solution d'*acide sulfurique R* à 1,23 g/l dans de l'*eau pour chromatographie R*,

– un détecteur à conductivité,

– un injecteur à boucle.

Injectez 5 fois 50 µl de solution témoin. L'essai n'est valable que si l'écart type relatif de la surface du pic correspondant à l'oxalate dans le chromatogramme obtenu avec la solution témoin n'est pas supérieur à 2,0 pour cent.

Injectez 3 fois 50 µl de solution à examiner et de solution témoin. Calculez la teneur d'oxalates en parties par million à l'aide de l'expression :

$$\frac{S_T \times 50}{S_R - S_T}$$

S_T = surface du pic correspondant à l'oxalate dans le chromatogramme obtenu avec la solution à examiner,

S_R = surface du pic correspondant à l'oxalate dans le chromatogramme obtenu avec la solution témoin.

Le gluconate de calcium pour solution injectable ne contient pas plus de 100 ppm d'oxalates.

Saccharose et sucres réducteurs. Dissolvez 0,5 g de gluconate de calcium pour solution injectable dans un mélange de 2 ml d'*acide chlorhydrique R1* et de 10 ml d'*eau R*. Chauffez à ébullition pendant 5 min et laissez refroidir. Ajoutez 10 ml de *solution de carbonate de sodium R*. Laissez reposer pendant 10 min, complétez à 25 ml avec de l'*eau R* et filtrez. A 5 ml du filtrat, ajoutez 2 ml de *solution cupri-tartrique R* et chauffez à ébullition pendant 1 min. Laissez reposer pendant 2 min. Il ne se forme pas de précipité rouge.

Chlorures (*2.4.4*). A 10 ml de solution S préalablement filtrée, ajoutez 5 ml d'*eau R*. La solution satisfait à l'essai limite des chlorures (50 ppm).

Phosphates (*2.4.11*). Prélevez 1 ml de solution S et complétez à 100 ml avec de l'*eau R*. La solution satisfait à l'essai limite des phosphates (100 ppm).

Sulfates (*2.4.13*). 15 ml de solution S préalablement filtrée satisfont à l'essai limite des sulfates (50 ppm). Préparez le témoin avec un mélange de 7,5 ml de *solution à 10 ppm de sulfate* (SO_4) *R* et de 7,5 ml d'*eau distillée R*.

Fer. Déterminez la teneur en fer par spectrométrie d'absorption atomique (*2.2.23, Procédé I*).

Solution à examiner. Dans un vase à précipiter de 100 ml en polytétrafluoroéthylène, introduisez 2,0 g de gluconate de calcium pour solution injectable. Ajoutez 5 ml d'*acide nitrique R*. Chauffez à ébullition et évaporez presqu'à siccité. Ajoutez 1 ml de *solution concentrée de peroxyde d'hydrogène R* et évaporez à nouveau presque à siccité. Répétez le traitement au peroxyde d'hydrogène jusqu'à obtention d'une solution limpide. A l'aide de 2 ml d'*acide nitrique R*, transvasez la solution dans une fiole jaugée de 25 ml et complétez à 25,0 ml avec de l'*acide chlorhydrique dilué R*. Préparez dans les mêmes conditions une solution de compensation en utilisant 0,65 g de *chlorure de calcium R1* à la place du gluconate de calcium pour solution injectable.

Solutions de référence. Préparez les solutions de référence à partir de la *solution à 20 ppm de fer (Fe) R*, diluée avec de l'*acide chlorhydrique dilué R*.

Mesurez l'absorbance à 248,3 nm en utilisant une lampe à cathode creuse au fer comme source de radiation et une flamme air-acétylène. Effectuez une correction de base à l'aide d'une lampe au deutérium.

Le gluconate de calcium pour solution injectable ne contient pas plus de 5 ppm de Fe.

Magnésium et métaux alcalins. A 0,50 g de gluconate de calcium pour solution injectable, ajoutez un mélange de 1,0 ml d'*acide acétique dilué R* et de 10,0 ml d'*eau R*. Chauffez à ébullition pendant une courte durée, en agitant, jusqu'à dissolution complète. A la solution bouillante, ajoutez 5,0 ml de *solution d'oxalate d'ammonium R*, puis laissez reposer pendant 6 h au moins. Filtrez à travers un filtre de verre fritté (1,6) dans un creuset de porcelaine. Evaporez le filtrat à siccité avec prudence, puis calcinez. La masse du résidu n'est pas supérieure à 2 mg (0,4 pour cent).

Métaux lourds (*2.4.8*). 12 ml de solution S satisfont à l'essai limite A des métaux lourds (10 ppm). Préparez le témoin avec la *solution à 1 ppm de plomb (Pb) R*.

Endotoxines bactériennes (*2.6.14*) : moins de 167 UI/g.

Contamination microbienne. Le gluconate de calcium pour solution injectable satisfait à une limite du nombre de germes viables totaux de 10^2 microorganismes par gramme, déterminé par dénombrement sur plaque de gélose (*2.6.12*). Il satisfait à l'essai d'*Escherichia coli*, de *Pseudomonas aeruginosa* et de *Staphylococcus aureus* (*2.6.13*).

DOSAGE

Dissolvez 0,350 g de gluconate de calcium pour solution injectable dans 20 ml d'*eau R* chaude. Laissez refroidir et complétez à 300 ml avec de l'*eau R*. Effectuez le titrage du calcium par complexométrie (*2.5.11*) en utilisant 50 mg de *mélange composé au calcone-acide carboxylique R*.

1 ml d'*édétate de sodium 0,1 M* correspond à 44,84 mg de $C_{12}H_{22}CaO_{14},H_2O$.

01/2002:0980

CALCIUM (GLYCÉROPHOSPHATE DE)

Calcii glycerophosphas

$C_3H_7CaO_6P$ M_r 210,1

DÉFINITION

Le glycérophosphate de calcium est constitué d'un mélange, en proportions variables, de phosphate de (*RS*)-2,3-dihydroxypropyl et de calcium et de phosphate de 2-hydroxy-1-(hydroxyméthyl)éthyl et de calcium qui peuvent être sous forme hydratée. Le glycérophosphate de calcium contient au minimum 18,6 pour cent et au maximum 19,4 pour cent de Ca, calculé par rapport à la substance desséchée.

CARACTÈRES

Poudre blanche, hygroscopique, assez soluble dans l'eau, pratiquement insoluble dans alcool.

IDENTIFICATION

A. Dans un tube à essai muni d'un tube à dégagement, mélangez 1 g de glycérophosphate de calcium avec 1 g de *sulfate monopotassique R*. Chauffez fortement. Dirigez les vapeurs blanches sur un morceau de papier-filtre imprégné d'une solution récemment préparée de *nitroprussiate de sodium R* à 10 g/l. Au contact de la *pipéridine R*, le papier-filtre se colore en bleu.

B. Dans un creuset, calcinez 0,1 g de glycérophosphate de calcium. Reprenez le résidu par 5 ml d'*acide nitrique R* et chauffez au bain-marie pendant 1 min. Filtrez. Le filtrat donne la réaction (b) des phosphates (*2.3.1*).

C. Le glycérophosphate de calcium donne la réaction (b) du calcium (*2.3.1*).

ESSAI

Solution S. Dissolvez à température ambiante 1,5 g de glycérophosphate de calcium dans de l'*eau exempte de dioxyde de carbone R* préparée à partir d'*eau distillée R* et complétez à 150 ml avec le même solvant.

Aspect de la solution. La solution S n'est pas plus fortement opalescente que la suspension témoin III (*2.2.1*).

Acidité ou alcalinité. A 100 ml de solution S, ajoutez 0,1 ml de *solution de phénolphtaléine R*. Le virage de l'indicateur ne nécessite pas plus de 1,5 ml d'*acide chlorhydrique 0,1 M* ou 0,5 ml d'*hydroxyde de sodium 0,1 M*.

Acide citrique. Agitez 5,0 g de glycérophosphate de calcium avec 20 ml d'*eau exempte de dioxyde de carbone R*. Filtrez. Au filtrat, ajoutez 0,15 ml d'*acide sulfurique R*, puis filtrez de nouveau. Au filtrat, ajoutez 5 ml de *solution de sulfate mercurique R*, puis portez à l'ébullition. Ajoutez 0,5 ml d'une solution de *permanganate de potassium R* à 3,2 g/l et portez de nouveau à l'ébullition. Il ne se forme pas de précipité.

Glycérol et substances solubles dans l'alcool. Agitez 1,000 g de glycérophosphate de calcium avec 25 ml d'*alcool R* pendant 1 min. Filtrez. Evaporez le filtrat au bain-marie et desséchez le résidu à 70 °C pendant 1 h. La masse du résidu n'est pas supérieure à 5 mg (0,5 pour cent).

Chlorures (*2.4.4*). Dissolvez 0,1 g de glycérophosphate de calcium dans un mélange de 2 ml d'*acide acétique R* et de 8 ml d'*eau R* et complétez à 15 ml avec de l'*eau R*. La solution satisfait à l'essai limite des chlorures (500 ppm).

Phosphates (*2.4.11*). Prélevez 2,5 ml de solution S et complétez à 100 ml avec de l'*eau R*. La solution satisfait à l'essai limite des phosphates (400 ppm).

Sulfates (*2.4.13*). 15 ml de solution S satisfont à l'essai limite des sulfates (0,1 pour cent).

Arsenic (*2.4.2*). Dissolvez 0,33 g de glycérophosphate de calcium dans de l'*eau R* et complétez à 25 ml avec le même solvant. La solution satisfait à l'essai limite A de l'arsenic (3 ppm).

Fer (*2.4.9*). 0,20 g de glycérophosphate de calcium satisfait à l'essai limite du fer (50 ppm).

Métaux lourds (*2.4.8*). Dissolvez 2,0 g de glycérophosphate de calcium dans 10 ml de *solution tampon pH 3,5 R* et complétez à 20 ml avec de l'*eau R*. 12 ml de solution satisfont à l'essai limite A des métaux lourds (20 ppm). Préparez le témoin avec la *solution à 2 ppm de plomb (Pb) R*.

Perte à la dessiccation (*2.2.32*). Déterminée à l'étuve à 150 °C pendant 4 h sur 1,000 g de glycérophosphate de calcium, la perte à la dessiccation n'est pas supérieure à 12,0 pour cent.

DOSAGE

Dissolvez 0,200 g de glycérophosphate de calcium dans de l'*eau R*. Effectuez le dosage du calcium par complexométrie (*2.5.11*).

1 ml d'*édétate de sodium 0,1 M* correspond à 4,008 mg de Ca.

01/2002:0981

CALCIUM (HYDROGÉNOPHOSPHATE DE) ANHYDRE

Calcii hydrogenophosphas anhydricus

$CaHPO_4$ M_r 136,1

DÉFINITION

L'hydrogénophosphate de calcium anhydre contient au minimum 98,0 pour cent et au maximum l'équivalent de 101,0 pour cent de $CaHPO_4$, calculé par rapport à la substance desséchée.

CARACTÈRES

Poudre cristalline blanche ou cristaux incolores, pratiquement insolubles dans l'eau et dans l'alcool. L'hydrogénophosphate de calcium anhydre se dissout dans l'acide chlorhydrique dilué et dans l'acide nitrique dilué.

IDENTIFICATION

A. L'hydrogénophosphate de calcium anhydre satisfait à l'essai des phosphate monocalcique et phosphate tricalcique (voir Essai).

B. L'hydrogénophosphate de calcium anhydre satisfait à l'essai de perte à la dessiccation (voir Essai).

C. Dissolvez 0,1 g d'hydrogénophosphate de calcium anhydre dans un mélange de 5 ml d'*eau R* et de 5 ml d'*acide nitrique dilué R*. La solution donne la réaction (b) des phosphates (*2.3.1*).

D. Dissolvez 5 mg environ d'hydrogénophosphate de calcium anhydre dans 5 ml d'*acide acétique R*. Ajoutez 0,5 ml de *solution de ferrocyanure de potassium R*. La solution reste limpide. Ajoutez 50 mg environ de *chlorure d'ammonium R* et laissez reposer pendant 5 min. Il se forme un précipité cristallin blanc.

ESSAI

Solution S. Dissolvez 2,5 g d'hydrogénophosphate de calcium anhydre dans 20 ml d'*acide chlorhydrique dilué R*. Filtrez si nécessaire. Ajoutez de l'*ammoniaque diluée R1* jusqu'à formation d'un précipité. Dissolvez en ajoutant la quantité strictement nécessaire d'*acide chlorhydrique dilué R* et complétez à 50 ml avec de l'*eau distillée R*.

Phosphate monocalcique et phosphate tricalcique. Dissolvez 2,00 g d'hydrogénophosphate de calcium anhydre dans 30,0 ml d'*acide chlorhydrique 1 M*. Ajoutez 20 ml d'*eau R* et 0,05 ml de *solution de bleu de bromophénol R*. Titrez l'excès d'acide chlorhydrique par l'*hydroxyde de sodium 1 M*. La quantité d'*acide chlorhydrique 1 M* consommée est de 14,0 ml à 15,5 ml.

Carbonates. Agitez 0,5 g d'hydrogénophosphate de calcium anhydre avec 5 ml d'*eau exempte de dioxyde de carbone R*, puis ajoutez 1 ml d'*acide chlorhydrique R*. Il ne se produit pas d'effervescence.

Chlorures (*2.4.4*). Dissolvez 0,5 g d'hydrogénophosphate de calcium anhydre dans un mélange de 1 ml d'*acide nitrique R* et de 10 ml d'*eau R*, puis complétez à 50 ml avec de l'*eau R*. 15 ml de solution satisfont à l'essai limite des chlorures (330 ppm).

Fluorures (*2.4.5*). 0,5 g d'hydrogénophosphate de calcium anhydre satisfait à l'essai limite des fluorures (100 ppm).

Sulfates (*2.4.13*). A 1 ml de solution S ajoutez 2 ml d'*acide chlorhydrique dilué R* et complétez à 25 ml avec de l'*eau distillée R*. 15 ml de solution satisfont à l'essai limite des sulfates (0,5 pour cent).

Arsenic (*2.4.2*). 2 ml de solution S satisfont à l'essai limite A de l'arsenic (10 ppm).

Baryum. A 10 ml de solution S filtrée, ajoutez 0,5 ml d'*acide sulfurique dilué R*. Laissez reposer pendant 15 min. Si la solution présente une opalescence, celle-ci n'est pas plus fortement prononcée que celle d'un mélange de 10 ml de solution S et de 0,5 ml d'*eau distillée R*.

Fer (*2.4.9*). Prélevez 0,5 ml de solution S et complétez à 10 ml avec de l'*eau R*. La solution satisfait à l'essai limite du fer (400 ppm).

Métaux lourds (*2.4.8*). Prélevez 10 ml de solution S et complétez à 20 ml avec de l'*eau R*. 12 ml de solution satisfont à l'essai limite A des métaux lourds (40 ppm). Préparez le témoin avec la *solution à 1 ppm de plomb (Pb) R*.

Perte à la dessiccation (*2.2.32*). Déterminée à l'étuve à 150 °C pendant 2 h sur 1,000 g d'hydrogénophosphate de calcium anhydre, la perte à la dessiccation n'est pas supérieure à 2,0 pour cent.

DOSAGE

Dissolvez 0,250 g d'hydrogénophosphate de calcium anhydre dans un mélange de 5 ml d'*eau R* et de 1 ml d'*acide chlorhydrique R1*. Ajoutez 25,0 ml d'*édétate de sodium 0,1 M* et complétez à 200 ml avec de l'*eau R*. Neutralisez avec de l'*ammoniaque concentrée R*, ajoutez 10 ml de *solution tampon chlorure d'ammonium pH 10,0 R* et 50 mg environ de *mélange composé au mordant noir 11 R*. Titrez l'excès d'édétate de sodium par le *sulfate de zinc 0,1 M* jusqu'à virage du bleu au violet. Effectuez un titrage à blanc.

1 ml d'*édétate de sodium 0,1 M* correspond à 13,61 mg de $CaHPO_4$.

01/2002:0116

CALCIUM (HYDROGÉNOPHOSPHATE DE) DIHYDRATÉ

Calcii hydrogenophosphas dihydricus

$CaHPO_4,2H_2O$ M_r 172,1

DÉFINITION

L'hydrogénophosphate de calcium dihydraté contient au minimum 98,0 pour cent et au maximum l'équivalent de 105,0 pour cent de $CaHPO_4,2H_2O$.

CARACTÈRES

Poudre cristalline blanche, pratiquement insoluble dans l'eau froide et dans l'alcool. L'hydrogénophosphate de calcium dihydraté se dissout dans l'acide chlorhydrique dilué et dans l'acide nitrique dilué.

IDENTIFICATION

A. Dissolvez 0,1 g d'hydrogénophosphate de calcium dihydraté dans un mélange de 5 ml d'*acide nitrique dilué R* et de 5 ml d'*eau R*. La solution donne la réaction (b) des phosphates (*2.3.1*).

B. L'hydrogénophosphate de calcium dihydraté donne la réaction (b) du calcium (*2.3.1*).

C. L'hydrogénophosphate de calcium dihydraté satisfait aux limites du dosage.

ESSAI

Solution S. Dissolvez 2,5 g d'hydrogénophosphate de calcium dihydraté dans 20 ml d'*acide chlorhydrique dilué R*. Filtrez si nécessaire. Ajoutez de l'*ammoniaque diluée R1* jusqu'à formation d'un précipité. Dissolvez-le en ajoutant la quantité strictement nécessaire d'*acide chlorhydrique dilué R* et complétez à 50 ml avec de l'*eau distillée R*.

Phosphate monocalcique et phosphate tricalcique. Dissolvez 2,00 g d'hydrogénophosphate de calcium dihydraté dans 30,0 ml d'*acide chlorhydrique 1 M*. Ajoutez 20 ml d'*eau R* et 0,05 ml de *solution de méthylorange R*. Titrez l'excès d'acide chlorhydrique par l'*hydroxyde de sodium 1 M*. La quantité d'*acide chlorhydrique 1 M* consommée est de 11,0 ml à 12,5 ml.

Carbonates. Agitez 0,5 g d'hydrogénophosphate de calcium dihydraté avec 5 ml d'*eau exempte de dioxyde de carbone R*, puis ajoutez 1 ml d'*acide chlorhydrique R*. Il ne se produit pas d'effervescence.

Chlorures (*2.4.4*). Dissolvez 0,5 g d'hydrogénophosphate de calcium dihydraté dans un mélange de 1 ml d'*acide nitrique R* et de 10 ml d'*eau R*, puis complétez à 50 ml avec de l'*eau R*. 15 ml de solution satisfont à l'essai limite des chlorures (330 ppm).

Fluorures (*2.4.5*). 0,5 g d'hydrogénophosphate de calcium dihydraté satisfont à l'essai limite des fluorures (100 ppm).

Sulfates (*2.4.13*). A 1 ml de solution S, ajoutez 2 ml d'*acide chlorhydrique dilué R* et complétez à 25 ml avec de l'*eau distillée R*. 15 ml de solution satisfont à l'essai limite des sulfates (0,5 pour cent).

Arsenic (*2.4.2*). 2 ml de solution S satisfont à l'essai limite A de l'arsenic (10 ppm).

Baryum. A 10 ml de solution S, ajoutez 0,5 ml d'*acide sulfurique dilué R*. Après 15 min, si la solution présente une opalescence, celle-ci n'est pas plus prononcée que celle d'un mélange de 10 ml de solution S et de 0,5 ml d'*eau distillée R*.

Fer (*2.4.9*). Prélevez 0,5 ml de solution S et complétez à 10 ml avec de l'*eau R*. La solution satisfait à l'essai limite du fer (400 ppm).

Métaux lourds (*2.4.8*). Prélevez 10 ml de solution S et complétez à 20 ml avec de l'*eau R*. 12 ml de solution satisfont à l'essai limite A des métaux lourds (40 ppm). Préparez le témoin avec la *solution à 1 ppm de plomb (Pb) R*.

DOSAGE

Dissolvez 0,300 g d'hydrogénophosphate de calcium dihydraté dans un mélange de 1 ml d'*acide chlorhydrique R1* et de 5 ml d'*eau R*. Ajoutez 25,0 ml d'*édétate de sodium 0,1 M* et complétez à 200 ml avec de l'*eau R*. Neutralisez avec de l'*ammoniaque concentrée R*, ajoutez 10 ml de *solution tampon chlorure d'ammonium pH 10,0 R* et 50 mg environ de *mélange composé au mordant noir 11 R*. Titrez l'excès d'édétate de sodium par le *sulfate de zinc 0,1 M* jusqu'à virage du bleu au violet. Effectuez un titrage à blanc.

1 ml d'*édétate de sodium 0,1 M* correspond à 17,21 mg de $CaHPO_4,2H_2O$.

01/2002:1078

CALCIUM (HYDROXYDE DE)

Calcii hydroxidum

$Ca(OH)_2$ M_r 74,1

DÉFINITION

L'hydroxyde de calcium contient au minimum 95,0 pour cent et au maximum l'équivalent de 100,5 pour cent de $Ca(OH)_2$.

CARACTÈRES

Poudre fine, blanche, pratiquement insoluble dans l'eau.

IDENTIFICATION

A. Dans un mortier, ajoutez à 0,80 g d'hydroxyde de calcium, 10 ml d'*eau R* et 0,5 ml de *solution de phénolphtaléine R*. Mélangez. La suspension se colore en rouge. Ajoutez 17,5 ml d'*acide chlorhydrique 1 M*, la suspension devient incolore sans effervescence. La couleur rouge réapparaît lorsque le mélange est trituré pendant 1 min. Ajoutez 6 ml d'*acide chlorhydrique 1 M* supplémentaires et triturez. La solution devient incolore.

B. Dissolvez 0,1 g environ d'hydroxyde de calcium dans de l'*acide chlorhydrique dilué R* et complétez à 10 ml avec de l'*eau R*. 5 ml de solution donnent la réaction (b) du calcium (*2.3.1*).

ESSAI

Substances insolubles dans l'acide chlorhydrique. Dissolvez 2,0 g d'hydroxyde de calcium dans 30 ml d'*acide chlorhydrique R*. Portez la solution à ébullition. Filtrez, lavez le résidu à l'*eau R* chaude. La masse du résidu n'est pas supérieure à 10 mg (0,5 pour cent).

Carbonates. A la solution finale obtenue lors du dosage, ajoutez 5,0 ml d'*acide chlorhydrique 1 M* et titrez par l'*hydroxyde de sodium 1 M* en présence de 0,5 ml de *solution de méthylorange R*.

1 ml d'*acide chlorhydrique 1 M* correspond à 50,05 mg de $CaCO_3$.

L'hydroxyde de calcium ne contient pas plus de 5,0 pour cent de $CaCO_3$.

Chlorures (*2.4.4*). Dissolvez 0,30 g d'hydroxyde de calcium dans un mélange de 2 ml d'*acide nitrique R* et de 10 ml d'*eau R*, puis complétez à 30 ml avec de l'*eau R*. 15 ml de solution satisfont à l'essai limite des chlorures (330 ppm).

Sulfates (*2.4.13*). Dissolvez 0,15 g d'hydroxyde de calcium dans un mélange de 5 ml d'*acide chlorhydrique dilué R* et de 10 ml d'*eau distillée R*, puis complétez à 60 ml avec de l'*eau distillée R*. 15 ml de solution satisfont à l'essai limite des sulfates (0,4 pour cent).

Arsenic (*2.4.2*). Dissolvez 0,50 g d'hydroxyde de calcium dans 5 ml d'*acide chlorhydrique bromé R* et complétez à 50 ml avec de l'*eau R*. 25 ml de solution satisfont à l'essai limite de l'arsenic (4 ppm).

Magnésium et métaux alcalins. Dissolvez 1,0 g d'hydroxyde de calcium dans un mélange de 10 ml d'*acide chlorhydrique R* et de 40 ml d'*eau R*. Chauffez à ébullition et ajoutez 50 ml d'une solution *d'acide oxalique R* à 63 g/l.

Neutralisez avec de l'*ammoniaque R* et complétez à 200 ml avec de l'*eau R*. Laissez reposer pendant 1 h et filtrez sur un filtre approprié. A 100 ml du filtrat, ajoutez 0,5 ml d'*acide sulfurique R*. Evaporez à siccité avec précaution, puis calcinez. La masse du résidu n'est pas supérieure à 20 mg (4,0 pour cent calculé en sulfates).

Métaux lourds (*2.4.8*). Dissolvez 1,0 g d'hydroxyde de calcium dans 10 ml d'*acide chlorhydrique R1* et évaporez à siccité au bain-marie. Dissolvez le résidu dans 20 ml d'*eau R* et filtrez. 12 ml de filtrat satisfont à l'essai limite A des métaux lourds (20 ppm). Préparez le témoin avec la *solution à 1 ppm de plomb (Pb) R*.

DOSAGE

Dans un mortier, ajoutez à 1,500 g d'hydroxyde de calcium, 20 ml à 30 ml d'*eau R* et 0,5 ml de *solution de phénolphtaléine R*. Titrez par l'*acide chlorhydrique 1 M* en triturant la substance jusqu'à disparition de la coloration rouge. La solution finale obtenue sert à l'essai « Carbonates ».

1 ml d'*acide chlorhydrique 1 M* correspond à 37,05 mg de $Ca(OH)_2$.

01/2002:0468

CALCIUM (LACTATE DE) PENTAHYDRATÉ

Calcii lactas pentahydricus

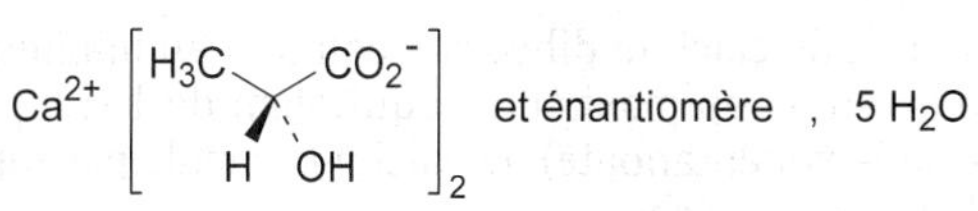

$C_6H_{10}CaO_6,\sim5H_2O$ M_r 218,2 (substance anhydre)

DÉFINITION

Le lactate de calcium pentahydraté contient au minimum 98,0 pour cent et au maximum l'équivalent de 102,0 pour cent de bis(2-hydroxypropanoate) de calcium ou d'un mélange de (*R*)-, (*S*)- et (*RS*)-2-hydroxypropionates de calcium, calculé par rapport à la substance desséchée.

Le lactate de calcium pentahydraté contient de 22,0 pour cent à 27,0 pour cent d'eau déterminé dans l'essai de perte à la dessiccation.

CARACTÈRES

Poudre blanche ou sensiblement blanche, cristalline ou granulée, légèrement efflorescente, soluble dans l'eau, facilement soluble dans l'eau bouillante, très peu soluble dans l'alcool.

IDENTIFICATION

A. Le lactate de calcium pentahydraté satisfait à l'essai de perte à la dessiccation (voir Essai).

B. Le lactate de calcium pentahydraté donne la réaction des lactates (*2.3.1*).

C. Le lactate de calcium pentahydraté donne la réaction (b) du calcium (*2.3.1*)

ESSAI

Solution S. Dissolvez en chauffant 5,0 g de lactate de calcium pentahydraté dans de l'*eau exempte de dioxyde de carbone R* préparée à partir d'*eau distillée R*, laissez refroidir et complétez à 100 ml avec le même solvant.

Aspect de la solution. La solution S n'est pas plus fortement opalescente que la suspension témoin II (*2.2.1*) et n'est pas plus fortement colorée que la solution témoin JB_6 (*2.2.2, Procédé II*).

Acidité ou alcalinité. A 10 ml de solution S, ajoutez 0,1 ml de *solution de phénolphtaléine R* et 0,5 ml d'*acide chlorhydrique 0,01 M*. La solution est incolore. Le virage au rose de l'indicateur ne nécessite pas plus de 2,0 ml d'*hydroxyde de sodium 0,01 M*.

Acides gras volatils. Dans une fiole de 100 ml à bouchon rodé, agitez 0,5 g de lactate de calcium pentahydraté avec 1 ml d'*acide phosphorique R*, puis fermez la fiole. Chauffez avec précaution à 50 °C pendant 10 min. Il ne se développe aucune odeur désagréable rappelant celle des acides gras inférieurs, perceptible immédiatement après le débouchage de la fiole.

Chlorures (*2.4.4*). Prélevez 5 ml de solution S et complétez à 15 ml avec de l'*eau R*. La solution satisfait à l'essai limite des chlorures (200 ppm).

Sulfates (*2.4.13*). Prélevez 7,5 ml de solution S et complétez à 15 ml avec de l'*eau distillée R*. La solution satisfait à l'essai limite des sulfates (400 ppm).

Baryum. A 10 ml de solution S, ajoutez 1 ml de *solution de sulfate de calcium R*. Après 15 min, si la solution présente une opalescence, celle-ci n'est pas plus prononcée que celle d'un mélange de 1 ml d'*eau distillée R* et de 10 ml de solution S.

Fer (*2.4.9*). Prélevez 4 ml de solution S et complétez à 10 ml avec de l'*eau R*. La solution satisfait à l'essai limite du fer (50 ppm).

Magnésium et sels alcalins. A 20 ml de solution S, ajoutez 20 ml d'*eau R*, 2 g de *chlorure d'ammonium R* et 2 ml d'*ammoniaque diluée R1*. Chauffez à ébullition et ajoutez rapidement 40 ml de *solution d'oxalate d'ammonium R* chaude. Laissez reposer pendant 4 h, complétez à 100,0 ml avec de l'*eau R* et filtrez. A 50,0 ml du filtrat, ajoutez 0,5 ml d'*acide sulfurique R*. Evaporez à siccité, puis calcinez à 600 °C à masse constante. La masse du résidu n'est pas supérieure à 5 mg (1 pour cent).

Métaux lourds (*2.4.8*). 12 ml de solution S satisfont à l'essai limite A des métaux lourds (20 ppm). Préparez le témoin avec la *solution à 1 ppm de plomb (Pb) R*.

Perte à la dessiccation (*2.2.32*). Déterminée à l'étuve à 125 °C sur 0,500 g de lactate de calcium pentahydraté, la perte à la dessiccation est de 22,0 pour cent à 27,0 pour cent.

DOSAGE

Dissolvez 0,200 g de lactate de calcium pentahydraté dans de l'*eau R* et complétez à 300 ml avec le même solvant. Effectuez le dosage du calcium par complexométrie (*2.5.11*).

1 ml d'*édétate de sodium 0,1 M* correspond à 21,82 mg de $C_6H_{10}CaO_6$.

01/2002:0469

CALCIUM (LACTATE DE) TRIHYDRATÉ

Calcii lactas trihydricus

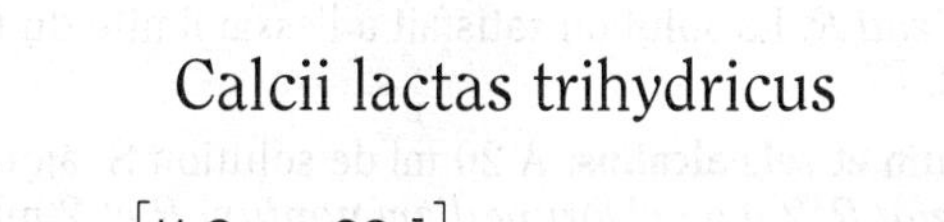

$C_6H_{10}CaO_6,\sim3H_2O$ M_r 218,2 (substance anhydre)

Monographies A - C

DÉFINITION

Le lactate de calcium trihydraté contient au minimum 98,0 pour cent et au maximum l'équivalent de 102,0 pour cent de bis(2-hydroxypropanoate) de calcium ou d'un mélange de (*R*)-, (*S*)- et (*RS*)-2-hydroxypropionates de calcium, calculé par rapport à la substance desséchée.

Le lactate de calcium trihydraté contient de 15,0 pour cent à 20,0 pour cent d'eau déterminé dans l'essai de perte à la dessiccation.

CARACTÈRES

Poudre blanche ou sensiblement blanche, cristalline ou granulée, soluble dans l'eau, facilement soluble dans l'eau bouillante, très peu soluble dans l'alcool.

IDENTIFICATION

A. Le lactate de calcium trihydraté satisfait à l'essai de perte à la dessiccation (voir Essai).

B. Le lactate de calcium trihydraté donne la réaction des lactates (*2.3.1*).

C. Le lactate de calcium trihydraté donne la réaction (b) du calcium (*2.3.1*).

ESSAI

Solution S. Dissolvez en chauffant 5,0 g de lactate de calcium trihydraté dans de l'*eau exempte de dioxyde de carbone R* préparée à partir d'*eau distillée R*, laissez refroidir et complétez à 100 ml avec le même solvant.

Aspect de la solution. La solution S n'est pas plus fortement opalescente que la suspension témoin II (*2.2.1*) et n'est pas plus fortement colorée que la solution témoin JB_6 (*2.2.2, Procédé II*).

Acidité ou alcalinité. A 10 ml de solution S, ajoutez 0,1 ml de *solution de phénolphtaléine R* et 0,5 ml d'*acide chlorhydrique 0,01 M*. La solution est incolore. Le virage au rose de l'indicateur ne nécessite pas plus de 2,0 ml d'*hydroxyde de sodium 0,01 M*.

Acides gras volatils. Dans une fiole de 100 ml à bouchon rodé, agitez 0,5 g de lactate de calcium trihydraté avec 1 ml d'*acide phosphorique R*, puis fermez la fiole. Chauffez avec précaution à 50 °C pendant 10 min. Il ne se développe aucune odeur désagréable rappelant celle des acides gras inférieurs, perceptible immédiatement après le débouchage de la fiole.

Chlorures (*2.4.4*). Prélevez 5 ml de solution S et complétez à 15 ml avec de l'*eau R*. La solution satisfait à l'essai limite des chlorures (200 ppm).

Sulfates (*2.4.13*). Prélevez 7,5 ml de solution S et complétez à 15 ml avec de l'*eau distillée R*. La solution satisfait à l'essai limite des sulfates (400 ppm).

Baryum. A 10 ml de solution S, ajoutez 1 ml de *solution de sulfate de calcium R*. Après 15 min, si la solution présente une opalescence, celle-ci n'est pas plus fortement prononcée que celle d'un mélange de 1 ml d'*eau distillée R* et de 10 ml de solution S.

Fer (*2.4.9*). Prélevez 4 ml de solution S et complétez à 10 ml avec de l'*eau R*. La solution satisfait à l'essai limite du fer (50 ppm).

Magnésium et sels alcalins. A 20 ml de solution S, ajoutez 20 ml d'*eau R*, 2 g de *chlorure d'ammonium R* et 2 ml d'*ammoniaque diluée R1*. Chauffez à ébullition et ajoutez rapidement 40 ml de *solution d'oxalate d'ammonium R* chaude. Laissez reposer pendant 4 h, complétez à 100,0 ml avec de l'*eau R* et filtrez. A 50,0 ml du filtrat, ajoutez 0,5 ml d'*acide sulfurique R*. Evaporez à siccité, puis calcinez à 600 °C à masse constante. La masse du résidu n'est pas supérieure à 5 mg (1 pour cent).

Métaux lourds (*2.4.8*). 12 ml de solution S satisfont à l'essai limite A des métaux lourds (20 ppm). Préparez le témoin avec la *solution à 1 ppm de plomb (Pb) R*.

Perte à la dessiccation (*2.2.32*). Déterminée à l'étuve à 125 °C sur 0,500 g de lactate de calcium trihydraté, la perte à la dessiccation est de 15,0 pour cent à 20,0 pour cent.

DOSAGE

Dissolvez 0,200 g de lactate de calcium trihydraté dans de l'*eau R* et complétez à 300 ml avec le même solvant. Effectuez le dosage du calcium par complexométrie (*2.5.11*).

1 ml d'*édétate de sodium 0,1 M* correspond à 21,82 mg de $C_6H_{10}CaO_6$.

01/2002:1296

CALCIUM (LÉVULINATE DE) DIHYDRATÉ

Calcii laevulinas dihydricum

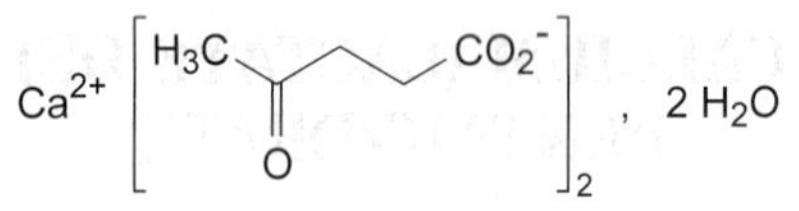

$C_{10}H_{14}CaO_6,2H_2O$ M_r 306,3

DÉFINITION

Le lévulinate de calcium dihydraté contient au minimum 98,0 pour cent et au maximum l'équivalent de 101,0 pour cent de di(4-oxopentanoate) de calcium, calculé par rapport à la substance desséchée.

CARACTÈRES

Poudre cristalline, blanche ou sensiblement blanche, facilement soluble dans l'eau, très peu soluble dans l'alcool, pratiquement insoluble dans le chlorure de méthylène.

IDENTIFICATION

Première identification : A, D, E.

Seconde identification : B, C, D, E.

A. Examinez le lévulinate de calcium dihydraté par spectrophotométrie d'absorption dans l'infrarouge (*2.2.24*), en comparant avec le spectre obtenu avec le *lévulinate de calcium dihydraté SCR*.

B. Opérez par chromatographie sur couche mince (*2.2.27*) en utilisant une plaque recouverte d'un gel de silice approprié.

Solution à examiner. Dissolvez 60 mg de substance à examiner dans de l'*eau R* et complétez à 1 ml avec le même solvant.

Solution témoin. Dissolvez 60 mg de *lévulinate de calcium dihydraté SCR* dans de l'*eau R* et complétez à 1 ml avec le même solvant.

Déposez séparément sur la plaque 10 µl de chaque solution. Développez sur un parcours de 10 cm avec un mélange de 10 volumes d'*acétate d'éthyle R*, de 10 volumes d'*ammoniaque concentrée R*, de 30 volumes d'*eau R* et de 50 volumes d'*alcool R*. Séchez la plaque à 100-105 °C pendant 20 min et laissez refroidir. Pulvérisez une solution de *permanganate de potassium R* à 30 g/l. Laissez sécher la plaque dans un courant d'air chaud pendant 5 min environ ou jusqu'à coloration jaune des taches. Examinez à la lumière du jour. La tache principale du chromatogramme obtenu avec la solution à examiner est semblable quant à sa position, sa coloration et ses dimensions à la tache principale du chromatogramme obtenu avec la solution témoin.

C. A 1 ml de solution S (voir Essai), ajoutez 20 ml d'une solution de *dinitrophénylhydrazine R* à 2,5 g/l dans l'*acide chlorhydrique dilué R*. Laissez reposer pendant 15 min. Filtrez, lavez le précipité à l'*eau R*. Desséchez le précipité à l'étuve à 100-105 °C. Le point de fusion (*2.2.14*) est de 203 °C à 210 °C.

D. La substance à examiner donne la réaction (b) du calcium (*2.3.1*).

E. La substance à examiner satisfait à l'essai de perte à la dessiccation (voir Essai).

ESSAI

Solution S. Dissolvez 10,0 g de substance à examiner dans de l'*eau exempte de dioxyde de carbone R* préparée à partir d'*eau distillée R* et complétez à 100,0 ml avec le même solvant.

Aspect de la solution. La solution S est limpide (*2.2.1*) et n'est pas plus fortement colorée que la solution témoin J_6 (*2.2.2, Procédé II*).

Détermination du pH (*2.2.3*). Le pH de la solution S est de 6,8 à 7,8.

Substances oxydables. A 1 ml de solution S, ajoutez 10 ml d'*eau R*, 1 ml d'*acide sulfurique dilué R* et 0,25 ml d'une solution de *permanganate de potassium R* à 3,0 g/l. Mélangez. Après 5 min, la coloration violette du mélange est encore perceptible.

Saccharose et sucres réducteurs. A 5 ml de solution S, ajoutez 2 ml d'*acide chlorhydrique R1* et complétez à 10 ml avec de l'*eau R*. Chauffez à ébullition pendant 5 min et laissez refroidir. Ajoutez 10 ml de *solution de carbonate de sodium R*. Laissez reposer pendant 5 min, complétez à 25 ml avec de l'*eau R* et filtrez. A 5 ml du filtrat, ajoutez 2 ml de *solution cupri-tartrique R* et chauffez à ébullition pendant 1 min. Il ne se forme pas de précipité rouge.

Chlorures (*2.4.4*). Prélevez 10 ml de solution S et complétez à 15 ml avec de l'*eau R*. La solution satisfait à l'essai limite des chlorures (50 ppm).

Sulfates (*2.4.13*). Prélevez 7,5 ml de solution S et complétez à 15 ml avec de l'*eau distillée R*. La solution satisfait à l'essai limite des sulfates (200 ppm).

Magnésium et métaux alcalins. A 10 ml de solution S, ajoutez 80 ml d'*eau R*, 10 ml de *solution de chlorure d'ammonium R* et 1 ml d'*ammoniaque R*. Chauffez à ébullition. A la solution bouillante ajoutez, goutte à goutte, 50 ml de *solution d'oxalate d'ammonium R* chaude. Laissez reposer pendant 4 h, puis complétez à 200 ml avec de l'*eau R* et filtrez. A 100 ml du filtrat, ajoutez 0,5 ml d'*acide sulfurique R*. Evaporez au bain-marie à siccité, puis calcinez à 600 °C jusqu'à masse constante. La masse du résidu n'est pas supérieure à 5,0 mg (1,0 pour cent).

Métaux lourds (*2.4.8*). 12 ml de solution S satisfont à l'essai limite A des métaux lourds (10 ppm). Préparez le témoin avec la *solution à 1 ppm de plomb (Pb) R*.

Perte à la dessiccation (*2.2.32*). Déterminée à l'étuve à 100-105 °C sur 0,200 g de substance à examiner, la perte à la dessiccation est de 11,0 pour cent à 12,5 pour cent.

Pyrogènes (*2.6.8*). Le lévulinate de calcium dihydraté destiné à la préparation de formes pharmaceutiques administrées par voie parentérale sans autre procédé approprié d'élimination des pyrogènes satisfait également à l'essai des pyrogènes. Injectez à chaque lapin, par kilogramme de masse corporelle, 4 ml d'une solution contenant 50 mg de substance à examiner par millilitre.

DOSAGE

Dissolvez 0,240 g de substance à examiner dans 50 ml d'*eau R*. Effectuez le dosage du calcium par complexométrie (*2.5.11*).

1 ml d'*édétate de sodium 0,1 M* correspond à 27,03 mg de $C_{10}H_{14}CaO_6$.

CONSERVATION

A l'abri de la lumière.

ÉTIQUETAGE

L'étiquette indique, dans les cas appropriés, que la substance est apyrogène.

01/2002:0470

CALCIUM (PANTOTHÉNATE DE)

Calcii pantothenas

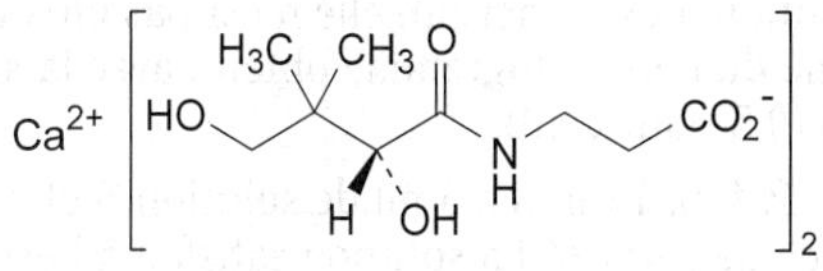

$C_{18}H_{32}CaN_2O_{10}$ M_r 476,5

DÉFINITION

Le pantothénate de calcium contient au minimum 98,0 pour cent et au maximum l'équivalent de 101,0 pour cent de bis[3-[[(2*R*)-2,4-dihydroxy-3,3-diméthylbutanoyl]amino]propanoate] de calcium, calculé par rapport à la substance desséchée.

CARACTÈRES

Poudre blanche, faiblement hygroscopique, facilement soluble dans l'eau, peu soluble dans l'alcool, pratiquement insoluble dans l'éther.

IDENTIFICATION

A. Le pantothénate de calcium satisfait à l'essai du pouvoir rotatoire spécifique (voir Essai).

B. Examinez les chromatogrammes obtenus dans l'essai de l'acide 3-aminopropionique. La tache principale du chromatogramme obtenu avec la solution à examiner (b) est semblable quant à sa position, sa coloration et ses dimensions à la tache principale du chromatogramme obtenu avec la solution témoin (a).

C. A 1 ml de solution S (voir Essai), ajoutez 1 ml de *solution diluée d'hydroxyde de sodium R* et 0,1 ml de *solution de sulfate de cuivre R*. Il se développe une coloration bleue.

D. Le pantothénate de calcium donne la réaction (a) du calcium (*2.3.1*).

ESSAI

Solution S. Dissolvez 2,50 g de pantothénate de calcium dans de l'*eau exempte de dioxyde de carbone R* et complétez à 50,0 ml avec le même solvant.

Aspect de la solution. La solution S est limpide (*2.2.1*) et incolore (*2.2.2, Procédé II*).

Détermination du pH (*2.2.3*). Le pH de la solution S est de 6,8 à 8,0.

Monographies A - C

Pouvoir rotatoire spécifique (*2.2.7*). Déterminé avec la solution S et calculé par rapport à la substance desséchée, le pouvoir rotatoire spécifique est de + 25,5 à + 27,5.

Acide 3-aminopropionique. Opérez par chromatographie sur couche mince (*2.2.27*) en utilisant une plaque recouverte de *gel de silice G R*.

Solution à examiner (a). Dissolvez 0,2 g de pantothénate de calcium dans de l'*eau R* et complétez à 5 ml avec le même solvant.

Solution à examiner (b). Prélevez 1 ml de solution à examiner (a) et complétez à 10 ml avec de l'*eau R*.

Solution témoin (a). Dissolvez 20 mg de *pantothénate de calcium SCR* dans de l'*eau R* et complétez à 5 ml avec le même solvant.

Solution témoin (b). Dissolvez 10 mg d'*acide 3-aminopropionique R* dans de l'*eau R* et complétez à 50 ml avec le même solvant.

Déposez séparément sur la plaque 5 µl de chaque solution. Développez sur un parcours de 12 cm avec un mélange de 35 volumes d'*eau R* et de 65 volumes d'*éthanol R*. Faites sécher la plaque dans un courant d'air. Pulvérisez de la *solution de ninhydrine R1*. Chauffez la plaque à 110 °C pendant 10 min. S'il apparaît une tache correspondant à l'acide 3-aminopropionique dans le chromatogramme obtenu avec la solution à examiner (a), elle n'est pas plus intense que la tache du chromatogramme obtenu avec la solution témoin (b) (0,5 pour cent).

Chlorures (*2.4.4*). Prélevez 5 ml de solution S et complétez à 15 ml avec de l'*eau R*. La solution satisfait à l'essai limite des chlorures (200 ppm).

Métaux lourds (*2.4.8*). 12 ml de solution S satisfont à l'essai limite A des métaux lourds (20 ppm). Préparez le témoin avec la *solution à 1 ppm de plomb (Pb) R*.

Perte à la dessiccation (*2.2.32*). Déterminée à l'étuve à 100-105 °C sur 1,000 g de pantothénate de calcium, la perte à la dessiccation n'est pas supérieure à 3,0 pour cent.

DOSAGE

Dissolvez 0,180 g de pantothénate de calcium dans 50 ml d'*acide acétique anhydre R*. Titrez par l'*acide perchlorique 0,1 M*. Déterminez le point de fin de titrage par potentiométrie (*2.2.20*).

1 ml d'*acide perchlorique 0,1 M* correspond à 23,83 mg de $C_{18}H_{32}CaN_2O_{10}$.

CONSERVATION

En récipient étanche.

Monographies A - C

01/2002:0882

CALCIUM (STÉARATE DE)

Calcii stearas

DÉFINITION

Le stéarate de calcium est un mélange de sels de calcium de différents acides gras, principalement d'acide stéarique [$(C_{17}H_{35}COO)_2Ca$; M_r 607] et d'acide palmitique [$(C_{15}H_{31}COO)_2Ca$; M_r 550,9] et en moindre proportions d'autres acides gras. Il contient au minimum 6,4 pour cent et au maximum 7,4 pour cent de Ca (A_r 40,08), calculé par rapport à la substance desséchée. La fraction des acides gras contient au minimum 40,0 pour cent d'acide stéarique et la somme des acides stéarique et palmitique n'est pas inférieure à 90,0 pour cent.

CARACTÈRES

Poudre cristalline, fine, blanche ou sensiblement blanche, pratiquement insoluble dans l'eau et dans l'alcool.

IDENTIFICATION

Première identification : C, D.

Seconde identification : A, B, D.

A. Le résidu obtenu dans la préparation de la solution S (voir Essai) présente un point de solidification (*2.2.18*) égal ou supérieur à 53 °C.

B. Dissolvez 0,200 g du résidu obtenu dans la préparation de la solution S dans 25 ml du mélange de solvants prescrit. L'indice d'acide (*2.5.1*) est de 195 à 210.

C. Examinez les chromatogrammes obtenus dans l'essai de composition en acides gras. Les pics principaux du chromatogramme obtenu avec la solution à examiner sont semblables quant à leur temps de rétention aux pics principaux du chromatogramme obtenu avec la solution témoin.

D. Neutralisez 5 ml de solution S au *papier tournesol rouge R* avec de la *solution concentrée d'hydroxyde de sodium R*. La solution donne la réaction (b) du calcium (*2.3.1*).

ESSAI

Solution S. A 5,0 g de stéarate de calcium, ajoutez 50 ml d'*éther exempt de peroxydes R*, 20 ml d'*acide nitrique dilué R* et 20 ml d'*eau distillée R*. Chauffez à reflux jusqu'à dissolution. Laissez refroidir. Dans une ampoule à décantation, séparez la couche aqueuse et agitez la couche éthérée avec 2 fois 5 ml d'*eau distillée R*. Réunissez les phases aqueuses, lavez avec 15 ml d'*éther exempt de peroxydes R* et complétez la phase aqueuse à 50 ml avec de l'*eau distillée R* (solution S). Evaporez la couche éthérée à siccité et desséchez le résidu à 100-105 °C. Le résidu sert aux identifications A et B.

Acidité ou alcalinité. Chauffez à ébullition pendant 1 min, en agitant continuellement, 1,0 g de stéarate de calcium avec 20 ml d'*eau exempte de dioxyde de carbone R*. Refroidissez et filtrez. A 10 ml du filtrat, ajoutez 0,05 ml de *solution de bleu de bromothymol R1*. Le virage de l'indicateur ne nécessite pas plus de 0,5 ml d'*acide chlorhydrique 0,01 M* ou d'*hydroxyde de sodium 0,01 M*.

Chlorures (*2.4.4*). Prélevez 0,5 ml de solution S et complétez à 15 ml avec de l'*eau R*. La solution satisfait à l'essai limite des chlorures (0,1 pour cent).

Sulfates (*2.4.13*). Prélevez 0,5 ml de solution S et complétez à 15 ml avec de l'*eau distillée R*. La solution satisfait à l'essai limite des sulfates (0,3 pour cent).

Cadmium. Déterminez la teneur en cadmium par spectrométrie d'absorption atomique (*2.2.23, Procédé II*).

Solution à examiner. Dans une bombe à digestion en polytétrafluoroéthylène, introduisez 50,0 mg de stéarate de calcium et ajoutez 0,5 ml d'un mélange de 1 volume d'*acide chlorhydrique R* et de 5 volumes d'*acide nitrique exempt de cadmium et de plomb R*. Laissez digérer à 170 °C pendant 5 h. Laissez refroidir. Dissolvez le résidu dans de l'*eau R* et complétez à 5,0 ml avec le même solvant.

Solutions de référence. Préparez les solutions de référence à partir de la *solution à 10 ppm de cadmium (Cd) R*, diluée si nécessaire avec une solution d'*acide chlorhydrique R* à 1 pour cent *V/V*.

Mesurez l'absorbance à 228,8 nm en utilisant une lampe à cathode creuse au cadmium comme source de radiation et un four de graphite comme dispositif d'atomisation.

Le stéarate de calcium ne contient pas plus de 3 ppm de Cd.

Plomb. Déterminez la teneur en plomb par spectrométrie d'absorption atomique (*2.2.23, Procédé II*).

Solution à examiner. Utilisez la solution décrite dans l'essai du cadmium.

Solutions de référence. Préparez les solutions de référence à partir de la *solution à 10 ppm de plomb (Pb) R,* diluée si nécessaire avec de l'*eau R.*

Mesurez l'absorbance à 283,3 nm en utilisant une lampe à cathode creuse au plomb comme source de radiation et un four de graphite comme dispositif d'atomisation. En fonction de l'appareil utilisé, la raie à 217,0 nm peut être utilisée.

Le stéarate de calcium ne contient pas plus de 10 ppm de Pb.

Nickel. Déterminez la teneur en nickel par spectrométrie d'absorption atomique (*2.2.23, Procédé II*).

Solution à examiner. Utilisez la solution à examiner décrite dans l'essai du cadmium.

Solutions de référence. Préparez les solutions de référence à partir de la *solution à 10 ppm de nickel (Ni) R,* diluée si nécessaire avec de l'*eau R.*

Mesurez l'absorbance à 232,0 nm en utilisant une lampe à cathode creuse au nickel comme source de radiation et un four de graphite comme dispositif d'atomisation.

Le stéarate de calcium ne contient pas plus de 5 ppm de Ni.

Perte à la dessiccation (*2.2.32*). Déterminée à l'étuve à 100-105 °C sur 1,000 g de stéarate de calcium, la perte à la dessiccation n'est pas supérieure à 6,0 pour cent.

Contamination microbienne. Le stéarate de calcium satisfait à une limite du nombre de germes aérobies viables totaux (*2.6.12*) de 10^3 microorganismes par gramme, déterminé par dénombrement sur plaque de gélose. Le stéarate de calcium satisfait à l'essai d'*Escherichia coli* (*2.6.13*).

DOSAGE

Calcium. Dans une fiole conique de 250 ml, introduisez 0,500 g de stéarate de calcium. Ajoutez 50 ml d'un mélange à volumes égaux de *butanol R* et d'*éthanol R,* 5 ml d'*ammoniaque concentrée R,* 3 ml de *solution tampon chlorure d'ammonium pH 10,0 R,* 30,0 ml d'*édétate de sodium 0,1 M* et 15 mg de *mélange composé au mordant noir 11 R.* Chauffez à 45-50 °C jusqu'à dissolution complète. Refroidissez et titrez par le *sulfate de zinc 0,1 M* jusqu'à virage du bleu au violet. Effectuez un titrage à blanc.

1 ml d'*édétate de sodium 0,1 M* correspond à 4,008 mg de Ca.

Composition en acides gras. Opérez par chromatographie en phase gazeuse (*2.2.28*).

Solution à examiner. Dans une fiole conique munie d'un réfrigérant à reflux, dissolvez 0,10 g de stéarate de calcium dans 5 ml de *solution méthanolique de trifluorure de bore R.* Chauffez à reflux pendant 10 min. Ajoutez 4 ml d'*heptane R* à travers le réfrigérant et chauffez à nouveau à reflux pendant 10 min. Laissez refroidir. Ajoutez 20 ml de *solution saturée de chlorure de sodium R.* Agitez et laissez séparer les phases. Prélevez environ 2 ml de la phase organique et desséchez-la sur 0,2 g de *sulfate de sodium anhydre R.* Prélevez 1,0 ml de solution et complétez à 10,0 ml avec de l'*heptane R.*

Solution témoin. Préparez la solution témoin selon les indications données pour la solution à examiner, en utilisant 50,0 mg d'*acide palmitique SCR* et 50,0 mg d'*acide stéarique SCR* au lieu du stéarate de calcium.

La chromatographie peut être réalisée en utilisant :

- une colonne de silice fondue d'une longueur de 30 m et d'un diamètre intérieur de 0,32 mm, recouverte d'un film de *macrogol 20 000 R* (épaisseur 0,5 µm),
- comme gaz vecteur, de l'*hélium pour chromatographie R,* à un débit de 2,4 ml/min,
- un détecteur à ionisation de flamme,

en utilisant la programmation de température suivante :

	Intervalle (min)	Température (°C)	Vitesse (°C/min)	Commentaire
Colonne	0 - 2	70	-	isotherme
	2 - 36	70 → 240	5	gradient linéaire
	36 - 41	240	-	isotherme
Chambre à injection		220		
Détecteur		260		

Injectez 1 µl de solution témoin. Lorsque le chromatogramme est enregistré dans les conditions décrites, le temps de rétention du palmitate de méthyle par rapport au stéarate de méthyle est d'environ 0,88. L'essai n'est valable que si dans le chromatogramme obtenu, la résolution entre les pics correspondant respectivement au stéarate de méthyle et au palmitate de méthyle n'est pas inférieure à 5,0.

Injectez 1 µl de solution à examiner. Calculez la teneur pour cent en acide palmitique et en acide stéarique à partir de la surface des pics du chromatogramme obtenu avec la solution à examiner en utilisant le procédé de normalisation sans tenir compte du pic dû au solvant.

01/2002:0982

CALCIUM (SULFATE DE) DIHYDRATÉ

Calcii sulfas dihydricus

$CaSO_4,2H_2O$ M_r 172,2

DÉFINITION

Le sulfate de calcium dihydraté contient au minimum 98,0 pour cent et au maximum l'équivalent de 102,0 pour cent de $CaSO_4,2H_2O$.

CARACTÈRES

Poudre fine, blanche, très peu soluble dans l'eau, pratiquement insoluble dans l'alcool.

IDENTIFICATION

A. Le sulfate de calcium dihydraté satisfait à l'essai de perte à la calcination (voir Essai).

B. La solution S (voir Essai) donne la réaction (a) des sulfates (*2.3.1*).

C. La solution S donne la réaction (a) du calcium (*2.3.1*).

ESSAI

Solution S. Dissolvez, en chauffant à 50 °C pendant 5 min, 1,0 g de sulfate de calcium dihydraté dans 50 ml d'une solution d'*acide chlorhydrique R* à 10 pour cent *V/V.* Laissez refroidir.

Acidité ou alcalinité. Agitez pendant 5 min 1,5 g de sulfate de calcium dihydraté avec 15 ml d'*eau exempte de dioxyde de carbone R.* Laissez reposer pendant 5 min et filtrez. A 10 ml de filtrat, ajoutez 0,1 ml de *solution de phénolphtaléine R* et 0,25 ml d'*hydroxyde de sodium 0,01 M* ; la solution est colorée en rouge. Ajoutez 0,30 ml d'*acide chlorhydrique 0,01 M* ; la solution est incolore. Ajoutez 0,2 ml de *solution de rouge de méthyle R* ; la solution est colorée en orange-rouge.

Chlorures (*2.4.4*). Agitez pendant 5 min, 0,5 g de sulfate de calcium dihydraté avec 15 ml d'*eau R*. Laissez reposer pendant 15 min et filtrez. Prélevez 5 ml de filtrat et complétez à 15 ml avec de l'*eau R*. La solution satisfait à l'essai limite des chlorures (300 ppm).

Arsenic (*2.4.2*). 5 ml de solution S satisfont à l'essai limite A de l'arsenic (10 ppm).

Fer (*2.4.9*). A 0,25 g de sulfate de calcium dihydraté, ajoutez un mélange de 5 ml d'*acide chlorhydrique R* et de 20 ml d'*eau R*. Chauffez à ébullition, refroidissez et filtrez. 10 ml du filtrat satisfont à l'essai limite du fer (100 ppm).

Métaux lourds (*2.4.8*). A 2,5 g de sulfate de calcium dihydraté, ajoutez un mélange de 2 ml d'*acide chlorhydrique R* et de 15 ml d'*eau R*. Chauffez à ébullition, puis refroidissez. Ajoutez 0,5 ml de *solution de phénolphtaléine R*, puis avec précaution, de l'*ammoniaque concentrée R* jusqu'à coloration rose. Ajoutez 0,5 ml d'*acide acétique glacial R* et complétez à 25 ml avec de l'*eau R*. Filtrez. 12 ml du filtrat satisfont à l'essai limite A des métaux lourds (20 ppm). Préparez le témoin avec la *solution à 2 ppm de plomb (Pb) R*.

Perte à la calcination. Déterminée par chauffage à masse constante à 800 °C sur 1,000 g de sulfate de calcium dihydraté, la perte à la calcination est de 18,0 pour cent à 22,0 pour cent.

DOSAGE

Dissolvez 0,150 g de sulfate de calcium dihydraté dans 120 ml d'*eau R*. Effectuez le dosage du calcium par complexométrie (*2.5.11*).

1 ml d'*édétate de sodium 0,1 M* correspond à 17,22 mg de $CaSO_4,2H_2O$.

01/2002:1516

CAMOMILLE (GRANDE)

Tanaceti parthenii herba

DÉFINITION

La grande camomille est constituée par les parties aériennes, entières ou fragmentées, séchées, de *Tanacetum parthenium* (L.) Schultz Bip. Elle contient au minimum 0,20 pour cent de parthénolide ($C_{15}H_{20}O_3$; M_r 248,3), calculé par rapport à la drogue desséchée.

CARACTÈRES

La grande camomille a une odeur camphrée.

Elle présente les caractères macroscopiques et microscopiques décrits aux identifications A et B.

IDENTIFICATION

A. La tige feuillée, plus ou moins ramifiée, a un diamètre atteignant 5 mm. Elle est presque quadrangulaire, cannelée longitudinalement et légèrement pubescente. Les feuilles, mesurant de 2 cm à 5 cm de long et parfois jusqu'à 10 cm, de forme ovale et de couleur vert-jaune, sont pétiolées et alternes. Elles sont pennées ou bipennées, profondément divisées en cinq à neuf segments dont le limbe est grossièrement crénelé aux bords avec un apex obtus. Elles sont plus ou moins pubescentes sur les 2 faces et la nervure centrale est proéminente à la face inférieure. Si des capitules sont présents, ils sont groupés en large corymbe de 5 à 30 capitules longuement pédicellés et ont un diamètre de 12 mm à 22 mm. L'involucre en forme de demi-sphère est d'une largeur de 6 mm à 8 mm et composé de nombreuses bractées qui se recouvrent les unes les autres et qui sont assez étroites, obtuses, scarieuses et membraneuses sur les bords. Les fleurs du centre sont jaunes, hermaphrodites, en tube terminé par 5 dents, possédant 5 étamines insérées sur la corolle ; les filets staminaux sont libres entre eux, mais les anthères sont soudées les unes aux autres en un tube au travers duquel passe le style à deux branches stigmatiques. Les fleurs périphériques, femelles, ont une ligule blanche à trois dents, mesurant 2 mm à 7 mm de long. Le fruit est un akène de 1,2 mm à 1,5 mm de long, brun quand il est mûr, présentant 5 à 10 côtes blanches longitudinales. Il est glanduleux et surmonté d'une courte couronne membraneuse, crénelée.

B. Réduisez la grande camomille en poudre (355). La poudre est vert-jaune. Examinez au microscope en utilisant de la *solution d'hydrate de chloral R*. La poudre présente de nombreux poils tecteurs, de grande taille, pluricellulaires, unisériés, constitués d'une cellule basale rhomboïdale, puis de 3 à 5 cellules plus petites, rectangulaires, à paroi épaisse, et enfin d'une cellule terminale très longue, plate, effilée, souvent courbée à angle droit par rapport à l'axe de la cellule basale ; des poils sécréteurs à pédicelle court bisérié, bicellulaire à quadricellulaire et à tête bisériée composée de 4 cellules autour desquelles la cuticule forme une vésicule ; des cellules épidermiques à parois anticlinales très sinueuses, à cuticule striée et avec des stomates anomocytiques ; de nombreux vaisseaux épaissis spiralés ou annelés ; des cellules stratifiées de parenchyme ou de collenchyme. La poudre présente parfois des fragments de fleurs centrales contenant des masses amorphes jaune pâle et de petits cristaux d'oxalate de calcium formant des rosettes ; des grains de pollen sphériques, de 25 µm environ de diamètre, à trois pores et à exine échinulée peuvent être présents.

C. Opérez par chromatographie sur couche mince (*2.2.27*) en utilisant une *plaque au gel de silice pour CCM R*.

Solution à examiner. A 1 g de grande camomille pulvérisée (355), ajoutez 20 ml de *méthanol R*. Chauffez dans un bain-marie à 60 °C pendant 15 min. Laissez refroidir et filtrez. Evaporez à siccité sous pression réduite, puis dissolvez le résidu dans 2 ml de *méthanol R*.

Solution témoin. Dissolvez 5 mg de *parthénolide R* dans du *méthanol R* et complétez à 5 ml avec le même solvant.

Déposez sur la plaque, en bandes, 20 µl de chaque solution. Développez sur un parcours de 10 cm avec un mélange de 15 volumes d'*acétone R* et de 85 volumes de *toluène R*. Laissez sécher la plaque à l'air. Pulvérisez une solution de *vanilline R* à 5 g/l dans un mélange de 20 volumes d'*éthanol R* et de 80 volumes d'*acide sulfurique R*. Après 5 min, examinez la plaque à la lumière du jour. Le chromatogramme obtenu avec la solution à examiner présente en son milieu une bande principale bleue, semblable quant à sa position, sa coloration et ses dimensions à la bande principale du chromatogramme obtenu avec la solution témoin ; un peu au-dessous de celle-ci, une seconde bande bleue peut apparaître. Il présente également une à deux bandes de couleur bleue dans le tiers inférieur. D'autres bandes violettes peuvent être présentes.

ESSAI

Eléments étrangers (*2.8.2*). Le taux de tiges d'un diamètre supérieur à 5 mm n'est pas supérieur à 10,0 pour cent, et le taux des autres éléments étrangers n'est pas supérieur à 2,0 pour cent.

Perte à la dessiccation (*2.2.32*). Déterminée à l'étuve à 100-105 °C pendant 2 h sur 1,000 g de grande camomille pulvérisée (355), la perte à la dessiccation n'est pas supérieure à 10,0 pour cent.

Cendres totales (*2.4.16*). Le taux des cendres totales n'est pas supérieur à 12,0 pour cent.

DOSAGE

Opérez par chromatographie liquide (*2.2.29*).

Solution à examiner. Prélevez 50 g environ de grande camomille et pulvérisez-les complètement (355). Après homogénéisation, introduisez 1,00 g de grande camomille pulvérisée dans un ballon, ajoutez 40 ml de *méthanol R*. Chauffez dans un bain-marie à 60 °C pendant 10 min. Laissez refroidir. Filtrez. Rincez le filtre avec 15 ml de *méthanol R*. Reprenez le résidu avec 40 ml de *méthanol R*. Traitez comme précédemment. Réunissez et évaporez à siccité sous pression réduite les filtrats et les solutions de rinçage. Reprenez le résidu avec du *méthanol R* et complétez à 20,0 ml avec le même solvant. Prélevez 10,0 ml de cette solution et complétez à 50,0 ml avec la phase mobile. Filtrez (0,45 µm).

Solution témoin. Dissolvez 5,0 mg de *parthénolide R* dans du *méthanol R* et complétez à 10,0 ml avec le même solvant. Prélevez 2,0 ml de solution et complétez à 50,0 ml avec la phase mobile.

La chromatographie peut être réalisée en utilisant :

– une colonne d'acier inoxydable d'une longueur de 0,25 m et d'un diamètre intérieur de 4,6 mm, remplie de *gel de silice octadécylsilylé pour chromatographie R* (5 µm),
– comme phase mobile, à un débit de 1 ml/min, un mélange de 40 volumes d'*acétonitrile R* et de 60 volumes d'*eau R*,
– comme détecteur, un spectrophotomètre réglé à 220 nm.

Injectez 20 µl de chaque solution. Le temps de rétention du parthénolide est d'environ 11,5 min.

Calculez la teneur pour cent en parthénolide à l'aide de l'expression :

$$\frac{A_1 \times m_2 \times 40}{A_2 \times m_1}$$

A_1 = surface du pic du composé principal dans le chromatogramme obtenu avec la solution à examiner,

A_2 = surface du pic du composé principal dans le chromatogramme obtenu avec la solution témoin,

m_1 = masse de grande camomille dans la solution à examiner, en grammes,

m_2 = masse de parthénolide dans la solution témoin, en grammes.

CONSERVATION

A l'abri de la lumière.

01/2002:0380

CAMOMILLE ROMAINE (FLEUR DE)

Chamomillae romanae flos

DÉFINITION

La fleur de camomille romaine est constituée par les capitules floraux séchés de la variété double cultivée de *Chamaemelum nobile* (L.) All. (*Anthemis nobilis* L.). Elle contient au minimum 7 ml/kg d'huile essentielle.

CARACTÈRES

La fleur de camomille romaine a une odeur pénétrante et caractéristique.

La fleur de camomille romaine est constituée de capitules floraux d'une coloration allant du blanc au gris-jaune, hémisphériques, solitaires, formés d'un réceptacle conique et plein, sur lequel sont insérés les fleurons mêlés de petites paillettes transparentes.

Elle présente les caractères macroscopiques et microscopiques décrits aux identifications A et B.

IDENTIFICATION

A. Les capitules ont un diamètre de 8 mm à 20 mm ; le réceptacle est plein ; la base du réceptacle est entourée par un involucre formé de 2 à 3 rangées de bractées serrées et imbriquées, scarieuses sur les bords. Les fleurons sont en majorité ligulés ; au centre, quelques fleurons jaune pâle sont tubulés. Les fleurons ligulés sont blancs, ternes, lancéolés et réfléchis, avec un ovaire infère, brun foncé, un style filiforme et un stigmate bifide ; les fleurons tubulés sont composés d'une corolle à 5 dents ; leur androcée comporte 5 étamines épipétales synanthérées ; leur gynécée est semblable à celui des fleurons ligulés.

B. Séparez le capitule en ses différentes parties. Examinez au microscope en utilisant de la *solution d'hydrate de chloral R*. Toutes les parties des capitules présentent de nombreux trichomes glanduleux courts, luisants et de couleur jaune. Les bractées de l'involucre et les paillettes présentent des cellules épidermiques en rangées longitudinales sclérifiées à la base et couvertes de trichomes coniques d'une longueur de 500 µm environ, composés chacun de 3 à 4 cellules basales très courtes et d'une longue cellule terminale recourbée, d'une largeur de 20 µm environ. Les corolles des fleurons ligulés sont composées de cellules papilleuses à stries cuticulaires. Les ovaires des 2 sortes de fleurons comportent à la base, un anneau scléreux composé d'une rangée unique de cellules. Le réceptacle et les ovaires contiennent de petites macles d'oxalate de calcium. Les grains de pollen d'un diamètre de 35 µm environ, ronds à triangulaires, présentent 3 pores germinatifs et une exine échinulée.

C. Opérez par chromatographie sur couche mince (*2.2.27*) en utilisant une plaque recouverte d'un gel de silice approprié.

Solution à examiner. A 0,5 g de fleur de camomille romaine pulvérisée (710), ajoutez 10 ml de *méthanol R*. Chauffez le mélange dans un bain-marie à 60 °C pendant 5 min, en agitant. Laissez refroidir et filtrez.

Solution témoin. Dissolvez 2,5 mg d'*apigénine R* et 2,5 mg de d'*apigénine-7-glucoside R* dans 10 ml de *méthanol R*.

Monographies A - C

Déposez séparément sur la plaque, en bandes, 10 µl de chaque solution. Développez sur un parcours de 10 cm avec un mélange de 17 volumes d'*acide acétique glacial R*, de 17 volumes d'*eau R* et de 66 volumes de *butanol R*. Chauffez la plaque à 100-105 °C pendant 5 min. Pulvérisez sur la plaque encore chaude une solution de *diphénylborate d'aminoéthanol R* à 10 g/l dans le *méthanol R* à raison de 10 ml environ pour une plaque de 200 mm de côté. Pulvérisez ensuite le même volume d'une solution de *macrogol 400 R* à 50 g/l dans le *méthanol R*. Laissez reposer pendant 30 min environ. Examinez en lumière ultraviolette à 365 nm. Le chromatogramme obtenu avec la solution témoin présente, dans son tiers supérieur, une bande de fluorescence vert-jaune (apigénine) et, dans son tiers médian, une bande de fluorescence jaunâtre (apigénine-7-glucoside). Le chromatogramme obtenu avec la solution à examiner présente une bande de fluorescence vert-jaune et une bande de fluorescence jaunâtre correspondant respectivement, en position et en fluorescence, aux bandes dues à l'apigénine et à l'apigénine-7-glucoside dans le chromatogramme obtenu avec la solution témoin ; il présente également, au-dessus de la bande due à l'apigénine-7-glucoside, une bande de fluorescence brunâtre (lutéoline) et, immédiatement au-dessous de la bande due à l'apigénine-7-glucoside, une bande de fluorescence brun clair (apiine) ; immédiatement au-dessous de la bande due à l'apiine apparaît une bande de fluorescence bleu vif et, au-dessous de cette bande, une autre bande de fluorescence bleu vif. Il peut présenter également d'autres faibles bandes de fluorescence.

ESSAI

Diamètre des capitules floraux. La fleur de camomille romaine ne contient pas plus de 3 pour cent de capitules floraux d'un diamètre inférieur à 8 mm.

Capitules altérés. La drogue ne contient pas de capitules floraux bruns ou noirâtres.

Teneur en eau (*2.2.13*). Déterminée par entraînement sur 20,0 g de fleur de camomille romaine entière, la teneur en eau n'est pas supérieure à 100 ml/kg.

Cendres totales (*2.4.16*). Le taux des cendres totales n'est pas supérieur à 8,0 pour cent.

DOSAGE

Effectuez la détermination des huiles essentielles dans les drogues végétales (*2.8.12*). Utilisez 20,0 g de drogue entière, un ballon de 500 ml et 250 ml d'*eau R* comme liquide d'entraînement. Introduisez 0,50 ml de *xylène R* dans le tube gradué. Distillez à un débit de 3-3,5 ml/min pendant 3 h.

CONSERVATION

A l'abri de la lumière.

01/2002:1400

D-CAMPHRE

D-Camphora

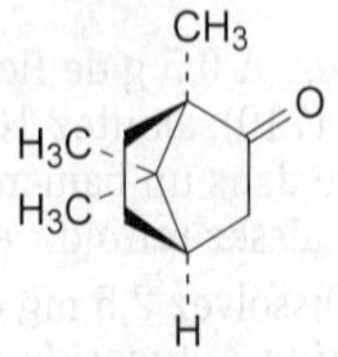

$C_{10}H_{16}O$ M_r 152,2

DÉFINITION

Le D-camphre est la (1*R*,4*R*)-1,7,7-triméthylbicyclo[2.2.1]heptan-2-one.

CARACTÈRES

Poudre cristalline, blanche ou masses cristallines, friables, très volatiles même à température ambiante, peu solubles dans l'eau, très solubles dans l'alcool et dans l'éther de pétrole, facilement solubles dans les huiles grasses, très peu solubles dans le glycérol.

IDENTIFICATION

Première identification : A, C.

Seconde identification : A, B, D.

A. Le D-camphre satisfait à l'essai de l'angle de rotation optique (voir Essai).

B. Le point de fusion (*2.2.14*) du D-camphre est de 175 °C à 179 °C.

C. Examinez le D-camphre par spectrophotométrie d'absorption dans l'infrarouge (*2.2.24*), en comparant avec le spectre obtenu avec le *camphre racémique SCR*.

D. Dissolvez 1,0 g de D-camphre dans 30 ml de *méthanol R*. Ajoutez 1,0 g de *chlorhydrate d'hydroxylamine R* et 1,0 g d'*acétate de sodium anhydre R*. Faites bouillir à reflux pendant 2 h. Laissez refroidir et ajoutez 100 ml d'*eau R*. Filtrez, lavez le précipité obtenu avec 10 ml d'*eau R*, faites cristalliser dans 10 ml d'un mélange de 4 volumes d'*alcool R* et de 6 volumes d'*eau R*, puis desséchez sous vide. Le point de fusion des cristaux (*2.2.14*) est de 118 °C à 121 °C.

ESSAI

Effectuez les pesées rapidement.

Solution S. Dissolvez 2,50 g de D-camphre dans 10 ml d'*alcool R* et complétez à 25,0 ml avec le même solvant.

Aspect de la solution. La solution S est limpide (*2.2.1*) et incolore (*2.2.2, Procédé II*).

Acidité ou alcalinité. A 10 ml de solution S, ajoutez 0,1 ml de *solution de phénolphtaléine R1*. La solution est incolore. Le virage de l'indicateur ne nécessite pas plus de 0,2 ml d'*hydroxyde de sodium 0,1 M*.

Angle de rotation optique (*2.2.7*). Déterminé sur la solution S, l'angle de rotation optique est de + 40,0° à + 43,0°.

Substances apparentées. Opérez par chromatographie en phase gazeuse (*2.2.28*).

Solution à examiner. Dissolvez 50 mg de D-camphre dans de l'*hexane R* et complétez à 50,0 ml avec le même solvant.

Solution témoin (a). Dissolvez 50 mg de D-camphre et 50 mg d'*acétate de bornyle R* dans de l'*hexane R* et complétez à 50,0 ml avec le même solvant.

Solution témoin (b). Prélevez 1,0 ml de solution à examiner et complétez à 200,0 ml avec de l'*hexane R*.

La chromatographie peut être effectuée en utilisant :

– une colonne d'une longueur de 2 m et d'un diamètre intérieur de 2 mm, remplie de *terre d'infusoires pour chromatographie en phase gazeuse R*, imprégnée de 10 pour cent *m/m* de *macrogol 20 000 R*,
– comme gaz vecteur, de l'*azote pour chromatographie R*, à un débit de 30 ml/min,
– un détecteur à ionisation de flamme,

en maintenant la température de la colonne à 130 °C, celle de la chambre à injection et celle du détecteur à 200 °C.

Injectez 1 µl de chaque solution et ajustez la sensibilité du système de façon que la hauteur du pic principal du chromatogramme obtenu avec la solution à examiner représente environ 80 pour cent de l'échelle totale de l'enregistreur. Enregistrez les chromatogrammes pendant 3 fois le temps de rétention du camphre. L'essai n'est valable que si :

- dans le chromatogramme obtenu avec la solution témoin (a), la résolution entre les pics correspondant respectivement au camphre et à l'acétate de bornyle n'est pas inférieure à 1,5,
- le chromatogramme obtenu avec la solution témoin (b) présente un pic principal dont le rapport signal/bruit n'est pas inférieur à 5.

S'il apparaît, dans le chromatogramme obtenu avec la solution à examiner, d'autres pics que le pic principal, la somme de leur surface n'est pas supérieure à 4 pour cent de la surface du pic principal et la surface d'aucun d'entre eux n'est supérieure à 2 pour cent de la surface du pic principal. Ne tenez pas compte des pics dont la surface est inférieure à 0,1 fois la surface du pic du chromatogramme obtenu avec la solution témoin (b).

Halogènes. Dans un ballon à distiller, dissolvez 1,0 g de D-camphre dans 10 ml de *2-propanol R*. Ajoutez 1,5 ml de *solution diluée d'hydroxyde de sodium R* et 50 mg d'*alliage nickel-aluminium R*. Chauffez au bain-marie jusqu'à élimination du *2-propanol R*. Laissez refroidir et ajoutez 5 ml d'*eau R*. Mélangez et filtrez sur un filtre mouillé préalablement lavé avec de l'*eau R* jusqu'à élimination des chlorures, puis complétez le filtrat à 10,0 ml avec de l'*eau R*. A 5,0 ml de la solution, ajoutez goutte à goutte de l'*acide nitrique R* jusqu'à ce que le précipité qui s'était reformé soit de nouveau dissous, puis complétez à 15 ml avec de l'*eau R*. La solution satisfait à l'essai limite des chlorures (*2.4.4*) (100 ppm).

Eau. Dissolvez 1 g de D-camphre dans 10 ml d'*éther de pétrole R*. La solution est limpide (*2.2.1*).

Résidu à l'évaporation. Evaporez au bain-marie 2,0 g de D-camphre, puis chauffez à 100-105 °C pendant 1 h. La masse du résidu n'est pas supérieure à 1 mg (0,05 pour cent).

01/2002:0655

CAMPHRE RACÉMIQUE

Camphora racemica

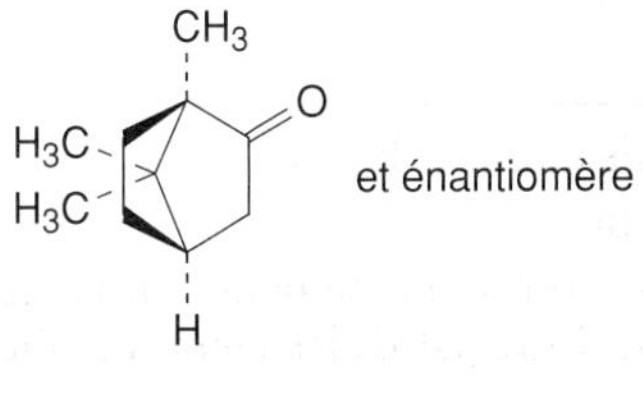

$C_{10}H_{16}O$ M_r 152,2

DÉFINITION

Le camphre racémique est la (1*RS*,4*RS*)-1,7,7-triméthylbicyclo[2.2.1]heptan-2-one.

CARACTÈRES

Poudre cristalline, blanche ou masses cristallines, friables, très volatiles même à température ambiante, peu solubles dans l'eau, très solubles dans l'alcool, dans l'éther et dans l'éther de pétrole, facilement solubles dans les huiles grasses, très peu solubles dans le glycérol.

IDENTIFICATION

Première identification : A, C.

Seconde identification : A, B, D.

A. Le camphre racémique satisfait à l'essai de l'angle de rotation optique (voir Essai).

B. Le point de fusion (*2.2.14*) du camphre racémique est de 172 °C à 180 °C.

C. Examinez le camphre racémique par spectrophotométrie d'absorption dans l'infrarouge (*2.2.24*), en comparant avec le spectre obtenu avec le *camphre racémique SCR*. Examinez les substances sous forme de dispersions dans la *paraffine liquide R*.

D. Dissolvez 1,0 g de camphre racémique dans 30 ml de *méthanol R*. Ajoutez 1,0 g de *chlorhydrate d'hydroxylamine R* et 1,0 g d'*acétate de sodium anhydre R*. Faites bouillir à reflux pendant 2 h. Laissez refroidir et ajoutez 100 ml d'*eau R*. Filtrez, lavez le précipité obtenu avec 10 ml d'*eau R*, faites cristalliser dans 10 ml d'un mélange de 4 volumes d'*alcool R* et de 6 volumes d'*eau R*, puis desséchez sous vide. Le point de fusion des cristaux (*2.2.14*) est de 118 °C à 121 °C.

ESSAI

Effectuez les pesées rapidement.

Solution S. Dissolvez 2,50 g de camphre racémique dans 10 ml d'*alcool R* et complétez à 25,0 ml avec le même solvant.

Aspect de la solution. La solution S est limpide (*2.2.1*) et incolore (*2.2.2, Procédé II*).

Acidité ou alcalinité. Dissolvez 1,0 g de camphre racémique dans 10 ml d'*alcool R* et ajoutez 0,1 ml de *solution de phénolphtaléine R1*. La solution est incolore. Le virage de l'indicateur ne nécessite pas plus de 0,2 ml d'*hydroxyde de sodium 0,1 M*.

Angle de rotation optique (*2.2.7*). Déterminé sur la solution S, l'angle de rotation optique est de + 0,15° à − 0,15°.

Substances apparentées. Opérez par chromatographie en phase gazeuse (*2.2.28*).

Solution à examiner. Dissolvez 50 mg de camphre racémique dans de l'*hexane R* et complétez à 50,0 ml avec le même solvant.

Solution témoin (a). Dissolvez 50 mg de camphre racémique et 50 mg d'*acétate de bornyle R* dans de l'*hexane R* et complétez à 50,0 ml avec le même solvant.

Solution témoin (b). Prélevez 1,0 ml de solution à examiner et complétez à 200,0 ml avec de l'*hexane R*.

La chromatographie peut être effectuée en utilisant :

- une colonne d'une longueur de 2 m et d'un diamètre intérieur de 2 mm, remplie de *terre d'infusoires pour chromatographie en phase gazeuse R*, imprégnée de 10 pour cent *m/m* de *macrogol 20 000 R*,
- comme gaz vecteur, de l'*azote pour chromatographie R* à un débit de 30 ml/min,
- un détecteur à ionisation de flamme,

en maintenant la température de la colonne à 130 °C, celle de la chambre à injection et celle du détecteur à 200 °C.

Injectez successivement 1 µl de chaque solution et ajustez la sensibilité du système de façon que la hauteur du pic principal du chromatogramme obtenu avec la solution à examiner soit de 80 pour cent environ de l'échelle totale de l'enregistreur. Enregistrez les chromatogrammes pendant 3 fois le temps de rétention du camphre.

L'essai n'est valable que si :

– dans le chromatogramme obtenu avec la solution témoin (a), la résolution entre les pics correspondant respectivement au camphre et à l'acétate de bornyle n'est pas inférieure à 1,5,
– le chromatogramme obtenu avec la solution témoin (b) présente un pic principal dont le rapport signal/bruit n'est pas inférieur à 5.

S'il apparaît, dans le chromatogramme obtenu avec la solution à examiner, d'autres pics que le pic principal, la somme de leur surface n'est pas supérieure à 4 pour cent de la surface du pic principal et la surface d'aucun d'entre eux n'est supérieure à 2 pour cent de la surface du pic principal. Ne tenez pas compte des pics dont la surface est inférieure à celle du pic du chromatogramme obtenu avec la solution témoin (b).

Halogènes. Dans un ballon à distiller, dissolvez 1,0 g de camphre racémique dans 10 ml de *2-propanol R*. Ajoutez 1,5 ml de *solution diluée d'hydroxyde de sodium R* et 50 mg d'*alliage nickel-aluminium R*. Chauffez au bain-marie jusqu'à élimination du *2-propanol R*. Laissez refroidir et ajoutez 5 ml d'*eau R*. Mélangez et filtrez sur un filtre mouillé préalablement lavé avec de l'*eau R* jusqu'à élimination des chlorures, puis complétez le filtrat à 10,0 ml avec de l'*eau R*. A 5,0 ml de la solution, ajoutez goutte à goutte de l'*acide nitrique R* jusqu'à ce que le précipité qui s'était reformé soit de nouveau dissous, puis complétez à 15 ml avec de l'*eau R*. La solution satisfait à l'essai limite des chlorures (*2.4.4*) (100 ppm).

Eau. Dissolvez 1 g de camphre racémique dans 10 ml d'*éther de pétrole R*. La solution est limpide (*2.2.1*).

Résidu à l'évaporation. Evaporez au bain-marie 2,0 g de camphre racémique, puis chauffez à 100-105 °C pendant 1 h. La masse du résidu n'est pas supérieure à 1 mg (0,05 pour cent).

Monographies A - C

01/2002:1608

CANNELIER DIT DE CEYLAN (FEUILLE DE) (HUILE ESSENTIELLE DE)

Cinnamomi zeylanici folii aetheroleum

DÉFINITION

Huile essentielle obtenue par entraînement à la vapeur d'eau des feuilles de *Cinnamomum verum* J.S. Presl.

CARACTÈRES

Liquide mobile, limpide, brun-rouge à brun foncé, d'odeur caractéristique rappelant celle de l'eugénol.

IDENTIFICATION

Première identification : B.

Seconde identification : A.

A. Chromatographie sur couche mince (*2.2.27*).

Solution à examiner. Diluez 1 ml de substance à examiner dans de l'*acétone R* et complétez à 10 ml avec le même solvant.

Solution témoin. Diluez environ 50 µl d'*aldéhyde trans-cinnamique R*, 10 µl d'*eugénol R*, 10 µl de *linalol R* et 10 µl de *β-caryophyllène R* dans de l'*alcool R* et complétez à 10 ml avec le même solvant.

Plaque : *plaque au gel de silice pour CCM R*.

Phase mobile : *méthanol R*, *toluène R* (10:90 *V/V*)

Dépôt : 10 µl, en bandes.

Développement : sur un parcours de 15 cm.

Séchage : à l'air.

Détection : pulvérisez de la *solution d'aldéhyde anisique R*. Examinez à la lumière du jour en chauffant la plaque pendant 5-10 min à 100-105 °C.

Résultats : les bandes obtenues avec la solution à examiner sont semblables quant à leur position et leur coloration à celles du chromatogramme obtenu avec la solution témoin. La bande correspondant à l'aldéhyde *trans*-cinnamique peut être très faible ou absente.

B. Examinez les chromatogrammes obtenus dans l'essai du profil chromatographique.

Résultats : les pics caractéristiques du chromatogramme obtenu avec la solution à examiner sont semblables quant à leur temps de rétention aux pics du chromatogramme obtenu avec la solution témoin. Les pics du cinéole, du safrole, de l'aldéhyde *trans*-cinnamique, de l'acétate de cinnamyle et de la coumarine peuvent être absents dans le chromatogramme obtenu avec la solution à examiner.

ESSAI

Densité (*2.2.5*) : 1,030 à 1,059.

Indice de réfraction (*2.2.6*) : 1,527 à 1,540.

Angle de rotation optique (*2.2.7*) : – 2,5° à + 2,0°.

Profil chromatographique. Chromatographie en phase gazeuse (*2.2.28*) : utilisez le procédé de normalisation.

Solution à examiner. La substance à examiner.

Solution témoin. Dissolvez 10 µl de *cinéole R*, 10 µl de *linalol R*, 10 µl de *β-caryophyllène R*, 10 µl de *safrole R*, 10 µl d'*aldéhyde trans-cinnamique R*, 10 µl d'*acétate de cinnamyle R*, 100 µl d'*eugénol R* et 10 mg de *coumarine R* dans 1 ml d'*acétone R*.

Colonne :

– *matériau* : silice fondue,
– *dimensions* : l = 60 m, Ø = 0,25 mm,
– *phase stationnaire* : *macrogol 20 000 R*.

Gaz vecteur : *hélium pour chromatographie R*.

Débit : 1,5 ml/min.

Rapport de division : 1/100.

Température :

	Intervalle (min)	Température (°C)
Colonne	0 - 10	45
	10 - 78	45 → 180
	78 - 88	180
Chambre à injection		200
Détecteur		240

Détection : ionisation de flamme.

Injection : 0,2 µl.

Ordre d'élution : ordre donné pour la préparation de la solution témoin. Enregistrez les temps de rétention de ces substances.

Conformité du système : solution témoin :

– *résolution* : au minimum 1,5 entre les pics dus au linalol et au β-caryophyllène.

A l'aide des temps de rétention déterminés à partir du chromatogramme obtenu avec la solution témoin, localisez sur le chromatogramme obtenu avec la solution à examiner les composants de la solution témoin.

Le chromatogramme suivant est publié à titre d'information.

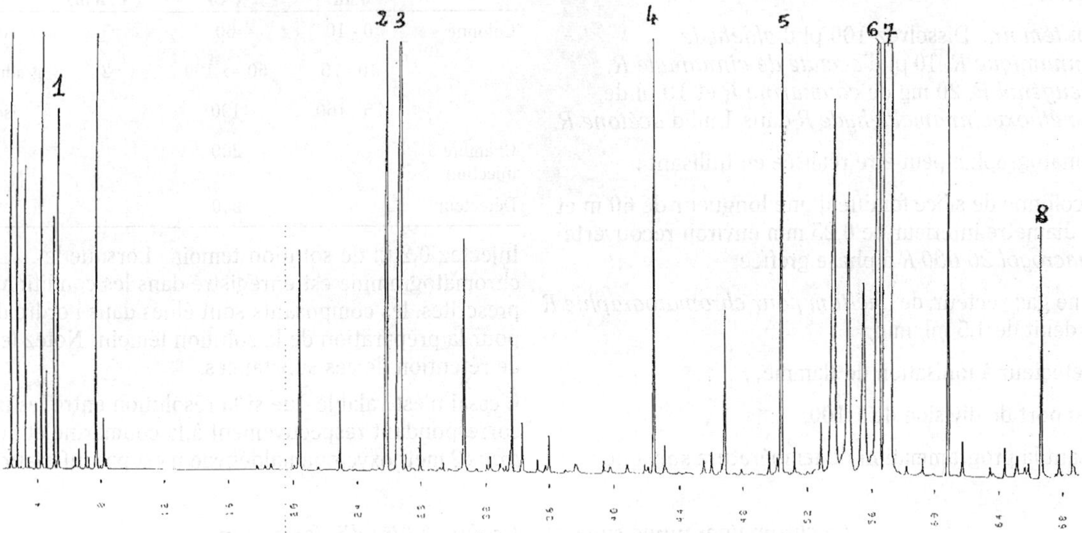

1. cinéole
2. linalol
3. β-caryophyllène
4. safrole
5. aldéhyde *trans*-cinnamique
6. acétate de cinnamyle
7. eugénol
8. coumarine

Figure 1608.-1. – *Chromatogramme de l'huile essentielle de feuille de cannelier dit de Ceylan.*

Déterminez la teneur pour cent de chacun de ces composants. Ces pourcentages sont compris entre les valeurs suivantes :

- cinéole : inférieur à 1,0 pour cent
- linalol : 1,5 pour cent à 3,5 pour cent
- β-caryophyllène : 1,5 pour cent à 7,0 pour cent
- safrole : inférieur à 3,0 pour cent
- aldéhyde *trans*-cinnamique : inférieur à 3,0 pour cent
- acétate de cinnamyle : inférieur à 2,0 pour cent
- eugénol : 70 pour cent à 85 pour cent
- coumarine : inférieur à 1,0 pour cent

CONSERVATION

En récipient étanche et bien rempli, à l'abri de la lumière et de la chaleur.

01/2002:1496

CANNELIER (HUILE ESSENTIELLE DE)

Cinnamomi cassiae aetheroleum

DÉFINITION

L'huile essentielle de cannelier est obtenue par entraînement à la vapeur d'eau des feuilles et jeunes rameaux de *Cinnamomum cassia* Blume (*C. aromaticum* Nees).

CARACTÈRES

Liquide mobile, limpide, jaune à brun-rouge, d'odeur caractéristique rappelant celle de l'aldéhyde cinnamique.

IDENTIFICATION

Première identification : B.

Seconde identification : A.

A. Opérez par chromatographie sur couche mince (*2.2.27*) en utilisant une *plaque au gel de silice pour CCM R*.

Solution à examiner. Dissolvez 0,5 ml d'huile essentielle de cannelier dans de l'*acétone R* et complétez à 10 ml avec le même solvant.

Solution témoin. Dissolvez 50 µl d'*aldéhyde trans-cinnamique R*, 10 µl d'*eugénol R* et 50 mg de *coumarine R* dans de l'*acétone R* et complétez à 10 ml avec le même solvant.

Déposez sur la plaque, en bandes, 10 µl de chacune des solutions. Développez sur un parcours de 15 cm avec un mélange de 10 volumes de *méthanol R* et de 90 volumes de *toluène R*. Laissez sécher la plaque à l'air et examinez en lumière ultraviolette à 365 nm. La bande de fluorescence bleue du chromatogramme obtenu avec la solution à examiner est semblable quant à sa position et sa coloration à la bande du chromatogramme obtenu avec la solution témoin (coumarine). Pulvérisez de la *solution d'aldéhyde anisique R*. Examinez à la lumière du jour en chauffant à 100-105 °C pendant 5-10 min. Le chromatogramme obtenu avec la solution témoin présente dans sa partie supérieure une bande violacée (eugénol) et au-dessus de cette bande une bande bleu-vert (aldéhyde *trans*-cinnamique). Le chromatogramme obtenu avec la solution à examiner présente une bande semblable quant à sa position et sa coloration à la bande de l'aldéhyde *trans*-cinnamique dans le chromatogramme obtenu avec la solution témoin et peut présenter une bande de très faible intensité correspondant à l'eugénol. D'autres bandes de faible coloration sont présentes.

B. Examinez les chromatogrammes obtenus dans l'essai de profil chromatographique. Les pics principaux du chromatogramme obtenu avec la solution à examiner sont semblables quant à leur temps de rétention aux pics du chromatogramme obtenu avec la solution témoin. L'eugénol peut être absent dans le chromatogramme obtenu avec la solution à examiner.

ESSAI

Densité (*2.2.5*) : 1,052 à 1,070.

Indice de réfraction (*2.2.6*) : 1,600 à 1,614.

Angle de rotation optique (*2.2.7*) : – 1° à + 1°.

Profil chromatographique. Opérez par chromatographie en phase gazeuse (*2.2.28*).

Solution à examiner. Huile essentielle de cannelier à examiner.

Solution témoin. Dissolvez 100 µl d'*aldéhyde trans-cinnamique R*, 10 µl d'*acétate de cinnamyle R*, 10 µl d'*eugénol R*, 20 mg de *coumarine R* et 10 µl de *trans-2-méthoxycinnamaldéhyde R* dans 1 ml d'*acétone R*.

La chromatographie peut être réalisée en utilisant :

- une colonne de silice fondue d'une longueur de 60 m et d'un diamètre intérieur de 0,25 mm environ recouverte de *macrogol 20 000 R* à phase greffée,
- comme gaz vecteur, de l'*hélium pour chromatographie R* à un débit de 1,5 ml/min,
- un détecteur à ionisation de flamme,
- un rapport de division de 1:100,

en utilisant la programmation de température suivante :

	Intervalle (min)	Température (°C)	Vitesse (°C/min)	Commentaire
Colonne	0 - 10	60	–	isotherme
	10 - 75	60 → 190	2	gradient linéaire
	75 - 160	190		isotherme
Chambre à injection		200		
Détecteur		240		

Injectez 0,2 µl de solution témoin. Lorsque le chromatogramme est enregistré dans les conditions prescrites, les composants sont élués dans l'ordre donné pour la préparation de la solution témoin. Notez les temps de rétention de ces substances.

L'essai n'est valable que si la résolution entre les pics correspondant respectivement à la coumarine et au *trans*-2-méthoxycinnamaldéhyde n'est pas inférieure à 1,5.

Le chromatogramme suivant est publié à titre d'information.

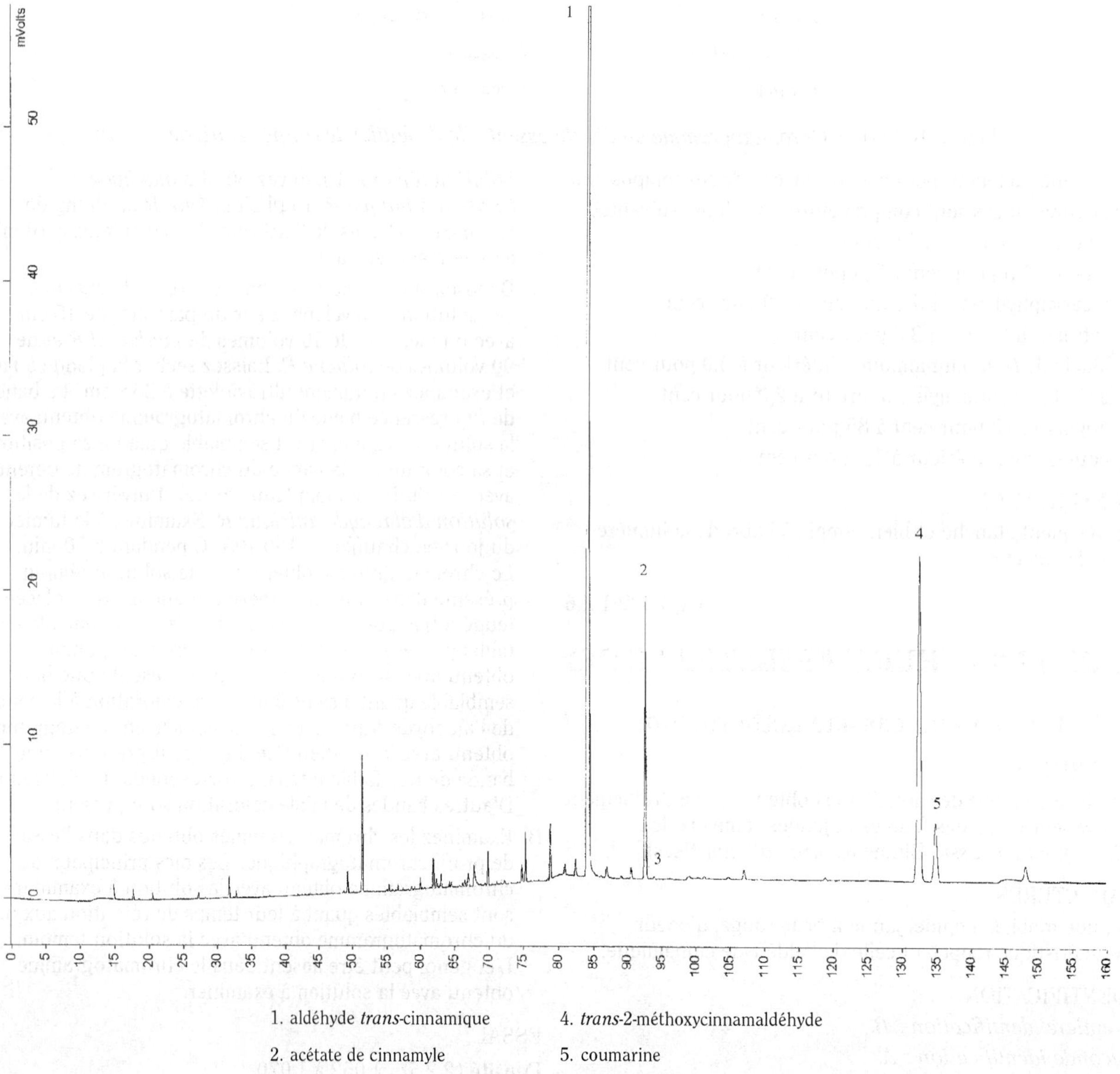

1. aldéhyde *trans*-cinnamique
2. acétate de cinnamyle
3. eugénol
4. *trans*-2-méthoxycinnamaldéhyde
5. coumarine

Selon les conditions opératoires et l'état de la colonne, la coumarine peut éluer avant ou après le *trans*-2-méthoxycinnamaldéhyde.

Figure 1496.-1. – *Profil chromatographique de l'huile essentielle de cannelier.*

Monographies A - C

Injectez 0,2 µl de solution à examiner. A l'aide des temps de rétention déterminés à partir du chromatogramme obtenu avec la solution témoin, localisez les composants de la solution témoin sur le chromatogramme obtenu avec la solution à examiner. Déterminez la teneur pour cent de chacun de ces composants par le procédé de normalisation.

Ces pourcentages sont compris entre les valeurs suivantes :

– aldéhyde *trans*-cinnamique : 70 pour cent à 90 pour cent
– acétate de cinnamyle : 1,0 pour cent à 6,0 pour cent
– eugénol : inférieur à 0,5 pour cent
– coumarine : 1,5 pour cent à 4,0 pour cent
– *trans*-2-méthoxycinnamaldéhyde : 3,0 pour cent à 15 pour cent

CONSERVATION

En récipient étanche et bien rempli, à l'abri de la lumière et de la chaleur.

01/2002:0387

CANNELLE DITE DE CEYLAN

Cinnamomi cortex

DÉFINITION

La cannelle dite de Ceylan est constituée par l'écorce desséchée, privée du liège externe et du parenchyme sous-jacent, des rejets développés sur les souches taillées de *Cinnamomum zeylanicum* Nees. Elle contient au minimum 12 ml/kg d'huile essentielle.

CARACTÈRES

La cannelle dite de Ceylan a une odeur aromatique caractéristique.

Elle présente les caractères macroscopiques et microscopiques décrits aux identifications A et B.

IDENTIFICATION

A. L'écorce, d'une épaisseur de 0,2 mm à 0,8 mm environ, se présente en tuyaux isolés ou emboîtés les uns dans les autres. La face externe est lisse, de couleur brun-jaune, faiblement marquée de cicatrices correspondant aux insertions de feuilles et des bourgeons axillaires, avec de fines stries, longitudinales, blanchâtres et sinueuses. La face interne est un peu plus sombre et également pourvue de stries longitudinales. La cassure est courte et esquilleuse.

B. Réduisez la drogue à examiner en poudre (355). La poudre est jaunâtre à brun-rouge. Examinez au microscope en utilisant de la *solution d'hydrate de chloral R*. La poudre présente les éléments suivants : des groupes de cellules scléreuses arrondies, à parois ponctuées, canaliculées et d'épaisseur modérée ; de nombreuses fibres incolores isolées, souvent entières, à lumen étroit et à parois épaisses, lignifiées et légèrement ponctuées ; de petits cristaux aciculaires d'oxalate de calcium. Les fragments de suber sont absents ou très rares. Examinez au microscope en utilisant une solution de *glycérol R* à 50 pour cent *V/V*. La poudre présente d'abondants grains d'amidon.

C. Opérez par chromatographie sur couche mince (*2.2.27*) en utilisant une plaque recouverte de *gel de silice GF_{254} R*.

Solution à examiner. Agitez 0,1 g de drogue pulvérisée (500) avec 2 ml de *chlorure de méthylène R* pendant 15 min. Filtrez et évaporez prudemment le filtrat au bain-marie presque à siccité. Reprenez le résidu par 0,4 ml de *toluène R*.

Solution témoin. Dissolvez 50 µl d'*aldéhyde cinnamique R* et 10 µl d'*eugénol R* dans du *toluène R* et complétez à 10 ml avec le même solvant.

Déposez séparément sur la plaque, en bandes de 20 mm sur 3 mm, 10 µl de chaque solution. Développez sur un parcours de 10 cm avec du *chlorure de méthylène R*. Laissez sécher la plaque à l'air. Examinez les chromatogrammes en lumière ultraviolette à 254 nm et marquez les bandes d'atténuation de fluorescence. Examinez ensuite en lumière ultraviolette à 365 nm et marquez les bandes fluorescentes. Examinés en lumière ultraviolette à 254 nm, les chromatogrammes obtenus respectivement avec la solution à examiner et la solution témoin présentent en leur milieu une bande d'atténuation de fluorescence (aldéhyde cinnamique) et, immédiatement au-dessus, une bande d'atténuation de fluorescence moins prononcée (eugénol). Examiné en lumière ultraviolette à 365 nm, le chromatogramme obtenu avec la solution à examiner présente, immédiatement au-dessous de la bande correspondant à l'aldéhyde cinnamique, une bande de fluorescence bleu clair (aldéhyde *o*-méthoxycinnamique). Pulvérisez de la *solution de phloroglucine R*. La bande correspondant à l'aldéhyde cinnamique se colore en brun-jaune et la bande correspondant à l'aldéhyde *o*-méthoxycinnamique en violet.

ESSAI

Cendres totales (*2.4.16*). Le taux des cendres totales n'est pas supérieur à 6,0 pour cent.

DOSAGE

Effectuez la détermination des huiles essentielles dans les drogues végétales (*2.8.12*). Utilisez un ballon de 500 ml et 200 ml d'*acide chlorhydrique 0,1 M* comme liquide d'entraînement. Introduisez 0,50 ml de *xylène R* dans le tube gradué. Réduisez la cannelle en poudre (710). Procédez immédiatement à la détermination sur 20,0 g de la drogue en poudre en distillant à un débit de 2,5-3,5 ml/min pendant 3 h.

CONSERVATION

A l'abri de la lumière.

01/2002:1501

CANNELLE DITE DE CEYLAN (HUILE ESSENTIELLE DE)

Cinnamomi zeylanicii corticis aetheroleum

DÉFINITION

L'huile essentielle de cannelle dite de Ceylan est obtenue par entraînement à la vapeur d'eau de l'écorce de jeunes tiges de *Cinnamomum zeylanicum* Nees (*C. Verum* J.S. Presl.).

CARACTÈRES

Liquide mobile, limpide, jaune clair mais devenant rougeâtre en vieillissant, d'odeur caractéristique rappelant celle de l'aldéhyde cinnamique.

IDENTIFICATION

Première identification : B.

Seconde identification : A.

A. Opérez par chromatographie sur couche mince (*2.2.27*) en utilisant une *plaque au gel de silice pour CCM R*.

Solution à examiner. Dissolvez 1 ml de substance à examiner dans de l'*acétone R* et complétez à 10 ml avec le même solvant.

Solution témoin. Dissolvez 50 µl d'*aldéhyde trans-cinnamique R,* 10 µl d'*eugénol R,* 10 µl de *linalol R* et 10 µl de β-*caryophyllène R* dans de l'*alcool R* et complétez à 10 ml avec le même solvant.

Déposez sur la plaque, en bandes, 10 µl de chaque solution. Développez sur un parcours de 15 cm avec un mélange de 10 volumes de *méthanol R* et de 90 volumes de *toluène R.* Laissez sécher la plaque à l'air. Pulvérisez de la *solution d'aldéhyde anisique R.* Examinez à la lumière du jour en chauffant à 100-105 °C pendant 5-10 min. Le chromatogramme obtenu avec la solution à examiner présente des bandes semblables quant à leur position et leur coloration à celles du chromatogramme obtenu avec la solution témoin.

B. Examinez les chromatogrammes obtenus dans l'essai de profil chromatographique. Les pics principaux du chromatogramme obtenu avec la solution à examiner sont semblables quant à leur temps de rétention aux pics du chromatogramme obtenu avec la solution témoin. Le safrole, la coumarine et le cinéole peuvent être absents dans le chromatogramme obtenu avec la solution à examiner.

ESSAI

Densité (*2.2.5*) : 1,000 à 1,030.

Indice de réfraction (*2.2.6*) : 1,572 à 1,591.

Angle de rotation optique (*2.2.7*) : − 2° à + 1°.

Profil chromatographique. Opérez par chromatographie en phase gazeuse (*2.2.28*).

Solution à examiner. Substance à examiner.

Solution témoin. Dissolvez 10 µl de *cinéole R,* 10 µl de *linalol R,* 10 µl de β-*caryophyllène R,* 10 µl de *safrole R,* 100 µl d'*aldéhyde trans-cinnamique R,* 10 µl d'*eugénol R,* 20 mg de *coumarine R,* 10 µl de *trans-2-méthoxycinnamaldéhyde R* et 10 µl de *benzoate de benzyle R* dans 1 ml d'*acétone R.*

La chromatographie peut être réalisée en utilisant :

– une colonne de silice fondue d'une longueur de 60 m et d'un diamètre intérieur de 0,25 mm environ, recouverte de *macrogol 20 000 R* en phase greffée,
– comme gaz vecteur, de l'*hélium pour chromatographie R* à un débit de 1,5 ml/min,
– un détecteur à ionisation de flamme,
– un rapport de division de 1:100,

en utilisant la programmation de température suivante :

	Intervalle (min)	Température (°C)	Vitesse (°C/min)	Commentaire
Colonne	0 - 10	60	−	isotherme
	10 - 75	60 → 190	2	gradient linéaire
	75 - 200	190		isotherme
Chambre à injection		200		
Détecteur		240		

Injectez 0,2 µl de solution témoin. Lorsque le chromatogramme est enregistré dans les conditions prescrites, les composants sont élués dans l'ordre donné pour la préparation de la solution témoin. Notez les temps de rétention de ces substances.

L'essai n'est valable que si la résolution entre les pics correspondant respectivement au linalol et au β-caryophyllène n'est pas inférieure à 1,5.

Injectez 0,2 µl de solution à examiner. A l'aide des temps de rétention déterminés à partir du chromatogramme obtenu avec la solution témoin, localisez les composants de la solution témoin sur le chromatogramme obtenu avec la solution à examiner. Déterminez la teneur pour cent de chacun de ces composants par le procédé de normalisation.

Ces pourcentages sont compris entre les valeurs suivantes :

– cinéole : inférieur à 3,0 pour cent
– linalol : 1,0 pour cent à 6,0 pour cent
– β-caryophyllène : 1,0 pour cent à 4,0 pour cent
– safrole : inférieur à 0,5 pour cent
– aldéhyde *trans*-cinnamique : 55 pour cent à 75 pour cent
– eugénol : inférieur à 7,5 pour cent
– coumarine : inférieur à 0,5 pour cent
– *trans*-2-méthoxycinnamaldéhyde : 0,1 pour cent à 1,0 pour cent
– benzoate de benzyle : inférieur à 1,0 pour cent

CONSERVATION

En récipient étanche et bien rempli, à l'abri de la lumière et de la chaleur.

Le chromatogramme suivant est publié à titre d'information.

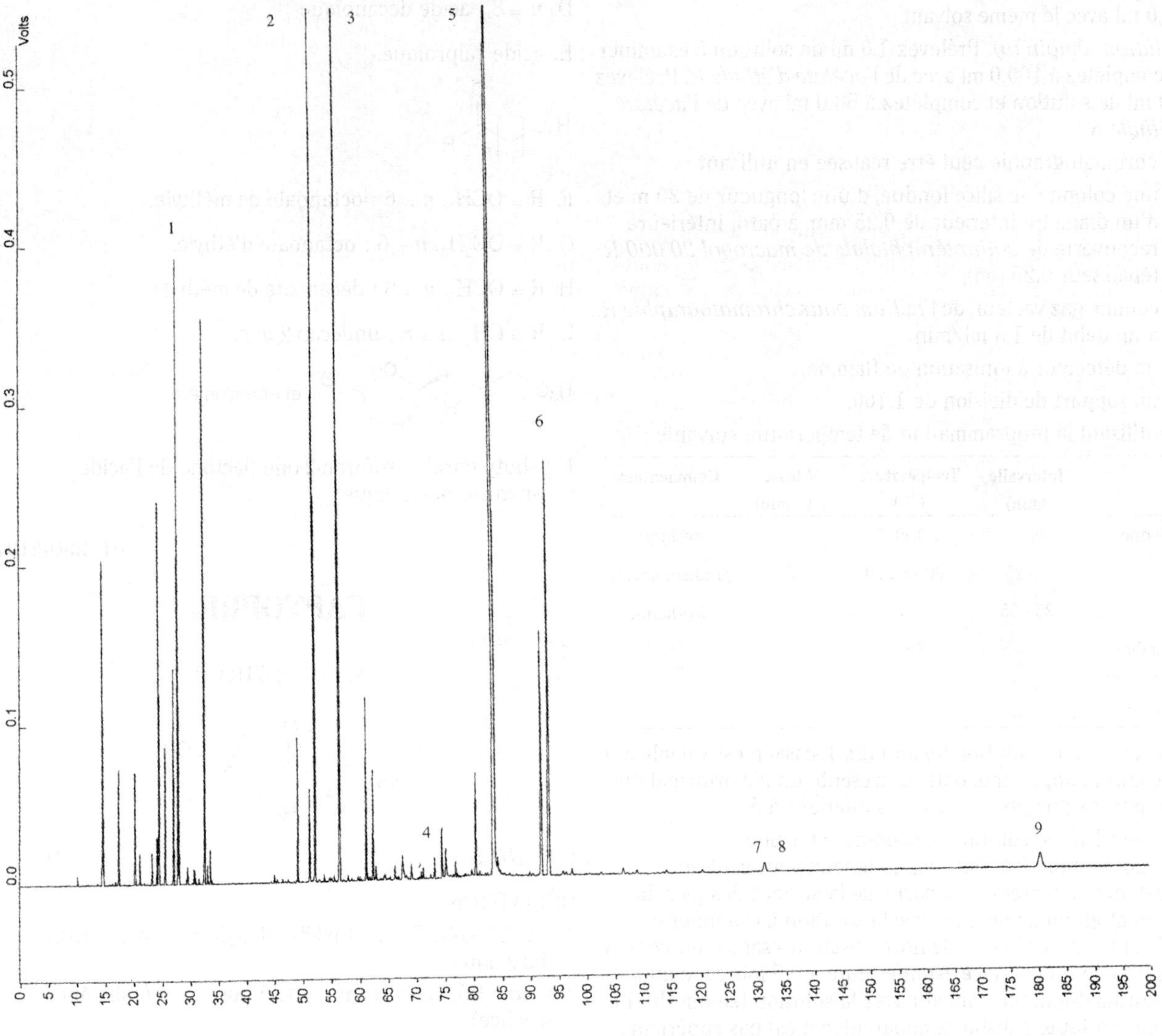

1. cinéole	4. safrole	7. *trans*-2-méthoxycinnamaldéhyde
2. linalol	5. aldéhyde *trans*-cinnamique	8. coumarine
3. β-caryophyllène	6. eugénol	9. benzoate de benzyle

Selon les conditions opératoires et l'état de la colonne, la coumarine peut éluer avant ou après le *trans*-2-méthoxycinnamaldéhyde.

Figure 1501.-1. – *Profil chromatographique de l'huile essentielle de cannelle dite de Ceylan.*

01/2002:1401

CAPRYLIQUE (ACIDE)

Acidum caprylicum

$C_8H_{16}O_2$ M_r 144,2

DÉFINITION

L'acide caprylique contient au minimum 99,0 pour cent et au maximum l'équivalent de 100,5 pour cent d'acide octanoïque, calculé par rapport à la substance anhydre.

CARACTÈRES

Liquide huileux, limpide, incolore à faiblement jaunâtre, très peu soluble dans l'eau, très soluble dans l'acétone et dans l'alcool. L'acide caprylique se dissout dans les solutions diluées d'hydroxydes alcalins.

IDENTIFICATION

A. L'acide caprylique satisfait à l'essai de densité.

B. Examinez les chromatogrammes obtenus dans l'essai des substances apparentées. Le pic principal du chromatogramme obtenu avec la solution à examiner est semblable quant à son temps de rétention et ses dimensions approximatifs au pic principal du chromatogramme obtenu avec la solution témoin (a).

ESSAI

Aspect. L'acide caprylique est limpide (*2.2.1*) et n'est pas plus fortement coloré que la solution témoin J_5 (*2.2.2, Procédé II*).

Densité (*2.2.5*) : 0,909 à 0,912.

Substances apparentées. Opérez par chromatographie en phase gazeuse (*2.2.28*).

Solution à examiner. Dissolvez 0,10 g d'acide caprylique dans de l'*acétate d'éthyle R* et complétez à 10,0 ml avec le même solvant.

Solution témoin (a). Dissolvez 0,10 g d'*acide caprylique SCR* dans de l'*acétate d'éthyle R* et complétez à 10,0 ml avec le même solvant.

Solution témoin (b). Prélevez 1,0 ml de solution à examiner et complétez à 100,0 ml avec de l'*acétate d'éthyle R*. Prélevez 5,0 ml de solution et complétez à 50,0 ml avec de l'*acétate d'éthyle R*.

La chromatographie peut être réalisée en utilisant :

- une colonne de silice fondue, d'une longueur de 30 m et d'un diamètre intérieur de 0,25 mm, à paroi intérieure recouverte de *2-nitrotéréphtalate de macrogol 20 000 R* (épaisseur 0,25 µm),
- comme gaz vecteur, de l'*hélium pour chromatographie R*, à un débit de 1,5 ml/min,
- un détecteur à ionisation de flamme,
- un rapport de division de 1:100,

en utilisant la programmation de température suivante :

	Intervalle (min)	Température (°C)	Vitesse (°C/min)	Commentaire
Colonne	0 - 1	100	–	isotherme
	1 - 25	100 → 220	5	gradient linéaire
	25 - 35	220		isotherme
Chambre à injection		250		
Détecteur		250		

Injectez 1 µl de solution témoin (b). L'essai n'est valable que si le chromatogramme obtenu présente un pic principal dont le rapport signal/bruit n'est pas inférieur à 5.

Injectez 1 µl de solution à examiner et 1 µl de solution témoin (a). Calculez la teneur pour cent en substances apparentées à partir de la surface des pics du chromatogramme obtenu avec la solution à examiner en utilisant le procédé dit « de normalisation » sans tenir compte des pics dont la surface est inférieure à 0,5 fois celle du pic du chromatogramme obtenu avec la solution témoin (b). La teneur en toute substance apparentée n'est pas supérieure à 0,3 pour cent ; la somme des teneurs en substances apparentées n'est pas supérieure à 0,5 pour cent.

Métaux lourds (*2.4.8*). Dissolvez 2,0 g d'acide caprylique dans de l'*alcool R* et complétez à 20 ml avec le même solvant. 12 ml de solution satisfont à l'essai limite B des métaux lourds (10 ppm). Préparez le témoin avec 1 ml de *solution à 10 ppm de plomb (Pb) R* et 9 ml d'*alcool R*.

Teneur en eau (*2.5.12*). Déterminée par semi-microdosage sur 1,000 g d'acide caprylique, la teneur en eau n'est pas supérieure à 0,7 pour cent.

Cendres sulfuriques (*2.4.14*). Déterminé sur 1,0 g d'acide caprylique, le taux des cendres sulfuriques n'est pas supérieur à 0,1 pour cent.

DOSAGE

Dissolvez 0,125 g d'acide caprylique dans 25 ml d'*alcool R*. Titrez par l'*hydroxyde de sodium 0,1 M*. Déterminez le point de fin de titrage par potentiométrie (*2.2.20*).

1 ml d'*hydroxyde de sodium 0,1 M* correspond à 14,42 mg de $C_8H_{16}O_2$.

IMPURETÉS

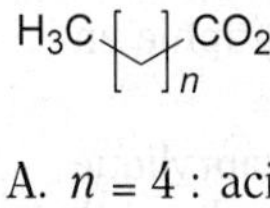

A. $n = 4$: acide hexanoïque,

B. $n = 5$: acide heptanoïque,

C. $n = 7$: acide nonanoïque,

D. $n = 8$: acide décanoïque,

E. acide valproïque,

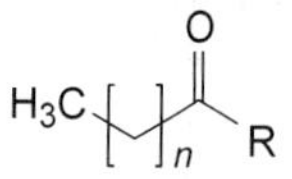

F. R = OCH_3, $n = 6$: octanoate de méthyle,

G. R = OC_2H_5, $n = 6$: octanoate d'éthyle,

H. R = OCH_3, $n = 8$: décanoate de méthyle,

I. R = CH_3, $n = 8$: undécan-2-one,

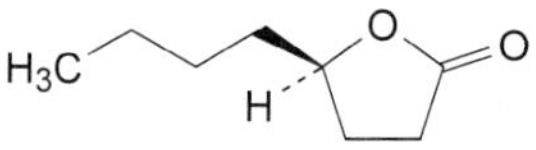

et énantiomère

J. 5-butyltétrahydrofuran-2-one (lactone de l'acide γ-hydroxyoctanoïque).

01/2002:1079

CAPTOPRIL

Captoprilum

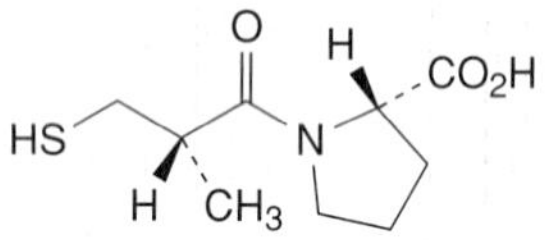

$C_9H_{15}NO_3S$ M_r 217,3

DÉFINITION

Acide (2*S*)-1-[(2*S*)-2-méthyl-3-sulfanylpropanoyl]pyrrolidine-2-carboxylique.

Teneur : 98,0 pour cent à 101,5 pour cent (substance desséchée).

CARACTÈRES

Aspect : poudre cristalline, blanche à sensiblement blanche.

Solubilité : facilement soluble dans l'eau, dans le chlorure de méthylène et dans le méthanol. Le captopril se dissout dans les solutions diluées d'hydroxydes alcalins.

IDENTIFICATION

Spectrophotométrie d'absorption dans l'infrarouge (*2.2.24*).

Comparaison : *captopril SCR*.

ESSAI

Solution S. Dissolvez 0,5 g de captopril dans de l'*eau exempte de dioxyde de carbone R* et complétez à 25,0 ml avec le même solvant.

Aspect de la solution. La solution S est limpide (*2.2.1*) et incolore (*2.2.2, Procédé II*).

pH (*2.2.3*) : 2,0 à 2,6 pour la solution S.

Pouvoir rotatoire spécifique (*2.2.7*) : – 127 à – 132 (substance desséchée).

Dissolvez 0,250 g dans de l'*éthanol R* et complétez à 25,0 ml avec le même solvant.

Substances apparentées. Chromatographie liquide (*2.2.29*).

Solution à examiner. Dissolvez 50 mg de captopril dans la phase mobile et complétez à 100,0 ml avec la phase mobile.

Solution témoin (a). Prélevez 2,0 ml de solution à examiner et complétez à 100,0 ml avec la phase mobile.

Solution témoin (b). Dissolvez 10 mg de captopril dans la phase mobile, ajoutez 1 ml d'*iode 0,05 M* et complétez à 100,0 ml avec la phase mobile. Prélevez 10,0 ml de solution et complétez à 100,0 ml avec la phase mobile.

Colonne :

- *dimensions* : l = 0,125 m, Ø = 4 mm,
- *phase stationnaire* : *gel de silice octylsilylé pour chromatographie R* (5 µm).

Phase mobile : *acide phosphorique R, méthanol R, eau R* (0,05:50:50 *V/V/V*).

Débit : 1 ml/min.

Détection : spectrophotomètre à 220 nm.

Injection : 20 µl.

Enregistrement : 3 fois le temps de rétention du captopril.

Conformité du système : solution témoin (b) :

- le chromatogramme présente 3 pics,
- *résolution* : au minimum 2,0 entre les 2 derniers pics élués.

Limites :

- *toute impureté* : au maximum la moitié de la surface du pic principal du chromatogramme obtenu avec la solution témoin (a) (1,0 pour cent),
- *total* : au maximum la surface du pic principal du chromatogramme obtenu avec la solution témoin (a) (2,0 pour cent),
- *limite d'exclusion* : 0,1 fois la surface du pic principal du chromatogramme obtenu avec la solution témoin (a) (0,2 pour cent). Ne tenez pas compte des pics dont le temps de rétention est inférieur à 1,4 min.

Métaux lourds (*2.4.8*) : au maximum 20 ppm.

1,0 g de captopril satisfait à l'essai limite C. Préparez le témoin avec 2 ml de *solution à 10 ppm de plomb (Pb) R*.

Perte à la dessiccation (*2.2.32*) : au maximum 1,0 pour cent, déterminé sous vide poussé à 60 °C pendant 3 h sur 1,000 g de captopril.

Cendres sulfuriques (*2.4.14*) : au maximum 0,2 pour cent, déterminé sur 1,0 g de captopril.

DOSAGE

Dissolvez 0,150 g de captopril dans 30 ml d'*eau R*. Titrez par l'*iode 0,05 M* en déterminant le point de fin de titrage par potentiométrie (*2.2.20*). Utilisez une électrode combinée de platine.

1 ml d'*iode 0,05 M* correspond à 21,73 mg de $C_9H_{15}NO_3S$.

CONSERVATION

En récipient étanche.

IMPURETÉS

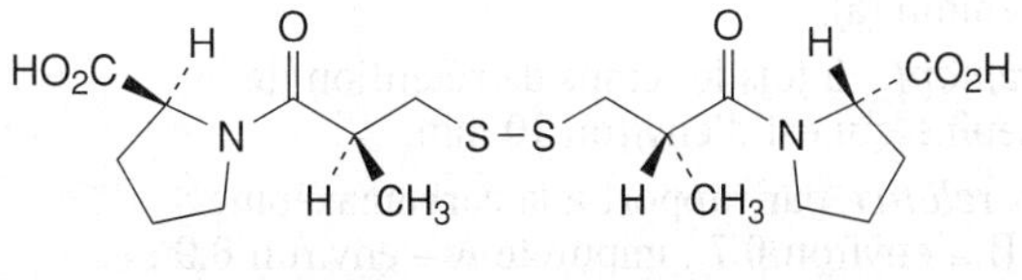

A. acide (2*S*,2'*S*)-1,1'-[disulfanediylbis[(2*S*)-2-méthyl-1-oxopropane-3,1-diyl]]-bis[pyrrolidine-2-carboxylique] (disulfure de captopril).

01/2002:1971

CARBACHOL

Carbacholum

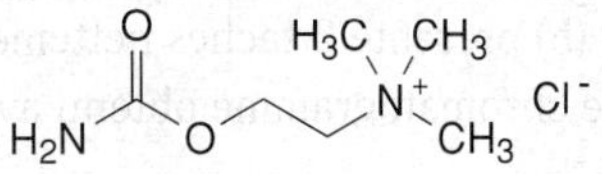

$C_6H_{15}ClN_2O_2$ M_r 182,7

DÉFINITION

Chlorure de 2-(carbamoyloxy)-*N,N,N*-triméthyléthanaminium.

Teneur : 99,0 pour cent à 101,5 pour cent (substance desséchée).

CARACTÈRES

Aspect : poudre cristalline blanche, hygroscopique.

Solubilité : très soluble dans l'eau, assez soluble dans l'alcool, pratiquement insoluble dans l'acétone.

IDENTIFICATION

Première identification : A, C.

Seconde identification : B, C.

A. Spectrophotométrie d'absorption dans l'infrarouge (*2.2.24*).

   Comparaison : *carbachol SCR*.

B. Examinez les chromatogrammes obtenus dans l'essai des substances apparentées.

   Résultat : la tache principale du chromatogramme obtenu avec la solution à examiner (b) est semblable quant à sa position, sa coloration et ses dimensions à la tache principale du chromatogramme obtenu avec la solution témoin (a).

C. 0,5 ml de solution S (voir Essai) donne la réaction (a) des chlorures (*2.3.1*).

ESSAI

Solution S. Dissolvez 2,5 g de carbachol dans de l'*eau exempte de dioxyde de carbone R* et complétez à 25 ml avec le même solvant.

Aspect de la solution. La solution S est limpide (*2.2.1*) et incolore (*2.2.2, Procédé II*).

Acidité ou alcalinité. A 2,0 ml de solution S, ajoutez 0,05 ml d'*indicateur mixte au rouge de méthyle R*. Le virage de l'indicateur ne nécessite pas plus de 0,2 ml d'*acide chlorhydrique 0,01 M* ou d'*hydroxyde de sodium 0,01 M*.

Substances apparentées. Chromatographie sur couche mince (*2.2.27*).

Préparez les solutions immédiatement avant l'emploi.

Solution à examiner (a). Dissolvez 0,20 g de carbachol dans du *méthanol R* et complétez à 5,0 ml avec le même solvant.

Solution à examiner (b). Prélevez 2,0 ml de solution à examiner (a) et complétez à 20,0 ml avec du *méthanol R*.

Solution témoin (a). Dissolvez 20 mg de *carbachol SCR* dans du *méthanol R* et complétez à 5,0 ml avec le même solvant.

Solution témoin (b). Dissolvez 8 mg de *chlorure de choline R* et 8 mg de *chlorure d'acétylcholine SCR* dans du *méthanol R* et complétez à 10,0 ml avec le même solvant. Prélevez 5,0 ml de solution et complétez à 10,0 ml avec du *méthanol R*.

Plaque : plaque recouverte de *cellulose pour chromatographie R*.

Phase mobile : eau *R*, *méthanol R* (10:90 *V/V*).

Dépôt : 10 µl.

Développement : sur les 2/3 de la plaque.

Détection : pulvérisez de la *solution d'iodobismuthate de potassium R3*.

Conformité du système : le chromatogramme obtenu avec la solution témoin (b) présente 2 taches nettement séparées.

Limites : dans le chromatogramme obtenu avec la solution à examiner (a) :

- *toute impureté* : s'il apparaît d'autres taches que la tache principale, aucune d'entre elles n'est plus intense que l'une ou l'autre des 2 taches principales du chromatogramme obtenu avec la solution témoin (b) (1 pour cent). Comparez les taches avec la tache de la couleur la plus appropriée dans le chromatogramme obtenu avec la solution témoin (b).

Métaux lourds (*2.4.8*) : au maximum 20 ppm.

12 ml de solution S satisfont à l'essai limite A. Préparez le témoin avec la *solution à 2 ppm de plomb (Pb) R*.

Perte à la dessiccation (*2.2.32*) : au maximum 1,0 pour cent, déterminé à l'étuve à 100-105 °C pendant 2 h sur 1,000 g de carbachol.

Cendres sulfuriques (*2.4.14*) : au maximum 0,1 pour cent, déterminé sur 1,0 g du résidu obtenu dans l'essai de perte à la dessiccation.

DOSAGE

Dissolvez 0,150 g de carbachol dans un mélange de 10 ml d'*acide acétique anhydre R* et de 40 ml d'*anhydride acétique R*. Titrez par l'*acide perchlorique 0,1 M*. Déterminez le point de fin de titrage par potentiométrie (*2.2.20*).

1 ml d'*acide perchlorique 0,1 M* correspond à 18,27 mg de $C_6H_{15}ClN_2O_2$.

CONSERVATION

En récipient étanche, à l'abri de la lumière.

IMPURETÉS

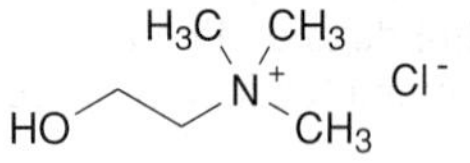

A. chlorure de 2-hydroxy-*N,N,N*-triméthyléthanaminium (chlorure de choline).

01/2002:0543

CARBAMAZÉPINE

Carbamazepinum

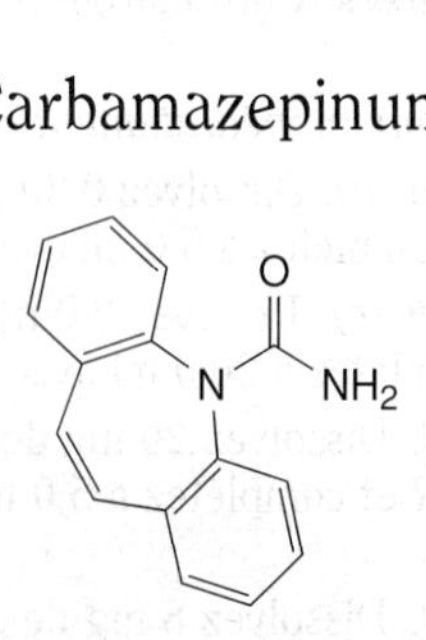

$C_{15}H_{12}N_2O$ M_r 236,3

DÉFINITION

5*H*-dibenzo[*b,f*]azépine-5-carboxamide.

Teneur : 98,0 pour cent à 102,0 pour cent (substance desséchée).

CARACTÈRES

Aspect : poudre cristalline, blanche ou sensiblement blanche.

Solubilité : très peu soluble dans l'eau, facilement soluble dans le chlorure de méthylène, assez soluble dans l'acétone et dans l'alcool.

La carbamazépine présente le phénomène du polymorphisme ; la forme cristalline acceptable correspond à la *carbamazépine SCR*.

IDENTIFICATION

A. Point de fusion (*2.2.14*) : 189 °C à 193 °C.

B. Spectrophotométrie d'absorption dans l'infrarouge (*2.2.24*).

Comparaison : *carbamazépine SCR*.

Préparation : examinez les substances sous forme de pastilles sans traitement préalable.

ESSAI

Acidité ou alcalinité. A 1,0 g de carbamazépine, ajoutez 20 ml d'*eau exempte de dioxyde de carbone R*, agitez pendant 15 min et filtrez. A 10 ml du filtrat, ajoutez 0,05 ml de *solution de phénolphtaléine R1* et 0,5 ml d'*hydroxyde de sodium 0,01 M* ; la solution est rouge. Ajoutez 1,0 ml d'*acide chlorhydrique 0,01 M* ; la solution est incolore. Ajoutez 0,15 ml de *solution de rouge de méthyle R* ; la solution est rouge.

Substances apparentées. Chromatographie liquide (*2.2.29*).

Solution à examiner (a). Dissolvez 0,150 g de carbamazépine dans du *méthanol R2* et complétez à 50,0 ml avec le même solvant. Traitez par ultrasons. Prélevez 10,0 ml de solution et complétez à 20,0 ml avec de l'*eau R*.

Solution à examiner (b). Prélevez 10,0 ml de solution à examiner (a) et complétez à 50,0 ml avec un mélange à volumes égaux de *méthanol R2* et d'*eau R*.

Solution témoin (a). Dissolvez 7,5 mg de *carbamazépine SCR*, 7,5 mg d'*impureté A de carbamazépine SCR* et 7,5 mg d'*iminodibenzyle R* (impureté E) dans du *méthanol R2* et complétez à 100,0 ml avec le même solvant. Prélevez 1,0 ml de solution et complétez à 50,0 ml avec un mélange à volumes égaux de *méthanol R2* et d'*eau R*.

Solution témoin (b). Dissolvez 0,150 g de *carbamazépine SCR* dans le *méthanol R2* et complétez à 50,0 ml avec le même solvant. Prélevez 5,0 ml de solution et complétez à 50,0 ml avec un mélange à volumes égaux de *méthanol R2* et d'*eau R*.

Colonne :

- *dimensions* : *l* = 0,25 m, Ø = 4,6 mm,
- *phase stationnaire* : *gel de silice nitrilé pour chromatographie R1* (10 µm).

Phase mobile : *tétrahydrofurane R*, *méthanol R2*, *eau R* (3:12:85 *V/V/V*). A 1000 ml de cette solution, ajoutez 0,2 ml d'*acide formique anhydre R* et 0,5 ml de *triéthylamine R*.

Débit : 2,0 ml/min.

Détection : spectrophotomètre à 230 nm.

Injection : 20 µl ; injectez la solution à examiner (a) et la solution témoin (a).

Enregistrement : 6 fois le temps de rétention de la carbamazépine qui est d'environ 10 min.

Rétention relative par rapport à la carbamazépine : impureté B = environ 0,7 ; impureté A = environ 0,9 ; impureté C = environ 1,6 ; impureté D = environ 3,5 ; impureté E = environ 5,1.

Conformité du système :

– *résolution* : au minimum 1,7 entre les pics dus à la carbamazépine et à l'impureté A dans le chromatogramme obtenu avec la solution témoin (a).

Limites :

– *impureté A* : au maximum la surface du pic correspondant dans le chromatogramme obtenu avec la solution témoin (a) (0,1 pour cent),
– *impureté E* : au maximum la surface du pic correspondant dans le chromatogramme obtenu avec la solution témoin (a) (0,1 pour cent),
– *toute autre impureté* : au maximum la surface du pic dû à la carbamazépine dans le chromatogramme obtenu avec la solution témoin (a) (0,1 pour cent),
– *total* : au maximum 5 fois la surface du pic dû à la carbamazépine dans le chromatogramme obtenu avec la solution témoin (a) (0,5 pour cent),
– *limite d'exclusion* : 0,5 fois la surface du pic dû à la carbamazépine dans le chromatogramme obtenu avec la solution témoin (a) (0,05 pour cent).

Chlorures (*2.4.4*) : au maximum 140 ppm.

Mettez en suspension 0,715 g de carbamazépine dans 20 ml d'*eau R* et faites bouillir pendant 10 min. Laissez refroidir et complétez à 20 ml avec de l'*eau R*. Filtrez sur une membrane filtrante (diamètre nominal des pores : 0,8 µm). Prélevez 10 ml du filtrat et complétez à 15 ml avec de l'*eau R*. Cette solution satisfait à l'essai limite des chlorures.

Métaux lourds (*2.4.8*) : au maximum 20 ppm.

1,0 g de carbamazépine satisfait à l'essai limite C. Préparez le témoin avec 2 ml de *solution à 10 ppm de plomb (Pb) R*.

Perte à la dessiccation (*2.2.32* : au maximum 0,5 pour cent, déterminé par séchage à l'étuve à 100-105 °C pendant 2 h sur 1,000 g de carbamazépine.

Cendres sulfuriques (*2.4.14*) : au maximum 0,1 pour cent, déterminé sur 1,0 g de carbamazépine.

DOSAGE

Chromatographie liquide (*2.2.29*) selon les indications de l'essai des substances apparentées.

Injection : solution à examiner (b) et solution témoin (b).

Conformité du système :

– *répétabilité* : solution témoin (b).

Calculez la teneur pour cent *m/m* en substance desséchée.

CONSERVATION

En récipient étanche.

IMPURETÉS

Impuretés qualifiées : A, B, C, D, E.

Autres impuretés décelables : F

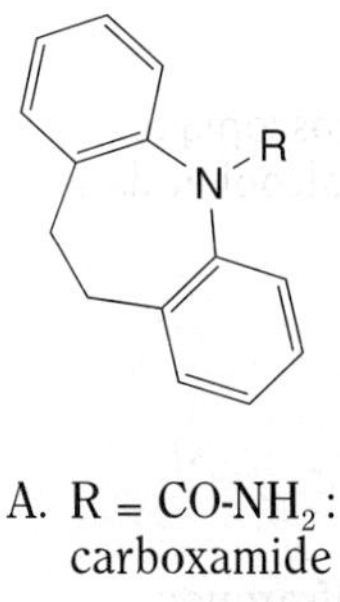

A. R = $CO-NH_2$: 10,11-dihydro-5*H*-dibenzo[*b,f*]azépine-5-carboxamide (10,11-dihydrocarbamazépine),

E. R = H : 10,11-dihydro-5*H*-dibenzo[*b,f*]azépine (iminodibenzyle),

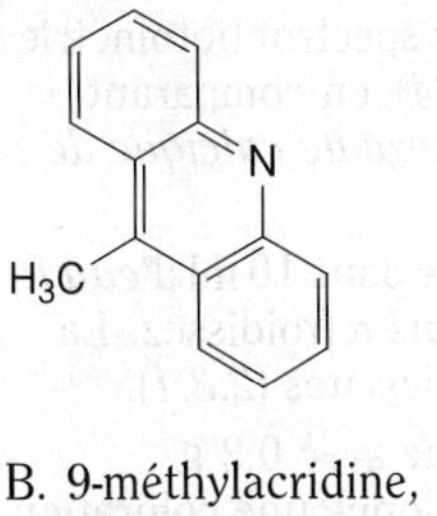

B. 9-méthylacridine,

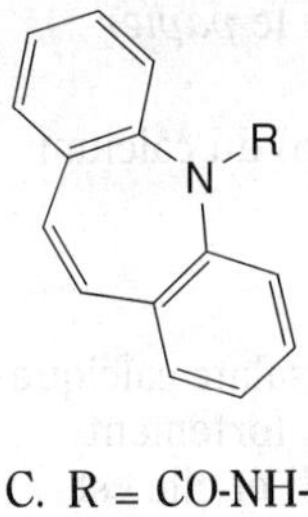

C. R = $CO-NH-CO-NH_2$: (5*H*-dibenzo[*b,f*]azépin-5-ylcarbonyl)urée (*N*-carbamoylcarbamazépine),

D. R = H : 5*H*-dibenzo[*b,f*]azépine (iminostilbène),

F. R = CO-C : chlorure de 5*H*-dibenzo[*b,f*]azépine-5-carbonyle (5-chlorocarbonyliminostilbène).

01/2002:1185

CARBASALATE CALCIQUE

Carbasalatum calcicum

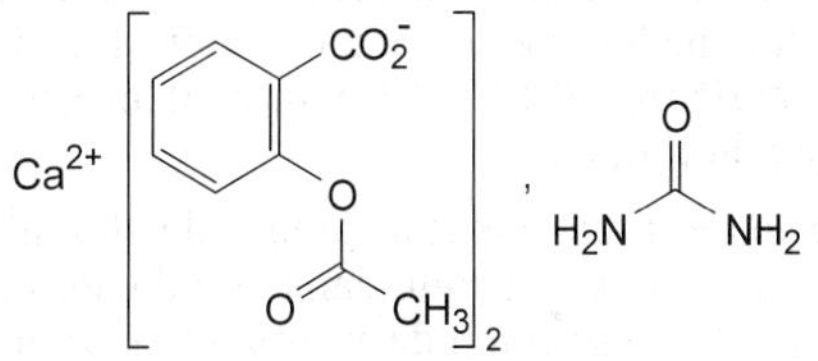

$C_{19}H_{18}CaN_2O_9$ M_r 458,4

DÉFINITION

Le carbasalate calcique contient au minimum 99,0 pour cent et au maximum l'équivalent de 101,0 pour cent de composé équimoléculaire de di[2-(acétyloxy)benzoate] de calcium et d'urée, calculé par rapport à la substance anhydre.

CARACTÈRES

Poudre cristalline blanche, facilement soluble dans l'eau et dans le diméthylformamide, pratiquement insoluble dans l'acétone et dans le méthanol anhydre.

Il convient de veiller, autant que possible, à ce que la substance soit manipulée à l'abri de l'humidité. L'examen de la substance en solution aqueuse doit se faire immédiatement après préparation.

IDENTIFICATION

Première identification : B, E.

Seconde identification : A, C, D, E.

A. Dissolvez 0,250 g de carbasalate calcique dans de l'*eau R* et complétez à 100,0 ml avec le même solvant. A 1,0 ml de solution, ajoutez 75 ml d'*eau R* et 5 ml d'*acide chlorhydrique dilué R*, mélangez et complétez à 100,0 ml avec de l'*eau R*. Examinée de 220 nm à 350 nm (*2.2.25*) immédiatement après sa préparation, la solution présente deux maximums d'absorption à 228 nm et à 276 nm. Les absorbances spécifiques aux maximums sont respectivement de 363 à 379 et de 49 à 53.

B. Examinez le carbasalate calcique par spectrophotométrie d'absorption dans l'infrarouge (*2.2.24*), en comparant avec le *spectre de référence du carbasalate calcique de la Ph. Eur.*
C. Dissolvez 0,1 g de carbasalate calcique dans 10 ml d'*eau R*, portez à ébullition pendant 2 min, puis refroidissez. La solution donne la réaction (a) des salicylates (*2.3.1*).
D. Chauffez 0,2 g de carbasalate calcique avec 0,2 g d'*hydroxyde de sodium R* ; il se développe une coloration jaune à brun-jaune et les vapeurs font virer le *papier tournesol rouge R* au bleu.
E. Le carbasalate calcique donne la réaction (a) du calcium (*2.3.1*).

ESSAI

Aspect de la solution. Dissolvez 2,5 g de carbasalate calcique dans 50 ml d'*eau R*. La solution n'est pas plus fortement opalescente que la suspension témoin II (*2.2.1*) et elle est incolore (*2.2.2, Procédé II*).

Substances apparentées. Dans une fiole jaugée de 100 ml, dissolvez 0,150 g de carbasalate calcique dans 10 ml d'*hydroxyde de tétrabutylammonium propanolique 0,1 M*. Laissez reposer pendant 10 min en agitant occasionnellement. Ajoutez 8,0 ml d'*acide chlorhydrique 0,1 M* et 20,0 ml d'une solution de *tétraborate de disodium R* à 19 g/l, puis mélangez. Tout en maintenant sous agitation constante, ajoutez 2,0 ml d'une solution d'*aminopyrazolone R* à 10 g/l et 2,0 ml d'une solution de *ferricyanure de potassium R* à 10 g/l. Laissez reposer pendant 2 min, complétez à 100,0 ml avec de l'*eau R*, mélangez et laissez reposer 20 min. Mesurez l'absorbance (*2.2.25*) de la solution au maximum à 505 nm, en utilisant de l'*eau R* comme liquide de compensation. L'absorbance n'est pas supérieure à 0,125 (0,1 pour cent, exprimé en acide acétylsalicylsalicylique).

Acide salicylique. Dans une fiole jaugée de 100 ml, dissolvez 0,200 g de carbasalate calcique dans 80 ml d'*eau R* et ajoutez 10 ml d'une solution de *nitrate ferrique R* à 10 g/l dans une solution d'*acide nitrique dilué R* à 80 g/l. Complétez à 100,0 ml avec de l'*eau R*. Immédiatement après sa préparation, mesurez l'absorbance (*2.2.25*) de la solution au maximum à 525 nm en utilisant de l'*eau R* comme liquide de compensation. L'absorbance n'est pas supérieure à 0,115 (0,5 pour cent, exprimé en acide salicylique).

Sodium. Déterminée par spectrométrie d'émission atomique (*2.2.22, Procédé I*) sur 1,0 g de carbasalate calcique dissous dans 500,0 ml d'*eau R*, la teneur en sodium n'est pas supérieure à 0,1 pour cent.

Métaux lourds (*2.4.8*). Dissolvez tout en chauffant 2,0 g de carbasalate calcique dans 8 ml d'*eau R*, refroidissez et ajoutez 12 ml d'*acétone R*. 12 ml de solution satisfont à l'essai limite B des métaux lourds (10 ppm). Préparez le témoin en utilisant 10 ml de *solution à 1 ppm de plomb (Pb) R*.

Teneur en eau (*2.5.12*). Déterminée par semi-microdosage sur 1,000 g de carbasalate calcique dissous dans un mélange de 15 ml de *diméthylformamide R* et de 15 ml de *méthanol anhydre R*, la teneur en eau n'est pas supérieure à 0,1 pour cent.

DOSAGE

Dans une fiole munie d'un bouchon de verre rodé, dissolvez 0,400 g de carbasalate calcique dans 25 ml d'*eau R*. Ajoutez 25,0 ml d'*hydroxyde de sodium 0,1 M*. Obturez la fiole et laissez reposer pendant 2 h. Titrez par l'*acide chlorhydrique 0,1 M* en présence de 0,2 ml de *solution de phénolphtaléine R*. Effectuez un titrage à blanc.

1 ml d'*hydroxyde de sodium 0,1 M* correspond à 22,92 mg de $C_{19}H_{18}CaN_2O_9$.

CONSERVATION

En récipient étanche.

IMPURETÉS

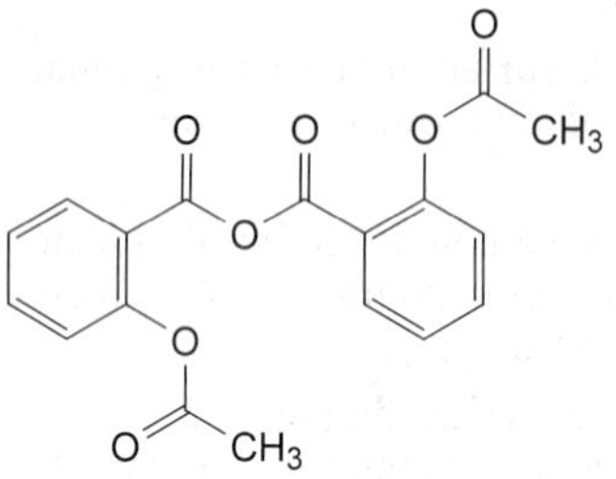

A. anhydride 2-(acétyloxy)benzoïque,

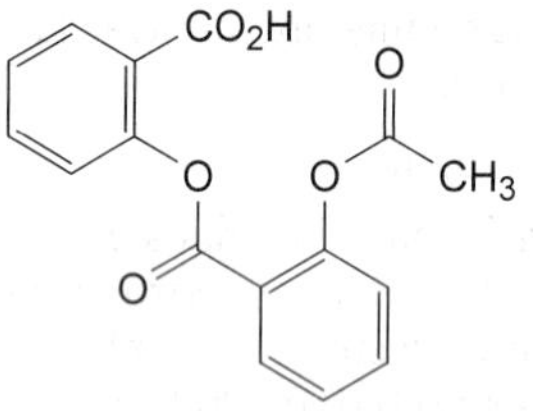

B. acide 2-[[2-(acétyloxy)benzoyl]oxy]benzoïque (acide acétylsalicylsalicylique),

C. acide 2-hydroxybenzoïque (acide salicylique).

01/2002:0812

CARBÉNICILLINE SODIQUE

Carbenicillinum natricum

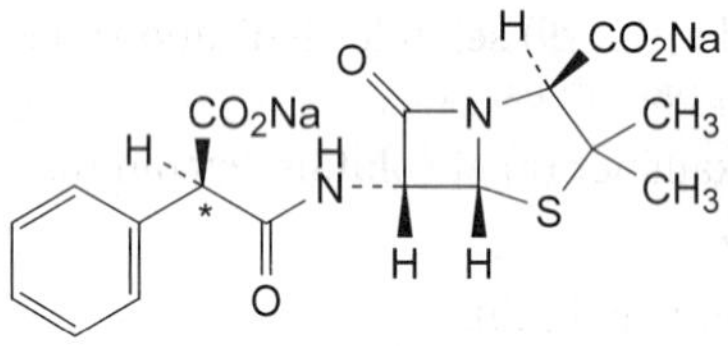

et énantiomère en C*

$C_{17}H_{16}N_2Na_2O_6S$ M_r 422,4

DÉFINITION

La carbénicilline sodique contient au minimum 89,0 pour cent et au maximum l'équivalent de 101,0 pour cent de (2*S*,5*R*,6*R*)-6-[[(*RS*)-2-carboxylato-2-phénylacétyl]amino]-3,3-diméthyl-7-oxo-4-thia-1-azabicyclo[3.2.0]heptane-2-carboxylate disodique, calculé par rapport à la substance anhydre.

CARACTÈRES

Poudre blanche ou faiblement jaunâtre, hygroscopique, facilement soluble dans l'eau, soluble dans l'alcool et dans le méthanol.

IDENTIFICATION

Première identification : A, D.

Seconde identification : B, C, D.

A. Examinez la carbénicilline sodique par spectrophotométrie d'absorption dans l'infrarouge (*2.2.24*), en comparant avec le spectre obtenu avec la *carbénicilline sodique SCR*.

B. Opérez par chromatographie sur couche mince (*2.2.27*) en utilisant une *plaque au gel de silice silanisée pour CCM R*.

Solution à examiner. Dissolvez 25 mg de carbénicilline sodique dans du *méthanol R* et complétez à 5 ml avec le même solvant.

Solution témoin (a). Dissolvez 25 mg de *carbénicilline sodique SCR* dans du *méthanol R* et complétez à 5 ml avec le même solvant.

Solution témoin (b). Dissolvez 25 mg de *carbénicilline sodique SCR* et 25 mg d'*ampicilline sodique SCR* dans du *méthanol R* et complétez à 5 ml avec le même solvant.

Déposez sur la plaque 1 µl de chaque solution. Développez sur un parcours de 12 cm avec un mélange de 10 volumes d'*acétone R* et de 90 volumes d'une solution d'*acétate d'ammonium R* à 154 g/l, ajustée à pH 5,0 avec de l'*acide acétique glacial R*. Faites sécher la plaque dans un courant d'air chaud et exposez-la à des vapeurs d'iode. La tache principale du chromatogramme obtenu avec la solution à examiner est semblable quant à sa position, sa coloration et ses dimensions à la tache principale du chromatogramme obtenu avec la solution témoin (a). L'identification n'est valable que si le chromatogramme obtenu avec la solution témoin (b) présente 2 taches nettement séparées.

C. Dans un tube à essai d'une longueur de 150 mm et d'un diamètre de 15 mm environ, introduisez 2 mg environ de carbénicilline sodique. Humectez avec 0,05 ml d'*eau R* et ajoutez 2 ml de *réactif à l'acide sulfurique et au formaldéhyde R*. Mélangez le contenu du tube en tournant ; la solution est pratiquement incolore. Immergez le tube dans un bain-marie pendant 1 min. Il se développe une coloration brun-jaune.

D. La carbénicilline sodique donne la réaction (a) du sodium (*2.3.1*).

ESSAI

Solution S. Dissolvez 2,50 g de carbénicilline sodique dans de l'*eau exempte de dioxyde de carbone R* et complétez à 50 ml avec le même solvant.

Aspect de la solution. La solution S est limpide (*2.2.1*) et n'est pas plus fortement colorée que la solution témoin J_5 (*2.2.2, Procédé II*).

Détermination du pH (*2.2.3*). Le pH de la solution S est de 5,5 à 7,5.

Pouvoir rotatoire spécifique (*2.2.7*). Dissolvez 0,200 g de carbénicilline sodique dans de l'*eau R* et complétez à 20,0 ml avec le même solvant. Calculé par rapport à la substance anhydre, le pouvoir rotatoire spécifique est de + 182 à + 196.

Substances apparentées. Opérez par chromatographie liquide (*2.2.29*) selon les indications du Dosage. Injectez 20 µl de solution à examiner (b) et commencez l'élution isocratique. Immédiatement après l'élution du pic correspondant à la carbénicilline, commencez le gradient linéaire suivant.

Intervalle (min)	Phase mobile A (pour cent *V/V*)	Phase mobile B (pour cent *V/V*)	Commentaire
0 - 30	85 → 0	15 → 100	gradient linéaire
30 - 45	0	100	isocratique
45 - 60	0 → 85	100 → 15	rééquilibrage

Si la composition de la phase mobile a été ajustée pour obtenir la résolution demandée, la composition ajustée sera appliquée au temps 0 du gradient.

Equilibrez la colonne avec la phase mobile initiale choisie pendant 15 min. Injectez 20 µl de solution témoin (b) et appliquez le même gradient d'élution. Injectez 20 µl de mélange de dissolution et appliquez le même gradient d'élution pour obtenir un blanc. Dans le chromatogramme obtenu avec la solution à examiner (b), s'il apparaît un pic correspondant à la benzylpénicilline sodique, sa surface n'est pas supérieure à 5 fois celle du pic principal du chromatogramme obtenu avec la solution témoin (b) (5 pour cent) ; s'il apparaît d'autres pics que le pic principal et un pic dû à la benzylpénicilline, la surface d'aucun d'entre eux n'est supérieure à 3 fois celle du pic principal dans le chromatogramme obtenu avec la solution témoin (b) (3 pour cent) ; la somme de la surface de tous les pics, à l'exception du pic principal, n'est pas supérieure à 11 fois la surface du pic principal du chromatogramme obtenu avec la solution témoin (b) (11 pour cent). Ne tenez pas compte des pics dus au solvant ni des pics dont la surface est inférieure à 0,1 fois la surface du pic principal du chromatogramme obtenu avec la solution témoin (b).

***N,N*-Diméthylaniline** (*2.4.26, Méthode B*). La carbénicilline sodique ne contient pas plus de 20 ppm de *N,N*-diméthylaniline.

Acide 2-éthylhexanoïque (*2.4.28*). La carbénicilline sodique ne contient pas plus de 0,5 pour cent *m/m* d'acide 2-éthylhexanoïque.

Teneur en eau (*2.5.12*). Déterminée par semi-microdosage sur 0,150 g de carbénicilline sodique, la teneur en eau n'est pas supérieure à 5,5 pour cent.

Stérilité (*2.6.1*). La carbénicilline sodique destinée à la préparation de formes pharmaceutiques administrées par voie parentérale sans autre procédé approprié de stérilisation, satisfait à l'essai de stérilité.

Endotoxines bactériennes (*2.6.14*) : moins de 0,05 UI/mg, si la carbénicilline sodique est destinée à la préparation de formes pharmaceutiques administrées par voie parentérale sans autre procédé approprié d'élimination des endotoxines bactériennes.

DOSAGE

Opérez par chromatographie liquide (*2.2.29*).

Mélange de dissolution. Dissolvez 7,8 g de *phosphate monosodique R* dans 900 ml d'*eau R*. Ajustez à pH 6,4 avec de la *solution diluée d'hydroxyde de sodium R*, puis complétez à 1000 ml avec de l'*eau R*.

Solution à examiner (a). Dissolvez 25,0 mg de carbénicilline sodique dans le mélange de dissolution et complétez à 50,0 ml avec le même mélange.

Solution à examiner (b). Préparez immédiatement avant l'emploi. Dissolvez 60,0 mg de carbénicilline sodique dans le mélange de dissolution et complétez à 20,0 ml avec le même mélange.

Solution témoin (a). Dissolvez 25,0 mg de *carbénicilline sodique SCR* dans le mélange de dissolution et complétez à 50,0 ml avec le même mélange.

Solution témoin (b). Dissolvez 30,0 mg de *benzylpénicilline sodique SCR* dans le mélange de dissolution et complétez à 20,0 ml avec le même mélange. Prélevez 1,0 ml de cette solution et complétez à 50,0 ml avec le mélange de dissolution.

Solution témoin (c). Dissolvez 2,0 mg de *céfixime SCR* dans le mélange de dissolution et complétez à 50,0 ml avec le même mélange. A 5,0 ml de cette solution, ajoutez 5,0 ml de solution témoin (a).

Monographies A - C

Solution témoin (d). Prélevez 1,0 ml de solution témoin (a) et complétez à 25,0 ml avec le mélange de dissolution. Prélevez 1,0 ml de cette solution et complétez à 100,0 ml avec le mélange de dissolution.

La chromatographie peut être réalisée en utilisant :

– une colonne d'une longueur de 0,25 m et d'un diamètre intérieur de 4,6 mm, remplie de *gel de silice octadécylsilylé pour chromatographie R* (5 µm),
– comme phase mobile, à un débit de 1,0 ml/min :

Phase mobile A. Mélangez 980 ml d'une solution de *phosphate monosodique R* à 15,6 g/l, ajustée, si nécessaire, à pH 4,3 avec de l'*acide phosphorique dilué R* ou de la *solution diluée d'hydroxyde de sodium R,* et 20 ml d'*acétonitrile R,*

Phase mobile B. Mélangez 600 ml d'une solution de *phosphate monosodique R* à 15,6 g/l, ajustée, si nécessaire, à pH 4,3 avec de l'*acide phosphorique dilué R* ou de la *solution diluée d'hydroxyde de sodium R,* et 400 ml d'*acétonitrile R,*

– comme détecteur, un spectrophotomètre réglé à 230 nm.

Equilibrez la colonne avec une phase mobile dont le rapport A:B est de 85:15. Injectez 20 µl de solution témoin (c) et 20 µl de solution témoin (d). L'essai n'est valable que si :

– dans le chromatogramme obtenu avec la solution témoin (c), la résolution entre les deux pics principaux n'est pas inférieure à 9,0 (si nécessaire ajustez le rapport A:B de la phase mobile) et si le coefficient de distribution massique du second pic (carbénicilline) est de 3,5 à 4,8.
– le chromatogramme obtenu avec la solution témoin (d) présente un pic principal dont le rapport signal/bruit n'est pas inférieur à 3.

Injectez à 6 reprises 20 µl de la solution témoin (a). Le dosage n'est valable que si l'écart type relatif de la surface du pic principal n'est pas supérieur à 1,0 pour cent. Injectez en alternance 20 µl de la solution à examiner (a) et 20 µl de solution témoin (a).

CONSERVATION

En récipient étanche, à l'abri de la lumière, à une température de 2 °C à 8 °C. Si la substance est stérile, elle est conservée en récipient stérile, étanche, à fermeture inviolable.

ÉTIQUETAGE

L'étiquette indique :

– dans les cas appropriés, que la substance est stérile,
– dans les cas appropriés, que la substance est exempte d'endotoxines bactériennes.

IMPURETÉS

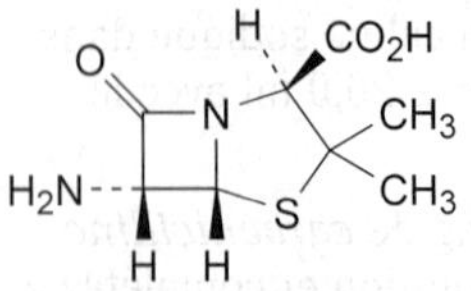

A. acide (2*S*,5*R*,6*R*)-6-amino-3,3-diméthyl-7-oxo-4-thia-1-azabicyclo[3.2.0]heptane-2-carboxylique (acide 6-aminopénicillanique),

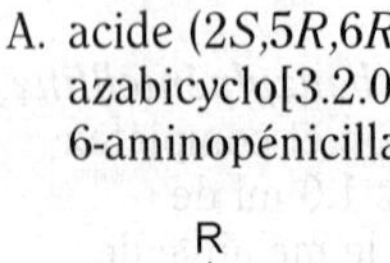

B. R = H : acide phénylacétique,

C. R = CO_2H : acide 2-phénylpropanedioïque (acide phénylmalonique),

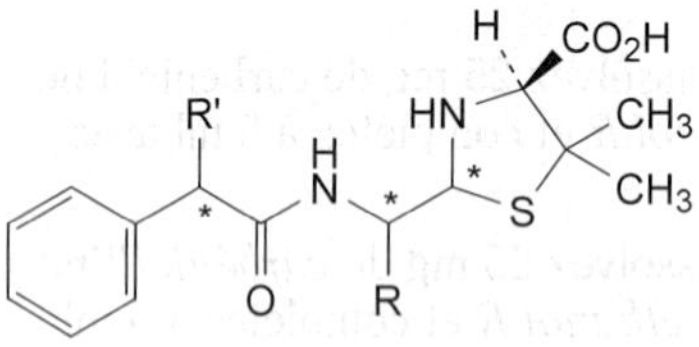

D. R = R′ = CO_2H : acide (4*S*)-2-[carboxy[(2-carboxy-2-phénylacétyl)amino]méthyl]-5,5-diméthylthiazolidine-4-carboxylique (acides pénicilloïques de carbénicilline),

E. R = H, R′ = CO_2H : acide (4*S*)-2-[[(2-carboxy-2-phénylacétyl)amino]méthyl]-5,5-diméthylthiazolidine-4-carboxylique (acides péniloïques de carbénicilline),

G. R = CO_2H, R′ = H : acide (4*S*)-2-[carboxy[(phénylacétyl)amino]méthyl]-5,5-diméthylthiazolidine-4-carboxylique (acides pénicilloïques de la benzylpénicilline),

H. R = R′ = H : acide (2*RS*,4*S*)-2-[[(phénylacétyl)amino]méthyl]-5,5-diméthylthiazolidine-4-carboxylique (acides péniloïques de la benzylpénicilline),

F. benzylpénicilline,

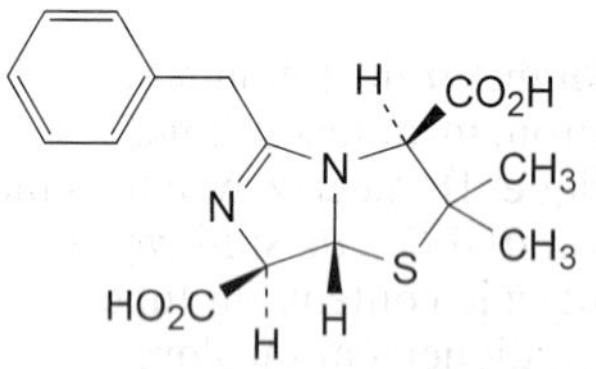

I. acide (3*S*,7*R*,7a*R*)-5-benzyl-2,2-diméthyl-2,3,7,7a-tétrahydroimidazo[5,1-*b*]thiazole-3,7-dicarboxylique (acide pénillique de la benzylpénicilline).

01/2002:0755

CARBIDOPA

Carbidopum

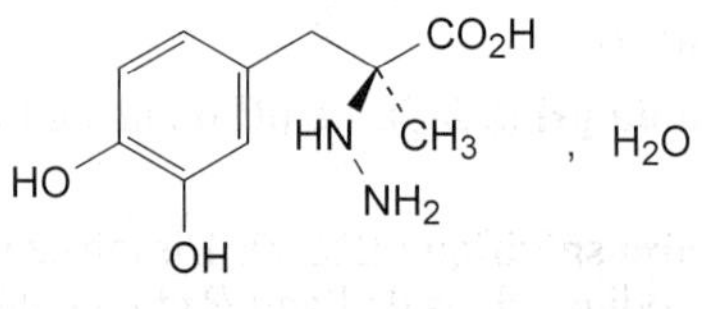

$C_{10}H_{14}N_2O_4,H_2O$ M_r 244,2

DÉFINITION

La carbidopa contient au minimum 98,5 pour cent et au maximum l'équivalent de 101,0 pour cent de l'acide (2*S*)-3-(3,4-dihydroxyphényl)-2-hydrazino-2-méthylpropanoïque, calculé par rapport à la substance desséchée.

CARACTÈRES

Poudre blanche ou blanc-jaune, peu soluble dans l'eau, très peu soluble dans l'alcool, pratiquement insoluble dans le chlorure de méthylène. La carbidopa se dissout dans les solutions diluées d'acides minéraux.

IDENTIFICATION

Première identification : A, C.

Seconde identification : A, B, D, E.

A. La carbidopa satisfait à l'essai du pouvoir rotatoire spécifique (voir Essai).

B. Dissolvez 50,0 mg de carbidopa dans une solution d'*acide chlorhydrique R* à 8,5 g/l dans du *méthanol R* et complétez à 100,0 ml avec le même acide. Prélevez 10,0 ml de cette solution et complétez à 100,0 ml avec une solution d'*acide chlorhydrique R* à 8,5 g/l dans du *méthanol R*. Examinée de 230 nm à 350 nm (*2.2.25*), la solution présente un maximum d'absorption à 283 nm. L'absorbance spécifique au maximum est de 135 à 150, calculée par rapport à la substance desséchée.

C. Examinez la carbidopa par spectrophotométrie d'absorption dans l'infrarouge (*2.2.24*), en comparant avec le spectre obtenu avec la *carbidopa SCR*. Examinez les substances sous forme de pastilles.

D. Agitez vigoureusement 5 mg environ de carbidopa dans 10 ml d'*eau R* pendant 1 min et ajoutez 0,3 ml de *solution de chlorure ferrique R2*. Il apparaît une coloration vert intense qui vire rapidement au brun-rouge.

E. Mettez en suspension 20 mg environ de carbidopa dans 5 ml d'*eau R* et ajoutez 5 ml de *solution cupri-tartrique R*. En chauffant, la coloration de la solution vire au brun foncé et un précipité rouge se forme.

ESSAI

Aspect de la solution. Dissolvez 0,25 g de carbidopa dans 25 ml d'*acide chlorhydrique 1 M*. La solution est limpide (*2.2.1*) et n'est pas plus fortement colorée que la solution témoin JB_6 ou B_6 (*2.2.2, Procédé II*).

Pouvoir rotatoire spécifique (*2.2.7*). Traitez dans un bain à ultrasons, jusqu'à dissolution complète, 0,250 g de carbidopa dans de la *solution de chlorure d'aluminium R* et complétez à 25,0 ml avec la même solution. Calculé par rapport à la substance desséchée, le pouvoir rotatoire spécifique est de – 22,5 à – 26,5.

Hydrazine. Opérez par chromatographie sur couche mince (*2.2.27*) en utilisant une plaque recouverte de *gel de silice silanisé H R*.

Solution à examiner (a). Dissolvez 0,50 g de carbidopa dans de l'*acide chlorhydrique dilué R* et complétez à 2,0 ml avec le même acide.

Solution à examiner (b). Dans 2 fioles coniques à bouchon rodé, introduisez séparément 25 g de *résine échangeuse d'anions fortement basique R*. Ajoutez dans chaque fiole 150 ml d'*eau exempte de dioxyde de carbone R* et agitez de temps en temps pendant 30 min. Décantez le liquide des 2 fioles et répétez l'opération avec des quantités de 150 ml d'*eau exempte de dioxyde de carbone R*.

Dans 2 éprouvettes graduées de 100 ml, d'un diamètre intérieur de 3,5 cm à 4,5 cm, transvasez séparément, aussi complètement que possible, la résine de la première fiole conique à l'aide de 60 ml d'*eau exempte de dioxyde de carbone R* (éprouvette A) et celle de la seconde fiole conique à l'aide de 20 ml d'*eau exempte de dioxyde de carbone R* (éprouvette B).

Dans chacune des 2 éprouvettes, insérez un tube d'arrivée de gaz, dont le diamètre intérieur à l'extrémité est de 2 mm à 3 mm et qui atteint presque le fond des éprouvettes. Faites passer un courant rapide d'*azote pour chromatographie R* dans le mélange de chaque récipient jusqu'à obtenir des suspensions homogènes. Après 30 min, sans interrompre l'arrivée du gaz, ajoutez 1,0 ml de solution à examiner (a) dans l'éprouvette A. Après 1 min, interrompez l'arrivée du gaz dans l'éprouvette A et transvasez son contenu à travers un filtre de papier humidifié dans l'éprouvette B. Après 1 min, interrompez l'arrivée de gaz dans l'éprouvette B et versez immédiatement son contenu à travers un filtre de papier humidifié dans une fiole conique contenant un mélange récemment préparé de 1 ml d'une solution de *salicylaldéhyde R* à 200 g/l dans le *méthanol R* et de 20 ml de *solution tampon phosphate pH 5,5 R*. Agitez vigoureusement pendant 1 min et chauffez au bain-marie à 60 °C pendant 15 min. Le liquide devient limpide. Laissez refroidir, ajoutez 2,0 ml de *toluène R* et agitez vigoureusement pendant 2 min. Transvasez dans un tube à centrifugation et centrifugez. Recueillez la couche supérieure dans une ampoule à décantation de 100 ml et agitez vigoureusement avec 2 fois 20 ml d'une solution de *métabisulfite de sodium R* à 200 g/l, puis avec 2 fois 50 ml d'*eau R*. Laissez reposer et utilisez la couche supérieure.

Solution témoin (a). Dissolvez 10 mg de *sulfate d'hydrazine R* dans de l'*acide chlorhydrique dilué R* et complétez à 50 ml avec le même acide. Prélevez 1,0 ml de solution et complétez à 10,0 ml avec de l'*acide chlorhydrique dilué R*.

Solution témoin (b). Préparez simultanément et de la même manière que la solution à examiner (b) en remplaçant 1,0 ml de solution à examiner (a) par 1,0 ml de solution témoin (a).

Déposez séparément sur la plaque 10 µl de solution à examiner (b) et de solution témoin (b). Développez sur un parcours de 10 cm avec un mélange de 1 volume d'*eau R* et de 2 volumes de *méthanol R*. Laissez sécher la plaque à l'air. Examinez en lumière ultraviolette à 365 nm. S'il apparaît une tache présentant une fluorescence jaune dans le chromatogramme obtenu avec la solution à examiner (b), elle n'est pas plus intense que la tache correspondante du chromatogramme obtenu avec la solution témoin (b) (20 ppm d'hydrazine).

Méthyldopa et méthylcarbidopa. Opérez par chromatographie liquide (*2.2.29*).

Solution à examiner. Dissolvez 0,100 g de carbidopa dans de l'*acide chlorhydrique 0,1 M* et complétez à 10,0 ml avec le même acide.

Solution témoin (a). Dissolvez 5 mg de *méthylcarbidopa SCR* et 5 mg de *méthyldopa SCR* dans de l'*acide chlorhydrique 0,1 M* et complétez à 100,0 ml avec le même acide.

Solution témoin (b). Dissolvez 5 mg de *carbidopa SCR* et 5 mg de *méthyldopa SCR* dans de l'*acide chlorhydrique 0,1 M* et complétez à 10,0 ml avec le même acide.

La chromatographie peut être réalisée en utilisant :

- une colonne d'acier inoxydable d'une longueur de 0,25 m et d'un diamètre intérieur de 4,6 mm, remplie de *gel de silice octylsilylé pour chromatographie R* (5 µm),
- comme phase mobile, à un débit de 1 ml/min, un mélange de 2 volumes de *méthanol R* et de 98 volumes d'une solution de *phosphate monopotassique R* à 14 g/l,
- comme détecteur, un spectrophotomètre réglé à 282 nm,
- un injecteur à boucle.

Injectez 20 µl de chaque solution. L'essai n'est valable que si, dans le chromatogramme obtenu avec la solution témoin (b), la résolution entre les pics correspondant respectivement à la méthyldopa et à la carbidopa est supérieure à 4,0. S'il apparaît, dans le chromatogramme obtenu avec la solution à examiner des pics correspondant respectivement à la méthyldopa et à la méthylcarbidopa, leur surface n'est pas supérieure à celle des pics correspondants dans le chromatogramme obtenu avec la solution témoin (a) (0,5 pour cent).

Métaux lourds (*2.4.8*). 1,0 g de carbidopa satisfait à l'essai limite C des métaux lourds (20 ppm). Préparez le témoin avec 2 ml de *solution à 10 ppm de plomb (Pb) R*.

Perte à la dessiccation (*2.2.32*). Déterminée à l'étuve à 100-105 °C sur 1,000 g de carbidopa, la perte à la dessiccation est de 6,9 pour cent à 7,9 pour cent.

Cendres sulfuriques (*2.4.14*). Déterminé sur 1,0 g de carbidopa, le taux des cendres sulfuriques n'est pas supérieur à 0,1 pour cent.

DOSAGE

Dissolvez en chauffant légèrement 0,150 g de carbidopa dans 75 ml d'*acide acétique anhydre R*. Titrez par l'*acide perchlorique 0,1 M* en déterminant le point de fin de titrage par potentiométrie (*2.2.20*).

1 ml d'*acide perchlorique 0,1 M* correspond à 22,62 mg de $C_{10}H_{14}N_2O_4$.

CONSERVATION

A l'abri de la lumière.

01/2002:0884

CARBIMAZOL

Carbimazolum

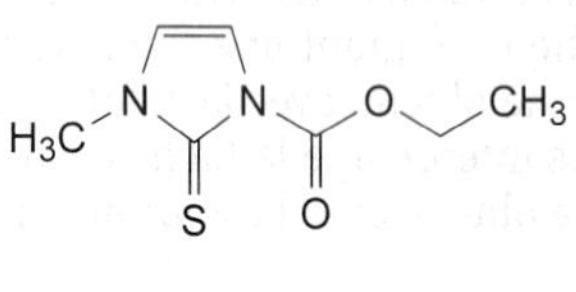

$C_7H_{10}N_2O_2S$ M_r 186,2

DÉFINITION

3-Méthyl-2-thioxo-2,3-dihydro-1*H*-imidazole-1-carboxylate d'éthyle.

Teneur : 98,0 pour cent à 102,0 pour cent (substance desséchée).

CARACTÈRES

Aspect : poudre cristalline, blanche ou blanc-jaune.

Solubilité : peu soluble dans l'eau, soluble dans l'acétone et dans l'alcool.

IDENTIFICATION

Première identification : B.

Seconde identification : A, C, D.

A. Point de fusion (*2.2.14*) : 122 °C à 125 °C.

B. Spectrophotométrie d'absorption dans l'infrarouge (*2.2.24*).

Préparation : pastilles.

Comparaison : *carbimazol SCR*.

C. Chromatographie sur couche mince (*2.2.27*).

Solution à examiner. Dissolvez 10 mg de carbimazol dans du *chlorure de méthylène R* et complétez à 10 ml avec le même solvant.

Solution témoin. Dissolvez 10 mg de *carbimazol SCR* dans du *chlorure de méthylène R* et complétez à 10 ml avec le même solvant.

Plaque : *plaque au gel de silice GF_{254} pour CCM R.*

Phase mobile : *acétone R, chlorure de méthylène R* (20:80 *V/V*).

Dépôt : 10 µl.

Développement : sur un parcours de 15 cm.

Séchage : à l'air pendant 30 min.

Détection : examinez en lumière ultraviolette à 254 nm.

Résultats : la tache principale du chromatogramme obtenu avec la solution à examiner est semblable quant à sa position et ses dimensions à la tache principale du chromatogramme obtenu avec la solution témoin.

D. Dissolvez 10 mg environ de carbimazol dans un mélange de 50 ml d'*eau R* et de 0,05 ml d'*acide chlorhydrique dilué R*. Ajoutez 1 ml de *solution d'iodobismuthate de potassium R*. Il se forme un précipité rouge.

ESSAI

Impureté A et autres substances apparentées. Chromatographie liquide (*2.2.29*).

Solution à examiner. Dissolvez 5,0 mg de carbimazol dans 10,0 ml d'un mélange de 20 volumes d'*acétonitrile R* et de 80 volumes d'*eau R*. Utilisez cette solution dans les 5 min qui suivent sa préparation.

Solution témoin (a). Dissolvez 5 mg de *thiamazol R* et 0,10 g de *carbimazol SCR* dans un mélange de 20 volumes d'*acétonitrile R* et de 80 volumes d'*eau R*, et complétez à 100,0 ml avec le même mélange de solvants. Prélevez 1,0 ml de cette solution et complétez à 10,0 ml avec un mélange de 20 volumes d'*acétonitrile R* et de 80 volumes d'*eau R*.

Solution témoin (b). Dissolvez 5,0 mg de *thiamazol R* dans un mélange de 20 volumes d'*acétonitrile R* et de 80 volumes d'*eau R*, et complétez à 10,0 ml avec le même mélange de solvants. Prélevez 1,0 ml de cette solution et complétez à 100,0 ml avec un mélange de 20 volumes d'*acétonitrile R* et de 80 volumes d'*eau R*.

Colonne :

- *dimensions* : *l* = 0,15 m, Ø = 3,9 mm,
- *phase stationnaire* : *gel de silice octadécylsilylé pour chromatographie R* (5 µm).

Phase mobile : *acétonitrile R, eau R* (10:90 *V/V*).

Débit : 1 ml/min.

Détection : spectrophotomètre à 254 nm.

Injection : 10 µl.

Enregistrement : 1,5 fois le temps de rétention du carbimazol.

Temps de rétention : carbimazol = environ 6 min.

Conformité du système : solution témoin (a) :

- *résolution* : au minimum 5,0 entre les pics dus à l'impureté A et au carbimazol.

Limites :

- *impureté A* : au maximum 0,5 fois la surface du pic principal du chromatogramme obtenu avec la solution témoin (b) (0,5 pour cent),
- *toute autre impureté* : au maximum 0,1 fois la surface du pic principal du chromatogramme obtenu avec la solution témoin (b) (0,1 pour cent).

Perte à la dessiccation (*2.2.32*) : au maximum 0,5 pour cent, déterminé dans un dessiccateur sur du *pentoxyde de diphosphore R* sous une pression ne dépassant pas 0,7 kPa pendant 24 h sur 1,000 g de carbimazol.

Cendres sulfuriques (*2.4.14*) : au maximum 0,1 pour cent, déterminé sur 1,0 g de carbimazol.

DOSAGE

Dissolvez 50,0 mg de carbimazol dans de l'*eau R* et complétez à 500,0 ml avec le même solvant. Prélevez 10,0 ml de solution, ajoutez 10 ml d'*acide chlorhydrique dilué R* et complétez à 100,0 ml avec de l'*eau R*. Mesurez l'absorbance (*2.2.25*) au maximum à 291 nm.

Calculez la teneur en $C_7H_{10}N_2O_2S$ en prenant 557 comme valeur de l'absorbance spécifique.

Monographies A - C

IMPURETÉS

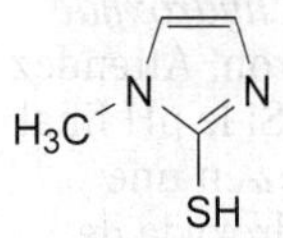

A. 1-méthyl-1*H*-imidazole-2-thiol (thiamazol).

01/2002:0885

CARBOCISTÉINE

Carbocisteinum

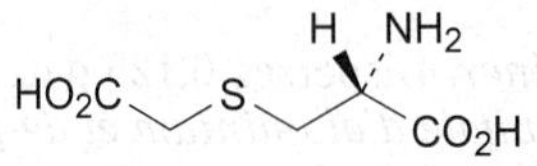

$C_5H_9NO_4S$ M_r 179,2

DÉFINITION

La carbocistéine contient au minimum 98,5 pour cent et au maximum l'équivalent de 101,0 pour cent d'acide (2*R*)-2-amino-3-[(carboxyméthyl)sulfanyl]propanoïque, calculé par rapport à la substance desséchée.

CARACTÈRES

Poudre cristalline, blanche, pratiquement insoluble dans l'eau, dans l'alcool et dans l'éther. La carbocistéine se dissout dans les solutions diluées d'acides minéraux et d'hydroxydes alcalins.

IDENTIFICATION

Première identification : A, B.

Seconde identification : A, C, D.

A. La carbocistéine satisfait à l'essai du pouvoir rotatoire spécifique (voir Essai).

B. Examinez la carbocistéine par spectrophotométrie d'absorption dans l'infrarouge (*2.2.24*), en comparant avec le spectre obtenu avec la *carbocistéine SCR*. Examinez les substances sous forme de pastilles.

C. Examinez les chromatogrammes obtenus dans l'essai des substances décelables par la ninhydrine. La tache principale du chromatogramme obtenu avec la solution à examiner (b) est semblable quant à sa position, sa coloration et ses dimensions à la tache principale du chromatogramme obtenu avec la solution témoin (a).

D. Dissolvez 0,1 g de carbocistéine dans 4,5 ml de *solution diluée d'hydroxyde de sodium R*. Chauffez au bain-marie pendant 10 min. Refroidissez et ajoutez 1 ml d'une solution de *nitroprussiate de sodium R* à 25 g/l. Il se développe une coloration rouge foncé qui, en quelques minutes, vire au jaune en passant par le brun.

ESSAI

Solution S. Dispersez 5,00 g de carbocistéine dans 20 ml d'*eau R* et ajoutez goutte à goutte en agitant 2,5 ml de *solution concentrée d'hydroxyde de sodium R*. Ajustez à pH 6,3 avec l'*hydroxyde de sodium 1 M*, puis complétez à 50,0 ml avec de l'*eau R*.

Aspect de la solution. La solution S est limpide (*2.2.1*) et incolore (*2.2.2, Procédé II*).

Détermination du pH (*2.2.3*). Agitez 0,2 g de carbocistéine avec 20 ml d'*eau exempte de dioxyde de carbone R*. Le pH de la suspension est de 2,8 à 3,0.

Pouvoir rotatoire spécifique (*2.2.7*). Déterminé avec la solution S et calculé par rapport à la substance desséchée, le pouvoir rotatoire spécifique est de – 32,5 à – 35,5.

Substances décelables par la ninhydrine. Opérez par chromatographie sur couche mince (*2.2.27*) en utilisant une plaque recouverte d'un gel de silice approprié.

Solution à examiner (a). Dissolvez 0,10 g de carbocistéine dans de l'*ammoniaque diluée R2* et complétez à 10 ml avec le même solvant.

Solution à examiner (b). Prélevez 1 ml de solution à examiner (a) et complétez à 50 ml avec de l'*eau R*.

Solution témoin (a). Dissolvez 10 mg de *carbocistéine SCR* dans de l'*ammoniaque diluée R2* et complétez à 50 ml avec le même solvant.

Solution témoin (b). Prélevez 5 ml de solution à examiner (b) et complétez à 20 ml avec de l'*eau R*.

Solution témoin (c). Dissolvez 10 mg de *carbocistéine SCR* et 10 mg de *chlorhydrate d'arginine SCR* dans 5 ml d'*ammoniaque diluée R2* et complétez à 25 ml avec de l'*eau R*.

Déposez séparément sur la plaque 5 µl de chaque solution. Laissez sécher la plaque à l'air. Développez sur un parcours de 15 cm avec un mélange de 20 volumes d'*acide acétique glacial R*, de 20 volumes d'*eau R* et de 60 volumes de *butanol R*. Faites sécher la plaque dans un courant d'air chaud. Pulvérisez de la *solution de ninhydrine R*. Chauffez la plaque à 100-105 °C pendant 15 min. S'il apparaît d'autres taches que la tache principale dans le chromatogramme obtenu avec la solution à examiner (a), aucune d'entre elles n'est plus intense que la tache du chromatogramme obtenu avec la solution témoin (b) (0,5 pour cent). L'essai n'est valable que si le chromatogramme obtenu avec la solution témoin (c) présente 2 taches principales nettement séparées.

Chlorures (*2.4.4*). Dissolvez 33 mg de carbocistéine dans 5 ml d'*acide nitrique dilué R* et complétez à 15 ml avec de l'*eau R*. La solution, sans addition ultérieure d'acide nitrique, satisfait à l'essai limite des chlorures (0,15 pour cent).

Sulfates (*2.4.13*). Dissolvez 0,5 g de carbocistéine dans 5 ml d'*acide chlorhydrique dilué R* et complétez à 15 ml avec de l'*eau distillée R*. La solution satisfait à l'essai limite des sulfates (300 ppm).

Métaux lourds (*2.4.8*). 2,0 g de carbocistéine satisfont à l'essai limite D des métaux lourds (10 ppm). Préparez le témoin avec 2 ml de *solution à 10 ppm de plomb (Pb) R*.

Perte à la dessiccation (*2.2.32*). Déterminée à l'étuve à 100-105 °C pendant 2 h sur 1,000 g de carbocistéine, la perte à la dessiccation n'est pas supérieure à 0,5 pour cent.

Cendres sulfuriques (*2.4.14*). Déterminé sur 1,0 g de carbocistéine, le taux des cendres sulfuriques n'est pas supérieur à 0,3 pour cent.

DOSAGE

Dissolvez 0,150 g de carbocistéine dans 10 ml d'*acide formique anhydre R* en chauffant légèrement et en agitant jusqu'à dissolution complète. Ajoutez 50 ml d'*acide acétique anhydre R*. Titrez par l'*acide perchlorique 0,1 M*. Déterminez le point de fin de titrage par potentiométrie (*2.2.20*).

1 ml d'*acide perchlorique 0,1 M* correspond à 17,92 mg de $C_5H_9NO_4S$.

CONSERVATION

A l'abri de la lumière.

Monographies A - C

01/2002:1299

CARBOMÈRES

Carbomera

DÉFINITION

Les carbomères sont des polymères d'acide acrylique de masse moléculaire élevée, réticulés avec les éthers polyalcényliques de sucres ou de polyalcools. Les carbomères contiennent au minimum 56,0 pour cent et au maximum 68,0 pour cent de groupes carboxyliques (-COOH), calculés par rapport à la substance desséchée. La viscosité apparente n'est pas inférieure à 70,0 pour cent ni supérieure à 130,0 pour cent de la valeur indiquée sur l'étiquette pour des carbomères dont la viscosité apparente nominale est de 20 000 mPa·s ou plus, et elle n'est pas inférieure à 50,0 pour cent ni supérieure à 150,0 pour cent de la valeur indiquée sur l'étiquette pour des carbomères dont la viscosité apparente nominale est inférieure à 20 000 mPa·s.

CARACTÈRES

Poudre hygroscopique, blanche et aérée, gonflant au contact de l'eau et d'autres solvants polaires après dispersion et neutralisation avec une solution d'hydroxyde de sodium.

IDENTIFICATION

Première identification : A, E.

Seconde identification : B, C, D, E.

A. Examinez le carbomère par spectrophotométrie d'absorption dans l'infrarouge (*2.2.24*). Le spectre obtenu présente des bandes principales d'absorption à 2960 cm^{-1}, 1720 cm^{-1}, 1455 cm^{-1}, 1415 cm^{-1}, 1250 cm^{-1}, 1175 cm^{-1} et 800 cm^{-1}, la plus intense étant celle située à 1720 cm^{-1}.

B. Ajustez une dispersion de carbomère à 10 g/l à un pH d'environ 7,5 avec de l'*hydroxyde de sodium 1 M*. Il se forme un gel très visqueux.

C. Ajoutez en maintenant sous agitation constante, 2 ml d'une solution de *chlorure de calcium R* à 100 g/l à 10 ml du gel obtenu lors de l'identification B. Un précipité blanc se forme immédiatement.

D. Ajoutez 0,5 ml de *solution de bleu de thymol R* à 10 ml d'une dispersion de carbomère à 10 g/l. Il se développe une coloration orange. Ajoutez 0,5 ml de *solution de rouge de crésol R* à 10 ml d'une dispersion de carbomère à 10 g/l. Il se développe une coloration jaune.

E. Le carbomère satisfait à la viscosité apparente nominale indiquée sur l'étiquette.

ESSAI

Viscosité apparente. Séchez le carbomère sous vide à 80 °C pendant 1 h. Dans un vase à précipiter de 1000 ml, versez 500 ml d'*eau R*, puis ajoutez avec précaution, sur une durée de 45 à 90 s et à vitesse constante, 2,50 g de carbomère préalablement séché tout en maintenant sous agitation constante à 1000 ± 50 tours/min. Positionnez l'axe de l'agitateur dans un angle de 60° par rapport à l'une des parois du vase. Veillez à obtenir une solution uniforme en évitant la formation de grumeaux de poudre. Maintenez la même agitation pendant 15 min. Retirez l'agitateur et placez le vase à précipiter contenant la dispersion dans un bain-marie à 25 ± 0,2 °C pendant 30 min. Insérez l'agitateur à une profondeur suffisante pour éviter une entrée d'air dans la dispersion puis, tout en maintenant l'agitation à 300 ± 25 tours/min, titrez par une solution d'*hydroxyde de sodium R* à 180 g/l, ajoutée sous la surface du mélange, jusqu'à pH 7,3-7,8. Déterminez le point de fin de titrage par potentiométrie (*2.2.20*), en utilisant un système d'électrodes de verre-calomel. Le volume total de solution d'*hydroxyde de sodium R* à 180 g/l utilisé est de 6,2 ml environ. Attendez 2 min à 3 min avant de déterminer le pH final. Si le pH final dépasse 7,8, éliminez la préparation, et préparez-en une autre en utilisant une plus faible quantité d'hydroxyde de sodium pour le titrage. Déposez à nouveau la préparation neutralisée dans le bain-marie à 25 °C pendant 1 h, puis déterminez immédiatement la viscosité afin d'éviter de légères modifications qui se produisent 75 min après la neutralisation. Déterminez la viscosité (*2.2.10*) à l'aide d'un viscosimètre rotatif équipé d'une broche dont la vitesse de rotation est de 20 tours/min. Veillez à ce que la broche soit appropriée à l'intervalle de viscosité apparente attendue. La viscosité apparente est de 300 mPa·s à 115 000 mPa·s.

Acide acrylique libre. Opérez par chromatographie liquide (*2.2.29*).

Solution à examiner. Dispersez 0,125 g de carbomère dans une solution de *sulfate d'aluminium et de potassium R* à 25 g/l et complétez à 25,0 ml avec la même solution. Chauffez la suspension à 50 °C pendant 20 min en agitant occasionnellement. Maintenez ensuite la suspension sous agitation permanente, à température ambiante pendant 60 min. Centrifugez et utilisez la couche surnageante limpide comme solution à examiner.

Solution témoin. Dissolvez 62,5 mg d'*acide acrylique R* dans une solution de *sulfate d'aluminium et de potassium R* à 25 g/l et complétez à 100,0 ml avec la même solution. Prélevez 1,0 ml de cette solution et complétez à 50,0 ml avec une solution de *sulfate d'aluminium et de potassium R* à 25 g/l.

La chromatographie peut être réalisée en utilisant :

- une colonne d'une longueur de 0,12 m et d'un diamètre intérieur de 4,6 mm remplie de *gel de silice octadécylsilylé pour chromatographie R* (5 µm),
- comme phase mobile à un débit de 1 ml/min, un gradient d'élution préparé comme suit :

  Phase mobile A. Solution de *phosphate monopotassique R* à 1,361 g/l,

  Phase mobile B. Un mélange à volumes égaux d'une solution de *phosphate monopotassique R* à 1,361 g/l et d'*acétonitrile pour chromatographie R*,

Temps (min)	Phase mobile A (pour cent *V/V*)	Phase mobile B (pour cent *V/V*)
0	100	0
8	100	0
9	0	100
20	0	100
21	100	0
30	100	0

- comme détecteur, un spectrophotomètre réglé à 205 nm.

Injectez 20 µl environ de chaque solution. Lorsque les chromatogrammes sont enregistrés dans les conditions prescrites, le temps de rétention de l'acide acrylique est de 6,0 min environ.

S'il apparaît dans le chromatogramme obtenu avec la solution à examiner, un pic correspondant à l'acide acrylique, sa surface n'est pas supérieure à celle du pic correspondant dans le chromatogramme obtenu avec la solution témoin (0,25 pour cent).

Benzène. Examinez le carbomère selon la méthode générale relative à la détermination des solvants résiduels (*2.4.24*), en utilisant le système A.

Solution de solvants. Dissolvez 0,100 g de *benzène R* dans du *diméthylsulfoxyde R* et complétez à 100,0 ml avec le même solvant. Prélevez 1,0 ml de cette solution et complétez à 100,0 ml avec de l'*eau R*. Prélevez 1,0 ml de cette solution et complétez à 100,0 ml avec de l'*eau R*.

Solution à examiner. Pesez 50,0 mg de carbomère dans un flacon, puis ajoutez 5,0 ml d'*eau R* et 1,0 ml de *diméthylsulfoxyde R*.

Solution témoin. Pesez 50,0 mg de carbomère dans un flacon, puis ajoutez 4,0 ml d'*eau R*, 1,0 ml de *diméthylsulfoxyde R* et 1,0 ml de solution de solvants.

Fermez les flacons à l'aide d'un bouchon étanche muni d'une membrane de caoutchouc revêtue de polytétrafluoroéthylène et fixée par une capsule d'aluminium sertie. Agitez de façon à obtenir une dispersion homogène.

Les conditions d'espace de tête suivantes peuvent être utilisées :

- température d'équilibrage : 80 °C,
- durée d'équilibrage : 60 min,
- température de la ligne de transfert : 90 °C.

Injectez 1 ml de la phase gazeuse de la solution témoin dans la colonne décrite sous Système A. Si nécessaire, ajustez la sensibilité du système de façon que la hauteur du pic correspondant au benzène représente au moins 20 pour cent de l'échelle totale de l'enregistreur.

Injectez dans la colonne 1 ml de la phase gazeuse de la solution à examiner et 1 ml de la phase gazeuse de la solution témoin. Répétez ces deux injections à 2 reprises.

La surface moyenne du pic dû au benzène dans les chromatogrammes obtenus avec la solution à examiner n'est pas supérieure à la moitié de la surface moyenne du pic correspondant au benzène dans les chromatogrammes obtenus avec la solution témoin.

L'essai n'est valable que si, après les 3 injections successives de la solution à examiner et de la solution témoin, l'écart type relatif de la différence entre les surfaces de pics respectivement obtenues avec les deux solutions n'est pas supérieur à 15 pour cent.

La teneur en benzène n'est pas supérieure à 2 ppm.

Métaux lourds (*2.4.8*). 1,0 g de carbomère satisfait à l'essai limite C des métaux lourds (20 ppm). Préparez le témoin en utilisant 2 ml de *solution à 10 ppm de plomb (Pb) R*.

Perte à la dessiccation (*2.2.32*). Déterminée sous vide à 80 °C pendant 60 min sur 1,000 g de carbomère, la perte à la dessiccation n'est pas supérieure à 2,0 pour cent.

Cendres sulfuriques (*2.4.14*). Déterminé sur 1,0 g de carbomère, le taux des cendres sulfuriques n'est pas supérieur à 4,0 pour cent.

DOSAGE

Ajoutez lentement 0,120 g de carbomère à 400 ml d'*eau R* maintenue sous agitation énergique. Maintenez l'agitation pendant 15 min. Réduisez la vitesse d'agitation et titrez par l'*hydroxyde de sodium 0,2 M* jusqu'à pH 10,0. Déterminez le point de fin de titrage par potentiométrie (*2.2.20*) en utilisant un système d'électrodes de verre-calomel. Agitez pendant 1 min environ après chaque ajout d'*hydroxyde de sodium 0,2 M* avant de lire le pH.

1 ml d'*hydroxyde de sodium 0,2 M* correspond à 9,0 mg de groupes carboxyliques (-COOH).

CONSERVATION

En récipient étanche.

ÉTIQUETAGE

L'étiquette indique la viscosité apparente nominale.

01/2002:0375

CARBONE (DIOXYDE DE)

Carbonei dioxidum

CO_2 M_r 44,01

DÉFINITION

Teneur : au minimum 99,5 pour cent *V/V* de CO_2 en phase gazeuse.

Cette monographie s'applique au dioxyde de carbone pour usage médicinal.

CARACTÈRES

Aspect : gaz incolore.

Solubilité : à la température de 20 °C et sous une pression de 101 kPa, 1 volume de dioxyde de carbone se dissout dans environ 1 volume d'eau.

PRODUCTION

Examinez la phase gazeuse.

Si l'essai est effectué sur une bouteille, maintenez la bouteille contenant le gaz à examiner à température ambiante pendant au moins 6 h. Dans tous les essais, maintenez-la en position verticale, le pointeau dirigé vers le haut.

Monoxyde de carbone. Chromatographie en phase gazeuse(*2.2.28*).

Gaz à examiner. La substance à examiner.

Gaz témoin. Un mélange contenant 5 ppm *V/V* de *monoxyde de carbone R* dans de l'*azote R1*.

Colonne :

- *matériau* : acier inoxydable,
- *dimensions* : l = 2 m, Ø = 4 mm,
- *phase stationnaire* : un tamis moléculaire pour chromatographie approprié (0,5 nm).

Gaz vecteur : *hélium pour chromatographie R*.

Débit : 60 ml/min.

Température :

- *colonne* : 50 °C,
- *chambre à injection et détecteur* : 130 °C.

Détection : ionisation de flamme avec méthaniseur.

Injection : injecteur à boucle.

Ajustez les volumes à injecter et les conditions opératoires de façon que la hauteur du pic dû au monoxyde de carbone dans le chromatogramme obtenu avec le gaz témoin représente au moins 35 pour cent de l'échelle totale de l'enregistreur.

Limites :

- *monoxyde de carbone* : au maximum la surface du pic correspondant dans le chromatogramme obtenu avec le gaz témoin (5 ppm *V/V*).

Monoxyde d'azote et dioxyde d'azote : au maximum 2 ppm *V/V* au total, déterminé à l'aide d'un analyseur à chimiluminescence (*2.5.26*).

Gaz à examiner. La substance à examiner.

Gaz témoin (a). Dioxyde de carbone R1.

Gaz témoin (b). Un mélange contenant 2 ppm *V/V* de *monoxyde d'azote R* dans du *dioxyde de carbone R1* ou de l'*azote R1*.

Monographies A - C

Etalonnez l'appareil et ajustez la sensibilité à l'aide des gaz témoins (a) et (b). Mesurez la teneur en monoxyde d'azote et dioxyde d'azote dans le gaz à examiner.

Si le dioxyde de carbone est remplacé par de l'azote dans le gaz témoin (b), multipliez le résultat obtenu par le facteur correcteur d'atténuation afin de corriger le phénomène d'atténuation de la réponse de l'analyseur dû à l'effet de matrice du dioxyde de carbone.

Le facteur correcteur d'atténuation est déterminé en faisant passer dans l'analyseur un mélange de référence connu constitué de monoxyde d'azote dans du dioxyde de carbone et en comparant la teneur effective (connue) avec la teneur indiquée par l'analyseur étalonné avec le mélange NO/N_2.

$$\text{Facteur correcteur d'atténuation} = \frac{\text{teneur effective en monoxyde d'azote}}{\text{teneur indiquée en monoxyde d'azote}}$$

Soufre total : au maximum 1 ppm *V/V*, déterminé à l'aide d'un analyseur à fluorescence ultraviolette après oxydation des produits soufrés par chauffage à 1000 °C (figure 0375.-1).

L'appareil comporte :

– un système de génération du rayonnement ultraviolet d'une longueur d'onde de 210 nm, comprenant une lampe ultraviolette, un collimateur et un filtre sélectif ; le faisceau lumineux est interrompu périodiquement par un obturateur tournant à grande vitesse,
– une chambre de réaction dans laquelle circule le gaz à examiner préalablement filtré,
– un système de détection du rayonnement émis à la longueur d'onde de 350 nm, constitué par un filtre sélectif, un tube photomultiplicateur et un amplificateur.

Gaz à examiner. La substance à examiner.

Gaz témoin (a). Dioxyde de carbone R1.

Gaz témoin (b). Un mélange contenant 0,5 ppm *V/V* à 2 ppm *V/V* de *sulfure d'hydrogène R1* dans du *dioxyde de carbone R1.*

Etalonnez l'appareil et ajustez la sensibilité à l'aide des gaz témoins (a) et (b). Faites passer le gaz à examiner dans un four de quartz chauffé à 1000 °C. Faites circuler dans le four de l'*oxygène R* à un débit égal au 1/10 du débit du gaz à examiner. Mesurez la teneur en dioxyde de soufre dans le mélange gazeux sortant du four.

Teneur en eau : au maximum 67 ppm *V/V*, déterminé à l'aide d'un hygromètre électrolytique (*2.5.28*).

Dosage. Analyseur infrarouge (*2.5.24*).

Gaz à examiner. Filtrez le dioxyde de carbone pour éviter les phénomènes optiques parasites.

Gaz témoin (a). Dioxyde de carbone R1.

Gaz témoin (b). Un mélange contenant 95,0 pour cent *V/V* de *dioxyde de carbone R1* et 5,0 pour cent *V/V* d'*azote R1.*

Etalonnez l'appareil et ajustez la sensibilité à l'aide des gaz témoins (a) et (b). Mesurez la teneur en dioxyde de carbone dans le gaz à examiner.

IDENTIFICATION

Première identification : A.

Seconde identification : B, C.

A. Spectrophotométrie d'absorption dans l'infrarouge (*2.2.24*).

Comparaison : spectre de référence du dioxyde de carbone de la Ph. Eur.

B. Placez un copeau de bois incandescent dans une atmosphère de dioxyde de carbone. Il s'éteint.

C. Faites passer un courant de dioxyde de carbone dans de la *solution d'hydroxyde de baryum R*. Il se forme un précipité blanc, soluble avec effervescence dans l'*acide acétique dilué R.*

ESSAI

Examinez la phase gazeuse.

Si l'essai est effectué sur une bouteille, maintenez la bouteille contenant le gaz à examiner à température ambiante pendant au moins 6 h. Dans tous les essais, maintenez-la en position verticale, le pointeau dirigé vers le haut.

Monoxyde de carbone : au maximum 5 ppm *V/V*, déterminé à l'aide du tube détecteur de monoxyde de carbone (*2.1.6*).

Sulfure d'hydrogène : au maximum 1 ppm *V/V*, déterminé à l'aide du tube détecteur de sulfure d'hydrogène (*2.1.6*).

Monoxyde d'azote et dioxyde d'azote : au maximum 2 ppm *V/V* au total, déterminé à l'aide du tube détecteur de monoxyde d'azote et de dioxyde d'azote (*2.1.6*).

Dioxyde de soufre : au maximum 2 ppm *V/V*, déterminé à l'aide du tube détecteur de dioxyde de soufre (*2.1.6*).

Vapeur d'eau : au maximum 67 ppm *V/V*, déterminé à l'aide du tube détecteur de vapeur d'eau (*2.1.6*).

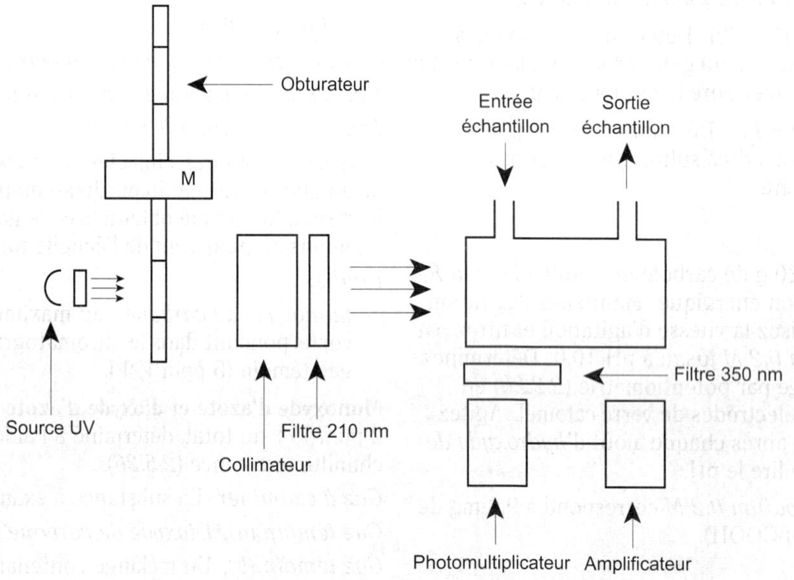

Figure 0375.-1.– Analyseur à fluorescence UV

CONSERVATION

Liquéfié sous pression, en récipients appropriés conformes aux prescriptions légales.

IMPURETÉS

A. monoxyde d'azote,

B. dioxyde d'azote,

C. monoxyde de carbone,

D. soufre total,

E. eau.

01/2002:1081

CARBOPLATINE

Carboplatinum

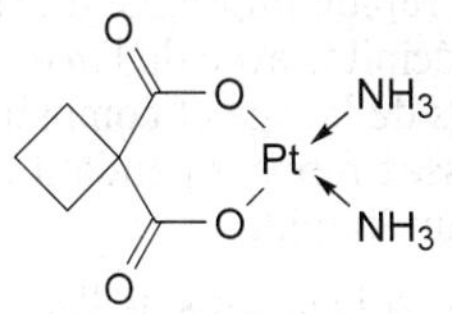

$C_6H_{12}N_2O_4Pt$ M_r 371,3

DÉFINITION

Le carboplatine contient au minimum 98,0 pour cent et au maximum l'équivalent de 102,0 pour cent de (*SP*-4-2)-diammine[cyclobutan-1,1-dicarboxylato(2-)-*O,O'*]platine, calculé par rapport à la substance desséchée.

CARACTÈRES

Poudre cristalline, incolore, assez soluble dans l'eau, très peu soluble dans l'acétone et dans l'alcool.

Le carboplatine fond en se décomposant vers 200 °C.

IDENTIFICATION

Examinez le carboplatine par spectrophotométrie d'absorption dans l'infrarouge (*2.2.24*) en comparant avec le *spectre de référence du carboplatine de la Ph. Eur.*

ESSAI

Solution S1. Dissolvez 0,25 g de carboplatine dans de l'*eau exempte de dioxyde de carbone R* et complétez à 25 ml avec le même solvant.

Solution S2. Dissolvez, en chauffant légèrement si nécessaire, 1,0 g de carboplatine dans de l'*eau R* et complétez à 40 ml avec le même solvant. Filtrez si nécessaire.

Aspect de la solution. La solution S1 est limpide (*2.2.1*) et incolore (*2.2.2, Procédé II*).

Acidité. A 10 ml de solution S1, ajoutez 0,1 ml de *solution de phénolphtaléine R1*. La solution est incolore. Le virage de l'indicateur au rose ne nécessite pas plus de 0,7 ml d'*hydroxyde de sodium 0,01 M.*

Substances apparentées. Opérez par chromatographie liquide (*2.2.29*).

Solution à examiner. Dissolvez 20,0 mg de carboplatine dans un mélange à volumes égaux d'*acétonitrile R* et d'*eau R* et complétez à 20,0 ml avec le même mélange de solvants.

Solution témoin. Prélevez 0,5 ml de solution à examiner et complétez à 200,0 ml avec la phase mobile.

La chromatographie peut être réalisée en utilisant :

- une colonne d'acier inoxydable, d'une longueur de 0,25 m et d'un diamètre intérieur de 4,6 mm, remplie de *gel de silice aminopropylsilylé pour chromatographie R* (5 µm),
- comme phase mobile, à un débit de 2 ml/min, un mélange de 130 volumes d'*eau R* et de 870 volumes d'*acétonitrile R,*
- un injecteur à boucle de 10 µl,
- comme détecteur, un spectrophotomètre réglé à 230 nm.

Injectez la solution à examiner. L'essai n'est valable que si :

- le coefficient de distribution massique D_m n'est pas inférieur à 4,0,
- le nombre de plateaux théoriques *n* n'est pas inférieur à 5000,
- le facteur de symétrie n'est pas supérieur à 2,0.

Si nécessaire, ajustez la teneur en acétonitrile de la phase mobile.

Injectez séparément la solution à examiner et la solution témoin. Continuez la chromatographie pendant 2,5 fois le temps de rétention du pic principal. S'il apparaît d'autres pics que le pic principal dans le chromatogramme obtenu avec la solution à examiner, la surface d'aucun d'entre eux n'est supérieure à celle du pic principal du chromatogramme obtenu avec la solution témoin (0,25 pour cent), et la somme de leur surface n'est pas supérieure à 2 fois la surface du pic principal du chromatogramme obtenu avec la solution témoin (0,5 pour cent). Ne tenez pas compte des pics dont la surface est inférieure à 0,2 fois la surface du pic principal du chromatogramme obtenu avec la solution témoin.

Chlorures (*2.4.4*). Prélevez 10 ml de solution S2 et complétez à 15 ml avec de l'*eau R*. La solution satisfait à l'essai limite des chlorures (100 ppm). Préparez le témoin avec 5 ml de *solution à 5 ppm de chlorure (Cl) R.*

Ammonium (*2.4.1*). 0,20 g de carboplatine satisfait à l'essai limite B de l'ammonium (100 ppm). Préparez le témoin avec 0,2 ml de *solution à 100 ppm d'ammonium (NH_4) R.*

Argent. Déterminez la teneur en argent par spectrométrie d'émission atomique (*2.2.22, Procédé I*).

Solution à examiner. Dissolvez 0,50 g de carboplatine dans de l'*acide nitrique R* à 1 pour cent *V/V* et complétez à 50,0 ml avec le même acide.

Solutions de référence. Préparez les solutions de référence à partir de la *solution à 5 ppm d'argent (Ag) R,* diluée avec de l'*acide nitrique R* à 1 pour cent *V/V.*

Mesurez l'intensité émise à 328,1 nm.

Le carboplatine ne contient pas plus de 10 ppm de Ag.

Baryum soluble. Déterminez la teneur en baryum par spectrométrie d'émission atomique (*2.2.22, Procédé I*).

Solution à examiner. Utilisez la solution décrite dans l'essai de l'argent.

Solutions de référence. Préparez les solutions de référence à partir de la *solution à 50 ppm de baryum (Ba) R,* diluée avec de l'*acide nitrique R* à 1 pour cent *V/V.*

Mesurez l'intensité émise à 455,4 nm.

Le carboplatine ne contient pas plus de 10 ppm de Ba.

Métaux lourds (*2.4.8*). 12 ml de solution S2 satisfont à l'essai limite A des métaux lourds (20 ppm). Préparez le témoin avec 5 ml de *solution à 1 ppm de plomb (Pb) R.*

Perte à la dessiccation (*2.2.32*). Déterminée à l'étuve à 100-105 °C sur 1,000 g de carboplatine, la perte à la dessiccation n'est pas supérieure à 0,5 pour cent.

DOSAGE

Utilisez le résidu obtenu dans l'essai de perte à la dessiccation.

Calcinez, à masse constante à 800 °C, 0,200 g du résidu. 1 mg de résidu correspond à 1,903 mg de $C_6H_{12}N_2O_4Pt$.

CONSERVATION

A l'abri de la lumière.

IMPURETÉS

A. cisplatine,

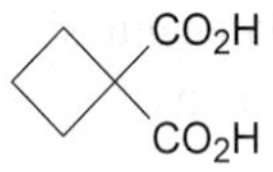

B. acide cyclobutane-1,1-dicarboxylique.

01/2002:0983

CARBOXYMÉTHYLAMIDON SODIQUE (TYPE A)

Carboxymethylamylum natricum A

DÉFINITION

Le carboxyméthylamidon sodique (type A) est le sel sodique d'un amidon de pomme de terre réticulé partiellement *O*-carboxyméthylé. Il contient au minimum 2,8 pour cent et au maximum 4,2 pour cent de Na (A_r 22,99), calculé par rapport à la substance lavée avec de l'alcool à 80 pour cent *V/V* et desséchée.

CARACTÈRES

Poudre fine, fluide, blanche ou sensiblement blanche, très hygroscopique, pratiquement insoluble dans le chlorure de méthylène. Elle donne avec l'eau une suspension translucide.

Examiné au microscope, le carboxyméthylamidon sodique apparaît composé de grains irréguliers, soit ovoïdes ou piriformes (30 µm à 100 µm), soit ronds (10 µm à 35 µm). On observe occasionnellement des grains composés formés de 2 à 4 éléments. Les grains comportent un hile excentré et des stries concentriques très apparentes ; entre nicols croisés, les grains présentent distinctement le phénomène de la croix noire centrée sur le hile. A la surface des grains apparaissent de petits cristaux. Au contact de l'eau, les grains gonflent de façon très notable.

IDENTIFICATION

A. Le carboxyméthylamidon sodique satisfait à l'essai de détermination du pH (voir Essai).

B. Préparez à froid, en agitant, un mélange de 4,0 g de carboxyméthylamidon sodique et de 20 ml d'*eau exempte de dioxyde de carbone R*. Le mélange présente l'aspect d'un gel. Ajoutez 100 ml d'*eau exempte de dioxyde de carbone R* et agitez. Il se forme une suspension qui sédimente après repos.

C. A 5 ml de la suspension obtenue dans l'identification B, ajoutez 0,05 ml de *solution d'iode R1*. Il se développe une coloration bleu foncé.

D. La solution S2 (voir Essai) donne la réaction (a) du sodium (*2.3.1*).

ESSAI

Solution S1. Centrifugez la suspension obtenue dans l'identification B à 2500 *g* pendant 10 min. Recueillez avec précaution le surnageant.

Solution S2. Dans un creuset de silice ou de platine, introduisez 2,5 g de carboxyméthylamidon sodique et ajoutez 2 ml d'une solution d'*acide sulfurique R* à 500 g/l. Chauffez au bain-marie, puis prudemment à feu nu, en élevant progressivement la température, puis incinérez dans un four à moufle à 600 ± 25 °C. Continuez l'incinération jusqu'à disparition de toutes les particules noires. Laissez refroidir, ajoutez quelques gouttes d'*acide sulfurique dilué R*, puis chauffez et incinérez comme précédemment. Laissez refroidir, ajoutez quelques gouttes de *solution de carbonate d'ammonium R*, évaporez à siccité et incinérez avec précaution. Laissez refroidir, puis dissolvez le résidu dans 50 ml d'*eau R*.

Aspect de la solution S1. La solution S1 est limpide (*2.2.1*) et incolore (*2.2.2, Procédé II*).

Détermination du pH (*2.2.3*). Le pH de la solution S1 est de 5,5 à 7,5.

Glycolate de sodium. *Effectuez l'essai à l'abri de la lumière.*

Solution à examiner. Dans un vase à précipiter, introduisez 0,20 g de carboxyméthylamidon sodique. Ajoutez 5 ml d'*acide acétique R*, puis 5 ml d'*eau R*. Agitez jusqu'à dissolution complète (10 min environ). Ajoutez 50 ml d'*acétone R* et 1 g de *chlorure de sodium R*. Filtrez sur un filtre à filtration rapide imprégné d'*acétone R*. Lavez le filtre et le vase à précipiter avec de l'*acétone R*. Réunissez le filtrat et les produits de lavage et complétez à 100,0 ml avec de l'*acétone R*. Laissez reposer pendant 24 h sans agiter. Utilisez le surnageant limpide.

Solution témoin. Dissolvez dans de l'*eau R*, 0,310 g d'*acide glycolique R*, préalablement desséché sous vide sur du *pentoxyde de diphosphore R* et complétez à 500,0 ml avec de l'*eau R*. A 5,0 ml de cette solution, ajoutez 5 ml d'*acide acétique R*, puis laissez reposer pendant 30 min environ. Ajoutez 50 ml d'*acétone R* et 1 g de *chlorure de sodium R*, puis complétez à 100,0 ml avec de l'*acétone R*.

Chauffez 2,0 ml de solution à examiner au bain-marie pendant 20 min. Refroidissez à température ambiante et ajoutez 20,0 ml de *solution de 2,7-dihydroxynaphtalène R*. Agitez. Chauffez au bain-marie pendant 20 min, puis refroidissez sous l'eau courante et transvasez quantitativement dans une fiole jaugée. Complétez à 25,0 ml avec de l'*acide sulfurique R* en maintenant la fiole sous l'eau courante. Dans les 10 min, mesurez l'absorbance (*2.2.25*) à 540 nm, en utilisant de l'*eau R* comme liquide de compensation. L'absorbance de la solution préparée avec la solution à examiner n'est pas supérieure à celle d'une solution préparée simultanément et de la même manière avec 2,0 ml de solution témoin (2,0 pour cent).

Chlorure de sodium. Agitez 1,00 g de carboxyméthylamidon sodique avec 20 ml d'*alcool à 80 pour cent V/V R* pendant 10 min, puis filtrez. Répétez 4 fois cette opération. Séchez le résidu à 100 °C jusqu'à masse constante et conservez-le pour le dosage. Réunissez les filtrats et évaporez à siccité. Reprenez le résidu par de l'*eau R* et complétez à 25,0 ml avec le même solvant. A 10,0 ml de cette solution, ajoutez 30 ml d'*eau R* et 5 ml d'*acide nitrique dilué R*. Titrez par le *nitrate d'argent 0,1 M*. Déterminez le point de fin de titrage par potentiométrie (*2.2.20*) en utilisant une électrode d'argent.

1 ml de *nitrate d'argent 0,1 M* correspond à 5,844 mg de NaCl.

La teneur en chlorure de sodium n'est pas supérieure à 7,0 pour cent.

Fer (*2.4.9*). 10 ml de solution S2 satisfont à l'essai limite du fer (20 ppm).

Métaux lourds (*2.4.8*). 1,0 g de carboxyméthylamidon sodique satisfait à l'essai limite D des métaux lourds (20 ppm). Préparez le témoin avec 2 ml de *solution à 10 ppm de plomb (Pb) R*.

Perte à la dessiccation (*2.2.32*). Déterminée à l'étuve à 100-105 °C pendant 4 h sur 1,000 g de carboxyméthylamidon sodique, la perte à la dessiccation n'est pas supérieure à 10,0 pour cent.

Contamination microbienne. Le carboxyméthylamidon sodique satisfait à l'essai d'*Escherichia coli* et des salmonelles (*2.6.13*).

DOSAGE

A 0,500 g du résidu obtenu dans l'essai du chlorure de sodium séché et broyé, ajoutez 80 ml d'*acide acétique anhydre R* et chauffez à reflux pendant 2 h. Refroidissez la solution à température ambiante. Titrez par l'*acide perchlorique 0,1 M*. Déterminez le point de fin de titrage par potentiométrie (*2.2.20*). Effectuez un titrage à blanc.

1 ml d'*acide perchlorique 0,1 M* correspond à 2,299 mg de Na.

CONSERVATION

En récipient étanche, à l'abri de la lumière.

01/2002:0984

CARBOXYMÉTHYLAMIDON SODIQUE (TYPE B)

Carboxymethylamylum natricum B

DÉFINITION

Le carboxyméthylamidon sodique (type B) est le sel sodique d'un amidon de pomme de terre réticulé partiellement *O*-carboxyméthylé. Il contient au minimum 2,0 pour cent et au maximum 3,4 pour cent de Na (A_r 22,99), calculé par rapport à la substance lavée avec de l'alcool à 80 pour cent *V/V* et desséchée.

CARACTÈRES

Poudre fine, fluide, blanche ou sensiblement blanche, très hygroscopique, pratiquement insoluble dans le chlorure de méthylène. Elle donne avec l'eau une suspension translucide.

Examiné au microscope, le carboxyméthylamidon sodique apparaît composé de grains irréguliers, soit ovoïdes ou piriformes (30 µm à 100 µm), soit ronds (10 µm à 35 µm). On observe occasionnellement des grains composés formés de 2 à 4 éléments. Les grains comportent un hile excentré et des stries concentriques très apparentes ; entre nicols croisés, les grains présentent distinctement le phénomène de la croix noire centrée sur le hile. A la surface des grains apparaissent de petits cristaux. Au contact de l'eau, les grains gonflent de façon très notable.

IDENTIFICATION

A. Le carboxyméthylamidon sodique satisfait à l'essai de détermination du pH (voir Essai).

B. Préparez à froid, en agitant, un mélange de 4,0 g de carboxyméthylamidon sodique et de 20 ml d'*eau exempte de dioxyde de carbone R*. Le mélange présente l'aspect d'un gel. Ajoutez 100 ml d'*eau exempte de dioxyde de carbone R* et agitez. Il se forme une suspension qui sédimente après repos.

C. A 5 ml de la suspension obtenue dans l'identification B, ajoutez 0,05 ml de *solution d'iode R1*. Il se développe une coloration bleu foncé.

D. La solution S2 (voir Essai) donne la réaction (a) du sodium (*2.3.1*).

ESSAI

Solution S1. Centrifugez la suspension obtenue dans l'identification B à environ 2500 *g* pendant 10 min. Recueillez avec précaution le surnageant.

Solution S2. Dans un creuset de silice ou de platine, introduisez 2,5 g de carboxyméthylamidon sodique et ajoutez 2 ml d'une solution d'*acide sulfurique R* à 500 g/l. Chauffez au bain-marie, puis prudemment à feu nu, en élevant progressivement la température, puis incinérez dans un four à moufle à 600 ± 25 °C. Continuez l'incinération jusqu'à disparition de toutes les particules noires. Laissez refroidir, ajoutez quelques gouttes d'*acide sulfurique dilué R*, puis chauffez et incinérez comme précédemment. Laissez refroidir, ajoutez quelques gouttes de *solution de carbonate d'ammonium R*, évaporez à siccité et incinérez avec précaution. Laissez refroidir, puis dissolvez le résidu dans 50 ml d'*eau R*.

Aspect de la solution S1. La solution S1 est limpide (*2.2.1*) et incolore (*2.2.2, Procédé II*).

Détermination du pH (*2.2.3*). Le pH de la solution S1 est de 3,0 à 5,0.

Glycolate de sodium. *Effectuez l'essai à l'abri de la lumière.*

Solution à examiner. Dans un vase à précipiter, introduisez 0,20 g de carboxyméthylamidon sodique. Ajoutez 5 ml d'*acide acétique R*, puis 5 ml d'*eau R*. Agitez jusqu'à dissolution complète (10 min environ). Ajoutez 50 ml d'*acétone R* et 1 g de *chlorure de sodium R*. Filtrez sur un filtre à filtration rapide imprégné d'*acétone R*. Lavez le filtre et le vase à précipiter avec de l'*acétone R*. Réunissez le filtrat et les produits de lavage et complétez à 100,0 ml avec de l'*acétone R*. Laissez reposer pendant 24 h sans agiter. Utilisez le surnageant limpide.

Solution témoin. Dissolvez dans de l'*eau R*, 0,310 g d'*acide glycolique R*, préalablement desséché sous vide sur du *pentoxyde de diphosphore R* et complétez à 500,0 ml avec de l'*eau R*. A 5,0 ml de cette solution, ajoutez 5 ml d'*acide acétique R*, puis laissez reposer pendant 30 min environ. Ajoutez 50 ml d'*acétone R* et 1 g de *chlorure de sodium R*, puis complétez à 100,0 ml avec de l'*acétone R*.

Chauffez 2,0 ml de solution à examiner au bain-marie pendant 20 min. Refroidissez à température ambiante et ajoutez 20,0 ml de *solution de 2,7-dihydroxynaphtalène R*. Agitez. Chauffez au bain-marie pendant 20 min, puis refroidissez sous l'eau courante et transvasez quantitativement dans une fiole jaugée. Complétez à 25,0 ml avec de l'*acide sulfurique R* en maintenant la fiole sous l'eau courante. Dans les 10 min, mesurez l'absorbance (*2.2.25*) à 540 nm, en utilisant de l'*eau R* comme liquide de compensation. L'absorbance de la solution préparée avec la solution à examiner n'est pas supérieure à celle d'une solution préparée simultanément et de la même manière avec 2,0 ml de solution témoin (2,0 pour cent).

Chlorure de sodium. Agitez 1,00 g de carboxyméthylamidon sodique avec 20 ml d'*alcool à 80 pour cent V/V R* pendant 10 min, puis filtrez. Répétez 4 fois cette opération. Séchez le résidu à 100 °C jusqu'à masse constante et conservez-le pour le dosage. Réunissez les filtrats et évaporez à siccité. Reprenez le résidu par de l'*eau R* et complétez à 25,0 ml avec le même solvant. A 10,0 ml de cette solution, ajoutez 30 ml d'*eau R* et 5 ml d'*acide nitrique dilué R*. Titrez par le *nitrate d'argent 0,1 M*. Déterminez le point de fin de titrage par potentiométrie (*2.2.20*) en utilisant une électrode d'argent.

1 ml de *nitrate d'argent 0,1 M* correspond à 5,844 mg de NaCl.

La teneur en chlorure de sodium n'est pas supérieure à 7,0 pour cent.

Fer (*2.4.9*). 10 ml de solution S2 satisfont à l'essai limite du fer (20 ppm).

Métaux lourds (*2.4.8*). 1,0 g de carboxyméthylamidon sodique satisfait à l'essai limite D des métaux lourds (20 ppm). Préparez le témoin avec 2 ml de *solution à 10 ppm de plomb (Pb) R*.

Perte à la dessiccation (*2.2.32*). Déterminée à l'étuve à 100-105 °C pendant 4 h sur 1,000 g de carboxyméthylamidon sodique, la perte à la dessiccation n'est pas supérieure à 10,0 pour cent.

Contamination microbienne. Le carboxyméthylamidon sodique satisfait à l'essai d'*Escherichia coli* et des salmonelles (*2.6.13*).

DOSAGE

A 0,500 g du résidu obtenu dans l'essai du chlorure de sodium séché et broyé, ajoutez 80 ml d'*acide acétique anhydre R* et chauffez à reflux pendant 2 h. Refroidissez la solution à température ambiante. Titrez par l'*acide perchlorique 0,1 M*. Déterminez le point de fin de titrage par potentiométrie (*2.2.20*). Effectuez un titrage à blanc.

1 ml d'*acide perchlorique 0,1 M* correspond à 2,299 mg de Na.

CONSERVATION

En récipient étanche, à l'abri de la lumière.

01/2002:1566

CARBOXYMÉTHYLAMIDON SODIQUE (TYPE C)

Carboxymethylamylum natricum C

DÉFINITION

Le carboxyméthylamidon sodique (type C) est le sel sodique d'un amidon réticulé par déshydratation physique, partiellement *O*-carboxyméthylé. Il contient au minimum 2,8 pour cent et au maximum 5,0 pour cent de Na (A_r 22,99), calculé par rapport à la substance lavée avec de l'alcool à 80 pour cent *V/V* et desséchée.

CARACTÈRES

Poudre fine, fluide, blanche ou sensiblement blanche, très hygroscopique, soluble dans l'eau, pratiquement insoluble dans le chlorure de méthylène. Elle donne avec l'eau un produit semblable à un gel translucide.

Examiné au microscope, le carboxyméthylamidon sodique apparaît composé de grains irréguliers, soit ovoïdes ou piriformes (30 µm à 100 µm), soit ronds (10 µm à 35 µm). On observe occasionnellement des grains composés formés de 2 à 4 éléments. Les grains comportent un hile excentré et des stries concentriques très apparentes ; entre nicols croisés, les grains présentent distinctement le phénomène de la croix noire centrée sur le hile. A la surface des grains apparaissent de petits cristaux. Au contact de l'eau, les grains gonflent de façon très notable.

IDENTIFICATION

A. Le carboxyméthylamidon sodique satisfait à l'essai de détermination du pH (voir Essai).

B. Préparez à froid, en agitant, un mélange de 4,0 g de carboxyméthylamidon sodique et de 20 ml d'*eau exempte de dioxyde de carbone R*. Le mélange présente l'aspect d'un gel. Ajoutez 100 ml d'*eau exempte de dioxyde de carbone R* et agitez. Le gel reste stable (une différence par rapport aux types A et B). Le gel sert aux essais de l'aspect du gel et du pH.

C. A 5 ml de gel obtenu dans l'identification B, ajoutez 0,05 ml de *solution d'iode R1*. Il se développe une coloration bleu foncé.

D. La solution S (voir Essai) donne la réaction (a) du sodium (*2.3.1*).

ESSAI

Solution S. Dans un creuset de silice ou de platine, introduisez 2,5 g de carboxyméthylamidon sodique et ajoutez 2 ml d'une solution d'*acide sulfurique R* à 500 g/l. Chauffez au bain-marie, puis prudemment à feu nu, en élevant progressivement la température, puis calcinez dans un four à moufle à 600 ± 25 °C. Continuez l'incinération jusqu'à disparition de toutes les particules noires. Laissez refroidir, ajoutez quelques gouttes d'*acide sulfurique R*, puis chauffez et calcinez comme décrit précédemment. Laissez refroidir, ajoutez quelques gouttes de *solution de carbonate d'ammonium R*, évaporez à siccité et incinérez avec précaution. Laissez refroidir, puis dissolvez le résidu dans 50 ml d'*eau R*.

Aspect du gel. Le gel obtenu dans l'identification B est incolore (*2.2.2, Procédé II*).

Détermination du pH (*2.2.3*). Le pH du gel obtenu dans l'identification B est de 5,5 à 7,5.

Glycolate de sodium. *Effectuez l'essai à l'abri de la lumière.*

Solution à examiner. Dans un vase à précipiter, introduisez 0,20 g de carboxyméthylamidon sodique. Ajoutez 5 ml d'*acide acétique R* et 5 ml d'*eau R*. Agitez jusqu'à dissolution complète (environ 10 min). Ajoutez 50 ml d'*acétone R* et 1 g de *chlorure de sodium R*. Filtrez sur un filtre à filtration rapide imprégné d'*acétone R*. Lavez le filtre et le vase à précipiter avec de l'*acétone R*. Réunissez le filtrat et les produits de lavage et complétez à 100,0 ml avec de l'*acétone R*. Laissez reposer pendant 24 h sans agiter. Utilisez le surnageant limpide.

Solution témoin. Dissolvez dans de l'*eau R* 0,310 g d'*acide glycolique R* préalablement séché sous vide sur du *pentoxyde de diphosphore R* et complétez à 500,0 ml avec de l'*eau R*. A 5,0 ml de cette solution, ajoutez 5 ml d'*acide acétique R* et laissez reposer pendant 30 min environ. Ajoutez 50 ml d'*acétone R* et 1 g de *chlorure de sodium R*, puis complétez à 100,0 ml avec de l'*acétone R*.

Chauffez 2,0 ml de solution à examiner au bain-marie pendant 20 min. Refroidissez à température ambiante et ajoutez 20,0 ml de *solution de 2,7-dihydroxynaphtalène R*. Agitez et chauffez au bain-marie pendant 20 min. Refroidissez sous l'eau courante et transvasez quantitativement dans une fiole jaugée, puis complétez à 25,0 ml avec de l'*acide sulfurique R* tout en maintenant la fiole sous l'eau courante. Dans les 10 min, mesurez l'absorbance à 540 nm (*2.2.25*), en utilisant de l'*eau R* comme liquide de compensation. L'absorbance de la solution préparée avec la solution à examiner n'est pas supérieure à celle d'une solution préparée simultanément et de la même manière avec 2,0 ml de solution témoin (2,0 pour cent).

Chlorure de sodium. Agitez 1,00 g de carboxyméthylamidon sodique avec 20 ml d'*alcool à 80 pour cent V/V R* pendant 10 min, puis filtrez. Répétez 4 fois cette opération. Séchez le résidu à masse constante à 100 °C et conservez-le pour le dosage. Combinez les filtrats. Evaporez à siccité, reprenez le résidu avec de l'*eau R* et complétez à 25,0 ml avec le même solvant. A 10,0 ml de solution, ajoutez 30 ml d'*eau R* et 5 ml d'*acide nitrique dilué R*. Titrez par le *nitrate d'argent 0,1 M*. Déterminez le point de fin de titrage par potentiométrie (*2.2.20*), en utilisant une électrode d'argent.

1 ml de *nitrate d'argent 0,1 M* correspond à 5,844 mg de NaCl.

La teneur en chlorure de sodium n'est pas supérieure à 1 pour cent.

Fer (*2.4.9*). 10 ml de solution S satisfont à l'essai limite du fer (20 ppm).

Métaux lourds (*2.4.8*). 1,0 g de carboxyméthylamidon sodique satisfait à l'essai limite D des métaux lourds (20 ppm). Préparez le témoin avec 2 ml de *solution à 10 ppm de plomb (Pb) R*.

Perte à la dessiccation (*2.2.32*). Déterminée à l'étuve à 100-105 °C pendant 4 h sur 1,000 g de carboxyméthylamidon sodique, la perte à la dessiccation n'est pas supérieure à 7,0 pour cent.

Contamination microbienne. Le carboxyméthylamidon sodique satisfait à l'essai d'*Escherichia coli* et des salmonelles (*2.6.13*).

DOSAGE

A 0,500 g du résidu obtenu dans l'essai du chlorure de sodium séché et broyé, ajoutez 80 ml d'*acide acétique anhydre R* et chauffez à reflux pendant 2 h. Refroidissez la solution à température ambiante. Titrez par l'*acide perchlorique 0,1 M*, en déterminant le point de fin de titrage par potentiométrie (*2.2.20*). Effectuez un titrage à blanc.

1 ml d'*acide perchlorique 0,1 M* correspond à 2,299 mg de Na.

CONSERVATION

En récipient étanche, à l'abri de la lumière.

01/2002:1689

CARISOPRODOL

Carisoprodolum

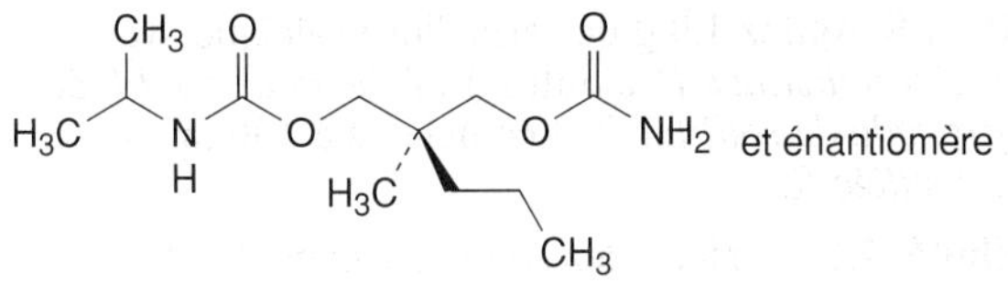

$C_{12}H_{24}N_2O_4$ M_r 260,3

DÉFINITION

(1-Méthyléthyl)carbamate de (2*RS*)-2-[(carbamoyloxy)méthyl]-2-méthylpentyle.

Teneur : 98,0 pour cent à 102,0 pour cent (substance desséchée).

CARACTÈRES

Aspect : poudre fine, blanche ou sensiblement blanche.

Solubilité : très peu soluble dans l'eau, facilement soluble dans l'acétone, dans l'alcool et dans le chlorure de méthylène.

IDENTIFICATION

Première identification : A, B.

Seconde identification : A, C, D.

A. Point de fusion (*2.2.14*) : 92 °C à 95 °C.

B. Spectrophotométrie d'absorption dans l'infrarouge (*2.2.24*).

Comparaison : *carisoprodol SCR*.

C. Examinez les chromatogrammes obtenus dans l'essai des substances apparentées.

Résultats : la tache principale du chromatogramme obtenu avec la solution à examiner (b) est semblable quant à sa position, sa coloration et ses dimensions à la tache principale du chromatogramme obtenu avec la solution témoin (d).

D. Dissolvez 0,2 g de carisoprodol dans 15 ml d'une solution d'*hydroxyde de potassium R* à 28 g/l dans l'*alcool R* et chauffez à reflux pendant 15 min. Ajoutez 0,5 ml d'*acide acétique glacial R* et 1 ml d'une solution de *nitrate de cobalt R* à 50 g/l dans l'*éthanol R*. Il se développe une coloration bleu intense.

ESSAI

Angle de rotation optique (*2.2.7*) : – 0,10° à + 0,10°.

Dissolvez 2,5 g de carisoprodol dans de l'*alcool R* et complétez à 25,0 ml avec le même solvant.

Substances apparentées. Chromatographie sur couche mince (*2.2.27*).

Solution à examiner (a). Dissolvez 0,20 g de carisoprodol dans du *chlorure de méthylène R* et complétez à 10 ml avec le même solvant.

Solution à examiner (b). Prélevez 1 ml de solution à examiner (a) et complétez à 10 ml avec du *chlorure de méthylène R*.

Solution témoin (a). Dissolvez 5,0 mg de *meprobamate SCR* dans du *chlorure de méthylène R* et complétez à 50 ml avec le même solvant.

Solution témoin (b). Prélevez 1 ml de solution à examiner (b) et complétez à 50 ml avec du *chlorure de méthylène R*.

Solution témoin (c). Prélevez 5 ml de solution témoin (b) et complétez à 10 ml avec du *chlorure de méthylène R*.

Solution témoin (d). Dissolvez 20 mg de *carisoprodol SCR* dans du *chlorure de méthylène R* et complétez à 10 ml avec le même solvant.

Solution témoin (e). Dissolvez 10 mg d'*impureté A de carisoprodol SCR* dans 5 ml de solution témoin (d) et complétez à 50 ml avec du *chlorure de méthylène R*.

Plaque : *plaque au gel de silice silanisé pour CCM R* .

Phase mobile : *acétone R, chlorure de méthylène R* (20:80 *V/V*).

Dépôt : 5 µl.

Développement : sur un parcours de 15 cm.

Séchage : à l'air pendant 15 min.

Détection : pulvérisez une solution préparée de la façon suivante : dissolvez 5 g d'*acide phosphomolybdique R* dans un mélange de 50 ml d'*acide acétique glacial R* et de 10 ml d'*acide sulfurique R*, puis complétez à 100 ml avec de l'*acide acétique glacial R*. Chauffez la plaque à 100-105 °C pendant 30 min.

Conformité du système :

– le chromatogramme obtenu avec la solution témoin (c) présente 1 tache nettement visible,
– le chromatogramme obtenu avec la solution témoin (e) présente 2 taches nettement séparées.

Limites : dans le chromatogramme obtenu avec la solution à examiner (a) :

– *impureté D* : s'il apparaît une tache due à l'impureté D, elle n'est pas plus intense que la tache du chromatogramme obtenu avec la solution témoin (a) (0,5 pour cent),

Monographies A - C

- *toute autre impureté* : s'il apparaît d'autres taches que la tache principale et une tache correspondant à l'impureté D, aucune d'entre elles n'est plus intense que la tache du chromatogramme obtenu avec la solution témoin (b) (0,2 pour cent).

Métaux lourds (*2.4.8*) : au maximum 10 ppm.

2,0 g de carisoprodol satisfont à l'essai limite C. Préparez le témoin avec 2 ml de *solution à 10 ppm de plomb (Pb) R*.

Perte à la dessiccation (*2.2.32*) : au maximum 0,5 pour cent, déterminé sous vide à 60 °C pendant 3 h sur 1,000 g de carisoprodol.

Cendres sulfuriques (*2.4.14*) : au maximum 0,1 pour cent, déterminé sur 1,0 g de carisoprodol.

DOSAGE

Dissolvez 0,100 g de carisoprodol dans 15 ml d'une solution d'*acide sulfurique R* à 25 pour cent *V/V* et portez à ébullition en chauffant à reflux pendant 3 h. Refroidissez, puis dissolvez en ajoutant avec précaution 30 ml d'*eau R*, refroidissez à nouveau et disposez dans un appareil à distiller par entraînement à la vapeur. Ajoutez 40 ml de *solution concentrée d'hydroxyde de sodium R* et distillez immédiatement en faisant passer de la vapeur à travers le mélange. Recueillez le distillat dans 40 ml d'une solution d'*acide borique R* à 40 g/l jusqu'à ce que le volume total de la partie réceptrice de l'appareil atteigne environ 200 ml. Ajoutez 0,25 ml d'*indicateur mixte au rouge de méthyle R*. Titrez par l'*acide chlorhydrique 0,1 M*, jusqu'à virage du vert au violet. Effectuez un titrage à blanc.

1 ml d'*acide chlorhydrique 0,1 M* correspond à 13,02 mg de $C_{12}H_{24}N_2O_4$.

IMPURETÉS

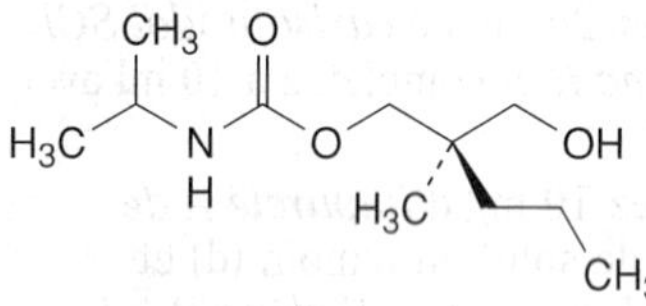

et énantiomère

A. (1-méthyléthyl)carbamate de (2*RS*)-2-(hydroxyméthyl)-2-méthylpentyle,

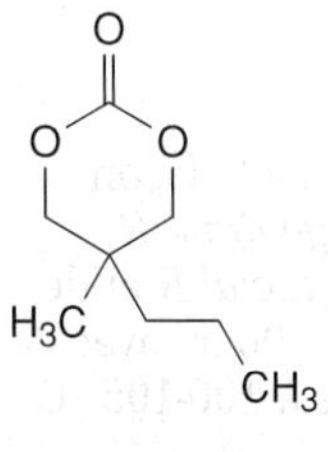

B. 5-méthyl-5-propyl-1,3-dioxan-2-one,

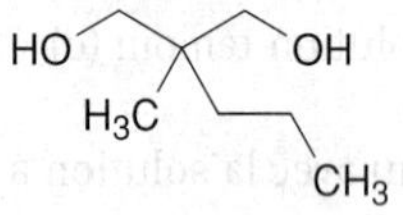

C. 2-méthyl-2-propylpropane-1,3-diol,

D. méprobamate.

01/2002:0886

CARMELLOSE CALCIQUE

Carmellosum calcicum

DÉFINITION

La carmellose calcique (carboxyméthylcellulose calcique) est le sel calcique d'une cellulose partiellement *O*-carboxyméthylée. Elle peut contenir au maximum 0,6 pour cent de silice (SiO_2).

CARACTÈRES

Poudre blanche ou blanc-jaune, hygroscopique après dessiccation, pratiquement insoluble dans l'acétone, dans l'alcool et dans le toluène. La carmellose calcique gonfle dans l'eau en donnant une suspension.

IDENTIFICATION

A. Agitez énergiquement 0,1 g de carmellose calcique avec 10 ml d'*eau R*. Ajoutez 12 ml de *solution diluée d'hydroxyde de sodium R* et laissez reposer pendant 10 min (solution A). Prélevez 1 ml de solution A et complétez à 5 ml avec de l'*eau R*. A 0,05 ml de solution, ajoutez 0,5 ml d'une solution du *sel sodique d'acide chromotropique R* à 0,5 g/l dans une solution d'*acide sulfurique R* à 75 pour cent *m/m* et chauffez au bain-marie pendant 10 min. Il se développe une coloration violet-rouge.

B. Agitez 5 ml de solution A obtenue au cours de l'identification A avec 10 ml d'*acétone R*. Il se forme un précipité blanc et floconneux.

C. Agitez 5 ml de solution A obtenue au cours de l'identification A avec 1 ml de *solution de chlorure ferrique R1*. Il se forme un précipité brun, flocculent.

D. Calcinez 1 g de carmellose calcique. Dissolvez le résidu dans un mélange de 5 ml d'*acide acétique R* et de 10 ml d'*eau R* ; filtrez si nécessaire. Faites bouillir le filtrat pendant quelques minutes, refroidissez et neutralisez par l'*ammoniaque diluée R1*. La solution donne la réaction (a) du calcium (*2.3.1*).

ESSAI

Solution S. Agitez 1,0 g de carmellose calcique avec 50 ml d'*eau distillée R*, ajoutez 5 ml de *solution diluée d'hydroxyde de sodium R* et complétez à 100 ml avec de l'*eau distillée R*.

Alcalinité (*2.2.3*). Mélangez soigneusement 1,0 g de carmellose calcique avec 50 ml d'*eau exempte de dioxyde de carbone R* et ajoutez 0,05 ml de *solution de phénolphtaléine R*. Il ne se développe pas de coloration rouge.

Silice. Au résidu obtenu dans l'essai des cendres sulfuriques, ajoutez une quantité suffisante d'*alcool R* pour humecter complètement le résidu. Ajoutez 6 ml d'*acide fluorhydrique R* en petites portions. Evaporez à siccité à 95-105 °C en prenant soin d'éviter la projection de particules. Refroidissez et lavez les parois du creuset de platine avec 6 ml d'*acide fluorhydrique R*. Ajoutez 0,5 ml d'*acide sulfurique R* et évaporez à siccité. Elevez progressivement la température et calcinez à 900 °C, laissez refroidir dans un dessiccateur et pesez. La différence entre la masse du résidu obtenu dans l'essai des cendres sulfuriques et la masse du résidu final correspond à la masse de silice dans la substance à examiner. La carmellose calcique ne contient pas plus de 0,6 pour cent de silice.

Chlorures (*2.4.4*). Chauffez au bain-marie 20 ml de solution S avec 10 ml d'*acide nitrique dilué R* jusqu'à obtention d'un précipité floconneux. Refroidissez, centrifugez et recueillez le liquide surnageant. Lavez le précipité avec 3 fois 10 ml d'*eau R*, en centrifugeant à chaque fois. Réunissez le liquide surnageant et les eaux de lavage, puis complétez à 100 ml avec de l'*eau R*. Prélevez 25 ml de solution, ajoutez 6 ml d'*acide nitrique dilué R* et complétez à 50 ml avec de l'*eau R*. Prélevez 10 ml de solution et complétez à 15 ml avec de l'*eau R*. La solution satisfait à l'essai limite des chlorures (0,5 pour cent).

Sulfates (*2.4.13*). Chauffez au bain-marie 20 ml de solution S et 1 ml d'*acide chlorhydrique R* jusqu'à obtention d'un précipité floconneux. Refroidissez, centrifugez et recueillez le liquide surnageant. Lavez le précipité avec 3 fois 10 ml d'*eau distillée R*, en centrifugeant à chaque fois. Réunissez le liquide surnageant et les eaux de lavage, puis complétez à 100 ml avec de l'*eau distillée R*. Prélevez 25 ml de solution, ajoutez 1 ml d'*acide chlorhydrique dilué R* et complétez à 50 ml avec de l'*eau distillée R*. 15 ml de solution satisfont à l'essai limite des sulfates (1 pour cent).

Métaux lourds (*2.4.8*). 1,0 g de carmellose calcique satisfait à l'essai limite D des métaux lourds (20 ppm). Préparez le témoin avec 2 ml de *solution à 10 ppm de plomb (Pb) R*.

Perte à la dessiccation (*2.2.32*). Déterminée à l'étuve à 100-105 °C pendant 4 h sur 1,000 g de carmellose calcique, la perte à la dessiccation n'est pas supérieure à 10,0 pour cent.

Cendres sulfuriques (*2.4.14*). Déterminé sur 1,0 g de carmellose calcique dans un creuset de platine, le taux des cendres sulfuriques est de 10,0 pour cent à 20,0 pour cent, calculé par rapport à la substance desséchée. Humectez la substance avec un mélange à volumes égaux d'*eau R* et d'*acide sulfurique R*.

01/2002:0472

CARMELLOSE SODIQUE

Carmellosum natricum

DÉFINITION

La carmellose sodique (carboxyméthylcellulose sodique) est le sel sodique d'une cellulose partiellement *O*-carboxyméthylée. Elle contient au minimum 6,5 pour cent et au maximum 10,8 pour cent de sodium (Na), calculé par rapport à la substance desséchée.

CARACTÈRES

Poudre granuleuse blanche ou sensiblement blanche, hygroscopique après dessiccation, pratiquement insoluble dans l'acétone, dans l'éthanol, dans l'éther et dans le toluène. La carmellose sodique est facilement dispersée dans l'eau en donnant des solutions colloïdales.

IDENTIFICATION

A. A 10 ml de solution S (voir Essai), ajoutez 1 ml de *solution de sulfate de cuivre R*. Il se forme un précipité bleu d'aspect cotonneux.

B. Chauffez 5 ml de solution S à ébullition pendant quelques minutes. Il ne se forme pas de précipité.

C. La solution obtenue à partir des cendres sulfuriques dans l'essai des métaux lourds donne les réactions du sodium (*2.3.1*).

ESSAI

Solution S. A 90 ml d'*eau exempte de dioxyde de carbone R* chauffée à 40-50 °C, ajoutez en saupoudrant et sous vive agitation une quantité de carmellose sodique correspondant à 1,0 g de substance desséchée. Continuez à agiter jusqu'à obtention d'une solution colloïdale. Refroidissez, puis complétez à 100 ml avec de l'*eau exempte de dioxyde de carbone R*.

Aspect de la solution. La solution S n'est pas plus fortement opalescente que la suspension témoin III (*2.2.1*) et n'est pas plus fortement colorée que la solution témoin J_6 (*2.2.2, Procédé II*).

Détermination du pH (*2.2.3*). Le pH de la solution S est de 6,0 à 8,0.

Viscosité apparente. Dans 50 ml d'*eau R* chauffée à 90 °C, introduisez en agitant une quantité de carmellose sodique correspondant à 2,00 g de substance desséchée. Dans le cas d'un produit à basse viscosité, utilisez, si nécessaire, une quantité de carmellose sodique qui permet d'obtenir la concentration indiquée sur l'étiquette. Laissez refroidir, puis complétez à 100,0 ml avec de l'*eau R*. Continuez à agiter jusqu'à dissolution complète. A l'aide d'un viscosimètre à mobile tournant, déterminez la viscosité (*2.2.10*) à 20 °C à une vitesse de cisaillement de 10 s^{-1}. S'il est impossible d'obtenir exactement une vitesse de cisaillement de 10 s^{-1}, utilisez une vitesse immédiatement supérieure et une vitesse immédiatement inférieure, puis interpolez. La viscosité apparente n'est pas inférieure à 75 pour cent ni supérieure à 140 pour cent de la valeur indiquée sur l'étiquette.

Glycolate de sodium. Dans un vase à précipiter, introduisez une prise d'essai de carmellose sodique correspondant à 0,500 g de substance desséchée. Ajoutez 5 ml d'*acide acétique R*, puis 5 ml d'*eau R*. Agitez jusqu'à dissolution complète (30 min environ). Ajoutez 80 ml d'*acétone R* et 2 g de *chlorure de sodium R*. Sur un filtre à filtration rapide humecté d'*acétone R*, filtrez dans une fiole jaugée. Lavez le vase à précipité et le filtre à l'*acétone R* et complétez le filtrat à 100,0 ml avec le même solvant. Laissez reposer pendant 24 h sans agiter. Utilisez le liquide limpide surnageant pour préparer la solution à examiner.

Dans une fiole jaugée, introduisez 0,310 g d'*acide glycolique R* desséché au préalable sous vide sur du *pentoxyde de diphosphore R*. Dissolvez la substance dans de l'*eau R* et complétez à 1000,0 ml avec le même solvant. Transvasez 5,0 ml de cette solution dans une fiole jaugée, ajoutez 5 ml d'*acide acétique R*, puis laissez reposer pendant 30 min environ. Ajoutez 80 ml d'*acétone R* et 2 g de *chlorure de sodium R*, puis complétez à 100,0 ml avec de l'*acétone R*. Utilisez cette solution pour préparer la solution témoin.

Dans 2 fioles jaugées de 25 ml, introduisez respectivement 2,0 ml de chaque solution. Chauffez au bain-marie pour éliminer l'acétone. Refroidissez à température ambiante et ajoutez dans chaque fiole 5,0 ml de *solution de 2,7-dihydroxynaphtalène R*. Agitez, puis ajoutez encore 15,0 ml de *solution de 2,7-dihydroxynaphtalène R*. Obturez les fioles à l'aide d'une feuille d'aluminium et chauffez au bain-marie pendant 20 min. Refroidissez sous l'eau courante et complétez à 25,0 ml avec de l'*acide sulfurique R*. Dans les 10 min qui suivent, transvasez respectivement 10,0 ml de chaque solution dans un tube à essai à fond plat. Examinez dans l'axe des tubes. La solution à examiner n'est pas plus fortement colorée que la solution témoin (0,4 pour cent).

Chlorures (*2.4.4*). Prélevez 2 ml de solution S et complétez à 15 ml avec de l'*eau R*. La solution satisfait à l'essai limite des chlorures (0,25 pour cent).

Métaux lourds (*2.4.8*). Au résidu des cendres sulfuriques, ajoutez 1 ml d'*acide chlorhydrique R*, puis évaporez au bain-marie. Reprenez le résidu par 20 ml d'*eau R*. 12 ml de solution satisfont à l'essai limite A des métaux lourds (20 ppm). Préparez le témoin avec la *solution à 1 ppm de plomb (Pb) R*.

Perte à la dessiccation (*2.2.32*). Déterminée à l'étuve à 100-105 °C sur 1,000 g de carmellose sodique, la perte à la dessiccation n'est pas supérieure à 10,0 pour cent.

Cendres sulfuriques (*2.4.14*). Déterminé sur 1,0 g de carmellose sodique avec un mélange à volumes égaux d'*acide sulfurique R* et d'*eau R* et calculé par rapport à la substance desséchée, le taux des cendres sulfuriques est de 20,0 pour cent à 33,3 pour cent. Ces limites correspondent à une teneur en sodium (Na) de 6,5 pour cent à 10,8 pour cent.

ÉTIQUETAGE

L'étiquette indique la viscosité apparente en millipascals-secondes, pour une solution de carmellose sodique à 20 g/l. Dans le cas d'un produit à basse viscosité, l'étiquette indique la concentration de la solution à examiner et la viscosité apparente en millipascals-secondes.

01/2002:1186

CARMELLOSE SODIQUE FAIBLEMENT SUBSTITUÉE

Carmellosum natricum, substitutum humile

DÉFINITION

La carmellose sodique (carboxyméthylcellulose sodique) faiblement substituée est le sel sodique d'une cellulose partiellement *O*-carboxyméthylée. Elle contient au minimum 2,0 pour cent et au maximum 4,5 pour cent de sodium (Na), calculé par rapport à la substance desséchée.

CARACTÈRES

Poudre blanche ou sensiblement blanche ou fibres courtes, pratiquement insolubles dans l'acétone, dans l'éthanol et dans le toluène. La carboxyméthylcellulose sodique faiblement substituée gonfle dans l'eau en formant un gel.

IDENTIFICATION

A. Agitez 1 g de substance à examiner avec 100 ml d'une solution d'*hydroxyde de sodium R* à 100 g/l. Il se forme une suspension.

B. Agitez 1 g de substance à examiner avec 50 ml d'*eau R*. Transvasez 1 ml du mélange dans un tube à essai, ajoutez 1 ml d'*eau R* et 0,05 ml d'une solution récemment préparée d'*α-naphtol R* à 40 g/l dans du *méthanol R*. Inclinez le tube à essai et ajoutez avec précaution 2 ml d'*acide sulfurique R* en le faisant couler le long de la paroi pour qu'il forme une couche inférieure. Il se développe une coloration pourpre-rouge à l'interface des 2 couches.

C. La substance à examiner satisfait à l'essai des cendres sulfuriques (*2.4.14*) (voir Essai).

D. La solution préparée à partir du résidu des cendres sulfuriques pour l'essai des métaux lourds donne la réaction (a) du sodium (*2.3.1*).

ESSAI

Détermination du pH (*2.2.3*). Agitez 1 g de substance à examiner avec 100 ml d'*eau exempte de dioxyde de carbone R* pendant 5 min. Centrifugez. Le pH de la suspension est de 6,0 à 8,5.

Chlorure de sodium et glycolate de sodium

Chlorure de sodium. Introduisez 5,00 g de substance à examiner dans une fiole conique de 250 ml, ajoutez 50 ml d'*eau R* et 5 ml de *solution concentrée de peroxyde d'hydrogène R* et chauffez au bain-marie pendant 20 min, en agitant de temps à autre pour assurer une complète hydratation. Refroidissez, ajoutez 100 ml d'*eau R* et 10 ml d'*acide nitrique R*. Titrez par le *nitrate d'argent 0,05 M* en déterminant le point de fin de titrage par potentiométrie (*2.2.20*), en utilisant comme électrode indicatrice une électrode à l'argent et comme électrode de référence une électrode à double jonction contenant une solution de *nitrate de potassium R* à 100 g/l comme électrolyte externe et une solution de remplissage standard comme électrolyte interne.

1 ml de *nitrate d'argent 0,05 M* correspond à 2,922 mg de NaCl.

Glycolate de sodium. Dans un vase à précipiter, introduisez une prise d'essai de substance à examiner correspondant à 0,500 g de substance desséchée. Ajoutez 5 ml d'*acide acétique glacial R*, puis 5 ml d'*eau R* et agitez pour assurer une complète hydratation (30 min environ). Ajoutez 80 ml d'*acétone R* et 2 g de *chlorure de sodium R*. Agitez pendant quelques minutes pour assurer une complète précipitation de la carboxyméthylcellulose. Sur un filtre à filtration rapide humecté d'*acétone R*, filtrez dans une fiole jaugée. Lavez le vase à précipiter et le filtre à l'*acétone R* et complétez à 100,0 ml avec le même solvant. Laissez reposer pendant 24 h sans agiter. Utilisez le liquide limpide surnageant comme solution à examiner.

Préparez les solutions de référence comme suit : dans une fiole jaugée de 100 ml, introduisez 0,100 g d'*acide glycolique R*, desséché au préalable sous vide sur du *pentoxyde de diphosphore R*. Dissolvez la substance dans de l'*eau R* et complétez à 100,0 ml avec le même solvant. Prélevez respectivement 0,5 ml, 1,0 ml, 1,5 ml et 2,0 ml de la solution et transvasez dans des fioles jaugées séparément, ajoutez de l'*eau R* dans chacune d'elles pour obtenir 5,0 ml, puis ajoutez 5 ml d'*acide acétique glacial R*, complétez à 100,0 ml avec de l'*acétone R* et mélangez.

Transvasez séparément 2,0 ml de solution à examiner et 2,0 ml de chaque solution de référence dans des fioles jaugées de 25 ml. Chauffez les fioles ouvertes dans un bain-marie pour éliminer l'acétone. Laissez refroidir et ajoutez dans chaque fiole 5,0 ml de *solution de 2,7-dihydroxynaphtalène R*, mélangez et ajoutez encore 15,0 ml de *solution de 2,7-dihydroxynaphtalène R* et mélangez à nouveau. Obturez les fioles à l'aide d'une feuille d'aluminium et chauffez dans un bain-marie pendant 20 min. Refroidissez et complétez à 25,0 ml avec de l'*acide sulfurique R*.

Mesurez l'absorbance (*2.2.25*) de chaque solution à 540 nm en utilisant comme liquide de compensation 2,0 ml d'une solution contenant 5 pour cent *V/V* d'*acide acétique glacial R* et 5 pour cent *V/V* d'*eau R* dans de l'*acétone R*. Préparez une courbe d'étalonnage en utilisant les absorbances obtenues à partir des solutions de référence. A partir de la courbe d'étalonnage et de l'absorbance de la solution à examiner, déterminez la masse a en milligrammes, de l'acide glycolique dans la substance à examiner et calculez la teneur en glycolate de sodium à l'aide de l'expression :

$$\frac{10 \times 1,29 \times a}{(100 - b)\, m}$$

dans laquelle

1,29 = facteur de conversion de l'acide glycolique en glycolate de sodium,

b = perte à la dessiccation exprimée en pour cent,

m = masse de la substance à examiner, en grammes.

La somme des teneurs pour cent en chlorure de sodium et en glycolate de sodium n'est pas supérieure à 0,5 pour cent, calculée par rapport à la substance desséchée.

Substances hydrosolubles. Dispersez 5,00 g de substance à examiner dans 400,0 ml d'*eau R* et agitez 1 min toutes les 10 min pendant les 30 min qui suivent. Laissez reposer pendant 1 h et centrifugez si nécessaire. Versez 100,0 ml du liquide surnageant sur papier pour filtration rapide et recueillez le filtrat dans un entonnoir pour filtration sous vide, faites le vide et recueillez 75,0 ml de filtrat. Evaporez à siccité et desséchez le résidu à 100-105 °C pendant 4 h.

La carmellose sodique faiblement substituée ne contient pas plus de 70,0 pour cent de substances hydrosolubles.

Métaux lourds (*2.4.8*). Au résidu des cendres sulfuriques, ajoutez 1 ml d'*acide chlorhydrique R*, puis évaporez au bain-marie. Reprenez le résidu par 20 ml d'*eau R*. 12 ml de solution satisfont à l'essai limite A des métaux lourds (20 ppm). Préparez le témoin avec la *solution à 1 ppm de plomb (Pb) R*.

Perte à la dessiccation (*2.2.32*). Déterminée à l'étuve à 100-105 °C sur 1,000 g de substance à examiner la perte à la dessiccation n'est pas supérieure à 10,0 pour cent.

Cendres sulfuriques (*2.4.14*). Déterminé sur 1,0 g de substance à examiner avec un mélange à volumes égaux d'*acide sulfurique R* et d'*eau R* et calculé par rapport à la substance desséchée, le taux des cendres sulfuriques est de 6,5 pour cent à 13,5 pour cent. Ces limites correspondent à une teneur en sodium (Na) de 2,0 pour cent à 4,5 pour cent.

L'essai suivant peut être effectué pour mieux caractériser la substance en fonction de la formulation envisagée. Il n'est pas d'application obligatoire.

Volume de sédimentation. Dans une éprouvette graduée de 100 ml, ajoutez à 20 ml de *2-propanol R* 5,0 g de substance à examiner en agitant vigoureusement. Complétez à 30 ml avec du *2-propanol R*, ensuite à 50 ml avec de l'*eau R* et agitez vigoureusement. Pendant 15 min répétez l'agitation 3 fois et laissez reposer pendant 4 h. Déterminez le volume de la masse en sédimentation (15,0 ml à 35,0 ml).

01/2002:1187

CARMUSTINE

Carmustinum

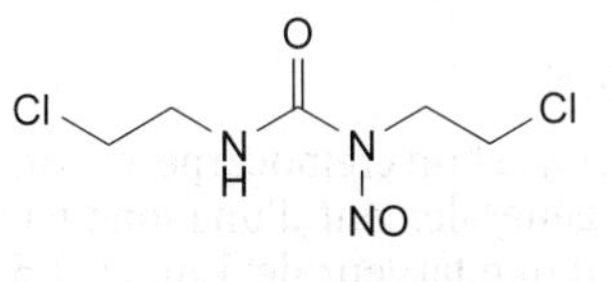

$C_5H_9Cl_2N_3O_2$ M_r 214,1

DÉFINITION

La carmustine contient au minimum 98,0 pour cent et au maximum l'équivalent de 102,0 pour cent de 1,3-bis(2-chloroéthyl)-1-nitrosourée, calculé par rapport à la substance anhydre.

CARACTÈRES

Poudre granulée, jaunâtre, très peu soluble dans l'eau, très soluble dans le chlorure de méthylène et dans l'éther, facilement soluble dans l'éthanol.

La carmustine fond en se décomposant vers 31 °C.

IDENTIFICATION

Examinez la carmustine par spectrophotométrie d'absorption dans l'infrarouge (*2.2.24*), en comparant avec le *spectre de référence de la carmustine de la Ph. Eur.* Examinez la substance fondue sous forme de pellicule mince.

ESSAI

1,3-bis(2-chloroéthyl)urée (impureté A). Opérez par chromatographie sur couche mince (*2.2.27*) en utilisant une plaque recouverte d'un gel de silice approprié.

Solution à examiner. Dissolvez 0,10 g de carmustine dans du *chlorure de méthylène R* et complétez à 5 ml avec le même solvant.

Solution témoin (a). Dissolvez 2 mg d'*impureté A de carmustine SCR* dans du *chlorure de méthylène R* et complétez à 10 ml avec le même solvant.

Solution témoin (b). Prélevez 1 ml de solution à examiner et complétez à 10 ml avec du *chlorure de méthylène R*. A 5 ml de solution, ajoutez 5 ml de solution témoin (a).

Déposez séparément sur la plaque 2 µl de chaque solution. Développez sur un parcours de 10 cm avec un mélange de 10 volumes de *méthanol R* et de 90 volumes de *chlorure de méthylène R*. Laissez sécher la plaque à l'air. Pulvérisez de la *diéthylamine R*. Chauffez la plaque à 125 °C pendant 10 min. Laissez refroidir et pulvérisez de la *solution de nitrate d'argent R2*. Exposez la plaque à la lumière ultraviolette à 365 nm jusqu'à apparition de taches brunes à noires. S'il apparaît une tache correspondant à l'impureté A de la carmustine dans le chromatogramme obtenu avec la solution à examiner, elle n'est pas plus intense que la tache du chromatogramme obtenu avec la solution témoin (a) (1 pour cent). L'essai n'est valable que si le chromatogramme obtenu avec la solution témoin (b) présente 2 taches nettement séparées.

Teneur en eau (*2.5.12*). Déterminée par semi-microdosage sur 0,50 g de carmustine, la teneur en eau n'est pas supérieure à 1,0 pour cent.

DOSAGE

Dissolvez 0,100 g de carmustine dans 30 ml d'*éthanol R* et complétez à 100,0 ml avec de l'*eau R*. Prélevez 3,0 ml de solution et complétez à 100,0 ml avec de l'*eau R*. Mesurez l'absorbance (*2.2.25*) au maximum à 230 nm.

Calculez la teneur en $C_5H_9Cl_2N_3O_2$ en prenant 270 comme valeur de l'absorbance spécifique.

CONSERVATION

En récipient étanche, à l'abri de la lumière, à une température de 2 °C à 8 °C.

IMPURETÉS

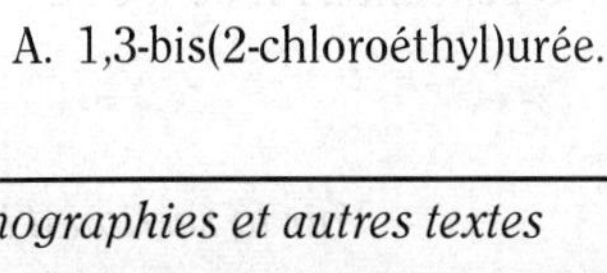

A. 1,3-bis(2-chloroéthyl)urée.

Monographies A - C

01/2002:0597

CARNAUBA (CIRE DE)

Cera carnauba

DÉFINITION

La cire de carnauba est la cire purifiée obtenue à partir des feuilles de *Copernicia cerifera* Mart.

CARACTÈRES

Poudre jaune à jaune clair ou paillettes ou masses solides, pratiquement insolubles dans l'eau et dans l'alcool, solubles à chaud dans l'acétate d'éthyle et dans le xylène.

La densité est de 0,97 environ.

IDENTIFICATION

Opérez par chromatographie sur couche mince (*2.2.27*) en utilisant une plaque recouverte de *gel de silice G R*.

Solution à examiner. Dissolvez en chauffant 0,10 g de cire de carnauba dans 5 ml de *chloroforme R*. Utilisez la solution encore chaude.

Solution témoin. Dissolvez 5 µl d'*acétate de menthyle R*, 5 mg de *menthol R* et 5 mg de *thymol R* dans 10 ml de *toluène R*.

Déposez séparément sur la plaque, en bandes de 20 mm sur 3 mm, 30 µl de solution à examiner et 10 µl de solution témoin. Développez sur un parcours de 10 cm avec un mélange de 2 volumes d'*acétate d'éthyle R* et de 98 volumes de *chloroforme R*. Laissez sécher la plaque à l'air. Pulvérisez, pour une plaque de 200 mm de côté, 10 ml environ d'une solution récemment préparée d'*acide phosphomolybdique R* à 200 g/l dans de l'*alcool R*, puis chauffez à 100-105 °C pendant 10 min à 15 min. Le chromatogramme obtenu avec la solution témoin présente dans sa partie inférieure une bande bleu foncé (menthol), au-dessus de celle-ci une bande rougeâtre (thymol) et dans sa partie supérieure une bande bleu foncé (acétate de menthyle). Le chromatogramme obtenu avec la solution à examiner présente une bande bleue intense (triacontanol = alcool mélissique) qui se situe entre les bandes du thymol et du menthol dans le chromatogramme obtenu avec la solution témoin. D'autres bandes bleues sont visibles dans la partie supérieure du chromatogramme obtenu avec la solution à examiner ; elles sont situées entre les bandes dues à l'acétate de menthyle et au thymol dans le chromatogramme obtenu avec la solution témoin. Au-dessus de celles-ci, d'autres bandes sont visibles dans le chromatogramme obtenu avec la solution à examiner ; la bande de R_f le plus élevé est très intense. Des bandes faibles sont visibles au-dessous de la bande due au triacontanol et le point de départ est coloré en bleu.

ESSAI

Aspect de la solution. Dissolvez en chauffant 0,10 g de cire de carnauba dans du *chloroforme R* et complétez à 10 ml avec le même solvant. La solution est limpide (*2.2.1*) et n'est pas plus fortement colorée qu'une solution de *dichromate de potassium R* à 0,05 g/l (*2.2.2, Procédé II*).

Point de fusion (*2.2.15*). Le point de fusion de la cire de carnauba est de 80 °C à 88 °C. Introduisez la substance à examiner, préalablement fondue avec précaution au bain-marie, dans les tubes capillaires. Laissez reposer à une température inférieure à 10 °C pendant 24 h ou à 0 °C pendant 2 h.

Indice d'acide. Dans une fiole conique de 250 ml, placez 2,000 g (*m* g) de cire de carnauba, ajoutez 40 ml de *xylène R* et quelques billes de verre, puis chauffez à reflux jusqu'à dissolution complète. Ajoutez 20 ml d'*alcool R* et 1 ml de *solution de phénolphtaléine R1*. Titrez la solution chaude par l'*hydroxyde de potassium alcoolique 0,5 M* jusqu'à coloration rose persistant pendant au moins 10 s (n_1 ml). Effectuez un essai à blanc (n_2 ml). Calculez l'indice d'acide à l'aide de l'expression :

$$\frac{28,05\,(n_1 - n_2)}{m}$$

L'indice d'acide est de 2 à 7.

Indice de saponification. A la solution obtenue après titrage dans l'essai de l'indice d'acide, ajoutez 20,0 ml d'*hydroxyde de potassium alcoolique 0,5 M* et chauffez à reflux pendant 3 h. Ajoutez 1 ml de *solution de phénolphtaléine R1* et titrez immédiatement la solution chaude par l'*acide chlorhydrique 0,5 M* jusqu'à disparition de la coloration rouge. Chauffez de nouveau à ébullition et continuez le titrage, si nécessaire, jusqu'à disparition de la coloration rouge. Répétez le chauffage et le titrage jusqu'à ce que la coloration rouge ne réapparaisse plus (n_3 ml). Effectuez un essai à blanc (n_4 ml). Calculez l'indice de saponification à l'aide de l'expression :

$$\frac{28,05\,(n_4 - n_3)}{m} + \text{indice d'acide}$$

L'indice de saponification est de 78 à 95.

Cendres totales (*2.4.16*). Déterminé sur 2,0 g de cire de carnauba, le taux des cendres totales n'est pas supérieur à 0,25 pour cent.

CONSERVATION

A l'abri de la lumière.

01/2002:1080

CARVI

Carvi fructus

DÉFINITION

Le carvi est constitué par le méricarpe entier, sec de *Carum carvi* L. Il contient au minimum 30 ml/kg d'huile essentielle, calculé par rapport à la drogue anhydre.

CARACTÈRES

Le carvi a une odeur qui rappelle celle de la carvone.

Il présente les caractères macroscopiques et microscopiques décrits aux identifications A et B.

IDENTIFICATION

A. Le fruit de carvi est un crémocarpe, de forme pratiquement cylindrique, généralement d'une longueur de 3 mm à 6,5 mm et d'une largeur de 1 mm à 1,5 mm. Les méricarpes, généralement libres, sont brun-gris à bruns, glabres, pratiquement falciformes avec 2 parois abruptes. Chacun d'eux porte 5 minces côtes saillantes. La coupe transversale du profil révèle un pentagone pratiquement régulier, 4 bandelettes sur la surface dorsale et 2 sur la surface commissurale, qui peuvent être observées à la loupe.

B. Réduisez le carvi en poudre (355). La poudre est brun jaune. Examinez au microscope en utilisant de la *solution d'hydrate de chloral R*. La poudre présente les éléments suivants : des fragments des cellules sécrétrices composés de cellules sécrétrices polygonales à parois fines brun à brun-jaune, souvent associées à une couche de cellules allongées transversalement de 8 µm à 12 µm de largeur et à parois fines des fragments d'épicarpe à parois épaisses et occasionnellement des stomates du type anomocytique (*2.8.3*) ; de très nombreux fragments d'endosperme contenant des grains d'aleurone, des gouttelettes d'huile grasse et de très petits cristaux d'oxalate de calcium formant des micro-rosettes ; des vaisseaux en forme de spirale accompagnés de fibres sclérenchymateuses ; rarement quelques faisceaux de fibres provenant du carpophore. La poudre peut présenter des scléréides rectangulaires ou sub-rectangulaires du mésocarpe à paroi modérément épaissie et ponctuée.

C. Opérez par chromatographie sur couche mince (*2.2.27*) en utilisant une plaque recouverte d'un gel de silice approprié.

   Solution à examiner. Agitez 0,5 g de carvi pulvérisé (710) avec 5,0 ml d'*acétate d'éthyle R* pendant 2 min à 3 min. Filtrez sur 2 g de *sulfate de sodium anhydre R* et utilisez le filtrat comme solution à examiner.

   Solution témoin. Dissolvez 2 µl de *carvone R* et 5 µl d'*huile d'olive R* dans 1,0 ml d'*acétate d'éthyle R*.

   Déposez sur la plaque en bandes, 20 µl de solution à examiner et 10 µl de solution témoin. Développez sur un parcours de 10 cm, avec un mélange de 5 volumes d'*acétate d'éthyle R* et de 95 volumes de *toluène R*. Laissez sécher la plaque à l'air. Examinez en lumière ultraviolette à 254 nm. Les chromatogrammes obtenus avec la solution à examiner et la solution témoin présentent, sur un fond clair, au milieu de la plaque, une bande d'atténuation de fluorescence (carvone). Pulvérisez de la *solution d'aldéhyde anisique R*. Chauffez en observant à 100-105 °C pendant 2 min à 4 min. Examinez à la lumière du jour. Les bandes correspondant à la carvone apparaissent en brun orangé foncé. Le chromatogramme obtenu avec la solution à examiner présente au-dessus de la bande correspondant à la carvone une zone violette semblable quant à sa position et sa coloration à celle du chromatogramme obtenu avec la solution témoin (triglycérides de l'huile d'olive). Le chromatogramme obtenu avec la solution à examiner présente une bande violette de faible intensité proche du front du solvant correspondant aux hydrocarbures terpéniques, et sur la partie inférieure, quelques zones de faible intensité, pour la plupart gris-violet ou brunes.

ESSAI

Eléments étrangers (*2.8.2*). Le carvi satisfait à l'essai des éléments étrangers.

Teneur en eau (*2.2.13*). Déterminée par entraînement sur 10,0 g de carvi pulvérisé, la teneur en eau n'est pas supérieure à 100 ml/kg.

Cendres totales (*2.4.16*). Le taux des cendres totales n'est pas supérieur à 7,0 pour cent.

DOSAGE

Effectuez la détermination des huiles essentielles dans les drogues végétales (*2.8.12*). Utilisez un ballon à fond rond de 500 ml, 200 ml d'*eau R* comme liquide d'entraînement et introduisez 0,50 ml de *xylène R* dans le tube gradué. Réduisez le carvi en poudre (710). Procédez immédiatement à la détermination sur 10,0 g de carvi en distillant à un débit de 2-3 ml/min pendant 90 min.

CONSERVATION

A l'abri de la lumière.

01/2002:0105

CASCARA

Rhamni purshianae cortex

DÉFINITION

Le cascara est constitué par l'écorce séchée, entière ou fragmentée, de *Rhamnus purshianus* D.C. (*Frangula purshiana* (D.C.) A. Gray ex J. C. Cooper). Il contient au minimum 8,0 pour cent d'hétérosides hydroxyanthracéniques, dont 60 pour cent au minimum sont constitués par des cascarosides, les 2 groupes étant exprimés en cascaroside A ($C_{27}H_{32}O_{14}$; M_r 580,5), calculé par rapport à la drogue desséchée.

CARACTÈRES

Il présente les caractères macroscopiques et microscopiques décrits aux identifications A et B.

IDENTIFICATION

A. L'écorce se présente en fragments légèrement incurvés ou presque plats, généralement d'une épaisseur de 1 mm à 5 mm, de longueur et de largeur très variables. La surface externe, grise ou brun foncé-gris, montre des lenticelles peu fréquentes et orientées transversalement. Elle est habituellement plus ou moins recouverte de lichens blanchâtres, de mousses épiphytes et d'hépatiques foliacées. La face interne est jaune à brun-rouge ou presque noire ; elle présente des stries fines, longitudinales ; elle se colore en rouge par addition d'alcalis. La cassure jaune est courte et granuleuse sur la face externe, un peu fibreuse sur la face interne.

B. Réduisez le cascara en poudre (355). La poudre est brun-jaune. Examinez au microscope en utilisant de la *solution d'hydrate de chloral R*. La poudre présente des fibres libériennes groupées, partiellement lignifiées, accompagnées de files de cellules cristallifères à prismes d'oxalate de calcium ; des groupes de cellules scléreuses entourées de cellules cristallifères ; des macles d'oxalate de calcium ; des cellules parenchymateuses contenant une matière colorante jaune qui se colore en rouge foncé par addition d'alcalis ; des cellules du suber et souvent des éléments d'épiphytes. Ces derniers peuvent être des feuilles d'hépatiques, entières ou en fragments, dont le limbe dépourvu de nervure médiane comporte une seule assise de cellules isodiamétriques, ou des feuilles de mousses à limbe d'une seule assise de cellules allongées avec une nervure médiane à plusieurs assises cellulaires.

C. Examinez les chromatogrammes obtenus dans l'essai « Autres espèces de *Rhamnus* ; anthrones » après pulvérisation de la solution d'*hydroxyde de potassium R* à 50 g/l dans l'*alcool à 50 pour cent V/V R* et chauffage. Le chromatogramme obtenu avec la solution à examiner présente plusieurs bandes brun-rouge d'intensité différente : 4 sont peu apparentes, 3 d'entre elles sont situées environ au milieu du chromatogramme et une dans le tiers inférieur, alors qu'une bande fortement colorée apparaît dans le tiers supérieur du chromatogramme. Examinez la plaque en lumière ultraviolette à 365 nm. Le chromatogramme obtenu avec la solution à examiner présente plusieurs bandes de même fluorescence situées au-dessus et surtout au-dessous (cascarosides) de celle correspondant à la barbaloïne dans le chromatogramme obtenu avec la solution témoin.

Monographies A - C

D. Chauffez au bain-marie 0,2 g de cascara pulvérisé (180) avec 50 ml d'*eau R* pendant 15 min. Laissez refroidir et filtrez. A 10 ml du filtrat, ajoutez 20 ml d'*acide chlorhydrique R1* et chauffez au bain-marie pendant 15 min. Laissez refroidir et transvasez la solution dans une ampoule à décantation, puis agitez avec 3 fois 20 ml d'*éther R*. Conservez la phase aqueuse (solution A).

a) Rassemblez les 3 phases éthérées et agitez avec 10 ml d'*ammoniaque diluée R2*. Il se développe une coloration violet-rouge dans la phase aqueuse.

b) Dans un petit ballon, introduisez la solution A, ajoutez 5 g de *chlorure ferrique R* et chauffez au bain-marie pendant 30 min. Laissez refroidir, transvasez la solution dans une ampoule à décantation et agitez avec 15 ml d'*éther R*. Lavez la phase éthérée avec 10 ml d'*eau R*, rejetez la phase aqueuse et agitez la phase éthérée avec 5 ml d'*ammoniaque diluée R2*. Il se développe une coloration rouge dans la phase aqueuse.

ESSAI

Autres espèces de *Rhamnus* ; anthrones. Opérez par chromatographie sur couche mince (*2.2.27*) en utilisant une plaque recouverte d'un gel de silice approprié.

Solution à examiner. Chauffez à ébullition 0,5 g de cascara pulvérisé (180) avec 5 ml d'*alcool à 70 pour cent V/V R*. Refroidissez et centrifugez. Décantez immédiatement le liquide surnageant. Utilisez cette solution dans les 30 min.

Solution témoin. Dissolvez 20 mg de *barbaloïne R* dans de l'*alcool à 70 pour cent V/V R* et complétez à 10 ml avec le même solvant.

Déposez séparément, en bandes, 10 µl de chaque solution. Développez sur un parcours de 10 cm avec un mélange de 13 volumes d'*eau R*, de 17 volumes de *méthanol R* et de 100 volumes d'*acétate d'éthyle R*. Laissez sécher la plaque pendant 5 min. Pulvérisez 10 ml environ d'une solution d'*hydroxyde de potassium R* à 50 g/l dans l'*alcool à 50 pour cent V/V R* et chauffez à 100-105 °C pendant 15 min. Examinez immédiatement après le chauffage. Le chromatogramme obtenu avec la solution témoin présente en son milieu une bande brun-rouge correspondant à la barbaloïne. Examinez la plaque en lumière ultraviolette à 365 nm. La bande correspondant à la barbaloïne présente une fluorescence brun-jaune intense. Dans le chromatogramme obtenu avec la solution à examiner, il n'apparaît pas de bande fluorescente brun-orangé entre la bande correspondant à la barbaloïne et celles correspondant aux cascarosides.

Déposez sur une autre plaque, en bande, 10 µl de solution à examiner et développez comme indiqué plus haut. Laissez sécher la plaque pendant 5 min au maximum. Pulvérisez immédiatement une solution de *bleu de nitrotétrazolium R* à 5 g/l dans le *méthanol R*. Examinez immédiatement le chromatogramme. Il n'apparaît aucune bande violette ou bleu-gris.

Eléments étrangers (*2.8.2*). Le taux des éléments étrangers n'est pas supérieur à 1 pour cent.

Perte à la dessiccation (*2.2.32*). Déterminée à l'étuve à 100-105 °C pendant 2 h sur 1,000 g de drogue pulvérisée (180), la perte à la dessiccation n'est pas supérieure à 10,0 pour cent.

Cendres totales (*2.4.16*). Le taux des cendres totales n'est pas supérieur à 7,0 pour cent.

DOSAGE

Effectuez le dosage en un jour à l'abri d'une lumière vive.

A 100 ml d'*eau R* bouillante, ajoutez en agitant 1,00 g de cascara pulvérisé (180). Maintenez l'ébullition et l'agitation pendant 5 min. Laissez refroidir et complétez à 100,0 ml avec de l'*eau R*. Agitez, filtrez et rejetez les 20 premiers millilitres du filtrat. Transvasez 10,0 ml du filtrat dans une ampoule à décantation, ajoutez 0,1 ml d'*acide chlorhydrique 1 M* et agitez avec 2 fois 20 ml d'un mélange de 1 volume d'*éther R* et de 3 volumes d'*hexane R*. Réunissez les solutions organiques et lavez-les avec 5 ml d'*eau R* ; rejetez la phase organique et ajoutez l'eau de lavage à la phase aqueuse. Réunissez les phases aqueuses et agitez 4 fois avec 30 ml d'*acétate d'éthyle R* extemporanément saturé d'*eau R* (à 150 ml d'*acétate d'éthyle R*, ajoutez 15 ml d'*eau R*, agitez pendant 3 min, puis laissez reposer). Laissez reposer chaque fois jusqu'à ce que la phase organique soit limpide. Réunissez les solutions d'acétate d'éthyle. Utilisez la phase aqueuse pour le dosage des cascarosides et la phase organique pour le dosage des hétérosides hydroxyanthracéniques autres que les cascarosides.

Hétérosides hydroxyanthracéniques autres que les cascarosides. Dans un ballon approprié, introduisez la phase organique, éliminez le solvant par distillation, puis évaporez presque à siccité. Dissolvez le résidu dans 0,3 ml à 0,5 ml de *méthanol R*. Transvasez dans un ballon jaugé, lavez le premier ballon à l'*eau R* chaude, ajoutez l'eau de lavage à la solution méthanolique. Laissez refroidir et complétez à 50,0 ml avec de l'*eau R*. Dans un ballon de 100 ml à col rodé et à fond rond contenant 2 g de *chlorure ferrique R* et 12 ml d'*acide chlorhydrique R*, introduisez 20,0 ml de la solution. Adaptez un réfrigérant à reflux et placez le ballon dans un bain-marie de façon que le niveau de l'eau soit au-dessus de celui du liquide dans le ballon et chauffez pendant 4 h. Laissez refroidir. Dans une ampoule à décantation, introduisez la solution, lavez successivement le ballon avec 3 ml à 4 ml d'*hydroxyde de sodium 1 M* et 3 ml à 4 ml d'*eau R* et ajoutez les liquides de lavage au contenu de l'ampoule à décantation. Agitez le contenu de l'ampoule à décantation avec 3 fois 30 ml d'un mélange de 1 volume d'*éther R* et de 3 volumes d'*hexane R*. Réunissez les solutions organiques, lavez avec 2 fois 10 ml d'*eau R* et rejetez les eaux de lavage. Complétez la phase organique à 100,0 ml avec le mélange d'éther et d'hexane. Prélevez 20,0 ml et évaporez avec précaution au bain-marie à siccité. Dissolvez le résidu dans 10,0 ml d'une solution d'*acétate de magnésium R* à 5 g/l dans le *méthanol R*. Mesurez l'absorbance (*2.2.25*) à 515 nm en utilisant le *méthanol R* comme liquide de compensation.

Calculez la teneur pour cent en hétérosides hydroxyanthracéniques, exprimés en cascaroside A à l'aide de l'expression :

$$\frac{A \times 6,95}{m}$$

en prenant 180 comme valeur de l'absorbance spécifique.

A = absorbance à 515 nm,

m = masse de la prise d'essai, en grammes.

Mesurez également l'absorbance de la solution à examiner à 440 nm. Si le rapport entre l'absorbance mesurée à 515 nm et l'absorbance mesurée à 440 nm est inférieur à 2,4, ne tenez pas compte des résultats et recommencez les opérations.

Cascarosides. Prélevez la phase aqueuse réservée à ce dosage et complétez à 50,0 ml avec de l'*eau R*. Traitez 20,0 ml de la solution comme décrit ci-dessus dans le dosage des hétérosides hydroxyanthracéniques autres que les cascarosides.

Monographies A - C

Calculez la teneur pour cent en cascarosides, exprimés en cascaroside A, à l'aide de l'expression :

$$\frac{A \times 6,95}{m}$$

en prenant 180 comme valeur de l'absorbance spécifique.

A = absorbance à 515 nm,

m = masse de la prise d'essai, en grammes.

Mesurez également l'absorbance de la solution à examiner à 440 nm. Si le rapport entre l'absorbance mesurée à 515 nm et l'absorbance mesurée à 440 nm est inférieur à 2,7, ne tenez pas compte des résultats et recommencez les opérations.

CONSERVATION

A l'abri de la lumière.

01/2002:0986

CÉFACLOR

Cefaclorum

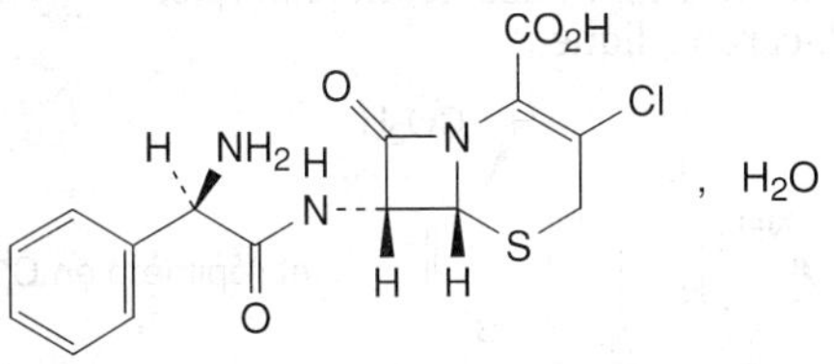

$C_{15}H_{14}ClN_3O_4S,H_2O$ M_r 385,8

DÉFINITION

Le céfaclor est le monohydrate de l'acide (6*R*,7*R*)-7-[[(2*R*)-2-amino-2-phénylacétyl]amino]-3-chloro-8-oxo-5-thia-1-azabicyclo[4.2.0]oct-2-ène-2-carboxylique. Il contient au minimum 96,0 pour cent et au maximum l'équivalent de 102,0 pour cent de $C_{15}H_{14}ClN_3O_4S$, calculé par rapport à la substance anhydre.

CARACTÈRES

Poudre blanche à légèrement jaune, peu soluble dans l'eau, pratiquement insoluble dans le chlorure de méthylène et dans le méthanol.

IDENTIFICATION

Première identification : A.

Seconde identification : B, C.

A. Examinez le céfaclor par spectrophotométrie d'absorption dans l'infrarouge (*2.2.24*), en comparant avec le spectre obtenu avec le *céfaclor SCR*.

B. Opérez par chromatographie sur couche mince (*2.2.27*), en utilisant une plaque recouverte de *gel de silice silanisé* HF_{254} *R*.

Solution à examiner. Dissolvez 10 mg de céfaclor dans 5 ml d'un mélange à volumes égaux de *méthanol R* et de *solution tampon phosphate pH 7,0 (0,067 M) R*.

Solution témoin (a). Dissolvez 10 mg de *céfaclor SCR* dans 5 ml d'un mélange à volumes égaux de *méthanol R* et de *solution tampon phosphate pH 7,0 (0,067 M) R*.

Solution témoin (b). Dissolvez 10 mg de *céfaclor SCR* et 10 mg de *céfalexine SCR* dans 5 ml d'un mélange à volumes égaux de *méthanol R* et de *solution tampon phosphate pH 7,0 (0,067 M) R*.

Déposez séparément sur la plaque 1 µl de chaque solution. Développez sur un parcours de 15 cm avec un mélange de 15 volumes de *méthanol R* et de 85 volumes d'une solution d'*acétate d'ammonium R* à 154 g/l préalablement ajustée à pH 6,2 avec de l'*acide acétique R*. Séchez la plaque dans un courant d'air chaud et examinez en lumière ultraviolette à 254 nm. La tache principale du chromatogramme obtenu avec la solution à examiner est semblable quant à sa position et ses dimensions à la tache principale du chromatogramme obtenu avec la solution témoin (a). L'identification n'est valable que si le chromatogramme obtenu avec la solution témoin (b) présente 2 taches nettement séparées.

C. Dans un tube à essai d'une longueur de 150 mm et d'un diamètre de 15 mm environ, introduisez 2 mg environ de céfaclor. Humectez avec 0,05 ml d'*eau R* et ajoutez 2 ml de *réactif à l'acide sulfurique et au formaldéhyde R*. Mélangez par un mouvement rotatif ; la solution est incolore. Placez le tube à essai au bain-marie pendant 1 min ; il se développe une coloration brun-jaune.

ESSAI

Détermination du pH (*2.2.3*). Mettez en suspension 0,250 g de céfaclor dans de l'*eau exempte de dioxyde de carbone R*, et complétez à 10 ml avec le même solvant. Le pH de la suspension est de 3,0 à 4,5.

Pouvoir rotatoire spécifique (*2.2.7*). Dissolvez 0,250 g de céfaclor dans une solution d'*acide chlorhydrique R* à 10 g/l et complétez à 25,0 ml avec la même solution. Calculé par rapport à la substance anhydre, le pouvoir rotatoire spécifique est de + 101 à + 111.

Substances apparentées. Opérez par chromatographie liquide (*2.2.29*).

Solution à examiner. Dissolvez 50,0 mg de céfaclor dans 10,0 ml d'une solution de *phosphate monosodique R* à 2,7 g/l ajustée à pH 2,5 avec de l'*acide phosphorique R*.

Solution témoin (a). Dissolvez 2,5 mg de *céfaclor SCR* et 5,0 mg de *delta-3-céfaclor SCR* dans 100,0 ml d'une solution de *phosphate monosodique R* à 2,7 g/l ajustée à pH 2,5 avec de l'*acide phosphorique R*.

Solution témoin (b). Prélevez 1,0 ml de solution à examiner et complétez à 100,0 ml avec une solution de *phosphate monosodique R* à 2,7 g/l ajustée à pH 2,5 avec de l'*acide phosphorique R*.

La chromatographie peut être réalisée en utilisant :

– une colonne d'acier inoxydable, d'une longueur de 0,25 m et d'un diamètre intérieur de 4,6 mm, remplie de *gel de silice octadécylsilylé postgreffé pour chromatographie R* (5 µm),

– comme phase mobile, à un débit de 1,0 ml/min :

Phase mobile A. Une solution de *phosphate monosodique R* à 7,8 g/l ajustée à pH 4,0 avec de l'*acide phosphorique R*,

Phase mobile B. Mélangez 450 ml d'*acétonitrile R* et 550 ml de phase mobile A,

– comme détecteur, un spectrophotomètre réglé à 220 nm,

– un injecteur à boucle de 20 µl.

Equilibrez la colonne avant chaque injection avec un mélange de 5 volumes de phase mobile B et de 95 volumes de phase mobile A pendant 15 min au moins. Injectez les solutions. Opérez par gradient d'élution en augmentant de façon continue et linéaire la concentration en phase mobile B de 0,67 pour cent *V/V* par minute pendant 30 min (25 pour cent *V/V*), puis augmentez de façon continue et linéaire la concentration en phase mobile B de 5 pour cent *V/V* par minute pendant 15 min (100 pour cent *V/V*). Enfin, éluez pendant 10 min avec la phase mobile B. Eluez avec un mélange de 5 volumes de phase mobile B et de 95 volumes de phase mobile A pour rééquilibrer la colonne.

Injectez la solution témoin (a). L'essai n'est valable que si la résolution entre les pics dus respectivement au céfaclor et au delta-3-céfaclor n'est pas inférieure à 2 et si le facteur de symétrie du pic dû au céfaclor n'est pas supérieur à 1,2. Si nécessaire, ajustez la teneur de la phase mobile en acétonitrile.

Injectez la solution à examiner et la solution témoin (b). S'il apparaît d'autres pics que le pic principal et des pics dus à la phase mobile dans le chromatogramme obtenu avec la solution à examiner, la surface d'aucun d'entre eux n'est supérieure à 0,5 fois celle du pic principal du chromatogramme obtenu avec la solution témoin (b) (0,5 pour cent) et la somme de leur surface n'est pas supérieure à 2 fois la surface du pic principal du chromatogramme obtenu avec la solution témoin (b) (2 pour cent). Ne tenez pas compte des pics dont la surface est inférieure à 0,1 fois celle du pic principal du chromatogramme obtenu avec la solution témoin (b).

Métaux lourds (*2.4.8*). 1,0 g de céfaclor satisfait à l'essai limite C (30 ppm). Préparez le témoin avec 3 ml de *solution à 10 ppm de plomb (Pb) R*.

Teneur en eau (*2.5.12*). Déterminée par semi-microdosage sur 0,200 g de céfaclor, la teneur en eau est de 3,0 pour cent à 6,5 pour cent.

DOSAGE

Opérez par chromatographie liquide (*2.2.29*).

Solution à examiner. Dissolvez 15,0 mg de céfaclor dans la phase mobile et complétez à 50,0 ml avec la phase mobile.

Solution témoin (a). Dissolvez 15,0 mg de *céfaclor SCR* dans la phase mobile et complétez à 50,0 ml avec la phase mobile.

Solution témoin (b). Dissolvez 15,0 mg de *céfaclor SCR* et 15,0 mg de *delta-3-céfaclor SCR* dans la phase mobile et complétez à 50,0 ml avec la phase mobile.

La chromatographie peut être réalisée en utilisant :

– une colonne d'acier inoxydable, d'une longueur de 0,25 m et d'un diamètre intérieur de 4,6 mm, remplie de *gel de silice octadécylsilylé pour chromatographie R* (5 µm),

– comme phase mobile, à un débit de 1,5 ml/min, un mélange préparé en ajoutant 220 ml de *méthanol R* à un mélange de 780 ml d'*eau R*, de 10 ml de *triéthylamine R* et de 1 g de *pentanesulfonate de sodium R*, ajusté à pH 2,5 avec de l'*acide phosphorique R*,

– comme détecteur, un spectrophotomètre réglé à 265 nm,

– un injecteur à boucle de 20 µl.

Injectez la solution témoin (b). Le dosage n'est valable que si la résolution entre les pics dus respectivement au céfaclor et au delta-3-céfaclor n'est pas inférieure à 2,5. Si nécessaire, ajustez la teneur en méthanol de la phase mobile. Le dosage n'est valable que si le facteur de symétrie du pic dû au céfaclor n'est pas supérieur à 1,5. Injectez 6 fois la solution témoin (a). Le dosage n'est valable que si l'écart type relatif de la surface du pic correspondant au céfaclor n'est pas supérieur à 1,0 pour cent. Injectez en alternance la solution à examiner et la solution témoin (a).

IMPURETÉS

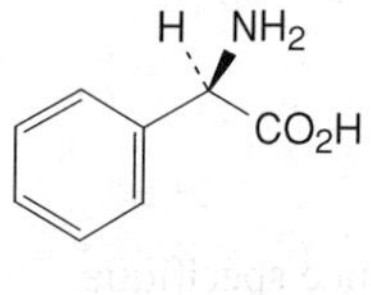

A. acide (2*R*)-2-amino-2-phénylacétique (phénylglycine),

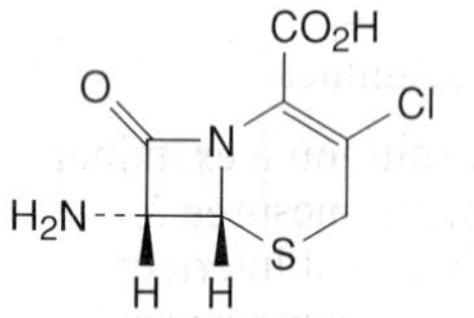

B. acide (6*R*,7*R*)-7-amino-3-chloro-8-oxo-5-thia-1-azabicyclo[4.2.0]oct-2-ène-2-carboxylique,

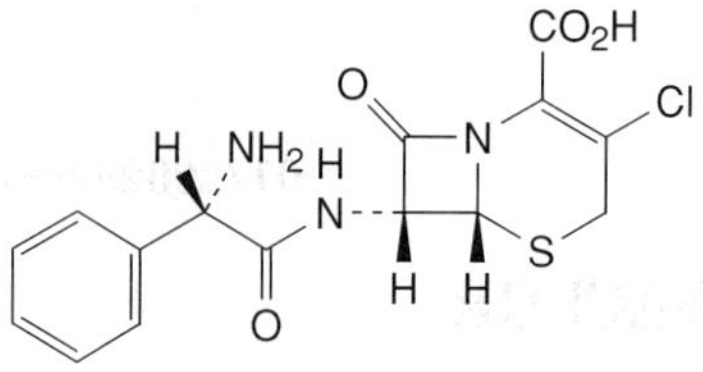

C. acide (6*R*,7*R*)-7-[[(2*S*)-2-amino-2-phénylacétyl]amino]-3-chloro-8-oxo-5-thia-1-azabicyclo[4.2.0]oct-2-ène-2-carboxylique,

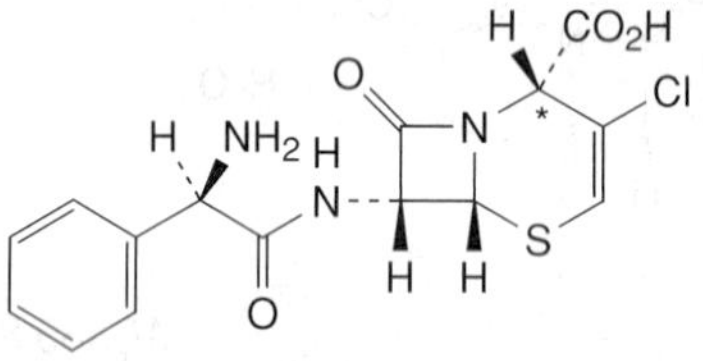

et l'épimère en C*

D. acide (2*R*,6*R*,7*R*)- et (2*S*,6*R*,7*R*)-7-[[(2*R*)-2-amino-2-phénylacétyl]amino]-3-chloro-8-oxo-5-thia-1-azabicyclo[4.2.0]oct- 3-ène-2-carboxylique (delta-3-céfaclor),

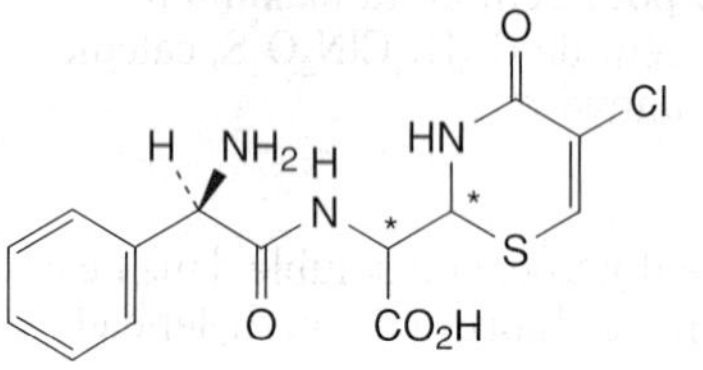

E. acide 2-[[(2*R*)-2-amino-2-phénylacétyl]amino]-2-(5-chloro-4-oxo-3,4-dihydro-2*H*-1,3-thiazin-2-yl)acétique,

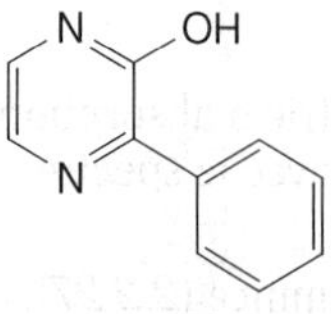

F. 3-phénylpyrazin-2-ol.

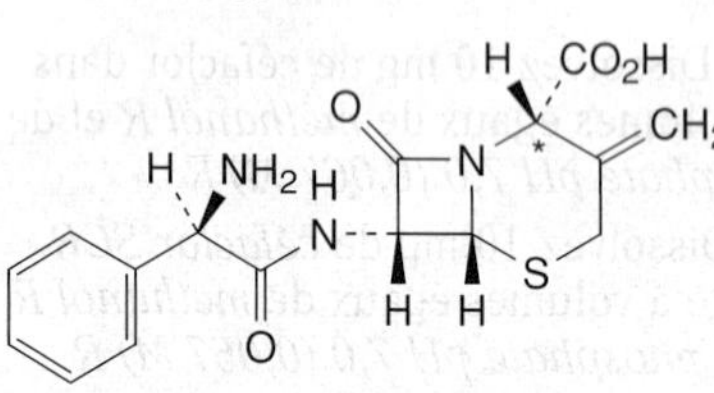

et l'épimère en C*

G. acide (2*R*,6*R*,7*R*)- et (2*S*,6*R*,7*R*)-7-[[(2*R*)-2-amino-2-phénylacétyl]amino]-3-méthylène-8-oxo-5-thia-1-azabicyclo[4.2.0]octane-2-carboxylique (isocéfalexine),

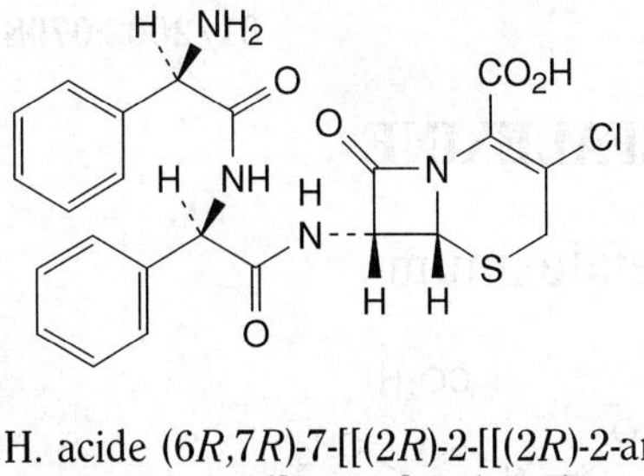

H. acide (6*R*,7*R*)-7-[[(2*R*)-2-[[(2*R*)-2-amino-2-phénylacétyl]amino]-2-phénylacétyl]amino]-3-chloro-8-oxo-5-thia-1-azabicyclo[4.2.0]oct-2-ène-2-carboxylique (*N*-phénylglycyl céfaclor).

01/2002:0813

CÉFADROXIL

Cefadroxilum

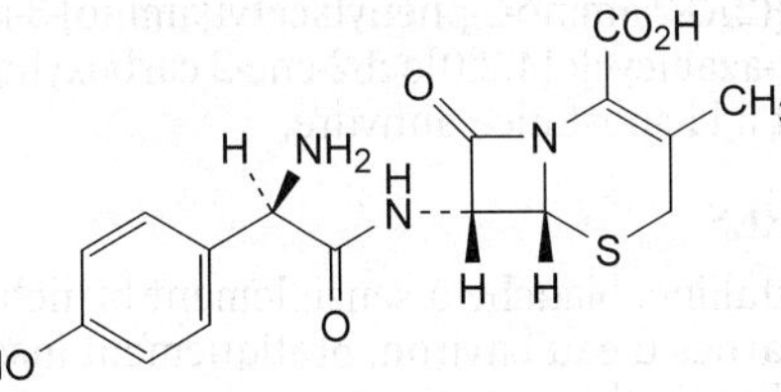

$C_{16}H_{17}N_3O_5S$ M_r 363,4

DÉFINITION

Le céfadroxil contient au minimum 95,0 pour cent et au maximum l'équivalent de 101,0 pour cent d'acide (6*R*,7*R*)-7-[[(2*R*)-2-amino-2-(4-hydroxyphényl)acétyl]amino]-3-méthyl-8-oxo-5-thia-1-azabicyclo[4.2.0]oct-2-ène-2-carboxylique, calculé par rapport à la substance anhydre.

CARACTÈRES

Poudre blanche à sensiblement blanche, peu soluble dans l'eau, très peu soluble dans l'alcool, pratiquement insoluble dans l'éther.

IDENTIFICATION

Première identification : A.

Seconde identification : B, C.

A. Examinez le céfadroxil par spectrophotométrie d'absorption dans l'infrarouge (*2.2.24*), en comparant avec le spectre obtenu avec le *céfadroxil SCR*.

B. Opérez par chromatographie sur couche mince (*2.2.27*) en utilisant une plaque recouverte de *gel de silice silanisé* HF_{254} *R*.

Solution à examiner. Dissolvez 20 mg de céfadroxil dans 5 ml d'un mélange à volumes égaux de *méthanol R* et de *solution tampon phosphate pH 7,0 (0,067 M) R*.

Solution témoin (a). Dissolvez 20 mg de *céfadroxil SCR* dans 5 ml d'un mélange à volumes égaux de *méthanol R* et de *solution tampon phosphate pH 7,0 (0,067 M) R*.

Solution témoin (b). Dissolvez 20 mg de *céfadroxil SCR* et 20 mg de *céfalexine SCR* dans 5 ml d'un mélange à volumes égaux de *méthanol R* et de *solution tampon phosphate pH 7,0 (0,067 M) R*.

Déposez séparément sur la plaque 1 µl de chaque solution. Développez sur un parcours de 15 cm avec un mélange de 15 volumes de *méthanol R* et de 85 volumes d'une solution d'*acétate d'ammonium R* à 154 g/l, préalablement ajustée à pH 6,2 avec de l'*acide acétique R*. Laissez sécher la plaque et examinez en lumière ultraviolette à 254 nm. La tache principale du chromatogramme obtenu avec la solution à examiner est semblable quant à sa position et ses dimensions à la tache principale du chromatogramme obtenu avec la solution témoin (a). L'identification n'est valable que si le chromatogramme obtenu avec la solution témoin (b) présente 2 taches nettement séparées.

C. Dans un tube à essai d'une longueur de 150 mm et d'un diamètre de 15 mm environ, introduisez 2 mg environ de céfadroxil. Humectez avec 0,05 ml d'*eau R*. Ajoutez 2 ml de *réactif à l'acide sulfurique et au formaldéhyde R*. Mélangez le contenu du tube en tournant ; la solution est jaune. Immergez le tube dans un bain-marie pendant 1 min. Il se développe une coloration orange.

ESSAI

Détermination du pH (*2.2.3*). Dispersez 1,0 g de céfadroxil dans de l'*eau exempte de dioxyde de carbone R* et complétez à 20 ml avec le même solvant. Le pH de la suspension est de 4,0 à 6,0.

Pouvoir rotatoire spécifique (*2.2.7*). Dissolvez 0,500 g de céfadroxil dans de l'*eau R* et complétez à 50,0 ml avec le même solvant. Calculé par rapport à la substance anhydre, le pouvoir rotatoire spécifique est de + 165 à + 178.

Absorbance (*2.2.25*). Dissolvez 20,0 mg de céfadroxil dans de la *solution tampon phosphate pH 6,0 R* et complétez à 100,0 ml avec le même solvant. L'absorbance de la solution, mesurée à 330 nm, n'est pas supérieure à 0,05. Prélevez 10,0 ml de solution et complétez à 100,0 ml avec de la *solution tampon phosphate pH 6,0 R*. Examinée de 235 nm à 340 nm, la solution diluée présente un maximum d'absorption à 264 nm. Calculée par rapport à la substance anhydre, l'absorbance spécifique déterminée au maximum est de 225 à 250.

Substances apparentées. Opérez par chromatographie sur couche mince (*2.2.27*) en utilisant une plaque recouverte de *gel de silice* GF_{254} *R*.

Solution à examiner. Dissolvez 0,25 g de céfadroxil dans un mélange de 3 volumes d'*acide chlorhydrique dilué R*, de 22 volumes d'*eau R* et de 75 volumes d'*alcool R* et complétez à 10 ml avec le même mélange de solvants.

Solution témoin (a). Prélevez 1 ml de solution à examiner et complétez à 100 ml avec un mélange de 3 volumes d'*acide chlorhydrique dilué R*, de 22 volumes d'*eau R* et de 75 volumes d'*alcool R*.

Solution témoin (b). Dissolvez 25 mg d'*acide 7-aminodésacétoxycéphalosporanique SCR* dans un mélange de 3 volumes d'*acide chlorhydrique dilué R*, de 22 volumes d'*eau R* et de 75 volumes d'*alcool R* et complétez à 100 ml avec le même mélange de solvants.

Solution témoin (c). Dissolvez 25 mg de *D-α-(4-hydroxyphényl)glycine SCR* dans un mélange de 3 volumes d'*acide chlorhydrique dilué R*, de 22 volumes d'*eau R* et de 75 volumes d'*alcool R* et complétez à 100 ml avec le même mélange de solvants.

Solution témoin (d). A 1,0 ml de solution à examiner, ajoutez 0,5 ml de solution témoin (b) et 0,5 ml de solution témoin (c).

Déposez séparément sur la plaque 2 µl de solution à examiner, 2 µl des solutions témoins (a), (b) et (c) et 4 µl de solution témoin (d). Développez sur un parcours de 10 cm avec un mélange de 4 volumes d'*acide formique anhydre R*, de 20 volumes d'*alcool R*, de 20 volumes d'*eau R* et de 56 volumes d'*acétate d'éthyle R*. Chauffez la plaque à 105-110 °C pendant 10 min et pulvérisez la *solution de ninhydrine R2*. S'il apparaît une tache correspondant à l'acide 7-aminodésacétoxycéphalosporanique dans le chromatogramme obtenu avec la solution à examiner, elle n'est pas plus intense que la tache du chromatogramme obtenu avec la solution témoin (b)

(1,0 pour cent). S'il apparaît une tache correspondant à la D-α-(4-hydroxyphényl)glycine dans le chromatogramme obtenu avec la solution à examiner, elle n'est pas plus intense que la tache du chromatogramme obtenu avec la solution témoin (c) (1,0 pour cent). S'il apparaît d'autres taches que la tache principale et celles mentionnées ci-dessus dans le chromatogramme obtenu avec la solution à examiner, aucune d'entre elles n'est plus intense que la tache du chromatogramme obtenu avec la solution témoin (a) (1,0 pour cent). L'essai n'est valable que si le chromatogramme obtenu avec la solution témoin (d) présente 3 taches nettement séparées.

***N,N*-Diméthylaniline** (*2.4.26, Méthode B*). Le céfadroxil ne contient pas plus de 20 ppm de *N,N*-diméthylaniline.

Teneur en eau (*2.5.12*). Déterminée par semi-microdosage sur 0,200 g de céfadroxil, la teneur en eau est de 4,0 pour cent à 6,0 pour cent.

Cendres sulfuriques (*2.4.14*). Déterminé sur 1,0 g de céfadroxil, le taux des cendres sulfuriques n'est pas supérieur à 0,5 pour cent.

DOSAGE

Opérez par chromatographie liquide (*2.2.29*).

Solution à examiner. Dissolvez 50,0 mg de céfadroxil dans la phase mobile et complétez à 100,0 ml avec la phase mobile.

Solution témoin (a). Dissolvez 50,0 mg de *céfadroxil SCR* dans la phase mobile et complétez à 100,0 ml avec la phase mobile.

Solution témoin (b). Dissolvez 5 mg de *céfadroxil SCR* et 50 mg d'*amoxicilline trihydratée SCR* dans la phase mobile et complétez à 100 ml avec la phase mobile.

La chromatographie peut être réalisée en utilisant :

- une colonne d'acier inoxydable, d'une longueur de 0,25 m et d'un diamètre intérieur de 4,6 mm, remplie de *gel de silice octadécylsilylé pour chromatographie R* (5 µm ou 10 µm),
- comme phase mobile, à un débit de 1 ml/min, un mélange de 4 volumes d'*acétonitrile R* et de 96 volumes d'une solution de *phosphate monopotassique R* à 2,72 g/l,
- comme détecteur, un spectrophotomètre réglé à 254 nm,
- un injecteur à boucle de 20 µl.

Injectez la solution témoin (b). Ajustez la sensibilité de façon à obtenir des pics dont la hauteur représente au moins la moitié de l'échelle totale de l'enregistreur. Le dosage n'est valable que si la résolution entre les pics correspondant respectivement au céfadroxil et à l'amoxicilline n'est pas inférieure à 5,0. Si nécessaire, ajustez la teneur en acétonitrile dans la phase mobile. Injectez à 6 reprises la solution témoin (a). Le dosage n'est valable que si l'écart type relatif de la surface du pic du céfadroxil n'est pas supérieur à 1,0 pour cent. Injectez alternativement la solution à examiner et la solution témoin (a). Calculez la teneur pour cent de céfadroxil.

CONSERVATION

A l'abri de la lumière, à une température ne dépassant pas 30 °C.

01/2002:0708

CÉFALEXINE

Cefalexinum

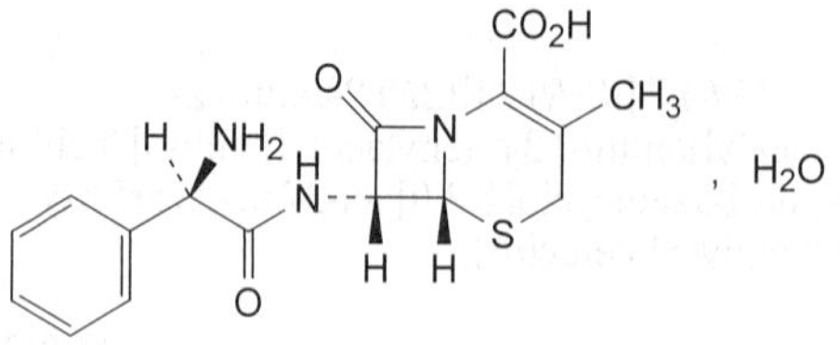

$C_{16}H_{17}N_3O_4S,H_2O$ M_r 365,4

DÉFINITION

La céfalexine contient au minimum 95,0 pour cent et au maximum l'équivalent de 101,0 pour cent d'acide (6*R*,7*R*)-7-[[(2*R*)-2-amino-2-phénylacétyl]amino]-3-méthyl-8-oxo-5-thia-1-azabicyclo[4.2.0]oct-2-ène-2-carboxylique, calculé par rapport à la substance anhydre.

CARACTÈRES

Poudre cristalline, blanche à sensiblement blanche, soluble dans 100 parties d'eau environ, pratiquement insoluble dans l'alcool et dans l'éther.

IDENTIFICATION

Première identification : A.

Seconde identification : B, C.

A. Examinez la céfalexine par spectrophotométrie d'absorption dans l'infrarouge (*2.2.24*), en comparant avec le spectre obtenu avec la *céfalexine SCR*.

B. Opérez par chromatographie sur couche mince (*2.2.27*) en utilisant une plaque recouverte de *gel de silice* HF_{254} *silanisé R*.

Solution à examiner. Dissolvez 20 mg de céfalexine dans 5,0 ml d'un mélange à volumes égaux de *méthanol R* et de *solution tampon phosphate pH 7,0 (0,067 M) R.*

Solution témoin (a). Dissolvez 20 mg de *céfalexine SCR* dans 5,0 ml d'un mélange à volumes égaux de *méthanol R* et de *solution tampon phosphate pH 7,0 (0,067 M) R.*

Solution témoin (b). Dissolvez 20 mg de *céfalexine SCR* et 20 mg de *céfradine SCR* dans 5,0 ml d'un mélange à volumes égaux de *méthanol R* et de *solution tampon phosphate pH 7,0 (0,067 M) R.*

Déposez séparément sur la plaque 1 µl de chaque solution. Développez sur un parcours de 15 cm avec un mélange de 15 volumes d'*acétone R* et de 85 volumes d'une solution d'*acétate d'ammonium R* à 154 g/l préalablement ajustée à pH 6,2 à l'aide d'*acide acétique R*. Laissez sécher la plaque et examinez en lumière ultraviolette à 254 nm. La tache principale du chromatogramme obtenu avec la solution à examiner est semblable quant à sa position et ses dimensions à la tache principale du chromatogramme obtenu avec la solution témoin (a). L'identification n'est valable que si le chromatogramme obtenu avec la solution témoin (b) présente 2 taches nettement séparées.

C. Dans un tube à essai d'une longueur de 150 mm et d'un diamètre de 15 mm environ, introduisez 2 mg environ de céfalexine. Humectez avec 0,05 ml d'*eau R*. Ajoutez 2 ml de *réactif à l'acide sulfurique et au formaldéhyde R*. Mélangez le contenu du tube en tournant ; la solution est jaune pâle. Immergez le tube dans un bain-marie pendant 1 min. Il se développe une coloration jaune foncé.

ESSAI

Détermination du pH (*2.2.3*). Dissolvez 50 mg de céfalexine dans de l'*eau exempte de dioxyde de carbone R* et complétez à 10 ml avec le même solvant. Le pH de la solution est de 4,0 à 5,5.

Pouvoir rotatoire spécifique (*2.2.7*). Dissolvez 0,125 g de céfalexine dans de la *solution tampon phtalate pH 4,4 R* et complétez à 25,0 ml avec le même solvant. Calculé par rapport à la substance anhydre, le pouvoir rotatoire spécifique est de + 149 à + 158.

Absorbance (*2.2.25*). Dissolvez 50 mg de céfalexine dans de l'*eau R* et complétez à 100,0 ml avec le même solvant. L'absorbance de cette solution, mesurée à 330 nm, n'est pas supérieure à 0,05. Prélevez 2,0 ml de la solution et complétez à 50,0 ml avec de l'*eau R*. Examinée de 220 nm à 300 nm, la solution diluée présente un maximum d'absorption à 262 nm. Calculée par rapport à la substance anhydre, l'absorbance spécifique déterminée au maximum est de 220 à 245.

Substances apparentées. Opérez par chromatographie sur couche mince (*2.2.27*) en utilisant une plaque recouverte de *gel de silice G R*. Imprégnez la plaque par développement avec une solution de *tétradécane R* à 5 pour cent *V/V* dans l'*hexane R*. Laissez évaporer le solvant, puis effectuez la chromatographie dans la même direction que l'imprégnation.

Solution à examiner. Dissolvez 0,25 g de céfalexine dans de l'*acide chlorhydrique dilué R* et complétez à 10 ml avec le même acide.

Solution témoin (a). Prélevez 1 ml de solution à examiner et complétez à 100 ml avec de l'*acide chlorhydrique dilué R*.

Solution témoin (b). Dissolvez 25 mg d'*acide 7-aminodésacétoxycéphalosporanique SCR* dans de l'*acide chlorhydrique dilué R* et complétez à 10 ml avec le même acide (*solution témoin b'*). Prélevez 1 ml de cette solution et complétez à 10 ml avec de l'*acide chlorhydrique dilué R*.

Solution témoin (c). Dissolvez 25 mg d'*α-phénylglycine R* dans de l'*acide chlorhydrique dilué R* et complétez à 10 ml avec le même acide (*solution témoin c'*). Prélevez 1 ml de cette solution et complétez à 10 ml avec de l'*acide chlorhydrique dilué R*.

Solution témoin (d). Dissolvez 0,25 g de céfalexine dans un mélange de 1 ml de solution témoin b' et de 1 ml de solution témoin c' et complétez à 10 ml avec de l'*acide chlorhydrique dilué R*.

Déposez séparément sur la plaque 5 µl de chaque solution. Développez sur un parcours de 15 cm avec un mélange de 3 volumes d'*acétone R*, de 80 volumes d'une solution de *phosphate disodique R* à 72 g/l et de 120 volumes d'une solution d'*acide citrique R* à 21 g/l. Faites sécher la plaque en la chauffant à 90 °C pendant 3 min. Pulvérisez la plaque encore chaude avec une solution de *ninhydrine R* à 1 g/l dans la phase mobile. Chauffez la plaque à 90 °C pendant 15 min puis laissez-la refroidir. S'il apparaît une tache correspondant à l'acide 7-aminodésacétoxycéphalosporanique dans le chromatogramme obtenu avec la solution à examiner, elle n'est pas plus intense que la tache du chromatogramme obtenu avec la solution témoin (b) (1,0 pour cent). S'il apparaît une tache correspondant à l'α-phénylglycine (dont la position est définie par comparaison avec le chromatogramme obtenu avec la solution témoin (d)) dans le chromatogramme obtenu avec la solution à examiner, elle n'est pas plus intense que la tache du chromatogramme obtenu avec la solution témoin (c) (1,0 pour cent). En outre, s'il apparaît d'autres taches que la tache principale et que celles mentionnées ci-dessus dans le chromatogramme obtenu avec la solution à examiner, aucune d'entre elles n'est plus intense que la tache principale du chromatogramme obtenu avec la solution témoin (a) (1,0 pour cent). L'essai n'est valable que si le chromatogramme obtenu avec la solution témoin (d) présente 3 taches nettement séparées.

***N,N*-Diméthylaniline** (*2.4.26, Méthode B*). La céfalexine ne contient pas plus de 20 ppm de *N,N*-diméthylaniline.

Teneur en eau (*2.5.12*). Déterminée par semi-microdosage sur 0,300 g de céfalexine, la teneur en eau est de 4,0 pour cent à 8,0 pour cent.

Cendres sulfuriques (*2.4.14*). Déterminé sur 1,0 g de céfalexine, le taux des cendres sulfuriques n'est pas supérieur à 0,2 pour cent.

DOSAGE

Opérez par chromatographie liquide (*2.2.29*).

Solution à examiner. Dissolvez 50,0 mg de céfalexine dans de l'*eau R* et complétez à 100,0 ml avec le même solvant.

Solution témoin (a). Dissolvez 50,0 mg de *céfalexine SCR* dans de l'*eau R* et complétez à 100,0 ml avec le même solvant.

Solution témoin (b). Dissolvez 10 mg de *céfalexine SCR* et 10 mg de *céfradine SCR* dans de l'*eau R* et complétez à 100 ml avec le même solvant.

La chromatographie peut être réalisée en utilisant :

- une colonne d'une longueur de 0,25 m et d'un diamètre intérieur de 4,6 mm, remplie de *gel de silice octadécylsilylé pour chromatographie R* (5 µm ou 10 µm),
- comme phase mobile, à un débit de 1,5 ml par minute, un mélange de 2 volumes de *méthanol R*, de 5 volumes d'*acétonitrile R*, de 10 volumes d'une solution de *phosphate monopotassique R* à 13,6 g/l et de 83 volumes d'*eau R*,
- comme détecteur, un spectrophotomètre réglé à 254 nm.
- un injecteur à boucle de 20 µl.

Injectez la solution témoin (b). Ajustez la sensibilité de façon à obtenir des pics dont la hauteur représente au moins la moitié de l'échelle totale de l'enregistreur. L'essai n'est valable que si la résolution entre les pics correspondant respectivement à la céfalexine et à la céfradine n'est pas inférieure à 4. Si nécessaire, ajustez la teneur en acétonitrile dans la phase mobile. Injectez 6 fois la solution témoin (a). L'essai n'est valable que si l'écart type relatif de la surface du pic de la céfalexine n'est pas supérieur à 1,0 pour cent. Injectez alternativement la solution à examiner et la solution témoin (a). Calculez la teneur en pourcentage de céfalexine.

CONSERVATION

A l'abri de la lumière et à une température ne dépassant pas 30 °C.

01/2002:0987

CÉFALOTINE SODIQUE

Cefalotinum natricum

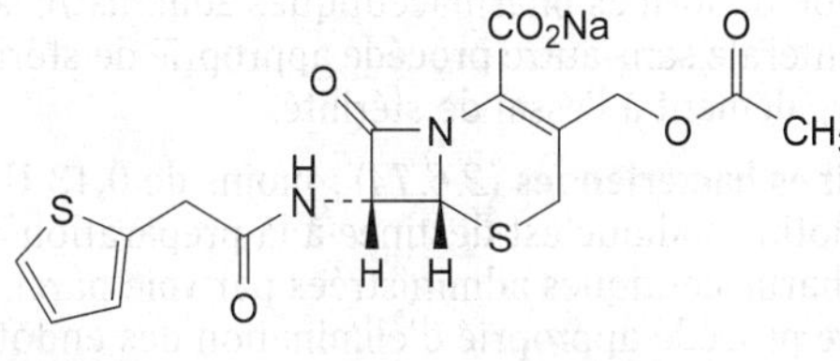

$C_{16}H_{15}N_2NaO_6S_2$ M_r 418,4

Monographies A - C

DÉFINITION

La céfalotine sodique contient au minimum 96,0 pour cent et au maximum l'équivalent de 101,0 pour cent de (6*R*,7*R*)-3-[(acétyloxy)méthyl]-8-oxo-7-[[2-(thiophén-2-yl)acétyl]amino]-5-thia-1-azabicyclo[4.2.0]oct-2-ène-2-carboxylate de sodium, calculé par rapport à la substance anhydre.

CARACTÈRES

Poudre blanche ou sensiblement blanche, facilement soluble dans l'eau, peu soluble dans l'éthanol.

IDENTIFICATION

A. Examinez la céfalotine sodique par spectrophotométrie d'absorption dans l'infrarouge (*2.2.24*), en comparant avec le spectre obtenu avec la *céfalotine sodique SCR*.

B. La céfalotine sodique donne la réaction (a) du sodium (*2.3.1*).

ESSAI

Solution S. Dissolvez 2,50 g de céfalotine sodique dans de l'*eau exempte de dioxyde de carbone R* et complétez à 25,0 ml avec le même solvant.

Aspect de la solution. La solution S est limpide (*2.2.1*). Mesurée à 450 nm, l'absorbance (*2.2.25*) de la solution S n'est pas supérieure à 0,20.

Détermination du pH (*2.2.3*). Le pH de la solution S est de 4,5 à 7,0.

Pouvoir rotatoire spécifique (*2.2.7*). Dissolvez 1,25 g de céfalotine sodique dans de l'*eau R* et complétez à 25,0 ml avec le même solvant. Calculé par rapport à la substance anhydre, le pouvoir rotatoire spécifique est de + 124 à + 134.

Substances apparentées. Opérez par chromatographie liquide (*2.2.29*) selon les indications du dosage. Injectez la solution à examiner et la solution témoin (b). Continuez la chromatographie pendant 4 fois au moins le temps de rétention du pic principal. S'il apparaît d'autres pics que le pic principal dans le chromatogramme obtenu avec la solution à examiner, la surface d'aucun d'entre eux n'est supérieure à celle du pic principal du chromatogramme obtenu avec la solution témoin (b) (1 pour cent) et la somme de leur surface n'est pas supérieure à 3 fois la surface du pic principal du chromatogramme obtenu avec la solution témoin (b) (3 pour cent). Ne tenez pas compte des pics dont la surface est inférieure à 0,1 fois la surface du pic principal du chromatogramme obtenu avec la solution témoin (b) (0,1 pour cent).

***N,N*-Diméthylaniline** (*2.4.26, Méthode B*). La céfalotine sodique ne contient pas plus de 20 ppm de *N,N*-diméthylaniline.

Acide 2-éthylhexanoïque (*2.4.28*). La céfalotine sodique ne contient pas plus de 0,5 pour cent *m/m* d'acide 2-éthylhexanoïque.

Teneur en eau (*2.5.12*). Déterminée par semi-microdosage sur 0,500 g de céfalotine sodique, la teneur en eau n'est pas supérieure à 1,5 pour cent.

Stérilité (*2.6.1*). La céfalotine sodique destinée à la préparation de formes pharmaceutiques administrées par voie parentérale sans autre procédé approprié de stérilisation satisfait également à l'essai de stérilité.

Endotoxines bactériennes (*2.6.14*) : moins de 0,13 UI/mg, si la céfalotine sodique est destinée à la préparation de formes pharmaceutiques administrées par voie parentérale sans autre procédé approprié d'élimination des endotoxines bactériennes.

DOSAGE

Opérez par chromatographie liquide (*2.2.29*).

Solution à examiner. Dissolvez 25,0 mg de céfalotine sodique dans la phase mobile et complétez à 25,0 ml avec la phase mobile.

Solution témoin (a). Dissolvez 25,0 mg de *céfalotine sodique SCR* dans la phase mobile et complétez à 25,0 ml avec la phase mobile.

Solution témoin (b). Prélevez 1,0 ml de solution témoin (a) et complétez à 100,0 ml avec la phase mobile.

Solution témoin (c). Chauffez 5 ml de solution témoin (a) dans un bain-marie à 90 °C pendant 10 min. Refroidissez et injectez immédiatement.

La chromatographie peut être réalisée en utilisant :

– une colonne d'acier inoxydable d'une longueur de 0,25 m et d'un diamètre intérieur de 4,6 mm, remplie de *gel de silice octadécylsilylé pour chromatographie R* (5 µm),
– comme phase mobile, à un débit de 1,0 ml/min, une solution préparée comme suit : dissolvez 17 g d'*acétate de sodium R* dans 790 ml d'*eau R* ; ajoutez 0,6 ml d'*acide acétique glacial R* ; si nécessaire, ajustez à pH 5,8-6,0 avec de la *solution diluée d'hydroxyde de sodium R* ou de l'*acide acétique glacial R* ; ajoutez 150 ml d'*acétonitrile R* et 70 ml d'*éthanol R* et mélangez,
– comme détecteur, un spectrophotomètre réglé à 254 nm,
– un injecteur à boucle de 10 µl,

en maintenant la température de la colonne à 40 °C.

Injectez la solution témoin (c). Ajustez la sensibilité du système de façon à obtenir des pics dont la hauteur représente au moins la moitié de l'échelle totale de l'enregistreur. Le chromatogramme obtenu présente 2 pics principaux correspondant respectivement à la céfalotine et la désacétylcéfalotine. Le dosage n'est valable que si la résolution entre ces deux pics n'est pas inférieure à 9,0. Si nécessaire, ajustez la teneur en acétonitrile de la phase mobile. Le dosage n'est valable que si le facteur de symétrie du pic correspondant à la céfalotine n'est pas supérieur à 1,8. Injectez 6 fois la solution témoin (a). Le dosage n'est valable que si l'écart type relatif de la surface du pic de la céfalotine n'est pas supérieur à 1,0 pour cent. Injectez en alternance la solution à examiner et la solution témoin (a).

Calculez la teneur pour cent de céfalotine sodique.

CONSERVATION

En récipient étanche, à l'abri de la lumière. Si la substance est stérile, elle est conservée en récipient stérile, étanche et à fermeture inviolable.

ÉTIQUETAGE

L'étiquette indique :

– dans les cas appropriés, que la substance est stérile,
– dans les cas appropriés, que la substance est exempte d'endotoxines bactériennes.

IMPURETÉS

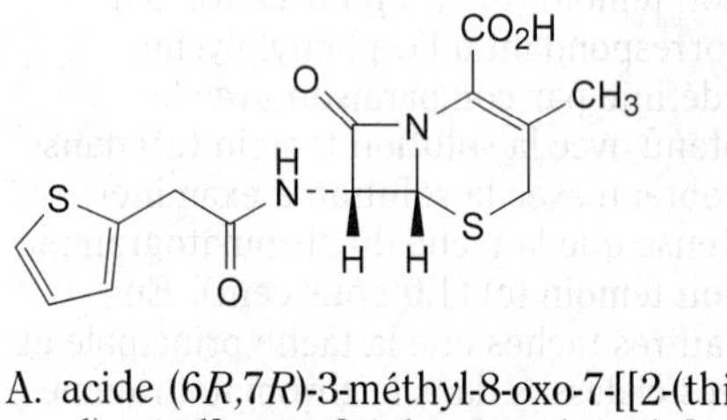

A. acide (6*R*,7*R*)-3-méthyl-8-oxo-7-[[2-(thiophén-2-yl)acétyl]amino]-5-thia-1-azabicyclo[4.2.0]oct-2-ène-2-carboxylique (désacétoxycéfalotine).

01/2002:1402

CÉFAMANDOLE (NAFATE DE)

Cefamandoli nafas

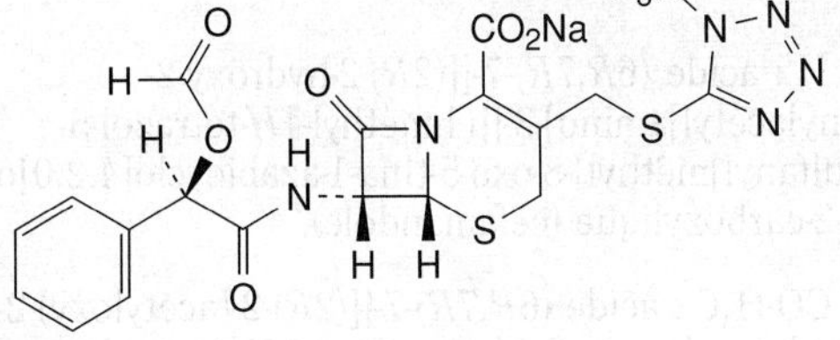

$C_{19}H_{17}N_6NaO_6S_2$ M_r 512,5

DÉFINITION

(6*R*,7*R*)-7-[[(2*R*)-2-(formyloxy)-2-phénylacétyl]amino]-3-[[(1-méthyl-1*H*-tétrazol-5-yl)sulfanyl]méthyl]-8-oxo-5-thia-1-azabicyclo[4.2.0]oct-2-ène-2-carboxylate de sodium et carbonate de sodium.

Teneur :

- céfamandole ($C_{18}H_{18}N_6O_5S_2$) : 84,0 pour cent à 93,0 pour cent (substance anhydre et exempte de carbonate de sodium),
- carbonate de sodium (Na_2CO_3) : 4,8 pour cent à 6,4 pour cent.

CARACTÈRES

Aspect : poudre blanche ou sensiblement blanche.

Solubilité : facilement soluble dans l'eau, assez soluble dans le méthanol.

IDENTIFICATION

A. Spectrophotométrie d'absorption dans l'infrarouge (*2.2.24*).

Préparation : pastilles.

Comparaison : *nafate de céfamandole SCR*.

B. Le nafate de céfamandole donne la réaction (a) du sodium (*2.3.1*).

ESSAI

Solution S. Dissolvez 2,5 g de nafate de céfamandole dans de l'*eau exempte de dioxyde de carbone R* et complétez à 25 ml avec le même solvant.

Aspect de la solution. La solution S est limpide (*2.2.1*) et son absorbance (*2.2.25*) à 475 nm est au maximum de 0,03.

pH : 6,0 à 8,0 pour la solution S, mesuré après 30 min.

Pouvoir rotatoire spécifique (*2.2.7*) : – 25,0 à – 33,0 (substance anhydre et exempte de carbonate de sodium).

Dissolvez 1,00 g de nafate de céfamandole dans une *solution tampon acétate pH 4,7 R* et complétez à 10,0 ml avec le même solvant.

Substances apparentées. Chromatographie liquide (*2.2.29*). *Préparez les solutions immédiatement avant emploi.*

Mélange de solvants. Mélangez 18 volumes d'*acétonitrile R* et 75 volumes d'une solution de *triéthylamine R* à 10 pour cent *V/V* préalablement ajustée à pH 2,5 avec de l'*acide phosphorique R*.

Solution à examiner. Dissolvez 0,100 g de nafate de céfamandole dans le mélange de solvants et complétez à 10,0 ml avec le mélange de solvants.

Solution témoin (a). Prélevez 1 ml de solution à examiner et complétez à 10 ml avec le mélange de solvants, puis chauffez la solution à 60 °C pendant 30 min.

Solution témoin (b). Prélevez 1,0 ml de solution à examiner et complétez à 100,0 ml avec le mélange de solvants.

Colonne :

- *dimensions* : *l* = 0,25 m, Ø = 4,6 mm,
- *phase stationnaire* : *gel de silice octadécylsilylé postgreffé pour chromatographie R* (5 µm).

Phase mobile :

- *Solution de phosphate de triéthylamine* : dissolvez 2,0 g de *pentanesulfonate de sodium R* dans 350 ml d'*eau R*, ajoutez 40 ml de *triéthylamine R*, ajustez à pH 2,5 avec de l'*acide phosphorique R* et complétez à 700 ml avec de l'*eau R*,
- *phase mobile A* : mélangez 1 volume de solution de phosphate de triéthylamine et 2 volumes d'*eau R*,
- *phase mobile B* : mélangez des volumes égaux de la solution de phosphate de triéthylamine, du *méthanol R* et de l'*acétonitrile R*.

Intervalle (min)	Phase mobile A (pour cent *V/V*)	Phase mobile B (pour cent *V/V*)
0 - 1	100	0
1 - 35	100 → 0	0 → 100
35 - 45	0	100
45 - 50	0 → 100	100 → 0

Débit : 1,5 ml/min.

Détection : spectrophotomètre à 254 nm.

Injection : injecteur à boucle de 20 µl.

Conformité du système : solution témoin (a) :

- *résolution* : au minimum 5,0 entre les pics dus au céfamandole et au nafate de céfamandole.

Limites :

- *toute impureté* : au maximum la surface du pic principal du chromatogramme obtenu avec la solution témoin (b) (1 pour cent),
- *total* : au maximum 5 fois la surface du pic principal du chromatogramme obtenu avec la solution témoin (b) (5 pour cent),
- *limite d'exclusion* : 0,1 fois la surface du pic principal du chromatogramme obtenu avec la solution témoin (b) (0,1 pour cent).

Céfamandole acide libre : au maximum 9,5 pour cent (substance anhydre et exempte de carbonate de sodium), déterminé par chromatographie liquide, comme décrit dans le dosage.

Acide 2-éthylhexanoïque (*2.4.28*) : au maximum 0,3 pour cent *m/m*.

Métaux lourds (*2.4.8*) : au maximum 20 ppm.

1,0 g de nafate de céfamandole satisfait à l'essai limite C. Préparez le témoin avec 2 ml de *solution à 10 ppm de plomb (Pb) R*.

Teneur en eau (*2.5.12*) : au maximum 2,0 pour cent, déterminé sur 0,500 g de nafate de céfamandole.

Stérilité (*2.6.1*). Le nafate de céfamandole destiné à la préparation de formes pharmaceutiques administrées par voie parentérale sans autre procédé approprié de stérilisation satisfait également à l'essai de stérilité.

Endotoxines bactériennes (*2.6.14*) : moins de 0,15 UI/mg, si le nafate de céfamandole est destiné à la préparation de formes pharmaceutiques administrées par voie parentérale sans autre procédé approprié d'élimination des endotoxines bactériennes.

Monographies A - C

DOSAGE

Céfamandole. Chromatographie liquide (*2.2.29*). *Préparez les solutions immédiatement avant l'emploi.*

Solution à examiner. Dissolvez 50,0 mg de nafate de céfamandole dans la phase mobile et complétez à 100,0 ml avec la phase mobile.

Solution témoin (a). Dissolvez 50,0 mg de *nafate de céfamandole SCR* dans la phase mobile et complétez à 100,0 ml avec la phase mobile.

Solution témoin (b). Prélevez 1 ml de solution à examiner et complétez à 10 ml avec la phase mobile, puis chauffez la solution à 60 °C pendant 30 min.

Colonne :

- *dimensions* : *l* = 0,25 m, Ø = 4,6 mm,
- *phase stationnaire* : *gel de silice octadécylsilylé pour chromatographie R* (5 µm).

Phase mobile : mélangez 25 volumes d'*acétonitrile R* et 75 volumes d'une solution de *triéthylamine R* à 10 pour cent *V/V* préalablement ajustée à pH 2,5 avec de l'*acide phosphorique R.*

Débit : 1,0 ml/min.

Détection : spectrophotomètre à 254 nm.

Injection : injecteur à boucle de 20 µl.

Conformité du système : solution témoin (b) :

- *résolution* : au minimum 7,0 entre les 2 pics principaux,
- *répétabilité* : écart type relatif au maximum de 0,8 pour cent après une série d'injections individuelles d'au moins 3 solutions témoins (a) récemment préparées.

Calculez la teneur pour cent en céfamandole ($C_{18}H_{18}N_6O_5S_2$) à partir de la somme des teneurs en nafate de céfamandole et en céfamandole acide libre. 1 mg de nafate de céfamandole correspond à 0,9025 mg de céfamandole.

Carbonate de sodium. Dissolvez 0,500 g de nafate de céfamandole dans 50 ml d'*eau R*. Titrez par l'*acide chlorhydrique 0,1 M* en déterminant le point de fin de titrage par potentiométrie (*2.2.20*).

1 ml d'*acide chlorhydrique 0,1 M* correspond à 10,6 mg de Na_2CO_3.

CONSERVATION

En récipient étanche, à l'abri de la lumière. Si la substance est stérile, elle est conservée en récipient stérile, étanche, à fermeture inviolable.

ÉTIQUETAGE

L'étiquette indique :

- que la substance contient du carbonate de sodium,
- dans les cas appropriés, que la substance est stérile,
- dans les cas appropriés, que la substance est exempte d'endotoxines bactériennes.

IMPURETÉS

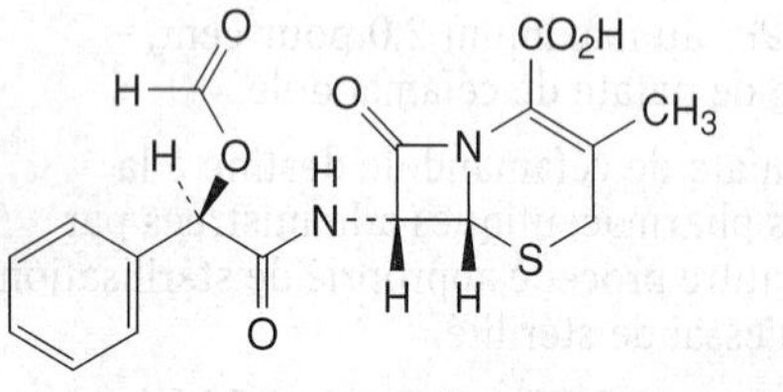

A. acide (6*R*,7*R*)-7-[[(2*R*)-2-(formyloxy)-2-phénylacétyl]amino]-3-méthyl-8-oxo-5-thia-1-azabicyclo[4.2.0]oct-2-ène-2-carboxylique (acide formylmandéloyl-7-amino-désacétoxycéphalosporanique),

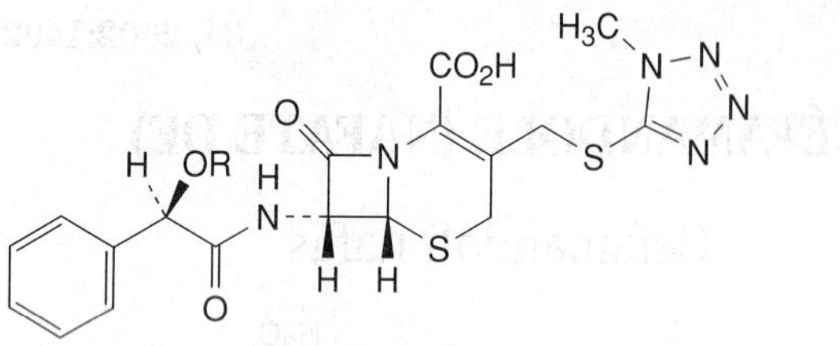

B. R = H : acide (6*R*,7*R*)-7-[[(2*R*)-2-hydroxy-2-phénylacétyl]amino]-3-[[(1-méthyl-1*H*-tétrazol-5-yl)sulfanyl]méthyl]-8-oxo-5-thia-1-azabicyclo[4.2.0]oct-2-ène-2-carboxylique (céfamandole),

C. R = CO-H_3C : acide (6*R*,7*R*)-7-[[(2*R*)-2-(acétyloxy)-2-phénylacétyl]amino]-3-[[(1-méthyl-1*H*-tétrazol-5-yl)sulfanyl]méthyl]-8-oxo-5-thia-1-azabicyclo[4.2.0]oct-2-ène-2-carboxylique (*O*-acétylcéfamandole),

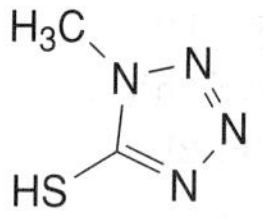

D. 1-méthyl-1*H*-tétrazole-5-thiol,

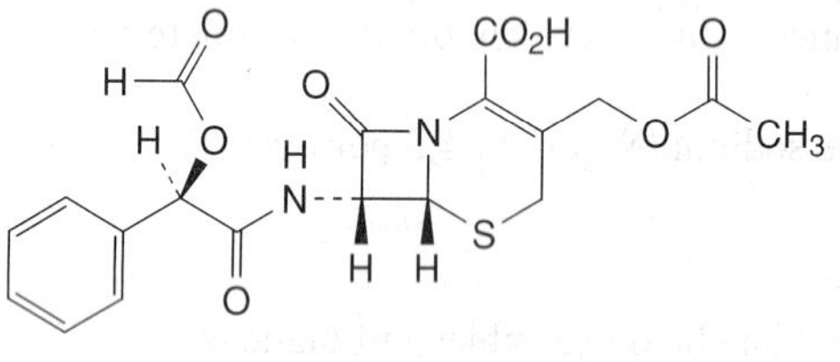

E. acide (6*R*,7*R*)-7-[[(2*R*)-2-(formyloxy)-2-phénylacétyl]amino]-3-[(acétyloxy)méthyl]-8-oxo-5-thia-1-azabicyclo[4.2.0]oct-2-ène-2-carboxylique (formylmandéloyl-7-ACA).

01/2002:1403

CÉFATRIZINE PROPYLÈNEGLYCOL

Cefatrizinum propylen glycolum

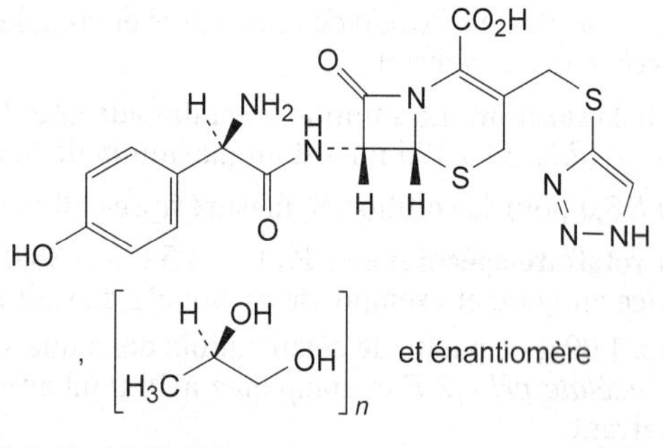

$C_{18}H_{18}N_6O_5S_2$, $(C_3H_8O_2)_n$ M_r 462,5 (base)

DÉFINITION

La céfatrizine propylèneglycol contient au minimum 95,0 pour cent et au maximum l'équivalent de 102,0 pour cent d'acide (6*R*,7*R*)-7-[[(2*R*)-2-amino-2-(4-hydroxyphényl)acétyl]amino]-8-oxo-3-[[(1*H*-1,2,3-triazol-4-yl)sulfanyl]méthyl]-5-thia-1-azabicyclo[4.2.0]oct-2-ène-2-carboxylique, calculé par rapport à la substance anhydre et exempte de propylèneglycol. La substance se compose de céfatrizine et de propane-1,2-diol (proportions moléculaires environ 1:1). Elle contient au minimum 13,0 pour cent et au maximum 18,0 pour cent de propylèneglycol.

CARACTÈRES

Poudre blanche à sensiblement blanche, peu soluble dans l'eau, pratiquement insoluble dans l'alcool et dans le chlorure de méthylène.

IDENTIFICATION

A. Examinez la céfatrizine propylèneglycol par spectrophotométrie d'absorption dans l'infrarouge (*2.2.24*), en comparant avec le spectre obtenu avec la *céfatrizine propylèneglycol SCR*.

B. Examinez les chromatogrammes obtenus dans l'essai du propylèneglycol. Le pic principal du chromatogramme obtenu avec la solution à examiner est semblable quant à son temps de rétention et ses dimensions approximatifs à celui du chromatogramme obtenu avec la solution témoin (b).

ESSAI

Pouvoir rotatoire spécifique (*2.2.7*). Dissolvez 0,400 g de substance à examiner dans de l'*acide chlorhydrique 1 M* et complétez à 20,0 ml avec le même solvant. Calculé par rapport à la substance anhydre et exempte de propylèneglycol, le pouvoir rotatoire spécifique est de + 63 à + 69.

Propylèneglycol. Opérez par chromatographie en phase gazeuse (*2.2.28*), en utilisant la *diméthylacétamide R* comme étalon interne.

Solution d'étalon interne. Dissolvez 1,0 g de *diméthylacétamide R* dans un mélange de 20 volumes d'*acétone R* et de 80 volumes d'*eau R* et complétez à 50,0 ml avec le même mélange de solvants.

Solution à examiner. Dans un tube à essai à bouchon rodé, introduisez 0,40 g de substance à examiner. Ajoutez 3,0 ml de solution d'étalon interne, 1,0 ml d'un mélange de 20 volumes d'*acétone R* et de 80 volumes d'*eau R* et 2,0 ml d'*acide chlorhydrique R*. Fermez le tube et agitez la solution.

Solution témoin (a). Dissolvez 2,0 g de *propylèneglycol R* dans un mélange de 20 volumes d'*acétone R* et de 80 volumes d'*eau R* et complétez à 100,0 ml avec le même solvant.

Solution témoin (b). Dans un tube à essai à bouchon rodé, introduisez 1,0 ml de solution témoin (a) et 1,0 ml de solution d'étalon interne.

La chromatographie peut être réalisée en utilisant :

- une colonne d'acier inoxydable d'une longueur de 2 m et d'un diamètre intérieur de 2 mm remplie de *copolymère éthylvinylbenzène-divinylbenzène R* (150-180 µm),
- comme gaz vecteur, de l'*azote pour chromatographie R*, à un débit d'environ 30 ml/min,
- un détecteur à ionisation de flamme,

en maintenant la température de la colonne à 200 °C, celle de la chambre à injection et celle du détecteur à 250 °C.

Injectez 1 µl de solution à examiner et 1 µl de solution témoin (b).

La teneur en propylèneglycol est de 13,0 pour cent à 18,0 pour cent.

7-ACA triazole et autres substances apparentées. Opérez par chromatographie liquide (*2.2.29*), selon les indications du dosage. Ajustez la sensibilité du système de façon que la hauteur du pic principal obtenu avec 20 µl de solution témoin (c) représente 50 pour cent au moins de l'échelle totale de l'enregistreur. Injectez 20 µl de solution à examiner et continuez la chromatographie pendant 2 fois au moins le temps de rétention du pic principal. S'il apparaît, dans le chromatogramme obtenu avec la solution à examiner, un pic correspondant à l'impureté A de céfatrizine, sa surface n'est pas supérieure à celle du pic correspondant dans le chromatogramme obtenu avec la solution témoin (d) (0,5 pour cent). S'il apparaît, dans le chromatogramme obtenu avec la solution à examiner, d'autres pics que le pic principal et un pic dû à l'impureté A de céfatrizine, la surface d'aucun d'entre eux n'est supérieure à la surface du pic principal dans le chromatogramme obtenu avec la solution témoin (c) (0,6 pour cent) et la somme de leur surface n'est pas supérieure à 3,5 fois la surface du pic principal du chromatogramme obtenu avec la solution témoin (c) (2,1 pour cent). Ne tenez pas compte des pics dont la surface est inférieure à 0,05 fois la surface du pic principal du chromatogramme obtenu avec la solution témoin (c).

Teneur en eau (*2.5.12*). Déterminée par semi-microdosage sur 0,500 g de substance à examiner, la teneur en eau n'est pas supérieure à 1,5 pour cent.

Cendres sulfuriques (*2.4.14*). Déterminé sur 1,0 g de substance à examiner, le taux des cendres sulfuriques n'est pas supérieur à 0,1 pour cent.

DOSAGE

Opérez par chromatographie liquide (*2.2.29*).

Solution à examiner. Dissolvez 60,0 mg de substance à examiner dans la phase mobile et complétez à 100,0 ml avec la phase mobile.

Solution témoin (a). Dissolvez 60,0 mg de *céfatrizine propylèneglycol SCR* dans la phase mobile et complétez à 100,0 ml avec la phase mobile.

Solution témoin (b). Dissolvez 30,0 mg d'*impureté A de céfatrizine SCR* dans de la *solution tampon pH 7,0 R* et complétez à 100,0 ml avec la même solution tampon.

Solution témoin (c). Prélevez 0,6 ml de solution témoin (a) et complétez à 100,0 ml avec la phase mobile.

Solution témoin (d). Prélevez 1,0 ml de solution témoin (b) et complétez à 100,0 ml avec la *solution tampon pH 7,0 R*.

Solution témoin (e). A 1,0 ml de solution témoin (a), ajoutez 1,0 ml de solution témoin (b) et complétez à 10,0 ml avec la phase mobile.

La chromatographie peut être réalisée en utilisant :

- une colonne d'acier inoxydable, d'une longueur de 0,25 m et d'un diamètre intérieur de 4 mm, remplie de *gel de silice octadécylsilylé pour chromatographie R* (5 µm),
- comme phase mobile, à un débit de 2 ml/min, un mélange de 5 volumes d'*acétonitrile R* et de 95 volumes d'une solution à 2,72 g/l de *phosphate monopotassique R* dans de l'*eau R*,
- comme détecteur, un spectrophotomètre réglé à 272 nm.

Ajustez la sensibilité du système de façon que la hauteur du pic principal du chromatogramme obtenu avec 20 µl de solution témoin (a) représente 50 pour cent au moins de l'échelle totale de l'enregistreur. Injectez à 6 reprises 20 µl de solution témoin (a). L'essai n'est valable que si l'écart type relatif de la surface du pic n'est pas supérieur à 1,0 pour cent. Injectez la solution témoin (e). L'essai n'est valable que si la résolution entre les pics correspondant à la céfatrizine et à l'impureté A de céfatrizine n'est pas inférieure à 5,0.

Injectez alternativement 20 µl de solution à examiner et 20 µl de solution témoin (a). Calculez la teneur pour cent en céfatrizine en utilisant le chromatogramme obtenu avec la solution témoin (a).

IMPURETÉS

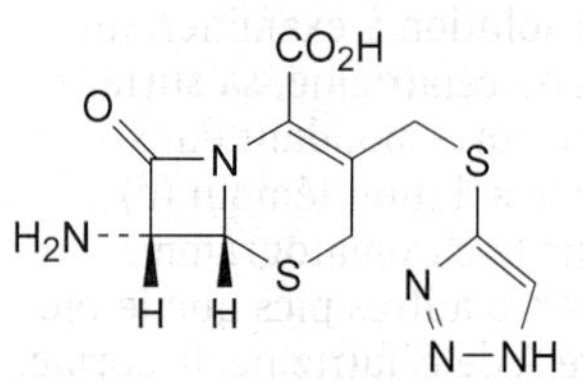

A. acide (6*R*,7*R*)-7-amino-8-oxo-3-[[(1*H*-1,2,3-triazol-4-yl)sulfanyl]méthyl]-5-thia-1-azabicyclo[4.2.0]oct-2-ène-2-carboxylique (7-ACA triazole).

01/2002:0988

CÉFAZOLINE SODIQUE

Cefazolinum natricum

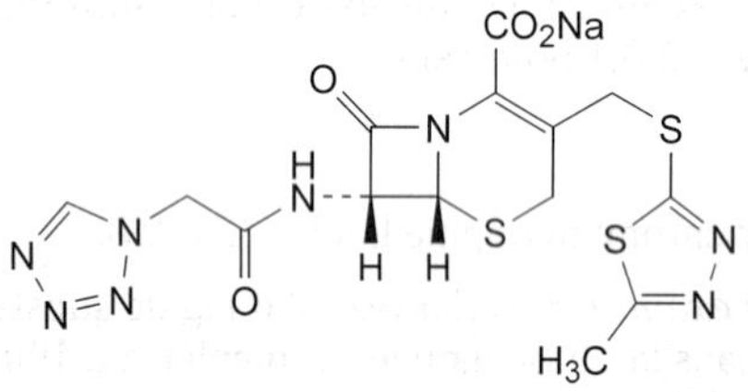

$C_{14}H_{13}N_8NaO_4S_3$ M_r 476,5

DÉFINITION

La céfazoline sodique contient au minimum 95,0 pour cent et au maximum l'équivalent de 101,0 pour cent de (6*R*,7*R*)-3-[[(5-méthyl-1,3,4-thiadiazol-2-yl)sulfanyl]méthyl]-8-oxo-7-[(1*H*-tétrazol-1-ylacétyl)amino]-5-thia-1-azabicyclo[4.2.0]oct-2-ène-2-carboxylate de sodium, calculé par rapport à la substance anhydre.

CARACTÈRES

Poudre blanche ou sensiblement blanche, très hygroscopique, facilement soluble dans l'eau, très peu soluble dans l'alcool, pratiquement insoluble dans l'éther.

IDENTIFICATION

A. Opérez par chromatographie sur couche mince (*2.2.27*) en utilisant une plaque recouverte de *gel de silice silanisé* HF_{254} *R*.

Solution à examiner. Dissolvez 20 mg de céfazoline sodique dans 5 ml d'un mélange à volumes égaux de *méthanol R* et de *solution tampon phosphate pH 7,0 (0,067 M) R*.

Solution témoin (a). Dissolvez 20 mg de *céfazoline SCR* dans 5 ml d'un mélange à volumes égaux de *méthanol R* et de *solution tampon phosphate pH 7,0 (0,067 M) R*.

Solution témoin (b). Dissolvez 20 mg de *céfazoline SCR* et 20 mg de *céfoxitine sodique SCR* dans 5 ml d'un mélange à volumes égaux de *méthanol R* et de *solution tampon phosphate pH 7,0 (0,067 M) R*.

Déposez séparément sur la plaque 1 µl de chaque solution. Développez sur un parcours de 15 cm avec un mélange de 15 volumes d'*acétonitrile R* et de 85 volumes d'une solution d'*acétate d'ammonium R* à 150 g/l, préalablement ajusté à pH 6,2 avec de l'*acide acétique R*. Séchez la plaque dans un courant d'air chaud et examinez en lumière ultraviolette à 254 nm. La tache principale du chromatogramme obtenu avec la solution à examiner est semblable quant à sa position et ses dimensions à la tache principale du chromatogramme obtenu avec la solution témoin (a). L'identification n'est valable que si le chromatogramme obtenu avec la solution témoin (b) présente 2 taches nettement séparées.

B. Dans un tube à essai d'une longueur de 150 mm et d'un diamètre de 15 mm environ, introduisez 2 mg environ de céfazoline sodique. Humectez avec 0,05 ml d'*eau R*. Ajoutez 2 ml de *réactif à l'acide sulfurique et au formaldéhyde R*. Mélangez le contenu du tube par un mouvement rotatif ; la solution est jaune pâle. Immergez le tube dans un bain-marie pendant 1 min ; il se développe une coloration jaune.

C. La céfazoline sodique donne la réaction (a) du sodium (*2.3.1*).

ESSAI

Solution S. Dissolvez 2,50 g de céfazoline sodique dans de l'*eau exempte de dioxyde de carbone R* et complétez à 25,0 ml avec le même solvant.

Aspect de la solution. La solution S est limpide (*2.2.1*). L'absorbance (*2.2.25*) de la solution S, mesurée à 430 nm, n'est pas supérieure à 0,15.

Détermination du pH (*2.2.3*). Le pH de la solution S est de 4,0 à 6,0.

Pouvoir rotatoire spécifique (*2.2.7*). Dissolvez 1,25 g de céfazoline sodique dans de l'*eau R* et complétez à 25,0 ml avec le même solvant. Calculé par rapport à la substance anhydre, le pouvoir rotatoire spécifique est de – 15 à – 24.

Absorbance (*2.2.25*). Dissolvez 0,100 g de céfazoline sodique dans de l'*eau R* et complétez à 100,0 ml avec le même solvant. Prélevez 2,0 ml de cette solution et complétez à 100,0 ml avec de la *solution de bicarbonate de sodium R*. Examinée de 220 nm à 350 nm, la solution présente un maximum d'absorption à 272 nm. L'absorbance spécifique au maximum est de 260 à 300, calculée par rapport à la substance anhydre.

Substances apparentées. Opérez par chromatographie sur couche mince (*2.2.27*) en utilisant une plaque recouverte de *gel de silice* GF_{254} *R*.

Solution à examiner. Dissolvez 0,25 g de céfazoline sodique dans de l'*eau R* et complétez à 5 ml avec le même solvant.

Solution témoin. Prélevez 1,0 ml de solution à examiner et complétez à 100 ml avec de l'*eau R*.

Déposez séparément sur la plaque 5 µl de chaque solution sous un courant d'azote. Développez sur un parcours de 15 cm avec un mélange de 10 volumes d'*eau R*, de 10 volumes d'*acide acétique glacial R*, de 20 volumes d'*acétone R* et de 50 volumes d'*acétate d'éthyle R*. Laissez sécher la plaque à l'air et examinez-la en lumière ultraviolette à 254 nm. Exposez la plaque aux vapeurs d'iode dans une cuve étanche jusqu'à apparition des taches. S'il apparaît dans le chromatogramme obtenu avec la solution à examiner d'autres taches que la tache principale, aucune d'entre elles n'est plus intense que la tache du chromatogramme obtenu avec la solution témoin (1,0 pour cent).

***N,N*-Diméthylaniline** (*2.4.26, Méthode B*). La céfazoline sodique ne contient pas plus de 20 ppm de *N,N*-diméthylaniline.

Teneur en eau (*2.5.12*). Déterminée par semi-microdosage sur 0,300 g de céfazoline sodique, la teneur en eau n'est pas supérieure à 6,0 pour cent.

Stérilité (*2.6.1*). La céfazoline sodique destinée à la préparation de formes pharmaceutiques administrées par voie parentérale sans autre procédé approprié de stérilisation satisfait à l'essai de stérilité.

Monographies A - C

Endotoxines bactériennes (*2.6.14*) : moins de 0,15 UI/mg, si la céfazoline sodique est destinée à la préparation de formes pharmaceutiques administrées par voie parentérale sans autre procédé approprié d'élimination des endotoxines bactériennes.

DOSAGE

Opérez par chromatographie liquide (*2.2.29*).

Solution à examiner. Dissolvez 25,0 mg de céfazoline sodique dans de la phase mobile et complétez à 25,0 ml avec le même solvant.

Solution témoin (a). Dissolvez 25,0 mg de *céfazoline SCR* dans de la phase mobile et complétez à 25,0 ml avec le même solvant.

Solution témoin (b). Dissolvez 5,0 mg de *céfuroxime sodique SCR* dans 10,0 ml de solution témoin (a) et complétez à 100,0 ml avec de la phase mobile.

La chromatographie peut être réalisée en utilisant :

- une colonne d'une longueur de 0,25 m et d'un diamètre intérieur de 4,6 mm, remplie de *gel de silice octadécylsilylé pour chromatographie R* (5 µm à 10 µm),
- comme phase mobile, à un débit de 1,0 ml/min, un mélange composé de 10 volumes d'*acétonitrile R* et de 90 volumes d'une solution contenant 2,77 g/l de *phosphate disodique R* et 1,86 g/l d'*acide citrique R,*
- comme détecteur, un spectrophotomètre réglé à 270 nm,
- un injecteur à boucle de 20 µl.

Injectez la solution témoin (b). Ajustez l'atténuation de façon que la hauteur des pics représente au moins la moitié de l'échelle totale de l'enregistreur. Le dosage n'est valable que si la résolution entre les pics correspondant respectivement à la céfazoline et à la céfuroxime n'est pas inférieure à 2,0. Si nécessaire, ajustez la teneur en acétonitrile de la phase mobile. Injectez 6 fois la solution témoin (a). Le dosage n'est valable que si l'écart type relatif pour la surface du pic correspondant à la céfazoline n'est pas supérieur à 1,0 pour cent. Injectez alternativement la solution à examiner et la solution témoin (a).

Calculez la teneur pour cent de céfazoline sodique.

CONSERVATION

En récipient étanche, à l'abri de la lumière et à une température ne dépassant pas 30 °C. Si la substance est stérile, elle est conservée en récipient stérile, étanche, à fermeture inviolable.

ÉTIQUETAGE

L'étiquette indique :

- dans les cas appropriés, que la substance est stérile,
- dans les cas appropriés, que la substance est exempte d'endotoxines bactériennes.

IMPURETÉS

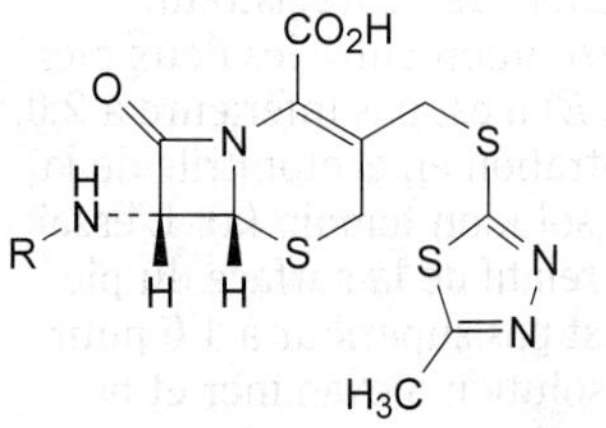

A. R = H : acide (6*R*,7*R*)-7-amino-3-[[(5-méthyl-1,3,4-thiadiazol-2-yl)sulfanyl]méthyl]-8-oxo-5-thia-1-azabicyclo[4.2.0]oct-2-ène-2-carboxylique,

B. R = CO-C(CH_3)$_3$: acide (6*R*,7*R*)-7-[(2,2-diméthylpropanoyl)amino]-3-[[(5-méthyl-1,3,4-thiadiazol-2-yl)sulfanyl]méthyl]-8-oxo-5-thia-1-azabicyclo[4.2.0]oct-2-ène-2-carboxylique,

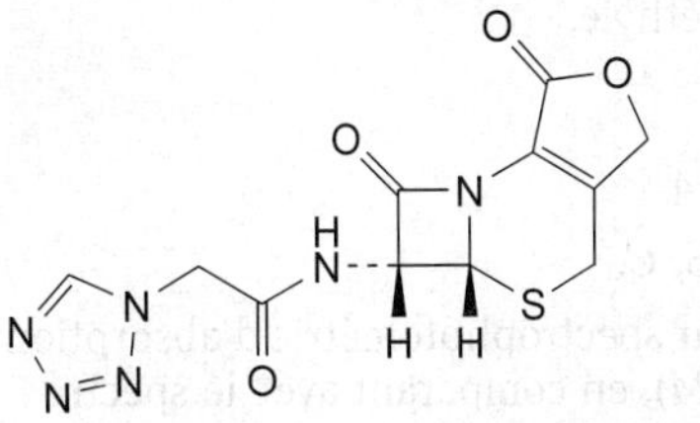

C. (5a*R*,6*R*)-6-[(1*H*-tétrazol-1-ylacétyl)amino]-5a,6-dihydro-3*H*,7*H*-azéto[2,1-*b*]furo[3,4-*d*][1,3]thiazine-1,7(4*H*)-dione,

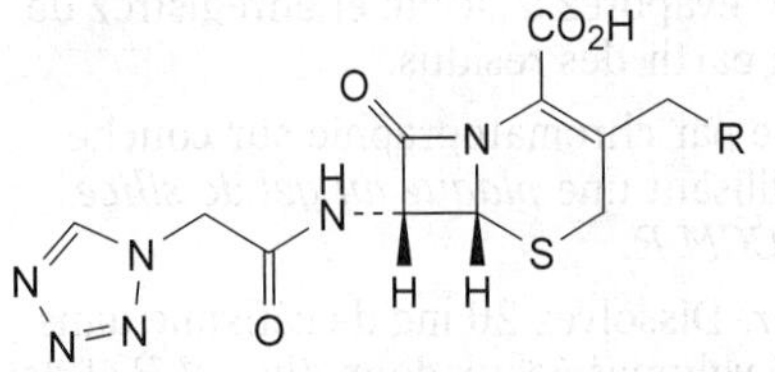

D. R = O-CO-CH_3 : acide (6*R*,7*R*)-3-[(acétyloxy)méthyl]-8-oxo-7-[(1*H*-tétrazol-1-ylacétyl)amino]-5-thia-1-azabicyclo[4.2.0]oct-2-ène-2-carboxylique,

G. R = H : (6*R*,7*R*)-3-methyl-8-oxo-7-[(1*H*-tetrazol-1-ylacetyl)amino]-5-thia-1-azabicyclo[4.2.0]oct-2-ene-2-carboxylic acid,

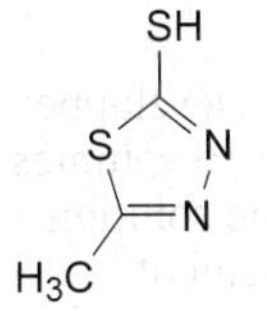

E. 5-méthyl-1,3,4-thiadiazol-2-thiol (MMTD),

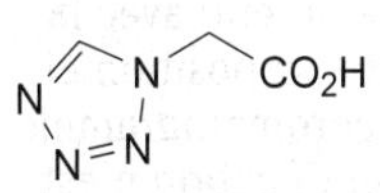

F. acide 1*H*-tétrazol-1-ylacétique.

01/2002:1188

CÉFIXIME

Cefiximum

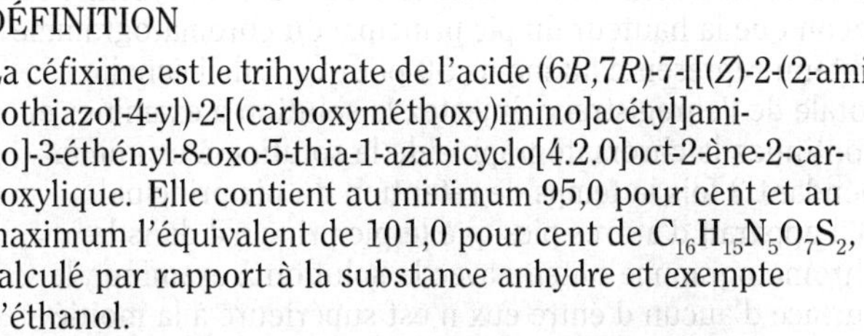

$C_{16}H_{15}N_5O_7S_2,3H_2O$ M_r 507,5

DÉFINITION

La céfixime est le trihydrate de l'acide (6*R*,7*R*)-7-[[(*Z*)-2-(2-aminothiazol-4-yl)-2-[(carboxyméthoxy)imino]acétyl]amino]-3-éthényl-8-oxo-5-thia-1-azabicyclo[4.2.0]oct-2-ène-2-carboxylique. Elle contient au minimum 95,0 pour cent et au maximum l'équivalent de 101,0 pour cent de $C_{16}H_{15}N_5O_7S_2$, calculé par rapport à la substance anhydre et exempte d'éthanol.

CARACTÈRES

Poudre blanche ou sensiblement blanche, légèrement hygroscopique, peu soluble dans l'eau, soluble dans le méthanol, assez soluble dans l'éthanol, pratiquement insoluble dans l'acétate d'éthyle.

IDENTIFICATION

Première identification : A.

Seconde identification : B, C.

A. Examinez la céfixime par spectrophotométrie d'absorption dans l'infrarouge (*2.2.24*), en comparant avec le spectre obtenu avec la *céfixime SCR*. Si les spectres obtenus présentent des différences, dissolvez respectivement la substance à examiner et la substance de référence dans du *méthanol R*, évaporez à siccité et enregistrez de nouveaux spectres à partir des résidus.

B. Examinez la céfixime par chromatographie sur couche mince (*2.2.27*) en utilisant une *plaque au gel de silice silanisée F_{254} pour CCM R*.

Solution à examiner. Dissolvez 20 mg de céfixime dans 5 ml d'un mélange à volumes égaux de *méthanol R* et de *solution tampon phosphate pH 7,0 (0,067 M) R*.

Solution témoin (a). Dissolvez 20 mg de *céfixime SCR* dans 5 ml d'un mélange à volumes égaux de *méthanol R* et de *solution tampon phosphate pH 7,0 (0,067 M) R*.

Solution témoin (b). Dissolvez 20 mg de *céfixime SCR* et 20 mg de *ceftriaxone sodique SCR* dans 5 ml d'un mélange à volumes égaux de *méthanol R* et de *solution tampon phosphate pH 7,0 (0,067 M) R*.

Déposez sur la plaque 1 µl de chaque solution. Développez sur un parcours de 15 cm avec un mélange de 10 volumes d'*acétate de méthyle R* et de 90 volumes d'une solution d'*acétate d'ammonium R* à 154 g/l, préalablement ajustée à pH 6,2 avec de l'*acide acétique R*. Laissez sécher la plaque et examinez en lumière ultraviolette à 254 nm. La tache principale du chromatogramme obtenu avec la solution à examiner est semblable quant à sa position et ses dimensions à la tache principale du chromatogramme obtenu avec la solution témoin (a). L'identification n'est valable que si le chromatogramme obtenu avec la solution témoin (b) présente 2 taches nettement séparées.

C. Dans un tube à essai d'une longueur de 150 mm et d'un diamètre de 15 mm environ, introduisez 2 mg environ de céfixime, puis humidifiez avec 0,05 ml d'*eau R*. Ajoutez 2 ml de *réactif à l'acide sulfurique et au formaldéhyde R*. Mélangez le contenu du tube en tournant, la solution présente une coloration jaune. Immergez le tube dans un bain-marie pendant 1 min. Il se développe une coloration orange.

ESSAI

Détermination du pH (*2.2.3*). Mettez en suspension 0,5 g de céfixime dans de l'*eau exempte de dioxyde de carbone R* et complétez à 10 ml avec le même solvant. Le pH de la suspension est de 2,6 à 4,1.

Substances apparentées. Opérez par chromatographie liquide (*2.2.29*), selon les indications du dosage. Injectez la solution témoin (b). Ajustez la sensibilité du système de façon que la hauteur du pic principal du chromatogramme obtenu représente au moins 50 pour cent de l'échelle totale de l'enregistreur. Injectez la solution à examiner et continuez la chromatographie de la solution à examiner pendant 3 fois le temps de rétention du pic principal. S'il apparaît d'autres pics que le pic principal dans le chromatogramme obtenu avec la solution à examiner, la surface d'aucun d'entre eux n'est supérieure à la moitié de celle du pic principal du chromatogramme obtenu avec la solution témoin (b) (0,5 pour cent) et la somme de leur surface n'est pas supérieure à 3 fois la surface du pic principal du chromatogramme obtenu avec la solution témoin (b) (3 pour cent). Ne tenez pas compte des pics dont la surface est inférieure à 0,1 fois celle du pic principal du chromatogramme obtenu avec la solution témoin (b).

Ethanol (*2.4.24*). Opérez par chromatographie en phase gazeuse à espace de tête (*2.2.28*), en utilisant la méthode des ajouts dosés.

Solution mère de la substance à examiner. Dissolvez 0,250 g de céfixime dans un mélange de 1 volume de *diméthylacétamide R* et de 4 volumes d'*eau R* et complétez à 25,0 ml avec le même mélange de solvants.

La céfixime ne contient pas plus de 1,0 pour cent *m/m* d'éthanol.

Teneur en eau (*2.5.12*). Déterminée par semi-microdosage sur 0,200 g de céfixime, la teneur en eau est de 9,0 pour cent à 12,0 pour cent.

Cendres sulfuriques (*2.4.14*). Déterminé sur 1,0 g de céfixime, le taux des cendres sulfuriques n'est pas supérieur à 0,2 pour cent.

DOSAGE

Opérez par chromatographie liquide (*2.2.29*).

Solution à examiner. Dissolvez 25,0 mg de céfixime dans la phase mobile et complétez à 25,0 ml avec la phase mobile.

Solution témoin (a). Dissolvez 25,0 mg de *céfixime SCR* dans la phase mobile et complétez à 25,0 ml avec la phase mobile.

Solution témoin (b). Prélevez 1,0 ml de solution témoin (a) et complétez à 100,0 ml avec la phase mobile.

Solution témoin (c). Dissolvez 10 mg de *céfixime SCR* dans 10 ml d'*eau R*. Chauffez au bain-marie pendant 45 min. Refroidissez et injectez immédiatement.

La chromatographie peut être réalisée en utilisant :

- une colonne d'une longueur de 0,125 m et d'un diamètre intérieur de 4 mm, remplie de *gel de silice octadécylsilylé pour chromatographie R* (5 µm),
- comme phase mobile, à un débit de 1,0 ml/min, un mélange de 250 volumes d'*acétonitrile R* et de 750 volumes d'une solution d'hydroxyde de tétrabutylammonium, préparée comme suit : dissolvez 8,2 g d'*hydroxyde de tétrabutylammonium R* dans de l'*eau R*, complétez à 800 ml avec le même solvant, ajustez à pH 6,5 avec de l'*acide phosphorique dilué R* et complétez à 1000 ml avec de l'*eau R*,
- comme détecteur, un spectrophotomètre réglé à 254 nm,
- un injecteur à boucle de 10 µl,

en maintenant la température de la colonne à 40 °C.

Injectez la solution témoin (c). Ajustez la sensibilité du système de façon que la hauteur des pics représente 20 pour cent au minimum de l'échelle totale de l'enregistreur. L'essai n'est valable que si la résolution entre les deux pics principaux (céfixime et isomère *E*) n'est pas inférieure à 2,0. Si nécessaire, ajustez la concentration en acétonitrile de la phase mobile. Injectez 6 fois la solution témoin (a). L'essai n'est valable que si l'écart type relatif de la surface du pic correspondant à la céfixime n'est pas supérieur à 1,0 pour cent. Injectez en alternance la solution à examiner et la solution témoin (a).

CONSERVATION

En récipient étanche, à l'abri de la lumière.

IMPURETÉS

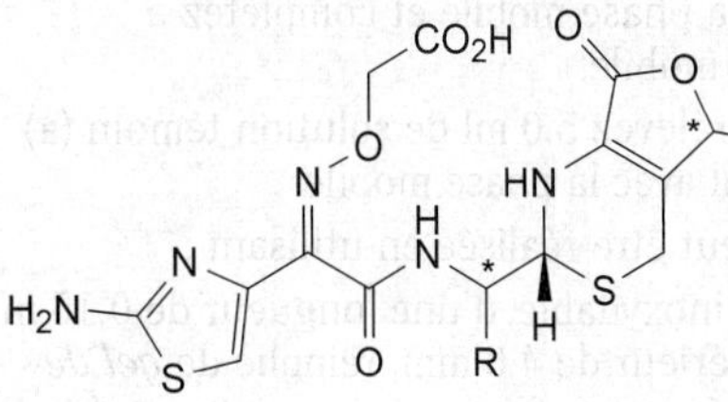

A. R = CO_2H : acide 2-[[(*Z*)-2-(2-aminothiazol-4-yl)-2-[(carboxyméthoxy)imino]acétyl]amino]-2-[(2*R*)-5-méthyl-7-oxo-1,2,5,7-tétrahydro-4*H*-furo[3,4-*d*][1,3]thiazin-2-yl]acétique,

B. R = H : acide 2-[[[(*Z*)-1-(2-aminothiazol-4-yl)-2-[[[(2*R*,5*RS*)-5-méthyl-7-oxo-1,2,5,7-tétrahydro-4*H*-furo[3,4-*d*][1,3]thiazin-2-yl]méthyl]amino]-2-oxoéthylidène]amino]oxy]acétique,

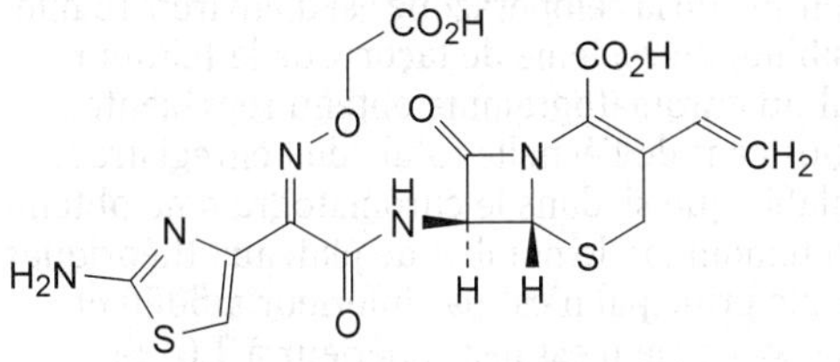

C. acide (6*R*,7*S*)-7-[[(*Z*)-2-(2-aminothiazol-4-yl)-2-[(carboxyméthoxy)imino]acétyl]amino]-3-éthényl-8-oxo-5-thia-1-azabicyclo[4.2.0]oct-2-ène-2-carboxylique (épimère en 7 de la céfixime),

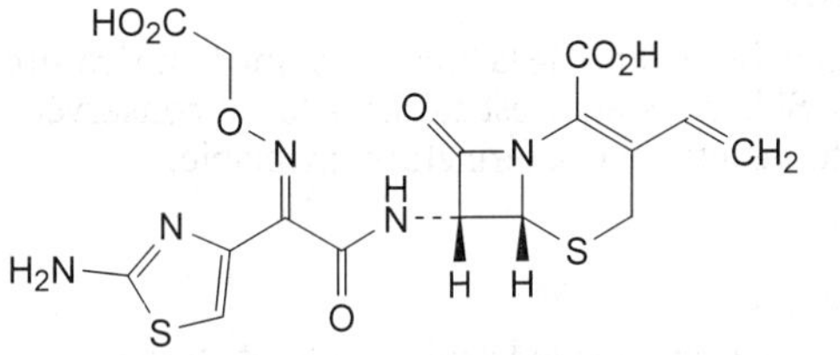

D. acide (6*R*,7*R*)-7-[[(*E*)-2-(2-aminothiazol-4-yl)-2-[(carboxyméthoxy)imino]acétyl]amino]-3-éthényl-8-oxo-5-thia-1-azabicyclo[4.2.0]oct-2-ène-2-carboxylique (isomère *E* de la céfixime),

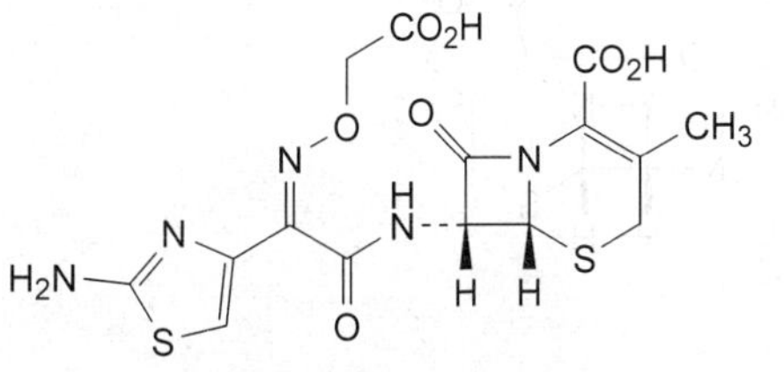

E. acide (6*R*,7*R*)-7-[[(*Z*)-2-(2-aminothiazol-4-yl)-2-[(carboxyméthoxy)imino]acétyl]amino]-3-méthyl-8-oxo-5-thia-1-azabicyclo[4.2.0]oct-2-ène-2-carboxylique.

01/2002:1404

CÉFOPÉRAZONE SODIQUE

Cefoperazonum natricum

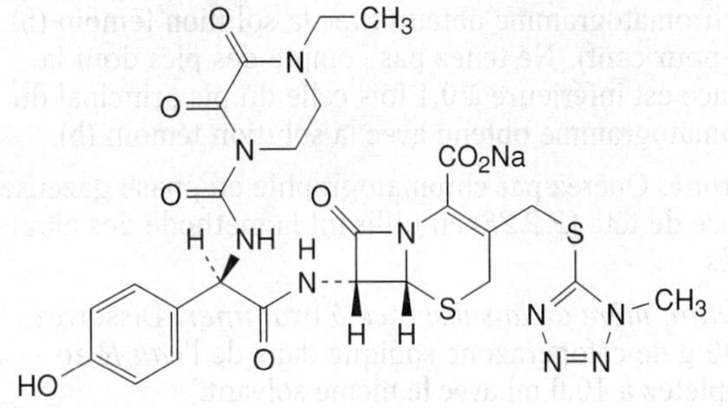

$C_{25}H_{26}N_9NaO_8S_2$ M_r 668

DÉFINITION

La céfopérazone sodique contient au minimum 95,0 pour cent et au maximum l'équivalent de 102,0 pour cent de (6*R*,7*R*)-7-[[(2*R*)-2-[[(4-éthyl-2,3-dioxopipérazin-1-yl)carbonyl]amino]-2-(4-hydroxyphényl)acétyl]amino]-3-[[(1-méthyl-1*H*-tétrazol-5-yl)sulfanyl]méthyl]-8-oxo-5-thia-1-azabicyclo[4.2.0]oct-2-ène-2-carboxylate de sodium, calculé par rapport à la substance anhydre et exempte d'acétone.

CARACTÈRES

Poudre blanche à jaune pâle, hygroscopique, facilement soluble dans l'eau, soluble dans le méthanol, peu soluble dans l'alcool.

La céfopérazone sodique sous forme cristalline présente le phénomène du polymorphisme.

IDENTIFICATION

A. Dissolvez la céfopérazone sodique dans du *méthanol R* et évaporez à siccité. Examinez le résidu par spectrophotométrie d'absorption dans l'infrarouge (*2.2.24*), en comparant avec le *spectre de référence de la céfopérazone sodique de la Ph. Eur.*

B. Examinez les chromatogrammes obtenus dans le dosage. Le pic principal du chromatogramme obtenu avec la solution à examiner (a) est semblable quant à son temps de rétention et ses dimensions approximatifs au pic principal du chromatogramme obtenu avec la solution témoin (a).

C. La céfopérazone sodique donne la réaction (a) du sodium (*2.3.1*).

ESSAI

Aspect de la solution. Dissolvez 2,5 g de céfopérazone sodique dans de l'*eau R* et complétez à 25,0 ml avec le même solvant. La solution est limpide (*2.2.1*). Mesurée à 430 nm, l'absorbance (*2.2.25*) de la solution n'est pas supérieure à 0,15.

Détermination du pH (*2.2.3*). Dissolvez 2,5 g de céfopérazone sodique dans de l'*eau exempte de dioxyde de carbone R* et complétez à 10 ml avec le même solvant. Le pH de la solution est de 4,5 à 6,5.

Substances apparentées. Opérez par chromatographie liquide (*2.2.29*), comme décrit sous Dosage. Injectez 20 µl de solution témoin (b) et ajustez la sensibilité du système de façon que la hauteur du pic principal du chromatogramme obtenu représente au moins 50 pour cent de l'échelle totale de l'enregistreur. Injectez 20 µl de solution à examiner (b). Continuez la chromatographie pendant au moins 2,5 fois le temps de rétention du pic principal. S'il apparaît d'autres pics que le pic principal dans le chromatogramme obtenu avec la solution à examiner (b), la surface d'aucun d'entre eux n'est supérieure à 1,5 fois celle du pic principal du chromatogramme obtenu avec la solution témoin (b) (1,5 pour cent) et la somme de leur surface n'est pas supérieure à 4,5 fois celle du pic principal du chromatogramme obtenu avec la solution témoin (b) (4,5 pour cent). Ne tenez pas compte des pics dont la surface est inférieure à 0,1 fois celle du pic principal du chromatogramme obtenu avec la solution témoin (b).

Acétone. Opérez par chromatographie en phase gazeuse à espace de tête (*2.2.28*) en utilisant la méthode des ajouts dosés.

Solution mère de la substance à examiner. Dissolvez 0,500 g de céfopérazone sodique dans de l'*eau R* et complétez à 10,0 ml avec le même solvant.

Solution de solvants. Dissolvez 0,350 g d'*acétone R* dans de l'*eau R* et complétez à 100,0 ml avec le même solvant. Prélevez 10,0 ml de solution et complétez à 100,0 ml avec de l'*eau R*.

Préparez chacun des 4 flacons comme indiqué dans le tableau ci-dessous :

Flacon n°	Solution mère de la substance à examiner (ml)	Solution de solvants (ml)	*Eau R* (ml)
1	1,0	0	4,0
2	1,0	1,0	3,0
3	1,0	2,0	2,0
4	1,0	3,0	1,0

La chromatographie peut être réalisée en utilisant le système B de l'essai des solvants résiduels (*2.4.24*) et en appliquant les conditions d'espace de tête statique suivantes :

- durée d'équilibrage : 15 min,
- température de la ligne de transfert : 110 °C,

en maintenant la température de la colonne à 40 °C pendant 10 min.

La céfopérazone sodique ne contient pas plus de 2,0 pour cent d'acétone.

Métaux lourds (*2.4.8*). 2,0 g de céfopérazone sodique satisfont à l'essai limite C (5 ppm). Préparez le témoin avec 1 ml de *solution à 10 ppm de plomb (Pb) R*.

Teneur en eau (*2.5.12*). Déterminée sur 0,200 g de céfopérazone sodique, la teneur en eau n'est pas supérieure à 5,0 pour cent.

Stérilité (*2.6.1*). La céfopérazone sodique destinée à la préparation de formes pharmaceutiques administrées par voie parentérale sans autre procédé approprié de stérilisation satisfait également à l'essai de stérilité.

Endotoxines bactériennes (*2.6.14*) : moins de 0,20 UI/mg, si la céfopérazone sodique est destinée à la préparation de formes pharmaceutiques administrées par voie parentérale sans autre procédé approprié d'élimination des endotoxines bactériennes.

DOSAGE

Opérez par chromatographie liquide (*2.2.29*). *Préparez les solutions immédiatement avant l'emploi.*

Solution à examiner (a). Dissolvez 25,0 mg de céfopérazone sodique dans la phase mobile et complétez à 250,0 ml avec la phase mobile.

Solution à examiner (b). Dissolvez 25,0 mg de céfopérazone sodique dans la phase mobile et complétez à 50,0 ml avec la phase mobile.

Solution témoin (a). Dissolvez 25,0 mg de *céfopérazone dihydratée SCR* dans la phase mobile et complétez à 250,0 ml avec la phase mobile.

Solution témoin (b). Prélevez 5,0 ml de solution témoin (a) et complétez à 100,0 ml avec la phase mobile.

La chromatographie peut être réalisée en utilisant :

- une colonne d'acier inoxydable, d'une longueur de 0,15 m et d'un diamètre intérieur de 4,6 mm, remplie de *gel de silice octadécylsilylé postgreffé pour chromatographie R* (5 µm),
- comme phase mobile, à un débit de 1 ml/min, un mélange de : 884 volumes d'*eau R* ; 110 volumes d'*acétonitrile R* ; 3,5 volumes d'une solution d'*acide acétique R* à 60 g/l ; 2,5 volumes d'une solution d'acétate de triéthylammonium préparée en diluant 14 ml de *triéthylamine R* et 5,7 ml d'*acide acétique glacial R* dans de l'*eau R* et en complétant à 100 ml avec le même solvant,
- comme détecteur, un spectrophotomètre réglé à 254 nm.

Injectez 20 µl de solution témoin (a). Lorsque le chromatogramme est enregistré dans les conditions décrites, le temps de rétention de la céfopérazone est d'environ 15 min. Ajustez la sensibilité du système de façon que la hauteur du pic principal du chromatogramme obtenu représente au moins 50 pour cent de l'échelle totale de l'enregistreur. L'essai n'est valable que si, dans le chromatogramme obtenu avec la solution témoin (a), le nombre de plateaux théoriques calculé pour le pic principal n'est pas inférieur à 5000 et si son facteur de symétrie n'est pas supérieur à 1,6. Si nécessaire, ajustez la teneur en *acétonitrile R* de la phase mobile. Injectez 6 fois la solution témoin (a). L'essai n'est valable que si l'écart type relatif de la surface du pic n'est pas supérieur à 1,0 pour cent. Injectez en alternance la solution à examiner (a) et la solution témoin (a).

Calculez la teneur pour cent en céfopérazone sodique en multipliant par 1,034 la teneur pour cent en céfopérazone.

CONSERVATION

En récipient étanche, à l'abri de la lumière, à une température de 2 °C à 8 °C. Si la substance est stérile, elle est conservée en récipient stérile, étanche, à fermeture inviolable.

ÉTIQUETAGE

L'étiquette indique :

- dans les cas appropriés, que la substance est stérile,
- dans les cas appropriés, que la substance est exempte d'endotoxines bactériennes.

IMPURETÉS

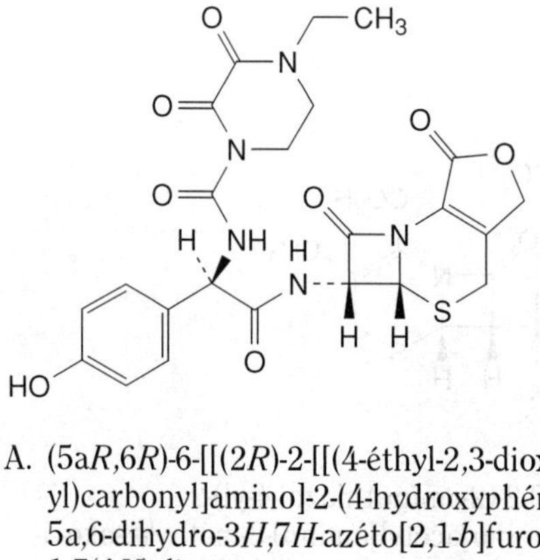

A. (5a*R*,6*R*)-6-[[(2*R*)-2-[[(4-éthyl-2,3-dioxopipérazin-1-yl)carbonyl]amino]-2-(4-hydroxyphényl)acétyl]amino]-5a,6-dihydro-3*H*,7*H*-azéto[2,1-*b*]furo[3,4-*d*][1,3]thiazine-1,7(4*H*)-dione,

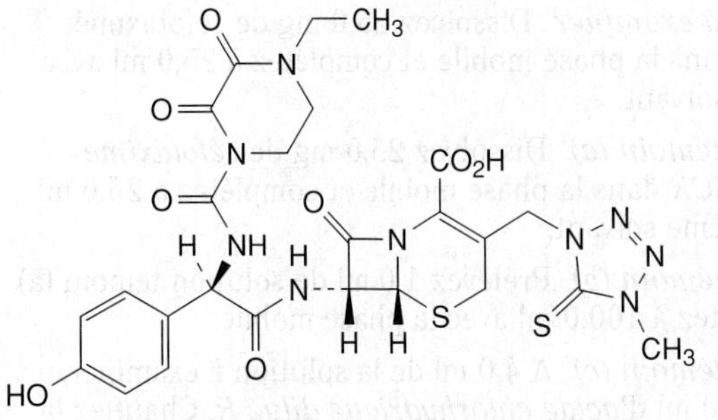

B. acide (6*R*,7*R*)-7-[[(2*R*)-2-[[(4-éthyl-2,3-dioxopipérazin-1-yl)carbonyl]amino]-2-(4-hydroxyphényl)acétyl]amino]-3-[(4-méthyl-5-thioxo-4,5-dihydro-1*H*-tétrazol-1-yl)méthyl]-8-oxo-5-thia-1-azabicyclo[4.2.0]oct-2-ène-2-carboxylique,

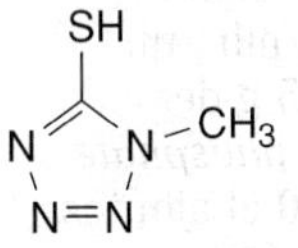

C. 1-méthyl-1*H*-tétrazole-5-thiol,

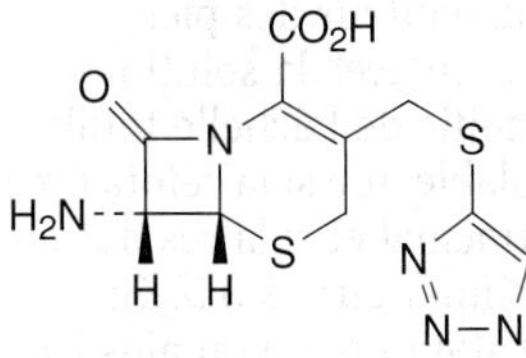

D. acide (6*R*,7*R*)-7-amino-8-oxo-3-[(1*H*-1,2,3-triazol-4-ylsulfanyl)méthyl]-5-thia-1-azabicyclo[4.2.0]oct-2-ène-2-carboxylique (7-TACA),

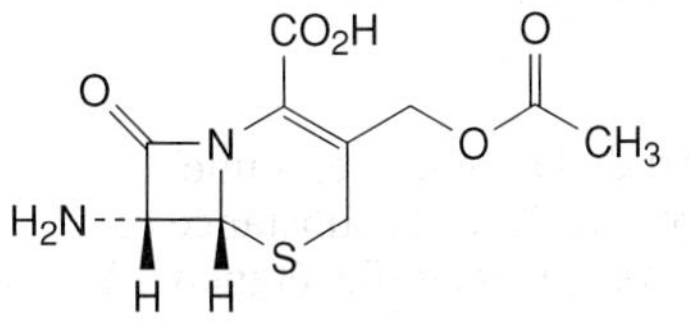

E. acide (6*R*,7*R*)-3-[(acétyloxy)méthyl]-7-amino-8-oxo-5-thia-1-azabicyclo[4.2.0]oct-2-ène-2-carboxylique (7-ACA),

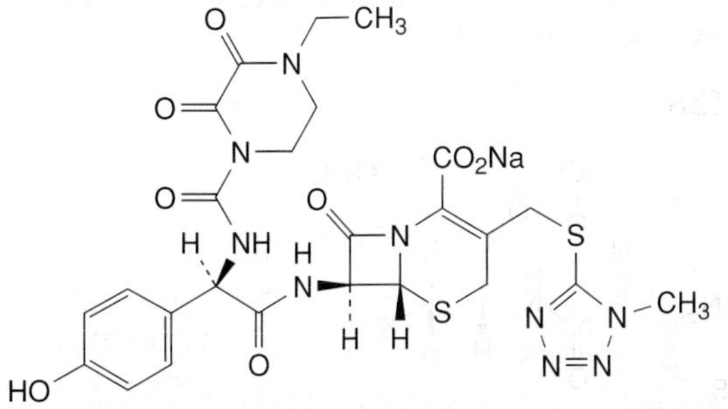

F. acide (6*R*,7*S*)-7-[[(2*R*)-2-[[(4-éthyl-2,3-dioxopipérazin-1-yl)carbonyl]amino]-2-(4-hydroxyphényl)acétyl]amino]-3-[[(1-méthyl-1*H*-tétrazol-5-yl)sulfanyl]méthyl]-8-oxo-5-thia-1-azabicyclo[4.2.0]oct-2-ène-2-carboxylique.

01/2002:0989

CÉFOTAXIME SODIQUE

Cefotaximum natricum

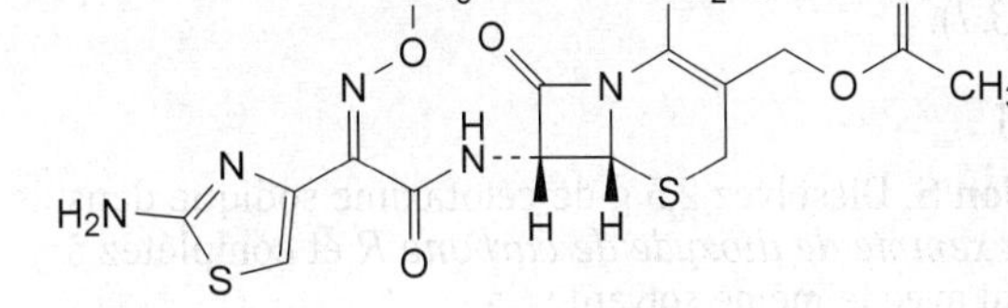

$C_{16}H_{16}N_5NaO_7S_2$ M_r 477,4

DÉFINITION

La céfotaxime sodique contient au minimum 96,0 pour cent et au maximum l'équivalent de 101,0 pour cent de (6*R*,7*R*)-3-[(acétyloxy)méthyl]-7-[[(*Z*)-2-(2-aminothiazol-4-yl)-2-(méthoxyimino)acétyl]amino]-8-oxo-5-thia-1-azabicyclo[4.2.0]oct-2-ène-2-carboxylate de sodium, calculé par rapport à la substance desséchée.

CARACTÈRES

Poudre blanche ou légèrement jaune, hygroscopique, facilement soluble dans l'eau, assez soluble dans le méthanol, pratiquement insoluble dans l'éther.

IDENTIFICATION

Première identification : A, D.

Seconde identification : B, C, D.

A. Examinez la céfotaxime sodique par spectrophotométrie d'absorption dans l'infrarouge (*2.2.24*), en comparant avec le spectre obtenu avec la *céfotaxime sodique SCR*.

B. Opérez par chromatographie sur couche mince (*2.2.27*) en utilisant une plaque recouverte de *gel de silice silanisé* HF_{254} *R*.

Solution à examiner. Dissolvez 20 mg de céfotaxime sodique dans 5,0 ml d'un mélange à volumes égaux de *méthanol R* et de *solution tampon phosphate pH 7,0 (0,067 M) R.*

Solution témoin (a). Dissolvez 20 mg de *céfotaxime sodique SCR* dans 5,0 ml d'un mélange à volumes égaux de *méthanol R* et de *solution tampon phosphate pH 7,0 (0,067 M) R.*

Solution témoin (b). Dissolvez 20 mg de *céfotaxime sodique SCR* et 20 mg de *céfoxitine sodique SCR* dans 5,0 ml d'un mélange à volumes égaux de *méthanol R* et de *solution tampon phosphate pH 7,0 (0,067 M) R.*

Déposez séparément sur la plaque 1 µl de chaque solution. Développez sur un parcours de 15 cm avec un mélange de 15 volumes d'*acétone R* et de 85 volumes d'une solution d'*acétate d'ammonium R* à 154 g/l préalablement ajustée à pH 6,2 avec de l'*acide acétique R*. Laissez sécher la plaque et examinez en lumière ultraviolette à 254 nm. La tache principale du chromatogramme obtenu avec la solution à examiner est semblable quant à sa position et ses dimensions à la tache principale du chromatogramme obtenu avec la solution témoin (a). L'identification n'est valable que si le chromatogramme obtenu avec la solution témoin (b) présente 2 taches nettement séparées.

Monographies A - C

C. Dans un tube à essai d'une longueur de 150 mm et d'un diamètre de 15 mm environ, introduisez 2 mg environ de céfotaxime sodique. Humectez avec 0,05 ml d'*eau R*. Ajoutez 2 ml de *réactif à l'acide sulfurique et au formaldéhyde R*. Mélangez le contenu du tube en tournant ; la solution est jaune vif. Immergez le tube dans un bain-marie pendant 1 min ; la solution devient brune.

D. La céfotaxime sodique donne la réaction (a) du sodium (*2.3.1*).

ESSAI

Solution S. Dissolvez 2,5 g de céfotaxime sodique dans de l'*eau exempte de dioxyde de carbone R* et complétez à 25,0 ml avec le même solvant.

Aspect de la solution. La solution S est limpide (*2.2.1*). Ajoutez 1 ml d'*acide acétique glacial R* à 10 ml de solution S. Examinée immédiatement, la solution est limpide. L'absorbance de la solution S, mesurée à 430 nm (*2.2.25*), n'est pas supérieure à 0,20.

Détermination du pH (*2.2.3*). Le pH de la solution S est de 4,5 à 6,5.

Pouvoir rotatoire spécifique (*2.2.7*). Dissolvez 0,100 g de céfotaxime sodique dans de l'*eau R* et complétez à 10,0 ml avec le même solvant. Calculé par rapport à la substance desséchée, le pouvoir rotatoire spécifique est de + 58 à + 64.

Absorbance (*2.2.25*). Dissolvez 20,0 mg de céfotaxime sodique dans de l'*eau R* et complétez à 100,0 ml avec le même solvant. Prélevez 10,0 ml de solution et complétez à 100,0 ml avec de l'*eau R*. Déterminée au maximum à 235 nm et calculée par rapport à la substance desséchée, l'absorbance spécifique de la solution est de 360 à 390.

Substances apparentées. Opérez par chromatographie liquide (*2.2.29*) selon les indications du Dosage.

Injectez la solution à examiner et la solution témoin (b). Continuez la chromatographie pendant au moins 8 fois le temps de rétention du pic principal. S'il apparaît d'autres pics que le pic principal dans le chromatogramme obtenu avec la solution à examiner, la surface d'aucun d'entre eux n'est supérieure à celle du pic principal du chromatogramme obtenu avec la solution témoin (b) (1 pour cent) et la somme de leur surface n'est pas supérieure à 3 fois la surface du pic principal du chromatogramme obtenu avec la solution témoin (b) (3 pour cent).

***N,N*-Diméthylaniline** (*2.4.26, Méthode B*). La céfotaxime sodique ne contient pas plus de 20 ppm de *N,N*-diméthylaniline.

Acide 2-éthylhexanoïque (*2.4.28*). La céfotaxime sodique ne contient pas plus de 0,5 pour cent *m/m* d'acide 2-éthylhexanoïque.

Perte à la dessiccation (*2.2.32*). Déterminée à l'étuve à 100-105 °C sur 1,000 g de céfotaxime sodique, la perte à la dessiccation n'est pas supérieure à 3,0 pour cent.

Stérilité (*2.6.1*). La céfotaxime sodique destinée à la préparation de formes pharmaceutiques administrées par voie parentérale sans autre procédé approprié de stérilisation satisfait également à l'essai de stérilité.

Endotoxines bactériennes (*2.6.14*) : moins de 0,05 UI/mg, si la céfotaxime sodique est destinée à la préparation de formes pharmaceutiques administrées par voie parentérale sans autre procédé approprié d'élimination des endotoxines bactériennes.

DOSAGE

Opérez par chromatographie liquide (*2.2.29*).

Solution à examiner. Dissolvez 25,0 mg de céfotaxime sodique dans la phase mobile et complétez à 25,0 ml avec le même solvant.

Solution témoin (a). Dissolvez 25,0 mg de *céfotaxime sodique SCR* dans la phase mobile et complétez à 25,0 ml avec le même solvant.

Solution témoin (b). Prélevez 1,0 ml de solution témoin (a) et complétez à 100,0 ml avec la phase mobile.

Solution témoin (c). A 4,0 ml de la solution à examiner, ajoutez 1,0 ml d'*acide chlorhydrique dilué R*. Chauffez la solution à 40 °C pendant 2 h, puis ajoutez 5,0 ml de *solution tampon pH 6,6 R* et 1,0 ml de *solution diluée d'hydroxyde de sodium R*.

La chromatographie peut être réalisée en utilisant :

- une colonne d'une longueur de 0,25 m et d'un diamètre intérieur de 4,6 mm, remplie de *gel de silice octadécylsilylé pour chromatographie R* (5 µm),
- comme phase mobile, à un débit de 1,0 ml/min, un mélange préparé comme suit : dissolvez 3,5 g de *phosphate monopotassique R* et 11,6 g de *phosphate disodique R* dans 1000 ml d'*eau R* à pH 7,0 et ajoutez 180 ml de *méthanol R*,
- comme détecteur, un spectrophotomètre réglé à 235 nm,
- un injecteur à boucle fixe de 10 µl.

Injectez la solution témoin (a) et la solution témoin (c). Ajustez la sensibilité de façon que la hauteur des pics principaux du chromatogramme obtenu avec la solution témoin (c) représente au moins la moitié de l'échelle totale de l'enregistreur. Le dosage n'est valable que si la céfotaxime est éluée comme le deuxième pic principal et si la résolution entre les 2 pics principaux n'est pas inférieure à 3,5. Si nécessaire, utilisez une autre phase stationnaire ou ajustez la teneur en méthanol de la phase mobile. Le dosage n'est valable que si le facteur de symétrie du pic de la céfotaxime n'est pas supérieur à 2,0. Injectez à 6 reprises la solution témoin (a). Le dosage n'est valable que si l'écart type relatif de la surface du pic de la céfotaxime sodique n'est pas supérieur à 1,0 pour cent. Injectez en alternance la solution à examiner et la solution témoin (a).

CONSERVATION

En récipient étanche, à l'abri de la lumière et à une température ne dépassant pas 30 °C. Si la substance est stérile, elle est conservée en récipient stérile, étanche, à fermeture inviolable.

ÉTIQUETAGE

L'étiquette indique :

- dans les cas appropriés, que la substance est stérile,
- dans les cas appropriés, que la substance est exempte d'endotoxines bactériennes.

IMPURETÉS

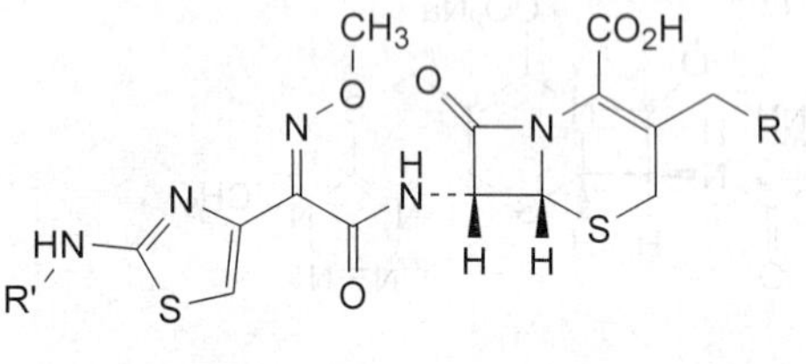

A. R = R′ = H : acide (6*R*,7*R*)-7-[[(*Z*)-2-(2-aminothiazol-4-yl)-2-(méthoxyimino)acétyl]amino]-3-méthyl-8-oxo-5-thia-1-azabicyclo[4.2.0]oct-2-ène-2-carboxylique (désacétoxycéfotaxime),

B. R = OH, R′ = H : acide (6*R*,7*R*)-7-[[(*Z*)-2-(2-aminothiazol-4-yl)-2-(méthoxyimino)acétyl]amino]-3-(hydroxyméthyl)-8-oxo-5-thia-1-azabicyclo[4.2.0]oct-2-ène-2-carboxylique (désacétylcéfotaxime),

C. R = O-CO-CH_3, R′ = CHO : acide (6*R*,7*R*)-3-[(acétyloxy)méthyl]-7-[[(*Z*)-2-[2-(formylamino)thiazol-4-yl]-2-(méthoxyimino)acétyl]amino]-8-oxo-5-thia-1-azabicyclo[4.2.0]oct-2-ène-2-carboxylique (*N*-formylcéfotaxime),

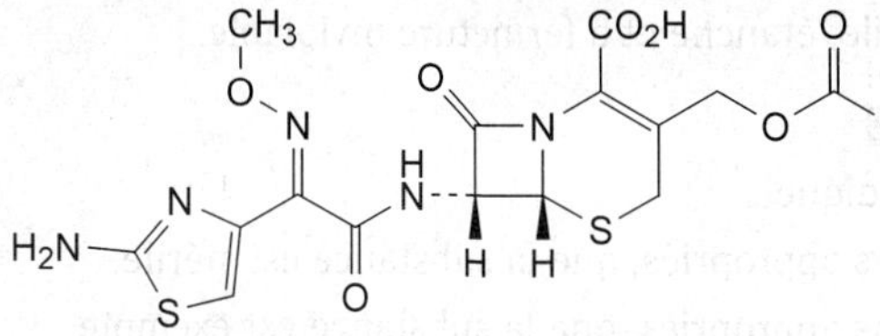

D. acide (6*R*,7*R*)-3-[(acétyloxy)méthyl]-7-[[(*E*)-2-(2-aminothiazol-4-yl)-2-(méthoxyimino)acétyl]amino]-8-oxo-5-thia-1-azabicyclo[4.2.0]oct-2-ène-2-carboxylique (*E*-céfotaxime),

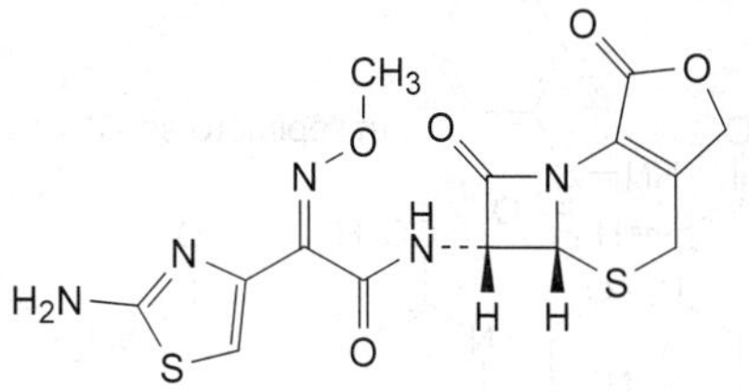

E. (5a*R*,6*R*)-6-[[(*Z*)-2-(2-aminothiazol-4-yl)-2-(méthoxyimino)acétyl]amino]-5a,6-dihydro-3*H*,7*H*-azéto[2,1-*b*]furo[3,4-*d*][1,3]thiazine-1,7(4*H*)-dione (désacétylcéfotaxime lactone).

01/2002:0990

CÉFOXITINE SODIQUE

Cefoxitinum natricum

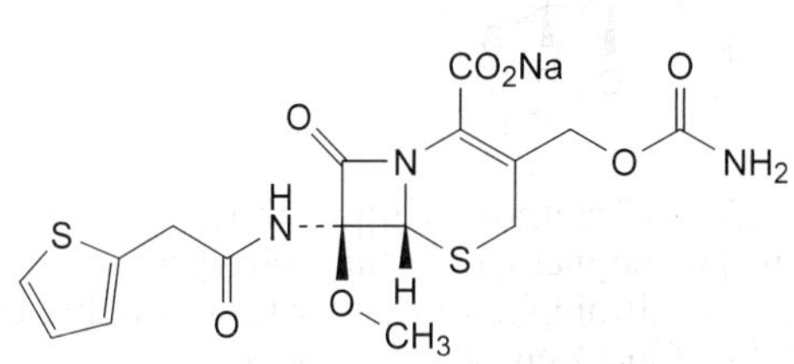

$C_{16}H_{16}N_3NaO_7S_2$ M_r 449,4

DÉFINITION

La céfoxitine sodique contient au minimum 97,5 pour cent et au maximum l'équivalent de 101,0 pour cent de (6*R*,7*S*)-3-[(carbamoyloxy)méthyl]-7-méthoxy-8-oxo-7-[[(thiophén-2-yl)acétyl]amino]-5-thia-1-azabicyclo[4.2.0]oct-2-ène-2-carboxylate de sodium, calculé par rapport à la substance anhydre.

CARACTÈRES

Poudre blanche ou sensiblement blanche, très hygroscopique, très soluble dans l'eau, assez soluble dans l'alcool, pratiquement insoluble dans l'éther.

IDENTIFICATION

Première identification : A, D.

Seconde identification : B, C, D.

A. Examinez la céfoxitine sodique par spectrophotométrie d'absorption dans l'infrarouge (*2.2.24*), en comparant avec le spectre obtenu avec la *céfoxitine sodique SCR*.

B. Opérez par chromatographie sur couche mince (*2.2.27*) en utilisant une plaque recouverte de *gel de silice silanisé* HF_{254} *R*.

Solution à examiner. Dissolvez 20 mg de céfoxitine sodique dans 5 ml d'un mélange à volumes égaux de *méthanol R* et de *solution tampon phosphate pH 7,0 (0,067 M) R*.

Solution témoin (a). Dissolvez 20 mg de *céfoxitine sodique SCR* dans 5 ml d'un mélange à volumes égaux de *méthanol R* et de *solution tampon phosphate pH 7,0 (0,067 M) R*.

Solution témoin (b). Dissolvez 20 mg de *céfoxitine sodique SCR* et 20 mg de *céfazoline SCR* dans 5 ml d'un mélange à volumes égaux de *méthanol R* et de *solution tampon phosphate pH 7,0 (0,067 M) R*.

Déposez séparément sur la plaque 1 µl de chaque solution. Développez sur un parcours de 15 cm avec un mélange de 10 volumes de *tétrahydrofurane R* et de 90 volumes d'une solution d'*acétate d'ammonium R* à 154 g/l préalablement ajustée à pH 6,2 avec de l'*acide acétique R*. Séchez la plaque dans un courant d'air chaud et examinez en lumière ultraviolette à 254 nm. La tache principale du chromatogramme obtenu avec la solution à examiner est semblable quant à sa position et ses dimensions à la tache principale du chromatogramme obtenu avec la solution témoin (a). L'identification n'est valable que si le chromatogramme obtenu avec la solution témoin (b) présente 2 taches nettement séparées.

C. Dans un tube à essai d'une longueur de 150 mm et d'un diamètre de 15 mm environ, introduisez 2 mg environ de céfoxitine sodique, puis humectez avec 0,05 ml d'*eau R*. Ajoutez 2 ml de *réactif à l'acide sulfurique et au formaldéhyde R*. Mélangez le contenu du tube en tournant ; la solution est brun-pâle. Immergez le tube dans un bain-marie pendant 1 min. Il se développe une coloration brun-rouge foncé.

D. La céfoxitine sodique donne la réaction (a) du sodium (*2.3.1*).

ESSAI

Solution S. Dissolvez 2,50 g de céfoxitine sodique dans de l'*eau exempte de dioxyde de carbone R* et complétez à 25 ml avec le même solvant.

Aspect de la solution. La solution S est limpide (*2.2.1*) et n'est pas plus fortement colorée que la solution de degré 5 de la gamme des solutions témoins présentant la coloration la plus appropriée (*2.2.2, Procédé II*).

Détermination du pH (*2.2.3*). Prélevez 2 ml de solution S et complétez à 20 ml avec de l'*eau exempte de dioxyde de carbone R*. Le pH de la solution est de 4,2 à 7,0.

Pouvoir rotatoire spécifique (*2.2.7*). Dissolvez 0,250 g de céfoxitine sodique dans du *méthanol R* et complétez à 25,0 ml avec le même solvant. Calculé par rapport à la substance anhydre, le pouvoir rotatoire spécifique est de + 206 à + 214.

Absorbance (*2.2.25*). Dissolvez 0,100 g de céfoxitine sodique dans de l'*eau R* et complétez à 100,0 ml avec le même solvant. Prélevez 2,0 ml de solution et complétez à 100,0 ml avec de la *solution de bicarbonate de sodium R*. Examinée de 220 nm à 350 nm, la solution présente un maximum d'absorption à 236 nm et un maximum d'absorption à pic large à 262 nm environ. Calculée par rapport à la substance anhydre, l'absorbance spécifique à ce dernier maximum est de 190 à 210.

Substances apparentées. Opérez par chromatographie sur couche mince (*2.2.27*) en utilisant une plaque recouverte de *gel de silice GF_{254} R*.

Solution à examiner. Dissolvez 0,25 g de céfoxitine sodique dans de l'*eau R* et complétez à 10 ml avec le même solvant.

Solution témoin. Prélevez 0,5 ml de solution à examiner et complétez à 100 ml avec de l'*eau R*.

Déposez séparément sur la plaque 5 µl de chaque solution. Développez sur un parcours de 15 cm avec un mélange de 10 volumes d'*acide acétique glacial R*, de 10 volumes d'*eau R*, de 20 volumes d'*acétone R* et de 50 volumes d'*acétate d'éthyle R*. Laissez sécher la plaque à l'air et examinez en lumière ultraviolette à 254 nm. S'il apparaît d'autres taches que la tache principale dans le chromatogramme obtenu avec la solution à examiner, aucune d'entre elles n'est plus intense que la tache du chromatogramme obtenu avec la solution témoin (0,5 pour cent).

Teneur en eau (*2.5.12*). Déterminée par semi-microdosage sur 0,500 g de céfoxitine sodique, la teneur en eau n'est pas supérieure à 1,0 pour cent.

Stérilité (*2.6.1*). La céfoxitine sodique destinée à la préparation de formes pharmaceutiques administrées par voie parentérale sans autre procédé approprié de stérilisation satisfait également à l'essai de stérilité.

Endotoxines bactériennes (*2.6.14*) : moins de 0,13 UI/mg, si la céfoxitine sodique est destinée à la préparation de formes pharmaceutiques administrées par voie parentérale sans autre procédé approprié d'élimination des endotoxines bactériennes.

Monographies A - C

DOSAGE

Opérez par chromatographie liquide (*2.2.29*).

Solution à examiner. Dissolvez 25,0 mg de céfoxitine sodique dans de l'*eau R* et complétez à 25,0 ml avec le même solvant.

Solution témoin (a). Dissolvez 25,0 mg de *céfoxitine sodique SCR* dans de l'*eau R* et complétez à 25,0 ml avec le même solvant.

Solution témoin (b). Dissolvez 20,0 mg d'*acide 2-(2-thiényl)acétique R* dans de l'*eau R* et complétez à 25,0 ml avec le même solvant.

Solution témoin (c). Mélangez 1,0 ml de solution témoin (a) et 5,0 ml de solution témoin (b).

La chromatographie peut être effectuée en utilisant :

- une colonne d'acier inoxydable, d'une longueur de 0,25 m et d'un diamètre intérieur de 4,6 mm, remplie de *gel de silice octadécylsilylé pour chromatographie R* (5 µm-10 µm),
- comme phase mobile, à un débit de 1,0 ml/min, un mélange de 1 volume d'*acide acétique R*, de 19 volumes d'*acétonitrile R* et de 81 volumes d'*eau R*,
- comme détecteur, un spectrophotomètre réglé à 254 nm,
- un injecteur à boucle de 20 µl.

Injectez la solution témoin (c). Ajustez la sensibilité du système de façon à obtenir des pics dont la hauteur représente la moitié au moins de l'échelle totale de l'enregistreur. Le dosage n'est valable que si la résolution entre les 2 pics principaux n'est pas inférieure à 3,5. Si nécessaire, ajustez la teneur en acétonitrile de la phase mobile. Injectez 6 fois la solution témoin (a). Le dosage n'est valable que si l'écart type relatif de la surface du pic de la céfoxitine n'est pas supérieur à 1,0 pour cent. Injectez alternativement la solution à examiner et la solution témoin (a).

Calculez la teneur pour cent de céfoxitine sodique.

CONSERVATION

En récipient étanche, à une température ne dépassant pas 30 °C. Si la substance est stérile, elle est conservée en récipient stérile, étanche et à fermeture inviolable.

ÉTIQUETAGE

L'étiquette indique :

- dans les cas appropriés, que la substance est stérile,
- dans les cas appropriés, que la substance est exempte d'endotoxines bactériennes.

IMPURETÉS

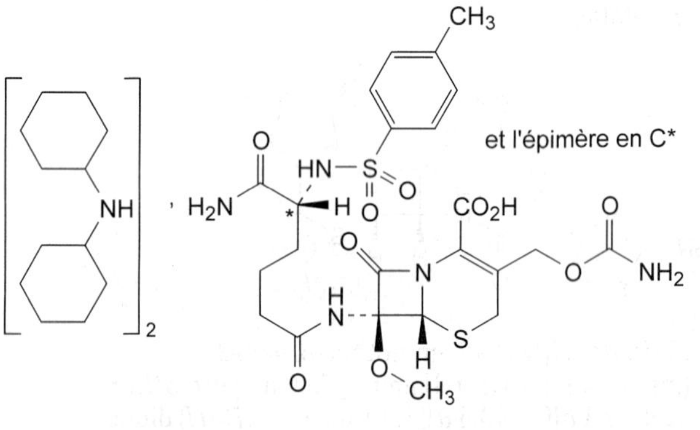

A. sel entre l'acide (6*R*,7*S*)-7-[[(5*RS*)-6-amino-5-[[(4-méthylphényl)sulfonyl]amino]-6-oxohexanoyl]amino]-3-[(carbamoyloxy)méthyl]-7-méthoxy-8-oxo-5-thia-1-azabicyclo[4.2.0]oct-2-ène-2-carboxylique et deux molécules de *N*-cyclohexylcyclohexanamine,

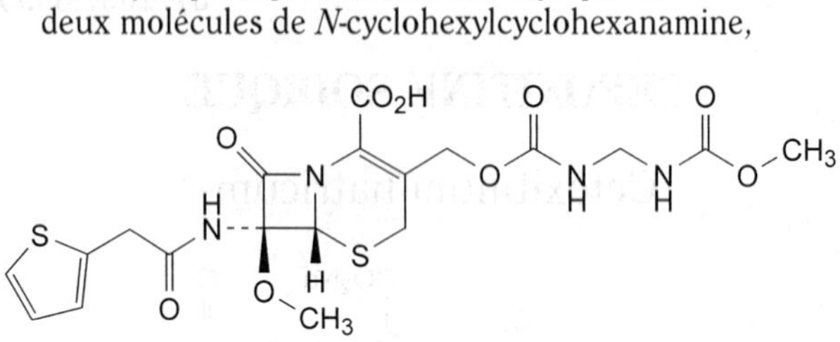

B. acide (6*R*,7*S*)-7-méthoxy-3-[[[[[(méthoxycarbonyl)amino]méthyl]carbamoyl]oxy]méthyl]-8-oxo-7-[[(thiophén-2-yl)acétyl]amino]-5-thia-1-azabicyclo[4.2.0]oct-2-ène-2-carboxylique,

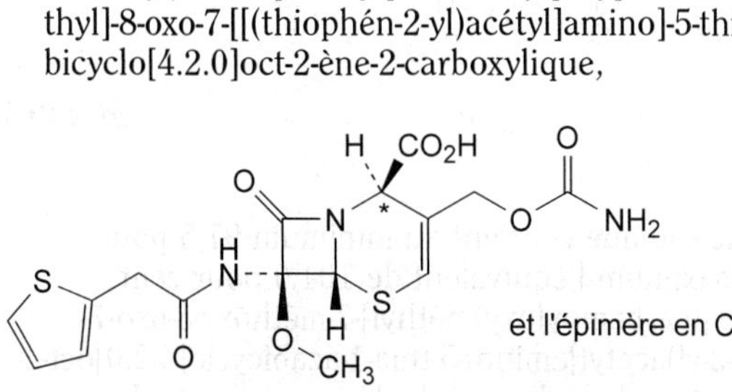

C. acide (2*RS*,6*R*,7*S*)-3-[(carbamoyloxy)méthyl]-7-méthoxy-8-oxo-7-[[(thiophén-2-yl)acétyl]amino]-5-thia-1-azabicyclo[4.2.0]oct-3-ène-2-carboxylique,

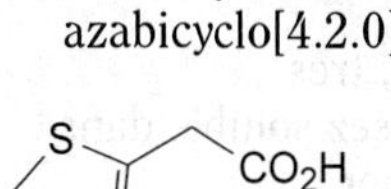

D. acide (thiophén-2-yl)acétique.

01/2002:0814

CÉFRADINE

Cefradinum

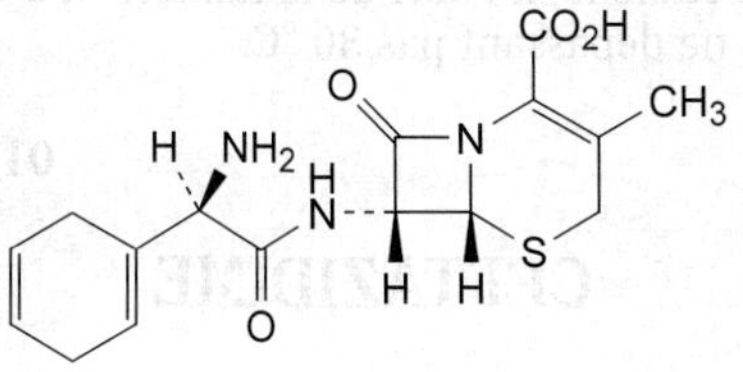

$C_{16}H_{19}N_3O_4S$ M_r 349,4

DÉFINITION

La céfradine contient au minimum 90,0 pour cent d'acide (6*R*,7*R*)-7-[[(2*R*)-2-amino-2-(cyclohexa-1,4-diényl)acétyl]amino]-3-méthyl-8-oxo-5-thia-1-azabicyclo[4.2.0]oct-2-ène-2-carboxylique, calculé par rapport à la substance anhydre. La somme des teneurs en $C_{16}H_{19}N_3O_4S$ et en céfalexine ($C_{16}H_{17}N_3O_4S$; M_r 347,4) est au minimum de 95,0 pour cent et au maximum de 102,0 pour cent, calculé par rapport à la substance anhydre.

CARACTÈRES

Poudre blanche à légèrement jaune, hygroscopique, assez soluble dans l'eau, pratiquement insoluble dans l'alcool et dans l'éther.

IDENTIFICATION

Première identification : A.

Seconde identification : B, C.

A. Examinez la céfradine par spectrophotométrie d'absorption dans l'infrarouge (*2.2.24*), en comparant avec le spectre obtenu avec la *céfradine SCR*. Si les spectres obtenus à l'état solide présentent des différences, dissolvez respectivement 30 mg de la substance à examiner et de la substance de référence dans 10 ml de *méthanol R*, évaporez à siccité à 40 °C sous une pression inférieure à 2 kPa. Enregistrez de nouveaux spectres à partir des résidus.

B. Opérez par chromatographie sur couche mince (*2.2.27*) en utilisant une plaque recouverte de *gel de silice HF_{254} silanisé R*.

Solution à examiner. Dissolvez 20 mg de céfradine dans 5 ml d'un mélange à volumes égaux de *méthanol R* et de *solution tampon phosphate pH 7,0 (0,067 M) R*.

Solution témoin (a). Dissolvez 20 mg de *céfradine SCR* dans 5 ml d'un mélange à volumes égaux de *méthanol R* et de *solution tampon phosphate pH 7,0 (0,067 M) R*.

Solution témoin (b). Dissolvez 20 mg de *céfradine SCR* et 20 mg de *céfalexine SCR* dans 5 ml d'un mélange à volumes égaux de *méthanol R* et de *solution tampon phosphate pH 7,0 (0,067 M) R*.

Déposez séparément sur la plaque 1 µl de chaque solution. Développez sur un parcours de 15 cm avec un mélange de 15 volumes d'*acétone R* et de 85 volumes d'une solution d'*acétate d'ammonium R* à 150 g/l préalablement ajustée à pH 6,2 avec de l'*acide acétique glacial R*. Laissez sécher la plaque et examinez en lumière ultraviolette à 254 nm. La tache principale du chromatogramme obtenu avec la solution à examiner est semblable quant à sa position et ses dimensions à la tache principale du chromatogramme obtenu avec la solution témoin (a). L'identification n'est valable que si le chromatogramme obtenu avec la solution témoin (b) présente 2 taches nettement séparées.

C. Dans un tube à essai d'une longueur de 150 mm et d'un diamètre de 15 mm environ, introduisez 2 mg environ de céfradine. Humectez avec 0,05 ml d'*eau R*. Ajoutez 2 ml de *réactif à l'acide sulfurique et au formaldéhyde R*. Mélangez le contenu du tube en tournant ; la solution est jaune pâle. Immergez le tube dans un bain-marie pendant 1 min. Il se développe une coloration jaune foncé.

ESSAI

Solution S. Dissolvez 2,50 g de céfradine dans de la *solution de carbonate de sodium R* et complétez à 25,0 ml avec le même solvant.

Aspect de la solution. La solution S n'est pas plus fortement opalescente que la suspension témoin II (*2.2.1*). Laissez reposer la solution S pendant 5 min. L'absorbance de la solution S mesurée à 450 nm (*2.2.25*) n'est pas supérieure à 0,20.

Détermination du pH (*2.2.3*). Dissolvez 0,100 g de céfradine dans de l'*eau exempte de dioxyde de carbone R* et complétez à 10 ml avec le même solvant. Le pH de la solution est de 3,5 à 6,0.

Pouvoir rotatoire spécifique (*2.2.7*). Dissolvez 0,250 g de céfradine dans de la *solution tampon acétate pH 4,6 R* et complétez à 25,0 ml avec le même solvant. Calculé par rapport à la substance anhydre, le pouvoir rotatoire spécifique est de + 80 à + 90.

Absorbance (*2.2.25*). Dissolvez 50,0 mg de céfradine dans de l'*eau R* et complétez à 100,0 ml avec le même solvant. L'absorbance de cette solution, mesurée à 330 nm, n'est pas supérieure à 0,05. Prélevez 2,0 ml de solution et complétez à 50,0 ml avec de l'*eau R*. Examinée de 220 nm à 300 nm, la solution diluée présente un maximum d'absorption à 262 nm. Calculée par rapport à la substance anhydre, l'absorbance spécifique déterminée au maximum est de 215 à 240.

Substances apparentées. Opérez par chromatographie sur couche mince (*2.2.27*) en utilisant une plaque recouverte de *gel de silice G R*. Imprégnez la plaque par développement avec une solution de *tétradécane R* à 5 pour cent *V/V* dans l'*hexane R*. Laissez évaporer le solvant, puis effectuez la chromatographie dans la même direction que l'imprégnation.

Solution à examiner. Dissolvez 0,25 g de céfradine dans de l'*acide chlorhydrique dilué R* et complétez à 10 ml avec le même acide.

Solution témoin (a). Prélevez 1 ml de solution à examiner et complétez à 100 ml avec de l'*acide chlorhydrique dilué R*.

Solution témoin (b). Dissolvez 25 mg d'*acide 7-aminodésacétoxycéphalosporanique SCR* dans de l'*acide chlorhydrique dilué R* et complétez à 10 ml avec le même acide (*solution témoin b'*). Prélevez 1 ml de cette solution et complétez à 10 ml avec de l'*acide chlorhydrique dilué R*.

Solution témoin (c). Dissolvez 25 mg de *cyclohexa-1,4-diénylglycine SCR* dans de l'*acide chlorhydrique dilué R* et complétez à 10 ml avec le même acide (*solution témoin c'*). Prélevez 1 ml de cette solution et complétez à 10 ml avec de l'*acide chlorhydrique dilué R*.

Solution témoin (d). Dissolvez 0,25 g de céfradine dans un mélange de 1 ml de solution témoin b' et de 1 ml de solution témoin c' et complétez à 10 ml avec de l'*acide chlorhydrique dilué R*.

Déposez séparément sur la plaque 5 µl de chaque solution. Développez sur un parcours de 15 cm avec un mélange de 3 volumes d'*acétone R*, de 80 volumes d'une solution de *phosphate disodique R* à 72 g/l et de 120 volumes d'une solution d'*acide citrique R* à 21 g/l. Faites sécher la plaque en la chauffant à 90 °C pendant 3 min. Pulvérisez la plaque encore chaude avec

Monographies A - C

une solution de *ninhydrine R* à 1 g/l dans la phase mobile. Chauffez la plaque à 90 °C pendant 15 min, puis laissez-la refroidir. S'il apparaît une tache correspondant à l'acide 7-aminodésacétoxycéphalosporanique dans le chromatogramme obtenu avec la solution à examiner, elle n'est pas plus intense que la tache du chromatogramme obtenu avec la solution témoin (b) (1,0 pour cent). S'il apparaît, dans le chromatogramme obtenu avec la solution à examiner, une tache correspondant à la cyclohexa-1,4-diénylglycine (dont la position est définie par comparaison avec le chromatogramme obtenu avec la solution témoin (d)), elle n'est pas plus intense que la tache du chromatogramme obtenu avec la solution témoin (c) (1,0 pour cent). S'il apparaît d'autres taches que la tache principale et que celles mentionnées ci-dessus dans le chromatogramme obtenu avec la solution à examiner, aucune d'entre elles n'est plus intense que la tache principale du chromatogramme obtenu avec la solution témoin (a) (1,0 pour cent). L'essai n'est valable que si le chromatogramme obtenu avec la solution témoin (d) présente 3 taches nettement séparées.

Céfalexine. Opérez par chromatographie liquide (*2.2.29*) selon les indications du Dosage. Injectez séparément la solution à examiner et la solution témoin (b). Calculée par rapport à la substance anhydre, la teneur en céfalexine n'est pas supérieure à 5,0 pour cent.

***N,N*-Diméthylaniline** (*2.4.26, Méthode B*). La céfradine ne contient pas plus de 20 ppm de *N,N*-diméthylaniline.

Teneur en eau (*2.5.12*). Déterminée par semi-microdosage sur 0,300 g de céfradine, la teneur en eau n'est pas supérieure à 6,0 pour cent.

Cendres sulfuriques (*2.4.14*). Déterminé sur 1,0 g de céfradine, le taux des cendres sulfuriques n'est pas supérieur à 0,2 pour cent.

DOSAGE

Opérez par chromatographie liquide (*2.2.29*).

Solution à examiner. Dissolvez 50,0 mg de céfradine dans la phase mobile et complétez à 100,0 ml avec la phase mobile.

Solution témoin (a). Dissolvez 50,0 mg de *céfradine SCR* dans la phase mobile et complétez à 100,0 ml avec la phase mobile.

Solution témoin (b). Dissolvez 10,0 mg de *céfradine SCR* et 10,0 mg de *céfalexine SCR* dans la phase mobile et complétez à 100,0 ml avec la phase mobile.

La chromatographie peut être réalisée en utilisant :

- une colonne d'une longueur de 0,25 m et d'un diamètre intérieur de 4,6 mm, remplie de *gel de silice octadécylsilylé pour chromatographie R* (5 µm ou 10 µm),
- comme phase mobile, à un débit de 1,0 ml/min, un mélange de 1 volume d'*acide acétique dilué R*, de 17 volumes d'une solution d'*acétate de sodium R* à 36,2 g/l, de 200 volumes de *méthanol R* et de 782 volumes d'*eau R*,
- comme détecteur, un spectrophotomètre réglé à 254 nm,
- un injecteur à boucle de 20 µl.

Injectez la solution témoin (b). Ajustez la sensibilité du système de façon à obtenir des pics dont la hauteur représente la moitié au moins de l'échelle totale de l'enregistreur. Le dosage n'est valable que si la résolution entre les pics correspondant respectivement à la céfalexine et à la céfradine n'est pas inférieure à 4. Si nécessaire, ajustez la teneur en méthanol dans la phase mobile. Injectez 6 fois la solution témoin (a). Le dosage n'est valable que si l'écart type relatif de la surface du pic de la céfradine n'est pas supérieur à 1,0 pour cent. Injectez séparément la solution à examiner et la solution témoin (a).

Calculez la teneur pour cent en céfradine et en céfalexine.

CONSERVATION

En récipient étanche, à l'abri de la lumière et à une température ne dépassant pas 30 °C.

Monographies A - C

01/2002:1405

CEFTAZIDIME

Ceftazidimum

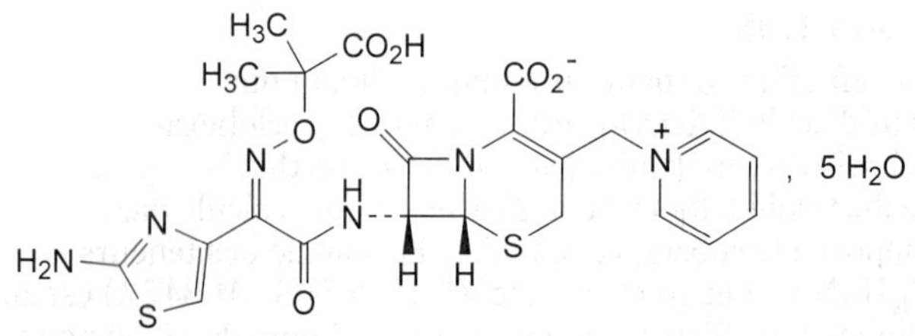

$C_{22}H_{22}N_6O_7S_2,5H_2O$ M_r 637

DÉFINITION

La ceftazidime est le pentahydrate de (6*R*,7*R*)-7-[[(*Z*)-2-(2-aminothiazol-4-yl)-2-[(1-carboxy-1-méthyléthoxy)imino]acétyl]amino]-8-oxo-3-[(1-pyridinio)méthyl]-5-thia-1-azabicyclo[4.2.0]oct-2-ène-2-carboxylate. Elle contient au minimum 95,0 pour cent et au maximum l'équivalent de 102,0 pour cent de $C_{22}H_{22}N_6O_7S_2$, calculé par rapport à la substance anhydre.

CARACTÈRES

Poudre cristalline, blanche ou sensiblement blanche, peu soluble dans l'eau et dans le méthanol, pratiquement insoluble dans l'acétone et dans l'alcool. La ceftazidime se dissout dans les solutions acides et alcalines.

IDENTIFICATION

Examinez la ceftazidime par spectrophotométrie d'absorption dans l'infrarouge (*2.2.24*), en comparant avec le spectre obtenu avec la *ceftazidime SCR*.

ESSAI

Solution S. Dissolvez 0,25 g de ceftazidime dans de l'*eau exempte de dioxyde de carbone R* et complétez à 50 ml avec le même solvant.

Aspect de la solution. La solution S est limpide (*2.2.1*) et incolore (*2.2.2, Procédé II*).

Détermination du pH (*2.2.3*). Le pH de la solution S est de 3,0 à 4,0.

Substances apparentées

A. Opérez par chromatographie sur couche mince (*2.2.27*), en utilisant une *plaque au gel de silice F_{254} pour CCM R*.

Solution à examiner. Dissolvez 0,100 g de ceftazidime dans une solution de *phosphate disodique R* à 36 g/l et complétez à 2,0 ml avec la même solution.

Solution témoin. Prélevez 1 ml de solution à examiner et complétez à 200 ml avec une solution de *phosphate disodique R* à 36 g/l.

Déposez sur la plaque 2 µl de chaque solution. Développez sur un parcours de 15 cm avec un mélange de 6 volumes de *butanol R*, de 26 volumes de *solution tampon acétate de sodium pH 4,5 R*, de 32 volumes d'*acétate de butyle R* et de 32 volumes d'*acide acétique glacial R*. Faites sécher la plaque dans un courant d'air chaud. Examinez en lumière ultraviolette à 254 nm. S'il apparaît des taches d'un R_f supérieur à celui de la tache principale dans le chromatogramme obtenu avec la solution à examiner, aucune d'entre elles n'est plus intense que la tache du chromatogramme obtenu avec la solution témoin (0,5 pour cent).

B. Opérez par chromatographie liquide (*2.2.29*).

Solution à examiner. Dissolvez 0,100 g de ceftazidime dans la phase mobile et complétez à 20,0 ml avec la phase mobile. Prélevez 5,0 ml de solution et complétez à 20,0 ml avec la phase mobile.

Solution témoin (a). Dissolvez 5,0 mg d'*impureté A de ceftazidime SCR* dans la phase mobile et complétez à 20,0 ml avec la phase mobile. Prélevez 1,0 ml de solution et complétez à 20,0 ml avec la phase mobile.

Solution témoin (b). Dissolvez 5 mg d'*impureté A de ceftazidime SCR* et 5 mg de *ceftazidime SCR* dans la phase mobile et complétez à 20,0 ml avec la phase mobile. Prélevez 1,0 ml de solution et complétez à 20,0 ml avec la phase mobile.

La chromatographie peut être réalisée en utilisant :

- une colonne d'acier inoxydable, d'une longueur de 0,25 m et d'un diamètre intérieur de 4,6 mm, remplie de *gel de silice octadécylsilylé pour chromatographie R* (5 µm),
- comme phase mobile, à un débit de 1,3 ml/min, un mélange de 7 volumes d'*acétonitrile R* et de 93 volumes d'une solution de *dihydrogénophosphate d'ammonium R* à 22,6 g/l, ajustée à pH 3,9 avec une solution d'*acide phosphorique R* à 10 pour cent *V/V*,
- comme détecteur, un spectrophotomètre réglé à 255 nm,

en maintenant la température de la colonne à 35 °C.

Injectez 20 µl de solution témoin (b). Ajustez la sensibilité du système de façon que la hauteur des deux pics du chromatogramme obtenu représente au moins 50 pour cent de l'échelle totale de l'enregistreur. L'essai n'est valable que si, dans le chromatogramme obtenu, la résolution entre les pics correspondant à la ceftazidime et à l'impureté A n'est pas inférieure à 5,9. Injectez 20 µl de solution à examiner et 20 µl de solution témoin (a). Continuez la chromatographie de la solution à examiner pendant 3 fois le temps de rétention de la ceftazidime. S'il apparaît, dans le chromatogramme obtenu avec la solution à examiner, d'autres pics que le pic principal, la surface d'aucun d'entre eux n'est supérieure à la moitié de la surface du pic principal du chromatogramme obtenu avec la solution témoin (a) (0,5 pour cent) et la somme de leur surface n'est pas supérieure à 2 fois la surface du pic principal du chromatogramme obtenu avec la solution témoin (a) (2 pour cent). Ne tenez pas compte des pics dont la surface est inférieure à 0,1 fois la surface du pic principal du chromatogramme obtenu avec la solution témoin (a).

Pyridine. Opérez par chromatographie liquide (*2.2.29*). *Préparez les solutions immédiatement avant l'emploi.*

Solution à examiner. Dissolvez 0,500 g de ceftazidime dans une solution de *solution tampon phosphate pH 7,0 R4* à 10 pour cent *V/V* et complétez à 100,0 ml avec la même solution.

Solution témoin. Dissolvez 1,00 g de *pyridine R* dans de l'*eau R* et complétez à 100,0 ml avec le même solvant. Prélevez 5,0 ml de solution et complétez à 200,0 ml avec de l'*eau R*. A 1,0 ml de solution, ajoutez 10 ml de *solution tampon phosphate pH 7,0 R4* et complétez à 100,0 ml avec de l'*eau R*.

La chromatographie peut être réalisée en utilisant :

- une colonne d'acier inoxydable, d'une longueur de 0,25 m et d'un diamètre intérieur de 4,6 mm, remplie de *gel de silice octadécylsilylé pour chromatographie R* (5 µm),
- comme phase mobile, à un débit de 1,6 ml/min, un mélange de 10 volumes d'une solution de *dihydrogénophosphate d'ammonium R* à 28,8 g/l préalablement ajustée à pH 7,0 avec de l'*ammoniaque R*, de 30 volumes d'*acétonitrile R* et de 60 volumes d'*eau R*,
- comme détecteur, un spectrophotomètre réglé à 255 nm,

en maintenant la température de la colonne à 40 °C.

Injectez 20 µl de solution témoin. Ajustez la sensibilité du système de façon que la hauteur du pic principal du chromatogramme obtenu représente au moins 50 pour cent de l'échelle totale de l'enregistreur. Injectez six fois la solution témoin. L'essai n'est valable que si l'écart type relatif de la surface du pic principal n'est pas supérieur à 3,0 pour cent. Injectez alternativement 20 µl de solution à examiner et 20 µl de solution témoin.

La ceftazidime ne contient pas plus de 500 ppm de pyridine.

Teneur en eau (*2.5.12*). Déterminée par semi-microdosage sur 0,200 g de ceftazidime, la teneur en eau est de 13,0 pour cent à 15,0 pour cent.

Stérilité (*2.6.1*). La ceftazidime destinée à la préparation de formes pharmaceutiques administrées par voie parentérale sans autre procédé approprié de stérilisation satisfait également à l'essai de stérilité.

Endotoxines bactériennes (*2.6.14*) : moins de 0,10 UI/mg, si la ceftazidime est destinée à la préparation de formes pharmaceutiques administrées par voie parentérale sans autre procédé approprié d'élimination des endotoxines bactériennes.

DOSAGE

Opérez par chromatographie liquide (*2.2.29*).

Solution à examiner. Dissolvez 25,0 mg de ceftazidime dans la phase mobile et complétez à 25,0 ml avec la phase mobile.

Solution témoin (a). Dissolvez 25,0 mg de *ceftazidime SCR* dans la phase mobile et complétez à 25,0 ml avec la phase mobile.

Solution témoin (b). Dissolvez 5 mg d'*impureté A de ceftazidime SCR* dans 5,0 ml de solution témoin (a).

La chromatographie peut être réalisée en utilisant :

- une colonne d'une longueur de 0,15 m et d'un diamètre intérieur de 4,6 mm, remplie de *gel de silice hexylsilylé pour chromatographie R* (5 µm),
- comme phase mobile, à un débit de 2 ml/min, un mélange préparé comme suit : dissolvez 4,26 g de *phosphate disodique R* et 2,73 g de *phosphate monopotassique R* dans 980 ml d'*eau R*, puis ajoutez 20 ml d'*acétonitrile R*,
- comme détecteur, un spectrophotomètre réglé à 245 nm.

Injectez 20 µl de solution témoin (b). Ajustez la sensibilité du système de façon que la hauteur des deux pics principaux dans le chromatogramme obtenu représente au moins 50 pour cent de l'échelle totale de l'enregistreur. Le dosage n'est valable que si, dans le chromatogramme obtenu, la résolution entre les pics correspondant à la ceftazidime et à l'impureté A n'est pas inférieure à 1,0. Injectez en alternance la solution à examiner et la solution témoin (a). Calculez la teneur pour cent en ceftazidime.

CONSERVATION

En récipient étanche. Si la substance est stérile, elle est conservée en récipient stérile, étanche, à fermeture inviolable.

ÉTIQUETAGE

L'étiquette indique :

– dans les cas appropriés, que la substance est stérile,
– dans les cas appropriés, que la substance est exempte d'endotoxines bactériennes.

IMPURETÉS

Par chromatographie liquide (essai des substances apparentées) : A,B,C.

Par chromatographie sur couche mince (essai des substances apparentées) : D,E.

Par chromatographie liquide (essai de la pyridine) : F.

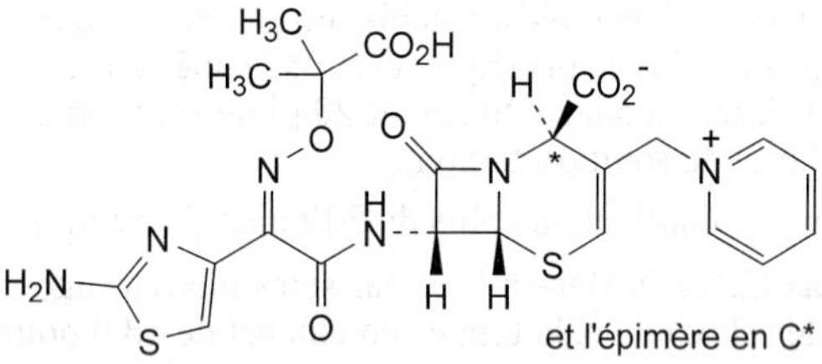

et l'épimère en C*

A. (2*RS*,6*R*,7*R*)-7-[[(*Z*)-2-(2-aminothiazol-4-yl)-2-[(1-carboxy-1-méthyléthoxy)imino]acétyl]amino]-8-oxo-3-[(1-pyridinio)méthyl]-5-thia-1-azabicyclo[4.2.0]oct-3-ène-2-carboxylate (Δ-2-ceftazidime),

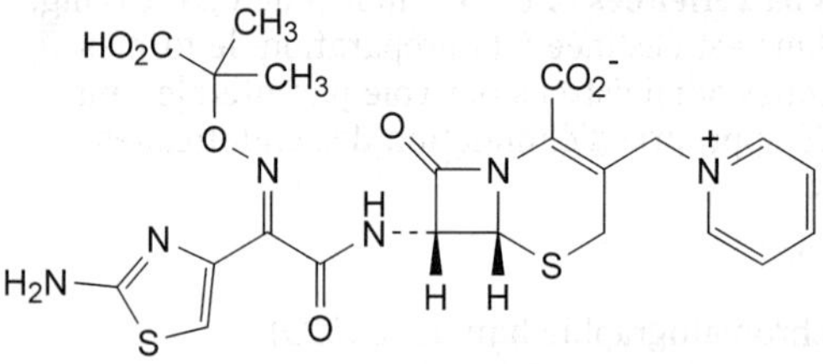

B. (6*R*,7*R*)-7-[[(*E*)-2-(2-aminothiazol-4-yl)-2-[(1-carboxy-1-méthyléthoxy)imino]acétyl]amino]-8-oxo-3-[(1-pyridinio)méthyl]-5-thia-1-azabicyclo[4.2.0]oct-2-ène-2-carboxylate,

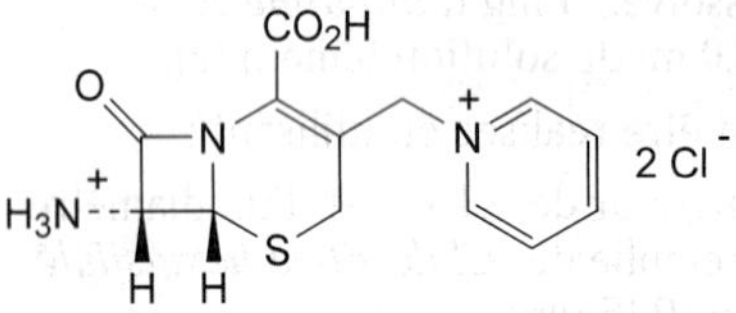

C. dichlorure de (6*R*,7*R*)-2-carboxy-8-oxo-3-(pyridiniométhyl)-5-thia-1-azabicyclo[4.2.0]oct-2-én-7-aminium,

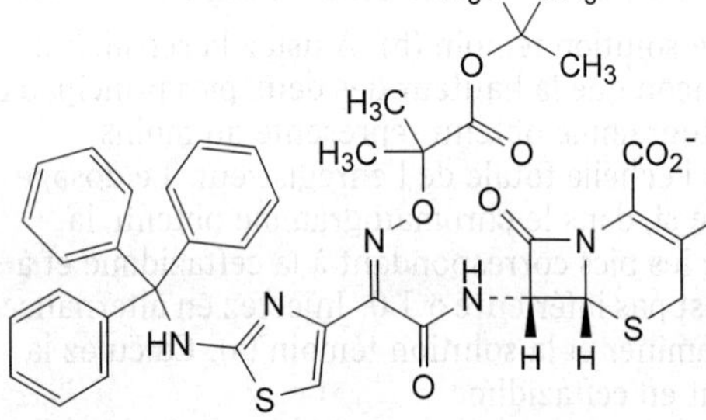

D. (6*R*,7*R*)-7-[[(*Z*)-2-[[2-(1,1-diméthyléthoxy)-1,1-diméthyl-2-oxoéthoxy]imino]-2-[2-[(triphénylméthyl)amino]thiazol-4-yl]acétyl]amino]-8-oxo-3-(pyridiniométhyl)-5-thia-1-azabicyclo[4.2.0]oct-2-ène-2-carboxylate,

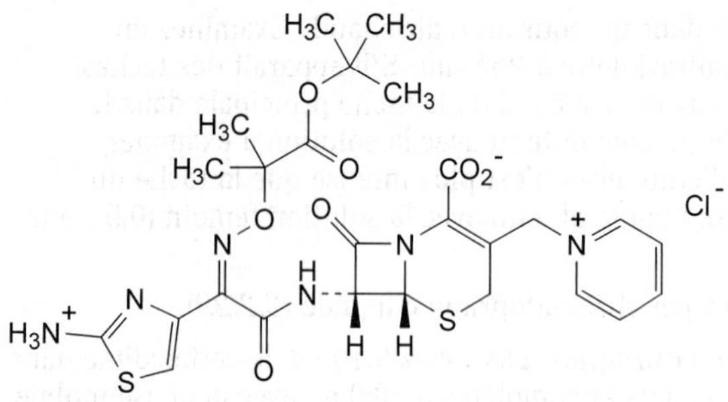

E. chlorure de (6*R*,7*R*)-7-[[(*Z*)-2-(2-ammoniothiazol-4-yl)-2-[[2-(1,1-diméthyléthoxy)-1,1-diméthyl-2-oxoéthoxy]imino]acétyl]amino]-8-oxo-3-(pyridiniométhyl)-5-thia-1-azabicyclo[4.2.0]oct-2-ène-2-carboxylate,

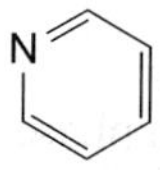

F. pyridine.

01/2002:0991

CEFTRIAXONE SODIQUE

Ceftriaxonum natricum

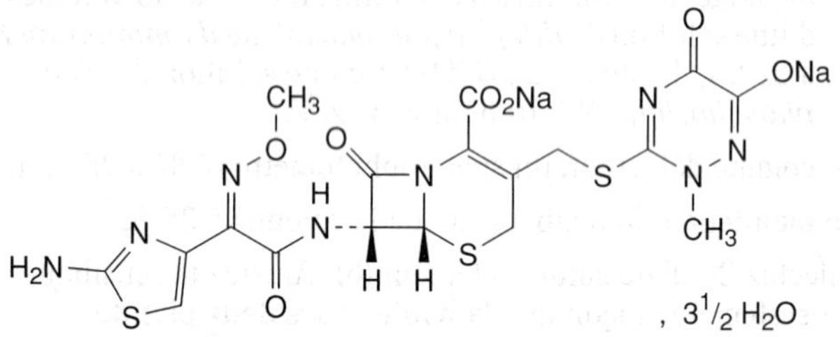

$C_{18}H_{16}N_8Na_2O_7S_3,3\frac{1}{2}H_2O$ M_r 662

DÉFINITION

(6*R*,7*R*)-7-[[(*Z*)-(2-Aminothiazol-4-yl)(méthoxyimino)acétyl]amino]-3-[[(2-méthyl-5-oxo-6-oxydo-2,5-dihydro-1,2,4-triazin-3-yl)sulfanyl]méthyl]-8-oxo-5-thia-1-azabicyclo[4.2.0]oct-2-ène-2-carboxylate de disodium.

Teneur : 96,0 pour cent à 102,0 pour cent (substance anhydre).

CARACTÈRES

Aspect : poudre cristalline, sensiblement blanche à jaunâtre, faiblement hygroscopique.

Solubilité : facilement soluble dans l'eau, assez soluble dans le méthanol, très peu soluble dans l'éthanol.

IDENTIFICATION

A. Spectrophotométrie d'absorption dans l'infrarouge (*2.2.24*).

Comparaison : ceftriaxone sodique SCR.

B. La ceftriaxone sodique donne la réaction (a) du sodium (*2.3.1*).

ESSAI

Solution S. Dissolvez 2,40 g de ceftriaxone sodique dans de l'*eau exempte de dioxyde de carbone R* et complétez à 20,0 ml avec le même solvant.

Aspect de la solution. La solution est limpide (*2.2.1*) et n'est pas plus fortement colorée que la solution témoin J_5 ou JB_5 (*2.2.2*).

Prélevez 2 ml de solution S et complétez à 20 ml avec de l'*eau R*.

pH (*2.2.3*) : 6,0 à 8,0 pour la solution S.

Pouvoir rotatoire spécifique (*2.2.7*) : – 155 à – 170 (substance anhydre).

Dissolvez 0,250 g de ceftriaxone sodique dans de l'*eau R* et complétez à 25,0 ml avec le même solvant.

Substances apparentées. Chromatographie liquide (*2.2.29*).

Solution à examiner. Dissolvez 30,0 mg de ceftriaxone sodique dans la phase mobile et complétez à 100,0 ml avec la phase mobile.

Solution témoin (a). Dissolvez 30,0 mg de *ceftriaxone sodique SCR* dans la phase mobile et complétez à 100,0 ml avec la phase mobile.

Solution témoin (b). Dissolvez 5,0 mg de *ceftriaxone sodique SCR* et 5,0 mg d'*impureté A de ceftriaxone SCR* dans la phase mobile et complétez à 100,0 ml avec la phase mobile.

Solution témoin (c). Prélevez 1,0 ml de solution à examiner et complétez à 100,0 ml avec la phase mobile.

Colonne :

- *dimensions* : *l* = 0,25 m, Ø = 4,6 mm,
- *phase stationnaire* : *gel de silice octadécylsylilé pour chromatographie R* (5 µm).

Phase mobile : dissolvez 2,0 g de *bromure de tétradécylammonium R* et 2,0 g de *bromure de tétraheptylammonium R* dans un mélange de 440 ml d'*eau R*, de 55 ml de *solution tampon phosphate pH 7,0 (0,067 M) R*, de 5,0 ml de solution tampon citrate pH 5,0 préparée en dissolvant 20,17 g d'*acide citrique R* dans 800 ml d'*eau R*, en ajustant à pH 5,0 avec de la *solution concentrée d'hydroxyde de sodium R* et en complétant à 1000,0 ml avec de l'*eau R*, et de 500 ml d'*acétonitrile R*.

Débit : 1,5 ml/min.

Détection : spectrophotomètre à 254 nm.

Injection : 20 µl ; injectez la solution à examiner et les solutions témoins (b) et (c).

Enregistrement : 2 fois le temps de rétention de la ceftriaxone.

Conformité du système : solution témoin (b) :

- *résolution* : au minimum 3,0 entre les pics dus à la ceftriaxone et à l'impureté A.

Limites :

- *toute impureté* : au maximum la surface du pic principal du chromatogramme obtenu avec la solution témoin (c) (1 pour cent),
- *total* : au maximum 4 fois la surface du pic principal du chromatogramme obtenu avec la solution témoin (c) (4 pour cent),
- *limite d'exclusion* : 0,1 fois la surface du pic principal du chromatogramme obtenu avec la solution témoin (c) (0,1 pour cent).

***N,N*-Diméthylaniline** (*2.4.26, Procédé B*) : au maximum 20 ppm.

Acide 2-éthylhexanoïque (*2.4.28*) : au maximum 0.8 pour cent *m/m*.

Teneur en eau (*2.5.12*) : 8,0 pour cent à 11,0 pour cent, déterminé sur 0,100 g de ceftriaxone sodique.

Stérilité (*2.6.1*). La ceftriaxone sodique destinée à la préparation de formes pharmaceutiques administrées par voie parentérale sans autre procédé approprié de stérilisation satisfait également à l'essai de stérilité.

Endotoxines bactériennes (*2.6.14*) : moins de 0,20 UI/mg, si la ceftriaxone sodique est destinée à la préparation de formes pharmaceutiques administrées par voie parentérale sans autre procédé approprié d'élimination des endotoxines bactériennes.

DOSAGE

Chromatographie liquide (*2.2.29*) selon les indications de l'essai des substances apparentées.

Injection : solution à examiner et solution témoin (a).

Calculez la teneur pour cent en ceftriaxone sodique.

CONSERVATION

En récipient étanche, à l'abri de la lumière. Si la substance est stérile, elle est conservée en récipient stérile, étanche, à fermeture inviolable.

ÉTIQUETAGE

L'étiquette indique :

- dans les cas appropriés, que la substance est stérile,
- dans les cas appropriés, que la substance est exempte d'endotoxines bactériennes.

IMPURETÉS

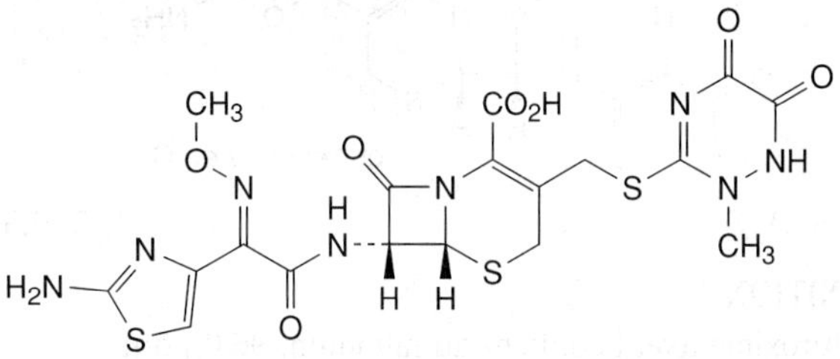

A. acide (6*R*,7*R*)-7-[[(*E*)-(2-aminothiazol-4-yl)(méthoxyimino)acétyl]amino]-3-[[(2-méthyl-5,6-dioxo-1,2,5,6-tétrahydro-1,2,4-triazin-3-yl)sulfanyl]méthyl]-8-oxo-5-thia-1-azabicyclo[4.2.0]oct-2-ène-2-carboxylique (isomère *E*),

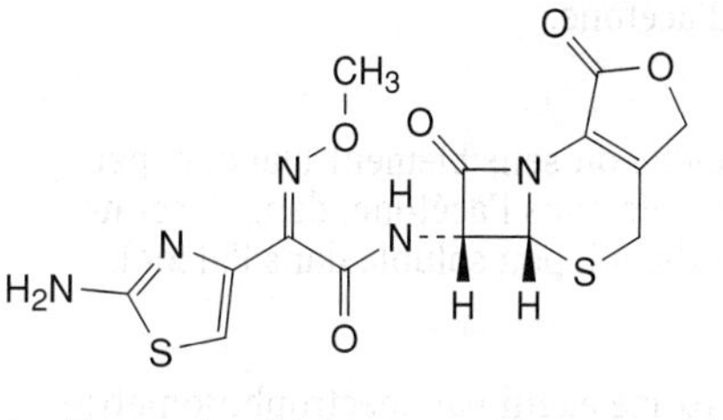

B. (5a*R*,6*R*)-6-[[(*Z*)-(2-aminothiazol-4-yl)(méthoxyimino)acétyl]amino]-5a,6-dihydro-3*H*,7*H*-azéto[2,1-*b*]furo[3,4-*d*][1,3]thiazine-1,7(4*H*)-dione,

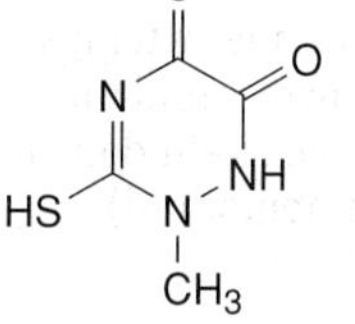

C. 2-méthyl-3-sulfanyl-1,2-dihydro-1,2,4-triazin-5,6-dione,

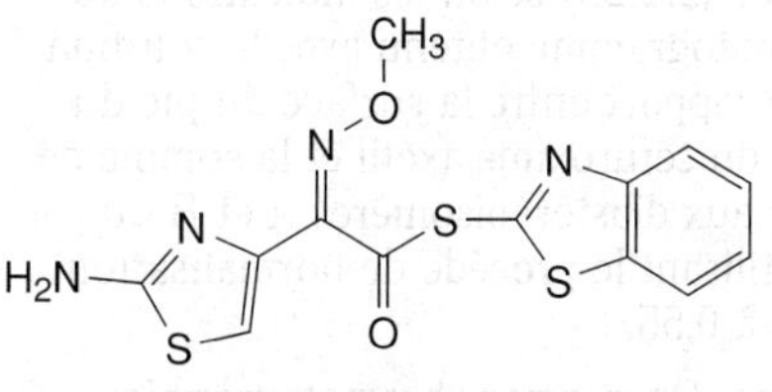

D. (*Z*)-(2-aminothiazol-4-yl)(méthoxyimino)thioacétate de *S*-benzothiazol-2-yle,

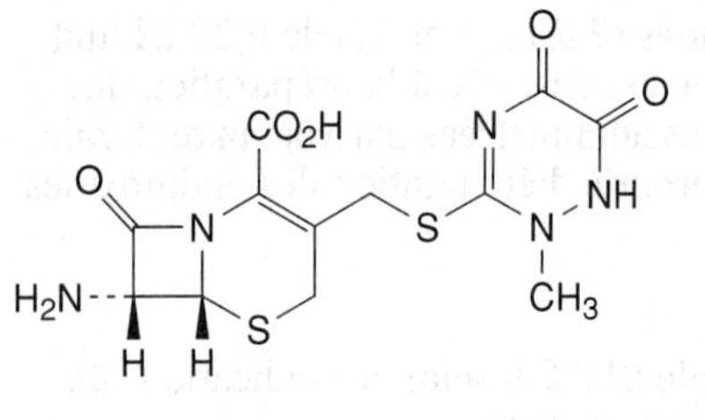

E. acide (6*R*,7*R*)-7-amino-3-[[(2-méthyl-5,6-dioxo-1,2,5,6-tétrahydro-1,2,4-triazin-3-yl)sulfanyl]méthyl]-8-oxo-5-thia-1-azabicyclo[4.2.0]oct-2-ène-2-carboxylique.

01/2002:1300

CÉFUROXIME AXÉTIL

Cefuroximum axetili

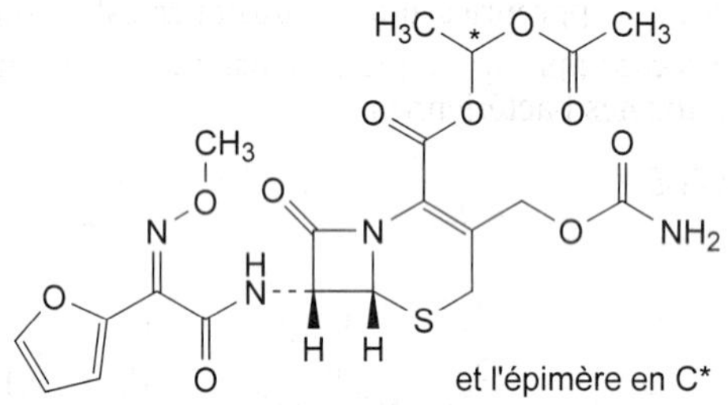

$C_{20}H_{22}N_4O_{10}S$ M_r 510,5

DÉFINITION

Le céfuroxime axétil contient au minimum 96,0 pour cent et au maximum l'équivalent de 102,0 pour cent d'un mélange des 2 diastéréoisomères du (6*R*,7*R*)-3-[(carbamoyloxy)méthyl]-7-[[(*Z*)-2-(furan-2-yl)-2-(méthoxyimino)acétyl]amino]-8-oxo-5-thia-1-azabicyclo[4.2.0]oct-2-ène-2-carboxylate de (1*RS*)-1-(acétyloxy)éthyle, calculé par rapport à la substance anhydre et exempte d'acétone.

CARACTÈRES

Poudre amorphe, blanche ou sensiblement blanche, peu soluble dans l'eau, soluble dans l'acétone, dans l'acétate d'éthyle et dans le méthanol, peu soluble dans l'alcool.

IDENTIFICATION

A. Examinez le céfuroxime axétil par spectrophotométrie d'absorption dans l'infrarouge (*2.2.24*), en comparant avec le spectre obtenu avec le *céfuroxime axétil SCR*.

B. Examinez les chromatogrammes obtenus dans le dosage. Les pics principaux du chromatogramme obtenu avec la solution à examiner sont semblables quant à leur temps de rétention et leur dimension aux pics correspondant aux diastéréoisomères A et B du céfuroxime axétil dans le chromatogramme obtenu avec la solution témoin (d).

ESSAI

Proportion des diastéréoisomères. Opérez par chromatographie liquide (*2.2.29*) selon les indications du Dosage. Dans le chromatogramme obtenu avec la solution à examiner, calculez le rapport entre la surface du pic dû au diastéréoisomère A du céfuroxime axétil et la somme de la surface des pics dus aux diastéréoisomères A et B du céfuroxime axétil en utilisant le procédé de normalisation. Ce rapport est de 0,48 à 0,55.

Substances apparentées. Opérez par chromatographie liquide (*2.2.29*) selon les indications du Dosage. Calculez la teneur pour cent des substances apparentées à partir des surfaces des pics du chromatogramme obtenu avec la solution à examiner en utilisant le procédé de normalisation sans tenir compte des pics dont la surface est inférieure à 0,05 fois la surface des 2 pics principaux dans le chromatogramme obtenu avec la solution témoin (a). S'il apparaît dans le chromatogramme obtenu avec la solution à examiner 2 pics correspondant aux isomères *E* repérés par comparaison avec le chromatogramme obtenu avec la solution témoin (c), leur somme n'est pas supérieure à 1,0 pour cent ; s'il apparaît 2 pics correspondant aux isomères Δ^3 repérés par comparaison avec le chromatogramme obtenu avec la solution témoin (b), leur somme n'est pas supérieure à 1,5 pour cent ; s'il apparaît d'autres pics correspondant à d'autres substances apparentées, la teneur d'aucune d'entre elles n'est supérieure à 0,5 pour cent ; la somme des teneurs des substances apparentées n'est pas supérieure à 3,0 pour cent.

Acétone (*2.4.24*). La teneur en acétone n'est pas supérieure à 1,1 pour cent.

Teneur en eau (*2.5.12*). Déterminée par semi-microdosage sur 0,400 g de céfuroxime axétil, la teneur en eau n'est pas supérieure à 1,5 pour cent.

DOSAGE

Opérez par chromatographie liquide (*2.2.29*).

Solution à examiner. Préparez la solution immédiatement avant l'emploi. Dissolvez 10,0 mg de céfuroxime axétil dans la phase mobile et complétez à 50,0 ml avec la phase mobile.

Solution témoin (a). Prélevez 1,0 ml de solution à examiner et complétez à 100,0 ml avec la phase mobile.

Solution témoin (b). Chauffez 5 ml de solution à examiner à 60 °C pendant 1 h pour obtenir les isomères Δ^3.

Solution témoin (c). Exposez 5 ml de solution à examiner à la lumière ultraviolette à 254 nm pendant 24 h pour obtenir les isomères *E*.

Solution témoin (d). Préparez la solution immédiatement avant l'emploi. Dissolvez 10,0 mg de *céfuroxime axétil SCR* dans la phase mobile et complétez à 50,0 ml avec la phase mobile.

La chromatographie peut être réalisée en utilisant :

– une colonne d'une longueur de 0,25 m et d'un diamètre intérieur de 4,6 mm, remplie de *gel de silice triméthylsilylé pour chromatographie R* (5 µm),
– comme phase mobile, à un débit de 1,0 ml/min, un mélange de 38 volumes de *méthanol R* et de 62 volumes d'une solution de *dihydrogénophosphate d'ammonium R* à 23 g/l,
– comme détecteur, un spectrophotomètre réglé à 278 nm.

Injectez 20 µl des solutions témoins (a), (b), (c) et (d). Lorsque les chromatogrammes sont enregistrés dans les conditions prescrites, les temps de rétention relatifs par rapport au diastéréoisomère A du céfuroxime axétil (deuxième pic), sont de 0,9 environ pour le diastéréoisomère B du céfuroxime axétil, 1,2 environ pour les isomères Δ^3, et 1,7 environ et 2,1 environ pour les isomères *E*. L'essai n'est valable que si :

– dans le chromatogramme obtenu avec la solution témoin (d), la résolution entre les pics correspondant respectivement au diastéréoisomère A du céfuroxime axétil et au diastéréoisomère B du céfuroxime axétil n'est pas inférieure à 1,5,
– dans le chromatogramme obtenu avec la solution témoin (b), la résolution entre les pics correspondant respectivement au diastéréoisomère A du céfuroxime axétil et aux isomères Δ^3 du céfuroxime axétil n'est pas inférieure à 1,5.

Injectez 6 fois la solution témoin (d). Le dosage n'est valable que si l'écart type relatif de la somme de la surface des pics dus aux diastéréoisomères A et B du céfuroxime axétil n'est pas supérieur à 2,0 pour cent.

Calculez la teneur pour cent de $C_{20}H_{22}N_4O_{10}S$ à partir de la somme des surfaces des 2 pics correspondant aux diastéréoisomères A et B et de la teneur déclarée en $C_{20}H_{22}N_4O_{10}S$ du *céfuroxime axétil SCR*.

CONSERVATION

En récipient étanche, à l'abri de la lumière.

IMPURETÉS

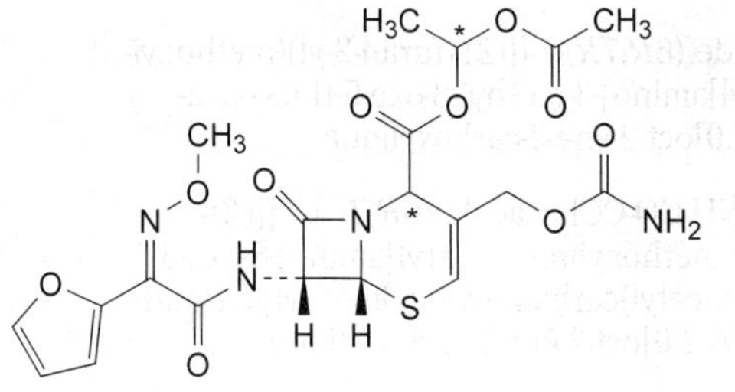

A. (6R,7R)-3-[(carbamoyloxy)méthyl]-7-[[(*Z*)-2-(furan-2-yl)-2-(méthoxyimino)acétyl]amino]-8-oxo-5-thia-1-azabicyclo[4.2.0]oct-3-ène-2-carboxylate de 1-(acétyloxy)éthyle (isomères Δ^3),

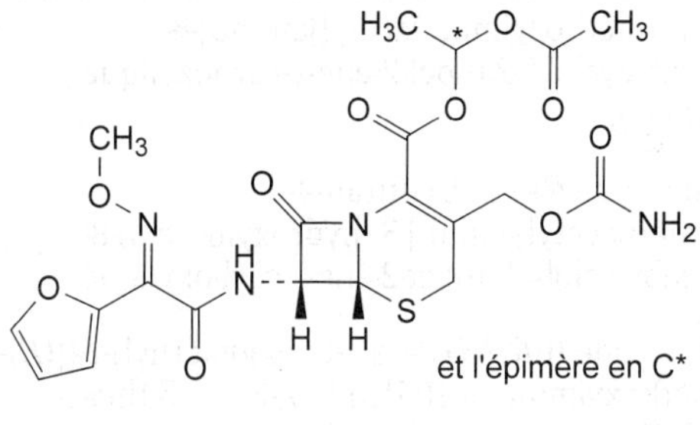

et l'épimère en C*

B. (6*R*,7*R*)-3-[(carbamoyloxy)méthyl]-7-[[(*E*)-2-(furan-2-yl)-2-(méthoxyimino)acétyl]amino]-8-oxo-5-thia-1-azabicyclo[4.2.0]oct-2-ène-2-carboxylate de (1*RS*)-1-(acétyloxy)éthyle (isomères *E*),

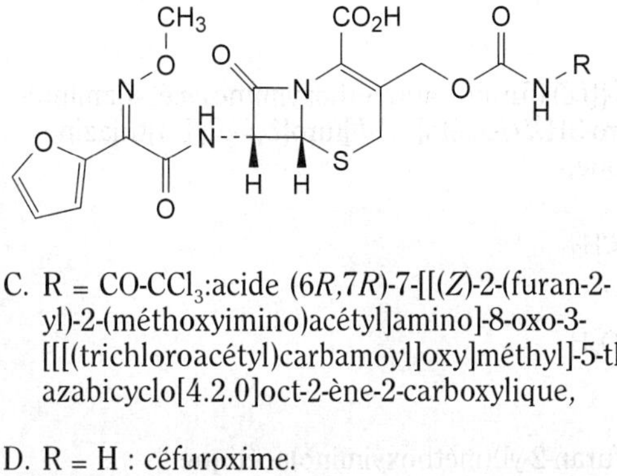

C. R = CO-CCl_3:acide (6*R*,7*R*)-7-[[(*Z*)-2-(furan-2-yl)-2-(méthoxyimino)acétyl]amino]-8-oxo-3-[[[(trichloroacétyl)carbamoyl]oxy]méthyl]-5-thia-1-azabicyclo[4.2.0]oct-2-ène-2-carboxylique,

D. R = H : céfuroxime.

01/2002:0992

CÉFUROXIME SODIQUE

Cefuroximum natricum

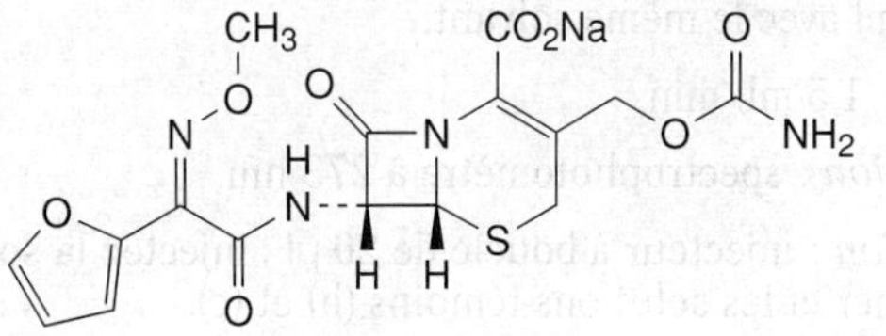

$C_{16}H_{15}N_4NaO_8S$ M_r 446,4

DÉFINITION

(6*R*,7*R*)-3-[(Carbamoyloxy)méthyl]-7-[[(*Z*)-(furan-2-yl)(méthoxyimino)acétyl]amino]-8-oxo-5-thia-1-azabicyclo[4.2.0]oct-2-ène-2-carboxylate de sodium.

Teneur : 96,0 pour cent à 102,0 pour cent (substance anhydre).

CARACTÈRES

Aspect : poudre blanche ou sensiblement blanche, faiblement hygroscopique.

Solubilité : facilement soluble dans l'eau, très peu soluble dans l'alcool.

IDENTIFICATION

A. Spectrophotométrie d'absorption dans l'infrarouge (*2.2.24*).

Comparaison : *céfuroxime sodique SCR*.

B. La céfuroxime sodique donne la réaction (a) du sodium (*2.3.1*).

ESSAI

Solution S. Dissolvez 2,0 g de céfuroxime sodique dans de l'*eau exempte de dioxyde de carbone R* et complétez à 20,0 ml avec le même solvant.

Aspect de la solution. La solution S n'est pas plus fortement opalescente que la suspension témoin II (*2.2.1*). Mesurée à 450 nm, l'absorbance (*2.2.25*) de la solution S n'est pas supérieure à 0,25.

pH (*2.2.3*) : 5,5 à 8,5.

Prélevez 2 ml de solution S et complétez à 20 ml avec de l'*eau exempte de dioxyde de carbone R*.

Pouvoir rotatoire spécifique (*2.2.7*) : + 59 à + 66 (substance anhydre).

Dissolvez 0,500 g de céfuroxime sodique dans de la *solution tampon acétate pH 4,6 R*, puis complétez à 25,0 ml avec la même solution tampon.

Substances apparentées. Chromatographie liquide (*2.2.29*).

Solution à examiner. Dissolvez 25,0 mg de céfuroxime sodique dans de l'*eau R* et complétez à 25,0 ml avec le même solvant.

Solution témoin (a). Dissolvez 25,0 mg de *céfuroxime sodique SCR* dans de l'*eau R* et complétez à 25,0 ml avec le même solvant.

Solution témoin (b). Chauffez 20 ml de solution témoin (a) dans un bain-marie à 60 °C pendant 10 min. Refroidissez et injectez immédiatement.

Solution témoin (c). Prélevez 1,0 ml de solution à examiner et complétez à 100,0 ml avec de l'*eau R*.

Colonne :

– *dimensions* : l = 0,125 m, Ø = 4,6 mm,

Monographies A - C

– *phase stationnaire* : *gel de silice hexylsilylé pour chromatographie R* (5 µm).

Phase mobile : mélangez 1 volume d'*acétonitrile R* et 99 volumes d'une solution tampon acétate pH 3,4, préparée en dissolvant 6,01 g d'*acide acétique glacial R* et 0,68 g d'*acétate de sodium R* dans de l'*eau R* et en complétant à 1000 ml avec le même solvant.

Débit : 1,5 ml/min.

Détection : spectrophotomètre à 273 nm.

Injection : injecteur à boucle de 20 µl ; injectez la solution à examiner et les solutions témoins (b) et (c).

Enregistrement : 3 fois le temps de rétention de la céfuroxime.

Conformité du système : solution témoin (b) :

– *résolution* : au minimum 2,0 entre les pics dus à la céfuroxime et à l'impureté A.

Limites :

– *impureté A* : au maximum la surface du pic principal du chromatogramme obtenu avec la solution témoin (c) (1 pour cent),
– *toute autre impureté* : au maximum la surface du pic principal du chromatogramme obtenu avec la solution témoin (c) (1 pour cent),
– *total* : au maximum 3 fois la surface du pic principal du chromatogramme obtenu avec la solution témoin (c) (3 pour cent),
– *limite d'exclusion* : 0,05 fois la surface du pic principal du chromatogramme obtenu avec la solution témoin (c) (0,05 pour cent).

N,N-Diméthylaniline (*2.4.26, Méthode B*) : au maximum 20 ppm.

Acide 2-éthylhexanoïque (*2.4.28*) : au maximum 0,5 pour cent *m/m*.

Teneur en eau (*2.5.12*) : au maximum 3,5 pour cent, déterminé sur 0,400 g de céfuroxime sodique.

Stérilité (*2.6.1*). La céfuroxime sodique destinée à la préparation de formes pharmaceutiques administrées par voie parentérale sans autre procédé approprié de stérilisation satisfait également à l'essai de stérilité.

Endotoxines bactériennes (*2.6.14*) : moins de 0,10 UI/mg, si la céfuroxime sodique est destinée à la préparation de formes pharmaceutiques administrées par voie parentérale sans autre procédé approprié d'élimination des endotoxines bactériennes.

DOSAGE

Chromatographie liquide (*2.2.29*) selon les indications de l'essai des substances apparentées.

Calculez la teneur pour cent en céfuroxime sodique.

Injection : solution à examiner et solution témoin (a).

CONSERVATION

En récipient étanche. Si la substance est stérile, elle est conservée en récipient stérile, étanche et à fermeture inviolable.

ÉTIQUETAGE

L'étiquette indique :

– dans les cas appropriés, que la substance est stérile,
– dans les cas appropriés, que la substance est exempte d'endotoxines bactériennes.

IMPURETÉS

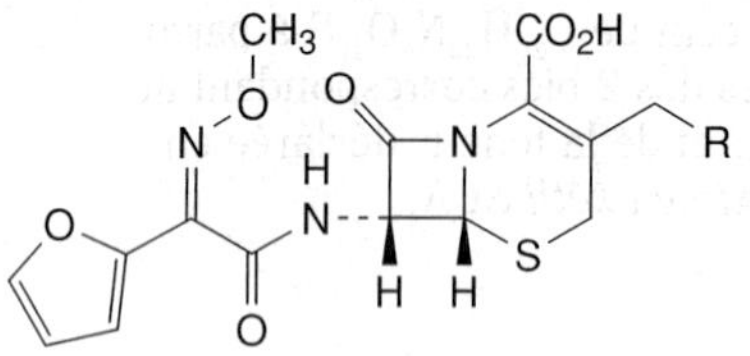

A. R = OH : acide (6*R*,7*R*)-7-[[(*Z*)-(furan-2-yl)(méthoxyimino)acétyl]amino]-3-(hydroxyméthyl)-8-oxo-5-thia-1-azabicyclo[4.2.0]oct-2-ène-2-carboxylique (descarbamoylcéfuroxime),

B. R = O-CO-CH_3 : acide (6*R*,7*R*)-3-[(acétyloxy)méthyl]-7-[[(*Z*)-(furan-2-yl)(méthoxyimino)acétyl]amino]-8-oxo-5-thia-1-azabicyclo[4.2.0]oct-2-ène-2-carboxylique,

C. R = H : acide (6*R*,7*R*)-7-[[(*Z*)-(furan-2-yl)(méthoxyimino)acétyl]amino]-3-méthyl-8-oxo-5-thia-1-azabicyclo[4.2.0]oct-2-ène-2-carboxylique,

D. R = O-CO-NH-CO-CCl_3 : acide (6*R*,7*R*)-7-[[(*Z*)-(furan-2-yl)(méthoxyimino)acétyl]amino]-8-oxo-3-[[[(trichloroacétyl)carbamoyl]oxy]méthyl]-5-thia-1-azabicyclo[4.2.0]oct-2-ène-2-carboxylique,

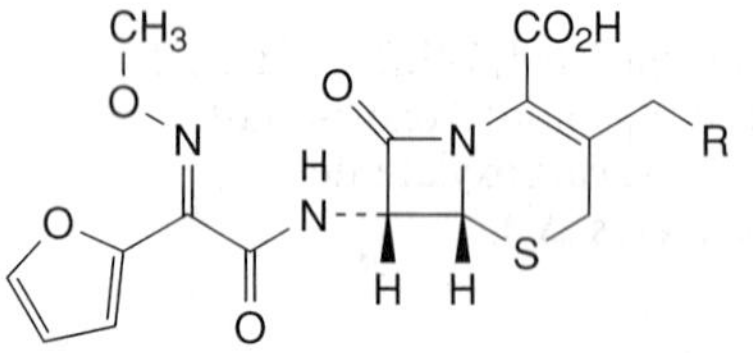

E. R = O-CO-NH_2 : acide (6*R*,7*R*)-3-[(carbamoyloxy)méthyl]-7-[[(*E*)-(furan-2-yl)(méthoxyimino)acétyl]amino]-8-oxo-5-thia-1-azabicyclo[4.2.0]oct-2-ène-2-carboxylique (*trans*-céfuroxime),

F. R = OH : acide (6*R*,7*R*)-7-[[(*E*)-(furan-2-yl)(méthoxyimino)acétyl]amino]-3-(hydroxyméthyl)-8-oxo-5-thia-1-azabicyclo[4.2.0]oct-2-ène-2-carboxylique,

G. R = O-CO-CH_3 : acide (6*R*,7*R*)-3-[(acétyloxy)méthyl]-7-[[(*E*)-(furan-2-yl)(méthoxyimino)acétyl]amino]-8-oxo-5-thia-1-azabicyclo[4.2.0]oct-2-ène-2-carboxylique,

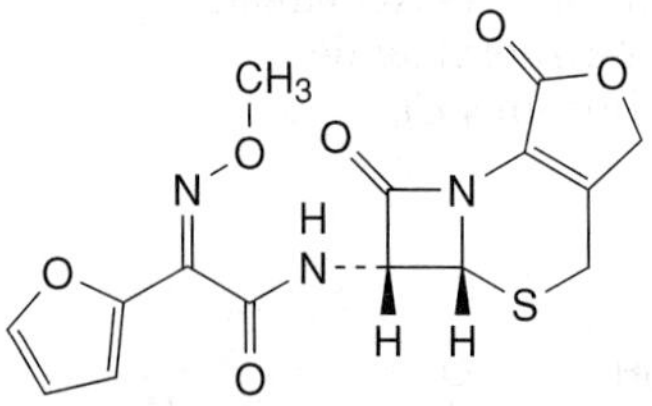

H. (5a*R*,6*R*)-6-[[(*Z*)-(furan-2-yl)(méthoxyimino)acétyl]amino]-5a,6-dihydro-3H,7*H*-azéto[2,1-*b*]furo[3,4-*d*][1,3]thiazine-1,7(4*H*)-dione,

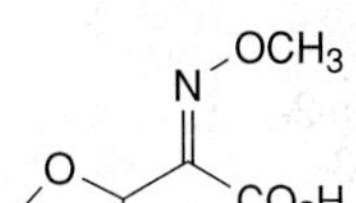

I. acide (*Z*)-(furan-2-yl)(méthoxyimino)acétique.

01/2002:1406

CELLULOSE (ACÉTATE BUTYRATE DE)

Cellulosi acetas butyras

DÉFINITION

L'acétate butyrate de cellulose est une cellulose partiellement ou complètement *O*-acétylée et *O*-butyrylée. Il contient au minimum 2,0 pour cent et au maximum 30,0 pour cent de groupes acétyle (C_2H_3O) et au minimum 16,0 pour cent et au maximum 53,0 pour cent de groupes butyryle (C_4H_7O), ces teneurs étant calculées par rapport à la substance desséchée. Les teneurs en acétyle et en butyryle ne sont pas inférieures à 90,0 pour cent ni supérieures à 110,0 pour cent des valeurs indiquées sur l'étiquette, calculées par rapport à la substance desséchée.

CARACTÈRES

Poudre ou granulés blancs, blanc-jaune ou blanc-gris, légèrement hygroscopiques, pratiquement insolubles dans l'eau et dans l'alcool, solubles dans l'acétone, dans l'acide formique, et dans un mélange à volumes égaux de méthanol et de chlorure de méthylène.

IDENTIFICATION

A. Examinez l'acétate butyrate de cellulose par spectrophotométrie d'absorption dans l'infrarouge (*2.2.24*), en comparant avec le *spectre de référence de l'acétate butyrate de cellulose de la Ph. Eur.* Les intensités des bandes peuvent varier selon le degré de substitution.

B. L'acétate butyrate de cellulose satisfait aux limites du dosage.

ESSAI

Acidité. Dans une fiole conique de 250 ml, introduisez 5,00 g d'acétate butyrate de cellulose, ajoutez 150 ml d'*eau exempte de dioxyde de carbone R*, bouchez la fiole, agitez doucement par un mouvement rotatif, puis laissez reposer pendant 3 h. Filtrez, lavez la fiole et le filtre avec de l'*eau exempte de dioxyde de carbone R*. Réunissez le filtrat et les eaux de lavage. Ajoutez 0,1 ml de *solution de phénolphtaléine R1*. Le virage de l'indicateur ne nécessite pas plus de 3,0 ml d'*hydroxyde de sodium 0,01 M*.

Métaux lourds (*2.4.8*). 1,0 g d'acétate butyrate de cellulose satisfait à l'essai limite F des métaux lourds (20 ppm). Préparez le témoin avec 2 ml de *solution à 10 ppm de plomb (Pb) R*.

Perte à la dessiccation (*2.2.32*). Déterminée à l'étuve à 100-105 °C pendant 3 h sur 1,000 g d'acétate butyrate de cellulose, la perte à la dessiccation n'est pas supérieure à 2,0 pour cent.

Cendres totales (*2.4.16*). Déterminé sur 1,0 g d'acétate butyrate de cellulose, le taux des cendres totales n'est pas supérieur à 0,1 pour cent.

DOSAGE

Opérez par chromatographie liquide (*2.2.29*).

Solution à examiner. Dans une fiole conique de 500 ml, introduisez 1,000 g d'acétate butyrate de cellulose, ajoutez 100 ml d'*acétone R* et 10 ml d'*eau R*. Obturez la fiole et agitez à l'aide d'un agitateur magnétique jusqu'à dissolution complète. Ajoutez 30,0 ml d'*hydroxyde de sodium 1 M* tout en maintenant l'agitation. Obturez la fiole et agitez à l'aide d'un agitateur magnétique pendant 30 min. Ajoutez 100 ml d'*eau R* chaude à 80 °C, en la faisant couler le long des parois de la fiole, puis agitez pendant 2 min. Refroidissez, centrifugez ou filtrez la suspension, puis lavez le résidu avec de l'*eau R*. Réunissez le filtrat et les eaux de lavage, ajustez à pH 3 (*2.2.3*) en utilisant de l'*acide phosphorique dilué R*, puis complétez à 500,0 ml avec de l'*eau R*.

Solution témoin. Dissolvez 0,200 g d'*acide acétique glacial R* et 0,400 g d'*acide butyrique R* dans de l'*eau R*, ajustez à pH 3 (*2.2.3*) en utilisant de l'*acide phosphorique dilué R*, puis complétez à 500,0 ml avec de l'*eau R*.

La chromatographie peut être réalisée en utilisant :

- une colonne d'une longueur de 0,25 m et d'un diamètre intérieur de 4,6 mm remplie de *gel de silice octadécylsilylé pour chromatographie R* (5 µm),
- comme phase mobile, à un débit de 1,2 ml/min, un mélange de 5 volumes de *méthanol R* et de 95 volumes de *solution tampon phosphate à pH 3,0 R1* ; après 30 min, passez en 5 min selon un gradient linéaire à un mélange de 20 volumes de *méthanol R* et de 80 volumes de *solution tampon phosphate à pH 3,0 R1* ; poursuivez l'élution pendant 25 min, puis utilisez le mélange de solvants initial pendant 1 min,
- comme détecteur, un spectrophotomètre réglé à 210 nm.

Injectez successivement 20 µl de solution témoin et 20 µl de solution à examiner.

Calculez la teneur pour cent en acide acétique et en acide butyrique dans la substance à examiner à partir de la surface des pics des chromatogrammes obtenus avec les deux solutions.

Pour calculer la teneur pour cent en groupes acétyle (C_2H_3O) et en groupes butyryle (C_4H_7O), multipliez les teneurs pour cent en acide acétique et en acide butyrique respectivement par 0,717 et 0,807.

CONSERVATION

En récipient étanche.

ÉTIQUETAGE

L'étiquette indique les teneurs nominales pour cent en groupes acétyle et butyryle.

01/2002:0887

CELLULOSE (ACÉTATE DE)

Cellulosi acetas

DÉFINITION

L'acétate de cellulose est une cellulose partiellement ou totalement *O*-acétylée. Il contient au minimum 29,0 pour cent et au maximum 44,8 pour cent de groupes acétyle (C_2H_3O) calculés par rapport à la substance desséchée. Sa teneur en acétyle n'est pas inférieure à 90,0 pour cent ni supérieure à 110,0 pour cent de la valeur indiquée sur l'étiquette, calculée par rapport à la substance desséchée.

Monographies A - C

CARACTÈRES

Poudre ou granulés blancs, blanc-jaune ou blanc-gris, hygroscopiques, pratiquement insolubles dans l'eau et dans l'alcool, solubles dans l'acétone, dans l'acide formique et dans un mélange à volumes égaux de méthanol et de chlorure de méthylène.

IDENTIFICATION

Examinez l'acétate de cellulose par spectrophotométrie d'absorption dans l'infrarouge (*2.2.24*), en comparant avec le *spectre de référence de l'acétate de cellulose de la Ph. Eur.*

ESSAI

Acide libre. Dans une fiole conique de 250 ml, introduisez 5,00 g d'acétate de cellulose. Ajoutez 150 ml d'*eau exempte de dioxyde de carbone R*, bouchez la fiole, agitez doucement la suspension, puis laissez reposer pendant 3 h. Filtrez, lavez la fiole et le filtre avec de l'*eau exempte de dioxyde de carbone R*. Réunissez le filtrat et les eaux de lavage. Ajoutez 0,1 ml de *solution de phénolphtaléine R1*. Titrez par l'*hydroxyde de sodium 0,01 M* jusqu'à obtention d'une coloration rose pâle. Calculée en acide acétique et par rapport à la substance desséchée, la teneur en acide libre de l'acétate de cellulose n'est pas supérieure à 0,1 pour cent.

Calculé en acide acétique, 1 ml d'*hydroxyde de sodium 0,01 M* correspond à 0,6005 mg d'acide libre.

Métaux lourds (*2.4.8*). 2,0 g d'acétate de cellulose satisfont à l'essai limite D des métaux lourds (10 ppm). Préparez le témoin avec 2 ml de *solution à 10 ppm de plomb (Pb) R*.

Perte à la dessiccation (*2.2.32*). Déterminée à l'étuve à 100-105 °C pendant 3 h sur 1,000 g d'acétate de cellulose, la perte à la dessiccation n'est pas supérieure à 5,0 pour cent.

Cendres totales (*2.4.16*). Le taux des cendres totales n'est pas supérieur à 0,1 pour cent.

Contamination microbienne. L'acétate de cellulose satisfait à une limite du nombre de germes aérobies viables totaux (*2.6.12*) de 10^3 microorganismes par gramme dont 10^2 levures et moisissures par gramme, déterminé par dénombrement sur plaque. L'acétate de cellulose satisfait aux essais d'*Escherichia coli* et des salmonelles (*2.6.13*).

DOSAGE

A. *Acétate de cellulose ne contenant pas plus de 42,0 pour cent de groupes acétyle.*

Dans une fiole conique de 500 ml, introduisez 2,000 g d'acétate de cellulose, ajoutez 100 ml d'*acétone R*, puis 10 ml d'*eau R*. Bouchez la fiole et agitez à l'aide d'un agitateur magnétique jusqu'à dissolution complète. Ajoutez 30,0 ml d'*hydroxyde de sodium 1 M* en maintenant sous agitation constante. Bouchez la fiole et agitez à l'aide d'un agitateur magnétique pendant 30 min. Ajoutez 100 ml d'*eau R* à 80 °C, lavez les parois de la fiole, puis agitez pendant 2 min et refroidissez à température ambiante. Titrez par l'*acide sulfurique 0,5 M* en présence de 0,1 ml de *solution de phénolphtaléine R*. Effectuez un titrage à blanc.

Calculez la teneur pour cent en groupes acétyle à l'aide de l'expression :

$$\frac{4,305\,(n_2 - n_1)}{(100 - d) \times m}$$

d = perte à la dessiccation exprimée en pour cent,

m = masse de la prise d'essai, en grammes,

n_1 = nombre de millilitres d'*acide sulfurique 0,5 M* utilisés dans l'essai,

n_2 = nombre de millilitres d'*acide sulfurique 0,5 M* utilisés dans le titrage à blanc.

B. *Acétate de cellulose contenant plus de 42,0 pour cent de groupes acétyle.*

Dans une fiole conique de 500 ml, introduisez 2,000 g d'acétate de cellulose, ajoutez 30 ml de *diméthylsulfoxyde R* et 100 ml d'*acétone R*. Bouchez la fiole et agitez à l'aide d'un agitateur magnétique pendant 16 h. Ajoutez 30,0 ml d'*hydroxyde de sodium 1 M* en maintenant sous agitation constante. Bouchez la fiole et agitez à l'aide d'un agitateur magnétique pendant 6 min. Laissez reposer sans agitation pendant 60 min. Ajoutez 100 ml d'*eau R* à 80 °C, lavez les parois de la fiole, puis agitez pendant 2 min et refroidissez à température ambiante. Titrez par l'*acide chlorhydrique 0,5 M* en utilisant 0,1 ml de *solution de phénolphtaléine R*. Ajoutez 0,5 ml d'*acide chlorhydrique 0,5 M* en excès, agitez pendant 5 min et laissez reposer pendant 30 min. Titrez par l'*hydroxyde de sodium 0,5 M* jusqu'à obtention d'une coloration rose persistant, en agitant à l'aide d'un agitateur magnétique. Calculez le nombre net de milliéquivalents d'hydroxyde de sodium consommé, en tenant compte de la moyenne de deux titrages à blanc.

Calculez la teneur pour cent en groupes acétyle à l'aide de l'expression :

$$\frac{4,305 \times n}{(100 - d) \times m}$$

d = perte à la dessiccation exprimée en pour cent,

m = masse de la prise d'essai, en grammes,

n = nombre net de milliéquivalents d'hydroxyde de sodium.

CONSERVATION

Dans un récipient étanche.

ÉTIQUETAGE

L'étiquette indique la teneur nominale pour cent en groupes acétyle.

01/2002:0314

CELLULOSE (ACÉTATE PHTALATE DE)

Cellulosi acetas phthalas

DÉFINITION

L'acétate phtalate de cellulose est une cellulose partiellement *O*-acétylée et *O*-phtaloylée. Il contient au minimum 30,0 pour cent et au maximum 36,0 pour cent de groupes phtaloyles ($C_8H_5O_3$ - masse relative du groupe 149,1) et au minimum 21,5 pour cent et au maximum 26,0 pour cent de groupes acétyles (C_2H_3O - masse relative du groupe 43,05), les pourcentages étant calculés par rapport à la substance anhydre et exempte d'acide.

CARACTÈRES

Poudre blanche fluide ou paillettes incolores, hygroscopiques, pratiquement insolubles dans l'eau, facilement solubles dans l'acétone, solubles dans le diéthylèneglycol, pratiquement insolubles dans l'éthanol et dans le chlorure de méthylène. L'acétate phtalate de cellulose se dissout dans les solutions diluées d'hydroxydes alcalins.

IDENTIFICATION

A. Examinez l'acétate phtalate de cellulose par spectrophotométrie d'absorption dans l'infrarouge (*2.2.24*), en comparant avec le *spectre de référence de l'acétate phtalate de cellulose de la Ph. Eur.*

B. Dissolvez 150 mg environ d'acétate phtalate de cellulose dans 1 ml d'*acétone R*. Versez la solution sur une plaque de verre et séchez. Il se forme une mince pellicule incolore, transparente et brillante.

ESSAI

Viscosité (*2.2.9*). Dissolvez 15 g d'acétate phtalate de cellulose, calculés par rapport à la substance anhydre, dans 85 g d'un mélange de 1 volume d'*eau R* et de 249 volumes d'*acétone R*. Déterminée à 25 °C, la viscosité apparente est de 45 mPa·s à 90 mPa·s.

Acides libres. La teneur en acides libres, calculée en acide phtalique par rapport à la substance anhydre, n'est pas supérieure à 3,0 pour cent (*S*). Agitez 3,0 g d'acétate phtalate de cellulose pendant 2 h avec 100 ml d'un mélange de 35 volumes d'*eau R* et de 65 volumes de *méthanol R*, puis filtrez. Lavez le ballon et le filtre avec 2 fois 10 ml d'un mélange de 35 volumes d'*eau R* et de 65 volumes de *méthanol R*. Réunissez le filtrat et les eaux de lavage, ajoutez de la *solution de phénolphtaléine R* et titrez par l'*hydroxyde de sodium 0,1 M* jusqu'à faible coloration rose. Effectuez un essai à blanc.

1 ml d'*hydroxyde de sodium 0,1 M* correspond à 8,3 mg d'acides libres, calculés en acide phtalique.

Métaux lourds (*2.4.8*). 2,0 g d'acétate phtalate de cellulose satisfont à l'essai limite C des métaux lourds (10 ppm). Préparez le témoin avec 2 ml de *solution à 10 ppm de plomb (Pb) R*.

Teneur en eau (*2.5.12*). Déterminée par semi-microdosage sur 0,500 g d'acétate phtalate de cellulose, la teneur en eau n'est pas supérieure à 5,0 pour cent. Effectuez l'essai en utilisant un mélange de 2 volumes de *chlorure de méthylène R* et de 3 volumes d'*éthanol R*.

Cendres sulfuriques (*2.4.14*). Déterminé sur 1,0 g d'acétate phtalate de cellulose, le taux des cendres sulfuriques n'est pas supérieur à 0,1 pour cent.

DOSAGE

Groupes phtaloyle. Dissolvez 1,000 g de substance à examiner dans 50 ml d'un mélange de 2 volumes d'*acétone R* et de 3 volumes d'*alcool R*. Ajoutez 0,1 ml de *solution de phénolphtaléine R* et titrez par l'*hydroxyde de sodium 0,1 M* jusqu'à obtention d'une faible coloration rose. Effectuez un titrage à blanc.

Calculez la teneur pour cent en groupes phtaloyle (*P*) à l'aide de l'expression :

$$\frac{14\,900n}{(100-a)\,(100-S)\,m}-\frac{179,5S}{(100-S)}$$

a = teneur pour cent en eau,

m = masse de la prise d'essai, en grammes,

n = nombre de millilitres d'*hydroxyde de sodium 0,1 M* utilisés,

S = teneur pour cent en acides libres (voir Essai).

Groupes acétyle. Chauffez à reflux au bain-marie pendant 30 min 0,100 g de substance à examiner avec 25,0 ml d'*hydroxyde de sodium 0,1 M*. Refroidissez et ajoutez 0,1 ml de *solution de phénolphtaléine R*. Titrez par l'*acide chlorhydrique 0,1 M* jusqu à disparition de la coloration. Effectuez un titrage à blanc.

Calculez la teneur pour cent en groupes acétyle à l'aide de l'expression :

$$\left[\frac{4300\,(n_2-n_1)}{(100-a)\,(100-S)\,m}-\frac{51,8S}{(100-S)}\right]-0,578P$$

a = teneur pour cent en eau,

m = masse de la prise d'essai, en grammes,

n_1 = nombre de millilitres d'*acide chlorhydrique 0,1 M* utilisés dans l'essai,

n_2 = nombre de millilitres d'*acide chlorhydrique 0,1 M* utilisés dans le titrage à blanc,

P = teneur pour cent en groupes phtaloyle,

S = teneur pour cent en acides libres (voir Essai).

CONSERVATION

En récipient étanche.

01/2002:0315

CELLULOSE EN POUDRE

Cellulosi pulvis

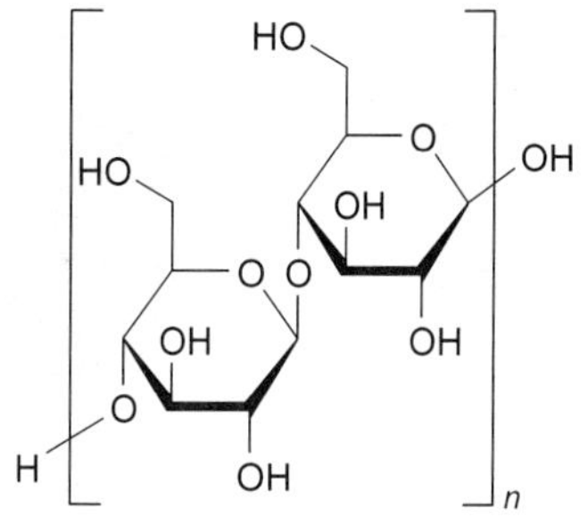

$(C_6H_{10}O_5)_n$

DÉFINITION

La cellulose en poudre est une cellulose purifiée et mécaniquement désagrégée. Elle est préparée par traitement de l'alpha-cellulose obtenue sous forme de pulpe à partir d'une matière végétale fibreuse.

CARACTÈRES

Poudre blanche ou sensiblement blanche, fine ou granuleuse, pratiquement insoluble dans l'eau, dans l'acétone, dans l'éthanol, dans le toluène, dans les acides dilués et dans la plupart des solvants organiques, peu soluble dans une solution d'hydroxyde de sodium à 50 g/l.

IDENTIFICATION

A. Sur un verre de montre, placez 10 mg environ de cellulose en poudre et dispersez dans 2 ml de *solution de chlorure de zinc iodée R*. La substance se colore en bleu-violet.

B. Dans une fiole conique de 125 ml, déposez 0,250 g de cellulose en poudre. Ajoutez 25,0 ml d'*eau R* et 25,0 ml de *solution d'hydroxyde de cupriéthylènediamine 1 M*. Faites passer immédiatement un courant d'*azote R*, bouchez la fiole et agitez jusqu'à dissolution complète. Transvasez 7,0 ml de la solution dans un viscosimètre capillaire approprié (*2.2.9*). Equilibrez la solution à 25 ± 0,1 °C pendant au moins 5 min. Chronométrez le temps d'écoulement entre deux graduations du viscosimètre et exprimez en secondes le temps t_1 mesuré. Calculez la viscosité cinématique ν_1 de la solution d'après la formule :

$$t_1\,(k_1)\,,$$

dans laquelle k_1 est la constante du viscosimètre.

Prélevez un volume approprié de *solution d'hydroxyde de cupriéthylènediamine 1 M* et diluez avec le même volume d'*eau R*. A l'aide d'un viscosimètre capillaire approprié, déterminez le temps d'écoulement t_2 de cette solution. Calculez la viscosité cinématique ν_2 du solvant d'après la formule :

$$t_2\,(k_2)\,,$$

dans laquelle k_2 est la constante du viscosimètre.

Déterminez la viscosité relative η_{rel} de l'échantillon de la poudre de cellulose, d'après la formule :

$$\eta_1/\eta_2.$$

Déterminez la viscosité intrinsèque, $[\eta]_c$, par extrapolation, en utilisant la Table de Viscosité Intrinsèque (tableau 0315.-1).

Calculez le degré de polymérisation P à l'aide de l'expression :

$$\frac{95\,[\eta]_c}{m\,[(100-b)\,/100]}$$

dans laquelle m est la masse en grammes de la prise d'essai et b est la valeur obtenue dans l'essai de perte à la dessiccation en pour cent.

Le degré de polymérisation n'est pas inférieur à 440.

Monographies A - C

Tableau 0315.-1. – *Table de viscosité intrisèque*

Viscosité intrinsèque $[\eta]_c$, en fonction de la valeur de la viscosité relative η_{rel}

	$[\eta]_c$									
η_{rel}	0,00	0,01	0,02	0,03	0,04	0,05	0,06	0,07	0,08	0,09
1,1	0,098	0,106	0,115	0,125	0,134	0,143	0,152	0,161	0,170	0,180
1,2	0,189	0,198	0,207	0,216	0,225	0,233	0,242	0,250	0,259	0,268
1,3	0,276	0,285	0,293	0,302	0,310	0,318	0,326	0,334	0,342	0,350
1,4	0,358	0,367	0,375	0,383	0,391	0,399	0,407	0,414	0,422	0,430
1,5	0,437	0,445	0,453	0,460	0,468	0,476	0,484	0,491	0,499	0,507
1,6	0,515	0,522	0,529	0,536	0,544	0,551	0,558	0,566	0,573	0,580
1,7	0,587	0,595	0,602	0,608	0,615	0,622	0,629	0,636	0,642	0,649
1,8	0,656	0,663	0,670	0,677	0,683	0,690	0,697	0,704	0,710	0,717
1,9	0,723	0,730	0,736	0,743	0,749	0,756	0,762	0,769	0,775	0,782
2,0	0,788	0,795	0,802	0,809	0,815	0,821	0,827	0,833	0,840	0,846
2,1	0,852	0,858	0,864	0,870	0,876	0,882	0,888	0,894	0,900	0,906
2,2	0,912	0,918	0,924	0,929	0,935	0,941	0,948	0,953	0,959	0,965
2,3	0,971	0,976	0,983	0,988	0,994	1,000	1,006	1,011	1,017	1,022
2,4	1,028	1,033	1,039	1,044	1,050	1,056	1,061	1,067	1,072	1,078
2,5	1,083	1,089	1,094	1,100	1,105	1,111	1,116	1,121	1,126	1,131
2,6	1,137	1,142	1,147	1,153	1,158	1,163	1,169	1,174	1,179	1,184
2,7	1,190	1,195	1,200	1,205	1,210	1,215	1,220	1,225	1,230	1,235
2,8	1,240	1,245	1,250	1,255	1,260	1,265	1,270	1,275	1,280	1,285
2,9	1,290	1,295	1,300	1,305	1,310	1,314	1,319	1,324	1,329	1,333
3,0	1,338	1,343	1,348	1,352	1,357	1,362	1,367	1,371	1,376	1,381
3,1	1,386	1,390	1,395	1,400	1,405	1,409	1,414	1,418	1,423	1,427
3,2	1,432	1,436	1,441	1,446	1,450	1,455	1,459	1,464	1,468	1,473
3,3	1,477	1,482	1,486	1,491	1,496	1,500	1,504	1,508	1,513	1,517
3,4	1,521	1,525	1,529	1,533	1,537	1,542	1,546	1,550	1,554	1,558
3,5	1,562	1,566	1,570	1,575	1,579	1,583	1,587	1,591	1,595	1,600
3,6	1,604	1,608	1,612	1,617	1,621	1,625	1,629	1,633	1,637	1,642
3,7	1,646	1,650	1,654	1,658	1,662	1,666	1,671	1,675	1,679	1,683
3,8	1,687	1,691	1,695	1,700	1,704	1,708	1,712	1,715	1,719	1,723
3,9	1,727	1,731	1,735	1,739	1,742	1,746	1,750	1,754	1,758	1,762
4,0	1,765	1,769	1,773	1,777	1,781	1,785	1,789	1,792	1,796	1,800
4,1	1,804	1,808	1,811	1,815	1,819	1,822	1,826	1,830	1,833	1,837
4,2	1,841	1,845	1,848	1,852	1,856	1,859	1,863	1,867	1,870	1,874
4,3	1,878	1,882	1,885	1,889	1,893	1,896	1,900	1,904	1,907	1,911
4,4	1,914	1,918	1,921	1,925	1,929	1,932	1,936	1,939	1,943	1,946
4,5	1,950	1,954	1,957	1,961	1,964	1,968	1,971	1,975	1,979	1,982
4,6	1,986	1,989	1,993	1,996	2,000	2,003	2,007	2,010	2,013	2,017
4,7	2,020	2,023	2,027	2,030	2,033	2,037	2,040	2,043	2,047	2,050
4,8	2,053	2,057	2,060	2,063	2,067	2,070	2,073	2,077	2,080	2,083
4,9	2,087	2,090	2,093	2,097	2,100	2,103	2,107	2,110	2,113	2,116
5,0	2,119	2,122	2,125	2,129	2,132	2,135	2,139	2,142	2,145	2,148

Viscosité intrinsèque $[\eta]_c$, en fonction de la valeur de la viscosité relative η_{rel}

	$[\eta]_c$									
η_{rel}	0,00	0,01	0,02	0,03	0,04	0,05	0,06	0,07	0,08	0,09
5,1	2,151	2,154	2,158	2,160	2,164	2,167	2,170	2,173	2,176	2,180
5,2	2,183	2,186	2,190	2,192	2,195	2,197	2,200	2,203	2,206	2,209
5,3	2,212	2,215	2,218	2,221	2,224	2,227	2,230	2,233	2,236	2,240
5,4	2,243	2,246	2,249	2,252	2,255	2,258	2,261	2,264	2,267	2,270
5,5	2,273	2,276	2,279	2,282	2,285	2,288	2,291	2,294	2,297	2,300
5,6	2,303	2,306	2,309	2,312	2,315	2,318	2,320	2,324	2,326	2,329
5,7	2,332	2,335	2,338	2,341	2,344	2,347	2,350	2,353	2,355	2,358
5,8	2,361	2,364	2,367	2,370	2,373	2,376	2,379	2,382	2,384	2,387
5,9	2,390	2,393	2,396	2,400	2,403	2,405	2,408	2,411	2,414	2,417
6,0	2,419	2,422	2,425	2,428	2,431	2,433	2,436	2,439	2,442	2,444
6,1	2,447	2,450	2,453	2,456	2,458	2,461	2,464	2,467	2,470	2,472
6,2	2,475	2,478	2,481	2,483	2,486	2,489	2,492	2,494	2,497	2,500
6,3	2,503	2,505	2,508	2,511	2,513	2,516	2,518	2,521	2,524	2,526
6,4	2,529	2,532	2,534	2,537	2,540	2,542	2,545	2,547	2,550	2,553
6,5	2,555	2,558	2,561	2,563	2,566	2,568	2,571	2,574	2,576	2,579
6,6	2,581	2,584	2,587	2,590	2,592	2,595	2,597	2,600	2,603	2,605
6,7	2,608	2,610	2,613	2,615	2,618	2,620	2,623	2,625	2,627	2,630
6,8	2,633	2,635	2,637	2,640	2,643	2,645	2,648	2,650	2,653	2,655
6,9	2,658	2,660	2,663	2,665	2,668	2,670	2,673	2,675	2,678	2,680
7,0	2,683	2,685	2,687	2,690	2,693	2,695	2,698	2,700	2,702	2,705
7,1	2,707	2,710	2,712	2,714	2,717	2,719	2,721	2,724	2,726	2,729
7,2	2,731	2,733	2,736	2,738	2,740	2,743	2,745	2,748	2,750	2,752
7,3	2,755	2,757	2,760	2,762	2,764	2,767	2,769	2,771	2,774	2,776
7,4	2,779	2,781	2,783	2,786	2,788	2,790	2,793	2,795	2,798	2,800
7,5	2,802	2,805	2,807	2,809	2,812	2,814	2,816	2,819	2,821	2,823
7,6	2,826	2,828	2,830	2,833	2,835	2,837	2,840	2,842	2,844	2,847
7,7	2,849	2,851	2,854	2,856	2,858	2,860	2,863	2,865	2,868	2,870
7,8	2,873	2,875	2,877	2,879	2,881	2,884	2,887	2,889	2,891	2,893
7,9	2,895	2,898	2,900	2,902	2,905	2,907	2,909	2,911	2,913	2,915
8,0	2,918	2,920	2,922	2,924	2,926	2,928	2,931	2,933	2,935	2,937
8,1	2,939	2,942	2,944	2,946	2,948	2,950	2,952	2,955	2,957	2,959
8,2	2,961	2,963	2,966	2,968	2,970	2,972	2,974	2,976	2,979	2,981
8,3	2,983	2,985	2,987	2,990	2,992	2,994	2,996	2,998	3,000	3,002
8,4	3,004	3,006	3,008	3,010	3,012	3,015	3,017	3,019	3,021	3,023
8,5	3,025	3,027	3,029	3,031	3,033	3,035	3,037	3,040	3,042	3,044
8,6	3,046	3,048	3,050	3,052	3,054	3,056	3,058	3,060	3,062	3,064
8,7	3,067	3,069	3,071	3,073	3,075	3,077	3,079	3,081	3,083	3,085
8,8	3,087	3,089	3,092	3,094	3,096	3,098	3,100	3,102	3,104	3,106
8,9	3,108	3,110	3,112	3,114	3,116	3,118	3,120	3,122	3,124	3,126
9,0	3,128	3,130	3,132	3,134	3,136	3,138	3,140	3,142	3,144	3,146
9,1	3,148	3,150	3,152	3,154	3,156	3,158	3,160	3,162	3,164	3,166

Viscosité intrinsèque $[\eta]_c$, en fonction de la valeur de la viscosité relative η_{rel}

	$[\eta]_c$									
η_{rel}	0,00	0,01	0,02	0,03	0,04	0,05	0,06	0,07	0,08	0,09
9,2	3,168	3,170	3,172	3,174	3,176	3,178	3,180	3,182	3,184	3,186
9,3	3,188	3,190	3,192	3,194	3,196	3,198	3,200	3,202	3,204	3,206
9,4	3,208	3,210	3,212	3,214	3,215	3,217	3,219	3,221	3,223	3,225
9,5	3,227	3,229	3,231	3,233	3,235	3,237	3,239	3,241	3,242	3,244
9,6	3,246	3,248	3,250	3,252	3,254	3,256	3,258	3,260	3,262	3,264
9,7	3,266	3,268	3,269	3,271	3,273	3,275	3,277	3,279	3,281	3,283
9,8	3,285	3,287	3,289	3,291	3,293	3,295	3,297	3,298	3,300	3,302
9,9	3,304	3,305	3,307	3,309	3,311	3,313	3,316	3,318	3,320	3,321
10	3,32	3,34	3,36	3,37	3,39	3,41	3,43	3,45	3,46	3,48
11	3,50	3,52	3,53	3,55	3,56	3,58	3,60	3,61	3,63	3,64
12	3,66	3,68	3,69	3,71	3,72	3,74	3,76	3,77	3,79	3,80
13	3,80	3,83	3,85	3,86	3,88	3,89	3,90	3,92	3,93	3,95
14	3,96	3,97	3,99	4,00	4,02	4,03	4,04	4,06	4,07	4,09
15	4,10	4,11	4,13	4,14	4,15	4,17	4,18	4,19	4,20	4,22
16	4,23	4,24	4,25	4,27	4,28	4,29	4,30	4,31	4,33	4,34
17	4,35	4,36	4,37	4,38	4,39	4,41	4,42	4,43	4,44	4,45
18	4,46	4,47	4,48	4,49	4,50	4,52	4,53	4,54	4,55	4,56
19	4,57	4,58	4,59	4,60	4,61	4,62	4,63	4,64	4,65	4,66

Monographies A - C

ESSAI

Solubilité. Dissolvez 50 mg de cellulose en poudre dans 10 ml de *solution ammoniacale de tétramminecuivre R*. La substance se dissout complètement sans laisser de résidu.

Détermination du pH (*2.2.3*). Mélangez 10 g de cellulose en poudre et 90 ml d'*eau exempte de dioxyde de carbone R* et laissez reposer pendant 1 h en agitant de temps à autre. Le pH du liquide surnageant est de 5,0 à 7,5.

Substances solubles dans l'éther. Dans un tube de verre d'un diamètre intérieur de 20 mm environ, préparez une colonne de 10,0 g de cellulose en poudre. Faites passer 50 ml d'*éther exempt de peroxydes R* à travers la colonne et évaporez l'éluat à siccité. La masse du résidu n'est pas supérieure à 15,0 mg (0,15 pour cent).

Substances solubles dans l'eau. Mélangez 6,0 g de cellulose en poudre et 90 ml d'*eau R* fraîchement bouillie et refroidie et laissez reposer pendant 10 min en agitant de temps à autre. Filtrez et éliminez les 10 premiers millilitres de filtrat ; passez le filtrat à travers le même filtre une seconde fois, si nécessaire, pour obtenir un filtrat limpide. Evaporez au bain-marie à siccité 15,0 ml du filtrat dans un vase taré pour évaporation et desséchez à 100-105 °C pendant 1 h. La masse du résidu n'est pas supérieure à 15,0 mg (1,5 pour cent).

Amidon. A 10 g de cellulose en poudre, ajoutez 90 ml d'*eau R* et faites bouillir pendant 5 min. Filtrez à chaud. Refroidissez et ajoutez au filtrat 0,1 ml d'*iode 0,05 M*. Il n'apparaît pas de coloration bleue.

Métaux lourds (*2.4.8*). 2,0 g de cellulose en poudre satisfont à l'essai limite C des métaux lourds (10 ppm). Préparez le témoin avec 2 ml de *solution à 10 ppm de plomb (Pb) R*.

Perte à la dessiccation (*2.2.32*). Déterminée à l'étuve à 100-105 °C pendant 3 h sur 1,000 g de cellulose en poudre, la perte à la dessiccation n'est pas supérieure à 6,5 pour cent.

Cendres sulfuriques (*2.4.14*). Déterminé sur 1,0 g de cellulose en poudre, le taux des cendres sulfuriques n'est pas supérieur à 0,3 pour cent.

Contamination microbienne. La cellulose en poudre satisfait à une limite du nombre de germes aérobies viables totaux de 10^3 microorganismes par gramme et à une limite du nombre de moisissures et levures de 10^2 par gramme, déterminés par dénombrement sur plaques de gélose (*2.6.12*). La poudre de cellulose satisfait aux essais d'*Escherichia coli*, de *Pseudomonas aeruginosa*, de *Staphylococcus aureus* et des salmonelles (*2.6.13*).

01/2002:0316

CELLULOSE MICROCRISTALLINE

Cellulosum microcristallinum

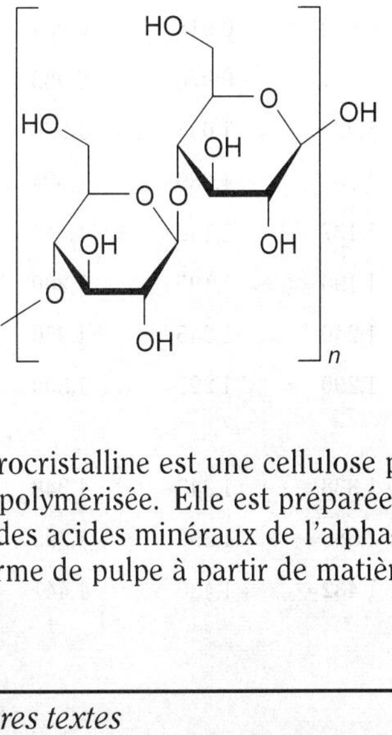

DÉFINITION

La cellulose microcristalline est une cellulose purifiée, partiellement dépolymérisée. Elle est préparée par le traitement avec des acides minéraux de l'alpha-cellulose obtenue sous forme de pulpe à partir de matière végétale fibreuse.

CARACTÈRES

Poudre blanche ou sensiblement blanche, fine ou granuleuse, pratiquement insoluble dans l'eau, dans l'acétone, dans l'éthanol, dans le toluène, dans les acides dilués et dans une solution d'hydroxyde de sodium à 50 g/l.

IDENTIFICATION

A. Sur un verre de montre, placez 10 mg environ de cellulose microcristalline et dispersez dans 2 ml de *solution de chlorure de zinc iodée R*. La substance se colore en bleu-violet.

B. Dans une fiole conique de 125 ml, placez 1,300 g de cellulose microcristalline. Ajoutez 25,0 ml d'*eau R* et 25,0 ml de *solution d'hydroxyde de cupriéthylènediamine 1 M*. Faites passer immédiatement un courant d'*azote R*, bouchez la fiole et agitez jusqu'à dissolution complète. Transvasez 7,0 ml de la solution dans un viscosimètre capillaire approprié (*2.2.9*). Equilibrez la solution à 25 ± 0,1 °C pendant au moins 5 min. Chronométrez le temps d'écoulement entre deux graduations du viscosimètre et exprimez en secondes le temps, t_1, mesuré. Calculez la viscosité cinématique ν_1 de la solution d'après la formule :

$$t_1 \, (k_1)$$

dans laquelle k_1 est la constante du viscosimètre.

Prélevez un volume approprié de *solution d'hydroxyde de cupriéthylènediamine 1 M* et diluez avec le même volume d'*eau R*. A l'aide d'un viscosimètre capillaire approprié, déterminez le temps d'écoulement t_2 de cette solution. Calculez la viscosité cinématique, ν_2 du solvant d'après la formule :

$$t_2 \, (k_2)$$

dans laquelle k_2 est la constante du viscosimètre.

Déterminez la viscosité relative η_{rel} de l'échantillon de cellulose microcristalline, d'après la formule :

$$\eta_1 / \eta_2$$

Déterminez la viscosité intrinsèque $[\eta]_c$ par extrapolation, en utilisant la Table de Viscosité Intrinsèque (tableau 0316.-1).

Calculez le degré de polymérisation, *P*, d'après la formule :

$$\frac{95 \, [\eta]_c}{m \, [(100 - b) / 100]}$$

dans laquelle *m* est la masse, en grammes de la prise d'essai et *b* est la valeur obtenue dans l'essai de perte à la dessiccation en pour cent.

Le degré de polymérisation n'est pas supérieur à 350.

Tableau 0136.-1. – *Table de viscosité intrinsèque*

Viscosité intrinsèque $[\eta]_c$ en fonction de la valeur de la viscosité relative η_{rel}										
					$[\eta]_c$					
η_{rel}	0,00	0,01	0,02	0,03	0,04	0,05	0,06	0,07	0,08	0,09
1,1	0,098	0,106	0,115	0,125	0,134	0,143	0,152	0,161	0,170	0,180
1,2	0,189	0,198	0,207	0,216	0,225	0,233	0,242	0,250	0,259	0,268
1,3	0,276	0,285	0,293	0,302	0,310	0,318	0,326	0,334	0,342	0,350
1,4	0,358	0,367	0,375	0,383	0,391	0,399	0,407	0,414	0,422	0,430
1,5	0,437	0,445	0,453	0,460	0,468	0,476	0,484	0,491	0,499	0,507
1,6	0,515	0,522	0,529	0,536	0,544	0,551	0,558	0,566	0,573	0,580
1,7	0,587	0,595	0,602	0,608	0,615	0,622	0,629	0,636	0,642	0,649
1,8	0,656	0,663	0,670	0,677	0,683	0,690	0,697	0,704	0,710	0,717
1,9	0,723	0,730	0,736	0,743	0,749	0,756	0,762	0,769	0,775	0,782
2,0	0,788	0,795	0,802	0,809	0,815	0,821	0,827	0,833	0,840	0,846
2,1	0,852	0,858	0,864	0,870	0,876	0,882	0,888	0,894	0,900	0,906
2,2	0,912	0,918	0,924	0,929	0,935	0,941	0,948	0,953	0,959	0,965
2,3	0,971	0,976	0,983	0,988	0,994	1,000	1,006	1,011	1,017	1,022
2,4	1,028	1,033	1,039	1,044	1,050	1,056	1,061	1,067	1,072	1,078
2,5	1,083	1,089	1,094	1,100	1,105	1,111	1,116	1,121	1,126	1,131
2,6	1,137	1,142	1,147	1,153	1,158	1,163	1,169	1,174	1,179	1,184
2,7	1,190	1,195	1,200	1,205	1,210	1,215	1,220	1,225	1,230	1,235
2,8	1,240	1,245	1,250	1,255	1,260	1,265	1,270	1,275	1,280	1,285
2,9	1,290	1,295	1,300	1,305	1,310	1,314	1,319	1,324	1,329	1,333
3,0	1,338	1,343	1,348	1,352	1,357	1,362	1,367	1,371	1,376	1,381
3,1	1,386	1,390	1,395	1,400	1,405	1,409	1,414	1,418	1,423	1,427
3,2	1,432	1,436	1,441	1,446	1,450	1,455	1,459	1,464	1,468	1,473

Viscosité intrinsèque $[\eta]_c$ en fonction de la valeur de la viscosité relative η_{rel}

	$[\eta]_c$									
η_{rel}	0,00	0,01	0,02	0,03	0,04	0,05	0,06	0,07	0,08	0,09
3,3	1,477	1,482	1,486	1,491	1,496	1,500	1,504	1,508	1,513	1,517
3,4	1,521	1,525	1,529	1,533	1,537	1,542	1,546	1,550	1,554	1,558
3,5	1,562	1,566	1,570	1,575	1,579	1,583	1,587	1,591	1,595	1,600
3,6	1,604	1,608	1,612	1,617	1,621	1,625	1,629	1,633	1,637	1,642
3,7	1,646	1,650	1,654	1,658	1,662	1,666	1,671	1,675	1,679	1,683
3,8	1,687	1,691	1,695	1,700	1,704	1,708	1,712	1,715	1,719	1,723
3,9	1,727	1,731	1,735	1,739	1,742	1,746	1,750	1,754	1,758	1,762
4,0	1,765	1,769	1,773	1,777	1,781	1,785	1,789	1,792	1,796	1,800
4,1	1,804	1,808	1,811	1,815	1,819	1,822	1,826	1,830	1,833	1,837
4,2	1,841	1,845	1,848	1,852	1,856	1,859	1,863	1,867	1,870	1,874
4,3	1,878	1,882	1,885	1,889	1,893	1,896	1,900	1,904	1,907	1,911
4,4	1,914	1,918	1,921	1,925	1,929	1,932	1,936	1,939	1,943	1,946
4,5	1,950	1,954	1,957	1,961	1,964	1,968	1,971	1,975	1,979	1,982
4,6	1,986	1,989	1,993	1,996	2,000	2,003	2,007	2,010	2,013	2,017
4,7	2,020	2,023	2,027	2,030	2,033	2,037	2,040	2,043	2,047	2,050
4,8	2,053	2,057	2,060	2,063	2,067	2,070	2,073	2,077	2,080	2,083
4,9	2,087	2,090	2,093	2,097	2,100	2,103	2,107	2,110	2,113	2,116
5,0	2,119	2,122	2,125	2,129	2,132	2,135	2,139	2,142	2,145	2,148
5,1	2,151	2,154	2,158	2,160	2,164	2,167	2,170	2,173	2,176	2,180
5,2	2,183	2,186	2,190	2,192	2,195	2,197	2,200	2,203	2,206	2,209
5,3	2,212	2,215	2,218	2,221	2,224	2,227	2,230	2,233	2,236	2,240
5,4	2,243	2,246	2,249	2,252	2,255	2,258	2,261	2,264	2,267	2,270
5,5	2,273	2,276	2,279	2,282	2,285	2,288	2,291	2,294	2,297	2,300
5,6	2,303	2,306	2,309	2,312	2,315	2,318	2,320	2,324	2,326	2,329
5,7	2,332	2,335	2,338	2,341	2,344	2,347	2,350	2,353	2,355	2,358
5,8	2,361	2,364	2,367	2,370	2,373	2,376	2,379	2,382	2,384	2,387
5,9	2,390	2,393	2,396	2,400	2,403	2,405	2,408	2,411	2,414	2,417
6,0	2,419	2,422	2,425	2,428	2,431	2,433	2,436	2,439	2,442	2,444
6,1	2,447	2,450	2,453	2,456	2,458	2,461	2,464	2,467	2,470	2,472
6,2	2,475	2,478	2,481	2,483	2,486	2,489	2,492	2,494	2,497	2,500
6,3	2,503	2,505	2,508	2,511	2,513	2,516	2,518	2,521	2,524	2,526
6,4	2,529	2,532	2,534	2,537	2,540	2,542	2,545	2,547	2,550	2,553
6,5	2,555	2,558	2,561	2,563	2,566	2,568	2,571	2,574	2,576	2,579
6,6	2,581	2,584	2,587	2,590	2,592	2,595	2,597	2,600	2,603	2,605
6,7	2,608	2,610	2,613	2,615	2,618	2,620	2,623	2,625	2,627	2,630
6,8	2,633	2,635	2,637	2,640	2,643	2,645	2,648	2,650	2,653	2,655
6,9	2,658	2,660	2,663	2,665	2,668	2,670	2,673	2,675	2,678	2,680
7,0	2,683	2,685	2,687	2,690	2,693	2,695	2,698	2,700	2,702	2,705
7,1	2,707	2,710	2,712	2,714	2,717	2,719	2,721	2,724	2,726	2,729
7,2	2,731	2,733	2,736	2,738	2,740	2,743	2,745	2,748	2,750	2,752
7,3	2,755	2,757	2,760	2,762	2,764	2,767	2,769	2,771	2,774	2,776

Viscosité intrinsèque $[\eta]_c$ en fonction de la valeur de la viscosité relative η_{rel}

					$[\eta]_c$					
η_{rel}	0,00	0,01	0,02	0,03	0,04	0,05	0,06	0,07	0,08	0,09
7,4	2,779	2,781	2,783	2,786	2,788	2,790	2,793	2,795	2,798	2,800
7,5	2,802	2,805	2,807	2,809	2,812	2,814	2,816	2,819	2,821	2,823
7,6	2,826	2,828	2,830	2,833	2,835	2,837	2,840	2,842	2,844	2,847
7,7	2,849	2,851	2,854	2,856	2,858	2,860	2,863	2,865	2,868	2,870
7,8	2,873	2,875	2,877	2,879	2,881	2,884	2,887	2,889	2,891	2,893
7,9	2,895	2,898	2,900	2,902	2,905	2,907	2,909	2,911	2,913	2,915
8,0	2,918	2,920	2,922	2,924	2,926	2,928	2,931	2,933	2,935	2,937
8,1	2,939	2,942	2,944	2,946	2,948	2,950	2,952	2,955	2,957	2,959
8,2	2,961	2,963	2,966	2,968	2,970	2,972	2,974	2,976	2,979	2,981
8,3	2,983	2,985	2,987	2,990	2,992	2,994	2,996	2,998	3,000	3,002
8,4	3,004	3,006	3,008	3,010	3,012	3,015	3,017	3,019	3,021	3,023
8,5	3,025	3,027	3,029	3,031	3,033	3,035	3,037	3,040	3,042	3,044
8,6	3,046	3,048	3,050	3,052	3,054	3,056	3,058	3,060	3,062	3,064
8,7	3,067	3,069	3,071	3,073	3,075	3,077	3,079	3,081	3,083	3,085
8,8	3,087	3,089	3,092	3,094	3,096	3,098	3,100	3,102	3,104	3,106
8,9	3,108	3,110	3,112	3,114	3,116	3,118	3,120	3,122	3,124	3,126
9,0	3,128	3,130	3,132	3,134	3,136	3,138	3,140	3,142	3,144	3,146
9,1	3,148	3,150	3,152	3,154	3,156	3,158	3,160	3,162	3,164	3,166
9,2	3,168	3,170	3,172	3,174	3,176	3,178	3,180	3,182	3,184	3,186
9,3	3,188	3,190	3,192	3,194	3,196	3,198	3,200	3,202	3,204	3,206
9,4	3,208	3,210	3,212	3,214	3,215	3,217	3,219	3,221	3,223	3,225
9,5	3,227	3,229	3,231	3,233	3,235	3,237	3,239	3,241	3,242	3,244
9,6	3,246	3,248	3,250	3,252	3,254	3,256	3,258	3,260	3,262	3,264
9,7	3,266	3,268	3,269	3,271	3,273	3,275	3,277	3,279	3,281	3,283
9,8	3,285	3,287	3,289	3,291	3,293	3,295	3,297	3,298	3,300	3,302
9,9	3,304	3,305	3,307	3,309	3,311	3,313	3,316	3,318	3,320	3,321
10	3,32	3,34	3,36	3,37	3,39	3,41	3,43	3,45	3,46	3,48
11	3,50	3,52	3,53	3,55	3,56	3,58	3,60	3,61	3,63	3,64
12	3,66	3,68	3,69	3,71	3,72	3,74	3,76	3,77	3,79	3,80
13	3,80	3,83	3,85	3,86	3,88	3,89	3,90	3,92	3,93	3,95
14	3,96	3,97	3,99	4,00	4,02	4,03	4,04	4,06	4,07	4,09
15	4,10	4,11	4,13	4,14	4,15	4,17	4,18	4,19	4,20	4,22
16	4,23	4,24	4,25	4,27	4,28	4,29	4,30	4,31	4,33	4,34
17	4,35	4,36	4,37	4,38	4,39	4,41	4,42	4,43	4,44	4,45
18	4,46	4,47	4,48	4,49	4,50	4,52	4,53	4,54	4,55	4,56
19	4,57	4,58	4,59	4,60	4,61	4,62	4,63	4,64	4,65	4,66

ESSAI

Solubilité. Dissolvez 50 mg de cellulose microcristalline dans 10 ml de *solution ammoniacale de tétramminecuivre R*. La substance se dissout complètement sans laisser de résidu.

Détermination du pH (*2.2.3*). Agitez 5 g de cellulose microcristalline avec 40 ml d'*eau exempte de dioxyde de carbone R* pendant 20 min et centrifugez. Le pH du liquide surnageant est de 5,0 à 7,5.

Substances solubles dans l'éther. Dans un tube de verre d'un diamètre intérieur de 20 mm environ, préparez une colonne de 10,0 g de cellulose microcristalline. Faites passer 50 ml d'*éther exempt de peroxydes R* à travers la colonne et évaporez l'éluat à siccité. La masse du résidu n'est pas supérieure à 5,0 mg (0,05 pour cent).

Substances solubles dans l'eau. Agitez 5,0 g de cellulose microcristalline avec 80 ml d'*eau R* pendant 10 min. Filtrez sous vide et recueillez le filtrat dans un vase taré. Evaporez au bain-marie à siccité et desséchez à 100-105 °C pendant 1 h. La masse du résidu n'est pas supérieure à 12,5 mg (0,25 pour cent).

Amidon. A 10 g de cellulose microcristalline, ajoutez 90 ml d'*eau R* et faites bouillir pendant 5 min. Filtrez à chaud. Refroidissez et ajoutez au filtrat 0,1 ml d'*iode 0,05 M*. Il n'apparaît pas de coloration bleue.

Métaux lourds (*2.4.8*). 2,0 g de cellulose microcristalline satisfont à l'essai limite C des métaux lourds (10 ppm). Préparez le témoin avec 2 ml de *solution à 10 ppm de plomb (Pb) R*.

Perte à la dessiccation (*2.2.32*). Déterminée à l'étuve à 100-105 °C pendant 3 h sur 1,000 g de cellulose microcristalline, la perte à la dessiccation n'est pas supérieure à 6,0 pour cent.

Cendres sulfuriques (*2.4.14*). Déterminé sur 1,0 g de cellulose microcristalline, le taux des cendres sulfuriques n'est pas supérieur à 0,1 pour cent.

Contamination microbienne. La cellulose microcristalline satisfait à une limite du nombre de germes aérobies viables totaux de 10^3 microorganismes par gramme et à une limite du nombre de moisissures et levures de 10^2 par gramme, déterminés par dénombrement sur plaques de gélose (*2.6.12*). La cellulose microcristalline satisfait aux essais d'*Escherichia coli*, de *Pseudomonas aeruginosa*, de *Staphylococcus aureus* et des salmonelles (*2.6.13*).

01/2002:1301

CENTAURÉE (PETITE)

Centaurii herba

DÉFINITION

La petite centaurée est constituée par les parties aériennes fleuries, séchées, entières ou fragmentées, de *Centaurium erythraea* Rafn. (*C. minus* Moench, *C. umbellatum* Gilib., *Erythraea centaurium* (L.) Pers.).

CARACTÈRES

La petite centaurée a une saveur très amère.

Elle présente les caractères macroscopiques et microscopiques décrits aux identifications A et B.

IDENTIFICATION

A. La tige, vert clair à brun foncé, est cylindrique, creuse, porte des crêtes longitudinales et ne se ramifie que dans sa partie supérieure. Les feuilles, sessiles, sont entières, décussées et présentent un limbe de forme ovale à lancéolée ; leur longueur atteint 3 cm. Les 2 faces de la feuille sont glabres et vertes à vert-brun. L'inflorescence est disposée en cyme bipare. Le calice tubuleux, est vert et comporte 5 dents lancéolées acuminées. La corolle se compose d'un tube blanchâtre se divisant en 5 lobes lancéolés rose, d'une longueur de 5 mm à 8 mm environ. L'androcée renferme 5 étamines attachées au sommet de la corolle tubulaire. Le gynécée présente un ovaire supère, un style court, un large stigmate bifide et contient de nombreux ovules. Des capsules cylindriques d'une longueur de 7 mm à 10 mm environ, contenant de petites graines brunes fortement ridées, sont souvent présentes.

B. Réduisez la petite centaurée en poudre (355). La poudre est jaune-vert à brunâtre. Examinez au microscope en utilisant de la *solution d'hydrate de chloral R*. La poudre présente de nombreux fragments de tiges contenant des fibres sclérenchymateuses et des vaisseaux étroits à ponctuation aréolée ou à épaississements spiralés ou réticulés, ainsi que des cellules rectangulaires ponctuées provenant de la moelle et des rayons médullaires ; des fragments de feuilles comprenant des cellules épidermiques sinueuses à cuticule striée, notamment sur les bords et autour des stomates, des stomates anisocytiques (*2.8.3*) et des cellules du mésophylle contenant des cristaux d'oxalate de calcium de différents types ; des fragments de calices à épiderme formé de cellules à paroi droite et des fragments de corolles à épiderme formé de cellules papilleuses obtuses à cuticule présentant des stries radiales ; des fragments de l'assise mécanique (endothécium) des anthères, dont les parois cellulaires présentent des épaississements réticulés ou nervurés ; des grains de pollen jaunes, de forme triangulaire arrondie ou elliptique, d'un diamètre de 30 µm environ, à exine finement grainée et à 3 pores germinatifs ; des fragments de paroi des capsules, composés d'assises entrecroisées de cellules fusiformes ; de petites graines brun-jaune présentant des saillies brun foncé réticulées formées par les parois latérales des cellules épidermiques.

C. Opérez par chromatographie sur couche mince (*2.2.27*) en utilisant une *plaque au gel de silice F_{254} pour CCM R*.

Solution à examiner. A 1,0 g de drogue pulvérisée (355), ajoutez 20 ml de *méthanol R* et chauffez à reflux pendant 10 min. Refroidissez et filtrez.

Solution témoin. Dissolvez 10 mg de *rutine R* dans 10 ml de *méthanol R*.

Déposez sur la plaque, en bandes, 30 µl de solution à examiner et 10 µl de solution témoin. Développez sur un parcours de 12 cm avec un mélange de 16 volumes d'*acide acétique anhydre R*, de 16 volumes d'*eau R* et de 68 volumes d'*acétate d'éthyle R*. Faites sécher la plaque dans un courant d'air froid, puis développez à nouveau dans les mêmes conditions. Faites sécher la plaque dans un courant d'air froid. Examinez en lumière ultraviolette à 254 nm. Le chromatogramme obtenu avec la solution à examiner présente une bande principale d'atténuation de fluorescence prononcée (swertiamarine) à la même position que la bande d'atténuation de fluorescence (rutine) dans le chromatogramme obtenu avec la solution témoin. Il peut également présenter d'autres bandes d'atténuation de fluorescence plus faibles. Pulvérisez de la *solution d'aldéhyde anisique R*. Examinez à la lumière du jour, en chauffant à 100-105 °C pendant 5-10 min. Le chromatogramme obtenu avec la solution témoin présente une bande brun-jaune (rutine). Le chromatogramme obtenu avec la solution à examiner présente une bande brun-violet (swertiamarine), puis légèrement plus haut, une faible bande brun-jaune et au-dessus de celle-ci quelques bandes très faibles, généralement grises, conduisant à une bande violet-rouge au front de solvant. Examinez en lumière ultraviolette à 365 nm. Le chromatogramme obtenu avec la solution à examiner présente une bande d'intense fluorescence brune à jaune-brun due à la swertiamarine et, un peu au-dessus, une bande de fluorescence bleue à vert-jaune ; au-dessus de celle-ci apparaissent quelques bandes de faible fluorescence bleue à jaune conduisant à une bande de faible fluorescence violet-rouge au front de solvant ; au-dessous de la bande due à la swertiamarine apparaissent des bandes d'intense fluorescence vert clair à vert-jaune ainsi qu'un certain nombre de bandes de faible fluorescence brunâtre.

ESSAI

Eléments étrangers (*2.8.2*). La petite centaurée ne contient pas plus de 3 pour cent d'éléments étrangers.

Indice d'amertume. L'indice d'amertume de la petite centaurée est déterminé par rapport à l'indice d'amertume du chlorhydrate de quinine, fixé à 200 000. Il est désigné par la réciproque de la dilution qui peut encore être qualifiée d'amère.

Solution mère de chlorhydrate de quinine. Dissolvez 0,100 g de *chlorhydrate de quinine R* dans de l'*eau R* et complétez à 100,0 ml avec le même solvant. Prélevez 1,0 ml de solution et complétez à 100,0 ml avec de l'*eau R*.

Extrait de petite centaurée. A 1,0 g de petite centaurée pulvérisée (355), ajoutez 1000 ml d'*eau R* bouillante. Chauffez au bain-marie pendant 30 min, en maintenant sous agitation constante. Laissez refroidir et complétez à 1000 ml avec de l'*eau R*. Agitez vigoureusement, filtrez et rejetez les 20 premiers millilitres du filtrat.

Préparez une série de dilutions de comparaison en introduisant dans le premier tube 4,2 ml de solution mère de chlorhydrate de quinine et en augmentant progressivement le volume de 0,2 ml dans les tubes suivants, jusqu'à ce que le volume contenu dans le dernier tube soit de 5,8 ml. Dans chaque tube complétez à 10,0 ml avec de l'*eau R*. Déterminez comme suit la dilution qui correspond à la plus faible concentration présentant une saveur amère. Introduisez dans la bouche 10,0 ml de la dernière dilution de la série en les mettant en contact avec les parties latérales et supérieures de la base de la langue pendant 30 s. Si cette solution n'est pas jugée amère, crachez-la et attendez 1 min avant de recommencer une autre détermination. Rincez la bouche à l'*eau R* et, après 10 min, utilisez la dilution suivante par ordre de concentration croissante.

Calculez le facteur de correction *k* à l'aide de l'expression :

$$\frac{5,00}{n}$$

n = nombre de millilitres de solution mère de chlorhydrate de quinine contenus dans la dilution correspondant à la plus faible concentration jugée encore amère.

Prélevez 10/*k* ml de l'extrait de petite centaurée et complétez à 20,0 ml avec de l'*eau R*. 10,0 ml de cette dilution présentent une saveur amère.

L'indice d'amertume n'est pas inférieur à 2000.

Perte à la dessiccation (*2.2.32*). Déterminée à l'étuve à 100-105 °C pendant 2 h sur 1,000 g de petite centaurée pulvérisée (355), la perte à la dessiccation n'est pas supérieure à 10,0 pour cent.

Cendres totales (*2.4.16*). Le taux des cendres totales n'est pas supérieur à 6,0 pour cent.

CONSERVATION

A l'abri de la lumière.

Monographies A - C

01/2002:1084

CÉTIRIZINE (DICHLORHYDRATE DE)

Cetirizini dihydrochloridum

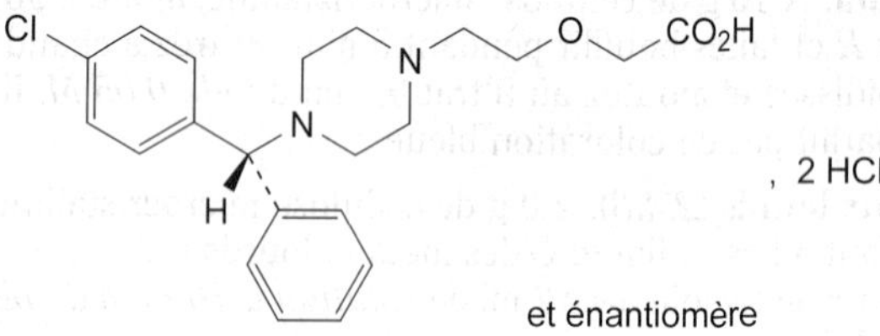

$C_{21}H_{27}Cl_3N_2O_3$ M_r 461,8

DÉFINITION

Le dichlorhydrate de cétirizine contient au minimum 99,0 pour cent et au maximum l'équivalent de 100,5 pour cent de dichlorhydrate d'acide (*RS*)-2-[2-[4-[(4-chlorophényl)phénylméthyl]pipérazine-1-yl]éthoxy]acétique, calculé par rapport à la substance desséchée.

CARACTÈRES

Poudre blanche ou sensiblement blanche, facilement soluble dans l'eau, pratiquement insoluble dans l'acétone et dans le chlorure de méthylène.

IDENTIFICATION

Première identification : B, D.

Seconde identification : A, C, D.

A. Dissolvez 20,0 mg de dichlorhydrate de cétirizine dans 50 ml d'*acide chlorhydrique 0,1 M* et complétez à 100,0 ml avec le même acide. Prélevez 10,0 ml de solution et complétez à 100,0 ml avec de l'*acide chlorhydrique 0,1 M*. Examinée de 210 nm à 350 nm (*2.2.25*), la solution présente un maximum d'absorption à 231 nm. L'absorbance spécifique au maximum est de 359 à 381.

B. Examinez le dichlorhydrate de cétirizine par spectrophotométrie d'absorption dans l'infrarouge (*2.2.24*), en comparant avec le spectre obtenu avec le *dichlorhydrate de cétirizine SCR*. Examinez les substances sous formes de pastilles.

C. Opérez par chromatographie sur couche mince (*2.2.27*) en utilisant une plaque recouverte de *gel de silice* GF_{254} *R*.

Solution à examiner. Dissolvez 10 mg de dichlorhydrate de cétirizine dans de l'*eau R* et complétez à 5 ml avec le même solvant.

Solution témoin (a). Dissolvez 10 mg de *dichlorhydrate de cétirizine SCR* dans de l'*eau R* et complétez à 5 ml avec le même solvant.

Solution témoin (b). Dissolvez 10 mg de *maléate de chlorphénamine SCR* dans de l'*eau R* et complétez à 5 ml avec le même solvant. Mélangez 1 ml de solution et 1 ml de solution témoin (a).

Déposez séparément sur la plaque 5 µl de chaque solution. Développez sur un parcours de 15 cm avec un mélange de 1 volume d'*ammoniaque R*, de 10 volumes de *méthanol R* et de 90 volumes de *chlorure de méthylène R*. Laissez sécher la plaque dans un courant d'air froid. Examinez en lumière ultraviolette à 254 nm. La tache principale du chromatogramme obtenu avec la solution à examiner est semblable quant à sa position et ses dimensions à la tache principale du chromatogramme obtenu avec la solution témoin (a). L'identification n'est valable que si le chromatogramme obtenu avec la solution témoin (b) présente 2 taches nettement séparées.

D. Le dichlorhydrate de cétirizine donne la réaction (a) des chlorures (*2.3.1*).

ESSAI

Solution S. Dissolvez 1,0 g de dichlorhydrate de cétirizine dans l'*eau exempte de dioxyde de carbone R* et complétez à 20 ml avec le même solvant.

Aspect de la solution. La solution S est limpide (*2.2.1*) et n'est pas plus fortement colorée que la solution témoin JB_7 (*2.2.2, Procédé II*).

Détermination du pH (*2.2.3*). Le pH de la solution S est de 1,2 à 1,8.

Substances apparentées. Opérez par chromatographie liquide (*2.2.29*).

Solution à examiner. Dissolvez 20,0 mg de dichlorhydrate de cétirizine dans la phase mobile et complétez à 100,0 ml avec la phase mobile.

Solution témoin (a). Dissolvez 5,0 mg de *dichlorhydrate de cétirizine SCR* et 5,0 mg d'*impureté A de cétirizine SCR* dans la phase mobile et complétez à 25,0 ml avec la phase mobile. Prélevez 1,0 ml de solution et complétez à 100,0 ml avec la phase mobile.

Solution témoin (b).Prélevez 2,0 ml de solution à examiner et complétez à 50,0 ml avec la phase mobile. Prélevez 5,0 ml de solution et complétez à 100,0 ml avec la phase mobile.

La chromatographie peut être réalisée en utilisant :

- une colonne d'acier inoxydable, d'une longueur de 0,25 m et d'un diamètre intérieur de 4,6 mm, remplie de *gel de silice pour chromatographie R* (5 µm),
- comme phase mobile, à un débit de 1 ml/min, un mélange de 0,4 volume d'*acide sulfurique dilué R*, de 6,6 volumes d'*eau R* et de 93 volumes d'*acétonitrile R*,
- comme détecteur, un spectrophotomètre réglé à 230 nm,

Injectez 20 µl de solution témoin (a). Ajustez la sensibilité du système de façon que la hauteur des 2 pics du chromatogramme obtenu représente 50 pour cent environ de l'échelle totale de l'enregistreur. L'essai n'est valable que si dans le chromatogramme obtenu, la résolution entre le premier pic (cétirizine) et le deuxième pic (impureté A de cétirizine) n'est pas inférieure à 3 et si les facteurs de symétrie ne sont pas supérieurs à 2,0. Injectez séparément 20 µl de solution à examiner et 20 µl de solution témoin (b). Continuez la chromatographie pendant 3 fois au moins le temps de rétention du pic de cétirizine. S'il apparaît dans le chromatogramme obtenu avec la solution à examiner d'autres pics que le pic principal, la surface d'aucun d'entre eux n'est supérieure à celle du pic du chromatogramme obtenu avec la solution témoin (b) (0,2 pour cent) et la somme de leur surface n'est pas supérieure à 1,5 fois la surface du pic du chromatogramme obtenu avec la solution témoin (b) (0,3 pour cent). Ne tenez pas compte des pics dont la surface est inférieure à 0,1 fois la surface du pic principal du chromatogramme obtenu avec la solution témoin (b).

Métaux lourds (*2.4.8*). Dissolvez 2,0 g de dichlorhydrate de cétirizine dans de l'*eau R* et complétez 20 ml avec le même solvant. 12 ml de solution satisfont à l'essai limite A des métaux lourds (10 ppm). Préparez le témoin avec 1 ml de *solution à 10 ppm de plomb (Pb) R*.

Perte à la dessiccation (*2.2.32*). Déterminée à l'étuve à 100-105 °C sur 1,000 g de dichlorhydrate de cétirizine, la perte à la dessiccation n'est pas supérieure à 0,5 pour cent.

Cendres sulfuriques (*2.4.14*). Déterminé sur 1,0 g de dichlorhydrate de cétirizine, le taux des cendres sulfuriques n'est pas supérieur à 0,2 pour cent.

DOSAGE

Dissolvez 0,100 g de dichlorhydrate de cétirizine dans 70 ml d'un mélange de 30 volumes d'*eau R* et de 70 volumes d'*acétone R*. Titrez par l'*hydroxyde de sodium 0,1 M* jusqu'au deuxième point d'inflexion. Déterminez le point de fin de titrage par potentiométrie (*2.2.20*). Effectuez un essai à blanc.

1 ml d'*hydroxyde de sodium 0,1 M* correspond à 15,39 mg de $C_{21}H_{27}Cl_3N_2O_3$.

CONSERVATION

A l'abri de la lumière.

IMPURETÉS

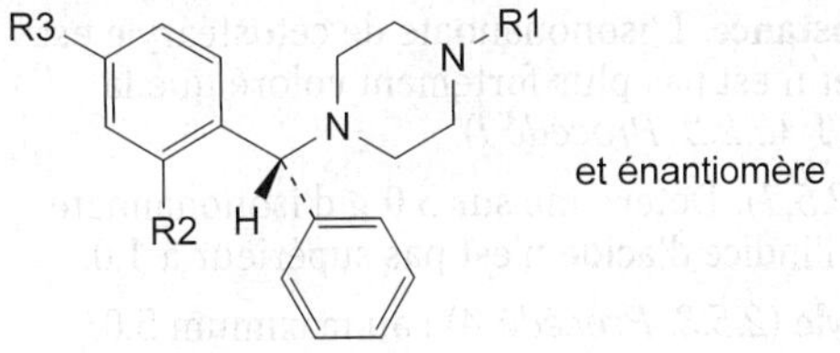

A. R1 = R2 = H, R3 = Cl : (*RS*)-1-[(4-chlorophényl)phénylméthyl]pipérazine,

B. R1 = CH_2-CO_2H, R2 = H, R3 = Cl : acide (*RS*)-2-[4-[(4-chlorophényl)phénylméthyl]pipérazin-1-yl]acétique,

C. R1 = CH_2-CH_2-O-CH_2-CO_2H, R2 = Cl, R3 = H : acide (*RS*)-2-[2-[4-[(2-chlorophényl)phénylméthyl]pipérazin-1-yl]éthoxy]acétique,

E. R1 = CH_2-[CH_2-O-CH_2]$_2$-CO_2H, R2 = H, R3 = Cl : acide(*RS*)-2[2-[2-[4-[(4-chlorophényl)phénylméthyl]pipérazin-1-yl]éthoxy]éthoxy]acétique (éthoxycétirizine),

F. R1 = CH_2-CH_2-O-CH_2-CO_2H, R2 = R3 = H : acide [2-[4-(diphénylméthyl)pipérazin-1-yl]éthoxy]acétique.

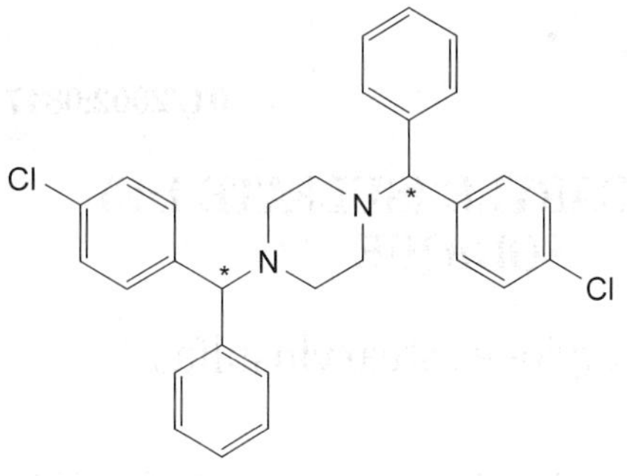

D. 1,4-bis[(4-chlorophényl)phénylméthyl]pipérazine,

01/2002:1085

CÉTOSTÉARYLE (ISONONANOATE DE)

Cetostearylis isononanoas

DÉFINITION

L'isononanoate de cétostéaryle est un mélange d'esters de l'alcool cétostéarylique et de l'acide isononanoïque, principalement de l'acide 3,5,5-triméthylhexanoïque.

CARACTÈRES

Liquide limpide, incolore à légèrement jaunâtre, pratiquement insoluble dans l'eau, soluble dans l'alcool et dans l'éther de pétrole, miscible aux huiles grasses et aux paraffines liquides.

La viscosité est de 15 mPa·s à 30 mPa·s, la densité est de 0,85 à 0,86 et l'indice de réfraction est de 1,44 à 1,45.

IDENTIFICATION

A. Lors du refroidissement, une turbidité apparaît au-dessous de 15 °C.

B. L'isononanoate de cétostéaryle satisfait à l'essai de l'indice de saponification (voir Essai).

C. Examinez par spectrophotométrie d'absorption dans l'infrarouge (*2.2.24*), en comparant avec le *spectre de référence de l'isononanoate de cétostéaryle de la Ph. Eur.*

ESSAI

Aspect de la substance. L'isononanoate de cétostéaryle est limpide (*2.2.1*) et n'est pas plus fortement coloré que la solution témoin J_6 (*2.2.2, Procédé I*).

Indice d'acide (*2.5.1*). Déterminé sur 5,0 g d'isononanoate de cétostéaryle, l'indice d'acide n'est pas supérieur à 1,0.

Indice d'hydroxyle (*2.5.3, Procédé A*) : au maximum 5,0.

Indice d'iode (*2.5.4*) : au maximum 1,0.

Indice de saponification (*2.5.6*). Déterminé sur 1,0 g d'isononanoate de cétostéaryle, l'indice de saponification est de 135 à 148.

Métaux lourds (*2.4.8*). 2,0 g d'isononanoate de cétostéaryle satisfont à l'essai limite D des métaux lourds (10 ppm). Préparez le témoin avec 2 ml de *solution à 10 ppm de plomb (Pb) R*.

Teneur en eau (*2.5.12*). Déterminée par semi-microdosage sur 10,0 g d'isononanoate de cétostéaryle, la teneur en eau n'est pas supérieure à 0,2 pour cent.

Cendres totales (*2.4.16*). Déterminé sur 2,0 g d'isononanoate de cétostéaryle, le taux des cendres totales n'est pas supérieur à 0,2 pour cent.

01/2002:0847

CÉTOSTÉARYLE (SULFATE DE) SODIQUE

Natrii cetylo- et stearylosulfas

DÉFINITION

Le sulfate de cétostéaryle sodique est un mélange de sulfate de cétyle sodique ($C_{16}H_{33}NaO_4S$; M_r 344,5) et de sulfate de stéaryle sodique ($C_{18}H_{37}NaO_4S$; M_r 372,5). Il contient au minimum 90,0 pour cent de sulfate de cétostéaryle sodique et au minimum 40,0 pour cent de sulfate de cétyle sodique, calculés par rapport à la substance anhydre. Un tampon approprié peut être ajouté.

CARACTÈRES

Poudre cristalline ou amorphe, blanche ou jaune pâle, soluble dans l'eau chaude en formant une solution opalescente, pratiquement insoluble dans l'eau froide, partiellement soluble dans l'alcool.

IDENTIFICATION

Première identification : B, D, F.

Seconde identification : A, C, D, E, F.

A. Opérez par chromatographie sur couche mince (*2.2.27*) en utilisant une *plaque au gel de silice silanisée pour CCM R*.

Solution à examiner. Dissolvez 50 mg de sulfate de cétostéaryle sodique dans 10 ml d'*alcool à 70 pour cent V/V R*, en chauffant au bain-marie.

Solution témoin. Dissolvez 50 mg de *sulfate de cétostéaryle sodique SCR* dans 10 ml d'*alcool à 70 pour cent V/V R*, en chauffant au bain-marie.

Déposez sur la plaque 2 µl de chaque solution. Développez sur un parcours de 12 cm avec un mélange de 20 volumes d'*eau R*, de 40 volumes d'*acétone R* et de 40 volumes de *méthanol R*. Laissez sécher la plaque à l'air. Pulvérisez une solution d'*acide phosphomolybdique R* à 50 g/l dans l'*alcool R*. Chauffez la plaque à 120 °C jusqu'à apparition des taches (environ 3 h). Les taches principales du chromatogramme obtenu avec la solution à examiner sont semblables quant à leur position et leur coloration aux taches principales du chromatogramme obtenu avec la solution témoin.

B. Examinez les chromatogrammes obtenus dans le dosage. Les 2 pics principaux du chromatogramme obtenu avec la solution à examiner (c) sont semblables quant à leur temps de rétention aux 2 pics principaux du chromatogramme obtenu avec la solution témoin.

C. Dissolvez 0,1 g de sulfate de cétostéaryle sodique dans 10 ml d'*eau R* et agitez. Il se forme une mousse.

D. Le sulfate de cétostéaryle sodique colore en jaune une flamme non lumineuse.

E. A 0,1 ml de la solution obtenue dans l'identification C, ajoutez 0,1 ml d'une solution de *bleu de méthylène R* à 1 g/l et 2 ml d'*acide sulfurique dilué R*. Ajoutez 2 ml de *chlorure de méthylène R* et agitez. Il se développe une coloration bleu intense dans la couche de chlorure de méthylène.

F. Mélangez 10 mg environ de sulfate de cétostéaryle sodique avec 10 ml d'*éthanol R*. Chauffez au bain-marie jusqu'à ébullition en agitant fréquemment. Filtrez immédiatement et évaporez à siccité. Dissolvez le résidu dans 7 ml d'*eau R*, ajoutez 3 ml d'*acide chlorhydrique dilué R* et évaporez la solution à la moitié de son volume, puis laissez refroidir. Filtrez. Au filtrat, ajoutez 1 ml de *solution de chlorure de baryum R1*. Il se forme un précipité cristallin, blanc.

ESSAI

Acidité ou alcalinité. Dissolvez en chauffant 0,5 g de sulfate de cétostéaryle sodique dans un mélange de 10 ml d'*eau R* et de 15 ml d'*alcool à 90 pour cent V/V R*. Ajoutez 0,1 ml de *solution de phénolphtaléine R1* ; la solution est incolore. Ajoutez 0,1 ml d'*hydroxyde de sodium 0,1 M* ; la solution est colorée en rouge.

Chlorure de sodium et sulfate de sodium

Chlorure de sodium. Dissolvez 5,00 g de sulfate de cétostéaryle sodique dans 50 ml d'*eau R*. Ajoutez, goutte à goutte, de l'*acide nitrique dilué R* jusqu'à ce que la solution soit neutre au *papier tournesol bleu R*. Ajoutez 2 ml de *solution de chromate de potassium R* et titrez par le *nitrate d'argent 0,1 M*.

1 ml de *nitrate d'argent 0,1 M* correspond à 5,844 mg de NaCl.

Sulfate de sodium. Dissolvez 0,500 g de sulfate de cétostéaryle sodique dans 20 ml d'*eau R*, en chauffant doucement si nécessaire et ajoutez 1 ml d'une solution de *dithizone R* à 0,5 g/l dans de l'*acétone R*. Si la solution est colorée en rouge, ajoutez goutte à goutte de l'*acide nitrique 1 M* jusqu'à virage au vert-bleu. Ajoutez 2,0 ml de *solution d'acide dichloracétique R* et 80 ml d'*acétone R*. Titrez par le *nitrate de plomb 0,01 M* jusqu'à obtention d'une coloration rouge-orangé persistante.

1 ml de *nitrate de plomb 0,01 M* correspond à 1,420 mg de Na_2SO_4.

La somme des teneurs en chlorure de sodium et en sulfate de sodium n'est pas supérieure à 8,0 pour cent.

Alcool cétostéarylique libre. Examinez le chromatogramme obtenu avec la solution à examiner (a) dans le dosage. Calculez la teneur pour cent en alcool cétostéarylique libre dans la substance à examiner à l'aide de l'expression :

$$S \frac{100 \times m_H}{S_{Ha(corr)} \times m}$$

S = somme de la surface des pics correspondant aux alcools cétylique et stéarylique dans le chromatogramme obtenu avec la solution à examiner (a),

m_H = masse d'étalon interne ajouté au cours de la préparation de la solution à examiner (a), en milligrammes,

$S_{Ha(corr)}$ = surface corrigée du pic correspondant à l'étalon interne, dans le chromatogramme obtenu avec la solution à examiner (a),

m = masse de sulfate de cétostéaryle sodique utilisé pour la préparation de la solution à examiner (a), en milligrammes.

La teneur en alcool cétostéarylique libre dans le sulfate de cétostéaryle sodique n'est pas supérieure à 4,0 pour cent.

Teneur en eau (*2.5.12*). Déterminée par semi-microdosage sur 5,00 g de sulfate de cétostéarylique sodique, la teneur en eau n'est pas supérieure à 1,5 pour cent.

DOSAGE

Opérez par chromatographie en phase gazeuse (*2.2.28*).

Solution d'étalon interne. Dissolvez 0,20 g d'*heptadécanol SCR* dans de l'*éthanol R* et complétez à 50 ml avec le même solvant.

Solution à examiner (a). Dissolvez 0,300 g de sulfate de cétostéaryle sodique dans 50 ml d'*éthanol R*, ajoutez 2 ml de solution d'étalon interne et 48 ml d'*eau R*. Agitez avec 4 fois 25 ml de *pentane R*, en ajoutant si nécessaire du *chlorure de sodium R* pour faciliter la séparation des phases. Réunissez les phases organiques. Réservez la phase hydro-alcoolique pour la préparation de la solution à examiner (c) et de la solution à examiner (d). Lavez la phase organique avec 2 fois 30 ml d'*eau R*, séchez-la sur du *sulfate de sodium anhydre R* et filtrez.

Solution à examiner (b). Dissolvez 0,300 g de sulfate de cétostéaryle sodique dans 50 ml d'*éthanol R*. Ajoutez 50 ml d'*eau R*. Agitez avec 4 fois 25 ml de *pentane R*, en ajoutant si nécessaire du *chlorure de sodium R* pour faciliter la séparation des phases. Réunissez les phases organiques. Lavez-les avec 2 fois 30 ml d'*eau R*, séchez-les sur du *sulfate de sodium anhydre R* et filtrez.

Solution à examiner (c). Dans un ballon de 200 ml pouvant s'adapter à un réfrigérant à reflux, introduisez 25 ml de solution hydro-alcoolique obtenue au cours de la préparation de la solution à examiner (a). Ajoutez 20 ml d'*acide chlorhydrique R* et 10 ml de solution d'étalon interne. Chauffez à reflux pendant 2 h. Laissez refroidir et agitez avec 4 fois 20 ml de *pentane R*. Réunissez les couches organiques. Lavez-les avec 2 fois 20 ml d'*eau R*, séchez-les sur du *sulfate de sodium anhydre R* et filtrez.

Solution à examiner (d). Dans un ballon de 200 ml pouvant s'adapter à un réfrigérant à reflux, introduisez 25 ml de solution hydro-alcoolique obtenue au cours de la préparation de la solution à examiner (a). Ajoutez 20 ml d'*acide chlorhydrique R* et 10 ml d'*éthanol R*. Chauffez à reflux pendant 2 h. Laissez refroidir et agitez avec 4 fois 20 ml de *pentane R*. Réunissez les couches organiques. Lavez-les avec 2 fois 20 ml d'*eau R*, séchez-les sur du *sulfate de sodium anhydre R* et filtrez.

Solution témoin. Dissolvez 50 mg d'*alcool cétylique SCR* et 50 mg d'*alcool stéarylique SCR* dans de l'*éthanol R* et complétez à 10 ml avec le même solvant.

La chromatographie peut être réalisée en utilisant :

- une colonne de silice fondue d'une longueur de 25 m et d'un diamètre intérieur de 0,25 mm, recouverte de *poly(diméthyl)siloxane R* ou d'une autre phase polaire appropriée,
- comme gaz vecteur, de l'*azote pour chromatographie R*, à un débit de 1 ml/min,
- un détecteur à ionisation de flamme,
- un rapport de division de 1:100,

en utilisant la programmation de température suivante :

	Intervalle (min)	Température (°C)	Vitesse (°C/min)	Commentaire
Colonne	0 - 20	150 → 250	5	gradient linéaire
Chambre à injection		250		
Détecteur		250		

Les substances sont éluées dans l'ordre suivant : alcool cétylique, heptadécanol (étalon interne) et alcool stéarylique.

Correction d'interférence. Injectez séparément 1 µl de solution à examiner (a) et 1 µl de solution à examiner (b). S'il apparaît, dans le chromatogramme obtenu avec la solution à examiner (b), un pic ayant le même temps de rétention que le pic correspondant à l'étalon interne dans le chromatogramme obtenu avec la solution à examiner (a), calculez le rapport *r* à l'aide de l'expression :

$$r = \frac{S_{ci}}{S_i}$$

S_{ci} = surface du pic correspondant à l'alcool cétylique dans le chromatogramme obtenu avec la solution à examiner (b),

S_i = surface du pic ayant le même temps de rétention que le pic correspondant à l'étalon interne dans le chromatogramme obtenu avec la solution à examiner (a).

Si *r* est inférieur à 300, calculez la surface corrigée $S_{Ha(corr)}$ du pic correspondant à l'étalon interne dans le chromatogramme obtenu avec la solution à examiner (a) à l'aide de l'expression :

$$S_{Ha(corr)} = S'_{Ha} - \frac{S_i \times S_c}{S_{ci}}$$

S'_{Ha} = surface du pic correspondant à l'étalon interne dans le chromatogramme obtenu avec la solution à examiner (a),

S_c = surface du pic correspondant à l'alcool cétylique dans le chromatogramme obtenu avec la solution à examiner (a).

Injectez 1 µl de solution à examiner (c) et de solution à examiner (d). Effectuez la correction d'interférence de la même manière que pour la solution à examiner (a) et calculez la surface corrigée $S_{Hc(corr)}$ du pic correspondant à l'étalon interne dans le chromatogramme obtenu avec la solution à examiner (c).

Injectez des volumes égaux de la solution témoin, de la solution à examiner (c) et de la solution à examiner (d). Identifiez les pics des chromatogrammes obtenus avec les solutions à examiner par comparaison de leur temps de rétention à celui des pics du chromatogramme obtenu avec la solution témoin et déterminez la surface de chacun des pics.

Calculez la teneur pour cent en sulfate de cétyle sodique dans la substance à examiner à l'aide de l'expression :

$$\frac{(A \times 1,421) \times m'_H \times 100}{S_{Hc(corr)} \times m'}$$

A = surface du pic correspondant à l'alcool cétylique dans le chromatogramme obtenu avec la solution à examiner (c),

m'_H = masse d'étalon interne ajouté au cours de la préparation de la solution à examiner (c), en milligrammes,

$S_{Hc(corr)}$ = surface corrigée du pic correspondant à l'étalon interne, dans le chromatogramme obtenu avec la solution à examiner (c),

m' = masse de sulfate de cétostéaryle sodique dans la solution à examiner (c), en milligrammes.

Calculez la teneur pour cent en sulfate de stéaryle sodique dans la substance à examiner à l'aide de l'expression :

$$\frac{(B \times 1,377) \times m'_H \times 100}{S_{Hc(corr)} \times m'}$$

B = surface du pic correspondant à l'alcool stéarylique dans le chromatogramme obtenu avec la solution à examiner (c).

La teneur pour cent en sulfate de cétostéaryle sodique correspond à la somme des teneurs pour cent en sulfate de cétyle sodique et en sulfate de stéaryle sodique.

ÉTIQUETAGE

L'étiquette indique, le cas échéant, le nom et la concentration de tout tampon ajouté.

01/2002:0702

CÉTOSTÉARYLIQUE (ALCOOL)

Alcohol cetylicus et stearylicus

DÉFINITION

L'alcool cétostéarylique est un mélange d'alcools aliphatiques solides. Il contient au minimum 40,0 pour cent d'alcool stéarylique ($C_{18}H_{38}O$; M_r 270,5) et la somme des teneurs en alcool cétylique ($C_{16}H_{34}O$; M_r 242,4) et en alcool stéarylique n'est pas inférieure à 90,0 pour cent.

CARACTÈRES

Granulés, flocons, plaques ou masse cireuse, blanc à jaune pâle, pratiquement insolubles dans l'eau, facilement solubles dans l'éther, solubles dans l'alcool à 90 pour cent *V/V* et dans l'éther de pétrole ; l'alcool cétostéarylique fondu est miscible à la graisse de laine fondue, aux huiles grasses et à la paraffine liquide.

IDENTIFICATION

Examinez les chromatogrammes obtenus dans le dosage. Les 2 pics principaux du chromatogramme obtenu avec la solution à examiner sont semblables quant à leur temps de rétention au pic principal des chromatogrammes obtenus respectivement avec la solution témoin (a) et la solution témoin (b).

ESSAI

Aspect de la solution. Dissolvez 0,50 g d'alcool cétostéarylique dans 20 ml d'*alcool R* chauffé à ébullition. La solution est limpide (*2.2.1*) et n'est pas plus fortement colorée que la solution témoin B_6 (*2.2.2, Procédé II*).

Point de fusion (*2.2.14*) : 49 °C à 56 °C.

Indice d'acide (*2.5.1*) : au maximum 1,0.

Indice d'hydroxyle (*2.5.3, Procédé A*) : 208 à 228.

Indice d'iode (*2.5.4*). Dissolvez 2,00 g d'alcool cétostéarylique dans 25 ml de *chloroforme R*. L'indice d'iode n'est pas supérieur à 2,0.

Indice de saponification (*2.5.6*). Déterminé sur 2,00 g d'alcool cétostéarylique, l'indice de saponification n'est pas supérieur à 2,0.

DOSAGE

Opérez par chromatographie en phase gazeuse (*2.2.28*).

Solution à examiner. Dissolvez 0,100 g d'alcool cétostéarylique dans de l'*éthanol R* et complétez à 10,0 ml avec le même solvant.

Solution témoin (a). Dissolvez 60,0 mg d'*alcool cétylique SCR* dans de l'*éthanol R* et complétez à 10,0 ml avec le même solvant.

Solution témoin (b). Dissolvez 40,0 mg d'*alcool stéarylique SCR* dans de l'*éthanol R* et complétez à 10,0 ml avec le même solvant.

Solution témoin (c). Mélangez 1 ml de solution témoin (a) et 1 ml de solution témoin (b) et complétez à 10,0 ml avec de l'*éthanol R*.

La chromatographie peut être réalisée en utilisant :

– une colonne d'acier inoxydable, d'une longueur de 3 m et d'un diamètre intérieur de 4 mm, remplie de *terre d'infusoires pour chromatographie en phase gazeuse R* imprégnée de 10 pour cent *m/m* de *poly(diméthyl)siloxane R*,
– comme gaz vecteur, de l'*azote pour chromatographie R*, à un débit de 30 ml/min,
– un détecteur à ionisation de flamme,

en maintenant la température de la colonne à 200 °C, et celle de la chambre à injection et du détecteur à 250 °C.

Injectez séparément 2 µl de chaque solution. Ajustez le débit de façon que la résolution entre les 2 pics principaux du chromatogramme obtenu avec la solution à examiner ne soit pas inférieure à 1,25. L'essai n'est valable que si le chromatogramme obtenu avec la solution témoin (c) présente 2 pics principaux dont le rapport signal/bruit n'est pas inférieur à 5. Calculez la teneur en alcool cétylique et en alcool stéarylique de la substance à examiner à partir du chromatogramme obtenu avec la solution à examiner par le procédé dit « de normalisation » ; identifiez les pics par comparaison avec les chromatogrammes obtenus respectivement avec la solution témoin (a) et la solution témoin (b).

01/2002:0801

CÉTOSTÉARYLIQUE (ALCOOL) ÉMULSIFIANT (TYPE A)

Alcohol cetylicus et stearylicus emulsificans A

DÉFINITION

L'alcool cétostéarylique émulsifiant (type A) est un mélange qui contient au minimum 80,0 pour cent d'alcool cétostéarylique et au minimum 7,0 pour cent de sulfate de cétostéaryle sodique, calculés par rapport à la substance anhydre. Un tampon approprié peut être ajouté.

CARACTÈRES

Granulés, flocons, plaques ou masse cireuse, blancs à jaune pâle, solubles dans l'eau chaude en formant une solution opalescente, pratiquement insolubles dans l'eau froide, peu solubles dans l'alcool.

IDENTIFICATION

Première identification : B, C, D.

Seconde identification : A, C.

A. Opérez par chromatographie sur couche mince (*2.2.27*) en utilisant une *plaque au gel de silice silanisée pour CCM R*.

Solution à examiner (a). Dissolvez 0,1 g de substance à examiner dans 10 ml de *triméthylpentane R*, en chauffant au bain-marie. Agitez la solution avec 2 ml d'*alcool à 70 pour cent V/V R*, puis laissez séparer les couches. Conservez la couche inférieure pour la solution à examiner (b). Prélevez 1 ml de la couche supérieure et complétez à 8 ml avec du *triméthylpentane R*.

Solution à examiner (b). Utilisez la couche inférieure obtenue au cours de la préparation de la solution à examiner (a).

Solution témoin (a). Dissolvez 40 mg d'*alcool cétostéarylique R* dans 10 ml de *triméthylpentane R*.

Solution témoin (b). Dissolvez 20 mg de *sulfate de cétostéaryle sodique R* dans 10 ml d'*alcool à 70 pour cent V/V R* en chauffant au bain-marie.

Déposez sur la plaque 2 µl de chaque solution. Développez sur un parcours de 12 cm avec un mélange de 20 volumes d'*eau R*, de 40 volumes d'*acétone R* et de 40 volumes de *méthanol R*. Laissez sécher la plaque à l'air. Pulvérisez une solution d'*acide phosphomolybdique R* à 50 g/l dans de l'*alcool R*. Chauffez la plaque à 120 °C jusqu'à apparition des taches (environ 3 h). Les 2 taches principales du chromatogramme obtenu avec la solution à examiner (a) sont semblables quant à leur position et leur coloration aux taches principales du chromatogramme obtenu avec la solution témoin (a). Deux des taches du chromatogramme obtenu avec la solution à examiner (b) sont semblables quant à leur position et leur coloration aux taches principales du chromatogramme obtenu avec la solution témoin (b).

B. Examinez les chromatogrammes obtenus dans le dosage. Les 2 pics principaux du chromatogramme obtenu avec la solution à examiner (b) sont semblables quant à leur temps de rétention aux 2 pics principaux du chromatogramme obtenu avec la solution témoin.

C. La substance à examiner colore en jaune une flamme non lumineuse.

D. Mélangez 0,3 g environ de substance à examiner avec 20 ml d'*éthanol R*. Chauffez au bain-marie jusqu'à ébullition en agitant. Filtrez immédiatement, évaporez à siccité et reprenez le résidu par 7 ml d'*eau R*. A 1 ml de solution, ajoutez 0,1 ml d'une solution de *bleu de méthylène R* à 1 g/l, 2 ml d'*acide sulfurique dilué R* et 2 ml de *chlorure de méthylène R* et agitez. Il se développe une coloration bleue dans la couche inférieure.

ESSAI

Indice d'acide (*2.5.1*) : au maximum 2,0.

Indice d'iode (*2.5.4*). Dissolvez 2,00 g de substance à examiner dans 25 ml de *chlorure de méthylène R*. L'indice d'iode n'est pas supérieur à 3,0.

Indice de saponification (*2.5.6*). Déterminé sur 2,00 g de substance à examiner, l'indice de saponification n'est pas supérieur à 2,0.

Teneur en eau (*2.5.12*). Déterminée par semi-microdosage sur 2,50 g de substance à examiner, la teneur en eau n'est pas supérieure à 3,0 pour cent.

DOSAGE

Alcool cétostéarylique

Opérez par chromatographie en phase gazeuse (*2.2.28*).

Solution d'étalon interne. Dissolvez 0,60 g d'*heptadécanol SCR* dans de l'*éthanol R* et complétez à 150 ml avec le même solvant.

Solution à examiner (a). Dissolvez 0,300 g de substance à examiner dans 50 ml de solution d'étalon interne. Ajoutez 50 ml d'*eau R* et agitez avec 4 fois 25 ml de *pentane R*, en ajoutant, si nécessaire, du *chlorure de sodium R* pour faciliter la séparation des couches. Réunissez les couches organiques, lavez-les avec 2 fois 30 ml d'*eau R*, séchez-les sur du *sulfate de sodium anhydre R* et filtrez.

Solution à examiner (b). Dissolvez 0,300 g de substance à examiner dans 50 ml d'*éthanol R*. Ajoutez 50 ml d'*eau R* et agitez avec 4 fois 25 ml de *pentane R*, en ajoutant, si nécessaire, du *chlorure de sodium R* pour faciliter la séparation des couches. Réunissez les couches organiques, lavez-les avec 2 fois 30 ml d'*eau R*, séchez-les sur du *sulfate de sodium anhydre R* et filtrez.

Solution témoin. Dissolvez un mélange de 50 mg d'*alcool cétylique SCR* et de 50 mg d'*alcool stéarylique SCR* dans de l'*éthanol R* et complétez à 10 ml avec le même solvant.

La chromatographie peut être réalisée en utilisant :

- une colonne de silice fondue d'une longueur de 25 m et d'un diamètre intérieur de 0,25 mm, recouverte de *poly(diméthyl)siloxane R*,
- comme gaz vecteur, de l'*azote pour chromatographie R*, à un débit de 1 ml/min,
- un détecteur à ionisation de flamme,
- un rapport de division de 1:100,

en utilisant la programmation de température suivante :

	Intervalle (min)	Température (°C)	Vitesse (°C/min)	Commentaire
Colonne	0 - 20	150 → 250	5	gradient linéaire
Chambre à injection		250		
Détecteur		250		

Les substances sont éluées dans l'ordre suivant : alcool cétylique, heptadécanol (étalon interne) et alcool stéarylique.

Injectez 1 µl de solution à examiner (a) et 1 µl de solution à examiner (b). S'il apparaît, dans le chromatogramme obtenu avec la solution à examiner (b), un pic ayant le même temps

Monographies A - C

de rétention que le pic correspondant à l'étalon interne dans le chromatogramme obtenu avec la solution à examiner (a), calculez le rapport *r* à l'aide de l'expression :

$$r = \frac{S_{ci}}{S_i}$$

S_{ci} = surface du pic correspondant à l'alcool cétylique dans le chromatogramme obtenu avec la solution à examiner (b),

S_i = surface du pic ayant le même temps de rétention que le pic correspondant à l'étalon interne dans le chromatogramme obtenu avec la solution à examiner (a).

Si *r* est inférieur à 300, calculez la surface corrigée $S_{Ha(corr)}$ du pic correspondant à l'étalon interne dans le chromatogramme obtenu avec la solution à examiner (a) à l'aide de l'expression :

$$S_{Ha(corr)} = S'_{Ha} - \frac{S_i \times S_c}{S_{ci}}$$

S'_{Ha} = surface du pic correspondant à l'étalon interne dans le chromatogramme obtenu avec la solution à examiner (a),

S_c = surface du pic correspondant à l'alcool cétylique dans le chromatogramme obtenu avec la solution à examiner (a).

En opérant dans les mêmes conditions, injectez des volumes égaux de la solution témoin et de la solution à examiner (a). Identifiez les pics du chromatogramme obtenu avec la solution à examiner (a), en comparant leurs temps de rétention à ceux des pics dans le chromatogramme obtenu avec la solution témoin et déterminez la surface de chacun des pics.

Calculez la teneur pour cent en alcool cétylique dans la substance à examiner à l'aide de l'expression :

$$S_A \frac{100 \times m_H}{S_{Ha(corr)} \times m}$$

S_A = surface du pic correspondant à l'alcool cétylique dans le chromatogramme obtenu avec la solution à examiner (a),

m_H = masse d'étalon interne dans la solution à examiner (a), en milligrammes,

$S_{Ha(corr)}$ = surface corrigée du pic correspondant à l'étalon interne dans le chromatogramme obtenu avec la solution à examiner (a),

m = masse de la substance à examiner dans la solution à examiner (a), en milligrammes.

Calculez la teneur pour cent en alcool stéarylique dans la substance à examiner à l'aide de l'expression :

$$S_B \frac{100 \times m_H}{S_{Ha(corr)} \times m}$$

S_B = surface du pic correspondant à l'alcool stéarylique dans le chromatogramme obtenu avec la solution à examiner (a).

La teneur pour cent en alcool cétostéarylique correspond à la somme des teneurs pour cent en alcool cétylique et en alcool stéarylique.

Sulfate de cétostéaryle sodique

Dispersez 0,300 g de substance à examiner dans 25 ml de *chlorure de méthylène R.* Ajoutez 50 ml d'*eau R* et 10 ml d'*indicateur mixte au bromure de dimidium-bleu sulfan R.* Titrez par le *chlorure de benzéthonium 0,004 M,* en utilisant les ultrasons, en chauffant et en laissant les couches se séparer avant chaque addition, jusqu'à virage de la couche inférieure du rose au gris.

1 ml de *chlorure de benzéthonium 0,004 M* correspond à 1,434 mg de sulfate de cétostéaryle sodique.

ÉTIQUETAGE

L'étiquette indique, le cas échéant, le nom et la concentration de tout tampon ajouté.

01/2002:0802

CÉTOSTÉARYLIQUE (ALCOOL) ÉMULSIFIANT (TYPE B)

Alcohol cetylicus et stearylicus emulsificans B

DÉFINITION

L'alcool cétostéarylique émulsifiant (Type B) est un mélange qui contient au minimum 80,0 pour cent d'alcool cétostéarylique et au minimum 7,0 pour cent de laurilsulfate de sodium, calculés par rapport à la substance anhydre. Un tampon approprié peut être ajouté.

CARACTÈRES

Granulés, flocons, plaques ou masse cireuse, blancs à jaune pâle, solubles dans l'eau chaude en formant une solution opalescente, pratiquement insolubles dans l'eau froide, peu solubles dans l'alcool.

IDENTIFICATION

Première identification : B, C, D.

Seconde identification : A, C.

A. Opérez par chromatographie sur couche mince (*2.2.27*) en utilisant une *plaque au gel de silice silanisée pour CCM R.*

Solution à examiner (a). Dissolvez 0,1 g de substance à examiner dans 10 ml de *triméthylpentane R* en chauffant au bain-marie. Agitez la solution avec 2 ml d'*alcool à 70 pour cent V/V R,* puis laissez séparer les couches. Conservez la couche inférieure pour la solution à examiner (b). Prélevez 1 ml de la couche supérieure et complétez à 8 ml avec du *triméthylpentane R.*

Solution à examiner (b). Utilisez la couche inférieure obtenue au cours de la préparation de la solution à examiner (a).

Solution témoin (a). Dissolvez 40 mg d'*alcool cétostéarylique R* dans 10 ml de *triméthylpentane R.*

Solution témoin (b). Dissolvez 20 mg de *laurilsulfate de sodium R* dans 10 ml d'*alcool à 70 pour cent V/V R* en chauffant au bain-marie.

Déposez sur la plaque 2 µl de chaque solution. Développez sur un parcours de 12 cm avec un mélange de 20 volumes d'*eau R,* de 40 volumes d'*acétone R* et de 40 volumes de *méthanol R.* Laissez sécher la plaque à l'air. Pulvérisez une solution d'*acide phosphomolybdique R* à 50 g/l dans l'*alcool R.* Chauffez la plaque à 120 °C

Monographies A - C

jusqu'à apparition des taches (environ 3 h). Les 2 taches principales du chromatogramme obtenu avec la solution à examiner (a) sont semblables quant à leur position et leur coloration aux taches principales du chromatogramme obtenu avec la solution témoin (a). Une des taches du chromatogramme obtenu avec la solution à examiner (b) est semblable quant à sa position et sa coloration à la tache principale du chromatogramme obtenu avec la solution témoin (b).

B. Examinez les chromatogrammes obtenus dans le dosage. Les 2 pics principaux du chromatogramme obtenu avec la solution à examiner (b) sont semblables, quant à leur temps de rétention, aux 2 pics principaux du chromatogramme obtenu avec la solution témoin.

C. La substance à examiner colore en jaune une flamme non lumineuse.

D. Mélangez 0,3 g environ de substance à examiner avec 20 ml d'*éthanol R*. Chauffez au bain-marie jusqu'à ébullition en agitant. Filtrez immédiatement, évaporez à siccité et reprenez le résidu par 7 ml d'*eau R*. A 1 ml de solution, ajoutez 0,1 ml d'une solution de *bleu de méthylène R* à 1 g/l, 2 ml d'*acide sulfurique dilué R* et 2 ml de *chlorure de méthylène R* et agitez. Il se développe une coloration bleue dans la couche inférieure.

ESSAI

Indice d'acide (*2.5.1*) : au maximum 2,0.

Indice d'iode (*2.5.4*). Dissolvez 2,00 g de substance à examiner dans 25 ml de *chlorure de méthylène R*. L'indice d'iode n'est pas supérieur à 3,0.

Indice de saponification (*2.5.6*). Déterminé sur 2,00 g de substance à examiner, l'indice de saponification n'est pas supérieur à 2,0.

Teneur en eau (*2.5.12*). Déterminée par semi-microdosage sur 2,50 g de substance à examiner, la teneur en eau n'est pas supérieure à 3,0 pour cent.

DOSAGE

Alcool cétostéarylique

Opérez par chromatographie en phase gazeuse (*2.2.28*).

Solution d'étalon interne. Dissolvez 0,60 g d'*heptadécanol SCR* dans de l'*éthanol R* et complétez à 150 ml avec le même solvant.

Solution à examiner (a). Dissolvez 0,300 g de substance à examiner dans 50 ml de solution d'étalon interne. Ajoutez 50 ml d'*eau R* et agitez avec 4 fois 25 ml de *pentane R*, en ajoutant, si nécessaire, du *chlorure de sodium R* pour faciliter la séparation des couches. Réunissez les couches organiques, lavez-les avec 2 fois 30 ml d'*eau R*, séchez-les sur du *sulfate de sodium anhydre R* et filtrez.

Solution à examiner (b). Dissolvez 0,300 g de substance à examiner dans 50 ml d'*éthanol R*, ajoutez 50 ml d'*eau R* et agitez avec 4 fois 25 ml de *pentane R*, en ajoutant, si nécessaire, du *chlorure de sodium R* pour faciliter la séparation des couches. Réunissez les couches organiques, lavez-les avec 2 fois 30 ml d'*eau R*, puis séchez-les sur du *sulfate de sodium anhydre R* et filtrez.

Solution témoin. Dissolvez 50 mg d'*alcool cétylique SCR* et 50 mg d'*alcool stéarylique SCR* dans de l'*éthanol R* et complétez à 10 ml avec le même solvant.

La chromatographie peut être réalisée en utilisant :

- une colonne de silice fondue, d'une longueur de 25 m et d'un diamètre intérieur de 0,25 mm, recouverte de *poly(diméthyl)siloxane R*,
- comme gaz vecteur, de l'*azote pour chromatographie R*, à un débit de 1 ml/min,
- un détecteur à ionisation de flamme,
- un rapport de division de 1:100,

en utilisant la programmation de température suivante :

	Intervalle (min)	Température (°C)	Vitesse (°C/min)	Commentaire
Colonne	0 - 20	150 → 250	5	gradient linéaire
Chambre à injection		250		
Détecteur		250		

Les substances sont éluées dans l'ordre suivant : alcool cétylique, heptadécanol (étalon interne) et alcool stéarylique.

Injectez 1 µl de solution à examiner (a) et 1 µl de solution à examiner (b). S'il apparait, dans le chromatogramme obtenu avec la solution à examiner (b), un pic ayant le même temps de rétention que le pic correspondant à l'étalon interne dans le chromatogramme obtenu avec la solution à examiner (a), calculez le rapport r à l'aide de l'expression :

$$r = \frac{S_{ci}}{S_i}$$

S_{ci} = surface du pic correspondant à l'alcool cétylique dans le chromatogramme obtenu avec la solution à examiner (b),

S_i = surface du pic ayant le même temps de rétention que le pic correspondant à l'étalon interne dans le chromatogramme obtenu avec la solution à examiner (a).

Si r est inférieur à 300, calculez la surface corrigée $S_{Ha(corr)}$ du pic correspondant à l'étalon interne dans le chromatogramme obtenu avec la solution à examiner (a) à l'aide de l'expression :

$$S_{Ha(corr)} = S'_{Ha} - \frac{S_i \times S_c}{S_{ci}}$$

S'_{Ha} = surface du pic correspondant à l'étalon interne dans le chromatogramme obtenu avec la solution à examiner (a),

S_c = surface du pic correspondant à l'alcool cétylique dans le chromatogramme obtenu avec la solution à examiner (a).

En opérant dans les mêmes conditions, injectez des volumes égaux de la solution témoin et de la solution à examiner (a). Identifiez les pics du chromatogramme obtenu avec la solution à examiner (a), en comparant leurs temps de rétention à ceux des pics dans le chromatogramme obtenu avec la solution témoin, et déterminez la surface de chacun des pics.

Calculez la teneur pour cent en alcool cétylique dans la substance à examiner à l'aide de l'expression :

$$S_A \frac{100 \times m_H}{S_{Ha(corr)} \times m}$$

S_A = surface du pic correspondant à l'alcool cétylique dans le chromatogramme obtenu avec la solution à examiner (a),

m_H = masse d'étalon interne dans la solution à examiner (a), en milligrammes,

Monographies A - C

$S_{Ha(corr)}$ = surface corrigée du pic correspondant à l'étalon interne dans le chromatogramme obtenu avec la solution à examiner (a),

m = masse de la substance à examiner dans la solution à examiner (a), en milligrammes.

Calculez la teneur pour cent en alcool stéarylique dans la substance à examiner à l'aide de l'expression :

$$S_B \frac{100 \times m_H}{S_{Ha(corr)} \times m}$$

S_B = surface du pic correspondant à l'alcool stéarylique dans le chromatogramme obtenu avec la solution à examiner (a).

La teneur pour cent en alcool cétostéarylique correspond à la somme des teneurs pour cent en alcool cétylique et en alcool stéarylique.

Laurilsulfate de sodium

Dispersez 0,300 g de substance à examiner dans 25 ml de *chlorure de méthylène R*. Ajoutez 50 ml d'*eau R* et 10 ml d'*indicateur mixte au bromure de dimidium-bleu sulfan R*. Titrez par le *chlorure de benzéthonium 0,004 M*, en utilisant les ultrasons, en chauffant et en laissant les couches se séparer avant chaque addition, jusqu'à virage de la couche inférieure du rose au gris.

1 ml de *chlorure de benzéthonium 0,004 M* correspond à 1,154 mg de laurilsulfate de sodium.

ÉTIQUETAGE

L'étiquette indique, le cas échéant, le nom et la concentration de tout tampon ajouté.

01/2002:0378

CÉTRIMIDE

Cetrimidum

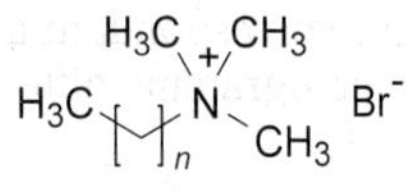

DÉFINITION

Le cétrimide est constitué de bromure de triméthyltétradécylammonium et peut contenir des quantités moindres de bromures de dodécyltriméthylammonium et d'hexadécyltriméthylammonium. Il contient au minimum 96,0 pour cent et au maximum l'équivalent de 101,0 pour cent de bromures d'alkyltriméthylammonium, calculé en $C_{17}H_{38}BrN$ (M_r 336,4) par rapport à la substance desséchée.

CARACTÈRES

Poudre blanche ou sensiblement blanche, légère et glissante, facilement soluble dans l'eau et dans l'alcool, pratiquement insoluble dans l'éther.

IDENTIFICATION

A. Dissolvez 0,25 g de cétrimide dans de l'*alcool R* et complétez à 25,0 ml avec le même solvant. L'absorbance (*2.2.25*) mesurée de 260 nm à 280 nm n'est pas supérieure à 0,05.

B. Dissolvez 5 mg environ de cétrimide dans 5 ml de *solution tampon pH 8,0 R*. Ajoutez une bandelette de *papier à l'iodomercurate de vert de méthyle R*. Après 5 min, la solution est plus intensément colorée en bleu-vert qu'une solution à blanc préparée simultanément et dans les mêmes conditions.

C. La solution S (voir Essai) forme une mousse abondante par agitation.

D. Opérez par chromatographie sur couche mince (*2.2.27*) en utilisant une plaque recouverte de *gel de silice silanisé* HF_{254} *R*.

Solution à examiner. Dissolvez 0,10 g de cétrimide dans de l'*eau R* et complétez à 5 ml avec le même solvant.

Solution témoin. Dissolvez 0,10 g de *bromure de triméthyltétradécylammonium SCR* dans de l'*eau R* et complétez à 5 ml avec le même solvant.

Déposez séparément sur la plaque 1 µl de chaque solution. Développez sur un parcours de 12 cm avec un mélange de 20 volumes d'*acétone R*, de 35 volumes d'une solution d'*acétate sodique R* à 270 g/l et de 45 volumes de *méthanol R*. Séchez la plaque dans un courant d'air chaud. Laissez-la refroidir. Exposez la plaque à des vapeurs d'iode et examinez-la à la lumière du jour. La tache principale du chromatogramme obtenu avec la solution à examiner est semblable quant à sa position, sa coloration et ses dimensions à la tache du chromatogramme obtenu avec la solution témoin.

E. Le cétrimide donne la réaction (a) des bromures (*2.3.1*).

ESSAI

Solution S. Dissolvez 2,0 g de cétrimide dans de l'*eau exempte de dioxyde de carbone R* et complétez à 100 ml avec le même solvant.

Aspect de la solution. La solution S est limpide (*2.2.1*) et incolore (*2.2.2, Procédé II*).

Acidité ou alcalinité. A 50 ml de solution S, ajoutez 0,1 ml de *solution de pourpre de bromocrésol R*. Le virage de l'indicateur ne nécessite pas plus de 0,1 ml d'*acide chlorhydrique 0,1 M* ou d'*hydroxyde de sodium 0,1 M*.

Amines et sels d'amines. Dissolvez 5,0 g de cétrimide dans 30 ml d'un mélange de 1 volume d'*acide chlorhydrique 1 M* et de 99 volumes de *méthanol R*. Ajoutez 100 ml de *2-propanol R*. Faites passer lentement un courant d'*azote R* dans la solution. Ajoutez progressivement 15,0 ml d'*hydroxyde de tétrabutylammonium 0,1 M* et tracez la courbe du titrage potentiométrique (*2.2.20*). Si la courbe présente 2 points d'inflexion, le volume de solution titrante ajouté entre le premier et le second point d'inflexion n'est pas supérieur à 2,0 ml.

Perte à la dessiccation (*2.2.32*). Déterminée à l'étuve à 100-105 °C pendant 2 h sur 1,000 g de cétrimide, la perte à la dessiccation n'est pas supérieure à 2,0 pour cent.

Cendres sulfuriques (*2.4.14*). Déterminé sur 1,0 g de cétrimide, le taux des cendres sulfuriques n'est pas supérieur à 0,5 pour cent.

DOSAGE

Dissolvez 2,000 g de cétrimide dans de l'*eau R* et complétez à 100,0 ml avec le même solvant. Dans une ampoule à décantation, introduisez 25,0 ml de cette solution, 25 ml de *chloroforme R*, 10 ml d'*hydroxyde de sodium 0,1 M* et 10,0 ml d'une solution récemment préparée d'*iodure de potassium R* à 50 g/l. Agitez, laissez reposer et rejetez la phase chloroformique. Agitez avec 3 fois 10 ml de *chloroforme R* et rejetez les couches chloroformiques. Ajoutez ensuite 40 ml d'*acide chlorhydrique R* et laissez refroidir. Titrez par l'*iodate de potassium 0,05 M* jusqu'à quasi-disparition de la coloration brun foncé. Ajoutez 2 ml de *chloroforme R* et, en agitant énergiquement, continuez le titrage jusqu'à ce que la coloration de la couche chloroformique ne change plus. Effectuez un titrage à blanc sur un mélange de 10,0 ml de la solution récemment préparée de solution d'*iodure de potassium R* à 50 g/l, de 20 ml d'*eau R* et de 40 ml d'*acide chlorhydrique R*.

1 ml d'*iodate de potassium 0,05 M* correspond à 33,64 mg de $C_{17}H_{38}BrN$.

01/2002:1906

CÉTYLE (PALMITATE DE)

Cetylis palmitas

DÉFINITION

Mélange d'esters C_{14}-C_{18} des acides laurique, myristique, palmitique et stéarique (« Cire d'esters cétyliques »).

Teneur (exprimée en hexadécanoate d'hexadécyle) : 10,0 pour cent à 20,0 pour cent pour le *palmitate de cétyle 15*, 60,0 pour cent à 70,0 pour cent pour le *palmitate de cétyle 65* et au minimum 90,0 pour cent pour le *palmitate de cétyle 95*.

CARACTÈRES

Aspect : paillettes, plaques ou poudre cireuses et blanches.

Solubilité : pratiquement insoluble dans l'eau, soluble dans l'éthanol bouillant et dans le chlorure de méthylène, peu soluble dans l'éther de pétrole, pratiquement insoluble dans l'éthanol.

F : environ 45 °C pour le *palmitate de cétyle 15* et le *palmitate de cétyle 65* et environ 52 °C pour le *palmitate de cétyle 95*.

IDENTIFICATION

A. Le palmitate de cétyle satisfait aux limites du dosage et le chromatogramme obtenu avec la solution à examiner présente le(s) pic(s) principal(aux) typique(s) du produit.

B. Le palmitate de cétyle satisfait à l'essai de l'indice de saponification (voir Essai).

ESSAI

Aspect de la solution. La solution n'est pas plus fortement colorée que la solution témoin J_6 (*2.2.2, Procédé II*).

Dissolvez 4,0 g de palmitate de cétyle dans du *chlorure de méthylène R* et complétez à 20 ml avec le même solvant.

Indice d'acide (*2.5.1*) : au maximum 4,0.

Dissolvez 10,0 g de palmitate de cétyle dans 50 ml du mélange de solvants prescrit, en chauffant à reflux au bain-marie pendant 5 min.

Indice d'hydroxyle (*2.5.3, Procédé A*) : au maximum 20,0.

Indice d'iode (*2.5.4*) : au maximum 2,0.

Indice de saponification (*2.5.6*) : 105 à 120.

Chauffez à reflux pendant 2 h.

Impuretés à réaction alcaline. Dissolvez en chauffant doucement 2,0 g de palmitate de cétyle dans un mélange de 1,5 ml d'*alcool R* et de 3 ml de *toluène R*. Ajoutez 0,05 ml d'une solution de *bleu de bromophénol R* à 0,4 g/l dans l'*alcool R*. Le virage de l'indicateur au jaune ne nécessite pas plus de 0,4 ml d'*acide chlorhydrique 0,01 M*.

Nickel (*2.4.27*) : au maximum 1 ppm.

Teneur en eau (*2.5.12*) : au maximum 0,3 pour cent, déterminé sur 1,0 g de palmitate de cétyle en utilisant un mélange à volumes égaux de *méthanol anhydre R* et de *chlorure de méthylène R* comme solvant.

Cendres totales (*2.4.16*) : au maximum 0,2 pour cent, déterminé sur 1,0 g de palmitate de cétyle.

DOSAGE

Chromatographie en phase gazeuse (*2.2.28*) : utilisez le procédé de normalisation.

Solution à examiner. Dissolvez 20,0 mg de palmitate de cétyle dans de l'*hexane R* et complétez à 20,0 ml avec le même solvant. Prélevez 2,0 ml de cette solution et complétez à 20,0 ml avec de l'*hexane R*.

Solution témoin (a). Dissolvez 20,0 mg de *palmitate de cétyle 95 SCR* dans de l'*hexane R* et complétez à 20,0 ml avec le même solvant. Prélevez 2,0 ml de cette solution et complétez à 20,0 ml avec de l'*hexane R*.

Solution témoin (b). Dissolvez 20,0 mg de *palmitate de cétyle 15 SCR* dans de l'*hexane R* et complétez à 20,0 ml avec le même solvant. Prélevez 2,0 ml de cette solution et complétez à 20,0 ml avec de l'*hexane R*.

Colonne :

– *matériau* : acier inoxydable,
– *dimensions* : l = 10 m, Ø = 0,53 mm,
– *phase stationnaire* : *poly(diméthyl)siloxane R* (épaisseur du film : 2,65 µm).

Gaz vecteur : *hélium pour chromatographie R*.

Débit : 6,5 ml/min.

Rapport de division : 1:10.

Température :

	Intervalle (min)	Température (°C)
Colonne	0 - 10	100 → 300
	10 - 15	300
Chambre à injection		350
Détecteur		350

Détection : ionisation de flamme.

Injection : 1 µl.

Rétention relative par rapport au palmitate de cétyle (temps de rétention = environ 9 min) : alcool cétylique = environ 0,3 ; acide palmitique = environ 0,4 ; ester laurique = environ 0,8 ; ester myristique = environ 0,9 ; ester stéarique = environ 1,1.

Conformité du système : solution témoin (b) :

– *résolution* : au minimum 1,5 entre les pics dus au palmitate de cétyle et au stéarate de cétyle.

CONSERVATION

A une température ne dépassant pas 25 °C.

ÉTIQUETAGE

L'étiquette indique le type de palmitate de cétyle.

Monographies A - C

01/2002:0540

CÉTYLIQUE (ALCOOL)

Alcohol cetylicus

DÉFINITION

L'alcool cétylique est un mélange d'alcools solides constitués principalement par l'hexadécanol (CH_3-$(CH_2)_{14}$-CH_2OH ; M_r 242,4).

CARACTÈRES

Poudre ou masse, paillettes ou granules blancs, onctueux, pratiquement insolubles dans l'eau, facilement solubles à assez solubles dans l'alcool, facilement solubles dans l'éther. L'alcool cétylique fondu est miscible aux huiles végétales et animales, à la paraffine liquide et à la graisse de laine fondue.

IDENTIFICATION

A. Le point de fusion (*2.2.14*) de l'alcool cétylique est de 46 °C à 52 °C.

B. L'indice d'hydroxyle (*2.5.3*) de l'alcool cétylique est de 218 à 238.

ESSAI

Aspect de la solution. Dissolvez en chauffant à ébullition 0,5 g d'alcool cétylique dans de l'*alcool R*, laissez refroidir et complétez à 20 ml avec le même solvant. La solution est limpide (*2.2.1*) et n'est pas plus fortement colorée que la solution témoin B_6 (*2.2.2, Procédé II*).

Indice d'acide (*2.5.1*) : au maximum 1,0.

Indice d'iode (*2.5.4*). Dissolvez 2,00 g d'alcool cétylique dans du *chloroforme R* et complétez à 25 ml avec le même solvant. L'indice d'iode n'est pas supérieur à 2,0.

Indice de saponification (*2.5.6*). Déterminé sur 2,00 g d'alcool cétylique, l'indice de saponification n'est pas supérieur à 2,0.

01/2002:0379

CÉTYLPYRIDINIUM (CHLORURE DE)

Cetylpyridinii chloridum

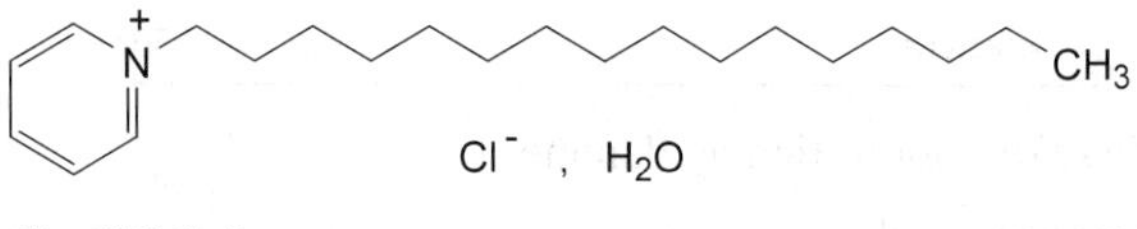

$C_{21}H_{38}ClN,H_2O$ M_r 358,0

DÉFINITION

Le chlorure de cétylpyridinium contient au minimum 96,0 pour cent et au maximum l'équivalent de 101,0 pour cent de chlorure de 1-hexadécylpyridinium, calculé par rapport à la substance anhydre.

CARACTÈRES

Poudre blanche, légèrement savonneuse au toucher, soluble dans l'eau et dans l'alcool, très peu soluble dans l'éther. Une solution de chlorure de cétylpyridinium dans l'eau forme une mousse abondante par agitation.

IDENTIFICATION

Première identification : B, D.

Seconde identification : A, C, D.

A. Dissolvez 0,10 g de chlorure de cétylpyridinium dans de l'*eau R* et complétez à 100,0 ml avec le même solvant. Prélevez 5,0 ml de cette solution et complétez à 100,0 ml avec de l'*eau R*. Examinée de 240 nm à 300 nm (*2.2.25*), la solution présente un maximum d'absorption à 259 nm, ainsi que 2 épaulements à 254 nm environ et à 265 nm environ. Calculée par rapport à la substance anhydre, l'absorbance spécifique au maximum est de 126 à 134.

B. Examinez le chlorure de cétylpyridinium par spectrophotométrie d'absorption dans l'infrarouge (*2.2.24*), en comparant avec le spectre obtenu avec le *chlorure de cétylpyridinium SCR*. Examinez les substances à l'état solide.

C. A 5 ml de *solution diluée d'hydroxyde de sodium R*, ajoutez 0,1 ml de *solution de bleu de bromophénol R1* et 5 ml de *chloroforme R*. Agitez. La couche chloroformique est incolore. Ajoutez 0,1 ml de solution S (voir Essai) et agitez. Il se développe une coloration bleue dans la couche chloroformique.

D. La solution S donne la réaction (a) des chlorures (*2.3.1*).

ESSAI

Solution S. Dissolvez 1,0 g de chlorure de cétylpyridinium dans de l'*eau exempte de dioxyde de carbone R* et complétez à 100 ml avec le même solvant.

Aspect de la solution. La solution S n'est pas plus fortement opalescente que la suspension témoin II (*2.2.1*) et elle est incolore (*2.2.2, Procédé II*).

Acidité. A 50 ml de solution S, ajoutez 0,1 ml de *solution de phénolphtaléine R*. Le virage de l'indicateur ne nécessite pas plus de 2,5 ml d'*hydroxyde de sodium 0,02 M*.

Amines et sels d'amines. Dissolvez en chauffant 5,0 g de chlorure de cétylpyridinium dans 20 ml d'un mélange de 3 volumes d'*acide chlorhydrique 1 M* et de 97 volumes de *méthanol R*. Ajoutez 100 ml de *2-propanol R*. Faites passer lentement un courant d'*azote R* dans la solution. Titrez en ajoutant progressivement 12,0 ml d'*hydroxyde de tétrabutylammonium 0,1 M* et tracez la courbe du titrage potentiométrique (*2.2.20*). Si la courbe de titrage présente 2 points d'inflexion, le volume de solution titrante ajouté entre ces 2 points n'est pas supérieur à 5,0 ml. Si la courbe de titrage ne présente pas de point d'inflexion, la substance à examiner ne satisfait pas à l'essai. Si la courbe de titrage ne présente qu'un seul point d'inflexion, répétez l'essai en ajoutant 3,0 ml d'une solution de *diméthyldécylamine R* à 25,0 g/l dans du *2-propanol R* avant d'effectuer le titrage. Si la courbe de ce titrage, après addition de 12,0 ml de solution titrante, ne présente qu'un seul point d'inflexion, la substance à examiner ne satisfait pas à l'essai.

Teneur en eau (*2.5.12*). Déterminée par semi-microdosage sur 0,300 g de chlorure de cétylpyridinium, la teneur en eau est de 4,5 pour cent à 5,5 pour cent.

Cendres sulfuriques (*2.4.14*). Déterminé sur 1,0 g de chlorure de cétylpyridinium, le taux des cendres sulfuriques n'est pas supérieur à 0,2 pour cent.

DOSAGE

Dissolvez 2,00 g de chlorure de cétylpyridinium dans de l'*eau R* et complétez à 100,0 ml avec le même solvant. Dans une ampoule à décantation, introduisez 25,0 ml de cette solution, ajoutez 25 ml de *chloroforme R*, 10 ml d'*hydroxyde de sodium 0,1 M* et 10,0 ml d'une solution récemment préparée d'*iodure de potassium R* à 50 g/l. Agitez énergiquement. Laissez reposer et rejetez la couche chloroformique. Agitez 3 fois avec 10 ml de *chloroforme R* et rejetez les couches chloroformiques. A la couche aqueuse, ajoutez 40 ml d'*acide chlorhydrique R*. Laissez refroidir et titrez par l'*iodate de potassium 0,05 M* jusqu'à quasi-disparition de la coloration brun foncé. Ajoutez 2 ml de *chloroforme R* et continuez le titrage en agitant énergiquement jusqu'à ce que la coloration de la couche chloroformique ne change plus. Effectuez un titrage à blanc sur un mélange de 10,0 ml de la solution récemment préparée d'*iodure de potassium R* à 50 g/l, de 20 ml d'*eau R* et de 40 ml d'*acide chlorhydrique R*.

1 ml d'*iodate de potassium 0,05 M* correspond à 34,0 mg de $C_{21}N_{38}ClN$.

01/2002:0313

CHARBON ACTIVÉ

Carbo activatus

DÉFINITION

Le charbon activé est obtenu à partir de matières végétales par des procédés de carbonisation capables de lui conférer un pouvoir adsorbant élevé.

CARACTÈRES

Poudre noire, légère, exempte de particules granuleuses, pratiquement insoluble dans tous les solvants usuels.

IDENTIFICATION

A. Chauffé au rouge, le charbon activé brûle lentement sans flamme.

B. Le charbon activé satisfait à l'essai du pouvoir absorbant (voir Essai).

ESSAI

Solution S. Dans une fiole conique à col rodé, introduisez 2,0 g de charbon activé, puis ajoutez 50 ml d'*acide chlorhydrique dilué R*. Portez lentement la solution à ébullition en chauffant à reflux pendant 1 h. Filtrez et lavez le filtre à l'*acide chlorhydrique dilué R*. Réunissez le filtrat et le liquide de lavage, puis évaporez au bain-marie à siccité. Dissolvez le résidu dans de l'*acide chlorhydrique 0,1 M* et complétez à 50,0 ml avec le même acide.

Acidité ou alcalinité. Chauffez à ébullition pendant 5 min, 2,0 g de charbon activé avec 40 ml d'*eau R*. Refroidissez, ramenez à la masse initiale avec de l'*eau exempte de dioxyde de carbone R* et filtrez. Rejetez les 20 premiers millilitres du filtrat. A 10 ml du filtrat, ajoutez 0,25 ml de *solution de bleu de bromothymol R1* et 0,25 ml d'*hydroxyde de sodium 0,02 M*. La solution est bleue. Le virage au jaune de l'indicateur ne nécessite pas plus de 0,75 ml d'*acide chlorhydrique 0,02 M*.

Substances solubles dans les acides. Chauffez à ébullition pendant 5 min 1,0 g de charbon activé avec 25 ml d'*acide nitrique dilué R*. Filtrez à chaud sur un filtre de verre fritté (10) et lavez avec 10 ml d'*eau R* chaude. Réunissez le filtrat et les eaux de lavage, puis évaporez au bain-marie à siccité. Reprenez le résidu par 1 ml d'*acide chlorhydrique R* et renouvelez l'évaporation au bain-marie. Desséchez le résidu à 100-105 °C jusqu'à masse constante. La masse du résidu n'est pas supérieure à 30 mg (3 pour cent).

Substances colorées solubles dans les alcalis. Chauffez à ébullition pendant 1 min 0,25 g de charbon activé avec 10 ml de *solution diluée d'hydroxyde de sodium R*. Refroidissez, filtrez et complétez le filtrat à 10 ml avec de l'*eau R*. La solution n'est pas plus fortement colorée que la solution témoin JV_4 (*2.2.2, Procédé II*).

Substances solubles dans l'alcool. Dans une fiole munie d'un réfrigérant à reflux, chauffez 2,0 g de charbon activé avec 50 ml d'*alcool R*. Après 10 min d'ébullition, filtrez immédiatement, refroidissez et complétez à 50 ml avec de l'*alcool R*. Le filtrat n'est pas plus fortement coloré que la solution témoin J_6 ou JB_6 (*2.2.2, Procédé II*). Evaporez 40 ml du filtrat et desséchez le résidu à 100-105 °C jusqu'à masse constante. La masse du résidu n'est pas supérieure à 8 mg (0,5 pour cent).

Substances fluorescentes. Dans un appareil à extraction intermittente, traitez 10,0 g de charbon activé par 100 ml de *cyclohexane R1* pendant 2 h. Recueillez le liquide et complétez à 100 ml avec du *cyclohexane R1*. Examinez la solution en lumière ultraviolette à 365 nm. La fluorescence n'est pas plus intense que celle d'une solution de 83 µg de *quinine R* dans 1000 ml d'*acide sulfurique 0,005 M* examinée dans les mêmes conditions.

Sulfures. Dans une fiole conique, chauffez à ébullition 1,0 g de charbon activé avec 5 ml d'*acide chlorhydrique R1* et 20 ml d'*eau R*. Les vapeurs qui se dégagent ne brunissent pas le *papier à l'acétate de plomb R*.

Cuivre. Déterminez la teneur en cuivre par spectrométrie d'absorption atomique (*2.2.23, Procédé I*).

Solution à examiner. Utilisez la solution S.

Solutions de référence. Préparez les solutions de référence à partir de la *solution à 0,1 pour cent de cuivre (Cu) R* en la diluant avec de l'*acide chlorhydrique 0,1 M*.

Mesurez l'absorbance à 325,0 nm en utilisant une lampe à cathode creuse au cuivre comme source de radiation et une flamme air-acétylène. Le charbon activé ne contient pas plus de 25 ppm de Cu.

Plomb. Déterminez la teneur en plomb par spectrométrie d'absorption atomique (*2.2.23, Procédé I*).

Solution à examiner. Utilisez la solution S.

Solutions de référence. Préparez les solutions de référence à partir de la *solution à 100 ppm de plomb (Pb) R* en la diluant avec de l'*acide chlorhydrique 0,1 M*.

Mesurez l'absorbance à 283,3 nm (en fonction de l'appareil utilisé, la raie à 217,0 nm peut être utilisée) en utilisant une lampe à cathode creuse au plomb comme source de radiation et une flamme air-acétylène. Le charbon activé ne contient pas plus de 10 ppm de Pb.

Zinc. Déterminez la teneur en zinc par spectrométrie d'absorption atomique (*2.2.23, Procédé I*).

Solution à examiner. Utilisez la solution S.

Solutions de référence. Préparez les solutions de référence à partir de la *solution à 100 ppm de zinc (Zn) R* en la diluant avec de l'*acide chlorhydrique 0,1 M*.

Mesurez l'absorbance à 214,0 nm en utilisant une lampe à cathode creuse au zinc comme source de radiation et une flamme air-acétylène. Le charbon activé ne contient pas plus de 25 ppm de Zn.

Perte à la dessiccation (*2.2.32*). Déterminée à l'étuve à 120 °C pendant 4 h sur 1,00 g de charbon activé, la perte à la dessiccation n'est pas supérieure à 15 pour cent.

Cendres sulfuriques (*2.4.14*). Déterminé sur 1,0 g de charbon activé, le taux des cendres sulfuriques n'est pas supérieur à 5,0 pour cent.

Pouvoir adsorbant. Dans une fiole conique de 100 ml à bouchon rodé, agitez énergiquement pendant 15 min 0,300 g de charbon activé avec 25,0 ml d'une solution extemporanée de 0,5 g de *phénazone R* dans 50 ml d'*eau R*. Filtrez et rejetez les 5 premiers millilitres du filtrat. Prélevez 10,0 ml du filtrat, ajoutez 1,0 g de *bromure de potassium R* et 20 ml d'*acide chlorhydrique dilué R*. Titrez ensuite par le *bromate*

Monographies A - C

de potassium 0,0167 M en présence de 0,1 ml de *solution de rouge de méthyle R* jusqu'à disparition de la coloration rouge. Titrez lentement, vers la fin du titrage, à raison d'une goutte toutes les 15 s. Effectuez un essai à blanc avec 10,0 ml de solution de phénazone.

Calculez la quantité de phénazone adsorbée par 100 g de charbon activé à l'aide de l'expression :

$$\frac{2,353\,(a-b)}{m}$$

a = nombre de millilitres de *bromate de potassium 0,0167 M* utilisés dans l'essai à blanc,

b = nombre de millilitres de *bromate de potassium 0,0167 M* utilisés dans l'essai,

m = masse en grammes de la prise d'essai.

La quantité de phénazone adsorbée, calculée par rapport à 100 g de charbon activé desséché, est au minimum de 40 g.

Contamination microbienne. Le charbon activé satisfait à une limite du nombre de germes aérobies viables totaux (*2.6.12*) de 10^3 microorganismes par gramme, déterminé par dénombrement sur plaques de gélose.

CONSERVATION

En récipient étanche.

01/2002:1861

CHÉLIDOINE

Chelidonii herba

DÉFINITION

Parties aériennes, séchées, entières ou fragmentées, de *Chelidonium majus* L, récoltées pendant la floraison.

Teneur : au minimum 0,6 pour cent d'alcaloïdes totaux, exprimés en chélidonine ($C_{20}H_{19}NO_5$; M_r 353,4) (drogue desséchée).

CARACTÈRES

Caractères macroscopiques et microscopiques décrits aux identifications A et B.

IDENTIFICATION

A. Les tiges, de couleur jaunâtre à brun-vert, sont arrondies, cannelées, creuses et souvent collabées, faiblement pubescentes ; elles ont un diamètre de 3 mm à 7 mm. Les feuilles sont minces, irrégulièrement pennées, les folioles ovales à oblongues avec des bords grossièrement dentés, le foliole terminal souvent trilobé ; leur face adaxiale est vert-bleu et glabre, leur face abaxiale plus pâle et pubescente, surtout dans les veines. Les fleurs ont 2 sépales profonds concavo-convexes, se détachant facilement et 4 pétales jaunes écartés, approximativement ovales, de 8 mm à 10 mm de long ; les étamines sont nombreuses et de couleur jaune et le style court s'élève de l'ovaire supérieur ; les fruits immatures, longs et capsulaires sont rarement présents.

B. Réduisez la chélidoine en poudre (355). La poudre est vert-gris sombre à vert-brun. Examinez au microscope en utilisant de la *solution d'hydrate de chloral R*. La poudre présente de nombreux fragments de feuille en vue de surface et des cellules épidermiques avec des parois sinueuses ; des stomates de type anomocytiques (*2.8.3*) sont uniquement présents sur leur face abaxiale ; des longs poils tecteurs, unisériés, avec des parois fines et habituellement fragmentées, le tissu vasculaire des feuilles et des tiges avec des groupes de fibres, des vaisseaux ponctués et épaissis en spirale et des tubes laticifères associés à contenu brun-jaune ; des fragments occasionnels de corolle composés de cellules à paroi mince, partiellement papilleuse par endroits contenant de nombreuses gouttelettes d'huile jaune pâle ; des grains de pollen sphériques d'un diamètre d'environ 30 µm à 40 µm avec 3 pores et à exine finement ponctuée.

C. Chromatographie sur couche mince (*2.2.27*).

Solution à examiner. A 0,4 g de chélidoine pulvérisée (710), ajoutez 50 ml d'*acide acétique dilué R*. Chauffez à reflux au bain-marie pendant 30 min. Refroidissez et filtrez. Ajoutez au filtrat de l'*ammoniaque concentrée R* jusqu'à l'obtention d'une réaction fortement alcaline. Agitez avec 30 ml de *chlorure de méthylène R*. Desséchez la phase organique sur du *sulfate de sodium anhydre R*, filtrez et évaporez à siccité sous vide. Dissolvez le résidu dans 1,0 ml de *méthanol R*.

Solution témoin. Dissolvez 2 mg de *chlorhydrate de papavérine R* et 2 mg de *rouge de méthyle R* dans 10 ml d'*alcool R*.

Plaque : *plaque au gel de silice pour CCM R*.

Phase mobile : *acide formique anhydre R, eau R, propanol R* (1:9:90 *V/V/V*).

Dépôt : 10 µl, en bandes.

Développement : sur un parcours de 10 cm.

Séchage : à l'air.

Détection : pulvérisez de la *solution d'iodobismuthate de potassium R* et laissez sécher à l'air ; pulvérisez de la *solution de nitrite de sodium R* et laissez sécher à l'air ; examinez à la lumière du jour.

Résultats : voir ci-dessous la séquence des bandes présentes dans les chromatogrammes obtenus avec la solution témoin et la solution à examiner. Par ailleurs, d'autres bandes de plus faible intensité peuvent être présentes dans le chromatogramme obtenu avec la solution à examiner.

Haut de la plaque	
_______	_______
Rouge de méthyle : une bande rouge	Une bande brune
	Une bande brune (chélidonine)
	Une bande brun-gris (sanguinarine)
_______	_______
Papavérine : une bande brun-gris	
	Une bande brune (chélérythrine)
	Une bande brune (coptisine)
Solution témoin	**Solution à examiner**

ESSAI

Eléments étrangers (*2.8.2*) : au maximum 10 pour cent.

Perte à la dessiccation (*2.2.32*) : au maximum 10,0 pour cent, déterminé à l'étuve à 100-105 °C pendant 2 h sur 1,000 g de chélidoine pulvérisée (355).

Cendres totales (*2.4.16*) : au maximum 13,0 pour cent.

DOSAGE

Solution à examiner. A 0,750 g de chélidoine pulvérisée (710), ajoutez 200 ml d'*acide acétique dilué R* et chauffez au bain-marie pendant 30 min, en agitant fréquemment. Refroidissez et complétez à 250,0 ml avec de l'*acide acétique dilué R*. Filtrez. Jetez les 20 premiers millilitres de filtrat. A 30,0 ml du filtrat restant, ajoutez 6,0 ml d'*ammoniaque concentrée R* et 100,0 ml de *chlorure de méthylène R*. Agitez pendant 30 min. Recueillez séparément la phase organique et transférez-en 50,0 ml dans un ballon à fond rond de 100 ml, puis évaporez à siccité sous vide à une température ne dépassant pas 40 °C. Dissolvez le résidu dans environ 2–3 ml d'*alcool R*, en chauffant modérément. Transvasez la solution dans une fiole jaugée de 25 ml, en rinçant le ballon avec de l'*acide sulfurique dilué R*, puis complétez à 25,0 ml avec le même solvant. Transvasez 5,0 ml de cette solution dans une fiole jaugée de 25 ml, ajoutez 5,0 ml d'une solution de *sel sodique d'acide chromotropique R* à 10 g/l dans l'*acide sulfurique R*. Bouchez la fiole et mélangez soigneusement, puis complétez à 25,0 ml avec de l'*acide sulfurique R* et rebouchez la fiole.

Solution de compensation. Préparez la solution de compensation simultanément et dans les mêmes conditions : dans une fiole jaugée de 25 ml, introduisez 5,0 ml d'*acide sulfurique dilué R* et 5,0 ml d'une solution de *sel sodique d'acide chromotropique R* à 10 g/l dans l'*acide sulfurique R*. Bouchez la fiole et mélangez soigneusement, puis complétez à 25,0 ml avec de l'*acide sulfurique R* et rebouchez la fiole.

Placez les 2 solutions au bain-marie pendant 10 min. Refroidissez à environ 20 °C et complétez si nécessaire à 25,0 ml avec de l'*acide sulfurique R*. Mesurez l'absorbance (*2.2.25*) de la solution à examiner à 570 nm.

Calculez la teneur pour cent en alcaloïdes totaux, exprimés en chélidonine, à l'aide de l'expression :

$$\frac{A \times 2,23}{m}$$

en prenant 933 comme valeur de l'absorbance spécifique de la chélidonine.

A = absorbance à 570 nm,

m = masse de la prise d'essai, en grammes.

01/2002:1887

CHÊNE (ÉCORCE DE)

Quercus cortex

DÉFINITION

Ecorce séchée et coupée des rejets et des jeunes branches de *Quercus robur* L., *Q. petraea* (Matt.) Liebl. et de *Q. pubescens* Willd.

Teneur : au minimum 3,0 pour cent de tanins, exprimés en pyrogallol ($C_6H_6O_3$; M_r 126,1) (drogue desséchée).

CARACTÈRES

Caractères macroscopiques et microscopiques décrits aux identifications A et B.

IDENTIFICATION

A. Les morceaux d'écorce, canaliculés ou en tuyaux, atteignent au maximum une épaisseur de 3 mm. La surface externe est gris clair ou gris-vert, assez lisse et elle comporte de rares lenticelles. La surface interne est brun sombre ou brun-rouge et présente des stries longitudinales légèrement saillantes, en général de 0,5 mm à 1 mm de large. La cassure est en esquille et fibreuse.

B. Réduisez l'écorce de chêne en poudre (355). La poudre est brun clair à brun-rouge et fibreuse. Examinez au microscope en utilisant de la *solution d'hydrate de chloral R*. La poudre présente : des groupes de fibres à parois épaisses entourés par du parenchyme modérément épais contenant des cristaux prismatiques d'oxalate de calcium ; des fragments de suber composés de cellules rectangulaires aplaties à paroi mince et à contenu brunâtre ou rougeâtre ; d'abondantes cellules scléreuses, isolées et en groupes, certaines étant larges avec des parois stratifiées épaisses et des ponctuations ramifiées, d'autres étant plus petites, à paroi plus mince, avec des ponctuations simples, souvent avec un contenu brun dense ; des fragments de parenchyme contenant des macles d'oxalate de calcium, des fragments occasionnels de tissu criblé, à paroi fine, certains présentant des plaques criblées sur les parois obliques.

C. A 1 g d'écorce de chêne pulvérisée (710) ajoutez 10 ml d'*alcool à 30 pour cent V/V R* et chauffez à reflux au bain-marie pendant 30 min. Refroidissez et filtrez. Prélevez 1 ml de la solution et ajoutez 2 ml d'une solution de *vanilline R* à 10 g/l dans l'*acide chlorhydrique R*. Il se développe une coloration rouge.

ESSAI

Eléments étrangers (*2.8.2*) : au maximum 2 pour cent.

Perte à la dessication (*2.2.32*) : au maximum 10,0 pour cent, déterminé à l'étuve à 100-105 °C pendant 2 h sur 1,000 g d'écorce de chêne pulvérisée (710).

Cendres totales (*2.4.16*) : au maximum 8,0 pour cent.

DOSAGE

Effectuez la détermination des tanins dans les drogues végétales (*2.8.14*). Utilisez 0,700 g d'écorce de chêne pulvérisée (710).

01/2002:1189

CHÉNODÉSOXYCHOLIQUE (ACIDE)

Acidum chenodeoxycholicum

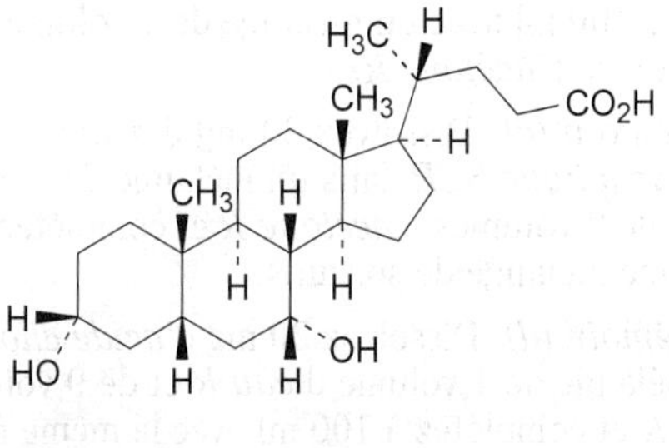

$C_{24}H_{40}O_4$ M_r 392,6

DÉFINITION

L'acide chénodésoxycholique contient au minimum 99,0 pour cent et au maximum l'équivalent de 101,0 pour cent d'acide 3α,7α-dihydroxy-5β-cholan-24-oïque, calculé par rapport à la substance desséchée.

Monographies A - C

CARACTÈRES

Poudre blanche ou sensiblement blanche, très peu soluble dans l'eau, facilement soluble dans l'alcool, soluble dans l'acétone, peu soluble dans le chlorure de méthylène.

IDENTIFICATION

Première identification : A.

Seconde identification : B, C.

A. Examinez l'acide chénodésoxycholique par spectrophotométrie d'absorption dans l'infrarouge (*2.2.24*), en comparant avec le spectre obtenu avec l'*acide chénodésoxycholique SCR*. Examinez les substances sous forme de pastilles à base de *bromure de potassium R*.

B. Examinez les chromatogrammes obtenus dans l'essai des substances apparentées. La tache principale du chromatogramme obtenu avec la solution à examiner (b) est semblable quant à sa position, sa coloration et ses dimensions à la tache principale du chromatogramme obtenu avec la solution témoin (a).

C. Dissolvez 10 mg environ d'acide chénodésoxycholique dans 1 ml d'*acide sulfurique R*. Ajoutez 0,1 ml de *solution de formaldéhyde R* et laissez reposer pendant 5 min. Ajoutez 5 ml d'*eau R*. La suspension obtenue est colorée en bleu-vert.

ESSAI

Pouvoir rotatoire spécifique (*2.2.7*). Dissolvez 0,500 g d'acide chénodésoxycholique dans du *méthanol R* et complétez à 25,0 ml avec le même solvant. Calculé par rapport à la substance desséchée, le pouvoir rotatoire spécifique est de + 11,0 à + 13,0.

Substances apparentées. Opérez par chromatographie sur couche mince (*2.2.27*) en utilisant une plaque recouverte d'un gel de silice approprié.

Solution à examiner (a). Dissolvez 0,40 g d'acide chénodésoxycholique dans un mélange de 1 volume d'*eau R* et de 9 volumes d'*acétone R* et complétez à 10 ml avec le même mélange de solvants.

Solution à examiner (b). Prélevez 1 ml de solution à examiner (a) et complétez à 10 ml avec un mélange de 1 volume d'*eau R* et de 9 volumes d'*acétone R*.

Solution témoin (a). Dissolvez 40 mg d'*acide chénodésoxycholique SCR* dans un mélange de 1 volume d'*eau R* et de 9 volumes d'*acétone R* et complétez à 10 ml avec le même mélange de solvants.

Solution témoin (b). Dissolvez 20 mg d'*acide lithocholique SCR* dans un mélange de 1 volume d'*eau R* et de 9 volumes d'*acétone R* et complétez à 10 ml avec le même mélange de solvants. Prélevez 2 ml de solution et complétez à 100 ml avec un mélange de 1 volume d'*eau R* et de 9 volumes d'*acétone R*.

Solution témoin (c). Dissolvez 20 mg d'*acide ursodésoxycholique SCR* dans un mélange de 1 volume d'*eau R* et de 9 volumes d'*acétone R* et complétez à 50 ml avec le même mélange de solvants.

Solution témoin (d). Dissolvez 20 mg d'*acide cholique SCR* dans un mélange de 1 volume d'*eau R* et de 9 volumes d'*acétone R* et complétez à 100 ml avec le même mélange de solvants.

Solution témoin (e). Prélevez 0,5 ml de solution à examiner (a) et complétez à 20 ml avec un mélange de 1 volume d'*eau R* et de 9 volumes d'*acétone R*. Prélevez 1 ml de solution et complétez à 10 ml avec un mélange de 1 volume d'*eau R* et de 9 volumes d'*acétone R*.

Solution témoin (f). Dissolvez 10 mg d'*acide chénodésoxycholique SCR* dans la solution témoin (c) et complétez à 25 ml avec la même solution.

Déposez séparément sur la plaque 5 µl de chaque solution. Développez dans une chambre non saturée sur un parcours de 15 cm avec un mélange de 1 volume d'*acide acétique glacial R*, de 30 volumes d'*acétone R* et de 60 volumes de *chlorure de méthylène R*. Séchez la plaque à l'étuve à 120 °C pendant 10 min. Pulvérisez immédiatement une solution d'*acide phosphomolybdique R* à 47,6 g/l dans un mélange de 1 volume d'*acide sulfurique R* et de 20 volumes d'*acide acétique glacial R*, puis chauffez à 120 °C jusqu'à apparition de taches bleues sur fond plus clair. S'il apparaît une tache correspondant à l'acide lithocholique dans le chromatogramme obtenu avec la solution à examiner (a), elle n'est pas plus intense que la tache principale du chromatogramme obtenu avec la solution témoin (b) (0,1 pour cent). S'il apparaît une tache correspondant à l'acide ursodésoxycholique dans le chromatogramme obtenu avec la solution à examiner (a), elle n'est pas plus intense que la tache principale du chromatogramme obtenu avec la solution témoin (c) (1 pour cent). S'il apparaît une tache correspondant à l'acide cholique dans le chromatogramme obtenu avec la solution à examiner (a), elle n'est pas plus intense que la tache principale du chromatogramme obtenu avec la solution témoin (d) (0,5 pour cent). S'il apparaît d'autres taches que la tache principale et les taches correspondant à l'acide lithocholique, l'acide ursodésoxycholique et l'acide cholique, aucune d'entre elles n'est plus intense que la tache principale du chromatogramme obtenu avec la solution témoin (e) (0,25 pour cent). L'essai n'est valable que si le chromatogramme obtenu avec la solution témoin (f) présente 2 taches principales nettement séparées.

Métaux lourds (*2.4.8*). 1,0 g d'acide chénodésoxycholique satisfait à l'essai limite C des métaux lourds (20 ppm). Préparez le témoin avec 2 ml de *solution à 10 ppm de plomb (Pb) R*.

Perte à la dessiccation (*2.2.32*). Déterminée à l'étuve à 100-105 °C sur 1,000 g d'acide chénodésoxycholique, la perte à la dessiccation n'est pas supérieure à 1,5 pour cent.

Cendres sulfuriques (*2.4.14*). Déterminé sur 1,0 g d'acide chénodésoxycholique, le taux des cendres sulfuriques n'est pas supérieur à 0,1 pour cent.

DOSAGE

Dissolvez 0,350 g d'acide chénodésoxycholique dans 50 ml d'*alcool R*, préalablement neutralisé en présence de 0,2 ml de *solution de phénolphtaléine R*. Ajoutez 50 ml d'*eau R* et titrez par l'*hydroxyde de sodium 0,1 M* jusqu'à virage au rose.

1 ml d'*hydroxyde de sodium 0,1 M* correspond à 39,26 mg de $C_{24}H_{40}O_4$.

IMPURETÉS

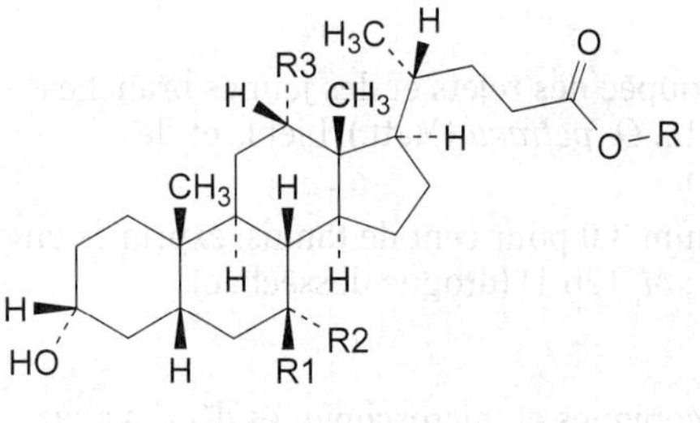

A. R = H, R1 = OH, R2 = H, R3 = H : acide ursodésoxycholique,

B. R = H, R1 = H, R2 = OH, R3 = OH : acide 3α,7α,12α-trihydroxy-5β-cholan-24-oïque (acide cholique),

C. R = H, R1 = H, R2 = H, R3 = H : acide 3α-hydroxy-5β-cholan-24-oïque (acide lithocholique),

D. R = H, R1 = OH, R2 = H, R3 = OH : acide 3α,7β,12α-trihydroxy-5β-cholan-24-oïque (acide ursocholique),

E. R = H, R1 = H, R2 = H, R3 = OH : acide 3α,12α-dihydroxy-5β-cholan-24-oïque (acide désoxycholique),

F. R = H, R1+R2 = =O, R3 = H : acide 3α-hydroxy-7-oxo-5β-cholan-24-oïque,

G. R = CH_3, R1 = OH, R2 = H, R3 = H : 3α,7β-dihydroxy-5β-cholan-24-oate de méthyle.

01/2002:1306

CHIENDENT (RHIZOME DE)

Graminis rhizoma

DÉFINITION

Rhizome débarrassé des racines adventives, lavé et séché, entier ou fragmenté, d'*Agropyron repens* (L.) Beauv. (*Elymus repens* (L.) Gould).

CARACTÈRES

Caractères macroscopiques et microscopiques décrits aux identifications A et B.

IDENTIFICATION

A. Les fragments de rhizome sont jaunâtres, brun pâle ou brun-jaune, luisants, d'une épaisseur de 2 mm à 3 mm, et striés longitudinalement. Ils présentent des nœuds portant les restes de racines grêles, plus ou moins ramifiées et les restes d'écailles foliacées blanchâtres à brunâtres ; les entre-nœuds jusqu'à 6 cm de long sont sillonnés et creux à l'intérieur. La section transversale des nœuds fait apparaître une moelle jaunâtre.

B. Réduisez le rhizome de chiendent en poudre (355). La poudre est blanc-jaune. Examinez au microscope en utilisant de la *solution d'hydrate de chloral R*. La poudre présente les éléments suivants : des fragments d'épiderme revêtu d'une cuticule épaisse et constitué de cellules rectangulaires allongées à paroi épaisse, ponctuée et légèrement sinueuse, alternant avec de petites cellules de forme arrondie à presque carrée ; des cellules de l'endoderme à épaississement en fer à cheval ; de nombreux fragments de fibres modérément épaissies et des groupes de vaisseaux à ponctuation en fente ou à épaississement spiralé ou annelé.

ESSAI

Cynodon dactylon, Imperata cylindrica. Examinez au microscope en utilisant de la *solution d'iode R1*. Aucun grain d'amidon coloré en bleu n'est observé.

Eléments étrangers (*2.8.2*) : au maximum 15 pour cent de fragments gris-noir dans le rhizome de chiendent fragmenté.

Matières extractibles par l'eau : au maximum 25 pour cent. A 5,0 g de rhizome de chiendent pulvérisé (355), ajoutez 200 ml d'*eau R* bouillante. Laissez reposer pendant 10 min en agitant de temps à autre. Laissez refroidir et complétez à 200,0 ml avec de l'*eau R*. Filtrez, évaporez 20,0 ml de filtrat au bain-marie à siccité et desséchez le résidu à l'étuve à 100-105 °C. La masse du résidu est au minimum de 0,125 g.

Perte à la dessiccation (*2.2.32*) : au maximum 12,0 pour cent, déterminé à l'étuve à 100-105 °C pendant 2 h sur 1,000 g de rhizome de chiendent pulvérisé (355).

Cendres totales (*2.4.16*) : au maximum 5,0 pour cent.

Cendres insolubles dans l'acide chlorhydrique (*2.8.1*) : au maximum 1,5 pour cent.

01/2002:1774

CHITOSANE (CHLORHYDRATE DE)

Chitosani hydrochloridum

DÉFINITION

Le chlorhydrate de chitosane est le sel de chlorure d'un hétéropolyoside binaire non ramifié, constitué de deux unités *N*-acétyl-D-glucosamine et D-glucosamine, obtenu par désacétylation partielle de la chitine entraînant normalement un degré de désacétylation de 70,0 pour cent à 95,0 pour cent. La chitine est extraite des carapaces de crevette et de crabe.

PRODUCTION

Les animaux, à partir desquels le chlorhydrate de chitosane est obtenu, répondent aux exigences de santé requises par les autorités compétentes pour les animaux destinés à la consommation humaine. Il doit être établi dans quelle mesure le procédé de production permet d'inactiver ou d'éliminer toute contamination par des virus ou d'autres agents infectieux.

CARACTÈRES

Aspect : poudre fine blanche ou sensiblement blanche.

Solubilité : assez soluble dans l'eau, pratiquement insoluble dans l'éthanol.

IDENTIFICATION

A. Spectrophotométrie d'absorption dans l'infrarouge (*2.2.24*).
   Préparation : pastilles.
   Comparaison : *chlorhydrate de chitosane SCR*.

B. Le chlorhydrate de chitosane donne la réaction (a) des chlorures (*2.3.1*).

C. Prélevez 50 ml de solution S (voir Essai) et complétez à 250 ml avec une solution d'*ammoniaque R* à 25 pour cent *V/V*. Il se forme une masse gélatineuse volumineuse.

D. A 10 ml de solution S, ajoutez 90 ml d'*acétone R*. Il se forme une masse gélatineuse volumineuse.

ESSAI

Solution S. Dissolvez 1,0 g de chlorhydrate de chitosane dans 100 ml d'*eau R* et maintenez sous agitation mécanique vigoureuse pendant 20 min.

Aspect de la solution. La solution S n'est pas plus fortement opalescente que la suspension témoin II (*2.2.1*) et n'est pas plus fortement colorée que la solution témoin JB_5 (*2.2.2, Procédé II*).

Matières insolubles dans l'eau : au maximum 0,5 pour cent. Ajoutez 2,00 g de chlorhydrate de chitosane à 400,0 ml d'*eau R* en agitant jusqu'à dissolution complète du sel. Versez la solution dans un vase à précipiter d'une contenance de 2 litres, puis ajoutez 200 ml d'*eau R*. Faites bouillir

Monographies A - C

doucement pendant 2 h, en recouvrant le vase à précipiter durant l'opération. Filtrez sur un filtre de verre fritté (40), lavez le résidu à l'eau et séchez à masse constante à l'étuve à 100-105 °C. La masse du résidu est au maximum de 10 mg.

pH (*2.2.3*) : 4,0 à 6,0 pour la solution S.

Viscosité (*2.2.10*) : 80 pour cent à 120 pour cent de la valeur indiquée sur l'étiquette, déterminé sur la solution S.

Déterminez la viscosité avec un viscosimètre à mobile tournant à 20 °C, équipé d'une broche dont la vitesse de rotation est de 20 tr/min. Veillez à ce que la broche soit appropriée à l'intervalle de viscosité attendue.

Degré de désacétylation.

Solution à examiner. Dissolvez 0,250 g de chlorhydrate de chitosane dans de l'*eau R* et complétez à 50,0 ml avec le même solvant en agitant vigoureusement. Prélevez 1,0 ml de solution et complétez à 100,0 ml avec de l'*eau R.* Déterminez l'absorbance (*2.2.25*) entre 200 nm et 205 nm comme la dérivée première de la courbe d'absorbance. Déterminez le pH de la solution.

Solutions de référence. Préparez des solutions de *N-acétylglucosamine R* à 1,0 µg/ml, 5,0 µg/ml, 15,0 µg/ml et 35,0 µg/ml dans de l'*eau R.* Déterminez l'absorbance (*2.2.25*) entre 200 nm et 205 nm pour chaque solution comme la dérivée première de la courbe d'absorbance. Tracez la courbe d'étalonnage à partir de la dérivée première à 202 nm en fonction de la concentration en *N*-acétylglucosamine, et calculez la pente de la courbe par analyse de la régression linéaire (méthode des moindres carrés). Utilisez la courbe d'étalonnage pour déterminer la quantité équivalente de *N*-acétylglucosamine dans la substance à examiner.

Calculez le degré de désacétylation (molaire) à l'aide de l'expression :

$$\frac{100 \times M_1 \times (C_1 - C_2)}{(M_1 \times C_1) - [(M_1 - M_3) \times C_2]}$$

C_1 = concentration en chlorhydrate de chitosane dans la solution à examiner, en microgrammes par millilitre,

C_2 = concentration en *N*-acétylglucosamine dans la solution à examiner, déterminée d'après la courbe d'étalonnage établie avec la solution de référence, en microgrammes par millilitre,

M_1 = 203 (masse moléculaire relative de l'unité *N*-acétylglucosamine ($C_8H_{13}NO_5$) dans le polymère),

M_3 = masse moléculaire relative du chlorhydrate de chitosane.

M_3 est calculé à partir du pH en solution, en prenant 6,8 comme valeur de pKa et en utilisant les expressions suivantes :

$$M_3 = f \times M_2 + (1 - f) \times (M_2 + 36,5)$$

$$f = \frac{p}{1 + p}$$

$$p = 10^{(\mathrm{pH - pKa})}$$

M_2 = 161 (masse moléculaire relative de l'unité désacétylée (glucosamine) ($C_6H_{11}NO_4$) dans le polymère).

Chlorures : 10,0 pour cent à 20,0 pour cent.

Introduisez 0,200 g de chlorhydrate de chitosane dans une fiole borosilicatée de 250 ml munie d'un réfrigérant à reflux. Ajoutez 40 ml d'un mélange de 1 volume d'*acide nitrique R* et de 2 volumes d'*eau R.* Faites bouillir doucement à reflux pendant 5 min. Refroidissez et ajoutez 25 ml d'*eau R* à travers le réfrigérant. Ajoutez 16,0 ml de *nitrate d'argent 0,1 M* puis agitez vigoureusement. Titrez par le *thiocyanate d'ammonium 0,1 M,* en présence de 1 ml de *solution de sulfate ferrique et d'ammonium R2,* en agitant énergiquement à l'approche du virage. Effectuez un titrage à blanc.

1 ml de *nitrate d'argent 0,1 M* correspond à 3,55 mg de Cl.

Métaux lourds (*2.4.8*) : au maximum 40 ppm.

1,0 g de chlorhydrate de chitosane satisfait à l'essai limite F. Préparez le témoin avec 4 ml de *solution à 10 ppm de plomb (Pb) R.*

Perte à la dessiccation (*2.2.32*) : au maximum 10 pour cent, déterminé à l'étuve à 100-105 °C sur 1,000 g de chlorhydrate de chitosane.

Cendres sulfuriques (*2.4.14*) : au maximum 1,0 pour cent, déterminé sur 1,0 g de chlorhydrate de chitosane.

CONSERVATION

A une température de 2 °C à 8 °C, à l'abri de l'humidité et de la lumière.

ÉTIQUETAGE

L'étiquette indique :

– la viscosité nominale, en millipascals-secondes, pour une solution à 10 g/l dans de l'*eau R.*

01/2002:0265

CHLORAL (HYDRATE DE)

Chlorali hydras

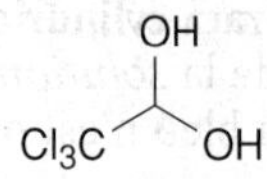

$C_2H_3Cl_3O_2$ M_r 165,4

DÉFINITION

L'hydrate de chloral contient au minimum 98,5 pour cent et au maximum l'équivalent de 101,0 pour cent de 2,2,2-trichloroéthane-1,1-diol.

CARACTÈRES

Cristaux incolores et transparents, très solubles dans l'eau, facilement solubles dans l'alcool.

IDENTIFICATION

A. A 10 ml de solution S (voir Essai), ajoutez 2 ml de *solution diluée d'hydroxyde de sodium R*. Il se forme un mélange trouble qui dégage une odeur de chloroforme par chauffage.

B. A 1 ml de solution S, ajoutez 2 ml de *solution de sulfure de sodium R*. Il se développe une coloration jaune virant rapidement au brun-rouge. Après quelques instants de repos, il peut se former un précipité rouge.

ESSAI

Solution S. Dissolvez 3,0 g d'hydrate de chloral dans de l'*eau exempte de dioxyde de carbone R* et complétez à 30 ml avec le même solvant.

Aspect de la solution. La solution S est limpide (*2.2.1*) et incolore (*2.2.2, Procédé II*).

Détermination du pH (*2.2.3*). Le pH de la solution S est de 3,5 à 5,5.

Alcoolate de chloral. Chauffez 1,0 g d'hydrate de chloral avec 10 ml de *solution diluée d'hydroxyde de sodium R*. Filtrez la couche supérieure et ajoutez, goutte à goutte, de l'*iode 0,05 M* jusqu'à coloration jaune. Laissez reposer pendant 1 h. Il ne se forme pas de précipité.

Chlorures (*2.4.4*). Prélevez 5 ml de solution S et complétez à 15 ml avec de l'*eau R*. La solution satisfait à l'essai limite des chlorures (100 ppm).

Métaux lourds (*2.4.8*). Prélevez 10 ml de solution S et complétez à 20 ml avec de l'*eau R*. La solution satisfait à l'essai limite A des métaux lourds (20 ppm). Préparez le témoin avec la *solution à 1 ppm de plomb (Pb) R*.

Résidu non volatile. Evaporez au bain-marie 2,000 g d'hydrate de chloral. La masse du résidu n'est pas supérieure à 2 mg (0,1 pour cent).

DOSAGE

Dissolvez 4,000 g d'hydrate de chloral dans 10 ml d'*eau R*. Ajoutez 40,0 ml d'*hydroxyde de sodium 1 M*. Laissez reposer pendant 2 min exactement. Titrez par l'*acide sulfurique 0,5 M* en présence de 0,1 ml de *solution de phénolphtaléine R*. Titrez la solution neutralisée par le *nitrate d'argent 0,1 M* en présence de 0,2 ml de *solution de chromate de potassium R*. Calculez le nombre de millilitres d'*hydroxyde de sodium 1 M* utilisés en soustrayant du nombre de millilitres d'*hydroxyde de sodium 1 M*, ajoutés au début de l'opération, le volume d'*acide sulfurique 0,5 M* utilisé dans le premier titrage augmenté des 2/15 du volume de *nitrate d'argent 0,1 M* utilisé dans le second titrage.

1 ml d'*hydroxyde de sodium 1 M* correspond à 0,1654 g de $C_2H_3Cl_3O_2$.

CONSERVATION

En récipient étanche.

01/2002:0137

CHLORAMBUCIL

Chlorambucilum

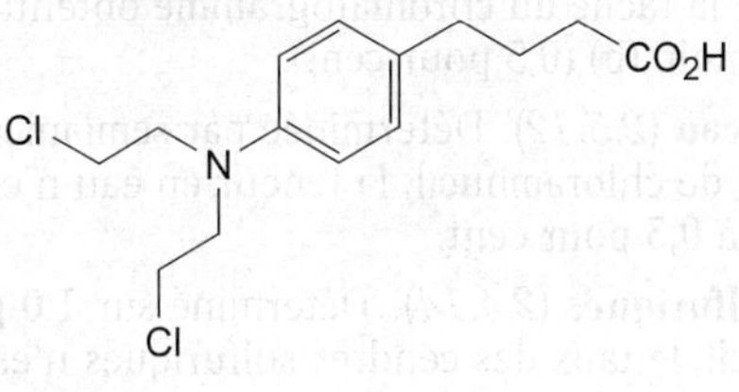

$C_{14}H_{19}Cl_2NO_2$ M_r 304,2

DÉFINITION

Le chlorambucil contient au minimum 98,5 pour cent et au maximum l'équivalent de 101,0 pour cent d'acide 4-[4-[di(2-chloroéthyl)amino]phényl]butyrique, calculé par rapport à la substance anhydre.

CARACTÈRES

Poudre cristalline blanche, pratiquement insoluble dans l'eau, facilement soluble dans l'acétone et dans l'alcool.

IDENTIFICATION

Première identification : A, B.

Seconde identification : A, C, D.

A. Le point de fusion (*2.2.14*) du chlorambucil est de 64 °C à 67 °C.

B. Examinez le chlorambucil par spectrophotométrie d'absorption dans l'infrarouge (*2.2.24*), en comparant avec le spectre obtenu avec le *chlorambucil SCR*.

C. Mélangez 0,4 g de chlorambucil avec 10 ml d'*acide chlorhydrique dilué R*, puis laissez reposer pendant 30 min en agitant de temps en temps. Filtrez et lavez le précipité avec 2 fois 10 ml d'*eau R*. Réunissez le filtrat et les eaux de lavage. A 10 ml du liquide obtenu, ajoutez 0,5 ml de *solution de tétraiodomercurate de potassium R*. Il se forme un précipité brun pâle. A 10 autres millilitres du liquide obtenu, ajoutez 0,2 ml de *solution de permanganate de potassium R*. La coloration de celle-ci disparaît immédiatement.

D. Dissolvez 50 mg de chlorambucil dans 5 ml d'*acétone R* et complétez à 10 ml avec de l'*eau R*. Ajoutez 0,05 ml d'*acide nitrique dilué R* et 0,2 ml de *solution de nitrate d'argent R2*. Il ne se forme immédiatement aucune opalescence. Chauffez la solution au bain-marie, elle présente une opalescence.

ESSAI

Substances apparentées. Opérez par chromatographie sur couche mince (*2.2.27*) en utilisant une plaque recouverte de *gel de silice* GF_{254} *R*.

Effectuez toutes les opérations aussi rapidement que possible et à l'abri de la lumière. Préparez les solutions immédiatement avant l'emploi.

Solution à examiner. Dissolvez 0,2 g de chlorambucil dans de l'*acétone R* et complétez à 10 ml avec le même solvant.

Solution témoin (a). Prélevez 1 ml de la solution à examiner et complétez à 50 ml avec de l'*acétone R*.

Solution témoin (b). Prélevez 25 ml de la solution témoin (a) et complétez à 100 ml avec de l'*acétone R*.

Déposez séparément sur la plaque 5 µl de chaque solution. Développez sur un parcours de 10 cm avec un mélange de 40 volumes de *toluène R*, de 25 volumes de *méthanol R*, de 20 volumes d'*heptane R* et de 20 volumes

Monographies A - C

de *méthyléthylcétone R*. Examinez en lumière ultraviolette à 254 nm. S'il apparaît d'autres taches que la tache principale dans le chromatogramme obtenu avec la solution à examiner, aucune d'entre elles n'est plus intense que la tache du chromatogramme obtenu avec la solution témoin (a) (2,0 pour cent) et une seule d'entre elles peut être plus intense que la tache du chromatogramme obtenu avec la solution témoin (b) (0,5 pour cent).

Teneur en eau (*2.5.12*). Déterminée par semi-microdosage sur 1,000 g de chlorambucil, la teneur en eau n'est pas supérieure à 0,5 pour cent.

Cendres sulfuriques (*2.4.14*). Déterminé sur 1,0 g de chlorambucil, le taux des cendres sulfuriques n'est pas supérieur à 0,1 pour cent.

DOSAGE

Dissolvez 0,200 g de chlorambucil dans 10 ml d'*acétone R* et ajoutez 10 ml d'*eau R*. Titrez par l'*hydroxyde de sodium 0,1 M* en présence de 0,1 ml de *solution de phénolphtaléine R*.

1 ml d'*hydroxyde de sodium 0,1 M* correspond à 30,42 mg de $C_{14}H_{19}Cl_2NO_2$.

CONSERVATION

A l'abri de la lumière.

01/2002:0381

CHLORAMINE

Chloraminum

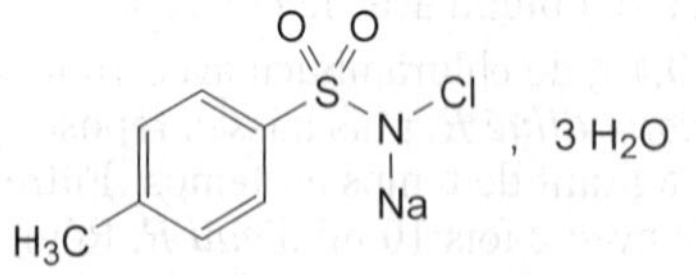

$C_7H_7ClNNaO_2S,3H_2O$ M_r 281,7

DÉFINITION

La chloramine contient au minimum 98,0 pour cent et au maximum l'équivalent de 103,0 pour cent de *N*-chloro-4-méthylbenzènesulfonimidate de sodium trihydraté.

CARACTÈRES

Poudre cristalline blanche ou légèrement jaunâtre, facilement soluble dans l'eau, soluble dans l'alcool, pratiquement insoluble dans l'éther.

IDENTIFICATION

A. La solution S (voir Essai) colore le *papier tournesol rouge R* en bleu, puis le décolore.

B. A 10 ml de solution S, ajoutez 10 ml de *solution diluée de peroxyde d'hydrogène R*. Il se forme un précipité blanc qui se dissout par chauffage. Filtrez la solution chaude et laissez refroidir. Il se forme des cristaux blancs qui, recueillis, lavés et desséchés à 100-105 °C, présentent un point de fusion (*2.2.14*) de 137 °C à 140 °C.

C. En raison des risques de déflagration, calcinez prudemment 1 g de chloramine. Dissolvez le résidu dans 10 ml d'*eau R*. La solution donne la réaction (a) des chlorures (*2.3.1*).

D. La solution obtenue dans l'identification C donne la réaction (a) des sulfates (*2.3.1*).

E. La solution obtenue dans l'identification C donne la réaction (b) du sodium (*2.3.1*).

ESSAI

Solution S. Dissolvez 1,0 g de chloramine dans de l'*eau exempte de dioxyde de carbone R* et complétez à 20 ml avec le même solvant.

Aspect de la solution. La solution S n'est pas plus fortement opalescente que la suspension témoin II (*2.2.1*) et elle est incolore (*2.2.2, Procédé II*).

Détermination du pH (*2.2.3*). Le pH de la solution S est de 8,0 à 10,0.

Composé ortho. Mélangez 2 g de chloramine avec 10 ml d'*eau R*. Ajoutez 1 g de *métabisulfite de sodium R* et chauffez à ébullition. Refroidissez à 0 °C, filtrez rapidement et lavez avec 3 fois 5 ml d'*eau R* glacée. Séchez le précipité sur du *pentoxyde de diphosphore R* à une pression ne dépassant pas 600 Pa. Le point de fusion (*2.2.14*) n'est pas inférieur à 134 °C.

Résidu insoluble dans l'éthanol. Agitez 1,00 g de chloramine avec 20 ml d'*éthanol R* pendant 30 min. Filtrez sur un filtre taré et lavez le résidu éventuel resté sur le filtre avec 5 ml d'*éthanol R*. Desséchez à 100-105 °C. La masse du résidu n'est pas supérieure à 20 mg (2 pour cent).

DOSAGE

Dans une fiole à bouchon rodé, dissolvez 0,125 g de chloramine dans 100 ml d'*eau R*. Ajoutez 1 g d'*iodure de potassium R* et 5 ml d'*acide sulfurique dilué R*, puis laissez reposer pendant 3 min. Titrez par le *thiosulfate de sodium 0,1 M* en présence de 1 ml de *solution d'amidon R*.

1 ml de *thiosulfate de sodium 0,1 M* correspond à 14,08 mg de $C_7H_7ClNNaO_2S,3H_2O$.

CONSERVATION

En récipient étanche, à l'abri de la lumière et à une température de 8 °C à 15 °C.

01/2002:0071

CHLORAMPHÉNICOL

Chloramphenicolum

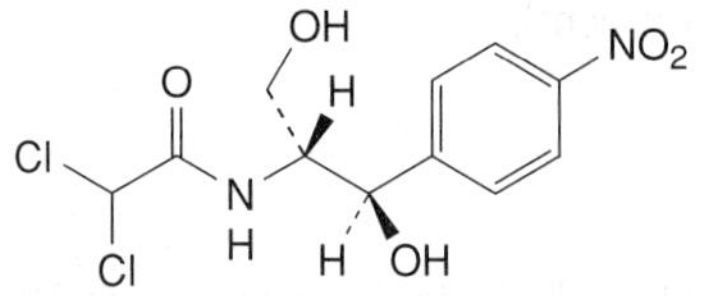

$C_{11}H_{12}Cl_2N_2O_5$ M_r 323,1

DÉFINITION

Le chloramphénicol, 2,2-dichloro-*N*-[(1*R*,2*R*)-2-hydroxy-1-(hydroxyméthyl)-2-(4-nitrophényl)éthyl]acétamide, est une substance élaborée par certaines souches de *Streptomycesvenezuelae* dans un milieu approprié. Le chloramphénicol est généralement préparé par synthèse. Il contient au minimum 98,0 pour cent et au maximum l'équivalent de 102,0 pour cent de $C_{11}H_{12}Cl_2N_2O_5$, calculé par rapport à la substance desséchée.

CARACTÈRES

Poudre fine, cristalline, blanche à blanc grisâtre ou blanc jaunâtre ou cristaux fins, aiguilles ou cristaux plats allongés, peu solubles dans l'eau, facilement solubles dans l'alcool et dans le propylèneglycol, peu solubles dans l'éther.

La solution dans l'éthanol est dextrogyre et la solution dans l'acétate d'éthyle est lévogyre.

IDENTIFICATION

Première identification : A, B.

Seconde identification : A, C, D, E.

A. Le point de fusion (*2.2.14*) du chloramphénicol est de 149 °C à 153 °C.

B. Examinez le chloramphénicol par spectrophotométrie d'absorption dans l'infrarouge (*2.2.24*), en comparant avec le spectre obtenu avec le *chloramphénicol SCR*.

C. Examinez les chromatogrammes obtenus dans l'essai des substances apparentées. La tache principale du chromatogramme obtenu avec 1 µl de la solution à examiner est semblable, quant à sa position et ses dimensions à la tache principale du chromatogramme obtenu avec la solution témoin (a).

D. Dissolvez 10 mg environ de chloramphénicol dans 1 ml d'*alcool à 50 pour cent V/V R*. Ajoutez 3 ml d'une solution de *chlorure de calcium R* à 10 g/l et 50 mg de *poudre de zinc R*. Chauffez au bain-marie pendant 10 min, puis filtrez la solution chaude et laissez refroidir. Ajoutez 0,1 ml de *chlorure de benzoyle R* et agitez pendant 1 min. Ajoutez ensuite 0,5 ml de *solution de chlorure ferrique R1* et 2 ml de *chloroforme R*, puis agitez. La couche aqueuse est colorée en rouge-violet clair à pourpre.

E. Dans un creuset de porcelaine, introduisez 50 mg de chloramphénicol. Ajoutez 0,5 g de *carbonate de sodium anhydre R*. Chauffez à feu nu pendant 10 min. Laissez refroidir et reprenez le résidu par 5 ml d'*acide nitrique dilué R*. Filtrez. A 1 ml du filtrat, ajoutez 1 ml d'*eau R*. La solution donne la réaction (a) des chlorures (*2.3.1*).

ESSAI

Acidité ou alcalinité. Agitez 0,1 g de chloramphénicol dans 20 ml d'*eau exempte de dioxyde de carbone R*, puis ajoutez 0,1 ml de *solution de bleu de bromothymol R1*. Le virage de l'indicateur ne nécessite pas plus de 0,1 ml d'*acide chlorhydrique 0,02 M* ou d'*hydroxyde de sodium 0,02 M*.

Pouvoir rotatoire spécifique (*2.2.7*). Dissolvez 1,50 g de chloramphénicol dans de l'*éthanol R* et complétez à 25,0 ml avec le même solvant. Le pouvoir rotatoire spécifique est de + 18,5 à + 20,5.

Substances apparentées. Opérez par chromatographie sur couche mince (*2.2.27*) en utilisant une plaque recouverte de *gel de silice* GF_{254} *R*.

Solution à examiner. Dissolvez 0,10 g de chloramphénicol dans de l'*acétone R* et complétez à 10 ml avec le même solvant.

Solution témoin (a) Dissolvez 0,10 g de *chloramphénicol SCR* dans de l'*acétone R* et complétez à 10 ml avec le même solvant.

Solution témoin (b). Prélevez 0,5 ml de solution témoin (a) et complétez à 100 ml avec de l'*acétone R*.

Déposez séparément sur la plaque 1 µl et 20 µl de solution à examiner, 1 µl de solution témoin (a) et 20 µl de solution témoin (b). Développez sur un parcours de 15 cm avec un mélange de 1 volume d'*eau R*, de 10 volumes de *méthanol R* et de 90 volumes de *chloroforme R*. Laissez sécher la plaque à l'air. Examinez en lumière ultraviolette à 254 nm. S'il apparaît d'autres taches que la tache principale dans le chromatogramme obtenu avec 20 µl de la solution à examiner, aucune d'entre elles n'est plus intense que la tache du chromatogramme obtenu avec la solution témoin (b) (0,5 pour cent).

Chlorures (*2.4.4*). Agitez 1,00 g de chloramphénicol avec un mélange de 20 ml d'*eau R* et de 10 ml d'*acide nitrique R* pendant 5 min. Filtrez sur un filtre préalablement lavé à l'*eau R*, par fractions de 5 ml jusqu'à ce que 5 ml des eaux de lavage ne donnent aucune opalescence par addition de 0,1 ml d'*acide nitrique R* et de 0,1 ml de *solution de nitrate d'argent R1*. 15 ml du filtrat satisfont à l'essai limite des chlorures (100 ppm).

Perte à la dessiccation (*2.2.32*). Déterminée à l'étuve à 100-105 °C sur 1,000 g de chloramphénicol, la perte à la dessiccation n'est pas supérieure à 0,5 pour cent.

Cendres sulfuriques (*2.4.14*). Déterminé sur 2,0 g de chloramphénicol, le taux des cendres sulfuriques n'est pas supérieur à 0,1 pour cent.

Stérilité (*2.6.1*). Le chloramphénicol destiné à la préparation de formes pharmaceutiques administrées par voie parentérale ou par voie ophtalmique sans autre procédé approprié de stérilisation satisfait également à l'essai de stérilité.

Pyrogènes (*2.6.8*). Le chloramphénicol destiné à la préparation de formes pharmaceutiques administrées par voie parentérale sans autre procédé approprié d'élimination des pyrogènes satisfait également à l'essai des pyrogènes. Injectez à chaque lapin par kilogramme de masse corporelle, 2,5 ml d'une solution contenant 2 mg de chloramphénicol par millilitre.

DOSAGE

Dissolvez 0,100 g de chloramphénicol dans de l'*eau R* et complétez à 500,0 ml avec le même solvant. Prélevez 10,0 ml de cette solution et complétez à 100,0 ml avec de l'*eau R*. Mesurez l'absorbance (*2.2.25*) au maximum à 278 nm. Calculez la teneur en $C_{11}H_{12}Cl_2N_2O_5$ en prenant 297 comme valeur de l'absorbance spécifique.

CONSERVATION

A l'abri de la lumière. Si la substance est stérile, elle est conservée en récipient stérile, étanche et inviolable.

ÉTIQUETAGE

L'étiquette indique en particulier :

– dans les cas appropriés, que la substance est stérile,
– dans les cas appropriés, que la substance est apyrogène.

01/2002:0473

CHLORAMPHÉNICOL (PALMITATE DE)

Chloramphenicoli palmitas

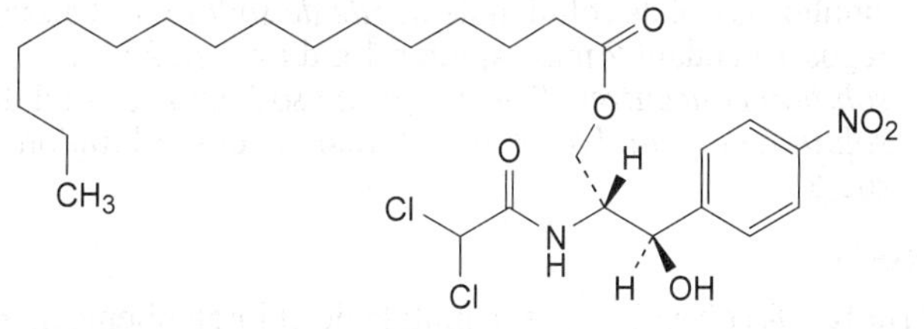

$C_{27}H_{42}Cl_2N_2O_6$ *M*r 561,6

DÉFINITION

Le palmitate de chloramphénicol contient au minimum 98,0 pour cent et au maximum l'équivalent de 102,0 pour cent d'hexadécanoate de (2*R*,3*R*)-2-[(dichloroacétyl)amino]-3-hydroxy-3-(4-nitrophényl)propyle, calculé par rapport à la substance desséchée.

CARACTÈRES

Poudre blanche à sensiblement blanche, fine, onctueuse, pratiquement insoluble dans l'eau, facilement soluble dans l'acétone, soluble dans l'éther, assez soluble dans l'alcool, très peu soluble dans l'hexane.

Monographies A - C

Le point de fusion du palmitate de chloramphénicol est de 87 °C à 95 °C.

Le palmitate de chloramphénicol présente le phénomène de polymorphisme. La forme stable du point de vue thermodynamique possède une faible biodisponibilité après administration orale.

IDENTIFICATION

A. Opérez par chromatographie sur couche mince (*2.2.27*) en utilisant une plaque recouverte de *gel de silice silanisé H R.*

Solution à examiner. Dissolvez 50 mg de palmitate de chloramphénicol dans un mélange de 1 ml d'*hydroxyde de sodium 1 M* et de 5 ml d'*acétone R*, puis laissez reposer pendant 30 min. Ajoutez 1,1 ml d'*acide chlorhydrique 1 M* et 3 ml d'*acétone R*.

Solution témoin (a). Dissolvez 10 mg de *chloramphénicol SCR* dans de l'*acétone R* et complétez à 5 ml avec le même solvant.

Solution témoin (b). Dissolvez 10 mg d'*acide palmitique R* dans de l'*acétone R* et complétez à 5 ml avec le même solvant.

Solution témoin (c). Dissolvez 10 mg de palmitate de chloramphénicol dans de l'*acétone R* et complétez à 5 ml avec le même solvant.

Déposez sur la plaque 4 µl de chaque solution. Développez sur un parcours de 15 cm avec un mélange de 30 volumes d'une solution d'*acétate d'ammonium R* à 100 g/l et de 70 volumes d'*alcool R*. Laissez sécher la plaque à l'air. Pulvérisez une solution à 0,2 g/l de *dichlorofluorescéine R* et à 0,1 g/l de *rhodamine B R* dans l'*alcool R*. Laissez sécher la plaque à l'air. Examinez en lumière ultraviolette à 254 nm. Le chromatogramme obtenu avec la solution à examiner présente 3 taches qui correspondent quant à leur position à la tache principale des chromatogrammes obtenus avec les solutions témoins (a), (b) et (c).

B. Dissolvez 0,2 g de palmitate de chloramphénicol dans 2 ml de *pyridine R*. Ajoutez 2 ml d'une solution d'*hydroxyde de potassium R* à 100 g/l et chauffez au bain-marie. Il se développe une coloration rouge.

C. Dissolvez 10 mg environ de palmitate de chloramphénicol dans 5 ml d'*alcool R*. Ajoutez 4,5 ml d'*acide sulfurique dilué R* et 50 mg de *poudre de zinc R*. Laissez reposer pendant 10 min, puis décantez le liquide surnageant ou filtrez si nécessaire. Refroidissez dans l'eau glacée et ajoutez 0,5 ml de solution de *nitrite de sodium R*. Laissez reposer pendant 2 min. Ajoutez 1 g d'*urée R*, 2 ml de *solution concentrée d'hydroxyde de sodium R* et 1 ml de *solution de β-naphtol R*. Il se développe une coloration rouge.

ESSAI

Acidité. Dissolvez 1,0 g de palmitate de chloramphénicol, en chauffant à 35 °C, dans 5 ml d'un mélange à volumes égaux d'*alcool R* et d'*éther R*. Ajoutez 0,2 ml de *solution de phénolphtaléine R*. Le virage de l'indicateur au rose persistant pendant 30 s ne nécessite pas plus de 0,4 ml d'*hydroxyde de sodium 0,1 M*.

Pouvoir rotatoire spécifique (*2.2.7*). Dissolvez 1,25 g de palmitate de chloramphénicol dans de l'*éthanol R* et complétez à 25,0 ml avec le même solvant. Le pouvoir rotatoire spécifique est de + 22,5 à + 25,5.

Chloramphénicol libre. Dissolvez 1,0 g de palmitate de chloramphénicol dans 80 ml de *xylène R* en chauffant doucement. Refroidissez et agitez avec 3 fois 15 ml d'*eau R*. Réunissez les couches aqueuses et complétez à 50 ml avec de l'*eau R*. Agitez avec 10 ml de *toluène R*. Laissez décanter et éliminez la couche de toluène. Centrifugez une partie de la solution aqueuse et mesurez l'absorbance (*A*) (*2.2.25*) au maximum à 278 nm en utilisant comme liquide de compensation un essai à blanc dont l'absorbance n'est pas supérieure à 0,05.

Calculez la teneur en chloramphénicol libre en parties par million à l'aide de l'expression :

$$\frac{A \times 10^4}{5,96}$$

La teneur en chloramphénicol libre n'est pas supérieure à 450 ppm.

Substances apparentées. Opérez par chromatographie sur couche mince (*2.2.27*) en utilisant une plaque recouverte de *gel de silice* GF_{254} *R*.

Solution à examiner. Dissolvez 0,1 g de palmitate de chloramphénicol dans de l'*acétone R* et complétez à 10 ml avec le même solvant.

Solution témoin (a). Dissolvez 20 mg d'*isomère du palmitate de chloramphénicol SCR* dans de l'*acétone R* et complétez à 10 ml avec le même solvant. Prélevez 1 ml de cette solution et complétez à 10 ml avec de l'*acétone R*.

Solution témoin (b). Dissolvez 20 mg de *dipalmitate de chloramphénicol SCR* dans de l'*acétone R* et complétez à 10 ml avec le même solvant. Prélevez 1 ml de cette solution et complétez à 10 ml avec de l'*acétone R*.

Solution témoin (c). Dissolvez 5 mg de *chloramphénicol SCR* dans de l'*acétone R* et complétez à 10 ml avec le même solvant. Prélevez 1 ml de cette solution et complétez à 10 ml avec de l'*acétone R*.

Déposez sur la plaque 10 µl de chaque solution. Développez sur un parcours de 15 cm avec un mélange de 10 volumes de *méthanol R*, de 40 volumes de *chloroforme R* et de 50 volumes de *cyclohexane R*. Laissez sécher la plaque à l'air. Examinez en lumière ultraviolette à 254 nm. S'il apparaît une tache correspondant à l'isomère du palmitate de chloramphénicol et une tache correspondant au dipalmitate de chloramphénicol dans le chromatogramme obtenu avec la solution à examiner, elles ne sont pas plus intenses que la tache correspondante des chromatogrammes obtenus respectivement avec les solutions témoins (a) et (b) (2,0 pour cent). S'il apparaît d'autres taches que la tache principale et que les taches correspondant respectivement à l'isomère du palmitate de chloramphénicol et au dipalmitate de chloramphénicol, aucune d'entre elles n'est plus intense que la tache principale du chromatogramme obtenu avec la solution témoin (c) (0,5 pour cent).

Perte à la dessiccation (*2.2.32*). Déterminée sous une pression ne dépassant pas 0,1 kPa sur du *pentoxyde de diphosphore R* à 80 °C pendant 3 h sur 1,000 g de palmitate de chloramphénicol, la perte à la dessiccation n'est pas supérieure à 0,5 pour cent.

Cendres sulfuriques (*2.4.14*). Déterminé sur 1,0 g de palmitate de chloramphénicol, le taux des cendres sulfuriques n'est pas supérieur à 0,1 pour cent.

DOSAGE

Dissolvez 90,0 mg de palmitate de chloramphénicol dans de l'*alcool R* et complétez à 100,0 ml avec le même solvant. Prélevez 10,0 ml de cette solution et complétez à 250,0 ml avec de l'*alcool R*. Mesurez l'absorbance (*2.2.25*) de la solution au maximum d'absorption à 271 nm.

Calculez la teneur en $C_{27}H_{42}Cl_2N_2O_6$ en prenant 178 comme valeur de l'absorbance spécifique.

CONSERVATION

A l'abri de la lumière.

IMPURETÉS

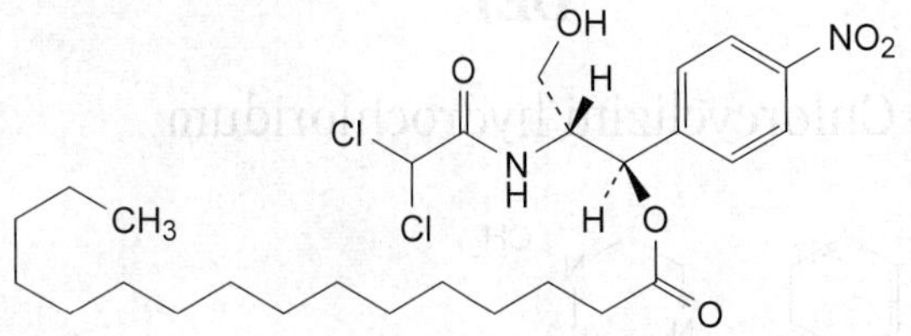

A. hexadécanoate de (1*R*,2*R*)-2-[(dichloroacétyl)amino]-3-hydroxy-1-(4-nitrophényl)propyle (isomère du palmitate de chloramphénicol),

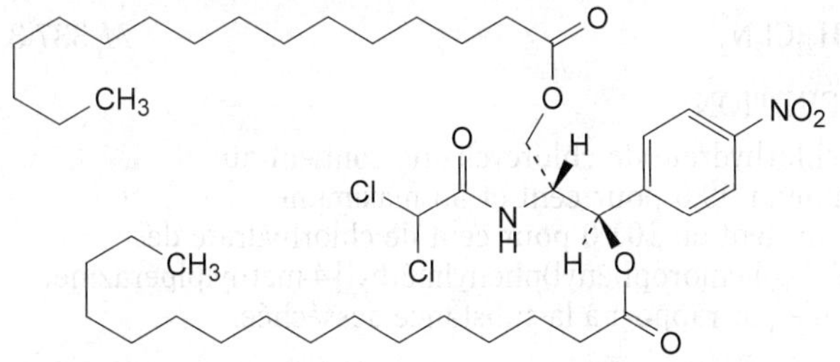

B. bishexadécanoate de (1*R*,2*R*)-2-[(dichloroacétyl)amino]-1-(4-nitrophényl)propane-1,3-diyle (dipalmitate de chloramphénicol).

01/2002:0709

CHLORAMPHÉNICOL (SUCCINATE SODIQUE DE)

Chloramphenicoli natrii succinas

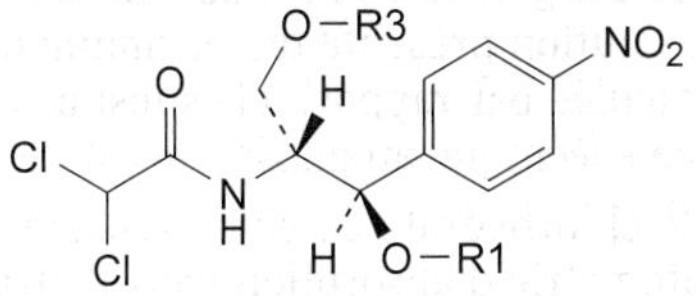

isomère 1: R1 = CO-CH_2-CH_2-CO_2Na, R3 = H

isomère 3: R1 = H, R3 = CO-CH_2-CH_2-CO_2Na

$C_{15}H_{15}Cl_2N_2NaO_8$ M_r 445,2

DÉFINITION

Le succinate sodique de chloramphénicol est un mélange en quantité variable d'isomère 3, butanedioate de (2*R*,3*R*)-2-[(dichloroacétyl)amino]-3-hydroxy-3-(4-nitrophényl)propyle et de sodium et d'isomère 1, butanedioate de (1*R*,2*R*)-2-[(dichloroacétyl)amino]-3-hydroxy-1-(4-nitrophényl)propyle et de sodium. Il contient au minimum 98,0 pour cent et au maximum l'équivalent de 102,0 pour cent de $C_{15}H_{15}Cl_2N_2NaO_8$, calculé par rapport à la substance anhydre.

CARACTÈRES

Poudre blanche ou blanc-jaune, hygroscopique, très soluble dans l'eau, facilement soluble dans l'alcool, pratiquement insoluble dans l'éther.

IDENTIFICATION

A. Opérez par chromatographie sur couche mince (*2.2.27*) en utilisant une plaque recouverte de *gel de silice GF_{254} R*.

Solution à examiner. Dissolvez 20 mg de succinate sodique de chloramphénicol dans 2 ml d'*acétone R*.

Solution témoin (a). Dissolvez 20 mg de *succinate sodique de chloramphénicol SCR* dans 2 ml d'*acétone R*.

Solution témoin (b). Dissolvez 20 mg de *chloramphénicol SCR* dans 2 ml d'*acétone R*.

Déposez séparément sur la plaque 2 µl de chaque solution. Développez sur un parcours de 15 cm avec un mélange de 1 volume d'*acide acétique dilué R*, de 14 volumes de *méthanol R* et de 85 volumes de *chloroforme R*. Laissez sécher la plaque à l'air et examinez en lumière ultraviolette à 254 nm. Les 2 taches principales du chromatogramme obtenu avec la solution à examiner sont semblables quant à leur position et leurs dimensions à celles du chromatogramme obtenu avec la solution témoin (a) et leur position est différente de celle de la tache principale du chromatogramme obtenu avec la solution témoin (b).

B. Dissolvez 10 mg environ de succinate sodique de chloramphénicol dans 1 ml d'*alcool à 50 pour cent V/V R*. Ajoutez 3 ml d'une solution de *chlorure de calcium R* à 10 g/l et 50 mg de *poudre de zinc R*. Chauffez au bain-marie pendant 10 min, puis filtrez la solution chaude et laissez refroidir. Ajoutez 0,1 ml de *chlorure de benzoyle R* et agitez pendant 1 min. Ajoutez 0,5 ml de *solution de chlorure ferrique R1* et 2 ml de *chloroforme R*, puis agitez. La couche supérieure est colorée en rouge-violet clair à pourpre.

C. Dissolvez 50 mg de succinate sodique de chloramphénicol dans 1 ml de *pyridine R*. Ajoutez 0,5 ml de *solution diluée d'hydroxyde de sodium R* et 1,5 ml d'*eau R*. Chauffez au bain-marie pendant 3 min. Il se développe une coloration rouge. Ajoutez 2 ml d'*acide nitrique R* et refroidissez sous l'eau courante. Ajoutez 1 ml de *nitrate d'argent 0,1 M*. Il se forme lentement un précipité blanc.

D. Le succinate sodique de chloramphénicol donne la réaction (a) du sodium (*2.3.1*).

ESSAI

Détermination du pH (*2.2.3*). Dissolvez 2,50 g de succinate sodique de chloramphénicol dans de l'*eau exempte de dioxyde de carbone R* et complétez à 10 ml avec le même solvant. Le pH de la solution est de 6,4 à 7,0.

Pouvoir rotatoire spécifique (*2.2.7*). Dissolvez 0,50 g de succinate sodique de chloramphénicol dans de l'*eau R* et complétez à 10,0 ml avec le même solvant. Le pouvoir rotatoire spécifique est de + 5,0 à + 8,0, calculé par rapport à la substance anhydre.

Chloramphénicol et disuccinate de chloramphénicol disodique. Opérez par chromatographie liquide (*2.2.29*).

Solution à examiner. Dissolvez 25,0 mg de succinate sodique de chloramphénicol dans la phase mobile et complétez à 100,0 ml avec la phase mobile.

Solution témoin (a). Dissolvez 10,0 mg de *chloramphénicol SCR* dans la phase mobile et complétez à 100,0 ml avec la phase mobile (*solution a'*). Prélevez 5,0 ml de cette solution et complétez à 100,0 ml avec la phase mobile.

Solution témoin (b). Dissolvez 10,0 mg de *disuccinate de chloramphénicol disodique SCR* dans la phase mobile et complétez à 100,0 ml avec la phase mobile (*solution b'*). Prélevez 5,0 ml de cette solution et complétez à 100,0 ml avec la phase mobile.

Solution témoin (c). Dissolvez 25 mg de succinate sodique de chloramphénicol dans la phase mobile, ajoutez 5 ml de solution (a') et 5 ml de solution (b') et complétez à 100 ml avec la phase mobile.

La chromatographie peut être réalisée en utilisant :

- une colonne d'une longueur de 0,25 m et d'un diamètre intérieur de 4,6 mm, remplie de *gel de silice octadécylsilylé pour chromatographie R* (5 µm),
- comme phase mobile, à un débit de 1,0 ml/min, un mélange de 5 volumes d'une solution d'*acide phosphorique R* à 20 g/l, de 40 volumes de *méthanol R* et de 55 volumes d'*eau R*,
- comme détecteur, un spectrophotomètre réglé à 275 nm,
- un injecteur muni d'une boucle à volume fixe de 20 µl.

Injectez la solution à examiner et chacune des solutions témoins. L'essai n'est valable que si dans le chromatogramme obtenu avec la solution témoin (c), les 2 pics correspondant aux pics des chromatogrammes obtenus avec les solutions témoins (a) et (b) sont nettement séparés des pics correspondant aux 2 pics principaux du chromatogramme obtenu avec la solution à examiner. Si nécessaire, ajustez la concentration en méthanol de la phase mobile.

S'il apparaît, dans le chromatogramme obtenu avec la solution à examiner, un pic correspondant au chloramphénicol, sa surface n'est pas supérieure à celle du pic principal du chromatogramme obtenu avec la solution témoin (a) (2,0 pour cent). S'il apparaît, dans le chromatogramme obtenu avec la solution à examiner, un pic correspondant au disuccinate de chloramphénicol disodique, sa surface n'est pas supérieure à celle du pic principal du chromatogramme obtenu avec la solution témoin (b) (2,0 pour cent).

Teneur en eau (*2.5.12*). Déterminée par semi-microdosage sur 0,500 g de succinate sodique de chloramphénicol, la teneur en eau n'est pas supérieure à 2,0 pour cent.

Stérilité (*2.6.1*). Le succinate sodique de chloramphénicol destiné à la préparation de formes pharmaceutiques administrées par voie parentérale sans autre procédé approprié de stérilisation satisfait également à l'essai de stérilité.

Pyrogènes (*2.6.8*). Le succinate sodique de chloramphénicol destiné à la préparation de formes pharmaceutiques administrées par voie parentérale sans autre procédé approprié d'élimination des pyrogènes satisfait également à l'essai des pyrogènes. Injectez à chaque lapin, par kilogramme de masse corporelle, 2,5 ml d'une solution contenant 2 mg de succinate sodique de chloramphénicol par millilitre d'*eau pour préparations injectables R*.

DOSAGE

Dissolvez 0,200 g de succinate sodique de chloramphénicol dans de l'*eau R* et complétez à 500,0 ml avec le même solvant. Prélevez 5,0 ml de solution et complétez à 100,0 ml avec de l'*eau R*. Mesurez l'absorbance (*2.2.25*) au maximum à 276 nm.

Calculez la teneur en $C_{15}H_{15}Cl_2N_2NaO_8$ en prenant 220 comme valeur de l'absorbance spécifique.

CONSERVATION

En récipient étanche, à l'abri de la lumière. Si la substance est stérile, elle est conservée en récipient stérile, étanche, à fermeture inviolable, à l'abri de la lumière.

ÉTIQUETAGE

L'étiquette indique :

- dans les cas appropriés, que la substance est stérile,
- dans les cas appropriés, que la substance est apyrogène.

01/2002:1086

CHLORCYCLIZINE (CHLORHYDRATE DE)

Chlorcyclizini hydrochloridum

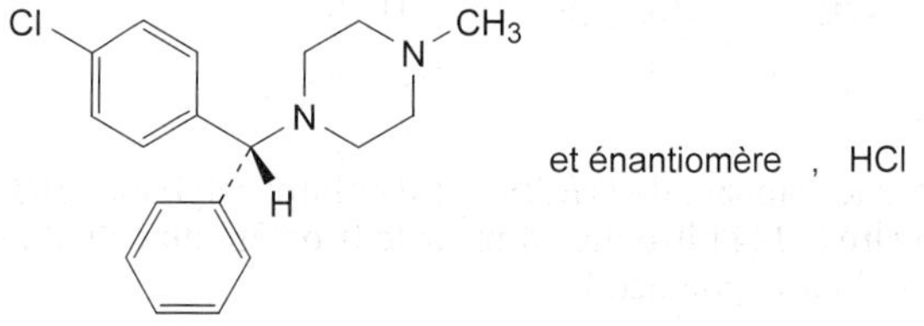

$C_{18}H_{22}Cl_2N_2$ M_r 337,3

DÉFINITION

Le chlorhydrate de chlorcyclizine contient au minimum 99,0 pour cent et au maximum l'équivalent de 101,0 pour cent de chlorhydrate de (*RS*)-1-[(4-chlorophényl)phénylméthyl]-4-méthylpipérazine, calculé par rapport à la substance desséchée.

CARACTÈRES

Poudre cristalline, blanche, facilement soluble dans l'eau et dans le chlorure de méthylène, soluble dans l'alcool, pratiquement insoluble dans l'éther.

IDENTIFICATION

Première identification : B, D.

Seconde identification : A, C, D.

A. Dissolvez 10,0 mg de chlorhydrate de chlorcyclizine dans une solution d'*acide sulfurique R* à 5 g/l et complétez à 100,0 ml avec la même solution. Prélevez 10,0 ml de solution et complétez à 100,0 ml avec une solution d'*acide sulfurique R* à 5 g/l. Examinée de 215 nm à 300 nm (*2.2.25*), la solution présente un maximum d'absorption à 231 nm. Calculée par rapport à la substance desséchée, l'absorbance spécifique au maximum est de 475 à 525.

B. Examinez le chlorhydrate de chlorcyclizine par spectrophotométrie d'absorption dans l'infrarouge (*2.2.24*), en comparant avec le spectre obtenu avec le *chlorhydrate de chlorcyclizine SCR*. Examinez les substances sous forme de pastilles.

C. Examinez les chromatogrammes obtenus dans l'essai des substances apparentées (voir Essai). La tache principale du chromatogramme obtenu avec la solution à examiner (b) est semblable quant à sa position et ses dimensions à la tache principale du chromatogramme obtenu avec la solution témoin (a).

D. Le chlorhydrate de chlorcyclizine donne la réaction (a) des chlorures (*2.3.1*).

ESSAI

Aspect de la solution. Dissolvez 0,5 g de chlorhydrate de chlorcyclizine dans de l'*eau R* et complétez à 10 ml avec le même solvant. La solution est limpide (*2.2.1*) et incolore (*2.2.2, Procédé II*).

Détermination du pH (*2.2.3*). Dissolvez 0,10 g de chlorhydrate de chlorcyclizine dans de l'*eau exempte de dioxyde de carbone R* et complétez à 10 ml avec le même solvant. Le pH de la solution est de 5,0 à 6,0.

Substances apparentées. Opérez par chromatographie sur couche mince (*2.2.27*) en utilisant une plaque recouverte d'un gel de silice approprié.

Solution à examiner (a). Dissolvez 0,20 g de chlorhydrate de chlorcyclizine dans du *méthanol R* et complétez à 10 ml avec le même solvant.

Solution à examiner (b). Prélevez 5 ml de solution à examiner (a) et complétez à 100 ml avec du *méthanol R.*

Solution témoin (a). Dissolvez 10 mg de *chlorhydrate de chlorcyclizine SCR* dans du *méthanol R* et complétez à 10 ml avec le même solvant.

Solution témoin (b). Dissolvez 5 mg de *méthylpipérazine R* dans du *méthanol R* et complétez à 50 ml avec le même solvant.

Solution témoin (c). Prélevez 1 ml de solution à examiner (b) et complétez à 25 ml avec du *méthanol R.*

Solution témoin (d). Dissolvez 10 mg de *chlorhydrate d'hydroxyzine SCR* et 10 mg de *chlorhydrate de chlorcyclizine SCR* dans du *méthanol R* et complétez à 10 ml avec le même solvant.

Déposez séparément sur la plaque 10 µl de chaque solution. Développez sur un parcours de 15 cm avec un mélange de 2 volumes d'*ammoniaque concentrée R,* de 13 volumes de *méthanol R* et de 85 volumes de *chlorure de méthylène R.* Laissez sécher la plaque à l'air. Exposez la plaque aux vapeurs d'iode pendant 10 min. S'il apparaît une tache correspondant à la méthylpipérazine dans le chromatogramme obtenu avec la solution à examiner (a), elle n'est pas plus intense que la tache du chromatogramme obtenu avec la solution témoin (b) (0,5 pour cent). S'il apparaît d'autres taches que la tache principale et la tache correspondant à la méthylpipérazine dans le chromatogramme obtenu avec la solution à examiner (a), aucune d'entre elles n'est plus intense que la tache du chromatogramme obtenu avec la solution témoin (c) (0,2 pour cent). L'essai n'est valable que si le chromatogramme obtenu avec la solution témoin (d) présente 2 taches nettement séparées.

Perte à la dessiccation (*2.2.32*). Déterminée à l'étuve à 130 °C sur 1,000 g de chlorhydrate de chlorcyclizine, la perte à la dessiccation n'est pas supérieure à 1,0 pour cent.

Cendres sulfuriques (*2.4.14*). Déterminé sur 1,0 g de chlorhydrate de chlorcyclizine, le taux des cendres sulfuriques n'est pas supérieur à 0,1 pour cent.

DOSAGE

Dissolvez 0,200 g de chlorhydrate de chlorcyclizine dans un mélange de 1 ml d'*acide chlorhydrique 0,1 M* et de 50 ml de *méthanol R.* Titrez par l'*hydroxyde de sodium 0,1 M* et tracez la courbe potentiométrique (*2.2.20*). Mesurez le volume d'*hydroxyde de sodium 0,1 M* utilisé entre les 2 points d'inflexion.

1 ml d'*hydroxyde de sodium 0,1 M* correspond à 33,73 mg de $C_{18}H_{22}Cl_2N_2$.

CONSERVATION

A l'abri de la lumière.

IMPURETÉS

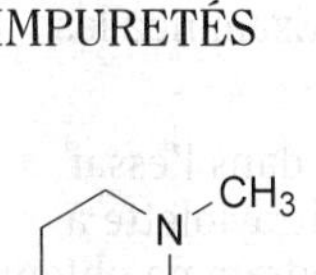

A. *N*-méthylpipérazine.

01/2002:0656

CHLORDIAZÉPOXIDE

Chlordiazepoxidum

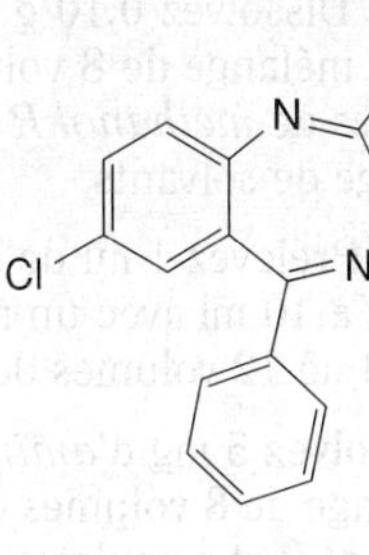

$C_{16}H_{14}ClN_3O$ M_r 299,8

DÉFINITION

Le chlordiazépoxide contient au minimum 99,0 pour cent et au maximum l'équivalent de 101,0 pour cent de 7-chloro-*N*-méthyl-5-phényl-3*H*-1,4-benzodiazepin-2-amine 4-oxyde, calculé par rapport à la substance desséchée.

CARACTÈRES

Poudre cristalline, sensiblement blanche à jaune clair, pratiquement insoluble dans l'eau, assez soluble dans l'alcool, peu soluble dans l'éther.

IDENTIFICATION

Première identification : C.

Seconde identification : A, B, D, E.

A. Le point de fusion (*2.2.14*) du chlordiazépoxide est de 240 °C à 244 °C.

B. *Préparez les solutions à l'abri d'une lumière vive immédiatement avant l'emploi.*

Dissolvez 10,0 mg de chlordiazépoxide dans de l'*acide chlorhydrique 0,1 M* et complétez à 200,0 ml avec le même acide. Prélevez 10,0 ml de cette solution et complétez à 100,0 ml avec de l'*acide chlorhydrique 0,1 M.* Examinée de 230 nm à 320 nm (*2.2.25*), la solution présente 2 maximums d'absorption à 246 nm et à 308 nm respectivement. Les absorbances spécifiques à ces maximums sont respectivement de 1120 à 1190 et de 316 à 336.

C. Examinez le chlordiazépoxide par spectrophotométrie d'absorption dans l'infrarouge (*2.2.24*), en comparant avec le spectre obtenu avec le *chlordiazépoxide SCR.* Examinez les substances sous forme de pastilles.

D. Examinez les chromatogrammes obtenus dans l'essai des substances apparentées en lumière ultraviolette à 254 nm. La tache principale du chromatogramme obtenu avec la solution à examiner (b) est semblable quant à sa position et ses dimensions à la tache principale du chromatogramme obtenu avec la solution témoin (b).

E. Dissolvez 20 mg environ de chlordiazépoxide dans un mélange de 5 ml d'*acide chlorhydrique R* et de 10 ml d'*eau R.* Chauffez à ébullition pendant 5 min, puis refroidissez et ajoutez 2 ml d'une solution de *nitrite de sodium R* à 1 g/l. Laissez reposer pendant 1 min et ajoutez 1 ml d'une solution d'*acide sulfamique R* à 5 g/l, puis mélangez. Laissez reposer pendant 1 min et ajoutez 1 ml d'une solution de *dichlorhydrate de naphtyléthylènediamine R* à 1 g/l. Il apparaît une coloration violet-rouge.

ESSAI

Substances apparentées. *Effectuez l'essai à l'abri d'une lumière vive et préparez les solutions immédiatement avant l'emploi.*

Opérez par chromatographie sur couche mince (*2.2.27*) en utilisant une plaque recouverte de *gel de silice GF_{254} R*.

Solution à examiner (a). Dissolvez 0,10 g de chlordiazépoxide dans un mélange de 8 volumes de *toluène R* et de 12 volumes de *méthanol R* et complétez à 5 ml avec le même mélange de solvants.

Solution à examiner (b). Prélevez 1 ml de solution à examiner (a) et complétez à 10 ml avec un mélange de 8 volumes de *toluène R* et de 12 volumes de *méthanol R*.

Solution témoin (a). Dissolvez 5 mg d'*aminochlorobenzophénone R* dans un mélange de 8 volumes de *toluène R* et de 12 volumes de *méthanol R* et complétez à 100 ml avec le même mélange de solvants.

Solution témoin (b). Dissolvez 20 mg de *chlordiazépoxide SCR* dans un mélange de 8 volumes de *toluène R* et de 12 volumes de *méthanol R* et complétez à 10 ml avec le même mélange de solvants.

Solution témoin (c). Prélevez 0,5 ml de solution à examiner (a) et complétez à 100 ml avec un mélange de 8 volumes de *toluène R* et de 12 volumes de *méthanol R*.

Déposez séparément sur la plaque 5 µl de solution témoin (a), 5 µl de solution témoin (b), 5 µl de solution témoin (c) et 5 µl de solution à examiner (b). Sur un cinquième point de départ, déposez 5 fois 5 µl de solution à examiner (a), en laissant sécher entre chaque dépôt. Développez sur un parcours de 15 cm avec un mélange de 1 volume d'*eau R*, de 4 volumes de *diéthylamine R*, de 10 volumes d'*alcool R*, de 15 volumes d'*acétate d'éthyle R* et de 70 volumes de *toluène R*. Laissez sécher la plaque à l'air. Examinez en lumière ultraviolette à 254 nm. S'il apparaît d'autres taches que la tache principale dans le chromatogramme obtenu avec la solution à examiner (a), aucune d'entre elles n'est plus intense que la tache du chromatogramme obtenu avec la solution témoin (c) (0,1 pour cent). Pulvérisez une solution récemment préparée de *nitrite de sodium R* à 10 g/l dans l'*acide chlorhydrique 1 M* (10 ml environ). Faites sécher la plaque dans un courant d'air frais. Pulvérisez ensuite une solution de *dichlorhydrate de naphtyléthylènediamine R* à 4 g/l dans l'*alcool R*. S'il apparaît une tache violette correspondant à l'aminochlorobenzophénone dans le chromatogramme obtenu avec la solution à examiner (a), elle n'est pas plus intense que la tache du chromatogramme obtenu avec la solution témoin (a) (0,05 pour cent).

Métaux lourds (*2.4.8*). 1,0 g de chlordiazépoxide satisfait à l'essai limite C des métaux lourds (20 ppm). Préparez le témoin avec 2 ml de *solution à 10 ppm de plomb (Pb) R*.

Perte à la dessiccation (*2.2.32*). Déterminée à l'étuve à 100-105 °C sur 1,000 g de chlordiazépoxide, la perte à la dessiccation n'est pas supérieure à 0,5 pour cent.

Cendres sulfuriques (*2.4.14*). Déterminé sur 1,0 g de chlordiazépoxide, le taux des cendres sulfuriques n'est pas supérieur à 0,1 pour cent.

DOSAGE

Dissolvez, en chauffant si nécessaire, 0,2500 g de chlordiazépoxide dans 80 ml d'*acide acétique anhydre R*. Titrez par l'*acide perchlorique 0,1 M*. Déterminez le point de fin de titrage par potentiométrie (*2.2.20*).

1 ml d'*acide perchlorique 0,1 M* correspond à 29,98 mg de $C_{16}H_{14}ClN_3O$.

CONSERVATION

A l'abri de la lumière.

01/2002:0474

CHLORDIAZÉPOXIDE (CHLORHYDRATE DE)

Chlordiazepoxidi hydrochloridum

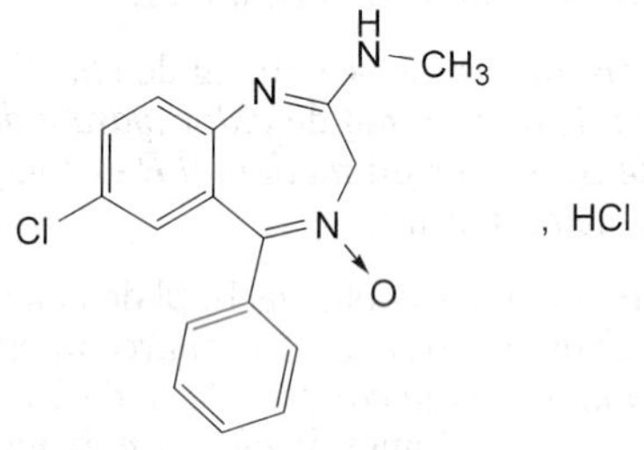

$C_{16}H_{15}Cl_2N_3O$ M_r 336,2

DÉFINITION

Le chlorhydrate de chlordiazépoxide contient au minimum 99,0 pour cent et au maximum l'équivalent de 101,0 pour cent de chlorhydrate de 7-chloro-*N*-méthyl-5-phényl-3*H*-1,4-benzodiazépin-2-amine 4-oxyde, calculé par rapport à la substance desséchée.

CARACTÈRES

Poudre cristalline blanche ou faiblement jaunâtre, soluble dans l'eau, assez soluble dans l'alcool, pratiquement insoluble dans l'éther.

Le chlorhydrate de chlordiazépoxide fond en se décomposant vers 216 °C.

IDENTIFICATION

Première identification : B, E.

Seconde identification : A, C, D, E.

A. *Préparez les solutions à l'abri d'une lumière vive immédiatement avant l'emploi.* Dissolvez 10,0 mg de chlorhydrate de chlordiazépoxide dans de l'*acide chlorhydrique 0,1 M* et complétez à 200,0 ml avec le même acide. Prélevez 10,0 ml de cette solution et complétez à 100,0 ml avec de l'*acide chlorhydrique 0,1 M*. Examinée de 230 nm à 320 nm (*2.2.25*), la solution présente 2 maximums d'absorption respectivement à 246 nm et à 309 nm. Déterminée au maximum à 246 nm, l'absorbance spécifique est de 996 à 1058. Déterminée au maximum à 309 nm, elle est de 280 à 298.

B. Examinez le chlorhydrate de chlordiazépoxide par spectrophotométrie d'absorption dans l'infrarouge (*2.2.24*), en comparant avec le spectre obtenu avec le *chlorhydrate de chlordiazépoxide SCR*. Examinez les substances sous forme de pastilles.

C. Examinez les chromatogrammes obtenus dans l'essai des substances apparentées en lumière ultraviolette à 254 nm. La tache principale du chromatogramme obtenu avec la solution à examiner (b) est semblable quant à sa position et ses dimensions à la tache principale du chromatogramme obtenu avec la solution témoin (b).

D. Dissolvez 20 mg environ de chlorhydrate de chlordiazépoxide dans un mélange de 5 ml d'*acide chlorhydrique R* et de 10 ml d'*eau R*. Chauffez à ébullition pendant 5 min, puis refroidissez et ajoutez 2 ml d'une solution de *nitrite de sodium R* à 1 g/l. Laissez reposer pendant 1 min et ajoutez 1 ml d'une solution d'*acide sulfamique R* à 5 g/l, puis mélangez. Laissez reposer pendant 1 min et ajoutez 1 ml d'une solution de *dichlorhydrate de naphtyléthylènediamine R* à 1 g/l. Il apparaît une coloration rouge-violet.

E. Dissolvez 50 mg de chlorhydrate de chlordiazépoxide dans 5 ml d'*eau R*. Ajoutez 1 ml d'*ammoniaque diluée R1*, mélangez, laissez reposer pendant 5 min et filtrez. Acidifiez le filtrat par de l'*acide nitrique dilué R*. La solution donne la réaction (a) des chlorures (*2.3.1*).

ESSAI

Solution S. Dissolvez 2,5 g de chlorhydrate de chlordiazépoxide dans de l'*eau exempte de dioxyde de carbone R* et complétez à 25 ml avec le même solvant.

Aspect de la solution. La solution S est limpide (*2.2.1*) et n'est pas plus fortement colorée que la solution témoin JV_6 (*2.2.2, Procédé II*).

Substances apparentées. *Effectuez l'essai à l'abri d'une lumière vive et préparez les solutions immédiatement avant l'emploi.*

Opérez par chromatographie sur couche mince (*2.2.27*) en utilisant une plaque recouverte de *gel de silice* GF_{254} *R*.

Solution à examiner (a). Dissolvez 0,1 g de chlorhydrate de chlordiazépoxide dans un mélange de 3 volumes d'*ammoniaque diluée R1* et de 97 volumes de *méthanol R*, puis complétez à 5 ml avec le même mélange de solvants.

Solution à examiner (b). Prélevez 1 ml de solution à examiner (a) et complétez à 10 ml avec du *méthanol R*.

Solution témoin (a). Dissolvez 10 mg d'*aminochlorobenzophénone R* dans du *méthanol R* et complétez à 100 ml avec le même solvant.

Solution témoin (b). Dissolvez 20 mg de *chlorhydrate de chlordiazépoxide SCR* dans un mélange de 3 volumes d'*ammoniaque diluée R1* et de 97 volumes de *méthanol R* et complétez à 10 ml avec le même mélange de solvants.

Solution témoin (c). Prélevez 0,5 ml de solution à examiner (a) et complétez à 100 ml avec du *méthanol R*.

Déposez sur un premier point de départ 5 µl de solution témoin (a), sur un deuxième point de départ, 5 fois 5 µl de solution à examiner (a), en laissant sécher entre chaque dépôt, sur un troisième point de départ, 5 µl de solution témoin (c), sur un quatrième point de départ, 5 µl de solution à examiner (b) et sur un cinquième point de départ, 5 µl de solution témoin (b). Développez sur un parcours de 15 cm avec un mélange de 1 volume d'*ammoniaque concentrée R*, de 14 volumes de *méthanol R* et de 85 volumes de *chloroforme R*. Laissez sécher la plaque à l'air. Examinez en lumière ultraviolette à 254 nm. S'il apparaît d'autres taches que la tache principale dans le chromatogramme obtenu avec la solution à examiner (a), aucune d'entre elles n'est plus intense que la tache du chromatogramme obtenu avec la solution témoin (c) (0,1 pour cent). Pulvérisez une solution récemment préparée de *nitrite de sodium R* à 10 g/l dans l'*acide chlorhydrique 1 M* (10 ml environ). Faites sécher la plaque dans un courant d'air frais. Pulvérisez ensuite une solution de *dichlorhydrate de naphtyléthylènediamine R* à 4 g/l dans l'*alcool R*. S'il apparaît une tache violette correspondant à l'aminochlorobenzophénone dans le chromatogramme obtenu avec la solution à examiner (a), elle n'est pas plus intense que la tache du chromatogramme obtenu avec la solution témoin (a) (0,1 pour cent).

Métaux lourds (*2.4.8*). 1,0 g de chlorhydrate de chlordiazépoxide satisfait à l'essai limite C des métaux lourds (20 ppm). Préparez le témoin avec 2 ml de *solution à 10 ppm de plomb (Pb) R*.

Perte à la dessiccation (*2.2.32*). Déterminée sous vide à 60 °C pendant 4 h sur 1,000 g de chlorhydrate de chlordiazépoxide, la perte à la dessiccation n'est pas supérieure à 0,5 pour cent.

Cendres sulfuriques (*2.4.14*). Déterminé sur 1,0 g de chlorhydrate de chlordiazépoxide, le taux des cendres sulfuriques n'est pas supérieur à 0,1 pour cent.

DOSAGE

Dissolvez, en chauffant si nécessaire, 0,250 g de chlorhydrate de chlordiazépoxide dans 80 ml d'*acide acétique anhydre R*. Refroidissez et ajoutez 10 ml de *solution d'acétate mercurique R*. Titrez par l'*acide perchlorique 0,1 M*. Déterminez le point de fin de titrage par potentiométrie (*2.2.20*).

1 ml d'*acide perchlorique 0,1 M* correspond à 33,62 mg de $C_{16}H_{15}Cl_2N_3O$.

CONSERVATION

A l'abri de la lumière.

01/2002:0657

CHLORHEXIDINE (DIACÉTATE DE)

Chlorhexidini diacetas

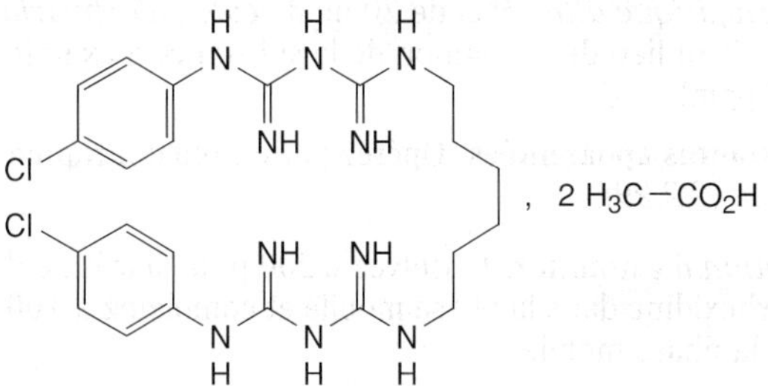

$C_{26}H_{38}Cl_2N_{10}O_4$ M_r 625,6

DÉFINITION

Le diacétate de chlorhexidine contient au minimum 98,0 pour cent et au maximum l'équivalent de 101,0 pour cent du diacétate de 1,1′-(hexane-1,6-diyl)bis[5-(4-chlorophényl)biguanide], calculé par rapport à la substance desséchée.

CARACTÈRES

Poudre microcristalline blanche ou sensiblement blanche, assez soluble dans l'eau, soluble dans l'alcool, peu soluble dans le glycérol et dans le propylèneglycol.

IDENTIFICATION

Première identification : A.

Seconde identification : B, C, D.

A. Examinez le diacétate de chlorhexidine par spectrophotométrie d'absorption dans l'infrarouge (*2.2.24*), en comparant avec le spectre obtenu avec le *diacétate de chlorhexidine SCR*.

B. Dissolvez 5 mg environ de diacétate de chlorhexidine dans 5 ml d'une solution chaude de *cétrimide R* à 10 g/l. Ajoutez 1 ml de *solution concentrée d'hydroxyde de sodium R* et 1 ml d'*eau de brome R*. Il apparaît une coloration rouge foncé.

C. Dissolvez 0,3 g de diacétate de chlorhexidine dans 10 ml d'un mélange à volumes égaux d'*acide chlorhydrique R* et d'*eau R*. Ajoutez 40 ml d'*eau R*, filtrez si nécessaire et refroidissez dans de l'eau glacée. Ajoutez, goutte à goutte et en agitant, de la *solution concentrée d'hydroxyde de sodium R* jusqu'à ce que la solution soit alcaline au *papier au jaune titane R*. Ajoutez 1 ml de *solution concentrée d'hydroxyde de sodium R* en excès. Filtrez, lavez le précipité avec de l'*eau R* jusqu'à ce que les eaux de lavage ne présentent plus de réaction alcaline. Faites recristalliser dans de l'*alcool à 70 pour cent V/V R*, puis séchez à 100-105 °C. Le point de fusion (*2.2.14*) du résidu est de 132 °C à 136 °C.

D. Le diacétate de chlorhexidine donne la réaction (a) des acétates (*2.3.1*).

ESSAI

Chloraniline. Dissolvez 0,20 g de diacétate de chlorhexidine dans 25 ml d'*eau R* en agitant si nécessaire. Ajoutez 1 ml d'*acide chlorhydrique R* et complétez à 30 ml avec de l'*eau R*. Ajoutez rapidement et successivement, en agitant après chaque addition, 2,5 ml d'*acide chlorhydrique dilué R*, 0,35 ml de *solution de nitrite de sodium R*, 2 ml d'une solution de *sulfamate d'ammonium R* à 50 g/l, 5 ml d'une solution de *dichlorhydrate de naphtyléthylènediamine R* à 1,0 g/l et 1 ml d'*alcool R*, puis complétez à 50,0 ml avec de l'*eau R*. Laissez reposer pendant 30 min. S'il se développe une coloration bleu-rouge, elle n'est pas plus intense que celle d'une solution témoin préparée simultanément et de la même manière en utilisant un mélange de 10,0 ml d'une solution de *chloraniline R* à 0,010 g/l dans de l'*acide chlorhydrique dilué R* et de 20 ml d'*acide chlorhydrique dilué R* au lieu de la solution de la substance à examiner (500 ppm).

Substances apparentées. Opérez par chromatographie liquide (*2.2.29*).

Solution à examiner. Dissolvez 0,200 g de diacétate de chlorhexidine dans la phase mobile et complétez à 100 ml avec la phase mobile.

Solution témoin (a). Dissolvez 15 mg de *chlorhexidine pour essai de validité SCR* dans la phase mobile et complétez à 10,0 ml avec la phase mobile.

Solution témoin (b). Prélevez 2,5 ml de solution à examiner et complétez à 100 ml avec la phase mobile.

Solution témoin (c). Prélevez 2,0 ml de solution témoin (b) et complétez à 10 ml avec la phase mobile. Prélevez 1,0 ml de cette solution et complétez à 10 ml avec la phase mobile.

La chromatographie peut être réalisée en utilisant :

- une colonne d'acier inoxydable d'une longueur de 0,2 m et d'un diamètre intérieur de 4 mm, remplie de *gel de silice octadécylsilylé pour chromatographie R* (5 µm),
- comme phase mobile, à un débit de 1,0 ml/min, une solution de 2,0 g d'*octanesulfonate sodique R* dans un mélange de 120 ml d'*acide acétique glacial R*, de 270 ml d'*eau R* et de 730 ml de *méthanol R*,
- comme détecteur, un spectrophotomètre réglé à 254 nm.

Equilibrez la colonne avec la phase mobile pendant 1 h au moins. Ajustez la sensibilité du système de façon que la hauteur du pic principal du chromatogramme obtenu avec 10 µl de solution témoin (b) représente au moins 50 pour cent de l'échelle totale de l'enregistreur.

Injectez 10 µl de solution témoin (a). L'essai n'est valable que si le chromatogramme obtenu est semblable au chromatogramme type fourni avec la *chlorhexidine pour essai de validité SCR* en ce sens que les pics dus à l'impureté A et à l'impureté B précèdent celui dû à la chlorhexidine. Si nécessaire, ajustez la teneur en acide acétique dans la phase mobile (un accroissement de concentration diminue les temps de rétention).

Injectez séparément 10 µl de solution à examiner, 10 µl de solution témoin (b) et 10 µl de solution témoin (c). Enregistrez les chromatogrammes des solutions témoins (b) et (c) jusqu'à élution du pic dû à la chlorhexidine, et le chromatogramme de la solution à examiner pendant 6 fois le temps de rétention du pic correspondant à la chlorhexidine. S'il apparaît d'autres pics que le pic principal dans le chromatogramme obtenu avec la solution à examiner, la somme de leur surface n'est pas supérieure à la surface du pic principal du chromatogramme obtenu avec la solution témoin (b) (2,5 pour cent). Ne tenez pas compte des pics dont le temps de rétention relatif est inférieur ou égal à 0,25, par rapport à la chlorhexidine ni des pics dont la surface est inférieure à celle du pic principal du chromatogramme obtenu avec la solution témoin (c).

Perte à la dessiccation (*2.2.32*). Déterminée à l'étuve à 100-105 °C sur 1,000 g de diacétate de chlorhexidine, la perte à la dessiccation n'est pas supérieure à 3,5 pour cent.

Cendres sulfuriques (*2.4.14*). Déterminé sur 1,0 g de diacétate de chlorhexidine, le taux des cendres sulfuriques n'est pas supérieur à 0,15 pour cent.

DOSAGE

Dissolvez 0,140 g de diacétate de chlorhexidine dans 100 ml d'*acide acétique anhydre R*. Titrez par l'*acide perchlorique 0,1 M*. Déterminez le point de fin de titrage par potentiométrie (*2.2.20*).

1 ml d'*acide perchlorique 0,1 M* correspond à 15,64 mg de $C_{26}H_{38}Cl_2N_{10}O_4$.

IMPURETÉS

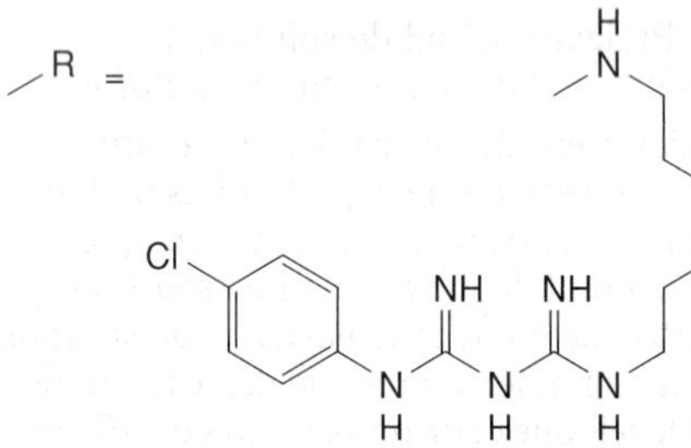

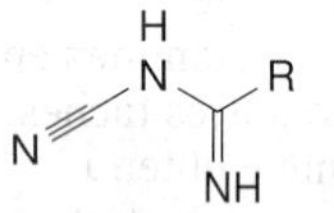

A. 1-(4-chlorophényl)-5-[6-(3-cyanoguanidino)hexyl]biguanide,

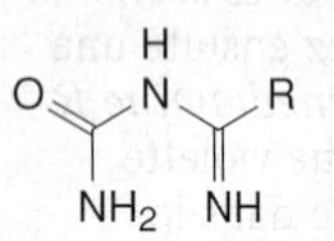

B. [[[6-[5-(4-chlorophényl)guanidino]hexyl]amino]iminométhyl]urée,

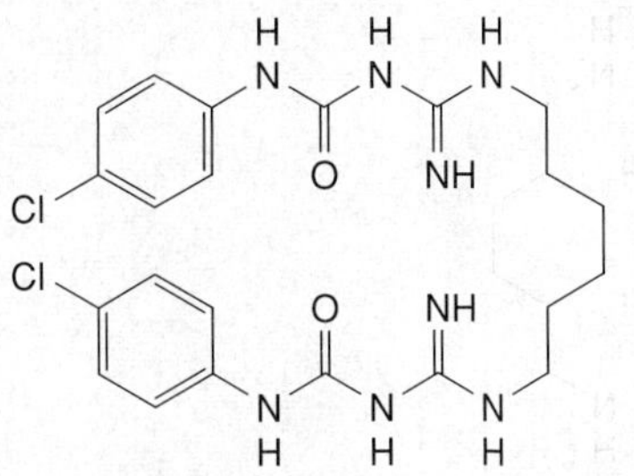

C. 1,1'-[hexane-1,6-diylbis[imino(iminocarbonyl)]]bis[3-(4-chlorophényl)urée],

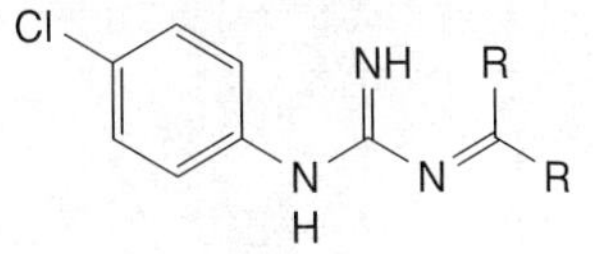

D. 1,1'-[[[[(4-chlorophényl)amino]iminométhyl]imino]méthylène]bis[imino(hexane-1,6-diyl)]]bis[5-(4-chlorophényl)biguanide].

01/2002:0659

CHLORHEXIDINE (DICHLORHYDRATE DE)

Chlorhexidini dihydrochloridum

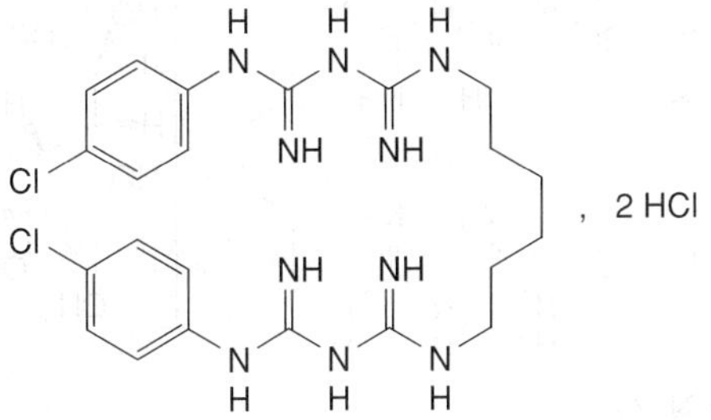

$C_{22}H_{32}Cl_4N_{10}$ M_r 578,4

DÉFINITION

Le dichlorhydrate de chlorhexidine contient au minimum 98,0 pour cent et au maximum l'équivalent de 101,0 pour cent de dichlorhydrate de 1,1'-(hexane-1,6-diyl)bis[5-(4-chlorophényl)biguanide], calculé par rapport à la substance desséchée.

CARACTÈRES

Poudre cristalline blanche ou sensiblement blanche, assez soluble dans l'eau et dans le propylèneglycol, très peu soluble dans l'alcool.

IDENTIFICATION

Première identification : A, D.

Seconde identification : B, C, D.

A. Examinez le dichlorhydrate de chlorhexidine par spectrophotométrie d'absorption dans l'infrarouge (*2.2.24*), en comparant avec le spectre obtenu avec le *dichlorhydrate de chlorhexidine SCR*.

B. Dissolvez 5 mg environ de dichlorhydrate de chlorhexidine dans 5 ml de solution chaude de *cétrimide R* à 10 g/l. Ajoutez 1 ml de *solution concentrée d'hydroxyde de sodium R* et 1 ml d'*eau de brome R*. Il apparaît une coloration rouge foncé.

C. Dissolvez 0,3 g de dichlorhydrate de chlorhexidine dans 10 ml d'un mélange à volumes égaux d'*acide chlorhydrique R* et d'*eau R*. Ajoutez 40 ml d'*eau R*, filtrez si nécessaire et refroidissez dans de l'eau glacée. Ajoutez, goutte à goutte et en agitant, de la *solution concentrée d'hydroxyde de sodium R* jusqu'à ce que la solution soit alcaline au *papier au jaune titane R*. Ajoutez 1 ml de *solution concentrée d'hydroxyde de sodium R* en excès. Filtrez, lavez le précipité avec de l'*eau R* jusqu'à ce que les produits de lavage ne présentent plus de réaction alcaline. Faites recristalliser dans de l'*alcool à 70 pour cent V/V R*, puis séchez à 100-105 °C. Le point de fusion (*2.2.14*) du résidu est de 132 °C à 136 °C.

D. Le dichlorhydrate de chlorhexidine donne la réaction (a) des chlorures (*2.3.1*).

ESSAI

Chloraniline. A 0,20 g de dichlorhydrate de chlorhexidine, ajoutez 1 ml d'*acide chlorhydrique R*, agitez pendant 30 s environ, complétez à 30 ml avec de l'*eau R* et agitez jusqu'à obtention d'une solution limpide. Ajoutez en succession rapide, en agitant après chaque addition, 2,5 ml d'*acide chlorhydrique dilué R*, 0,35 ml de *solution de nitrite de sodium R*, 2 ml d'une solution de *sulfamate d'ammonium R* à 50 g/l, 5 ml d'une solution de *dichlorhydrate de naphtyléthylènediamine R* à 1,0 g/l et 1 ml d'*alcool R*, puis complétez à 50,0 ml avec de l'*eau R*. Laissez reposer pendant 30 min. S'il se développe une coloration bleu-rouge, elle n'est pas plus intense que celle d'une solution témoin préparée simultanément et de la même manière en utilisant un mélange de 10,0 ml d'une solution de *chloraniline R* à 0,010 g/l dans de l'*acide chlorhydrique dilué R* et de 20 ml d'*acide chlorhydrique dilué R* au lieu de la solution de la substance à examiner (500 ppm).

Substances apparentées. Opérez par chromatographie liquide (*2.2.29*).

Solution à examiner. Dissolvez 0,200 g de dichlorhydrate de chlorhexidine dans la phase mobile et complétez à 100 ml avec la phase mobile.

Solution témoin (a). Dissolvez 15 mg de *chlorhexidine pour essai de validité SCR* dans la phase mobile et complétez à 10,0 ml avec la phase mobile.

Solution témoin (b). Prélevez 2,5 ml de solution à examiner et complétez à 100 ml avec la phase mobile.

Solution témoin (c). Prélevez 2,0 ml de solution témoin (b) et complétez à 10 ml avec la phase mobile. Prélevez 1,0 ml de solution et complétez à 10 ml avec la phase mobile.

La chromatographie peut être réalisée en utilisant :

- une colonne d'acier inoxydable d'une longueur de 0,2 m et d'un diamètre intérieur de 4 mm, remplie de *gel de silice octadécylsilylé pour chromatographie R* (5 µm),
- comme phase mobile, à un débit de 1,0 ml/min, une solution de 2,0 g d'*octanesulfonate de sodium R* dans un mélange de 120 ml d'*acide acétique glacial R*, de 270 ml d'*eau R* et de 730 ml de *méthanol R*,
- comme détecteur, un spectrophotomètre réglé à 254 nm.

Equilibrez la colonne avec la phase mobile pendant 1 h au moins. Ajustez la sensibilité du système de façon que la hauteur du pic principal du chromatogramme obtenu avec 10 µl de solution témoin (b) représente au moins 50 pour cent de l'échelle totale de l'enregistreur.

Injectez 10 µl de solution témoin (a). L'essai n'est valable que si le chromatogramme obtenu est semblable au chromatogramme type fourni avec la *chlorhexidine pour essai de validité SCR* en ce sens que les pics dus à l'impureté A et à l'impureté B précèdent celui dû à

Monographies A - C

la chlorhexidine. Si nécessaire, ajustez la teneur en acide acétique de la phase mobile (un accroissement de concentration diminue les temps de rétention).

Injectez 10 µl de solution à examiner, 10 µl de solution témoin (b) et 10 µl de solution témoin (c). Enregistrez les chromatogrammes des solutions témoins (b) et (c) jusqu'à élution du pic dû à la chlorhexidine, et enregistrez le chromatogramme de la solution à examiner pendant 6 fois le temps de rétention du pic dû à la chlorhexidine. S'il apparaît d'autres pics que le pic principal dans le chromatogramme obtenu avec la solution à examiner, la somme de leur surface n'est pas supérieure à la surface du pic principal du chromatogramme obtenu avec la solution témoin (b) (2,5 pour cent). Ne tenez pas compte des pics dont le temps de rétention relatif par rapport à la chlorhexidine est inférieur ou égal à 0,25, ni des pics dont la surface est inférieure à celle du pic principal du chromatogramme obtenu avec la solution témoin (c).

Perte à la dessiccation (*2.2.32*). Déterminée à l'étuve à 100-105 °C sur 1,000 g de dichlorhydrate de chlorhexidine, la perte à la dessiccation n'est pas supérieure à 1,0 pour cent.

Cendres sulfuriques (*2.4.14*). Déterminé sur 1,0 g de dichlorhydrate de chlorhexidine, le taux des cendres sulfuriques n'est pas supérieur à 0,1 pour cent.

DOSAGE

Dissolvez 100,0 mg de dichlorhydrate de chlorhexidine dans 5 ml d'*acide formique anhydre R*, ajoutez 70 ml d'*anhydride acétique R* et titrez par l'*acide perchlorique 0,1 M*. Déterminez le point de fin de titrage par potentiométrie (*2.2.20*).

1 ml d'*acide perchlorique 0,1 M* correspond à 14,46 mg de $C_{22}H_{32}Cl_4N_{10}$.

IMPURETÉS

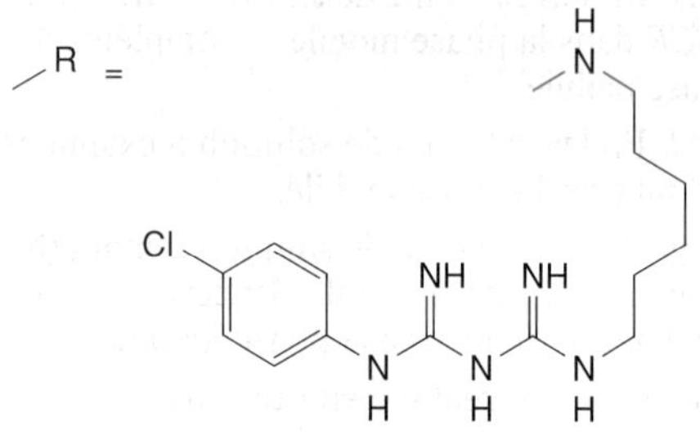

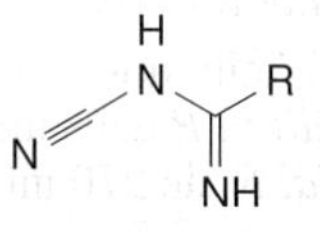

A. 1-(4-chlorophényl)-5-[6-(3-cyanoguanidino)hexyl]biguanide,

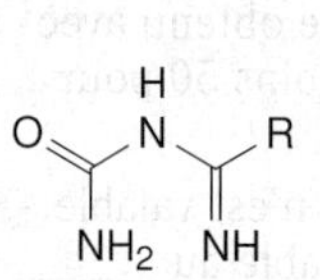

B. [[[6-[5-(4-chlorophényl)guanidino]hexyl]amino]iminométhyl]urée,

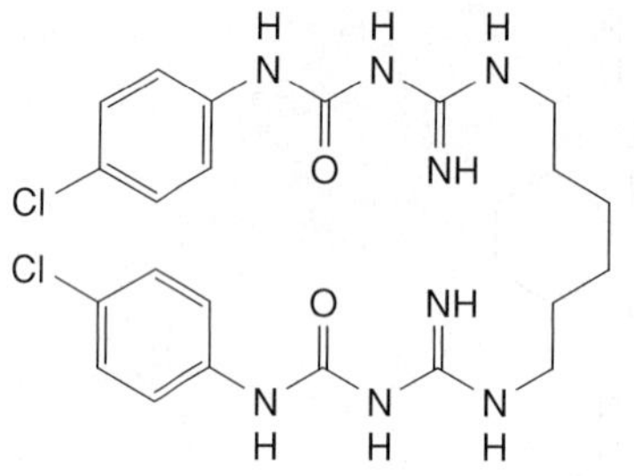

C. 1,1'-[hexane-1,6-diylbis[imino(iminocarbonyl)]]bis[3-(4-chlorophényl)urée],

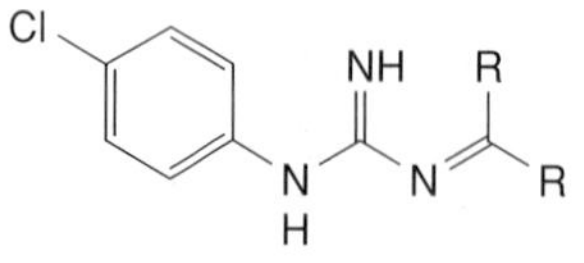

D. 1,1'-[[[[[(4-chlorophényl)amino]iminométhyl]imino]méthylène]bis[imino(hexane-1,6-diyl)]]bis[5-(4-chlorophényl)biguanide].

01/2002:0658

CHLORHEXIDINE (DIGLUCONATE DE), SOLUTION DE

Chlorhexidini digluconatis solutio

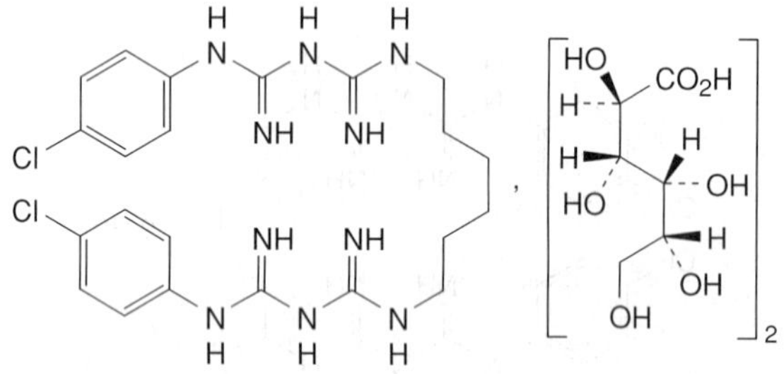

$C_{34}H_{54}Cl_2N_{10}O_{14}$ M_r 898

DÉFINITION

La solution de digluconate de chlorhexidine est une solution aqueuse qui contient au minimum 190 g/l et au maximum 210 g/l de di-D-gluconate de 1,1'-(hexane-1,6-diyl)bis[5-(4-chlorophényl)biguanide].

CARACTÈRES

Liquide pratiquement incolore ou jaune pâle, miscible à l'eau, soluble dans l'acétone et dans l'alcool.

IDENTIFICATION

Première identification : A, B.

Seconde identification : B, C, D.

A. A 1 ml de solution de digluconate de chlorhexidine, ajoutez 40 ml d'*eau R*, refroidissez dans de l'eau glacée et ajoutez, goutte à goutte et en mélangeant, de la *solution concentrée d'hydroxyde de sodium R* jusqu'à ce que la solution soit alcaline au *papier au jaune titane R*. Ajoutez 1 ml de *solution concentrée d'hydroxyde de sodium R* en excès. Filtrez, lavez le précipité à l'*eau R* jusqu'à ce que les eaux de lavage ne présentent plus de réaction alcaline. Faites recristalliser dans de l'*alcool à 70 pour cent V/V R*, puis séchez à 100-105 °C. Examinez le résidu par spectrophotométrie d'absorption dans l'infrarouge (*2.2.24*), en comparant avec le spectre obtenu avec la *chlorhexidine SCR*.

B. Opérez par chromatographie sur couche mince (*2.2.27*) en utilisant une plaque recouverte de *gel de silice G R*.

Solution à examiner. Prélevez 10,0 ml de solution de digluconate de chlorhexidine et complétez à 50 ml avec de l'*eau R*.

Solution témoin. Dissolvez 25 mg de *gluconate de calcium SCR* dans 1 ml d'*eau R*.

Déposez séparément sur la plaque 5 µl de chaque solution. Développez sur un parcours de 10 cm avec un mélange de 10 volumes d'*acétate d'éthyle R*, de 10 volumes d'*ammoniaque concentrée R*, de 30 volumes d'*eau R* et de 50 volumes d'*alcool R*. Faites sécher la plaque à 100 °C pendant 20 min. Laissez refroidir et pulvérisez une solution de *dichromate de potassium R* à 50 g/l dans une solution d'*acide sulfurique R* à 40 pour cent *m/m*. Après 5 min, la tache principale du chromatogramme obtenu avec la solution à examiner est semblable quant à sa position, sa coloration et ses dimensions à la tache principale du chromatogramme obtenu avec la solution témoin.

C. A 1 ml de solution de digluconate de chlorhexidine, ajoutez 40 ml d'*eau R* et refroidissez dans de l'eau glacée. Ajoutez, goutte à goutte et en agitant, de la *solution concentrée d'hydroxyde de sodium R* jusqu'à ce que la solution soit alcaline au *papier au jaune titane R*. Ajoutez 1 ml de *solution concentrée d'hydroxyde de sodium R* en excès. Filtrez, lavez le précipité à l'*eau R* jusqu'à ce que les eaux de lavage ne présentent plus de réaction alcaline. Faites recristalliser dans de l'*alcool à 70 pour cent V/V R*, puis séchez à 100-105 °C. Le point de fusion (*2.2.14*) du résidu est de 132 °C à 136 °C.

D. A 0,05 ml de solution de digluconate de chlorhexidine, ajoutez 5 ml d'une solution de *cétrimide R* à 10 g/l, 1 ml de *solution concentrée d'hydroxyde de sodium R* et 1 ml d'*eau de brome R*. Il apparaît une coloration rouge foncé.

ESSAI

Densité (*2.2.5*) : 1,06 à 1,07.

Détermination du pH (*2.2.3*). Prélevez 5,0 ml de solution de digluconate de chlorhexidine et complétez à 100 ml avec de l'*eau exempte de dioxyde de carbone R*. Le pH de la solution est de 5,5 à 7,0.

Chloraniline. Prélevez 2,0 ml de solution de digluconate de chlorhexidine et complétez à 100 ml avec de l'*eau R*. A 10 ml de la solution obtenue, ajoutez 2,5 ml d'*acide chlorhydrique dilué R*, puis complétez à 20 ml avec de l'*eau R*. Ajoutez rapidement et successivement, en agitant après chaque addition, 0,35 ml de *solution de nitrite de sodium R*, 2 ml d'une solution de *sulfamate d'ammonium R* à 50 g/l, 5 ml d'une solution de *dichlorhydrate de naphtyléthylènediamine R* à 1 g/l et 1 ml d'*alcool R*, puis complétez à 50,0 ml avec de l'*eau R*. Laissez reposer pendant 30 min. S'il se développe une coloration bleu-rouge, elle n'est pas plus intense que celle d'une solution témoin préparée simultanément et de la même manière en utilisant un mélange de 10,0 ml d'une solution de *chloraniline R* à 0,010 g/l dans de l'*acide chlorhydrique dilué R* et de 10 ml d'*eau R* au lieu de la solution de la substance à examiner (0,25 pour cent, calculé par rapport au digluconate de chlorhexidine à une concentration nominale de 200 g/l).

Substances apparentées. Opérez par chromatographie liquide (*2.2.29*).

Solution à examiner. Prélevez 5,0 ml de solution de digluconate de chlorhexidine et complétez à 50,0 ml avec la phase mobile. Prélevez 5,0 ml de cette solution et complétez à 50,0 ml avec la phase mobile.

Solution témoin (a). Dissolvez 15 mg de *chlorhexidine pour essai de validité SCR* dans la phase mobile et complétez à 10,0 ml avec la phase mobile.

Solution témoin (b). Prélevez 3,0 ml de solution à examiner et complétez à 100 ml avec la phase mobile.

Solution témoin (c). Prélevez 1,0 ml de solution témoin (b) et complétez à 50 ml avec la phase mobile.

La chromatographie peut être réalisée en utilisant :

- une colonne d'acier inoxydable d'une longueur de 0,2 m et d'un diamètre intérieur de 4 mm, remplie de *gel de silice octadécylsilylé pour chromatographie R* (5 µm),
- comme phase mobile, à un débit de 1,0 ml/min, une solution de 2,0 g d'*octanesulfonate sodique R* dans un mélange de 120 ml d'*acide acétique glacial R*, 270 ml d'*eau R* et de 730 ml de *méthanol R*,
- comme détecteur, un spectrophotomètre réglé à 254 nm.

Equilibrez la colonne avec la phase mobile pendant 1 h au moins. Ajustez la sensibilité du système de façon que la hauteur du pic principal du chromatogramme obtenu avec 10 µl de solution témoin (b) représente au moins 50 pour cent de l'échelle totale de l'enregistreur.

Injectez 10 µl de solution témoin (a). L'essai n'est valable que si le chromatogramme obtenu est semblable au chromatogramme type fourni avec la *chlorhexidine pour essai de validité SCR* en ce sens que les pics dus à l'impureté A et à l'impureté B précèdent celui dû à la chlorhexidine. Si nécessaire, ajustez la teneur en acide acétique de la phase mobile (un accroissement de concentration diminue les temps de rétention).

Injectez séparément 10 µl de solution à examiner, 10 µl de solution témoin (b) et 10 µl de solution témoin (c). Enregistrez les chromatogrammes des solutions témoins (b) et (c) jusqu'à élution du pic dû à la chlorhexidine, et le chromatogramme de la solution à examiner pendant 6 fois le temps de rétention du pic dû à la chlorhexidine. S'il apparaît dans le chromatogramme obtenu avec la solution à examiner d'autres pics que le pic principal, la somme de leur surface n'est pas supérieure à la surface du pic principal du chromatogramme obtenu avec la solution témoin (b) (3,0 pour cent). Ne tenez pas compte des pics dont le temps de rétention relatif est inférieur ou égal à 0,25 par rapport au pic principal ni des pics dont la surface est inférieure à celle du pic principal du chromatogramme obtenu avec la solution témoin (c).

DOSAGE

Déterminez la masse volumique (*2.2.5*) de la solution de digluconate de chlorhexidine. Dans un vase à précipiter de 250 ml, transvasez 1,00 g de solution de digluconate de chlorhexidine et ajoutez 50 ml d'*acide acétique anhydre R*. Titrez par l'*acide perchlorique 0,1 M*. Déterminez le point de fin de titrage par potentiométrie (*2.2.20*).

1 ml d'*acide perchlorique 0,1 M* correspond à 22,44 mg de $C_{34}H_{54}Cl_2N_{10}O_{14}$.

CONSERVATION

A l'abri de la lumière.

IMPURETÉS

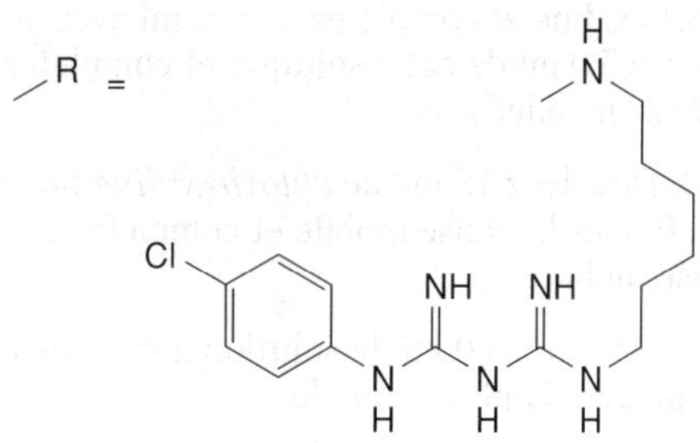

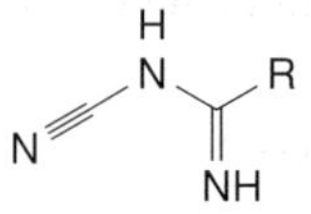

A. 1-(4-chlorophényl)-5-[6-(3-cyanoguanidino)hexyl]biguanide,

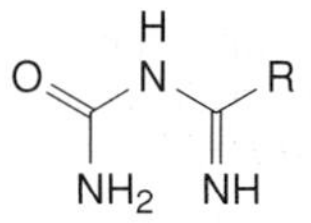

B. [[[6-[5-(4-chlorophényl)guanidino]hexyl]amino]iminométhyl]urée,

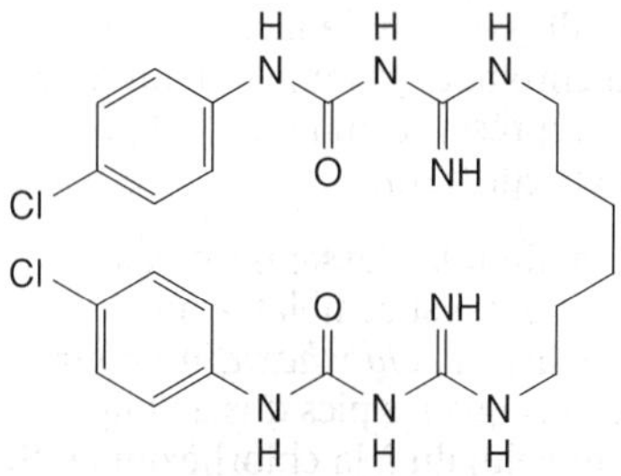

C. 1,1′-[hexane-1,6-diylbis[imino(iminocarbonyl)]]bis[3-(4-chlorophényl)urée],

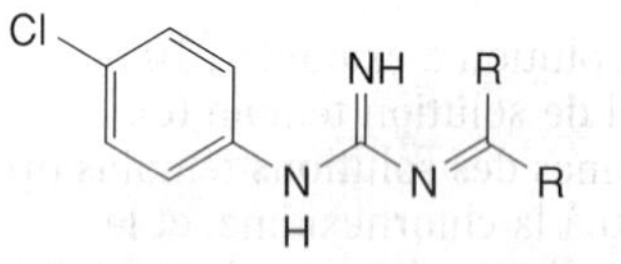

D. 1,1′-[[[[[(4-chlorophényl)amino]iminométhyl]imino]méthylène]bis[imino(hexane-1,6-diyl)]]bis[5-(4-chlorophényl)biguanide].

01/2002:0002

CHLORHYDRIQUE (ACIDE) CONCENTRÉ

Acidum hydrochloridum concentratum

HCl M_r 36,46

DÉFINITION

L'acide chlorhydrique concentré contient au minimum 35,0 pour cent *m/m* et au maximum 39,0 pour cent *m/m* de HCl.

CARACTÈRES

Liquide limpide et incolore, fumant à l'air, miscible à l'eau. La densité est voisine de 1,18.

IDENTIFICATION

A. Diluez l'acide chlorhydrique concentré avec de l'*eau R*. La solution est fortement acide (*2.2.4*).

B. L'acide chlorhydrique concentré donne les réactions des chlorures (*2.3.1*).

C. L'acide chlorhydrique concentré satisfait aux limites du dosage.

ESSAI

Aspect de la solution. A 2 ml d'acide chlorhydrique concentré, ajoutez 8 ml d'*eau R*. La solution est limpide (*2.2.1*) et incolore (*2.2.2, Procédé II*).

Chlore libre. A 15 ml d'acide chlorhydrique concentré, ajoutez 100 ml d'*eau exempte de dioxyde de carbone R*, 1 ml d'une solution d'*iodure de potassium R* à 100 g/l et 0,5 ml de *solution d'amidon exempte d'iodure R*. Laissez reposer pendant 2 min à l'obscurité. S'il se développe une coloration bleue, elle disparaît par addition de 0,2 ml de *thiosulfate de sodium 0,01 M* (4 ppm).

Sulfates (*2.4.13*). A 6,4 ml d'acide chlorhydrique concentré, ajoutez 10 mg de *bicarbonate de sodium R*. Evaporez au bain-marie à siccité. Dissolvez le résidu dans 15 ml d'*eau distillée R*. La solution satisfait à l'essai limite des sulfates (20 ppm).

Métaux lourds (*2.4.8*). Dissolvez le résidu obtenu dans l'essai du résidu à l'évaporation dans 1 ml d'*acide chlorhydrique dilué R* et complétez à 25 ml avec de l'*eau R*. Prélevez 5 ml de cette solution et complétez à 20 ml avec de l'*eau R*. 12 ml de la solution satisfont à l'essai limite A des métaux lourds (2 ppm). Préparez le témoin avec la *solution à 2 ppm de plomb (Pb) R*.

Résidu à l'évaporation. Evaporez à siccité au bain-marie 100,0 g d'acide chlorhydrique concentré et desséchez à 100-105 °C. Le résidu à l'évaporation n'excède pas 10 mg (0,01 pour cent).

DOSAGE

Pesez exactement une fiole à bouchon rodé contenant 30 ml d'*eau R*. Introduisez 1,5 ml d'acide chlorhydrique concentré et pesez à nouveau. Titrez par l'*hydroxyde de sodium 1 M* en présence de *solution de rouge de méthyle R*.

1 ml d'*hydroxyde de sodium 1 M* correspond à 36,46 mg de HCl.

CONSERVATION

En récipient de verre muni d'un bouchon rodé ou dans tout autre récipient en matière inattaquable, à une température inférieure à 30 °C.

01/2002:0003

CHLORHYDRIQUE (ACIDE) DILUÉ

Acidum hydrochloridum dilutum

DÉFINITION

L'acide chlorhydrique dilué contient 9,5 pour cent *m/m* à 10,5 pour cent *m/m* de HCl (M_r 36,46).

PRÉPARATION

A 274 g d'acide chlorhydrique concentré, ajoutez 726 g d'*eau R* et mélangez.

IDENTIFICATION

A. L'acide chlorhydrique dilué est fortement acide (*2.2.4*).

B. L'acide chlorhydrique dilué donne les réactions des chlorures (*2.3.1*).

C. L'acide chlorhydrique dilué satisfait aux limites du dosage.

ESSAI

Aspect de la substance. L'acide chlorhydrique dilué est limpide (*2.2.1*) et incolore (*2.2.2, Procédé II*).

Chlore libre. A 60 ml d'acide chlorhydrique dilué, ajoutez 50 ml d'*eau exempte de dioxyde de carbone R*, 1 ml d'une solution d'*iodure de potassium R* à 100 g/l et 0,5 ml de *solution d'amidon exempte d'iodure R*. Laissez reposer à l'obscurité pendant 2 min. S'il se développe une coloration bleue, elle disparaît par addition de 0,2 ml de *thiosulfate de sodium 0,01 M* (1 ppm).

Sulfates (*2.4.13*). A 26 ml d'acide chlorhydrique dilué, ajoutez 10 mg de *bicarbonate de sodium R*. Evaporez au bain-marie à siccité. Dissolvez le résidu dans 15 ml d'*eau distillée R*. La solution satisfait à l'essai limite des sulfates (5 ppm).

Métaux lourds (*2.4.8*). Dissolvez le résidu obtenu dans l'essai du résidu à l'évaporation dans 1 ml d'*acide chlorhydrique dilué R* et complétez à 25 ml avec de l'*eau R*. Prélevez 5 ml de cette solution et complétez à 20 ml avec de l'*eau R*. 12 ml de la solution satisfont à l'essai limite A des métaux lourds (2 ppm). Préparez le témoin avec la *solution à 2 ppm de plomb (Pb) R*.

Résidu à l'évaporation. Evaporez à siccité au bain-marie 100,0 g d'acide chlorhydrique dilué et desséchez à 100-105 °C. Le résidu à l'évaporation n'excède pas 10 mg (0,01 pour cent).

DOSAGE

A 6,00 g d'acide chlorhydrique dilué, ajoutez 30 ml d'*eau R*. Titrez par l'*hydroxyde de sodium 1 M* en présence de *solution de rouge de méthyle R*.

1 ml d'*hydroxyde de sodium 1 M* correspond à 36,46 mg de HCl.

01/2002:0382

CHLOROBUTANOL ANHYDRE

Chlorobutanolum anhydricum

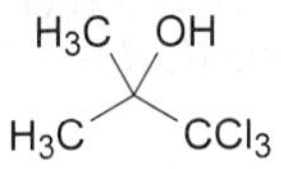

$C_4H_7Cl_3O$ M_r 177,5

DÉFINITION

Le chlorobutanol anhydre contient au minimum 98,0 pour cent et au maximum l'équivalent de 101,0 pour cent de 1,1,1-trichloro-2-méthylpropan-2-ol, calculé par rapport à la substance anhydre.

CARACTÈRES

Poudre cristalline blanche ou cristaux incolores, se sublimant facilement, peu solubles dans l'eau, très solubles dans l'alcool et dans l'éther, solubles dans le glycérol à 85 pour cent.

Déterminez le point de fusion sur la substance non desséchée au préalable ; le chlorobutanol anhydre fond vers 95 °C.

IDENTIFICATION

A. A un mélange de 1 ml de *pyridine R* et de 2 ml de *solution concentrée d'hydroxyde de sodium R*, ajoutez 20 mg environ de chlorobutanol anhydre. Chauffez au bain-marie, agitez et laissez reposer. La couche de pyridine est colorée en rouge.

B. A 5 ml de *solution ammoniacale de nitrate d'argent R*, ajoutez 20 mg environ de chlorobutanol anhydre et chauffez légèrement. Il se forme un précipité noir.

C. Dissolvez par agitation 20 mg environ de chlorobutanol anhydre dans 3 ml d'*hydroxyde de sodium 1 M*. Ajoutez 5 ml d'*eau R* et lentement 2 ml de *solution d'iodure de potassium iodé R*. Il se forme un précipité jaune d'iodoforme reconnaissable à son odeur.

D. La teneur en eau n'est pas supérieure à 1,0 pour cent (voir Essai).

ESSAI

Solution S. Dissolvez 5 g de chlorobutanol anhydre dans de l'*alcool R* et complétez à 10 ml avec le même solvant.

Aspect de la solution. La solution S n'est pas plus fortement opalescente que la suspension témoin II (*2.2.1*) et n'est pas plus fortement colorée que la solution témoin JB_5 (*2.2.2, Procédé II*).

Acidité. A 4 ml de solution S, ajoutez 15 ml d'*alcool R* et 0,1 ml de *solution de bleu de bromothymol R1*. Le virage au bleu de l'indicateur ne nécessite pas plus de 1,0 ml d'*hydroxyde de sodium 0,01 M*.

Chlorures (*2.4.4*). Dissolvez 0,17 g de chlorobutanol anhydre dans 5 ml d'*alcool R* et complétez à 15 ml avec de l'*eau R*. La solution satisfait à l'essai limite des chlorures (300 ppm). Préparez le témoin en remplaçant les 5 ml d'*eau R* par 5 ml d'*alcool R*.

Teneur en eau (*2.5.12*). Déterminée par semi-microdosage sur 2,00 g de chlorobutanol anhydre, la teneur en eau n'est pas supérieure à 1,0 pour cent

Cendres sulfuriques (*2.4.14*). Déterminé sur 1,0 g de chlorobutanol anhydre, le taux des cendres sulfuriques n'est pas supérieur à 0,1 pour cent.

DOSAGE

Dissolvez 0,100 g de chlorobutanol anhydre dans 20 ml d'*alcool R*. Ajoutez 10 ml de *solution diluée d'hydroxyde de sodium R*. Chauffez au bain-marie pendant 5 min, puis refroidissez. Ajoutez 20 ml d'*acide nitrique dilué R*, 25,0 ml de *nitrate d'argent 0,1 M* et 2 ml de *phtalate de dibutyle R*. Agitez énergiquement. Ajoutez 2 ml de *solution de sulfate ferrique et d'ammonium R2*. Titrez par le *thiocyanate d'ammonium 0,1 M* jusqu'à virage à l'orangé.

1 ml de *nitrate d'argent 0,1 M* correspond à 5,92 mg de $C_4H_7Cl_3O$.

CONSERVATION

En récipient étanche, à une température de 8 °C à 15 °C.

01/2002:0383

CHLOROBUTANOL HÉMIHYDRATÉ

Chlorobutanolum hemihydricum

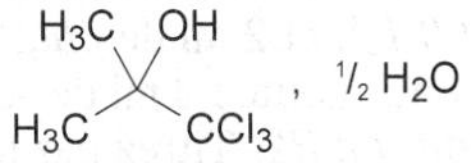

$C_4H_7Cl_3O,\frac{1}{2}H_2O$ M_r 186,5

DÉFINITION

Le chlorobutanol hémihydraté contient au minimum 98,0 pour cent et au maximum l'équivalent de 101,0 pour cent de 1,1,1-trichloro-2-méthylpropan-2-ol, calculé par rapport à la substance anhydre.

CARACTÈRES

Poudre cristalline blanche ou cristaux incolores, se sublimant facilement, peu solubles dans l'eau, très solubles dans l'alcool et dans l'éther, solubles dans le glycérol à 85 pour cent.

Déterminez le point de fusion sur la substance non desséchée ; le chlorobutanol hémihydraté fond vers 78 °C.

IDENTIFICATION

A. A un mélange de 1 ml de *pyridine R* et de 2 ml de *solution concentrée d'hydroxyde de sodium R,* ajoutez 20 mg environ de chlorobutanol hémihydraté. Chauffez au bain-marie, agitez et laissez reposer. La couche de pyridine est colorée en rouge.

B. A 5 ml de *solution ammoniacale de nitrate d'argent R,* ajoutez 20 mg environ de chlorobutanol hémihydraté et chauffez légèrement. Il se forme un précipité noir.

C. Dissolvez par agitation 20 mg environ de chlorobutanol hémihydraté dans 3 ml d'*hydroxyde de sodium 1 M.* Ajoutez 5 ml d'*eau R* et lentement 2 ml de *solution d'iodure de potassium iodée R.* Il se forme un précipité jaune d'iodoforme reconnaissable à son odeur.

D. La teneur en eau est de 4,5 pour cent à 5,5 pour cent (voir Essai).

ESSAI

Solution S. Dissolvez 5 g de chlorobutanol hémihydraté dans de l'*alcool R* et complétez à 10 ml avec le même solvant.

Aspect de la solution. La solution S n'est pas plus fortement opalescente que la suspension témoin II (*2.2.1*) et n'est pas plus fortement colorée que la solution témoin JB_5 (*2.2.2, Procédé II*).

Acidité. A 4 ml de solution S, ajoutez 15 ml d'*alcool R* et 0,1 ml de *solution de bleu de bromothymol R1.* Le virage au bleu de l'indicateur ne nécessite pas plus de 1,0 ml d'*hydroxyde de sodium 0,01 M.*

Chlorures (*2.4.4*). A 1 ml de solution S, ajoutez 4 ml d'*alcool R* et complétez à 15 ml avec de l'*eau R.* La solution satisfait à l'essai limite des chlorures (100 ppm). Préparez le témoin en remplaçant 5 ml d'*eau R* par 5 ml d'*alcool R.*

Teneur en eau (*2.5.12*). Déterminée par semi-microdosage sur 0,300 g de chlorobutanol hémihydraté, la teneur en eau est de 4,5 pour cent à 5,5 pour cent.

Cendres sulfuriques (*2.4.14*). Déterminé sur 1,0 g de chlorobutanol hémihydraté, le taux des cendres sulfuriques n'est pas supérieur à 0,1 pour cent.

DOSAGE

Dissolvez 0,100 g de chlorobutanol hémihydraté dans 20 ml d'*alcool R.* Ajoutez 10 ml de *solution diluée d'hydroxyde de sodium R.* Chauffez au bain-marie pendant 5 min, puis refroidissez. Ajoutez 20 ml d'*acide nitrique dilué R,* 25,0 ml de *nitrate d'argent 0,1 M* et 2 ml de *phtalate de dibutyle R.* Agitez énergiquement. Ajoutez 2 ml de *solution de sulfate ferrique et d'ammonium R2.* Titrez par le *thiocyanate d'ammonium 0,1 M* jusqu'à virage à l'orangé.

1 ml de *nitrate d'argent 0,1 M* correspond à 5,92 mg de $C_4H_7Cl_3O$.

CONSERVATION

En récipient étanche, à une température de 8 °C à 15 °C.

01/2002:0384

CHLOROCRÉSOL

Chlorocresolum

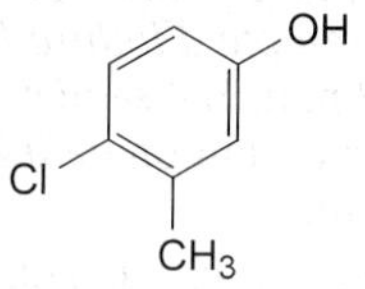

C_7H_7ClO M_r 142,6

DÉFINITION

Le chlorocrésol contient au minimum 98,0 pour cent et au maximum l'équivalent de 101,0 pour cent de 4-chloro-3-méthylphénol.

CARACTÈRES

Poudre cristalline, blanche ou sensiblement blanche ou masses cristallines blanches et compactes se présentant sous la forme de pastilles ou cristaux incolores à blancs, peu solubles dans l'eau, très solubles dans l'alcool, facilement solubles dans l'éther et dans les huiles grasses. Le chlorocrésol se dissout dans les solutions d'hydroxydes alcalins.

IDENTIFICATION

A. Le point de fusion (*2.2.14*) du chlorocrésol est de 64 °C à 67 °C.

B. A 0,1 g de chlorocrésol, ajoutez 0,2 ml de *chlorure de benzoyle R* et 0,5 ml de *solution diluée d'hydroxyde de sodium R.* Agitez vigoureusement jusqu'à formation d'un précipité cristallin blanc. Ajoutez 5 ml d'*eau R* et filtrez. Faites cristalliser le précipité dans 5 ml de *méthanol R* et séchez à 70 °C. Le point de fusion (*2.2.14*) des cristaux est de 85 °C à 88 °C.

C. A 5 ml de solution S (voir Essai), ajoutez 0,1 ml de *solution de chlorure ferrique R1.* Il apparaît une coloration bleuâtre.

ESSAI

Solution S. Agitez 3,0 g de chlorocrésol finement pulvérisé avec 60 ml d'*eau exempte de dioxyde de carbone R* pendant 2 min et filtrez.

Aspect de la solution. Dissolvez 1,25 g de chlorocrésol dans de l'*alcool R* et complétez à 25 ml avec le même solvant. La solution est limpide (*2.2.1*) et n'est pas plus fortement colorée que la solution témoin JB_6 (*2.2.2, Procédé II*).

Acidité. A 10 ml de solution S, ajoutez 0,1 ml de *solution de rouge de méthyle R.* La solution devient rouge ou orange. Le virage de l'indicateur au jaune franc ne nécessite pas plus de 0,2 ml d'*hydroxyde de sodium 0,01 M.*

Substances apparentées. Opérez par chromatographie en phase gazeuse (*2.2.28*).

Solution à examiner. Dissolvez 1,0 g de chlorocrésol dans de l'*acétone R* et complétez à 100 ml avec le même solvant.

La chromatographie peut être réalisée en utilisant :

– une colonne de verre d'une longueur de 1,80 m et d'un diamètre intérieur de 3 mm à 4 mm, remplie de *terre d'infusoires silanisée pour chromatographie en phase gazeuse R* imprégnée de 3 pour cent *m/m* à 5 pour cent *m/m* de *polyméthylphénylsiloxane R,*
– comme gaz vecteur,de l'*azote pour chromatographie R* à un débit de 30 ml/min,
– un détecteur à ionisation de flamme,

en maintenant la température de la colonne à 125 °C, celle de la chambre à injection à 210 °C et celle du détecteur à 230 °C. Continuez la chromatographie pendant 3 fois le délai d'apparition du pic correspondant au chlorocrésol qui est de 8 min environ. Dans le chromatogramme obtenu, s'il apparaît d'autres pics que celui correspondant au chlorocrésol, la somme de leur surface n'est pas supérieure à 1 pour cent de la surface totale des pics. Ne tenez pas compte du pic correspondant au solvant.

Résidu à l'évaporation. Evaporez au bain-marie 2,0 g de chlorocrésol et desséchez le résidu à 100-105 °C. La masse du résidu ne dépasse pas 2 mg (0,1 pour cent).

DOSAGE

Dans une fiole à bouchon rodé, dissolvez 70,0 mg de chlorocrésol dans 30 ml d'*acide acétique glacial R*. Ajoutez 25,0 ml de *bromate de potassium 0,0167 M*, 20 ml d'une solution de *bromure de potassium R* à 150 g/l et 10 ml d'*acide chlorhydrique R*. Laissez reposer à l'abri de la lumière pendant 15 min. Ajoutez 1 g d'*iodure de potassium R* et 100 ml d'*eau R*. Titrez par le *thiosulfate de sodium 0,1 M*, en agitant énergiquement, en présence de 1 ml de *solution d'amidon R* ajouté en fin de titrage. Effectuez un titrage à blanc.

1 ml de *bromate de potassium 0,0167 M* correspond à 3,565 mg de C_7H_7ClO.

CONSERVATION

A l'abri de la lumière.

01/2002:0544

CHLOROQUINE (PHOSPHATE DE)

Chloroquini phosphas

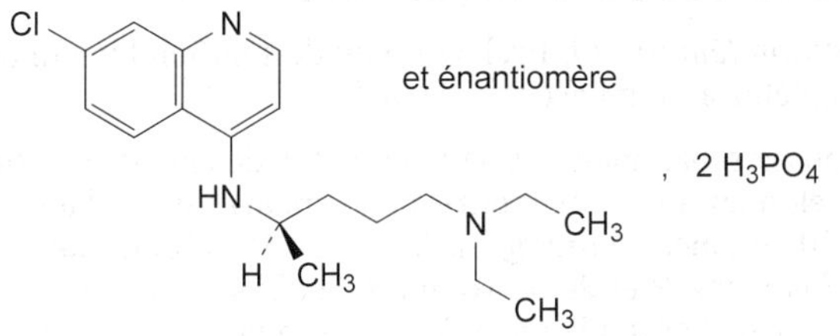

$C_{18}H_{32}ClN_3O_8P_2$ M_r 515,9

DÉFINITION

Le phosphate de chloroquine contient au minimum 98,5 pour cent et au maximum l'équivalent de 101,0 pour cent de bis(dihydrogénophosphate) de N^4-(7-chloroquinoléin-4-yl)-N^1,N^1-diéthylpentane-1,4-diamine, calculé par rapport à la substance anhydre.

CARACTÈRES

Poudre cristalline blanche ou sensiblement blanche, hygroscopique, facilement soluble dans l'eau, très peu soluble dans l'alcool, dans l'éther et dans le méthanol.

Le phosphate de chloroquine existe sous deux formes qui fondent vers 195 °C et vers 218 °C respectivement.

IDENTIFICATION

Première identification : B, D.

Seconde identification : A, C, D.

A. Dissolvez 0,100 g de phosphate de chloroquine dans de l'*eau R* et complétez à 100,0 ml avec le même solvant. Prélevez 1,0 ml de solution et complétez à 100,0 ml avec de l'*eau R*. Examinée de 210 nm à 370 nm (*2.2.25*), la solution présente des maximums d'absorption respectivement à 220 nm, à 235 nm, à 256 nm, à 329 nm et à 342 nm. Les absorbances spécifiques à ces maximums sont respectivement de 600 à 660, de 350 à 390, de 300 à 330, de 325 à 355 et de 360 à 390.

B. Examinez le phosphate de chloroquine par spectrophotométrie d'absorption dans l'infrarouge (*2.2.24*), en comparant avec le spectre obtenu avec la base isolée à partir du *sulfate de chloroquine SCR*. Enregistrez les spectres en utilisant des solutions préparées de la manière suivante : dissolvez séparément 0,1 g de substance à examiner et 80 mg de substance de référence dans 10 ml d'*eau R* ; ajoutez 2 ml de *solution diluée d'hydroxyde de sodium R* et agitez avec 2 fois 20 ml de *chloroforme R* ; réunissez les phases chloroformiques, lavez avec de l'*eau R* et séchez sur du *sulfate de sodium anhydre R*. Evaporez à siccité et dissolvez séparément les résidus dans 2 ml de *chloroforme R*.

C. Dissolvez 25 mg de phosphate de chloroquine dans 20 ml d'*eau R*. Ajoutez 8 ml de *solution d'acide picrique R1*. Lavez le précipité obtenu avec de l'*eau R*, de l'*alcool R* puis de l'*éther R*. Le point de fusion (*2.2.14*) du précipité est de 206 °C à 209 °C.

D. Dissolvez 0,1 g de phosphate de chloroquine dans 10 ml d'*eau R*, ajoutez 2 ml de *solution diluée d'hydroxyde de sodium R* et agitez avec 2 fois 20 ml de *chloroforme R*. La phase aqueuse, acidifiée par de l'*acide nitrique R*, donne la réaction (b) des phosphates (*2.3.1*).

ESSAI

Solution S. Dissolvez 2,5 g de phosphate de chloroquine dans de l'*eau exempte de dioxyde de carbone R* et complétez à 25 ml avec le même solvant.

Aspect de la solution. La solution S est limpide (*2.2.1*) et n'est pas plus fortement colorée que la solution témoin JB_5 ou JV_5 (*2.2.2, Procédé II*).

Détermination du pH (*2.2.3*). Le pH de la solution S est de 3,8 à 4,3.

Substances apparentées. Opérez par chromatographie sur couche mince (*2.2.27*) en utilisant une plaque recouverte de *gel de silice GF_{254} R*.

Solution à examiner. Dissolvez 0,50 g de phosphate de chloroquine dans de l'*eau R* et complétez à 10 ml avec le même solvant.

Solution témoin (a). Prélevez 1 ml de solution à examiner et complétez à 100 ml avec de l'*eau R*.

Solution témoin (b). Prélevez 5 ml de solution témoin (a) et complétez à 10 ml avec de l'*eau R*.

Déposez séparément sur la plaque 2 µl de chaque solution. Développez sur un parcours de 12 cm avec un mélange de 10 volumes de *diéthylamine R*, de 40 volumes de *cyclohexane R* et de 50 volumes de *chloroforme R*. Laissez sécher la plaque à l'air et examinez en lumière ultraviolette à 254 nm. S'il apparaît d'autres taches que la tache principale dans le chromatogramme obtenu avec la solution à examiner, aucune d'entre elles n'est plus intense que la tache du chromatogramme obtenu avec la solution témoin (a) (1,0 pour cent) et une seule d'entre elles peut être plus intense que la tache du chromatogramme obtenu avec la solution témoin (b) (0,5 pour cent).

Métaux lourds (*2.4.8*). Dissolvez 2,0 g de phosphate de chloroquine dans 10 ml d'*eau R*. Ajoutez 5 ml d'*ammoniaque concentrée R* et agitez avec 40 ml d'*éther R*. Recueillez la phase aqueuse, filtrez et neutralisez le filtrat avec de l'*acide acétique glacial R*. Chauffez au bain-marie jusqu'à élimination de l'éther. Laissez refroidir. Complétez à 20,0 ml avec de l'*eau R*. 12 ml de solution satisfont à l'essai limite A des métaux lourds (20 ppm). Préparez le témoin avec la *solution à 2 ppm de plomb (Pb) R*.

Teneur en eau (*2.5.12*). Déterminée par semi-microdosage sur 1,000 g de phosphate de chloroquine, la teneur en eau n'est pas supérieure à 2,0 pour cent.

DOSAGE

Dissolvez 0,200 g de phosphate de chloroquine dans 50 ml d'*acide acétique anhydre R*. Titrez par l'*acide perchlorique 0,1 M*. Déterminez le point de fin de titrage par potentiométrie (*2.2.20*).

1 ml d'*acide perchlorique 0,1 M* correspond à 25,79 mg de $C_{18}H_{32}ClN_3O_8P_2$.

CONSERVATION

En récipient étanche, à l'abri de la lumière.

01/2002:0545

CHLOROQUINE (SULFATE DE)

Chloroquini sulfas

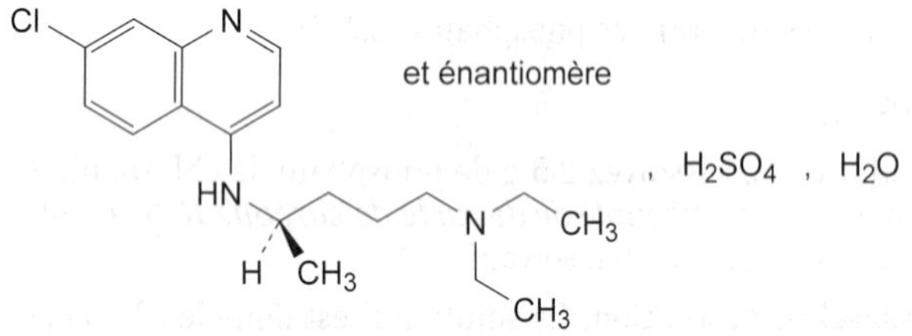

$C_{18}H_{28}ClN_3O_4S,H_2O$ M_r 436,0

DÉFINITION

Le sulfate de chloroquine contient au minimum 98,5 pour cent et au maximum l'équivalent de 101,0 pour cent de sulfate de N^4-(7-chloroquinoléin-4-yl)-N^1,N^1-diéthylpentane-1,4-diamine, calculé par rapport à la substance anhydre.

CARACTÈRES

Poudre cristalline blanche ou sensiblement blanche, facilement soluble dans l'eau et dans le méthanol, très peu soluble dans l'alcool, pratiquement insoluble dans l'éther.

Le sulfate de chloroquine fond vers 208 °C (point de fusion instantané).

IDENTIFICATION

Première identification : B, D.

Seconde identification : A, C, D.

A. Dissolvez 0,100 g de sulfate de chloroquine dans de l'*eau R* et complétez à 100,0 ml avec le même solvant. Prélevez 1,0 ml de solution et complétez à 100,0 ml avec de l'*eau R*. Examinée de 210 nm à 370 nm (*2.2.25*), la solution présente des maximums d'absorption respectivement à 220 nm, à 235 nm, à 256 nm, à 329 nm et à 342 nm. Les absorbances spécifiques à ces maximums sont respectivement de 730 à 810, de 430 à 470, de 370 à 410, de 400 à 440 et de 430 à 470.

B. Examinez le sulfate de chloroquine par spectrophotométrie d'absorption dans l'infrarouge (*2.2.24*), en comparant avec le spectre obtenu avec la base isolée à partir du *sulfate de chloroquine SCR*. Enregistrez les spectres en utilisant des solutions préparées de la manière suivante : dissolvez séparément 0,1 g de substance à examiner et 0,1 g de substance de référence dans 10 ml d'*eau R* ; ajoutez 2 ml de *solution diluée d'hydroxyde de sodium R* et agitez avec 2 fois 20 ml de *chloroforme R* ; réunissez les phases chloroformiques, lavez avec de l'*eau R* et séchez sur du *sulfate de sodium anhydre R*. Evaporez à siccité et dissolvez séparément les résidus dans 2 ml de *chloroforme R*.

C. Dissolvez 25 mg de sulfate de chloroquine dans 20 ml d'*eau R*. Ajoutez 8 ml de *solution d'acide picrique R1*. Lavez le précipité obtenu avec de l'*eau R*, de l'*alcool R* puis de l'*éther R*. Le point de fusion (*2.2.14*) du précipité est de 206 °C à 209 °C.

D. Le sulfate de chloroquine donne la réaction (a) des sulfates (*2.3.1*).

ESSAI

Solution S. Dissolvez 2,0 g de sulfate de chloroquine dans de l'*eau exempte de dioxyde de carbone R* et complétez à 25 ml avec le même solvant.

Aspect de la solution. La solution S est limpide (*2.2.1*) et n'est pas plus fortement colorée que la solution témoin JB_5 ou JV_5 (*2.2.2, Procédé II*).

Détermination du pH (*2.2.3*). Le pH de la solution S est de 4,0 à 5,0.

Substances apparentées. Opérez par chromatographie sur couche mince (*2.2.27*) en utilisant une plaque recouverte de *gel de silice* GF_{254} *R*.

Solution à examiner. Dissolvez 0,50 g de sulfate de chloroquine dans de l'*eau R* et complétez à 10 ml avec le même solvant.

Solution témoin (a). Prélevez 1 ml de solution à examiner et complétez à 100 ml avec de l'*eau R*.

Solution témoin (b). Prélevez 5 ml de solution témoin (a) et complétez à 10 ml avec de l'*eau R*.

Déposez séparément sur la plaque 2 µl de chaque solution. Développez sur un parcours de 12 cm avec un mélange de 10 volumes de *diéthylamine R*, de 40 volumes de *cyclohexane R* et de 50 volumes de *chloroforme R*. Laissez sécher la plaque à l'air et examinez en lumière ultraviolette à 254 nm. S'il apparaît d'autres taches que la tache principale dans le chromatogramme obtenu avec la solution à examiner, aucune d'entre elles n'est plus intense que la tache du chromatogramme obtenu avec la solution témoin (a) (1,0 pour cent) et une seule d'entre elles peut être plus intense que la tache du chromatogramme obtenu avec la solution témoin (b) (0,5 pour cent).

Métaux lourds (*2.4.8*). Dissolvez 2,0 g de sulfate de chloroquine dans 10 ml d'*eau R*. Ajoutez 5 ml d'*ammoniaque concentrée R* et agitez avec 40 ml d'*éther R*. Recueillez la phase aqueuse, filtrez et neutralisez le filtrat avec de l'*acide acétique glacial R*. Chauffez au bain-marie jusqu'à élimination de l'éther. Laissez refroidir. Complétez à 20,0 ml avec de l'*eau R*. 12 ml de solution satisfont à l'essai limite A des métaux lourds (20 ppm). Préparez le témoin avec la *solution à 2 ppm de plomb (Pb) R*.

Teneur en eau (*2.5.12*). Déterminée par semi-microdosage sur 0,500 g de sulfate de chloroquine, la teneur en eau est de 3,0 pour cent à 5,0 pour cent.

Cendres sulfuriques (*2.4.14*). Déterminé sur 1,0 g de sulfate de chloroquine, le taux des cendres sulfuriques n'est pas supérieur à 0,1 pour cent.

DOSAGE

Dissolvez 0,400 g de sulfate de chloroquine dans 50 ml d'*acide acétique anhydre R*. Titrez par l'*acide perchlorique 0,1 M*. Déterminez le point de fin de titrage par potentiométrie (*2.2.20*).

1 ml d'*acide perchlorique 0,1 M* correspond à 41,8 mg de $C_{18}H_{28}ClN_3O_4S$.

CONSERVATION

En récipient étanche, à l'abri de la lumière.

01/2002:0385

CHLOROTHIAZIDE

Chlorothiazidum

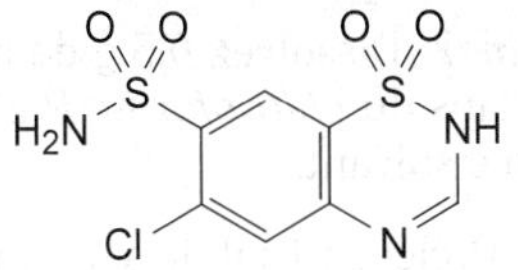

$C_7H_6ClN_3O_4S_2$ M_r 295,7

DÉFINITION

Le chlorothiazide contient au minimum 98,0 pour cent et au maximum l'équivalent de 102,0 pour cent de 1,1-dioxyde de 6-chloro-2*H*-1,2,4-benzothiadiazine-7-sulfonamide, calculé par rapport à la substance desséchée.

CARACTÈRES

Poudre cristalline blanche ou sensiblement blanche, très peu soluble dans l'eau, assez soluble dans l'acétone, peu soluble dans l'alcool. Le chlorothiazide se dissout dans les solutions diluées d'hydroxydes alcalins.

IDENTIFICATION

Première identification : B, C.

Seconde identification : A, C, D.

A. Dissolvez 80,0 mg de chlorothiazide dans 100 ml d'*hydroxyde de sodium 0,1 M* et complétez à 1000,0 ml avec de l'*eau R*. Prélevez 10,0 ml de cette solution et complétez à 100,0 ml avec de l'*hydroxyde de sodium 0,01 M*. Examinée de 220 nm à 320 nm (*2.2.25*), la solution présente 2 maximums d'absorption respectivement à 225 nm et 292 nm ainsi qu'un épaulement à 310 nm environ. L'absorbance spécifique à ces maximums est respectivement de 725 à 800 et de 425 à 455.

B. Examinez le chlorothiazide par spectrophotométrie d'absorption dans l'infrarouge (*2.2.24*), en comparant avec le spectre obtenu avec le *chlorothiazide SCR*.

C. Opérez par chromatographie sur couche mince (*2.2.27*) en utilisant une plaque recouverte de *gel de silice GF_{254} R*.

Solution à examiner. Dissolvez 25 mg de chlorothiazide dans de l'*acétone R* et complétez à 5 ml avec le même solvant.

Solution témoin. Dissolvez 25 mg de *chlorothiazide SCR* dans de l'*acétone R* et complétez à 5 ml avec le même solvant.

Déposez sur la plaque 2 µl de chaque solution. Développez sur un parcours de 10 cm avec de l'*acétate d'éthyle R*. Faites sécher la plaque dans un courant d'air. Examinez en lumière ultraviolette à 254 nm. La tache principale du chromatogramme obtenu avec la solution à examiner est semblable quant à sa position et ses dimensions à la tache principale du chromatogramme obtenu avec la solution témoin.

D. Chauffez fortement 0,1 g de chlorothiazide avec une pastille d'*hydroxyde de sodium R*. Il se dégage des vapeurs qui colorent en bleu le *papier tournesol rouge R*. Après refroidissement, reprenez le résidu par 10 ml d'*acide chlorhydrique dilué R*. Il se dégage des vapeurs qui colorent en noir le *papier à l'acétate de plomb R*.

ESSAI

Solution S. Agitez 1,0 g de chlorothiazide pulvérisé avec 50 ml d'*eau R* pendant 2 min, puis filtrez.

Acidité ou alcalinité. A 10 ml de solution S, ajoutez 0,2 ml d'*hydroxyde de sodium 0,01 M* et 0,15 ml de *solution de rouge de méthyle R*. La solution est colorée en jaune. Le virage au rouge de l'indicateur ne nécessite pas plus de 0,4 ml d'*acide chlorhydrique 0,01 M*.

Substances apparentées. Opérez par chromatographie sur couche mince (*2.2.27*) en utilisant une plaque recouverte de *gel de silice G R*.

Solution à examiner. Dissolvez 25 mg de chlorothiazide dans de l'*acétone R* et complétez à 5 ml avec le même solvant.

Solution témoin. Prélevez 1 ml de solution à examiner et complétez à 100 ml avec de l'*acétone R*.

Déposez sur la plaque 5 µl de chaque solution. Développez sur un parcours de 15 cm avec un mélange de 15 volumes de *2-propanol R* et de 85 volumes d'*acétate d'éthyle R*. Faites sécher la plaque dans un courant d'air jusqu'à évaporation complète des solvants (10 min environ). Pulvérisez, par petits volumes, un mélange à volumes égaux de *solution alcoolique d'acide sulfurique R* et d'*alcool R* (10 ml environ pour une plaque de 200 mm de côté). Laissez évaporer le solvant entre 2 pulvérisations afin d'éviter de trop mouiller la plaque. Chauffez à 100-105 °C pendant 30 min. Dans une chambre à chromatographie en verre contenant 10 ml d'une solution saturée de *nitrite de sodium R*, placez immédiatement la plaque en évitant qu'elle ne soit en contact avec la solution. A la solution de nitrite de sodium, ajoutez avec précaution 0,5 ml d'*acide sulfurique R*. Fermez la chambre et laissez reposer pendant 15 min. Retirez la plaque et chauffez-la dans une étuve ventilée à 40 °C pendant 15 min. Pulvérisez 3 fois 5 ml d'une solution extemporanée de *dichlorhydrate de naphtyléthylènediamine R* à 5 g/l dans de l'*alcool R*. Examinez la plaque par transparence en lumière indirecte. S'il apparaît d'autres taches que la tache principale dans le chromatogramme obtenu avec la solution à examiner, aucune d'entre elles n'est plus intense que la tache du chromatogramme obtenu avec la solution témoin (1,0 pour cent).

Chlorures (*2.4.4*). 15 ml de solution S satisfont à l'essai limite des chlorures (160 ppm).

Métaux lourds (*2.4.8*). 1,0 g de chlorothiazide satisfait à l'essai limite C des métaux lourds (20 ppm). Préparez le témoin avec 2 ml de *solution à 10 ppm de plomb (Pb) R*.

Perte à la dessiccation (*2.2.32*). Déterminée à l'étuve à 100-105 °C sur 1,000 g de chlorothiazide, la perte à la dessiccation n'est pas supérieure à 1,0 pour cent.

Cendres sulfuriques (*2.4.14*). Déterminé sur 1,0 g de chlorothiazide, le taux des cendres sulfuriques n'est pas supérieur à 0,1 pour cent.

DOSAGE

Dissolvez 0,250 g de chlorothiazide dans 50 ml de *diméthylformamide R*. Titrez par l'*hydroxyde de tétrabutylammonium 0,1 M*. Déterminez le point de fin de titrage par potentiométrie (*2.2.20*) au niveau du premier point d'inflexion. Effectuez un titrage à blanc.

1 ml d'*hydroxyde de tétrabutylammonium 0,1 M* correspond à 29,57 mg de $C_7H_6ClN_3O_4S_2$.

01/2002:0386

CHLORPHÉNAMINE (MALÉATE DE)

Chlorphenamini maleas

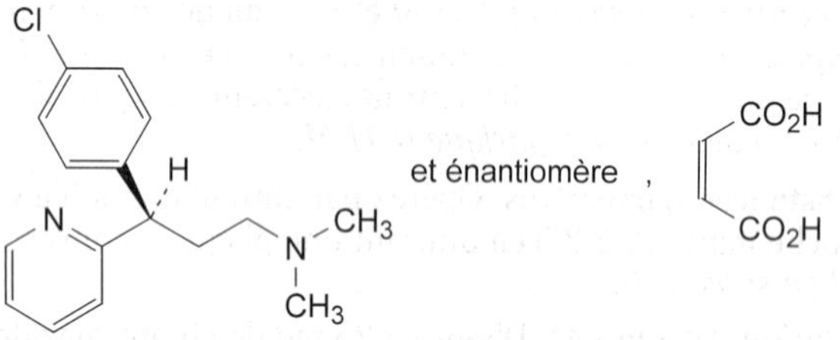

$C_{20}H_{23}ClN_2O_4$ M_r 390,9

DÉFINITION

Le maléate de chlorphénamine contient au minimum 98,0 pour cent et au maximum l'équivalent de 101,0 pour cent de (*Z*)-hydrogénobutènedioate de (3*RS*)-3-(4-chlorophényl)-*N*,*N*-diméthyl-3-(pyridin-2-yl)propan-1-amine, calculé par rapport à la substance desséchée.

CARACTÈRES

Poudre cristalline blanche, facilement soluble dans l'eau, soluble dans l'alcool, peu soluble dans l'éther.

IDENTIFICATION

Première identification : A, C.

Seconde identification : A, B, D, E.

A. Le point de fusion (*2.2.14*) du maléate de chlorphénamine est de 132 °C à 135 °C.

B. Dissolvez 30,0 mg de maléate de chlorphénamine dans de l'*acide chlorhydrique 0,1 M* et complétez à 100,0 ml avec le même acide. Prélevez 10,0 ml de cette solution et complétez à 100,0 ml avec de l'*acide chlorhydrique 0,1 M*. Examinée de 230 nm à 350 nm (*2.2.25*), la solution présente un maximum d'absorption à 265 nm. L'absorbance spécifique au maximum est de 200 à 220.

C. Examinez le maléate de chlorphénamine par spectrophotométrie d'absorption dans l'infrarouge (*2.2.24*), en comparant avec le spectre obtenu avec le *maléate de chlorphénamine SCR*. Examinez sous forme de pastilles.

D. Dissolvez 0,1 g de maléate de chlorphénamine dans 10 ml d'*eau R* et ajoutez, goutte à goutte et en agitant, 25 ml de *solution d'acide picrique R*. Recueillez le précipité sur un filtre de verre fritté. Lavez-le avec 3 ml d'*alcool R* et faites cristalliser dans un mélange à volumes égaux d'*alcool R* et d'*eau R*. Desséchez à 100-105 °C. Le point de fusion des cristaux (*2.2.14*) est de 196 °C à 200 °C.

E. A 0,2 g de maléate de chlorphénamine, ajoutez 3 ml d'*eau R* et 1 ml de *solution concentrée d'hydroxyde de sodium R*. Agitez avec 3 fois 5 ml d'*éther R*. A 0,1 ml de la couche aqueuse, ajoutez une solution de 10 mg de *résorcinol R* dans 3 ml d'*acide sulfurique R*. Chauffez au bain-marie pendant 15 min. Il ne se développe pas de coloration. Au reste de la couche aqueuse, ajoutez 2 ml de *solution de brome R*. Chauffez au bain-marie pendant 15 min. Chauffez ensuite à ébullition et refroidissez. A 0,2 ml de cette solution, ajoutez une solution de 10 mg de *résorcinol R* dans 3 ml d'*acide sulfurique R*. Chauffez au bain-marie pendant 15 min. Il se développe une coloration bleue.

ESSAI

Solution S. Dissolvez 2,0 g de maléate de chlorphénamine dans de l'*eau R* et complétez à 20 ml avec le même solvant.

Aspect de la solution. La solution S est limpide (*2.2.1*) et n'est pas plus fortement colorée que la solution témoin JB_6 (*2.2.2, Procédé II*).

Substances apparentées. Opérez par chromatographie sur couche mince (*2.2.27*) en utilisant une plaque recouverte de *gel de silice* GF_{254} *R*.

Solution à examiner. Dissolvez 0,5 g de maléate de chlorphénamine dans du *chloroforme R* et complétez à 10 ml avec le même solvant.

Solution témoin. Prélevez 1 ml de solution à examiner et complétez à 50 ml avec du *chloroforme R*. Prélevez 1 ml de cette solution et complétez à 10 ml avec du *chloroforme R*.

Déposez sur la plaque 10 µl de chaque solution. Développez sur un parcours de 12 cm avec un mélange de 10 volumes de *diéthylamine R*, de 40 volumes de *chloroforme R* et de 50 volumes de *cyclohexane R*. Laissez sécher la plaque à l'air. Examinez en lumière ultraviolette à 254 nm. S'il apparaît d'autres taches que la tache principale dans le chromatogramme obtenu avec la solution à examiner, aucune d'entre elles n'est plus intense que la tache du chromatogramme obtenu avec la solution témoin (0,2 pour cent). Ne tenez pas compte des taches restant au point de départ.

Métaux lourds (*2.4.8*). 1,0 g de maléate de chlorphénamine satisfait à l'essai limite C des métaux lourds (20 ppm). Préparez le témoin avec 2 ml de *solution à 10 ppm de plomb (Pb) R*.

Perte à la dessiccation (*2.2.32*). Déterminée à l'étuve à 100-105 °C pendant 4 h sur 1,00 g de maléate de chlorphénamine, la perte à la dessiccation n'est pas supérieure à 0,5 pour cent.

Cendres sulfuriques (*2.4.14*). Déterminé sur 1,0 g de maléate de chlorphénamine, le taux des cendres sulfuriques n'est pas supérieur à 0,1 pour cent.

DOSAGE

Dissolvez 0,150 g de maléate de chlorphénamine dans 25 ml d'*acide acétique anhydre R*. Titrez par l'*acide perchlorique 0,1 M*. Déterminez le point de fin de titrage par potentiométrie (*2.2.20*).

1 ml d'*acide perchlorique 0,1 M* correspond à 19,54 mg de $C_{20}H_{23}ClN_2O_4$.

CONSERVATION

A l'abri de la lumière.

01/2002:0475

CHLORPROMAZINE (CHLORHYDRATE DE)

Chlorpromazini hydrochloridum

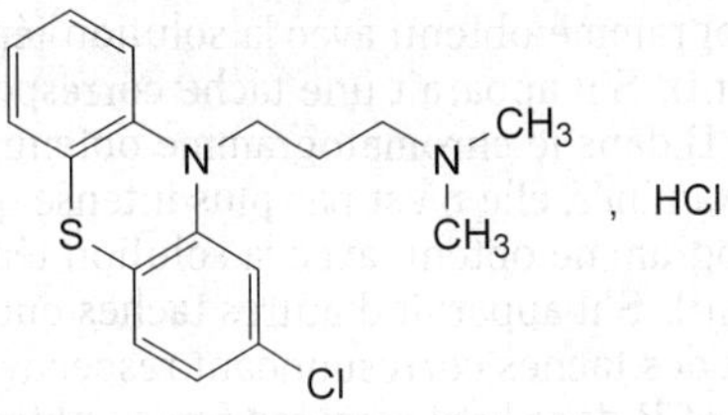

$C_{17}H_{20}Cl_2N_2S$ M_r 355,3

DÉFINITION

Le chlorhydrate de chlorpromazine contient au minimum 99,0 pour cent et au maximum l'équivalent de 101,0 pour cent de chlorhydrate de 3-(2-chloro-10*H*-phénothiazin-10-yl)-*N*,*N*-diméthylpropan-1-amine, calculé par rapport à la substance desséchée.

CARACTÈRES

Poudre cristalline blanche ou sensiblement blanche, très soluble dans l'eau, facilement soluble dans l'alcool, pratiquement insoluble dans l'éther. Le chlorhydrate de chlorpromazine s'altère à l'air et à la lumière.

Le chlorhydrate de chlorpromazine fond vers 196 °C.

IDENTIFICATION

Première identification : B, C, D.

Seconde identification : A, C, D.

A. Préparez les solutions à l'abri d'une lumière vive et effectuez immédiatement la mesure des absorbances. Dissolvez 50,0 mg de chlorhydrate de chlorpromazine dans de l'*acide chlorhydrique 0,1 M* et complétez à 500,0 ml avec le même acide. Prélevez 5,0 ml de cette solution et complétez à 100,0 ml avec de l'*acide chlorhydrique 0,1 M*. Examinée de 230 nm à 340 nm (*2.2.25*), la solution présente 2 maximums d'absorption à 254 nm et à 306 nm respectivement. L'absorbance spécifique au maximum à 254 nm est de 890 à 960.

B. Examiner le chlorhydrate de chlorpromazine par spectrophotométrie d'absorption dans l'infrarouge (*2.2.24*), en comparant avec le spectre obtenu avec le *chlorhydrate de chlorpromazine SCR*. Examinez les substances en solution à 60 g/l dans le *chlorure de méthylène R* en utilisant des cuves de 0,1 mm.

C. Le chlorhydrate de chlorpromazine satisfait à l'identification des phénothiazines par chromatographie sur couche mince (*2.3.3*).

D. Le chlorhydrate de chlorpromazine donne la réaction (b) des chlorures (*2.3.1*).

ESSAI

Détermination du pH (*2.2.3*). Dissolvez 1,0 g de chlorhydrate de chlorpromazine dans de l'*eau exempte de dioxyde de carbone R* et complétez à 10 ml avec le même solvant. Le pH de la solution récemment préparée est de 3,5 à 4,5.

Substances apparentées. *Effectuez l'essai à l'abri d'une lumière vive.*

Opérez par chromatographie sur couche mince (*2.2.27*) en utilisant une plaque recouverte de *gel de silice GF_{254} R*.

Solution à examiner. Dissolvez 0,2 g de chlorhydrate de chlorpromazine dans un mélange de 5 volumes de *diéthylamine R* et de 95 volumes de *méthanol R*, puis complétez à 10 ml avec le même mélange de solvants. Préparez extemporanément.

Solution témoin. Prélevez 1 ml de solution à examiner et complétez à 200 ml avec un mélange de 5 volumes de *diéthylamine R* et de 95 volumes de *méthanol R*.

Déposez sur la plaque 10 µl de chaque solution. Développez sur un parcours de 15 cm avec un mélange de 10 volumes d'*acétone R*, de 10 volumes de *diéthylamine R* et de 80 volumes de *cyclohexane R*. Laissez sécher la plaque à l'air. Examinez en lumière ultraviolette à 254 nm. S'il apparaît d'autres taches que la tache principale dans le chromatogramme obtenu avec la solution à examiner, aucune d'entre elles n'est plus intense que la tache du chromatogramme obtenu avec la solution témoin (0,5 pour cent). Ne tenez pas compte d'une tache éventuelle au point de départ.

Métaux lourds (*2.4.8*). 1,0 g de chlorhydrate de chlorpromazine satisfait à l'essai limite C des métaux lourds (10 ppm). Préparez le témoin avec 1 ml de *solution à 10 ppm de plomb (Pb) R*.

Perte à la dessiccation (*2.2.32*). Déterminée à l'étuve à 100-105 °C sur 1,000 g de chlorhydrate de chlorpromazine, la perte à la dessiccation n'est pas supérieure à 0,5 pour cent.

Cendres sulfuriques (*2.4.14*). Déterminé sur 1,0 g de chlorhydrate de chlorpromazine, le taux des cendres sulfuriques n'est pas supérieur à 0,1 pour cent.

DOSAGE

Dissolvez 0,250 g de chlorhydrate de chlorpromazine dans un mélange de 5,0 ml d'*acide chlorhydrique 0,01 M* et de 50 ml d'*alcool R*. Titrez par l'*hydroxyde de sodium 0,1 M*. Tracez la courbe potentiométrique (*2.2.20*) et mesurez le volume d'*hydroxyde de sodium 0,1 M* utilisé entre les 2 points d'inflexion.

1 ml d'*hydroxyde de sodium 0,1 M* correspond à 35,53 mg de $C_{17}H_{20}Cl_2N_2S$.

CONSERVATION

En récipient étanche, à l'abri de la lumière.

01/2002:1087

CHLORPROPAMIDE

Chlorpropamidum

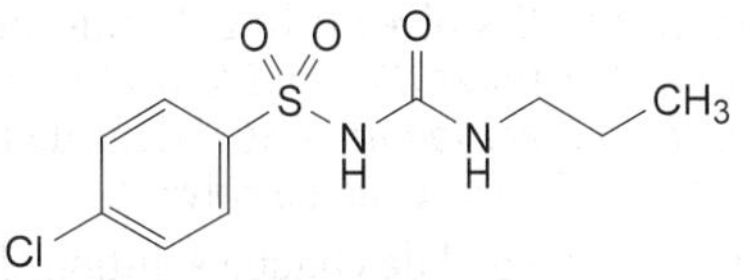

$C_{10}H_{13}ClN_2O_3S$ M_r 276,7

DÉFINITION

Le chlorpropamide contient au minimum 99,0 pour cent et au maximum l'équivalent de 101,0 pour cent de 1-[(4-chlorophényl)sulfonyl]-3-propylurée, calculé par rapport à la substance desséchée.

CARACTÈRES

Poudre cristalline, blanche, pratiquement insoluble dans l'eau, facilement soluble dans l'acétone et dans le chlorure de méthylène, soluble dans l'alcool. Le chlorpropamide se dissout dans les solutions diluées d'hydroxydes alcalins.

Le chlorpropamide présente le phénomène du polymorphisme.

IDENTIFICATION

Première identification : C, D.

Seconde identification : A, B, D.

A. Le point de fusion (*2.2.14*) du chlorpropamide est de 126 °C à 130 °C.

B. Dissolvez 0,10 g de chlorpropamide dans du *méthanol R* et complétez à 50,0 ml avec le même solvant. Prélevez 5,0 ml de solution et complétez à 100,0 ml avec de l'*acide chlorhydrique 0,01 M*. Prélevez 10,0 ml de solution et complétez à 100,0 ml avec de l'*acide chlorhydrique 0,01 M*. Examinée de 220 nm à 350 nm (*2.2.25*), la solution présente un maximum d'absorption à 232 nm. L'absorbance spécifique au maximum est de 570 à 630.

C. Examinez le chlorpropamide par spectrophotométrie d'absorption dans l'infrarouge (*2.2.24*), en comparant avec le spectre obtenu avec le *chlorpropamide SCR*. Examinez les substances sous forme de pastilles. Si les spectres obtenus présentent des différences, dissolvez la substance à examiner et la substance de référence dans du *chlorure de méthylène R*, évaporez à siccité et enregistrez de nouveaux spectres à partir des résidus.

D. Chauffez 0,1 g de chlorpropamide avec 2 g de *carbonate de sodium anhydre R* au rouge faible pendant 10 min. Laissez refroidir, reprenez le résidu par 5 ml environ d'*eau R*, complétez à 10 ml avec de l'*eau R* et filtrez. Le filtrat donne la réaction (a) des chlorures (*2.3.1*).

ESSAI

Substances apparentées. Opérez par chromatographie sur couche mince (*2.2.27*) en utilisant une plaque recouverte d'un gel de silice approprié.

Solution à examiner. Dissolvez 0,50 g de chlorpropamide dans de l'*acétone R* et complétez à 10 ml avec le même solvant.

Solution témoin (a). Dissolvez 15 mg de *4-chlorobenzènesulfonamide R* (impureté A de chlorpropamide) dans de l'*acétone R* et complétez à 100 ml avec le même solvant.

Solution témoin (b). Dissolvez 15 mg d'*impureté B de chlorpropamide SCR* dans de l'*acétone R* et complétez à 100 ml avec le même solvant.

Solution témoin (c). Prélevez 0,3 ml de solution à examiner et complétez à 100 ml avec de l'*acétone R*.

Solution témoin (d). Prélevez 5 ml de solution témoin (c) et complétez à 15 ml avec de l'*acétone R*.

Solution témoin (e). Dissolvez 0,10 g de chlorpropamide, 5 mg de *4-chlorobenzènesulfonamide R* et 5 mg d'*impureté B de chlorpropamide SCR* dans de l'*acétone R* et complétez à 10 ml avec le même solvant.

Déposez sur la plaque 5 µl de chaque solution. Développez sur un parcours de 15 cm avec un mélange de 11,5 volumes d'*ammoniaque concentrée R*, de 30 volumes de *cyclohexane R*, de 50 volumes de *méthanol R* et de 100 volumes de *chlorure de méthylène R*. Laissez sécher la plaque dans un courant d'air froid, puis chauffez à 110 °C pendant 10 min. Déposez au fond d'une chambre à chromatographie, un vase à précipiter contenant un mélange de 1 volume d'*acide chlorhydrique R*, de 1 volume d'*eau R* et de 2 volumes d'une solution de *permanganate de potassium R* à 50 g/l. Fermez la chambre et laissez reposer pendant 15 min. Introduisez la plaque desséchée encore chaude dans la chambre et fermez celle-ci. Laissez la plaque en contact avec les vapeurs de chlore pendant 2 min. Retirez la plaque et exposez-la à un courant d'air froid jusqu'à ce que l'excès de chlore soit éliminé et qu'un échantillon de la couche de gel de silice située en-dessous des points d'application, ne soit plus coloré en bleu par addition d'une goutte de *solution amidonnée d'iodure de potassium R*. Pulvérisez de la *solution amidonnée d'iodure de potassium R*. S'il apparaît une tache correspondant à l'impureté A dans le chromatogramme obtenu avec la solution à examiner, elle n'est pas plus intense que la tache du chromatogramme obtenu avec la solution témoin (a) (0,3 pour cent). S'il apparaît une tache correspondant à l'impureté B dans le chromatogramme obtenu avec la solution à examiner, elle n'est pas plus intense que la tache du chromatogramme obtenu avec la solution témoin (b) (0,3 pour cent). S'il apparaît d'autres taches que la tache principale et des taches correspondant respectivement aux impuretés A et B dans le chromatogramme obtenu avec la solution à examiner, aucune d'entre elles n'est plus intense que la tache du chromatogramme obtenu avec la solution témoin (c) (0,3 pour cent) et 2 d'entre elles au plus peuvent être plus intenses que la tache du chromatogramme obtenu avec la solution témoin (d) (0,1 pour cent). L'essai n'est valable que si le chromatogramme obtenu avec la solution témoin (e) présente 3 taches nettement séparées dont les R_f sont de 0,4, 0,6 et 0,9 environ, correspondant respectivement au chlorpropamide et aux impuretés A et B.

Métaux lourds (*2.4.8*). Dissolvez 2,0 g de chlorpropamide dans un mélange de 15 volumes d'*eau R* et de 85 volumes d'*acétone R* et complétez à 20 ml avec le même mélange de solvants. 12 ml de solution satisfont à l'essai limite B des métaux lourds (20 ppm). Préparez le témoin avec une solution à 2 ppm de plomb (Pb) obtenue en diluant la *solution à 100 ppm de plomb (Pb) R* avec un mélange de 15 volumes d'*eau R* et de 85 volumes d'*acétone R*.

Perte à la dessiccation (*2.2.32*). Déterminée à l'étuve à 100-105 °C sur 1,000 g de chlorpropamide, la perte à la dessiccation n'est pas supérieure à 0,5 pour cent.

Cendres sulfuriques (*2.4.14*). Déterminé sur 1,0 g de chlorpropamide, le taux des cendres sulfuriques n'est pas supérieur à 0,1 pour cent.

DOSAGE

Dissolvez 0,250 g de chlorpropamide dans 50 ml d'*alcool R* préalablement neutralisé en présence de *solution de phénolphtaléine R1*, puis ajoutez 25 ml d'*eau R*. Titrez par l'*hydroxyde de sodium 0,1 M* en présence de *solution de phénolphtaléine R1* jusqu'à virage de l'indicateur au rose.

1 ml d'*hydroxyde de sodium 0,1 M* correspond à 27,67 mg de $C_{10}H_{13}ClN_2O_3S$.

CONSERVATION

A l'abri de la lumière.

IMPURETÉS

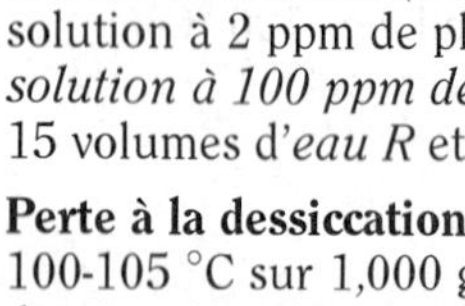

A. R = H : 4-chlorobenzènesulfonamide,

C. R = $CO\text{-}NH_2$: [(4-chlorophényl)sulfonyl]urée.

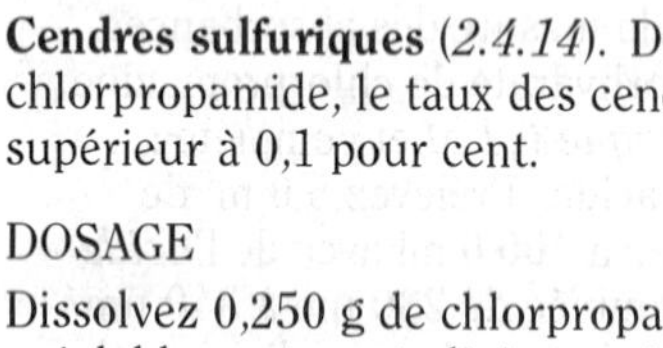

B. 1,3-dipropylurée,

01/2002:0815

CHLORPROTHIXÈNE (CHLORHYDRATE DE)

Chlorprothixeni hydrochloridum

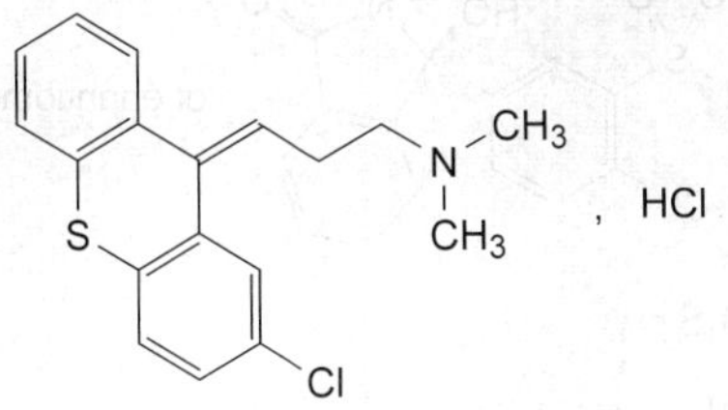

$C_{18}H_{19}Cl_2NS$ M_r 352,3

DÉFINITION

Le chlorhydrate de chlorprothixène est le chlorhydrate de (*Z*)-3-(2-chloro-9*H*-thioxanthén-9-ylidène)-*N*,*N*-diméthylpropan-1-amine. Il contient au minimum 99,0 pour cent et au maximum l'équivalent de 101,0 pour cent de $C_{18}H_{19}Cl_2NS$, calculé par rapport à la substance desséchée.

CARACTÈRES

Poudre cristalline, blanche ou sensiblement blanche, soluble dans l'eau et dans l'alcool, peu soluble dans le chlorure de méthylène.

Le chlorhydrate de chlorprothixène fond vers 220 °C.

IDENTIFICATION

Première identification : A, E.

Seconde identification : B, C, D, E.

A. Examinez le chlorhydrate de chlorprothixène par spectrophotométrie d'absorption dans l'infrarouge (*2.2.24*), en comparant avec le spectre obtenu avec le *chlorhydrate de chlorprothixène SCR*. Examinez les substances sous forme de pastilles.

B. Dissolvez 0,2 g de chlorhydrate de chlorprothixène dans un mélange de 5 ml de *dioxane R* et de 5 ml d'une solution de *nitrite de sodium R* à 1,5 g/l. Ajoutez 0,8 ml d'*acide nitrique R*. Après 10 min, ajoutez la solution à 20 ml d'*eau R*. Après 1 h, filtrez le précipité formé. Le filtrat est immédiatement utilisé pour l'identification C. Dissolvez le précipité à chaud dans 15 ml environ d'*alcool R* et ajoutez la solution à 10 ml d'*eau R*. Filtrez et desséchez le précipité à 100-105 °C pendant 2 h. Le point de fusion (*2.2.14*) est de 152 °C à 154 °C.

C. A 1 ml de filtrat obtenu dans l'identification B, ajoutez 0,2 ml d'une suspension de 50 mg de *sel de rouge solide B R* dans 1 ml d'*alcool R*. Ajoutez 1 ml d'*hydroxyde de potassium alcoolique 0,5 M*. Il apparaît une coloration rouge foncé. Effectuez un essai à blanc.

D. Dissolvez 20 mg environ de chlorhydrate de chlorprothixène dans 2 ml d'*acide nitrique R*. Il apparaît une coloration rouge. Ajoutez 5 ml d'*eau R*. Examinée sous lumière ultraviolette à 365 nm, la solution présente une fluorescence verte.

E. Le chlorhydrate de chlorprothixène donne la réaction (a) des chlorures (*2.3.1*).

ESSAI

Solution S. Dissolvez 0,25 g de chlorhydrate de chlorprothixène dans de l'*eau exempte de dioxyde de carbone R* et complétez à 25 ml avec le même solvant.

Aspect de la solution. La solution S est limpide (*2.2.1*) et incolore (*2.2.2, Procédé II*).

Détermination du pH (*2.2.3*). Le pH de la solution S est de 4,4 à 5,2.

Substances apparentées. *Effectuez l'essai à l'abri d'une lumière vive.* Opérez par chromatographie liquide (*2.2.29*).

Solution à examiner. Dissolvez 20,0 mg de chlorhydrate de chlorprothixène dans la phase mobile et complétez à 20,0 ml avec la phase mobile.

Solution témoin (a). Dissolvez 20,0 mg de *chlorhydrate de chlorprothixène SCR* (contenant une quantité définie d'isomère *E*) dans la phase mobile et complétez à 20,0 ml avec la phase mobile.

Solution témoin (b). Prélevez 2,0 ml de solution à examiner et complétez à 100,0 ml avec la phase mobile. Prélevez 3,0 ml de solution et complétez à 20,0 ml avec la phase mobile.

La chromatographie peut être réalisée en utilisant :

- une colonne d'acier inoxydable, d'une longueur de 0,12 m et d'un diamètre intérieur de 4,0 mm, remplie de *gel de silice octadécylsilylé pour chromatographie, désactivé pour les bases R* (3 µm ou 5 µm),
- comme phase mobile, à un débit de 1,5 ml/min, une solution contenant 6,0 g/l de *phosphate monopotassique R*, 2,9 g/l de *laurilsulfate de sodium R* et 9 g/l de *bromure de tétrabutylammonium R* dans un mélange de 50 volumes de *méthanol R*, de 400 volumes d'*acétonitrile R* et de 550 volumes d'*eau distillée R*,
- comme détecteur, un spectrophotomètre réglé à 254 nm.

Equilibrez la colonne avec la phase mobile à un débit de 1,5 ml/min pendant 30 min environ.

Injectez 20 µl de solution témoin (b). Ajustez la sensibilité du système de façon que la hauteur du pic principal du chromatogramme obtenu représente 10 pour cent au minimum de l'échelle totale de l'enregistreur. Injectez 20 µl de solution témoin (a). L'essai n'est valable que si :

- le temps de rétention relatif de l'isomère *E* par rapport au pic principal est de 1,35 environ,
- le temps de rétention du pic principal est de 10 min environ.

Injectez 20 µl de solution à examiner. Continuez la chromatographie pendant 2 fois le temps de rétention du chlorprothixène. Déterminez la teneur pour cent en isomère *E* en utilisant les chromatogrammes obtenus avec la solution à examiner et la solution témoin (a) et en tenant compte de la teneur déclarée de cet isomère dans le *chlorhydrate de chlorprothixène SCR*. La substance à examiner ne contient pas plus de 2,0 pour cent d'isomère *E*. S'il apparaît un pic dont le temps de rétention relatif est de 1,55 environ (impureté E) dans le chromatogramme obtenu avec la solution à examiner, sa surface n'est pas supérieure à 3 fois la surface du pic principal du chromatogramme obtenu avec la solution témoin (b) (0,3 pour cent d'impureté E en tenant compte d'un facteur de réponse de 3). S'il apparaît, dans le chromatogramme obtenu avec la solution à examiner, d'autres pics que le pic principal, le pic correspondant à l'isomère *E* et un pic correspondant à l'impureté E, la surface d'aucun d'entre eux n'est supérieure à la surface du pic principal du chromatogramme obtenu avec la solution témoin (b) (0,3 pour cent) et la somme de leur surface n'est pas supérieure à 2,33 fois la surface du pic principal du chromatogramme obtenu avec la solution témoin (b) (0,7 pour cent). Ne tenez pas compte des pics dont la surface est inférieure à 0,1 fois la surface du pic principal du chromatogramme obtenu avec la solution témoin (b).

Métaux lourds (*2.4.8*). 1,0 g de chlorhydrate de chlorprothixène satisfait à l'essai limite F des métaux lourds (20 ppm). Préparez le témoin avec 2 ml de *solution à 10 ppm de plomb (Pb) R*.

Monographies A - C

Perte à la dessiccation (*2.2.32*). Déterminée sous vide à 60 °C pendant 3 h sur 1,000 g de chlorhydrate de chlorprothixène, la perte à la dessiccation n'est pas supérieure à 0,5 pour cent.

Cendres sulfuriques (*2.4.14*). Déterminé sur 1,0 g de chlorhydrate de chlorprothixène, le taux des cendres sulfuriques n'est pas supérieur à 0,1 pour cent.

DOSAGE

Dissolvez 0,300 g de chlorhydrate de chlorprothixène dans un mélange de 5,0 ml d'*acide chlorhydrique 0,01 M* et de 50 ml d'*alcool R*. Titrez par l'*hydroxyde de sodium 0,1 M* et tracez la courbe potentiométrique (*2.2.20*). Mesurez le volume d'*hydroxyde de sodium 0,1 M* utilisé entre les 2 points d'inflexion.

1 ml d'*hydroxyde de sodium 0,1 M* correspond à 35,23 mg de $C_{18}H_{19}Cl_2NS$.

CONSERVATION

A l'abri de la lumière.

IMPURETÉS

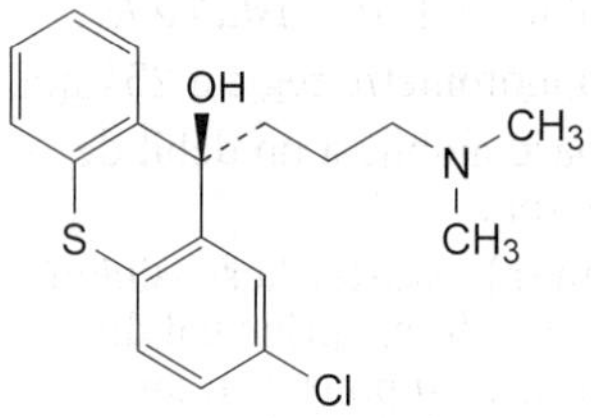

et énantiomère

A. (*RS*)-2-chloro-9-[3-(diméthylamino)propyl]-9*H*-thioxanthén-9-ol,

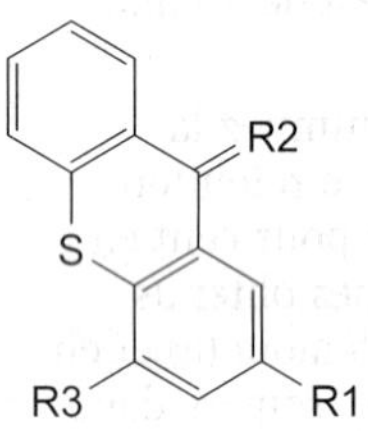

B. R1 = H, R2 = $CH\text{-}CH_2\text{-}CH_2\text{-}N(CH_3)_2$, R3 = H : *N,N*-diméthyl-3-(9*H*-thioxanthén-9-ylidène)propan-1-amine,

C. R1 = Cl, R2 = $CH\text{-}CH_2\text{-}CH_2\text{-}NH\text{-}CH_3$, R3 = H : (*Z*)-3-(2-chloro-9*H*-thioxanthén-9-ylidène)-*N*-méthylpropan-1-amine,

D. R1 = H, R2 = $CH\text{-}CH_2\text{-}CH_2\text{-}N(CH_3)_2$, R3 = Cl : (*Z*)-3-(4-chloro-9*H*-thioxanthén-9-ylidène)-*N,N*-diméthylpropan-1-amine,

E. R1 = Cl, R2 = O, R3 = H : 2-chloro-9*H*-thioxanthén-9-one,

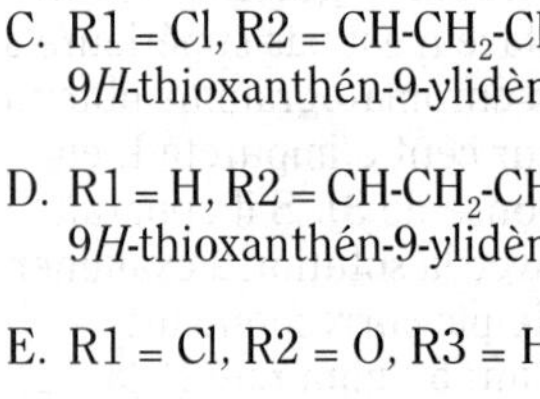

F. (*E*)-3-(2-chloro-9*H*-thioxanthén-9-ylidène)-*N,N*-diméthylpropan-1-amine (isomère *E*).

01/2002:0546

CHLORTALIDONE

Chlortalidonum

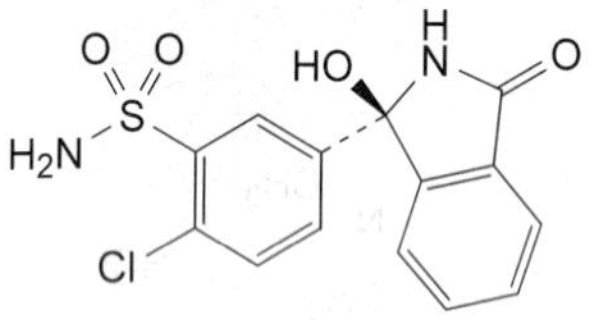

et énantiomère

$C_{14}H_{11}ClN_2O_4S$ M_r 338,8

DÉFINITION

La chlortalidone contient au minimum 98,0 pour cent et au maximum l'équivalent de 102,0 pour cent de 2-chloro-5-[(1*RS*)-1-hydroxy-3-oxo-2,3-dihydro-1*H*-isoindol-1-yl]benzènesulfonamide, calculé par rapport à la substance desséchée.

CARACTÈRES

Poudre blanche ou blanc jaunâtre, pratiquement insoluble dans l'eau, soluble dans l'acétone et dans le méthanol, peu soluble dans l'alcool, pratiquement insoluble dans le chlorure de méthylène. La chlortalidone se dissout dans les solutions diluées d'hydroxydes alcalins.

La chlortalidone fond en se décomposant vers 220 °C.

IDENTIFICATION

Première identification : B.

Seconde identification : A, C, D, E.

A. Dissolvez 50,0 mg de chlortalidone dans de l'*alcool R* et complétez à 50,0 ml avec le même solvant. Prélevez 10,0 ml de solution et complétez à 100,0 ml avec de l'*alcool R*. Examinée de 230 nm à 340 nm (*2.2.25*), la solution présente 2 maximums d'absorption respectivement à 275 nm et à 284 nm. Le rapport entre les absorbances mesurées aux maximums à 284 nm et à 275 nm est de 0,73 à 0,88.

B. Examinez la chlortalidone par spectrophotométrie d'absorption dans l'infrarouge (*2.2.24*), en comparant avec le spectre obtenu avec la *chlortalidone SCR*. Examinez les substances sous forme de pastilles à base de *bromure de potassium R*.

C. Opérez par chromatographie sur couche mince (*2.2.27*) en utilisant une plaque recouverte de *gel de silice GF_{254} R*.

Solution à examiner. Dissolvez 10 mg de chlortalidone dans de l'*acétone R* et complétez à 10 ml avec le même solvant.

Solution témoin (a). Dissolvez 10 mg de *chlortalidone SCR* dans de l'*acétone R* et complétez à 10 ml avec le même solvant.

Solution témoin (b). Dissolvez 10 mg de *chlortalidone SCR* et 10 mg d'*hydrochlorothiazide SCR* dans de l'*acétone R* et complétez à 10 ml avec le même solvant.

Déposez séparément sur la plaque 5 µl de chaque solution. Développez sur un parcours de 10 cm avec un mélange de 1,5 volume d'*eau R* et de 98,5 volumes d'*acétate d'éthyle R*. Laissez sécher la plaque à l'air. Examinez en lumière ultraviolette à 254 nm. La tache principale du chromatogramme obtenu avec la solution à examiner est semblable quant à sa position et ses dimensions à la tache principale du chromatogramme obtenu avec la solution témoin (a). L'identification n'est valable que si le chromatogramme obtenu avec la solution témoin (b) présente 2 taches nettement séparées.

D. Dissolvez 10 mg environ de chlortalidone dans 1 ml d'*acide sulfurique R*. Il se développe une coloration jaune intense.

E. La chlortalidone satisfait à l'essai de l'angle de rotation optique (voir Essai).

ESSAI

Angle de rotation optique (*2.2.7*). Dissolvez 0,20 g de chlortalidone dans du *méthanol R* et complétez à 20 ml avec le même solvant. L'angle de rotation optique est de – 0,15° à + 0,15°.

Aspect de la solution. Dissolvez 1,0 g de chlortalidone dans de la *solution diluée d'hydroxyde de sodium R* et complétez à 10 ml avec la même solution alcaline. La solution est limpide (*2.2.1*) et n'est pas plus fortement colorée que la solution de degré 6 de la gamme des solutions témoins présentant la coloration la plus appropriée (*2.2.2, Procédé II*).

Acidité. Dissolvez en chauffant 1,0 g de chlortalidone dans un mélange de 25 ml d'*acétone R* et de 25 ml d'*eau exempte de dioxyde de carbone R* et refroidissez. Titrez par l'*hydroxyde de sodium 0,1 M*. Déterminez le point de fin de titrage par potentiométrie (*2.2.20*). L'essai ne consomme pas plus de 0,75 ml d'*hydroxyde de sodium 0,1 M*.

Substances apparentées. Opérez par chromatographie sur couche mince (*2.2.27*) en utilisant une plaque recouverte d'un gel de silice approprié contenant un indicateur de fluorescence dont l'intensité est optimale à 254 nm.

Solution à examiner. Dissolvez 0,2 g de chlortalidone dans un mélange de 1 volume d'*eau R* et de 4 volumes d'*acétone R* et complétez à 5 ml avec le même mélange de solvants.

Solution témoin (a). Dissolvez 20 mg d'*impureté B de chlortalidone SCR* et 20 mg de *chlortalidone SCR* dans un mélange de 1 volume d'*eau R* et de 4 volumes d'*acétone R* et complétez à 50 ml avec le même mélange de solvants.

Solution témoin (b). Prélevez 1 ml de solution à examiner et complétez à 200 ml avec un mélange de 1 volume d'*eau R* et de 4 volumes d'*acétone R*.

Déposez séparément sur la plaque 5 µl de chaque solution. Développez sur un parcours de 15 cm avec un mélange de 5 volumes de *toluène R*, de 10 volumes de *xylène R*, de 20 volumes d'*ammoniaque concentrée R*, de 30 volumes de *dioxane R* et de 30 volumes de *2-propanol R*. Laissez sécher la plaque dans un courant d'air chaud. Examinez en lumière ultraviolette à 254 nm. S'il apparaît une tache correspondant à l'impureté B de chlortalidone dans le chromatogramme obtenu avec la solution à examiner, elle n'est pas plus intense que la tache correspondante du chromatogramme obtenu avec la solution témoin (a) (1 pour cent). S'il apparaît d'autres taches que la tache principale et une tache correspondant à l'impureté B dans le chromatogramme obtenu avec la solution à examiner, aucune d'entre elles n'est plus intense que la tache du chromatogramme obtenu avec la solution témoin (b) (0,5 pour cent). L'essai n'est valable que si le chromatogramme obtenu avec la solution témoin (a) présente 2 taches nettement séparées.

Chlorures (*2.4.4*). Triturez finement 0,3 g de chlortalidone. Agitez avec 30 ml d'*eau R* pendant 5 min et filtrez. 15 ml du filtrat satisfont à l'essai limite des chlorures (350 ppm). Préparez le témoin avec 10 ml de *solution à 5 ppm de chlorure (Cl) R*.

Perte à la dessiccation (*2.2.32*). Déterminée à l'étuve à 100-105 °C sur 1,000 g de chlortalidone, la perte à la dessiccation n'est pas supérieure à 0,5 pour cent.

Cendres sulfuriques (*2.4.14*). Déterminé sur 1,0 g de chlortalidone, le taux des cendres sulfuriques n'est pas supérieur à 0,1 pour cent.

DOSAGE

Dissolvez 0,200 g de chlortalidone dans 50 ml d'*acétone R*. Sous atmosphère d'azote, titrez par l'*hydroxyde de tétrabutylammonium 0,1 M*. Déterminez le point de fin de titrage par potentiométrie (*2.2.20*). Effectuez un titrage à blanc.

1 ml d'*hydroxyde de tétrabutylammonium 0,1 M* correspond à 33,88 mg de $C_{14}H_{11}ClN_2O_4S$.

IMPURETÉS

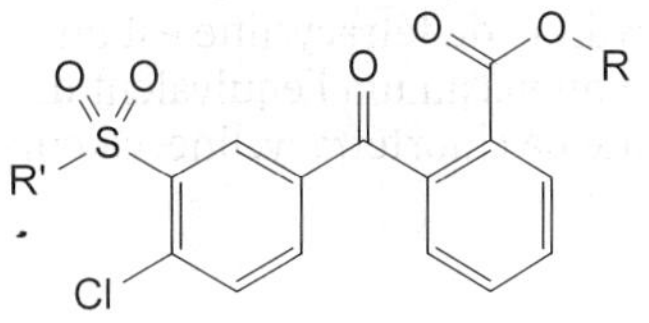

A. R = H, R′ = OH : acide 2-(4-chloro-3-sulfobenzoyl)benzoïque,

B. R = H, R′ = NH_2 : acide 2-(4-chloro-3-sulfamoylbenzoyl)benzoïque,

C. R = CH_2-CH_3, R′ = NH_2 : 2-(4-chloro-3-sulfamoylbenzoyl)benzoate d'éthyle,

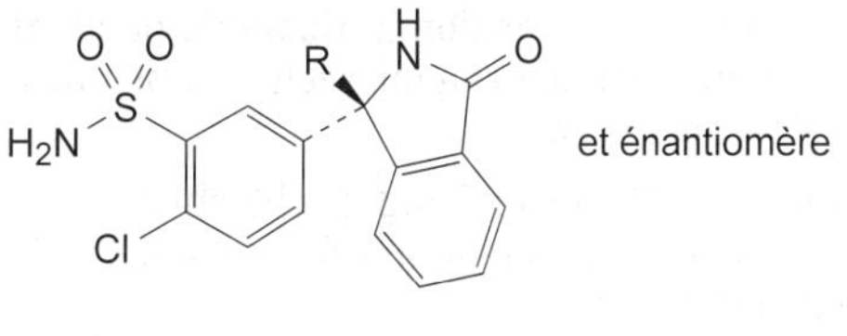

D. R = O-CH_2-CH_3 : 2-chloro-5[(1*RS*)-1-éthoxy-3-oxo-2,3-dihydro-1*H*-isoindol-1-yl]benzènesulfonamide,

E. R = H : 2-chloro-5-[(1*RS*)-3-oxo-2,3-dihydro-1*H*-isoindol-1-yl]benzènesulfonamide,

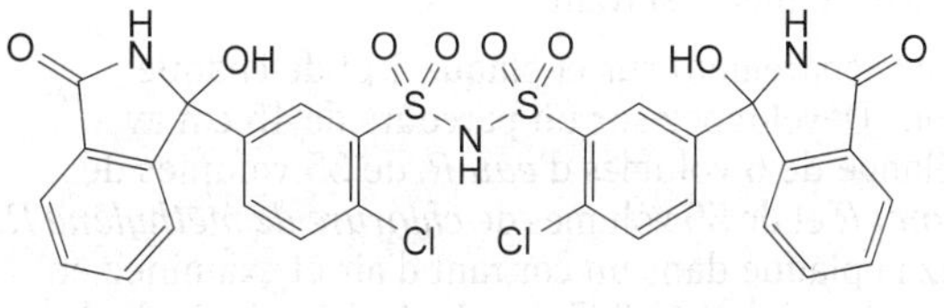

F. bis[2-chloro-5-(1-hydroxy-3-oxo-2,3-dihydro-1*H*-isoindol-1-yl)benzènesulfonyl]amine.

01/2002:0173

CHLORTÉTRACYCLINE (CHLORHYDRATE DE)

Chlortetracyclini hydrochloridum

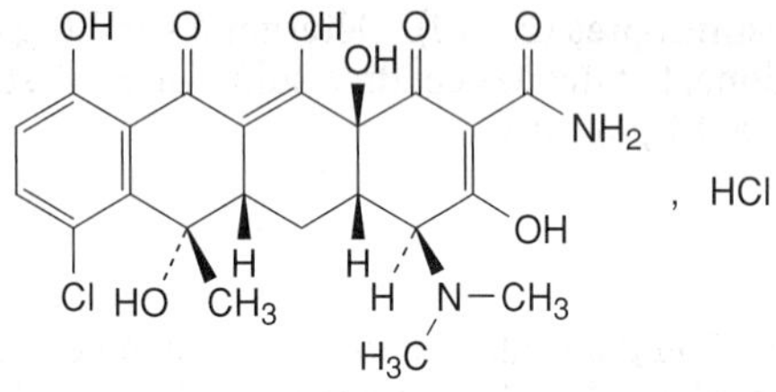

$C_{22}H_{24}Cl_2N_2O_8$ M_r 515,3

DÉFINITION

Le chlorhydrate de chlortétracycline est le chlorhydrate de (4*S*,4a*S*,5a*S*,6*S*,12a*S*)-7-chloro-4-(diméthylamino)-3,6,10,12,12a-pentahydroxy-6-méthyl-1,11-dioxo-1,4,4a,5,5a,6,11,12a-octahydrotétracène-2-carboxamide, substance élaborée par certaines souches de *Streptomyces aureofaciens* ou obtenue par tout autre moyen. La teneur en chlorhydrate de chlortétracycline est au minimum de 89,5 pour cent et la somme des teneurs en chlorhydrate de chlortétracycline et en chlorhydrate de tétracycline est au minimum de 94,5 pour cent et au maximum l'équivalent de 100,5 pour cent de chlorhydrate de chlortétracycline, calculé par rapport à la substance anhydre.

CARACTÈRES

Poudre jaune, peu soluble dans l'eau et dans l'alcool. Le chlorhydrate de chlortétracycline se dissout dans les solutions d'hydroxydes et de carbonates alcalins.

IDENTIFICATION

A. Opérez par chromatographie sur couche mince (*2.2.27*) en utilisant une plaque recouverte de *gel de silice H R*. Pulvérisez uniformément sur la plaque (environ 10 ml pour une plaque de 100 mm × 200 mm) une solution d'*édétate de sodium R* à 100 g/l, ajustée à pH 8,0 à l'aide de *solution concentrée d'hydroxyde de sodium R*. Laissez sécher la plaque en position horizontale pendant au moins 1 h. Au moment de l'emploi, séchez la plaque à l'étuve à 110 °C pendant 1 h.

Solution à examiner. Dissolvez 5 mg de chlorhydrate de chlortétracycline dans du *méthanol R* et complétez à 10 ml avec le même solvant.

Solution témoin (a). Dissolvez 5 mg de *chlorhydrate de chlortétracycline SCR* dans du *méthanol R* et complétez à 10 ml avec le même solvant.

Solution témoin (b). Dissolvez 5 mg de *chlorhydrate de chlortétracycline SCR*, 5 mg de *chlorhydrate de tétracycline SCR* et 5 mg de *chlorhydrate de métacycline SCR* dans du *méthanol R* et complétez à 10 ml avec le même solvant.

Déposez séparément sur la plaque 1 µl de chaque solution. Développez sur un parcours de 15 cm avec un mélange de 6 volumes d'*eau R*, de 35 volumes de *méthanol R* et de 59 volumes de *chlorure de méthylène R*. Séchez la plaque dans un courant d'air et examinez en lumière ultraviolette à 365 nm. La tache principale du chromatogramme obtenu avec la solution à examiner est semblable quant à sa position, sa coloration et ses dimensions à la tache principale du chromatogramme obtenu avec la solution témoin (a). L'essai n'est valable que si le chromatogramme obtenu avec la solution témoin (b) présente 3 taches nettement séparées.

B. A 2 mg environ de chlorhydrate de chlortétracycline, ajoutez 5 ml d'*acide sulfurique R*. Il se développe une coloration bleu intense virant au vert-bleu. A 2,5 ml d'*eau R*, ajoutez la solution. La coloration devient brunâtre.

C. Le chlorhydrate de chlortétracycline donne la réaction (a) des chlorures (*2.3.1*)

ESSAI

Détermination du pH (*2.2.3*). Dissolvez 0,1 g de chlorhydrate de chlortétracycline dans 10 ml d'*eau exempte de dioxyde de carbone R* en chauffant légèrement. Le pH de la solution est de 2,3 à 3,3.

Pouvoir rotatoire spécifique (*2.2.7*). Dissolvez 0,125 g de chlorhydrate de chlortétracycline dans de l'*eau R* et complétez à 50,0 ml avec le même solvant. Calculé par rapport à la substance anhydre, le pouvoir rotatoire spécifique est de – 235 à – 250.

Absorbance (*2.2.25*). Dissolvez 0,125 g de chlorhydrate de chlortétracycline dans de l'*eau R* et complétez à 25,0 ml avec le même solvant. Mesurez l'absorbance de la solution à 460 nm. L'absorbance n'est pas supérieure à 0,40.

Substances apparentées. Opérez par chromatographie liquide (*2.2.29*), selon les indications du dosage. Injectez la solution à examiner et les solutions témoins (e) et (f). L'essai n'est valable que si dans le chromatogramme obtenu avec la solution témoin (f), l'intégration du pic est correcte. S'il apparaît, dans le chromatogramme obtenu avec la solution à examiner, un pic correspondant à la 4-épichlortétracycline, sa surface n'est pas supérieure à celle du pic correspondant à la 4-épichlortétracycline dans le chromatogramme obtenu avec la solution témoin (e) (4 pour cent). S'il apparaît, dans le chromatogramme obtenu avec la solution à examiner, entre le pic dû au solvant et celui dû à la chlortétracycline, d'autres pics que les pics dus à la tétracycline et à la 4-épichlortétracycline, leur surface totale n'est pas supérieure à 25 pour cent de celle du pic correspondant à la 4-épichlortétracycline dans le chromatogramme obtenu avec la solution témoin (e) (1 pour cent). Ne tenez pas compte des pics dont la surface est inférieure à celle du pic principal du chromatogramme obtenu avec la solution témoin (f).

Chlorhydrate de tétracycline. Opérez par chromatographie liquide (*2.2.29*), selon les indications du dosage. Injectez séparément la solution à examiner et la solution témoin (e). Calculée par rapport à la substance anhydre, la teneur en chlorhydrate de tétracycline n'est pas supérieure à 8,0 pour cent.

Métaux lourds (*2.4.8*). 0,5 g de chlorhydrate de chlortétracycline satisfait à l'essai limite C des métaux lourds (50 ppm). Préparez le témoin avec 2,5 ml de *solution à 10 ppm de plomb (Pb) R*.

Teneur en eau (*2.5.12*). Déterminée par semi-microdosage sur 0,300 g de chlorhydrate de chlortétracycline, la teneur en eau n'est pas supérieure à 2,0 pour cent.

Cendres sulfuriques (*2.4.14*). Déterminé sur 1,0 g de chlorhydrate de chlortétracycline, le taux des cendres sulfuriques n'est pas supérieur à 0,5 pour cent.

Stérilité (*2.6.1*). Le chlorhydrate de chlortétracycline destiné à la préparation de formes pharmaceutiques administrées par voie parentérale sans autre procédé approprié de stérilisation satisfait également à l'essai de stérilité.

Monographies A - C

Endotoxines bactériennes (*2.6.14*) : moins de 1 UI/mg, si le chlorhydrate de chlortétracycline est destiné à la préparation de formes pharmaceutiques administrées par voie parentérale sans autre procédé approprié d'élimination des endotoxines bactériennes.

DOSAGE

Opérez par chromatographie liquide (*2.2.29*).

Solution à examiner. Dissolvez 25,0 mg de chlorhydrate de chlortétracycline dans de l'*acide chlorhydrique 0,01 M* et complétez à 25,0 ml avec le même acide.

Solution témoin (a). Dissolvez 25,0 mg de *chlorhydrate de chlortétracycline SCR* dans de l'*acide chlorhydrique 0,01 M* et complétez à 25,0 ml avec le même acide.

Solution témoin (b). Dissolvez 10,0 mg de *chlorhydrate de 4-épichlortétracycline SCR* dans de l'*acide chlorhydrique 0,01 M* et complétez à 25,0 ml avec le même acide.

Solution témoin (c). Dissolvez 20,0 mg de *chlorhydrate de tétracycline SCR* dans de l'*acide chlorhydrique 0,01 M* et complétez à 25,0 ml avec le même acide.

Solution témoin (d). Mélangez 5,0 ml de solution témoin (a) et 10,0 ml de solution témoin (b) et complétez à 25,0 ml avec de l'*acide chlorhydrique 0,01 M.*

Solution témoin (e). Mélangez 5,0 ml de solution témoin (b) et 5,0 ml de solution témoin (c) et complétez à 50,0 ml avec de l'*acide chlorhydrique 0,01 M.*

Solution témoin (f). Prélevez 1,0 ml de solution témoin (c) et complétez à 20,0 ml avec de l'*acide chlorhydrique 0,01 M.* Prélevez 5,0 ml de solution et complétez à 200,0 ml avec de l'*acide chlorhydrique 0,01 M.*

La chromatographie peut être réalisée en utilisant :

- une colonne d'une longueur de 0,25 m et d'un diamètre intérieur de 4,6 mm remplie de *gel de silice octylsilylé pour chromatographie R* (5 µm ou 10 µm), et maintenue à 35 °C,
- comme phase mobile, à un débit de 1 ml/min, un mélange préparé comme suit : à 500 ml d'*eau R*, ajoutez 50 ml de *solution d'acide perchlorique R*, agitez, puis ajoutez 450 ml de *diméthylsulfoxyde R*,
- comme détecteur, un spectrophotomètre réglé à 280 nm,
- un injecteur à boucle de 20 µl,
- un intégrateur électronique.

Injectez la solution témoin (d). Ajustez la sensibilité de façon à obtenir des pics dont la hauteur représente 50 pour cent au moins de l'échelle totale de l'enregistreur. L'essai n'est valable que si :

- la résolution entre le premier pic (4-épichlortétracycline) et le second pic (chlortétracycline) n'est pas inférieure à 2,0. Ajustez la teneur de la phase mobile en diméthylsulfoxyde si nécessaire,
- le facteur de symétrie du second pic n'est pas supérieur à 1,3.

Injectez 6 fois la solution témoin (a). L'essai n'est valable que si l'écart type relatif de la surface du pic du chlorhydrate de chlortétracycline n'est pas supérieur à 1,0 pour cent. Si nécessaire, ajustez le réglage de l'intégrateur. Injectez en alternance la solution à examiner et la solution témoin (a).

Calculez la teneur pour cent en chlorhydrate de chlortétracycline.

CONSERVATION

A l'abri de la lumière. Si la substance est stérile, elle est conservée en récipient stérile, étanche, à fermeture inviolable.

ÉTIQUETAGE

L'étiquette indique :

- dans les cas appropriés, que la substance est stérile,
- dans les cas appropriés, que la substance est exempte d'endotoxines bactériennes.

IMPURETÉS

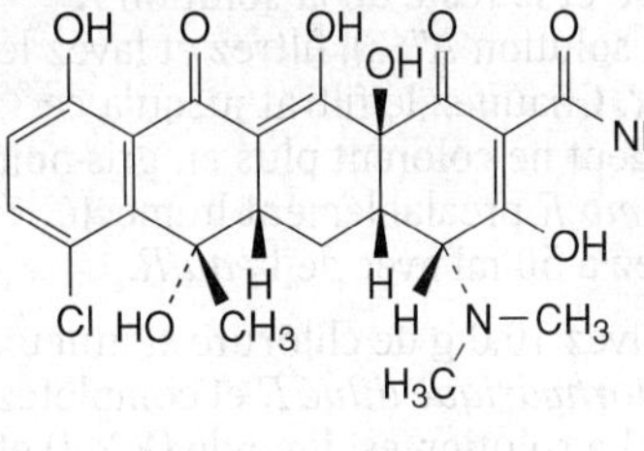

A. 4-épichlortétracycline,

B. tétracycline.

01/2002:1266

CHLORURE STANNEUX DIHYDRATÉ

Stannosi chloridum dihydricum

$SnCl_2,2H_2O$ M_r 225,6

DÉFINITION

Le chlorure stanneux dihydraté contient au minimum 98,0 pour cent et au maximum l'équivalent de 101,0 pour cent de $SnCl_2,2H_2O$.

CARACTÈRES

Poudre cristalline blanche ou cristaux incolores, efflorescents à l'air, facilement solubles dans l'eau (la solution se trouble au repos ou par dilution), facilement solubles dans l'alcool. Le chlorure stanneux se dissout dans l'acide chlorhydrique dilué.

IDENTIFICATION

A. A 1 ml de solution S1 (voir Essai), ajoutez 5 ml d'*eau R* et 0,05 ml de *solution de chlorure mercurique R.* Il se forme un précipité gris-noir.

B. Dissolvez 1,0 g de chlorure stanneux dihydraté dans 3,0 ml d'*eau R.* A la solution trouble obtenue, ajoutez 0,5 ml de *solution diluée d'hydroxyde de sodium R.* Il se forme un précipité floconneux jaunâtre. Ajoutez 6,5 ml d'*eau R.* A 1,0 ml de la suspension préalablement agitée, ajoutez 1,0 ml de *solution concentrée d'hydroxyde de sodium R* ; le précipité se dissout et il se forme une solution limpide et incolore.

C. Dissolvez 10 mg de chlorure stanneux dihydraté dans 2 ml d'*acide nitrique dilué R.* La solution donne la réaction (a) des chlorures (*2.3.1*).

ESSAI

Solution S1. A 0,40 g de chlorure stanneux dihydraté, ajoutez 1 ml d'*acide chlorhydrique dilué R* et complétez à 20 ml avec de l'*eau distillée R.*

Solution S2. Dissolvez 1,0 g de chlorure stanneux dihydraté dans de l'*acide chlorhydrique dilué R* et complétez à 30 ml avec le même acide. Chauffez à ébullition. Ajoutez 30 ml de *solution de thioacétamide R* et chauffez à ébullition pendant 15 min (solution A). Prélevez 5 ml, filtrez et chauffez le filtrat à ébullition. Ajoutez 5 ml de *solution de thioacétamide R,* chauffez à ébullition et maintenez l'ébullition pendant 15 min. S'il se forme un précipité, ajoutez au mélange le reste de la solution A (solution A'). Ajoutez 10 ml de *solution de thioacétamide R* et chauffez à ébullition. Renouvelez la série d'opérations à partir de « Prélevez 5 ml,... » jusqu'à ce qu'il ne se forme plus de précipité par addition de *solution de thioacétamide R* au filtrat obtenu à partir des 5 ml de solution A (respectivement solution A', solution A'',...). S'il ne se forme pas de précipité ou s'il ne se forme plus de précipité, réunissez la solution obtenue et le reste de la solution A (respectivement solution A', solution A'',...), filtrez et lavez le précipité avec 10 ml d'*eau R*. Chauffez le filtrat jusqu'à ce que les vapeurs qui se dégagent ne colorent plus en gris-noir du *papier à l'acétate de plomb R* préalablement humecté. Laissez refroidir et complétez à 50 ml avec de l'*eau R*.

Aspect de la solution. Dissolvez 10,0 g de chlorure stanneux dihydraté dans de l'*acide chlorhydrique dilué R* et complétez à 20 ml avec le même acide. La solution est limpide (*2.2.1*) et incolore (*2.2.2, Procédé II*).

Substances non précipitables par le thioacétamide. Evaporez à siccité 25 ml de solution S2 et calcinez à 600 °C. La masse du résidu n'est pas supérieure à 1 mg (0,2 pour cent).

Sulfates (*2.4.13*). 15 ml de solution S1 satisfont à l'essai limite des sulfates (500 ppm).

Fer (*2.4.9*). Prélevez 5 ml de solution S2 et complétez à 10 ml avec de l'*eau R*. La solution satisfait à l'essai limite du fer (100 ppm).

Métaux lourds. Dissolvez 1,0 g de chlorure stanneux dihydraté dans 2 ml d'un mélange de 1 volume d'*acide nitrique R* et de 3 volumes d'*acide chlorhydrique R*. Chauffez au bain-marie jusqu'à ce qu'il ne se dégage plus de vapeurs nitreuses. Dissolvez le résidu dans de l'*eau R* et complétez à 25 ml avec le même solvant. A 5 ml de solution, ajoutez 3 ml de *solution concentrée d'hydroxyde de sodium R* et 2 ml d'*eau R*. Chauffez jusqu'à obtention d'une solution limpide, puis refroidissez et ajoutez 0,5 ml de *réactif au thioacétamide R*. Laissez reposer pendant 2 min. Si la solution présente une coloration, celle-ci n'est pas plus intense que celle d'un mélange de 1,0 ml de *solution à 10 ppm de plomb (Pb) R*, de 6 ml d'*eau R*, de 3 ml de *solution concentrée d'hydroxyde de sodium R* et de 0,5 ml de *réactif au thioacétamide R* (50 ppm).

DOSAGE

Dissolvez 0,100 g de chlorure stanneux dihydraté dans 1,5 ml d'*acide chlorhydrique R1* et complétez à 50 ml avec de l'*eau R*. Ajoutez 5 g de *tartrate de sodium et de potassium R*, 10 g de *bicarbonate de sodium R* et 1 ml de *solution d'amidon R*. Titrez immédiatement par l'*iode 0,05 M*. Effectuez un titrage à blanc.

1 ml d'*iode 0,05 M* correspond à 11,28 mg de $SnCl_2,2H_2O$.

CONSERVATION

En récipient étanche.

Monographies A - C

01/2002:0072

CHOLÉCALCIFÉROL

Cholecalciferolum

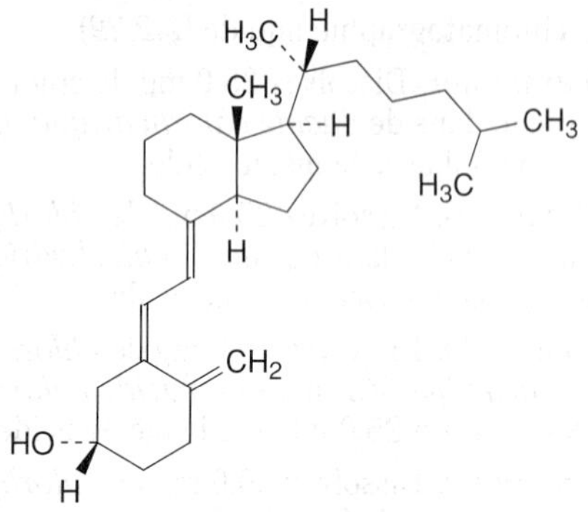

$C_{27}H_{44}O$ M_r 384,6

DÉFINITION

Le cholécalciférol contient au minimum 97,0 pour cent et au maximum l'équivalent de 103,0 pour cent de (5*Z*,7*E*)-9,10-sécocholesta-5,7,10(19)-trién-3β-ol.

1 milligramme de cholécalciférol correspond à 40 000 UI d'activité antirachitique (vitamine D) chez le rat.

CARACTÈRES

Cristaux blancs ou sensiblement blancs, pratiquement insolubles dans l'eau, facilement solubles dans l'alcool, solubles dans les huiles grasses. Le cholécalciférol est sensible à l'air, à la chaleur et à la lumière. Les solutions dans les solvants volatils sont instables et doivent être utilisées immédiatement.

Une isomérisation réversible en précholécalciférol se produit en solution en fonction de la température et du temps. L'activité est due aux deux composés.

IDENTIFICATION

Examinez le cholécalciférol par spectrophotométrie d'absorption dans l'infrarouge (*2.2.24*), en comparant avec le spectre obtenu avec le *cholécalciférol SCR*. Examinez les substances sous forme de pastilles.

ESSAI

Pouvoir rotatoire spécifique (*2.2.7*). Dissolvez rapidement et sans chauffer 0,200 g de cholécalciférol dans de l'*alcool exempt d'aldéhyde R* et complétez à 25,0 ml avec le même solvant. Déterminé dans les 30 min qui suivent la mise en solution, le pouvoir rotatoire spécifique est de + 105 à + 112.

DOSAGE

Effectuez les opérations aussi rapidement que possible, en évitant l'exposition à la lumière actinique et à l'air.

Opérez par chromatographie liquide (*2.2.29*).

Solution à examiner. Dissolvez sans chauffer 10,0 mg de cholécalciférol dans 10,0 ml de *toluène R* et complétez à 100,0 ml avec la phase mobile.

Solution témoin (a). Dissolvez sans chauffer 10,0 mg de *cholécalciférol SCR* dans 10,0 ml de *toluène R* et complétez à 100,0 ml avec la phase mobile.

Solution témoin (b). Prélevez 1,0 ml de *cholécalciférol pour essai de validité SCR* et complétez à 5,0 ml de phase mobile. Chauffez à reflux dans un bain-marie à 90 °C pendant 45 min et refroidissez.

La chromatographie peut être réalisée en utilisant :

- une colonne d'acier inoxydable, d'une longueur de 0,25 m et d'un diamètre intérieur de 4,6 mm, remplie d'un gel de silice approprié (5 µm),
- comme phase mobile, à un débit de 2 ml/min, un mélange de 3 volumes de *pentanol R* et de 997 volumes d'*hexane R*,
- comme détecteur, un spectrophotomètre réglé à 254 nm,

Utilisez de préférence un injecteur automatique ou un injecteur à boucle. Injectez un volume approprié de solution témoin (b). Ajustez la sensibilité du système de façon que la hauteur du pic principal représente au moins 50 pour cent de l'échelle totale de l'enregistreur. Injectez 6 fois la solution témoin (b). Lorsque les chromatogrammes sont enregistrés dans les conditions décrites, les temps de rétention relatifs par rapport au cholécalciférol sont approximativement de 0,4 pour le précholécalciférol et de 0,5 pour le *trans*-cholécalciférol. L'écart type relatif de la réponse pour le cholécalciférol n'est pas supérieur à 1 pour cent et la résolution entre les pics correspondant au précholécalciférol et au *trans*-cholécalciférol n'est pas inférieure à 1,0. Si nécessaire, ajustez le débit et les proportions des composants de la phase mobile de façon à obtenir cette résolution.

Injectez un volume approprié de solution témoin (a). Ajustez la sensibilité du système de façon que la hauteur du pic principal représente au moins 50 pour cent de l'échelle totale de l'enregistreur. Procédez aux mêmes opérations avec le même volume de solution à examiner.

Calculez la teneur pour cent en cholécalciférol de la substance à examiner à l'aide de l'expression :

$$\frac{m'}{m} \times \frac{S_D}{S'_D} \times 100$$

m = masse du cholécalciférol dans la solution à examiner, en milligrammes,

m' = masse du *cholécalciférol SCR* dans la solution témoin (a), en milligrammes,

S_D = surface (ou hauteur) du pic correspondant au cholécalciférol dans le chromatogramme obtenu avec la solution à examiner,

S'_D = surface (ou hauteur) du pic correspondant au cholécalciférol dans le chromatogramme obtenu avec la solution témoin (a).

CONSERVATION

En récipient étanche, sous azote, à l'abri de la lumière et à une température de 2 °C à 8 °C.

Le contenu d'un récipient entamé doit être utilisé immédiatement.

IMPURETÉS

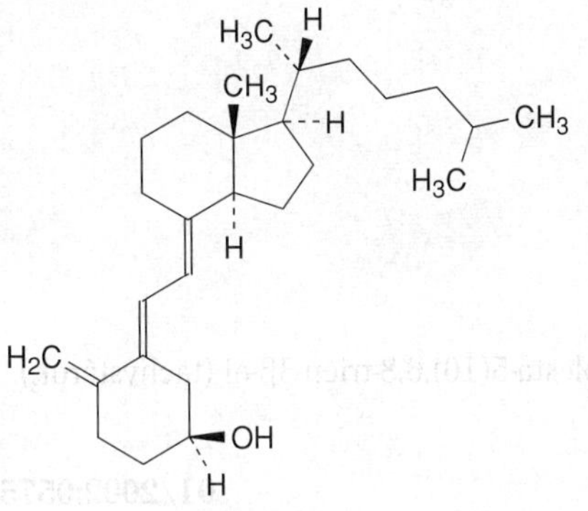

A. (5*E*,7*E*)-9,10-sécocholesta-5,7,10(19)-trién-3β-ol (*trans*-cholécalciférol, *trans*-vitamine D_3),

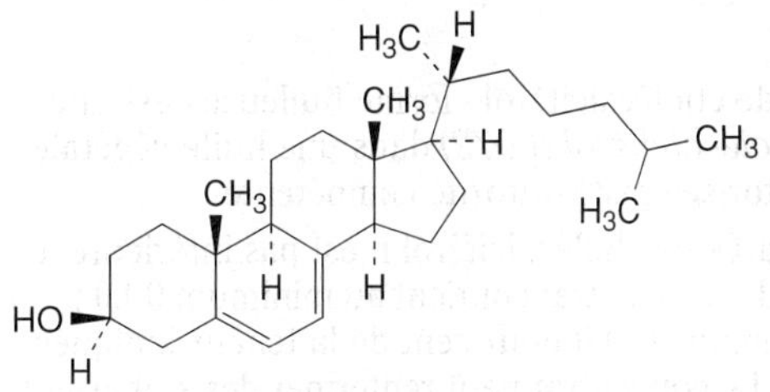

B. cholesta-5,7-dién-3β-ol (7,8-didéshydrocholestérol, provitamin D_3),

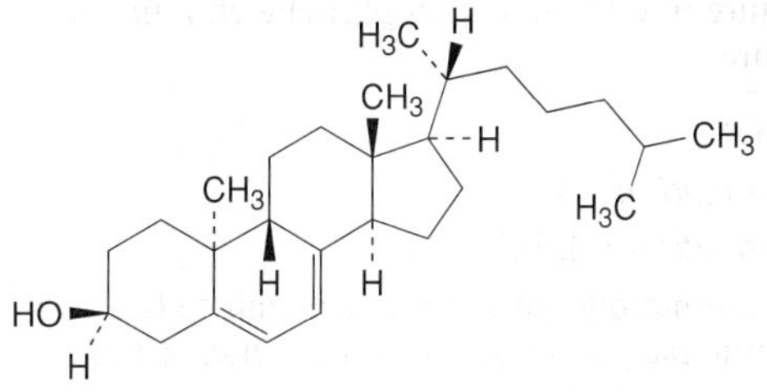

C. 9β,10α-cholesta-5,7-dién-3β-ol (lumistérol$_3$),

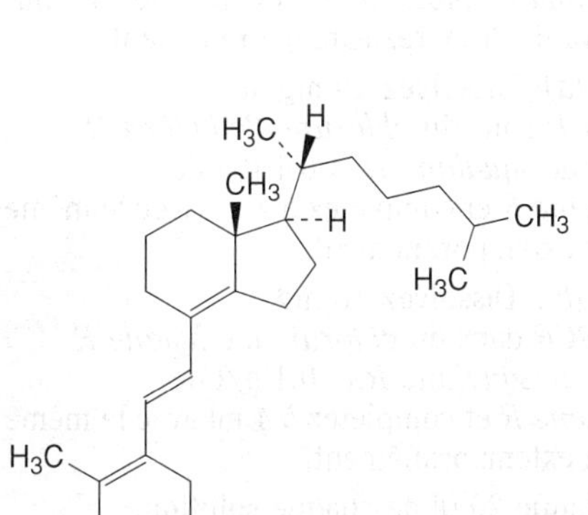

D. (6*E*)-9,10-sécocholesta-5(10),6,8(14)-trién-3β-ol (iso-tachystérol$_3$),

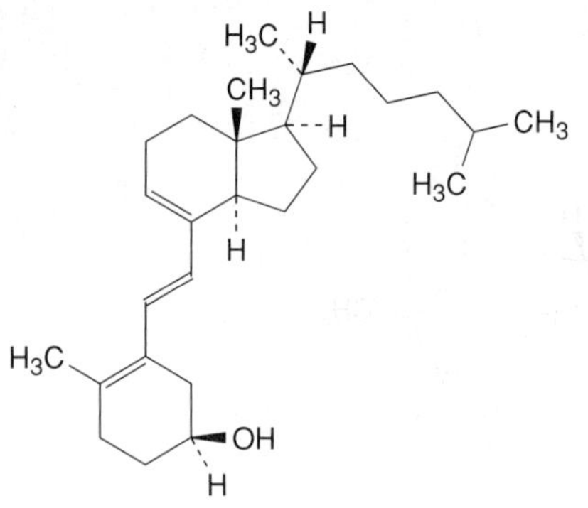

E. (6*E*)-9,10-sécocholesta-5(10),6,8-trién-3β-ol (tachystérol$_3$).

01/2002:0575

CHOLÉCALCIFÉROL (CONCENTRAT DE), FORME HUILEUSE

Cholecalciferolum densatum oleosum

DÉFINITION

Le concentrat de cholécalciférol - forme huileuse - est une solution de *Cholécalciférol (0072)* dans une huile végétale appropriée, autorisée par l'Autorité compétente.

La teneur déclarée de cholécalciférol n'est pas inférieure à 500 000 UI/g. Le concentrat contient au minimum 90,0 pour cent et au maximum 110,0 pour cent de la teneur indiquée sur l'étiquette. Le concentrat peut renfermer des stabilisants appropriés tels que des antioxydants.

CARACTÈRES

Liquide limpide, jaune, pratiquement insoluble dans l'eau, peu soluble dans l'éthanol, miscible aux solvants des corps gras.

Il peut se produire une solidification partielle en fonction de la température.

IDENTIFICATION

Première identification : A, C.

Seconde identification : A, B.

A. Opérez par chromatographie sur couche mince (*2.2.27*) en utilisant une *plaque au gel de silice G pour CCM R.*

Solution à examiner. Dissolvez une quantité de concentrat à examiner correspondant à 400 000 UI dans du *chlorure d'éthylène R* contenant 10 g/l de *squalane R* et 0,1 g/l de *butylhydroxytoluène R* et complétez à 4 ml avec le même solvant. Préparez extemporanément.

Solution témoin (a). Dissolvez 10 mg de *cholécalciférol SCR* dans du *chlorure d'éthylène R* contenant 10 g/l de *squalane R* et 0,1 g/l de *butylhydroxytoluène R* et complétez à 4 ml avec le même solvant. Préparez extemporanément.

Solution témoin (b). Dissolvez 10 mg d'*ergocalciférol SCR* dans du *chlorure d'éthylène R* contenant 10 g/l de *squalane R* et 0,1 g/l de *butylhydroxytoluène R* et complétez à 4 ml avec le même solvant. Préparez extemporanément.

Déposez sur la plaque 20 µl de chaque solution. Développez immédiatement et à l'abri de la lumière sur un parcours de 15 cm avec un mélange à volumes égaux de *cyclohexane R* et d'*éther exempt de peroxydes R*, mélange contenant 0,1 g/l de *butylhydroxytoluène R*. Laissez sécher la plaque à l'air. Pulvérisez de l'*acide sulfurique R*. Comparez la tache principale du chromatogramme obtenu avec la solution à examiner avec la tache principale de chacun des chromatogrammes obtenus respectivement avec la solution témoin (a) et la solution témoin (b). Le chromatogramme obtenu avec la solution à examiner présente immédiatement une tache principale jaune clair qui vire rapidement au brun orangé, puis progressivement au gris-vert et reste stable pendant 10 min. Cette tache est semblable quant à sa position, sa coloration et ses dimensions à la tache du chromatogramme obtenu avec la solution témoin (a). Le chromatogramme obtenu avec la solution témoin (b) présente immédiatement au même niveau une tache principale orangée qui vire progressivement au brun-rouge et reste stable pendant 10 min.

B. Préparez une solution dans le *cyclohexane R* contenant une quantité de concentrat correspondant à environ 400 UI/ml. Examinée de 250 nm à 300 nm (*2.2.25*), la solution présente un maximum d'absorption à 267 nm.

C. Examinez les chromatogrammes obtenus dans le dosage. Le pic principal du chromatogramme obtenu avec la solution à examiner est semblable quant à son temps de rétention au pic principal du chromatogramme obtenu avec la solution témoin (a).

ESSAI

Indice d'acide (*2.5.1*). Dissolvez 5,0 g du concentrat à examiner dans 25 ml du mélange des solvants prescrits. L'indice d'acide n'est pas supérieur à 2,0.

Indice de peroxyde (*2.5.5*) : au maximum 20.

DOSAGE

Effectuez le dosage aussi rapidement que possible, en évitant l'exposition à la lumière actinique et à l'air.

Opérez par chromatographie liquide (*2.2.29*).

Solution à examiner. Dissolvez une quantité du concentrat à examiner, pesée à 0,1 pour cent près, correspondant à 400 000 UI environ, dans 10,0 ml de *toluène R* et complétez à 100,0 ml avec la phase mobile.

Solution témoin (a). Dissolvez sans chauffer 10,0 mg de *cholécalciférol SCR* dans 10,0 ml de *toluène R* et complétez à 100,0 ml avec la phase mobile.

Solution témoin (b). Prélevez 1,0 ml de *cholécalciférol pour essai de validité SCR* et complétez à 5,0 ml de phase mobile. Chauffez à reflux dans un bain-marie à 90 °C pendant 45 min et refroidissez.

Solution témoin (c). Dissolvez sans chauffer 0,10 g de *cholécalciférol SCR* dans du *toluène R* et complétez à 100,0 ml avec le même solvant.

Solution témoin (d). Prélevez 5,0 ml de solution témoin (c) et complétez à 50,0 ml avec la phase mobile. Conservez la solution dans de l'eau glacée.

Solution témoin (e). Dans un ballon jaugé, introduisez 5,0 ml de solution témoin (c). Ajoutez 10 mg environ de *butylhydroxytoluène R*. Chassez l'air au moyen d'*azote R*. Chauffez à reflux dans un bain-marie à 90 °C, à l'abri de la lumière et sous *azote R* pendant 45 min. Refroidissez et complétez à 50,0 ml avec la phase mobile.

La chromatographie peut être réalisée en utilisant :

- une colonne d'acier inoxydable, d'une longueur de 0,25 m et d'un diamètre intérieur de 4,6 mm, remplie d'un gel de silice approprié (5 µm),
- comme phase mobile, à un débit de 2 ml/min, un mélange de 3 volumes de *pentanol R* et de 997 volumes d'*hexane R*,
- comme détecteur, un spectrophotomètre réglé à 254 nm.

Utilisez de préférence un injecteur automatique ou un injecteur à boucle. Injectez un volume approprié de solution témoin (b). Ajustez la sensibilité du système de façon que la hauteur du pic principal représente au moins 50 pour cent de l'échelle totale de l'enregistreur. Injectez 6 fois la solution témoin (b). Lorsque les chromatogrammes sont enregistrés dans les conditions décrites, les temps de rétention relatifs par rapport au cholécalciférol sont approximativement de 0,4 pour le précholécalciférol et de 0,5 pour le *trans*-cholécalciférol. L'écart-type relatif de la réponse pour le cholécalciférol n'est pas supérieur à 1 pour cent et la résolution entre les pics correspondant au précholécalciférol et au *trans*-cholécalciférol n'est pas inférieure à 1,0. Si nécessaire, ajustez le débit et les proportions des composants de la phase mobile de façon à obtenir cette résolution.

Injectez un volume approprié de solution témoin (d) et de solution témoin (e).

Calculez le facteur de conversion *f* à l'aide de l'équation :

$$f = \frac{K - L}{M}$$

K = surface (ou hauteur) du pic dû au cholécalciférol dans le chromatogramme obtenu avec la solution témoin (d),

L = surface (ou hauteur) du pic dû au cholécalciférol dans le chromatogramme obtenu avec la solution témoin (e),

M = surface (ou hauteur) du pic dû au précholécalciférol dans le chromatogramme obtenu avec la solution témoin (e).

La valeur de *f*, déterminée au moyen de 2 injections, à des jours différents, peut être utilisée pendant tout le processus de dosage.

Injectez un volume approprié de solution témoin (a). Ajustez la sensibilité du système de façon que la hauteur du pic principal représente au moins 50 pour cent de l'échelle totale de l'enregistreur. Procédez aux mêmes opérations avec le même volume de solution à examiner.

Calculez la teneur en cholécalciférol en Unités Internationales par gramme à l'aide de l'expression :

$$\frac{m'}{V'} \times \frac{V}{m} \times \frac{S_D + (f \times S_p)}{S'_D} \times 40\,000 \times 1000$$

m = masse du concentrat dans la solution à examiner, en milligrammes,

m' = masse de *cholécalciférol SCR* dans la solution témoin (a), en milligrammes,

V = volume de la solution à examiner (100 ml),

V' = volume de la solution témoin (a) (100 ml),

S_D = surface (ou hauteur) du pic dû au cholécalciférol dans le chromatogramme obtenu avec la solution à examiner,

S'_D = surface (ou hauteur) du pic dû au cholécalciférol, dans le chromatogramme obtenu avec la solution témoin (a),

S_p = surface (ou hauteur) du pic dû au précholécalciférol dans le chromatogramme obtenu avec la solution à examiner,

f = facteur de conversion.

CONSERVATION

En récipient étanche et bien rempli, à l'abri de la lumière. Le contenu d'un récipient entamé doit être utilisé rapidement. Toute quantité non utilisée doit être protégée par une atmosphère d'azote.

ÉTIQUETAGE

L'étiquette indique :

- le nombre d'Unités Internationales par gramme,
- la manière d'homogénéiser la solution dans le cas d'une solidification partielle,
- le nom de tout stabilisant éventuellement ajouté.

IMPURETÉS

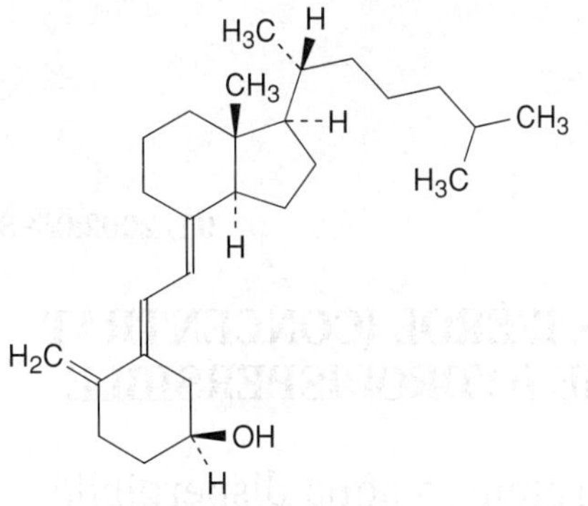

A. (5*E*,7*E*)-9,10-sécocholesta-5,7,10(19)-trién-3β-ol (*trans*-cholécalciférol, *trans*-vitamine D_3),

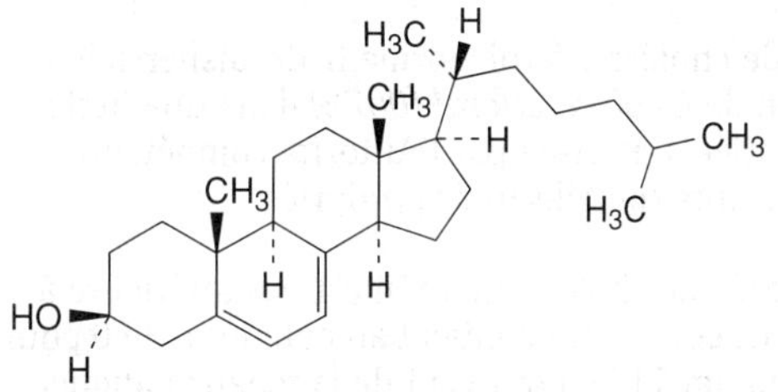

B. cholesta-5,7-dién-3β-ol (7,8-di déshydrocholestérol, provitamine D_3),

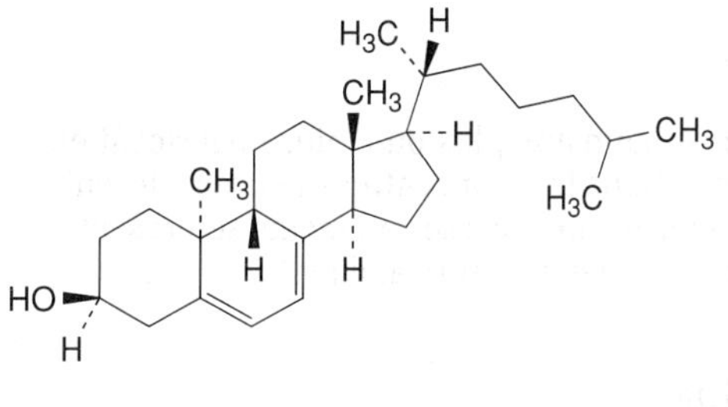

C. (9β,10α)-cholesta-5,7-dién-3β-ol (lumistérol$_3$),

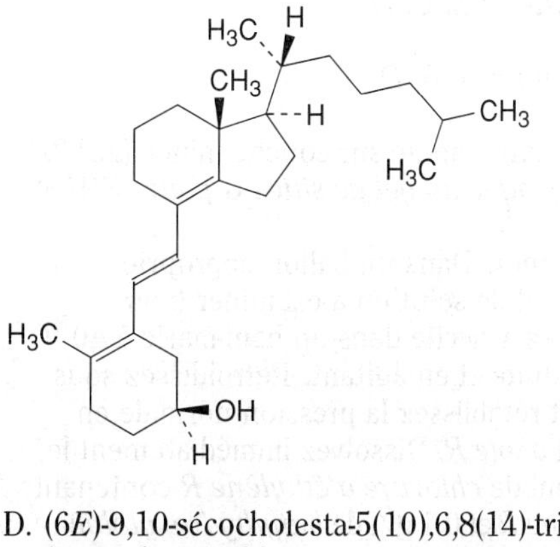

D. (6*E*)-9,10-sécocholesta-5(10),6,8(14)-trién-3β-ol (iso-tachystérol$_3$),

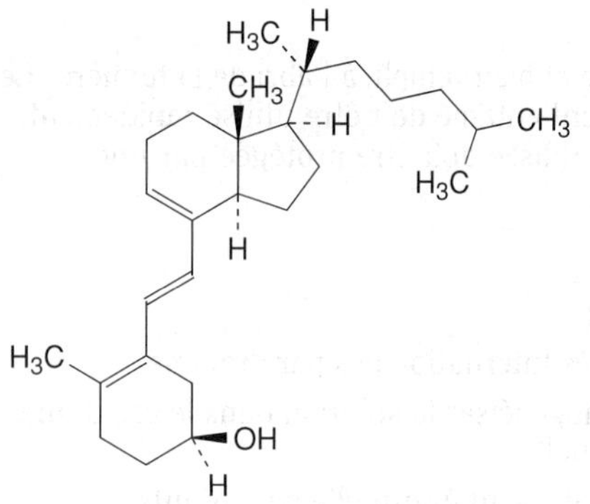

E. (6*E*)-9,10-sécocholesta-5(10),6,8-trién-3β-ol (tachystérol$_3$).

01/2002:0598

CHOLÉCALCIFÉROL (CONCENTRAT DE), FORME HYDRODISPERSIBLE

Cholecalciferolum in aqua dispergibile

DÉFINITION

Le concentrat de cholécalciférol - forme hydrodispersible - est une solution de *Cholécalciférol (0072)* dans une huile végétale appropriée, autorisée par l'Autorité compétente, additionnée d'agents solubilisants appropriés.

La teneur déclarée de cholécalciférol n'est pas inférieure à 100 000 UI/g. Le concentrat contient au minimum 90,0 pour cent et au maximum 115,0 pour cent de la teneur indiquée sur l'étiquette. Le concentrat peut renfermer des stabilisants appropriés tels que des antioxydants.

CARACTÈRES

Liquide faiblement jaunâtre, plus ou moins opalescent et visqueux. Les solutions très concentrées peuvent devenir troubles à des températures basses ou même se présenter sous forme d'un gel à température ambiante.

IDENTIFICATION

Première identification : A, C, D.

Seconde identification : A, B, D.

A. Opérez par chromatographie sur couche mince (*2.2.27*) en utilisant une *plaque au gel de silice G pour CCM R*.

Solution à examiner. Dans un ballon approprié, introduisez 10,0 ml de solution à examiner (voir Dosage). Evaporez à siccité dans un bain-marie à 40 °C sous pression réduite et en agitant. Refroidissez sous l'eau courante et rétablissez la pression normale en introduisant de l'*azote R*. Dissolvez immédiatement le résidu dans 0,4 ml de *chlorure d'éthylène R* contenant 10 g/l de *squalane R* et 0,1 g/l de *butylhydroxytoluène R*. Préparez extemporanément.

Solution témoin (a). Dissolvez 10 mg de *cholécalciférol SCR* dans du *chlorure d'éthylène R* contenant 10 g/l de *squalane R* et 0,1 g/l de *butylhydroxytoluène R* et complétez à 4 ml avec le même solvant. Préparez extemporanément.

Solution témoin (b). Dissolvez 10 mg d'*ergocalciférol SCR* dans du *chlorure d'éthylène R* contenant 10 g/l de *squalane R* et 0,1 g/l de *butylhydroxytoluène R* et complétez à 4 ml avec le même solvant. Préparez extemporanément.

Déposez sur la plaque 20 µl de chaque solution. Développez immédiatement et à l'abri de la lumière sur un parcours de 15 cm avec un mélange à volumes égaux de *cyclohexane R* et d'*éther exempt de peroxydes R*, mélange contenant 0,1 g/l de *butylhydroxytoluène R*. Laissez sécher la plaque à l'air. Pulvérisez de l'*acide sulfurique R*. Comparez la tache principale du chromatogramme obtenu avec la solution à examiner avec la tache principale de chacun des chromatogrammes obtenus respectivement avec la solution témoin (a) et la solution témoin (b). Le chromatogramme obtenu avec la solution à examiner présente immédiatement une tache principale jaune clair qui vire rapidement au brun orangé, puis progressivement au gris-vert et reste stable pendant 10 min. Cette tache est semblable quant à sa position, sa coloration et ses dimensions à la tache principale du chromatogramme obtenu avec la solution témoin (a). Le chromatogramme obtenu avec la solution témoin (b) présente immédiatement au même niveau une tache principale orangée qui vire progressivement au brun-rouge et reste stable pendant 10 min.

B. Dans un ballon approprié, introduisez 5,0 ml de solution à examiner (voir Dosage). Evaporez à siccité dans un bain-marie à 40 °C sous pression réduite et en agitant. Refroidissez sous l'eau courante et rétablissez la pression normale en introduisant de l'*azote R*. Dissolvez immédiatement le résidu dans 50,0 ml de *cyclohexane R*. Examinée de 250 nm à 300 nm (*2.2.25*), la solution présente un maximum d'absorption à 265 nm.

C. Examinez les chromatogrammes obtenus dans le dosage. Le pic principal du chromatogramme obtenu avec la solution à examiner est semblable quant à son temps de rétention au pic principal du chromatogramme obtenu avec la solution témoin (a).

D. Mélangez 1 g environ de concentrat à examiner avec 10 ml d'*eau R* chauffée au préalable à 50 °C, puis refroidissez à 20 °C. Immédiatement après refroidissement, il se forme une dispersion homogène, faiblement opalescente et légèrement jaune.

DOSAGE

Effectuez le dosage aussi rapidement que possible, en évitant l'exposition à la lumière actinique et à l'air.

Opérez par chromatographie liquide (*2.2.29*).

Solution à examiner. Dans une fiole à saponification, introduisez une quantité du concentrat à examiner, pesée à 0,1 pour cent près, correspondant à 100 000 UI environ. Ajoutez 5 ml d'*eau R*, 20 ml d'*éthanol R*, 1 ml de *solution d'ascorbate de sodium R* et 3 ml d'une solution récemment préparée d'*hydroxyde de potassium R* à 50 pour cent *m/m*. Chauffez à reflux au bain-marie pendant 30 min. Refroidissez rapidement sous l'eau courante. Transvasez le liquide obtenu dans une ampoule à décantation avec le produit des rinçages de la fiole à saponification, au moyen de 2 fois 15 ml d'*eau R*, 1 fois 10 ml d'*alcool R* et 2 fois 50 ml de *pentane R*. Agitez énergiquement pendant 30 s. Laissez reposer jusqu'à séparation en 2 couches limpides. Dans une deuxième ampoule à décantation, transvasez la couche hydroalcoolique, puis agitez avec un mélange de 10 ml d'*alcool R* et de 50 ml de *pentane R*. Après séparation, transvasez la solution hydroalcoolique dans une troisième ampoule à décantation et la couche pentanique dans la première ampoule. Lavez la deuxième ampoule avec 2 fois 10 ml de *pentane R* et transvasez-les dans la première ampoule. Epuisez la couche hydroalcoolique avec 50 ml de *pentane R*. Transvasez la phase pentanique dans la première ampoule. Lavez la phase pentanique en agitant énergiquement avec 2 fois 50 ml d'une solution extemporanée d'*hydroxyde de potassium R* à 30 g/l dans l'*alcool à 10 pour cent V/V R*. Lavez ensuite à plusieurs reprises avec chaque fois 50 ml d'*eau R* jusqu'à ce que les eaux de lavage soient neutres à la phénolphtaléine. Transvasez la phase pentanique lavée dans un ballon à bouchon rodé et évaporez à siccité dans un bain-marie à 40 °C sous pression réduite et en agitant. Refroidissez sous l'eau courante et rétablissez la pression normale en introduisant de l'*azote R*. Dissolvez immédiatement le résidu dans 5,0 ml de *toluène R* et ajoutez 20,0 ml de phase mobile afin d'obtenir une solution contenant environ 4000 UI/ml .

Solution témoin (a). Dissolvez sans chauffer 10,0 mg de *cholécalciférol SCR* dans 10,0 ml de *toluène R* et complétez à 100,0 ml avec la phase mobile.

Solution témoin (b). Prélevez 1,0 ml de *cholécalciférol pour essai de validité SCR* et complétez à 5,0 ml de phase mobile. Chauffez à reflux dans un bain-marie à 90 °C pendant 45 min et refroidissez.

Solution témoin (c). Dissolvez sans chauffer 0,10 g de *cholécalciférol SCR* dans du *toluène R* et complétez à 100,0 ml avec le même solvant.

Solution témoin (d). Prélevez 5,0 ml de solution témoin (c) et complétez à 50,0 ml avec la phase mobile. Conservez la solution dans un bain d'eau glacée.

Solution témoin (e). Dans un ballon jaugé, introduisez 5,0 ml de solution témoin (c). Ajoutez 10 mg environ de *butylhydroxytoluène R*. Chassez l'air au moyen d'*azote R*. Chauffez à reflux dans un bain-marie à 90 °C, à l'abri de la lumière et sous *azote R* pendant 45 min. Refroidissez et complétez à 50,0 ml avec la phase mobile.

La chromatographie peut être réalisée en utilisant :

- une colonne d'acier inoxydable, d'une longueur de 0,25 m et d'un diamètre intérieur de 4,6 mm, remplie d'un gel de silice approprié (5 µm),
- comme phase mobile, à un débit de 2 ml/min, un mélange de 3 volumes de *pentanol R* et de 997 volumes d'*hexane R*,
- comme détecteur, un spectrophotomètre réglé à 254 nm.

Utilisez de préférence un injecteur automatique ou un injecteur à boucle. Injectez un volume approprié de solution témoin (b). Ajustez la sensibilité du système de façon que la hauteur du pic principal représente au moins 50 pour cent de l'échelle totale de l'enregistreur. Injectez 6 fois la solution témoin (b). Lorsque les chromatogrammes sont enregistrés dans les conditions décrites, les temps de rétention relatifs par rapport au cholécalciférol sont approximativement de 0,4 pour le précholécalciférol et de 0,5 pour le *trans*-cholécalciférol. L'écart type relatif de la réponse pour le cholécalciférol n'est pas supérieur à 1 pour cent et la résolution entre les pics correspondant au précholécalciférol et au *trans*-cholécalciférol n'est pas inférieure à 1,0. Si nécessaire, ajustez le débit et les proportions des composants de la phase mobile de façon à obtenir cette résolution.

Injectez un volume approprié de solution témoin (d) et de solution témoin (e).

Calculez le facteur de conversion *f* à l'aide de l'équation :

$$f = \frac{K - L}{M}$$

K	=	surface (ou hauteur) du pic dû au cholécalciférol dans le chromatogramme obtenu avec la solution témoin (d),
L	=	surface (ou hauteur) du pic dû au cholécalciférol dans le chromatogramme obtenu avec la solution témoin (e),
M	=	surface (ou hauteur) du pic dû au précholécalciférol dans le chromatogramme obtenu avec la solution témoin (e).

La valeur de *f*, déterminée au moyen de 2 injections, à des jours différents, peut être utilisée pendant tout le processus de dosage.

Injectez un volume approprié de la solution témoin (a). Ajustez la sensibilité du système de façon que la hauteur du pic principal représente au moins 50 pour cent de l'échelle totale de l'enregistreur. Procédez aux mêmes opérations avec le même volume de solution à examiner.

Calculez la teneur en cholécalciférol en Unités Internationales par gramme à l'aide de l'expression :

$$\frac{m'}{V'} \times \frac{V}{m} \times \frac{S_D + (f \times S_p)}{S'_D} \times 40\,000 \times 1000$$

m	=	masse du concentrat dans la solution à examiner, en milligrammes,
m'	=	masse de *cholécalciférol SCR* dans la solution témoin (a), en milligrammes,
V	=	volume de la solution à examiner (25 ml),
V'	=	volume de la solution témoin (a) (100 ml),
S_D	=	surface (ou hauteur) du pic dû au cholécalciférol dans le chromatogramme obtenu avec la solution à examiner,
S'_D	=	surface (ou hauteur) du pic dû au cholécalciférol, dans le chromatogramme obtenu avec la solution témoin (a),
S_p	=	surface (ou hauteur) du pic dû au précholécalciférol dans le chromatogramme obtenu avec la solution à examiner,
f	=	facteur de conversion.

CONSERVATION

En récipient étanche et bien rempli, à l'abri de la lumière, à la température indiquée sur l'étiquette.

Monographies A - C

Le contenu d'un récipient entamé doit être utilisé rapidement. Toute quantité non utilisée doit être protégée par une atmosphère de gaz inerte.

ÉTIQUETAGE

L'étiquette indique :

- le nombre d'Unités Internationales par gramme,
- le nom du ou des solubilisant(s) principal(aux) utilisé(s), ainsi que le nom de tout stabilisant éventuellement ajouté,
- la température de conservation.

IMPURETÉS

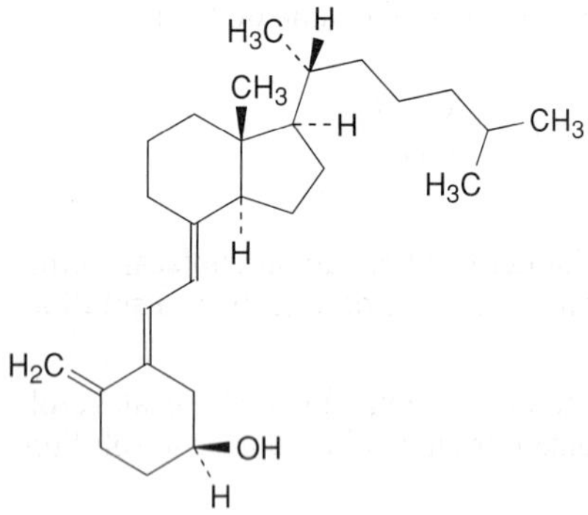

A. (5*E*,7*E*)-9,10-sécocholesta-5,7,10(19)-trién-3β-ol (*trans*-cholécalciférol, *trans*-vitamine D_3),

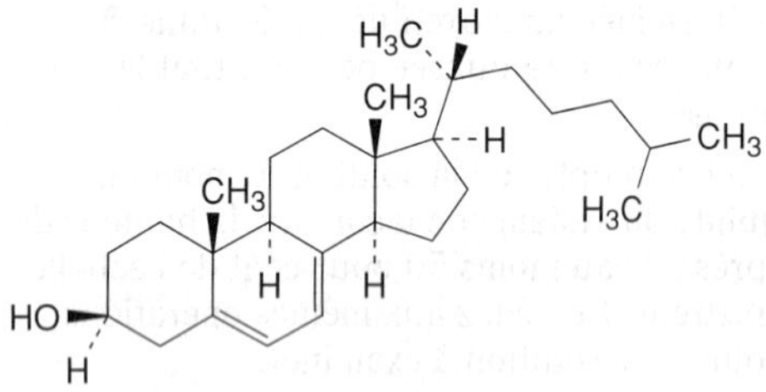

B. cholesta-5,7-dién-3β-ol (7,8-di déshydrocholestérol, provitamin D_3),

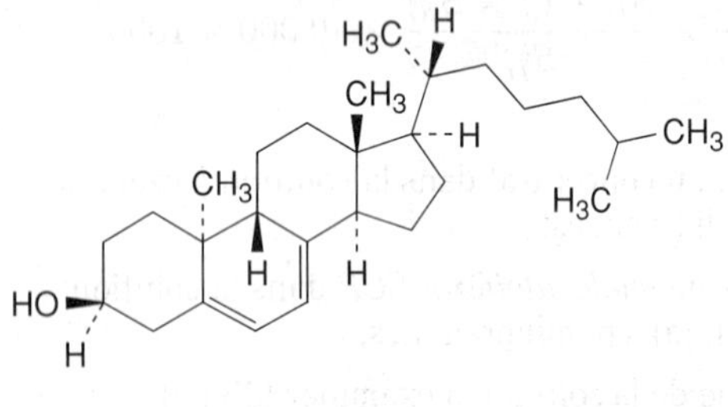

C. (9β,10α)-cholesta-5,7-dién-3β-ol (lumistérol$_3$),

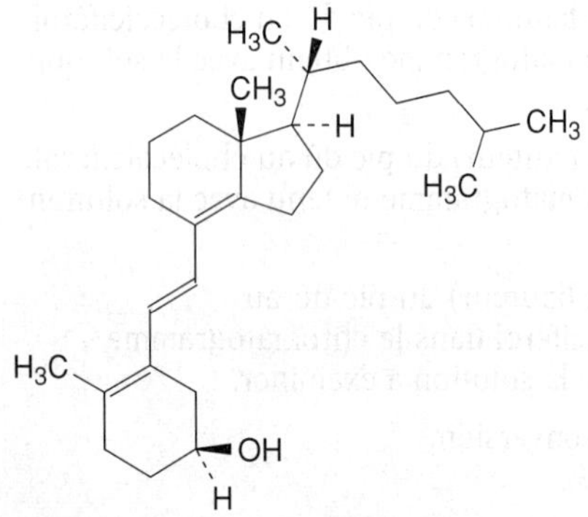

D. (6*E*)-9,10-sécocholesta-5(10),6,8(14)-trién-3β-ol (iso-tachystérol$_3$),

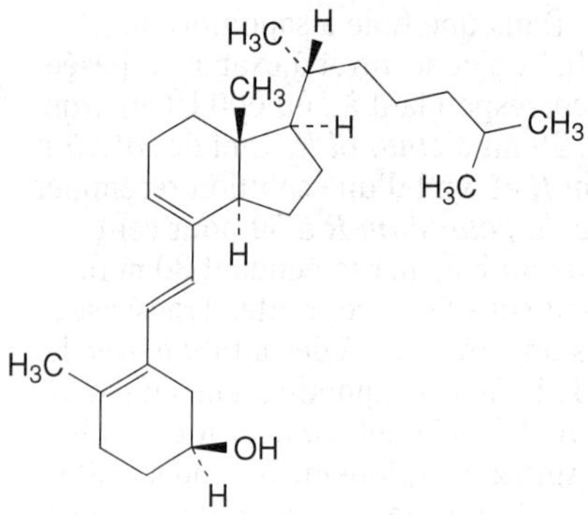

E. (6*E*)-9,10-sécocholesta-5(10),6,8-trién-3β-ol (tachystérol$_3$).

01/2002:0574

CHOLÉCALCIFÉROL (CONCENTRAT DE), FORME PULVÉRULENTE

Cholecalciferoli pulvis

DÉFINITION

Le concentrat de cholécalciférol - forme pulvérulente - est obtenu par dispersion d'une solution huileuse de *Cholécalciférol (0072)* dans une matrice appropriée, généralement à base de gélatine et d'hydrates de carbone de qualité appropriée, autorisée par l'Autorité compétente. La teneur déclarée de cholécalciférol ne doit pas être inférieure à 100 000 UI/g. Le concentrat contient au minimum 90,0 pour cent et au maximum 110,0 pour cent de la teneur indiquée sur l'étiquette. Le concentrat peut renfermer des stabilisants appropriés tels que des antioxydants.

CARACTÈRES

Petites particules blanches ou blanc-jaune, qui peuvent, suivant leur formule, soit être pratiquement insolubles, soit gonfler ou se disperser dans l'eau.

IDENTIFICATION

Première identification : A, C.

Seconde identification : A, B.

A. Opérez par chromatographie sur couche mince (*2.2.27*) en utilisant une *plaque au gel de silice G pour CCM R*.

Solution à examiner. Dans un ballon approprié, introduisez 10,0 ml de solution à examiner (voir Dosage). Evaporez dans un bain-marie à 40 °C sous pression réduite et en agitant jusqu'à siccité. Refroidissez sous l'eau courante et rétablissez la pression normale en introduisant de l'*azote R*. Dissolvez immédiatement le résidu dans 0,4 ml de *chlorure d'éthylène R* contenant 10 g/l de *squalane R* et 0,1 g/l de *butylhydroxytoluène R*. Préparez extemporanément.

Solution témoin (a). Dissolvez 10 mg de *cholécalciférol SCR* dans du *chlorure d'éthylène R* contenant 10 g/l de *squalane R* et 0,1 g/l de *butylhydroxytoluène R* et complétez à 4 ml avec le même solvant. Préparez extemporanément.

Solution témoin (b). Dissolvez 10 mg d'*ergocalciférol SCR* dans du *chlorure d'éthylène R* contenant 10 g/l de *squalane R* et 0,1 g/l de *butylhydroxytoluène R* et complétez à 4 ml avec le même solvant. Préparez extemporanément.

Déposez sur la plaque 20 µl de chaque solution. Développez immédiatement et à l'abri de la lumière sur un parcours de 15 cm avec un mélange à volumes égaux de *cyclohexane R* et d'*éther exempt de peroxydes R*, mélange contenant 0,1 g/l de *butylhydroxytoluène R*. Laissez sécher la plaque à l'air. Pulvérisez de l'*acide sulfurique R*. Comparez la tache principale du chromatogramme obtenu avec la solution à examiner avec la tache principale de chacun des chromatogrammes obtenus respectivement avec la solution témoin (a) et la solution témoin (b). Le chromatogramme obtenu avec la solution à examiner présente immédiatement une tache principale jaune clair qui vire rapidement au brun orangé, puis progressivement au gris-vert et reste stable pendant 10 min. Cette tache est semblable quant à sa position, sa coloration et ses dimensions à la tache du chromatogramme obtenu avec la solution témoin (a). Le chromatogramme obtenu avec la solution témoin (b) présente immédiatement au même niveau une tache principale orangée qui vire progressivement au brun-rouge et reste stable pendant 10 min.

B. Dans un ballon approprié, introduisez 5,0 ml de solution à examiner (voir Dosage). Evaporez dans un bain-marie à 40 °C sous pression réduite en agitant jusqu'à siccité. Refroidissez sous l'eau courante et rétablissez la pression normale en introduisant de l'*azote R*. Dissolvez immédiatement le résidu dans 50,0 ml de *cyclohexane R*. Examinée de 250 nm à 300 nm (*2.2.25*), la solution présente un maximum d'absorption à 265 nm.

C. Examinez les chromatogrammes obtenus dans le dosage. Le pic principal du chromatogramme obtenu avec la solution à examiner est semblable quant à son temps de rétention au pic principal du chromatogramme obtenu avec la solution témoin (a).

DOSAGE

Effectuez le dosage aussi rapidement que possible, en évitant l'exposition à la lumière actinique et à l'air.

Opérez par chromatographie liquide (*2.2.29*).

Solution à examiner. Dans une fiole à saponification, introduisez une quantité du concentrat à examiner, pesée à 0,1 pour cent près, correspondant à 100 000 UI environ. Ajoutez 5 ml d'*eau R* et 20 ml d'*éthanol R*, 1 ml de *solution d'ascorbate de sodium R* et 3 ml d'une solution récemment préparée d'*hydroxyde de potassium R* à 50 pour cent *m/m*. Chauffez à reflux au bain-marie pendant 30 min. Refroidissez rapidement sous l'eau courante. Transvasez le liquide obtenu dans une ampoule à décantation avec le produit des rinçages de la fiole à saponification, au moyen de 2 fois 15 ml d'*eau R*, 1 fois 10 ml d'*alcool R* et 2 fois 50 ml de *pentane R*. Agitez énergiquement pendant 30 s. Laissez reposer jusqu'à séparation en 2 couches limpides. Dans une deuxième ampoule à décantation, transvasez la couche inférieure hydroalcoolique, puis agitez avec un mélange de 10 ml d'*alcool R* et de 50 ml de *pentane R*. Après séparation, transvasez la solution hydroalcoolique dans une troisième ampoule à décantation et la phase pentanique dans la première ampoule. Lavez la deuxième ampoule avec 2 fois 10 ml de *pentane R* et transvasez-les dans la première ampoule. Epuisez la phase hydroalcoolique avec 50 ml de *pentane R*. Transvasez la phase pentanique dans la première ampoule. Lavez la phase pentanique en agitant énergiquement avec 2 fois 50 ml d'une solution extemporanée d'*hydroxyde de potassium R* à 30 g/l dans l'*alcool à 10 pour cent V/V R*. Lavez ensuite à plusieurs reprises avec chaque fois 50 ml d'*eau R* jusqu'à ce que les eaux de lavage soient neutres à la phénolphtaléine. Transvasez la phase pentanique lavée dans un ballon à bouchon rodé et évaporez le contenu dans un bain-marie à 40 °C sous pression réduite et en agitant jusqu'à siccité. Refroidissez sous l'eau courante et rétablissez la pression normale en introduisant de l'*azote R*. Dissolvez immédiatement le résidu dans 5,0 ml de *toluène R* et ajoutez 20,0 ml de phase mobile afin d'obtenir une solution contenant environ 4000 UI/ml.

Solution témoin (a). Dissolvez sans chauffer 10,0 mg de *cholécalciférol SCR* dans 10,0 ml de *toluène R* et complétez à 100,0 ml avec la phase mobile.

Solution témoin (b). Prélevez 1,0 ml de *cholécalciférol pour essai de validité SCR* et complétez à 5,0 ml de phase mobile. Chauffez à reflux dans un bain-marie à 90 °C pendant 45 min et refroidissez.

Solution témoin (c). Dissolvez sans chauffer 0,10 g de *cholécalciférol SCR* dans du *toluène R* et complétez à 100,0 ml avec le même solvant.

Solution témoin (d). Prélevez 5,0 ml de solution témoin (c) et complétez à 50,0 ml avec la phase mobile. Conservez la solution dans de l'eau glacée.

Solution témoin (e). Dans un ballon jaugé, introduisez 5,0 ml de solution témoin (c). Ajoutez 10 mg environ de *butylhydroxytoluène R*. Chassez l'air au moyen d'*azote R*. Chauffez à reflux dans un bain-marie à 90 °C, à l'abri de la lumière et sous *azote R* pendant 45 min. Refroidissez et complétez à 50,0 ml avec la phase mobile.

La chromatographie peut être réalisée en utilisant :

- une colonne en acier inoxydable d'une longueur de 0,25 m et d'un diamètre intérieur de 4,6 mm remplie d'un gel de silice approprié (5 µm),
- comme phase mobile, à un débit de 2 ml/min, un mélange de 3 volumes de *pentanol R* et de 997 volumes d'*hexane R*,
- comme détecteur un spectrophotomètre réglé à 254 nm.

Utilisez de préférence un injecteur automatique ou un injecteur à boucle. Injectez un volume approprié de solution témoin (b). Ajustez la sensibilité du système de façon que la hauteur du pic principal représente au moins 50 pour cent de l'échelle totale de l'enregistreur. Injectez 6 fois la solution témoin (b). Lorsque les chromatogrammes sont enregistrés dans les conditions décrites, les temps de rétention relatifs par rapport au cholécalciférol sont approximativement de 0,4 pour le précholécalciférol et de 0,5 pour le *trans*-cholécalciférol. L'écart type relatif de la réponse pour le cholécalciférol n'est pas supérieur à 1 pour cent et la résolution entre les pics correspondant au précholécalciférol et au *trans*-cholécalciférol n'est pas inférieure à 1,0. Si nécessaire, ajustez le débit et les proportions des composants de la phase mobile de façon à obtenir cette résolution.

Injectez un volume approprié de solution témoin (d) et de solution témoin (e).

Calculez le facteur de conversion *f* à l'aide de l'équation :

$$f = \frac{K - L}{M}$$

K = surface (ou hauteur) du pic dû au cholécalciférol dans le chromatogramme obtenu avec la solution témoin (d),

L = surface (ou hauteur) du pic dû au cholécalciférol dans le chromatogramme obtenu avec la solution témoin (e),

M = surface (ou hauteur) du pic dû au précholécalciférol dans le chromatogramme obtenu avec la solution témoin (e).

La valeur *f*, déterminée au moyen de 2 injections, à des jours différents, peut être utilisée pendant tout le processus de dosage.

Monographies A - C

Injectez un volume approprié de solution témoin (a). Ajustez la sensibilité du système de façon que la hauteur du pic principal représente au moins 50 pour cent de l'échelle totale de l'enregistreur. Procédez aux mêmes opérations avec le même volume de solution à examiner.

Calculez la teneur en cholécalciférol en Unités Internationales par gramme à l'aide de l'expression :

$$\frac{m'}{V'} \times \frac{V}{m} \times \frac{S_D + (f \times S_p)}{S'_D} \times 40\,000 \times 1000$$

m = masse du concentrat dans la solution à examiner, en milligrammes,

m' = masse de *cholécalciférol SCR* dans la solution témoin (a), en milligrammes,

V = volume de la solution à examiner (25 ml),

V' = volume de la solution témoin (a) (100 ml),

S_D = surface (ou hauteur) du pic dû au cholécalciférol dans le chromatogramme obtenu avec la solution à examiner,

S'_D = surface (ou hauteur) du pic dû au cholécalciférol, dans le chromatogramme obtenu avec la solution témoin (a),

S_p = surface (ou hauteur) du pic dû au précholécalciférol dans le chromatogramme obtenu avec la solution à examiner,

f = facteur de conversion.

Monographies A - C

CONSERVATION

En récipient étanche et bien rempli, à l'abri de la lumière. Le contenu d'un récipient entamé doit être utilisé rapidement. Toute quantité non utilisée doit être protégée par une atmosphère d'azote.

ÉTIQUETAGE

L'étiquette indique :

– le nombre d'Unités Internationales par gramme,

– le nom de tout stabilisant éventuellement ajouté.

IMPURETÉS

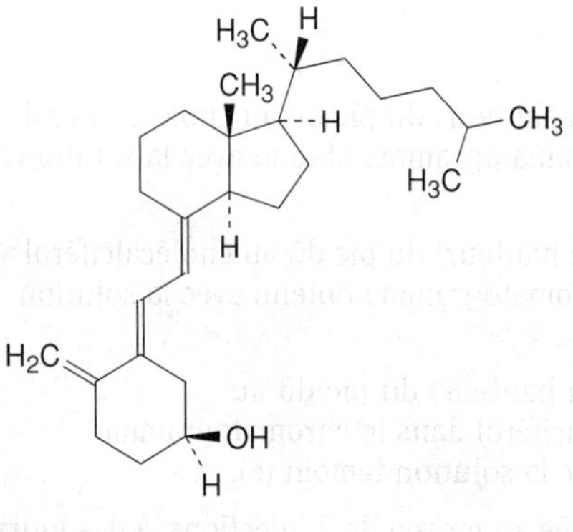

A. (5*E*,7*E*)-9,10-sécocholesta-5,7,10(19)-trién-3β-ol (*trans*-cholécalciférol, *trans*-vitamine D_3),

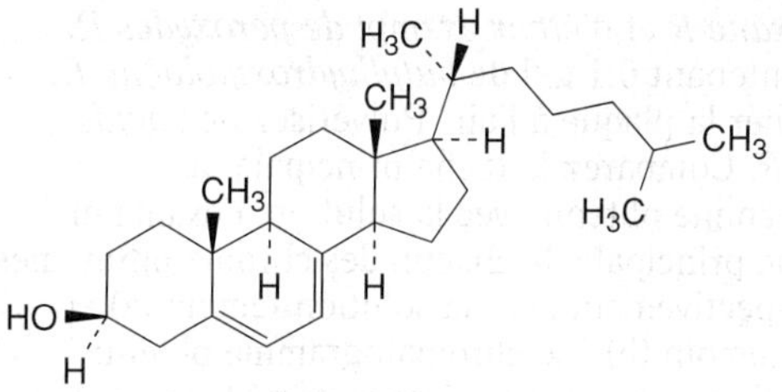

B. cholesta-5,7-dién-3β-ol (7,8-di déshydrocholestérol, provitamine D_3),

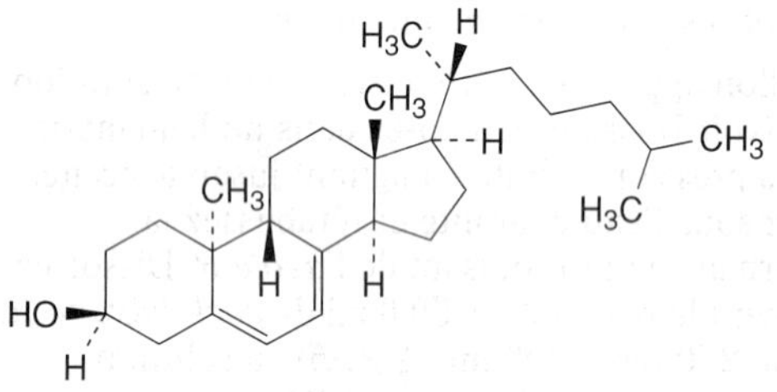

C. (9β,10α)-cholesta-5,7-dién-3β-ol (lumistérol$_3$),

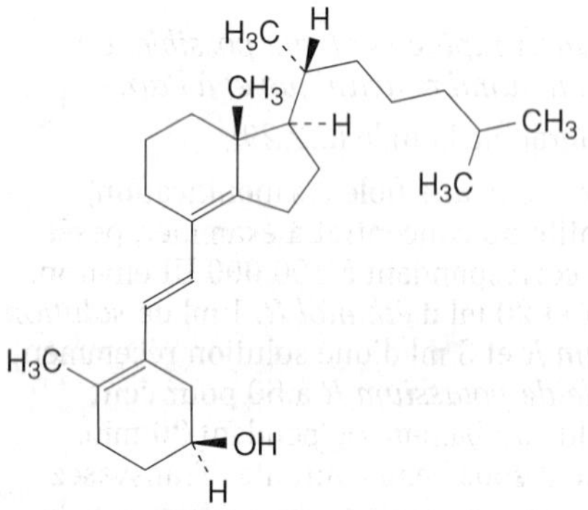

D. (6*E*)-9,10-sécocholesta-5(10),6,8(14)-trién-3β-ol (iso-tachystérol$_3$),

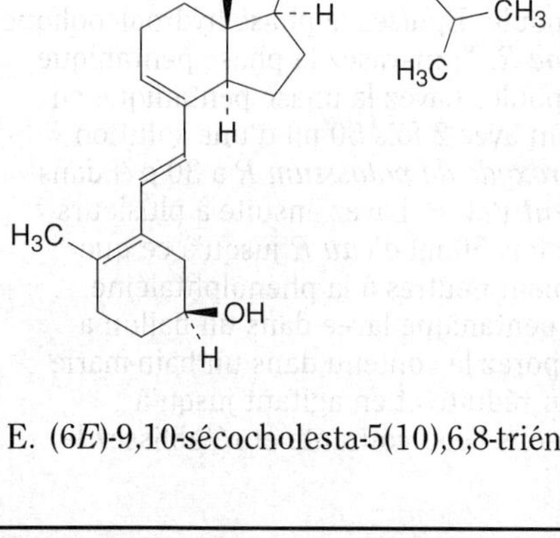

E. (6*E*)-9,10-sécocholesta-5(10),6,8-trién-3β-ol (tachystérol$_3$).

01/2002:0993

CHOLESTÉROL

Cholesterolum

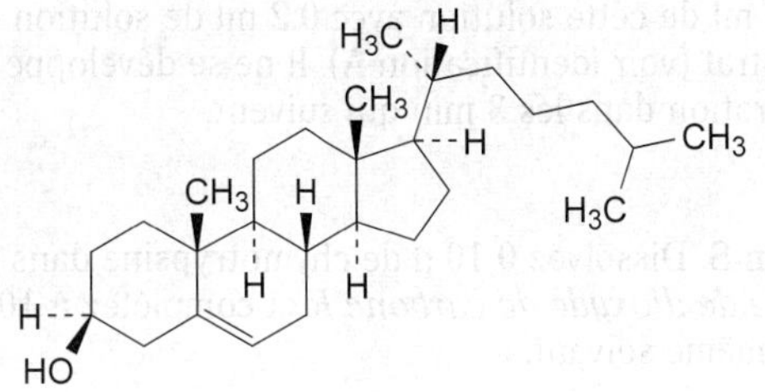

$C_{27}H_{46}O$ M_r 386,7

DÉFINITION

Le cholestérol contient au minimum 95,0 pour cent de cholest-5-én-3β-ol et au minimum 97,0 pour cent et au maximum l'équivalent de 103,0 pour cent de stérols totaux, calculé par rapport à la substance desséchée.

CARACTÈRES

Poudre cristalline, blanche ou sensiblement blanche, pratiquement insoluble dans l'eau, assez soluble dans l'acétone et dans l'alcool. Le cholestérol est sensible à l'action de la lumière.

IDENTIFICATION

A. Le point de fusion (*2.2.14*) du cholestérol est de 147 °C à 150 °C.

B. Opérez par chromatographie sur couche mince (*2.2.27*) en utilisant une *plaque au gel de silice G pour CCM R. Préparez les solutions extemporanément.*

Solution à examiner. Dissolvez 10 mg de cholestérol dans du *chlorure d'éthylène R* et complétez à 5 ml avec le même solvant.

Solution témoin. Dissolvez 10 mg de *cholestérol SCR* dans du *chlorure d'éthylène R* et complétez à 5 ml avec le même solvant.

Déposez sur la plaque 20 µl de chaque solution. Développez immédiatement et à l'abri de la lumière sur un parcours de 15 cm avec un mélange de 33 volumes d'*acétate d'éthyle R* et de 66 volumes de *toluène R*. Laissez sécher la plaque à l'air. Pulvérisez à 3 reprises de la *solution de trichlorure d'antimoine R*. Observez les chromatogrammes pendant les 3 min à 4 min qui suivent la pulvérisation. La tache principale du chromatogramme obtenu avec la solution à examiner est semblable quant à sa position, sa coloration et ses dimensions à la tache principale du chromatogramme obtenu avec la solution témoin.

C. Dissolvez 5 mg environ de cholestérol dans 2 ml de *chlorure de méthylène R*. Ajoutez 1 ml d'*anhydride acétique R*, puis 0,01 ml d'*acide sulfurique R* et agitez. Il apparaît une coloration rose qui vire rapidement au rouge, puis au bleu et enfin au vert vif.

ESSAI

Solubilité dans l'alcool. Dans une fiole bouchée, dissolvez 0,5 g de cholestérol dans 50 ml d'*alcool R* à 50 °C. Laissez reposer pendant 2 h. Il ne se forme ni dépôt ni trouble.

Acidité. Dissolvez 1,0 g de cholestérol dans 10 ml d'*éther R*, ajoutez 10,0 ml d'*hydroxyde de sodium 0,1 M* et agitez pendant 1 min environ. Chauffez doucement pour éliminer l'éther, puis faites bouillir pendant 5 min. Refroidissez, ajoutez 10 ml d'*eau R* et titrez par l'*acide chlorhydrique 0,1 M* en présence de 0,1 ml de *solution de phénolphtaléine R* jusqu'à disparition de la coloration rose, en agitant énergiquement la solution pendant toute la durée du titrage. Effectuez un titrage à blanc. La différence entre le volume de l'*acide chlorhydrique 0,1 M* nécessaire pour changer la couleur de l'indicateur dans le titrage à blanc et dans l'essai n'est pas supérieure à 0,3 ml.

Perte à la dessiccation (*2.2.32*). Déterminée sous vide à 60 °C pendant 4 h sur 1,000 g de cholestérol, la perte à la dessiccation n'est pas supérieure à 0,3 pour cent.

Cendres sulfuriques (*2.4.14*). Déterminé sur 1,0 g de cholestérol, le taux des cendres sulfuriques n'est pas supérieur à 0,1 pour cent.

DOSAGE

Opérez par chromatographie en phase gazeuse (*2.2.28*) en utilisant l'*isobutyrate de prégnénolone SCR* comme étalon interne.

Solution d'étalon interne. Dissolvez 0,100 g d'*isobutyrate de prégnénolone SCR* dans de l'*heptane R* et complétez à 100,0 ml avec le même solvant.

Solution à examiner. Dissolvez 25,0 mg de cholestérol dans la solution d'étalon interne et complétez à 25,0 ml avec la même solution.

Solution témoin. Dissolvez 25,0 mg de *cholestérol SCR* dans la solution d'étalon interne et complétez à 25,0 ml avec la même solution.

La chromatographie peut être réalisée en utilisant :

- une colonne de silice fondue d'une longueur de 30 m et d'un diamètre intérieur de 0,53 mm, à paroi recouverte de *poly(diméthyl)siloxane R* (épaisseur du film 1,5 µm),
- comme gaz vecteur, de l'*hélium pour chromatographie R*, à un débit de 6 ml/min,
- un détecteur à ionisation de flamme,

en maintenant la température de la colonne à 260 °C, celle de la chambre à injection à 280 °C et celle du détecteur à 290 °C.

Injectez 0,5 µl de chaque solution. Le dosage n'est valable que si la résolution entre les pics dus respectivement à l'isobutyrate de prégnénolone et au cholest-5-én-3β-ol dans le chromatogramme obtenu avec la solution témoin n'est pas inférieure à 3,5.

Calculez la teneur pour cent de cholest-5-én-3β-ol à l'aide de la teneur déclarée en cholest-5-én-3β-ol dans le *cholestérol SCR*.

Calculez la teneur pour cent en stérols totaux en additionnant la teneur de cholest-5-én-3β-ol et celle des autres substances ayant un temps de rétention inférieur ou égal à 1,5 fois celui du cholest-5-én-3β-ol.

Ne tenez pas compte des pics dus à l'étalon interne ni au solvant.

CONSERVATION

A l'abri de la lumière.

IMPURETÉS

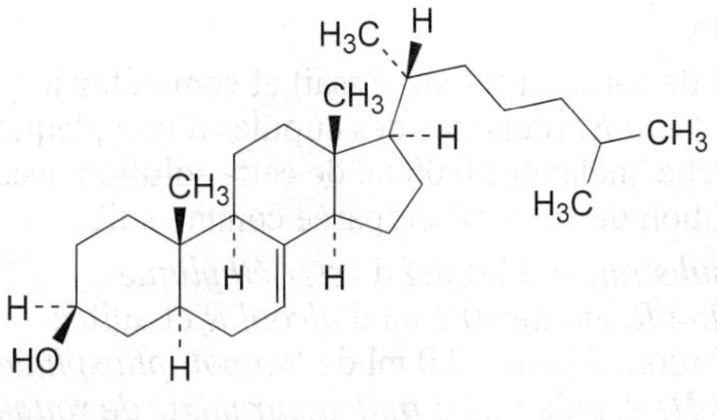

A. 5α-cholest-7-én-3β-ol (lathostérol),

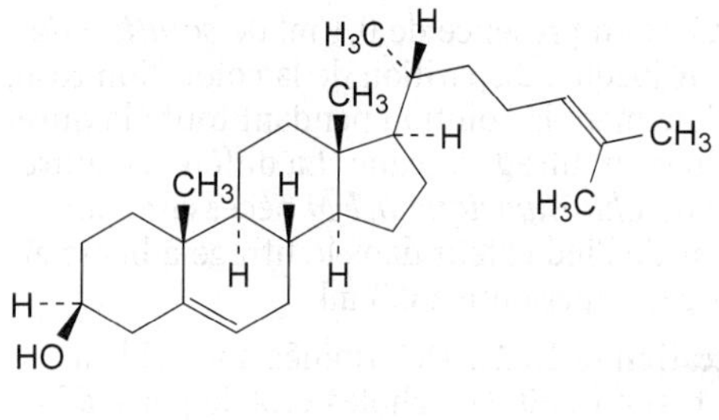

B. cholesta-5,24-dién-3β-ol (desmostérol),

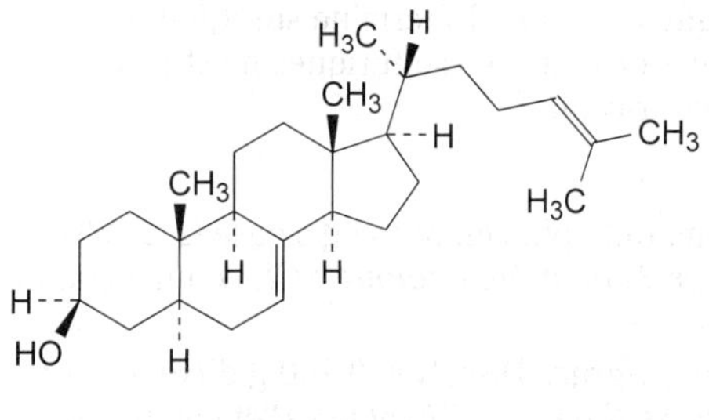

C. 5α-cholesta-7,24-dién-3β-ol.

01/2002:0476

CHYMOTRYPSINE

Chymotrypsinum

DÉFINITION

La chymotrypsine est une enzyme protéolytique, obtenue par activation du chymotrypsinogène extrait de la glande pancréatique de bovidés (*Bos taurus* L.). Son activité n'est pas inférieure à 5,0 microkatals par milligramme. En solution, l'activité enzymatique est optimale à pH 8 ; à pH 3, l'activité enzymatique est inhibée de façon réversible, mais c'est à ce pH que la chymotrypsine est le plus stable.

PRODUCTION

Les animaux à partir desquels la chymotrypsine est obtenue répondent aux exigences de santé requises par les autorités compétentes pour les animaux destinés à la consommation humaine.

Il doit être établi dans quelle mesure le procédé de production permet d'inactiver ou d'éliminer toute contamination par des virus ou d'autres agents infectieux.

Le procédé de production fait l'objet d'une validation permettant de démontrer que le produit satisferait à l'essai suivant s'il lui était appliqué :

Histamine (*2.6.10*). La chymotrypsine contient au maximum 1 µg d'histamine base pour 5 microkatals d'activité chymotrypsine. Avant l'essai, chauffez la solution de chymotrypsine au bain-marie pendant 30 min.

CARACTÈRES

Poudre blanche, cristalline ou amorphe, assez soluble dans l'eau. Sous forme amorphe, le produit est hygroscopique.

IDENTIFICATION

A. Prélevez 1 ml de solution S (voir Essai) et complétez à 10 ml avec de l'*eau R*. Dans une des cupules d'une plaque à touche blanche, mélangez 0,05 ml de cette solution avec 0,2 ml de solution de substrat préparée comme suit :

Solution de substrat. A 24,0 mg d'*ester éthylique d'acétyltyrosine R*, ajoutez 0,2 ml d'*alcool R* et agitez jusqu'à dissolution. Ajoutez 2,0 ml de *tampon phosphate pH 7,0 (0,067 M) R*, puis 1 ml d'*indicateur mixte de rouge de méthyle R* et complétez à 10,0 ml avec de l'*eau R*.

Il se développe une coloration pourpre.

B. Prélevez 0,5 ml de solution S et complétez à 5 ml avec de l'*eau R*. Ajoutez 0,10 ml d'une solution de *tosyl-phénylalanyl-chlorométhane R* à 20 g/l dans l'*alcool R*, ajustez le pH à 7,0 et agitez pendant 2 h. Dans une des cupules d'une plaque à touche blanche, mélangez 0,05 ml de cette solution avec 0,2 ml de solution de substrat (voir identification A). Il ne se développe pas de coloration dans les 3 min qui suivent.

ESSAI

Solution S. Dissolvez 0,10 g de chymotrypsine dans de l'*eau exempte de dioxyde de carbone R* et complétez à 10,0 ml avec le même solvant.

Aspect de la solution. La solution S n'est pas plus fortement opalescente que la suspension témoin II (*2.2.1*).

Détermination du pH (*2.2.3*). Le pH de la solution S est de 3,0 à 5,0.

Absorbance (*2.2.25*). Dissolvez 30,0 mg de chymotrypsine dans de l'*acide chlorhydrique 0,001 M* et complétez à 100,0 ml avec le même acide. La solution présente un maximum d'absorption à 281 nm et un minimum à 250 nm. Déterminée au maximum, l'absorbance spécifique est de 18,5 à 22,5 et déterminée au minimum, elle n'est pas supérieure à 8.

Trypsine. Dans une des cupules d'une plaque à touche blanche, déposez 0,05 ml de *solution tampon tris(hydroxyméthyl)aminométhane pH 8,1 R* et 0,1 ml de solution S. Ajoutez 0,2 ml de solution de substrat (solution à examiner). Préparez une solution témoin simultanément et dans les mêmes conditions après avoir ajouté à la substance à examiner, 1 pour cent *m/m* au plus de *trypsine PBR*. Déclenchez un chronomètre. Dans les 3 min à 5 min qui suivent l'ajout de la solution de substrat, il ne se développe pas de coloration dans la solution à examiner, alors qu'il apparait une coloration pourpre dans la solution témoin.

Solution de substrat. A 98,5 mg de *chlorhydrate de l'ester méthylique de tosylarginine R* convenant au dosage de la trypsine, ajoutez 5 ml de *solution tampon tris(hydroxyméthyl)aminométhane pH 8,1 R* et agitez jusqu'à dissolution. Ajoutez 2,5 ml d'*indicateur mixte au rouge de méthyle R* et complétez à 25,0 ml avec de l'*eau R*.

Perte à la dessiccation (*2.2.32*). Déterminée à 60 °C sous une pression ne dépassant pas 0,7 kPa pendant 2 h sur 0,100 g de chymotrypsine, la perte à la dessiccation n'est pas supérieure à 5,0 pour cent.

TITRAGE

L'activité de la chymotrypsine est déterminée par comparaison de la vitesse à laquelle elle hydrolyse l'*ester éthylique d'acétyltyrosine R* et de la vitesse à laquelle la *chymotrypsine PBR* hydrolyse le même substrat dans les mêmes conditions.

Appareillage. Utilisez un vase à réaction de 30 ml environ muni :

- d'un dispositif permettant de maintenir la température à 25,0 ± 0,1 °C,
- d'un agitateur, par exemple un agitateur magnétique,
- d'un couvercle pourvu d'orifices pour le passage des électrodes, de l'extrémité d'une burette, d'un tube d'adduction d'azote, et pour l'introduction des réactifs.

Un appareil à titrage automatique ou manuel peut être utilisé ; dans le second cas, la burette est graduée en 0,005 ml et le pH-mètre est pourvu d'une échelle de lecture étalée et d'électrodes de verre-calomel.

Solution à examiner. Dissolvez 25,0 mg de chymotrypsine dans de l'*acide chlorhydrique 0,001 M* et complétez à 250,0 ml avec le même acide.

Solution de référence. Dissolvez 25,0 mg de *chymotrypsine PBR* dans de l'*acide chlorhydrique 0,001 M* et complétez à 250,0 ml avec le même acide.

Conservez ces 2 solutions à une température de 0 °C à 5 °C. Ramenez en 15 min, 1 ml de chaque solution à une température très voisine de 25 °C et utilisez pour chaque titrage 50 µl de chacune d'elles correspondant à 25 nanokatals environ. Effectuez l'essai sous atmosphère d'azote. Dans le vase à réaction, introduisez, sans cesser d'agiter, 10,0 ml de *solution de chlorure de calcium 0,01 M R* et 0,35 ml de *solution d'ester éthylique d'acétyltyrosine 0,2 M R*. Lorsque l'équilibre thermique (25,0 ± 0,1 °C) est atteint (en 5 min environ), ajustez exactement le pH à 8,0 en ajoutant de l'*hydroxyde de sodium 0,02 M*. Ajoutez 50 µl de solution à examiner correspondant à 5 µg environ de chymotrypsine et déclenchez un chronomètre. Maintenez le pH à 8,0 par addition d'*hydroxyde de sodium 0,02 M* et notez les volumes ajoutés toutes les 30 s. Déterminez le volume d'*hydroxyde de sodium 0,02 M* utilisé par seconde entre 30 s et 210 s. Opérez dans les mêmes conditions avec la solution de référence et déterminez le volume d'*hydroxyde de sodium 0,02 M* utilisé par seconde.

Calculez l'activité de la chymotrypsine, en microkatals par milligramme, à l'aide de l'expression :

$$\frac{m' \times V}{m \times V'} \times A$$

m = masse de la substance à examiner, en milligrammes,

m' = masse de la *chymotrypsine PBR*, en milligrammes,

V = volume d'*hydroxyde de sodium 0,02 M* utilisé par seconde par la solution à examiner,

V' = volume d'*hydroxyde de sodium 0,02 M* utilisé par seconde par la solution de référence,

A = activité de la *chymotrypsine PBR* en microkatals par milligramme.

CONSERVATION

En récipient étanche, à une température de 2 °C à 8 °C, à l'abri de la lumière.

ÉTIQUETAGE

L'étiquette indique :

– la quantité de chymotrypsine et l'activité totale exprimée en microkatals dans chaque récipient,

– que la substance amorphe est hygroscopique.

01/2002:1407

CICLOPIROX

Ciclopiroxum

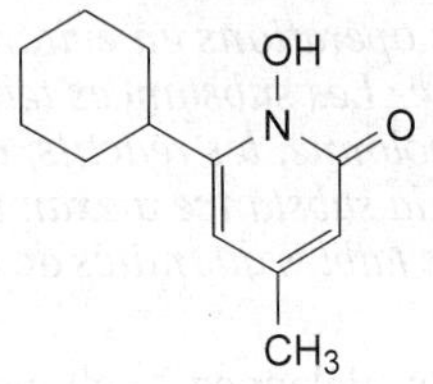

$C_{12}H_{17}NO_2$ M_r 207,3

DÉFINITION

Le ciclopirox contient au minimum 98,0 pour cent et au maximum l'équivalent de 101,0 pour cent de 6-cyclohexyl-1-hydroxy-4-méthylpyridin-2(1*H*)-one, calculé par rapport à la substance desséchée.

CARACTÈRES

Poudre cristalline blanche à blanc-jaune, peu soluble dans l'eau, facilement soluble dans le chlorure de méthylène et dans l'éthanol.

IDENTIFICATION

Première identification : B.

Seconde identification : A, C.

A. Le point de fusion (*2.2.14*) du ciclopirox est de 140 °C à 145 °C.

B. Examinez le ciclopirox par spectrophotométrie d'absorption dans l'infrarouge (*2.2.24*), en comparant avec le spectre obtenu avec le *ciclopirox SCR*.

C. Examinez le ciclopirox par chromatographie sur couche mince (*2.2.27*), en utilisant une *plaque au gel de silice F_{254} pour CCM R*.

Solution à examiner. Dissolvez 20 mg de ciclopirox dans du *méthanol R* et complétez à 10 ml avec le même solvant.

Solution témoin. Dissolvez 20 mg de *ciclopirox SCR* dans du *méthanol R* et complétez à 10 ml avec le même solvant.

Prédéveloppez la plaque avant utilisation avec un mélange de 10 volumes d'*ammoniaque concentrée R*, de 15 volumes d'*eau R* et de 75 volumes d'*alcool R*, jusqu'à ce que le front du solvant atteigne le sommet de la plaque. Laissez sécher la plaque à l'air pendant 5 min.

Déposez sur la plaque, 10 µl de chaque solution. Développez sur un parcours de 15 cm avec un mélange de 10 volumes d'*ammoniaque concentrée R*, de 15 volumes d'*eau R* et de 75 volumes d'*alcool R*. Laissez sécher la plaque à l'air pendant 10 min et examinez en lumière ultraviolette à 254 nm. La tache principale du chromatogramme obtenu avec la solution à examiner est semblable quant à sa position et ses dimensions à la tache principale du chromatogramme obtenu avec la solution témoin. Pulvérisez la plaque avec une solution de *chlorure ferrique R* à 20 g/l dans de l'*éthanol R*. La tache principale du chromatogramme obtenu avec la solution à examiner est semblable quant à sa position, sa coloration et ses dimensions à la tache principale du chromatogramme obtenu avec la solution témoin.

ESSAI

Aspect de la solution. Dissolvez 2,0 g de ciclopirox dans du *méthanol R* et complétez à 10 ml avec le même solvant. La solution est limpide (*2.2.1*) et n'est pas plus fortement colorée que la solution témoin J_5 (*2.2.2, Procédé II*).

Substances apparentées. Opérez par chromatographie liquide (*2.2.29*).

Effectuez toutes les opérations en évitant l'exposition à la lumière actinique. Les substances telles que la phase stationnaire de la colonne, les réactifs, les solvants etc. en contact direct avec la substance à examiner, ne doivent contenir que de très faibles quantités de cations métalliques extractibles.

Mélange de solvants. Mélangez 1 volume d'*acétonitrile R* et 9 volumes de phase mobile.

Solution à examiner. Dissolvez 30,0 mg de ciclopirox dans 15 ml du mélange de solvants. Si nécessaire, traitez aux ultrasons. Complétez à 20,0 ml avec le mélange de solvants.

Solution témoin (a). Dissolvez 15,0 mg d'*impureté A de ciclopirox SCR* et 15,0 mg d'*impureté B de ciclopirox SCR* dans le mélange de solvants et complétez à 10,0 ml avec le même mélange de solvants.

Solution témoin (b). Prélevez 1,0 ml de solution témoin (a) et complétez à 200,0 ml avec le mélange de solvants.

Solution témoin (c). Prélevez 2,0 ml de solution témoin (b) et complétez à 10,0 ml avec le mélange de solvants.

Solution témoin (d). Mélangez 5 ml de solution témoin (a) et 5 ml de solution à examiner.

La chromatographie peut être réalisée en utilisant :

- une colonne d'acier inoxydable d'une longueur de 80 mm et d'un diamètre intérieur de 4 mm remplie de *gel de silice nitrilé pour chromatographie R2* (5 µm),
- comme solution de rinçage, un mélange de 1 volume d'*acide acétique glacial R*, de 1 volume d'*acétylacétone R*, de 500 volumes d'*acétonitrile R* et de 500 volumes d'*eau R*,
- comme phase mobile, à un débit de 0,7 ml/min, un mélange de 0,1 ml d'*acide acétique glacial R*, de 230 ml d'*acétonitrile R* et de 770 ml d'une solution d'*édétate de sodium R* à 0,96 g/l. Si le temps de rétention du pic principal du chromatogramme obtenu avec la solution à examiner ne se situe pas entre 8 min et 11 min, ajustez en conséquence la proportion entre la solution d'édétate de sodium à 0,96 g/l et l'acétonitrile.
- comme détecteur, un spectrophotomètre réglé à 220 nm et 298 nm.

Afin de garantir l'élimination des ions métalliques perturbateurs, chaque nouvelle colonne doit être rincée avec la solution de rinçage pendant au moins 15 h, puis avec la phase mobile pendant au moins 5 h à un débit de 0,2 ml/min.

Injectez 10 µl du mélange de solvants, de solution à examiner et des solutions témoins (b), (c) et (d), puis enregistrez les chromatogrammes à 220 nm et 298 nm pendant 2,5 fois le temps de rétention du pic principal du chromatogramme obtenu avec la solution à examiner.

Les temps de rétention relatifs sont les suivants :

- impureté A : 0,5
- impureté C : 0,9
- ciclopirox : 1
- impureté B : 1,3

L'essai n'est valable que si :

- dans le chromatogramme obtenu avec la solution témoin (d), la résolution entre les pics correspondant à l'impureté B et au ciclopirox n'est pas inférieure à 2,0,
- le chromatogramme obtenu avec la solution témoin (c) présente à 298 nm un pic correspondant à l'impureté B dont le rapport signal/bruit n'est pas inférieur à 3,
- dans le chromatogramme obtenu avec la solution à examiner, le facteur de symétrie du pic principal se situe entre 0,8 et 2,0.

Dans le chromatogramme obtenu avec la solution à examiner à 220 nm, la surface du pic correspondant à l'impureté A n'est pas supérieure à celle du pic correspondant, dans le chromatogramme obtenu avec la solution témoin (b) à la même longueur d'onde (0,5 pour cent). Dans le chromatogramme obtenu avec la solution à examiner à 298 nm, s'il apparaît d'autres pics que le pic principal, la surface d'aucun d'entre eux n'est supérieure à celle du pic correspondant à l'impureté B dans le chromatogramme obtenu avec la solution témoin (b) à la même longueur d'onde (0,5 pour cent) et s'il apparaît d'autres pics que le pic principal et un pic correspondant à l'impureté B, la somme de leur surface n'est pas supérieure à la surface du pic correspondant à l'impureté B dans le chromatogramme obtenu avec la solution témoin (b) (0,5 pour cent). A 298 nm, ne tenez pas compte des pics dus au solvant ni de ceux dont la surface est inférieure à la moitié de celle du pic correspondant à l'impureté B dans le chromatogramme obtenu avec la solution témoin (c) à la même longueur.

Métaux lourds (*2.4.8*). 2,0 g de ciclopirox satisfont à l'essai limite C des métaux lourds (10 ppm). Préparez le témoin en utilisant 2 ml de *solution à 10 ppm de plomb (Pb) R*.

Perte à la dessiccation (*2.2.32*). Déterminée dans un dessiccateur sous vide à 60 °C sur du *pentoxyde de diphosphore R* sur 1,000 g de ciclopirox, la perte à la dessiccation n'est pas supérieure à 1,5 pour cent.

Cendres sulfuriques (*2.4.14*). Déterminé sur 1,0 g de ciclopirox, le taux des cendres sulfuriques n'est pas supérieur à 0,1 pour cent.

DOSAGE

Dissolvez 0,150 g de ciclopirox dans 20 ml de *méthanol R*. Ajoutez 20 ml d'*eau R* et titrez par l'*hydroxyde de sodium 0,1 M*. Déterminez le point de fin de titrage par potentiométrie (*2.2.20*). Effectuez un dosage à blanc.

1 ml d'*hydroxyde de sodium 0,1 M* correspond à 20,73 mg de $C_{12}H_{17}NO_2$.

CONSERVATION

A l'abri de la lumière.

IMPURETÉS

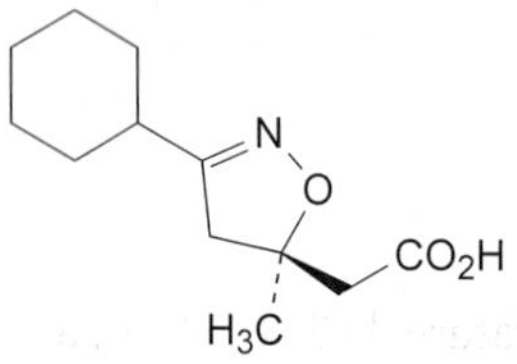

et énantiomère

A. acide (*RS*)-2-(3-cyclohexyl-5-méthyl-4,5-dihydroisoxazol-5-yl)acétique,

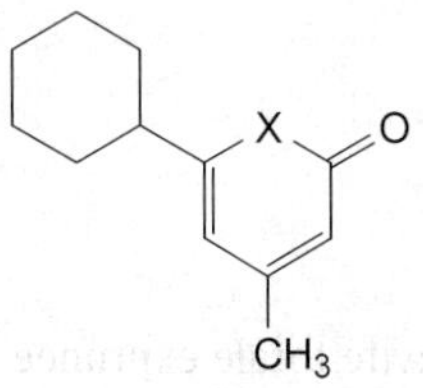

B. X = O : 6-cyclohexyl-4-méthyl-2*H*-pyran-2-one,

C. X = NH : 6-cyclohexyl-4-méthylpyridin-2(1*H*)-one.

01/2002:1302

CICLOPIROX OLAMINE

Ciclopirox olaminum

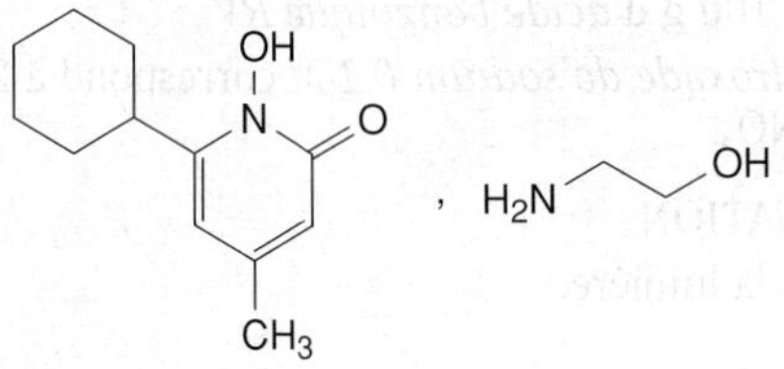

$C_{14}H_{24}N_2O_3$ M_r 268,4

DÉFINITION

6-Cyclohexyl-1-hydroxy-4-méthylpyridin-2(1*H*)-one et 2-aminoéthanol.

Teneur :

- ciclopirox ($C_{12}H_{17}NO_2$; M_r 207,3) : 76,0 pour cent à 78,5 pour cent (substance desséchée).
- 2-aminoéthanol (C_2H_7NO ; M_r 61,1) : 22,2 pour cent à 23,3 pour cent (substance desséchée).

CARACTÈRES

Aspect : poudre cristalline, blanche à jaune pâle.

Solubilité : assez soluble dans l'eau, très soluble dans l'alcool et dans le chlorure de méthylène, peu soluble dans l'acétate d'éthyle, pratiquement insoluble dans le cyclohexane.

Le ciclopirox olamine présente le phénomène du polymorphisme.

IDENTIFICATION

Première identification : A.

Seconde identification : B.

A. Spectrophotométrie d'absorption dans l'infrarouge (*2.2.24*).

Comparaison : *ciclopirox olamine SCR*.

Si les spectres obtenus à l'état solide présentent des différences, dissolvez respectivement la substance à examiner et la substance de référence dans un volume minimal d'*acétate d'éthyle R*, évaporez au bain-marie à siccité et enregistrez de nouveaux spectres à partir des résidus.

B. Chromatographie sur couche mince (*2.2.27*).

Solution à examiner. Dissolvez 25 mg de ciclopirox olamine dans du *méthanol R* et complétez à 10 ml avec le même solvant.

Solution témoin. Dissolvez 25 mg de *ciclopirox olamine SCR* dans du *méthanol R* et complétez à 10 ml avec le même solvant.

Plaque : *plaque au gel de silice F_{254} pour CCM R.*

Lavez 2 plaques, avant utilisation, en laissant migrer un mélange de 10 volumes d'*ammoniaque concentrée R*, de 15 volumes d'*eau R* et de 75 volumes d'*éthanol R*, jusqu'à ce que le front du solvant atteigne le sommet des plaques. Laissez sécher les plaques à l'air pendant 5 min.

Phase mobile : *ammoniaque concentrée R, eau R, éthanol R (10:15:75 V/V/V).*

Dépôt : 10 µl.

Développement : sur un parcours de 15 cm.

Séchage : à l'air pendant 10 min.

Détection A : en lumière ultraviolette à 254 nm.

Résultats A : la tache principale du chromatogramme obtenu avec la solution à examiner est semblable quant à sa position et ses dimensions à la tache principale du chromatogramme obtenu avec la solution témoin.

Détection B : pulvérisez une des plaques avec de la *solution de chlorure ferrique R3.*

Résultats B : la tache principale du chromatogramme obtenu avec la solution à examiner est semblable quant à sa position, sa coloration et ses dimensions à la tache principale du chromatogramme obtenu avec la solution témoin.

Détection C : pulvérisez la seconde plaque avec de la *solution de ninhydrine R.* Chauffez à 110 °C jusqu'à apparition des taches.

Résultats C : la tache principale du chromatogramme obtenu avec la solution à examiner est semblable quant à sa position, sa coloration et ses dimensions à la tache principale du chromatogramme obtenu avec la solution témoin.

ESSAI

Aspect de la solution. La solution est limpide (*2.2.1*) et n'est pas plus fortement colorée que la solution témoin JB_7 (*2.2.2, Procédé II*).

Dissolvez 2,0 g de ciclopirox olamine dans du *méthanol R* et complétez à 20 ml avec le même solvant.

pH (*2.2.3*) : 8,0 à 9,0.

Dissolvez 1,0 g de ciclopirox olamine dans de l'*eau exempte de dioxyde de carbone R* et complétez à 100 ml avec le même solvant.

Substances apparentées. Opérez par chromatographie liquide (*2.2.29*).

Effectuez toutes les opérations en évitant l'exposition à la lumière actinique. Les substances telles que le produit de remplissage de la colonne, les réactifs, les solvants etc. en contact direct avec la substance à examiner, ne peuvent contenir que de très faibles quantités de cations métalliques extractibles.

Solution à examiner. Dissolvez 40,0 mg de ciclopirox olamine (équivalant à environ 30 mg de ciclopirox) dans un mélange de 20 µl d'*acide acétique anhydre R*, de 2 ml d'*acétonitrile R* et de 15 ml de phase mobile. Si nécessaire, traitez aux ultrasons. Complétez à 20,0 ml avec la phase mobile.

Solution témoin (a). Dissolvez 15,0 mg d'*impureté A de ciclopirox SCR* et 15,0 mg d'*impureté B de ciclopirox SCR* dans un mélange de 1 ml d'*acétonitrile R* et de 7 ml de phase mobile. Complétez à 10,0 ml avec la phase mobile.

Solution témoin (b). Prélevez 1,0 ml de solution témoin (a) et complétez à 200,0 ml avec un mélange de 1 volume d'*acétonitrile R* et de 9 volumes de phase mobile.

Solution témoin (c). Prélevez 2,0 ml de solution témoin (b) et complétez à 10,0 ml avec un mélange de 1 volume d'*acétonitrile R* et de 9 volumes de phase mobile.

Solution témoin (d). Mélangez 5 ml de solution témoin (a) et 5 ml de solution à examiner.

Colonne :

- *dimensions* : l = 80 mm, Ø = 4 mm,
- *phase stationnaire* : *gel de silice nitrilé pour chromatographie R* (5 µm),
- *solution de rinçage* : un mélange de 1 volume d'*acide acétique anhydre R*, de 1 volume d'*acétylacétone R*, de 500 volumes d'*acétonitrile R* et de 500 volumes d'*eau R*.

Monographies A · C

Phase mobile : un mélange de 0,1 volume d'*acide acétique anhydre R*, de 230 volumes d'*acétonitrile R* et de 770 volumes d'une solution d'*édétate de sodium R* à 0,96 g/l. Si le temps de rétention du pic principal du chromatogramme obtenu avec la solution à examiner ne se situe pas entre 8 min et 11 min, ajustez en conséquence la proportion entre la solution d'édétate de sodium à 0,96 g/l et l'acétonitrile.

Débit : 0,7 ml/min.

Détection : un spectrophotomètre à longueur d'onde variable pouvant opérer à 220 nm et à 298 nm.

Afin de garantir l'élimination des ions métalliques perturbateurs, chaque nouvelle colonne doit être rincée avec la solution de rinçage pendant au moins 15 h, puis avec la phase mobile pendant au moins 5 h à un débit de 0,2 ml/min.

Injection : 10 µl ; injectez la solution à examiner et les solutions témoins (b), (c) et (d).

Enregistrement : 2,5 fois le temps de rétention du ciclopirox.

Rétention relative par rapport au ciclopirox : impureté A = environ 0,5 ; impureté C = environ 0,9 ; impureté B = environ 1,3.

Conformité du système :

- *résolution* : au minimum 2,0 entre les pics correspondant à l'impureté B et au ciclopirox dans le chromatogramme obtenu avec la solution témoin (d),
- *rapport signal/bruit* : au minimum 10 à 298 nm pour le pic correspondant à l'impureté B dans le chromatogramme obtenu avec la solution témoin (c),
- *facteur de symétrie* : 0,8 à 2,0 pour le pic principal dans le chromatogramme obtenu avec la solution à examiner.

Limites :

- *impureté A à 220 nm* : au maximum la surface du pic correspondant dans le chromatogramme obtenu avec la solution témoin (b) à la même longueur d'onde (0,5 pour cent),
- *toute impureté à 298 nm* : au maximum la surface du pic correspondant à l'impureté B dans le chromatogramme obtenu avec la solution témoin (b) à la même longueur d'onde (0,5 pour cent),
- *total à 298 nm en excluant l'impureté B* : au maximum la surface du pic correspondant à l'impureté B dans le chromatogramme obtenu avec la solution témoin (b) (0,5 pour cent),
- *limite d'exclusion à 298 nm* : la surface du pic correspondant à l'impureté B dans le chromatogramme obtenu avec la solution témoin (c) à la même longueur d'onde (0,1 pour cent).

Métaux lourds (*2.4.8*) : au maximum 20 ppm.

1,0 g de ciclopirox olamine satisfait à l'essai limite C. Préparez le témoin en utilisant 2 ml de *solution à 10 ppm de plomb (Pb) R*.

Perte à la dessiccation (*2.2.32*) : au maximum 1,5 pour cent, déterminé sous vide poussé sur 1,000 g de ciclopirox olamine.

Cendres sulfuriques (*2.4.14*) : au maximum 0,1 pour cent, déterminé sur 1,0 g de ciclopirox olamine.

DOSAGE

2-Aminoéthanol. Dissolvez 0,250 g de ciclopirox olamine dans 25 ml d'*acide acétique anhydre R*. Titrez par l'*acide perchlorique 0,1 M*. Déterminez le point de fin de titrage par potentiométrie (*2.2.20*).

1 ml d'*acide perchlorique 0,1 M* correspond à 6,108 mg de C_2H_7NO.

Ciclopirox. Dissolvez 0,200 g de ciclopirox olamine dans 2 ml de *méthanol R*. Ajoutez 38 ml d'*eau R*, mettez sous agitation et titrez immédiatement par l'*hydroxyde de sodium 0,1 M*. Déterminez le point de fin de titrage par potentiométrie (*2.2.20*). Effectuez un titrage à blanc.

Utilisez de l'*hydroxyde de sodium 0,1 M* dont le titre a été déterminé dans les conditions prescrites ci-dessus, en utilisant 0,100 g d'*acide benzoïque RV*.

1 ml d'*hydroxyde de sodium 0,1 M* correspond à 20,73 mg de $C_{12}H_{17}NO_2$.

CONSERVATION

A l'abri de la lumière.

IMPURETÉS

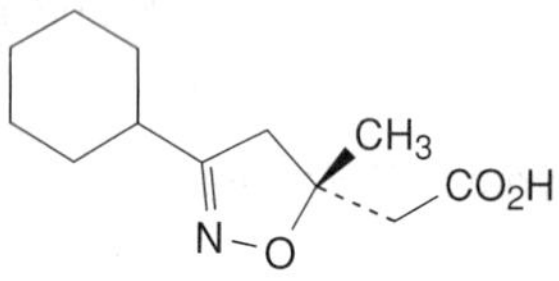

et énantiomère

A. acide (*RS*)-2-(3-cyclohexyl-5-méthyl-4,5-dihydroisoxazol-5-yl)acétique,

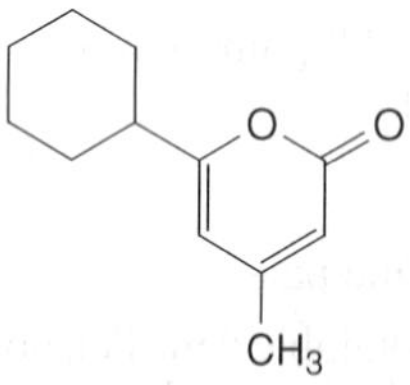

B. 6-cyclohexyl-4-méthyl-2*H*-pyran-2-one,

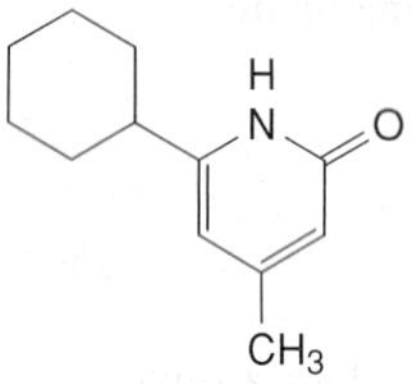

C. 6-cyclohexyl-4-méthylpyridin-2(1*H*)-one.

01/2002:0994

CICLOSPORINE

Ciclosporinum

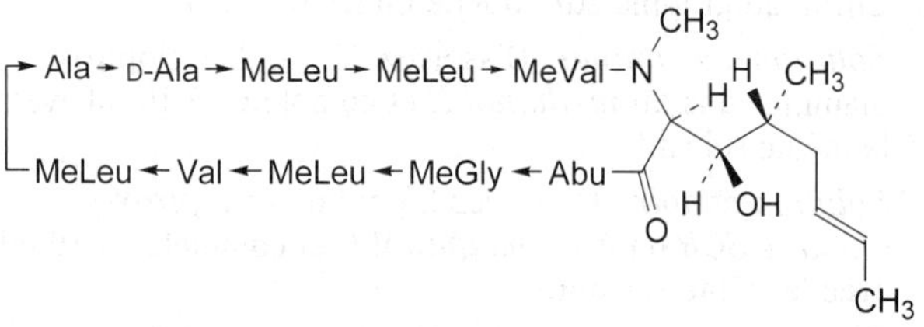

$C_{62}H_{111}N_{11}O_{12}$ M_r 1203

DÉFINITION

La ciclosporine contient au minimum 98,5 pour cent et au maximum l'équivalent de 101,5 pour cent de cyclo[[(2*S*,3*R*,4*R*,6*E*)-3-hydroxy-4-méthyl-2-(méthylamino)oct-6-énoyl]-L-2-aminobutanoyl-*N*-méthylglycyl-*N*-méthyl-L-leucyl-L-valyl-*N*-méthyl-L-leucyl-L-alanyl-D-alanyl-*N*-méthyl-L-leucyl-*N*-méthyl-L-leucyl-*N*-méthyl-L-valyl], calculé par rapport à la substance desséchée. La ciclosporine est produite par *Beauveria nivea* (*Tolypochladium inflatum Gams*) ou par tout autre moyen approprié.

CARACTÈRES

Poudre blanche ou sensiblement blanche, pratiquement insoluble dans l'eau, facilement soluble dans le chlorure de méthylène et dans l'éthanol.

IDENTIFICATION

A. Examinez la ciclosporine par spectrophotométrie d'absorption dans l'infrarouge (*2.2.24*), en comparant avec le spectre obtenu avec la *ciclosporine SCR*.

B. Examinez les chromatogrammes obtenus sous Dosage. Le pic principal du chromatogramme obtenu avec la solution à examiner est semblable quant à son temps de rétention au pic principal du chromatogramme obtenu avec la solution témoin (a).

ESSAI

Aspect de la solution. Dissolvez 1,5 g de ciclosporine dans de l'*éthanol R* et complétez à 15 ml avec le même solvant. La solution est limpide (*2.2.1*) et n'est pas plus fortement colorée que la solution témoin J_5, JB_5 ou R_7 (*2.2.2, Procédé II*).

Pouvoir rotatoire spécifique (*2.2.7*). Dissolvez 0,125 g de ciclosporine dans du *méthanol R* et complétez à 25,0 ml avec le même solvant. Calculé par rapport à la substance desséchée, le pouvoir rotatoire spécifique est de – 185 à – 193.

Substances apparentées. Opérez par chromatographie liquide (*2.2.29*) comme prescrit sous Dosage. Injectez séparément la solution à examiner et la solution témoin (b). Continuez la chromatographie pendant 1,7 fois le temps de rétention du pic principal. S'il apparaît d'autres pics que le pic principal dans le chromatogramme obtenu avec la solution à examiner, la surface d'aucun d'entre eux n'est supérieure à 0,7 fois la surface du pic principal du chromatogramme obtenu avec la solution témoin (b) (0,7 pour cent) et la somme de leur surface n'est pas supérieure à 1,5 fois la surface du pic principal du chromatogramme obtenu avec la solution témoin (b) (1,5 pour cent). Ne tenez pas compte d'un pic dû au solvant ni des pics dont la surface est inférieure à 0,05 fois la surface du pic principal du chromatogramme obtenu avec la solution témoin (b).

Métaux lourds (*2.4.8*). Le résidu obtenu lors de l'essai de perte à la dessiccation satisfait à l'essai limite C des métaux lourds (20 ppm). Préparez le témoin avec 2 ml de *solution à 10 ppm de plomb (Pb) R*.

Perte à la dessiccation (*2.2.32*). Déterminée à 60 °C sous une pression ne dépassant pas 15 Pa pendant 3 h sur 1,000 g de ciclosporine, la perte à la dessiccation n'est pas supérieure à 2,0 pour cent.

Stérilité (*2.6.1*). La ciclosporine destinée à la préparation de formes pharmaceutiques administrées par voie parentérale sans autre procédé approprié de stérilisation satisfait également à l'essai de stérilité.

Endotoxines bactériennes (*2.6.14*) : moins de 0,84 UI/mg, si la ciclosporine est destinée à la préparation de formes pharmaceutiques administrées par voie parentérale sans autre procédé approprié d'élimination des endotoxines bactériennes. Dissolvez 50 mg de ciclosporine dans un mélange de 280 mg d'*alcool R* et de 650 mg d'*huile de ricin polyoxyéthylée R*. Complétez à la concentration requise avec de l'eau LAL.

DOSAGE

Opérez par chromatographie liquide (*2.2.29*).

Solution à examiner. Dissolvez 30,0 mg de ciclosporine dans un mélange à volumes égaux d'*acétonitrile R* et d'*eau R* et complétez à 25,0 ml avec le même mélange de solvants.

Solution témoin (a). Dissolvez 30,0 mg de *ciclosporine SCR* dans un mélange à volumes égaux d'*acétonitrile R* et d'*eau R* et complétez à 25,0 ml avec le même mélange de solvants.

Solution témoin (b). Prélevez 2,0 ml de solution témoin (a) et complétez à 200,0 ml avec un mélange à volumes égaux d'*acétonitrile R* et d'*eau R*.

Solution témoin (c). Dissolvez 3 mg de *ciclosporine U SCR* dans 2,5 ml d'un mélange à volumes égaux d'*acétonitrile R* et d'*eau R*. Ajoutez 2,5 ml de solution témoin (a).

La chromatographie peut être réalisée en utilisant :

– une colonne d'acier inoxydable, d'une longueur de 0,25 m et d'un diamètre intérieur de 4 mm, remplie de *gel de silice octadécylsilylé pour chromatographie R* (3 µm à 5 µm). La colonne est reliée à l'injecteur par un tube capillaire d'acier d'une longeur de 1 m environ et d'un diamètre intérieur de 0,25 mm,

– comme phase mobile, à un débit de 1,5 ml environ par minute, un mélange de 1 volume d'*acide phosphorique R*, de 50 volumes de *(1,1-diméthyléthyl)méthyl éther R*, de 430 volumes d'*acétonitrile R* et de 520 volumes d'*eau R*,

– comme détecteur, un spectrophotomètre réglé à 210 nm,

– un injecteur à boucle de 20 µl,

en maintenant la température de la colonne et du tube capillaire d'acier à 80 °C.

Injectez la solution témoin (c). Le dosage n'est valable que si la résolution entre les deux pics principaux est 1,0 à 1,8. Si nécessaire, ajustez le rapport des teneurs en acétonitrile et en (1,1-diméthyléthyl)méthyl éther. Le dosage n'est valable que si le temps de rétention du pic principal est de 25 min à 30 min. Si nécessaire, ajustez le rapport des teneurs en acétonitrile et en eau. Injectez 6 fois la solution témoin (a). Le dosage n'est valable que si l'écart type relatif de la surface du pic principal n'est pas supérieur à 1,0 pour cent. Injectez en alternance la solution à examiner et la solution témoin (a).

Calculez la teneur pour cent de ciclosporine.

CONSERVATION

En récipient étanche, à l'abri de la lumière. Si la substance est stérile, elle est conservée en récipient stérile, étanche, à fermeture inviolable.

ÉTIQUETAGE

L'étiquette indique :

– dans les cas appropriés, que la substance est stérile,

– dans les cas appropriés, que la substance est exempte d'endotoxines bactériennes.

IMPURETÉS

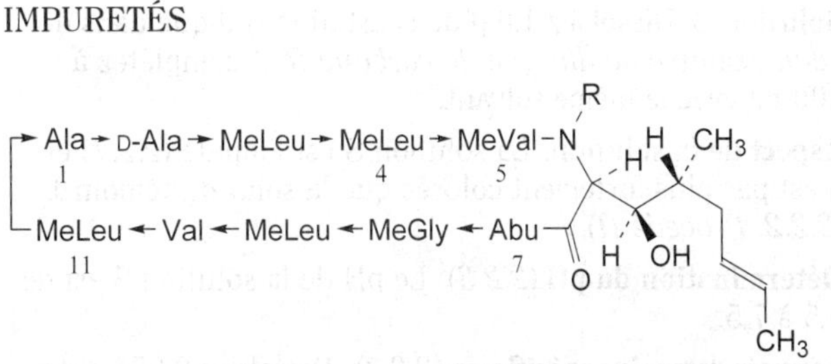

A. différentes cyclosporines [différence avec la ciclosporine (R = CH_3 : cyclosporine A)] : cyclosporine B [7-L-Ala] ; cyclosporine C [7-L-Thr] ; cyclosporine D [7-L-Val] ; cyclosporine E [5-L-Val] ; cyclosporine G [7-(L-2-aminopentanoyl)] ; cyclosporine H [5-D-MeVal] ; cyclosporine L [R = H] ; cyclosporine T [4-L-Leu] ; cyclosporine U [11-L-Leu] ; cyclosporine V [1-L-Abu],

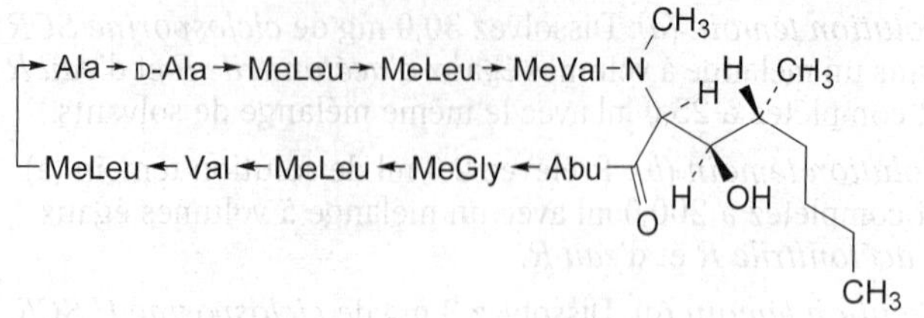

B. [6-[acide (2*S*,3*R*,4*R*)-3-hydroxy-4-méthyl-2-(méthylamino)octanoïque]]cyclosporine A,

C. isocyclosporine A.

01/2002:1408

CILASTATINE SODIQUE

Cilastatinum natricum

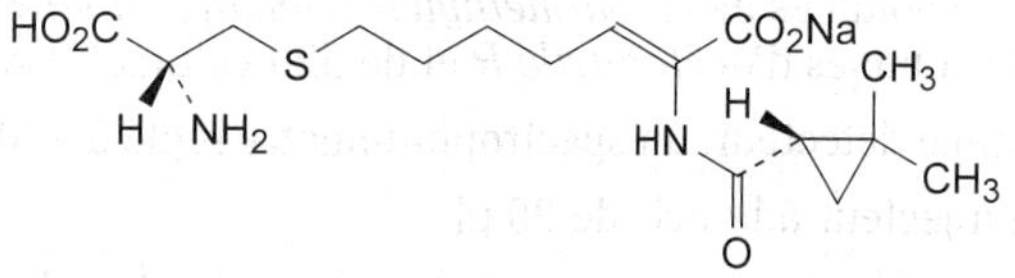

$C_{16}H_{25}N_2NaO_5S$ M_r 380,4

DÉFINITION

La cilastatine sodique contient au minimum 98,0 pour cent et au maximum l'équivalent de 101,5 pour cent de (*Z*)-7-[[(*R*)-2-amino-2-carboxyéthyl]sulfanyl]-2-[[[(1*S*)-2,2-diméthylcyclopropyl]carbonyl]amino]hept-2-énoate de sodium, calculé par rapport à la substance anhydre et exempte de solvants.

CARACTÈRES

Poudre amorphe blanche à jaune pâle, hygroscopique, très soluble dans l'eau et dans le méthanol, soluble dans le diméthylsulfoxyde, peu soluble dans l'éthanol, pratiquement insoluble dans l'acétone et dans le chlorure de méthylène.

IDENTIFICATION

A. La cilastatine sodique satisfait à l'essai du pouvoir rotatoire spécifique (voir Essai).

B. Examinez la cilastatine sodique par spectrophotométrie d'absorption dans l'infrarouge (*2.2.24*), en comparant avec le spectre obtenu avec la *cilastatine sodique SCR*.

C. La cilastatine sodique donne la réaction (a) du sodium (*2.3.1*).

ESSAI

Solution S. Dissolvez 1,0 g de cilastatine sodique dans de l'*eau exempte de dioxyde de carbone R* et complétez à 100 ml avec le même solvant.

Aspect de la solution. La solution S est limpide (*2.2.1*) et n'est pas plus fortement colorée que la solution témoin J_6 (*2.2.2, Procédé II*).

Détermination du pH (*2.2.3*). Le pH de la solution S est de 6,5 à 7,5.

Pouvoir rotatoire spécifique (*2.2.7*). Dissolvez 0,250 g de cilastatine sodique dans un mélange de 1 volume d'*acide chlorhydrique R* et de 120 volumes de *méthanol R* et complétez à 25,0 ml avec le même mélange de solvants. Calculé par rapport à la substance anhydre et exempte de solvants, le pouvoir rotatoire spécifique est de + 41,5 à + 44,5.

Substances apparentées. Opérez par chromatographie liquide (*2.2.29*).

Solution à examiner. Dissolvez 32,0 mg de cilastatine sodique dans de l'*eau R* et complétez à 20,0 ml avec le même solvant.

Solution témoin (a). Prélevez 2,0 ml de la solution à examiner et complétez à 100,0 ml avec de l'*eau R*. Prélevez 5,0 ml de cette solution et complétez à 100,0 ml avec de l'*eau R*.

Solution témoin (b). Prélevez 5,0 ml de solution à examiner et complétez à 100,0 ml avec de l'*eau R*. Prélevez 2,0 ml de cette solution et complétez à 20,0 ml avec de l'*eau R*.

Solution témoin (c). Dissolvez 16 mg de cilastatine sodique dans de la *solution diluée de peroxyde d'hydrogène R* et complétez à 10,0 ml avec la même solution. Laissez reposer pendant 30 min. Prélevez 1 ml de solution et complétez à 100 ml avec de l'*eau R*.

Solution témoin (d). Dissolvez 32 mg d'*oxyde de mésityle R* dans 100 ml d'*eau R*. Prélevez 1 ml de solution et complétez à 50 ml avec de l'*eau R*.

La chromatographie peut être réalisée en utilisant :

- une colonne d'acier inoxydable d'une longueur de 0,25 m et d'un diamètre intérieur de 4,6 mm remplie de *gel de silice octadécylsilylé pour chromatographie R* (5 µm),
- comme phase mobile, les mélanges suivants à un débit de 2,0 ml/min :

Phase mobile A. Préparez un mélange de 300 volumes d'*acétonitrile R* et de 700 volumes d'une solution d'*acide phosphorique R* à 0,1 pour cent *V/V* dans de l'*eau R*,

Phase mobile B. Une solution d'*acide phosphorique R* à 0,1 pour cent *V/V* dans de l'*eau R*,

Intervalle (min)	Phase mobile A (pour cent *V/V*)	Phase mobile B (pour cent *V/V*)
	15	85
0 - 30	15 → 100	85 → 0
30 - 46	100	0
46 - 56	100 → 15	0 → 85

- comme détecteur, un spectrophotomètre réglé à 210 nm,
- un injecteur à boucle de 20 µl,

en maintenant la température de la colonne à 50 °C.

Equilibrez la colonne avec un mélange comprenant 15 pour cent *V/V* de phase mobile A et 85 pour cent *V/V* de phase mobile B. Injectez séparément chaque solution. Ajustez la sensibilité du système de façon que la hauteur du pic principal du chromatogramme obtenu avec la solution témoin (b) représente au moins 15 pour cent de l'échelle totale de l'enregistreur.

L'essai n'est valable que si :

- le chromatogrammme obtenu avec la solution témoin (c) présente 3 pics principaux (les 2 premiers pics (impureté A de cilastatine) peuvent être élués sans que la résolution soit complète) et si le coefficient de distribution massique du 3e pic (cilastatine) n'est pas inférieur à 10 ;
- dans le chromatogrammme obtenu avec la solution témoin (a), le rapport signal/bruit du pic principal n'est pas inférieur à 5,0.

S'il apparaît dans le chromatogramme obtenu avec la solution à examiner d'autres pics que le pic principal, la surface d'aucun d'entre eux n'est supérieure à celle du pic principal du chromatogramme obtenu avec la solution témoin (b) (0,5 pour cent) et la somme de leur surface n'est pas supérieure à 2 fois la surface du pic principal du chromatogramme obtenu avec la solution témoin (b) (1 pour cent). Ne tenez pas compte des pics dus au solvant, des pics dont la surface est inférieure à celle du pic principal du chromatogramme obtenu avec la solution témoin (a), ni d'un pic correspondant au pic principal du chromatogramme obtenu avec la solution témoin (d).

Oxyde de mésityle, acétone et méthanol. Opérez par chromatographie en phase gazeuse (*2.2.28*) en utilisant le *propanol R* comme étalon interne.

Solution d'étalon interne. Dissolvez 0,5 ml de *propanol R* dans de l'*eau R* et complétez à 1000 ml avec le même solvant.

Solution à examiner. Dissolvez 0,200 g de cilastatine sodique dans de l'*eau R*, ajoutez 2,0 ml de solution d'étalon interne et complétez à 10,0 ml avec de l'*eau R*.

Solution témoin. Dissolvez 2,0 ml d'*acétone R*, 0,5 ml de *méthanol R* et 0,5 ml d'*oxyde de mésityle R* dans de l'*eau R*, puis complétez à 1000 ml avec le même solvant. A 2,0 ml de cette solution, ajoutez 2,0 ml de solution d'étalon interne et complétez à 10,0 ml avec de l'*eau R*. La solution contient 316 µg d'acétone, 79 µg de méthanol et 86 µg d'oxyde de mésityle par millilitre.

La chromatographie peut être réalisée en utilisant :

- une colonne de silice fondue d'une longueur de 30 m et d'un diamètre intérieur de 0,53 mm, recouverte de *macrogol 20 000 R* (épaisseur du film 1,0 µm),
- comme gaz vecteur, de l'*hélium pour chromatographie R* à un débit de 9 ml/min,
- un détecteur à ionisation de flamme,

en utilisant la programmation de température suivante :

	Intervalle (min)	Température (°C)	Vitesse (°C/min)	Commentaire
Colonne	0 - 2,5	50	–	isotherme
	2,5 - 5	50 → 70	8	gradient linéaire
	5 - 5.5	70		isotherme
Chambre à injection		160		
Détecteur		220		

Injectez 1 µl de solution témoin et 1 µl de solution à examiner. Calculez la teneur pour cent en acétone, en méthanol et en oxyde de mésityle à l'aide de l'expression :

$$\left(\frac{C}{W}\right) \times \left(\frac{R_u}{R_s}\right)$$

où *C* représente la concentration en µg/ml du solvant dans la solution témoin, *W* la quantité en milligrammes de cilastatine sodique dans la solution à examiner et où R_u et R_s sont les rapports de la surface du pic du solvant à la surface du pic du propanol, respectivement dans la solution à examiner et dans la solution témoin. La cilastatine sodique ne contient pas plus de 1,0 pour cent *m/m* d'acétone, ni plus de 0,5 pour cent *m/m* de méthanol, ni plus de 0,4 pour cent *m/m* d'oxyde de mésityle.

Métaux lourds (*2.4.8*). 1,0 g de cilastatine sodique satisfait à l'essai limite C des métaux lourds (20 ppm). Préparez le témoin avec 2,0 ml de *solution à 10 ppm de plomb (Pb) R*.

Teneur en eau (*2.5.12*). Déterminée par semi-microdosage sur 0,50 g de cilastatine sodique, la teneur en eau n'est pas supérieure à 2,0 pour cent.

Stérilité (*2.6.1*). La cilastatine sodique destinée à la préparation de formes pharmaceutiques administrées par voie parentérale, sans autre procédé approprié de stérilisation, satisfait à l'essai de stérilité.

Endotoxines bactériennes (*2.6.14*) : moins de 0,17 UI/mg, si la cilastatine sodique est destinée à la préparation de formes pharmaceutiques administrées par voie parentérale sans autre procédé approprié d'élimination des endotoxines bactériennes.

DOSAGE

Dissolvez 0,300 g de cilastatine sodique dans 30 ml de *méthanol R* et ajoutez 5 ml d'*eau R*. Ajoutez de l'*acide chlorhydrique 0,1 M* de façon à obtenir un pH de 3,0 environ. Titrez par l'*hydroxyde de sodium 0,1 M* et tracez la courbe potentiométrique (*2.2.20*). La courbe présente 3 points d'inflexion, titrez jusqu'au troisième point d'équivalence.

1 ml d'*hydroxyde de sodium 0,1 M* correspond à 19,02 mg de $C_{16}H_{25}N_2NaO_5S$.

CONSERVATION

En récipient étanche, à une température ne dépassant pas 8 °C. Si la substance est stérile, elle est conservée en récipient stérile, étanche, à fermeture inviolable.

ÉTIQUETAGE

L'étiquette indique :

- dans les cas appropriés, que la substance est stérile,
- dans les cas appropriés, que la substance est exempte d'endotoxines bactériennes.

IMPURETÉS

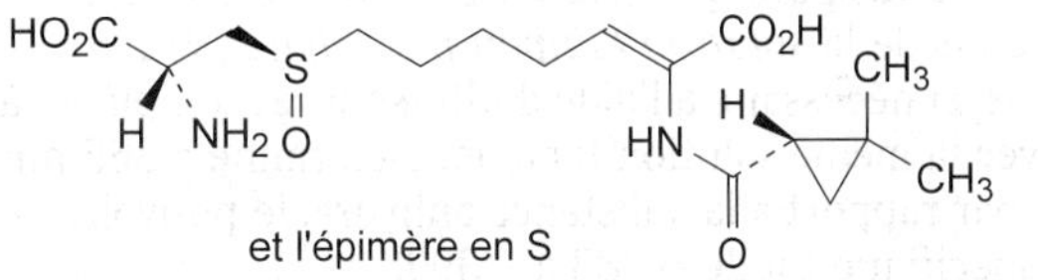

A. acide (*Z*)-7-[(*RS*)-[(*R*)-2-amino-2-carboxyéthyl]sulfinyl]-2-[[[(1*S*)-2,2-diméthylcyclopropyl]carbonyl]amino]hept-2-énoïque,

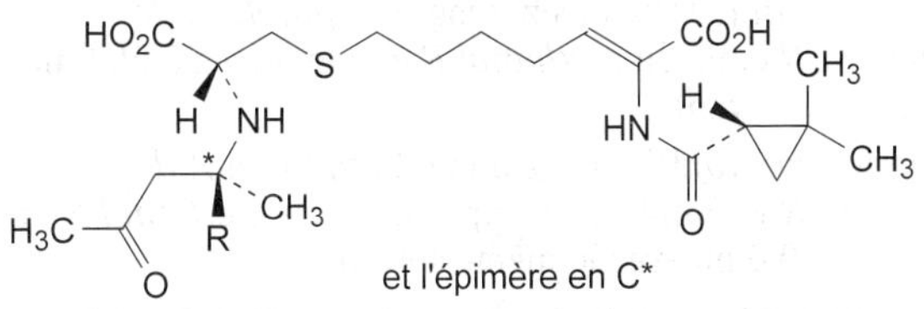

B. R = H : acide (*Z*)-7-[[(*R*)-2-[[(1*RS*)-1-méthyl-3-oxobutyl]amino]-2-carboxyéthyl]sulfanyl]-2-[[[(1*S*)-2,2-diméthylcyclopropyl]carbonyl]amino]hept-2-énoïque,

C. R = CH_3 : acide (*Z*)-7-[[(*R*)-2-[(1,1-diméthyl-3-oxobutyl)amino]-2-carboxyéthyl]sulfanyl]-2-[[[(1*S*)-2,2-diméthylcyclopropyl]carbonyl]amino]hept-2-énoïque,

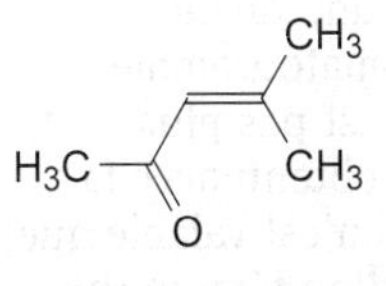

D. 4-méthylpent-3-én-2-one (oxyde de mésityle).

01/2002:1499

CILAZAPRIL

Cilazaprilum

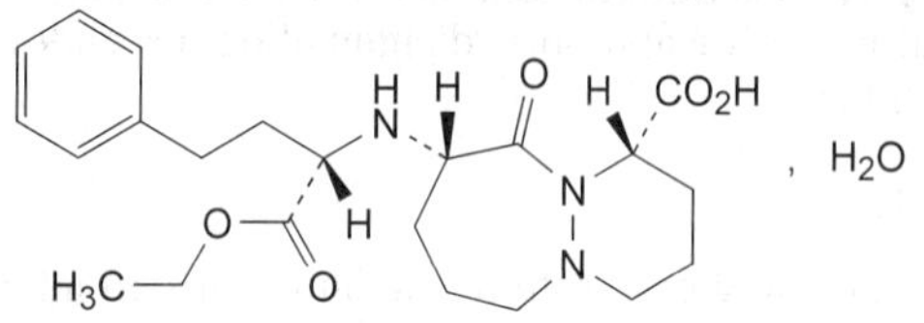

$C_{22}H_{31}N_3O_5,H_2O$ M_r 435,5

DÉFINITION

Le cilazapril contient au minimum 98,5 pour cent et au maximum l'équivalent de 101,5 pour cent d'acide (1*S*,9*S*)-9-[[(1*S*)-1-(éthoxycarbonyl)-3-phénylpropyl]amino]-10-oxooctahydro-6*H*-piridazino[1,2-*a*][1,2]diazépine-1-carboxylique, calculé par rapport à la substance anhydre.

CARACTÈRES

Poudre cristalline blanche ou sensiblement blanche, peu soluble dans l'eau, facilement soluble dans le méthanol et dans le chlorure de méthylène.

IDENTIFICATION

A. Examinez le cilazapril par spectrophotométrie d'absorption dans l'infrarouge (*2.2.24*), en comparant avec le spectre obtenu avec le *cilazapril SCR*.

B. Le cilazapril satisfait à l'essai du pouvoir rotatoire spécifique (voir Essai).

ESSAI

Pouvoir rotatoire spécifique (*2.2.7*). Dissolvez 0,200 g de cilazapril dans de la *solution tampon phosphate pH 7,0 (0,067 M) R*, si nécessaire à l'aide d'ultrasons, et complétez à 50,0 ml avec la même solution tampon. Déterminé à 365 nm et calculé par rapport à la substance anhydre, le pouvoir rotatoire spécifique est de – 383 à – 399.

Impureté A. Opérez par chromatographie sur couche mince (*2.2.27*) en utilisant une *plaque au gel de silice pour CCM R*.

Solution à examiner. Dissolvez 0,20 g de cilazapril dans du *méthanol R* et complétez à 5,0 ml avec le même solvant.

*Solution témoin (a).*Dissolvez 2 mg d'*impureté A de cilazapril SCR* dans du *méthanol R* et complétez à 50,0 ml avec le même solvant.

*Solution témoin (b).*Dissolvez 5 mg d'*impureté A de cilazapril SCR* et 5 mg de cilazapril dans du *méthanol R* et complétez à 10,0 ml avec le même solvant.

Déposez sur la plaque 5 µl de chaque solution. Développez sur un parcours de 10 cm avec un mélange de 5 volumes d'*acide acétique glacial R*, de 5 volumes d'*eau R*, de 15 volumes d'*hexane R*, de 15 volumes de *méthanol R* et de 60 volumes d'*acétate d'éthyle R*. Séchez la plaque dans un courant d'air froid pendant 10 min. Pulvérisez un mélange récemment préparé de 1 volume de *solution d'iodobismuthate de potassium R* et de 10 volumes d'*acide acétique dilué R*. Pulvérisez ensuite de la *solution diluée de peroxyde d'hydrogène R*. S'il apparaît une tache correspondant à l'impureté A dans le chromatogramme obtenu avec la solution à examiner, elle n'est pas plus intense que la tache du chromatogramme obtenu avec la solution témoin (a) (0,1 pour cent). L'essai n'est valable que si le chromatogramme obtenu avec la solution témoin (b) présente 2 taches nettement séparées.

Autres substances apparentées. Opérez par chromatographie liquide (*2.2.29*).

Solution à examiner. Dissolvez 25,0 mg de cilazapril dans la phase mobile et complétez à 50,0 ml avec la phase mobile.

*Solution témoin (a).*Prélevez 1,0 ml de solution à examiner et complétez à 50,0 ml avec la phase mobile. Prélevez 5,0 ml de solution et complétez à 20,0 ml avec la phase mobile.

Solution témoin (b). Dissolvez 10,0 mg d'*impureté D de cilazapril SCR* dans la solution à examiner et complétez à 20,0 ml avec la même solution.

La chromatographie peut être réalisée en utilisant :

– une colonne en acier inoxydable d'une longueur de 0,25 m et d'un diamètre intérieur de 4,6 mm, remplie de *gel de silice octadécylsilylé pour chromatographie R* (5 µm),
– comme phase mobile, à un débit de 1,0 ml/min, un mélange préparé comme suit : mélangez 10 volumes de *triéthylamine R* et 750 volumes d'*eau R*, ajustez à pH 2,30 avec de l'*acide phosphorique R*, puis ajoutez 200 volumes de *tétrahydrofurane R*,
– comme détecteur, un spectrophotomètre réglé à 214 nm.

Injectez 20 µl de solution témoin (a) et 20 µl de solution témoin (b). Ajustez la sensibilité du système de façon que la hauteur du pic principal du chromatogramme obtenu avec la solution témoin (a) représente au moins 50 pour cent de l'échelle totale de l'enregistreur. L'essai n'est valable que si la résolution entre les pics correspondant respectivement au cilazapril et à l'impureté D dans le chromatogramme obtenu avec la solution témoin (b), est supérieure à 2,5.

Injectez 20 µl de solution à examiner et 20 µl de solution témoin (a). Enregistrez les chromatogrammes pendant 2 fois le temps de rétention du pic principal. Lorsque l'impureté A est présente (temps de rétention relatif de 4 à 5), il peut être nécessaire de continuer la chromatographie jusqu'à ce qu'elle soit éluée. Lorsque les chromatogrammes sont enregistrés selon les conditions prescrites, les temps de rétention relatifs par rapport au cilazapril sont de 0,6 environ pour l'impureté B, de 0,9 environ pour l'impureté D et de 1,6 environ pour l'impureté C. Dans le chromatogramme obtenu avec la solution à examiner, s'il apparaît un pic correspondant à l'impureté D, sa surface n'est pas supérieure à 0,4 fois la surface du pic principal du chromatogramme obtenu avec la solution témoin (a) (0,2 pour cent) ; s'il apparaît un pic correspondant à l'impureté B, sa surface n'est pas supérieure à la surface du pic principal du chromatogramme obtenu avec la solution témoin (a) (0,5 pour cent) ; s'il apparaît un pic correspondant à l'impureté C, sa surface n'est pas supérieure à 0,2 fois la surface du pic principal du chromatogramme obtenu avec la solution témoin (a) (0,1 pour cent) ; s'il apparaît d'autres pics, à l'exception du pic principal et des pics correspondant aux impuretés B, C et D, la surface d'aucun d'entre eux n'est supérieure à 0,2 fois la surface du pic principal du chromatogramme obtenu avec la solution témoin (a) (0,1 pour cent) et la somme de la surface de tous les pics, à l'exception du pic principal, n'est pas supérieure à 2 fois la surface du pic principal du chromatogramme obtenu avec la solution témoin (a) (1 pour cent). Ne tenez pas compte des pics dont la surface est inférieure à 0,1 fois la surface du pic principal du chromatogramme obtenu avec la solution témoin (a), ni d'un pic dû à l'impureté A.

Teneur en eau (*2.5.12*). Déterminée par semi-microdosage sur 0,300 g de cilazapril, la teneur en eau est de 3,5 pour cent à 5,0 pour cent.

Cendres sulfuriques (*2.4.14*). Déterminé sur 1,0 g de cilazapril, le taux des cendres sulfuriques n'est pas supérieur à 0,1 pour cent.

Monographies A - C

DOSAGE

Dissolvez 0,300 g de cilazapril dans 10 ml d'*éthanol R* et ajoutez 50 ml d'*eau R*. Titrez par l'*hydroxyde de sodium 0,1 M*. Déterminez le point de fin de titrage par potentiométrie (*2.2.20*). Effectuez un titrage à blanc.

1 ml d'*hydroxyde de sodium 0,1 M* correspond à 41,75 mg de $C_{22}H_{31}N_3O_5$.

CONSERVATION

A l'abri de la lumière.

IMPURETÉS

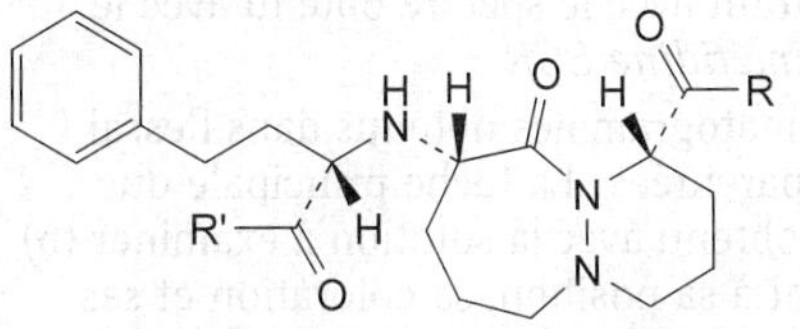

A. R = $C(CH_3)_3$, R′ = C_2H_5 : (1*S*,9*S*)-9-[[(*S*)-1-(éthoxycarbonyl)-3-phénylpropyl]amino]-10-oxooctahydro-6*H*-pyridazino[1,2-*a*][1,2]diazépine-1-carboxylate de 1,1-diméthyléthyle,

B. R = R′ = H : acide (1*S*,9*S*)-9-[[(*S*)-1-carboxy-3-phénylpropyl]amino]-10-oxooctahydro-6*H*-pyridazino[1,2-*a*][1,2]diazépine-1-carboxylique,

C. R = R′ = C_2H_5 : (1*S*,9*S*)-9-[[(*S*)-1-(éthoxycarbonyl)-3-phénylpropyl]amino]-10-oxooctahydro-6*H*-pyridazino[1,2-*a*][1,2]diazépine-1-carboxylate d'éthyle,

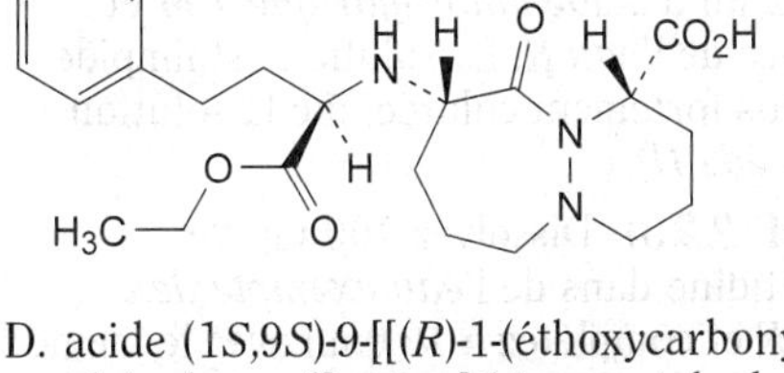

D. acide (1*S*,9*S*)-9-[[(*R*)-1-(éthoxycarbonyl)-3-phénylpropyl]amino]-10-oxooctahydro-6*H*-pyridazino[1,2-*a*][1,2]diazépine-1-carboxylique.

01/2002:0756

CIMÉTIDINE

Cimetidinum

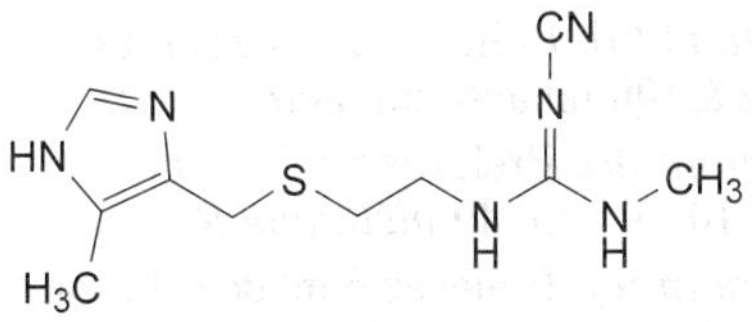

$C_{10}H_{16}N_6S$ M_r 252,3

DÉFINITION

La cimétidine contient au minimum 98,5 pour cent et au maximum l'équivalent de 101,5 pour cent de 2-cyano-1-méthyl-3-[2-[[(5-méthyl-1*H*-imidazol-4-yl)méthyl]sulfanyl]éthyl]guanidine, calculé par rapport à la substance desséchée.

CARACTÈRES

Poudre blanche ou sensiblement blanche, peu soluble dans l'eau, soluble dans l'alcool, pratiquement insoluble dans le chlorure de méthylène et dans l'éther. La cimétidine se dissout dans les acides minéraux dilués et présente le phénomène du polymorphisme.

IDENTIFICATION

Première identification : B.

Seconde identification : A, C, D.

A. Le point de fusion de la cimétidine (*2.2.14*) est de 139 °C à 144 °C. Si nécessaire, dissolvez la substance à examiner dans du *2-propanol R*, évaporez à siccité et mesurez à nouveau le point de fusion.

B. Examinez la cimétidine par spectrophotométrie d'absorption dans l'infrarouge (*2.2.24*), en comparant avec le spectre obtenu avec la *cimétidine SCR*. Si les spectres obtenus à l'état solide présentent des différences, dissolvez respectivement la substance à examiner et la substance de référence dans du *2-propanol R*, évaporez à siccité et enregistrez de nouveaux spectres à partir des résidus.

C. Examinez les chromatogrammes obtenus dans l'essai des substances apparentées. La tache principale du chromatogramme obtenu avec la solution à examiner (b) est semblable quant à sa position, sa coloration et ses dimensions à la tache principale du chromatogramme obtenu avec la solution témoin (d).

D. Dissolvez 1 mg environ de cimétidine dans un mélange de 1 ml d'*éthanol R* et de 5 ml d'une solution récemment préparée d'*acide citrique R* à 20 g/l dans l'*anhydride acétique R*. Chauffez dans un bain-marie pendant 10 min à 15 min. Il se développe une coloration violet-rouge.

ESSAI

Aspect de la solution. Dissolvez 3,0 g de cimétidine dans 12 ml d'*acide chlorhydrique 1 M* et complétez à 20 ml avec de l'*eau R*. La solution est limpide (*2.2.1*) et n'est pas plus fortement colorée que la solution témoin J_5 (*2.2.2, Procédé II*).

Substances apparentées. Opérez par chromatographie sur couche mince (*2.2.27*) en utilisant une plaque recouverte de *gel de silice* GF_{254} *R*.

Solution à examiner (a). Dissolvez 0,50 g de cimétidine dans du *méthanol R* et complétez à 10 ml avec le même solvant.

Solution à examiner (b). Prélevez 1 ml de solution à examiner (a) et complétez à 10 ml avec du *méthanol R*.

Solution témoin (a). Prélevez 1 ml de solution à examiner (a) et complétez à 100 ml avec du *méthanol R*. Prélevez 20 ml de solution et complétez à 100 ml avec du *méthanol R*.

Solution témoin (b). Prélevez 5 ml de solution témoin (a) et complétez à 10 ml avec du *méthanol R*.

Solution témoin (c). Prélevez 5 ml de solution témoin (b) et complétez à 10 ml avec du *méthanol R*.

Solution témoin (d). Dissolvez 10 mg de *cimétidine SCR* dans 2 ml de *méthanol R*.

A. Déposez séparément sur la plaque 4 µl de chaque solution. Placez la plaque pendant 15 min dans une chambre saturée par les vapeurs d'un mélange de 15 volumes d'*ammoniaque concentrée R*, de 20 volumes de *méthanol R* et de 65 volumes d'*acétate d'éthyle R*. Développez immédiatement les chromatogrammes sur un parcours de 15 cm avec un mélange de 15 volumes d'*ammoniaque concentrée R*, de 20 volumes de *méthanol R* et de 65 volumes d'*acétate d'éthyle R*. Faites sécher la plaque dans un courant d'air froid et exposez-la à des vapeurs d'iode jusqu'à ce que les taches atteignent un contraste maximal. Examinez en lumière ultraviolette à 254 nm. S'il apparaît d'autres taches que la tache principale dans le chromatogramme obtenu avec la solution à examiner (a), aucune d'entre elles n'est plus intense que la tache principale du chromatogramme obtenu avec la solution témoin (a) (0,2 pour cent) et au plus 2 d'entre elles peuvent être plus intenses que la tache principale du chromatogramme obtenu avec la solution témoin (b) (0,1 pour cent). L'essai n'est valable que si le chromatogramme obtenu avec la solution témoin (c) présente une tache nettement visible.

B. Déposez séparément sur la plaque 4 µl de chaque solution. Développez sur un parcours de 15 cm avec un mélange de 8 volumes d'*ammoniaque concentrée R*, de 8 volumes de *méthanol R* et de 84 volumes d'*acétate d'éthyle R*. Faites sécher la plaque dans un courant d'air froid et exposez-la à des vapeurs d'iode jusqu'à ce que les taches atteignent un contraste maximal. Examinez en lumière ultraviolette à 254 nm. S'il apparait d'autres taches que la tache principale dans le chromatogramme obtenu avec la solution à examiner (a), aucune d'entre elles n'est plus intense que la tache principale du chromatogramme obtenu avec la solution témoin (a) (0,2 pour cent) et au plus 2 d'entre elles peuvent être plus intenses que la tache principale du chromatogramme obtenu avec la solution témoin (b) (0,1 pour cent). L'essai n'est valable que si le chromatogramme obtenu avec la solution témoin (c) présente une tache nettement visible.

Métaux lourds (*2.4.8*). 1,0 g de cimétidine satisfait à l'essai limite C des métaux lourds (20 ppm). Préparez le témoin avec 2 ml de *solution à 10 ppm de plomb (Pb) R*.

Perte à la dessiccation (*2.2.32*). Déterminée à l'étuve à 100-105 °C sur 1,000 g de cimétidine, la perte à la dessiccation n'est pas supérieure à 0,5 pour cent.

Cendres sulfuriques (*2.4.14*). Déterminé sur 1,0 g de cimétidine, le taux des cendres sulfuriques n'est pas supérieur à 0,2 pour cent.

DOSAGE

Dissolvez 0,200 g de cimétidine dans 60 ml d'*acide acétique anhydre R*. Titrez par l'*acide perchlorique 0,1 M*. Déterminez le point de fin de titrage par potentiométrie (*2.2.20*).

1 ml d'*acide perchlorique 0,1 M* correspond à 25,23 mg de $C_{10}H_{16}N_6S$.

CONSERVATION

En récipient étanche, à l'abri de la lumière.

01/2002:1500

CIMÉTIDINE (CHLORHYDRATE DE)

Cimetidini hydrochloridum

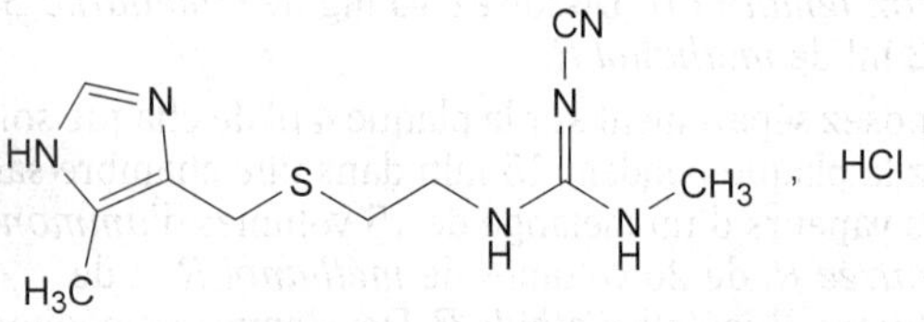

$C_{10}H_{17}ClN_6S$ M_r 288,8

DÉFINITION

Le chlorhydrate de cimétidine contient au minimum 98,5 pour cent et au maximum l'équivalent de 101,5 pour cent de chlorhydrate de 2-cyano-1-méthyl-3-[2-[[(5-méthyl-1*H*-imidazol-4-yl)méthyl]sulfanyl]éthyl]guanidine, calculé par rapport à la substance desséchée.

CARACTÈRES

Poudre cristalline blanche à sensiblement blanche, facilement soluble dans l'eau, assez soluble dans l'éthanol.

IDENTIFICATION

Première identification : B, E.

Seconde identification : A, C, D, E.

A. Dissolvez 70 mg de chlorhydrate de cimétidine dans de l'*acide sulfurique 0,2 M*, et complétez à 100,0 ml avec le même acide. Prélevez 2,0 ml de cette solution et complétez à 100,0 ml avec de l'*acide sulfurique 0,2 M*. Mesurez l'absorbance (*2.2.25*) au maximum à 218 nm. L'absorbance spécifique à ce maximum est de 650 à 705.

B. Examinez le chlorhydrate de cimétidine par spectrophotométrie d'absorption dans l'infrarouge (*2.2.24*), en comparant avec le spectre obtenu avec le *chlorhydrate de cimétidine SCR*.

C. Examinez les chromatogrammes obtenus dans l'essai des substances apparentées. La tache principale du chromatogramme obtenu avec la solution à examiner (b) est semblable quant à sa position, sa coloration et ses dimensions à la tache principale du chromatogramme obtenu avec la solution témoin (d).

D. Dissolvez 1 mg environ de chlorhydrate de cimétidine dans un mélange de 1 ml d'*éthanol R* et de 5 ml d'une solution récemment préparée d'*acide citrique R* à 20 g/l dans l'*anhydride acétique R*. Chauffez au bain-marie pendant 10 min à 15 min. Il se développe une coloration violet-rouge.

E. Le chlorhydrate de cimétidine donne la réaction (a) des chlorures (*2.3.1*).

ESSAI

Aspect de la solution. Dissolvez 3,0 g de chlorhydrate de cimétidine dans 12 ml d'*acide chlorhydrique 1 M* et complétez à 20 ml avec de l'*eau R*. La solution est limpide (*2.2.1*) et n'est pas plus fortement colorée que la solution témoin J_5 (*2.2.2, Procédé II*).

Détermination du pH (*2.2.3*). Dissolvez 100 mg de chlorhydrate de cimétidine dans de l'*eau exempte de dioxyde de carbone R* et complétez à 10,0 ml avec le même solvant. Le pH de la solution est de 4,0 à 5,0.

Substances apparentées. Opérez par chromatographie sur couche mince (*2.2.27*), en utilisant une *plaque au gel de silice GF_{254} pour CCM R*.

Solution à examiner (a). Dissolvez 0,50 g de chlorhydrate de cimétidine dans du *méthanol R* et complétez à 10 ml avec le même solvant.

Solution à examiner (b). Prélevez 1 ml de solution à examiner (a) et complétez à 10 ml avec du *méthanol R*.

Solution témoin (a). Prélevez 2 ml de solution à examiner (b) et complétez à 100 ml avec du *méthanol R*.

Solution témoin (b). Prélevez 5 ml de solution témoin (a) et complétez à 10 ml avec du *méthanol R*.

Solution témoin (c). Prélevez 5 ml de solution témoin (b) et complétez à 10 ml avec du *méthanol R*.

Solution témoin (d). Dissolvez 10 mg de *chlorhydrate de cimétidine SCR* dans 2 ml de *méthanol R*.

A. Déposez sur la plaque 4 µl de chaque solution. Laissez reposer la plaque pendant 15 min dans une chambre à chromatographie saturée avec de la vapeur de la phase mobile qui consiste en un mélange de 15 volumes d'*ammoniaque concentrée R*, de 20 volumes de *méthanol R* et de 65 volumes d'*acétate d'éthyle R*, puis développez immédiatement sur un parcours de 15 cm en utilisant le même mélange de solvants. Séchez la plaque dans un courant d'air froid, exposez-la aux vapeurs d'iode jusqu'à obtention d'un contraste maximal des taches, puis examinez en lumière ultraviolette à 254 nm. S'il apparaît, dans le chromatogramme obtenu avec la solution à examiner (a), d'autres taches que la tache principale, aucune d'entre elles n'est plus intense que la tache principale du chromatogramme obtenu avec la solution témoin (a) (0,2 pour cent) et 2 d'entre elles au plus peuvent être plus intenses que la tache principale du chromatogramme obtenu avec la solution témoin (b) (0,1 pour cent). L'essai n'est valable que si le chromatogramme obtenu avec la solution témoin (c) présente une tache nettement visible.

B. Déposez sur la plaque 4 µl de chaque solution. Développez sur un parcours de 15 cm en utilisant un mélange de 8 volumes d'*ammoniaque concentrée R*, de 8 volumes de *méthanol R* et de 84 volumes d'*acétate d'éthyle R*. Séchez la plaque dans un courant d'air froid, exposez-la aux vapeurs d'iode jusqu'à obtention d'un contraste maximal des taches, puis examinez en lumière ultraviolette à 254 nm. S'il apparaît, dans le chromatogramme obtenu avec la solution à examiner (a), d'autres taches que la tache principale, aucune d'entre elles n'est plus intense que la tache principale du chromatogramme obtenu avec la solution témoin (a) (0,2 pour cent) et 2 d'entre elles au plus peuvent être plus intenses que la tache principale du chromatogramme obtenu avec la solution témoin (b) (0,1 pour cent). L'essai n'est valable que si le chromatogramme obtenu avec la solution témoin (c) présente une tache nettement visible.

Métaux lourds (*2.4.8*). 1,0 g de chlorhydrate de cimétidine satisfait à l'essai limite C des métaux lourds (20 ppm). Préparez le témoin en utilisant 2 ml de *solution à 10 ppm de plomb (Pb) R*.

Perte à la dessiccation (*2.2.32*). Déterminée à l'étuve à 100-105 °C sur 1,000 g de chlorhydrate de cimétidine, la perte à la dessiccation n'est pas supérieure à 1,0 pour cent.

Cendres sulfuriques (*2.4.14*). Déterminé sur 1,0 g de chlorhydrate de cimétidine, le taux des cendres sulfuriques n'est pas supérieur à 0,2 pour cent.

DOSAGE

Dissolvez 0,200 g de chlorhydrate de cimétidine dans un mélange de 5 ml d'*acide chlorhydrique 0,01 M* et de 50 ml d'*alcool R*. Titrez par l'*hydroxyde de sodium 0,1 M* et tracez la courbe potentiométrique (*2.2.20*). Mesurez le volume d'*hydroxyde de sodium 0,1 M* utilisé entre les deux points d'inflexion.

1 ml d'*hydroxyde de sodium 0,1 M* correspond à 28,88 mg de $C_{10}H_{17}ClN_6S$.

CONSERVATION

En récipient étanche, à l'abri de la lumière.

IMPURETÉS

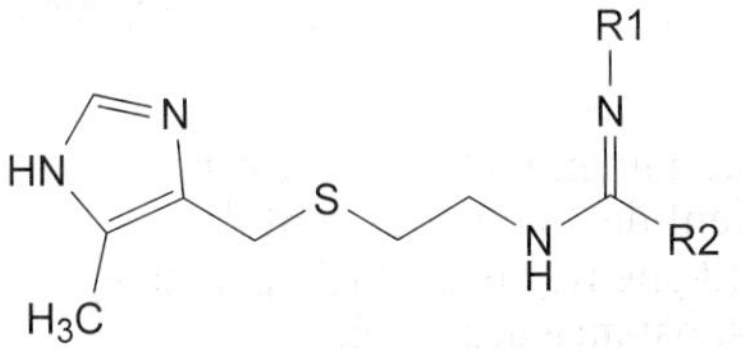

A. R1 = CN, R2 = SCH_3 : 3-cyano-2-méthyl-1-[2-[[(5-méthyl-1*H*-imidazol-4-yl)méthyl]sulfanyl]éthyl]isothiourée,

B. R1 = CN, R2 = OCH_3 : 3-cyano-2-méthyl-1-[2-[[(5-méthyl-1*H*-imidazol-4-yl)méthyl]sulfanyl]éthyl]isourée,

C. R1 = $CONH_2$, R2 = $NHCH_3$: 1-[(méthylamino)[[2-[[(5-méthyl-1*H*-imidazol-4-yl)méthyl]sulfanyl]éthyl]amino]méthylène]urée,

D. R1 = H, R2 = $NHCH_3$: 1-méthyl-3-[2-[[(5-méthyl-1*H*-imidazol-4-yl)méthyl]sulfanyl]éthyl]guanidine,

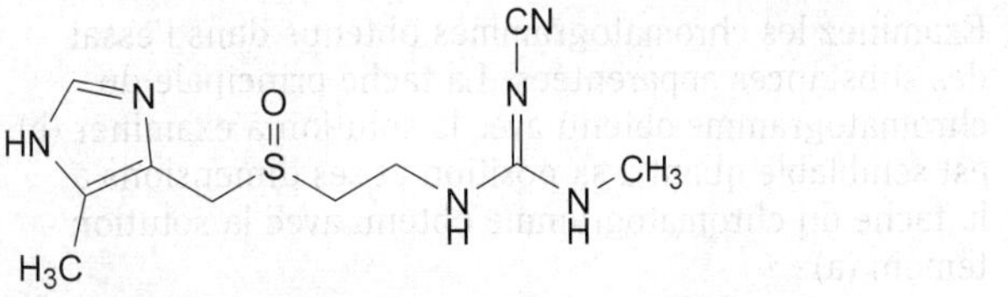

E. 2-cyano-1-méthyl-3-[2-[[(5-méthyl-1*H*-imidazol-4-yl)méthyl]sulfinyl]éthyl]guanidine,

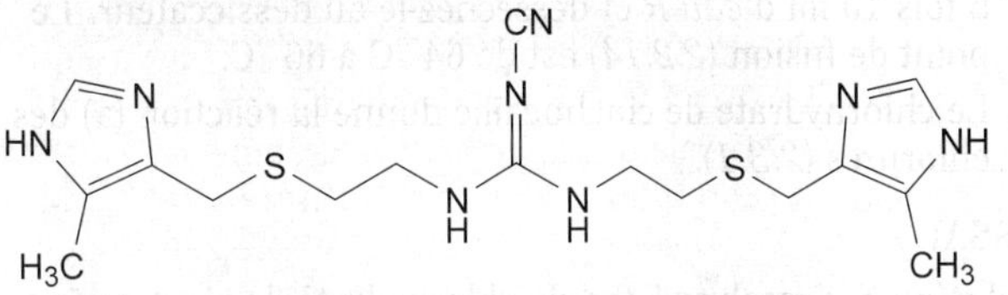

F. 2-cyano-1,3-bis[2-[[(5-méthyl-1*H*-imidazol-4-yl)méthyl]sulfanyl]éthyl]guanidine.

01/2002:1088

CINCHOCAÏNE (CHLORHYDRATE DE)

Cinchocaini hydrochloridum

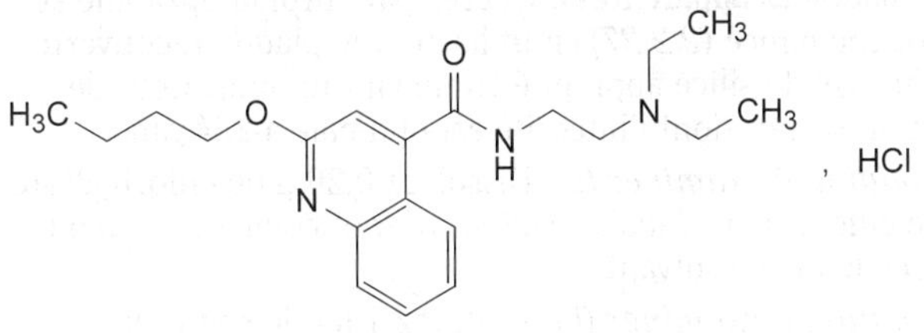

$C_{20}H_{30}ClN_3O_2$ M_r 379,9

DÉFINITION

Le chlorhydrate de cinchocaïne contient au minimum 98,5 pour cent et au maximum l'équivalent de 101,0 pour cent de chlorhydrate de 2-butoxy-*N*-[2-(diéthylamino)éthyl]quinoléine-4-carboxamide, calculé par rapport à la substance desséchée.

CARACTÈRES

Poudre cristalline blanche à sensiblement blanche ou cristaux incolores, hygroscopiques, très solubles dans l'eau, facilement solubles dans l'acétone, dans l'alcool et dans le chlorure de méthylène. Le chlorhydrate de cinchocaïne s'agglomère très facilement.

IDENTIFICATION

Première identification : B, E.

Seconde identification : A, C, D, E.

A. Dissolvez 60,0 mg de chlorhydrate de cinchocaïne dans de l'*acide chlorhydrique 1 M* et complétez à 100 ml avec le même acide. Prélevez 2 ml de solution et complétez à 100 ml avec de l'*acide chlorhydrique 1 M*. Examinée de 220 nm à 350 nm (*2.2.25*), la solution présente 2 maximums d'absorption respectivement à 246 nm et à 319 nm. Le rapport entre l'absorbance mesurée au maximum à 246 nm et l'absorbance mesurée à 319 nm est de 2,7 à 3,0.

B. Examinez le chlorhydrate de cinchocaïne par spectrophotométrie d'absorption dans l'infrarouge (*2.2.24*), en comparant avec le spectre obtenu avec le *chlorhydrate de cinchocaïne SCR*. Examinez les substances sous forme de pastilles à base de *chlorure de potassium R*.

C. Examinez les chromatogrammes obtenus dans l'essai des substances apparentées. La tache principale du chromatogramme obtenu avec la solution à examiner (b) est semblable quant à sa position et ses dimensions à la tache du chromatogramme obtenu avec la solution témoin (a).

D. Dissolvez 0,5 g de chlorhydrate de cinchocaïne dans 5 ml d'*eau R*. Ajoutez 1 ml d'*ammoniaque diluée R2*. Il se forme un précipité blanc. Filtrez, lavez le précipité avec 5 fois 10 ml d'*eau R* et desséchez-le au dessiccateur. Le point de fusion (*2.2.14*) est de 64 °C à 66 °C.

E. Le chlorhydrate de cinchocaïne donne la réaction (a) des chlorures (*2.3.1*).

ESSAI

Solution S. Dissolvez 5,0 g de chlorhydrate de cinchocaïne dans de l'*eau exempte de dioxyde de carbone R* préparée à partir d'*eau distillée R* et complétez à 50 ml avec le même solvant.

Aspect de la solution. La solution S est limpide (*2.2.1*) et n'est pas plus fortement colorée que la solution témoin J_6 (*2.2.2, Procédé II*).

Détermination du pH (*2.2.3*). Prélevez 10 ml de solution S et complétez à 50 ml avec de l'*eau exempte de dioxyde de carbone R*. Le pH de la solution est de 5,0 à 6,0.

Substances apparentées. Opérez par chromatographie sur couche mince (*2.2.27*) en utilisant une plaque recouverte d'un gel de silice approprié contenant un indicateur de fluorescence dont l'intensité est optimale à 254 nm.

Solution à examiner (a). Dissolvez 0,20 g de chlorhydrate de cinchocaïne dans du *méthanol R* et complétez à 5 ml avec le même solvant.

Solution à examiner (b). Prélevez 1 ml de solution à examiner (a) et complétez à 10 ml avec du *méthanol R*.

Solution témoin (a). Dissolvez 20 mg de *chlorhydrate de cinchocaïne SCR* dans du *méthanol R* et complétez à 5 ml avec le même solvant.

Solution témoin (b). Prélevez 1 ml de solution à examiner (b) et complétez à 20 ml avec du *méthanol R*.

Solution témoin (c). Prélevez 1 ml de solution à examiner (b) et complétez à 50 ml avec du *méthanol R*.

Solution témoin (d). Dissolvez 20 mg de *benzocaïne SCR* dans du *méthanol R* et complétez à 5 ml avec le même solvant. Prélevez 1 ml de solution et 1 ml de solution témoin (a) et complétez à 20 ml avec du *méthanol R*.

Déposez séparément sur la plaque 5 µl de chaque solution. Développez sur un parcours de 15 cm avec un mélange de 1 volume d'*ammoniaque R*, de 5 volumes de *méthanol R*, de 30 volumes d'*acétone R* et de 50 volumes de *toluène R*. Faites sécher la plaque dans un courant d'air chaud pendant 15 min. Examinez en lumière ultraviolette à 254 nm. S'il apparaît d'autres taches que la tache principale dans le chromatogramme obtenu avec la solution à examiner (a), aucune d'entre elles n'est plus intense que la tache principale du chromatogramme obtenu avec la solution témoin (b) (0,5 pour cent) et une seule d'entre elles peut être plus intense que la tache du chromatogramme obtenu avec la solution témoin (c) (0,2 pour cent). L'essai n'est valable que si le chromatogramme obtenu avec la solution témoin (d) présente 2 taches nettement séparées.

Métaux lourds (*2.4.8*). 12 ml de solution S satisfont à l'essai limite A des métaux lourds (20 ppm). Préparez le témoin avec la *solution à 2 ppm de plomb (Pb) R*.

Perte à la dessiccation (*2.2.32*). Déterminée sous vide à 60 °C sur 0,500 g de chlorhydrate de cinchocaïne, la perte à la dessiccation n'est pas supérieure à 2,0 pour cent.

Cendres sulfuriques (*2.4.14*). Déterminé sur 1,0 g de chlorhydrate de cinchocaïne, le taux des cendres sulfuriques n'est pas supérieur à 0,1 pour cent.

DOSAGE

Dissolvez 0,300 g de chlorhydrate de cinchocaïne dans un mélange de 15,0 ml d'*acide chlorhydrique 0,01 M* et de 50 ml d'*alcool R*. Titrez par l'*hydroxyde de sodium 0,1 M* et tracez la courbe potentiométrique (*2.2.20*). Mesurez le volume d'*hydroxyde de sodium 0,1 M* utilisé entre les 2 points d'inflexion.

1 ml d'*hydroxyde de sodium 0,1 M* correspond à 37,99 mg de $C_{20}H_{30}ClN_3O_2$.

CONSERVATION

En récipient étanche, à l'abri de la lumière.

IMPURETÉS

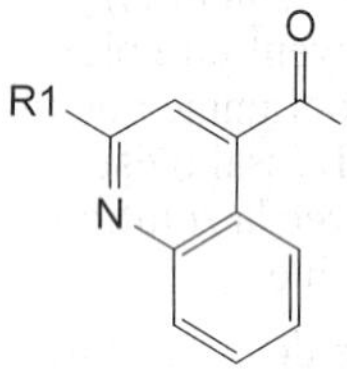

A. R1 = Cl, R2 = NH-$[CH_2]_2$-$N(C_2H_5)_2$: 2-chloro-*N*-[2-(diéthylamino)éthyl]quinoléine-4-carboxamide,

B. R1 = R2 = OH : acide 2-hydroxyquinoléine-4-carboxylique,

C. R1 = OH, R2 = NH-$[CH_2]_2$-$N(C_2H_5)_2$: *N*-[2-(diéthylamino)éthyl]-2-hydroxyquinoléine-4-carboxamide,

D. R1 = O-$[CH_2]_3$-CH_3, R2 = OH : acide 2-butoxyquinoléine-4-carboxylique.

01/2002:0816

CINNARIZINE

Cinnarizinum

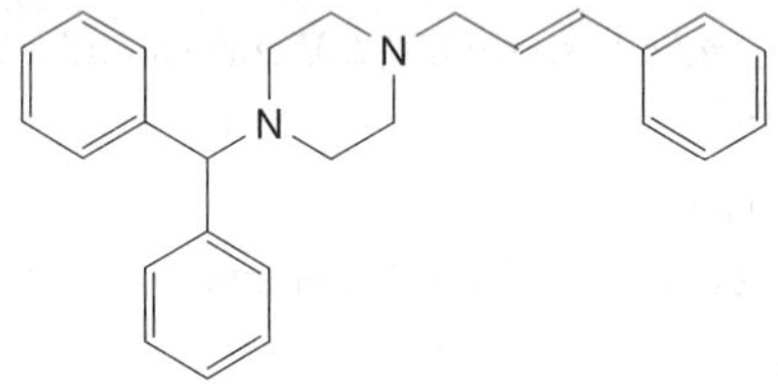

$C_{26}H_{28}N_2$ M_r 368,5

DÉFINITION

La cinnarizine contient au minimum 99,0 pour cent et au maximum l'équivalent de 101,0 pour cent de (*E*)-1-(diphénylméthyl)-4-(3-phénylprop-2-ényl)pipérazine, calculé par rapport à la substance desséchée.

CARACTÈRES

Poudre blanche ou sensiblement blanche, pratiquement insoluble dans l'eau, facilement soluble dans le chlorure de méthylène, soluble dans l'acétone, peu soluble dans l'alcool et dans le méthanol.

IDENTIFICATION

Première identification : A, B.

Seconde identification : A, C, D.

A. Le point de fusion (*2.2.14*) de la cinnarizine est de 118 °C à 122 °C.

B. Examinez la cinnarizine par spectrophotométrie d'absorption dans l'infrarouge (*2.2.24*), en comparant avec le spectre obtenu avec la *cinnarizine SCR*. Examinez les substances sous forme de pastilles.

C. Opérez par chromatographie sur couche mince (*2.2.27*) en utilisant une plaque recouverte d'un gel de silice octadécylsilylé approprié contenant un indicateur de fluorescence dont l'intensité est optimale à 254 nm.

Solution à examiner. Dissolvez 10 mg de cinnarizine dans du *méthanol R* et complétez à 20 ml avec le même solvant.

Solution témoin (a). Dissolvez 10 mg de *cinnarizine SCR* dans du *méthanol R* et complétez à 20 ml avec le même solvant.

Solution témoin (b). Dissolvez 10 mg de *cinnarizine SCR* et 10 mg de *chlorhydrate de flunarizine SCR* dans du *méthanol R* et complétez à 20 ml avec le même solvant.

Déposez sur la plaque 5 µl de chaque solution. Développez dans une chambre non saturée sur un parcours de 15 cm avec un mélange de 20 volumes de *chlorure de sodium 1 M*, de 30 volumes de *méthanol R* et de 50 volumes d'*acétone R*. Laissez sécher la plaque à l'air et examinez en lumière ultraviolette à 254 nm. La tache principale du chromatogramme obtenu avec la solution à examiner est semblable quant à sa position et ses dimensions à la tache principale du chromatogramme obtenu avec la solution témoin (a). L'identification n'est valable que si le chromatogramme obtenu avec la solution témoin (b) présente 2 taches nettement séparées.

D. Dissolvez, en chauffant dans un bain-marie à 80 °C, 0,2 g d'*acide citrique anhydre R* dans 10 ml d'*anhydride acétique R*. Maintenez la température du bain-marie à 80 °C pendant 10 min. Ajoutez 20 mg environ de cinnarizine. Il se développe une coloration pourpre.

ESSAI

Aspect de la solution. Dissolvez 0,5 g de cinnarizine dans du *chlorure de méthylène R* et complétez à 20 ml avec le même solvant. La solution est limpide (*2.2.1*) et n'est pas plus fortement colorée que la solution témoin JB_7 (*2.2.2, Procédé II*).

Acidité ou alcalinité. Mettez en suspension 0,5 g de cinnarizine dans 15 ml d'*eau R* et chauffez à ébullition pendant 2 min. Refroidissez et filtrez. Complétez le filtrat à 20 ml avec de l'*eau exempte de dioxyde de carbone R*. A 10 ml de solution, ajoutez 0,1 ml de *solution de phénolphtaléine R* et 0,25 ml d'*hydroxyde de sodium 0,01 M* ; la solution est colorée en rose. A 10 ml de solution, ajoutez 0,1 ml de *solution de rouge de méthyle R* et 0,25 ml d'*acide chlorhydrique 0,01 M* ; la solution est colorée en rouge.

Substances apparentées. Opérez par chromatographie liquide (*2.2.29*).

Solution à examiner. Dissolvez 25,0 mg de cinnarizine dans du *méthanol R* et complétez à 10,0 ml avec le même solvant.

Solution témoin (a). Dissolvez 12,5 mg de *cinnarizine SCR* et 15,0 mg de *chlorhydrate de flunarizine SCR* dans du *méthanol R* et complétez à 100,0 ml avec le même solvant. Prélevez 1,0 ml de cette solution et complétez à 20,0 ml avec du *méthanol R*.

Solution témoin (b). Prélevez 1,0 ml de solution à examiner et complétez à 100,0 ml avec du *méthanol R*. Prélevez 5,0 ml de cette solution et complétez à 20,0 ml avec du *méthanol R*.

La chromatographie peut être réalisée en utilisant :

– une colonne d'acier inoxydable, d'une longueur de 0,1 m et d'un diamètre intérieur de 4,0 mm, remplie de *gel de silice octadécylsilylé pour chromatographie, désactivé pour les bases R* (3 µm),
– comme phase mobile, à un débit de 1,5 ml/min, une programmation de gradient aux conditions suivantes :

Phase mobile A. Une solution d'*acétate d'ammonium R* à 10 g/l,

Phase mobile B. Une solution d'*acide acétique glacial R* à 0,2 pour cent *V/V* dans de l'*acétonitrile R*,

Intervalle (min)	Phase mobile A (pour cent *V/V*)	Phase mobile B (pour cent *V/V*)	Commentaire
0 - 20	75 → 10	25 → 90	gradient linéaire
20 - 25	10	90	élution isocratique
25 - 30	75	25	retour à la composition initiale
30 = 0	75	25	recommencer le gradient

– comme détecteur, un spectrophotomètre réglé à 230 nm.

Equilibrez la colonne pendant 30 min au moins avec la composition initiale de l'éluant.

Ajustez la sensibilité du système de façon que la hauteur du pic principal du chromatogramme obtenu avec 10 µl de solution témoin (b) représente au moins 50 pour cent de l'échelle totale de l'enregistreur. Si nécessaire, ajustez la concentration de l'acide acétique glacial dans la phase mobile B pour obtenir une ligne de base horizontale dans le chromatogramme.

Injectez 10 µl de solution témoin (a). Lorsque le chromatogramme est enregistré dans les conditions prescrites, les temps de rétention sont de 11 min environ pour la cinnarizine et de 11,5 min environ pour la flunarizine. L'essai n'est valable que si la résolution entre les pics correspondant respectivement à la cinnarizine et à la flunarizine n'est pas inférieure à 5,0. Si nécessaire, ajustez la programmation de la durée du gradient d'élution.

Injectez 10 µl de *méthanol R* en guise de blanc, 10 µl de solution à examiner et 10 µl de solution témoin (b). S'il apparaît, dans le chromatogramme obtenu avec la solution à examiner, d'autres pics que le pic principal, la surface d'aucun d'entre eux n'est supérieure à celle du pic principal du chromatogramme obtenu avec la solution témoin (b) (0,25 pour cent) et la somme de leur surface n'est pas supérieure à 2 fois la surface du pic principal du chromatogramme obtenu avec la solution témoin (b) (0,5 pour cent). Ne tenez pas compte d'un pic dû au blanc ni des pics dont la surface est inférieure à 0,2 fois la surface du pic principal du chromatogramme obtenu avec la solution témoin (b).

Métaux lourds (*2.4.8*). Dissolvez 1,0 g de cinnarizine dans un mélange de 15 volumes d'*eau R* et de 85 volumes d'*acétone R*. Ajoutez de l'*acide chlorhydrique dilué R* jusqu'à dissolution complète. Complétez à 20 ml avec le même mélange d'*eau R* et d'*acétone R*. 12 ml de solution satisfont à l'essai limite B des métaux lourds (20 ppm). Préparez le témoin avec 10 ml d'une solution à 1 ppm de plomb (Pb) obtenue par dilution de la *solution à 100 ppm de plomb (Pb) R* dans le mélange d'*acétone R* et d'*eau R*.

Perte à la dessiccation (*2.2.32*). Déterminée sous vide à 60 °C pendant 4 h sur 1,000 g de cinnarizine, la perte à la dessiccation n'est pas supérieure à 0,5 pour cent.

Cendres sulfuriques (*2.4.14*). Déterminé sur 1,0 g de cinnarizine, le taux des cendres sulfuriques n'est pas supérieur à 0,1 pour cent.

DOSAGE

Dissolvez 0,150 g de cinnarizine dans 50 ml d'un mélange de 1 volume d'*acide acétique anhydre R* et de 7 volumes de *méthyléthylcétone R*. Titrez par l'*acide perchlorique 0,1 M* en présence de 0,2 ml de *solution de naphtolbenzéine R*.

1 ml d'*acide perchlorique 0,1 M* correspond à 18,43 mg de $C_{26}H_{28}N_2$.

CONSERVATION

A l'abri de la lumière.

IMPURETÉS

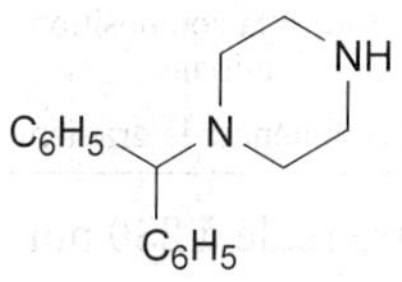

A. 1-(diphénylméthyl)pipérazine,

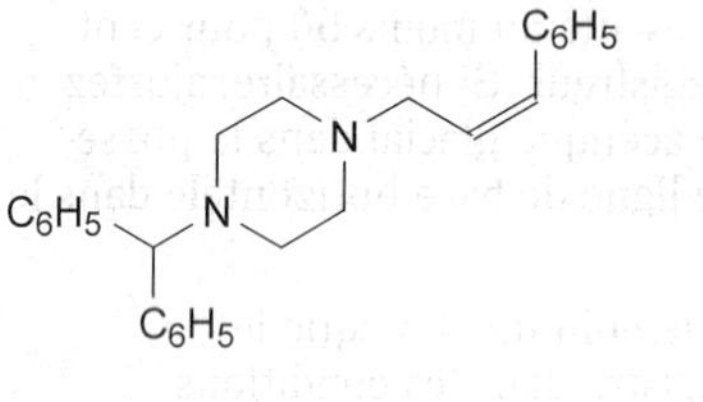

B. (*Z*)-1-(diphénylméthyl)-4-(3-phénylprop-2-ényl)pipérazine,

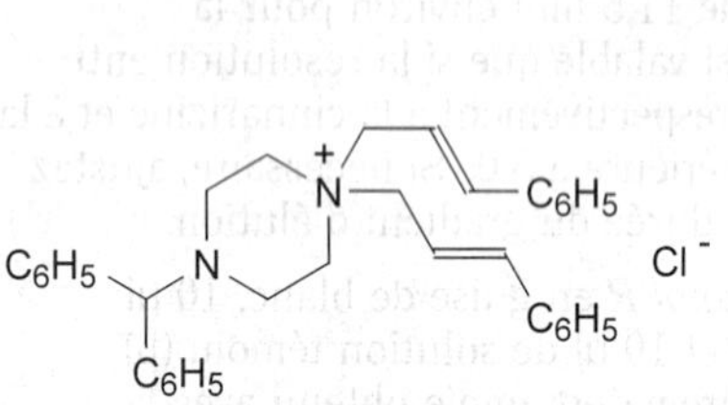

C. chlorure de 4-(diphénylméthyl)-1,1-bis[(*E*)-3-phénylprop-2-ényl]pipérazinium,

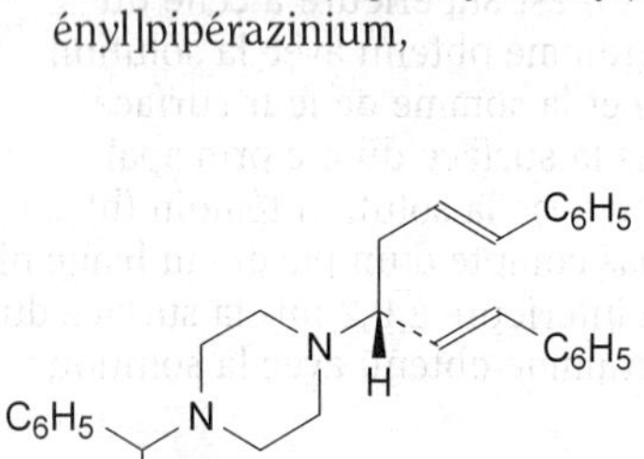

et énantiomère

D. 1-(diphénylméthyl)-4-[(1*RS*,3*E*)-4-phényl-1-[(*E*)-2-phényléthényl]but-3-ényl]pipérazine,

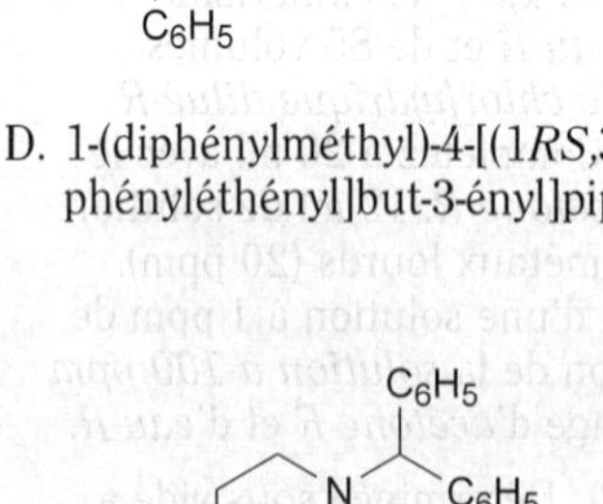

E. 1,4-bis(diphénylméthyl)pipérazine.

01/2002:1089

CIPROFLOXACINE

Ciprofloxacinum

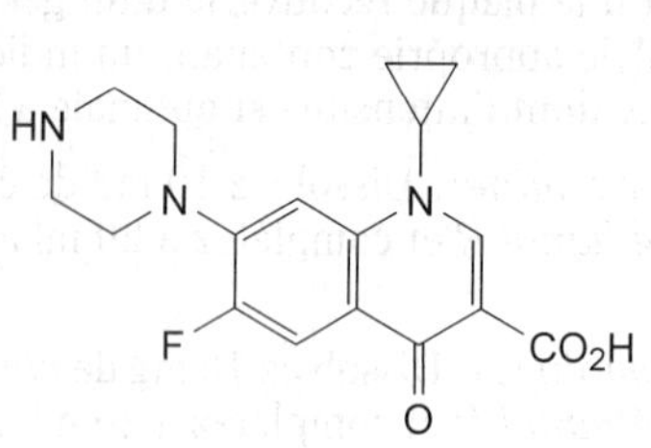

$C_{17}H_{18}FN_3O_3$ M_r 331,4

DÉFINITION

La ciprofloxacine contient au minimum 98,5 pour cent et au maximum l'équivalent de 101,5 pour cent d'acide 1-cyclopropyl-6-fluoro-4-oxo-7-(pipérazin-1-yl)-1,4-dihydroquinoléine-3-carboxylique, calculé par rapport à la substance desséchée.

CARACTÈRES

Poudre cristalline, jaune pâle, pratiquement insoluble dans l'eau, très peu soluble dans l'éthanol et dans le chlorure de méthylène. La ciprofloxacine est soluble dans l'acide acétique dilué.

IDENTIFICATION

Examinez la ciprofloxacine par spectrophotométrie d'absorption dans l'infrarouge (*2.2.24*), en comparant avec le spectre obtenu avec la *ciprofloxacine SCR*.

ESSAI

Aspect de la solution. Dissolvez 0,25 g de ciprofloxacine dans de l'*acide chlorhydrique 0,1 M* et complétez à 20 ml avec le même solvant. La solution est limpide (*2.2.1*) et n'est pas plus fortement colorée que la solution témoin JV_4 (*2.2.2, Procédé II*).

Acide fluoroquinolonique (impureté A). Opérez par chromatographie sur couche mince (*2.2.27*) en utilisant une plaque recouverte d'un gel de silice approprié contenant un indicateur de fluorescence dont l'intensité est optimale à 254 nm.

Solution à examiner. Dissolvez 50 mg de ciprofloxacine dans de l'*ammoniaque diluée R1* et complétez à 5 ml avec le même solvant.

Solution témoin. Dissolvez 10 mg d'*acide fluoroquinolonique SCR* dans un mélange de 0,1 ml d'*ammoniaque diluée R1* et de 90 ml d'*eau R* et complétez à 100 ml avec de l'*eau R*. Prélevez 2 ml de solution et complétez à 10 ml avec de l'*eau R*.

Déposez sur la plaque 5 µl de chaque solution. Déposez au fond d'une chambre à chromatographie un vase à précipiter contenant 50 ml d'*ammoniaque concentrée R*. Fermez la chambre et exposez la plaque aux vapeurs d'ammoniac pendant 15 min. Retirez la plaque, transférez-la dans une chambre à chromatographie et développez sur un parcours de 15 cm avec un mélange de 10 volumes d'*acétonitrile R*, de 20 volumes d'*ammoniaque concentrée R*, de 40 volumes de *chlorure de méthylène R* et de 40 volumes de *méthanol R*. Laissez sécher la plaque à l'air puis examinez en lumière ultraviolette à 254 nm. S'il apparaît, dans le chromatogramme obtenu avec la solution à examiner, une tache correspondant à l'acide fluoroquinolonique, elle n'est pas plus intense que la tache du chromatogramme obtenu avec la solution témoin (0,2 pour cent).

Substances apparentées. Opérez par chromatographie liquide (*2.2.29*).

Solution à examiner (a). A 25 mg de ciprofloxacine ajoutez 0,2 ml d'*acide phosphorique dilué R*, complétez à 50,0 ml avec la phase mobile puis traitez aus ultrasons jusqu'à obtention d'une solution limpide.

Solution à examiner (b). Prelevez 0,1 ml de solution à examiner (a) et complétez à 50,0 ml avec la phase mobile.

Solution témoin (a). Dissolvez 2,5 mg d'*impureté B de ciprofloxacine SCR* dans la phase mobile et complétez à 50,0 ml avec la phase mobile. Cette solution sert ausi à préparer la solution à examiner (d). Prelevez 1,0 ml de cette solution et complétez à 50,0 ml avec la phase mobile.

Solution témoin (b). Dissolvez 2,5 mg d'*impureté C de ciprofloxacine SCR* dans la phase mobile et complétez à 50,0 ml avec la phase mobile. Cette solution sert ausi à préparer la solution à examiner (d). Prelevez 1,0 ml de cette solution et complétez à 50,0 ml avec la phase mobile.

Solution témoin (c). Dissolvez 2,5 mg d'*impureté D de ciprofloxacine SCR* dans la phase mobile et complétez à 50,0 ml avec la phase mobile. Cette solution sert ausi à préparer la solution à examiner (d). Prelevez 1,0 ml de cette solution et complétez à 50,0 ml avec la phase mobile.

Solution témoin (d). Prélevez 0,1 ml de solution à examiner (a), 1,0 ml de solution témoin (a), 1,0 ml de solution témoin (b), 1,0 ml de solution témoin (c) commes décrites ci- dessus, mélangez et complétez à 50,0 ml avec la phase mobile.

La chromatographie peut être réalisée en utilisant :

- une colonne d'acier inoxydable, d'une longueur de 0,25 m et d'un diamètre intérieur de 4,6 mm, remplie de *gel de silice octadécylsilylé pour chromatographie, désactivé pour les bases R* (5 µm),
- comme phase mobile, à un débit d'environ 1,5 ml/min, un mélange de 13 volumes d'*acétonitrile R* et de 87 volumes d'*acide phosphorique 0,025 M* préalablement ajusté à pH 3,0 avec de la *triéthylamine R*,
- comme détecteur, un spectrophotomètre réglé à 278 nm,

en maintenant la température de la colonne à 40 °C.

Injectez separément 50 µl de solution à examiner (b) et 50 µl des solutions témoins (a), (b), (c) et (d). Lorsque le chromatogramme est enregistré dans les conditions prescrites, le temps de rétention de la ciprofloxacine est de 9 min environ. Ajustez la sensibilité du système de façon que la hauteur du pic dû à l'impureté C de ciprofloxacine dans le chromatogramme obtenu avec la solution témoin (d) représente au moins 40 pour cent de l'échelle totale de l'enregistreur. L'essai n'est valable que si dans le chromatogramme obtenu avec la solution témoin (d) la résolution entre les pics dus respectivement à l'impureté B et à l'impureté C de ciprofloxacine n'est pas inférieure à 1,3 et si la résolution entre les pics dus respectivement à la ciprofloxacine et à l'impureté D de ciprofloxacine n'est pas inférieure à 3,0.

Injectez séparément 50 µl de solution à examiner (a) et 50 µl des solutions témoins (b) et (c) puis enregistrez les chromatogrammes pendant 2 fois le temps de rétention de la ciprofloxacine. S'il apparaît, dans le chromatogramme obtenu avec la solution à examiner (a), des pics dus à l'impureté C et à l'impureté D de ciprofloxacine, la surface d'aucun d'entre eux n'est supérieure à celle des pics correspondants dans le chromatogramme obtenu avec les solutions témoins (b) et (c) (0,2 pour cent) ; s'il apparaît d'autres pics secondaires, la surface d'aucun d'entre eux n'est supérieure à celle du pic du chromatogramme obtenu avec la solution témoin (b) (0,2 pour cent). La somme de la surface de tous les pics, à l'exception du pic principal, dans le chromatogramme obtenu avec la solution à examiner, n'est pas supérieure à 2,5 fois la surface du pic du chromatogramme obtenu avec la solution témoin (b) (0,5 pour cent). Ne tenez pas compte des pics dont la surface est inférieure à 0,25 fois la surface du pic du chromatogramme obtenu avec la solution témoin (b).

Métaux lourds (*2.4.8*). Dissolvez 0,5 g de ciprofloxacine dans de l'*acide acétique dilué R* et complétez à 30 ml avec le même solvant. Ajoutez 2 ml d'*eau R* au lieu de 2 ml de *solution tampon pH 3,5 R*. Le filtrat satisfait à l'essai limite E des métaux lourds (20 ppm). Préparez le témoin avec 5 ml de *solution à 2 ppm de plomb (Pb) R*.

Perte à la dessiccation (*2.2.32*). Déterminée dans un dessiccateur sous vide à 120 °C sur 1,000 g de ciprofloxacine, la perte à la dessiccation n'est pas supérieure à 1,0 pour cent.

Cendres sulfuriques (*2.4.14*). Déterminé sur 1,0 g de ciprofloxacine, le taux des cendres sulfuriques n'est pas supérieur à 0,1 pour cent.

DOSAGE

Dissolvez 0,300 g de ciprofloxacine dans 80 ml d'*acide acétique anhydre R*. Titrez par l'*acide perchlorique 0.1 M* en déterminant le point de fin de titrage par potentiométrie (*2.2.20*).

1 ml d'*acide perchlorique 0,1 M* correspond à 33,14 mg de $C_{17}H_{18}FN_3O_3$.

CONSERVATION

A l'abri de la lumière.

IMPURETÉS

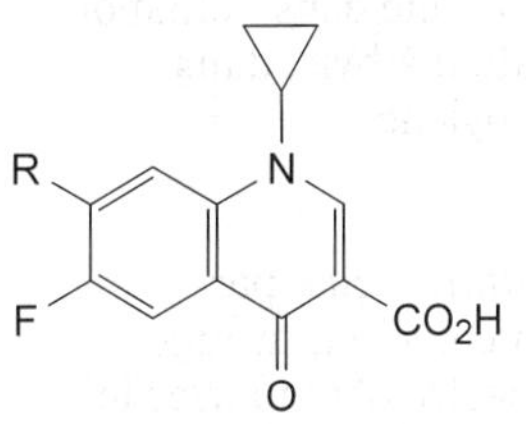

A. R = Cl : acide 7-chloro-1-cyclopropyl-6-fluoro-4-oxo-1,4-dihydroquinoléine-3-carboxylique (acide fluoroquinolonique),

C. R = NH-$[CH_2]_2$-NH_2 : acide 7-[(2-aminoéthyl)amino]-1-cyclopropyl-6-fluoro-4-oxo-1,4-dihydroquinoléine-3-carboxylique (dérivé de l'éthylènediamine),

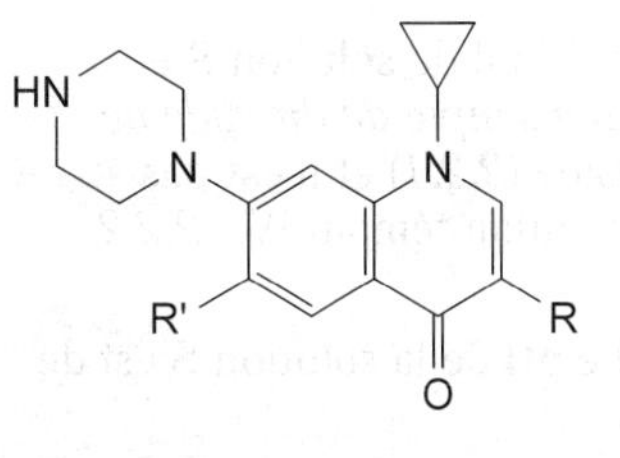

B. R = CO_2H, R′ = H : acide 1-cyclopropyl-4-oxo-7-(pipérazin-1-yl)-1,4-dihydroquinoléine-3-carboxylique (dérivé défluoré),

E. R = H, R′ = F : 1-cyclopropyl-6-fluoro-7-(pipérazin-1-yl)quinoléin-4(1*H*)-one (dérivé décarboxylé),

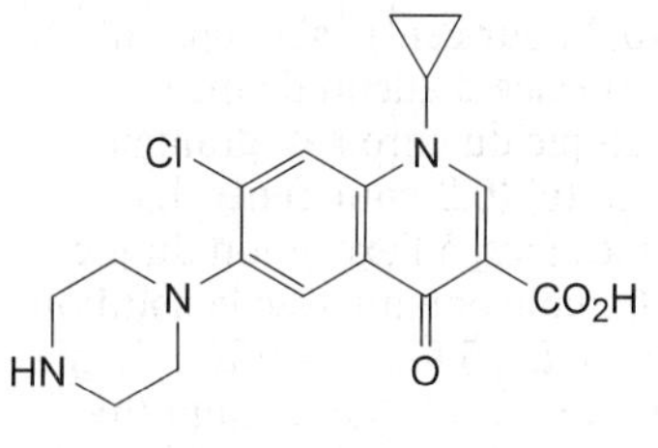

D. acide 7-chloro-1-cyclopropyl-4-oxo-6-(pipérazin-1-yl)-1,4-dihydroquinoléine-3-carboxylique (produit secondaire A).

01/2002:0888

CIPROFLOXACINE (CHLORHYDRATE DE)

Ciprofloxacini hydrochloridum

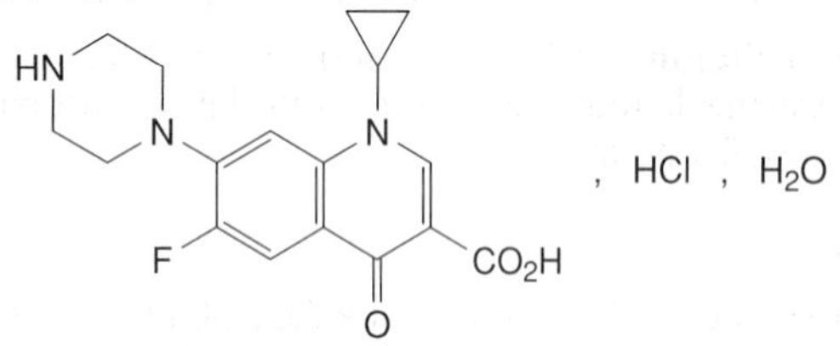

$C_{17}H_{19}ClFN_3O_3,H_2O$ M_r 385,8

DÉFINITION

Le chlorhydrate de ciprofloxacine contient au minimum 98,0 pour cent et au maximum l'équivalent de 102,0 pour cent de chlorhydrate d'acide 1-cyclopropyl-6-fluoro-4-oxo-7-(pipérazin-1-yl)-1,4-dihydroquinoléine-3-carboxylique, calculé par rapport à la substance anhydre.

CARACTÈRES

Poudre cristalline, jaune pâle, soluble dans l'eau, peu soluble dans le méthanol, très peu soluble dans l'éthanol, pratiquement insoluble dans l'acétate d'éthyle, dans l'acétone et dans le chlorure de méthylène.

IDENTIFICATION

A. Examinez le chlorhydrate de ciprofloxacine par spectrophotométrie d'absorption dans l'infrarouge (*2.2.24*), en comparant avec le spectre obtenu avec le *chlorhydrate de ciprofloxacine SCR*. Examinez les substances sous forme de pastilles.

B. 0,1 g de chlorhydrate de ciprofloxacine donne la réaction (b) des chlorures (*2.3.1*).

ESSAI

Solution S. Dissolvez 0,5 g de chlorhydrate de ciprofloxacine dans de l'*eau exempte de dioxyde de carbone R* et complétez à 20 ml avec le même solvant.

Aspect de la solution. Prélevez 10 ml de solution S et complétez à 20 ml avec de l'*eau exempte de dioxyde de carbone R*. La solution est limpide (*2.2.1*) et n'est pas plus fortement colorée que la solution témoin JV_4 (*2.2.2, Procédé II*).

Détermination du pH (*2.2.3*). Le pH de la solution S est de 3,0 à 4,5.

Acide fluoroquinolonique (impureté A). Opérez par chromatographie sur couche mince (*2.2.27*) en utilisant une plaque recouverte d'un gel de silice approprié contenant un indicateur de fluorescence dont l'intensité est optimale à 254 nm.

Solution à examiner. Dissolvez 50 mg de chlorhydrate de ciprofloxacine dans de l'*eau R* et complétez à 5 ml avec le même solvant.

Solution témoin. Dissolvez 10 mg d'*acide fluoroquinolonique SCR* dans un mélange de 0,1 ml d'*ammoniaque diluée R1* et de 90 ml d'*eau R* et complétez à 100 ml avec de l'*eau R*. Prélevez 2 ml de solution et complétez à 10 ml avec de l'*eau R*.

Déposez séparément sur la plaque 5 µl de chaque solution. Déposez au fond d'une chambre à chromatographie un vase à précipiter contenant 50 ml d'*ammoniaque concentrée R*. Fermez la chambre et exposez la plaque aux vapeurs d'ammoniac pendant 15 min. Retirez la plaque et transférez-la dans une chambre à chromatographie et développez sur un parcours de 15 cm avec un mélange de 10 volumes d'*acétonitrile R*, de 20 volumes d'*ammoniaque concentrée R*, de 40 volumes de *chlorure de méthylène R* et de 40 volumes de *méthanol R*. Laissez sécher la plaque à l'air. Examinez en lumière ultraviolette à 254 nm. S'il apparaît une tache correspondant à l'acide fluoroquinolonique dans le chromatogramme obtenu avec la solution à examiner, elle n'est pas plus intense que la tache du chromatogramme obtenu avec la solution témoin (0,2 pour cent).

Substances apparentées. Examinez par chromatographie liquide (*2.2.29*) comme prescrit sous Dosage. Injectez 50 µl de solution à examiner et 50 µl de solution témoin (e) et continuez la chromatographie pendant 2 fois le temps de rétention de la ciprofloxacine. S'il apparaît, dans le chromatogramme obtenu avec la solution à examiner, des pics dus à l'impureté C et à l'impureté D de ciprofloxacine, la surface d'aucun d'entre eux n'est supérieure à celle des pics correspondants dans le chromatogramme obtenu avec la solution témoin (e) (0,2 pour cent) ; s'il apparaît d'autres pics, la surface d'aucun d'entre eux n'est supérieure à celle du pic dû à l'impureté C de ciprofloxacine dans le chromatogramme obtenu avec la solution témoin (e) (0,2 pour cent). La somme de la surface de tous les pics, à l'exception du pic principal, dans le chromatogramme obtenu avec la solution à examiner, n'est pas supérieure à 2,5 fois la surface du pic dû à l'impureté C de ciprofloxacine dans le chromatogramme obtenu avec la solution témoin (e) (0,5 pour cent). Ne tenez pas compte des pics dont la surface est inférieure à 0,25 fois la surface du pic dû à l'impureté C de ciprofloxacine dans le chromatogramme obtenu avec la solution témoin (e).

Métaux lourds (*2.4.8*). Dissolvez 0,25 g de chlorhydrate de ciprofloxacine dans de l'*eau R* et complétez à 30 ml avec le même solvant. Procédez à la préfiltration. Le filtrat satisfait à l'essai limite E (20 ppm). Préparez le témoin avec 5 ml de *solution à 1 ppm de plomb (Pb) R*.

Teneur en eau (*2.5.12*). Déterminée par semi-microdosage sur 0,200 g de chlorhydrate de ciprofloxacine, la teneur en eau est de 4,7 à 6,7 pour cent.

Cendres sulfuriques (*2.4.14*). Déterminé sur 1,0 g de chlorhydrate de ciprofloxacine, le taux des cendres sulfuriques n'est pas supérieur à 0,1 pour cent.

DOSAGE

Opérez par chromatographie liquide (*2.2.29*).

Solution à examiner. Dissolvez 25,0 mg de chlorhydrate de ciprofloxacine dans la phase mobile et complétez à 50,0 ml avec la phase mobile.

Solution témoin (a). Dissolvez 25,0 mg de *chlorhydrate de ciprofloxacine SCR* dans la phase mobile et complétez à 50,0 ml avec la phase mobile.

Solution témoin (b). Dissolvez 2,5 mg d'*impureté B de ciprofloxacine SCR* dans la phase mobile et complétez à 50,0 ml avec la phase mobile.

Solution témoin (c). Dissolvez 2,5 mg d'*impureté C de ciprofloxacine SCR* dans la phase mobile et complétez à 50,0 ml avec la phase mobile.

Solution témoin (d). Dissolvez 2,5 mg d'*impureté D de ciprofloxacine SCR* dans la phase mobile et complétez à 50,0 ml avec la phase mobile.

Solution témoin (e). Prélevez 0,1 ml de solution à examiner, 1,0 ml de solution témoin (b), 1,0 ml de solution témoin (c), 1,0 ml de solution témoin (d), mélangez et complétez à 50,0 ml avec la phase mobile.

La chromatographie peut être réalisée en utilisant :

- une colonne d'acier inoxydable, d'une longueur de 0,25 m et d'un diamètre intérieur de 4,6 mm, remplie de *gel de silice octadécylsilylé pour chromatographie R* (5 µm),
- comme phase mobile, à un débit d'environ 1,5 ml/min, un mélange de 13 volumes d'*acétonitrile R* et de 87 volumes d'acide phosphorique (2,45 g/l H_3PO_4) préalablement ajusté à pH 3,0 avec de la *triéthylamine R*,
- comme détecteur, un spectrophotomètre réglé à 278 nm,

en maintenant la température de la colonne à 40 °C. Equilibrez la colonne avec la phase mobile à un débit de 1,5 ml/min pendant environ 30 min. Injectez 50 µl de solution témoin (e). Lorsque le chromatogramme est enregistré dans les conditions prescrites, les substances sont éluées dans l'ordre suivant : impureté B, impureté C, ciprofloxacine et impureté D. Le temps de rétention de la ciprofloxacine est de 9 min environ. Ajustez la sensibilité de façon que la hauteur du pic dû à l'impureté C de ciprofloxacine représente 40 pour cent au minimum de l'échelle totale de l'enregistreur. L'essai n'est valable que si la résolution entre les pics dus respectivement à l'impureté B et à l'impureté C de ciprofloxacine n'est pas inférieure à 1,3 et si la résolution entre les pics dus respectivement à la ciprofloxacine et à l'impureté D de ciprofloxacine n'est pas inférieure à 3,0. Si nécessaire, ajustez legèrement la composition de la phase mobile. Injectez 6 fois 10 µl de solution témoin (a). L'essai n'est valable que si l'écart type relatif de la surface du pic de la ciprofloxacine n'est pas supérieur à 1,0 pour cent. Injectez alternativement 10 µl de solution à examiner et 10 µl de solution témoin (a).

Calculez la teneur pour cent en chlorhydrate de ciprofloxacine.

CONSERVATION

En récipient étanche, à l'abri de la lumière.

IMPURETÉS

Impuretés qualifiées : A, B, C, D, E.

Autres impuretés décelables : F.

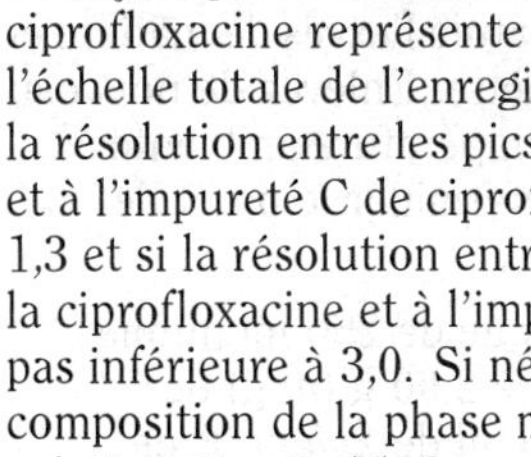

A. R = Cl : acide 7-chloro-1-cyclopropyl-6-fluoro-4-oxo-1,4-dihydroquinoléine-3-carboxylique (acide fluoroquinolonique),

C. R = NH-$[CH_2]_2$-NH_2 : acide 7-[(2-aminoéthyl)amino]-1-cyclopropyl-6-fluoro-4-oxo-1,4-dihydroquinoléine-3-carboxylique (dérivé de l'éthylènediamine),

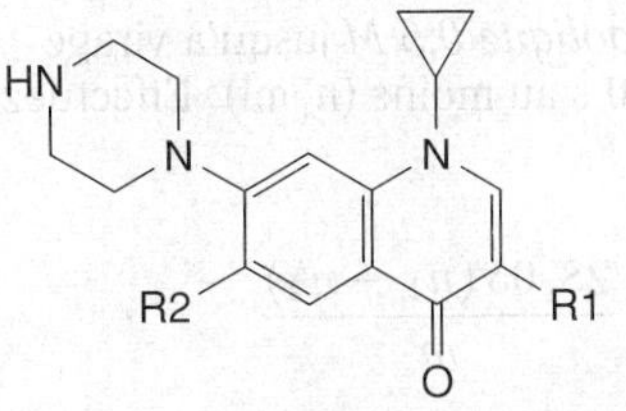

B. R1 = CO_2H, R2 = H : acide 1-cyclopropyl-4-oxo-7-(pipérazin-1-yl)-1,4-dihydroquinoléine-3-carboxylique (dérivé défluoré),

E. R1 = H, R2 = F : 1-cyclopropyl-6-fluoro-7-(pipérazin-1-yl)quinoléin-4(1*H*)-one (dérivé décarboxylé),

F. R1 = CO_2H, R2 = H : acide 1-cyclopropyl-6-hydroxy-4-oxo-7-(pipérazin-1-yl)-1,4-dihydroquinoléine-3-carboxylique,

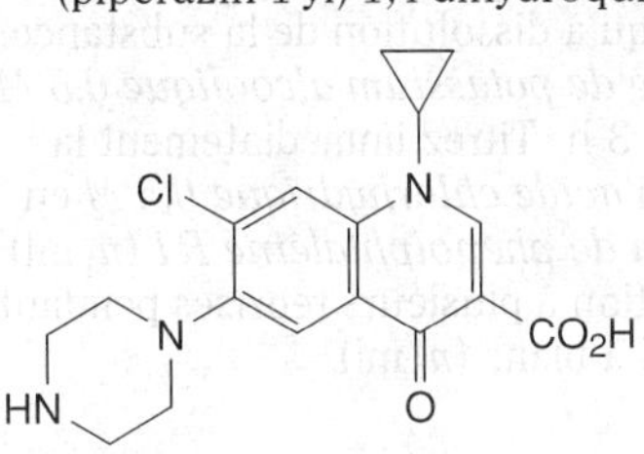

D. acide 7-chloro-1-cyclopropyl-4-oxo-6-(pipérazin-1-yl)-1,4-dihydroquinoléine-3-carboxylique (produit secondaire A).

01/2002:0069

CIRE D'ABEILLE BLANCHE

Cera alba

DÉFINITION

La cire d'abeille blanche est obtenue par blanchiment de cire d'abeille jaune.

CARACTÈRES

Morceaux ou plaques blanches ou blanc jaunâtre, translucides en sections minces, à cassure à grains fins, mate et non cristalline. Maintenus dans la main, ils deviennent mous et malléables. Ils présentent une odeur semblable à celle de la cire d'abeille jaune, mais plus légère et jamais rance. La cire est insipide et ne colle pas aux dents. Elle est pratiquement insoluble dans l'eau, partiellement soluble dans l'alcool à 90 pour cent *V/V* chaud et complètement soluble dans les huiles grasses et les huiles essentielles.

La cire d'abeille blanche a une densité voisine de 0,960.

ESSAI

Point de goutte (*2.2.17*). Faites fondre de la cire d'abeille blanche en la chauffant au bain-marie, puis versez-la sur une plaque de verre. Laissez refroidir jusqu'à consistance pâteuse. Remplissez la cupule métallique en enfonçant l'extrémité la plus large dans la cire. Répétez cette opération jusqu'à ce que la substance sorte par l'extrémité la plus étroite de la cupule. Enlevez à la spatule l'excès de matière et insérez immédiatement le thermomètre. Enlevez de nouveau l'excès de cire. Laissez reposer à température ambiante pendant 12 h au moins avant de déterminer le point de goutte. Celui-ci est de 61 °C à 65 °C.

Indice d'acide. Dans une fiole conique de 250 ml munie d'un réfrigérant à reflux, introduisez 2,00 g (*m* g) de cire d'abeille blanche, puis ajoutez 40 ml de *xylène R* et quelques billes de verre. Chauffez jusqu'à dissolution de la substance. Ajoutez 20 ml d'*alcool R* et 0,5 ml de *solution de phénolphtaléine R1*. Titrez la solution encore chaude par l'*hydroxyde de potassium alcoolique 0,5 M* jusqu'à virage au rouge persistant pendant 10 s au moins (n_1 ml). Effectuez un essai à blanc (n_2 ml).

$$\text{Indice d'acide} = \frac{28,05\,(n_1 - n_2)}{m}$$

L'indice d'acide est de 17,0 à 24,0.

Indice d'ester (*2.5.2*) : 70 à 80.

Rapport ester:acide. Le rapport entre l'indice d'ester et l'indice d'acide est de 3,3 à 4,3.

Indice de saponification. Dans une fiole conique de 250 ml munie d'un réfrigérant à reflux, introduisez 2,00 g (*m* g) de cire d'abeille blanche, puis ajoutez 30 ml d'un mélange à volumes égaux d'*alcool R* et de *xylène R* et quelques billes de verre. Chauffez jusqu'à dissolution de la substance. Ajoutez 25,0 ml d'*hydroxyde de potassium alcoolique 0,5 M* et chauffez à reflux pendant 3 h. Titrez immédiatement la solution encore chaude par l'*acide chlorhydrique 0,5 M* en présence de 1 ml de *solution de phénolphtaléine R1* (n_1 ml). Chauffez la solution à ébullition à plusieurs reprises pendant le titrage. Effectuez un essai à blanc (n_2 ml).

$$\text{Indice de saponification} = \frac{28,05\,(n_2 - n_1)}{m}$$

L'indice de saponification est de 87 à 104.

Cérésine, paraffines et certaines cires étrangères. Dans un ballon de 100 ml à fond rond, introduisez 3,0 g de cire d'abeille blanche, puis ajoutez 30 ml d'une solution d'*hydroxyde de potassium R* à 40 g/l dans l'*alcool exempt d'aldéhyde R*. Faites bouillir doucement à reflux pendant 2 h. Enlevez le réfrigérant et introduisez immédiatement un thermomètre. Placez le ballon dans un bain-marie à 80 °C et laissez refroidir sans cesser d'agiter. Il ne se forme pas de précipitation avant 65 °C, bien que la solution puisse être légèrement opalescente. A partir de 65 °C, la solution peut devenir trouble et une précipitation peut se former. La solution est trouble à 59 °C.

Glycérol et autres polyols. Dans un ballon muni d'un réfrigérant à reflux, introduisez 0,20 g de cire d'abeille blanche, puis ajoutez 10 ml de *solution alcoolique d'hydroxyde de potassium R*. Chauffez à reflux au bain-marie pendant 30 min. Ajoutez 50 ml d'*acide sulfurique dilué R* et refroidissez. Filtrez et lavez le ballon et le filtre avec de l'*acide sulfurique dilué R*. Réunissez le filtrat et les liquides de lavage, puis complétez à 100,0 ml avec de l'*acide sulfurique dilué R*. Dans un tube à essai, placez 1,0 ml de cette solution et ajoutez 0,5 ml d'une solution de *periodate de sodium R* à 10,7 g/l. Mélangez et laissez reposer pendant 5 min. Ajoutez 1,0 ml de *solution de fuchsine décolorée R* et mélangez. Si un précipité s'est formé, il disparaît. Placez le tube dans un vase à précipiter contenant de l'eau à 40 °C. Au cours du refroidissement, observez la solution pendant 10 min à 15 min. S'il se développe une coloration bleu-violet dans la solution, elle n'est pas plus intense que celle d'un témoin préparé simultanément et dans les mêmes conditions en utilisant 1,0 ml d'une solution de *glycérol R* à 10 mg/l dans l'*acide sulfurique dilué R* (0,5 pour cent *m/m*, calculé en glycérol).

01/2002:0070

CIRE D'ABEILLE JAUNE

Cera flava

DÉFINITION

La cire d'abeille jaune est la cire obtenue par fusion, à l'aide d'eau chaude, des parois des alvéoles construites par l'abeille domestique *Apis mellifera* L. et élimination des matières étrangères.

CARACTÈRES

Morceaux ou plaques jaunes à brun clair, à cassure à grains fins, mate et non cristalline. Maintenus dans la main, ils deviennent mous et malléables. Ils présentent l'odeur faible et caractéristique du miel. La cire d'abeille jaune est insipide et ne colle pas aux dents. Elle est pratiquement insoluble dans l'eau, partiellement soluble dans l'alcool à 90 pour cent *V/V* chaud et dans l'éther et complètement soluble dans les huiles grasses et dans les huiles essentielles.

La cire d'abeille jaune a une densité voisine de 0,960.

ESSAI

Point de goutte (*2.2.17*). Faites fondre de la cire d'abeille jaune en la chauffant au bain-marie, puis versez-la sur une plaque de verre. Laissez refroidir jusqu'à consistance pâteuse. Remplissez la cupule métallique en enfonçant la plus large extrémité dans la cire. Répétez cette opération jusqu'à ce que la substance sorte par l'extrémité la plus étroite de la cupule. Enlevez à la spatule l'excès de matière et insérez immédiatement le thermomètre. Enlevez de nouveau l'excès de cire. Laissez reposer à température ambiante pendant 12 h au moins avant de déterminer le point de goutte. Celui-ci est de 61 °C à 65 °C.

Indice d'acide. Dans une fiole conique de 250 ml munie d'un réfrigérant à reflux, introduisez 2,00 g (*m* g) de cire d'abeille jaune, puis ajoutez 40 ml de *xylène R* et quelques billes de verre. Chauffez jusqu'à dissolution de la substance. Ajoutez 20 ml d'*alcool R* et 0,5 ml de *solution de phénolphtaléine R1*. Titrez la solution encore chaude par l'*hydroxyde de potassium alcoolique 0,5 M* jusqu'à virage au rouge persistant pendant 10 s au moins (n_1 ml). Effectuez un essai à blanc (n_2 ml).

$$\text{Indice d'acide} = \frac{28,05\,(n_1 - n_2)}{m}$$

L'indice d'acide est de 17,0 à 22,0.

Indice d'ester (*2.5.2*) : 70 à 80.

Rapport ester:acide. Le rapport entre l'indice d'ester et l'indice d'acide est de 3,3 à 4,3.

Indice de saponification. Dans une fiole conique de 250 ml munie d'un réfrigérant à reflux, introduisez 2,00 g (*m* g) de cire d'abeille jaune, puis ajoutez 30 ml d'un mélange à volumes égaux d'*alcool R* et de *xylène R* et quelques billes de verre. Chauffez jusqu'à dissolution de la substance. Ajoutez 25,0 ml d'*hydroxyde de potassium alcoolique 0,5 M* et chauffez à reflux pendant 3 h. Titrez immédiatement la solution encore chaude par l'*acide chlorhydrique 0,5 M* en

Monographies A - C

présence de 1 ml de *solution de phénolphtaléine R1* (n_1 ml). Chauffez la solution à ébullition à plusieurs reprises pendant le titrage. Effectuez un essai à blanc (n_2 ml).

$$\text{Indice de saponification} = \frac{28,05\,(n_2 - n_1)}{m}$$

L'indice de saponification est de 87 à 102.

Cérésines, paraffines et certaines cires étrangères. Dans un ballon de 100 ml à fond rond, introduisez 3,0 g de cire d'abeille jaune, puis ajoutez 30 ml d'une solution d'*hydroxyde de potassium R* à 40 g/l dans l'*alcool exempt d'aldéhyde R*. Faites bouillir doucement à reflux pendant 2 h. Enlevez le réfrigérant et introduisez immédiatement un thermomètre. Placez le ballon dans un bain-marie à 80 °C et laissez refroidir sans cesser d'agiter. Il ne se forme pas de précipitation avant 65 °C, bien que la solution puisse être légèrement opalescente. A partir de 65 °C, la solution peut devenir trouble et une précipitation peut se former. La solution est trouble à 59 °C.

Glycérol et autres polyols. Dans un ballon muni d'un réfrigérant à reflux, introduisez 0,20 g de cire d'abeille jaune, puis ajoutez 10 ml de *solution alcoolique d'hydroxyde de potassium R*. Chauffez à reflux au bain-marie pendant 30 min. Ajoutez 50 ml d'*acide sulfurique dilué R* et refroidissez. Filtrez et lavez le ballon et le filtre avec de l'*acide sulfurique dilué R*. Réunissez le filtrat et les liquides de lavage, puis complétez à 100,0 ml avec de l'*acide sulfurique dilué R*. Dans un tube à essai, placez 1,0 ml de cette solution et ajoutez 0,5 ml d'une solution de *periodate de sodium R* à 10,7 g/l. Mélangez et laissez reposer pendant 5 min. Ajoutez 1,0 ml de *solution de fuchsine décolorée R* et mélangez. Si un précipité s'est formé, il disparaît. Placez le tube dans un vase à précipiter contenant de l'eau à 40 °C. Au cours du refroidissement, observez la solution pendant 10 min à 15 min. S'il se développe une coloration bleu-violet dans la solution, elle n'est pas plus intense que celle d'un témoin préparé simultanément et dans les mêmes conditions en utilisant 1,0 ml d'une solution de *glycérol R* à 10 mg/l dans l'*acide sulfurique dilué R* (0,5 pour cent *m/m*, calculé en glycérol).

01/2002:0995

CISAPRIDE MONOHYDRATÉ

Cisapridum monohydricum

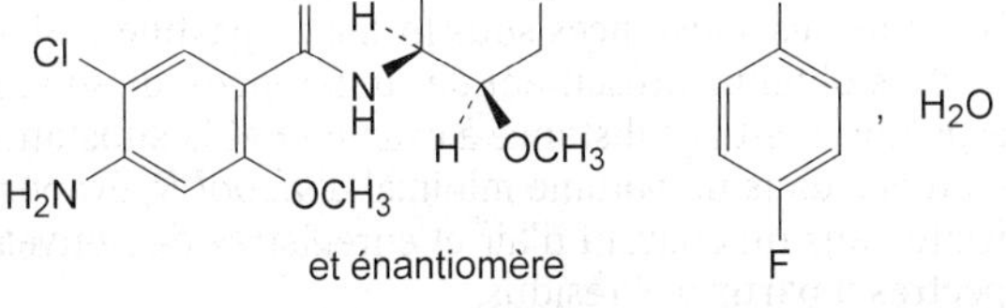

$C_{23}H_{29}ClFN_3O_4,H_2O$ M_r 484,0

DÉFINITION

Le cisapride monohydraté contient au minimum 99,0 pour cent et au maximum l'équivalent de 101,0 pour cent de 4-amino-5-chloro-*N*-[(3*RS*,4*SR*)-1-[3-(4-fluorophénoxy)propyl]-3-méthoxypipéridin-4-yl]-2-méthoxybenzamide, calculé par rapport à la substance anhydre.

CARACTÈRES

Poudre blanche ou sensiblement blanche, pratiquement insoluble dans l'eau, facilement soluble dans le diméthylformamide, soluble dans le chlorure de méthylène, assez soluble dans le méthanol.

Le cisapride présente le phénomène du polymorphisme.

IDENTIFICATION

Examinez le cisapride par spectrophotométrie d'absorption dans l'infrarouge (*2.2.24*), en comparant avec le spectre obtenu avec le *cisapride monohydraté SCR*. Examinez les substances sous forme de pastilles. Si les spectres obtenus présentent des différences, dissolvez respectivement la substance à examiner et la substance de référence dans un volume minimal de *méthanol R*, évaporez à siccité dans un courant d'air et enregistrez de nouveaux spectres à partir des résidus.

ESSAI

Solution S. Dissolvez 0,20 g de cisapride monohydraté dans du *chlorure de méthylène R* et complétez à 20,0 ml avec le même solvant.

Aspect de la solution. La solution S est limpide (*2.2.1*) et n'est pas plus fortement colorée que la solution témoin JB_6 (*2.2.2, Procédé II*).

Angle de rotation optique (*2.2.7*). Déterminé sur la solution S, l'angle de rotation optique est de – 0,1° à + 0,1°.

Substances apparentées. Opérez par chromatographie liquide (*2.2.29*).

Solution à examiner. Dissolvez 0,100 g de cisapride monohydraté dans du *méthanol R* et complétez à 10,0 ml avec le même solvant.

Solution témoin (a). Dissolvez 5,0 mg de *cisapride monohydraté SCR* et 40,0 mg d'*halopéridol SCR* dans du *méthanol R* et complétez à 100,0 ml avec le même solvant.

Solution témoin (b). Prélevez 5,0 ml de solution à examiner et complétez à 100,0 ml avec du *méthanol R*. Prélevez 1,0 ml de solution et complétez à 10,0 ml avec du *méthanol R*.

La chromatographie peut être réalisée en utilisant :

– une colonne d'acier inoxydable, d'une longueur de 0,1 m et d'un diamètre intérieur de 4,0 mm, remplie de *gel de silice octadécylsilylé pour chromatographie, désactivé pour les bases R* (3 µm),

– comme phase mobile, à un débit de 1,2 ml/min :

Phase mobile A. Une solution d'*hydrogénosulfate de tétrabutylammonium R* à 20 g/l,

Phase mobile B. Méthanol R,

Intervalle (min)	Phase mobile A (pour cent *V/V*)	Phase mobile B (pour cent *V/V*)	Commentaire
0 - 20	80 → 55	20 → 45	gradient linéaire
20 - 21	55 → 5	45 → 95	passez à l'étape suivante
21 - 25	5	95	isocratique
25 - 26	5 → 80	95 → 20	revenez à la composition initiale
26 - 30	80	20	rééquilibrage
30 = 0	80	20	recommencez le gradient

– comme détecteur, un spectrophotomètre réglé à 275 nm.

Equilibrez la colonne avec la phase mobile initiale pendant au moins 5 min.

Monographies A - C

Ajustez la sensibilité du système de façon que la hauteur du pic principal du chromatogramme obtenu avec 10 µl de solution témoin (b) représente au moins 50 pour cent de l'échelle totale de l'enregistreur.

Injectez 10 µl de solution témoin (a). Lorsque le chromatogramme est enregistré dans les conditions prescrites, les temps de rétention sont de 15 min environ pour le cisapride et de 16 min environ pour l'halopéridol. L'essai n'est valable que si la résolution entre les pics dus respectivement au cisapride et à l'halopéridol n'est pas inférieure à 2,5. Si nécessaire, ajustez la teneur en méthanol de la phase mobile ou la programmation du temps pour le gradient linéaire.

Injectez séparément 10 µl de *méthanol R* comme blanc, 10 µl de solution à examiner et 10 µl de solution témoin (b). S'il apparaît, dans le chromatogramme obtenu avec la solution à examiner, d'autres pics que le pic principal, la surface d'aucun d'entre eux n'est supérieure à celle du pic principal du chromatogramme obtenu avec la solution témoin (b) (0,5 pour cent) et la somme de leur surface n'est pas supérieure à 2 fois la surface du pic principal du chromatogramme obtenu avec la solution témoin (b) (1 pour cent). Ne tenez pas compte d'un pic dû au solvant (blanc) ni des pics dont la surface est inférieure à 0,1 fois la surface du pic principal du chromatogramme obtenu avec la solution témoin (b).

Teneur en eau (*2.5.12*). Déterminée par semi-microdosage sur 0,500 g de cisapride monohydraté, la teneur en eau est de 3,4 pour cent à 4,0 pour cent.

Cendres sulfuriques (*2.4.14*). Déterminé sur 1,0 g de cisapride monohydraté dans un creuset de platine, le taux des cendres sulfuriques n'est pas supérieur à 0,1 pour cent.

DOSAGE

Dissolvez 0,350 g de cisapride monohydraté dans 70 ml d'un mélange de 1 volume d'*acide acétique anhydre R* et de 7 volumes de *méthyléthylcétone R*. Titrez par l'*acide perchlorique 0,1 M*. Déterminez le point de fin de titrage par potentiométrie (*2.2.20*).

1 ml d'*acide perchlorique 0,1 M* correspond à 46,60 mg de $C_{23}H_{29}ClFN_3O_4$.

CONSERVATION

A l'abri de la lumière.

IMPURETÉS

Impuretés qualifiées : A, B, C, E.

Autres impuretés décelables : D.

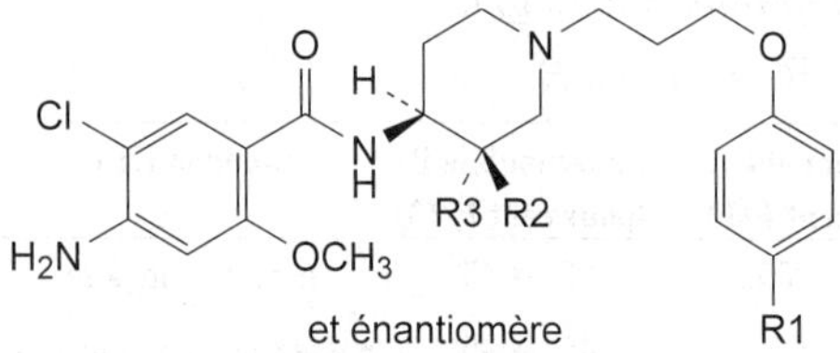

et énantiomère

A. R1 = R3 = H, R2 = OCH_3 : 4-amino-5-chloro-2-méthoxy-*N*-[(3*RS*,4*SR*)-3-méthoxy-1-(3-phénoxypropyl)pipéridin-4-yl]benzamide,

B. R1 = F, R2 = R3 = H : 4-amino-5-chloro-*N*-[1-[3-(4-fluorophénoxy)propyl]pipéridin-4-yl]-2-méthoxybenzamide,

C. R1 = F, R2 = H, R3 = OCH_3 : 4-amino-5-chloro-*N*-[(3*RS*,4*RS*)-1-[3-(4-fluorophénoxy)propyl]-3-méthoxypipéridin-4-yl-2-méthoxybenzamide,

E. R1 = F, R2 = OH, R3 = H : 4-amino-5-chloro-*N*-[(3*RS*,4*SR*)-1-[3-(4-fluorophénoxy)propyl]-3-hydroxypipéridin-4-yl]-2-méthoxybenzamide,

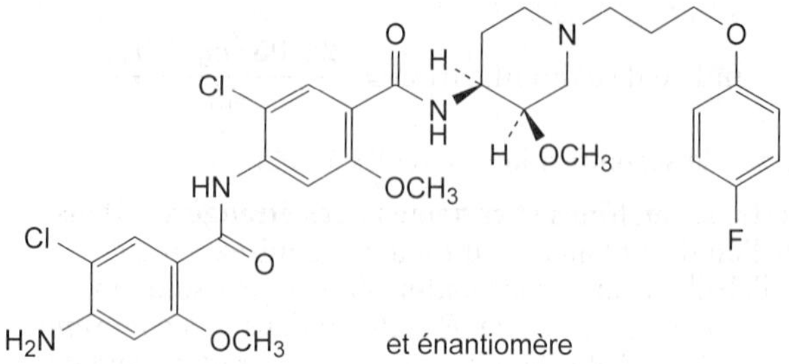

et énantiomère

D. 4-[(4-amino-5-chloro-2-méthoxybenzoyl)amino]-5-chloro-*N*-[(3*RS*,4*SR*)-1-[3-(4-fluorophénoxy)propyl]-3-méthoxypipéridin-4-yl]-2-méthoxybenzamide.

01/2002:1503

CISAPRIDE (TARTRATE DE)

Cisapridi tartras

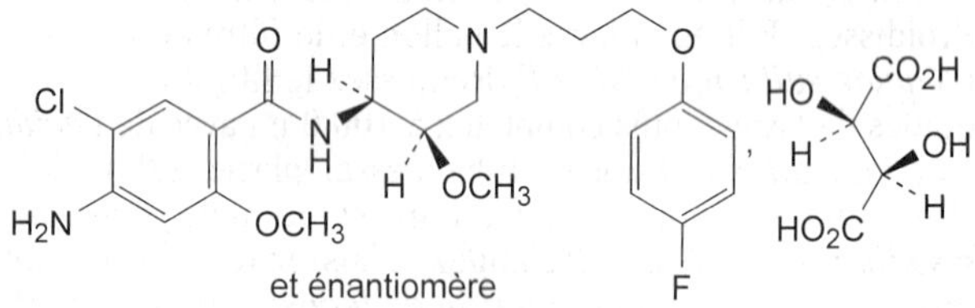

et énantiomère

$C_{27}H_{35}ClFN_3O_{10}$ M_r 616,0

DÉFINITION

Le tartrate de cisapride contient au minimum 99,0 pour cent et au maximum l'équivalent de 101,0 pour cent de (2*R*,3*R*)-2,3-dihydroxybutanedioate de 4-amino-5-chloro-*N*-[(3*RS*,4*SR*)-1-[3-(4-fluorophénoxy)propyl]-3-méthoxypipéridin-4-yl]-2-méthoxybenzamide, calculé par rapport à la substance desséchée.

CARACTÈRES

Poudre blanche ou sensiblement blanche, peu soluble dans l'eau, facilement soluble dans le diméthylformamide, peu soluble dans le méthanol, très peu soluble dans l'alcool.

Le tartrate de cisapride présente le phénomène du polymorphisme.

IDENTIFICATION

A. Examinez le tartrate de cisapride par spectrophotométrie d'absorption dans l'infrarouge (*2.2.24*), en comparant avec le spectre obtenu avec le *tartrate de cisapride SCR*. Examinez les substances sous forme de pastilles. Si les spectres obtenus présentent des différences, dissolvez respectivement la substance à examiner et la substance de référence dans un volume minimal d'*alcool R*, évaporez à siccité dans un courant d'air et enregistrez de nouveaux spectres à partir des résidus.

B. Le tartrate de cisapride satisfait à l'essai du pouvoir rotatoire spécifique (voir Essai).

ESSAI

Pouvoir rotatoire spécifique (*2.2.7*). Dissolvez 0,100 g de tartrate de cisapride dans du *méthanol R* et complétez à 25,0 ml avec le même solvant. Déterminé par rapport à la substance desséchée, le pouvoir rotatoire spécifique est de + 5,0 à + 10,0.

Substances apparentées. Opérez par chromatographie liquide (*2.2.29*).

Solution à examiner. Dissolvez 0,100 g de tartrate de cisapride dans un mélange de 10 volumes d'*eau R* et de 90 volumes de *méthanol R*, en chauffant légèrement si nécessaire, puis complétez à 10,0 ml avec le même mélange de solvants.

Solution témoin (a). Dissolvez 5,0 mg de *tartrate de cisapride SCR* et 30,0 mg d'*halopéridol SCR* dans un mélange de 10 volumes d'*eau R* et de 90 volumes de *méthanol R*, puis complétez à 100,0 ml avec le même mélange de solvants.

Solution témoin (b). Prélevez 1,0 ml de solution à examiner et complétez à 100,0 ml avec un mélange de 10 volumes d'*eau R* et de 90 volumes de *méthanol R*. Prélevez 5,0 ml de solution, puis complétez à 20,0 ml avec le même mélange de solvants.

La chromatographie peut être réalisée en utilisant :

- une colonne d'acier inoxydable, d'une longueur de 0,1 m et d'un diamètre intérieur de 4,0 mm, remplie de *gel de silice octadécylsilylé pour chromatographie, désactivé pour les bases R* (3 µm),
- comme phase mobile, à un débit de 1,2 ml/min :

  Phase mobile A. Une solution d'*hydrogénosulfate de tétrabutylammonium R* à 20 g/l,

  Phase mobile B. Méthanol R,

Intervalle (min)	Phase mobile A (pour cent *V/V*)	Phase mobile B (pour cent *V/V*)	Commentaire
0 - 20	80 → 55	20 → 45	gradient linéaire
20 - 21	55 → 5	45 → 95	passer à l'étape suivante
21 - 25	5	95	isocratique
25 - 26	5 → 80	95 → 20	revenez à la composition initiale
26 - 30	80	20	rééquilibrage
30 = 0	80	20	recommencer le gradient

- comme détecteur, un spectrophotomètre réglé à 275 nm.

Equilibrez la colonne avec la phase mobile initiale pendant au moins 5 min.

Ajustez la sensibilité du système de façon que la hauteur du pic principal du chromatogramme obtenu avec 10 µl de solution témoin (b) représente au moins 50 pour cent de l'échelle totale de l'enregistreur.

Injectez 10 µl de solution témoin (a). Lorsque le chromatogramme est enregistré dans les conditions prescrites, les temps de rétention sont de 15 min environ pour le cisapride et de 16 min environ pour l'halopéridol. L'essai n'est valable que si la résolution entre les pics dus respectivement au cisapride et à l'halopéridol n'est pas inférieure à 2,5. Si nécessaire, ajustez la teneur en méthanol de la phase mobile ou la programmation du temps pour le gradient linéaire.

Injectez séparément 10 µl d'un mélange de 10 volumes d'*eau R* et de 90 volumes de *méthanol R* comme blanc, 10 µl de solution à examiner et 10 µl de solution témoin (b). S'il apparaît, dans le chromatogramme obtenu avec la solution à examiner, d'autres pics que le pic principal, la surface d'aucun d'entre eux n'est supérieure à celle du pic principal du chromatogramme obtenu avec la solution témoin (b) (0,25 pour cent) et la somme de leur surface n'est pas supérieure à 2 fois la surface du pic principal du chromatogramme obtenu avec la solution témoin (b) (0,5 pour cent). Ne tenez pas compte d'un pic dû au solvant (blanc), ni des pics dont la surface est inférieure à 0,2 fois la surface du pic principal du chromatogramme obtenu avec la solution témoin (b).

Perte à la dessiccation (*2.2.32*). Déterminée à l'étuve à 100-105 °C sur 1,000 g de tartrate de cisapride, la perte à la dessiccation n'est pas supérieure à 0,5 pour cent.

Cendres sulfuriques (*2.4.14*). Déterminé sur 1,0 g de tartrate de cisapride dans un creuset de platine, le taux des cendres sulfuriques n'est pas supérieur à 0,1 pour cent.

DOSAGE

Dissolvez 0,500 g de tartrate de cisapride dans 70 ml d'*acide acétique anhydre R*. Titrez par l'*acide perchlorique 0,1 M*. Déterminez le point de fin de titrage par potentiométrie (*2.2.20*).

1 ml d'*acide perchlorique 0,1 M* correspond à 61,60 mg de $C_{27}H_{35}ClFN_3O_{10}$.

CONSERVATION

A l'abri de la lumière.

IMPURETÉS

Impuretés qualifiées : A, C.

Autres impuretés décelables : B, D, E.

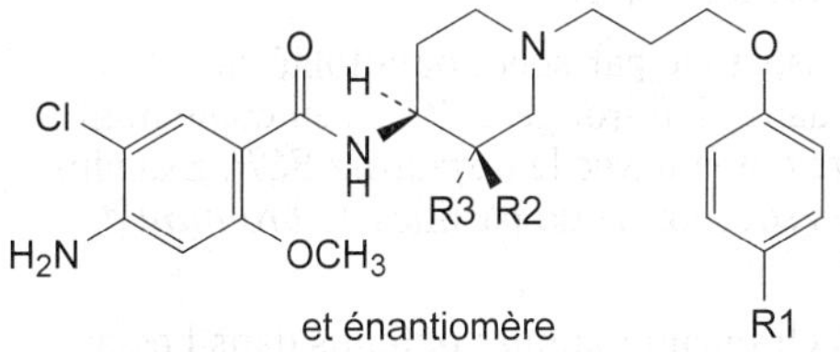

A. R1 = R3 = H, R2 = OCH_3 : 4-amino-5-chloro-2-méthoxy-*N*-[(3*RS*,4*SR*)-3-méthoxy-1-(3-phénoxypropyl)pipéridin-4-yl]benzamide,

B. R1 = F, R2 = R3 = H : 4-amino-5-chloro-*N*-[1-[3-(4-fluorophénoxy)propyl]pipéridin-4-yl]-2-méthoxybenzamide,

C. R1 = F, R2 = H, R3 = OCH_3 : 4-amino-5-chloro-*N*-[(3*RS*,4*RS*)-1-[3-(4-fluorophénoxy)propyl]-3-méthoxypipéridin-4-yl]- 2-méthoxybenzamide,

E. R1 = F, R2 = OH, R3 = H : 4-amino-5-chloro-*N*-[(3*RS*,4*SR*)-1-[3-(4-fluorophénoxy)propyl]-3-hydroxypipéridin-4-yl]-2-méthoxybenzamide.

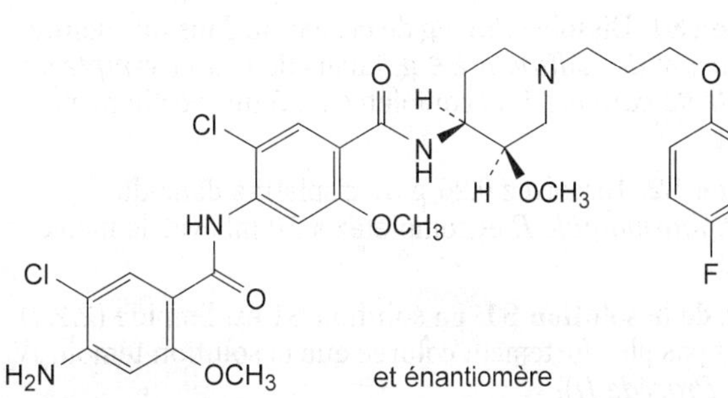

D. 4-[(4-amino-5-chloro-2-méthoxybenzoyl)amino]-5-chloro-*N*-[(3*RS*,4*SR*)-1-[3-(4-fluorophénoxy)propyl]-3-méthoxypipéridin-4-yl]-2-méthoxybenzamide,

01/2002:0599

CISPLATINE

Cisplatinum

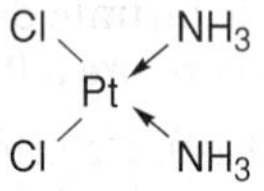

$[PtCl_2(NH_3)_2]$ M_r 300,0

DÉFINITION

Le cisplatine contient au minimum 97,0 pour cent et au maximum l'équivalent de 102,0 pour cent de *cis*-diamminedichloroplatine (II).

CARACTÈRES

Poudre jaune ou cristaux jaunes à jaune-orangé, peu solubles dans l'eau, assez solubles dans le diméthylformamide, pratiquement insolubles dans l'alcool.

Le cisplatine se décompose en noircissant vers 270 °C.

Effectuez l'identification B, les essais (sauf celui de l'argent) et le dosage à l'abri de la lumière.

IDENTIFICATION

Première identification : A, B.

Seconde identification : B, C.

A. Examinez le cisplatine par spectrophotométrie d'absorption dans l'infrarouge (*2.2.24*), en comparant avec le spectre obtenu avec le *cisplatine SCR*. Examinez les substances sous forme de pastilles de *bromure de potassium R*.

B. Examinez les chromatogrammes obtenus dans l'essai des substances apparentées. La tache principale du chromatogramme obtenu avec la solution à examiner (a) est semblable quant à sa position, sa coloration et ses dimensions à la tache principale du chromatogramme obtenu avec la solution témoin (a).

C. Dans une capsule de verre, introduisez 50 mg de cisplatine et 2 ml de *solution diluée d'hydroxyde de sodium R*. Evaporez à siccité. Reprenez le résidu par un mélange de 0,5 ml d'*acide nitrique R* et de 1,5 ml d'*acide chlorhydrique R* ; évaporez à siccité. Le résidu d'évaporation est orange. Dissolvez le résidu dans 0,5 ml d'*eau R* et ajoutez 0,5 ml de *solution de chlorure d'ammonium R*. Il se forme un précipité cristallin, jaune.

ESSAI

Solution S1. Dissolvez 25 mg de cisplatine dans une solution de *chlorure de sodium R* à 9 g/l dans de l'*eau exempte de dioxyde de carbone R* et complétez à 25 ml avec le même solvant.

Solution S2. Dissolvez 0,20 g de cisplatine dans du *diméthylformamide R* et complétez à 10 ml avec le même solvant.

Aspect de la solution S1. La solution S1 est limpide (*2.2.1*) et n'est pas plus fortement colorée que la solution témoin JV_5 (*2.2.2, Procédé II*).

Aspect de la solution S2. La solution S2 est limpide (*2.2.1*).

Détermination du pH (*2.2.3*). Le pH de la solution S1, mesuré immédiatement après sa préparation, est de 4,5 à 6,0.

Substances apparentées. Opérez par chromatographie sur couche mince (*2.2.27*) en utilisant une plaque recouverte de *cellulose pour chromatographie R1*, activée au préalable par chauffage à 150 °C pendant 1 h.

Solution à examiner (a). Prélevez 1 ml de solution S2 et complétez à 10 ml avec du *diméthylformamide R*.

Solution à examiner (b). Utilisez la solution S2.

Solution témoin (a). Dissolvez 10 mg de *cisplatine SCR* dans 5 ml de *diméthylformamide R*.

Solution témoin (b). Prélevez 1 ml de solution S2 et complétez à 50 ml avec du *diméthylformamide R*.

Déposez séparément sur la plaque 2,5 µl de solution à examiner (a) 2,5 µl de solution témoin (a), 5 µl de solution à examiner (b) et 5 µl de solution témoin (b). Développez sur un parcours de 15 cm avec un mélange de 10 volumes d'*acétone R* et de 90 volumes de *diméthylformamide R*. Laissez sécher la plaque à l'air. Pulvérisez une solution de *chlorure stanneux R* à 50 g/l dans un mélange à volumes égaux d'*acide chlorhydrique dilué R* et d'*eau R*. Après 1 h, le chromatogramme obtenu avec la solution à examiner (b) ne présente aucune tache d'un R_f inférieur à celui de la tache principale et s'il apparaît des taches d'un R_f supérieur à celui de la tache principale, aucune d'entre elles n'est plus intense que la tache du chromatogramme obtenu avec la solution témoin (b).

Argent. Déterminez la teneur en argent par spectrophotométrie d'absorption atomique (*2.2.23, Procédé I*).

Solution à examiner. Dissolvez 0,100 g de cisplatine dans 15 ml d'*acide nitrique R* en chauffant à 80 °C, refroidissez et complétez à 25,0 ml avec de l'*eau R*.

Solutions de référence. Prélevez des volumes appropriés (10 ml à 30 ml) de *solution à 5 ppm d'argent (Ag) R*, ajoutez 50 ml d'*acide nitrique R* et complétez à 100,0 ml avec de l'*eau R*.

Mesurez l'absorbance à 328 nm en utilisant une lampe à cathode creuse en argent comme source de radiation, une flamme air-acétylène pauvre en combustible et de préférence une largeur de fente spectrale de 0,5 nm. Effectuez un essai à blanc.

Le cisplatine ne contient pas plus de 250 ppm de Ag.

DOSAGE

Opérez par chromatographie liquide (*2.2.29*).

Solution à examiner. Dissolvez 50,0 mg de cisplatine dans une solution de *chlorure de sodium R* à 9 g/l et complétez à 100,0 ml avec le même solvant.

Solution témoin. Dissolvez 50,0 mg de *cisplatine SCR* dans une solution de *chlorure de sodium R* à 9 g/l et complétez à 100,0 ml avec le même solvant.

La chromatographie peut être réalisée à l'aide de :

– une colonne d'une longueur de 0,25 m et d'un diamètre intérieur de 4,6 mm, remplie de *gel de silice échangeur d'anions forts pour chromatographie R* (10 µm),
– comme phase mobile, à un débit de 1,2 ml/min, un mélange de 10 volumes d'une solution de *chlorure de sodium R* à 9 g/l et de 90 volumes de *méthanol R*,
– comme détecteur, un spectrophotomètre réglé à 220 nm.

Utilisez un injecteur à boucle. Injectez séparément 20 µl de solution à examiner et 20 µl de solution témoin.

CONSERVATION

En récipient étanche, à l'abri de la lumière.

01/2002:0455

CITRIQUE (ACIDE) ANHYDRE

Acidum citricum anhydricum

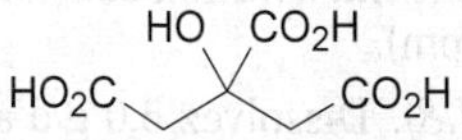

$C_6H_8O_7$ M_r 192,1

DÉFINITION

L'acide citrique anhydre contient au minimum 99,5 pour cent et au maximum l'équivalent de 101,0 pour cent d'acide 2-hydroxypropane-1,2,3-tricarboxylique, calculé par rapport à la substance anhydre.

CARACTÈRES

Poudre cristalline, blanche, cristaux incolores ou granulés, très solubles dans l'eau, facilement solubles dans l'alcool, assez solubles dans l'éther. L'acide citrique anhydre fond en se décomposant à 153 °C environ.

IDENTIFICATION

Première identification : B, E.

Seconde identification : A, C, D, E.

A. Dissolvez 1 g d'acide citrique anhydre dans 10 ml d'*eau R*. La solution est fortement acide (*2.2.4*).

B. Examinez par spectrophotométrie dans l'infrarouge (*2.2.24*) en comparant avec le spectre obtenu avec l'*acide citrique anhydre SCR*, après dessiccation à 100-105 °C pendant 24 h de l'acide citrique anhydre et de la substance de référence.

C. Ajoutez 5 mg environ d'acide citrique anhydre à un mélange de 1 ml d'*anhydride acétique R* et de 3 ml de *pyridine R*. Il se développe une coloration rouge.

D. Dissolvez 0,5 g d'acide citrique anhydre dans 5 ml d'*eau R*. Neutralisez la solution à l'aide d'*hydroxyde de sodium 1 M* (environ 7 ml), ajoutez 10 ml de *solution de chlorure de calcium R* et chauffez à ébullition. Il se forme un précipité blanc.

E. L'acide citrique anhydre satisfait à l'essai de teneur en eau (voir Essai).

ESSAI

Aspect de la solution. Dissolvez 2,0 g d'acide citrique anhydre dans de l'*eau R* et complétez à 10 ml avec le même solvant. La solution est limpide (*2.2.1*) et n'est pas plus fortement colorée que la solution témoin J_7, JB_7 ou JV_7 (*2.2.2, Procédé II*).

Substances facilement carbonisables. Placez 1,0 g d'acide citrique anhydre dans un tube à essai propre, ajoutez 10 ml d'*acide sulfurique R* et chauffez immédiatement le mélange au bain-marie à 90 ± 1 °C pendant 60 min. Immédiatement après, refroidissez rapidement. La solution n'est pas plus fortement colorée qu'un mélange de 1 ml de solution primaire rouge et de 9 ml de solution primaire jaune (*2.2.2, Procédé I*).

Acide oxalique. Dissolvez 0,80 g d'acide citrique anhydre dans 4 ml d'*eau R*. Ajoutez 3 ml d'*acide chlorhydrique R* et 1 g de *zinc R* en grenailles, puis chauffez à ébullition pendant 1 min et laissez reposer pendant 2 min. Tranférez le liquide surnageant dans un tube à essai contenant 0,25 ml d'une solution de *chlorhydrate de phénylhydrazine R* à 10 g/l, décantez le liquide et chauffez à ébullition. Refroidissez rapidement, transvasez dans une éprouvette graduée et ajoutez un volume égal d'*acide chlorhydrique R* et 0,25 ml d'une solution de *ferricyanure de potassium R* à 50 g/l. Agitez et laissez reposer pendant 30 min. La solution n'est pas plus fortement colorée en rose qu'une solution témoin préparée simultanément dans les mêmes conditions avec 4 ml d'une solution d'*acide oxalique R* à 0,1 g/l (350 ppm calculés en acide oxalique anhydre).

Aluminium (*2.4.17*). L'acide citrique anhydre destiné à la préparation de solutions pour dialyse satisfait à l'essai de l'aluminium. Dissolvez 20 g d'acide citrique anhydre dans 100 ml d'*eau R* et ajoutez 10 ml de *solution tampon acétate pH 6,0 R*. La solution satisfait à l'essai limite de l'aluminium (0,2 ppm). Utilisez comme solution de référence un mélange de 2 ml de *solution à 2 ppm d'aluminium (Al) R*, de 10 ml de *solution tampon acétate pH 6,0 R* et de 98 ml d'*eau R* et comme solution à blanc un mélange de 10 ml de *solution tampon acétate pH 6,0 R* et de 100 ml d'*eau R*.

Sulfates (*2.4.13*). Dissolvez 1,0 g d'acide citrique anhydre dans de l'*eau distillée R* et complétez à 15 ml avec le même solvant. La solution satisfait à l'essai limite des sulfates (150 ppm).

Métaux lourds (*2.4.8*). Dissolvez 5,0 g d'acide citrique anhydre dans 39 ml de *solution diluée d'hydroxyde de sodium R* en ajoutant la substance par petites quantités et complétez à 50 ml avec de l'*eau distillée R*. 12 ml de cette solution satisfont à l'essai limite A des métaux lourds (10 ppm). Préparez le témoin avec la *solution à 1 ppm de plomb (Pb) R*.

Teneur en eau (*2.5.12*). Déterminée par semi-microdosage sur 2,000 g d'acide citrique anhydre, la teneur en eau n'est pas supérieure à 1,0 pour cent.

Cendres sulfuriques (*2.4.14*). Déterminé sur 1,0 g d'acide citrique anhydre, le taux des cendres sulfuriques n'est pas supérieur à 0,1 pour cent.

Endotoxines bactériennes (*2.6.14*) : moins de 0,5 UI/mg, si l'acide citrique anhydre est destiné à la préparation de formes pharmaceutiques administrées par voie parentérale sans autre procédé approprié d'élimination des endotoxines bactériennes.

DOSAGE

Dissolvez 0,550 g d'acide citrique anhydre dans 50 ml d'*eau R*. Titrez par l'*hydroxyde de sodium 1 M* en présence de 0,5 ml de *solution de phénolphtaléine R*.

1 ml d'*hydroxyde de sodium 1 M* correspond à 64,03 mg de $C_6H_8O_7$.

ÉTIQUETAGE

L'étiquette indique :

– dans les cas appropriés, que la substance est exempte d'endotoxines bactériennes,

– dans les cas appropriés, que la substance convient à la préparation de solutions pour dialyse.

01/2002:0456

CITRIQUE (ACIDE) MONOHYDRATÉ

Acidum citricum monohydricum

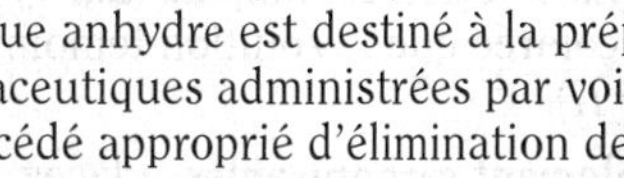

$C_6H_8O_7,H_2O$ M_r 210,1

DÉFINITION

L'acide citrique monohydraté contient au minimum 99,5 pour cent et au maximum l'équivalent de 101,0 pour cent d'acide 2-hydroxypropane-1,2,3-tricarboxylique, calculé par rapport à la substance anhydre.

CARACTÈRES

Poudre cristalline, blanche, cristaux incolores ou granules, efflorescents, très solubles dans l'eau, facilement solubles dans l'alcool, assez solubles dans l'éther.

IDENTIFICATION

Première identification : B, E.

Seconde identification : A, C, D, E.

A. Dissolvez 1 g d'acide citrique monohydraté dans 10 ml d'*eau R*. La solution est fortement acide (*2.2.4*).

B. Examinez par spectrophotométrie dans l'infrarouge (*2.2.24*), en comparant avec le spectre obtenu avec l'*acide citrique monohydraté SCR*, après dessiccation à 100-105 °C pendant 24 h de l'acide citrique monohydraté et de la substance de référence.

C. Ajoutez 5 mg environ d'acide citrique monohydraté à un mélange de 1 ml d'*anhydride acétique R* et de 3 ml de *pyridine R*. Il se développe une coloration rouge.

D. Dissolvez 0,5 g d'acide citrique monohydraté dans 5 ml d'*eau R*. Neutralisez la solution à l'aide d'*hydroxyde de sodium 1 M* (environ 7 ml), ajoutez 10 ml de *solution de chlorure de calcium R* et chauffez à ébullition. Il se forme un précipité blanc.

E. L'acide citrique monohydraté satisfait à l'essai de teneur en eau (voir Essai).

ESSAI

Aspect de la solution. Dissolvez 2,0 g d'acide citrique monohydraté dans de l'*eau R* et complétez à 10 ml avec le même solvant. La solution est limpide (*2.2.1*) et n'est pas plus fortement colorée que la solution témoin J_7, JB_7 ou JV_7 (*2.2.2, Procédé II*).

Substances facilement carbonisables. Placez 1,0 g d'acide citrique monohydraté dans un tube à essai propre, ajoutez 10 ml d'*acide sulfurique R* et chauffez immédiatement le mélange au bain-marie à 90 ± 1 °C pendant 60 min. Immédiatement après, refroidissez rapidement. La solution n'est pas plus fortement colorée qu'un mélange de 1 ml de solution primaire rouge et de 9 ml de solution primaire jaune (*2.2.2, Procédé I*).

Acide oxalique. Dissolvez 0,80 g d'acide citrique monohydraté dans 4 ml d'*eau R*. Ajoutez 3 ml d'*acide chlorhydrique R* et 1 g de *zinc R* en grenailles, puis chauffez à ébullition pendant 1 min et laissez reposer pendant 2 min. Transférez le liquide surnageant dans un tube à essai contenant 0,25 ml d'une solution de *chlorhydrate de phénylhydrazine R* à 10 g/l et chauffez à ébullition. Refroidissez rapidement, transvasez dans une éprouvette graduée et ajoutez un volume égal d'*acide chlorhydrique R* et 0,25 ml d'une solution de *ferricyanure de potassium R* à 50 g/l. Agitez et laissez reposer pendant 30 min. La solution n'est pas plus fortement colorée en rose qu'une solution témoin préparée simultanément dans les mêmes conditions avec 4 ml d'une solution d'*acide oxalique R* à 0,1 g/l (350 ppm, calculés en acide oxalique anhydre).

Aluminium (*2.4.17*). L'acide citrique monohydraté destiné à la préparation de solutions pour dialyse satisfait à l'essai de l'aluminium. Dissolvez 20 g d'acide citrique monohydraté dans 100 ml d'*eau R* et ajoutez 10 ml de *solution tampon acétate pH 6,0 R*. La solution satisfait à l'essai limite de l'aluminium (0,2 ppm). Utilisez comme solution de référence un mélange de 2 ml de *solution à 2 ppm d'aluminium (Al) R*, de 10 ml de *solution tampon acétate pH 6,0 R* et de 98 ml d'*eau R* et comme solution à blanc un mélange de 10 ml de *solution tampon acétate pH 6,0 R* et de 100 ml d'*eau R*.

Sulfates (*2.4.13*). Dissolvez 1,0 g d'acide citrique monohydraté dans de l'*eau distillée R* et complétez à 15 ml avec le même solvant. La solution satisfait à l'essai limite des sulfates (150 ppm).

Métaux lourds (*2.4.8*). Dissolvez 5,0 g d'acide citrique monohydraté dans 39 ml de *solution diluée d'hydroxyde de sodium R* en ajoutant la substance par petites quantités et complétez à 50 ml avec de l'*eau distillée R*. 12 ml de cette solution satisfont à l'essai limite A des métaux lourds (10 ppm). Préparez le témoin avec la *solution à 1 ppm de plomb (Pb) R*.

Teneur en eau (*2.5.12*). Déterminée par semi-microdosage sur 0,500 g d'acide citrique monohydraté, la teneur en eau est de 7,5 pour cent à 9,0 pour cent.

Cendres sulfuriques (*2.4.14*). Déterminé sur 1,0 g d'acide citrique monohydraté, le taux des cendres sulfuriques n'est pas supérieur à 0,1 pour cent.

Endotoxines bactériennes (*2.6.14*) : moins de 0,5 UI/mg, si l'acide citrique monohydraté est destiné à la préparation de formes pharmaceutiques administrées par voie parentérale sans autre procédé approprié d'élimination des endotoxines bactériennes.

DOSAGE

Dissolvez 0,550 g d'acide citrique monohydraté dans 50 ml d'*eau R*. Titrez par l'*hydroxyde de sodium 1 M* en présence de 0,5 ml de *solution de phénolphtaléine R*.

1 ml d'*hydroxyde de sodium 1 M* correspond à 64,03 mg de $C_6H_8O_7$.

CONSERVATION

En récipient étanche.

ÉTIQUETAGE

L'étiquette indique :

– dans les cas appropriés, que la substance est exempte d'endotoxines bactériennes,

– dans les cas appropriés, que la substance convient à la préparation de solutions pour dialyse.

01/2002:0620

CITRON (HUILE ESSENTIELLE DE)

Limonis aetheroleum

DÉFINITION

L'huile essentielle de citron est obtenue par des moyens mécaniques appropriés, sans chauffage, à partir du péricarpe frais de *Citrus limon* (L.) Burman fil. L'huile essentielle de citron contient au minimum 2,2 pour cent *m/m* et au maximum 4,5 pour cent *m/m* de composés carbonylés, calculés en citral ($C_{10}H_{16}O$; M_r 152,2).

CARACTÈRES

Liquide mobile, limpide, jaune clair à jaune-vert, d'odeur caractéristique de zeste de citron frais. L'huile essentielle de citron peut devenir trouble à basse température. Elle est miscible à l'acide acétique glacial, à l'éthanol et à l'éther.

IDENTIFICATION

Opérez par chromatographie sur couche mince (*2.2.27*) en utilisant une plaque recouverte de *gel de silice GF_{254} R*.

Monographies A - C

Solution à examiner. Mélangez 1 ml de substance à examiner avec 1 ml de *toluène R*.

Solution témoin (a). Dissolvez 10 mg de *citroptène R* et 50 µl de *citral R* dans du *toluène R* et complétez à 10 ml avec le même solvant.

Solution témoin (b). Dissolvez 10 mg de *citroptène R* dans du *toluène R* et complétez à 100 ml avec le même solvant. A 1 ml de cette solution, ajoutez 10 µl de *citral R* et complétez à 100 ml avec du *toluène R*.

Déposez séparément sur la plaque, en bandes de 20 mm sur 3 mm, 10 µl de chaque solution. Développez sur un parcours de 15 cm avec un mélange de 15 volumes d'*acétate d'éthyle R* et de 85 volumes de *toluène R*. Laissez sécher la plaque à l'air. Examinez en lumière ultraviolette à 254 nm. Le chromatogramme obtenu avec la solution témoin (a) présente en son milieu une bande d'atténuation de fluorescence due au citral et dans le tiers inférieur, une bande de fluorescence bleu clair due au citroptène. Le chromatogramme obtenu avec la solution à examiner présente, en plus des bandes correspondant aux bandes du chromatogramme obtenu avec la solution témoin (a), une bande (bergamotine) immédiatement au-dessus de la bande due au citral et une bande bleu clair (5-géranyloxy-7-méthoxycoumarine) au-dessous de la bande due au citral. Le chromatogramme obtenu avec la solution à examiner présente en plus, au-dessous de la bande due au citroptène, une bande (dérivé du psoralène) et au-dessous de celle-ci une bande (biakangélicine). Examinez en lumière ultraviolette à 365 nm. La bande due au dérivé du psoralène présente une fluorescence jaune-vert, celle due au citroptène présente une fluorescence bleu-violet brillant, celle due à la 5-géranyloxy-7-méthoxycoumarine présente une fluorescence bleu brillant et celle due à la bergamotine présente une fluorescence jaune.

ESSAI

Angle de rotation optique (*2.2.7*) : + 57° à + 70°.

Densité (*2.2.5*) : 0,850 à 0,858.

Indice de réfraction (*2.2.6*) : 1,474 à 1,476.

Absorbance (*2.2.25*). Dissolvez 0,250 g de substance à examiner dans de l'*alcool R*, mélangez et complétez à 100,0 ml avec le même solvant. Mesurez l'absorbance de 260 nm à 400 nm. Si le spectrophotomètre utilisé n'est pas à enregistrement automatique, effectuez les mesures d'absorbance à des intervalles de 5 nm à partir de 260 nm jusqu'à 12 nm environ avant le maximum d'absorption escompté. Effectuez ensuite 3 mesures à des intervalles de 3 nm puis des mesures successives à des intervalles de 1 nm jusqu'à 5 nm environ au-delà du maximum et finalement à des intervalles de 10 nm jusqu'à 400 nm. Tracez la courbe du spectre d'absorption en portant en ordonnée les valeurs de l'absorbance et en abscisse les longueurs d'onde. Tracez la tangente entre les points *A* et *B* du diagramme (figure 0620.-1) qui constitue la ligne de base. Le maximum d'absorption *C* est à 315 ± 3 nm. En partant du point *C*, abaissez, perpendiculairement à l'axe des abscisses, une ligne verticale qui intercepte la tangente *AB* en *D*. Déduisez l'absorbance au point *D* de l'absorbance au point *C*. La valeur *C* – *D* est de 0,20 à 0,96. Pour l'huile essentielle de citron de type d'Italie, cette valeur n'est pas inférieure à 0,45.

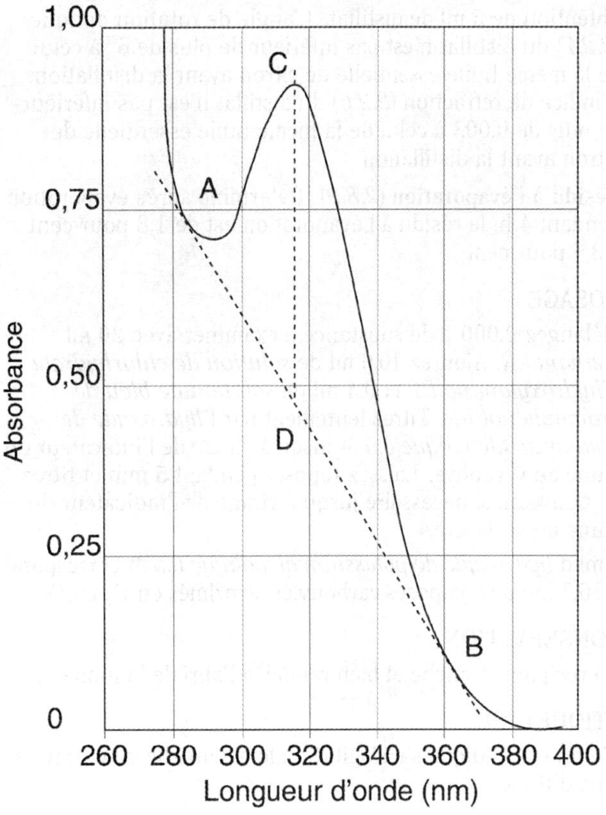

Figure 0620.-1. – *Diagramme caractéristique d'une huile essentielle de citron*

Falsifications. Examinez le chromatogramme obtenu sous Identification en lumière ultraviolette à 254 nm. Le chromatogramme obtenu avec la solution témoin (b) présente une bande d'atténuation de fluorescence correspondant au citral. S'il apparaît, dans le chromatogramme obtenu avec la solution à examiner, une bande d'atténuation de fluorescence au-dessus de la bande due à la bergamotine (anthranilate de méthyle et salicylate de menthyle) ou une bande d'atténuation de fluorescence à peu près au même niveau que le citroptène (chalcones), aucune d'entre elles n'est plus intense que la bande d'atténuation de fluorescence du chromatogramme obtenu avec la solution témoin (b). Examinez en lumière ultraviolette à 365 nm. Le chromatogramme obtenu avec la solution témoin (b) présente une bande de fluorescence bleu clair correspondant au citroptène. S'il apparaît, dans le chromatogramme obtenu avec la solution à examiner, des bandes de fluorescence violette ou bleue au-dessus de la bande due à la bergamotine, aucune d'entre elles n'est plus intense que la bande fluorescente du chromatogramme obtenu avec la solution témoin (b). Exposez la plaque aux vapeurs d'acide chlorhydrique. Examinez à la lumière du jour. Il n'apparaît aucune bande rouge vif (chalcones), bleu vif ou jaune (autres falsifications) dans le tiers inférieur et au milieu du chromatogramme obtenu avec la solution à examiner mais de telles bandes peuvent apparaître dans le tiers supérieur.

Huiles grasses et huiles essentielles résinifiées (*2.8.7*). La substance à examiner satisfait à l'essai des huiles grasses et huiles essentielles résinifiées.

Huiles essentielles étrangères. Utilisez un ballon à distiller comportant un dispositif de condensation à 4 boules. Les diamètres approximatifs de celles-ci, de valeur décroissante de bas en haut, sont respectivement de 60 mm, de 35 mm, de 30 mm et de 25 mm et la distance du fond du ballon au tube latéral est de 200 mm. Distillez 50 ml de la substance à examiner à un débit d'une goutte par seconde jusqu'à obtention de 5 ml de distillat. L'angle de rotation optique (*2.2.7*) du distillat n'est pas inférieur de plus de 6° à celui de la même huile essentielle de citron avant la distillation. L'indice de réfraction (*2.2.6*) du distillat n'est pas inférieur de plus de 0,003 à celui de la même huile essentielle de citron avant la distillation.

Résidu à l'évaporation (*2.8.9*). Déterminé après évaporation pendant 4 h, le résidu à l'évaporation est de 1,8 pour cent à 3,6 pour cent.

DOSAGE

Mélangez 9,000 g de substance à examiner avec 20 ml d'*éthanol R*. Ajoutez 10,0 ml de *solution de chlorhydrate d'hydroxylamine R2* et 0,4 ml de *solution de bleu de bromophénol R2*. Titrez lentement par l'*hydroxyde de potassium alcoolique 0,5 M* jusqu'à virage de l'indicateur du jaune au vert-olive. Laissez reposer pendant 5 min et titrez de nouveau, si nécessaire jusqu'à virage de l'indicateur du jaune au vert-olive.

1 ml d'*hydroxyde de potassium alcoolique 0,5 M* correspond à 76,1 mg de composés carbonylés, exprimés en $C_{10}H_{16}O$.

CONSERVATION

En récipient étanche et bien rempli, à l'abri de la lumière.

ÉTIQUETAGE

L'étiquette indique s'il s'agit d'huile essentielle de citron de type d'Italie.

Monographies A - C

01/2002:1609

CITRONNELLE (HUILE ESSENTIELLE DE)

Citronellae aetheroleum

DÉFINITION

Huile essentielle obtenue par entraînement à la vapeur d'eau à partir des parties aériennes fraîches ou partiellement desséchées de *Cymbopogon winterianus* Jowitt.

CARACTÈRES

Liquide jaune pâle à jaune-brun, à forte odeur de citronellal.

IDENTIFICATION

Première identification : B.

Seconde identification : A.

A. Chromatographie sur couche mince (*2.2.27*).

Solution à examiner. Diluez 0,1 g d'huile essentielle de citronnelle dans 10,0 ml d'*alcool R*.

Solution témoin. Diluez 20 µl de *citronnellal R* dans 10,0 ml d'*alcool R*.

Plaque : *plaque au gel de silice pour CCM R*.

Phase mobile : *acétate d'éthyle R, toluène R* (10:90 *V/V*).

Dépôt : 5 µl, en bandes.

Développement : sur un parcours de 15 cm.

Séchage : à l'air.

Détection : pulvérisez de la solution d'*aldéhyde anisique R* et séchez la plaque pendant 10 min à 100-105 °C. Examinez en lumière ultraviolette à 365 nm.

Résultats : voir ci-dessous la séquence des bandes présentes dans les chromatogrammes obtenus avec la solution témoin et la solution à examiner. Par ailleurs, d'autres bandes sont présentes dans le chromatogramme obtenu avec la solution à examiner.

Haut de la plaque	
Citronellal : une bande violette	Une bande de couleur semblable à celle de la bande du citronellal
	Une bande orange (citronellol-géraniol)
Solution témoin	**Solution à examiner**

B. Examinez les chromatogrammes obtenus dans l'essai du profil chromatographique.

Résultats : les pics caractéristiques du chromatogramme obtenu avec la solution à examiner sont semblables quant à leur temps de rétention aux pics du chromatogramme obtenu avec la solution témoin. Le néral et le géranial peuvent être absents dans le chromatogramme obtenu avec la solution à examiner.

ESSAI

Densité (*2.2.5*) : 0,881 à 0,895.

Indice de réfraction (*2.2.6*) : 1,463 à 1,475.

Angle de rotation optique (*2.2.7*) : – 4° à + 1,5°.

Profil chromatographique. Chromatographie en phase gazeuse (*2.2.28*) : utilisez le procédé de normalisation.

Solution à examiner. Huile essentielle de citronnelle.

Solution témoin. Diluez 25 µl de *limonène R*, 100 µl de *citronellal R*, 25 µl d'*acétate de citronellyle R*, 25 µl de *citral R*, 25 µl d'*acétate de géranyle R*, 25 µl de *citronellol R* et 100 µl de *géraniol R* dans 5 ml d'*hexane R*.

Colonne :

– *matériau* : silice fondue,
– *dimensions* : *l* = 60 m, Ø = 0,25 mm,
– *phase stationnaire* : *macrogol 20 000 R* (0,2 µm).

Gaz vecteur : *hélium pour chromatographie R*.

Débit : 1,0 ml/min.

Rapport de division : 1:100.

Température :

	Intervalle (min)	Température (°C)
Colonne	0 - 2	80
	2 - 26	80 → 150
	26 - 42	150 → 185
	42 - 49	185 → 250
Chambre à injection		260
Détecteur		260

Détection : ionisation de flamme.

Injection : 1 µl de la solution témoin et 0,2 µl de la solution à examiner.

Ordre d'élution : ordre donné pour la préparation de la solution témoin. Enregistrez les temps de rétention de ces substances.

Conformité du système : solution témoin :

Le chromatogramme suivant est publié à titre d'information.

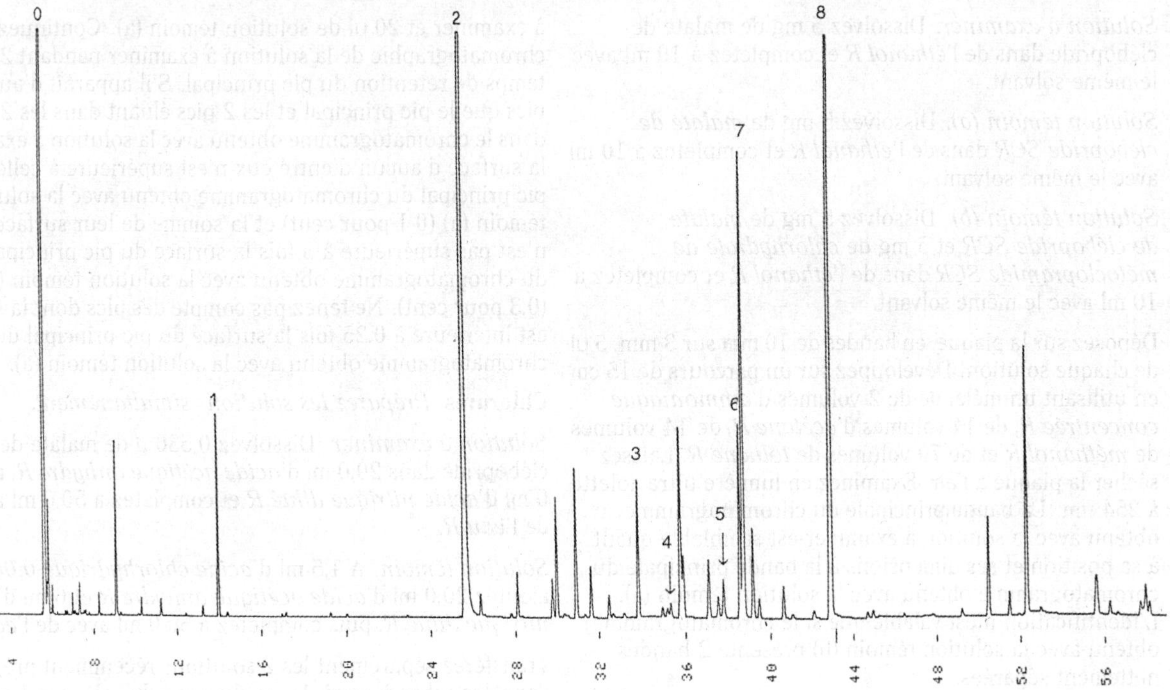

0. solvant
1. limonène
2. citronellal
3. acétate de citronellyle
4. néral
5. géranial
6. acétate de géranyle
7. citronellol
8. géraniol

Figure 1609.-1. – *Chromatogramme de l'huile essentielle de citronnelle.*

– *résolution* : au minimum 1,2 entre les pics dus à l'acétate de géranyle et au citronellol.

A l'aide des temps de rétention déterminés à partir du chromatogramme obtenu avec la solution témoin, localisez sur le chromatogramme obtenu avec la solution à examiner les composants de la solution témoin.

Déterminez la teneur pour cent de ces composants. Ces teneurs sont comprises entre les valeurs suivantes :

– limonène : 1,0 pour cent à 5,0 pour cent,
– citronellal : 30,0 pour cent à 45,0 pour cent,
– acétate de citronellyle : 2,0 pour cent à 4,0 pour cent,
– néral : inférieur à 2,0 pour cent,
– géranial : inférieur à 2,0 pour cent,
– acétate de géranyle : 3,0 pour cent à 8,0 pour cent,
– citronellol : 9,0 pour cent à 15.0 pour cent,
– géraniol : 20.0 pour cent à 25.0 pour cent.

CONSERVATION

En récipient bien rempli, à l'abri de la lumière.

01/2002:1303

CLÉBOPRIDE (MALATE DE)

Clebopridi malas

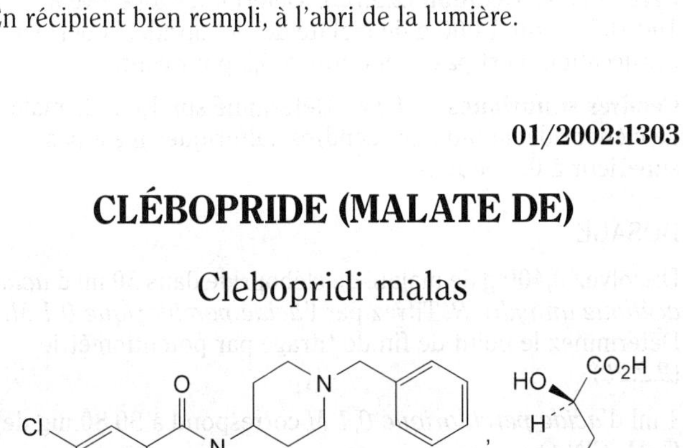

$C_{24}H_{30}ClN_3O_7$ M_r 508,0

DÉFINITION

Le malate de clébopride contient au minimum 98,5 pour cent et au maximum l'équivalent de 101,0 pour cent de (*RS*)-2-hydroxybutanedioate acide de 4-amino-*N*-(1-benzylpipéridin-4-yl)-5-chloro-2-méthoxybenzamide, calculé par rapport à la substance desséchée.

CARACTÈRES

Poudre cristalline, blanche ou sensiblement blanche, assez soluble dans l'eau et dans le méthanol, peu soluble dans l'éthanol, pratiquement insoluble dans le chlorure de méthylène.

Le malate de clébopride fond en se décomposant vers 164 °C.

IDENTIFICATION

Première identification : B, C.

Seconde identification : A, C, D.

A. Dissolvez 20,0 mg de malate de clébopride dans de l'*eau R* et complétez à 100,0 ml avec le même solvant. Prélevez 10,0 ml de solution et complétez à 100,0 ml avec de l'*eau R*. Examinée entre 230 nm et 350 nm (*2.2.25*), la solution présente 2 maximums d'absorption, à 270 nm et à 307 nm. Les absorbances spécifiques aux maximums sont respectivement de 252 à 278 et de 204 à 226.

B. Examinez le malate de clébopride par spectrophotométrie d'absorption dans l'infrarouge (*2.2.24*), en comparant avec le spectre obtenu avec le *malate de clébopride SCR*. Examinez les substances sous forme de pastilles.

C. Dissolvez 20 mg de malate de clébopride dans 1 ml d'*acide sulfurique R*, ajoutez 1 ml de *solution de β-naphtol R1* et mélangez. Examinée à la lumière du jour, la solution présente une coloration jaune avec une fluorescence bleue.

D. Opérez par chromatographie sur couche mince (*2.2.27*) en utilisant une plaque recouverte d'un gel de silice approprié contenant un indicateur de fluorescence dont l'intensité est optimale à 254 nm.

Solution à examiner. Dissolvez 5 mg de malate de clébopride dans de l'*éthanol R* et complétez à 10 ml avec le même solvant.

Solution témoin (a). Dissolvez 5 mg de *malate de clébopride SCR* dans de l'*éthanol R* et complétez à 10 ml avec le même solvant.

Solution témoin (b). Dissolvez 5 mg de *malate de clébopride SCR* et 5 mg de *chlorhydrate de métoclopramide SCR* dans de l'*éthanol R* et complétez à 10 ml avec le même solvant.

Déposez sur la plaque, en bandes de 10 mm sur 3 mm, 5 µl de chaque solution. Développez sur un parcours de 15 cm en utilisant un mélange de 2 volumes d'*ammoniaque concentrée R*, de 14 volumes d'*acétone R*, de 14 volumes de *méthanol R* et de 70 volumes de *toluène R*. Laissez sécher la plaque à l'air. Examinez en lumière ultraviolette à 254 nm. La bande principale du chromatogramme obtenu avec la solution à examiner est semblable quant à sa position et ses dimensions à la bande principale du chromatogramme obtenu avec la solution témoin (a). L'identification n'est valable que si le chromatogramme obtenu avec la solution témoin (b) présente 2 bandes nettement séparées.

ESSAI

Solution S. Dissolvez 1,0 g de malate de clébopride dans de l'*eau exempte de dioxyde de carbone R* et complétez à 100,0 ml avec le même solvant.

Aspect de la solution. Examinée immédiatement après préparation, la solution S est limpide (*2.2.1*) et incolore (*2.2.2, Procédé I*).

Détermination du pH (*2.2.3*). Le pH de la solution S est de 3,8 à 4,2.

Substances apparentées. Opérez par chromatographie liquide (*2.2.29*).

Solution à examiner. Dissolvez 0,10 g de malate de clébopride dans la phase mobile et complétez à 100,0 ml avec la phase mobile.

Solution témoin (a). Prélevez 1,0 ml de solution à examiner et complétez à 100,0 ml avec la phase mobile. Prélevez 1,0 ml de solution et complétez à 10,0 ml avec la phase mobile.

Solution témoin (b). Dissolvez 10,0 mg de *malate de clébopride SCR* et 10,0 mg de *chlorhydrate de métoclopramide SCR* dans la phase mobile et complétez à 100,0 ml avec la phase mobile. Prélevez 1,0 ml de solution et complétez à 10,0 ml avec la phase mobile.

La chromatographie peut être réalisée en utilisant :

- une colonne d'acier inoxydable, d'une longueur de 0,12 m et d'un diamètre intérieur de 4,0 mm, remplie de *gel de silice octadécylsilylé pour chromatographie R* (5 µm),
- comme phase mobile, à un débit de 1 ml/min, un mélange de 20 volumes d'*acétonitrile R* et de 80 volumes d'une solution d'*heptanesulfonate de sodium R* à 1 g/l ajustée à pH 2,5 avec de l'*acide phosphorique R*,
- comme détecteur, un spectrophotomètre réglé à 215 nm.

Equilibrez la colonne avec la phase mobile pendant 30 min. Injectez 20 µl de solution témoin (b). Ajustez la sensibilité du système de façon que la hauteur des pics du chromatogramme obtenu représente au moins 30 pour cent de l'échelle totale de l'enregistreur. L'essai n'est valable que si le temps de rétention du second pic (clébopride) est de 15 min environ et le temps de rétention relatif du premier pic est de 0,45 environ. Injectez 20 µl de solution à examiner et 20 µl de solution témoin (a). Continuez la chromatographie de la solution à examiner pendant 2 fois le temps de rétention du pic principal. S'il apparaît d'autres pics que le pic principal et les 2 pics éluant dans les 2 min, dans le chromatogramme obtenu avec la solution à examiner, la surface d'aucun d'entre eux n'est supérieure à celle du pic principal du chromatogramme obtenu avec la solution témoin (a) (0,1 pour cent) et la somme de leur surface n'est pas supérieure à 3 fois la surface du pic principal du chromatogramme obtenu avec la solution témoin (a) (0,3 pour cent). Ne tenez pas compte des pics dont la surface est inférieure à 0,25 fois la surface du pic principal du chromatogramme obtenu avec la solution témoin (a).

Chlorures. *Préparez les solutions simultanément.*

Solution à examiner. Dissolvez 0,530 g de malate de clébopride dans 20,0 ml d'*acide acétique anhydre R*, ajoutez 6 ml d'*acide nitrique dilué R* et complétez à 50,0 ml avec de l'*eau R*.

Solution témoin. A 1,5 ml d'*acide chlorhydrique 0,001 M*, ajoutez 20,0 ml d'*acide acétique anhydre R* et 6 ml d'*acide nitrique dilué R*, puis complétez à 50,0 ml avec de l'*eau R*.

Transférez séparément les 2 solutions récemment préparées dans des tubes à essai. Dans chaque tube, ajoutez 1 ml de *solution de nitrate d'argent R2*. Laissez reposer pendant 5 min à l'abri de la lumière. Examinez les tubes latéralement sur un fond noir. Si la solution à examiner présente une opalescence, elle n'est pas plus intense que celle de la solution témoin (100 ppm).

Sulfates. *Préparez les solutions simultanément.*

Solution à examiner. Dissolvez 3,00 g de malate de clébopride dans 20,0 ml d'*acide acétique glacial R*, en chauffant doucement si nécessaire. Laissez refroidir et complétez à 50,0 ml avec de l'*eau R*.

Solution témoin. A 9 ml de *solution à 10 ppm de sulfate (SO_4) R1*, ajoutez 6 ml d'*acide acétique glacial R*.

Dans 2 tubes à essai, introduisez 1,5 ml de *solution à 10 ppm de sulfate (SO_4) R1* et ajoutez 1 ml d'une solution de *chlorure de baryum R* à 250 g/l. Agitez les 2 tubes, puis laissez reposer pendant 1 min. Ajoutez 15 ml de solution à examiner dans l'un des tubes à essai et 15 ml de solution témoin dans l'autre. Laissez reposer pendant 5 min. Si la solution à examiner présente une opalescence, elle n'est pas plus intense que celle de la solution témoin (100 ppm).

Métaux lourds (*2.4.8*). 1,0 g de malate de clébopride satisfait à l'essai limite D des métaux lourds (20 ppm). Préparez le témoin avec 2 ml de *solution à 10 ppm de plomb (Pb) R*.

Perte à la dessiccation (*2.2.32*). Déterminée à l'étuve à 100-105 °C sur 1,000 g de malate de clébopride, la perte à la dessiccation n'est pas supérieure à 0,5 pour cent.

Cendres sulfuriques (*2.4.14*). Déterminé sur 1,0 g de malate de clébopride, le taux des cendres sulfuriques n'est pas supérieur à 0,1 pour cent.

DOSAGE

Dissolvez 0,400 g de malate de clébopride dans 50 ml d'*acide acétique anhydre R*. Titrez par l'*acide perchlorique 0,1 M*. Déterminez le point de fin de titrage par potentiométrie (*2.2.20*).

1 ml d'*acide perchlorique 0,1 M* correspond à 50,80 mg de $C_{24}H_{30}ClN_3O_7$.

CONSERVATION

A l'abri de la lumière.

Monographies A - C

IMPURETÉS

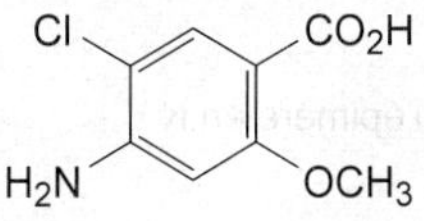

A. acide 4-amino-5-chloro-2-méthoxybenzoïque,

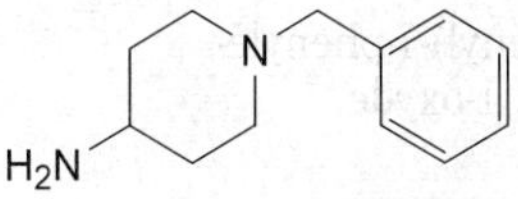

B. 1-benzylpipéridin-4-amine,

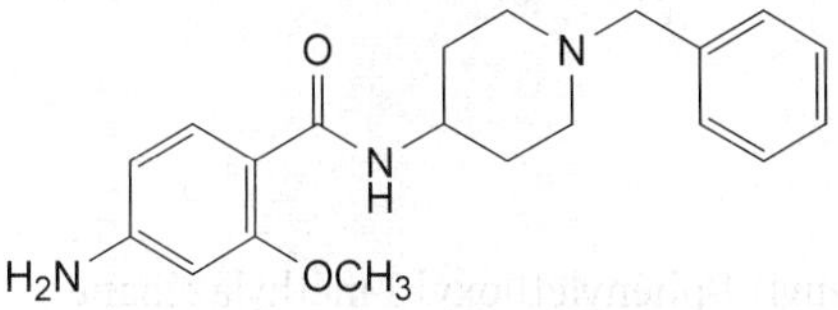

C. 4-amino-*N*-(1-benzylpipéridin-4-yl)-2-méthoxybenzamide.

01/2002:1190

CLÉMASTINE (FUMARATE DE)

Clemastini fumaras

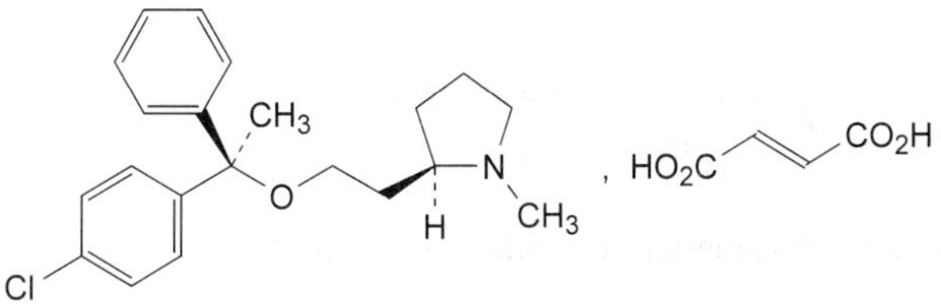

$C_{25}H_{30}ClNO_5$ M_r 460,0

DÉFINITION

Le fumarate de clémastine contient au minimum 98,5 pour cent et au maximum l'équivalent de 101,0 pour cent de (*E*)-butènedioate de (2*R*)-2-[2-[(*R*)-1-(4-chlorophényl)-1-phényléthoxy]éthyl]-1-méthylpyrrolidine, calculé par rapport à la substance desséchée.

CARACTÈRES

Poudre cristalline, blanche ou sensiblement blanche, très peu soluble dans l'eau, assez soluble dans l'alcool à 70 pour cent *V/V*, peu soluble dans l'alcool à 50 pour cent *V/V* et dans le méthanol.

IDENTIFICATION

Première identification : A, B.

Seconde identification : A, C, D.

A. Le fumarate de clémastine satisfait à l'essai du pouvoir rotatoire spécifique (voir Essai).

B. Examinez le fumarate de clémastine par spectrophotométrie d'absorption dans l'infrarouge (*2.2.24*), en comparant avec le spectre obtenu avec le *fumarate de clémastine SCR*.

C. Examinez les chromatogrammes obtenus dans l'essai des substances apparentées. La tache principale du chromatogramme obtenu avec la solution à examiner (b) est semblable quant à sa position, sa coloration et ses dimensions à la tache principale du chromatogramme obtenu avec la solution témoin (a).

D. Opérez par chromatographie sur couche mince (*2.2.27*) en utilisant une plaque recouverte de *gel de silice G R*.

Solution à examiner. Dissolvez 40 mg de fumarate de clémastine dans du *méthanol R* et complétez à 2 ml avec le même solvant.

Solution témoin. Dissolvez 50 mg d'*acide fumarique SCR* dans de l'*alcool R* et complétez à 10 ml avec le même solvant.

Déposez séparément sur la plaque 5 µl de chaque solution. Développez sur un parcours de 15 cm avec un mélange de 5 volumes d'*eau R*, de 25 volumes d'*acide formique anhydre R* et de 70 volumes d'*éther diisopropylique R*. Séchez la plaque à 100-105 °C pendant 30 min, laissez refroidir et pulvérisez une solution de *permanganate de potassium R* à 16 g/l. Examinez à la lumière du jour. Dans le chromatogramme obtenu avec la solution à examiner, la tache principale de R_f le plus élevé correspond quant à sa position, sa coloration et ses dimensions à la tache du chromatogramme obtenu avec la solution témoin.

ESSAI

Solution S. Dissolvez 0,500 g de fumarate de clémastine dans du *méthanol R* et complétez à 50,0 ml avec le même solvant.

Aspect de la solution. La solution S est limpide (*2.2.1*) et n'est pas plus fortement colorée que la solution témoin JB_7 (*2.2.2, Procédé II*).

Détermination du pH (*2.2.3*). Mettez en suspension 1,0 g de fumarate de clémastine dans 10 ml d'*eau exempte de dioxyde de carbone R*. Le pH de la suspension est de 3,2 à 4,2.

Pouvoir rotatoire spécifique (*2.2.7*). Déterminé sur la solution S et calculé par rapport à la substance desséchée, le pouvoir rotatoire spécifique est de + 15,0 à + 18,0.

Substances apparentées. Opérez par chromatographie sur couche mince (*2.2.27*) en utilisant une plaque recouverte de *gel de silice G R*.

Solution à examiner (a). Dissolvez 0,100 g de fumarate de clémastine dans du *méthanol R* et complétez à 5,0 ml avec le même solvant.

Solution à examiner (b). Prélevez 1,0 ml de solution à examiner (a) et complétez à 10,0 ml avec du *méthanol R*.

Solution témoin (a). Dissolvez 20,0 mg de *fumarate de clémastine SCR* dans du *méthanol R* et complétez à 10,0 ml avec le même solvant.

Solution témoin (b). Prélevez 1,5 ml de solution à examiner (b) et complétez à 50,0 ml avec du *méthanol R*.

Solution témoin (c). Prélevez 0,5 ml de solution à examiner (b) et complétez à 50,0 ml avec du *méthanol R*.

Solution témoin (d). Dissolvez 10,0 mg de *chlorhydrate de diphénhydramine SCR* dans 5,0 ml de solution témoin (a).

Déposez séparément sur la plaque 5 µl de chaque solution. Développez sur un parcours de 15 cm avec un mélange de 1 volume d'*ammoniaque concentrée R*, de 20 volumes de *méthanol R* et de 80 volumes de *tétrahydrofurane R*. Séchez la plaque dans un courant d'air froid pendant 5 min et pulvérisez un mélange récemment préparé de 1 volume de *solution d'iodobismuthate de potassium R* et de 10 volumes d'*acide acétique dilué R*. Pulvérisez ensuite de la *solution diluée de peroxyde d'hydrogène R*. Recouvrez immédiatement la plaque d'une plaque de verre de mêmes dimensions et examinez les chromatogrammes après 2 min. S'il apparaît dans le chromatogramme obtenu avec la solution à examiner (a) d'autres taches que la tache principale, aucune d'entre elles n'est plus intense que la tache du chromatogramme obtenu avec la solution témoin (b) (0,3 pour cent) et 4 d'entre elles au plus peuvent être plus intenses que la tache du chromatogramme obtenu avec la solution témoin (c) (0,1 pour cent). Ne tenez pas compte d'une tache restant au point de départ (acide fumarique). L'essai n'est valable que si le chromatogramme obtenu avec la solution témoin (d) présente 2 taches nettement séparées.

1-(4-chlorophényl)-1-phényléthanol. Opérez par chromatographie liquide (*2.2.29*).

Solution à examiner. Dissolvez 20 mg de fumarate de clémastine dans un mélange de 25 volumes d'*acétonitrile R* et de 75 volumes d'une solution de *dihydrogénophosphate d'ammonium R* à 10 g/l et complétez à 100 ml avec le même mélange de solvants.

Solution témoin (a). Dissolvez 6 mg de *1-(4-chlorophényl)-1-phényléthanol SCR* dans un mélange de 25 volumes d'*acétonitrile R* et de 75 volumes d'une solution de *dihydrogénophosphate d'ammonium R* à 10 g/l et complétez à 100 ml avec le même mélange de solvants.

Solution témoin (b). Prélevez 1 ml de solution témoin (a) et complétez à 100 ml avec un mélange de 25 volumes d'*acétonitrile R* et de 75 volumes d'une solution de *dihydrogénophosphate d'ammonium R* à 10 g/l.

Solution témoin (c). Dissolvez 10 mg de fumarate de clémastine dans un mélange de 25 volumes d'*acétonitrile R* et de 75 volumes d'une solution de *dihydrogénophosphate d'ammonium R* à 10 g/l et complétez à 100 ml avec le même mélange de solvants. Prélevez 1 ml de solution, ajoutez 1 ml de solution témoin (a) et complétez à 100 ml avec un mélange de 25 volumes d'*acétonitrile R* et de 75 volumes d'une solution de *dihydrogénophosphate d'ammonium R* à 10 g/l.

La chromatographie peut être réalisée en utilisant :

- une colonne d'acier inoxydable, d'une longueur de 0,1 m et d'un diamètre intérieur de 4,6 mm, remplie de *gel de silice octadécylsilylé pour chromatographie R* (5 µm),
- comme phase mobile, à un débit de 1 ml/min, un mélange de 0,1 volume d'*acide phosphorique R*, de 45 volumes d'*acétonitrile R* et de 55 volumes d'une solution de *dihydrogénophosphate d'ammonium R* à 10 g/l,
- comme détecteur, un spectrophotomètre réglé à 220 nm.

Injectez 100 µl de chaque solution. L'essai n'est valable que si, dans le chromatogramme obtenu avec la solution témoin (c), la résolution entre les pics correspondant respectivement à la clémastine et au 1-(4-chlorophényl)-1-phényléthanol est supérieure à 2,2. S'il apparaît dans le chromatogramme obtenu avec la solution à examiner un pic correspondant au 1-(4-chlorophényl)-1-phényléthanol, sa surface n'est pas supérieure à celle du pic du chromatogramme obtenu avec la solution témoin (b) (0,3 pour cent).

Perte à la dessiccation (*2.2.32*). Déterminée par chauffage à l'étuve à 100-105 °C pendant 6 h sur 1,000 g de fumarate de clémastine, la perte à la dessiccation n'est pas supérieure à 0,5 pour cent.

Cendres sulfuriques (*2.4.14*). Déterminé sur 1,0 g de fumarate de clémastine, le taux des cendres sulfuriques n'est pas supérieur à 0,1 pour cent.

DOSAGE

Dissolvez 0,350 g de fumarate de clémastine dans 60 ml d'*acide acétique anhydre R*. Titrez par l'*acide perchlorique 0,1 M*. Déterminez le point de fin de titrage par potentiométrie (*2.2.20*).

1 ml d'*acide perchlorique 0,1 M* correspond à 46,00 mg de $C_{25}H_{30}ClNO_5$.

IMPURETÉS

Impuretés qualifiées : A, B, C.

Autres impuretés décelables : D.

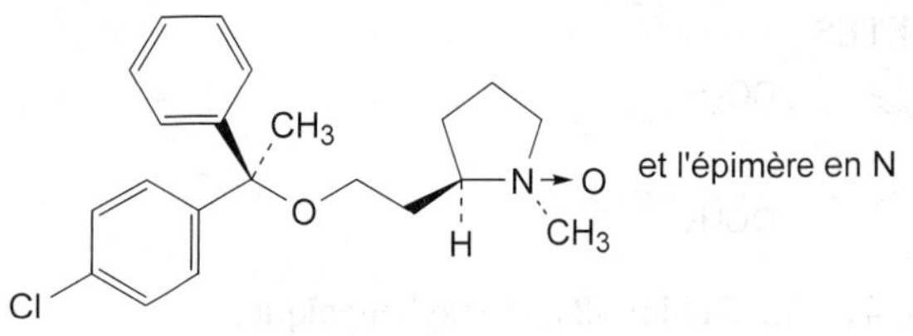

A. (1*RS*,2*R*)-2-[2-[(*R*)-1-(4-chlorophényl)-1-phényléthoxy]éthyl]-1-méthylpyrrolidine 1-oxyde,

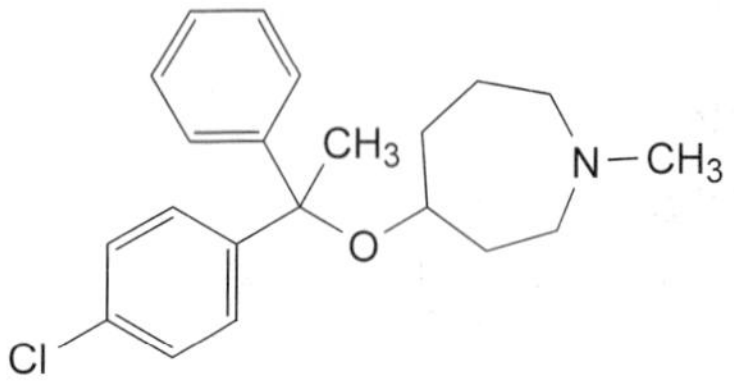

B. 4-[1-(4-chlorophényl)-1-phényléthoxy]-1-méthylazépane,

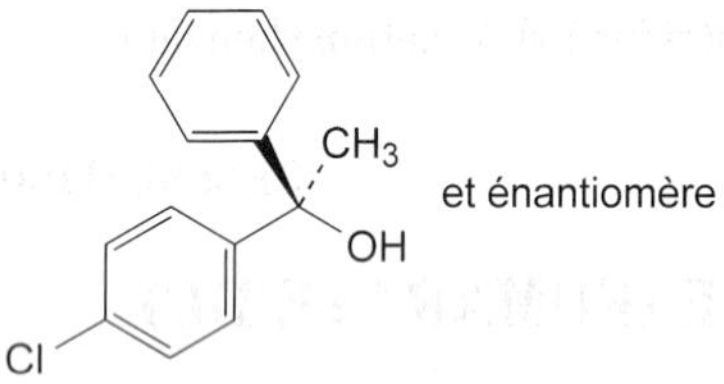

C. (*RS*)-1-(4-chlorophényl)-1-phényléthanol,

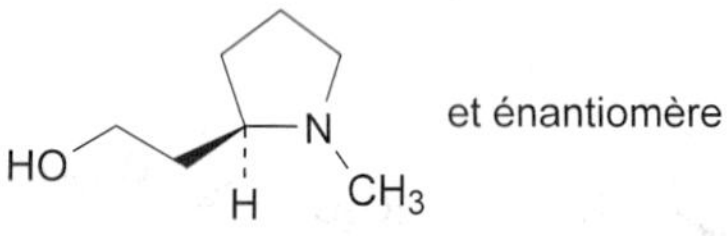

D. 2-[(2*RS*)-1-méthylpyrrolidin-2-yl]éthanol.

01/2002:1409

CLENBUTÉROL (CHLORHYDRATE DE)

Clenbuteroli hydrochloridum

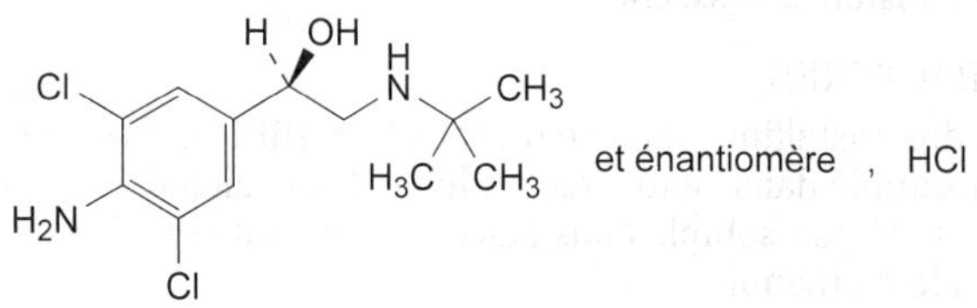

$C_{12}H_{19}Cl_3N_2O$ M_r 313,7

DÉFINITION

Le chlorhydrate de clenbutérol contient au minimum 99,0 pour cent et au maximum l'équivalent de 101,0 pour cent de chlorhydrate de (*RS*)-1-(4-amino-3,5-dichlorophényl)-2-[(1,1-diméthyléthyl)amino]éthanol, calculé par rapport à la substance anhydre.

CARACTÈRES

Poudre cristalline blanche ou sensiblement blanche, soluble dans l'eau et dans l'alcool, peu soluble dans l'acétone.

Le chlorhydrate de clenbutérol fond en se décomposant vers 173 °C.

IDENTIFICATION

Première identification : A, C.

Seconde identification : B, C.

A. Examinez le chlorhydrate de clenbutérol par spectrophotométrie d'absorption dans l'infrarouge (*2.2.24*), en comparant avec le spectre obtenu avec le *chlorhydrate de clenbutérol SCR*.

B. Opérez par chromatographie sur couche mince (*2.2.27*) en utilisant une *plaque au gel de silice F_{254} pour CCM R*.

   Solution à examiner. Dissolvez 10 mg de chlorhydrate de clenbutérol dans 10 ml de *méthanol R*.

   Solution témoin. Dissolvez 10 mg de *chlorhydrate de clenbutérol SCR* dans 10 ml de *méthanol R*.

   Déposez sur la plaque 10 µl de chaque solution. Développez sur un parcours de 10 cm avec un mélange de 0,15 volume d'*ammoniaque R*, de 10 volumes d'*éthanol R* et de 15 volumes de *toluène R*. Laissez sécher la plaque à l'air. Pulvérisez une solution de *nitrite de sodium R* à 10 g/l dans de l'*acide chlorhydrique 1 M*. Après 10 min, trempez la plaque dans une solution de *dichlorhydrate de naphtyléthylènediamine R* à 4 g/l dans du *méthanol R*. Laissez sécher la plaque à l'air. La tache principale du chromatogramme obtenu avec la solution à examiner est semblable quant à sa position, sa coloration et ses dimensions à la tache principale du chromatogramme obtenu avec la solution témoin.

C. Le chlorhydrate de clenbutérol donne la réaction (a) des chlorures (*2.3.1*).

ESSAI

Solution S. Dissolvez 0,5 g de chlorhydrate de clenbutérol dans 10 ml d'*eau exempte de dioxyde de carbone R*.

Aspect de la solution. La solution S n'est pas plus fortement opalescente que la suspension témoin II (*2.2.1*) et n'est pas plus fortement colorée que la solution témoin J_6 (*2.2.2, Procédé II*).

Détermination du pH (*2.2.3*). Le pH de la solution S est de 5,0 à 7,0.

Angle de rotation optique (*2.2.7*). Dissolvez 0,30 g de chlorhydrate de clenbutérol dans de l'*eau R* et complétez à 10,0 ml avec le même solvant. Filtrez si nécessaire. L'angle de rotation optique est de – 0,10° à + 0,10°.

Substances apparentées. Opérez par chromatographie liquide (*2.2.29*).

Solution à examiner. Dispersez 100,0 mg de chlorhydrate de clenbutérol dans la phase mobile et complétez à 50,0 ml avec la phase mobile.

Solution témoin (a). Prélevez 0,1 ml de solution à examiner et complétez à 100,0 ml avec de l'*eau R*.

Solution témoin (b). Dissolvez 10 mg de *impureté B de clenbutérol SCR* dans 20 ml de phase mobile, ajoutez 5 ml de solution à examiner et complétez à 50,0 ml avec la phase mobile.

La chromatographie peut être réalisée en utilisant :

- une colonne d'acier inoxydable d'une longueur de 0,125 m et d'un diamètre intérieur de 4 mm, remplie de *gel de silice octadécylsilylé postgreffé pour chromatographie R* (5 µm),
- comme phase mobile, à un débit de 0,5 ml/min un mélange de 200 volumes d'*acétonitrile R*, de 200 volumes de *méthanol R* et de 600 volumes d'un mélange préparé comme suit : dissolvez 3,0 g de *décanesulfonate de sodium R* et 5,0 g de *phosphate monopotassique R* dans 900 ml d'*eau R*, ajustez à pH 3,0 avec de l'*acide phosphorique dilué R* et complétez à 1000 ml avec de l'*eau R*,
- comme détecteur, un spectrophotomètre réglé à 215 nm,

en maintenant la température de la colonne à 40 °C.

Injectez 5 µl de la solution témoin (a) et 5 µl de la solution (b). Ajustez la sensibilité du système de façon que la hauteur du pic principal du chromatogramme obtenu avec la solution témoin (a) représente au moins 50 pour cent de l'échelle totale de l'enregistreur. Lorsque les chromatogrammes sont enregistrés dans les conditions décrites, le temps de rétention du clenbutérol est de 11 min environ. L'essai n'est valable que si dans le chromatogramme obtenu avec la solution (b) la résolution entre les pics correspondant respectivement à l'impureté B et au clenbutérol n'est pas inférieure à 2,5.

Injectez 5 µl de la solution à examiner et continuez la chromatographie pendant 1,5 fois le temps de rétention du pic principal. S'il apparaît, dans le chromatogramme obtenu avec la solution à examiner, d'autres pics que le pic principal, la surface d'aucun d'entre eux n'est supérieure à la surface du pic principal dans le chromatogramme obtenu avec la solution témoin (a) (0,1 pour cent) et la somme de leur surface n'est pas supérieure à 2 fois la surface du pic principal dans le chromatogramme obtenu avec la solution témoin (a) (0,2 pour cent). Ne tenez pas compte des pics dont la surface est inférieure à 0,1 fois la surface du pic principal du chromatogramme obtenu avec la solution témoin (a).

Teneur en eau (*2.5.12*). Déterminée par semi-microdosage sur 0,500 g de chlorhydrate de clenbutérol, la teneur en eau n'est pas supérieure à 1,0 pour cent.

Cendres sulfuriques (*2.4.14*). Déterminé sur 1,0 g de chlorhydrate de clenbutérol, le taux des cendres sulfuriques n'est pas supérieur à 0,1 pour cent.

DOSAGE

Dissolvez 0,250 g de chlorhydrate de clenbutérol dans 50 ml d'*alcool R* et ajoutez 5,0 ml d'*acide chlorhydrique 0,01 M*. Titrez par l'*hydroxyde de sodium 0,1 M* et déterminez le point de fin de titrage par potentiométrie (*2.2.20*). Mesurez le volume d'*hydroxyde de sodium 0,1 M* utilisé entre les 2 points d'inflexion.

1 ml d'*hydroxyde de sodium 0,1 M* correspond à 31,37 mg de $C_{12}H_{19}Cl_3N_2O$.

IMPURETÉS

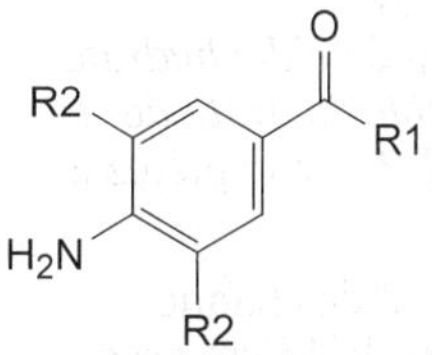

A. R1 = H, R2 = Cl : 4-amino-3,5-dichlorobenzaldéhyde,

B. R1 = CH_2-NH-$C(CH_3)_3$, R2 = Cl : 1-(4-amino-3,5-dichlorophényl)-2-[(1,1-diméthyléthyl)amino]éthanone (cétone du clenbutérol),

C. R1 = CH_3, R2 = Cl : 1-(4-amino-3,5-dichlorophényl)éthanone,

D. R1 = CH_3, R2 = H : 1-(4-aminophényl)éthanone,

E. R1 = CH_2Br, R2 = Cl : 1-(4-amino-3,5-dichlorophényl)-2-bromoéthanone.

01/2002:0582

CLINDAMYCINE (CHLORHYDRATE DE)

Clindamycini hydrochloridum

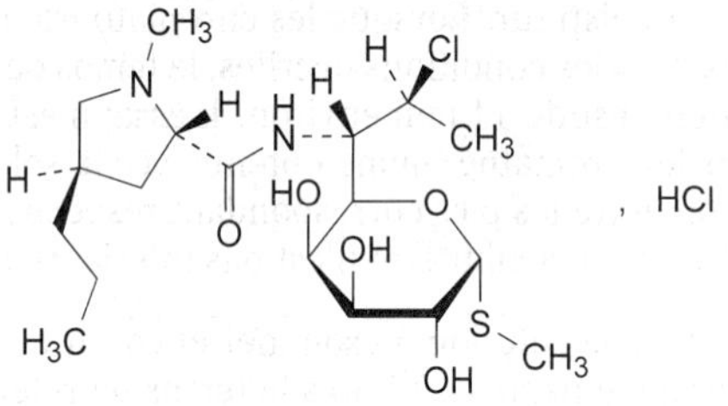

$C_{18}H_{34}Cl_2N_2O_5S$ M_r 461,5

DÉFINITION

Le chlorhydrate de clindamycine est le chlorhydrate de 7-chloro-6,7,8-tridésoxy-6-[[[(2*S*,4*R*)-1-méthyl-4-propylpyrrolidin-2-yl]carbonyl]amino]-1-thio-L-*thréo*-α-D-*galacto*-octopyranoside de méthyle. Le chlorhydrate de clindamycine contient au minimum 84,0 pour cent et au maximum 93,0 pour cent de clindamycine ($C_{18}H_{33}ClN_2O_5S$), calculé par rapport à la substance anhydre. Le chlorhydrate de clindamycine contient une quantité variable d'eau.

CARACTÈRES

Poudre cristalline blanche, ou sensiblement blanche, très soluble dans l'eau, peu soluble dans l'alcool.

IDENTIFICATION

Première identification : A, D.

Seconde identification : B, C, D.

A. Examinez le chlorhydrate de clindamycine par spectrophotométrie d'absorption dans l'infrarouge (*2.2.24*), en comparant avec le spectre obtenu avec le *chlorhydrate de clindamycine SCR*.

B. Opérez par chromatographie sur couche mince (*2.2.27*) en utilisant une plaque recouverte de *gel de silice G R*.

Solution à examiner. Dissolvez 10 mg de chlorhydrate de clindamycine dans du *méthanol R* et complétez à 10 ml avec le même solvant.

Solution témoin (a). Dissolvez 10 mg de *chlorhydrate de clindamycine SCR* dans du *méthanol R* et complétez à 10 ml avec le même solvant.

Solution témoin (b). Dissolvez 10 mg de *chlorhydrate de clindamycine SCR* et 10 mg de *chlorhydrate de lincomycine SCR* dans du *méthanol R* et complétez à 10 ml avec le même solvant.

Déposez séparément sur la plaque 5 µl de chaque solution. Développez sur un parcours de 15 cm avec la couche supérieure d'un mélange de 20 volumes de *2-propanol R*, de 40 volumes d'une solution d'*acétate d'ammonium R* à 150 g/l ajustée au préalable à pH 9,6 avec de l'*ammoniaque R* et de 45 volumes d'*acétate d'éthyle R*. Laissez sécher la plaque à l'air. Pulvérisez une solution de *permanganate de potassium R* à 1 g/l. La tache principale du chromatogramme obtenu avec la solution à examiner est semblable quant à sa position, sa coloration et ses dimensions à la tache principale du chromatogramme obtenu avec la solution témoin (a). L'identification n'est valable que si le chromatogramme obtenu avec la solution témoin (b) présente 2 taches nettement séparées.

C. Dissolvez 10 mg environ de chlorhydrate de clindamycine dans 2 ml d'*acide chlorhydrique dilué R* et chauffez au bain-marie pendant 3 min. Ajoutez 3 ml de *solution de carbonate de sodium R* et 1 ml d'une solution de *nitroprussiate de sodium R* à 20 g/l. Il se développe une coloration rouge-violet.

D. Dissolvez 0,1 g de chlorhydrate de clindamycine dans de l'*eau R* et complétez à 10 ml avec le même solvant. La solution donne la réaction (a) des chlorures (*2.3.1*).

ESSAI

Détermination du pH (*2.2.3*). Dissolvez 1,0 g de chlorhydrate de clindamycine dans de l'*eau exempte de dioxyde de carbone R* et complétez à 10 ml avec le même solvant. Le pH de la solution est de 3,0 à 5,0.

Pouvoir rotatoire spécifique (*2.2.7*). Dissolvez 1,000 g de chlorhydrate de clindamycine dans de l'*eau R* et complétez à 25,0 ml avec le même solvant. Calculé par rapport à la substance anhydre, le pouvoir rotatoire spécifique est de + 135 à + 150.

Substances apparentées. Examinez les chromatogrammes obtenus avec la solution à examiner (c) et la solution à examiner (d) au cours du dosage. S'il apparaît, dans le chromatogramme obtenu avec la solution à examiner (c), d'autres pics que le pic correspondant à la clindamycine, la somme de leur surface n'est pas supérieure à 3 pour cent de la surface totale des pics et la surface d'aucun d'entre eux n'est supérieure à 2 pour cent de la surface totale des pics. Ne tenez pas compte du pic correspondant au solvant. L'essai n'est valable que si la hauteur du pic correspondant à la clindamycine dans le chromatogramme obtenu avec la solution à examiner (d) est égale ou supérieure à 70 pour cent de la réponse maximale de l'enregistreur.

Teneur en eau (*2.5.12*). Déterminée par semi-microdosage sur 0,500 g de chlorhydrate de clindamycine, la teneur en eau est de 3,0 pour cent à 6,0 pour cent.

Cendres sulfuriques (*2.4.14*). Déterminé sur 1,0 g de chlorhydrate de clindamycine, le taux des cendres sulfuriques n'est pas supérieur à 0,5 pour cent.

DOSAGE

Opérez par chromatographie en phase gazeuse (*2.2.28*) en utilisant l'*hexacosane R* comme étalon interne.

Solution d'étalon interne. Dissolvez 0,15 g d'*hexacosane R* dans du *chlorure d'éthylène R* et complétez à 100 ml avec le même solvant.

Solution à examiner (a). Dissolvez 50,0 mg de chlorhydrate de clindamycine dans 1,0 ml d'*anhydride trifluoroacétique R*, agitez jusqu'à dissolution complète et laissez reposer pendant 30 min. Ajoutez 20,0 ml de *chlorure d'éthylène R* et mélangez.

Solution à examiner (b). Dissolvez 50,0 mg de chlorhydrate de clindamycine dans 1,0 ml d'*anhydride trifluoroacétique R*, agitez jusqu'à dissolution complète et laissez reposer pendant 30 min. Ajoutez 20,0 ml de solution d'étalon interne et mélangez.

Solution à examiner (c). Dissolvez 50,0 mg de chlorhydrate de clindamycine dans 0,5 ml d'*anhydride trifluoroacétique R*, laissez reposer pendant 30 min et complétez à 5,0 ml avec du *chlorure d'éthylène R*.

Solution à examiner (d). Prélevez 1 ml de solution à examiner (c) et complétez à 20 ml avec du *chlorure d'éthylène R*.

Solution témoin. Dissolvez 50,0 mg de *chlorhydrate de clindamycine SCR* dans 1,0 ml d'*anhydride trifluoroacétique R*, agitez jusqu'à dissolution complète et laissez reposer pendant 30 min. Ajoutez 20,0 ml de solution d'étalon interne et mélangez.

La chromatographie peut être réalisée en utilisant :

- une colonne de verre d'une longueur de 1,5 m et d'un diamètre intérieur de 4 mm, remplie de *terre d'infusoires silanisée pour chromatographie en phase gazeuse R* (180 µm - 250 µm) imprégnée de 1 pour cent *m/m* de *polyméthylphénylsiloxane R*,
- comme gaz vecteur, à un débit de 30 ml/min de l'*azote pour chromatographie R*,
- un détecteur à ionisation de flamme,

en maintenant la température de la colonne à 170 °C et celle de la chambre à injection et celle du détecteur de 200 °C à 210 °C.

Injectez le volume choisi des solutions à examiner et de la solution témoin. Lors de l'enregistrement des pics du chromatogramme de la solution à examiner (c), continuez la chromatographie pendant 2 fois le délai d'apparition du pic correspondant à la clindamycine.

CONSERVATION

En récipient étanche, à une température ne dépassant pas 30 °C.

01/2002:0996

CLINDAMYCINE (PHOSPHATE DE)

Clindamycini phosphas

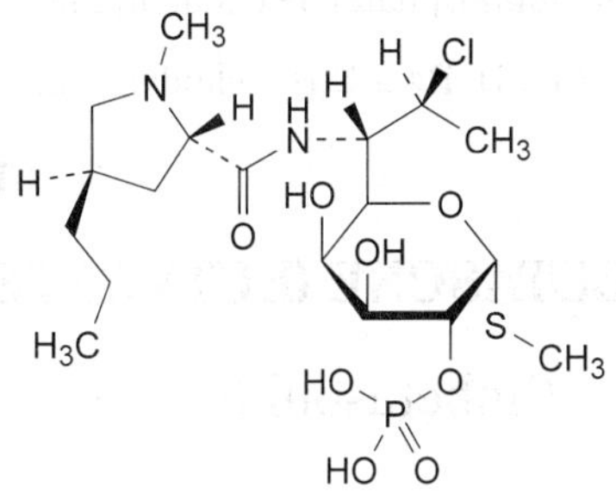

$C_{18}H_{34}ClN_2O_8PS$ M_r 505,0

DÉFINITION

Le phosphate de clindamycine contient au minimum 95,0 pour cent et au maximum l'équivalent de 100,5 pour cent de 2-(dihydrogénophosphate) de 7-chloro-6,7,8-tridésoxy-6-[[[(2*S*,4*R*)-1-méthyl-4-propylpyrrolidin-2-yl]carbonyl]amino]-1-thio-L-*thréo*-α-D-*galacto*-octopyranoside de méthyle, calculé par rapport à la substance anhydre.

CARACTÈRES

Poudre blanche ou sensiblement blanche, légèrement hygroscopique, facilement soluble dans l'eau, très peu soluble dans l'alcool, pratiquement insoluble dans le chlorure de méthylène et dans l'éther.

Le phosphate de clindamycine présente le phénomène du polymorphisme.

IDENTIFICATION

Première identification : A, D.

Seconde identification : B, C, D.

A. Examinez le phosphate de clindamycine par spectrophotométrie d'absorption dans l'infrarouge (*2.2.24*), en comparant avec le spectre obtenu avec le *phosphate de clindamycine SCR*. Dans 2 tubes séparés, introduisez 50 mg de phosphate de clindamycine et 50 mg de *phosphate de clindamycine SCR* respectivement. Ajoutez 0,2 ml d'*eau R* et chauffez jusqu'à dissolution complète. Evaporez à siccité sous pression réduite et séchez à 100-105 °C pendant 2 h. Examinez les résidus sous forme de pastilles à base de *bromure de potassium R*.

B. Opérez par chromatographie sur couche mince (*2.2.27*) en utilisant une plaque recouverte de *gel de silice H R*.

   Solution à examiner. Dissolvez 20 mg de phosphate de clindamycine dans du *méthanol R* et complétez à 10 ml avec le même solvant.

   Solution témoin (a). Dissolvez 20 mg de *phosphate de clindamycine SCR* dans du *méthanol R* et complétez à 10 ml avec le même solvant.

   Solution témoin (b). Dissolvez 10 mg de *chlorhydrate de lincomycine SCR* dans 5 ml de solution témoin (a).

   Déposez séparément sur la plaque 5 µl de chaque solution. Développez sur un parcours de 12 cm avec un mélange de 20 volumes d'*acide acétique glacial R*, de 20 volumes d'*eau R* et de 60 volumes de *butanol R*. Desséchez la plaque à 100-105 °C pendant 30 min. Pulvérisez une solution de *permanganate de potassium R* à 1 g/l. La tache principale du chromatogramme obtenu avec la solution à examiner est semblable quant à sa position, sa coloration et ses dimensions à la tache principale du chromatogramme obtenu avec la solution témoin (a). L'identification n'est valable que si le chromatogramme obtenu avec la solution témoin (b) présente 2 taches principales.

C. Dissolvez 10 mg environ de phosphate de clindamycine dans 2 ml d'*acide chlorhydrique dilué R* et chauffez dans un bain-marie pendant 3 min. Ajoutez 4 ml de *solution de carbonate de sodium R* et 1 ml d'une solution de *nitroprussiate de sodium R* à 20 g/l. Préparez le témoin dans les mêmes conditions en utilisant le *phosphate de clindamycine SCR*. La coloration de la solution à examiner correspond à celle du témoin.

D. Chauffez à reflux 0,1 g de phosphate de clindamycine avec un mélange de 5 ml de *solution concentrée d'hydroxyde de sodium R* et 5 ml d'*eau R* pendant 90 min. Refroidissez et ajoutez 5 ml d'*acide nitrique R*. Effectuez une extraction avec 3 fois 15 ml de *chlorure de méthylène R* et jetez les extraits. Filtrez la couche supérieure à travers un papier filtre. Le filtrat donne la réaction (b) des phosphates (*2.3.1*).

ESSAI

Solution S. Dissolvez 1,00 g de phosphate de clindamycine dans de l'*eau exempte de dioxyde de carbone R*. Chauffez doucement, si nécessaire. Refroidissez et complétez à 25,0 ml avec de l'*eau exempte de dioxyde de carbone R*.

Aspect de la solution. La solution S est limpide (*2.2.1*) et incolore (*2.2.2, Procédé II*).

Détermination du pH (*2.2.3*). Prélevez 5,0 ml de solution S et complétez à 20 ml avec de l'*eau exempte de dioxyde de carbone R*. Le pH de la solution est de 3,5 à 4,5.

Pouvoir rotatoire spécifique (*2.2.7*). Dissolvez 0,250 g de phosphate de clindamycine dans de l'*eau R* et complétez à 25,0 ml avec le même solvant. Calculé par rapport à la substance anhydre, le pouvoir rotatoire spécifique est de + 115 à + 130.

Monographies A - C

Substances apparentées. Opérez par chromatographie liquide (*2.2.29*), comme décrit sous Dosage. Injectez la solution témoin (c). Ajustez la sensibilité du système de façon que la hauteur du pic principal représente au moins 50 pour cent de l'échelle totale de l'enregistreur. Injectez la solution à examiner et continuez la chromatographie pendant le temps de rétention de la clindamycine. S'il apparaît d'autres pics que le pic principal et le pic dû au solvant, la surface d'aucun d'entre eux n'est supérieure à 2,5 fois la surface du pic correspondant au phosphate de clindamycine dans le chromatogramme obtenu avec la solution témoin (c) (2,5 pour cent) et la somme de leur surface n'est pas supérieure à 4 fois la surface du pic correspondant au phosphate de clindamycine dans le chromatogramme obtenu avec la solution témoin (c) (4,0 pour cent). Ne tenez pas compte des pics dont la surface est inférieure à 10,0 pour cent de celle du pic principal du chromatogramme obtenu avec la solution témoin (c).

Teneur en eau (*2.5.12*). Déterminée par semi-microdosage sur 0,250 g de phosphate de clindamycine, la teneur en eau n'est pas supérieure à 6,0 pour cent.

Stérilité (*2.6.1*). Le phosphate de clindamycine destiné à la préparation de formes pharmaceutiques administrées par voie parentérale sans autre procédé approprié de stérilisationsatisfait également à l'essai de stérilité.

Endotoxines bactériennes (*2.6.14*) : moins de 0,6 UI/mg, si le phosphate de clindamycine est destiné à la préparation de formes pharmaceutiques administrées par voie parentérale sans autre procédé approprié d'élimination des endotoxines bactériennes.

DOSAGE

Opérez par chromatographie liquide (*2.2.29*).

Solution à examiner. Dissolvez 75,0 mg de phosphate de clindamycine dans la phase mobile et complétez à 25,0 ml avec la phase mobile.

Solution témoin (a). Dissolvez 75,0 mg de *phosphate de clindamycine SCR* dans la phase mobile et complétez à 25,0 ml avec la phase mobile.

Solution témoin (b). Dissolvez 5,0 mg de *chlorhydrate de lincomycine SCR* et 15,0 mg de *chlorhydrate de clindamycine SCR* dans 5,0 ml de solution témoin (a) et complétez à 100,0 ml avec la phase mobile.

Solution témoin (c). Prélevez 1,0 ml de solution témoin (a) et complétez à 100,0 ml avec la phase mobile.

La chromatographie peut être réalisée en utilisant :

- une colonne d'acier inoxydable, d'une longueur de 0,25 m et d'un diamètre intérieur de 4,6 mm, remplie de *gel de silice octylsilylé pour chromatographie R* (5 µm à 10 µm),
- comme phase mobile, à un débit de 1,0 ml/min, un mélange de 200 ml d'*acétonitrile R* et de 800 ml d'une solution de *phosphate monopotassique R* à 13,6 g/l, préalablement ajustée à pH 2,5 avec de l'*acide phosphorique R*,
- comme détecteur, un spectrophotomètre réglé à 210 nm,
- un injecteur à boucle de 20 µl.

Injectez la solution témoin (b). Ajustez la sensibilité du système de façon à obtenir des pics dont la hauteur représente au moins 50 pour cent de l'échelle totale de l'enregistreur. Le dosage n'est valable que si le premier pic (lincomycine) est nettement séparé du pic du solvant et si la résolution entre le deuxième pic (phosphate de clindamycine) et le troisième pic (clindamycine) n'est pas inférieure à 6,0. Si nécessaire, ajustez la teneur de la phase mobile en acétonitrile. Le dosage n'est valable que si le facteur de symétrie du deuxième pic n'est pas supérieur à 1,5. Injectez 6 fois la solution témoin (a). Le dosage n'est valable que si l'écart type relatif de la surface du pic du phosphate de clindamycine n'est pas supérieur à 1,0 pour cent. Si nécessaire, ajustez le réglage de l'intégrateur. Injectez alternativement la solution à examiner et la solution témoin (a).

Calculez la teneur pour cent en phosphate de clindamycine.

CONSERVATION

En récipient étanche, à une température ne dépassant pas 30 °C. Si la substance est stérile, elle est conservée en récipient stérile, étanche, à fermeture inviolable.

ÉTIQUETAGE

L'étiquette indique :

- dans les cas appropriés, que la substance est stérile,
- dans les cas appropriés, que la substance est exempte d'endotoxines bactériennes.

IMPURETÉS

A. lincomycine,

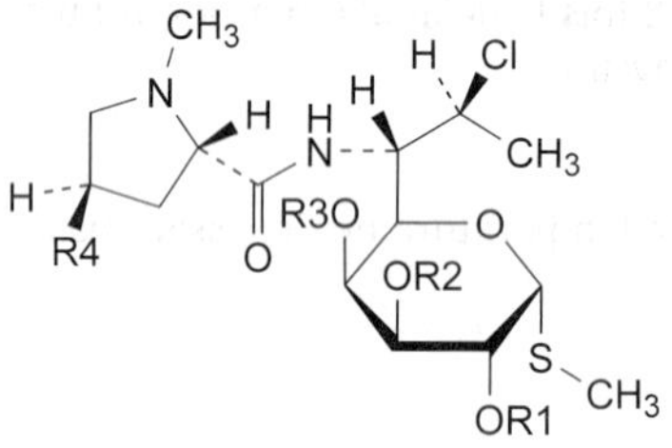

B. R1 = PO_3H_2, R2 = R3 = H, R4 = C_2H_5 : 2-(dihydrogénophosphate) de clindamycine B,

C. R1 = R3 = H, R2 = PO_3H_2, R4 = C_3H_7 : 3-(dihydrogénophosphate) de clindamycine,

D. R1 = R2 = H, R3 = PO_3H_2, R4 = C_3H_7 : 4-(dihydrogénophosphate) de clindamycine,

E. R1 = R2 = R3 = H, R4 = C_3H_7 : clindamycine.

01/2002:1090

CLOBÉTASONE (BUTYRATE DE)

Clobetasoni butyras

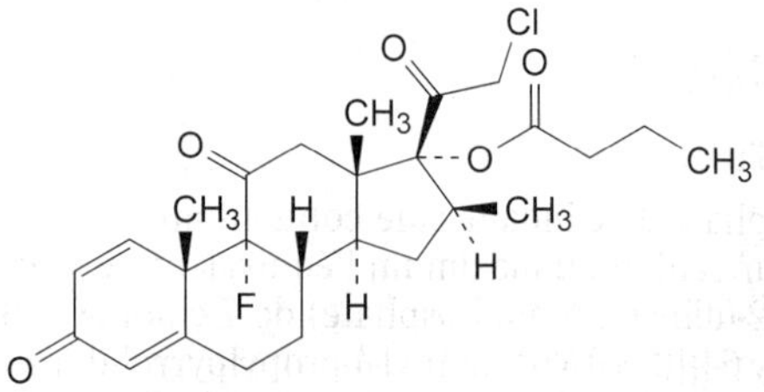

$C_{26}H_{32}ClFO_5$ M_r 479,0

DÉFINITION

Le butyrate de clobétasone contient au minimum 97,0 pour cent et au maximum l'équivalent de 102,0 pour cent de butanoate de 21-chloro-9-fluoro-16β-méthyl-3,11,20-trioxoprégna-1,4-dién-17-yle, calculé par rapport à la substance desséchée.

CARACTÈRES

Poudre blanche ou sensiblement blanche, pratiquement insoluble dans l'eau, facilement soluble dans l'acétone et dans le chlorure de méthylène, peu soluble dans l'alcool.

Le butyrate de clobétasone fond vers 178 °C.

IDENTIFICATION

A. Examinez le butyrate de clobétasone par spectrophotométrie d'absorption dans l'infrarouge (*2.2.24*), en comparant avec le spectre obtenu avec le *butyrate de clobétasone SCR*. Examinez les substances sous forme de pastilles.

B. Opérez par chromatographie sur couche mince (*2.2.27*) en utilisant une plaque recouverte d'un gel de silice approprié contenant un indicateur de fluorescence dont l'intensité est optimale à 254 nm.

Solution à examiner. Dissolvez 10 mg de butyrate de clobétasone dans un mélange à volumes égaux de *chlorure de méthylène R* et de *méthanol R* et complétez à 10 ml avec le même mélange de solvants.

Solution témoin (a). Dissolvez 10 mg de *butyrate de clobétasone SCR* dans un mélange à volumes égaux de *chlorure de méthylène R* et de *méthanol R* et complétez à 10 ml avec le même mélange de solvants.

Solution témoin (b). Dissolvez 10 mg de *propionate de clobétasol R* dans un mélange à volumes égaux de *chlorure de méthylène R* et de *méthanol R* et complétez à 10 ml avec le même mélange de solvants. Prélevez 5 ml de solution et complétez à 10 ml avec la solution témoin (a).

Déposez séparément sur la plaque 5 µl de chaque solution. Développez sur un parcours de 15 cm avec un mélange à volumes égaux d'*acétate de méthyle R* et de *cyclohexane R*. Laissez sécher la plaque à l'air. Examinez en lumière ultraviolette à 254 nm. La tache principale du chromatogramme obtenu avec la solution à examiner est semblable quant à sa position et ses dimensions à la tache principale du chromatogramme obtenu avec la solution témoin (a). L'identification n'est valable que si le chromatogramme obtenu avec la solution témoin (b) présente 2 taches nettement séparées.

C. Mélangez 5 mg environ de butyrate de clobétasone et 45 mg d'*oxyde de magnésium lourd R*, puis calcinez dans un creuset jusqu'à obtention d'un résidu pratiquement blanc (normalement moins de 5 min). Laissez refroidir, ajoutez 1 ml d'*eau R*, 0,05 ml de *solution de phénolphtaléine R1* et 1 ml environ d'*acide chlorhydrique dilué R* pour rendre la solution incolore. Filtrez. Ajoutez 1,0 ml du filtrat à un mélange récemment préparé de 0,1 ml de *solution d'alizarine S R* et de 0,1 ml d'une *solution de nitrate de zirconyle R*. Mélangez, laissez reposer pendant 5 min et comparez la coloration de la solution à celle d'une solution à blanc préparée de la même manière. La coloration de la solution à examiner est jaune et celle de la solution à blanc est rouge.

ESSAI

Pouvoir rotatoire spécifique (*2.2.7*). Dissolvez 0,250 g de butyrate de clobétasone dans du *dioxane R* et complétez à 25,0 ml avec le même solvant. Calculé par rapport à la substance desséchée, le pouvoir rotatoire spécifique est de + 127 à + 133.

Substances apparentées. *Préparez les solutions immédiatement avant l'emploi.*

Opérez par chromatographie liquide (*2.2.29*).

Solution à examiner. Dissolvez 50,0 mg de butyrate de clobétasone dans 5,0 ml d'*éthanol R* et complétez à 50,0 ml avec la phase mobile.

Solution témoin (a). Dissolvez 2 mg de *butyrate de clobétasone SCR* et 1,5 mg de *propionate de clobétasol R* dans 5 ml d'*éthanol R* et complétez à 100 ml avec la phase mobile.

Solution témoin (b). Prélevez 1,0 ml de solution à examiner et complétez à 100,0 ml avec la phase mobile.

La chromatographie peut être réalisée en utilisant :

- une colonne d'acier inoxydable, d'une longueur de 0,20 m et d'un diamètre intérieur de 4,6 mm, remplie de *gel de silice octadécylsilylé pour chromatographie R* (5 µm),
- comme phase mobile, à un débit de 1 ml/min, un mélange de 45 volumes d'*éthanol R* et de 55 volumes d'*eau R*,
- comme détecteur, un spectrophotomètre réglé à 241 nm,

en maintenant la température de la colonne à 60 °C.

Injectez 20 µl de solution témoin (a). Ajustez la sensibilité du système de façon que la hauteur des 2 pics principaux représente 50 pour cent au minimum de l'échelle totale de l'enregistreur. L'essai n'est valable que si la résolution entre le premier pic (propionate de clobétasol) et le second pic (butyrate de clobétasone) n'est pas inférieure à 5.

Injectez 20 µl de solution à examiner et 20 µl de solution témoin (b). Continuez la chromatographie pendant 2,5 fois le temps de rétention du pic principal. S'il apparaît d'autres pics que le pic principal dans le chromatogramme obtenu avec la solution à examiner, la surface d'aucun d'entre eux n'est supérieure à celle du pic principal du chromatogramme obtenu avec la solution témoin (b) (1,0 pour cent) et un seul de ces pics peut présenter une surface supérieure à la moitié de celle du pic principal du chromatogramme obtenu avec la solution témoin (b) (0,5 pour cent). La somme de la surface de tous les pics, à l'exception du pic principal, n'est pas supérieure à 1,5 fois la surface du pic principal du chromatogramme obtenu avec la solution témoin (b) (1,5 pour cent). Ne tenez pas compte des pics dont la surface est inférieure à 0,05 fois la surface du pic principal du chromatogramme obtenu avec la solution témoin (b).

Perte à la dessiccation (*2.2.32*). Déterminée à l'étuve à 100-105 °C sur 1,000 g de butyrate de clobétasone, la perte à la dessiccation n'est pas supérieure à 0,5 pour cent.

DOSAGE

Dissolvez 20,0 mg de butyrate de clobétasone dans de l'*alcool R* et complétez à 100,0 ml avec le même solvant. Prélevez 5,0 ml de la solution et complétez à 50,0 ml avec de l'*alcool R*. Mesurez l'absorbance (*2.2.25*) au maximum à 235 nm.

Calculez la teneur en $C_{26}H_{32}ClFO_5$ en prenant 327 comme valeur de l'absorbance spécifique.

CONSERVATION

A l'abri de la lumière.

IMPURETÉS

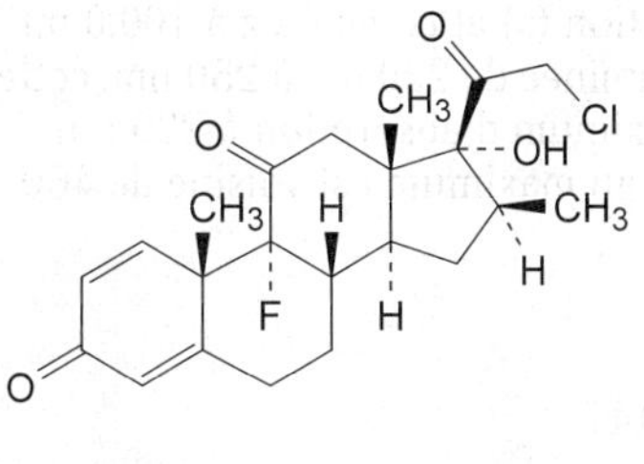

A. clobétasone,

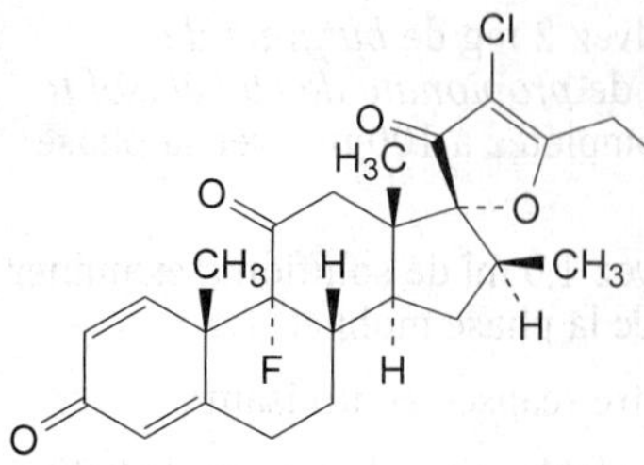

B. (17*R*)-4′-chloro-9-fluoro-16β-méthyl-5′-propylspiro[androsta-1,4-diène-17,2′(3′*H*)furane]-3,3′,11-trione.

01/2002:0318

CLOFIBRATE

Clofibratum

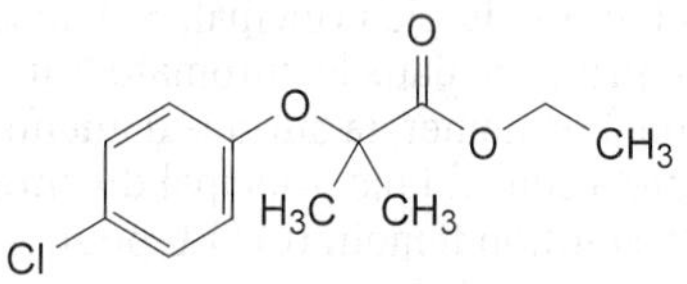

$C_{12}H_{15}ClO_3$ M_r 242,7

DÉFINITION

Le clofibrate est le 2-(4-chlorophénoxy)-2-méthylpropionate d'éthyle.

CARACTÈRES

Liquide limpide, presque incolore, très peu soluble dans l'eau, miscible à l'alcool et à l'éther.

IDENTIFICATION

A. Examinez le clofibrate par spectrophotométrie d'absorption dans l'infrarouge (*2.2.24*), en comparant avec le spectre obtenu avec le *clofibrate SCR*.

B. Dissolvez 0,10 g de clofibrate dans du *méthanol R* et complétez à 100,0 ml avec le même solvant. Prélevez 10,0 ml de cette solution et complétez à 100,0 ml avec du *méthanol R* (solution a). Examinée de 250 nm à 350 nm (*2.2.25*), la solution (a) présente 2 maximums d'absorption à 280 nm et à 288 nm. Les absorbances spécifiques à ces maximums sont respectivement voisines de 44 et de 31. Prélevez 10,0 ml de solution (a) et complétez à 100,0 ml avec du *méthanol R*. Examinée de 220 nm à 250 nm, cette solution présente un maximum d'absorption à 226 nm. L'absorbance spécifique au maximum est voisine de 460.

ESSAI

Densité (*2.2.5*) : 1,138 à 1,147.

Indice de réfraction (*2.2.6*) : 1,500 à 1,505.

Acidité. A 1,0 g de clofibrate, ajoutez 10 ml d'*éthanol R* et 0,1 ml de *solution de rouge de phénol R*. Le virage de l'indicateur ne nécessite pas plus de 1,0 ml d'*hydroxyde de sodium 0,01 M*.

Substances volatiles apparentées. Opérez par chromatographie en phase gazeuse (*2.2.28*).

Solution à examiner. A 10,0 g de clofibrate, ajoutez un mélange de 10 ml de *solution diluée d'hydroxyde de sodium R* et de 10 ml d'*eau R*. Agitez, séparez la couche inférieure organique, lavez-la avec 5 ml d'*eau R* et ajoutez l'eau de lavage à la couche aqueuse. Séchez la couche organique sur du *sulfate de sodium anhydre R* et utilisez-la comme solution à examiner. Recueillez la couche aqueuse pour l'essai du 4-chlorophénol.

Solution témoin (a). Dissolvez 0,12 g de clofibrate dans du *chloroforme R* et complétez à 100,0 ml avec le même solvant. Prélevez 1,0 ml de cette solution et complétez à 10,0 ml avec du *chloroforme R*.

Solution témoin (b). Dissolvez 0,12 g de *2-(4-chlorophénoxy)-2-méthylpropionate de méthyle SCR* dans du clofibrate et complétez à 10,0 ml avec le même solvant. Prélevez 1,0 ml de solution et complétez à 10,0 ml avec du clofibrate. Prélevez 1,0 ml de cette solution et complétez à 10,0 ml avec du clofibrate.

La chromatographie peut être réalisée à l'aide de :

- une colonne d'une longueur de 1,5 m et d'un diamètre intérieur de 4 mm remplie soit de *terre d'infusoires silanisée pour chromatographie en phase gazeuse R* (250 µm à 420 µm) imprégnée de 30 pour cent *m/m* de *poly(diméthyl)siloxane R*, soit de *terre d'infusoires silanisée pour chromatographie en phase gazeuse R* (150 µm à 180 µm) imprégnée de 10 pour cent *m/m* de *poly(diméthyl)siloxane R*,
- *azote pour chromatographie R* comme gaz vecteur,
- un détecteur à ionisation de flamme.

Maintenez la température de la colonne à 185 °C. Injectez 2 µl de chaque solution.

Si d'autres pics que le pic correspondant au clofibrate sont observés dans le chromatogramme obtenu avec la substance à examiner, la somme de leur surface n'est pas supérieure à 10 fois la surface du pic correspondant au clofibrate dans le chromatogramme obtenu avec la solution témoin (a) (0,1 pour cent). Dans le chromatogramme obtenu avec la solution témoin (b), mesurez à partir de la ligne de base la hauteur (*A*) du pic correspondant au 2-(4-chlorophénoxy)-2-méthylpropionate de méthyle et la hauteur (*B*) correspondant au point le plus bas de la courbe entre ce pic et le pic adjacent correspondant au clofibrate (voir figure 0318.-1).

L'essai n'est valable que si :

- la hauteur *A* est égale à 30 pour cent au moins de l'échelle d'enregistrement,
- la différence *A* – *B* est supérieure à 75 pour cent de la hauteur *A*.

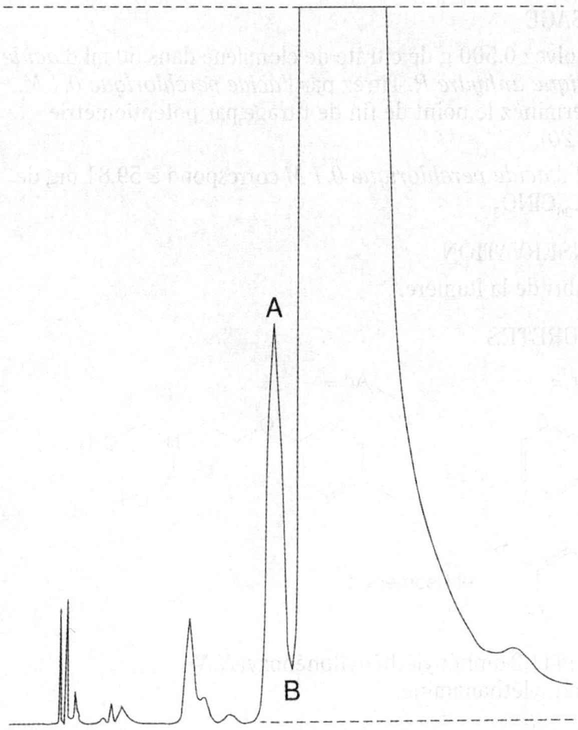

Figure 0318.-1. – *Chromatogramme type pour l'essai des substances volatiles apparentées.*

4-Chlorophénol. Opérez par chromatographie en phase gazeuse (*2.2.28*).

Solution à examiner. Utilisez la couche aqueuse recueillie dans l'essai des substances volatiles apparentées. Agitez avec 2 fois 5 ml de *chloroforme R* et éliminez la couche organique. Acidifiez la couche aqueuse en ajoutant, goutte à goutte, de l'*acide chlorhydrique R*. Agitez le liquide avec 3 fois 3 ml de *chloroforme R*. Réunissez les couches organiques et complétez à 10,0 ml avec du *chloroforme R*.

Solution témoin. Dissolvez 0,25 g de *chlorophénol R* dans du *chloroforme R* et complétez à 100,0 ml avec le même solvant. Prélevez 1,0 ml de cette solution et complétez à 100,0 ml avec du *chloroforme R*.

La chromatographie peut être réalisée d'après les indications correspondantes de l'essai des substances volatiles apparentées. Injectez 2 µl de chaque solution. Si un pic correspondant au 4-chlorophénol est observé dans le chromatogramme obtenu avec la solution à examiner, sa surface n'est pas supérieure à celle du pic correspondant au 4-chlorophénol dans le chromatogramme obtenu avec la solution témoin (25 ppm).

01/2002:0997

CLOMIFÈNE (CITRATE DE)

Clomifeni citras

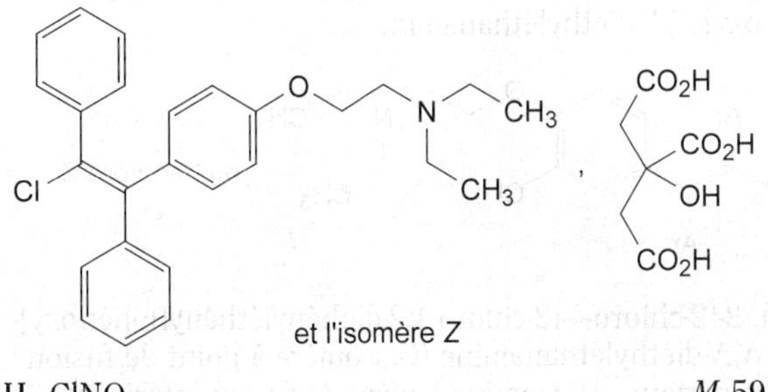

$C_{32}H_{36}ClNO_8$ M_r 598,1

DÉFINITION

Le citrate de clomifène contient au minimum 98,0 pour cent et au maximum l'équivalent de 101,0 pour cent d'un mélange des isomères *E* et *Z* du dihydrogénocitrate de 2-[4-(2-chloro-1,2-diphényléthényl)phénoxy]-*N*,*N*-diéthyléthanamine, calculé par rapport à la substance anhydre.

CARACTÈRES

Poudre cristalline, blanche à jaune pâle, peu soluble dans l'eau, assez soluble dans l'alcool, pratiquement insoluble dans l'éther.

IDENTIFICATION

A. Examinez le citrate de clomifène par spectrophotométrie d'absorption dans l'infrarouge (*2.2.24*), en comparant avec le spectre obtenu avec le *citrate de clomifène SCR*. Examinez les substances sous forme de pastilles à base de *bromure de potassium R*.

B. Dissolvez 5 mg environ de citrate de clomifène dans 5 ml d'un mélange de 1 volume d'*anhydride acétique R* et de 5 volumes de *pyridine R*, puis chauffez au bain-marie. Il apparaît une coloration rouge intense.

ESSAI

Préparez les solutions à l'abri de la lumière, dans des flacons de verre brun. Veillez à réduire au minimum l'exposition à la lumière du jour jusqu'au moment de l'analyse chromatographique.

Substances apparentées. Opérez par chromatographie liquide (*2.2.29*).

Solution à examiner. Dissolvez 12,5 mg de citrate de clomifène dans la phase mobile et complétez à 10,0 ml avec la phase mobile.

Solution témoin (a). Dissolvez 12,5 mg de *citrate de clomifène pour essai de validité SCR* dans la phase mobile et complétez à 10,0 ml avec la phase mobile.

Solution témoin (b). Prélevez 1,0 ml de solution à examiner et complétez à 50,0 ml avec la phase mobile.

La chromatographie peut être réalisée en utilisant :

– une colonne d'acier inoxydable, d'une longueur de 0,25 m et d'un diamètre intérieur de 4,6 mm, remplie de *gel de silice butylsilylé pour chromatographie R* (5 µm),
– comme phase mobile, à un débit de 1,2 ml/min, un mélange préparé comme suit : mélangez 400 ml d'*acétonitrile R* avec 600 ml d'*eau R* et ajoutez 8,0 ml de *diéthylamine R* ; ajustez à pH 6,2 à l'aide de 1 ml à 2 ml environ d'*acide phosphorique R*, en réduisant progressivement les volumes ajoutés lorsque l'on approche du pH recherché,
– comme détecteur, un spectrophotomètre réglé à 233 nm.

Equilibrez la colonne avec la phase mobile à un débit de 1,2 ml/min pendant 1 h environ.

Ajustez la sensibilité du sytème de façon que la hauteur du pic principal du chromatogramme obtenu avec 10 µl de solution témoin (b) représente 50 pour cent au minimum de l'échelle totale de l'enregistreur.

Injectez 10 µl de solution témoin (a). Continuez la chromatographie pendant 2 fois le temps de rétention du pic principal. Mesurez la hauteur (*A*) au-dessus de la ligne de base du pic dû à l'impureté A et la hauteur (*B*) au-dessus de la ligne de base du point le plus bas du tracé entre ce pic et celui correspondant au clomifène. L'essai n'est valable que si le rapport *A/B* est supérieur à 15 et si le chromatogramme obtenu est semblable au chromatogramme de référence. Si nécessaire, ajustez la concentration de la phase mobile en acétonitrile.

Injectez séparément 10 µl de solution à examiner et 10 µl de solution témoin (b). Continuez la chromatographie pendant 4 fois le temps de rétention du pic principal. S'il apparaît, dans le chromatogramme obtenu avec la solution à examiner, un pic dû à l'impureté A, sa surface n'est pas supérieure à la surface du pic principal du chromatogramme obtenu avec la solution témoin (b) (2,0 pour cent). S'il apparaît d'autres pics que le pic principal dans le chromatogramme obtenu avec la solution à examiner, la surface d'aucun d'entre eux n'est supérieure à la moitié de la surface du pic principal du chromatogramme obtenu avec la solution témoin (b) (1,0 pour cent) et la somme de leur surface n'est pas supérieure à 1,25 fois la surface du pic principal du chromatogramme obtenu avec la solution témoin (b) (2,5 pour cent). Ne tenez pas compte des pics dont le temps de rétention relatif, par rapport au pic principal, est inférieur à 0,2 ni des pics dont la surface est inférieure à 0,025 fois la surface du pic principal du chromatogramme obtenu avec la solution témoin (b).

Isomère *Z*. Opérez par chromatographie liquide (*2.2.29*).

Solution à examiner. Dissolvez 25 mg de citrate de clomifène dans 25 ml d'*acide chlorhydrique 0,1 M*, ajoutez 5 ml d'*hydroxyde de sodium 1 M* et agitez avec 3 fois 25 ml de *chloroforme exempt d'éthanol R*. Réunissez les extraits et lavez avec 10 ml d'*eau R*, puis séchez sur du *sulfate de sodium anhydre R* et complétez à 100 ml avec du *chloroforme exempt d'éthanol R*. A 20 ml de cette solution, ajoutez 0,1 ml de *triéthylamine R* et complétez à 100 ml avec de l'*hexane R*.

Solution témoin. Dissolvez 25 mg de *citrate de clomifène SCR* dans 25 ml d'*acide chlorhydrique 0,1 M*, ajoutez 5 ml d'*hydroxyde de sodium 1 M* et agitez avec 3 fois 25 ml de *chloroforme exempt d'éthanol R*. Réunissez les extraits et lavez avec 10 ml d'*eau R*, puis séchez sur du *sulfate de sodium anhydre R* et complétez à 100 ml avec du *chloroforme exempt d'éthanol R*. A 20 ml de cette solution, ajoutez 0,1 ml de *triéthylamine R* et complétez à 100 ml avec de l'*hexane R*.

La chromatographie peut être réalisée en utilisant :

- une colonne d'acier inoxydable, d'une longueur de 0,3 m et d'un diamètre intérieur de 4 mm, remplie de *gel de silice pour chromatographie R* (10 µm),
- comme phase mobile, à un débit de 2 ml/min, un mélange de 1 volume de *triéthylamine R*, de 200 volumes de *chloroforme exempt d'éthanol R* et de 800 volumes d'*hexane R*,
- comme détecteur, un spectrophotomètre réglé à 302 nm.

Equilibrez la colonne avec la phase mobile pendant 2 h environ. Injectez 50 µl de solution témoin. Le chromatogramme obtenu présente un pic dû à l'isomère *E* immédiatement suivi d'un pic dû à l'isomère *Z*. L'essai n'est valable que si la résolution entre les pics correspondant aux isomères *E* et *Z* n'est pas inférieure à 1,0. Si nécessaire, ajustez les proportions relatives de chloroforme exempt d'éthanol et d'hexane dans la phase mobile. Mesurez la surface du pic correspondant à l'isomère *Z* dans les chromatogrammes obtenus respectivement avec la solution à examiner et la solution témoin. Calculez la teneur en isomère *Z*, exprimée en teneur pour cent de la quantité totale de citrate de clomifène, d'après la teneur déclarée du *citrate de clomifène SCR*. La teneur en isomère *Z* du citrate de clomifène est de 30,0 pour cent à 50,0 pour cent.

Teneur en eau (*2.5.12*). Déterminée par semi-microdosage sur 1,000 g de citrate de clomifène, la teneur en eau n'est pas supérieure à 1,0 pour cent.

DOSAGE

Dissolvez 0,500 g de citrate de clomifène dans 50 ml d'*acide acétique anhydre R*. Titrez par l'*acide perchlorique 0,1 M*. Déterminez le point de fin de titrage par potentiométrie (*2.2.20*).

1 ml d'*acide perchlorique 0,1 M* correspond à 59,81 mg de $C_{32}H_{36}ClNO_8$.

CONSERVATION

A l'abri de la lumière.

IMPURETÉS

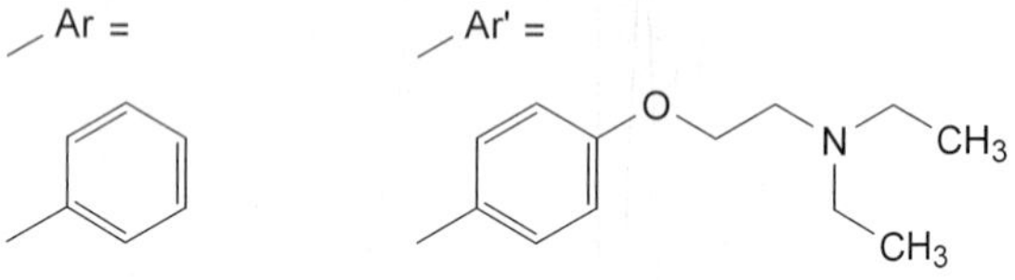

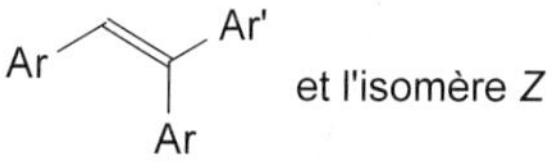

A. 2-[4-(1,2-diphényléthényl)phénoxy]-*N*,*N*-diéthyléthanamine,

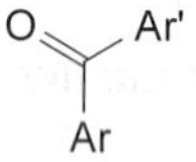

B. [4-[2-(diéthylamino)éthoxy]phényl]phénylméthanone,

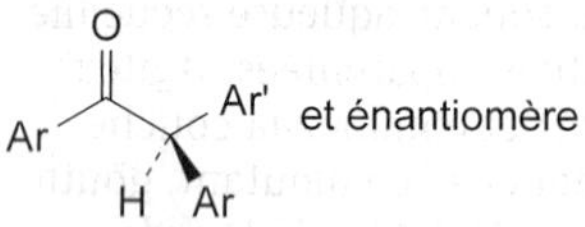

C. (2*RS*)-2-[4-[2-(diéthylamino)éthoxy]phényl]-1,2-diphényléthanone,

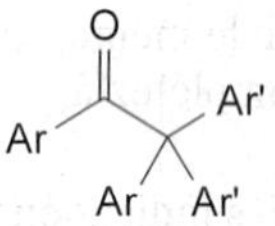

D. 2,2-bis[4-[2-(diéthylamino)éthoxy]phényl]-1,2-diphényléthanone,

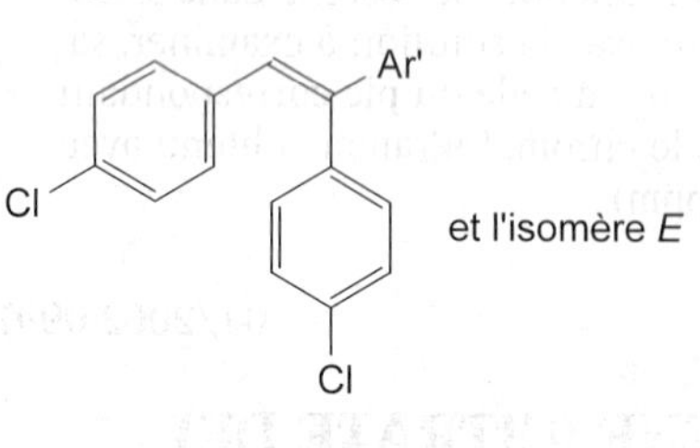

E. 2-[4-[1,2-bis(4-chlorophényl)éthényl]phénoxy]-*N*,*N*-diéthyléthanamine,

F. 2-[4-[2-chloro-2-(4-chlorophényl)-1-phényléthényl]phénoxy]-*N*,*N*-diéthyléthanamine,

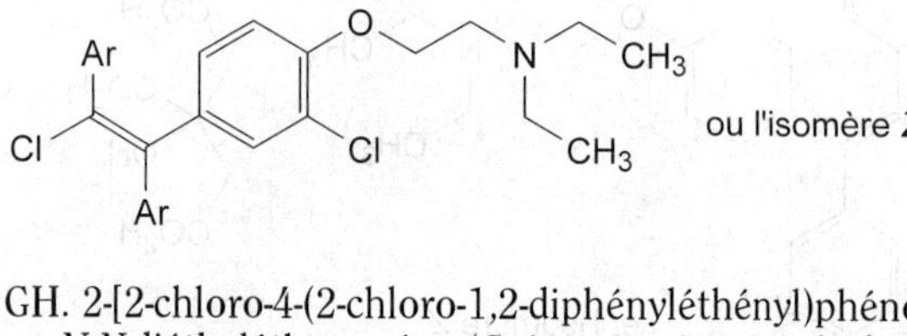

GH. 2-[2-chloro-4-(2-chloro-1,2-diphényléthényl)phénoxy]-*N*,*N*-diéthyléthanamine (G. isomère à point de fusion supérieur ; H. isomère à point de fusion inférieur).

01/2002:0889

CLOMIPRAMINE (CHLORHYDRATE DE)

Clomipramini hydrochloridum

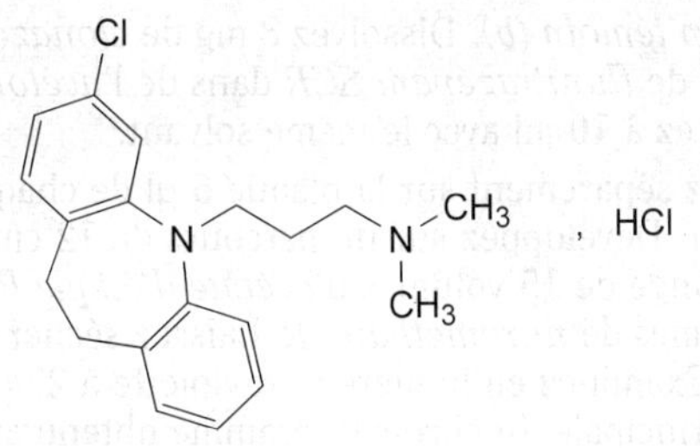

$C_{19}H_{24}Cl_2N_2$ M_r 351,3

DÉFINITION

Le chlorhydrate de clomipramine contient au minimum 99,0 pour cent et au maximum l'équivalent de 101,0 pour cent de chlorhydrate de 3-(3-chloro-10,11-dihydro-5*H*-dibenzo[*b,f*]azépin-5-yl)-*N,N*-diméthylpropan-1-amine, calculé par rapport à la substance desséchée.

CARACTÈRES

Poudre cristalline, blanche ou légèrement jaune, légèrement hygroscopique, facilement soluble dans l'eau et dans le chlorure de méthylène, soluble dans l'alcool, pratiquement insoluble dans l'éther.

IDENTIFICATION

Première identification : B, E.

Seconde identification : A, C, D, E.

A. Le point de fusion (*2.2.14*) du chlorhydrate de clomipramine est de 191 °C à 195 °C.

B. Examinez le chlorhydrate de clomipramine par spectrophotométrie d'absorption dans l'infrarouge (*2.2.24*), en comparant avec le spectre obtenu avec le *chlorhydrate de clomipramine SCR*. Examinez les substances sous forme de pastilles à base de *chlorure de potassium R*.

C. Examinez les chromatogrammes obtenus dans l'essai des substances apparentées. La tache principale du chromatogramme obtenu avec la solution à examiner (b) est semblable quant à sa position, sa coloration et ses dimensions à la tache principale du chromatogramme obtenu avec la solution témoin (a).

D. Dissolvez 5 mg environ de chlorhydrate de clomipramine dans 2 ml d'*acide nitrique R*. Il se développe une coloration bleue intense.

E. Dissolvez 50 mg environ de chlorhydrate de clomipramine dans 5 ml d'*eau R* et ajoutez 1 ml d'*ammoniaque diluée R1*. Mélangez, laissez reposer pendant 5 min et filtrez. Acidifiez le filtrat avec de l'*acide nitrique dilué R*. La solution donne la réaction (a) des chlorures (*2.3.1*).

ESSAI

Solution S. Dissolvez 2,0 g de chlorhydrate de clomipramine dans de l'*eau exempte de dioxyde de carbone R* et complétez à 20 ml avec le même solvant.

Aspect de la solution. La solution S est limpide (*2.2.1*) et n'est pas plus fortement colorée que la solution témoin J_5 (*2.2.2, Procédé I*).

Détermination du pH (*2.2.3*). Le pH de la solution S est de 3,5 à 5,0.

Substances apparentées. *Préparez les solutions immédiatement avant l'emploi et à l'abri de la lumière.*

Opérez par chromatographie sur couche mince (*2.2.27*) en utilisant une plaque recouverte de *gel de silice G R*.

Solution à examiner (a). Dissolvez 0,10 g de chlorhydrate de clomipramine dans du *méthanol R* et complétez à 5 ml avec le même solvant.

Solution à examiner (b). Prélevez 1 ml de solution à examiner (a) et complétez à 10 ml avec du *méthanol R*.

Solution témoin (a). Dissolvez 20 mg de *chlorhydrate de clomipramine SCR* dans du *méthanol R* et complétez à 10 ml avec le même solvant.

Solution témoin (b). Dissolvez 20 mg de *chlorhydrate d'imipramine SCR* dans du *méthanol R* et complétez à 100 ml avec le même solvant.

Solution témoin (c). Prélevez 1 ml de solution à examiner (b) et complétez à 50 ml avec du *méthanol R*.

Solution témoin (d). Prélevez 1 ml de solution témoin (b) et complétez à 5 ml avec du *méthanol R*. A 1 ml de solution, ajoutez 1 ml de solution témoin (c).

Déposez séparément sur la plaque 5 µl de chaque solution. Développez sur un parcours de 15 cm avec un mélange de 5 volumes d'*ammoniaque concentrée R*, de 25 volumes d'*acétone R* et de 75 volumes d'*acétate d'éthyle R*. Laissez sécher la plaque à l'air. Pulvérisez une solution de *dichromate de potassium R* à 5 g/l dans une solution d'*acide sulfurique R* à 20 pour cent *V/V*. Examinez immédiatement la plaque. S'il apparaît une tache correspondant à l'imipramine dans le chromatogramme obtenu avec la solution à examiner (a), elle n'est pas plus intense que la tache du chromatogramme obtenu avec la solution témoin (b) (1,0 pour cent). S'il apparaît d'autres taches que la tache principale et une tache correspondant à l'imipramine dans le chromatogramme obtenu avec la solution à examiner (a), aucune d'entre elles n'est plus intense que la tache du chromatogramme obtenu avec la solution témoin (c) (0,2 pour cent). L'essai n'est valable que si le chromatogramme obtenu avec la solution témoin (d) présente 2 taches principales nettement séparées.

Métaux lourds (*2.4.8*). 2,0 g de chlorhydrate de clomipramine satisfont à l'essai limite C des métaux lourds (20 ppm). Préparez le témoin avec 4 ml de *solution à 10 ppm de plomb (Pb) R*.

Perte à la dessiccation (*2.2.32*). Déterminée à l'étuve à 100-105 °C sur 1,000 g de chlorhydrate de clomipramine, la perte à la dessiccation n'est pas supérieure à 0,5 pour cent.

Cendres sulfuriques (*2.4.14*). Déterminé sur 1,0 g de chlorhydrate de clomipramine, le taux des cendres sulfuriques n'est pas supérieur à 0,1 pour cent.

DOSAGE

Dissolvez 0,250 g de chlorhydrate de clomipramine dans 50 ml d'*alcool R* et ajoutez 1 ml d'*acide chlorhydrique 0,1 M*. Titrez par l'*hydroxyde de sodium 0,1 M* et tracez la courbe potentiométrique (*2.2.20*). Mesurez le volume d'*hydroxyde de sodium 0,1 M* utilisé entre les 2 points d'inflexion.

1 ml d'*hydroxyde de sodium 0,1 M* correspond à 35,13 mg de $C_{19}H_{24}Cl_2N_2$.

CONSERVATION

A l'abri de la lumière.

IMPURETÉS

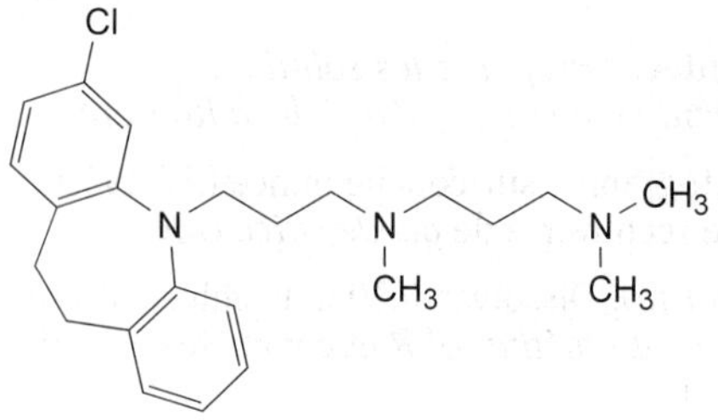

A. *N*-[3-(3-chloro-10,11-dihydro-5*H*-dibenzo[*b,f*]azépin-5-yl)propyl]-*N,N',N'*-triméthylpropane-1,3-diamine,

B. imipramine.

01/2002:0890

CLONAZÉPAM

Clonazepamum

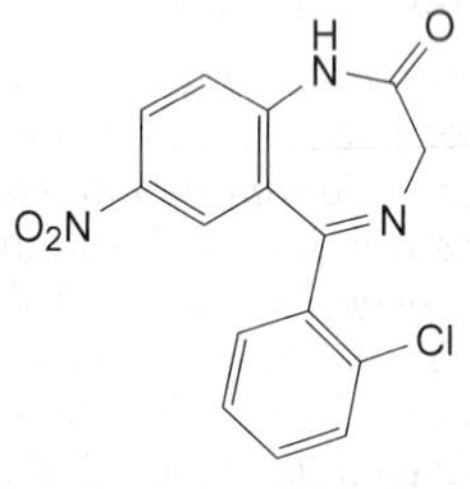

$C_{15}H_{10}ClN_3O_3$ M_r 315,7

DÉFINITION

Le clonazépam contient au minimum 99,0 pour cent et au maximum l'équivalent de 101,0 pour cent de 5-(2-chlorophényl)-7-nitro-1,3-dihydro-2*H*-1,4-benzodiazépin-2-one, calculé par rapport à la substance desséchée.

CARACTÈRES

Poudre cristalline, légèrement jaunâtre, pratiquement insoluble dans l'eau, peu soluble dans l'alcool et dans le méthanol, très peu soluble dans l'éther.

Le clonazépam fond vers 239 °C.

IDENTIFICATION

Première identification : B, C.

Seconde identification : A, C, D.

A. *Protégez les solutions de la lumière et effectuez immédiatement la mesure de l'absorbance.* Dissolvez 20,0 mg de clonazépam dans du *méthanol R* et complétez à 100,0 ml avec le même solvant. Prélevez 5,0 ml de solution et complétez à 100,0 ml avec du *méthanol R*. Examinée de 230 nm à 340 nm (*2.2.25*), la solution présente 2 maximums d'absorption respectivement à 248 nm et à 310 nm. Les absorbances spécifiques aux maximums sont respectivement de 450 à 470 et de 350 à 370.

B. Examinez le clonazépam par spectrophotométrie d'absorption dans l'infrarouge (*2.2.24*), en comparant avec le spectre obtenu avec le *clonazépam SCR*. Examinez les substances sous forme de pastilles.

C. *Effectuez l'essai à l'abri de la lumière et préparez les solutions immédiatement avant l'emploi.*

Opérez par chromatographie sur couche mince (*2.2.27*) en utilisant une plaque recouverte de *gel de silice* GF_{254} *R*.

Solution à examiner. Dissolvez 8 mg de clonazépam dans de l'*acétone R* et complétez à 10 ml avec le même solvant.

Solution témoin (a). Dissolvez 8 mg de *clonazépam SCR* dans de l'*acétone R* et complétez à 10 ml avec le même solvant.

Solution témoin (b). Dissolvez 8 mg de *clonazépam SCR* et 8 mg de *flunitrazépam SCR* dans de l'*acétone R* et complétez à 10 ml avec le même solvant.

Déposez séparément sur la plaque 5 µl de chaque solution. Développez sur un parcours de 12 cm avec un mélange de 15 volumes d'*acétate d'éthyle R* et de 85 volumes de *nitrométhane R*. Laissez sécher la plaque à l'air. Examinez en lumière ultraviolette à 254 nm. La tache principale du chromatogramme obtenu avec la solution à examiner est semblable quant à sa position et ses dimensions à la tache principale du chromatogramme obtenu avec la solution témoin (a). L'identification n'est valable que si le chromatogramme obtenu avec la solution témoin (b) présente 2 taches nettement séparées.

D. Dissolvez 20 mg environ de clonazépam dans un mélange de 5 ml d'*acide chlorhydrique R* et de 10 ml d'*eau R*. Chauffez à ébullition pendant 5 min et refroidissez. Ajoutez 2 ml d'une solution de *nitrite de sodium R* à 1 g/l. Laissez reposer pendant 1 min. Ajoutez 1 ml d'une solution d'*acide sulfamique R* à 5 g/l et mélangez. Laissez reposer pendant 1 min. Ajoutez 1 ml d'une solution de *dichlorhydrate de naphtyléthylènediamine R* à 1 g/l. Il se développe une coloration rouge.

ESSAI

Substances apparentées. *Effectuez l'essai à l'abri de la lumière et préparez les solutions immédiatement avant l'emploi.*

Opérez par chromatographie sur couche mince (*2.2.27*) en utilisant une plaque recouverte de *gel de silice* HF_{254} *R*.

Solution à examiner. Dissolvez 0,40 g de clonazépam dans de l'*acétone R* et complétez à 20 ml avec le même solvant.

Solution témoin (a). Prélevez 1 ml de solution à examiner et complétez à 20 ml avec de l'*acétone R*. Prélevez 1 ml de solution et complétez à 50 ml avec de l'*acétone R*.

Solution témoin (b). Dissolvez 10 mg de *impureté A de clonazépam SCR* dans de l'*acétone R* et complétez à 100 ml avec le même solvant. Prélevez 2 ml de solution et complétez à 10 ml avec de l'*acétone R*.

Solution témoin (c). Dissolvez 10 mg de *impureté B de clonazépam SCR* dans de l'*acétone R* et complétez à 100 ml avec le même solvant. Prélevez 2 ml de solution et complétez à 10 ml avec de l'*acétone R*.

Déposez séparément sur la plaque 10 µl de solution à examiner et 10 µl de chaque solution témoin. Développez sur un parcours de 15 cm avec un mélange à parts égales d'*acétate d'éthyle R* et de *1,1,1-trichloroéthane R*. Laissez sécher la plaque à l'air. Examinez en lumière ultraviolette à 254 nm. S'il apparaît une tache correspondant à l'impureté A de clonazépam dans le chromatogramme obtenu avec la solution à examiner, elle n'est pas plus intense que la tache du chromatogramme obtenu avec la solution témoin (b) (0,1 pour cent). S'il apparaît une tache correspondant à l'impureté B de clonazépam dans le chromatogramme obtenu avec la solution à examiner, elle n'est pas plus intense que la tache du chromatogramme obtenu avec la solution témoin (c) (0,1 pour cent). S'il apparaît d'autres taches que la tache principale et des taches correspondant à l'impureté A de clonazépam et à l'impureté B de clonazépam dans le chromatogramme obtenu avec la solution à examiner, aucune d'entre elles n'est plus intense que la tache du chromatogramme obtenu avec la solution témoin (a) (0,1 pour cent).

Métaux lourds (*2.4.8*). 1,0 g de clonazépam satisfait à l'essai limite D des métaux lourds (20 ppm). Préparez le témoin avec 2 ml de *solution à 10 ppm de plomb (Pb) R*.

Perte à la dessiccation (*2.2.32*). Déterminée à l'étuve à 100-105 °C pendant 4 h sur 1,000 g de clonazépam, la perte à la dessiccation n'est pas supérieure à 0,5 pour cent.

Cendres sulfuriques (*2.4.14*). Déterminé sur 1,0 g de clonazépam, le taux des cendres sulfuriques n'est pas supérieur à 0,1 pour cent.

DOSAGE

Dissolvez 0,275 g de clonazépam dans 50 ml d'*anhydride acétique R*. Titrez par l'*acide perchlorique 0,1 M*. Déterminez le point de fin de titrage par potentiométrie (*2.2.20*).

1 ml d'*acide perchlorique 0,1 M* correspond à 31,57 mg de $C_{15}H_{10}ClN_3O_3$.

CONSERVATION

A l'abri de la lumière.

IMPURETÉS

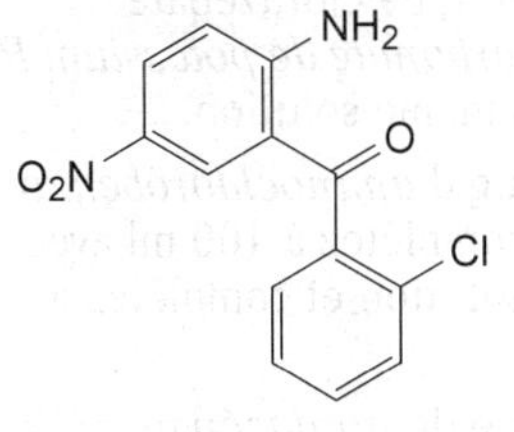

A. (2-amino-5-nitrophényl)(2-chlorophényl)méthanone,

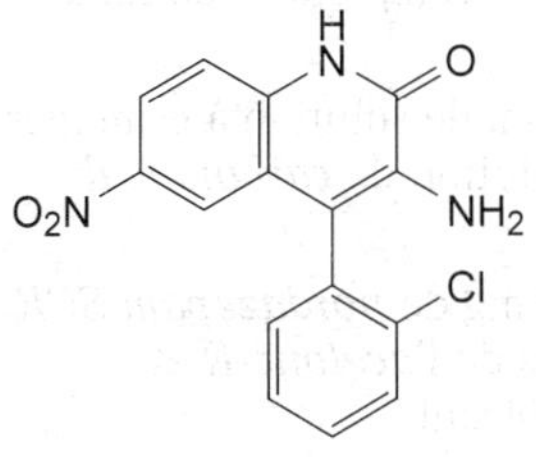

B. 3-amino-4-(2-chlorophényl)-6-nitroquinoléin-2(1*H*)-one.

01/2002:0477

CLONIDINE (CHLORHYDRATE DE)

Clonidini hydrochloridum

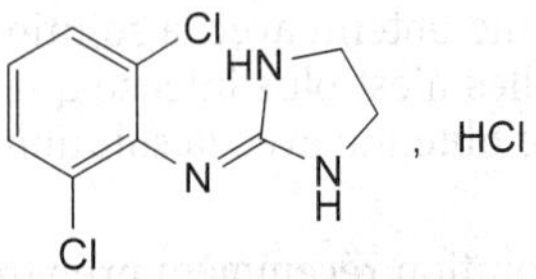

$C_9H_{10}Cl_3N_3$ M_r 266,6

DÉFINITION

Le chlorhydrate de clonidine contient au minimum 98,5 pour cent et au maximum l'équivalent de 101,0 pour cent de 2,6-dichloro-*N*-(imidazolidin-2-ylidène)aniline, calculé par rapport à la substance desséchée.

CARACTÈRES

Poudre cristalline blanche ou sensiblement blanche, soluble dans l'eau et dans l'éthanol.

IDENTIFICATION

Première identification : B, D.

Seconde identification : A, C, D.

A. Dissolvez 30,0 mg de chlorhydrate de clonidine dans de l'*acide chlorhydrique 0,01 M* et complétez à 100,0 ml avec le même acide. Examinée de 245 nm à 350 nm (*2.2.25*), la solution présente 2 maximums d'absorption respectivement à 272 nm et à 279 nm et une inflexion à 265 nm. Les absorbances spécifiques mesurées aux maximums sont voisines de 18 et de 16 respectivement.

B. Examinez le chlorhydrate de clonidine par spectrophotométrie d'absorption dans l'infrarouge (*2.2.24*), en comparant avec le spectre obtenu avec le *chlorhydrate de clonidine SCR*.

C. Examinez les chromatogrammes obtenus dans l'essai des substances apparentées. La tache principale du chromatogramme obtenu avec la solution à examiner (b) est semblable quant à sa position, sa coloration et ses dimensions à la tache principale du chromatogramme obtenu avec la solution témoin (a).

D. Le chlorhydrate de clonidine donne la réaction (a) des chlorures (*2.3.1*).

ESSAI

Solution S. Dissolvez 1,25 g de chlorhydrate de clonidine dans de l'*eau exempte de dioxyde de carbone R* et complétez à 25 ml avec le même solvant.

Aspect de la solution. La solution S est limpide (*2.2.1*) et n'est pas plus fortement colorée que la solution témoin J_7 (*2.2.2, Procédé II*).

Détermination du pH (*2.2.3*). Le pH de la solution S est de 4,0 à 5,0.

Substances apparentées. Opérez par chromatographie sur couche mince (*2.2.27*) en utilisant une plaque recouverte de *gel de silice G R*.

Solution à examiner (a). Dissolvez 0,1 g de chlorhydrate de clonidine dans du *méthanol R* et complétez à 10 ml avec le même solvant.

Solution à examiner (b). Prélevez 1 ml de solution à examiner (a) et complétez à 10 ml avec du *méthanol R*.

Solution témoin (a). Dissolvez 10 mg de *chlorhydrate de clonidine SCR* dans du *méthanol R* et complétez à 10 ml avec le même solvant.

Solution témoin (b). Prélevez 1 ml de solution à examiner (a) et complétez à 10 ml avec du *méthanol R*. Prélevez 5 ml de cette solution et complétez à 100 ml avec du *méthanol R*.

Déposez sur la plaque 10 µl de chaque solution. Agitez un mélange de 10 volumes d'*acide acétique glacial R*, de 40 volumes de *butanol R* et de 50 volumes d'*eau R*. Laissez séparer les couches, filtrez la couche supérieure et utilisez le filtrat comme phase mobile. Développez sur un parcours de 15 cm. Laissez sécher la plaque à l'air. Pulvérisez de la *solution d'iodobismuthate de potassium R2*. Laissez sécher la plaque à l'air pendant 1 h. Répétez la pulvérisation avec la *solution d'iodobismuthate de potassium R2* et pulvérisez immédiatement une solution de *nitrite de sodium R* à 50 g/l. S'il apparaît d'autres taches que la tache principale dans le chromatogramme obtenu avec la solution à examiner (a), aucune d'entre elles n'est plus intense que la tache du chromatogramme obtenu avec la solution témoin (b) (0,5 pour cent).

Perte à la dessiccation (*2.2.32*). Déterminée à l'étuve à 100-105 °C sur 1,000 g de chlorhydrate de clonidine, la perte à la dessiccation n'est pas supérieure à 0,5 pour cent.

Cendres sulfuriques (*2.4.14*). Déterminé sur 1,0 g de chlorhydrate de clonidine, le taux des cendres sulfuriques n'est pas supérieur à 0,1 pour cent.

DOSAGE

Dissolvez 0,200 g de chlorhydrate de clonidine dans 70 ml d'*alcool R*. Titrez par la *solution éthanolique d'hydroxyde de sodium 0,1 M*. Déterminez le point de fin de titrage par potentiométrie (*2.2.20*).

1 ml d'*hydroxyde de sodium 0,1 M* correspond à 26,66 mg de $C_9H_{10}Cl_3N_3$.

01/2002:0898

CLORAZÉPATE DIPOTASSIQUE

Dikalii clorazepas

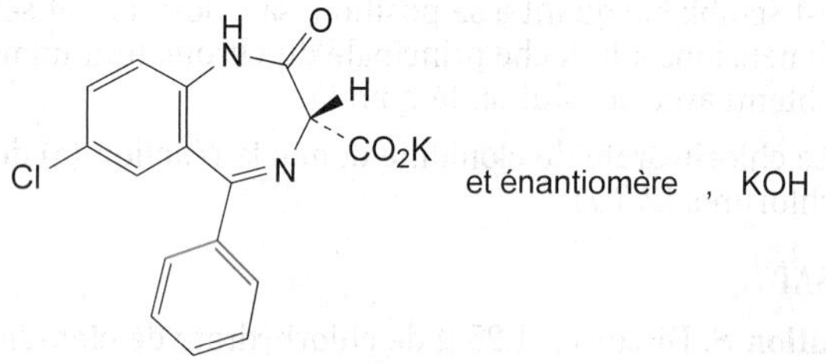

$C_{16}H_{11}ClK_2N_2O_4$ M_r 408,9

DÉFINITION

Le clorazépate dipotassique contient au minimum 99,0 pour cent et au maximum l'équivalent de 101,0 pour cent de composé équimoléculaire entre le (3*RS*)-7-chloro-2-oxo-5-phényl-2,3-dihydro-1*H*-1,4-benzodiazépine-3-carboxylate de potassium et l'hydroxyde de potassium, calculé par rapport à la substance desséchée.

CARACTÈRES

Poudre cristalline, blanche à jaune pâle, facilement soluble à très soluble dans l'eau, très peu soluble dans l'alcool, pratiquement insoluble dans le chlorure de méthylène. Les solutions dans l'eau et dans l'alcool sont instables et sont à utiliser immédiatement.

IDENTIFICATION

Première identification : B, E.

Seconde identification : A, C, D, E.

A. Dissolvez 10,0 mg de clorazépate dipotassique dans une solution de *carbonate de potassium R* à 0,3 g/l et complétez à 100,0 ml avec la même solution (solution A). Examinée de 280 nm à 350 nm (*2.2.25*), la solution A présente un large maximum d'absorption à 315 nm environ. L'absorbance spécifique au maximum est de 49 à 56. Prélevez 10,0 ml de solution A et complétez à 100,0 ml avec une solution de *carbonate de potassium R* à 0,3 g/l (solution B). Examinée de 220 nm à 280 nm (*2.2.25*), la solution B présente un maximum d'absorption à 230 nm. L'absorbance spécifique au maximum est de 800 à 870.

B. Examinez le clorazépate dipotassique par spectrophotométrie d'absorption dans l'infrarouge (*2.2.24*), en comparant avec le *spectre de référence du clorazépate dipotassique de la Ph. Eur.* Examinez la substance sous forme de pastille.

C. Dissolvez 20 mg environ de clorazépate dipotassique dans 2 ml d'*acide sulfurique R*. Observée en lumière ultraviolette à 365 nm, la solution présente une fluorescence jaune.

D. Dissolvez 0,5 g de clorazépate dipotassique dans 5 ml d'*eau R*. Ajoutez 0,1 ml de *solution de bleu de thymol R*. La solution est colorée en bleu-violet.

E. Dans un creuset, introduisez 1,0 g de clorazépate dipotassique et ajoutez 2 ml d'*acide sulfurique dilué R*. Chauffez au bain-marie puis calcinez jusqu'à disparition de toutes les particules noires. Laissez refroidir. Reprenez le résidu par de l'*eau R* et complétez à 20 ml avec le même solvant. La solution donne la réaction (b) du potassium (*2.3.1*).

ESSAI

Aspect de la solution. Dissolvez rapidement et en agitant 1,0 g de clorazépate dipotassique dans de l'*eau R* et complétez à 10,0 ml avec le même solvant. Observée immédiatement, la solution est limpide (*2.2.1*) et n'est pas plus fortement colorée que la solution témoin JV_5 (*2.2.2, Procédé II*).

Substances apparentées. Opérez par chromatographie sur couche mince (*2.2.27*) en utilisant une *plaque au gel de silice GF_{254} pour CCM R*.

Préparez les solutions immédiatement avant l'emploi et effectuez l'essai à l'abri de la lumière.

Solution à examiner. Dissolvez 0,10 g de clorazépate dipotassique dans une solution de *carbonate de potassium R* à 40 g/l et complétez à 5 ml avec la même solution.

Solution témoin (a). Dissolvez 10 mg d'*aminochlorobenzophénone R* dans de l'*acétone R* et complétez à 100 ml avec le même solvant. Prélevez 5 ml de solution et complétez à 25 ml avec de l'*acétone R*.

Solution témoin (b). Dissolvez 10 mg de *nordazépam SCR* dans de l'*acétone R* et complétez à 50 ml avec le même solvant. Prélevez 5 ml de solution et complétez à 25 ml avec de l'*acétone R*.

Solution témoin (c). Prélevez 0,5 ml de solution à examiner et complétez à 100 ml avec une solution de *carbonate de potassium R* à 40 g/l.

Solution témoin (d). Dissolvez 10 mg de *nordazépam SCR* et 10 mg de *nitrazépam SCR* dans de l'*acétone R* et complétez à 50 ml avec le même solvant.

Déposez sur la plaque 5 µl de chaque solution. Développez sur un parcours de 15 cm avec un mélange de 15 volumes d'*acétone R* et de 85 volumes de *chlorure de méthylène R*. Laissez sécher la plaque à l'air. Examinez en lumière ultraviolette à 254 nm. S'il apparait une tache correspondant au nordazépam dans le chromatogramme obtenu avec la solution à examiner, elle n'est pas plus intense que la tache du chromatogramme obtenu avec la solution témoin (b) (0,2 pour cent). S'il apparait d'autres taches que la tache principale et une tache correspondant au nordazépam dans le chromatogramme obtenu avec la solution à examiner, aucune d'entre elles n'est plus intense que la tache du chromatogramme obtenue avec la solution témoin (c) (0,5 pour cent).

Pulvérisez une solution récemment préparée de *nitrite de sodium R* à 10 g/l dans de l'*acide chlorhydrique dilué R*. Faites sécher la plaque dans un courant d'air chaud. Pulvérisez une solution de *dichlorhydrate de naphtyléthylènediamine R* à 4 g/l dans de l'*alcool R*. S'il apparait une tache correspondant à l'aminochlorobenzophénone dans le chromatogramme obtenu avec la solution à examiner, elle n'est pas plus intense que la tache du chromatogramme obtenu avec la solution témoin (a) (0,1 pour cent). L'essai n'est valable que si le chromatogramme obtenu avec la solution témoin (d) présente 2 taches nettement séparées.

Perte à la dessiccation (*2.2.32*). Déterminée sous vide à 60 °C pendant 4 h sur 1,000 g de clorazépate dipotassique, la perte à la dessiccation n'est pas supérieure à 0,2 pour cent.

DOSAGE

Dissolvez 0,130 g de clorazépate dipotassique dans 10 ml d'*acide acétique anhydre R*, puis ajoutez 30 ml de *chlorure de méthylène R*. Titrez par l'*acide perchlorique 0,1 M*. Déterminez les 2 points d'inflexion par potentiométrie (*2.2.20*). Le rapport du volume d'acide perchlorique utilisé jusqu'au deuxième point d'inflexion à celui utilisé jusqu'au premier point d'inflexion est de 1,48 à 1,52.

Au deuxième point d'inflexion, 1 ml d'*acide perchlorique 0,1 M* correspond à 13,63 mg de $C_{16}H_{11}ClK_2N_2O_4$.

CONSERVATION

En récipient étanche, à l'abri de la lumière.

IMPURETÉS

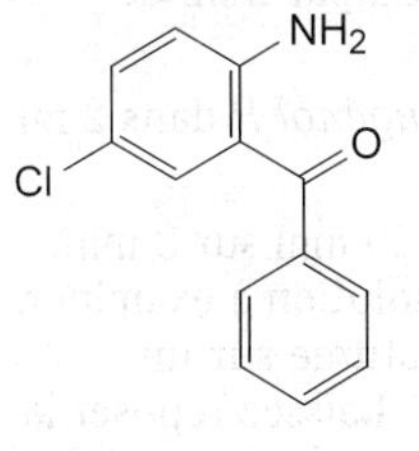

A. (2-amino-5-chlorophényl)phénylméthanone,

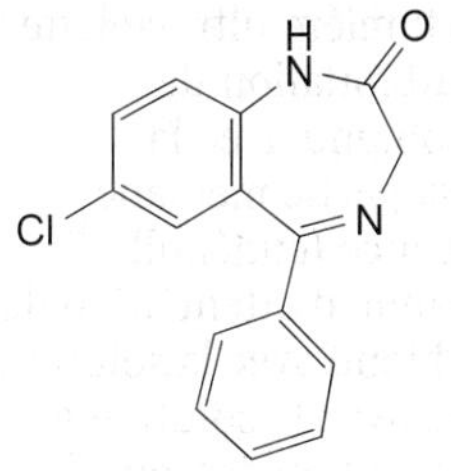

B. 7-chloro-5-phényl-1,3-dihydro-2*H*-1,4-benzodiazépin-2-one (nordazépam).

01/2002:0757

CLOTRIMAZOLE

Clotrimazolum

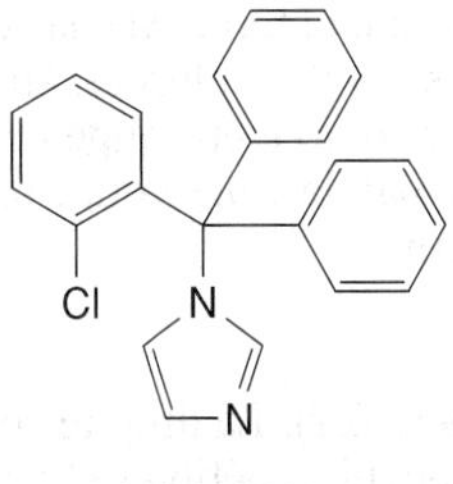

$C_{22}H_{17}ClN_2$ M_r 344,8

DÉFINITION

Le clotrimazole contient au minimum 98,5 pour cent et au maximum l'équivalent de 100,5 pour cent de 1-[(2-chlorophényl)diphénylméthyl]-1*H*-imidazole, calculé par rapport à la substance desséchée.

CARACTÈRES

Poudre cristalline, blanche à jaune pâle, pratiquement insoluble dans l'eau, soluble dans l'alcool et dans le chlorure de méthylène, peu soluble dans l'éther.

IDENTIFICATION

Première identification : B.

Seconde identification : A, C, D.

A. Le point de fusion (*2.2.14*) du clotrimazole est de 141 °C à 145 °C.

B. Examinez le clotrimazole par spectrophotométrie d'absorption dans l'infrarouge (*2.2.24*), en comparant avec le spectre obtenu avec le *clotrimazole SCR*.

C. Examinez les chromatogrammes obtenus dans l'essai du (2-chlorophényl)diphénylméthanol en lumière ultraviolette à 254 nm, avant la pulvérisation. La tache principale du chromatogramme obtenu avec la solution à examiner (b) est semblable quant à sa position et ses dimensions à la tache principale du chromatogramme obtenu avec la solution témoin (a).

D. Dissolvez 10 mg environ de clotrimazole dans 3 ml d'*acide sulfurique R*. La solution est colorée en jaune pâle. Ajoutez 10 mg d'*oxyde mercurique R* et 20 mg de *nitrite de sodium R*. Laissez reposer en agitant de temps à autre. Il se développe une coloration orange qui vire au brun-orangé.

ESSAI

Aspect de la solution. Dissolvez 1,25 g de clotrimazole dans de l'*alcool R* et complétez à 25 ml avec le même solvant. La solution est limpide (*2.2.1*) et n'est pas plus fortement colorée que la solution témoin JB_6 (*2.2.2, Procédé II*).

(2-Chlorophényl)diphénylméthanol. Opérez par chromatographie sur couche mince (*2.2.27*) en utilisant une plaque recouverte de *gel de silice GF_{254} R*.

Solution à examiner (a). Dissolvez 0,50 g de clotrimazole dans de l'*alcool R* et complétez à 5 ml avec le même solvant.

Solution à examiner (b). Prélevez 1 ml de solution à examiner (a) et complétez à 10 ml avec de l'*alcool R*.

Solution témoin (a). Dissolvez 50 mg de *clotrimazole SCR* dans de l'*alcool R* et complétez à 5 ml avec le même solvant.

Solution témoin (b). Dissolvez 10 mg de *(2-chlorophényl)diphénylméthanol SCR* dans de l'*alcool R* et complétez à 5 ml avec le même solvant. Prélevez 1 ml de cette solution et complétez à 10 ml avec de l'*alcool R*.

Déposez séparément sur la plaque 10 µl de chaque solution. Développez sur un parcours de 15 cm avec un mélange de 0,5 volume d'*ammoniaque concentrée R1*, de 10 volumes de *propanol R* et de 90 volumes de *toluène R*. Laissez sécher la plaque à l'air. Pulvérisez une solution d'*acide sulfurique R* à 10 pour cent *V/V* dans de l'*alcool R*. Chauffez la plaque à 100-105 °C pendant 30 min. S'il apparaît une tache correspondant au (2-chlorophényl)diphénylméthanol dans le chromatogramme obtenu avec la solution à examiner (a), elle n'est pas plus intense que la tache du chromatogramme obtenu avec la solution témoin (b) (0,2 pour cent).

Imidazole. Opérez par chromatographie sur couche mince (*2.2.27*) en utilisant une plaque recouverte de *gel de silice G R*.

Solution à examiner. Dissolvez 0,50 g de clotrimazole dans de l'*alcool R* et complétez à 10 ml avec le même solvant.

Solution témoin. Dissolvez 10 mg d'*imidazole R* dans de l'*alcool R* et complétez à 10 ml avec le même solvant. Prélevez 1 ml de cette solution et complétez à 10 ml avec de l'*alcool R*.

Déposez séparément sur la plaque 10 µl de chaque solution. Développez sur un parcours de 15 cm avec un mélange de 0,5 volume d'*ammoniaque concentrée R1*, de 10 volumes de *propanol R* et de 90 volumes de *toluène R*. Laissez sécher la plaque à l'air. Déposez au fond d'une chambre à chromatographie un vase à précipiter contenant un mélange de 1 volume d'*acide chlorhydrique R1*, de 1 volume d'*eau R* et de 2 volumes d'une solution de *permanganate de potassium R* à 15 g/l. Fermez la chambre et laissez reposer pendant 15 min. Introduisez la plaque desséchée dans la chambre et fermez celle-ci. Laissez la plaque en contact avec les vapeurs de chlore pendant 5 min. Retirez la plaque et exposez-la à un courant d'air froid jusqu'à ce que l'excès de chlore soit éliminé et qu'un échantillon de la couche de gel de silice située en-dessous des points d'application ne soit plus coloré en bleu par addition d'une goutte de *solution amidonnée d'iodure de potassium R*. Pulvérisez de la *solution amidonnée d'iodure de potassium R*. S'il apparaît une tache correspondant à l'imidazole dans le chromatogramme obtenu avec la solution à examiner, elle n'est pas plus intense que la tache du chromatogramme obtenu avec la solution témoin (0,2 pour cent).

Perte à la dessiccation (*2.2.32*). Déterminée à l'étuve à 100-105 °C sur 1,000 g de clotrimazole, la perte à la dessiccation n'est pas supérieure à 0,5 pour cent.

Cendres sulfuriques (*2.4.14*). Déterminé sur 1,0 g de clotrimazole, le taux des cendres sulfuriques n'est pas supérieur à 0,1 pour cent.

DOSAGE

Dissolvez 0,300 g de clotrimazole dans 80 ml d'*acide acétique anhydre R*. Titrez par l'*acide perchlorique 0,1 M* en présence de 0,3 ml de *solution de naphtolbenzéine R* jusqu'à virage du jaune-brun au vert.

1 ml d'*acide perchlorique 0,1 M* correspond à 34,48 mg de $C_{22}H_{17}ClN_2$.

CONSERVATION

A l'abri de la lumière.

01/2002:0376

CLOU DE GIROFLE

Caryophylli flos

DÉFINITION

Le clou de girofle est constitué par le bouton floral entier de *Syzygium aromaticum* (L.) Merill et L. M. Perry [*Eugenia caryophyllus* (C. Spreng.) Bull. et Harr.], séché jusqu'à ce qu'il présente une coloration brun-rouge. Il contient au minimum 150 ml/kg d'huile essentielle.

CARACTÈRES

Le clou de girofle a une odeur aromatique caractéristique.

Il présente les caractères macroscopiques et microscopiques décrits aux identifications A et B.

IDENTIFICATION

A. Le bouton floral, de couleur brun-rouge, comporte une partie quadrangulaire, l'hypanthe, d'une longueur de 10 mm à 12 mm et d'un diamètre de 2 mm à 3 mm, surmontée par les 4 lobes divergents des sépales qui entourent une tête globuleuse d'un diamètre de 4 mm à 6 mm. Un ovaire biloculaire, contenant de nombreux ovules, est situé à la partie supérieure de l'hypanthe. La tête globuleuse forme une coiffe constituée de 4 pétales imbriqués, qui recouvre de nombreuses étamines recourbées et un style court, dressé sur un disque nectarifère à la base. L'huile essentielle exsude sous la pression de l'ongle à partir de l'hypanthe.

B. Réduisez le clou de girofle en poudre (355). La poudre est brun foncé et a l'odeur et la saveur de la drogue entière. Examinez au microscope en utilisant de la *solution d'hydrate de chloral R*. La poudre présente les éléments suivants : des fragments de l'hypanthe, présentant un épiderme et un parenchyme sous-jacent, renfermant de grandes poches sécrétrices ; de courtes fibres isolées ou en petits groupes, à parois épaisses, lignifiées et légèrement ponctuées ; de nombreux fragments de parenchyme renfermant des macles d'oxalate de calcium ; de nombreux grains de pollen triangulaires, d'un diamètre de 15 µm environ, avec 3 pores dans les angles. La poudre ne contient pas de grains d'amidon.

C. Opérez par chromatographie sur couche mince (*2.2.27*) en utilisant une plaque recouverte de *gel de silice* GF_{254} *R*.

Solution à examiner. Agitez 0,1 g de drogue pulvérisée (500) avec 2 ml de *chlorure de méthylène R* pendant 15 min. Filtrez et évaporez soigneusement le filtrat au bain-marie à siccité. Reprenez le résidu par 2 ml de *toluène R*.

Solution témoin. Dissolvez 20 µl d'*eugénol R* dans 2 ml de *toluène R*.

Déposez sur la plaque, en bandes de 20 mm sur 3 mm, 10 µl de solution témoin et 20 µl de solution à examiner. Développez dans une chambre non saturée sur un parcours de 10 cm avec du *toluène R*. Laissez reposer la plaque pendant 5 min, puis répétez le développement dans les mêmes conditions. Laissez sécher la plaque à l'air. Examinez les chromatogrammes en lumière ultraviolette à 254 nm et marquez les bandes d'atténuation de fluorescence. Le chromatogramme obtenu avec la solution à examiner présente dans sa partie médiane une bande d'atténuation de fluorescence (eugénol) semblable quant à sa position à la bande d'atténuation de fluorescence du chromatogramme obtenu avec la solution témoin. Le chromatogramme obtenu avec la solution à examiner peut présenter, immédiatement au-dessous de la bande correspondant à l'eugénol, une faible bande d'atténuation de fluorescence (acétyleugénol). Pulvérisez 10 ml de *solution d'aldéhyde anisique R* pour une plaque de 200 mm de côté. Chauffez à 100-105 °C pendant 5-10 min en observant les chromatogrammes à la lumière du jour. Les bandes correspondant à l'eugénol dans les chromatogrammes obtenus respectivement avec la solution à examiner et la solution témoin sont fortement colorées en violet-brun et la bande correspondant à l'acétyleugénol dans le chromatogramme obtenu avec la solution à examiner est faiblement colorée en bleu-violet. Le chromatogramme obtenu avec la solution à examiner présente d'autres bandes colorées, en particulier une bande faiblement colorée en rouge dans la partie inférieure et une bande violet-rouge (caryophyllène) dans la partie supérieure.

ESSAI

Eléments étrangers (*2.8.2*). La drogue contient au maximum 6 pour cent de pédoncules, pétioles et fruits, au maximum 2 pour cent de clous de girofle altérés et au maximum 0,5 pour cent d'autres éléments étrangers.

Cendres totales (*2.4.16*). Le taux des cendres totales n'est pas supérieur à 7,0 pour cent.

DOSAGE

Effectuez la détermination des huiles essentielles dans les drogues végétales (*2.8.12*). Utilisez un ballon de 250 ml et 100 ml d'*eau R* comme liquide d'entraînement. Introduisez 0,50 ml de *xylène R* dans le tube gradué. Broyez 5,0 g de drogue avec 5,0 g de *terre d'infusoires R* en triturant finement jusqu'à obtention d'une poudre fine homogène. Procédez immédiatement à la détermination sur 4,0 g du mélange obtenu en distillant à un débit de 2,5 ml/min à 3,5 ml/min pendant 2 h.

CONSERVATION

A l'abri de la lumière.

01/2002:1091

CLOU DE GIROFLE (HUILE ESSENTIELLE DE)

Caryophylli floris aetheroleum

DÉFINITION

L'huile essentielle de clou de girofle est obtenue par entraînement à la vapeur à partir des boutons floraux séchés de *Syzygium aromaticum* (L.) Merill et L. M. Perry (*Eugenia caryophyllus* C. Spring. Bull. et Harr.).

CARACTÈRES

Liquide limpide, jaune, virant au brun lorsqu'il est exposé à l'air, miscible au chlorure de méthylène, à l'éther, au toluène et aux huiles grasses.

IDENTIFICATION

Première identification : B.

Seconde identification : A.

A. Opérez par chromatographie sur couche mince (*2.2.27*) en utilisant une plaque recouverte d'un gel de silice approprié contenant un indicateur de fluorescence dont l'intensité est optimale à 254 nm.

   Solution à examiner. Dissolvez 20 µl d'huile essentielle de clou de girofle dans 2,0 ml de *toluène R*.

   Solution témoin. Dissolvez 15 µl d'*eugénol R* et 15 µl d'*acétyleugénol R* dans 2,0 ml de *toluène R*.

   Déposez séparément sur la plaque, en bandes, 20 µl de solution à examiner et 15 µl de solution témoin. Développez dans une chambre non saturée sur un parcours de 10 cm avec du *toluène R*. Laissez reposer la plaque pendant 5 min puis développez à nouveau dans les mêmes conditions. Laissez sécher la plaque à l'air. Examinez les chromatogrammes en lumière ultraviolette à 254 nm et repérez les bandes d'atténuation de fluorescence. Le chromatogramme obtenu avec la solution à examiner présente dans sa partie médiane une bande d'atténuation de fluorescence (eugénol) semblable quant à sa position à celle du chromatogramme obtenu avec la solution témoin et, juste au-dessous, une faible bande d'atténuation de fluorescence (acétyleugénol) semblable quant à sa position à la bande d'acétyleugénol dans le chromatogramme obtenu avec la solution témoin. Pulvérisez de la *solution d'aldéhyde anisique R* et examinez à la lumière du jour en chauffant à 100-105 °C pendant 5-10 min. Dans les chromatogrammes obtenus avec la solution à examiner et avec la solution témoin, la bande correspondant à l'eugénol est fortement colorée en brun-violet, et la bande correspondant à l'acétyleugénol dans le chromatogramme obtenu avec la solution à examiner est faiblement colorée en bleu violet. Le chromatogramme obtenu avec la solution à examiner présente d'autres bandes colorées, en particulier une faible bande rouge dans la partie inférieure et une bande violet-rouge (β-caryophyllène) dans la partie supérieure.

B. Examinez les chromatogrammes obtenus dans l'essai « Profil chromatographique ». Les trois pics principaux du chromatogramme obtenu avec la solution à examiner sont semblables quant à leur temps de rétention aux trois pics du chromatogramme obtenu avec la solution témoin.

ESSAI

Densité (*2.2.5*) : 1,030 à 1,063.

Indice de réfraction (*2.2.6*) : 1,528 à 1,537.

Angle de rotation optique (*2.2.7*) : 0° à – 2°.

Huiles grasses et huiles essentielles résinifiées (*2.8.7*). L'huile essentielle de clou de girofle satisfait à l'essai des huiles grasses et des huiles résinifiées.

Solubilité dans l'alcool (*2.8.10*). 1,0 ml d'huile de clou de girofle est soluble dans 2,0 ml, ou plus, d'*alcool à 70 pour cent V/V R*.

Profil chromatographique. Opérez par chromatographie en phase gazeuse (*2.2.28*).

Solution à examiner. Dissolvez 0,2 g d'huile essentielle de clou de girofle dans 10 g d'*hexane R*.

Solution témoin. Dissolvez 7 mg de *β-caryophyllène R*, 80 mg d'*eugénol R* et 4 mg d'*acétyleugénol R* dans 10 g d'*hexane R*.

La chromatographie peut être réalisée en utilisant :

– une colonne de silice fondue d'une longueur de 60 m et d'un diamètre intérieur de 0,25 mm environ, imprégnée de *macrogol 20 000 R*,
– comme gaz vecteur, de l'*hélium pour chromatographie R*, à un débit de 1,5 ml/min,
– un détecteur à ionisation de flamme,
– un rapport de division de 1/100,

en maintenant la température de la colonne à 60 °C pendant 8 min, puis en l'augmentant de 3 °C par minute jusqu'à 180 °C et en la maintenant à 180 °C pendant 5 min, et en maintenant la température de la chambre d'injection et celle du détecteur à 270 °C.

Injectez 1,0 µl environ de solution témoin. Identifiez les composants d'après l'ordre d'élution indiqué dans la description de la solution témoin. Enregistrez le temps de rétention de ces substances.

L'essai n'est valable que si : le nombre de plateaux théoriques, calculé sur le pic du β-caryophyllène à 110 °C, n'est pas inférieur à 30 000 et la résolution entre les pics correspondant respectivement à l'eugénol et à l'acétyleugénol n'est pas inférieure à 1,5.

Injectez 1,0 µl environ d'huile essentielle de clou de girofle. D'après les temps de rétention déterminés à partir du chromatogramme obtenu avec la solution témoin, identifiez les pics du chromatogramme obtenu avec la solution à examiner. Ne tenez pas compte du pic dû au solvant.

Déterminez la teneur pour cent de chacun des trois composants par le procédé de normalisation. Ces teneurs sont comprises dans les intervalles suivants :

– β-caryophyllène : 5,0 pour cent à 14,0 pour cent,
– eugénol : 75,0 pour cent à 88,0 pour cent,
– acétyleugénol : 4,0 pour cent à 15,0 pour cent.

CONSERVATION

En récipient étanche et bien rempli, à l'abri de la lumière et de la chaleur.

Le chromatogramme suivant est publié à titre d'information.

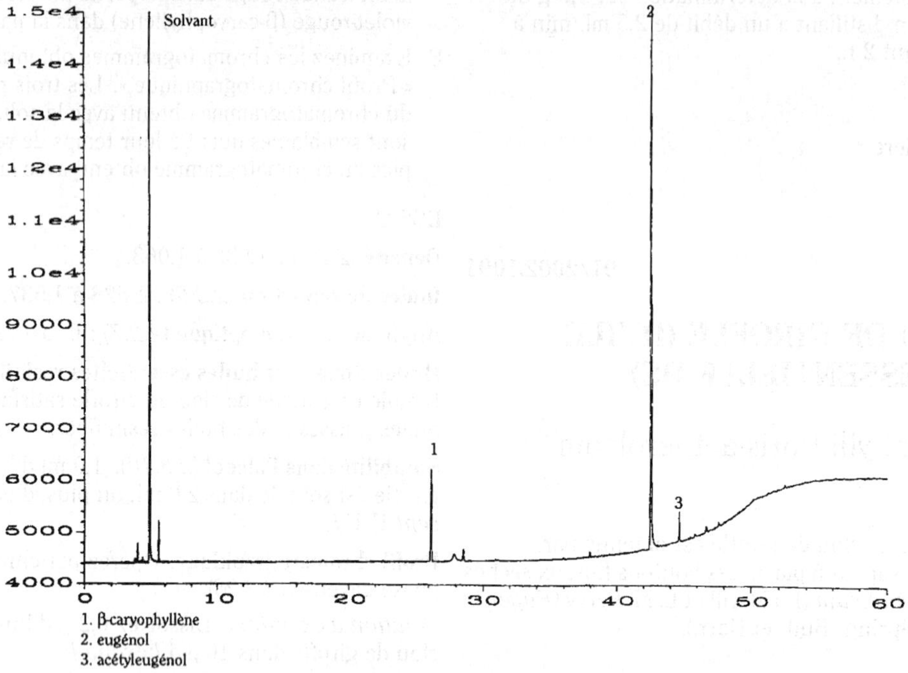

Figure 1091.-1. – *Chromatogramme pour l'essai du profil chromatographique de l'huile essentielle de clou de girofle*

01/2002:0661

CLOXACILLINE SODIQUE

Cloxacillinum natricum

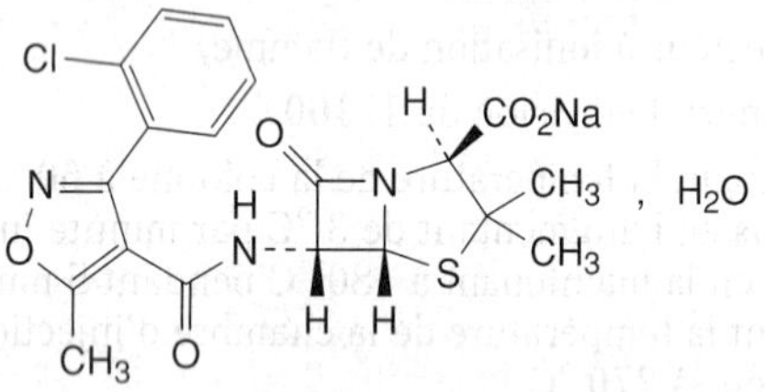

$C_{19}H_{17}ClN_3NaO_5S,H_2O$ M_r 475,9

DÉFINITION

La cloxacilline sodique contient au minimum 95,0 pour cent et au maximum l'équivalent de 101,0 pour cent de (2*S*,5*R*,6*R*)-6-[[[3-(2-chlorophényl)-5-méthylisoxazol-4-yl]carbonyl]amino]-3,3-diméthyl-7-oxo-4-thia-1-azabicyclo[3.2.0]heptane-2-carboxylate de sodium, calculé par rapport à la substance anhydre.

CARACTÈRES

Poudre cristalline, blanche ou sensiblement blanche, hygroscopique, facilement soluble dans l'eau et dans le méthanol, soluble dans l'alcool.

IDENTIFICATION

Première identification : A, D.

Seconde identification : B, C, D.

A. Examinez la cloxacilline sodique par spectrophotométrie d'absorption dans l'infrarouge (*2.2.24*), en comparant avec le spectre obtenu avec la *cloxacilline sodique SCR*. Examinez les substances sous forme de pastilles.

B. Opérez par chromatographie sur couche mince (*2.2.27*) en utilisant une plaque recouverte de *gel de silice silanisé H R*.

Solution à examiner. Dissolvez 25 mg de cloxacilline sodique dans 5 ml d'*eau R*.

Solution témoin (a). Dissolvez 25 mg de *cloxacilline sodique SCR* dans 5 ml d'*eau R*.

Solution témoin (b). Dissolvez 25 mg de *cloxacilline sodique SCR*, 25 mg de *dicloxacilline sodique SCR* et 25 mg de *flucloxacilline sodique SCR* dans 5 ml d'*eau R*.

Déposez séparément sur la plaque 1 µl de chaque solution. Développez sur un parcours de 15 cm avec un mélange de 30 volumes d'*acétone R* et de 70 volumes d'une solution d'*acétate d'ammonium R* à 154 g/l ajustée à pH 5,0 avec de l'*acide acétique glacial R*. Laissez sécher la plaque à l'air et exposez-la à des vapeurs d'iode jusqu'à apparition des taches. Examinez à la lumière du jour. La tache principale du chromatogramme obtenu avec la solution à examiner est semblable quant à sa position, sa coloration et ses dimensions à la tache principale du chromatogramme obtenu avec la solution témoin (a). L'identification n'est valable que si le chromatogramme obtenu avec la solution témoin (b) présente 3 taches nettement séparées.

C. Dans un tube à essai d'une longueur de 150 mm et d'un diamètre de 15 mm environ, introduisez 2 mg environ de cloxacilline sodique. Humectez avec 0,05 ml d'*eau R* et ajoutez 2 ml de *réactif à l'acide sulfurique et au formaldéhyde R*. Mélangez le contenu du tube en tournant ; la solution présente une coloration jaune-vert pâle. Immergez le tube dans un bain-marie pendant 1 min. Il se développe une coloration jaune.

D. La cloxacilline sodique donne la réaction (a) du sodium (*2.3.1*).

ESSAI

Solution S. Dissolvez 2,50 g de cloxacilline sodique dans de l'*eau exempte de dioxyde de carbone R* et complétez à 25,0 ml avec le même solvant.

Aspect de la solution. La solution S est limpide (*2.2.1*). L'absorbance (*2.2.25*) de la solution S mesurée à 430 nm, n'est pas supérieure à 0,04.

Détermination du pH (*2.2.3*). Le pH de la solution S est de 5,0 à 7,0.

Pouvoir rotatoire spécifique (*2.2.7*). Dissolvez 0,250 g de cloxacilline sodique dans de l'*eau R* et complétez à 25,0 ml avec le même solvant. Calculé par rapport à la substance anhydre, le pouvoir rotatoire spécifique est de + 160 à + 169.

Substances apparentées. Opérez par chromatographie liquide (*2.2.29*) selon les indications du dosage. Injectez la solution à examiner (a) et continuez la chromatographie pendant 5 fois le temps de rétention du pic principal. Injectez la solution témoin (b). S'il apparaît dans le chromatogramme obtenu avec la solution à examiner (a) d'autres pics que le pic principal, la surface d'aucun d'entre eux n'est supérieure à celle du pic principal du chromatogramme obtenu avec la solution témoin (b) (1 pour cent) et la somme de leur surface n'est pas supérieure à 5 fois la surface du pic principal du chromatogramme obtenu avec la solution témoin (b) (5 pour cent). Ne tenez pas compte des pics dont la surface est inférieure à 0,05 fois la surface du pic principal du chromatogramme obtenu avec la solution témoin (b).

***N,N*-Diméthylaniline** (*2.4.26, Méthode B*). La cloxacilline sodique ne contient pas plus de 20 ppm de *N,N*-diméthylaniline.

Acide 2-éthylhexanoïque (*2.4.28*). La cloxacilline sodique ne contient pas plus de 0,8 pour cent *m/m* d'acide 2-éthylhexanoïque.

Teneur en eau (*2.5.12*). Déterminée par semi-microdosage sur 0,300 g de cloxacilline sodique, la teneur en eau est de 3,0 pour cent à 4,5 pour cent.

Stérilité (*2.6.1*). La cloxacilline sodique destinée à la préparation de formes pharmaceutiques administrées par voie parentérale sans autre procédé approprié de stérilisation satisfait également à l'essai de stérilité.

Endotoxines bactériennes (*2.6.14*) : moins de 0,40 UI/mg, si la cloxacilline sodique est destinée à la préparation de formes pharmaceutiques administrées par voie parentérale sans autre procédé approprié d'élimination des endotoxines bactériennes.

DOSAGE

Opérez par chromatographie liquide (*2.2.29*).

Solution à examiner (a). Dissolvez 50,0 mg de cloxacilline sodique dans la phase mobile et complétez à 50,0 ml avec la phase mobile.

Solution à examiner (b). Prélevez 5,0 ml de la solution à examiner (a) et complétez à 50,0 ml avec la phase mobile.

Solution témoin (a). Dissolvez 50,0 mg de *cloxacilline sodique SCR* dans la phase mobile et complétez à 50,0 ml avec la phase mobile. Prélevez 5,0 ml de solution et complétez à 50,0 ml avec la phase mobile.

Solution témoin (b). Prélevez 5,0 ml de solution à examiner (b) et complétez à 50,0 ml avec la phase mobile.

Solution témoin (c). Dissolvez 5 mg de *flucloxacilline sodique SCR* et 5 mg de *cloxacilline sodique SCR* dans la phase mobile et complétez à 50,0 ml avec la phase mobile.

La chromatographie peut être réalisée en utilisant :

- une colonne d'acier inoxydable, d'une longueur de 0,25 m et d'un diamètre intérieur de 4 mm, remplie de *gel de silice octadécylsilylé pour chromatographie R* (5 µm),
- comme phase mobile, à un débit de 1,0 ml/min, un mélange de 25 volumes d'*acétonitrile R*, de 75 volumes d'une solution de *phosphate monopotassique R* à 2,7 g/l ajustée à pH 5,0 avec de la *solution diluée d'hydroxyde de sodium R*,
- comme détecteur, un spectrophotomètre réglé à 225 nm,
- un injecteur à boucle de 20 µl.

Injectez la solution témoin (c). Ajustez la sensibilité du système de façon que la hauteur des pics principaux du chromatogramme obtenu représente au moins 50 pour cent de l'échelle totale de l'enregistreur. L'essai n'est valable que si la résolution entre le premier pic (cloxacilline) et le second (flucloxacilline) n'est pas inférieure à 2,5. Injectez 6 fois la solution témoin (a). Le dosage n'est valable que si l'écart type relatif de la surface du pic correspondant à la cloxacilline n'est pas supérieur à 1,0 pour cent. Injectez en alternance la solution à examiner (b) et la solution témoin (a).

CONSERVATION

En récipient étanche, à une température ne dépassant pas 25 °C. Si la substance est stérile, elle est conservée en récipient stérile, étanche, à fermeture inviolable.

ÉTIQUETAGE

L'étiquette indique :

- dans les cas appropriés, que la substance est stérile,
- dans les cas appropriés, que la substance est exempte d'endotoxines bactériennes.

IMPURETÉS

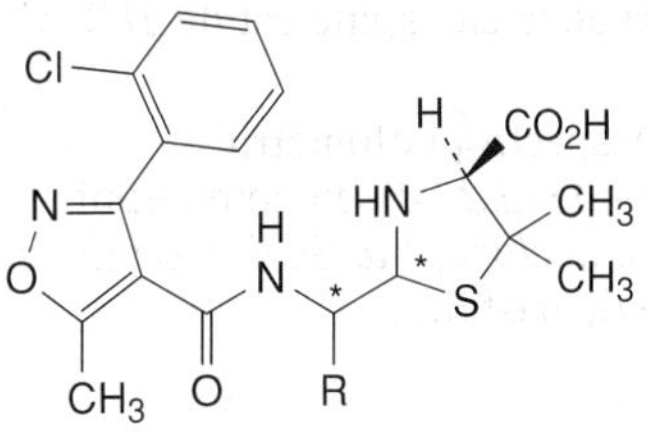

A. R = CO_2H : acide (4*S*)-2-[carboxy[[[3-(2-chlorophényl)-5-méthylisoxazol-4-yl]carbonyl]amino]méthyl]-5,5-diméthylthiazolidine-4-carboxylique (acides pénicilloïques de cloxacilline),

B. R = H : acide (2*RS*,4*S*)-2-[[[[3-(2-chlorophényl)-5-méthylisoxazol-4-yl]carbonyl]amino]méthyl]-5,5-diméthylthiazolidine-4-carboxylique (acides pénilloïques de cloxacilline),

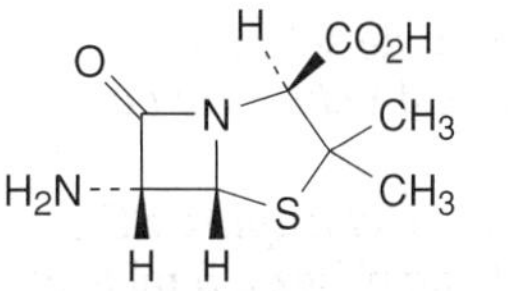

C. acide (2*S*,5*R*,6*R*)-6-amino-3,3-diméthyl-7-oxo-4-thia-1-azabicyclo[3.2.0]heptane-2-caboxylique (acide 6-aminopénicillanique),

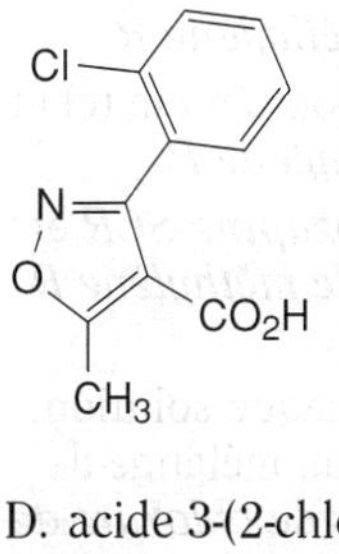

D. acide 3-(2-chlorophényl)-5-méthylisoxazole-4-carboxylique.

01/2002:1191

CLOZAPINE

Clozapinum

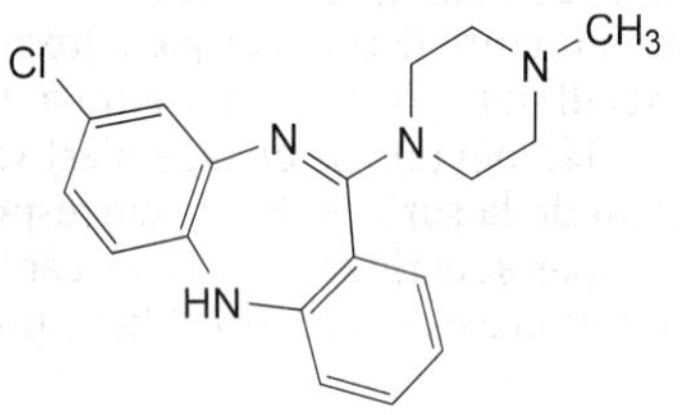

$C_{18}H_{19}ClN_4$ M_r 326,8

DÉFINITION

La clozapine contient au minimum 99,0 pour cent et au maximum l'équivalent de 101,0 pour cent de 8-chloro-11-(4-méthylpipérazin-1-yl)-5*H*-dibenzo[*b*,*e*][1,4]diazépine, calculé par rapport à la substance desséchée.

CARACTÈRES

Poudre cristalline jaune, pratiquement insoluble dans l'eau, facilement soluble dans le chlorure de méthylène, soluble dans l'alcool. La clozapine se dissout dans l'acide acétique dilué.

IDENTIFICATION

A. Le point de fusion (*2.2.14*) de la clozapine est de 182 °C à 186 °C.

B. Examinez la clozapine par spectrophotométrie d'absorption dans l'infrarouge (*2.2.24*), en comparant avec le spectre obtenu avec la *clozapine SCR*. Examinez les substances sous forme de pastilles.

ESSAI

Substances apparentées. Opérez par chromatographie sur couche mince (*2.2.27*) en utilisant une plaque recouverte d'un gel de silice approprié contenant un indicateur de fluorescence dont l'intensité est optimale à 254 nm. Avant emploi, procédez à un développement préalable avec un mélange de 25 volumes de *méthanol R* et de 75 volumes de *chlorure de méthylène R*. Laissez sécher la plaque à l'air pendant 15 min.

Solution à examiner (a). Dissolvez 0,20 g de clozapine dans du *chlorure de méthylène R* et complétez à 5 ml avec le même solvant.

Solution à examiner (b). Prélevez 1 ml de solution à examiner (a) et complétez à 10 ml avec du *chlorure de méthylène R*.

Solution témoin (a). Dissolvez 20 mg de *clozapine SCR* dans du *chlorure de méthylène R* et complétez à 5 ml avec le même solvant.

Solution témoin (b). Prélevez 1,5 ml de solution à examiner (b) et complétez à 50 ml avec du *chlorure de méthylène R*.

Solution témoin (c). Prélevez 1 ml de solution à examiner (b) et complétez à 50 ml avec du *chlorure de méthylène R*.

Solution témoin (d). Prélevez 5 ml de solution témoin (c) et complétez à 10 ml avec du *chlorure de méthylène R*.

Solution témoin (e). Dissolvez 10 mg de *clozapine SCR* et 10 mg d'*oxazépam SCR* dans du *chlorure de méthylène R* et complétez à 5 ml avec le même solvant.

Déposez séparément sur la plaque 5 µl de chaque solution. Développez sur un parcours de 10 cm avec un mélange de 25 volumes de *méthanol R* et de 75 volumes de *chlorure de méthylène R*. Laissez sécher la plaque à l'air. Examinez en lumière ultraviolette à 254 nm. S'il apparaît d'autres taches que la tache principale dans le chromatogramme obtenu avec la solution à examiner (a), aucune d'entre elles n'est plus intense que la tache du chromatogramme obtenu avec la solution témoin (b) (0,3 pour cent), une seule d'entre elles peut être plus intense que la tache du chromatogramme obtenu avec la solution témoin (c) (0,2 pour cent) et au maximum 2 d'entre elles peuvent être plus intenses que la tache du chromatogramme obtenu avec la solution témoin (d) (0,1 pour cent). L'essai n'est valable que si le chromatogramme obtenu avec la solution témoin (e) présente 2 taches nettement séparées et si le chromatogramme obtenu avec la solution témoin (d) présente une tache nettement visible.

Métaux lourds (*2.4.8*). 1,0 g de clozapine satisfait à l'essai limite C des métaux lourds (20 ppm). Préparez le témoin avec 2 ml de *solution à 10 ppm de plomb (Pb) R*.

Perte à la dessiccation (*2.2.32*). Déterminée à l'étuve à 100-105 °C sur 1,000 g de clozapine, la perte à la dessiccation n'est pas supérieure à 0,5 pour cent.

Cendres sulfuriques (*2.4.14*). Déterminé sur 1,0 g de clozapine, le taux des cendres sulfuriques n'est pas supérieur à 0,1 pour cent.

DOSAGE

Dissolvez 0,100 g de clozapine dans 50 ml d'*acide acétique anhydre R*. Titrez par l'*acide perchlorique 0,1 M*. Déterminez le point de fin de titrage par potentiométrie (*2.2.20*).

1 ml d'*acide perchlorique 0,1 M* correspond à 16,34 mg de $C_{18}H_{19}ClN_4$.

IMPURETÉS

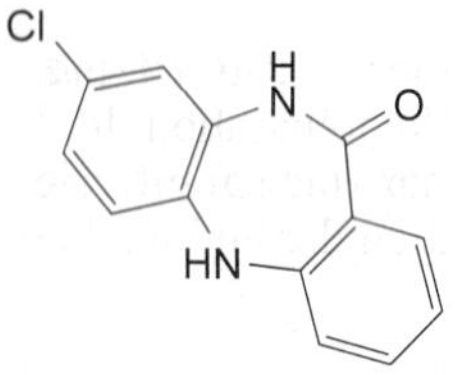

A. 8-chloro-5,10-dihydro-11*H*-dibenzo[*b*,*e*][1,4]diazépin-11-one,

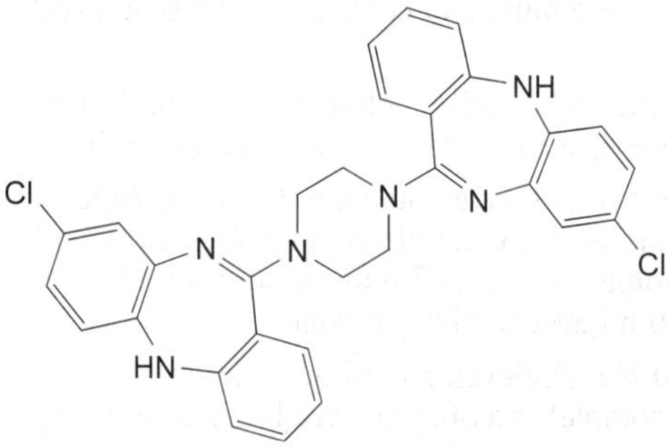

B. 11,11'-(pipérazine-1,4-diyl)bis(8-chloro-5*H*-dibenzo[*b*,*e*][1,4]diazépine),

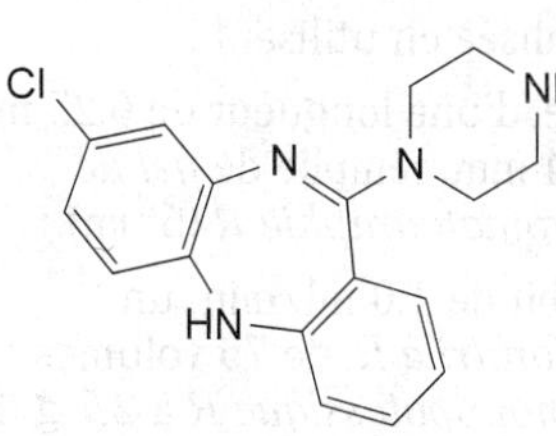

C. 8-chloro-11-(pipérazin-1-yl)-5*H*-dibenzo[*b*,*e*][1,4]diazépine.

01/2002:0073

COCAÏNE (CHLORHYDRATE DE)

Cocaini hydrochloridum

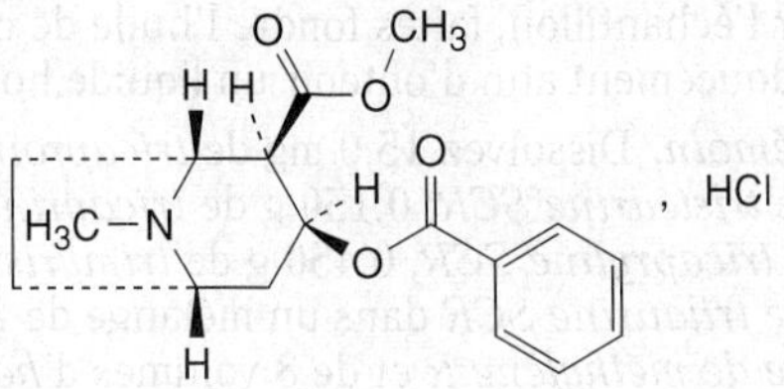

$C_{17}H_{22}ClNO_4$ M_r 339,8

DÉFINITION

Chlorhydrate de (1*R*,2*R*,3*S*,5*S*)-3-(benzoyloxy)-8-méthyl-8-azabicyclo[3.2.1]octane-2-carboxylate de méthyle.

Teneur : 98,5 pour cent à 101,0 pour cent (substance desséchée).

CARACTÈRES

Aspect : poudre cristalline blanche ou cristaux incolores.

Solubilité : très soluble dans l'eau, facilement soluble dans l'alcool, peu soluble dans le chlorure de méthylène.

F : environ 197 °C, avec décomposition.

IDENTIFICATION

Première identification : B, D.

Seconde identification : A, C, D, E.

A. Dissolvez 20,0 mg de chlorhydrate de cocaïne dans de l'*acide chlorhydrique 0,01 M* et complétez à 100,0 ml avec le même acide. Prélevez 5,0 ml de solution et complétez à 50,0 ml avec de l'*acide chlorhydrique 0,01 M*. Examinée entre 220 nm et 350 nm (*2.2.25*), la solution présente 2 maximums d'absorption à 233 nm et 273 nm. L'absorbance spécifique à 233 nm est de 378 à 402.

B. Spectrophotométrie d'absorption dans l'infrarouge (*2.2.24*).

Comparaison : spectre de référence du chlorhydrate de cocaïne de la Ph. Eur.

C. Dissolvez 0,1 g de chlorhydrate de cocaïne dans 5 ml d'*eau R* et ajoutez 1 ml d'*ammoniaque diluée R2*. Il se forme un précipité blanc. Amorcez la cristallisation en frottant la paroi du tube avec une baguette de verre. Recueillez les cristaux, lavez à l'*eau R* et séchez sous vide. Le point de fusion (*2.2.14*) des cristaux est de 96 °C à 99 °C.

D. Le chlorhydrate de cocaïne donne la réaction (a) des chlorures (*2.3.1*).

E. Le chlorhydrate de cocaïne donne la réaction des alcaloïdes (*2.3.1*).

ESSAI

Solution S. Dissolvez 0,5 g de chlorhydrate de cocaïne dans de l'*eau R* et complétez à 25 ml avec le même solvant.

Aspect de la solution. La solution S est limpide (*2.2.1*) et incolore (*2.2.2, Procédé II*).

Acidité. A 10 ml de la solution S, ajoutez 0,05 ml de *solution de rouge de méthyle R*. Le virage de l'indicateur ne nécessite pas plus de 0,2 ml d'*hydroxyde de sodium 0,02 M*.

Pouvoir rotatoire spécifique (*2.2.7*) : – 70 à – 73 (substance desséchée).

Dissolvez 0,50 g de chlorhydrate de cocaïne dans de l'*eau R* et complétez à 20,0 ml avec le même solvant.

Substances facilement carbonisables. A 0,2 g de chlorhydrate de cocaïne, ajoutez 2 ml d'*acide sulfurique R* et laissez reposer pendant 15 min. La solution n'est pas plus fortement colorée que la solution témoin JB_5 (*2.2.2, Procédé I*).

Substances apparentées. Chromatographie liquide (*2.2.29*).

Solution à examiner. Dissolvez 25,0 mg de chlorhydrate de cocaïne dans la phase mobile et complétez à 50,0 ml avec la phase mobile.

Solution témoin (a). Prélevez 1,0 ml de solution à examiner et complétez à 50,0 ml avec la phase mobile. Prélevez 5,0 ml de cette solution et complétez à 100,0 ml avec la phase mobile.

Solution témoin (b). Dissolvez 25 mg de chlorhydrate de cocaïne dans de l'*hydroxyde de sodium 0,01 M* et complétez à 10,0 ml avec le même solvant. Prélevez 1,0 ml de solution et complétez à 10,0 ml avec de l'*hydroxyde de sodium 0,01 M*. Laissez reposer pendant 15 min.

Colonne :

- *dimensions* : *l* = 0,15 m, Ø = 4,6 mm,
- *phase stationnaire* : *gel de silice octadécylsilylé postgreffé pour chromatographie R* (5 µm) présentant une surface spécifique de 335 m^2/g, un diamètre de pores de 10 nm et un taux de carbone de 19,1 pour cent,
- *température* : 35 °C.

Phase mobile : *triéthylamine R, tétrahydrofurane R, acétonitrile R, eau R* (0,5:100:430:479,5 *V/V/V/V*).

Débit : 1 ml/min.

Détection : spectrophotomètre à 216 nm.

Injection : 20 µl.

Rétention relative par rapport à la cocaïne (temps de rétention = environ 7,4 min) : produit de dégradation = environ 0,7.

Conformité du système : solution témoin (b) :

- *résolution* : au minimum 5 entre les pics dus à la cocaïne et au produit de dégradation.

Limites :

- *toute impureté éluant après le pic principal* : au maximum la surface du pic principal du chromatogramme obtenu avec la solution témoin (a) (0,1 pour cent),
- *total* : au maximum 5 fois la surface du pic principal du chromatogramme obtenu avec la solution témoin (a) (0,5 pour cent),
- *limite d'exclusion* : 0,5 fois la surface du pic principal du chromatogramme obtenu avec la solution témoin (a) (0,05 pour cent).

Perte à la dessiccation (*2.2.32*) : au maximum 0,5 pour cent, déterminé à l'étuve à 100-105 °C sur 1,000 g de chlorhydrate de cocaïne.

Cendres sulfuriques (*2.4.14*) : au maximum 0,1 pour cent, déterminé sur le résidu obtenu dans l'essai de perte à la dessiccation.

DOSAGE

Dissolvez 0,250 g de chlorhydrate de cocaïne dans un mélange de 5,0 ml d'*acide chlorhydrique 0,01 M* et de 50 ml d'*alcool R*. Titrez par l'*hydroxyde de sodium 0,1 M* et tracez la courbe potentiométrique (*2.2.20*). Mesurez le volume d'*hydroxyde de sodium 0,1 M* utilisé entre les 2 points d'inflexion.

1 ml d'*hydroxyde de sodium 0,1 M* correspond à 33,98 mg de $C_{17}H_{22}ClNO_4$.

CONSERVATION

A l'abri de la lumière.

Monographies A - C

IMPURETÉS

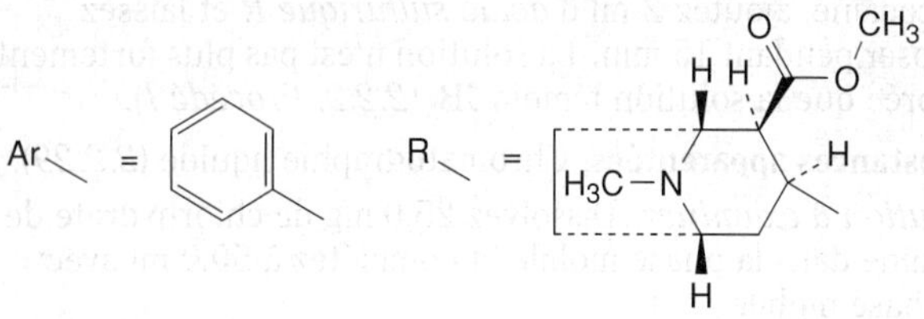

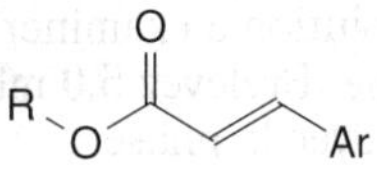

A. (1R,2R,3S,5S)-8-méthyl-3-[[(E)-3-phénylpropénoyl]oxy]-8-azabicyclo[3.2.1]octane-2-carboxylate de méthyle (cinnamoylcocaïne),

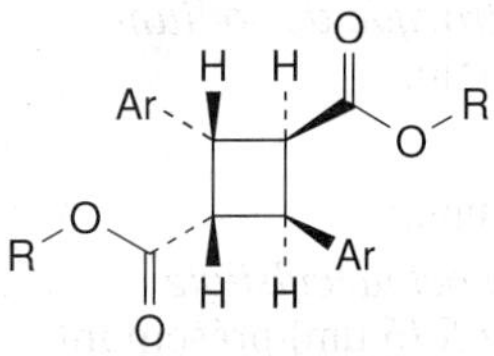

B. (1*r*,2*c*,3*t*,4*t*)-2,4-diphénylcyclobutane-1,3-dicarboxylate de bis[(1R,2R,3S,5S)-2-(méthoxycarbonyl)-8-méthyl-8-azabicyclo[3.2.1]oct-3-yle] (α-truxilline),

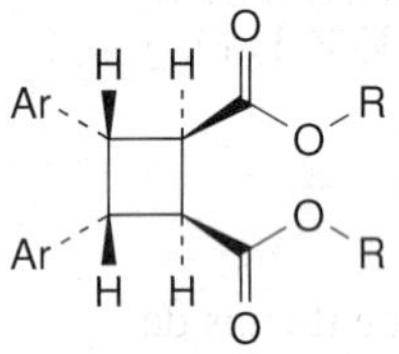

C. (1*r*,2*c*,3*t*,4*t*)-3,4-diphénylcyclobutane-1,2-dicarboxylate de bis[(1R,2R,3S,5S)-2-(méthoxycarbonyl)-8-méthyl-8-azabicyclo[3.2.1]oct-3-yle] (β-truxilline).

01/2002:1410

COCO (HUILE DE) RAFFINÉE

Cocois oleum raffinatum

DÉFINITION

L'huile de coco raffinée est l'huile grasse obtenue à partir de la partie solide et desséchée de l'albumen de *Cocos nucifera* L., puis raffinée.

CARACTÈRES

Masse onctueuse, blanche ou sensiblement blanche, pratiquement insoluble dans l'eau, facilement soluble dans le chlorure de méthylène et dans l'éther de pétrole (Eb : 65 °C à 70 °C), très peu soluble dans l'alcool.

L'indice de réfraction est voisin de 1,449, déterminé à 40 °C.

IDENTIFICATION

A. L'huile de coco satisfait à l'essai du point de fusion (voir Essai).

B. L'huile de coco satisfait à l'essai de composition en acides gras (voir Essai).

ESSAI

Point de fusion (*2.2.14*) : 23 °C à 26 °C.

Indice d'acide (*2.5.1*). Déterminé sur 20,0 g d'huile de coco, l'indice d'acide n'est pas supérieur à 0,5.

Indice de peroxyde (*2.5.5*) : au maximum 5,0.

Insaponifiable (*2.5.7*). Déterminé sur 5,0 g d'huile de coco, l'insaponifiable n'est pas supérieur à 1,0 pour cent.

Impuretés à réaction alcaline dans les huiles grasses (*2.4.19*). L'huile de coco satisfait à l'essai des impuretés à réaction alcaline dans les huiles grasses.

Composition en acides gras (*2.4.22, Procédé B*). Avant de prélever l'échantillon, faites fondre l'huile de coco en chauffant doucement afin d'obtenir un liquide homogène.

Solution témoin. Dissolvez 15,0 mg de *tricaproïne SCR*, 80,0 mg de *tristéarine SCR*, 0,150 g de *tricaprine SCR*, 0,200 g de *tricapryline SCR*, 0,450 g de *trimyristine SCR* et 1,25 g de *trilaurine SCR* dans un mélange de 2 volumes de *chlorure de méthylène R* et de 8 volumes d'*heptane R* et complétez à 50 ml avec le même mélange de solvants en chauffant à 45-50 °C. Transférez 2 ml de ce mélange dans un tube à centrifugation de 10 ml muni d'un bouchon à vis et évaporez le solvant dans un courant d'*azote R*. Dissolvez avec 1 ml d'*heptane R* et 1 ml de *carbonate de diméthyle R* et agitez vigoureusement en chauffant doucement (50-60 °C). Ajoutez à la solution encore chaude 1 ml d'une solution de *sodium R* à 12 g/l dans le *méthanol anhydre R*, préparée avec les précautions nécessaires et agitez vigoureusement pendant 5 min environ. Ajoutez 3 ml d'*eau distillée R* et agitez vigoureusement pendant 30 s environ. Centrifugez pendant 15 min à 1500 *g*. Injectez 1 µl de phase organique.

Calculez la teneur pour cent de chaque acide gras à l'aide de l'expression :

$$\frac{A_{x,s,c}}{\sum A_{x,s,c}} \times 100 \text{ pour cent } m/m$$

$A_{x,s,c}$ représente la surface corrigée du pic correspondant à chaque acide gras contenu dans la solution à examiner :

$$A_{x,s,c} = A_{x,s} \times R_c$$

R_c représente le facteur de correction relatif :

$$R_c = \frac{m_{x,r} \times A_{1,r}}{A_{x,r} \times m_{1,r}}$$

pour les pics correspondant aux esters méthyliques des acides caproïque, caprylique, caprique, laurique et myristique.

$m_{x,r}$ = masse de tricaproïne, de tricapryline, de tricaprine, de trilaurine ou de trimyristine dans la solution témoin, en milligrammes,

$m_{1,r}$ = masse de tristéarine dans la solution témoin, en milligrammes,

$A_{x,r}$ = surface des pics correspondant aux esters méthyliques des acides caproïque, caprylique, caprique, laurique et myristique dans la solution témoin,

$A_{1,r}$ = surface du pic correspondant à l'ester méthylique de l'acide stéarique dans la solution témoin,

$A_{x,s}$ = surface des pics correspondant aux esters méthyliques des acides gras spécifiés ou non spécifiés,

R_c = 1 pour les pics correspondant à chacun des esters méthyliques des acides gras spécifiés restants ou aux esters méthyliques d'acides gras non spécifiés.

Le mélange des acides gras constitutifs de l'huile de coco est composé de :

- acide caproïque (R_{Rt} 0,11) : au maximum 1,5 pour cent,
- acide caprylique (R_{Rt} 0,23) : 5,0 pour cent à 11,0 pour cent,
- acide caprique (R_{Rt} 0,56) : 4,0 pour cent à 9,0 pour cent,
- acide laurique (R_{Rt} 0,75) : 40,0 pour cent à 50,0 pour cent,
- acide myristique (R_{Rt} 0,85) : 15,0 pour cent à 20,0 pour cent,
- acide palmitique (R_{Rt} 0,93) : 7,0 pour cent à 12,0 pour cent,
- acide stéarique (R_{Rt} 1,00) : 1,5 pour cent à 5,0 pour cent,
- acide oléique et isomères (R_{Rt} 1,01) : 4,0 pour cent à 10,0 pour cent,
- acide linoléique (R_{Rt} 1,03) : 1,0 pour cent à 3,0 pour cent,
- acide linolénique (R_{Rt} 1,06) : au maximum 0,2 pour cent,
- acide arachidique (R_{Rt} 1,10) : au maximum 0,2 pour cent,
- acide eicosénoïque (R_{Rt} 1,11) : au maximum 0,2 pour cent.

CONSERVATION

Dans un récipient bien rempli, à l'abri de la lumière.

01/2002:1411

COCOYLE (CAPRYLOCAPRATE DE)

Cocoylis caprylocapras

DÉFINITION

Le caprylocaprate de cocoyle est un mélange d'esters d'alcools saturés en C_{12} - C_{18} et des acides caprylique (octanoïque) et caprique (décanoïque), obtenu par réaction de ces acides avec des alcools gras saturés d'origine végétale.

CARACTÈRES

Liquide légèrement jaunâtre, pratiquement insoluble dans l'eau, miscible à l'alcool et à la paraffine liquide.

La densité est voisine de 0,86, l'indice de réfraction est voisin de 1,445 et la viscosité est voisine de 11 mPa·s.

IDENTIFICATION

A. Le point de solidification (*2.2.18*) du caprylocaprate de cocoyle n'est pas supérieur à 15 °C.

B. Examinez le caprylocaprate de cocoyle par spectrophotométrie d'absorption dans l'infrarouge (*2.2.24*), en comparant avec le spectre obtenu avec le *caprylocaprate de cocoyle SCR*.

C. Le caprylocaprate de cocoyle satisfait à l'essai de composition en acides gras et en alcools gras (voir Essai).

ESSAI

Aspect de la substance. Le caprylocaprate de cocoyle n'est pas plus fortement coloré que la solution témoin J_5 (*2.2.2, Procédé I*).

Indice d'acide (*2.5.1*). Déterminée sur 5,0 g de caprylocaprate de cocoyle, l'indice d'acide n'est pas supérieur à 0,5.

Indice d'hydroxyle (*2.5.3, Procédé A*) : au maximum 5,0.

Indice d'iode (*2.5.4*) : au maximum 1,0.

Indice de saponification (*2.5.6*) : 160 à 173.

Composition en acides gras et en alcools gras (*2.4.22, Procédé C*) et identifiez les pics correspondant aux alcools gras en utilisant le chromatogramme obtenu avec la solution témoin suivante.

Solution témoin. Dissolvez les quantités suivantes des substances indiquées dans le tableau 1411.-1 dans 10 ml d'*heptane R*.

Tableau 1411.-1

Substance	**Quantité (mg)**
Caproate de méthyle R	10
Caprylate de méthyle R	90
Caprate de méthyle R	50
Laurate de méthyle R	20
Myristate de méthyle R	10
Palmitate de méthyle R	10
Stéarate de méthyle R	10
Alcool caprique R	10
Alcool laurique R	100
Alcool myristique R	40
Alcool cétylique SCR	30
Alcool stéarylique SCR	20

Considérez la somme des surfaces des pics correspondant aux acides gras indiqués ci-dessous comme étant égale à 100 et la somme des surfaces des pics correspondant aux alcools gras indiqués ci-dessous comme étant égale à 100.

Le mélange des acides gras constitutifs du caprylocaprate de cocoyle est composé de :

- acide caproïque : au maximum 2,0 pour cent,
- acide caprylique : 50,0 pour cent à 80,0 pour cent,
- acide caprique : 20,0 pour cent à 50,0 pour cent,
- acide laurique : au maximum 3,0 pour cent,
- acide myristique : au maximum 1,0 pour cent.

Le mélange des alcools gras constitutifs du caprylocaprate de cocoyle est composé de :

- alcool caprique : au maximum 3,0 pour cent,
- alcool laurique : 48,0 pour cent à 59,0 pour cent,
- alcool myristique : 18,0 pour cent à 25,0 pour cent,
- alcool cétylique : 6,0 pour cent à 12,0 pour cent,
- alcool stéarylique : 9,0 pour cent à 16,0 pour cent.

Teneur en eau (*2.5.12*). Déterminée par semi-microdosage sur 5,00 g de caprylocaprate de cocoyle, la teneur en eau n'est pas supérieure à 0,1 pour cent.

Cendres totales (*2.4.16*). Déterminé sur 1,0 g de caprylocaprate de cocoyle, le taux des cendres totales n'est pas supérieur à 0,1 pour cent.

01/2002:0076

CODÉINE

Codeinum

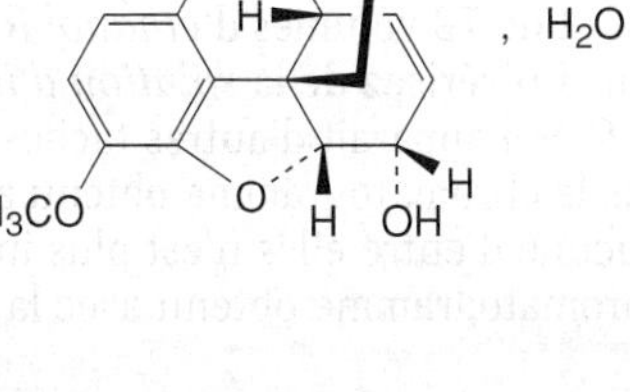

$C_{18}H_{21}NO_3,H_2O$ M_r 317,4

DÉFINITION

La codéine contient au minimum 99,0 pour cent et au maximum l'équivalent de 101,0 pour cent de 4,5α-époxy-3-méthoxy-17-méthyl-7,8-didéshydromorphinan-6α-ol, calculé par rapport à la substance desséchée.

CARACTÈRES

Poudre cristalline blanche ou cristaux incolores, solubles dans l'eau bouillante, facilement solubles dans l'alcool, solubles dans l'éther.

IDENTIFICATION

Première identification : A, C.

Seconde identification : A, B, D, E.

A. Le point de fusion (*2.2.14*) de la codéine est de 155 °C à 159 °C.

B. A 2,0 ml de la solution S (voir Essai), ajoutez 50 ml d'*eau R* et 10 ml d'*hydroxyde de sodium 1 M* et complétez à 100,0 ml avec de l'*eau R*. Examinée de 250 nm à 350 nm (*2.2.25*), la solution présente un seul maximum d'absorption à 284 nm. Calculée par rapport à la substance desséchée, l'absorbance spécifique au maximum est de 50 environ.

C. Examinez la codéine par spectrophotométrie d'absorption dans l'infrarouge (*2.2.24*), en comparant avec le *spectre de référence de la codéine de la Ph. Eur.* Examinez la substance à examiner desséchée sous forme de pastille de *bromure de potassium R*.

D. A 10 mg environ de codéine, ajoutez 1 ml d'*acide sulfurique R* et 0,05 ml de *solution de chlorure ferrique R2*. Chauffez au bain-marie. Il se développe une coloration bleue. Ajoutez 0,05 ml d'*acide nitrique R*. La coloration vire au rouge.

E. La codéine donne la réaction des alcaloïdes (*2.3.1*).

ESSAI

Solution S. Dissolvez 50 mg de codéine dans de l'*eau exempte de dioxyde de carbone R* et complétez à 10 ml avec le même solvant.

Aspect de la solution. La solution S est limpide (*2.2.1*) et incolore (*2.2.2, Procédé II*).

Détermination du pH (*2.2.3*). Le pH de la solution S est supérieur à 9.

Pouvoir rotatoire spécifique (*2.2.7*). Dissolvez 0,50 g de codéine dans de l'*alcool R* et complétez à 25,0 ml avec le même solvant. Calculé par rapport à la substance desséchée, le pouvoir rotatoire spécifique est de – 142 à – 146.

Alcaloïdes étrangers. Opérez par chromatographie sur couche mince (*2.2.27*) en utilisant une plaque recouverte de *gel de silice G R*.

Solution à examiner. Dissolvez 0,4 g de codéine dans l'*éthanol R* et complétez à 10 ml avec le même solvant.

Solution témoin (a). Prélevez 1,5 ml de la solution à examiner et complétez à 100 ml avec de l'*éthanol R*.

Solution témoin (b). Prélevez 1 ml de la solution à examiner et complétez à 100 ml avec de l'*éthanol R*.

Déposez séparément sur la plaque 10 µl de chaque solution. Développez sur un parcours de 15 cm avec un mélange de 6 volumes d'*ammoniaque concentrée R*, de 30 volumes de *cyclohexane R* et de 72 volumes d'*éthanol R*. Laissez sécher la plaque à l'air. Pulvérisez de la *solution d'iodobismuthate de potassium R*. S'il apparaît d'autres taches que la tache principale dans le chromatogramme obtenu avec la solution à examiner, aucune d'entre elles n'est plus intense que la tache du chromatogramme obtenu avec la solution témoin (a) (1,5 pour cent) et une seule d'entre elles, située au-dessus de la tache principale, peut être plus intense que la tache du chromatogramme obtenu avec la solution témoin (b) (1,0 pour cent).

Morphine. Dissolvez 0,10 g de codéine dans de l'*acide chlorhydrique 0,1 M* et complétez à 5 ml avec le même acide. Ajoutez 2 ml d'une solution de *nitrite de sodium R* à 10 g/l. Laissez reposer pendant 15 min. Ajoutez 3 ml d'*ammoniaque diluée R1*. La solution n'est pas plus fortement colorée que la solution témoin B_4 (*2.2.2, Procédé II*) (0,13 pour cent environ de morphine).

Perte à la dessiccation (*2.2.32*). Déterminée à l'étuve à 100-105 °C sur 1,00 g de codéine, la perte à la dessiccation est de 5,0 pour cent à 6,0 pour cent.

Cendres sulfuriques (*2.4.14*). Déterminé sur 1,0 g de codéine, le taux des cendres sulfuriques n'est pas supérieur à 0,1 pour cent.

DOSAGE

Dissolvez 0,250 g de codéine dans 10 ml d'*acide acétique anhydre R*. Ajoutez 20 ml de *dioxane R*. Titrez par l'*acide perchlorique 0,1 M* en présence de 0,05 ml de *solution de violet cristallisé R*.

1 ml d'*acide perchlorique 0,1 M* correspond à 29,94 mg de $C_{18}H_{21}NO_3$.

CONSERVATION

A l'abri de la lumière.

01/2002:1412

CODÉINE (CHLORHYDRATE DE) DIHYDRATÉ

Codeini hydrochloridum dihydricum

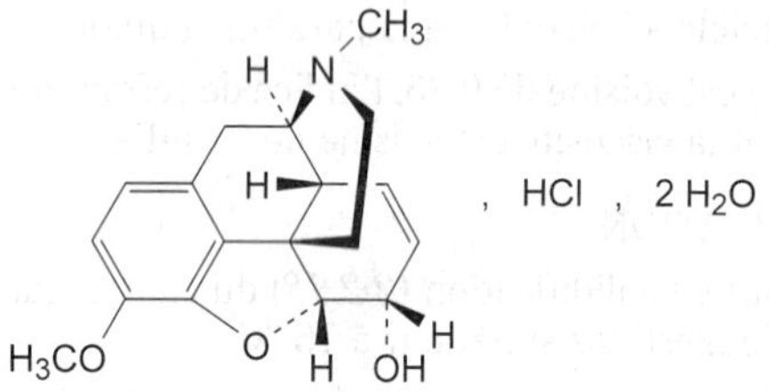

$C_{18}H_{22}ClNO_3,2H_2O$ M_r 371,9

DÉFINITION

Le chlorhydrate de codéine dihydraté contient au minimum 99,0 pour cent et au maximum l'équivalent de 101,0 pour cent de chlorhydrate de 4,5α-époxy-3-méthoxy-17-méthyl-7,8-didéshydromorphinan-6α-ol, calculé par rapport à la substance anhydre.

CARACTÈRES

Poudre cristalline blanche ou petits cristaux incolores, solubles dans l'eau, peu solubles dans l'éthanol, pratiquement insolubles dans le cyclohexane.

IDENTIFICATION

Première identification : A, D.

Seconde identification : B, C, D, E.

A. Examinez le chlorhydrate de codéine par spectrophotométrie d'absorption dans l'infrarouge (*2.2.24*), en comparant avec le *spectre de référence du chlorhydrate de codéine dihydraté de la Ph. Eur.*

B. A 5 ml de solution S (voir Essai), ajoutez 1 ml d'un mélange à volumes égaux d'*eau R* et de *solution concentrée d'hydroxyde de sodium R*, puis amorcez la cristallisation, si nécessaire en grattant la paroi du tube avec une tige de verre et en refroidissant dans de l'eau glacée. Le précipité, lavé avec de l'eau puis séché à une température de 100-105 °C, fond (*2.2.15*) à 155-159 °C.

C. A 10 mg environ de chlorhydrate de codéine dihydraté, ajoutez 1 ml d'*acide sulfurique R* et 0,05 ml de *solution de chlorure ferrique R2*, puis chauffez au bain-marie. Il se développe une coloration bleue. Ajoutez 0,05 ml d'*acide nitrique R*. La coloration vire au rouge.

D. La solution S donne la réaction (a) des chlorures (*2.3.1*).

E. Le chlorhydrate de codéine dihydraté donne la réaction des alcaloïdes (*2.3.1*).

ESSAI

Solution S. Dissolvez 2,00 g de chlorhydrate de codéine dihydraté dans de l'*eau exempte de dioxyde de carbone R* préparée à partir d'*eau distillée R* et complétez à 50,0 ml avec le même solvant.

Aspect de la solution. La solution S est limpide (*2.2.1*) et n'est pas plus fortement colorée que la solution témoin J_6 (*2.2.2, Procédé II*).

Acidité ou alcalinité. A 5 ml de solution S, ajoutez 5 ml d'*eau exempte de dioxyde de carbone R*. Ajoutez 0,05 ml de *solution de rouge de méthyle R* et 0,2 ml d'*acide chlorhydrique 0,02 M* ; la solution est rouge. Ajoutez 0,4 ml d'*hydroxyde de sodium 0,02 M* ; la solution devient jaune.

Pouvoir rotatoire spécifique (*2.2.7*). Prélevez 5,0 ml de solution S et complétez à 10,0 ml avec de l'*eau R*. Calculé par rapport à la substance anhydre, le pouvoir rotatoire spécifique est de – 117 à – 121.

Substances apparentées. Opérez par chromatographie sur couche mince (*2.2.27*) en utilisant une *plaque au gel de silice F_{254} pour CCM R*.

Solution à examiner. Dissolvez 0,5 g de chlorhydrate de codéine dihydraté dans un mélange de volumes égaux d'*eau R* et de *méthanol R*, puis complétez à 10 ml avec le même mélange de solvants.

Solution témoin (a). Prélevez 1,5 ml de solution à examiner et complétez à 100 ml avec un mélange de volumes égaux d'*eau R* et de *méthanol R*.

Solution témoin (b). Prélevez 1 ml de solution à examiner et complétez à 100 ml avec un mélange de volumes égaux d'*eau R* et de *méthanol R*.

Solution témoin (c). Prélevez 1,5 ml de solution à examiner et complétez à 50 ml avec un mélange à volumes égaux d'*eau R* et de *méthanol R*.

Solution témoin (d). Dissolvez 15 mg de *bromhydrate de dextrométorphane SCR* dans 10 ml de la solution témoin (c).

Déposez séparément sur la plaque 10 µl de chaque solution. Développez sur un parcours de 15 cm en utilisant un mélange de 6 volumes d'*ammoniaque concentrée R*, de 30 volumes de *cyclohexane R* et de 72 volumes d'*éthanol R*. Laissez sécher la plaque à l'air et pulvérisez de la *solution d'iodobismuthate de potassium R*. S'il apparaît, dans le chromatogramme obtenu avec la solution à examiner, d'autres taches que la tache principale, aucune d'entre elles n'est plus intense que la tache du chromatogramme obtenu avec la solution témoin (a) (1,5 pour cent) et une seule tache au maximum parmi celles situées au-dessus de la tache principale peut être plus intense que la tache du chromatogramme obtenu avec la solution témoin (b) (1 pour cent). L'essai n'est valable que si le chromatogramme obtenu avec la solution témoin (d) présente deux taches principales nettement séparées.

Morphine. Dissolvez 0,10 g de chlorhydrate de codéine dihydraté dans de l'*acide chlorhydrique 0,1 M* et complétez à 5 ml avec le même acide. Ajoutez 2 ml d'une solution de *nitrite de sodium R* à 10 g/l, laissez reposer pendant 15 min et ajoutez 3 ml d'*ammoniaque diluée R1*. La solution n'est pas plus fortement colorée que la solution témoin B_4 (*2.2.2, Procédé II*). Le chlorhydrate de codéine dihydraté contient 0,13 pour cent environ de morphine.

Sulfates (*2.4.13*). Prélevez 5 ml de solution S et complétez à 20 ml avec de l'*eau distillée R*. 15 ml de solution satisfont à l'essai limite des sulfates (0,1 pour cent).

Teneur en eau (*2.5.12*). Déterminée par semi-microdosage sur 0,250 g de chlorhydrate de codéine dihydraté, la teneur en eau est comprise entre 8,0 pour cent et 10,5 pour cent.

DOSAGE

Dissolvez 0,300 g de chlorhydrate de codéine dihydraté dans un mélange de 5 ml d'*acide chlorhydrique 0,01 M* et de 30 ml d'*alcool R*. Titrez par l'*hydroxyde de sodium 0,1 M* et tracez la courbe potentiométrique (*2.2.20*). Mesurez le volume d'*hydroxyde de sodium 0,1 M* utilisé entre les deux points d'inflexion.

1 ml d'*hydroxyde de sodium 0,1 M* correspond à 33,59 mg de $C_{18}H_{22}ClNO_3$.

CONSERVATION

A l'abri de la lumière.

IMPURETÉS

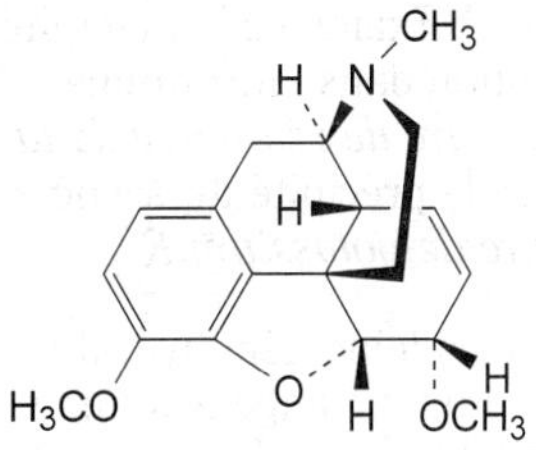

A. 4,5α-époxy-3,6α-diméthoxy-17-méthyl-7,8-didéshydromorphinane,

B. morphine.

01/2002:0074

CODÉINE (PHOSPHATE DE) HÉMIHYDRATÉ

Codeini phosphas hemihydricus

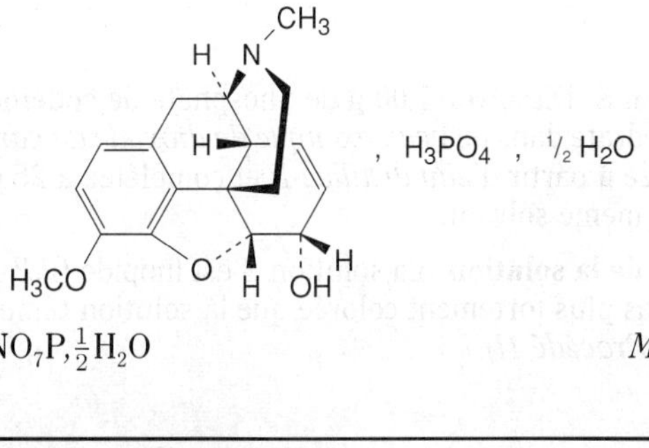

$C_{18}H_{24}NO_7P,\frac{1}{2}H_2O$ M_r 406,4

DÉFINITION

Le phosphate de codéine hémihydraté contient au minimum 98,5 pour cent et au maximum l'équivalent de 101,0 pour cent de phosphate de 4,5α-époxy-3-méthoxy-17-méthyl-7,8-didéshydromorphinan-6α-ol, calculé par rapport à la substance desséchée.

CARACTÈRES

Poudre cristalline, blanche ou petits cristaux incolores, facilement solubles dans l'eau, peu solubles dans l'alcool, pratiquement insolubles dans l'éther.

IDENTIFICATION

Première identification : B, E.

Seconde identification : A, C, D, E, F.

A. Prélevez 1,0 ml de solution S (voir Essai) et complétez à 100,0 ml avec de l'*eau R*. Prélevez 25,0 ml de cette solution, ajoutez 25 ml d'*eau R* et 10 ml d'*hydroxyde de sodium 1 M* et complétez à 100,0 ml avec de l'*eau R*. Examinée de 250 nm à 350 nm (*2.2.25*), la solution présente un seul maximum d'absorption à 284 nm. Calculée par rapport à la substance desséchée, l'absorbance spécifique au maximum est de 38 environ.

B. Dissolvez 0,20 g de phosphate de codéine hémihydraté dans 4 ml d'*eau R*. Ajoutez 1 ml d'un mélange à volumes égaux de *solution concentrée d'hydroxyde de sodium R* et d'*eau R* et amorcez la cristallisation, si nécessaire, en frottant la paroi du tube avec une baguette de verre et en refroidissant dans un bain d'eau glacée. Lavez, puis desséchez le précipité à 100-105 °C. Examinez le précipité par spectrophotométrie d'absorption dans l'infrarouge (*2.2.24*), en comparant avec le *spectre de référence de la codéine de la Ph. Eur.* Examinez le précipité desséché sous forme de pastille de *bromure de potassium R*.

C. Dissolvez 0,20 g de phosphate de codéine hémihydraté dans 4 ml d'*eau R*. Ajoutez 1 ml d'un mélange à volumes égaux de *solution concentrée d'hydroxyde de sodium R* et d'*eau R* et amorcez la cristallisation, si nécessaire, en frottant la paroi du tube avec une baguette de verre et en refroidissant dans un bain d'eau glacée. Lavez, puis desséchez le précipité à 100-105 °C. Le point de fusion (*2.2.14*) est de 155 °C à 159 °C.

D. A 10 mg environ de phosphate de codéine hémihydraté, ajoutez 1 ml d'*acide sulfurique R* et 0,05 ml de *solution de chlorure ferrique R2*. Chauffez au bain-marie. Il se développe une coloration bleue. Ajoutez 0,05 ml d'*acide nitrique R*. La coloration vire au rouge.

E. La solution S donne la réaction (a) des phosphates (*2.3.1*).

F. Le phosphate de codéine hémihydraté donne la réaction des alcaloïdes (*2.3.1*).

ESSAI

Solution S. Dissolvez 1,00 g de phosphate de codéine hémihydraté dans de l'*eau exempte de dioxyde de carbone R* préparée à partir d'*eau distillée R* et complétez à 25,0 ml avec le même solvant.

Aspect de la solution. La solution S est limpide (*2.2.1*) et n'est pas plus fortement colorée que la solution témoin J_6 (*2.2.2, Procédé II*).

Détermination du pH (*2.2.3*). Le pH de la solution S est de 4,0 à 5,0.

Pouvoir rotatoire spécifique (*2.2.7*). Prélevez 5,0 ml de solution S et complétez à 10,0 ml avec de l'*eau R*. Calculé par rapport à la substance desséchée, le pouvoir rotatoire spécifique est de – 98 à – 102.

Alcaloïdes étrangers. Opérez par chromatographie sur couche mince (*2.2.27*) en utilisant une plaque recouverte de *gel de silice G R*.

Solution à examiner. Dissolvez 0,5 g de phosphate de codéine hémihydraté dans un mélange de 1 volume d'*éthanol R* et de 4 volumes d'*acide chlorhydrique 0,01 M*, puis complétez à 10 ml avec le même mélange de solvants.

Solution témoin (a). Prélevez 1,5 ml de solution à examiner et complétez à 100 ml avec un mélange de 1 volume d'*éthanol R* et de 4 volumes d'*acide chlorhydrique 0,01 M*.

Solution témoin (b). Prélevez 1 ml de solution à examiner et complétez à 100 ml avec un mélange de 1 volume d'*éthanol R* et de 4 volumes d'*acide chlorhydrique 0,01 M*.

Déposez séparément sur la plaque 10 µl de chaque solution. Développez sur un parcours de 15 cm avec un mélange de 6 volumes d'*ammoniaque concentrée R*, de 30 volumes de *cyclohexane R* et de 72 volumes d'*éthanol R*. Laissez sécher la plaque à l'air. Pulvérisez de la *solution d'iodobismuthate de potassium R*. S'il apparaît d'autres taches que la tache principale dans le chromatogramme obtenu avec la solution à examiner, aucune d'entre elles n'est plus intense que la tache du chromatogramme obtenu avec la solution témoin (a) (1,5 pour cent) et une seule d'entre elles, située au-dessus de la tache principale, peut être plus intense que la tache du chromatogramme obtenu avec la solution témoin (b) (1,0 pour cent).

Morphine. Dissolvez 0,10 g de phosphate de codéine hémihydraté dans de l'*acide chlorhydrique 0,1 M* et complétez à 5 ml avec le même acide. Ajoutez 2 ml d'une solution de *nitrite de sodium R* à 10 g/l. Laissez reposer pendant 15 min. Ajoutez 3 ml d'*ammoniaque diluée R1*. La solution n'est pas plus fortement colorée que la solution témoin B_4 (*2.2.2, Procédé II*) (0,13 pour cent environ de morphine).

Sulfates (*2.4.13*). Prélevez 5 ml de solution S et complétez à 20 ml avec de l'*eau distillée R*. 15 ml de solution satisfont à l'essai limite des sulfates (0,1 pour cent).

Perte à la dessiccation (*2.2.32*). Déterminée à l'étuve à 100-105 °C sur 1,000 g de phosphate de codéine hémihydraté, la perte à la dessiccation est de 1,5 pour cent à 3,0 pour cent.

DOSAGE

Dissolvez 0,350 g de phosphate de codéine hémihydraté dans un mélange de 10 ml d'*acide acétique anhydre R* et de 20 ml de *dioxane R*. Titrez par l'*acide perchlorique 0,1 M* en présence de 0,05 ml de *solution de violet cristallisé R*.

1 ml d'*acide perchlorique 0,1 M* correspond à 39,74 mg de $C_{18}H_{24}NO_7P$.

CONSERVATION

A l'abri de la lumière.

Monographies A - C

01/2002:0075

CODÉINE (PHOSPHATE DE) SESQUIHYDRATÉ

Codeini phosphas sesquihydricus

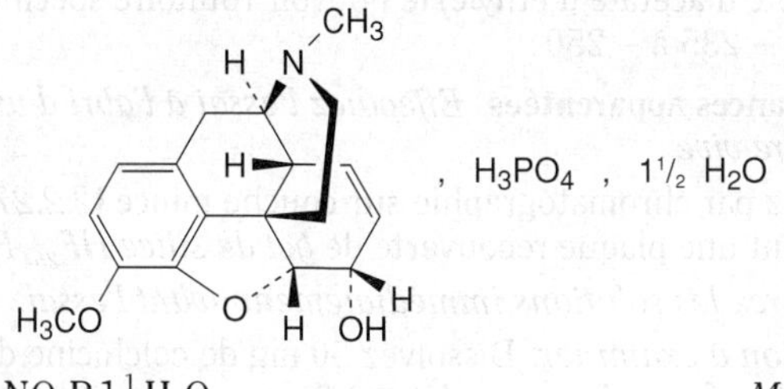

$C_{18}H_{24}NO_7P, 1\frac{1}{2}H_2O$ M_r 424,4

DÉFINITION

Le phosphate de codéine sesquihydraté contient au minimum 98,5 pour cent et au maximum l'équivalent de 101,0 pour cent de phosphate de 4,5α-époxy-3-méthoxy-17-méthyl-7,8-didéshydromorphinan-6α-ol, calculé par rapport à la substance desséchée.

CARACTÈRES

Poudre cristalline, blanche ou petits cristaux incolores, facilement solubles dans l'eau, peu solubles dans l'alcool, pratiquement insolubles dans l'éther.

IDENTIFICATION

Première identification : B, E.

Seconde identification : A, C, D, E, F.

A. Prélevez 1,0 ml de solution S (voir Essai) et complétez à 100,0 ml avec de l'*eau R*. Prélevez 25,0 ml de cette solution, ajoutez 25 ml d'*eau R* et 10 ml d'*hydroxyde de sodium 1 M* et complétez à 100,0 ml avec de l'*eau R*. Examinée de 250 nm à 350 nm (*2.2.25*), la solution présente un seul maximum d'absorption à 284 nm. Calculée par rapport à la substance desséchée, l'absorbance spécifique au maximum est de 38 environ.

B. Dissolvez 0,20 g de phosphate de codéine sesquihydraté dans 4 ml d'*eau R*. Ajoutez 1 ml d'un mélange à volumes égaux de *solution concentrée d'hydroxyde de sodium R* et d'*eau R* et amorcez la cristallisation, si nécessaire, en frottant la paroi du tube avec une baguette de verre et en refroidissant dans un bain d'eau glacée. Lavez, puis desséchez le précipité à 100-105 °C. Examinez le précipité par spectrophotométrie d'absorption dans l'infrarouge (*2.2.24*), en comparant avec le *spectre de référence de la codéine de la Ph. Eur.* Examinez le précipité desséché sous forme de pastille de *bromure de potassium R*.

C. Dissolvez 0,20 g de phosphate de codéine sesquihydraté dans 4 ml d'*eau R*. Ajoutez 1 ml d'un mélange à volumes égaux de *solution concentrée d'hydroxyde de sodium R* et d'*eau R* et amorcez la cristallisation, si nécessaire, en frottant la paroi du tube avec une baguette de verre et en refroidissant dans un bain d'eau glacée. Lavez, puis desséchez le précipité à 100-105 °C. Le point de fusion (*2.2.14*) est de 155 °C à 159 °C.

D. A 10 mg environ de phosphate de codéine sesquihydraté, ajoutez 1 ml d'*acide sulfurique R* et 0,05 ml de *solution de chlorure ferrique R2*. Chauffez au bain-marie. Il se développe une coloration bleue. Ajoutez 0,05 ml d'*acide nitrique R*. La coloration vire au rouge.

E. La solution S donne la réaction (a) des phosphates (*2.3.1*).

F. Le phosphate de codéine sesquihydraté donne la réaction des alcaloïdes (*2.3.1*).

ESSAI

Solution S. Dissolvez 1,00 g de phosphate de codéine sesquihydraté dans de l'*eau exempte de dioxyde de carbone R* préparée à partir d'*eau distillée R* et complétez à 25,0 ml avec le même solvant.

Aspect de la solution. La solution S est limpide (*2.2.1*) et n'est pas plus fortement colorée que la solution témoin J_6 (*2.2.2, Procédé II*).

Détermination du pH (*2.2.3*). Le pH de la solution S est de 4,0 à 5,0.

Pouvoir rotatoire spécifique (*2.2.7*). Prélevez 5,0 ml de solution S et complétez à 10,0 ml avec de l'*eau R*. Calculé par rapport à la substance desséchée, le pouvoir rotatoire spécifique est de − 98 à − 102.

Alcaloïdes étrangers. Opérez par chromatographie sur couche mince (*2.2.27*) en utilisant une plaque recouverte de *gel de silice G R*.

Solution à examiner. Dissolvez 0,5 g de phosphate de codéine sesquihydraté dans un mélange de 1 volume d'*éthanol R* et de 4 volumes d'*acide chlorhydrique 0,01 M*, puis complétez à 10 ml avec le même mélange de solvants.

Solution témoin (a). Prélevez 1,5 ml de solution à examiner et complétez à 100 ml avec un mélange de 1 volume d'*éthanol R* et de 4 volumes d'*acide chlorhydrique 0,01 M*.

Solution témoin (b). Prélevez 1 ml de solution à examiner et complétez à 100 ml avec un mélange de 1 volume d'*éthanol R* et de 4 volumes d'*acide chlorhydrique 0,01 M*.

Déposez séparément sur la plaque 10 µl de chaque solution. Développez sur un parcours de 15 cm avec un mélange de 6 volumes d'*ammoniaque concentrée R*, de 30 volumes de *cyclohexane R* et de 72 volumes d'*éthanol R*. Laissez sécher la plaque à l'air. Pulvérisez de la *solution d'iodobismuthate de potassium R*. S'il apparaît d'autres taches que la tache principale dans le chromatogramme obtenu avec la solution à examiner, aucune d'entre elles n'est plus intense que la tache du chromatogramme obtenu avec la solution témoin (a) (1,5 pour cent) et une seule d'entre elles, située au-dessus de la tache principale, peut être plus intense que la tache du chromatogramme obtenu avec la solution témoin (b) (1,0 pour cent).

Morphine. Dissolvez 0,10 g de phosphate de codéine sesquihydraté dans de l'*acide chlorhydrique 0,1 M* et complétez à 5 ml avec le même acide. Ajoutez 2 ml d'une solution de *nitrite de sodium R* à 10 g/l. Laissez reposer pendant 15 min. Ajoutez 3 ml d'*ammoniaque diluée R1*. La solution n'est pas plus fortement colorée que la solution témoin B_4 (*2.2.2, Procédé II*) (0,13 pour cent environ de morphine).

Sulfates (*2.4.13*). Prélevez 5 ml de solution S et complétez à 20 ml avec de l'*eau distillée R*. 15 ml de solution satisfont à l'essai limite des sulfates (0,1 pour cent).

Perte à la dessiccation (*2.2.32*). Déterminée à l'étuve à 100-105 °C sur 0,50 g de phosphate de codéine sesquihydraté, la perte à la dessiccation est de 5,0 pour cent à 7,5 pour cent.

DOSAGE

Dissolvez 0,350 g de phosphate de codéine sesquihydraté dans un mélange de 10 ml d'*acide acétique anhydre R* et de 20 ml de *dioxane R*. Titrez par l'*acide perchlorique 0,1 M* en présence de 0,05 ml de *solution de violet cristallisé R*.

1 ml d'*acide perchlorique 0,1 M* correspond à 39,74 mg de $C_{18}H_{24}NO_7P$.

Monographies A - C

CONSERVATION

A l'abri de la lumière.

01/2002:0758

COLCHICINE

Colchicinum

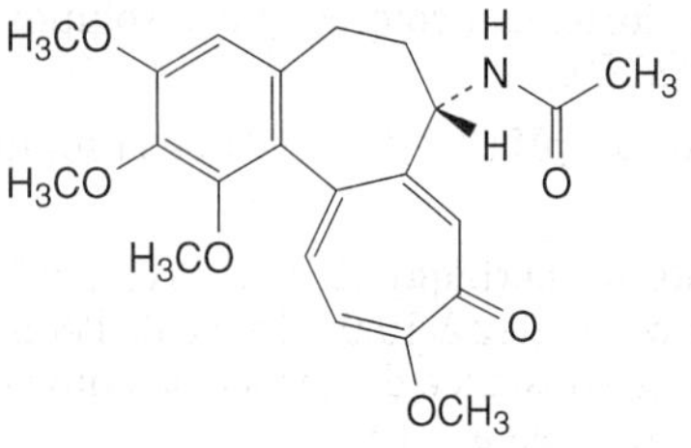

$C_{22}H_{25}NO_6$ M_r 399,4

DÉFINITION

La colchicine contient au minimum 97,0 pour cent et au maximum l'équivalent de 102,0 pour cent de (*S*)-*N*-(5,6,7,9-tétrahydro-1,2,3,10-tétraméthoxy-9-oxobenzo[*a*]heptalén-7-yl)acétamide, calculé par rapport à la substance anhydre et exempte d'acétate d'éthyle.

CARACTÈRES

Poudre amorphe ou cristalline, blanc-jaune, très soluble dans l'eau mais qui, en solution concentrée, cristallise rapidement à l'état de sesquihydrate, facilement soluble dans l'alcool.

IDENTIFICATION

Première identification : B.

Seconde identification : A, C, D.

A. Dissolvez 5 mg de colchicine dans de l'*alcool R* et complétez à 100,0 ml avec le même solvant. Prélevez 5,0 ml de solution et complétez à 25,0 ml avec de l'*alcool R*. Examinée de 230 nm à 400 nm (*2.2.25*), la solution présente 2 maximums d'absorption à 243 nm et à 350 nm. Le rapport entre l'absorbance mesurée à 243 nm et l'absorbance mesurée à 350 nm est de 1,7 à 1,9.

B. Examinez la colchicine par spectrophotométrie d'absorption dans l'infrarouge (*2.2.24*), en comparant avec le spectre obtenu avec la *colchicine SCR*. Examinez les substances sous forme de pastilles préparées comme suit : dissolvez respectivement la substance à examiner et la substance de référence dans 0,5 ml de *chloroforme R*. Répartissez la solution sur le *bromure de potassium R*, mélangez soigneusement et faites évaporer le solvant dans un courant d'air, puis par chauffage à 80 °C pendant 60 min.

C. Mélangez 0,5 ml de solution S (voir Essai) avec 0,5 ml d'*acide chlorhydrique dilué R* et 0,15 ml de *solution de chlorure ferrique R1*. La solution est jaune. Chauffez à ébullition pendant 30 s. La coloration vire au vert sombre. Après refroidissement, ajoutez 2 ml de *chloroforme R* et agitez. La couche organique est colorée en jaune-vert.

D. Dissolvez 30 mg environ de colchicine dans 1 ml d'*alcool R*. Ajoutez 0,15 ml de *solution de chlorure ferrique R1*. Il se développe une coloration rouge-brun.

ESSAI

Solution S. Dissolvez 0,10 g de colchicine dans de l'*eau R* et complétez à 20 ml avec le même solvant.

Aspect de la solution. La solution S est limpide (*2.2.1*) et n'est pas plus fortement colorée que la solution témoin JV_3 (*2.2.2, Procédé II*).

Acidité ou alcalinité. A 10 ml de solution S, ajoutez 0,1 ml de *solution de bleu de bromothymol R1*. La solution ne change pas de coloration ou peut se colorer en vert. Le virage au bleu de l'indicateur ne nécessite pas plus de 0,1 ml d'*hydroxyde de sodium 0,01 M*.

Pouvoir rotatoire spécifique (*2.2.7*). Dissolvez 50,0 mg de colchicine dans de l'*alcool R* et complétez à 10,0 ml avec le même solvant. Calculé par rapport à la substance anhydre et exempte d'acétate d'éthyle, le pouvoir rotatoire spécifique est de – 235 à – 250.

Substances apparentées. *Effectuez l'essai à l'abri d'une lumière vive.*

Opérez par chromatographie sur couche mince (*2.2.27*) en utilisant une plaque recouverte de *gel de silice* HF_{254} *R*.

Préparez les solutions immédiatement avant l'essai.

Solution à examiner. Dissolvez 50 mg de colchicine dans du *chloroforme R* et complétez à 5 ml avec le même solvant.

Solution témoin (a). Prélevez 2 ml de solution à examiner et complétez à 100 ml avec du *chloroforme R*.

Solution témoin (b). Prélevez 5 ml de solution témoin (a) et complétez à 10 ml avec du *chloroforme R*.

Déposez sur la plaque 10 µl de chaque solution. Développez sur un parcours de 15 cm avec un mélange de 1 volume d'*ammoniaque concentrée R*, de 25 volumes de *chlorure d'éthylène R* et de 50 volumes d'*acétone R*. Laissez sécher la plaque à l'air. Examinez en lumière ultraviolette à 254 nm. S'il apparaît d'autres taches que la tache principale dans le chromatogramme obtenu avec la solution à examiner, aucune d'entre elles n'est plus intense que la tache du chromatogramme obtenu avec la solution témoin (a) (2,0 pour cent) et une seule d'entre elles peut être plus intense que la tache du chromatogramme obtenu avec la solution témoin (b) (1,0 pour cent).

Chloroforme. Opérez par chromatographie en phase gazeuse à espace de tête (*2.2.28*) en utilisant la méthode des ajouts dosés.

Solution à examiner. Dissolvez 0,400 g de colchicine dans de l'*eau R* et complétez à 10,0 ml avec le même solvant. Placez 1,0 ml de cette solution dans 3 récipients appropriés identiques et obturez les récipients.

Solution témoin. Diluez 5 µl de *chloroforme R* dans de l'*eau R* et complétez à 10,0 ml avec le même solvant. Placez séparément 10 µl de cette solution et 1,0 ml de solution à examiner dans chacun des 3 récipients appropriés identiques et obturez les récipients.

La chromatographie peut être réalisée en utilisant :

– une colonne de silice fondue d'une longueur de 50 m et d'un diamètre intérieur de 0,32 mm, dont la paroi intérieure est recouverte d'un film d'une épaisseur de 5 µm de *poly(diméthyl)siloxane R* chimiquement lié,
– de l'*azote pour chromatographie R* comme gaz vecteur, à un débit de 4 ml/min,
– un détecteur à ionisation de flamme,

en élevant la température de la colonne de 80 °C à 200 °C, à raison de 10 °C par minute et en maintenant la température du détecteur à 250 °C.

Maintenez les solutions à 90 °C pendant 20 min, pressurisez-les pendant 30 s, puis transférez-les sur la colonne à une température de 120 °C. Effectuez un essai à blanc en utilisant un flacon contenant 1 ml d'*eau R*. Répétez 3 fois chaque mesure.

Calculez la teneur pour cent *m/m* en chloroforme à l'aide des chromatogrammes obtenus avec la solution à examiner et la solution témoin en prenant 1,48 g/ml comme masse volumique (*2.2.5*) du chloroforme à 20 °C.

Monographies A - C

La colchicine ne contient pas plus de 500 ppm de chloroforme.

Colchicéine. Dissolvez 50 mg de colchicine dans de l'*eau R* et complétez à 5 ml avec le même solvant. Ajoutez 0,1 ml de *solution de chlorure ferrique R1*. La solution n'est pas plus fortement colorée qu'un mélange de 1 ml de solution primaire rouge, de 2 ml de solution primaire jaune et de 2 ml de solution primaire bleue (*2.2.2, Procédé II*) (0,2 pour cent environ).

Acétate d'éthyle. Opérez par chromatographie en phase gazeuse (*2.2.28*) en utilisant l'*éthanol R* comme étalon interne.

Solution d'étalon interne. Prélevez 1,0 ml d'*éthanol R* et complétez à 100,0 ml avec de l'*eau R*. Prélevez 10,0 ml de cette solution et complétez à 50,0 ml avec de l'*eau R*.

Solution à examiner. Dissolvez 0,10 g de colchicine dans de l'*eau R*, ajoutez 5,0 ml de solution d'étalon interne et complétez à 10,0 ml avec de l'*eau R*.

Solution témoin. Dissolvez 1,0 ml d'*acétate d'éthyle R* dans de l'*eau R* et complétez à 100,0 ml avec le même solvant. A 1,0 ml de cette solution, ajoutez 5,0 ml de solution d'étalon interne et complétez à 10,0 ml avec de l'*eau R*.

La chromatographie peut être réalisée en utilisant :

– une colonne de verre ou d'acier inoxydable d'une longueur de 1,5 m et d'un diamètre intérieur de 4 mm, remplie de *terre d'infusoires silanisée pour chromatographie en phase gazeuse R*, imprégnée de 10 pour cent *m/m* de *macrogol 1000 R*,

– de l'*azote pour chromatographie R* comme gaz vecteur, à un débit de 30 ml/min,

– un détecteur à ionisation de flamme,

en maintenant la température de la colonne à 75 °C, celle de la chambre à injection à 130 °C et celle du détecteur à 150 °C.

Calculez la teneur pour cent *m/m* en acétate d'éthyle à l'aide des chromatogrammes obtenus avec la solution à examiner et la solution témoin en prenant 0,901 g/ml comme masse volumique (*2.2.5*) de l'acétate d'éthyle à 20 °C.

La colchicine ne contient pas plus de 6,0 pour cent *m/m* d'acétate d'éthyle.

Teneur en eau (*2.5.12*). Déterminée par semi-microdosage sur 0,500 g de colchicine, la teneur en eau n'est pas supérieure à 2,0 pour cent.

Cendres sulfuriques (*2.4.14*). Déterminé sur 0,5 g de colchicine, le taux des cendres sulfuriques n'est pas supérieur à 0,1 pour cent.

DOSAGE

Dissolvez 0,250 g de colchicine en chauffant modérément, dans un mélange de 10 ml d'*anhydride acétique R* et de 20 ml de *toluène R*. Titrez par l'*acide perchlorique 0,1 M*. Déterminez le point de fin de titrage par potentiométrie (*2.2.20*).

1 ml d'*acide perchlorique 0,1 M* correspond à 39,94 mg de $C_{22}H_{25}NO_6$.

CONSERVATION

A l'abri de la lumière.

01/2002:0319

COLISTIMÉTHATE SODIQUE

Colistimethatum natricum

DÉFINITION

Le colistiméthate sodique est préparé à partir de colistine par action du formaldéhyde et de l'hydrogénosulfite de sodium. L'activité du colistiméthate sodique n'est pas inférieure à 11 500 UI/mg, calculée par rapport à la substance desséchée.

CARACTÈRES

Poudre blanche ou sensiblement blanche, hygroscopique, très soluble dans l'eau, peu soluble dans l'alcool, pratiquement insoluble dans l'acétone.

IDENTIFICATION

A. Opérez par chromatographie sur couche mince (*2.2.27*) en utilisant une plaque recouverte de *gel de silice G R*.

Solution à examiner. Dissolvez 5 mg de colistiméthate sodique dans 1 ml d'un mélange à volumes égaux d'*acide chlorhydrique R* et d'*eau R*. Dans un tube scellé, chauffez à 135 °C pendant 5 h. Evaporez au bain-marie à siccité et continuez le chauffage jusqu'à évaporation complète de l'acide chlorhydrique. Dissolvez le résidu dans 0,5 ml d'*eau R*.

Solution témoin (a). Dissolvez 20 mg de *leucine R* dans de l'*eau R* et complétez à 10 ml avec le même solvant.

Solution témoin (b). Dissolvez 20 mg de *thréonine R* dans de l'*eau R* et complétez à 10 ml avec le même solvant.

Solution témoin (c). Dissolvez 20 mg de *phénylalanine R* dans de l'*eau R* et complétez à 10 ml avec le même solvant.

Solution témoin (d). Dissolvez 20 mg de *sérine R* dans de l'*eau R* et complétez à 10 ml avec le même solvant.

Effectuez les opérations suivantes à l'abri de la lumière.

Déposez sur la plaque, en bandes de 10 mm, 5 µl de chaque solution. Utilisez comme phase mobile un mélange de 25 volumes d'*eau R* et de 75 volumes de *phénol R*. Maintenez la plaque dans les vapeurs de la phase mobile pendant 12 h au moins, sans la mettre en contact avec cette dernière. Développez sur un parcours de 12 cm, en utilisant la même phase mobile. Séchez la plaque à 100-105 °C. Pulvérisez de la *solution de ninhydrine R1*. Chauffez à 110 °C pendant 5 min. Le chromatogramme obtenu avec la solution à examiner présente des bandes correspondant à celles des chromatogrammes obtenus avec les solutions témoins (a) et (b). Il ne présente pas de bandes visibles correspondant à celles des chromatogrammes obtenus avec les solutions témoins (c) et (d). Le chromatogramme obtenu avec la solution à examiner présente en plus une bande d'un R_f très bas (acide 2,4-diaminobutyrique).

B. Dissolvez environ 5 mg de colistiméthate sodique dans 3 ml d'*eau R*. Ajoutez 3 ml de *solution diluée d'hydroxyde de sodium R*. Agitez et ajoutez 0,5 ml d'une solution de *sulfate de cuivre R* à 10 g/l. Il apparaît une coloration violette.

C. Dissolvez environ 50 mg de colistiméthate sodique dans 1 ml d'*acide chlorhydrique 1 M* et ajoutez 0,5 ml d'*iode 0,01 M*. Le mélange se décolore et donne la réaction (a) des sulfates (*2.3.1*).

D. Le colistiméthate sodique donne la réaction (b) du sodium (*2.3.1*).

Monographies A - C

ESSAI

Aspect de la solution. Dissolvez 0,16 g de colistiméthate sodique dans 10 ml d'*eau R*. La solution est limpide (*2.2.1*).

Détermination du pH (*2.2.3*). Dissolvez 0,1 g de colistiméthate sodique dans de l'*eau exempte de dioxyde de carbone R* et complétez à 10 ml avec le même solvant. Le pH de la solution, mesuré après 30 min, est de 6,5 à 8,5.

Pouvoir rotatoire spécifique (*2.2.7*). Dissolvez 1,25 g de colistiméthate sodique dans de l'*eau R* et complétez à 25,0 ml avec le même solvant. Calculé par rapport à la substance desséchée, le pouvoir rotatoire spécifique est de – 46 à – 51.

Colistine libre. Dissolvez 80 mg de colistiméthate sodique dans 3 ml d'*eau R* et ajoutez 0,1 ml d'une solution d'*acide silicotungstique R* à 100 g/l. 10 s à 20 s après l'addition du réactif, la solution n'est pas plus fortement opalescente que la suspension témoin II (*2.2.1*).

Sulfite total. *Opérez sous une hotte*. Dissolvez 0,100 g de colistiméthate sodique dans 50 ml d'*eau R*, ajoutez 5 ml d'une solution d'*hydroxyde de sodium R* à 100 g/l et 0,3 g de *cyanure de potassium R*. Chauffez à douce ébullition pendant 3 min et refroidissez. Neutralisez par addition d'*acide sulfurique 0,5 M* en présence de 0,2 ml de *solution de méthylorange R*. Ajoutez 0,5 ml d'acide en excès, puis 0,2 g d'*iodure de potassium R*. Titrez par l'*iode 0,05 M* en présence de 1 ml de *solution d'amidon R*. Le volume d'*iode 0,05 M* utilisé dans le titrage est de 5,5 ml à 7,0 ml.

Perte à la dessiccation (*2.2.32*). Déterminée à l'étuve à 60 °C sur du *pentoxyde de diphosphore R* sous une pression ne dépassant pas 670 Pa pendant 3 h sur 1,000 g de colistiméthate sodique, la perte à la dessiccation n'est pas supérieure à 1,5 pour cent.

Cendres sulfuriques (*2.4.14*). Déterminé sur 0,50 g de colistiméthate sodique, le taux des cendres sulfuriques est de 16 pour cent à 21 pour cent.

Stérilité (*2.6.1*). Le colistiméthate sodique destiné à la préparation de formes pharmaceutiques administrées par voie parentérale sans autre procédé approprié de stérilisation satisfait également à l'essai de stérilité.

Pyrogènes (*2.6.8*). Le colistiméthate sodique destiné à la préparation de formes pharmaceutiques administrées par voie parentérale sans autre procédé approprié d'élimination des pyrogènes satisfait également à l'essai des pyrogènes. Injectez à chaque lapin, par kilogramme de masse corporelle, 1 ml d'une solution contenant 2,5 mg de colistiméthate sodique par millilitre d'*eau pour préparations injectables R*.

DOSAGE

Effectuez le titrage microbiologique des antibiotiques (*2.7.2*).

CONSERVATION

En récipient étanche, à l'abri de la lumière. Si la substance est stérile, elle est conservée en récipient stérile, étanche, à fermeture inviolable.

ÉTIQUETAGE

L'étiquette indique :

– dans les cas appropriés, que la substance est stérile,

– dans les cas appropriés, que la substance est exempte de pyrogènes.

01/2002:0320

COLISTINE (SULFATE DE)

Colistini sulfas

DÉFINITION

Le sulfate de colistine est un mélange de sulfates de polypeptides produit par certaines souches de *Bacillus polymyxa* var. *colistinus* ou obtenu par tout autre moyen. L'activité du sulfate de colistine n'est pas inférieure à 19 000 UI/mg, calculée par rapport à la substance desséchée.

CARACTÈRES

Poudre blanche ou sensiblement blanche, hygroscopique, facilement soluble dans l'eau, peu soluble dans l'alcool, pratiquement insoluble dans l'acétone et dans l'éther.

IDENTIFICATION

A. Opérez par chromatographie sur couche mince (*2.2.27*) en utilisant une plaque recouverte de *gel de silice G R*.

Solution à examiner. Dissolvez 5 mg de sulfate de colistine dans 1 ml d'un mélange à volumes égaux d'*acide chlorhydrique R* et d'*eau R*. Dans un tube scellé, chauffez à 135 °C pendant 5 h. Evaporez au bain-marie à siccité et continuez le chauffage jusqu'à évaporation complète de l'acide chlorhydrique. Dissolvez le résidu dans 0,5 ml d'*eau R*.

Solution témoin (a). Dissolvez 20 mg de *leucine R* dans de l'*eau R* et complétez à 10 ml avec le même solvant.

Solution témoin (b). Dissolvez 20 mg de *thréonine R* dans de l'*eau R* et complétez à 10 ml avec le même solvant.

Solution témoin (c). Dissolvez 20 mg de *phénylalanine R* dans de l'*eau R* et complétez à 10 ml avec le même solvant.

Solution témoin (d). Dissolvez 20 mg de *sérine R* dans de l'*eau R* et complétez à 10 ml avec le même solvant.

Effectuez les opérations suivantes à l'abri de la lumière. Déposez séparément sur la plaque 5 µl de chaque solution en bandes de 10 mm. Utilisez comme phase mobile un mélange de 25 parties d'*eau R* et de 75 parties de *phénol R*. Maintenez la plaque dans les vapeurs de la phase mobile pendant 12 h au moins, sans la mettre en contact avec cette dernière. Développez sur un parcours de 12 cm, en utilisant la même phase mobile. Séchez la plaque à 100-105 °C. Pulvérisez de la *solution de ninhydrine R1*. Chauffez à 110 °C pendant 5 min. Le chromatogramme obtenu avec la solution à examiner présente des bandes correspondant à celles des chromatogrammes obtenus avec les solutions témoins (a) et (b). Il ne présente pas de bandes visibles correspondant à celles du chromatogramme obtenu avec les solutions témoins (c) et (d). Le chromatogramme obtenu avec la solution à examiner présente en plus une bande d'un R_f très bas (acide diamino-2,4 butyrique).

B. Dissolvez 5 mg environ de sulfate de colistine dans 3 ml d'*eau R*. Ajoutez 3 ml de *solution diluée d'hydroxyde de sodium R*. Agitez et ajoutez 0,5 ml d'une solution de *sulfate de cuivre R* à 10 g/l. Il apparaît une coloration violette.

C. Dissolvez 50 mg environ de sulfate de colistine dans 1 ml d'*acide chlorhydrique 1 M* et ajoutez 0,5 ml d'*iode 0,01 M*. La solution reste colorée.

D. Le sulfate de colistine donne la réaction (a) des sulfates (*2.3.1*).

ESSAI

Détermination du pH (*2.2.3*). Dissolvez 0,1 g de sulfate de colistine dans de l'*eau exempte de dioxyde de carbone R* et complétez à 10 ml avec le même solvant. Le pH de la solution est de 4,0 à 6,0.

Pouvoir rotatoire spécifique (*2.2.7*). Dissolvez 1,25 g de sulfate de colistine dans de l'*eau R* et complétez à 25,0 ml avec le même solvant. Calculé par rapport à la substance desséchée, le pouvoir rotatoire spécifique est de – 63 à – 73.

Perte à la dessiccation (*2.2.32*). Déterminée à 60 °C sur du *pentoxyde de diphosphore R* sous une pression ne dépassant pas 670 Pa pendant 3 h, sur 1,00 g de sulfate de colistine, la perte à la dessiccation n'est pas supérieure à 3,5 pour cent.

Cendres sulfuriques (*2.4.14*). Déterminé sur 1,000 g de sulfate de colistine, le taux des cendres sulfuriques n'est pas supérieur à 1,0 pour cent.

Sulfate. Dissolvez 0,250 g de sulfate de colistine dans 100 ml d'*eau R*. Ajustez à pH 11 avec de l'*ammoniaque concentrée R*. Ajoutez 10,0 ml de *chlorure de baryum 0,1 M* et 0,5 mg environ de *pourpre de phtaléine R*. Titrez par l'*édétate de sodium 0,1 M* en ajoutant 50 ml d'*alcool R* dès le début du virage de l'indicateur. Continuez le titrage jusqu'à disparition de la coloration bleu violacé.

1 ml de *chlorure de baryum 0,1 M* correspond à 9,606 mg de sulfate (SO_4).

Le sulfate de colistine contient au minimum 16,0 pour cent et au maximum 18,0 pour cent de sulfate (SO_4) calculé par rapport à la substance desséchée.

DOSAGE

Effectuez le titrage microbiologique des antibiotiques (*2.7.2*).

CONSERVATION

En récipient étanche, à l'abri de la lumière.

01/2002:0903

COLLE-FIBRINE (NÉCESSAIRE DE)

Fibrini glutinum

DÉFINITION

Le nécessaire de colle-fibrine est essentiellement constitué de 2 composants : le composant 1 (concentrat de fibrinogène), une fraction protéique contenant du fibrinogène humain et du facteur XIII humain, et le composant 2, une préparation contenant de la thrombine humaine ; ce dernier composant convertit le précédent en fibrine après reconstitution et combinaison en présence d'ions calcium. D'autres ingrédients (par exemple, la fibronectine humaine et un inhibiteur de plasmine tel que l'aprotinine) et des stabilisants (par exemple, l'albumine humaine) peuvent être ajoutés avant ou durant la génération de fibrine induite par la thrombine. Aucun conservateur antimicrobien n'est ajouté.

Les constituants humains sont obtenus à partir de plasma qui est conforme aux spécifications de la monographie *Plasma humain pour fractionnement (0853)*. Aucun antibiotique n'est ajouté au plasma utilisé.

Décongelé ou reconstitué dans le volume de solvant indiqué sur l'étiquette, le composant 1 contient au minimum 60 g/l de protéines coagulables et au minimum 10 unités de facteur XIII par millilitre ; l'activité thrombine du composant 2 varie considérablement (environ 4-500 UI/ml).

PRODUCTION

La méthode de préparation comprend une ou plusieurs étapes dont il a été démontré qu'elles éliminent ou inactivent les agents connus d'infection ; si des substances sont utilisées pour inactiver les virus pendant la production, le procédé de purification ultérieur doit être validé de façon à démontrer que la concentration de ces substances est ramenée à un niveau approprié, tel que les résidus éventuels ne compromettent pas la sécurité de la préparation pour les patients.

Les composants ou mélanges de composants sont filtrés sur une membrane retenant les bactéries et répartis aseptiquement dans des récipients stériles. Les récipients des composants cryodesséchés sont ensuite soit fermés sous vide, soit remplis d'azote exempt d'oxygène ou d'un autre gaz inerte approprié avant d'être fermés. Dans les 2 cas, ils sont fermés de manière à prévenir toute contamination microbienne.

CARACTÈRES

Les éléments cryodesséchés sont des poudres ou des masses friables, blanches ou jaune pâle. Les éléments congelés sont des solides opaques, incolores ou jaune pâle. Les éléments liquides sont incolores ou jaune pâle.

Reconstituez les éléments cryodesséchés et décongelez les éléments congelés, d'après les indications figurant sur l'étiquette, immédiatement avant d'effectuer l'identification et les essais, sauf ceux de solubilité et de teneur en eau.

I. Composant 1 (concentrat de fibrinogène)

IDENTIFICATION

A. Effectuez sur la préparation à examiner des essais de précipitation avec une gamme appropriée d'immunosérums spécifiques d'espèces. Il est recommandé que l'essai soit effectué à l'aide d'immunosérums spécifiques aux protéines plasmatiques de chaque espèce d'animal domestique couramment utilisée pour la préparation de produits d'origine biologique dans le pays concerné. La préparation à examiner contient des protéines d'origine humaine et donne des résultats négatifs avec les immunosérums spécifiques aux protéines plasmatiques d'autres espèces.

B. Le titrage du fibrinogène contribue à l'identification du composant 1.

C. Le titrage du facteur XIII contribue à l'identification du composant 1.

ESSAI

Détermination du pH (*2.2.3*). Le pH de la préparation à examiner est de 6,5 à 8,0.

Solubilité. Les préparations cryodesséchées se dissolvent en 20 min dans le volume de solvant de reconstitution et à la température indiqués sur l'étiquette, en donnant une solution limpide ou légèrement opalescente, pratiquement incolore.

Stabilité de la solution. Pendant les 120 min qui suivent la reconstitution ou la décongélation, il ne se forme pas de gel.

Teneur en eau. Déterminée par une méthode appropriée telle que le semi-microdosage de l'eau (*2.5.12*), la perte à la dessiccation (*2.2.32*) ou la spectrophotométrie dans le proche infrarouge (*2.2.40*), la teneur en eau est comprise dans les limites approuvées par l'Autorité compétente.

Stérilité (*2.6.1*). La préparation à examiner satisfait à l'essai de stérilité.

DOSAGE

Fibrinogène (protéines coagulables). *Utilisez la méthode A ou la méthode B.*

La teneur mesurée de protéines coagulables, exprimée en milligrammes, n'est pas inférieure à 70 pour cent ni supérieure à 130 pour cent de la teneur indiquée.

A. *Protéines coagulables (détermination de l'azote après minéralisation par l'acide sulfurique).* Mélangez 0,2 ml de la préparation reconstituée et 2 ml d'une solution tampon appropriée (pH 6,6-6,8) contenant une quantité suffisante de *thrombine humaine R* (environ 3 UI/ml) et de calcium (0,05 mol/l). Maintenez le mélange à 37 °C pendant 20 min, séparez le précipité par centrifugation (5000 *g*, 20 min) et lavez soigneusement à l'aide d'une solution de *chlorure de sodium R* à 9 g/l. Déterminez la teneur en azote après minéralisation par l'acide sulfurique (*2.5.9*) et calculez la quantité de protéines en multipliant le résultat par 6,0.

B. *Essai de coagulabilité.* Diluez la préparation reconstituée à l'aide d'une solution de *chlorure de sodium R* à 9 g/l jusqu'à une concentration en fibrinogène comprise entre 0,1 mg/ml et 1 mg/ml. Prélevez 0,2 ml de la dilution, maintenez-la à 37 °C pendant 60 s puis ajoutez 0,2 ml d'une solution appropriée de *thrombine humaine R* (environ 20 UI/ml et contenant au moins 1 mmol/l de calcium). Déterminez le temps de coagulation par une méthode appropriée. Répétez les opérations sur chacune d'au moins 3 dilutions différentes, situées dans l'intervalle indiqué ci-dessus, d'une préparation de référence de fibrinogène appropriée (par exemple, le plasma humain standard, qui est étalonné, au moyen du titrage, par rapport à du plasma frais (> 100 donneurs)). Construisez une courbe d'étalonnage sur papier log-log à partir des temps de coagulation mesurés pour les dilutions de référence et la teneur en fibrinogène ; à partir de la courbe, déterminez la teneur de la préparation à examiner en fibrinogène.

Facteur XIII. Pour la détermination de l'activité (facteur XIII fonctionnel), préparez des dilutions appropriées du composant 1 reconstitué et, comme préparation de référence, du plasma humain standard (le plasma humain standard est étalonné, au moyen du titrage, par rapport à du plasma frais (>100 donneurs)), en utilisant comme diluant une solution contenant 9 g/l de *chlorure de sodium R* et 4 g/l d'albumine humaine. Ajoutez à chaque dilution des quantités appropriées d'une solution de fibrinogène bovin exempt d'activité de facteur XIII ($A_{F\ XIII}$), et un excès de thrombine et de calcium pour coaguler le fibrinogène. Laissez reposer à 37 °C pendant 1 h. Ajoutez à chaque tube une quantité appropriée d'une solution d'*acide chloracétique R* à 10 g/l, agitez toutes les 10 min et après 30 min notez pour chaque échantillon le facteur de dilution le plus élevé (*D*) auquel le caillot n'est pas encore dissous. Calculez l'activité du facteur XIII en unités par millilitre à l'aide de l'expression :

$$A_{FXIII} = \frac{D_{compl}}{D_{ref}} \times A_{FXIII(ref)}$$

L'activité mesurée exprimée en unités n'est pas inférieure à 60 pour cent ni supérieure à 140 pour cent de l'activité indiquée.

II. Composant 2 (préparation de thrombine)

IDENTIFICATION

A. Effectuez sur la préparation à examiner des essais de précipitation avec une gamme appropriée d'immunosérums spécifiques d'espèces. Il est recommandé d'effectuer l'essai à l'aide d'immunosérums spécifiques des protéines plasmatiques de chaque espèce d'animal domestique couramment utilisée pour la préparation de produits d'origine biologique dans le pays concerné. La préparation à examiner contient des protéines d'origine humaine et donne des résultats négatifs avec les immunosérums spécifiques aux protéines plasmatiques d'autres espèces.

B. Le titrage de la thrombine contribue à l'identification du composant 2.

ESSAI

Détermination du pH (*2.2.3*). Le pH de la préparation à examiner est de 6,0 à 8,0.

Solubilité. Les préparations cryodesséchées se dissolvent dans les 5 min dans le volume de solvant pour reconstitution indiqué sur l'étiquette, en donnant une solution limpide à légèrement opalescente et incolore.

Teneur en eau. Déterminée par une méthode appropriée telle que le semi-microdosage de l'eau (*2.5.12*), la perte à la dessiccation (*2.2.32*) ou la spectrophotométrie dans le proche infrarouge (*2.2.40*), la teneur en eau est comprise dans les limites approuvées par l'Autorité compétente.

Stérilité (*2.6.1*). La préparation à examiner satisfait à l'essai de stérilité.

DOSAGE

Thrombine. Diluez la préparation à examiner reconstituée à l'aide d'une solution à 9 g/l de *chlorure de sodium R* et 10 g/l d'*albumine bovine R* pour obtenir une solution contenant 4-10 UI de thrombine par millilitre. A 0,1 ml de cette solution, ajoutez 0,9 ml de solution de fibrinogène (1 g/l de protéines coagulables), chauffée au préalable à 30 °C, puis commencez immédiatement la mesure du temps de coagulation. Répétez les opérations sur chacune d'au moins 3 dilutions, situées dans l'intervalle indiqué ci-dessus, d'une préparation de référence de thrombine, étalonnée en Unités Internationales. Construisez une courbe d'étalonnage sur papier log-log à partir des temps de coagulation mesurés pour les dilutions de référence et la teneur en Unités Internationales de thrombine ; à partir de la courbe, déterminez l'activité de la préparation à examiner en Unités Internationales de thrombine.

L'activité mesurée n'est pas inférieure à 80 pour cent ni supérieure à 125 pour cent de l'activité indiquée.

CONSERVATION

A l'abri de la lumière.

ÉTIQUETAGE

L'étiquette indique :

- la teneur de fibrinogène (milligrammes de protéines coagulables), l'activité de facteur XIII (unités) et de thrombine (Unités Internationales) par récipient respectif,
- dans les cas appropriés, le volume de solvant à utiliser pour réconstituer la préparation.

01/2002:1369

COLZA (HUILE DE) RAFFINÉE

Rapae oleum raffinatum

DÉFINITION

L'huile de colza raffinée est l'huile grasse obtenue à partir de graines de *Brassica napus* L. et de *Brassica campestris* L. par pression mécanique ou par extraction, suivies d'un raffinage. Un antioxydant approprié peut être ajouté.

CARACTÈRES

Liquide limpide, jaune clair, pratiquement insoluble dans l'eau et dans l'alcool, miscible à l'éther de pétrole (Eb : 40-60 °C).

La densité est de 0,917 environ et l'indice de réfraction est de 1,473 environ.

IDENTIFICATION

Effectuez l'identification des huiles grasses par chromatographie sur couche mince (*2.3.2*). Le chromatogramme obtenu est semblable au chromatogramme type de l'huile de colza.

ESSAI

Indice d'acide (*2.5.1*). Déterminé sur 10,0 g de substance à examiner, l'indice d'acide n'est pas supérieur à 0,5.

Indice de peroxyde (*2.5.5*) : au maximum 10,0.

Insaponifiable (*2.5.7*). Déterminé sur 5,0 g de substance à examiner, l'insaponifiable n'est pas supérieur à 1,5 pour cent.

Impuretés à réaction alcaline (*2.4.19*). L'huile de colza raffinée satisfait à l'essai des impuretés à réaction alcaline dans les huiles grasses.

Composition en acides gras (*2.4.22, Procédé A*). Le mélange des acides gras constitutifs de l'huile de colza raffinée est composé de :

– acide palmitique : 2,5 pour cent à 6,0 pour cent,
– acide stéarique : au maximum 3,0 pour cent,
– acide oléique : 50,0 pour cent à 67,0 pour cent,
– acide linoléique : 16,0 pour cent à 30,0 pour cent,
– acide linolénique : 6,0 pour cent à 14,0 pour cent,
– acide eicosénoïque : au maximum 5,0 pour cent,
– acide érucique : au maximum 2,0 pour cent.

CONSERVATION

En récipient étanche et bien rempli, à l'abri de la lumière.

ÉTIQUETAGE

L'étiquette indique :

– le nom et la concentration de tout antioxydant éventuellement ajouté,
– si l'huile est obtenue par pression mécanique ou par extraction.

01/2002:0554

COMPLEXE PROTHROMBIQUE HUMAIN

Prothrombinum multiplex humanum

DÉFINITION

Le complexe prothrombique humain cryodesséché est une fraction de protéines plasmatiques qui contient le facteur IX de coagulation sanguine et des quantités variables des facteurs de coagulation II, VII et X. La présence et les proportions de ces autres facteurs dépendent de la méthode de fractionnement. Il est préparé à partir de plasma humain conforme à la monographie *Plasma humain pour fractionnement (0853)*.

L'activité de la préparation, reconstituée d'après les indications figurant sur l'étiquette, n'est pas inférieure à 20 UI de facteur IX par millilitre.

PRODUCTION

La méthode de préparation permet autant que possible d'éviter l'activation des facteurs de coagulation (afin de limiter le pouvoir thrombogène), et comprend une ou plusieurs étapes dont il a été démontré qu'elles éliminent ou inactivent les agents connus d'infection ; si des substances sont utilisées pour inactiver les virus pendant la production, le procédé de purification ultérieur doit être validé de façon à démontrer que la concentration de ces substances est ramenée à un niveau approprié, tel que les résidus éventuels ne compromettent pas l'innocuité de la préparation pour les patients.

L'activité spécifique n'est pas inférieure à 0,6 UI de facteur IX par milligramme de protéines totales, avant l'ajout éventuel d'un stabilisant protéique.

La fraction contenant le complexe prothrombique est dissoute dans un liquide approprié. De l'héparine, de l'antithrombine et d'autres substances auxiliaires, par exemple un stabilisant, peuvent être ajoutées. Aucun conservateur antimicrobien n'est ajouté. La solution est filtrée sur un filtre retenant les bactéries, puis répartie aseptiquement dans les récipients finals et immédiatement congelée. Elle est ensuite cryodesséchée et les récipients sont fermés sous vide ou sous gaz inerte.

CARACTÈRES

Poudre blanche ou légèrement colorée, ou solide friable, très hygroscopique.

Reconstituez la préparation à examiner, selon les indications figurant sur l'étiquette, immédiatement avant d'effectuer l'identification, les essais (sauf ceux de solubilité et de teneur en eau) et le dosage.

IDENTIFICATION

A. Effectuez sur la préparation à examiner des essais de précipitation avec une gamme appropriée d'immunosérums spécifiques d'espèces. Il est recommandé d'effectuer l'essai à l'aide d'immunosérums spécifiques des protéines plasmatiques de chaque espèce d'animal domestique couramment utilisée pour la préparation de produits d'origine biologique dans le pays concerné. Il est démontré que la préparation contient des protéines d'origine humaine et donne des résultats négatifs avec les immunosérums spécifiques des protéines plasmatiques d'autres espèces.

B. Le dosage du facteur IX et, le cas échéant, des facteurs II, VII et X contribue à identifier la préparation.

ESSAI

Solubilité. Au contenu d'un récipient de la préparation à examiner, ajoutez le volume de liquide indiqué sur l'étiquette à la température recommandée et agitez doucement pendant 10 min au plus. La préparation se dissout complètement en formant une solution limpide qui peut être colorée.

pH (*2.2.3*) : 6,5 à 7,5.

Osmolalité (*2.2.35*) : au minimum 240 mosmol/kg.

Monographies A - C

Protéines totales. Diluez, si nécessaire, avec une solution de *chlorure de sodium R* à 9 g/l, une quantité exactement mesurée de la préparation reconstituée pour obtenir une solution présumée contenir environ 15 mg de protéines dans 2 ml. Dans un tube à centrifugation à fond rond, introduisez 2,0 ml de cette solution. Ajoutez 2 ml d'une solution de *molybdate de sodium R* à 75 g/l et 2 ml d'un mélange de 1 volume d'*acide sulfurique exempt d'azote R* et de 30 volumes d'*eau R*. Agitez, centrifugez pendant 5 min, éliminez le liquide surnageant et laissez s'égoutter le tube retourné sur un papier filtre. Effectuez le dosage de l'azote dans le culot de centrifugation après minéralisation par l'acide sulfurique (*2.5.9*). Calculez la teneur en protéines en multipliant le résultat par 6,25.

Facteurs de coagulation activés (*2.6.22*). Effectuez l'essai des facteurs de coagulation activés. Si necessaire, diluez la preparation à examiner pour obtenir une solution contenant 20 UI de facteur IX par millilitre. Pour chacune des dilutions, le temps de coagulation n'est pas inférieur à 150 s.

Héparine. S'il a été ajouté de l'héparine pendant la préparation, déterminez-en la quantité par le titrage de l'héparine dans les facteurs de coagulation (*2.7.12*). La préparation à examiner ne contient pas plus de la quantité d'héparine indiquée sur l'étiquette et dans tous les cas ne contient pas plus de 0,5 UI d'héparine par unité internationale de facteur IX.

Thrombine. Si la préparation à examiner contient de l'héparine, déterminez la teneur de celle-ci selon les indications de l'essai de l'héparine et neutralisez-la par addition de *sulfate de protamine R* (10 µg de sulfate de protamine neutralisent 1 UI d'héparine). Utilisez 2 tubes à essai et dans chacun d'eux mélangez des volumes égaux de la préparation reconstituée et d'une solution de *fibrinogène R* à 3 g/l. Maintenez un des tubes à 37 °C pendant 6 h et l'autre à température ambiante pendant 24 h. Dans un troisième tube, mélangez des volumes égaux de la solution de fibrinogène et d'une solution de *thrombine humaine R* à 1 UI/ml et placez le tube dans un bain-marie à 37 °C. Il ne se produit pas de coagulation dans les tubes contenant la préparation à examiner. Il se produit une coagulation dans les 30 s dans le tube qui contient de la thrombine.

Teneur en eau. Déterminée par une méthode appropriée telle que le semi-microdosage de l'eau (*2.5.12*), la perte à la dessiccation (*2.2.32*) ou la spectrophotométrie dans le proche infrarouge (*2.2.40*), la teneur en eau est comprise dans les limites approuvées par l'Autorité compétente.

Stérilité (*2.6.1*). La préparation à examiner satisfait à l'essai de stérilité.

Pyrogènes (*2.6.8*). La préparation à examiner satisfait à l'essai des pyrogènes. Injectez à chaque lapin, par kilogramme de masse corporelle, un volume de solution de la préparation reconstituée correspondant à au moins 30 UI de facteur IX.

DOSAGE

Facteur IX. Effectuez le dosage du facteur IX de coagulation sanguine (*2.7.11*).

L'activité estimée n'est pas inférieure à 80 pour cent ni supérieure à 125 pour cent de l'activité déclarée. L'intervalle de confiance (P = 0,95) de l'activité estimée ne dépasse pas 80 pour cent à 125 pour cent.

Facteur II. Effectuez le dosage du facteur II de coagulation (*2.7.18*).

L'activité estimée n'est pas inférieure à 80 pour cent ni supérieure à 125 pour cent de l'activité déclarée. L'intervalle de confiance (P = 0,95) de l'activité estimée ne dépasse pas 90 pour cent à 111 pour cent.

Facteur VII. Si l'étiquette indique que la préparation contient du facteur VII, effectuez le dosage du facteur VII de coagulation (*2.7.10*).

L'activité estimée n'est pas inférieure à 80 pour cent ni supérieure à 125 pour cent de l'activité déclarée. L'intervalle de confiance (P = 0,95) de l'activité estimée ne dépasse pas 80 pour cent à 125 pour cent.

Facteur X. Effectuez le dosage du facteur X de coagulation (*2.7.19*).

L'activité estimée n'est pas inférieure à 80 pour cent ni supérieure à 125 pour cent de l'activité déclarée. L'intervalle de confiance (P = 0,95) de l'activité estimée ne dépasse pas 90 pour cent à 111 pour cent.

CONSERVATION

A l'abri de la lumière.

ÉTIQUETAGE

L'étiquette indique :

- le nombre d'Unités Internationales de facteur IX de facteur II et de facteur X par récipient,
- dans les cas appropriés, le nombre d'Unités Internationales de facteur VII par récipient,
- dans les cas appropriés, que la préparation contient de la protéine C et/ou de la protéine S,
- la quantité de protéines dans chaque récipient,
- le nom et la quantité de toute substance ajoutée, y compris l'héparine dans les cas appropriés,
- le nom et le volume du liquide nécessaire pour reconstituer la préparation,
- que la transmission d'agents d'infection ne peut être totalement exclue lors de l'administration de médicaments dérivés du sang ou du plasma humains.

01/2002:1128

COPOLYMÈRE D'ACIDE MÉTHACRYLIQUE ET D'ACRYLATE D'ÉTHYLE (1:1)

Acidum methacrylicum et ethylis acrylas polymerisatum 1:1

DÉFINITION

Le copolymère d'acide méthacrylique et d'acrylate d'éthyle (1:1) est un copolymère de l'acide méthacrylique et de l'acrylate d'éthyle dont la masse moléculaire relative moyenne est de 250 000 environ. Le rapport entre les fonctions carboxyliques et les fonctions ester est de 1:1 environ. Le copolymère peut contenir des agents tensioactifs appropriés, par exemple du dodécylsulfate de sodium et du polysorbate 80. La substance à examiner contient au minimum 46,0 pour cent *m/m* et au maximum 50,6 pour cent *m/m* d'unités d'acide méthacrylique, la teneur étant calculée par rapport à la substance desséchée.

Monographies A - C

CARACTÈRES

Poudre blanche, fluide, pratiquement insoluble dans l'eau, facilement soluble dans l'éthanol et dans le 2-propanol, pratiquement insoluble dans l'acétate d'éthyle. La substance à examiner est facilement soluble dans une solution d'hydroxyde de sodium à 40 g/l.

IDENTIFICATION

A. Examinez la substance à examiner par spectrophotométrie d'absorption dans l'infrarouge (*2.2.24*), en comparant avec le *spectre de référence du copolymère d'acide méthacrylique et d'acrylate d'éthyle (1:1) de la Ph. Eur.*

B. La substance à examiner satisfait aux limites du dosage.

ESSAI

Viscosité apparente. Dissolvez une quantité de substance à examiner correspondant à 37,5 g de la substance desséchée dans un mélange de 7,9 g d'*eau R* et de 254,6 g de *2-propanol R*. Déterminez la viscosité (*2.2.10*) de la substance à examiner à l'aide d'un viscosimètre à mobile tournant. A une vitesse de cisaillement de 10 s^{-1}, la viscosité apparente n'est pas inférieure à 100 mPa·s et n'est pas supérieure à 200 mPa·s.

Aspect du film. Etalez 1 ml de la solution obtenue pour l'essai de viscosité apparente sur une plaque de verre et laissez sécher. Il se forme un film transparent et friable.

Acrylate d'éthyle et acide méthacrylique. Opérez par chromatographie liquide (*2.2.29*).

Solution à blanc. A 50,0 ml de *méthanol R*, ajoutez 25,0 ml de phase mobile.

Solution à examiner. Dissolvez 40 mg de la substance à examiner dans 50,0 ml de *méthanol R* et ajoutez 25,0 ml de phase mobile.

Solution témoin. Dissolvez 10 mg d'*acrylate d'éthyle R* et 10 mg d'*acide méthacrylique R* dans du *méthanol R* et complétez à 50,0 ml avec le même solvant. Prélevez 0,1 ml de cette solution, complétez à 50,0 ml avec du *méthanol R* et ajoutez 25,0 ml de phase mobile.

La chromatographie peut être réalisée en utilisant :

- une colonne d'acier inoxydable d'une longueur de 0,10 m et d'un diamètre intérieur de 4 mm, remplie de *gel de silice octadécylsilylé pour chromatographie R* (5 µm),
- comme phase mobile, à un débit de 2,5 ml/min, un mélange de 30 volumes de *méthanol R* et de 70 volumes de *solution tampon phosphate pH 2,0 R,*
- comme détecteur, un spectrophotomètre réglé à 202 nm.

Injectez 50 µl de chaque solution. L'essai n'est valable que si la résolution entre les pics correspondant respectivement à l'acrylate d'éthyle et à l'acide méthacrylique dans le chromatogramme obtenu avec la solution témoin n'est pas inférieure à 2,0. L'essai n'est pas valable si le chromatogramme obtenu avec le blanc présente des pics dont le temps de rétention est identique à celui de l'acrylate d'éthyle ou de l'acide méthacrylique.

Calculez la teneur pour cent en monomères à partir de la surface des pics des chromatogrammes obtenus avec la solution à examiner et la solution témoin, et de la teneur en monomères de la solution témoin.

La teneur totale en acrylate d'éthyle et en acide méthacrylique n'est pas supérieure à 0,1 pour cent.

Perte à la dessiccation (*2.2.32*). Déterminée à l'étuve à 100-105 °C pendant 6 h sur 1,000 g de la substance à examiner, la perte à la dessiccation n'est pas supérieure à 5,0 pour cent.

Cendres sulfuriques (*2.4.14*). Déterminé sur 1,0 g de la substance à examiner, le taux des cendres sulfuriques n'est pas supérieur à 0,4 pour cent.

DOSAGE

Dissolvez 1,000 g de substance à examiner dans un mélange de 40 ml d'*eau R* et de 60 ml de *2-propanol R*. Titrez lentement et en agitant, par l'*hydroxyde de sodium 0,5 M*, en présence de *solution de phénolphtaléine R*.

1 ml d'*hydroxyde de sodium 0,5 M* correspond à 43,05 mg de $C_4H_6O_2$ (unités d'acide méthacrylique).

ÉTIQUETAGE

L'étiquette indique, dans les cas appropriés, le nom et la concentration des agents tensioactifs.

01/2002:1129

COPOLYMÈRE D'ACIDE MÉTHACRYLIQUE ET D'ACRYLATE D'ÉTHYLE (1:1) (DISPERSION DE) À 30 POUR CENT

Acidum methacrylicum et ethylis acrylas polymerisatum 1:1 dispersio 30 per centum

DÉFINITION

La dispersion de copolymère d'acide méthacrylique et d'acrylate d'éthyle (1:1) à 30 pour cent est une dispersion dans l'eau d'un copolymère de l'acide méthacrylique et de l'acrylate d'éthyle dont la masse moléculaire relative moyenne est de 250 000 environ. Le rapport entre les fonctions carboxyliques et les fonctions ester est de 1:1 environ. La dispersion peut contenir des agents tensioactifs appropriés, par exemple le dodécylsulfate de sodium et le polysorbate 80. La dispersion contient au minimum 46,0 pour cent *m/m* et au maximum 50,6 pour cent *m/m* d'unités d'acide méthacrylique, la teneur étant calculée par rapport au résidu à l'évaporation.

CARACTÈRES

Liquide blanc, opaque, légèrement visqueux, miscible à l'eau. Après addition de solvants tels que l'acétone, l'éthanol ou le 2-propanol, il se forme un précipité qui toutefois se redissout en présence d'un excès de solvant. La dispersion à examiner est miscible à une solution d'hydroxyde de sodium à 40 g/l.

La dispersion à examiner est sujette à détérioration par contamination microbienne.

IDENTIFICATION

A. Examinez la dispersion à examiner par spectrophotométrie d'absorption dans l'infrarouge (*2.2.24*), en comparant avec le *spectre de référence de la dispersion de copolymère d'acide méthacrylique et d'acrylate d'éthyle (1:1) à 30 pour cent de la Ph. Eur.*

B. La dispersion à examiner satisfait aux limites du dosage.

ESSAI

Viscosité apparente. Déterminez la viscosité (*2.2.10*) de la dispersion à examiner à l'aide d'un viscosimètre à mobile tournant. A une vitesse de cisaillement de 50 s^{-1}, la viscosité apparente n'est pas supérieure à 15 mPa·s.

Aspect du film. Etalez 1 ml de la dispersion à examiner sur une plaque de verre et laissez sécher. Il se forme un film transparent et friable.

Monographies A - C

Matières particulaires. Passez 100,0 g de la dispersion à examiner sur un tamis d'acier inoxydable (90) préalablement taré. Rincez avec de l'*eau R* jusqu'à obtention d'un filtrat limpide et séchez à 100-105 °C. La masse du résidu n'est pas supérieure à 1,00 g.

Acrylate d'éthyle et acide méthacrylique. Opérez par chromatographie liquide (*2.2.29*).

Solution à blanc. A 50,0 ml de *méthanol R*, ajoutez 25,0 ml de phase mobile.

Solution à examiner. Dissolvez 40 mg de la dispersion à examiner dans 50,0 ml de *méthanol R* et ajoutez 25,0 ml de phase mobile.

Solution témoin. Dissolvez 10 mg d'*acrylate d'éthyle R* et 10 mg d'*acide méthacrylique R* dans du *méthanol R* et complétez à 50,0 ml avec le même solvant. Prélevez 0,1 ml de cette solution, complétez à 50,0 ml avec du *méthanol R* et ajoutez 25,0 ml de phase mobile.

La chromatographie peut être réalisée en utilisant :

- une colonne d'acier inoxydable d'une longueur de 0,10 m et d'un diamètre intérieur de 4 mm, remplie de *gel de silice octadécylsilylé pour chromatographie R* (5 µm),
- comme phase mobile, à un débit de 2,5 ml/min, un mélange de 30 volumes de *méthanol R* et de 70 volumes de *solution tampon phosphate pH 2,0 R*,
- comme détecteur, un spectrophotomètre réglé à 202 nm.

Injectez 50 µl de chaque solution. L'essai n'est valable que si la résolution entre les pics correspondant respectivement à l'acrylate d'éthyle et à l'acide méthacrylique dans le chromatogramme obtenu avec la solution témoin n'est pas inférieure à 2,0. L'essai n'est pas valable si le chromatogramme obtenu avec le blanc présente des pics dont le temps de rétention est semblable à celui de l'acrylate d'éthyle ou de l'acide méthacrylique.

Calculez la teneur pour cent en monomères à partir de la surface des pics des chromatogrammes obtenus avec la solution à examiner et la solution témoin, et de la teneur en monomères de la solution témoin.

Calculée par rapport à la substance desséchée, la teneur totale en acrylate d'éthyle et en acide méthacrylique n'est pas supérieure à 0,1 pour cent.

Résidu à l'évaporation. Desséchez 1,000 g de dispersion à examiner à 110 °C pendant 5 h. La masse du résidu est de 0,285 g à 0,315 g.

Cendres sulfuriques (*2.4.14*). Déterminé sur 1,0 g de la dispersion à examiner, le taux des cendres sulfuriques n'est pas supérieur à 0,2 pour cent.

Contamination microbienne. La dispersion à examiner satisfait à une limite du nombre de germes aérobies viables totaux (*2.6.12*) de 10^3 microorganismes par gramme, déterminé par dénombrement sur plaques de gélose.

DOSAGE

Dissolvez 1,500 g de la dispersion à examiner dans un mélange de 40 ml d'*eau R* et de 60 ml de *2-propanol R*. Titrez lentement et en agitant, par l'*hydroxyde de sodium 0,5 M* en présence de *solution de phénolphtaléine R*.

1 ml d'*hydroxyde de sodium 0,5 M* correspond à 43,05 mg de $C_4H_6O_2$ (unités d'acide méthacrylique).

CONSERVATION

A l'abri du gel. Conservez la dispersion à examiner dans des conditions propres à rendre minimale la contamination microbienne.

ÉTIQUETAGE

L'étiquette indique, dans les cas appropriés, le nom et la concentration des agents tensioactifs.

01/2002:1127

COPOLYMÈRE D'ACIDE MÉTHACRYLIQUE ET DE MÉTHACRYLATE DE MÉTHYLE (1:1)

Acidum methacrylicum et methylis methacrylas polymerisatum 1:1

DÉFINITION

Le copolymère d'acide méthacrylique et de méthacrylate de méthyle (1:1) est un copolymère de l'acide méthacrylique et du méthacrylate de méthyle dont la masse moléculaire relative moyenne est de 135 000 environ. Le rapport entre les fonctions carboxyliques et les fonctions ester est de 1:1 environ. La substance à examiner contient au minimum 46,0 pour cent *m/m* et au maximum 50,6 pour cent *m/m* d'unités d'acide méthacrylique, la teneur étant calculée par rapport à la substance desséchée.

CARACTÈRES

Poudre blanche, fluide, pratiquement insoluble dans l'eau, facilement soluble dans l'éthanol et dans le 2-propanol, pratiquement insoluble dans l'acétate d'éthyle. La substance à examiner est facilement soluble dans une solution d'hydroxyde de sodium à 40 g/l.

IDENTIFICATION

A. Examinez la substance à examiner par spectrophotométrie d'absorption dans l'infrarouge (*2.2.24*), en comparant avec le *spectre de référence du copolymère d'acide méthacrylique et de méthacrylate de méthyle (1:1) de la Ph. Eur.*

B. La substance à examiner satisfait aux limites du dosage.

ESSAI

Viscosité apparente. Dissolvez une quantité de substance à examiner correspondant à 37,5 g de la substance desséchée dans un mélange de 7,9 g d'*eau R* et 254,6 g de *2-propanol R*. Déterminez la viscosité (*2.2.10*) de la substance à examiner à l'aide d'un viscosimètre à mobile tournant. A une vitesse de cisaillement de 10 s^{-1}, la viscosité apparente n'est pas inférieure à 50 mPa·s et n'est pas supérieure à 200 mPa·s.

Aspect du film. Etalez 1 ml de la solution obtenue pour l'essai de viscosité apparente sur une plaque de verre et laissez sécher. Il se forme un film transparent et friable.

Méthacrylate de méthyle et acide méthacrylique. Opérez par chromatographie liquide (*2.2.29*).

Solution à blanc. A 50,0 ml de *méthanol R* ajoutez 25,0 ml de phase mobile.

Solution à examiner. Dissolvez 40 mg de la substance à examiner dans 50,0 ml de *méthanol R* et ajoutez 25,0 ml de phase mobile.

Solution témoin. Dissolvez 10 mg de *méthacrylate de méthyle R* et 10 mg d'*acide méthylacrylique R* dans du *méthanol R* et complétez à 50,0 ml avec le même solvant. Prélevez 0,1 ml de solution, complétez à 50,0 ml avec du *méthanol R* et ajoutez 25,0 ml de phase mobile.

La chromatographie peut être réalisée en utilisant :

Monographies A - C

- une colonne d'acier inoxydable d'une longueur de 0,10 m et d'un diamètre intérieur de 4 mm, remplie de *gel de silice octadécylsilylé pour chromatographie R* (5 µm),
- comme phase mobile, à un débit de 2,5 ml/min, un mélange de 30 volumes de *méthanol R* et de 70 volumes de *solution tampon phosphate pH 2,0 R*,
- comme détecteur, un spectrophotomètre réglé à 202 nm.

Injectez séparément 50 µl de chaque solution. L'essai n'est valable que si la résolution entre les pics correspondant respectivement au méthacrylate de méthyle et à l'acide méthacrylique dans le chromatogramme obtenu avec la solution témoin n'est pas inférieure à 2,0. L'essai n'est pas valable si le chromatogramme obtenu avec le blanc présente des pics dont le temps de rétention est identique à celui du méthacrylate de méthyle ou de l'acide méthacrylique.

Calculez la teneur pour cent en monomères à partir de la surface des pics des chromatogrammes obtenus avec la solution à examiner et la solution témoin, et de la teneur en monomères de la solution témoin.

La teneur totale en méthacrylate de méthyle et en acide méthacrylique n'est pas supérieure à 0,1 pour cent.

Perte à la dessiccation (*2.2.32*). Déterminée à l'étuve à 100-105 °C pendant 6 h sur 1,000 g de la substance à examiner, la perte à la dessiccation n'est pas supérieure à 5,0 pour cent.

Cendres sulfuriques (*2.4.14*). Déterminé sur 1,0 g de la substance à examiner, le taux des cendres sulfuriques n'est pas supérieur à 0,1 pour cent.

DOSAGE

Dissolvez 1,000 g de substance à examiner dans un mélange de 40 ml d'*eau R* et 60 ml de *2-propanol R*. Titrez lentement et en agitant, par l'*hydroxyde de sodium 0,5 M* et en présence de *solution de phénolphtaléine R*.

1 ml d'*hydroxyde de sodium 0,5 M* correspond à 43,05 mg de $C_4H_6O_2$ (unités d'acide méthacrylique).

01/2002:1130

COPOLYMÈRE D'ACIDE MÉTHACRYLIQUE ET DE MÉTHACRYLATE DE MÉTHYLE (1:2)

Acidum methacrylicum et methylis methacrylas polymerisatum 1:2

DÉFINITION

Le copolymère d'acide méthacrylique et de méthacrylate de méthyle (1:2) est un copolymère de l'acide méthacrylique et du méthacrylate de méthyle dont la masse moléculaire relative moyenne est de 135 000 environ. Le rapport entre les fonctions carboxyliques et les fonctions esters est de 1:2 environ. La substance à examiner contient au minimum 27,6 pour cent *m/m* et au maximum 30,7 pour cent *m/m* d'unités d'acide méthacrylique, la teneur étant calculée par rapport à la substance desséchée.

CARACTÈRES

Poudre blanche, fluide, pratiquement insoluble dans l'eau, facilement soluble dans l'éthanol et dans le 2-propanol, pratiquement insoluble dans l'acétate d'éthyle. La substance à examiner est facilement soluble dans une solution d'hydroxyde de sodium à 40 g/l.

IDENTIFICATION

A. Examinez la substance à examiner par spectrophotométrie d'absorption dans l'infrarouge (*2.2.24*), en comparant avec le *spectre de référence du copolymère d'acide méthacrylique et de méthacrylate de méthyle (1:2) de la Ph. Eur.*

B. La substance à examiner satisfait aux limites du dosage.

ESSAI

Viscosité apparente. Dissolvez une quantité de substance à examiner correspondant à 37,5 g de la substance desséchée dans un mélange de 7,9 g d'*eau R* et de 254,6 g de *2-propanol R*. Déterminez la viscosité (*2.2.10*) de la substance à examiner à l'aide d'un viscosimètre à mobile tournant. A une vitesse de cisaillement de 10 s^{-1}, la viscosité apparente n'est pas inférieure à 50 mPa·s ni supérieure à 200 mPa·s.

Aspect du film. Etalez 1 ml de la solution obtenue pour l'essai de viscosité apparente sur une plaque de verre et laissez sécher. Il se forme un film transparent et friable.

Méthacrylate de méthyle et acide méthacrylique. Opérez par chromatographie liquide (*2.2.29*).

Solution à blanc. A 50,0 ml de *méthanol R*, ajoutez 25,0 ml de phase mobile.

Solution à examiner. Dissolvez 40 mg de la substance à examiner dans 50,0 ml de *méthanol R* et ajoutez 25,0 ml de phase mobile.

Solution témoin. Dissolvez 10 mg de *méthacrylate de méthyle R* et 10 mg d'*acide méthacrylique R* dans du *méthanol R* et complétez à 50,0 ml avec le même solvant. Prélevez 0,1 ml de cette solution, complétez à 50,0 ml avec du *méthanol R* et ajoutez 25,0 ml de phase mobile.

La chromatographie peut être réalisée en utilisant :

- une colonne d'acier inoxydable d'une longueur de 0,10 m et d'un diamètre intérieur de 4 mm, remplie de *gel de silice octadécylsilylé pour chromatographie R* (5 µm),
- comme phase mobile, à un débit de 2,5 ml/min, un mélange de 30 volumes de *méthanol R* et de 70 volumes de *solution tampon phosphate pH 2,0 R*,
- comme détecteur, un spectrophotomètre réglé à 202 nm.

Injectez 50 µl de chaque solution. L'essai n'est valable que si la résolution entre les pics correspondant respectivement au méthacrylate de méthyle et à l'acide méthacrylique dans le chromatogramme obtenu avec la solution témoin n'est pas inférieure à 2,0. L'essai n'est pas valable si le chromatogramme obtenu avec le blanc présente des pics dont le temps de rétention est identique à celui du méthacrylate de méthyle ou de l'acide méthacrylique.

Calculez la teneur pour cent en monomères à partir de la surface des pics des chromatogrammes obtenus avec la solution à examiner et la solution témoin, et de la teneur en monomères de la solution témoin.

La teneur totale en méthacrylate de méthyle et en acide méthacrylique n'est pas supérieure à 0,1 pour cent.

Perte à la dessiccation (*2.2.32*). Déterminée à l'étuve à 100-105 °C pendant 6 h sur 1,000 g de la substance à examiner, la perte à la dessiccation n'est pas supérieure à 5,0 pour cent.

Cendres sulfuriques (*2.4.14*). Déterminé sur 1,0 g de la substance à examiner, le taux des cendres sulfuriques n'est pas supérieur à 0,1 pour cent.

DOSAGE

Dissolvez 1,000 g de la substance à examiner dans un mélange de 40 ml d'*eau R* et de 60 ml de *2-propanol R*. Titrez lentement et en agitant, par l'*hydroxyde de sodium 0,5 M* en présence de *solution de phénolphtaléine R*.

1 ml d'*hydroxyde de sodium 0,5 M* correspond à 43,05 mg de $C_4H_6O_2$ (unités d'acide méthacrylique).

01/2002:0891

COPOVIDONE

Copovidonum

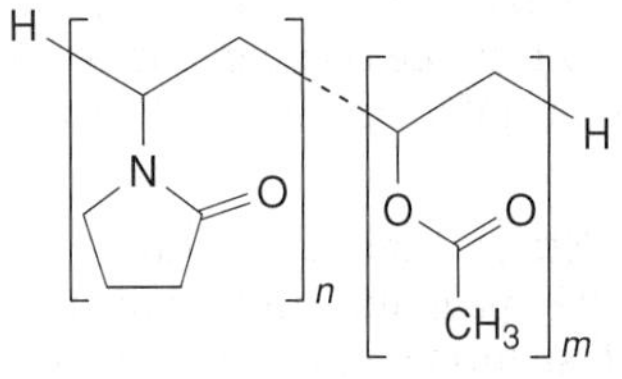

$n = 1,2m$

$(C_6H_9NO)_n$, $(C_4H_6O_2)_m$ M_r $(111,1)_n + (86,1)_m$

DÉFINITION

La copovidone est un copolymère de 1-éthénylpyrrolidin-2-one et d'acétate d'éthényle, dans des proportions de 3 à 2 *m/m*.

Teneur :

– azote (N ; A_r 14,01) : 7,0 pour cent à 8,0 pour cent (substance desséchée),

– acétate d'éthényle ($C_4H_6O_2$; M_r 86,10) : 35,3 pour cent à 42,0 pour cent (substance desséchée).

Constante K : 90,0 pour cent à 110,0 pour cent de la valeur déclarée sur l'étiquette.

CARACTÈRES

Aspect : poudre ou paillettes, blanches ou blanc-jaune, hygroscopiques.

Solubilité : facilement soluble dans l'eau, dans l'alcool et dans le chlorure de méthylène.

IDENTIFICATION

Première identification : A.

Seconde identification : B, C.

A. Spectrophotométrie d'absorption dans l'infrarouge (*2.2.24*).

Comparaison : *spectre de référence de la copovidone de la Ph. Eur.*

B. A 1 ml de solution S (voir Essai), ajoutez 5 ml d'*eau R* et 0,2 ml d'*iode 0,05 M*. Il apparaît une coloration rouge.

C. Dissolvez 0,7 g de *chlorhydrate d'hydroxylamine R* dans 10 ml de *méthanol R*, ajoutez 20 ml d'une solution d'*hydroxyde de sodium R* à 40 g/l et filtrez si nécessaire. A 5 ml de cette solution, ajoutez 0,1 g de copovidone et chauffez à ébullition pendant 2 min. Déposez 50 µl de la solution sur un morceau de papier filtre, puis 0,1 ml d'un mélange à volumes égaux de *solution de chlorure ferrique R1* et d'*acide chlorhydrique R*. Il apparaît une coloration violette.

ESSAI

Solution S. Dissolvez 10 g de copovidone dans de l'*eau R* et complétez à 100 ml avec le même solvant. Ajoutez la copovidone à examiner à l'*eau R* par petites portions, sous agitation constante.

Aspect de la solution. La solution S n'est pas plus fortement opalescente que la suspension témoin III (*2.2.1*) et n'est pas plus fortement colorée que la solution témoin B_5, R_5 ou JB_5 (*2.2.2, Procédé II*).

Aldéhydes : au maximum 500 ppm, exprimé en acétaldéhyde.

Solution à examiner. Dissolvez 1,0 g de copovidone dans de la *solution tampon phosphate pH 9,0 R* et complétez à 100,0 ml avec le même solvant. Fermez hermétiquement le flacon et chauffez à 60 °C pendant 1 h. Laissez refroidir.

Solution témoin. Dissolvez 0,140 g de *trimère acétaldéhyde-ammoniaque trihydraté R* dans de l'*eau R* et complétez à 200,0 ml avec le même solvant. Prélevez 1,0 ml de solution et complétez à 100,0 ml avec la *solution tampon phosphate pH 9,0 R*.

Dans 3 cuves identiques pour spectrophotomètre, d'un trajet optique de 1 cm, introduisez respectivement 0,5 ml de solution à examiner, 0,5 ml de solution témoin et 0,5 ml d'*eau R* (blanc). A chaque cuve, ajoutez 2,5 ml de *solution tampon phosphate pH 9,0 R* et 0,2 ml de *solution de nicotinamide-adénine dinucléotide R*. Mélangez et fermez hermétiquement. Laissez reposer à 22 ± 2 °C pendant 2-3 min. Mesurez l'absorbance (*2.2.25*) de chaque solution à 340 nm en utilisant de l'*eau R* comme liquide de compensation. A chaque cuve, ajoutez 0,05 ml de *solution d'aldéhyde-déshydrogénase R*, mélangez et fermez hermétiquement. Laissez reposer à 22 ± 2 °C pendant 5 min. Mesurez l'absorbance de chaque solution à 340 nm en utilisant de l'*eau R* comme liquide de compensation. Calculez la teneur en aldéhydes à l'aide de l'expression :

$$\frac{(A_{t2} - A_{t1}) - (A_{b2} - A_{b1})}{(A_{s2} - A_{s1}) - (A_{b2} - A_{b1})} \times \frac{100\ 000 \times C}{m}$$

A_{t1} = absorbance de la solution à examiner, avant l'ajout d'aldéhyde déshydrogénase,

A_{t2} = absorbance de la solution à examiner, après l'ajout d'aldéhyde déshydrogénase,

A_{s1} = absorbance de la solution témoin, avant l'ajout d'aldéhyde déshydrogénase,

A_{s2} = absorbance de la solution témoin, après l'ajout d'aldéhyde déshydrogénase,

A_{b1} = absorbance du blanc, avant l'ajout d'aldéhyde déshydrogénase,

A_{b2} = absorbance du blanc, après l'ajout d'aldéhyde déshydrogénase,

m = masse de copovidone, en grammes, calculée par rapport à la substance desséchée,

C = concentration d'acétaldéhyde (mg/ml) dans la solution témoin, calculée à partir de la masse du trimère acétaldéhyde ammoniaque trihydraté en appliquant le facteur 0,72.

Peroxydes : au maximum 400 ppm exprimé en H_2O_2.

Prélevez 10 ml de solution S et complétez à 25 ml avec de l'*eau R*. Ajoutez 2 ml de *réactif au trichlorure de titane-acide sulfurique R* et laissez reposer pendant 30 min. Mesurez l'absorbance (*2.2.25*) de la solution à 405 nm en utilisant comme liquide de compensation un mélange de 25 ml d'une solution de copovidone à 40 g/l et de 2 ml d'une solution d'*acide sulfurique R* à 13 pour cent *V/V*. L'absorbance n'est pas supérieure à 0,35.

Hydrazine. Chromatographie sur couche mince (*2.2.27*).

Utilisez des solutions récemment préparées.

Solution à examiner. A 25 ml de solution S, ajoutez 0,5 ml d'une solution de *salicylaldéhyde R* à 50 g/l dans du *méthanol R*. Mélangez et chauffez dans un bain-marie à 60 °C pendant 15 min. Laissez refroidir et agitez avec 2,0 ml de *xylène R* pendant 2 min. Centrifugez et utilisez la couche supérieure limpide.

Solution témoin. Dissolvez 9 mg de *salicylaldéhyde-azine R* dans du *xylène R* et complétez à 100 ml avec le même solvant. Prélevez 1 ml de solution et complétez à 10 ml avec du *xylène R*.

Plaque : plaque au gel de silice silanisé H pour CCM R.

Phase mobile : eau R, méthanol R (20:80 V/V).

Application : 10 µl.

Développement : sur un parcours de 15 cm.

Séchage : à l'air.

Détection : examinez en lumière ultraviolette à 365 nm.

Limites :

– *hydrazine* : s'il apparaît une tache correspondant à la salicylaldéhyde-azine dans le chromatogramme obtenu avec la solution à examiner, elle n'est pas plus intense que la tache du chromatogramme obtenu avec la solution témoin (1 ppm).

Monomères : au maximum 0,1 pour cent.

Dissolvez 10,0 g de copovidone dans 30 ml de *méthanol R* et ajoutez lentement 20,0 ml de *solution de bromure d'iode R*. Laissez reposer pendant 30 min, à l'abri de la lumière en agitant fréquemment. Ajoutez 10 ml d'une solution d'*iodure de potassium R* à 100 g/l et titrez par le *thiosulfate de sodium 0,1 M* jusqu'à obtention d'une coloration jaune. Continuez le titrage, goutte à goutte, jusqu'à ce que la solution devienne incolore. Effectuez un titrage à blanc. Le volume de *thiosulfate de sodium 0,1 M* utilisé n'est pas supérieur à 1,8 ml.

Impureté A. Chromatographie liquide (*2.2.29*).

Solution à examiner. Dissolvez 100 mg de copovidone dans de l'*eau R* et complétez à 50,0 ml avec le même solvant.

Solution témoin. Dissolvez 100 mg de *2-pyrrolidone R* dans de l'*eau R* et complétez à 100 ml avec le même solvant. Prélevez 1,0 ml de solution et complétez à 100,0 ml avec de l'*eau R*.

Précolonne :

– *dimensions* : *l* = 0,025 m, Ø = 4 mm,
– *phase stationnaire* : *gel de silice octadécylsilylé postgreffé pour chromatographie R* (5 µm).

Colonne :

– *dimensions* : *l* = 0,25 m, Ø = 4 mm,
– *phase stationnaire* : *gel de silice aminohexadécylsilylé pour chromatographie R* (5 µm) à particules sphériques,
– *température* : 30 °C.

Phase mobile : *eau R*, ajustée à pH 2,4 avec de l'*acide phosphorique R*.

Débit : 1 ml/min.

Détection : spectrophotomètre à 205 nm. Un détecteur est placé entre la précolonne et la colonne analytique. Un deuxième détecteur est placé après la colonne analytique.

Injection : 10 µl. Lorsque l'impureté A a quitté la précolonne (après 1,2 min environ), faites passer la phase mobile directement de la pompe vers la colonne analytique. Lavez la précolonne à contre-courant avant la prochaine chromatographie.

Limites :

– *impureté A* : au maximum la surface de pic principal du chromatogramme obtenu avec la solution témoin (0,5 pour cent).

Métaux lourds (*2.4.8*) : au maximum 20 ppm.

12 ml de solution S satisfont à l'essai limite A. Préparez le témoin avec la *solution à 2 ppm de plomb (Pb) R*.

Perte à la dessiccation (*2.2.32*) : au maximum 5,0 pour cent, déterminé à l'étuve à 100-105 °C sur 0,500 g de copovidone.

Cendres sulfuriques (*2.4.14*) : au maximum 0,1 pour cent, déterminé sur 1,0 g de copovidone.

Viscosité, exprimée en constante *K*. Prélevez 5,0 ml de solution S et complétez à 50,0 ml avec de l'*eau R*. Laissez reposer pendant 1 h. Déterminez la viscosité (*2.2.9*) de la solution à 25 ± 0,1 °C en utilisant le viscosimètre N° 1, le temps d'écoulement minimum étant de 100 s. Calculez la constante K à l'aide de l'expression :

$$\frac{1,5 log\eta - 1}{0,15 + 0,003c} + \frac{\sqrt{300c\ log\eta + (c + 1,5c\ log\eta)^2}}{0,15c + 0,003c^2}$$

c = concentration de la substance à examiner en g/100 ml, calculée par rapport à la substance desséchée,

η = viscosité de la solution, exprimée par rapport à celle de l'eau.

DOSAGE

Acétate d'éthényle. Déterminez l'indice de saponification (*2.5.6*) sur 2,00 g de copovidone et multipliez le résultat obtenu par 0,1534 pour obtenir la teneur pour cent en acétate d'éthényle.

Azote. Effectuez la détermination de l'azote (*2.5.9*) en utilisant 30,0 mg de copovidone et 1 g d'un mélange de 3 parties de *sulfate de cuivre R* et de 997 parties de *sulfate dipotassique R*. Chauffez jusqu'à l'obtention d'une solution limpide, vert pâle. Continuez à chauffer pendant encore 45 min.

CONSERVATION

En récipient étanche.

ÉTIQUETAGE

L'étiquette indique la valeur de la constante K.

IMPURETÉS

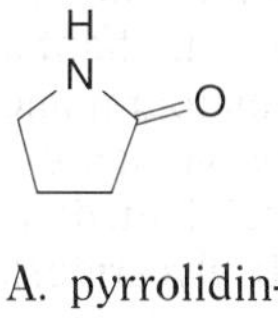

A. pyrrolidin-2-one (2-pyrrolidone).

01/2002:1304

CORIANDRE

Coriandri fructus

DÉFINITION

La coriandre est constituée par les diakènes secs de *Coriandrum sativum* L. Elle contient au minimum 3 ml/kg d'huile essentielle, calculé par rapport à la drogue desséchée.

CARACTÈRES

Le diakène est brun ou brun clair ; il a une forme plus ou moins sphérique et un diamètre de 1,5 mm à 5 mm environ, ou une forme ovale et une longueur de 2 mm à 6 mm.

La coriandre présente les caractères macroscopiques et microscopiques décrits aux identifications A et B.

IDENTIFICATION

A. Les méricarpes sont généralement adhérents. Le diakène est glabre, il présente 10 côtes primaires, ondulées, peu saillantes et 8 côtes secondaires, rectilignes, plus saillantes. L'apex est couronné par le stylopode. La face interne des méricarpes est concave. Un petit fragment du pédicelle est parfois présent.

B. Réduisez la coriandre en poudre (355). La poudre est brune. Examinez au microscope en utilisant de la *solution d'hydrate de chloral R*. La poudre présente de nombreuses gouttelettes d'huile ; des fragments d'albumen à petites cellules régulières à paroi épaisse, contenant des microcristaux et microrosettes d'oxalate de calcium et des gouttelettes huileuses ; des fragments d'endocarpe à cellules très étroites alignées de façon régulière et habituellement associées à une assise de cellules scléreuses rectangulaires à paroi fine du mésocarpe ; des fragments de l'assise sclérenchymateuse du mésocarpe, à courtes cellules fusiformes, fortement épaissies, ponctuées, disposées en couches dont les cellules des couches adjacentes sont disposées à 90° environ les unes par rapport aux autres ; des fragments de parenchyme à petites cellules à paroi épaisse ; parfois quelques fragments de faisceaux libéro-ligneux.

C. Opérez par chromatographie sur couche mince (*2.2.27*) en utilisant une plaque recouverte d'un gel de silice approprié.

Solution à examiner. Agitez 0,50 g de coriandre récemment pulvérisée (355) avec 5,0 ml d'*hexane R*, pendant 2 min à 3 min, puis filtrez sur 2 g de *sulfate de sodium anhydre R*.

Solution témoin. Dissolvez extemporanément 15 µl de *linalol R* et 25 µl d'*huile d'olive R* dans 5,0 ml d'*hexane R*.

Déposez sur la plaque, en bandes, 20 µl de solution à examiner et 10 µl de solution témoin. Développez sur un parcours de 10 cm avec un mélange de 5 volumes d'*acétate d'éthyle R* et de 95 volumes de *toluène R*. Laissez sécher la plaque à l'air, puis développez à nouveau dans les mêmes conditions. Laissez sécher la plaque à l'air. Pulvérisez de la *solution d'aldéhyde anisique R*. Examinez à la lumière du jour, en chauffant à 100-105 °C pendant 5 min à 10 min. Le chromatogramme obtenu avec la solution témoin présente, dans sa moitié inférieure, une bande violette à violet-gris (linalol) et, dans sa moitié supérieure, une bande violet-bleu (triglycérides). Le chromatogramme obtenu avec la solution à examiner présente des bandes semblables quant à leur position et leur coloration à celles du chromatogramme obtenu avec la solution témoin. Entre la ligne de dépôt et la bande correspondant au linalol dans le chromatogramme obtenu avec la solution témoin, plusieurs bandes gris-violet à brunâtres, dont celle correspondant au géraniol, sont présentes. Le chromatogramme obtenu avec la solution à examiner peut également présenter entre la bande correspondant aux triglycérides et celle correspondant au linalol dans le chromatogramme obtenu avec la solution témoin, plusieurs bandes gris-violet de faible intensité.

ESSAI

Eléments étrangers (*2.8.2*). La coriandre satisfait à l'essai des éléments étrangers. Aucun diakène ne présente des perforations d'origine animale.

Perte à la dessiccation (*2.2.32*). Déterminée à l'étuve à 100-105 °C pendant 2 h sur 1,000 g de coriandre pulvérisée (355), la perte à la dessiccation n'est pas supérieure à 10,0 pour cent.

Cendres totales (*2.4.16*). Le taux des cendres totales n'est pas supérieur à 8,0 pour cent.

DOSAGE

Effectuez la détermination des huiles essentielles dans les drogues végétales (*2.8.12*). Utilisez un ballon à fond rond de 500 ml et 200 ml d'*eau R* comme liquide d'entraînement. Réduisez le coriandre en poudre grossière. Procédez immédiatement à la détermination sur 30,0 g de poudre. Introduisez 0,5 ml de *xylène R* dans le tube gradué. Distillez à un débit de 2 ml/min à 3 ml/min pendant 2 h.

CONSERVATION

A l'abri de la lumière.

01/2002:0759

CORTICOTROPINE

Corticotropinum

DÉFINITION

La corticotropine est une substance provenant du lobe antérieur de l'hypophyse de porc et qui contient le peptide corticotropique qui stimule la sécrétion des hormones corticoïdes par les glandes surrénales. Le matériau purifié est desséché selon une méthode appropriée. La corticotropine contient au minimum 70 UI/mg.

PRODUCTION

La corticotropine est préparée dans des conditions destinées à réduire le degré de contamination microbienne.

CARACTÈRES

Poudre ou paillettes, blanches ou sensiblement blanches, hygroscopiques. Une solution à 10 g/l est limpide ou tout au plus légèrement opalescente.

IDENTIFICATION

A. La corticotropine diminue la concentration en acide ascorbique dans les glandes surrénales lorsqu'elle est injectée comme indiqué sous Titrage (Méthode A ou Méthode B).

B. Opérez par chromatographie liquide (*2.2.29*).

Solution à examiner. Dissolvez 1 mg de corticotropine dans 1,0 ml d'*acide chlorhydrique 0,05 M*.

Solution témoin. Dissolvez 1 mg de *corticotropine SCR* dans 1,0 ml d'*acide chlorhydrique 0,05 M*.

La chromatographie peut être réalisée en utilisant :

– une colonne d'acier inoxydable, d'une longueur de 0,25 m et d'un diamètre intérieur de 4,6 mm, remplie de *gel de silice octadécylsilylé pour chromatographie R* (5 µm),
– comme phase mobile, à un débit de 1 ml/min :
Phase mobile A. Une solution de *phosphate monosodique R* à 15,6 g/l ajustée à pH 2,0 à l'aide d'*acide phosphorique R*,
Phase mobile B. Acétonitrile R,
– comme détecteur, un spectrophotomètre réglé à 280 nm.

Equilibrez la colonne avec un mélange de 20 volumes de phase mobile B et de 80 volumes de phase mobile A.

Enregistrez les chromatogrammes en éluant d'abord avec un mélange de 20 volumes de phase mobile B et de 80 volumes de phase mobile A pendant 5 min ; opérez ensuite par gradient d'élution en augmentant à 40 volumes de manière continue et linéaire la proportion en phase mobile B de 0,33 pour cent *V/V* par minute pendant 60 min. Eluez ensuite avec un mélange de 20 volumes de phase mobile B et de 80 volumes de phase mobile A pendant 15 min.

Injectez séparément 100 µl de chaque solution. Le pic principal du chromatogramme obtenu avec la solution à examiner est semblable quant à son temps de rétention au pic principal du chromatogramme obtenu avec la solution témoin.

L'essai n'est valable que si :

– dans le chromatogramme obtenu avec la solution témoin, le facteur de symétrie du pic principal est de 0,8 à 2,0,
– dans le chromatogramme obtenu avec la solution témoin, le nombre de plateaux théoriques calculés en utilisant le pic principal n'est pas inférieur à 1000.

C. Examinez les électrophorégrammes obtenus dans l'essai des protéines apparentées. La bande principale de l'électrophorégramme obtenu avec la solution à examiner est semblable quant à sa position à la bande principale de l'électrophorégramme obtenu avec la solution témoin (a).

ESSAI

Détermination du pH (*2.2.3*). Le pH d'une solution de corticotropine à 10 g/l est de 3,0 à 5,0.

Impuretés de masse moléculaire supérieure à la corticotropine

Opérez par chromatographie d'exclusion (*2.2.30*).

Solution à examiner. Dissolvez 1 mg de corticotropine dans 1 ml d'acide acétique (60 g/l $C_2H_4O_2$) contenant 10 g/l de *dodécylsulfate de sodium R*. Chauffez la solution à 100 °C pendant 10 min. Laissez refroidir.

La chromatographie peut être réalisée en utilisant :

– une colonne d'une longueur de 0,85 m environ et d'un diamètre intérieur de 10 mm environ, remplie de dextrane réticulé ou de polyacrylamide pour chromatographie avec un intervalle de fractionnement des peptides de masse moléculaire relative d'environ 1000 à 10 000,
– comme phase mobile, à un débit de 7 ml/h, de l'acide acétique (60 g/l $C_2H_4O_2$),
– comme détecteur, un spectrophotomètre réglé à 276 nm et relié à un enregistreur sur bande, doté d'une cellule appropriée à la chromatographie liquide dont le volume n'est pas supérieur à 1 ml. Réglez le détecteur et l'enregistreur à une sensibilité maximale de 0,5 unité d'absorbance.

Equilibrez la colonne avec l'acide acétique (60 g/l $C_2H_4O_2$). Déposez 0,4 ml de solution à examiner par cm2 de section au sommet de la colonne, puis procédez à l'élution. La somme des surfaces de tous les pics élués avant le pic principal n'est pas supérieure à 5,0 pour cent de la somme des surfaces de tous les pics du chromatogramme.

Protéines apparentées. Opérez par électrophorèse sur gel de polyacrylamide (*2.2.31*) en utilisant des gels cylindriques d'une longueur de 80 mm et d'un diamètre de 5 mm et comme tampon, la *solution tampon tris-glycine pH 8,3 R*. L'électrode du réservoir inférieur constitue l'anode et celle du réservoir supérieur la cathode.

Préparez un gel comme suit : mélangez 3 volumes d'*eau R*, 3 volumes d'une solution contenant dans 100 ml 28 g d'*acrylamide R* et 0,735 g de *méthylènebisacrylamide R* et 1 volume d'une solution contenant, dans 100 ml, 36,6 g de *tris(hydroxyméthyl)aminométhane R*, 0,23 ml de *tétraméthyléthylènediamine R* et 48,0 ml d'*acide chlorhydrique R*. Dégazez la solution et ajoutez 1 volume d'une solution de *persulfate d'ammonium R* à 5,6 g/l.

Solution à examiner. Dissolvez 1 mg de corticotropine dans 1 ml de *solution tampon tris-glycine pH 8,3 R*, et complétez à 2 ml avec une solution de *saccharose R* à 400 g/l.

Solution témoin (a). Dissolvez 1 mg de *corticotropine SCR* dans 1 ml de *solution tampon tris-glycine pH 8,3 R* et complétez à 2 ml avec une solution de *saccharose R* à 400 g/l.

Solution témoin (b). Prélevez 1 ml de solution témoin (a) et complétez à 2 ml avec un mélange à volumes égaux de *solution tampon tris-glycine pH 8,3 R* et de solution de *saccharose R* à 400 g/l.

Solution témoin (c). Prélevez 1 ml de solution témoin (b) et complétez à 2 ml avec un mélange à volumes égaux de *solution tampon tris-glycine pH 8,3 R* et de solution de *saccharose R* à 400 g/l.

Déposez séparément à la surface du gel 100 µl de chaque solution. Après l'addition du tampon, ajoutez 0,2 ml de *solution de bleu de bromophénol R*. Procédez à l'électrophorèse en appliquant un courant d'une intensité constante de 1 mA par tube pendant 30 min, puis en l'augmentant jusqu'à 3 mA par tube pendant 100 min. Immergez les cylindres de gel obtenus dans une solution de *noir amido 10B R* à 10 g/l dans une solution d'*acide acétique R* à 7 pour cent *V/V* pendant 1 h. Eliminez le colorant et lavez avec de l'*acide acétique R* à 7 pour cent *V/V* pendant 24 h. Examinez les électrophorégrammes au moyen d'une source de lumière froide. Dans l'électrophorégramme obtenu avec la solution à examiner, aucune bande n'est plus intense que celle correspondant en mobilité à la bande principale dans l'électrophorégramme obtenu avec la solution témoin (a).

L'essai n'est valable que si :

– l'électrophorégramme obtenu avec la solution témoin (c) présente une bande visible,
– une gradation dans l'intensité de coloration est observée dans les électrophorégrammes obtenus avec les solutions témoins (a), (b) et (c).

Effet hypertenseur. Evaluez l'activité de la corticotropine sur la pression sanguine du rat, en la comparant à celle de l'étalon international de lysine-vasopressine ou d'une préparation de référence de lysine-vasopressine étalonnée en Unités Internationales. La correspondance entre l'Unité Internationale et l'étalon international est indiquée par l'Organisation Mondiale de la Santé.

Injectez lentement dans une veine caudale d'un rat albinos mâle pesant 300 g environ, une solution d'un agent de blocage α-adrénergique approprié, par exemple 10 ml par kilogramme de masse corporelle, d'une solution préparée comme suit : dissolvez 5 mg de *chlorhydrate de phénoxybenzamine R* dans 0,1 ml d'*alcool R* ; ajoutez 0,05 ml d'*acide chlorhydrique 1 M* et complétez à 5 ml avec une solution de *chlorure de sodium R* à 9 g/l. 18 h après l'injection, pratiquez l'anesthésie à l'aide d'une substance anesthésique qui maintienne uniforme la pression du sang. Après 45 min à 60 min, liez le rat en décubitus dorsal sur la table d'opération, par les pattes arrière. Introduisez dans la trachée une canule composée d'un tube court en verre ou en polyéthylène, d'un diamètre extérieur de 2,5 mm, et dégagez la carotide. Introduisez une autre canule dans la veine fémorale, près du ligament inguinal ; écartez les muscles abdominaux pour dégager le ligament inguinal ; écartez la veine génitale superficielle et disséquez la veine fémorale en direction du ligament inguinal, à partir de l'artère correspondante. Lors de la dissection, localisez et ligaturez une branche profonde menant à la veine fémorale pour empêcher l'animal de saigner pendant le séjour de la canule dans la veine fémorale. Incisez cette veine et introduisez une courte canule en polyéthylène d'un diamètre extérieur de 1 mm environ. Attachez cette canule par 2 ligatures et reliez-la par un court tronçon flexible à une burette de 1 ml, surmontée d'un tube à entonnoir contenant une solution de *chlorure de sodium R* à 9 g/l maintenue à une température de 37 °C environ. Fixez solidement un tampon de coton hydrophile humide sur la cuisse de l'animal pour recouvrir l'incision et la canule. Cette canule permet éventuellement d'injecter, par 100 g de masse corporelle, une quantité d'héparine, correspondant à 200 UI, dissoute dans une solution de *chlorure de sodium R* à 9 g/l. Introduisez dans la carotide une canule d'un diamètre extérieur de 1 mm environ. Ligaturez et reliez à un appareil de mesure de pression approprié, par un tube contenant une solution de *chlorure de sodium R* à 9 g/l additionnée d'héparine. Laissez intact le système nerveux central et périphérique comprenant le système vago-sympathique. Il n'est pas nécessaire de pratiquer la respiration artificielle. A l'aide d'une seringue de 1 ml graduée en 0,01 ml, injectez toutes les solutions par la canule placée dans la veine fémorale. Après l'injection de chaque solution, faites passer 0,2 ml d'une solution de *chlorure de sodium R* à 9 g/l à partir de la burette. Evitez l'introduction d'air dans la veine.

Diluez respectivement la solution de référence et celle de la préparation à examiner dans une solution de *chlorure de sodium R* à 9 g/l de façon que le volume à injecter soit de 0,1 ml à 0,5 ml. Choisissez 2 doses de la préparation de référence de façon que l'élévation de la pression sanguine soit de 4 kPa environ pour la dose inférieure et de 6,67 kPa environ pour la dose supérieure, sans atteindre la réponse maximale. Le rapport de la dose inférieure à la dose supérieure déterminé par la réponse aux injections est normalement de 3 à 5. En première approximation, essayez des doses de 3 milli-unités et 5 milli-unités. Déterminez la moyenne géométrique des unités de lysine vasopressine de la dose la plus élevée et de la dose la plus basse de préparation de référence. Préparez une dose de la préparation à examiner telle qu'elle contienne 20 fois autant d'Unités Internationales de corticotropine que cette moyenne géométrique d'unités de lysine vasopressine, et que le volume à injecter se situe entre 0,1 ml et 0,5 ml. Injectez les doses à intervalles de 10 min à 15 min, les 2 doses de la préparation de référence et la dose de la préparation à examiner constituant un groupe de 3 doses, et l'ordre dans lequel elles sont administrées variant au hasard de groupes successifs jusqu'à un total de 4 à 5 groupes (c'est-à-dire 12 à 15 injections en tout). Enregistrez l'élévation maximale de la pression sanguine en réaction à chaque dose.

La réponse moyenne à la dose de la préparation à examiner est inférieure à la réponse correspondant à la moyenne géométrique des 2 doses de la préparation de référence (5 UI d'activité hypertensive pour 100 UI d'activité de la corticotropine).

Perte à la dessiccation (*2.2.32*). Déterminée à l'étuve à 60 °C sous une pression ne dépassant par 670 Pa, la perte à la dessiccation n'est pas supérieure à 7,0 pour cent.

Stérilité (*2.6.1*). La corticotropine destinée à la préparation de formes pharmaceutiques administrées par voie parentérale sans autre procédé approprié de stérilisation satisfait également à l'essai de stérilité.

Endotoxines bactériennes (*2.6.14*) : moins de 318 UI/mg, si la corticotropine est destinée à la préparation de formes pharmaceutiques administrées par voie parentérale sans autre procédé approprié d'élimination des endotoxines bactériennes.

TITRAGE

L'Unité Internationale correspond à l'activité d'une quantité donnée de la préparation internationale de référence. La correspondance entre l'Unité Internationale et l'étalon international est indiquée par l'Organisation Mondiale de la Santé.

L'activité mesurée n'est pas inférieure à 80 pour cent ni supérieure à 125 pour cent de l'activité indiquée. Les limites de confiance de l'activité mesurée ($P = 0{,}95$) ne sont pas inférieures à 64 pour cent, ni supérieures à 156 pour cent de l'activité indiquée.

Effectuez le titrage par la méthode A ou la méthode B.

A. Effectuez le titrage de la corticotropine (*2.7.3*).Si nécessaire, des animaux hypophysectomisés peuvent être remplacés par des animaux dont l'activité corticotropique endogène a été supprimée par l'administration, par exemple, de dexaméthasone, de la façon suivante : 2 doses de 0,5 ml chacune d'une suspension contenant 2 mg de dexaméthasone et 50 g/l de gomme arabique sont administrées à chaque animal, la première injection par voie sous-cutanée 18 h avant le dosage et la seconde injection, par voie intrapéritonéale au moment de l'administration des préparations à examiner. Entre les 2 doses parentérales, la dexaméthasone (20 µg/ml) est incluse dans l'eau de boisson avec du glucose (50 g/l).

B. L'activité de la corticotropine est évaluée par comparaison, dans des conditions données, de sa capacité d'augmenter la quantité de costicostérone produite par les surrénales isolées de rat à celle de la préparation internationale de référence de corticotropine ou d'une préparation de référence étalonnée en Unités Internationales.

Utilisez un appareillage de verre siliconé et bien rincé à l'*eau R* avant l'emploi. Sacrifiez 4 rats mâles pesant chacun de 200 g à 400 g par une méthode appropriée entraînant le minimum de stress, prélevez les surrénales et éliminez soigneusement tous les tissus adipeux adhérents. Immergez les glandes dans la solution B maintenue à 4 °C, découpez chacune d'elles en 4 morceaux égaux et transférez-les dans un agitateur en plastique approprié (voir figure 0759.-1) contenant 5 ml de solution C maintenue à 37 °C. Dispersez les cellules surrénales en agitant le mélange à 500 tr/min. Après 20 min, prélevez le liquide surnageant et refroidissez à 4 °C. Ajoutez 5 ml de solution C, puis répétez l'opération de dispersion. Répétez 3 fois toute l'opération. Réunissez les 5 liquides surnageants et centrifugez à 4 °C dans des tubes à essai en polyéthylène pendant 30 min après une accélération lente à 100 *g*. Mettez en suspension les culots obtenus dans 8 ml de solution D et centrifugez à 100 *g* pendant 30 min. Remettez le résidu en suspension dans 8 ml de solution D et filtrez le mélange sur un filtre de nylon à pores de 100 µm. Recueillez le filtrat dans une fiole en polyéthylène et ajoutez une quantité appropriée de solution D (un volume total de 65 ml à 105 ml a été jugé satisfaisant) ; maintenez la solution obtenue à 4 °C.

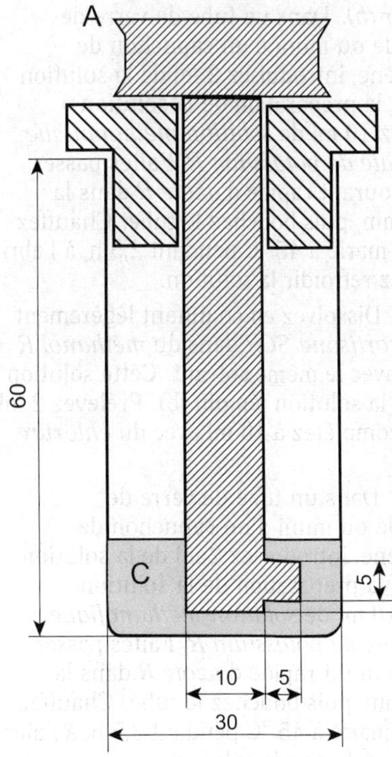

A – poulie et raquette d'agitation,

B – palier,

C – milieu d'incubation.

Figure 0759.-1. – *Appareil agitateur*

Dimensions en millimètres

Préparez 4 dilutions indépendantes en progression géométrique de raison 2, à partir des concentrations appropriées de la substance à examiner et de la préparation étalon dans la solution E. Placez séparément 0,1 ml de chaque dilution dans 4 tubes à essai en polystyrène. A chaque tube, ajoutez 1,0 ml de la suspension cellulaire préparée ci-dessus. Placez les tubes en incubation à 37 °C pendant 2 h, puis refroidissez à 4 °C. Transférez séparément 1 ml du contenu de chaque tube dans un tube en verre contenant 1,4 ml de *chlorure de méthylène R,* agitez pendant 10 s dans un mélangeur à vortex et centrifugez à 3000 *g* pendant 5 min. En veillant à éviter tout entraînement de la phase aqueuse, transférez séparément 1 ml de chacune des couches de chlorure de méthylène dans un tube en verre contenant 0,6 ml d'un mélange de 15 volumes d'*alcool R* et de 35 volumes d'*acide sulfurique R.* Agitez le mélange pendant 10 s dans un mélangeur à vortex et séparez par centrifugation à 1500 *g* pendant 5 min. Laissez reposer chaque tube pendant 30 min. Examinez par fluorimétrie (*2.2.21*) en irradiant la couche inférieure avec un faisceau de lumière excitatrice à une longueur d'onde appropriée telle que 436 nm ou 470 nm. Mesurez la fluorescence, au maximum entre 530 nm et 545 nm. Si les solutions ne sont pas transférées dans des cuvettes de mesure spectrophotométrique, les tubes en verre utilisés sont choisis pour donner des valeurs de fluorescence de corticostérone étalon qui ne diffèrent pas entre elles de plus de 5 pour cent. Calculez le résultat du titrage par les méthodes statistiques habituelles en utilisant la partie linéaire de la courbe log dose-réponse.

Solution A

Chlorure de sodium R	6,60 g
Chlorure de potassium R	0,353 g
Bicarbonate de sodium R	0,840 g
Phosphate monopotassique R	0,161 g
Sulfate de magnésium R	0,291 g
Chlorure de calcium R	0,373 g
Acide 2-[4-(2-hydroxyéthyl)pipérazin-1-yl]-éthanesulfonique R	4,77 g

Dissolvez les produits cités ci-dessus dans 950 ml environ d'*eau R* et ajustez le pH à 7,4 avec de l'*hydroxyde de sodium 1 M.* Ajoutez 60 mg de *benzylpénicilline sodique R* et une quantité de *sulfate de streptomycine R* équivalant à 100 mg de streptomycine, puis complétez à 1000 ml avec de l'*eau R.*

Solution B

A la solution A, ajoutez 2 g/l de *glucose R.*

Solution C

A la solution B, ajoutez 1 g/l d'une préparation de collagénase obtenue à partir de *Clostridium histolyticum* d'une qualité appropriée pour la préparation de cellules dispersées.

Solution D

A la solution B, ajoutez 5 g/l d'*albumine bovine R.*

Solution E

A une solution stérile de *chlorure de sodium R* à 9 g/l, ajoutez 1 g/l d'*albumine bovine R* et ajustez le pH à 2,0 avec de l'*acide chlorhydrique 1 M.*

CONSERVATION

A l'abri de la lumière, à une température ne dépassant pas 25 °C. Si la substance est stérile, elle est conservée en récipient étanche, stérile, à fermeture inviolable.

ÉTIQUETAGE

L'étiquette indique :

- la voie ou les voies d'administration utilisées pour déterminer l'activité (quand la méthode A est utilisée),
- dans les cas appropriés, que la substance est stérile,
- dans les cas appropriés, que la substance est exempte d'endotoxines bactériennes.

01/2002:0321

CORTISONE (ACÉTATE DE)

Cortisoni acetas

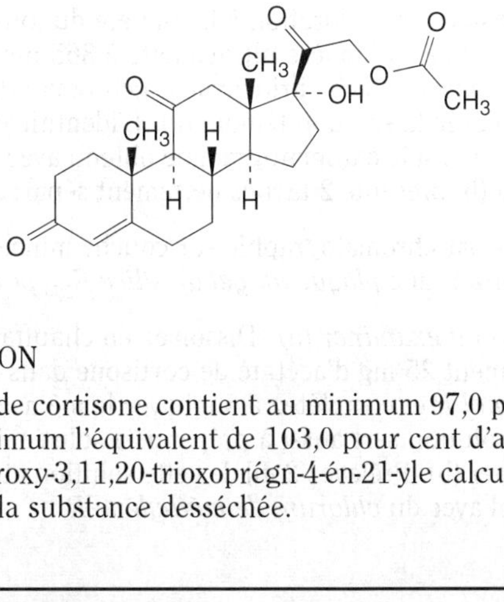

$C_{23}H_{30}O_6$ M_r 402,5

DÉFINITION

L'acétate de cortisone contient au minimum 97,0 pour cent et au maximum l'équivalent de 103,0 pour cent d'acétate de 17-hydroxy-3,11,20-trioxoprégn-4-én-21-yle calculé par rapport à la substance desséchée.

Monographies A - C

CARACTÈRES

Poudre cristalline blanche ou sensiblement blanche, pratiquement insoluble dans l'eau, facilement soluble dans le chlorure de méthylène, soluble dans le dioxane, assez soluble dans l'acétone, peu soluble dans l'alcool et dans le méthanol.

L'acétate de cortisone présente le phénomène du polymorphisme.

IDENTIFICATION

Première identification : A, B.

Seconde identification : C, D, E.

A. Examinez l'acétate de cortisone par spectrophotométrie d'absorption dans l'infrarouge (*2.2.24*), en comparant avec le spectre obtenu avec l'*acétate de cortisone SCR*. Si les spectres obtenus à l'état solide présentent des différences, enregistrez de nouveaux spectres à partir des solutions à 50 g/l respectivement de la substance à examiner et de la substance de référence dans le *chlorure de méthylène R* dans une cuve de 0,2 mm.

B. Opérez par chromatographie sur couche mince (*2.2.27*) en utilisant une *plaque au gel de silice* F_{254} *pour CCM R*.

Solution à examiner. Dissolvez 10 mg d'acétate de cortisone dans un mélange de 1 volume de *méthanol R* et de 9 volumes de *chlorure de méthylène R* et complétez à 10 ml avec le même mélange de solvants.

Solution témoin (a). Dissolvez 20 mg d'*acétate de cortisone SCR* dans un mélange de 1 volume de *méthanol R* et de 9 volumes de *chlorure de méthylène R* et complétez à 20 ml avec le même mélange de solvants.

Solution témoin (b). Dissolvez 10 mg d'*acétate d'hydrocortisone R* dans la solution témoin (a) et complétez à 10 ml avec la solution témoin (a).

Déposez sur la plaque 5 µl de chaque solution. Préparez la phase mobile en ajoutant un mélange de 1,2 volume d'*eau R* et de 8 volumes de *méthanol R* à un mélange de 15 volumes d'*éther R* et de 77 volumes de *chlorure de méthylène R*. Développez sur un parcours de 15 cm. Laissez sécher la plaque à l'air. Examinez en lumière ultraviolette à 254 nm. La tache principale du chromatogramme obtenu avec la solution à examiner est semblable quant à sa position et ses dimensions à la tache principale du chromatogramme obtenu avec la solution témoin (a). Pulvérisez de la *solution alcoolique d'acide sulfurique R*. Chauffez à 120 °C pendant 10 min ou jusqu'à apparition des taches et laissez refroidir. Examinez à la lumière du jour et en lumière ultraviolette à 365 nm. La tache principale du chromatogramme obtenu avec la solution à examiner est semblable quant à sa position, sa coloration à la lumière du jour, sa fluorescence en lumière ultraviolette à 365 nm et ses dimensions à la tache principale du chromatogramme obtenu avec la solution témoin (a). L'identification n'est valable que si le chromatogramme obtenu avec la solution témoin (b) présente 2 taches nettement séparées.

C. Opérez par chromatographie sur couche mince (*2.2.27*) en utilisant une *plaque au gel de silice* F_{254} *pour CCM R*.

Solution à examiner (a). Dissolvez en chauffant légèrement 25 mg d'acétate de cortisone dans du *méthanol R* et complétez à 5 ml avec le même solvant. Cette solution sert aussi à préparer la solution à examiner (b). Prélevez 2 ml de cette solution et complétez à 10 ml avec du *chlorure de méthylène R*.

Solution à examiner (b). Dans un tube de verre de 15 ml à bouchon rodé ou muni d'un capuchon de polytétrafluoroéthylène, introduisez 2 ml de la solution obtenue au cours de la préparation de la solution à examiner (a). Ajoutez 10 ml de *solution méthanolique saturée de bicarbonate de potassium R*. Faites passer immédiatement un courant rapide d'*azote R* dans la solution pendant 5 min, puis bouchez le tube. Chauffez le tube dans un bain-marie à 45 °C pendant 2,5 h, à l'abri de la lumière. Laissez refroidir la solution.

Solution témoin (a). Dissolvez en chauffant légèrement 25 mg d'*acétate de cortisone SCR* dans du *méthanol R* et complétez à 5 ml avec le même solvant. Cette solution sert aussi à préparer la solution témoin (b). Prélevez 2 ml de cette solution et complétez à 10 ml avec du *chlorure de méthylène R*.

Solution témoin (b). Dans un tube de verre de 15 ml à bouchon rodé ou muni d'un capuchon de polytétrafluoroéthylène, introduisez 2 ml de la solution obtenue au cours de la préparation de la solution témoin (a). Ajoutez 10 ml de *solution méthanolique saturée de bicarbonate de potassium R*. Faites passer immédiatement un courant rapide d'*azote R* dans la solution pendant 5 min, puis bouchez le tube. Chauffez le tube dans un bain-marie à 45 °C pendant 2,5 h, à l'abri de la lumière. Laissez refroidir la solution.

Déposez sur la plaque 5 µl de chaque solution. Préparez la phase mobile en ajoutant un mélange de 1,2 volume d'*eau R* et de 8 volumes de *méthanol R* à un mélange de 15 volumes d'*éther R* et de 77 volumes de *chlorure de méthylène R*. Développez sur un parcours de 15 cm. Laissez sécher la plaque à l'air. Examinez en lumière ultraviolette à 254 nm. La tache principale des chromatogrammes obtenus avec chacune des 2 solutions à examiner est semblable quant à sa position et ses dimensions à la tache principale des chromatogrammes obtenus avec les solutions témoins correspondantes. Pulvérisez de la *solution alcoolique d'acide sulfurique R*. Chauffez à 120 °C pendant 10 min ou jusqu'à apparition des taches et laissez refroidir. Examinez à la lumière du jour et en lumière ultraviolette à 365 nm. La tache principale des chromatogrammes obtenus avec chacune des 2 solutions à examiner est semblable quant à sa position, sa coloration à la lumière du jour, sa fluorescence en lumière ultraviolette à 365 nm et ses dimensions à la tache principale des chromatogrammes obtenus avec les solutions témoins correspondantes. La tache principale des chromatogrammes obtenus avec la solution à examiner (b) et la solution témoin (b) présente une valeur de R_f nettement inférieure à celle de la tache principale des chromatogrammes obtenus avec la solution à examiner (a) et la solution témoin (a).

D. A 2 ml d'*acide sulfurique R*, ajoutez environ 2 mg d'acétate de cortisone et agitez pour dissoudre. En 5 min, il se développe une faible coloration jaune. A 10 ml d'*eau R*, ajoutez la solution et mélangez. La coloration disparaît et la solution reste limpide.

E. Environ 10 mg d'acétate de cortisone donnent la réaction de l'acétyle (*2.3.1*).

ESSAI

Pouvoir rotatoire spécifique (*2.2.7*). Dissolvez 0,250 g d'acétate de cortisone dans du *dioxane R* et complétez à 25,0 ml avec le même solvant. Calculé par rapport à la substance desséchée, le pouvoir rotatoire spécifique est de + 211 à + 220.

Substances apparentées. Opérez par chromatographie liquide (*2.2.29*).

Préparez les solutions immédiatement avant l'emploi.

Solution à examiner. Dissolvez 25,0 mg d'acétate de cortisone dans de l'*acétonitrile R* et complétez à 10,0 ml avec le même solvant.

Solution témoin (a). Dissolvez 2 mg d'*acétate de cortisone SCR* et 2 mg d'*acétate d'hydrocortisone SCR* dans de l'*acétonitrile R* et complétez à 100,0 ml avec le même solvant.

Solution témoin (b). Prélevez 1,0 ml de solution à examiner et complétez à 100,0 ml avec de l'*acétonitrile R.*

La chromatographie peut être réalisée en utilisant :

- une colonne d'acier inoxydable, d'une longueur de 0,25 m et d'un diamètre intérieur de 4,6 mm, remplie de *gel de silice octadécylsilylé pour chromatographie R* (5 µm),
- comme phase mobile, à un débit de 1 ml/min, un mélange préparé comme suit : dans une fiole jaugée de 1000 ml, mélangez 400 ml d'*acétonitrile R* et 550 ml d'*eau R* et laissez s'équilibrer ; complétez à 1000 ml avec de l'*eau R* et mélangez à nouveau,
- comme détecteur, un spectrophotomètre réglé à 254 nm.

Equilibrez la colonne avec la phase mobile à un débit de 1 ml/min pendant environ 30 min.

Ajustez la sensibilité du système de façon que le pic principal obtenu avec 20 µl de solution témoin (b) représente au moins 50 pour cent de l'échelle totale de l'enregistreur.

Injectez 20 µl de solution témoin (a). Lorsque les chromatogrammes sont enregistrés dans les conditions prescrites, les temps de rétention sont de 10 min environ pour l'acétate d'hydrocortisone et de 12 min environ pour l'acétate de cortisone. L'essai n'est valable que si la résolution entre les pics dus respectivement à l'acétate d'hydrocortisone et à l'acétate de cortisone n'est pas inférieure à 4,2 ; si nécessaire, ajustez la teneur de la phase mobile en acétonitrile.

Injectez 20 µl de solution à examiner, 20 µl de solution témoin (b) et 20 µl d'acétonitrile comme blanc. Continuez la chromatographie pendant 2 fois le temps de rétention du pic principal. S'il apparaît, dans le chromatogramme obtenu avec la solution à examiner, d'autres pics que le pic principal, la surface d'aucun d'entre eux n'est supérieure à la moitié de celle du pic principal du chromatogramme obtenu avec la solution témoin (b) (0,5 pour cent). La somme de la surface de tous les pics, à l'exception du pic principal, dans le chromatogramme obtenu avec la solution à examiner, n'est pas supérieure à 1,5 fois la surface du pic principal du chromatogramme obtenu avec la solution témoin (b) (1,5 pour cent). Ne tenez pas compte des pics dont la surface est inférieure à 0,05 fois la surface du pic principal du chromatogramme obtenu avec la solution témoin (b).

Perte à la dessiccation (*2.2.32*). Déterminée à l'étuve à 100-105 °C sur 0,500 g d'acétate de cortisone, la perte à la dessiccation n'est pas supérieure à 0,5 pour cent.

DOSAGE

Dissolvez 0,100 g d'acétate de cortisone dans de l'*alcool R* et complétez à 100,0 ml avec le même solvant. Prélevez 2,0 ml de solution et complétez à 100,0 ml avec de l'*alcool R.* Mesurez l'absorbance (*2.2.25*) au maximum à 237 nm.

Calculez la teneur en $C_{23}H_{30}O_6$ en prenant 395 comme valeur de l'absorbance spécifique.

CONSERVATION

A l'abri de la lumière.

IMPURETÉS

A. acétate d'hydrocortisone.

01/2002:1305

COTON (HUILE DE) HYDROGÉNÉE

Gossypii oleum hydrogenatum

DÉFINITION

L'huile de coton hydrogénée est le produit obtenu par raffinage et hydrogénation de l'huile provenant des graines de plantes cultivées de diverses variétés de *Gossypium hirsutum* L. ou d'autres espèces de *Gossypium.* Le produit se compose principalement de triglycérides des acides palmitique et stéarique.

CARACTÈRES

Masse ou poudre blanche qui fond en donnant un liquide limpide et jaune pâle lorsqu'elle est chauffée. Pratiquement insoluble dans l'eau, facilement soluble dans le chlorure de méthylène et dans le toluène, très peu soluble dans l'alcool.

IDENTIFICATION

A. L'huile de coton hydrogénée satisfait à l'essai du point de fusion (voir Essai).

B. L'huile de coton hydrogénée satisfait à l'essai de composition en acides gras (voir Essai).

ESSAI

Point de fusion (*2.2.14*) : 57 °C à 70 °C.

Indice d'acide (*2.5.1*). Dissolvez 10,0 g d'huile de coton hydrogénée dans 50 ml d'un mélange chaud à volumes égaux d'*alcool R* et de *toluène R,* préalablement neutralisé avec de l'*hydroxyde de potassium 0,1 M* en présence de 0,5 ml de *solution de phénolphtaléine R1.* Titrez immédiatement la solution, pendant qu'elle est chaude. L'indice d'acide n'est pas supérieur à 0,5.

Indice de peroxyde (*2.5.5*) : au maximum 5,0.

Insaponifiable (*2.5.7*). Déterminé sur 5,0 g d'huile de coton hydrogénée, l'insaponifiable n'est pas supérieur à 1,0 pour cent.

Impuretés à réaction alcaline. Dissolvez en chauffant doucement 2,0 g d'huile de coton hydrogénée dans un mélange de 1,5 ml d'*alcool R* et de 3 ml de *toluène R.* Ajoutez 0,05 ml d'une solution de *bleu de bromophénol R* à 0,4 g/l dans de l'*alcool R.* Le virage de l'indicateur au jaune ne nécessite pas plus de 0,4 ml d'*acide chlorhydrique 0,01 M.*

Composition en acides gras (*2.4.22, Procédé A*).

La chromatographie peut être réalisée en utilisant :

- une colonne capillaire de silice fondue d'une longueur de 25 m et d'un diamètre intérieur de 0,25 mm dont la paroi intérieure est recouverte de *poly(cyanopropyl)siloxane R* (épaisseur du film 0,2 µm),
- comme gaz vecteur, de l'*hélium pour chromatographie R* à un débit de 0,65 ml/min,
- un détecteur à ionisation de flamme,
- un injecteur avec division (1:100),

en maintenant la température de la colonne à 180 °C pendant 35 min et celle de la chambre à injection et du détecteur à 250 °C.

Le mélange des acides gras constitutifs de l'huile est composé de :

- au maximum 0,2 pour cent d'acides gras saturés de longueur de chaîne inférieure à C_{14},
- au maximum 1,0 pour cent d'acide myristique,
- 19,0 pour cent à 26,0 pour cent d'acide palmitique,
- 68,0 pour cent à 80,0 pour cent d'acide stéarique,

Monographies A - C

– au maximum 4,0 pour cent d'acide oléique et d'isomères ($C_{18:1}$ longueur de chaîne équivalente sur le poly(cyanopropyl)siloxane 18,5 à 18,8),
– au maximum 1,0 pour cent d'acide linoléique et d'isomères ($C_{18:2}$ longueur de chaîne équivalente sur le poly(cyanopropyl)siloxane 19,4 à 19,8),
– au maximum 1,0 pour cent d'acide arachidique,
– au maximum 1,0 pour cent d'acide béhénique,
– au maximum 0,5 pour cent d'acide lignocérique.

Nickel. Déterminez la teneur en nickel par spectrométrie d'absorption atomique (*2.2.23, Procédé II*).

Solution à examiner. Dans un creuset de platine ou de silice préalablement taré après calcination, introduisez 5,0 g d'huile de coton hydrogénée. Chauffez avec précaution et introduisez dans la substance une mèche constituée par un toron de papier filtre sans cendres. Enflammez la mèche. Lorsque la substance brûle d'elle-même, arrêtez le chauffage. Après combustion, calcinez au four à moufle à 600 °C environ jusqu'à obtention de cendres blanches. Après refroidissement, reprenez le résidu par 2 fois 2 ml d'*acide chlorhydrique dilué R* et transvasez dans une fiole jaugée de 25 ml. Ajoutez 0,3 ml d'*acide nitrique R* et complétez à 25,0 ml avec de l'*eau distillée R*.

Solutions témoins. Préparez 3 solutions témoins en ajoutant 1,0 ml, 2,0 ml et 4,0 ml de *solution à 0,2 ppm de nickel (Ni) R* à 2,0 ml de solution à examiner, puis en complétant à 10,0 ml avec de l'*eau distillée R*.

Mesurez l'absorbance à 232 nm en utilisant une lampe à cathode creuse au nickel comme source de radiation, un four de graphite comme dispositif d'atomisation et de l'*argon R* comme gaz vecteur.

L'huile de coton hydrogénée ne contient pas plus de 1 ppm de Ni.

CONSERVATION

A l'abri de la lumière.

01/2002:0036

COTON HYDROPHILE

Lanugo gossypii absorbens

DÉFINITION

Le coton hydrophile est constitué par des fibres obtenues à partir de l'enveloppe des graines de différentes espèces du genre *Gossypium L.*, nettoyées, purifiées, blanchies et soigneusement cardées. Il est préparé avec du coton neuf ou des peigneuses de bonne qualité. Le coton hydrophile ne doit contenir aucune matière colorante compensatrice.

CARACTÈRES

Le coton hydrophile est blanc. Il se compose de fibres dont la longueur moyenne, déterminée par une méthode appropriée, n'est pas inférieure à 10 mm. Il ne contient qu'à l'état de traces des restes de feuilles, de péricarpe, d'enveloppes de graines ou d'autres impuretés. Il offre une résistance sensible à l'étirage et ne produit pas une quantité appréciable de poussière lorsqu'il est secoué doucement.

IDENTIFICATION

A. Examinée au microscope, chaque fibre est constituée par une seule cellule pouvant atteindre 4 cm de longueur et 40 µm de largeur, de forme tubulaire aplatie, à parois épaisses et arrondies, souvent vrillées.

B. Les fibres, traitées par la *solution de chlorure de zinc iodée R*, se colorent en violet.

C. A 0,1 g de coton, ajoutez 10 ml de *solution de chlorure de zinc-acide formique R*. Chauffez à 40 °C et laissez reposer, en agitant de temps en temps, pendant 2 h 30 min. Le coton ne se dissout pas.

ESSAI

Solution S. Dans un récipient approprié, introduisez 15,0 g de coton hydrophile et ajoutez 150 ml d'*eau R*. Fermez le récipient et laissez macérer pendant 2 h. Décantez la solution et exprimez soigneusement le coton avec une baguette de verre, puis mélangez. Prélevez 10 ml pour l'essai des substances tensio-actives. Filtrez ensuite le reste de la solution.

Acidité ou alcalinité. A 25 ml de solution S, ajoutez 0,1 ml de *solution de phénolphtaléine R* et, à 25 autres millilitres, 0,05 ml de *solution de méthylorange R*. Aucune des solutions ne se colore en rose.

Fibres étrangères. Examiné au microscope, le coton hydrophile présente uniquement des fibres typiques de coton ; toutefois, il peut éventuellement présenter quelques fibres étrangères isolées.

Fluorescence. Examinez le coton hydrophile en couche de 5 mm environ en lumière ultraviolette à 365 nm. Le coton hydrophile présente seulement une faible fluorescence violet-brun avec quelques particules jaunes, mais il ne présente pas, à l'exception de quelques fibres isolées, de fluorescence bleu intense.

Nœuds. Etalez uniformément 1 g environ de coton hydrophile entre 2 plaques incolores et transparentes de 10 cm de côté. Comparé par transparence au *Coton hydrophile MR*, le coton hydrophile ne présente pas une densité de nœuds supérieure à celle de cet étalon.

Pouvoir d'absorption

Appareil. Utilisez un panier cylindrique, préalablement séché, constitué par des fils de cuivre d'un diamètre de 0,4 mm environ. Ce panier a une hauteur de 8,0 cm, un diamètre de 5,0 cm et des mailles d'une largeur de 1,5-2,0 cm. Sa masse est de 2,7 ± 0,3 g.

Temps d'immersion. Pesez le panier au centigramme près (m_1). Utilisez 5,00 g de coton hydrophile au total, prélevés en quantités à peu près égales en 5 endroits différents de l'échantillon. Introduisez-les sans tasser dans le panier, puis pesez au centigramme près (m_2). Préparez un récipient de 11-12 cm de diamètre rempli d'eau à 20 °C environ sur une hauteur de 10 cm. Présentez le panier en position horizontale au-dessus de l'eau et laissez-le tomber d'une hauteur de 10 mm. Mesurez avec un chronomètre le temps qu'il met à s'enfoncer dans l'eau. Le temps d'immersion, exprimé par la moyenne des temps notés au cours de 3 essais, n'est pas supérieur à 10 s.

Absorption d'eau. Après avoir contrôlé le temps d'immersion, retirez le panier de l'eau, laissez-le égoutter en position horizontale au dessus du récipient pendant exactement 30 s, puis déposez-le dans un récipient taré (m_3) et pesez au centigramme près (m_4). L'absorption, exprimée par la moyenne de 3 mesures, est de 23,0 g au minimum par gramme de coton hydrophile. Calculez l'absorption d'eau par gramme de coton hydrophile à l'aide de l'expression suivante :

$$\frac{m_4 - (m_2 + m_3)}{m_2 - m_1}$$

Substances solubles dans l'éther. Dans un appareil à épuisement, traitez à l'*éther R* 5,00 g de coton hydrophile pendant 4 h à raison de 4 extractions au moins par heure.

Evaporez le liquide éthéré et desséchez à 100-105 °C jusqu'à masse constante. Le taux des substances solubles dans l'éther n'est pas supérieur à 0,50 pour cent.

Colorants extractibles. Dans un percolateur étroit, épuisez lentement par l'*alcool R* 10,0 g de coton hydrophile jusqu'à obtention de 50 ml de liquide. Ce dernier n'est pas plus fortement coloré (*2.2.2, Procédé II*) que la solution témoin J_5, JV_6 ou une solution témoin préparée comme suit : à 3,0 ml de solution primaire bleue, ajoutez 7,0 ml d'acide chlorhydrique (10 g/l de HCl). Prélevez 0,5 ml de cette solution et complétez à 10,0 ml avec de l'acide chlorhydrique (10 g/l de HCl).

Substances tensio-actives. Introduisez les 10 ml de solution S, prélevés avant la filtration, dans une éprouvette graduée de 25 ml à bouchon rodé, dont le diamètre extérieur est de 20 mm et dont l'épaisseur de la paroi n'est pas supérieure à 1,5 mm, rincée au préalable 3 fois à l'*acide sulfurique R*, puis à l'*eau R*. Agitez énergiquement 30 fois en 10 s, laissez reposer pendant 1 min, puis répétez l'opération. Après 5 min, s'il apparaît de la mousse, elle ne doit pas recouvrir entièrement la surface du liquide.

Substances solubles dans l'eau. Chauffez à ébullition 5,000 g de coton hydrophile dans 500 ml d'*eau R* pendant 30 min, en remuant fréquemment. Remplacez l'eau évaporée, puis décantez le liquide et exprimez soigneusement avec une baguette de verre. Mélangez le liquide recueilli. Filtrez à chaud et évaporez 400 ml du filtrat (correspondant aux 4/5 de la masse de l'échantillon prélevé) ; desséchez le résidu à 100-105 °C jusqu'à masse constante. Le taux des substances solubles dans l'eau n'est pas supérieur à 0,50 pour cent.

Perte à la dessiccation (*2.2.32*). Déterminée à l'étuve à 100-105 °C sur 5,000 g de coton hydrophile, la perte à la dessiccation n'est pas supérieure à 8,0 pour cent.

Cendres sulfuriques (*2.4.14*). Dans un creuset préalablement chauffé, refroidi et taré, introduisez 5,00 g de coton hydrophile. Chauffez prudemment à feu nu, puis avec précaution jusqu'au rouge sombre à 600 °C. Laissez refroidir, ajoutez quelques gouttes d'*acide sulfurique dilué R*, puis chauffez et incinérez jusqu'à ce que les particules noires aient disparu ; laissez refroidir, ajoutez quelques gouttes de *solution de carbonate d'ammonium R*, puis évaporez et incinérez prudemment. Laissez refroidir et pesez. Recommencez l'incinération par périodes de 5 min jusqu'à masse constante. Le taux des cendres sulfuriques n'est pas supérieur à 0,40 pour cent.

CONSERVATION

En emballage protecteur, dans un endroit sec.

01/2002:0985

CROSCARMELLOSE SODIQUE

Carmellosum natricum conexum

DÉFINITION

La croscarmellose sodique (carboxyméthylcellulose sodique réticulée) est le sel sodique d'une cellulose réticulée partiellement *O*-carboxyméthylée.

CARACTÈRES

Poudre blanche ou blanc-gris, pratiquement insoluble dans l'acétone, dans l'éthanol et dans le toluène.

IDENTIFICATION

A. Agitez 1 g de croscarmellose sodique avec 100 ml d'une solution contenant 4 ppm de *bleu de méthylène R* et laissez reposer. La croscarmellose sodique absorbe le bleu de méthylène et se dépose en une masse fibreuse bleue.

B. Agitez 1 g de croscarmellose sodique avec 50 ml d'*eau R*. Transvasez 1 ml du mélange dans un tube à essai, ajoutez 1 ml d'*eau R* et 0,05 ml d'une solution récemment préparée d'*α-naphtol R* à 40 g/l dans du méthanol R. Inclinez le tube à essai et ajoutez avec précaution 2 ml d'*acide sulfurique R* en le faisant couler le long de la paroi pour qu'il forme une couche inférieure. Il se développe une coloration violet-rouge à l'interface des 2 couches.

C. La croscarmellose sodique donne la réaction (a) du sodium (*2.3.1*).

ESSAI

Détermination du pH (*2.2.3*). Agitez 1 g de croscarmellose sodique avec 100 ml d'*eau exempte de dioxyde de carbone R* pendant 5 min. Le pH de la suspension est de 5,0 à 7,0.

Degré de substitution. Déposez 1,000 g de croscarmellose sodique dans une fiole conique de 500 ml, ajoutez 300 ml d'une solution de *chlorure de sodium R* à 100 g/l et 25,0 ml d'*hydroxyde de sodium 0,1 M,* puis obturez la fiole et laissez reposer pendant 5 min en agitant occasionnellement. Ajoutez 0,05 ml de *solution de pourpre de m-crésol R* et 15 ml environ d'*acide chlorhydrique 0,1 M* à l'aide d'une burette. Obturez la fiole et agitez. Si la solution est violette, ajoutez de l'*acide chlorhydrique 0,1 M* par doses de 1 ml en agitant après chaque ajout, jusqu'à ce que la solution vire au jaune. Titrez par l'*hydroxyde de sodium 0,1 M* jusqu'à ce que la solution vire au violet.

Calculez le nombre de milliéquivalents (M) de base requis pour neutraliser une quantité correspondant à 1 g de substance desséchée.

Calculez le degré de substitution par le groupe carboxyméthyle acide (A) à l'aide de l'expression :

$$\frac{1150M}{(7102 - 412M - 80C)}$$

C = taux des cendres sulfuriques exprimé en pour cent.

Calculez le degré de substitution par le groupe carboxyméthyle sodique (S) à l'aide de l'expression :

$$\frac{(162 + 58A)\,C}{(7102 - 80C)}$$

Le degré de substitution correspond à la somme de $A + S$ et, calculé par rapport à la substance desséchée, il se situe entre 0,60 et 0,85.

Chlorure de sodium et glycolate de sodium

Chlorure de sodium. Introduisez 5,00 g de croscarmellose sodique dans une fiole conique de 250 ml, ajoutez 50 ml d'*eau R* et 5 ml de *solution concentrée de peroxyde d'hydrogène R* et chauffez au bain-marie pendant 20 min, en agitant de temps à autre pour assurer une complète hydratation. Refroidissez, ajoutez 100 ml d'*eau R* et 10 ml d'*acide nitrique R*. Titrez par le *nitrate d'argent 0,05 M*. Déterminez le point de fin de titrage par potentiométrie (*2.2.20*), en utilisant comme électrode indicatrice une électrode à l'argent et comme électrode de référence une électrode à double jonction contenant une solution de *nitrate de potassium R* à 100 g/l comme électrolyte externe et une solution de remplissage standard comme électrolyte interne. Maintenez sous agitation constante.

1 ml de *nitrate d'argent 0,05 M* correspond à 2,922 mg de NaCl.

Glycolate de sodium. Dans un vase à précipiter de 100 ml, introduisez une prise d'essai de croscarmellose sodique correspondant à 0,500 g de substance desséchée. Ajoutez 5 ml d'*acide acétique glacial R*, puis 5 ml d'*eau R* et agitez pour assurer une complète hydratation (15 min environ). Ajoutez 50 ml d'*acétone R* et 1 g de *chlorure de sodium R*. Agitez pendant quelques minutes pour assurer une précipitation complète de la carboxyméthylcellulose. Sur un filtre à filtration rapide humecté d'*acétone R*, filtrez dans une fiole jaugée. Lavez le vase à précipiter et le filtre avec 30 ml d'*acétone R* et complétez le filtrat à 100,0 ml avec le même solvant. Laissez reposer pendant 24 h sans agiter. Utilisez le surnageant limpide pour préparer la solution à examiner.

Préparez les solutions de référence comme suit : dans une fiole jaugée de 100 ml, introduisez 0,100 g d'*acide glycolique R*, desséché au préalable sous vide sur du *pentoxyde de diphosphore R*. Dissolvez la substance dans de l'*eau R* et complétez à 100,0 ml avec le même solvant. Utilisez cette solution dans les 30 jours qui suivent. Prélevez respectivement 1,0 ml, 2,0 ml, 3,0 ml et 4,0 ml de la solution et transvasez dans des fioles jaugées individuelles, ajoutez de l'*eau R* dans chacune d'elles pour obtenir 5,0 ml, puis ajoutez 5 ml d'*acide acétique glacial R*, complétez à 100,0 ml avec de l'*acétone R* et mélangez.

Transvasez 2,0 ml de solution à examiner et 2,0 ml de chaque solution de référence dans des fioles jaugées individuelles de 25 ml. Chauffez les fioles ouvertes au bain-marie pendant 20 min pour éliminer l'acétone. Laissez refroidir et ajoutez dans chaque fiole 5,0 ml de *solution de 2,7-dihydroxynaphtalène R*, mélangez et ajoutez encore 15,0 ml de *solution de 2,7-dihydroxynaphtalène R* et mélangez à nouveau. Obturez les fioles à l'aide d'une feuille d'aluminium et chauffez au bain-marie pendant 20 min. Refroidissez et complétez à 25,0 ml avec de l'*acide sulfurique R*.

Mesurez l'absorbance (*2.2.25*) de chaque solution à 540 nm en utilisant comme liquide de compensation 2,0 ml d'une solution contenant 5 pour cent *V/V* d'*acide acétique glacial R* et 5 pour cent *V/V* d'*eau R* dans de l'*acétone R*. Préparez une courbe d'étalonnage en utilisant les absorbances obtenues à partir des solutions de référence.

A partir de la courbe d'étalonnage et de l'absorbance de la solution à examiner, déterminez la masse *a* en milligrammes de l'acide glycolique dans la substance à examiner et calculez la teneur en glycolate de sodium à l'aide de l'expression :

$$\frac{10 \times 1,29 \times a}{(100 - b)\,m}$$

1,29 = facteur de conversion de l'acide glycolique en glycolate de sodium,

b = perte à la dessiccation exprimée en pour cent,

m = masse de la prise d'essai, en grammes.

La somme des teneurs pour cent en chlorure de sodium et en glycolate de sodium n'est pas supérieure à 0,5 pour cent, calculée par rapport à la substance desséchée.

Substances hydrosolubles. Dispersez 10,00 g de croscarmellose sodique dans 800,0 ml d'*eau R* et agitez 1 min toutes les 10 min pendant les 30 min qui suivent. Laissez reposer pendant 1 h et centrifugez si nécessaire. Versez 200,0 ml du surnageant sur papier pour filtration rapide et recueillez le filtrat dans un entonnoir pour filtration sous vide, faites le vide et recueillez 150,0 ml de filtrat. Evaporez à siccité et desséchez le résidu à 100-105 °C pendant 4 h.

La croscarmellose sodique ne contient pas plus de 10,0 pour cent de substances hydrosolubles.

Métaux lourds (*2.4.8*). Au résidu des cendres sulfuriques, ajoutez 1 ml d'*acide chlorhydrique R*, puis évaporez au bain-marie. Reprenez le résidu par 20 ml d'*eau R*. 12 ml de solution satisfont à l'essai limite A des métaux lourds (10 ppm). Préparez le témoin avec la *solution à 1 ppm de plomb (Pb) R*.

Perte à la dessiccation (*2.2.32*). Déterminée à l'étuve à 100-105 °C pendant 6 h sur 1,000 g de croscarmellose sodique, la perte à la dessiccation n'est pas supérieure à 10,0 pour cent.

Cendres sulfuriques (*2.4.14*). Déterminé sur 2,000 g de croscarmellose sodique avec un mélange à volumes égaux d'*acide sulfurique R* et d'*eau R* et calculé par rapport à la substance desséchée, le taux des cendres sulfuriques est de 14,0 pour cent à 28,0 pour cent.

Volume de sédimentation. Dans une éprouvette graduée de 100 ml, ajoutez à 75 ml d'*eau R* 1,5 g de croscarmellose sodique par portions de 0,5 g, en agitant vigoureusement après chaque addition. Complétez à 100,0 ml avec de l'*eau R*, agitez à nouveau jusqu'à répartition homogène de la substance et laissez reposer pendant 4 h. Le volume de sédimentation est de 10,0 ml à 30,0 ml.

Contamination microbienne. La croscarmellose sodique satisfait à une limite du nombre de germes aérobies viables totaux (*2.6.12*) de 10^3 bactéries et de 10^2 levures et moisissures par gramme, déterminé par dénombrement sur plaque. La croscarmellose sodique satisfait à l'essai d'*Escherichia coli* (*2.6.13*).

01/2002:0892

CROSPOVIDONE

Crospovidonum

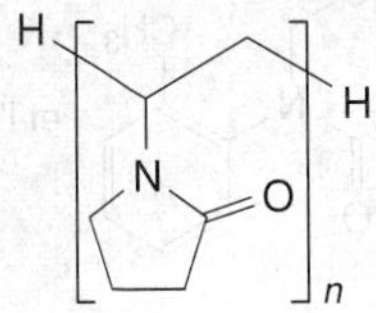

$(C_6H_9NO)_n$ M_r $(111,1)_n$

DÉFINITION

La crospovidone est un homopolymère réticulé de la 1-éthénylpyrrolidin-2-one. La crospovidone est disponible sous forme de plusieurs qualités granulométriques (type A et type B).

Teneur : 11,0 pour cent à 12,8 pour cent d'azote (N ; A_r 14,01) (substance desséchée).

CARACTÈRES

Aspect : poudre ou paillettes, blanches ou blanc-jaune, hygroscopiques.

Solubilité : pratiquement insoluble dans l'eau, dans l'alcool et dans le chlorure de méthylène.

IDENTIFICATION

A. Spectrophotométrie d'absorption dans l'infrarouge (*2.2.24*).

Comparaison : *spectre de référence de la crospovidone de la Ph. Eur.*

B. Mettez en suspension 1 g de crospovidone dans 10 ml d'*eau R*, ajoutez 0,1 ml d'*iode 0,05 M* et agitez pendant 30 s. Ajoutez 1 ml de *solution d'amidon R* et agitez. Il ne se développe pas de coloration bleue dans les 30 s qui suivent.

C. A 10 ml d'*eau R*, ajoutez 0,1 g de crospovidone, puis agitez. Il se forme une suspension et il ne peut être obtenu de solution limpide en 15 min.

D. Pesez une quantité appropriée de crospovidone, par exemple 10 mg à 100 mg. Mettez-la en suspension dans 10,0 ml d'*eau R*, additionnée d'un agent tensioactif. Observez au microscope réglé à un grossissement approprié au moyen d'un micromètre oculaire étalonné. Si la taille de la majorité des particules se situe dans un intervalle de 50 µm à 300 µm, le produit appartient au type A. Si la taille de la quasi-totalité des particules est inférieure à 50 µm, le produit appartient au type B.

ESSAI

Peroxydes. Type A : au maximum 400 ppm exprimés en H_2O_2 ; type B : au maximum 1000 ppm exprimés en H_2O_2.

Mettez en suspension 2,0 g de crospovidone dans 50 ml d'*eau R*. A 25 ml de cette suspension, ajoutez 2 ml de *réactif au trichlorure de titane-acide sulfurique R*. Laissez reposer pendant 30 min, puis filtrez. Mesurez l'absorbance (*2.2.25*) du filtrat à 405 nm en utilisant comme liquide de compensation un mélange de 25 ml d'une suspension de crospovidone à 40 g/l préalablement filtrée et de 2 ml d'une solution d'*acide sulfurique R* à 13 pour cent *V/V*. L'absorbance n'est pas supérieure à 0,35.

Pour la crospovidone de type B, utilisez 10 ml de suspension et complétez à 25 ml avec de l'*eau R* pour l'essai.

Substances hydrosolubles : au maximum 1,0 pour cent.

Placez 25,0 g de crospovidone dans un vase à précipiter de 400 ml, ajoutez 200 ml d'*eau R* et agitez pendant 1 h à l'aide d'un agitateur magnétique. Introduisez la suspension dans une fiole jaugée de 250,0 ml, en rinçant le vase à précipiter avec de l'*eau R* et complétez au volume avec le même solvant. Laissez se décanter la partie insoluble et filtrez environ 100 ml du liquide surnageant presque limpide sur une membrane filtrante (diamètre moyen des pores 0,45 µm) surmontée d'une autre membrane filtrante (diamètre moyen des pores 3 µm). Agitez le liquide au-dessus de la membrane pendant toute la durée de la filtration, manuellement ou à l'aide d'un agitateur mécanique, en prenant soin de ne pas endommager la membrane. Transférez 50,0 ml du filtrat limpide dans une capsule de 100 ml tarée, évaporez à siccité et desséchez le résidu à 105-110 °C pendant 3 h. La masse du résidu n'est pas supérieure à 50 mg.

Impureté A. Chromatographie liquide (*2.2.29*).

Solution à examiner. Mettez en suspension 1,250 g de crospovidone dans 50,0 ml de *méthanol R* et maintenez sous agitation pendant 60 min. Laissez décanter et filtrez à travers un filtre de 0,2 µm.

Solution témoin (a). Dissolvez 50 mg de *1-vinylpyrrolidin-2-one R* dans du *méthanol R* et complétez à 100,0 ml avec le même solvant. Prélevez 1,0 ml de solution et complétez à 100,0 ml avec du *méthanol R*. Prélevez 5,0 ml de cette solution et complétez à 100,0 ml avec la phase mobile.

Solution témoin (b). Dissolvez 10 mg de *1-vinylpyrrolidin-2-one R* et 0,50 g d'*acétate de vinyle R* dans du *méthanol R*, puis complétez à 100 ml avec le même solvant. Prélevez 1,0 ml de solution et complétez à 100,0 ml avec la phase mobile.

Précolonne :

- *dimensions* : l = 0,025 m, Ø = 4 mm,
- *phase stationnaire* : *gel de silice octadécylsilylé pour chromatographie R* (5 µm).

Colonne :

- *dimensions* : l = 0,25 m, Ø = 4 mm,
- *phase stationnaire* : *gel de silice octadécylsilylé pour chromatographie R* (5 µm),
- température : 40 °C.

Phase mobile : *méthanol R, eau R* (20:80 *V/V*).

Débit : ajusté de façon que le temps de rétention du pic correspondant à l'impureté A soit d'environ 10 min.

Détection : spectrophotomètre à 235 nm.

Injection : 50 µl. Après chaque injection de solution à examiner, rincez la précolonne en y faisant passer la phase mobile à contre-courant, avec le même débit que celui utilisé dans l'essai, pendant 30 min.

Conformité du système :

- *résolution* : au minimum 2,0 entre les pics correspondant respectivement à l'impureté A et à l'acétate de vinyle dans le chromatogramme obtenu avec la solution témoin (b),
- *répétabilité* : écart type relatif au maximum de 2,0 pour cent après injection de la solution témoin (a) 5 fois.

Limites :

- *impureté A* : au maximum la surface du pic principal du chromatogramme obtenu avec la solution témoin (a) (10 ppm).

Métaux lourds (*2.4.8*) : au maximum 10 ppm.

2,0 g de crospovidone satisfont à l'essai limite D. Préparez le témoin avec 2 ml de *solution à 10 ppm de plomb (Pb) R*.

Monographies A - C

Perte à la dessiccation (*2.2.32*) : au maximum 5,0 pour cent, déterminé à l'étuve à 100-105 °C sur 0,500 g de crospovidone.

Cendres sulfuriques (*2.4.14*) : au maximum 0,1 pour cent, déterminé sur 1,0 g de crospovidone.

DOSAGE

Dans un matras à minéralisation, introduisez 100,0 mg de crospovidone (*m* mg), ajoutez 5 g d'un mélange de 1 g de *sulfate de cuivre R*, de 1 g de *dioxyde de titane R* et de 33 g de *sulfate dipotassique R*, ainsi que 3 billes de verre. Entraînez les parcelles solides adhérant au col du matras par lavage avec un peu d'*eau R*. Ajoutez 7 ml d'*acide sulfurique R* en le faisant couler le long des parois du matras, puis mélangez par un mouvement circulaire. Obturez le matras de façon non hermétique, par exemple à l'aide d'une ampoule piriforme de verre soufflé, pour éviter une perte excessive d'acide sulfurique. Chauffez d'abord progressivement, puis augmentez la température jusqu'à forte ébullition avec condensation d'acide sulfurique sur le col du matras. Prenez les précautions nécessaires pour éviter de surchauffer la partie supérieure du matras. Continuez à chauffer pendant 45 min. Refroidissez, dissolvez la partie solide en ajoutant avec précaution 20 ml d'*eau R* au mélange, puis refroidissez encore et transvasez dans un appareil à distiller par entrainement à la vapeur. A l'aide d'un entonnoir, ajoutez 30 ml de *solution concentrée d'hydroxyde de sodium R*, puis rincez soigneusement l'entonnoir avec 10 ml d'*eau R* et distillez immédiatement en faisant passer la vapeur dans le mélange. Recueillez environ 80-100 ml de distillat dans un mélange de 30 ml d'une solution d'*acide borique R* à 40 g/l, de 0,05 ml de *solution de vert de bromocrésol et de rouge de méthyle R* et d'un volume d'*eau R* suffisant pour que la partie terminale du réfrigérant plonge dans le mélange. Vers la fin de la distillation, abaissez le récipient collecteur pour que la partie terminale du réfrigérant soit au-dessus de la surface de la solution acide et lavez l'extrémité du réfrigérant avec un peu d'*eau R*. Titrez le distillat par l'*acide sulfurique 0,025 M* jusqu'à ce que la couleur de la solution passe du vert au violet-rouge-gris pâle en passant par le bleu-gris pâle (n_1 ml d'*acide sulfurique 0,025 M*).

Renouvelez l'essai avec environ 100 mg de *glucose R* en remplacement de la crospovidone (n_2 ml d'*acide sulfurique 0,025 M*).

$$\text{Teneur pour cent en azote} = \frac{0.7004\,(n_1 - n_2)}{m} \times 100$$

CONSERVATION

En récipient étanche.

ÉTIQUETAGE

L'étiquette indique si la substance appartient au type A ou au type B.

IMPURETÉS

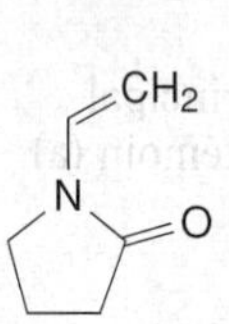

A. 1-éthénylpyrrolidin-2-one (1-vinylpyrrolidin-2-one).

01/2002:1194

CROTAMITON

Crotamitonum

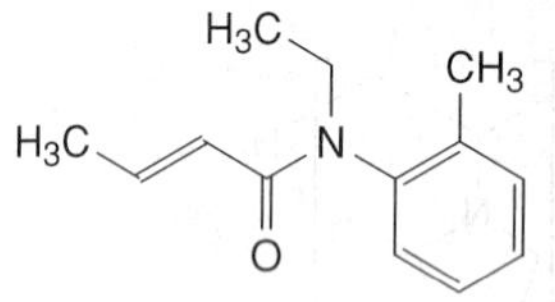

et l'isomère (*Z*)

$C_{13}H_{17}NO$ M_r 203,3

DÉFINITION

Le crotamiton contient au minimum 96,0 pour cent et au maximum l'équivalent de 102,0 pour cent de *N*-éthyl-*N*-(2-méthylphényl)but-2-énamide, calculé comme la somme des isomères *E* et *Z*, et contient au maximum 15,0 pour cent d'isomère *Z*.

CARACTÈRES

Liquide huileux, incolore à jaune pâle, peu soluble dans l'eau, miscible à l'alcool. Il peut se solidifier complètement ou en partie à basse température.

IDENTIFICATION

Première identification : B.

Seconde identification : A, C, D.

A. Dissolvez 25,0 mg de crotamiton dans du *cyclohexane R* et complétez à 100,0 ml avec le même solvant. Prélevez 1,0 ml de solution et complétez à 10,0 ml avec du *cyclohexane R*. Examinée de 220 nm à 300 nm (*2.2.25*), la solution présente un maximum d'absorption à 242 nm. L'absorbance spécifique au maximum est de 300 à 330.

B. Examinez le crotamiton par spectrophotométrie d'absorption dans l'infrarouge (*2.2.24*), en comparant avec le spectre obtenu avec le *crotamiton SCR*.

C. Opérez par chromatographie sur couche mince (*2.2.27*) en utilisant une plaque recouverte d'un gel de silice approprié contenant un indicateur de fluorescence dont l'intensité est optimale à 254 nm.

   Solution à examiner. Dissolvez 25 mg de crotamiton dans de l'*éthanol R* et complétez à 10 ml avec le même solvant.

   Solution témoin. Dissolvez 25 mg de *crotamiton SCR* dans de l'*éthanol R* et complétez à 10 ml avec le même solvant.

   Déposez séparément sur la plaque 5 µl de chaque solution. Développez sur un parcours de 15 cm avec un mélange préparé comme suit : agitez 98 volumes de *chlorure de méthylène R* avec 2 volumes d'*ammoniaque concentrée R*, séchez sur du *sulfate de sodium anhydre R*, filtrez et mélangez 97 volumes du filtrat avec 3 volumes de *2-propanol R*. Laissez sécher la plaque à l'air. Examinez en lumière ultraviolette à 254 nm. La tache principale du chromatogramme obtenu avec la solution à examiner est semblable quant à sa position et ses dimensions à la tache principale du chromatogramme obtenu avec la solution témoin.

D. A 10 ml d'une solution saturée de crotamiton, ajoutez quelques gouttes d'une solution de *permanganate de potassium R* à 3 g/l. Il apparait une coloration brune et il se forme un précipité brun au repos.

ESSAI

Densité (*2.2.5*) : 1,006 à 1,011.

Indice de réfraction (*2.2.6*) : 1,540 à 1,542.

Amines libres. Dissolvez 5,00 g de crotamiton dans 16 ml de *chlorure de méthylène R* et ajoutez 4,0 ml d'*acide acétique R*. Ajoutez 0,1 ml de *solution de jaune de métanile R* et 1,0 ml d'*acide perchlorique 0,02 M*. La solution est colorée en rouge (500 ppm exprimés en éthylaminotoluène).

Chlorures. Chauffez à reflux pendant 1 h, 5,0 g de crotamiton avec 25 ml d'*alcool R* et 5 ml d'une solution d'*hydroxyde de sodium R* à 200 g/l. Refroidissez, ajoutez 5 ml d'*eau R* et agitez avec 25 ml d'*éther R*. Prélevez la couche inférieure et complétez à 20 ml avec de l'*eau R* ; ajoutez 5 ml d'*acide nitrique R*, complétez à 50 ml avec de l'*eau R* et ajoutez 1 ml d'une solution récemment préparée de *nitrate d'argent R* à 50 g/l. Si la solution présente une opalescence, celle-ci n'est pas plus prononcée que celle d'un mélange de 1 ml d'une solution récemment préparée de *nitrate d'argent R* à 50 g/l et d'une solution préparée en prélevant 5 ml d'une solution d'*hydroxyde de sodium R* à 200 g/l et en complétant à 20 ml avec de l'*eau R*, puis en ajoutant 1,5 ml d'*acide chlorhydrique 0,01 M*, 5 ml d'*acide nitrique R* et en complétant à 50 ml avec de l'*eau R* (100 ppm).

Substances apparentées. Opérez par chromatographie liquide (*2.2.29*), selon les indications du « Dosage ».
Injectez séparément 20 µl de solution à examiner (a), de solution témoin (b) et de solution témoin (c). Continuez la chromatographie pendant 2,5 fois le temps de rétention du pic principal. S'il apparaît, dans le chromatogramme obtenu avec la solution à examiner (a), un pic correspondant à l'impureté A de crotamiton, sa surface n'est pas supérieure à celle du pic correspondant dans le chromatogramme obtenu avec la solution témoin (b) (3 pour cent). S'il apparaît dans le chromatogramme obtenu avec la solution à examiner (a), d'autres pics que le pic principal, le pic dû à l'isomère *Z* et un pic dû à l'impureté A de crotamiton, la somme de leur surface n'est pas supérieure à la somme de la surface des pics correspondant à l'isomère *Z* et à l'isomère *E* dans le chromatogramme obtenu avec la solution témoin (c) (1 pour cent). Ne tenez pas compte des pics dont la surface est inférieure à 0,02 fois la surface du pic principal du chromatogramme obtenu avec la solution témoin (c).

Cendres sulfuriques (*2.4.14*). Déterminé sur 1,0 g de crotamiton, le taux des cendres sulfuriques n'est pas supérieur à 0,1 pour cent.

DOSAGE

Opérez par chromatographie liquide (*2.2.29*).

Solution à examiner (a). Dissolvez 50,0 mg de crotamiton dans la phase mobile et complétez à 100,0 ml avec la phase mobile.

Solution à examiner (b). Prélevez 1,0 ml de solution à examiner (a) et complétez à 20,0 ml avec la phase mobile.

Solution témoin (a). Dissolvez 50,0 mg de *crotamiton SCR* dans la phase mobile et complétez à 100,0 ml avec la phase mobile. Prélevez 1,0 ml de solution et complétez à 20,0 ml avec la phase mobile.

Solution témoin (b). Dissolvez 15,0 mg d'*impureté A de crotamiton SCR* dans la phase mobile et complétez à 20,0 ml avec la phase mobile. Prélevez 1,0 ml de solution et complétez à 50,0 ml avec la phase mobile.

Solution témoin (c). Prélevez 1,0 ml de solution à examiner (a) et complétez à 100,0 ml avec la phase mobile.

Solution témoin (d). Dissolvez 15 mg d'*impureté A de crotamiton SCR* dans la phase mobile et complétez à 100 ml avec la phase mobile. Prélevez 1 ml de solution et complétez à 10 ml avec la solution à examiner (a).

La chromatographie peut être réalisée en utilisant :

- une colonne d'acier inoxydable, d'une longueur de 0,25 m et d'un diamètre intérieur de 4 mm, remplie de *gel de silice pour chromatographie R* (5 µm),
- comme phase mobile, à un débit de 1,0 ml/min, un mélange de 8 volumes de *tétrahydrofurane R* et de 92 volumes de *cyclohexane R*,
- comme détecteur, un spectrophotomètre réglé à 242 nm.

Injectez 20 µl de solution témoin (b) et 20 µl de solution témoin (d). Lorsque les chromatogrammes sont enregistrés dans les conditions prescrites, les temps de rétention relatifs par rapport au pic principal (isomère *E*) sont de 0,5 environ pour l'isomère *Z* et de 0,8 environ pour l'impureté A de crotamiton. Ajustez la sensibilité du système de façon que la hauteur du pic principal du chromatogramme obtenu avec la solution témoin (b) représente au moins 70 pour cent de l'échelle totale de l'enregistreur. L'essai n'est valable que si, dans le chromatogramme obtenu avec la solution témoin (d), la résolution entre les pics correspondant respectivement à l'impureté A et à l'isomère *E* n'est pas inférieure à 4,5.

Injectez en alternance la solution à examiner (b) et la solution témoin (a). Calculez la teneur en $C_{13}H_{17}NO$ à partir de la somme de la surface des pics correspondant aux isomères *Z* et *E* dans les chromatogrammes obtenus. Calculez la teneur en isomère *Z*, exprimée en pour cent de la teneur totale des isomères *E* et *Z*, à partir du chromatogramme obtenu avec la solution à examiner (b).

CONSERVATION

A l'abri de la lumière.

IMPURETÉS

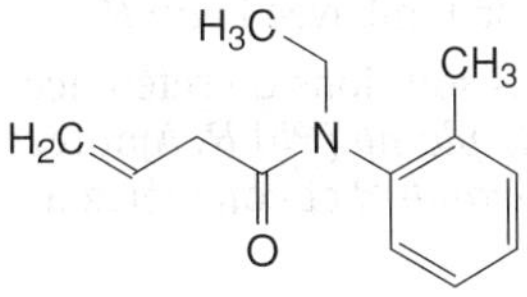

A. *N*-éthyl-*N*-(2-méthylphényl)but-3-énamide.

01/2002:0893

CUIVRE (SULFATE DE) ANHYDRE

Cupri sulfas anhydricus

$CuSO_4$ M_r 159,6

DÉFINITION

Le sulfate de cuivre anhydre contient au minimum 99,0 pour cent et au maximum l'équivalent de 101,0 pour cent de $CuSO_4$, calculé par rapport à la substance desséchée.

CARACTÈRES

Poudre gris-vert, très hygroscopique, facilement soluble dans l'eau, peu soluble dans le méthanol, pratiquement insoluble dans l'alcool.

IDENTIFICATION

A. A 1 ml de solution S (voir Essai), ajoutez quelques gouttes d'*ammoniaque diluée R2*. Il se forme un précipité bleu qui se dissout par addition supplémentaire d'*ammoniaque diluée R2* en donnant une solution bleu foncé.

B. Le sulfate de cuivre anhydre satisfait à l'essai de perte à la dessiccation (voir Essai).

C. Prélevez 1 ml de solution S et complétez à 5 ml avec de l'*eau R*. La solution donne la réaction (a) des sulfates (*2.3.1*).

ESSAI

Solution S. Dissolvez 1,6 g de sulfate de cuivre anhydre dans de l'*eau R* et complétez à 50 ml avec le même solvant.

Aspect de la solution. La solution S est limpide (*2.2.1*).

Chlorures (*2.4.4*). Prélevez 10 ml de solution S et complétez à 15 ml avec de l'*eau R*. La solution satisfait à l'essai limite des chlorures (150 ppm). Examinez les tubes à essai horizontalement, sur fond noir.

Fer. Déterminez la teneur en fer par spectrométrie d'absorption atomique (*2.2.23, Procédé I*).

Solution à examiner. Dissolvez 0,32 g de sulfate de cuivre anhydre dans 10 ml d'*eau R*. Ajoutez 2,5 ml d'*acide nitrique exempt de plomb R* et complétez à 25,0 ml avec de l'*eau R*.

Solutions de référence. Préparez les solutions de référence à partir de la *solution à 20 ppm de fer (Fe) R*. Ajoutez 2,5 ml d'*acide nitrique exempt de plomb R* et complétez à 25,0 ml avec de l'*eau R*.

Mesurez l'absorbance à 248,3 nm en utilisant une lampe à cathode creuse au fer comme source de radiation et une flamme air-butane.

Le sulfate de cuivre anhydre ne contient pas plus de 150 ppm de Fe.

Plomb. Déterminez la teneur en plomb par spectrométrie d'absorption atomique (*2.2.23, Procédé I*).

Solution à examiner. Dissolvez 1,6 g de sulfate de cuivre anhydre dans 10 ml d'*eau R*. Ajoutez 2,5 ml d'*acide nitrique exempt de plomb R* et complétez à 25,0 ml avec l'*eau R*.

Solutions de référence. Préparez les solutions de référence à partir de la *solution à 100 ppm de plomb (Pb) R*. Ajoutez 2,5 ml d'*acide nitrique exempt de plomb R* et complétez à 25,0 ml avec de l'*eau R*.

Mesurez l'absorbance à 217,0 nm en utilisant une lampe à cathode creuse au plomb comme source de radiation et une flamme air-butane.

Le sulfate de cuivre anhydre ne contient pas plus de 80 ppm de Pb.

Perte à la dessiccation (*2.2.32*). Déterminée à l'étuve à 250 °C sur 0,500 g de sulfate de cuivre anhydre, la perte à la dessiccation n'est pas supérieure à 1,0 pour cent.

DOSAGE

Dissolvez 0,125 g de sulfate de cuivre anhydre dans 50 ml d'*eau R*. Ajoutez 2 ml d'*acide sulfurique R* et 3 g d'*iodure de potassium R*. Titrez par le *thiosulfate de sodium 0,1 M* en ajoutant en fin de titrage 1 ml de *solution d'amidon R*.

1 ml de *thiosulfate de sodium 0,1 M* correspond à 15,96 mg de $CuSO_4$.

CONSERVATION

En récipient étanche.

01/2002:0894

CUIVRE (SULFATE DE) PENTAHYDRATÉ

Cupri sulfas pentahydricus

$CuSO_4,5H_2O$ M_r 249,7

DÉFINITION

Le sulfate de cuivre pentahydraté contient au minimum 99,0 pour cent et au maximum l'équivalent de 101,0 pour cent de $CuSO_4,5H_2O$.

CARACTÈRES

Poudre cristalline bleue ou cristaux transparents bleus, facilement solubles dans l'eau, solubles dans le méthanol, pratiquement insolubles dans l'alcool.

IDENTIFICATION

A. A 1 ml de solution S (voir Essai), ajoutez quelques gouttes d'*ammoniaque diluée R2*. Il se forme un précipité bleu qui se dissout par addition supplémentaire d'*ammoniaque diluée R2* en donnant une solution bleu foncé.

B. Le sulfate de cuivre pentahydraté satisfait à l'essai de perte à la dessiccation (voir Essai).

C. Prélevez 1 ml de solution S et complétez à 5 ml avec de l'*eau R*. La solution donne la réaction (a) des sulfates (*2.3.1*).

ESSAI

Solution S. Dissolvez 5 g de sulfate de cuivre pentahydraté dans de l'*eau R* et complétez à 100 ml avec le même solvant.

Aspect de la solution. La solution S est limpide (*2.2.1*).

Chlorures (*2.4.4*). Prélevez 10 ml de solution S et complétez à 15 ml avec de l'*eau R*. La solution satisfait à l'essai limite des chlorures (100 ppm). Examinez les tubes à essai horizontalement, sur fond noir.

Fer. Déterminez la teneur en fer par spectrométrie d'absorption atomique (*2.2.23, Procédé I*).

Solution à examiner. Dissolvez 0,5 g de sulfate de cuivre pentahydraté dans 10 ml d'*eau R*. Ajoutez 2,5 ml d'*acide nitrique exempt de plomb R* et complétez à 25,0 ml avec de l'*eau R*.

Solutions de référence. Préparez les solutions de référence à partir de la *solution à 20 ppm de fer (Fe) R*. Ajoutez 2,5 ml d'*acide nitrique exempt de plomb R* et complétez à 25,0 ml avec de l'*eau R*.

Mesurez l'absorbance à 248,3 nm en utilisant une lampe à cathode creuse au fer comme source de radiation et une flamme air-butane.

Le sulfate de cuivre pentahydraté ne contient pas plus de 100 ppm de Fe.

Plomb. Déterminez la teneur en plomb par spectrométrie d'absorption atomique (*2.2.23, Procédé I*).

Solution à examiner. Dissolvez 2,5 g de sulfate de cuivre pentahydraté dans 10 ml d'*eau R*. Ajoutez 2,5 ml d'*acide nitrique exempt de plomb R* et complétez à 25,0 ml avec de l'*eau R*.

Solutions de référence. Préparez les solutions de référence à partir de la *solution à 100 ppm de plomb (Pb) R*. Ajoutez 2,5 ml d'*acide nitrique exempt de plomb R* et complétez à 25,0 ml avec de l'*eau R*.

Mesurez l'absorbance à 217,0 nm en utilisant une lampe à cathode creuse au plomb comme source de radiation et une flamme air-butane.

Le sulfate de cuivre pentahydraté ne contient pas plus de 50 ppm de Pb.

Perte à la dessiccation (*2.2.32*). Déterminée à l'étuve à 250 °C sur 0,500 g de sulfate de cuivre pentahydraté, la perte à la dessiccation est de 35,0 pour cent à 36,5 pour cent.

DOSAGE

Dissolvez 0,200 g de sulfate de cuivre pentahydraté dans 50 ml d'*eau R*. Ajoutez 2 ml d'*acide sulfurique R* et 3 g d'*iodure de potassium R*. Titrez par le *thiosulfate de sodium 0,1 M* en ajoutant en fin de titrage 1 ml de *solution d'amidon R*.

1 ml de *thiosulfate de sodium 0,1 M* correspond à 24,97 mg de $CuSO_4,5H_2O$.

01/2002:0547

CYANOCOBALAMINE

Cyanocobalaminum

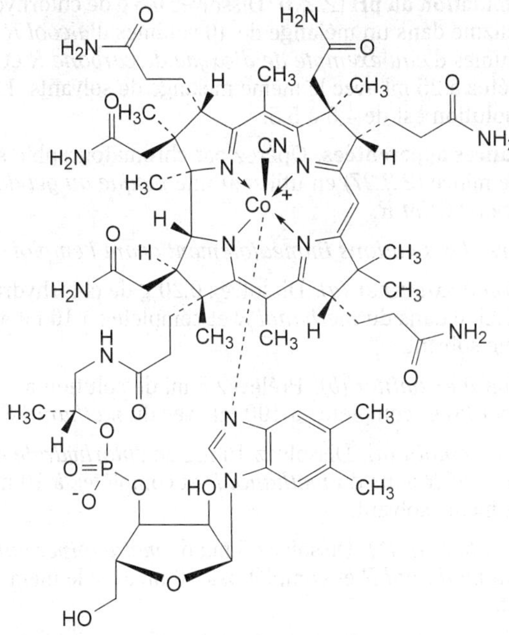

$C_{63}H_{88}CoN_{14}O_{14}P$ M_r 1355

DÉFINITION

La cyanocobalamine contient au minimum 96,0 pour cent et au maximum l'équivalent de 102,0 pour cent de cyanure d'α-(5,6-diméthylbenzimidazol-1-yl)cobamide, calculé par rapport à la substance desséchée.

CARACTÈRES

Poudre cristalline ou cristaux, rouge foncé, assez solubles dans l'eau et dans l'alcool, pratiquement insolubles dans l'acétone et dans l'éther. La cyanocobalamine anhydre est fortement hygroscopique.

IDENTIFICATION

A. Dissolvez 2,5 mg de cyanocobalamine dans de l'*eau R* et complétez à 100,0 ml avec le même solvant. Examinée de 260 nm à 610 nm (*2.2.25*), la solution présente 3 maximums d'absorption à 278 nm, à 361 nm et de 547 nm à 559 nm respectivement. Le rapport entre l'absorbance mesurée au maximum à 361 nm et celle mesurée au maximum de 547 nm à 559 nm est de 3,15 à 3,45. Le rapport entre les absorbances mesurées aux maximums à 361 nm et à 278 nm est de 1,70 à 1,90.

B. *Effectuez l'essai à l'abri de la lumière.*

Opérez par chromatographie sur couche mince (*2.2.27*) en utilisant une plaque recouverte de *gel de silice G R*.

Solution à examiner. Dissolvez 2 mg de cyanocobalamine dans 1 ml d'un mélange à volumes égaux d'*alcool R* et d'*eau R*.

Solution témoin. Dissolvez 2 mg de *cyanocobalamine SCR* dans 1 ml d'un mélange à volumes égaux d'*alcool R* et d'*eau R*.

Déposez séparément sur la plaque 10 µl de chaque solution. Développez sur un parcours de 12 cm dans une chambre non saturée avec un mélange de 9 volumes d'*ammoniaque diluée R1*, de 30 volumes de *méthanol R* et de 45 volumes de *chloroforme R*. Laissez sécher la plaque à l'air. Examinez à la lumière du jour. La tache principale du chromatogramme obtenu avec la solution à examiner est semblable quant à sa position, sa coloration et ses dimensions à la tache principale du chromatogramme obtenu avec la solution témoin.

ESSAI

Substances apparentées. Opérez par chromatographie liquide (*2.2.29*).

Solution à examiner. Dissolvez 10,0 mg de cyanocobalamine dans la phase mobile et complétez à 10,0 ml avec le même mélange de solvants. *Utilisez dans l'heure qui suit la préparation.*

Solution témoin (a). Prélevez 3,0 ml de solution à examiner et complétez à 100,0 ml avec la phase mobile. *Utilisez dans l'heure qui suit la préparation.*

Solution témoin (b). Prélevez 5,0 ml de solution à examiner et complétez à 50,0 ml avec la phase mobile. Prélevez 1,0 ml de solution et complétez à 100,0 ml avec la phase mobile. *Utilisez dans l'heure qui suit la préparation.*

Solution témoin (c). Dissolvez 25 mg de cyanocobalamine dans 10 ml d'*eau R* en tiédissant si nécessaire. Laissez refroidir et ajoutez 5 ml d'une solution de *chloramine R* à 1,0 g/l et 0,5 ml d'*acide chlorhydrique 0,05 M*. Complétez à 25 ml avec de l'*eau R*. Agitez, laissez reposer pendant 5 min. Prélevez 1 ml de solution, complétez à 10 ml avec la phase mobile et injectez immédiatement.

La chromatographie peut être réalisée à l'aide de :

- une colonne d'acier inoxydable, d'une longueur de 0,25 m et d'un diamètre intérieur de 4 mm, remplie de *gel de silice octylsilylé pour chromatographie R* (5 µm),
- comme phase mobile, à un débit de 0,8 ml/min, un mélange de 26,5 volumes de *méthanol R* et de 73,5 volumes d'une solution de *phosphate disodique R* à 10 g/l ajustée à pH 3,5 par addition d'*acide phosphorique R*. Utilisez dans les 2 jours,
- comme détecteur, un spectrophotomètre réglé à 361 nm,
- un injecteur à boucle.

Injectez séparément 20 µl de chaque solution. Continuez la chromatographie pendant 3 fois le temps de rétention du pic correspondant à la cyanocobalamine. Si d'autres pics que le pic principal sont observés dans le chromatogramme obtenu avec la solution à examiner, la somme de leur surface n'est pas supérieure à la surface du pic principal du chromatogramme obtenu avec la solution témoin (a) (3 pour cent). Ne tenez pas compte de pics dont la surface est inférieure à celle du pic principal du chromatogramme obtenu avec la solution témoin (b). L'essai n'est valable que si :

- deux pics principaux sont observés dans le chromatogramme obtenu avec la solution témoin (c),
- la résolution entre ces pics n'est pas inférieure à 2,5
- dans le chromatogramme obtenu avec la solution témoin (b) le pic principal a un rapport signal/bruit qui n'est pas inférieur à 5.

Monographies A - C

Perte à la dessiccation (*2.2.32*). Déterminée par chauffage sous vide à 100-105 °C pendant 2 h sur 20,00 mg de cyanocobalamine, la perte à la dessiccation n'est pas supérieure à 12,0 pour cent.

DOSAGE

Dissolvez 25,00 mg de cyanocobalamine dans de l'*eau R* et complétez à 1000,0 ml avec le même solvant. Mesurez l'absorbance (*2.2.25*) de la solution au maximum à 361 nm. Calculez la teneur de la cyanocobalamine en $C_{63}H_{88}CoN_{14}O_{14}P$, en prenant 207 comme valeur de l'absorbance spécifique.

CONSERVATION

En récipient étanche, à l'abri de la lumière.

01/2002:1092

CYCLIZINE (CHLORHYDRATE DE)

Cyclizini hydrochloridum

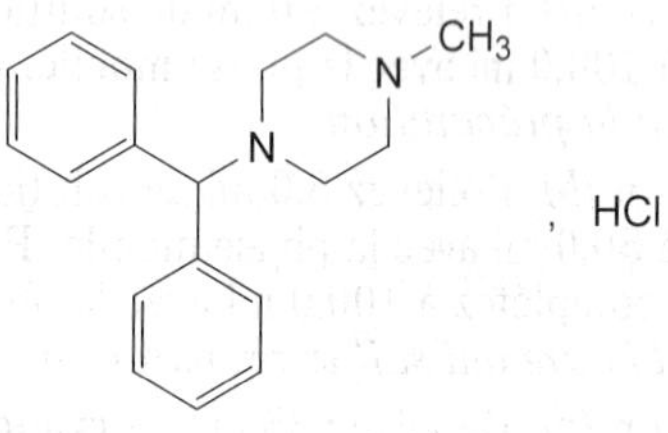

$C_{18}H_{23}ClN_2$ M_r 302,8

DÉFINITION

Le chlorhydrate de cyclizine contient au minimum 98,5 pour cent et au maximum l'équivalent de 101,0 pour cent de chlorhydrate de 1-(diphénylméthyl)-4-méthylpipérazine, calculé par rapport à la substance desséchée.

CARACTÈRES

Poudre cristalline, blanche, peu soluble dans l'eau et dans l'alcool, pratiquement insoluble dans l'éther.

IDENTIFICATION

Première identification : B, E.

Seconde identification : A, C, D, E.

A. Dissolvez 20,0 mg de chlorhydrate de cyclizine dans une solution d'*acide sulfurique R* à 5 g/l et complétez à 100,0 ml avec la même solution acide (solution A). Examinée de 240 nm à 350 nm (*2.2.25*), la solution A présente 2 maximums d'absorption respectivement à 258 nm et à 262 nm. Le rapport entre les absorbances mesurées aux maximums à 262 nm et à 258 nm est de 1,0 à 1,1. Prélevez 10,0 ml de solution A et complétez à 100,0 ml avec une solution d'*acide sulfurique R* à 5 g/l (solution B). Examinée de 210 nm à 240 nm, la solution B présente un maximum d'absorption à 225 nm. L'absorbance spécifique au maximum est de 370 à 410. L'identification n'est valable que si, dans l'essai du pouvoir de résolution (*2.2.25*), le rapport des absorbances n'est pas inférieur à 1,7.

B. Examinez le chlorhydrate de cyclizine par spectrophotométrie d'absorption dans l'infrarouge (*2.2.24*), en comparant avec le spectre obtenu avec le *chlorhydrate de cyclizine SCR*. Examinez les substances sous forme de pastilles à base de *chlorure de potassium R*.

C. Examinez les chromatogrammes obtenus dans l'essai des substances apparentées. La tache principale du chromatogramme obtenu avec la solution à examiner (b) est semblable quant à sa position, sa coloration et ses dimensions à la tache principale du chromatogramme obtenu avec la solution témoin (a).

D. Dissolvez 0,5 g de chlorhydrate de cyclizine dans 10 ml d'*alcool à 60 pour cent V/V R* en chauffant, si nécessaire. Refroidissez dans de l'eau glacée, ajoutez 1 ml de *solution diluée d'hydroxyde de sodium R* et 10 ml d'*eau R*. Filtrez, lavez le précipité avec de l'*eau R* et desséchez-le à 60 °C sous une pression ne dépassant pas 0,7 kPa pendant 2 h. Le point de fusion (*2.2.14*) est de 105 °C à 108 °C.

E. Le chlorhydrate de cyclizine donne la réaction (a) des chlorures (*2.3.1*).

ESSAI

Détermination du pH (*2.2.3*). Dissolvez 0,5 g de chlorhydrate de cyclizine dans un mélange de 40 volumes d'*alcool R* et 60 volumes d'*eau exempte de dioxyde de carbone R* et complétez à 25 ml avec le même mélange de solvants. Le pH de la solution est de 4,5 à 5,5.

Substances apparentées. Opérez par chromatographie sur couche mince (*2.2.27*) en utilisant une *plaque au gel de silice pour CCM R*.

Préparez les solutions immédiatement avant l'emploi.

Solution à examiner (a). Dissolvez 0,20 g de chlorhydrate de cyclizine dans du *méthanol R* et complétez à 10 ml avec le même solvant.

Solution à examiner (b). Prélevez 5 ml de solution à examiner (a) et complétez à 100 ml avec du *méthanol R*.

Solution témoin (a). Dissolvez 10 mg de *chlorhydrate de cyclizine SCR* dans du *méthanol R* et complétez à 10 ml avec le même solvant.

Solution témoin (b). Dissolvez 5 mg de *méthylpipérazine R* dans du *méthanol R* et complétez à 50 ml avec le même solvant.

Solution témoin (c). Prélevez 1 ml de solution à examiner (b) et complétez à 10 ml avec du *méthanol R*.

Solution témoin (d). Dissolvez 10 mg de *chlorhydrate de cyclizine SCR* et 10 mg de *chlorhydrate d'hydroxyzine SCR* dans du *méthanol R* et complétez à 10 ml avec le même solvant.

Déposez sur la plaque 20 µl de chaque solution. Développez sur un parcours de 15 cm avec un mélange de 2 volumes d'*ammoniaque concentrée R*, de 13 volumes de *méthanol R* et de 85 volumes de *chlorure de méthylène R*. Laissez sécher la plaque à l'air pendant 30 min. Exposez la plaque aux vapeurs d'iode pendant 10 min. S'il apparaît une tache correspondant à la 1-méthylpipérazine dans le chromatogramme obtenu avec la solution à examiner (a), elle n'est pas plus intense que la tache du chromatogramme obtenu avec la solution témoin (b) (0,5 pour cent). S'il apparaît d'autres taches que la tache principale et la tache correspondant à la 1-méthylpipérazine dans le chromatogramme obtenu avec la solution à examiner (a), aucune d'entre elles n'est plus intense que la tache principale du chromatogramme obtenu avec la solution témoin (c) (0,5 pour cent). L'essai n'est valable que si le chromatogramme obtenu avec la solution témoin (d) présente 2 taches nettement séparées.

Perte à la dessiccation (*2.2.32*). Déterminée à l'étuve à 130 °C sur 1,000 g de chlorhydrate de cyclizine, la perte à la dessiccation n'est pas supérieure à 1,0 pour cent.

Cendres sulfuriques (*2.4.14*). Déterminé sur 1,0 g de chlorhydrate de cyclizine, le taux des cendres sulfuriques n'est pas supérieur à 0,1 pour cent.

DOSAGE

Dissolvez 0,200 g de chlorhydrate de cyclizine dans 15 ml d'*acide formique anhydre R* et ajoutez 40 ml d'*anhydride acétique R*. Titrez par l'*acide perchlorique 0,1 M*. Déterminez le point de fin de titrage par potentiométrie (*2.2.20*).

1 ml d'*acide perchlorique 0,1 M* correspond à 15,14 mg de $C_{18}H_{23}ClN_2$.

CONSERVATION

A l'abri de la lumière.

IMPURETÉS

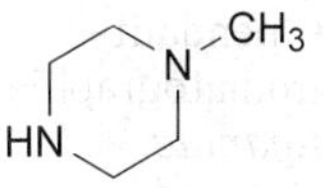

A. 1-méthylpipérazine.

01/2002:1093

CYCLOPENTOLATE (CHLORHYDRATE DE)

Cyclopentolati hydrochloridum

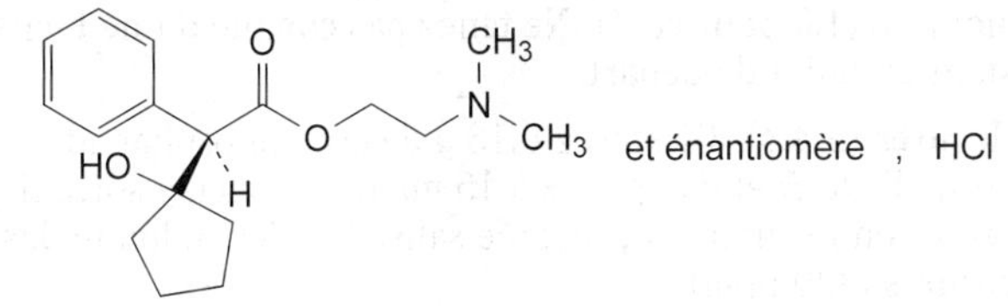

$C_{17}H_{26}ClNO_3$ M_r 327,9

DÉFINITION

Le chlorhydrate de cyclopentolate contient au minimum 98,5 pour cent et au maximum l'équivalent de 101,5 pour cent de chlorhydrate de (*RS*)-2-(1-hydroxycyclopentyl)-2-phénylacétate de 2-(diméthylamino)éthyle, calculé par rapport à la substance desséchée.

CARACTÈRES

Poudre cristalline, blanche, très soluble dans l'eau, facilement soluble dans l'alcool.

IDENTIFICATION

Première identification : B, D.

Seconde identification : A, C, D.

A. Le point de fusion (*2.2.14*) du chlorhydrate de cyclopentolate est de 135 °C à 141 °C.

B. Examinez le chlorhydrate de cyclopentolate par spectrophotométrie d'absorption dans l'infrarouge (*2.2.24*), en comparant avec le spectre obtenu avec le *chlorhydrate de cyclopentolate SCR*. Examinez les substances sous forme de pastilles à base de *chlorure de potassium R*. Si les spectres obtenus présentent des différences, dissolvez respectivement la substance à examiner et la substance de référence dans de l'*alcool R*, évaporez à siccité et enregistrez de nouveaux spectres à partir des résidus.

C. Examinez les chromatogrammes obtenus dans l'essai des substances apparentées. La tache principale du chromatogramme obtenu avec la solution à examiner (b) est semblable quant à sa position, sa fluorescence et ses dimensions à la tache principale du chromatogramme obtenu avec la solution témoin (b).

D. Le chlorhydrate de cyclopentolate donne la réaction (a) des chlorures (*2.3.1*).

ESSAI

Détermination du pH (*2.2.3*). Dissolvez 0,2 g de chlorhydrate de cyclopentolate dans de l'*eau exempte de dioxyde de carbone R* et complétez à 20 ml avec le même solvant. Le pH de la solution est de 4,5 à 5,5.

Substances apparentées. Opérez par chromatographie sur couche mince (*2.2.27*) en utilisant une plaque recouverte d'un gel de silice approprié.

Solution à examiner (a). Dissolvez 0,20 g de chlorhydrate de cyclopentolate dans de l'*alcool R* et complétez à 5 ml avec le même solvant.

Solution à examiner (b). Prélevez 1 ml de solution à examiner (a) et complétez à 20 ml avec de l'*alcool R*.

Solution témoin (a). Prélevez 1 ml de solution à examiner (a) et complétez à 200 ml avec de l'*alcool R*.

Solution témoin (b). Dissolvez 10 mg de *chlorhydrate de cyclopentolate SCR* dans de l'*alcool R* et complétez à 5 ml avec le même solvant.

Déposez séparément sur la plaque 10 µl de chaque solution. Développez sur un parcours de 15 cm avec un mélange de 5 volumes d'*ammoniaque concentrée R*, de 15 volumes d'*eau R*, de 30 volumes d'*acétate de butyle R* et de 50 volumes de *2-propanol R*. Laissez sécher la plaque à l'air. Pulvérisez de la *solution alcoolique d'acide sulfurique R* et chauffez la plaque à 120 °C pendant 30 min. Examinez en lumière ultraviolette à 365 nm. S'il apparaît d'autres taches que la tache principale dans le chromatogramme obtenu avec la solution à examiner (a), aucune d'entre elles n'est plus intense que la tache du chromatogramme obtenu avec la solution témoin (a) (0,5 pour cent).

Perte à la dessiccation (*2.2.32*). Déterminée à l'étuve à 100-105 °C pendant 4 h sur 1,000 g de chlorhydrate de cyclopentolate, la perte à la dessiccation n'est pas supérieure à 0,5 pour cent.

Cendres sulfuriques (*2.4.14*). Déterminé sur 1,0 g de chlorhydrate de cyclopentolate, le taux des cendres sulfuriques n'est pas supérieur à 0,1 pour cent.

DOSAGE

Dissolvez 0,250 g de chlorhydrate de cyclopentolate dans un mélange de 1,0 ml d'*acide chlorhydrique 0,1 M* et de 50 ml d'*alcool R*. Titrez par l'*hydroxyde de sodium 0,1 M* et tracez la courbe potentiométrique (*2.2.20*). Mesurez le volume d'*hydroxyde de sodium 0,1 M* utilisé entre les 2 points d'inflexion.

1 ml d'*hydroxyde de sodium 0,1 M* correspond à 32,79 mg de $C_{17}H_{26}ClNO_3$.

01/2002:0711

CYCLOPHOSPHAMIDE

Cyclophosphamidum

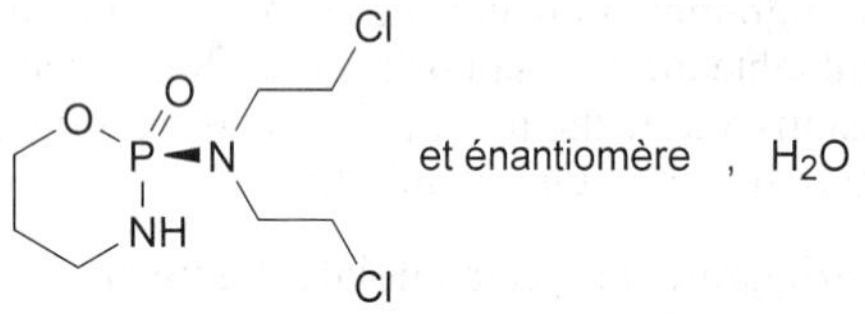

$C_7H_{15}Cl_2N_2O_2P,H_2O$ M_r 279,1

DÉFINITION

Le cyclophosphamide contient au minimum 98,0 pour cent et au maximum l'équivalent de 102,0 pour cent de 2-oxyde de (2*RS*)-*N*,*N*-bis(2-chloroéthyl)tétrahydro-2*H*-1,3,2-oxazaphosphorin-2-amine, calculé par rapport à la substance anhydre.

CARACTÈRES

Poudre cristalline, blanche ou sensiblement blanche, soluble dans l'eau, facilement soluble dans l'alcool, peu soluble dans l'éther.

IDENTIFICATION

Première identification : B.

Seconde identification : A, C, D.

A. Déterminez le point de fusion (*2.2.14*) du cyclophosphamide. Mélangez en proportions égales de la substance à examiner et du *cyclophosphamide SCR*, puis déterminez le point de fusion du mélange. La différence entre les 2 points de fusion observés vers 51 °C n'est pas supérieure à 2 °C.

B. Examinez le cyclophosphamide par spectrophotométrie d'absorption dans l'infrarouge (*2.2.24*), en comparant avec le spectre obtenu avec le *cyclophosphamide SCR*.

C. Examinez les chromatogrammes obtenus dans l'essai des substances apparentées. La tache principale du chromatogramme obtenu avec la solution à examiner (b) est semblable quant à sa position, sa coloration et ses dimensions à la tache principale du chromatogramme obtenu avec la solution témoin (a).

D. Dissolvez 0,1 g de cyclophosphamide dans 10 ml d'*eau R* et ajoutez 5 ml de *solution de nitrate d'argent R1* ; la solution reste limpide. Faites bouillir ; il se forme un précipité blanc qui se dissout dans l'*ammoniaque concentrée R* et se reforme par addition d'*acide nitrique dilué R*.

ESSAI

Solution S. Dissolvez 0,50 g de cyclophosphamide dans de l'*eau exempte de dioxyde de carbone R* et complétez à 25,0 ml avec le même solvant.

Aspect de la solution. La solution S est limpide (*2.2.1*) et n'est pas plus fortement colorée que la solution témoin J_6 (*2.2.2, Procédé II*).

Détermination du pH (*2.2.3*). Le pH de la solution S, déterminé immédiatement après sa préparation, est de 4,0 à 6,0.

Substances apparentées. Opérez par chromatographie sur couche mince (*2.2.27*) en utilisant une plaque recouverte de *gel de silice G R*.

Solution à examiner (a). Dissolvez 0,10 g de cyclophosphamide dans de l'*alcool R* et complétez à 5 ml avec le même solvant.

Solution à examiner (b). Prélevez 1 ml de solution à examiner (a) et complétez à 10 ml avec de l'*alcool R*.

Solution témoin (a). Dissolvez 10 mg de *cyclophosphamide SCR* dans de l'*alcool R* et complétez à 5 ml avec le même solvant.

Solution témoin (b). Prélevez 0,1 ml de solution à examiner (a) et complétez à 10 ml avec de l'*alcool R*.

Déposez séparément sur la plaque 10 µl de chaque solution. Développez sur un parcours de 15 cm avec un mélange de 2 volumes d'*acide formique anhydre R*, de 4 volumes d'*acétone R*, de 12 volumes d'*eau R* et de 80 volumes de *méthyléthylcétone R*. Faites sécher la plaque dans un courant d'air chaud, puis chauffez-la à 110 °C pendant 10 min. Déposez, au fond d'une chambre à chromatographie, une cuve contenant de la solution de *permanganate de potassium R* à 50 g/l et ajoutez à cette solution le même volume d'*acide chlorhydrique R*. Introduisez la plaque encore chaude dans la chambre et fermez celle-ci. Laissez la plaque en contact avec les vapeurs de chlore pendant 2 min. Retirez la plaque et exposez-la à un courant d'air froid jusqu'à ce que l'excès de réactif soit éliminé et qu'un échantillon de la couche de gel de silice située au-dessous des points d'application ne présente qu'une très faible coloration bleue par addition d'une goutte de *solution amidonnée d'iodure de potassium R*. Evitez une exposition prolongée à l'air froid. Pulvérisez de la *solution amidonnée d'iodure de potassium R* et laissez reposer pendant 5 min. S'il apparaît d'autres taches que la tache principale dans le chromatogramme obtenu avec la solution à examiner (a), aucune d'entre elles n'est plus intense que la tache du chromatogramme obtenu avec la solution témoin (b) (1,0 pour cent). Ne tenez pas compte d'une tache restant au point de départ.

Chlorures (*2.4.4*). Dissolvez 0,15 g de cyclophosphamide dans de l'*eau R* et complétez à 15 ml avec le même solvant. La solution récemment préparée satisfait à l'essai limite des chlorures (330 ppm).

Phosphates (*2.4.11*). Dissolvez 0,10 g de cyclophosphamide dans de l'*eau R* et complétez à 100 ml avec le même solvant. La solution satisfait à l'essai limite des phosphates (100 ppm).

Métaux lourds (*2.4.8*). 1,0 g de cyclophosphamide satisfait à l'essai limite C des métaux lourds (20 ppm). Préparez le témoin avec 2 ml de *solution à 10 ppm de plomb (Pb) R*.

Teneur en eau (*2.5.12*). Déterminée par semi-microdosage sur 0,300 g de cyclophosphamide, la teneur en eau est de 6,0 pour cent à 7,0 pour cent.

DOSAGE

Dissolvez 0,100 g de cyclophosphamide dans 50 ml d'une solution d'*hydroxyde de sodium R* à 1 g/l dans l'*éthylèneglycol R*. Faites bouillir à reflux pendant 30 min. Laissez refroidir et rincez le réfrigérant avec 25 ml d'*eau R*. Ajoutez 75 ml de *2-propanol R*, 15 ml d'*acide nitrique dilué R* et 10,0 ml de *nitrate d'argent 0,1 M*. Titrez par le *thiocyanate d'ammonium 0,1 M* en présence de 2,0 ml de *solution de sulfate ferrique et d'ammonium R2*.

1 ml de *nitrate d'argent 0,1 M* correspond à 13,05 mg de $C_7H_{15}Cl_2N_2O_2P$.

01/2002:1510

CYNORRHODON

Rosae pseudo-fructus

DÉFINITION

Le cynorrhodon est constitué par le réceptacle floral et le reste des sépales, débarrassés des akènes, séchés, de *Rosa canina* L., *R. pendulina* L.et autres espèces de *Rosa*. Il contient au minimum 0,3 pour cent d'acide ascorbique ($C_6H_8O_6$; M_r 176,1), calculé par rapport à la drogue desséchée.

CARACTÈRES

Le cynorrhodon présente les caractères macroscopiques et microscopiques décrits aux identifications A et B.

IDENTIFICATION

A. Le cynorrhodon est constitué par des fragments du réceptacle floral urcéolé creux devenu charnu, surmonté par les restes réduits des sépales, rose pâle à rose orangé, à surface externe convexe luisante et fortement ridée ; sa face interne, plus claire, porte de nombreux poils semblables à des soies.

B. Réduisez le cynorrhodon en poudre (355). La poudre est jaune orangé. Examinez au microscope en utilisant de la *solution d'hydrate de chloral R*. La poudre présente : de nombreux fragments du réceptacle dont l'épiderme externe a un contenu jaune orangé et une épaisse cuticule, et l'épiderme interne est composé de cellules à paroi mince contenant des macles et quelques prismes d'oxalate de calcium ; des cellules lignifiées dispersées, isodiamétriques, à paroi épaissie et ponctuée, qui forment la base des poils ; de nombreux poils unicellulaires, d'une longueur pouvant atteindre 2 mm et d'une épaisseur de 30 µm à 45 µm, rétrécis aux 2 extrémités, à paroi fortement épaissie et cuticule cireuse pouvant présenter des fissures en spirale ; de nombreux globules huileux jaune orangé.

C. Opérez par chromatographie sur couche mince (*2.2.27*) en utilisant une *plaque au gel de silice F_{254} pour CCM R*.

   Solution à examiner. A 5 g de cynorrhodon pulvérisé (355), ajoutez 25 ml d'*alcool R*. Agitez pendant 30 min puis filtrez.

   Solution témoin. Dissolvez 10 mg d'*acide ascorbique R* dans 5,0 ml d'*alcool à 60 pour cent V/V R*.

   Déposez sur la plaque 20 µl de solution à examiner et 2 µl de solution témoin. Développez sur un parcours de 15 cm avec un mélange de 5 volumes d'*acide acétique R*, de 5 volumes d'*acétone R*, de 20 volumes de *méthanol R* et de 70 volumes de *toluène R*. Laissez sécher la plaque à l'air et examinez en lumière ultraviolette à 254 nm. Le chromatogramme obtenu avec la solution à examiner présente une bande d'atténuation de fluorescence semblable quant à sa position à la bande principale du chromatogramme obtenu avec la solution témoin. Pulvérisez une solution de *sel sodique de dichlorophénolindophénol R* à 0,2 g/l dans l'*alcool R*. Examinez à la lumière du jour. Le chromatogramme obtenu avec la solution à examiner présente une bande blanche sur fond rose (acide ascorbique) semblable quant à sa position et sa coloration à la bande principale du chromatogramme obtenu avec la solution témoin. Le chromatogramme présente également une bande jaune orangé intense près du front du solvant et une bande jaune dans le tiers supérieur (caroténoïdes).

ESSAI

Eléments étrangers (*2.8.2*). Le taux des éléments étrangers n'est pas supérieur à 1 pour cent.

Perte à la dessiccation (*2.2.32*). Déterminée à l'étuve à 100-105 °C sur 1,000 g de cynorrhodon pulvérisé (355), la perte à la dessiccation n'est pas supérieure à 10,0 pour cent.

Cendres totales (*2.4.16*). Le taux des cendres totales n'est pas supérieur à 5,0 pour cent.

DOSAGE

Solution à examiner. Dans un ballon à fond rond, pesez 0,500 g de cynorrhodon récemment pulvérisé (710). Ajoutez une solution de 1,0 g d'*acide oxalique R* dans 50,0 ml de *méthanol R*. Portez à ébullition et chauffez à reflux pendant 10 min, puis refroidissez dans de l'eau glacée jusqu'à une température de 15-20 °C. Filtrez. Transférez 2,0 ml du filtrat dans une fiole conique de 50 ml. Ajoutez successivement, en agitant doucement après chaque addition, 2,0 ml de *solution étalon de dichlorophénolindophénol R* puis, après 60 s exactement, 0,5 ml d'une solution de *thiourée R* à 100 g/l dans de l'*alcool à 50 pour cent V/V R* et 0,7 ml de *solution sulfurique de dinitrophénylhydrazine R*. Chauffez à reflux à 50 °C pendant 75 min, puis placez immédiatement dans un bain d'eau glacée pendant 5 min. Ajoutez goutte à goutte 5,0 ml d'un mélange de 12 ml d'*eau R* et de 50 ml d'*acide sulfurique R*, en veillant à ce que l'addition dure 90 s au minimum et 120 s au maximum et en maintenant sous agitation énergique constante dans un bain d'eau glacée. Laissez reposer 30 min à température ambiante, puis mesurez l'absorbance (*2.2.25*) à 520 nm en utilisant la solution A comme liquide de compensation.

Solution A. Sur 2,0 ml du filtrat obtenu lors de la préparation de la solution à examiner, opérez comme décrit précédemment mais en ajoutant la *solution sulfurique de dinitrophénylhydrazine R* juste avant de procéder à la mesure.

Solution témoin. Dissolvez 40,0 mg d'*acide ascorbique R* dans une solution récemment préparée d'*acide oxalique R* à 20 g/l dans le *méthanol R* et complétez à 100,0 ml avec le même solvant. Prélevez 5,0 ml de solution et complétez à 100,0 ml avec la solution méthanolique d'acide oxalique. Prélevez 2,0 ml de solution et opérez comme décrit précédemment pour le filtrat obtenu lors de la préparation de la solution à examiner. Mesurez l'absorbance (*2.2.25*) à 520 nm en utilisant la solution B comme liquide de compensation.

Solution B. Prélevez 2,0 ml de solution témoin et traitez comme précédemment décrit pour la solution A.

Calculez la teneur pour cent en acide ascorbique à l'aide de l'expression :

$$\frac{2,5 \times A_1 \times m_2}{A_2 \times m_1}$$

A_1 = absorbance de la solution à examiner,

A_2 = absorbance de la solution témoin,

m_1 = masse de la prise d'essai de cynorrhodon, en grammes,

m_2 = masse de la prise d'essai d'acide ascorbique, en grammes.

CONSERVATION

A l'abri de la lumière.

Monographies A - C

01/2002:0817

CYPROHEPTADINE (CHLORHYDRATE DE)

Cyproheptadini hydrochloridum

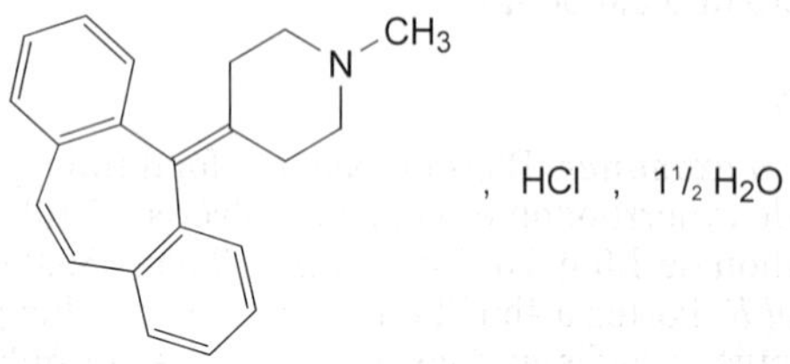

$C_{21}H_{22}ClN,1\frac{1}{2}$ H_2O M_r 350,9

DÉFINITION

Le chlorhydrate de cyproheptadine contient au minimum 98,5 pour cent et au maximum l'équivalent de 101,0 pour cent de chlorhydrate de 4-(5*H*-dibenzo[*a,d*]cycloheptén-5-ylidène)-1-méthylpipéridine, calculé par rapport à la substance desséchée.

CARACTÈRES

Poudre cristalline, blanche ou légèrement jaune, peu soluble dans l'eau, facilement soluble dans le méthanol, assez soluble dans l'alcool, pratiquement insoluble dans l'éther.

IDENTIFICATION

Première identification : B, D.

Seconde identification : A, C, D.

A. Dissolvez 50,0 mg de chlorhydrate de cyproheptadine dans de l'*alcool R* et complétez à 50,0 ml avec le même solvant. Prélevez 2,0 ml de solution et complétez à 100,0 ml avec de l'*alcool R*. Examinée de 230 nm à 320 nm (*2.2.25*), la solution présente un maximum d'absorption à 286 nm. L'absorbance spécifique au maximum est de 335 à 365, calculée par rapport à la substance desséchée.

B. Examinez le chlorhydrate de cyproheptadine par spectrophotométrie d'absorption dans l'infrarouge (*2.2.24*), en comparant avec le spectre obtenu avec le *chlorhydrate de cyproheptadine SCR*. Examinez les substances sous forme de pâtes à base de *paraffine liquide R*.

C. Opérez par chromatographie sur couche mince (*2.2.27*) en utilisant une plaque recouverte de *gel de silice* GF_{254} *R*.

Solution à examiner. Dissolvez 25 mg de chlorhydrate de cyproheptadine dans du *méthanol R* et complétez à 25 ml avec le même solvant.

Solution témoin (a). Dissolvez 10 mg de *chlorhydrate de cyproheptadine SCR* dans du *méthanol R* et complétez à 10 ml avec le même solvant.

Solution témoin (b). Dissolvez 10 mg de *chlorhydrate d'imipramine SCR* dans du *méthanol R* et complétez à 10 ml avec le même solvant. Prélevez 1 ml de solution et complétez à 2 ml avec la solution témoin (a).

Déposez sur la plaque 2 µl de chaque solution. Développez sur un parcours de 15 cm avec un mélange de 5 volumes de *diéthylamine R*, de 20 volumes d'*éther R* et de 75 volumes de *cyclohexane R*. Laissez sécher la plaque à l'air. Examinez en lumière ultraviolette à 254 nm. La tache principale du chromatogramme obtenu avec la solution à examiner est semblable quant à sa position et ses dimensions à la tache principale du chromatogramme obtenu avec la solution témoin (a). L'identification n'est valable que si le chromatogramme obtenu avec la solution témoin (b) présente 2 taches principales nettement séparées.

D. Une solution saturée de chlorhydrate de cyproheptadine donne la réaction (b) des chlorures (*2.3.1*).

ESSAI

Acidité. Dissolvez 0,10 g de chlorhydrate de cyproheptadine dans de l'*eau R* et complétez à 25 ml avec le même solvant. Ajoutez 0,1 ml de *solution de rouge de méthyle R*. Le virage de l'indicateur ne nécessite pas plus de 0,15 ml d'*hydroxyde de sodium 0,01 M*.

Substances apparentées. Opérez par chromatographie sur couche mince (*2.2.27*) en utilisant une plaque recouverte de *gel de silice G R*.

Solution à examiner. Dissolvez 50 mg de chlorhydrate de cyproheptadine dans un mélange de 1 volume de *méthanol R* et de 9 volumes de *chlorure de méthylène R* et complétez à 5 ml avec le même mélange de solvants.

Solution témoin (a). Dissolvez 10 mg de *dibenzocycloheptène SCR* (5*H*-dibenzo[*a,d*]cycloheptène) dans un mélange de 1 volume de *méthanol R* et de 9 volumes de *chlorure de méthylène R* et complétez à 50 ml avec le même mélange de solvants. Prélevez 1 ml de solution et complétez à 10 ml avec un mélange de 1 volume de *méthanol R* et de 9 volumes de *chlorure de méthylène R*.

Solution témoin (b). Prélevez 1 ml de solution à examiner et complétez à 100 ml avec un mélange de 1 volume de *méthanol R* et de 9 volumes de *chlorure de méthylène R*. Prélevez 1 ml de solution et complétez à 10 ml avec un mélange de 1 volume de *méthanol R* et de 9 volumes de *chlorure de méthylène R*.

Déposez sur la plaque 10 µl de chaque solution. Développez sur un parcours de 15 cm avec un mélange de 10 volumes de *méthanol R* et de 90 volumes de *chlorure de méthylène R*. Laissez sécher la plaque à l'air. Pulvérisez de la *solution alcoolique d'acide sulfurique R*. Chauffez à 110 °C pendant 30 min. Examinez la plaque encore chaude en lumière ultraviolette à 365 nm. S'il apparaît une tache correspondant au dibenzocycloheptène dans le chromatogramme obtenu avec la solution à examiner, elle n'est pas plus intense que la tache du chromatogramme obtenu avec la solution témoin (a) (0,2 pour cent). S'il apparaît d'autres taches que la tache principale et une tache correspondant au dibenzocycloheptène dans le chromatogramme obtenu avec la solution à examiner, aucune d'entre elles n'est plus intense que la tache du chromatogramme obtenu avec la solution témoin (b) (0,1 pour cent).

Perte à la dessiccation (*2.2.32*). Déterminée à l'étuve à 100-105 °C sous une pression ne dépassant pas 700 Pa sur 1,000 g de chlorhydrate de cyproheptadine, la perte à la dessiccation est de 7,0 à 9,0 pour cent.

Cendres sulfuriques (*2.4.14*). Déterminé sur 1,0 g de chlorhydrate de cyproheptadine, le taux des cendres sulfuriques n'est pas supérieur à 0,1 pour cent.

DOSAGE

Dissolvez 0,250 g de chlorhydrate de cyproheptadine dans un mélange de 5,0 ml d'*acide chlorhydrique 0,01 M* et de 50 ml d'*alcool R*. Titrez par l'*hydroxyde de sodium 0,1 M* et tracez la courbe potentiométrique (*2.2.20*). Mesurez le volume d'*hydroxyde de sodium 0,1 M* utilisé entre les 2 points d'inflexion.

1 ml d'*hydroxyde de sodium 0,1 M* correspond à 32,39 mg de $C_{21}H_{22}ClN$.

CONSERVATION

A l'abri de la lumière.

IMPURETÉS

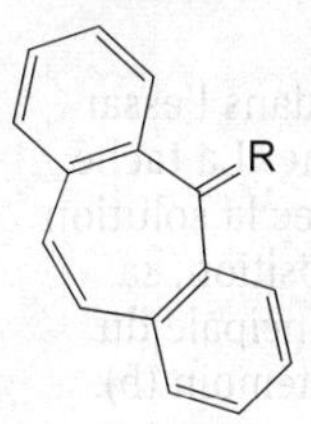

A. R = H_2 : dibenzo[*a,d*]cycloheptène,

B. R = O : 5*H*-dibenzo[*a,d*]cyclohepten-5-one (dibenzosubérone).

01/2002:1094

CYPROTÉRONE (ACÉTATE DE)

Cyproteroni acetas

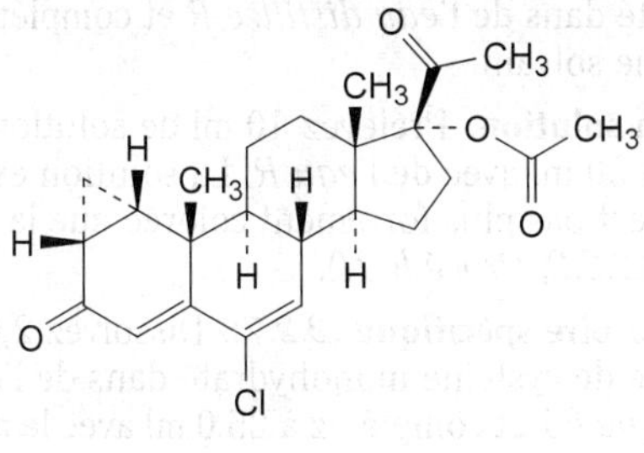

$C_{24}H_{29}ClO_4$ M_r 416,9

DÉFINITION

L'acétate de cyprotérone contient au minimum 97,0 pour cent et au maximum l'équivalent de 103,0 pour cent d'acétate de 6-chloro-3,20-dioxo-1β,2β-dihydro-3'*H*-cyclopropa[1,2]prégna-1,4,6-trién-17-yle, calculé par rapport à la substance desséchée.

CARACTÈRES

Poudre cristalline, blanche ou sensiblement blanche, pratiquement insoluble dans l'eau, très soluble dans le chlorure de méthylène, facilement soluble dans l'acétone, soluble dans le méthanol, assez soluble dans l'éthanol.

L'acétate de cyprotérone fond vers 210 °C.

IDENTIFICATION

Première identification : A.

Seconde identification : B, C, D, E.

A. Examinez l'acétate de cyprotérone par spectrophotométrie d'absorption dans l'infrarouge (*2.2.24*), en comparant avec le spectre obtenu avec l'*acétate de cyprotérone SCR*.

B. Opérez par chromatographie sur couche mince (*2.2.27*) en utilisant une *plaque au gel de silice* F_{254} *pour CCM R*.

Solution à examiner. Dissolvez 20 mg d'acétate de cyprotérone dans du *chlorure de méthylène R* et complétez à 10 ml avec le même solvant.

Solution témoin. Dissolvez 10 mg d'*acétate de cyprotérone SCR* dans du *chlorure de méthylène R* et complétez à 5 ml avec le même solvant.

Déposez sur la plaque 5 µl de chaque solution. Développez sur un parcours de 15 cm avec un mélange à volumes égaux d'*acétate d'éthyle R* et de *cyclohexane R*. Laissez sécher la plaque à l'air. Répétez le développement. Laissez sécher la plaque à l'air. Examinez en lumière ultraviolette à 254 nm. La tache principale du chromatogramme obtenu avec la solution à examiner est semblable quant à sa position et ses dimensions à la tache principale du chromatogramme obtenu avec la solution témoin.

C. A 1 mg environ d'acétate de cyprotérone, ajoutez 2 ml d'*acide sulfurique R* et chauffez au bain-marie pendant 2 min. Il se développe une coloration rouge. Refroidissez. A 4 ml d'*eau R*, ajoutez avec précaution la solution obtenue et agitez. La coloration de la solution vire au violet.

D. Incinérez 30 mg environ d'acétate de cyprotérone avec 0,3 g de *carbonate de sodium anhydre R* sur flamme nue pendant 10 min environ. Refroidissez et dissolvez le résidu dans 5 ml d'*acide nitrique dilué R*. Filtrez. Prélevez 1 ml du filtrat et ajoutez 1 ml d'*eau R*. La solution donne la réaction (a) des chlorures (*2.3.1*).

E. L'acétate de cyprotérone donne la réaction de l'acétyle (*2.3.1*).

ESSAI

Pouvoir rotatoire spécifique (*2.2.7*). Dissolvez 0,25 g d'acétate de cyprotérone dans de l'*acétone R* et complétez à 25,0 ml avec le même solvant. Calculé par rapport à la substance desséchée, le pouvoir rotatoire spécifique est de + 152 à + 157.

Substances apparentées. Opérez par chromatographie liquide (*2.2.29*).

Solution à examiner. Dissolvez 10,0 mg d'acétate de cyprotérone dans de l'*acétonitrile R* et complétez à 10,0 ml avec le même solvant.

Solution témoin (a). Prélevez 1,0 ml de solution à examiner et complétez à 100,0 ml avec de l'*acétonitrile R*.

Solution témoin (b). Dissolvez 5 mg d'*acétate de médroxyprogestérone SCR* dans de l'*acétonitrile R* et complétez à 50,0 ml avec le même solvant. Prélevez 1,0 ml de cette solution et complétez à 10,0 ml avec la solution témoin (a).

La chromatographie peut être réalisée en utilisant :

– une colonne d'acier inoxydable, d'une longueur de 0,125 m et d'un diamètre intérieur de 4,6 mm, remplie de *gel de silice octadécylsilylé pour chromatographie R* (3 µm),

– comme phase mobile, à un débit de 1,5 ml/min, un mélange de 40 volumes d'*acétonitrile R* et de 60 volumes d'*eau R*,

– comme détecteur, un spectrophotomètre réglé à 254 nm.

Injectez 20 µl de solution témoin (a) et 20 µl de solution témoin (b). Ajustez la sensibilité du système de façon que la hauteur du pic principal du chromatogramme obtenu avec la solution témoin (a) représente au moins 50 pour cent de l'échelle totale de l'enregistreur. L'essai n'est valable que si dans le chromatogramme obtenu avec la solution témoin (b), la résolution entre les pics correspondant respectivement à l'acétate de cyprotérone et à l'acétate de médroxyprogestérone n'est pas inférieure à 3,0.

Injectez 20 µl de solution à examiner. Continuez la chromatographie pendant 2 fois le temps de rétention de l'acétate de cyprotérone. Dans le chromatogramme obtenu avec la solution à examiner, la somme de la surface de tous les pics, à l'exception du pic principal, n'est pas supérieure à 0,5 fois la surface du pic principal du chromatogramme obtenu avec la solution témoin (a) (0,5 pour cent). Ne tenez pas compte des pics dont la surface est inférieure à 0,05 fois la surface du pic principal du chromatogramme obtenu avec la solution témoin (a).

Perte à la dessiccation (*2.2.32*). Déterminée à l'étuve à 80 °C sous une pression ne dépassant pas 0,7 kPa sur 1,000 g d'acétate de cyprotérone, la perte à la dessiccation n'est pas supérieure à 0,5 pour cent.

Cendres sulfuriques (*2.4.14*). Déterminé sur 1,0 g d'acétate de cyprotérone, le taux des cendres sulfuriques n'est pas supérieur à 0,1 pour cent.

DOSAGE

Dissolvez 50,0 mg d'acétate de cyprotérone dans du *méthanol R* et complétez à 50,0 ml avec le même solvant. Prélevez 1,0 ml de solution et complétez à 100,0 ml avec du *méthanol R*. Mesurez l'absorbance (*2.2.25*) au maximum à 282 nm.

Calculez la teneur en $C_{24}H_{29}ClO_4$ en prenant 414 comme valeur de l'absorbance spécifique.

CONSERVATION

A l'abri de la lumière.

IMPURETÉS

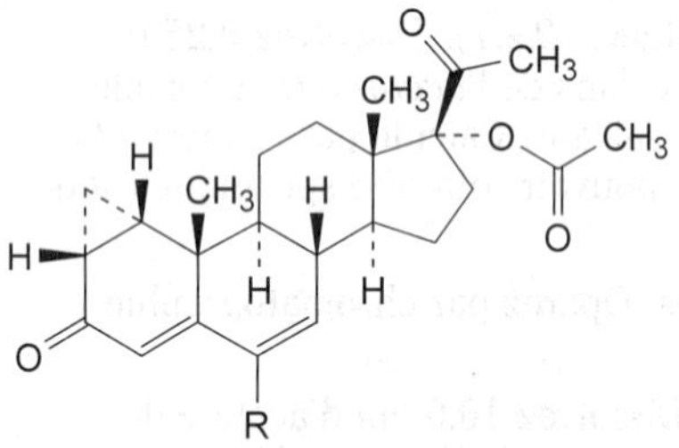

A. R = H : acétate de 3,20-dioxo-1β,2β-dihydro-3'*H*-cyclopropa[1,2]prégna-1,4,6-trién-17-yle,

B. R = OCH_3 : acétate de 6-méthoxy-3,20-dioxo-1β,2β-dihydro-3'*H*-cyclopropa[1,2]prégna-1,4,6-trién-17-yle.

01/2002:0895

CYSTÉINE (CHLORHYDRATE DE) MONOHYDRATÉ

Cysteini hydrochloridum monohydricum

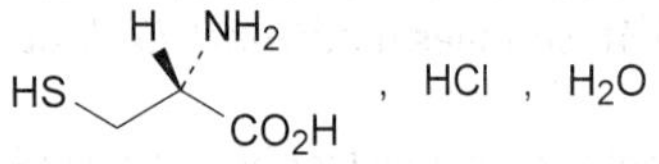

$C_3H_8ClNO_2S,H_2O$ M_r 175,6

DÉFINITION

Le chlorhydrate de cystéine monohydraté contient au minimum 98,5 pour cent et au maximum l'équivalent de 101,0 pour cent de chlorhydrate de l'acide (2*R*)-2-amino-3-sulfanylpropanoïque, calculé par rapport à la substance desséchée.

CARACTÈRES

Poudre cristalline blanche ou cristaux incolores, facilement solubles dans l'eau, peu solubles dans l'alcool, pratiquement insolubles dans l'éther.

IDENTIFICATION

Première identification : A, B, E.

Seconde identification : A, C, D, E.

A. Le chlorhydrate de cystéine monohydraté satisfait à l'essai du pouvoir rotatoire spécifique (voir Essai).

B. Examinez le chlorhydrate de cystéine monohydraté par spectrophotométrie d'absorption dans l'infrarouge (*2.2.24*), en comparant avec le spectre obtenu avec le *chlorhydrate de cystéine monohydraté SCR*. Examinez les substances sous forme de pastilles.

C. Examinez les chromatogrammes obtenus dans l'essai des substances décelables par la ninhydrine. La tache principale du chromatogramme obtenu avec la solution à examiner (b) est semblable quant à sa position, sa coloration et ses dimensions à la tache principale du chromatogramme obtenu avec la solution témoin (b).

D. Dissolvez 5 mg environ de chlorhydrate de cystéine monohydraté dans 1 ml de *solution diluée d'hydroxyde de sodium R*. Ajoutez 1 ml d'une solution de *nitroprussiate de sodium R* à 30 g/l. Il se développe une coloration violet intense qui vire au rouge-brun, puis à l'orange. Ajoutez 1 ml d'*acide chlorhydrique R*. La solution se colore en vert.

E. Le chlorhydrate de cystéine monohydraté donne la réaction (a) des chlorures (*2.3.1*).

ESSAI

Solution S. Dissolvez 2,5 g de chlorhydrate de cystéine monohydraté dans de l'*eau distillée R* et complétez à 50 ml avec le même solvant.

Aspect de la solution. Prélevez 10 ml de solution S et complétez à 20 ml avec de l'*eau R*. La solution est limpide (*2.2.1*) et n'est pas plus fortement colorée que la solution témoin JB_6 (*2.2.2, Procédé II*).

Pouvoir rotatoire spécifique (*2.2.7*). Dissolvez 2,00 g de chlorhydrate de cystéine monohydraté dans de l'*acide chlorhydrique R1* et complétez à 25,0 ml avec le même acide. Calculé par rapport à la substance desséchée, le pouvoir rotatoire spécifique est de + 5,5 à + 7,0.

Substances décelables par la ninhydrine. Opérez par chromatographie sur couche mince (*2.2.27*) en utilisant une *plaque au gel de silice pour CCM R*.

Solution à examiner (a). Dissolvez 0,20 g de chlorhydrate de cystéine monohydraté dans de l'*eau R* et complétez à 10 ml avec le même solvant. A 5 ml de solution, ajoutez 5 ml d'une solution de *N-éthylmaléimide R* à 20 g/l dans l'*alcool R*. Laissez réagir pendant 5 min.

Solution à examiner (b). Prélevez 1 ml de solution à examiner (a) et complétez à 50 ml avec de l'*eau R*.

Solution témoin (a). Dissolvez 20 mg de *chlorhydrate de cystéine monohydraté SCR* dans de l'*eau R* et complétez à 10 ml avec le même solvant. Ajoutez 10 ml d'une solution de *N-éthylmaléimide R* à 20 g/l dans l'*alcool R*. Laissez réagir pendant 5 min.

Solution témoin (b). Prélevez 2 ml de solution témoin (a) et complétez à 10 ml avec de l'*eau R*.

Solution témoin (c). Prélevez 5 ml de solution à examiner (b) et complétez à 20 ml avec de l'*eau R*.

Solution témoin (d). Dissolvez 10 mg de *tyrosine SCR* dans 10 ml de solution témoin (a) et complétez à 25 ml avec de l'*eau R*.

Déposez séparément sur la plaque 5 µl de chaque solution à examiner et des solutions témoins (b), (c) et (d). Développez sur un parcours de 15 cm avec un mélange de 20 volumes d'*acide acétique glacial R*, de 20 volumes d'*eau R* et de 60 volumes de *butanol R*. Laissez sécher la plaque à l'air. Pulvérisez de la *solution de ninhydrine R*. Chauffez la plaque à 100-105 °C pendant 15 min. S'il apparaît d'autres taches que la tache principale dans le chromatogramme obtenu avec la solution à examiner (a), aucune d'entre elles n'est plus intense que la tache du chromatogramme obtenu avec la solution témoin (c) (0,5 pour cent). L'essai n'est valable que si le chromatogramme obtenu avec la solution témoin (d) présente 2 taches principales nettement séparées.

Sulfates (*2.4.13*). Prélevez 10 ml de solution S et complétez à 15 ml avec de l'*eau distillée R*. La solution satisfait à l'essai limite des sulfates (300 ppm).

Ammonium (*2.4.1*). 50 mg de chlorhydrate de cystéine satisfont à l'essai limite B de l'ammonium (200 ppm). Préparez le témoin avec 0,1 ml de *solution à 100 ppm d'ammonium (NH_4) R*.

Fer (*2.4.9*). Dans une ampoule à décantation, dissolvez 0,50 g de chlorhydrate de cystéine monohydraté dans 10 ml d'*acide chlorhydrique dilué R*. Agitez avec 3 fois 10 ml de *méthylisobutylcétone R1* pendant 3 min chaque fois. Agitez les couches organiques réunies avec 10 ml d'*eau R* pendant 3 min. La couche aqueuse satisfait à l'essai limite du fer (20 ppm).

Métaux lourds (*2.4.8*). Dissolvez 2,0 g de chlorhydrate de cystéine monohydraté dans de l'*eau R*. Ajustez à pH 3-4 avec de l'*ammoniaque concentrée R* et complétez à 20 ml avec de l'*eau R*. 12 ml de solution satisfont à l'essai limite A des métaux lourds (10 ppm). Préparez le témoin avec la *solution à 1 ppm de plomb (Pb) R*.

Perte à la dessiccation (*2.2.32*). Déterminée sous une pression ne dépassant pas 0,7 kPa pendant 24 h sur 1,000 g de chlorhydrate de cystéine monohydraté, la perte à la dessiccation est de 8,0 pour cent à 12,0 pour cent.

Cendres sulfuriques (*2.4.14*). Déterminé sur 1,0 g de chlorhydrate de cystéine monohydraté, le taux des cendres sulfuriques n'est pas supérieur à 0,1 pour cent.

DOSAGE

Dans un flacon à bouchon rodé, dissolvez 0,300 g de chlorhydrate de cystéine monohydraté et 4 g d'*iodure de potassium R* dans 20 ml d'*eau R*. Refroidissez la solution dans de l'eau glacée et ajoutez 3 ml d'*acide chlorhydrique R1* et 25,0 ml d'*iode 0,05 M*. Bouchez le flacon et laissez reposer à l'obscurité pendant 20 min. Titrez par le *thiosulfate de sodium 0,1 M* en présence de 3 ml de *solution d'amidon R*, ajoutés vers la fin du titrage. Effectuez un titrage à blanc.

1 ml d'*iode 0,05 M* correspond à 15,76 mg de $C_3H_8ClNO_2S$.

CONSERVATION

A l'abri de la lumière.

01/2002:0998

CYSTINE

Cystinum

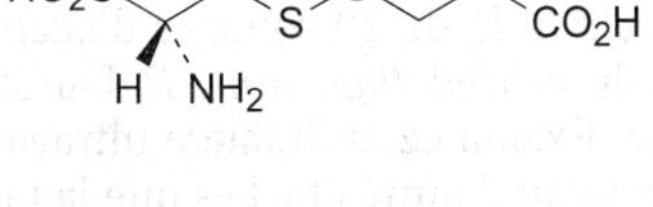

$C_6H_{12}N_2O_4S_2$ M_r 240,3

DÉFINITION

La cystine contient au minimum 98,5 pour cent et au maximum l'équivalent de 101,0 pour cent d'acide 3,3′-disulfanediylbis[(2*R*)-2-aminopropanoïque], calculé par rapport à la substance desséchée.

CARACTÈRES

Poudre cristalline blanche, pratiquement insoluble dans l'eau et dans l'alcool. La cystine se dissout dans les solutions diluées d'hydroxydes alcalins.

IDENTIFICATION

Première identification : A, B.

Seconde identification : A, C, D.

A. La cystine satisfait à l'essai du pouvoir rotatoire spécifique (voir Essai).

B. Examinez la cystine par spectrophotométrie d'absorption dans l'infrarouge (*2.2.24*), en comparant avec le spectre obtenu avec la *cystine SCR*. Examinez les substances sous forme de pastilles.

C. Examinez les chromatogrammes obtenus dans l'essai des substances décelables par la ninhydrine. La tache principale du chromatogramme obtenu avec la solution à examiner (b) est semblable quant à sa position, sa coloration et ses dimensions à la tache principale du chromatogramme obtenu avec la solution témoin (a).

D. A 0,1 g de cystine, ajoutez avec précaution 1 ml de *solution concentrée de peroxyde d'hydrogène R* et 0,1 ml de *solution de chlorure ferrique R1*. Laissez refroidir. Ajoutez 1 ml d'*acide chlorhydrique dilué R* et 5 ml d'*eau R*, puis 1 ml de *solution de chlorure de baryum R1*. Il se développe dans les 3 min un trouble ou un précipité blanc.

ESSAI

Aspect de la solution. Dissolvez 1,0 g de cystine dans de l'*acide chlorhydrique dilué R* et complétez à 10 ml avec le même acide. La solution est limpide (*2.2.1*) et n'est pas plus fortement colorée que la solution témoin J_7 (*2.2.2, Procédé II*).

Pouvoir rotatoire spécifique (*2.2.7*). Dissolvez 0,50 g de cystine dans de l'*acide chlorhydrique 1 M* et complétez à 25,0 ml avec le même acide. Calculé par rapport à la substance desséchée, le pouvoir rotatoire spécifique est de − 218 à − 224.

Substances décelables par la ninhydrine. Opérez par chromatographie sur couche mince (*2.2.27*) en utilisant une *plaque au gel de silice pour CCM R*.

Solution à examiner (a). Dissolvez 0,10 g de cystine dans de l'*acide chlorhydrique 1 M* et complétez à 10 ml avec le même acide.

Solution à examiner (b). Prélevez 1 ml de solution à examiner (a) et complétez à 50 ml avec de l'*eau R*.

Solution témoin (a). Dissolvez 10 mg de *cystine SCR* dans 1 ml d'*acide chlorhydrique 1 M* et complétez à 50 ml avec de l'*eau R*.

Solution témoin (b). Prélevez 2 ml de solution à examiner (b) et complétez à 20 ml avec de l'*eau R*.

Solution témoin (c). Dissolvez 10 mg de *cystine SCR* et 10 mg de *chlorhydrate d'arginine SCR* dans 1 ml d'*acide chlorhydrique 1 M* et complétez à 25 ml avec de l'*eau R*.

Déposez séparément sur la plaque 5 µl de chaque solution. Développez sur un parcours de 15 cm avec un mélange de 30 volumes d'*ammoniaque concentrée R* et de 70 volumes de *2-propanol R*. Laissez sécher la plaque à l'air. Pulvérisez de la *solution de ninhydrine R*. Chauffez la plaque à 100-105 °C pendant 15 min. S'il apparaît d'autres taches que la tache principale dans le chromatogramme obtenu avec la solution à examiner (a), aucune d'entre elles n'est plus intense que la tache du chromatogramme obtenu avec la solution témoin (b) (0,2 pour cent). L'essai n'est valable que si le chromatogramme obtenu avec la solution témoin (c) présente 2 taches nettement séparées.

Chlorures (*2.4.4*). Dissolvez 0,25 g de cystine dans 5 ml d'*acide nitrique dilué R* et complétez à 15 ml avec de l'*eau R*. La solution, sans addition ultérieure d'acide nitrique, satisfait à l'essai limite des chlorures (200 ppm).

Sulfates (*2.4.13*). Dissolvez 0,5 g de cystine dans 5 ml d'*acide chlorhydrique dilué R* et complétez à 15 ml avec de l'*eau distillée R*. La solution satisfait à l'essai limite des sulfates (300 ppm).

Ammonium (*2.4.1*). 0,10 g de cystine satisfait à l'essai limite B de l'ammonium (200 ppm). Préparez le témoin avec 0,2 ml de *solution à 100 ppm d'ammonium* (NH_4) *R*.

Fer (*2.4.9*). Dans une ampoule à décantation, dissolvez 1,0 g de cystine dans 10 ml d'*acide chlorhydrique dilué R*. Agitez avec 3 fois 10 ml de *méthylisobutylcétone R1* pendant 3 min chaque fois. Agitez les couches organiques réunies avec 10 ml d'*eau R* pendant 3 min. La couche aqueuse satisfait à l'essai limite du fer (10 ppm).

Métaux lourds (*2.4.8*). 2,0 g de cystine satisfont à l'essai limite D des métaux lourds (10 ppm). Préparez le témoin avec 2 ml de *solution à 10 ppm de plomb (Pb) R*.

Perte à la dessiccation (*2.2.32*). Déterminée à l'étuve à 100-105 °C sur 1,000 g de cystine, la perte à la dessiccation n'est pas supérieure à 0,5 pour cent.

Cendres sulfuriques (*2.4.14*). Déterminé sur 1,0 g de cystine, le taux des cendres sulfuriques n'est pas supérieur à 0,1 pour cent.

DOSAGE

Dans un flacon à bouchon rodé, dissolvez 0,100 g de cystine dans un mélange de 2 ml de *solution diluée d'hydroxyde de sodium R* et de 10 ml d'*eau R*. Ajoutez 10 ml d'une solution de *bromure de potassium R* à 200 g/l, 50,0 ml de *bromate de potassium 0,0167 M* et 15 ml d'*acide chlorhydrique dilué R*. Bouchez le flacon et refroidissez dans de l'eau glacée. Laissez reposer à l'abri de la lumière pendant 10 min. Ajoutez 1,5 g d'*iodure de potassium R*. Après 1 min, titrez par le *thiosulfate de sodium 0,1 M* en présence de 2 ml de *solution d'amidon R*, ajoutés vers la fin du titrage. Effectuez un titrage à blanc.

1 ml de *bromate de potassium 0,0167 M* correspond à 2,403 mg de $C_6H_{12}N_2O_4S_2$.

CONSERVATION

A l'abri de la lumière.

01/2002:0760

CYTARABINE

Cytarabinum

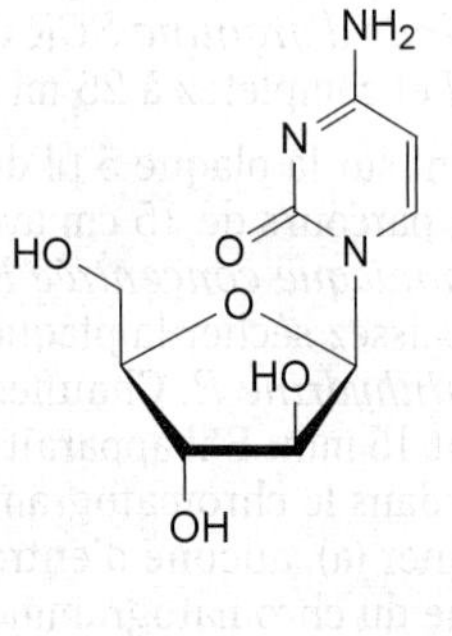

$C_9H_{13}N_3O_5$ M_r 243,2

DÉFINITION

La cytarabine contient au minimum 99,0 pour cent et au maximum l'équivalent de 100,5 pour cent de 4-amino-1-β-D-arabinofuranosylpyrimidin-2(1*H*)-one, calculé par rapport à la substance desséchée.

CARACTÈRES

Poudre cristalline, blanche ou sensiblement blanche, facilement soluble dans l'eau, très peu soluble dans l'alcool et dans le chlorure de méthylène.

La cytarabine fond vers 215 °C.

IDENTIFICATION

A. Dissolvez 20,0 mg de cytarabine dans de l'*acide chlorhydrique 0,1 M* et complétez à 100,0 ml avec le même acide. Prélevez 5,0 ml de solution et complétez à 100,0 ml avec de l'*acide chlorhydrique 0,1 M*. Examinée de 230 nm à 350 nm (*2.2.25*), la solution présente un maximum d'absorption à 281 nm. L'absorbance spécifique au maximum est de 540 à 570.

B. Examinez la cytarabine par spectrophotométrie d'absorption dans l'infrarouge (*2.2.24*), en comparant avec le spectre obtenu avec la *cytarabine SCR*. Examinez les substances sous forme de pastilles.

C. Examinez les chromatogrammes obtenus dans l'essai des substances apparentées, en lumière ultraviolette à 254 nm. La tache principale du chromatogramme obtenu avec la solution à examiner (b) est semblable quant à sa position et ses dimensions à la tache principale du chromatogramme obtenu avec la solution témoin (a).

ESSAI

Aspect de la solution. Dissolvez 1,0 g de cytarabine dans de l'*eau R* et complétez à 10 ml avec le même solvant. La solution est limpide (*2.2.1*) et n'est pas plus fortement colorée que la solution témoin J_5 (*2.2.2, Procédé II*).

Pouvoir rotatoire spécifique (*2.2.7*). Dissolvez 0,250 g de cytarabine dans de l'*eau R* et complétez à 25,0 ml avec le même solvant. Calculé par rapport à la substance desséchée, le pouvoir rotatoire spécifique est de + 154 à + 160.

Substances apparentées. Opérez par chromatographie sur couche mince (*2.2.27*) en utilisant une plaque recouverte de *gel de silice* GF_{254} *R*.

Solution à examiner (a). Dissolvez 0,25 g de cytarabine dans de l'*eau R* et complétez à 5 ml avec le même solvant.

Solution à examiner (b). Prélevez 2 ml de solution à examiner (a) et complétez à 50 ml avec de l'*eau R*.

Solution témoin (a). Dissolvez 10 mg de *cytarabine SCR* dans de l'*eau R* et complétez à 5 ml avec le même solvant.

Solution témoin (b). Prélevez 0,5 ml de solution à examiner (a) et complétez à 100 ml avec de l'*eau R*.

Solution témoin (c). Dissolvez 20 mg d'*uridine R* et 20 mg d'*uracile arabinoside SCR* dans du *méthanol R* et complétez à 10 ml avec le même solvant.

Déposez séparément sur la plaque 5 µl de chaque solution. Développez sur un parcours de 15 cm avec un mélange de 15 volumes d'*eau R*, de 20 volumes d'*acétone R* et de 65 volumes de *méthyléthylcétone R*. Laissez sécher la plaque à l'air. Examinez en lumière ultraviolette à 254 nm. S'il apparaît d'autres taches que la tache principale dans le chromatogramme obtenu avec la solution à examiner (a), aucune d'entre elles n'est plus intense que la tache du chromatogramme obtenu avec la solution témoin (b) (0,5 pour cent). L'essai n'est valable que si le chromatogramme obtenu avec la solution témoin (c) présente 2 taches nettement séparées.

Perte à la dessiccation (*2.2.32*). Déterminée en présence de *pentoxyde de diphosphore R* à 60 °C sous une pression de 0,2 kPa à 0,7 kPa pendant 3 h sur 0,250 g de cytarabine, la perte à la dessiccation n'est pas supérieure à 1,0 pour cent.

Cendres sulfuriques (*2.4.14*). Déterminé sur 1,0 g de cytarabine, le taux des cendres sulfuriques n'est pas supérieur à 0,5 pour cent.

DOSAGE

Dissolvez, en chauffant si nécessaire, 0,200 g de cytarabine dans 60 ml d'*acide acétique anhydre R*. Titrez par l'*acide perchlorique 0,1 M*. Déterminez le point de fin de titrage par potentiométrie (*2.2.20*).

1 ml d'*acide perchlorique 0,1 M* correspond à 24,32 mg de $C_9H_{13}N_3O_5$.

CONSERVATION

En récipient étanche, à l'abri de la lumière.

IMPURETÉS

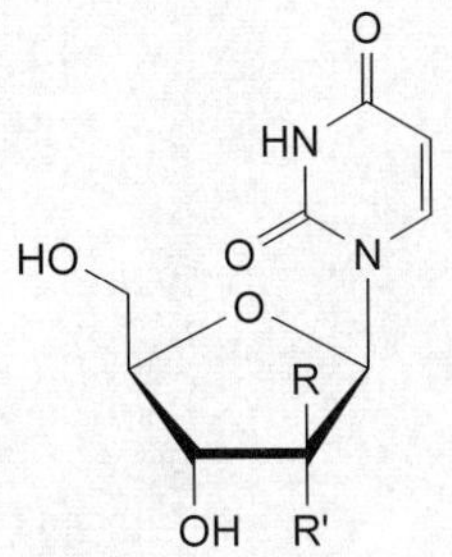

A. R = OH, R′ = H : 1-β-D-arabinofuranosylpyrimidine-2,4(1*H*,3*H*)-dione (arabonoside d'uracile),

B. R = H, R′ = OH : 1-β-D-ribofuranosylpyrimidine-2,4(1*H*,3*H*)-dione (uridine).

Monographies A - C

D

01/2002:1195

DALTÉPARINE SODIQUE

Dalteparinum natricum

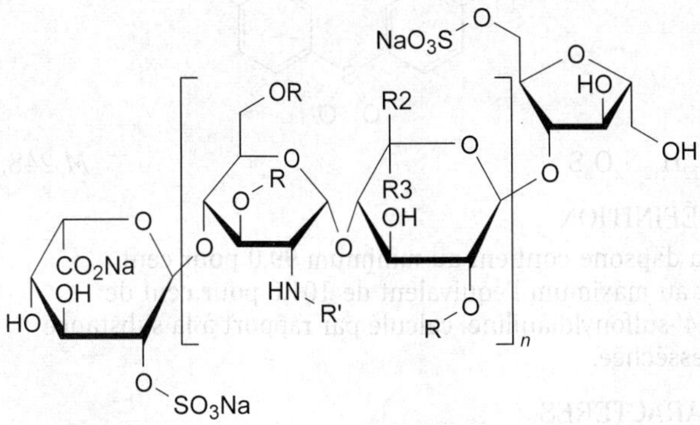

n = 3 à 20 , R = H ou SO_3Na , R' = SO_3Na ou $CO\text{-}CH_3$
R2 = H et R3 = CO_2Na ou R2 = CO_2Na et R3 = H

DÉFINITION

La daltéparine sodique est le sel sodique d'une héparine de basse masse moléculaire obtenue par dépolymérisation, au moyen d'acide nitreux, d'héparine de la muqueuse intestinale de porc. La majorité des composants de la daltéparine sodique possèdent une structure acide 2-*O*-sulfo-α-L-idopyranosuronique à l'extrémité non réductrice de leur chaîne et une structure 6-*O*-sulfo-2,5-anhydro-D-mannitol à l'extrémité réductrice de leur chaîne.

La daltéparine sodique satisfait aux exigences de la monographie Héparines de basse masse moléculaire (0828) avec les modifications et essais supplémentaires indiqués ci-dessous.

La masse moléculaire moyenne en masse est de 5600 à 6400, avec une valeur caractéristique de 6000 environ.

Le degré de sulfatation est de 2,0 à 2,5 par unité disaccharidique.

L'activité n'est pas inférieure à 110 UI ni supérieure à 210 UI d'activité anti-facteur Xa par milligramme, calculée par rapport à la substance desséchée. L'activité anti-facteur IIa n'est pas inférieure à 35 UI ni supérieure à 100 UI/mg, calculée par rapport à la substance desséchée. Le rapport de l'activité anti-facteur Xa à l'activité anti-facteur IIa est de 1,9 à 3,2.

PRODUCTION

La daltéparine sodique est produite selon un procédé de fabrication et de purification validé dans des conditions visant à réduire au minimum la présence de groupements N-NO.

En cas de contamination par les groupements N-NO, il doit avoir été démontré au moyen d'une méthode de quantification validée appropriée, que le procédé de fabrication permet de ramener cette contamination dans des limites approuvées.

IDENTIFICATION

Effectuez l'identification C décrite dans la monographie *Héparines de basse masse moléculaire (0828)*. Les exigences suivantes s'appliquent.

La masse moléculaire moyenne en masse est de 5600 à 6400. Le pourcentage en masse des chaînes de masse moléculaire inférieure à 3000 n'est pas supérieur à 13,0 pour cent. Le pourcentage en masse des chaînes de masse moléculaire supérieure à 8000 est de 15,0 pour cent à 25,0 pour cent.

ESSAI

Aspect de la solution. Dissolvez 1 g de daltéparine sodique dans 10 ml d'*eau R*. La solution est limpide (*2.2.1*) et n'est pas plus fortement colorée que la solution de degré 5 de la gamme des solutions témoins présentant la coloration la plus appropriée (*2.2.2, Procédé II*).

Nitrite. Opérez par chromatographie liquide (*2.2.29*).

Avant préparation des solutions, rincez toutes les fioles jaugées à 3 reprises au moins avec de l'eau R.

Solution à examiner. Dissolvez 80,0 mg de daltéparine sodique dans de l'*eau R* et complétez à 10,0 ml avec le même solvant. Laissez reposer pendant 30 min au moins.

Solution témoin (a). Dissolvez 60,0 mg de *nitrite de sodium R* dans de l'*eau R* et complétez à 1000,0 ml avec le même solvant.

Pour la préparation de la solution témoin (b), utilisez une pipette préalablement rincée avec la solution témoin (a).

Solution témoin (b). Prélevez 1,00 ml de solution témoin (a) et complétez à 50,0 ml avec de l'*eau R*.

Avant préparation des solutions témoins (c), (d) et (e), rincez toutes les pipettes avec la solution témoin (b).

Solution témoin (c). Prélevez 1,00 ml de solution témoin (b) et complétez à 100,0 ml avec de l'*eau R* (1 ppm de nitrite).

Solution témoin (d). Prélevez 3,00 ml de solution témoin (b) et complétez à 100,0 ml avec de l'*eau R* (3 ppm de nitrite).

Solution témoin (e). Prélevez 5,00 ml de solution témoin (b) et complétez à 100,0 ml avec de l'*eau R* (5 ppm de nitrite).

La chromatographie peut être réalisée en utilisant :

- une colonne d'une longueur de 0,125 m et d'un diamètre intérieur de 4,3 mm, remplie d'une résine échangeuse d'anions forte,
- comme phase mobile, à un débit de 1,0 ml/min, une solution préparée en dissolvant 13,61 g d'*acétate de sodium R* dans de l'*eau R*, puis en ajustant à pH 4,3 avec de l'*acide phosphorique R* et en complétant à 1000 ml avec de l'*eau R*,
- comme détecteur, un dispositif électrochimique approprié, avec les caractéristiques et réglages suivants : une électrode de travail appropriée, une tension de détection de + 1,00 V par rapport à une électrode de référence d'Ag/AgCl, une sensibilité de détection de 0,1 µA à pleine échelle.

Injectez 100 µl de solution témoin (d). Lorsque les chromatogrammes sont enregistrés dans les conditions prescrites, le temps de rétention du nitrite est d'environ 3,3 min à 4,0 min. L'essai n'est valable que si :

- le nombre de plateaux théoriques, calculé pour le pic du nitrite, n'est pas inférieur à 7000 par mètre de colonne (la daltéparine sodique bloque les sites de liaison de la phase stationnaire, d'où une réduction du temps de rétention et une moins bonne séparation de la substance à analyser ; les performances initiales de la colonne peuvent être partiellement rétablies par régénération avec une solution de *chlorure de sodium R* à 58 g/l, à un débit de 1,0 ml par minute pendant 1 h ; après régénération, la colonne doit être rincée avec 200 ml à 400 ml d'*eau R*),
- le facteur de symétrie du pic du nitrite est inférieur à 3,

– l'écart type relatif de la surface du pic du nitrite, obtenu lors de 6 injections successives, est inférieur à 3,0 pour cent.

Injectez 100 µl de solution témoin (c) et 100 µl de solution témoin (e). L'essai n'est valable que si :

– le facteur de corrélation pour la linéarité de la relation concentration-réponse obtenue avec les solutions témoins (c), (d) et (e) n'est pas inférieur à 0,995,
– le rapport signal/bruit obtenu avec la solution témoin (c) n'est pas inférieur à 5 ; si le bruit de fond est trop élevé, un ré-étalonnage de l'électrode est recommandé,
– l'injection d'un blanc constitué d'*eau R* ne fait pas apparaître de pics fantômes.

Injectez 100 µl de solution à examiner. Calculez la teneur en nitrite à partir de la surface des pics des chromatogrammes obtenus avec les solutions témoins (c), (d) et (e).

La teneur en nitrite de la daltéparine sodique n'est pas supérieure à 5 ppm.

Bore. Opérez par spectrométrie d'émission atomique en plasma à couplage inductif (ICP).

Le bore est dosé par mesure de l'émission produite dans un plasma à couplage inductif à une longueur d'onde spécifique du bore. La raie d'émission utilisée est celle de 249,733 nm. Utilisez un appareillage approprié dont les réglages ont été optimisés selon les indications du fabricant.

Solution à examiner. Dissolvez 0,2500 g de daltéparine sodique dans 2 ml environ d'*eau pour chromatographie R*, ajoutez 100 µl d'*acide nitrique R* et complétez à 10,00 ml avec le même solvant.

Solution témoin (a). Préparez une solution d'*acide nitrique R* à 1 pour cent *V/V* dans de l'*eau pour chromatographie R* (blanc).

Solution témoin (b). Préparez une solution d'*acide borique R* à 11,4 µg/ml dans une solution d'*acide nitrique R* à 1 pour cent *V/V* dans de l'*eau pour chromatographie R* (STD_{cal}).

Solution témoin (c). Dissolvez 0,2500 g de daltéparine sodique de référence exempte de bore détecté dans 2 ml environ d'*eau pour chromatographie R*, ajoutez 100 µl d'*acide nitrique R* et complétez à 10,00 ml avec le même solvant (STD_0).

Solution témoin (d). Dissolvez 0,2500 g de daltéparine sodique de référence exempte de bore détecté dans 2 ml environ d'une solution d'*acide nitrique R* à 1 pour cent *V/V* dans de l'*eau pour chromatographie R*, ajoutez 10 µl d'une solution d'*acide borique R* à 5,7 mg/ml et complétez à 10,00 ml avec le même solvant (STD_1, teneur en bore 1 µg/ml).

Calculez la teneur en bore de la daltéparine sodique en appliquant le facteur de correction suivant :

$$f = \frac{(STD_1 - STD_0) \times 2}{(STD_{cal} - \text{blanc})}$$

La teneur en bore de la daltéparine sodique n'est pas supérieure à 1 ppm.

Perte à la dessiccation (*2.2.32*). Déterminée à 60 °C sur du *pentoxyde de diphosphore R* sous une pression ne dépassant pas 670 Pa pendant 3 h sur 1,000 g de daltéparine sodique, la perte à la dessiccation n'est pas supérieure à 5,0 pour cent.

01/2002:0077

DAPSONE

Dapsonum

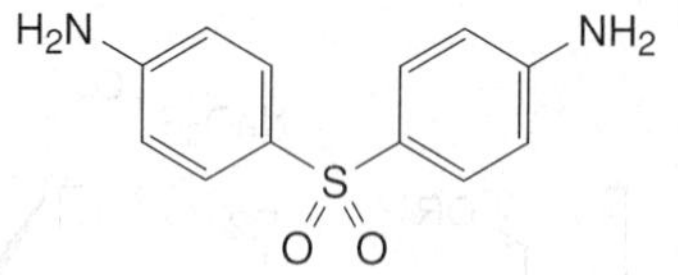

$C_{12}H_{12}N_2O_2S$ M_r 248,3

DÉFINITION

La dapsone contient au minimum 99,0 pour cent et au maximum l'équivalent de 101,0 pour cent de 4,4′-sulfonyldianiline, calculé par rapport à la substance desséchée.

CARACTÈRES

Poudre cristalline, blanche ou légèrement blanc-jaune, très peu soluble dans l'eau, facilement soluble dans l'acétone, assez soluble dans l'alcool. La dapsone se dissout facilement dans les acides minéraux dilués.

IDENTIFICATION

A. Le point de fusion (*2.2.14*) de la dapsone est de 175 °C à 181 °C.

B. Dissolvez 50,0 mg de dapsone dans du *méthanol R* et complétez à 100,0 ml avec le même solvant. Prélevez 1,0 ml de cette solution et complétez à 100,0 ml avec du *méthanol R*. Examinée de 230 nm à 350 nm (*2.2.25*), la solution présente 2 maximums d'absorption respectivement à 260 nm et à 295 nm. Les absorbances spécifiques mesurées à ces maximums sont respectivement de 700 à 760 et de 1 150 à 1 250.

C. Examinez les chromatogrammes obtenus dans l'essai des substances apparentées. La tache principale du chromatogramme obtenu avec la solution à examiner (b) est semblable quant à sa position, sa coloration et ses dimensions à la tache principale du chromatogramme obtenu avec la solution témoin (a).

ESSAI

Substances apparentées. Opérez par chromatographie sur couche mince (*2.2.27*) en utilisant une plaque recouverte de *gel de silice G R*.

Solution à examiner (a). Dissolvez 0,10 g de dapsone dans du *méthanol R* et complétez à 10 ml avec le même solvant.

Solution à examiner (b). Prélevez 1 ml de solution à examiner (a) et complétez à 10 ml avec du *méthanol R*.

Solution témoin (a). Dissolvez 10 mg de *dapsone SCR* dans du *méthanol R* et complétez à 10 ml avec le même solvant.

Solution témoin (b). Prélevez 1 ml de solution à examiner (b) et complétez à 10 ml avec du *méthanol R*.

Solution témoin (c). Prélevez 2 ml de solution témoin (b) et complétez à 10 ml avec du *méthanol R*.

Déposez séparément sur la plaque 1 µl de solution à examiner (b), 1 µl de solution témoin (a), 10 µl de solution à examiner (a), 10 µl de solution témoin (b) et 10 µl de solution témoin (c). Développez sur un parcours de 15 cm dans une cuve non saturée avec un mélange de 1 volume d'*ammoniaque concentrée R*, de 6 volumes de *méthanol R*, de 20 volumes d'*acétate d'éthyle R* et de 20 volumes d'*heptane R*. Laissez sécher la plaque à l'air. Pulvérisez avec une solution de *diméthylaminocinnamaldéhyde R* à 1 g/l dans un mélange de 1 volume d'*acide chlorhydrique R* et de 99 volumes d'*alcool R*. Examinez à la lumière du jour. S'il apparaît d'autres taches que la tache principale dans le chromatogramme obtenu avec la solution à examiner (a), aucune d'entre elles n'est plus intense que la tache du chromatogramme obtenu avec la solution témoin (b) (1,0 pour cent) et deux d'entre elles peuvent être plus intenses que la tache du chromatogramme obtenu avec la solution témoin (c) (0,2 pour cent).

Perte à la dessiccation (*2.2.32*). Déterminée à l'étuve à 100-105 °C sur 1,000 g de dapsone, la perte à la dessiccation n'est pas supérieure à 1,5 pour cent.

Cendres sulfuriques (*2.4.14*). Déterminé sur 1,0 g de dapsone, le taux des cendres sulfuriques n'est pas supérieur à 0,1 pour cent.

DOSAGE

Dissolvez 0,100 g de dapsone dans 50 ml d'*acide chlorhydrique dilué R*. Effectuez le dosage de l'azote aminé primaire aromatique (*2.5.8*).

1 ml de *nitrite de sodium 0,1 M* correspond à 12,42 mg de $C_{12}H_{12}N_2O_2S$.

CONSERVATION

A l'abri de la lumière.

01/2002:0662

DAUNORUBICINE (CHLORHYDRATE DE)

Daunorubicini hydrochloridum

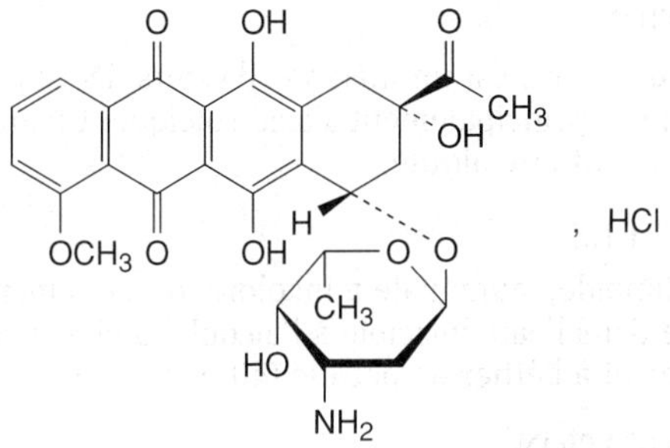

$C_{27}H_{30}ClNO_{10}$ M_r 564,0

DÉFINITION

Chlorhydrate de (8*S*,10*S*)-8-acétyl-10-[(3-amino-2,3,6-tridésoxy-α-L-*lyxo*-hexopyranosyl)oxy]-6,8,11-trihydroxy-1-méthoxy-7,8,9,10-tétrahydrotétracène-5,12-dione.

Substance élaborée par certaines souches de *Streptomyces coeruleorubidus* ou de *Streptomyces peucetius* ou obtenue par tout autre moyen.

Teneur : 95,0 pour cent à 102,0 pour cent (substance anhydre et exempte de solvants).

PRODUCTION

Le chlorhydrate de daunorubicine est produit par des méthodes permettant d'éliminer ou de réduire la présence d'histamine.

CARACTÈRES

Aspect : poudre cristalline, rouge orangé, hygroscopique.

Solubilité : facilement soluble dans l'eau et dans le méthanol, peu soluble dans l'alcool, pratiquement insoluble dans l'acétone.

IDENTIFICATION

A. Spectrophotométrie d'absorption dans l'infrarouge (*2.2.24*).
   Comparaison : *chlorhydrate de daunorubicine SCR*.

B. Dissolvez environ 10 mg de chlorhydrate de daunorubicine dans 0,5 ml d'*acide nitrique R*, ajoutez 0,5 ml d'*eau R* et chauffez sur une flamme pendant 2 min. Laissez refroidir, puis ajoutez 0,5 ml de *solution de nitrate d'argent R1*. Il se forme un précipité blanc.

ESSAI

pH (*2.2.3*) : 4,5 à 6,5.

Dissolvez 50 mg de chlorhydrate de daunorubicine dans de l'*eau exempte de dioxyde de carbone R* et complétez à 10 ml avec le même solvant.

Substances apparentées. Chromatographie liquide (*2.2.29*).

Préparez les solutions immédiatement avant emploi.

Solution à examiner. Dissolvez 50,0 mg de chlorhydrate de daunorubicine dans la phase mobile et complétez à 50,0 ml avec la phase mobile.

Solution témoin (a). Dissolvez 50,0 mg de *chlorhydrate de daunorubicine SCR* dans la phase mobile et complétez à 50,0 ml avec la phase mobile.

Solution témoin (b). Dissolvez 10 mg de *chlorhydrate de doxorubicine SCR* et 10 mg de *chlorhydrate d'épirubicine SCR* dans la phase mobile et complétez à 100,0 ml avec la phase mobile. Prélevez 1,0 ml de solution et complétez à 10,0 ml avec la phase mobile.

Solution témoin (c). Dissolvez 5,0 mg de *daunorubicinone SCR* et 5,0 mg de *chlorhydrate de doxorubicine SCR* dans la phase mobile et complétez à 100,0 ml avec la phase mobile. Prélevez 1,0 ml de solution et complétez à 10,0 ml avec la phase mobile.

Solution témoin (d). Prélevez 1,0 ml de la solution témoin (a) et complétez à 200,0 ml avec la phase mobile.

Colonne :

– *dimensions* : l = 0,25 m, Ø = 4,0 mm,
– *phase stationnaire* : *gel de silice octadécylsilylé postgreffé pour chromatographie R* (5 µm).

Phase mobile : mélange à volumes égaux d'*acétonitrile R* et d'une solution contenant 2,88 g/l de *laurilsulfate de sodium R* et 2,25 g/l d'*acide phosphorique R*.

Débit : 1 ml/min.

Détection : spectrophotomètre à 254 nm.

Injection : 5 µl ; injectez la solution à examiner et les solutions témoins (b), (c) et (d).

Enregistrement : 2 fois le temps de rétention de la daunorubicine.

Rétention relative par rapport à la daunorubicine (temps de rétention = environ 15 min) : impureté A = environ 0,4 ; impureté D = environ 0,5 ; épirubicine = environ 0,6 ; impureté B = environ 0,7.

Conformité du système : solution témoin (b) :

– *résolution* : au minimum 2,0 entre les pics dus à l'impureté D et à l'épirubicine.

Limites :

– *impureté A* : au maximum la surface du pic correspondant dans le chromatogramme obtenu avec la solution témoin (c) (0,5 pour cent),
– *impureté B* : au maximum 3 fois la surface du pic principal du chromatogramme obtenu avec la solution témoin (d) (1,5 pour cent),

Monographies D - K

– *impureté D* : au maximum la surface du pic correspondant dans le chromatogramme obtenu avec la solution témoin (c) (0,5 pour cent),

– *toute autre impureté* : au maximum la surface du pic principal du chromatogramme obtenu avec la solution témoin (d) (0,5 pour cent),

– *total des autres impuretés* : au maximum 5 fois la surface du pic principal du chromatogramme obtenu avec la solution témoin (d) (2,5 pour cent),

– *limite d'exclusion* : 0,1 fois la surface du pic principal du chromatogramme obtenu avec la solution témoin (d) (0,05 pour cent).

Butanol (*2.4.24, Système B*) : au maximum 1,0 pour cent.

Teneur en eau (*2.5.12*) : au maximum 3,0 pour cent, déterminé sur 0,100 g de chlorhydrate de daunorubicine.

Stérilité (*2.6.1*). Le chlorhydrate de daunorubicine destiné à la préparation de formes pharmaceutiques administrées par voie parentérale sans autre procédé approprié de stérilisation satisfait également à l'essai de stérilité.

Endotoxines bactériennes (*2.6.14*) : moins de 4,3 UI/mg, si le chlorhydrate de daunorubicine est destiné à la préparation de formes pharmaceutiques administrées par voie parentérale sans autre procédé approprié d'élimination des endotoxines bactériennes.

DOSAGE

Chromatographie liquide (*2.2.29*) selon les indications de l'essai des substances apparentées.

Injection : solution à examiner et solution témoin (a).

Calculez la teneur pour cent en $C_{27}H_{30}ClNO_{10}$.

CONSERVATION

En récipient étanche, à l'abri de la lumière. Si la substance est stérile, elle est conservée en récipient stérile, étanche, à fermeture inviolable.

ÉTIQUETAGE

L'étiquette indique :

– dans les cas appropriés, que la substance est stérile,

– dans les cas appropriés, que la substance est exempte d'endotoxines bactériennes.

IMPURETÉS

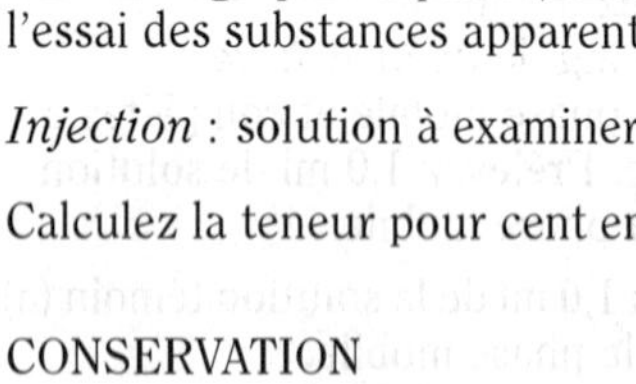

A. R = CO-CH_3 : (8*S*,10*S*)-8-acétyl-6,8,10,11-tétrahydroxy-1-méthoxy-7,8,9,10-tétrahydrotétracène-5,12-dione (aglycone de daunorubicine, daunorubicinone),

E. R = CHOH-CH_3 : (8*S*,10*S*)-6,8,10,11-tétrahydroxy-8-[(1*RS*)-1-hydroxyéthyl]-1-méthoxy-7,8,9,10-tétrahydrotétracène-5,12-dione (13-dihydrodaunorubicinone),

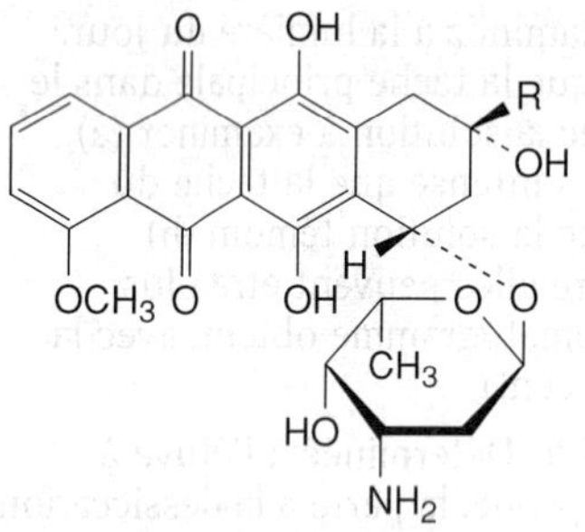

B. R = CHOH-CH_3 : (8*S*,10*S*)-10-[(3-amino-2,3,6-tridésoxy-α-L-*lyxo*-hexopyranosyl)oxy]-6,8,11-trihydroxy-8-[(1*RS*)-1-hydroxyéthyl]-1-méthoxy-7,8,9,10-tétrahydrotétracène-5,12-dione (daunorubicinol),

C. R = CH_2-CO-CH_3 : (8*S*,10*S*)-10-[(3-amino-2,3,6-tridésoxy-α-L-*lyxo*-hexopyranosyl)oxy]-6,8,11-trihydroxy-1-méthoxy-8-(2-oxopropyl)-7,8,9,10-tétrahydrotétracène-5,12-dione (feudomycine B),

D. R = CO-CH_2-OH : doxorubicine,

F. R = CO-CH_2-CH_3 : (8*S*,10*S*)-10-[(3-amino-2,3,6-tridésoxy-α-L-*lyxo*-hexopyranosyl)oxy]-6,8,11-trihydroxy-1-méthoxy-8-propanoyl-7,8,9,10-tétrahydrotétracène-5,12-dione (8-éthyldaunorubicine).

01/2002:1307

DÉCYLE (OLÉATE DE)

Decylis oleas

DÉFINITION

L'oléate de décyle est un mélange d'esters décyliques d'acides gras, principalement d'acide oléique. Un antioxydant approprié peut être ajouté.

CARACTÈRES

Liquide limpide, jaune pâle à incolore, pratiquement insoluble dans l'eau, miscible à l'alcool, au chlorure de méthylène et à l'éther de pétrole (40 °C à 60 °C).

IDENTIFICATION

A. L'oléate de décyle satisfait à l'essai de densité (voir Essai).

B. L'oléate de décyle satisfait à l'essai de l'indice de saponification (voir Essai).

C. L'oléate de décyle satisfait à l'essai de teneur en acide oléique (voir Essai).

ESSAI

Densité (*2.2.5*) : 0,860 à 0,870.

Indice d'acide (*2.5.1*). Déterminé sur 10,0 g d'oléate de décyle, l'indice d'acide n'est pas supérieur à 1,0.

Indice d'iode (*2.5.4*) : 55 à 70.

Indice de peroxyde (*2.5.5*) : au maximum 10,0.

Indice de saponification (*2.5.6*). Déterminé sur 2,0 g d'oléate de décyle, l'indice de saponification est de 130 à 140.

Teneur en acide oléique (*2.4.22, Procédé A*). Le mélange des acides gras constitutifs de l'oléate de décyle ne contient pas moins de 60,0 pour centd'acide oléique.

Teneur en eau (*2.5.12*). Déterminée par semi-microdosage sur 1,00 g d'oléate de décyle, la teneur en eau n'est pas supérieure à 1,0 pour cent.

Monographies D - K

Cendres totales (*2.4.16*). Déterminé sur 2,0 g d'oléate de décyle, le taux des cendres totales n'est pas supérieur à 0,1 pour cent.

CONSERVATION

A l'abri de la lumière.

ÉTIQUETAGE

L'étiquette indique, le cas échéant, le nom et la concentration de tout antioxydant ajouté.

01/2002:0896

DÉFÉROXAMINE (MÉSILATE DE)

Deferoxamini mesilas

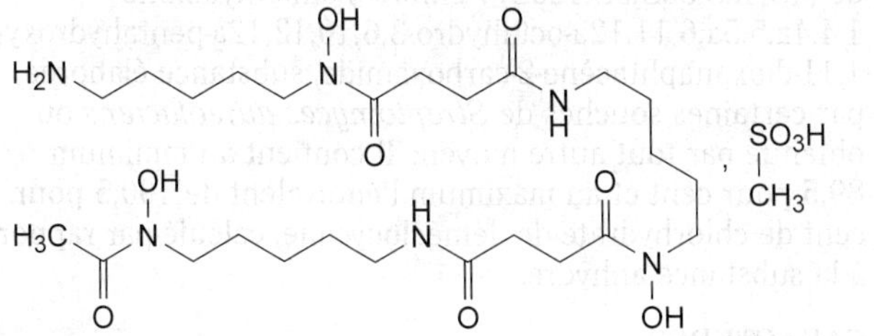

$C_{26}H_{52}N_6O_{11}S$ M_r 657

DÉFINITION

Le mésilate de déféroxamine contient au minimum 98,0 pour cent et au maximum l'équivalent de 102,0 pour cent exprimés en méthanesulfonate de *N'*-[5-[[4-[[5-(acétylhydroxyamino)pentyl]amino]-4-oxobutanoyl]hydroxyamino]pentyl]-*N*-(5-aminopentyl)-*N*-hydroxybutanediamide, calculé par rapport à la substance anhydre.

CARACTÈRES

Poudre blanche à sensiblement blanche, facilement soluble dans l'eau, peu soluble dans le méthanol, très peu soluble dans l'alcool, pratiquement insoluble dans l'éther.

IDENTIFICATION

Première identification : A, D.

Seconde identification : B, C, D.

A. Examinez le mésilate de déféroxamine par spectrophotométrie d'absorption dans l'infrarouge (*2.2.24*), en comparant avec le spectre obtenu avec le *mésilate de déféroxamine SCR*. Examinez les substances sous forme de pastilles. Si les spectres obtenus présentent des différences, dissolvez respectivement la substance à examiner et la substance de référence dans de l'*alcool R*, évaporez à siccité et enregistrez de nouveaux spectres à partir des résidus.

B. Dissolvez 5 mg environ de mésilate de déféroxamine dans 5 ml d'*eau R*. Ajoutez 2 ml d'une solution de *phosphate trisodique dodécahydraté R* à 5 g/l et 0,5 ml d'une solution de *naphtoquinonesulfonate de sodium R* à 25 g/l. Il se développe une coloration noir-brun.

C. La solution titrée obtenue sous Dosage (solution a) est colorée en rouge-brun. A 10 ml de solution (a), ajoutez 3 ml d'*éther R*. Agitez. La couche organique est incolore. A 10 ml de solution (a), ajoutez 3 ml d'*alcool benzylique R*. Agitez. La couche organique est colorée en rouge-brun.

D. Dissolvez 0,1 g de mésilate de déféroxamine dans 5 ml d'*acide chlorhydrique dilué R*. Ajoutez 1 ml de *solution de chlorure de baryum R2*. La solution est limpide. Dans un creuset de porcelaine, mélangez 0,1 g de mésilate de déféroxamine avec 1 g de *carbonate de sodium anhydre R*, chauffez, puis calcinez à feu nu. Laissez refroidir. Dissolvez le résidu dans 10 ml d'*eau R*, en chauffant si nécessaire, et filtrez. Le filtrat donne la réaction (a) des sulfates (*2.3.1*).

ESSAI

Solution S. Dissolvez 2,5 g de mésilate de déféroxamine dans de l'*eau exempte de dioxyde de carbone R* préparée à partir d'*eau distillée R* et complétez à 25 ml avec le même solvant.

Aspect de la solution. La solution S est limpide (*2.2.1*) et n'est pas plus fortement colorée que la solution témoin J_5 (*2.2.2, Procédé II*).

Détermination du pH (*2.2.3*). Le pH de la solution S récemment préparée est de 3,7 à 5,5.

Substances apparentées. Opérez par chromatographie liquide (*2.2.29*).

Préparez les solutions immédiatement avant l'emploi, à l'abri de la lumière.

Solution à examiner. Dissolvez 50,0 mg de mésilate de déféroxamine dans la phase mobile et complétez à 50,0 ml avec la phase mobile.

Solution témoin (a). Dissolvez 10,0 mg de *mésilate de déféroxamine SCR* dans la phase mobile et complétez à 10,0 ml avec la phase mobile.

Solution témoin (b). Prélevez 1,0 ml de solution à examiner et complétez à 25,0 ml avec la phase mobile.

La chromatographie peut être réalisée en utilisant :

- une colonne d'acier inoxydable, d'une longueur de 0,25 m et d'un diamètre intérieur de 4,6 mm, remplie de *gel de silice octadécylsilylé pour chromatographie R* (10 µm),
- comme phase mobile, à un débit de 2 ml/min, une solution préparée comme suit : dissolvez 1,32 g de *phosphate d'ammonium R* et 0,37 g d'*édétate de sodium R* dans 950 ml d'*eau R*. Ajustez le pH de la solution à 2,8 avec de l'*acide phosphorique R* (3 ml à 4 ml environ) et ajoutez 55 ml de *tétrahydrofurane R*,
- comme détecteur, un spectrophotomètre réglé à 220 nm.

Injectez 20 µl de solution témoin (a). Ajustez la sensibilité du détecteur de façon que la hauteur du pic avec un temps de rétention relatif de 0,8 environ représente 15 pour cent au minimum de l'échelle totale de l'enregistreur. L'essai n'est valable que si la résolution entre les pics correspondant respectivement à un temps de rétention relatif de 0,8 environ et le pic principal n'est pas inférieure à 1,0.

Injectez séparément 20 µl de solution à examiner et 20 µl de solution témoin (b). Continuez la chromatographie pendant 3 fois le temps de rétention de la déféroxamine. S'il apparaît d'autres pics que le pic principal dans le chromatogramme obtenu avec la solution à examiner, la surface d'aucun d'entre eux n'est supérieure à la surface du pic principal du chromatogramme obtenu avec la solution témoin (b) (4,0 pour cent). La somme de la surface de tous les pics, à l'exception du pic principal, n'est pas supérieure à 1,75 fois la surface du pic principal du chromatogramme obtenu avec la solution témoin (b) (7,0 pour cent). Ne tenez pas compte des pics dont la surface est inférieure à 0,02 fois la surface du pic principal dans le chromatogramme obtenu avec la solution témoin (b).

Chlorures (*2.4.4*). Prélevez 2 ml de solution S et complétez à 20 ml avec de l'*eau R*. 15 ml de solution satisfont à l'essai limite des chlorures (330 ppm).

Sulfates (*2.4.13*). Prélevez 5 ml de solution S et complétez à 20 ml avec de l'*eau distillée R*. 15 ml de solution satisfont à l'essai limite des sulfates (400 ppm).

Métaux lourds (*2.4.8*). 2,0 g de mésilate de déféroxamine satisfont à l'essai limite C des métaux lourds (10 ppm). Préparez le témoin avec 2 ml de *solution à 10 ppm de plomb (Pb) R*.

Teneur en eau (*2.5.12*). Déterminée par semi-microdosage sur 1,000 g de mésilate de déféroxamine, la teneur en eau n'est pas supérieure à 2,0 pour cent.

Cendres sulfuriques (*2.4.14*). Déterminé sur 1,0 g de mésilate de déféroxamine, le taux des cendres sulfuriques n'est pas supérieur à 0,1 pour cent.

Stérilité (*2.6.1*). Le mésilate de déféroxamine destiné à la préparation de formes pharmaceutiques administrées par voie parentérale sans autre procédé approprié de stérilisation satisfait également à l'essai de stérilité.

Endotoxines bactériennes (*2.6.14*) : moins de 0,025 UI/mg, si le mésilate de déféroxamine est destiné à la préparation de formes pharmaceutiques administrées par voie parentérale sans autre procédé approprié d'élimination des endotoxines bactériennes.

DOSAGE

Dissolvez 0,500 g de mésilate de déféroxamine dans 25 ml d'*eau R*. Ajoutez 4 ml d'*acide sulfurique 0,05 M*. Titrez par le *sulfate ferrique et d'ammonium 0,1 M*. Vers la fin du titrage, titrez d'une manière uniforme et à une vitesse de 0,2 ml par minute environ. Déterminez le point de fin de titrage par potentiométrie (*2.2.20*) en utilisant comme électrode indicatrice une électrode de platine et comme électrode de référence une électrode au calomel. La solution titrée sert à l'identification C.

1 ml de *sulfate ferrique et d'ammonium 0,1 M* correspond à 65,68 mg de $C_{26}H_{52}N_6O_{11}S$.

CONSERVATION

A l'abri de la lumière, à une température de 2 °C à 8 °C. Si la substance est stérile, elle est conservée en récipient stérile, étanche,à fermeture inviolable.

ÉTIQUETAGE

L'étiquette indique :

– dans les cas appropriés, que la substance est stérile,

– dans les cas appropriés, que la substance est exempte d'endotoxines bactériennes.

IMPURETÉS

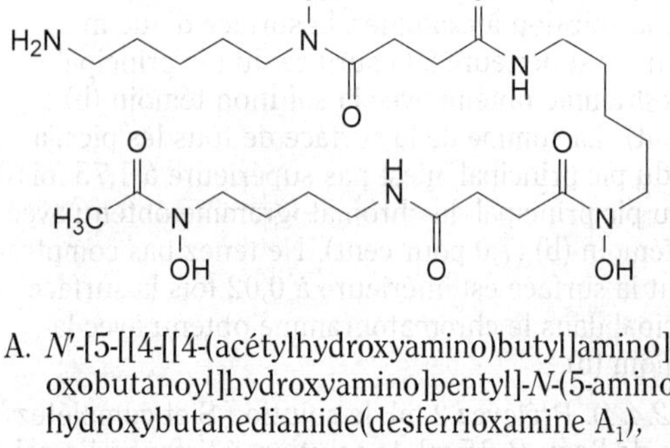

A. *N'*-[5-[[4-[[4-(acétylhydroxyamino)butyl]amino]-4-oxobutanoyl]hydroxyamino]pentyl]-*N*-(5-aminopentyl)-*N*-hydroxybutanediamide(desferrioxamine A_1),

B. autres desferrioxamines.

01/2002:0176

DÉMÉCLOCYCLINE (CHLORHYDRATE DE)

Demeclocyclini hydrochloridum

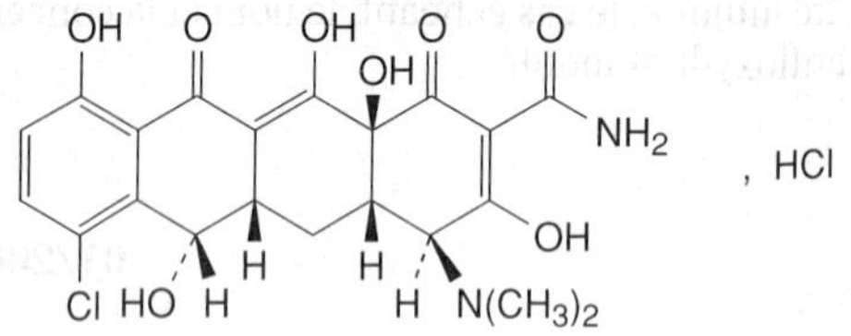

$C_{21}H_{22}Cl_2N_2O_8$ M_r 501,3

DÉFINITION

Le chlorhydrate de déméclocycline est le chlorhydrate de (4*S*,4a*S*,5a*S*,6*S*,12a*S*)-7-chloro-4-diméthylamino-1,4,4a,5,5a,6,11,12a-octahydro-3,6,10,12,12a-pentahydroxy-1,11-dioxonaphtacène-2-carboxamide, substance élaborée par certaines souches de *Streptomyces aureofaciens* ou obtenue par tout autre moyen. Il contient au minimum 89,5 pour cent et au maximum l'équivalent de 100,5 pour cent de chlorhydrate de déméclocycline, calculé par rapport à la substance anhydre.

CARACTÈRES

Poudre jaune, soluble ou assez soluble dans l'eau, peu soluble dans l'alcool, très peu soluble dans l'acétone, pratiquement insoluble dans l'éther. Le chlorhydrate de déméclocycline se dissout dans les solutions d'hydroxydes et de carbonates alcalins.

IDENTIFICATION

A. Opérez par chromatographie sur couche mince (*2.2.27*) en utilisant une *plaque au gel de silice pour CCM R*. Ajustez le pH d'une solution d'*édétate de sodium R* à 100 g/l à 7,0 avec de la *solution concentrée d'hydroxyde de sodium R* et pulvérisez la solution uniformément sur la plaque (10 ml environ pour une plaque de 100 mm × 200 mm). Laissez sécher la plaque en position horizontale pendant au moins 1 h. Avant l'utilisation, séchez la plaque à l'étuve à 110 °C pendant 1 h.

Solution à examiner. Dissolvez 5 mg de chlorhydrate de déméclocycline dans du *méthanol R* et complétez à 10 ml avec le même solvant.

Solution témoin (a). Dissolvez 5 mg de *chlorhydrate de déméclocycline SCR* dans du *méthanol R* et complétez à 10 ml avec le même solvant.

Solution témoin (b). Dissolvez 5 mg de *chlorhydrate de déméclocycline SCR*, 5 mg de *chlorhydrate d'oxytétracycline SCR* et 5 mg de *chlorhydrate de métacycline SCR* dans du *méthanol R* et complétez à 10 ml avec le même solvant.

Déposez séparément sur la plaque 1 µl de chaque solution. Développez sur un parcours de 15 cm avec un mélange de 6 volumes d'*eau R*, de 35 volumes de *méthanol R* et de 59 volumes de *chlorure de méthylène R*. Séchez la plaque dans un courant d'air et examinez en lumière ultraviolette à 365 nm. La tache principale du chromatogramme obtenu avec la solution à examiner est semblable quant à sa position, sa coloration et ses dimensions à la tache principale du chromatogramme obtenu avec la solution témoin (a). L'identification n'est valable que si le chromatogramme obtenu avec la solution témoin (b) présente 3 taches nettement séparées.

B. A 2 mg environ de chlorhydrate de déméclocycline, ajoutez 5 ml d'*acide sulfurique R*. Il se développe une coloration violette. A 2,5 ml d'*eau R*, ajoutez la solution. La coloration vire au jaune.

C. Le chlorhydrate de déméclocycline donne la réaction (a) des chlorures (*2.3.1*).

ESSAI

Détermination du pH (*2.2.3*). Dissolvez 0,1 g de chlorhydrate de déméclocycline dans de l'*eau exempte de dioxyde de carbone R* et complétez à 10 ml avec le même solvant. Le pH de la solution est de 2,0 à 3,0.

Pouvoir rotatoire spécifique (*2.2.7*). Dissolvez 0,250 g de chlorhydrate de déméclocycline dans de l'*acide chlorhydrique 0,1 M* et complétez à 25,0 ml avec le même acide. Calculé par rapport à la substance anhydre, le pouvoir rotatoire spécifique est de – 248 à – 263.

Absorbance (*2.2.25*). Dissolvez 10,0 mg de chlorhydrate de déméclocycline dans de l'*acide chlorhydrique 0,01 M* et complétez à 100,0 ml avec le même acide. Prélevez 10,0 ml de solution, ajoutez 12 ml de *solution diluée d'hydroxyde de sodium R* et complétez à 100,0 ml avec de l'*eau R*. Déterminée au maximum d'absorption à 385 nm et calculée par rapport à la substance anhydre, l'absorbance spécifique est de 340 à 370.

Substances apparentées. Opérez par chromatographie liquide (*2.2.29*) comme indiqué sous dosage. Injectez la solution à examiner et la solution témoin (d). S'il apparaît, dans le chromatogramme obtenu avec la solution à examiner, d'autres pics que le pic principal, la surface d'aucun d'entre eux n'est supérieure à la surface du pic principal du chromatogramme obtenu avec la solution témoin (d) (5 pour cent), la surface d'un seul d'entre eux peut être supérieure à 0,8 fois la surface du pic principal du chromatogramme obtenu avec la solution témoin (d) (4 pour cent), et la somme de leur surface n'est pas supérieure à 2 fois la surface du pic principal du chromatogramme obtenu avec la solution témoin (d) (10 pour cent).

Métaux lourds (*2.4.8*). 0,5 g de chlorhydrate de déméclocycline satisfait à l'essai limite C des métaux lourds (50 ppm). Préparez le témoin avec 2,5 ml de *solution à 10 ppm de plomb (Pb) R*.

Teneur en eau (*2.5.12*). Déterminée par semi-microdosage sur 1,000 g de chlorhydrate de déméclocycline, la teneur en eau n'est pas supérieure à 3,0 pour cent.

Cendres sulfuriques (*2.4.14*). Déterminé sur 1,0 g de chlorhydrate de déméclocycline, le taux des cendres sulfuriques n'est pas supérieur à 0,5 pour cent.

DOSAGE

Opérez par chromatographie liquide (*2.2.29*).

Solution à examiner. Dissolvez 25,0 mg de chlorhydrate de déméclocycline dans de l'*acide chlorhydrique 0,01 M* et complétez à 25,0 ml avec le même acide.

Solution témoin (a). Dissolvez 25,0 mg de *chlorhydrate de déméclocycline SCR* dans de l'*acide chlorhydrique 0,01 M* et complétez à 25,0 ml avec le même acide.

Solution témoin (b). Dissolvez 5,0 mg de *chlorhydrate de 4-épidéméclocycline SCR* dans de l'*acide chlorhydrique 0,01 M* et complétez à 25,0 ml avec le même acide.

Solution témoin (c). Prélevez 1,0 ml de solution témoin (a) et 5,0 ml de solution témoin (b) et complétez à 25,0 ml avec de l'*acide chlorhydrique 0,01 M.*

Solution témoin (d). Prélevez 5,0 ml de solution témoin (a) et complétez à 100,0 ml avec de l'*acide chlorhydrique 0,01 M.*

La chromatographie peut être réalisée en utilisant :

- une colonne d'une longueur de 0,25 m et d'un diamètre intérieur de 4,6 mm, remplie de *copolymère styrène-divinylbenzène R* (8-10 µm),
- comme phase mobile, à un débit de 1 ml/min, un mélange préparé comme suit : pesez et transférez 80,0 g de *2-méthyl-2-propanol R* dans un ballon jaugé de 1000 ml au moyen de 200 ml d'*eau R*. Ajoutez 100 ml d'une solution de *phosphate dipotassique R* à 35 g/l, ajustée à pH 9,0 à l'aide d'*acide phosphorique dilué R*, 150 ml d'une solution d'*hydrogénosulfate de tétrabutylammonium R* à 10 g/l ajustée à pH 9,0 à l'aide de *solution diluée d'hydroxyde de sodium R* et 10 ml d'une solution d'*édétate de sodium R* à 40 g/l ajustée à pH 9,0 à l'aide de *solution diluée d'hydroxyde de sodium R*. Complétez à 1000 ml avec de l'*eau R*,
- comme détecteur, un spectrophotomètre réglé à 254 nm,
- un injecteur à boucle de 20 µl,
- un intégrateur électronique,

en maintenant la température de la colonne à 60 °C. Injectez la solution témoin (c). Ajustez la sensibilité du détecteur de façon que la hauteur des pics représente au moins 50 pour cent de l'échelle totale de l'enregistreur. Le dosage n'est valable que si la résolution entre le premier pic (impureté B) et le second pic (déméclocycline) n'est pas inférieure à 2,8. Si nécessaire, ajustez la teneur en 2-méthyl-2-propanol de la phase mobile ou réduisez le pH de cette dernière. Le facteur de symétrie du second pic n'est pas supérieur à 1,25. Injectez 6 fois la solution témoin (a). Le dosage n'est valable que si l'écart type relatif de la surface du pic de la déméclocycline n'est pas supérieur à 1,0 pour cent. Si nécessaire, ajustez le réglage de l'intégrateur. Injectez alternativement la solution à examiner et la solution témoin (a).

Calculez la teneur pour cent de chlorhydrate de déméclocycline.

CONSERVATION

A l'abri de la lumière.

IMPURETÉS

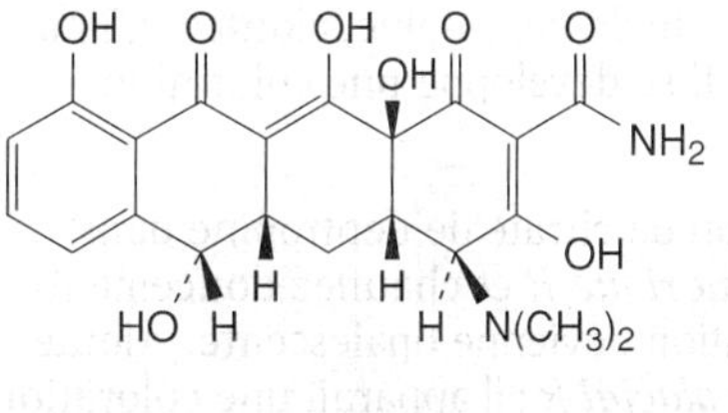

A. déméthyltétracycline,

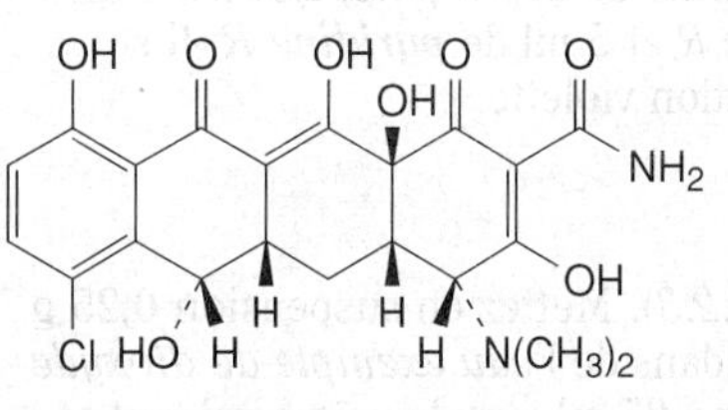

B. 4-épidéméclocycline.

Monographies D - K

01/2002:1308

DEPTROPINE (CITRATE DE)

Deptropini citras

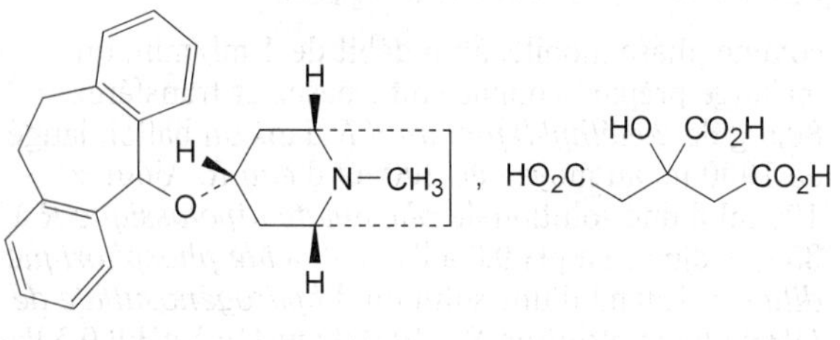

$C_{29}H_{35}NO_8$ M_r 525,6

DÉFINITION

Le citrate de deptropine contient au minimum 98,0 pour cent et au maximum l'équivalent de 101,0 pour cent de dihydrogénocitrate de (1*R*,3*r*,5*S*)-3-(10,11-dihydro-5*H*-dibenzo[*a*,*d*][7]annulén-5-yloxy)-8-méthyl-8-azabicyclo[3.2.1]octane, calculé par rapport à la substance desséchée.

CARACTÈRES

Poudre microcristalline, blanche ou sensiblement blanche, très peu soluble dans l'eau et dans l'éthanol, pratiquement insoluble dans le chlorure de méthylène et dans l'éther.

Le citrate de deptropine fond en se décomposant vers 170 °C.

IDENTIFICATION

Première identification : A.

Seconde identification : B, C, D, E.

A. Examinez le citrate de deptropine par spectrophotométrie d'absorption dans l'infrarouge (*2.2.24*), en comparant avec le spectre obtenu avec le *citrate de deptropine SCR*.

B. Examinez les chromatogrammes obtenus dans l'essai des substances apparentées. La tache principale du chromatogramme obtenu avec la solution à examiner (b) est semblable quant à sa position, sa coloration et ses dimensions à la tache principale du chromatogramme obtenu avec la solution témoin (b).

C. A 1 mg environ de citrate de deptropine, ajoutez 0,5 ml d'*acide sulfurique R*. Il se développe une coloration orange-rouge stable.

D. Dissolvez 1 mg environ de citrate de deptropine dans 0,25 ml d'*acide perchlorique R* et chauffez doucement jusqu'à ce que la solution devienne opalescente. Ajoutez 5 ml d'*acide acétique glacial R* ; il apparaît une coloration rose avec une intense fluorescence verte.

E. A 5 mg environ de citrate de deptropine, ajoutez 1 ml d'*anhydride acétique R* et 5 ml de *pyridine R*. Il se développe une coloration violette.

ESSAI

Détermination du pH (*2.2.3*). Mettez en suspension 0,25 g de citrate de deptropine dans de l'*eau exempte de dioxyde de carbone R*, complétez à 25 ml avec le même solvant et filtrez. Le pH de la solution est de 3,7 à 4,5.

Substances apparentées. Opérez par chromatographie sur couche mince (*2.2.27*) en utilisant une plaque recouverte d'un gel de silice approprié contenant un indicateur de fluorescence dont l'intensité est optimale à 254 nm.

Solution à examiner (a). Dissolvez 0,10 g de citrate de deptropine dans du *méthanol R* et complétez à 10 ml avec le même solvant.

Solution à examiner (b). Prélevez 1 ml de solution à examiner (a) et complétez à 10 ml avec du *méthanol R*.

Solution témoin (a). Prélevez 1,0 ml de solution à examiner (a) et complétez à 100,0 ml avec du *méthanol R*.

Solution témoin (b). Dissolvez 20 mg de *citrate de deptropine SCR* dans du *méthanol R* et complétez à 2 ml avec le même solvant. Prélevez 1 ml de cette solution et complétez à 10 ml avec du *méthanol R*.

Solution témoin (c). Dissolvez 5 mg de *tropine SCR* dans du *méthanol R* et complétez à 100,0 ml avec le même solvant.

Solution témoin (d). Dissolvez 10 mg de *citrate de deptropine SCR* et 10 mg de *tropine SCR* dans du *méthanol R*, puis complétez à25 ml avec le même solvant.

Déposez sur la plaque 40 µl de chaque solution. Développez sur un parcours de 10 cm avec un mélange de 8 volumes d'*ammoniaque concentrée R* et de 92 volumes de *butanol R*. Séchez la plaque à 100-105 °C jusqu'à évaporation totale de l'ammoniaque. Examinez en lumière ultraviolette à 254 nm. S'il apparaît d'autres taches que la tache principale dans le chromatogramme obtenu avec la solution à examiner (a), aucune d'entre elles n'est plus intense que la tache du chromatogramme obtenu avec la solution témoin (a) (1 pour cent). Pulvérisez de la *solution d'iodobismuthate de potassium dilué R*, puis une solution de *nitrite de sodium R* à 10 g/l. Exposez la plaque aux vapeurs d'iode. Examinez à la lumière du jour et en lumière ultraviolette à 254 nm. S'il apparaît une tache correspondant à la tropine dans le chromatogramme obtenu avec la solution à examiner (a), elle n'est pas plus intense que la tache du chromatogramme obtenu avec la solution témoin (c) (0,5 pour cent). S'il apparaît d'autres taches que la tache principale et une tache correspondant à la tropine dans le chromatogramme obtenu avec la solution à examiner (a), aucune d'entre elles n'est plus intense que la tache du chromatogramme obtenu avec la solution témoin (a) (1 pour cent). L'essai n'est valable que si le chromatogramme obtenu avec la solution témoin (d) présente deux taches nettement séparées.

Métaux lourds (*2.4.8*). 1,0 g de citrate de deptropine satisfait à l'essai limite C des métaux lourds (20 ppm). Préparez le témoin avec 2 ml de *solution à 10 ppm de plomb (Pb) R*.

Perte à la dessiccation (*2.2.32*). Déterminée à l'étuve à 100-105 °C pendant 4 h, sur 1,000 g de citrate de deptropine, la perte à la dessiccation n'est pas supérieure à 2,0 pour cent.

Cendres sulfuriques (*2.4.14*). Déterminé sur 1,0 g de citrate de deptropine, le taux des cendres sulfuriques n'est pas supérieur à 0,1 pour cent.

DOSAGE

Dissolvez 0,400 g de citrate de deptropine dans 50 ml d'*acide acétique anhydre R*. Titrez par l'*acide perchlorique 0,1 M*. Déterminez le point de fin de titrage par potentiométrie (*2.2.20*).

1 ml d'*acide perchlorique 0,1 M* correspond à 52,56 mg de $C_{29}H_{35}NO_8$.

CONSERVATION

A l'abri de la lumière.

Monographies D - K

IMPURETÉS

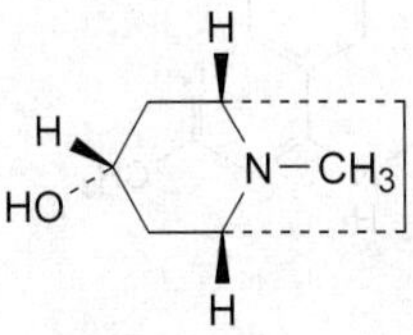

A. (1*R*,3*r*,5*S*)-8-méthyl-8-azabicyclo[3.2.1]octan-3-ol (tropine),

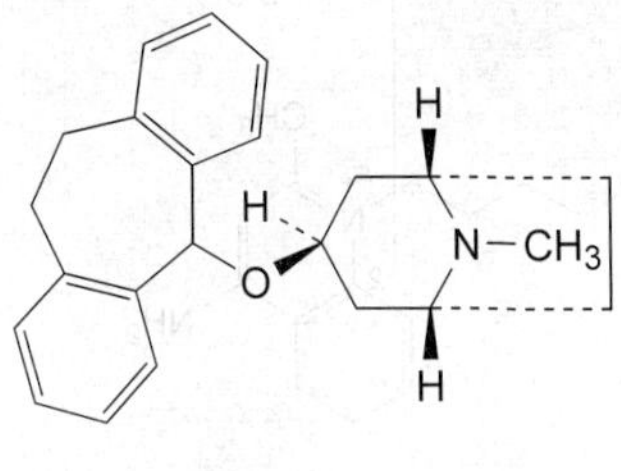

B. (1*R*,3*s*,5*S*)-3-(10,11-dihydro-5*H*-dibenzo[*a*,*d*][7]annulén-5-yloxy)-8-méthyl-8-azabicyclo[3.2.1]octane (pseudodeptropine),

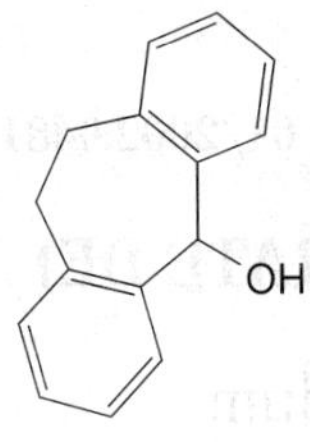

C. 10,11-dihydro-5*H*-dibenzo[*a*,*d*][7]annulén-5-ol (dibenzocycloheptadiénol),

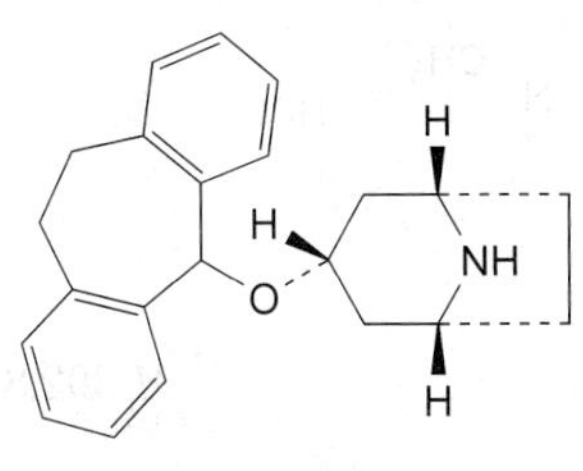

D. (1*R*,3*r*,5*S*)-3-(10,11-dihydro-5*H*-dibenzo[*a*,*d*][7]annulén-5-yloxy)-8-azabicyclo[3.2.1]octane (déméthyldeptropine).

01/2002:1413

DÉQUALINIUM (CHLORURE DE)

Dequalinii chloridum

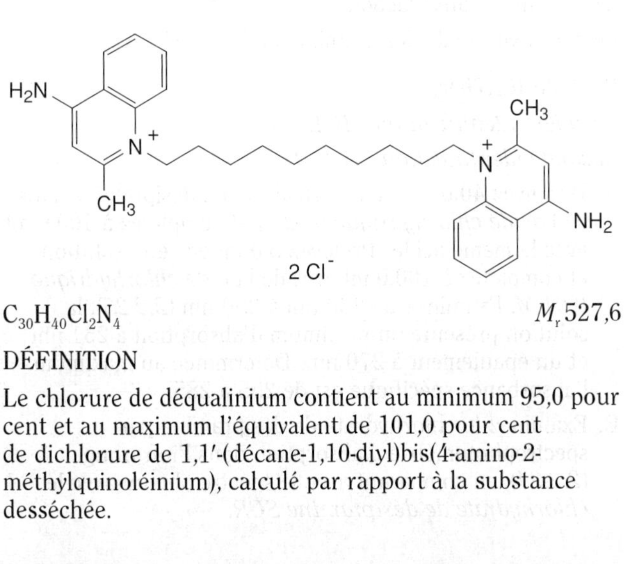

$C_{30}H_{40}Cl_2N_4$ M_r 527,6

DÉFINITION

Le chlorure de déqualinium contient au minimum 95,0 pour cent et au maximum l'équivalent de 101,0 pour cent de dichlorure de 1,1'-(décane-1,10-diyl)bis(4-amino-2-méthylquinoléinium), calculé par rapport à la substance desséchée.

CARACTÈRES

Poudre blanche ou blanc-jaune, hygroscopique, peu soluble dans l'eau et dans l'alcool.

IDENTIFICATION

Première identification : B, E.

Seconde identification : A, C, D, E.

A. Dissolvez environ 10 mg de chlorure de déqualinium dans de l'*eau R* et complétez à 100 ml avec le même solvant. Prélevez 10 ml de solution et complétez à 100 ml avec de l'*eau R*. Examinée de 230 nm à 350 nm (*2.2.25*), la solution présente 2 maximums d'absorption respectivement à 240 nm et à 326 nm et un épaulement à 336 nm. Le rapport entre l'absorbance mesurée au maximum à 240 nm et l'absorbance mesurée au maximum à 326 nm est de 1,56 à 1,80 et le rapport entre l'absorbance mesurée au maximum à 326 nm et l'absorbance mesurée à l'épaulement à 336 nm est de 1,12 à 1,30.

B. Examinez le chlorure de déqualinium par spectrophotométrie d'absorption dans l'infrarouge de 600 cm^{-1} à 2000 cm^{-1} (*2.2.24*), en comparant avec le spectre obtenu avec le *chlorure de déqualinium SCR*.

C. A 5 ml de solution S (voir Essai), ajoutez 5 ml de *solution de ferricyanure de potassium R*. Il se forme un précipité jaune.

D. A 10 ml de solution S, ajoutez 1 ml d'*acide nitrique dilué R*. Il se forme un précipité blanc. Filtrez et conservez le filtrat pour l'identification E.

E. Le filtrat obtenu dans l'identification D donne la réaction (a) des chlorures (*2.3.1*).

ESSAI

Solution S. Dissolvez 0,2 g de chlorure de déqualinium dans 90 ml d'*eau exempte de dioxyde de carbone R*, en chauffant si nécessaire, et complétez à 100 ml avec le même solvant.

Aspect de la solution. La solution S est limpide (*2.2.1*) et incolore (*2.2.2, Procédé II*).

Acidité ou alcalinité. A 5 ml de solution S, ajoutez 0,1 ml de *solution de bleu de bromothymol R1*. Le virage de l'indicateur ne nécessite pas plus de 0,2 ml d'*acide chlorhydrique 0,01 M* ou d'*hydroxyde de sodium 0,01 M*.

Substances apparentées. Opérez par chromatographie liquide (*2.2.29*).

Solution à examiner. Dissolvez 10,0 mg de chlorure de déqualinium dans la phase mobile et complétez à 10,0 ml avec la phase mobile.

Solution témoin (a). Dissolvez 10,0 mg de *chlorure de déqualinium pour essai de validité SCR* dans la phase mobile et complétez à 10,0 ml avec la phase mobile.

Solution témoin (b). Dissolvez 10,0 mg de *chlorure de déqualinium SCR* dans la phase mobile et complétez à 10,0 ml avec la phase mobile. Prélevez 1,0 ml de solution et complétez à 50,0 ml avec la phase mobile.

La chromatographie peut être réalisée en utilisant :

– une colonne d'acier inoxydable, d'une longueur de 0,25 m et d'un diamètre intérieur de 4,6 mm, remplie de *gel de silice octadécylsilylé postgreffé pour chromatographie R*,

– comme phase mobile, à un débit de 1,5 ml/min, la solution suivante : dissolvez 2 g d'*hexanesulfonate de sodium R* dans 300 ml d'*eau R* et ajustez à pH 4,0 avec de l'*acide acétique R*, puis ajoutez 700 ml de *méthanol R*,

– comme détecteur, un spectrophotomètre réglé à 240 nm.

Ajustez la sensibilité du système de façon que la hauteur du pic dû à l'impureté B dans le chromatogramme obtenu avec 10 µl de solution témoin (a) représente au moins 25 pour cent de l'échelle totale de l'enregistreur. Mesurez la hauteur (*A*) au-dessus de la ligne de base du pic dû à l'impureté B et la hauteur (*B*) au-dessus de la ligne de base du point le plus bas du tracé entre ce pic et le pic correspondant au chlorure de déqualinium. L'essai n'est valable que si le rapport *A/B* est supérieur à 2. Si nécessaire, ajustez la concentration en méthanol dans la phase mobile.

Injectez 10 µl de solution à examiner et 10 µl de solution témoin (b). Continuez la chromatographie de la solution à examiner pendant 5 fois le temps de rétention du pic correspondant au chlorure de déqualinium. S'il apparaît, dans le chromatogramme obtenu avec la solution à examiner, un pic dû à l'impureté A, sa surface n'est pas supérieure à la moitié de la surface du pic principal du chromatogramme obtenu avec la solution témoin (b) (1 pour cent). S'il apparaît, dans le chromatogramme obtenu avec la solution à examiner, d'autres pics que le pic principal, la somme de leur surface n'est pas supérieure à 5 fois la surface du pic principal du chromatogramme obtenu avec la solution témoin (b) (10 pour cent). Ne tenez pas compte des pics dont la surface est inférieure à 0,025 fois la surface du pic principal du chromatogramme obtenu avec la solution témoin (b).

Substances facilement carbonisables. Dissolvez 20 mg de chlorure de déqualinium dans 2 ml d'*acide sulfurique R*. Après 5 min, la solution n'est pas plus fortement colorée que la solution témoin JB_4 (*2.2.2, Procédé I*).

Perte à la dessiccation (*2.2.32*). Déterminée à 100-105 °C sous une pression ne dépassant pas 0,7 kPa sur 1,000 g de chlorure de déqualinium, la perte à la dessiccation n'est pas supérieure à 7,0 pour cent.

Cendres sulfuriques (*2.4.14*). Déterminé sur 1,0 g de chlorure de déqualinium, le taux des cendres sulfuriques n'est pas supérieur à 0,1 pour cent.

DOSAGE

Afin d'éviter un échauffement trop important du milieu réactionnel, mélangez soigneusement pendant le titrage et arrêtez le titrage immédiatement après le point de fin de titrage.

Dissolvez 0,200 g de chlorure de déqualinium dans 5 ml d'*acide formique anhydre R*, puis ajoutez 50 ml d'*anhydride acétique R*. Titrez par l'*acide perchlorique 0,1 M*. Déterminez le point de fin de titrage par potentiométrie (*2.2.20*).

1 ml d'*acide perchlorique 0,1 M* correspond à 26,38 mg de $C_{30}H_{40}Cl_2N_4$.

CONSERVATION

En récipient étanche.

IMPURETÉS

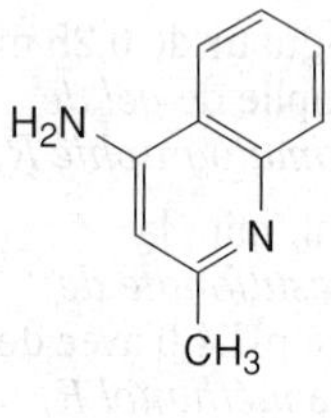

A. 2-méthylquinoléin-4-amine,

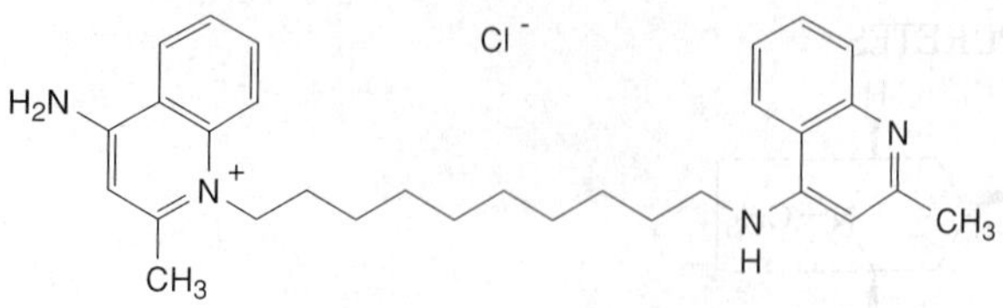

B. chlorure de 4-amino-1-[10-[(2-méthylquinoléin-4-yl)amino]décyl]-2-méthylquinoléinium,

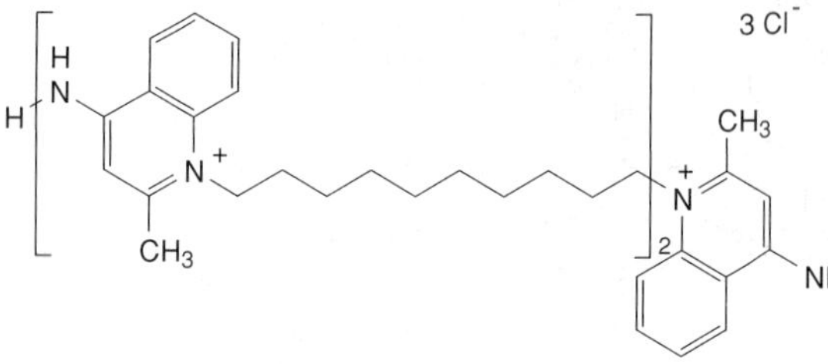

C. trichlorure de 1-[10-(4-amino-2-méthylquinoléinio)décyl]-4-[[10-(4-amino-2-méthylquinoléinio)décyl]amino]-2-méthylquinoléinium.

01/2002:0481

DÉSIPRAMINE (CHLORHYDRATE DE)

Desipramini hydrochloridum

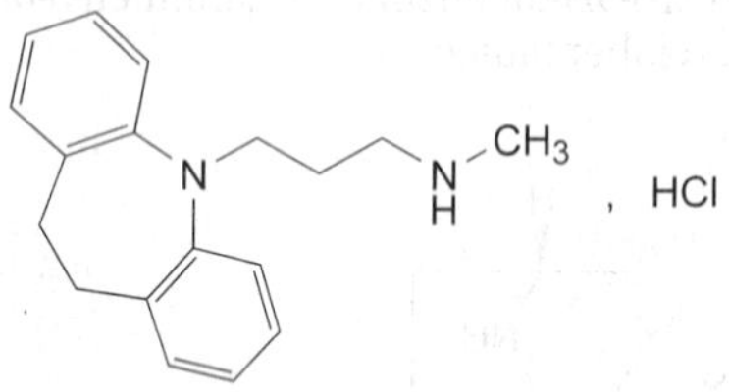

$C_{18}H_{23}ClN_2$ M_r 302,8

DÉFINITION

Le chlorhydrate de désipramine contient au minimum 99,0 pour cent et au maximum l'équivalent de 101,0 pour cent de chlorhydrate de 3-(10,11-dihydro-5*H*-dibenzo[*b,f*]azépin-5-yl)-*N*-méthylpropan-1-amine, calculé par rapport à la substance desséchée.

CARACTÈRES

Poudre cristalline, blanche ou sensiblement blanche, soluble dans l'eau et dans l'alcool.

Le chlorhydrate de désipramine fond vers 214 °C.

IDENTIFICATION

Première identification : B, E.

Seconde identification : A, C, D, E.

A. Dissolvez 40,0 mg de chlorhydrate de désipramine dans de l'*acide chlorhydrique 0,01 M* et complétez à 100,0 ml avec le même acide. Prélevez 5,0 ml de cette solution et complétez à 100,0 ml avec de l'*acide chlorhydrique 0,01 M*. Examinée de 230 nm à 350 nm (*2.2.25*), la solution présente un maximum d'absorption à 251 nm et un épaulement à 270 nm. Déterminée au maximum, l'absorbance spécifique est de 255 à 285.

B. Examinez le chlorhydrate de désipramine par spectrophotométrie d'absorption dans l'infrarouge (*2.2.24*), en comparant avec le spectre obtenu avec le *chlorhydrate de désipramine SCR*.

C. Examinez les chromatogrammes obtenus dans l'essai des substances apparentées. La tache principale du chromatogramme obtenu avec la solution à examiner (b) est semblable quant à sa position, sa coloration et ses dimensions à la tache principale du chromatogramme obtenu avec la solution témoin (a).
D. Dissolvez 50 mg environ de chlorhydrate de désipramine dans 3 ml d'*eau R* et ajoutez 0,05 ml d'une solution de *quinhydrone R* à 25 g/l dans du *méthanol R*. Il se développe une coloration rose intense en 15 min environ.
E. A 0,5 ml de solution S (voir Essai), ajoutez 1,5 ml d'*eau R*. La solution donne la réaction (a) des chlorures (*2.3.1*).

ESSAI

Solution S. Dissolvez 1,25 g de chlorhydrate de désipramine dans de l'*eau exempte de dioxyde de carbone R* en chauffant à 30 °C au maximum si nécessaire et complétez à 25 ml avec le même solvant.

Aspect de la solution. La solution S, examinée immédiatement après sa préparation, n'est pas plus fortement colorée que la solution témoin JB_6 (*2.2.2, Procédé II*).

Acidité ou alcalinité. A 10 ml de solution S, ajoutez 0,1 ml de *solution de rouge de méthyle R* et 0,3 ml d'*hydroxyde de sodium 0,01 M*. La solution est colorée en jaune. Le virage au rouge de l'indicateur ne nécessite pas plus de 0,5 ml d'*acide chlorhydrique 0,01 M*.

Substances apparentées. *Effectuez l'essai à l'abri d'une lumière vive.* Opérez par chromatographie sur couche mince (*2.2.27*) en utilisant une *plaque au gel de silice pour CCM R*.

Solution à examiner (a). Dissolvez 0,10 g de chlorhydrate de désipramine dans un mélange à volumes égaux de *chlorure de méthylène R* et d'*éthanol R* et complétez à 10 ml avec le même mélange de solvants. *Préparez extemporanément.*

Solution à examiner (b). Prélevez 1 ml de solution à examiner (a) et complétez à 10 ml avec un mélange à volumes égaux de *chlorure de méthylène R* et d'*éthanol R*.

Solution témoin (a). Dissolvez 25 mg de *chlorhydrate de désipramine SCR* dans un mélange à volumes égaux de *chlorure de méthylène R* et d'*éthanol R* et complétez à 25 ml avec le même mélange de solvants. *Préparez extemporanément.*

Solution témoin (b). Prélevez 1 ml de solution témoin (a) et complétez à 50 ml avec un mélange à volumes égaux de *chlorure de méthylène R* et d'*éthanol R*.

Déposez sur la plaque 5 µl de chaque solution. Développez sur un parcours de 7 cm avec un mélange de 1 volume d'*eau R*, de 10 volumes d'*acide acétique anhydre R* et de 10 volumes de *toluène R*. Séchez la plaque dans un courant d'air pendant 10 min. Pulvérisez une solution de *dichromate de potassium R* à 5 g/l dans un mélange de 1 volume d'*acide sulfurique R* et de 4 volumes d'*eau R*. Examinez la plaque immédiatement. S'il apparaît d'autres taches que la tache principale dans le chromatogramme obtenu avec la solution à examiner (a), aucune d'entre elles n'est plus intense que la tache du chromatogramme obtenu avec la solution témoin (b) (0,2 pour cent).

Métaux lourds (*2.4.8*). 2,0 g de chlorhydrate de désipramine satisfont à l'essai limite C des métaux lourds (20 ppm). Préparez le témoin avec 4 ml de *solution à 10 ppm de plomb (Pb) R*.

Perte à la dessiccation (*2.2.32*). Déterminée à l'étuve à 100-105 °C sur 1,000 g de chlorhydrate de désipramine, la perte à la dessiccation n'est pas supérieure à 0,5 pour cent.

Cendres sulfuriques (*2.4.14*). Déterminé sur 1,0 g de chlorhydrate de désipramine, le taux des cendres sulfuriques n'est pas supérieur à 0,1 pour cent.

DOSAGE

Dissolvez 0,2500 g de chlorhydrate de désipramine dans un mélange de 5 ml d'*acide chlorhydrique 0,01 M* et de 50 ml d'*alcool R*. Titrez par l'*hydroxyde de sodium 0,1 M*. Tracez la courbe potentiométrique (*2.2.20*) et mesurez le volume d'*hydroxyde de sodium 0,1 M* utilisé entre les 2 points d'inflexion.

1 ml d'*hydroxyde de sodium 0,1 M* correspond à 30,28 mg de $C_{18}H_{23}ClN_2$.

CONSERVATION

A l'abri de la lumière.

01/2002:0482

DESLANOSIDE

Deslanosidum

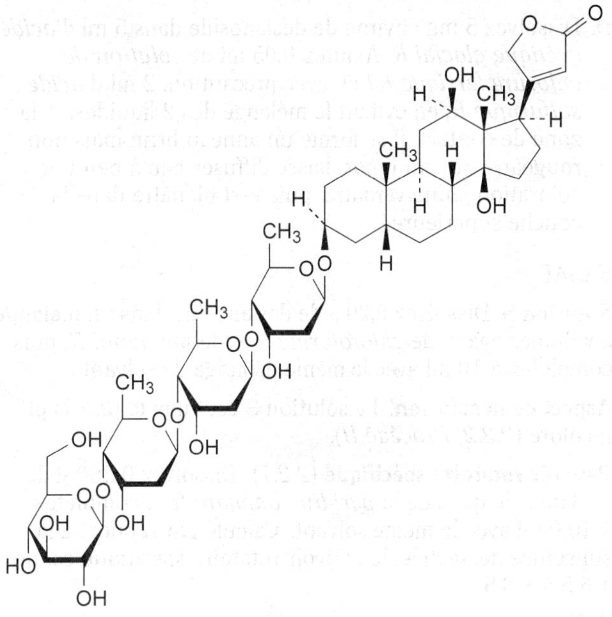

$C_{47}H_{74}O_{19}$ M_r 943

DÉFINITION

Le deslanoside contient au minimum 95,0 pour cent et au maximum l'équivalent de 105,0 pour cent de 3β-[(*O*-β-D-glucopyranosyl-(1→4)-*O*-2,6-didésoxy-β-D-*ribo*-hexopyranosyl-(1→4)-*O*-2,6-didésoxy-β-D-*ribo*-hexopyranosyl-(1→4)-2,6-didésoxy-β-D-*ribo*-hexopyranosyl)oxy]-12β,14-dihydroxy-5β,14β-card-20(22)-énolide, calculé par rapport à la substance desséchée.

CARACTÈRES

Poudre cristalline ou finement cristalline, blanche, hygroscopique, pratiquement insoluble dans l'eau et dans l'éther, très peu soluble dans l'alcool.

Dans une atmosphère à basse humidité relative, le deslanoside perd de l'eau.

IDENTIFICATION

Première identification : A.

Seconde identification : B, C, D.

A. Examinez le deslanoside par spectrophotométrie d'absorption dans l'infrarouge (*2.2.24*), en comparant avec le spectre obtenu avec le *deslanoside SCR*. Lors de la comparaison des spectres, observez en particulier l'absence d'un maximum distinct d'absorption à 1260 cm^{-1} environ et l'intensité du maximum d'absorption à 1740 cm^{-1} environ. Examinez les substances sous forme de pastilles préparées comme suit : dissolvez respectivement 1 mg de substance à examiner et 1 mg de substance de référence dans 0,3 ml de *méthanol R* et triturez avec 0,4 g environ de *bromure de potassium R* finement pulvérisé et desséché ; continuez à triturer jusqu'à obtention d'un mélange homogène et complètement desséché.

B. Examinez les chromatogrammes obtenus dans l'essai des substances apparentées. La bande principale du chromatogramme obtenu avec la solution à examiner (b) est semblable quant à sa position, sa coloration et ses dimensions à la bande principale du chromatogramme obtenu avec la solution témoin (a).

C. Mettez en suspension 0,5 mg environ de deslanoside dans 0,2 ml d'*alcool à 60 pour cent V/V R*. Ajoutez 0,1 ml de *solution d'acide dinitrobenzoïque R* et 0,1 ml de *solution diluée d'hydroxyde de sodium R*. Il se développe une coloration violette.

D. Dissolvez 5 mg environ de deslanoside dans 5 ml d'*acide acétique glacial R*. Ajoutez 0,05 ml de *solution de chlorure ferrique R1* et, avec précaution, 2 ml d'*acide sulfurique R*, en évitant le mélange des 2 liquides. A la zone de contact, il se forme un anneau brun mais non rougeâtre qui, au repos, laisse diffuser peu à peu une coloration jaune verdâtre, puis vert bleuâtre dans la couche supérieure.

ESSAI

Solution S. Dissolvez 0,20 g de deslanoside dans un mélange à volumes égaux de *chloroforme R* et de *méthanol R*, puis complétez à 10 ml avec le même mélange de solvants.

Aspect de la solution. La solution S est limpide (*2.2.1*) et incolore (*2.2.2, Procédé II*).

Pouvoir rotatoire spécifique (*2.2.7*). Dissolvez 0,200 g de deslanoside dans de la *pyridine anhydre R* et complétez à 10,0 ml avec le même solvant. Calculé par rapport à la substance desséchée, le pouvoir rotatoire spécifique est de + 6,5 à + 8,5.

Substances apparentées. Opérez par chromatographie sur couche mince (*2.2.27*) en utilisant une plaque recouverte de *gel de silice G R*.

Solution à examiner (a). Utilisez la solution S.

Solution à examiner (b). Prélevez 1 ml de solution à examiner (a) et complétez à 10 ml avec un mélange à volumes égaux de *chloroforme R* et de *méthanol R*.

Solution témoin (a). Dissolvez 20 mg de *deslanoside SCR* dans un mélange à volumes égaux de *chloroforme R* et de *méthanol R*, puis complétez à 10 ml avec le même mélange de solvants.

Solution témoin (b). Prélevez 2,5 ml de solution témoin (a) et complétez à 10 ml avec un mélange à volumes égaux de *chloroforme R* et de *méthanol R*.

Solution témoin (c). Prélevez 1 ml de solution témoin (a) et complétez à 10 ml avec un mélange à volumes égaux de *chloroforme R* et de *méthanol R*.

Déposez séparément sur la plaque, en bandes de 10 mm, 5 µl de chaque solution. Développez immédiatement sur un parcours de 15 cm avec un mélange de 3 volumes d'*eau R*, de 36 volumes de *méthanol R* et de 130 volumes de *chlorure de méthylène R*. Faites sécher la plaque dans un courant d'air chaud. Pulvérisez un mélange de 5 volumes d'*acide sulfurique R* et de 95 volumes d'*alcool R*. Chauffez la plaque à 140 °C pendant 15 min. Examinez à la lumière du jour. S'il apparaît d'autres bandes que la bande principale dans le chromatogramme obtenu avec la solution à examiner (a), aucune d'entre elles n'est plus intense que la bande du chromatogramme obtenu avec la solution témoin (b) (2,5 pour cent) et seules deux d'entre elles sont plus intenses que la bande du chromatogramme obtenu avec la solution témoin (c) (1,0 pour cent).

Perte à la dessiccation (*2.2.32*). Déterminée à l'étuve sous vide à 100-105 °C sur 0,500 g de deslanoside, la perte à la dessiccation n'est pas supérieure à 5,0 pour cent.

Cendres sulfuriques (*2.4.14*). Déterminé sur le résidu obtenu dans l'essai de la perte à la dessiccation, le taux des cendres sulfuriques n'est pas supérieur à 0,1 pour cent.

DOSAGE

Dissolvez 50,0 mg de deslanoside dans de l'*alcool R* et complétez à 50,0 ml avec le même solvant. Prélevez 5,0 ml de cette solution et complétez à 100,0 ml avec de l'*alcool R*. Préparez dans les mêmes conditions une solution témoin avec 50,0 mg de *deslanoside SCR* non séché. A 5,0 ml de chaque solution, ajoutez 3,0 ml de *solution alcaline de picrate de sodium R* et laissez reposer à l'abri d'une lumière vive pendant 40 min dans un bain-marie à 20 ± 1 °C. Mesurez l'absorbance (*2.2.25*) des 2 solutions au maximum à 484 nm en utilisant comme liquide de compensation un mélange de 3,0 ml de *solution alcaline de picrate de sodium R* et de 5,0 ml d'*alcool R*, préparé simultanément.

En tenant compte des absorbances mesurées et de la concentration des solutions, calculez la teneur de la substance à examiner en $C_{47}H_{74}O_{19}$.

CONSERVATION

En récipient de verre à fermeture étanche, à l'abri de la lumière et à une température inférieure à 10 °C.

01/2002:0712

DESMOPRESSINE

Desmopressinum

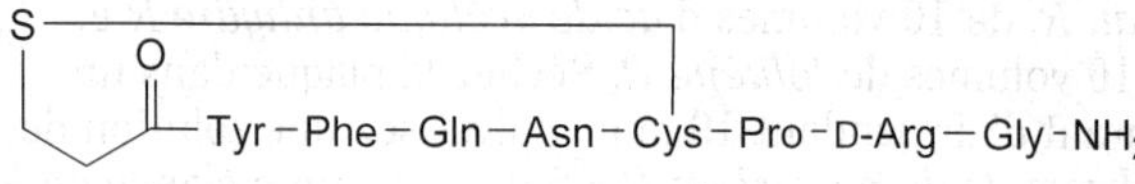

$C_{46}H_{64}N_{14}O_{12}S_2$ M_r 1069

DÉFINITION

La desmopressine est un nonapeptide cyclique de synthèse possédant des propriétés antidiurétiques. Elle contient au minimum 95,0 pour cent et au maximum l'équivalent de 105,0 pour cent du peptide $C_{46}H_{64}N_{14}O_{12}S_2$, calculé par rapport à la substance anhydre et exempte d'acide acétique. Elle se présente sous la forme d'un acétate.

CARACTÈRES

Poudre aérée, blanche, soluble dans l'eau, dans l'alcool et dans l'acide acétique glacial.

IDENTIFICATION

Examinez les chromatogrammes obtenus dans le dosage. Le pic principal du chromatogramme obtenu avec la solution à examiner est semblable quant à son temps de rétention et ses dimensions approximatifs au pic principal du chromatogramme obtenu avec la solution témoin.

ESSAI

Pouvoir rotatoire spécifique (*2.2.7*). Dissolvez 10,0 mg de desmopressine dans une solution d'*acide acétique glacial R* à 1 pour cent *V/V* et complétez à 5,0 ml avec le même acide. Calculé par rapport à la substance anhydre et exempte d'acide acétique, le pouvoir rotatoire spécifique est de – 72 à – 82.

Acides aminés. Opérez au moyen d'un analyseur d'acides aminés. Etalonnez l'appareil avec un mélange en quantités équimolaires d'ammoniaque, de glycine et de la forme L des acides aminés suivants :

lysine	thréonine	alanine	leucine
histidine	sérine	valine	tyrosine
arginine	acide glutamique	méthionine	phénylalanine
acide aspartique	proline	isoleucine	

plus la moitié de la quantité équimolaire de L-cystine. Pour la validation de la méthode, utilisez un étalon interne approprié tel que la *DL-norleucine R*.

Solution à examiner. Dans un tube de verre dur rigoureusement propre, d'une longueur de 100 mm et d'un diamètre intérieur de 6 mm, introduisez 1,0 mg de desmopressine. Ajoutez une quantité appropriée d'une solution d'*acide chlorhydrique R* à 50 pour cent *V/V*. Immergez le tube dans un mélange réfrigérant à température de – 5 °C, faites le vide dans le tube jusqu'à obtention d'une pression inférieure à 133 Pa, puis scellez. Chauffez à 110-115 °C pendant 16 h. Refroidissez le tube, puis ouvrez-le, transvasez son contenu dans un flacon de 10 ml à l'aide de 5 fois 0,2 ml d'*eau R* et évaporez à siccité sous pression réduite sur de l'*hydroxyde de potassium R*. Dissolvez le résidu dans de l'*eau R* et évaporez à siccité sous pression réduite sur de l'*hydroxyde de potassium R*, puis répétez ces opérations une fois. Reprenez le résidu par une solution tampon adaptée à l'analyseur d'acides aminés utilisé et complétez à un volume approprié avec la même solution tampon. Déposez un volume approprié dans l'analyseur d'acides aminés.

Exprimez la teneur de chacun des acides aminés en moles. Calculez la proportion relative des différents acides aminés en attribuant la valeur 1 à la somme divisée par 6 du nombre de moles d'acide aspartique, d'acide glutamique, de proline, de glycine, d'arginine et de phénylalanine. Les valeurs obtenues se situent dans les limites suivantes : acide aspartique 0,95 à 1,05 ; acide glutamique 0,95 à 1,05 ; proline 0,95 à 1,05 ; glycine 0,95 à 1,05 ; arginine 0,95 à 1,05 ; phénylalanine 0,95 à 1,05 ; tyrosine 0,70 à 1,05 ; demi-cystine 0,30 à 1,05. La lysine, l'isoleucine et la leucine sont absentes ; d'autres acides aminés peuvent être présents à l'état de traces.

Peptides apparentés. Opérez par chromatographie liquide (*2.2.29*) comme décrit sous Dosage en appliquant les conditions d'élution décrites dans le tableau ci-dessous, à un débit de 1,5 ml/min.

Intervalle (min)	Phase mobile A (pour cent *V/V*)	Phase mobile B (pour cent *V/V*)	Commentaire
0 - 4	76	24	isocratique
4 - 18	76 → 58	24 → 42	gradient linéaire
18 - 35	58 → 48	42 → 52	gradient linéaire
35 - 40	48 → 76	52 → 24	retour à la composition initiale
40 - 50	76	24	rééquilibrage

Injectez 50 µl de solution pour essai de résolution et identifiez les pics dus à la desmopressine et à l'oxytocine (premier et deuxième pics respectivement). Ajustez si nécessaire la teneur en acétonitrile de la phase mobile de façon à obtenir un temps de rétention de 16 min environ pour le pic de la desmopressine. L'essai n'est valable que si la résolution entre les pics correspondant à la desmopressine et à l'oxytocine n'est pas inférieure à 1,5.

Injectez 50 µl de solution à examiner. S'il apparaît d'autres pics que le pic principal dans le chromatogramme obtenu, la surface d'aucun d'entre eux n'est supérieure à 0,5 pour cent de la surface totale des pics et la somme de leur surface n'est pas supérieure à 1,5 pour cent de la surface totale des pics. Ne tenez pas compte du pic dû au solvant ni des pics dont la surface est inférieure à 0,05 pour cent de la surface du pic principal.

Acide acétique (*2.5.34*).

Solution à examiner. Dissolvez 20,0 mg de desmopressine dans un mélange de 5 volumes de phase mobile B et de 95 volumes de phase mobile A et complétez à 10,0 ml avec le même mélange de solvants.

La desmopressine contient de 3,0 pour cent à 8,0 pour cent d'acide acétique.

Teneur en eau (*2.5.32*). Déterminée par microdosage, la teneur en eau n'est pas supérieure à 6,0 pour cent.

Stérilité (*2.6.1*). La desmopressine destinée à la préparation de formes pharmaceutiques administrées par voie parentérale sans autre procédé approprié de stérilisation satisfait également à l'essai de stérilité.

Endotoxines bactériennes (*2.6.14*) : moins de 500 UI/mg, si la desmopressine est destinée à la préparation de formes pharmaceutiques administrées par voie parentérale sans autre procédé approprié d'élimination des endotoxines bactériennes.

DOSAGE

Opérez par chromatographie liquide (*2.2.29*).

Solution à examiner. Dissolvez 1,0 mg de desmopressine dans 2,0 ml d'*eau R*.

Solution témoin. Dissolvez le contenu d'une ampoule de *desmopressine SCR* dans de l'*eau R* de façon à obtenir une concentration de 0,5 mg/ml.

Solution pour essai de résolution. Dissolvez le contenu d'une ampoule de *mélange oxytocine/desmopressine pour validation SCR* dans 500 µl d'*eau R*.

La chromatographie peut être réalisée en utilisant :

– une colonne d'acier inoxydable d'une longueur de 0,12 m et d'un diamètre intérieur de 4,0 mm, remplie de *gel de silice octadécylsilylé pour chromatographie R* (5 µm),

– comme phase mobile, à un débit de 2,0 ml/min, un mélange de 60 volumes de phase mobile A et de 40 volumes de phase mobile B :

Phase mobile A. Solution tampon phosphate pH 7,0 (0,067 M) R, filtrée et dégazée,

Monographies D - K

Phase mobile B. Un mélange à volumes égaux de phase mobile A et d'*acétonitrile pour chromatographie R* ; le mélange est filtré et dégazé,

– comme détecteur, un spectrophotomètre réglé à 220 nm.

Injectez 50 µl de solution pour essai de résolution et identifiez les pics dus à la desmopressine et à l'oxytocine (premier et deuxième pics, respectivement). Ajustez si nécessaire la teneur en acétonitrile de la phase mobile de façon à obtenir un temps de rétention de 5 min environ pour le pic de la desmopressine. L'essai n'est valable que si la résolution entre les pics correspondant à la desmopressine et à l'oxytocine n'est pas inférieure à 1,5.

Injectez 50 µl de solution à examiner et 50 µl de solution témoin.

Calculez la teneur en desmopressine ($C_{46}H_{64}N_{14}O_{12}S_2$) à partir de la surface des pics des chromatogrammes respectivement obtenus avec la solution à examiner et la solution témoin, et de la teneur déclarée en $C_{46}H_{64}N_{14}O_{12}S_2$ de la *desmopressine SCR*.

CONSERVATION

En récipient étanche, à l'abri de la lumière et à une température de 2 °C à 8 °C. Si la substance est stérile, elle est conservée en récipient stérile, étanche, à fermeture inviolable.

ÉTIQUETAGE

L'étiquette indique :

– la masse de peptide par récipient,
– dans les cas appropriés, que la substance est stérile,
– dans les cas appropriés, que la substance est exempte d'endotoxines bactériennes.

Monographies D - K

01/2002:0322

DÉSOXYCORTONE (ACÉTATE DE)

Desoxycortoni acetas

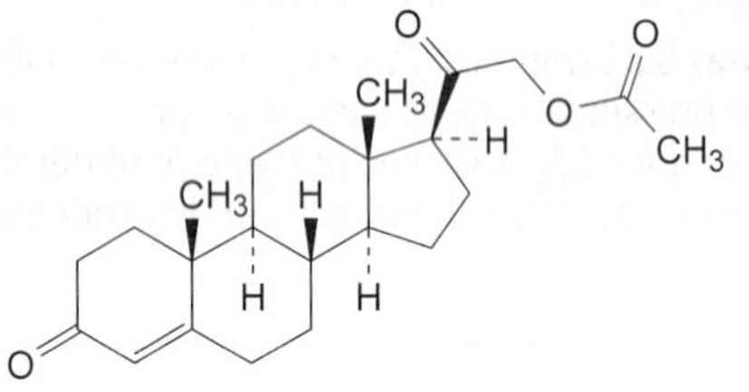

$C_{23}H_{32}O_4$ M_r 372,5

DÉFINITION

L'acétate de désoxycortone contient au minimum 97,0 pour cent et au maximum l'équivalent de 103,0 pour cent d'acétate de 3,20-dioxoprégn-4-én-21-yle, calculé par rapport à la substance desséchée.

CARACTÈRES

Poudre cristalline blanche ou sensiblement blanche ou cristaux incolores, pratiquement insolubles dans l'eau, facilement solubles dans le chlorure de méthylène, solubles dans l'acétone, assez solubles dans l'alcool, peu solubles dans le propylèneglycol et dans les huiles grasses.

IDENTIFICATION

Première identification : B, C.

Seconde identification : A, C, D, E.

A. Le point de fusion (*2.2.14*) de l'acétate de désoxycortone est de 157 °C à 161 °C.

B. Examinez l'acétate de désoxycortone par spectrophotométrie d'absorption dans l'infrarouge (*2.2.24*), en comparant avec le spectre obtenu avec l'*acétate de désoxycortone SCR*.

C. Opérez par chromatographie sur couche mince (*2.2.27*) en utilisant une plaque recouverte d'un gel de silice approprié contenant un indicateur de fluorescence dont l'intensité est optimale à 254 nm.

Solution à examiner. Dissolvez 10 mg d'acétate de désoxycortone dans un mélange de 1 volume de *méthanol R* et de 9 volumes de *chlorure de méthylène R* et complétez à 10 ml avec le même mélange de solvants.

Solution témoin (a). Dissolvez 20 mg d'*acétate de désoxycortone SCR* dans un mélange de 1 volume de *méthanol R* et de 9 volumes de *chlorure de méthylène R* et complétez à 20 ml avec le même mélange de solvants.

Solution témoin (b). Dissolvez 10 mg d'*acétate de cortisone R* dans de la solution témoin (a) et complétez à 10 ml avec la même solution.

Déposez séparément sur la plaque 5 µl de chaque solution. Préparez la phase mobile en ajoutant un mélange de 1,2 volume d'*eau R* et de 8 volumes de *méthanol R* à un mélange de 15 volumes d'*éther R* et de 77 volumes de *chlorure de méthylène R*. Développez sur un parcours de 15 cm. Laissez sécher la plaque à l'air. Examinez en lumière ultraviolette à 254 nm. La tache principale du chromatogramme obtenu avec la solution à examiner est semblable quant à sa position et ses dimensions à la tache principale du chromatogramme obtenu avec solution témoin (a). Pulvérisez de la *solution alcoolique d'acide sulfurique R*. Chauffez à 120 °C pendant 10 min ou jusqu'à apparition des taches et laissez refroidir. Examinez à la lumière du jour et en lumière ultraviolette à 365 nm. La tache principale du chromatogramme obtenu avec la solution à examiner est semblable quant à sa position, sa coloration à la lumière du jour, sa fluorescence en lumière ultraviolette à 365 nm et ses dimensions à la tache principale du chromatogramme obtenu avec solution témoin (a). L'identification n'est valable que si le chromatogramme obtenu avec la solution témoin (b) présente 2 taches nettement séparées.

D. A 2 ml d'*acide sulfurique R*, ajoutez 2 mg environ d'acétate de désoxycortone et agitez pour dissoudre. En 5 min, il se développe une coloration jaune. A 2 ml d'*eau R*, ajoutez la solution et mélangez. La solution est dichroïque, présentant une coloration bleu intense par transparence et une fluorescence rouge particulièrement intense en lumière ultraviolette à 365 nm.

E. 10 mg environ d'acétate de désoxycortone donnent la réaction de l'acétyle (*2.3.1*).

ESSAI

Pouvoir rotatoire spécifique (*2.2.7*). Dissolvez 0,250 g d'acétate de désoxycortone dans du *dioxane R* et complétez à 25,0 ml avec le même solvant. Calculé par rapport à la substance desséchée, le pouvoir rotatoire spécifique est de + 171 à + 179.

Substances apparentées. Opérez par chromatographie liquide (*2.2.29*).

Solution à examiner. Dissolvez 25,0 mg d'acétate de désoxycortone dans la phase mobile et complétez à 10,0 ml avec la phase mobile.

Solution témoin (a). Dissolvez 2 mg d'*acétate de désoxycortone SCR* et 2 mg de *17-valérate de bétaméthasone SCR* dans la phase mobile et complétez à 200,0 ml avec la phase mobile.

Solution témoin (b). Prélevez 1,0 ml de solution à examiner et complétez à 200,0 ml avec la phase mobile.

La chromatographie peut être réalisée en utilisant :

- une colonne d'acier inoxydable, d'une longueur de 0,25 m et d'un diamètre intérieur de 4,6 mm, remplie de *gel de silice octadécylsilylé pour chromatographie R* (5 µm),
- comme phase mobile, à un débit de 1 ml/min, un mélange préparé comme suit : dans une fiole jaugée de 1000 ml, mélangez 350 ml d'*eau R* et 600 ml d'*acétonitrile R* et laissez s'équilibrer ; complétez à 1000 ml avec de l'*eau R* et mélangez à nouveau,
- comme détecteur, un spectrophotomètre réglé à 254 nm.

Equilibrez la colonne avec la phase mobile à un débit de 1 ml/min pendant 30 min environ.

Ajustez la sensibilité du système de façon que la hauteur du pic principal obtenu avec 20 µl de solution témoin (b) représente au moins 50 pour cent de l'échelle totale de l'enregistreur.

Injectez 20 µl de solution témoin (a). Lorsque les chromatogrammes sont enregistrés dans les conditions prescrites, les temps de rétention sont de 7,5 min environ pour le 17-valérate de bétaméthasone et de 9,5 min environ pour l'acétate de désoxycortone. L'essai n'est valable que si la résolution entre les pics dus respectivement au 17-valérate de bétaméthasone et à l'acétate de désoxycortone n'est pas inférieure à 4,5 ; si nécessaire, ajustez la teneur de la phase mobile en acétonitrile.

Injectez séparément 20 µl de solution à examiner et 20 µl de solution témoin (b). Continuez la chromatographie pendant 3 fois le temps de rétention du pic principal. Dans le chromatogramme obtenu avec la solution à examiner, la somme de la surface de tous les pics, à l'exception du pic principal, n'est pas supérieure à la surface du pic principal du chromatogramme obtenu avec la solution témoin (b) (0,5 pour cent). Ne tenez pas compte des pics dont la surface est inférieure à 0,1 fois la surface du pic principal du chromatogramme obtenu avec la solution témoin (b).

Perte à la dessiccation (*2.2.32*). Déterminée à l'étuve à 100-105 °C sur 0,500 g d'acétate de désoxycortone, la perte à la dessiccation n'est pas supérieure à 0,5 pour cent.

DOSAGE

Dissolvez 0,100 g d'acétate de désoxycortone dans de l'*alcool R* et complétez à 100,0 ml avec le même solvant. Prélevez 2,0 ml de solution et complétez à 100,0 ml avec de l'*alcool R*. Mesurez l'absorbance (*2.2.25*) au maximum à 240 nm.

Calculez la teneur en $C_{23}H_{32}O_4$ en prenant 450 comme valeur de l'absorbance spécifique.

CONSERVATION

A l'abri de la lumière.

01/2002:1414

DÉTOMIDINE (CHLORHYDRATE DE) POUR USAGE VÉTÉRINAIRE

Detomidini hydrochloridum ad usum veterinarium

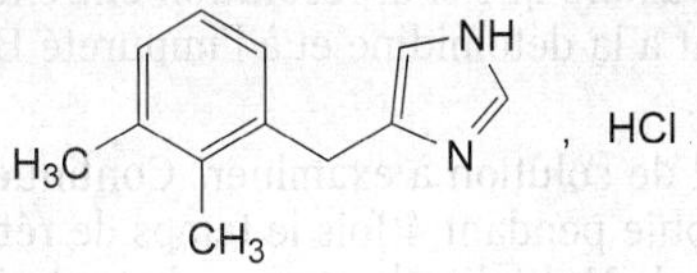

$C_{12}H_{15}ClN_2$ M_r 222,7

DÉFINITION

Le chlorhydrate de détomidine pour usage vétérinaire contient au minimum 98,5 pour cent et au maximum l'équivalent de 101,5 pour cent de chlorhydrate de 4-(2,3-diméthylbenzyl)-1*H*-imidazole, calculé par rapport à la substance desséchée.

CARACTÈRES

Poudre cristalline, blanche ou sensiblement blanche, hygroscopique, soluble dans l'eau, facilement soluble dans l'alcool, très peu soluble dans le chlorure de méthylène, pratiquement insoluble dans l'acétone.

Le chlorhydrate de détomidine fond vers 160 °C.

IDENTIFICATION

A. Examinez la substance à examiner par spectrophotométrie d'absorption dans l'infrarouge (*2.2.24*), en comparant avec le spectre obtenu avec le *chlorhydrate de détomidine SCR*. Examinez les substances sous forme de pastilles. Si les spectres obtenus présentent des différences, séchez respectivement la substance à examiner et la substance de référence à l'étuve à 100-105 °C et enregistrez de nouveaux spectres.

B. La substance à examiner donne la réaction (a) des chlorures (*2.3.1*).

ESSAI

Aspect de la solution. Dissolvez 0,25 g de substance à examiner dans de l'*eau R* et complétez à 25 ml avec le même solvant. La solution est limpide (*2.2.1*) et incolore (*2.2.2, Procédé II*).

Substances apparentées. Opérez par chromatographie liquide (*2.2.29*).

Solution à examiner. Dissolvez 25,0 mg de substance à examiner dans 20 ml de phase mobile et complétez à 50,0 ml avec la phase mobile.

Solution témoin (a). Prélevez 0,20 ml de solution à examiner et complétez à 100,0 mlavec la phase mobile.

Solution témoin (b). Dissolvez 1 mg d'*impureté B de détomidine SCR* dans la phase mobile et complétez à 100 ml avec la phase mobile. Prélevez 1 ml de solution et complétez à 10 ml avec la solution témoin (a).

La chromatographie peut être réalisée en utilisant :

- une colonne d'acier inoxydable, d'une longueur de 0,15 m et d'un diamètre intérieur de 4,6 mm, remplie de *gel de silice octylsilylé pour chromatographie R* (5 µm),
- comme phase mobile, à un débit de 1 ml/min, un mélange de 35 volumes d'*acétonitrile R* et de 65 volumes d'une solution de *phosphate d'ammonium R* à 2,64 g/l,
- comme détecteur, un spectrophotomètre réglé à 220 nm.

Lorsque les chromatogrammes sont enregistrés dans les conditions prescrites, le temps de rétention de la détomidine est de 7 min environ et les temps de rétention relatifs des impuretés A, B et C calculés par rapport à la détomidine sont respectivement de 0,4, de 2,0 et de 3,0 environ. Injectez 20 µl de solution témoin (a). Ajustez la sensibilité du système de façon que la hauteur du pic principal du chromatogramme obtenu représente au moins 50 pour cent de l'échelle totale de l'enregistreur. Injectez 20 µl de solution témoin (b). L'essai n'est valable que si la résolution entre les pics correspondant à la détomidine et à l'impureté B n'est pas inférieure à 5.

Injectez 20 µl de solution à examiner. Continuez la chromatographie pendant 4 fois le temps de rétention du pic principal. Multipliez la surface de tout pic dont le temps de rétention relatif est d'environ 3 et correspondant à l'impureté C et à son diastéréoisomère, par un facteur de correction égal à 2,7. La somme de leur surface n'est pas supérieure à 2,5 fois la surface du pic principal du chromatogramme obtenu avec la solution témoin (a) (0,5 pour cent) ; s'il apparaît d'autres pics que le pic principal et un pic dû à l'impureté C, la surface d'aucun d'entre eux n'est supérieure à celle du pic principal du chromatogramme obtenu avec la solution témoin (a) (0,2 pour cent) ; la somme de la surface de tous les pics, à l'exception du pic principal, n'est pas supérieure à 5 fois la surface du pic principal du chromatogramme obtenu avec la solution témoin (a) (1 pour cent). Ne tenez pas compte des pics dont la surface est inférieure à 0,25 fois la surface du pic principal du chromatogramme obtenu avec la solution témoin (a).

Perte à la dessiccation (*2.2.32*). Déterminée à l'étuve à 100-105 °C sur 1,000 g de substance à examiner, la perte à la dessiccation n'est pas supérieure à 0,5 pour cent.

Cendres sulfuriques (*2.4.14*). Déterminé sur 1,0 g de substance à examiner, le taux des cendres sulfuriques n'est pas supérieur à 0,1 pour cent.

DOSAGE

Dissolvez 0,170 g de substance à examiner dans 50 ml d'*alcool R*. Ajoutez 5,0 ml d'*acide chlorhydrique 0,01 M*. Titrez par l'*hydroxyde de sodium 0,1 M* et tracez la courbe potentiométrique (*2.2.20*). Mesurez le volume d'*hydroxyde de sodium 0,1 M* utilisé entre les 2 points d'inflexion.

1 ml d'*hydroxyde de sodium 0,1 M* correspond à 22,27 mg de $C_{12}H_{15}ClN_2$.

CONSERVATION

En récipient étanche.

IMPURETÉS

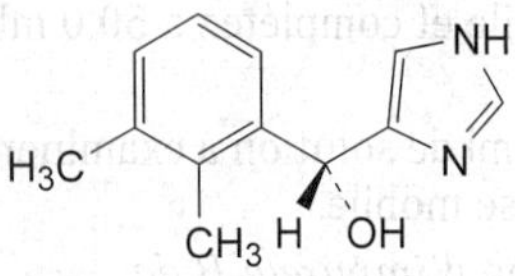

et énantiomère

A. (*RS*)-(2,3-diméthylphényl)(1*H*-imidazol-4-yl)méthanol,

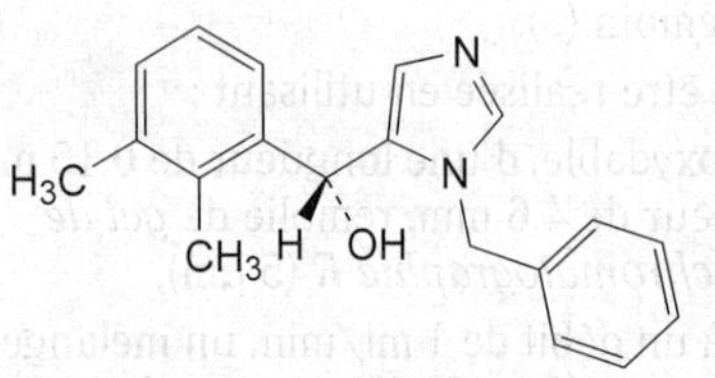

et énantiomère

B. (*RS*)-(1-benzyl-1*H*-imidazol-5-yl)(2,3-diméthylphényl)méthanol,

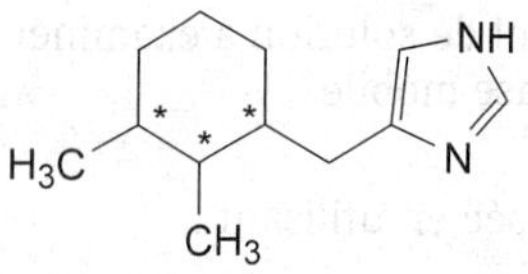

C. 4-[(2,3-diméthylcyclohexyl)méthyl]-1*H*-imidazole.

01/2002:0388

DEXAMÉTHASONE

Dexamethasonum

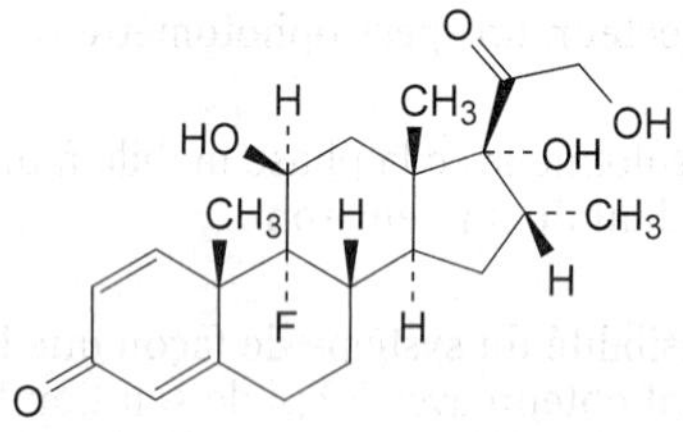

$C_{22}H_{29}FO_5$ M_r 392,5

DÉFINITION

La dexaméthasone contient au minimum 97,0 pour cent et au maximum l'équivalent de 103,0 pour cent de 9-fluoro-11β,17,21-trihydroxy-16α-méthylprégna-1,4-diène-3,20-dione, calculé par rapport à la substance desséchée.

CARACTÈRES

Poudre cristalline, blanche ou sensiblement blanche, pratiquement insoluble dans l'eau, assez soluble dans l'éthanol, peu soluble dans le chlorure de méthylène.

La dexaméthasone fond en se décomposant vers 255 °C.

IDENTIFICATION

Première identification : B, C.

Seconde identification : A, C, D, E.

A. Dissolvez 10,0 mg de dexaméthasone dans de l'*éthanol R* et complétez à 100,0 ml avec le même solvant. Dans un tube à essai à bouchon rodé, introduisez 2,0 ml de cette solution. Ajoutez 10,0 ml de *solution sulfurique de phénylhydrazine R*, mélangez et chauffez dans un bain-marie à 60 °C pendant 20 min. Refroidissez immédiatement. Déterminée au maximum à 419 nm, l'absorbance (*2.2.25*) n'est pas inférieure à 0,4.

B. Examinez la dexaméthasone par spectrophotométrie d'absorption dans l'infrarouge (*2.2.24*), en comparant avec le spectre obtenu avec la *dexaméthasone SCR*.

C. Opérez par chromatographie sur couche mince (*2.2.27*) en utilisant une plaque recouverte d'un gel de silice approprié contenant un indicateur de fluorescence dont l'intensité est optimale à 254 nm.

Solution à examiner. Dissolvez 10 mg de dexaméthasone dans un mélange de 1 volume de *méthanol R* et de 9 volumes de *chlorure de méthylène R*, puis complétez à 10 ml avec le même mélange de solvants.

Solution témoin (a). Dissolvez 20 mg de *dexaméthasone SCR* dans un mélange de 1 volume de *méthanol R* et de 9 volumes de *chlorure de méthylène R*, puis complétez à 20 ml avec le même mélange de solvants.

Solution témoin (b). Dissolvez 10 mg de *bétaméthasone SCR* dans de la solution témoin (a) et complétez à 10 ml avec la même solution.

Déposez séparément sur la plaque 5 µl de chaque solution. Développez sur un parcours de 15 cm avec un mélange de 5 volumes de *butanol R* saturé d'*eau R*, de 10 volumes de *toluène R* et de 85 volumes d'*éther R*. Laissez sécher la plaque à l'air. Examinez en lumière ultraviolette à 254 nm. La tache principale du chromatogramme obtenu avec la solution à examiner est semblable quant à sa position et ses dimensions à la tache principale du chromatogramme obtenu avec la solution témoin (a). Pulvérisez de la *solution alcoolique d'acide sulfurique R*. Chauffez à 120 °C pendant 10 min ou jusqu'à apparition des taches et laissez refroidir. Examinez à la lumière du jour et en lumière ultraviolette à 365 nm. La tache principale du chromatogramme obtenu avec la solution à examiner est semblable quant à sa position, sa coloration à la lumière du jour, sa fluorescence en lumière ultraviolette à 365 nm et ses dimensions à la tache principale du chromatogramme obtenu avec la solution témoin (a). L'identification n'est valable que si le chromatogramme obtenu avec la solution témoin (b) présente 2 taches qui peuvent toutefois ne pas être totalement séparées.

D. A 2 ml d'*acide sulfurique R*, ajoutez 2 mg environ de dexaméthasone et agitez pour dissoudre. En 5 min, il se développe une faible coloration brun-rouge. Ajoutez la solution à 10 ml d'*eau R* et mélangez. La coloration disparaît.

E. Mélangez 5 mg environ de dexaméthasone et 45 mg d'*oxyde de magnésium lourd R* et calcinez dans un creuset jusqu'à obtention d'un résidu pratiquement blanc (normalement moins de 5 min). Laissez refroidir, ajoutez 1 ml d'*eau R*, puis 0,05 ml de *solution de phénolphtaléine R1* et 1 ml environ d'*acide chlorhydrique dilué R* pour rendre la solution incolore. Filtrez. A un mélange récemment préparé de 0,1 ml de *solution d'alizarine S R* et de 0,1 ml de *solution de nitrate de zirconyle R*, ajoutez 1,0 ml du filtrat. Mélangez, laissez reposer pendant 5 min et comparez la coloration de la solution à celle d'un blanc préparé de la même manière. La solution à examiner est colorée en jaune ; la solution à blanc est colorée en rouge.

ESSAI

Pouvoir rotatoire spécifique (*2.2.7*). Dissolvez 0,250 g de dexaméthasone dans du *dioxane R* et complétez à 25,0 ml avec le même solvant. Calculé par rapport à la substance desséchée, le pouvoir rotatoire spécifique est de + 75 à + 80.

Substances apparentées. Opérez par chromatographie liquide (*2.2.29*).

Solution à examiner. Dissolvez 25,0 mg de dexaméthasone dans une solution d'*acétonitrile R* à 50 pour cent *V/V* dans du *méthanol R* et complétez à 10,0 ml avec la même solution.

Solution témoin (a). Dissolvez 2 mg de *dexaméthasone SCR* et 2 mg de *méthylprednisolone SCR* dans la phase mobile A et complétez à 100,0 ml avec la même phase mobile.

Solution témoin (b). Prélevez 1,0 ml de solution à examiner et complétez à 100,0 ml avec la phase mobile A.

La chromatographie peut être réalisée en utilisant :

- une colonne d'acier inoxydable, d'une longueur de 0,25 m et d'un diamètre intérieur de 4,6 mm, remplie de *gel de silice octadécylsilylé pour chromatographie R* (5 µm),
- comme phase mobile, à un débit de 2,5 ml/min, un programme de gradient linéaire répondant aux conditions suivantes :

  Phase mobile A. Dans une fiole jaugée de 1000 ml mélangez 250 ml d'*acétonitrile R* à 700 ml d'*eau R*. Après équilibrage, complétez à 1000 ml avec de l'*eau R*, puis mélangez à nouveau,

  Phase mobile B. Acétonitrile R,

Temps (min)	Phase mobile A (pour cent *V/V*)	Phase mobile B (pour cent *V/V*)	Commentaire
0	100	0	isocratique
15	100 → 0	0 → 100	commencez le gradient linéaire
40	0	100	fin de l'enregistrement du chromatogramme, retour à 100 A
41	100	0	commencez l'équilibrage avec A
46 = 0	100	0	fin de l'équilibrage, commencez le chromatogramme suivant

- comme détecteur, un spectrophotomètre réglé à 254 nm,

en maintenant la température de la colonne à 45 °C.

Equilibrez la colonne avec la phase mobile B à un débit de 2,5 ml/min pendant 30 min environ et puis avec la phase mobile A pendant 5 min. Pour les chromatogrammes suivants, appliquer les conditions décrites entre 40,0 et 46,0 min.

Ajustez la sensibilité du système de façon que la hauteur du pic principal du chromatogramme obtenu avec 20 µl de la solution témoin (b) représente 50 pour cent au minimum de l'échelle totale de l'enregistreur.

Injectez 20 µl de solution témoin (a). Lorsque les chromatogrammes sont enregistrés dans les conditions prescrites, les temps de rétention sont de 11,5 min environ pour la méthylprednisolone et de 13 min environ pour la dexaméthasone. L'essai n'est valable que si la résolution entre les pics correspondant respectivement à la méthylprednisolone et à la dexaméthasone n'est pas inférieure à 2,8 ; si nécessaire, ajustez la concentration en acétonitrile de la phase mobile A.

Injectez séparément 20 µl d'une solution d'*acétonitrile R* à 50 pour cent *V/V* dans du *méthanol R* comme blanc, 20 µl de solution à examiner et 20 µl de solution témoin (b). Enregistrez le chromatogramme obtenu avec la solution à examiner pendant 2 fois le temps de rétention du pic principal. S'il apparaît, dans le chromatogramme obtenu avec la solution à examiner, d'autres pics que le pic principal, la surface d'aucun d'entre eux n'est supérieure à la moitié de celle du pic principal du chromatogramme obtenu avec la solution témoin (b) (0,5 pour cent) et la somme de leur surface n'est pas supérieure à la surface du pic principal du chromatogramme obtenu avec la solution témoin (b) (1 pour cent). Ne tenez pas compte des pics dus au blanc ni des pics dont la surface est inférieure à 0,05 fois la surface du pic principal du chromatogramme obtenu avec la solution témoin (b).

Perte à la dessiccation (*2.2.32*). Déterminée à l'étuve à 100-105 °C sur 0,500 g de dexaméthasone, la perte à la dessiccation n'est pas supérieure à 0,5 pour cent.

DOSAGE

Dissolvez 0,100 g de dexaméthasone dans de l'*alcool R* et complétez à 100,0 ml avec le même solvant. Prélevez 2,0 ml de solution et complétez à 100,0 ml avec de l'*alcool R*. Mesurez l'absorbance (*2.2.25*) au maximum à 238,5 nm.

Calculez la teneur en $C_{22}H_{29}FO_5$ en prenant 394 comme valeur de l'absorbance spécifique.

CONSERVATION

A l'abri de la lumière.

01/2002:0548

DEXAMÉTHASONE (ACÉTATE DE)

Dexamethasoni acetas

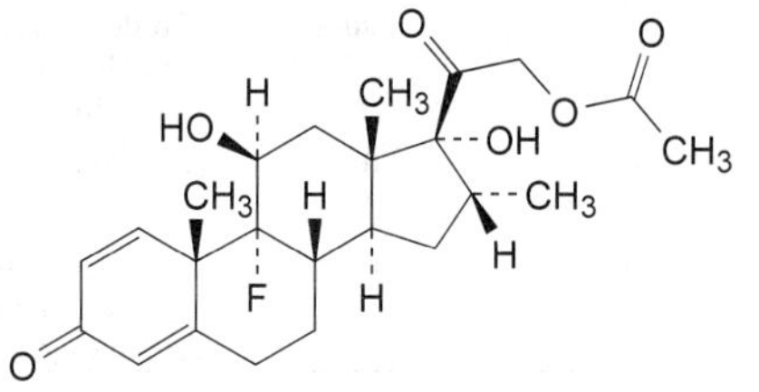

$C_{24}H_{31}FO_6$ M_r 434,5

DÉFINITION

L'acétate de dexaméthasone contient au minimum 97,0 pour cent et au maximum l'équivalent de 103,0 pour cent de acétate de 9-fluoro-11β,17-dihydroxy-16α-méthyl-3,20-dioxoprégna-1,4-dién-21-yle, calculé par rapport à la substance desséchée.

CARACTÈRES

Poudre cristalline blanche ou sensiblement blanche, pratiquement insoluble dans l'eau, facilement soluble dans l'acétone et dans l'alcool, peu soluble dans le chlorure de méthylène.

L'acétate de dexaméthasone présente le phénomène de polymorphisme.

IDENTIFICATION

Première identification : B, C.

Seconde identification : A, C, D, E, F.

A. Dissolvez 10,0 mg d'acétate de dexaméthasone dans de l'*éthanol R* et complétez à 100,0 ml avec le même solvant. Dans un tube à essai à bouchon rodé, introduisez 2,0 ml de cette solution. Ajoutez 10,0 ml de *solution sulfurique de phénylhydrazine R*, mélangez et chauffez dans un bain-marie à 60 °C pendant 20 min. Refroidissez immédiatement. Déterminée au maximum à 419 nm, l'absorbance (*2.2.25*) n'est pas inférieure à 0,35.

B. Examinez l'acétate de dexaméthasone par spectrophotométrie d'absorption dans l'infrarouge (*2.2.24*), en comparant avec le spectre obtenu avec l'*acétate de dexaméthasone SCR*. Si les spectres obtenus à l'état solide présentent des différences, enregistrez de nouveaux spectres à partir de solutions saturées de la substance à examiner et la substance de référence dans le *chloroforme R* (30 g/l environ) dans une cuve de 0,2 mm.

C. Opérez par chromatographie sur couche mince (*2.2.27*) en utilisant une plaque recouverte d'un gel de silice approprié contenant un indicateur de fluorescence dont l'intensité est optimale à 254 nm.

Solution à examiner. Dissolvez 10 mg d'acétate de dexaméthasone dans un mélange de 1 volume de *méthanol R* et de 9 volumes de *chlorure de méthylène R* et complétez à 10 ml avec le même mélange de solvants.

Solution témoin (a). Dissolvez 20 mg d'*acétate de dexaméthasone SCR* dans un mélange de 1 volume de *méthanol R* et de 9 volumes de *chlorure de méthylène R* et complétez à 20 ml avec le même mélange de solvants.

Solution témoin (b). Dissolvez 10 mg d'*acétate de cortisone R* dans de la solution témoin (a) et complétez à 10 ml avec la même solution.

Déposez séparément sur la plaque 5 µl de chaque solution. Préparez la phase mobile en ajoutant un mélange de 1,2 volume d'*eau R* et de 8 volumes de *méthanol R* à un mélange de 15 volumes d'*éther R* et de 77 volumes de *chlorure de méthylène R*. Développez sur un parcours de 15 cm. Laissez sécher la plaque à l'air. Examinez en lumière ultraviolette à 254 nm. La tache principale du chromatogramme obtenu avec la solution à examiner est semblable quant à sa position et ses dimensions à la tache principale du chromatogramme obtenu avec solution témoin (a). Pulvérisez de la *solution alcoolique d'acide sulfurique R*. Chauffez à 120 °C pendant 10 min ou jusqu'à apparition des taches et laissez refroidir. Examinez à la lumière du jour et en lumière ultraviolette à 365 nm. La tache principale du chromatogramme obtenu avec la solution à examiner est semblable quant à sa position, sa coloration à la lumière du jour, sa fluorescence en lumière ultraviolette à 365 nm et ses dimensions à la tache principale du chromatogramme obtenu avec solution témoin (a). L'identification n'est valable que si le chromatogramme obtenu avec la solution témoin (b) présente 2 taches nettement séparées.

D. A 2 ml d'*acide sulfurique R*, ajoutez 2 mg environ d'acétate de dexaméthasone et agitez pour dissoudre. En 5 min, il se développe une faible coloration brun-rouge. Ajoutez la solution à 10 ml d'*eau R* et mélangez. La coloration s'atténue et une solution limpide demeure.

E. Mélangez 5 mg environ d'acétate de dexaméthasone et 45 mg d'*oxyde de magnésium lourd R* et calcinez dans un creuset jusqu'à obtention d'un résidu pratiquement blanc (normalement moins de 5 min). Laissez refroidir, ajoutez 1 ml d'*eau R*, puis 0,05 ml de *solution de phénolphtaléine R1* et 1 ml environ d'*acide chlorhydrique dilué R* pour rendre la solution incolore. Filtrez. A un mélange récemment préparé de 0,1 ml de *solution d'alizarine S R* et de 0,1 ml de *solution de nitrate de zirconyle R*, ajoutez 1,0 ml du filtrat. Mélangez, laissez reposer pendant 5 min et comparez la coloration de la solution à celle d'un blanc préparé de la même manière. La solution à examiner est colorée en jaune ; la solution à blanc est colorée en rouge.

F. 10 mg environ d'acétate de dexaméthasone donnent la réaction de l'acétyle (*2.3.1*).

ESSAI

Pouvoir rotatoire spécifique (*2.2.7*). Dissolvez 0,250 g d'acétate de dexaméthasone dans du *dioxane R* et complétez à 25,0 ml avec le même solvant. Calculé par rapport à la substance desséchée, le pouvoir rotatoire spécifique est de + 84 à + 90.

Substances apparentées. Opérez par chromatographie liquide (*2.2.29*).

Solution à examiner. Dissolvez 25,0 mg d'acétate de dexaméthasone dans 4 ml environ d'*acétonitrile R* et complétez à 10,0 ml avec de l'*eau R*.

Solution témoin (a). Dissolvez 2 mg d'*acétate de dexaméthasone SCR* et 2 mg d'*acétate de bétaméthasone SCR* dans la phase mobile et complétez à 100,0 ml avec la phase mobile.

Solution témoin (b). Prélevez 1,0 ml de solution à examiner et complétez à 100,0 ml avec la phase mobile.

La chromatographie peut être réalisée en utilisant :

– une colonne d'acier inoxydable, d'une longueur de 0,25 m et d'un diamètre intérieur de 4,6 mm, remplie de *gel de silice octadécylsilylé pour chromatographie R* (5 µm),

– comme phase mobile, à un débit de 1 ml/min, un mélange préparé comme suit : dans une fiole jaugée de 1000 ml, mélangez 380 ml d'*acétonitrile R* et 550 ml d'*eau R* et laissez s'équilibrer ; complétez à 1000 ml avec de l'*eau R* et mélangez à nouveau,
– comme détecteur, un spectrophotomètre réglé à 254 nm.

Equilibrez la colonne avec la phase mobile à un débit de 1 ml/min pendant 30 min environ.

Ajustez la sensibilité du système de façon que la hauteur du pic principal obtenu avec 20 µl de solution témoin (b) représente au moins 50 pour cent de l'échelle totale de l'enregistreur.

Injectez 20 µl de solution témoin (a). Lorsque les chromatogrammes sont enregistrés dans les conditions prescrites, les temps de rétention sont de 19 min environ pour l'acétate de bétaméthasone et de 22 min environ pour l'acétate de dexaméthasone. L'essai n'est valable que si la résolution entre les pics dus respectivement à l'acétate de bétaméthasone et à l'acétate de dexaméthasone n'est pas inférieure à 3,3 ; si nécessaire, ajustez la teneur de la phase mobile en acétonitrile.

Injectez séparément 20 µl de solution à examiner et 20 µl de solution témoin (b). Continuez la chromatographie pendant 1,5 fois le temps de rétention du pic principal. S'il apparaît, dans le chromatogramme obtenu avec la solution à examiner, d'autres pics que le pic principal, la surface d'aucun d'entre eux n'est supérieure à la moitié de la surface du pic principal du chromatogramme obtenu avec la solution témoin (b) (0,5 pour cent). La somme de la surface de tous les pics, à l'exception du pic principal, dans le chromatogramme obtenu avec la solution à examiner, n'est pas supérieure à la surface du pic principal du chromatogramme obtenu avec la solution témoin (b) (1,0 pour cent). Ne tenez pas compte des pics dont la surface est inférieure à 0,05 fois la surface du pic principal du chromatogramme obtenu avec la solution témoin (b).

Perte à la dessiccation (*2.2.32*). Déterminée à l'étuve à 100-105 °C sous vide sur 0,500 g d'acétate de dexaméthasone, la perte à la dessiccation n'est pas supérieure à 0,5 pour cent.

DOSAGE

Dissolvez 0,100 g d'acétate de dexaméthasone dans de l'*alcool R* et complétez à 100,0 ml avec le même solvant. Prélevez 2,0 ml de solution et complétez à 100,0 ml avec de l'*alcool R*. Mesurez l'absorbance (*2.2.25*) au maximum à 238,5 nm.

Calculez la teneur en $C_{24}H_{31}FO_6$ en prenant 357 comme valeur de l'absorbance spécifique.

CONSERVATION

A l'abri de la lumière.

01/2002:0549

DEXAMÉTHASONE (PHOSPHATE SODIQUE DE)

Dexamethasoni natrii phosphas

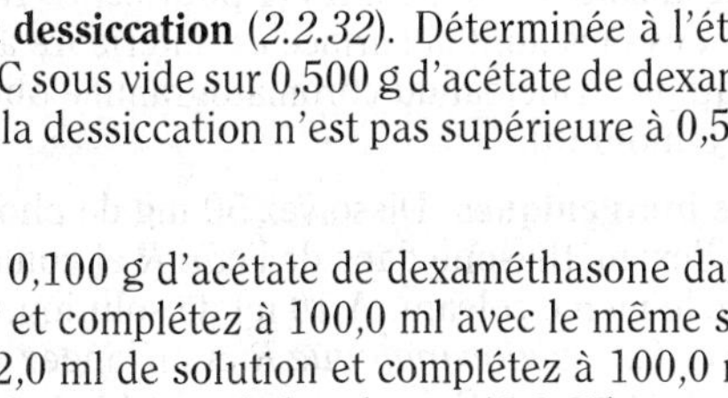

$C_{22}H_{28}FNa_2O_8P$ M_r 516,4

DÉFINITION

Le phosphate sodique de dexaméthasone contient au minimum 97,0 pour cent et au maximum l'équivalent de 103,0 pour cent de phosphate de 9-fluoro-11β,17-dihydroxy-16α-méthyl-3,20-dioxoprégna-1,4-dién-21-yle et de disodium, calculé par rapport à la substance anhydre et exempte d'éthanol.

CARACTÈRES

Poudre blanche ou sensiblement blanche, très hygroscopique, facilement soluble dans l'eau, peu soluble dans l'alcool, pratiquement insoluble dans le chlorure de méthylène et dans l'éther.

Le phosphate sodique de dexaméthasone présente le phénomène du polymorphisme.

IDENTIFICATION

Première identification : B, C.

Seconde identification : A, C, D, E, F.

A. Dissolvez 10,0 mg de phosphate sodique de dexaméthasone dans 5 ml d'*eau R* et complétez à 100,0 ml avec de l'*éthanol R*. Dans un tube à essai à bouchon rodé, introduisez 2,0 ml de solution. Ajoutez 10,0 ml de *solution sulfurique de phénylhydrazine R*, mélangez et chauffez dans un bain-marie à 60 °C pendant 20 min. Refroidissez immédiatement. Mesurée au maximum à 419 nm, l'absorbance (*2.2.25*) n'est pas inférieure à 0,20.

B. Examinez le phosphate sodique de dexaméthasone par spectrophotométrie d'absorption dans l'infrarouge (*2.2.24*), en comparant avec le spectre obtenu avec le *phosphate sodique de dexaméthasone SCR*. Si les spectres obtenus à l'état solide présentent des différences, dissolvez respectivement la substance à examiner et la substance de référence dans un volume minimal d'*alcool R*. Evaporez au bain-marie à siccité et enregistrez de nouveaux spectres à partir des résidus.

C. Opérez par chromatographie sur couche mince (*2.2.27*) en utilisant une plaque recouverte d'un gel de silice approprié contenant un indicateur de fluorescence dont l'intensité est optimale à 254 nm.

Solution à examiner. Dissolvez 10 mg de phosphate sodique de dexaméthasone dans du *méthanol R* et complétez à 10 ml avec le même solvant.

Solution témoin (a). Dissolvez 20 mg de *phosphate sodique de dexaméthasone SCR* dans du *méthanol R* et complétez à 20 ml avec le même solvant.

Solution témoin (b). Dissolvez 10 mg de *phosphate sodique de prednisolone SCR* dans la solution témoin (a) et complétez à 10 ml avec la même solution.

Déposez séparément sur la plaque 5 µl de chaque solution. Développez sur un parcours de 15 cm avec un mélange de 20 volumes d'*acide acétique glacial R*, de 20 volumes d'*eau R* et de 60 volumes de *butanol R*. Laissez sécher la plaque à l'air et examinez en lumière ultraviolette à 254 nm. La tache principale du chromatogramme obtenu avec la solution à examiner est semblable quant à sa position et ses dimensions à la tache principale du chromatogramme obtenu avec la solution témoin (a). Pulvérisez de la *solution alcoolique d'acide sulfurique R*. Chauffez à 120 °C pendant 10 min ou jusqu'à apparition des taches et laissez refroidir. Examinez à la lumière du jour et en lumière ultraviolette à 365 nm. La tache principale du chromatogramme obtenu avec la solution à examiner est semblable quant à sa position, sa coloration à la lumière du jour, sa fluorescence en lumière ultraviolette à 365 nm et ses dimensions à la tache principale du chromatogramme obtenu avec la solution témoin (a). L'essai n'est valable que si le chromatogramme obtenu avec la solution témoin (b) présente 2 taches, qui peuvent ne pas être totalement séparées.

D. A 2 ml d'*acide sulfurique R*, ajoutez 2 mg environ de phosphate sodique de dexaméthasone et agitez pour dissoudre. En 5 min, il se développe une faible coloration brun-jaune. A 10 ml d'*eau R*, ajoutez la solution et mélangez. La coloration disparaît et une solution limpide demeure.

E. Mélangez 5 mg environ de phosphate sodique de dexaméthasone et 45 mg d'*oxyde de magnésium lourd R* et calcinez dans un creuset jusqu'à obtention d'un résidu pratiquement blanc (normalement moins de 5 min). Laissez refroidir, ajoutez 1 ml d'*eau R*, puis 0,05 ml de *solution de phénolphtaléine R1* et 1 ml environ d'*acide chlorhydrique dilué R* pour rendre la solution incolore. Filtrez. A un mélange récemment préparé de 0,1 ml de *solution d'alizarine S R* et de 0,1 ml de *solution de nitrate de zirconyle R*, ajoutez 1,0 ml du filtrat. Mélangez, laissez reposer pendant 5 min et comparez la coloration de la solution à celle d'un blanc préparé de la même manière. La solution à examiner est colorée en jaune ; la solution à blanc est colorée en rouge.

F. A 40 mg de phosphate sodique de dexaméthasone, ajoutez 2 ml d'*acide sulfurique R* et chauffez légèrement jusqu'à apparition de vapeurs blanches. Ajoutez, goutte à goutte, de l'*acide nitrique R*, continuez à chauffer jusqu'à ce que la solution soit presque incolore et refroidissez. Ajoutez 2 ml d'*eau R* et chauffez à nouveau jusqu'à apparition de vapeurs blanches et refroidissez. Ajoutez 10 ml d'*eau R* et neutralisez au *papier tournesol rouge R* avec de l'*ammoniaque diluée R1*. La solution donne la réaction (a) du sodium (*2.3.1*) et la réaction (b) des phosphates (*2.3.1*).

ESSAI

Solution S. Dissolvez 1,0 g de phosphate sodique de dexaméthasone dans de l'*eau exempte de dioxyde de carbone R* et complétez à 20 ml avec le même solvant.

Aspect de la solution. La solution S est limpide (*2.2.1*) et n'est pas plus fortement colorée que la solution témoin B_7 (*2.2.2, Procédé II*).

Détermination du pH (*2.2.3*). Prélevez 1 ml de solution S et complétez à 5 ml avec de l'*eau exempte de dioxyde de carbone R*. Le pH de la solution est de 7,5 à 9,5.

Pouvoir rotatoire spécifique (*2.2.7*). Dissolvez 0,250 g de phosphate sodique de dexaméthasone dans de l'*eau R* et complétez à 25,0 ml avec le même solvant. Calculé par rapport à la substance anhydre et exempte d'éthanol, le pouvoir rotatoire spécifique est de + 75 à + 83.

Substances apparentées. Opérez par chromatographie liquide (*2.2.29*).

Solution à examiner. Dissolvez 25,0 mg de phosphate sodique de dexaméthasone dans la phase mobile et complétez à 10,0 ml avec la phase mobile.

Solution témoin (a). Dissolvez 2 mg de *phosphate sodique de dexaméthasone SCR* et 2 mg de *phosphate sodique de bétaméthasone SCR* dans la phase mobile et complétez à 100,0 ml avec la phase mobile.

Solution témoin (b). Prélevez 1,0 ml de solution à examiner et complétez à 100,0 ml avec la phase mobile.

La chromatographie peut être réalisée en utilisant :

- une colonne d'acier inoxydable d'une longueur de 0,25 m et d'un diamètre intérieur de 4,6 mm, remplie de *gel de silice octadécylsilylé pour chromatographie R* (5 µm),
- comme phase mobile, à un débit de 1 ml/min, un mélange préparé comme suit : dans une fiole conique de 250 ml, pesez 1,360 g de *phosphate monopotassique R* et 0,600 g d'*hexylamine R* ; mélangez et laissez reposer pendant 10 min, puis dissolvez dans 182,5 ml d'*eau R*, ajoutez 67,5 ml d'*acétonitrile R*, mélangez de nouveau et filtrez (0,45 µm),
- comme détecteur, un spectrophotomètre réglé à 254 nm.

Equilibrez la colonne avec la phase mobile à un débit de 1 ml/min pendant 45 min environ.

Ajustez la sensibilité du système de façon que la hauteur du pic principal du chromatogramme obtenu avec 20 µl de la solution témoin (b) représente au moins 50 pour cent de l'échelle totale de l'enregistreur.

Injectez 20 µl de solution témoin (a). Lorsque les chromatogrammes sont enregistrés dans les conditions prescrites, les temps de rétention sont de 12,5 min environ pour le phosphate sodique de bétaméthasone et de 14 min environ pour le phosphate sodique de dexaméthasone. L'essai n'est valable que si la résolution entre les pics correspondant respectivement au phosphate sodique de dexaméthasone et au phosphate sodique de bétaméthasone n'est pas inférieure à 2,2 ; si nécessaire, ajustez légèrement la teneur en acétonitrile de la phase mobile ou augmentez sa teneur en eau.

Injectez séparément 20 µl de solution à examiner et 20 µl de solution témoin (b). Continuez la chromatographie pendant 2 fois le temps de rétention du pic principal. S'il apparaît, dans le chromatogramme obtenu avec la solution à examiner, d'autres pics que le pic principal, la surface d'aucun d'entre eux n'est supérieure à la moitié de la surface du pic principal du chromatogramme obtenu avec la solution témoin (b) (0,5 pour cent) et la somme de leur surface n'est pas supérieure à la surface du pic principal du chromatogramme obtenu avec la solution témoin (b) (1 pour cent). Ne tenez pas compte des pics dont la surface est inférieure à 0,05 fois la surface du pic principal du chromatogramme obtenu avec la solution témoin (b).

Phosphates inorganiques. Dissolvez 50 mg de phosphate sodique de dexaméthasone dans de l'*eau R* et complétez à 100 ml avec le même solvant. A 10 ml de solution, ajoutez 5 ml de *réactif molybdovanadique R* et mélangez. Laissez reposer pendant 5 min. Préparez en même temps et dans les mêmes conditions une solution témoin avec 10 ml de *solution à 5 ppm de phosphate (PO_4) R*. La coloration jaune de la solution à examiner n'est pas plus intense que celle de la solution témoin (1 pour cent).

Ethanol. Opérez par chromatographie en phase gazeuse (*2.2.28*) en utilisant le *propanol R* comme étalon interne.

Solution d'étalon interne. Prélevez 1,0 ml de *propanol R* et complétez à 100,0 ml avec de l'*eau R*.

Solution à examiner. Dissolvez 0,50 g de phosphate sodique de dexaméthasone dans 5,0 ml de solution d'étalon interne et complétez à 10,0 ml avec de l'*eau R*.

Solution témoin. Prélevez 1,0 g d'*éthanol R* et complétez à 100,0 ml avec de l'*eau R*. A 2,0 ml de solution, ajoutez 5,0 ml de solution d'étalon interne et complétez à 10,0 ml avec de l'*eau R*.

La chromatographie peut être réalisée en utilisant :

- une colonne d'une longueur de 1 m et d'un diamètre intérieur de 3,2 mm, remplie de *copolymère éthylvinylbenzène-divinylbenzène R1* (150-180 µm),
- comme gaz vecteur, de l'*azote pour chromatographie R* à un débit de 30 ml/min,
- un détecteur à ionisation de flamme,

en maintenant la température de la colonne à 150 °C, celle de la chambre à injection à 250 °C et celle du détecteur à 280 °C. Injectez 2 µl de chaque solution.

La teneur en éthanol n'est pas supérieure à 3,0 pour cent *m/m*.

Ethanol et eau. Déterminez la teneur en eau par semi-microdosage (*2.5.12*) sur 0,200 g de phosphate sodique de dexaméthasone. Additionnez la teneur en eau et la teneur en éthanol déterminée dans l'essai de l'éthanol. Le phosphate sodique de dexaméthasone ne contient pas plus de 13,0 pour cent *m/m* d'eau et d'éthanol.

DOSAGE

Dissolvez 0,100 g de phosphate sodique de dexaméthasone dans de l'*eau R* et complétez à 100,0 ml avec le même solvant. Prélevez 10,0 ml de solution et complétez à 500,0 ml avec de l'*eau R*. Mesurez l'absorbance (*2.2.25*) au maximum à 241,5 nm.

Calculez la teneur en $C_{22}H_{28}FNa_2O_8P$ en prenant 303 comme valeur de l'absorbance spécifique.

CONSERVATION

En récipient étanche, à l'abri de la lumière.

IMPURETÉS

A. dexaméthasone,

B. phosphate sodique de bétaméthasone.

01/2002:1196

DEXCHLORPHÉNIRAMINE (MALÉATE DE)

Dexchlorpheniramini maleas

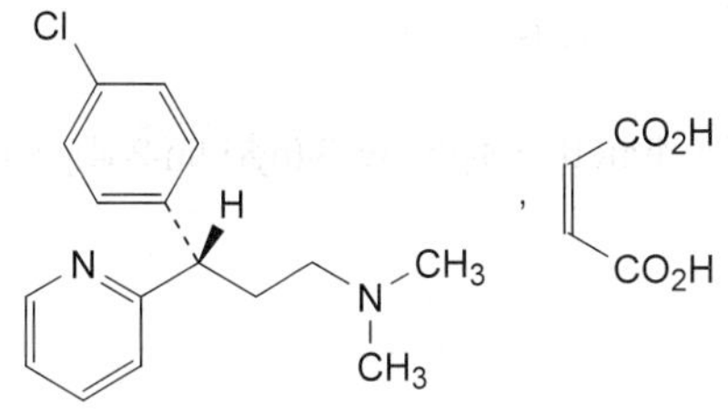

$C_{20}H_{23}ClN_2O_4$ M_r 390,9

DÉFINITION

Le maléate de dexchlorphéniramine contient au minimum 98,0 pour cent et au maximum l'équivalent de 100,5 pour cent de (*Z*)-butanedioate de (3*S*)-3-(4-chlorophényl)-*N*,*N*-diméthyl-3-(pyridin-2-yl)propan-1-amine, calculé par rapport à la substance desséchée.

CARACTÈRES

Poudre cristalline, blanche, très soluble dans l'eau, facilement soluble dans l'alcool, dans le chlorure de méthylène et dans le méthanol.

IDENTIFICATION

Première identification : A, C, E.

Seconde identification : A, B, D, E.

A. Le maléate de dexchlorphéniramine satisfait à l'essai du pouvoir rotatoire spécifique (voir Essai).

B. Le point de fusion (*2.2.14*) du maléate de dexchlorphéniramine est de 110 °C à 115 °C.

C. Examinez le maléate de dexchlorphéniramine par spectrophotométrie d'absorption dans l'infrarouge (*2.2.24*), en comparant avec le spectre obtenu avec le *maléate de dexchlorphéniramine SCR*. Examinez les substances sous forme de pastilles à base de *bromure de potassium R*.

D. Opérez par chromatographie sur couche mince (*2.2.27*) en utilisant une *plaque au gel de silice F_{254} pour CCM R*.

Solution à examiner. Dissolvez 0,10 g de maléate de dexchlorphéniramine dans du *méthanol R* et complétez à 5,0 ml avec le même solvant.

Solution témoin. Dissolvez 56 mg d'*acide maléique R* dans du *méthanol R* et complétez à 10 ml avec le même solvant.

Déposez sur la plaque 5 µl de chaque solution. Développez sur un parcours de 12 cm avec un mélange de 3 volumes d'*eau R*, de 7 volumes d'*acide formique anhydre R*, de 20 volumes de *méthanol R* et de 70 volumes d'*éther isopropylique R*. Laissez sécher la plaque dans un courant d'air pendant quelques minutes et examinez en lumière ultraviolette à 254 nm. Le chromatogramme obtenu avec la solution à examiner présente 2 taches nettement séparées. La tache supérieure est semblable quant à sa position et ses dimensions à la tache du chromatogramme obtenu avec la solution témoin.

E. Dans un creuset de porcelaine, introduisez 0,15 g de maléate de dexchlorphéniramine et ajoutez 0,5 g de *carbonate de sodium anhydre R*. Chauffez sur une flamme nue pendant 10 min, puis laissez refroidir. Reprenez le résidu dans 10 ml d'*acide nitrique dilué R* et filtrez. A 1 ml du filtrat, ajoutez 1 ml d'*eau R*. La solution donne la réaction (a) des chlorures (*2.3.1*).

ESSAI

Solution S. Dissolvez 2,0 g de maléate de dexchlorphéniramine dans de l'*eau R* et complétez à 20,0 ml avec le même solvant.

Aspect de la solution. La solution S est limpide (*2.2.1*) et n'est pas plus fortement colorée que la solution témoin JB_6 (*2.2.2, Procédé II*).

Détermination du pH (*2.2.3*). Dissolvez 0,20 g de maléate de dexchlorphéniramine dans 20 ml d'*eau R*. Le pH de la solution est de 4,5 à 5,5.

Pouvoir rotatoire spécifique (*2.2.7*). Déterminé avec la solution S et calculé par rapport à la substance desséchée, le pouvoir rotatoire spécifique est de + 22 à + 23.

Substances apparentées. Opérez par chromatographie en phase gazeuse (*2.2.28*).

Solution à examiner. Dissolvez 10,0 mg de maléate de dexchlorphéniramine dans 1,0 ml de *chlorure de méthylène R*.

Solution témoin. Dissolvez 5,0 mg de *maléate de bromphéniramine SCR* dans 0,5 ml de *chlorure de méthylène R* et ajoutez 0,5 ml de solution à examiner. Prélevez 0,5 ml de cette solution et complétez à 50,0 ml avec du *chlorure de méthylène R*.

La chromatographie peut être réalisée en utilisant :

– une colonne de verre d'une longueur de 2,3 m et d'un diamètre intérieur de 2 mm, remplie de *terre d'infusoires silanisée pour chromatographie en phase gazeuse R* (135-175 µm), purifiée par traitement acide et basique, imprégnée de 3 pour cent *m/m* d'un mélange de 50 pour cent de poly(diméthyl)siloxane et de 50 pour cent de poly(diphényl)siloxane,

– comme gaz vecteur, de l'*azote pour chromatographie R*, à un débit de 20 ml/min,

– un détecteur à ionisation de flamme,

en maintenant la température de la colonne à 205 °C et celle de la chambre à injection et du détecteur à 250 °C.

Injectez 1 µl de solution témoin. L'essai n'est valable que si dans le chromatogramme obtenu, la résolution entre les pics correspondant respectivement à la dexchlorphéniramine et à la bromphéniramine n'est pas inférieure à 1,5. Injectez 1 µl de solution à examiner. Continuez la chromatographie pendant 2,5 fois au moins le temps de rétention du pic principal. S'il apparaît, dans le chromatogramme obtenu avec la solution à examiner, d'autres pics que le pic principal, la surface d'aucun d'entre eux n'est supérieure à 0,8 fois la surface du pic correspondant à la dexchlorphéniramine dans le chromatogramme obtenu avec la solution témoin (0,4 pour cent) et la somme de leur surface n'est pas supérieure à 2 fois la surface du pic correspondant à la dexchlorphéniramine dans le chromatogramme obtenu avec la solution témoin (1 pour cent).

Pureté énantiomérique. Opérez par chromatographie liquide (*2.2.29*).

Solution à examiner. Dissolvez 10,0 mg de maléate de dexchlorphéniramine dans 3 ml d'*eau R*. Ajoutez quelques gouttes d'*ammoniaque concentrée R* jusqu'à réaction alcaline. Agitez avec 5 ml de *chlorure de méthylène R*. Séparez les phases. Evaporez la phase inférieure de chlorure de méthylène au bain-marie jusqu'à obtention d'un résidu huileux. Dissolvez le résidu huileux dans du *2-propanol R* et complétez à 10,0 ml avec le même solvant.

Solution témoin (a). Dissolvez 10,0 mg de *maléate de dexchlorphéniramine SCR* dans 3 ml d'*eau R*. Ajoutez quelques gouttes d'*ammoniaque concentrée R*, jusqu'à réaction alcaline. Agitez avec 5 ml de *chlorure de méthylène R*. Séparez les phases. Evaporez la phase inférieure de chlorure de méthylène au bain-marie jusqu'à obtention d'un résidu huileux. Dissolvez le résidu huileux dans du *2-propanol R* et complétez à 10,0 ml avec le même solvant.

Solution témoin (b). Dissolvez 10,0 mg de *maléate de chlorphénamine SCR* dans 3 ml d'*eau R*. Ajoutez quelques gouttes d'*ammoniaque concentrée R*, jusqu'à réaction alcaline. Agitez avec 5 ml de *chlorure de méthylène R*. Séparez les phases. Evaporez la phase inférieure de chlorure de méthylène au bain-marie jusqu'à obtention d'un résidu huileux. Dissolvez le résidu huileux dans du *2-propanol R* et complétez à 10,0 ml avec le même solvant.

Solution témoin (c). Prélevez 1,0 ml de solution à examiner et complétez à 50 ml avec du *2-propanol R*.

La chromatographie peut être réalisée en utilisant :

– une colonne d'acier inoxydable, d'une longueur de 0,25 m et d'un diamètre intérieur de 4,6 mm, remplie de *gel de silice amylosé pour chromatographie R*,
– comme phase mobile, à un débit de 1 ml/min, un mélange de 3 volumes de *diéthylamine R*, de 20 volumes de *2-propanol R* et de 980 volumes d'*hexane R*,
– comme détecteur, un spectrophotomètre réglé à 254 nm.

Dans ces conditions, le pic de l'isomère (*S*) est élué le premier.

Injectez 10 µl de chaque solution. L'essai n'est valable que si :

– dans le chromatogramme obtenu avec la solution témoin (b), la résolution entre les pics correspondant respectivement à l'énantiomère (*R*) et à l'énantiomère (*S*) n'est pas inférieure à 1,5,
– les temps de rétention des pics des chromatogrammes obtenus avec la solution à examiner et avec la solution témoin (a) sont identiques (énantiomère (*S*)).

S'il apparaît, dans le chromatogramme obtenu avec la solution à examiner, un pic correspondant à l'énantiomère (*R*), sa surface n'est pas supérieure à celle du pic principal du chromatogramme obtenu avec la solution témoin (c) (2 pour cent). S'il apparaît, dans le chromatogramme obtenu avec la solution à examiner, d'autres pics que le pic principal et un pic correspondant à l'énantiomère (*R*), la surface d'aucun d'entre eux n'est supérieure à 0,25 fois celle du pic principal du chromatogramme obtenu avec la solution témoin (c) (0,5 pour cent).

Métaux lourds (*2.4.8*). 1,0 g de maléate de dexchlorphéniramine satisfait à l'essai limite C des métaux lourds (20 ppm). Préparez le témoin avec 2 ml de *solution à 10 ppm de plomb (Pb) R*.

Perte à la dessiccation (*2.2.32*). Déterminée à l'étuve à 65 °C pendant 4 h sur 1,000 g de maléate de dexchlorphéniramine, la perte à la dessiccation n'est pas supérieure à 0,5 pour cent.

Cendres sulfuriques (*2.4.14*). Déterminé sur 1,0 g de maléate de dexchlorphéniramine, le taux des cendres sulfuriques n'est pas supérieur à 0,1 pour cent.

DOSAGE

Dissolvez 0,150 g de maléate de dexchlorphéniramine dans 25 ml d'*acide acétique anhydre R*. Titrez par l'*acide perchlorique 0,1 M*. Déterminez le point de fin de titrage par potentiométrie (*2.2.20*).

1 ml d'*acide perchlorique 0,1 M* correspond à 19,54 mg de $C_{20}H_{23}ClN_2O_4$.

CONSERVATION

A l'abri de la lumière.

IMPURETÉS

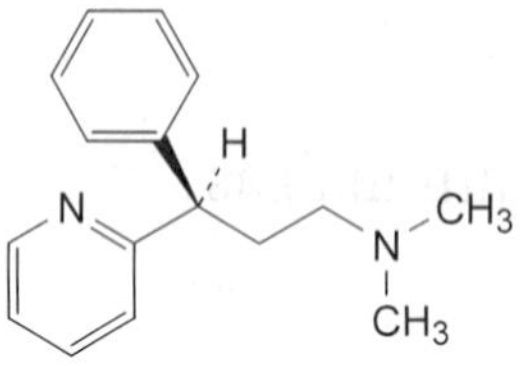

et énantiomère

A. (3*RS*)-*N*,*N*-diméthyl-3-phényl-3-(pyridin-2-yl)propan-1-amine,

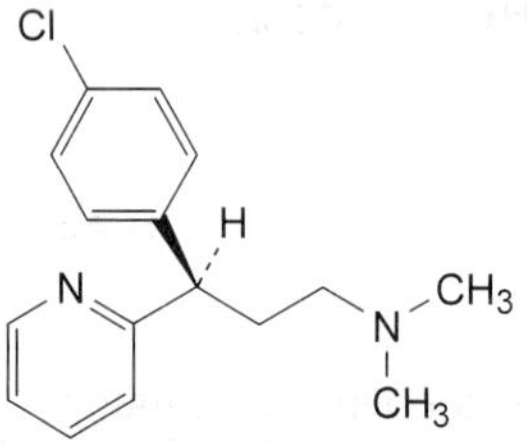

B. (3*R*)-3-(4-chlorophényl)-*N*,*N*-diméthyl-3-(pyridin-2-yl)propan-1-amine.

01/2002:0761

DEXPANTHÉNOL

Dexpanthenolum

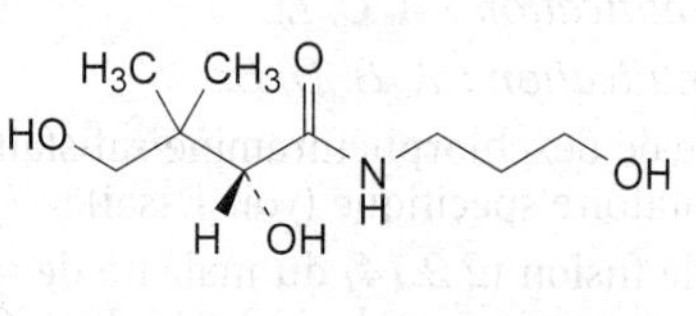

$C_9H_{19}NO_4$ M_r 205,3

DÉFINITION

Le dexpanthénol contient au minimum 98,0 pour cent et au maximum l'équivalent de 101,0 pour cent de (2*R*)-2,4-dihydroxy-*N*-(3-hydroxypropyl)-3,3-diméthylbutanamide, calculé par rapport à la substance anhydre.

CARACTÈRES

Liquide visqueux, incolore à légèrement jaunâtre, hygroscopique, ou poudre cristalline, blanche, très soluble dans l'eau, facilement soluble dans l'alcool, peu soluble dans l'éther.

IDENTIFICATION

Première identification : A, B.

Seconde identification : A, C, D.

A. Le dexpanthénol satisfait à l'essai du pouvoir rotatoire spécifique (voir Essai).

B. Examinez le dexpanthénol par spectrophotométrie d'absorption dans l'infrarouge (*2.2.24*), en comparant avec le spectre obtenu avec le *dexpanthénol SCR*. Examinez les substances sous forme de pastilles préparées comme suit : versez 0,05 ml d'une solution de dexpanthénol à 50 g/l dans l'*éthanol R* sur une pastille de *bromure de potassium R*. Séchez à 100-105 °C pendant 15 min.

C. Examinez les chromatogrammes obtenus dans l'essai du 3-aminopropanol. La tache principale du chromatogramme obtenu avec la solution à examiner (b) est semblable quant à sa position, sa coloration et ses dimensions à la tache principale du chromatogramme obtenu avec la solution témoin (a).

D. A 1 ml de solution S (voir Essai), ajoutez 1 ml de *solution diluée d'hydroxyde de sodium R* et 0,1 ml de *solution de sulfate de cuivre R*. Il se développe une coloration bleue.

ESSAI

Solution S. Dissolvez 2,500 g de dexpanthénol dans de l'*eau exempte de dioxyde de carbone R* et complétez à 50,0 ml avec le même solvant.

Aspect de la solution. La solution S est limpide (*2.2.1*) et n'est pas plus fortement colorée que la solution témoin B_6 (*2.2.2, Procédé II*).

Détermination du pH (*2.2.3*). Le pH de la solution S n'est pas supérieur à 10,5.

Pouvoir rotatoire spécifique (*2.2.7*). Déterminé sur la solution S et calculé par rapport à la substance anhydre, le pouvoir rotatoire spécifique est de + 29,0 à + 32,0.

3-Aminopropanol. Opérez par chromatographie sur couche mince (*2.2.27*) en utilisant une plaque recouverte de *gel de silice G R*.

Solution à examiner (a). Dissolvez 0,25 g de dexpanthénol dans de l'*éthanol R* et complétez à 5 ml avec le même solvant.

Solution à examiner (b). Prélevez 1 ml de solution à examiner (a) et complétez à 10 ml avec de l'*éthanol R*.

Solution témoin (a). Dissolvez 50 mg de *dexpanthénol SCR* dans de l'*éthanol R* et complétez à 10 ml avec le même solvant.

Solution témoin (b). Dissolvez 25 mg de *3-aminopropanol R* dans de l'*éthanol R* et complétez à 100 ml avec le même solvant.

Déposez séparément sur la plaque 10 µl de chaque solution. Développez sur un parcours de 15 cm avec un mélange de 20 volumes d'*ammoniaque concentrée R*, de 25 volumes de *méthanol R* et de 55 volumes de *butanol R*. Laissez sécher la plaque à l'air. Pulvérisez une solution d'*acide trichloracétique R* à 100 g/l dans du *méthanol R* et chauffez à 150 °C pendant 10 min. Pulvérisez une solution de *ninhydrine R* à 1 g/l dans du *méthanol R* et chauffez à 120 °C jusqu'à l'apparition d'une coloration. S'il apparaît une tache correspondant au 3-aminopropanol dans le chromatogramme obtenu avec la solution à examiner (a), elle n'est pas plus intense que la tache du chromatogramme obtenu avec la solution témoin (b) (0,5 pour cent).

Métaux lourds (*2.4.8*). 12 ml de solution S satisfont à l'essai limite A des métaux lourds (20 ppm). Préparez le témoin avec la *solution à 1 ppm de plomb (Pb) R*.

Teneur en eau (*2.5.12*). Déterminée par semi-microdosage sur 1,000 g de dexpanthénol, la teneur en eau n'est pas supérieure à 1,0 pour cent.

Cendres sulfuriques (*2.4.14*). Déterminé sur 1,0 g de dexpanthénol, le taux des cendres sulfuriques n'est pas supérieur à 0,1 pour cent.

DOSAGE

A 0,400 g de dexpanthénol, ajoutez 50,0 ml d'*acide perchlorique 0,1 M*. Faites bouillir à reflux pendant 5 h à l'abri de l'humidité. Laissez refroidir. Introduisez 50 ml de *dioxane R* en rinçant le réfrigérant à l'abri de l'humidité. Titrez par le *phtalate acide de potassium 0,1 M* en présence de 0,2 ml de *solution de naphtolbenzéine R* jusqu'à virage du vert au jaune. Effectuez un titrage à blanc.

1 ml d'*acide perchlorique 0,1 M* correspond à 20,53 mg de $C_9H_{19}NO_4$.

CONSERVATION

En récipient étanche.

01/2002:1506

DEXTRAN 1 POUR PRÉPARATIONS INJECTABLES

Dextranum 1 ad iniectabile

DÉFINITION

Le dextran 1 pour préparations injectables est une fraction de faible masse moléculaire du dextran, qui consiste en un mélange d'isomaltooligosaccharides.

Sa masse moléculaire relative moyenne est d'environ 1000.

PRODUCTION

Le dextran 1 pour préparations injectables est obtenu par hydrolyse et fractionnement de dextrans produits par fermentation du saccharose, au moyen de la souche *Leuconostoc mesenteroides* NRRL B-512 = CIP 78.59 ou de ses sous-souches, par exemple *L. mesenteroides* B-512F = NCTC 10817.

Le dextran 1 pour préparations injectables est préparé dans des conditions permettant de réduire le risque de contamination microbienne.

CARACTÈRES

Poudre blanche ou sensiblement blanche, hygroscopique, très soluble dans l'eau, très peu soluble dans l'alcool.

IDENTIFICATION

A. Dissolvez 3,000 g de substance à examiner dans de l'*eau R*, chauffez au bain-marie et complétez à 100,0 ml avec le même solvant. Calculé par rapport à la substance desséchée, le pouvoir rotatoire spécifique (*2.2.7*) est de + 148 à + 164. Séchez un aliquote de la solution d'abord au bain-marie, puis à masse constante sous vide à 70 °C. Calculez la teneur en dextran après correction de la teneur en chlorure de sodium.

B. Examinez le dextran par spectrophotométrie d'absorption dans l'infrarouge (*2.2.24*), en comparant avec le spectre obtenu avec le *dextran 1 SCR*. Examinez les substances sous forme de pastilles préparées comme suit : à 1-2 mg de dextran, ajoutez une ou quelques gouttes d'*eau R* ; broyez dans un mortier en agate pendant 1-2 min ; ajoutez environ 300 mg de *bromure de potassium R* et mélangez jusqu'à obtention d'une pâte (ne broyez pas) ; séchez sous vide à 40 °C pendant 15 min ; broyez le résidu (s'il n'est pas sec, séchez pendant 15 min supplémentaires). Préparez une pastille de *bromure de potassium R*. Enregistrez le spectre infrarouge en utilisant comme blanc une pastille de *bromure de potassium R* placée dans le faisceau de référence.

C. La substance à examiner satisfait à l'essai de distribution de la masse moléculaire (voir Essai).

ESSAI

Solution S. Dissolvez 7,5 g de substance à examiner dans de l'*eau exempte de dioxyde de carbone R*, chauffez au bain-marie et complétez à 50 ml avec le même solvant.

Absorbance (*2.2.25*). Mesurez l'absorbance de la solution S à 375 nm. L'absorbance n'est pas supérieure à 0,12.

Acidité ou alcalinité. A 10 ml de solution S, ajoutez 0,1 ml de *solution de phénolphtaléine R*. La solution est incolore. Ajoutez 0,2 ml d'*hydroxyde de sodium 0,01 M*. La solution est rose. Ajoutez 0,4 ml d'*acide chlorhydrique 0,01 M*. La solution est incolore. Ajoutez 0,1 ml de *solution de rouge de méthyle R*. La solution est rouge ou orange.

Substances azotées. Effectuez le dosage de l'azote après minéralisation par l'acide sulfurique (*2.5.9*), sur 0,200 g de substance à examiner, en chauffant pendant 2 h. Recueillez le distillat dans un mélange de 0,5 ml de *solution de vert de bromocrésol R*, de 0,5 ml de *solution de rouge de méthyle R* et de 20 ml d'*eau R*. Titrez par l'*acide chlorhydrique 0,01 M*. Le virage de l'indicateur ne nécessite pas plus de 0,15 ml d'*acide chlorhydrique 0,01 M* (110 ppm N).

Chlorure de sodium. Dans 100 ml d'*eau R*, dissolvez 3-5 g de substance à examiner, exactement pesés. Ajoutez 0,3 ml de *solution de chromate de potassium R* et titrez par le *nitrate d'argent 0,1 M* jusqu'à ce que la coloration blanc-jaune vire au brun-rouge.

1 ml de *nitrate d'argent 0,1 M* correspond à 5,844 mg de NaCl.

La teneur en chlorure de sodium n'est pas supérieure à 1,5 pour cent.

Distribution de la masse moléculaire. La masse moléculaire moyenne (M_w) est de 850 à 1150. La fraction qui compte moins de 3 unités de glucose est inférieure à 15 pour cent, celle qui compte plus de 9 unités de glucose est inférieure à 20 pour cent.

Opérez par chromatographie d'exclusion (*2.2.30*).

Solution à examiner. Dissolvez 6,0-6,5 mg de substance à examiner dans 1,0 ml de phase mobile.

Solution témoin (a). Dissolvez 6,0-6,5 mg de *dextran 1 SCR* dans 1,0 ml de phase mobile.

Solution témoin (b). Dissolvez le contenu d'une ampoule d'*isomaltooligosaccharide SCR* dans 1 ml de phase mobile, puis mélangez. Le mélange correspond à environ 45 µg d'isomaltotriose (3 unités de glucose), environ 45 µg d'isomaltononaose (9 unités de glucose) et environ 60 µg de chlorure de sodium pour 100 µl.

La chromatographie peut être réalisée en utilisant :

- 2 colonnes d'une longueur de 30 cm et d'un diamètre intérieur de 10 mm, raccordées en série, préremplies de dextran greffé par liaison covalente sur des billes d'agarose poreux hautement réticulé, permettant la séparation des oligosaccharides dont l'intervalle de masse moléculaire est compris entre 180 et 3000, maintenues à une température de 20-25 °C,
- comme phase mobile, à un débit de 0,07-0,08 ml/min maintenu constant à ± 1 pour cent près, une solution de *chlorure de sodium R* à 2,92 g/l,
- comme détecteur, un réfractomètre différentiel.

Injectez 100 µl de solution témoin (b) et enregistrez le chromatogramme pour définir les positions de l'isomaltotriose, de l'isomaltononaose et du chlorure de sodium. Injectez 100 µl de solution à examiner et 100 µl de solution témoin (a) et enregistrez les chromatogrammes. Déterminez la surface des pics. Ne tenez pas compte d'un pic dû au chlorure de sodium.

Calculez la masse moléculaire relative moyenne M_w et la portion de la fraction qui comporte respectivement moins de 3 et plus de 9 unités de glucose, du *dextran 1 SCR* et celles de la substance à examiner. L'essai n'est valable que si les valeurs obtenues pour le *dextran 1 SCR* sont comprises dans l'intervalle de celles indiquées sur l'étiquette.

$$M_w = \sum w_i \times m_i$$

M_w = masse moléculaire moyenne du dextran,

m_i = masse moléculaire de l'oligosaccharide i,

w_i = proportion massique de l'oligosaccharide i.

Utilisez les valeurs de masse moléculaire suivantes pour le calcul :

glucose	180
isomaltose	342
isomaltotriose	504
isomaltotétraose	666
isomaltopentaose	828
isomaltohexaose	990
isomaltoheptaose	1152
isomaltooctaose	1314
isomaltononaose	1476
isomaltodécaose	1638
isomaltoundécaose	1800
isomaltododécaose	1962
isomaltotridécaose	2124
isomaltotetradécaose	2286
isomaltopentadécaose	2448
isomaltohexadécaose	2610
isomaltoheptadécaose	2772
isomaltooctadécaose	2934
isomaltononadécaose	3096

Métaux lourds (*2.4.8*). Prélevez 20 ml de solution S et complétez à 30 ml avec de l'*eau R*. 12 ml de cette solution satisfont à l'essai limite A (10 ppm). Préparez le témoin avec une *solution étalon à 1 ppm de plomb (Pb) R*.

Monographies D - K

Perte à la dessiccation (*2.2.32*). Déterminée par séchage à l'étuve à 100-105 °C pendant 5 h sur 5,000 g de substance à examiner, la perte à la dessiccation n'est pas supérieure à 5,0 pour cent.

Endotoxines bactériennes (*2.6.14*) : moins de 25 UI/g.

Contamination microbienne. La substance à examiner satisfait à une limite du nombre de germes aérobies viables totaux (*2.6.12*) de 10^2 microorganismes par gramme, déterminée par dénombrement sur plaque. La substance à examiner satisfait à l'essai d'*Escherichia coli* (*2.6.13*).

01/2002:0999

DEXTRAN 40 POUR PRÉPARATIONS INJECTABLES

Dextranum 40 ad iniectabile

DÉFINITION

Le dextran 40 pour préparations injectables est un mélange de polyosides, principalement du type α-1,6-glucane.

Sa masse moléculaire relative moyenne est d'environ 40 000.

PRODUCTION

Le dextran 40 pour préparations injectables est obtenu par hydrolyse et fractionnement de dextrans produits par fermentation du saccharose, au moyen de la souche *Leuconostoc mesenteroides* NRRL B-512 = CIP 78.59 ou de ses sous-souches, par exemple *L. mesenteroides* B-512F = NCTC 10817.

Le dextran 40 pour préparations injectables est préparé dans des conditions permettant de réduire le risque de contamination microbienne.

CARACTÈRES

Poudre blanche ou sensiblement blanche, très soluble dans l'eau, très peu soluble dans l'alcool.

IDENTIFICATION

A. Dissolvez 1,0 g de substance à examiner dans de l'*eau R*, en chauffant au bain-marie, et complétez à 50,0 ml avec le même solvant. Calculé par rapport à la substance desséchée, le pouvoir rotatoire spécifique (*2.2.7*) de la solution est de + 195 à + 201.

B. Examinez la substance à examiner par spectrophotométrie d'absorption dans l'infrarouge (*2.2.24*), en comparant avec le spectre obtenu avec le *dextran SCR*.

C. La substance à examiner satisfait à l'essai de distribution de la masse moléculaire (voir Essai).

ESSAI

Solution S. Dissolvez 5,0 g de substance à examiner dans de l'*eau distillée R*, en chauffant au bain-marie, et complétez à 50 ml avec le même solvant.

Aspect de la solution. La solution S est limpide (*2.2.1*) et incolore (*2.2.2, Procédé II*).

Acidité ou alcalinité. A 10 ml de solution S, ajoutez 0,1 ml de *solution de phénolphtaléine R*. La solution reste incolore. Ajoutez 0,2 ml d'*hydroxyde de sodium 0,01 M*. La solution est colorée en rouge. Ajoutez 0,4 ml d'*acide chlorhydrique 0,01 M*. La solution est incolore. Ajoutez 0,1 ml de *solution de rouge de méthyle R*. La solution est colorée en rouge ou en orange.

Substances azotées. Procédez au dosage de l'azote après minéralisation par l'acide sulfurique (*2.5.9*) sur 0,200 g de substance à examiner, en chauffant pendant 2 h. Recueillez le distillat dans un mélange de 0,5 ml de *solution de rouge de méthyle R*, de 0,5 ml de *solution de vert de bromocrésol R* et de 20 ml d'*eau R*. Titrez par l'*acide chlorhydrique 0,01 M*. Le virage de l'indicateur ne nécessite pas plus de 0,15 ml d'*acide chlorhydrique 0,01 M* (110 ppm N).

Solvants résiduels. Opérez par chromatographie en phase gazeuse (*2.2.28*) en utilisant le *propanol R* comme étalon interne.

Solution à examiner. Dissolvez 5 g de substance à examiner dans 100 ml d'*eau R* et distillez. Recueillez les 45 premiers millilitres de distillat, ajoutez 1 ml d'une solution de *propanol R* à 25 g/l et complétez à 50 ml avec de l'*eau R*.

Solution témoin. Mélangez 0,5 ml d'une solution d'*éthanol R* à 25 g/l, 0,5 ml d'une solution de *propanol R* à 25 g/l et 0,5 ml d'une solution de *méthanol R* à 2,5 g/l et complétez à 25,0 ml avec de l'*eau R*.

La chromatographie peut être réalisée en utilisant :

- une colonne d'acier inoxydable d'une longueur de 1,8 m et d'un diamètre intérieur de 2 mm, remplie de *copolymère éthylvinylbenzène-divinylbenzène R* (125-150 µm),
- comme gaz vecteur, de l'*azote pour chromatographie R*, à un débit de 25 ml/min,
- un détecteur à ionisation de flamme,

en maintenant la température de la colonne à 190 °C, celle de la chambre à injection à 240 °C et celle du détecteur à 210 °C. Injectez le volume choisi de chaque solution. S'il apparaît, dans le chromatogramme obtenu avec la solution à examiner, des pics correspondant à l'éthanol ou au méthanol, leur surface n'est pas supérieure à la surface du pic correspondant dans le chromatogramme obtenu avec la solution témoin (0,5 pour cent d'éthanol et 0,05 pour cent de méthanol). S'il apparaît, dans le chromatogramme obtenu avec la solution à examiner, d'autres pics que les pics correspondant à l'éthanol, au méthanol ou à l'étalon interne, la somme de leur surface n'est pas supérieure à celle du pic correspondant à l'étalon interne (0,5 pour cent, calculé en propanol).

Distribution de la masse moléculaire (*2.2.39*). La masse moléculaire moyenne (M_w) est de 35 000 à 45 000. La masse moléculaire moyenne de la fraction dextran supérieure (10 pour cent) n'est pas supérieure à 110 000 et la masse moléculaire moyenne de la fraction dextran inférieure (10 pour cent) n'est pas inférieure à 7000.

Métaux lourds (*2.4.8*). 12 ml de solution S satisfont à l'essai limite A (10 ppm). Préparez le témoin avec la *solution à 1 ppm de plomb (Pb) R*.

Perte à la dessiccation (*2.2.32*). Déterminée à l'étuve à 105 ± 2 °C pendant 5 h sur 0,200 g de substance à examiner, la perte à la dessiccation n'est pas supérieure à 7,0 pour cent.

Cendres sulfuriques (*2.4.14*). Déterminé sur 0,50 g de substance à examiner, le taux des cendres sulfuriques n'est pas supérieur à 0,3 pour cent.

Endotoxines bactériennes (*2.6.14*) : moins de 10 UI/g.

Contamination microbienne. La substance à examiner satisfait à une limite du nombre de germes aérobies viables totaux de 10^2 par gramme, déterminé par dénombrement sur plaque de gélose (*2.6.12*). La substance à examiner satisfait à l'essai d'*Escherichia coli* (*2.6.13*).

01/2002:1000

DEXTRAN 60 POUR PRÉPARATIONS INJECTABLES

Dextranum 60 ad iniectabile

DÉFINITION

Le dextran 60 pour préparations injectables est un mélange de polyosides, principalement du type α-1,6-glucane.

Sa masse moléculaire relative moyenne est d'environ 60 000.

PRODUCTION

Le dextran 60 pour préparations injectables est obtenu par hydrolyse et fractionnement de dextrans produits par fermentation du saccharose, au moyen de la souche *Leuconostoc mesenteroides* NRRL B-512 = CIP 78.59 ou de ses sous-souches, par exemple *L. mesenteroides* B-512F = NCTC 10817.

Le dextran 60 pour préparations injectables est préparé dans des conditions permettant de réduire le risque de contamination microbienne.

CARACTÈRES

Poudre blanche ou sensiblement blanche, très soluble dans l'eau, très peu soluble dans l'alcool.

IDENTIFICATION

A. Dissolvez 1,0 g de substance à examiner dans de l'*eau R*, en chauffant au bain-marie, et complétez à 50,0 ml avec le même solvant. Calculé par rapport à la substance desséchée, le pouvoir rotatoire spécifique (*2.2.7*) de la solution est de + 195 à + 201.

B. Examinez la substance à examiner par spectrophotométrie d'absorption dans l'infrarouge (*2.2.24*), en comparant avec le spectre obtenu avec le *dextran SCR*.

C. La substance à examiner satisfait à l'essai de distribution de la masse moléculaire (voir Essai).

ESSAI

Solution S. Dissolvez 5,0 g de substance à examiner dans de l'*eau distillée R*, en chauffant au bain-marie, et complétez à 50 ml avec le même solvant.

Aspect de la solution. La solution S est limpide (*2.2.1*) et incolore (*2.2.2, Procédé II*).

Acidité ou alcalinité. A 10 ml de solution S, ajoutez 0,1 ml de *solution de phénolphtaléine R*. La solution reste incolore. Ajoutez 0,2 ml d'*hydroxyde de sodium 0,01 M*. La solution est colorée en rouge. Ajoutez 0,4 ml d'*acide chlorhydrique 0,01 M*. La solution est incolore. Ajoutez 0,1 ml de *solution de rouge de méthyle R*. La solution est colorée en rouge ou en orange.

Substances azotées. Procédez au dosage de l'azote après minéralisation par l'acide sulfurique (*2.5.9*) sur 0,200 g de substance à examiner, en chauffant pendant 2 h. Recueillez le distillat dans un mélange de 0,5 ml de *solution de rouge de méthyle R*, de 0,5 ml de *solution de vert de bromocrésol R* et de 20 ml d'*eau R*. Titrez par l'*acide chlorhydrique 0,01 M*. Le virage de l'indicateur ne nécessite pas plus de 0,15 ml d'*acide chlorhydrique 0,01 M* (110 ppm N).

Solvants résiduels. Opérez par chromatographie en phase gazeuse (*2.2.28*) en utilisant le *propanol R* comme étalon interne.

Solution à examiner. Dissolvez 5 g de substance à examiner dans 100 ml d'*eau R* et distillez. Recueillez les 45 premiers millilitres de distillat, ajoutez 1 ml d'une solution de *propanol R* à 25 g/l et complétez à 50 ml avec de l'*eau R*.

Solution témoin. Mélangez 0,5 ml d'une solution d'*éthanol R* à 25 g/l, 0,5 ml d'une solution de *propanol R* à 25 g/l et 0,5 ml d'une solution de *méthanol R* à 2,5 g/l et complétez à 25,0 ml avec de l'*eau R*.

La chromatographie peut être réalisée en utilisant :

– une colonne d'acier inoxydable d'une longueur de 1,8 m et d'un diamètre intérieur de 2 mm, remplie de *copolymère éthylvinylbenzène-divinylbenzène R* (125-150 µm),

– comme gaz vecteur, de l'*azote pour chromatographie R*, à un débit de 25 ml/min,

– un détecteur à ionisation de flamme,

en maintenant la température de la colonne à 190 °C, celle de la chambre à injection à 240 °C et celle du détecteur à 210 °C. Injectez le volume choisi de chaque solution. S'il apparaît, dans le chromatogramme obtenu avec la solution à examiner, des pics correspondant à l'éthanol ou au méthanol, leur surface n'est pas supérieure à la surface du pic correspondant dans le chromatogramme obtenu avec la solution témoin (0,5 pour cent d'éthanol et 0,05 pour cent de méthanol). S'il apparaît, dans le chromatogramme obtenu avec la solution à examiner, d'autres pics que les pics correspondant à l'éthanol, au méthanol ou à l'étalon interne, la somme de leur surface n'est pas supérieure à celle du pic correspondant à l'étalon interne (0,5 pour cent calculé en propanol).

Distribution de la masse moléculaire (*2.2.39*). La masse moléculaire moyenne (M_w) est de 54 000 à 66 000. La masse moléculaire moyenne de la fraction dextran supérieure (10 pour cent) n'est pas supérieure à 180 000 et la masse moléculaire moyenne de la fraction dextran inférieure (10 pour cent) n'est pas inférieure à 14 000.

Métaux lourds (*2.4.8*). 12 ml de solution S satisfont à l'essai limite A (10 ppm). Préparez le témoin avec la *solution à 1 ppm de plomb (Pb) R*.

Perte à la dessiccation (*2.2.32*). Déterminée à l'étuve à 105 ± 2 °C pendant 5 h sur 0,200 g de substance à examiner, la perte à la dessiccation n'est pas supérieure à 7,0 pour cent.

Cendres sulfuriques (*2.4.14*). Déterminé sur 0,50 g de substance à examiner, le taux des cendres sulfuriques n'est pas supérieur à 0,3 pour cent.

Endotoxines bactériennes (*2.6.14*) : moins de 16 UI/g.

Contamination microbienne. La substance à examiner satisfait à une limite du nombre de germes aérobies viables totaux de 10^2 par gramme, déterminé par dénombrement sur plaque de gélose (*2.6.12*). La substance à examiner satisfait à l'essai d'*Escherichia coli* (*2.6.13*).

01/2002:1001

DEXTRAN 70 POUR PRÉPARATIONS INJECTABLES

Dextranum 70 ad iniectabile

DÉFINITION

Le dextran 70 pour préparations injectables est un mélange de polyosides, principalement du type α-1,6-glucane.

Sa masse moléculaire relative moyenne est d'environ 70 000.

PRODUCTION

Le dextran 70 pour préparations injectables est obtenu par hydrolyse et fractionnement de dextrans produits par fermentation du saccharose, au moyen de la souche *Leuconostoc mesenteroides* NRRL B-512 = CIP 78.59 ou de ses sous-souches, par exemple *L. mesenteroides* B-512F = NCTC 10817.

Le dextran 70 pour préparations injectables est préparé dans des conditions permettant de réduire le risque de contamination microbienne.

CARACTÈRES

Poudre blanche ou sensiblement blanche, très soluble dans l'eau, très peu soluble dans l'alcool.

IDENTIFICATION

A. Dissolvez 1,0 g de substance à examiner dans de l'*eau R*, en chauffant au bain-marie, et complétez à 50,0 ml avec le même solvant. Calculé par rapport à la substance desséchée, le pouvoir rotatoire spécifique (*2.2.7*) de la solution est de + 195 à + 201.

B. Examinez la substance à examiner par spectrophotométrie d'absorption dans l'infrarouge (*2.2.24*), en comparant avec le spectre obtenu avec le *dextran SCR*.

C. La substance à examiner satisfait à l'essai de distribution de la masse moléculaire (voir Essai).

ESSAI

Solution S. Dissolvez 5,0 g de substance à examiner dans de l'*eau distillée R*, en chauffant au bain-marie, et complétez à 50 ml avec le même solvant.

Aspect de la solution. La solution S est limpide (*2.2.1*) et incolore (*2.2.2, Procédé II*).

Acidité ou alcalinité. A 10 ml de solution S, ajoutez 0,1 ml de *solution de phénolphtaléine R*. La solution reste incolore. Ajoutez 0,2 ml d'*hydroxyde de sodium 0,01 M*. La solution est colorée en rouge. Ajoutez 0,4 ml d'*acide chlorhydrique 0,01 M*. La solution est incolore. Ajoutez 0,1 ml de *solution de rouge de méthyle R*. La solution est colorée en rouge ou en orange.

Substances azotées. Procédez au dosage de l'azote après minéralisation par l'acide sulfurique (*2.5.9*) sur 0,200 g de substance à examiner, en chauffant pendant 2 h. Recueillez le distillat dans un mélange de 0,5 ml de *solution de rouge de méthyle R*, de 0,5 ml de *solution de vert de bromocrésol R* et de 20 ml d'*eau R*. Titrez par l'*acide chlorhydrique 0,01 M*. Le virage de l'indicateur ne nécessite pas plus de 0,15 ml d'*acide chlorhydrique 0,01 M* (110 ppm N).

Solvants résiduels. Opérez par chromatographie en phase gazeuse (*2.2.28*) en utilisant le *propanol R* comme étalon interne.

Solution à examiner. Dissolvez 5 g de substance à examiner dans 100 ml d'*eau R* et distillez. Recueillez les 45 premiers millilitres de distillat, ajoutez 1 ml d'une solution de *propanol R* à 25 g/l et complétez à 50 ml avec de l'*eau R*.

Solution témoin. Mélangez 0,5 ml d'une solution d'*éthanol R* à 25 g/l, 0,5 ml d'une solution de *propanol R* à 25 g/l et 0,5 ml d'une solution de *méthanol R* à 2,5 g/l et complétez à 25,0 ml avec de l'*eau R*.

La chromatographie peut être réalisée en utilisant :

– une colonne d'acier inoxydable d'une longueur de 1,8 m et d'un diamètre intérieur de 2 mm, remplie de *copolymère éthylvinylbenzène-divinylbenzène R* (125-150 μm),
– comme gaz vecteur, de l'*azote pour chromatographie R*, à un débit de 25 ml/min,
– un détecteur à ionisation de flamme,

en maintenant la température de la colonne à 190 °C, celle de la chambre à injection à 240 °C et celle du détecteur à 210 °C. Injectez le volume choisi de chaque solution. S'il apparaît, dans le chromatogramme obtenu avec la solution à examiner, des pics correspondant à l'éthanol ou au méthanol, leur surface n'est pas supérieure à la surface du pic correspondant dans le chromatogramme obtenu avec la solution témoin (0,5 pour cent d'éthanol et 0,05 pour cent de méthanol). S'il apparaît, dans le chromatogramme obtenu avec la solution à examiner, d'autres pics que les pics correspondant à l'éthanol, au méthanol ou à l'étalon interne, la somme de leur surface n'est pas supérieure à celle du pic correspondant à l'étalon interne (0,5 pour cent, calculé en propanol).

Distribution de la masse moléculaire (*2.2.39*). La masse moléculaire moyenne (M_w) est de 64 000 à 76 000. La masse moléculaire moyenne de la fraction dextran supérieure (10 pour cent) n'est pas supérieure à 185 000 et la masse moléculaire moyenne de la fraction dextran inférieure (10 pour cent) n'est pas inférieure à 15 000.

Métaux lourds (*2.4.8*). 12 ml de solution S satisfont à l'essai limite A (10 ppm). Préparez le témoin avec la *solution à 1 ppm de plomb (Pb) R*.

Perte à la dessiccation (*2.2.32*). Déterminée à l'étuve à 105 ± 2 °C pendant 5 h sur 0,200 g de substance à examiner, la perte à la dessiccation n'est pas supérieure à 7,0 pour cent.

Cendres sulfuriques (*2.4.14*). Déterminé sur 0,50 g de substance à examiner, le taux des cendres sulfuriques n'est pas supérieur à 0,3 pour cent.

Endotoxines bactériennes (*2.6.14*) : moins de 16 UI/g.

Contamination microbienne. La substance à examiner satisfait à une limite du nombre de germes aérobies viables totaux de 10^2 par gramme, déterminé par dénombrement sur plaque de gélose (*2.6.12*). La substance à examiner satisfait à l'essai d'*Escherichia coli* (*2.6.13*).

01/2002:1507

DEXTRINE

Dextrinum

DÉFINITION

La dextrine est un amidon de maïs ou de pomme de terre, partiellement hydrolysé, modifié par chauffage, en présence ou non d'acides, d'alcalis ou d'agents de modification du pH.

CARACTÈRES

Poudre fluide, blanche ou sensiblement blanche, très soluble dans l'eau bouillante en formant une solution mucilagineuse, lentement soluble dans l'eau froide, pratiquement insoluble dans l'alcool.

IDENTIFICATION

A. Chauffez à ébullition une suspension de 1 g de dextrine dans 50 ml d'*eau R* pendant 1 min et refroidissez. A 1 ml de solution, ajoutez 0,05 ml de *solution d'iode R1*. Il apparaît une coloration bleu foncé qui disparaît par chauffage.

B. Centrifugez 5 ml de l'empois obtenu dans l'identification A. Utilisez la couche supérieure. Ajoutez 2 ml de *solution diluée d'hydroxyde de sodium R*, et goutte à goutte, tout en maintenant sous agitation, 0,5 ml de *solution de sulfate de cuivre R*, puis portez à ébullition. Il se forme un précipité rouge.

C. La dextrine est très soluble dans l'*eau R* bouillante en formant une solution mucilagineuse.

ESSAI

Détermination du pH (*2.2.3*). Dispersez 5,0 g de dextrine dans 100 ml d'*eau exempte de dioxyde de carbone R*. Le pH de la solution est de 2,0 à 8,0.

Chlorures. Dissolvez 2,5 g de dextrine dans 50 ml d'*eau R* bouillante, complétez à 100 ml avec de l'*eau R* et filtrez. Prélevez 1 ml du filtrat et complétez à 15 ml, ajoutez 1 ml d'*acide nitrique dilué R*, versez le mélange en une seule fois dans 1 ml de *solution de nitrate d'argent R* et laissez reposer pendant 5 min, à l'abri de la lumière. En observant l'opalescence transversalement sur un fond noir, elle n'est pas plus intense que celle obtenue après traitement d'un mélange de 10 ml de *solution à 5 ppm de chlorure (Cl) R* et de 5 ml d'*eau R* préparé de la même manière (0,2 pour cent).

Sucres réducteurs. A une quantité de dextrine équivalente à 2,0 g (substance sèche), ajoutez 100 ml d'*eau R*, agitez pendant 30 min, complétez à 200,0 ml avec de l'*eau R* puis filtrez. A 10,0 ml de *solution cupri-tartrique R* alcaline, ajoutez 20,0 ml du filtrat, mélangez et chauffez sur une plaque chauffante en réglant la température de façon à obtenir une ébullition en 3 min. Maintenez l'ébullition pendant 2 min, puis refroidissez rapidement. Ajoutez 5 ml de solution d'*iodure de potassium R* à 300 g/l et 10 ml d'*acide sulfurique 1 M*, mélangez puis titrez immédiatement par le *thiosulfate de sodium 0,1 M*, en présence de la *solution d'amidon R* ajoutée vers la fin du titrage. Répétez la manipulation à partir de la phrase « A 10,0 ml de... » en remplaçant le filtrat par 20,0 ml d'une solution de *glucose R* à 1 g/l préparée avec précision. Effectuez un titrage à blanc pour lequel (V_B − V_U) n'est pas supérieur à (V_B − V_S). Les valeurs de V_B, V_U et V_S correspondent aux millilitres de *thiosulfate de sodium 0,1 M* consommés respectivement lors du titrage à blanc, du titrage de la dextrine et du titrage du glucose (10 pour cent, calculés en glucose $C_6H_{12}O_6$).

Métaux lourds (*2.4.8*). 1,0 g de dextrine satisfait à l'essai limite C des métaux lourds (20 ppm). Préparez le témoin avec 2 ml de *solution à 10 ppm de plomb (Pb) R*.

Perte à la dessiccation (*2.2.32*). Déterminé à l'étuve à 130-135 °C pendant 90 min sur 1,000 g de dextrine, la perte à la dessiccation n'est pas supérieure à 13,0 pour cent.

Cendres sulfuriques (*2.4.14*). Déterminé sur 1,0 g de dextrine, le taux des cendres sulfuriques n'est pas supérieur à 0,5 pour cent.

01/2002:0020

DEXTROMÉTHORPHANE (BROMHYDRATE DE)

Dextromethorphani hydrobromidum

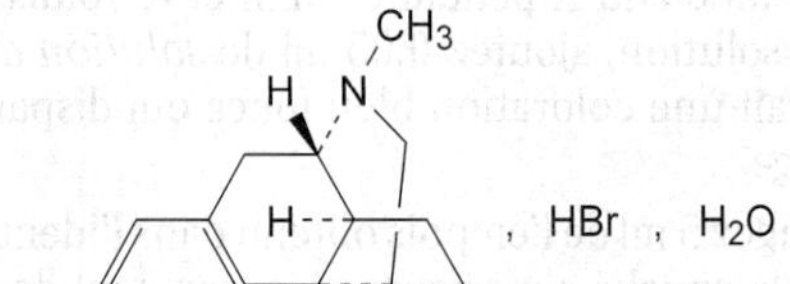

$C_{18}H_{26}BrNO,H_2O$ M_r 370,3

DÉFINITION

Le bromhydrate de dextrométhorphane contient au minimum 99,0 pour cent et au maximum l'équivalent de 101,0 pour cent de bromhydrate de *ent*-3-méthoxy-17-méthylmorphinane, calculé par rapport à la substance anhydre.

CARACTÈRES

Poudre cristalline, sensiblement blanche, assez soluble dans l'eau, facilement soluble dans l'alcool, pratiquement insoluble dans l'éther.

Le bromhydrate de dextrométhorphane fond en se décomposant vers 125 °C.

IDENTIFICATION

Première identification : A, B, D.

Seconde identification : A, C, D.

A. Le bromhydrate de dextrométhorphane satisfait à l'essai du pouvoir rotatoire spécifique (voir Essai).

B. Examinez le bromhydrate de dextrométhorphane par spectrophotométrie d'absorption dans l'infrarouge (*2.2.24*) en comparant avec le spectre obtenu avec le *bromhydrate de dextrométhorphane SCR*. Examinez les substances sous forme de pastilles.

C. Examinez les chromatogrammes obtenus dans l'essai des substances apparentées. La tache principale du chromatogramme obtenu avec la solution à examiner (b) est semblable quant à sa position, sa coloration et ses dimensions à la tache principale du chromatogramme obtenu avec la solution témoin (a).

D. Le bromhydrate de dextrométhorphane donne la réaction (a) des bromures (*2.3.1*).

ESSAI

Solution S. Dissolvez 1,0 g de bromhydrate de dextrométhorphane dans de l'*alcool R* et complétez à 20 ml avec le même solvant.

Aspect de la solution. La solution S est limpide (*2.2.1*) et incolore (*2.2.2, Procédé II*).

Acidité ou alcalinité. Dissolvez en chauffant doucement 0,4 g de bromhydrate de dextrométhorphane dans de l'*eau exempte de dioxyde de carbone R*, refroidissez et complétez à 20 ml avec le même solvant. Ajoutez 0,1 ml de *solution de rouge de méthyle R* et 0,2 ml d'*hydroxyde de sodium 0,01 M*. La solution est colorée en jaune. Le virage de l'indicateur au rouge ne nécessite pas plus de 0,4 ml d'*acide chlorhydrique 0,01 M*.

Pouvoir rotatoire spécifique (*2.2.7*). Dissolvez 0,200 g de bromhydrate de dextrométhorphane dans de l'*acide chlorhydrique 0,1 M* et complétez à 10,0 ml avec le même acide. Calculé par rapport à la substance anhydre, le pouvoir rotatoire spécifique est de + 28 à + 30.

Substances apparentées. Opérez par chromatographie sur couche mince (*2.2.27*) en utilisant une plaque recouverte de *gel de silice G R*.

Solution à examiner (a). Dissolvez 0,25 g de bromhydrate de dextrométhorphane dans du *méthanol R* et complétez à 5 ml avec le même solvant.

Solution à examiner (b). Prélevez 1 ml de solution à examiner (a) et complétez à 20 ml avec du *méthanol R*.

Solution témoin (a). Dissolvez 25 mg de *bromhydrate de dextrométhorphane SCR* dans du *méthanol R* et complétez à 10 ml avec le même solvant.

Solution témoin (b). Prélevez 1 ml de solution à examiner (b) et complétez à 10 ml avec du *méthanol R*.

Solution témoin (c). Prélevez 5 ml de solution témoin (b) et complétez à 10 ml avec du *méthanol R*.

Monographies D - K

Déposez séparément sur la plaque 5 µl de chaque solution. Développez sur un parcours de 15 cm avec un mélange de 2 volumes d'*ammoniaque concentrée R*, de 10 volumes de *chlorure de méthylène R*, de 13 volumes de *méthanol R*, de 20 volumes d'*acétate d'éthyle R* et de 55 volumes de *toluène R*. Faites sécher la plaque dans un courant d'air. Pulvérisez de la *solution d'iodobismuthate de potassium R2*, puis de la *solution diluée de peroxyde d'hydrogène R*. S'il apparaît d'autres taches que la tache principale dans le chromatogramme obtenu avec la solution à examiner (a), aucune d'entre elles n'est plus intense que la tache du chromatogramme obtenu avec la solution témoin (b) (0,5 pour cent) et une seule d'entre elles peut être plus intense que la tache du chromatogramme obtenu avec la solution témoin (c) (0,25 pour cent).

***N,N*-Diméthylaniline**. Dissolvez en chauffant 0,5 g de bromhydrate de dextrométhorphane dans 20 ml d'*eau R*. Laissez refroidir, ajoutez 2 ml d'*acide acétique dilué R* et 1 ml d'une solution de *nitrite de sodium R* à 10 g/l et complétez à 25 ml avec de l'*eau R*. La solution n'est pas plus fortement colorée qu'une solution témoin préparée simultanément dans les mêmes conditions en utilisant 20 ml d'une solution de *diméthylaniline R* à 0,25 mg/l (10 ppm).

Teneur en eau (*2.5.12*). Déterminée par semi-microdosage sur 0,200 g de bromhydrate de dextrométhorphane, la teneur en eau est de 4,0 pour cent à 5,5 pour cent.

Cendres sulfuriques (*2.4.14*). Déterminé sur 1,0 g de bromhydrate de dextrométhorphane, le taux des cendres sulfuriques n'est pas supérieur à 0,1 pour cent.

DOSAGE

Dissolvez 0,300 g de bromhydrate de dextrométhorphane dans un mélange de 5,0 ml d'*acide chlorhydrique 0,01 M* et de 20 ml d'*alcool R*. Titrez par l'*hydroxyde de sodium 0,1 M* et déterminez le point de fin de titrage par potentiométrie (*2.2.20*). Mesurez le volume d'*hydroxyde de sodium 0,1 M* utilisé entre les 2 points d'inflexion.

1 ml d'*hydroxyde de sodium 0,1 M* correspond à 35,23 mg de $C_{18}H_{26}BrNO$.

CONSERVATION

A l'abri de la lumière.

01/2002:0021

DEXTROMORAMIDE (TARTRATE DE)

Dextromoramidi tartras

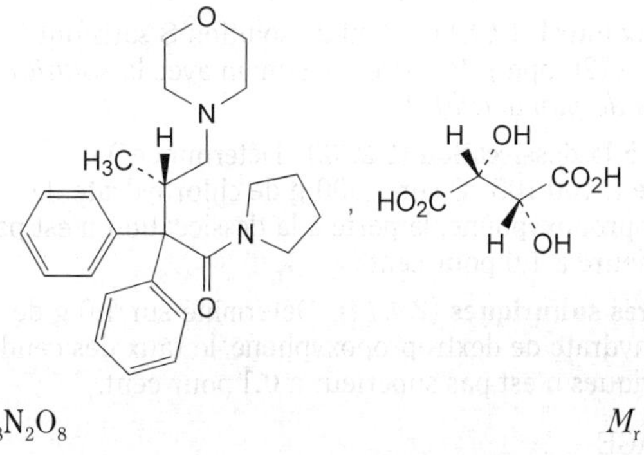

$C_{29}H_{38}N_2O_8$ M_r 542,6

DÉFINITION

Le tartrate de dextromoramide contient au minimum 98,0 pour cent et au maximum l'équivalent de 101,0 pour cent de tartrate de (2*R*,3*R*)-hydrogéno-2,3-dihydroxybutanedioate de 1-[(3*S*)-3-méthyl-4-(morpholin-4-yl)-2,2-diphénylbutanoyl]pyrrolidine, calculé par rapport à la substance desséchée.

CARACTÈRES

Poudre amorphe ou cristalline blanche, soluble dans l'eau, assez soluble dans l'alcool, très peu soluble dans l'éther.

Le tartrate de dextromoramide fond vers 190 °C avec légère décomposition.

IDENTIFICATION

A. Dissolvez 75 mg de tartrate de dextromoramide dans l'*acide chlorhydrique 1 M* et complétez à 100,0 ml avec le même acide. Examinée de 230 nm à 350 nm (*2.2.25*), la solution présente 3 maximums d'absorption à 254 nm, 259 nm et 264 nm. Les absorbances spécifiques à ces maximums sont respectivement de 6,9, de 7,7 et de 6,5 environ.

B. Dissolvez 50 mg environ de tartrate de dextromoramide dans de l'*eau R* et complétez à 10 ml avec le même solvant. A 2 ml de la solution, ajoutez 3 ml de *solution ammoniacale de nitrate d'argent R* et chauffez au bain-marie. Il se forme un précipité gris ou noir.

C. Le tartrate de dextromoramide donne la réaction (b) des tartrates (*2.3.1*).

ESSAI

Détermination du pH (*2.2.3*). Dissolvez 0,2 g de tartrate de dextromoramide dans de l'*eau exempte de dioxyde de carbone R* et complétez à 20 ml avec le même solvant. Le pH de la solution est de 3,0 à 4,0.

Pouvoir rotatoire spécifique (*2.2.7*). Dissolvez 0,50 g de tartrate de dextromoramide dans de l'*acide chlorhydrique 0,1 M* et complétez à 10,0 ml avec le même acide. Le pouvoir rotatoire spécifique est de + 21 à + 23.

Substances apparentées. Opérez par chromatographie sur couche mince (*2.2.27*) en utilisant une plaque recouverte de *gel de silice G R*.

Solution à examiner. Dissolvez 0,2 g de tartrate de dextromoramide dans du *méthanol R* et complétez à 10 ml avec le même solvant.

Solution témoin. Prélevez 1 ml de solution à examiner et complétez à 100 ml avec du *méthanol R*.

Déposez séparément sur la plaque 10 µl de chaque solution. Développez sur un parcours de 15 cm avec du *méthanol R*. Laissez sécher la plaque à l'air. Pulvérisez la *solution diluée d'iodobismuthate de potassium R*. S'il apparaît d'autres taches que la tache principale dans le chromatogramme obtenu avec la solution à examiner, aucune d'entre elles n'est plus intense que la tache du chromatogramme obtenu avec la solution témoin (1,0 pour cent).

Perte à la dessiccation (*2.2.32*). Déterminée à l'étuve à 100-105 °C sur 1,00 g de tartrate de dextromoramide, la perte à la dessiccation n'est pas supérieure à 0,5 pour cent.

Cendres sulfuriques (*2.4.14*). Déterminé sur 1,0 g de tartrate de dextromoramide, le taux des cendres sulfuriques n'est pas supérieur à 0,1 pour cent.

DOSAGE

Dissolvez 0,250 g de tartrate de dextromoramide dans 30 ml d'*acide acétique anhydre R*. Titrez par l'*acide perchlorique 0,05 M* en présence de 0,15 ml de *solution de naphtolbenzéine R*.

1 ml d'*acide perchlorique 0,05 M* correspond à 27,13 mg de $C_{29}H_{38}N_2O_8$.

Monographies D - K

01/2002:0713

DEXTROPROPOXYPHÈNE (CHLORHYDRATE DE)

Dextropropoxypheni hydrochloridum

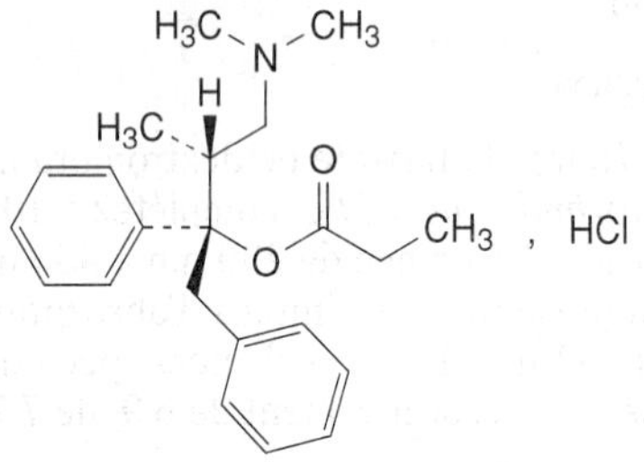

$C_{22}H_{30}ClNO_2$ M_r 375,9

DÉFINITION

Le chlorhydrate de dextropropoxyphène contient au minimum 98,5 pour cent et au maximum l'équivalent de 101,0 pour cent de chlorhydrate de propanoate de (1*S*,2*R*)-1-benzyl-3-(diméthylamino)-2-méthyl-1-phénylpropyle, calculé par rapport à la substance desséchée.

CARACTÈRES

Poudre cristalline, blanche ou sensiblement blanche, très soluble dans l'eau, facilement soluble dans l'alcool.

Le chlorhydrate de dextropropoxyphène fond à environ 165 °C.

IDENTIFICATION

Première identification : A, C, D.

Seconde identification : A, B, D.

A. Le chlorhydrate de dextropropoxyphène satisfait à l'essai du pouvoir rotatoire spécifique (voir Essai).

B. Dissolvez 50,0 mg de chlorhydrate de dextropropoxyphène dans de l'*acide chlorhydrique 0,01 M* et complétez à 100,0 ml avec le même acide. Examinée de 220 nm à 360 nm (*2.2.25*), la solution présente 3 maximums d'absorption respectivement à 252 nm, à 257 nm et à 263 nm et 2 épaulements respectivement à 240 nm et à 246 nm. Le rapport entre les absorbances mesurées aux maximums à 257 nm et à 252 nm est de 1,22 à 1,28. Le rapport entre les absorbances mesurées aux maximums à 257 nm et à 263 nm est de 1,29 à 1,35. L'identification n'est valable que si, dans l'essai du pouvoir de résolution (*2.2.25*), le rapport des absorbances n'est pas inférieur à 1,5.

C. Examinez le chlorhydrate de dextropropoxyphène par spectrophotométrie d'absorption dans l'infrarouge (*2.2.24*), en comparant avec le *spectre de référence du chlorhydrate de dextropropoxyphène de la Ph. Eur.*

D. La solution S (voir Essai) donne la réaction (a) des chlorures (*2.3.1*).

ESSAI

Solution S. Dissolvez 1,5 g de chlorhydrate de dextropropoxyphène dans de l'*eau exempte de dioxyde de carbone R* et complétez à 30 ml avec le même solvant.

Aspect de la solution. La solution S est limpide (*2.2.1*) et incolore (*2.2.2, Procédé II*).

pH (*2.2.3*). Le pH de la solution S est de 4,5 à 6,5.

Pouvoir rotatoire spécifique (*2.2.7*). Dissolvez 0,100 g de chlorhydrate de dextropropoxyphène dans de l'*eau R* et complétez à 10,0 ml avec le même solvant. Le pouvoir rotatoire spécifique est de + 52 à + 57.

Substances apparentées. Opérez par chromatographie liquide (*2.2.29*).

Solution à examiner. Dissolvez 50,0 mg de chlorhydrate de dextropropoxyphène dans la phase mobile et complétez à 10,0 ml avec la phase mobile.

Solution témoin (a). Prélevez 0,50 ml de solution à examiner et complétez à 100,0 ml avec la phase mobile.

Solution témoin (b). Dissolvez 50,0 mg de chlorhydrate de dextropropoxyphène dans 2,5 ml de *solution alcoolique d'hydroxyde de potassium 2 M R*. Ajoutez 2,5 ml d'*eau R* et faites bouillir à reflux pendant 30 min. Ajoutez 2,5 ml d'*acide chlorhydrique dilué R* et complétez à 50 ml avec la phase mobile.

La chromatographie peut être réalisée en utilisant :

- une colonne d'une longueur de 0,125 m et d'un diamètre intérieur de 4,6 mm, remplie de *gel de silice pour chromatographie R* (5 µm),
- une colonne de garde, remplie de gel de silice approprié et équilibrée avec la phase mobile, placée entre la colonne et le dispositif d'injection,
- comme phase mobile, à un débit de 1,0 ml/min, un mélange de 50 volumes de *solution tampon phosphate pH 7,5 (0,2 M) R*, de 84 volumes de *tétrahydrofurane R*, de 350 volumes de *méthanol R* et de 516 volumes d'*eau R*, contenant 0,9 g/l de *bromure de cétyltriméthylammonium R*,
- comme détecteur, un spectrophotomètre réglé à 220 nm,
- un injecteur à boucle.

Equilibrez le système chromatographique en y faisant passer la phase mobile pendant 16 h (la phase mobile peut être recyclée après 6 h d'élution).

Injectez 20 µl de chaque solution. Continuez la chromatographie pendant 2 fois le temps de rétention du pic principal. L'essai n'est valable que si :

- le chromatogramme obtenu avec la solution témoin (a) présente un pic dont le rapport signal-bruit n'est pas inférieur à 5,
- le chromatogramme obtenu avec la solution témoin (b) présente 2 pics et si la résolution entre ces pics n'est pas inférieure à 2,0.

S'il apparaît d'autres pics que le pic principal dans le chromatogramme obtenu avec la solution à examiner, la surface d'aucun d'entre eux n'est supérieure à la surface du pic principal dans le chromatogramme obtenu avec la solution témoin (a) (0,5 pour cent).

Métaux lourds (*2.4.8*). 12 ml de solution S satisfont à l'essai limite A (20 ppm). Préparez le témoin avec la *solution à 1 ppm de plomb (Pb) R*.

Perte à la dessiccation (*2.2.32*). Déterminée à l'étuve à 100-105 °C sur 1,000 g de chlorhydrate de dextropropoxyphène, la perte à la dessiccation n'est pas supérieure à 1,0 pour cent.

Cendres sulfuriques (*2.4.14*). Déterminé sur 1,0 g de chlorhydrate de dextropropoxyphène, le taux des cendres sulfuriques n'est pas supérieur à 0,1 pour cent.

DOSAGE

Dissolvez 0,270 g de chlorhydrate de dextropropoxyphène dans 60 ml d'*anhydride acétique R*. Titrez par l'*acide perchlorique 0,1 M* en présence de 0,1 ml d'une solution de *vert malachite R* à 5 g/l dans l'*anhydride acétique R*.

1 ml d'*acide perchlorique 0,1 M* correspond à 37,59 mg de $C_{22}H_{30}ClNO_2$.

CONSERVATION

A l'abri de la lumière.

IMPURETÉS

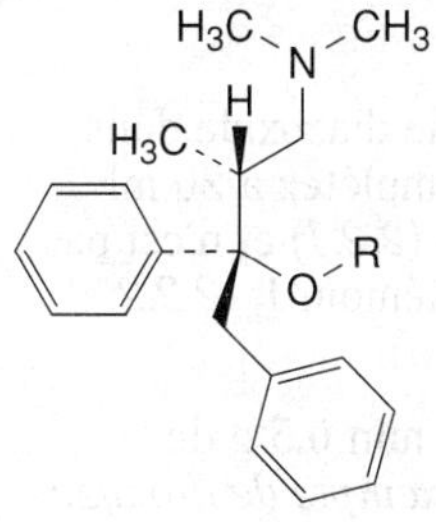

A. R = H : (2*S*,3*R*)-4-(diméthylamino)-1,2-diphényl-3-méthylbutan-2-ol,

B. R = CO-CH_3 : acétate de (1*S*,2*R*)-1-benzyl-3-(diméthylamino)-2-méthyl-1-phénylpropyle.

01/2002:0022

DIAZÉPAM

Diazepamum

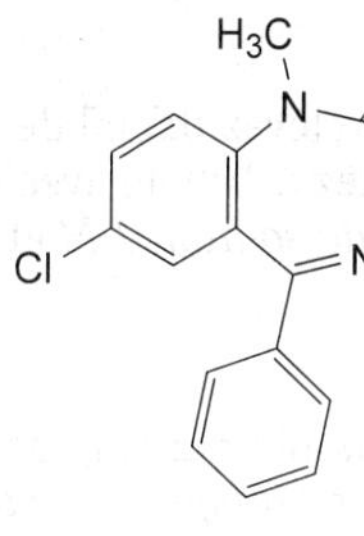

$C_{16}H_{13}ClN_2O$ M_r 284,7

DÉFINITION

Le diazépam contient au minimum 99,0 pour cent et au maximum l'équivalent de 101,0 pour cent de 7-chloro-1-méthyl-5-phényl-1,3-dihydro-2*H*-1,4-benzodiazépin-2-one, calculé par rapport à la substance desséchée.

CARACTÈRES

Poudre cristalline blanche ou sensiblement blanche, très peu soluble dans l'eau, soluble dans l'alcool.

IDENTIFICATION

A. Le point de fusion (*2.2.14*) du diazépam est de 131 °C à 135 °C.

B. *Préparez les solutions à l'abri d'une lumière vive et effectuez immédiatement les mesures.* Dissolvez 25 mg de diazépam dans une solution d'*acide sulfurique R* à 5 g/l dans le *méthanol R* et complétez à 250,0 ml avec la même solution acide (solution A). Prélevez 5,0 ml de la solution A et complétez à 100,0 ml avec une solution d'*acide sulfurique R* à 5 g/l dans le *méthanol R*. Examinée de 230 nm à 330 nm, la solution présente 2 maximums d'absorption (*2.2.25*) à 242 nm et à 285 nm. L'absorbance spécifique au maximum à 242 nm est de 1020 environ.

Prélevez 25,0 ml de la solution A et complétez à 100,0 ml avec une solution d'*acide sulfurique R* à 5 g/l dans le *méthanol R*. Examinée de 325 nm à 400 nm, la solution présente un seul maximum d'absorption à 366 nm. L'absorbance spécifique au maximum est de 140 à 155.

C. Dissolvez 10 mg environ de diazépam dans 3 ml d'*acide sulfurique R*. Examinée en lumière ultraviolette à 365 nm, la solution présente une fluorescence jaune-vert.

D. Dans un creuset de porcelaine, introduisez 80 mg de diazépam. Ajoutez 0,3 g de *carbonate de sodium anhydre R*. Chauffez à feu nu pendant 10 min. Laissez refroidir et reprenez le résidu par 5 ml d'*acide nitrique dilué R*. Filtrez. A 1 ml du filtrat, ajoutez 1 ml d'*eau R*. La solution donne la réaction (a) des chlorures (*2.3.1*).

ESSAI

Substances apparentées et produits de décomposition. *Effectuez l'essai à l'abri d'une lumière vive.* Opérez par chromatographie sur couche mince (*2.2.27*) en utilisant une plaque recouverte de *gel de silice* GF_{254} *R*.

Solution à examiner. Dissolvez 1,0 g de diazépam dans de l'*acétone R* et complétez à 10 ml avec le même solvant. Préparez extemporanément.

Solution témoin. Prélevez 1 ml de la solution à examiner et complétez à 100 ml avec de l'*acétone R*. Prélevez 1 ml de solution et complétez à 10 ml avec le même solvant.

Déposez séparément sur la plaque 5 µl de chaque solution. Développez sur un parcours de 12 cm avec un mélange à volumes égaux d'*acétate d'éthyle R* et d'*hexane R*. Laissez sécher la plaque. Examinez en lumière ultraviolette à 254 nm. S'il apparaît d'autres taches que la tache principale dans le chromatogramme obtenu avec la solution à examiner, aucune d'entre elles n'est plus intense que la tache du chromatogramme obtenu avec la solution témoin (0,1 pour cent).

Métaux lourds (*2.4.8*). 2,0 g de diazépam satisfont à l'essai limite C des métaux lourds (20 ppm). Préparez le témoin avec 4 ml de *solution à 10 ppm de plomb (Pb) R*.

Perte à la dessiccation (*2.2.32*). Déterminée sous vide à 60 °C pendant 4 h sur 1,000 g de diazépam, la perte à la dessiccation n'est pas supérieure à 0,5 pour cent.

Cendres sulfuriques (*2.4.14*). Déterminé sur 1,0 g de diazépam, le taux des cendres sulfuriques n'est pas supérieur à 0,1 pour cent.

DOSAGE

Dissolvez 0,500 g de diazépam dans 50 ml d'*anhydride acétique R*. Titrez par l'*acide perchlorique 0,1 M* en présence de 0,3 ml de *solution de bleu Nil A R* jusqu'à virage au vert-jaune.

1 ml d'*acide perchlorique 0,1 M* correspond à 28,47 mg de $C_{16}H_{13}ClN_2O$.

CONSERVATION

A l'abri de la lumière.

01/2002:0550

DIAZOXIDE

Diazoxidum

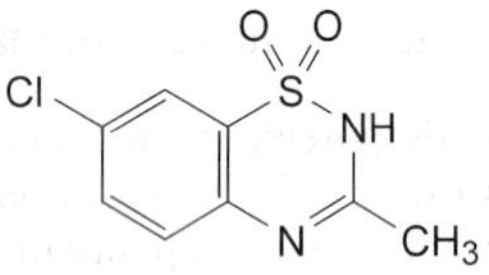

$C_8H_7ClN_2O_2S$ M_r 230,7

DÉFINITION

Le diazoxide contient au minimum 98,0 pour cent et au maximum l'équivalent de 101,0 pour cent de 1,1-dioxyde de 7-chloro-3-méthyl-2*H*-1,2,4-benzothiadiazine, calculé par rapport à la substance desséchée.

CARACTÈRES

Poudre fine ou cristalline, blanche ou sensiblement blanche, pratiquement insoluble dans l'eau, facilement soluble dans le diméthylformamide, peu soluble dans l'alcool, pratiquement insoluble dans l'éther. Le diazoxide est très soluble dans les solutions diluées d'hydroxydes alcalins.

IDENTIFICATION

Première identification : B.

Seconde identification : A, C, D.

A. Dissolvez 50,0 mg de diazoxide dans 5 ml d'*hydroxyde de sodium 1 M* et complétez à 50,0 ml avec de l'*eau R*. Prélevez 1,0 ml de cette solution et complétez à 100,0 ml avec de l'*hydroxyde de sodium 0,1 M*. Examinée de 230 nm à 350 nm (*2.2.25*), la solution présente un maximum d'absorption à 280 nm et un épaulement à 304 nm. L'absorbance spécifique au maximum est de 570 à 610.

B. Examinez le diazoxide par spectrophotométrie d'absorption dans l'infrarouge (*2.2.24*), en comparant avec le spectre obtenu avec le *diazoxide SCR*. Examinez les substances sous forme de pastilles à base de *bromure de potassium R*.

C. Examinez les chromatogrammes obtenus dans l'essai des substances apparentées en lumière ultraviolette à 254 nm. La tache principale du chromatogramme obtenu avec la solution à examiner (b) est semblable quant à sa position et ses dimensions à la tache principale du chromatogramme obtenu avec la solution témoin (b).

D. Dissolvez 20 mg environ de diazoxide dans un mélange de 5 ml d'*acide chlorhydrique R* et de 10 ml d'*eau R*. Ajoutez 0,1 g de *poudre de zinc R*. Chauffez à ébullition pendant 5 min, refroidissez et filtrez. Au filtrat, ajoutez 2 ml d'une solution de *nitrite de sodium R* à 1 g/l et mélangez. Laissez reposer pendant 1 min et ajoutez 1 ml d'une solution de *dichlorhydrate de naphtyléthylènediamine R* à 5 g/l. Il se développe une coloration rouge ou rouge-violet.

ESSAI

Aspect de la solution. Dissolvez 0.4 g de diazoxide dans 2 ml d'*hydroxyde de sodium 1 M* et complétez à 20 ml avec de l'*eau R*. La solution est limpide (*2.2.1*) et n'est pas plus fortement colorée que la solution témoin J_7 (*2.2.2, Procédé II*).

Acidité ou alcalinité. Agitez pendant 2 min 0,5 g de diazoxide pulvérisé dans 30 ml d'*eau exempte de dioxyde de carbone R* et filtrez. A 10 ml du filtrat, ajoutez 0,2 ml d'*hydroxyde de sodium 0,01 M* et 0,15 ml de *solution de rouge de méthyle R*. La solution est jaune et le virage au rouge de l'indicateur ne nécessite pas plus de 0,4 ml d'*acide chlorhydrique 0,01 M*.

Substances apparentées. Opérez par chromatographie sur couche mince (*2.2.27*) en utilisant une plaque recouverte de *gel de silice GF_{254} R*.

Solution à examiner (a). Dissolvez 0,1 g de diazoxide dans un mélange de 0,5 ml d'*hydroxyde de sodium 1 M* et de 1 ml de *méthanol R* et complétez à 5 ml avec du *méthanol R*.

Solution à examiner (b). Prélevez 1 ml de solution à examiner (a) et complétez à 5 ml avec un mélange de 1 volume d'*hydroxyde de sodium 1 M* et de 9 volumes de *méthanol R*.

Solution témoin (a). Prélevez 0,5 ml de solution à examiner (a) et complétez à 100 ml avec un mélange de 1 volume d'*hydroxyde de sodium 1 M* et de 9 volumes de *méthanol R*.

Solution témoin (b). Dissolvez 20 mg de *diazoxide SCR* dans un mélange de 0,5 ml d'*hydroxyde de sodium 1 M* et de 1 ml de *méthanol R* et complétez à 5 ml avec du *méthanol R*.

Déposez séparément sur la plaque 5 µl de chaque solution. Développez sur un parcours de 15 cm avec un mélange de 7 volumes d'*ammoniaque concentrée R*, de 25 volumes de *méthanol R* et de 68 volumes de *chloroforme R*. Laissez sécher la plaque à l'air. Examinez en lumière ultraviolette à 254 nm. S'il apparaît d'autres taches que la tache principale dans le chromatogramme obtenu avec la solution à examiner (a), aucune d'entre elles n'est plus intense que la tache du chromatogramme obtenu avec la solution témoin (a) (0,5 pour cent).

Perte à la dessiccation (*2.2.32*). Déterminée à l'étuve à 100-105 °C pendant 2 h sur 1,000 g de diazoxide, la perte à la dessiccation n'est pas supérieure à 0,5 pour cent.

Cendres sulfuriques (*2.4.14*). Déterminé sur 1,0 g de diazoxide, le taux des cendres sulfuriques n'est pas supérieur à 0,1 pour cent.

DOSAGE

Dissolvez en chauffant légèrement 0,200 g de diazoxide dans 50 ml d'un mélange de 1 volume d'*eau R* et de 2 volumes de *diméthylformamide R*. Titrez par l'*hydroxyde de sodium 0,1 M*. Déterminez le point de fin de titrage par potentiométrie (*2.2.20*). Effectuez un essai à blanc.

1 ml d'*hydroxyde de sodium 0,1 M* correspond à 23,07 mg de $C_8H_7ClN_2O_2S$.

01/2002:0762

DIBUTYLE (PHTALATE DE)

Dibutylis phthalas

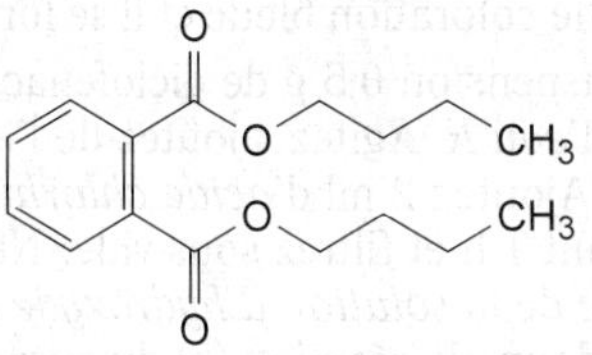

$C_{16}H_{22}O_4$ — *M*, 278,3

DÉFINITION

Le phtalate de dibutyle contient au minimum 99,0 pour cent et au maximum l'équivalent de 101,0 pour cent *m/m* de benzène-1,2-dicarboxylate de dibutyle.

CARACTÈRES

Liquide limpide, huileux, incolore à très légèrement jaune, pratiquement insoluble dans l'eau, miscible à l'alcool et à l'éther.

IDENTIFICATION

Première identification : B, C.

Seconde identification : A, D, E.

A. La densité (*2.2.5*) est de 1,043 à 1,048.

B. L'indice de réfraction (*2.2.6*) est de 1,490 à 1,495.

C. Examinez le phtalate de dibutyle par spectrophotométrie d'absorption dans l'infrarouge (*2.2.24*), en comparant avec le spectre obtenu avec le *phtalate de dibutyle SCR*.

D. Opérez par chromatographie sur couche mince (*2.2.27*) en utilisant une plaque recouverte de *gel de silice* GF_{254} *R*.

Solution à examiner. Dissolvez 50 mg de phtalate de dibutyle dans de l'*éther R* et complétez à 10 ml avec le même solvant.

Solution témoin. Dissolvez 50 mg de *phtalate de dibutyle SCR* dans de l'*éther R* et complétez à 10 ml avec le même solvant.

Déposez séparément sur la plaque 10 µl de chaque solution. Développez sur un parcours de 15 cm avec un mélange de 30 volumes d'*heptane R* et de 70 volumes d'*éther R*. Laissez sécher la plaque à l'air. Examinez en lumière ultraviolette à 254 nm. La tache principale du chromatogramme obtenu avec la solution à examiner est semblable quant à sa position et ses dimensions à la tache principale du chromatogramme obtenu avec la solution témoin.

E. A 0,1 ml environ de phtalate de dibutyle, ajoutez 0,25 ml d'*acide sulfurique R* et 50 mg de *résorcinol R*. Chauffez au bain-marie pendant 5 min. Laissez refroidir. Ajoutez 10 ml d'*eau R* et 1 ml de *solution concentrée d'hydroxyde de sodium R*. La solution vire au jaune ou au jaune-brun et présente une fluorescence verte.

ESSAI

Aspect de la substance. Le phtalate de dibutyle est limpide (*2.2.1*) et n'est pas plus fortement coloré que la solution témoin J_6 (*2.2.2, Procédé II*).

Acidité. Dissolvez 20,0 g de phtalate de dibutyle dans 50 ml d'*alcool R* préalablement neutralisé à la *solution de phénolphtaléine R1*. Ajoutez 0,2 ml de *solution de phénolphtaléine R1*. Le virage de l'indicateur ne nécessite pas plus de 0,50 ml d'*hydroxyde de sodium 0,1 M*.

Substances apparentées. Opérez par chromatographie en phase gazeuse (*2.2.28*) en utilisant le *bibenzyle R* comme étalon interne.

Solution d'étalon interne. Dissolvez 60 mg de *bibenzyle R* dans du *chlorure de méthylène R* et complétez à 20 ml avec le même solvant.

Solution à examiner (a). Dissolvez 1,0 g de phtalate de dibutyle dans du *chlorure de méthylène R* et complétez à 20,0 ml avec le même solvant.

Solution à examiner (b). Dissolvez 1,0 g de phtalate de dibutyle dans du *chlorure de méthylène R*, ajoutez 2,0 ml de solution d'étalon interne et complétez à 20,0 ml avec du *chlorure de méthylène R*.

Solution témoin. Prélevez 1,0 ml de solution à examiner (a), ajoutez 10,0 ml de solution d'étalon interne et complétez à 100,0 ml avec du *chlorure de méthylène R*.

La chromatographie peut être réalisée en utilisant :

- une colonne de verre d'une longueur de 1,5 m et d'un diamètre intérieur de 4 mm, remplie de *terre d'infusoires silanisée pour chromatographie en phase gazeuse R* (150 µm à 180 µm) imprégnée de 3 pour cent *m/m* de *polyméthylphénylsiloxane R*,
- comme gaz vecteur, de l'*azote pour chromatographie R*, à un débit de 30 ml par minute,
- un détecteur à ionisation de flamme,

en maintenant la température de la colonne à 190 °C, et celle de la chambre à injection et du détecteur à 225 °C.

Injectez 1 µl de solution témoin. Les substances sont éluées dans l'ordre suivant : bibenzyle et phtalate de dibutyle. Ajustez la sensibilité du détecteur de façon que la hauteur du pic dû au bibenzyle représente 70 pour cent au minimum de l'échelle totale de l'enregistreur. L'essai n'est valable que si la résolution entre les pics correspondant respectivement au bibenzyle et au phtalate de dibutyle n'est pas inférieure à 12.

Injectez 1 µl de solution à examiner (a). Vérifiez que le chromatogramme obtenu ne présente pas de pic dont le temps de rétention soit le même que celui du pic correspondant à l'étalon interne.

Injectez séparément 1 µl de solution à examiner (b) et 1 µl de solution témoin. Continuez la chromatographie pendant 3 fois le temps de rétention du phtalate de dibutyle qui est de 12 min environ. A partir du chromatogramme obtenu avec la solution témoin, calculez le rapport (*R*) entre la surface du pic dû au phtalate de dibutyle et la surface du pic dû à l'étalon interne. S'il apparaît, dans le chromatogramme obtenu avec la solution à examiner (b), d'autres pics que le pic principal, le pic dû à l'étalon interne et le pic dû au solvant, calculez le rapport entre la somme de la surface de ces pics et la surface du pic dû à l'étalon interne : ce rapport n'est pas supérieur à *R* (1,0 pour cent).

Teneur en eau (*2.5.12*). Déterminée par semi-microdosage sur 10,00 g de phtalate de dibutyle, la teneur en eau n'est pas supérieure à 0,2 pour cent.

Cendres sulfuriques (*2.4.14*). Déterminé sur 1,0 g de phtalate de dibutyle, le taux des cendres sulfuriques n'est pas supérieur à 0,1 pour cent.

DOSAGE

Dans une fiole de verre borosilicaté de 250 ml, introduisez 0,750 g de phthalate de dibutyle. Ajoutez 25,0 ml d'*hydroxyde de potassium alcoolique 0,5 M* et quelques billes de verre. Chauffez à reflux au bain-marie pendant 1 h. Titrez immédiatement par l'*acide chlorhydrique 0,5 M* en présence de 1 ml de *solution de phénolphtaléine R1* jusqu'à virage du rouge à l'incolore. Effectuez un titrage à blanc. Calculez le volume d'hydroxyde de potassium utilisé pour la saponification.

1 ml d'*hydroxyde de potassium alcoolique 0,5 M* correspond à 69,59 mg de $C_{16}H_{22}O_4$.

CONSERVATION

En récipient étanche.

01/2002:1508

DICLOFÉNAC POTASSIQUE

Diclofenacum kalicum

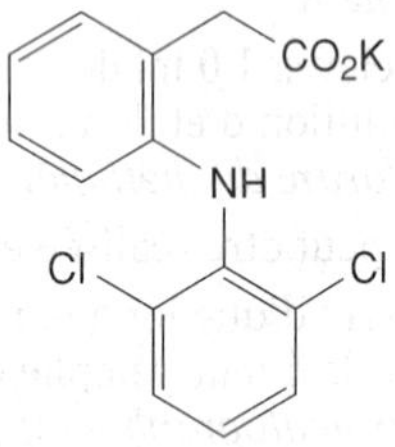

$C_{14}H_{10}Cl_2KNO_2$ M_r 334.2

DÉFINITION

Le diclofénac potassique contient au minimum 99,0 pour cent et au maximum l'équivalent de 101,0 pour cent de [2-[(2,6-dichlorophényl)amino]phényl]acétate de potassium, calculé par rapport à la substance desséchée.

CARACTÈRES

Poudre cristalline, blanche ou faiblement jaunâtre, faiblement hygroscopique, assez soluble dans l'eau, facilement soluble dans le méthanol, soluble dans l'alcool, peu soluble dans l'acétone.

IDENTIFICATION

Première identification : A, D.

Seconde identification : B, C, D.

A. Examinez le diclofénac potassique par spectrophotométrie d'absorption dans l'infrarouge (*2.2.24*), en comparant avec le spectre obtenu avec le *diclofénac potassique SCR*. Examinez les substances sous forme de pastilles.

B. Opérez par chromatographie sur couche mince (*2.2.27*) en utilisant une *plaque au gel de silice GF_{254} pour CCM R*.

Solution à examiner. Dissolvez 25 mg de diclofénac potassique dans du *méthanol R* et complétez à 5 ml avec le même solvant.

Solution témoin (a). Dissolvez 25 mg de *diclofénac potassique SCR* dans du *méthanol R* et complétez à 5 ml avec le même solvant.

Solution témoin (b). Dissolvez 10 mg d'*indométacine R* dans la solution témoin (a) et complétez à 2 ml avec la même solution.

Déposez sur la plaque 5 µl de chaque solution. Développez sur un parcours de 10 cm avec un mélange de 10 volumes d'*ammoniaque concentrée R*, de 10 volumes de *méthanol R* et de 80 volumes d'*acétate d'éthyle R*. Laissez sécher la plaque à l'air. Examinez en lumière ultraviolette à 254 nm. La tache principale du chromatogramme obtenu avec la solution à examiner est semblable quant à sa position et ses dimensions à la tache principale du chromatogramme obtenu avec la solution témoin (a). L'identification n'est valable que si le chromatogramme obtenu avec la solution témoin (b) présente 2 taches nettement séparées.

C. Dissolvez environ 10 mg de diclofénac potassique dans 10 ml d'*alcool R*. A 1 ml de solution, ajoutez 0,2 ml d'un mélange à volumes égaux d'une solution de *ferricyanure de potassium R* à 6 g/l et d'une solution de *chlorure ferrique R* à 9 g/l, préparé extemporanément. Laissez reposer à l'abri de la lumière pendant 5 min. Ajoutez 3 ml d'une solution d'*acide chlorhydrique R* à 10 g/l. Laissez reposer à l'abri de la lumière pendant 15 min. Il se développe une coloration bleue et il se forme un précipité.

D. Mettez en suspension 0,5 g de diclofénac potassique dans 10 ml d'*eau R*. Agitez, ajoutez de l'*eau R* jusqu'à dissolution. Ajoutez 2 ml d'*acide chlorhydrique R1*, agitez pendant 1 h et filtrez sous vide. Neutralisez la solution avec de la *solution d'hydroxyde de sodium R*. La solution donne la réaction (b) du potassium (*2.3.1*).

ESSAI

Aspect de la solution. Dissolvez 1,25 g de diclofénac potassique dans du *méthanol R* et complétez à 25,0 ml avec le même solvant. La solution est limpide (*2.2.1*). Mesurée à 440 nm, l'absorbance (*2.2.25*) n'est pas supérieure à 0,05.

Substances apparentées. Opérez par chromatographie liquide (*2.2.29*).

Solution à examiner. Dissolvez 50,0 mg de diclofénac potassique dans du *méthanol R* et complétez à 50,0 ml avec le même solvant.

Solution témoin (a). Prélevez 2,0 ml de solution à examiner et complétez à 100,0 ml avec du *méthanol R*. Prélevez 1,0 ml de solution et complétez à 10,0 ml avec du *méthanol R*.

Solution témoin (b). Dissolvez 1,0 mg d'*impureté A de diclofénac SCR* dans du *méthanol R*, ajoutez 1,0 ml de solution à examiner et complétez à 200,0 ml avec du *méthanol R*.

La chromatographie peut être réalisée en utilisant :

– une colonne d'acier inoxydable, d'une longueur de 0,25 m et d'un diamètre intérieur de 4,6 mm, remplie de *gel de silice octylsilylé postgreffé pour chromatographie R* (5 µm),
– comme phase mobile, à un débit de 1 ml/min, un mélange de 34 volumes d'une solution contenant 0,5 g/l d'*acide phosphorique R* et 0,8 g/l de *phosphate monosodique R*, ajustée à pH 2,5 avec de l'*acide phosphorique R*, et de 66 volumes de *méthanol R*,
– comme détecteur, un spectrophotomètre réglé à 254 nm.

Injectez 20 µl de solution témoin (b). Lorsque les chromatogrammes sont enregistrés dans les conditions prescrites, les temps de rétention sont d'environ 25 min pour le diclofénac et d'environ 12 min pour l'impureté A. Ajustez la sensibilité du système de façon que la hauteur des pics du chromatogramme obtenu représente au minimum 50 pour cent de l'échelle totale de l'enregistreur. L'essai n'est valable que si, dans le chromatogramme obtenu, la résolution entre les pics correspondant respectivement au diclofénac et à l'impureté A n'est pas inférieure à 6,5.

Injectez 20 µl de solution à examiner et 20 µl de solution témoin (a). Continuez la chromatographie pendant 1,5 fois le temps de rétention du pic principal du chromatogramme obtenu avec la solution à examiner. S'il apparaît d'autres pics que le pic principal dans le chromatogramme obtenu avec la solution à examiner, la surface d'aucun d'entre eux n'est supérieure à la surface du pic principal du chromatogramme obtenu avec la solution témoin (a) (0,2 pour cent) et la somme de leur surface n'est pas supérieure à 2,5 fois la surface du pic principal du chromatogramme obtenu avec la solution témoin (a) (0,5 pour cent). Ne tenez pas compte des pics dont la surface est inférieure à 0,25 fois la surface du pic principal du chromatogramme obtenu avec la solution témoin (a).

Métaux lourds (*2.4.8*). 2,0 g de diclofénac potassique satisfont à l'essai limite C (10 ppm). Utilisez un creuset de quartz. Préparez le témoin avec 2 ml de *solution à 10 ppm de plomb (Pb) R*.

Perte à la dessiccation (*2.2.32*). Déterminée à l'étuve à 100-105 °C pendant 3 h sur 1,000 g de diclofénac potassique, la perte à la dessiccation n'est pas supérieure à 0,5 pour cent.

DOSAGE

Dissolvez 0,250 g de diclofénac potassique dans 30 ml d'*acide acétique anhydre R*. Titrez par l'*acide perchlorique 0,1 M*. Déterminez le point de fin de titrage par potentiométrie (*2.2.20*).

1 ml d'*acide perchlorique 0,1 M* correspond à 33,42 mg de $C_{14}H_{10}Cl_2KNO_2$.

CONSERVATION

En récipient étanche, à l'abri de la lumière.

IMPURETÉS

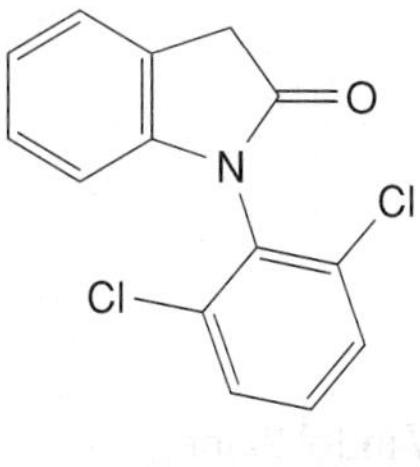

A. 1-(2,6-dichlorophényl)-1,3-dihydro-2*H*-indol-2-one,

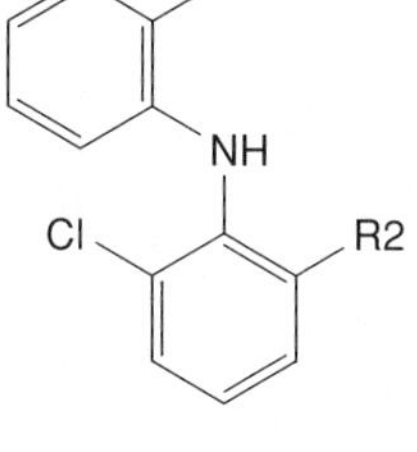

B. R1 = CHO, R2 = Cl : 2-[(2,6-dichlorophényl)amino]benzaldéhyde,

C. R1 = CH_2OH, R2 = Cl : [2-[(2,6-dichlorophényl)amino]phényl]méthanol,

D. R1 = CH_2-CO_2H, R2 = Br : acide 2-[2-[(2-bromo-6-chlorophényl)amino]phényl]acétique,

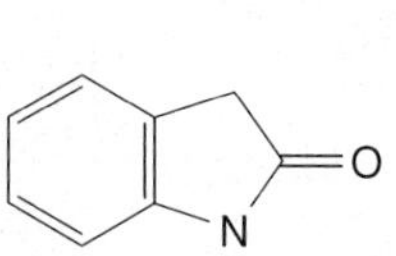

E. 1,3-dihydro-2*H*-indol-2-one.

01/2002:1002

DICLOFÉNAC SODIQUE

Diclofenacum natricum

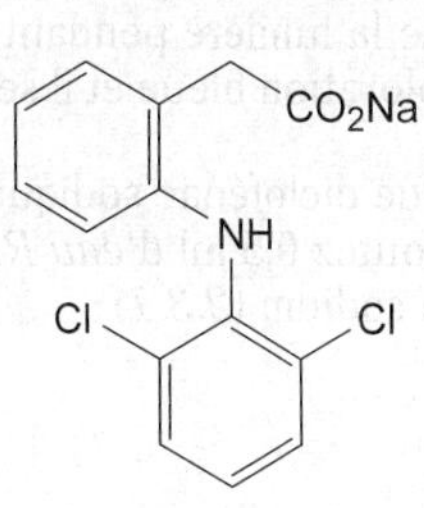

$C_{14}H_{10}Cl_2NNaO_2$ M_r 318,1

DÉFINITION

Le diclofénac sodique contient au minimum 99,0 pour cent et au maximum l'équivalent de 101,0 pour cent du [2-[(2,6-dichlorophényl)amino]phényl]acétate de sodium, calculé par rapport à la substance desséchée.

CARACTÈRES

Poudre cristalline, blanche à faiblement jaunâtre, faiblement hygroscopique, assez soluble dans l'eau, facilement soluble dans le méthanol, soluble dans l'alcool, peu soluble dans l'acétone.

Le diclofénac sodique fond en se décomposant vers 280 °C.

IDENTIFICATION

Première identification : A, D.

Seconde identification : B, C, D.

A. Examinez le diclofénac sodique par spectrophotométrie d'absorption dans l'infrarouge (*2.2.24*), en comparant avec le spectre obtenu avec le *diclofénac sodique SCR*. Examinez les substances sous forme de pastilles.

B. Opérez par chromatographie sur couche mince (*2.2.27*) en utilisant une *plaque au gel de silice GF_{254} pour CCM R*.

Solution à examiner. Dissolvez 25 mg de diclofénac sodique dans du *méthanol R* et complétez à 5 ml avec le même solvant.

Solution témoin (a). Dissolvez 25 mg de *diclofénac sodique SCR* dans du *méthanol R* et complétez à 5 ml avec le même solvant.

Solution témoin (b). Dissolvez 10 mg d'*indométacine R* dans la solution témoin (a) et complétez à 2 ml avec la même solution.

Déposez sur la plaque 5 µl de chaque solution. Développez sur un parcours de 10 cm avec un mélange de 10 volumes d'*ammoniaque concentrée R*, de 10 volumes de *méthanol R* et de 80 volumes d'*acétate d'éthyle R*. Laissez sécher la plaque à l'air. Examinez en lumière ultraviolette à 254 nm. La tache principale du chromatogramme obtenu avec la solution à examiner est semblable quant à sa position et ses dimensions à la tache principale du chromatogramme obtenu avec la solution témoin (a). L'identification n'est valable que si le chromatogramme obtenu avec la solution témoin (b) présente 2 taches nettement séparées.

C. Dissolvez environ 10 mg de diclofénac sodique dans 10 ml d'*alcool R*. A 1 ml de solution, ajoutez 0,2 ml d'un mélange à volumes égaux d'une solution de *ferricyanure de potassium R* à 6 g/l et d'une solution de *chlorure ferrique R* à 9 g/l, préparé extemporanément. Laissez reposer à l'abri de la lumière pendant 5 min. Ajoutez 3 ml d'une solution d'*acide chlorhydrique R* à 10 g/l. Laissez reposer à l'abri de la lumière pendant 15 min. Il se développe une coloration bleue et il se forme un précipité.

D. Dissolvez 60 mg de diclofénac sodique dans 0,5 ml de *méthanol R* et ajoutez 0,5 ml d'*eau R*. La solution donne la réaction (b) du sodium (*2.3.1*).

ESSAI

Aspect de la solution. Dissolvez 1,25 g de diclofénac sodique dans du *méthanol R* et complétez à 25,0 ml avec le même solvant. La solution est limpide (*2.2.1*). Mesurée à 440 nm, l'absorbance (*2.2.25*) de la solution n'est pas supérieure à 0,05.

Substances apparentées. Opérez par chromatographie liquide (*2.2.29*).

Solution à examiner. Dissolvez 50,0 mg de diclofénac sodique dans du *méthanol R* et complétez à 50,0 ml avec le même solvant.

Solution témoin (a). Prélevez 2,0 ml de solution à examiner et complétez à 100,0 ml avec du *méthanol R*. Prélevez 1,0 ml de solution et complétez à 10,0 ml avec du *méthanol R*.

Solution témoin (b). Dissolvez 1,0 mg d'*impureté A de diclofénac SCR* dans du *méthanol R*, ajoutez 1,0 ml de solution à examiner et complétez à 200,0 ml avec du *méthanol R*.

La chromatographie peut être réalisée en utilisant :

– une colonne d'acier inoxydable, d'une longueur de 0,25 m et d'un diamètre intérieur de 4,6 mm, remplie de *gel de silice octylsilylé postgreffé pour chromatographie R* (5 µm),

– comme phase mobile, à un débit de 1 ml/min, un mélange de 34 volumes d'une solution contenant 0,5 g/l d'*acide phosphorique R* et 0,8 g/l de *phosphate monosodique R*, ajustée à pH 2,5 avec de l'*acide phosphorique R* et de 66 volumes de *méthanol R*,

– comme détecteur, un spectrophotomètre réglé à 254 nm.

Injectez 20 µl de solution témoin (b). Lorsque les chromatogrammes sont enregistrés dans les conditions prescrites, les temps de rétention sont d'environ 25 min pour le diclofénac et d'environ 12 min pour l'impureté A. Ajustez la sensibilité du système de façon que la hauteur des pics dans le chromatogramme obtenu avec la solution témoin (b) représente au minimum 50 pour cent de l'échelle totale de l'enregistreur. Continuez la chromatographie pendant 1,5 fois le temps de rétention du diclofénac. L'essai n'est valable que si dans le chromatogramme obtenu, la résolution entre les pics correspondant respectivement au diclofénac et à l'impureté A n'est pas inférieure à 6,5.

Injectez 20 µl de solution à examiner et 20 µl de solution témoin (a). S'il apparaît d'autres pics que le pic principal dans le chromatogramme obtenu avec la solution à examiner, la surface d'aucun d'entre eux n'est supérieure à la surface du pic principal du chromatogramme obtenu avec la solution témoin (a) (0,2 pour cent) et la somme de leur surface n'est pas supérieure à 2,5 fois la surface du pic principal dans le chromatogramme obtenu avec la solution témoin (a) (0,5 pour cent). Ne tenez pas compte des pics dont la surface est inférieure à 0,25 fois la surface du pic principal dans le chromatogramme obtenu avec la solution témoin (a).

Métaux lourds (*2.4.8*). 2,0 g de diclofénac sodique satisfont à l'essai limite C (10 ppm). Utilisez un creuset de quartz. Préparez le témoin avec 2 ml de *solution à 10 ppm de plomb (Pb) R*.

Perte à la dessiccation (*2.2.32*). Déterminée à l'étuve à 100-105 °C pendant 3 h sur 1,000 g de diclofénac sodique, la perte à la dessiccation n'est pas supérieure à 0,5 pour cent.

DOSAGE

Dissolvez 0,250 g de diclofénac sodique dans 30 ml d'*acide acétique anhydre R*. Titrez par l'*acide perchlorique 0,1 M*. Déterminez le point de fin de titrage par potentiométrie (*2.2.20*).

1 ml d'*acide perchlorique 0,1 M* correspond à 31,81 mg de $C_{14}H_{10}Cl_2NNaO_2$.

CONSERVATION

En récipient étanche, à l'abri de la lumière.

IMPURETÉS

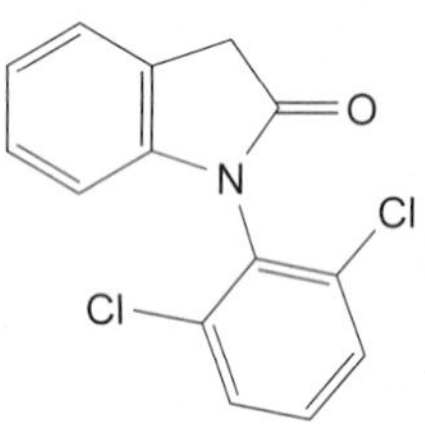

A. 1-(2,6-dichlorophényl)-1,3-dihydro-2*H*-indol-2-one,

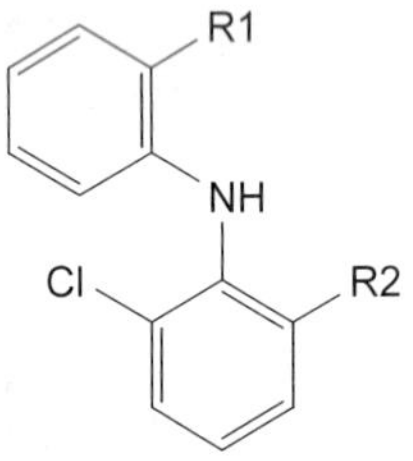

B. R1 = CHO, R2 = Cl : 2-[(2,6-dichlorophényl)amino]benzaldéhyde,

C. R1 = CH_2OH, R2 = Cl : [2-[(2,6-dichlorophényl)amino]phényl]méthanol,

D. R1 = CH_2-CO_2H, R2 = Br : acide 2-[2-[(2-bromo-6-chlorophényl)amino]phényl]acétique,

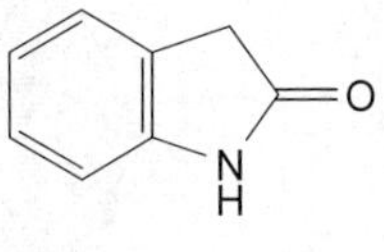

E. 1,3-dihydro-2*H*-indol-2-one.

C. A 3 ml d'une solution de *laurilsulfate de sodium R* à 1,0 g/l, ajoutez 5 ml de *chlorure de méthylène R* et 0,05 ml d'une solution de *bleu de méthylène R* à 2,5 g/l. Mélangez doucement et laissez séparer. La couche inférieure est colorée en bleu. Ajoutez 2 ml d'une solution de chlorhydrate de dicyclovérine à 20 g/l, mélangez doucement et laissez séparer. La couche supérieure est colorée en bleu et la couche inférieure est incolore.

D. Le chlorhydrate de dicyclovérine donne la réaction (a) des chlorures (*2.3.1*).

ESSAI

Détermination du pH (*2.2.3*). Dissolvez 0,5 g de chlorhydrate de dicyclovérine dans de l'*eau R* et complétez à 50 ml avec le même solvant. Le pH de la solution est de 5,0 à 5,5.

Substances apparentées. Opérez par chromatographie sur couche mince (*2.2.27*) en utilisant une plaque recouverte d'un gel de silice approprié.

Solution à examiner (a). Dissolvez 0,25 g de chlorhydrate de dicyclovérine dans du *méthanol R* et complétez à 5 ml avec le même solvant.

Solution à examiner (b). Prélevez 1 ml de solution à examiner (a) et complétez à 50 ml avec du *méthanol R*.

Solution témoin (a). Prélevez 1 ml de solution à examiner (b) et complétez à 10 ml avec du *méthanol R*.

Solution témoin (b). Dissolvez 10 mg de *chlorhydrate de dicyclovérine SCR* dans du *méthanol R* et complétez à 10 ml avec le même solvant.

Solution témoin (c). Dissolvez 5 mg de *tropicamide SCR* dans de la solution témoin (b) et complétez à 5 ml avec la même solution.

Déposez séparément sur la plaque 10 µl de chaque solution. Développez sur un parcours de 15 cm avec un mélange de 5 volumes d'*ammoniaque concentrée R*, de 10 volumes d'*acétate d'éthyle R*, de 10 volumes d'*eau R* et de 75 volumes de *propanol R*. Faites sécher la plaque dans un courant d'air chaud. Pulvérisez de la *solution diluée d'iodobismuthate de potassium R*. S'il apparaît d'autres taches que la tache principale dans le chromatogramme obtenu avec la solution à examiner (a), aucune d'entre elles n'est plus intense que la tache principale du chromatogramme obtenu avec la solution témoin (a) (0,2 pour cent). L'essai n'est valable que si le chromatogramme obtenu avec la solution témoin (c) présente 2 taches nettement séparées.

Perte à la dessiccation (*2.2.32*). Déterminée à l'étuve à 100-105 °C sur 1,000 g de chlorhydrate de dicyclovérine, la perte à la dessiccation n'est pas supérieure à 1,0 pour cent.

Cendres sulfuriques (*2.4.14*). Déterminé sur 1,0 g de chlorhydrate de dicyclovérine, le taux des cendres sulfuriques n'est pas supérieur à 0,1 pour cent.

DOSAGE

Dissolvez 0,300 g de chlorhydrate de dicyclovérine dans un mélange de 50 ml d'*alcool R* et de 5,0 ml d'*acide chlorhydrique 0,01 M*. Titrez par l'*hydroxyde de sodium 0,1 M* et tracez la courbe potentiométrique (*2.2.20*). Mesurez le volume d'*hydroxyde de sodium 0,1 M* utilisé entre les 2 points d'inflexion.

1 ml d'*hydroxyde de sodium 0,1 M* correspond à 34,60 mg de $C_{19}H_{36}ClNO_2$.

IMPURETÉS

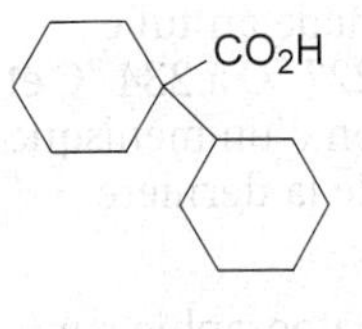

A. acide bicyclohexyle-1-carboxylique.

01/2002:0483

DIÈNESTROL

Dienestrolum

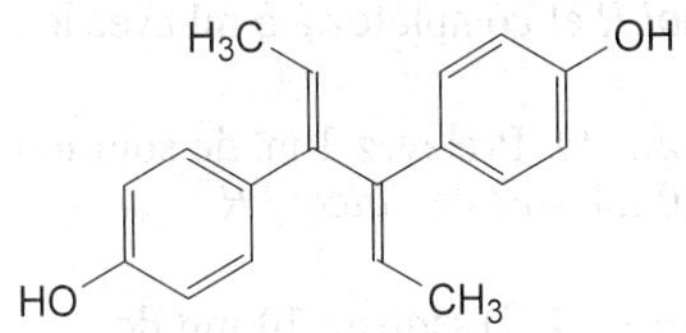

$C_{18}H_{18}O_2$ M_r 266,3

DÉFINITION

Le diènestrol contient au minimum 98,5 pour cent et au maximum l'équivalent de 101,5 pour cent de (*E,E*)-4,4′-(1,2-diéthylidène-éthylène)diphénol, calculé par rapport à la substance desséchée.

CARACTÈRES

Poudre cristalline blanche ou sensiblement blanche, pratiquement insoluble dans l'eau, facilement soluble dans l'acétone et dans l'alcool, soluble dans l'éther. Le diènestrol se dissout dans les solutions diluées d'hydroxydes alcalins.

IDENTIFICATION

Première identification : A, D.

Seconde identification : B, C, D.

A. Examinez le diènestrol par spectrophotométrie d'absorption dans l'infrarouge (*2.2.24*), en comparant avec le spectre obtenu avec le *diènestrol SCR*. Examinez les substances sous forme de pastilles.

B. Examinez les chromatogrammes obtenus dans l'essai des substances apparentées. La tache principale du chromatogramme obtenu avec la solution à examiner (b) est semblable quant à sa position, sa coloration et ses dimensions à la tache du chromatogramme obtenu avec la solution témoin (a).

C. Dissolvez 1 mg environ de diènestrol dans 5 ml d'*acide acétique glacial R* et ajoutez 1 ml d'une solution de *brome R* à 1 pour cent *V/V* dans l'*acide acétique glacial R*. Chauffez au bain-marie pendant 2 min. Dans un tube à essai séché, introduisez 0,5 ml de cette solution. Ajoutez 0,5 ml d'*éthanol R*, mélangez et ajoutez 10 ml d'*eau R*. Il se développe une coloration violet rougeâtre. Ajoutez 5 ml de *chloroforme R*, agitez fortement et laissez reposer jusqu'à séparation des couches. Il se développe une coloration rouge dans la couche chloroformique alors que la couche aqueuse est pratiquement incolore.

D. Dissolvez 0,5 mg environ de diènestrol dans 0,2 ml d'*acide acétique glacial R* et ajoutez 1 ml d'*acide phosphorique R*. Chauffez au bain-marie pendant 3 min. Il se développe une coloration rouge violacé.

Monographies D - K

ESSAI

Intervalle de fusion. Déterminé par la méthode au tube capillaire (*2.2.14*), le point de fusion est de 227 °C à 234 °C et l'intervalle de température entre la formation d'un ménisque net dans la masse fondue et la disparition de la dernière particule de substance ne dépasse pas 3 °C.

Substances apparentées. Opérez par chromatographie sur couche mince (*2.2.27*) en utilisant une plaque recouverte de *gel de silice G R*.

Solution à examiner (a). Dissolvez 0,2 g de diènestrol dans 2 ml d'*alcool R*.

Solution à examiner (b). Prélevez 1 ml de solution à examiner (a) et complétez à 20 ml avec de l'*alcool R*.

Solution témoin (a). Dissolvez 25 mg de *diènestrol SCR* dans de l'*alcool R* et complétez à 5 ml avec le même solvant.

Solution témoin (b). Prélevez 1 ml de solution témoin (a) et complétez à 10 ml avec de l'*alcool R*.

Solution témoin (c). Dissolvez 10 mg de *diéthylstilbestrol SCR* dans 2 ml d'*alcool R*. A 1 ml de cette solution, ajoutez 1 ml de solution témoin (a).

Déposez séparément sur la plaque 1 µl de chaque solution. Développez sur un parcours de 15 cm avec un mélange de 10 volumes de *diéthylamine R* et de 90 volumes de *toluène R*. Laissez sécher la plaque à l'air. Pulvérisez de la *solution alcoolique d'acide sulfurique R*, puis chauffez à 120 °C pendant 10 min. S'il apparaît d'autres taches que la tache principale dans le chromatogramme obtenu avec la solution à examiner (a), aucune d'entre elles n'est plus intense que la tache du chromatogramme obtenu avec la solution témoin (b) (0,5 pour cent). L'essai n'est valable que si le chromatogramme obtenu avec la solution témoin (c) présente au moins 2 taches nettement séparées, approximativement de même intensité.

Perte à la dessiccation (*2.2.32*). Déterminée à l'étuve à 100-105 °C sur 1,000 g de diènestrol, la perte à la dessiccation n'est pas supérieure à 0,5 pour cent.

Cendres sulfuriques (*2.4.14*). Déterminé sur 1,0 g de diènestrol, le taux des cendres sulfuriques n'est pas supérieur à 0,1 pour cent.

DOSAGE

Dissolvez 25,0 mg de diènestrol dans de l'*éthanol R* et complétez à 100,0 ml avec le même solvant. Prélevez 5,0 ml de cette solution, ajoutez 10 ml d'*éthanol R* et complétez à 250,0 ml avec de l'*hydroxyde de sodium 0,1 M*. Préparez dans les mêmes conditions une solution témoin avec 25,0 mg de *diènestrol SCR*. Mesurez l'absorbance (*2.2.25*) des 2 solutions au maximum à 245 nm.

En tenant compte des absorbances mesurées et de la concentration des solutions, calculez la teneur de la substance à examiner en $C_{18}H_{18}O_2$.

CONSERVATION

A l'abri de la lumière.

Monographies D - K

01/2002:0271

DIÉTHYLCARBAMAZINE (CITRATE DE)

Diethylcarbamazini citras

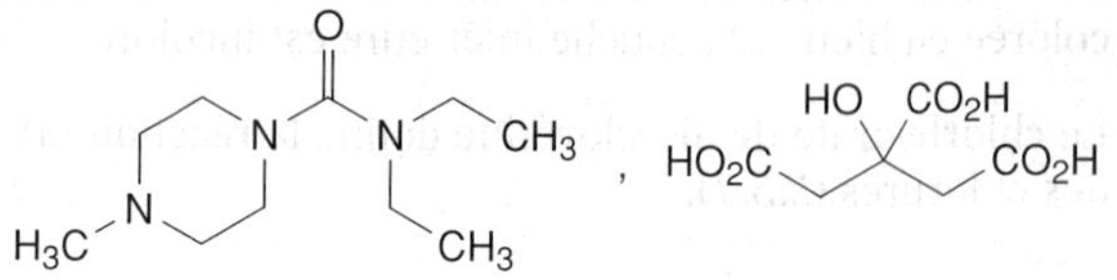

$C_{16}H_{29}N_3O_8$ M_r 391,4

DÉFINITION

Le citrate de diéthylcarbamazine contient au minimum 98,0 pour cent et au maximum l'équivalent de 101,0 pour cent de 2-hydroxypropane-1,2,3-tricarboxylate diacide de *N,N*-diéthyl-4-méthylpipérazine-1-carboxamide, calculé par rapport à la substance desséchée.

CARACTÈRES

Poudre cristalline blanche, légèrement hygroscopique, très soluble dans l'eau, soluble dans l'alcool, pratiquement insoluble dans l'acétone et dans l'éther.

Le citrate de diéthylcarbamazine fond en se décomposant vers 138 °C.

IDENTIFICATION

Première identification : A, C.

Seconde identification : B, C.

A. Examinez le citrate de diéthylcarbamazine par spectrophotométrie d'absorption dans l'infrarouge (*2.2.24*), en comparant avec le spectre obtenu avec le *citrate de diéthylcarbamazine SCR*.

B. Examinez les chromatogrammes obtenus dans l'essai Diméthylpipérazine et méthylpipérazine. La tache principale du chromatogramme obtenu avec la solution à examiner est semblable quant à sa position, sa coloration et ses dimensions à la tache principale du chromatogramme obtenu avec la solution témoin (a).

C. Dissolvez 0,1 g de citrate de diéthylcarbamazine dans 5 ml d'*eau R*. La solution donne la réaction des citrates (*2.3.1*).

ESSAI

Solution S. Dissolvez, en agitant, 2,5 g de citrate de diéthylcarbamazine dans de l'*eau R* et complétez à 25 ml avec le même solvant.

Aspect de la solution. La solution S n'est pas plus fortement opalescente que la suspension témoin II (*2.2.1*) et elle n'est pas plus fortement colorée que la solution témoin JB_6 (*2.2.2, Procédé II*).

Diméthylpipérazine et méthylpipérazine. Opérez par chromatographie sur couche mince (*2.2.27*) en utilisant une plaque recouverte de *gel de silice G R*.

Solution à examiner. Dissolvez 0,5 g de citrate de diéthylcarbamazine dans du *méthanol R* et complétez à 10 ml avec le même solvant.

Solution témoin (a). Dissolvez 0,1 g de *citrate de diéthylcarbamazine SCR* dans du *méthanol R* et complétez à 2,0 ml avec le même solvant.

Solution témoin (b). Dissolvez 10 mg de *méthylpipérazine R* dans du *méthanol R* et complétez à 100 ml avec le même solvant.

Solution témoin (c). Dissolvez 10 mg de *diméthylpipérazine R* dans du *méthanol R* et complétez à 100 ml avec le même solvant.

Déposez sur la plaque 10 µl de chaque solution. Développez sur un parcours de 12 cm avec un mélange de 5 volumes d'*ammoniaque concentrée R*, de 30 volumes de *méthyléthylcétone R* et de 65 volumes de *méthanol R*. Desséchez la plaque à 100-105 °C, puis exposez-la à des vapeurs d'iode pendant 30 min. S'il apparaît une tache correspondant à la méthylpipérazine et une tache correspondant à la diméthylpipérazine dans le chromatogramme obtenu avec la solution à examiner, elles ne sont pas plus intenses que les taches correspondantes des chromatogrammes obtenus avec les solutions témoins (b) et (c) (0,2 pour cent).

Métaux lourds (*2.4.8*). 12 ml de solution S satisfont à l'essai limite A des métaux lourds (20 ppm). Préparez le témoin avec 10 ml de *solution à 2 ppm de plomb (Pb) R*.

Perte à la dessiccation (*2.2.32*). Déterminée sous vide à 60 °C pendant 4 h sur 1,0 g de citrate de diéthylcarbamazine, la perte à la dessiccation n'est pas supérieure à 0,5 pour cent.

Cendres sulfuriques (*2.4.14*). Déterminé sur 1,0 g de citrate de diéthylcarbamazine, le taux des cendres sulfuriques n'est pas supérieur à 0,1 pour cent.

DOSAGE

Dissolvez 0,350 g de citrate de diéthylcarbamazine dans 25 ml d'*acide acétique anhydre R*. Ajoutez 25 ml d'*anhydride acétique R*. Titrez par l'*acide perchlorique 0,1 M* en présence de 0,2 ml de *solution de violet cristallisé R* jusqu'à coloration vert-bleu.

1 ml d'*acide perchlorique 0,1 M* correspond à 39,14 mg de $C_{16}H_{29}N_3O_8$.

CONSERVATION

En récipient étanche.

01/2002:0897

DIÉTHYLE (PHTALATE DE)

Diethylis phthalas

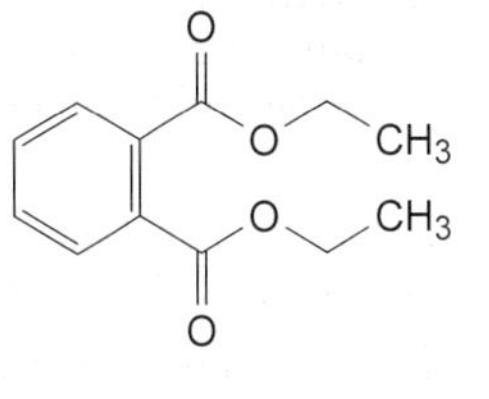

$C_{12}H_{14}O_4$ M_r 222,2

DÉFINITION

Le phtalate de diéthyle contient au minimum 99,0 pour cent et au maximum l'équivalent de 101,0 pour cent *m/m* de benzène-1,2-dicarboxylate de diéthyle.

CARACTÈRES

Liquide limpide, huileux, incolore ou très légèrement jaune, pratiquement insoluble dans l'eau, miscible à l'alcool et à l'éther.

IDENTIFICATION

Première identification : B, C.

Seconde identification : A, D, E.

A. La densité (*2.2.5*) est de 1,117 à 1,121.

B. L'indice de réfraction (*2.2.6*) est de 1,500 à 1,505.

C. Examinez le phtalate de diéthyle par spectrophotométrie d'absorption dans l'infrarouge (*2.2.24*), en comparant avec le spectre obtenu avec le *phtalate de diéthyle SCR*. Examinez les substances sous forme de pellicules minces.

D. Opérez par chromatographie sur couche mince (*2.2.27*) en utilisant une plaque recouverte de *gel de silice* GF_{254} *R*.

Solution à examiner. Dissolvez 50 mg de phtalate de diéthyle dans de l'*éther R* et complétez à 10 ml avec le même solvant.

Solution témoin. Dissolvez 50 mg de *phtalate de diéthyle SCR* dans de l'*éther R* et complétez à 10 ml avec le même solvant.

Déposez séparément sur la plaque 10 µl de chaque solution. Développez sur un parcours de 15 cm avec un mélange de 30 volumes d'*heptane R* et de 70 volumes d'*éther R*. Laissez sécher la plaque à l'air. Examinez en lumière ultraviolette à 254 nm. La tache principale du chromatogramme obtenu avec la solution à examiner est semblable quant à sa position et ses dimensions à la tache principale du chromatogramme obtenu avec la solution témoin.

E. A 0,1 ml environ de phtalate de diéthyle, ajoutez 0,25 ml d'*acide sulfurique R* et 50 mg de *résorcinol R*. Chauffez au bain-marie pendant 5 min. Laissez refroidir. Ajoutez 10 ml d'*eau R* et 1 ml de *solution concentrée d'hydroxyde de sodium R*. La solution devient jaune ou jaune-brun et présente une fluorescence verte.

ESSAI

Aspect de la substance. Le phtalate de diéthyle est limpide (*2.2.1*) et n'est pas plus fortement coloré que la solution témoin J_6 (*2.2.2, Procédé II*).

Acidité. Dissolvez 20,0 g de phtalate de diéthyle dans 50 ml d'*alcool R* préalablement neutralisé à la *solution de phénolphtaléine R1*. Ajoutez 0,2 ml de *solution de phénolphtaléine R1*. Le virage de l'indicateur au rose ne nécessite pas plus de 0,1 ml d'*hydroxyde de sodium 0,1 M*.

Substances apparentées. Opérez par chromatographie en phase gazeuse (*2.2.28*) en utilisant le *naphtalène R* comme étalon interne.

Solution d'étalon interne. Dissolvez 60 mg de *naphtalène R* dans du *chlorure de méthylène R* et complétez à 20 ml avec le même solvant.

Solution à examiner (a). Dissolvez 1,0 g de phtalate de diéthyle dans du *chlorure de méthylène R* et complétez à 20,0 ml avec le même solvant.

Solution à examiner (b). Dissolvez 1,0 g de phtalate de diéthyle dans du *chlorure de méthylène R*, ajoutez 2,0 ml de solution d'étalon interne et complétez à 20,0 ml avec du *chlorure de méthylène R*.

Solution témoin. Prélevez 1,0 ml de solution à examiner (a), ajoutez 10,0 ml de solution d'étalon interne et complétez à 100,0 ml avec du *chlorure de méthylène R*.

La chromatographie peut être réalisée en utilisant :

– une colonne de verre, d'une longueur de 2 m et d'un diamètre intérieur de 2 mm, remplie de *terre d'infusoires silanisée pour chromatographie en phase gazeuse R* (150 µm à 180 µm) imprégnée de 3 pour cent *m/m* de *polyméthylphénylsiloxane R*,
– comme gaz vecteur, de l'*azote pour chromatographie R*, à un débit de 30 ml/min,
– un détecteur à ionisation de flamme,

en maintenant la température de la colonne à 150 °C, et celle de la chambre à injection et du détecteur à 225 °C.

Injectez 1 µl de solution témoin. Les substances sont éluées dans l'ordre suivant : naphtalène et phtalate de diéthyle. Ajustez la sensibilité du détecteur de façon que la hauteur du pic dû au naphtalène représente 50 pour cent au minimum de l'échelle totale de l'enregistreur. L'essai n'est valable que si la résolution entre les pics correspondant respectivement au naphtalène et au phtalate de diéthyle n'est pas inférieure à 10.

Injectez 1 µl de solution à examiner (a). Vérifiez que le chromatogramme obtenu ne présente pas de pic dont le temps de rétention est le même que celui du pic de l'étalon interne.

Injectez 1 µl de solution à examiner (b) et 1 µl de solution témoin. Continuez la chromatographie pendant 3 fois le temps de rétention du phtalate de diéthyle. A partir du chromatogramme obtenu avec la solution témoin, calculez le rapport (*R*) entre la surface du pic dû au phtalate de diéthyle et la surface du pic dû à l'étalon interne. S'il apparaît, dans le chromatogramme obtenu avec la solution à examiner (b), d'autres pics que le pic principal et les pic dus à l'étalon interne et au solvant, calculez le rapport entre la somme de la surface de ces pics et la surface du pic dus à l'étalon interne : ce rapport n'est pas supérieur à *R* (1,0 pour cent).

Teneur en eau (*2.5.12*). Déterminée par semi-microdosage sur 5,0 g de phtalate de diéthyle, la teneur en eau n'est pas supérieure à 0,2 pour cent.

Cendres sulfuriques (*2.4.14*). Déterminé sur 1,0 g de phtalate de diéthyle, le taux des cendres sulfuriques n'est pas supérieur à 0,1 pour cent.

DOSAGE

Dans une fiole de verre borosilicaté de 250 ml, introduisez 0,750 g de phtalate de diéthyle. Ajoutez 25,0 ml d'*hydroxyde de potassium alcoolique 0,5 M* et quelques billes de verre. Chauffez à reflux au bain-marie pendant 1 h. Titrez immédiatement par l'*acide chlorhydrique 0,5 M* en présence de 1 ml de *solution de phénolphtaléine R1*. Effectuez un titrage à blanc. Calculez le volume d'*hydroxyde de potassium alcoolique 0,5 M* utilisé pour la saponification.

1 ml d'*hydroxyde de potassium alcoolique 0,5 M* correspond à 55,56 mg de $C_{12}H_{14}O_4$.

CONSERVATION

En récipient étanche.

01/2002:1198

DIÉTHYLÈNEGLYCOL (ÉTHER MONOÉTHYLIQUE DE)

Diethylenglycoli monoethylicum aetherum

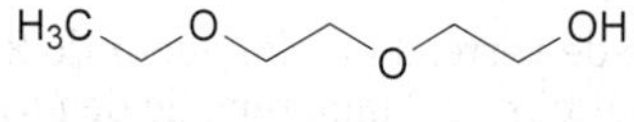

$C_6H_{14}O_3$ M_r 134,2

DÉFINITION

L'éther monoéthylique de diéthylèneglycol contient au minimum 99,0 pour cent et au maximum l'équivalent de 101,0 pour cent de 2-(2-éthoxyéthoxy)éthanol. L'éther monoéthylique de diéthylèneglycol est obtenu par condensation d'oxyde d'éthylène et d'alcool, suivie d'une distillation.

CARACTÈRES

Liquide limpide, incolore et hygroscopique, miscible à l'eau, à l'acétone et à l'alcool, miscible en certaines proportions aux huiles végétales, non miscible aux huiles minérales.

La densité est voisine de 0,991.

IDENTIFICATION

A. Indice de réfraction (*2.2.6*) : 1,426 à 1,428.

B. Examinez par spectrophotométrie d'absorption dans l'infrarouge (*2.2.24*), en comparant avec le spectre obtenu avec l'*éther monoéthylique de diéthylèneglycol SCR*. Examinez les substances entre 2 plaques de *bromure de potassium R*.

C. Examinez les chromatogrammes obtenus dans le dosage. Le pic principal du chromatogramme obtenu avec la solution à examiner est semblable quant à son temps de rétention et ses dimensions au pic principal du chromatogramme obtenu avec la solution témoin.

ESSAI

Indice d'acide (*2.5.1*). Dissolvez 30,0 ml de substance à examiner dans 30 ml d'*alcool R* préalablement neutralisé avec de l'*hydroxyde de potassium 0,1 M* en présence de *solution de phénolphtaléine R*. Titrez par l'*hydroxyde de potassium alcoolique 0,01 M*. L'indice d'acide n'est pas supérieur à 0,1.

Indice de peroxyde (*2.5.5*). Déterminé sur 2,00 g de substance à examiner, l'indice de peroxyde n'est pas supérieur à 8,0.

Ether monoéthylique d'éthylèneglycol, éthylèneglycol et diéthylèneglycol. Opérez par chromatographie en phase gazeuse (*2.2.28*) comme décrit sous Dosage.

Injectez 0,1 µl de solution témoin (a). Lorsque les chromatogrammes sont enregistrés dans les conditions prescrites, les temps de rétention sont de 1 min environ pour l'éther monoéthylique d'éthylèneglycol, de 7 min environ pour l'éthylèneglycol et de 14 min environ pour le diéthylèneglycol.

Injectez 0,1 µl de solution à examiner. Calculez les teneurs pour cent en éther monoéthylique d'éthylèneglycol, en éthylèneglycol et en diéthylèneglycol en utilisant le procédé de normalisation.

La teneur en éther monoéthylique d'éthylèneglycol n'est pas supérieure à 0,20 pour cent et la somme des teneurs en éthylèneglycol et diéthylèneglycol n'est pas supérieure à 0,50 pour cent.

Oxyde d'éthylène (*2.4.25*). La substance à examiner ne contient pas plus de 1 ppm d'oxyde d'éthylène.

Teneur en eau (*2.5.12*). Déterminée par semi-microdosage sur 10,0 g de substance à examiner, la teneur en eau n'est pas supérieure à 0,1 pour cent.

DOSAGE

Opérez par chromatographie en phase gazeuse (*2.2.28*).

Solution à examiner. La substance à examiner.

Solution témoin (a). Dissolvez 0,10 g de *diéthylèneglycol R*, 0,10 g d'*éthylèneglycol R* et 0,10 g d'*éther monoéthylique d'éthylèneglycol R* dans du *méthanol R* et complétez à 100,0 ml avec le même solvant.

Solution témoin (b). Ether monoéthylique de diéthylèneglycol SCR

La chromatographie peut être réalisée en utilisant :

– une colonne de silice fondue, d'une longueur de 15 m et d'un diamètre intérieur de 0,53 mm, revêtue d'une couche de *2-nitrotéréphtalate de macrogol 20 000 R* d'une épaisseur de 0,5 µm,

- comme gaz vecteur, de l'*azote pour chromatographie R*, à un débit de 2 ml/min,
- un détecteur à ionisation de flamme,

en augmentant la température de la colonne de 60 °C à 200 °C à raison de 5 °C/min, en maintenant celle de la chambre à injection à 240 °C et celle du détecteur à 250 °C. Injectez 0,1 µl de solution à examiner. Calculez la teneur pour cent en $C_6H_{14}O_3$ à partir des surfaces des pics dans le chromatogramme obtenu, en utilisant le procédé de normalisation.

CONSERVATION

Sous gaz inerte, en récipient étanche, à une température ne dépassant pas 35 °C.

ÉTIQUETAGE

L'étiquette indique que le produit est conservé sous gaz inerte.

01/2002:1415

DIÉTHYLÈNEGLYCOL (MONOPALMITOSTÉARATE DE)

Diethylenglycoli monopalmitostearas

DÉFINITION

Le monopalmitostéarate de diéthylèneglycol est un mélange de monoesters et diesters de diéthylèneglycol et des acides stéarique et palmitique. Le monopalmitostéarate de diéthylèneglycol contient au minimum 45,0 pour cent de monoesters, obtenus par condensation du diéthylèneglycol avec de l'acide stéarique 50 d'origine végétale ou animale.

CARACTÈRES

Solide cireux, blanc ou pratiquement blanc, pratiquement insoluble dans l'eau, soluble dans l'acétone et dans l'alcool chaud.

IDENTIFICATION

A. Le monopalmitostéarate de diéthylèneglycol satisfait à l'essai du point de fusion (voir Essai).
B. Le monopalmitostéarate de diéthylèneglycol satisfait l'essai de composition en acides gras (voir Essai).
C. Le monopalmitostéarate de diéthylèneglycol satisfait au dosage (teneur en monoesters).

ESSAI

Point de fusion (*2.2.15*) : 43 °C à 50 °C.

Indice d'acide (*2.5.1*). Déterminé sur 10,0 g de monopalmitostéarate de diéthylèneglycol, l'indice d'acide n'est pas supérieur à 4,0.

Indice d'iode (*2.5.4*) : au maximum 3,0.

Indice de saponification (*2.5.6*). Déterminé sur 2,0 g de monopalmitostéarate de diéthylèneglycol, l'indice de saponification est de 150 à 170.

Composition en acides gras (*2.4.22, Procédé A*). La composition en acides gras constitutifs de la substance est la suivante :

- acide stéarique : 40,0 pour cent à 60,0 pour cent,
- somme des teneurs en acides palmitique et stéarique : au minimum 90,0 pour cent.

Diéthylèneglycol libre. Opérez selon les indications du dosage. La teneur en diéthylèneglycol libre n'est pas supérieure à 8,0 pour cent.

Cendres totales (*2.4.16*). Déterminé sur 1,0 g de substance à examiner, le taux des cendres totales n'est pas supérieur à 0,1 pour cent.

DOSAGE

Déterminez la teneur en diéthylèneglycol libre et en monoesters par chromatographie d'exclusion (*2.2.30*).

Solution à examiner. Pesez, à 0,1 mg près, 0,2 g environ (m) de monopalmitostéarate de diéthylèneglycol, dans un flacon de 15 ml. Ajoutez 5,0 ml de *tétrahydrofurane R* et agitez jusqu'à dissolution. Chauffez doucement, si nécessaire. Pesez à nouveau le flacon et calculez la masse totale du solvant et de la substance (M).

Solutions témoins. Dans 4 flacons de 15 ml, pesez, à 0,1 mg près, respectivement 2,5 mg, 5,0 mg, 10,0 mg et 20,0 mg environ de *diéthylèneglycol R*. Ajoutez 5,0 ml de *tétrahydrofurane R* et agitez jusqu'à dissolution. Pesez à nouveau les flacons et calculez la concentration de diéthylèneglycol en milligrammes par gramme dans chacune des solutions témoins.

La chromatographie peut être réalisée en utilisant :

- une colonne de perméation de gel, d'une longueur de 0,6 m et d'un diamètre intérieur de 7 mm, remplie de *copolymère styrène-divinylbenzène R* (diamètre des particules : 5 µm et dimension des pores : 10 nm),
- comme phase mobile, à un débit de 1 ml/min, du *tétrahydrofurane R*,
- comme détecteur, un réfractomètre différentiel.

Injectez 40 µl de chaque solution. Lorsque les chromatogrammes sont enregistrés dans les conditions décrites, les temps de rétention relatifs par rapport au diéthylèneglycol sont de 0,84 environ pour les monoesters et de 0,78 environ pour les diesters. Déterminez la concentration (C) en diéthylèneglycol de la solution à examiner, en milligrammes par gramme, à partir de la courbe d'étalonnage obtenue avec les solutions témoins.

Calculez la teneur pour cent en diéthylèneglycol libre dans la substance à examiner à l'aide de l'expression suivante :

$$\frac{C \times M}{m \times 10}$$

A partir de la surface des pics correspondant aux monoesters (A) et aux diesters (B), calculez la teneur pour cent en monoesters à l'aide de l'expression suivante :

$$\frac{A}{A + B} \times (100 - D)$$

D = teneur pour cent en diéthylèneglycol libre + teneur pour cent en acides gras libres.

Calculez la teneur pour cent en acides gras libres à l'aide de l'expression :

$$\frac{I_A \times 270}{561,1}$$

I_A = indice d'acide.

CONSERVATION

A l'abri de la lumière.

01/2002:0484

DIÉTHYLSTILBESTROL

Diethylstilbestrolum

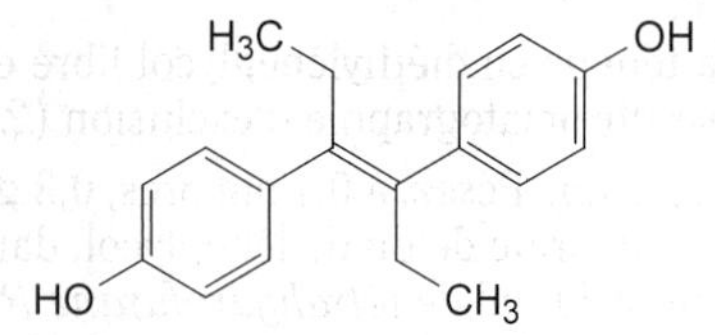

$C_{18}H_{20}O_2$ M_r 268,4

DÉFINITION

Le diéthylstilbestrol contient au minimum 97,0 pour cent et au maximum l'équivalent de 101,0 pour cent de (*E*)-4,4′-(1,2-diéthyléthène-1,2-diyl)diphénol, calculé par rapport à la substance desséchée.

CARACTÈRES

Poudre cristalline blanche ou sensiblement blanche, pratiquement insoluble dans l'eau, facilement soluble dans l'alcool et dans l'éther. Le diéthylstilbestrol se dissout dans les solutions d'hydroxydes alcalins.

Le diéthylstilbestrol fond vers 172 °C.

IDENTIFICATION

Première identification : B, D.

Seconde identification : A, C, D.

A. La solution irradiée de diéthylstilbestrol, préparée ainsi qu'il est indiqué dans le dosage et examinée de 230 nm à 450 nm (*2.2.25*), présente 2 maximums d'absorption respectivement à 292 nm et à 418 nm.

B. Examinez le diéthylstilbestrol par spectrophotométrie d'absorption dans l'infrarouge (*2.2.24*), en comparant avec le spectre obtenu avec le *diéthylstilbestrol SCR*. Examinez les substances sous forme de pastilles.

C. Examinez les chromatogrammes obtenus dans l'essai des ethers mono- et diméthylique. La tache principale du chromatogramme obtenu avec la solution à examiner (b) est semblable quant à sa position, sa coloration et ses dimensions, à la tache principale du chromatogramme obtenu avec la solution témoin (a).

D. Dissolvez 0,5 mg environ de diéthylstilbestrol dans 0,2 ml d'*acide acétique glacial R* et ajoutez 1 ml d'*acide phosphorique R*. Chauffez au bain-marie pendant 3 min. Il se développe une coloration jaune intense.

ESSAI

4,4′-Dihydroxystilbène et éthers apparentés. Dissolvez 0,100 g de diéthylstilbestrol dans de l'*éthanol R* et complétez à 10,0 ml avec le même solvant. Mesurée à 325 nm, l'absorbance (*2.2.25*) n'est pas supérieure à 0,50.

Ethers mono- et diméthylique. Opérez par chromatographie sur couche mince (*2.2.27*) en utilisant une plaque recouverte de *gel de silice G R*.

Solution à examiner (a). Dissolvez 0,2 g de diéthylstilbestrol dans 2 ml d'*alcool R*.

Solution à examiner (b). Prélevez 1 ml de solution à examiner (a) et complétez à 20 ml avec de l'*alcool R*.

Solution témoin (a). Dissolvez 10 mg de *diéthylstilbestrol SCR* dans 2 ml d'*alcool R*.

Solution témoin (b). Dissolvez 5 mg d'*éther monométhylique de diéthylstilbestrol SCR* dans de l'*alcool R* et complétez à 10 ml avec le même solvant.

Solution témoin (c). Dissolvez 5 mg d'*éther diméthylique de diéthylstilbestrol SCR* dans de l'*alcool R* et complétez à 10 ml avec le même solvant.

Solution témoin (d). Dissolvez 10 mg de *diènestrol SCR* dans 2 ml d'*alcool R*. A 1 ml de cette solution, ajoutez 1 ml de solution témoin (a).

Déposez sur la plaque 1 µl de chaque solution. Développez sur un parcours de 15 cm avec un mélange de 10 volumes de *diéthylamine R* et de 90 volumes de *toluène R*. Laissez sécher la plaque à l'air. Pulvérisez de la *solution alcoolique d'acide sulfurique R*, puis chauffez à 120 °C pendant 10 min. S'il apparaît une tache correspondant à l'éther monométhylique et une tache correspondant à l'éther diméthylique du diéthylstilbestrol dans le chromatogramme obtenu avec la solution à examiner (a), elles ne sont pas plus intenses respectivement que les taches des chromatogrammes obtenus avec les solutions témoins (b) et (c) (0,5 pour cent). Le diéthylstilbestrol lui-même donne une ou parfois 2 taches sur le chromatogramme. L'essai n'est valable que si le chromatogramme obtenu avec la solution témoin (d) présente au moins 2 taches nettement séparées, approximativement de même intensité.

Perte à la dessiccation (*2.2.32*). Déterminée à l'étuve à 100-105 °C sur 1,000 g de diéthylstilbestrol, la perte à la dessiccation n'est pas supérieure à 0,5 pour cent.

Cendres sulfuriques (*2.4.14*). Déterminé sur 1,0 g de diéthylstilbestrol, le taux des cendres sulfuriques n'est pas supérieur à 0,1 pour cent.

DOSAGE

Dissolvez 20,0 mg de diéthylstilbestrol dans de l'*éthanol R* et complétez à 100,0 ml avec le même solvant. Prélevez 10,0 ml de solution et complétez à 100,0 ml avec de l'*éthanol R*. Prélevez 25,0 ml de cette solution et ajoutez 25,0 ml d'une solution contenant 1 g de *phosphate dipotassique R* dans 55 ml d'*eau R*. Préparez dans les mêmes conditions une solution témoin en utilisant 20,0 mg de *diéthylstilbestrol SCR*. Transvasez séparément le même volume de chaque solution dans une cuve de quartz de 1 cm. Fermez chaque cuve et placez-la à 5 cm environ d'une lampe à mercure à onde courte, à basse pression, de 2 W à 20 W. Irradiez les solutions pendant 5 min environ. Mesurez l'absorbance (*2.2.25*) des solutions irradiées au maximum d'absorption à 418 nm, en utilisant l'*eau R* comme liquide de compensation. Poursuivez l'irradiation à des intervalles successifs de 3 min à 15 min selon la puissance de la lampe et mesurez l'absorbance à 418 nm jusqu'à obtention d'une valeur d'absorbance maximale (voisine de 0,7). Ajustez, si nécessaire, la géométrie de l'appareil d'irradiation pour obtenir une absorbance maximale et reproductible à 418 nm.

En tenant compte des absorbances mesurées et de la concentration des solutions, calculez la teneur de la substance à examiner en $C_{18}H_{20}O_2$.

CONSERVATION

A l'abri de la lumière.

01/2002:0818

DIFLUNISAL

Diflunisalum

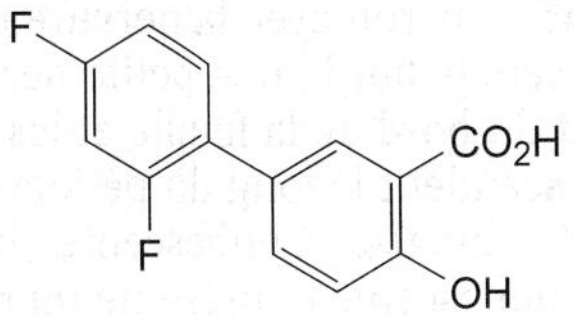

$C_{13}H_8F_2O_3$ M_r 250,2

DÉFINITION

Le diflunisal contient au minimum 99,0 pour cent et au maximum l'équivalent de 101,0 pour cent d'acide 2',4'-difluoro-4-hydroxybiphényle-3-carboxylique, calculé par rapport à la substance desséchée.

CARACTÈRES

Poudre cristalline, blanche ou sensiblement blanche, pratiquement insoluble dans l'eau, soluble dans l'alcool et dans l'éther. Le diflunisal se dissout dans les solutions diluées d'hydroxydes alcalins.

IDENTIFICATION

Première identification : B.

Seconde identification : A, C, D.

A. Dissolvez 10 mg de diflunisal dans une solution d'*acide chlorhydrique R* à 0,3 pour cent *V/V* dans le *méthanol R* et complétez à 100,0 ml avec la même solution acide. Prélevez 2,0 ml de solution et complétez à 10,0 ml avec une solution d'*acide chlorhydrique R* à 0,3 pour cent *V/V* dans le *méthanol R*. Examinée de 230 nm à 350 nm (*2.2.25*), la solution présente 2 maximums d'absorption respectivement à 251 nm et à 315 nm. Le rapport entre les absorbances mesurées aux maximums à 251 nm et à 315 nm est de 4,2 à 4,6.

B. Examinez le diflunisal par spectrophotométrie d'absorption dans l'infrarouge (*2.2.24*), en comparant avec le spectre obtenu avec le *diflunisal SCR*. Examinez les substances sous forme de pastilles. Si les spectres obtenus présentent des différences, dissolvez respectivement la substance à examiner et la substance de référence dans de l'*alcool R*, évaporez à siccité et enregistrez de nouveaux spectres à partir des résidus.

C. Dissolvez 2 mg environ de diflunisal dans 10 ml d'*alcool R* et ajoutez 0,1 ml de *solution de chlorure ferrique R1*. Il se développe une coloration rouge-violet.

D. Mélangez 5 mg environ de diflunisal et 45 mg d'*oxyde de magnésium lourd R* et calcinez dans un creuset jusqu'à obtention d'un résidu pratiquement blanc (normalement moins de 5 min). Laissez refroidir, ajoutez 1 ml d'*eau R*, 0,05 ml de *solution de phénolphtaléine R1* et 1 ml environ d'*acide chlorhydrique dilué R* pour rendre la solution incolore. Filtrez. Au mélange récemment préparé de 0,1 ml de *solution d'alizarine S R* et de 0,1 ml de *solution de nitrate de zirconyle R*, ajoutez 1,0 ml du filtrat. Mélangez, laissez reposer pendant 5 min et comparez la coloration de la solution par rapport à un blanc préparé de la même manière. La solution à examiner est colorée en jaune et la solution à blanc est colorée en rouge.

ESSAI

Aspect de la solution. Dissolvez 0,5 g de diflunisal dans de l'*alcool R* et complétez à 50 ml avec le même solvant. La solution est limpide (*2.2.1*) et n'est pas plus fortement colorée que la solution témoin J_7 (*2.2.2, Procédé II*).

Substances apparentées.

A. Opérez par chromatographie sur couche mince (*2.2.27*) en utilisant une plaque recouverte de *gel de silice* GF_{254} *R*.

Solution à examiner. Dissolvez 0,20 g de diflunisal dans du *méthanol R* et complétez à 10 ml avec le même solvant.

Solution témoin (a). Dissolvez 30 mg de *biphényl-4-ol R* dans du *méthanol R* et complétez à 100 ml avec le même solvant. Prélevez 1 ml de solution et complétez à 10 ml avec du *méthanol R*.

Solution témoin (b). Dissolvez 20 mg de *biphényl-4-ol R* dans du *méthanol R*, ajoutez 1 ml de solution à examiner et complétez à 10 ml avec du *méthanol R*.

Déposez sur la plaque 10 µl de chaque solution. Développez sur un parcours de 15 cm avec un mélange de 10 volumes d'*acide acétique glacial R*, de 20 volumes d'*acétone R* et de 70 volumes de *chlorure de méthylène R*. Faites séchez la plaque dans un courant d'air chaud. Examinez en lumière ultraviolette à 254 nm. S'il apparaît d'autres taches que la tache principale dans le chromatogramme obtenu avec la solution à examiner, aucune d'entre elles n'est plus intense que la tache du chromatogramme obtenu avec la solution témoin (a) (0,15 pour cent). L'essai n'est valable que si le chromatogramme obtenu avec la solution témoin (b) présente 2 taches principales nettement séparées.

B. Opérez par chromatographie liquide (*2.2.29*).

Solution à examiner. Dissolvez 50,0 mg de diflunisal dans de la solution témoin et complétez à 10,0 ml avec la même solution.

Solution témoin. Dissolvez 55,0 mg de *fluoranthène R* dans un mélange de 1 volume d'*eau R* et de 4 volumes d'*acétonitrile R* et complétez à 100,0 ml avec le même mélange de solvants. Prélevez 1,0 ml de solution et complétez à 100,0 ml avec un mélange de 1 volume d'*eau R* et de 4 volumes d'*acétonitrile R*.

La chromatographie peut être réalisée en utilisant :

- une colonne d'acier inoxydable, d'une longueur de 0,25 m et d'un diamètre intérieur de 4 mm, remplie de *gel de silice octadécylsilylé pour chromatographie R* (10 µm),
- comme phase mobile, à un débit de 2 ml/min, un mélange de 2 volumes d'*acide acétique glacial R*, de 25 volumes de *méthanol R*, de 55 volumes d'*eau R* et de 70 volumes d'*acétonitrile R*,
- comme détecteur, un spectrophotomètre réglé à 254 nm.

Injectez 20 µl de solution témoin. Ajustez la sensibilité du détecteur de façon que la hauteur du pic principal dans le chromatogramme obtenu représente 10 pour cent au minimum de l'échelle totale de l'enregistreur. Injectez séparément 20 µl de solution à examiner et 20 µl de solution témoin. Continuez la chromatographie pendant 3 fois le temps de rétention du fluoranthène. S'il apparaît, dans le chromatogramme obtenu avec la solution à examiner, d'autres pics que le pic principal et présentant un temps de rétention supérieur à celui du fluoranthène, la somme de leur surface n'est pas supérieure à la surface du pic principal du chromatogramme obtenu avec la solution témoin (0,1 pour cent). Ne tenez pas compte des pics dont la surface est inférieure à 0,05 fois la surface du pic principal dans le chromatogramme obtenu avec la solution témoin.

Monographies D - K

Métaux lourds (*2.4.8*). 2,0 g de diflunisal satisfont à l'essai limite C des métaux lourds (10 ppm). Utilisez un creuset de platine. Préparez le témoin avec 2 ml de *solution à 10 ppm de plomb (Pb) R*.

Perte à la dessiccation (*2.2.32*). Déterminée à 60 °C sous une pression ne dépassant pas 700 Pa pendant 2 h sur 1,000 g de diflunisal, la perte à la dessiccation n'est pas supérieure à 0,3 pour cent.

Cendres sulfuriques (*2.4.14*). Déterminé sur 1,0 g de diflunisal dans un creuset en platine, le taux des cendres sulfuriques n'est pas supérieur à 0,1 pour cent.

DOSAGE

Dissolvez 0,200 g de diflunisal dans 40 ml de *méthanol R* et ajoutez 5 ml d'*eau R*. Titrez par l'*hydroxyde de sodium 0,1 M* en présence de 0,2 ml de *solution de rouge de phénol R* jusqu'à virage du jaune au violet-rouge.

1 ml d'*hydroxyde de sodium 0,1 M* correspond à 25,02 mg de $C_{13}H_8F_2O_3$.

CONSERVATION

A l'abri de la lumière.

IMPURETÉS

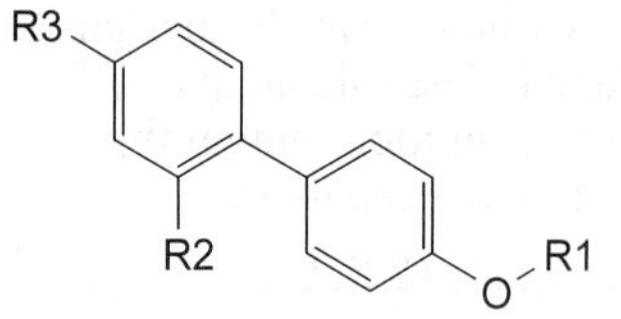

A. R1 = R2 = R3 = H : biphényl-4-ol,

B. R1 = H, R2 = R3 = F : 2′,4′-difluorobiphényl-4-ol,

C. R1 = CO-CH_3, R2 = R3 = F : acétate de 2′,4′-difluorobiphényl-4-yle,

D. produits de condensation.

01/2002:0117

DIGITALE POURPRÉE (FEUILLE DE)

Digitalis purpureae folium

DÉFINITION

La feuille de digitale pourprée est constituée par la feuille séchée de *Digitalis purpurea* L. Elle contient au minimum 0,3 pour cent d'hétérosides cardénoliques, exprimés en digitoxine (M_r 765) et calculés par rapport à la drogue desséchée à 100-105 °C.

CARACTÈRES

La feuille de digitale pourprée a une très faible odeur caractéristique. La feuille entière a une longueur de 10 cm à 40 cm environ et une largeur de 4 cm à 15 cm environ. Le limbe est ovale à ovale allongé. La longueur du pétiole ailé est comprise entre le quart et la longueur totale du limbe.

Elle présente les caractères macroscopiques et microscopiques décrits aux Identifications A et B.

IDENTIFICATION

A. La feuille de digitale pourprée est friable et fréquemment brisée. La face supérieure est verte et la face inférieure vert-gris. L'extrémité du limbe est subaiguë et les bords irrégulièrement crénelés dentés ou dentés en scie ; la base est décurrente. La nervation est pennée, à nervures latérales saillantes notamment à la face inférieure formant un angle de 45° environ avec la nervure médiane et anastomosée vers le bord ; une petite nervure aboutit à chaque dent du bord de la feuille et les nervures inférieures descendent le long du pétiole ailé. La face supérieure est rugueuse et pubescente ; la face inférieure est fortement pubescente et présente un réseau de petites nervures proéminentes.

B. Réduisez la feuille de digitale pourprée en poudre (355). Examinez au microscope en utilisant de la *solution d'hydrate de chloral R*. La poudre présente les éléments suivants : des cellules épidermiques à cuticule lisse et à parois anticlinales droites ou légèrement sinueuses à la face supérieure, nettement sinueuses à la face inférieure. Les poils sont de 2 types : poils tecteurs à pointe émoussée, unisériés, formés généralement de 3 à 5 cellules dont une ou plusieurs sont souvent collabées, à parois finement verruqueuses ou légèrement striées ; poils glanduleux à pédicelle unicellulaire, parfois pluricellulaire unisérié dont la tête est unicellulaire ou bicellulaire ou exceptionnellement quadricellulaire. Les stomates anomocytiques (*2.8.3*) sont absents ou très rares sur la face supérieure et nombreux à la face inférieure. La feuille ne comporte pas de cristaux d'oxalate de calcium ni de sclérenchyme.

C. Opérez par chromatographie sur couche mince (*2.2.27*) en utilisant une plaque recouverte de *gel de silice G R*.

Solution à examiner. Introduisez 1,0 g de feuille de digitale pourprée pulvérisée (180) dans un mélange de 20 ml d'*alcool à 50 pour cent V/V R* et de 10 ml de *solution d'acétate de plomb R*. Chauffez à ébullition pendant 2 min, laissez refroidir, puis centrifugez. Agitez le liquide surnageant 2 fois avec 15 ml de *chloroforme R* et séparez les 2 couches, par centrifugation si nécessaire. Séchez la couche chloroformique sur du *sulfate de sodium anhydre R* et filtrez. Evaporez 10 ml de la solution au bain-marie à siccité. Dissolvez le résidu dans 1 ml d'un mélange à volumes égaux de *chloroforme R* et de *méthanol R*.

Solution témoin. Dissolvez 5 mg de *purpuréaglucoside A SCR*, 2 mg de *purpuréaglucoside B SCR*, 5 mg de *digitoxine R* et 2 mg de *gitoxine R* dans un mélange à volumes égaux de *chloroforme R* et de *méthanol R* et complétez à 10 ml avec le même mélange de solvants.

Déposez séparément sur la plaque en bandes de 2 cm sur 0,3 cm 20 µl de chaque solution. Développez sur un parcours de 10 cm avec un mélange de 7,5 volumes d'*eau R*, de 10 volumes de *méthanol R* et de 75 volumes d'*acétate d'éthyle R*. Laissez évaporer les solvants. Pulvérisez un mélange de 2 volumes d'une solution de *chloramine R* à 10 g/l et de 8 volumes d'une solution d'*acide trichloracétique R* à 250 g/l dans l'*alcool R*. Chauffez à 100-105 °C pendant 10 min. Examinez en lumière ultraviolette à 365 nm. Le chromatogramme obtenu avec la solution témoin présente dans sa partie inférieure une bande à fluorescence bleu clair correspondant au purpuréaglucoside B, juste au-dessus, une bande à fluorescence jaune-brun correspondant au purpuréaglucoside A, en son milieu, une bande à fluorescence bleu clair correspondant à la gitoxine et au-dessus, une bande à fluorescence jaune-brun correspondant à la digitoxine. Les bandes du chromatogramme obtenu avec la solution à examiner sont semblables quant à leur position, leur coloration et leurs dimensions aux bandes du chromatogramme obtenu avec la solution témoin. Il peut apparaître d'autres bandes fluorescentes dans le chromatogramme obtenu avec la solution à examiner.

D. Evaporez 5 ml de la solution chloroformique obtenue dans l'identification C, au bain-marie à siccité. Au résidu, ajoutez 2 ml de *solution d'acide dinitrobenzoïque R* et 1 ml d'*hydroxyde de sodium 1 M*. Il se développe une coloration violet-rouge dans les 5 min qui suivent.

E. Evaporez 5 ml de la solution chloroformique obtenue dans l'identification C au bain-marie à siccité. Au résidu, ajoutez 3 ml de *solution de xanthydrol R* et chauffez au bain-marie pendant 3 min. Il se développe une coloration rouge.

ESSAI

Eléments étrangers (*2.8.2*). La drogue ne contient pas de feuilles glabres ou peu velues dont les cellules épidermiques, vues de face, présentent des parois anticlinales ayant l'aspect d'un chapelet (*Digitalis lanata*).

Perte à la dessiccation (*2.2.32*). Déterminée à l'étuve à 100-105 °C sur 1,000 g de feuille de digitale pourprée pulvérisée (355), la perte à la dessiccation n'est pas supérieure à 6,0 pour cent.

Cendres totales. (*2.4.16*). Le taux des cendres totales n'est pas supérieur à 12,0 pour cent.

Cendres insolubles dans l'acide chlorhydrique (*2.8.1*). Le taux des cendres insolubles dans l'acide chlorhydrique n'est pas supérieur à 5,0 pour cent.

DOSAGE

Agitez 0,250 g de feuille de digitale pourprée pulvérisée (180) avec 50,0 ml d'*eau R* pendant 1 h. Ajoutez 5,0 ml d'une solution d'*acétate de plomb R* à 150 g/l. Agitez et après quelques minutes, ajoutez 7,5 ml d'une solution de *phosphate disodique R* à 40 g/l. Filtrez sur un filtre plissé. A 50,0 ml du filtrat, ajoutez 5 ml d'acide chlorhydrique à 150 g/l de HCl et chauffez au bain-marie à reflux pendant 1 h. Transvasez dans une ampoule à décantation, rincez le ballon 2 fois avec 5 ml d'*eau R* et agitez 3 fois avec 25 ml de *chloroforme R*. Réunissez les solutions chloroformiques, desséchez sur du *sulfate de sodium anhydre R* et complétez à 100,0 ml avec du *chloroforme R*. Evaporez à siccité 40,0 ml de la solution chloroformique, dissolvez le résidu dans 7 ml d'*alcool à 50 pour cent V/V R*, puis ajoutez 2 ml de *solution d'acide dinitrobenzoïque R* et 1 ml d'*hydroxyde de sodium 1 M*. Préparez simultanément la solution témoin de la façon suivante : dissolvez 50,0 mg de *digitoxine SCR* dans de l'*alcool R*, puis complétez à 50,0 ml avec le même solvant. Prélevez 5,0 ml de cette solution et complétez à 50,0 ml avec de l'*alcool R*. Prélevez 5,0 ml de cette solution, ajoutez 25 ml d'*eau R* et 3 ml d'acide chlorhydrique à 150 g/l de HCl. Chauffez au bain-marie à reflux pendant 1 h, puis continuez l'opération en suivant les indications données plus haut. Mesurez à plusieurs reprises l'absorbance (*2.2.25*) des 2 solutions à 540 nm pendant les 12 premières minutes jusqu'à ce que le maximum soit atteint en utilisant comme liquide de compensation, un mélange de 7 ml d'*alcool à 50 pour cent V/V R*, de 2 ml de *solution d'acide dinitrobenzoïque R* et de 1 ml d'*hydroxyde de sodium 1 M*.

En tenant compte des absorbances mesurées et de la concentration des solutions, calculez la teneur en hétérosides cardénoliques exprimés en digitoxine.

CONSERVATION

A l'abri de la lumière et de l'humidité.

01/2002:0078

DIGITOXINE

Digitoxinum

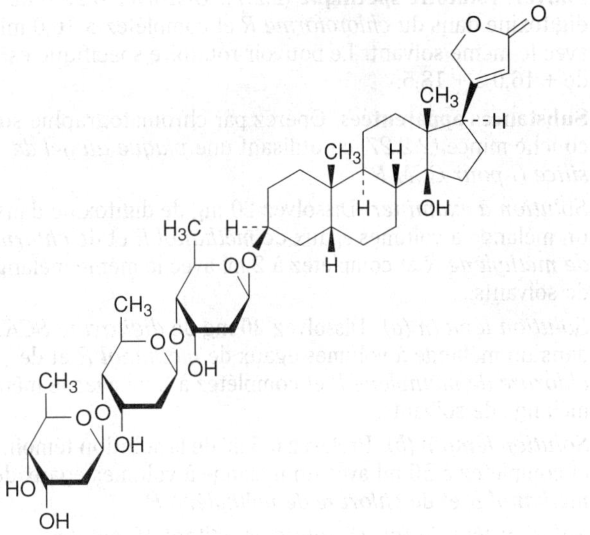

$C_{41}H_{64}O_{13}$ M_r 765

DÉFINITION

La digitoxine contient au minimum 95,0 pour cent et au maximum l'équivalent de 103,0 pour cent de 3β-[(*O*-2,6-didésoxy-β-D-*ribo*-hexopyranosyl-(1→4)-*O*-2,6-didésoxy-β-D-*ribo*-hexopyranosyl-(1→4)-2,6-didésoxy-β-D-*ribo*-hexopyranosyl)oxy]-14-hydroxy-5β,14β-card-20(22)-énolide calculé par rapport à la substance desséchée.

CARACTÈRES

Poudre blanche ou sensiblement blanche, pratiquement insoluble dans l'eau, facilement soluble dans un mélange à volumes égaux de méthanol et de chlorure de méthylène, peu soluble dans l'alcool et dans le méthanol.

IDENTIFICATION

Première identification : A.

Seconde identification : B, C, D.

A. Examinez la digitoxine par spectrophotométrie d'absorption dans l'infrarouge (*2.2.24*), en comparant avec le spectre obtenu avec la *digitoxine SCR*.

B. Examinez les chromatogrammes obtenus dans l'essai des substances apparentées. La tache principale du chromatogramme obtenu avec la solution à examiner est semblable quant à sa position, sa coloration et ses dimensions à la tache principale du chromatogramme obtenu avec la solution témoin (a).

C. Mettez en suspension 0,5 mg environ de digitoxine dans 0,2 ml d'*alcool à 60 pour cent V/V R*. Ajoutez 0,1 ml de *solution d'acide dinitrobenzoïque R* et 0,1 ml de *solution diluée d'hydroxyde de sodium R*. Il se développe une coloration violette.

D. Dissolvez en chauffant légèrement 0,5 mg environ de digitoxine dans 1 ml d'*acide acétique glacial R*. Laissez refroidir la solution et ajoutez 0,05 ml de *solution de chlorure ferrique R1*, puis avec précaution, 1 ml d'*acide sulfurique R* en évitant le mélange des 2 liquides. A la zone de contact, il se forme un anneau brun qui, au repos, laisse diffuser peu à peu une coloration verte, puis bleue dans la couche supérieure.

ESSAI

Aspect de la solution. Dissolvez 50 mg de digitoxine dans un mélange à volumes égaux de *méthanol R* et de *chlorure de méthylène R* et complétez à 10 ml avec le même mélange de solvants. La solution est limpide (*2.2.1*) et incolore (*2.2.2, Procédé I*).

Pouvoir rotatoire spécifique (*2.2.7*). Dissolvez 0,25 g de digitoxine dans du *chloroforme R* et complétez à 10,0 ml avec le même solvant. Le pouvoir rotatoire spécifique est de + 16,0 à + 18,5.

Substances apparentées. Opérez par chromatographie sur couche mince (*2.2.27*) en utilisant une *plaque au gel de silice G pour CCM R*.

Solution à examiner. Dissolvez 20 mg de digitoxine dans un mélange à volumes égaux de *méthanol R* et de *chlorure de méthylène R* et complétez à 2 ml avec le même mélange de solvants.

Solution témoin (a). Dissolvez 20 mg de *digitoxine SCR* dans un mélange à volumes égaux de *méthanol R* et de *chlorure de méthylène R* et complétez à 2 ml avec le même mélange de solvants.

Solution témoin (b). Prélevez 0,5 ml de la solution témoin (a) et complétez à 50 ml avec un mélange à volumes égaux de *méthanol R* et de *chlorure de méthylène R*.

Solution témoin (c). Dissolvez en agitant 10 mg de *gitoxine SCR* dans un mélange à volumes égaux de *méthanol R* et de *chlorure de méthylène R* et complétez à 50 ml avec le même mélange de solvants.

Solution témoin (d). Prélevez 1 ml de la solution témoin (b) et complétez à 2 ml avec un mélange à volumes égaux de *méthanol R* et de *chlorure de méthylène R*.

Solution témoin (e). Mélangez 1 ml de la solution témoin (a) et 1 ml de la solution témoin (c).

Déposez sur la plaque 5 µl de chaque solution. Développez immédiatement sur un parcours de 15 cm avec un mélange de 15 volumes de *méthanol R*, de 40 volumes de *cyclohexane R* et de 90 volumes de *chlorure de méthylène R*. Séchez la plaque dans un courant d'air froid pendant 5 min. Répétez le développement et séchez à nouveau la plaque dans un courant d'air froid pendant 5 min. Pulvérisez un mélange de 1 volume d'*acide sulfurique R* et de 9 volumes d'*alcool R*. Chauffez à 130 °C pendant 15 min. Examinez à la lumière du jour.

Gitoxine. S'il apparaît une tache correspondant à la gitoxine dans le chromatogramme obtenu avec la solution à examiner, elle n'est pas plus intense que la tache du chromatogramme obtenu avec la solution témoin (c) (2,0 pour cent).

Autres hétérosides. S'il apparaît d'autres taches que la tache principale et que la tache correspondant à la gitoxine dans le chromatogramme obtenu avec la solution à examiner, aucune d'entre elles n'est plus intense que la tache du chromatogramme obtenu avec la solution témoin (b) (1,0 pour cent).

L'essai n'est valable que si :

– le chromatogramme obtenu avec la solution témoin (e) présente des taches, nettement séparées, dues à la digitoxine, à la gitoxine et à d'autres hétérosides,
– la tache du chromatogramme obtenu avec la solution témoin (d) est nettement visible.

Perte à la dessiccation (*2.2.32*). Déterminée à l'étuve à 100-105 °C pendant 2 h sur 0,500 g de digitoxine, la perte à la dessiccation n'est pas supérieure à 1,5 pour cent.

Cendres sulfuriques (*2.4.14*). Déterminé sur le résidu de l'essai de perte à la dessiccation, le taux des cendres sulfuriques n'est pas supérieur à 0,1 pour cent.

DOSAGE

Dissolvez 40,0 mg de digitoxine dans de l'*alcool R* et complétez à 50,0 ml avec le même solvant. Prélevez 5,0 ml de cette solution et complétez à 100,0 ml avec de l'*alcool R*. Préparez dans les mêmes conditions une solution témoin avec 40,0 mg de *digitoxine SCR*. A 5,0 ml de chacune des 2 solutions, ajoutez 3,0 ml de *solution alcaline de picrate de sodium R* et laissez reposer à l'abri d'une lumière vive pendant 30 min. Mesurez l'absorbance (*2.2.25*) de chaque solution au maximum à 495 nm, en utilisant comme liquide de compensation un mélange de 5,0 ml d'*alcool R* et de 3,0 ml de *solution alcaline de picrate de sodium R*, préparé simultanément.

En tenant compte des absorbances mesurées et de la concentration des solutions, calculez la teneur en $C_{41}H_{64}O_{13}$ de la substance à examiner.

CONSERVATION

A l'abri de la lumière.

01/2002:0079

DIGOXINE

Digoxinum

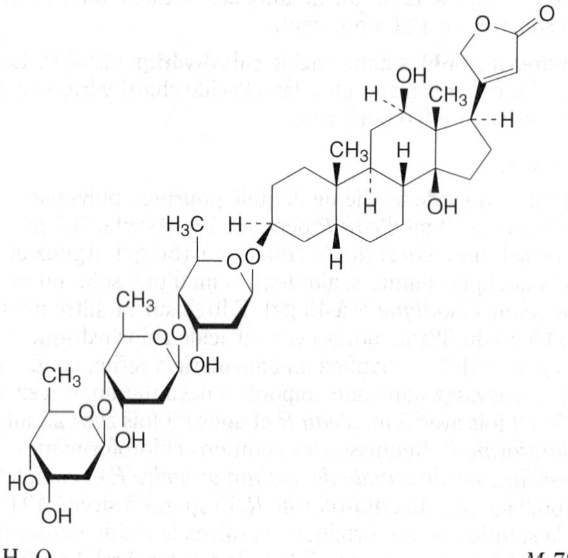

$C_{41}H_{64}O_{14}$ M_r 781

DÉFINITION

La digoxine contient au minimum 95,0 pour cent et au maximum l'équivalent de 103,0 pour cent de 3β-[(*O*-2,6-didésoxy-β-D-*ribo*-hexopyranosyl-(1→4)-*O*-2,6-didésoxy-β-D-*ribo*-hexopyranosyl-(1→4)-2,6-didésoxy-β-D-*ribo*-hexopyranosyl)oxy]-12β,14-dihydroxy-5β-card-20(22)-énolide, calculé par rapport à la substance desséchée.

CARACTÈRES

Poudre blanche ou sensiblement blanche, ou cristaux incolores, pratiquement insolubles dans l'eau, facilement solubles dans un mélange à volumes égaux de chlorure de méthylène et de méthanol, peu solubles dans l'alcool.

IDENTIFICATION

Première identification : A.

Seconde identification : B, C, D.

A. Examinez la digoxine par spectrophotométrie d'absorption dans l'infrarouge (*2.2.24*), en comparant avec le spectre obtenu avec la *digoxine SCR*.

B. Examinez les chromatogrammes obtenus dans l'essai des substances apparentées. La tache principale du chromatogramme obtenu avec la solution à examiner est semblable, quant à sa position, sa coloration et ses dimensions, à la tache principale du chromatogramme obtenu avec la solution témoin (a).

C. Mettez en suspension 0,5 mg environ de digoxine dans 0,2 ml d'*alcool à 60 pour cent V/V R*. Ajoutez 0,1 ml de *solution d'acide dinitrobenzoïque R* et 0,1 ml de *solution diluée d'hydroxyde de sodium R*. Il se développe une coloration violette.

D. Dissolvez en chauffant légèrement 0,5 mg environ de digoxine dans 1 ml d'*acide acétique glacial R*. Laissez refroidir la solution et ajoutez 0,05 ml de *solution de chlorure ferrique R1*, puis avec précaution, 1 ml d'*acide sulfurique R* en évitant le mélange des 2 liquides. A la zone de contact, il se forme un anneau brun qui, au repos, laisse diffuser peu à peu une coloration verte, puis bleue dans la couche supérieure.

ESSAI

Aspect de la solution. Dissolvez 50 mg de digoxine dans un mélange à volumes égaux de *chlorure de méthylène R* et de *méthanol R* et complétez à 10 ml avec le même mélange de solvants. La solution est limpide (*2.2.1*) et incolore (*2.2.2, Procédé I*).

Pouvoir rotatoire spécifique (*2.2.7*). Dissolvez 0,20 g de digoxine dans de la *pyridine anhydre R* et complétez à 10,0 ml avec le même solvant. Calculé par rapport à la substance desséchée, le pouvoir rotatoire spécifique est de + 10,0 à + 13,0.

Substances apparentées. Opérez par chromatographie sur couche mince (*2.2.27*) en utilisant une plaque recouverte de *kieselguhr G R*. Imprégnez la plaque en la laissant séjourner dans une chambre à chromatographie fermée contenant la quantité nécessaire d'un mélange de 10 volumes de *formamide R* et de 90 volumes d'*acétone R* pour que la plaque plonge de 5 mm environ dans le liquide. Lorsque la ligne du front du mélange d'imprégnation a parcouru une distance de 15 cm au moins au-dessus du bord inférieur de la plaque, retirez celle-ci et laissez évaporer les solvants pendant 30 min. Utilisez la plaque immédiatement.

Solution à examiner. Dissolvez 50 mg de digoxine dans un mélange à volumes égaux de *chlorure de méthylène R* et de *méthanol R* et complétez à 5 ml avec le même mélange de solvants.

Solution témoin (a). Dissolvez 20 mg de *digoxine SCR* dans un mélange à volumes égaux de *chlorure de méthylène R* et de *méthanol R* et complétez à 2 ml avec le même mélange de solvants.

Solution témoin (b). Prélevez 1 ml de solution témoin (a) et complétez à 50 ml avec un mélange à volumes égaux de *chlorure de méthylène R* et de *méthanol R*.

Solution témoin (c). Prélevez 2 ml de solution témoin (b) et complétez à 4 ml avec un mélange à volumes égaux de *chlorure de méthylène R* et de *méthanol R*.

Solution témoin (d). Dissolvez 5 mg de *digitoxine SCR* dans un mélange à volumes égaux de *chlorure de méthylène R* et de *méthanol R* et complétez à 50 ml avec le même mélange de solvants.

Solution témoin (e). Dissolvez 5 mg de *gitoxine SCR* dans un mélange à volumes égaux de *chlorure de méthylène R* et de *méthanol R* et complétez à 25 ml avec le même mélange de solvants.

Déposez séparément sur la plaque 2 µl de chaque solution. Développez sur un parcours de 12 cm avec un mélange de 4 volumes de *formamide R*, de 50 volumes de *méthyléthylcétone R* et de 50 volumes de *xylène R*. Faites sécher la plaque dans un courant d'air froid jusqu'à ce que le bord inférieur seul soit encore visiblement humide. Répétez le développement, puis séchez la plaque à 115 °C pendant 20 min. Laissez refroidir. Pulvérisez un mélange de 1 volume d'une solution récemment préparée de *chloramine R* à 30 g/l et de 15 volumes d'une solution d'*acide trichloracétique R* à 250 g/l dans l'*alcool R*. Chauffez la plaque à 115 °C pendant 5 min. Examinez en lumière ultraviolette à 365 nm. S'il apparaît une tache correspondant à la digitoxine dans le chromatogramme obtenu avec la solution à examiner, elle n'est pas plus intense que la tache du chromatogramme obtenu avec la solution témoin (d) (1,0 pour cent). S'il apparaît une tache correspondant à la gitoxine dans le chromatogramme obtenu avec la solution à examiner, elle n'est pas plus intense que la tache du chromatogramme obtenu avec la solution témoin (e) (2,0 pour cent). S'il apparaît d'autres taches que la tache principale et des taches correspondant respectivement à la digitoxine et à la gitoxine dans le chromatogramme obtenu avec la solution à examiner, aucune d'entre elles n'est plus intense que la tache du chromatogramme obtenu avec la solution témoin (b) (2,0 pour cent) et une seule d'entre elles peut être plus intense que la tache du chromatogramme obtenu avec la solution témoin (c) (1,0 pour cent).

Perte à la dessiccation (*2.2.32*). Déterminée sous vide sur 0,500 g de digoxine, la perte à la dessiccation n'est pas supérieure à 1,0 pour cent.

Cendres sulfuriques (*2.4.14*). Déterminé sur le résidu de l'essai de perte à la dessiccation, le taux des cendres sulfuriques n'est pas supérieur à 0,1 pour cent.

DOSAGE

Dissolvez 40,0 mg de digoxine dans de l'*alcool R* en chauffant si nécessaire et complétez à 50,0 ml avec le même solvant. Prélevez 5,0 ml de cette solution et complétez à 100,0 ml avec de l'*alcool R*. Préparez dans les mêmes conditions une solution témoin avec 40,0 mg de *digoxine SCR*. A 5,0 ml de chacune des 2 solutions, ajoutez 3,0 ml de *solution alcaline de picrate de sodium R* et laissez reposer à l'abri d'une lumière vive pendant 30 min. Mesurez l'absorbance (*2.2.25*) de chaque solution au maximum à 495 nm, en utilisant comme liquide de compensation un mélange de 5,0 ml d'*alcool R* et de 3,0 ml de *solution alcaline de picrate de sodium R*, préparé simultanément.

En tenant compte des absorbances mesurées et de la concentration des solutions, calculez la teneur en $C_{41}H_{64}O_{14}$ de la substance à examiner.

CONSERVATION

A l'abri de la lumière.

IMPURETÉS

A. digitoxine,

Monographies D - K

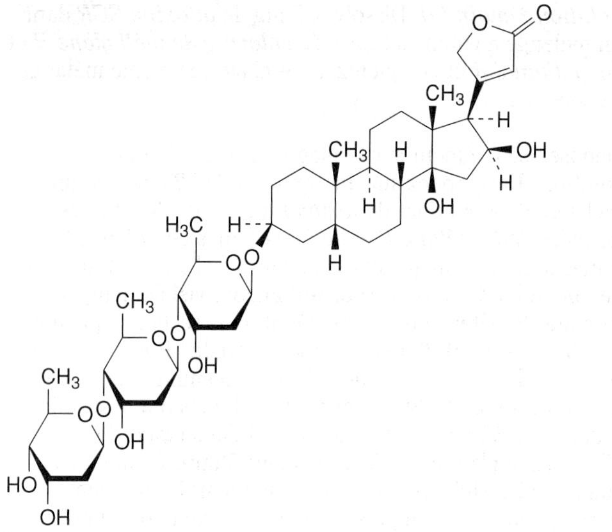

B. 3β-[(*O*-2,6-didésoxy-β-D-*ribo*-hexopyranosyl-(1→4)-*O*-2,6-didésoxy-β-D-*ribo*-hexopyranosyl-(1→4)-2,6-didésoxy-β-D-*ribo*-hexopyranosyl)oxy]-14,16β-dihydroxy-5β-card-20(22)-énolide (gitoxine).

01/2002:1310

DIHYDRALAZINE (SULFATE DE) HYDRATÉ

Dihydralazini sulfas hydricus

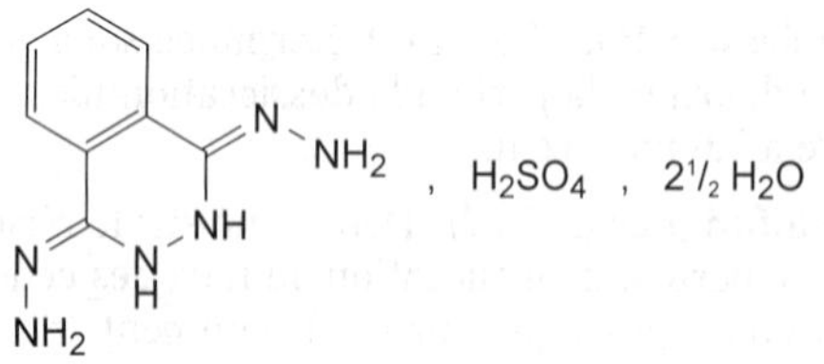

$C_8H_{12}N_6O_4S,21/_2H_2O$ M_r 333,3

DÉFINITION

Le sulfate de dihydralazine hydraté contient au minimum 98,0 pour cent et au maximum l'équivalent de 102,0 pour cent de sulfate de (phtalazine-1,4(2*H*,3*H*)-diylidène)dihydrazine, calculé par rapport à la substance desséchée.

CARACTÈRES

Poudre cristalline, blanche à légèrement jaune, peu soluble dans l'eau, pratiquement insoluble dans l'éthanol. Le sulfate de dihydralazine hydraté se dissout dans les acides minéraux dilués.

IDENTIFICATION

A. Examinez la substance à examiner par spectrophotométrie d'absorption dans l'infrarouge (*2.2.24*), en comparant avec le *spectre de référence du sulfate de dihydralazine hydraté de la Ph. Eur.*

B. Dissolvez 50 mg environ de substance à examiner dans 5 ml d'*acide chlorhydrique dilué R*. La solution donne la réaction (a) des sulfates (*2.3.1*).

ESSAI

Aspect de la solution. Dissolvez 0,20 g de substance à examiner dans de l'*acide nitrique dilué R* et complétez à 10 ml avec le même acide. La solution est limpide (*2.2.1*) et n'est pas plus fortement colorée que la solution témoin JB_6 (*2.2.2, Procédé II*).

Substances apparentées. Opérez par chromatographie liquide (*2.2.29*).

Préparez les solutions immédiatement avant l'emploi.

Solution à examiner. Dissolvez 50,0 mg de substance à examiner dans une solution d'*acide acétique glacial R* à 6 g/l et complétez à 50,0 ml avec la même solution acide.

Solution témoin (a). Prélevez 1,0 ml de solution à examiner et complétez à 100,0 ml avec de la phase mobile contenant 0,5 g/l d'*édétate de sodium R*. Prélevez 1,0 ml de cette solution et complétez à 10,0 ml avec de la phase mobile contenant 0,5 g/l d'*édétate de sodium R*.

Solution témoin (b). Dissolvez 10,0 mg d'*impureté A de dihydralazine SCR* dans la phase mobile contenant 0,5 g/l d'*édétate de sodium R* et complétez à 50,0 ml avec la même solution. Prélevez 2,0 ml de cette solution et complétez à 20,0 ml avec de la phase mobile contenant 0,5 g/l d'*édétate de sodium R*.

Solution témoin (c). Prélevez 2 ml de solution à examiner et complétez à 10 ml avec de la phase mobile contenant 0,5 g/l d'*édétate de sodium R*. Prélevez 1 ml de cette solution et complétez à 10 ml avec la solution témoin (b).

La chromatographie peut être réalisée en utilisant :

– une colonne d'acier inoxydable, d'une longueur de 0,25 m et d'un diamètre intérieur de 4,6 mm, remplie de *gel de silice nitrilé pour chromatographie R* (5 µm à 10 µm),

– comme phase mobile, à un débit de 1,5 ml/min, un mélange préparé comme suit : à 22 volumes d'*acétonitrile R*, ajoutez 78 volumes d'une solution contenant 1,44 g/l de *laurilsulfate de sodium R* et 0,75 g/l de *bromure de tétrabutylammonium R*, et ajustez à pH 3,0 avec de l'*acide sulfurique 0,05 M*,

– comme détecteur, un spectrophotomètre réglé à 230 nm.

Injectez 20 µl de solution témoin (c). Ajustez la sensibilité du système de façon que la hauteur des 2 pics du chromatogramme obtenu représente au moins 50 pour cent de l'échelle totale de l'enregistreur. Lorsque le chromatogramme est enregistré dans les conditions prescrites, le temps de rétention relatif de l'impureté A par rapport à la dihydralazine est de 0,8 environ. L'essai n'est valable que si, dans le chromatogramme obtenu, la résolution entre les pics correspondant respectivement à l'impureté A de dihydralazine et à la dihydralazine n'est pas inférieure à 2,0. Injectez 20 µl de solution à examiner et continuez la chromatographie pendant 2 fois le temps de rétention de la dihydralazine. Injectez 20 µl de solution témoin (a) et 20 µl de solution témoin (b). S'il apparaît, dans le chromatogramme obtenu avec la solution à examiner, un pic correspondant à l'impureté A, sa surface n'est pas supérieure à celle du pic correspondant dans le chromatogramme obtenu avec la solution témoin (b) (2 pour cent). S'il apparaît, dans le chromatogramme obtenu avec la solution à examiner, d'autres pics que le pic principal et un pic dû à l'impureté A, la surface d'aucun d'entre eux n'est supérieure à celle du pic principal du chromatogramme obtenu avec la solution témoin (a) (0,1 pour cent) et la somme de leur surface n'est pas supérieure à 5 fois la surface du pic principal du chromatogramme obtenu avec la solution témoin (a) (0,5 pour cent). Ne tenez pas compte des pics dont la surface est inférieure à 0,1 fois la surface du pic principal du chromatogramme obtenu avec la solution témoin (a).

Hydrazine. Opérez par chromatographie liquide (*2.2.29*).

Préparez les solutions immédiatement avant l'emploi.

Monographies D - K

Solution à examiner. Dissolvez 40,0 mg de *sulfate d'hydrazine R* dans de l'*eau R* et complétez à 100,0 ml avec le même solvant. Prélevez 1,0 ml de solution et complétez à 25,0 ml avec de l'*eau R*. A 0,50 ml de cette solution, ajoutez 0,200 g de substance à examiner et dissolvez dans 6 ml d'*acide chlorhydrique dilué R*, puis complétez à 10,0 ml avec de l'*eau R*. Dans un tube à centrifuger à bouchon rodé, introduisez immédiatement 0,50 ml de cette solution et 2,0 ml d'une solution de *benzaldéhyde R* à 60 g/l dans un mélange à volumes égaux d'*eau R* et de *méthanol R*. Agitez pendant 90 s. Ajoutez 1,0 ml d'*eau R* et 5,0 ml d'*heptane R*. Agitez pendant 1 min et centrifugez. Utilisez la couche supérieure.

Solution témoin. Dissolvez 40,0 mg de *sulfate d'hydrazine R* dans de l'*eau R* et complétez à 100,0 ml avec le même solvant. Prélevez 1,0 ml de cette solution et complétez à 25,0 ml avec de l'*eau R*. A 0,50 ml de cette solution, ajoutez 6 ml d'*acide chlorhydrique dilué R* et complétez à 10,0 ml avec de l'*eau R*. Dans un tube à centrifuger à bouchon rodé, introduisez 0,50 ml de cette solution et 2,0 ml d'une solution de *benzaldéhyde R* à 60 g/l dans un mélange à volumes égaux d'*eau R* et de *méthanol R*. Agitez pendant 90 s. Ajoutez 1,0 ml d'*eau R* et 5,0 ml d'*heptane R*. Agitez pendant 1 min et centrifugez. Utilisez la couche supérieure.

Solution à blanc. Préparez selon les indications prescrites pour la solution témoin en remplaçant dans le tube à centrifuger les 0,50 ml de solution de sulfate d'hydrazine par 0,50 ml d'*eau R*.

La chromatographie peut être réalisée en utilisant :

- une colonne d'acier inoxydable, d'une longueur de 0,25 m et d'un diamètre intérieur de 4,6 mm, remplie de *gel de silice octadécylsilylé pour chromatographie R* (5 µm),
- comme phase mobile, à un débit de 1 ml/min, un mélange de 30 volumes d'une solution d'*édétate de sodium R* à 0,3 g/l et de 70 volumes d'*acétonitrile R*,
- comme détecteur, un spectrophotomètre réglé à 305 nm.

Injectez 20 µl de solution à examiner, de solution témoin et de solution à blanc. En comparant les chromatogrammes obtenus avec la solution témoin et la solution à blanc, identifiez le pic de la benzaldéhyde azine (benzalazine) correspondant à l'hydrazine et ayant un temps de rétention relatif par rapport au pic principal (benzaldéhyde) de 1,8 environ. La surface du pic correspondant à la benzaldéhyde azine dans le chromatogramme obtenu avec la solution à examiner n'est pas supérieure à 2 fois la surface du pic correspondant dans le chromatogramme obtenu avec la solution témoin (10 ppm d'hydrazine).

Fer (*2.4.9*). Au résidu obtenu dans l'essai des cendres sulfuriques, ajoutez 0,2 ml d'*acide sulfurique R* et chauffez avec précaution jusqu'à évaporation presque complète de l'acide. Laissez refroidir, puis dissolvez en chauffant le résidu dans 5,5 ml d'*acide chlorhydrique R1*. Filtrez la solution à chaud sur un filtre préalablement lavé 3 fois avec de l'*acide chlorhydrique dilué R*. Lavez le creuset et le filtre avec 5 ml d'*eau R*. Réunissez le filtrat et les eaux de lavage, puis neutralisez avec 3,5 ml environ de *solution concentrée d'hydroxyde de sodium R*. Ajustez le pH de la solution entre 3 et 4 avec de l'*acide acétique R* et complétez à 20 ml avec de l'*eau R*. La solution satisfait à l'essai limite du fer (20 ppm). Préparez le témoin avec 5 ml de *solution à 2 ppm de fer (Fe) R* et 5 ml d'*eau R*.

Perte à la dessiccation (*2.2.32*). Déterminée à l'étuve à 50 °C sous une pression ne dépassant pas 0,7 kPa pendant 5 h sur 1,000 g de substance à examiner, la perte à la dessiccation est de 13,0 pour cent à 15,0 pour cent.

Cendres sulfuriques (*2.4.14*). Déterminé sur 1,0 g de substance à examiner, le taux des cendres sulfuriques n'est pas supérieur à 0,1 pour cent.

DOSAGE

Dissolvez 60,0 mg de substance à examiner dans 25 ml d'*eau R*. Ajoutez 35 ml d'*acide chlorhydrique R* et titrez lentement par l'*iodate de potassium 0,05 M*. Déterminez le point de fin de titrage par potentiométrie (*2.2.20*) en utilisant une électrode de référence au calomel et une électrode indicatrice de platine.

1 ml d'*iodate de potassium 0,05 M* correspond à 7,208 mg de $C_8H_{12}N_6O_4S$.

IMPURETÉS

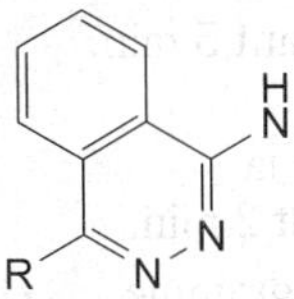

A. R = NH_2 : 4-hydrazinophtalazin-1-amine,

C. R = H :(phtalazin-1-yl)hydrazine (hydralazine),

B. H_2N-NH_2 : hydrazine.

01/2002:1416

DIHYDROERGOCRISTINE (MÉSILATE DE)

Dihydroergocristini mesilas

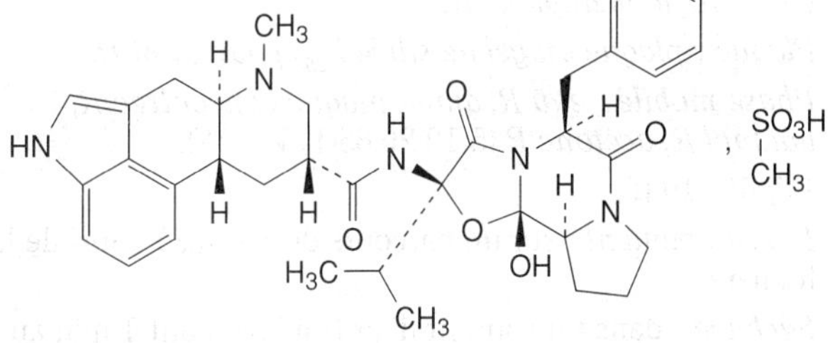

$C_{36}H_{45}N_5O_8S$ M_r 708

DÉFINITION

Méthanesulfonate de (6a*R*,9*R*,10a*R*)-*N*-[(2*R*,5*S*,10a*S*,10b*S*)-5-benzyl-10b-hydroxy-2-(1-méthyléthyl)-3,6-dioxooctahydro-8*H*-oxazolo[3,2-*a*]pyrrolo[2,1-*c*]pyrazin-2-yl]-7-méthyl-4,6,6a,7,8,9,10,10a-octahydroindolo[4,3-*fg*]quinoléine-9-carboxamide.

Teneur : 98,0 pour cent à 102,0 pour cent (substance desséchée).

CARACTÈRES

Aspect : poudre fine, cristalline, blanche ou sensiblement blanche.

Solubilité : peu soluble dans l'eau, soluble dans le méthanol.

IDENTIFICATION

A. Spectrophotométrie d'absorption dans l'infrarouge (*2.2.24*).

Préparation : pastilles.

Comparaison : *mésilate de dihydroergocristine SCR*.

B. Chromatographie sur couche mince (*2.2.27*).

Monographies D - K

Solution à examiner. Dissolvez 0,10 g de mésilate de dihydroergocristine dans un mélange de 1 volume de *méthanol R* et de 9 volumes de *chlorure de méthylène R* et complétez à 5 ml avec le même mélange de solvants.

Solution témoin. Dissolvez 0,10 g de *mésilate de dihydroergocristine SCR* dans un mélange de 1 volume de *méthanol R* et de 9 volumes de *chlorure de méthylène R* et complétez à 5 ml avec le même mélange de solvants.

Plaque : *plaque au gel de silice F_{254} pour CCM R.*

Phase mobile : *ammoniaque concentrée R, diméthylformamide R, éther R* (2:15:85 *V/V/V*).

Dépôt : 5 µl.

Développement : sur les 2/3 de la plaque, à l'abri de la lumière.

Séchage : dans un courant d'air froid pendant 5 min.

Détection : pulvérisez de la *solution de diméthylaminobenzaldéhyde R7* et séchez la plaque dans un courant d'air chaud pendant 2 min.

Résultats : la tache principale du chromatogramme obtenu avec la solution à examiner est semblable quant à sa position, sa coloration et ses dimensions à la tache principale du chromatogramme obtenu avec la solution témoin.

C. Chromatographie sur couche mince (*2.2.27*).

Solution à examiner. Dissolvez 0,20 g de mésilate de dihydroergocristine dans un mélange de 1 volume de *méthanol R* et de 9 volumes de *chlorure de méthylène R* et complétez à 5 ml avec le même mélange de solvants.

Solution témoin. Dissolvez 0,20 g d'*acide méthanesulfonique R* dans un mélange de 1 volume de *méthanol R* et de 9 volumes de *chlorure de méthylène R* et complétez à 5 ml avec le même mélange de solvants. Prélevez 1 ml de solution et complétez à 10 ml avec un mélange de 1 volume de *méthanol R* et de 9 volumes de *chlorure de méthylène R.*

Plaque : *plaque au gel de silice F_{254} pour CCM R.*

Phase mobile : *eau R, ammoniaque concentrée R, butanol R, acétone R* (5:10:20:65 *V/V/V/V*).

Dépôt : 10 µl.

Développement : sur un parcours de 10 cm, à l'abri de la lumière.

Séchage : dans un courant d'air froid pendant 1 min au maximum.

Détection : pulvérisez une solution de *pourpre de bromocrésol R* à 1 g/l dans du *méthanol R,* dont la couleur est ajustée au rouge-violet à l'aide d'une goutte d'*ammoniaque diluée R1* et séchez la plaque dans un courant d'air chaud à 100 °C.

Résultats : la tache principale du chromatogramme obtenu avec la solution à examiner est semblable quant à sa position, sa coloration et ses dimensions à la tache principale du chromatogramme obtenu avec la solution témoin.

ESSAI

Aspect de la solution. La solution est limpide (*2.2.1*) et n'est pas plus fortement colorée que la solution témoin B_7 (*2.2.2, Procédé II*).

Dissolvez 0,50 g de mésilate de dihydroergocristine dans du *méthanol R* et complétez à 25,0 ml avec le même solvant.

pH (*2.2.3*) : 4,0 à 5,0.

Dissolvez 0,10 g de mésilate de dihydroergocristine dans de l'*eau exempte de dioxyde de carbone R* et complétez à 20 ml avec le même solvant.

Pouvoir rotatoire spécifique (*2.2.7*) : – 37 à – 43 (substance desséchée).

Dissolvez 0,250 g de mésilate de dihydroergocristine dans de la *pyridine anhydre R* et complétez à 25,0 ml avec le même solvant.

Substances apparentées. Chromatographie liquide (*2.2.29*). *Effectuez l'essai et la préparation des solutions à l'abri d'une lumière vive.*

Solution à examiner. Dissolvez 75,0 mg de mésilate de dihydroergocristine dans 10 ml d'*acétonitrile R.* Ajoutez 10 ml d'une solution d'*acide phosphorique R* à 1,0 g/l et complétez à 50,0 ml avec de l'*eau R.*

Solution témoin. Dissolvez 20,0 mg de *mésilate de codergocrine SCR* dans 10 ml d'*acétonitrile R.* Ajoutez 10 ml d'une solution d'*acide phosphorique R* à 1,0 g/l et complétez à 50,0 ml avec de l'*eau R.* Prélevez 6,0 ml de solution et complétez à 50,0 ml avec un mélange de 20 volumes d'*acétonitrile R,* de 20 volumes d'une solution d'*acide phosphorique R* à 1,0 g/l et de 60 volumes d'*eau R.*

Colonne :

– *dimensions* : l = 0,25 m, Ø = 4,6 mm,
– *phase stationnaire* : *gel de silice octadécylsilylé pour chromatographie R* (5 µm) présentant un diamètre de pores de 10 nm et un taux de carbone de 19 pour cent.

Phase mobile :

– *phase mobile A* : mélangez 100 volumes d'*acétonitrile R* et 900 volumes d'*eau R,* et ajoutez 10 volumes de *triéthylamine R,*
– *phase mobile B* : mélangez 100 volumes d'*eau R* et 900 volumes d'*acétonitrile R,* et ajoutez 10 volumes de *triéthylamine R.*

Intervalle (min)	Phase mobile A (pour cent *V/V*)	Phase mobile B (pour cent *V/V*)
0 - 5	75	25
5 - 20	75 → 25	25 → 75
20 - 22	25 → 75	75 → 25
22 - 30	75	25

Débit : 1,2 ml/min.

Détection : spectrophotomètre à 280 nm.

Injection : 10 µl.

Rétention relative par rapport à la dihydroergocristine (temps de rétention = environ 13,7 min) : impureté F = environ 0,8 ; impureté H = environ 0,9 ; impureté I = environ 1,02.

Conformité du système : solution témoin :

– le chromatogramme présente 4 pics,
– *résolution* : au minimum 1 entre les pics dus à la dihydroergocristine et à l'impureté I.

Limites :

– *toute impureté* : au maximum la surface du pic correspondant à la dihydroergocristine dans le chromatogramme obtenu avec la solution témoin (1 pour cent),
– *total* : au maximum 2 fois la surface du pic correspondant à la dihydroergocristine dans le chromatogramme obtenu avec la solution témoin (2 pour cent),
– *limite d'exclusion* : au maximum 0,1 fois la surface du pic correspondant à la dihydroergocristine dans le chromatogramme obtenu avec la solution témoin (0,1 pour cent).

Perte à la dessiccation (*2.2.32*) : au maximum 3,0 pour cent, déterminé sous vide poussé à 80 °C sur 0,500 g de mésilate de dihydroergocristine.

DOSAGE

Dissolvez 0,300 g de mésilate de dihydroergocristine dans 60 ml de *pyridine R*. Faites passer un courant d'*azote R* à la surface de la solution et titrez par l'*hydroxyde de tétrabutylammonium 0,1 M*. Déterminez le point de fin de titrage par potentiométrie (*2.2.20*). Notez le volume utilisé au deuxième point d'inflexion.

1 ml d'*hydroxyde de tétrabutylammonium 0,1 M* correspond à 35,39 mg de $C_{36}H_{45}N_5O_8S$.

CONSERVATION

A l'abri de la lumière.

IMPURETÉS

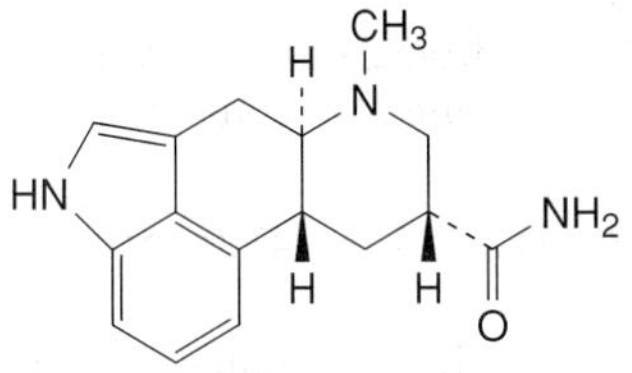

A. (6a*R*,9*R*,10a*R*)-7-méthyl-4,6,6a,7,8,9,10,10a-octahydroindolo[4,3-*fg*]quinoléine-9-carboxamide (6-méthylergoline-8β-carboxamide),

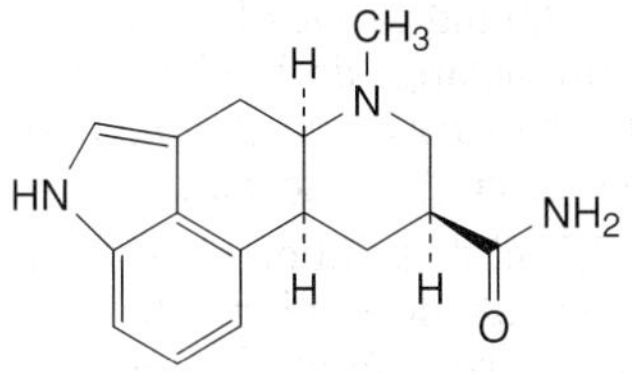

B. (6a*R*,9*S*,10a*S*)-7-méthyl-4,6,6a,7,8,9,10,10a-octahydroindolo[4,3-*fg*]quinoléine-9-carboxamide (6-méthylisoergoline-8α-carboxamide),

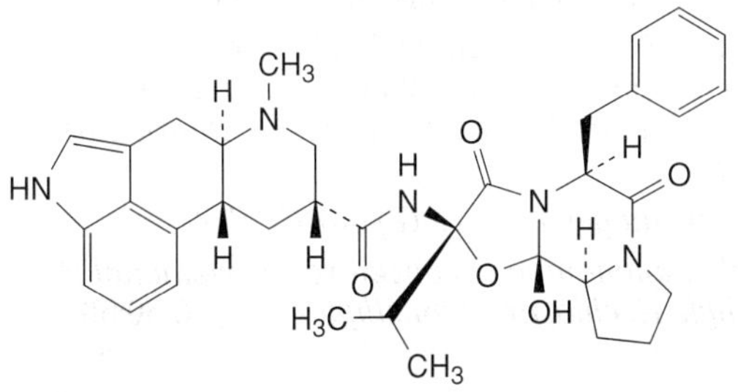

C. (6a*R*,9*R*,10a*R*)-*N*-[(2*S*,5*S*,10a*S*,10b*S*)-5-benzyl-10b-hydroxy-2-(1-méthyléthyl)-3,6-dioxooctahydro-8*H*-oxazolo[3,2-*a*]pyrrolo[2,1-*c*]pyrazin-2-yl]-7-méthyl-4,6,6a,7,8,9,10,10a-octahydroindolo[4,3-*fg*]quinoléine-9-carboxamide (2′-épidihydroergocristine),

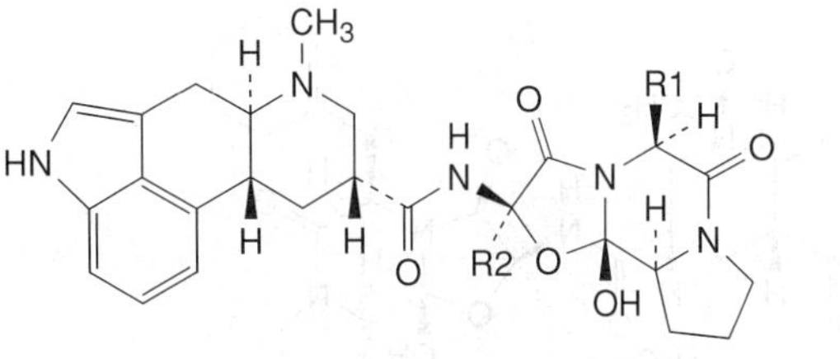

D. R1 = $CH(CH_3)_2$, R2 = CH_3 : (6a*R*,9*R*,10a*R*)-*N*-[(2*R*,5*S*,10a*S*,10b*S*)-10b-hydroxy-2-méthyl-5-(1-méthyléthyl)-3,6-dioxooctahydro-8*H*-oxazolo[3,2-*a*]pyrrolo[2,1-*c*]pyrazin-2-yl]-7-méthyl-4,6,6a,7,8,9,10,10a-octahydroindolo[4,3-*fg*]quinoléine-9-carboxamide (dihydroergosine),

E. R1 = CH_2-C_6H_5, R2 = CH_3 : (6a*R*,9*R*,10a*R*)-*N*-[(2*R*,5*S*,10a*S*,10b*S*)-5-benzyl-10b-hydroxy-2-méthyl-3,6-dioxooctahydro-8*H*-oxazolo[3,2-*a*]pyrrolo[2,1-*c*]pyrazin-2-yl]-7-méthyl-4,6,6a,7,8,9,10,10a-octahydroindolo[4,3-*fg*]quinoléine-9-carboxamide (dihydroergotamine),

F. R1 = R2 = $CH(CH_3)_2$: (6a*R*,9*R*,10a*R*)-*N*-[(2*R*,5*S*,10a*S*,10b*S*)-10b-hydroxy-2,5-bis(1-méthyléthyl)-3,6-dioxooctahydro-8*H*-oxazolo[3,2-*a*]pyrrolo[2,1-*c*]pyrazin-2-yl]-7-méthyl-4,6,6a,7,8,9,10,10a-octahydroindolo[4,3-*fg*]quinoléine-9-carboxamide (dihydroergocornine),

G. R1 = CH_2-C_6H_5, R2 = CH_2-CH_3 : (6a*R*,9*R*,10a*R*)-*N*-[(2*R*,5*S*,10a*S*,10b*S*)-5-benzyl-2-éthyl-10b-hydroxy-3,6-dioxooctahydro-8*H*-oxazolo[3,2-*a*]pyrrolo[2,1-*c*]pyrazin-2-yl]-7-méthyl-4,6,6a,7,8,9,10,10a-octahydroindolo[4,3-*fg*]quinoléine-9-carboxamide (dihydroergostine),

H. R1 = CH_2-$CH(CH_3)_2$, R2 = $CH(CH_3)_2$: (6a*R*,9*R*,10a*R*)-*N*-[(2*R*,5*S*,10a*S*,10b*S*)-10b-hydroxy-2-(1-méthyléthyl)-5-(2-méthylpropyl)-3,6-dioxooctahydro-8*H*-oxazolo[3,2-*a*]pyrrolo[2,1-*c*]pyrazin-2-yl]-7-méthyl-4,6,6a,7,8,9,10,10a-octahydroindolo[4,3-*fg*]quinoléine-9-carboxamide (α-dihydroergocryptine),

I. R1 = $C^*H(CH_3)$-CH_2-CH_3, R2 = $CH(CH_3)_2$: (6a*R*,9*R*,10a*R*)-*N*-[(2*R*,5*S*,10a*S*,10b*S*)-10b-hydroxy-2-(1-méthyléthyl)-5-[(1*RS*)-1-méthylpropyl]-3,6-dioxooctahydro-8*H*-oxazolo[3,2-*a*]pyrrolo[2,1-*c*]pyrazin-2-yl]-7-méthyl-4,6,6a,7,8,9,10,10a-octahydroindolo[4,3-*fg*]quinoléine-9-carboxamide (β-dihydroergocryptine ou épicriptine),

J. R1 = CH_2-C_6H_5, R2 = $C^*H(CH_3)$-CH_2-CH_3 : (6a*R*,9*R*,10a*R*)-*N*-[(2*R*,5*S*,10a*S*,10b*S*)-5-benzyl-10b-hydroxy-2-[(1*RS*)-1-méthylpropyl]-3,6-dioxooctahydro-8*H*-oxazolo[3,2-*a*]pyrrolo[2,1-*c*]pyrazin-2-yl]-7-méthyl-4,6,6a,7,8,9,10,10a-octahydroindolo[4,3-*fg*]quinoléine-9-carboxamide (dihydroergosedmine),

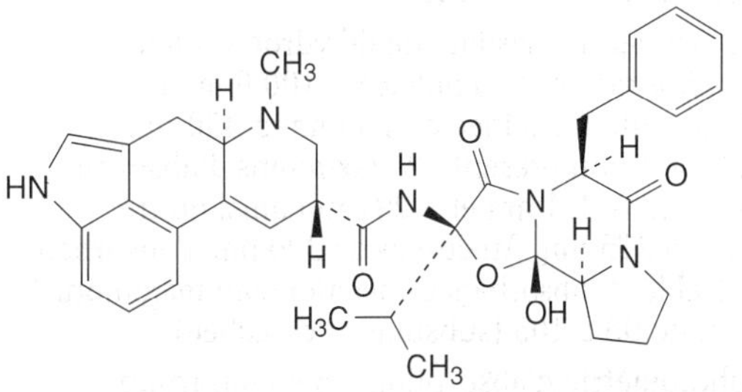

K. (6a*R*,9*R*,10a*R*)-*N*-[(2*R*,5*S*,10a*S*,10b*S*)-5-benzyl-10b-hydroxy-2-(1-méthyléthyl)-3,6-dioxooctahydro-8*H*-oxazolo[3,2-*a*]pyrrolo[2,1-*c*]pyrazin-2-yl]-7-méthyl-4,6,6a,7,8,9-hexahydroindolo[4,3-*fg*]quinoléine-9-carboxamide (ergocristine),

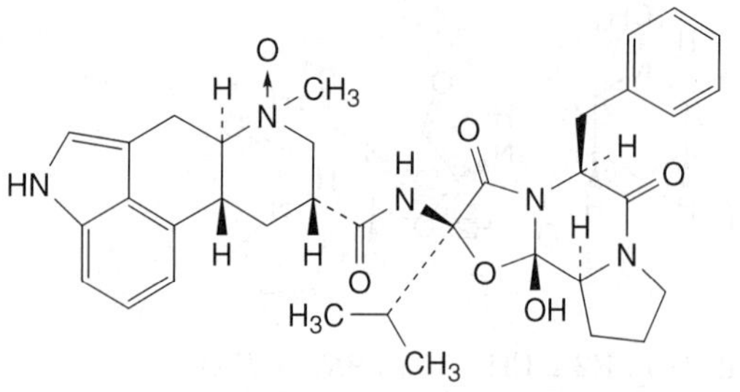

L. (6a*R*,7*RS*,9*R*,10a*R*)-*N*-[(2*R*,5*S*,10a*S*,10b*S*)-5-benzyl-10b-hydroxy-2-(1-méthyléthyl)-3,6-dioxooctahydro-8*H*-oxazolo[3,2-*a*]pyrrolo[2,1-*c*]pyrazin-2-yl]-7-méthyl-4,6,6a,7,8,9,10,10a-octahydroindolo[4,3-*fg*]quinoléine-9-carboxamide 7-oxyde (dihydroergocristine 6-oxyde).

01/2002:0551

DIHYDROERGOTAMINE (MÉSILATE DE)

Dihydroergotamini mesilas

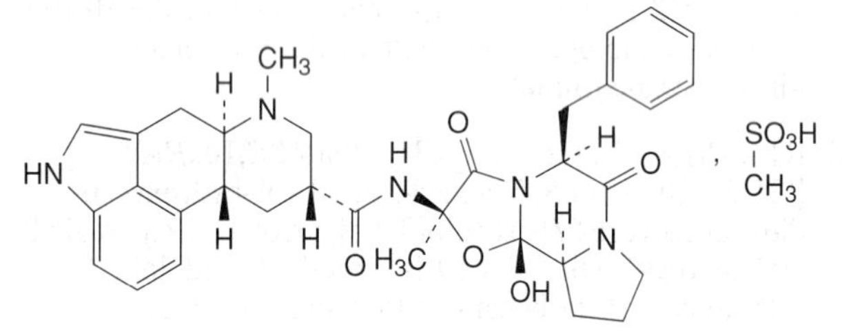

$C_{34}H_{41}N_5O_8S$ M_r 680

DÉFINITION

Méthanesulfonate de (6a*R*,9*R*,10a*R*)-*N*-[(2*R*,5*S*,10a*S*,10b*S*)-5-benzyl-10b-hydroxy-2-méthyl-3,6-dioxooctahydro-8*H*-oxazolo[3,2-*a*]pyrrolo[2,1-*c*]pyrazin-2-yl]-7-méthyl-4,6,6a,7,8,9,10,10a-octahydroindolo[4,3-*fg*]quinoléine-9-carboxamide.

Teneur : 98,0 pour cent à 101,0 pour cent (substance desséchée).

CARACTÈRES

Aspect : poudre cristalline, blanche ou sensiblement blanche, ou cristaux incolores.

Solubilité : peu soluble dans l'eau, assez soluble dans le méthanol, peu soluble dans l'alcool.

IDENTIFICATION

Première identification : B, C.

Seconde identification : A, C, D.

A. Dissolvez 5,0 mg de mésilate de dihydroergotamine dans du *méthanol R* et complétez à 100,0 ml avec le même solvant. Examinée de 250 nm à 350 nm (*2.2.25*), la solution présente 2 maximums d'absorption respectivement à 281 nm et à 291 nm ainsi qu'un épaulement à 275 nm. Au-dessus de 320 nm, l'absorbance est négligeable. L'absorbance spécifique au maximum à 281 nm est de 95 à 105 (substance desséchée).

B. Spectrophotométrie d'absorption dans l'infrarouge (*2.2.24*).
   Préparation : pastilles.
   Comparaison : *mésilate de dihydroergotamine SCR*.

C. Examinez les chromatogrammes obtenus dans l'essai des substances apparentées.
   Résultats : la tache principale du chromatogramme obtenu avec la solution à examiner (b) est semblable quant à sa position, sa coloration et ses dimensions à la tache principale du chromatogramme obtenu avec la solution témoin (a).

D. A 0,1 g de mésilate de dihydroergotamine, ajoutez 5 ml d'*acide chlorhydrique dilué R*. Agitez pendant environ 5 min. Filtrez, puis ajoutez au filtrat 1 ml de *solution de chlorure de baryum R1*. Le filtrat reste limpide. Mélangez 0,1 g de mésilate de dihydroergotamine avec 0,4 g d'*hydroxyde de sodium R* pulvérisé. Chauffez jusqu'à fusion et poursuivez le chauffage pendant 1 min. Refroidissez, ajoutez au résidu 5 ml d'*eau R*, portez à ébullition et filtrez. Acidifiez le filtrat avec de l'*acide chlorhydrique R1* et filtrez de nouveau. Le filtrat donne la réaction (a) des sulfates (*2.3.1*).

ESSAI

Aspect de la solution. La solution est limpide (*2.2.1*) et n'est pas plus fortement colorée que la solution témoin J_7 ou JB_7 (*2.2.2, Procédé II*).

Dissolvez 0,10 g de mésilate de dihydroergotamine dans un mélange de 0,1 ml d'une solution d'*acide méthanesulfonique R* à 70 g/l et de 50 ml d'*eau R*.

pH (*2.2.3*) : 4,4 à 5,4.

Dissolvez 0,10 g de mésilate de dihydroergotamine dans de l'*eau exempte de dioxyde de carbone R* et complétez à 100 ml avec le même solvant.

Pouvoir rotatoire spécifique (*2.2.7*) : – 42 à – 47 (substance desséchée).

Dissolvez 0,250 g de mésilate de dihydroergotamine dans de la *pyridine anhydre R* et complétez à 25,0 ml avec le même solvant.

Substances apparentées. Chromatographie sur couche mince (*2.2.27*).

Préparez les solutions témoins et les solutions à examiner immédiatement avant l'emploi et dans l'ordre indiqué.

Solution témoin (a). Dissolvez 20,0 mg de *mésilate de dihydroergotamine SCR* dans un mélange de 1 volume de *méthanol R* et de 9 volumes de *chlorure de méthylène R* et complétez à 10 ml avec le même mélange de solvants.

Solution témoin (b). Prélevez 2,5 ml de solution témoin (a) et complétez à 50 ml avec un mélange de 1 volume de *méthanol R* et de 9 volumes de *chlorure de méthylène R*.

Solution témoin (c). Prélevez 2 ml de solution témoin (b) et complétez à 5 ml avec un mélange de 1 volume de *méthanol R* et de 9 volumes de *chlorure de méthylène R*.

Solution à examiner (a). Dissolvez 0,10 g de mésilate de dihydroergotamine dans un mélange de 1 volume de *méthanol R* et de 9 volumes de *chlorure de méthylène R* et complétez à 5 ml avec le même mélange de solvants.

Solution à examiner (b). Prélevez 1 ml de solution à examiner (a) et complétez à 10 ml avec un mélange de 1 volume de *méthanol R* et de 9 volumes de *chlorure de méthylène R*.

Plaque : *plaque au gel de silice G pour CCM R*.

Phase mobile : *ammoniaque concentrée R, méthanol R, acétate d'éthyle R, chlorure de méthylène R* (1:6:50:50 *V/V/V/V*).

Dépôt : 5 µl.

Développement : à l'abri de la lumière sur un parcours de 15 cm. Faites sécher la plaque dans un courant d'air froid pendant 1 min au maximum. Développez de nouveau à l'abri de la lumière sur un parcours de 15 cm avec de la phase mobile récemment préparée.

Séchage : dans un courant d'air froid.

Détection : pulvérisez abondamment de la *solution de diméthylaminobenzaldéhyde R7*, puis faites sécher la plaque dans un courant d'air chaud pendant environ 2 min.

Limites : dans le chromatogramme obtenu avec la solution à examiner (a) :

– *toute impureté* : s'il apparaît d'autres taches que la tache principale, aucune d'entre elles n'est plus intense que la tache principale du chromatogramme obtenu avec la solution témoin (b) (0,5 pour cent) et 2 d'entre elles au plus peuvent être plus intenses que la tache principale du chromatogramme obtenu avec la solution témoin (c) (0,2 pour cent).

Perte à la dessiccation (*2.2.32*) : au maximum 4,0 pour cent, déterminé à 100-105 °C sous une pression ne dépassant pas 0,1 kPa pendant 5 h sur 0,500 g de mésilate de dihydroergotamine.

DOSAGE

Dissolvez 0,500 g de mésilate de dihydroergotamine dans un mélange de 10 ml d'*acide acétique anhydre R* et 70 ml d'*anhydride acétique R*. Titrez par l'*acide perchlorique 0,1 M*. Déterminez le point de fin de titrage par potentiométrie (*2.2.20*).

1 ml d'*acide perchlorique 0,1 M* correspond à 68,00 mg de $C_{34}H_{41}N_5O_8S$.

CONSERVATION

A l'abri de la lumière.

01/2002:0600

DIHYDROERGOTAMINE (TARTRATE DE)

Dihydroergotamini tartras

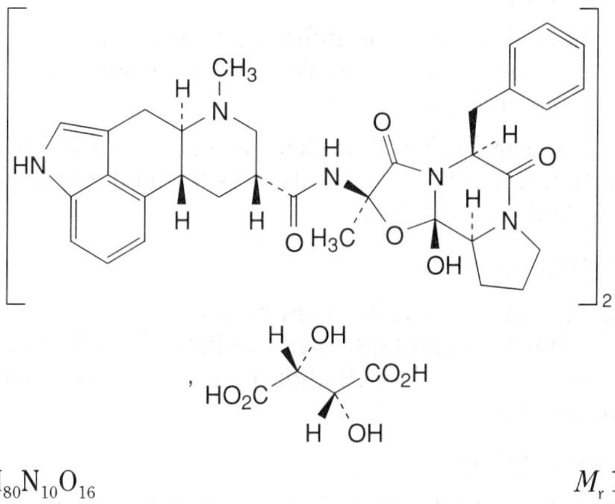

$C_{70}H_{80}N_{10}O_{16}$ M_r 1317

DÉFINITION

(2*R*,3*R*)-2,3-Dihydroxybutanedioate de bis[(6a*R*,9*R*,10a*R*)-*N*-[(2*R*,5*S*,10a*S*,10b*S*)-5-benzyl-10b-hydroxy-2-méthyl-3,6-dioxooctahydro-8*H*-oxazolo[3,2-*a*]pyrrolo[2,1-*c*]pyrazin-2-yl]-7-méthyl-4,6,6a,7,8,9,10,10a-octahydroindolo[4,3-*fg*]quinoléine-9-carboxamide].

Teneur : 98,0 pour cent à 101,0 pour cent (substance desséchée).

CARACTÈRES

Aspect : poudre cristalline, blanche ou sensiblement blanche ou cristaux incolores.

Solubilité : très peu soluble dans l'eau, assez soluble dans l'alcool.

IDENTIFICATION

Première identification : B, C.

Seconde identification : A, C, D.

A. Dissolvez 5,0 mg de tartrate de dihydroergotamine dans du *méthanol R* et complétez à 100,0 ml avec le même solvant. Examinée de 250 nm à 350 nm (*2.2.25*), la solution présente 2 maximums d'absorption respectivement à 281 nm et 291 nm ainsi qu'un épaulement à 275 nm. Au-dessus de 320 nm, l'absorbance est négligeable. L'absorbance spécifique au maximum à 281 nm est de 95 à 115 (substance desséchée).

B. Spectrophotométrie d'absorption dans l'infrarouge (*2.2.24*).

   Préparation : pastilles.

   Comparaison : *tartrate de dihydroergotamine SCR*.

C. Examinez les chromatogrammes obtenus dans l'essai des substances apparentées.

   Résultats : la tache principale du chromatogramme obtenu avec la solution à examiner (b) est semblable quant à sa position, sa coloration et ses dimensions à la tache principale du chromatogramme obtenu avec la solution témoin (a).

D. Mettez en suspension environ 15 mg de tartrate de dihydroergotamine dans 1 ml d'*eau R*. 0,1 ml de la suspension donne la réaction (b) des tartrates (*2.3.1*).

ESSAI

Aspect de la solution. La solution est limpide (*2.2.1*) et n'est pas plus fortement colorée que la solution témoin J_7 ou JB_7 (*2.2.2, Procédé II*).

Dissolvez 0,1 g de tartrate de dihydroergotamine dans de l'*alcool à 85 pour cent V/V R* en tiédissant prudemment dans un bain-marie à 40 °C et complétez à 50 ml avec le même solvant.

pH (*2.2.3*) : 4,0 à 5,5 pour la solution surnageante.

Mettez en suspension 50 mg de tartrate de dihydroergotamine dans 50 ml d'*eau exempte de dioxyde de carbone R* et agitez pendant 10 min. Laissez reposer.

Pouvoir rotatoire spécifique (*2.2.7*) : – 52 à – 57 (substance desséchée).

Dissolvez 0,250 g de tartrate de dihydroergotamine dans de la *pyridine anhydre R* et complétez à 25,0 ml avec le même solvant.

Substances apparentées. Chromatographie sur couche mince (*2.2.27*).

Préparez les solutions témoins et les solutions à examiner immédiatement avant l'emploi et dans l'ordre indiqué.

Solution témoin (a). Dissolvez 20 mg de *tartrate de dihydroergotamine SCR* dans un mélange de 1 volume de *méthanol R* et de 9 volumes de *chloroforme R* et complétez à 10 ml avec le même mélange de solvants.

Solution témoin (b). Prélevez 2,5 ml de solution témoin (a) et complétez à 50 ml avec un mélange de 1 volume de *méthanol R* et de 9 volumes de *chloroforme R*.

Solution témoin (c). Prélevez 2 ml de solution témoin (b) et complétez à 5 ml avec un mélange de 1 volume de *méthanol R* et de 9 volumes de *chloroforme R*.

Solution à examiner (a). Dissolvez 0,10 g de tartrate de dihydroergotamine dans un mélange de 1 volume de *méthanol R* et de 9 volumes de *chloroforme R* et complétez à 5 ml avec le même mélange de solvants.

Solution à examiner (b). Prélevez 1 ml de solution à examiner (a) et complétez à 10 ml avec un mélange de 1 volume de *méthanol R* et de 9 volumes de *chloroforme R.*

Plaque : *plaque au gel de silice G pour CCM R.*

Phase mobile : *ammoniaque concentrée R, méthanol R, acétate d'éthyle R, chlorure de méthylène R* (1:6:50:50 *V/V/V/V*).

Dépôt : 5 µl.

Développement : à l'abri de la lumière sur un parcours de 15 cm. Faites sécher la plaque dans un courant d'air froid pendant 1 min au maximum. Développez de nouveau à l'abri de la lumière sur un parcours de 15 cm avec de la phase mobile récemment préparée.

Séchage : dans un courant d'air froid.

Détection : pulvérisez abondamment de la *solution de diméthylaminobenzaldéhyde R7,* puis faites sécher la plaque dans un courant d'air chaud pendant environ 2 min.

Limites : dans le chromatogramme obtenu avec la solution à examiner (a) :

– *toute impureté* : s'il apparaît d'autres taches que la tache principale, aucune d'entre elles n'est plus intense que la tache principale du chromatogramme obtenu avec la solution témoin (b) (0,5 pour cent) et au plus 2 d'entre elles peuvent être plus intenses que la tache principale du chromatogramme obtenu avec la solution témoin (c) (0,2 pour cent).

Perte à la dessiccation (*2.2.32*) : au maximum 5,0 pour cent, déterminé à l'étuve à 100-105 °C sur 0,200 g de tartrate de dihydroergotamine.

DOSAGE

Dissolvez 0,250 g de tartrate de dihydroergotamine dans 50 ml d'*acide acétique anhydre R.* Titrez par l'*acide perchlorique 0,05 M.* Déterminez le point de fin de titrage par potentiométrie (*2.2.20*).

1 ml d'*acide perchlorique 0,05 M* correspond à 32,93 mg de $C_{70}H_{80}N_{10}O_{16}$.

CONSERVATION

A l'abri de la lumière.

01/2002:0485

DIHYDROSTREPTOMYCINE (SULFATE DE) POUR USAGE VÉTÉRINAIRE

Dihydrostreptomycini sulfas ad usum veterinarium

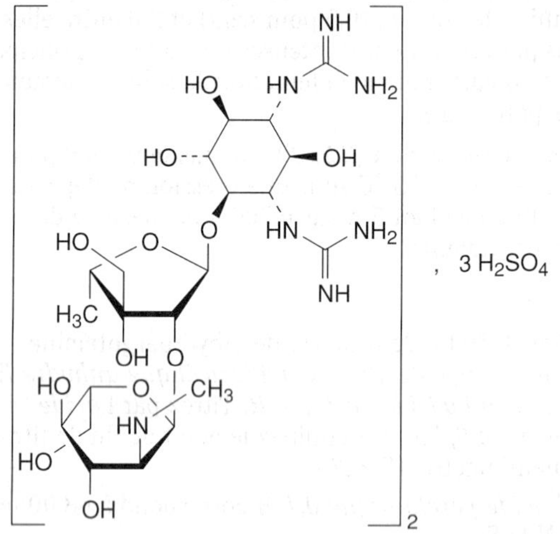

$C_{42}H_{88}N_{14}O_{36}S_3$ M_r 1461

DÉFINITION

Le sulfate de dihydrostreptomycine pour usage vétérinaire, tris(sulfate) de bis[*N,N'*-bis(aminoiminométhyl)-4-*O*-[5-désoxy-2-*O*-[2-désoxy-2-(méthylamino)-α-L-glucopyranosyl]-3-*C*-(hydroxyméthyl-α-L-lyxofuranosyl]-D-streptamine], est le sulfate d'une substance obtenue par hydrogénation catalytique de la streptomycine ou par tout autre moyen. Des stabilisants peuvent être ajoutés. L'activité du sulfate de dihydrostreptomycine n'est pas inférieure à 730 UI/mg, calculée par rapport à la substance desséchée.

PRODUCTION

La méthode de production utilisée est validée pour démontrer que le produit satisferait à l'essai suivant si celui-ci était appliqué :

Toxicité anormale (*2.6.9*). Injectez à chaque souris 1 mg de substance à examiner dissous dans 0,5 ml d'*eau pour préparations injectables R.*

CARACTÈRES

Poudre blanche ou sensiblement blanche, facilement soluble dans l'eau, pratiquement insoluble dans l'acétone, dans l'alcool et dans le méthanol. La substance peut être hygroscopique.

IDENTIFICATION

A. Opérez par chromatographie sur couche mince (*2.2.27*) en utilisant une plaque recouverte d'une couche de 0,75 mm d'épaisseur d'un enduit préparé comme suit :
   – mélangez 0,3 g de *carbomère R* avec 240 ml d'*eau R* en agitant modérément pendant 1 h. Sans cesser d'agiter, neutralisez à pH 7 par addition progressive de *solution diluée d'hydroxyde de sodium R,* puis ajoutez 30 g de *gel de silice H R.*

   Chauffez la plaque à 110 °C pendant 1 h, laissez refroidir et utilisez immédiatement.

   Solution à examiner. Dissolvez 10 mg de substance à examiner dans de l'*eau R* et complétez à 10 ml avec le même solvant.

Solution témoin (a). Dissolvez 10 mg de *sulfate de dihydrostreptomycine SCR* dans de l'*eau R* et complétez à 10 ml avec le même solvant.

Solution témoin (b). Dissolvez 10 mg de *sulfate de dihydrostreptomycine SCR*, 10 mg de *monosulfate de kanamycine SCR* et 10 mg de *sulfate de néomycine SCR* dans de l'*eau R* et complétez à 10 ml avec le même solvant.

Déposez séparément sur la plaque 10 µl de chaque solution. Développez sur un parcours de 15 cm avec une solution de *phosphate monopotassique R* à 70 g/l. Faites sécher la plaque dans un courant d'air chaud. Pulvérisez un mélange à volumes égaux d'une solution de *1,3-dihydroxynaphtalène R* à 2 g/l dans l'*alcool R* et d'une solution d'*acide sulfurique R* à 460 g/l. Chauffez à 150 °C pendant 5-10 min. La tache principale du chromatogramme obtenu avec la solution à examiner est semblable quant à sa position, sa coloration et ses dimensions à la tache principale du chromatogramme obtenu avec la solution témoin (a). L'essai n'est valable que si le chromatogramme obtenu avec la solution témoin (b) présente 3 taches nettement séparées.

B. Dissolvez 0,1 g de substance à examiner dans 2 ml d'*eau R* et ajoutez 1 ml de *solution d'α-naphtol R* et 2 ml d'un mélange à volumes égaux de *solution concentrée d'hypochlorite de sodium R* et d'*eau R*. Il se développe une coloration rouge.

C. Dissolvez 10 mg de substance à examiner dans 5 ml d'*eau R*. Ajoutez 1 ml d'*acide chlorhydrique 1 M* et chauffez au bain-marie pendant 2 min. Ajoutez 2 ml d'une solution d'*α-naphtol R* à 5 g/l dans de l'*hydroxyde de sodium 1 M* et chauffez au bain-marie pendant 1 min. Il se développe une coloration rose violacé.

D. La substance à examiner donne la réaction (a) des sulfates (*2.3.1*).

ESSAI

Solution S. Dissolvez 2,5 g de substance à examiner dans de l'*eau exempte de dioxyde de carbone R* et complétez à 10 ml avec le même solvant.

Aspect de la solution. La solution S n'est pas plus fortement colorée que la solution de degré 5 de la gamme des solutions témoins présentant la coloration la plus appropriée (*2.2.2, Procédé II*). Laissez reposer à l'abri de la lumière et à une température d'environ 20 °C pendant 24 h. La solution S n'est pas plus fortement opalescente que la suspension témoin II (*2.2.1*).

Détermination du pH (*2.2.3*). Le pH de la solution S est de 5,0 à 7,0.

Pouvoir rotatoire spécifique (*2.2.7*). Dissolvez 0,200 g de substance à examiner dans de l'*eau R* et complétez à 10,0 ml avec le même solvant. Calculé par rapport à la substance desséchée, le pouvoir rotatoire spécifique est de – 83 à – 91.

Méthanol. Opérez par chromatographie en phase gazeuse (*2.2.28*).

Solution à examiner. Dissolvez 1,00 g de substance à examiner dans de l'*eau R* et complétez à 25,0 ml avec le même solvant.

Solution témoin. Mélangez 8,0 mg de *méthanol R* avec de l'*eau R* et complétez à 100 ml avec le même solvant.

La chromatographie peut être réalisée en utilisant :

- une colonne d'une longueur de 1,5 m à 2,0 m et d'un diamètre intérieur de 2,0 mm à 4,0 mm remplie de *copolymère éthylvinylbenzène-divinylbenzène R* (150-180 µm),
- comme gaz vecteur, de l'*azote pour chromatographie R* à un débit constant de 30-40 ml/min,
- un détecteur à ionisation de flamme.

Maintenez la colonne à une température constante comprise entre 120 °C et 140 °C et la chambre à injection et le détecteur à une température d'au moins 50 °C plus élevée que celle de la colonne. Dans le chromatogramme obtenu avec la solution à examiner, la surface du pic correspondant au méthanol n'est pas supérieure à celle du pic du chromatogramme obtenu avec la solution témoin.

La substance à examiner ne contient pas plus de 0,2 pour cent de méthanol.

Streptomycine. Dissolvez 0,100 g de substance à examiner dans de l'*eau R* et complétez à 5,0 ml avec le même solvant. Ajoutez 5,0 ml d'*hydroxyde de sodium 0,2 M* et chauffez au bain-marie pendant exactement 10 min. Refroidissez dans la glace pendant exactement 5 min. Ajoutez 3 ml d'une solution de *sulfate ferrique et d'ammonium R* à 15 g/l dans l'*acide sulfurique 0,25 M*, complétez à 25,0 ml avec de l'*eau R* et mélangez (solution à examiner). Préparez simultanément dans les mêmes conditions une solution témoin avec 10 mg de *sulfate de streptomycine SCR* dans 50 ml d'*eau R*. Prélevez 5,0 ml de cette solution et opérez comme indiqué ci-dessus pour la solution à examiner. Exactement 20 min après l'addition de la solution de sulfate ferrique et d'ammonium, mesurez l'absorbance (*2.2.25*) des solutions au maximum à 525 nm sous une épaisseur de 2 cm en utilisant comme liquide de compensation une solution préparée simultanément et dans les mêmes conditions que la solution à examiner sans sulfate de dihydrostreptomycine. L'absorbance mesurée avec la solution à examiner n'est pas supérieure à celle de la solution témoin (1 pour cent).

Métaux lourds (*2.4.8*). 1,0 g de substance à examiner satisfait à l'essai limite C des métaux lourds (20 ppm). Préparez le témoin avec 2 ml de *solution à 10 ppm de plomb (Pb) R*.

Perte à la dessiccation (*2.2.32*). Déterminée sous une pression ne dépassant pas 0,1 kPa à 60 °C sur du *pentoxyde de diphosphore R* pendant 4 h sur 1,000 g de substance à examiner, la perte à la dessiccation n'est pas supérieure à 5,0 pour cent.

Cendres sulfuriques (*2.4.14*). Déterminé sur 1,0 g de substance à examiner, le taux des cendres sulfuriques n'est pas supérieur à 1,0 pour cent.

Sulfate. Dissolvez 0,250 g de substance à examiner dans 100 ml d'*eau R*. Ajustez le pH à 11 avec de l'*ammoniaque concentrée R*. Ajoutez 10,0 ml de *chlorure de baryum 0,1 M* et environ 0,5 mg de *pourpre de phtaléine R*. Titrez par l'*édétate de sodium 0,1 M* en ajoutant 50 ml d'*alcool R* au moment où la coloration de la solution commence à changer. Continuez le titrage jusqu'à disparition de la coloration bleu violacé.

1 ml de *chlorure de baryum 0,1 M* correspond à 9,606 mg de sulfate (SO_4).

La substance à examiner contient au minimum 18,0 pour cent et au maximum 21,5 pour cent de sulfate (SO_4), calculé par rapport à la substance desséchée.

Stérilité (*2.6.1*). La substance à examiner destinée à la préparation de formes pharmaceutiques administrées par voie parentérale sans autre procédé approprié de stérilisation satisfait également à l'essai de stérilité.

Endotoxines bactériennes (*2.6.14*) : moins de 0,50 UI/mg, si la substance à examiner est destinée à la préparation de formes pharmaceutiques administrées par voie parentérale sans autre procédé approprié d'élimination des endotoxines bactériennes.

DOSAGE

Effectuez le titrage microbiologique des antibiotiques (*2.7.2*).

CONSERVATION

En récipient étanche, à l'abri de la lumière. Si la substance est stérile, elle est conservée en récipient stérile, étanche, à fermeture inviolable.

ÉTIQUETAGE

L'étiquette indique :

- dans les cas appropriés, le nom et la quantité de tout stabilisant ajouté,
- dans les cas appropriés, que la substance est stérile,
- dans les cas appropriés, que la substance est exempte d'endotoxines bactériennes.

01/2002:1004

DILTIAZEM (CHLORHYDRATE DE)

Diltiazemi hydrochloridum

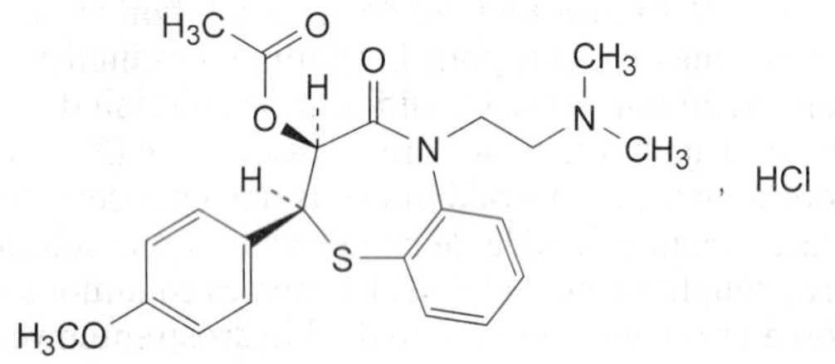

$C_{22}H_{27}ClN_2O_4S$ M_r 451,0

DÉFINITION

Le chlorhydrate de diltiazem contient au minimum 98,5 pour cent et au maximum l'équivalent de 101,0 pour cent de chlorhydrate d'acétate de (2S,3S)-5-[2-(diméthylamino)éthyl]-2-(4-méthoxyphényl)-4-oxo-2,3,4,5-tétrahydro-1,5-benzothiazépin-3-yle, calculé par rapport à la substance desséchée.

CARACTÈRES

Poudre cristalline, blanche, facilement soluble dans l'eau, dans le chlorure de méthylène et dans le méthanol, peu soluble dans l'éthanol. Le chlorhydrate de diltiazem fond en se décomposant vers 213 °C.

IDENTIFICATION

Première identification : A, D.

Seconde identification : B, C, D.

A. Examinez le chlorhydrate de diltiazem par spectrophotométrie d'absorption dans l'infrarouge (*2.2.24*), en comparant avec le spectre obtenu avec le *chlorhydrate de diltiazem SCR*. Examinez les substances sous forme de pastilles.

B. Opérez par chromatographie sur couche mince (*2.2.27*) en utilisant une plaque recouverte d'un gel de silice approprié contenant un indicateur de fluorescence dont l'intensité est optimale à 254 nm.

Solution à examiner. Dissolvez 0,10 g de chlorhydrate de diltiazem dans du *chlorure de méthylène R* et complétez à 10 ml avec le même solvant.

Solution témoin. Dissolvez 0,10 g de *chlorhydrate de diltiazem SCR* dans du *chlorure de méthylène R* et complétez à 10 ml avec le même solvant.

Déposez sur la plaque 10 µl de chaque solution. Développez sur un parcours de 10 cm, avec un mélange de 1 volume d'*acide acétique R*, de 3 volumes d'*eau R*, de 10 volumes de *chlorure de méthylène R* et de 12 volumes d'*éthanol R*. Laissez sécher la plaque à l'air. Examinez en lumière ultraviolette à 254 nm. La tache principale du chromatogramme obtenu avec la solution à examiner est semblable quant à sa position et ses dimensions à la tache principale du chromatogramme obtenu avec la solution témoin.

C. Dissolvez 50 mg de chlorhydrate de diltiazem dans 5 ml d'*eau R*. Ajoutez 1 ml de *solution de reineckate d'ammonium R*. Il se forme un précipité rose.

D. Le chlorhydrate de diltiazem donne la réaction (a) des chlorures (*2.3.1*).

ESSAI

Solution S. Dissolvez 1,00 g de chlorhydrate de diltiazem dans de l'*eau exempte de dioxyde de carbone R* et complétez à 20,0 ml avec le même solvant.

Aspect de la solution. La solution S est limpide (*2.2.1*) et incolore (*2.2.2, Procédé II*).

Détermination du pH (*2.2.3*). Prélevez 2,0 ml de solution S et complétez à 10,0 ml avec de l'*eau exempte de dioxyde de carbone R*. Le pH de la solution est de 4,3 à 5,3.

Pouvoir rotatoire spécifique (*2.2.7*). Prélevez 5,0 ml de solution S et complétez à 25,0 ml avec de l'*eau R*. Calculé par rapport à la substance desséchée, le pouvoir rotatoire spécifique est de + 115 à + 120.

Substances apparentées. Opérez par chromatographie liquide (*2.2.29*).

Solution à examiner. Dissolvez 50,0 mg de chlorhydrate de diltiazem dans la phase mobile et complétez à 200,0 ml avec la phase mobile.

Solution témoin (a). Dissolvez 50,0 mg de *chlorhydrate de diltiazem SCR* dans la phase mobile et complétez à 200,0 ml avec la phase mobile.

Solution témoin (b). Dissolvez 3 mg d'*impureté A de diltiazem SCR* dans la phase mobile et complétez à 10 ml avec la phase mobile. Prélevez 1 ml de solution, ajoutez 1,2 ml de solution témoin (a) et complétez à 100,0 ml avec la phase mobile.

Solution témoin (c). Prélevez 0,3 ml de solution à examiner et complétez à 100,0 ml avec la phase mobile.

La chromatographie peut être réalisée en utilisant :

- une colonne d'acier inoxydable, d'une longueur de 0,10 m et d'un diamètre intérieur de 4,6 mm, remplie de *gel de silice octadecylsilylé pour chromatographie R* (3 µm),
- comme phase mobile, à un débit de 1,5 ml/min, un mélange de 5 volumes d'*éthanol R*, de 25 volumes d'*acétonitrile R* et de 70 volumes d'une solution contenant 6,8 g de *phosphate monopotassique R* et 0,1 ml de *N,N-diméthyloctylamine R* par litre, ajustée à pH 4,5 à l'aide d'*acide phosphorique dilué R*,
- comme détecteur, un spectrophotomètre réglé à 240 nm,
- un injecteur à boucle.

Injectez séparément 20 µl de chaque solution. Ajustez la sensibilité du détecteur de façon que la hauteur du pic principal du chromatogramme obtenu avec la solution témoin (c) représente au moins 10 pour cent de l'échelle totale de l'enregistreur. Continuez la chromatographie pendant 5 fois le temps de rétention du pic principal. L'essai n'est valable que si, dans le chromatogramme obtenu avec la solution témoin (b), la résolution entre les pics correspondant respectivement à l'impureté A du diltiazem et au diltiazem n'est pas inférieure à 4,0 et si les facteurs de symétrie ne sont pas supérieurs à 2,0. Si nécessaire, ajustez la teneur en *N,N*-diméthyloctylamine de la phase mobile. S'il apparaît d'autres pics que le pic principal dans le chromatogramme obtenu avec la solution à examiner, la somme de leur surface n'est pas supérieure à la surface du pic principal du chromatogramme obtenu avec la solution témoin (c) (0,3 pour cent). Ne tenez pas compte des pics dont la surface est inférieure à 0,025 fois la surface du pic du chromatogramme obtenu avec la solution témoin (c).

Métaux lourds (*2.4.8*). Dissolvez 2,0 g de chlorhydrate de diltiazem dans de l'*eau R* et complétez à 20,0 ml avec le même solvant. 12 ml de la solution satisfont à l'essai limite A des métaux lourds (10 ppm). Préparez le témoin avec la *solution à 1 ppm de plomb (Pb) R*.

Perte à la dessiccation (*2.2.32*). Déterminée à l'étuve à 100-105 °C pendant 2 h sur 1,000 g de chlorhydrate de diltiazem, la perte à la dessiccation n'est pas supérieure à 0,5 pour cent.

Cendres sulfuriques (*2.4.14*). Déterminé sur 1,0 g de chlorhydrate de diltiazem, le taux des cendres sulfuriques n'est pas supérieur à 0,1 pour cent.

DOSAGE

Dissolvez 0,400 g de chlorhydrate de diltiazem dans un mélange de 2 ml d'*acide formique anhydre R* et de 60 ml d'*anhydride acétique R*. Titrez par l'*acide perchlorique 0,1 M*. Déterminez le point de fin de titrage par potentiométrie (*2.2.20*).

1 ml d'*acide perchlorique 0,1 M* correspond à 45,1 mg de $C_{22}H_{27}ClN_2O_4S$.

CONSERVATION

En récipient étanche, à l'abri de la lumière.

IMPURETÉS

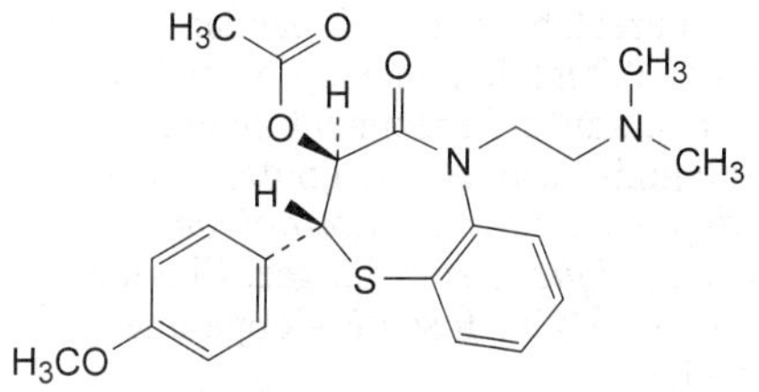

A. acétate de (2*R*,3*S*)-5-[2-(diméthylamino)éthyl]-2-(4-méthoxyphényl)-4-oxo-2,3,4,5-tétrahydro-1,5-benzothiazépin-3-yle,

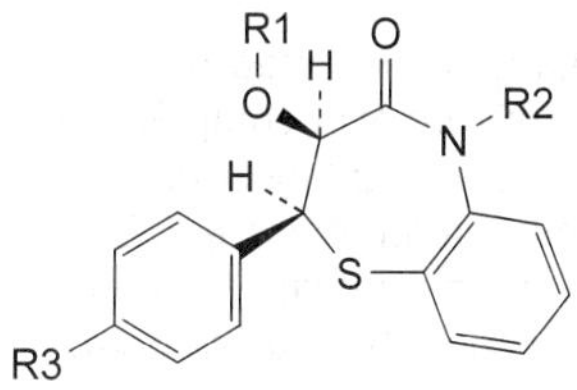

B. R1 = CO-CH_3, R2 = H, R3 = OCH_3 : acétate de (2*S*,3*S*)-2-(4-méthoxyphényl)-4-oxo-2,3,4,5-tétrahydro-1,5-benzothiazépin-3-yle,

C. R1 = CO-CH_3, R2 = CH_2-CH_2-N$(CH_3)_2$, R3 = OH : acétate de (2*S*,3*S*)-5-[2-(diméthylamino)éthyl]-2-(4-hydroxyphényl)-4-oxo-2,3,4,5-tétrahydro-1,5-benzothiazépin-3-yle,

D. R1 = CO-CH_3, R2 = CH_2-CH_2-NH-CH_3, R3 = OCH_3 : acétate de (2*S*,3*S*)-2-(4-méthoxyphényl)-5-[2-(méthylamino)éthyl]-4-oxo-2,3,4,5-tétrahydro-1,5-benzothiazépin-3-yle,

E. R1 = R2 = H, R3 = OCH_3 : (2*S*,3*S*)-3-hydroxy-2-(4-méthoxyphényl)-2,3-dihydro-1,5-benzothiazépin-4(5*H*)-one,

F. R1 = H, R2 = CH_2-CH_2-N$(CH_3)_2$, R3 = OCH_3 : (2*S*,3*S*)-5-[2-(diméthylamino)éthyl]-3-hydroxy-2-(4-méthoxyphényl)-2,3-dihydro-1,5-benzothiazépin-4(5*H*)-one.

01/2002:0601

DIMENHYDRINATE

Dimenhydrinatum

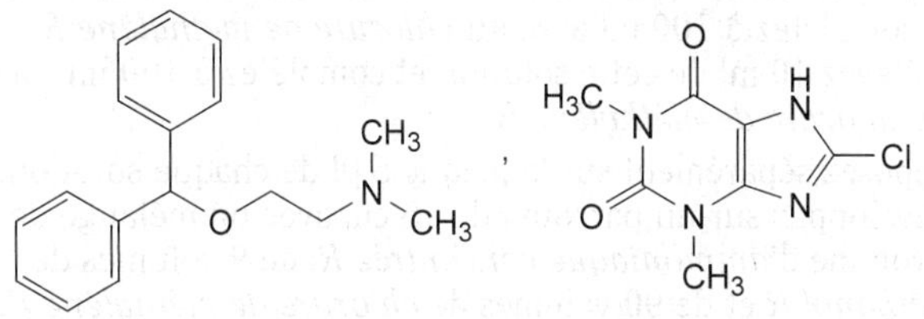

$C_{24}H_{28}ClN_5O_3$ M_r 470,0

DÉFINITION

Le dimenhydrinate contient au minimum 53,0 pour cent et au maximum 55,5 pour cent de diphénhydramine [2-(diphénylméthoxy)-*N*,*N*-diméthyléthylamine, $C_{17}H_{21}NO$, M_r 255,4] et au minimum 44,0 pour cent et au maximum 46,5 pour cent de 8-chlorothéophylline (8-chloro-3,7-dihydro-1,3-diméthyl-1*H*-purine-2,6-dione, $C_7H_7ClN_4O_2$, M_r 214,6), calculés par rapport à la substance desséchée.

CARACTÈRES

Poudre cristalline blanche ou cristaux incolores, peu solubles dans l'eau, facilement solubles dans l'alcool, assez solubles dans l'éther.

IDENTIFICATION

Première identification : C.

Seconde identification : A, B, D.

A. Le point de fusion (*2.2.14*) du dimenhydrinate est de 102 °C à 106 °C.

B. Dissolvez 0,1 g de dimenhydrinate dans un mélange de 3 ml d'*eau R* et de 3 ml d'*alcool R*. Ajoutez 6 ml d'*eau R* et 1 ml d'*acide chlorhydrique dilué R* et refroidissez dans l'eau glacée pendant 30 min, en grattant si nécessaire la paroi du tube avec une baguette de verre pour amorcer la cristallisation. Dissolvez 10 mg environ du précipité obtenu dans 1 ml d'*acide chlorhydrique R*, ajoutez 0,1 g de *chlorate de potassium R* et évaporez à siccité dans un creuset de porcelaine. Le résidu est rougeâtre et devient rouge-violet par exposition aux vapeurs d'ammoniaque.

C. Examinez le dimenhydrinate par spectrophotométrie d'absorption dans l'infrarouge (*2.2.24*), en comparant avec le spectre obtenu avec le *dimenhydrinate SCR*.

D. A une solution de 0,2 g de dimenhydrinate dans 10 ml d'*alcool R*, ajoutez 10 ml de *solution d'acide picrique R*. Amorcez la cristallisation en grattant la paroi du tube avec une baguette de verre. Lavez le précipité à l'*eau R* et desséchez-le à 100-105 °C. Le point de fusion (*2.2.14*) du précipité est de 130 °C à 134 °C.

ESSAI

Aspect de la solution. Dissolvez 1,0 g de dimenhydrinate dans de l'*alcool R* et complétez à 20 ml avec le même solvant. La solution est limpide (*2.2.1*) et incolore (*2.2.2, Procédé II*).

Détermination du pH (*2.2.3*). Agitez 0,4 g de dimenhydrinate avec 20 ml d'*eau exempte de dioxyde de carbone R* pendant 2 min, puis filtrez. Le pH du filtrat est de 7,1 à 7,6.

Théophylline et substances apparentées à la diphénhydramine. Opérez par chromatographie sur couche mince (*2.2.27*) en utilisant une plaque recouverte de *gel de silice GF_{254} R*.

Solution à examiner. Dissolvez 0,40 g de dimenhydrinate dans du *chlorure de méthylène R* et complétez à 10 ml avec le même solvant.

Solution témoin (a). Dissolvez 20 mg de *théophylline R* dans du *chlorure de méthylène R* et complétez à 100 ml avec le même solvant.

Solution témoin (b). Prélevez 5 ml de solution à examiner et complétez à 100 ml avec du *chlorure de méthylène R*. Prélevez 10 ml de cette solution et complétez à 100 ml avec du *chlorure de méthylène R*.

Déposez séparément sur la plaque 5 µl de chaque solution. Développez sur un parcours de 15 cm avec un mélange de 1 volume d'*ammoniaque concentrée R*, de 9 volumes de *méthanol R* et de 90 volumes de *chlorure de méthylène R*. Séchez la plaque dans un courant d'air froid. Examinez en lumière ultraviolette à 254 nm. S'il apparait une tache correspondant à la théophylline dans le chromatogramme obtenu avec la solution à examiner, elle n'est pas plus intense que la tache du chromatogramme obtenu avec la solution témoin (a) (0,5 pour cent). Pulvérisez de la *solution d'iodobismuthate de potassium R*. Laissez sécher la plaque à l'air et pulvérisez de la *solution diluée de peroxyde d'hydrogène R*. S'il apparait d'autres taches que la tache principale dans le chromatogramme obtenu avec la solution à examiner, aucune d'entre elles n'est plus intense que la tache du chromatogramme obtenu avec la solution témoin (b) (0,5 pour cent). Ne tenez pas compte d'une tache s'étendant entre le point de départ et un R_f de 0,1 environ.

Métaux lourds (*2.4.8*). Dissolvez 2,5 g de dimenhydrinate dans un mélange de 15 volumes d'*eau R* et de 85 volumes d'*acétone R* et complétez à 25 ml avec le même mélange de solvants. La solution satisfait à l'essai limite B des métaux lourds (20 ppm). Préparez le témoin avec une solution à 2 ppm de plomb (Pb) préparée en diluant la *solution à 100 ppm de plomb (Pb) R* avec un mélange de 15 volumes d'*eau R* et de 85 volumes d'*acétone R*.

Perte à la dessiccation (*2.2.32*). Déterminée sous vide sur 1,000 g de dimenhydrinate, la perte à la dessiccation n'est pas supérieure à 0,5 pour cent.

Cendres sulfuriques (*2.4.14*). Déterminé sur 1,0 g de dimenhydrinate, le taux des cendres sulfuriques n'est pas supérieur à 0,2 pour cent.

DOSAGE

Diphénhydramine. Dissolvez 0,200 g de dimenhydrinate dans 60 ml d'*acide acétique anhydre R*. Titrez par l'*acide perchlorique 0,1 M*. Déterminez le point de fin de titrage par potentiométrie (*2.2.20*).

1 ml d'*acide perchlorique 0,1 M* correspond à 25,54 mg de $C_{17}H_{21}NO$.

8-Chlorothéophylline. A 0,800 g de dimenhydrinate, ajoutez 50 ml d'*eau R*, 3 ml d'*ammoniaque diluée R1* et 0,6 g de *nitrate d'ammonium R*. Chauffez le mélange au bain-marie pendant 5 min. Ajoutez 25,0 ml de *nitrate d'argent 0,1 M* et continuez le chauffage au bain-marie pendant 15 min en agitant fréquemment. Refroidissez, ajoutez 25 ml d'*acide nitrique dilué R* et complétez à 250,0 ml avec de l'*eau R*. Filtrez et rejetez les 25 premiers ml du filtrat. Titrez 100,0 ml du filtrat par le *thiocyanate d'ammonium 0,1 M* en présence de 5 ml de *solution de sulfate ferrique et d'ammonium R2* jusqu'à virage au brun jaune.

1 ml de *nitrate d'argent 0,1 M* correspond à 21,46 mg de $C_7H_7ClN_4O_2$.

Monographies D - K

01/2002:0389

DIMERCAPROL

Dimercaprolum

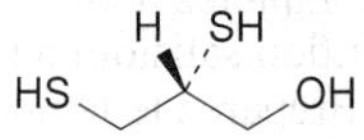

et énantiomère

$C_3H_8OS_2$ M_r 124,2

DÉFINITION

Le dimercaprol contient au minimum 98,5 pour cent et au maximum l'équivalent de 101,5 pour cent de (2*RS*)-2,3-disulfanylpropan-1-ol.

CARACTÈRES

Liquide limpide, incolore ou légèrement jaune, soluble dans l'eau et dans l'huile d'arachide, miscible à l'alcool et au benzoate de benzyle.

IDENTIFICATION

A. Dissolvez 0,05 ml de dimercaprol dans 2 ml d'*eau R*. Ajoutez 1 ml d'*iode 0,05 M*. La coloration due à l'iode disparaît immédiatement.

B. Dissolvez 0,1 ml de dimercaprol dans 5 ml d'*eau R* et ajoutez 2 ml de *solution de sulfate de cuivre R*. Il se forme un précipité noir bleuâtre qui vire rapidement au gris foncé.

C. Dans un tube à essai à bouchon rodé, mettez en suspension dans un mélange de 2,8 ml d'*acide phosphorique dilué R* et de 6 ml d'*eau R*, 0,6 g de *bismuthate de sodium R* chauffé au préalable à 200 °C pendant 2 h. A la suspension, ajoutez 0,2 ml de dimercaprol, mélangez et laissez reposer en agitant fréquemment pendant 10 min. A 1 ml du liquide surnageant, ajoutez 5 ml d'une solution de *sel sodique d'acide chromotropique R* à 4 g/l dans l'*acide sulfurique R* et mélangez. Chauffez au bain-marie pendant 15 min. Il se développe une coloration rouge-violet.

ESSAI

Aspect de la substance. Le dimercaprol est limpide (*2.2.1*) et n'est pas plus fortement coloré que la solution témoin B_6 ou JB_6 (*2.2.2, Procédé II*).

Acidité ou alcalinité. Dissolvez 0,2 g de dimercaprol dans de l'*eau exempte de dioxyde de carbone R* et complétez à 10 ml avec le même solvant. Ajoutez 0,25 ml de *solution de vert de bromocrésol R* et 0,3 ml d'*acide chlorhydrique 0,01 M*. La solution est colorée en jaune. Le virage au bleu de l'indicateur ne nécessite pas plus de 0,5 ml d'*hydroxyde de sodium 0,01 M*.

Indice de réfraction (*2.2.6*) : 1,568 à 1,574.

Halogénures. Faites chauffer à reflux 2,0 g de dimercaprol avec 25 ml de *solution alcoolique d'hydroxyde de potassium R* pendant 2 h. Faites évaporer l'alcool dans un courant d'air chaud. Ajoutez 20 ml d'*eau R* et refroidissez. Ajoutez 40 ml d'*eau R* et 10 ml de *solution concentrée de peroxyde d'hydrogène R*. Faites bouillir doucement pendant 10 min, refroidissez et filtrez rapidement. Ajoutez 10 ml d'*acide nitrique dilué R* et 5,0 ml de *nitrate d'argent 0,1 M*. Titrez par le *thiocyanate d'ammonium 0,1 M* en présence de 2 ml de *solution de sulfate ferrique et d'ammonium R2* jusqu'à coloration jaune rougeâtre. Effectuez un titrage à blanc, la différence entre les volumes de *thiocyanate d'ammonium 0,1 M* utilisés dans les deux titrages n'est pas supérieure à 1,0 ml.

DOSAGE

Dissolvez 0,100 g de dimercaprol dans 40 ml de *méthanol R*. Ajoutez 20 ml d'*acide chlorhydrique 0,1 M* et 50,0 ml d'*iode 0,05 M*. Laissez reposer pendant 10 min et titrez par le *thiosulfate de sodium 0,1 M*. Effectuez un titrage à blanc.

1 ml d'*iode 0,05 M* correspond à 6,21 mg de $C_3H_8OS_2$.

CONSERVATION

En récipient étanche, bien rempli, à l'abri de la lumière, à une température de 2 °C à 8 °C.

01/2002:0763

DIMÉTHYLSULFOXYDE

Dimethylis sulfoxidum

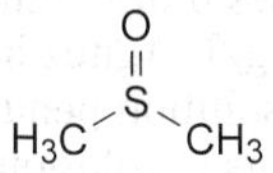

C_2H_6OS M_r 78,1

DÉFINITION

Le diméthylsulfoxyde est le sulfinylbisméthane.

CARACTÈRES

Liquide incolore ou cristaux incolores, hygroscopiques, miscibles à l'eau, à l'alcool et à l'éther.

IDENTIFICATION

Première identification : C.

Seconde identification : A, B, D.

A. Le diméthylsulfoxyde satisfait à l'essai de densité (voir Essai).

B. Le diméthylsulfoxyde satisfait à l'essai de l'indice de réfraction (voir Essai).

C. Examinez le diméthylsulfoxyde par spectrophotométrie d'absorption dans l'infrarouge (*2.2.24*), en comparant avec le spectre obtenu avec le *diméthylsulfoxyde SCR*.

D. Dissolvez 50 mg de *chlorure de nickel R* dans 5 ml de diméthylsulfoxyde. La solution est colorée en jaune-vert. Chauffez au bain-marie à 50 °C. La coloration vire au vert ou vert-bleu. Refroidissez. La coloration vire au jaune-vert.

ESSAI

Acidité. Dissolvez 50,0 g de diméthylsulfoxyde dans 100 ml d'*eau exempte de dioxyde de carbone R*. Ajoutez 0,1 ml de *solution de phénolphtaléine R1*. Le virage de l'indicateur de l'incolore au rose ne nécessite pas plus de 5,0 ml d'*hydroxyde de sodium 0,01 M*.

Densité (*2.2.5*) : 1,100 à 1,104.

Indice de réfraction (*2.2.6*) : 1,478 à 1,479.

Point de solidification (*2.2.18*) : au minimum 18,3 °C.

Absorbance (*2.2.25*). Faites barboter de l'*azote R* pendant 15 min dans le diméthylsulfoxyde. Mesurez l'absorbance en utilisant de l'*eau R* comme liquide de compensation. L'absorbance n'est pas supérieure à 0,30 à 275 nm, ni à 0,20 à 285 nm et 295 nm. Examiné de 270 nm à 350 nm, le diméthylsulfoxyde ne présente pas de maximum d'absorption.

Substances apparentées. Opérez par chromatographie en phase gazeuse (*2.2.28*) en utilisant le *bibenzyle R* comme étalon interne.

Solution d'étalon interne. Dissolvez 0,125 g de *bibenzyle R* dans de l'*acétone R* et complétez à 50 ml avec le même solvant.

Solution à examiner (a). Dissolvez 5,0 g de diméthylsulfoxyde dans de l'*acétone R* et complétez à 10,0 ml avec le même solvant.

Solution à examiner (b). Dissolvez 5,0 g de diméthylsulfoxyde dans de l'*acétone R*, ajoutez 1,0 ml de solution d'étalon interne et complétez à 10,0 ml avec de l'*acétone R*.

Solution témoin. Dissolvez 50,0 mg de diméthylsulfoxyde et 50 mg de *diméthylsulfone R* dans de l'*acétone R*, ajoutez 10,0 ml de solution d'étalon interne et complétez à 100,0 ml avec de l'*acétone R*.

La chromatographie peut être réalisée en utilisant :

- une colonne de verre d'une longueur de 1,5 m et d'un diamètre intérieur de 4 mm, remplie de *terre d'infusoires pour chromatographie en phase gazeuse R* (125 µm à 180 µm) imprégnée de 10 pour cent *m/m* d'*adipate de polyéthylèneglycol R*,
- comme gaz vecteur, de l'*azote pour chromatographie R*, à un débit de 30 ml/min,
- un détecteur à ionisation de flamme,

en maintenant la température de la colonne à 165 °C, et celle de la chambre à injection et du détecteur à 190 °C.

Injectez 1 µl de solution témoin. Ajustez la sensibilité du système de façon que la hauteur des 3 pics, à part celui dû au solvant, représente 70 pour cent au minimum de l'échelle totale de l'enregistreur. Les substances sont éluées dans l'ordre suivant : diméthylsulfoxyde, diméthylsulfone, bibenzyle. L'essai n'est valable que si, dans le chromatogramme obtenu avec la solution témoin, la résolution entre les pics correspondant respectivement au diméthylsulfoxyde et à la diméthylsulfone n'est pas inférieure à 3.

Injectez 1 µl de solution à examiner (a). Vérifiez que le chromatogramme obtenu ne présente pas de pic dont le temps de rétention soit le même que celui du pic correspondant à l'étalon interne.

Injectez 1 µl de solution à examiner (b) et 1 µl de solution témoin. Continuez la chromatographie pendant 4 fois le temps de rétention du diméthylsulfoxyde qui est de 5 min environ. A partir du chromatogramme obtenu avec la solution témoin, calculez le rapport (*R*) entre la surface du pic dû au diméthylsulfoxyde et la surface du pic dû à l'étalon interne. S'il apparaît, dans le chromatogramme obtenu avec la solution à examiner (b), d'autres pics que le pic principal, le pic dû à l'étalon interne et le pic dû au solvant, calculez le rapport entre la somme de la surface de ces pics et la surface du pic dû à l'étalon interne : ce rapport n'est pas supérieur à *R* (0,1 pour cent).

Teneur en eau (*2.5.12*). Déterminée par semi-microdosage sur 10,0 g de diméthylsulfoxyde, la teneur en eau n'est pas supérieure à 0,2 pour cent.

CONSERVATION

En récipient de verre, étanche, à l'abri de la lumière.

01/2002:0138

DIMÉTICONE

Dimeticonum

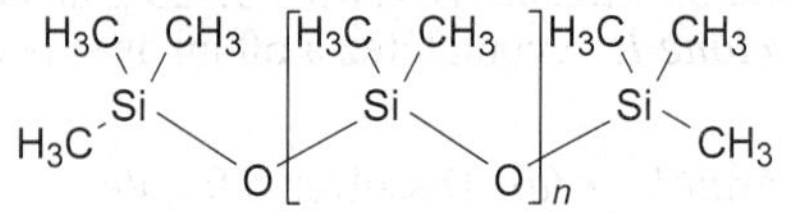

DÉFINITION

La diméticone est un poly(diméthylsiloxane) obtenu par hydrolyse et polycondensation de dichlorodiméthylsilane et de chlorotriméthylsilane. Il en existe différents types qui sont distingués par l'indication de la valeur de la viscosité nominale représentée par un nombre placé après le nom de la substance.

Les diméticones correspondent à un degré de polymérisation (n = 20 à 400) tel que leur viscosité cinématique nominale est de 20 $mm^2 \cdot s^{-1}$ à 1 300 $mm^2 \cdot s^{-1}$.

Les diméticones ayant une viscosité nominale égale ou inférieure à 50 $mm^2 \cdot s^{-1}$ sont réservées à l'usage externe.

CARACTÈRES

Liquides limpides, incolores, de diverses viscosités, pratiquement insolubles dans l'eau, très peu solubles à pratiquement insolubles dans l'éthanol, miscibles à l'acétate d'éthyle, à la méthyléthylcétone et au toluène.

IDENTIFICATION

A. La diméticone est identifiée par sa viscosité cinématique à 25 °C (voir Essai).

B. Examinez la diméticone par spectrophotométrie d'absorption dans l'infrarouge (*2.2.24*), en comparant avec le spectre obtenu avec la *diméticone SCR*. Il n'est pas tenu compte de la région du spectre de 850 cm^{-1} à 750 cm^{-1}. Le spectre obtenu est identique au spectre obtenu avec le matériau sélectionné pour l'échantillon type.

C. Dans un tube à essai, chauffez 0,5 g de diméticone sur une petite flamme jusqu'à l'apparition de fumées blanches. Renversez ce premier tube à essai sur un deuxième contenant 1 ml d'une solution de *sel sodique d'acide chromotropique R* à 1 g/l dans l'*acide sulfurique R* de façon que les fumées atteignent la solution. Agitez le deuxième tube pendant 10 s environ, puis chauffez-le au bain-marie pendant 5 min. La solution présente une coloration violette.

D. Dans un creuset de platine, préparez les cendres sulfuriques (*2.4.14*) de 50 mg de diméticone : la poudre blanche obtenue donne la réaction des silicates (*2.3.1*).

ESSAI

Acidité. A 2,0 g de diméticone, ajoutez 25 ml d'un mélange à volumes égaux d'*éthanol R* et d'*éther R* préalablement neutralisé en présence de 0,2 ml de *solution de bleu de bromothymol R1*, puis agitez. Le virage au bleu de la solution ne nécessite pas plus de 0,15 ml d'*hydroxyde de sodium 0,01 M*.

Viscosité (*2.2.9*). Déterminée à 25 °C, la viscosité cinématique n'est pas inférieure à 90 pour cent ni supérieure à 110 pour cent de la viscosité nominale indiquée sur l'étiquette.

Huiles minérales. Dans un tube à essai, introduisez 2 g de diméticone et examinez en lumière ultraviolette à 365 nm. La fluorescence n'est pas plus intense que celle d'une solution de *sulfate de quinine R* à 0,1 ppm dans l'*acide sulfurique 0,005 M* examinée dans les mêmes conditions.

Composés phénylés. Dissolvez en agitant 5,0 g de diméticone dans 10 ml de *cyclohexane R*. Examinez la solution de 250 nm à 270 nm. A aucune longueur d'onde l'absorbance (*2.2.25*) n'est supérieure à 0,2.

Métaux lourds. Mélangez 1,0 g de diméticone avec du *chlorure de méthylène R* et complétez à 20 ml avec le même solvant. Ajoutez 1,0 ml d'une solution extemporanée de *dithizone R* à 0,02 g/l dans le *chlorure de méthylène R*, 0,5 ml d'*eau R* et 0,5 ml d'un mélange de 1 volume d'*ammoniaque diluée R2* et de 9 volumes d'une solution de *chlorhydrate d'hydroxylamine R* à 2 g/l. Préparez simultanément comme suit une solution témoin : à 20 ml de *chlorure de méthylène R*, ajoutez 1,0 ml d'une solution extemporanée de *dithizone R* à 0,02 g/l dans le *chlorure de méthylène R*, 0,5 ml de *solution à 10 ppm de plomb (Pb) R* et 0,5 ml d'un mélange de 1 volume d'*ammoniaque diluée R2* et de 9 volumes d'une solution de *chlorhydrate d'hydroxylamine R* à 2 g/l. Agitez immédiatement et énergiquement chaque solution pendant 1 min. S'il apparaît une coloration rouge dans la solution à examiner, elle n'est pas plus intense que celle du témoin (5 ppm).

Matières volatiles. Les diméticones dont la viscosité nominale est supérieure à 50 $mm^2 \cdot s^{-1}$ satisfont également à l'essai des matières volatiles. Déterminée sur 1,00 g de diméticone par chauffage à l'étuve à 150 °C pendant 2 h dans une capsule d'un diamètre de 60 mm et d'une hauteur de 10 mm, la teneur en matières volatiles n'est pas supérieure à 0,3 pour cent.

ÉTIQUETAGE

L'étiquette indique :

– la viscosité nominale par un nombre placé après le nom de la substance,
– dans les cas appropriés, que le produit est réservé à l'usage externe.

01/2002:1417

DIMÉTINDÈNE (MALÉATE DE)

Dimetindeni maleas

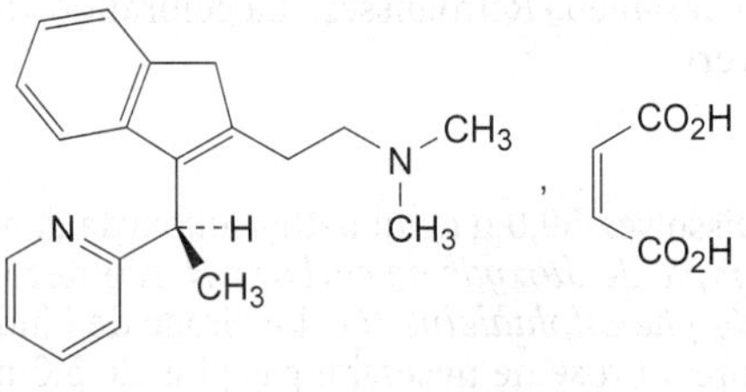

et énantiomère

$C_{24}H_{28}N_2O_4$ M_r 408,5

DÉFINITION

Le maléate de dimétindène contient au minimum 99,0 pour cent et au maximum l'équivalent de 101,0 pour cent de (*Z*)-butènedioate de *N,N*-diméthyl-2-[3-[(*RS*)-1-(pyridin-2-yl)éthyl]-1*H*-indén-2-yl]éthanamine, calculé par rapport à la substance desséchée.

Monographies D - K

CARACTÈRES

Poudre cristalline, blanche à sensiblement blanche, peu soluble dans l'eau, soluble dans le méthanol.

IDENTIFICATION

Examinez le maléate de dimétindène par spectrophotométrie d'absorption dans l'infrarouge (*2.2.24*), en comparant avec le spectre obtenu avec le *maléate de dimétindène SCR*. Examinez les substances sous forme de pastilles.

ESSAI

Solution S. Dissolvez 0,20 g de maléate de dimétindène du *méthanol R* et complétez à 20,0 ml avec le même solvant.

Aspect de la solution. La solution S est limpide (*2.2.1*) et n'est pas plus fortement colorée que la solution témoin J_6 (*2.2.2, Procédé II*).

Angle de rotation optique (*2.2.7*). Déterminé avec la solution S, l'angle de rotation optique est de – 0,10° à + 0,10°.

Substances apparentées. Opérez par chromatographie en phase gazeuse (*2.2.28*).

Solution à examiner. Dissolvez 50,0 mg de maléate de dimétindène dans un mélange à volumes égaux d'*acétone R* et de *chlorure de méthylène R* et complétez à 5,0 ml avec le même mélange de solvants.

Solution témoin (a). Prélevez 1 ml de solution à examiner et complétez à 100,0 ml avec un mélange à volumes égaux d'*acétone R* et de *chlorure de méthylène R*.

Solution témoin (b). Dissolvez 5,0 mg de *2-éthylpyridine R* dans un mélange à volumes égaux d'*acétone R* et de *chlorure de méthylène R* et complétez à 50,0 ml avec le même mélange de solvants. Prélevez 10,0 ml de solution et complétez à 100,0 ml avec le même mélange de solvants.

La chromatographie peut être réalisée en utilisant :

- une colonne de silice fondue d'une longueur de 30 m et d'un diamètre intérieur de 0,32 mm dont la paroi intérieure est recouverte de *polyméthylphénylsiloxane R* (épaisseur du film 0,25 µm),
- comme gaz vecteur, de l'*hélium pour chromatographie R*, à une vitesse linéaire moyenne de 30 cm/s environ,
- un détecteur à ionisation de flamme,

en maintenant la température de la colonne à 60 °C pendant 1 min, puis en augmentant la température de 6 °C/min jusqu'à 260 °C et en la maintenant à 260 °C pendant 12 min. Maintenez la température de la chambre à injection à 240 °C et celle du détecteur à 260 °C.

Utilisez un injecteur avec division à un débit de 30 ml/min et continuez la chromatographie pendant 1,3 fois le temps de rétention du pic principal.

Injectez 2 µl de solution témoin (a). Le facteur de symétrie du pic principal du chromatogramme obtenu n'est pas supérieur à 1,3.

Injectez 2 µl de solution à examiner et 2 µl de solution témoin (b). Dans le chromatogramme obtenu avec la solution à examiner, s'il apparaît un pic correspondant à la 2-éthylpyridine, sa surface n'est pas supérieure à celle du pic du chromatogramme obtenu avec la solution témoin (b) (0,1 pour cent).

Dans le chromatogramme obtenu avec la solution à examiner, s'il apparaît d'autres pics que le pic principal et des pics qui apparaissent dans les 8 premières minutes (2-éthylpyridine, mélange de solvants et acide maléique), la surface d'aucun d'entre eux n'est supérieure à 0,2 fois la surface du pic du chromatogramme obtenu avec la solution témoin (a) (0,2 pour cent) et la somme de leur surface n'est pas supérieure à 0,5 fois la surface du pic du chromatogramme obtenu avec la solution témoin (a) (0,5 pour cent). Ne tenez pas compte des pics dont la surface est inférieure à 0,05 fois la surface du pic principal du chromatogramme obtenu avec la solution témoin (a).

Perte à la dessiccation (*2.2.32*). Déterminée à l'étuve à 100-105 °C pendant 2 h sur 1,000 g de maléate de dimétindène, la perte à la dessiccation n'est pas supérieure à 0,1 pour cent.

Cendres sulfuriques (*2.4.14*). Déterminé sur 1,0 g de maléate de dimétindène, le taux des cendres sulfuriques n'est pas supérieur à 0,1 pour cent.

DOSAGE

Dissolvez 0,150 g de maléate de dimétindène dans 80 ml d'*acide acétique anhydre R*. Titrez par l'*acide perchlorique 0,1 M* et déterminez le point de fin de titrage par potentiométrie (*2.2.20*).

1 ml d'*acide perchlorique 0,1 M* correspond à 20,43 mg de $C_{24}H_{28}N_2O_4$.

CONSERVATION

A l'abri de la lumière.

IMPURETÉS

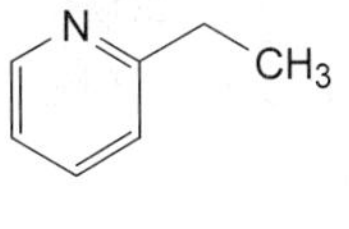

A. 2-éthylpyridine,

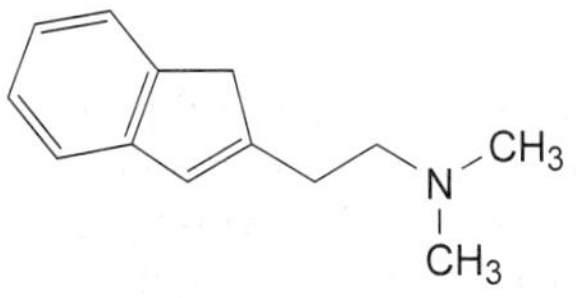

B. 2-(1*H*-indén-2-yl)-*N*,*N*-diméthyléthanamine,

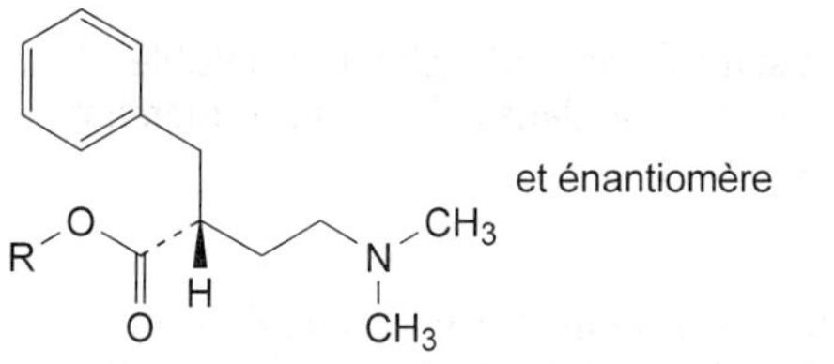

C. R = C_2H_5 : (2*RS*)-2-benzyl-4-(diméthylamino)butanoate d'éthyle,

D. R = H : acide (2*RS*)-2-benzyl-4-(diméthylamino)butanoïque,

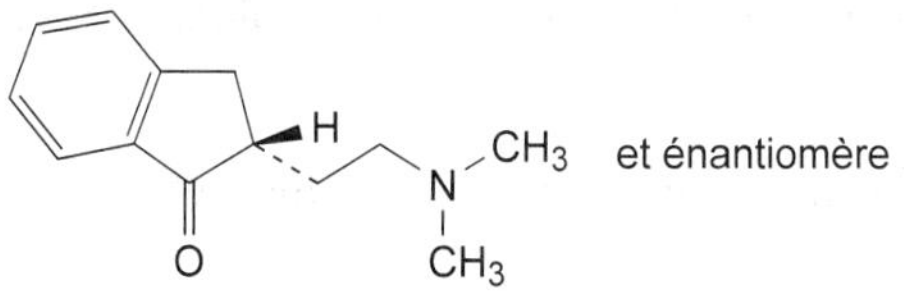

E. (2*RS*)-2-[2-(diméthylamino)éthyl]indan-1-one,

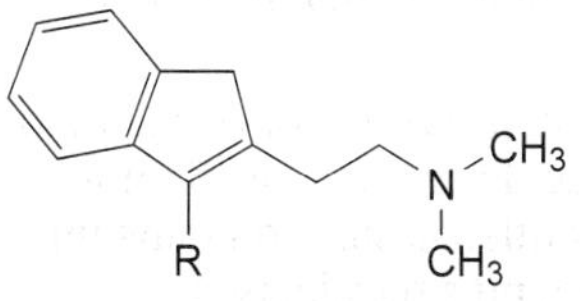

F. R = $[CH_2]_3$-CH_3 : 2-(3-butyl-1*H*-indén-2-yl)-*N*,*N*-diméthyléthanamine,

G. R = C_6H_5 : *N*,*N*-diméthyl-2-(3-phényl-1*H*-indén-2-yl)éthanamine,

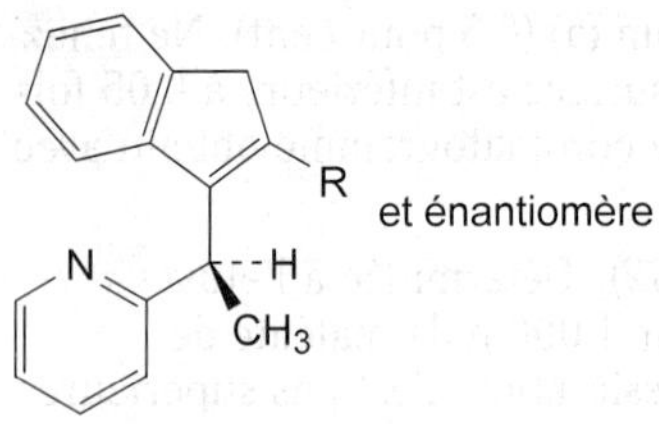

H. R = CH = CH_2 : 2-[(1*RS*)-1-(2-éthényl-1*H*-indén-3-yl)éthyl]pyridine,

I. R = CH_2-CH_2-NH-CH_3 : *N*-méthyl-2-[3-[(1*RS*)-1-(pyridin-2-yl)éthyl]-1*H*-indén-2-yl]éthanamine.

01/2002:1312

DINOPROST TROMÉTAMOL

Dinoprostum trometamoli

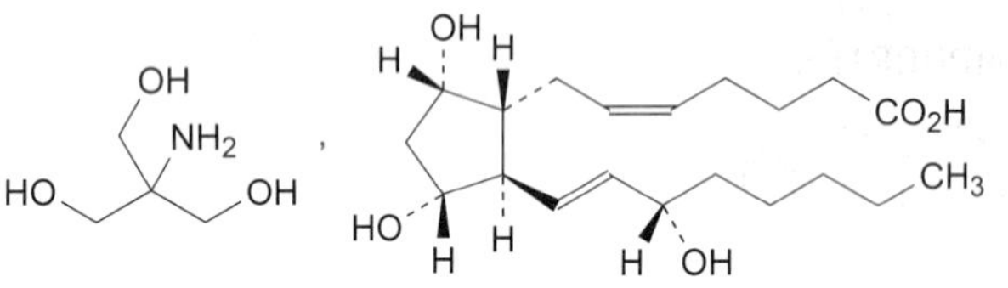

$C_{24}H_{45}NO_8$ M_r 475,6

DÉFINITION

Le dinoprost trométamol contient au minimum 96,0 pour cent et au maximum l'équivalent de 102,0 pour cent de (*Z*)-7-[(1*R*,2*R*,3*R*,5*S*)-3,5-dihydroxy-2-[(*E*)-(3*S*)-3-hydroxyoct-1-ényl]cyclopentyl]hept-5-énoate ($PGF_{2\alpha}$) de trométamol, calculé par rapport à la substance anhydre.

CARACTÈRES

Poudre blanche ou sensiblement blanche, très soluble dans l'eau, facilement soluble dans l'alcool, pratiquement insoluble dans l'acétonitrile.

IDENTIFICATION

A. Dissolvez 0,100 g de dinoprost trométamol dans de l'*alcool R* et complétez à 10,0 ml avec le même solvant. Calculé par rapport à la substance anhydre, le pouvoir rotatoire spécifique (*2.2.7*) est de + 19 à + 26.

B. Examinez le dinoprost trométamol par spectrophotométrie d'absorption dans l'infrarouge (*2.2.24*), en comparant avec le spectre obtenu avec le *dinoprost trométamol SCR*.

ESSAI

Substances apparentées. Opérez par chromatographie liquide (*2.2.29*).

Solution à examiner. Dissolvez 10,0 mg de dinoprost trométamol dans un mélange de 23 volumes d'*acétonitrile R* et de 77 volumes d'*eau R* et complétez à 10,0 ml avec le même mélange de solvants.

Solution témoin (a). Dégradation du dinoprost trométamol en impureté B. Dissolvez 1 mg de dinoprost trométamol dans 1 ml de phase mobile et chauffez la solution dans un bain-marie à 85 °C pendant 5 min, puis refroidissez.

Solution témoin (b). Prélevez 2,0 ml de solution à examiner et complétez à 20,0 ml avec un mélange de 23 volumes d'*acétonitrile R* et de 77 volumes d'*eau R*. Prélevez 2,0 ml de cette solution et complétez à 20,0 ml avec un mélange de 23 volumes d'*acétonitrile R* et de 77 volumes d'*eau R*.

La chromatographie peut être réalisée en utilisant :

- une colonne d'acier inoxydable, d'une longueur de 0,15 m et d'un diamètre intérieur de 3,9 mm, remplie de *gel de silice octadécylsilylé pour chromatographie R1* (5 µm) présentant un diamètre de pores de 10 nm et un taux de carbone de 19 pour cent,
- comme phase mobile, à un débit de 1 ml/min, un mélange préparé comme suit : dissolvez 2,44 g de *phosphate monosodique R* dans de l'*eau R* et complétez à 1000 ml avec de l'*eau R* ; ajustez à pH 2,5 avec de l'*acide phosphorique R* (0,6 ml environ) ; mélangez 770 ml de cette solution avec 230 ml d'*acétonitrile R1*,
- comme détecteur, un spectrophotomètre réglé à 200 nm.

Ajustez la sensibilité du système de façon que la hauteur du pic principal du chromatogramme obtenu avec 20 µl de solution témoin (b) représente 25 pour cent à 50 pour cent de l'échelle totale de l'enregistreur.

Injectez 20 µl de solution témoin (a). Lorsque les chromatogrammes sont enregistrés dans les conditions prescrites, les temps de rétention sont de 55 min environ pour le (15*R*)-$PGF_{2\alpha}$ (impureté B), de 60 min environ pour le 5,6-*trans*-$PGF_{2\alpha}$ (impureté A), et de 66 min environ pour le dinoprost. Continuez la chromatographie pendant 2,5 fois le temps de rétention du pic principal (pour éluer les produits de dégradation formés au cours du chauffage). L'essai n'est valable que si :

- la résolution entre les pics respectivement dus à l'impureté A et à l'impureté B n'est pas inférieure à 1,5 et la résolution entre les pics respectivement dus à l'impureté A et au dinoprost n'est pas inférieure à 2,0 ; si nécessaire, ajustez la composition de la phase mobile, en augmentant la teneur en acétonitrile pour diminuer les temps de rétention,
- le facteur de symétrie des pics dus à l'impureté A et à l'impureté B est inférieur à 1,2.

Injectez 20 µl de solution à examiner et 20 µl de solution témoin (b). Poursuivez la chromatographie de la solution à examiner pendant 10 min après l'élution du pic principal. S'il apparaît un pic dû à l'impureté A dans le chromatogramme obtenu avec la solution à examiner, sa surface n'est pas supérieure à 2 fois la surface du pic principal du chromatogramme obtenu avec la solution témoin (b) (2 pour cent) ; s'il apparaît d'autres pics que le pic principal et un pic dû à l'impureté A, la surface d'aucun d'entre eux n'est supérieure à 1,5 fois la surface du pic principal du chromatogramme obtenu avec la solution témoin (b) (1,5 pour cent), la surface d'un seul d'entre eux peut être supérieure à 0,5 fois la surface du pic principal du chromatogramme obtenu avec la solution témoin (b) (0,5 pour cent) et la somme de leur surface n'est pas supérieure à 2 fois la surface du pic principal du chromatogramme obtenu avec la solution témoin (b) (2 pour cent). Ne tenez pas compte des pics dus à la phase mobile, ni du pic dû au trométamol (temps de rétention 1,5 min environ), ni des pics dont la surface est inférieure à 0,05 fois la surface du pic principal du chromatogramme obtenu avec la solution témoin (b).

Teneur en eau (*2.5.12*). Déterminée par semi-microdosage sur 0,500 g de dinoprost trométamol, la teneur en eau n'est pas supérieure à 1,0 pour cent.

DOSAGE

Opérez par chromatographie liquide (*2.2.29*).

Solution à examiner. Dissolvez 10,0 mg de dinoprost trométamol dans un mélange de 23 volumes d'*acétonitrile R* et de 77 volumes d'*eau R* et complétez à 10,0 ml avec le même mélange de solvants.

Solution témoin. Dissolvez 10,0 mg de *dinoprost trométamol SCR* dans un mélange de 23 volumes d'*acétonitrile R* et de 77 volumes d'*eau R* et complétez à 10,0 ml avec le même mélange de solvants.

La chromatographie peut être réalisée en utilisant :

- une colonne d'acier inoxydable, d'une longueur de 0,15 m et d'un diamètre intérieur de 3,9 mm, remplie de *gel de silice octadécylsilylé pour chromatographie R1* (5 µm) présentant un diamètre de pores de 10 nm et un taux de carbone de 19 pour cent,
- comme phase mobile, à un débit de 1 ml/min, un mélange préparé comme suit : dissolvez 2,44 g de *phosphate monosodique R* dans de l'*eau R* et complétez à 1000 ml avec de l'*eau R* ; ajustez à pH 2,5 avec de l'*acide phosphorique R* (0,6 ml environ) ; mélangez 730 ml de cette solution avec 270 ml d'*acétonitrile R1,*
- comme détecteur, un spectrophotomètre réglé à 200 nm.

Ajustez la sensibilité du système de façon que la hauteur du pic principal du chromatogramme obtenu avec 20 µl de solution témoin représente 70 pour cent à 90 pour cent de l'échelle totale de l'enregistreur. Lorsque le chromatogramme est enregistré dans les conditions décrites, le temps de rétention du dinoprost est de 23 min environ.

Injectez 6 fois la solution témoin. Le dosage n'est valable que si l'écart type relatif de la surface du pic du dinoprost n'est pas supérieur à 2,0 pour cent. Injectez 20 µl de solution à examiner. Calculez la teneur pour cent en dinoprost trométamol.

IMPURETÉS

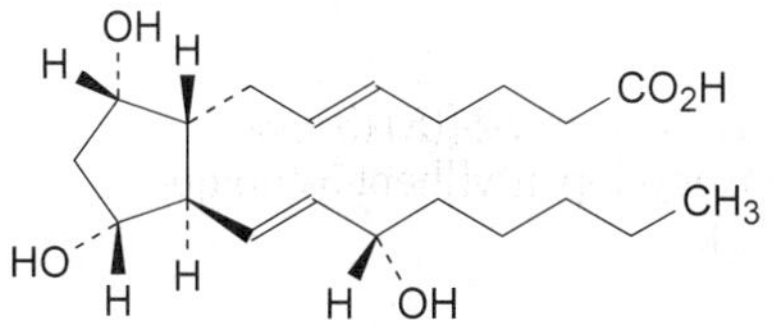

A. acide (*E*)-7-[(1*R*,2*R*,3*R*,5*S*)-3,5-dihydroxy-2-[(*E*)-(3*S*)-3-hydroxyoct-1-ényl]cyclopentyl]hept-5-énoïque ((5*E*)-$PGF_{2\alpha}$; 5,6-*trans*-$PGF_{2\alpha}$),

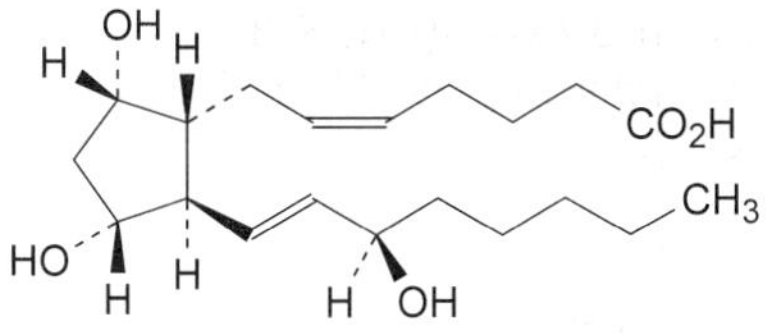

B. acide (*Z*)-7-[(1*R*,2*R*,3*R*,5*S*)-3,5-dihydroxy-2-[(*E*)-(3*R*)-3-hydroxyoct-1-ényl]cyclopentyl]hept-5-énoïque ((15*R*)-$PGF_{2\alpha}$; 15-épi$PGF_{2\alpha}$),

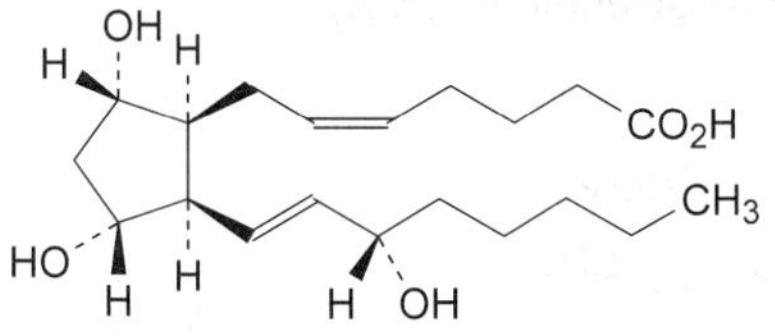

C. acide (*Z*)-7-[(1*S*,2*R*,3*R*,5*S*)-3,5-dihydroxy-2-[(*E*)-(3*S*)-3-hydroxyoct-1-ényl]cyclopentyl]hept-5-énoïque ((8*S*)-$PGF_{2\alpha}$; 8-épi$PGF_{2\alpha}$),

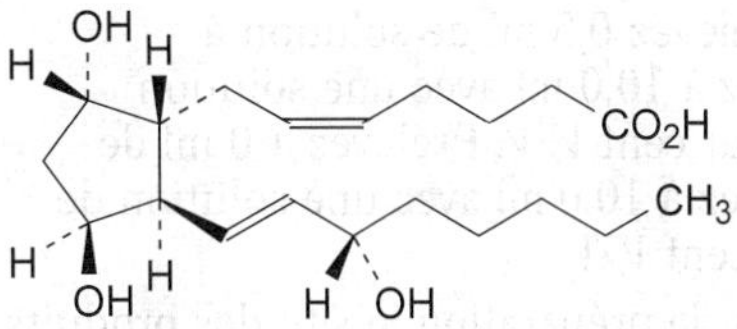

D. acide (*Z*)-7-[(1*R*,2*R*,3*S*,5*S*)-3,5-dihydroxy-2-[(*E*)-(3*S*)-3-hydroxyoct-1-ényl]cyclopentyl]hept-5-énoïque (11β-$PGF_{2\alpha}$; 11-épi$PGF_{2\alpha}$).

01/2002:1311

DINOPROSTONE

Dinoprostonum

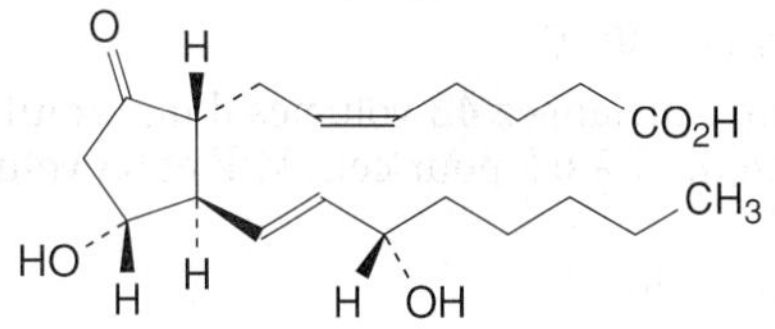

$C_{20}H_{32}O_5$ M_r 352,5

DÉFINITION

Acide (*Z*)-7-[(1*R*,2*R*,3*R*)-3-hydroxy-2-[(*E*)-(3*S*)-3-hydroxyoct-1-ényl]-5-oxocyclopentyl]hept-5-énoïque (PGE_2).

Teneur : 95,0 pour cent à 102,0 pour cent (substance anhydre).

CARACTÈRES

Aspect : poudre cristalline, blanche ou sensiblement blanche ou cristaux incolores.

Solubilité : pratiquement insoluble dans l'eau, très soluble dans le méthanol, facilement soluble dans l'alcool.

La substance se dégrade à température ambiante.

IDENTIFICATION

A. Pouvoir rotatoire spécifique (*2.2.7*) : – 82 à – 90 (substance anhydre).

Dissolvez extemporanément 50,0 mg de dinoprostone dans de l'*alcool R* et complétez à 10,0 ml avec le même solvant.

B. Spectrophotométrie d'absorption dans l'infrarouge (*2.2.24*).

Comparaison : *dinoprostone SCR.*

ESSAI

Préparez les solutions extemporanément.

Substances apparentées. Chromatographie liquide (*2.2.29*).

Solution à examiner (a). Dissolvez 10,0 mg de dinoprostone dans une solution de *méthanol R2* à 58 pour cent *V/V* et complétez à 2,0 ml avec le même solvant.

Solution à examiner (b). Dissolvez 20,0 mg de dinoprostone dans une solution de *méthanol R2* à 58 pour cent *V/V* et complétez à 20,0 ml avec le même solvant.

Solution témoin (a). Dissolvez 1 mg de *dinoprostone SCR* et 1 mg d'*impureté C de dinoprostone SCR* dans une solution de *méthanol R2* à 58 pour cent *V/V* et complétez à 10,0 ml avec le même solvant. Prélevez 4,0 ml de cette solution et complétez à 10,0 ml avec une solution de *méthanol R2* à 58 pour cent *V/V.*

Solution témoin (b). Prélevez 0,5 ml de solution à examiner (a) et complétez à 10,0 ml avec une solution de *méthanol R2* à 58 pour cent *V/V*. Prélevez 1,0 ml de cette solution et complétez à 10,0 ml avec une solution de *méthanol R2* à 58 pour cent *V/V*.

Solution témoin (c). Pour la préparation in situ des produits de dégradation (impureté D et impureté E), dissolvez 1 mg de dinoprostone dans 100 µl d'*hydroxyde de sodium 1 M* (la solution vire au rouge-brun), laissez reposer pendant 4 min, ajoutez 150 µl d'*acide acétique 1 M* (la solution devient opalescente blanc-jaune) et complétez à 5,0 ml avec une solution de *méthanol R2* à 58 pour cent *V/V*.

Solution témoin (d). Dissolvez 20 mg de *dinoprostone SCR* dans une solution de *méthanol R2* à 58 pour cent *V/V* et complétez à 20,0 ml avec le même solvant.

Colonne :

– *dimensions* : *l* = 0,25 m, Ø = 4,6 mm,
– *phase stationnaire* : *gel de silice octadécylsilylé postgreffé pour chromatographie R*,
– *température* : 30 °C.

Phase mobile : mélangez 42 volumes d'une solution d'*acide acétique R* à 0,2 pour cent *V/V* et 58 volumes de *méthanol R2*.

Débit : 1,0 ml/min.

Détection : spectrophotomètre à 210 nm.

Injection : 20 µl ; injectez la solution à examiner (a) et les solutions témoins (a), (b) et (c).

Rétention relative par rapport à la dinoprostone (temps de rétention = environ 18 min) : impureté C = environ 1,2 ; impureté D = environ 1,8 ; impureté E = environ 2,0.

Conformité du système : solution témoin (a) :

– *résolution* : au minimum 3,8 entre les pics dus à la dinoprostone et à l'impureté C. Si nécessaire, ajustez la concentration de la solution d'acide acétique et/ou de méthanol (augmentez la concentration de la solution d'acide acétique pour augmenter le temps de rétention de la dinoprostone et de l'impureté C et augmentez la concentration du méthanol pour réduire le temps de rétention des 2 composés).

Limites :

– *facteurs de correction* : pour le calcul des teneurs, multipliez la surface du pic des impuretés suivantes par le facteur de correction correspondant : impureté D = 0,2 ; impureté E = 0,7,
– *impureté C* : au maximum 3 fois la surface du pic principal du chromatogramme obtenu avec la solution témoin (b) (1,5 pour cent),
– *impureté D* : au maximum 2 fois la surface du pic principal du chromatogramme obtenu avec la solution témoin (b) (1 pour cent),
– *impureté E* : au maximum la surface du pic principal du chromatogramme obtenu avec la solution témoin (b) (0,5 pour cent),
– *toute autre impureté* : au maximum la surface du pic principal du chromatogramme obtenu avec la solution témoin (b) (0,5 pour cent),
– *total des autres impuretés* : au maximum 2 fois la surface du pic principal du chromatogramme obtenu avec la solution témoin (b) (1 pour cent),
– *limite d'exclusion* : 0,1 fois la surface du pic principal du chromatogramme obtenu avec la solution témoin (b) (0,05 pour cent).

S'il apparaît un pic dont la rétention relative par rapport à la dinoprostone est d'environ 0,8 et dont la teneur est supérieure à 0,5 pour cent ou si le total des autres impuretés est supérieur à 1,0 pour cent, enregistrez le chromatogramme de la solution à examiner (a) avec un détecteur réglé à 230 nm. Si la surface du pic à 230 nm correspond à 2 fois la surface mesurée à 210 nm, multipliez la surface à 210 nm par 0,2 (facteur de correction de l'impureté F).

Teneur en eau (*2.5.12*) : au maximum 0,5 pour cent, déterminé sur 0,50 g de dinoprostone.

DOSAGE

Préparez les solutions extemporanément.

Chromatographie liquide (*2.2.29*) selon les indications de l'essai des substances apparentées.

Injection : solution à examiner (b) et solution témoin (d).

Calculez la teneur pour cent en $C_{20}H_{32}O_5$.

CONSERVATION

A une température ne dépassant pas - 15 °C.

IMPURETÉS

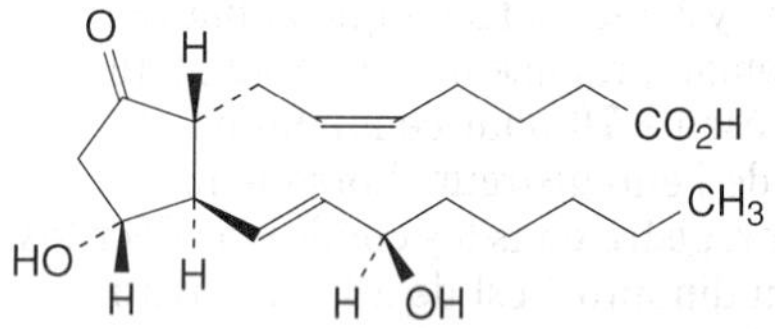

A. acide (*Z*)-7-[(1*R*,2*R*,3*R*)-3-hydroxy-2-[(*E*)-(3*R*)-3-hydroxyoct-1-ényl]-5-oxocyclopentyl]hept-5-énoïque (15-épiPGE$_2$; (15*R*)-PGE$_2$),

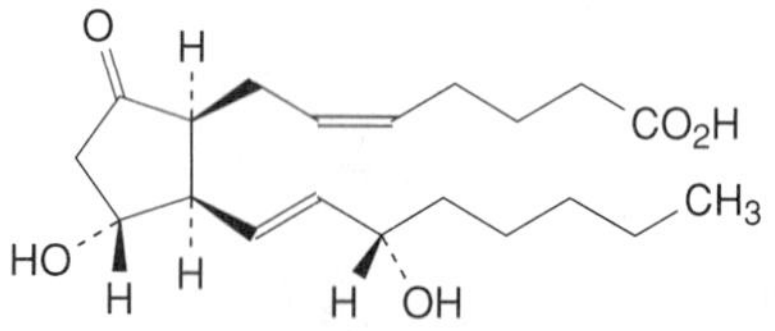

B. acide (*Z*)-7-[(1*S*,2*R*,3*R*)-3-hydroxy-2-[(*E*)-(3*S*)-3-hydroxyoct-1-ényl]-5-oxocyclopentyl]hept-5-énoïque (8-épiPGE$_2$; (8*S*)-PGE$_2$),

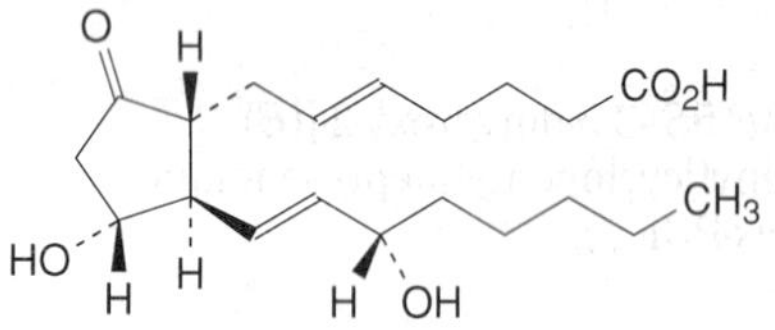

C. acide (*E*)-7-[(1*R*,2*R*,3*R*)-3-hydroxy-2-[(*E*)-(3*S*)-3-hydroxyoct-1-ényl]-5-oxocyclopentyl]hept-5-énoïque (5-*trans*-PGE$_2$; (5*E*)-PGE$_2$),

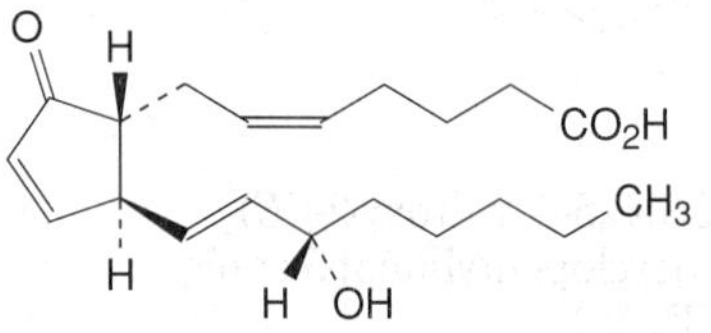

D. acide (*Z*)-7-[(1*R*,2*S*)-2-[(*E*)-(3*S*)-3-hydroxyoct-1-ényl]-5-oxocyclopent-3-ényl]hept-5-énoïque (PGA$_2$),

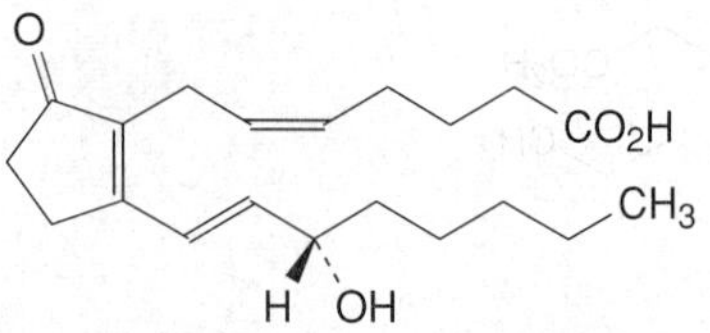

E. acide (*Z*)-7-[2-[(*E*)-(3*S*)-3-hydroxyoct-1-ényl]-5-oxocyclopent-1-ényl]hept-5-énoïque (PGB$_2$),

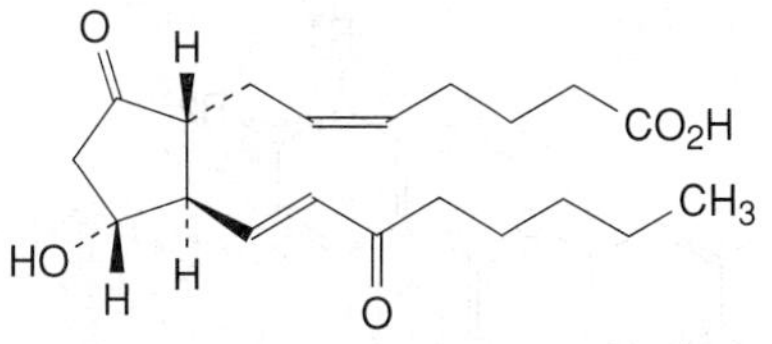

F. acide (*Z*)-7-[(1*R*,2*R*,3*R*)-3-hydroxy-2-[(*E*)-3-oxooct-1-ényl]-5-oxocyclopentyl]hept-5-énoïque (15-oxo-PGE$_2$; 15-céto-PGE$_2$).

01/2002:1611

DIOSMINE

Diosminum

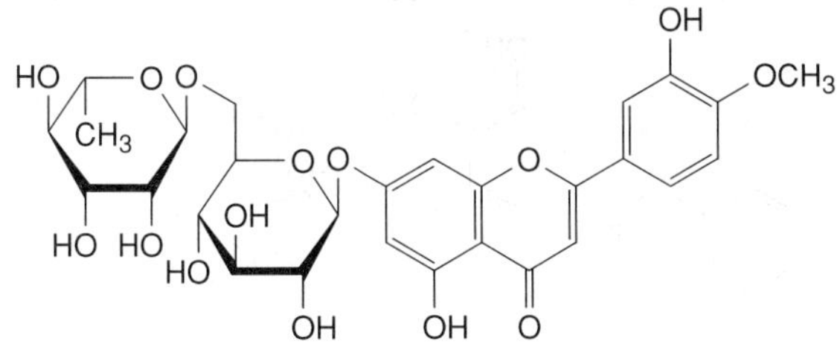

$C_{28}H_{32}O_{15}$ M_r 609

DÉFINITION

7-[[6-*O*-(6-Désoxy-α-L-mannopyranosyl)-β-D-glucopyranosyl]oxy]-5-hydroxy-2-(3-hydroxy-4-méthoxyphényl)-4*H*-1-benzopyran-4-one.

Substance obtenue par oxydation avec de l'iode, de (2*S*)-7-[[6-*O*-(6-désoxy-α-L-mannopyranosyl)-β-D-glucopyranosyl]oxy]-5-hydroxy-2-(3-hydroxy-4-méthoxyphényl)-2,3-dihydro-4*H*-benzopyran-4-one (hespéridine) d'origine naturelle.

Teneur : 90,0 pour cent à 102,0 pour cent (substance anhydre).

CARACTÈRES

Aspect : poudre jaune-gris à jaune clair, hygroscopique.

Solubilité : pratiquement insoluble dans l'eau, soluble dans le diméthylsulfoxyde, pratiquement insoluble dans l'alcool. La diosmine se dissout dans les solutions diluées d'hydroxydes alcalins.

IDENTIFICATION

A. Spectrophotométrie d'absorption dans l'infrarouge (*2.2.24*).

Comparaison : *diosmine SCR*.

B. Examinez les chromatogrammes obtenus dans le dosage.

Résultats : le pic principal du chromatogramme obtenu avec la solution à examiner est semblable quant à son temps de rétention au pic principal du chromatogramme obtenu avec la solution témoin (a).

ESSAI

Iode : au maximum 0,1 pour cent.

Déterminez la teneur totale en iode par potentiométrie, après combustion de la substance dans l'oxygène (*2.5.10*), en utilisant une électrode sélective de l'ion iodure (*2.2.36*).

Solution à examiner. Enveloppez 0,100 g de diosmine dans un morceau de papier filtre. Placez le tout dans un porte-échantillon. Versez dans la fiole 50 ml d'une solution d'*hydrazine R* à 0,2 g/l. Faites passer de l'oxygène dans la fiole pendant 10 min. Calcinez le papier filtre. Agitez le contenu de la fiole immédiatement après la fin de la combustion pour dissoudre entièrement les produits de combustion. Maintenez sous agitation pendant 1 h.

Solution témoin. Prélevez 2,0 ml d'une solution d'*iodure de potassium R* à 16,6 g/l et complétez à 100,0 ml avec de l'*eau R*. Prélevez 10,0 ml de solution et complétez à 100,0 ml avec de l'*eau R*.

Dans un vase à précipiter, introduisez 30 ml d'une solution de *nitrate de potassium R* à 200 g/l dans de l'*acide nitrique 0,1 M*. Immergez les électrodes et agitez pendant 10 min. Le potentiel de la solution doit rester stable (nT_1). Ajoutez 1 ml de solution à examiner et mesurez le potentiel (nT_2).

Dans un vase à précipiter, placez 30 ml d'une solution de *nitrate de potassium R* à 200 g/l dans de l'*acide nitrique 0,1 M*. Immergez les électrodes et agitez pendant 10 min. Le potentiel de la solution doit rester stable (nR_1). Ajoutez 80 µl de solution témoin et mesurez le potentiel (nR_2).

La valeur absolue $|nT_2 - nT_1|$ n'est pas supérieure à la valeur absolue $|nR_2 - nR_1|$.

Substances apparentées. Chromatographie liquide (*2.2.29*).

Solution à examiner. Dissolvez 25,0 mg de diosmine dans du *diméthylsulfoxyde R* et complétez à 25,0 ml avec le même solvant.

Solution témoin (a). Dissolvez 25,0 mg de *diosmine SCR* dans du *diméthylsulfoxyde R* et complétez à 25,0 ml avec le même solvant.

Solution témoin (b). Prélevez 5,0 ml de solution témoin (a) et complétez à 100,0 ml avec du *diméthylsulfoxyde R*.

Solution témoin (c). Dissolvez 25,0 mg de *diosmine pour conformité du système SCR* dans du *diméthylsulfoxyde R* et complétez à 25,0 ml avec le même solvant.

Colonne :

- *dimensions* : *l* = 0,10 m, Ø = 4,6 mm,
- *phase stationnaire* : *gel de silice octadécylsilylé pour chromatographie R* (3 µm),
- *température* : 40 °C.

Phase mobile : *acétonitrile R, acide acétique glacial R, méthanol R, eau R* (2:6:28:66 *V/V/V/V*).

Débit : 1,5 ml/min.

Détection : spectrophotomètre à 275 nm.

Injection : injecteur à boucle de 10 µl ; injectez la solution à examiner et les solutions témoins (b) et (c).

Enregistrement : 6 fois le temps de rétention de la diosmine.

Rétention relative par rapport à la diosmine (temps de rétention = environ 4,6 min) : impureté A = environ 0,5 ; impureté B = environ 0,6 ; impureté C = environ 0,8 ; impureté D = environ 2,2 ; impureté E = environ 2,6 ; impureté F = environ 4,5.

Conformité du système : solution témoin (c) :

- *résolution* : au minimum 2,5 entre les pics dus aux impuretés B et C.

Limites :

- *facteurs de correction* : pour le calcul des teneurs, multipliez la surface du pic des impuretés suivantes par le facteur de correction correspondant : impureté A = 0,38 ; impureté F = 0,61,
- *impureté A* : au maximum 0,2 fois la surface du pic principal du chromatogramme obtenu avec la solution témoin (b) (1 pour cent),

- *impureté B* : au maximum la surface du pic principal du chromatogramme obtenu avec la solution témoin (b) (5 pour cent),
- *impureté C* : au maximum 0,6 fois la surface du pic principal du chromatogramme obtenu avec la solution témoin (b) (3 pour cent),
- *impureté E* : au maximum 0,6 fois la surface du pic principal du chromatogramme obtenu avec la solution témoin (b) (3 pour cent),
- *impureté F* : au maximum 0,6 fois la surface du pic principal du chromatogramme obtenu avec la solution témoin (b) (3 pour cent),
- *toute autre impureté* : au maximum 0,2 fois la surface du pic principal du chromatogramme obtenu avec la solution témoin (b) (1 pour cent),
- *total des autres impuretés et de l'impureté A* : au maximum 0,2 fois la surface du pic principal du chromatogramme obtenu avec la solution témoin (b) (1 pour cent),
- *total* : au maximum 2 fois la surface du pic principal du chromatogramme obtenu avec la solution témoin (b) (10 pour cent),
- *limite d'exclusion* : 0,02 fois la surface du pic principal du chromatogramme obtenu avec la solution témoin (b) (0,1 pour cent).

Métaux lourds (*2.4.8*) : au maximum 20 ppm.

2,0 g de diosmine satisfont à l'essai limite C. Préparez le témoin avec 4,0 ml de *solution à 10 ppm de plomb (Pb) R*.

Teneur en eau (*2.5.12*) : au maximum 6,0 pour cent, déterminé sur 0,300 g de diosmine.

Cendres sulfuriques (*2.4.14*) : au maximum 0,2 pour cent, déterminé sur 1,0 g de diosmine.

DOSAGE

Chromatographie liquide (*2.2.29*) selon les indications de l'essai des substances apparentées.

Injection : solution à examiner et solution témoin (a).

CONSERVATION

En récipient étanche.

IMPURETÉS

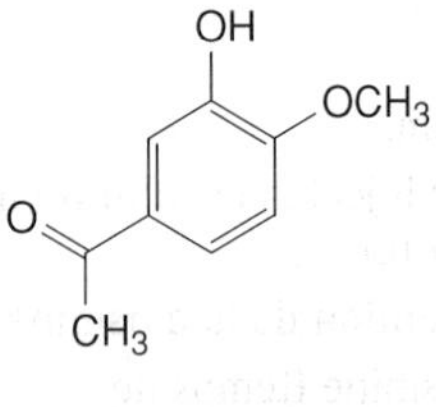

A. 1-(3-hydroxy-4-méthoxyphényl)éthanone (acétoisovanillone),

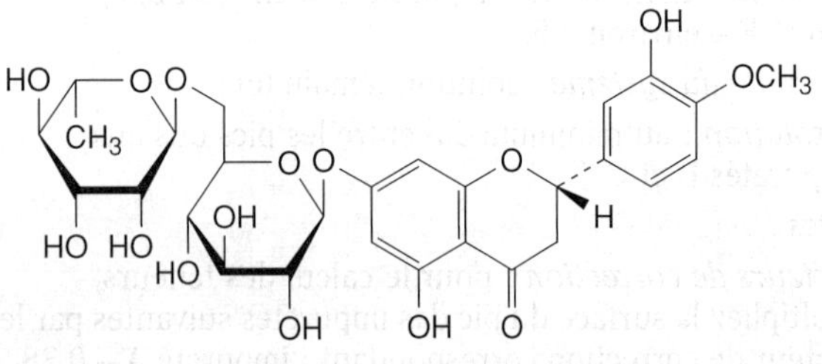

B. (2*S*)-7-[[6-*O*-(6-désoxy-α-L-mannopyranosyl)-β-D-glucopyranosyl]oxy]-5-hydroxy-2-(3-hydroxy-4-méthoxyphényl)-2,3-dihydro-4*H*-1-benzopyran-4-one (hespéridine),

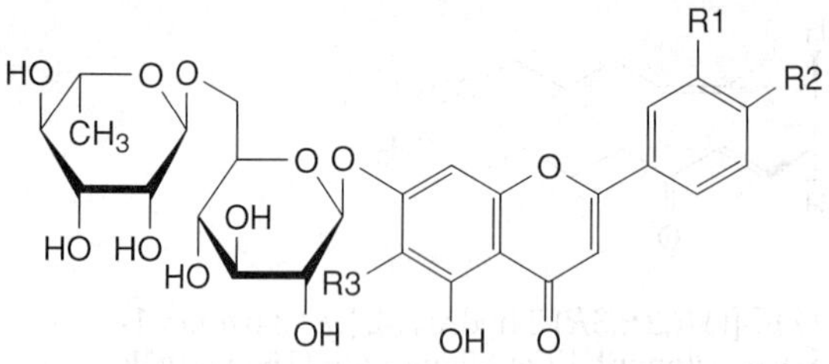

C. R1 = R3 = H, R2 = OH : 7-[[6-*O*-(6-désoxy-α-L-mannopyranosyl)-β-D-glucopyranosyl]oxy]-5-hydroxy-2-(4-hydroxyphényl)-4*H*-1-benzopyran-4-one (isorhoïfine),

D. R1 = OH, R2 = OCH_3, R3 = I : 7-[[6-*O*-(6-désoxy-α-L-mannopyranosyl)-β-D-glucopyranosyl]oxy]-5-hydroxy-2-(3-hydroxy-4-méthoxyphényl)-6-iodo-4*H*-1-benzopyran-4-one (6-iododiosmine),

E. R1 = R3 = H, R2 = OCH_3 : 7-[[6-*O*-(6-désoxy-α-L-mannopyranosyl)-β-D-glucopyranosyl]oxy]-5-hydroxy-2-(4-méthoxyphényl)-4*H*-1-benzopyran-4-one (linarine),

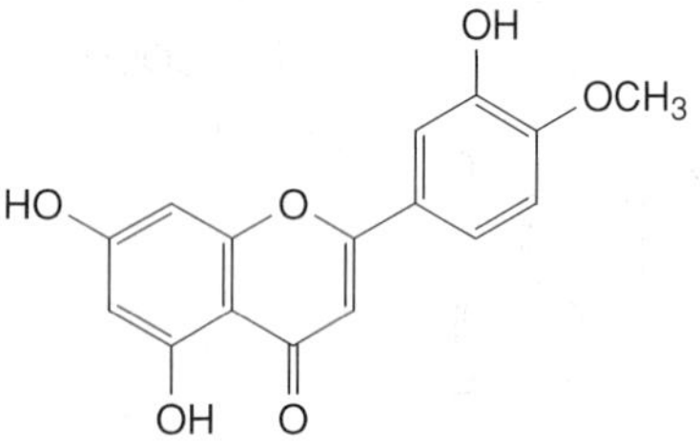

F. 5,7-dihydroxy-2-(3-hydroxy-4-méthoxyphényl)-4*H*-1-benzopyran-4-one (diosmétine).

01/2002:0023

DIPHÉNHYDRAMINE (CHLORHYDRATE DE)

Diphenhydramini hydrochloridum

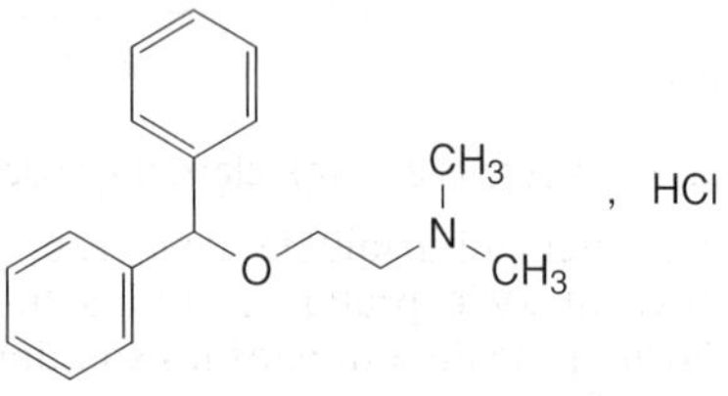

$C_{17}H_{22}ClNO$ M_r 291,8

DÉFINITION

Le chlorhydrate de diphénhydramine contient au minimum 99,0 pour cent et au maximum l'équivalent de 101,0 pour cent de chlorhydrate de 2-(diphénylméthoxy)-*N*,*N*-diméthyléthanamine, calculé par rapport à la substance desséchée.

CARACTÈRES

Poudre cristalline, blanche ou sensiblement blanche, très soluble dans l'eau, facilement soluble dans l'alcool.

IDENTIFICATION

Première identification : A, C, E.

Seconde identification : A, B, D, E.

A. Le point de fusion (*2.2.14*) du chlorhydrate de diphénhydramine est de 168 °C à 172 °C.

B. Dissolvez 50 mg de chlorhydrate de diphénhydramine dans de l'*alcool R* et complétez à 100,0 ml avec le même solvant. Examinée de 230 nm à 350 nm, la solution présente 3 maximums d'absorption (*2.2.25*) à 253 nm, 258 nm et 264 nm. Les absorbances spécifiques à ces maximums sont respectivement de 12, de 15 et de 12 environ.

C. Examinez le chlorhydrate de diphénhydramine par spectrophotométrie d'absorption dans l'infrarouge (*2.2.24*), en comparant avec le spectre obtenu avec le *chlorhydrate de diphénhydramine SCR*. Examinez les substances sous forme de pastilles préparées avec du *chlorure de potassium R*.

D. A 0,05 ml de solution S (voir Essai), ajoutez 2 ml d'*acide sulfurique R*. Il se développe une coloration jaune intense qui vire au rouge par addition de 0,5 ml d'*acide nitrique R*. Ajoutez 15 ml d'*eau R* et, après refroidissement, 5 ml de *chloroforme R*, puis agitez. Il se développe dans la couche chloroformique une intense coloration violette.

E. Le chlorhydrate de diphénhydramine donne les réactions des chlorures (*2.3.1*).

ESSAI

Solution S. Dissolvez 1,0 g de chlorhydrate de diphénhydramine dans de l'*eau exempte de dioxyde de carbone R*, puis complétez à 20 ml avec le même solvant.

Aspect de la solution. La solution S de même que sa dilution au 1/5 est limpide (*2.2.1*). La solution S n'est pas plus fortement colorée que la solution témoin JB_6 (*2.2.2, Procédé II*).

Détermination du pH (*2.2.3*). Le pH de la solution S est de 4,0 à 6,0.

Substances apparentées. Opérez par chromatographie sur couche mince (*2.2.27*) en utilisant une *plaque au gel de silice H pour CCM R*.

Solution à examiner. Dissolvez 0,2 g de chlorhydrate de diphénhydramine dans du *méthanol R* et complétez à 10 ml avec le même solvant. *Préparez extemporanément*.

Solution témoin. Prélevez 1 ml de la solution à examiner et complétez à 100 ml avec du *méthanol R*.

Déposez sur la plaque 5 µl de chaque solution. Développez sur un parcours de 10 cm avec un mélange de 1 volume de *diéthylamine R*, de 20 volumes de *méthanol R* et de 80 volumes de *chloroforme R*. Laissez sécher la plaque à l'air pendant 5 min. Pulvérisez de l'*acide sulfurique R*. Chauffez à 120 °C pendant 10 min ou jusqu'à l'apparition des taches. S'il apparaît d'autres taches que la tache principale dans le chromatogramme obtenu avec la solution à examiner, aucune d'entre elles n'est plus intense que la tache du chromatogramme obtenu avec la solution témoin (1,0 pour cent).

Perte à la dessiccation (*2.2.32*). Déterminée à l'étuve à 100-105 °C sur 1,000 g de chlorhydrate de diphénhydramine, la perte à la dessiccation n'est pas supérieure à 0,5 pour cent.

Cendres sulfuriques (*2.4.14*). Déterminée sur 1,0 g de chlorhydrate de diphénhydramine, le taux des cendres sulfuriques n'est pas supérieur à 0,1 pour cent.

DOSAGE

Dissolvez 0,250 g de chlorhydrate de diphénhydramine dans 50 ml d'*alcool R* et ajoutez 5,0 ml d'*acide chlorhydrique 0,01 M*. Titrez par l'*hydroxyde de sodium 0,1 M* et tracez la courbe potentiométrique (*2.2.20*). Mesurez le volume d'*hydroxyde de sodium 0,1 M* utilisé entre les 2 points d'inflexion.

1 ml d'*hydroxyde de sodium 0,1 M* correspond à 29,18 mg de $C_{17}H_{22}ClNO$.

CONSERVATION

A l'abri de la lumière.

01/2002:0819

DIPHÉNOXYLATE (CHLORHYDRATE DE)

Diphenoxylati hydrochloridum

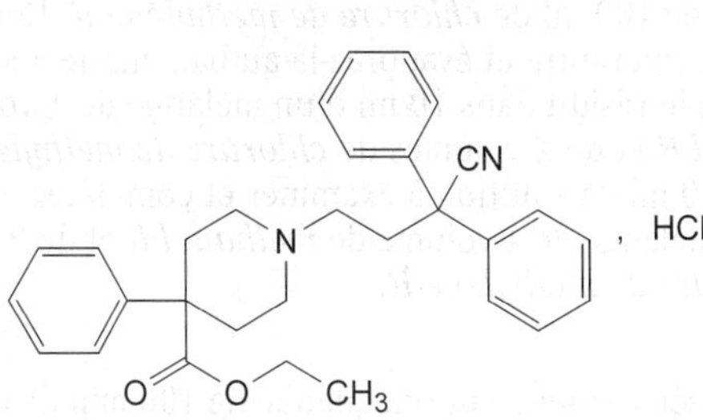

$C_{30}H_{33}ClN_2O_2$ M_r 489,1

DÉFINITION

Le chlorhydrate de diphénoxylate contient au minimum 98,0 pour cent et au maximum l'équivalent de 102,0 pour cent de chlorhydrate de 1-(3-cyano-3,3-diphénylpropyl)-4-phénylpipéridine-4-carboxylate d'éthyle, calculé par rapport à la substance desséchée.

CARACTÈRES

Poudre cristalline, blanche ou sensiblement blanche, très peu soluble dans l'eau, facilement soluble dans le chlorure de méthylène, assez soluble dans l'alcool, pratiquement insoluble dans l'éther.

Le chlorhydrate de diphénoxylate fond en se décomposant vers 220 °C.

IDENTIFICATION

A. Examinez le chlorhydrate de diphénoxylate par spectrophotométrie d'absorption dans l'infrarouge (*2.2.24*), en comparant avec le *spectre de référence du chlorhydrate de diphénoxylate de la Ph. Eur.*

B. Dissolvez 30 mg environ de chlorhydrate de diphénoxylate dans 5 ml de *méthanol R*. Ajoutez 0,25 ml d'*acide nitrique R* et 0,4 ml de *solution de nitrate d'argent R1*. Agitez et laissez reposer. Il se forme un précipité caillebotté. Centrifugez et lavez avec 3 fois 2 ml de *méthanol R*. Effectuez cette opération rapidement et à l'abri de la lumière vive. Mettez le précipité en suspension dans 2 ml d'*eau R* et ajoutez 1,5 ml d'*ammoniaque R*. Le précipité se dissout facilement.

ESSAI

Aspect de la solution. Dissolvez 1,0 g de chlorhydrate de diphénoxylate dans du *chlorure de méthylène R* et complétez à 10 ml avec le même solvant. La solution est limpide (*2.2.1*) et n'est pas plus fortement colorée que la solution témoin J_6 (*2.2.2, Procédé II*).

Substances apparentées. Opérez par chromatographie sur couche mince (*2.2.27*) en utilisant une plaque recouverte d'un gel de silice octadécylsilylé approprié (5 µm) contenant un indicateur de fluorescence dont l'intensité est optimale à 254 nm.

Monographies D - K

Solution à examiner. Dissolvez 1,0 g de chlorhydrate de diphénoxylate dans un mélange de 1 volume de *méthanol R* et de 2 volumes de *chlorure de méthylène R* et complétez à 20 ml avec le même mélange de solvants.

Solution témoin (a). Prélevez 0,5 ml de solution à examiner et complétez à 100 ml avec un mélange de 1 volume de *méthanol R* et de 2 volumes de *chlorure de méthylène R.*

Solution témoin (b). Dissolvez 0,50 g de chlorhydrate de diphénoxylate dans 25 ml d'une solution d'*hydroxyde de potassium R* à 15 g/l dans le *méthanol R* et ajoutez 1 ml d'*eau R.* Chauffez à reflux au bain-marie pendant 4 h. Refroidissez et ajoutez 25 ml d'*acide chlorhydrique 0,5 M.* Agitez avec 100 ml de *chlorure de méthylène R.* Recueillez la couche inférieure et évaporez-la au bain-marie à siccité. Dissolvez le résidu dans 10 ml d'un mélange de 1 volume de *méthanol R* et de 2 volumes de *chlorure de méthylène R,* ajoutez 10 ml de solution à examiner et complétez à 25 ml avec un mélange de 1 volume de *méthanol R* et de 2 volumes de *chlorure de méthylène R.*

Déposez séparément, sur une plaque de 100 mm de côté, 1 µl de chaque solution. Développez dans une cuve non saturée sur un parcours de 7 cm avec un mélange de 10 volumes de *méthanol R,* de 30 volumes d'une solution de *chlorure de sodium R* à 59 g/l et de 60 volumes de *dioxane R.* Faites sécher la plaque à l'étuve à 160 °C pendant 15 min et, sans la laisser refroidir, placez-la dans une cuve fermée contenant 20 ml environ d'*acide nitrique fumant R* pendant 30 min. Retirez la plaque et chauffez-la à 160 °C pendant 15 min. Laissez refroidir et examinez immédiatement en lumière ultraviolette à 254 nm. S'il apparaît d'autres taches que la tache principale dans le chromatogramme obtenu avec la solution à examiner, aucune d'entre elles n'est plus intense que la tache du chromatogramme obtenu avec la solution témoin (a) (0,5 pour cent). L'essai n'est valable que si le chromatogramme obtenu avec la solution témoin (b) présente 2 taches principales nettement séparées.

Perte à la dessiccation (*2.2.32*). Déterminée à l'étuve à 100-105 °C sur 1,000 g de chlorhydrate de diphénoxylate, la perte à la dessiccation n'est pas supérieure à 0,5 pour cent.

Cendres sulfuriques (*2.4.14*). Déterminé sur 1,0 g de chlorhydrate de diphénoxylate, le taux des cendres sulfuriques n'est pas supérieur à 0,1 pour cent.

DOSAGE

Dissolvez 0,400 g de chlorhydrate de diphénoxylate dans 40 ml d'*alcool R* et ajoutez 5,0 ml d'*acide chlorhydrique 0,01 M.* Titrez par la *solution éthanolique d'hydroxyde de sodium 0,1 M* et tracez la courbe potentiométrique (*2.2.20*). Mesurez le volume de *solution éthanolique d'hydroxyde de sodium 0,1 M* utilisé entre les 2 points d'inflexion.

1 ml de *solution éthanolique d'hydroxyde de sodium 0,1 M* correspond à 48,91 mg de $C_{30}H_{33}ClN_2O_2$.

CONSERVATION

A l'abri de la lumière.

01/2002:0486

DIPROPHYLLINE

Diprophyllinum

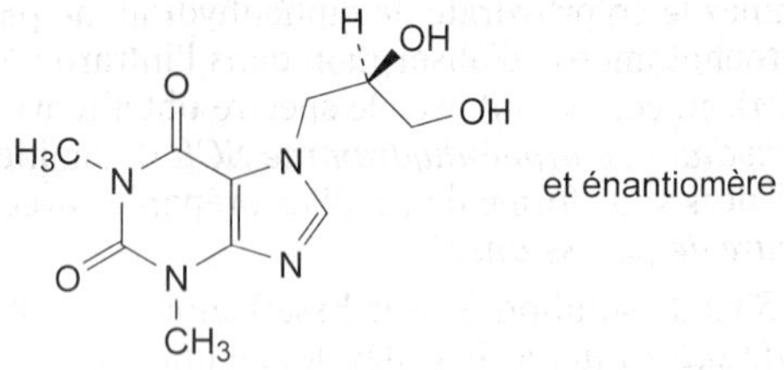

$C_{10}H_{14}N_4O_4$ M_r 254,2

DÉFINITION

La diprophylline contient au minimum 98,5 pour cent et au maximum l'équivalent de 101,0 pour cent de 7-[(2*RS*)-2,3-dihydroxypropyl]-1,3-diméthyl-3,7-dihydro-1*H*-purine-2,6-dione, calculé par rapport à la substance desséchée.

CARACTÈRES

Poudre cristalline blanche, facilement soluble dans l'eau, peu soluble dans l'alcool.

IDENTIFICATION

Première identification : B, C.

Seconde identification : A, C, D.

A. Le point de fusion (*2.2.14*) de la diprophylline est de 160 °C à 165 °C.

B. Examinez la diprophylline par spectrophotométrie d'absorption dans l'infrarouge (*2.2.24*), en comparant avec le spectre obtenu avec la *diprophylline SCR.* Examinez les substances sous forme de pastilles préparées à partir de 0,5 mg à 1 mg de substance pour 0,3 g de *bromure de potassium R.*

C. Dissolvez 1 g de diprophylline dans 5 ml d'*anhydride acétique R* et chauffez à reflux pendant 15 min. Laissez refroidir, puis ajoutez 100 ml d'un mélange de 20 volumes d'*éther R* et de 80 volumes d'*éther de pétrole R.* Refroidissez dans de l'eau glacée pendant 20 min au moins en agitant de temps en temps. Filtrez et lavez le précipité avec un mélange de 20 volumes d'*éther R* et de 80 volumes d'*éther de pétrole R.* Laissez cristalliser dans de l'*alcool R* et séchez les cristaux sous vide. Le point de fusion (*2.2.14*) des cristaux est de 142 °C à 148 °C.

D. La diprophylline donne la réaction des xanthines (*2.3.1*).

ESSAI

Solution S. Dissolvez 2,5 g de diprophylline dans de l'*eau exempte de dioxyde de carbone R* et complétez à 50 ml avec le même solvant.

Aspect de la solution. La solution S est limpide (*2.2.1*) et incolore (*2.2.2, Procédé II*).

Acidité ou alcalinité. A 10 ml de solution S, ajoutez 0,25 ml de *solution de bleu de bromothymol R1.* La solution est colorée en jaune ou en vert. Le virage au bleu de l'indicateur ne nécessite pas plus de 0,4 ml d'*hydroxyde de sodium 0,01 M.*

Substances apparentées. Opérez par chromatographie sur couche mince (*2.2.27*) en utilisant une plaque recouverte de *gel de silice HF_{254} R.*

Monographies D - K

Solution à examiner. Dissolvez 0,3 g de diprophylline dans un mélange de 20 volumes d'*eau R* et de 30 volumes de *méthanol R* et complétez à 10 ml avec le même mélange de solvants. *Préparez extemporanément.*

Solution témoin (a). Prélevez 1 ml de solution à examiner et complétez à 100 ml avec du *méthanol R*.

Solution témoin (b). Prélevez 0,2 ml de solution à examiner et complétez à 100 ml avec du *méthanol R*.

Solution témoin (c). Dissolvez 10 mg de *théophylline R* dans du *méthanol R,* ajoutez 0,3 ml de solution à examiner et complétez à 10 ml avec du *méthanol R*.

Déposez sur la plaque 10 µl de chaque solution. Développez sur un parcours de 15 cm avec un mélange de 1 volume d'*ammoniaque concentrée R,* de 10 volumes d'*éthanol R* et de 90 volumes de *chloroforme R*. Laissez sécher la plaque à l'air. Examinez en lumière ultraviolette à 254 nm. S'il apparaît d'autres taches que la tache principale dans le chromatogramme obtenu avec la solution à examiner, aucune d'entre elles n'est plus intense que la tache du chromatogramme obtenu avec la solution témoin (a) (1 pour cent) et une seule d'entre elles peut être plus intense que la tache du chromatogramme obtenu avec la solution témoin (b) (0,2 pour cent). L'essai n'est valable que si le chromatogramme obtenu avec la solution témoin (c) présente 2 taches nettement séparées.

Chlorures (*2.4.4*). Prélevez 2,5 ml de solution S et complétez à 15 ml avec de l'*eau R*. La solution satisfait à l'essai limite des chlorures (400 ppm).

Métaux lourds (*2.4.8*). 12 ml de solution S satisfont à l'essai limite A des métaux lourds (20 ppm). Préparez le témoin avec la *solution à 1 ppm de plomb (Pb) R*.

Perte à la dessiccation (*2.2.32*). Déterminée à l'étuve à 100-105 °C sur 1,000 g de diprophylline, la perte à la dessiccation n'est pas supérieure à 0,5 pour cent.

Cendres sulfuriques (*2.4.14*). Déterminé sur 1,0 g de diprophylline, le taux des cendres sulfuriques n'est pas supérieur à 0,1 pour cent.

DOSAGE

Afin d'éviter un échauffement trop important du milieu réactionnel, mélangez soigneusement pendant le titrage et arrêtez le titrage immédiatement après le point de fin de titrage.

Dissolvez 0,200 g de diprophylline dans 3,0 ml d'*acide formique anhydre R* et ajoutez 50,0 ml d'*anhydride acétique R*. Titrez par l'*acide perchlorique 0,1 M*. Déterminez le point de fin de titrage par potentiométrie (*2.2.20*).

1 ml d'*acide perchlorique 0,1 M* correspond à 25,42 mg de $C_{10}H_{14}N_4O_4$.

CONSERVATION

A l'abri de la lumière.

01/2002:1199

DIPYRIDAMOLE

Dipyridamolum

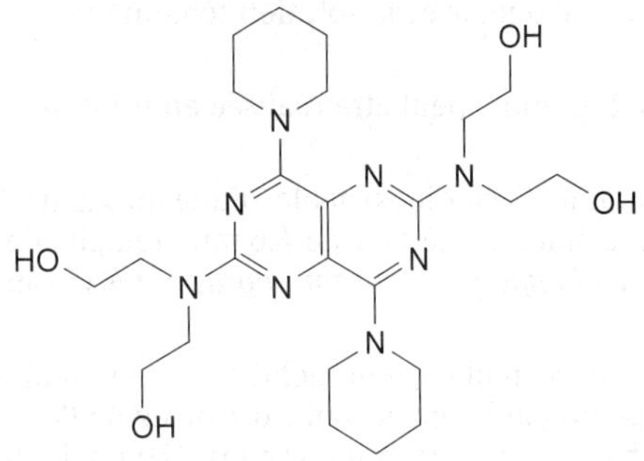

$C_{24}H_{40}N_8O_4$ M_r 504,6

DÉFINITION

Le dipyridamole contient au minimum 98,5 pour cent et au maximum l'équivalent de 101,5 pour cent de 2,2′,2″,2‴-[[4,8-di(pipéridin-1-yl)pyrimido[5,4-*d*]pyrimidine-2,6-diyl]dinitrilo]tétraéthanol, calculé par rapport à la substance desséchée.

CARACTÈRES

Poudre cristalline, jaune vif, pratiquement insoluble dans l'eau, facilement soluble dans l'acétone, soluble dans l'éthanol, pratiquement insoluble dans l'éther. Le dipyridamole se dissout dans les solutions diluées d'acides minéraux.

IDENTIFICATION

Première identification : C.

Seconde identification : A, B, D.

A. Le point de fusion (*2.2.14*) du dipyridamole est de 162 °C à 168 °C.

B. Dissolvez 10 mg de dipyridamole dans un mélange de 1 volume d'*acide chlorhydrique 0,1 M* et de 9 volumes de *méthanol R,* puis complétez à 50,0 ml avec le même mélange de solvants. Prélevez 5,0 ml de solution et complétez à 100,0 ml avec un mélange de 1 volume d'*acide chlorhydrique 0,1 M* et de 9 volumes de *méthanol R*. Examinée de 220 nm à 350 nm (*2.2.25*), la solution présente 2 maximums d'absorption respectivement à 232 nm et à 284 nm. Le rapport entre les absorbances respectivement mesurées aux maximums à 284 nm et à 232 nm est de 1,25 à 1,45.

C. Examinez le dipyridamole par spectrophotométrie d'absorption dans l'infrarouge (*2.2.24*), en comparant avec le spectre obtenu avec le *dipyridamole SCR*. Examinez les substances sous forme de pastilles à base de *bromure de potassium R*.

D. Dissolvez 5 mg environ de dipyridamole dans un mélange de 0,1 ml d'*acide nitrique R* et de 2 ml d'*acide sulfurique R*. Il se développe une intense coloration violette.

ESSAI

Substances apparentées. Opérez par chromatographie liquide (*2.2.29*).

Solution à examiner. Dissolvez 10,0 mg de dipyridamole dans la phase mobile et complétez à 20,0 ml avec la phase mobile.

Monographies D - K

Solution témoin (a). Prélevez 1,0 ml de solution à examiner et complétez à 20,0 ml avec la phase mobile. Prélevez 1,0 ml de solution et complétez à 10,0 ml avec la phase mobile.

Solution témoin (b). Dissolvez 10,0 mg de *chlorhydrate de diltiazem SCR* dans la phase mobile et complétez à 10,0 ml avec la phase mobile. Prélevez 1,0 ml de solution et complétez à 20,0 ml avec la solution témoin (a).

La chromatographie peut être réalisée en utilisant :

– une colonne d'acier inoxydable, d'une longueur de 0,25 m et d'un diamètre intérieur de 4,6 mm, remplie de *gel de silice octylsilylé pour chromatographie R* (5 µm),

– comme phase mobile, à un débit de 1,3 ml/min, un mélange préparé comme suit : dissolvez 0,504 g de *phosphate monopotassique R* dans 370 ml d'*eau R* et ajustez à pH 3,0 avec de l'*acide phosphorique R*, puis ajoutez 80 ml d'*acétonitrile R* et 550 ml de *méthanol R*,

– comme détecteur, un spectrophotomètre réglé à 290 nm,

en maintenant la température de la colonne à 30 °C. Injectez séparément 20 µl de chaque solution et continuez la chromatographie de la solution à examiner pendant 9 fois le temps de rétention du dipyridamole. L'essai n'est valable que si, dans le chromatogramme obtenu avec la solution témoin (b), la résolution entre les pics correspondant respectivement au diltiazem et au dipyridamole n'est pas inférieure à 2,0. S'il apparaît d'autres pics que le pic principal dans le chromatogramme obtenu avec la solution à examiner, la surface d'aucun d'entre eux n'est supérieure à celle du pic du chromatogramme obtenu avec la solution témoin (a) (0,5 pour cent) et la somme de leur surface n'est pas supérieure à 2 fois la surface du pic du chromatogramme obtenu avec la solution témoin (a) (1 pour cent). Ne tenez pas compte des pics dont la surface est inférieure à 0,1 fois la surface du pic du chromatogramme obtenu avec la solution témoin (a).

Monographies D - K

Chlorures (*2.4.4*). A 0,250 g de dipyridamole, ajoutez 10 ml d'*eau R* et agitez énergiquement. Filtrez, rincez le filtre avec 5 ml d'*eau R* et complétez à 15 ml avec de l'*eau R*. La solution satisfait à l'essai limite des chlorures (200 ppm).

Perte à la dessiccation (*2.2.32*). Déterminée à l'étuve à 100-105 °C sur 1,000 g de dipyridamole, la perte à la dessiccation n'est pas supérieure à 0,5 pour cent.

Cendres sulfuriques (*2.4.14*). Déterminé sur 1,0 g de dipyridamole, le taux des cendres sulfuriques n'est pas supérieur à 0,1 pour cent.

DOSAGE

Dissolvez 0,400 g de dipyridamole dans 70 ml de *méthanol R*. Titrez par l'*acide perchlorique 0,1 M*. Déterminez le point de fin de titrage par potentiométrie (*2.2.20*).

1 ml d'*acide perchlorique 0,1 M* correspond à 50,46 mg de $C_{24}H_{40}N_8O_4$.

CONSERVATION

A l'abri de la lumière.

IMPURETÉS

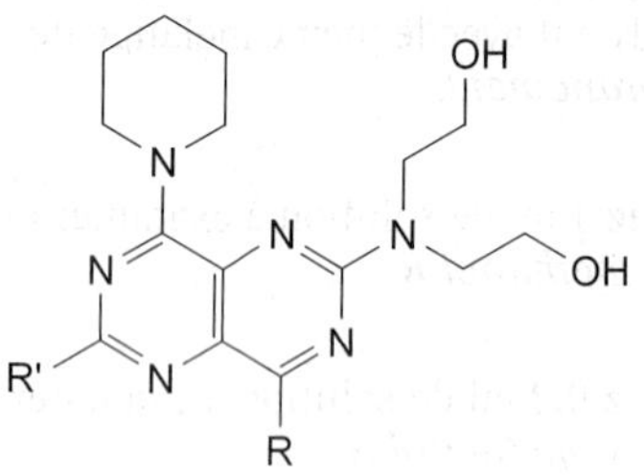

A. R = R' = NC_5H_{10} : 2,2'-[[4,6,8-tri(pipéridin-1-yl)pyrimido[5,4-*d*]pyrimidin-2-yl]nitrilo]diéthanol,

B. R = R' = $N(CH_2\text{-}CH_2OH)_2$: 2,2',2'',2''',2'''',2'''''-[[8-(pipéridin-1-yl)pyrimido[5,4-*d*]pyrimidine-2,4,6-triyl]trinitrilo]hexaéthanol,

C. R = NC_5H_{10}, R' = Cl : 2,2'-[[2-chloro-4,8-di(pipéridin-1-yl)pyrimido[5,4-*d*]pyrimidin-6-yl]nitrilo]diéthanol.

01/2002:1313

DIRITHROMYCINE

Dirithromycinum

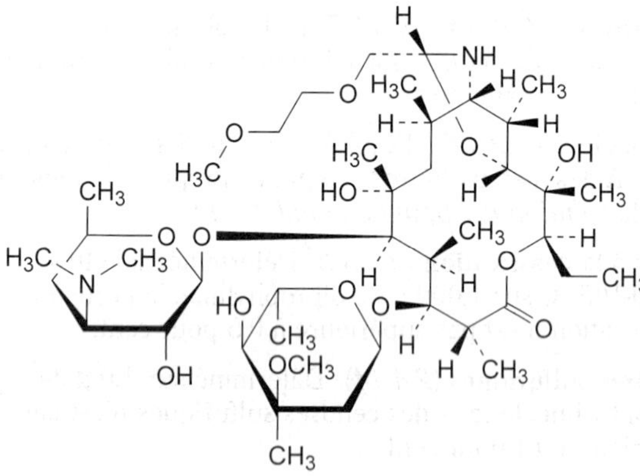

$C_{42}H_{78}N_2O_{14}$ M_r 835

DÉFINITION

La dirithromycine est le (1*R*,2*S*,3*R*,6*R*,7*S*,8*S*,9*R*,10*R*,12*R*,13*S*,15*R*,17*S*)-9-[[3-(diméthylamino)-3,4,6-tridésoxy-β-D-*xylo*-hexopyranosyl]oxy]-3-éthyl-2,10-dihydroxy-15-[(2-méthoxyéthoxy)méthyl]-2,6,8,10,12,17-hexaméthyl-7-[(3-*C*-méthyl-3-*O*-méthyl-2,6-didésoxy-α-L-*ribo*-hexopyranosyl)oxy]-4,16-dioxa-14-azabicyclo[11.3.1]heptadécan-5-one (ou (9*S*)-9,11-[imino[(1*R*)-2-(2-méthoxyéthoxy)éthylidène]oxy]-9-désoxo-11-désoxyérythromycine). La somme des teneurs en $C_{42}H_{78}N_2O_{14}$ et en 15*S*-épimère de dirithromycine est au minimum de 96,0 pour cent et au maximum l'équivalent de 102,0 pour cent, calculé par rapport à la substance anhydre.

CARACTÈRES

Poudre blanche ou sensiblement blanche, très peu soluble dans l'eau, très soluble dans le chlorure de méthylène et dans le méthanol.

La dirithromycine présente le phénomène du polymorphisme.

IDENTIFICATION

A. Examinez la dirithromycine par spectrophotométrie d'absorption dans l'infrarouge (*2.2.24*), en comparant avec le spectre obtenu avec la *dirithromycine SCR*. Examinez les substances sous forme de pastilles.

B. Examinez les chromatogrammes obtenus dans le dosage. Le pic principal du chromatogramme obtenu avec la solution à examiner (a) est semblable quant à son temps de rétention et ses dimensions au pic principal du chromatogramme obtenu avec la solution témoin (a).

ESSAI

Substances apparentées. Opérez par chromatographie liquide (*2.2.29*), comme décrit sous Dosage. Injectez 10 µl de solution témoin (b). Ajustez la sensibilité du système de façon que la hauteur du pic principal représente au moins 50 pour cent de l'échelle totale de l'enregistreur. Injectez 10 µl de solution à examiner (b) et continuez la chromatographie pendant 3 fois le temps de rétention du pic principal. Dans le chromatogramme obtenu avec la solution à examiner (b) : s'il apparaît un pic correspondant à l'impureté A, sa surface n'est pas supérieure à 0,75 fois celle du pic principal du chromatogramme obtenu avec la solution témoin (b) (1,5 pour cent) ; s'il apparaît d'autres pics que le pic principal, un pic correspondant à l'impureté A et un pic correspondant au 15*S*-épimère, la surface d'aucun d'entre eux n'est supérieure à la moitié de la surface du pic principal du chromatogramme obtenu avec la solution témoin (b) (1 pour cent).

15S-épimère de dirithromycine. Opérez par chromatographie liquide (*2.2.29*), comme décrit sous Dosage. Injectez 10 µl de solution témoin (b). Ajustez la sensibilité du système de façon que la hauteur du pic principal représente au moins 50 pour cent de l'échelle totale de l'enregistreur. Injectez six fois la solution témoin (b). L'essai n'est valable que si l'écart type relatif de la surface du pic de la dirithromycine n'est pas supérieur à 5,0 pour cent. Injectez en alternance la solution à examiner (b) et la solution témoin (b). Calculez la teneur pour cent en 15*S*-épimère à partir du chromatogramme obtenu avec la solution témoin (b). La teneur en 15*S*-épimère de dirithromycine n'est pas supérieure à 1,5 pour cent.

Acétonitrile (*2.4.24, Système A*). La teneur en acétonitrile n'est pas supérieure à 0,1 pour cent.

Préparez les solutions en utilisant du *diméthylformamide R* en remplacement de l'*eau R*.

Solution mère de la substance à examiner. Dissolvez 0,200 g de dirithromycine dans du *diméthylformamide R* et complétez à 20,0 ml avec le même solvant.

Les conditions d'espace de tête statique suivantes peuvent être utilisées :

– température d'équilibre : 120 °C,

– durée d'équilibrage : 60 min,

– température de transfert : 125 °C.

Métaux lourds (*2.4.8*). Dissolvez 1,0 g de dirithromycine dans 20 ml d'un mélange à volumes égaux d'*eau R* et de *méthanol R*. 12 ml de solution satisfont à l'essai limite B des métaux lourds (20 ppm). Préparez le témoin avec une solution à 1 ppm de plomb (Pb) obtenue par dilution de la *solution à 100 ppm de plomb (Pb) R* avec un mélange à volumes égaux d'*eau R* et de *méthanol R*.

Teneur en eau (*2.5.12*). Déterminée par semi-microdosage sur 1,00 g de dirithromycine, la teneur en eau n'est pas supérieure à 1,0 pour cent.

Cendres sulfuriques (*2.4.14*). Déterminé sur 1,0 g de dirithromycine, le taux des cendres sulfuriques n'est pas supérieur à 0,1 pour cent.

DOSAGE

Opérez par chromatographie liquide (*2.2.29*).

Mélange de solvants. Mélangez 30 volumes de *méthanol R* et 70 volumes d'*acétonitrile R*.

Solution à examiner (a). Dissolvez 20,0 mg de dirithromycine dans le mélange de solvants et complétez à 10,0 ml avec le mélange de solvants.

Solution à examiner (b). Dissolvez 0,10 g de dirithromycine dans le mélange de solvants et complétez à 10,0 ml avec le mélange de solvants.

Solution témoin (a). Dissolvez 20,0 mg de *dirithromycine SCR* dans le mélange de solvants et complétez à 10,0 ml avec le mélange de solvants

Solution témoin (b). Prélevez 5,0 ml de solution témoin (a) et complétez à 50,0 ml avec le mélange de solvants.

Solution témoin (c). Dissolvez 20 mg de *dirithromycine SCR* dans la phase mobile et complétez à 10 ml avec la phase mobile. Laissez reposer la solution pendant 24 h avant emploi.

La chromatographie peut être réalisée en utilisant :

– une colonne d'acier inoxydable d'une longueur de 0,25 m et d'un diamètre intérieur de 4,6 mm remplie de *gel de silice octadécylsilylé pour chromatographie R* (5 µm),

– comme phase mobile, à un débit de 2,0 ml/min, un mélange de : 9 volumes d'*eau R* ; 19 volumes de *méthanol R* ; 28 volumes d'une solution contenant 1,9 g/l de *phosphate monopotassique R* et 9,1 g/l de *phosphate dipotassique R* ajustée à pH 7,5 si nécessaire avec une solution d'*hydroxyde de potassium R* à 100 g/l ; 44 volumes d'*acétonitrile R*,

– comme détecteur, un spectrophotomètre réglé à 205 nm,

en maintenant la température de la colonne à 40 °C. Injectez 10 µl de solution témoin (a). Ajustez la sensibilité du système de façon que la hauteur du pic principal du chromatogramme obtenu représente au moins 50 pour cent de l'échelle totale de l'enregistreur. Injectez 10 µl de solution témoin (c). Lorsque le chromatogramme est enregistré dans les conditions prescrites, les temps de rétention relatifs à la dirithromycine sont de 0,7 pour l'impureté A et de 1,1 pour le 15*S*-épimère. L'essai n'est valable que si, dans le chromatogramme obtenu avec la solution témoin (c), la résolution entre les pics correspondant à la dirithromycine et à son 15*S*-épimère n'est pas inférieure à 2,0 (si nécessaire, ajustez la concentration des modificateurs organiques dans la phase mobile). Injectez six fois la solution témoin (a). L'essai n'est valable que si l'écart type relatif de la surface du pic de la dirithromycine n'est pas supérieur à 1,0 pour cent. Injectez en alternance la solution à examiner (a) et la solution témoin (a).

IMPURETÉS

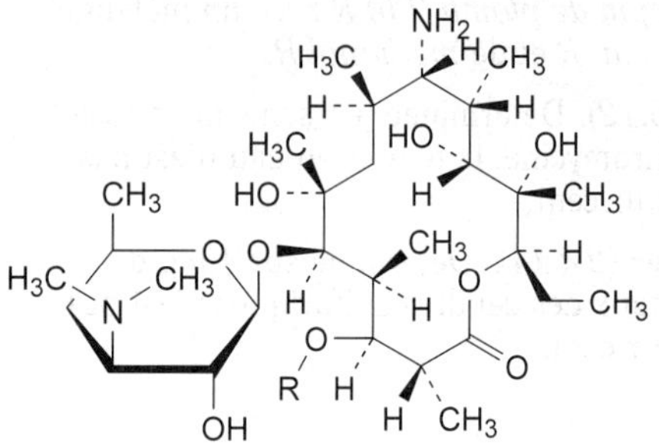

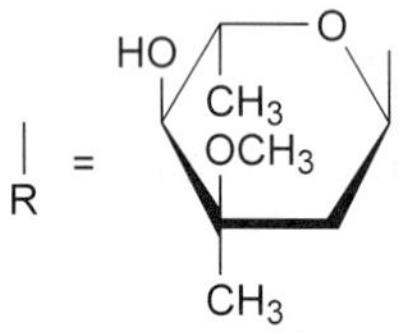

A. (9*S*)-9-amino-9-désoxyérythromycine,

B. R = H : (9*S*)-9-amino-3-dé(2,6-didésoxy-3-*C*-méthyl-3-*O*-méthyl-α-L-*ribo*-hexopyranosyl)-9-désoxoérythromycine,

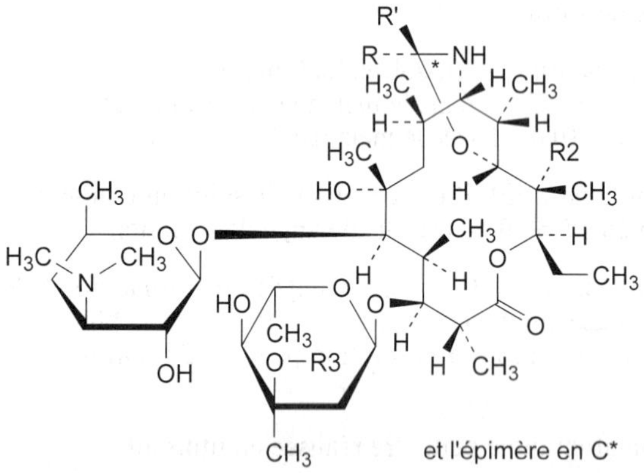

C. R = CH_2-O-CH_2-CH_2-O-CH_3, R′ = H, R2 = H, R3 = CH_3 : (9*S*)-9,11-[imino[(1*RS*)-2-(2-méthoxyéthoxy)éthylidène]oxy]-9-désoxo-11,12-didésoxyérythromycine (dirithromycine B),

D. R = CH_2-O-CH_2-CH_2-O-CH_3, R′ = H, R2 = OH, R3 = H : (9*S*)-9,11-[imino[(1*RS*)-2-(2-méthoxyéthoxy)éthylidène]oxy]-3′-*O*-déméthyl-9-désoxo-11-désoxyérythromycine (dirithromycine C),

E. R = CH_3, R′ = CH_3, R2 = OH, R3 = CH_3 : 9,11-[imino(1-méthyléthylidène)oxy]-9-désoxo-11-désoxyérythromycine.

01/2002:1006

DISOPYRAMIDE

Disopyramidum

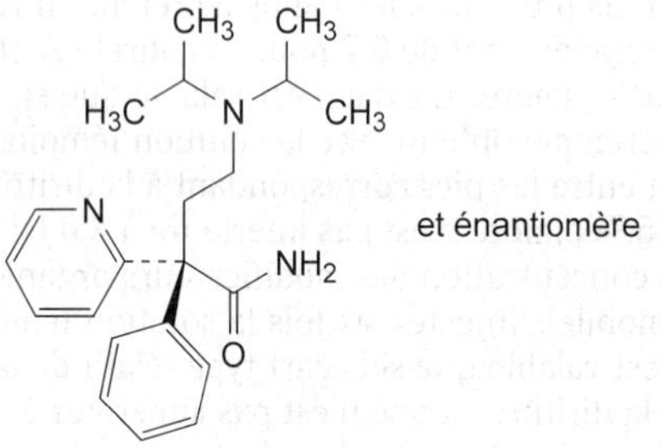

$C_{21}H_{29}N_3O$ M_r 339,5

DÉFINITION

Le disopyramide contient au minimum 98,5 pour cent et au maximum l'équivalent de 101,5 pour cent de (2*RS*)-4-[bis(1-méthyléthyl)amino]-2-phényl-2-(pyridin-2-yl)butanamide, calculé par rapport à la substance desséchée.

CARACTÈRES

Poudre blanche à sensiblement blanche, peu soluble dans l'eau, facilement soluble dans le chlorure de méthylène, soluble dans l'alcool.

IDENTIFICATION

Première identification : B.

Seconde identification : A, C.

A. Dissolvez 40,0 mg de disopyramide dans une solution d'*acide sulfurique R* à 5 g/l dans du *méthanol R* et complétez à 100,0 ml avec la même solution. Prélevez 5,0 ml de solution et complétez à 50,0 ml avec une solution d'*acide sulfurique R* à 5 g/l dans du *méthanol R*. Examinée de 240 nm à 350 nm (*2.2.25*), la solution présente un maximum d'absorption à 269 nm et un épaulement à 263 nm. L'absorbance spécifique au maximum est de 190 à 210.

B. Examinez le disopyramide par spectrophotométrie d'absorption dans l'infrarouge (*2.2.24*), en comparant avec le spectre obtenu avec le *disopyramide SCR*. Examinez les substances préparées comme suit : placez 50 µl d'une solution de disopyramide à 50 g/l dans du *chlorure de méthylène R* sur une pastille de *bromure de potassium R* ; séchez les pastilles à 60 °C pendant 1 h avant l'emploi.

C. Examinez les chromatogrammes obtenus dans l'essai des substances apparentées en lumière ultraviolette à 254 nm. La tache principale du chromatogramme obtenu avec la solution à examiner (b) est semblable quant à sa position et ses dimensions à la tache principale du chromatogramme obtenu avec la solution témoin (a). Pulvérisez de la *solution diluée d'iodobismuthate de potassium R* et examinez à la lumière du jour. La tache principale du chromatogramme obtenu avec la solution à examiner (b) est semblable quant à sa position, sa coloration et ses dimensions à la tache principale du chromatogramme obtenu avec la solution témoin (a).

ESSAI

Substances apparentées. Opérez par chromatographie sur couche mince (*2.2.27*) en utilisant une plaque recouverte de *gel de silice* GF_{254} *R*.

Solution à examiner (a). Dissolvez 0,20 g de disopyramide dans du *méthanol R* et complétez à 10 ml avec le même solvant.

Solution à examiner (b). Prélevez 1 ml de solution à examiner (a) et complétez à 10 ml avec du *méthanol R*.

Solution témoin (a). Dissolvez 20 mg de *disopyramide SCR* dans du *méthanol R* et complétez à 10 ml avec le même solvant.

Solution témoin (b). Prélevez 0,5 ml de solution à examiner (b) et complétez à 20 ml avec du *méthanol R*.

Déposez sur la plaque 10 µl de chaque solution. Développez sur un parcours de 15 cm avec un mélange de 1 volume d'*ammoniaque concentrée R*, de 30 volumes d'*acétone R* et de 30 volumes de *cyclohexane R*. Faites sécher la plaque dans un courant d'air chaud. Examinez en lumière ultraviolette à 254 nm. S'il apparaît d'autres taches que la tache principale dans le chromatogramme obtenu avec la solution à examiner (a), aucune d'entre elles n'est plus intense que la tache du chromatogramme obtenu avec la solution témoin (b) (0,25 pour cent).

Métaux lourds (*2.4.8*). 2,0 g de disopyramide satisfont à l'essai limite C des métaux lourds (10 ppm). Préparez le témoin avec 2 ml de *solution à 10 ppm de plomb (Pb) R*.

Perte à la dessiccation (*2.2.32*). Déterminée à 80 °C sur du *pentoxyde de diphosphore R* sous une pression ne dépassant pas 0,7 kPa pendant 2 h sur 1,000 g de disopyramide, la perte à la dessiccation n'est pas supérieure à 0,5 pour cent.

Cendres sulfuriques (*2.4.14*). Déterminé sur 1,0 g de disopyramide, le taux des cendres sulfuriques n'est pas supérieur à 0,2 pour cent.

DOSAGE

Dissolvez 0,130 g de disopyramide dans 30 ml d'*acide acétique anhydre R*. Titrez par l'*acide perchlorique 0,1 M* en présence de 0,2 ml de *solution de naphtolbenzéine R* jusqu'à virage du jaune au vert.

1 ml d'*acide perchlorique 0,1 M* correspond à 16,97 mg de $C_{21}H_{29}N_3O$.

CONSERVATION

A l'abri de la lumière.

IMPURETÉS

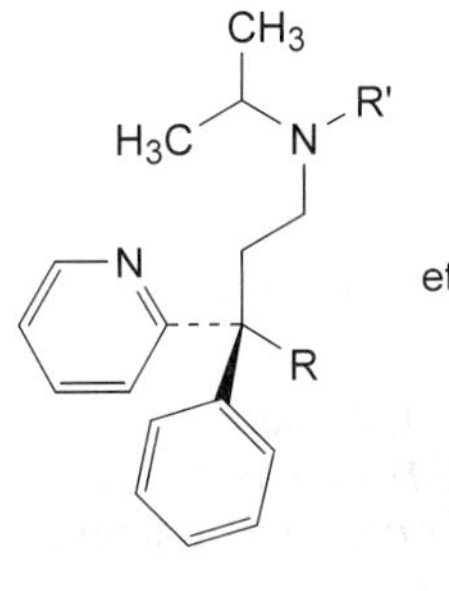

et énantiomère

A. R = CN, R' = $CH(CH_3)_2$: (2*RS*)-4-[bis(1-méthyléthyl)amino]-2-phényl-2-(pyridin-2-yl)butanenitrile (di-isopyronitrile),

B. R = H, R' = $CH(CH_3)_2$: (3*RS*)-*N*,*N*-bis(1-méthyléthyl)-3-phényl-3-(pyridin-2-yl)propan-1-amine,

C. R = CO-NH_2, R' = H : (2*RS*)-4-[(1-méthyléthyl)amino]-2-phényl-2-(pyridin-2-yl)butanamide,

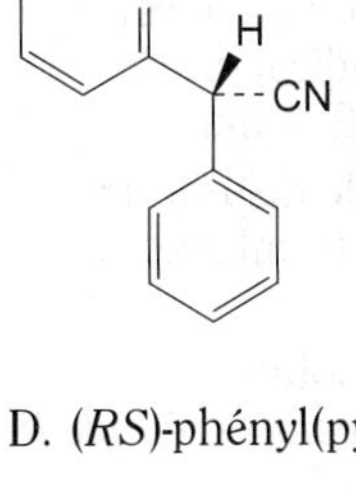

et énantiomère

D. (*RS*)-phényl(pyridin-2-yl)acétonitrile (pyronitrile).

01/2002:1005

DISOPYRAMIDE (PHOSPHATE DE)

Disopyramidi phosphas

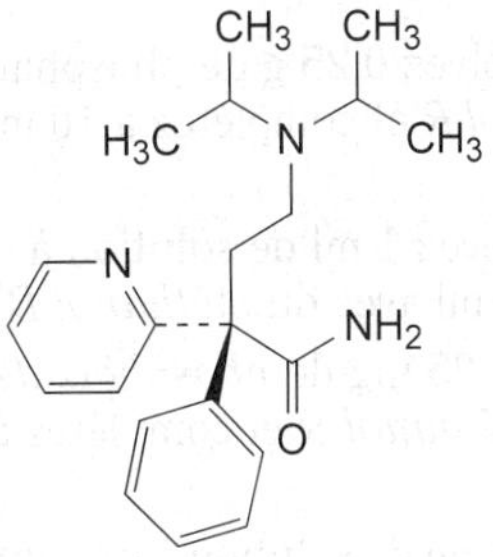

et énantiomère , H_3PO_4

$C_{21}H_{32}N_3O_5P$ M_r 437,5

DÉFINITION

Le phosphate de disopyramide contient au minimum 98,0 pour cent et au maximum l'équivalent de 102,0 pour cent de dihydrogénophosphate de (2*RS*)-4-[bis(1-méthyléthyl)amino]-2-phényl-2-(pyridin-2-yl)butanamide, calculé par rapport à la substance desséchée.

CARACTÈRES

Poudre blanche à sensiblement blanche, soluble dans l'eau, assez soluble dans l'alcool, pratiquement insoluble dans le chlorure de méthylène.

IDENTIFICATION

Première identification : B.

Seconde identification : A, C, D.

A. Dissolvez 50,0 mg de phosphate de disopyramide dans une solution d'*acide sulfurique R* à 5 g/l dans du *méthanol R* et complétez à 100,0 ml avec la même solution. Prélevez 5,0 ml de solution et complétez à 50,0 ml avec une solution d'*acide sulfurique R* à 5 g/l dans du *méthanol R*. Examinée de 240 nm à 350 nm (*2.2.25*), la solution présente un maximum d'absorption à 269 nm et un épaulement à 263 nm. L'absorbance spécifique au maximum est de 147 à 163.

B. Examinez le phosphate de disopyramide par spectrophotométrie d'absorption dans l'infrarouge (*2.2.24*), en comparant avec le spectre obtenu avec le *phosphate de disopyramide SCR*. Examinez les substances sous forme de pastilles.

C. Examinez les chromatogrammes obtenus dans l'essai des substances apparentées en lumière ultraviolette à 254 nm. La tache principale du chromatogramme obtenu avec la solution à examiner (b) est semblable quant à sa position et ses dimensions à la tache principale du chromatogramme obtenu avec la solution témoin (a). Pulvérisez de la *solution diluée d'iodobismuthate de potassium R* et examinez à la lumière du jour. La tache principale du chromatogramme obtenu avec la solution à examiner (b) est semblable quant à sa position, sa coloration et ses dimensions à la tache principale du chromatogramme obtenu avec la solution témoin (a).

D. La solution S (voir Essai) donne la réaction (a) des phosphates (*2.3.1*).

ESSAI

Solution S. Dissolvez 1,0 g de phosphate de disopyramide dans de l'*eau exempte de dioxyde de carbone R* et complétez à 20 ml avec le même solvant.

Aspect de la solution. La solution S est limpide (*2.2.1*) et incolore (*2.2.2, Procédé II*).

Détermination du pH (*2.2.3*). Le pH de la solution S est de 4,0 à 5,0.

Substances apparentées. Opérez par chromatographie sur couche mince (*2.2.27*) en utilisant une plaque recouverte de *gel de silice* GF_{254} *R*.

Solution à examiner (a). Dissolvez 0,25 g de phosphate de disopyramide dans du *méthanol R* et complétez à 10 ml avec le même solvant.

Solution à examiner (b). Prélevez 1 ml de solution à examiner (a) et complétez à 10 ml avec du *méthanol R*.

Solution témoin (a). Dissolvez 25 mg de *phosphate de disopyramide SCR* dans du *méthanol R* et complétez à 10 ml avec le même solvant.

Solution témoin (b). Prélevez 1 ml de solution à examiner (b) et complétez à 20 ml avec du *méthanol R*.

Déposez sur la plaque 10 µl de chaque solution. Développez sur un parcours de 15 cm avec un mélange de 1 volume d'*ammoniaque concentrée R*, de 30 volumes d'*acétone R* et de 30 volumes de *cyclohexane R*. Faites sécher la plaque dans un courant d'air chaud. Examinez en lumière ultraviolette à 254 nm. S'il apparaît d'autres taches que la tache principale dans le chromatogramme obtenu avec la solution à examiner (a), aucune d'entre elles n'est plus intense que la tache du chromatogramme obtenu avec la solution témoin (b) (0,5 pour cent).

Métaux lourds (*2.4.8*). 2,0 g de phosphate de disopyramide satisfont à l'essai limite C des métaux lourds (10 ppm). Préparez le témoin avec 2 ml de *solution à 10 ppm de plomb (Pb) R*.

Perte à la dessiccation (*2.2.32*). Déterminée à l'étuve à 100-105 °C sur 1,000 g de phosphate de disopyramide, la perte à la dessiccation n'est pas supérieure à 0,5 pour cent.

DOSAGE

Dissolvez 0,180 g de phosphate de disopyramide dans 30 ml d'*acide acétique anhydre R*. Titrez par l'*acide perchlorique 0,1 M* en présence de 0,2 ml de *solution de naphtolbenzéine R* jusqu'à virage du jaune au vert.

1 ml d'*acide perchlorique 0,1 M* correspond à 21,88 mg de $C_{21}H_{32}N_3O_5P$.

CONSERVATION

A l'abri de la lumière.

IMPURETÉS

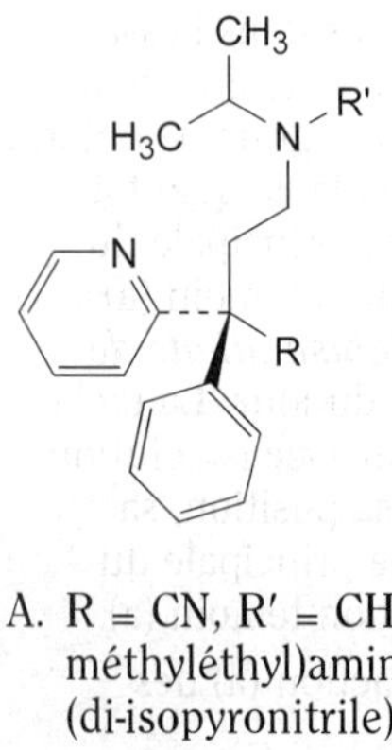

et énantiomère

A. R = CN, R′ = $CH(CH_3)_2$: (2*RS*)-4-[bis(1-méthyléthyl)amino]-2-phényl-2-(pyridin-2-yl)butanenitrile (di-isopyronitrile),

B. R = H, R′ = $CH(CH_3)_2$: (3*RS*)-*N*,*N*-bis(1-méthyléthyl)-3-phényl-3-(pyridin-2-yl)propan-1-amine,

C. R = CO-NH_2, R′ = H : (2*RS*)-4-[(1-méthyléthyl)amino]-2-phényl-2-(pyridin-2-yl)butanamide,

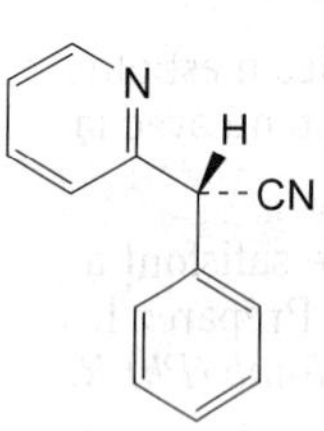

et énantiomère

D. (*RS*)-phényl(pyridin-2-yl)acétonitrile (pyronitrile).

01/2002:0603

DISULFIRAME

Disulfiramum

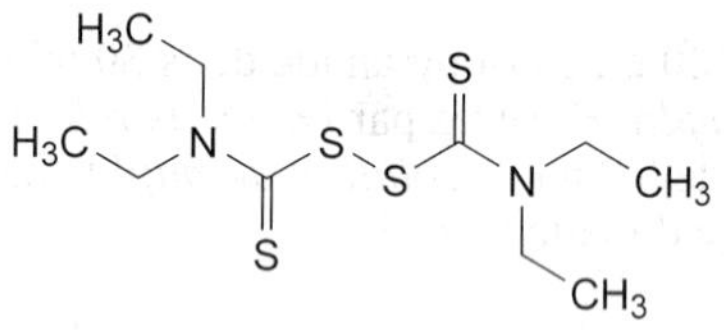

$C_{10}H_{20}N_2S_4$ M_r 296,5

DÉFINITION

Le disulfirame contient au minimum 98,5 pour cent et au maximum l'équivalent de 101,0 pour cent de tétraéthyldisulfanedicarbothioamide, calculé par rapport à la substance desséchée.

CARACTÈRES

Poudre cristalline, blanche ou sensiblement blanche, pratiquement insoluble dans l'eau, facilement soluble dans le chlorure de méthylène, soluble dans l'éther, assez soluble dans l'alcool.

IDENTIFICATION

Première identification : A, B.

Seconde identification : A, C, D.

A. Le point de fusion du disulfirame (*2.2.14*) est de 70 °C à 73 °C.

B. Examinez le disulfirame par spectrophotométrie d'absorption dans l'infrarouge (*2.2.24*), en comparant avec le spectre obtenu avec le *disulfirame SCR*. Examinez les substances sous forme de pastilles.

C. Examinez les chromatogrammes obtenus dans l'essai des substances apparentées. La tache principale du chromatogramme obtenu avec la solution à examiner (b) est semblable quant à sa position et ses dimensions à la tache principale du chromatogramme obtenu avec la solution témoin (a).

D. Dissolvez 10 mg environ de disulfirame dans 10 ml de *méthanol R*. Ajoutez 2 ml d'une solution de *chlorure de cuivre R* à 0,5 g/l dans le *méthanol R*. Il se développe une coloration jaune virant au jaune-vert.

ESSAI

Substances apparentées. Opérez par chromatographie sur couche mince (*2.2.27*) en utilisant une plaque recouverte d'un gel de silice approprié contenant un indicateur de fluorescence dont l'intensité est optimale à 254 nm.

Solution à examiner (a). Dissolvez 0,20 g de disulfirame dans de l'*acétate d'éthyle R* et complétez à 10 ml avec le même solvant.

Solution à examiner (b). Prélevez 1 ml de solution à examiner (a) et complétez à 10 ml avec de l'*acétate d'éthyle R*.

Solution témoin (a). Dissolvez 10 mg de *disulfirame SCR* dans de l'*acétate d'éthyle R* et complétez à 5 ml avec le même solvant.

Solution témoin (b). Prélevez 1 ml de solution à examiner (b) et complétez à 20 ml avec de l'*acétate d'éthyle R.*

Déposez sur la plaque 10 µl de chaque solution. Développez sur un parcours de 15 cm avec un mélange de 30 volumes d'*acétate de butyle R* et de 70 volumes d'*hexane R.* Laissez sécher la plaque à l'air. Examinez en lumière ultraviolette à 254 nm. S'il apparaît d'autres taches que la tache principale dans le chromatogramme obtenu avec la solution à examiner (a), aucune d'entre elles n'est plus intense que la tache du chromatogramme obtenu avec la solution témoin (b) (0,5 pour cent).

Diéthyldithiocarbamate. Dissolvez 0,20 g de disulfirame dans 10 ml d'*éther exempt de peroxydes R,* ajoutez 5 ml de *solution tampon pH 8,0 R* et agitez énergiquement. Eliminez la couche supérieure et lavez la couche inférieure avec 10 ml d'*éther exempt de peroxydes R.* A la couche inférieure, ajoutez 0,2 ml d'une solution de *sulfate de cuivre R* à 4 g/l et 5 ml de *cyclohexane R* puis agitez. La couche supérieure n'est pas plus fortement colorée en jaune que celle obtenue avec un témoin préparé simultanément en utilisant 0,2 ml d'une solution extemporanée de *diéthyldithiocarbamate de sodium R* à 0,15 g/l (150 ppm).

Métaux lourds (*2.4.8*). 1,0 g de disulfirame satisfait à l'essai limite C des métaux lourds (20 ppm). Préparez le témoin avec 2 ml de *solution à 10 ppm de plomb (Pb) R.*

Perte à la dessiccation (*2.2.32*). Déterminée sous vide à 50 °C sur 1,000 g de disulfirame, la perte à la dessiccation n'est pas supérieure à 0,5 pour cent.

Cendres sulfuriques (*2.4.14*). Déterminé sur 1,0 g de disulfirame, le taux des cendres sulfuriques n'est pas supérieur à 0,1 pour cent.

DOSAGE

Dissolvez 0,450 g de disulfirame dans 80 ml d'*acétone R* et ajoutez 20 ml d'une solution de *nitrate de potassium R* à 20 g/l. Titrez par le *nitrate d'argent 0,1 M.* Déterminez le point de fin de titrage par potentiométrie (*2.2.20*) en utilisant une électrode indicatrice d'argent et une électrode d'argent-chlorure d'argent à double jonction saturée de nitrate de potassium comme électrode de référence.

1 ml de *nitrate d'argent 0,1 M* correspond à 59,30 mg de $C_{10}H_{20}N_2S_4$.

CONSERVATION

A l'abri de la lumière.

IMPURETÉS

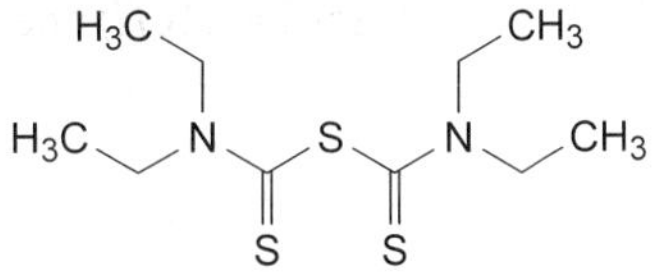

A. thioanhydride diéthylthiocarbamique (sulfirame),

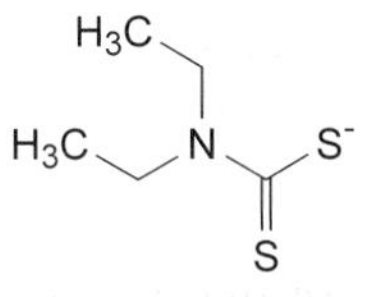

B. diéthyldithiocarbamate.

01/2002:1007

DITHRANOL

Dithranolum

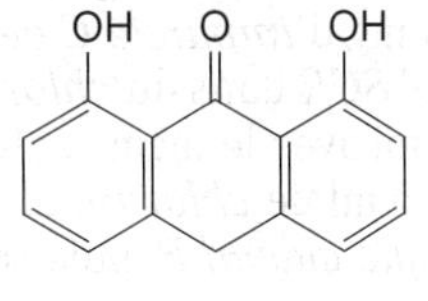

$C_{14}H_{10}O_3$ M_r 226,2

DÉFINITION

Le dithranol contient au minimum 98,5 pour cent et au maximum l'équivalent de 101,0 pour cent de 1,8-dihydroxyanthracén-9(10*H*)-one, calculé par rapport à la substance desséchée.

CARACTÈRES

Poudre cristalline, jaune ou jaune-brun, pratiquement insoluble dans l'eau, soluble dans le chlorure de méthylène, assez soluble dans l'acétone, peu soluble dans l'alcool. Le dithranol se dissout dans les solutions diluées d'hydroxydes alcalins.

Effectuez tous les essais et identifications à l'abri de la lumière vive et utilisez des solutions récemment préparées.

IDENTIFICATION

Première identification : A, B.

Seconde identification : A, C, D.

A. Le point de fusion (*2.2.14*) du dithranol est de 178 °C à 182 °C.

B. Examinez le dithranol par spectrophotométrie d'absorption dans l'infrarouge (*2.2.24*), en comparant avec le spectre obtenu avec le *dithranol SCR.*

C. Opérez par chromatographie sur couche mince (*2.2.27*) en utilisant une plaque recouverte de *gel de silice H R.*

Solution à examiner. Dissolvez 10 mg de dithranol dans du *chlorure de méthylène R* et complétez à 10 ml avec le même solvant.

Solution témoin (a). Dissolvez 10 mg de *dithranol SCR* dans du *chlorure de méthylène R* et complétez à 10 ml avec le même solvant.

Solution témoin (b). Dissolvez 5 mg environ de *dantrone R* dans 5 ml de solution témoin (a).

Déposez sur la plaque 10 µl de chaque solution. Développez sur un parcours de 12 cm avec un mélange à volumes égaux de *chlorure de méthylène R* et d'*hexane R.* Laissez sécher la plaque à l'air. Placez la plaque dans une cuve saturée de vapeurs d'ammoniaque jusqu'à apparition des taches. Examinez à la lumière du jour. La tache principale du chromatogramme obtenu avec la solution à examiner est semblable quant à sa position, sa coloration et ses dimensions à la tache principale du chromatogramme obtenu avec la solution témoin (a). L'identification n'est valable que si le chromatogramme obtenu avec la solution témoin (b) présente 2 taches nettement séparées.

D. A 5 mg de dithranol, ajoutez 0,1 g d'*acétate de sodium anhydre R* et 1 ml d'*anhydride acétique R.* Faites bouillir pendant 30 s. Ajoutez 20 ml d'*alcool R.* Examinée en lumière ultraviolette à 365 nm, la solution présente une fluorescence bleue.

ESSAI

Substances apparentées.

A. Opérez par chromatographie liquide (*2.2.29*).

Solution à examiner. Dissolvez 0,200 g de dithranol dans 20 ml de *chlorure de méthylène R*, ajoutez 1,0 ml d'*acide acétique glacial R* et complétez à 100,0 ml avec de l'*hexane R*.

Solution témoin. Dissolvez 10,0 mg d'*anthrone R*, 10,0 mg de *dantrone R*, 10,0 mg d'*impureté C de dithranol SCR* et 10,0 mg de *dithranol SCR* dans du *chlorure de méthylène R* et complétez à 10,0 ml avec le même solvant. A 1,0 ml de solution, ajoutez 19,0 ml de *chlorure de méthylène R* et 1,0 ml d'*acide acétique glacial R*, puis complétez à 50,0 ml avec de l'*hexane R*.

La chromatographie peut être réalisée en utilisant :

- une colonne d'acier inoxydable d'une longueur de 0,25 m et d'un diamètre intérieur de 4,6 mm, remplie de *gel de silice pour chromatographie R* (5 µm),
- comme phase mobile, à un débit de 2 ml/min, un mélange de 1 volume d'*acide acétique glacial R*, de 5 volumes de *chlorure de méthylène R* et de 82 volumes d'*hexane R*,
- comme détecteur, un spectrophotomètre réglé à 260 nm.

Injectez 20 µl de chaque solution et continuez la chromatographie pendant 1,5 fois le temps de rétention du pic correspondant à l'impureté C de dithranol. Ajustez la sensibilité du système de façon que la hauteur du pic principal du chromatogramme obtenu avec la solution témoin représente 70 pour cent environ de l'échelle totale de l'enregistreur. Lorsque les chromatogrammes sont enregistrés dans les conditions prescrites, les pics apparaissent dans l'ordre suivant : dithranol, dantrone, anthrone et impureté C de dithranol. L'essai n'est valable que si, dans le chromatogramme obtenu avec la solution témoin, la résolution entre les pics correspondant respectivement au dithranol et à la dantrone est supérieure à 2,0. S'il apparaît des pics correspondant à la dantrone, à l'anthrone ou à l'impureté C de dithranol dans le chromatogramme obtenu avec la solution à examiner, la surface d'aucun d'entre eux n'est supérieure à celle des pics correspondants dans le chromatogramme obtenu avec la solution témoin (1 pour cent). S'il apparaît d'autres pics que le pic principal et des pics correspondant à l'anthrone, à la dantrone et à l'impureté C de dithranol dans le chromatogramme obtenu avec la solution à examiner, la surface d'aucun d'entre eux n'est supérieure à celle du pic correspondant au dithranol dans le chromatogramme obtenu avec la solution témoin (1 pour cent).

B. Opérez par chromatographie liquide (*2.2.29*).

Solution à examiner. Dissolvez 25,0 mg de dithranol dans la phase mobile et complétez à 25,0 ml avec la phase mobile.

Solution témoin. Dissolvez 25,0 mg d'*impureté D de dithranol SCR* et 25,0 mg de *dithranol SCR* dans la phase mobile et complétez à 50,0 ml avec la phase mobile. Prélevez 1,0 ml de solution et complétez à 20,0 ml avec la phase mobile.

La chromatographie peut être réalisée en utilisant :

- une colonne d'acier inoxydable, d'une longueur de 0,20 m et d'un diamètre intérieur de 4,6 mm, remplie de *gel de silice octadécylsilylé pour chromatographie R* (5 µm),
- comme phase mobile, à un débit de 0,9 ml/min, un mélange de 2,5 volumes d'*acide acétique glacial R*, de 40 volumes de *tétrahydrofurane R* et de 60 volumes d'*eau R*,
- comme détecteur, un spectrophotomètre réglé à 254 nm.

Injectez 20 µl de chaque solution. Continuez la chromatographie pendant 3 fois le temps de rétention du pic correspondant au dithranol. Ajustez la sensibilité du système de façon que la hauteur du pic principal du chromatogramme obtenu avec la solution témoin représente 50 pour cent environ de l'échelle totale de l'enregistreur. L'essai n'est valable que si, dans le chromatogramme obtenu avec la solution témoin, la résolution entre les pics correspondant respectivement à l'impureté D de dithranol et au dithranol est supérieure à 2,5. S'il apparaît, dans le chromatogramme obtenu avec la solution à examiner, un pic correspondant à l'impureté D de dithranol, sa surface n'est pas supérieure à celle du pic correspondant dans le chromatogramme obtenu avec la solution témoin (2,5 pour cent).

La teneur totale des substances apparentées déterminée dans les essais A et B n'est pas supérieure à 3,0 pour cent.

Chlorures (*2.4.4*). Agitez 1,0 g de dithranol avec 20 ml d'*eau R* pendant 1 min. Filtrez. Prélevez 10 ml du filtrat et complétez à 15 ml avec de l'*eau R*. La solution satisfait à l'essai limite des chlorures (100 ppm).

Perte à la dessiccation (*2.2.32*). Déterminée à l'étuve à 100-105 °C sur 1,000 g de dithranol, la perte à la dessiccation n'est pas supérieure à 0,5 pour cent.

Cendres sulfuriques (*2.4.14*). Déterminé sur 1,0 g de dithranol, le taux des cendres sulfuriques n'est pas supérieur à 0,1 pour cent.

DOSAGE

Dissolvez 0,200 g de dithranol dans 50 ml de *pyridine anhydre R*. Effectuez le dosage sous une atmosphère d'*azote R*. Titrez par l'*hydroxyde de tétrabutylammonium 0,1 M*. Déterminez le point de fin de titrage par potentiométrie (*2.2.20*), en utilisant une électrode indicatrice de verre et une électrode de référence au calomel dont l'électrolyte est constitué par une solution saturée de *chlorure de potassium R* dans le *méthanol R*.

1 ml d'*hydroxyde de tétrabutylammonium 0,1 M* correspond à 22,62 mg de $C_{14}H_{10}O_3$.

CONSERVATION

A l'abri de la lumière.

IMPURETÉS

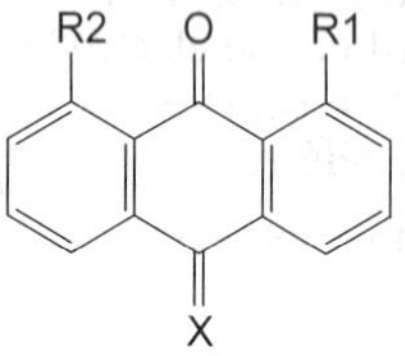

A. R1 = R2 = H, X = H_2 : anthracén-9(10H)-one (anthrone),

B. R1 = R2 = OH, X = O : 1,8-dihydroxyanthracène-9,10-dione (dantrone),

D. R1 = OH, R2 = H, X = H_2 : 1-hydroxyanthracén-9(10*H*)-one,

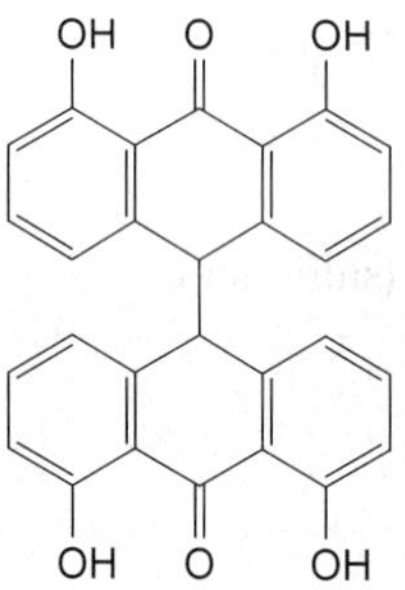

C. 4,4′,5,5′-tétrahydroxy-9,9′-bianthracényle-10,10′(9*H*,9′*H*)-dione.

01/2002:1200

DOBUTAMINE (CHLORHYDRATE DE)

Dobutamini hydrochloridum

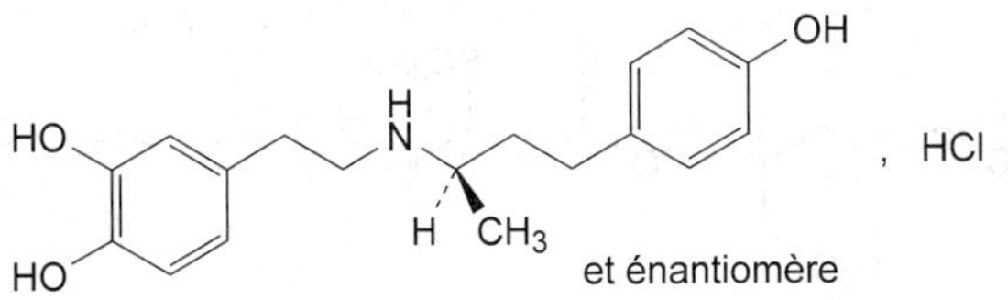

$C_{18}H_{24}ClNO_3$ M_r 337,9

DÉFINITION

Le chlorhydrate de dobutamine contient au minimum 98,5 pour cent et au maximum l'équivalent de 101,0 pour cent de chlorhydrate de (*RS*)-4-[2-[[3-(4-hydroxyphényl)-1-méthylpropyl]amino]éthyl]benzène-1,2-diol, calculé par rapport à la substance desséchée.

CARACTÈRES

Poudre cristalline, blanche à sensiblement blanche, assez soluble dans l'eau, soluble dans le méthanol, assez soluble dans l'alcool.

IDENTIFICATION

Première identification : C, E.

Seconde identification : A, B, D, E.

A. Le point de fusion (*2.2.14*) du chlorhydrate de dobutamine est de 189 °C à 192 °C.

B. Dissolvez 20,0 mg de chlorhydrate de dobutamine dans du *méthanol R* et complétez à 100,0 ml avec le même solvant. Prélevez 10,0 ml de solution et complétez à 100,0 ml avec du *méthanol R*. Examinée de 220 nm à 300 nm (*2.2.25*), la solution présente 2 maximums d'absorption respectivement à 223 nm et à 281 nm. Le rapport entre les absorbances mesurées aux maximums à 281 nm et à 223 nm est de 0,34 à 0,36.

C. Examinez le chlorhydrate de dobutamine par spectrophotométrie d'absorption dans l'infrarouge (*2.2.24*), en comparant avec le spectre obtenu avec le *chlorhydrate de dobutamine SCR*. Examinez les substances sous forme de pastilles.

D. Opérez par chromatographie sur couche mince (*2.2.27*) en utilisant une plaque recouverte de *gel de silice G R*.

Solution à examiner. Dissolvez 10 mg de chlorhydrate de dobutamine dans un mélange à volumes égaux d'*acide acétique glacial R* et de *méthanol R* et complétez à 10 ml avec le même mélange de solvants.

Solution témoin (a). Dissolvez 10,0 mg de *chlorhydrate de dobutamine SCR* dans un mélange à volumes égaux d'*acide acétique glacial R* et de *méthanol R* et complétez à 10 ml avec le même mélange de solvants.

Solution témoin (b). Dissolvez 5,0 mg de *chlorhydrate de dopamine SCR* dans 5 ml de la solution à examiner.

Déposez sur la plaque 10 µl de chaque solution. Développez sur un parcours de 15 cm avec un mélange de 5 volumes d'*eau R*, de 15 volumes d'*acide acétique glacial R*, de 30 volumes d'*éther R* et de 45 volumes de *butanol R*. Faites sécher la plaque et pulvérisez une solution de *permanganate de potassium R* à 1 g/l. La tache principale du chromatogramme obtenu avec la solution à examiner est semblable quant à sa position, sa coloration et ses dimensions à la tache principale du chromatogramme obtenu avec la solution témoin (a). L'identification n'est valable que si le chromatogramme obtenu avec la solution témoin (b) présente 2 taches nettement séparées.

E. Dans un mélange à volumes égaux d'*eau R* et de *méthanol R*, le chlorhydrate de dobutamine donne la réaction (a) des chlorures (*2.3.1*).

ESSAI

Acidité ou alcalinité. Dissolvez, en chauffant doucement, 0,1 g de chlorhydrate de dobutamine dans de l'*eau R* et complétez à 10 ml avec le même solvant. Ajoutez 0,1 ml de *solution de rouge de méthyle R* et 0,2 ml d'*hydroxyde de sodium 0,01 M* ; la solution est colorée en jaune. Ajoutez 0,4 ml d'*acide chlorhydrique 0,01 M* ; la solution est colorée en rouge.

Angle de rotation optique (*2.2.7*). Dissolvez 0,50 g de chlorhydrate de dobutamine dans du *méthanol R* et complétez à 10,0 ml avec le même solvant. L'angle de rotation optique est de – 0,05° à + 0,05°.

Absorbance (*2.2.25*). Dissolvez, en chauffant à 30-35 °C si nécessaire, 0,5 g de chlorhydrate de dobutamine dans un mélange à volumes égaux d'*eau R* et de *méthanol R* et complétez à 25 ml avec le même mélange de solvants. Refroidissez rapidement. Mesurez immédiatement l'absorbance de la solution à 480 nm. L'absorbance n'est pas supérieure à 0,04.

Substances apparentées. Opérez par chromatographie liquide (*2.2.29*).

Solution à examiner. Dissolvez 0,10 g de chlorhydrate de dobutamine dans un mélange de 35 volumes de phase mobile B et de 65 volumes de phase mobile A et complétez à 20,0 ml avec le même mélange de phases mobiles.

Solution témoin (a). Prélevez 4,0 ml de solution à examiner et complétez à 100,0 ml avec une solution d'*aldéhyde anisique R* à 0,05 g/l dans un mélange de 35 volumes de phase mobile B et de 65 volumes de phase mobile A. Prélevez 1,0 ml de solution et complétez à 10,0 ml avec un mélange de 35 volumes de phase mobile B et de 65 volumes de phase mobile A.

Solution témoin (b). Prélevez 5,0 ml de solution à examiner et complétez à 100,0 ml avec un mélange de 35 volumes de phase mobile B et de 65 volumes de phase mobile A. Prélevez 1,0 ml de solution et complétez à 10,0 ml avec un mélange de 35 volumes de phase mobile B et de 65 volumes de phase mobile A.

La chromatographie peut être réalisée en utilisant :

– une colonne d'acier inoxydable, d'une longueur de 0,15 m et d'un diamètre intérieur de 4,6 mm, remplie de *gel de silice octadécylsilylé pour chromatographie R* (5 µm),

– comme phase mobile, à un débit de 1 ml/min, les solutions suivantes :

Phase mobile A. Dissolvez 2,60 g d'*octanesulfonate de sodium R* dans 1000 ml d'*eau R* et ajoutez 3 ml de *triéthylamine R*. Ajustez à pH 2,5 avec de l'*acide phosphorique R*,

Phase mobile B. Mélangez 18 volumes d'*acétonitrile R* avec 82 volumes de *méthanol R*,

Intervalle (min)	Phase mobile A (pour cent *V/V*)	Phase mobile B (pour cent *V/V*)
0 - 5	65	35
5 - 20	65 → 20	35 → 80
20 - 25	20	80

– comme détecteur, un spectrophotomètre réglé à 280 nm.

Monographies D - K

Injectez 20 µl de solution témoin (a). L'essai n'est valable que si la résolution entre les pics correspondant respectivement au chlorhydrate de dobutamine et à l'anisaldéhyde n'est pas inférieure à 4,0. Injectez 20 µl de solution à examiner et 20 µl de solution témoin (b). S'il apparaît d'autres pics que le pic principal dans le chromatogramme obtenu avec la solution à examiner, la surface d'aucun d'entre eux n'est supérieure à celle du pic principal du chromatogramme obtenu avec la solution témoin (b) (0,5 pour cent) et la somme de leur surface n'est pas supérieure à 2 fois la surface du pic principal du chromatogramme obtenu avec la solution témoin (b) (1 pour cent). Ne tenez pas compte d'un pic dû au solvant ni des pics dont la surface est inférieure à 0,1 fois celle du pic principal du chromatogramme obtenu avec la solution témoin (b).

Métaux lourds (*2.4.8*). 2,0 g de chlorhydrate de dobutamine satisfont à l'essai limite C des métaux lourds (10 ppm). Préparez le témoin avec 2 ml de *solution à 10 ppm de plomb (Pb) R*.

Perte à la dessiccation (*2.2.32*). Déterminée à l'étuve à 100-105 °C sur 1,000 g de chlorhydrate de dobutamine, la perte à la dessiccation n'est pas supérieure à 0,5 pour cent.

Cendres sulfuriques (*2.4.14*). Déterminé sur 1,0 g de chlorhydrate de dobutamine, le taux des cendres sulfuriques n'est pas supérieur à 0,1 pour cent.

DOSAGE

Afin d'éviter un échauffement trop important du milieu réactionnel, mélangez soigneusement pendant le titrage et arrêtez le titrage immédiatement après le point de fin de titrage.

Dissolvez 0,250 g de chlorhydrate de dobutamine dans 10 ml d'*acide formique anhydre R*. Ajoutez 50 ml d'*anhydride acétique R*. Titrez par l'*acide perchlorique 0,1 M*. Déterminez le point de fin de titrage par potentiométrie (*2.2.20*).

1 ml d'*acide perchlorique 0,1 M* correspond à 33,79 mg de $C_{18}H_{24}ClNO_3$.

CONSERVATION

A l'abri de la lumière.

IMPURETÉS

A. dopamine,

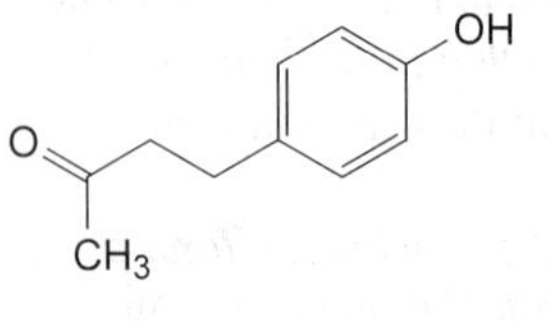

B. 4-(4-hydroxyphényl)butan-2-one,

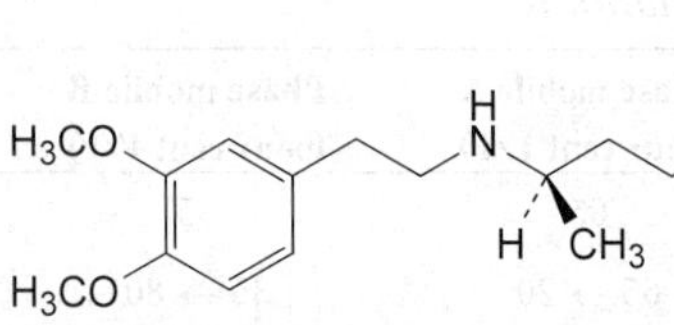

et énantiomère

C. (2*RS*)-*N*-[2-(3,4-diméthoxyphényl)éthyl]-4-(4-méthoxyphényl)butan-2-amine.

01/2002:1418

DOCUSATE SODIQUE

Docusatum natricum

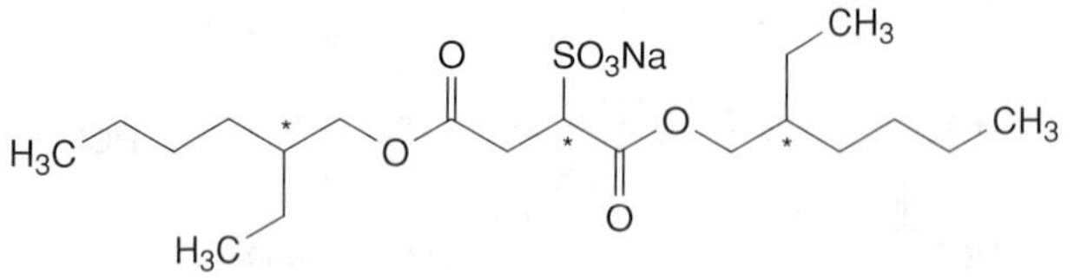

$C_{20}H_{37}NaO_7S$ M_r 444,6

DÉFINITION

1,4-Bis[(2-éthylhexyl)oxy]-1,4-dioxobutane-2-sulfonate de sodium.

Teneur : 98,0 pour cent à 101,0 pour cent (substance anhydre).

CARACTÈRES

Aspect : masses ou paillettes cireuses, blanches ou sensiblement blanches, hygroscopiques.

Solubilité : assez soluble dans l'eau, facilement soluble dans l'alcool et dans le chlorure de méthylène.

IDENTIFICATION

A. Spectrophotométrie d'absorption dans l'infrarouge (*2.2.24*).

Préparation : placez environ 3 mg de docusate sodique sur une plaque de chlorure de sodium, ajoutez 0,05 ml d'*acétone R* et couvrez la plaque immédiatement avec une autre plaque de chlorure de sodium. Frottez une plaque contre l'autre pour dissoudre la substance à examiner, séparez les plaques et laissez évaporer l'acétone.

Comparaison : *spectre de référence du docusate sodique de la Ph. Eur.*

B. Dans un creuset, calcinez 0,75 g de docusate sodique en présence d'*acide sulfurique dilué R*, jusqu'à obtention d'un résidu pratiquement blanc. Laissez refroidir, puis reprenez le résidu par 5 ml d'*eau R* et filtrez. 2 ml de filtrat donnent la réaction (a) du sodium (*2.3.1*).

ESSAI

Alcalinité. Dissolvez 1,0 g de docusate sodique dans 100 ml d'un mélange à volumes égaux de *méthanol R* et d'*eau R*, préalablement neutralisé en présence de *solution de rouge de méthyle R*. Ajoutez 0,1 ml de *solution de rouge de méthyle R*. Le virage de l'indicateur au rouge ne nécessite pas plus de 0,2 ml d'*acide chlorhydrique 0,1 M*.

Substances apparentées non-ioniques. Chromatographie en phase gazeuse (*2.2.28*).

Solution d'étalon interne. Dissolvez 10 mg de *béhénate de méthyle R* dans de l'*hexane R* et complétez à 50 ml avec le même solvant.

Solution à examiner (a). Dissolvez 0,10 g de docusate sodique dans 2,0 ml de solution d'étalon interne et complétez à 5,0 ml avec de l'*hexane R*. Faites passer la solution, à un débit de 1,5 ml/min environ, à travers une colonne d'un diamètre intérieur de 10 mm, remplie de 5 g d'*oxyde d'aluminium basique R*, préalablement lavée avec 25 ml d'*hexane R*. Eluez avec 5 ml d'*hexane R* et rejetez l'éluat. Eluez avec 20 ml d'un mélange à volumes égaux d'*éther R* et d'*hexane R*. Evaporez à siccité l'éluat et dissolvez le résidu dans 2,0 ml d'*hexane R*.

Solution à examiner (b). Procédez comme décrit pour la solution à examiner (a), mais en dissolvant 0,10 g de docusate sodique dans de l'*hexane R* et en complétant à 5,0 ml avec le même solvant. Utilisez une nouvelle colonne.

Solution témoin. Prélevez 2,0 ml de solution d'étalon interne et complétez à 5,0 ml avec de l'*hexane R*.

Colonne :
- *matériau* : verre,
- *dimensions* : l = 2 m, Ø = 2 mm,
- *phase stationnaire* : *terre d'infusoires silanisée pour chromatographie en phase gazeuse R* imprégnée de 3 pour cent *m/m* de *polyméthylphénylsiloxane R*,

Gaz vecteur : *azote pour chromatographie R.*

Débit : 30 ml/min.

Température :
- *colonne* : 230 °C,
- *chambre à injection et détecteur* : 280 °C.

Détection : ionisation de flamme.

Injection : 1 µl.

Enregistrement : 2,5 fois le temps de rétention de l'étalon interne.

Conformité du système : le chromatogramme obtenu avec la solution à examiner (b) ne présente pas de pic dont le temps de rétention est le même que celui du pic dû à l'étalon interne.

Limite :
- *toute impureté* : au maximum la surface du pic dû à l'étalon interne dans le chromatogramme obtenu avec la solution témoin (a) (0,4 pour cent).

Chlorures : au maximum 350 ppm.

Dissolvez 5,0 g de docusate sodique dans 50 ml d'*alcool à 50 pour cent V/V R*. Ajoutez 0,1 ml de *solution de dichromate de potassium R*. Le virage de l'indicateur ne nécessite pas plus de 0,5 ml de *nitrate d'argent 0,1 M*.

Sulfate de sodium : au maximum 2 pour cent.

Dissolvez 0,25 g de docusate sodique dans 40 ml d'un mélange de 20 volumes d'*eau R* et de 80 volumes de *2-propanol R*. Ajustez le pH entre 2,5 et 4,0 avec la *solution d'acide perchlorique R*. Ajoutez 0,4 ml de *solution de naphtarson R* et 0,1 ml d'une solution de *bleu de méthylène R* à 0,125 g/l. Le virage de l'indicateur du vert-jaune au rose-jaune ne nécessite pas plus de 1,5 ml de *perchlorate de baryum 0,025 M*.

Métaux lourds (*2.4.8*) : au maximum 10 ppm.

Dissolvez 4,0 g de docusate sodique dans de l'*alcool à 80 pour cent V/V R* et complétez à 20 ml avec le même solvant. 12 ml de solution satisfont à l'essai limite B. Préparez le témoin avec une solution à 2 ppm de plomb (Pb) obtenue à partir de la *solution à 100 ppm de plomb (Pb) R* diluée avec de l'*alcool à 80 pour cent V/V R*.

Teneur en eau (*2.5.12*) : au maximum 3,0 pour cent, déterminé sur 0,250 g de docusate sodique.

DOSAGE

Dans une fiole conique de 250 ml munie d'un réfrigérant à reflux, introduisez 1,000 g de docusate sodique et 25,0 ml d'*hydroxyde de potassium alcoolique 0,5 M*. Chauffez à reflux au bain-marie pendant 45 min, puis laissez refroidir. Ajoutez 0,25 ml de *solution de phénolphtaléine R1* et titrez par l'*acide chlorhydrique 0,5 M* jusqu'à ce que la couleur rouge disparaisse. Effectuez un essai à blanc.

1 ml d'*acide chlorhydrique 0,5 M* correspond à 0,1112 g de $C_{20}H_{37}NaO_7S$.

CONSERVATION

En récipient étanche.

01/2002:1009

DOMPÉRIDONE

Domperidonum

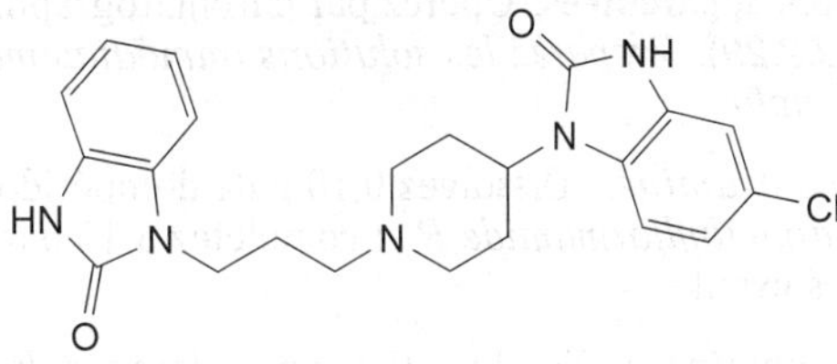

$C_{22}H_{24}ClN_5O_2$ M_r 425,9

DÉFINITION

La dompéridone contient au minimum 99,0 pour cent et au maximum l'équivalent de 101,0 pour cent de 5-chloro-1-[1-[3-(2-oxo-2,3-dihydro-1*H*-benzimidazol-1-yl)propyl]pipéridin-4-yl]-1,3-dihydro-2*H*-benzimidazol-2-one, calculé par rapport à la substance desséchée.

CARACTÈRES

Poudre blanche ou sensiblement blanche, pratiquement insoluble dans l'eau, soluble dans le diméthylformamide, peu soluble dans l'alcool et dans le méthanol.

IDENTIFICATION

Première identification : A, B.

Seconde identification : A, C, D.

A. Le point de fusion (*2.2.14*) de la dompéridone est de 244 °C à 248 °C.

B. Examinez la dompéridone par spectrophotométrie d'absorption dans l'infrarouge (*2.2.24*), en comparant avec le spectre obtenu avec la *dompéridone SCR*. Examinez les substances sous forme de pastilles.

C. Opérez par chromatographie sur couche mince (*2.2.27*) en utilisant une plaque recouverte d'un gel de silice octadécylsilylé approprié.

Solution à examiner. Dissolvez 20 mg de dompéridone dans du *méthanol R* et complétez à 10 ml avec le même solvant.

Solution témoin (a). Dissolvez 20 mg de *dompéridone SCR* dans du *méthanol R* et complétez à 10 ml avec le même solvant.

Solution témoin (b). Dissolvez 20 mg de *dompéridone SCR* et 20 mg de *dropéridol SCR* dans du *méthanol R* et complétez à 10 ml avec le même solvant.

Déposez séparément sur la plaque 5 µl de chaque solution. Développez sur un parcours de 15 cm avec un mélange de 20 volumes de *solution d'acétate d'ammonium R*, de 40 volumes de *dioxane R* et de 40 volumes de *méthanol R*. Faites sécher la plaque dans un courant d'air chaud pendant 15 min, puis exposez-la aux vapeurs d'iode jusqu'à apparition des taches. Examinez à la lumière du jour. La tache principale du chromatogramme obtenu avec la solution à examiner est semblable quant à sa position et ses dimensions à la tache principale du chromatogramme obtenu avec la solution témoin (a). L'identification n'est valable que si le chromatogramme obtenu avec la solution témoin (b) présente 2 taches nettement séparées.

Monographies D - K

D. La dompéridone donne la réaction des barbituriques non substitués à l'azote (*2.3.1*).

ESSAI

Aspect de la solution. Dissolvez 0,20 g de dompéridone dans du *diméthylformamide R* et complétez à 20,0 ml avec le même solvant. La solution est limpide (*2.2.1*) et n'est pas plus fortement colorée que la solution témoin J_6 (*2.2.2, Procédé II*).

Substances apparentées. Opérez par chromatographie liquide (*2.2.29*). *Préparez les solutions immédiatement avant l'emploi.*

Solution à examiner. Dissolvez 0,10 g de dompéridone dans du *diméthylformamide R* et complétez à 10,0 ml avec le même solvant.

Solution témoin (a). Dissolvez 10,0 mg de *dompéridone SCR* et 15,0 mg de *dropéridol SCR* dans du *diméthylformamide R* et complétez à 100,0 ml avec le même solvant.

Solution témoin (b). Prélevez 1,0 ml de solution à examiner et complétez à 100,0 ml avec du *diméthylformamide R*. Prélevez 5,0 ml de solution et complétez à 20,0 ml avec du *diméthylformamide R.*

La chromatographie peut être réalisée en utilisant :

- une colonne d'acier inoxydable, d'une longueur de 0,1 m et d'un diamètre intérieur de 4,6 mm, remplie de *gel de silice octadécylsilylé pour chromatographie, désactivé pour les bases R* (3 µm),
- comme phase mobile, à un débit de 1,5 ml/min, un mélange de 3 volumes de *méthanol R* et de 7 volumes d'une solution d'*acétate d'ammonium R* à 5 g/l, passant en 10 min, par gradient linéaire, au *méthanol R* ; poursuivez l'élution avec le *méthanol R* pendant 2 min,
- comme détecteur, un spectrophotomètre réglé à 280 nm.

Equilibrez la colonne avec du *méthanol R* pendant 30 min au moins, puis avec la phase mobile à la composition initiale pendant 5 min au moins.

Ajustez la sensibilité du système de façon que la hauteur du pic principal du chromatogramme obtenu avec 10 µl de solution témoin (b) représente 50 pour cent au moins de l'échelle totale de l'enregistreur.

Injectez 10 µl de solution témoin (a). Lorsque le chromatogramme est enregistré dans les conditions prescrites, les temps de rétention sont de 6,5 min environ pour la dompéridone et de 7 min environ pour le dropéridol. L'essai n'est valable que si la résolution entre les pics dus respectivement à la dompéridone et au dropéridol n'est pas inférieure à 2,0. Si nécessaire, ajustez la teneur en méthanol de la phase mobile ou la programmation dans le temps du gradient linéaire.

Injectez séparément 10 µl de *diméthylformamide R* comme blanc, 10 µl de solution à examiner et 10 µl de solution témoin (b). S'il apparaît d'autres pics que le pic principal dans le chromatogramme obtenu avec la solution à examiner, la surface d'aucun d'entre eux n'est supérieure à celle du pic principal du chromatogramme obtenu avec la solution témoin (b) (0,25 pour cent) et la somme de leur surface n'est pas supérieure à 2 fois celle du pic principal du chromatogramme obtenu avec la solution témoin (b) (0,5 pour cent). Ne tenez pas compte d'un pic dû au solvant (blanc) ni des pics dont la surface est inférieure à 0,2 fois la surface du pic principal dans le chromatogramme obtenu avec la solution témoin (b).

Métaux lourds (*2.4.8*). 1,0 g de dompéridone satisfait à l'essai limite D des métaux lourds (20 ppm). Préparez le témoin avec 2 ml de *solution à 10 ppm de plomb (Pb) R.*

Perte à la dessiccation (*2.2.32*). Déterminée à l'étuve à 100-105 °C sur 1,000 g de dompéridone, la perte à la dessiccation n'est pas supérieure à 0,5 pour cent.

Cendres sulfuriques (*2.4.14*). Déterminé sur 1,0 g de dompéridone, le taux des cendres sulfuriques n'est pas supérieur à 0,1 pour cent.

DOSAGE

Dissolvez 0,300 g de dompéridone dans 50 ml d'un mélange de 1 volume d'*acide acétique anhydre R* et de 7 volumes de *méthyléthylcétone R.* Titrez par l'*acide perchlorique 0,1 M* en présence de 0,2 ml de *solution de naphtolbenzéine R* jusqu'à virage du jaune-orangé au vert.

1 ml d'*acide perchlorique 0,1 M* correspond à 42,59 mg de $C_{22}H_{24}ClN_5O_2$.

CONSERVATION

A l'abri de la lumière.

IMPURETÉS

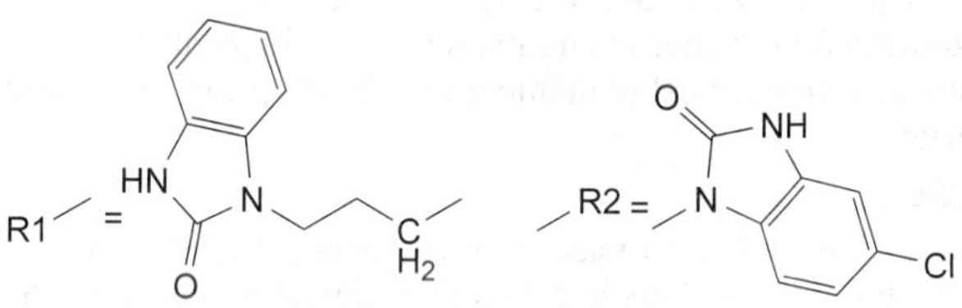

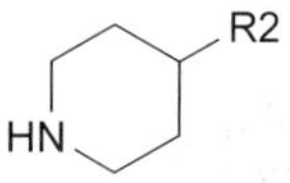

A. 5-chloro-1-(pipéridin-4-yl)-1,3-dihydro-2*H*-benzimidazol-2-one,

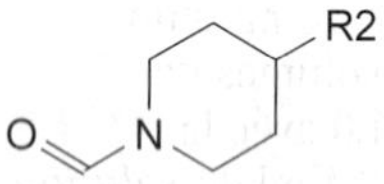

B. 4-(5-chloro-2-oxo-2,3-dihydro-1*H*-benzimidazol-1-yl)-1-formylpipéridine,

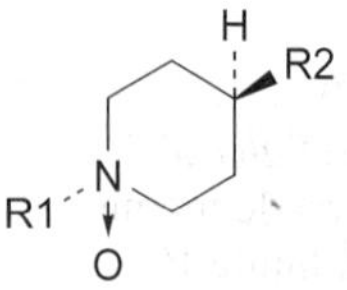

C. 1-oxyde de *cis*-4-(5-chloro-2-oxo-2,3-dihydro-1*H*-benzimidazol-1-yl)-1-[3-(2-oxo-2,3-dihydro-1*H*-benzimidazol-1-yl)propyl]pipéridine ,

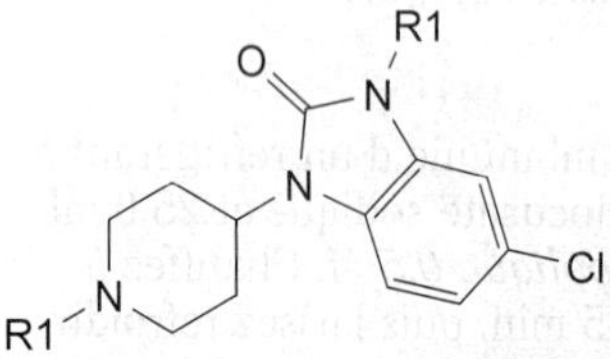

D. 5-chloro-3-[3-(2-oxo-2,3-dihydro-1*H*-benzimidazol-1-yl)propyl]-1-[1-[3-(2-oxo-2,3-dihydro-1*H*-benzimidazol-1-yl)propyl]pipéridin-4-yl]-1,3-dihydro-2*H*-benzimidazol-2-one,

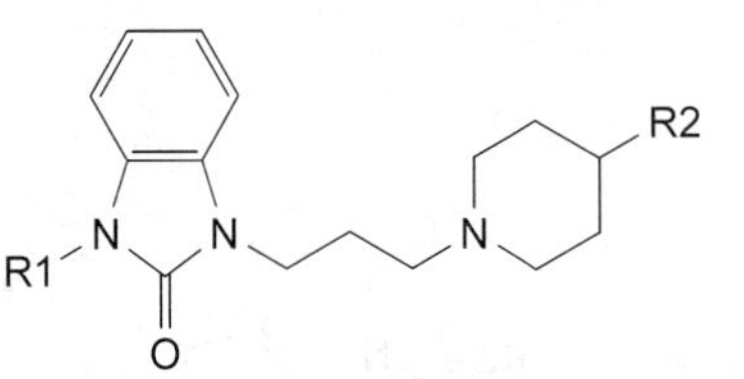

E. 1-[3-[4-(5-chloro-2-oxo-2,3-dihydro-1*H*-benzimidazol-1-yl)pipéridin-1-yl]propyl]-3-[3-(2-oxo-2,3-dihydro-1*H*-benzimidazol-1-yl)propyl]-1,3-dihydro-2*H*-benzimidazol-2-one,

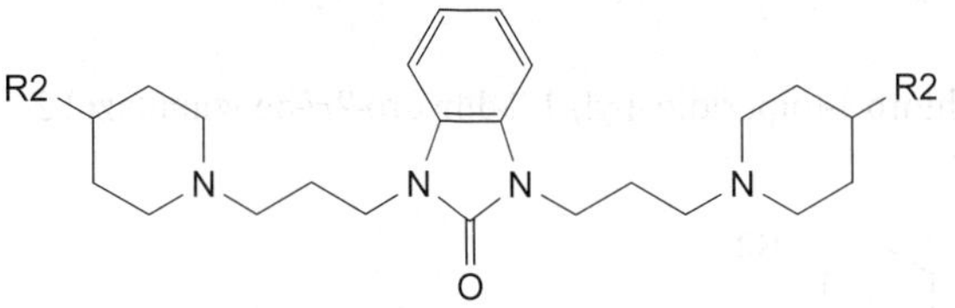

F. 1,3-bis[3-[4-(5-chloro-2-oxo-2,3-dihydro-1*H*-benzimidazol-1-yl)pipéridin-1-yl]propyl]-1,3-dihydro-2*H*-benzimidazol-2-one.

01/2002:1008

DOMPÉRIDONE (MALÉATE DE)

Domperidoni maleas

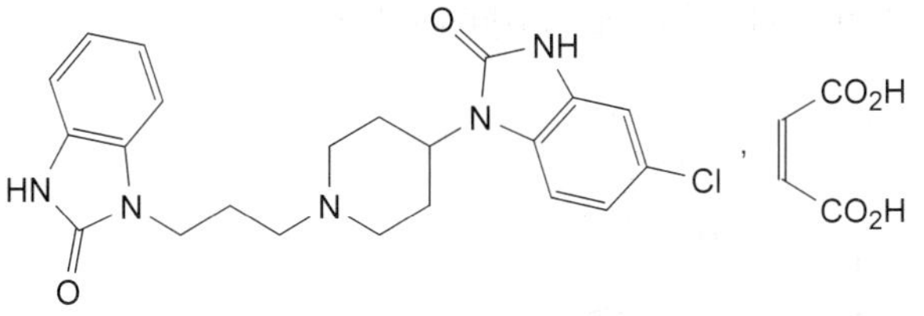

$C_{26}H_{28}ClN_5O_6$ M_r 542,0

DÉFINITION

Le maléate de dompéridone contient au minimum 99,0 pour cent et au maximum l'équivalent de 101,0 pour cent de (*Z*)-hydrogénobutènedioate de 5-chloro-1-[1-[3-(2-oxo-2,3-dihydro-1*H*-benzimidazol-1-yl)propyl]pipéridin-4-yl]-1,3-dihydro-2*H*-benzimidazol-2-one, calculé par rapport à la substance desséchée.

CARACTÈRES

Poudre blanche ou sensiblement blanche, très peu soluble dans l'eau, assez soluble dans le diméthylformamide, peu soluble dans le méthanol, très peu soluble dans l'alcool. Le maléate de dompéridone présente le phénomène de polymorphisme.

IDENTIFICATION

Première identification : A.

Seconde identification : B, C.

A. Examinez le maléate de dompéridone par spectrophotométrie d'absorption dans l'infrarouge (*2.2.24*), en comparant avec le spectre obtenu avec le *maléate de dompéridone SCR*. Examinez les substances sous forme de pastilles. Si les spectres obtenus présentent des différences, dissolvez respectivement la substance à examiner et la substance de référence dans un volume minimal de *2-propanol R*, évaporez à siccité au bain-marie et enregistrez de nouveaux spectres à partir des résidus.

B. Opérez par chromatographie sur couche mince (*2.2.27*) en utilisant une plaque recouverte d'un gel de silice octadécylsilylé approprié.

Solution à examiner. Dissolvez 20 mg de maléate de dompéridone dans du *méthanol R* et complétez à 10 ml avec le même solvant.

Solution témoin (a). Dissolvez 20 mg de *maléate de dompéridone SCR* dans du *méthanol R* et complétez à 10 ml avec le même solvant.

Solution témoin (b). Dissolvez 20 mg de *maléate de dompéridone SCR* et 20 mg de *dropéridol SCR* dans du *méthanol R* et complétez à 10 ml avec le même solvant.

Déposez sur la plaque 5 µl de chaque solution. Développez sur un parcours de 15 cm avec un mélange de 20 volumes de *solution d'acétate d'ammonium R*, de 40 volumes de *dioxane R* et de 40 volumes de *méthanol R*. Faites sécher la plaque dans un courant d'air chaud pendant 15 min, puis exposez-la aux vapeurs d'iode jusqu'à apparition des taches. Examinez à la lumière du jour. La tache principale du chromatogramme obtenu avec la solution à examiner est semblable quant à sa position et ses dimensions à la tache principale du chromatogramme obtenu avec la solution témoin (a). L'identification n'est valable que si le chromatogramme obtenu avec la solution témoin (b) présente 2 taches nettement séparées.

C. Triturez 0,1 g de maléate de dompéridone avec un mélange de 1 ml de *solution concentrée d'hydroxyde de sodium R* et de 3 ml d'*eau R*. Agitez avec 3 fois 5 ml d'*éther R*. A 0,1 ml de la phase aqueuse, ajoutez une solution de 10 mg de *résorcinol R* dans 3 ml d'*acide sulfurique R*. Chauffez au bain-marie pendant 15 min. Aucune coloration ne se développe. Ajoutez au reste de la phase aqueuse, 2 ml de *solution de brome R*. Chauffez au bain-marie pendant 15 min et puis chauffez à ébullition. Refroidissez. Prélevez 0,1 ml de solution, ajoutez une solution de 10 mg de *résorcinol R* dans 3 ml d'*acide sulfurique R*. Chauffez au bain-marie pendant 15 min. Il se développe une coloration violette.

ESSAI

Aspect de la solution. Dissolvez 0,20 g de maléate de dompéridone dans du *diméthylformamide R* et complétez à 20,0 ml avec le même solvant. La solution est limpide (*2.2.1*) et n'est pas plus fortement colorée que la solution témoin J_6 (*2.2.2, Procédé II*).

Substances apparentées. Opérez par chromatographie liquide (*2.2.29*). *Préparez les solutions immédiatement avant l'emploi.*

Solution à examiner. Dissolvez 0,10 g de maléate de dompéridone dans du *diméthylformamide R* et complétez à 10,0 ml avec le même solvant.

Solution témoin (a). Dissolvez 10,0 mg de *maléate de dompéridone SCR* et 15,0 mg de *dropéridol SCR* dans du *diméthylformamide R* et complétez à 100,0 ml avec le même solvant.

Solution témoin (b). Prélevez 1,0 ml de solution à examiner et complétez à 100,0 ml avec du *diméthylformamide R*. Prélevez 5,0 ml de cette solution et complétez à 20,0 ml avec du *diméthylformamide R*.

La chromatographie peut être réalisée en utilisant :

– une colonne d'acier inoxydable, d'une longueur de 0,1 m et d'un diamètre intérieur de 4,6 mm, remplie de *gel de silice octadécylsilylé pour chromatographie, désactivé pour les bases R* (3 µm),

– comme phase mobile, à un débit de 1,5 ml par minute, un mélange contenant 3 volumes de *méthanol R* et 7 volumes d'une solution d'*acétate d'ammonium R* à 5 g/l, passant en 10 min, par gradient linéaire, au *méthanol R* ; poursuivez l'élution avec du *méthanol R* pendant 2 min,

– comme détecteur, un spectrophotomètre réglé à 280 nm.

Equilibrez la colonne avec du *méthanol R* pendant 30 min au moins, puis avec la phase mobile à la composition initiale pendant 5 min au moins.

Ajustez la sensibilité du système de façon que la hauteur du pic principal du chromatogramme obtenu avec 10 µl de solution témoin (b) représente 50 pour cent au minimum de l'échelle totale de l'enregistreur.

Injectez 10 µl de solution témoin (a). Lorsque le chromatogramme est enregistré dans les conditions prescrites, les temps de rétention sont de 6,5 min environ pour le maléate de dompéridone et de 7 min environ pour le dropéridol. L'essai n'est valable que si la résolution entre les pics dus respectivement au maléate de dompéridone et au dropéridol n'est pas inférieure à 2,0. Si nécessaire, ajustez la teneur en méthanol de la phase mobile ou la programmation dans le temps du gradient linéaire.

Injectez 10 µl de *diméthylformamide R* comme blanc, 10 µl de solution à examiner et 10 µl de solution témoin (b). S'il apparaît d'autres pics que le pic principal dans le chromatogramme obtenu avec la solution à examiner, la surface d'aucun d'entre eux n'est supérieure à celle du pic principal du chromatogramme obtenu avec la solution témoin (b) (0,25 pour cent) et la somme de leur surface n'est pas supérieure à 2 fois la surface du pic principal du chromatogramme obtenu dans le chromatogramme obtenu avec la solution témoin (b) (0,5 pour cent). Ne tenez pas compte d'un pic dû au solvant (blanc) ni des pics dont la surface est inférieure à 0,2 fois la surface du pic principal du chromatogramme obtenu avec la solution témoin (b).

Métaux lourds (*2.4.8*). 1,0 g de maléate de dompéridone satisfait à l'essai limite D des métaux lourds (20 ppm). Préparez le témoin avec 2 ml de *solution à 10 ppm de plomb (Pb) R*.

Perte à la dessiccation (*2.2.32*). Déterminée à l'étuve à 100-105 °C sur 1,000 g de maléate de dompéridone, la perte à la dessiccation n'est pas supérieure à 0,5 pour cent.

Cendres sulfuriques (*2.4.14*). Déterminé sur 1,0 g de maléate de dompéridone, le taux des cendres sulfuriques n'est pas supérieur à 0,1 pour cent.

DOSAGE

Dissolvez 0,400 g de maléate de dompéridone dans 50 ml d'*acide acétique anhydre R*. Titrez par l'*acide perchlorique 0,1 M* en présence de 0,2 ml de *solution de naphtolbenzéine R* jusqu'à virage du jaune-orangé au vert.

1 ml d'*acide perchlorique 0,1 M* correspond à 54,20 mg de $C_{26}H_{28}ClN_5O_6$.

CONSERVATION

A l'abri de la lumière.

IMPURETÉS

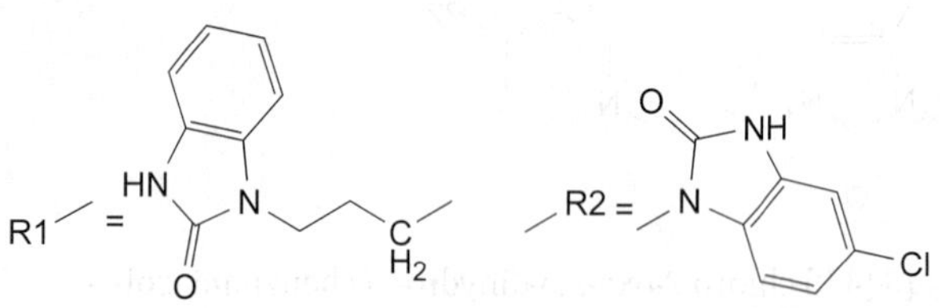

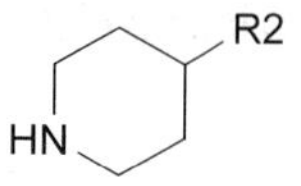

A. 5-chloro-1-(pipéridin-4-yl)-1,3-dihydro-2*H*-benzimidazol-2-one,

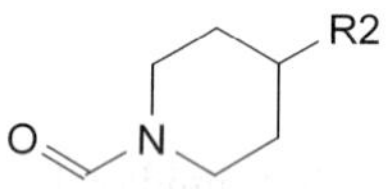

B. 4-(5-chloro-2-oxo-2,3-dihydro-1*H*-benzimidazol-1-yl)-1-formylpipéridine,

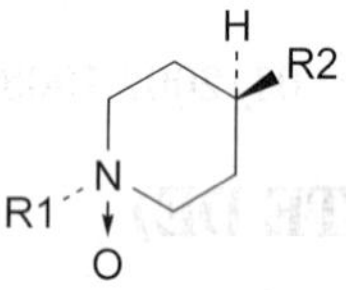

C. 1-oxyde de *cis*-4-(5-chloro-2-oxo-2,3-dihydro-1*H*-benzimidazol-1-yl)-1-[3-(2-oxo-2,3-dihydro-1*H*-benzimidazol-1-yl)propyl]pipéridine ,

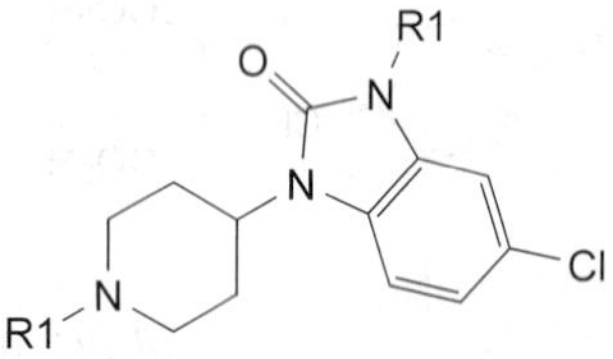

D. 5-chloro-3-[3-(2-oxo-2,3-dihydro-1*H*-benzimidazol-1-yl)propyl]-1-[1-[3-(2-oxo-2,3-dihydro-1*H*-benzimidazol-1-yl)propyl]pipéridin-4-yl]-1,3-dihydro-2*H*-benzimidazol-2-one,

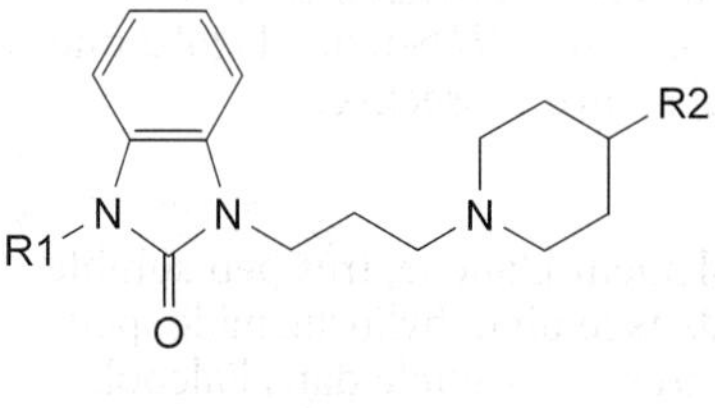

E. 1-[3-[4-(5-chloro-2-oxo-2,3-dihydro-1*H*-benzimidazol-1-yl)pipéridin-1-yl]propyl]-3-[3-(2-oxo-2,3-dihydro-1*H*-benzimidazol-1-yl)propyl]-1,3-dihydro-2*H*-benzimidazol-2-one,

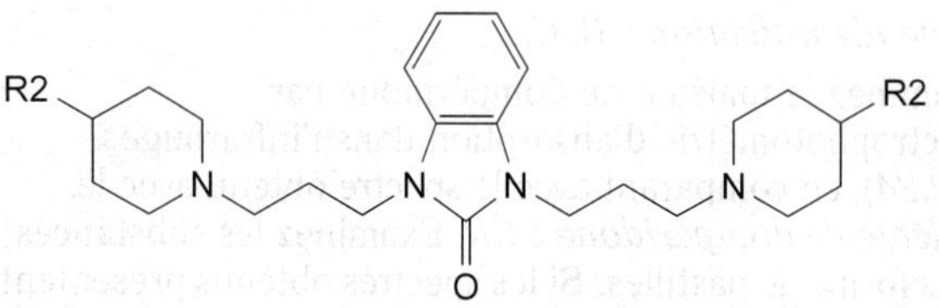

F. 1,3-bis[3-[4-(5-chloro-2-oxo-2,3-dihydro-1*H*-benzimidazol-1-yl)pipéridin-1-yl]propyl]-1,3-dihydro-2*H*-benzimidazol-2-one.

01/2002:0664

DOPAMINE (CHLORHYDRATE DE)

Dopamini hydrochloridum

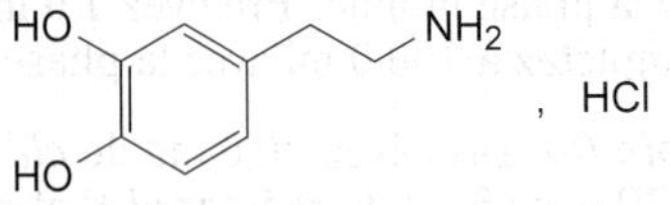

$C_8H_{12}ClNO_2$ M_r 189,6

DÉFINITION

Le chlorhydrate de dopamine contient au minimum 98,0 pour cent et au maximum l'équivalent de 102,0 pour cent de chlorhydrate de 4-(2-aminoéthyl)benzène-1,2-diol, calculé par rapport à la substance desséchée.

CARACTÈRES

Poudre cristalline, blanche ou sensiblement blanche, facilement soluble dans l'eau, soluble dans l'alcool, assez soluble dans l'acétone et dans le chlorure de méthylène.

IDENTIFICATION

Première identification : B, E.

Seconde identification : A, C, D, E.

A. Dissolvez 40,0 mg de chlorhydrate de dopamine dans de l'*acide chlorhydrique 0,1 M* et complétez à 100,0 ml avec le même acide. Prélevez 10,0 ml de solution et complétez à 100,0 ml avec de l'*acide chlorhydrique 0,1 M*. Examinée de 230 nm à 350 nm (*2.2.25*), la solution présente un maximum d'absorption à 280 nm. L'absorbance spécifique au maximum est de 136 à 150.

B. Examinez le chlorhydrate de dopamine par spectrophotométrie d'absorption dans l'infrarouge (*2.2.24*), en comparant avec le spectre obtenu avec le *chlorhydrate de dopamine SCR*. Examinez les substances sous forme de pastilles à base de *chlorure de potassium R*.

C. Dissolvez 5 mg environ de chlorhydrate de dopamine dans un mélange de 5 ml d'*acide chlorhydrique 1 M* et de 5 ml d'*eau R*. Ajoutez 0,1 ml de *solution de nitrite de sodium R* contenant 100 g/l de *molybdate d'ammonium R*. Il se développe une coloration jaune qui vire au rouge par addition de *solution concentrée d'hydroxyde de sodium R*.

D. Dissolvez 2 mg environ de chlorhydrate de dopamine dans 2 ml d'*eau R* et ajoutez 0,2 ml de *solution de chlorure ferrique R2*. Il se développe une coloration verte qui vire au violet-bleu par addition de 0,1 g d'*hexaméthylènetétramine R*.

E. Le chlorhydrate de dopamine donne la réaction (a) des chlorures (*2.3.1*).

ESSAI

Aspect de la solution. Dissolvez 0,4 g de chlorhydrate de dopamine dans de l'*eau R* et complétez à 10 ml avec le même solvant. La solution est limpide (*2.2.1*) et n'est pas plus fortement colorée que la solution témoin B_6 ou J_6 (*2.2.2, Procédé II*).

Acidité ou alcalinité. Dissolvez 0,5 g de chlorhydrate de dopamine dans de l'*eau exempte de dioxyde de carbone R* et complétez à 10 ml avec le même solvant. Ajoutez 0,1 ml de *solution de rouge de méthyle R* et 0,75 ml d'*hydroxyde de sodium 0,01 M* ; la solution est colorée en jaune. Ajoutez 1,5 ml d'*acide chlorhydrique 0,01 M* ; la solution est colorée en rouge.

Substances apparentées. Opérez par chromatographie sur couche mince (*2.2.27*) en utilisant une plaque recouverte de *gel de silice G R*.

Solution à examiner. Dissolvez 0,15 g de chlorhydrate de dopamine dans du *méthanol R* et complétez à 5 ml avec le même solvant.

Solution témoin (a). Dissolvez 7,5 mg de *chlorhydrate de 4-O-méthyldopamine R* dans du *méthanol R* et complétez à 100 ml avec le même solvant.

Solution témoin (b). Dissolvez 7,5 mg de *chlorhydrate de 3-O-méthyldopamine R* et 7,5 mg de *chlorhydrate de 4-O-méthyldopamine R* dans du *méthanol R* et complétez à 100 ml avec le même solvant.

Déposez sur la plaque 10 µl de chaque solution. Développez sur un parcours de 15 cm avec un mélange de 2 volumes d'*acide formique anhydre R*, de 7 volumes d'*eau R*, de 36 volumes de *méthanol R* et de 52 volumes de *chloroforme R*. Laissez sécher la plaque à l'air pendant 15 min. Pulvérisez la plaque uniformément et abondamment avec un mélange à volumes égaux de *solution de ferricyanure de potassium R* et de *solution de chlorure ferrique R1*, préparé extemporanément. S'il apparaît, dans le chromatogramme obtenu avec la solution à examiner, des taches dont les R_f sont supérieurs à ceux de la tache principale, aucune d'entre elles n'est plus intense que la tache du chromatogramme obtenu avec la solution témoin (a) (0,25 pour cent). L'essai n'est valable que si le chromatogramme obtenu avec la solution témoin (b) présente 2 taches nettement séparées.

Métaux lourds (*2.4.8*). 1,0 g de chlorhydrate de dopamine satisfait à l'essai limite C des métaux lourds (20 ppm). Préparez le témoin avec 2 ml de *solution à 10 ppm de plomb (Pb) R*.

Perte à la dessiccation (*2.2.32*). Déterminée à l'étuve à 100-105 °C pendant 2 h sur 1,000 g de chlorhydrate de dopamine, la perte à la dessiccation n'est pas supérieure à 0,5 pour cent.

Cendres sulfuriques (*2.4.14*). Déterminé sur 1,0 g de chlorhydrate de dopamine, le taux des cendres sulfuriques n'est pas supérieur à 0,1 pour cent.

DOSAGE

Afin d'éviter un échauffement trop important du milieu réactionnel, mélangez soigneusement pendant le titrage et arrêtez le titrage immédiatement après le point de fin de titrage.

Dissolvez 0,1500 g de chlorhydrate de dopamine dans 10 ml d'*acide formique anhydre R*. Ajoutez 50 ml d'*anhydride acétique R*. Titrez par l'*acide perchlorique 0,1 M*. Déterminez le point de fin de titrage par potentiométrie (*2.2.20*).

1 ml d'*acide perchlorique 0,1 M* correspond à 18,96 mg de $C_8H_{12}ClNO_2$.

CONSERVATION

En récipient étanche, à l'abri de la lumière.

IMPURETÉS

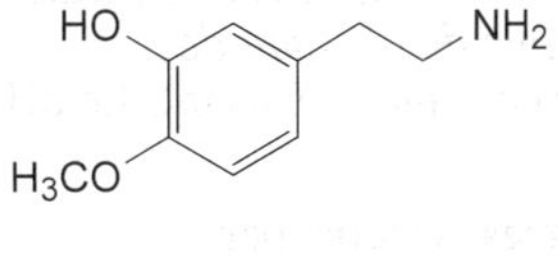

A. 5-(2-aminoéthyl)-2-méthoxyphénol (4-*O*-méthyldopamine).

Monographies D - K

01/2002:1314

DOSULÉPINE (CHLORHYDRATE DE)

Dosulepini hydrochloridum

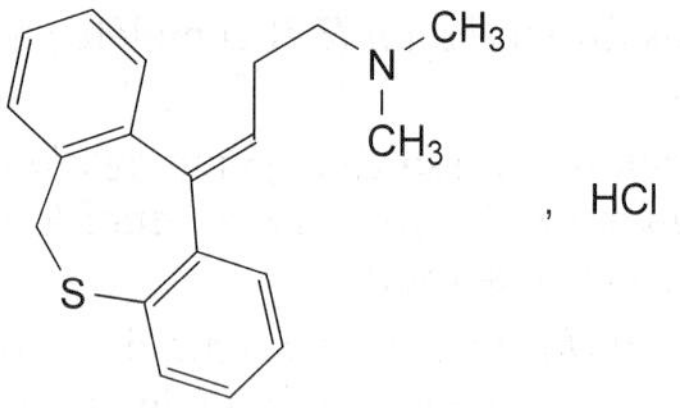

$C_{19}H_{22}ClNS$ M_r 331,9

DÉFINITION

Le chlorhydrate de dosulépine est le chlorhydrate de (*E*)-3-(dibenzo[*b,e*]thiépin-11(6*H*)-ylidène)-*N,N*-diméthylpropan-1-amine. Il contient au minimum 98,0 pour cent et au maximum l'équivalent de 101,0 pour cent de $C_{19}H_{22}ClNS$, calculé par rapport à la substance desséchée.

CARACTÈRES

Poudre cristalline, blanche à légèrement jaune, facilement soluble dans l'eau, dans l'alcool et dans le chlorure de méthylène.

IDENTIFICATION

Première identification : B, D.

Seconde identification : A, C, D.

A. Dissolvez 25,0 mg de chlorhydrate de dosulépine dans une solution d'*acide chlorhydrique R* à 1 g/l dans le *méthanol R* et complétez à 100,0 ml avec la même solution acide. Prélevez 2,0 ml de solution et complétez à 50,0 ml avec une solution d'*acide chlorhydrique R* à 1 g/l dans le *méthanol R*. Examinée de 220 nm à 350 nm (*2.2.25*), la solution présente 2 maximums d'absorption respectivement à 231 nm et à 306 nm et un épaulement vers 260 nm. L'absorbance spécifique au maximum à 231 nm est de 660 à 730.

B. Examinez le chlorhydrate de dosulépine par spectrophotométrie d'absorption dans l'infrarouge (*2.2.24*), en comparant avec le spectre obtenu avec le *chlorhydrate de dosulépine SCR*. Examinez les substances sous forme de pastilles.

C. Dissolvez 1 mg environ de chlorhydrate de dosulépine dans 5 ml d'*acide sulfurique R*. Il apparaît une coloration rouge foncé.

D. Le chlorhydrate de dosulépine donne la réaction (b) des chlorures (*2.3.1*).

ESSAI

Aspect de la solution. Dissolvez 1 g de chlorhydrate de dosulépine dans de l'*eau R* et complétez à 20 ml avec le même solvant. La solution est limpide (*2.2.1*) et n'est pas plus fortement colorée que la solution témoin J_5 (*2.2.2, Procédé II*).

Détermination du pH (*2.2.3*). Dissolvez 1 g de chlorhydrate de dosulépine dans de l'*eau exempte de dioxyde de carbone R* et complétez à 10 ml avec le même solvant. Le pH de la solution est de 4,2 à 5,2.

Isomère *Z* et substances apparentées. Opérez par chromatographie liquide (*2.2.29*).

Préparez les solutions immédiatement avant l'emploi.

Solution à examiner. Dissolvez 50,0 mg de chlorhydrate de dosulépine dans 5 ml de *méthanol R* et complétez à 50,0 ml avec la phase mobile.

Solution témoin (a). Dissolvez 12,5 mg d'*impureté A de dosulépine SCR* dans 5 ml de *méthanol R* et complétez à 50,0 ml avec la phase mobile. Prélevez 1,0 ml de cette solution et complétez à 100,0 ml avec la phase mobile.

Solution témoin (b). Dissolvez 20,0 mg de *chlorhydrate de dosulépine SCR* dans 5 ml de *méthanol R* et complétez à 20,0 ml avec la phase mobile.

La chromatographie peut être réalisée en utilisant :

- une colonne d'acier inoxydable, d'une longueur de 0,25 m et d'un diamètre intérieur de 4,6 mm, remplie de *gel de silice nitrilé pour chromatographie R1* (5 µm),
- comme phase mobile, à un débit de 1 ml/min, un mélange de 0,2 volume d'*acide phosphorique R*, de 10 volumes d'une solution de *butanesulfonate de sodium R* à 10 g/l, de 35 volumes de *méthanol R* et de 55 volumes d'*eau R*,
- comme détecteur, un spectrophotomètre réglé à 229 nm,

en maintenant la température de la colonne à 35 °C.

Injectez 20 µl de solution témoin (b). Lorsque les chromatogrammes sont enregistrés dans les conditions prescrites, le temps de rétention relatif par rapport au pic principal (isomère *E*) est de 0,9 environ pour l'isomère *Z*. Ajustez la sensibilité du système de façon que la hauteur du pic dû à l'isomère *Z* dans le chromatogramme obtenu représente au moins 50 pour cent de l'échelle totale de l'enregistreur. Mesurez la hauteur (*A*) au-dessus de la ligne de base du pic dû à l'isomère *Z* et la hauteur (*B*) au-dessus de la ligne de base du point le plus bas du tracé entre ce pic et celui correspondant à l'isomère *E*. L'essai n'est valable que si le rapport *A/B* n'est pas inférieur à 4.

Injectez 20 µl de solution à examiner et 20 µl de solution témoin (a). Dans le chromatogramme obtenu avec la solution à examiner : s'il apparaît un pic correspondant à l'isomère *Z*, sa surface n'est pas supérieure à 5 pour cent de la somme des surfaces des 2 pics d'isomères ; s'il apparaît un pic correspondant à l'impureté A, sa surface n'est pas supérieure à celle du pic principal du chromatogramme obtenu avec la solution témoin (a) (0,25 pour cent) ; s'il apparaît d'autres pics que le pic principal, le pic correspondant à l'isomère *Z* et le pic correspondant à l'impureté A, la surface d'aucun d'entre eux n'est supérieure à 0,4 fois la surface du pic principal du chromatogramme obtenu avec la solution témoin (a) (0,1 pour cent) ; la somme de la surface de tous les pics, à l'exception du pic principal et d'un pic correspondant à l'isomère *Z*, n'est pas supérieure à 2 fois la surface du pic principal du chromatogramme obtenu avec la solution témoin (a) (0,5 pour cent). Ne tenez pas compte des pics dont la surface est inférieure à 0,1 fois la surface du pic principal du chromatogramme obtenu avec la solution témoin (a).

Métaux lourds (*2.4.8*). 1,0 g de chlorhydrate de dosulépine satisfait à l'essai limite C des métaux lourds (20 ppm). Préparez le témoin avec 2 ml de *solution à 10 ppm de plomb (Pb) R*.

Perte à la dessiccation (*2.2.32*). Déterminée à l'étuve à 100-105 °C sur 1,000 g de chlorhydrate de dosulépine, la perte à la dessiccation n'est pas supérieure à 0,5 pour cent.

Cendres sulfuriques (*2.4.14*). Déterminé sur 1,0 g de chlorhydrate de dosulépine, le taux des cendres sulfuriques n'est pas supérieur à 0,1 pour cent.

DOSAGE

Dissolvez 0,250 g de chlorhydrate de dosulépine dans un mélange de 5 ml d'*acide acétique anhydre R* et de 35 ml d'*anhydride acétique R*. Titrez par l'*acide perchlorique 0,1 M*. Déterminez le point de fin de titrage par potentiométrie (*2.2.20*).

1 ml d'*acide perchlorique 0,1 M* correspond à 33,19 mg de $C_{19}H_{22}ClNS$.

CONSERVATION

A l'abri de la lumière.

IMPURETÉS

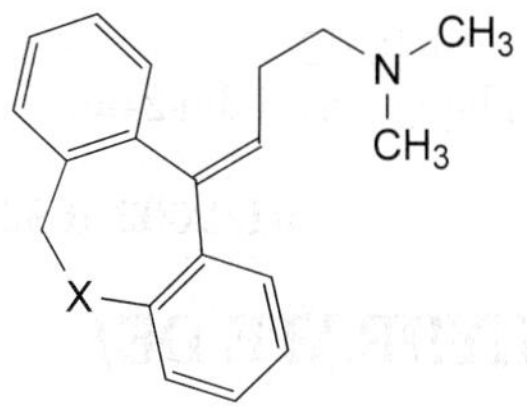

A. X = SO : 5-oxyde de (*E*)-11-[3-(diméthylamino)propylidène]-6,11-dihydrodibenzo[*b,e*]thiépine,

D. X = SO_2 : 5,5-dioxyde de (*E*)-11-[3-(diméthylamino)propylidène]-6,11-dihydrodibenzo[*b,e*]thiépine,

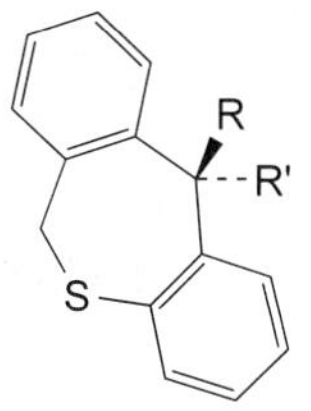

et énantiomère

B. R + R′ = O : dibenzo[*b,e*]thiépin-11(6*H*)-one,

C. R = OH, R′ = $[CH_2]_3$-$N(CH_3)_2$: (11*RS*)-11-[3-(diméthylamino)propyl]-6,11-dihydrodibenzo[*b,e*]thiépin-11-ol,

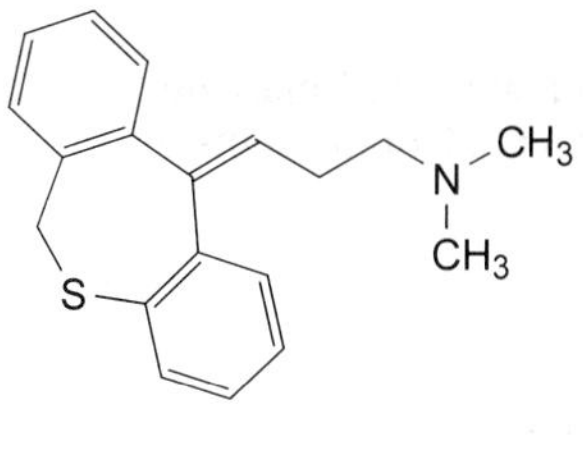

E. (*Z*)-3-(dibenzo[*b,e*]thiépin-11(6*H*)-ylidène)-*N,N*-diméthylpropan-1-amine.

01/2002:1201

DOXAPRAM (CHLORHYDRATE DE)

Doxaprami hydrochloridum

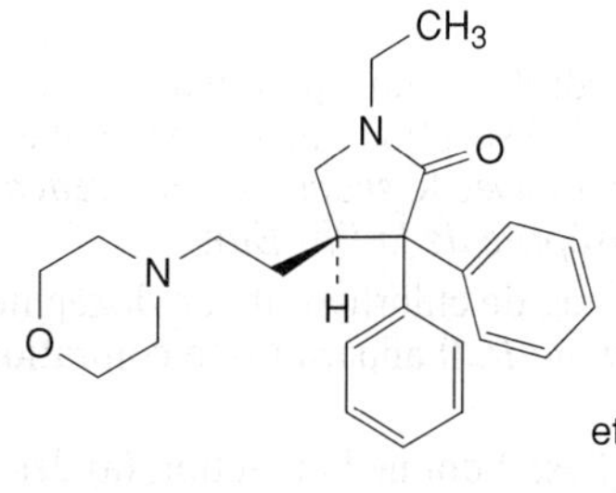

, HCl , H_2O

et énantiomère

$C_{24}H_{31}ClN_2O_2,H_2O$ M_r 433,0

DÉFINITION

Chlorhydrate de (4*RS*)-1-éthyl-4-[2-(morpholin-4-yl)éthyl]-3,3-diphénylpyrrolidin-2-one

Teneur : 98,0 pour cent à 100,5 pour cent (substance desséchée).

CARACTÈRES

Aspect : poudre cristalline, blanche ou sensiblement blanche.

Solubilité : soluble dans l'eau, dans l'alcool et dans le chlorure de méthylène.

IDENTIFICATION

Première identification : A, C.

Seconde identification : B, C.

A. Spectrophotométrie d'absorption dans l'infrarouge (*2.2.24*).

Préparation : pastilles.

Comparaison : *chlorhydrate de doxapram SCR*.

B. Chromatographie sur couche mince (*2.2.27*).

Solution à examiner. Dissolvez 10 mg de chlorhydrate de doxapram dans du *méthanol R* et complétez à 10 ml avec le même solvant.

Solution témoin. Dissolvez 10 mg de *chlorhydrate de doxapram SCR* dans du *méthanol R* et complétez à 10 ml avec le même solvant.

Plaque : *plaque au gel de silice pour CCM R*.

Phase mobile : solution d'*ammoniaque R* à 17 g/l de NH_3, *2-propanol R*, *2-méthylpropanol R* (10:10:80 *V/V/V*).

Dépôt : 10 µl.

Développement : sur un parcours de 15 cm.

Séchage : à l'air.

Détection : pulvérisez de la *solution diluée d'iodobismuthate de potassium R* et examinez immédiatement.

Résultats : la tache principale du chromatogramme obtenu avec la solution à examiner est semblable quant à sa position, sa coloration et ses dimensions à la tache principale du chromatogramme obtenu avec la solution témoin.

C. Le chlorhydrate de doxapram donne la réaction (a) des chlorures (*2.3.1*).

ESSAI

Solution S. Dissolvez 2,500 g de chlorhydrate de doxapram dans de l'*eau exempte de dioxyde de carbone R* et complétez à 50,0 ml avec le même solvant.

Aspect de la solution. La solution est limpide (*2.2.1*) et incolore (*2.2.2, Procédé II*).

Diluez 10 ml de solution S dans de l'*eau R* et complétez à 25 ml avec le même solvant.

pH (*2.2.3*) : 3,5 à 5,0.

Diluez 5 ml de solution S dans de l'*eau exempte de dioxyde de carbone R* et complétez à 25 ml avec le même solvant.

Angle de rotation optique (*2.2.7*) : – 0,10° à + 0,10°, déterminé avec la solution S.

Substances apparentées. Chromatographie liquide (*2.2.29*). *Préparez les solutions immédiatement avant l'emploi.*

Solution à examiner. Dissolvez 10,0 mg de chlorhydrate de doxapram dans la phase mobile et complétez à 10,0 ml avec la phase mobile.

Solution témoin (a). Diluez 1,0 ml de solution à examiner dans la phase mobile et complétez à 100,0 ml avec la phase mobile.

Solution témoin (b). Diluez 1,0 ml de solution témoin (a) dans la phase mobile et complétez à 5,0 ml avec la phase mobile.

Solution témoin (c). Dissolvez 5 mg d'*impureté B de doxapram SCR* dans la phase mobile et complétez à 5,0 ml avec la phase mobile. A 1,0 ml de solution, ajoutez 1,0 ml de solution à examiner et complétez à 100,0 ml avec la phase mobile.

Colonne :

- *dimensions* : l = 0,25 m, Ø = 4,6 mm,
- *phase stationnaire* : *gel de silice octadécylsilylé postgreffé pour chromatographie R* (5 µm) à particules sphériques présentant un taux de carbone de 14 pour cent, une surface spécifique de 350 m^2/g et un diamètre de pores de 10 nm.

Phase mobile : mélangez 50 volumes d'*acétonitrile R* et 50 volumes d'une solution d'*acétate de sodium R* à 0,82 g/l ajustée à pH 4,5 avec de l'*acide acétique glacial R*.

Débit : 1,5 ml/min.

Détection : spectrophotomètre à 214 nm.

Injection : 20 µl.

Enregistrement : 4 fois le temps de rétention du doxapram.

Temps de rétention : doxapram = environ 6 min.

Conformité du système : solution témoin (c) :

- *résolution* : au minimum 3,0 entre les pics correspondant respectivement au doxapram et à l'impureté B.

Limites :

- *toute impureté* : au maximum la surface du pic principal du chromatogramme obtenu avec la solution témoin (b) (0,2 pour cent),
- *total* : au maximum la surface du pic principal du chromatogramme obtenu avec la solution témoin (a) (1,0 pour cent),
- *limite d'exclusion* : 0,05 fois la surface du pic principal du chromatogramme obtenu avec la solution témoin (a) (0,05 pour cent).

Métaux lourds (*2.4.8*) : au maximum 20 ppm.

Dissolvez 2,0 g de chlorhydrate de doxapram dans un mélange de 15 volumes d'*eau R* et de 85 volumes de *méthanol R*, et complétez à 20 ml avec le même mélange de solvants. 12 ml de solution satisfont à l'essai limite B. Préparez le témoin avec une solution à 2 ppm de plomb (Pb) obtenue par dilution de la *solution à 100 ppm de plomb (Pb) R* avec un mélange de 15 volumes d'*eau R* et de 85 volumes de *méthanol R*.

Perte à la dessiccation (*2.2.32*) : 3,0 pour cent à 4,5 pour cent, déterminé à l'étuve à 100-105 °C sur 1,000 g de chlorhydrate de doxapram.

Cendres sulfuriques (*2.4.14*) : au maximum 0,1 pour cent, déterminé sur 1,0 g de chlorhydrate de doxapram.

DOSAGE

Dissolvez 0,300 g de chlorhydrate de doxapram dans un mélange de 10 ml d'*acide chlorhydrique 0,01 M* et de 50 ml d'*alcool R*. Titrez par l'*hydroxyde de sodium 0,1 M* et tracez la courbe potentiométrique (*2.2.20*). Mesurez le volume d'*hydroxyde de sodium 0,1 M* utilisé entre les 2 points d'inflexion.

1 ml d'*hydroxyde de sodium 0,1 M* correspond à 41,50 mg de $C_{24}H_{31}ClN_2O_2$.

IMPURETÉS

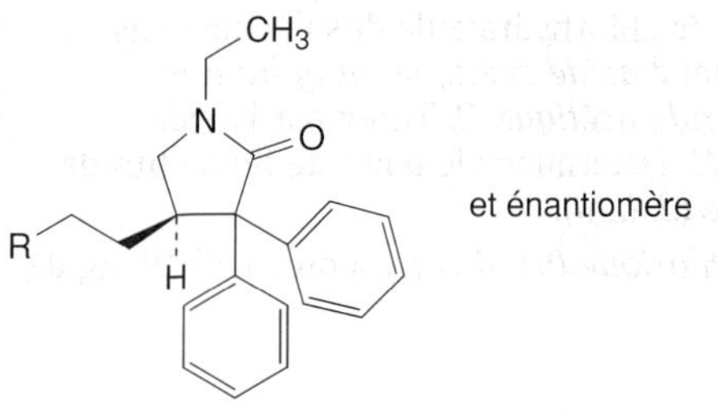

A. R = Cl : (4*RS*)-4-(2-chloroéthyl)-1-éthyl-3,3-diphénylpyrrolidin-2-one,

B. R = NH-CH_2-CH_2-OH : (4*RS*)-1-éthyl-4-[2-[(2-hydroxyéthyl)amino]éthyl]-3,3-diphénylpyrrolidin-2-one.

01/2002:1096

DOXÉPINE (CHLORHYDRATE DE)

Doxepini hydrochloridum

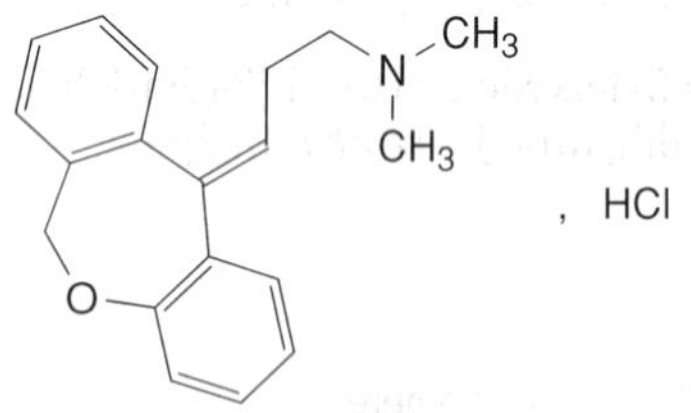

$C_{19}H_{22}ClNO$ M_r 315,8

DÉFINITION

Le chlorhydrate de doxépine contient au minimum 98,0 pour cent et au maximum l'équivalent de 101,0 pour cent de chlorhydrate de (*E*)-3-(dibenzo[*b,e*]oxépin-11(6*H*)-ylidène)-*N,N*-diméthylpropan-1-amine, calculé par rapport à la substance desséchée.

CARACTÈRES

Poudre cristalline, blanche ou sensiblement blanche, facilement soluble dans l'eau, dans l'alcool et dans le chlorure de méthylène.

IDENTIFICATION

Première identification : C, E.

Seconde identification : A, B, D, E.

A. Le point de fusion (*2.2.14*) du chlorhydrate de doxépine est de 185 °C à 191 °C.

B. Dissolvez 50,0 mg de chlorhydrate de doxépine dans une solution d'*acide chlorhydrique R* à 1 g/l dans le *méthanol R* et complétez à 100,0 ml avec la même solution acide. Prélevez 5,0 ml de solution et complétez à 50,0 ml avec une solution d'*acide chlorhydrique R* à 1 g/l dans le *méthanol R*. Examinée de 230 nm à 350 nm (*2.2.25*), la solution présente un maximum d'absorption à 297 nm. L'absorbance spécifique au maximum est de 128 à 142.

C. Examinez le chlorhydrate de doxépine par spectrophotométrie d'absorption dans l'infrarouge (*2.2.24*), en comparant avec le *spectre de référence du chlorhydrate de doxépine de la Ph. Eur.*

D. Dissolvez environ 5 mg de chlorhydrate de doxépine dans 2 ml d'*acide sulfurique R*. Il apparaît une coloration rouge foncé.

E. La solution S (voir Essai) donne la réaction (a) des chlorures (*2.3.1*).

ESSAI

Solution S. Dissolvez 1,5 g de chlorhydrate de doxépine dans de l'*eau exempte de dioxyde de carbone R* et complétez à 30 ml avec le même solvant.

Aspect de la solution. Prélevez 10 ml de solution S et complétez à 25 ml avec de l'*eau R*. La solution est limpide (*2.2.1*) et incolore (*2.2.2, Procédé II*).

Acidité. A 10 ml de solution S, ajoutez 0,1 ml de *solution de rouge de méthyle R*. Le virage de l'indicateur au jaune ne nécessite pas plus de 0,1 ml d'*hydroxyde de sodium 0,1 M*.

Substances apparentées. Opérez par chromatographie sur couche mince (*2.2.27*) en utilisant une *plaque au gel de silice* F_{254} *pour CCM R* (5 µm) avec une zone de concentration.

Solution à examiner. Dissolvez 0,10 g de chlorhydrate de doxépine dans du *méthanol R* et complétez à 10 ml avec le même solvant.

Solution témoin (a). Dissolvez 10,0 mg d'*impureté A de doxépine SCR* dans du *méthanol R*, ajoutez 1 ml de solution à examiner et complétez à 10 ml avec du *méthanol R*. Prélevez 1,0 ml de solution et complétez à 50 ml avec du *méthanol R*.

Solution témoin (b). Dissolvez 10,0 mg d'*impureté B de doxépine SCR* dans du *méthanol R*, ajoutez 1 ml de solution à examiner et complétez à 10 ml avec du *méthanol R*. Prélevez 1,0 ml de solution et complétez à 50 ml avec du *méthanol R*.

Solution témoin (c). Dissolvez 10,0 mg d'*impureté B de doxépine SCR* dans du *méthanol R* et complétez à 200 ml avec le même solvant.

Déposez sur une première plaque (plaque A) 2 µl de solution à examiner et 2 µl de solution témoin (a). Développez sur un parcours de 5 cm en utilisant un mélange de 30 volumes de *méthyléthylcétone R* et de 60 volumes d'*heptane R*. Dans ce système chromatographique, la doxépine ne migre pas.

Déposez sur une seconde plaque (plaque B) 2 µl de solution à examiner et 2 µl des solutions témoins (b) et (c). Développez sur un parcours de 5 cm en utilisant un mélange de 10 volumes de *méthanol R* et de 90 volumes de *chlorure de méthylène R*.

Faites sécher les plaques à l'air. Pulvérisez une solution préparée de la façon suivante : dissolvez 20 g de *chlorure de zinc R* dans 30 ml d'*acide acétique glacial R*, ajoutez 3 ml d'*acide phosphorique R* et 0,80 ml de *solution concentrée de peroxyde d'hydrogène R* et complétez à 60 ml avec de l'*eau R*. Chauffez les plaques à 120 °C pendant 15 min et examinez-les immédiatement en lumière ultraviolette à 365 nm.

Plaque A. S'il apparaît une tache correspondant à l'impureté A dans le chromatogramme obtenu avec la solution à examiner, elle n'est pas plus intense que la tache correspondante du chromatogramme obtenu avec la solution témoin (a) (0,2 pour cent). S'il apparaît d'autres taches que la tache principale et la tache correspondant à l'impureté A dans le chromatogramme obtenu avec la solution à examiner, aucune d'entre elles n'est plus intense que les taches du chromatogramme obtenu avec la solution témoin (a) (0,2 pour cent).

Plaque B. S'il apparaît une tache correspondant à l'impureté C (R_f d'environ 0,12) dans le chromatogramme obtenu avec la solution à examiner, elle n'est pas plus intense que la tache du chromatogramme obtenu avec la solution témoin (c) (0,5 pour cent). S'il apparaît une tache correspondant à l'impureté B dans le chromatogramme obtenu avec la solution à examiner, elle n'est pas plus intense que la tache correspondante du chromatogramme obtenu avec la solution témoin (b) (0,2 pour cent) ; s'il apparaît d'autres taches que la tache principale ou la tache correspondant à l'impureté B ou la tache correspondant à l'impureté C, dans le chromatogramme obtenu avec la solution à examiner, aucune d'entre elles n'est plus intense que les taches du chromatogramme obtenu avec la solution témoin (b) (0,2 pour cent).

L'essai n'est valable que si les chromatogrammes obtenus avec les solutions témoins (a) et (b) présentent des taches principales nettement visibles et nettement séparées.

Isomère *Z*. Opérez par chromatographie liquide (*2.2.29*).

Solution à examiner. Dissolvez 20,0 mg de chlorhydrate de doxépine dans la phase mobile et complétez à 20,0 ml avec la phase mobile. Prélevez 1,0 ml de solution et complétez à 10,0 ml avec la phase mobile.

La chromatographie peut être réalisée en utilisant :

- une colonne d'acier inoxydable, d'une longueur de 0,12 m et d'un diamètre intérieur de 4 mm, remplie de *gel de silice octylsilylé pour chromatographie R* (5 µm) à particules sphériques présentant une surface spécifique de 220 m^2/g et un diamètre de pores de 80 nm,
- comme phase mobile, à un débit de 1 ml/min, un mélange de 30 volumes de *méthanol R* et de 70 volumes d'une solution de *phosphate monosodique R* à 30 g/l préalablement ajustée à pH 2,5 avec de l'*acide phosphorique R*,
- comme détecteur, un spectrophotomètre réglé à 254 nm,

en maintenant la température de la colonne à 50 °C.

Injectez 20 µl de solution à examiner. Ajustez la sensibilité du système de façon que la hauteur du pic principal représente au moins 50 pour cent de l'échelle totale de l'enregistreur. L'essai n'est valable que si la résolution entre le premier pic (isomère *E*) et le second pic (isomère *Z*) n'est pas inférieure à 1,5.

Calculez le rapport entre la surface du pic dû à l'isomère *E* et la surface du pic dû à l'isomère *Z*. Ce rapport est de 4,4 à 6,7 (13,0 pour cent à 18,5 pour cent d'isomère *Z*).

Métaux lourds (*2.4.8*). 1,0 g de chlorhydrate de doxépine satisfait à l'essai limite D (20 ppm). Préparez le témoin avec 2 ml de *solution à 10 ppm de plomb (Pb) R*.

Perte à la dessiccation (*2.2.32*). Déterminée à l'étuve à 100-105 °C sur 1,000 g de chlorhydrate de doxépine, la perte à la dessiccation n'est pas supérieure à 0,5 pour cent.

Cendres sulfuriques (*2.4.14*). Déterminé sur 1,0 g de chlorhydrate de doxépine, le taux des cendres sulfuriques n'est pas supérieur à 0,1 pour cent.

DOSAGE

Dissolvez 0,250 g de chlorhydrate de doxépine dans un mélange de 5 ml d'*acide acétique anhydre R* et de 35 ml d'*anhydride acétique R*. Titrez par l'*acide perchlorique 0,1 M* en présence de 0,2 ml de *solution de violet cristallisé R* jusqu'à virage du bleu au vert.

1 ml d'*acide perchlorique 0,1 M* correspond à 31,58 mg de $C_{19}H_{22}ClNO$.

CONSERVATION

A l'abri de la lumière.

IMPURETÉS

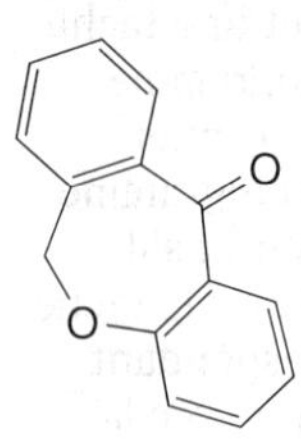

A. dibenzo[*b*,*e*]oxépin-11(6*H*)-one,

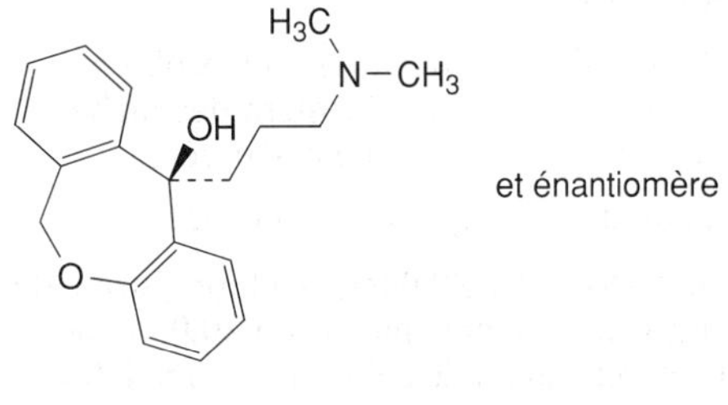

B. (11*RS*)-11-[3-(diméthylamino)propyl]-6,11-dihydrodibenzo[*b*,*e*]oxépin-11-ol,

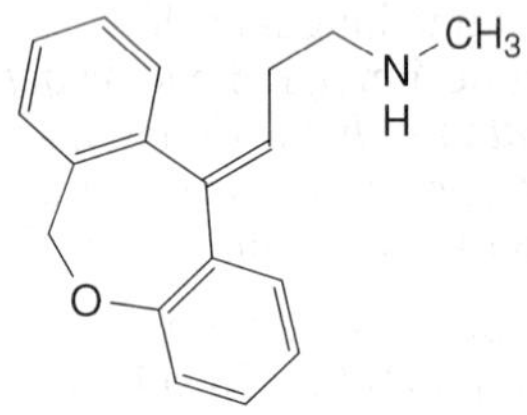

C. (*E*)-3-(dibenzo[*b*,*e*]oxépin-11(6*H*)-ylidène)-*N*-méthylpropan-1-amine,

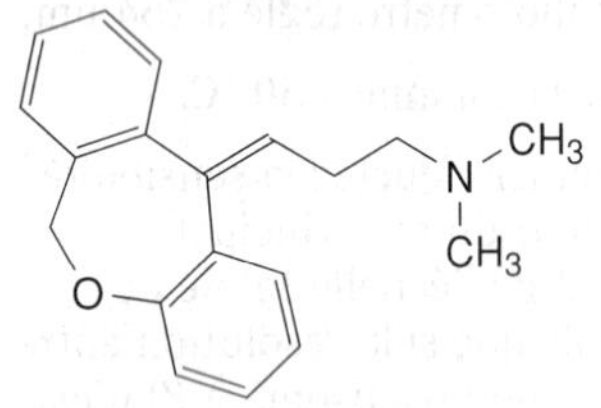

D. (*Z*)-3-(dibenzo[*b*,*e*]oxépin-11(6*H*)-ylidène)-*N*,*N*-diméthylpropan-1-amine.

01/2002:0714

DOXORUBICINE (CHLORHYDRATE DE)

Doxorubicini hydrochloridum

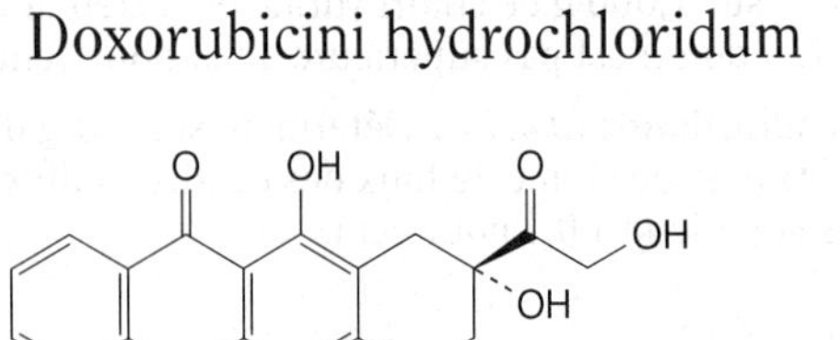

$C_{27}H_{30}ClNO_{11}$ M_r 580,0

DÉFINITION

Chlorhydrate de (8*S*,10*S*)-10-[(3-amino-2,3,6-tridésoxy-α-L-*lyxo*-hexopyranosyl)oxy]-6,8,11-trihydroxy-8-(hydroxyacétyl)-1-méthoxy-7,8,9,10-tétrahydrotétracène-5,12-dione.

Substance élaborée par certaines souches de *Streptomyces coeruleorubidus* ou de *Streptomyces peucetius* ou obtenue par tout autre moyen.

Teneur : 98,0 pour cent à 102,0 pour cent (substance anhydre et exempte de solvants).

CARACTÈRES

Aspect : poudre cristalline, rouge orangé, hygroscopique.

Solubilité : soluble dans l'eau, peu soluble dans le méthanol.

IDENTIFICATION

A. Spectrophotométrie d'absorption dans l'infrarouge (*2.2.24*).

Comparaison : *chlorhydrate de doxorubicine SCR*.

B. Dissolvez environ 10 mg de chlorhydrate de doxorubicine dans 0,5 ml d'*acide nitrique R*, ajoutez 0,5 ml d'*eau R* et chauffez sur une flamme pendant 2 min. Laissez refroidir, puis ajoutez 0,5 ml de *solution de nitrate d'argent R1*. Il se forme un précipité blanc.

ESSAI

pH (*2.2.3*) : 4,0 à 5,5.

Dissolvez 50 mg de chlorhydrate de doxorubicine dans de l'*eau exempte de dioxyde de carbone R* et complétez à 10 ml avec le même solvant.

Substances apparentées. Chromatographie liquide (*2.2.29*).

Préparez les solutions immédiatement avant l'emploi.

Solution à examiner (a). Dissolvez 50,0 mg de chlorhydrate de doxorubicine dans la phase mobile et complétez à 50,0 ml avec la phase mobile.

Solution à examiner (b). Prélevez 10,0 ml de la solution à examiner (a) et complétez à 100,0 ml avec la phase mobile.

Solution témoin (a). Dissolvez 10,0 mg de *chlorhydrate de doxorubicine SCR* et 10 mg de *chlorhydrate d'épirubicine SCR* dans la phase mobile et complétez à 50,0 ml avec la phase mobile. Prélevez 10,0 ml de solution et complétez à 100,0 ml avec la phase mobile.

Solution témoin (b). Prélevez 5,0 ml de solution témoin (a) et complétez à 20,0 ml avec la phase mobile.

Solution témoin (c). Dissolvez 50,0 mg de *chlorhydrate de doxorubicine SCR* dans la phase mobile et complétez à 50,0 ml avec la phase mobile. Prélevez 10,0 ml de solution et complétez à 100,0 ml avec la phase mobile.

Colonne :

– *dimensions* : l = 0,25 m, Ø = 4,0 mm,
– *phase stationnaire* : *gel de silice octadécylsilylé postgreffé pour chromatographie R* (5 µm).

Phase mobile : mélangez à volumes égaux de l'*acétonitrile R* et une solution contenant 2,88 g/l de *laurilsulfate de sodium R* et 2,25 g/l d'*acide phosphorique R*.

Débit : 1 ml/min.

Détection : spectrophotomètre à 254 nm.

Injection : 5 µl ; injectez la solution à examiner (a) et les solutions témoins (a) et (b).

Enregistrement : 3,5 fois le temps de rétention de la doxorubicine.

Temps de rétention : doxorubicine = environ 8 min.

Conformité du système : solution témoin (a) :

Monographies D - K

– *résolution* : au minimum 2,0 entre les pics dus à la doxorubicine et à l'épirubicine.

Limites :

– *toute impureté* : au maximum la surface du pic correspondant à la doxorubicine dans le chromatogramme obtenu avec la solution témoin (b) (0,5 pour cent),

– *limite d'exclusion* : 0,1 fois la surface du pic correspondant à la doxorubicine dans le chromatogramme obtenu avec la solution témoin (b) (0,05 pour cent).

Ethanol (*2.4.24, Système B*) : au maximum 1,0 pour cent.

Teneur en eau (*2.5.12*) : au maximum 4,0 pour cent, déterminé sur 0,100 g de chlorhydrate de doxorubicine.

Stérilité (*2.6.1*). Le chlorhydrate de doxorubicine destiné à la préparation de formes pharmaceutiques administrées par voie parentérale sans autre procédé approprié de stérilisation satisfait également à l'essai de stérilité.

Endotoxines bactériennes (*2.6.14*) : moins de 2,2 UI/mg, si le chlorhydrate de doxorubicine est destiné à la préparation de formes pharmaceutiques administrées par voie parentérale sans autre procédé approprié d'élimination des endotoxines bactériennes.

DOSAGE

Chromatographie liquide (*2.2.29*) selon les indications de l'essai des substances apparentées.

Injection : solution à examiner (b) et solution témoin (c).

Calculez la teneur pour cent en $C_{27}H_{30}ClNO_{11}$.

CONSERVATION

En récipient étanche. Si la substance est stérile, elle est conservée en récipient stérile, étanche, à fermeture inviolable.

ÉTIQUETAGE

L'étiquette indique :

– dans les cas appropriés, que la substance est stérile,

– dans les cas appropriés, que la substance est exempte d'endotoxines bactériennes.

IMPURETÉS

A. daunorubicine,

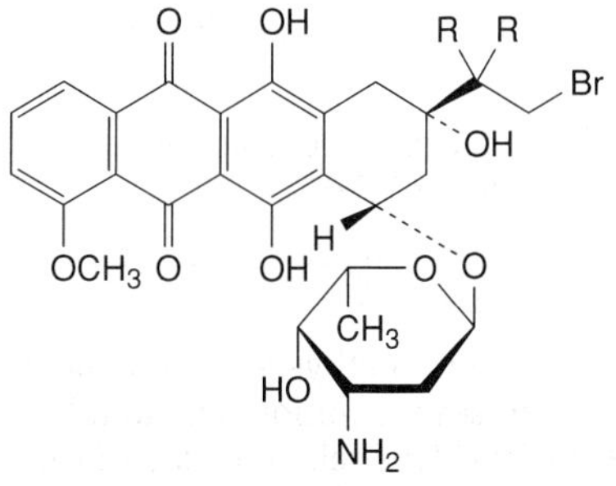

B. R = OCH_3 : (8*S*,10*S*)-10[(3-amino-2,3,6-tridésoxy-α-L-*lyxo*-hexopyranosyl)oxy]-8-(2-bromo-1,1-diméthoxyéthyl)-6,8,11-trihydroxy-1-méthoxy-7,8,9,10-tétrahydrotétracène-5,12-dione,

C. R + R = O : (8*S*,10*S*)-10[(3-amino-2,3,6-tridésoxy-α-L-*lyxo*-hexopyranosyl)oxy]-8-(bromoacétyl-6,8,11-trihydroxy-1-méthoxy-7,8,9,10-tétrahydrotétracène-5,12-dione,

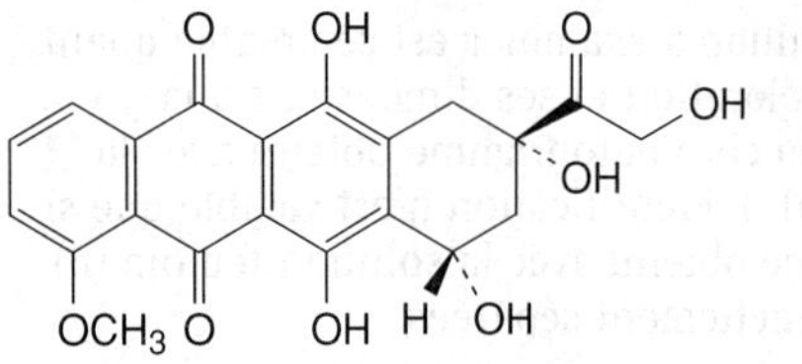

D. (8*S*,10*S*)-6,8,10,11-tétrahydroxy-8-(hydroxyacétyl)-1-méthoxy-7,8,9,10-tétrahydrotétracène-5,12-dione (aglycone de doxorubicine, doxorubicinone).

01/2002:0820

DOXYCYCLINE

Doxycyclinum

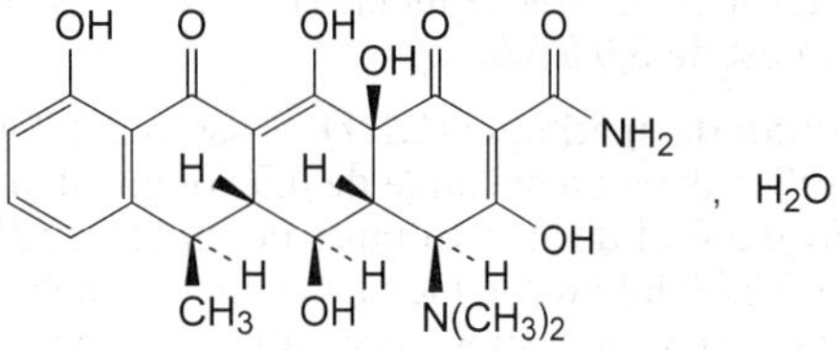

$C_{22}H_{24}N_2O_8,H_2O$ M_r 462,5

DÉFINITION

La doxycycline est le monohydrate de (4*S*,4a*R*,5*S*,5a*R*,6*R*,12a*S*)-4-(diméthylamino)-3,5,10,12,12a-pentahydroxy-6-méthyl-1,11-dioxo-1,4,4a,5,5a,6,11,12a-octahydrotétracène-2-carboxamide, substance obtenue à partir d'oxytétracycline ou de métacycline, ou par tout autre moyen. Elle contient au minimum 95,0 pour cent et au maximum l'équivalent de 100,5 pour cent de doxycycline ($C_{22}H_{24}N_2O_8$), calculé par rapport à la substance anhydre.

CARACTÈRES

Poudre cristalline, jaune, très peu soluble dans l'eau et dans l'alcool, pratiquement insoluble dans l'éther. La doxycycline se dissout dans les solutions diluées d'acides minéraux et dans les solutions d'hydroxydes et de carbonates alcalins.

IDENTIFICATION

A. Opérez par chromatographie sur couche mince (*2.2.27*) en utilisant une plaque recouverte de *gel de silice H R*. Pulvérisez uniformément sur la plaque (10 ml environ pour une plaque de 100 mm × 200 mm) une solution d'*édétate de sodium R* à 100 g/l, préalablement ajustée à pH 9,0 à l'aide de *solution concentrée d'hydroxyde de sodium R*. Laissez sécher la plaque en position horizontale pendant au moins 1 h. Avant utilisation, séchez la plaque à l'étuve à 110 °C pendant 1 h.

Solution à examiner. Dissolvez 5 mg de doxycycline dans du *méthanol R* et complétez à 10 ml avec le même solvant.

Solution témoin (a). Dissolvez 5 mg d'*hyclate de doxycycline SCR* dans du *méthanol R* et complétez à 10 ml avec le même solvant.

Solution témoin (b). Dissolvez 5 mg d'*hyclate de doxycycline SCR* et 5 mg de *chlorhydrate de tétracycline SCR* dans du *méthanol R* et complétez à 10 ml avec le même solvant.

Déposez sur la plaque 1 µl de chaque solution. Développez sur un parcours de 15 cm avec un mélange de 6 volumes d'*eau R*, de 35 volumes de *méthanol R* et de 59 volumes de *chlorure de méthylène R*. Séchez la plaque dans un courant d'air. Examinez en lumière ultraviolette à 365 nm. La tache principale du chromatogramme obtenu avec la solution à examiner est semblable quant à sa position, sa coloration et ses dimensions à la tache principale du chromatogramme obtenu avec la solution témoin (a). L'identification n'est valable que si le chromatogramme obtenu avec la solution témoin (b) présente 2 taches nettement séparées.

B. A 2 mg environ de doxycycline, ajoutez 5 ml d'*acide sulfurique R*. Il se développe une coloration jaune.

C. Dissolvez 25 mg de doxycycline dans un mélange de 1,8 ml d'*eau R* et de 0,2 ml d'*acide nitrique dilué R*. La solution ne donne pas la réaction (a) des chlorures (*2.3.1*).

ESSAI

Détermination du pH (*2.2.3*). Mettez en suspension 0,1 g de doxycycline dans de l'*eau exempte de dioxyde de carbone R* et complétez à 10 ml avec le même solvant. Le pH de la suspension est de 5,0 à 6,5.

Pouvoir rotatoire spécifique (*2.2.7*). Dissolvez 0,250 g de doxycycline dans un mélange de 0,5 volume d'*acide chlorhydrique R* et de 99,5 volumes de *méthanol R* et complétez à 25,0 ml avec le même mélange de solvants. Calculé par rapport à la substance anhydre, le pouvoir rotatoire spécifique est de − 113 à − 130.

Absorbance (*2.2.25*). Dissolvez 25,0 mg de doxycycline dans un mélange de 0,5 volume d'*acide chlorhydrique R* et de 99,5 volumes de *méthanol R* et complétez à 50,0 ml avec le même mélange de solvants. Prélevez 2,0 ml de cette solution et complétez à 100,0 ml avec un mélange de 0,5 volume d'*acide chlorhydrique 1 M* et de 99,5 volumes de *méthanol R*. Déterminée au maximum d'absorption à 349 nm et calculée par rapport à la substance anhydre, l'absorbance spécifique est de 325 à 363. Effectuez la mesure dans l'heure qui suit la mise en solution.

Impuretés absorbant la lumière. Dissolvez 0,10 g de doxycycline dans un mélange de 0,5 volume d'*acide chlorhydrique R* et de 99,5 volumes de *méthanol R* et complétez à 10,0 ml avec le même mélange de solvants. Déterminée à 490 nm (*2.2.25*) et calculée par rapport à la substance anhydre, l'absorbance n'est pas supérieure à 0,07. Effectuez la mesure dans l'heure qui suit la mise en solution.

Substances apparentées. Opérez par chromatographie liquide (*2.2.29*) selon les prescriptions du dosage. Injectez la solution à examiner et la solution témoin (e). S'il apparaît, dans le chromatogramme obtenu avec la solution à examiner, un pic correspondant à la métacycline ou un pic correspondant à la 6-épidoxycycline, leur surface n'est pas supérieure à celle des pics correspondants dans le chromatogramme obtenu avec la solution témoin (e) (2,0 pour cent). S'il apparaît, dans le chromatogramme obtenu avec la solution à examiner, des pics situés entre le pic dû au solvant et le pic dû à la métacycline ou des pics situés sur la traînée du pic principal, la surface d'aucun d'entre eux n'est supérieure à 0,25 fois celle du pic correspondant à la 6-épidoxycycline dans le chromatogramme obtenu avec la solution témoin (e) (0,5 pour cent).

Métaux lourds (*2.4.8*). 0,5 g de doxycycline satisfait à l'essai limite C des métaux lourds (50 ppm). Préparez le témoin avec 2,5 ml de *solution à 10 ppm de plomb (Pb) R*.

Teneur en eau (*2.5.12*). Déterminée par semi-microdosage sur 0,200 g de doxycycline, la teneur en eau est de 3,6 pour cent à 4,6 pour cent.

Cendres sulfuriques (*2.4.14*). Déterminé sur 1,0 g de doxycycline, le taux des cendres sulfuriques n'est pas supérieur à 0,4 pour cent.

DOSAGE

Opérez par chromatographie liquide (*2.2.29*).

Solution à examiner. Dissolvez 20,0 mg de doxycycline dans de l'*acide chlorhydrique 0,01 M* et complétez à 25,0 ml avec le même acide.

Solution témoin (a). Dissolvez 20,0 mg d'*hyclate de doxycycline SCR* dans de l'*acide chlorhydrique 0,01 M* et complétez à 25,0 ml avec le même acide.

Solution témoin (b). Dissolvez 20,0 mg de *chlorhydrate de 6-épidoxycycline SCR* dans de l'*acide chlorhydrique 0,01 M* et complétez à 25,0 ml avec le même acide.

Solution témoin (c). Dissolvez 20,0 mg de *chlorhydrate de métacycline SCR* dans de l'*acide chlorhydrique 0,01 M* et complétez à 25,0 ml avec le même acide.

Solution témoin (d). Mélangez 4,0 ml de solution témoin (a), 1,5 ml de solution témoin (b) et 1,0 ml de solution témoin (c) et complétez à 25,0 ml avec de l'*acide chlorhydrique 0,01 M*.

Solution témoin (e). Mélangez 2,0 ml de solution témoin (b) et 2,0 ml de solution témoin (c) et complétez à 100,0 ml avec de l'*acide chlorhydrique 0,01 M*.

La chromatographie peut être réalisée en utilisant :

– une colonne d'une longueur de 0,25 m et d'un diamètre intérieur de 4,6 mm, remplie de *copolymère styrène-divinylbenzène R* (8 µm à 10 µm),
– comme phase mobile, à un débit de 1,0 ml/min, un mélange préparé comme suit : transférez 60,0 g de *2-méthyl-2-propanol R* dans un ballon jaugé de 1000 ml au moyen de 200 ml d'*eau R*. Ajoutez 400 ml de *solution tampon pH 8,0 R*, 50 ml d'une solution d'*hydrogénosulfate de tétrabutylammonium R* à 10 g/l ajustée à pH 8,0 avec de la *solution diluée d'hydroxyde de sodium R* et 10 ml d'une solution d'*édétate de sodium R* à 40 g/l ajustée à pH à 8,0 avec de la *solution diluée d'hydroxyde de sodium R*. Complétez à 1000,0 ml avec de l'*eau R*,
– comme détecteur, un spectrophotomètre réglé à 254 nm,
– un injecteur à boucle fixe de 20 µl,
– un intégrateur électronique,

en maintenant la température de la colonne à 60 °C. Injectez la solution témoin (d). Ajustez la sensibilité du système de façon que la hauteur des pics représente 50 pour cent au minimum de l'échelle totale de l'enregistreur. Le dosage n'est valable que si :

– la résolution entre le premier pic (métacycline) et le deuxième pic (6-épidoxycycline) n'est pas inférieure à 1,25,
– la résolution entre le deuxième pic et le troisième pic (doxycycline) n'est pas inférieure à 2,0,

Le dosage n'est valable que si le facteur de symétrie du troisième pic n'est pas supérieur à 1,25.

Si nécessaire, ajustez la teneur en 2-méthyl-2-propanol de la phase mobile. Injectez à 6 reprises la solution témoin (a). Le dosage n'est valable que si l'écart type relatif de la surface du pic de la doxycycline n'est pas supérieur à 1,0 pour cent. Si nécessaire, ajustez le réglage de l'intégrateur. Injectez alternativement la solution à examiner et la solution témoin (a).

Calculez la teneur pour cent en doxycycline.

CONSERVATION

En récipient étanche, à l'abri de la lumière.

IMPURETÉS

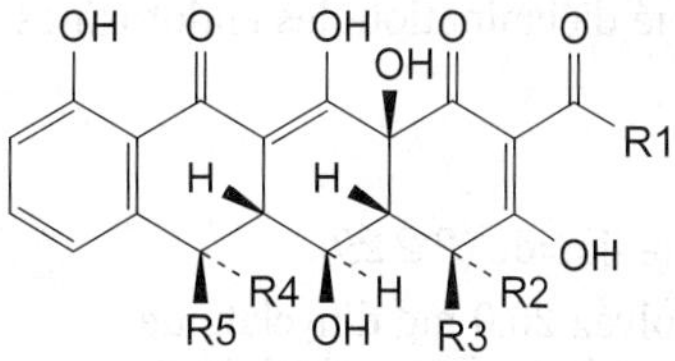

A. $R1 = NH_2$, $R2 = H$, $R3 = N(CH_3)_2$, $R4 = CH_3$, $R5 = H$: 6-épidoxycycline,

B. $R1 = NH_2$, $R2 = H$, $R3 = N(CH_3)_2$, $R4 + R5 = CH_2$: métacycline,

C. $R1 = NH_2$, $R2 = N(CH_3)_2$, $R3 = H$, $R4 = H$, $R5 = CH_3$: 4-épidoxycycline,

D. $R1 = NH_2$, $R2 = N(CH_3)_2$, $R3 = H$, $R4 = CH_3$, $R5 = H$: 4,6-épidoxycycline,

E. $R1 = NH_2$, $R2 = H$, $R3 = N(CH_3)_2$, $R4 = OH$, $R5 = CH_3$: oxytétracycline,

F. $R1 = CH_3$, $R2 = H$, $R3 = N(CH_3)_2$, $R4 = H$, $R5 = CH_3$: 2-acétyl-2-décarboxamidodoxycycline.

01/2002:0272

DOXYCYCLINE (HYCLATE DE)

Doxycyclini hyclas

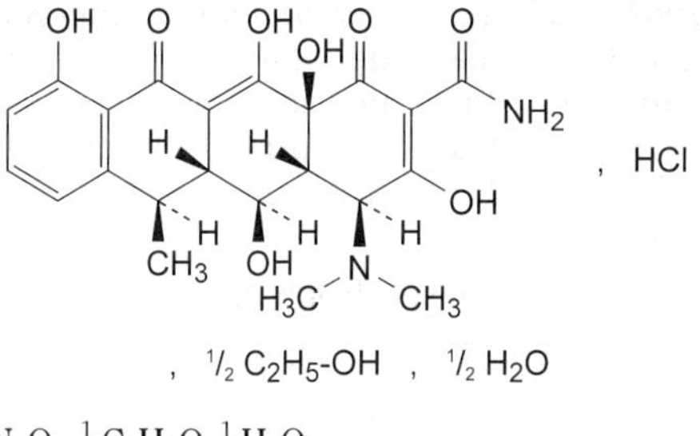

$C_{22}H_{25}ClN_2O_8, \frac{1}{2}C_2H_6O, \frac{1}{2}H_2O$ M_r 512,9

DÉFINITION

L'hyclate de doxycycline est l'hémiéthanol hémihydrate du chlorhydrate de (4*S*,4a*R*,5*S*,5a*R*,6*R*,12a*S*)-4-(diméthylamino)-3,5,10,12,12a-pentahydroxy-6-méthyl-1,11-dioxo-1,4,4a,5,5a,6,11,12a-octahydrotétracène-2-carboxamide, substance obtenue à partir d'oxytétracycline ou de métacycline, ou par tout autre moyen. Il contient au minimum 88,0 pour cent et au maximum l'équivalent de 94,0 pour cent de doxycycline ($C_{22}H_{24}N_2O_8$), calculé par rapport à la substance anhydre et exempte d'éthanol.

CARACTÈRES

Poudre cristalline, jaune, hygroscopique, facilement soluble dans l'eau et dans le méthanol, assez soluble dans l'alcool, pratiquement insoluble dans l'éther. L'hyclate de doxycycline se dissout dans les solutions d'hydroxydes et de carbonates alcalins.

IDENTIFICATION

A. Opérez par chromatographie sur couche mince (*2.2.27*) en utilisant une plaque recouverte de *gel de silice H R*. Pulvérisez uniformément sur la plaque (10 ml environ pour une plaque de 100 mm × 200 mm) une solution d'*édétate de sodium R* à 100 g/l, ajustée à pH 9,0 à l'aide de *solution concentrée d'hydroxyde de sodium R*. Laissez sécher la plaque en position horizontale pendant au moins 1 h. Au moment de l'emploi, séchez la plaque à l'étuve à 110 °C pendant 1 h.

Solution à examiner. Dissolvez 5 mg d'hyclate de doxycycline dans du *méthanol R* et complétez à 10 ml avec le même solvant.

Solution témoin (a). Dissolvez 5 mg d'*hyclate de doxycycline SCR* dans du *méthanol R* et complétez à 10 ml avec le même solvant.

Solution témoin (b). Dissolvez 5 mg d'*hyclate de doxycycline SCR* et 5 mg de *chlorhydrate de tétracycline SCR* dans du *méthanol R* et complétez à 10 ml avec le même solvant.

Déposez séparément sur la plaque 1 µl de chaque solution. Développez sur un parcours de 15 cm avec un mélange de 6 volumes d'*eau R*, de 35 volumes de *méthanol R* et de 59 volumes de *chlorure de méthylène R*. Séchez la plaque dans un courant d'air et examinez en lumière ultraviolette à 365 nm. La tache principale du chromatogramme obtenu avec la solution à examiner est semblable quant à sa position, sa coloration et ses dimensions à la tache principale du chromatogramme obtenu avec la solution témoin (a). L'identification n'est valable que si le chromatogramme obtenu avec la solution témoin (b) présente 2 taches nettement séparées.

B. A 2 mg environ d'hyclate de doxycycline, ajoutez 5 ml d'*acide sulfurique R*. Il se développe une coloration jaune.

C. L'hyclate de doxycycline donne la réaction (a) des chlorures (*2.3.1*).

ESSAI

Détermination du pH (*2.2.3*). Dissolvez 0,1 g d'hyclate de doxycycline dans de l'*eau exempte de dioxyde de carbone R* et complétez à 10 ml avec le même solvant. Le pH de la solution est de 2,0 à 3,0.

Pouvoir rotatoire spécifique (*2.2.7*). Dissolvez 0,250 g d'hyclate de doxycycline dans un mélange de 1 volume d'*acide chlorhydrique 1 M* et de 99 volumes de *méthanol R*, puis complétez à 25,0 ml avec le même mélange de solvants. Calculé par rapport à la substance anhydre et exempte d'éthanol, le pouvoir rotatoire spécifique est de − 105 à − 120. Effectuez les mesures dans les 5 min qui suivent la mise en solution.

Absorbance (*2.2.25*). Dissolvez 25,0 mg d'hyclate de doxycycline dans un mélange de 1 volume d'*acide chlorhydrique 1 M* et de 99 volumes de *méthanol R*, puis complétez à 25,0 ml avec le même mélange de solvants. Prélevez 1,0 ml de cette solution et complétez à 100,0 ml avec un mélange de 1 volume d'*acide chlorhydrique 1 M* et de 99 volumes de *méthanol R*. Déterminée au maximum d'absorption à 349 nm et calculée par rapport à la substance anhydre et exempte d'éthanol, l'absorbance spécifique est de 300 à 335. Effectuez la mesure dans l'heure qui suit la mise en solution.

Impuretés absorbant la lumière. Dissolvez 0,10 g d'hyclate de doxycycline dans un mélange de 1 volume d'*acide chlorhydrique 1 M* et de 99 volumes de *méthanol R*, puis complétez à 10,0 ml avec le même mélange de solvants. Déterminée à 490 nm et calculée par rapport à la substance anhydre et exempte d'éthanol, l'absorbance (*2.2.25*) n'est pas supérieure à 0,07. Effectuez la mesure dans l'heure qui suit la mise en solution.

Substances apparentées. Opérez par chromatographie liquide (*2.2.29*) selon les indications données sous Dosage. Injectez la solution à examiner et la solution témoin (e). S'il apparaît, dans le chromatogramme obtenu avec la solution à examiner, un pic correspondant à la métacycline ou un pic correspondant à la 6-épidoxycycline, leur surface n'est pas supérieure à celle des pics correspondants dans le chromatogramme obtenu avec la solution témoin (e) (2 pour cent). S'il apparaît, dans le chromatogramme obtenu avec la solution à examiner, des pics situés entre le pic dû au solvant et le pic dû à la métacycline ou des pics situés sur la traînée du pic principal, la surface d'aucun d'entre eux n'est supérieure à 0,25 fois celle du pic correspondant à la 6-épidoxycycline dans le chromatogramme obtenu avec la solution témoin (e) (0,5 pour cent).

Ethanol. Opérez par chromatographie en phase gazeuse (*2.2.28*) en utilisant le *propanol R* comme étalon interne.

Solution d'étalon interne. Diluez 0,50 ml de *propanol R* dans de l'*eau R* et complétez à 1000,0 ml avec le même solvant.

Solution à examiner (a). Dissolvez 0,10 g d'hyclate de doxycycline dans de l'*eau R* et complétez à 10,0 ml avec le même solvant.

Solution à examiner (b). Dissolvez 0,10 g d'hyclate de doxycycline dans de la solution d'étalon interne et complétez à 10,0 ml avec la même solution.

Solution témoin. Diluez 0,50 ml d'*éthanol R* dans de la solution d'étalon interne et complétez à 100,0 ml avec la solution d'étalon interne. Prélevez 1,0 ml de la solution obtenue et complétez à 10,0 ml avec la solution d'étalon interne.

La chromatographie peut être effectuée en utilisant :

- une colonne d'une longueur de 1,5 m et d'un diamètre intérieur de 4 mm, remplie de *copolymère éthylvinylbenzène-divinylbenzène R* (150 à 180 µm),
- comme gaz vecteur, de l'*azote pour chromatographie R*,
- un détecteur à ionisation de flamme,

en maintenant la température de la colonne à 135 °C et celle de la chambre à injection et du détecteur à 150 °C. Injectez le volume choisi de chacune des solutions à examiner et de la solution témoin.

Calculez la teneur en éthanol dans la substance à examiner en prenant 0,790 g/ml comme masse volumique (*2.2.5*) de l'éthanol à 20 °C.

L'hyclate de doxycycline contient de 4,3 pour cent *m/m* à 6,0 pour cent *m/m* d'éthanol.

Métaux lourds (*2.4.8*). 0,5 g d'hyclate de doxycycline satisfait à l'essai limite C des métaux lourds (50 ppm). Préparez le témoin avec 2,5 ml de *solution à 10 ppm de plomb (Pb) R*.

Teneur en eau (*2.5.12*). Déterminée par semi-microdosage sur 1,20 g d'hyclate de doxycycline, la teneur en eau est de 1,4 pour cent à 2,8 pour cent.

Cendres sulfuriques (*2.4.14*). Déterminé sur 1,0 g d'hyclate de doxycycline, le taux des cendres sulfuriques n'est pas supérieur à 0,4 pour cent.

Stérilité (*2.6.1*). L'hyclate de doxycycline destiné à la préparation de formes pharmaceutiques administrées par voie parentérale sans autre procédé approprié de stérilisation satisfait également à l'essai de stérilité.

Endotoxines bactériennes (*2.6.14*) : moins de 1,14 UI/mg, si l'hyclate de doxycycline est destiné à la préparation de formes pharmaceutiques administrées par voie parentérale sans autre procédé approprié d'élimination des endotoxines bactériennes.

DOSAGE

Opérez par chromatographie liquide (*2.2.29*).

Solution à examiner. Dissolvez 20,0 mg d'hyclate de doxycycline dans de l'*acide chlorhydrique 0,01 M* et complétez à 25,0 ml avec le même acide.

Solution témoin (a). Dissolvez 20,0 mg d'*hyclate de doxycycline SCR* dans de l'*acide chlorhydrique 0,01 M* et complétez à 25,0 ml avec le même acide.

Solution témoin (b). Dissolvez 20,0 mg de *chlorhydrate de 6-épidoxycycline SCR* dans de l'*acide chlorhydrique 0,01 M* et complétez à 25,0 ml avec le même acide.

Solution témoin (c). Dissolvez 20,0 mg de *chlorhydrate de métacycline SCR* dans de l'*acide chlorhydrique 0,01 M* et complétez à 25,0 ml avec le même acide.

Solution témoin (d). Mélangez 4,0 ml de solution témoin (a), 1,5 ml de solution témoin (b) et 1,0 ml de solution témoin (c) et complétez à 25,0 ml avec de l'*acide chlorhydrique 0,01 M*.

Solution témoin (e). Mélangez 2,0 ml de solution témoin (b) et 2,0 ml de solution témoin (c) et complétez à 100,0 ml avec de l'*acide chlorhydrique 0,01 M*.

La chromatographie peut être réalisée en utilisant :

- une colonne d'une longueur de 0,25 m et d'un diamètre intérieur de 4,6 mm, remplie de *copolymère styrène-divinylbenzène R* (8 à 10 µm) et maintenue à 60 °C,
- comme phase mobile, à un débit de 1,0 ml/min, un mélange préparé comme suit : transférez 60,0 g de *2-méthyl-2-propanol R* dans un ballon jaugé de 1000 ml à l'aide de 200 ml d'*eau R*. Ajoutez 400 ml de *solution tampon pH 8,0 R*, 50 ml d'une solution d'*hydrogénosulfate de tétrabutylammonium R* à 10 g/l, ajustée à pH 8,0 à l'aide de *solution diluée d'hydroxyde de sodium R* et 10 ml d'une solution d'*édétate de sodium R* à 40 g/l, ajustée à pH 8,0 à l'aide de *solution diluée d'hydroxyde de sodium R*. Complétez à 1000 ml avec de l'*eau R*,
- comme détecteur, un spectrophotomètre réglé à 254 nm,
- un injecteur à boucle de 20 µl,
- un intégrateur électronique.

Injectez la solution témoin (d). Ajustez la sensibilité du système de façon que la hauteur des pics obtenus représente au moins 50 pour cent de l'échelle totale de l'enregistreur. L'essai n'est valable que si :

- la résolution entre le premier pic (métacycline) et le deuxième pic (6-épidoxycycline) n'est pas inférieure à 1,25,
- la résolution entre le deuxième pic et le troisième pic (doxycycline) n'est pas inférieure à 2,0 ; si nécessaire, ajustez la teneur de la phase mobile en 2-méthyl-2-propanol,
- le facteur de symétrie du troisième pic n'est pas supérieur à 1,25.

Injectez 6 fois la solution témoin (a). L'essai n'est valable que si l'écart type relatif de la surface du pic de la doxycycline n'est pas supérieur à 1,0 pour cent. Si nécessaire, ajustez le réglage de l'intégrateur. Injectez alternativement la solution à examiner et la solution témoin (a).

Calculez la teneur pour cent de doxycycline.

Monographies D - K

CONSERVATION

En récipient étanche, à l'abri de la lumière. Si la substance est stérile, elle est conservée en récipient étanche et stérile, à fermeture inviolable.

ÉTIQUETAGE

L'étiquette indique :

- dans les cas appropriés, que la substance est stérile,
- dans les cas appropriés, que la substance est exempte d'endotoxines bactériennes.

IMPURETÉS

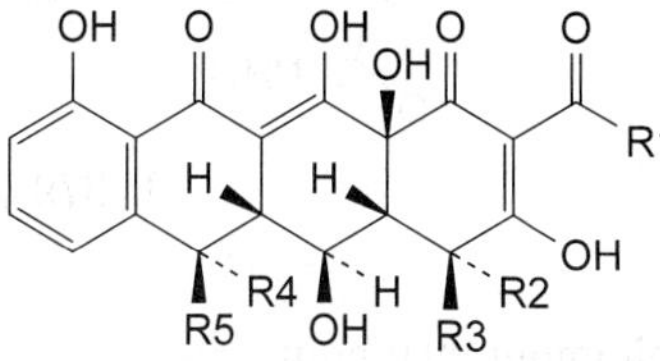

A. R1 = NH_2, R2 = H, R3 = $N(CH_3)_2$, R4 = CH_3, R5 = H : 6-épidoxycycline,

B. R1 = NH_2, R2 = H, R3 = $N(CH_3)_2$, R4+ R5 = CH_2 : métacycline,

C. R1 = NH_2, R2 = $N(CH_3)_2$, R3 = H, R4 = H, R5 = CH_3 : 4-épidoxycycline,

D. R1 = NH_2, R2 = $N(CH_3)_2$, R3 = H, R4 = CH_3, R5 = H : 4,6-épidoxycycline,

E. R1 = NH_2, R2 = H, R3 = $N(CH_3)_2$, R4 = OH, R5 = CH_3 : oxytétracycline,

F. R1 = CH_3, R2 = H, R3 = $N(CH_3)_2$, R4 = H, R5 = CH_3 : 2-acétyl-2-décarboxamidodoxycycline.

01/2002:1589

DOXYLAMINE (HYDROGÉNOSUCCINATE DE)

Doxylamini hydrogenosuccinas

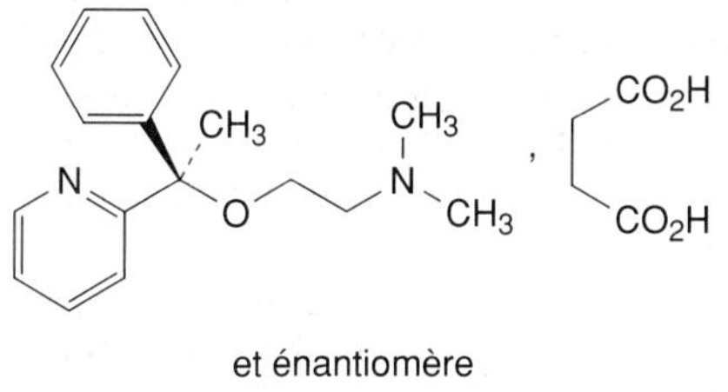

$C_{21}H_{28}N_2O_5$ M_r 388,5

DÉFINITION

Hydrogénobutanedioate de *N,N*-diméthyl-2-[(1*RS*)-1-phényl-1-(pyridin-2-yl)éthoxy]éthanamine.

Teneur : 99,0 pour cent à 101,0 pour cent (substance anhydre).

CARACTÈRES

Aspect : poudre blanche ou sensiblement blanche.

Solubilité : très soluble dans l'eau, facilement soluble dans l'alcool.

IDENTIFICATION

Première identification : C.

Seconde identification : A, B.

A. Point de fusion (*2.2.14*) : 103 °C à 108 °C.

B. Dissolvez 0,200 g d'hydrogénosuccinate de doxylamine dans de l'*acide chlorhydrique 0,1 M* et complétez à 100,0 ml avec le même solvant. Prélevez 1,0 ml de solution et complétez à 100,0 ml avec de l'*acide chlorhydrique 0,1 M.* Examinée de 230 nm à 350 nm (*2.2.25*), la solution présente un maximum d'absorption à 262 nm. L'absorbance spécifique au maximum est de 229 à 243 (substance anhydre).

C. Spectrophotométrie d'absorption dans l'infrarouge (*2.2.24*).

Comparaison : spectre de référence de l'hydrogénosuccinate de doxylamine de la Ph. Eur.

ESSAI

Aspect de la solution. La solution est limpide (*2.2.1*) et incolore (*2.2.2, Procédé II*).

Dissolvez 0,4 g d'hydrogénosuccinate de doxylamine dans de l'*eau R* et complétez à 20 ml avec le même solvant.

Angle de rotation optique (*2.2.7*) : – 0,10° à + 0,10°.

Dissolvez 2,50 g d'hydrogénosuccinate de doxylamine dans de l'*eau R* et complétez à 25,0 ml avec le même solvant.

Substances apparentées. Chromatographie en phase gazeuse (*2.2.28*).

Solution à examiner. Dissolvez 0,650 g d'hydrogénosuccinate de doxylamine dans 20 ml d'*acide chlorhydrique 0,1 M.* Ajoutez 3 ml d'une solution d'*hydroxyde de sodium R* à 100 g/l et agitez 3 fois avec 25 ml de *chlorure de méthylène R.* Réunissez les extraits de chlorure de méthylène et filtrez-les sur un filtre papier hydrophobe séparateur de phases. Lavez le filtre avec 10 ml de *chlorure de méthylène R.* Réunissez les extraits et le liquide de lavage et évaporez le solvant sous pression réduite à une température ne dépassant pas 40 °C. Dissolvez le résidu dans 20,0 ml d'*éthanol R.*

Solution témoin (a). Prélevez 1,0 ml de solution à examiner et complétez à 200,0 ml avec de l'*éthanol R.*

Solution témoin (b). Dissolvez 40 mg d'*impureté A de doxylamine SCR* et 40 mg de *2-benzoylpyridine R* dans de l'*éthanol R* et complétez à 20 ml avec le même solvant. Prélevez 1 ml de solution et complétez à 20 ml avec de l'*éthanol R.*

Colonne :

- *matériau* : silice fondue,
- *dimensions* : l = 30 m, Ø = 0,53 mm,
- *phase stationnaire* : *poly(diméthyl)(diphényl)siloxane R* (épaisseur du film 1,5 µm).

Gaz vecteur : *hélium pour chromatographie R.*

Débit : 7 ml/min.

Température :

	Intervalle (min)	Température (°C)
Colonne	0 - 12	160 → 220
	12 - 27	220
Chambre à injection		250
Détecteur		250

Détection : ionisation de flamme.

Injection : 1 µl.

Conformité du système : solution témoin (b) :

- *résolution* : au minimum 1,5 entre les pics dus à l'impureté A et à l'impureté D.

Monographies D - K

Limites :

- *toute impureté* : au maximum la surface du pic principal du chromatogramme obtenu avec la solution témoin (a) (0,5 pour cent),
- *total* : au maximum 2 fois la surface du pic principal du chromatogramme obtenu avec la solution témoin (a) (1 pour cent),
- *limite d'exclusion* : 0,1 fois la surface du pic principal du chromatogramme obtenu avec la solution témoin (a) (0,05 pour cent).

Teneur en eau (*2.5.12*) : au maximum 0,5 pour cent, déterminé sur 2,00 g d'hydrogénosuccinate de doxylamine.

Cendres sulfuriques (*2.4.14*) : au maximum 0,1 pour cent, déterminé sur 1,0 g d'hydrogénosuccinate de doxylamine.

DOSAGE

Dissolvez 0,150 g d'hydrogénosuccinate de doxylamine dans 50 ml d'*acide acétique anhydre R*. Titrez par l'*acide perchlorique 0,1 M*. Déterminez le point de fin de titrage par potentiométrie (*2.2.20*).

1 ml d'*acide perchlorique 0,1 M* correspond à 19,43 mg de $C_{21}H_{28}N_2O_5$.

IMPURETÉS

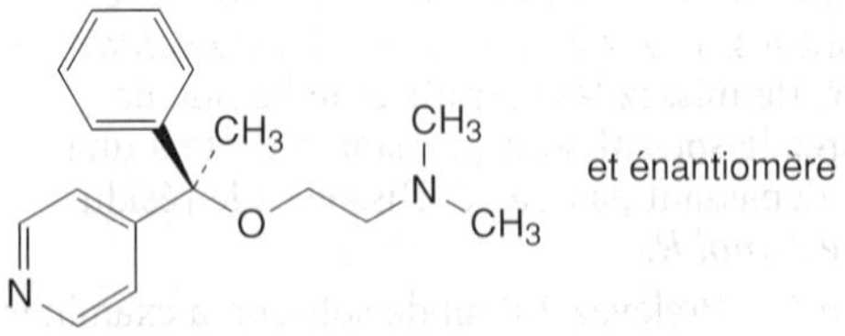

A. *N,N*-diméthyl-2-[(1*RS*)-1-phényl-1-(pyridin-4-yl)éthoxy]éthanamine,

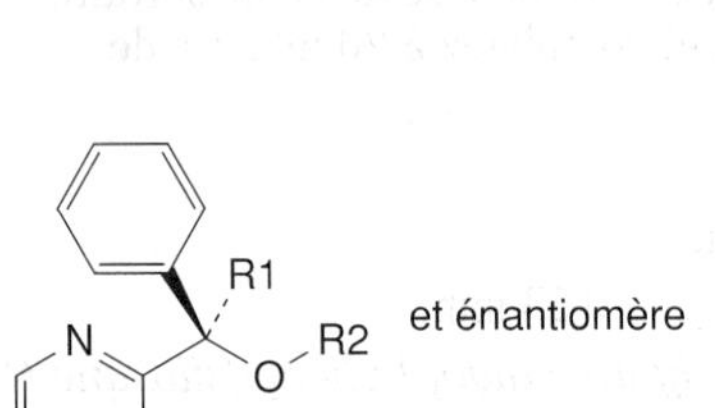

B. R1 = CH_3, R2 = H : (1*RS*)-1-phényl-1-(pyridin-2-yl)éthanol,

C. R1 = H, R2 = CH_2-CH_2-N$(CH_3)_2$: *N,N*-diméthyl-2-[(*RS*)-1-phényl(pyridin-2-yl)méthoxy]éthanamine,

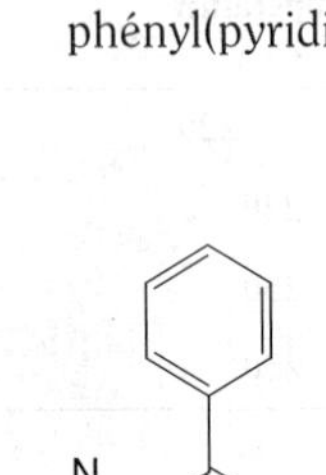

D. phényl(pyridin-2-yl)méthanone (2-benzoylpyridine).

01/2002:1010

DROPÉRIDOL

Droperidolum

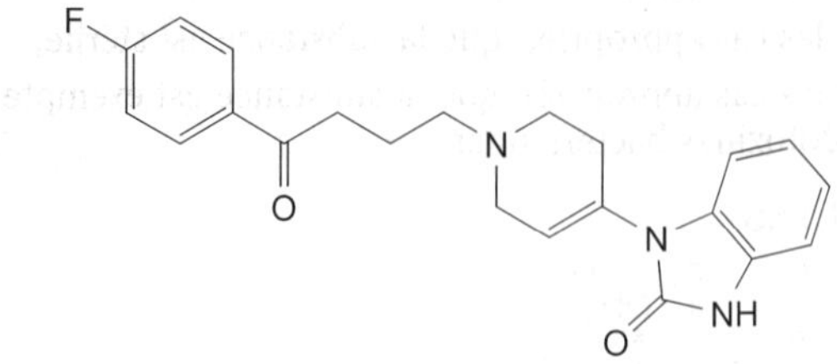

$C_{22}H_{22}FN_3O_2$ M_r 379,4

DÉFINITION

Le dropéridol contient au minimum 99,0 pour cent et au maximum l'équivalent de 101,0 pour cent de 1-[1-[4-(4-fluorophényl)-4-oxobutyl]-1,2,3,6-tétrahydropyridin-4-yl]-1,3-dihydro-2*H*-benzimidazol-2-one, calculé par rapport à la substance desséchée.

CARACTÈRES

Poudre blanche ou sensiblement blanche, pratiquement insoluble dans l'eau, facilement soluble dans le diméthylformamide et dans le chlorure de méthylène, assez soluble dans l'alcool. Le dropéridol présente le phénomène du polymorphisme.

IDENTIFICATION

Première identification : A.

Seconde identification : B, C, D.

A. Examinez le dropéridol par spectrophotométrie d'absorption dans l'infrarouge (*2.2.24*), en comparant avec le spectre obtenu avec le *dropéridol SCR*. Examinez les substances sous forme de pastilles. Si les spectres obtenus présentent des différences, dissolvez séparément la substance à examiner et la substance de référence dans le plus petit volume possible d'*acétone R*, évaporez à siccité au bain-marie et enregistrez de nouveaux spectres à partir des résidus.

B. Opérez par chromatographie sur couche mince (*2.2.27*) en utilisant une plaque recouverte de *gel de silice* GF_{254} *R*.
Solution à examiner. Dissolvez 30 mg de dropéridol dans un mélange de 1 volume d'*acétone R* et de 9 volumes de *méthanol R* et complétez à 10 ml avec le même mélange de solvants.
Solution témoin (a). Dissolvez 30 mg de *dropéridol SCR* dans un mélange de 1 volume d'*acétone R* et de 9 volumes de *méthanol R* et complétez à 10 ml avec le même mélange de solvants.
Solution témoin (b). Dissolvez 30 mg de *dropéridol SCR* et 30 mg de *benpéridol SCR* dans un mélange de 1 volume d'*acétone R* et de 9 volumes de *méthanol R* et complétez à 10 ml avec le même mélange de solvants.
Déposez séparément sur la plaque 10 µl de chaque solution. Développez sur un parcours de 15 cm avec un mélange de 1 volume d'*acétone R* et de 9 volumes de *méthanol R*. Laissez sécher la plaque à l'air. Examinez en lumière ultraviolette à 254 nm. La tache principale du chromatogramme obtenu avec la solution à examiner est semblable quant à sa position et ses dimensions à la tache principale du chromatogramme obtenu avec la solution témoin (a). L'identification n'est valable que si le chromatogramme obtenu avec la solution témoin (b) présente 2 taches nettement séparées.

C. Dissolvez 10 mg environ de dropéridol dans 5 ml d'*éthanol R*. Ajoutez 0,5 ml de *solution de dinitrobenzène R* et 0,5 ml de *solution alcoolique d'hydroxyde de potassium 2 M R*. Il apparaît une coloration violette qui vire au rouge-brun après 20 min.

D. Mélangez 5 mg environ de dropéridol avec 45 mg d'*oxyde de magnésium lourd R* et calcinez dans un creuset jusqu'à obtention d'un résidu pratiquement blanc (normalement moins de 5 min). Laissez refroidir, ajoutez 1 ml d'*eau R*, 0,05 ml de *solution de phénolphtaléine R1* et 1 ml environ d'*acide chlorhydrique dilué R* pour rendre la solution incolore. Filtrez. A un mélange récemment préparé de 0,1 ml de *solution d'alizarine S R* et de 0,1 ml de *solution de nitrate de zirconyle R*, ajoutez 1,0 ml du filtrat. Mélangez, laissez reposer pendant 5 min et comparez la coloration de la solution par rapport à un blanc préparé de la même manière. La solution à examiner est colorée en jaune et la solution à blanc est colorée en rouge.

ESSAI

Aspect de la solution. Dissolvez 0,20 g de dropéridol dans du *chlorure de méthylène R* et complétez à 20,0 ml avec le même solvant. La solution est limpide (*2.2.1*) et n'est pas plus fortement colorée que la solution témoin JB_5 (*2.2.2, Procédé II*).

Substances apparentées. Opérez par chromatographie liquide (*2.2.29*). *Préparez les solutions immédiatement avant l'emploi.*

Solution à examiner. Dissolvez 0,10 g de dropéridol dans du *diméthylformamide R* et complétez à 10,0 ml avec le même solvant.

Solution témoin (a). Dissolvez 2,5 mg de *dropéridol SCR* et 2,5 mg de *benpéridol SCR* dans du *diméthylformamide R* et complétez à 100,0 ml avec le même solvant.

Solution témoin (b). Prélevez 1,0 ml de solution à examiner et complétez à 100,0 ml avec du *diméthylformamide R*. Prélevez 5,0 ml de solution et complétez à 20,0 ml avec du *diméthylformamide R*.

La chromatographie peut être réalisée en utilisant :

- une colonne d'acier inoxydable, d'une longueur de 0,10 m et d'un diamètre intérieur de 4,6 mm, remplie de *gel de silice octadécylsilylé pour chromatographie, désactivé pour les bases R* (3 µm),
- comme phase mobile, à un débit de 1,5 ml/min, un mélange d'une solution d'*hydrogénosulfate de tétrabutylammonium R* à 10 g/l et d'*acétonitrile R* ; commencez l'élution avec la solution d'*hydrogénosulfate de tétrabutylammonium R* à 10 g/l seule puis portez la proportion d'*acétonitrile R* à 40 pour cent *V/V* en 15 min, selon un gradient linéaire. Continuez l'élution avec ce mélange pendant 5 min,
- comme détecteur, un spectrophotomètre réglé à 275 nm.

Equilibrez la colonne avec de l'*acétonitrile R* pendant 30 min au moins, puis avec la phase mobile à la composition initiale pendant 5 min au moins.

Ajustez la sensibilité du système de façon que la hauteur du pic principal du chromatogramme obtenu avec 10 µl de la solution témoin (b) représente 50 pour cent au minimum de l'échelle totale de l'enregistreur.

Injectez 10 µl de solution témoin (a). Lorsque les chromatogrammes sont enregistrés dans les conditions prescrites, les temps de rétention sont de 6,5 min environ pour le benpéridol et de 7 min environ pour le dropéridol. L'essai n'est valable que si la résolution entre les pics dus respectivement au dropéridol et au benpéridol n'est pas inférieure à 2,0. Si nécessaire, ajustez la teneur finale en acétonitrile de la phase mobile ou la programmation du gradient linéaire.

Injectez séparément 10 µl de *diméthylformamide R* comme blanc, 10 µl de solution à examiner et 10 µl de solution témoin (b). S'il apparaît d'autres pics que le pic principal dans le chromatogramme obtenu avec la solution à examiner, la surface d'aucun d'entre eux n'est supérieure à celle du pic principal du chromatogramme obtenu avec la solution témoin (b) (0,25 pour cent) et la somme de leur surface n'est pas supérieure à 2 fois la surface du pic principal du chromatogramme obtenu avec la solution témoin (b) (0,5 pour cent). Ne tenez pas compte d'un pic dû au passage du blanc ni des pics dont la surface est inférieure à 0,2 fois la surface du pic principal du chromatogramme obtenu avec la solution témoin (b).

Métaux lourds (*2.4.8*). 1,0 g de dropéridol satisfait à l'essai limite D des métaux lourds (20 ppm). Préparez le témoin avec 2 ml de *solution à 10 ppm de plomb (Pb) R*.

Perte à la dessiccation (*2.2.32*). Déterminée à l'étuve à 100-105 °C sur 1,000 g de dropéridol, la perte à la dessiccation n'est pas supérieure à 0,5 pour cent.

Cendres sulfuriques (*2.4.14*). Déterminé sur 1,0 g de dropéridol, le taux des cendres sulfuriques n'est pas supérieur à 0,1 pour cent.

DOSAGE

Dissolvez 0,300 g de dropéridol dans 50 ml d'un mélange de 1 volume d'*acide acétique anhydre R* et de 7 volumes de *méthyléthylcétone R*. Titrez par l'*acide perchlorique 0,1 M* en présence de 0,2 ml de *solution de naphtolbenzéine R* jusqu'à virage du jaune-orangé au vert.

1 ml d'*acide perchlorique 0,1 M* correspond à 37,94 mg de $C_{22}H_{22}FN_3O_2$.

CONSERVATION

A l'abri de la lumière.

IMPURETÉS

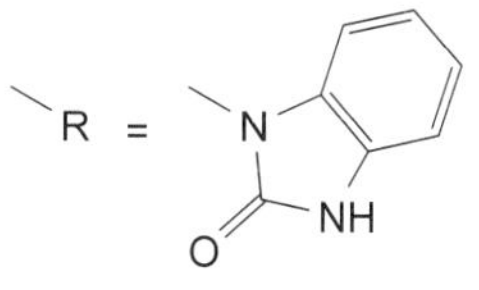

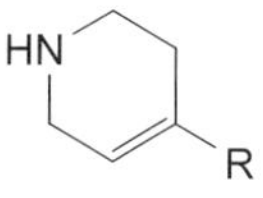

A. 1-(1,2,3,6-tétrahydropyridin-4-yl)-1,3-dihydro-2*H*-benzimidazol-2-one,

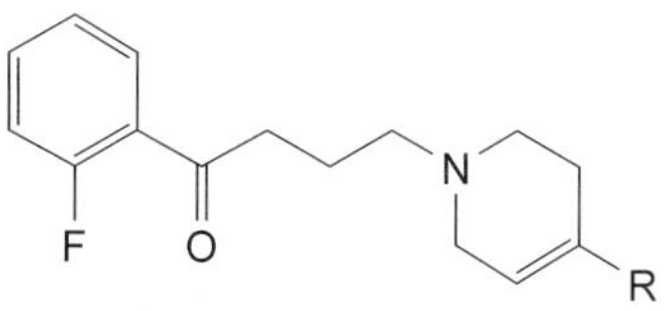

B. 1-[1-[4-(2-fluorophényl)-4-oxobutyl]-1,2,3,6-tétrahydropyridin-4-yl]-1,3-dihydro-2*H*-benzimidazol-2-one,

Monographies D - K

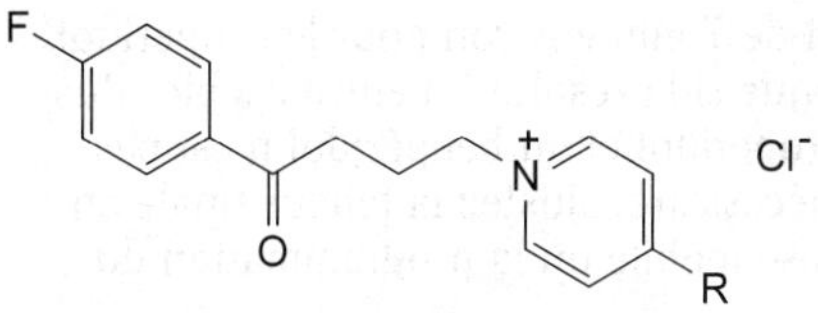

C. chlorure de 1-[4-(4-fluorophényl)-4-oxobutyl]-4-(2-oxo-2,3-dihydro-1*H*-benzimidazol-1-yl)pyridinium,

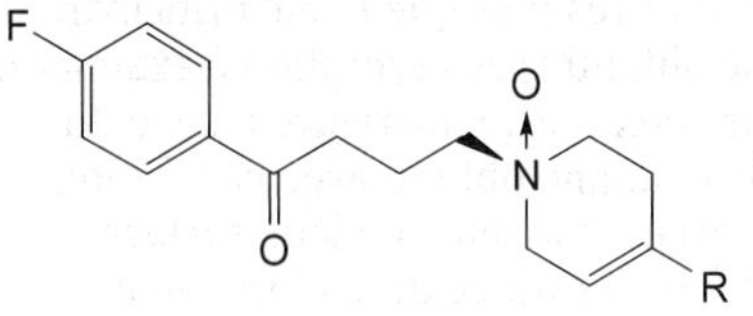

et énantiomère

D. 1-oxyde de (1*RS*)-1-[4-(4-fluorophényl)-4-oxobutyl]-4-(2-oxo-2,3-dihydro-1*H*-benzimidazol-1-yl)-1,2,3,6-tétrahydropyridine,

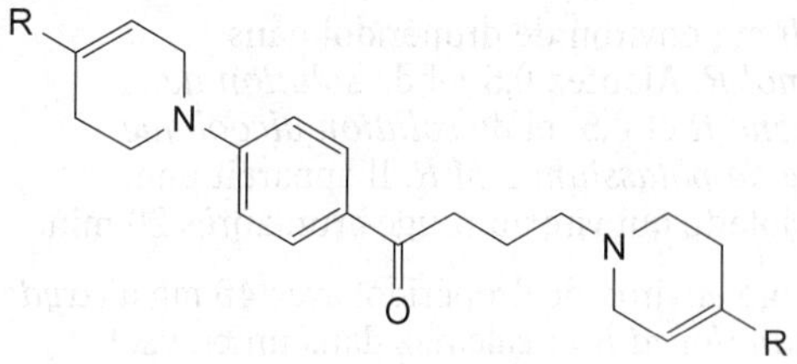

E. 1-[1-[4-[4-[4-(2-oxo-2,3-dihydro-1*H*-benzimidazol-1-yl)-3,6-dihydropyridin-1(2*H*)-yl]-1-oxobutyl]phényl]-1,2,3,6-tétrahydropyridin-4-yl]-1,3-dihydro-2*H*-benzimidazol-2-one.

E

01/2002:1927

EAU HAUTEMENT PURIFIÉE

Aqua valde purificata

H_2O M_r 18,02

DÉFINITION

L'eau hautement purifiée est destinée à être utilisée dans la préparation de médicaments lorsqu'une eau d'une qualité biologique élevée est nécessaire, sauf dans les cas où l'emploi d'*Eau pour préparations injectables (0169)* est requis.

PRODUCTION

L'eau hautement purifiée est obtenue par des procédés appropriés à partir d'une eau destinée à la consommation humaine comme établi par l'Autorité compétente.

Les procédés de production actuels comprennent par exemple l'osmose inverse à double passage, combinée à d'autres techniques appropriées telle l'ultrafiltration et la désionisation. L'utilisation et l'entretien corrects du système sont essentiels.

Au cours de la production et de la conservation, des mesures appropriées sont prises pour garantir que le nombre de germes aérobies viables totaux est convenablement contrôlé et maîtrisé. Des seuils d'alerte et d'intervention sont établis en vue de la détection de toute évolution indésirable. Dans des conditions normales, est considéré comme seuil d'intervention approprié un nombre de germes aérobies viables totaux (*2.6.12*) de 10 microorganismes pour 100 ml, déterminé par filtration sur membrane en utilisant du milieu gélosé B et au moins 200 ml d'eau hautement purifiée.

La conductivité (*2.2.38*) (au maximum 1,1 $\mu S \cdot cm^{-1}$ à 20 °C) et la teneur en carbone organique total (*2.2.44*) (au maximum 0,5 mg/l) sont également contrôlées.

Afin de garantir l'obtention d'une eau de qualité appropriée, des méthodes validées sont appliquées et un suivi en cours de production de la conductivité électrique ainsi que des contrôles réguliers de pureté microbiologique sont effectués.

L'eau hautement purifiée est conservée et distribuée dans des conditions visant à empêcher la croissance de micro-organismes et à éviter toute autre contamination.

CARACTÈRES

Aspect : liquide limpide, incolore, inodore et insipide.

ESSAI

Aluminium (*2.4.17*) : au maximum 10 µg/l, si l'eau hautement purifiée est destinée à la préparation de solutions pour dialyse.

Solution à examiner. A 400 ml d'eau hautement purifiée, ajoutez 10 ml de *solution tampon acétate pH 6,0 R* et 100 ml d'*eau distillée R*.

Solution témoin. Mélangez 2 ml de *solution à 2 ppm d'aluminium (Al) R*, 10 ml de *solution tampon acétate pH 6,0 R* et 98 ml d'*eau distillée R*.

Solution à blanc. Mélangez 10 ml de *solution tampon acétate pH 6,0 R* et 100 ml d'*eau distillée R*.

Nitrates : au maximum 0,2 ppm.

Dans un tube à essai placé dans de l'eau glacée, introduisez 5 ml d'eau hautement purifiée et ajoutez 0,4 ml d'une solution de *chlorure de potassium R* à 100 g/l, 0,1 ml de *solution de diphénylamine R* puis, goutte à goutte et en agitant, 5 ml d'*acide sulfurique exempt d'azote R*. Placez le tube dans un bain-marie à 50 °C. Si, après 15 min, il apparaît une coloration bleue, elle n'est pas plus intense que celle d'un témoin préparé simultanément et dans les mêmes conditions avec un mélange de 4,5 ml d'*eau exempte de nitrate R* et de 0,5 ml de *solution à 2 ppm de nitrate (NO_3) R*.

Métaux lourds (*2.4.8*) : au maximum 0,1 ppm.

Dans une capsule de verre, chauffez au bain-marie 200 ml d'eau hautement purifiée jusqu'à réduction du volume à 20 ml. 12 ml de solution concentrée satisfont à l'essai limite A. Préparez le témoin avec 10 ml de *solution à 1 ppm de plomb (Pb) R*.

Endotoxines bactériennes (*2.6.14*) : moins de 0,25 UI/ml.

01/2002:0169

EAU POUR PRÉPARATIONS INJECTABLES

Aqua ad iniectabilia

H_2O M_r 18,02

DÉFINITION

L'eau pour préparations injectables est une eau destinée soit à la préparation de médicaments pour administration parentérale à véhicule aqueux (eau pour préparations injectables en vrac), soit à la dissolution ou la dilution de substances ou préparations pour administration parentérale (eau stérilisée pour préparations injectables).

Eau pour préparations injectables en vrac

PRODUCTION

L'eau pour préparations injectables en vrac est obtenue soit à partir d'une eau destinée à la consommation humaine comme établi par l'Autorité compétente soit à partir d'une eau purifiée, par distillation dans un appareil dont les surfaces en contact avec l'eau sont constituées de verre neutre, de quartz ou d'un métal approprié. Cet appareil est muni d'un dispositif efficace pour empêcher le primage. L'entretien correct de l'appareil est essentiel. La première fraction du distillat, obtenue lors de la mise en marche, est rejetée. Le distillat est ensuite recueilli.

Au cours de la production et de la conservation, des mesures appropriées sont prises pour garantir que le nombre de germes aérobies viables totaux est convenablement contrôlé et maîtrisé. Des seuils d'alerte et d'intervention sont établis en vue de la détection de toute évolution indésirable. Dans des conditions normales est considéré comme seuil d'intervention approprié un nombre de germes aérobies viables totaux (*2.6.12*) de 10 microorganismes pour 100 ml, déterminé par filtration sur membrane en utilisant du milieu gélosé B et au moins 200 ml d'eau pour préparations injectables en vrac. Dans le cas des préparations injectables faisant l'objet d'un traitement aseptique, il peut être nécessaire d'appliquer des seuils d'alerte plus stricts.

La conductivité (*2.2.38*) (au maximum 1,1 $\mu S \cdot cm^{-1}$ à 20 °C) et la teneur en carbone organique total (*2.2.44*) (au maximum 0,5 mg/l) sont également contrôlées.

Afin de garantir l'obtention d'une eau de qualité appropriée, des méthodes validées sont appliquées et un suivi en cours de production de la conductivité électrique ainsi que des contrôles réguliers de pureté microbiologique sont effectués.

L'eau pour préparations injectables en vrac est conservée et distribuée dans des conditions visant à empêcher la croissance de microorganismes et à éviter toute autre contamination.

CARACTÈRES

Liquide limpide, incolore, inodore et insipide.

ESSAI

L'eau pour préparations injectables en vrac satisfait aux essais prescrits dans la section Eau purifiée en vrac de la monographie *Eau purifiée (0008)* ainsi qu'à l'essai complémentaire suivant.

Endotoxines bactériennes (*2.6.14*) : moins de 0,25 UI/ml.

Eau stérilisée pour préparations injectables

L'eau stérilisée pour préparations injectables est de l'eau pour préparations injectables en vrac répartie dans des récipients appropriés qui sont ensuite fermés, puis stérilisés par la chaleur, dans des conditions telles que l'eau reste conforme à la limite spécifiée dans l'essai des endotoxines bactériennes. L'eau stérilisée pour préparations injectables est exempte de tout additif.

Examinée dans des conditions appropriées de visibilité, l'eau stérilisée pour préparations injectables est limpide et incolore.

Chaque récipient contient une quantité d'eau suffisante pour permettre le prélèvement du volume nominal.

ESSAI

L'eau stérilisée pour préparations injectables satisfait aux essais prescrits dans la section Eau purifiée conditionnée en récipients de la monographie *Eau purifiée (0008)*, avec modification des essais Acidité ou alcalinité, Substances oxydables, Chlorures (dans le cas des récipients de volume nominal inférieur ou égal à 100 ml) et Résidu à l'évaporation. Elle satisfait en outre aux essais Contamination particulaire, Stérilité et Endotoxines bactériennes.

Acidité ou alcalinité. A 20 ml d'eau stérilisée pour préparations injectables, ajoutez 0,05 ml de *solution de rouge de phénol R*. Si la solution est colorée en jaune, elle vire au rouge en présence de 0,1 ml d'*hydroxyde de sodium 0,01 M*. Si la solution est colorée en rouge, elle vire au jaune en présence de 0,15 ml d'*acide chlorhydrique 0,01 M*.

Conductivité (*2.2.38*). Dans le cas des récipients de volume nominal inférieur ou égal à 10 ml, la conductivité n'est pas supérieure à 25 $\mu S \cdot cm^{-1}$. Dans le cas des récipients de volume nominal supérieur à 10 ml, la conductivité n'est pas supérieure à 5 $\mu S \cdot cm^{-1}$.

Substances oxydables. Portez à ébullition 100 ml d'eau stérilisée pour préparations injectables avec 10 ml d'*acide sulfurique dilué R*. Ajoutez 0,2 ml de *permanganate de potassium 0,02 M* et portez à ébullition pendant 5 min. La solution reste légèrement colorée en rose.

Chlorures (*2.4.4*). Dans le cas des récipients de volume nominal inférieur ou égal à 100 ml, 15 ml d'eau stérilisée pour préparations injectables satisfont à l'essai limite des chlorures (0,5 ppm). Préparez le témoin avec un mélange de 1,5 ml de *solution à 5 ppm de chlorure (Cl) R* et de 13,5 ml d'*eau R*. Examinez les solutions dans l'axe vertical des tubes.

Résidu à l'évaporation. Evaporez à siccité, au bain-marie, 100 ml d'eau stérilisée pour préparations injectables puis desséchez le résidu à l'étuve à 100-105 °C. Dans le cas des récipients de volume nominal inférieur ou égal à 10 ml, la masse du résidu n'est pas supérieure à 4 mg (0,004 pour cent). Dans le cas des récipients de volume nominal supérieur à 10 ml, la masse du résidu n'est pas supérieure à 3 mg (0,003 pour cent).

Contamination particulaire : particules non visibles (*2.9.19*). L'eau stérilisée pour préparations injectables satisfait, selon le cas, à l'essai A ou à l'essai B.

Stérilité (*2.6.1*). L'eau stérilisée pour préparations injectables satisfait à l'essai de stérilité.

Endotoxines bactériennes (*2.6.14*) : moins de 0,25 UI/ml.

01/2002:0008

EAU PURIFIÉE

Aqua purificata

H_2O M_r 18,02

DÉFINITION

L'eau purifiée est une eau destinée à la préparation de médicaments autres que ceux qui doivent être stériles et exempts de pyrogènes, sauf exception justifiée et autorisée.

Eau purifiée en vrac

PRODUCTION

L'eau purifiée en vrac est préparée par distillation, par échange d'ions ou par tout autre procédé approprié à partir d'une eau destinée à la consommation humaine comme établi par l'Autorité compétente.

Au cours de la production et de la conservation, des mesures appropriées sont prises pour garantir que le nombre de germes aérobies viables totaux est convenablement contrôlé et maîtrisé. Des seuils d'alerte et d'intervention sont établis en vue de la détection de toute évolution indésirable. Dans des conditions normales est considéré comme seuil d'intervention approprié un nombre de germes aérobies viables totaux (*2.6.12*) de 100 microorganismes par millilitre, déterminé par filtration sur membrane en utilisant du milieu gélosé B. Le volume de l'échantillon est choisi en fonction du résultat attendu.

En outre l'essai du carbone organique total (*2.2.44*) est effectué, avec une limite de 0,5 mg/l, ou bien l'essai suivant des substances oxydables : chauffez à ébullition pendant 5 min un mélange de 100 ml d'eau purifiée, de 10 ml d'*acide sulfurique dilué R* et de 0,1 ml de *permanganate de potassium 0,02 M*. La solution reste légèrement colorée en rose.

La conductivité (*2.2.38*) est également contrôlée (au maximum 4,3 $\mu S \cdot cm^{-1}$ à 20 °C).

L'eau purifiée en vrac est conservée et distribuée dans des conditions visant à empêcher la croissance de microorganismes et à éviter toute autre contamination.

CARACTÈRES

Liquide limpide, incolore, inodore et insipide.

ESSAI

Nitrates. Dans un tube à essai placé dans de l'eau glacée, introduisez 5 ml d'eau purifiée en vrac et ajoutez 0,4 ml d'une solution de *chlorure de potassium R* à 100 g/l, 0,1 ml de *solution de diphénylamine R* puis, goutte à goutte et en agitant, 5 ml d'*acide sulfurique exempt d'azote R*. Placez le tube dans un bain-marie à 50 °C. Si, après 15 min, il apparaît une coloration bleue, elle n'est pas plus intense que celle d'un témoin préparé simultanément et dans les mêmes conditions avec un mélange de 4,5 ml d'*eau exempte de nitrate R* et de 0,5 ml de *solution à 2 ppm de nitrate (NO_3) R* (0,2 ppm).

Monographies D - K

Métaux lourds (*2.4.8*). Dans une capsule de verre, chauffez au bain-marie 200 ml d'eau purifiée en vrac jusqu'à réduction du volume à 20 ml. 12 ml de la solution concentrée satisfont à l'essai limite A des métaux lourds (0,1 ppm). Préparez le témoin avec 10 ml de *solution à 1 ppm de plomb (Pb) R*.

Aluminium (*2.4.17*). L'eau purifiée en vrac destinée à la préparation de solutions pour dialyse satisfait à l'essai de l'aluminium. A 400 ml d'eau purifiée en vrac, ajoutez 10 ml de *solution tampon acétate pH 6,0 R* et 100 ml d'*eau distillée R*. La solution satisfait à l'essai limite de l'aluminium (10 µg/l). Utilisez comme solution de référence un mélange de 2 ml de *solution à 2 ppm d'aluminium (Al) R*, de 10 ml de *solution tampon acétate pH 6,0 R* et de 98 ml d'*eau distillée R* et comme solution à blanc un mélange de 10 ml de *solution tampon acétate pH 6,0 R* et de 100 ml d'*eau distillée R*.

Endotoxines bactériennes (*2.6.14*) : moins de 0,25 UI/ml, si l'eau purifiée en vrac est destinée à la préparation de solutions pour dialyse sans autre procédé approprié d'élimination des endotoxines bactériennes.

ÉTIQUETAGE

L'étiquette indique, dans les cas appropriés, que la substance convient à la préparation de solutions pour dialyse.

Eau purifiée conditionnée en récipients

L'eau purifiée conditionnée en récipients est de l'eau purifiée en vrac répartie en récipients et conservée dans des conditions visant à assurer la qualité microbiologique requise. Elle est exempte de tout additif.

CARACTÈRES

Liquide limpide, incolore, inodore et insipide.

ESSAI

L'eau purifiée conditionnée en récipients satisfait aux essais prescrits dans la section Eau purifiée en vrac ainsi qu'aux essais complémentaires suivants.

Acidité ou alcalinité. A 10 ml d'eau purifiée conditionnée en récipients, récemment bouillie puis refroidie dans un flacon de verre borosilicaté, ajoutez 0,05 ml de *solution de rouge de méthyle R*. La solution ne se colore pas en rouge.

A 10 ml d'eau purifiée conditionnée en récipients, ajoutez 0,1 ml de *solution de bleu de bromothymol R1*. La solution ne se colore pas en bleu.

Substances oxydables. Chauffez à ébullition pendant 5 min un mélange de 100 ml d'eau purifiée conditionnée en récipients, de 10 ml d'*acide sulfurique dilué R* et de 0,1 ml de *permanganate de potassium 0,02 M*. La solution reste légèrement colorée en rose.

Chlorures. A 10 ml d'eau purifiée conditionnée en récipients, ajoutez 1 ml d'*acide nitrique dilué R* et 0,2 ml de *solution de nitrate d'argent R2*. L'aspect de la solution ne présente aucun changement pendant 15 min au moins.

Sulfates. A 10 ml d'eau purifiée conditionnée en récipients, ajoutez 0,1 ml d'*acide chlorhydrique dilué R* et 0,1 ml de *solution de chlorure de baryum R1*. L'aspect de la solution ne présente aucun changement pendant 1 h au moins.

Ammonium. A 20 ml d'eau purifiée conditionnée en récipients, ajoutez 1 ml de *solution alcaline de tétraiodomercurate de potassium R*. Après 5 min, examinez la solution suivant l'axe vertical du tube. La solution n'est pas plus fortement colorée qu'une solution témoin préparée simultanément par addition de 1 ml de *solution alcaline de tétraiodomercurate de potassium R* à un mélange de 4 ml de *solution à 1 ppm d'ammoniaque (NH_4) R* et de 16 ml d'*eau exempte d'ammonium R* (0,2 ppm).

Calcium et magnésium. A 100 ml d'eau purifiée conditionnée en récipients, ajoutez 2 ml de *solution tampon chlorure d'ammonium pH 10,0 R*, 50 mg de *mélange composé au mordant noir 11 R* et 0,5 ml d'*édétate de sodium 0,01 M*. Il apparaît une coloration bleu franc.

Résidu à l'évaporation. Evaporez à siccité, au bain-marie, 100 ml d'eau purifiée conditionnée en récipients puis desséchez le résidu à l'étuve à 100-105 °C. La masse du résidu n'est pas supérieure à 1 mg (0,001 pour cent).

Contamination microbienne. L'eau purifiée conditionnée en récipients satisfait à une limite du nombre de germes aérobies viables totaux (*2.6.12*) de 10^2 microorganismes par millilitre, déterminé par filtration sur membrane en utilisant le milieu gélosé B.

ÉTIQUETAGE

L'étiquette indique, dans les cas appropriés, que la substance convient à la préparation de solutions pour dialyse.

01/2002:0665

ÉCONAZOLE (NITRATE D')

Econazoli nitras

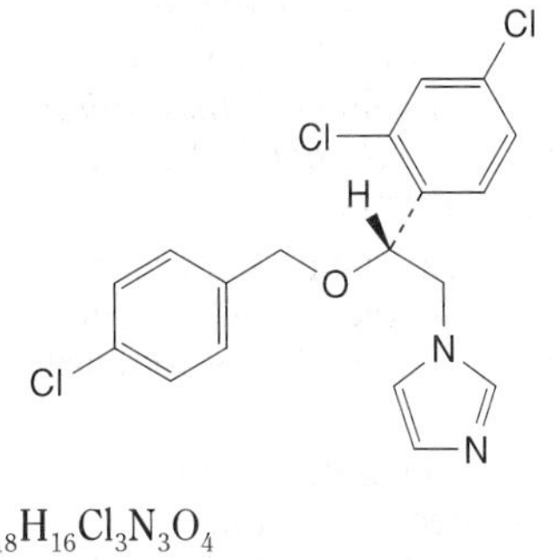

et énantiomère , HNO_3

$C_{18}H_{16}Cl_3N_3O_4$ M_r 444,7

DÉFINITION

Le nitrate d'éconazole contient au minimum 98,5 pour cent et au maximum l'équivalent de 101,5 pour cent de nitrate de (*RS*)-1-[2-(4-chlorobenzyloxy)-2-(2,4-dichlorophényl)éthyl]imidazole, calculé par rapport à la substance desséchée.

CARACTÈRES

Poudre cristalline, blanche ou sensiblement blanche, très peu soluble dans l'eau, soluble dans le méthanol, assez soluble dans le chlorure de méthylène, peu soluble dans l'alcool, pratiquement insoluble dans l'éther.

IDENTIFICATION

Première identification : A, C.

Seconde identification : A, B, D, E.

A. Le point de fusion (*2.2.14*) du nitrate d'éconazole est de 161 °C à 166 °C.

B. Dissolvez 40 mg de nitrate d'éconazole dans un mélange de 1 volume d'*acide chlorhydrique 0,1 M* et de 9 volumes de *2-propanol R* et complétez à 100,0 ml avec le même mélange de solvants. Examinée de 240 nm à 320 nm (*2.2.25*), la solution présente 3 maximums d'absorption, respectivement à 265 nm, à 271 nm et à 280 nm. Le rapport entre l'absorbance mesurée au maximum à 271 nm et celle mesurée au maximum à 280 nm est de 1,55 à 1,70. L'identification n'est valable que si, dans l'essai du pouvoir de résolution (*2.2.25*), le rapport des absorbances n'est pas inférieur à 2.

C. Examinez le nitrate d'éconazole par spectrophotométrie d'absorption dans l'infrarouge (*2.2.24*), en comparant avec le spectre obtenu avec le *nitrate d'éconazole SCR*. Examinez les substances sous forme de pastilles.

D. Examinez les chromatogrammes obtenus dans l'essai des substances apparentées en lumière ultraviolette à 254 nm avant pulvérisation. La tache principale du chromatogramme obtenu avec la solution à examiner (b) est semblable quant à sa position et ses dimensions à la tache principale du chromatogramme obtenu avec la solution témoin (a).

E. Le nitrate d'éconazole donne la réaction des nitrates (*2.3.1*).

ESSAI

Aspect de la solution. Dissolvez 0,50 g de nitrate d'éconazole dans du *méthanol R* et complétez à 50 ml avec le même solvant. La solution est limpide (*2.2.1*) et n'est pas plus fortement colorée que la solution de degré 7 de la gamme des solutions témoins présentant la coloration la plus appropriée (*2.2.2, Procédé II*).

Substances apparentées. Opérez par chromatographie sur couche mince (*2.2.27*) en utilisant une plaque recouverte d'un gel de silice approprié contenant un indicateur de fluorescence dont l'intensité est optimale à 254 nm.

Solution à examiner (a). Dissolvez 0,25 g de nitrate d'éconazole dans un mélange de 1 volume d'*ammoniaque concentrée R* et de 9 volumes de *méthanol R* et complétez à 5 ml avec le même mélange de solvants.

Solution à examiner (b). Prélevez 1 ml de solution à examiner (a) et complétez à 10 ml avec un mélange de 1 volume d'*ammoniaque concentrée R* et de 9 volumes de *méthanol R*.

Solution témoin (a). Dissolvez 25 mg de *nitrate d'éconazole SCR* dans un mélange de 1 volume d'*ammoniaque concentrée R* et de 9 volumes de *méthanol R* et complétez à 5 ml avec le même mélange de solvants.

Solution témoin (b). Prélevez 2,5 ml de solution à examiner (b) et complétez à 100 ml avec un mélange de 1 volume d'*ammoniaque concentrée R* et de 9 volumes de *méthanol R*.

Déposez sur la plaque 10 µl de chaque solution. Développez sur un parcours de 10 cm avec un mélange de 1 volume d'*ammoniaque concentrée R*, de 40 volumes de *toluène R* et de 60 volumes de *dioxane R*. Faites sécher la plaque dans un courant d'air pendant 15 min. Examinez en lumière ultraviolette à 254 nm. S'il apparaît d'autres taches que la tache principale dans le chromatogramme obtenu avec la solution à examiner (a), aucune d'entre elles n'est plus intense que la tache du chromatogramme obtenu avec la solution témoin (b) (0,25 pour cent). Pulvérisez de la *solution d'iodobismuthate de potassium R2* et examinez à la lumière du jour. S'il apparaît d'autres taches que la tache principale dans le chromatogramme obtenu avec la solution à examiner (a), aucune d'entre elles n'est plus intense que la tache du chromatogramme obtenu avec la solution témoin (b) (0,25 pour cent). L'essai n'est valable que si le chromatogramme obtenu avec la solution témoin (b) présente une tache nettement visible.

Perte à la dessiccation (*2.2.32*). Déterminée à l'étuve à 100-105 °C pendant 2 h sur 1,000 g de nitrate d'éconazole, la perte à la dessiccation n'est pas supérieure à 0,5 pour cent.

Cendres sulfuriques (*2.4.14*). Déterminé sur 1,0 g de nitrate d'éconazole, le taux des cendres sulfuriques n'est pas supérieur à 0,1 pour cent.

DOSAGE

Dissolvez 0,4000 g de nitrate d'éconazole dans 50 ml d'*acide acétique anhydre R*. Titrez par l'*acide perchlorique 0,1 M*. Déterminez le point de fin de titrage par potentiométrie (*2.2.20*). Effectuez un titrage à blanc.

1 ml d'*acide perchlorique 0,1 M* correspond à 44,47 mg de $C_{18}H_{16}Cl_{13}N_3O_4$.

CONSERVATION

A l'abri de la lumière.

01/2002:0232

ÉDÉTATE DISODIQUE

Dinatrii edetas

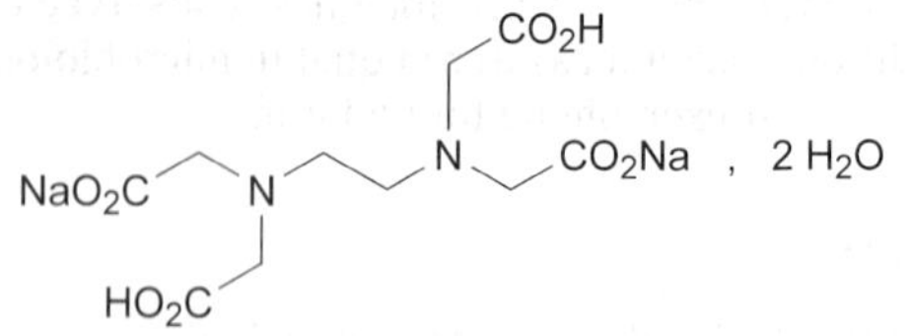

$C_{10}H_{14}N_2Na_2O_8,2H_2O$ M_r 372,2

DÉFINITION

L'édétate disodique contient au minimum 98,5 pour cent et au maximum l'équivalent de 101,0 pour cent de dihydrogéno(éthylènedinitrilo)tétraacétate de disodium dihydraté.

CARACTÈRES

Poudre cristalline blanche, soluble dans l'eau, assez soluble dans l'alcool, pratiquement insoluble dans l'éther.

IDENTIFICATION

A. Examinez l'édétate disodique par spectrophotométrie d'absorption dans l'infrarouge (*2.2.24*), en comparant avec le spectre obtenu avec l'*édétate disodique SCR*. Examinez les substances sous forme de pastilles.

B. Dissolvez 2 g d'édétate disodique dans 25 ml d'*eau R*. Ajoutez 6 ml de *solution de nitrate de plomb R*, agitez, puis ajoutez 3 ml de *solution d'iodure de potassium R*. Il ne se forme aucun précipité jaune. Alcalinisez la solution au *papier tournesol rouge R* avec de l'*ammoniaque diluée R2* et ajoutez 3 ml de *solution d'oxalate d'ammonium R*. Il ne se forme aucun précipité.

C. Dissolvez 0,5 g d'édétate disodique dans 10 ml d'*eau R*. Ajoutez 0,5 ml de *solution de chlorure de calcium R*. Alcalinisez la solution au *papier tournesol rouge R* avec de l'*ammoniaque diluée R2* et ajoutez 3 ml de *solution d'oxalate d'ammonium R*. Il ne se forme aucun précipité.

D. L'édétate disodique donne les réactions du sodium (*2.3.1*).

ESSAI

Solution S. Dissolvez 5,0 g d'édétate disodique dans de l'*eau exempte de dioxyde de carbone R* et complétez à 100 ml avec le même solvant.

Aspect de la solution. La solution S est limpide (*2.2.1*) et incolore (*2.2.2, Procédé II*).

Détermination du pH (*2.2.3*). Le pH de la solution S est de 4,0 à 5,5.

Fer (*2.4.9*). Prélevez 2,5 ml de solution S et complétez à 10 ml avec de l'*eau R*. La solution satisfait à l'essai limite du fer (80 ppm). A la solution à examiner et au témoin, ajoutez 0,25 g de *chlorure de calcium R* avant l'addition d'*acide thioglycolique R*.

Métaux lourds (*2.4.8*). 1,0 g d'édétate disodique satisfait à l'essai limite D des métaux lourds (20 ppm) Préparez le témoin avec 2 ml de *solution à 10 ppm de plomb (Pb) R*.

DOSAGE

Dissolvez 0,500 g d'édétate disodique dans de l'*eau R* et complétez à 300 ml avec le même solvant. Ajoutez 2 g d'*hexaméthylènetétramine R* et 2 ml d'*acide chlorhydrique dilué R*. Titrez par le *nitrate de plomb 0,1 M* en présence de 50 mg environ de *mélange composé au xylénolorange R*.

1 ml de *nitrate de plomb 0,1 M* correspond à 37,22 mg de $C_{10}H_{14}N_2Na_2O_8,2H_2O$

01/2002:1612

ÉDÉTIQUE (ACIDE)

Acidum edeticum

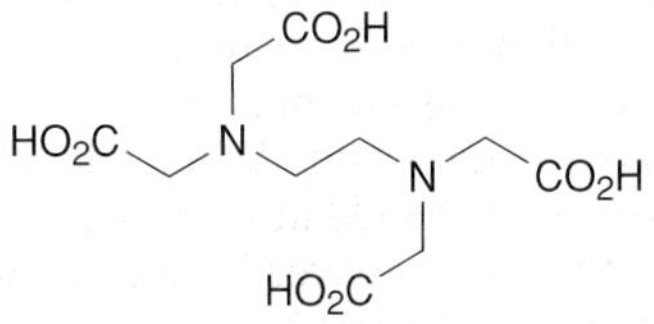

$C_{10}H_{16}N_2O_8$ M_r 292,2

DÉFINITION

Acide (éthylènedinitrilo)tétraacétique.

Teneur : 98,0 pour cent à 101,0 pour cent.

CARACTÈRES

Aspect : poudre cristalline blanche ou cristaux incolores.

Solubilité : pratiquement insoluble dans l'eau et dans l'alcool. L'acide édétique se dissout dans les solutions diluées d'hydroxydes alcalins.

IDENTIFICATION

Première identification : A.

Seconde identification : B, C.

A. Spectrophotométrie d'absorption dans l'infrarouge (*2.2.24*).

Préparation : séchez l'acide édétique à l'étuve à 100-105 °C.

Comparaison : *édétate de sodium R* traité de la manière suivante : dissolvez 0,25 g d'*édétate de sodium R* dans 5 ml d'*eau R*, ajoutez 1,0 ml d'*acide chlorhydrique dilué R*. Filtrez et lavez le résidu 2 fois avec 5 ml d'*eau R*. Séchez le résidu à l'étuve à 100-105 °C pendant 2 h.

B. A 5 ml d'*eau R* ajoutez 0,1 ml de *solution de thiocyanate d'ammonium R* et 0,1 ml de *solution de chlorure ferrique R1* et mélangez. La solution est rouge. Ajoutez 0,5 ml de solution S (voir Essai). La solution devient jaunâtre.

C. A 10 ml de solution S ajoutez 0,5 ml de *solution de chlorure de calcium R*. Alcalinisez la solution au *papier tournesol rouge R* avec de l'*ammoniaque diluée R2* et ajoutez 3 ml de *solution d'oxalate d'ammonium R*. Il ne se forme pas de précipité.

ESSAI

Solution S. Dissolvez 5,0 g d'acide édétique dans 20 ml de *solution diluée d'hydroxyde de sodium R* et complétez à 100 ml avec de l'*eau R*.

Aspect de la solution. La solution S est limpide (*2.2.1*) et incolore (*2.2.2, Procédé II*).

Impureté A. Chromatographie liquide (*2.2.29*).

Solution à examiner. A 0,100 g d'acide édétique ajoutez 0,7 ml d'*hydroxyde de sodium 1 M* et chauffez pour dissoudre. Complétez à 10,0 ml avec une solution de *nitrate de cuivre R* à 10 g/l.

Solution témoin. Dissolvez 50 mg d'*acide nitrilotriacétique R* dans une solution de *nitrate de cuivre R* à 10 g/l en utilisant un bain à ultrasons et complétez à 50,0 ml avec la même solution. Prélevez 1,0 ml de solution et complétez à 100,0 ml avec une solution de *nitrate de cuivre R* à 10 g/l.

Précolonne :

- *dimensions* : l = 0,01 m, Ø = 4,6 mm,
- *phase stationnaire* : *gel de silice octadécylsilylé pour chromatographie R* (5 µm).

Colonne :

- *dimensions* : l = 0,25 m, Ø = 4,6 mm,
- *phase stationnaire* : *gel de silice octadécylsilylé pour chromatographie R* (5 µm).

Phase mobile : à 850 ml d'une solution de *dihydrogénophosphate de tétrabutylammonium R* à 5 g/l ajustée à pH 7,7 avec de la *solution diluée d'hydroxyde de sodium R*, ajoutez 115 ml de *méthanol R* et complétez à 1000,0 ml avec de l'*eau R*.

Débit : 1 ml/min.

Détection : spectrophotomètre à 254 nm.

Injection : 50 µl ; injectez la solution à examiner, une solution de *nitrate de cuivre R* à 10 g/l comme blanc et la solution témoin.

Enregistrement : 3 fois le temps de rétention de l'impureté A.

Conformité du système : solution témoin :

- *résolution* : au minimum 3,0 entre les pics dus à l'impureté A (premier pic) et au nitrate de cuivre (second pic).

Limites :

- *impureté A* : au maximum la surface du pic correspondant dans le chromatogramme obtenu avec la solution témoin (0,1 pour cent).

Chlorures (*2.4.4*) : au maximum 200 ppm.

A 10 ml de solution S ajoutez 10 ml d'*acide nitrique R* et agitez pendant 10 min. Il se forme un précipité. Filtrez et rincez le filtre. Réunissez le filtrat et les eaux de lavage et complétez à 20 ml. Prélevez 10 ml de cette solution et complétez à 15 ml avec de l'*eau R*. La solution satisfait à l'essai limite des chlorures.

Fer (*2.4.9*) : au maximum 80 ppm.

Prélevez 2,5 ml de la solution S, complétez à 10 ml avec de l'*eau R* et ajoutez 0,25 g de *chlorure de calcium R* avant d'ajouter l'*acide thioglycolique R*. Laissez reposer pendant 5 min. La solution satisfait à l'essai limite du fer. Ajoutez aussi 0,25 g de *chlorure de calcium R* au témoin.

Métaux lourds (*2.4.8*) : au maximum 20 ppm.

1,0 g d'acide édétique satisfait à l'essai limite D. Utilisez un creuset de silice fondue. Si nécessaire, humidifiez le résidu obtenu après calcination avec de l'*acide nitrique R* et calcinez jusqu'à obtention d'un résidu blanc. Préparez le témoin avec 2 ml de la *solution à 10 ppm de plomb (Pb) R*.

Cendres sulfuriques (*2.4.14*) : au maximum 0,2 pour cent, déterminé sur 1,0 g d'acide édétique.

DOSAGE

Dissolvez 0,250 g d'acide édétique dans 2,0 ml de *solution diluée d'hydroxyde de sodium R* et complétez à 300 ml avec de l'*eau R*. Ajoutez 2 g d'*hexaméthylènetétramine R*, 2 ml d'*acide chlorhydrique dilué R* et titrez par le *sulfate de zinc 0,1 M* en présence de 50 mg de *mélange composé au xylénolorange R*.

1 ml de *sulfate de zinc 0,1 M* correspond à 29,22 mg de $C_{10}H_{16}N_2O_8$.

IMPURETÉS

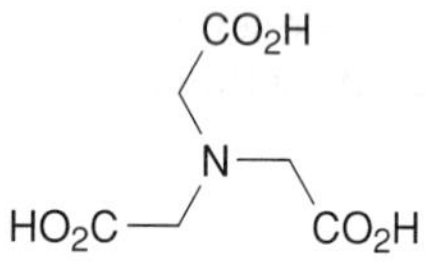

A. acide nitrilotriacétique.

01/2002:1419

ÉLEUTHÉROCOQUE

Eleutherococci radix

DÉFINITION

L'éleuthérocoque est constitué par les organes souterrains séchés, entiers ou coupés, d'*Eleutherococcus senticosus* (Rupr. et Maxim.) Maxim.

CARACTÈRES

L'éleuthérocoque présente les caractères macroscopiques et microscopiques décrits aux identifications A et B.

IDENTIFICATION

A. Le rhizome noueux, de forme cylindrique irrégulière, possède un diamètre de 1,5 cm à 4,0 cm. La surface brun-gris à brun-noir est rugueuse et sillonnée de rides longitudinales. L'écorce, d'une épaisseur de 2 mm environ, adhère étroitement au xylème. Le bois de cœur est brun clair et l'aubier jaune pâle. La cassure présente de courtes fibres fines dans l'écorce et est grossièrement fibreuse au niveau de la partie interne du xylème. Le rhizome porte sur sa face inférieure de nombreuses racines cylindriques, noueuses, d'une longueur de 3,5 cm à 15 cm et d'un diamètre de 0,3 cm à 1,5 cm. Leur surface lisse est brun-gris à brun-noir. L'écorce, d'une épaisseur de 0,5 mm environ, adhère étroitement au xylème jaune pâle. La cassure est légèrement fibreuse. Aux endroits où l'épiderme a été arraché, la racine mondée présente une coloration brun-jaune.

B. Réduisez l'éleuthérocoque en poudre (355). La poudre est jaunâtre. Examinez au microscope en utilisant de la *solution d'hydrate de chloral R*. La poudre présente : de nombreux groupes de fibres lignifiées, à paroi épaisse ; des fragments de vaisseaux réticulés ou ponctués à large lumen ; des groupes de canaux sécréteurs, d'un diamètre pouvant atteindre 20 µm, à contenu marron ; des cellules parenchymateuses contenant des macles d'oxalate de calcium de 10 µm à 50 µm de diamètre. Examinez au microscope en utilisant une solution de *glycérol R* à 50 pour cent *V/V*. La poudre présente de petits grains d'amidon de forme arrondie à légèrement angulaire, simples ou composés de 2 à 3 éléments.

C. Opérez par chromatographie sur couche mince (*2.2.27*) en utilisant une *plaque au gel de silice pour CCM R*.

Solution à examiner. A 1,0 g d'éleuthérocoque pulvérisé (500), ajoutez 10 ml d'*alcool à 50 pour cent V/V R* et chauffez à reflux pendant 1 h. Refroidissez et filtrez. Evaporez le filtrat à siccité au bain-marie. Reprenez le résidu dans 2,5 ml d'un mélange de 5 volumes d'*eau R* et de 20 volumes d'*alcool à 50 pour cent V/V R* et filtrez.

Solution témoin. Dissolvez 2,0 mg d'*esculine R* dans 10 ml d'un mélange de 2 volumes d'*eau R* et de 8 volumes d'*alcool à 50 pour cent V/V R*.

Déposez sur la plaque, en bandes, 20 µl de solution à examiner et 10 µl de solution témoin. Développez sur un parcours de 10 cm avec un mélange de 4 volumes d'*eau R*, de 30 volumes de *méthanol R* et de 70 volumes de *chlorure de méthylène R*. Laissez sécher la plaque à l'air. Examinez en lumière ultraviolette à 365 nm. Le chromatogramme obtenu avec la solution témoin présente une bande de fluorescence bleue (esculine) dans sa moitié supérieure. Pulvérisez de la *solution d'aldéhyde anisique R* et chauffez à 100-105 °C pendant 5-10 min. Examinez à la lumière du jour. Le chromatogramme obtenu avec la solution à examiner présente une bande rougeâtre (éleuthéroside E) au-dessous de la bande due à l'esculine dans le chromatogramme obtenu avec la solution témoin et une bande brune (éleuthéroside B) juste au-dessus de la bande due à l'esculine dans le chromatogramme obtenu avec la solution témoin. Il contient également d'autres bandes.

ESSAI

Eléments étrangers (*2.8.2*). L'éleuthérocoque ne contient pas plus de 3 pour cent d'éléments étrangers.

Perte à la dessiccation (*2.2.32*). Déterminée à l'étuve à 100-105 °C pendant 2 h sur 1,000 g de drogue pulvérisée (500), la perte à la dessiccation n'est pas supérieure à 10,0 pour cent.

Cendres totales (*2.4.16*). Le taux des cendres totales n'est pas supérieur à 8,0 pour cent.

Matières extractibles. Dans un ballon à fond rond de 250 ml, introduisez 1,00 g d'éleuthérocoque pulvérisé (500), puis ajoutez 50 ml d'un mélange de 1 volume d'*eau R* et de 4 volumes d'*alcool à 50 pour cent V/V R*. Laissez reposer pendant 1 h puis chauffez à reflux pendant 2 h. Refroidissez, filtrez en recueillant le filtrat dans une fiole jaugée et complétez à 50,0 ml avec le même solvant, en rinçant le ballon et le filtre. Evaporez à siccité 25,0 ml de cette solution au bain-marie, puis desséchez à l'étuve à 100-105 °C pendant 3 h. La masse du résidu n'est pas inférieure à 30 mg (6,0 pour cent).

CONSERVATION

A l'abri de la lumière.

01/2002:0080

EMÉTINE (CHLORHYDRATE D') HEPTAHYDRATÉ

Emetini hydrochloridum heptahydricum

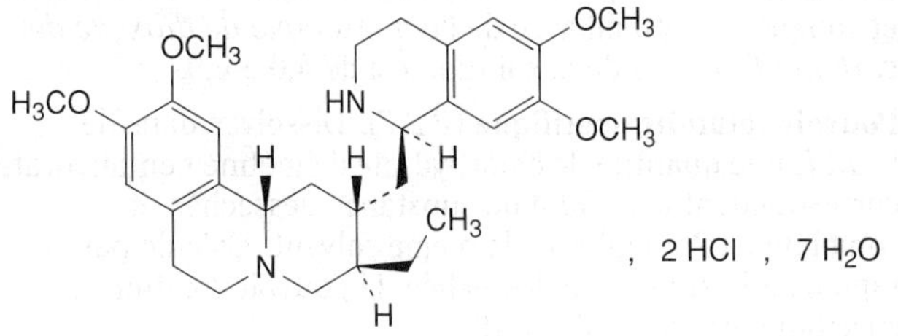

$C_{29}H_{42}Cl_2N_2O_4,7H_2O$ M_r 679,7

DÉFINITION

Le chlorhydrate d'émétine heptahydraté contient au minimum 98,0 pour cent et au maximum l'équivalent de 102,0 pour cent de chlorhydrate de (2*S*,3*R*,11b*S*)-2-[[(1*R*)-6,7-diméthoxy-1,2,3,4-tétrahydroisoquinoléin-1-yl]méthyl]-3-éthyl-9,10-diméthoxy-1,3,4,6,7,11b-hexahydro-2*H*-benzo[*a*]quinolizine, calculé par rapport à la substance desséchée.

CARACTÈRES

Poudre cristalline, blanche à faiblement jaunâtre, facilement soluble dans l'eau et dans l'alcool.

IDENTIFICATION

Première identification : A, E.

Seconde identification : B, C, D, E.

A. Examinez le chlorhydrate d'émétine heptahydraté par spectrophotométrie d'absorption dans l'infrarouge (*2.2.24*), en comparant avec le spectre obtenu avec le *chlorhydrate d'émétine SCR*.

B. Examinez les chromatogrammes obtenus dans l'essai des substances apparentées en lumière ultraviolette à 365 nm. La tache principale du chromatogramme obtenu avec la solution à examiner est semblable quant à sa position, sa fluorescence et ses dimensions à la tache du chromatogramme obtenu avec la solution témoin (a).

C. Dissolvez 10 mg environ de chlorhydrate d'émétine heptahydraté dans 2 ml de *solution diluée de peroxyde d'hydrogène R*. Ajoutez 1 ml d'*acide chlorhydrique R* et chauffez. Il se développe une coloration orangée.

D. Dispersez 5 mg environ de chlorhydrate d'émétine heptahydraté à la surface de 1 ml de *réactif sulfomolybdique R2*. Il se développe une coloration vert vif.

E. Le chlorhydrate d'émétine heptahydraté donne la réaction (a) des chlorures (*2.3.1*).

ESSAI

Solution S. Dissolvez 1,25 g de chlorhydrate d'émétine heptahydraté dans de l'*eau exempte de dioxyde de carbone R* et complétez à 25 ml avec le même solvant.

Aspect de la solution. La solution S est limpide (*2.2.1*) et n'est pas plus fortement colorée que la solution témoin J_5 ou JB_5 (*2.2.2, Procédé II*).

Détermination du pH (*2.2.3*). Prélevez 4 ml de la solution S et complétez à 10 ml avec de l'*eau exempte de dioxyde de carbone R*. Le pH de la solution est de 4,0 à 6,0.

Pouvoir rotatoire spécifique (*2.2.7*). Dissolvez dans de l'*eau R* une quantité de chlorhydrate d'émétine heptahydraté correspondant à 1,250 g de substance desséchée et complétez à 25,0 ml avec le même solvant. Calculé par rapport à la substance desséchée, le pouvoir rotatoire spécifique est de + 16 à + 19.

Substances apparentées. Opérez par chromatographie sur couche mince (*2.2.27*) en utilisant une *plaque au gel de silice G pour CCM R*.

Préparez les solutions immédiatement avant l'emploi.

Solution à examiner. Dissolvez 50 mg de chlorhydrate d'émétine heptahydraté dans du *méthanol R* contenant 1 pour cent *V/V* d'*ammoniaque diluée R2* et complétez à 100 ml avec le même solvant.

Solution témoin (a). Dissolvez 50 mg de *chlorhydrate d'émétine SCR* dans du *méthanol R* contenant 1 pour cent *V/V* d'*ammoniaque diluée R2* et complétez à 100 ml avec le même solvant.

Solution témoin (b). Dissolvez 10 mg de *bromhydrate d'isoémétine SCR* dans du *méthanol R* contenant 1 pour cent *V/V* d'*ammoniaque diluée R2* et complétez à 100 ml avec le même solvant. Prélevez 5 ml de cette solution et complétez à 50 ml avec du *méthanol R* contenant 1 pour cent *V/V* d'*ammoniaque diluée R2.*

Solution témoin (c). Dissolvez 10 mg de *chlorhydrate de céphéline SCR* dans du *méthanol R* contenant 1 pour cent *V/V* d'*ammoniaque diluée R2* et complétez à 100 ml avec le même solvant. Prélevez 5 ml de cette solution et complétez à 50 ml avec du *méthanol R* contenant 1 pour cent *V/V* d'*ammoniaque diluée R2.*

Solution témoin (d). Prélevez 1 ml de la solution témoin (a) et complétez à 100 ml avec du *méthanol R* contenant 1 pour cent *V/V* d'*ammoniaque diluée R2.*

Solution témoin (e). Mélangez 1 ml de solution témoin (a), 1 ml de solution témoin (b) et 1 ml de solution témoin (c).

Déposez sur la plaque 10 µl de la solution à examiner et de chacune des solutions témoins (a), (b), (c) et (d) et 30 µl de la solution témoin (e). Développez sur un parcours de 15 cm avec un mélange de 0,5 volume de *diéthylamine R*, de 2 volumes d'*eau R*, de 5 volumes de *méthanol R*, de 20 volumes d'*éther monométhylique d'éthylèneglycol R* et de 100 volumes de *chloroforme R*. Laissez sécher la plaque à l'air jusqu'à évaporation complète des solvants. Pulvérisez, sous une hotte bien ventilée, de la *solution chloroformique d'iode R* et chauffez à 60 °C pendant 15 min. Examinez en lumière ultraviolette à 365 nm. S'il apparaît une tache correspondant à l'isoémétine et une tache correspondant à la céphéline dans le chromatogramme obtenu avec la solution à examiner, elles ne sont pas plus intenses que les taches correspondantes des chromatogrammes obtenus avec la solution témoin (b) et la solution témoin (c) (2,0 pour cent). S'il apparaît d'autres taches que la tache principale et que les taches correspondant à l'isoémétine et à la céphéline dans le chromatogramme obtenu avec la solution à examiner, aucune d'entre elles n'est plus intense que la tache du chromatogramme obtenu avec la solution témoin (d) (1,0 pour cent). L'essai n'est valable que si le chromatogramme obtenu avec la solution témoin (e) présente 3 taches nettement séparées.

Perte à la dessiccation (*2.2.32*). Déterminée à l'étuve à 100-105 °C pendant 3 h sur 1,00 g de chlorhydrate d'émétine heptahydraté, la perte à la dessiccation est de 15,0 pour cent à 19,0 pour cent.

Cendres sulfuriques (*2.4.14*). Déterminé sur 1,0 g de chlorhydrate d'émétine heptahydraté, le taux des cendres sulfuriques n'est pas supérieur à 0,1 pour cent.

Monographies D - K

DOSAGE

Dissolvez 0,200 g de chlorhydrate d'émétine heptahydraté dans un mélange de 5,0 ml d'*acide chlorhydrique 0,01 M* et de 50 ml d'*alcool R*. Titrez par l'*hydroxyde de sodium 0,1 M* et tracez la courbe potentiométrique (*2.2.20*). Mesurez le volume d'*hydroxyde de sodium 0,1 M* utilisé entre les 2 points d'inflexion.

1 ml d'*hydroxyde de sodium 0,1 M* correspond à 27,68 mg de $C_{29}H_{42}Cl_2N_2O_4$.

CONSERVATION

A l'abri de la lumière.

01/2002:0081

ÉMÉTINE (CHLORHYDRATE D') PENTAHYDRATÉ

Emetini hydrochloridum pentahydricum

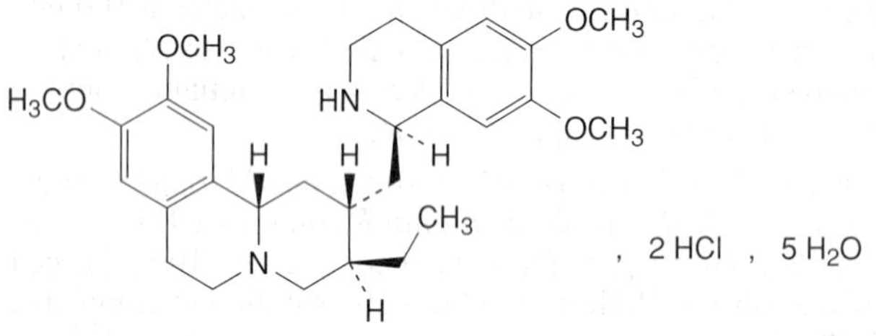

$C_{29}H_{42}C_{l2}N_2O_4,5H_2O$ — M_r 643,6

DÉFINITION

Le chlorhydrate d'émétine pentahydraté contient au minimum 98,0 pour cent et au maximum l'équivalent de 102,0 pour cent de chlorhydrate de (2*S*,3*R*,11b*S*)-2-[[(1*R*)-6,7-diméthoxy-1,2,3,4-tétrahydroisoquinoléin-1-yl]méthyl]-3-éthyl-9,10-diméthoxy-1,3,4,6,7,11b-hexahydro-2*H*-benzo[*a*]quinolizine, calculé par rapport à la substance desséchée.

CARACTÈRES

Poudre cristalline, blanche à faiblement jaunâtre, facilement soluble dans l'eau et dans l'alcool.

IDENTIFICATION

Première identification : A, E.

Seconde identification : B, C, D, E.

A. Examinez le chlorhydrate d'émétine pentahydraté par spectrophotométrie d'absorption dans l'infrarouge (*2.2.24*), en comparant avec le spectre obtenu avec le *chlorhydrate d'émétine SCR*.

B. Examinez les chromatogrammes obtenus dans l'essai des substances apparentées en lumière ultraviolette à 365 nm. La tache principale du chromatogramme obtenu avec la solution à examiner est semblable quant à sa position, sa fluorescence et ses dimensions à la tache du chromatogramme obtenu avec la solution témoin (a).

C. Dissolvez 10 mg environ de chlorhydrate d'émétine pentahydraté dans 2 ml de *solution diluée de peroxyde d'hydrogène R*. Ajoutez 1 ml d'*acide chlorhydrique R* et chauffez. Il se développe une coloration orangée.

D. Dispersez 5 mg environ de chlorhydrate d'émétine pentahydraté à la surface de 1 ml de *réactif sulfomolybdique R2*. Il se développe une coloration vert vif.

E. Le chlorhydrate d'émétine pentahydraté donne la réaction (a) des chlorures (*2.3.1*).

Monographies D - K

ESSAI

Solution S. Dissolvez 1,25 g de chlorhydrate d'émétine pentahydraté dans de l'*eau exempte de dioxyde de carbone R* et complétez à 25 ml avec le même solvant.

Aspect de la solution. La solution S est limpide (*2.2.1*) et n'est pas plus fortement colorée que la solution témoin J_5 ou JB_5 (*2.2.2, Procédé II*).

Détermination du pH (*2.2.3*). Prélevez 4 ml de la solution S et complétez à 10 ml avec de l'*eau exempte de dioxyde de carbone R*. Le pH de la solution est de 4,0 à 6,0.

Pouvoir rotatoire spécifique (*2.2.7*). Dissolvez dans de l'*eau R* une quantité de chlorhydrate d'émétine pentahydraté correspondant à 1,250 g de substance desséchée et complétez à 25,0 ml avec le même solvant. Calculé par rapport à la substance desséchée, le pouvoir rotatoire spécifique est de + 16 à + 19.

Substances apparentées. Opérez par chromatographie sur couche mince (*2.2.27*) en utilisant une *plaque au gel de silice G pour CCM R*.

Préparez les solutions immédiatement avant l'emploi.

Solution à examiner. Dissolvez 50 mg de chlorhydrate d'émétine pentahydraté dans du *méthanol R* contenant 1 pour cent *V/V* d'*ammoniaque diluée R2* et complétez à 100 ml avec le même solvant.

Solution témoin (a). Dissolvez 50 mg de *chlorhydrate d'émétine SCR* dans du *méthanol R* contenant 1 pour cent *V/V* d'*ammoniaque diluée R2* et complétez à 100 ml avec le même solvant.

Solution témoin (b). Dissolvez 10 mg de *bromhydrate d'isoémétine SCR* dans du *méthanol R* contenant 1 pour cent *V/V* d'*ammoniaque diluée R2* et complétez à 100 ml avec le même solvant. Prélevez 5 ml de cette solution et complétez à 50 ml avec du *méthanol R* contenant 1 pour cent *V/V* d'*ammoniaque diluée R2*.

Solution témoin (c). Dissolvez 10 mg de *chlorhydrate de céphéline SCR* dans du *méthanol R* contenant 1 pour cent *V/V* d'*ammoniaque diluée R2* et complétez à 100 ml avec le même solvant. Prélevez 5 ml de cette solution et complétez à 50 ml avec du *méthanol R* contenant 1 pour cent *V/V* d'*ammoniaque diluée R2*.

Solution témoin (d). Prélevez 1 ml de la solution témoin (a) et complétez à 100 ml avec du *méthanol R* contenant 1 pour cent *V/V* d'*ammoniaque diluée R2*.

Solution témoin (e). Mélangez 1 ml de solution témoin (a), 1 ml de solution témoin (b) et 1 ml de solution témoin (c).

Déposez sur la plaque 10 µl de la solution à examiner et de chacune des solutions témoins (a), (b), (c) et (d) et 30 µl de la solution témoin (e). Développez sur un parcours de 15 cm avec un mélange de 0,5 volume de *diéthylamine R*, de 2 volumes d'*eau R*, de 5 volumes de *méthanol R*, de 20 volumes d'*éther monométhylique d'éthylèneglycol R* et de 100 volumes de *chloroforme R*. Laissez sécher la plaque à l'air jusqu'à évaporation complète des solvants. Pulvérisez, sous une hotte bien ventilée, de la *solution chloroformique d'iode R* et chauffez à 60 °C pendant 15 min. Examinez en lumière ultraviolette à 365 nm. S'il apparait une tache correspondant à l'isoémétine et une tache correspondant à la céphéline dans le chromatogramme obtenu avec la solution à examiner, elles ne sont pas plus intenses que les taches correspondantes des chromatogrammes obtenus avec la solution témoin (b) et la solution témoin (c) (2,0 pour cent). S'il apparaît d'autres taches que la tache principale et que les taches correspondant à l'isoémétine et à la céphéline dans le chromatogramme obtenu avec la solution à examiner, aucune d'entre elles n'est plus intense que la tache du chromatogramme obtenu avec la solution témoin (d) (1,0 pour cent). L'essai n'est valable que si le chromatogramme obtenu avec la solution témoin (e) présente 3 taches nettement séparées.

Perte à la dessiccation (*2.2.32*). Déterminée à l'étuve à 100-105 °C pendant 3 h sur 1,00 g de chlorhydrate d'émétine pentahydraté, la perte à la dessiccation est de 11,0 pour cent à 15,0 pour cent.

Cendres sulfuriques (*2.4.14*). Déterminé sur 1,0 g de chlorhydrate d'émétine pentahydraté, le taux des cendres sulfuriques n'est pas supérieur à 0,1 pour cent.

DOSAGE

Dissolvez 0,200 g de chlorhydrate d'émétine pentahydraté dans un mélange de 5,0 ml d'*acide chlorhydrique 0,01 M* et de 50 ml d'*alcool R*. Titrez par l'*hydroxyde de sodium 0,1 M* et tracez la courbe potentiométrique (*2.2.20*). Mesurez le volume d'*hydroxyde de sodium 0,1 M* utilisé entre les 2 points d'inflexion.

1 ml d'*hydroxyde de sodium 0,1 M* correspond à 27,68 mg de $C_{29}H_{42}Cl_2N_2O_4$.

CONSERVATION

A l'abri de la lumière.

01/2002:1420

ÉNALAPRIL (MALÉATE D')

Enalaprili maleas

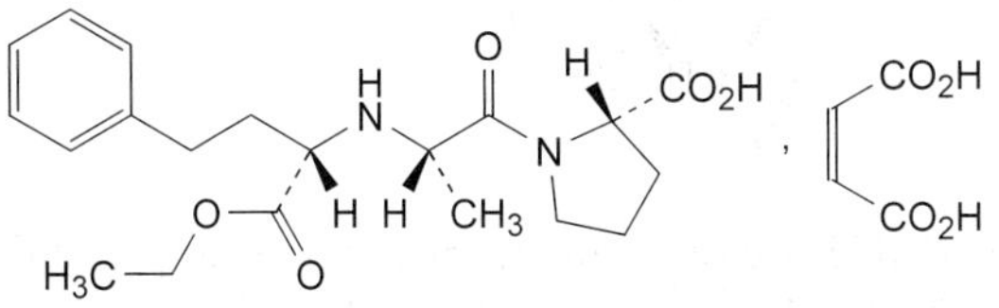

$C_{24}H_{32}N_2O_9$ M_r 492,5

DÉFINITION

Le maléate d'énalapril contient au minimum 98,5 pour cent et au maximum l'équivalent de 101,5 pour cent de (*Z*)-butènedioate de l'acide (2*S*)-1-[(2*S*)-2-[[(1*S*)-1-(éthoxycarbonyl)-3-phénylpropyl]amino]propanoyl]pyrrolidin-2-carboxylique, calculé par rapport à la substance desséchée.

CARACTÈRES

Poudre cristalline blanche ou sensiblement blanche, soluble dans l'eau, facilement soluble dans le méthanol, peu soluble dans le chlorure de méthylène. Le maléate d'énalapril se dissout dans les solutions diluées d'hydroxydes alcalins.

IDENTIFICATION

Première identification : B.

Seconde identification : A, C, D.

A. Le maléate d'énalapril fond (*2.2.14*) de 143 °C à 145 °C.

B. Examinez le maléate d'énalapril par spectrophotométrie d'absorption dans l'infrarouge (*2.2.24*), en comparant avec le spectre obtenu avec le *maléate d'énalapril SCR*.

C. Dissolvez 30 mg environ de maléate d'énalapril dans 3 ml d'*eau R*. Ajoutez 1 ml d'*eau de brome R* et chauffez au bain-marie jusqu'à élimination totale du brome. Refroidissez. A 0,2 ml de cette solution, ajoutez 3 ml d'une solution de *résorcinol R* à 3 g/l dans l'*acide sulfurique R* et chauffez au bain-marie pendant 15 min. Il se développe une coloration brun-rouge.

D. A 30 mg environ de maléate d'énalapril, ajoutez 0,5 ml d'une solution de *chlorhydrate d'hydroxylamine R* à 100 g/l dans le *méthanol R* et 1,0 ml d'une solution d'*hydroxyde de potassium R* à 100 g/l dans l'*alcool R*. Chauffez à ébullition, laissez refroidir et acidifiez à l'aide d'*acide chlorhydrique dilué R*. Ajoutez 0,2 ml de *solution de chlorure ferrique R1* diluée au 1/10 ; il apparaît une coloration brun-rouge.

ESSAI

Solution S. Dissolvez 0,25 g de maléate d'énalapril dans de l'*eau exempte de dioxyde de carbone R* et complétez à 25,0 ml avec le même solvant.

Aspect de la solution. La solution S est limpide (*2.2.1*) et incolore (*2.2.2, Procédé II*).

Détermination du pH (*2.2.3*). Le pH de la solution S est de 2,4 à 2,9.

Pouvoir rotatoire spécifique (*2.2.7*). Le pouvoir rotatoire spécifique est de − 48 à − 51, déterminé sur la solution S et calculé par rapport à la substance desséchée.

Substances apparentées. Opérez par chromatographie liquide (*2.2.29*).

Solution tampon A. Dissolvez 2,8 g de *phosphate monosodique monohydraté R* dans 950 ml d'*eau R*. Ajustez à pH 2,5 avec de l'*acide phosphorique R* et complétez à 1000 ml avec de l'*eau R*.

Solution tampon B. Dissolvez 2,8 g de *phosphate monosodique monohydraté R* dans 950 ml d'*eau R*. Ajustez à pH 6,8 avec de la *solution concentrée d'hydroxyde de sodium R* et complétez à 1000 ml avec de l'*eau R*.

Mélange de dissolution. Mélangez 50 ml d'*acétonitrile R* et 950 ml de la solution tampon A.

Solution à examiner. Dissolvez 30,0 mg de maléate d'énalapril dans le mélange de dissolution et complétez à 100,0 ml avec le même mélange.

Solution témoin (a). Prélevez 1,0 ml de solution à examiner et complétez à 100,0 ml avec le mélange de dissolution.

Solution témoin (b). Dissolvez 3,0 mg d'*énalapril pour conformité du système SCR* dans le mélange de dissolution et complétez à 10,0 ml avec le même mélange.

La chromatographie peut être réalisée en utilisant :

- une colonne d'acier inoxydable d'une longueur de 0,15 m et d'un diamètre intérieur de 4,1 mm, remplie de *copolymère styrène-divinylbenzène R* (5 µm),
- comme phase mobile, à un débit de 1,4 ml/min :
  Phase mobile A. Mélangez 50 ml d'*acétonitrile R* et 950 ml de solution tampon B,
  Phase mobile B. Mélangez 340 ml de solution tampon B et 660 ml d'*acétonitrile R*,

Intervalle (min)	Phase mobile A (pour cent *V/V*)	Phase mobile B (pour cent *V/V*)
0 - 20	95 → 40	5 → 60
20 - 25	40	60
25 - 26	40 → 95	60 → 5
26 - 30	95	5

- comme détecteur, un spectrophotomètre réglé à 215 nm,

en maintenant la température de la colonne à 70 °C.

Injectez 50 µl de solution témoin (b). Lorsque le chromatogramme est enregistré dans les conditions prescrites, les temps de rétention sont de 11 min environ pour l'énalapril et de 12 min environ pour l'impureté A. L'essai n'est valable que si la résolution entre les pics correspondant respectivement à l'énalapril et à l'impureté A n'est pas inférieure à 1,5. Injectez 50 µl de solution à examiner et 50 µl de solution témoin (a). S'il apparaît, dans le chromatogramme obtenu avec la solution à examiner, un pic correspondant à l'impureté A, sa surface n'est pas supérieure à celle du pic principal dans le chromatogramme obtenu avec la solution témoin (a) (1,0 pour cent). S'il apparaît, dans le chromatogramme obtenu avec la solution à examiner, d'autres pics que le pic principal et un pic correspondant à l'impureté A, la surface d'aucun d'entre eux n'est supérieure à 0,3 fois la surface du pic principal dans le chromatogramme obtenu avec la solution témoin (a) (0,3 pour cent) et la somme de leur surface n'est pas supérieure à la surface du pic principal dans le chromatogramme obtenu avec la solution témoin (a) (1,0 pour cent). Ne tenez pas compte des pics dont la surface est inférieure à 0,05 fois la surface du pic principal dans le chromatogramme obtenu avec la solution témoin (a).

Métaux lourds (*2.4.8*). 2,0 g de maléate d'énalapril satisfont à l'essai limite C des métaux lourds (10 ppm). Utilisez 2 ml de *solution à 10 ppm de plomb (Pb) R*.

Perte à la dessiccation (*2.2.32*). Déterminée par chauffage à l'étuve à 100-105 °C pendant 3 h sur 1,000 g de maléate d'énalapril, la perte à la dessiccation n'est pas supérieure à 1,0 pour cent.

Cendres sulfuriques (*2.4.14*). Déterminé sur 1,0 g de maléate d'énalapril, le taux des cendres sulfuriques n'est pas supérieur à 0,1 pour cent.

DOSAGE

Dissolvez 0,100 g de maléate d'énalapril dans de l'*eau exempte de dioxyde de carbone R* et complétez à 30 ml avec le même solvant. Titrez par l'*hydroxyde de sodium 0,1 M* en déterminant le point de fin de titrage par potentiométrie (*2.2.20*). Titrez jusqu'au second point d'inflexion.

1 ml d'*hydroxyde de sodium 0,1 M* correspond à 16,42 mg de $C_{24}H_{32}N_2O_9$.

CONSERVATION

A l'abri de la lumière.

IMPURETÉS

Impuretés qualifiées : A, B, C, D, E.

Autres impuretés décelables : F, G, H, I.

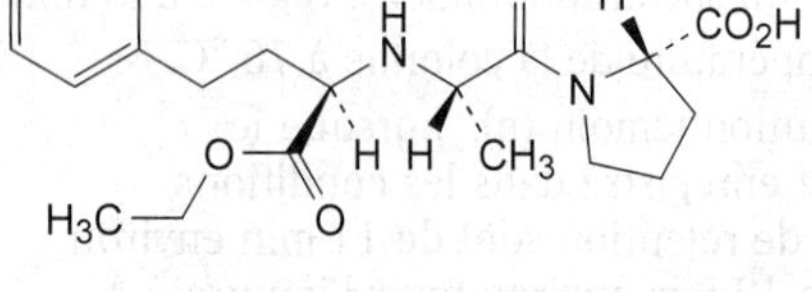

A. acide (2*S*)-1-[(2*S*)-2-[[(1*R*)-1-(éthoxycarbonyl)-3-phénylpropyl]amino]propanoyl]pyrrolidin-2-carboxylique,

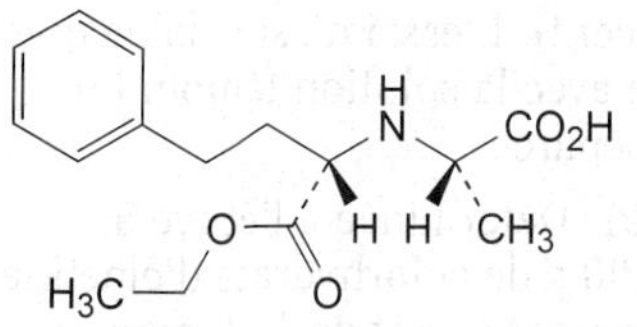

B. acide (2*S*)-2-[[(1*S*)-1-(éthoxycarbonyl)-3-phénylpropyl]amino]propanoïque,

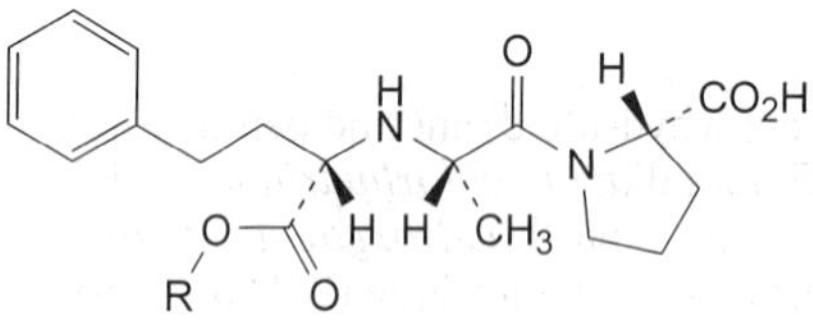

C. R = H : acide (2*S*)-1-[(2*S*)-2-[[(1*S*)-1-carboxy-3-phénylpropyl]amino]propanoyl]pyrrolidin-2-carboxylique,

E. R = CH_2-CH_2-C_6H_5 : acide (2*S*)-1-[(2*S*)-2-[[(1*S*)-3-phényl-1-[(2-phényléthoxy)carbonyl]propyl]amino]propanoyl]pyrrolidin-2-carboxylique,

F. R = C_4H_9 : acide (2*S*)-1-[(2*S*)-2-[[(1*S*)-1-(butoxy-carbonyl)-3-phénylpropyl]amino]propanoyl]pyrrolidin-2-carboxylique,

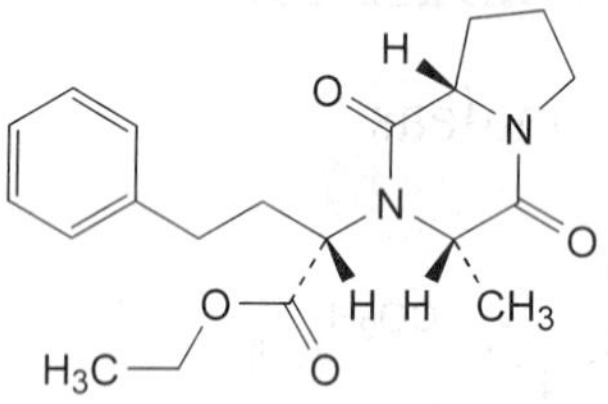

D. (2*S*)-2-[(3*S*,8a*S*)-3-méthyl-1,4-dioxooctahydropyrrolo[1,2-*a*]pyrazin-2-yl]-4-phénylbutanoate d'éthyle,

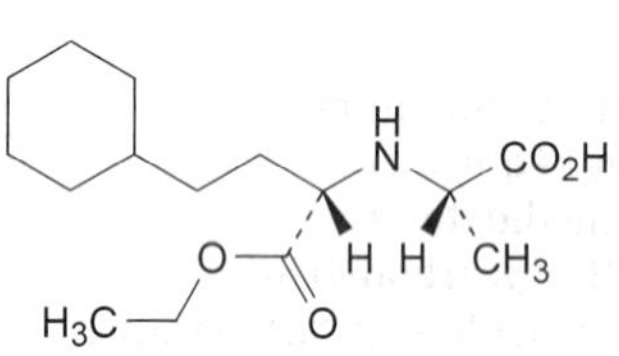

G. acide (2*S*)-2-[[(1*S*)-3-cyclohexyl-1-(éthoxycarbonyl)propyl]amino]propanoïque,

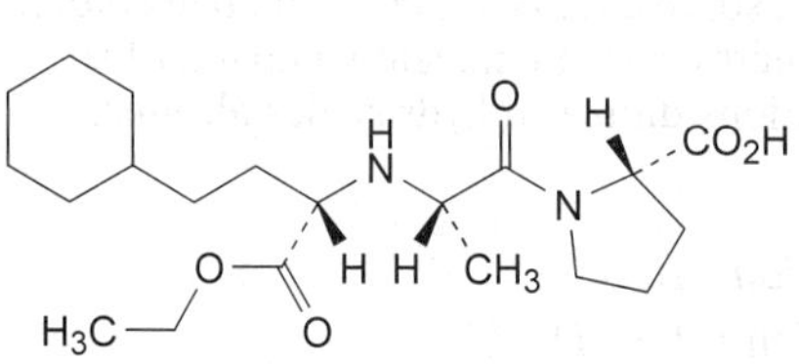

H. acide (2*S*)-1-[(2*S*)-2-[[(1*S*)-3-cyclohexyl-1-(éthoxycarbonyl)propyl]amino]propanoyl]pyrrolidine-2-carboxylique,

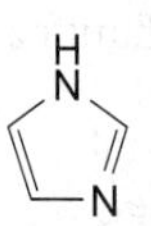

I. 1*H*-imidazole.

01/2002:1097

ÉNOXAPARINE SODIQUE

Enoxaparinum natricum

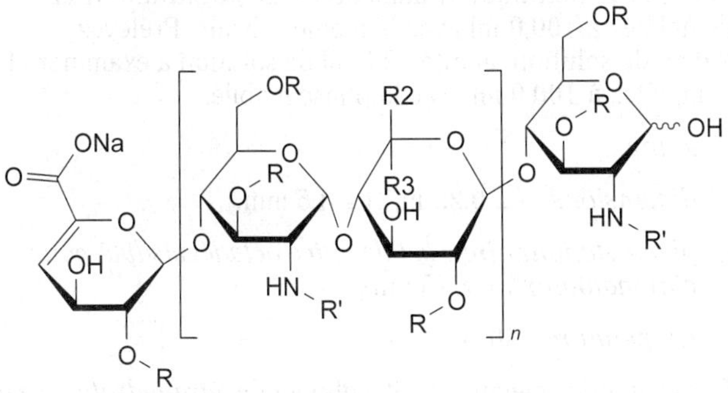

n = 1 à 21 , R = H ou SO_3Na , R' = H ou SO_3Na ou $CO\text{-}CH_3$
R2 = H et R3 = CO_2Na ou R2 = CO_2Na et R3 = H

DÉFINITION

L'énoxaparine sodique est le sel sodique d'une héparine de basse masse moléculaire obtenue par dépolymérisation alcaline du dérivé ester benzylique de l'héparine de la muqueuse intestinale du porc. La majorité des composants de l'énoxaparine sodique possèdent une structure 4-énopyranose uronate à l'extrémité non réductrice de leur chaîne.

L'énoxaparine sodique satisfait aux exigences de la monographie Héparines de basse masse moléculaire (0828) avec les modifications et essais complémentaires indiqués ci-dessous.

La masse moléculaire moyenne en masse est de 3500 à 5500, avec une valeur caractéristique de 4500 environ.

Le degré de sulfatation est de 2 environ par unité disaccharidique.

L'activité, calculée par rapport à la substance desséchée, n'est pas inférieure à 90 UI ni supérieure à 125 UI d'activité anti-facteur Xa par milligramme. Le rapport de l'activité anti-facteur Xa à l'activité anti-facteur IIa est de 3,3 à 5,3.

IDENTIFICATION

Effectuez l'identification C décrite dans la monographie *Héparines de basse masse moléculaire (0828)*. Les exigences suivantes s'appliquent.

La masse moléculaire moyenne en masse de l'énoxaparine sodique est de 3500 à 5500. Le pourcentage en masse des chaînes de masse moléculaire inférieure à 2000 est de 12,0 pour cent à 20,0 pour cent. Le pourcentage en masse des chaînes de masse moléculaire comprise entre 2000 et 8000 est de 68,0 pour cent à 88,0 pour cent.

ESSAI

Aspect de la solution. Dissolvez 1,0 g d'énoxaparine sodique dans 10 ml d'*eau R*. La solution est limpide (*2.2.1*) et n'est pas plus fortement colorée que la solution de degré 5 de la gamme des solutions témoins présentant la coloration la plus appropriée (*2.2.2, Procédé II*).

Absorbance (*2.2.25*). Dissolvez 50,0 mg d'énoxaparine sodique dans 100 ml d'*acide chlorhydrique 0,01 M*. L'absorbance spécifique à 231 nm est comprise entre 14,0 et 20,0, calculée par rapport à la substance desséchée.

Alcool benzylique. Opérez par chromatographie liquide (*2.2.29*).

Solution d'étalon interne. Préparez une solution de *3,4-diméthylphénol R* à 1 g/l dans du *méthanol R*.

Solution à examiner. Dissolvez 0,500 g environ d'énoxaparine sodique dans 5,0 ml d'*hydroxyde de sodium 1 M*. Laissez reposer pendant 1 h. Ajoutez 1,0 ml d'*acide acétique glacial R* et 1,0 ml de solution d'étalon interne et complétez à 10,0 ml avec de l'*eau R*.

Solution témoin. Préparez une solution à 0,25 g/l d'*alcool benzylique R* dans l'*eau R*. Mélangez 0,50 ml de cette solution avec 1,0 ml de solution d'étalon interne et complétez à 10,0 ml avec de l'*eau R*.

La chromatographie peut être réalisée en utilisant :

- une colonne d'acier inoxydable d'une longueur de 0,15 m et d'un diamètre intérieur de 4,6 mm, remplie de *gel de silice octylsilylé pour chromatographie R* (5 µm), équipée d'une colonne de garde d'une longueur de 20 mm et d'un diamètre intérieur de 4,6 mm, remplie du même matériau,
- comme phase mobile, à un débit de 1 ml/min, un mélange de 5 volumes de *méthanol R*, de 15 volumes d'*acétonitrile R* et de 80 volumes d'*eau R*,
- comme détecteur, un spectrophotomètre réglé à 256 nm.

A partir du chromatogramme obtenu avec la solution témoin, calculez le rapport (R_1) entre la hauteur du pic dû à l'alcool benzylique et la hauteur du pic dû à l'étalon interne. A partir du chromatogramme obtenu avec la solution à examiner, calculer le rapport (R_2) entre la hauteur du pic dû à l'alcool benzylique et la hauteur du pic dû à l'étalon interne.

Calculez la teneur (*m/m*) en alcool benzylique de l'énoxaparine sodique à l'aide de l'expression :

$$\frac{0,0125 \times R_2}{m \times R_1}$$

m = masse de la substance à examiner, en grammes.

La teneur en alcool benzylique de l'énoxaparine sodique n'est pas supérieure à 0,1 pour cent (*m/m*).

Sodium. Déterminez la teneur en sodium par spectrométrie d'absorption atomique (*2.2.23, Procédé I*). Calculée par rapport à la substance desséchée, la teneur en sodium de l'énoxaparine sodique est de 11,3 pour cent à 13,5 pour cent.

01/2002:1511

ENOXOLONE

Enoxolonum

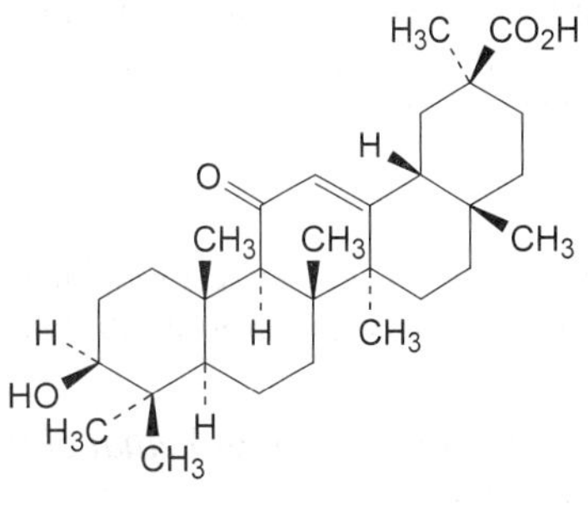

$C_{30}H_{46}O_4$ M_r 470,7

DÉFINITION

Acide (20β)-3β-hydroxy-11-oxooléan-12-én-29-oïque.

Teneur : 98,0 pour cent à 101,0 pour cent (substance desséchée).

CARACTÈRES

Aspect : poudre cristalline, blanche ou sensiblement blanche.

Monographies D - K

Solubilité : pratiquement insoluble dans l'eau, soluble dans l'éthanol, assez soluble dans le chlorure de méthylène.

L'énoxolone présente le phénomène du polymorphisme.

IDENTIFICATION

Première identification : A.

Seconde identification : B, C.

A. Spectrophotométrie d'absorption dans l'infrarouge (*2.2.24*).

Comparaison : *énoxolone SCR.*

Si les spectres obtenus à l'état solide présentent des différences, dissolvez respectivement 0,2 g de substance à examiner et 0,2 g de substance de référence dans 6 ml d'*éthanol R*. Chauffez à reflux pendant 1 h et ajoutez 6 ml d'*eau R*. Il se forme un précipité. Refroidissez à environ 10 °C et filtrez sous vide. Lavez le précipité avec 10 ml d'*alcool R*, séchez à l'étuve à 80 °C et enregistrez de nouveaux spectres.

B. Chromatographie sur couche mince (*2.2.27*).

Solution à examiner. Dissolvez 10 mg d'énoxolone dans du *chlorure de méthylène R* et complétez à 10 ml avec le même solvant.

Solution témoin. Dissolvez 10 mg d'*énoxolone SCR* dans du *chlorure de méthylène R* et complétez à 10 ml avec le même solvant.

Plaque : *plaque au gel de silice pour CCM R.*

Phase mobile : *acide acétique glacial R, acétone R, chlorure de méthylène R* (5:10:90 *V/V/V*).

Dépôt : 5 µl.

Développement : sur les 2/3 de la plaque.

Séchage : à l'air pendant 5 min.

Détection : pulvérisez de la *solution d'aldéhyde anisique R* et chauffez à 100-105 °C pendant 10 min.

Résultats : la tache principale du chromatogramme obtenu avec la solution à examiner est semblable quant à sa position, sa coloration et ses dimensions à la tache principale du chromatogramme obtenu avec la solution témoin.

C. Dissolvez 50 mg d'énoxolone dans 10 ml de *chlorure de méthylène R*. A 2 ml de la solution obtenue, ajoutez 1 ml d'*anhydride acétique R* et 0,3 ml d'*acide sulfurique R*. Il apparaît une coloration rose.

ESSAI

Aspect de la solution. La solution est limpide (*2.2.1*) et n'est pas plus fortement colorée que la solution témoin J_6 (*2.2.2, Procédé II*).

Dissolvez 0,1 g d'énoxolone dans de l'*éthanol R* et complétez à 10 ml avec le même solvant.

Pouvoir rotatoire spécifique (*2.2.7*) : + 145 à + 154 (substance desséchée).

Dissolvez 0,50 g dans du *dioxane R* et complétez à 50,0 ml avec le même solvant.

Substances apparentées. Chromatographie liquide (*2.2.29*).

Solution à examiner. Dissolvez 0,10 g d'énoxolone dans la phase mobile et complétez à 100,0 ml avec la phase mobile.

Solution témoin (a). Prélevez 2,0 ml de solution à examiner et complétez à 100,0 ml avec la phase mobile.

Solution témoin (b). Prélevez 5,0 ml de solution témoin (a) et complétez à 100,0 ml avec la phase mobile.

Solution témoin (c). Dissolvez 0,1 g d'*acide 18α-glycyrrhétinique R* dans du *tétrahydrofurane R* et complétez à 100,0 ml avec le même solvant. Prélevez 2,0 ml de solution, ajoutez 2,0 ml de solution à examiner et complétez à 100,0 ml avec la phase mobile.

Colonne :

– *dimensions* : *l* = 0,25 m, Ø = 4,6 mm,
– *phase stationnaire* : *gel de silice octadécylsilylé pour chromatographie R* (5 µm),
– *température* : 30 °C.

Phase mobile : mélangez 430 volumes de *tétrahydrofurane R* et 570 volumes d'une solution d'*acétate de sodium R* à 1,36 g/l ajustée àpH 4,8 avec de l'*acide acétique glacial R.*

Débit : 0,8 ml/min.

Détection : spectrophotomètre à 250 nm.

Injection : injecteur à boucle de 20 µl ; injectez la solution à examiner et les solutions témoins.

Enregistrement : 4 fois le temps de rétention de l'énoxolone.

Conformité du système :

– *résolution* : au minimum 2,0 entre les pics dus à l'énoxolone et à l'acide 18α-glycyrrhétinique dans le chromatogramme obtenu avec la solution témoin (c).

Limites :

– *toute impureté* : au maximum 7 fois la surface du pic principal du chromatogramme obtenu avec la solution témoin (b) (0,7 pour cent),
– *total* : au maximum la surface du pic principal du chromatogramme obtenu avec la solution témoin (a) (2,0 pour cent),
– *limite d'exclusion* : 0,5 fois la surface du pic principal du chromatogramme obtenu avec la solution témoin (b) (0,05 pour cent).

Métaux lourds (*2.4.8*) : au maximum 20 ppm.

1,0 g d'énoxolone satisfait à l'essai limite F. Préparez le témoin avec 2 ml de *solution à 10 ppm de plomb (Pb) R.*

Perte à la dessiccation (*2.2.32*) : au maximum 0,5 pour cent, déterminé à l'étuve à 100-105 °C pendant 4 h sur 1,000 g d'énoxolone.

Cendres sulfuriques (*2.4.14*) : au maximum 0,2 pour cent, déterminé sur 1,0 g d'énoxolone.

DOSAGE

Dissolvez 0,330 g d'énoxolone dans 40 ml de *diméthylformamide R*. Titrez par l'*hydroxyde de tétrabutylammonium 0,1 M*. Déterminez le point de fin de titrage par potentiométrie (*2.2.20*). Effectuez un titrage à blanc.

1 ml d'*hydroxyde de tétrabutylammonium 0,1 M* correspond à 47,07 mg de $C_{30}H_{46}O_4$.

CONSERVATION

A l'abri de la lumière.

IMPURETÉS

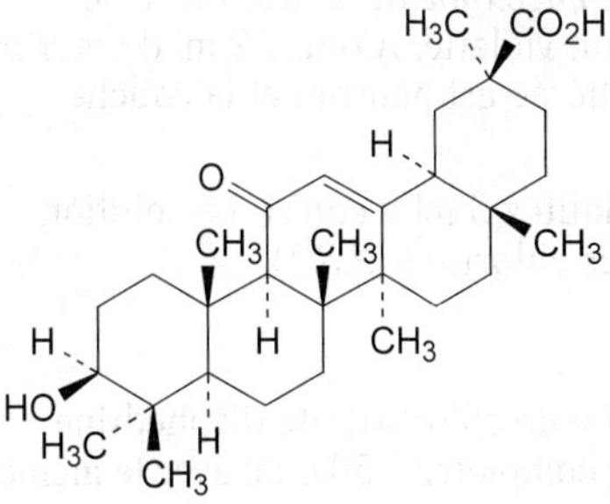

A. acide (20β)-3β-hydroxy-11-oxo-18α-oléan-12-én-29-oïque,

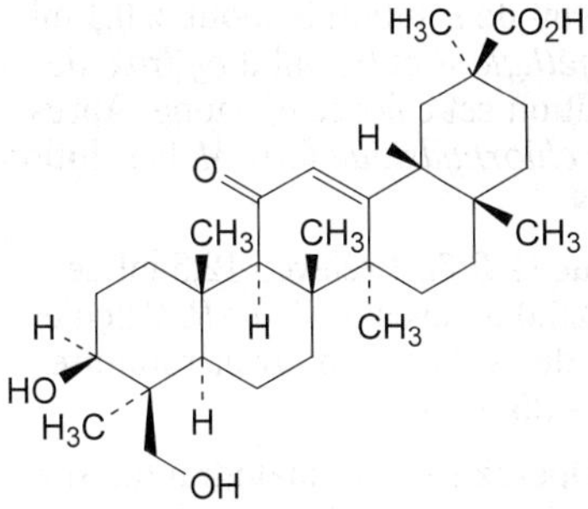

B. acide (4β,20β)-3β,23-dihydroxy-11-oxooléan-12-én-29-oïque.

01/2002:0488

ÉPHÉDRINE ANHYDRE

Ephedrinum anhydricum

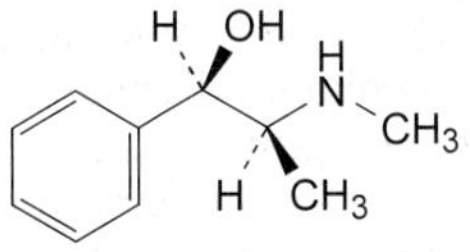

$C_{10}H_{15}NO$ M_r 165,2

DÉFINITION

L'éphédrine anhydre contient au minimum 99,0 pour cent et au maximum l'équivalent de 101,0 pour cent de (1*R*,2*S*)-2-méthylamino-1-phénylpropan-1-ol, calculé par rapport à la substance anhydre.

CARACTÈRES

Poudre cristalline blanche ou cristaux incolores, solubles dans l'eau, très solubles dans l'alcool, facilement solubles dans l'éther.

L'éphédrine anhydre fond vers 36 °C.

IDENTIFICATION

Première identification : B, D.

Seconde identification : A, C, D, E.

A. L'éphédrine anhydre satisfait à l'essai du pouvoir rotatoire spécifique (voir Essai).

B. Examinez l'éphédrine anhydre par spectrophotométrie d'absorption dans l'infrarouge (*2.2.24*), en comparant avec le spectre obtenu avec la base isolée à partir du *chlorhydrate d'éphédrine SCR*. Examinez sous forme de pastilles préparées comme suit : dissolvez 40 mg environ de substance à examiner dans 1 ml d'*eau R*, ajoutez 1 ml de *solution diluée d'hydroxyde de sodium R* et 4 ml de *chloroforme R*, puis agitez ; desséchez la couche organique sur 0,2 g de *sulfate de sodium anhydre R* ; préparez une pastille à blanc avec 0,3 g environ de *bromure de potassium R* ; déposez goutte à goutte sur la pastille 0,1 ml de la couche organique ; laissez évaporer le solvant entre les applications, puis séchez la pastille à 50 °C pendant 2 min. Traitez 50 mg de *chlorhydrate d'éphédrine SCR* dans les mêmes conditions.

C. Examinez les chromatogrammes obtenus dans l'essai des substances apparentées. La tache principale du chromatogramme obtenu avec la solution à examiner (b) est semblable quant à sa position, sa coloration et ses dimensions à la tache principale du chromatogramme obtenu avec la solution témoin (a).

D. Dissolvez 10 mg environ d'éphédrine anhydre dans 1 ml d'*eau R*. Ajoutez 0,2 ml de *solution concentrée d'hydroxyde de sodium R* et 0,2 ml de *solution de sulfate de cuivre R*. Il se développe une coloration violette. Ajoutez 2 ml d'*éther R* et agitez. La couche éthérée est pourpre et la couche aqueuse est bleue.

E. L'éphédrine anhydre satisfait à l'essai de teneur en eau (voir Essai).

ESSAI

Aspect de la solution. Dissolvez 0,25 g d'éphédrine anhydre dans de l'*eau R* et complétez à 10 ml avec le même solvant. La solution est limpide (*2.2.1*) et incolore (*2.2.2, Procédé II*).

Pouvoir rotatoire spécifique (*2.2.7*). Dissolvez 2,25 g d'éphédrine anhydre dans 15 ml d'*acide chlorhydrique dilué R* et complétez à 50,0 ml avec de l'*eau R*. Calculé par rapport à la substance anhydre, le pouvoir rotatoire spécifique est de – 41 à – 43.

Substances apparentées. Opérez par chromatographie sur couche mince (*2.2.27*) en utilisant une plaque recouverte de *gel de silice G R*.

Solution à examiner (a). Dissolvez 0,2 g d'éphédrine anhydre dans du *méthanol R* et complétez à 10 ml avec le même solvant.

Solution à examiner (b). Prélevez 1 ml de solution à examiner (a) et complétez à 10 ml avec du *méthanol R*.

Solution témoin (a). Dissolvez 25 mg de *chlorhydrate d'éphédrine SCR* dans du *méthanol R* et complétez à 10 ml avec le même solvant.

Solution témoin (b). Prélevez 1,0 ml de solution à examiner (a) et complétez à 200 ml avec du *méthanol R*.

Déposez séparément sur la plaque 10 µl de chaque solution. Développez sur un parcours de 15 cm avec un mélange de 5 volumes de *chloroforme R*, de 15 volumes d'*ammoniaque concentrée R* et de 80 volumes de *2-propanol R*. Laissez sécher la plaque à l'air. Pulvérisez de la *solution de ninhydrine R* et chauffez à 110 °C pendant 5 min. S'il apparaît d'autres taches que la tache principale dans le chromatogramme obtenu avec la solution à examiner (a), aucune d'entre elles n'est plus intense que la tache du chromatogramme obtenu avec la solution témoin (b) (0,5 pour cent). Ne tenez pas compte d'une éventuelle tache moins colorée que le fond de la plaque.

Chlorures. Dissolvez 0,17 g d'éphédrine anhydre dans 10 ml d'*eau R*. Ajoutez 5 ml d'*acide nitrique dilué R* et 0,5 ml de *solution de nitrate d'argent R1*. Laissez reposer à l'abri d'une lumière vive pendant 2 min. Si la solution à examiner présente une opalescence, celle-ci n'est pas plus prononcée que celle d'un témoin préparé simultanément dans les mêmes conditions avec 10 ml de *solution à 5 ppm de chlorure (Cl) R*, 5 ml d'*acide nitrique dilué R* et 0,5 ml de *solution de nitrate d'argent R1* (290 ppm).

Teneur en eau (*2.5.12*). Déterminée par semi-microdosage sur 2,000 g d'éphédrine anhydre, la teneur en eau n'est pas supérieure à 0,5 pour cent.

Cendres sulfuriques (*2.4.14*). Déterminé sur 1,0 g d'éphédrine anhydre, le taux des cendres sulfuriques n'est pas supérieur à 0,1 pour cent.

DOSAGE

Dissolvez 0,200 g d'éphédrine anhydre dans 5 ml d'*alcool R*. Ajoutez 20,0 ml d'*acide chlorhydrique 0,1 M*. Titrez par l'*hydroxyde de sodium 0,1 M* en présence de 0,05 ml de *solution de rouge de méthyle R* jusqu'à virage au jaune.

1 ml d'*acide chlorhydrique 0,1 M* correspond à 16,52 mg de $C_{10}H_{15}NO$.

CONSERVATION

A l'abri de la lumière.

01/2002:0487

ÉPHÉDRINE (CHLORHYDRATE D')

Ephedrini hydrochloridum

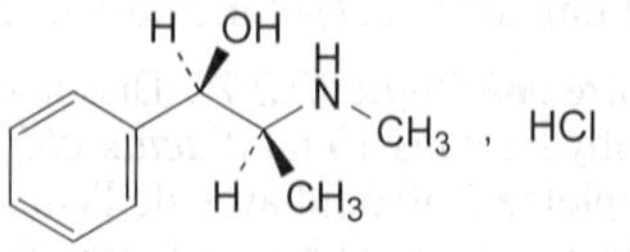

$C_{10}H_{16}ClNO$ M_r 201,7

DÉFINITION

Le chlorhydrate d'éphédrine contient au minimum 99,0 pour cent et au maximum l'équivalent de 101,0 pour cent de chlorhydrate de (1*R*,2*S*)-2-(méthylamino)-1-phénylpropan-1-ol, calculé par rapport à la substance desséchée.

CARACTÈRES

Poudre cristalline, blanche ou cristaux incolores, facilement solubles dans l'eau, solubles dans l'alcool.

Le chlorhydrate d'éphédrine fond vers 219 °C.

IDENTIFICATION

Première identification : B, E.

Seconde identification : A, C, D, E.

A. Le chlorhydrate d'éphédrine satisfait à l'essai du pouvoir rotatoire spécifique (voir Essai).

B. Examinez le chlorhydrate d'éphédrine par spectrophotométrie d'absorption dans l'infrarouge (*2.2.24*), en comparant avec le spectre obtenu avec le *chlorhydrate d'éphédrine SCR*.

C. Examinez les chromatogrammes obtenus dans l'essai des substances apparentées. La tache principale du chromatogramme obtenu avec la solution à examiner (b) est semblable quant à sa position, sa coloration et ses dimensions à la tache principale du chromatogramme obtenu avec la solution témoin (a).

D. A 0,1 ml de solution S (voir Essai), ajoutez 1 ml d'*eau R*, 0,2 ml de *solution de sulfate de cuivre R* et 1 ml de *solution concentrée d'hydroxyde de sodium R*. Il se développe une coloration violette. Ajoutez 2 ml d'*éther R* et agitez. La couche éthérée est pourpre et la couche aqueuse est bleue.

E. A 5 ml de solution S, ajoutez 5 ml d'*eau R*. La solution donne la réaction (a) des chlorures (*2.3.1*).

ESSAI

Solution S. Dissolvez 5,00 g de chlorhydrate d'éphédrine dans de l'*eau distillée R* et complétez à 50,0 ml avec le même solvant.

Aspect de la solution. La solution S est limpide (*2.2.1*) et incolore (*2.2.2, Procédé II*).

Acidité ou alcalinité. A 10 ml de solution S, ajoutez 0,1 ml de *solution de rouge de méthyle R* et 0,2 ml d'*hydroxyde de sodium 0,01 M*. La solution est colorée en jaune. Après addition de 0,4 ml d'*acide chlorhydrique 0,01 M*, la solution est colorée en rouge.

Pouvoir rotatoire spécifique (*2.2.7*). Prélevez 12,5 ml de solution S et complétez à 25,0 ml avec de l'*eau R*. Calculé par rapport à la substance desséchée, le pouvoir rotatoire spécifique est de – 33,5 à – 35,5.

Substances apparentées. Opérez par chromatographie sur couche mince (*2.2.27*) en utilisant une *plaque au gel de silice G pour CCM R*.

Solution à examiner (a). Dissolvez 0,2 g de chlorhydrate d'éphédrine dans du *méthanol R* et complétez à 10 ml avec le même solvant.

Solution à examiner (b). Prélevez 1 ml de solution à examiner (a) et complétez à 10 ml avec du *méthanol R*.

Solution témoin (a). Dissolvez 20 mg de *chlorhydrate d'éphédrine SCR* dans du *méthanol R* et complétez à 10 ml avec le même solvant.

Solution témoin (b). Prélevez 1,0 ml de solution à examiner (a) et complétez à 200 ml avec du *méthanol R*.

Déposez sur la plaque 10 µl de chaque solution. Développez sur un parcours de 15 cm avec un mélange de 5 volumes de *chloroforme R*, de 15 volumes d'*ammoniaque concentrée R* et de 80 volumes de *2-propanol R*. Laissez sécher la plaque à l'air. Pulvérisez de la *solution de ninhydrine R* et chauffez à 110 °C pendant 5 min. S'il apparaît d'autres taches que la tache principale dans le chromatogramme obtenu avec la solution à examiner (a), aucune d'entre elles n'est plus intense que la tache du chromatogramme obtenu avec la solution témoin (b) (0,5 pour cent). Ne tenez pas compte d'une éventuelle tache moins colorée que le fond de la plaque.

Sulfates (*2.4.13*). 15 ml de solution S satisfont à l'essai limite des sulfates (100 ppm).

Perte à la dessiccation (*2.2.32*). Déterminée à l'étuve à 100-105 °C sur 1,000 g de chlorhydrate d'éphédrine, la perte à la dessiccation n'est pas supérieure à 0,5 pour cent.

Cendres sulfuriques (*2.4.14*). Déterminé sur 1,0 g de chlorhydrate d'éphédrine, le taux des cendres sulfuriques n'est pas supérieur à 0,1 pour cent.

DOSAGE

Dissolvez 0,150 g de chlorhydrate d'éphédrine dans 50 ml d'*alcool R* et ajoutez 5,0 ml d'*acide chlorhydrique 0,01 M*. Titrez par l'*hydroxyde de sodium 0,1 M* et tracez la courbe potentiométrique (*2.2.20*). Mesurez le volume d'*hydroxyde de sodium 0,1 M* utilisé entre les 2 points d'inflexion.

1 ml d'*hydroxyde de sodium 0,1 M* correspond à 20,17 mg de $C_{10}H_{16}ClNO$.

CONSERVATION

A l'abri de la lumière.

01/2002:0715

ÉPHÉDRINE (CHLORHYDRATE D') RACÉMIQUE

Ephedrini racemici hydrochloridum

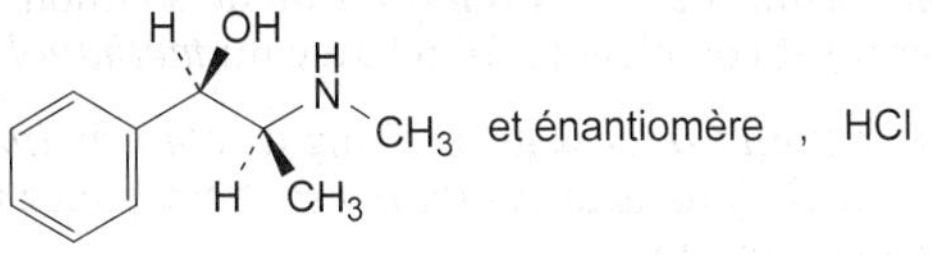

$C_{10}H_{16}ClNO$ M_r 201,7

DÉFINITION

Le chlorhydrate d'éphédrine racémique contient au minimum 99,0 pour cent et au maximum l'équivalent de 101,0 pour cent de chlorhydrate de (1*RS*,2*SR*)-2-(méthylamino)-1-phénylpropan-1-ol, calculé par rapport à la substance desséchée.

CARACTÈRES

Poudre cristalline, blanche ou cristaux incolores, facilement solubles dans l'eau, solubles dans l'alcool, pratiquement insolubles dans l'éther.

Le chlorhydrate d'éphédrine racémique fond vers 188 °C.

IDENTIFICATION

Première identification : B, E.

Seconde identification : A, C, D, E.

A. Le chlorhydrate d'éphédrine racémique satisfait à l'essai de l'angle de rotation optique (voir Essai).

B. Examinez le chlorhydrate d'éphédrine racémique par spectrophotométrie d'absorption dans l'infrarouge (*2.2.24*), en comparant avec le spectre obtenu avec le *chlorhydrate d'éphédrine racémique SCR*. Examinez les substances sous forme de pastilles.

C. Examinez les chromatogrammes obtenus dans l'essai des substances apparentées. La tache principale du chromatogramme obtenu avec la solution à examiner (b) est semblable quant à sa position, sa coloration et ses dimensions à la tache principale du chromatogramme obtenu avec la solution témoin (a).

D. A 0,1 ml de solution S (voir Essai), ajoutez 1 ml d'*eau R*, 0,2 ml de *solution de sulfate de cuivre R* et 1 ml de *solution concentrée d'hydroxyde de sodium R*. Il apparaît une coloration violette. Ajoutez 2 ml d'*éther R* et agitez. La couche éthérée est colorée en pourpre et la couche aqueuse est colorée en bleu.

E. A 5 ml de solution S, ajoutez 5 ml d'*eau R*. La solution donne la réaction (a) des chlorures (*2.3.1*).

ESSAI

Solution S. Dissolvez 5,00 g de chlorhydrate d'éphédrine racémique dans de l'*eau distillée R* et complétez à 50,0 ml avec le même solvant.

Aspect de la solution. La solution S est limpide (*2.2.1*) et incolore (*2.2.2, Procédé II*).

Acidité ou alcalinité. A 10 ml de solution S, ajoutez 0,1 ml de *solution de rouge de méthyle R* et 0,1 ml d'*hydroxyde de sodium 0,01 M*. La solution est colorée en jaune. Ajoutez 0,2 ml d'*acide chlorhydrique 0,01 M* ; la solution est colorée en rouge.

Angle de rotation optique (*2.2.7*). Déterminé sur la solution S, l'angle de rotation optique est de + 0,2° à – 0,2°.

Substances apparentées. Opérez par chromatographie sur couche mince (*2.2.27*) en utilisant une plaque recouverte de *gel de silice G R*.

Solution à examiner (a). Dissolvez 0,20 g de chlorhydrate d'éphédrine racémique dans du *méthanol R* et complétez à 10 ml avec le même solvant.

Solution à examiner (b). Prélevez 1 ml de solution à examiner (a) et complétez à 10 ml avec du *méthanol R*.

Solution témoin (a). Dissolvez 20 mg de *chlorhydrate d'éphédrine racémique SCR* dans du *méthanol R* et complétez à 10 ml avec le même solvant.

Solution témoin (b). Prélevez 1 ml de solution à examiner (a) et complétez à 200 ml avec du *méthanol R*.

Déposez séparément sur la plaque 10 µl de chaque solution. Développez sur un parcours de 15 cm avec un mélange de 5 volumes de *chloroforme R*, de 15 volumes d'*ammoniaque concentrée R* et de 80 volumes de *2-propanol R*. Laissez sécher la plaque à l'air. Pulvérisez de la *solution de ninhydrine R* et chauffez à 110 °C pendant 5 min. S'il apparaît d'autres taches que la tache principale dans le chromatogramme obtenu avec la solution à examiner (a), aucune d'entre elles n'est plus intense que la tache du chromatogramme obtenu avec la solution témoin (b) (0,5 pour cent). Ne tenez pas compte d'une éventuelle tache moins colorée que le fond de la plaque.

Sulfates (*2.4.13*). 15 ml de solution S satisfont à l'essai limite des sulfates (100 ppm).

Perte à la dessiccation (*2.2.32*). Déterminée à l'étuve à 100-105 °C sur 1,000 g de chlorhydrate d'éphédrine racémique, la perte à la dessiccation n'est pas supérieure à 0,5 pour cent.

Cendres sulfuriques (*2.4.14*). Déterminé sur 1,0 g de chlorhydrate d'éphédrine racémique, le taux des cendres sulfuriques n'est pas supérieur à 0,1 pour cent.

DOSAGE

Dissolvez 0,170 g de chlorhydrate d'éphédrine racémique dans 30 ml d'*alcool R*. Ajoutez 5,0 ml d'*acide chlorhydrique 0,01 M*. Titrez par l'*hydroxyde de sodium 0,1 M*. Tracez la courbe potentiométrique (*2.2.20*) et mesurez le volume d'*hydroxyde de sodium 0,1 M* utilisé entre les 2 points d'inflexion.

1 ml d'*hydroxyde de sodium 0,1 M* correspond à 20,17 mg de $C_{10}H_{16}ClNO$.

CONSERVATION

A l'abri de la lumière.

01/2002:0489

ÉPHÉDRINE HÉMIHYDRATÉE

Ephedrinum hemihydricum

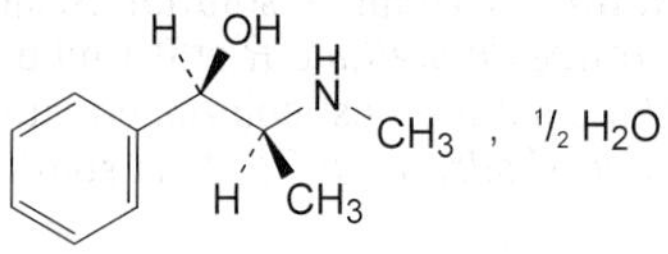

$C_{10}H_{15}NO,\frac{1}{2}H_2O$ M_r 174,2

DÉFINITION

L'éphédrine hémihydratée contient au minimum 99,0 pour cent et au maximum l'équivalent de 101,0 pour cent de (1*R*,2*S*)-2-méthylamino-1-phénylpropan-1-ol, calculé par rapport à la substance anhydre.

CARACTÈRES

Poudre cristalline blanche ou cristaux incolores, solubles dans l'eau, très solubles dans l'alcool, facilement solubles dans l'éther.

Déterminé sans dessiccation préalable, le point de fusion de l'éphédrine hémihydratée est de 42 °C environ.

IDENTIFICATION

Première identification : B, D.

Seconde identification : A, C, D, E.

A. L'éphédrine hémihydratée satisfait à l'essai du pouvoir rotatoire spécifique (voir Essai).

B. Examinez l'éphédrine hémihydratée par spectrophotométrie d'absorption dans l'infrarouge (*2.2.24*), en comparant avec le spectre obtenu avec la base isolée à partir du *chlorhydrate d'éphédrine SCR.* Examinez sous forme de pastilles préparées comme suit : dissolvez 40 mg environ de substance à examiner dans 1 ml d'*eau R*, ajoutez 1 ml de *solution diluée d'hydroxyde de sodium R* et 4 ml de *chloroforme R*, puis agitez ; desséchez la couche organique sur 0,2 g de *sulfate de sodium anhydre R* ; préparez une pastille à blanc avec 0,3 g environ de *bromure de potassium R* ; déposez goutte à goutte sur la pastille 0,1 ml de la couche organique ; laissez évaporer le solvant entre les applications, puis séchez la pastille à 50 °C pendant 2 min. Traitez 50 mg de *chlorhydrate d'éphédrine SCR* dans les mêmes conditions.

C. Examinez les chromatogrammes obtenus dans l'essai des substances apparentées. La tache principale du chromatogramme obtenu avec la solution à examiner (b) est semblable quant à sa position, sa coloration et ses dimensions à la tache principale du chromatogramme obtenu avec la solution témoin (a).

D. Dissolvez 10 mg environ d'éphédrine hémihydratée dans 1 ml d'*eau R*. Ajoutez 0,2 ml de *solution concentrée d'hydroxyde de sodium R* et 0,2 ml de *solution de sulfate de cuivre R*. Il se développe une coloration violette. Ajoutez 2 ml d'*éther R* et agitez. La couche éthérée est pourpre et la couche aqueuse est bleue.

E. L'éphédrine hémihydratée satisfait à l'essai de teneur en eau (voir Essai).

ESSAI

Aspect de la solution. Dissolvez 0,25 g d'éphédrine hémihydratée dans de l'*eau R* et complétez à 10 ml avec le même solvant. La solution est limpide (*2.2.1*) et incolore (*2.2.2, Procédé II*).

Pouvoir rotatoire spécifique (*2.2.7*). Dissolvez 2,25 g d'éphédrine hémihydratée dans 15 ml d'*acide chlorhydrique dilué R* et complétez à 50,0 ml avec de l'*eau R*. Calculé par rapport à la substance anhydre, le pouvoir rotatoire spécifique est de – 41 à – 43.

Substances apparentées. Opérez par chromatographie sur couche mince (*2.2.27*) en utilisant une plaque recouverte de *gel de silice G R*.

Solution à examiner (a). Dissolvez 0,2 g d'éphédrine hémihydratée dans du *méthanol R* et complétez à 10 ml avec le même solvant.

Solution à examiner (b). Prélevez 1 ml de solution à examiner (a) et complétez à 10 ml avec du *méthanol R.*

Solution témoin (a). Dissolvez 25 mg de *chlorhydrate d'éphédrine SCR* dans du *méthanol R* et complétez à 10 ml avec le même solvant.

Solution témoin (b). Prélevez 1,0 ml de solution à examiner (a) et complétez à 200 ml avec du *méthanol R.*

Déposez séparément sur la plaque 10 µl de chaque solution. Développez sur un parcours de 15 cm avec un mélange de 5 volumes de *chloroforme R*, de 15 volumes d'*ammoniaque concentrée R* et de 80 volumes de *2-propanol R*. Laissez sécher la plaque à l'air. Pulvérisez de la *solution de ninhydrine R* et chauffez à 110 °C pendant 5 min. S'il apparaît d'autres taches que la tache principale dans le chromatogramme obtenu avec la solution à examiner (a), aucune d'entre elles n'est plus intense que la tache du chromatogramme obtenu avec la solution témoin (b) (0,5 pour cent). Ne tenez pas compte d'une éventuelle tache moins colorée que le fond de la plaque.

Chlorures. Dissolvez 0,18 g d'éphédrine hémihydratée dans 10 ml d'*eau R*. Ajoutez 5 ml d'*acide nitrique dilué R* et 0,5 ml de *solution de nitrate d'argent R1*. Laissez reposer à l'abri d'une lumière vive pendant 2 min. Si la solution à examiner présente une opalescence, celle-ci n'est pas plus prononcée que celle d'un témoin préparé simultanément dans les mêmes conditions avec 10 ml de *solution à 5 ppm de chlorure (Cl) R*, 5 ml d'*acide nitrique dilué R* et 0,5 ml de *solution de nitrate d'argent R1* (280 ppm).

Teneur en eau (*2.5.12*). Déterminée par semi-microdosage sur 0,300 g d'éphédrine hémihydratée, la teneur en eau est de 4,5 pour cent à 5,5 pour cent.

Cendres sulfuriques (*2.4.14*). Déterminé sur 1,0 g d'éphédrine hémihydratée, le taux des cendres sulfuriques n'est pas supérieur à 0,1 pour cent.

DOSAGE

Dissolvez 0,200 g d'éphédrine hémihydratée dans 5 ml d'*alcool R*. Ajoutez 20,0 ml d'*acide chlorhydrique 0,1 M.* Titrez par l'*hydroxyde de sodium 0,1 M* en présence de 0,05 ml de *solution de rouge de méthyle R* jusqu'à virage au jaune.

1 ml d'*acide chlorhydrique 0,1 M* correspond à 16,52 mg de $C_{10}H_{15}NO$.

CONSERVATION

A l'abri de la lumière.

01/2002:1590

ÉPIRUBICINE (CHLORHYDRATE D')

Epirubicini hydrochloridum

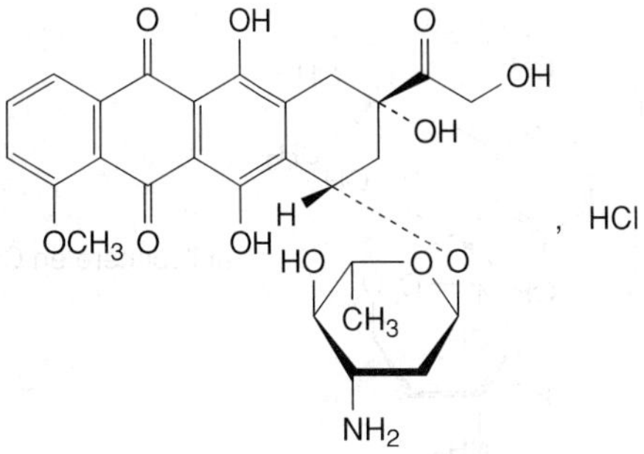

$C_{27}H_{30}ClNO_{11}$ M_r 580,0

DÉFINITION

Chlorhydrate de (8*S*,10*S*)-10-[(3-amino-2,3,6-tridésoxy-α-L-*arabino*-hexopyranosyl)oxy]-6,8,11-trihydroxy-8-(hydroxyacétyl)-1-méthoxy-7,8,9,10-tétrahydrotétracène-5,12-dione.

Substance obtenue par transformation chimique d'une substance produite à partir de certaines souches de *Streptomyces peucetius*.

Teneur : 97,0 pour cent à 102,0 pour cent (substance anhydre et exempte de solvants).

CARACTÈRES

Aspect : poudre rouge-orange.

Solubilité : soluble dans l'eau et dans le méthanol, peu soluble dans l'éthanol, pratiquement insoluble dans l'acétone.

IDENTIFICATION

A. Spectrophotométrie d'absorption dans l'infrarouge (*2.2.24*).

Comparaison : *chlorhydrate d'épirubicine SCR*.

B. Examinez les chromatogrammes obtenus dans le dosage.

Résultats : le pic principal du chromatogramme obtenu avec la solution à examiner est semblable quant à son temps de rétention au pic principal du chromatogramme obtenu avec la solution témoin (a).

C. Dissolvez environ 10 mg de chlorhydrate d'épirubicine dans 0,5 ml d'*acide nitrique R*, ajoutez 0,5 ml d'*eau R* et chauffez sur une flamme pendant 2 min. Laissez refroidir et ajoutez 0,5 ml de *solution de nitrate d'argent R1*. Il se forme un précipité blanc.

ESSAI

pH (*2.2.3*) : 4,0 à 5,5.

Dissolvez 50 mg de chlorhydrate d'épirubicine dans de l'*eau exempte de dioxyde de carbone R* et complétez à 10 ml avec le même solvant.

Substances apparentées. Chromatographie liquide (*2.2.29*).

Solution à examiner. Dissolvez 25,0 mg de chlorhydrate d'épirubicine dans la phase mobile et complétez à 25,0 ml avec la phase mobile.

Solution témoin (a). Dissolvez 25,0 mg de *chlorhydrate d'épirubicine SCR* dans la phase mobile et complétez à 25,0 ml avec la phase mobile.

Solution témoin (b). Dissolvez 10 mg de *chlorhydrate d'épirubicine SCR* et 10 mg de *chlorhydrate de doxorubicine SCR* dans la phase mobile et complétez à 100 ml avec la phase mobile.

Solution témoin (c). Dissolvez 10,0 mg de *doxorubicinone SCR* dans la phase mobile et complétez à 100,0 ml avec la phase mobile. Prélevez 1,0 ml de cette solution et complétez à 10,0 ml avec la phase mobile.

Solution témoin (d). Prélevez 1,0 ml de solution à examiner et complétez à 100,0 ml avec la phase mobile.

Le chromatogramme suivant est publié à titre d'information.

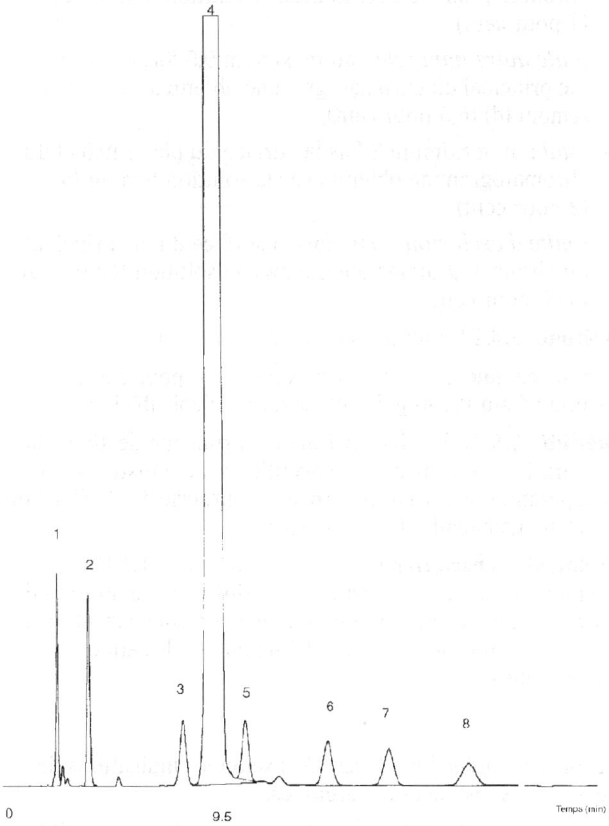

Relative retention

1. doxorubicinone : 0,3	5. dihydrodaunorubicine : 1,1
2. daunorubicinone : 0,4	6. daunorubicine : 1,5
3. doxorubicine :	7. *epi*-daunorubicine : 1,7
4. épirubicine : 0,8	8. dimère d'épirubicine : 2,1

Figure 1590.-1. – *Chromatogramme pour l'essai des substances apparentées (solution de chlorhydrate d'épirubicine dopée avec toutes les impuretés analysées).*

Colonne :

– *dimensions* : *l* = 0,25 m, Ø = 4,6 mm,

– *phase stationnaire* : *gel de silice triméthylsilylé pour chromatographie R* (6 µm),

– *température* : 35 °C.

Phase mobile : mélangez 17 volumes de *méthanol R*, 29 volumes d'*acétonitrile R* et 54 volumes d'une solution contenant 3,7 g/l de *laurilsulfate de sodium R* et 2,8 pour cent *V/V* d'*acide phosphorique dilué R*.

Débit : 2,5 ml/min.

Détection : spectrophotomètre à 254 nm.

Injection : 10 µl ; injectez la solution à examiner et les solutions témoins (b), (c) et (d).

Enregistrement : 3,5 fois le temps de rétention de l'épirubicine.

Temps de rétention : épirubicine = environ 9,5 min.

Conformité du système : solution témoin (b) :

– *résolution* : au minimum 2,0 entre les pics dus à l'impureté C et à l'épirubicine.

Limites :

– *impureté A* : au maximum la surface du pic principal du chromatogramme obtenu avec la solution témoin (c) (1 pour cent),
– *impureté C* : au maximum la surface du pic principal du chromatogramme obtenu avec la solution témoin (d) (1 pour cent),
– *toute autre impureté* : au maximum 0,5 fois la surface du pic principal du chromatogramme obtenu avec la solution témoin (d) (0,5 pour cent),
– *total* : au maximum 2 fois la surface du pic principal du chromatogramme obtenu avec la solution témoin (d) (2 pour cent),
– *limite d'exclusion* : 0,05 fois la surface du pic principal du chromatogramme obtenu avec la solution témoin (d) (0,05 pour cent).

Acétone (*2.4.24*) : au maximum 1,5 pour cent.

Teneur en eau (*2.5.12*) : au maximum 4,0 pour cent, déterminé sur 0,100 g de chlorhydrate d'épirubicine.

Stérilité (*2.6.1*). Le chlorhydrate d'épirubicine destiné à la préparation de formes pharmaceutiques administrées par voie parentérale sans autre procédé approprié de stérilisation satisfait également à l'essai de stérilité.

Endotoxines bactériennes (*2.6.14*) : moins de 1,1 UI/mg, si le chlorhydrate d'épirubicine est destiné à la préparation de formes pharmaceutiques administrées par voie parentérale sans autre procédé approprié d'élimination des endotoxines bactériennes.

DOSAGE

Chromatographie liquide (*2.2.29*) selon les indications de l'essai des substances apparentées.

Injection : 10 µl ; injectez la solution à examiner et la solution témoin (a).Calculez la teneur pour cent en $C_{27}H_{30}ClNO_{11}$.

CONSERVATION

En récipient étanche à l'abri de la lumière, à une température de 2 °C à 8 °C. Si la substance est stérile, elle est conservée en récipient stérile, étanche, à fermeture inviolable.

ÉTIQUETAGE

L'étiquette indique :

– dans les cas appropriés, que la substance est stérile,
– dans les cas appropriés, que la substance est exempte d'endotoxines bactériennes.

IMPURETÉS

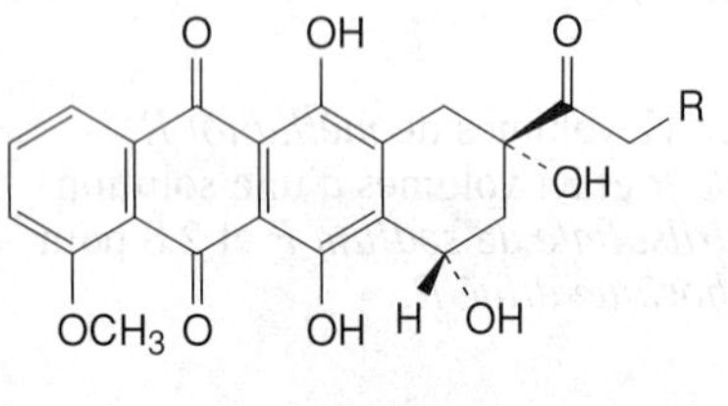

A. R = OH : (8*S*,10*S*)-6,8,10,11-tétrahydroxy-8-(hydroxyacétyl)-1-méthoxy-7,8,9,10-tétrahydrotétracène-5,12-dione (doxorubicinone),

B. R = H : (8*S*,10*S*)-8-acétyl-6,8,10,11-tétrahydroxy-1-méthoxy-7,8,9,10-tétrahydrotétracène-5,12-dione (daunorubicinone),

C. doxorubicine,

D. daunorubicine,

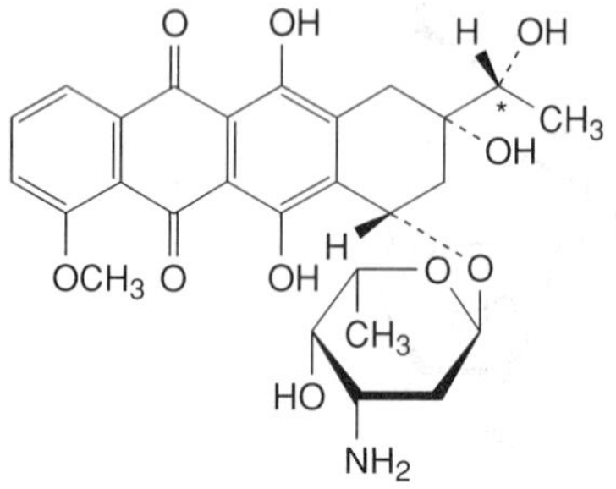

et l'épimère en C*

E. (8*S*,10*S*)-10-[(3-amino-2,3,6-tridésoxy-α-L-*lyxo*-hexopyranosyl)oxy]-6,8,11-trihydroxy-8-[(1*RS*)-1-hydroxyéthyl]-1-méthoxy-7,8,9,10-tétrahydrotétracène-5,12-dione (dihydrodaunorubicine),

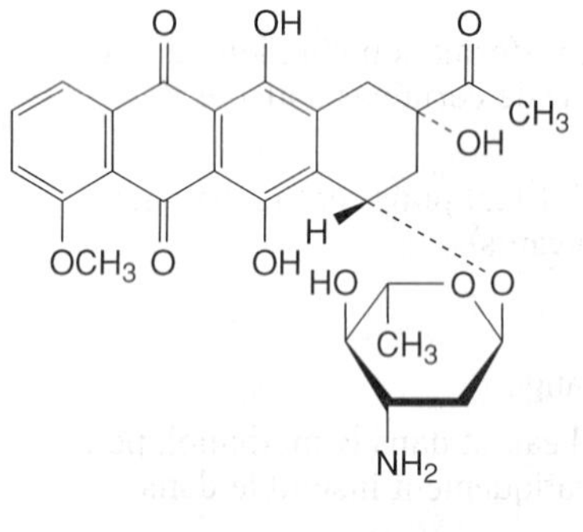

F. (8*S*,10*S*)-8-acétyl-10-[(3-amino-2,3,6-tridésoxy-α-L-*arabino*-hexopyranosyl)oxy]-6,8,11-trihydroxy-1-méthoxy-7,8,9,10-tétrahydrotétracène-5,12-dione (*épi*-daunorubicine),

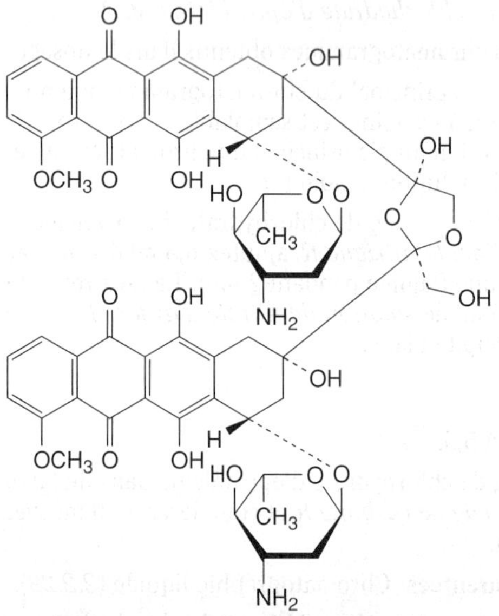

G. 8,8'-[(2*R*,4*R*)-4-hydroxy-2-(hydroxyméthyl)-1,3-dioxolane-2,4-diyl]bis[(8*S*,10*S*)-10-[(3-amino-2,3,6-tridésoxy-α-L-*arabino*-hexopyranosyl)oxy]-6,8,11-trihydroxy-1-méthoxy-7,8,9,10-tétrahydrotétracène-5,12-dione] (dimère de l'épirubicine).

01/2002:0082

ERGOCALCIFÉROL

Ergocalciferolum

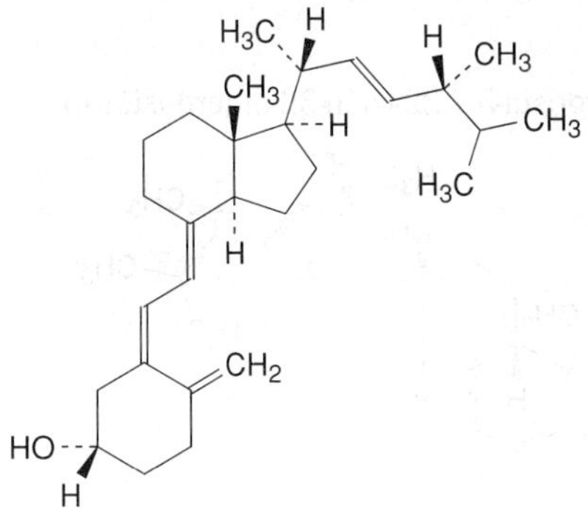

$C_{28}H_{44}O$ M_r 396,7

DÉFINITION

L'ergocalciférol contient au minimum 97,0 pour cent et au maximum l'équivalent de 103,0 pour cent de (5*Z*,7*E*,22*E*)-9,10-sécoergosta-5,7,10(19),22-tétraén-3β-ol.

1 mg d'ergocalciférol correspond à 40 000 UI d'activité antirachitique (vitamine D) chez le rat.

CARACTÈRES

Poudre cristalline blanche ou faiblement jaunâtre ou cristaux blancs ou sensiblement blancs, pratiquement insolubles dans l'eau, facilement solubles dans l'alcool, solubles dans les huiles grasses. L'ergocalciférol est sensible à l'air, à la chaleur et à la lumière. Les solutions dans les solvants volatils sont instables et doivent être utilisées immédiatement.

Une isomérisation réversible en pré-ergocalciférol se produit en solution en fonction de la température et du temps. L'activité est due aux 2 composés.

IDENTIFICATION

Examinez l'ergocalciférol par spectrophotométrie d'absorption dans l'infrarouge (*2.2.24*), en comparant avec le spectre obtenu avec l'*ergocalciférol SCR*. Examinez les substances sous forme de pastilles.

ESSAI

Pouvoir rotatoire spécifique (*2.2.7*). Dissolvez rapidement et sans chauffer 0,200 g d'ergocalciférol dans de l'*alcool exempt d'aldéhyde R* et complétez à 25,0 ml avec le même solvant. Déterminé dans les 30 min qui suivent la mise en solution, le pouvoir rotatoire spécifique est de + 103 à + 107.

Substances réductrices. Dissolvez 0,1 g d'ergocalciférol dans de l'*alcool exempt d'aldéhyde R* et complétez à 10,0 ml avec le même solvant. Ajoutez 0,5 ml d'une solution de *bleu de tétrazolium R* à 5 g/l dans l'*alcool exempt d'aldéhyde R*. Ajoutez 0,5 ml de *solution diluée d'hydroxyde de tétraméthylammonium R*. Laissez reposer pendant 5 min exactement, puis ajoutez 1,0 ml d'*acide acétique glacial R*. Préparez simultanément une solution témoin dans les mêmes conditions avec 10,0 ml d'une solution d'*hydroquinone R* à 0,2 µg/ml dans l'*alcool exempt d'aldéhyde R*. Mesurez l'absorbance (*2.2.25*) des 2 solutions à 525 nm en utilisant comme liquide de compensation 10,0 ml d'*alcool exempt d'aldéhyde R* traités dans les mêmes conditions. L'absorbance de la solution à examiner n'est pas supérieure à celle de la solution témoin (20 ppm).

Ergostérol. Opérez par chromatographie sur couche mince (*2.2.27*) en utilisant une *plaque au gel de silice G pour CCM R*.

Solution à examiner. Dissolvez 0,25 g d'ergocalciférol dans du *chlorure d'éthylène R* contenant 10 g/l de *squalane R* et 0,1 g/l de *butylhydroxytoluène R* et complétez à 5 ml avec le même solvant. Préparez extemporanément.

Solution témoin (a). Dissolvez 0,10 g d'*ergocalciférol SCR* dans du *chlorure d'éthylène R* contenant 10 g/l de *squalane R* et 0,1 g/l de *butylhydroxytoluène R* et complétez à 2 ml avec le même solvant. Préparez extemporanément.

Solution témoin (b). Dissolvez 5 mg d'*ergostérol SCR* dans du *chlorure d'éthylène R* contenant 10 g/l de *squalane R* et 0,1 g/l de *butylhydroxytoluène R* et complétez à 50 ml avec le même solvant. Préparez extemporanément.

Solution témoin (c). Préparez extemporanément un mélange à volumes égaux de solution témoin (a) et de solution témoin (b).

Déposez sur la plaque 10 µl de solution à examiner, 10 µl de solution témoin (a), 10 µl de solution témoin (b) et 20 µl de solution témoin (c). Développez immédiatement et à l'abri de la lumière sur un parcours de 15 cm avec un mélange à volumes égaux de *cyclohexane R* et d'*éther exempt de peroxydes R*, mélange contenant 0,1 g/l de *butylhydroxytoluène R*. Laissez sécher la plaque à l'air. Pulvérisez à 3 reprises de la *solution de trichlorure d'antimoine R1*. Observez les chromatogrammes pendant les 3 min à 4 min qui suivent la pulvérisation. La tache principale du chromatogramme obtenu avec la solution à examiner est jaune orangé, puis vire au brun. S'il apparaît, immédiatement au-dessous de la tache principale, une tache violette se développant plus lentement et correspondant à l'ergostérol dans le chromatogramme obtenu avec la solution à examiner, elle n'est pas plus intense que la tache du chromatogramme obtenu avec la solution témoin (b) (0,2 pour cent). Le chromatogramme obtenu avec la solution à examiner ne présente aucune tache qui ne corresponde à l'une des taches des chromatogrammes obtenus avec les solutions témoins (a) et (b). L'essai n'est valable que si le chromatogramme obtenu avec la solution témoin (c) présente 2 taches nettement séparées.

DOSAGE

Effectuez les opérations aussi rapidement que possible, en évitant l'exposition à la lumière actinique et à l'air.

Opérez par chromatographie liquide (*2.2.29*).

Solution à examiner. Dissolvez sans chauffer 10,0 mg d'ergocalciférol dans 10,0 ml de *toluène R* et complétez à 100,0 ml avec la phase mobile.

Solution témoin (a). Dissolvez sans chauffer 10,0 mg d'*ergocalciférol SCR* dans 10,0 ml de *toluène R* et complétez à 100,0 ml avec la phase mobile.

Solution témoin (b). Diluez 1,0 ml de *cholécalciférol pour essai de validité SCR* dans 5,0 ml de la phase mobile. Chauffez à reflux dans un bain-marie à 90 °C pendant 45 min et refroidissez.

La chromatographie peut être réalisée en utilisant :

- une colonne d'acier inoxydable, d'une longueur de 0,25 m et d'un diamètre intérieur de 4,6 mm, remplie d'un gel de silice approprié (5 µm),
- comme phase mobile, à un débit de 2 ml/min, un mélange de 3 volumes de *pentanol R* et de 997 volumes d'*hexane R*,
- comme détecteur, un spectrophotomètre réglé à 254 nm.

Monographies D - K

Utilisez de préférence un injecteur automatique ou une boucle à injection. Injectez un volume approprié de solution témoin (b). Ajustez la sensibilité du système de façon que la hauteur du pic principal représente au moins 50 pour cent de l'échelle totale de l'enregistreur. Injectez 6 fois la solution témoin (b). Lorsque les chromatogrammes sont enregistrés dans les conditions décrites, les temps de rétention relatifs par rapport au cholécalciférol sont approximativement de 0,4 pour le précholécalciférol et de 0,5 pour le *trans*-cholécalciférol. L'écart type relatif de la réponse pour le cholécalciférol n'est pas supérieur à 1 pour cent et la résolution entre les pics correspondant au précholécalciférol et au *trans*-cholécalciférol n'est pas inférieure à 1,0. Si nécessaire, ajustez le débit et les proportions des composants de la phase mobile de façon à obtenir cette résolution.

Injectez un volume approprié de solution témoin (a). Ajustez la sensibilité du système de façon que la hauteur du pic principal représente au moins 50 pour cent de l'échelle totale de l'enregistreur. Procédez aux mêmes opérations avec le même volume de solution à examiner.

Calculez la teneur pour cent en ergocalciférol de la substance à examiner à l'aide de l'expression :

$$\frac{m'}{m} \times \frac{S_D}{S'_D} \times 100$$

m = masse de l'ergocalciférol dans la solution à examiner, en milligrammes,

m' = masse de l'*ergocalciférol SCR* dans la solution témoin (a), en milligrammes,

S_D = surface (ou hauteur) du pic correspondant à l'ergocalciférol dans le chromatogramme obtenu avec la solution à examiner,

S'_D = surface (ou hauteur) du pic correspondant à l'ergocalciférol dans le chromatogramme obtenu avec la solution témoin (a).

CONSERVATION

En récipient étanche, sous azote, à l'abri de la lumière et à une température de 2 °C à 8 °C.

Le contenu d'un récipient entamé doit être utilisé immédiatement.

IMPURETÉS

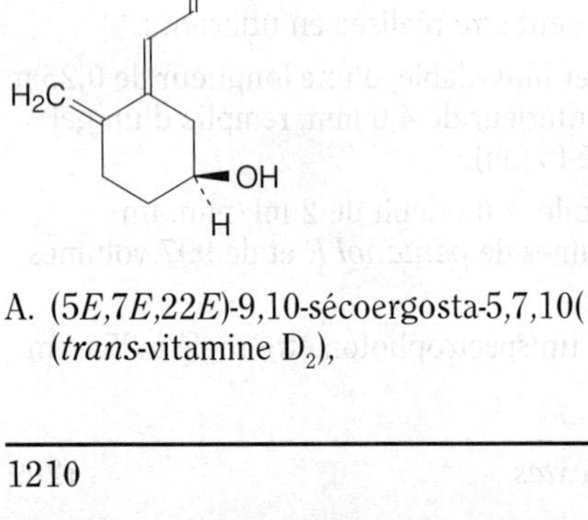

A. (5*E*,7*E*,22*E*)-9,10-sécoergosta-5,7,10(19),22-tétraén-3β-ol (*trans*-vitamine D_2),

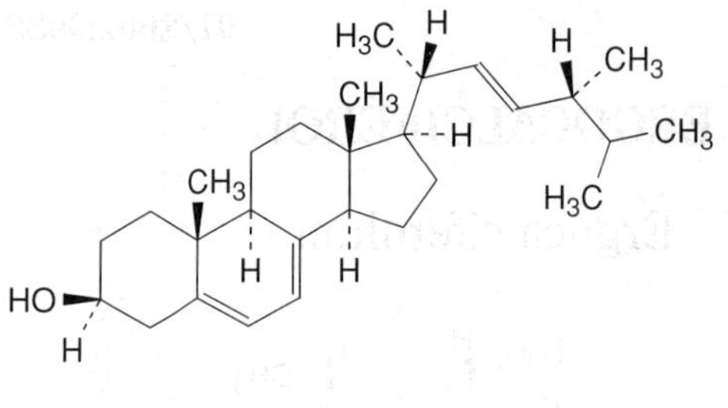

B. (22*E*)-ergosta-5,7,22-trién-3β-ol (ergostérol),

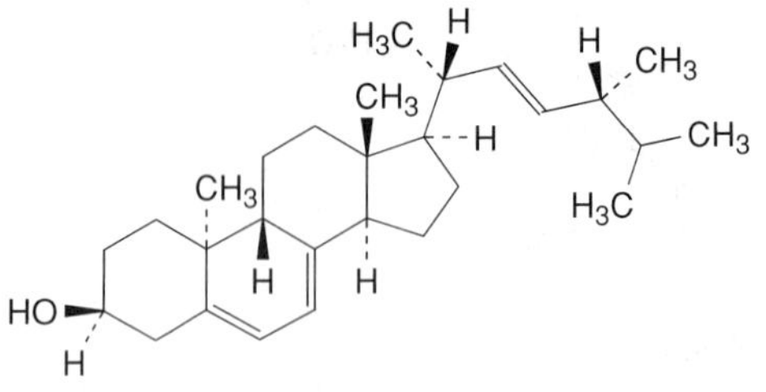

C. (9β,10α,22*E*)-ergosta-5,7,22-trién-3β-ol (lumistérol$_2$),

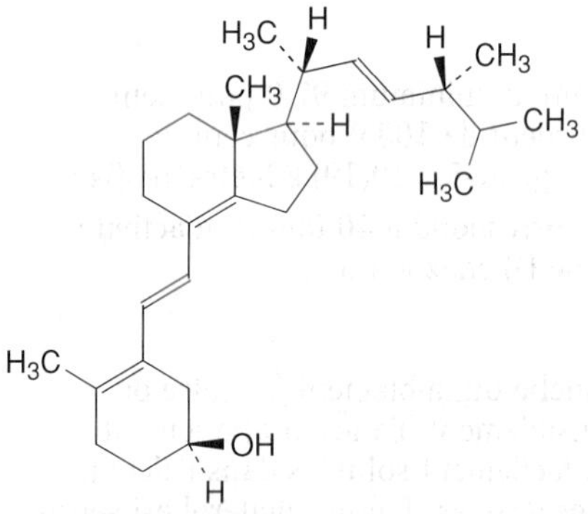

D. (6*E*,22*E*)-9,10-sécoergosta-5(10),6,8(14),22-tétraén-3β-ol (iso-tachystérol$_2$),

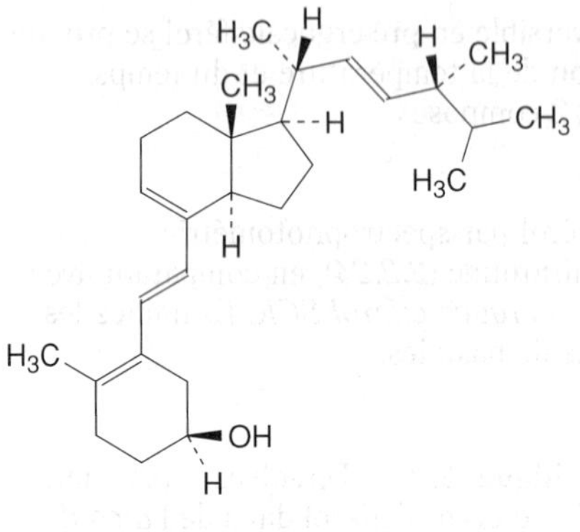

E. (6*E*,22*E*)-9,10-sécoergosta-5(10),6,8,22-tétraén-3β-ol (tachystérol$_2$).

01/2002:0223

ERGOMÉTRINE (MALÉATE D')

Ergometrini maleas

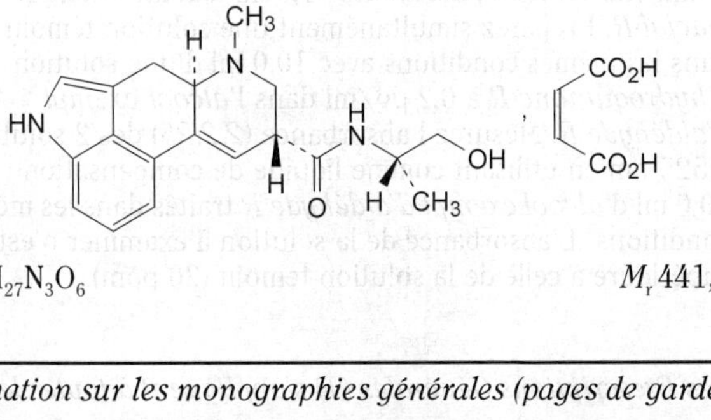

$C_{23}H_{27}N_3O_6$ 	M_r 441,5

Monographies D - K

DÉFINITION

Le maléate d'ergométrine contient au minimum 98,0 pour cent et au maximum l'équivalent de 101,0 pour cent de maléate de (6a*R*,9*R*)-*N*-[(*S*)-2-hydroxy-1-méthyléthyl]-7-méthyl-4,6,6a,7,8,9-hexahydroindolo[4,3-*fg*]quinoléine-9-carboxamide, calculé par rapport à la substance desséchée.

CARACTÈRES

Poudre cristalline blanche ou légèrement colorée, assez soluble dans l'eau, peu soluble dans l'alcool, pratiquement insoluble dans l'éther.

IDENTIFICATION

Première identification : B, C.

Seconde identification : A, C, D, E.

A. Dissolvez 30 mg de maléate d'ergométrine dans de l'*acide chlorhydrique 0,01 M* et complétez à 100,0 ml avec le même acide. Prélevez 10,0 ml de cette solution et complétez à 100,0 ml avec de l'*acide chlorhydrique 0,01 M*. Examinée de 250 nm à 360 nm (*2.2.25*), la solution présente un maximum d'absorption à 311 nm et un minimum de 265 nm à 272 nm. L'absorbance spécifique au maximum est de 175 à 195.

B. Examinez le maléate d'ergométrine par spectrophotométrie d'absorption dans l'infrarouge (*2.2.24*), en comparant avec le spectre obtenu avec le *maléate d'ergométrine SCR*. Examinez les substances sous forme de pastilles.

C. Examinez les chromatogrammes obtenus dans l'essai des substances apparentées. La tache principale du chromatogramme obtenu avec la solution à examiner (b) est semblable quant à sa position, sa coloration et ses dimensions à la tache principale du chromatogramme obtenu avec la solution témoin (a).

D. Mélangez 0,1 ml de solution S (voir Essai), 1 ml d'*acide acétique glacial R*, 0,05 ml de *solution de chlorure ferrique R1* et 1 ml d'*acide phosphorique R*. Chauffez dans un bain-marie à 80 °C. Après 10 min environ, il se développe une coloration bleue ou violette qui s'intensifie au repos.

E. Dissolvez 0,1 g de maléate d'ergométrine dans un mélange de 0,5 ml d'*acide sulfurique dilué R* et de 2,5 ml d'*eau R*. Ajoutez 5 ml d'*éther R* et 1 ml de *solution concentrée d'hydroxyde de sodium R*, puis agitez. Séparez la couche aqueuse et agitez-la avec 2 fois 5 ml d'*éther R*. A 0,1 ml de la couche aqueuse, ajoutez une solution de 10 mg de *résorcinol R* dans 3 ml d'*acide sulfurique R*. Chauffez au bain-marie pendant 15 min. Il ne se développe pas de coloration. Au reste de la couche aqueuse, ajoutez 1 ml d'*eau de brome R*. Chauffez au bain-marie pendant 10 min, puis chauffez jusqu'à ébullition et refroidissez. A 0,2 ml de cette solution, ajoutez une solution de 10 mg de *résorcinol R* dans 3 ml d'*acide sulfurique R*. Chauffez au bain-marie pendant 15 min. Il se développe une coloration rose-violet.

ESSAI

Solution S. Dissolvez sans chauffer et à l'abri de la lumière 0,100 g de maléate d'ergométrine dans 9 ml d'*eau exempte de dioxyde de carbone R* et complétez à 10,0 ml avec le même solvant.

Aspect de la solution. La solution S est limpide (*2.2.1*) et n'est pas plus fortement colorée que la solution témoin J_5 ou JB_5 (*2.2.2, Procédé II*).

Détermination du pH (*2.2.3*). Le pH de la solution S est de 3,6 à 4,4.

Pouvoir rotatoire spécifique (*2.2.7*). Déterminé avec la solution S et calculé par rapport à la substance desséchée, le pouvoir rotatoire spécifique est de + 50 à + 56.

Substances apparentées. Opérez par chromatographie sur couche mince (*2.2.27*) en utilisant une plaque recouverte de *gel de silice G R*.

Effectuez toutes les opérations aussi rapidement que possible, à l'abri de la lumière. Préparez les solutions à examiner et les solutions témoins immédiatement avant l'emploi.

Solution à examiner (a). Dissolvez 50 mg de maléate d'ergométrine dans un mélange de 1 volume d'*ammoniaque concentrée R* et de 9 volumes d'*alcool à 80 pour cent V/V R*, puis complétez à 5,0 ml avec le même mélange de solvants.

Solution à examiner (b). Prélevez 1,0 ml de solution à examiner (a) et complétez à 10,0 ml avec un mélange de 1 volume d'*ammoniaque concentrée R* et de 9 volumes d'*alcool à 80 pour cent V/V R*.

Solution témoin (a). Dissolvez 10 mg de *maléate d'ergométrine SCR* dans un mélange de 1 volume d'*ammoniaque concentrée R* et de 9 volumes d'*alcool à 80 pour cent V/V R*, puis complétez à 10,0 ml avec le même mélange de solvants.

Solution témoin (b). Prélevez 5,0 ml de solution témoin (a) et complétez à 50,0 ml avec un mélange de 1 volume d'*ammoniaque concentrée R* et de 9 volumes d'*alcool à 80 pour cent V/V R*.

Solution témoin (c). A 2,0 ml de solution témoin (b), ajoutez 2,0 ml d'un mélange de 1 volume d'*ammoniaque concentrée R* et de 9 volumes d'*alcool à 80 pour cent V/V R*.

Déposez séparément sur la plaque 5 µl de chaque solution. Développez immédiatement, sur un parcours de 14 cm, avec un mélange de 3 volumes d'*eau R*, de 25 volumes de *méthanol R* et de 75 volumes de *chloroforme R*. Faites sécher la plaque dans un courant d'air froid. Pulvérisez de la *solution de diméthylaminobenzaldéhyde R7*. Faites sécher la plaque dans un courant d'air chaud pendant 2 min environ. S'il apparaît d'autres taches que la tache principale dans le chromatogramme obtenu avec la solution à examiner (a), aucune d'entre elles n'est plus intense que la tache principale du chromatogramme obtenu avec la solution témoin (b) (1,0 pour cent) et une seule d'entre elles peut être plus intense que la tache principale du chromatogramme obtenu avec la solution témoin (c) (0,5 pour cent).

Perte à la dessiccation (*2.2.32*). Déterminée à 80 °C sous une pression ne dépassant pas 2,7 kPa sur du *pentoxyde de diphosphore R* et pendant 2 h sur 0,20 g de maléate d'ergométrine, la perte à la dessiccation n'est pas supérieure à 2,0 pour cent.

DOSAGE

Dissolvez 0,150 g de maléate d'ergométrine dans 40 ml d'*acide acétique anhydre R*. Titrez par l'*acide perchlorique 0,05 M*. Déterminez le point de fin de titrage par potentiométrie (*2.2.20*).

1 ml d'*acide perchlorique 0,05 M* correspond à 22,07 mg de $C_{23}H_{27}N_3O_6$.

CONSERVATION

En récipient de verre étanche, à l'abri de la lumière, à une température de 2 °C à 8 °C.

01/2002:0224

ERGOTAMINE (TARTRATE D')

Ergotamini tartras

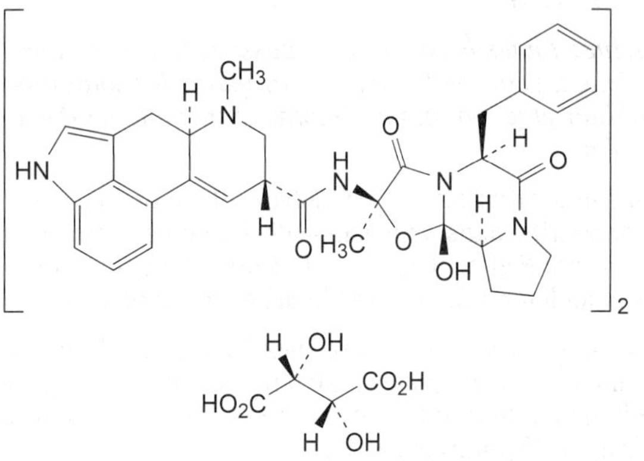

$C_{70}H_{76}N_{10}O_{16}$ M_r 1313

DÉFINITION

Le tartrate d'ergotamine contient au minimum 98,0 pour cent et au maximum l'équivalent de 101,0 pour cent de tartrate de bis[(6a*R*,9*R*)-*N*-[(2*R*,5*S*,10a*S*,10b*S*)-5-benzyl-10b-hydroxy-2-méthyl-3,6-dioxo-octahydro-8*H*-oxazolo[3,2-*a*]pyrrolo[2,1-*c*]pyrazin-2-yl]-7-méthyl- 4,6,6a,7,8,9-hexahydroindolo[4,3-*fg*]quinoléine-9-carboxamide], calculé par rapport à la substance desséchée. Le tartrate d'ergotamine peut contenir 2 molécules de méthanol de cristallisation.

CARACTÈRES

Poudre cristalline blanche ou sensiblement blanche ou cristaux incolores, faiblement hygroscopiques, peu solubles dans l'alcool. Les solutions aqueuses se troublent peu à peu par hydrolyse, ce qui peut être évité par addition d'acide tartrique.

IDENTIFICATION

Première identification : B, C.

Seconde identification : A, C, D, E.

A. Dissolvez 50 mg de tartrate d'ergotamine dans de l'*acide chlorhydrique 0,01 M* et complétez à 100,0 ml avec le même acide. Prélevez 10,0 ml de cette solution et complétez à 100,0 ml avec de l'*acide chlorhydrique 0,01 M*. Examinée de 250 nm à 360 nm (*2.2.25*), la solution présente un maximum d'absorption de 311 nm à 321 nm et un minimum de 265 nm à 275 nm. Calculée par rapport à la substance desséchée, l'absorbance spécifique au maximum est de 118 à 128.

B. Examinez le tartrate d'ergotamine par spectrophotométrie d'absorption dans l'infrarouge (*2.2.24*), en comparant avec le spectre obtenu avec le *tartrate d'ergotamine SCR*. Examinez les substances sous forme de pastilles préparées comme suit : triturez respectivement la substance à examiner et la substance de référence avec 0,2 ml de *méthanol R*, puis avec du *bromure de potassium R* selon les indications de la méthode générale.

C. Examinez pendant 1 min au plus en lumière ultraviolette à 365 nm les chromatogrammes obtenus dans l'essai des substances apparentées. La tache principale du chromatogramme obtenu avec la solution à examiner (b) est semblable quant à sa position et sa fluorescence à la tache principale du chromatogramme obtenu avec la solution témoin (a). Après pulvérisation de *solution de diméthylaminobenzaldéhyde R7*, examinez à la lumière du jour. La tache principale du chromatogramme obtenu avec la solution à examiner (b) est semblable quant à sa position, sa coloration et ses dimensions à la tache principale du chromatogramme obtenu avec la solution témoin (a).

D. Chauffez dans un bain-marie à 80 °C un mélange de 0,1 ml de solution S (voir Essai), de 1 ml d'*acide acétique glacial R*, de 0,05 ml de *solution de chlorure ferrique R1* et de 1 ml d'*acide phosphorique R*. Après 10 min environ, il se développe une coloration bleue ou violette qui s'intensifie au repos.

E. Dissolvez 10 mg environ de tartrate d'ergotamine dans 1,0 ml d'*hydroxyde de sodium 0,1 M*. Transvasez dans une ampoule à décantation et agitez avec 5 ml de *chlorure de méthylène R*. Rejetez la phase organique. Neutralisez la phase aqueuse avec quelques gouttes d'*acide chlorhydrique dilué R* ; 0,1 ml de cette solution donne la réaction (b) des tartrates (*2.3.1*). Versez le mélange réactionnel dans 1 ml d'*eau R* pour observer le changement de coloration au rouge ou rouge-brun.

ESSAI

Effectuez toutes les opérations aussi rapidement que possible à l'abri de la lumière.

Solution S. Triturez finement 30 mg de tartrate d'ergotamine avec 15 mg environ d'*acide tartrique R* et dissolvez le mélange dans 6 ml d'*eau R* en agitant.

Aspect de la solution. La solution S est limpide (*2.2.1*) et n'est pas plus fortement colorée que la solution témoin J_6 (*2.2.2, Procédé II*).

Détermination du pH (*2.2.3*). Agitez 10 mg de tartrate d'ergotamine finement pulvérisé avec 4 ml d'*eau exempte de dioxyde de carbone R*. Le pH de la suspension est de 4,0 à 5,5.

Pouvoir rotatoire spécifique (*2.2.7*). Dissolvez 0,40 g de tartrate d'ergotamine dans 40 ml d'une solution d'*acide tartrique R* à 10 g/l. Ajoutez, avec précaution et par additions successives, 0,5 g de *bicarbonate de sodium R* et mélangez soigneusement. Agitez avec 4 fois 10 ml de *chloroforme R* lavé au préalable avec 5 fois 50 ml d'*eau R* pour 100 ml de *chloroforme R*. Réunissez les couches organiques. Filtrez sur un petit filtre humecté de *chloroforme R* lavé au préalable comme indiqué ci-dessus, puis complétez le filtrat à 50,0 ml avec du *chloroforme R* lavé au préalable et mesurez l'angle de rotation.

Déterminez comme suit la concentration en ergotamine base de la solution chloroformique : prélevez 25,0 ml de cette solution, ajoutez 50 ml d'*acide acétique anhydre R* ; titrez par l'*acide perchlorique 0,05 M* ; déterminez le point de fin de titrage par potentiométrie (*2.2.20*).

1 ml d'*acide perchlorique 0,05 M* correspond à 29,08 mg de $C_{33}H_{35}N_5O_5$.

Calculé à partir de l'angle de rotation et de la concentration en ergotamine base, le pouvoir rotatoire spécifique est de – 154 à – 165.

Substances apparentées. Opérez par chromatographie sur couche mince (*2.2.27*) en utilisant une *plaque au gel de silice G pour CCM R*.

Préparez les solutions témoins et les solutions à examiner immédiatement avant l'emploi et dans l'ordre indiqué ci-dessous.

Solution témoin (a). Dissolvez 10 mg de *tartrate d'ergotamine SCR* dans un mélange de 1 volume de *méthanol R* et de 9 volumes de *chlorure de méthylène R,* puis complétez à 10,0 ml avec le même mélange de solvants.

Solution témoin (b). Prélevez 7,5 ml de solution témoin (a) et complétez à 50,0 ml avec un mélange de 1 volume de *méthanol R* et de 9 volumes de *chlorure de méthylène R.*

Solution témoin (c). A 2,0 ml de solution témoin (b), ajoutez 4,0 ml d'un mélange de 1 volume de *méthanol R* et de 9 volumes de *chlorure de méthylène R.*

Solution à examiner (a). Dissolvez 50 mg de tartrate d'ergotamine dans un mélange de 1 volume de *méthanol R* et de 9 volumes de *chlorure de méthylène R,* puis complétez à 5,0 ml avec le même mélange de solvants.

Solution à examiner (b). Prélevez 1,0 ml de solution à examiner (a) et complétez à 10,0 ml avec un mélange de 1 volume de *méthanol R* et de 9 volumes de *chlorure de méthylène R.*

Déposez immédiatement sur la plaque 5 µl de chaque solution témoin puis 5 µl de chaque solution à examiner. Immédiatement après, exposez les dépôts à des vapeurs d'ammoniac pendant 20 s exactement en déplaçant la ligne de départ par un mouvement de va-et-vient au-dessus d'un vase à précipiter d'une hauteur de 55 mm et d'un diamètre de 45 mm contenant 20 ml environ d'*ammoniaque concentrée R.* Faites sécher la ligne de départ dans un courant d'air froid pendant 20 s exactement. Développer immédiatement sur un parcours de 17 cm avec un mélange de 5 volumes d'*éthanol R,* de 10 volumes de *chlorure de méthylène R,* de 15 volumes de *diméthylformamide R* et de 70 volumes d'*éther R.* Faites sécher la plaque dans un courant d'air froid pendant 2 min environ. Examinez pendant 1 min au plus en lumière ultraviolette à 365 nm dans un but d'identification. Pulvérisez ensuite abondamment de la *solution de diméthylaminobenzaldéhyde R7,* puis faites sécher la plaque dans un courant d'air chaud pendant 2 min environ. S'il apparaît d'autres taches que la tache principale dans le chromatogramme obtenu avec la solution à examiner (a), aucune d'entre elles n'est plus intense que la tache principale du chromatogramme obtenu avec la solution témoin (b) (1,5 pour cent) et une seule d'entre elles peut être plus intense que la tache principale du chromatogramme obtenu avec la solution témoin (c) (0,5 pour cent).

Perte à la dessiccation (*2.2.32*). Déterminée sous vide à 95 °C pendant 6 h sur 0,100 g de tartrate d'ergotamine, la perte à la dessiccation n'est pas supérieure à 6,0 pour cent.

DOSAGE

Dissolvez 0,200 g de tartrate d'ergotamine dans 40 ml d'*acide acétique anhydre R.* Titrez par l'*acide perchlorique 0,05 M.* Déterminez le point de fin de titrage par potentiométrie (*2.2.20*).

1 ml d'*acide perchlorique 0,05 M* correspond à 32,84 mg de $C_{70}H_{76}N_{10}O_{16}$.

CONSERVATION

En récipient de verre étanche, à l'abri de la lumière, à une température de 2 °C à 8 °C.

01/2002:0179

ÉRYTHROMYCINE

Erythromycinum

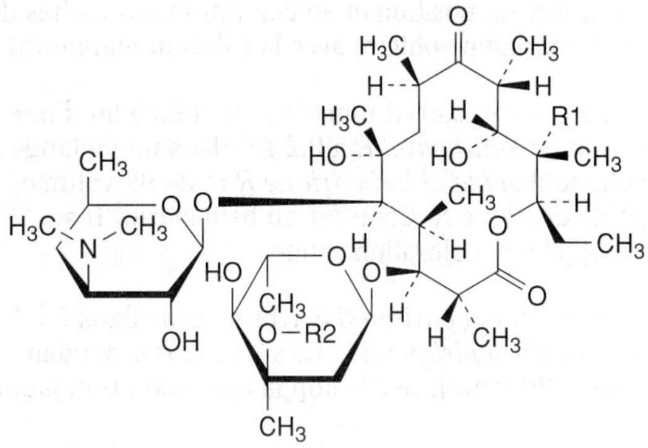

Erythromycine	Formule brute	R1	R2
A	$C_{37}H_{67}NO_{13}$	OH	CH_3
B	$C_{37}H_{67}NO_{12}$	H	CH_3
C	$C_{36}H_{65}NO_{13}$	OH	H

$C_{37}H_{67}NO_{13}$ M_r 734

DÉFINITION

L'érythromycine est constituée par un mélange d'antibiotiques macrolides élaborés par une souche de *Streptomyces erythreus.* Son composant principal est (3*R*,4*S*,5*S*,6*R*,7*R*,9*R*,11*R*,12*R*,13*S*,14*R*)-4-[(2,6-didésoxy-3-*C*-méthyl-3-*O*-méthyl-α-L-*ribo*-hexopyranosyl)oxy]-14-éthyl-7,12,13-trihydroxy-3,5,7,9,11,13-hexaméthyl-6-[[3,4,6-tridésoxy-3-(diméthylamino)-β-D-*xylo*-hexopyranosyl]oxy]oxacyclotétradécane-2,10-dione.
La somme de la teneur en érythromycine A, de la teneur en érythromycine B et de la teneur en érythromycine C n'est pas inférieure à 93,0 pour cent et n'est pas supérieure à l'équivalent de 100,5 pour cent, calculée par rapport à la substance anhydre.

CARACTÈRES

Poudre blanche à faiblement jaune ou cristaux incolores à faiblement jaunes, faiblement hygroscopiques, peu solubles dans l'eau (la solubilité diminue avec l'élévation de température), facilement solubles dans l'alcool, solubles dans le méthanol. L'érythromycine se dissout dans l'acide chlorhydrique dilué.

IDENTIFICATION

A. Opérez par chromatographie sur couche mince (*2.2.27*) en utilisant une plaque recouverte de *gel de silice G R.*

Solution à examiner. Dissolvez 10 mg d'érythromycine dans du *méthanol R* et complétez à 10 ml avec le même solvant.

Solution témoin (a). Dissolvez 10 mg d'*érythromycine A SCR* dans du *méthanol R* et complétez à 10 ml avec le même solvant.

Solution témoin (b). Dissolvez 20 mg de *spiramycine SCR* dans du *méthanol R* et complétez à 10 ml avec le même solvant.

Déposez séparément sur la plaque 10 µl de chaque solution. Développez sur un parcours de 15 cm avec la couche supérieure d'un mélange de 4 volumes de *2-propanol R,* de 9 volumes d'*acétate d'éthyle R* et de 8 volumes d'une solution d'*acétate d'ammonium R* à 150 g/l ajustée au préalable à pH 9,6 avec de l'*ammoniaque R*. Laissez sécher la plaque à l'air. Pulvérisez de la *solution d'aldéhyde anisique R1*. Chauffez la plaque à 110 °C pendant 5 min. La tache principale du chromatogramme obtenu avec la solution à examiner est semblable quant à sa position, sa coloration et ses dimensions à la tache principale du chromatogramme obtenu avec la solution témoin (a), mais diffère en position et en coloration des taches du chromatogramme obtenu avec la solution témoin (b).

B. A 5 mg environ d'érythromycine, ajoutez 5 ml d'une solution de *xanthydrol R* à 0,2 g/l dans un mélange de 1 volume d'*acide chlorhydrique R* et de 99 volumes d'*acide acétique R*. Chauffez au bain-marie. Il se développe une coloration rouge.

C. Dissolvez 10 mg environ d'érythromycine dans 5 ml d'*acide chlorhydrique R1*. Laissez reposer pendant 10 min à 20 min. Il se développe une coloration jaune.

ESSAI

Détermination du pH (*2.2.3*). Dissolvez 0,1 g d'érythromycine dans de l'*eau exempte de dioxyde de carbone R* et complétez à 150 ml avec le même solvant. Le pH de la solution est de 8,0 à 10,5.

Pouvoir rotatoire spécifique (*2.2.7*). Dissolvez 1,00 g d'érythromycine dans de l'*éthanol R* et complétez à 50,0 ml avec le même solvant. Mesurez l'angle de rotation 30 min au moins après la mise en solution. Calculé par rapport à la substance anhydre, le pouvoir rotatoire spécifique est de – 71 à – 78.

Substances apparentées. Opérez par chromatographie liquide (*2.2.29*), comme décrit sous Dosage. Injectez la solution témoin (d). Injectez la solution à examiner et continuez la chromatographie pendant 5 fois le temps de rétention du pic correspondant à l'érythromycine A. S'il apparaît, dans le chromatogramme obtenu avec la solution à examiner, d'autres pics que les pics dus à l'érythromycine A, l'érythromycine B et l'érythromycine C, la surface d'aucun d'entre eux n'est supérieure à celle du pic principal du chromatogramme obtenu avec la solution témoin (d) (3,0 pour cent). La teneur en érythromycine B n'est pas supérieure à 5,0 pour cent et la teneur en érythromycine C n'est pas supérieure à 5,0 pour cent.

Teneur en eau (*2.5.12*). Déterminée par semi-microdosage sur 0,200 g d'érythromycine, la teneur en eau n'est pas supérieure à 6,5 pour cent. Utilisez une solution d'*imidazole R* à 100 g/l dans du *méthanol anhydre R* comme solvant.

Cendres sulfuriques (*2.4.14*). Déterminé sur 1,0 g d'érythromycine, le taux des cendres sulfuriques n'est pas supérieur à 0,2 pour cent.

DOSAGE

Opérez par chromatographie liquide (*2.2.29*).

Solution à examiner. Dissolvez 40,0 mg d'érythromycine dans un mélange de 1 volume de *méthanol R* et de 3 volumes de *solution tampon phosphate pH 7,0 R* et complétez à 10,0 ml avec le même mélange de solvants.

Solution témoin (a). Dissolvez 40,0 mg d'*érythromycine A SCR* dans un mélange de 1 volume de *méthanol R* et de 3 volumes de *solution tampon phosphate pH 7,0 R* et complétez à 10,0 ml avec le même mélange de solvants.

Solution témoin (b). Dissolvez 10,0 mg d'*érythromycine B SCR* et 10,0 mg d'*érythromycine C SCR* dans un mélange de 1 volume de *méthanol R* et de 3 volumes de *solution tampon phosphate pH 7,0 R* et complétez à 50,0 ml avec le même mélange de solvants.

Solution témoin (c). Dissolvez 5 mg de *N-déméthylérythromycine A SCR* dans la solution témoin (b). Ajoutez 1,0 ml de solution témoin (a) et complétez à 25 ml avec la solution témoin (b).

Solution témoin (d). Prélevez 3,0 ml de solution témoin (a) et complétez à 100,0 ml avec un mélange de 1 volume de *méthanol R* et de 3 volumes de *solution tampon phosphate pH 7,0 R*.

La solution à examiner et les solutions témoins peuvent être utilisées dans les 24 h si elles sont conservées à 5 °C.

La chromatographie peut être réalisée en utilisant :

- une colonne d'une longueur de 0,25 m et d'un diamètre intérieur de 4,6 mm, remplie de *copolymère styrène-divinylbenzène R* (8 µm à 10 µm) d'un diamètre de pores de 100 nm,
- comme phase mobile, à un débit de 2,0 ml/min, une solution préparée comme suit : à 50 ml d'une solution de *phosphate dipotassique R* à 35 g/l ajustée à pH 9,0 à l'aide d'*acide phosphorique dilué R*, ajoutez 400 ml d'*eau R*, 165 ml de *2-méthyl-2-propanol R* et 30 ml d'*acétonitrile R* et complétez à 1000 ml avec de l'*eau R*,
- comme détecteur un spectrophotomètre réglé à 215 nm,
- un injecteur à boucle de 100 µl,
- un intégrateur électronique,

en maintenant la température de la colonne à 70 °C, de préférence à l'aide d'un bain-marie.

Injectez la solution témoin (c). Ajustez la sensibilité du détecteur de façon que la hauteur des pics représente 25 pour cent au minimum de l'échelle totale de l'enregistreur. Les substances sont éluées dans l'ordre suivant : *N*-déméthylérythromycine A, érythromycine C, érythromycine A et érythromycine B. Le dosage n'est valable que si la résolution entre les pics correspondant respectivement à la *N*-déméthylérythromycine A et à l'érythromycine C n'est pas inférieure à 0,8 et si la résolution entre les pics correspondant respectivement à la *N*-déméthylérythromycine et à l'érythromycine A n'est pas inférieure à 5,5. Si nécessaire, ajustez la teneur en 2-méthyl-2-propanol dans la phase mobile ou diminuez le débit à 1,5 ml/min ou à 1,0 ml/min. Injectez à 6 reprises la solution témoin (a). Le dosage n'est valable que si l'écart type relatif de la surface du pic correspondant à l'érythromycine A n'est pas supérieur à 2,0 pour cent. Injectez alternativement la solution à examiner et les solutions témoins (a) et (b).

Calculez la teneur pour cent en érythromycine A en utilisant le chromatogramme obtenu avec la solution témoin (a). Calculez les teneurs pour cent en érythromycine B et en érythromycine C en utilisant le chromatogramme obtenu avec la solution témoin (b).

CONSERVATION

A l'abri de la lumière, à une température ne dépassant pas 30 °C.

IMPURETÉS

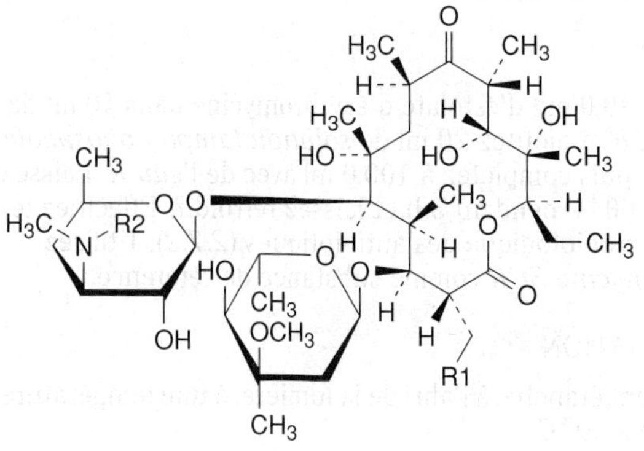

A. R1 = OH, R2 = CH_3 : érythromycine F,

B. R1 = R2 = H : *N*-déméthylérythromycine A,

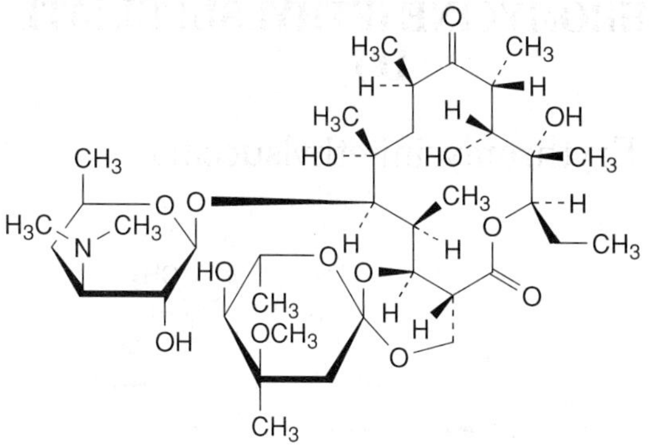

C. érythromycine E,

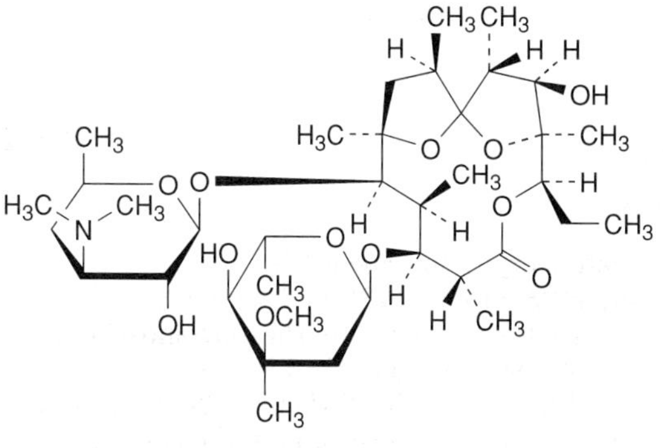

D. anhydroérythromycine A,

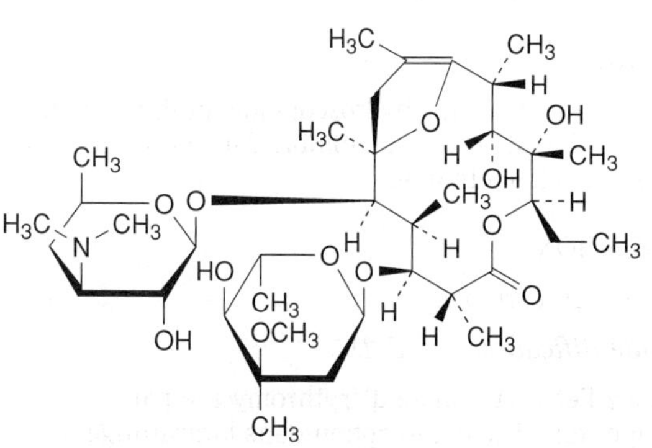

E. éther énolique d'érythromycine A,

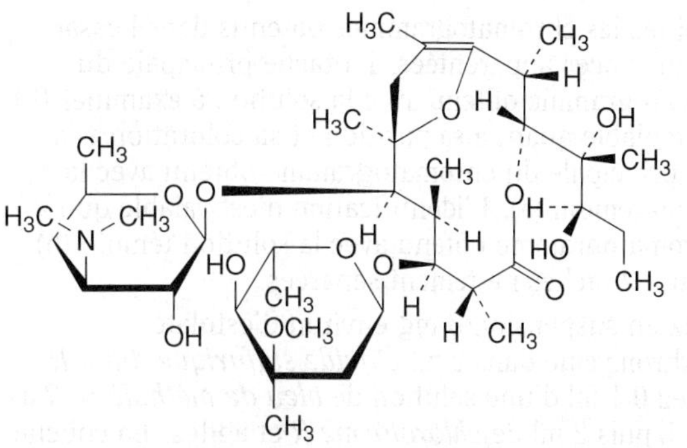

F. éther énolique de pseudoérythromycine A.

01/2002:0552

ÉRYTHROMYCINE (ESTOLATE D')

Erythromycini estolas

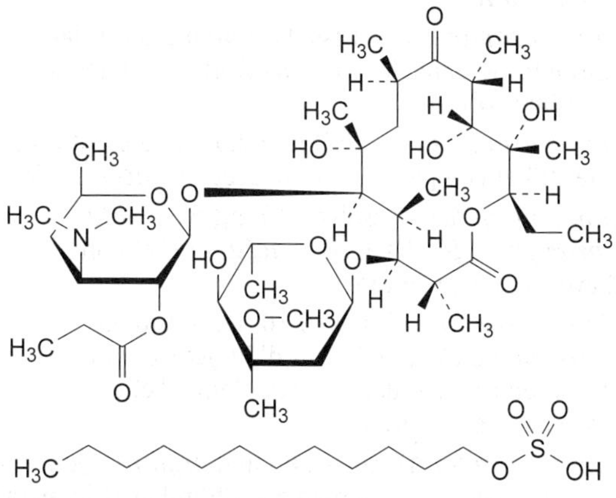

$C_{52}H_{97}NO_{18}S$ *M*r 1 056

DÉFINITION

L'estolate d'érythromycine (ou dodécylsulfate du 2′-propionate d'érythromycine) est le dodécylsulfate de (3*R*,4*S*,5*S*,6*R*,7*R*,9*R*,11*R*,12*R*,13*S*,14*R*)-4-[(2,6-didésoxy-3-*C*-méthyl-3-*O*-méthyl-α-L-*ribo*-hexopyranosyl)oxy]-14-éthyl-7,12,13-trihydroxy-3,5,7,9,11,13-hexaméthyl-6-[[3,4,6-tridésoxy-3-(diméthylamino)-2-*O*-propionyl β-D-*xylo*-hexopyranosyl]oxy]oxacyclotétradécane-2,10-dione. L'activité de l'estolate d'érythromycine n'est pas inférieure à 610 UI/mg, calculée par rapport à la substance anhydre.

CARACTÈRES

Poudre cristalline, blanche, pratiquement insoluble dans l'eau, facilement soluble dans l'alcool, soluble dans l'acétone. L'estolate d'érythromycine est pratiquement insoluble dans l'acide chlorhydrique dilué.

IDENTIFICATION

Première identification : A, D.

Seconde identification : B, C, D.

A. Examinez l'estolate d'érythromycine par spectrophotométrie d'absorption dans l'infrarouge (*2.2.24*), en comparant avec le spectre obtenu avec l'*estolate d'érythromycine SCR*.

B. Examinez les chromatogrammes obtenus dans l'essai des substances apparentées. La tache principale du chromatogramme obtenu avec la solution à examiner (b) est semblable quant à sa position et sa coloration à la tache principale du chromatogramme obtenu avec la solution témoin (a). L'identification n'est valable que si le chromatogramme obtenu avec la solution témoin (b) présente 2 taches nettement séparées.

C. Mettez en suspension 3 mg environ d'estolate d'érythromycine dans 2 ml d'*acide sulfurique dilué R*. Ajoutez 0,1 ml d'une solution de *bleu de méthylène R* à 0,1 g/l, puis 2 ml de *chloroforme R* et agitez. La couche chloroformique est colorée en bleu.

D. Dissolvez 10 mg environ d'estolate d'érythromycine dans 5 ml d'*acide chlorhydrique R1*. Laissez reposer pendant 10 min à 20 min. Il se développe une coloration jaune.

ESSAI

Détermination du pH (*2.2.3*). Mettez en suspension 0,4 g d'estolate d'érythromycine dans 10 ml d'*eau exempte de dioxyde de carbone R*. Agitez pendant 5 min, puis laissez reposer. Le pH du liquide surnageant limpide est de 5,5 à 7,0.

Substances apparentées. Opérez par chromatographie sur couche mince (*2.2.27*) en utilisant une plaque recouverte de *gel de silice G R*.

Solution à examiner (a). Dissolvez 40 mg d'estolate d'érythromycine dans de l'*acétone R* et complétez à 10 ml avec le même solvant.

Solution à examiner (b). Prélevez 2,5 ml de solution à examiner (a) et complétez à 10 ml avec de l'*acétone R*.

Solution témoin (a). Dissolvez 10 mg d'*estolate d'érythromycine SCR* dans de l'*acétone R* et complétez à 10 ml avec le même solvant.

Solution témoin (b). Dissolvez 10 mg d'*estolate d'érythromycine SCR* et 10 mg d'*éthylsuccinate d'érythromycine SCR* dans de l'*acétone R* et complétez à 10 ml avec le même solvant.

Solution témoin (c). Dissolvez 8 mg d'*érythromycine SCR* dans de l'*acétone R* et complétez à 100 ml avec le même solvant.

Déposez séparément sur la plaque 10 µl de chaque solution. Développez sur un parcours de 15 cm avec un mélange de 1 volume d'une solution d'*acétate d'ammonium R* à 150 g/l ajustée au préalable à pH 7,0, de 15 volumes d'*alcool R* et de 85 volumes de *chloroforme R*. Laissez sécher la plaque à l'air. Pulvérisez de la *solution d'aldéhyde anisique R*. Chauffez la plaque à 110 °C pendant 5 min. Laissez refroidir. S'il apparaît d'autres taches que la tache principale dans le chromatogramme obtenu avec la solution à examiner (a), aucune d'entre elles n'est plus intense que la tache du chromatogramme obtenu avec la solution témoin (c) (2,0 pour cent).

Dodécylsulfate. Dissolvez 0,500 g d'estolate d'érythromycine dans 25 ml de *diméthylformamide R*. Titrez par le *méthanolate de sodium 0,1 M* en présence de 0,05 ml d'une solution de *bleu de thymol R* à 3 g/l dans le *méthanol R*.

1 ml de *méthanolate de sodium 0,1 M* correspond à 26,64 mg de $C_{12}H_{26}O_4S$.

L'estolate d'érythromycine contient de 23,0 pour cent à 25,5 pour cent de $C_{12}H_{26}O_4S$, calculé par rapport à la substance anhydre.

Teneur en eau (*2.5.12*). Déterminée par semi-microdosage sur 0,300 g d'estolate d'érythromycine, la teneur en eau n'est pas supérieure à 4,0 pour cent. Utilisez une solution d'*imidazole R* à 100 g/l dans du *méthanol anhydre R* comme solvant de titrage.

Cendres sulfuriques (*2.4.14*). Déterminé sur 0,5 g d'estolate d'érythromycine, le taux des cendres sulfuriques n'est pas supérieur à 0,5 pour cent.

TITRAGE

Dissolvez 40,0 mg d'estolate d'érythromycine dans 40 ml de *méthanol R* et ajoutez 20 ml de *solution tampon phosphate pH 7,0 R*, puis complétez à 100,0 ml avec de l'*eau R*. Laissez reposer à 60 °C pendant 3 h et laissez refroidir. Effectuez le titrage microbiologique des antibiotiques (*2.7.2*). Utilisez l'*érythromycine SCR* comme substance de référence.

CONSERVATION

En récipient étanche, à l'abri de la lumière, à une température inférieure à 30 °C.

01/2002:0274

ÉRYTHROMYCINE (ÉTHYLSUCCINATE D')

Erythromycini ethylsuccinas

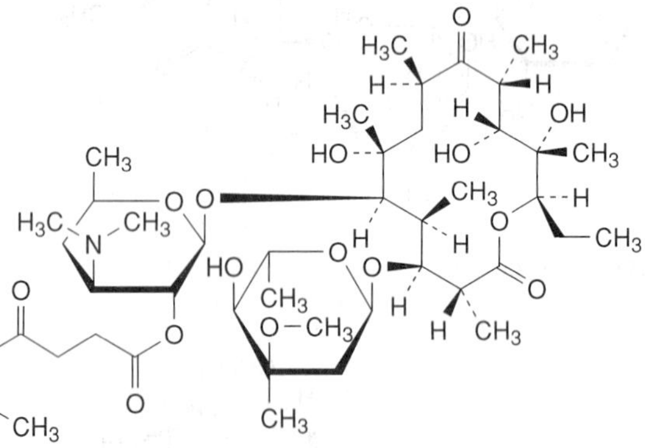

$C_{43}H_{75}NO_{16}$ M_r 862

DÉFINITION

L'éthylsuccinate d'érythromycine est le (3*R*,4*S*,5*S*,6*R*,7*R*,9*R*,11*R*,12*R*,13*S*,14*R*)-4-[(2,6-didésoxy-3-*C*-méthyl-3-*O*-méthyl-α-L-*ribo*-hexopyranosyl)oxy]-14-éthyl-7,12,13-trihydroxy-3,5,7,9,11,13-hexaméthyl-6-[[3,4,6-tridésoxy-3-(diméthylamino)-2-*O*-[3-(éthoxycarbonyl)propionyl]-β-D-*xylo*-hexopyranosyl]oxy]oxacyclotétradécane-2,10-dione. L'activité de l'éthylsuccinate d'érythromycine n'est pas inférieure à 780 UI/mg, calculée par rapport à la substance anhydre.

CARACTÈRES

Poudre cristalline, blanche, hygroscopique, pratiquement insoluble dans l'eau, facilement soluble dans l'acétone, dans l'éthanol et dans le méthanol.

IDENTIFICATION

Première identification A.

Seconde identification : B, C, D.

A. Examinez l'éthylsuccinate d'érythromycine par spectrophotométrie d'absorption dans l'infrarouge (*2.2.24*), en comparant avec le spectre obtenu avec l'*éthylsuccinate d'érythromycine SCR*.

B. Examinez les chromatogrammes obtenus dans l'essai des substances apparentées. La tache principale du chromatogramme obtenu avec la solution à examiner (b) est semblable quant à sa position et sa coloration à la tache principale du chromatogramme obtenu avec la solution témoin (a). L'identification n'est valable que si le chromatogramme obtenu avec la solution témoin (b) présente 2 taches nettement séparées.

C. A 5 mg environ d'éthylsuccinate d'érythromycine, ajoutez 5 ml d'une solution de *xanthydrol R* à 0,2 g/l dans un mélange de 1 volume d'*acide chlorhydrique R* et de 99 volumes d'*acide acétique R*. Chauffez au bain-marie. Il se développe une coloration rouge.

D. Dissolvez 10 mg environ d'éthylsuccinate d'érythromycine dans 5 ml d'*acide chlorhydrique R1*. Laissez reposer pendant 10 min à 20 min. Il se développe une coloration jaune.

ESSAI

Aspect de la solution. Dissolvez 1,0 g d'éthylsuccinate d'érythromycine dans 10 ml d'*éthanol R*. La solution est limpide (*2.2.1*) et n'est pas plus fortement colorée que la solution témoin B_6 (*2.2.2, Procédé II*).

Détermination du pH (*2.2.3*). Mettez en suspension 1,0 g d'éthylsuccinate d'érythromycine dans 100 ml d'*eau exempte de dioxyde de carbone R*. Le pH de la suspension est de 6,0 à 8,5.

Pouvoir rotatoire spécifique (*2.2.7*). Dissolvez 0,100 g d'éthylsuccinate d'érythromycine dans de l'*acétone R* et complétez à 10,0 ml avec le même solvant. Mesurez l'angle de rotation 30 min au moins après la mise en solution. Calculé par rapport à la substance anhydre, le pouvoir rotatoire spécifique est de – 70 à – 82.

Substances apparentées. Opérez par chromatographie sur couche mince (*2.2.27*) en utilisant une plaque recouverte de *gel de silice G R*.

Solution à examiner (a). Dissolvez 40 mg d'éthylsuccinate d'érythromycine dans de l'*acétone R* et complétez à 10 ml avec le même solvant.

Solution à examiner (b). Prélevez 2,5 ml de solution à examiner (a) et complétez à 10 ml avec de l'*acétone R*.

Solution témoin (a). Dissolvez 10 mg d'*éthylsuccinate d'érythromycine SCR* dans de l'*acétone R* et complétez à 10 ml avec le même solvant.

Solution témoin (b). Dissolvez 10 mg d'*éthylsuccinate d'érythromycine SCR* et 10 mg d'*estolate d'érythromycine SCR* dans de l'*acétone R* et complétez à 10 ml avec le même solvant.

Solution témoin (c). Dissolvez 10 mg d'*érythromycine SCR* dans de l'*acétone R* et complétez à 50 ml avec le même solvant.

Déposez séparément sur la plaque 10 µl de chaque solution. Développez sur un parcours de 15 cm avec un mélange de 1 volume d'une solution d'*acétate d'ammonium R* à 150 g/l ajustée au préalable à pH 7,0, de 15 volumes d'*alcool R* et de 85 volumes de *chloroforme R*. Laissez sécher la plaque à l'air. Pulvérisez de la *solution d'aldéhyde anisique R*. Chauffez la plaque à 110 °C pendant 5 min. Laissez refroidir. S'il apparaît d'autres taches que la tache principale dans le chromatogramme obtenu avec la solution à examiner (a), aucune d'entre elles n'est plus intense que la tache du chromatogramme obtenu avec la solution témoin (c) (5,0 pour cent).

Teneur en eau (*2.5.12*). Déterminée par semi-microdosage sur 0,300 g d'éthylsuccinate d'érythromycine, la teneur en eau n'est pas supérieure à 3,0 pour cent. Utilisez une solution d'*imidazole R* à 100 g/l dans du *méthanol anhydre R* comme solvant de titrage.

Cendres sulfuriques (*2.4.14*). Déterminé sur 1,0 g d'éthylsuccinate d'érythromycine, le taux des cendres sulfuriques n'est pas supérieur à 0,3 pour cent.

TITRAGE

Dissolvez 0,100 g d'éthylsuccinate d'érythromycine dans 40 ml de *méthanol R* et complétez à 100,0 ml avec la *solution tampon pH 8,0 R*. Laissez reposer pendant 16 h. Effectuez le titrage microbiologique des antibiotiques (*2.7.2*). Utilisez l'*érythromycine SCR* comme substance de référence.

CONSERVATION

En récipient étanche, à l'abri de la lumière, à une température inférieure à 30 °C.

01/2002:1098

ÉRYTHROMYCINE (LACTOBIONATE D')

Erythromycini lactobionas

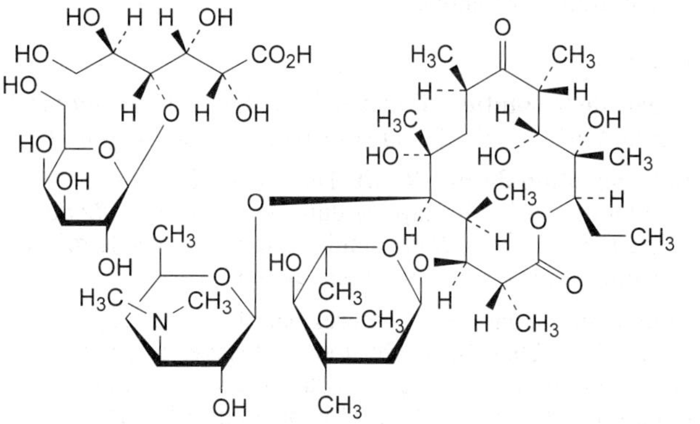

$C_{49}H_{89}NO_{25}$ M_r 1092

DÉFINITION

Le lactobionate d'érythromycine est constitué par un mélange de lactobionates d'antibiotiques macrolides. Le constituant principal est le (4-*O*-β-D-galactopyranosyl-D-gluconate) de (3*R*,4*S*,5*S*,6*R*,7*R*,9*R*,11*R*,12*R*,13*S*,14*R*)-4-[(2,6-didésoxy-3-*C*-méthyl-3-*O*-méthyl-α-L-*ribo*-hexopyranosyl)oxy]-14-éthyl-7,12,13-trihydroxy-3,5,7,9,11,13-hexaméthyl-6-[[3,4,6-tridésoxy-3-(diméthylamino)-β-D-*xylo*-hexopyranosyl]oxy]oxacyclotétradécane-2,10-dione.
La somme des teneurs en lactobionate d'érythromycine A, en lactobionate d'érythromycine B et en lactobionate d'érythromycine C n'est pas inférieure à 93,0 pour cent et n'est pas supérieure à l'équivalent de 100,5 pour cent, calculée par rapport à la substance anhydre.

CARACTÈRES

Poudre blanche ou légèrement jaune, hygroscopique, soluble dans l'eau, facilement soluble dans l'éthanol et dans le méthanol, très peu soluble dans l'acétone et dans le chlorure de méthylène, pratiquement insoluble dans l'éther.

IDENTIFICATION

A. Opérez par chromatographie sur couche mince (*2.2.27*) en utilisant une plaque recouverte de *gel de silice H R*.

Solution à examiner. Dissolvez 30 mg de lactobionate d'érythromycine dans du *méthanol R* et complétez à 10 ml avec le même solvant.

Solution témoin (a). Dissolvez 20 mg d'*érythromycine A SCR* dans du *méthanol R* et complétez à 10 ml avec le même solvant.

Solution témoin (b). Dissolvez 10 mg d'*acide lactobionique R* dans de l'*eau R* et complétez à 10 ml avec le même solvant.

Déposez séparément sur la plaque 5 µl de chaque solution. Développez sur un parcours de 15 cm en utilisant un mélange de 3 volumes d'*acide acétique glacial R*, de 10 volumes d'*eau R* et de 90 volumes de *méthanol R*. Laissez sécher la plaque à l'air. Pulvérisez de la solution de *permanganate de potassium R* à 5 g/l dans de l'*hydroxyde de sodium 1 M* et chauffez la plaque à 110 °C pendant 5 min. Le chromatogramme obtenu avec la solution à examiner présente 2 taches semblables quant à leur position, leur couleur et leurs dimensions à la tache principale des chromatogrammes obtenus respectivement avec la solution témoin (a) et avec la solution témoin (b).

B. A 5 mg environ de lactobionate d'érythromycine, ajoutez 5 ml d'une solution de *xanthydrol R* à 0,2 g/l dans un mélange de 1 volume d'*acide chlorhydrique R* et de 99 volumes d'*acide acétique R*. Il se développe une coloration rouge.

C. Dissolvez 10 mg environ de lactobionate d'érythromycine dans 5 ml d'*acide chlorhydrique R1*. Il se développe une coloration vert-jaune.

ESSAI

Aspect de la solution. Dissovez 1,0 g dans 20 ml d'*eau R*. La solution est limpide (*2.2.1*) et incolore (*2.2.2, Procédé II*).

Détermination du pH (*2.2.3*). Dissolvez 0,50 g de lactobionate d'érythromycine dans de l'*eau exempte de dioxyde de carbone R* et complétez à 25 ml avec le même solvant. Le pH de la solution est de 6,5 à 7,5.

Substances apparentées. Opérez par chromatographie liquide (*2.2.29*), comme décrit sous Dosage. Injectez la solution témoin (d). Injectez la solution à examiner et continuez la chromatographie pendant 5 fois le temps de rétention de l'érythromycine A. S'il apparaît, dans le chromatogramme obtenu avec la solution à examiner, d'autres pics que ceux dus à l'érythromycine A, l'érythromycine B et l'érythromycine C, la surface d'aucun d'entre eux n'est supérieure à celle du pic principal du chromatogramme obtenu avec la solution témoin (d) (3,0 pour cent). La teneur en lactobionate d'érythromycine B n'est pas supérieure à 5,0 pour cent et la teneur en lactobionate d'érythromycine C n'est pas supérieure à 5,0 pour cent.

Acide lactobionique libre. Dissolvez 0,400 g de lactobionate d'érythromycine dans 50 ml d'*eau R*. Titrez par l'*hydroxyde de sodium 0,1 M*. Déterminez le point de fin de titrage par potentiométrie (*2.2.20*). Calculez le volume d'*hydroxyde de sodium 0,1 M* requis par gramme de substance à examiner (n_1 ml). Dissolvez 0,500 g de lactobionate d'érythromycine dans 40 ml d'*acide acétique anhydre R*. Titrez par l'*acide perchlorique 0,1 M*. Déterminez le point de fin de titrage par potentiométrie (*2.2.20*). Calculez le volume d'*acide perchlorique 0,1 M* requis par gramme de substance à examiner (n_2 ml).

Calculez la teneur pour cent de $C_{12}H_{22}O_{12}$ à l'aide de l'expression :

$$3,580\,(n_1 - n_2)$$

La teneur en acide lactobionique libre, calculée par rapport à la substance anhydre n'est pas supérieure à 1,0 pour cent.

Teneur en eau (*2.5.12*). Déterminée par semi-microdosage sur 0,200 g de lactobionate d'érythromycine, la teneur en eau n'est pas supérieure à 5,0 pour cent. Utilisez une solution d'*imidazole R* à 100 g/l dans du *méthanol anhydre R* comme solvant.

Cendres sulfuriques (*2.4.14*). Déterminé sur 1,0 g de lactobionate d'érythromycine, le taux des cendres sulfuriques n'est pas supérieur à 0,5 pour cent.

Stérilité (*2.6.1*). Le lactobionate d'érythromycine destiné à la préparation de formes pharmaceutiques administrées par voie parentérale sans autre procédé approprié de stérilisation satisfait également à l'essai de stérilité.

Pyrogènes (*2.6.8*). Le lactobionate d'érythromycine destiné à la préparation de formes pharmaceutiques administrées par voie parentérale sans autre procédé approprié d'élimination des pyrogènes satisfait également à l'essai des pyrogènes. Injectez à chaque lapin, par kilogramme de masse corporelle, 1 ml d'une solution de lactobionate d'érythromycine à 7,4 mg dans de l'*eau pour préparations injectables R* (équivalant à 5 mg d'érythromycine).

DOSAGE

Opérez par chromatographie liquide (*2.2.29*).

Solution à examiner. Dissolvez 60,0 mg de lactobionate d'érythromycine dans un mélange de 1 volume de *méthanol R* et de 3 volumes de *solution tampon phosphate pH 7,0 R* et complétez à 10,0 ml avec le même mélange de solvants.

Solution témoin (a). Dissolvez 40,0 mg d'*érythromycine A SCR* dans un mélange de 1 volume de *méthanol R* et de 3 volumes de *solution tampon phosphate pH 7,0 R* et complétez à 10,0 ml avec le même mélange de solvants.

Solution témoin (b). Dissolvez 10,0 mg d'*érythromycine B SCR* et 10,0 mg d'*érythromycine C SCR* dans un mélange de 1 volume de *méthanol R* et de 3 volumes de *solution tampon phosphate pH 7,0 R* et complétez à 50,0 ml avec le même mélange de solvants.

Solution témoin (c). Dissolvez 5 mg de *N-déméthylérythromycine A SCR* dans la solution témoin (b). Ajoutez 1,0 ml de solution témoin (a) et complétez à 25 ml avec la solution témoin (b).

Solution témoin (d). Prélevez 3,0 ml de solution témoin (a) et complétez à 100,0 ml avec un mélange de 1 volume de *méthanol R* et de 3 volumes de *solution tampon phosphate pH 7,0 R*.

La solution à examiner et les solutions témoins peuvent être utilisées dans les 24 h si elles sont conservées à 5 °C.

La chromatographie peut être réalisée en utilisant :

- une colonne d'une longueur de 0,25 m et d'un diamètre intérieur de 4,6 mm, remplie de *copolymère styrène-divinylbenzène R* (8 µm à 10 µm ; taille des pores voisine de 100 nm),
- comme phase mobile, à un débit de 2,0 ml/min, une solution préparée comme suit : à 50 ml d'une solution de *phosphate dipotassique R* à 35 g/l ajustée à pH 9,0 à l'aide d'*acide phosphorique dilué R*, ajoutez 400 ml d'*eau R*, 165 ml de *2-méthyl-2-propanol R* et 30 ml d'*acétonitrile R* et complétez à 1000 ml avec de l'*eau R*,
- comme détecteur un spectrophotomètre réglé à 215 nm,
- un injecteur à boucle de 100 µl,
- un intégrateur électronique,

en maintenant la température de la colonne à 70 °C, de préférence à l'aide d'un bain-marie. Injectez la solution témoin (c). Ajustez la sensibilité du système de façon que la hauteur des pics représente au moins 25 pour cent de l'échelle totale de l'enregistreur.

Monographies D - K

Les substances sont éluées dans l'ordre suivant : *N*-déméthylérythromycine A, érythromycine C, érythromycine A et érythromycine B. Le dosage n'est valable que si la résolution entre les pics correspondant respectivement à la *N*-déméthylérythromycine A et à l'érythromycine C n'est pas inférieure à 0,8 et si la résolution entre les pics correspondant respectivement à la *N*-déméthylérythromycine A et à l'érythromycine A n'est pas inférieure à 5,5. Si nécessaire, ajustez la teneur en 2-méthyl-2-propanol dans la phase mobile ou diminuez le débit à 1,5 ml/min ou à 1,0 ml/min. Injectez à 6 reprises la solution témoin (a). Le dosage n'est valable que si l'écart type relatif de la surface du pic correspondant à l'érythromycine A n'est pas supérieur à 2,0 pour cent. Injectez alternativement la solution à examiner et les solutions témoin (a) et (b).

Calculez la teneur pour cent en érythromycine A en utilisant le chromatogramme obtenu avec la solution témoin (a). Exprimez le résultat en lactobionate d'érythromycine A en multipliant la teneur pour cent de l'érythromycine A par 1,4877. Calculez les teneurs pour cent en érythromycine B et en érythromycine C en utilisant le chromatogramme obtenu avec la solution témoin (b). Exprimez le résultat en lactobionate d'érythromycine B et en lactobionate d'érythromycine C en multipliant par 1,4877.

CONSERVATION

En récipient étanche, à une température ne dépassant pas 25 °C. Si la substance est stérile, elle est conservée en récipient stérile, étanche, à fermeture inviolable.

ÉTIQUETAGE

L'étiquette indique :

- dans les cas appropriés, que la substance est stérile,
- dans les cas appropriés, que la substance est exempte de pyrogènes.

IMPURETÉS

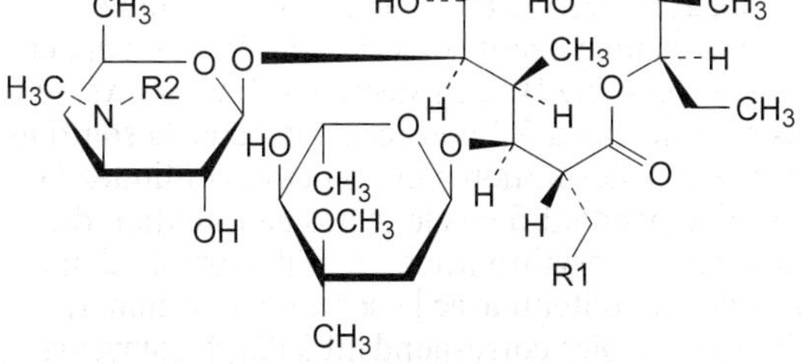

A. R1 = OH, R2 = CH_3 : érythromycine F,

B. R1 = R2 = H : *N*-déméthylérythromycine A,

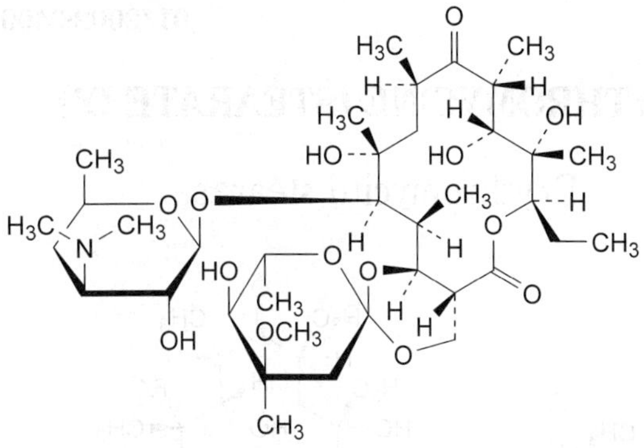

C. érythromycine E,

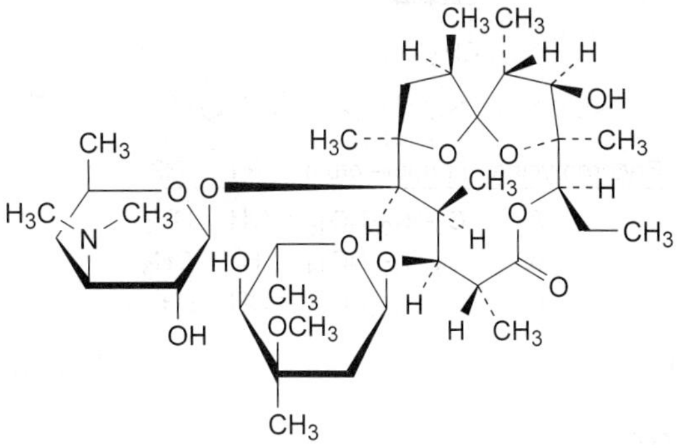

D. anhydroérythromycine A,

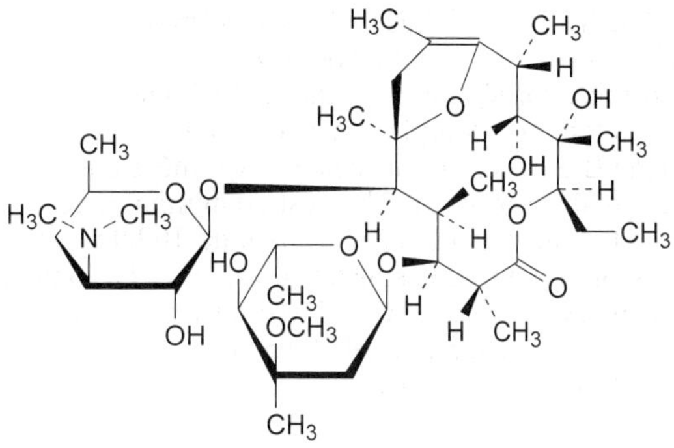

E. éther énolique d'érythromycine A,

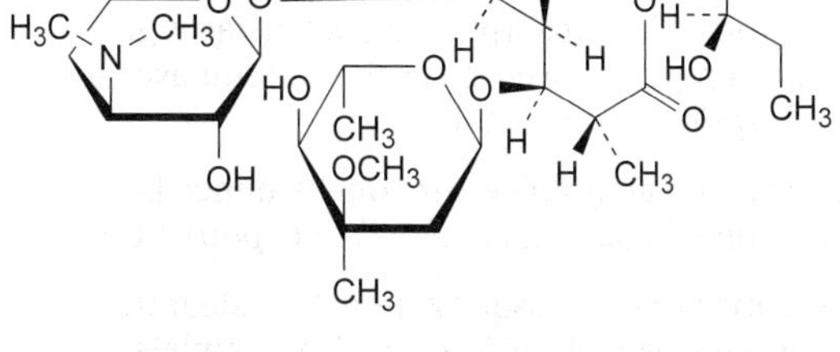

F. éther énolique de pseudoérythromycine A.

01/2002:0490

ÉRYTHROMYCINE (STÉARATE D')

Erythromycini stearas

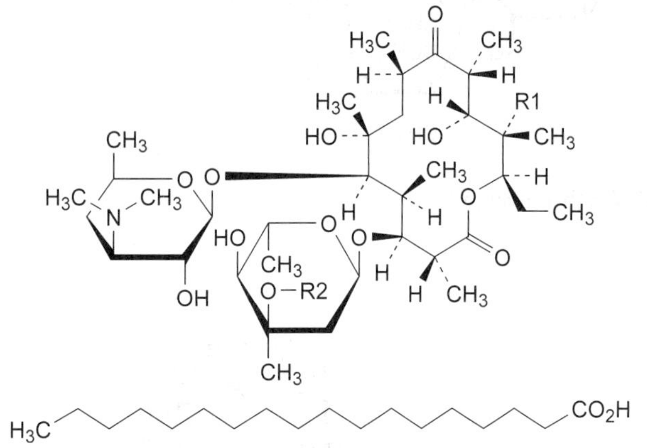

Erythromycine	Formule brute	R1	R2
A	$C_{55}H_{103}NO_{15}$	OH	CH_3
B	$C_{55}H_{103}NO_{14}$	H	CH_3
C	$C_{54}H_{101}NO_{15}$	OH	H

$C_{55}H_{103}NO_{15}$ M_r 1018

DÉFINITION

Le stéarate d'érythromycine est un mélange des octadécanoates de l'érythromycine et d'acide stéarique. Le composé principal est l'octadécanoate de (3*R*,4*S*,5*S*,6*R*,7*R*,9*R*,11*R*,12*R*,13*S*,14*R*)-4-[(2,6-didésoxy-3-*C*-méthyl-3-*O*-méthyl-α-L-*ribo*-hexopyranosyl)oxy]-14-éthyl-7,12,13-trihydroxy-3,5,7,9,11,13-hexaméthyl-6-[[3,4,6-tridésoxy-3-(diméthylamino)-β-D-*xylo*-hexopyranosyl]oxy]oxacyclotétradécane-2,10-dione.

La somme des teneurs en érythromycine A, en érythromycine B et en érythromycine C, exprimées en stéarates, et en acide stéarique libre, est au minimum de 97,0 pour cent et au maximum l'équivalent de 103,0 pour cent, calculée par rapport à la substance anhydre. La somme des teneurs en érythromycine A, en érythromycine B et en érythromycine C est au minimum de 60,5 pour cent, calculée par rapport à la substance anhydre.

CARACTÈRES

Poudre cristalline, blanche, pratiquement insoluble dans l'eau, soluble dans l'acétone et dans le méthanol. Les solutions peuvent présenter une opalescence.

IDENTIFICATION

Première identification : A.

Seconde identification : B.

A. Examinez le stéarate d'érythromycine par spectrophotométrie d'absorption dans l'infrarouge (*2.2.24*), en comparant avec le spectre obtenu avec le *stéarate d'érythromycine SCR.*

B. Opérez par chromatographie sur couche mince (*2.2.27*) en utilisant une *plaque au gel de silice G pour CCM R.*

Solution à examiner. Dissolvez 28 mg de stéarate d'érythromycine dans du *méthanol R* et complétez à 10 ml avec le même solvant.

Solution témoin (a). Dissolvez 20 mg d'*érythromycine A SCR* dans du *méthanol R* et complétez à 10 ml avec le même solvant.

Solution témoin (b). Dissolvez 10 mg d'*acide stéarique R* dans du *méthanol R* et complétez à 10 ml avec le même solvant.

Déposez sur la plaque 5 µl de chaque solution. Développez sur un parcours de 15 cm avec la couche supérieure obtenue à partir d'un mélange de 4 volumes de *2-propanol R*, de 8 volumes d'une solution d'*acétate d'ammonium R* à 150 g/l ajustée au préalable à pH 9,6 avec de l'*ammoniaque R* et de 9 volumes d'*acétate d'éthyle R*. Laissez sécher la plaque à l'air. Pulvérisez une solution de *dichlorofluorescéine R* à 0,2 g/l et de *rhodamine B R* à 0,1 g/l dans l'*alcool R*. Maintenez la plaque pendant quelques secondes dans les vapeurs émanant d'un bain-marie. Examinez en lumière ultraviolette à 365 nm. Les 2 taches du chromatogramme obtenu avec la solution à examiner sont semblables quant à leur position, respectivement, à la tache principale du chromatogramme obtenu avec la solution témoin (a) et à la tache principale du chromatogramme obtenu avec la solution témoin (b). Pulvérisez de la *solution d'aldéhyde anisique R1*, chauffez la plaque à 110 °C pendant 5 min et observez à la lumière du jour. La tache colorée du chromatogramme obtenu avec la solution à examiner est semblable quant à sa position, sa coloration et ses dimensions à la tache principale du chromatogramme obtenu avec la solution témoin (a).

ESSAI

Acide stéarique libre. Dissolvez 0,400 g de stéarate d'érythromycine dans 50 ml de *méthanol R*. Titrez par l'*hydroxyde de sodium 0,1 M*. Déterminez le point de fin de titrage par potentiométrie (*2.2.20*). Calculez le volume d'*hydroxyde de sodium 0,1 M* correspondant à 1 g de prise d'essai (n_1 ml). Dissolvez 0,500 g de stéarate d'érythromycine dans 30 ml de *chlorure de méthylène R*. Si la solution est opalescente, filtrez et agitez le résidu avec 3 fois 25 ml de *chlorure de méthylène R*. Filtrez si nécessaire et rincez le filtre avec du *chlorure de méthylène R*. Réduisez à 30 ml le volume des rinçages et filtrats combinés, par évaporation au bain-marie. Ajoutez 50 ml d'*acide acétique anhydre R* et titrez par l'*acide perchlorique 0,1 M*. Déterminez le point de fin de titrage par potentiométrie (*2.2.20*). Calculez le volume d'*acide perchlorique 0,1 M* correspondant à 1 g de prise d'essai (n_2 ml).

Calculez la teneur pour cent en $C_{18}H_{36}O_2$ à partir de l'expression :

$$2,845\,(n_1 - n_2)$$

La teneur en acide stéarique libre, calculée par rapport à la substance anhydre, n'est pas supérieure à 14,0 pour cent de $C_{18}H_{36}O_2$.

Substances apparentées. Opérez par chromatographie liquide (*2.2.29*), comme décrit sous Dosage. Les teneurs en stéarate d'érythromycine B et en stéarate d'érythromycine C ne sont pas supérieures à 5,0 pour cent. Injectez la solution témoin (d). Injectez la solution à examiner et continuez la chromatographie pendant 5 fois le temps de rétention du pic correspondant à l'érythromycine A. S'il apparaît, dans le chromatogramme obtenu avec la solution à examiner, d'autres pics que les pics correspondant à l'érythromycine A, à l'érythromycine B et à l'érythromycine C, la surface d'aucun d'entre eux n'est supérieure à la surface du pic principal du chromatogramme obtenu avec la solution témoin (d) (3 pour cent).

Teneur en eau (*2.5.12*). Déterminée par semi-microdosage sur 0,300 g de stéarate d'érythromycine, la teneur en eau n'est pas supérieure à 4,0 pour cent. Utilisez une solution d'*imidazole R* à 100 g/l dans du *méthanol anhydre R* comme solvant de titrage.

Cendres sulfuriques (*2.4.14*). Déterminé sur 1,0 g de stéarate d'érythromycine, le taux des cendres sulfuriques n'est pas supérieur à 0,5 pour cent.

DOSAGE

Opérez par chromatographie liquide (*2.2.29*).

Solution à examiner. Dissolvez 55,0 mg de stéarate d'érythromycine dans 5,0 ml de *méthanol R* et complétez à 10,0 ml avec de la *solution tampon pH 8,0 R1.* Centrifugez et utilisez la solution limpide.

Solution témoin (a). Dissolvez 40,0 mg d'*érythromycine A SCR* dans 5,0 ml de *méthanol R* et complétez à 10,0 ml avec de la *solution tampon pH 8,0 R1.*

Solution témoin (b). Dissolvez 10,0 mg d'*érythromycine B SCR* et 10,0 mg d'*érythromycine C SCR* dans 25,0 ml de *méthanol R* et complétez à 50,0 ml avec de la *solution tampon pH 8,0 R1.*

Solution témoin (c). Dissolvez 5 mg de *N-déméthylérythromycine A SCR* dans la solution témoin (b). Ajoutez 1,0 ml de solution témoin (a) et complétez à 25 ml avec la solution témoin (b).

Solution témoin (d). Prélevez 3,0 ml de solution témoin (a) et complétez à 100,0 ml avec un mélange à volumes égaux de *méthanol R* et de *solution tampon pH 8,0 R1.*

La solution à examiner et les solutions témoins peuvent être utilisées dans la journée si elles sont conservées à 5 °C.

La chromatographie peut être réalisée en utilisant :

- une colonne d'une longueur de 0,25 m et d'un diamètre intérieur de 4,6 mm, remplie de *copolymère styrène-divinylbenzène R* (8 µm à 10 µm), d'un diamètre de pores de 100 nm,
- comme phase mobile, à un débit de 2,0 ml/min, une solution préparée comme suit : à 50 ml d'une solution de *phosphate dipotassique R* à 35 g/l ajustée à pH 9,0 avec de l'*acide phosphorique dilué R,* ajoutez 400 ml d'*eau R,* 165 ml de *2-méthyl-2-propanol R* et 30 ml d'*acétonitrile R,* puis complétez à 1000 ml avec de l'*eau R,*
- comme détecteur, un spectrophotomètre réglé à 215 nm,

en maintenant la température de la colonne et d'au moins un tiers de la tubulure précédant la colonne à 70 °C, en utilisant de préférence un bain-marie. Injectez 100 µl de solution témoin (c). Ajustez la sensibilité du système de façon que la hauteur des pics représente au moins 25 pour cent de l'échelle totale de l'enregistreur. Les substances éluent dans l'ordre suivant : *N*-déméthylérythromycine A, érythromycine C, érythromycine A et érythromycine B. L'essai n'est valable que si la résolution entre les pics correspondant respectivement à la *N*-déméthylérythromycine A et à l'érythromycine C n'est pas inférieure à 0,8 et si la résolution entre les pics correspondant à la *N*-déméthylérythromycine A et à l'érythromycine A n'est pas inférieure à 5,5. Si nécessaire, ajustez la concentration en 2-méthyl-2-propanol dans la phase mobile ou réduisez le débit à 1,5 ml/min ou 1,0 ml/min. Injectez 6 fois la solution témoin (a). L'essai n'est valable que si l'écart type relatif de la surface du pic correspondant à l'érythromycine A n'est pas supérieur à 2,0 pour cent. Injectez en alternance la solution à examiner et les solutions témoins (a) et (b).

Calculez la teneur pour cent en érythromycine A en utilisant le chromatogramme obtenu avec la solution témoin (a). Calculez la teneur pour cent en érythromycine B et en érythromycine C en utilisant le chromatogramme obtenu avec la solution témoin (b). Calculez la teneur pour cent des stéarates correspondants en multipliant le résultat obtenu par 1,387.

IMPURETÉS

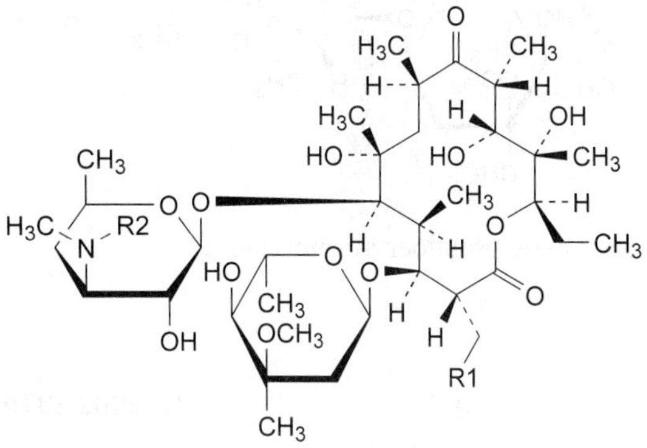

A. R1 = OH, R2 = CH_3 : érythromycine F,

B. R1 = R2 = H : *N*-déméthylérythromycine A,

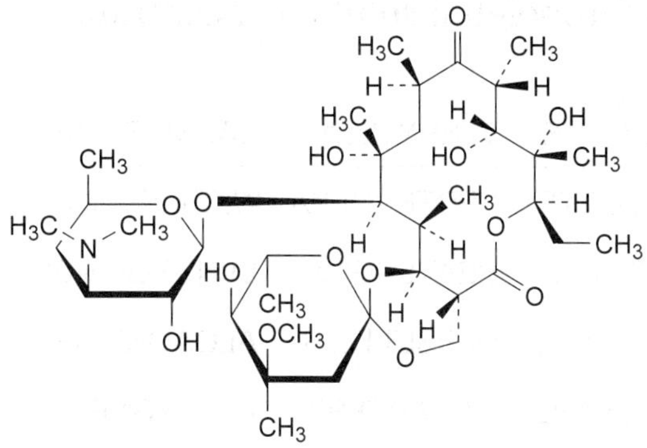

C. érythromycine E,

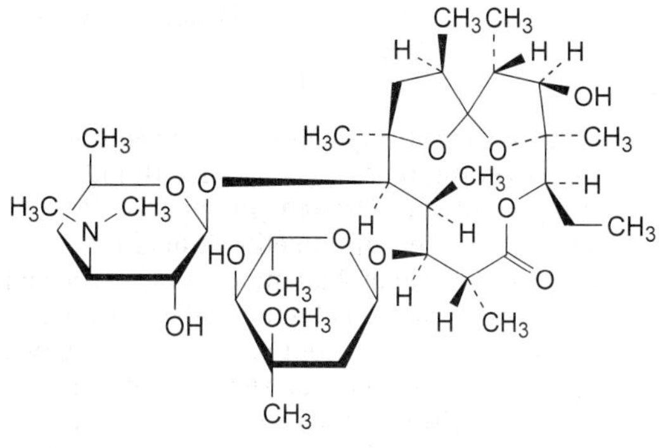

D. anhydroérythromycine A,

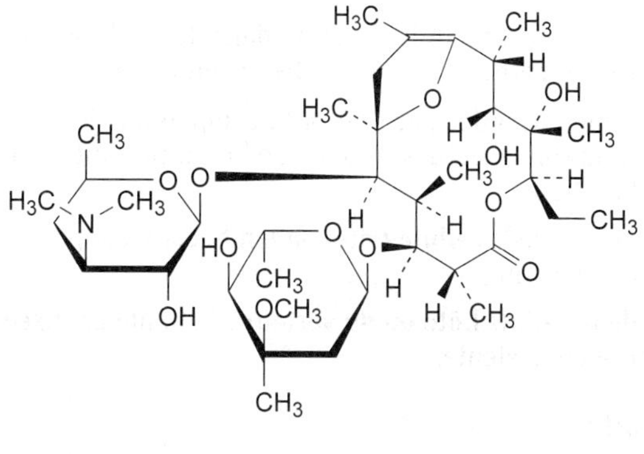

E. éther énolique d'érythromycine A,

Monographies D - K

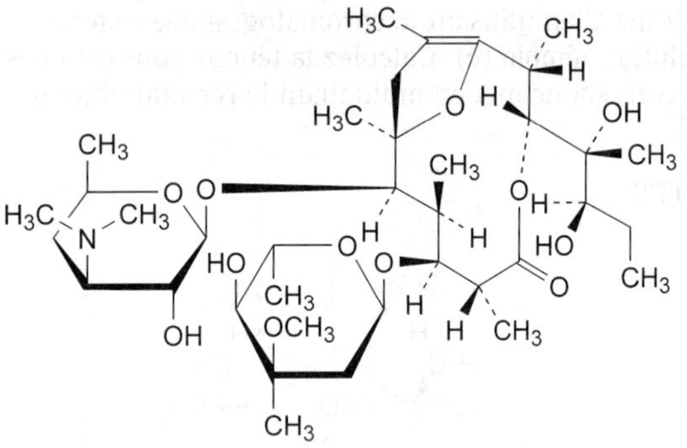

F. éther énolique de pseudoérythromycine A.

01/2002:1316

ERYTHROPOÏÉTINE (SOLUTION CONCENTRÉE D')

Erythropoietini solutio concentrata

```
APPRLICDSR  VLERYLLEAK  EAENITTGCA
EHCSLNENIT  VPDTKVNFYA  WKRMEVGQQA
VEVWQGLALL  SEAVLRGQAL  LVNSSQPWEP
LQLHVDKAVS  GLRSLTTLLR  ALGAQKEAIS
PPDAASAAPL  RTITADTFRK  LFRVYSNFLR
GKLKLYTGEA  CRTGD
```

M_r approx. 30 600

DÉFINITION

La solution concentrée d'érythropoïétine est une solution contenant, à une concentration de 0,5 mg/ml à 10 mg/ml, un ensemble de glycoprotéines étroitement apparentées qui sont indiscernables de l'érythropoïétine humaine naturelle (érythropoïétine urinaire) quant à leur séquence en acides aminés (165 acides aminés) et leur profil moyen de glycosylation. Elle peut également contenir des sels tampons et d'autres excipients. Son activité, déterminée dans les conditions décrites sous Titrage et dans l'essai Protéine, n'est pas inférieure à 100 000 UI/mg de substance active.

PRODUCTION

L'érythropoïétine est produite *in vitro*, dans des cellules de rongeurs, par la méthode dite de l'ADN recombinant.

Sauf dérogation accordée par l'Autorité compétente, les essais suivants sont effectués sur chaque lot du produit final, avant sa libération.

Protéines issues de la cellule hôte : la limite est fixée par l'Autorité compétente.

ADN issu de la cellule hôte ou du vecteur : la limite est fixée par l'Autorité compétente.

CARACTÈRES

Aspect : solution incolore, limpide ou légèrement trouble.

IDENTIFICATION

A. Examinée comme décrit sous Titrage, la solution concentrée d'érythropoïétine produit la réponse appropriée.

B. Electrophorèse capillaire de zone (*2.2.47*).

Solution à examiner. Diluez la substance à examiner avec de l'*eau R* de façon à obtenir une concentration de 1 mg/ml. Dessalez 0,25 ml de cette solution par passage dans un microconcentrateur muni d'une membrane ayant un seuil de coupure d'au maximum 10 000. Ajoutez 0,2 ml d'*eau R* à l'échantillon, puis dessalez à nouveau. Répétez une fois cette opération. Diluez l'échantillon avec de l'*eau R*, puis déterminez sa teneur en protéine comme décrit sous Essai et ajustez-la à environ 1 mg/ml avec de l'*eau R*.

Solution témoin. Dissolvez le contenu d'une ampoule d'*érythropoïétine PBR* dans 0,25 ml d'*eau R*. Procédez au dessalage comme décrit pour la solution à examiner.

Capillaire :

– *matériau* : silice fondue non recouverte,

– *dimensions* : longueur utile = environ 100 cm, Ø = 50 µm,

Température : 35 °C.

Tampon ECZ concentré (chlorure de sodium 0,1 M, tricine 0,1 M, acétate de sodium 0,1 M). Dissolvez 0,584 g de *chlorure de sodium R*, 1,792 g de *tricine R* et 0,820 g d'*acétate de sodium anhydre R* dans de l'*eau R* et complétez à 100,0 ml avec le même solvant.

Solution de putrescine 1 M. Dissolvez 0,882 g de *putrescine R* dans 10 ml d'*eau R*. Divisez en fractions de 0,5 ml.

Tampon ECZ (tricine 0,01 M, chlorure de sodium 0,01 M, acétate de sodium 0,01 M, urée 7 M et putrescine 2,5 mM). Dissolvez 21,0 g d'*urée R* dans 25 ml d'*eau R* en chauffant dans un bain-marie à 30 °C. Ajoutez 5,0 ml de tampon ECZ concentré et 125 µl de solution de putrescine 1 M, puis complétez à 50,0 ml avec de l'*eau R*. Tout en maintenant à 30 °C, ajustez à pH 5,55 à l'aide d'*acide acétique dilué R*. Filtrez sur une membrane filtrante de 0,45 µm.

Détection : spectrophotomètre à 214 nm.

Programmez l'auto-échantillonneur pour conserver les échantillons à 4 °C au cours de l'analyse.

Préconditionnement du capillaire : rincez le capillaire pendant 60 min avec de l'*hydroxyde de sodium 0,1 M* filtré sur une membrane filtrante de 0,45 µm, puis pendant 60 min avec le tampon ECZ. Placez sous tension (20 kV) pendant 12 h.

Rinçage avant chaque analyse : rincez le capillaire pendant 10 min avec de l'*eau R*, puis pendant 5 min avec de l'*hydroxyde de sodium 0,1 M* filtré sur une membrane filtrante de 0,45 µm et pendant 10 min avec le tampon ECZ.

Injection : sous pression ou sous vide.

Migration : appliquez un champ électrique de 143 V/cm (soit 15,4 kV pour les capillaires d'une longueur totale de 107 cm) pendant 80 min, en utilisant le tampon ECZ comme solution électrolytique dans les 2 réservoirs de tampon.

Conformité du système : l'électrophorégramme obtenu avec la solution témoin présente des pics nettement séparés, correspondant à ceux de l'*électrophorégramme de référence de l'érythropoïétine de la Ph. Eur.* et le pic le plus haut est au moins 50 fois supérieur au bruit de fond. Si nécessaire, ajustez la durée d'injection pour obtenir des pics de hauteur suffisante. Identifiez les pics correspondant aux isoformes 1 à 8. Un pic correspondant à l'isoforme 1 est détecté, et la résolution entre les pics correspondant respectivement aux isoformes 5 et 6 n'est pas inférieure à 1. Répétez la séparation au moins 3 fois. Les électrophorégrammes obtenus présentent une ligne de base stable, à dérive faible, et une distribution des pics qualitativement et quantitativement semblable à la distribution des pics sur l'*électrophorégramme de référence de l'érythropoïétine de la Ph. Eur.* L'écart type relatif du temps de migration de l'isoforme 2 est inférieur à 2 pour cent.

Limites : identifiez les pics correspondant aux isoformes 1 à 8 dans l'électrophorégramme obtenu avec la solution à examiner, par comparaison avec l'électrophorégramme obtenu avec la solution témoin. A partir de la surface du pic correspondant, calculez la teneur pour cent de chacun des isoformes. Les valeurs obtenues se situent dans les limites suivantes :

Isoforme	**Teneur (pour cent)**
1	0 - 15
2	0 - 15
3	5 - 20
4	10 - 35
5	15 - 40
6	10 - 35
7	0 - 20
8	0 - 15

C. Electrophorèse sur gel de polyacrylamide et immunotransfert.

(a) Electrophorèse sur gel de polyacrylamide (*2.2.31*)

Dimensions du gel : 0,75 mm d'épaisseur, environ 16 cm de côté.

Gel de séparation : 12 pour cent d'acrylamide.

Tampon pour échantillons. Tampon concentré pour échantillons SDS-PAGE R.

Solution à examiner (a). Diluez la solution concentrée d'érythropoïétine avec de l'*eau R* de façon à obtenir une concentration de 1,0 mg/ml. A 1 volume de cette solution, ajoutez 1 volume de tampon pour échantillons.

Solution à examiner (b). Diluez la solution concentrée d'érythropoïétine avec de l'*eau R* de façon à obtenir une concentration de 0,1 mg/ml. A 1 volume de cette solution, ajoutez 1 volume de tampon pour échantillons.

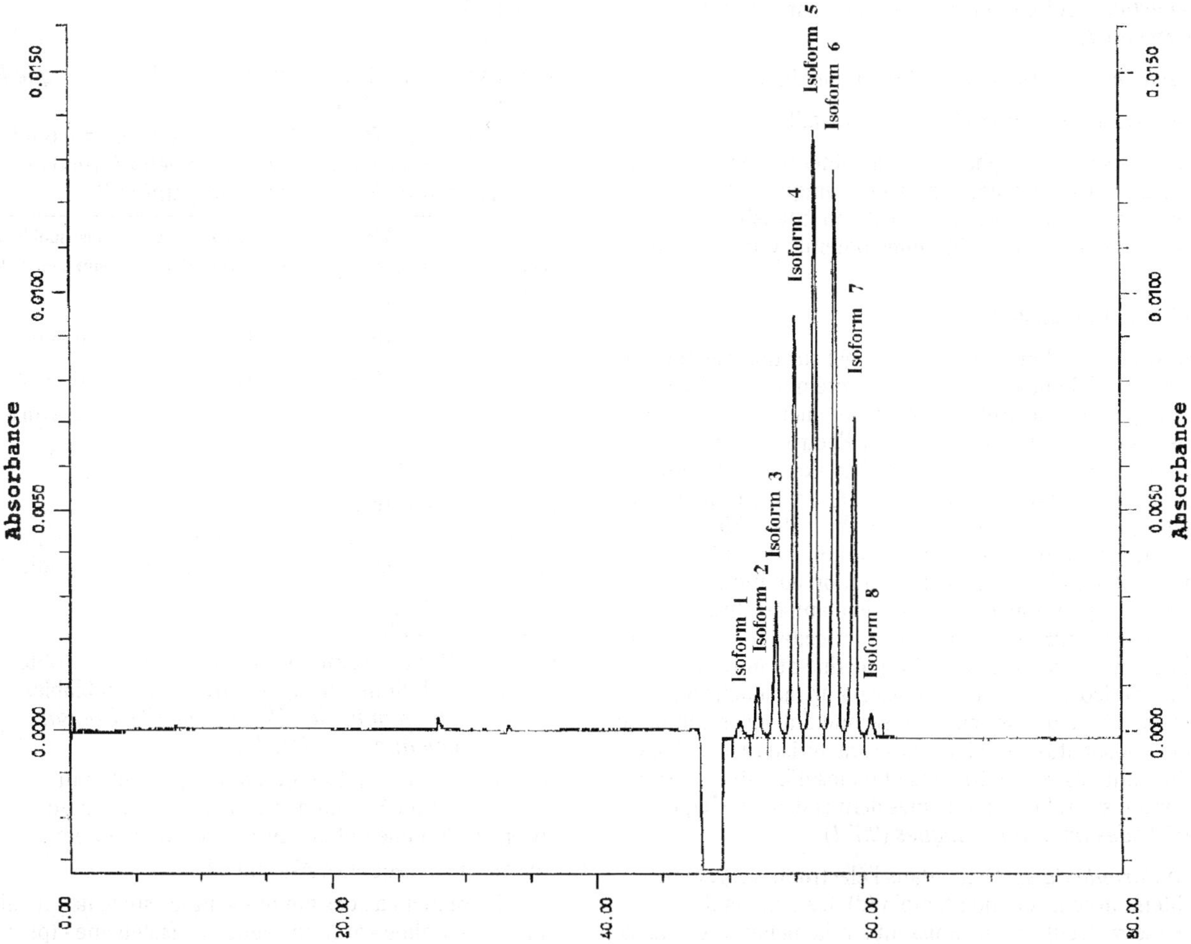

Figure 1316.-1. – *Electrophorégramme de référence de la Ph. Eur. de l'érythropoïétine*

Solution témoin (a). Dissolvez le contenu d'une ampoule d'*érythropoïétine PBR* dans 0,25 ml d'*eau R*. A 1 volume de cette solution, ajoutez 1 volume de tampon pour échantillons.

Solution témoin (b). Dissolvez le contenu d'une ampoule d'*érythropoïétine PBR* dans de l'*eau R* et diluez avec le même solvant de façon à obtenir une concentration de 0,1 mg/ml. A 1 volume de cette solution, ajoutez 1 volume de tampon pour échantillons.

Solution témoin (c). Solution de marqueurs de masse moléculaire appropriée à l'étalonnage des gels de polyacrylamide au SDS sur l'intervalle de masse moléculaire 10-70 kDa.

Solution témoin (d). Solution de marqueurs pré-colorés de masse moléculaire appropriée à l'étalonnage des gels de polyacrylamide au SDS sur l'intervalle de masse moléculaire 10-70 kDa et à l'électrotransfert sur une membrane appropriée.

Traitement des échantillons : faites bouillir pendant 2 min.

Application : 20 µl, selon l'ordre suivant : solution témoin (c), solution témoin (a), solution à examiner (a), puits vide, solution témoin (b), solution à examiner (b), solution témoin (d).

Une fois la séparation achevée, sortez le moule de l'appareil et découpez le gel en 2 parties contenant respectivement la solution témoin (c), la solution témoin (a) et la solution à examiner (a) d'une part, la solution témoin (b), la solution à examiner (b) et la solution témoin (d) d'autre part.

Détection : coloration au Coomassie sur la première partie du gel.

Conformité du système : solution témoin (c).

Les exigences de validation sont satisfaites.

Résultats : l'électrophorégramme obtenu avec la solution à examiner (a) présente une bande unique diffuse semblable, quant à sa position et son intensité, à la bande de l'électrophorégramme obtenu avec la solution témoin (a).

(b) Immunotransfert

Transférez la deuxième partie du gel sur une membrane permettant l'immobilisation des protéines, en utilisant un appareil d'électrotransfert du commerce suivant les instructions du fabricant. Après l'électrotransfert, placez la membrane à incuber pendant 1-2 h dans une solution tampon isotonique neutre contenant un agent bloquant approprié (par exemple du lait déshydraté à 50 g/l ou du sérum fœtal de veau à 10 pour cent *V/V*), puis pendant 1-14 h dans la même solution additionnée d'un anticorps polyclonal ou monoclonal anti-érythropoïétine à une concentration appropriée. Procédez à la détection du complexe anticorps-érythropoïétine au moyen d'un anticorps associé à un marqueur radioactif ou enzymatique (par exemple un second anticorps conjugué à la phosphatase alcaline). Les caractéristiques de l'agent bloquant, les concentrations et temps d'incubation sont à optimiser selon les principes définis dans le chapitre *Méthodes immunochimiques* (*2.7.1*).

Conformité du système : dans l'électrophorégramme obtenu avec la solution témoin (d), les étalons de masse moléculaire apparaissent sur la membrane sous la forme de bandes discrètes, avec une distance de migration proportionnelle au logarithme de la masse moléculaire.

Résultats : l'électrophorégramme obtenu avec la solution à examiner (b) présente une bande large unique semblable, quant à sa position et son intensité, à la bande unique de l'électrophorégramme obtenu avec la solution témoin (b).

D. Cartographie peptidique.

Solution à examiner. Diluez la solution concentrée d'érythropoïétine avec de la *solution tampon tris-acétate pH 8,5 R* de façon à obtenir une concentration de 1,0 mg/ml. Equilibrez la solution avec la *solution tampon tris-acétate pH 8,5 R* par un procédé approprié (par exemple, dialyse contre de la *solution tampon tris-acétate pH 8,5 R*, ou filtration sur membrane conduite comme décrit dans l'identification B mais en utilisant de la *solution tampon tris-acétate pH 8,5 R* pour reconstituer l'échantillon dessalé). Transvasez la solution dialysée dans un tube à centrifuger de polypropylène, puis ajoutez, à raison de 5 µl pour 0,25 ml de solution dialysée, une solution récemment préparée de *trypsine pour cartographie peptidique R* à 1 mg/ml dans de l'*eau R*. Fermez le tube et placez-le dans un bain-marie à 37 °C pendant 18 h, puis sortez-le du bain-marie et congelez-le immédiatement pour stopper la réaction.

Solution témoin. Dissolvez le contenu d'une ampoule d'*érythropoïétine PBR* dans 0,25 ml d'*eau R*. Traitez cette solution de la même manière et au même moment que la solution à examiner.

Examinez les 2 hydrolysats par chromatographie liquide (*2.2.29*).

Colonne :

– *dimensions* : l = 0,25 m, Ø = 4,6 mm,

– *phase stationnaire* : *gel de silice butylsilylé R* (5-10 µm).

Phase mobile :

– *phase mobile A* : solution d'*acide trifluoracétique R* à 0,06 pour cent *V/V*,

– *phase mobile B* : à 100 ml d'*eau R*, ajoutez 0,6 ml d'*acide trifluoracétique R* et complétez à 1000 ml avec de l'*acétonitrile pour chromatographie R*,

Intervalle (min)	Débit (ml/min)	Phase mobile A (pour cent *V/V*)	Phase mobile B (pour cent *V/V*)
0 - 10	0,75	100	0
10 - 125	0,75	100 → 39	0 → 61
125 - 135	1,25	39 → 17	61 → 83
135 - 145	1,25	17 → 0	83 → 100
145 - 150	1,25	100	0

Détection : spectrophotomètre à 214 nm.

Equilibrage : aux conditions initiales pendant au moins 15 min. Effectuez un passage à blanc selon le gradient d'élution décrit.

Injection : 50 µl.

Conformité du système : les chromatogrammes obtenus avec les 2 solutions sont qualitativement semblables au *chromatogramme de référence de l'hydrolysat d'érythropoïétine de la Ph. Eur.*

Résultats : le profil du chromatogramme obtenu avec la solution à examiner correspond à celui du chromatogramme obtenu avec la solution témoin.

E. Analyse de la séquence *N*-terminale.

Les 15 premiers acides aminés sont les suivants : alanine - proline - proline - arginine -leucine - isoleucine - (pic non retrouvé) - acide aspartique - sérine - arginine - valine - leucine - acide glutamique - arginine - tyrosine.

Monographies D - K

Effectuez la dégradation d'Edman en utilisant un séquenceur en phase solide automatique et en suivant les instructions du fabricant.

Dessalez l'équivalent de 50 µg d'érythropoïétine, en procédant par exemple comme suit. Diluez dans 1 ml d'une solution d'*acide trifluoracétique R* à 0,1 pour cent *V/V* un volume de solution concentrée d'érythropoïétine équivalent à 50 µg de substance active. Préconditionnez une cartouche préparative C18 en phase inversée, selon les instructions fournies, et équilibrez-la avec une solution d'*acide trifluoracétique R* à 0,1 pour cent *V/V*. Injectez l'échantillon, puis lavez successivement avec de la solution d'*acide trifluoracétique R* à 0,1 pour cent *V/V* contenant 0 pour cent, 10 pour cent puis 50 pour cent *V/V* d'*acétonitrile R*, en suivant les instructions du fabricant. Lyophilisez l'éluat obtenu avec la solution d'*acétonitrile R* à 50 pour cent *V/V*.

Reprenez l'échantillon dessalé dans 50 µl d'une solution d'*acide trifluoracétique R* à 0,1 pour cent *V/V*, puis faites-le passer dans une cartouche de séquençage comme indiqué par le fabricant. Procédez à 15 cycles de séquençage, en utilisant les conditions de réaction de la proline pour les 2e et 3e cycles.

Identifiez par chromatographie liquide en phase inversée les complexes acide aminé-phénylthiohydantoïne (PTH) libérés lors de chaque cycle. La chromatographie peut être réalisée au moyen de la colonne et des réactifs recommandés par le fabricant du séquenceur pour la séparation des complexes acide aminé-PTH.

La méthode de séparation est étalonnée en utilisant :

- le mélange de complexes acide aminé-PTH fourni par le fabricant du séquenceur, avec ajustement des conditions de gradient comme indiqué pour obtenir la séparation optimale de tous les acides aminés,
- un échantillon obtenu, comme indiqué par le fabricant, à partir d'un cycle de séquençage à blanc.

ESSAI

Protéine (*2.5.33, Méthode I*) : 80 pour cent à 120 pour cent de la valeur déclarée.

Solution à examiner. Diluez la solution concentrée d'érythropoïétine avec une solution de *bicarbonate d'ammonium R* à 4 g/l.

Mesurez l'absorbance de la solution entre 250 nm et 400 nm. Notez la valeur obtenue au maximum d'absorption (276-280 nm), après application éventuelle d'une correction de diffusion de la lumière (mesuré jusqu'à 400 nm). Calculez la teneur en érythropoïétine en prenant 7,43 comme valeur de l'absorbance spécifique.

Dimères et substances apparentées de masse moléculaire supérieure. Chromatographie d'exclusion (*2.2.30*).

Solution à examiner. Diluez la solution concentrée d'érythropoïétine avec la phase mobile de façon à obtenir une concentration de 0,2 mg/ml.

Solution témoin. A 0,02 ml de solution à examiner, ajoutez 0,98 ml de phase mobile.

Colonne :

- *dimensions* : l = 0,6 m, Ø = 7,5 mm,
- *phase stationnaire* : *gel de silice hydrophile pour chromatographie R* de qualité appropriée au fractionnement des protéines globulaires de masse moléculaire comprise entre 20 000 et 200 000.

Phase mobile : dissolvez dans 1 litre d'*eau R*, 1,15 g de *phosphate disodique anhydre R*, 0,2 g de *phosphate monopotassique R* et 23,4 g de *chlorure de sodium R* (phosphate monopotassique 1,5 mM, phosphate disodique 8,1 mM et chlorure de sodium 0,4 M, pH 7,4) ; ajustez à pH 7,4 si nécessaire.

Débit : 0,5 ml/min.

Détection : spectrophotomètre à 214 nm.

Injection : 100 µl.

Enregistrement : au minimum 1 h.

Conformité du système : la surface du pic principal du chromatogramme obtenu avec la solution témoin représente 1,5 pour cent à 2,5 pour cent de la surface du pic principal du chromatogramme obtenu avec la solution à examiner.

Limites :

- *total des pics élués avant le pic principal* : au maximum la surface du pic principal du chromatogramme obtenu avec la solution témoin (2 pour cent).

Acides sialiques : au minimum 10 moles d'acides sialiques (calculées en tant que nombre de moles d'acide *N*-acétylneuraminique) par mole d'érythropoïétine.

Solution à examiner (a). Diluez la solution concentrée d'érythropoïétine avec la phase mobile utilisée dans l'essai des dimères et substances apparentées de masse moléculaire supérieure, de façon à obtenir une concentration de 0,3 mg/ml.

Solution à examiner (b). A 0,5 ml de solution à examiner (a), ajoutez 0,5 ml de la phase mobile utilisée dans l'essai des dimères et substances apparentées de masse moléculaire supérieure.

Solution de référence (a). Dissolvez de l'*acide N-acétylneuraminique R* dans de l'*eau R* de façon à obtenir une concentration de 0,1 mg/ml.

Solution de référence (b). Prélevez 0,8 ml de solution de référence (a) et ajoutez 0,2 ml d'*eau R*.

Solution de référence (c). Prélevez 0,6 ml de solution de référence (a) et ajoutez 0,4 ml d'*eau R*.

Solution de référence (d). Prélevez 0,4 ml de solution de référence (a) et ajoutez 0,6 ml d'*eau R*.

Solution de référence (e). Prélevez 0,2 ml de solution de référence (a) et ajoutez 0,8 ml d'*eau R*.

Solution de référence (f). Utilisez de l'*eau R*.

Effectuez l'essai en triple. Transvasez séparément 100 µl des solutions à examiner et des solutions de référence dans des tubes de verre de 10 ml. Ajoutez dans chaque tube 1,0 ml de *réactif au résorcinol R*. Bouchez les tubes et incubez à 100 °C pendant 30 min. Refroidissez sur de la glace. Ajoutez dans chaque tube 2,0 ml d'un mélange de 12 volumes de *butanol R* et de 48 volumes d'*acétate de butyle R*. Mélangez énergiquement, puis laissez reposer jusqu'à séparation des phases. Vérifiez que la phase supérieure est parfaitement limpide, puis prélevez-la en veillant à ne pas prélever de phase inférieure. Mesurez l'absorbance (*2.2.25*) de toutes les solutions à 580 nm. A partir de la courbe d'étalonnage établie à l'aide des solutions de référence, déterminez la teneur en acides sialiques des 2 solutions à examiner, et calculez la moyenne. Déterminez la teneur en acides sialiques, exprimée en nombre de moles d'acides sialiques par mole d'érythropoïétine, en prenant 30 600 comme valeur de la masse moléculaire relative de l'érythropoïétine et 309 comme valeur de la masse moléculaire relative de l'acide *N*-acétylneuraminique.

Conformité du système :

- les valeurs obtenues lors des 3 répétitions se rejoignent à ± 10 pour cent près,

– la valeur obtenue avec la solution de référence (a) est 1,5 à 2,5 fois supérieure à celle obtenue avec la solution à examiner (a).

Endotoxines bactériennes (*2.6.14*) : moins de 20 UI dans le volume qui contient 100 000 UI d'érythropoïétine.

TITRAGE

L'activité de la préparation est comparée à celle de l'*érythropoïétine PBR* et exprimée en Unités Internationales (UI).

L'activité estimée n'est pas inférieure à 80 pour cent ni supérieure à 125 pour cent de l'activité déclarée. Les limites de confiance de l'activité estimée (P = 0,95) ne sont pas inférieures à 64 pour cent ni supérieures à 156 pour cent de l'activité déclarée.

Effectuez le titrage par la méthode A ou la méthode B.

A. Titrage sur souris polycythémiques

L'activité de la préparation est estimée par évaluation, dans des conditions données, de sa capacité à stimuler l'incorporation de ^{59}Fe dans les érythrocytes circulants de souris rendues polycythémiques par exposition à une atmosphère sous pression réduite.

Le titrage peut être réalisé par la méthode suivante, au moyen d'une chambre hypobare.

Induisez une polycythémie chez des souris femelles de même lignée, pesant de 16 g à 18 g. Placez les souris dans une chambre hypoxique et réduisez la pression à 0,6 atm. Après 3 jours d'exposition à 0,6 atm, réduisez encore la pression à 0,4-0,5 atm et maintenez les animaux dans ces conditions pendant 11 jours (le vide partiel est interrompu chaque jour pendant 1 h au maximum, aux environs de 11 h, pour permettre le nettoyage des cages et l'alimentation des animaux). Replacez ensuite les souris dans les conditions atmosphériques normales. Répartissez-les au hasard dans des cages, à raison de 6 animaux par cage, et marquez-les.

Solution à examiner (a). Diluez la solution concentrée d'érythropoïétine avec de la *solution saline tamponnée phosphate-albumine pH 7,2 R1* de façon à obtenir une concentration de 0,2 UI/ml.

Solution à examiner (b). Préparez un mélange à volumes égaux de solution à examiner (a) et de *solution saline tamponnée phosphate-albumine pH 7,2 R1.*

Solution à examiner (c). Préparez un mélange à volumes égaux de solution à examiner (b) et de *solution saline tamponnée phosphate-albumine pH 7,2 R1.*

Solution témoin (a). Dissolvez de l'*érythropoïétine PBR* dans de la *solution saline tamponnée phosphate-albumine pH 7,2 R1* de façon à obtenir une concentration de 0,2 UI/ml.

Solution témoin (b). Préparez un mélange à volumes égaux de solution témoin (a) et de *solution saline tamponnée phosphate-albumine pH 7,2 R1.*

Solution témoin (c). Préparez un mélange à volumes égaux de solution témoin (b) et de *solution saline tamponnée phosphate-albumine pH 7,2 R1.*

Solution concentrée de chlorure de [^{59}Fe]ferrique. Utilisez une solution de chlorure de [^{59}Fe]ferrique du commerce (activité spécifique approximative : 100-1000 MBq/mg de Fe).

Solution de chlorure de [^{59}Fe]ferrique. Diluez la solution concentrée de chlorure de [^{59}Fe]ferrique avec de la *solution tampon citrate pH 7,8 R* de façon à obtenir une solution d'activité égale à 3,7 × 10^4 Bq/ml.

Il peut être nécessaire d'ajuster la concentration des solutions à examiner et des solutions témoins en fonction de la réponse des animaux utilisés.

3 jours après le retour des animaux sous pression atmosphérique, injectez à chacun d'eux, par voie sous-cutanée, 0,2 ml de l'une des solutions. Les 6 animaux de chaque cage doivent recevoir chacun un traitement différent (3 solutions à examiner et 3 solutions témoins), et l'ordre d'injection doit être randomisé séparément pour chaque cage. Il est recommandé d'employer au moins 8 cages. 2 jours après l'injection, administrez à chaque animal, par voie intra-péritonéale, 0,2 ml de solution de chlorure de [^{59}Fe]ferrique. Effectuez les injections suivant le même ordre que pour les solutions d'érythropoïétine en faisant en sorte que l'intervalle de temps séparant l'administration d'érythropoïétine et celle de chlorure ferrique marqué soit le même pour tous les animaux. Attendez encore 48 h, puis anesthésiez les animaux par injection d'un produit approprié, notez leur masse corporelle et recueillez dans des capillaires hématocrites des échantillons de sang (0,65 ml) prélevés dans la bifurcation de l'aorte. Pour chaque échantillon, déterminez le volume du culot cellulaire puis mesurez la radioactivité.

Calculez la réponse de chaque souris (pourcentage de fer-59 dans le sang total circulant) à l'aide de l'expression :

$$\frac{A_s \times M \times 7,5}{A_t \times V_s}$$

A_s = radioactivité contenue dans l'échantillon,

A_t = radioactivité totale injectée,

7,5 = volume sanguin total, en pourcentage de la masse corporelle,

M = masse corporelle, en grammes,

V_S = volume de l'échantillon.

Calculez l'activité par les méthodes statistiques habituelles, selon le modèle en lignes parallèles. Excluez éventuellement du calcul les animaux pour lesquels le volume du culot cellulaire est inférieur à 54 pour cent ou la masse corporelle supérieure à 24 g.

B. Titrage sur souris normocythémiques

Le titrage repose sur la mesure de la stimulation de la production de réticulocytes chez des souris normocythémiques.

Le titrage peut être réalisé par la méthode suivante.

Solution à examiner (a). Diluez la solution concentrée d'érythropoïétine avec de la *solution saline tamponnée phosphate-albumine pH 7,2 R1* de façon à obtenir une concentration de 80 UI/ml.

Solution à examiner (b). Préparez un mélange à volumes égaux de solution à examiner (a) et de *solution saline tamponnée phosphate-albumine pH 7,2 R1.*

Solution à examiner (c). Préparez un mélange à volumes égaux de solution à examiner (b) et de *solution saline tamponnée phosphate-albumine pH 7,2 R1.*

Solution témoin (a). Dissolvez de l'*érythropoïétine PBR* dans de la *solution saline tamponnée phosphate-albumine pH 7,2 R1* de façon à obtenir une concentration de 80 UI/ml.

Solution témoin (b). Préparez un mélange à volumes égaux de solution témoin (a) et de *solution saline tamponnée phosphate-albumine pH 7,2 R1.*

Solution témoin (c). Préparez un mélange à volumes égaux de solution témoin (b) et de *solution saline tamponnée phosphate-albumine pH 7,2 R1.*

Il peut être nécessaire d'ajuster la concentration des solutions à examiner et des solutions témoins en fonction de la réponse des animaux utilisés.

Au début du titrage, répartissez dans 6 cages, de façon aléatoire, des souris de lignée et d'âge appropriés (des souris B6D2F1 de 8 semaines conviennent). Il est recommandé d'utiliser au minimum 8 animaux par cage. Injectez à chaque animal, par voie sous-cutanée, 0,5 ml de l'une des solutions (une solution par cage), puis transférez les animaux dans de nouvelles cages en les combinant de telle sorte que chaque cage contienne 6 animaux ayant reçu chacun un traitement différent (3 solutions à examiner et 3 solutions témoins, 6 animaux par cage). 4 jours après l'injection, effectuez un prélèvement sanguin sur chaque animal et dénombrez les réticulocytes par une méthode appropriée.

La méthode suivante peut être utilisée.

Il peut être nécessaire d'ajuster le volume sanguin, la procédure de dilution et le réactif de fluorescence utilisés pour optimiser le développement et la stabilité de la fluorescence.

Solution colorante concentrée. Préparez une solution de thiazole orange approprié à la numération des réticulocytes, de concentration double de celle nécessaire pour l'analyse.

Procédez à une dilution en 2 étapes : diluez le sang total au 1/500 avec le tampon utilisé pour préparer la solution colorante concentrée, puis diluez la solution obtenue au 1/2 avec la solution colorante concentrée. Après coloration pendant 3-10 min, effectuez le dénombrement des réticulocytes par microfluorimétrie au moyen d'un cytomètre en flux. Le pourcentage de réticulocytes est déterminé sur l'histogramme biparamétrique : nombre de cellules/fluorescence rouge (620 nm).

Calculez l'activité par les méthodes statistiques habituelles, selon le modèle en lignes parallèles.

CONSERVATION

En récipient étanche, à une température inférieure à – 20 °C. La congélation-décongélation répétée est à éviter.

ÉTIQUETAGE

L'étiquette indique :

- la teneur en érythropoïétine, en milligrammes par millilitre,
- l'activité, en Unités Internationales par millilitre,
- le cas échéant, le nom et la concentration des excipients présents.

01/2002:0286

ÉSÉRINE (SALICYLATE D')

Eserini salicylas
Physostigmini salicylas

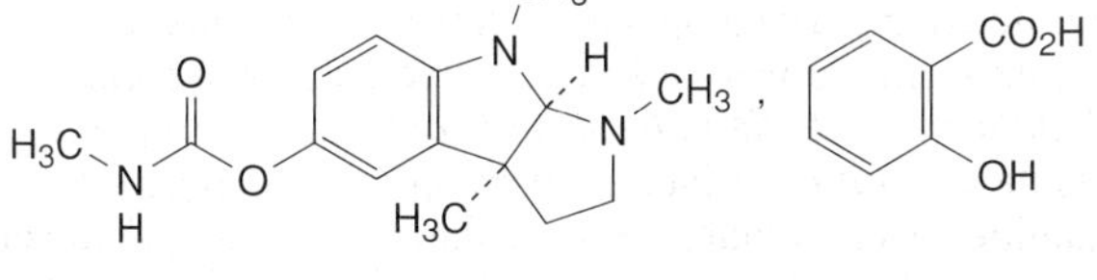

$C_{22}H_{27}N_3O_5$ M_r 413,5

DÉFINITION

Le salicylate d'ésérine contient au minimum 98,5 pour cent et au maximum l'équivalent de 101,0 pour cent de salicylate de (3a*S*,8a*R*)-1,2,3,3a,8,8a-hexahydro-1,3a,8-triméthylpyrrolo[2,3-*b*]indol-5-yl-méthylcarbamate, calculé par rapport à la substance desséchée.

CARACTÈRES

Cristaux incolores ou sensiblement incolores, assez solubles dans l'eau, solubles dans l'alcool, très peu solubles dans l'éther. Exposés à l'air et à la lumière, les cristaux se colorent peu à peu en rouge. Ils se colorent plus rapidement lorsqu'ils sont aussi exposés à l'humidité. Les solutions aqueuses sont instables.

Le salicylate d'ésérine fond en se décomposant vers 182 °C.

IDENTIFICATION

Première identification : A, B.

Seconde identification : B, C, D.

A. Examinez le salicylate d'ésérine par spectrophotométrie d'absorption dans l'infrarouge (*2.2.24*), en comparant avec le spectre obtenu avec le *salicylate d'ésérine SCR*.

B. Examinez les chromatogrammes obtenus dans l'essai des substances apparentées. La tache principale du chromatogramme obtenu avec la solution à examiner (b) est semblable quant à sa position, sa coloration et ses dimensions à la tache principale du chromatogramme obtenu avec la solution témoin (a).

C. Dans une capsule de porcelaine, chauffez 10 mg environ de salicylate d'ésérine additionnés de quelques gouttes d'*ammoniaque diluée R1*. Il se développe une coloration orangée. Evaporez la solution à siccité. Le résidu se dissout dans l'*alcool R* en donnant une solution bleue. Ajoutez 0,1 ml d'*acide acétique glacial R*. La coloration vire au violet. Diluez dans de l'*eau R*. Il apparaît une intense fluorescence rouge.

D. La solution S (voir Essai) donne la réaction (a) des salicylates (*2.3.1*).

ESSAI

Solution S. Dissolvez sans chauffer 0,900 g de salicylate d'ésérine dans 95 ml d'*eau exempte de dioxyde de carbone R* préparée à partir d'*eau distillée R* et complétez à 100,0 ml avec le même solvant. Préparez immédiatement avant l'emploi.

Aspect de la solution. La solution S est limpide (*2.2.1*) et incolore (*2.2.2, Procédé II*).

Détermination du pH (*2.2.3*). Le pH de la solution S est de 5,1 à 5,9.

Pouvoir rotatoire spécifique (*2.2.7*). Déterminé avec la solution S et calculé par rapport à la substance desséchée, le pouvoir rotatoire spécifique est de – 90 à – 94.

Substances apparentées. Opérez par chromatographie sur couche mince (*2.2.27*) en utilisant une plaque recouverte de *gel de silice G R*.

Solution à examiner (a). Dissolvez 0,2 g de salicylate d'ésérine dans de l'*alcool R* et complétez à 10 ml avec le même solvant.

Solution à examiner (b). Prélevez 2,5 ml de solution à examiner (a) et complétez à 50 ml avec de l'*alcool R*.

Solution témoin (a). Dissolvez 10 mg de *salicylate d'ésérine SCR* dans de l'*alcool R* et complétez à 10 ml avec le même solvant.

Solution témoin (b). Prélevez 2 ml de solution témoin (a) et complétez à 20 ml avec de l'*alcool R*.

Déposez sur la plaque 20 µl de chaque solution. Développez sur un parcours de 15 cm avec un mélange de 2 volumes d'*ammoniaque concentrée R*, de 23 volumes de *2-propanol R* et de 100 volumes de *cyclohexane R*. Faites sécher la plaque dans un courant d'air froid et procédez à un deuxième développement dans la même direction. Laissez sécher la plaque à l'air. Pulvérisez de la *solution d'iodobismuthate de potassium R* récemment préparée, puis de la *solution diluée de peroxyde d'hydrogène R*. Examinez les chromatogrammes dans les 2 min qui suivent. S'il apparaît d'autres taches que la tache principale dans le chromatogramme obtenu avec la solution à examiner (a), aucune d'entre elles n'est plus intense que la tache du chromatogramme obtenu avec la solution témoin (b) (0,5 pour cent).

Ésériline. A 5 ml de solution S, ajoutez quelques cristaux d'*iodate de potassium R*, 0,05 ml d'*acide chlorhydrique dilué R* et 2 ml de *chloroforme R*, puis agitez. Dans la couche chloroformique, il ne se développe pas de coloration violette pendant 1 min.

Sulfates (*2.4.13*). 15 ml de solution S satisfont à l'essai limite des sulfates (0,1 pour cent).

Perte à la dessiccation (*2.2.32*). Déterminée à l'étuve à 100-105 °C sur 1,00 g de salicylate d'ésérine, la perte à la dessiccation n'est pas supérieure à 1,0 pour cent.

Cendres sulfuriques (*2.4.14*). Déterminé sur le résidu de l'essai de perte à la dessiccation, le taux des cendres sulfuriques n'est pas supérieur à 0,1 pour cent.

DOSAGE

Dissolvez 0,350 g de salicylate d'ésérine dans 50 ml d'un mélange à volumes égaux d'*acide acétique anhydre R* et de *chloroforme R*. Titrez par l'*acide perchlorique 0,1 M*. Déterminez le point de fin de titrage par potentiométrie (*2.2.20*).

1 ml d'*acide perchlorique 0,1 M* correspond à 41,35 mg de $C_{22}H_{27}N_3O_5$.

CONSERVATION

En récipient étanche, à l'abri de la lumière.

Monographies D - K

01/2002:0684

ÉSÉRINE (SULFATE D')

Eserini sulfas
Physostigmini sulfas

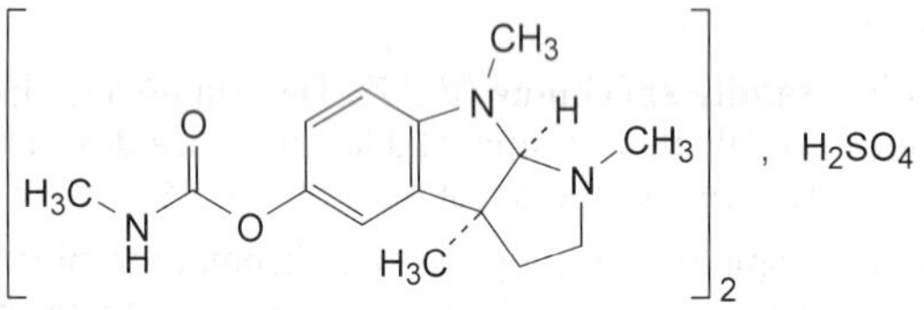

$C_{30}H_{44}N_6O_8S$ M_r 649

DÉFINITION

Le sulfate d'ésérine contient au minimum 97,0 pour cent et au maximum l'équivalent de 101,0 pour cent de sulfate de di[(3a*S*,8a*R*)-1,2,3,3a,8,8a-hexahydro-1,3a,8-triméthylpyrrolo[2,3-*b*]indol-5-ylméthylcarbamate], calculé par rapport à la substance desséchée.

CARACTÈRES

Poudre cristalline, blanche ou sensiblement blanche, hygroscopique, très soluble dans l'eau, facilement soluble dans l'alcool, pratiquement insoluble dans l'éther. Exposée à l'air et à la lumière, la substance se colore peu à peu en rouge. Elle se colore plus rapidement lorsqu'elle est aussi exposée à l'humidité. Les solutions aqueuses sont instables.

Le sulfate d'ésérine fond en se décomposant vers 145 °C.

IDENTIFICATION

Première identification : A, D.

Seconde identification : B, C, D.

A. Examinez le sulfate d'ésérine par spectrophotométrie d'absorption dans l'infrarouge (*2.2.24*), en comparant avec le spectre obtenu avec le *sulfate d'ésérine SCR*. Examinez les substances sous forme de pastilles à base de *bromure de potassium R*.

B. Examinez les chromatogrammes obtenus dans l'essai des substances apparentées. La tache principale du chromatogramme obtenu avec la solution à examiner (b) est semblable quant à sa position, sa coloration et ses dimensions à la tache principale du chromatogramme obtenu avec la solution témoin (a).

C. Dans une capsule de porcelaine, chauffez 10 mg environ de sulfate d'ésérine additionnés de 0,5 ml d'*ammoniaque diluée R1*. Il se développe une coloration orangée. Evaporez la solution à siccité. Le résidu se dissout dans l'*alcool R* en donnant une solution bleue. Ajoutez 0,1 ml d'*acide acétique glacial R*. La coloration vire au violet. Diluez avec de l'*eau R*. Il apparaît une intense fluorescence rouge.

D. Le sulfate d'ésérine donne la réaction (a) des sulfates (*2.3.1*).

ESSAI

Solution S. Dissolvez sans chauffer 0,500 g de sulfate d'ésérine dans de l'*eau exempte de dioxyde de carbone R* et complétez à 50,0 ml avec le même solvant. Préparez immédiatement avant l'emploi.

Aspect de la solution. La solution S est limpide (*2.2.1*) et incolore (*2.2.2, Procédé II*).

Détermination du pH (*2.2.3*). Le pH de la solution S est de 3,5 à 5,5.

Pouvoir rotatoire spécifique (*2.2.7*). Déterminé avec la solution S et calculé par rapport à la substance desséchée, le pouvoir rotatoire spécifique est de – 116 à – 120.

Substances apparentées. Opérez par chromatographie sur couche mince (*2.2.27*) en utilisant une plaque recouverte de *gel de silice G R*.

Solution à examiner (a). Dissolvez 0,15 g de sulfate d'ésérine dans de l'*alcool R* et complétez à 5 ml avec le même solvant.

Solution à examiner (b). Prélevez 1 ml de solution à examiner (a) et complétez à 10 ml avec de l'*alcool R*.

Solution témoin (a). Dissolvez 30 mg de *sulfate d'ésérine SCR* dans de l'*alcool R* et complétez à 10 ml avec le même solvant.

Solution témoin (b). Prélevez 5 ml de solution à examiner (b) et complétez à 100 ml avec de l'*alcool R*.

Déposez séparément sur la plaque 10 µl de chaque solution. Développez sur un parcours de 15 cm avec un mélange de 2 volumes d'*ammoniaque concentrée R*, de 23 volumes de *2-propanol R* et de 100 volumes de *cyclohexane R*. Faites sécher la plaque dans un courant d'air froid et procédez à un deuxième développement dans la même direction. Laissez sécher la plaque à l'air. Pulvérisez de la *solution d'iodobismuthate de potassium R* récemment préparée, puis de la *solution diluée de peroxyde d'hydrogène R*. Examinez les chromatogrammes dans les 2 min qui suivent. S'il apparaît d'autres taches que la tache principale dans le chromatogramme obtenu avec la solution à examiner (a), aucune d'entre elles n'est plus intense que la tache du chromatogramme obtenu avec la solution témoin (b) (0,5 pour cent).

Ésériline. A 5 ml de solution S, ajoutez quelques cristaux d'*iodate de potassium R*, 0,05 ml d'*acide chlorhydrique dilué R* et 2 ml de *chloroforme R*, puis agitez. Après 1 min, la couche chloroformique n'est pas plus fortement colorée qu'une solution témoin préparée simultanément et de la même façon avec 5 ml d'*eau R* au lieu de la solution S.

Perte à la dessiccation (*2.2.32*). Déterminée à l'étuve à 100-105 °C sur 1,000 g de sulfate d'ésérine, la perte à la dessiccation n'est pas supérieure à 1,0 pour cent.

Cendres sulfuriques (*2.4.14*). Déterminé sur le résidu obtenu dans l'essai de perte à la dessiccation, le taux des cendres sulfuriques n'est pas supérieur à 0,1 pour cent.

DOSAGE

Dissolvez 0,5000 g de sulfate d'ésérine dans un mélange de 20 ml d'*acide acétique anhydre R* et de 40 ml d'*anhydride acétique R*. Titrez par l'*acide perchlorique 0,1 M*. Déterminez le point de fin de titrage par potentiométrie (*2.2.20*). Titrez jusqu'au premier point d'inflexion.

1 ml d'*acide perchlorique 0,1 M* correspond à 64,88 mg de $C_{30}H_{44}N_6O_8S$.

CONSERVATION

En récipient de verre, étanche et bien rempli, à l'abri de la lumière.

01/2002:0139

ESTRADIOL (BENZOATE D')

Estradioli benzoas

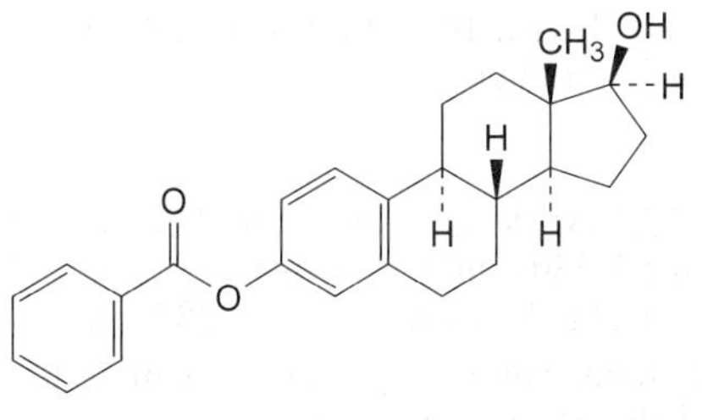

$C_{25}H_{28}O_3$ M_r 376,5

DÉFINITION

Le benzoate d'estradiol contient au minimum 97,0 pour cent et au maximum l'équivalent de 103,0 pour cent de benzoate de 17β-hydroxyestra-1,3,5(10)-trién-3-yle, calculé par rapport à la substance desséchée.

CARACTÈRES

Poudre cristalline sensiblement blanche ou cristaux incolores, pratiquement insolubles dans l'eau, assez solubles dans l'acétone, peu solubles dans l'alcool et dans les huiles grasses.

IDENTIFICATION

Première identification : B, C.

Seconde identification : A, C, D.

A. Le point de fusion (*2.2.14*) du benzoate d'estradiol est de 191 °C à 198 °C.

B. Examinez le benzoate d'estradiol par spectrophotométrie d'absorption dans l'infrarouge (*2.2.24*), en comparant avec le spectre obtenu avec le *benzoate d'estradiol SCR*. Lorsqu'au cours de l'examen à l'état solide, le spectre obtenu avec la substance à examiner et le spectre obtenu avec la substance de référence présentent des différences, enregistrez de nouveaux spectres en utilisant des solutions à 50 g/l dans le *chloroforme R*.

C. Examinez les chromatogrammes obtenus dans l'essai des substances apparentées à la lumière du jour et en lumière ultraviolette à 365 nm. La tache principale du chromatogramme obtenu avec la solution à examiner (b) est semblable quant à sa position, sa coloration, sa fluorescence et ses dimensions à la tache du chromatogramme obtenu avec la solution témoin (a).

D. A 1 mg environ de benzoate d'estradiol, ajoutez 0,5 ml de *réactif sulfomolybdique R2*. Il se développe une coloration vert jaunâtre présentant une intense fluorescence verte en lumière ultraviolette à 365 nm. Ajoutez 1 ml d'*acide sulfurique R*, puis 9 ml d'*eau R*. Il se développe une coloration rose accompagnée d'une fluorescence jaunâtre.

ESSAI

Pouvoir rotatoire spécifique (*2.2.7*). Dissolvez 0,250 g de benzoate d'estradiol dans du *dioxane R* et complétez à 25,0 ml avec le même solvant. Calculé par rapport à la substance desséchée, le pouvoir rotatoire spécifique est de + 57 à + 63.

Substances apparentées. Opérez par chromatographie sur couche mince (*2.2.27*) en utilisant une plaque recouverte de *gel de silice G R*.

Solution à examiner (a). Dissolvez 0,2 g de benzoate d'estradiol dans un mélange de 1 volume de *méthanol R* et de 9 volumes de *chloroforme R*, puis complétez à 10 ml avec le même mélange de solvants.

Solution à examiner (b). Prélevez 2,5 ml de solution à examiner (a) et complétez à 50 ml avec un mélange de 1 volume de *méthanol R* et de 9 volumes de *chloroforme R*.

Solution témoin (a). Dissolvez 25 mg de *benzoate d'estradiol SCR* dans un mélange de 1 volume de *méthanol R* et de 9 volumes de *chloroforme R*, puis complétez à 25 ml avec le même mélange de solvants.

Solution témoin (b). Prélevez 2 ml de la solution à examiner (b) et complétez à 10 ml avec un mélange de 1 volume de *méthanol R* et de 9 volumes de *chloroforme R*.

Déposez séparément sur la plaque 5 µl de chaque solution. Développez sur un parcours de 15 cm avec un mélange de 90 volumes de *toluène R* et de 10 volumes d'*alcool R*. Laissez sécher la plaque à l'air jusqu'à évaporation complète des solvants. Chauffez à 110 °C pendant 10 min. Pulvérisez sur la plaque chaude de la *solution alcoolique d'acide sulfurique R*.

Chauffez de nouveau à 110 °C pendant 10 min. Examinez en lumière ultraviolette à 365 nm. S'il apparaît d'autres taches que la tache principale dans le chromatogramme obtenu avec la solution à examiner (a) aucune d'entre elles n'est plus intense que la tache du chromatogramme obtenu avec la solution témoin (b) (1,0 pour cent).

Perte à la dessiccation (*2.2.32*). Déterminée à l'étuve à 100-105 °C pendant 3 h sur 0,50 g de benzoate d'estradiol, la perte à la dessiccation n'est pas supérieure à 0,5 pour cent.

Cendres sulfuriques (*2.4.14*). Déterminé sur 0,5 g de benzoate d'estradiol, le taux des cendres sulfuriques n'est pas supérieur à 0,2 pour cent.

DOSAGE

Dissolvez 25,0 mg de benzoate d'estradiol dans de l'*alcool R* et complétez à 250,0 ml avec le même solvant. Prélevez 10,0 ml de solution et complétez à 100,0 ml avec de l'*alcool R*. Mesurez l'absorbance (*2.2.25*) au maximum à 231 nm en utilisant l'*alcool R* comme liquide de compensation.

Calculez la teneur en $C_{25}H_{28}O_3$ en prenant 500 comme valeur de l'absorbance spécifique.

CONSERVATION

A l'abri de la lumière.

01/2002:1614

ESTRADIOL (VALÉRATE D')

Estradioli valeras

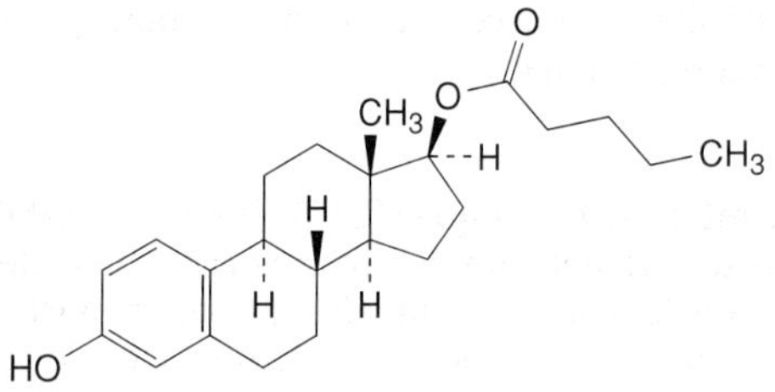

$C_{23}H_{32}O_3$ M_r 356,5

DÉFINITION

Pentanoate de 3-hydroxyestra-1,3,5(10)-trién-17β-yle.

Teneur : 97,0 pour cent à 103,0 pour cent (substance desséchée).

CARACTÈRES

Aspect : poudre cristalline, blanche ou sensiblement blanche ou cristaux incolores.

Solubilité : pratiquement insoluble dans l'eau, soluble dans l'alcool.

F : environ 145 °C.

IDENTIFICATION

Spectrophotométrie d'absorption dans l'infrarouge (*2.2.24*).

Comparaison : *valérate d'estradiol SCR*.

ESSAI

Solution S. Dissolvez 0,500 g de valérate d'estradiol dans du *méthanol R* et complétez à 20,0 ml avec le même solvant.

Aspect de la solution. La solution S est limpide (*2.2.1*) et incolore (*2.2.2, Procédé II*).

Pouvoir rotatoire spécifique (*2.2.7*) : + 41 à + 47 (substance desséchée), déterminé avec la solution S.

Substances apparentées. Chromatographie liquide (*2.2.29*).

Mélange de solvants. Mélangez 15 volumes d'*eau R* et 135 volumes d'*acétonitrile R*.

Solution à examiner. Dissolvez 0,100 g de valérate d'estradiol dans le mélange de solvants et complétez à 10,0 ml avec le mélange de solvants.

Solution témoin (a). Dissolvez 2 mg de *valérate d'estradiol SCR* et 2 mg de *butyrate d'estradiol SCR* dans le mélange de solvants et complétez à 10 ml avec le mélange de solvants.

Solution témoin (b). Prélevez 0,5 ml de solution à examiner et complétez à 100,0 ml avec le mélange de solvants.

Colonne :

- *dimensions* : *l* = 0,25 m, Ø = 4,6 mm,
- *phase stationnaire* : *gel de silice octadécylsilylé pour chromatographie R* (5 µm),
- *température* : 40 °C.

Phase mobile :

- *phase mobile A* : *eau R*,
- *phase mobile B* : *acétonitrile R*,

Intervalle (min)	Phase mobile A (pour cent *V/V*)	Phase mobile B (pour cent *V/V*)
0 - 15	40 → 0	60 → 100
15 - 25	0	100
25 - 30	40	60
30 = 0	40	60

Débit : 1,0 ml/min.

Détection : spectrophotomètre à 220 nm.

Injection : 10 µl.

Rétention relative par rapport au valérate d'estradiol (temps de rétention = environ 12 min) : impureté F = environ 0,9.

Conformité du système : solution témoin (a) :

- *résolution* : au minimum 5,0 entre les pics dus à l'impureté F et au valérate d'estradiol.

Limites :

- *toute impureté* : au maximum la surface du pic principal du chromatogramme obtenu avec la solution témoin (b) (0,5 pour cent),
- *total* : au maximum 2 fois la surface du pic principal du chromatogramme obtenu avec la solution témoin (b) (1,0 pour cent),
- *limite d'exclusion* : 0,1 fois la surface du pic principal du chromatogramme obtenu avec la solution témoin (b) (0,05 pour cent).

Perte à la dessiccation (*2.2.32*) : au maximum 1,0 pour cent, déterminé à l'étuve à 100-105 °C pendant 3 h sur 0,500 g de valérate d'estradiol.

DOSAGE

Dissolvez 25,0 mg de valérate d'estradiol dans de l'*alcool R* et complétez à 250,0 ml avec le même solvant. Mesurez l'absorbance (*2.2.25*) au maximum à 280 nm.

Calculez la teneur en $C_{23}H_{32}O_3$ en prenant 58,0 comme valeur de l'absorbance spécifique.

CONSERVATION

A l'abri de la lumière.

IMPURETÉS

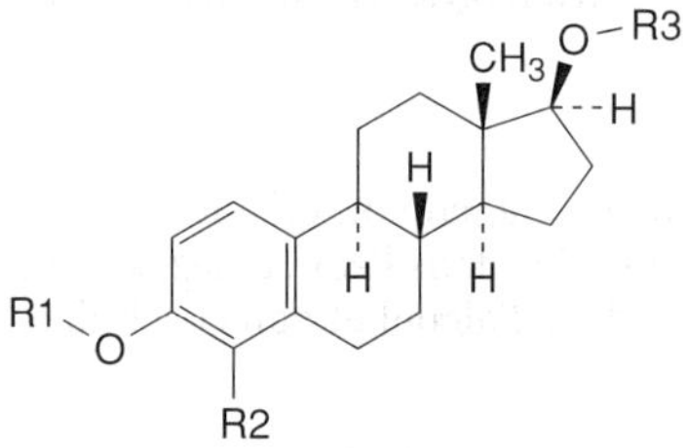

A. R1 = R2 = R3 = H : estradiol,

B. R1 = CO-$[CH_2]_3$-CH_3,R2 = R3 = H : pentanoate de 17β-hydroxyestra-1,3,5(10)-trién-3-yle,

D. R1 = H,R2 = CH_3, R3 = CO-$[CH_2]_3$-CH_3 : pentanoate de 3-hydroxy-4-méthylestra-1,3,5(10)-trién-17β-yle,

E. R1 = R3 = CO-$[CH_2]_3$-CH_3, R2 = H : dipentanoate d'estra-1,3,5(10)-trién-3,17β-diyle,

F. R1 = R2 = H, R3 = CO-$[CH_2]_2$-CH_3 : butanoate de 3-hydroxyestra-1,3,5(10)-trién-17β-yle (butyrate d'estradiol),

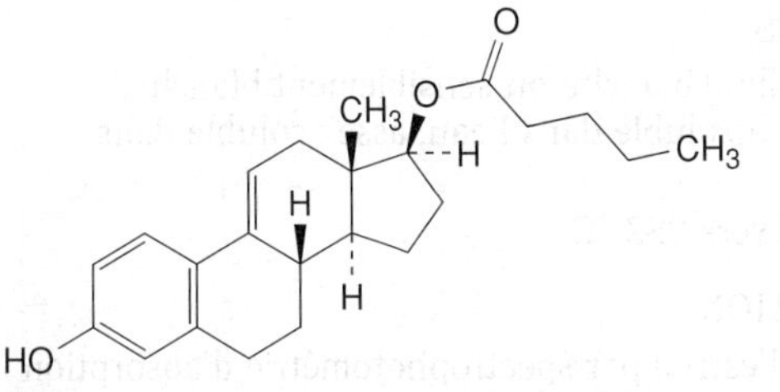

C. pentanoate de 3-hydroxyestra-1,3,5(10),9(11)-tétraén-17β-yle.

01/2002:0821

ESTRADIOL HÉMIHYDRATÉ

Estradiolum hemihydricum

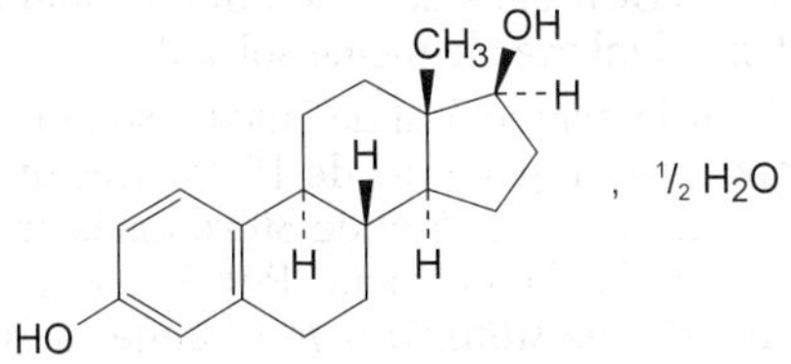

$C_{18}H_{24}O_2,{}^1/_2\,H_2O$ M_r 281,4

DÉFINITION

L'estradiol hémihydraté contient au minimum 97,0 pour cent et au maximum l'équivalent de 103,0 pour cent d'estra-1,3,5(10)-triène-3,17β-diol, calculé par rapport à la substance anhydre.

CARACTÈRES

Poudre cristalline, blanche ou sensiblement blanche, ou cristaux incolores, pratiquement insolubles dans l'eau, solubles dans l'acétone, assez soluble dans l'alcool, peu solubles dans le chlorure de méthylène et dans l'éther.

IDENTIFICATION

Première identification : B.

Seconde identification : A, C, D, E.

A. Le point de fusion (*2.2.14*) de l'estradiol hémihydraté est de 175 °C à 180 °C.

B. Examinez l'estradiol hémihydraté par spectrophotométrie d'absorption dans l'infrarouge (*2.2.24*), en comparant avec le spectre obtenu avec l'*estradiol hémihydraté SCR*.

C. Opérez par chromatographie sur couche mince (*2.2.27*) en utilisant une plaque recouverte d'un gel de silice approprié.

Solution à examiner. Dissolvez 50 mg d'estradiol hémihydraté dans du *méthanol R* et complétez à 50 ml avec le même solvant.

Solution témoin (a). Dissolvez 50 mg d'*estradiol hémihydraté SCR* dans du *méthanol R* et complétez à 50 ml avec le même solvant.

Solution témoin (b). Dissolvez 25 mg d'*éthinylestradiol SCR* dans de la solution témoin (a) et complétez à 25 ml avec la même solution.

Déposez sur la plaque 5 µl de chaque solution. Développez sur un parcours de 15 cm avec un mélange de 20 volumes d'*alcool R* et de 80 volumes de *toluène R*. Laissez sécher la plaque à l'air jusqu'à disparition évaporation complète du solvant. Chauffez à 110 °C pendant 10 min. Pulvérisez sur la plaque chaude de la *solution alcoolique d'acide sulfurique R*. Chauffez de nouveau à 110 °C pendant 10 min. Laissez refroidir. Examinez à la lumière du jour et en lumière ultraviolette à 365 nm. La tache principale du chromatogramme obtenu avec la solution à examiner est semblable quant à sa position, sa coloration à la lumière du jour, sa fluorescence en lumière ultraviolette à 365 nm et ses dimensions à la tache principale du chromatogramme obtenu avec la solution témoin (a). L'identification n'est valable que si le chromatogramme obtenu avec la solution témoin (b) présente 2 taches, qui peuvent toutefois ne pas être totalement séparées.

D. A 1 mg environ d'estradiol hémihydraté, ajoutez 0,5 ml de *réactif sulfomolybdique R2* récemment préparé. Il se développe une coloration bleue présentant une intense fluorescence verte en lumière ultraviolette à 365 nm. Ajoutez 1 ml d'*acide sulfurique R*, puis 9 ml d'*eau R*. Il se développe une coloration rose accompagnée d'une fluorescence jaunâtre.

E. L'estradiol hémihydraté satisfait à l'essai de teneur en eau (voir Essai).

ESSAI

Pouvoir rotatoire spécifique (*2.2.7*). Dissolvez 0,250 g d'estradiol hémihydraté dans de l'*alcool R* et complétez à 25,0 ml avec le même solvant. Calculé par rapport à la substance anhydre, le pouvoir rotatoire spécifique est de + 76 à + 83.

Substances apparentées. Opérez par chromatographie liquide (*2.2.29*).

Solution à examiner. Dissolvez 25,0 mg d'estradiol hémihydraté dans 10 ml d'*acétonitrile R* et complétez à 25,0 ml avec du *méthanol R*.

Solution témoin (a). Prélevez 1,0 ml de solution à examiner et complétez à 50,0 ml avec la phase mobile.

Solution témoin (b). Dissolvez 12,5 mg de *17α-estradiol R* dans 20 ml d'*acétonitrile R* et complétez à 50,0 ml avec du *méthanol R*. Dissolvez 25,0 mg d'*estradiol hémihydraté SCR* dans 10 ml d'*acétonitrile R*, ajoutez 0,5 ml de la solution de *17α-estradiol R* et complétez à 25,0 ml avec du *méthanol R*.

La chromatographie peut être réalisée en utilisant :

– une colonne d'acier inoxydable, d'une longueur de 0,25 m et d'un diamètre intérieur de 4 mm, remplie de *gel de silice octadécylsilylé pour chromatographie R* (5 µm),
– comme phase mobile, à un débit de 1 ml/min, un mélange préparé comme suit : à 400 ml d'*acétonitrile R*, ajoutez 50 ml de *méthanol R* et 400 ml d'*eau R*. Laissez reposer pendant 10 min, puis complétez à 1000 ml avec de l'*eau R* et mélangez à nouveau,
– comme détecteur, un spectrophotomètre réglé à 280 nm.

Equilibrez la colonne avec la phase mobile à un débit de 1 ml/min pendant 60 min environ.

Ajustez la sensibilité du système de façon que la hauteur du pic principal dans le chromatogramme obtenu avec 20 µl de la solution témoin (a) représente 70 pour cent à 90 pour cent de l'échelle totale de l'enregistreur.

Injectez 20 µl de solution témoin (b). Lorsque les chromatogrammes sont enregistrés dans les conditions prescrites, les temps de rétention sont de 11 min environ pour l'estradiol hémihydraté et de 13 min environ pour le 17α-estradiol. Mesurez la hauteur (*A*) au-dessus de la ligne de base du pic dû au 17α-estradiol et la hauteur (*B*) au-dessus de la ligne de base du point le plus bas de la courbe séparant ce pic du pic dû à l'estradiol hémihydraté. L'essai n'est valable que si *A* est 3 fois supérieure à *B* ; si nécessaire, ajustez la concentration de la phase mobile en acétonitrile et en eau.

Injectez 20 µl de solution à examiner, 20 µl de solution témoin (a) et 20 µl de solution témoin (b). Continuez la chromatographie pendant 2 fois le temps de rétention du pic principal. S'il apparaît, dans le chromatogramme obtenu avec la solution à examiner, un pic dû au 17α-estradiol suivant immédiatement le pic principal, sa surface n'est pas supérieure à celle du pic correspondant dans le chromatogramme obtenu avec la solution témoin (b) (0,5 pour cent). S'il apparaît dans le chromatogramme obtenu avec la solution à examiner d'autres pics que le pic principal ou un pic correspondant au 17α-estradiol, la surface d'aucun d'entre eux n'est supérieure à 0,25 fois la surface du pic principal du chromatogramme obtenu avec la solution témoin (a) (0,5 pour cent). La somme de la surface de tous les pics à l'exception du pic principal dans le chromatogramme obtenu avec la solution à examiner (y compris le 17α-estradiol) n'est pas supérieure à 0,5 fois la surface du pic principal du chromatogramme obtenu avec la solution témoin (a) (1,0 pour cent). Ne tenez pas compte d'un pic dû au solvant ni des pics dont la surface est inférieure à 0,01 fois la surface du pic principal du chromatogramme obtenu avec la solution témoin (a).

Teneur en eau (*2.5.12*). Déterminée par semi-microdosage sur 0,500 g d'estradiol hémihydraté, la teneur en eau est de 2,9 pour cent à 3,5 pour cent.

Cendres sulfuriques (*2.4.14*). Déterminé sur 1,0 g d'estradiol hémihydraté, le taux des cendres sulfuriques n'est pas supérieur à 0,1 pour cent.

DOSAGE

Dissolvez 20,0 mg d'estradiol hémihydraté dans de l'*alcool R* et complétez à 100,0 ml avec le même solvant. Prélevez 5,0 ml de solution et complétez à 50,0 ml avec de l'*hydroxyde de sodium 0,1 M*. Mesurez l'absorbance (*2.2.25*) de la solution au maximum à 238 nm.

Calculez la teneur en $C_{18}H_{24}O_2$ en prenant 335 comme valeur de l'absorbance spécifique.

CONSERVATION

A l'abri de la lumière.

01/2002:1203

ESTRIOL

Estriolum

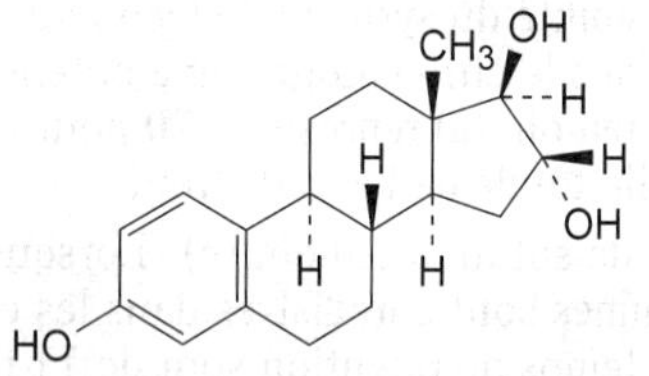

$C_{18}H_{24}O_3$ M_r 288,4

DÉFINITION

L'estriol contient au minimum 97,0 pour cent et au maximum l'équivalent de 103,0 pour cent d'estra-1,3,5(10)-triène-3,16α,17β-triol, calculé par rapport à la substance desséchée.

CARACTÈRES

Poudre cristalline blanche ou sensiblement blanche, pratiquement insoluble dans l'eau, assez soluble dans l'alcool.

L'estriol fond vers 282 °C.

IDENTIFICATION

A. Examinez l'estriol par spectrophotométrie d'absorption dans l'infrarouge (*2.2.24*), en comparant avec le spectre obtenu avec l'*estriol SCR*.

B. Opérez par chromatographie sur couche mince (*2.2.27*) en utilisant une plaque recouverte d'un gel de silice approprié.

Solution à examiner. Dissolvez 10 mg d'estriol dans du *méthanol R* et complétez à 10 ml avec le même solvant.

Solution témoin (a). Dissolvez 10 mg d'*estriol SCR* dans du *méthanol R* et complétez à 10 ml avec le même solvant.

Solution témoin (b). Dissolvez 5 mg d'*estradiol hémihydraté SCR* dans de la solution témoin (a) et complétez à 5 ml avec le même solvant.

Déposez sur la plaque 5 µl de chaque solution. Développez sur un parcours de 15 cm avec un mélange de 20 volumes d'*alcool R* et de 80 volumes de *toluène R*. Laissez sécher la plaque à l'air. Pulvérisez de la *solution alcoolique d'acide sulfurique R*. Chauffez à 100 °C pendant 10 min ou jusqu'à apparition des taches et laissez refroidir. Examinez à la lumière du jour et en lumière ultraviolette à 365 nm. La tache principale du chromatogramme obtenu avec la solution à examiner est semblable quant à sa position, sa coloration à la lumière du jour, sa fluorescence en lumière ultraviolette à 365 nm et ses dimensions à la tache principale du chromatogramme obtenu avec la solution témoin (a). L'identification n'est valable que si le chromatogramme obtenu avec la solution témoin (b) présente 2 taches nettement séparées.

ESSAI

Pouvoir rotatoire spécifique (*2.2.7*). Dissolvez 80 mg d'estriol dans de l'*éthanol R* et complétez à 10 ml avec le même solvant. Calculé par rapport à la substance desséchée, le pouvoir rotatoire spécifique est de + 60 à + 65.

Substances apparentées. Opérez par chromatographie liquide (*2.2.29*).

Mélange de solvants. Un mélange de 20 volumes de *2-propanol R1* et de 80 volumes d'*heptane R*.

Solution à examiner. Dissolvez 20,0 mg d'estriol dans 5 ml de *2-propanol R1* et complétez à 20,0 ml avec le mélange de solvants.

Solution témoin (a). Dissolvez 5 mg d'*estriol SCR* et 2,0 mg d'*impureté A d'estriol SCR* dans 5 ml de *2-propanol R1* puis complétez à 10,0 ml avec le mélange de solvants. Prélevez 1,0 ml de solution et complétez à 20,0 ml avec le mélange de solvants.

Solution témoin (b). Prélevez 1,0 ml de solution à examiner et complétez à 10,0 ml avec le mélange de solvants. Prélevez 1,0 ml de solution et complétez à 10,0 ml avec le même mélange de solvants.

La chromatographie peut être réalisée en utilisant :

– une colonne d'acier inoxydable, d'une longueur de 0,15 m et d'un diamètre intérieur de 4,0 mm, remplie de *gel de silice diol pour chromatographie R* (5 µm),
– comme phase mobile, à un débit de 1,2 ml/min, les mélanges suivants :
  Phase mobile A. Heptane R,
  Phase mobile B. 2-Propanol R1,

Intervalle (min)	Phase mobile A (pour cent *V/V*)	Phase mobile B (pour cent *V/V*)	Commentaire
0 - 10	95 → 88	5 → 12	gradient linéaire
10 - 20	88	12	isocratique
20 - 30	88 → 95	12 → 5	retour à la composition initiale
30 - 35	95	5	équilibrage
35 = 0	95	5	recommencez le gradient

– comme détecteur, un spectrophotomètre réglé à 280 nm,

en maintenant la température de la colonne à 40 °C.

Equilibrez la colonne avec un mélange de 20 pour cent *V/V* de *2-propanol R1* dans l'*heptane R* jusqu'à obtention d'une ligne de base stable.

Ajustez la sensibilité du système de façon que la hauteur du pic principal obtenu avec 20 µl de solution témoin (b) représente 25 pour cent environ de l'échelle totale de l'enregistreur.

Injectez 20 µl de solution témoin (a). Lorsque les chromatogrammes sont enregistrés dans les conditions prescrites, les temps de rétention sont de 19 min environ pour l'estriol et de 21 min environ pour l'impureté A d'estriol. L'essai n'est valable que si la résolution entre les pics correspondant respectivement à l'estriol et à l'impureté A d'estriol n'est pas inférieure à 2,2. Si les temps de rétention augmentent ou si la résolution diminue, lavez la colonne à l'*acétone R*, puis à l'*heptane R*.

Injectez séparément 20 µl du mélange de solvants comme blanc, 20 µl de solution à examiner et 20 µl des solutions témoins (a) et (b). S'il apparaît, dans le chromatogramme obtenu avec la solution à examiner, un pic correspondant à l'impureté A d'estriol, sa surface n'est pas supérieure à la moitié de celle du pic correspondant dans le chromatogramme obtenu avec la solution témoin (a) (0,5 pour cent). S'il apparaît, dans le chromatogramme obtenu avec la solution à examiner, un pic autre que le pic principal et que le pic correspondant à l'impureté A d'estriol, sa surface n'est pas supérieure à la moitié de celle du pic principal du chromatogramme obtenu avec la solution témoin (b) (0,5 pour cent) ; la somme de la surface de tous les pics, à l'exception du pic principal et du pic correspondant à l'impureté A d'estriol n'est pas supérieure à la surface du pic principal du chromatogramme obtenu avec la solution témoin (b) (1 pour cent). Ne tenez pas compte des pics dus au blanc ni de ceux dont la surface est inférieure à 0,05 fois la surface du pic principal du chromatogramme obtenu avec la solution témoin (b).

Perte à la dessiccation (*2.2.32*). Déterminée à l'étuve à 100-105 °C pendant 3 h sur 1,000 g d'estriol, la perte à la dessiccation n'est pas supérieure à 0,5 pour cent.

DOSAGE

Dissolvez 25,0 mg d'estriol dans de l'*alcool R* et complétez à 50,0 ml avec le même solvant. Prélevez 10,0 ml de solution et complétez à 50,0 ml avec le même solvant. Mesurez l'absorbance (*2.2.25*) au maximum à 281 nm.

Calculez la teneur en $C_{18}H_{24}O_3$ en prenant 72,5 comme valeur de l'absorbance spécifique.

IMPURETÉS

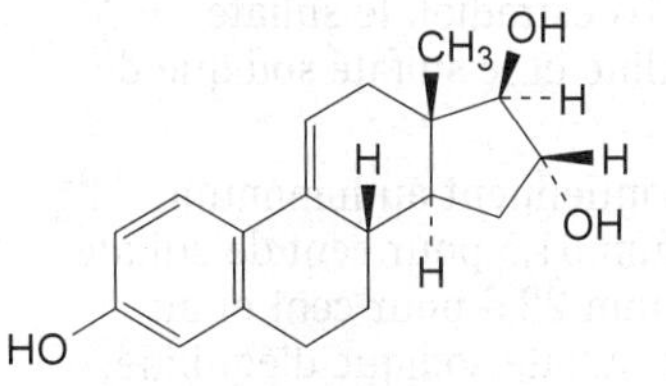

A. 9,11-didéshydroestriol,

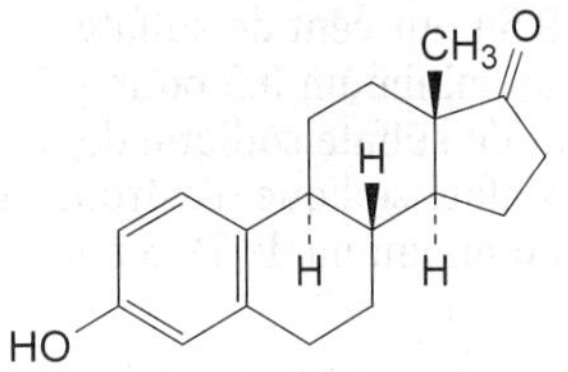

B. estrone,

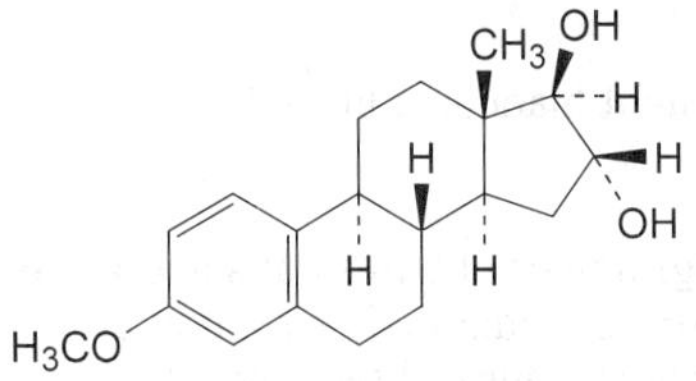

C. éther 3-méthylique d'estriol,

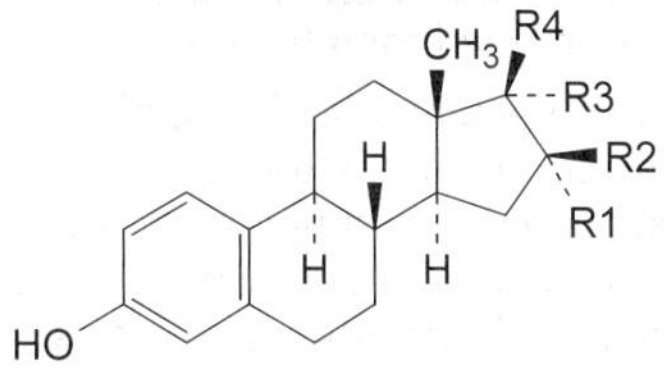

D. R1 = R2 = R3 = H, R4 = OH : estradiol,

E. R1 = R3 = OH, R2 = R4 = H : 17-épi-estriol,

F. R1 = R3 = H, R2 = R4 = OH : 16-épi-estriol,

G. R1 = R4 = H, R2 = R3 = OH : 16,17-épi-estriol.

01/2002:1512

ESTROGÈNES CONJUGUÉS

Estrogeni coniuncti

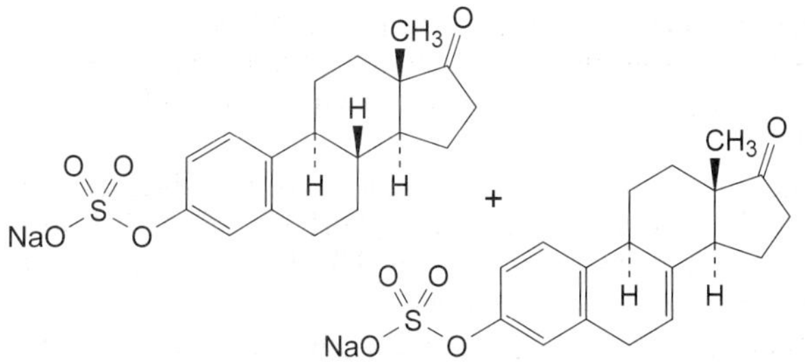

$C_{18}H_{21}O_5NaS + C_{18}H_{19}O_5NaS$ M_r 372,4 + 370,4

DÉFINITION

Les estrogènes conjugués sont un mélange de diverses formes d'estrogènes conjugués obtenues à partir de l'urine de juments gravides ou par synthèse, dispersées dans un diluant pulvérulent approprié.

Les deux principaux composés sont le sulfate sodique de 17-oxoestra-1,3,5(10)-trién-3-yle (sulfate sodique d'estrone) et le sulfate sodique de 17-oxoestra-1,3,5(10),7-tétraén-3-yle (sulfate sodique d'équiline). Les composés coexistants sont le sulfate sodique de 17α-estradiol, le sulfate sodique de 17α-dihydroéquiline et le sulfate sodique de 17β-dihydroéquiline.

Les estrogènes conjugués contiennent au minimum 52,5 pour cent et au maximum 61,5 pour cent de sulfate sodique d'estrone, au minimum 22,5 pour cent et au maximum 30,5 pour cent de sulfate sodique d'équiline, au minimum 2,5 pour cent et au maximum 9,5 pour cent de sulfate sodique de 17α-estradiol, au minimum 13,5 pour cent et au maximum 19,5 pour cent de sulfate sodique de 17α-dihydroéquiline, au minimum 0,5 pour cent et au maximum 4,0 pour cent de sulfate sodique de 17β-dihydroéquiline. Le total en sulfate sodique d'estrone et en sulfate sodique d'équiline est au minimum de 79,5 pour cent et au maximum de 88,0 pour cent.

Tous les pourcentages sont exprimés par rapport à la teneur indiquée sur l'étiquette.

CARACTÈRES

Poudre amorphe, sensiblement blanche à brunâtre.

IDENTIFICATION

A. Examinez les chromatogrammes obtenus dans le dosage. Les 2 pics principaux correspondant à l'estrone et à l'équiline dans le chromatogramme obtenu avec la solution à examiner (a) sont semblables quant à leur temps de rétention et leurs dimensions aux 2 pics principaux du chromatogramme obtenu avec la solution témoin (a).

B. Examinez le chromatogramme obtenu avec la solution à examiner (b) dans l'essai du profil chromatographique. Le chromatogramme présente des pics supplémentaires correspondant au 17α-estradiol, à la 17α-dihydroéquiline et à la 17β-dihydroéquiline dont la rétention relative est respectivement d'environ 0,24, 0,30 et 0,35 par rapport à la 3-*O*-méthylestrone (étalon interne).

Monographies D - K

ESSAI

Profil chromatographique. Opérez comme décrit dans le dosage avec les informations supplémentaires suivantes.

Solution à examiner (b). Préparez la solution à examiner comme décrit dans le dosage, n'ajoutez pas la sulfatase et utilisez 6,0 ml de la couche supérieure au lieu de 3,0 ml. Préparez un blanc de la même manière.

Solution témoin (b). Préparez la solution témoin comme décrit dans le dosage. Diluez 10 fois avec de l'*éthanol R* avant d'ajouter l'étalon interne.

Injectez 1 µl de solution témoin (a). Mesurez la surface des pics dus à la 17α-dihydroéquiline, à l'estrone et à la 3-*O*-méthylestrone dont la rétention relative par rapport à la 3-*O*-méthylestrone est respectivement d'environ 0,30, 0,80 et 1.

Injectez 1 µl de solution à examiner (a). Localisez les pics dont la rétention relative par rapport à la 3-*O*-méthylestrone est de 1 et d'environ 0,24, 0,29, 0,30, 0,35, 0,56, 0,64, 0,90, et 1,3 et mesurez leur surface.

Calculez la teneur pour cent des composés apparaissant sous forme de sels de sulfate sodique à l'aide de l'expression (1) ci-après.

Injectez 1 µl de solution témoin (b). Mesurez la surface des pics dus à l'estrone et à la 3-*O*-méthylestrone dont la rétention relative par rapport à la 3-*O*-méthylestrone est respectivement d'environ 0,80 et 1.

Injectez 1 µl de solution à examiner (b). Localisez les pics dont la rétention relative par rapport à la 3-*O*-méthylestrone est d'environ 0,30, 0,80 et 0,87 et calculez la somme de leur surface.

Calculez la teneur pour cent en 17α-dihydroéquiline, en estrone et en équiline apparaissant comme stéroïdes libres, en utilisant l'expression (2) :

$$\frac{S'_A \times S_I \times m_R \times 137,8 \times 1000}{S_R \times S'_I \times m \times LC} \quad (1)$$

$$\frac{S'_{FS} \times S_I \times m_E \times 100 \times 1000}{S_E \times S'_I \times m \times LC} \quad (2)$$

S_I = surface du pic dû à l'étalon interne dans le chromatogramme obtenu avec la solution témoin correspondante,

S'_I = surface du pic dû à l'étalon interne dans le chromatogramme obtenu avec la solution à examiner correspondante,

S_R = surface du pic dû à la substance de référence (tableau 1512.-1) dans le chromatogramme obtenu avec la solution témoin correspondante,

S'_A = surface du pic dû à l'analyte dans le chromatogramme obtenu avec la solution à examiner correspondante,

m_R = masse de la substance de référence (tableau 1512.-1) dans la solution témoin correspondante, en milligrammes,

m = masse de substance à examiner, dans la solution à examiner correspondante, en milligrammes,

S'_{FS} = somme de la surface des pics dus à la 17α-dihydroéquiline, à l'estrone et à l'équiline dans le chromatogramme obtenu avec la solution à examiner correspondante,

S_E = surface du pic dû à l'*estrone SCR* dans le chromatogramme obtenu avec la solution témoin correspondante,

m_E = masse de l'*estrone SCR*, dans la solution témoin correspondante, en milligrammes,

LC = teneur indiquée sur l'étiquette, en milligrammes par gramme.

Les teneurs pour cent se situent dans les intervalles suivants :

- sulfate sodique de 17α-estradiol : 2,5 à 9,5 pour cent
- sulfate sodique de 17α-dihydroéquiline : 13,5 à 19,5 pour cent
- sulfate sodique de 17β-dihydroéquiline : 0,5 à 4,0 pour cent
- sulfate sodique de 17β-estradiol : au maximum 2,25 pour cent
- sulfate sodique de 17α-dihydroéquilénine : au maximum 3,25 pour cent
- sulfate sodique de 17β-dihydroéquilénine : au maximum 2,75 pour cent
- sulfate sodique de 8,9-didéshydroestrone : au maximum 6,25 pour cent
- sulfate sodique d'équilénine : au maximum 5,5 pour cent
- Total en estrone, équiline et 17α-dihydroéquiline : au maximum 1,3 pour cent

DOSAGE

Opérez par chromatographie en phase gazeuse (*2.2.28*), en utilisant la *3-O-méthylestrone R* comme étalon interne.

Solution d'étalon interne. Dissolvez 8 mg de *3-O-méthylestrone R* dans 10,0 ml d'*éthanol R*. Prélevez 2,0 ml de solution et complétez à 10,0 ml avec de l'*éthanol R*.

Tableau 1512.-1

Rétention relative à la 3-*O*-methyl-estrone	Analyte	Quantifié par rapport à la SCR	Présent sous forme de
0,24	17α-estradiol	*17α-dihydroéquiline SCR*	sulfate des sodium
0,29	17β-estradiol	*estrone SCR*	sulfate de sodium
0,30	17α-dihydroéquiline	*17α-dihydroéquiline SCR*	stéroïde libre, sulfate de sodium (dosage)
0,35	17β-dihydroéquiline	*17α-dihydroéquiline SCR*	sulfate de sodium
0,56	17α-dihydroéquilénine	*estrone SCR*	sulfate de sodium
0,64	17β-dihydroéquilénine	*estrone SCR*	sulfate de sodium
0,80	estrone	*estrone SCR*	stéroïde libre, sulfate de sodium (dosage)
0,87	équiline	*équiline SCR*	stéroïde libre, sulfate de sodium (dosage)
0,90	8,9-didéshydroestrone	*estrone SCR*	sulfate de sodium
1	3-*O*-méthylestrone	(étalon interne)	
1,3	équilénine	*estrone SCR*	sulfate de sodium

Solution tampon acétate pH 5,2. Dissolvez 10 g d'*acétate de sodium R* dans 100 ml d'*eau R* et ajoutez 10 ml d'*acide acétique dilué R*. Complétez à 500 ml avec de l'*eau R* et ajustez le pH de la solution à 5,2 ± 0,1.

Solution à examiner (a). En tenant compte de la teneur indiquée sur l'étiquette, déposez 2 mg environ d'estrogènes conjugués, exactement pesés, dans un tube à centrifuger de 50 ml contenant 15 ml de solution tampon acétate à pH 5,2 et 1 g de *chlorure de baryum R*. Obturez le tube et agitez pendant 30 min. Si nécessaire, ajustez le pH de la solution à 5,0 ± 0,5 avec de l'*acide acétique R* ou une solution d'*acétate de sodium R* à 120 g/l. Traitez aux ultrasons pendant 30 s, puis agitez pendant 30 min. Ajoutez une préparation adéquate de sulfatase équivalant à 2500 unités et agitez mécaniquement pendant 10 min dans un bain-marie à 50 ± 1 °C. Agitez le tube par un mouvement rotatif de la main, puis agitez mécaniquement pendant 10 min dans le bain marie. Laissez refroidir. Ajoutez 15,0 ml de *chlorure d'éthylène R* au mélange, obturez immédiatement le tube et agitez pendant 15 min. Centrifugez pendant 10 min ou jusqu'à ce que la couche inférieure soit limpide. Transférez la couche organique dans un tube à bouchon fileté, ajoutez 5 g de *sulfate de sodium anhydre R* et agitez. Laissez reposer la solution jusqu'à ce qu'elle soit limpide. Protégez la solution de la perte à l'évaporation. Transvasez 3,0 ml de solution limpide dans un tube à centrifuger approprié muni d'un bouchon fileté. Ajoutez 1,0 ml de solution d'étalon interne. Evaporez le mélange à siccité à l'aide d'un courant d'*azote R* en maintenant la température inférieure à 50 °C. Reprenez le résidu desséché et ajoutez 15 µl de *pyridine anhydre R* et 65 µl de *N,O-bis(triméthylsilyl)trifluoroacétamide R* contenant 1 pour cent de *chlorotriméthylsilane R*. Obturez immédiatement le tube, mélangez soigneusement et laissez reposer pendant 15 min. Ajoutez 0,5 ml de *toluène R* et mélangez mécaniquement.

Solution témoin (a). Dissolvez séparément 8 mg d'*estrone SCR*, 7 mg d'*équiline SCR* et 5 mg de *17α-dihydroéquiline SCR* dans 10,0 ml d'*éthanol R*. Prélevez respectivement 2,0 ml, 1,0 ml et 1,0 ml de ces solutions et complétez l'ensemble à 10,0 ml avec de l'*éthanol R*. Transférez 1,0 ml de cette solution et 1,0 ml de solution d'étalon interne dans un tube à centrifuger muni d'un bouchon à vis. Evaporez le mélange à siccité à l'aide d'un courant d'*azote R*, en maintenant la température inférieure à 50 °C. Au résidu desséché, ajoutez 15 µl de *pyridine anhydre R* et 65 µl de *N,O-bis(triméthysilyl)trifluoroacétamide R* contenant 1 pour cent de *chlorotriméthysilane R*. Obturez immédiatement le tube, mélangez et laissez reposer pendant 15 min. Ajoutez 0,5 ml de *toluène R*.

La chromatographie peut être réalisée en utilisant :

- une colonne de silice fondue d'une longueur de 15 m et d'un diamètre intérieur de 0,25 mm recouverte de *poly[(cyanopropyl)(méthyl)][(phényl)(méthyl)]siloxane R* (épaisseur du film 0,25 µm),
- comme gaz vecteur, de l'*hydrogène pour chromatographie R*, à un débit de 2 ml/min,
- un détecteur à ionisation de flamme,
- un rapport de division de 1:20 à 1:30,

en maintenant la température de la colonne à 220 °C et celle de la chambre à injection et du détecteur à 260 °C. Réglez la température et le débit du gaz vecteur de manière à obtenir la résolution souhaitée.

Injectez 1 µl de solution témoin (a). La rétention relative par rapport à la 3-*O*-méthylestrone est approximativement de 0,30, 0,80, 0,87, et 1 pour la 17α-dihydroéquiline, l'estrone, l'équiline et la 3-*O*-méthylestrone, respectivement.

L'essai n'est valable que si la résolution entre l'estrone et l'équiline n'est pas inférieure à 1,2. L'écart-type relatif du rapport de la surface du pic dû à l'estrone sur celle du pic dû à l'étalon interne, après au moins 6 injections, n'est pas supérieur à 2,0 pour cent.

Injectez 1 µl de solution témoin (a). Mesurez la surface des pics dus à l'estrone ou à l'équiline et à l'*O*-méthylestrone. Injectez 1 µl de solution à examiner (a). Mesurez la surface des pics dus à l'estrone, à l'équiline et à la 3-*O*-méthylestrone.

Calculez la teneur pour cent en sulfate sodique d'estrone et en sulfate sodique d'équiline à l'aide de l'expression (1).

CONSERVATION

Ne pas congeler.

ÉTIQUETAGE

L'étiquette indique :

- le nom de la substance,
- la teneur de la substance,
- la nature du diluant.

Monographies D - K

IMPURETÉS ET COMPOSÉS COEXISTANTS

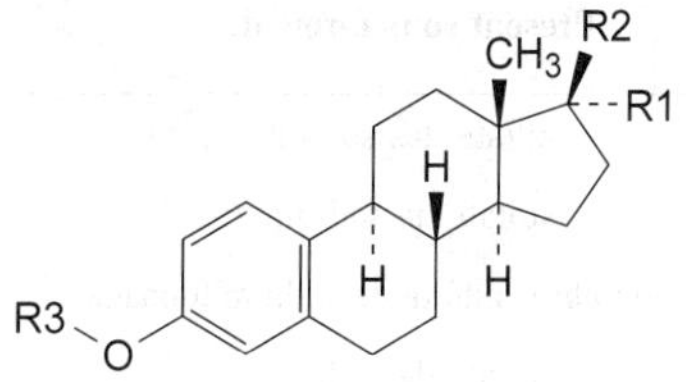

A. R1 = OH, R2 = H, R3 = SO_3Na : sulfate sodique de 17α-hydroxyestra-1,3,5(10)-trién-3-yle (sulfate sodique de 17α-estradiol),

D. R1 = H, R2 = OH, R3 = SO_3Na : sulfate sodique de 17β-hydroxyestra-1,3,5(10)-trién-3-yle (sulfate sodique de 17b-estradiol),

I. R1 + R2 = O, R3 = H : 3-hydroxyestra-1,3,5(10)-trién-17-one (estrone),

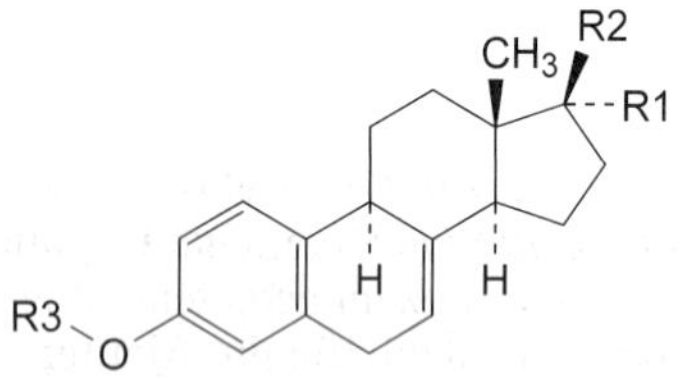

B. R1 = OH, R2 = H, R3 = SO_3Na : sulfate sodique de 17α-hydroxyestra-1,3,5(10),7-tétraén-3-yle (sulfate sodique de 17α-dihydroéquiline),

C. R1 = H, R2 = OH, R3 = SO_3Na : sulfate sodique de 17β-hydroxyestra-1,3,5(10),7-tétraén-3-yle (sulfate sodique de 17β-dihydroéquiline),

J. R1 + R2 = O, R3 = H : 3-hydroxyestra-1,3,5(10),7-tétraén-17-one (équiline),

K. R1 = OH, R2 = R3 = H : estra-1,3,5(10),7-tétraène-3,17α-diol (17α-dihydroéquiline),

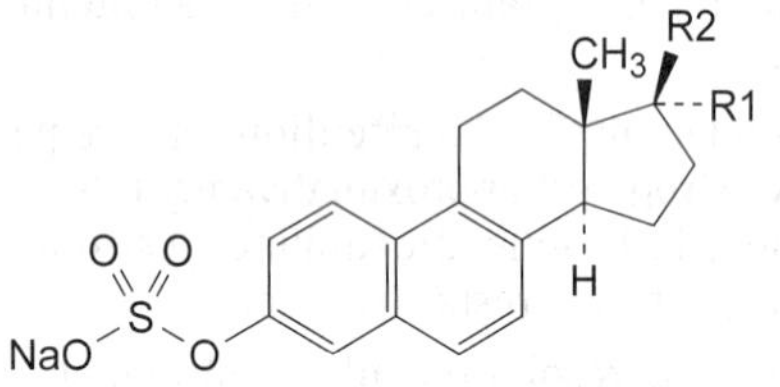

E. R1 = OH, R2 = H : sulfate sodique de 17α-hydroxyestra-1,3,5(10),6,8-pentaén-3-yle (sulfate sodique de 17α-dihydroéquilénine),

F. R1 = H, R2 = OH : sulfate sodique de 17β-hydroxyestra-1,3,5(10),6,8-pentaén-3-yle (sulfate sodique de 17β-dihydroéquilénine),

H. R1 + R2 = O : sulfate sodique de 17-oxoestra-1,3,5(10),6,8-pentaén-3-yle (sulfate sodique d'équilénine),

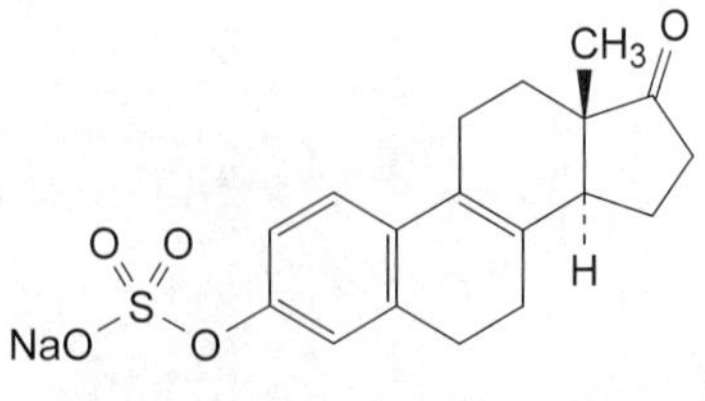

G. sulfate sodique de 17-oxoestra-1,3,5(10),8-tétraén-3-yle (sulfate sodique de 8,9-didéshydroestrone).

01/2002:0457

ÉTACRYNIQUE (ACIDE)

Acidum etacrynicum

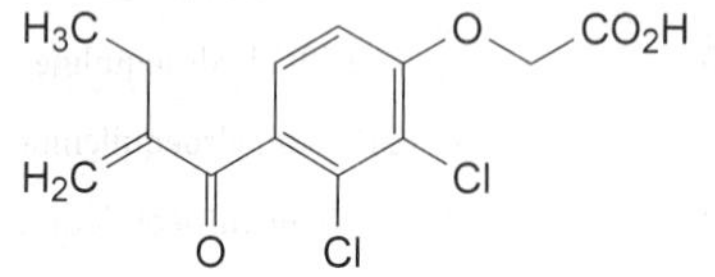

$C_{13}H_{12}Cl_2O_4$ M_r 303,1

DÉFINITION

L'acide étacrynique contient au minimum 98,0 pour cent et au maximum l'équivalent de 102,0 pour cent d'acide [2,3-dichloro-4-(2-éthylpropénoyl)phénoxy]acétique, calculé par rapport à la substance desséchée.

CARACTÈRES

Poudre cristalline blanche ou sensiblement blanche, très peu soluble dans l'eau, facilement soluble dans l'alcool et dans l'éther. L'acide étacrynique se dissout dans l'ammoniaque, dans les solutions diluées d'hydroxydes et de carbonates alcalins.

IDENTIFICATION

Première identification : A, C.

Seconde identification : A, B, D, E.

A. Le point de fusion (*2.2.14*) de l'acide étacrynique est de 121 °C à 124 °C.

B. Dissolvez 50,0 mg d'acide étacrynique dans un mélange de 1 volume d'*acide chlorhydrique 1 M* et de 99 volumes de *méthanol R*, puis complétez à 100,0 ml avec le même mélange de solvants. Prélevez 10,0 ml de cette solution et complétez à 100,0 ml avec un mélange de 1 volume d'*acide chlorhydrique 1 M* et de 99 volumes de *méthanol R*. Examinée de 230 nm à 350 nm (*2.2.25*), la solution présente un maximum d'absorption à 270 nm et un épaulement vers 285 nm. Déterminée au maximum, l'absorbance spécifique est de 110 à 120.

C. Examinez l'acide étacrynique par spectrophotométrie d'absorption dans l'infrarouge (*2.2.24*), en comparant avec le spectre obtenu avec l'*acide étacrynique SCR*. Examinez les substances sous forme de pastilles.

D. Dissolvez 30 mg environ d'acide étacrynique dans 2 ml d'*alcool exempt d'aldéhyde R*. Dissolvez séparément 70 mg de *chlorhydrate d'hydroxylamine R* dans 0,1 ml d'*eau R*, ajoutez 7 ml de *solution alcoolique d'hydroxyde de potassium R*, complétez à 10 ml avec de l'*alcool exempt d'aldéhyde R* et laissez reposer. Prélevez 1 ml du liquide surnageant et ajoutez-le à la solution de la substance à examiner. Chauffez au bain-marie pendant 3 min. Refroidissez la solution, ajoutez 3 ml d'*eau R* et 0,15 ml d'*acide chlorhydrique R*. Examiné en lumière ultraviolette à 254 nm, le mélange présente une intense fluorescence bleue.

E. Dissolvez 25 mg environ d'acide étacrynique dans 2 ml d'*hydroxyde de sodium 1 M* et chauffez au bain-marie pendant 5 min. Refroidissez la solution, ajoutez 0,25 ml d'un mélange à volumes égaux d'*eau R* et d'*acide sulfurique R*, 0,5 ml d'une solution de *sel sodique d'acide chromotropique R* à 100 g/l et, avec précaution, 2 ml d'*acide sulfurique R*. Il apparaît une coloration violet intense.

ESSAI

Substances apparentées. Opérez par chromatographie sur couche mince (*2.2.27*) en utilisant une plaque recouverte de *gel de silice GF_{254} R*.

Solution à examiner. Dissolvez 0,2 g d'acide étacrynique dans de l'*alcool R* et complétez à 10 ml avec le même solvant.

Solution témoin (a). Prélevez 1,5 ml de solution à examiner et complétez à 100 ml avec de l'*alcool R*.

Solution témoin (b). Prélevez 0,5 ml de solution à examiner et complétez à 100 ml avec de l'*alcool R*.

Déposez sur la plaque 10 µl de chaque solution. Développez sur un parcours de 15 cm avec un mélange de 20 volumes d'*acide acétique glacial R*, de 50 volumes d'*acétate d'éthyle R* et de 60 volumes de *chloroforme R*. Laissez sécher la plaque à l'air. Examinez en lumière ultraviolette à 254 nm. S'il apparaît d'autres taches que la tache principale dans le chromatogramme obtenu avec la solution à examiner, aucune d'entre elles n'est plus intense que la tache du chromatogramme obtenu avec la solution témoin (a) (1,5 pour cent) et une seule d'entre elles peut être plus intense que la tache du chromatogramme obtenu avec la solution témoin (b) (0,5 pour cent).

Métaux lourds (*2.4.8*). 1,0 g d'acide étacrynique satisfait à l'essai limite C des métaux lourds (20 ppm). Préparez le témoin avec 2 ml de *solution à 10 ppm de plomb (Pb) R*.

Perte à la dessiccation (*2.2.32*). Déterminée à 60 °C en présence de *pentoxyde de diphosphore R* sous une pression de 0,1 kPa à 0,5 kPa sur 2,000 g d'acide étacrynique, la perte à la dessiccation n'est pas supérieure à 0,5 pour cent.

Cendres sulfuriques (*2.4.14*). Déterminé sur 1,0 g d'acide étacrynique, le taux des cendres sulfuriques n'est pas supérieur à 0,1 pour cent.

DOSAGE

Dissolvez 0,250 g d'acide étacrynique dans 100 ml de *méthanol R* et ajoutez 5 ml d'*eau R*. Titrez par l'*hydroxyde de sodium 0,1 M*. Déterminez le point de fin de titrage par potentiométrie (*2.2.20*).

1 ml d'*hydroxyde de sodium 0,1 M* correspond à 30,31 mg de $C_{13}H_{12}Cl_2O_4$.

01/2002:1204

ÉTAMSYLATE

Etamsylatum

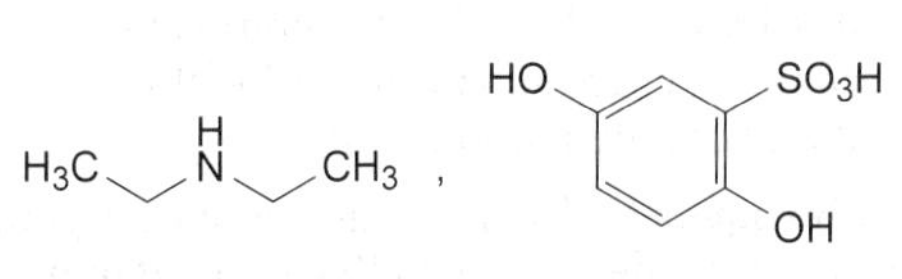

$C_{10}H_{17}NO_5S$ M_r 263,3

DÉFINITION

L'étamsylate contient au minimum 99,0 pour cent et au maximum l'équivalent de 101,0 pour cent de 2,5-dihydroxybenzènesulfonate de *N*-éthyléthanamine, calculé par rapport à la substance desséchée.

CARACTÈRES

Poudre cristalline, blanche à sensiblement blanche, très soluble dans l'eau, facilement soluble dans le méthanol, soluble dans l'éthanol, pratiquement insoluble dans le chlorure de méthylène.

L'étamsylate présente le phénomène du polymorphisme.

IDENTIFICATION

Première identification : B.

Seconde identification : A, C, D.

A. Le point de fusion de l'étamsylate (*2.2.14*) est de 127 °C à 134 °C.

B. Examinez l'étamsylate par spectrophotométrie d'absorption dans l'infrarouge (*2.2.24*), en comparant avec le spectre obtenu avec l'*étamsylate SCR*. Examinez les substances sous forme de pastilles.

C. Dissolvez 0,100 g d'étamsylate dans de l'*eau R* et complétez à 200,0 ml avec le même solvant. Prélevez 5,0 ml de solution et complétez à 100,0 ml avec de l'*eau R*. Examinée immédiatement de 210 nm à 350 nm (*2.2.25*), la solution présente 2 maximums d'absorption à 221 nm et à 301 nm, respectivement. L'absorbance spécifique au maximum à 301 nm est de 145 à 151.

D. Dans un tube à essai, introduisez 2 ml de solution S récemment préparée (voir Essai) et 0,5 g d'*hydroxyde de sodium R*. Chauffez le mélange et placez à proximité de l'orifice du tube une bande humide de *papier tournesol rouge R*. La coloration du papier vire au bleu.

ESSAI

Solution S. Dissolvez 10,0 g d'étamsylate dans de l'*eau exempte de dioxyde de carbone R* et complétez à 100 ml avec le même solvant.

Aspect de la solution. La solution S récemment préparée est limpide (*2.2.1*) et incolore (*2.2.2, Procédé II*).

Détermination du pH (*2.2.3*). Le pH de la solution S est de 4,5 à 5,6.

Hydroquinone. Opérez par chromatographie sur couche mince (*2.2.27*) en utilisant une plaque recouverte d'un gel de silice approprié contenant un indicateur de fluorescence dont l'intensité est optimale à 254 nm.

Solution à examiner. Dissolvez 2,0 g d'étamsylate dans de l'*eau R* et complétez à 10 ml avec le même solvant.

Solution témoin. Dissolvez 10 mg d'*hydroquinone R* dans de l'*eau R* et complétez à 50 ml avec le même solvant.

Déposez sur la plaque 10 µl de chaque solution. Faites sécher les dépôts dans un courant d'air froid. Développez sur un parcours de 15 cm avec un mélange de 20 volumes de *chlorure de méthylène R*, de 30 volumes d'*acétate de méthyle R* et de 50 volumes d'*acétate d'éthyle R*. Séchez la plaque dans un courant d'air chaud et examinez en lumière ultraviolette à 254 nm. S'il apparait une tache correspondant à l'hydroquinone dans le chromatogramme obtenu avec la solution à examiner, elle n'est pas plus intense que la tache principale du chromatogramme obtenu avec la solution témoin (0,1 pour cent).

Métaux lourds (*2.4.8*). 1,0 g d'étamsylate satisfait à l'essai limite C des métaux lourds (15 ppm). Préparez le témoin avec 1,5 ml de *solution à 10 ppm de plomb (Pb) R*.

Fer (*2.4.9*). 10 ml de solution S satisfont à l'essai limite du fer (10 ppm).

Perte à la dessiccation (*2.2.32*). Déterminée dans une étuve à 60 °C sous vide sur 1,000 g d'étamsylate, la perte à la dessiccation n'est pas supérieure à 0,5 pour cent.

Cendres sulfuriques (*2.4.14*). Déterminé sur 1,0 g d'étamsylate, le taux des cendres sulfuriques n'est pas supérieur à 0,1 pour cent.

Monographies D - K

DOSAGE

Dissolvez 0,200 g d'étamsylate dans un mélange de 10 ml d'*eau R* et de40 ml d'*acide sulfurique dilué R*. Titrez par le *sulfate de cérium 0,1 M*. Déterminez le point de fin de titrage par potentiométrie (*2.2.20*).

1 ml de *sulfate de cérium 0,1 M* correspond à 13,16 mg de $C_{10}H_{17}NO_5S$.

CONSERVATION

En récipient étanche, à l'abri de la lumière.

IMPURETÉS

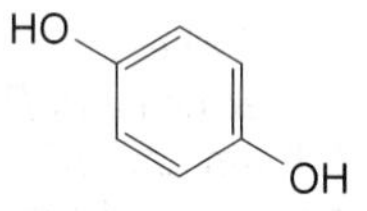

A. benzène-1,4-diol (hydroquinone).

01/2002:1591

ÉTHACRIDINE (LACTATE D') MONOHYDRATÉ

Ethacridini lactas monohydricus

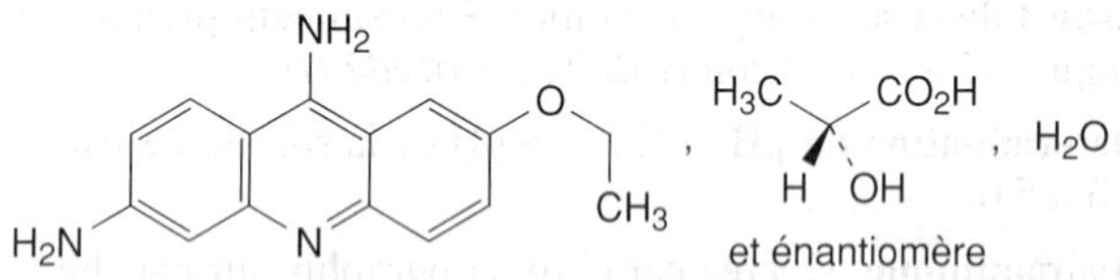

$C_{18}H_{21}N_3O_4,H_2O$ M_r 361,4

DÉFINITION

(2*RS*)-2-Hydroxypropanoate de 7-éthoxyacridine-3,9-diamine.

Teneur : 99,0 pour cent à 101,0 pour cent (substance desséchée).

CARACTÈRES

Aspect : poudre cristalline jaune.

Solubilité : assez soluble dans l'eau, très peu soluble dans l'alcool, pratiquement insoluble dans le chlorure de méthylène.

IDENTIFICATION

Première identification : A.

Seconde identification : B, C, D.

A. Spectrophotométrie d'absorption dans l'infrarouge (*2.2.24*).

   Comparaison : lactate d'éthacridine monohydraté SCR.

B. Mélangez 0,1 ml de solution S (voir Essai) avec 100 ml d'*eau R*. La solution est jaune-vert et présente une forte fluorescence verte en lumière ultraviolette à 365 nm. Ajoutez 5 ml d'*acide chlorhydrique 1 M*. La fluorescence ne disparaît pas.

C. A 0,5 ml de solution S, ajoutez 1,0 ml d'*eau R*, 0,1 ml d'une solution de *chlorure de cobalt R* à 10 g/l et 0,1 ml d'une solution de *ferrocyanure de potassium R* à 50 g/l. La solution obtenue est verte.

D. A 50 ml de solution S, ajoutez 10 ml de *solution diluée d'hydroxyde de sodium R*. Filtrez. A 5 ml du filtrat, ajoutez 1 ml d'*acide sulfurique dilué R*. 5 ml de la solution obtenue donnent la réaction des lactates (*2.3.1*).

ESSAI

Solution S. Dissolvez 2,0 g de lactate d'éthacridine monohydraté dans de l'*eau exempte de dioxyde de carbone R* et complétez à 100,0 ml avec le même solvant.

pH (*2.2.3*) : 5,5 à 7,0 pour la solution S.

Substances apparentées. Chromatographie liquide (*2.2.29*).

Solution à examiner. Dissolvez 10,0 mg de lactate d'éthacridine monohydraté dans la phase mobile et complétez à 25,0 ml avec la phase mobile.

Solution témoin (a). Prélevez 1,0 ml de la solution à examiner et complétez à 100,0 ml avec la phase mobile.

Solution témoin (b). Prélevez 1,0 ml de la solution témoin (a) et complétez à 10,0 ml avec la phase mobile.

Colonne :

- *dimensions* : l = 0,25 m, Ø = 4,6 mm,
- *phase stationnaire* : *gel de silice octadécylsilylé pour chromatographie R* (5 µm).

Phase mobile : dissolvez 1,0 g d'*octanesulfonate de sodium R* dans un mélange de 300 ml d'*acétonitrile R* et de 700 ml de *solution tampon phosphate pH 2,8 R*.

Débit : 1 ml/min.

Détection : spectrophotomètre à 268 nm.

Injection : 10 µl.

Enregistrement : 3 fois le temps de rétention de l'éthacridine.

Temps de rétention : éthacridine = environ 15 min.

Limites :

- *toute impureté* : au maximum 3 fois la surface du pic principal du chromatogramme obtenu avec la solution témoin (b) (0,3 pour cent),
- *total* : au maximum la surface du pic principal du chromatogramme obtenu avec la solution témoin (a) (1 pour cent),
- *limite d'exclusion* : 0,5 fois la surface du pic principal du chromatogramme obtenu avec la solution témoin (b) (0,05 pour cent).

Métaux lourds (*2.4.8*) : au maximum 50 ppm.

1,0 g de lactate d'éthacridine monohydraté satisfait à l'essai limite F. Préparez le témoin avec 5,0 ml de *solution à 10 ppm de plomb (Pb) R*.

Perte à la dessiccation (*2.2.32*) : 4,5 pour cent à 5,5 pour cent, déterminé à l'étuve sous vide à 100-105 °C sur 1,000 g de lactate d'éthacridine monohydraté.

Cendres sulfuriques (*2.4.14*) : au maximum 0,1 pour cent, déterminé sur 1,0 g de lactate d'éthacridine monohydraté.

DOSAGE

Dissolvez 0,270 g de lactate d'éthacridine monohydraté dans 5,0 ml d'*acide formique anhydre R*. Ajoutez 60,0 ml d'*anhydride acétique R* et titrez par l'*acide perchlorique 0,1 M*. Déterminez le point de fin de titrage par potentiométrie (*2.2.20*).

1 ml d'*acide perchlorique 0,1 M* correspond à 34,34 mg de $C_{18}H_{21}N_3O_4$.

CONSERVATION

A l'abri de la lumière.

IMPURETÉS

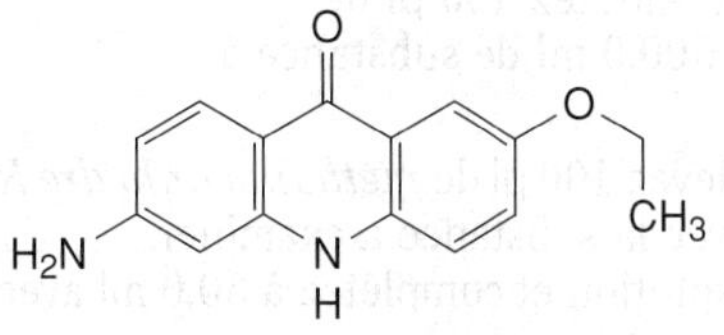

A. 6-amino-2-éthoxyacridin-9(10*H*)-one,

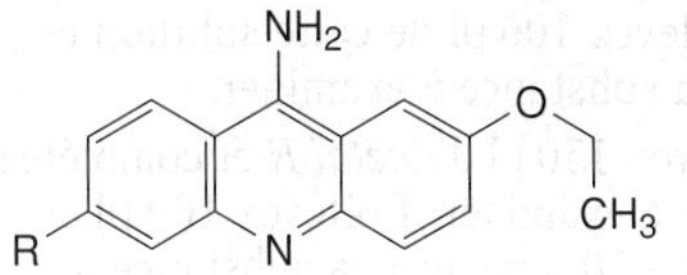

B. R = Cl : 6-chloro-2-éthoxyacridin-9-amine,

C. R = O-CH_2-CH_2-OH : 2-[(9-amino-7-éthoxyacridin-3-yl)oxy]éthanol.

01/2002:0553

ÉTHAMBUTOL (CHLORHYDRATE D')

Ethambutoli hydrochloridum

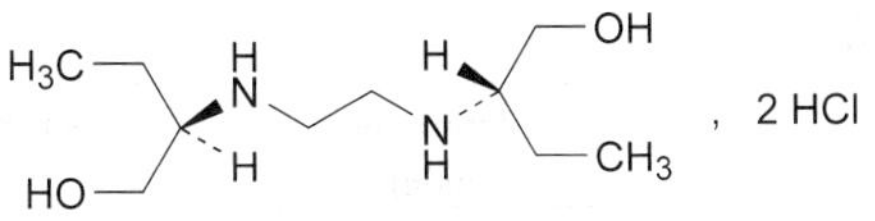

$C_{10}H_{26}Cl_2N_2O_2$ M_r 277,2

DÉFINITION

Le chlorhydrate d'éthambutol contient au minimum 97,0 pour cent et au maximum l'équivalent de 101,0 pour cent de dichlorhydrate de 2,2'-(éthylènediimino)bis[(2*S*)-butan-1-ol], calculé par rapport à la substance desséchée.

CARACTÈRES

Poudre cristalline, blanche, facilement soluble dans l'eau, soluble dans l'alcool, très peu soluble dans l'éther.

Le chlorhydrate d'éthambutol fond vers 202 °C.

IDENTIFICATION

Première identification : A, D.

Seconde identification : B, C, D.

A. Examinez le chlorhydrate d'éthambutol par spectrophotométrie d'absorption dans l'infrarouge (*2.2.24*), en comparant avec le spectre obtenu avec le *chlorhydrate d'éthambutol SCR*. Examinez les substances sous forme de pastilles.

B. Examinez les chromatogrammes obtenus dans l'essai du 2-aminobutanol. La tache principale du chromatogramme obtenu avec la solution à examiner (b) est semblable quant à sa position, sa coloration et ses dimensions à la tache principale du chromatogramme obtenu avec la solution témoin (b).

C. Dissolvez 0,1 g de chlorhydrate d'éthambutol dans 10 ml d'*eau R*. Ajoutez 0,2 ml de *solution de sulfate de cuivre R* et 0,5 ml de *solution diluée d'hydroxyde de sodium R*. Il se développe une coloration bleue.

D. Le chlorhydrate d'éthambutol donne la réaction (a) des chlorures (*2.3.1*).

ESSAI

Détermination du pH (*2.2.3*). Dissolvez 0,2 g de chlorhydrate d'éthambutol dans 10 ml d'*eau exempte de dioxyde de carbone R*. Le pH de la solution est de 3,7 à 4,0.

2-Aminobutanol. Opérez par chromatographie sur couche mince (*2.2.27*) en utilisant une plaque recouverte de *gel de silice G R*.

Solution à examiner (a). Dissolvez 0,50 g de chlorhydrate d'éthambutol dans du *méthanol R* et complétez à 10 ml avec le même solvant.

Solution à examiner (b). Prélevez 1 ml de solution à examiner (a) et complétez à 10 ml avec du *méthanol R*.

Solution témoin (a). Dissolvez 50 mg de *2-aminobutanol R* dans du *méthanol R* et complétez à 10 ml avec le même solvant. Prélevez 1 ml de cette solution et complétez à 10 ml avec du *méthanol R*.

Solution témoin (b). Dissolvez 50 mg de *chlorhydrate d'éthambutol SCR* dans du *méthanol R* et complétez à 10 ml avec le même solvant.

Déposez séparément sur la plaque 2 µl de chaque solution. Développez sur un parcours de 15 cm avec un mélange de 10 volumes d'*ammoniaque concentrée R*, de 15 volumes d'*eau R* et de 75 volumes de *méthanol R*. Laissez sécher la plaque à l'air. Chauffez à 110 °C pendant 10 min et refroidissez. Pulvérisez de la *solution de ninhydrine R1*. Chauffez de nouveau à 110 °C pendant 5 min. S'il apparaît une tache correspondant au 2-aminobutanol dans le chromatogramme obtenu avec la solution à examiner (a), elle n'est pas plus intense que la tache du chromatogramme obtenu avec la solution témoin (a) (1,0 pour cent).

Métaux lourds (*2.4.8*). 2,0 g de chlorhydrate d'éthambutol satisfont à l'essai limite C des métaux lourds (10 ppm). Préparez le témoin avec 2 ml de *solution à 10 ppm de plomb (Pb) R*.

Perte à la dessiccation (*2.2.32*). Déterminée à l'étuve à 100-105 °C pendant 3 h sur 0,500 g de chlorhydrate d'éthambutol, la perte à la dessiccation n'est pas supérieure à 0,5 pour cent.

Cendres sulfuriques (*2.4.14*). Déterminé sur 1,0 g de chlorhydrate d'éthambutol, le taux des cendres sulfuriques n'est pas supérieur à 0,1 pour cent.

DOSAGE

A 70 ml d'*ammoniaque diluée R2,* ajoutez 4,0 ml de *solution de sulfate de cuivre R* ; mélangez, ajoutez 5,0 ml de *solution diluée d'hydroxyde de sodium R* et complétez à 100 ml avec de l'*eau R*. Dissolvez dans 20 ml de cette solution 0,100 g de chlorhydrate d'éthambutol et complétez à 25,0 ml avec la même solution de réactifs. Préparez la solution témoin dans les mêmes conditions avec 0,100 g de *chlorhydrate d'éthambutol SCR*. Mesurez l'angle de rotation (*2.2.7*) des 2 solutions à 436 nm.

En tenant compte de la lecture des angles de rotation et de la concentration des solutions, calculez la teneur de la substance à examiner en $C_{10}H_{26}Cl_2N_2O_2$.

CONSERVATION

En récipient étanche.

01/2002:1317

ETHANOL À 96 POUR CENT

Ethanolum (96 per centum)

DÉFINITION

Teneur :

– éthanol (C_2H_6O ; M_r 46,07) : 95,1 pour cent *V/V* (92,6 pour cent *m/m*) à 96,9 pour cent *V/V* (95,2 pour cent *m/m*) à 20 °C, calculé à partir de la densité en utilisant les tables alcoométriques (*5.5*),
– eau.

CARACTÈRES

Aspect : liquide incolore, limpide, volatile et inflammable, hygroscopique.

Solubilité : miscible à l'eau et au chlorure de méthylène.

L'éthanol à 96 pour cent brûle avec une flamme bleue, sans fumée.

Eb : environ 78 °C.

IDENTIFICATION

Première identification : A, B.

Seconde identification : A, C, D.

A. La substance à examiner satisfait à l'essai de densité (voir Essai).

B. Spectrophotométrie d'absorption dans l'infrarouge (*2.2.24*).
Comparaison : *spectre de référence de l'éthanol à 96 pour cent de la Ph. Eur.*

C. Dans un tube à essai, mélangez 0,1 ml de substance à examiner et 1 ml d'une solution de *permanganate de potassium R* à 10 g/l, puis ajoutez 0,2 ml d'*acide sulfurique dilué R*. Couvrez immédiatement d'un papier filtre humecté d'une solution récemment préparée contenant 0,1 g de *nitroprussiate de sodium R* et 0,5 g d'*hydrate de pipérazine R* dans 5 ml d'*eau R*. Après quelques minutes, il se développe sur le papier une coloration bleu intense qui pâlit après 10-15 min.

D. A 0,5 ml de substance à examiner, ajoutez 5 ml d'*eau R*, 2 ml de *solution diluée d'hydroxyde de sodium R*, puis lentement 2 ml d'*iode 0,05 M*. Il se forme un précipité jaune dans les 30 min.

ESSAI

Aspect. La substance à examiner est limpide (*2.2.1*) et incolore (*2.2.2, Procédé II*) comparée à l'*eau R*. Diluez 1,0 ml de substance à examiner dans de l'*eau R* et complétez à 20 ml avec le même solvant. Après 5 min, cette solution reste limpide (*2.2.1*) comparée à l'*eau R*.

Acidité ou alcalinité. A 20 ml de substance à examiner, ajoutez 20 ml d'*eau exempte de dioxyde de carbone R*, puis 0,1 ml de *solution de phénolphtaléine R*. La solution est incolore. Ajoutez 1,0 ml d'*hydroxyde de sodium 0,01 M*. La solution est rose (30 ppm, exprimé en acide acétique).

Densité (*2.2.5*) : 0,805 à 0,812.

Absorbance (*2.2.25*) : au maximum 0,40 à 240 nm, 0,30 de 250 nm à 260 nm et 0,10 de 270 nm à 340 nm.

Examinez l'éthanol à 96 pour cent de 235 nm à 340 nm sous une épaisseur de 5 cm et en utilisant de l'*eau R* comme liquide de compensation. La courbe d'absorbance est lisse.

Impuretés volatiles. Chromatographie en phase gazeuse (*2.2.28*).

Solution à examiner (a). La substance à examiner.

Solution à examiner (b). Ajoutez 150 µl de *4-méthylpentan-2-ol R* à 500,0 ml de substance à examiner.

Solution témoin (a). Prélevez 100 µl de *méthanol anhydre R* et complétez à 50,0 ml avec la substance à examiner. Prélevez 5,0 ml de cette solution et complétez à 50,0 ml avec la substance à examiner.

Solution témoin (b). Prélevez 50 µl de *méthanol anhydre R* et 50 µl d'*acétaldéhyde R* et complétez à 50,0 ml avec la substance à examiner. Prélevez 100 µl de cette solution et complétez à 10,0 ml avec la substance à examiner.

Solution témoin (c). Prélevez 150 µl d'*acétal R* et complétez à 50,0 ml avec la substance à examiner. Prélevez 100 µl de cette solution et complétez à 10,0 ml avec la substance à examiner.

Solution témoin (d). Prélevez 100 µl de *benzène R* et complétez à 100,0 ml avec la substance à examiner. Prélevez 100 µl de cette solution et complétez à 50,0 ml avec la substance à examiner.

Colonne :

– *matériau* : silice fondue,
– *dimensions* : *l* = 30 m, Ø= 0,32 mm,
– *phase stationnaire* : *poly[(cyanopropyl)(phényl)][diméthyl]siloxane R* (épaisseur du film 1,8 µm).

Gaz vecteur : *hélium pour chromatographie R*.

Vitesse linéaire : 35 cm/s.

Rapport de division : 1:20.

Température :

	Intervalle (min)	Température (°C)
Colonne	0 - 12	40
	12 - 32	40 → 240
	32 - 42	240
Chambre à injection		280
Détecteur		280

Détection : ionisation de flamme.

Injection : 1 µl.

Conformité du système : solution témoin (b) :

– *résolution* : au minimum 1,5 entre le premier pic (acétaldéhyde) et le deuxième pic (méthanol).

Limites :

– *méthanol* dans le chromatogramme obtenu avec la solution à examiner (a) : au maximum 0,5 fois de la surface du pic correspondant dans le chromatogramme obtenu avec la solution témoin (a) (200 ppm *V/V*),
– *acétaldéhyde + acétal* : au maximum 10 ppm *V/V*, exprimé en acetaldéhyde.
Calculez la somme des teneurs en acétaldéhyde et en acétal en parties par million (*V/V*) à l'aide de l'expression :

$$\frac{10 \times A_E}{A_T - A_E} + \frac{30 \times C_E}{C_T - C_E}$$

A_E = surface du pic correspondant à l'acétaldéhyde dans le chromatogramme obtenu avec la solution à examiner (a),

A_T = surface du pic correspondant à l'acétaldéhyde dans le chromatogramme obtenu avec la solution témoin (b),

C_E = surface du pic correspondant à l'acétal dans le chromatogramme obtenu avec la solution à examiner (a),

C_T = surface du pic correspondant à l'acétal dans le chromatogramme obtenu avec la solution témoin (c).

– *benzène* : au maximum 2 ppm *V/V*.

Calculez la teneur en benzène en parties par million (*V/V*) à l'aide de l'expression :

$$\frac{2B_E}{B_T - B_E}$$

B_E = surface du pic correspondant au benzène dans le chromatogramme obtenu avec la solution à examiner (a),

B_T = surface du pic correspondant au benzène dans le chromatogramme obtenu avec la solution témoin (d).

L'identité du benzène peut être confirmée, le cas échéant, en utilisant un autre système chromatographique approprié (phase stationnaire présentant une polarité différente).

– *total des autres impuretés* dans le chromatogramme obtenu avec la solution à examiner (b) : au maximum la surface du pic correspondant au 4-méthylpentan-2-ol dans le chromatogramme obtenu avec la solution à examiner (b) (300 ppm),

– *limite d'exclusion* : 0,03 fois la surface du pic correspondant au 4-méthylpentan-2-ol dans le chromatogramme obtenu avec la solution à examiner (b) (9 ppm).

Résidu à l'évaporation : au maximum 25 ppm *m/V*.

Evaporez à siccité au bain-marie 100 ml de substance à examiner, puis desséchez à 100-105 °C pendant 1 h. La masse du résidu est au maximum de 2,5 mg.

CONSERVATION

A l'abri de la lumière.

IMPURETÉS

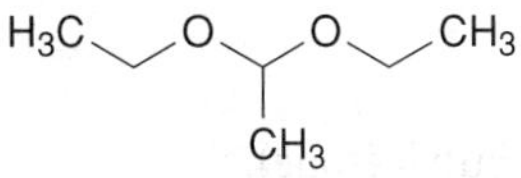

A. 1,1-diéthoxyéthane (acétal),

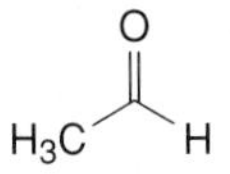

B. acétaldéhyde,

C. acétone,

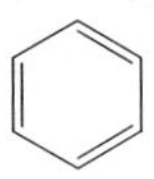

D. benzène,

Le chromatogramme suivant est publié à titre d'information.

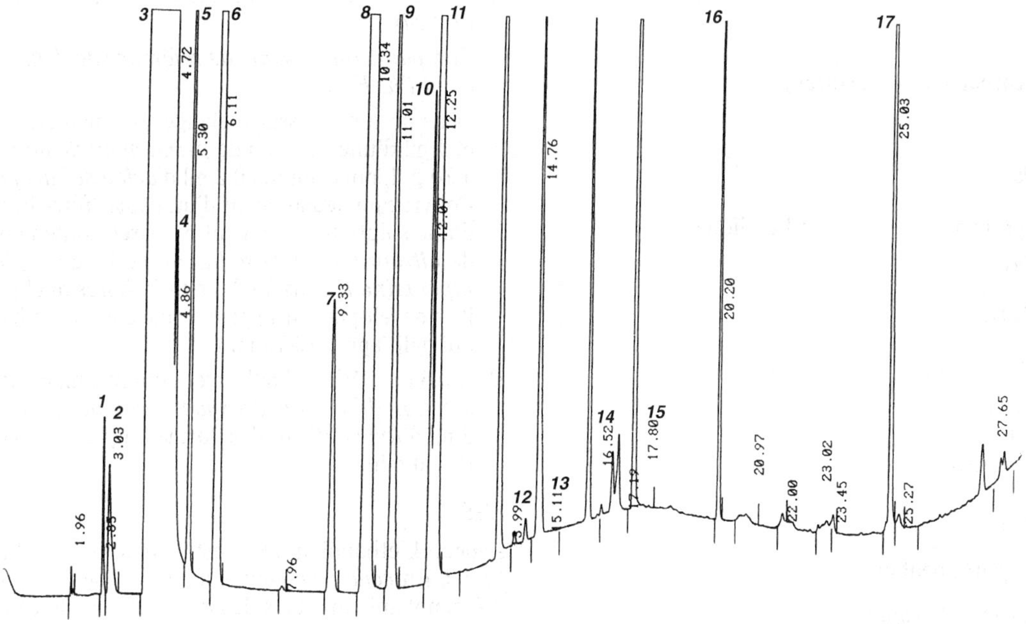

1. acétaldéhyde
2. méthanol
3. ethanol
4. acétone
5. 2-propanol
6. *tert*-butanol
7. méthyléthylcétone
8. 2-butanol
9. cyclohexane
10. benzène
11. 2-méthyl-1-propanol
12. butanol
13. acétal
14. méthylisobutylcétone
15. pentanol
16. furfural
17. octanol

Figure 1317.-1. – *Essai des impuretés volatiles : chromatogramme d'un mélange d'éthanol et de 16 impuretés*

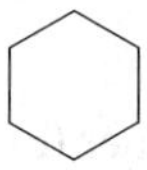

E. cyclohexane,

F. CH_3-OH : méthanol,

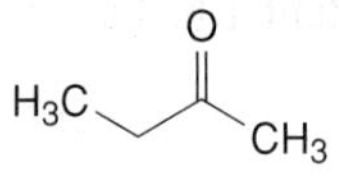

G. butan-2-one (méthyléthylcétone),

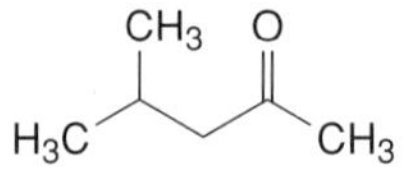

H. 4-méthylpentan-2-one (méthylisobutylcétone),

I. CH_3-$(CH_2)_2$-OH : propanol,

J. propan-2-ol (alcool isopropylique),

K. CH_3-$(CH_2)_3$-OH : butanol,

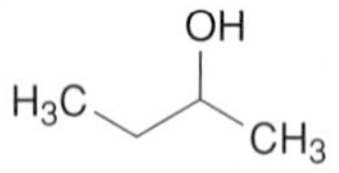

L. butan-2-ol,

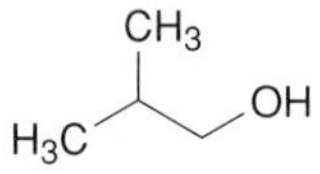

M. 2-méthylpropanol (isobutanol),

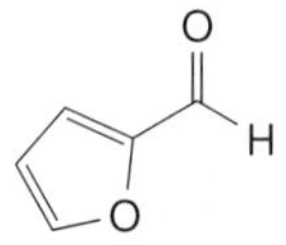

N. furane-2-carbaldéhyde (furfural),

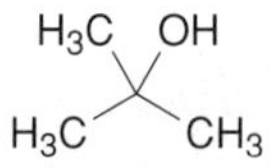

O. 2-méthylpropan-2-ol (alcool *tert*-butylique),

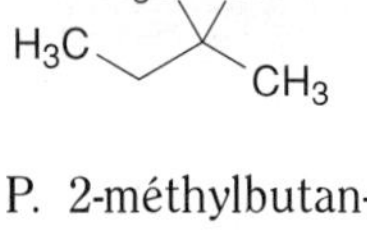

P. 2-méthylbutan-2-ol,

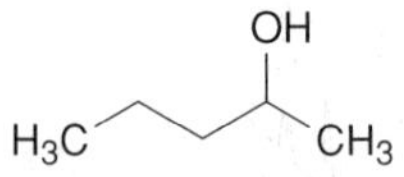

Q. pentan-2-ol,

R. CH_3-$(CH_2)_4$-OH : pentanol,

S. CH_3-$(CH_2)_5$-OH : hexanol,

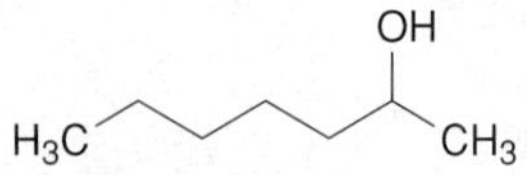

T. heptan-2-ol,

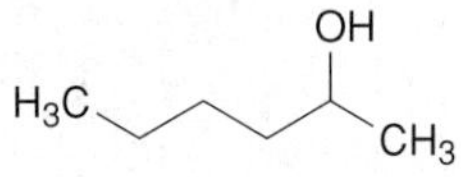

U. hexan-2-ol,

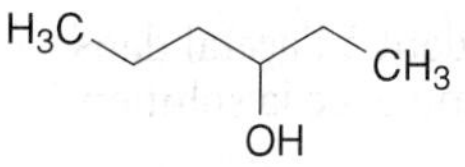

V. hexan-3-ol.

01/2002:1318

ETHANOL ANHYDRE

Ethanolum anhydricum

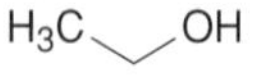

C_2H_6O M_r 46,07

DÉFINITION

Teneur : au minimum 99,5 pour cent *V/V* de C_2H_6O (99,2 pour cent *m/m*), à 20 °C, calculé à partir de la densité en utilisant les tables alcoométriques (*5.5*).

CARACTÈRES

Aspect : liquide incolore, limpide, volatil et inflammable, hygroscopique.

Solubilité : miscible à l'eau et au chlorure de méthylène.

L'éthanol anhydre brûle avec une flamme bleue, sans fumée.

Eb : environ 78 °C.

IDENTIFICATION

Première identification : A, B.

Seconde identification : A, C, D.

A. L'éthanol anhydre satisfait à l'essai de densité (voir Essai).

B. Spectrophotométrie d'absorption dans l'infrarouge (*2.2.24*).

Comparaison : *spectre de référence de l'éthanol anhydre de la Ph. Eur.*

C. Dans un tube à essai, mélangez 0,1 ml d'éthanol anhydre et 1 ml d'une solution de *permanganate de potassium R* à 10 g/l, puis ajoutez 0,2 ml d'*acide sulfurique dilué R*. Couvrez immédiatement d'un papier filtre humecté d'une solution récemment préparée contenant 0,1 g de *nitroprussiate de sodium R* et 0,5 g d'*hydrate de pipérazine R* dans 5 ml d'*eau R*. Après quelques minutes, il se développe sur le papier une coloration bleue intense qui pâlit après 10-15 min.

D. A 0,5 ml d'éthanol anhydre, ajoutez 5 ml d'*eau R*, 2 ml de *solution diluée d'hydroxyde de sodium R*, puis lentement 2 ml d'*iode 0,05 M*. Il se forme un précipité jaune dans les 30 min.

ESSAI

Aspect. L'éthanol anhydre est limpide (*2.2.1*) et incolore (*2.2.2, Procédé II*) comparé à l'*eau R*. Diluez 1,0 ml d'éthanol anhydre dans de l'*eau R* et complétez à 20 ml avec le même solvant. Après 5 min, cette solution reste limpide (*2.2.1*) comparée à l'*eau R*.

Acidité ou alcalinité. A 20 ml d'éthanol anhydre, ajoutez 20 ml d'*eau exempte de dioxyde de carbone R*, puis 0,1 ml de *solution de phénolphtaléine R*. La solution est incolore. Ajoutez 1,0 ml d'*hydroxyde de sodium 0,01 M*. La solution est rose (30 ppm, exprimé en acide acétique).

Densité (*2.2.5*) : 0,790 à 0,793.

Absorbance (*2.2.25*) : au maximum 0,40 à 240 nm, 0,30 de 250 nm à 260 nm et 0,10 de 270 nm à 340 nm.

Examinez l'éthanol anhydre de 235 nm à 340 nm sous une épaisseur de 5 cm et en utilisant de l'*eau R* comme liquide de compensation. La courbe d'absorbance est lisse.

Impuretés volatiles. Chromatographie en phase gazeuse (*2.2.28*).

Solution à examiner (a). Ethanol anhydre.

Solution à examiner (b). Ajoutez 150 µl de *4-méthylpentan-2-ol R* à 500,0 ml d'éthanol anhydre.

Solution témoin (a). Prélevez 100 µl de *méthanol anhydre R* et complétez à 50,0 ml avec l'éthanol anhydre. Prélevez 5,0 ml de cette solution et complétez à 50,0 ml avec l'éthanol anhydre.

Solution témoin (b). Prélevez 50 µl de *méthanol anhydre R* et 50 µl d'*acétaldéhyde R* et complétez à 50,0 ml avec l'éthanol anhydre. Prélevez 100 µl de cette solution et complétez à 10,0 ml avec l'éthanol anhydre.

Solution témoin (c). Prélevez 150 µl d'*acétal R* et complétez à 50,0 ml avec l'éthanol anhydre. Prélevez 100 µl de cette solution et complétez à 10,0 ml avec l'éthanol anhydre.

Solution témoin (d). Prélevez 100 µl de *benzène R* et complétez à 100,0 ml avec l'éthanol anhydre. Prélevez 100 µl de cette solution et complétez à 50,0 ml avec l'éthanol anhydre.

Colonne :

- *matériau* : silice fondue,
- *dimensions* : l = 30 m, Ø = 0,32 mm,
- *phase stationnaire* : *poly[(cyanopropyl)(phényl)][diméthyl]siloxane R* (épaisseur du film 1,8 µm).

Gaz vecteur : *hélium pour chromatographie R*.

Vitesse linéaire : 35 cm/s.

Rapport de division : 1:20.

Température :

	Intervalle (min)	**Température (°C)**
Colonne	0 - 12	40
	12 - 32	40 → 240
	32 - 42	240
Chambre à injection		280
Détecteur		280

Détection : ionisation de flamme.

Injection : 1 µl.

Conformité du système : solution témoin (b) :

- *résolution* : au minimum 1,5 entre le premier pic (acétaldéhyde) et le deuxième pic (méthanol).

Limites :

- *méthanol* dans le chromatogramme obtenu avec la solution à examiner (a) : au maximum 0,5 fois de la surface du pic correspondant dans le chromatogramme obtenu avec la solution témoin (a) (200 ppm *V/V*),
- *acétaldéhyde + acétal* : au maximum 10 ppm *V/V*, exprimé en acétaldéhyde.

  Calculez la somme des teneurs en acétaldéhyde et en acétal en parties par million (*V/V*) à l'aide de l'expression :

$$\frac{10 \times A_E}{A_T - A_E} + \frac{30 \times C_E}{C_T - C_E}$$

A_E = surface du pic correspondant à l'acétaldéhyde dans le chromatogramme obtenu avec la solution à examiner (a),

A_T = surface du pic correspondant à l'acétaldéhyde dans le chromatogramme obtenu avec la solution témoin (b),

C_E = surface du pic correspondant à l'acétal dans le chromatogramme obtenu avec la solution à examiner (a),

C_T = surface du pic correspondant à l'acétal dans le chromatogramme obtenu avec la solution témoin (c).

- *benzène* : au maximum 2 ppm *V/V*.

  Calculez la teneur en benzène en parties par million (*V/V*) à l'aide de l'expression :

$$\frac{2B_E}{B_T - B_E}$$

B_E = surface du pic correspondant au benzène dans le chromatogramme obtenu avec la solution à examiner (a),

B_T = surface du pic correspondant au benzène dans le chromatogramme obtenu avec la solution témoin (d).

L'identité du benzène peut être confirmée, le cas échéant, en utilisant un autre système chromatographique approprié (phase stationnaire présentant une polarité différente).

- *total des autres impuretés* dans le chromatogramme obtenu avec la solution à examiner (b) : au maximum la surface du pic correspondant au 4-méthylpentan-2-ol dans le chromatogramme obtenu avec la solution à examiner (b) (300 ppm),
- *limite d'exclusion* : 0,03 fois la surface du pic correspondant au 4-méthylpentan-2-ol dans le chromatogramme obtenu avec la solution à examiner (b) (9 ppm).

Résidu à l'évaporation : au maximum 25 ppm *m/V*.

Evaporez à siccité au bain-marie 100 ml d'éthanol anhydre, puis desséchez à 100-105 °C pendant 1 h. La masse du résidu est au maximum de 2,5 mg.

CONSERVATION

A l'abri de la lumière.

IMPURETÉS

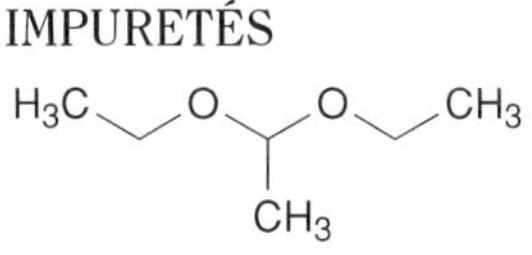

A. 1,1-diéthoxyéthane (acétal),

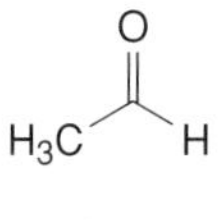

B. acétaldéhyde,

C. acétone,

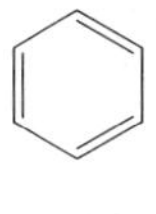

D. benzène,

Le chromatogramme suivant est publié à titre d'information.

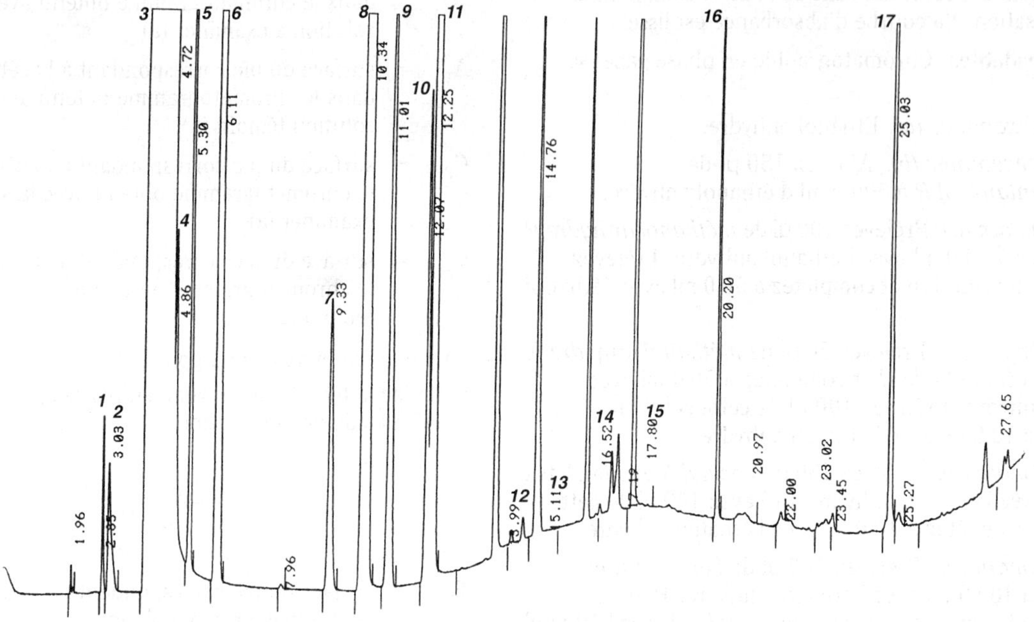

1. acétaldéhyde	7. méthyléthylcétone	13. acétal
2. méthanol	8. 2-butanol	14. méthylisobutylcétone
3. ethanol	9. cyclohexane	15. pentanol
4. acétone	10. benzène	16. furfural
5. 2-propanol	11. 2-méthyl-1-propanol	17. octanol
6. *tert*-butanol	12. butanol	

Figure 1318.-1. – *Essai des impuretés volatiles : chromatogramme d'un mélange d'éthanol et de 16 impuretés*

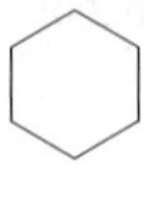

E. cyclohexane,

F. CH_3-OH : méthanol,

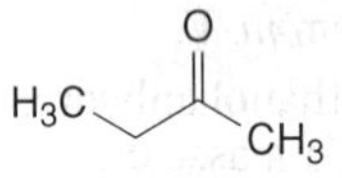

G. butan-2-one (méthyléthylcétone),

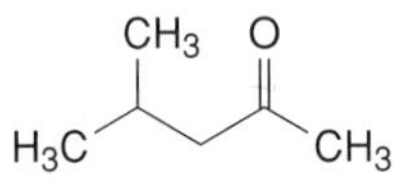

H. 4-méthylpentan-2-one (méthylisobutylcétone),

I. CH_3-$(CH_2)_2$-OH : propanol,

J. propan-2-ol (alcool isopropylique),

K. CH_3-$(CH_2)_3$-OH : butanol,

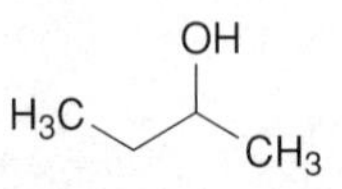

L. butan-2-ol,

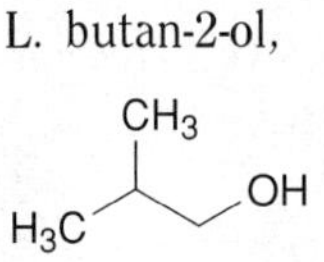

M. 2-méthylpropanol (isobutanol),

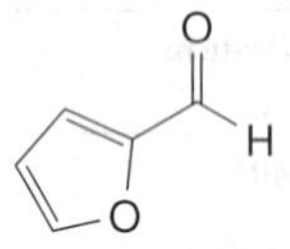

N. furane-2-carbaldéhyde (furfural),

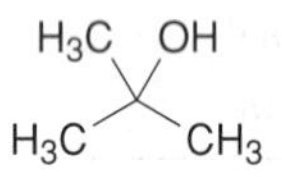

O. 2-méthylpropan-2-ol (alcool *tert*-butylique),

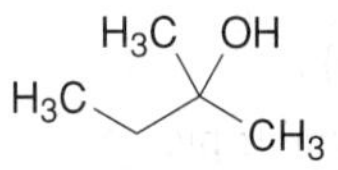

P. 2-méthylbutan-2-ol,

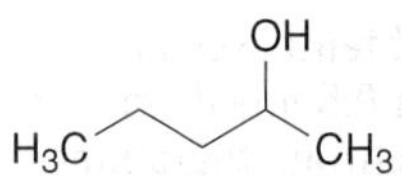

Q. pentan-2-ol,

R. CH_3-$(CH_2)_4$-OH : pentanol,

S. CH_3-$(CH_2)_5$-OH : hexanol,

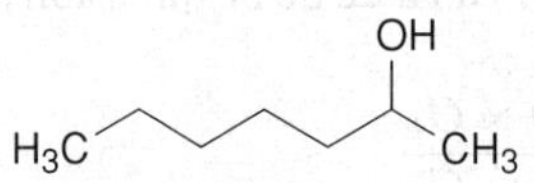

T. heptan-2-ol,

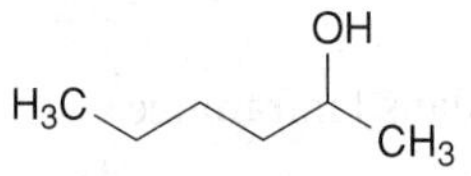

U. hexan-2-ol,

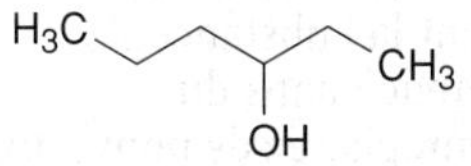

V. hexan-3-ol.

01/2002:0650

ÉTHER

Aether

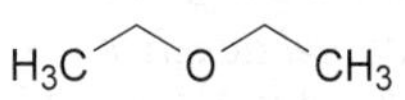

$C_4H_{10}O$ M_r 74,1

DÉFINITION

L'éther est l'éther diéthylique. Il peut contenir un antioxygène approprié, non volatil, à concentration convenable.

CARACTÈRES

Liquide limpide, incolore, volatil, très inflammable, soluble dans l'eau, miscible à l'alcool, au chlorure de méthylène et aux huiles grasses.

IDENTIFICATION

A. L'éther satisfait à l'essai de densité (voir Essai).

B. L'éther satisfait à l'essai de l'intervalle de distillation (voir Essai).

ESSAI

Acidité. A 20 ml d'*alcool R*, ajoutez 0,25 ml de *solution de bleu de bromothymol R1* et, goutte à goutte, de l'*hydroxyde de sodium 0,02 M* jusqu'à coloration bleue persistant pendant 30 s. Ajoutez 25 ml d'éther. Agitez et ajoutez à nouveau, goutte à goutte, de l'*hydroxyde de sodium 0,02 M* jusqu'à réapparition de la coloration bleue persistant pendant 30 s. Le volume d'*hydroxyde de sodium 0,02 M* utilisé n'est pas supérieur à 0,4 ml.

Densité (*2.2.5*) : 0,714 à 0,716.

Intervalle de distillation (*2.2.11*). *Ne jamais distiller si l'éther ne satisfait pas à l'essai des peroxydes.* L'éther distille complètement entre 34,0 °C et 35,0 °C. Effectuez l'essai en utilisant un dispositif de chauffage approprié. Opérez avec précaution en évitant de chauffer directement le ballon au-dessus du niveau du liquide.

Substances non volatiles. *Après avoir vérifié qu'il satisfait à l'essai des peroxydes*, évaporez 50 ml d'éther au bain-marie à siccité et desséchez à l'étuve à 100-105 °C. La masse du résidu n'est pas supérieure à 1 mg (20 mg/l).

Substances odorantes étrangères. Humectez avec 5 ml d'éther un disque de papier filtre d'un diamètre de 80 mm. Laissez évaporer. Aucune odeur autre que celle de l'éther n'est perceptible immédiatement après la volatilisation du liquide.

Aldéhydes. Dans une éprouvette à bouchon rodé, introduisez 10,0 ml d'éther et 1 ml de *solution alcaline de tétraiodomercurate de potassium R*. Agitez pendant 10 s. Laissez reposer le mélange pendant 5 min à l'abri de la lumière. La couche inférieure peut présenter une opalescence jaune à brun-rouge, mais pas une opalescence grise ou noire.

Peroxydes. Dans une éprouvette à bouchon rodé d'un volume de 12 ml et d'un diamètre de 15 mm environ, introduisez 8 ml de *solution amidonnée d'iodure de potassium R*. Remplissez entièrement d'éther, mélangez, puis laissez reposer à l'abri de la lumière pendant 5 min. Il ne se développe aucune coloration.

Teneur en eau (*2.5.12*). Déterminée par semi-microdosage sur 20 ml d'éther, la teneur en eau n'est pas supérieure à 2 g/l.

CONSERVATION

En récipient étanche, à l'abri de la lumière et à une température de 8 °C à 15 °C.

ÉTIQUETAGE

L'étiquette indique, dans les cas appropriés, le nom et la concentration de l'antioxygène non volatil ajouté.

01/2002:0367

ÉTHER ANESTHÉSIQUE

Aether anaestheticus

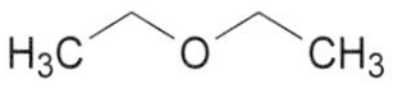

$C_4H_{10}O$ M_r 74,1

DÉFINITION

L'éther anesthésique est l'éther diéthylique. Il peut contenir un antioxygène non volatil approprié à concentration convenable.

CARACTÈRES

Liquide limpide, incolore, volatil, très mobile, très inflammable, soluble dans 15 parties d'eau, miscible à l'alcool et aux huiles grasses.

IDENTIFICATION

A. L'éther anesthésique satisfait à l'essai de densité (voir Essai).

B. L'éther anesthésique satisfait à l'essai de l'intervalle de distillation (voir Essai).

ESSAI

Densité (*2.2.5*) : 0,714 à 0,716.

Intervalle de distillation (*2.2.11*). *Ne jamais distiller si l'éther ne satisfait pas à l'essai des peroxydes.* L'éther anesthésique distille complètement entre 34,0 °C et 35,0 °C. Effectuez l'essai en utilisant un dispositif de chauffage approprié. Opérez avec précaution pour éviter de chauffer directement le ballon au-dessus du niveau du liquide.

Acides. A 20 ml d'*alcool R*, ajoutez 0,25 ml de *solution de bleu de bromothymol R1* et, goutte à goutte, de l'*hydroxyde de sodium 0,02 M* jusqu'à coloration bleue persistant pendant 30 s. Ajoutez 25 ml d'éther anesthésique. Agitez et ajoutez de nouveau, goutte à goutte, de l'*hydroxyde de sodium 0,02 M* jusqu'à réapparition de la coloration bleue persistant pendant 30 s. Le volume d'*hydroxyde de sodium 0,02 M* utilisé n'est pas supérieur à 0,4 ml.

Acétone et aldéhydes. Dans une éprouvette à bouchon rodé, introduisez 10,0 ml d'éther anesthésique et 1 ml de *solution alcaline de tétraiodomercurate de potassium R*. Agitez pendant 10 s. Laissez reposer le mélange pendant 5 min à l'abri de la lumière. La couche inférieure ne présente qu'une faible opalescence.

Si l'éther ne satisfait pas à l'essai, distillez-en 40 ml *après avoir vérifié qu'il satisfait à l'essai des peroxydes* jusqu'à ce qu'il ne reste dans le ballon qu'un volume de 5 ml et recueillez le distillat dans un récipient refroidi dans un bain d'eau glacée, puis répétez l'essai sur 10,0 ml du distillat comme indiqué ci-dessus.

Peroxydes. Dans une éprouvette à bouchon rodé d'un volume de 12 ml et d'un diamètre de 15 mm environ, introduisez 8 ml de *solution amidonnée d'iodure de potassium R*. Remplissez entièrement d'éther anesthésique, agitez énergiquement, puis laissez reposer à l'abri de la lumière pendant 30 min. Il ne se développe aucune coloration.

Substances non volatiles. Faites évaporer 50 ml d'éther anesthésique *après avoir vérifié qu'il satisfait à l'essai des peroxydes,* au bain-marie à siccité et desséchez à l'étuve à 100-105 °C. La masse du résidu n'est pas supérieure à 1 mg (20 mg/l).

Substances odorantes étrangères. Humectez avec 5 ml d'éther anesthésique un disque de papier filtre d'un diamètre de 80 mm. Laissez évaporer. Aucune odeur autre que celle de l'éther n'est perceptible immédiatement après la volatilisation du liquide.

Teneur en eau (*2.5.12*). Déterminée par semi-microdosage sur 20 ml d'éther anesthésique, la teneur en eau n'est pas supérieure à 2 g/l.

CONSERVATION

En récipient étanche, à l'abri de la lumière et à une température de 8 °C à 15 °C. L'éther conservé dans les récipients entamés risque de s'altérer rapidement.

ÉTIQUETAGE

L'étiquette indique, dans les cas appropriés, le nom et la concentration de l'antioxygène non volatil ajouté.

01/2002:0140

ETHINYLESTRADIOL

Ethinylestradiolum

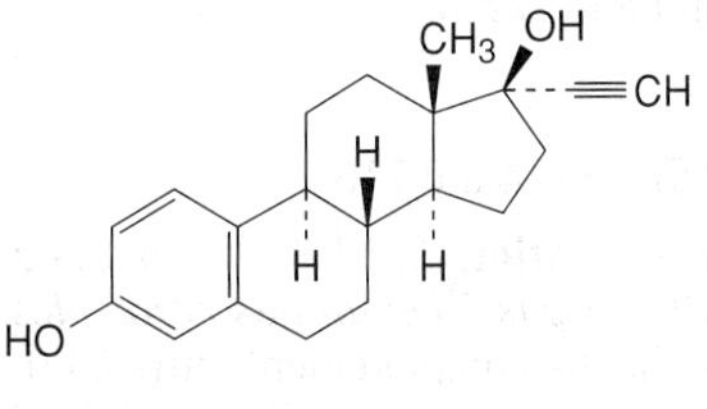

$C_{20}H_{24}O_2$ M_r 296,4

DÉFINITION

19-Nor-17α-prégna-1,3,5(10)-trién-20-yne-3,17-diol.

Teneur : 97,0 pour cent à 102,0 pour cent (substance desséchée).

CARACTÈRES

Aspect : poudre cristalline, blanche ou faiblement blanc-jaune.

Solubilité : pratiquement insoluble dans l'eau, facilement soluble dans l'alcool. L'éthinylestradiol se dissout dans les solutions alcalines diluées.

L'éthinylestradiol présente le phénomène du polymorphisme.

IDENTIFICATION

A. Spectrophotométrie d'absorption dans l'infrarouge (*2.2.24*).

Comparaison : *éthinylestradiol SCR.*

Si les spectres obtenus à l'état solide présentent des différences, dissolvez respectivement la substance à examiner et la substance de référence dans du *méthanol R,* évaporez à siccité et enregistrez de nouveaux spectres à partir des résidus.

B. Chromatographie sur couche mince (*2.2.27*).

Solution à examiner. Dissolvez 25 mg d'éthinylestradiol dans un mélange de 1 volume de *méthanol R* et de 9 volumes de *chlorure de méthylène R,* et complétez à 25 ml avec le même mélange de solvants.

Solution témoin. Dissolvez 25 mg d'*éthinylestradiol SCR* dans un mélange de 1 volume de *méthanol R* et de 9 volumes de *chlorure de méthylène R,* et complétez à 25 ml avec le même mélange de solvants.

Plaque : *plaque au gel de silice G pour CCM R.*

Phase mobile : *alcool R, toluène R* (10:90 *V/V*).

Dépôt : 5 µl.

Développement : sur un parcours de 15 cm.

Séchage : à l'air jusqu'à évaporation complète des solvants.

Détection : chauffez à 110 °C pendant 10 min, pulvérisez de la *solution alcoolique d'acide sulfurique R* sur la plaque chaude et chauffez à nouveau à 110 °C pendant 10 min. Examinez à la lumière du jour et en lumière ultraviolette à 365 nm.

Résultats : la tache principale du chromatogramme obtenu avec la solution à examiner est semblable quant à sa position, sa coloration, sa fluorescence et ses dimensions à la tache principale du chromatogramme obtenu avec la solution témoin.

ESSAI

Pouvoir rotatoire spécifique (*2.2.7*) : – 27 à – 30 (substance desséchée).

Dissolvez 1,25 g d'éthinylestradiol dans de la *pyridine R* et complétez à 25,0 ml avec le même solvant.

Substances apparentées. Chromatographie liquide (*2.2.29*).

Solution à examiner. Dissolvez 0,10 g d'éthinylestradiol dans la phase mobile et complétez à 100,0 ml avec la phase mobile.

Solution témoin (a). Dissolvez 10 mg d'*estradiol R* dans la phase mobile, ajoutez 10,0 ml de solution à examiner et complétez à 50,0 ml avec la phase mobile. Prélevez 1,0 ml de cette solution et complétez à 10,0 ml avec la phase mobile.

Solution témoin (b). Prélevez 10,0 ml de solution à examiner et complétez à 50,0 ml avec la phase mobile. Prélevez 1,0 ml de cette solution et complétez à 20,0 ml avec la phase mobile.

Colonne :

– *dimensions* : *l* = 0,15 m, Ø = 4,6 mm,
– *phase stationnaire* : *gel de silice octadécylsilylé pour chromatographie R* (5 µm).

Phase mobile : *acétonitrile R, eau R* (45:55 *V/V*).

Débit : 1 ml/min.

Détection : spectrophotomètre à 280 nm.

Injection : 20 µl.

Enregistrement : 2,5 fois le temps de rétention de l'éthinylestradiol.

Rétention relative par rapport à l'éthinylestradiol (temps de rétention = environ 4,6 min) : impureté D = environ 0,76 ; impureté B = environ 0,94.

Monographies D - K

Conformité du système : solution témoin (a) :

– *résolution* : au minimum 3,5 entre les pics dus à l'impureté D et à l'éthinylestradiol.

Limites :

– *impureté B* : au maximum la surface du pic principal du chromatogramme obtenu avec la solution témoin (b) (1,0 pour cent),

– *toute autre impureté* : au maximum 0,25 fois la surface du pic principal du chromatogramme obtenu avec la solution témoin (b) (0,25 pour cent),

– *total des autres impuretés* : au maximum 0,5 fois la surface du pic principal du chromatogramme obtenu avec la solution témoin (b) (0,5 pour cent),

– *limite d'exclusion* : 0,05 fois la surface du pic principal du chromatogramme obtenu avec la solution témoin (b) (0,05 pour cent).

Perte à la dessiccation (*2.2.32*) : au maximum 1,0 pour cent, déterminé à l'étuve à 100-105 °C pendant 3 h sur 0,500 g d'éthinylestradiol.

DOSAGE

Dissolvez 0,200 g d'éthinylestradiol dans 40 ml de *tétrahydrofurane R*. Ajoutez 5 ml d'une solution de *nitrate d'argent R* à 100 g/l. Titrez par l'*hydroxyde de sodium 0,1 M*. Déterminez le point de fin de titrage par potentiométrie (*2.2.20*). Effectuez un titrage à blanc.

1 ml d'*hydroxyde de sodium 0,1 M* correspond à 29,64 mg de $C_{20}H_{24}O_2$.

CONSERVATION

A l'abri de la lumière.

IMPURETÉS

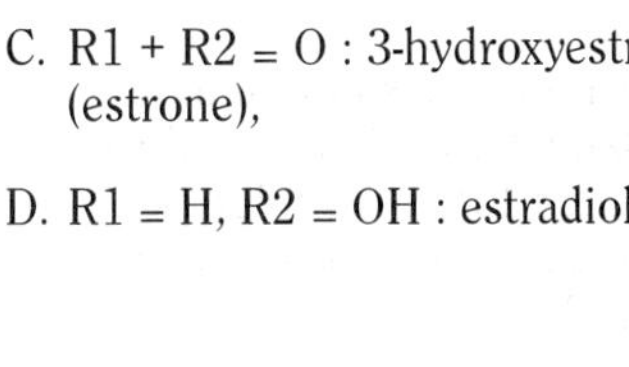

A. R1 = OH, R2 = C≡CH : 19-norprégna-1,3,5(10)-trién-20-yne-3,17-diol (17β-éthinylestradiol),

C. R1 + R2 = O : 3-hydroxyestra-1,3,5(10)-trién-17-one (estrone),

D. R1 = H, R2 = OH : estradiol,

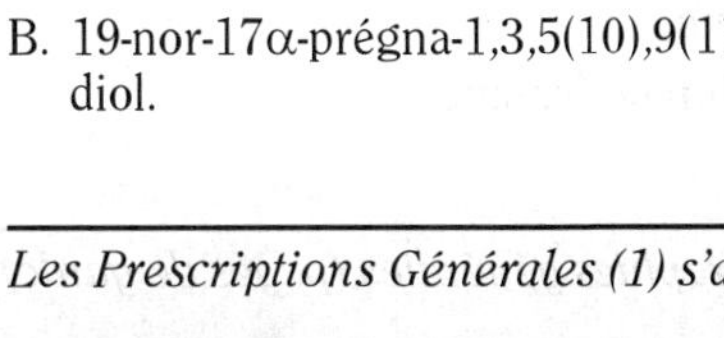

B. 19-nor-17α-prégna-1,3,5(10),9(11)-tétraén-20-yne-3,17-diol.

01/2002:0141

ÉTHIONAMIDE

Ethionamidum

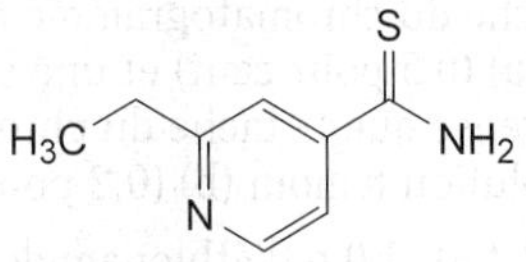

$C_8H_{10}N_2S$ M_r 166,2

DÉFINITION

L'éthionamide contient au minimum 98,5 pour cent et au maximum l'équivalent de 101,0 pour cent de 2-éthylpyridine-4-carbothioamide, calculé par rapport à la substance desséchée.

CARACTÈRES

Poudre cristalline jaune ou petits cristaux jaunes, pratiquement insolubles dans l'eau, solubles dans le méthanol, assez solubles dans l'alcool, peu solubles dans l'éther.

IDENTIFICATION

Première identification : A, C.

Seconde identification : A, B, D.

A. Le point de fusion (*2.2.14*) de l'éthionamide est de 158 °C à 164 °C.

B. Dissolvez 10,0 mg d'éthionamide dans du *méthanol R* et complétez à 100,0 ml avec le même solvant. Prélevez 10,0 ml de solution et complétez à 100,0 ml avec du *méthanol R*. Examinée de 230 nm à 350 nm (*2.2.25*), la solution présente un maximum d'absorption à 290 nm. L'absorbance spécifique au maximum est de 380 à 440.

C. Examinez l'éthionamide par spectrophotométrie d'absorption dans l'infrarouge (*2.2.24*), en comparant avec le spectre obtenu avec l'*éthionamide SCR*.

D. Dissolvez 10 mg environ d'éthionamide dans 5 ml de *méthanol R*. Ajoutez 5 ml de *solution de nitrate d'argent R2*. Il se forme un précipité brun-noir.

ESSAI

Aspect de la solution. Dissolvez 0,5 g d'éthionamide dans 10 ml de *méthanol R* en chauffant vers 50 °C. Laissez refroidir à température ambiante. La solution n'est pas plus fortement opalescente que la suspension témoin II (*2.2.1*).

Acidité. Dissolvez 2,0 g d'éthionamide dans 20 ml de *méthanol R* en chauffant vers 50 °C et ajoutez 20 ml d'*eau R*. Refroidissez légèrement en agitant jusqu'à début de cristallisation, puis laissez refroidir à température ambiante. Ajoutez 60 ml d'*eau R* et 0,2 ml de *solution de rouge de crésol R*. Le virage au rouge de l'indicateur ne nécessite pas plus de 0,2 ml d'*hydroxyde de sodium 0,1 M*.

Substances apparentées. Opérez par chromatographie sur couche mince (*2.2.27*) en utilisant une plaque recouverte de *gel de silice GF_{254} R*.

Solution à examiner. Dissolvez 0,2 g d'éthionamide dans de l'*acétone R* et complétez à 10 ml avec le même solvant.

Solution témoin (a). Prélevez 0,5 ml de la solution à examiner et complétez à 100 ml avec de l'*acétone R*.

Solution témoin (b). Prélevez 0,2 ml de la solution à examiner et complétez à 100 ml avec de l'*acétone R*.

Monographies D - K

Déposez séparément sur la plaque 10 µl de chaque solution. Développez sur un parcours de 15 cm avec un mélange de 10 volumes de *méthanol R* et de 90 volumes de *chloroforme R*. Laissez sécher la plaque à l'air. Examinez en lumière ultraviolette à 254 nm. S'il apparaît d'autres taches que la tache principale dans le chromatogramme obtenu avec la solution à examiner, aucune d'entre elles n'est plus intense que la tache du chromatogramme obtenu avec la solution témoin (a) (0,5 pour cent) et une seule d'entre elles peut être plus intense que la tache du chromatogramme obtenu avec la solution témoin (b) (0,2 pour cent).

Métaux lourds (*2.4.8*). 1,0 g d'éthionamide satisfait à l'essai limite D des métaux lourds (20 ppm). Préparez le témoin avec 2 ml de *solution à 10 ppm de plomb (Pb) R*.

Perte à la dessiccation (*2.2.32*). Déterminée à l'étuve à 100-105 °C pendant 3 h, sur 1,00 g d'éthionamide, la perte à la dessiccation n'est pas supérieure à 0,5 pour cent.

Cendres sulfuriques (*2.4.14*). Déterminé sur 1,0 g d'éthionamide, le taux des cendres sulfuriques n'est pas supérieur à 0,1 pour cent.

DOSAGE

Dissolvez 0,150 g d'éthionamide dans 50 ml d'*acide acétique anhydre R*. Titrez par l'*acide perchlorique 0,1 M*. Déterminez le point de fin de titrage par potentiométrie (*2.2.20*).

1 ml d'*acide perchlorique 0,1 M* correspond à 16,62 mg de $C_8H_{10}N_2S$.

01/2002:0764

ÉTHOSUXIMIDE

Ethosuximidum

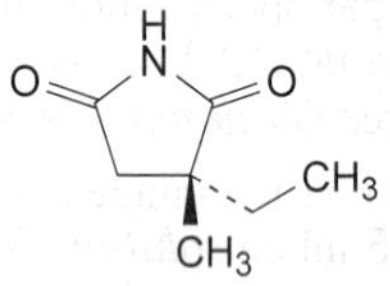

et énantiomère

$C_7H_{11}NO_2$ M_r 141,2

DÉFINITION

L'éthosuximide contient au minimum 98,5 pour cent et au maximum l'équivalent de 101,0 pour cent de (*RS*)-3-éthyl-3-méthylpyrrolidine-2,5-dione, calculé par rapport à la substance anhydre.

CARACTÈRES

Poudre ou masse cireuse, blanche ou sensiblement blanche, facilement soluble dans l'eau, très soluble dans l'alcool, dans le chlorure de méthylène et dans l'éther.

IDENTIFICATION

Première identification : A, C.

Seconde identification : A, B, D, E.

A. Le point de fusion (*2.2.14*) de l'éthosuximide est de 45 °C à 50 °C.

B. Dissolvez 50,0 mg d'éthosuximide dans de l'*alcool R* et complétez à 50,0 ml avec le même solvant. Examinée de 230 nm à 300 nm (*2.2.25*), la solution présente un maximum d'absorption à 248 nm. L'absorbance spécifique au maximum est de 8 à 9.

C. Examinez l'éthosuximide par spectrophotométrie d'absorption dans l'infrarouge (*2.2.24*). Faites fondre à 50 °C une quantité suffisante d'éthosuximide et préparez un film entre deux plaques préchauffées de *bromure de potassium R*. Enregistrez le spectre immédiatement. Comparez avec le spectre obtenu avec l'*éthosuximide SCR*, préparé dans les même conditions.

D. Dissolvez 0,1 g d'éthosuximide dans 3 ml de *méthanol R*. Ajoutez 0,05 ml d'une solution de *chlorure de cobalt R* à 100 g/l et 0,05 ml d'une solution de *chlorure de calcium R* à 100 g/l, puis 0,1 ml de *solution diluée d'hydroxyde de sodium R*. Il se développe une coloration pourpre et il ne se forme pas de précipité.

E. A 10 mg environ d'éthosuximide, ajoutez 10 mg de *résorcinol R* et 0,2 ml d'*acide sulfurique R*. Chauffez à 140 °C pendant 5 min, puis refroidissez. Ajoutez 5 ml d'*eau R* et 2 ml d'*ammoniaque concentrée R1*. Il apparaît une coloration brune. Ajoutez 100 ml environ d'*eau R*. Il apparaît une fluorescence verte.

ESSAI

Aspect de la solution. Dissolvez 2,5 g d'éthosuximide dans de l'*eau R* et complétez à 25 ml avec le même solvant. La solution est limpide (*2.2.1*) et incolore (*2.2.2, Procédé II*).

Cyanures. Dissolvez 1,0 g d'éthosuximide dans 10,0 ml d'*alcool R*. Ajoutez 0,5 ml de *solution de sulfate ferreux R2*, 1 ml de *solution diluée d'hydroxyde de sodium R* et 0,1 ml de *solution de chlorure ferrique R1*. Chauffez à ébullition, refroidissez et acidifiez avec 3 ml d'*acide sulfurique dilué R*. Après 15 min, il ne se développe pas de coloration bleue et il ne se forme pas de précipité bleu.

Substances apparentées. Opérez par chromatographie en phase gazeuse (*2.2.28*) en utilisant l'*anthracène R* comme étalon interne.

Solution d'étalon interne. Dissolvez 10 mg d'*anthracène R* dans du *chloroforme R* et complétez à 100 ml avec le même solvant.

Solution à examiner (a). Dissolvez 1,00 g d'éthosuximide dans du *chloroforme R* et complétez à 10,0 ml avec le même solvant.

Solution à examiner (b). Prélevez 5,0 ml de solution à examiner (a) et complétez à 10,0 ml avec la solution d'étalon interne.

Solution témoin (a). Dissolvez 10,0 mg d'*acide 2-éthyl-2-méthylsuccinique R* dans du *chloroforme R* et complétez à 10,0 ml avec le même solvant.

Solution témoin (b). Prélevez 1,0 ml de solution à examiner (a) et complétez à 100,0 ml avec du *chloroforme R*. Prélevez 1,0 ml de cette solution, ajoutez 5,0 ml de solution d'étalon interne et complétez à 10,0 ml avec du *chloroforme R*.

Solution témoin (c). Prélevez 1,0 ml de solution à examiner (b) et complétez à 50,0 ml avec du *chloroforme R*. A 1,0 ml de cette solution, ajoutez 1,0 ml de solution témoin (a) et 5,0 ml de solution d'étalon interne et complétez à 10,0 ml avec du *chloroforme R*.

La chromatographie peut être réalisée en utilisant :

- une colonne de verre d'une longueur de 2 m et d'un diamètre intérieur de 2 mm, remplie de *terre d'infusoires silanisée pour chromatographie en phase gazeuse R* (150 µm à 200 µm), imprégnée de 3 pour cent *m/m* de *poly[(cyanopropyl)méthylphénylméthylsiloxane] R*,
- comme gaz vecteur, de l'*azote pour chromatographie R*, à un débit de 30 ml/min,
- un détecteur à ionisation de flamme,

en maintenant la température de la colonne à 165 °C et celle de la chambre à injection et du détecteur à 240 °C.

Injectez 1 µl de solution témoin (c). Ajustez la sensibilité du détecteur de façon que la hauteur des 3 pics, à part celui dû au solvant, représente au moins 70 pour cent de l'échelle totale de l'enregistreur. Les substances sont éluées dans l'ordre suivant : acide 2-éthyl-2-méthylsuccinique, éthosuximide et anthracène. L'essai n'est valable que si la résolution entre les pics correspondant respectivement à l'acide 2-éthyl-2-méthylsuccinique et à l'éthosuximide n'est pas inférieure à 4.

Injectez 1 µl de solution à examiner (a). Vérifiez que le chromatogramme obtenu ne présente pas de pic dont le temps de rétention soit le même que celui du pic corespondant à l'étalon interne.

Injectez séparément 1 µl de solution à examiner (b) et de solution témoin (b). Continuez la chromatographie pendant 2 fois le temps de rétention du pic correspondant à l'éthosuximide. A partir du chromatogramme obtenu avec la solution témoin (b), calculez le rapport (*R*) entre la surface du pic dû à l'éthosuximide et la surface du pic dû à l'étalon interne. S'il apparaît, dans le chromatogramme obtenu avec la solution à examiner (b), d'autres pics que le pic principal, le pic dû à l'étalon interne et le pic dû au solvant, calculez le rapport entre la somme de la surface de ces pics et la surface du pic dû à l'étalon interne : ce rapport n'est pas supérieur à *R* (0,2 pour cent).

Teneur en eau (*2.5.12*). Déterminée par semi-microdosage sur 1,000 g d'éthosuximide, la teneur en eau n'est pas supérieure à 0,5 pour cent.

Cendres sulfuriques (*2.4.14*). Déterminé sur 1,0 g d'éthosuximide, le taux des cendres sulfuriques n'est pas supérieur à 0,1 pour cent.

DOSAGE

Neutralisez 20 ml de *diméthylformamide R* par l'*hydroxyde de tétrabutylammonium 0,1 M* en présence de 0,2 ml d'une solution de *thymolphtaléine R* à 5 g/l dans du *diméthylformamide R* jusqu'à virage de l'incolore au bleu franc. Ajoutez immédiatement 0,120 g d'éthosuximide et titrez par l'*hydroxyde de tétrabutylammonium 0,1 M* jusqu'à réapparition de la coloration bleu franc de l'indicateur. Protégez la solution du dioxyde de carbone de l'air tout au long du titrage.

1 ml d'*hydroxyde de tétrabutylammonium 0,1 M* utilisé dans le second titrage correspond à 14,12 mg de $C_7H_{11}NO_2$.

CONSERVATION

A l'abri de la lumière.

IMPURETÉS

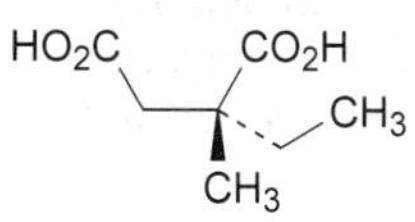

et énantiomère

A. acide (2*RS*)-2-éthyl-2-méthylbutanedioïque.

01/2002:0822

ÉTHYLCELLULOSE

Ethylcellulosum

DÉFINITION

L'éthylcellulose est une cellulose partiellement *O*-éthylée. Elle contient au minimum 44,0 pour cent et au maximum 51,0 pour cent de groupements éthoxy (-OC_2H_5), calculé par rapport à la substance desséchée.

CARACTÈRES

Poudre ou poudre granuleuse, blanche à blanc-jaune, inodore ou presque inodore, pratiquement insoluble dans l'eau, soluble dans le chlorure de méthylène et dans un mélange de 20 g d'alcool et de 80 g de toluène, peu soluble dans l'acétate d'éthyle et dans le méthanol, pratiquement insoluble dans le glycérol à 85 pour cent et dans le propylèneglycol. Les solutions peuvent présenter une faible opalescence.

IDENTIFICATION

A. Examinez l'éthylcellulose par spectrophotométrie d'absorption dans l'infrarouge (*2.2.24*), en comparant avec le *spectre de référence de l'éthylcellulose de la Ph. Eur.*

B. 0,2 g d'éthylcellulose ne se dissout pas dans 10 ml d'*eau R*, mais se dissout dans 10 ml de *toluène R* en donnant une solution faiblement opalescente.

C. L'éthylcellulose satisfait aux limites du dosage.

ESSAI

Acidité ou alcalinité. A 0,5 g d'éthylcellulose, ajoutez 25 ml d'*eau exempte de dioxyde de carbone R* et agitez pendant 15 min. Filtrez sur verre fritté (40). A 10 ml de solution, ajoutez 0,1 ml de *solution de phénolphtaléine R* et 0,5 ml d'*hydroxyde de sodium 0,01 M*. La solution est colorée en rose. A 10 ml de solution, ajoutez 0,1 ml de *solution de rouge de méthyle R* et 0,5 ml d'*acide chlorhydrique 0,01 M*. La solution est colorée en rouge.

Viscosité (*2.2.9*). Agitez avec 95 g d'un mélange de 20 g d'*alcool R* et de 80 g de *toluène R* jusqu'à dissolution, une quantité d'éthylcellulose correspondant à 5,00 g de substance desséchée. Déterminez la viscosité avec un viscosimètre capillaire. La viscosité, déterminée à 25 °C et exprimée en mPa·s, n'est pas inférieure à 90,0 pour cent ni supérieure à 110,0 pour cent de la valeur nominale indiquée sur l'étiquette si celle-ci est égale ou supérieure à 10 mPa·s ; elle n'est pas inférieure à 80,0 pour cent ni supérieure à 120,0 pour cent de la valeur nominale indiquée sur l'étiquette si celle-ci est comprise entre 6 mPa·s et 10 mPa·s ; elle n'est pas inférieure à 75,0 pour cent ni supérieure à 140,0 pour cent de la valeur nominale indiquée sur l'étiquette si celle-ci est inférieure ou égale à 6 mPa·s.

Acétaldéhyde. Dans une fiole conique de 250 ml à bouchon rodé, introduisez 3,0 g d'éthylcellulose, ajoutez 10 ml d'*eau R* et agitez mécaniquement pendant 1 h. Laissez reposer pendant 24 h, filtrez et complétez le filtrat à 100,0 ml avec de l'*eau R*. Dans un ballon jaugé de 25 ml, introduisez 5,0 ml du filtrat, ajoutez 5 ml d'une solution de *chlorhydrate de méthylbenzothiazolone-hydrazone R* à 0,5 g/l et chauffez dans un bain-marie à 60 °C pendant 5 min. Ajoutez 2 ml de *réactif au chlorure ferrique-acide sulfamique R* et chauffez à nouveau dans un bain-marie à 60 °C pendant 5 min. Refroidissez et complétez à 25,0 ml avec de l'*eau R*. La solution n'est pas plus fortement colorée qu'un témoin préparé simultanément et dans les mêmes conditions en remplaçant les 5,0 ml du filtrat par 5,0 ml d'une solution témoin préparée en diluant 3,0 ml de la *solution à 100 ppm d'acétaldéhyde (C_2H_4O) R1* dans de l'*eau R* et en complétant à 100,0 ml avec de l'*eau R* (100 ppm).

Chlorures (*2.4.4*). Dispersez 0,250 g d'éthylcellulose dans 50 ml d'*eau R*, chauffez à ébullition et laissez refroidir en agitant de temps en temps. Filtrez et rejetez les 10 premiers ml du filtrat. Prélevez 10 ml du filtrat et complétez à 15 ml avec de l'*eau R*. La solution satisfait à l'essai limite des chlorures (0,1 pour cent).

Métaux lourds (*2.4.8*). 1,0 g d'éthylcellulose satisfait à l'essai limite C des métaux lourds (20 ppm). Préparez le témoin avec 2 ml de *solution à 10 ppm de plomb (Pb) R*.

Perte à la dessiccation (*2.2.32*). Déterminée à l'étuve à 100-105 °C pendant 2 h sur 1,000 g d'éthylcellulose, la perte à la dessiccation n'est pas supérieure à 3,0 pour cent.

Cendres sulfuriques (*2.4.14*). Déterminé sur 1,0 g d'éthylcellulose, le taux des cendres sulfuriques n'est pas supérieur à 0,5 pour cent.

DOSAGE

Opérez par chromatographie en phase gazeuse (*2.2.28*).

Solution d'étalon interne. Prélevez 120 µl de *toluène R* et complétez à 10 ml avec de l'*o-xylène R*.

ATTENTION : l'acide iodhydrique et ses sous-produits de réaction sont hautement toxiques. Toutes les opérations entrant dans la préparation de la solution à examiner et de la solution témoin doivent être effectuées sous hotte.

Solution à examiner. Dans un flacon à paroi épaisse approprié de 5 ml, muni d'une fermeture de type « membrane » sertie par pression, introduisez 50,0 mg d'éthylcellulose, 50,0 mg d'*acide adipique R* et 2,0 ml de solution d'étalon interne. Ajoutez avec précaution 2,0 ml d'*acide iodhydrique R*, obturez immédiatement le flacon et pesez avec précision le flacon avec son contenu. Agitez le flacon pendant 30 s, chauffez à 125 °C pendant 10 min, laissez refroidir pendant 2 min, agitez une nouvelle fois pendant 30 s et chauffez à 125 °C pendant 10 min. Laissez refroidir pendant 2 min puis agitez et chauffez une 3e fois dans les mêmes conditions. Laissez refroidir le flacon pendant 45 min et pesez-le à nouveau. Si la perte est supérieure à 10 mg, éliminez le mélange et préparez-en un nouveau. Utilisez la couche surnageante.

Solution témoin. Dans un flacon à paroi épaisse de 10 ml, muni d'une fermeture de type « membrane » sertie par pression, introduisez 100,0 mg d'*acide adipique R*, 4,0 ml de solution d'étalon interne et 4,0 ml d'*acide iodhydrique R*. Obturez fermement le flacon puis pesez avec précision le flacon et son contenu. Injectez ensuite à l'aide d'une seringue 50 µl d'*iodoéthane R* à travers la membrane, pesez à nouveau le flacon et déterminez par différence, la masse de l'iodoéthane ajouté. Agitez fortement et laissez décanter.

La chromatographie peut être réalisée en utilisant :

- une colonne d'acier inoxydable d'une longueur de 5,0 m et d'un diamètre intérieur de 2 mm remplie de *terre d'infusoires pour chromatographie en phase gazeuse R* (150 µm à 180 µm), imprégnée de 3 pour cent *m/m* de *poly(diméthyl)siloxane R*,
- comme gaz vecteur, de l'*azote pour chromatographie R* à un débit de 15 ml/min,
- un détecteur à ionisation de flamme,

en maintenant la température de la colonne à 80 °C et celle de la chambre à injection et du détecteur à 200 °C.

Injectez 1 µl de la couche surnageante de la solution à examiner et de la solution témoin.

Les temps de rétention relatifs sont de 0,6 pour l'iodoéthane, de 1 pour le toluène et de 2,3 pour l'*o*-xylène. Ajustez la sensibilité du système de façon que la hauteur des 2 pics principaux représente au moins 50 pour cent de l'échelle totale de l'enregistreur. L'essai n'est valable que si la résolution entre les pics correspondant respectivement à l'iodoéthane et au toluène n'est pas inférieure à 2,0.

Calculez la teneur pour cent en groupements éthoxy à l'aide de l'expression :

$$\frac{Q_1 \times m_2 \times 45,1 \times 100 \times 100}{2 \times Q_2 \times m_1 \times 156,0 \times (100 - d)}$$

Q_1 = rapport entre la surface du pic correspondant à l'iodoéthane et celle du pic correspondant au toluène dans le chromatogramme obtenu avec la solution à examiner,

Q_2 = rapport entre la surface du pic correspondant à l'iodoéthane et celle du pic correspondant au toluène dans le chromatogramme obtenu avec la solution témoin,

m_1 = masse de l'éthylcellulose (en milligrammes) dans la solution à examiner,

m_2 = masse de l'iodoéthane (en milligrammes) dans la solution témoin,

d = perte à la dessiccation (exprimée en pourcentage).

ÉTIQUETAGE

L'étiquette indique la viscosité nominale en millipascals-secondes pour une solution d'éthylcellulose à 5 pour cent *m/m*.

01/2002:0899

ÉTHYLE (ACÉTATE D')

Ethylis acetas

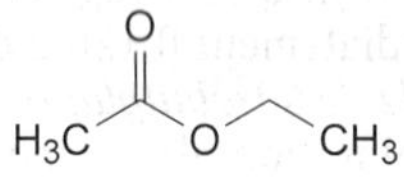

$C_4H_8O_2$ M_r 88,1

DÉFINITION

L'acétate d'éthyle est l'éthanoate d'éthyle.

CARACTÈRES

Liquide limpide, incolore, volatil, soluble dans l'eau, miscible à l'acétone, à l'alcool et au chlorure de méthylène.

IDENTIFICATION

Première identification : B.

Seconde identification : A, C, D.

A. Le point d'ébullition (*2.2.12*) de l'acétate d'éthyle est de 76 °C à 78 °C.

B. Examinez l'acétate d'éthyle par spectrophotométrie d'absorption dans l'infrarouge (*2.2.24*), en comparant avec le *spectre de référence de l'acétate d'éthyle de la Ph. Eur.*

C. L'acétate d'éthyle donne la réaction de l'acétyle (*2.3.1*).

D. L'acétate d'éthyle donne la réaction des esters (*2.3.1*).

Monographies D - K

ESSAI

Aspect de la solution. Le mélange de 1 ml d'acétate d'éthyle et de 15 ml d'*eau R* est limpide (*2.2.1*) et incolore (*2.2.2, Procédé II*).

Acidité. A 10 ml d'*alcool R*, ajoutez 0,1 ml de *solution de phénolphtaléine R* et de l'*hydroxyde de sodium 0,01 M* jusqu'à virage au rose. Ajoutez 5,5 ml d'acétate d'éthyle et 0,25 ml d'*hydroxyde de sodium 0,02 M*. La solution est colorée en rose pendant au moins 15 s.

Densité (*2.2.5*) : 0,898 à 0,902.

Indice de réfraction (*2.2.6*) : 1,370 à 1,373.

Réaction à l'acide sulfurique. Ajoutez avec précaution 2 ml d'acétate d'éthyle à 10 ml d'*acide sulfurique R*. Après 15 min, la surface de séparation des 2 liquides n'est pas colorée.

Substances apparentées. Opérez par chromatographie en phase gazeuse (*2.2.28*).

Solution à examiner. La substance à examiner.

La chromatographie peut être réalisée en utilisant :

- une colonne de verre d'une longueur de 2 m et d'un diamètre intérieur de 2 mm, remplie de *copolymère éthylvinylbenzène-divinylbenzène R* (136 µm à 173 µm),
- comme gaz vecteur, de l'*azote pour chromatographie R*, à un débit de 30 ml/min,
- un détecteur à ionisation de flamme,

en augmentant la température de la colonne de 8 °C/min à partir de 90 °C jusqu'à 240 °C et en la maintenant à 240 °C pendant 8 min et en maintenant la température de la chambre à injection et celle du détecteur à 240 °C.

Injectez 1 µl de solution à examiner. S'il apparaît d'autres pics que le pic principal, dans le chromatogramme obtenu avec la solution à examiner, la somme de leur surface n'est pas supérieure à 0,2 pour cent de la surface du pic principal.

Résidu à l'évaporation. Evaporez à siccité au bain-marie 100,0 g d'acétate d'éthyle et desséchez à l'étuve à 100-105 °C. La masse du résidu n'est pas supérieure à 3 mg (30 ppm).

Teneur en eau (*2.5.12*). Déterminée par semi-microdosage sur 10,0 ml d'acétate d'éthyle, la teneur en eau n'est pas supérieure à 0,1 pour cent.

CONSERVATION

A l'abri de la lumière, à une température ne dépassant pas 30 °C.

IMPURETÉS

A. acétate de méthyle,

B. éthanol,

C. méthanol.

01/2002:1319

ÉTHYLE (OLÉATE D')

Ethylis oleas

DÉFINITION

L'oléate d'éthyle est un mélange d'esters éthyliques d'acides gras, principalement d'acide oléique. Un antioxydant approprié peut être ajouté.

CARACTÈRES

Liquide limpide, jaune pâle à incolore, pratiquement insoluble dans l'eau, miscible à l'alcool, au chlorure de méthylène et à l'éther de pétrole (40 °C à 60 °C).

IDENTIFICATION

A. L'oléate d'éthyle satisfait à l'essai de densité (voir Essai).

B. L'oléate d'éthyle satisfait à l'essai de l'indice de saponification (voir Essai).

C. L'oléate d'éthyle satisfait à l'essai de teneur en acide oléique (voir Essai).

ESSAI

Densité (*2.2.5*) : 0,866 à 0,874.

Indice d'acide (*2.5.1*). Déterminé sur 10,0 g d'oléate d'éthyle, l'indice d'acide n'est pas supérieur à 0,5.

Indice d'iode (*2.5.4*) : 75 à 90.

Indice de peroxyde (*2.5.5*) : au maximum 10,0.

Indice de saponification (*2.5.6*). Déterminé sur 2,0 g d'oléate d'éthyle, l'indice de saponification est de 177 à 188.

Teneur en acide oléique (*2.4.22, Procédé A*). Le mélange des acides gras constitutifs de l'oléate d'éthyle ne contient pas moins de 60,0 pour cent d'acide oléique.

Teneur en eau (*2.5.12*). Déterminée par semi-microdosage sur 1,00 g d'oléate d'éthyle, la teneur en eau n'est pas supérieure à 1,0 pour cent.

Cendres totales (*2.4.16*). Déterminé sur 2,0 g d'oléate d'éthyle, le taux des cendres totales n'est pas supérieur à 0,1 pour cent.

CONSERVATION

A l'abri de la lumière.

ÉTIQUETAGE

L'étiquette indique, le cas échéant, le nom et la concentration de tout antioxydant ajouté.

Monographies D - K

01/2002:0900

ÉTHYLE (PARAHYDROXYBENZOATE D')

Ethylis parahydroxybenzoas

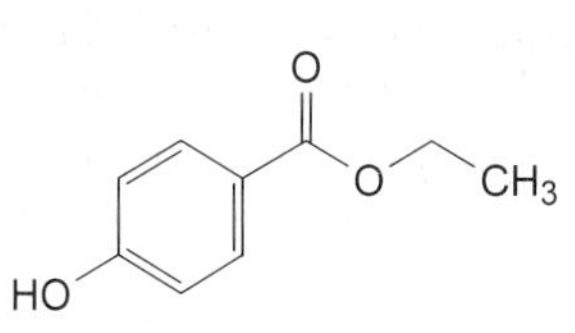

$C_9H_{10}O_3$ M_r 166,2

DÉFINITION

Le parahydroxybenzoate d'éthyle contient au minimum 99,0 pour cent et au maximum l'équivalent de 100,5 pour cent de 4-hydroxybenzoate d'éthyle.

CARACTÈRES

Poudre cristalline, blanche ou sensiblement blanche ou cristaux incolores, très peu solubles dans l'eau, facilement solubles dans l'alcool et dans le méthanol.

IDENTIFICATION

Première identification : A, B.

Seconde identification : A, C, D.

A. Le point de fusion (*2.2.14*) du parahydroxybenzoate d'éthyle est de 115 °C à 118 °C.

B. Examinez le parahydroxybenzoate d'éthyle par spectrophotométrie d'absorption dans l'infrarouge (*2.2.24*), en comparant avec le spectre obtenu avec le *parahydroxybenzoate d'éthyle SCR*.

C. Examinez les chromatogrammes obtenus dans l'essai des substances apparentées. La tache principale du chromatogramme obtenu avec la solution à examiner (b) est semblable quant à sa position et ses dimensions à la tache principale du chromatogramme obtenu avec la solution témoin (b).

D. Dans un tube à essai, ajoutez à 10 mg environ de parahydroxybenzoate d'éthyle 1 ml de *solution de carbonate de sodium R*. Chauffez à ébullition pendant 30 s, puis refroidissez (solution a). Dans un autre tube à essai identique, ajoutez à 10 mg environ de parahydroxybenzoate d'éthyle 1 ml de *solution de carbonate de sodium R* ; la substance se dissout partiellement (solution b). A la solution (a) et à la solution (b), ajoutez simultanément 5 ml de *solution d'aminopyrazolone R* et 1 ml de *solution de ferricyanure de potassium R*. Mélangez. La coloration obtenue avec la solution (b) est jaune à brun-orangé. La coloration obtenue avec la solution (a) est orangée à rouge, elle est nettement plus intense que la coloration similaire éventuellement obtenue avec la solution (b).

ESSAI

Solution S. Dissolvez 1,0 g de parahydroxybenzoate d'éthyle dans de l'*alcool R* et complétez à 10 ml avec le même solvant.

Aspect de la solution. La solution S est limpide (*2.2.1*) et n'est pas plus fortement colorée que la solution témoin JB_6 (*2.2.2, Procédé II*).

Acidité. A 2 ml de solution S, ajoutez 3 ml d'*alcool R*, 5 ml d'*eau exempte de dioxyde de carbone R* et 0,1 ml de *solution de vert de bromocrésol R*. Le virage de l'indicateur au bleu ne nécessite pas plus de 0,1 ml d'*hydroxyde de sodium 0,1 M*.

Substances apparentées. Opérez par chromatographie sur couche mince (*2.2.27*) en utilisant une plaque recouverte d'un gel de silice octadécylsilylé approprié contenant un indicateur de fluorescence dont l'intensité est optimale à 254 nm.

Solution à examiner (a). Dissolvez 0,10 g de parahydroxybenzoate d'éthyle dans de l'*acétone R* et complétez à 10 ml avec le même solvant.

Solution à examiner (b). Prélevez 1 ml de solution à examiner (a) et complétez à 10 ml avec de l'*acétone R*.

Solution témoin (a). Prélevez 0,5 ml de solution à examiner (a) et complétez à 100 ml avec de l'*acétone R*.

Solution témoin (b). Dissolvez 10 mg de *parahydroxybenzoate d'éthyle SCR* dans de l'*acétone R* et complétez à 10 ml avec le même solvant.

Solution témoin (c). Dissolvez 10 mg de *parahydroxybenzoate de méthyle R* dans 1 ml de solution à examiner (a) et complétez à 10 ml avec de l'*acétone R*.

Déposez sur la plaque 2 µl de chaque solution. Développez sur un parcours de 15 cm avec un mélange de 1 volume d'*acide acétique glacial R*, de 30 volumes d'*eau R* et de 70 volumes de *méthanol R*. Laissez sécher la plaque à l'air. Examinez en lumière ultraviolette à 254 nm. S'il apparaît d'autres taches que la tache principale dans le chromatogramme obtenu avec la solution à examiner (a), aucune d'entre elles n'est plus intense que la tache du chromatogramme obtenu avec la solution témoin (a) (0,5 pour cent). L'essai n'est valable que si le chromatogramme obtenu avec la solution témoin (c) présente 2 taches principales nettement séparées.

Cendres sulfuriques (*2.4.14*). Déterminé sur 1,0 g de parahydroxybenzoate d'éthyle, le taux des cendres sulfuriques n'est pas supérieur à 0,1 pour cent.

DOSAGE

Dans une fiole à bouchon rodé munie d'un réfrigérant à reflux, introduisez 2,000 g de parahydroxybenzoate d'éthyle et ajoutez 40,0 ml d'*hydroxyde de sodium 1 M*. Chauffez doucement à reflux pendant 1 h. Laissez refroidir et rincez le réfrigérant avec de l'*eau R*. Titrez l'excès d'hydroxyde de sodium par l'*acide sulfurique 0,5 M* en poursuivant le titrage jusqu'au deuxième point d'inflexion. Déterminez le point de fin de titrage par potentiométrie (*2.2.20*). Effectuez un titrage à blanc.

1 ml d'*hydroxyde de sodium 1 M* correspond à 166,2 mg de $C_9H_{10}O_3$.

IMPURETÉS

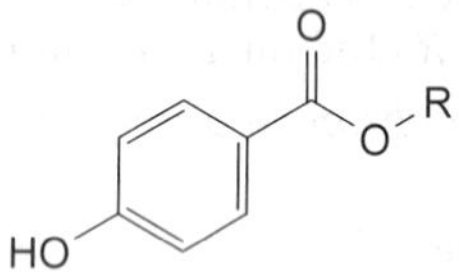

A. R = H : acide 4-hydroxybenzoïque,

B. R = CH_3 : 4-hydroxybenzoate de méthyle,

C. R = CH_2-CH_2-CH_3 : 4-hydroxybenzoate de propyle,

D. R = CH_2-CH_2-CH_2-CH_3 : 4-hydroxybenzoate de butyle.

01/2002:0716

ÉTHYLÈNEDIAMINE

Ethylendiaminum

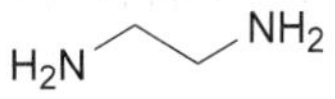

$C_2H_8N_2$ M_r 60,1

DÉFINITION

L'éthylènediamine contient au minimum 98,0 pour cent et au maximum l'équivalent de 101,0 pour cent d'éthane-1,2-diamine.

CARACTÈRES

Liquide limpide, incolore ou légèrement jaune, hygroscopique, miscible à l'eau et à l'éthanol, peu soluble dans l'éther. Exposée à l'air, l'éthylènediamine produit des vapeurs blanches. Chauffée, l'éthylènediamine se volatilise complètement.

IDENTIFICATION

A. La densité (*2.2.5*) de l'éthylènediamine est de 0,895 à 0,905.

B. Le point d'ébullition (*2.2.12*) de l'éthylènediamine est de 116 °C à 118 °C.

C. Chauffez à ébullition 0,2 ml d'éthylènediamine et 0,5 ml d'*anhydride acétique R*. Après refroidissement, il se forme une masse cristalline qui se dissout par chauffage dans 5 ml de *2-propanol R*. Refroidissez la solution et ajoutez 5 ml d'*éther R*. Si nécessaire, amorcez la cristallisation en frottant les parois du tube à essai avec une baguette de verre. Filtrez sur un filtre de verre fritté, lavez à plusieurs reprises avec de l'*éther R* et séchez à 100-105 °C. Le point de fusion (*2.2.14*) du résidu est de 173 °C à 177 °C.

ESSAI

Solution S. Mélangez 10 g d'éthylènediamine avec de l'*eau exempte de dioxyde de carbone R* et complétez à 100 ml avec le même solvant.

Aspect de la solution. La solution S est limpide (*2.2.1*) et n'est pas plus fortement colorée que la solution témoin JB_6 (*2.2.2, Procédé II*).

Carbonates. Mélangez 4 ml de solution S avec 6 ml de *solution d'hydroxyde de calcium R*. La solution n'est pas plus fortement opalescente que la suspension témoin II (*2.2.1*).

Chlorures (*2.4.4*). A 5 ml de solution S, ajoutez 5 ml d'*acide nitrique dilué R* et complétez à 15 ml avec de l'*eau R*. La solution satisfait à l'essai limite des chlorures (100 ppm).

Ammoniaque et autres bases. Dissolvez 1,2 g d'éthylènediamine dans 20 ml d'*alcool R*. Ajoutez, goutte à goutte en mélangeant, 4,5 ml d'*acide chlorhydrique R*. Evaporez à siccité au bain-marie, en écrasant avec une baguette de verre tout grumeau qui aurait tendance à se former. Séchez le résidu à 100-105 °C pendant 1 h.

1 g de résidu correspond à 0,451 8 g de $C_2H_8N_2$.

Calculez la teneur pour cent en $C_2H_8N_2$. La teneur pour cent déterminée dans cet essai ne diffère pas de plus de 0,5 de celle déterminée dans le dosage.

Fer (*2.4.9*). 10 ml de solution S satisfont à l'essai limite du fer (10 ppm).

Métaux lourds (*2.4.8*). 12 ml de solution S satisfont à l'essai limite A des métaux lourds (10 ppm). Préparez le témoin avec la *solution à 1 ppm de plomb (Pb) R*.

Résidu à l'évaporation. Evaporez 5,00 g d'éthylènediamine à siccité au bain-marie et séchez le résidu à 100-105 °C pendant 1 h. La masse du résidu n'est pas supérieure à 15 mg (0,3 pour cent).

DOSAGE

Dans une fiole, introduisez 25,0 ml d'*acide chlorhydrique 1 M* et 0,2 ml d'*indicateur mixte au rouge de méthyle R*. Ajoutez 0,600 g d'éthylènediamine et titrez par l'*hydroxyde de sodium 1 M* jusqu'à virage du rouge-violet au vert.

1 ml d'*acide chlorhydrique 1 M* correspond à 30,05 mg de $C_2H_8N_2$.

CONSERVATION

En récipient étanche, à l'abri de la lumière.

01/2002:1421

ÉTHYLÈNEGLYCOL (MONOPALMITOSTÉARATE D')

Ethylenglycoli monopalmitostearas

DÉFINITION

Mélange de monoesters et diesters d'éthylèneglycol et des acides stéarique et palmitique, obtenu par condensation de l'éthylèneglycol avec l'acide stéarique 50 d'origine végétale ou animale (voir *Acide stéarique (1474)*).

Teneur : au minimum 50,0 pour cent de monoesters.

CARACTÈRES

Aspect : solide cireux, blanc ou pratiquement blanc.

Solubilité : pratiquement insoluble dans l'eau, soluble dans l'acétone et dans l'alcool chaud.

IDENTIFICATION

A. Le monopalmitostéarate d'éthylèneglycol satisfait à l'essai du point de fusion (voir Essai).

B. Le monopalmitostéarate d'éthylèneglycol satisfait à l'essai de la composition en acides gras (voir Essai).

C. Le monopalmitostéarate d'éthylèneglycol satisfait au dosage (teneur en monoesters).

ESSAI

Point de fusion (*2.2.15*) : 54 °C à 60 °C.

Indice d'acide (*2.5.1*) : au maximum 3,0, déterminé sur 10,0 g de monopalmitostéarate d'éthylèneglycol.

Indice d'iode (*2.5.4*) : au maximum 3,0.

Indice de saponification (*2.5.6*) : 170 à 195, déterminé sur 2,0 g de monopalmitostéarate d'éthylèneglycol.

Composition en acides gras (*2.4.22, Procédé A*). La composition en acides gras constitutifs de la substance est la suivante :

– *acide stéarique* : 40,0 pour cent à 60,0 pour cent,
– *somme des teneurs en acides palmitique et stéarique* : au minimum 90,0 pour cent.

Ethylèneglycol libre : au maximum 5,0 pour cent, en opérant comme décrit pour le dosage.

Cendres totales (*2.4.16*) : au maximum 0,1 pour cent, déterminé sur 1,0 g de monopalmitostéarate d'éthylèneglycol.

DOSAGE

Chromatographie d'exclusion (*2.2.30*).

Solution à examiner. Pesez 0,2 g environ (*m*), à 0,1 mg près, de monopalmitostéarate d'éthylèneglycol dans un flacon de 15 ml. Ajoutez 5,0 ml de *tétrahydrofurane R* et agitez jusqu'à dissolution. Chauffez doucement, si nécessaire. Pesez à nouveau le flacon et calculez la masse totale du solvant et de la substance (*M*).

Solutions témoins. Dans 4 flacons de 15 ml, pesez, à 0,1 mg près, 2,5 mg, 5,0 mg, 10,0 mg et 20,0 mg environ d'*éthylèneglycol R*. Ajoutez 5,0 ml de *tétrahydrofurane R* et agitez jusqu'à dissolution. Pesez à nouveau les flacons et calculez la concentration en éthylèneglycol en milligrammes par gramme dans chaque solution témoin.

Colonne :

– *dimensions* : l = 0,6 m, Ø = 7 mm,
– *phase stationnaire* : *copolymère styrène-divinylbenzène R* (diamètre des particules 5 µm et dimensions des pores 10 nm).

Monographies D - K

Phase mobile : *tétrahydrofurane R*.

Débit : 1 ml/min.

Détection : un réfractomètre différentiel.

Injection : 40 µl.

Rétention relative par rapport à l'éthylèneglycol : diesters = environ 0,76 et monoesters = environ 0,83.

Limites :

- *éthylèneglycol libre* : à partir de la courbe d'étalonnage obtenue avec les solutions témoins, déterminez la concentration *C* en milligrammes par gramme dans la solution à examiner et calculez la teneur pour cent dans la substance à examiner à l'aide de l'expression suivante :

$$\frac{C \times M}{m \times 10}$$

- *monoesters* : calculez la teneur pour cent en monoesters à l'aide de l'expression suivante :

$$\frac{A}{A + B} \times (100 - D)$$

A = surface du pic dû aux monoesters,

B = surface du pic dû aux diesters,

D = teneur pour cent en éthylèneglycol libre + teneur pour cent en acides gras libres déterminée à l'aide de l'expression : $\frac{I_A \times 270}{561,1}$

I_A = indice d'acide.

CONSERVATION

A l'abri de la lumière.

01/2002:0491

ÉTHYLMORPHINE (CHLORHYDRATE D')

Ethylmorphini hydrochloridum

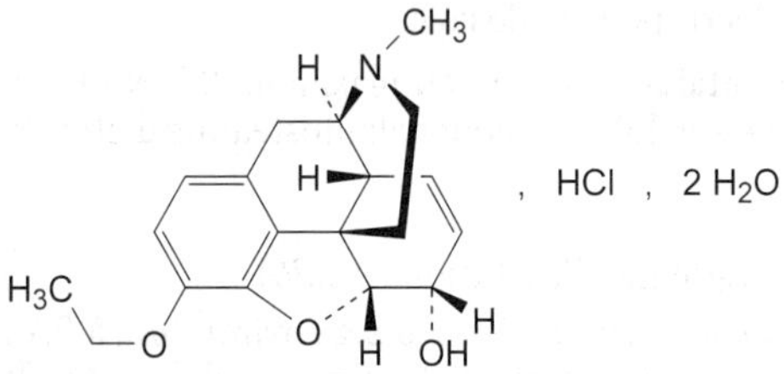

$C_{19}H_{24}ClNO_3,2H_2O$ M_r 385,9

DÉFINITION

Le chlorhydrate d'éthylmorphine contient au minimum 99,0 pour cent et au maximum l'équivalent de 100,5 pour cent de chlorhydrate de 4,5α-époxy-3-éthoxy-17-méthyl-7,8-didéshydromorphinan-6α-ol, calculé par rapport à la substance anhydre.

CARACTÈRES

Poudre cristalline blanche ou sensiblement blanche, soluble dans l'eau et dans l'alcool, pratiquement insoluble dans l'éther.

IDENTIFICATION

Première identification : A, D.

Seconde identification : B, C, D.

A. Examinez le chlorhydrate d'éthylmorphine par spectrophotométrie d'absorption dans l'infrarouge (*2.2.24*), en comparant avec le *spectre de référence du chlorhydrate d'éthylmorphine de la Ph. Eur.*

B. Dans un tube à essai, dissolvez 0,5 g de chlorhydrate d'éthylmorphine dans 6 ml d'*eau R* et ajoutez 15 ml d'*hydroxyde de sodium 0,1 M*. Frottez la paroi du tube avec une baguette de verre. Il se forme un précipité cristallin blanc. Recueillez et lavez le précipité, puis dissolvez-le dans 20 ml d'*eau R* chauffée à 80 °C. Filtrez et refroidissez dans l'eau glacée. Les cristaux, après dessiccation sous vide pendant 12 h, présentent un point de fusion (*2.2.14*) de 85 °C à 89 °C.

C. A 10 mg environ de chlorhydrate d'éthylmorphine, ajoutez 1 ml d'*acide sulfurique R* et 0,05 ml de *solution de chlorure ferrique R2*. Chauffez au bain-marie. Il apparaît une coloration bleue. Ajoutez 0,05 ml d'*acide nitrique R*, la coloration vire au rouge.

D. La solution S (voir Essai) donne la réaction (a) des chlorures (*2.3.1*).

ESSAI

Solution S. Dissolvez 0,500 g de chlorhydrate d'éthylmorphine dans de l'*eau exempte de dioxyde de carbone R* et complétez à 25,0 ml avec le même solvant.

Aspect de la solution. La solution S est limpide (*2.2.1*) et n'est pas plus fortement colorée que la solution témoin JB_6 (*2.2.2, Procédé II*).

Détermination du pH (*2.2.3*). Le pH de la solution S est de 4,3 à 5,7.

Pouvoir rotatoire spécifique (*2.2.7*). Déterminé avec la solution S et calculé par rapport à la substance anhydre, le pouvoir rotatoire spécifique est de – 102 à – 105.

Substances apparentées. Opérez par chromatographie sur couche mince (*2.2.27*) en utilisant une plaque recouverte de *gel de silice G R*.

Solution à examiner. Dissolvez 0,25 g de chlorhydrate d'éthylmorphine dans un mélange à volumes égaux d'*alcool R* et d'*eau R*, puis complétez à 10 ml avec le même mélange de solvants.

Solution témoin. Prélevez 0,5 ml de solution à examiner et complétez à 100 ml avec un mélange à volumes égaux d'*alcool R* et d'*eau R*.

Déposez séparément sur la plaque 10 µl de chaque solution. Développez sur un parcours de 15 cm avec un mélange de 2,5 volumes d'*ammoniaque concentrée R*, de 32,5 volumes d'*acétone R*, de 35 volumes d'*alcool R* et de 35 volumes de *toluène R*. Faites sécher la plaque dans un courant d'air. Pulvérisez de la *solution diluée d'iodobismuthate de potassium R*. S'il apparaît d'autres taches que la tache principale dans le chromatogramme obtenu avec la solution à examiner, aucune d'entre elles n'est plus intense que la tache du chromatogramme obtenu avec la solution témoin (0,5 pour cent).

Teneur en eau (*2.5.12*). Déterminée par semi-microdosage sur 0,250 g de chlorhydrate d'éthylmorphine, la teneur en eau est de 8,0 pour cent à 10,0 pour cent.

Cendres sulfuriques (*2.4.14*). Déterminé sur 1,0 g de chlorhydrate d'éthylmorphine, le taux des cendres sulfuriques n'est pas supérieur à 0,1 pour cent.

DOSAGE

Dissolvez 0,300 g de chlorhydrate d'éthylmorphine dans 30 ml d'*acide acétique anhydre R*. Ajoutez 20 ml d'*anhydride acétique R* et 5 ml de *solution d'acétate mercurique R*. Titrez par l'*acide perchlorique 0,1 M*. Déterminez le point de fin de titrage par potentiométrie (*2.2.20*).

1 ml d'*acide perchlorique 0,1 M* correspond à 34,99 mg de $C_{19}H_{24}ClNO_3$.

CONSERVATION

A l'abri de la lumière.

01/2002:1205

ÉTILÉFRINE (CHLORHYDRATE D')

Etilefrini hydrochloridum

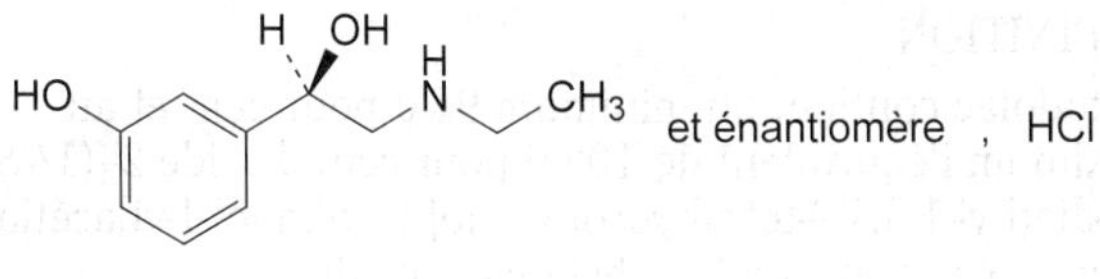

$C_{10}H_{16}ClNO_2$ M_r 217,7

DÉFINITION

Le chlorhydrate d'étiléfrine contient au minimum 98,0 pour cent et au maximum l'équivalent de 101,0 pour cent de chlorhydrate de (1*RS*)-2-(éthylamino)-1-(3-hydroxyphényl)éthanol, calculé par rapport à la substance desséchée.

CARACTÈRES

Poudre cristalline blanche ou cristaux incolores, facilement solubles dans l'eau, solubles dans l'alcool, pratiquement insolubles dans le chlorure de méthylène.

IDENTIFICATION

Première identification : B, E.

Seconde identification : A, C, D, E.

A. Le point de fusion (*2.2.14*) du chlorhydrate d'étiléfrine est de 118 °C à 122 °C.

B. Examinez le chlorhydrate d'étiléfrine par spectrophotométrie d'absorption dans l'infrarouge (*2.2.24*), en comparant avec le spectre obtenu avec le *chlorhydrate d'étiléfrine SCR*. Examinez les substances sous forme de pastilles à base de *chlorure de potassium R*.

C. Opérez par chromatographie sur couche mince (*2.2.27*) en utilisant une *plaque au gel de silice pour CCM R*.

Préparez les solutions à l'abri d'une lumière vive et développez les chromatogrammes à l'abri de la lumière.

Solution à examiner. Dissolvez 25 mg de chlorhydrate d'étiléfrine dans du *méthanol R* et complétez à 5 ml avec le même solvant.

Solution témoin (a). Dissolvez 25 mg de *chlorhydrate d'étiléfrine SCR* dans du *méthanol R* et complétez à 5 ml avec le même solvant.

Solution témoin (b). Dissolvez 10 mg de *chlorhydrate de phényléphrine SCR* dans 2 ml de solution témoin (a) et complétez à 10 ml avec du *méthanol R*.

Déposez sur la plaque 5 µl de chaque solution. Développez sur un parcours de 15 cm avec un mélange de 5 volumes d'*ammoniaque concentrée R*, de 25 volumes de *méthanol R* et de 70 volumes de *chlorure de méthylène R*. Faites sécher la plaque dans un courant d'air chaud. Pulvérisez une solution de *permanganate de potassium R* à 10 g/l. Examinez à la lumière du jour après 15 min. La tache principale du chromatogramme obtenu avec la solution à examiner est semblable quant à sa position, sa coloration et ses dimensions à la tache principale du chromatogramme obtenu avec la solution témoin (a). L'identification n'est valable que si le chromatogramme obtenu avec la solution témoin (b) présente 2 taches nettement séparées.

D. A 0,2 ml de solution S (voir Essai), ajoutez 1 ml d'*eau R*, 0,1 ml de *solution de sulfate de cuivre R* et 1 ml de *solution concentrée d'hydroxyde de sodium R*. Il apparaît une coloration bleue. Ajoutez 2 ml d'*éther R* et agitez. La couche supérieure est incolore.

E. Prélevez 1 ml de solution S et complétez à 10 ml avec de l'*eau R*. La solution donne la réaction (a) des chlorures (*2.3.1*).

ESSAI

Solution S. Dissolvez 2,50 g de chlorhydrate d'étiléfrine dans de l'*eau exempte de dioxyde de carbone R* préparée à partir d'*eau distillée R* et complétez à 50,0 ml avec le même solvant.

Aspect de la solution. La solution S est limpide (*2.2.1*) et incolore (*2.2.2, Procédé II*).

Acidité ou alcalinité. Prélevez 4 ml de solution S et complétez à 10 ml avec de l'*eau exempte de dioxyde de carbone R*. Ajoutez 0,1 ml de *solution de rouge de méthyle R* et 0,2 ml d'*hydroxyde de sodium 0,01 M*. La solution est colorée en jaune. Le virage de l'indicateur au rouge ne nécessite pas plus de 0,4 ml d'*acide chlorhydrique 0,01 M*.

Angle de rotation optique (*2.2.7*) : – 0,10° à + 0,10°, déterminé avec la solution S.

Substances apparentées. Opérez par chromatographie liquide (*2.2.29*).

Solution à examiner. Dissolvez 50,0 mg de chlorhydrate d'étiléfrine dans de l'*eau R* et complétez à 50,0 ml avec le même solvant.

Solution témoin (a). Prélevez 1,0 ml de solution à examiner et complétez à 10,0 ml avec de l'*eau R*. Prélevez 1,0 ml de solution et complétez à 50,0 ml avec de l'*eau R*.

Solution témoin (b). Dissolvez 10,0 mg d'*impureté A d'étiléfrine SCR* dans de l'*eau R* et complétez à 50,0 ml avec le même solvant. Prélevez 1,0 ml de solution et complétez à 50,0 ml avec de l'*eau R*.

Solution témoin (c). A 10,0 ml de solution témoin (a), ajoutez 5,0 ml de solution témoin (b) et complétez à 20,0 ml avec de l'*eau R*.

La chromatographie peut être réalisée en utilisant :

– une colonne d'acier inoxydable, d'une longueur de 0,25 m et d'un diamètre intérieur de 4,6 mm, remplie de *gel de silice octylsilylé pour chromatographie R* (5 µm),
– comme phase mobile, à un débit de 1 ml/min, un mélange de 35 volumes d'*acétonitrile R* et de 65 volumes d'une solution de *laurilsulfate de sodium R* à 1,1 g/l ajustée à pH 2,3 avec de l'*acide phosphorique R*,
– comme détecteur, un spectrophotomètre réglé à 220 nm.

Injectez 20 µl de solution témoin (c). Lorsque le chromatogramme est enregistré dans les conditions prescrites, les temps de rétention sont de 9 min environ pour l'étiléfrine et de 10 min environ pour l'impureté A d'étiléfrine. Ajustez la sensibilité du système de façon que la hauteur du pic d'étiléfrine représente au moins 50 pour cent de l'échelle totale de l'enregistreur. L'essai n'est valable que si la résolution entre les pics correspondant respectivement à l'étiléfrine et à l'impureté A d'étiléfrine n'est pas inférieure à 2,5.

Injectez 20 µl de solution à examiner, 20 µl de solution témoin (a) et 20 µl de solution témoin (b). Continuez la chromatographie de la solution à examiner pendant

3 fois le temps de rétention de l'étiléfrine. Dans le chromatogramme obtenu avec la solution à examiner, s'il apparaît un pic correspondant à l'impureté A d'étiléfrine, sa surface n'est pas supérieure à celle du pic principal du chromatogramme obtenu avec la solution témoin (b) (0,4 pour cent) ; s'il apparaît d'autres pics que le pic principal et un pic correspondant à l'impureté A d'étiléfrine, la surface d'aucun d'entre eux n'est supérieure à celle du pic principal du chromatogramme obtenu avec la solution témoin (a) (0,2 pour cent) et la somme de leur surface n'est pas supérieure à 5 fois la surface du pic principal du chromatogramme obtenu avec la solution témoin (a) (1 pour cent). Ne tenez pas compte du pic dû au solvant ni des pics dont la surface est inférieure à 0,1 fois celle du pic principal du chromatogramme obtenu avec la solution témoin (a).

Sulfates (*2.4.13*). 15 ml de solution S satisfont à l'essai limite des sulfates (200 ppm).

Métaux lourds (*2.4.8*). Dissolvez 2,0 g de chlorhydrate d'étiléfrine dans 20 ml d'*eau R*. 12 ml de solution satisfont à l'essai limite A des métaux lourds (20 ppm). Préparez le témoin avec la *solution à 2 ppm de plomb (Pb) R*.

Perte à la dessiccation (*2.2.32*). Déterminée à l'étuve à 100-105 °C sur 1,000 g de chlorhydrate d'étiléfrine, la perte à la dessiccation n'est pas supérieure à 0,5 pour cent.

Cendres sulfuriques (*2.4.14*). Déterminé sur 1,0 g de chlorhydrate d'étiléfrine, le taux des cendres sulfuriques n'est pas supérieur à 0,1 pour cent.

Monographies D - K

DOSAGE

Dissolvez 0,150 g de chlorhydrate d'étiléfrine dans un mélange de 20 ml d'*acide acétique anhydre R* et de 50 ml d'*anhydride acétique R*. Titrez par l'*acide perchlorique 0,1 M*. Déterminez le point de fin de titrage par potentiométrie(*2.2.20*).

1 ml d'*acide perchlorique 0,1 M* correspond à 21,77 mg de $C_{10}H_{16}ClNO_2$.

CONSERVATION

En récipient étanche, à l'abri de la lumière.

IMPURETÉS

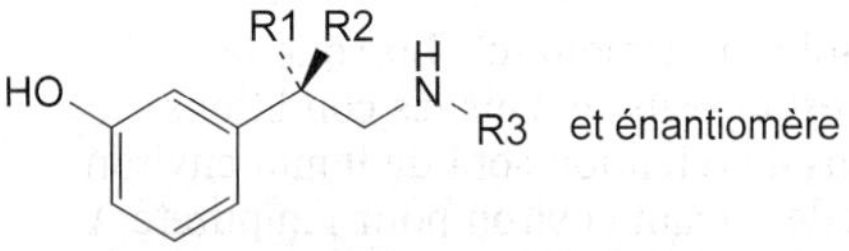

A. R1 + R2 = O, R3 = C_2H_5 : 2-(éthylamino)-1-(3-hydroxyphényl)éthanone (étiléfrone),

B. R1 = H, R2 = OH, R3 = CH_3 : (1*RS*)-1-(3-hydroxyphényl)-2-(méthylamino)éthanol (phényléphrine),

C. R1 = R3 = H, R2 = OH : (1*RS*)-2-amino-1-(3-hydroxyphényl)éthanol (norfénéfrine).

01/2002:1422

ÉTODOLAC

Etodolacum

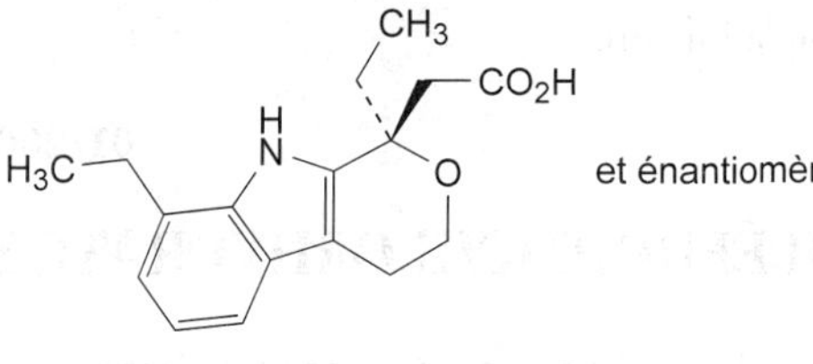

$C_{17}H_{21}NO_3$ M_r 287,4

DÉFINITION

L'étodolac contient au minimum 98,0 pour cent et au maximum l'équivalent de 102,0 pour cent d'acide 2-[(1*RS*)-1,8-diéthyl-1,3,4,9-tétrahydropyrano[3,4-*b*]indol-1-yl]acétique, calculé par rapport à la substance anhydre.

CARACTÈRES

Poudre cristalline blanche ou sensiblement blanche, pratiquement insoluble dans l'eau, facilement soluble dans l'acétone et dans l'éthanol.

IDENTIFICATION

Première identification : B.

Seconde identification : A, C.

A. Le point de fusion (*2.2.14*) de l'étodolac est de 144 °C à 150 °C.

B. Examinez l'étodolac par spectrophotométrie d'absorption dans l'infrarouge (*2.2.24*), en comparant avec le spectre obtenu avec l'*étodolac SCR*.

C. Opérez par chromatographie sur couche mince (*2.2.27*) en utilisant une *plaque au gel de silice GF_{254} pour CCM R*, préalablement activée par chauffage à 105 °C pendant 1 h.

Solution à examiner. Dissolvez 10 mg d'étodolac dans de l'*acétone R* et complétez à 10 ml avec le même solvant.

Solution témoin. Dissolvez 10 mg d'*étodolac SCR* dans de l'*acétone R* et complétez à 10 ml avec le même solvant. Placez la plaque dans une chambre non saturée contenant un mélange de 20 volumes d'une solution d'*acide ascorbique R* à 25 g/l et de 80 volumes de *méthanol R*. Développez jusqu'à 1 cm au-dessus de la ligne de départ, retirez la plaque et laissez sécher pendant 30 min au moins.

Déposez séparément sur la plaque 10 µl de chaque solution. Développez sur un parcours de 15 cm avec un mélange de 0,5 volume d'*acide acétique glacial R*, de 30 volumes d'*éthanol R* et de 70 volumes de *toluène R*. Laissez sécher la plaque à l'air. Examinez en lumière ultraviolette à 254 nm. La tache principale du chromatogramme obtenu avec la solution à examiner est semblable quant à sa position et ses dimensions à la tache principale du chromatogramme obtenu avec la solution témoin.

ESSAI

Angle de rotation optique (*2.2.7*). Dissolvez 2,50 g d'étodolac dans du *méthanol R* et complétez à 25,0 ml avec le même solvant. L'angle de rotation optique est de – 0,10° à + 0,10°.

Substances apparentées. Opérez par chromatographie liquide (*2.2.29*).

Solution à examiner. Dissolvez 50,0 mg d'étodolac dans du *méthanol R* et complétez à 50,0 ml avec le même solvant.

Solution témoin (a). Prélevez 5,0 ml de solution à examiner et complétez à 50,0 ml avec du *méthanol R*. Prélevez 5,0 ml de solution et complétez à 100,0 ml avec du *méthanol R*.

Solution témoin (b). Dissolvez1,0 mg d'*impureté H d'étodolac SCR* et 1,0 mg d'*étodolac SCR* dans du *méthanol R* et complétez à 50 ml avec le même solvant.

La chromatographie peut être réalisée en utilisant :

– une colonne d'acier inoxydable, d'une longueur de 0,15 m et d'un diamètre intérieur de 4,6 mm, remplie de *gel de silice octadécylsilylé pour chromatographie R* (5 µm),
– comme phase mobile, à un débit de 1,5 ml/min :

  Phase mobile A. Un mélange de 312 volumes de *méthanol R* et de 688 volumes d'une solution préparée comme suit : dissolvez 13,6 g de *phosphate monopotassique R* dans 900 ml d'*eau R*, ajustez à pH 7,0 avec une solution d'*hydroxyde de potassium R* à 300 g/l et complétez à 1000 ml avec de l'*eau R*,

  Phase mobile B. Acétonitrile R,

Intervalle (min)	Phase mobile A (pour cent *V/V*)	Phase mobile B (pour cent *V/V*)	Commentaire
0 - 20	90 → 80	10 → 20	gradient linéaire
20 - 40	80 → 50	20 → 50	gradient linéaire
40 - 45	90	10	retour aux conditions initiales
45 - 55	90	10	rééquilibrage

– comme détecteur, un spectrophotomètre réglé à 225 nm,

en maintenant la température de la colonne à 40 °C.

Injectez 10 µl de solution témoin (a). Ajustez la sensibilité du système de façon que la hauteur du pic principal représente au moins 50 pour cent de l'échelle totale de l'enregistreur. Injectez 10 µl de solution témoin (b). Lorsque les chromatogrammes sont enregistrés dans les conditions décrites, les temps de rétention sont de 8 min environ pour l'impureté H et de 9 min environ pour l'étodolac. L'essai n'est valable que si la résolution entre les pics correspondant respectivement à l'impureté H et à l'étodolac n'est pas inférieure à 5,0.

Injectez 10 µl de solution à examiner et 10 µl de solution témoin (a). S'il apparaît d'autres pics que le pic principal dans le chromatogramme obtenu avec la solution à examiner, la surface d'aucun d'entre eux n'est supérieure à celle du pic principal du chromatogramme obtenu avec la solution témoin (a) (0,5 pour cent) et la somme de leur surface n'est pas supérieure à 2 fois la surface du pic principal du chromatogramme obtenu avec la solution témoin (a) (1 pour cent). Ne tenez pas compte des pics dont la surface est inférieure à 0,1 fois la surface du pic principal du chromatogramme obtenu avec la solution témoin (a).

Chlorures. Dissolvez 1,0 g d'étodolac dans 60 ml de *méthanol R*, ajoutez 10 ml d'*eau R* et 20 ml d'*acide nitrique dilué R*. Titrez par le *nitrate d'argent 0,01 M*. Déterminez le point de fin de titrage par potentiométrie (*2.2.20*).

1 ml de *nitrate d'argent 0,01 M* correspond à 0,3545 mg de Cl.

L'étodolac ne contient pas plus de 300 ppm de chlorures.

Métaux lourds (*2.4.8*). 2,0 g d'étodolac satisfont à l'essai limite C des métaux lourds (10 ppm). Préparez le témoin avec 2 ml de *solution à 10 ppm de plomb (Pb) R*.

Teneur en eau (*2.5.12*). Déterminée par semi-microdosage sur 1,000 g d'étodolac, la teneur en eau n'est pas supérieure à 0,5 pour cent.

Cendres sulfuriques (*2.4.14*). Déterminé sur 1,0 g d'étodolac, le taux des cendres sulfuriques n'est pas supérieur à 0,1 pour cent.

DOSAGE

Dissolvez 0,250 g d'étodolac dans 60 ml de *méthanol R*. Titrez par l'*hydroxyde de tétrabutylammonium 0,1 M*. Déterminez le point de fin de titrage par potentiométrie (*2.2.20*). Effectuez un titrage à blanc.

1 ml d'*hydroxyde de tétrabutylammonium 0,1 M* correspond à 28,74 mg de $C_{17}H_{21}NO_3$.

IMPURETÉS

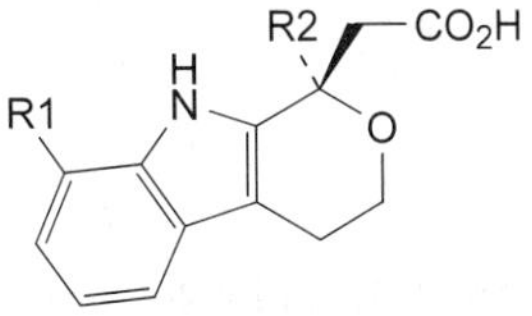

et énantiomère

A. R1 = H, R2 = CH_2-CH_3 : acide 2-[(1*RS*)-1-éthyl-1,3,4,9-tétrahydropyrano[3,4-*b*]indol-1-yl]acétique (étodolac 8-déséthylé),

B. R1 = CH_3, R2 = CH_2-CH_3 : acide 2-[(1*RS*)-1-éthyl-8-méthyl-1,3,4,9-tétrahydropyrano[3,4-*b*]indol-1-yl]acétique (étodolac 8-méthylé),

C. R1 = CH_2-CH_3, R2 = CH_3 : acide 2-[(1*RS*)-8-éthyl-1-méthyl-1,3,4,9-tétrahydropyrano[3,4-*b*]indol-1-yl]acétique (étodolac 1-méthylé),

D. R1 = $CH(CH_3)_2$, R2 = CH_2-CH_3 : acide 2-[(1*RS*)-1-éthyl-8-(1-méthyléthyl)-1,3,4,9-tétrahydropyrano[3,4-*b*]indol-1-yl]acétique (étodolac 8-isopropylé),

E. R1 = CH_2-CH_2-CH_3, R2 = CH_2-CH_3 : acide 2-[(1*RS*)-1-éthyl-8-propyl-1,3,4,9-tétrahydropyrano[3,4-*b*]indol-1-yl]acétique (étodolac 8-propylé),

F. R1 = CH_2-CH_3, R2 = $CH(CH_3)_2$: acide 2-[(1*RS*)-8-éthyl-1-(1-méthyléthyl)-1,3,4,9-tétrahydropyrano[3,4-*b*]indol-1-yl]acétique (étodolac 1-isopropylé),

G. R1 = CH_2-CH_3, R2 = CH_2-CH_2-CH_3 : acide 2-[(1*RS*)-8-éthyl-1-propyl-1,3,4,9-tétrahydropyrano[3,4-*b*]indol-1-yl]acétique (étodolac 1-propylé),

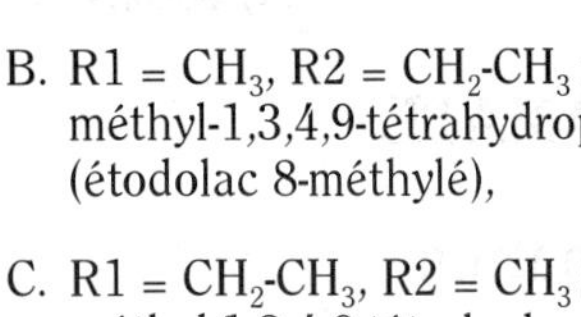

H. 2-(7-éthylindol-3-yl)éthanol,

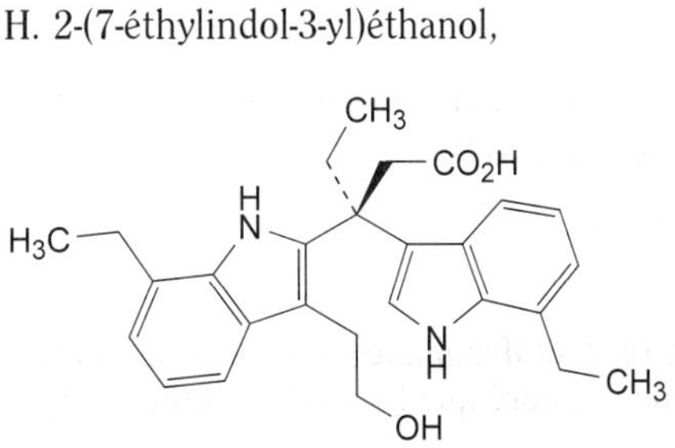

et énantiomère

I. acide (3*RS*)-3-[7-éthyl-3-(2-hydroxyéthyl)indol-2-yl]-3-(7-éthylindol-3-yl)pentanoïque (dimère d'étodolac),

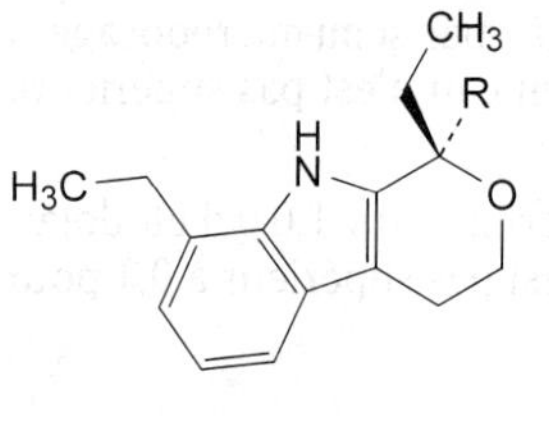

et énantiomère

J. R = CH_3 : (1*RS*)-1,8-diéthyl-1-méthyl-1,3,4,9-tétrahydropyrano[3,4-*b*]indole (étodolac décarboxylé),

K. R = CH_2-CO-O-CH_3 : 2-[(1*RS*)-1,8-diéthyl-1,3,4,9-tétrahydropyrano[3,4-*b*]indol-1-yl]acétate de méthyle (ester méthylique d'étodolac),

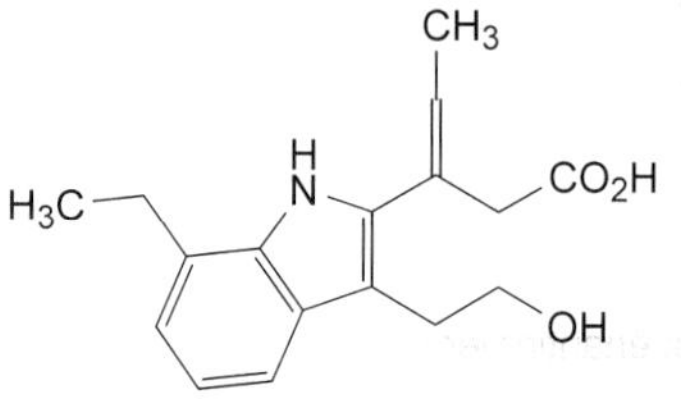

L. acide (*EZ*)-3-[7-éthyl-3-(2-hydroxyéthyl)-1*H*-indol-2-yl]pent-3-énoïque.

01/2002:1513

ÉTOFÉNAMATE

Etofenamatum

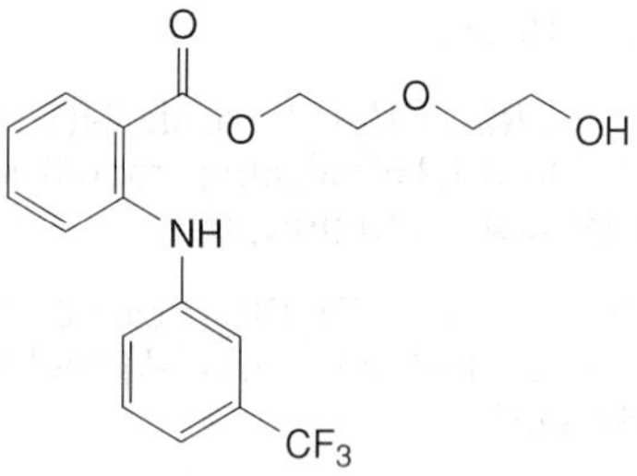

$C_{18}H_{18}F_3NO_4$ M_r 369,4

DÉFINITION

2-[[3-(Trifluorométhyl)phényl]amino]benzoate de 2-(2-hydroxyéthoxy)éthyle.

Teneur : 98,5 pour cent à 101,5 pour cent (substance anhydre).

CARACTÈRES

Aspect : liquide visqueux jaunâtre.

Solubilité : pratiquement insoluble dans l'eau, miscible à l'alcool et à l'acétate d'éthyle.

IDENTIFICATION

Spectrophotométrie d'absorption dans l'infrarouge (*2.2.24*).

Comparaison : *étofénamate SCR.*

Préparation : pellicules.

ESSAI

Aspect de la substance. L'étofénamate est limpide (*2.2.1*) et n'est pas plus fortement coloré que la solution témoin JV_1 (*2.2.2, Procédé II*).

Impureté F : au maximum 0,1 pour cent.

Chromatographie en phase gazeuse (*2.2.28*).

Etalon interne : *tétradécane R.*

Solution A. Dissolvez 6,0 mg de *tétradécane R* dans de l'*hexane R* et complétez à 10,0 ml avec le même solvant.

Solution B. A 6,0 mg de *diéthylène glycol R* dans une fiole jaugée de 10 ml, ajoutez 3 ml de *N-méthyltriméthylsilyl-trifluoroacétamide R* et chauffez pendant 30 min à 50 °C. Laissez refroidir, puis complétez à 10,0 ml avec du *N-méthyltriméthylsilyl-trifluoroacétamide R.*

Solution à examiner. A 0,200 g d'étofénamate, ajoutez 10 µl de solution A. Ajoutez 2 ml de *N-méthyltriméthylsilyl-trifluoroacétamide R* et chauffez pendant 30 min à 50 °C.

Solution témoin. A 2,0 ml de *N-méthyltriméthylsilyl-trifluoroacétamide R*, ajoutez 10 µl de solution A et 10 µl de solution B.

Colonne :

– *dimensions* : *l* = 25 m, Ø = 0,20 mm,
– *phase stationnaire* : *poly(diméthyl)(diphényl)siloxane R* (épaisseur du film 0,33 µm).

Gaz vecteur : *hydrogène pour chromatographie R.*

Débit : 0,9 ml/min.

Température :

	Intervalle (min)	Température (°C)	Vitesse (°C/min)
Colonne	0 - 13	60 → 150	7
	13 - 19	150 → 300	25
	19 - 34	300	
Chambre à injection		150	
Détecteur		300	

Détection : ionisation de flamme.

Injection : 0,2 µl.

Substances apparentées. Chromatographie liquide (*2.2.29*).

Solution à examiner. Dissolvez 50,0 mg d'étofénamate dans 30 ml de *méthanol R* et complétez à 50,0 ml avec de l'*eau R.*

Solution témoin (a). Dissolvez 10,0 mg d'*impureté G d'étofénamate SCR* dans du *méthanol R* et complétez à 20,0 ml avec le même solvant. Prélevez 0,2 ml de solution et complétez à 50,0 ml avec un mélange de 40 volumes d'*eau R* et de 60 volumes de *méthanol R.*

Solution témoin (b). Prélevez 0,2 ml de la solution à examiner et complétez à 100,0 ml avec un mélange de 40 volumes d'*eau R* et de 60 volumes de *méthanol R.*

Solution témoin (c). A 5,0 ml de solution témoin (a), ajoutez 5,0 ml de solution témoin (b).

Solution témoin (d). Dissolvez 10,0 mg d'*étofénamate pour identification des pics SCR* (contenant de l'étofénamate dopé avec environ 1 pour cent des impuretés A, B, C, D et E) dans 6,0 ml de *méthanol R* et complétez à 10,0 ml avec de l'*eau R.*

Colonne :

– *dimensions* : *l* = 0,10 m, Ø = 4,0 mm,
– *phase stationnaire* : *gel de silice octadécylsilylé pour chromatographie R* (3 µm),
– *température* : 40 °C.

Phase mobile :

– *phase mobile A* : dissolvez 1,3 g de *phosphate d'ammonium R* et 4,0 g d'*hydroxyde de tétrabutylammonium R* dans 900 ml d'*eau R.* Ajustez le pH à 8,0 avec de l'*acide phosphorique dilué R* et complétez à 1000 ml avec de l'*eau R*,
– *phase mobile B* : *méthanol R*,

Intervalle (min)	Phase mobile A (pour cent *V/V*)	Phase mobile B (pour cent *V/V*)
0 - 13	40	60
13 - 20	40 → 10	60 → 90
20 - 25	10	90
25 - 26	10 → 40	90 → 60
26 - 31	40	60

Débit : 1,2 ml/min.

Détection : spectrophotomètre à 286 nm.

Injection : 20 µl.

Rétention relative par rapport à l'étofénamate (temps de rétention = environ 13 min) : impureté A = environ 0,2 ; impureté C = environ 0,7 ; impureté G = environ 0,85 ; impureté E = environ 1,5 ; impureté B = environ 1,6 ; impureté D = environ 1,7.

Conformité du système : solution témoin (c) :

– *résolution* : au minimum 2,3 entre les pics dus à l'impureté G et à l'étofénamate.

Limites :

– *facteurs de correction* : pour le calcul des teneurs, multipliez la surface du pic des impuretés suivantes par le facteur de correction correspondant : impureté A = 0,62 ; impureté C = 0,45 ; impureté D = 0,77 ;
– *impureté A* : au maximum 1,25 fois la surface du pic principal du chromatogramme obtenu avec la solution témoin (b) (0,25 pour cent),
– *impureté B* : au maximum la surface du pic principal du chromatogramme obtenu avec la solution témoin (b) (0,2 pour cent),
– *impureté C* : au maximum la surface du pic principal du chromatogramme obtenu avec la solution témoin (b) (0,2 pour cent),
– *impureté D* : au maximum 2,5 fois la surface du pic principal du chromatogramme obtenu avec la solution témoin (b) (0,5 pour cent),
– *impureté E* : au maximum la surface du pic principal du chromatogramme obtenu avec la solution témoin (b) (0,2 pour cent),
– *impureté G* : au maximum la surface du pic principal du chromatogramme obtenu avec la solution témoin (a) (0,2 pour cent),
– *toute autre impureté* : au maximum la moitié de la surface du pic principal du chromatogramme obtenu avec la solution témoin (b) (0,1 pour cent),
– *total* : au maximum 6 fois la surface du pic principal du chromatogramme obtenu avec la solution témoin (b) (1,2 pour cent),
– *limite d'exclusion* : 0,25 fois la surface du pic principal du chromatogramme obtenu avec la solution témoin (b) (0,05 pour cent).

Métaux lourds (*2.4.8*) : au maximum 10 ppm.

2,0 g d'étofénamate satisfont à l'essai limite C. Préparez le témoin avec 2 ml de *solution à 10 ppm de plomb (Pb) R*.

Teneur en eau (*2.5.12*) : au maximum 0,5 pour cent, déterminé sur 1,00 g d'étofénamate.

Cendres sulfuriques (*2.4.14*) : au maximum 0,1 pour cent, déterminé sur 1,0 g d'étofénamate.

DOSAGE

A 3,000 g d'étofénamate, ajoutez 20 ml de *2-propanol R* et 20,0 ml d'*hydroxyde de sodium 1 M*, puis chauffez à reflux pendant 2 h. Ajoutez 0,1 ml de *solution de bleu de bromothymol R1*. Après refroidissement, titrez par l'*acide chlorhydrique 1 M* jusqu'à disparition de la coloration. Effectuez un titragez à blanc.

1 ml d'*hydroxyde de sodium 1 M* correspond à 0,3694 g de $C_{18}H_{18}F_3NO_4$.

IMPURETÉS

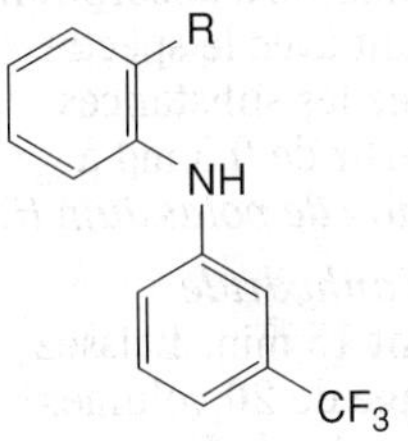

A. R = CO_2H : acide 2-[[3-(trifluorométhyl)phényl]amino]benzoïque (acide flufénamique),

B. R = CO-O-C_4H_9 : 2-[[3-(trifluorométhyl)phényl]amino]benzoate de butyle (flufénamate de butyle),

C. R = H : *N*-phényl-3-(trifluorométhyl)aniline,

E. R = CO-[O-CH_2-CH_2]$_3$-CH_2-CH_3 : 2-[[3-(trifluorométhyl)phényl]amino]benzoate de 2-(2-butoxyéthoxy)éthyle,

G. R = CO-O-CH_2-CH_2-OH : 2-[[3-(trifluorométhyl)phényl]amino]benzoate de 2-hydroxyéthyle,

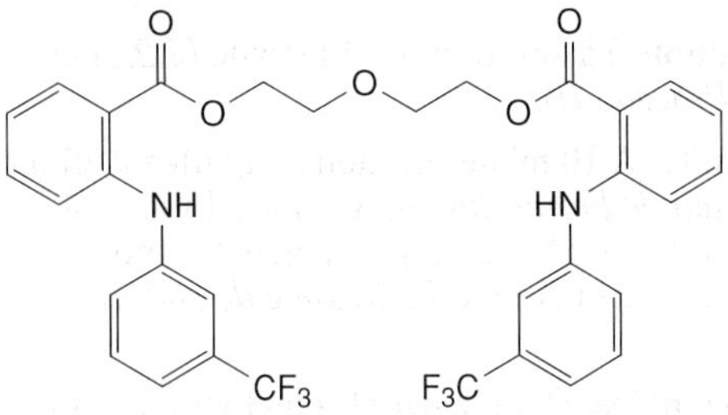

D. bis[2-[[3-(trifluorométhyl)phényl]amino]benzoate] de 2,2′-oxybis(éthylène),

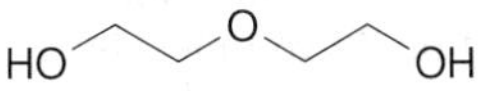

F. 2,2′-oxydiéthanol.

01/2002:0492

ÉTOFYLLINE

Etofyllinum

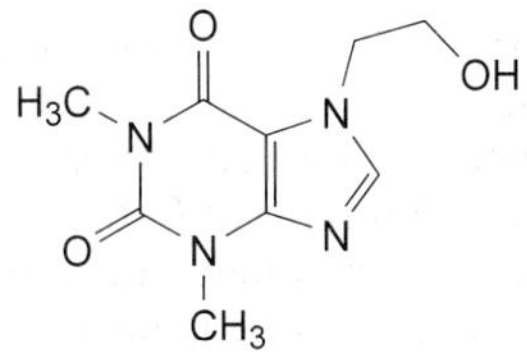

$C_9H_{12}N_4O_3$ M_r 224,2

DÉFINITION

L'étofylline contient au minimum 98,5 pour cent et au maximum l'équivalent de 101,0 pour cent de 7-(2-hydroxyéthyl)-1,3-diméthyl-3,7-dihydro-1*H*-purine-2,6-dione, calculé par rapport à la substance desséchée.

CARACTÈRES

Poudre cristalline blanche, soluble dans l'eau, peu soluble dans l'alcool.

IDENTIFICATION

Première identification : B, C.

Seconde identification : A, C, D.

A. Le point de fusion (*2.2.14*) de l'étofylline est de 161 °C à 166 °C.

B. Examinez l'étofylline par spectrophotométrie d'absorption dans l'infrarouge (*2.2.24*), en comparant avec le spectre obtenu avec l'*étofylline SCR*. Examinez les substances sous forme de pastilles préparées à partir de 0,5 mg à 1 mg de substance pour 0,3 g de *bromure de potassium R*.

C. Dissolvez 1 g d'étofylline dans 5 ml d'*anhydride acétique R* et chauffez à reflux pendant 15 min. Laissez refroidir et ajoutez 100 ml d'un mélange de 20 volumes d'*éther R* et de 80 volumes d'*éther de pétrole R*. Refroidissez dans de l'eau glacée pendant 20 min au moins en agitant de temps en temps. Filtrez et lavez le précipité avec le mélange de 20 volumes d'*éther R* et de 80 volumes d'*éther de pétrole R*. Laissez cristalliser dans l'*alcool R* et séchez les cristaux sous vide. Le point de fusion (*2.2.14*) des cristaux est de 101 °C à 105 °C.

D. L'étofylline donne la réaction des xanthines (*2.3.1*).

ESSAI

Solution S. Dissolvez 2,5 g d'étofylline dans de l'*eau exempte de dioxyde de carbone R* et complétez à 50 ml avec le même solvant.

Aspect de la solution. La solution S est limpide (*2.2.1*) et incolore (*2.2.2, Procédé II*).

Acidité ou alcalinité. A 10 ml de solution S, ajoutez 0,25 ml de *solution de bleu de bromothymol R1*. La solution est colorée en jaune ou en vert. Le virage au bleu de l'indicateur ne nécessite pas plus de 0,4 ml d'*hydroxyde de sodium 0,01 M*.

Substances apparentées. Opérez par chromatographie sur couche mince (*2.2.27*) en utilisant une plaque recouverte de *gel de silice HF_{254} R*.

Solution à examiner. Dissolvez 0,3 g d'étofylline dans un mélange de 20 volumes d'*eau R* et de 30 volumes de *méthanol R* et complétez à 10 ml avec le même mélange de solvants. Préparez extemporanément.

Solution témoin (a). Prélevez 1 ml de solution à examiner et complétez à 100 ml avec du *méthanol R*.

Solution témoin (b). Prélevez 0,2 ml de solution à examiner et complétez à 100 ml avec du *méthanol R*.

Solution témoin (c). Dissolvez 10 mg de *théophylline R* dans du *méthanol R*, ajoutez 0,3 ml de solution à examiner et complétez à 10 ml avec du *méthanol R*.

Déposez sur la plaque 10 µl de chaque solution. Développez sur un parcours de 15 cm avec un mélange de 1 volume d'*ammoniaque concentrée R*, de 10 volumes d'*éthanol R* et de 90 volumes de *chloroforme R*. Laissez sécher la plaque à l'air. Examinez en lumière ultraviolette à 254 nm. S'il apparaît d'autres taches que la tache principale dans le chromatogramme obtenu avec la solution à examiner, aucune d'entre elles n'est plus intense que la tache du chromatogramme obtenu avec la solution témoin (a) (1 pour cent) et une seule d'entre elles peut être plus intense que la tache du chromatogramme obtenu avec la solution témoin (b) (0,2 pour cent). L'essai n'est valable que si le chromatogramme obtenu avec la solution témoin (c) présente 2 taches nettement séparées.

Chlorures (*2.4.4*). Prélevez 2,5 ml de solution S et complétez à 15 ml avec de l'*eau R*. La solution satisfait à l'essai limite des chlorures (400 ppm).

Métaux lourds (*2.4.8*). 12 ml de solution S satisfont à l'essai limite A des métaux lourds (20 ppm). Préparez le témoin avec la *solution à 1 ppm de plomb (Pb) R*.

Perte à la dessiccation (*2.2.32*). Déterminée à l'étuve à 100-105 °C sur 1,000 g d'étofylline, la perte à la dessiccation n'est pas supérieure à 0,5 pour cent.

Cendres sulfuriques (*2.4.14*). Déterminé sur 1,0 g d'étofylline, le taux des cendres sulfuriques n'est pas supérieur à 0,1 pour cent.

DOSAGE

Afin d'éviter un échauffement trop important du milieu réactionnel, mélangez soigneusement pendant le titrage et arrêtez le titrage immédiatement après le point de fin de titrage.

Dissolvez 0,200 g d'étofylline dans 3,0 ml d'*acide formique anhydre R* et ajoutez 50,0 ml d'*anhydride acétique R*. Titrez par l'*acide perchlorique 0,1 M*. Déterminez le point de fin de titrage par potentiométrie (*2.2.20*).

1 ml d'*acide perchlorique 0,1 M* correspond à 22,42 mg de $C_9H_{12}N_4O_3$.

CONSERVATION

A l'abri de la lumière.

01/2002:1514

ÉTOMIDATE

Etomidatum

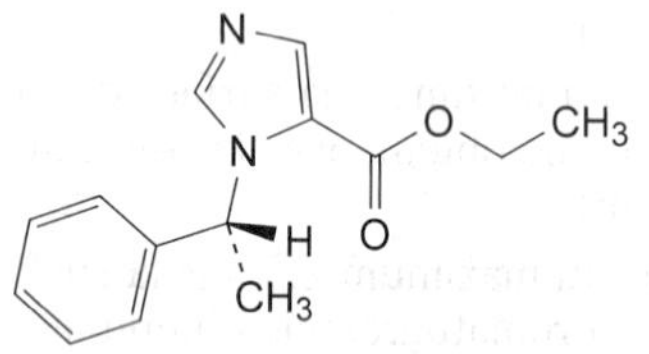

$C_{14}H_{16}N_2O_2$ M_r 244,3

DÉFINITION

L'étomidate contient au minimum 99,0 pour cent et au maximum l'équivalent de 101,0 pour cent de 1-[(1*R*)-1-phényléthyl]-1*H*-imidazole-5-carboxylate d'éthyle, calculé par rapport à la substance desséchée.

CARACTÈRES

Poudre blanche ou sensiblement blanche, très peu soluble dans l'eau, facilement soluble dans l'alcool et dans le chlorure de méthylène.

L'étomidate fond à une température voisine de 68 °C.

IDENTIFICATION

A. Examinez l'étomidate par spectrophotométrie d'absorption dans l'infrarouge (*2.2.24*), en comparant avec le spectre obtenu avec l'*étomidate SCR*.

B. L'étomidate satisfait à l'essai du pouvoir rotatoire spécifique (voir Essai).

ESSAI

Solution S. Dissolvez 0,25 g d'étomidate dans de l'*éthanol R* et complétez à 25,0 ml avec le même solvant.

Aspect de la solution. La solution S est limpide (*2.2.1*) et incolore (*2.2.2, Procédé II*).

Pouvoir rotatoire spécifique (*2.2.7*). Déterminé sur la solution S et calculé par rapport à la substance desséchée, le pouvoir rotatoire spécifique est de + 67 à + 70.

Substances apparentées. Opérez par chromatographie liquide (*2.2.29*).

Solution à examiner. Dissolvez 0,100 g d'étomidate dans un mélange de 50 volumes d'*éthanol R* et de 50 volumes d'*eau R*, puis complétez à 10,0 ml avec le même mélange de solvants.

Solution témoin (a). Dissolvez 5,0 mg d'*étomidate SCR* et 5,0 mg d'*impureté B d'étomidate SCR* dans un mélange de 50 volumes d'*éthanol R* et de 50 volumes d'*eau R*, puis complétez à 250,0 ml avec le même mélange de solvants.

Solution témoin (b). Prélevez 1,0 ml de solution à examiner et complétez à 100,0 ml avec un mélange de 50 volumes d'*éthanol R* et de 50 volumes d'*eau R*. Prélevez 5,0 ml de solution et complétez à 25,0 ml avec un mélange de 50 volumes d'*éthanol R* et de 50 volumes d'*eau R*.

La chromatographie peut être réalisée en utilisant :

- une colonne d'acier inoxydable d'une longueur de 0,1 m et d'un diamètre intérieur de 4,6 mm, remplie de *gel de silice octadécylsilylé pour chromatographie R* (3 µm),
- comme phase mobile, à un débit de 2,0 ml/min, le programme de gradient linéaire suivant :

  Phase mobile A. Une solution de *carbonate d'ammonium R* à 5 g/l,

  Phase mobile B. Acétonitrile R,

Intervalle (min)	Phase mobile A (pour cent *V/V*)	Phase mobile B (pour cent *V/V*)	Commentaire
0 - 5	90 → 30	10 → 70	gradient linéaire
5 - 6	30 → 10	70 → 90	gradient linéaire
6 - 10	10	90	isocratique
10 - 11	10 → 90	90 → 10	gradient linéaire
11 - 15	90	10	rééquilibrage

- comme détecteur, un spectrophotomètre réglé à 235 nm.

Equilibrez la colonne pendant 30 min au moins avec de l'*acétonitrile R*, puis revenez à la composition initiale et équilibrez pendant 5 min au moins.

Ajustez la sensibilité du système de façon que la hauteur du pic principal du chromatogramme obtenu avec 10 µl de solution témoin (b) représente au moins 50 pour cent de l'échelle totale de l'enregistreur.

Injectez 10 µl de solution témoin (a). Lorsque les chromatogrammes sont enregistrés dans les conditions prescrites, les temps de rétention approximatifs sont de 4,5 min pour l'impureté B et de 5,0 min pour l'étomidate. L'essai n'est valable que si la résolution entre les pics dus à l'impureté B et à l'étomidate n'est pas inférieure à 5,0. Si nécessaire, ajustez la concentration de *carbonate d'ammonium R* dans la phase mobile ou la programmation du gradient linéaire.

Injectez 10 µl de solution à examiner et 10 µl de solution témoin (b). S'il apparaît, dans le chromatogramme obtenu avec la solution à examiner, d'autres pics que le pic principal, la surface d'aucun d'entre eux n'est supérieure à la surface du pic principal du chromatogramme obtenu avec la solution témoin (b) (0,2 pour cent) et la somme de leur surface n'est pas supérieure à 1,5 fois la surface du pic principal du chromatogramme obtenu avec la solution témoin (b) (0,3 pour cent). Ne tenez pas compte des pics dont la surface est inférieure à 0,25 fois celle du pic principal du chromatogramme obtenu avec la solution témoin (b).

Perte à la dessiccation (*2.2.32*). Déterminée sous vide à 40 °C pendant 4 h sur 1,000 g d'étomidate, la perte à la dessiccation n'est pas supérieure à 0,5 pour cent.

Cendres sulfuriques (*2.4.14*). Déterminé sur 1,0 g d'étomidate, le taux des cendres sulfuriques n'est pas supérieur à 0,1 pour cent.

DOSAGE

Dissolvez 0,200 g d'étomidate dans 50 ml d'un mélange de 1 volume d'*acide acétique anhydre R* et de 7 volumes de *méthyléthylcétone R* puis titrez par l'*acide perchlorique 0,1 M* en utilisant 0,2 ml de *solution de naphtolbenzéine R* comme indicateur.

1 ml d'*acide perchlorique 0,1 M* correspond à 24,43 mg de $C_{14}H_{16}N_2O_2$.

CONSERVATION

A l'abri de la lumière.

IMPURETÉS

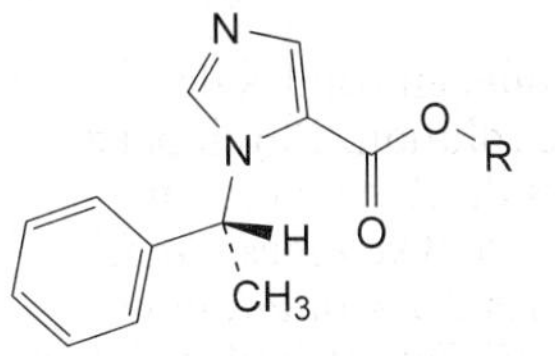

et énantiomère

A. R = H : acide 1-[(1*RS*)-1-phényléthyl]-1*H*-imidazole-5-carboxylique,

B. R = CH_3 : 1-[(1*RS*)-1-phényléthyl]-1*H*-imidazole-5-carboxylate de méthyle (métomidate),

C. R = $CH(CH_3)_2$: 1-[(1*RS*)-1-phényléthyl]-1*H*-imidazole-5-carboxylate de 1-méthyléthyle.

01/2002:0823

ÉTOPOSIDE

Etoposidum

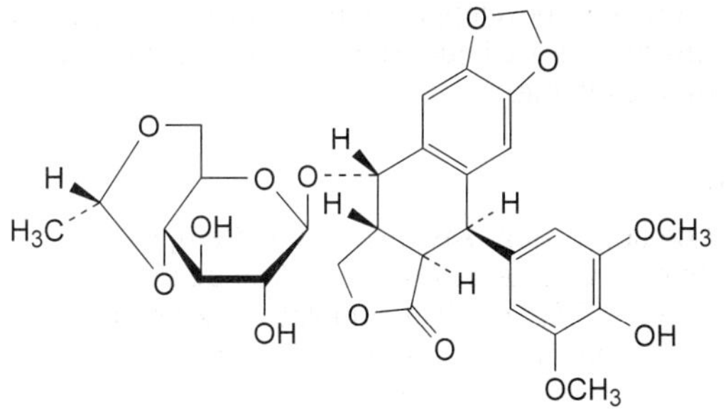

$C_{29}H_{32}O_{13}$ M_r 588,6

DÉFINITION

L'étoposide contient au minimum 98,0 pour cent et au maximum l'équivalent de 101,0 pour cent de (5*R*,5a*R*,8a*R*,9*S*)-9-[(4,6-*O*-(*R*)-éthylidène-β-D-glucopyranosyl)oxy]-5-(4-hydroxy-3,5-diméthoxyphényl)-5,8,8a,9-tétrahydroisobenzofuro[5,6-*f*][1,3]benzodioxol-6(5a*H*)-one, calculé par rapport à la substance desséchée.

CARACTÈRES

Poudre cristalline, blanche ou sensiblement blanche, pratiquement insoluble dans l'eau, assez soluble dans le méthanol, peu soluble dans l'alcool et dans le chlorure de méthylène.

IDENTIFICATION

Première identification : A, B.

Seconde identification : C, D.

A. L'étoposide satisfait à l'essai du pouvoir rotatoire spécifique (voir Essai).

B. Examinez l'étoposide par spectrophotométrie d'absorption dans l'infrarouge (*2.2.24*), en comparant avec le spectre obtenu avec l'*étoposide SCR*.

C. Opérez par chromatographie sur couche mince (*2.2.27*) en utilisant une plaque recouverte de *gel de silice H R*.

Solution à examiner. Dissolvez 10 mg d'étoposide dans un mélange de 1 volume de *méthanol R* et de 9 volumes de *chlorure de méthylène R* et complétez à 2 ml avec le même mélange de solvants.

Solution témoin. Dissolvez 10 mg d'*étoposide SCR* dans un mélange de 1 volume de *méthanol R* et de 9 volumes de *chlorure de méthylène R* et complétez à 2 ml avec le même mélange de solvants.

Déposez séparément sur la plaque, en bandes de 10 mm de large, 5 µl de chaque solution. Développez immédiatement sur un parcours de 17 cm avec un mélange de 1,5 volume d'*eau R*, de 8 volumes d'*acide acétique glacial R*, de 20 volumes d'*acétone R* et de 100 volumes de *chlorure de méthylène R*. Faites sécher la plaque dans un courant d'air chaud pendant 5 min. Pulvérisez un mélange de 1 volume d'*acide sulfurique R* et de 9 volumes d'*alcool R* et chauffez à 140 °C pendant 15 min. Couvrez immédiatement la plaque d'une plaque de verre de mêmes dimensions. Examinez à la lumière du jour. La bande principale du chromatogramme obtenu avec la solution à examiner est semblable quant à sa position, sa coloration et ses dimensions à la bande principale du chromatogramme obtenu avec la solution témoin.

D. Dans un tube à essai, dissolvez 5 mg environ d'étoposide dans 5 ml d'*acide acétique glacial R*. Ajoutez 0,05 ml de *solution de chlorure ferrique R1*. Mélangez, puis ajoutez prudemment 2 ml d'*acide sulfurique R*, en évitant de mélanger les 2 couches. Laissez reposer pendant 30 min environ ; il se développe un anneau rose ou brun-rouge à l'interface des 2 liquides et la couche supérieure est colorée en jaune.

ESSAI

Aspect de la solution. Dissolvez 0,6 g d'étoposide dans un mélange de 1 volume de *méthanol R* et de 9 volumes de *chlorure de méthylène R* et complétez à 20 ml avec le même mélange de solvants. La solution est limpide (*2.2.1*) et n'est pas plus fortement colorée que la solution témoin J_6 ou JB_6 (*2.2.2, Procédé II*).

Pouvoir rotatoire spécifique (*2.2.7*). Dissolvez 50 mg d'étoposide dans un mélange de 1 volume de *méthanol R* et de 9 volumes de *chlorure de méthylène R* et complétez à 10,0 ml avec le même mélange de solvants. Calculé par rapport à la substance desséchée, le pouvoir rotatoire spécifique est de – 106 à – 114.

Substances apparentées. Opérez par chromatographie liquide (*2.2.29*) selon les indications du dosage.

Injectez séparément 10 µl de solution à examiner (a), 10 µl de solution témoin (a) et 10 µl de solution témoin (b). Lorsque les chromatogrammes sont enregistrés dans les conditions prescrites, les temps de rétention et l'ordre d'élution sont semblables à ceux illustrés dans le chromatogramme type (figure 0823.-1). S'il apparaît d'autres pics que le pic principal dans le chromatogramme obtenu avec la solution à examiner (a), la surface d'aucun d'entre eux n'est supérieure à celle du pic principal du chromatogramme obtenu avec la solution témoin (a) (0,5 pour cent), 2 de ces pics au plus peuvent présenter une surface supérieure à celle du pic principal du chromatogramme obtenu avec la solution témoin (b) (0,2 pour cent) et la somme de leur surface n'est pas supérieure à 2 fois la surface du pic principal du chromatogramme obtenu avec la solution témoin (a) (1 pour cent). Ne tenez pas compte du pic dû au solvant ni des pics dont la surface est inférieure à 0,1 fois la surface du pic principal du chromatogramme obtenu avec la solution témoin (a).

Métaux lourds (*2.4.8*). 1,0 g d'étoposide satisfait à l'essai limite C des métaux lourds (20 ppm). Préparez le témoin avec 2 ml de *solution à 10 ppm de plomb (Pb) R*.

Perte à la dessiccation (*2.2.32*). Déterminée à l'étuve à 100-105 °C sous vide poussé pendant 4 h sur 0,500 g d'étoposide, la perte à la dessiccation n'est pas supérieure à 3,0 pour cent.

Cendres sulfuriques (*2.4.14*). Déterminé sur 1,0 g d'étoposide, le taux des cendres sulfuriques n'est pas supérieur à 0,1 pour cent.

DOSAGE

Opérez par chromatographie liquide (*2.2.29*).

Solution à examiner (a). Dissolvez 40 mg d'étoposide dans un mélange de 50 pour cent *V/V* de phase mobile A et de 50 pour cent *V/V* de phase mobile B et complétez à 10,0 ml avec le même mélange.

Solution à examiner (b). Dissolvez 50 mg d'étoposide dans un mélange de 50 pour cent *V/V* de phase mobile A et de 50 pour cent *V/V* de phase mobile B et complétez à 50,0 ml avec le même mélange.

Solution témoin (a). Prélevez 1,0 ml de solution à examiner (a) et complétez à 10,0 ml avec un mélange de 50 pour cent *V/V* de phase mobile A et de 50 pour cent *V/V* de phase mobile B. Prélevez 1,0 ml de cette solution et complétez à 20,0 ml avec le même mélange de solvants.

Solution témoin (b). Prélevez 4,0 ml de solution témoin (a) et complétez à 10,0 ml avec un mélange de 50 pour cent *V/V* de phase mobile A et de 50 pour cent *V/V* de phase mobile B.

Solution témoin (c). Dissolvez 50 mg d'*étoposide SCR* dans un mélange de 50 pour cent *V/V* de phase mobile A et de 50 pour cent *V/V* de phase mobile B et complétez à 50,0 ml avec le même mélange.

Solution témoin (d). A 10 ml de solution à examiner (b), ajoutez 0,1 ml d'une solution d'*acide acétique glacial R* à 4 pour cent *V/V* et 0,1 ml de *solution de phénolphtaléine R*, puis de l'*hydroxyde de sodium 1 M* jusqu'à ce que la solution se colore faiblement en rose (0,15 ml environ). Après 15 min, ajoutez 0,1 ml d'une solution d'*acide acétique glacial R* à 4 pour cent *V/V*.

La chromatographie peut être réalisée en utilisant :

– une colonne d'acier inoxydable d'une longueur de 0,125 m et d'un diamètre intérieur de 4,6 mm, remplie de *gel de silice octadécylsilylé pour chromatographie R* (5 µm),

– comme phase mobile, à un débit de 1 ml/min :

Phase mobile A. Mélangez 1 volume de *triéthylamine R*, 1 volume d'*acide formique anhydre R* et 998 volumes d'*eau R*,

Phase mobile B. Mélangez 1 volume de *triéthylamine R*, 1 volume d'*acide formique anhydre R* et 998 volumes d'*acétonitrile R*,

Le chromatogramme suivant est publié à titre d'information.

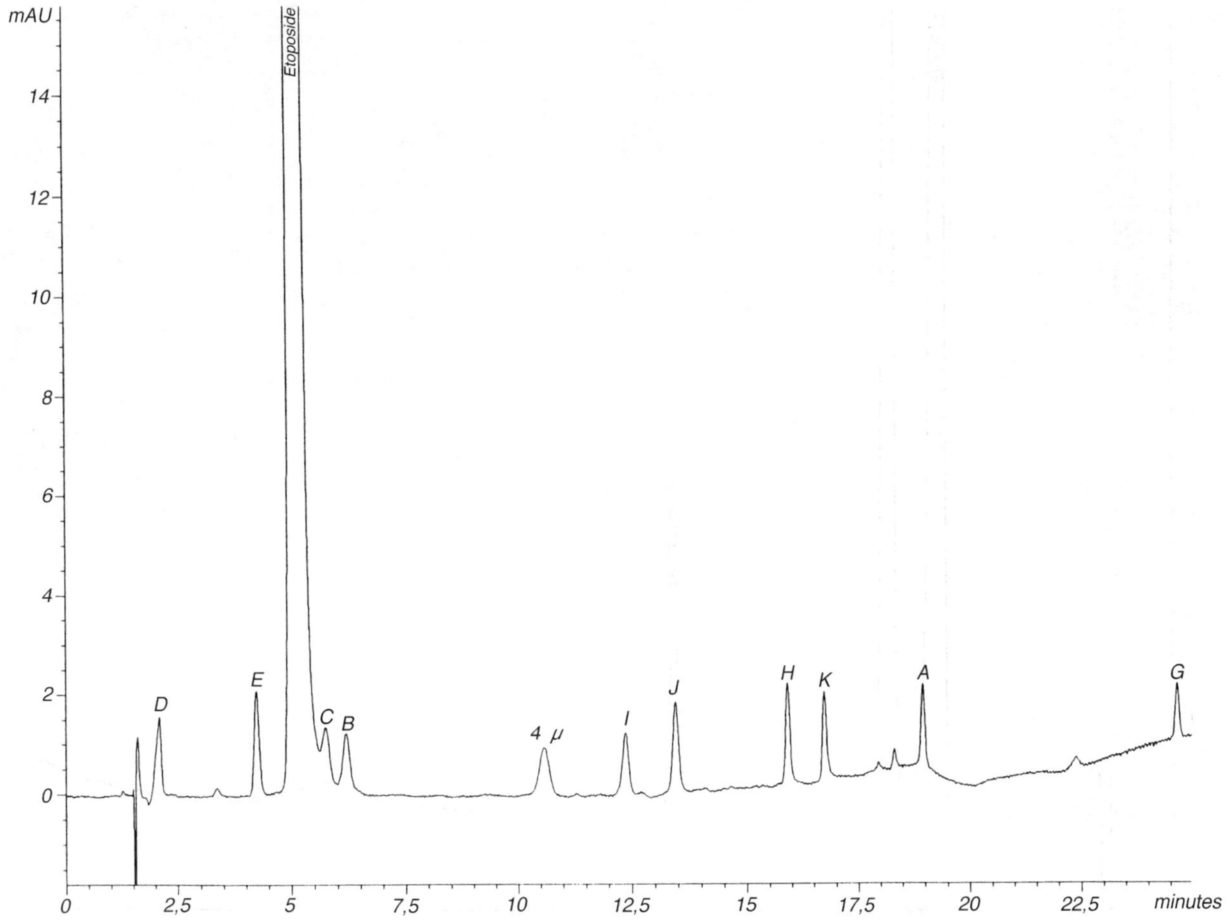

Figure 0823.-1. – *Chromatogramme type pour l'essai « Substances apparentées »*

Intervalle (min)	Phase mobile A (pour cent *V/V*)	Phase mobile B (pour cent *V/V*)	Commentaire
	75	25	equilibration
0 - 7	75	25	isocratique
7 - 23	75 → 27	25 → 73	gradient linéaire
23 - 25	27 → 75	73 → 25	gradient linéaire
25 - 40	75	25	rééquilibrage

– comme détecteur, un spectrophotomètre réglé à 285 nm,

– un injecteur à boucle,

en maintenant la température de la colonne à 40 °C.

Injectez 10 µl de solution témoin (d) et continuez la chromatographie jusqu'à ce que le pic correspondant à la phénolphtaléine soit élué. Le dosage n'est valable que si le chromatogramme présente 2 pics principaux correspondant à l'étoposide et au *cis*-étoposide (impureté B) et si la résolution entre ces 2 pics n'est pas inférieure à 3,0 ; ne tenez pas compte d'un pic correspondant à la phénolphtaléine. Si nécessaire, augmentez légèrement la proportion de la phase mobile A pendant la phase isocratique du gradient. Lorsque les chromatogrammes sont enregistrés dans les conditions prescrites, les temps de rétention des pics du chromatogramme obtenu avec la solution témoin (d) sont semblables à ceux illustrés dans le chromatogramme type (figure 0823.-2). Injectez à 6 reprises 10 µl de solution témoin (c) ; le dosage n'est valable que si l'écart type relatif de la surface du pic correspondant à l'étoposide est inférieur à 1,0 pour cent. Injectez 10 µl de solution à examiner (b) et 10 µl de solution témoin (c) et calculez la teneur pour cent en $C_{29}H_{32}O_{13}$à partir de la surface des pics et de la teneur déclarée de l'*étoposide SCR*.

CONSERVATION

En récipient étanche.

IMPURETÉS

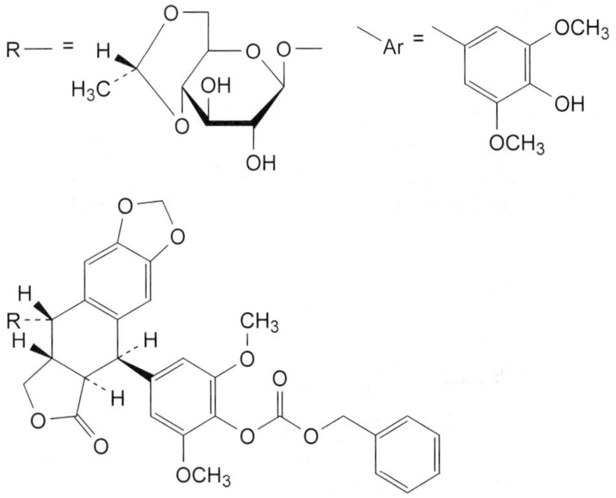

A. (5*R*,5a*R*,8a*R*,9*S*)-9-[(4,6-*O*-(*R*)-éthylidène-β-D-glucopyranosyl)oxy]-5-[4-[(benzyloxycarbonyl)oxy]-3,5-diméthoxyphényl]-5,8,8a,9-tétrahydroisobenzofuro[5,6-*f*][1,3]benzodioxol-6(5a*H*)-one (4′-carbobenzoyloxyéthylidène-lignane P),

Le chromatogramme suivant est publié à titre d'information.

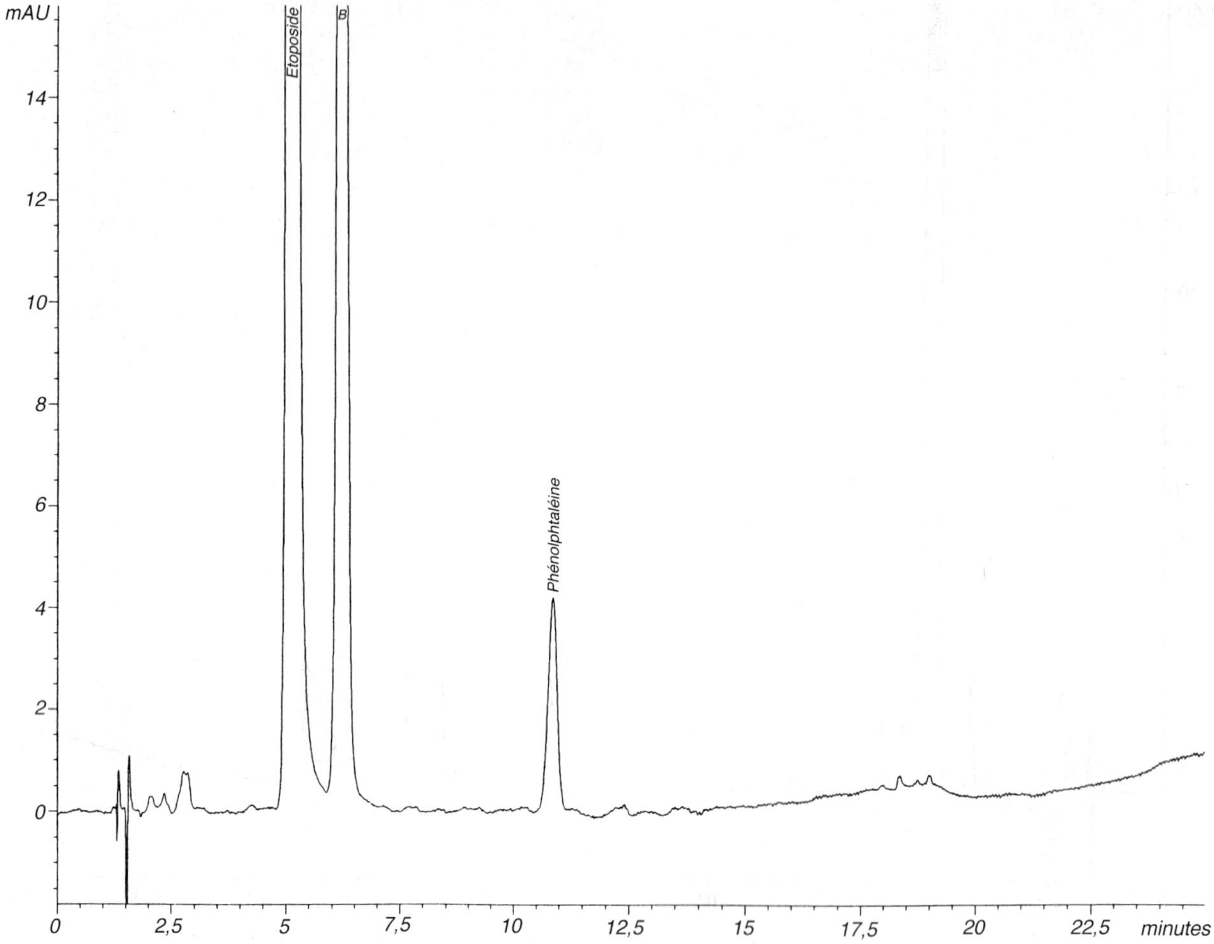

Figure 0823.-2. – *Chromatogramme type pour le dosage*

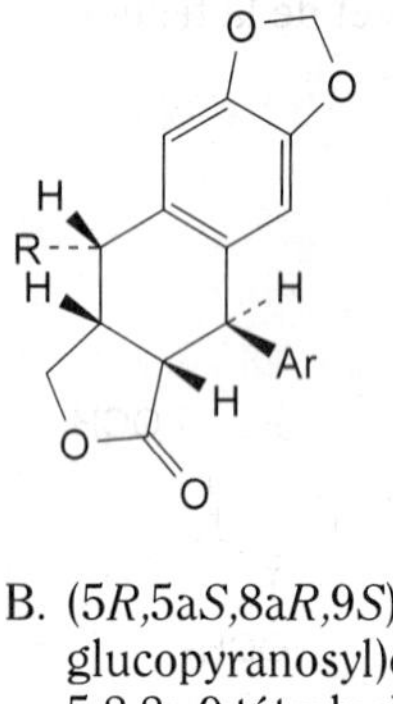

B. (5*R*,5a*S*,8a*R*,9*S*)-9-[(4,6-*O*-(*R*)-éthylidène-β-D-glucopyranosyl)oxy]-5-(4-hydroxy-3,5-diméthoxyphényl)-5,8,8a,9-tétrahydroisobenzofuro[5,6-*f*][1,3]benzodioxol-6(5a*H*)-one (picroéthylidène-lignane P ; *cis*-étoposide),

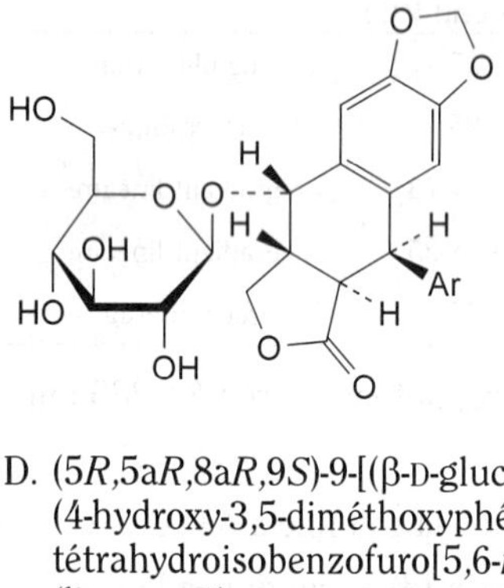

D. (5*R*,5a*R*,8a*R*,9*S*)-9-[(β-D-glucopyranosyl)oxy]-5-(4-hydroxy-3,5-diméthoxyphényl)-5,8,8a,9-tétrahydroisobenzofuro[5,6-*f*][1,3]benzodioxol-6(5a*H*)-one (lignane P),

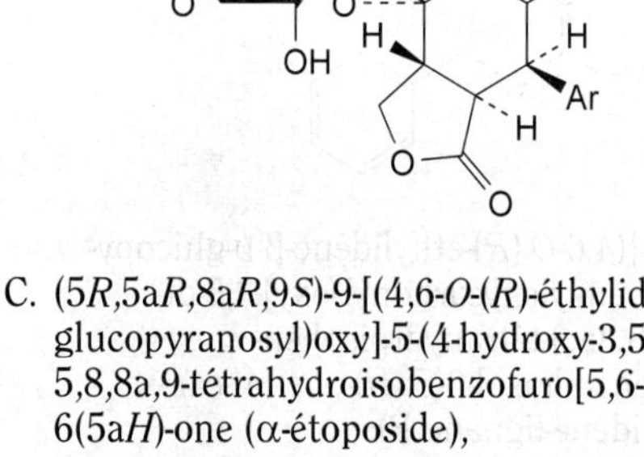

C. (5*R*,5a*R*,8a*R*,9*S*)-9-[(4,6-*O*-(*R*)-éthylidène-α-D-glucopyranosyl)oxy]-5-(4-hydroxy-3,5-diméthoxyphényl)-5,8,8a,9-tétrahydroisobenzofuro[5,6-*f*][1,3]benzodioxol-6(5a*H*)-one (α-étoposide),

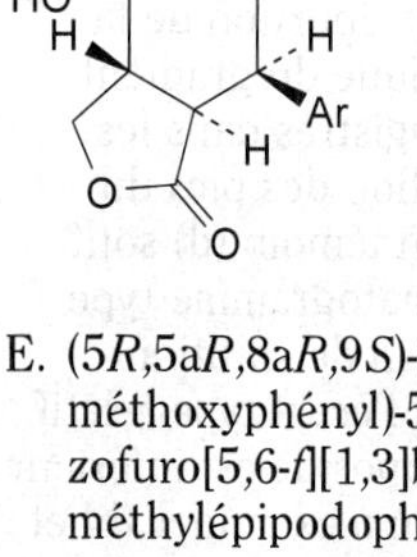

E. (5*R*,5a*R*,8a*R*,9*S*)-9-hydroxy-5-(4-hydroxy-3,5-diméthoxyphényl)-5,8,8a,9-tétrahydroisobenzofuro[5,6-*f*][1,3]benzodioxol-6(5a*H*)-one (4′-déméthylépipodophyllotoxine),

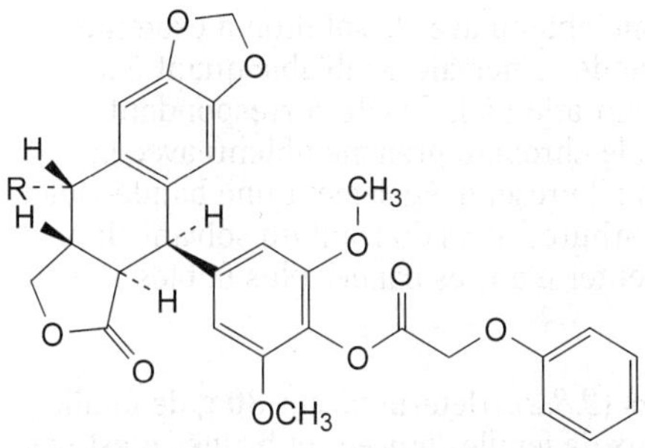

F. (5*R*,5a*R*,8a*R*,9*S*)-9-[(4,6-*O*-(*R*)-éthylidène-β-D-glucopyranosyl)oxy]-5-[4-[(2-phénoxyacétyl)oxy]-3,5-diméthoxyphényl]-5,8,8a,9-tétrahydroisobenzofuro[5,6-*f*][1,3]benzodioxol-6(5a*H*)-one (phénoxyacétyl-4′-étoposide),

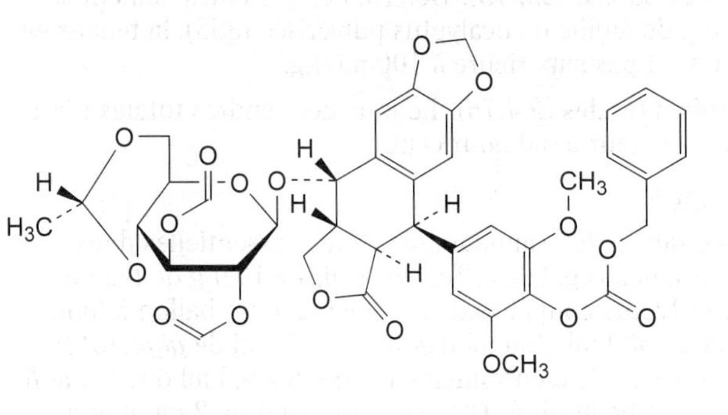

G. (5*R*,5a*R*,8a*R*,9*S*)-9-[(2,3-diformyl-4,6-*O*-(*R*)-éthylidène-β-D-glucopyranosyl)oxy]-5-[4-[(benzyloxycarbonyl)oxy]-3,5-diméthoxyphényl]-5,8,8a,9-tétrahydroisobenzofuro[5,6-*f*][1,3]benzodioxol-6(5a*H*)-one (4′-carbobenzoyloxydiformyléthylidène-lignane P),

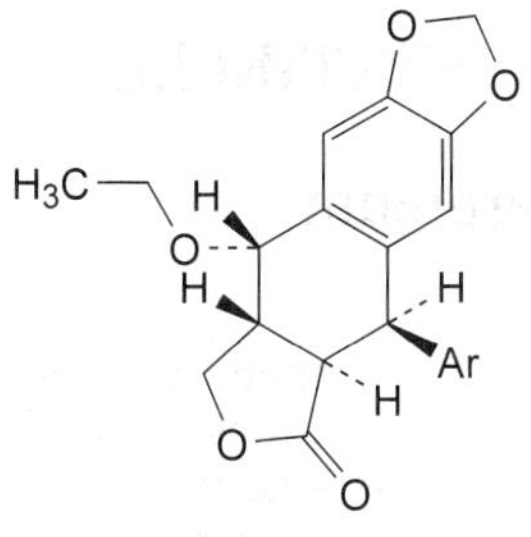

H. (5*R*,5a*R*,8a*R*,9*S*)-9-éthoxy-5-(4-hydroxy-3,5-diméthoxyphényl)-5,8,8a,9-tétrahydroisobenzofuro[5,6-*f*][1,3]benzodioxol-6(5a*H*)-one (4′-*O*-déméthyl-1-*O*-éthylépipodophyllotoxine),

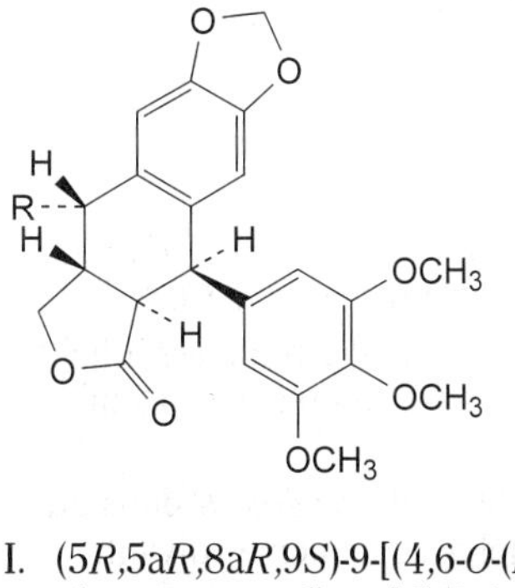

I. (5*R*,5a*R*,8a*R*,9*S*)-9-[(4,6-*O*-(*R*)-éthylidène-β-D-glucopyranosyl)oxy]-5-(3,4,5-triméthoxyphényl)-5,8,8a,9-tétrahydroisobenzofuro[5,6-*f*][1,3]benzodioxol-6(5a*H*)-one (4-*O*-méthyléthylidène-lignane P),

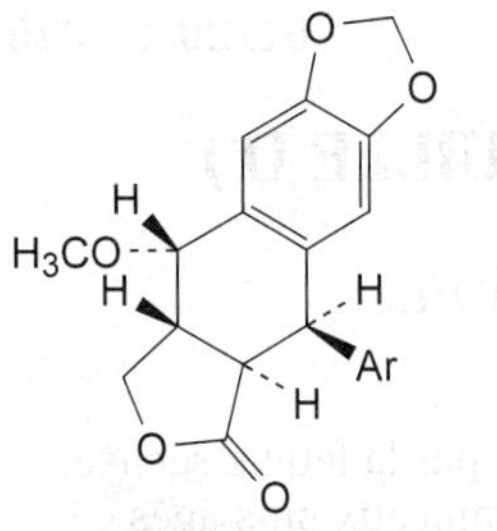

J. (5*R*,5a*R*,8a*R*,9*S*)-9-méthoxy-5-(4-hydroxy-3,5-diméthoxyphényl)-5,8,8a,9-tétrahydroisobenzofuro[5,6-*f*][1,3]benzodioxol-6(5a*H*)-one (4′-*O*-déméthyl-1-*O*-méthylépipodophyllotoxine),

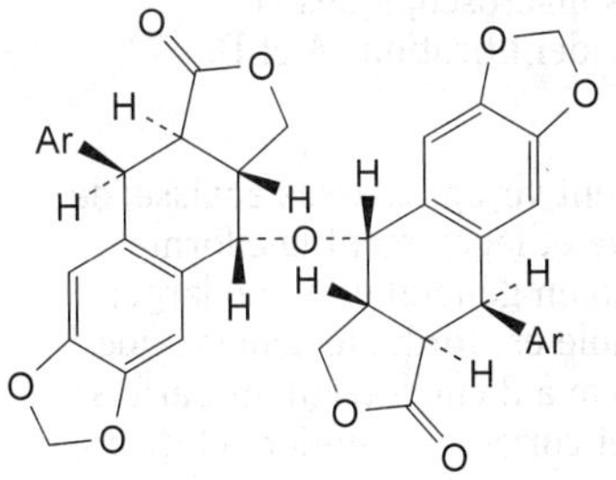

K. 9,9′-oxybis[(5*R*,5a*R*,8a*R*,9*S*)-5-(4-hydroxy-3,5-diméthoxyphényl)-5,8,8a,9-tétrahydroisobenzofuro[5,6-*f*][1,3]benzodioxol-6(5a*H*)-one] (di-4′-*O*-déméthylépipodophyllotoxine),

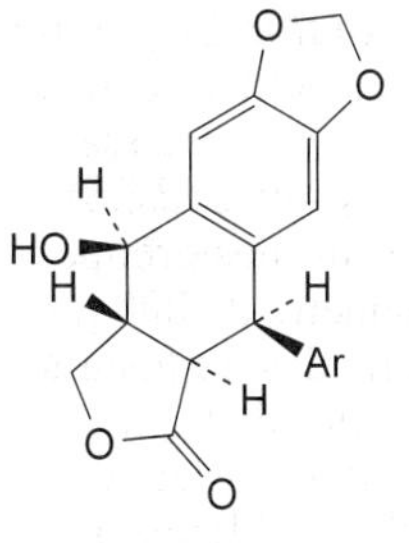

L. (5*R*,5a*R*,8a*R*,9*R*)-9-hydroxy-5-(4-hydroxy-3,5-diméthoxyphényl)-5,8,8a,9-tétrahydroisobenzofuro[5,6-*f*][1,3]benzodioxol-6(5a*H*)-one (4′-*O*-déméthylpodophyllotoxine),

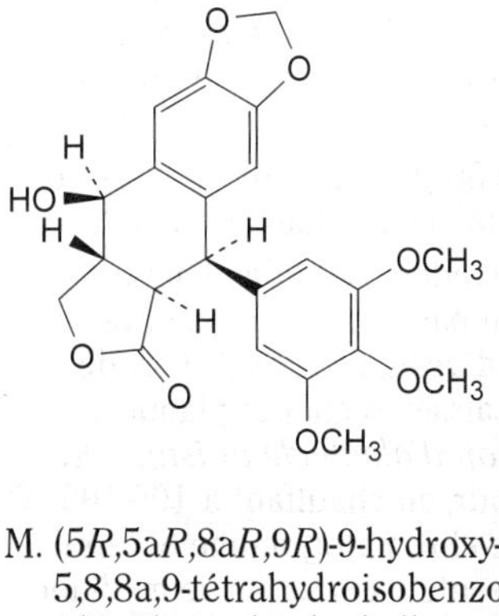

M. (5*R*,5a*R*,8a*R*,9*R*)-9-hydroxy-5-(3,4,5-triméthoxyphényl)-5,8,8a,9-tétrahydroisobenzofuro[5,6-*f*][1,3]benzodioxol-6(5a*H*)-one (podophyllotoxine).

01/2002:1320

EUCALYPTUS (FEUILLE D')

Eucalypti folium

DÉFINITION

La feuille d'eucalyptus est constituée par la feuille séchée, entière ou coupée, récoltées sur les rameaux plus âgés d'*Eucalyptus globulus* Labill. La drogue entière contient au minimum 20 ml/kg et la drogue coupée au minimum 15 ml/kg d'huile essentielle, les 2 teneurs étant calculées par rapport à la drogue anhydre.

CARACTÈRES

La feuille d'eucalyptus exhale une odeur aromatique de cinéole.

Elle présente les caractères macroscopiques et microscopiques décrits aux identifications A et B.

IDENTIFICATION

A. La feuille est généralement vert-gris, assez épaisse, de forme allongée, elliptique et légèrement falciforme, d'une longueur de 25 cm en général et d'une largeur atteignant 5 cm. Le pétiole est tordu, fortement ridé et d'une longueur de 2 cm à 3 cm, atteignant parfois 5 cm. La feuille, rigide et coriace, est entière et glabre ; elle présente une nervure centrale vert-jaune. Les nervures secondaires s'anastomosent sur les bords de la feuille en une ligne continue. Les bords sont réguliers et légèrement épaissis. Les 2 faces sont ponctuées de minuscules taches verruqueuses brun foncé, réparties de façon irrégulière. De petites poches sécrétrices sont visibles par transparence.

B. Réduisez la feuille d'eucalyptus en poudre (355). La poudre est vert-gris. Examinez au microscope en utilisant de la *solution d'hydrate de chloral R*. La poudre présente des fragments de limbe glabre à petites cellules épidermiques à paroi épaisse, comportant une épaisse cuticule, de nombreux stomates anomocytiques (*2.8.3*) d'un diamètre supérieur à 80 µm, et parfois des groupes de cellules subéreuses brunes, d'un diamètre de 300 µm et dont le centre est coloré en noir-brun ; des fragments de mésophylle isobilatéral avec 2-3 couches de tissu palissadique dans chaque coté et au centre plusieurs couches de parenchyme lacuneux à cellules allongées dans la direction des cellules palissadiques et contenant des prismes et macles d'oxalate de calcium ; des fragments de mésophylle contenant de grandes poches sécrétrices schizogènes.

C. Opérez par chromatographie sur couche mince (*2.2.27*) en utilisant une plaque recouverte d'un gel de silice approprié.

Solution à examiner. Agitez 0,5 g de feuille d'eucalyptus récemment pulvérisée (355) avec 5 ml de *toluène R* pendant 2 min à 3 min, puis filtrez sur 2 g environ de *sulfate de sodium anhydre R*.

Solution témoin. Dissolvez 50 µl de *cinéole R* dans du *toluène R* et complétez à 5 ml avec le même solvant.

Déposez sur la plaque, en bandes, 10 µl de chaque solution. Développez sur un parcours de 15 cm avec un mélange de 10 volumes d'*acétate d'éthyle R* et de 90 volumes de *toluène R*. Laissez sécher la plaque à l'air. Pulvérisez de la *solution d'aldéhyde anisique R*. Examinez à la lumière du jour, en chauffant à 100-105 °C pendant 5 min à 10 min. Le chromatogramme obtenu avec la solution témoin présente dans sa partie médiane une bande principale correspondant au cinéole. Le chromatogramme obtenu avec la solution à examiner présente une bande principale semblable quant à sa position et sa coloration à la bande correspondant au cinéole dans le chromatogramme obtenu avec la solution témoin ; il présente également une bande violet intense (hydrocarbures) près du front du solvant. Il peut également présenter d'autres bandes plus faibles.

ESSAI

Eléments étrangers (*2.8.2*). Déterminé sur 30 g de feuille d'eucalyptus, le taux de feuilles foncées et brunes n'est pas supérieur à 3 pour cent, le taux de tiges n'est pas supérieur à 5 pour cent et le taux d'autres éléments étrangers n'est pas supérieur à 2 pour cent. Aucune feuille de rameaux jeunes de forme cordée ou ovale, sessile, ponctuée sur les deux faces de nombreuses glandes visibles en transparence, n'est présente.

Teneur en eau (*2.2.13*). Déterminée par entraînement sur 20,0 g de feuille d'eucalyptus pulvérisée (355), la teneur en eau n'est pas supérieure à 100 ml/kg.

Cendres totales (*2.4.16*). Le taux des cendres totales n'est pas supérieur à 6,0 pour cent.

DOSAGE

Effectuez la détermination des huiles essentielles dans les drogues végétales (*2.8.12*). Utilisez 10,0 g de feuille d'eucalyptus coupée extemporanément, un ballon à fond rond de 500 ml, 200 ml d'*eau R* et 100 ml de *glycérol R* comme liquide d'entraînement. Ajoutez 0,5 ml de *xylène R* dans le tube gradué. Distillez à un débit de 2 ml/min à 3 ml/min pendant 2 h.

CONSERVATION

A l'abri de la lumière.

01/2002:0390

EUCALYPTUS (HUILE ESSENTIELLE D')

Eucalypti aetheroleum

DÉFINITION

L'huile essentielle d'eucalyptus est obtenue par entraînement à la vapeur d'eau suivi de rectification, à partir des feuilles fraîches ou des tiges terminales fraîches de plusieurs espèces d'*Eucalyptus* riches en 1,8-cinéole. Les espèces principalement utilisées sont : *Eucalyptus globulus* Labill., *Eucalyptus fruticetorum* F. von Mueller (*Eucalyptus polybractea* R.T. Baker), *Eucalyptus smithii* R.T. Baker.

CARACTÈRES

Liquide incolore ou jaune pâle, d'odeur aromatique et camphrée, de saveur brûlante et camphrée.

IDENTIFICATION

Première identification : B.

Seconde identification : A.

A. Opérez par chromatographie sur couche mince (*2.2.27*) en utilisant une *plaque au gel de silice pour CCM R*.

Solution à examiner. Dissolvez 0,1 g d'huile essentielle d'eucalyptus dans du *toluène R* et complétez à 10 ml avec le même solvant.

Solution témoin. Dissolvez 50 µl de *cinéole R* dans du *toluène R* et complétez à 5 ml avec le même solvant.

Déposez sur la plaque, en bandes, 10 µl de chaque solution. Développez sur un parcours de 15 cm avec un mélange de 10 volumes d'*acétate d'éthyle R* et de

Monographies D - K

90 volumes de *toluène R*. Laissez sécher la plaque à l'air. Pulvérisez de la *solution d'aldéhyde anisique R*. Examinez à la lumière du jour en chauffant à 100-105 °C pendant 5 min à 10 min. Le chromatogramme obtenu avec la solution témoin présente dans sa partie médiane une bande correspondant au cinéole. Le chromatogramme obtenu avec la solution à examiner présente une bande principale semblable quant à sa position et sa coloration à celle du chromatogramme obtenu avec la solution témoin correspondant au cinéole. Il présente également une bande violet intense (hydrocarbures) près du front du solvant. Il peut également présenter d'autres bandes plus faibles.

B. Examinez les chromatogrammes obtenus dans l'essai du profil chromatographique. Les pics principaux du chromatogramme obtenu avec la solution à examiner sont semblables, quant à leur temps de rétention, aux 5 pics du chromatogramme obtenu avec la solution témoin.

ESSAI

Densité (*2.2.5*) : 0,906 à 0,925.

Indice de réfraction (*2.2.6*) : 1,458 à 1,470.

Angle de rotation optique (*2.2.7*) : 0° à + 10°.

Solubilité dans l'alcool (*2.8.10*). L'huile essentielle d'eucalyptus est soluble dans 5 volumes d'*alcool à 70 pour cent V/V R*.

Aldéhydes. Dans un tube de verre à bouchon rodé d'un diamètre de 25 mm et d'une longueur de 150 mm contenant 10 ml d'huile essentielle d'eucalyptus, ajoutez 5 ml de *toluène R* et 4 ml de *solution alcoolique d'hydroxylamine R*. Agitez énergiquement et titrez immédiatement par l'*hydroxyde de potassium 0,5 M dans l'alcool à 60 pour cent V/V*, jusqu'à virage du rouge au jaune. Continuez le titrage sans cesser d'agiter jusqu'à coloration jaune franc de l'indicateur. Agitez pendant 2 min et laissez reposer. Le point final est atteint lorsque la coloration persiste dans la couche inférieure. La réaction est terminée en 15 min environ. Répétez l'opération sur une deuxième prise d'essai de 10 ml d'huile essentielle d'eucalyptus et utilisez comme solution témoin pour le point de virage le liquide obtenu dans le premier titrage additionné de 0,5 ml d'*hydroxyde de potassium 0,5 M dans l'alcool à 60 pour cent V/V*. La quantité d'*hydroxyde de potassium 0,5 M dans l'alcool à 60 pour cent V/V* utilisée dans le deuxième titrage n'est pas supérieure à 2,0 ml.

Profil chromatographique. Opérez par chromatographie en phase gazeuse (*2.2.28*).

Solution à examiner. Huile essentielle d'eucalyptus à examiner.

Solution témoin. Dissolvez 80 µl d'*α-pinène R*, 10 µl de *β-pinène R*, 10 µl d'*α-phellandrène R*, 10 µl de *limonène R*, 0,8 ml de *cinéole R* et 10 mg de *camphre R* dans 10 ml d'*acétone R*.

La chromatographie peut être réalisée en utilisant :

- une colonne de silice fondue d'une longueur de 60 m et d'un diamètre intérieur de 0,25 mm environ, recouverte de *macrogol 20 000 R*, à phase greffée,
- comme gaz vecteur, de l'*hélium pour chromatographie R*, à un débit de 1,5 ml/min,
- un détecteur à ionisation de flamme,
- un rapport de division de 1:100,

en maintenant la température de la colonne à 60 °C pendant 5 min puis en l'augmentant de 5 °C par minute jusqu'à 200 °C et en la maintenant à 200 °C pendant 5 min ; en maintenant la température de la chambre à injection et celle du détecteur à 220 °C.

Injectez 0,5 µl environ de solution témoin. Lorsque le chromatogramme est enregistré dans les conditions prescrites, les composants sont élués dans l'ordre donné pour la préparation de la solution témoin. Notez le temps de rétention de ces substances.

L'essai n'est valable que si :

- le nombre de plateaux théoriques calculé sur le pic du limonène à 110 °C n'est pas inférieur à 30 000,
- la résolution entre les pics correspondant respectivement au limonène et au cinéole n'est pas inférieure à 1,5.

Injectez 0,5 µl environ de solution à examiner. A l'aide des temps de rétention déterminés à partir du chromatogramme obtenu avec la solution témoin, localisez sur le chromatogramme obtenu avec la solution à examiner les composants de la solution témoin.

Déterminez la teneur pour cent de chacun de ces composants par le procédé de normalisation.

Ces teneurs sont comprises entre les valeurs suivantes :

α-pinène : 2 à 8 pour cent,

β-pinène : inférieur à 0,5 pour cent,

α-phellandrène : inférieur à 1,5 pour cent,

limonène : 4 à 12 pour cent,

1,8-cinéole : au minimum 70 pour cent,

camphre : inférieur à 0,1 pour cent.

CONSERVATION

En récipient étanche et bien rempli, à l'abri de la chaleur.

Le chromatogramme suivant est publié à titre d'information.

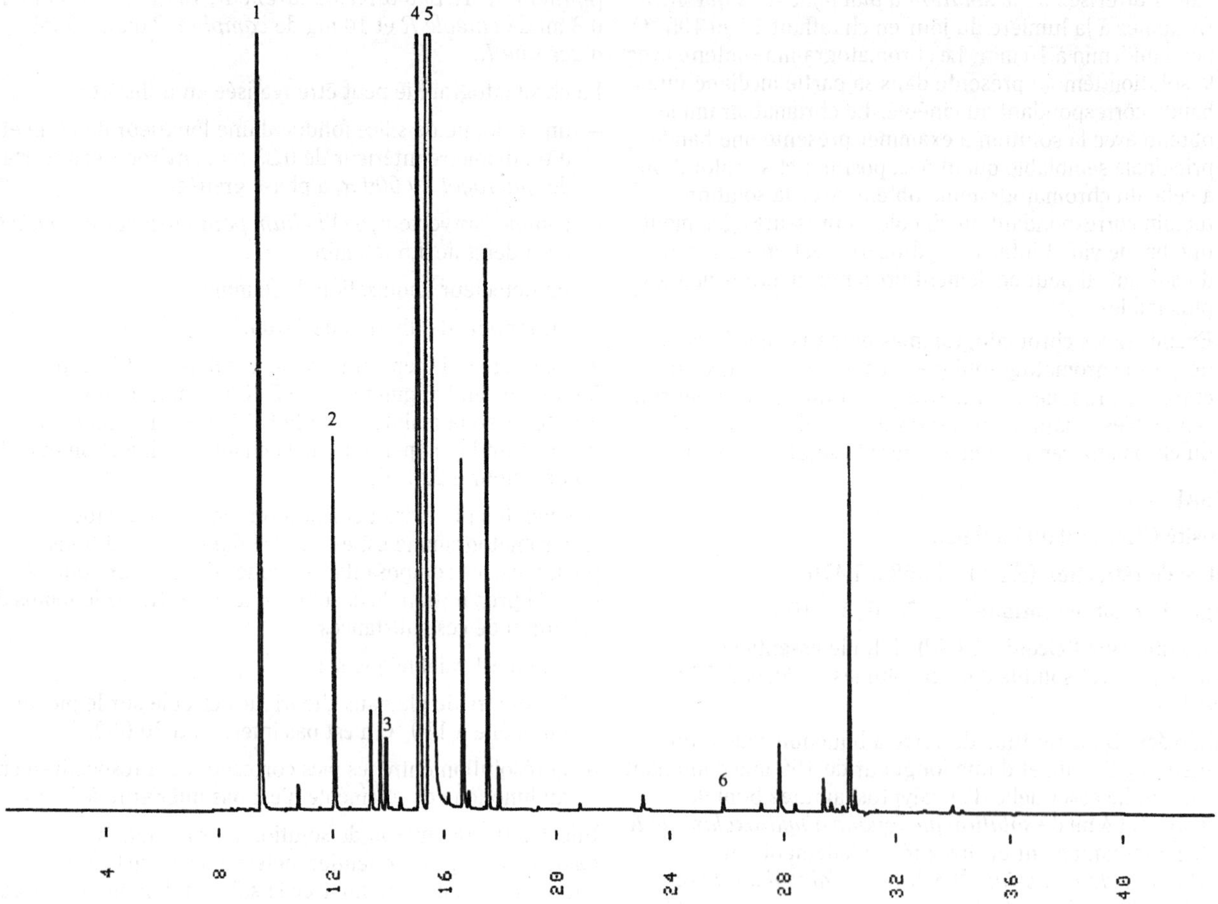

1. α -pinène
2. β-pinène
3. α-phellandrène
4. limonène
5. 1,8-cinéole
6. camphre

Figure 0390.-1. – *Chromatogramme de l'huile essentielle d'eucalyptus (essai du profil chromatographique)*

01/2002:1100

EUGÉNOL

Eugenolum

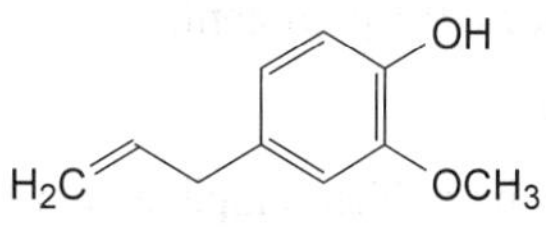

$C_{10}H_{12}O_2$ M_r 164,2

DÉFINITION

L'eugénol est le 2-méthoxy-4-(prop-2-ényl)phénol.

CARACTÈRES

Liquide limpide, incolore à jaune pâle, brunissant à l'air, d'odeur prononcée de clou de girofle, pratiquement insoluble dans l'eau, facilement soluble dans l'alcool à 70 pour cent *V/V*, pratiquement insoluble dans le glycérol, miscible à l'acide acétique glacial, à l'alcool, au chlorure de méthylène, à l'éther et aux huiles grasses.

IDENTIFICATION

Première identification : B.

Seconde identification : A, C, D.

A. L'eugénol satisfait à l'essai de l'indice de réfraction (voir Essai).

B. Examinez l'eugénol par spectrophotométrie d'absorption dans l'infrarouge (*2.2.24*), en comparant avec le spectre obtenu avec l'*eugénol SCR*.

C. Opérez par chromatographie sur couche mince (*2.2.27*) en utilisant une *plaque au gel de silice F_{254} pour CCM R*.

Solution à examiner. Dissolvez 50 µl d'eugénol dans de l'*alcool R* et complétez à 25 ml avec le même solvant.

Solution témoin. Dissolvez 50 µl d'*eugénol SCR* dans de l'*alcool R* et complétez à 25 ml avec le même solvant.

Déposez sur la plaque 5 µl de chaque solution. Développez sur un parcours de 15 cm avec un mélange de 10 volumes d'*acétate d'éthyle R* et de 90 volumes de *toluène R*. Faites sécher la plaque dans un courant d'air froid. Examinez en lumière ultraviolette à 254 nm. La tache principale du chromatogramme obtenu avec la solution à examiner est semblable quant à sa position et ses dimensions à la tache principale du chromatogramme obtenu avec la solution témoin. Pulvérisez de la *solution d'aldéhyde anisique R*. Chauffez à 100-105 °C pendant 10 min. La tache principale du chromatogramme obtenu avec la solution à examiner est semblable quant à sa position, sa coloration et ses dimensions à la tache principale du chromatogramme obtenu avec la solution témoin.

D. Dissolvez 0,05 ml d'eugénol dans 2 ml d'*alcool R* et ajoutez 0,1 ml de *solution de chlorure ferrique R1*. Il apparaît une coloration vert foncé qui vire au vert-jaune dans les 10 min.

ESSAI

Densité (*2.2.5*) : 1,066 à 1,070.

Indice de réfraction (*2.2.6*) : 1,540 à 1,542.

Dimères et oligomères. Dissolvez 0,150 g d'eugénol dans de l'*éthanol R* et complétez à 100,0 ml avec le même solvant. Mesurée à 330 nm,l'absorbance de la solution (*2.2.25*) n'est pas supérieure à 0,25.

Substances apparentées. Opérez par chromatographie en phase gazeuse (*2.2.28*).

Solution à examiner. Dissolvez 1,00 g d'eugénol dans de l'*éthanol R* et complétez à 5,0 ml avec le même solvant.

Solution témoin (a). Prélevez 1,0 ml de solution à examiner et complétez à 100,0 ml avec de l'*éthanol R*.

Solution témoin (b). Dissolvez 50 mg de *vanilline R* dans 1 ml de solution à examiner et complétez à 5 ml avec de l'*éthanol R*.

La chromatographie peut être réalisée en utilisant :

- une colonne de silice fondue, d'une longueur de 30 m et d'un diamètre intérieur de 0,25 mm, recouverte de *polyméthylphénylsiloxane R* (épaisseur du film 0,25 µm),
- comme gaz vecteur, de l'*hélium pour chromatographie R*, à un débit de 1 ml/min,
- un détecteur à ionisation de flamme,
- un rapport de division de 1:40,

	Intervalle (min)	Température (°C)	Vitesse (°C/min)	Commentaire
Colonne	0 - 2	80		isotherme
	2 - 27	80 → 280	8	gradient linéaire
	27 - 47	280		isotherme
Chambre à injection		250		
Détecteur		280		

Injectez 1 µl de solution à examiner et 1 µl des solutions témoins (a) et (b). L'essai n'est valable que si, dans le chromatogramme obtenu avec la solution témoin (b), le temps de rétention relatif du pic dû à la vanilline n'est pas inférieur à 1,1 par rapport au pic de l'eugénol. Calculez la teneur pour cent des substances apparentées à partir des surfaces des pics du chromatogramme obtenu avec la solution à examiner en utilisant le procédé dit « de normalisation », sans tenir compte d'un pic dû au solvant ni des pics dont la surface est inférieure à 0,05 fois celle du pic principal du chromatogramme obtenu avec la solution témoin (a). La teneur totale en substances apparentées ayant un temps de rétention relatif par rapport au pic principal supérieur à 2,0 n'est pas supérieure à 1,0 pour cent ; la teneur d'aucune substance apparentée n'est supérieure à 0,5 pour cent ; la teneur totale en substances apparentées n'est pas supérieure à 3,0 pour cent.

Hydrocarbures. Dans un tube à essai bouché, dissolvez 1 ml d'eugénol dans 5 ml de *solution diluée d'hydroxyde de sodium R* et ajoutez 30 ml d'*eau R*. Examinée immédiatement, la solution est jaune et limpide (*2.2.1*).

Cendres sulfuriques (*2.4.14*). Déterminé sur 1,0 g d'eugénol, le taux des cendres sulfuriques n'est pas supérieur à 0,1 pour cent.

CONSERVATION

En récipient bien rempli, à l'abri de la lumière.

IMPURETÉS

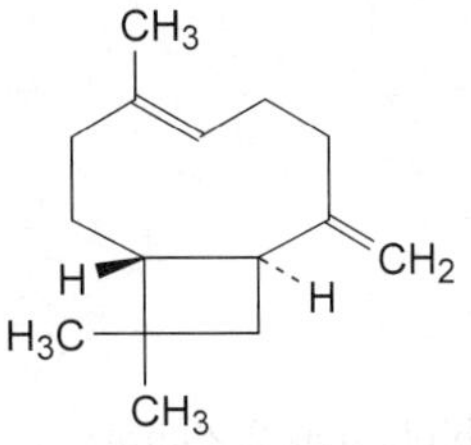

A. (1*R*,4*E*,9*S*)-4,11,11-triméthyl-8-méthylènebicyclo[7.2.0]undéc-4-ène (β-caryophyllène),

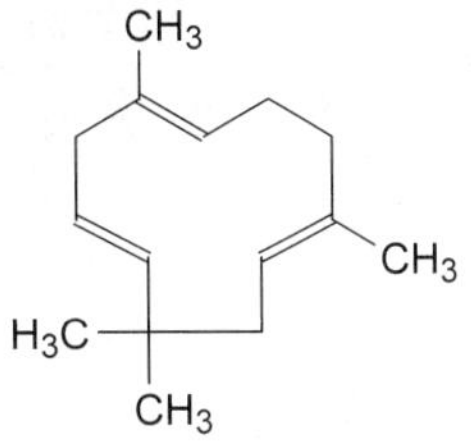

B. (1*E*,4*E*,8*E*)-2,6,6,9-tétraméthylcycloundéca-1,4,8-triène (α-humulène, α-caryophyllène),

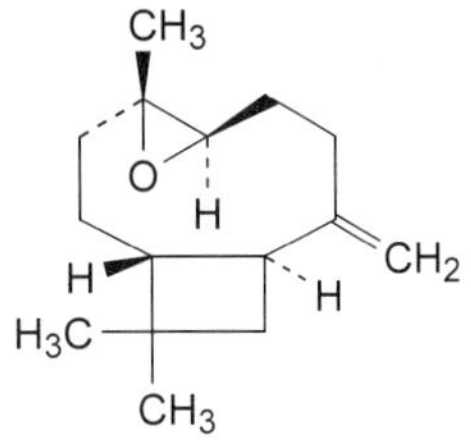

C. (1*R*,4*R*,6*R*,10*S*)-4,12,12-triméthyl-9-méthylène-5-oxatricyclo[8.2.0.0^{4,6}]dodécane (oxyde de β-caryophyllène),

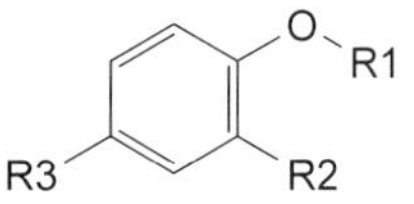

D. R1 = H, R2 = H, R3 = CH_2-CH=CH_2 : 4-(prop-2-ényl)phénol,

E. R1 = CH_3, R2 = OCH_3, R3 = CH_2-CH=CH_2 : 1,2-diméthoxy-4-(prop-2-ényl)benzène (éther méthylique d'eugénol),

F. R1 = H, R2 = OCH_3, R3 = CH=CH-CH_3 (*cis*) : 2-méthoxy-4-[(Z)-prop-1-ényl]phénol (*cis*-isoeugénol),

G. R1 = H, R2 = OCH_3, R3 = CH=CH-CH_3 (*trans*) : 2-méthoxy-4-[(*E*)-prop-1-ényl]phénol (*trans*-isoeugénol),

H. R1 = H, R2 = OCH_3, R3 = CHO : 4-hydroxy-3-méthoxybenzaldéhyde (vanilline),

I. R1 = CO-CH_3, R2 = OCH_3, R3 = CH_2-CH=CH_2 : acétate de 2-méthoxy-4-(prop-2-ényl)phényle (acétyleugénol),

J. R1 = H, R2 = OCH_3, R3 = CO-CH=CH_2 : 1-(4-hydroxy-3-méthoxyphényl)prop-2-énone,

K. R1 = H, R2 = OCH_3, R3 = CH=CH-CHO : (*E*)-3-(4-hydroxy-3-méthoxyphényl)prop-2-énal (aldéhyde *trans*-coniférylique),

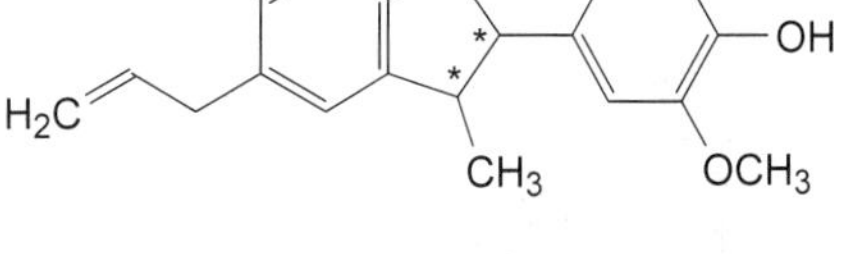

L. 2-méthoxy-4-[3-méthyl-5-(prop-2-ényl)-2,3-dihydrobenzofuran-2-yl]phénol (déshydrodiisoeugénol),

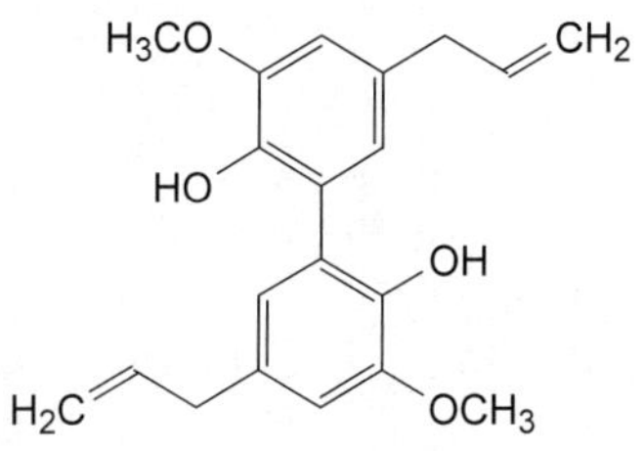

M. 3,3′-diméthoxy-5,5′-bis(prop-2-ényl)biphényle-2,2′-diol (déshydrodieugénol),

N. O. deux autres composés dimériques de structure inconnue,

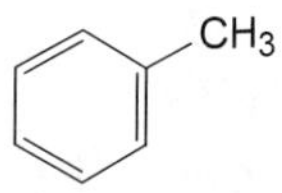

P. toluène.

Monographies D - K

F

01/2002:1224

FACTEUR VII DE COAGULATION HUMAIN

Factor VII coagulationis humanus

DÉFINITION

Le facteur VII de coagulation humain cryodesséché est une fraction de protéines plasmatiques qui contient le facteur VII, un dérivé glycoprotéique à chaîne unique, et qui peut également contenir de faibles quantités de sa forme activée, le dérivé à deux chaînes facteur VIIa. Il peut également contenir les facteurs de coagulation II, IX et X, de la protéine C et de la protéine S. Il est préparé à partir de plasma humain conforme à la monographie *Plasma humain pour fractionnement (0853).*

L'activité de la préparation, reconstituée selon les indications figurant sur l'étiquette, n'est pas inférieure à 15 UI de facteur VII par millilitre.

PRODUCTION

La méthode de préparation permet autant que possible d'éviter l'activation des facteurs de coagulation (afin de limiter le pouvoir thrombogène), et comprend une ou plusieurs étapes dont il a été démontré qu'elles éliminent ou inactivent les agents infectieux connus ; si des substances sont utilisées pour inactiver les virus pendant la production, le procédé de purification ultérieur doit être validé de façon à démontrer que la concentration de ces substances est ramenée à un niveau convenable et que les résidus éventuels ne compromettent pas l'innocuité de la préparation pour les patients.

L'activité spécifique n'est pas inférieure à 2 UI de facteur VII par milligramme de protéines totales, avant l'ajout éventuel d'un stabilisant protéique.

La fraction contenant le facteur VII est dissoute dans un liquide approprié. De l'héparine, de l'antithrombine et d'autres substances auxiliaires, par exemple un stabilisant, peuvent être ajoutées. Aucun conservateur antimicrobien n'est ajouté. La solution est filtrée sur un filtre retenant les bactéries, puis répartie aseptiquement dans les récipients finals et immédiatement congelée. Elle est ensuite cryodesséchée et les récipients sont fermés sous vide ou sous gaz inerte.

RÉGULARITÉ DE LA MÉTHODE DE PRODUCTION

La régularité de la méthode de production vis-à-vis de l'activité des facteurs II, IX et X de la préparation, exprimées en Unités Internationales et par rapport à l'activité du facteur VII, doit être démontrée.

La régularité de la méthode de production vis-à-vis de l'activité du facteur VIIa de la préparation doit être démontrée. L'activité du facteur VIIa peut être déterminée, par exemple, à l'aide d'un facteur tissulaire recombinant soluble qui n'active pas le facteur VII mais qui a un rôle de cofacteur spécifique vis-à-vis du facteur VIIa ; un mélange de réactifs comportant le facteur tissulaire soluble recombinant et des phospholipides est mis en incubation avec une dilution de l'échantillon à examiner et du plasma déficient en facteur VII, puis du chlorure de calcium est ajouté et le temps de coagulation est déterminé ; le temps de coagulation est une fonction inverse du taux de facteur VIIa dans la préparation.

CARACTÈRES

Poudre ou solide friable qui peut être blanc, jaune pâle, vert ou bleu.

Reconstituez la préparation à examiner, comme indiqué sur l'étiquette, immédiatement avant d'effectuer l'identification, les essais (sauf ceux de solubilité et de teneur en eau) et le dosage.

IDENTIFICATION

A. Effectuez sur la préparation à examiner des essais de précipitation avec une gamme appropriée d'immunosérums spécifiques d'espèces. Il est recommandé d'effectuer l'essai à l'aide d'immunosérums spécifiques aux protéines plasmatiques de chaque espèce d'animal domestique couramment utilisée pour la préparation de produits d'origine biologique dans le pays concerné. Il est démontré que la préparation contient des protéines d'origine humaine et donne des résultats négatifs avec les immunosérums spécifiques aux protéines plasmatiques d'autres espèces.

B. Le dosage du facteur VII contribue à identifier la préparation.

ESSAI

Solubilité. Au contenu d'un récipient de la préparation à examiner, ajoutez le volume de liquide indiqué sur l'étiquette à la température recommandée et agitez doucement pendant 10 min au plus. La préparation se dissout complètement en formant une solution limpide ou légèrement opalescente qui peut être colorée.

pH (*2.2.3*) : 6,5 à 7,5.

Osmolalité (*2.2.35*) : au minimum 240 mosmol/kg.

Protéines totales. Diluez, si nécessaire, avec une solution de *chlorure de sodium R* à 9 g/l, une quantité exactement mesurée de la préparation à examiner pour obtenir une solution présumée contenir environ 15 mg de protéines dans 2 ml. Dans un tube à centrifugation à fond rond, introduisez 2,0 ml de cette solution. Ajoutez 2 ml d'une solution de *molybdate de sodium R* à 75 g/l et 2 ml d'un mélange de 1 volume d'*acide sulfurique exempt d'azote R* et de 30 volumes d'*eau R*. Agitez, centrifugez pendant 5 min, éliminez le liquide surnageant et laissez s'égoutter le tube retourné sur un papier filtre. Effectuez le dosage de l'azote dans le culot de centrifugation après minéralisation par l'acide sulfurique (*2.5.9*). Calculez la teneur en protéines en multipliant le résultat par 6,25.

Facteurs de coagulation activés (*2.6.22*). Effectuez l'essai des facteurs de coagulation activés. Pour chacune des dilutions, le temps de coagulation n'est pas inférieur à 150 s.

Héparine. S'il a été ajouté de l'héparine pendant la préparation, déterminez-en la quantité par le titrage de l'héparine dans les facteurs de coagulation (*2.7.12*). La préparation à examiner ne contient pas plus de la quantité d'héparine indiquée sur l'étiquette et dans tous les cas ne contient pas plus de 0,5 UI d'héparine par unité internationale de facteur VII.

Thrombine. Si la préparation à examiner contient de l'héparine, déterminez la quantité de celle-ci comme prescrit dans l'essai de l'héparine et neutralisez-la par addition de *sulfate de protamine R* (10 µg de sulfate de protamine neutralisent 1 UI d'héparine). Utilisez 2 tubes à essai et dans chacun d'eux mélangez des volumes égaux de la préparation reconstituée et d'une solution de *fibrinogène R* à 3 g/l. Maintenez un des tubes à 37 °C pendant 6 h et l'autre à température ambiante pendant 24 h. Dans un troisième tube, mélangez un volume de la solution de fibrinogène avec un volume d'une solution de *thrombine humaine R* contenant 1 UI/ml et placez le tube dans un bain-marie à 37 °C. Il ne

Monographies D - K

se produit pas de coagulation dans les tubes contenant la préparation à examiner. Il se produit une coagulation dans les 30 s dans le tube qui contient de la thrombine.

Facteur II. Effectuez le dosage du facteur II de coagulation (*2.7.18*).

La teneur estimée n'est pas supérieure à 125 pour cent de la teneur déclarée. L'intervalle de confiance ($P = 0{,}95$) de la teneur estimée ne dépasse pas 90 pour cent à 111 pour cent.

Facteur IX. Effectuez le dosage du facteur IX de coagulation (*2.7.11*).

La teneur estimée n'est pas supérieure à 125 pour cent de la teneur déclarée. L'intervalle de confiance ($P = 0{,}95$) de la teneur estimée ne dépasse pas 80 pour cent à 125 pour cent.

Facteur X. Effectuez le dosage du facteur X de coagulation (*2.7.19*).

La teneur estimée n'est pas supérieure à 125 pour cent de la teneur déclarée. L'intervalle de confiance ($P = 0{,}95$) de la teneur estimée ne dépasse pas 90 pour cent à 111 pour cent.

Teneur en eau. Déterminée par une méthode appropriée telle que le semi-microdosage de l'eau (*2.5.12*), la perte à la dessiccation (*2.2.32*) ou la spectrophotométrie dans le proche infrarouge (*2.2.40*), la teneur en eau est comprise dans les limites approuvées par l'Autorité compétente.

Stérilité (*2.6.1*). La préparation à examiner satisfait à l'essai de stérilité.

Pyrogènes (*2.6.8*). La préparation à examiner satisfait à l'essai des pyrogènes. Injectez à chaque lapin, par kilogramme de masse corporelle, un volume de la préparation à examiner correspondant à au moins 30 UI de facteur VII.

DOSAGE

Effectuez le dosage du facteur VII de coagulation (*2.7.10*).

L'activité estimée n'est pas inférieure à 80 pour cent, ni supérieure à 125 pour cent de l'activité indiquée. L'intervalle de confiance ($P = 0{,}95$) de l'activité estimée ne dépasse pas 80 pour cent à 125 pour cent.

CONSERVATION

A l'abri de la lumière.

ÉTIQUETAGE

L'étiquette indique :

- le nombre d'Unités Internationales de facteur VII par récipient,
- la teneur maximale en Unités Internationales de facteur II, facteur IX et facteur X, par récipient,
- la quantité de protéines dans chaque récipient,
- le nom et la quantité de toute substance ajoutée, y compris l'héparine,
- le nom et le volume du liquide nécessaire pour reconstituer la préparation,
- que la transmission d'agents infectieux ne peut être totalement exclue lors de l'administration de médicaments dérivés du sang ou du plasma humains.

01/2002:0275

FACTEUR VIII DE COAGULATION HUMAIN

Factor VIII coagulationis humanus

DÉFINITION

Le facteur VIII de coagulation humain cryodesséché est une fraction protéique du plasma contenant une glycoprotéine, le facteur VIII de coagulation et, en fonction de la méthode de préparation, des quantités variables de facteur Willebrand. Il est préparé à partir de plasma humain conforme à la monographie *Plasma humain pour fractionnement (0853)*.

L'activité de la préparation, reconstituée selon les indications figurant sur l'étiquette, n'est pas inférieure à 20 UI de facteur VIII:C par millilitre.

PRODUCTION

La méthode de préparation comprend une ou plusieurs étapes dont il a été démontré qu'elles permettent d'éliminer ou d'inactiver les agents infectieux connus ; si des substances sont utilisées en cours de production pour inactiver les virus, pendant la production il convient de valider l'étape de purification ultérieure pour démontrer que la concentration de ces substances est ramenée à un niveau convenable et que les résidus éventuels ne compromettent pas l'innocuité de la préparation pour les patients.

L'activité spécifique n'est pas inférieure à 1 UI de facteur VIII:C par milligramme de protéines totales, avant l'ajout éventuel d'un stabilisant protéique.

La fraction contenant le facteur VIII est dissoute dans un liquide approprié. Des substances auxiliaires, par exemple un stabilisant, peuvent être ajoutées. Aucun conservateur antimicrobien n'est ajouté. La solution est filtrée sur un filtre retenant les bactéries, puis répartie aseptiquement dans les récipients finals et immédiatement congelée. Elle est ensuite cryodesséchée et les récipients sont fermés sous vide ou sous gaz inerte.

Essai de validation applicable aux produits ayant une activité du type facteur Willebrand annoncée. Dans le cas des produits destinés au traitement de la maladie de von Willebrand, il doit être démontré que le procédé de fabrication donne un produit d'une composition constante en ce qui concerne le facteur Willebrand. Cette composition peut être déterminée de plusieurs façons. Par exemple, le nombre et les proportions des différents multimères du facteur Willebrand peuvent être déterminés par électrophorèse sur gel d'agarose (environ 1 pour cent d'agarose) en présence de dodécylsulfate de sodium (SDS), avec ou sans immunotransfert sur nitrocellulose, par référence à un mélange de plasma humain normal. La révélation du profil multimérique peut être réalisée par une technique immunoenzymatique et une évaluation quantitative peut être effectuée par densitométrie ou par d'autres méthodes appropriées.

Activité du facteur Willebrand. Dans le cas des produits destinés au traitement de la maladie de von Willebrand, l'activité du facteur Willebrand présent est déterminée à l'aide d'une préparation de référence du même type que la préparation à examiner, étalonnée par rapport à l'Etalon International de facteur Willebrand plasmatique. Plusieurs méthodes peuvent être utilisées, telles que la détermination de l'activité du type cofacteur de la ristocétine ou la détermination de l'activité du type liaison au collagène. La détermination de l'activité du type cofacteur de la ristocétine ci-après est citée à titre d'exemple.

Activité du type cofacteur de la ristocétine. Préparez des dilutions appropriées de la préparation à examiner reconstituée et de la préparation de référence avec, comme diluant, une solution contenant 9 g/l de *chlorure de sodium R* et 50 g/l d'albumine humaine. Ajoutez à chaque solution une quantité appropriée d'un mélange contenant des plaquettes humaines stabilisées et de la ristocétine A. Mélangez sur une lame de verre en imprimant doucement à celle-ci un mouvement circulaire pendant 1 min. Laissez reposer pendant encore 1 min et lisez le résultat sur fond sombre, avec éclairage latéral. La dernière dilution pour laquelle est observée une agglutination clairement visible indique le titre de l'échantillon. Utilisez le diluant comme témoin négatif.

L'activité estimée n'est pas inférieure à 60 pour cent ni supérieure à 140 pour cent de l'activité approuvée pour le produit considéré.

CARACTÈRES

Poudre ou solide friable de couleur blanche ou jaune pâle.

Reconstituez la préparation à examiner, comme indiqué sur l'étiquette, immédiatement avant d'effectuer l'identification, les essais (sauf ceux de solubilité et de teneur en eau) et le dosage.

IDENTIFICATION

A. Effectuez sur la préparation à examiner des essais de précipitation avec une gamme appropriée d'immunosérums spécifiques d'espèces. Il est recommandé d'effectuer l'essai à l'aide d'immunosérums spécifiques des protéines plasmatiques de chacune des espèces domestiques couramment utilisées pour la préparation de produits d'origine biologique dans le pays concerné. Il est démontré que la préparation contient des protéines d'origine humaine et donne des résultats négatifs en présence des immunosérums spécifiques des protéines plasmatiques d'autres espèces.

B. Le dosage du facteur VIII:C et, le cas échéant, du facteur Willebrand contribuent à l'identification de la préparation.

ESSAI

Détermination du pH (*2.2.3*). Le pH de la préparation à examiner est de 6,5 à 7,5.

Solubilité. Au contenu d'un récipient de la préparation à examiner, ajoutez le volume de liquide indiqué sur l'étiquette à la température recommandée et agitez doucement pendant au plus 10 min. La préparation se dissout complètement en formant une solution limpide ou légèrement opalescente et incolore ou légèrement jaunâtre.

Osmolalité (*2.2.35*). L'osmolalité de la préparation à examiner n'est pas inférieure à 240 mosmol/kg.

Protéines totales. Diluez, si nécessaire, avec une solution de *chlorure de sodium R* à 9 g/l une quantité exactement mesurée de la préparation à examiner pour obtenir une solution présumée contenir environ 15 mg de protéines dans 2 ml. Dans un tube à centrifugation à fond rond, introduisez 2,0 ml de cette solution. Ajoutez 2 ml d'une solution de *molybdate de sodium R* à 75 g/l et 2 ml d'un mélange de 1 volume d'*acide sulfurique exempt d'azote R* et de 30 volumes d'*eau R*. Agitez, centrifugez pendant 5 min, éliminez le liquide surnageant et laissez s'égoutter le tube retourné sur un papier filtre. Effectuez le dosage de l'azote dans le culot de centrifugation après minéralisation par l'acide sulfurique (*2.5.9*) et calculez la teneur en protéines en multipliant le résultat par 6,25.

Cette méthode peut ne pas être applicable à certains produits, notamment ceux ne contenant pas de stabilisant protéique tel que l'albumine ; une autre méthode validée de dosage des protéines doit alors être utilisée.

Hémagglutinines anti-A et anti-B. Diluez la préparation à examiner avec une solution de *chlorure de sodium R* à 9 g/l jusqu'à une concentration de 3 UI d'activité facteur VIII:C par millilitre. Effectuez un dosage indirect des hémagglutinines A et B (*2.6.20*). Les dilutions au 1/64 ne présentent pas de signes d'agglutination.

Antigène de surface de l'hépatite B. Examinez la préparation à examiner par une méthode suffisamment sensible telle qu'un dosage immunoenzymatique (*2.7.1*). L'antigène de surface de l'hépatite B n'est pas détecté.

Teneur en eau. Déterminée par une méthode appropriée telle que le semi-microdosage de l'eau (*2.5.12*), la perte à la dessiccation (*2.2.32*) ou la spectrophotométrie dans le proche infrarouge (*2.2.40*), la teneur en eau est comprise dans les limites approuvées par l'Autorité compétente.

Stérilité (*2.6.1*). La préparation à examiner satisfait à l'essai de stérilité.

Pyrogènes (*2.6.8*). La préparation à examiner satisfait à l'essai des pyrogènes. Injectez à chaque lapin, un volume de préparation à examiner équivalant à au moins 30 UI d'activité facteur VIII:C par kilogramme de masse corporelle.

DOSAGE

Effectuez le dosage du facteur VIII de coagulation humain (*2.7.4*).

L'activité estimée n'est pas inférieure à 80 pour cent ni supérieure à 120 pour cent de l'activité déclarée. L'intervalle de confiance ($P = 0{,}95$) de l'activité estimée ne dépasse pas 80 pour cent à 120 pour cent.

CONSERVATION

A l'abri de la lumière.

ÉTIQUETAGE

L'étiquette indique :

- le nombre d'Unités Internationales de facteur VIII:C et, le cas échéant, de facteur Willebrand par récipient,
- la quantité de protéines par récipient,
- le nom et la quantité de toute substance ajoutée,
- le nom et le volume du liquide nécessaire pour reconstituer la préparation,
- que la transmission d'agents infectieux ne peut être totalement exclue lors de l'administration de médicaments dérivés du sang ou du plasma humains.

01/2002:1223

FACTEUR IX DE COAGULATION HUMAIN

Factor IX coagulationis humanus

DÉFINITION

Le facteur IX de coagulation humain cryodesséché est une fraction de protéines plasmatiques contenant du facteur IX de coagulation sanguine humain, obtenue par une méthode permettant de séparer le facteur IX des autres facteurs du complexe prothrombique (facteurs II, VII et X). Il est préparé à partir de plasma humain conforme à la monographie *Plasma humain pour fractionnement (0853)*.

Monographies D - K

L'activité de la préparation, reconstituée selon les indications figurant sur l'étiquette, n'est pas inférieure à 20 UI de facteur IX par millilitre.

PRODUCTION

La méthode de préparation permet autant que possible de maintenir l'intégrité fonctionnelle du facteur IX, d'éviter l'activation des facteurs de coagulation (afin de limiter le pouvoir thrombogène potentiel), et comprend une ou plusieurs étapes dont il a été démontré qu'elles éliminent ou inactivent les agents infectieux connus ; si des substances sont utilisées pour inactiver les virus pendant la production, le procédé de purification ultérieur doit être validé de façon à démontrer que la concentration de ces substances est ramenée à un niveau approprié, et que les résidus éventuels ne sont pas susceptibles de compromettre l'innocuité de la préparation pour les patients.

L'activité spécifique n'est pas inférieure à 50 UI de facteur IX par milligramme de protéines totales, avant l'ajout éventuel d'un stabilisant protéique.

La fraction contenant le facteur IX est dissoute dans un liquide approprié. De l'héparine, de l'antithrombine et d'autres substances auxiliaires, par exemple un stabilisant, peuvent être ajoutées. Aucun conservateur antimicrobien n'est ajouté. La solution est filtrée sur un filtre retenant les bactéries, puis répartie aseptiquement dans les récipients finals et immédiatement congelée. Elle est ensuite cryodesséchée et les récipients sont fermés sous vide ou sous gaz inerte.

RÉGULARITÉ DE LA MÉTHODE DE PRODUCTION

La régularité de la méthode de production est évaluée au moyen d'un certain nombre de méthodes analytiques durant les études de développement et parmi lesquelles figurent habituellement :

– le titrage d'activité du facteur IX,
– la détermination des facteurs de coagulation activés,
– la détermination de l'activité des facteurs de coagulation II, VII et X, qui ne doit pas être supérieure à 5 pour cent de celle du facteur IX.

CARACTÈRES

Poudre ou solide friable blanc ou jaune pâle.

Reconstituez la préparation à examiner, comme indiqué sur l'étiquette, immédiatement avant d'effectuer l'identification, les essais (sauf ceux de solubilité et de teneur en eau) et le dosage.

IDENTIFICATION

A. Effectuez sur la préparation à examiner des essais de précipitation avec une gamme appropriée d'immunosérums spécifiques d'espèces. Il est recommandé d'effectuer l'essai à l'aide d'immunosérums spécifiques des protéines plasmatiques de chaque espèce d'animal domestique couramment utilisée pour la préparation de produits d'origine biologique dans le pays concerné. Il est démontré que la préparation contient des protéines d'origine humaine et donne des résultats négatifs avec les immunosérums spécifiques des protéines plasmatiques d'autres espèces.

B. Le dosage du facteur IX contribue à identifier la préparation.

ESSAI

Détermination du pH (*2.2.3*). Le pH de la préparation à examiner est de 6,5 à 7,5.

Solubilité. Au contenu d'un récipient de la préparation à examiner, ajoutez le volume de liquide indiqué sur l'étiquette à la température recommandée et agitez doucement pendant 10 min au plus. La préparation se dissout complètement en formant une solution limpide ou légèrement opalescente et incolore.

Osmolalité (*2.2.35*). L'osmolalité de la préparation à examiner n'est pas inférieure à 240 mosmol/kg.

Protéines totales. Diluez, si nécessaire, avec une solution de *chlorure de sodium R* à 9 g/l, une quantité exactement mesurée de la préparation à examiner pour obtenir une solution présumée contenir environ 15 mg de protéines dans 2 ml. Dans un tube à centrifugation à fond rond, introduisez 2,0 ml de cette solution. Ajoutez 2 ml d'une solution de *molybdate de sodium R* à 75 g/l et 2 ml d'un mélange de 1 volume d'*acide sulfurique exempt d'azote R* et de 30 volumes d'*eau R*. Agitez, centrifugez pendant 5 min, éliminez le liquide surnageant et laissez s'égoutter le tube retourné sur un papier filtre. Effectuez le dosage de l'azote dans le culot de centrifugation après minéralisation par l'acide sulfurique (*2.5.9*). Calculez la teneur en protéines en multipliant le résultat par 6,25.

Cette méthode peut ne pas être applicable à certains produits, notamment ceux ne contenant pas de stabilisant protéique tel que l'albumine, et une autre méthode validée de dosage des protéines doit alors être utilisée.

Facteurs de coagulation activés (*2.6.22*). Effectuez l'essai des facteurs de coagulation activés. Si nécessaire, diluez la préparation à examiner pour obtenir une solution contenant 20 UI de facteur IX par millilitre. Pour chacune des dilutions, le temps de coagulation n'est pas inférieur à 150 s.

Héparine. S'il a été ajouté de l'héparine pendant la préparation, déterminez-en la quantité par le titrage de l'héparine dans les facteurs de coagulation (*2.7.12*). La préparation à examiner ne contient pas plus de la quantité d'héparine indiquée sur l'étiquette et dans tous les cas ne contient pas plus de 0,5 UI d'héparine par Unité Internationale de facteur IX.

Teneur en eau. Déterminée par une méthode appropriée telle que le semi-microdosage de l'eau (*2.5.12*), la perte à la dessiccation (*2.2.32*) ou la spectrophotométrie dans le proche infrarouge (*2.2.40*), la teneur en eau est comprise dans les limites approuvées par l'Autorité compétente.

Stérilité (*2.6.1*). La préparation à examiner satisfait à l'essai de stérilité.

Pyrogènes (*2.6.8*). La préparation à examiner satisfait à l'essai des pyrogènes. Injectez à chaque lapin, un volume de solution de la préparation reconstituée correspondant à au moins 30 UI de facteur IX par kilogramme de masse corporelle.

DOSAGE

Effectuez le dosage du facteur IX de coagulation sanguine humain (*2.7.11*).

L'activité estimée n'est pas inférieure à 80 pour cent ni supérieure à 125 pour cent de l'activité déclarée. L'intervalle de confiance ($P = 0,95$) de l'activité estimée ne dépasse pas 80 pour cent à 125 pour cent.

CONSERVATION

A l'abri de la lumière.

ÉTIQUETAGE

L'étiquette indique :

– le nombre d'Unités Internationales de facteur IX par récipient,

- la quantité de protéines dans chaque récipient,
- le nom et la quantité de toute substance ajoutée, y compris l'héparine,
- le nom et le volume du liquide nécessaire pour reconstituer la préparation,
- que la transmission d'agents infectieux ne peut être totalement exclue lors de l'administration de médicaments dérivés du sang ou du plasma humains.

01/2002:1012

FAMOTIDINE

Famotidinum

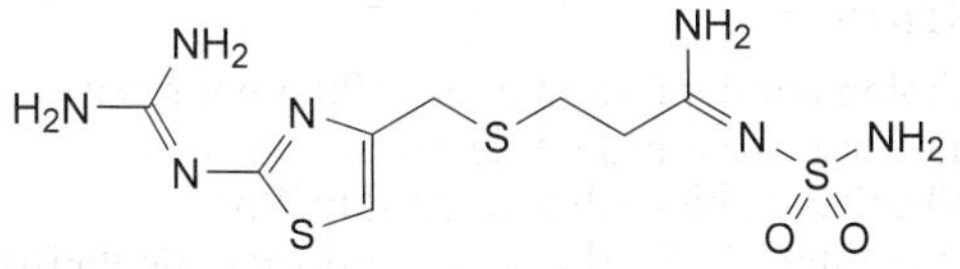

$C_8H_{15}N_7O_2S_3$ M_r 337,5

DÉFINITION

La famotidine contient au minimum 98,5 pour cent et au maximum l'équivalent de 101,5 pour cent de 3-[[[2-[(diaminométhylène)amino]thiazol-4-yl]méthyl]sulfanyl]-*N'*-sulfamoylpropanimidamide, calculé par rapport à la substance desséchée.

CARACTÈRES

Poudre cristalline ou cristaux, blancs ou blanc-jaune, très peu solubles dans l'eau, facilement solubles dans l'acide acétique glacial et dans le diméthylformamide, peu solubles dans le méthanol, très peu solubles dans l'éthanol, pratiquement insolubles dans l'acétate d'éthyle et dans l'éther. La famotidine se dissout dans les acides minéraux dilués.

La famotidine existe sous 2 formes qui fondent avec décomposition vers 163 °C et 169 °C, respectivement.

IDENTIFICATION

Première identification : B.

Seconde identification : A, C, D.

A. Dissolvez 25,0 mg de famotidine dans de la *solution tampon pH 2,5 R1* et complétez à 100,0 ml avec la même solution. Prélevez 10,0 ml de solution et complétez à 100,0 ml avec de la *solution tampon pH 2,5 R1*. Examinée de 230 nm à 350 nm (*2.2.25*), la solution présente un maximum d'absorption à 265 nm. L'absorbance spécifique au maximum est de 297 à 315, calculé par rapport à la substance desséchée.

B. Examinez la famotidine par spectrophotométrie d'absorption dans l'infrarouge (*2.2.24*), en comparant avec le spectre obtenu avec la *famotidine SCR*. Examinez les substances sous forme de pastilles. Si les spectres obtenus présentent des différences, mettez séparément en suspension 0,10 g de famotidine et 0,10 g de substance de référence, dans 5 ml d'*eau R*. Chauffez à ébullition et laissez refroidir en grattant la paroi du tube avec une tige de verre pour amorcer la cristallisation. Filtrez, rincez les cristaux avec 2 ml d'*eau R* glacée et desséchez à l'étuve à 80 °C pendant 1 h, sous une pression ne dépassant 670 Pa. Enregistrez de nouveaux spectres à partir des résidus.

C. Examinez les chromatogrammes obtenus dans l'essai des substances apparentées. La tache principale du chromatogramme obtenu avec la solution à examiner (b) est semblable quand à sa position et ses dimensions à la tache principale du chromatogramme obtenu avec la solution témoin (f).

D. Dissolvez en agitant 5 mg environ de famotidine et 3 mg environ de *dichlorhydrate de p-phénylènediamine R* dans 5 ml d'une solution d'*acide chlorhydrique R* à 10 g/l. Ajoutez 0,1 g de *poudre de zinc R*, mélangez et laissez reposer pendant 2 min. Ajoutez 5 ml de *solution de sulfate ferrique et d'ammonium R6* et mélangez. Il se développe une coloration bleue ou bleu-violet.

ESSAI

Aspect de la solution. Dissolvez 0,20 g de famotidine dans de l'*acide chlorhydrique R* à 50 g/l, en chauffant à 40 °C si nécessaire, et complétez à 20 ml avec le même acide. La solution est limpide (*2.2.1*) et n'est pas plus fortement colorée que la solution témoin JB_7 (*2.2.2, Procédé II*).

Substances apparentées. Opérez par chromatographie sur couche mince (*2.2.27*) en utilisant une plaque recouverte d'un gel de silice approprié (5 µm) contenant un indicateur de fluorescence dont l'intensité est optimale à 254 nm.

Solution à examiner (a). Dissolvez 0,20 g de famotidine dans de l'*acide acétique glacial R* et complétez à 10 ml avec le même acide.

Solution à examiner (b). Prélevez 1 ml de solution à examiner (a) et complétez à 10 ml avec de l'*acide acétique glacial R*.

Solution témoin (a). Prélevez 3 ml de solution à examiner (b) et complétez à 100 ml avec de l'*acide acétique glacial R*.

Solution témoin (b). Prélevez 1 ml de solution à examiner (b) et complétez à 100 ml avec de l'*acide acétique glacial R*.

Solution témoin (c). Prélevez 5 ml de solution témoin (b) et complétez à 10 ml avec de l'*acide acétique glacial R*.

Solution témoin (d). Dissolvez 4 mg d'*impureté A de famotidine SCR* dans de l'*acide acétique glacial R* et complétez à 10 ml avec le même acide. Prélevez 1 ml de solution et complétez à 10 ml avec de l'*acide acétique glacial R*.

Solution témoin (e). Dissolvez 4 mg d'*impureté B de famotidine SCR* dans de l'*acide acétique glacial R* et complétez à 10 ml avec le même acide. Prélevez 1 ml de solution et complétez à 10 ml avec la solution témoin (a).

Solution témoin (f). Dissolvez 20 mg de *famotidine SCR* dans de l'*acide acétique glacial R* et complétez à 10 ml avec le même acide.

Déposez séparément sur la plaque 5 µl de chaque solution, en volumes unitaires de 1 µl, en séchant avec un courant d'*azote R* après chaque dépôt. Placez la plaque dans un dessiccateur pendant 2 h puis développez sur un parcours de 8 cm avec un mélange récemment préparé de 2 volumes d'*ammoniaque concentrée R*, de 20 volumes de *toluène R*, de 25 volumes de *méthanol R* et de 40 volumes d'*acétate d'éthyle R*. Laissez sécher la plaque à l'air jusqu'à évaporation complète des solvants. Examinez en lumière ultraviolette à 254 nm. S'il apparaît dans le chromatogramme obtenu avec la solution à examiner (a) une tache correspondant à l'impureté A de famotidine, elle n'est pas plus intense quela tache du chromatogramme obtenu avec la solution témoin (d) (0,2 pour cent). S'il apparaît dans le chromatogramme obtenu avec la solution à examiner (a) d'autres taches que la tache principale et une tache correspondant à l'impureté A de famotidine, aucune d'entre elles n'est plus intense que la tache du chromatogramme obtenu avec la solution témoin (a) (0,3 pour cent) et 3 taches

Monographies D - K

au plus sont plus intenses que la tache du chromatogramme obtenu avec la solution témoin (b) (0,1 pour cent). L'essai n'est valable que si le chromatogramme obtenu avec la solution témoin (e) montre 2 taches nettement séparées et si la tache du chromatogramme obtenu avec la solution témoin (c) est visible.

Métaux lourds (*2.4.8*). 2,0 g de famotidine satisfont à l'essai limite D des métaux lourds (10 ppm). Préparez le témoin avec 2 ml de *solution à 10 ppm de plomb (Pb) R*.

Perte à la dessiccation (*2.2.32*). Déterminée à l'étuve à 80 °C sous une pression ne dépassant pas 670 Pa pendant 5 h sur 1,000 g de famotidine, la perte à la dessiccation n'est pas supérieur à 0,5 pour cent.

Cendres sulfuriques (*2.4.14*). Déterminé sur 1,0 g de famotidine, le taux des cendres sulfuriques n'est pas supérieur à 0,1 pour cent.

DOSAGE

Dissolvez 0,120 g de famotidine dans 60 ml d'*acide acétique anhydre R*. Titrez par l'*acide perchlorique 0,1 M*. Déterminez le point de fin de titrage par potentiométrie (*2.2.20*).

1 ml d'*acide perchlorique 0,1 M* correspond à 16,87 mg de $C_8H_{15}N_7O_2S_3$.

CONSERVATION

A l'abri de la lumière.

IMPURETÉS

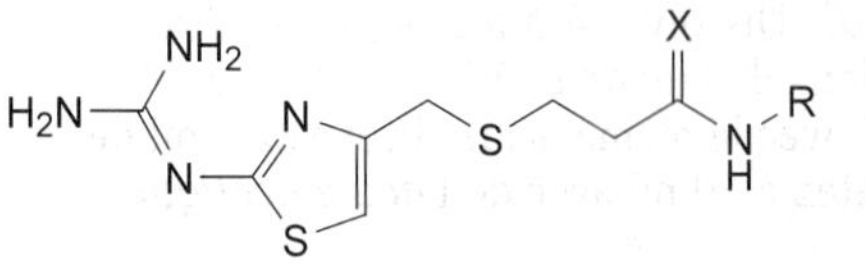

A. R = H, X = NH : 3-[[[2-[(diaminométhylène)amino]thiazol-4-yl]méthyl]sulfanyl]propanimidamide,

C. R = SO_2-NH_2, X = O : 3-[[[2-[(diaminométhylène)amino]thiazol-4-yl]méthyl]sulfanyl]-*N*-sulfamoylpropanamide,

D. R = H, X = O : 3-[[[2-[(diaminométhylène)amino]thiazol-4-yl]méthyl]sulfanyl]propanamide,

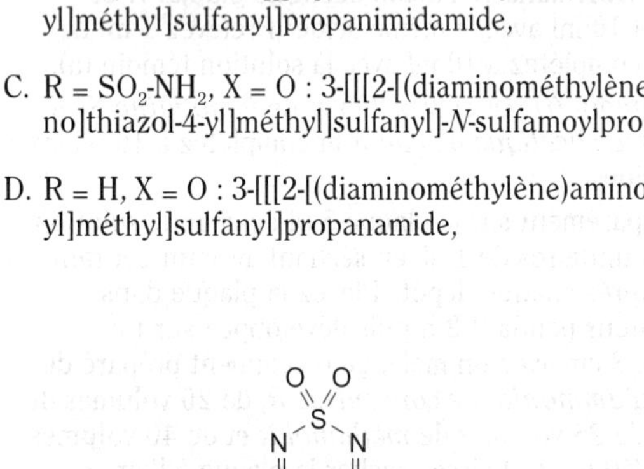

B. 1,1-dioxyde de 3,5-bis[2-[[[2-[(diaminométhylène)amino]thiazol-4-yl]méthyl]sulfanyl]éthyl]-4*H*-1,2,4,6-thiatriazine.

01/2002:1013

FÉLODIPINE

Felodipinum

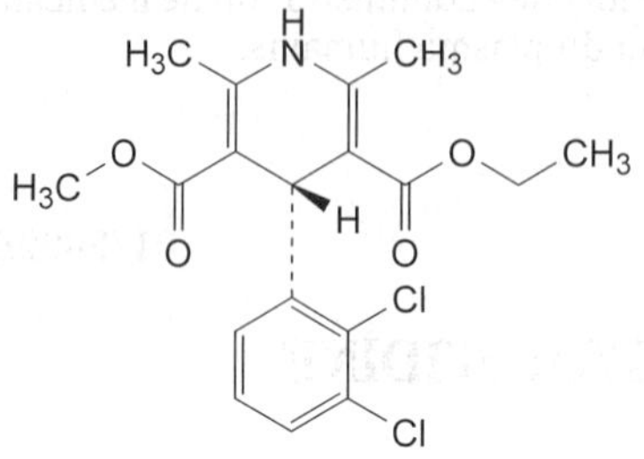

et énantiomère

$C_{18}H_{19}Cl_2NO_4$ M_r 384,3

DÉFINITION

La félodipine contient au minimum 99,0 pour cent et au maximum l'équivalent de 101,0 pour cent de (4*RS*)-4-(2,3-dichlorophényl)-2,6-diméthyl-1,4-dihydropyridine-3,5-dicarboxylate d'éthyle et de méthyle, calculé par rapport à la substance desséchée.

CARACTÈRES

Poudre cristalline, blanche à jaune pâle, pratiquement insoluble dans l'eau, facilement soluble dans l'acétone, dans le chlorure de méthylène, dans l'éthanol et dans le méthanol.

IDENTIFICATION

Première identification : B.

Seconde identification : A, C, D.

A. Dissolvez 50 mg de félodipine dans du *méthanol R* et complétez à 100 ml avec le même solvant. Prélevez 3 ml de solution et complétez à 100 ml avec du *méthanol R*. Examinée de 220 nm à 400 nm (*2.2.25*), la solution présente 2 maximums d'absorption respectivement à 238 nm et à 361 nm. Le rapport entre les absorbances mesurées aux maximums à 361 nm et à 238 nm est de 0,34 à 0,36.

B. Examinez la félodipine par spectrophotométrie d'absorption dans l'infrarouge (*2.2.24*), en comparant avec le spectre obtenu avec la *félodipine SCR*. Examinez les substances sous forme de pastilles.

C. Opérez par chromatographie sur couche mince (*2.2.27*) en utilisant une plaque recouverte d'un gel de silice approprié contenant un indicateur de fluorescence dont l'intensité est optimale à 254 nm.

Solution à examiner. Dissolvez 10 mg de félodipine dans du *méthanol R* et complétez à 10 ml avec le même solvant.

Solution témoin (a). Dissolvez 10 mg de *félodipine SCR* dans du *méthanol R* et complétez à 10 ml avec le même solvant.

Solution témoin (b). Dissolvez 5 mg de *nifédipine SCR* dans la solution témoin (a) et complétez à 5 ml avec la même solution.

Déposez séparément sur la plaque 5 µl de chaque solution. Développez sur un parcours de 15 cm avec un mélange de 40 volumes d'*acétate d'éthyle R* et de 60 volumes de *cyclohexane R*. Laissez sécher la plaque à l'air. Examinez en lumière ultraviolette à 254 nm. La tache principale du chromatogramme obtenu avec la solution à examiner est semblable quant à sa position, sa fluorescence et ses dimensions à la tache du chromatogramme obtenu avec la solution témoin (a). L'identification n'est valable que si le chromatogamme obtenu avec la solution témoin (b) présente 2 taches nettement séparées.

D. Dissolvez 150 mg de félodipine dans un mélange de 25 ml de *2-méthyl-2-propanol R* et de 25 ml de *solution d'acide perchlorique R*. Ajoutez 10 ml de *sulfate de cérium 0,1 M* et laissez reposer pendant 15 min. Ajoutez 3,5 ml de *solution concentrée d'hydroxyde de sodium R* et neutralisez avec de la *solution diluée d'hydroxyde de sodium R*. Agitez avec 25 ml de *chlorure de méthylène R*. Evaporez la couche inférieure à siccité au bain-marie, sous azote (le résidu est également utilisé dans l'essai des substances apparentées). Dissolvez 20 mg environ du résidu dans du *méthanol R* et complétez à 50 ml avec le même solvant. Prélevez 2 ml de solution et complétez à 50 ml avec du *méthanol R*. Examinée de 220 nm à 400 nm (*2.2.25*), la solution présente un maximum d'absorption à 273 nm.

ESSAI

Solution S. Dissolvez 1,00 g de félodipine dans du *méthanol R* et complétez à 20,0 ml avec le même solvant.

Aspect de la solution. La solution S est limpide (*2.2.1*).

Absorbance (*2.2.25*). Mesurée à 440 nm, l'absorbance de la solution S n'est pas supérieure à 0,10.

Substances apparentées. Opérez par chromatographie liquide (*2.2.29*).

Solution à examiner. Dissolvez 25,0 mg de félodipine dans la phase mobile et complétez à 50,0 ml avec la phase mobile.

Solution témoin (a). Prélevez 1,0 ml de solution à examiner et complétez à 100,0 ml avec la phase mobile.

Solution témoin (b). Prélevez 1,0 ml de solution témoin (a) et complétez à 10,0 ml avec la phase mobile.

Solution témoin (c). Dissolvez 50,0 mg du résidu obtenu dans l'identification D (impureté A) et 25,0 mg de *félodipine SCR* dans la phase mobile et complétez à 50,0 ml avec la phase mobile. Prélevez 1,0 ml de solution et complétez à 100,0 ml avec la phase mobile. Prélevez 1,0 ml de solution et complétez à 10,0 ml avec la phase mobile.

La chromatographie peut être réalisée en utilisant :

- une colonne d'acier inoxydable, d'une longueur de 0,125 m à 0,15 m et d'un diamètre intérieur de 4 mm, remplie de *gel de silice octadécylsilylé pour chromatographie R* (5 µm),
- comme phase mobile, à un débit de 1 ml/min, un mélange de 20 volumes de *méthanol R*, de 40 volumes d'*acétonitrile R* et de 40 volumes d'une solution tampon phosphate pH 3,0 contenant 0,8 g/l d'*acide phosphorique R* et 8 g/l de *phosphate monosodique R*,
- comme détecteur, un spectrophotomètre réglé à 254 nm.

Injectez 20 µl de solution témoin (c). Ajustez la sensibilité du système de façon que la hauteur des 2 pics représente 20 pour cent au minimum de l'échelle totale de l'enregistreur. L'essai n'est valable que si la résolution entre le premier pic (impureté A) et le deuxième pic (félodipine) n'est pas inférieure à 2,5. 2 autres pics peuvent être observés et correspondent à l'impureté B et à l'impureté C. Les substances sont éluées dans l'ordre suivant : impureté B, impureté A, félodipine et impureté C.

Injectez 20 µl de solution à examiner, 20 µl de solution témoin (a) et 20 µl de solution témoin (b). Continuez la chromatographie pendant 2 fois le temps de rétention de la félodipine qui est de 12 min environ. Dans le chromatogramme obtenu avec la solution à examiner : s'il apparaît des pics correspondant à l'impureté B et à l'impureté C, la somme de leur surface n'est pas supérieure à la surface du pic principal du chromatogramme obtenu avec la solution témoin (a) (1,0 pour cent) ; s'il apparaît d'autres pics que le pic principal et des pics correspondant à l'impureté B et à l'impureté C, la somme de leur surface n'est pas supérieure à 3 fois celle du pic principal du chromatogramme obtenu avec la solution témoin (b) (0,3 pour cent) et la surface d'aucun d'entre eux n'est supérieure à celle du pic principal du chromatogramme obtenu avec la solution témoin (b) (0,1 pour cent). Ne tenez pas compte des pics dont la surface est inférieure à 0,2 fois la surface du pic principal du chromatogramme obtenu avec la solution témoin (b).

Perte à la dessiccation (*2.2.32*). Déterminée à l'étuve à 100-105 °C pendant 3 h sur 1,000 g de félodipine, la perte à la dessiccation n'est pas supérieure à 0,5 pour cent.

Cendres sulfuriques (*2.4.14*). Déterminé sur 1,0 g de félodipine, le taux des cendres sulfuriques n'est pas supérieur à 0,1 pour cent.

DOSAGE

Dissolvez 0,160 g de félodipine dans un mélange de 25 ml de *2-méthyl-2-propanol R* et de 25 ml de *solution d'acide perchlorique R*. Titrez par le *sulfate de cérium 0,1 M* en présence de 0,05 ml de *ferroïne R* jusqu'à disparition de la couleur rose. Procédez lentement à l'approche du point de fin de titrage.

1 ml de *sulfate de cérium 0,1 M* correspond à 19,21 mg de $C_{18}H_{19}Cl_2NO_4$.

CONSERVATION

A l'abri de la lumière.

IMPURETÉS

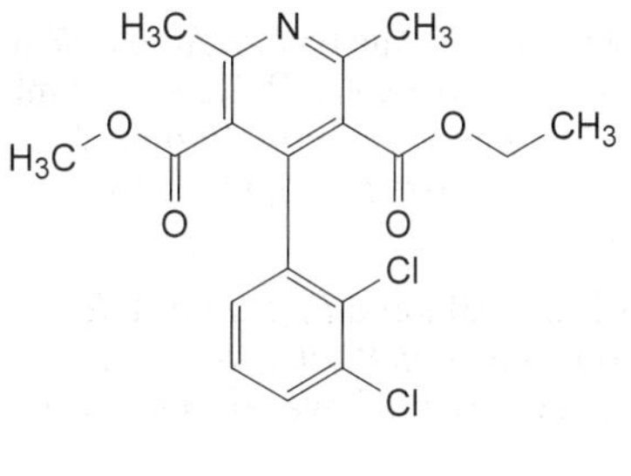

A. 4-(2,3-dichlorophényl)-2,6-diméthylpyridine-3,5-dicarboxylate de méthyle et d'éthyle,

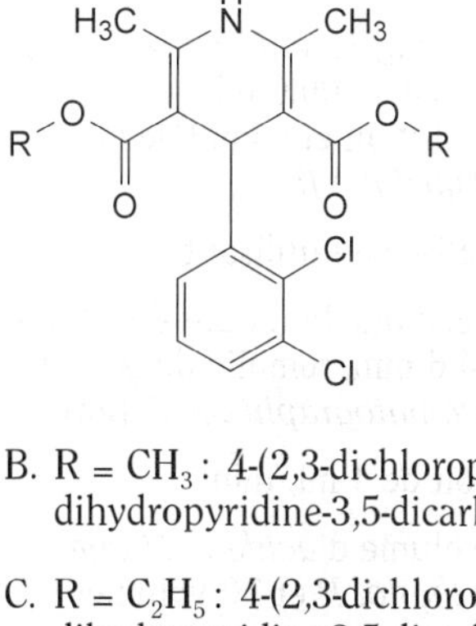

B. R = CH_3 : 4-(2,3-dichlorophényl)-2,6-diméthyl-1,4-dihydropyridine-3,5-dicarboxylate de diméthyle,

C. R = C_2H_5 : 4-(2,3-dichlorophényl)-2,6-diméthyl-1,4-dihydropyridine-3,5-dicarboxylate de diéthyle.

01/2002:1208

FENBENDAZOLE POUR USAGE VÉTÉRINAIRE

Fenbendazolum ad usum veterinarium

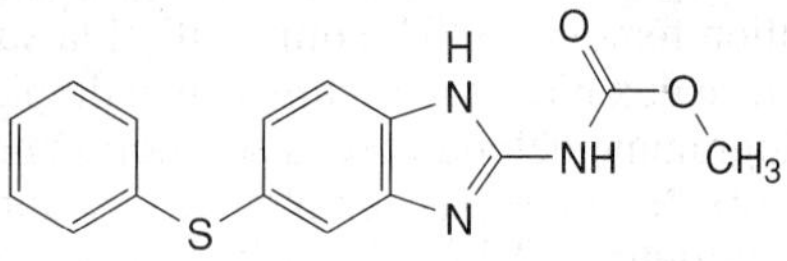

$C_{15}H_{13}N_3O_2S$ M_r 299,4

DÉFINITION

Le fenbendazole pour usage vétérinaire contient au minimum 98,0 pour cent et au maximum l'équivalent de 101,0 pour cent de [5-(phénylsulfanyl)-1*H*-benzimidazol-2-yl]carbamate de méthyle, calculé par rapport à la substance desséchée.

CARACTÈRES

Poudre blanche ou sensiblement blanche, pratiquement insoluble dans l'eau, assez soluble dans le diméthylformamide, très peu soluble dans le méthanol.

IDENTIFICATION

Examinez la substance à examiner par spectrophotométrie d'absorption dans l'infrarouge (*2.2.24*), en comparant avec le spectre obtenu avec le *fenbendazole SCR*. Examinez les substances sous forme de pastilles.

ESSAI

Substances apparentées. Opérez par chromatographie liquide (*2.2.29*).

Solution à examiner. Dissolvez 50,0 mg de substance à examiner dans 10,0 ml de *méthanol chlorhydrique R*.

Solution témoin (a). Dissolvez 50,0 mg de *fenbendazole SCR* dans 10,0 ml de *méthanol chlorhydrique R*. Prélevez 1,0 ml de solution et complétez à 200,0 ml avec du *méthanol R*. Prélevez 5,0 ml de solution et complétez à 10,0 ml avec du *méthanol chlorhydrique R*.

Solution témoin (b). Dissolvez 10,0 mg d'*impureté A de fenbendazole SCR* dans 100,0 ml de *méthanol R*. Prélevez 1,0 ml de solution et complétez à 10,0 ml avec du *méthanol chlorhydrique R*.

Solution témoin (c). Dissolvez 10,0 mg d'*impureté B de fenbendazole SCR* dans 100,0 ml de *méthanol R*. Prélevez 1,0 ml de solution et complétez à 10,0 ml avec du *méthanol chlorhydrique R*.

Solution témoin (d). Dissolvez 10,0 mg de *fenbendazole SCR* et 10,0 mg de *mébendazole SCR* dans 100,0 ml de *méthanol R*. Prélevez 1,0 ml de solution et complétez à 10,0 ml avec du *méthanol chlorhydrique R*.

La chromatographie peut être réalisée en utilisant :

- une colonne d'acier inoxydable, d'une longueur de 0,25 m et d'un diamètre intérieur de 4,6 mm, remplie de *gel de silice octadécylsilylé pour chromatographie R* (5 µm),
- comme phase mobile, à un débit de 1 ml/min :

  Phase mobile A. Mélangez 1 volume d'*acide acétique anhydre R*, 30 volumes de *méthanol R* et 70 volumes d'*eau R*,

  Phase mobile B. Mélangez 1 volume d'*acide acétique anhydre R*, 30 volumes d'*eau R* et 70 volumes de *méthanol R*,

Intervalle (min)	Phase mobile A (pour cent *V/V*)	Phase mobile B (pour cent *V/V*)	Commentaire
0 - 10	100 → 0	0 → 100	gradient linéaire
10 - 40	0	100	isocratique
40 - 50	0 → 100	100 → 0	rééquilibrage

- comme détecteur, un spectrophotomètre réglé à 280 nm.

Lorsque les chromatogrammes sont enregistrés dans les conditions prescrites, le temps de rétention du fenbendazole est d'environ 19 min. Injectez séparément 10 µl de chaque solution. L'essai n'est valable que si, dans le chromatogramme obtenu avec la solution témoin (d), la résolution entre les pics correspondant respectivement au fenbendazole et au mébendazole n'est pas inférieure à 1,5.

Dans le chromatogramme obtenu avec la solution à examiner, s'il apparaît des pics correspondant aux impuretés A et B, leur surface n'est pas supérieure à 2,5 fois la surface des pics correspondants dans les chromatogrammes obtenus respectivement avec la solution témoin (b) et la solution témoin (c) (0,5 pour cent) et s'il apparaît d'autres pics que le pic principal et des pics correspondant aux impuretés A et B, la surface d'aucun d'entre eux n'est supérieure à 2 fois la surface du pic principal du chromatogramme obtenu avec la solution témoin (a) (0,5 pour cent). La somme de la surface de tous les pics, à l'exception du pic principal, dans le chromatogramme obtenu avec la solution à examiner, n'est pas supérieure à 4 fois la surface du pic principal du chromatogramme obtenu avec la solution témoin (a) (1 pour cent). Ne tenez pas compte des pics dont la surface est inférieure à 0,2 fois la surface du pic principal du chromatogramme obtenu avec la solution témoin (a).

Métaux lourds (*2.4.8*). 1,0 g de substance à examiner satisfait à l'essai limite C des métaux lourds (20 ppm). Préparez le témoin avec 2 ml de *solution à 10 ppm de plomb (Pb) R*.

Perte à la dessiccation (*2.2.32*). Déterminée à l'étuve à 100-105 °C pendant 3 h sur 1,000 g de substance à examiner, la perte à la dessiccation n'est pas supérieure à 1,0 pour cent.

Cendres sulfuriques (*2.4.14*). Déterminé sur 1,0 g de substance à examiner, le taux des cendres sulfuriques n'est pas supérieur à 0,3 pour cent.

DOSAGE

Dissolvez 0,200 g de substance à examiner dans 30 ml d'*acide acétique anhydre R* en chauffant doucement si nécessaire. Refroidissez et titrez par l'*acide perchlorique 0,1 M*. Déterminez le point de fin de titrage par potentiométrie (*2.2.20*).

1 ml d'*acide perchlorique 0,1 M* correspond à 29,94 mg de 29.94 mg of $C_{15}H_{13}N_3O_2S$.

CONSERVATION

A l'abri de la lumière.

IMPURETÉS

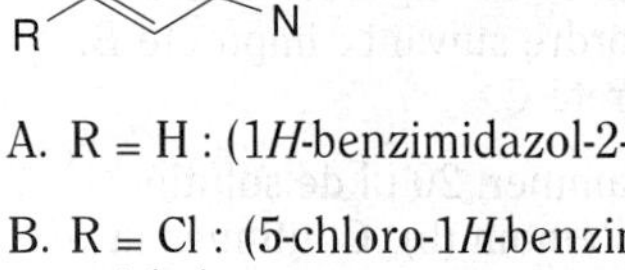

A. R = H : (1*H*-benzimidazol-2-yl)carbamate de méthyle,

B. R = Cl : (5-chloro-1*H*-benzimidazol-2-yl)carbamate de méthyle.

01/2002:1209

FENBUFÈNE

Fenbufenum

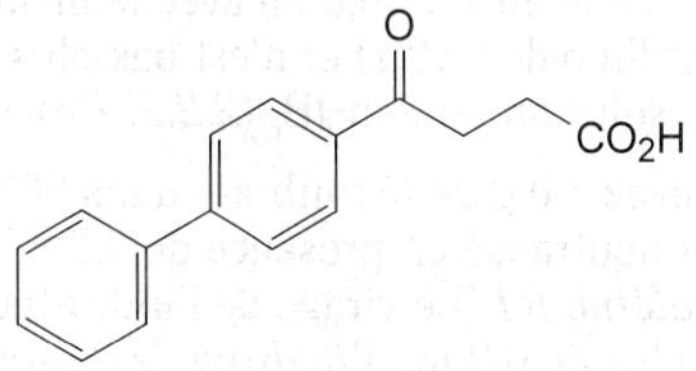

$C_{16}H_{14}O_3$ M_r 254,3

DÉFINITION

Le fenbufène contient au minimum 98,5 pour cent et au maximum l'équivalent de 101,0 pour cent d'acide 4-(biphényl-4-yl)-4-oxobutanoïque, calculé par rapport à la substance desséchée.

CARACTÈRES

Poudre cristalline fine, blanche, très peu soluble dans l'eau, peu soluble dans l'acétone, dans l'alcool et dans le chlorure de méthylène.

IDENTIFICATION

Première identification : B.

Seconde identification : A, C.

A. Le point de fusion (*2.2.14*) du fenbufène est de 186 °C à 189 °C.

B. Examinez le fenbufène par spectrophotométrie d'absorption dans l'infrarouge (*2.2.24*), en comparant avec le spectre obtenu avec le *fenbufène SCR*.

C. Opérez par chromatographie sur couche mince (*2.2.27*) en utilisant une plaque recouverte d'un gel de silice approprié contenant un indicateur de fluorescence dont l'intensité est optimale à 254 nm.

Solution à examiner. Dissolvez 10 mg de fenbufène dans du *chlorure de méthylène R* et complétez à 10 ml avec le même solvant.

Solution témoin (a). Dissolvez 10 mg de *fenbufène SCR* dans du *chlorure de méthylène R* et complétez à 10 ml avec le même solvant.

Solution témoin (b). Dissolvez 10 mg de *kétoprofène SCR* dans du *chlorure de méthylène R* et complétez à 10 ml avec le même solvant. A 5 ml de solution, ajoutez 5 ml de solution témoin (a).

Déposez sur la plaque 10 µl de chaque solution. Développez sur un parcours de 15 cm avec un mélange de 5 volumes d'*acide acétique anhydre R*, de 25 volumes d'*acétate d'éthyle R* et de 75 volumes d'*hexane R*. Laissez sécher la plaque à l'air. Examinez en lumière ultraviolette à 254 nm. La tache principale du chromatogramme obtenu avec la solution à examiner est semblable quant à sa position et ses dimensions à la tache principale du chromatogramme obtenu avec la solution témoin (a). L'identification n'est valable que si le chromatogramme obtenu avec la solution témoin (b) présente 2 taches nettement séparées.

ESSAI

Substances apparentées. Opérez par chromatographie liquide (*2.2.29*).

Solution à examiner. Dissolvez 50,0 mg de fenbufène dans un mélange de 40 volumes de *diméthylformamide R* et de 60 volumes de phase mobile A et complétez à 10,0 ml avec le même mélange de solvants.

Solution témoin (a). Prélevez 0,5 ml de solution à examiner et complétez à 50,0 ml avec un mélange de 40 volumes de *diméthylformamide R* et de 60 volumes de phase mobile A. Prélevez 1,0 ml de solution et complétez à 10,0 ml avec un mélange de 40 volumes de *diméthylformamide R* et de 60 volumes de phase mobile A.

Solution témoin (b). Dissolvez 25 mg de *fenbufène SCR* et 6 mg de *kétoprofène SCR* dans un mélange de 40 volumes de *diméthylformamide R* et de 60 volumes de phase mobile A et complétez à 10 ml avec le même mélange de solvants. Prélevez 1 ml de solution et complétez à 100 ml avec un mélange de 40 volumes de *diméthylformamide R* et de 60 volumes de phase mobile A.

La chromatographie peut être réalisée en utilisant :

– une colonne d'acier inoxydable, d'une longueur de 0,125 m et d'un diamètre intérieur de 4,0 mm, remplie de *gel de silice octadécylsilylé pour chromatographie R* (5 µm),

– comme phases mobiles, à un débit de 2 ml/min, les solutions suivantes :

  Phase mobile A. Mélangez 32 volumes d'*acétonitrile R* et 68 volumes d'un mélange de 1 volume d'*acide acétique glacial R* et de 55 volumes d'*eau R*,

  Phase mobile B. Mélangez 45 volumes d'*acétonitrile R* et 55 volumes d'un mélange de 1 volume d'*acide acétique glacial R* et de 55 volumes d'*eau R*,

Intervalle (min)	Phase mobile A (pour cent *V/V*)	Phase mobile B (pour cent *V/V*)	Commentaire
0 - 15	100	0	isocratique
15 - 20	100 → 0	0 → 100	gradient linéaire
20 - 35	0	100	isocratique
35 - 40	0 → 100	100 → 0	gradient linéaire
40 - 45	100	0	rééquilibrage

– comme détecteur, un spectrophotomètre réglé à 254 nm.

Injectez 20 µl de solution témoin (a) et 20 µl de solution témoin (b). Ajustez la sensibilité du système de façon que la hauteur du pic principal du chromatogramme obtenu avec la solution témoin (a) représente 50 pour cent au minimum de l'échelle totale de l'enregistreur. L'essai n'est valable que si, dans le chromatogramme obtenu avec la solution témoin (b), la résolution entre les pics correspondant respectivement au kétoprofène et au fenbufène n'est pas inférieure à 5,0.

Injectez 20 µl de solution à examiner. S'il apparaît d'autres pics que le pic principal dans le chromatogramme obtenu avec la solution à examiner, la surface d'aucun d'entre eux n'est supérieure à celle du pic principal du chromatogramme obtenu avec la solution témoin (a) (0,1 pour cent) et la somme de leur surface n'est pas supérieure à 5 fois la surface du pic principal du chromatogramme obtenu avec la solution témoin (a) (0,5 pour cent). Ne tenez pas compte du pic dû au solvant ni des pics dont la surface est inférieure à 0,2 fois la surface du pic principal du chromatogramme obtenu avec la solution témoin (a).

Métaux lourds (*2.4.8*). 1,0 g de fenbufène satisfait à l'essai limite C des métaux lourds (20 ppm). Préparez le témoin avec 2 ml de *solution à 10 ppm de plomb (Pb) R*.

Perte à la dessiccation (*2.2.32*). Déterminée à l'étuve à 100-105 °C pendant 3 h sur 1,000 g de fenbufène, la perte à la dessiccation n'est pas supérieure à 0,5 pour cent.

Cendres sulfuriques (*2.4.14*). Déterminé sur 1,0 g de fenbufène, le taux des cendres sulfuriques n'est pas supérieur à 0,1 pour cent.

DOSAGE

Dissolvez 0,200 g de fenbufène dans 75 ml d'*acétone R* préalablement neutralisée en présence de *solution de phénolphtaléine R1* et ajoutez 50 ml d'*eau R*. Titrez par l'*hydroxyde de sodium 0,1 M* en présence de 0,2 ml de *solution de phénolphtaléine R1*. Effectuez un titrage à blanc.

1 ml d'*hydroxyde de sodium 0,1 M* correspond à 25,43 mg de $C_{16}H_{14}O_3$.

IMPURETÉS

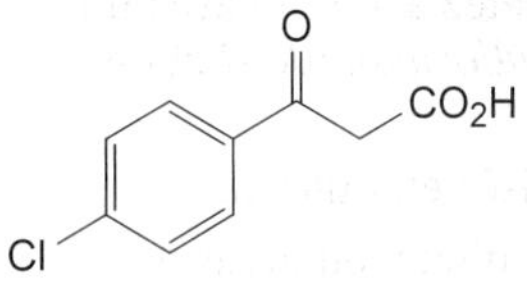

A. acide 3-(4-chlorophényl)-3-oxopropanoïque,

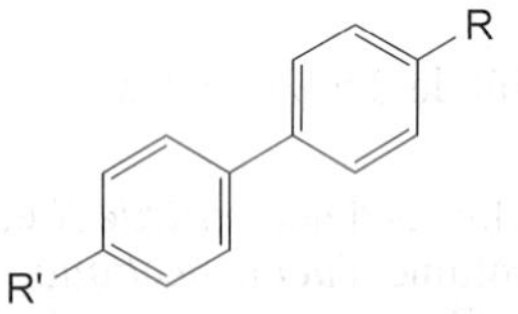

B. R = CO-CH = CH-CO_2H, R′ = H : acide 4-(biphényl-4-yl)-4-oxobut-2-énoïque,

C. R = R′ = H : biphényle,

D. R = CO-CH_2-CH_2-CO_2H, R′ = OH : acide 4-(4′-hydroxybiphényl-4-yl)-4-oxobutanoïque.

01/2002:1322

FÉNOFIBRATE

Fenofibratum

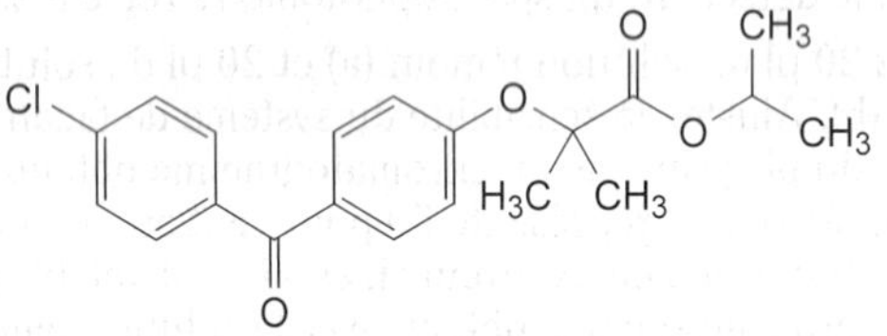

$C_{20}H_{21}ClO_4$ M_r 360,8

DÉFINITION

Le fénofibrate contient au minimum 98,5 pour cent et au maximum l'équivalent de 101,0 pour cent de 2-[4-(4-chlorobenzoyl)phénoxy]-2-méthylpropanoate de 1-méthyléthyle, calculé par rapport à la substance desséchée.

CARACTÈRES

Poudre cristalline, blanche ou sensiblement blanche, pratiquement insoluble dans l'eau, très soluble dans le chlorure de méthylène, peu soluble dans l'alcool.

IDENTIFICATION

A. Le point de fusion (*2.2.14*) du fénofibrate est de 79 °C à 82 °C.

B. Examinez le fénofibrate par spectrophotométrie d'absorption dans l'infrarouge (*2.2.24*), en comparant avec le spectre obtenu avec le *fénofibrate SCR*. Examinez les substances sous forme de pastilles.

ESSAI

Solution S. A 5,0 g de fénofibrate, ajoutez 25 ml d'*eau distillée R* et chauffez à 50 °C pendant 10 min. Refroidissez et complétez à 50,0 ml avec le même solvant. Filtrez. Le filtrat obtenu est la solution S.

Aspect de la solution. Dissolvez 0,50 g de fénofibrate dans l'*acétone R* et complétez à 10,0 ml avec le même solvant. La solution est limpide (*2.2.1*) et n'est pas plus fortement colorée que la solution témoin JB_6 (*2.2.2, Procédé II*).

Acidité. Dissolvez 1,0 g de fénofibrate dans 50 ml d'*alcool R* préalablement neutralisé en présence de 0,2 ml de *solution de phénolphtaléine R1*. Le virage de l'indicateur au rose ne nécessite pas plus de 0,2 ml d'*hydroxyde de sodium 0,1 M*.

Substances apparentées. Opérez par chromatographie liquide (*2.2.29*) selon les indications du Dosage.

Injectez 20 µl de solution témoin (b). Ajustez la sensibilité du système de façon que la hauteur des pics du chromatogramme obtenu représente au moins 20 pour cent de l'échelle totale de l'enregistreur. Lorsque les chromatogrammes sont enregistrés dans les conditions décrites, les temps de rétention relatifs sont de 0,34 environ pour l'impureté A, de 0,36 environ pour l'impureté B, de 0,50 environ pour l'impureté C, de 0,65 environ pour l'impureté D, de 0,80 environ pour l'impureté E, de 0,85 environ pour l'impureté F et de 1,35 environ pour l'impureté G. L'essai n'est valable que si la résolution entre les pics correspondant respectivement à l'impureté A et à l'impureté B n'est pas inférieure à 1,5.

Injectez 20 µl de solution témoin (b) et 20 µl de solution à examiner. Continuez la chromatographie de la solution à examiner pendant 2 fois le temps de rétention du fénofibrate. S'il apparaît, dans le chromatogramme obtenu avec la solution à examiner, des pics correspondant respectivement à l'impureté A, à l'impureté B ou à l'impureté G, la surface d'aucun d'entre eux n'est supérieure à celle du pic correspondant dans le chromatogramme obtenu avec la solution témoin (b) (0,1 pour cent pour les impuretés A et B et 0,2 pour cent pour l'impureté G). S'il apparaît, dans le chromatogramme obtenu avec la solution à examiner, d'autres pics que le pic principal et des pics correspondant aux impuretés A, B et G, la surface d'aucun d'entre eux n'est supérieure à celle du pic correspondant au fénofibrate dans le chromatogramme obtenu avec la solution témoin (b) (0,1 pour cent). La somme de la surface de tous les pics, à l'exception du pic principal, n'est pas supérieure à 5 fois la surface du pic correspondant au fénofibrate dans le chromatogramme obtenu avec la solution témoin (b) (0,5 pour cent). Ne tenez pas compte des pics dont la surface est inférieure à 0,1 fois la surface du pic correspondant au fénofibrate dans le chromatogramme obtenu avec la solution témoin (b).

Halogénures exprimés en chlorures (*2.4.4*). A 5 ml de solution S, ajoutez 10 ml d'*eau distillée R*. La solution satisfait à l'essai limite des chlorures (100 ppm).

Sulfates (*2.4.13*). 15 ml de solution S satisfont à l'essai limite des sulfates (100 ppm).

Métaux lourds (*2.4.8*). 1,0 g de fénofibrate satisfait à l'essai limiteC des métaux lourds (20 ppm). Préparez le témoin avec 2 ml de *solution à 10 ppm de plomb (Pb) R*.

Perte à la dessiccation (*2.2.32*). Déterminée sous vide à 60 °C sur 1,000 g de fénofibrate, la perte à la dessiccation n'est pas supérieure à 0,5 pour cent.

Cendres sulfuriques (*2.4.14*). Déterminé sur 1,0 g de fénofibrate, le taux des cendres sulfuriques n'est pas supérieur à 0,1 pour cent.

DOSAGE

Opérez par chromatographie liquide (*2.2.29*).

Solution à examiner. Dissolvez 0,100 g de fénofibrate dans la phase mobile et complétez à 100,0 ml avec la phase mobile.

Solution témoin (a). Dissolvez 25,0 mg de *fénofibrate SCR* dans la phase mobile et complétez à 25,0 ml avec la phase mobile.

Solution témoin (b). Dissolvez 10,0 mg de *fénofibrate SCR,* 10,0 mg d'*impureté A de fénofibrate SCR,* 10,0 mg d'*impureté B de fénofibrate SCR* et 20,0 mg d'*impureté G de fénofibrate SCR* dans la phase mobile et complétez à 100,0 ml avec la phase mobile. Prélevez 1,0 ml de cette solution et complétez à 100,0 ml avec la phase mobile.

La chromatographie peut être réalisée en utilisant :

– une colonne d'acier inoxydable, d'une longueur de 0,25 m et d'un diamètre intérieur de 4,0 mm, remplie de *gel de silice octadécylsilylé pour chromatographie R* (5 µm),
– comme phase mobile, à un débit de 1 ml/min, un mélange de 30 volumes d'*eau R* acidifiée à pH 2,5 avec de l'*acide phosphorique R* et de 70 volumes d'*acétonitrile R,*
– comme détecteur, un spectrophotomètre réglé à 286 nm.

Injectez 5 µl solution témoin (b). Ajustez la sensibilité du système de façon que la hauteur des pics représente au moins 50 pour cent de l'échelle totale de l'enregistreur. Injectez à 6 reprises 5 µl de solution témoin (a). Le dosage n'est valable que si l'écart type relatif de la surface du pic du fénofibrate n'est pas supérieur à 1,0 pour cent. Injectez 5 µl de solution à examiner et 5 µl de solution témoin (a).

CONSERVATION

A l'abri de la lumière.

IMPURETÉS

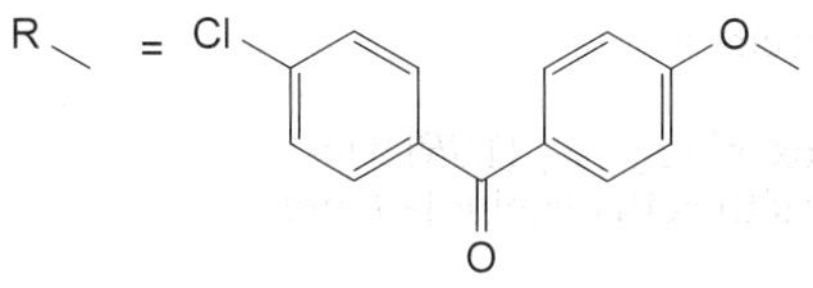

A. R-H : (4-chlorophényl)(4-hydroxyphényl)méthanone,

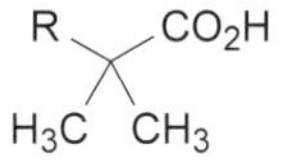

B. acide 2 [4-(4-chlorobenzoyl)phénoxy]-2-méthylpropanoïque (acide fénofibrique),

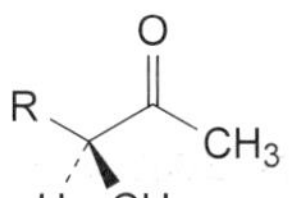

et énantiomère

C. (3*RS*)-3-[4-(4-chlorobenzoyl)phénoxy]butan-2-one,

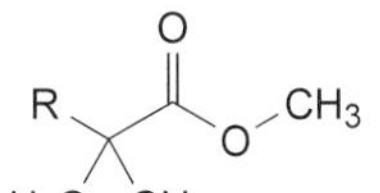

D. 2-[4-(4-chlorobenzoyl)phénoxy]-2-méthylpropanoate de méthyle,

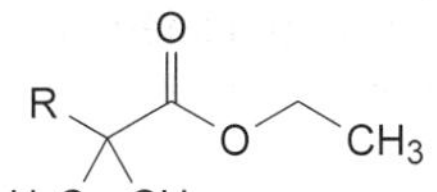

E. 2-[4-(4-chlorobenzoyl)phénoxy]-2-méthylpropanoate d'éthyle,

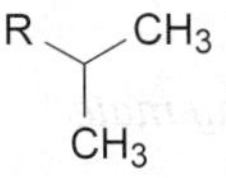

F. (4-chlorophényl)[4-(1-méthyléthoxy)phényl]méthanone,

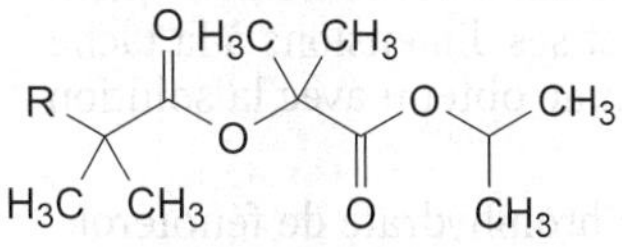

G. 2-[[2-[4-(4-chlorobenzoyl)phénoxy]-2-méthylpropanoyl]oxy]-2-méthylpropanoate de 1-méthyléthyle.

01/2002:0901

FÉNOTÉROL (BROMHYDRATE DE)

Fenoteroli hydrobromidum

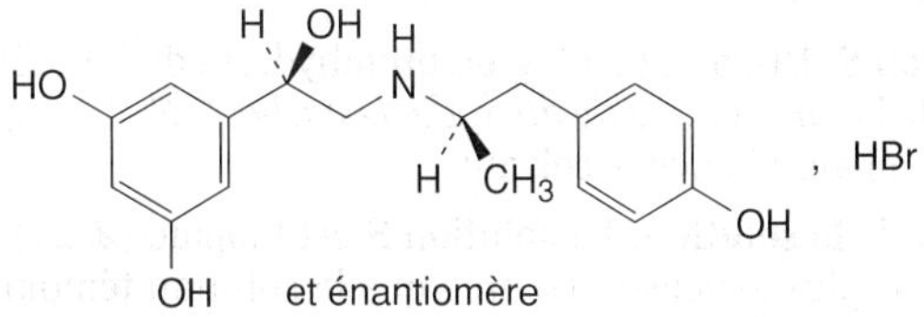

et énantiomère

$C_{17}H_{22}BrNO_4$ M_r 384,3

DÉFINITION

Bromhydrate de (1*RS*)-1-(3,5-dihydoxyphényl)-2-[[(1*RS*)-2-(4-hydroxyphényl)-1-méthyléthyl]amino]éthanol.

Teneur : 99,0 pour cent à 101,0 pour cent (substance desséchée).

CARACTÈRES

Aspect : poudre cristalline, blanche.

Solubilité : soluble dans l'eau et dans l'alcool.

IDENTIFICATION

Première identification : B, E.

Seconde identification : A, C, D, E.

A. Dissolvez 50,0 mg de bromhydrate de fénotérol dans de l'*acide chlorhydrique dilué R1* et complétez à 50,0 ml avec le même acide. Prélevez 5,0 ml de solution et complétez à 50,0 ml avec de l'*acide chlorhydrique dilué R1.* Examinée de 230 nm à 350 nm (*2.2.25*), la solution présente un maximum d'absorption à 275 nm et un épaulement à 280 nm environ. L'absorbance spécifique au maximum est de 80 à 86.

B. Spectrophotométrie d'absorption dans l'infrarouge (*2.2.24*).

Préparation : pastilles.

Comparaison : *spectre de référence du bromhydrate de fénotérol de la Ph. Eur.*

C. Chromatographie sur couche mince (*2.2.27*).

Solution à examiner. Dissolvez 10 mg de bromhydrate de fénotérol dans de l'*alcool R* et complétez à 10 ml avec le même solvant.

Solution témoin. Dissolvez 10 mg de *bromhydrate de fénotérol SCR* dans de l'*alcool R* et complétez à 10 ml avec le même solvant.

Plaque : *plaque au gel de silice G pour CCM R.*

Phase mobile : *ammoniaque concentrée R, eau R, méthanol exempt d'aldéhyde R* (1,5:10:90 *V/V/V*).

Dépôt : 2 µl.

Développement : sur un parcours de 15 cm.

Monographies D - K

Séchage : à l'air.

Détection : pulvérisez une solution de *permanganate de potassium R* à 10 g/l.

Résultats : la tache principale du chromatogramme obtenu avec la solution à examiner est semblable quant à sa position, sa coloration et ses dimensions à la tache principale du chromatogramme obtenu avec la solution témoin.

D. Dissolvez 10 mg environ de bromhydrate de fénotérol dans une solution de *tétraborate de disodium R* à 20 g/l et complétez à 50 ml avec la même solution. Ajoutez 1 ml de solution d'*aminopyrazolone R* à 10 g/l, 10 ml de solution de *ferricyanure de potassium R* à 2 g/l et 10 ml de *chlorure de méthylène R*. Agitez et laissez reposer jusqu'à séparation. Il se développe une coloration brun-rouge dans la couche inférieure.

E. Le bromhydrate de fénotérol donne la réaction (a) des bromures (*2.3.1*).

ESSAI

Solution S. Dissolvez 2,00 g de bromhydrate de fénotérol dans de l'*eau exempte de dioxyde de carbone R* et complétez à 50,0 ml avec le même solvant.

Aspect de la solution. La solution S est limpide (*2.2.1*) et n'est pas plus fortement colorée que la solution témoin J_7 (*2.2.2, Procédé II*).

pH (*2.2.3*) : 4,2 à 5,2 pour la solution S.

Phénone : au maximum 0,2 pour cent. Mesurée à 330 nm, l'absorbance (*2.2.25*) de la solution S est au maximum de 0,42.

Diastéréoisomères. Chromatographie liquide (*2.2.29*). *Préparez les solutions immédiatement avant utilisation.*

Solution à examiner. Dissolvez 25,0 mg de bromhydrate de fénotérol dans de l'*eau R* et complétez à 10,0 ml avec le même solvant.

Solution témoin. Dissolvez 25,0 mg de *bromhydrate de fénotérol SCR* dans de l'*eau R* et complétez à 10,0 ml avec le même solvant.

Colonne :

– *dimensions* : *l* = 0,25 m, Ø = 4,6 mm,
– *phase stationnaire* : *gel de silice octadécylsilylé pour chromatographie R* (5 µm à 10 µm).

Phase mobile : à un mélange de 1 volume d'une solution de *phosphate monopotassique R* à 9 g/l et de 69 volumes d'une solution de *phosphate disodique R* à 24 g/l, ajusté à pH 8,5 avec de l'*acide phosphorique R*, ajoutez 30 volumes de *méthanol R*.

Débit : 1 ml/min.

Détection : spectrophotomètre à 280 nm.

Injection : un injecteur à boucle de 20 µl.

Sensibilité : la hauteur du pic dû aux diastéréoisomères, qui apparaît immédiatement après le pic principal, représente au moins 10 pour cent de l'échelle totale de l'enregistreur.

Conformité du système : solution témoin :

– la hauteur de la vallée séparant le pic dû aux diastéréoisomères du pic principal, représente moins de 4 pour cent de l'échelle totale de l'enregistreur,
– le temps de rétention du pic principal est inférieur à 20 min.

Limites :

Calculez la teneur en diastéréoisomères en mesurant la hauteur d'une perpendiculaire abaissée entre le sommet du pic et une droite tracée depuis la vallée entre les 2 pics jusqu'à la ligne de base, et en tenant compte de la teneur déclarée en diastéréoisomères du *bromhydrate de fénotérol SCR* (4,0 pour cent).

Fer (*2.4.9*) : au maximum 5 ppm.

Dissolvez le résidu obtenu dans l'essai des cendres sulfuriques dans 2,5 ml d'*acide chlorhydrique dilué R* et complétez à 10 ml avec de l'*eau R*. La solution satisfait à l'essai limite du fer.

Perte à la dessiccation (*2.2.32*) : au maximum 0,5 pour cent, déterminé à l'étuve à 100-105 °C sur 1,000 g de bromhydrate de fénotérol.

Cendres sulfuriques (*2.4.14*) : au maximum 0,1 pour cent, déterminé sur 1,0 g de bromhydrate de fénotérol.

DOSAGE

Dissolvez 0,600 g de bromhydrate de fénotérol dans 50 ml d'*eau R*. Ajoutez 5 ml d'*acide nitrique dilué R*, 25,0 ml de *nitrate d'argent 0,1 M* et 2 ml de *solution de sulfate ferrique et d'ammonium R2*. Agitez et titrez par le *thiocyanate d'ammonium 0,1 M* jusqu'à obtention d'une couleur orange. Effectuez un titrage à blanc.

1 ml de *nitrate d'argent 0,1 M* correspond à 38,43 mg de $C_{17}H_{22}BrNO_4$.

CONSERVATION

A l'abri de la lumière.

IMPURETÉS

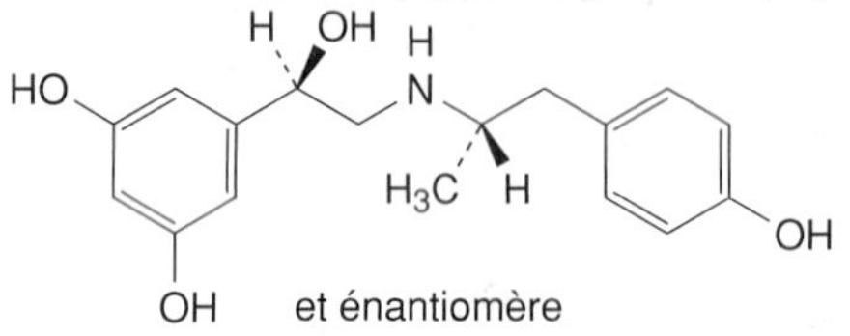

A. (1*RS*)-1-(3,5-dihydoxyphényl)-2-[[(1*SR*)-2-(4-hydroxyphényl)-1-méthyléthyl]amino]éthanol,

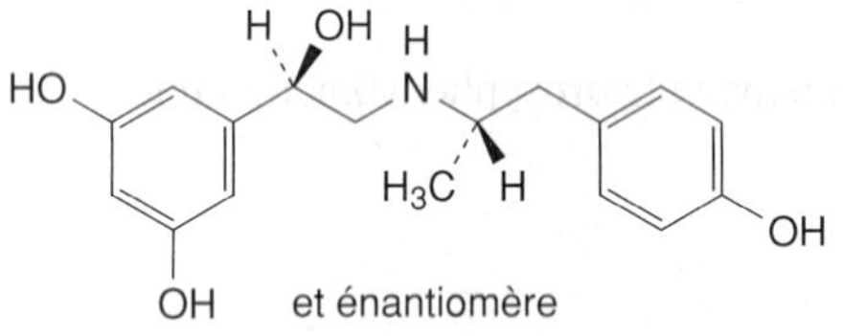

B. 1-(3,5-dihydoxyphényl)-2-[[(1*RS*)-2-(4-hydroxyphényl)-1-méthyléthyl]amino]éthanone (phénone).

01/2002:0824

FENOUIL AMER (FRUIT DE)

Foeniculi amari fructus

DÉFINITION

Le fruit de fenouil amer est constitué par les diakènes et méricarpes secs de *Foeniculum vulgare* Miller ssp. *vulgare* var. *vulgare*. Il contient au minimum 40 ml/kg d'huile essentielle, calculée par rapport à la drogue anhydre. L'huile essentielle contient au minimum 60,0 pour cent d'anéthole et au minimum 15,0 pour cent de fenchone.

CARACTÈRES

Le fruit de fenouil amer est brun-vert, brun ou vert.

Il présente les caractères macroscopiques et microscopiques décrits aux identifications A et B.

IDENTIFICATION

A. Le fruit de fenouil amer est un diakène, de forme presque cylindrique, arrondi à la base et rétréci au sommet, couronné par un large stylopode. Il mesure généralement de 3 mm à 12 mm de longueur et de 3 mm à 4 mm de largeur. Les méricarpes, le plus souvent libres, sont glabres. Ils présentent chacun 5 côtes saillantes, légèrement carénées, et renfermant 4 canaux sécréteurs sur la face dorsale et 2 sur la face ventrale, visibles à la loupe, sur une coupe transversale.

B. Réduisez le fruit de fenouil amer en poudre (355). La poudre est brun-gris à jaune-gris. Examinez au microscope en utilisant de la *solution d'hydrate de chloral R*. La poudre présente des fragments jaunes de larges canaux sécréteurs, constitués généralement de cellules sécrétrices polygonales à paroi brun-jaune, et souvent surmontés de cellules alignées de façon régulière, à paroi mince, allongées transversalement, d'une largeur de 2 µm à 9 µm ; le parenchyme réticulé du mésocarpe ; de nombreux faisceaux de fibres provenant des côtes, souvent accompagnés de vaisseaux spiralés étroits ; de très nombreux fragments d'albumen contenant des grains d'aleurone et de très petites macles d'oxalate de calcium, ainsi que quelques faisceaux de fibres provenant du carpophore.

C. Opérez par chromatographie sur couche mince (*2.2.27*) en utilisant une plaque recouverte de *gel de silice GF_{254} R*.

Solution à examiner. Agitez 0,3 g de fruit de fenouil amer récemment pulvérisé (1400) avec 5,0 ml de *chlorure de méthylène R* pendant 15 min. Filtrez et évaporez avec précaution le filtrat à siccité au bain-maire à 60 °C. Dissolvez le résidu dans 0,5 ml de *toluène R*.

Solution témoin. Dissolvez 50 µl d'*anéthole R* et 10 µl de *fenchone R* dans 5,0 ml d'*hexane R*.

Déposez séparément sur la plaque, en bandes de 20 mm sur 3 mm, 10 µl de chaque solution. Développez sur un parcours de 10 cm avec un mélange de 20 volumes d'*hexane R* et de 80 volumes de *toluène R*. Laissez sécher la plaque à l'air. Examinez en lumière ultraviolette à 254 nm. Les chromatogrammes présentent dans leur partie médiane une bande d'atténuation de fluorescence correspondant à l'anéthole. Pulvérisez de l'*acide sulfurique R*, puis chauffez à 140 °C pendant 5 min à 10 min jusqu'à apparition dans le tiers inférieur des chromatogrammes d'une bande jaune correspondant à la fenchone. Les chromatogrammes présentent dans leur partie médiane une bande violette correspondant à l'anéthole. Le chromatogramme obtenu avec la solution à examiner présente en outre une bande brun-rouge dans son tiers supérieur (terpènes).

ESSAI

Estragole. Effectuez l'essai dans les conditions décrites pour le dosage de l'anéthole et de la fenchone, en utilisant la solution témoin suivante :

Solution témoin. Dissolvez 5 mg d'*estragole R* dans 0,5 ml de *xylène R*.

L'huile essentielle obtenue dans le dosage contient au maximum 5,0 pour cent d'estragole, calculé en utilisant le procédé de normalisation.

Eléments étrangers (*2.8.2*). Le fruit de fenouil amer ne contient pas plus de 1,5 pour cent de pédoncules ni plus de 1,5 pour cent d'autres éléments étrangers.

Teneur en eau (*2.2.13*). Déterminée par entraînement sur 20,0 g de fenouil amer pulvérisé (710), la teneur en eau n'est pas supérieure à 80 ml/kg.

Cendres totales (*2.4.16*). Le taux des cendres totales n'est pas supérieur à 10,0 pour cent.

DOSAGE

Huile essentielle. Effectuez la détermination des huiles essentielles dans les drogues végétales (*2.8.12*). Utilisez un ballon de 500 ml et 200 ml d'*eau R* comme liquide d'entraînement. Réduisez le fruit de fenouil amer en poudre grossière (1 400). Procédez immédiatement à la détermination sur 5,0 g de poudre. Introduisez 0,50 ml de *xylène R* dans le tube gradué. Distillez à un débit de 2 ml/min à 3 ml/min pendant 2 h.

Anéthole et fenchone. Opérez par chromatographie en phase gazeuse (*2.2.28*).

Solution à examiner. Complétez le mélange d'huile essentielle et de *xylène R* obtenu dans le dosage de l'huile essentielle à 5,0 ml avec du *xylène R*, en rinçant l'appareil.

Solution témoin. Dissolvez 5 mg de *fenchone R* et 5 mg d'*anéthole R* dans 0,5 ml de *xylène R*.

La chromatographie peut être réalisée en utilisant :

- une colonne d'une longueur de 30 m à 60 m et d'un diamètre intérieur de 0,3 mm, recouverte de *macrogol 20 000 R*,
- comme gaz vecteur, de l'*azote pour chromatographie R*, à un débit de 0,40 ml/min et avec un rapport de division de 1 à 200,
- un détecteur à ionisation de flamme,

en maintenant la température de la colonne à 60 °C pendant 4 min, puis en l'augmentant de 5 °C par minute jusqu'à 170 °C et en la maintenant à 170 °C pendant 15 min et en maintenant la température de la chambre à injection à 220 °C et celle du détecteur à 270 °C.

Injectez 1 µl de solution témoin. Identifiez et notez les temps de rétention des composants élués suivant l'ordre indiqué dans la composition de la solution témoin.

Injectez 1 µl de solution à examiner. Calculez la teneur pour cent en anéthole et en fenchone en utilisant le procédé de normalisation.

CONSERVATION

A l'abri de la lumière et de l'humidité.

01/2002:0825

FENOUIL DOUX (FRUIT DE)

Foeniculi dulcis fructus

DÉFINITION

Le fruit de fenouil doux est constitué par les diakènes et méricarpes secs de *Foeniculum vulgare* Miller ssp. *vulgare* var. *dulce* (Miller) Thellung. Il contient au minimum 20 ml/kg d'huile essentielle, calculée par rapport à la drogue anhydre. L'huile essentielle contient au minimum 80,0 pour cent d'anéthole.

CARACTÈRES

Le fruit de fenouil doux est vert pâle ou brun-jaune pâle.

Il présente les caractères macroscopiques et microscopiques décrits aux identifications A et B.

Monographies D - K

IDENTIFICATION

A. Le fruit de fenouil doux est un diakène, de forme presque cylindrique, arrondi à la base et rétréci au sommet, couronné par un large stylopode. Il mesure généralement 3 mm à 12 mm de longueur et 3 mm à 4 mm de largeur. Les méricarpes, le plus souvent libres, sont glabres. Ils présentent chacun 5 côtes saillantes, légèrement carénées, et renfermant 4 canaux sécréteurs sur la face dorsale et 2 sur la face ventrale, visibles à la loupe, sur une coupe transversale.

B. Réduisez le fruit de fenouil doux en poudre (355). La poudre est brun-gris à jaune-gris. Examinez au microscope en utilisant de la *solution d'hydrate de chloral R*. La poudre présente des fragments jaunes de larges canaux sécréteurs, constitués généralement de cellules sécrétrices polygonales à paroi brun-jaune, et souvent surmontés de cellules alignées de façon régulière, à paroi mince, allongées transversalement, d'une largeur de 2 µm à 9 µm ; le parenchyme réticulé du mésocarpe ; de nombreux faisceaux de fibres provenant des côtes, souvent accompagnés de vaisseaux spiralés étroits ; de très nombreux fragments d'albumen contenant des grains d'aleurone et de très petites macles d'oxalate de calcium, ainsi que quelques faisceaux de fibres provenant du carpophore.

C. Opérez par chromatographie sur couche mince (*2.2.27*) en utilisant une plaque recouverte de *gel de silice* GF_{254} *R*.

Solution à examiner. Agitez 0,3 g de fruit de fenouil doux récemment pulvérisé (1400) avec 5,0 ml de *chlorure de méthylène R* pendant 15 min. Filtrez et évaporez avec précaution le filtrat à siccité au bain-marie à 60 °C. Dissolvez le résidu dans 0,5 ml de *toluène R*.

Solution témoin. Dissolvez 60 µl d'*anéthole R* dans 5,0 ml d'*hexane R*.

Déposez séparément sur la plaque, en bandes de 20 mm sur 3 mm, 10 µl de chaque solution. Développez sur un parcours de 10 cm avec un mélange de 20 volumes d'*hexane R* et de 80 volumes de *toluène R*. Laissez sécher la plaque à l'air. Examinez en lumière ultraviolette à 254 nm. Les chromatogrammes présentent dans leur partie médiane une bande d'atténuation de fluorescence correspondant à l'anéthole. Pulvérisez de l'*acide sulfurique R*, puis chauffez à 140 °C pendant 5 min. Examinez à la lumière du jour. Les chromatogrammes présentent dans leur partie médiane une bande violette correspondant à l'anéthole. Le chromatogramme obtenu avec la solution à examiner présente en outre une bande brun-rouge dans son tiers supérieur (terpènes).

ESSAI

Estragole et fenchone. Effectuez l'essai dans les conditions décrites pour le dosage de l'anéthole en utilisant la solution témoin suivante :

Solution témoin. Dissolvez 5 mg d'*estragole R* et 5 mg de *fenchone R* dans 0,5 ml de *xylène R*.

L'huile essentielle obtenue dans le dosage contient au maximum 10,0 pour cent d'estragole et au maximum 7,5 pour cent de fenchone, calculés en utilisant le procédé de normalisation.

Eléments étrangers (*2.8.2*). Le fruit de fenouil doux ne contient pas plus de 1,5 pour cent de pédoncules ni plus de 1,5 pour cent d'autres éléments étrangers.

Teneur en eau (*2.2.13*). Déterminée par entraînement sur 20,0 g de fenouil doux pulvérisé (710), la teneur en eau n'est pas supérieure à 80 ml/kg.

Cendres totales (*2.4.16*). Le taux des cendres totales n'est pas supérieur à 10,0 pour cent.

DOSAGE

Huile essentielle. Effectuez la détermination des huiles essentielles dans les drogues végétales (*2.8.12*). Utilisez un ballon de 500 ml et 200 ml d'*eau R* comme liquide d'entraînement. Réduisez le fruit de fenouil doux en poudre grossière (1400). Procédez immédiatement à la détermination sur 10,0 g de poudre. Introduisez 0,50 ml de *xylène R* dans le tube gradué. Distillez à un débit de 2 ml/min à 3 ml/min pendant 2 h.

Anéthole. Opérez par chromatographie en phase gazeuse (*2.2.28*).

Solution à examiner. Complétez le mélange d'huile essentielle et de *xylène R* obtenu dans le dosage de l'huile essentielle à 5,0 ml avec du *xylène R*, en rinçant l'appareil.

Solution témoin. Dissolvez 5 mg d'*anéthole R* dans 0,5 ml de *xylène R*.

La chromatographie peut être réalisée en utilisant :

- une colonne d'une longueur de 30 m à 60 m et d'un diamètre intérieur de 0,3 mm, recouverte de *macrogol 20 000 R*,
- comme gaz vecteur, de l'*azote pour chromatographie R*, à un débit de 0,40 ml/min et avec un rapport de division de 1 à 200,
- un détecteur à ionisation de flamme,

en maintenant la température de la colonne à 60 °C pendant 4 min, puis en l'augmentant de 5 °C par minute jusqu'à 170 °C et en la maintenant à 170 °C pendant 15 min et en maintenant la température de la chambre à injection à 220 °C et celle du détecteur à 270 °C.

Injectez 1 µl de chaque solution. Calculez la teneur pour cent en anéthole en utilisant le procédé de normalisation.

CONSERVATION

A l'abri de la lumière et de l'humidité.

01/2002:1210

FENTANYL

Fentanylum

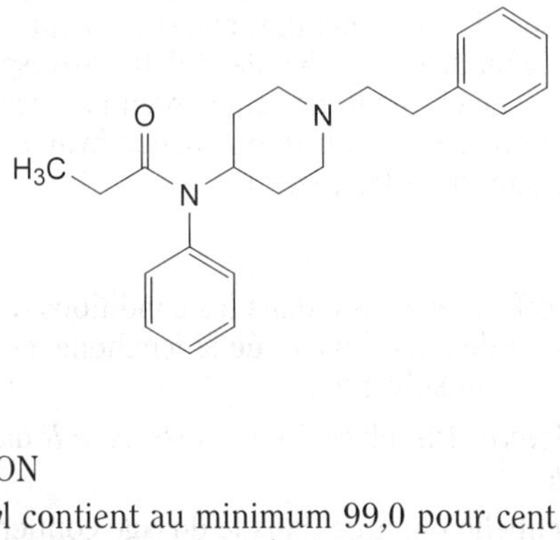

$C_{22}H_{28}N_2O$ M_r 336,5

DÉFINITION

Le fentanyl contient au minimum 99,0 pour cent et au maximum l'équivalent de 101,0 pour cent de *N*-phényl-*N*-[1-(2-phényléthyl)pipéridin-4-yl]propanamide, calculé par rapport à la substance desséchée.

CARACTÈRES

Poudre blanche ou sensiblement blanche, pratiquement insoluble dans l'eau, facilement soluble dans l'alcool et dans le méthanol.

Le fentanyl présente le phénomène du polymorphisme.

IDENTIFICATION

Examinez le fentanyl par spectrophotométrie d'absorption dans l'infrarouge (*2.2.24*), en comparant avec le *spectre de référence du fentanyl de la Ph. Eur.* Si le spectre obtenu à l'état solide présente des différences, dissolvez la substance à examiner dans un volume minimal d'*éthanol R*, évaporez à siccité dans un courant d'air à température ambiante et enregistrez un nouveau spectre à partir du résidu.

ESSAI

Substances apparentées. Opérez par chromatographie liquide (*2.2.29*).

Solution à examiner. Dissolvez 0,100 g de fentanyl dans du *méthanol R* et complétez à 10,0 ml avec le même solvant.

Solution témoin (a). Pour la préparation *in situ* du produit de dégradation (impureté D de fentanyl), dissolvez 10 mg de fentanyl dans 10,0 ml d'*acide chlorhydrique dilué R*. Chauffez à reflux au bain-marie pendant 4 h. Neutralisez avec 10,0 ml de *solution diluée d'hydroxyde de sodium R*. Evaporez à siccité au bain-marie. Refroidissez et reprenez le résidu dans 10 ml de *méthanol R*. Filtrez.

Solution témoin (b). Prélevez 1,0 ml de solution à examiner et complétez à 100,0 ml avec du *méthanol R*. Prélevez 5,0 ml de solution et complétez à 20,0 ml avec du *méthanol R*.

La chromatographie peut être réalisée en utilisant :

– une colonne d'acier inoxydable, d'une longueur de 0,1 m et d'un diamètre intérieur de 4,6 mm, remplie de *gel de silice octadécylsilylé pour chromatographie R* (3 µm),
– comme phase mobile, à un débit de 1,5 ml/min, les mélanges suivants :

  Phase mobile A. Une solution de *carbonate d'ammonium R* à 5 g/l dans un mélange de 10 volumes de *tétrahydrofurane R* et de 90 volumes d'*eau R*,

  Phase mobile B. Acétonitrile R,

Intervalle (min)	Phase mobile A (pour cent *V/V*)	Phase mobile B (pour cent *V/V*)	Commentaire
0 - 15	90 → 40	10 → 60	gradient linéaire
15 - 20	40	60	élution isocratique
20 - 25	90	10	retour à la composition intiale
25 = 0	90	10	recommencez le gradient

– comme détecteur, un spectrophotomètre réglé à 220 nm.

Equilibrez la colonne pendant 30 min au moins avec de l'*acétonitrile R*, puis revenez à la composition initiale et équilibrez pendant 5 min au moins.

Ajustez la sensibilité du système de façon que la hauteur du pic principal du chromatogramme obtenu avec 10 µl de solution témoin (b) représente au moins 50 pour cent de l'échelle totale de l'enregistreur.

Injectez 10 µl de solution témoin (a). Lorsque les chromatogrammes sont enregistrés dans les conditions prescrites, les temps de rétention sont de 10 min environ pour le fentanyl et de 12 min environ pour l'impureté D de fentanyl. L'essai n'est valable que si la résolution entre les pics correspondant respectivement au fentanyl et à l'impureté D de fentanyl n'est pas inférieure à 8,0. Si nécessaire, ajustez la concentration de l'acétonitrile dans la phase mobile ou ajustez la programmation du temps pour le gradient linéaire d'élution.

Injectez séparément 10 µl de *méthanol R* en guise de blanc, 10 µl de solution à examiner et 10 µl de solution témoin (b). S'il apparaît, dans le chromatogramme obtenu avec la solution à examiner, d'autres pics que le pic principal, la surface d'aucun d'entre eux n'est supérieure à celle du pic principal du chromatogramme obtenu avec la solution témoin (b) (0,25 pour cent) et la somme de leur surface n'est pas supérieure à 2 fois la surface du pic principal du chromatogramme obtenu avec la solution témoin (b) (0,5 pour cent). Ne tenez pas compte d'un pic dû au blanc ni des pics dont la surface est inférieure à 0,2 fois la surface du pic principal du chromatogramme obtenu avec la solution témoin (b).

Perte à la dessiccation (*2.2.32*). Déterminée sous vide à 50 °C sur 1,000 g de fentanyl, la perte à la dessiccation n'est pas supérieure à 0,5 pour cent.

DOSAGE

Dissolvez 0,200 g de fentanyl dans 50 ml d'un mélange de 1 volume d'*acide acétique anhydre R* et de 7 volumes de *méthyléthylcétone R*. Titrez par l'*acide perchlorique 0,1 M* en présence de 0,2 ml de *solution de naphtolbenzéine R*.

1 ml d'*acide perchlorique 0,1 M* correspond à 33,65 mg de $C_{22}H_{28}N_2O$.

CONSERVATION

A l'abri de la lumière.

IMPURETÉS

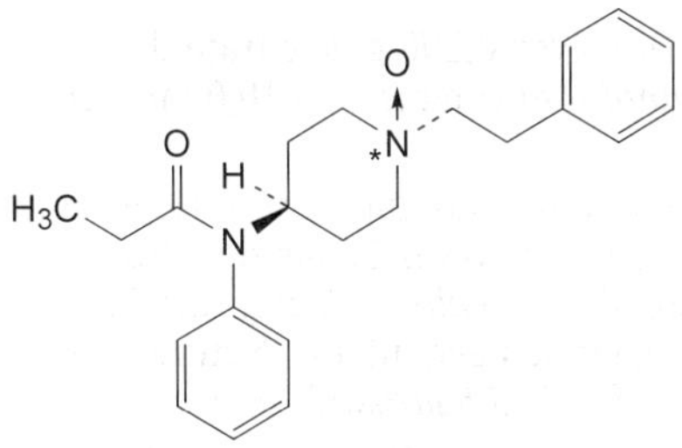

et l'épimère en N*

A. *cis,trans*-[1-oxyde de 1-(2-phényléthyl)-4-(phénylpropanoylamino)pipéridine],

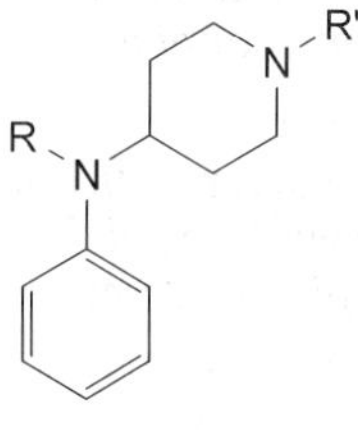

B. *N*-phényl-*N*-(pipéridin-4-yl)propanamide,

C. *N*-phényl-*N*-[1-(2-phényléthyl)pipéridin-4-yl]acétamide,

D. *N*-phényl-1-(2-phényléthyl)pipéridin-4-amine.

01/2002:1103

FENTANYL (CITRATE DE)

Fentanyli citras

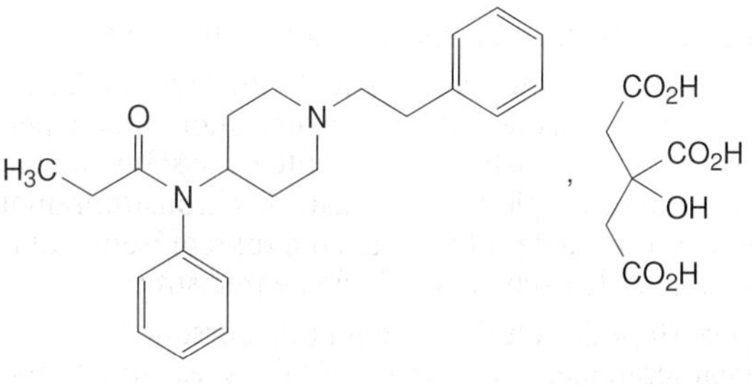

$C_{28}H_{36}N_2O_8$ M_r 528,6

DÉFINITION

Le citrate de fentanyl contient au minimum 99,0 pour cent et au maximum l'équivalent de 101,0 pour cent de dihydrogéno-2-hydroxypropane-1,2,3-tricarboxylate de *N*-phényl-*N*-[1-(2-phényléthyl)pipéridin-4-yl]propanamide, calculé par rapport à la substance desséchée.

CARACTÈRES

Poudre blanche ou sensiblement blanche, soluble dans l'eau, facilement soluble dans le méthanol, assez soluble dans l'alcool.

Le citrate de fentanyl fond en se décomposant vers 152 °C.

IDENTIFICATION

Examinez le citrate de fentanyl par spectrophotométrie d'absorption dans l'infrarouge (*2.2.24*), en comparant avec le *spectre de référence du citrate de fentanyl de la Ph. Eur.*

ESSAI

Aspect de la solution. Dissolvez 0,2 g de citrate de fentanyl dans de l'*eau R* et complétez à 20 ml avec le même solvant. La solution est limpide (*2.2.1*) et incolore (*2.2.2, Procédé II*).

Substances apparentées. Opérez par chromatographie liquide (*2.2.29*).

Solution à examiner. Dissolvez 0,100 g de citrate de fentanyl dans du *méthanol R* et complétez à 10,0 ml avec le même solvant.

Solution témoin (a). Pour la préparation *in situ* du produit de dégradation (impureté D), dissolvez 10 mg de citrate de fentanyl dans 10,0 ml d'*acide chlorhydrique dilué R*. Chauffez à reflux au bain-marie pendant 4 h. Neutralisez avec 10,0 ml de *solution diluée d'hydroxyde de sodium R*. Evaporez à siccité au bain-marie. Refroidissez et reprenez le résidu dans 10 ml de *méthanol R*. Filtrez.

Solution témoin (b). Prélevez 1,0 ml de solution à examiner et complétez à 100,0 ml avec du *méthanol R*. Prélevez 5,0 ml de solution et complétez à 20,0 ml avec du *méthanol R*.

La chromatographie peut être réalisée en utilisant :

- une colonne d'acier inoxydable, d'une longueur de 0,1 m et d'un diamètre intérieur de 4,6 mm, remplie de *gel de silice octadécylsilylé pour chromatographie R* (3 µm),
- comme phase mobile, à un débit de 1,5 ml/min, une programmation de gradient aux conditions suivantes :

  Phase mobile A. Une solution de *carbonate d'ammonium R* à 5 g/l dans un mélange de 10 volumes de *tétrahydrofurane R* et de 90 volumes d'*eau R*,

  Phase mobile B. Acétonitrile R,

Intervalle (min)	Phase mobile A (pour cent *V/V*)	Phase mobile B (pour cent *V/V*)	Commentaire
0 - 15	90 → 40	10 → 60	gradient linéaire
15 - 20	40	60	élution isocratique
20 - 25	90	10	retour à la composition initiale
25 = 0	90	10	recommencez le gradient

- comme détecteur, un spectrophotomètre réglé à 220 nm.

Equilibrez la colonne avec de l'*acétonitrile R* pendant au moins 30 min, puis revenez à la composition initiale pendant au moins 5 min. Ajustez la sensibilité du système de façon que la hauteur du pic principal dans le chromatogramme obtenu avec 10 µl de solution témoin (b) représente au moins 50 pour cent de l'échelle totale de l'enregistreur.

Injectez 10 µl de solution témoin (a). Lorsque les chromatogrammes sont enregistrés dans les conditions prescrites, les temps de rétention sont de 10 min environ pour le fentanyl et de 12 min environ pour l'impureté D. L'essai n'est valable que si la résolution entre les pics correspondant respectivement au fentanyl et à son produit de dégradation n'est pas inférieure à 8,0. Si nécessaire, ajustez la concentration de l'acétonitrile dans la phase mobile ou ajustez la programmation du temps pour le gradient linéaire d'élution.

Injectez séparément 10 µl de *méthanol R* comme blanc, 10 µl de solution à examiner, et 10 µl de solution témoin (b). S'il apparaît, dans le chromatogramme obtenu avec la solution à examiner, d'autres pics que le pic principal, la surface d'aucun d'entre eux n'est supérieure à celle du pic principal du chromatogramme obtenu avec la solution témoin (b) (0,25 pour cent) et la somme de leur surface n'est pas supérieure à 2 fois la surface du pic principal du chromatogramme obtenu avec la solution témoin (b) (0,5 pour cent). Ne tenez pas compte d'un pic dû au blanc, des pics dont le temps de rétention relatif par rapport au pic principal est inférieur ou égal à 0,05, ni des pics dont la surface est inférieure à 0,2 fois la surface du pic principal du chromatogramme obtenu avec la solution témoin (b).

Perte à la dessiccation (*2.2.32*). Déterminée sous vide à 60 °C sur 1,000 g de citrate de fentanyl, la perte à la dessiccation n'est pas supérieure à 0,5 pour cent.

DOSAGE

Dissolvez 0,300 g de citrate de fentanyl dans 50 ml d'un mélange d'un volume d'*acide acétique anhydre R* et de 7 volumes de *méthyléthylcétone R*. Titrez par l'*acide perchlorique 0,1 M* en présence de 0,2 ml de *solution de naphtolbenzéïne R*.

1 ml d'*acide perchlorique 0,1 M* correspond à 52,86 mg de $C_{28}H_{36}N_2O_8$.

CONSERVATION

A l'abri de la lumière.

IMPURETÉS

Impuretés qualifiées : A, B, C, D.

Autres impuretés décelables : E.

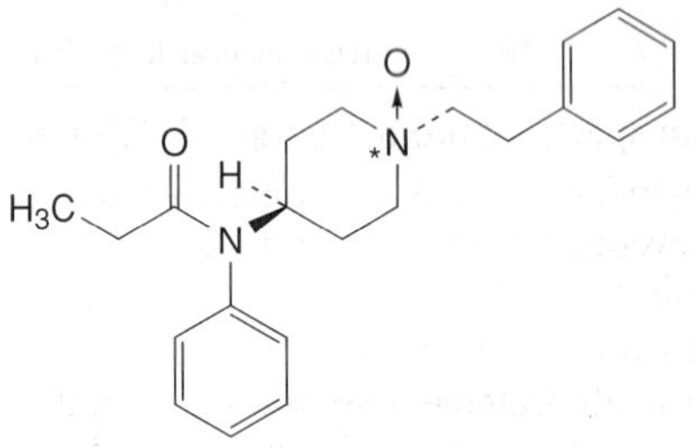

et l'épimère en N*

A. *cis,trans*-[1-oxyde de 1-(2-phényléthyl)-4-(phénylpropanoylamino)pipéridine],

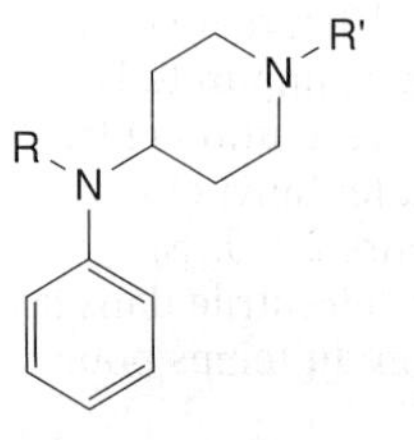

B. *N*-phényl-*N*-(pipéridin-4-yl)propanamide,

C. *N*-phényl-*N*-[1-(2-phényléthyl)pipéridin-4-yl]acétamide,

D. *N*-phényl-1-(2-phényléthyl)pipéridin-4-amine,

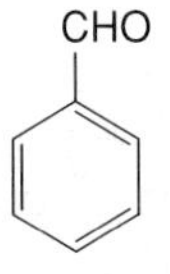

E. benzaldéhyde.

01/2002:1211

FENTICONAZOLE (NITRATE DE)

Fenticonazoli nitras

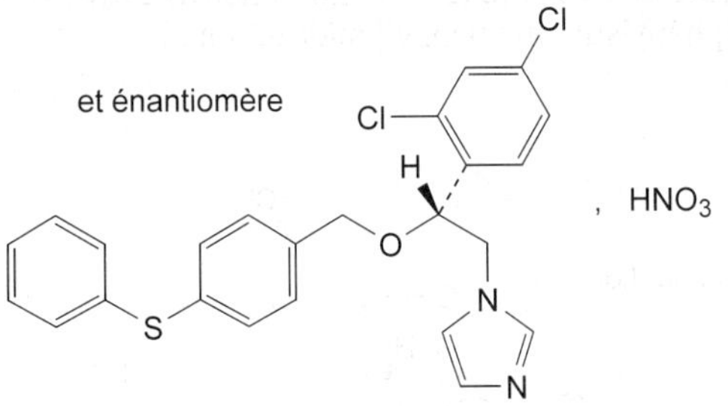

$C_{24}H_{21}Cl_2N_3O_4S$ M_r 518,4

DÉFINITION

Le nitrate de fenticonazole contient au minimum 99,0 pour cent et au maximum l'équivalent de 101,0 pour cent de nitrate de 1-[(2*RS*)-2-(2,4-dichlorophényl)-2-[[4-(phénylsulfanyl)benzyl]oxy]éthyl]-1*H*-imidazole, calculé par rapport à la substance desséchée.

CARACTÈRES

Poudre cristalline, blanche à sensiblement blanche, pratiquement insoluble dans l'eau, facilement soluble dans le méthanol et dans le diméthylformamide, assez soluble dans l'éthanol.

IDENTIFICATION

Première identification : C, D.

Seconde identification : A, B, D.

A. Le point de fusion (*2.2.14*) du nitrate de fenticonazole est de 134 °C à 137 °C.

B. Dissolvez 20,0 mg de nitrate de fenticonazole dans de l'*éthanol R* et complétez à 100,0 ml avec le même solvant. Prélevez 1,0 ml de solution et complétez à 10,0 ml avec de l'*éthanol R*. Examinée de 230 nm à 350 nm (*2.2.25*), la solution présente un maximum d'absorption à 252 nm, un épaulement à 270 nm environ et un minimum d'absorption à 236 nm. L'absorption spécifique au maximum est de 260 à 280.

C. Examinez le nitrate de fenticonazole par spectrophotométrie d'absorption dans l'infrarouge (*2.2.24*), en comparant avec le spectre obtenu avec le *nitrate de fenticonazole SCR*.

D. Le nitrate de fenticonazole donne la réaction des nitrates (*2.3.1*).

ESSAI

Angle de rotation optique (*2.2.7*). Dissolvez 0,10 g de nitrate de fenticonazole dans du *méthanol R* et complétez à 10,0 ml avec le même solvant. L'angle de rotation optique est de − 0,10° à + 0,10°.

Substances apparentées. Opérez par chromatographie liquide (*2.2.29*).

Solution à examiner. Dissolvez 25,0 mg de nitrate de fenticonazole dans la phase mobile et complétez à 25,0 ml avec la phase mobile.

Solution témoin (a). Prélevez 1,0 ml de solution à examiner et complétez à 200,0 ml avec la phase mobile.

Solution témoin (b). Prélevez 10,0 ml de solution témoin (a) et complétez à 25,0 ml avec la phase mobile.

Solution témoin (c). Prélevez 1,0 ml de solution témoin (a) et complétez à 10,0 ml avec la phase mobile.

Solution témoin (d). A 5 ml de solution à examiner, ajoutez 5,0 mg d'*impureté D de fenticonazole SCR*, dissolvez dans la phase mobile et complétez à 100,0 ml avec la phase mobile. Prélevez 2,0 ml de solution et complétez à 10,0 ml avec la phase mobile.

La chromatographie peut être réalisée en utilisant :

- une colonne d'acier inoxydable, d'une longueur de 0,25 m et d'un diamètre intérieur de 4 mm, remplie de *gel de silice octadécylsilylé pour chromatographie R* (5 µm à 10 µm),
- comme phase mobile, à un débit de 1,0 ml/min, un mélange de 70 volumes d'*acétonitrile R* et de 30 volumes de solution tampon phosphate préparée en dissolvant 3,4 g de *phosphate monopotassique R* dans 900 ml d'*eau R*, en ajustant le pH à 3,0 avec de l'*acide phosphorique R*, puis en complétant à 1000 ml avec de l'*eau R*,
- comme détecteur, un spectrophotomètre réglé à 229 nm.

Injectez 10 µl de solution témoin (b). Ajustez la sensibilité du système de façon que la hauteur du pic correspondant au fenticonazole représente au moins 10 pour cent de l'échelle totale de l'enregistreur.

Injectez séparément 10 µl de solution témoin (c) et 10 µl de solution témoin (d). L'essai n'est valable que si dans le chromatogramme obtenu avec la solution témoin (d), la résolution entre les pics correspondant respectivement à l'impureté D de fenticonazole et au fenticonazole n'est pas inférieure à 2,0 et si dans le chromatogramme obtenu avec la solution témoin (c), le rapport signal/bruit n'est pas inférieur à 5.

Injectez séparément 10 µl de solution à examiner et 10 µl de solution témoin (a). Enregistrez le chromatogramme obtenu avec la solution à examiner pendant 5,5 fois le temps de rétention du pic principal. S'il apparaît, dans le chromatogramme obtenu avec la solution à examiner, d'autres pics que le pic principal et le pic correspondant à l'ion nitrate (qui correspond au volume mort de la colonne), la surface d'aucun d'entre eux n'est supérieure à celle du pic principal du chromatogramme obtenu avec la solution témoin (b) (0,2 pour cent) et la somme de leur surface n'est pas supérieure à la surface du pic principal du chromatogramme obtenu avec la solution témoin (a) (0,5 pour cent). Ne tenez pas compte des pics dont la surface est inférieure à celle du pic principal du chromatogramme obtenu avec la solution témoin (c).

Toluène. Opérez par chromatographie en phase gazeuse à espace de tête (*2.2.28*) en utilisant la méthode des ajouts dosés.

Solution à examiner. Dispersez 0,2 g de nitrate de fenticonazole dans un flacon de 10 ml avec 5 ml d'*eau R*.

Solution témoin. Mélangez 4 mg de *toluène R* avec de l'*eau R* et complétez à 1000 ml. Prélevez 5 ml de solution dans un flacon de 10 ml.

La chromatographie peut être réalisée en utilisant :

- une colonne d'une longueur de 25 m et d'un diamètre intérieur de 0,32 mm, recouverte de *poly(cyanopropyl)(7)(phényl)(7)(méthyl)(86)siloxane R* (épaisseur de la couche 1,2 µm),
- comme gaz vecteur, de l'*hélium pour chromatographie R* (rapport de division 1:25, pression de la tête de la colonne 40 kPa),
- un détecteur à ionisation de flamme,

en maintenant la température de la colonne à 80 °C, celle de la chambre d'injection à 180 °C et celle du détecteur à 220 °C. Maintenez chaque solution à 90 °C pendant 1 h et transférez sur la colonne 1 ml de la phase gazeuse.

Le nitrate de fenticonazole ne contient pas plus de 100 ppm de toluène.

Perte à la dessiccation (*2.2.32*). Déterminée sous vide à 60 °C sur 1,000 g de nitrate de fenticonazole, la perte à la dessiccation n'est pas supérieure à 0,5 pour cent.

Cendres sulfuriques (*2.4.14*). Déterminé sur 1,0 g de nitrate de fenticonazole, le taux des cendres sulfuriques n'est pas supérieur à 0,1 pour cent.

DOSAGE

Dissolvez 0,450 g de nitrate de fenticonazole dans 50 ml d'un mélange à volumes égaux d'*acide acétique anhydre R* et de *méthyléthylcétone R*. Titrez par l'*acide perchlorique 0,1 M*. Déterminez le point de fin de titrage par potentiométrie (*2.2.20*).

1 ml d'*acide perchlorique 0,1 M* correspond à 51,84 mg de $C_{24}H_{21}Cl_2N_3O_4S$.

CONSERVATION

A l'abri de la lumière.

IMPURETÉS

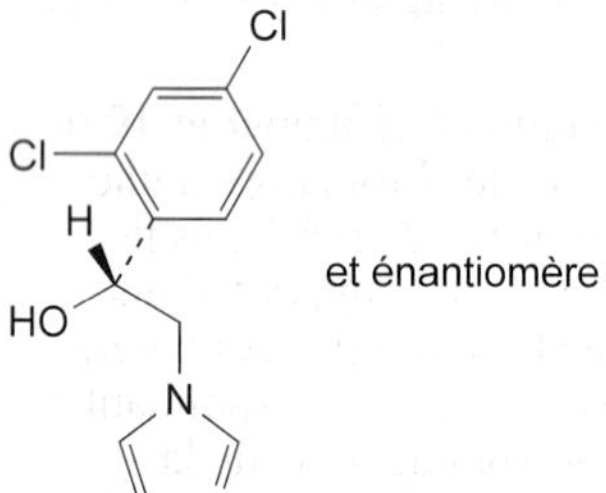

A. (*RS*)-1-(2,4-dichlorophényl)-2-(1*H*-imidazol-1-yl)éthanol,

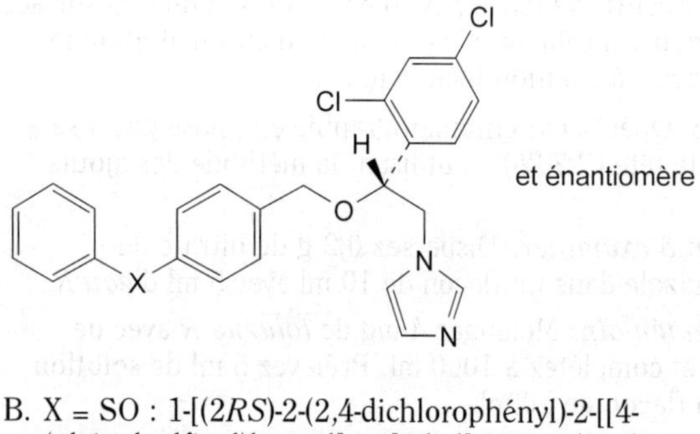

B. X = SO : 1-[(2*RS*)-2-(2,4-dichlorophényl)-2-[[4-(phénylsulfinyl)benzyl]oxy]éthyl]-1*H*-imidazole,

C. X = SO_2 : 1-[(2*RS*)-2-(2,4-dichlorophényl)-2-[[4-(phénylsulfonyl)benzyl]oxy]éthyl]-1*H*-imidazole,

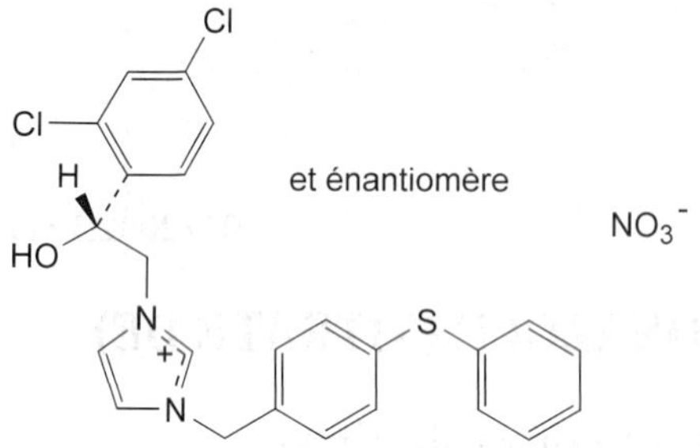

D. nitrate de (*RS*)-1-[2-(2,4-dichlorophényl)-2-hydroxyéthyl]-3-[4-(phénylsulfanyl)benzyl]imidazolium,

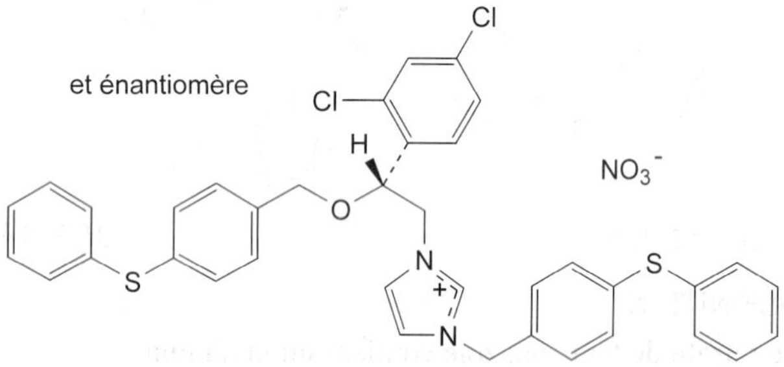

E. nitrate de (*RS*)-1-[2-(2,4-dichlorophényl)-2-[4-(phénylsulfanyl)benzyloxy]éthyl]-3-[4-(phénylsulfanyl)benzyl]imidazolium.

01/2002:1323

FENUGREC

Trigonellae foenugraeci semen

DÉFINITION

Le fenugrec est constitué par la graine mûre, séchée, de *Trigonella foenum-graecum* L.

CARACTÈRES

Le fenugrec a une forte odeur aromatique caractéristique.

Le fenugrec présente les caractères macroscopiques et microscopiques décrits aux identifications A et B.

IDENTIFICATION

A. La graine est dure, aplatie, brun à brun rougeâtre, plus ou moins rhomboïdale, à bords arrondis. Elle atteint 3 mm à 5 mm de longueur, 2 mm à 3 mm de largeur et 1,5 mm à 2 mm d'épaisseur. Les faces les plus larges sont marquées par un sillon qui délimite 2 parties inégales. La plus petite correspond à la localisation de la radicule ; la plus volumineuse contient les cotylédons.

B. Réduisez le fenugrec en poudre (355). La poudre est brun jaune. Examinez au microscope en utilisant de la *solution d'hydrate de chloral R*. La poudre présente des fragments de tégument vus en coupe, qui se composent de cellules épidermiques lagéniformes revêtues d'une épaisse cuticule et surmontant un hypoderme constitué de cellules de grande taille, à extrémité supérieure rétrécie et étranglement médian, dont les parois radiales sont épaissies en bâtonnets ; des fragments d'épiderme vus de face, de couleur brun jaune, composés de petites cellules polygonales à paroi épaissie et ponctuée, souvent associées à des cellules hypodermiques à contour circulaire et paroi épaissie en chapelet serré ; des fragments d'hypoderme vus de dessous, à cellules polygonales dont les épaississements en bâtonnets se prolongent jusqu'aux parois inférieure et supérieure ; du parenchyme tégumentaire constitué de cellules rectangulaires allongées à paroi légèrement épaissie en chapelet ; des fragments d'albumen dont les cellules, parfois allongées, présentent des épaississements irréguliers et contiennent du mucilage.

C. Opérez par chromatographie sur couche mince (*2.2.27*) en utilisant une *plaque au gel de silice F_{254} pour CCM R*.

Solution à examiner. Introduisez 1,0 g de fenugrec pulvérisé (710), dans une fiole conique de 25 ml, ajoutez 5,0 ml de *méthanol R*. Chauffez dans un bain-marie à 65 °C pendant 5 min. Refroidissez et filtrez.

Solution témoin. Dissolvez 3,0 mg de *chlorhydrate de trigonelline R* dans 1,0 ml de *méthanol R*.

Déposez sur la plaque, en bandes, 20 µl de solution à examiner et 10 µl de solution témoin. Développez sur un parcours de 10 cm avec un mélange de 30 volumes d'*eau R* et de 70 volumes de *méthanol R*. Laissez sécher la plaque à l'air. Examinez en lumière ultraviolette à 254 nm. Le chromatogramme obtenu avec la solution à examiner présente dans la moitié inférieure une bande d'atténuation de fluorescence semblable, quant à sa position et sa fluorescence, à la bande du chromatogramme obtenu avec la solution témoin. Pulvérisez de la *solution d'iodobismuthate de potassium R2*. Le chromatogramme obtenu avec la solution à examiner présente une bande rouge orangé intense semblable quant à sa position et sa coloration à la bande du chromatogramme obtenu avec la solution témoin. Il présente également dans la partie supérieure, une bande large jaune-brun clair (triglycérides).

ESSAI

Eléments étrangers (*2.8.2*). Le fenugrec satisfait à l'essai des éléments étrangers.

Indice de gonflement (*2.8.4*). Déterminé sur le fenugrec pulvérisé (710), l'indice de gonflement n'est pas inférieur à 6.

Perte à la dessiccation (*2.2.32*). Déterminée à l'étuve à 100-105 °C pendant 2 h sur 1,000 g de fenugrec pulvérisé, la perte à la dessiccation n'est pas supérieure à 12,0 pour cent.

Cendres totales (*2.4.16*). Le taux des cendres totales n'est pas supérieur à 5,0 pour cent.

CONSERVATION

A l'abri de la lumière.

01/2002:1515

FERRIQUE (CHLORURE) HEXAHYDRATÉ

Ferri chloridum hexahydricum

$FeCl_3,6H_2O$ — M_r 270,3

DÉFINITION

Le chlorure ferrique hexahydraté contient au minimum 98,0 pour cent et au maximum l'équivalent de 102,0 pour cent de $FeCl_3,6H_2O$.

CARACTÈRES

Masses cristallines ou cristaux jaune-orange à jaune-brun, très hygroscopiques, très solubles dans l'eau et dans l'alcool, facilement solubles dans le glycérol.

IDENTIFICATION

A. Le chlorure ferrique hexahydraté donne la réaction (a) des chlorures (*2.3.1*).

B. Le chlorure ferrique hexahydraté donne la réaction (c) du fer (*2.3.1*).

ESSAI

Solution S. Dissolvez 10 g de chlorure ferrique hexahydraté dans de l'*eau distillée R* et complétez à 100 ml avec le même solvant.

Acidité. Dans une capsule en polyéthylène appropriée, dissolvez 3,0 g de *fluorure de potassium R* dans 15 ml d'*eau R*. Titrez par l'*hydroxyde de sodium 0,1 M* en présence de 0,1 ml de *solution de phénolphtaléine R* jusqu'à apparition d'une coloration rose. Ajoutez 10 ml de solution S et laissez reposer pendant 3 h. Filtrez et prélevez 12,5 ml du filtrat. Le virage de l'indicateur au rose ne nécessite pas plus de 0,30 ml d'*hydroxyde de sodium 0,1 M*.

Chlore libre. Chauffez 5 ml de solution S. Les vapeurs ne bleuissent pas le *papier amidonné ioduré R*.

Sulfates (*2.4.13*). Chauffez au bain-marie 15 ml de solution S et ajoutez 5 ml de *solution concentrée d'hydroxyde de sodium R*. Laissez refroidir et filtrez. Neutralisez le filtrat au *papier tournesol bleu R* avec de l'*acide chlorhydrique R1* et évaporez jusqu'à réduction du volume à 15 ml. La solution satisfait à l'essai limite des sulfates (100 ppm).

Ions ferreux. A 10 ml de solution S, ajoutez 1 ml d'*eau R*, 4 ml d'*acide phosphorique R* et 0,05 ml de *solution de ferricyanure de potassium R*. Dans les 10 min qui suivent, la coloration bleue de la solution n'est pas plus intense que celle d'un témoin préparé simultanément et dans les mêmes conditions avec 10 ml d'*eau R* et 1 ml d'une solution de *sulfate ferreux R* à 0,250 g/l récemment préparée (50 ppm Fe).

Métaux lourds (*2.4.8*). Dissolvez 1,0 g de chlorure ferrique hexahydraté dans 10 ml d'*acide chlorhydrique R1*. Ajoutez 2 ml de *solution concentrée de peroxyde d'hydrogène R*, puis évaporez jusqu'à réduction du volume à 5 ml. Laissez refroidir, complétez à 20 ml avec de l'*acide chlorhydrique R1* et versez la solution dans une ampoule à décantation. Agitez avec 3 fois 20 ml de *méthylisobutylcétone R1* pendant 3 min chaque fois. Séparez la phase inférieure, réduisez le volume de moitié en évaporant et complétez à 25 ml avec de l'*eau R*. Neutralisez 10 ml de la solution au *papier tournesol rouge R* avec de l'*ammoniaque diluée R1* et complétez à 20 ml avec de l'*eau R*. 12 ml de solution satisfont à l'essai limite A des métaux lourds (50 ppm). Préparez le témoin avec la *solution à 1 ppm de plomb (Pb) R*.

DOSAGE

Dans une fiole conique à bouchon rodé, dissolvez 0,200 g de chlorure ferrique hexahydraté dans 20 ml d'*eau R*. Ajoutez 10 ml d'*acide chlorhydrique dilué R* et 2 g d'*iodure de potassium R*. Laissez reposer la fiole bouchée à l'abri de la lumière pendant 1 h. Titrez par le *thiosulfate de sodium 0,1 M* en présence de 5 ml de *solution d'amidon R*, ajoutés vers la fin du titrage.

1 ml de *thiosulfate de sodium 0,1 M* correspond à 27,03 mg de $FeCl_3,6H_2O$.

CONSERVATION

En récipient étanche, à l'abri de la lumière.

01/2002:0024

FIBRINOGÈNE HUMAIN

Fibrinogenum humanum

DÉFINITION

Le fibrinogène humain cryodesséché contient le constituant soluble du plasma humain qui, par addition de thrombine, est transformé en fibrine. Le fibrinogène est obtenu à partir de *Plasma humain pour fractionnement (0853)*. La préparation peut contenir des substances auxiliaires, telles que des sels, des substances tampons et des stabilisants.

La préparation reconstituée dans le volume du solvant indiqué sur l'étiquette contient au minimum 10 g/l de fibrinogène.

PRODUCTION

La méthode de préparation comprend une ou plusieurs étapes dont il a été démontré qu'elles éliminent ou inactivent les agents connus d'infection ; si des substances sont utilisées pour inactiver les virus pendant la production, le procédé de purification ultérieur doit être validé de façon à démontrer que la concentration de ces substances est ramenée à un niveau approprié, tel que les résidus éventuels ne compromettent pas la sécurité de la préparation pour les patients.

Aucun antibiotique n'est ajouté au plasma utilisé et la préparation ne contient pas de conservateur antimicrobien.

La méthode de préparation est telle que l'activité spécifique (teneur en fibrinogène par rapport à la teneur en protéines totales) est de 80 pour cent au minimum. La teneur en fibrinogène est déterminée par une méthode appropriée telle que celle décrite sous Dosage et la teneur en protéines totales par une méthode appropriée telle que celle décrite sous Protéines totales dans *Solution d'albumine humaine (0255)*. Si un stabilisant protéique (par exemple, l'albumine humaine) est ajouté à la préparation, l'exigence pour l'activité spécifique s'applique au fibrinogène avant l'addition du stabilisant ; l'albumine peut également être obtenue en même temps que le fibrinogène pendant le procédé de fractionnement ; une détermination spécifique de l'albumine est alors effectuée par une méthode immunochimique appropriée (*2.7.1*) et la quantité d'albumine déterminée est soustraite de la quantité de protéines totales pour le calcul de l'activité spécifique.

CARACTÈRES

Poudre ou solide friable, blanc ou jaune pâle.

IDENTIFICATION

A. Effectuez sur la préparation à examiner, reconstituée extemporanément d'après les indications figurant sur l'étiquette, des essais de précipitation avec une gamme appropriée d'immunosérums spécifiques d'espèces. Il est recommandé d'effectuer l'essai à l'aide d'immunosérums spécifiques des protéines plasmatiques de chaque espèce d'animal domestique couramment utilisée pour la préparation de produits d'origine biologique dans le pays concerné. La préparation à examiner contient des protéines d'origine humaine et donne des résultats négatifs avec les immunosérums spécifiques des protéines plasmatiques d'autres espèces.

B. Le dosage contribue à identifier la préparation.

ESSAI

Détermination du pH (*2.2.3*). Le pH de la préparation reconstituée est de 6,5 à 7,5.

Osmolalité (*2.2.35*). L'osmolalité de la préparation reconstituée n'est pas inférieure à 240 mosmol/kg.

Solubilité. Au contenu d'un récipient, ajoutez le volume de solvant indiqué sur l'étiquette. Le fibrinogène se dissout à une température de 20-25 °C en 30 min en donnant une solution presque incolore et légèrement trouble.

Stabilité de la solution. Laissez reposer la préparation reconstituée à une température de 20-25 °C. Il n'apparaît aucun signe de gélification au cours des 60 min qui suivent la reconstitution.

Antigène de surface de l'hépatite B. Examinez la préparation reconstituée par une méthode immunochimique (*2.7.1*) de sensibilité appropriée telle qu'un essai radio-immunologique. L'antigène de surface de l'hépatite B n'est pas détecté.

Teneur en eau. Déterminée par une méthode appropriée telle que le semi-microdosage de l'eau (*2.5.12*), la perte à la dessiccation (*2.2.32*) ou la spectrophotométrie dans le proche infrarouge (*2.2.40*), la teneur en eau est comprise dans les limites approuvées par l'Autorité compétente.

Stérilité (*2.6.1*). La préparation reconstituée satisfait à l'essai de stérilité.

Pyrogènes (*2.6.8*). La préparation reconstituée satisfait à l'essai des pyrogènes. Injectez à chaque lapin, par kilogramme de masse corporelle, un volume de la préparation reconstituée équivalant à 30 mg au moins de fibrinogène calculé par rapport à la quantité indiquée sur l'étiquette.

DOSAGE

Mélangez 0,2 ml de la préparation reconstituée et 2 ml d'une solution tampon appropriée (pH 6,6-6,8) contenant une quantité suffisante de thrombine (environ 3 UI/ml) et de calcium (0,05 mol/l). Maintenez le mélange à 37 °C pendant 20 min, séparez le précipité par centrifugation (5000 *g*, 20 min) et lavez soigneusement à l'aide d'une solution de *chlorure de sodium R* à 9 g/l. Déterminez la teneur en azote après minéralisation par l'acide sulfurique (*2.5.9*) et calculez la quantité de fibrinogène (protéines coagulables) en multipliant le résultat par 6,0. La teneur n'est pas inférieure à 70 pour cent ni supérieure à 130 pour cent de la quantité indiquée sur l'étiquette.

CONSERVATION

A l'abri de la lumière.

ÉTIQUETAGE

L'étiquette indique :

– la quantité de fibrinogène dans le récipient,

Monographies D - K

- le nom et le volume du solvant qui doit être utilisé pour reconstituer la préparation,
- dans les cas appropriés, le nom et la quantité de stabilisant protéique dans la préparation.

01/2002:1615

FINASTÉRIDE

Finasteridum

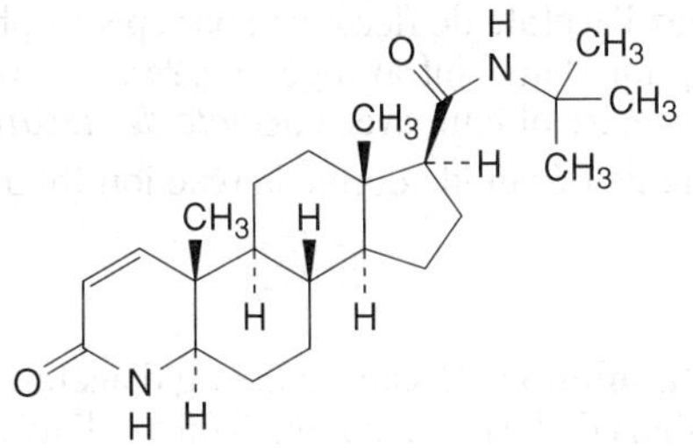

$C_{23}H_{36}N_2O_2$ M_r 372,6

DÉFINITION

N-(1,1-Diméthyléthyl)-3-oxo-4-aza-5α-androst-1-ène-17β-carboxamide.

Teneur : 98,0 pour cent à 102,0 pour cent (substance desséchée).

CARACTÈRES

Aspect : poudre cristalline blanche ou sensiblement blanche.

Solubilité : pratiquement insoluble dans l'eau, facilement soluble dans l'éthanol et dans le chlorure de méthylène.

Le finastéride présente le phénomène du polymorphisme.

IDENTIFICATION

Spectrophotométrie d'absorption dans l'infrarouge (*2.2.24*).

Comparaison : *finastéride SCR.*

Si les spectres obtenus à l'état solide présentent des différences, dissolvez respectivement la substance à examiner et la substance de référence dans du *méthanol R*, évaporez à siccité et enregistrez de nouveaux spectres à partir des résidus.

ESSAI

Pouvoir rotatoire spécifique (*2.2.7*) : + 12,0 à + 14,0 (substance desséchée).

Dissolvez 0,250 g de finastéride dans du *méthanol R* et complétez à 25,0 ml avec le même solvant.

Substances apparentées. Chromatographie liquide (*2.2.29*).

Solution à examiner (a). Dissolvez 25,0 mg de finastéride dans un mélange à volumes égaux d'*acétonitrile R* et d'*eau R* et complétez à 50,0 ml avec le même mélange de solvants.

Solution à examiner (b). Dissolvez 0,100 g de finastéride dans un mélange à volumes égaux d'*acétonitrile R* et d'*eau R* et complétez à 10,0 ml avec le même mélange de solvants.

Solution témoin (a). Dissolvez 25,0 mg de *finastéride SCR* dans un mélange à volumes égaux d'*acétonitrile R* et d'*eau R* et complétez à 50,0 ml avec le même mélange de solvants.

Solution témoin (b). Dissolvez 50,0 mg de *finastéride pour conformité du système SCR* dans un mélange à volumes égaux d'*acétonitrile R* et d'*eau R* et complétez à 5,0 ml avec le même mélange de solvants.

Solution témoin (c). Prélevez 2,0 ml de solution à examiner (b) et complétez à 100,0 ml avec un mélange à volumes égaux d'*acétonitrile R* et d'*eau R*. Prélevez 1,0 ml de cette solution et complétez à 10,0 ml avec un mélange à volumes égaux d'*acétonitrile R* et d'*eau R*.

Colonne :

- *dimensions* : l = 0,25 m, Ø = 4,0 mm,
- *phase stationnaire* : *gel de silice octadécylsilylé postgreffé pour chromatographie R* (5 µm) avec un rapport surface spécifique (m^2g^{-1})/taux de carbone inférieur à 20,
- *température* : 60 °C.

Phase mobile : *acétonitrile R, tétrahydrofurane R, eau R* (10:10:80 *V/V/V*).

Débit : 1,5 ml/min.

Détection : spectrophotomètre à 210 nm.

Injection : 15 µl ; injectez la solution à examiner (b) et les solutions témoins (b) et (c).

Enregistrement : 2 fois le temps de rétention du finastéride.

Rétention relative par rapport au finastéride (temps de rétention = environ 28 min) : impureté A = environ 0,94 ; impureté B = environ 1,22 ; impureté C = environ 1,36.

Conformité du système : solution témoin (b) :

- *rapport pic/vallée* : au minimum 2,5 avec h_p = hauteur au-dessus de la ligne de base du pic dû à l'impureté A, et h_v = hauteur au-dessus de la ligne de base du point le plus bas du tracé entre ce pic et celui dû au finastéride.

Limites :

- *impureté A* : au maximum 0,3 pour cent, calculé à partir de la surface du pic correspondant dans le chromatogramme obtenu avec la solution témoin (b) et en tenant compte de la teneur déclarée en impureté A du *finastéride pour conformité du système SCR*,
- *impureté B* : au maximum 1,5 fois la surface du pic principal du chromatogramme obtenu avec la solution témoin (c) (0,3 pour cent),
- *impureté C* : au maximum 1,5 fois la surface du pic principal du chromatogramme obtenu avec la solution témoin (c) (0,3 pour cent),
- *toute autre impureté* : au maximum la moitié de la surface du pic principal du chromatogramme obtenu avec la solution témoin (c) (0,1 pour cent),
- *total* : au maximum 3 fois la surface du pic principal du chromatogramme obtenu avec la solution témoin (c) (0,6 pour cent),
- *limite d'exclusion* : 0,25 fois la surface du pic principal du chromatogramme obtenu avec la solution témoin (c) (0,05 pour cent).

Perte à la dessiccation (*2.2.32*) : au maximum 0,5 pour cent, déterminé à l'étuve à 100-105 °C sur 1,000 g de finastéride.

DOSAGE

Chromatographie liquide (*2.2.29*) selon les indications de l'essai des substances apparentées.

Injection : solution à examiner (a) et solution témoin (a).

Calculez la teneur pour cent en $C_{23}H_{36}N_2O_2$.

CONSERVATION

A l'abri de la lumière.

Monographies D - K

IMPURETÉS

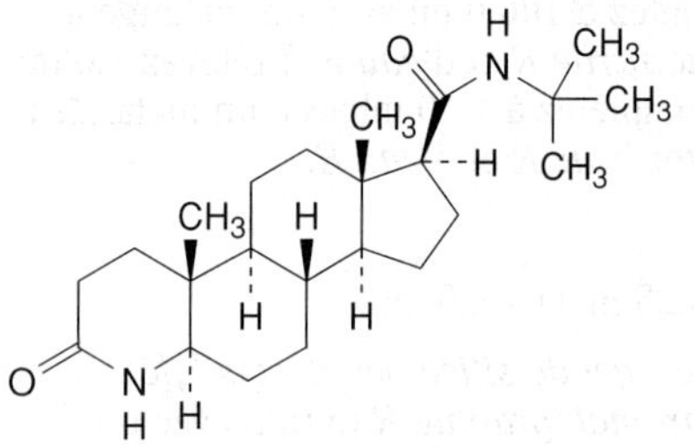

A. *N*-(1,1-diméthyléthyl)-3-oxo-4-aza-5α-androstane-17β-carboxamide (dihydrofinastéride),

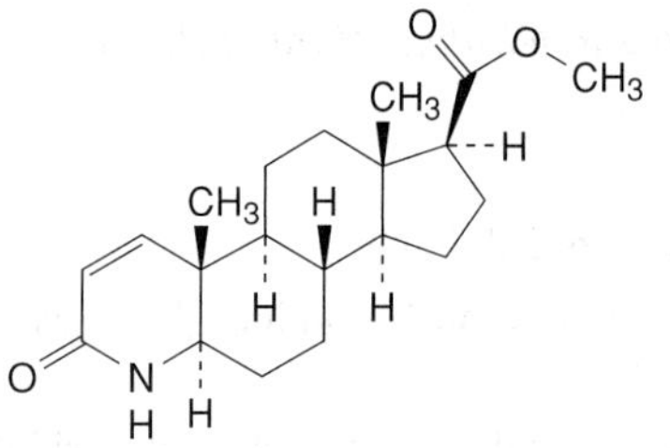

B. 3-oxo-4-aza-5α-androst-1-ène-17β-carboxylate de méthyle (Δ-1-aza ester),

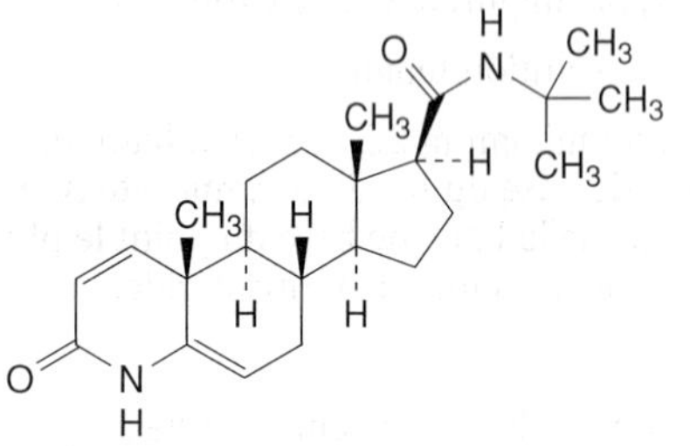

C. *N*-(1,1-diméthyléthyl)-3-oxo-4-azaandrosta-1,5-diène-17β-carboxamide (Δ-1,5-aza amide).

01/2002:1324

FLÉCAÏNIDE (ACÉTATE DE)

Flecainidi acetas

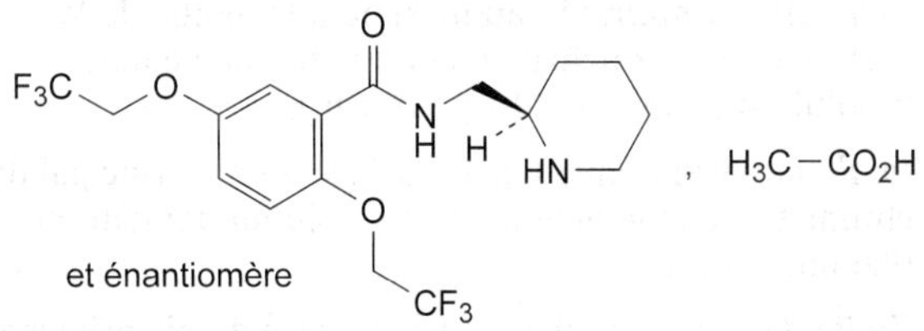

et énantiomère

$C_{19}H_{24}F_6N_2O_5$ M_r 474,4

DÉFINITION

L'acétate de flécaïnide contient au minimum 98,0 pour cent et au maximum l'équivalent de 101,0 pour cent d'acétate de *N*-[(*RS*)-(pipéridin-2-ylméthyl)]-2,5-bis(2,2,2-trifluoroéthoxy)benzamide, calculé par rapport à la substance desséchée.

CARACTÈRES

Poudre cristalline, blanche ou sensiblement blanche, très hygroscopique, soluble dans l'eau et dans l'éthanol. L'acétate de flécaïnide est facilement soluble dans l'acide acétique dilué et il est pratiquement insoluble dans l'acide chlorhydrique dilué.

IDENTIFICATION

Première identification : A, C.

Seconde identification : A, B, D.

A. Le point de fusion (*2.2.14*) de l'acétate de flécaïnide est de 146 °C à 152 °C. L'intervalle de fusion n'est pas supérieur à 3 °C.

B. Dissolvez 50 mg d'acétate de flécaïnide dans de l'*alcool R* et complétez à 50,0 ml avec le même solvant. Prélevez 5,0 ml de cette solution et complétez à 50,0 ml avec le même solvant. Examinée entre 230 nm et 350 nm (*2.2.25*), la solution présente un maximum d'absorption à 298 nm. L'absorbance spécifique à ce maximum est de 61 à 65.

C. Examinez l'acétate de flécaïnide par spectrophotométrie d'absorption dans l'infrarouge (*2.2.24*), en comparant avec le spectre obtenu avec l'*acétate de flécaïnide SCR.*

D. L'acétate de flécaïnide donne la réaction (b) des acétates (*2.3.1*).

ESSAI

Aspect de la solution. Dissolvez 0,25 g d'acétate de flécaïnide dans de l'*eau R*, ajoutez 0,05 ml d'*acide acétique glacial R* et complétez à 10 ml avec de l'*eau R*. La solution est limpide (*2.2.1*) et incolore (*2.2.2, Procédé II*).

Détermination du pH (*2.2.3*). Dissolvez 0,25 g d'acétate de flécaïnide dans de l'*eau exempte de dioxyde de carbone R* et complétez à 10 ml avec le même solvant. Le pH de la solution est de 6,7 à 7,1.

Substances apparentées. Opérez par chromatographie liquide (*2.2.29*).

Solution à examiner. Dissolvez 0,25 g d'acétate de flécaïnide dans du *méthanol R* et complétez à 25,0 ml avec le même solvant.

Solution témoin (a). Prélevez 5,0 ml de solution à examiner et complétez à 100,0 ml avec du *méthanol R*. Prélevez 1,0 ml de cette solution et complétez à 10,0 ml avec le même solvant.

Solution témoin (b). Dissolvez 25 mg d'*acétate de flécaïnide SCR* et 25 mg d'*impureté A de flécaïnide SCR* dans du *méthanol R* et complétez à 25,0 ml avec le même solvant.

La chromatographie peut être réalisée en utilisant :

– une colonne d'acier inoxydable, d'une longueur de 0,15 m et d'un diamètre intérieur de 4,6 mm, remplie de *gel de silice octylsilylé pour chromatographie R* (5 μm),

– comme phase mobile, à un débit de 2 ml/min :

Phase mobile A. Mélangez 2 ml d'*ammoniaque concentrée R*, 4 ml de *triéthylamine R* et 985 ml d'*eau R*. Ajoutez 6 ml d'*acide phosphorique R* et ajustez à pH 2,8 avec de l'*ammoniaque concentrée R,*

Phase mobile B. Acétonitrile R,

Intervalle (min)	Phase mobile A (pour cent *V/V*)	Phase mobile B (pour cent *V/V*)	Commentaire
	90	10	équilibrage
0 - 12	90 → 30	10 → 70	gradient linéaire
12 - 17	30	70	isocratique
17 - 19	30 → 90	70 → 10	gradient linéaire
19 - 21	90	10	rééquilibrage

– comme détecteur, un spectrophotomètre réglé à 300 nm,

– un injecteur à boucle.

Si une ligne de base appropriée ne peut être obtenue, utilisez une autre qualité de triéthylamine. Injectez 20 μl de solution témoin (b). L'essai n'est valable que si la résolution entre les 2 pics du chromatogramme obtenu n'est pas inférieure à 4. Injectez 20 µl de solution à examiner et 20 µl de solution témoin (a). S'il apparaît dans le chromatogramme obtenu avec la solution à examiner, d'autres pics que le pic principal, la surface d'aucun d'entre eux n'est supérieure à 0,4 fois la surface du pic principal du chromatogramme obtenu avec la solution témoin (a) (0,2 pour cent) et la somme de leur surface n'est pas supérieure à la surface du pic du chromatogramme obtenu avec la solution témoin (a) (0,5 pour cent). Ne tenez pas compte des pics dont la surface est inférieure à 0,02 fois la surface du pic principal du chromatogramme obtenu avec la solution témoin (a).

Impureté B. Opérez par chromatographie sur couche mince (*2.2.27*) en utilisant une *plaque au gel de silice F_{254} pour CCM R*.

Solution à examiner. Dissolvez 0,10 g d'acétate de flécaïnide dans du *méthanol R* et complétez à 2 ml avec le même solvant.

Solution témoin. Dissolvez 10 mg d'*impureté B de flécaïnide SCR* dans du *méthanol R* et complétez à 100 ml avec le même solvant (solution A). Dissolvez 0,10 g d'*acétate de flécaïnide SCR* dans la solution A et complétez à 2 ml avec la même solution.

Déposez séparément sur la plaque 5 µl de chaque solution. Développez sur un parcours de 10 cm avec un mélange récemment préparé de 5 volumes d'*ammoniaque concentrée R* et de 95 volumes d'*acétone R*. Séchez la plaque à l'étuve à 100-105 °C jusqu'à évaporation complète de l'ammoniac et examinez en lumière ultraviolette à 254 nm pour déterminer la position de la tache de flécaïnide. Pulvérisez ensuite une solution récemment préparée de *ninhydrine R* à 2 g/l dans du *méthanol R* et chauffez la plaque à 100-110 °C pendant 2 min à 5 min. Examinez à la lumière du jour. S'il apparaît une tache correspondant à l'impureté B dans le chromatogramme obtenu avec la solution à examiner, elle n'est pas plus intense que la tache correspondante du chromatogramme obtenu avec la solution témoin (0,2 pour cent). L'essai n'est valable que si le chromatogramme obtenu avec la solution témoin présente 2 taches nettement séparées.

Métaux lourds (*2.4.8*). 1,0 g d'acétate de flécaïnide satisfait à l'essai limite C des métaux lourds (20 ppm). Préparez le témoin avec 2 ml de *solution à 10 ppm de plomb (Pb) R*.

Perte à la dessiccation (*2.2.32*). Déterminée à l'étuve à 60 °C sous une pression ne dépassant pas 0,6 kPa pendant 2 h sur 1,000 g d'acétate de flécaïnide, la perte à la dessiccation n'est pas supérieure à 0,5 pour cent.

Cendres sulfuriques (*2.4.14*). Déterminé sur 1,0 g d'acétate de flécaïnide dans un creuset de platine, le taux des cendres sulfuriques n'est pas supérieur à 0,1 pour cent.

DOSAGE

Dissolvez 0,400 g d'acétate de flécaïnide dans 25 ml d'*acide acétique anhydre R*. Titrez par l'*acide perchlorique 0,1 M*. Déterminez le point de fin de titrage par potentiométrie (*2.2.20*).

1 ml d'*acide perchlorique 0,1 M* correspond à 47,44 mg de $C_{19}H_{24}F_6N_2O_5$.

CONSERVATION

A l'abri de la lumière.

IMPURETÉS

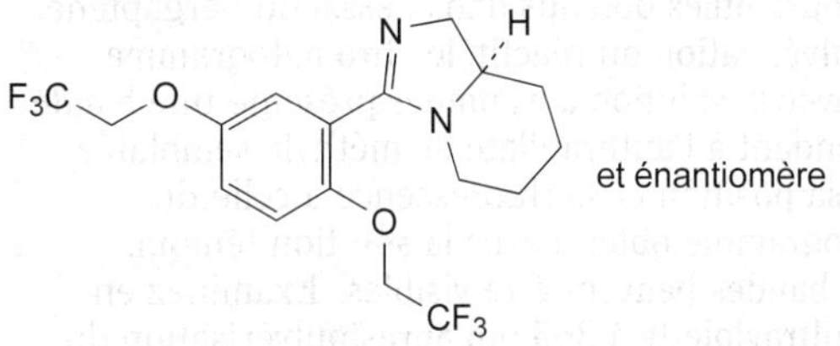

A. (8a*RS*)-3-[2,5-bis(2,2,2-trifluoroéthoxy)phényl]-1,5,6,7,8,8a-hexahydroimidazo[1,5-*a*]pyridine,

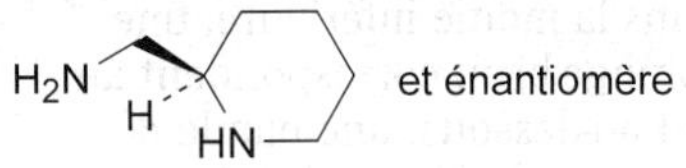

B. (*RS*)-(pipéridin-2-yl)méthanamine,

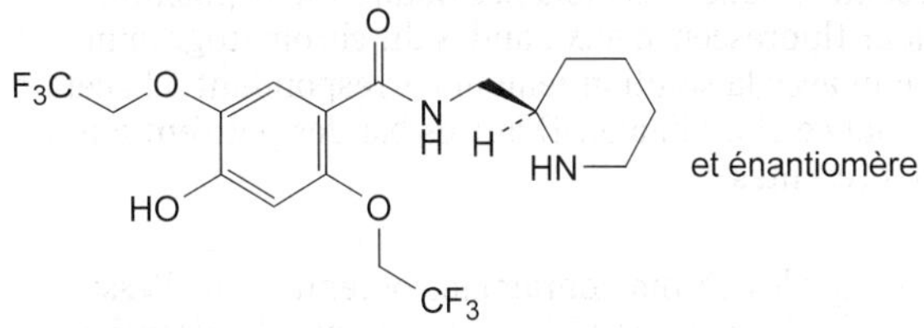

C. (*RS*)-4-hydroxy-*N*-(pipéridin-2-ylméthyl)-2,5-bis(2,2,2-trifluoroéthoxy)benzamide,

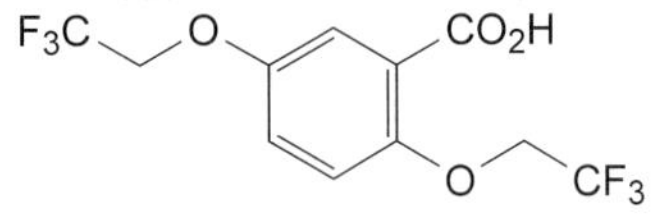

D. acide 2,5-bis(2,2,2-trifluoroéthoxy)benzoïque,

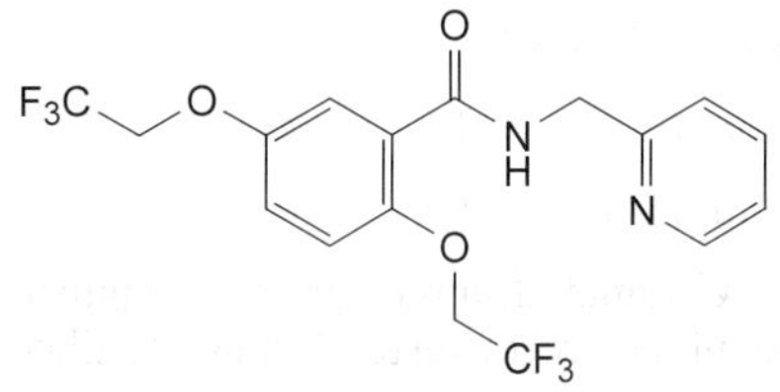

E. *N*-(pyridin-2-ylméthyl)-2,5-bis(2,2,2-trifluoroéthoxy)benzamide.

01/2002:1175

FLEUR D'ORANGER AMER (HUILE ESSENTIELLE DE)

Aurantii amari floris aetheroleum

DÉFINITION

L'huile essentielle de fleur d'oranger amer est obtenue par entraînement à la vapeur d'eau à partir des fleurs fraîches de *Citrus aurantium* L. subsp. *aurantium* (*C. aurantium* L. subsp. *amara* Engl.).

CARACTÈRES

Liquide limpide, jaune pâle à jaune foncé, d'odeur caractéristique rappelant celle des fleurs d'oranger amer, miscible à l'alcool, à l'éther, à l'éther de pétrole, aux huiles grasses et à la paraffine liquide.

IDENTIFICATION

Première identification : B.

Seconde identification : A.

A. Examinez en lumière ultraviolette à 365 nm les chromatogrammes obtenus dans l'essai du bergaptène. Avant pulvérisation du réactif, le chromatogramme obtenu avec la solution à examiner présente une bande correspondant à l'anthranilate de méthyle semblable quant à sa position et sa fluorescence à celle du chromatogramme obtenu avec la solution témoin. D'autres bandes peuvent être visibles. Examinez en lumière ultraviolette à 365 nm après pulvérisation du réactif. Le chromatogramme obtenu avec la solution témoin présente : dans la moitié supérieure une bande de fluorescence orange-brun correspondant à l'acétate de linalyle, dans la moitié inférieure, une bande de fluorescence orange-brun correspondant au linalol et, immédiatement au-dessous, une bande de fluorescence vert-jaune correspondant au bergaptène. Le chromatogramme obtenu avec la solution à examiner présente 2 bandes semblables quant à leur position et leur fluorescence aux bandes du chromatogramme obtenu avec la solution témoin correspondant à l'acétate de linalyle et au linalol. D'autres bandes peuvent aussi être présentes.

B. Examinez les chromatogrammes obtenus dans l'essai du profil chromatographique. Les temps de rétention des pics principaux du chromatogramme obtenu avec la solution à examiner sont semblables aux temps de rétention des pics du chromatogramme obtenu avec la solution témoin.

Monographies D - K

ESSAI

Densité (*2.2.5*) : 0,866 à 0,880.

Indice de réfraction (*2.2.6*) : 1,468 à 1,474.

Angle de rotation optique (*2.2.7*) : + 1,5° à + 11,5°.

Indice d'acide (*2.5.1*) : au maximum 2,0.

Bergaptène. Opérez par chromatographie sur couche mince (*2.2.27*) en utilisant une plaque recouverte d'un gel de silice approprié.

Solution à examiner. Dissolvez 0,1 g de préparation à examiner dans de l'*alcool R* et complétez à 5,0 ml avec le même solvant.

Solution témoin. Dissolvez 5 µl d'*anthranilate de méthyle R*, 10 µl de *linalol R*, 20 µl d'*acétate de linalyle R* et 10 mg de *bergaptène R* dans de l'*alcool R* et complétez à 10,0 ml avec le même solvant.

Déposez séparément sur la plaque, en bandes, 10 µl de chaque solution. Développez sur un parcours de 15 cm avec un mélange de 15 volumes d'*acétate d'éthyle R* et de 85 volumes de *toluène R*. Laissez sécher la plaque à l'air. Examinez en lumière ultraviolette à 365 nm. Le chromatogramme obtenu avec la solution témoin présente, au milieu de la plaque, une bande de fluorescence bleue (anthranilate de méthyle) et au-dessous une bande de fluorescence jaune-vert (bergaptène). Pulvérisez de la *solution d'aldéhyde anisique R*. Chauffez la plaque à 100-105 °C pendant 10 min. Examinez en lumière ultraviolette à 365 nm. Le chromatogramme obtenu avec la solution à examiner ne présente pas de bande correspondant à celle du bergaptène (huile essentielle d'écorce d'orange amère) dans le chromatogramme obtenu avec la solution témoin.

Profil chromatographique. Opérez par chromatographie en phase gazeuse (*2.2.28*).

Solution à examiner. Utilisez la préparation à examiner.

Solution témoin. Dissolvez 20 µl de *β-pinène R*, 5 µl de *sabinène R*, 40 µl de *limonène R*, 40 µl de *linalol R*, 20 µl d'*acétate de linalyle R*, 5 µl d'*α-terpinéol R*, 5 µl d'*acétate de néryle R*, 5 µl d'*acétate de géranyle R*, 5 µl de *trans-nérolidol R* et 5 µl d'*anthranilate de méthyle R* dans 1 ml d'*hexane R*.

La chromatographie peut être réalisée en utilisant :

– une colonne de silice fondue d'une longueur de 25 m à 60 m et d'un diamètre intérieur de 0,25 mm environ, recouverte de *macrogol 20 000 R*, en phase greffée,

– comme gaz vecteur, de l'*hélium pour chromatographie R*, à un débit de 1,5 ml/min,

– un détecteur à ionisation de flamme,

– un rapport de division 1:100,

en maintenant la température de la colonne à 75 °C pendant 4 min, puis en l'augmentant de 4 °C/min jusqu'à 230 °C, en la maintenant à 230 °C pendant 20 min et en maintenant la température de la chambre à injection et celle du détecteur à 270 °C.

Injectez 0,1 µl environ de solution témoin. Lorsque les chromatogrammes sont enregistrés dans les conditions prescrites, les constituants sont élués dans l'ordre donné pour la préparation de la solution témoin. Notez les temps de rétention de ces substances.

L'essai n'est valable que si :

– le nombre de plateaux théoriques n'est pas inférieur à 30 000, calculé sur le pic du limonène à 110 °C,

– la résolution entre les pics correspondant respectivement au β-pinène et au sabinène n'est pas inférieure à 1,5.

Injectez 0,2 µl environ de solution à examiner. A l'aide des temps de rétention déterminés avec le chromatogramme obtenu avec la solution témoin, localisez sur le chromatogramme obtenu avec la solution à examiner les composants de la solution témoin (ne tenez pas compte du pic dû à l'hexane).

Calculez la teneur pour cent de ces composants par le procédé de normalisation. Ces teneurs sont comprises entre les valeurs suivantes :

β-Pinène	7,0 à 17,0 pour cent
Limonène	9,0 à 18,0 pour cent
Linalol	18,0 à 42,0 pour cent
Acétate de linalyle	3,0 à 16,0 pour cent
α-Terpinéol	2,0 à 7,0 pour cent
Acétate de néryle	1,0 à 3,0 pour cent
Acétate de géranyle	1,5 à 4,0 pour cent
trans-Nérolidol	1,0 à 9,0 pour cent
Anthranilate de méthyle	0,1 à 1,0 pour cent

CONSERVATION

En récipient étanche et bien rempli, à l'abri de la lumière et de la chaleur.

Le chromatogramme suivant est publié à titre d'information.

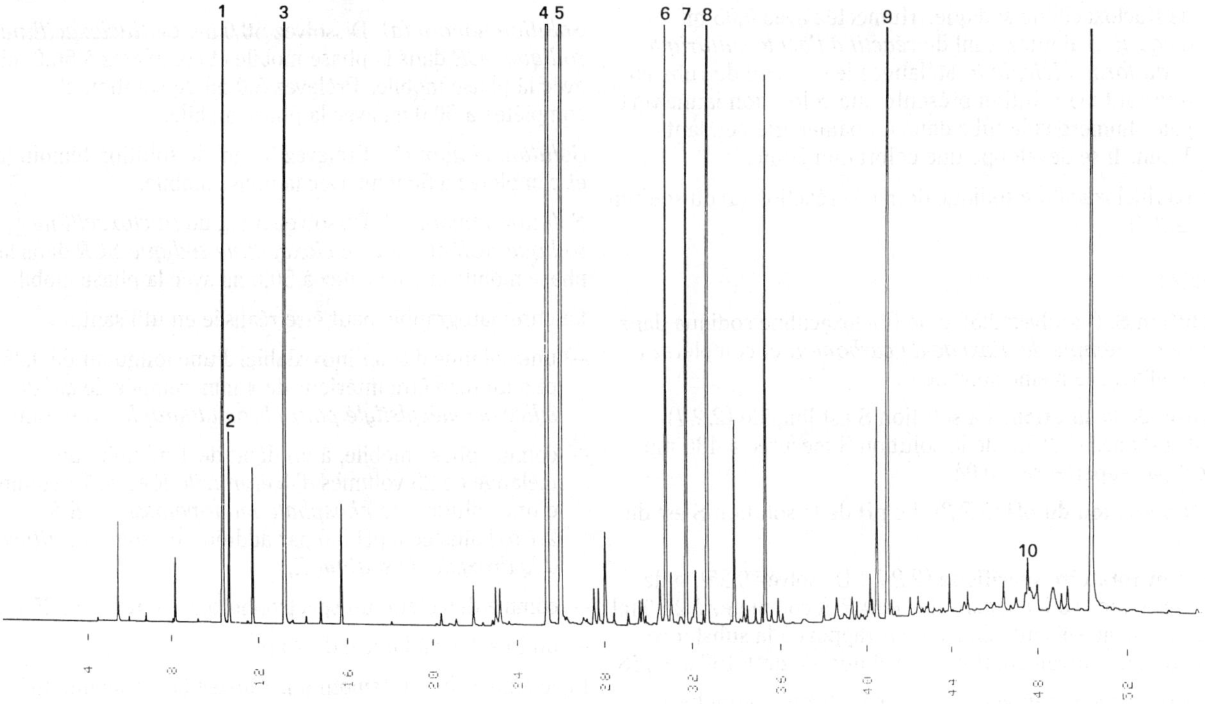

1. β-pinène,
2. sabinène,
3. D-limonène,
4. linalol,
5. acétate de linalyle,
6. α-terpinéol,
7. acétate de néryle,
8. acétate de géranyle,
9. *trans*-nérolidol,
10. anthranilate de méthyle.

Figure1175.-1. – *Profil chromatographique de l'huile essentielle de fleur d'oranger amer*

01/2002:0668

FLUCLOXACILLINE SODIQUE

Flucloxacillinum natricum

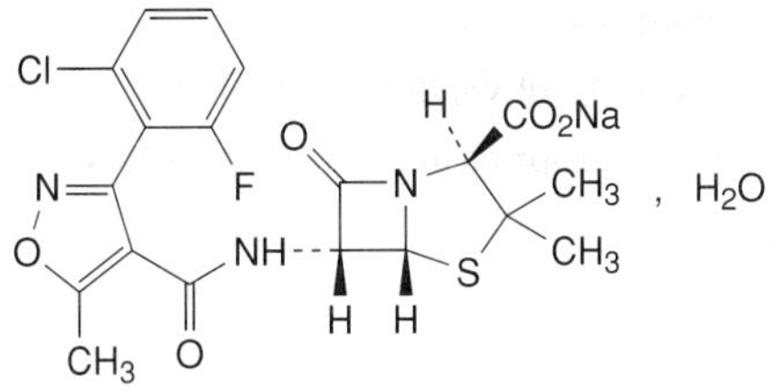

$C_{19}H_{16}ClFN_3NaO_5S,H_2O$ M_r 493,9

DÉFINITION

La flucloxacilline sodique contient au minimum 95,0 pour cent et au maximum l'équivalent de 101,0 pour cent de (2*S*,5*R*,6*R*)-6-[[[3-(2-chloro-6-fluorophényl)-5-méthylisoxazol-4-yl]carbonyl]amino]-3,3-diméthyl-7-oxo-4-thia-1-azabicyclo[3.2.0]heptane-2-carboxylate de sodium, calculé par rapport à la substance anhydre.

CARACTÈRES

Poudre cristalline, blanche ou sensiblement blanche, hygroscopique, facilement soluble dans l'eau et dans le méthanol, soluble dans l'alcool.

IDENTIFICATION

Première identification : A, D.

Seconde identification : B, C, D.

A. Examinez la flucloxacilline sodique par spectrophotométrie d'absorption dans l'infrarouge (*2.2.24*), en comparant avec le spectre obtenu avec la *flucloxacilline sodique SCR.*

B. Opérez par chromatographie sur couche mince (*2.2.27*) en utilisant une plaque recouverte de *gel de silice silanisé H R*.

Solution à examiner. Dissolvez 25 mg de flucloxacilline sodique dans 5 ml d'*eau R.*

Solution témoin (a). Dissolvez 25 mg de *flucloxacilline sodique SCR* dans 5 ml d'*eau R.*

Solution témoin (b). Dissolvez 25 mg de *cloxacilline sodique SCR*, 25 mg de *dicloxacilline sodique SCR* et 25 mg de *flucloxacilline sodique SCR* dans 5 ml d'*eau R.*

Déposez séparément sur la plaque 1 µl de chaque solution. Développez sur un parcours de 15 cm avec un mélange de 30 volumes d'*acétone R* et de 70 volumes d'une solution d'*acétate d'ammonium R* à 154 g/l ajustée à pH 5,0 avec de l'*acide acétique glacial R.* Laissez sécher la plaque à l'air et exposez-la à des vapeurs d'iode jusqu'à apparition des taches. Examinez à la lumière du jour. La tache principale du chromatogramme obtenu avec la solution à examiner est semblable quant à sa position, sa coloration et ses dimensions à la tache principale du chromatogramme obtenu avec la solution témoin (a). L'identification n'est valable que si le chromatogramme obtenu avec la solution témoin (b) présente 3 taches nettement séparées.

C. Dans un tube à essai d'une longueur de 150 mm et d'un diamètre de 15 mm environ, introduisez 2 mg environ de flucloxacilline sodique. Humectez avec 0,05 ml d'*eau R* et ajoutez 2 ml de *réactif à l'acide sulfurique et au formaldéhyde R*. Mélangez le contenu du tube en tournant ; la solution présente une coloration jaune-vert pâle. Immergez le tube dans un bain-marie pendant 1 min. Il se développe une coloration jaune.

D. La flucloxacilline sodique donne la réaction (a) du sodium (*2.3.1*).

ESSAI

Solution S. Dissolvez 2,50 g de flucloxacilline sodique dans de l'*eau exempte de dioxyde de carbone R* et complétez à 25,0 ml avec le même solvant.

Aspect de la solution. La solution S est limpide (*2.2.1*). L'absorbance (*2.2.25*) de la solution S mesurée à 430 nm n'est pas supérieure à 0,04.

Détermination du pH (*2.2.3*). Le pH de la solution S est de 5,0 à 7,0.

Pouvoir rotatoire spécifique (*2.2.7*). Dissolvez 0,250 g de flucloxacilline sodique dans de l'*eau R* et complétez à 25,0 ml avec le même solvant. Calculé par rapport à la substance anhydre, le pouvoir rotatoire spécifique est de + 158 à + 168.

Substances apparentées. Opérez par chromatographie liquide (*2.2.29*) comme décrit sous Dosage. Injectez la solution à examiner (a) et continuez la chromatographie pendant 5 fois le temps de rétention du pic principal. Injectez la solution témoin (b). S'il apparaît dans le chromatogramme obtenu avec la solution à examiner (a) d'autres pics que le pic principal, la surface d'aucun d'entre eux n'est supérieure à celle du pic principal du chromatogramme obtenu avec la solution témoin (b) (1 pour cent) et la somme de leur surface n'est pas supérieure à 5 fois la surface du pic principal du chromatogramme obtenu avec la solution témoin (b) (5 pour cent). Ne tenez pas compte des pics dont la surface est inférieure à 0,05 fois la surface du pic principal du chromatogramme obtenu avec la solution témoin (b).

_N,N_-Diméthylaniline (*2.4.26, Méthode B*). La flucloxacilline sodique ne contient pas plus de 20 ppm de *N,N*-diméthylaniline.

Acide 2-éthylhexanoïque (*2.4.28*). La flucloxacilline sodique ne contient pas plus de 0,8 pour cent *m/m* d'acide 2-éthylhexanoïque.

Teneur en eau (*2.5.12*). Déterminée par semi-microdosage sur 0,300 g de flucloxacilline sodique, la teneur en eau est de 3,0 pour cent à 4,5 pour cent.

Stérilité (*2.6.1*). La flucloxacilline sodique destinée à la préparation de formes pharmaceutiques administrées par voie parentérale sans autre procédé approprié de stérilisation satisfait également à l'essai de stérilité.

Pyrogènes (*2.6.8*). La flucloxacilline sodique destinée à la préparation de formes pharmaceutiques administrées par voie parentérale sans autre procédé approprié d'élimination des pyrogènes satisfait également à l'essai des pyrogènes. Injectez à chaque lapin, par kilogramme de masse corporelle, 1 ml d'une solution contenant 20 mg de flucloxacilline sodique par millilitre d'*eau pour préparations injectables R*.

DOSAGE

Opérez par chromatographie liquide (*2.2.29*).

Solution à examiner (a). Dissolvez 50,0 mg de flucloxacilline sodique dans la phase mobile et complétez à 50,0 ml avec la phase mobile.

Solution à examiner (b). Prélevez 5,0 ml de solution à examiner (a) et complétez à 50,0 ml avec la phase mobile.

Solution témoin (a). Dissolvez 50,0 mg de *flucloxacilline sodique SCR* dans la phase mobile et complétez à 50,0 ml avec la phase mobile. Prélevez 5,0 ml de solution et complétez à 50,0 ml avec la phase mobile.

Solution témoin (b). Prélevez 5,0 ml de solution témoin (a) et complétez à 50,0 ml avec la phase mobile.

Solution témoin (c). Dissolvez 5 mg de *flucloxacilline sodique SCR* et 5 mg de *cloxacilline sodique SCR* dans la phase mobile et complétez à 50,0 ml avec la phase mobile.

La chromatographie peut être réalisée en utilisant :

- une colonne d'acier inoxydable, d'une longueur de 0,25 m et d'un diamètre intérieur de 4 mm, remplie de *gel de silice octadécylsilylé pour chromatographie R* (5 µm),
- comme phase mobile, à un débit de 1 ml/min, un mélange de 25 volumes d'*acétonitrile R* et de 75 volumes d'une solution de *phosphate monopotassique R* à 2,7 g/l ajustée à pH 5,0 par addition de *solution diluée d'hydroxyde de sodium R*,
- comme détecteur, un spectrophotomètre réglé à 225 nm,
- un injecteur à boucle de 20 µl.

Injectez la solution témoin (c). Ajustez la sensibilité du système de façon que la hauteur des pics principaux dans le chromatogramme obtenu représente 50 pour cent au minimum de l'échelle totale de l'enregistreur. Le dosage n'est valable que si la résolution entre le premier pic (cloxacilline) et le second (flucloxacilline) n'est pas inférieure à 2,5. Injectez 6 fois la solution témoin (a). Le dosage n'est valable que si l'écart type relatif de la surface du pic correspondant à la flucloxacilline n'est pas supérieur à 1,0 pour cent. Injectez en alternance la solution à examiner (b) et la solution témoin (a).

CONSERVATION

En récipient étanche, à une température ne dépassant pas 25 °C. Si la substance est stérile, elle est conservée en récipient stérile, étanche, à fermeture inviolable.

ÉTIQUETAGE

L'étiquette indique :

- dans les cas appropriés, que la substance est stérile,
- dans les cas appropriés, que la substance est apyrogène.

IMPURETÉS

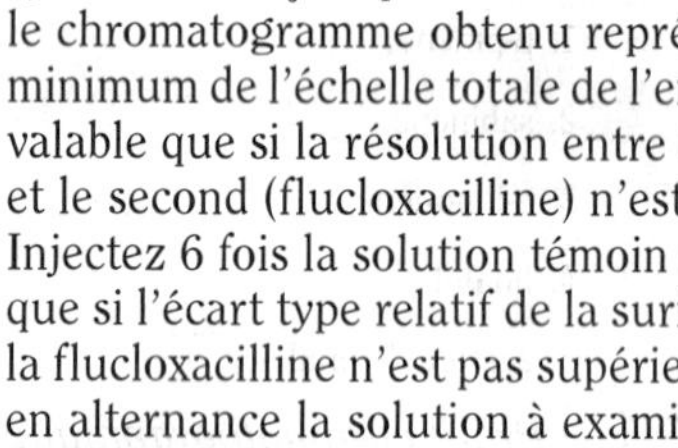

A. acide (4*S*)-2-[carboxy[[[3-(2-chloro-6-fluorophényl)-5-méthylisoxazol-4-yl]carbonyl]amino]méthyl]-5,5-diméthylthiazolidine-4-carboxylique (acides pénicilloïques de flucloxacilline),

B. acide (2*RS*,4*S*)-2-[[[[3-(2-chloro-6-fluorophényl)-5-méthylisoxazol-4-yl]carbonyl]amino]méthyl]-5,5-diméthylthiazolidine-4-carboxylique (acides pénilloïques de flucloxacilline),

Monographies D - K

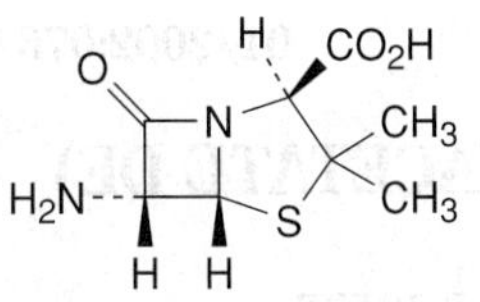

C. acide (2*S*,5*R*,6*R*)-6-amino-3,3-diméthyl-7-oxo-4-thia-1-azabicyclo[3.2.0]heptane-2-carboxylique (acide 6-aminopénicillanique),

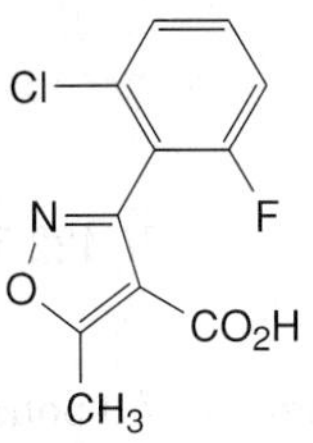

D. acide 3-(2-chloro-6-fluorophényl)-5-méthylisoxazole-4-carboxylique.

01/2002:0766

FLUCYTOSINE

Flucytosinum

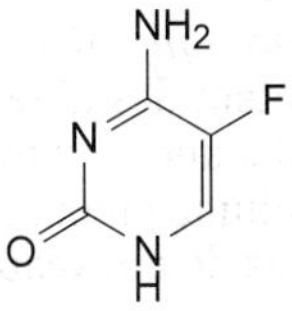

$C_4H_4FN_3O$ M_r 129,1

DÉFINITION

La flucytosine contient au minimum 98,5 pour cent et au maximum l'équivalent de 101,0 pour cent de 4-amino-5-fluoropyrimidin-2(1*H*)-one, calculé par rapport à la substance desséchée.

CARACTÈRES

Poudre cristalline, blanche ou sensiblement blanche, assez soluble dans l'eau, peu soluble dans l'éthanol, pratiquement insoluble dans l'éther.

IDENTIFICATION

Première identification : A.

Seconde identification : B, C, D.

A. Examinez la flucytosine par spectrophotométrie d'absorption dans l'infrarouge (*2.2.24*), en comparant avec le spectre obtenu avec la *flucytosine SCR*.

B. Examinez les chromatogrammes obtenus dans l'essai des substances apparentées. La tache principale du chromatogramme obtenu avec la solution à examiner (b) est semblable quant à sa position et ses dimensions à la tache principale du chromatogramme obtenu avec la solution témoin (a).

C. Mélangez 5 mg environ de flucytosine et 45 mg d'*oxyde de magnésium lourd R* et calcinez dans un creuset jusqu'à obtention d'un résidu pratiquement blanc (normalement moins de 5 min). Laissez refroidir, ajoutez 1 ml d'*eau R*, 0,05 ml de *solution de phénolphtaléine R1* et 1 ml environ d'*acide chlorhydrique dilué R* pour rendre la solution incolore. Filtrez. Au filtrat, ajoutez un mélange récemment préparé de 0,1 ml de *solution d'alizarine S R* et de 0,1 ml de *solution de nitrate de zirconyle R*. Mélangez, laissez reposer pendant 5 min et comparez la coloration de la solution par rapport à un blanc préparé de la même manière. La solution vire du rouge au jaune.

D. A 5 ml de solution S (voir Essai), ajoutez 0,15 ml d'*eau de brome R* et agitez. La solution se décolore.

ESSAI

Solution S. Dissolvez 0,5 g de flucytosine dans de l'*eau exempte de dioxyde de carbone R* et complétez à 50 ml avec le même solvant.

Aspect de la solution. La solution S est limpide (*2.2.1*) et n'est pas plus fortement colorée que la solution témoin JB_7 ou J_7 (*2.2.2, Procédé II*).

Substances apparentées. Opérez par chromatographie sur couche mince (*2.2.27*) en utilisant une plaque recouverte d'un gel de silice approprié.

Solution à examiner (a). Dissolvez 50 mg de flucytosine dans un mélange de 10 volumes d'*eau R* et de 15 volumes de *méthanol R* et complétez à 5 ml avec le même mélange de solvants.

Solution à examiner (b). Prélevez 1 ml de solution à examiner (a) et complétez à 10 ml avec un mélange de 10 volumes d'*eau R* et de 15 volumes de *méthanol R*.

Solution témoin (a). Dissolvez 10 mg de *flucytosine SCR* dans un mélange de 10 volumes d'*eau R* et de 15 volumes de *méthanol R* et complétez à 10 ml avec le même mélange de solvants.

Solution témoin (b). Prélevez 1 ml de solution à examiner (b) et complétez à 100 ml avec un mélange de 10 volumes d'*eau R* et de 15 volumes de *méthanol R*.

Solution témoin (c). Dissolvez 5 mg de *fluorouracile SCR* dans 5 ml de solution témoin (a).

Déposez séparément sur la plaque 10 µl de chaque solution. Développez dans une chambre non saturée, sur un parcours de 12 cm, avec un mélange de 1 volume d'*acide formique anhydre R*, de 15 volumes d'*eau R*, de 25 volumes de *méthanol R* et de 60 volumes d'*acétate d'éthyle R*. Laissez évaporer les solvants. Déposez au fond d'une chambre à chromatographie une cuve contenant un mélange de 1 volume d'*acide chlorhydrique R1*, de 1 volume d'*eau R* et de 2 volumes d'une solution de *permanganate de potassium R* à 15 g/l. Fermez la chambre et laissez reposer pendant 15 min. Introduisez la plaque desséchée dans la chambre et fermez celle-ci. Laissez la plaque en contact avec les vapeurs de chlore pendant 5 min. Retirez la plaque et exposez-la à un courant d'air froid jusqu'à ce que l'excès de réactif soit éliminé et qu'un échantillon de la couche de gel de silice située au-dessous des points d'application ne soit plus coloré en bleu par addition d'une goutte de *solution amidonnée d'iodure de potassium R*. Pulvérisez de la *solution amidonnée d'iodure de potassium R*. Examinez en lumière du jour. S'il apparaît d'autres taches que la tache principale dans le chromatogramme obtenu avec la solution à examiner (a), aucune d'entre elles n'est plus intense que la tache du chromatogramme obtenu avec la solution témoin (b) (0,1 pour cent). L'essai n'est valable que si le chromatogramme obtenu avec la solution témoin (c) présente 2 taches nettement séparées.

Fluorures. Effectuez une détermination potentiométrique des fluorures, en utilisant comme électrode indicatrice une électrode sélective de l'ion fluorure et comme électrode de comparaison, une électrode à l'argent/chlorure d'argent.

Préparez et conservez toutes les solutions dans des récipients de matière plastique.

Solution tampon. Dissolvez 58 g de *chlorure de sodium R* dans 500 ml d'*eau R*. Ajoutez 57 ml d'*acide acétique glacial R* et 200 ml d'une solution d'*acide cyclohexylènedinitrilotétraacétique R* à 100 g/l dans l'*hydroxyde de sodium 1 M*. Ajustez le pH à 5,0-5,5 avec une solution d'*hydroxyde de sodium R* à 200 g/l et complétez à 1000,0 ml avec de l'*eau R*.

Solution à examiner. Dissolvez 1,00 g de flucytosine dans de l'*eau R* et complétez à 100,0 ml avec le même solvant.

Solutions de référence. Dissolvez 4,42 g de *fluorure de sodium R*, préalablement desséché à 120 °C pendant 2 h, dans 300 ml d'*eau R* et complétez à 1000,0 ml avec le même solvant (solution (a) : 1,9 g/l en fluorure). Préparez 3 solutions de référence en diluant la solution (a) au 1/100, au 1/1000 et au 1/10 000 respectivement.

A 20,0 ml de chacune des solutions de référence, ajoutez 10,0 ml de solution tampon et agitez à l'aide d'un agitateur magnétique. Introduisez les électrodes dans la solution et, après 5 min sous agitation constante, déterminez la différence de potentiel entre les électrodes et portez sur un graphique semilogarithmique les valeurs obtenues avec chaque solution de référence, en fonction de la concentration en fluorure. En opérant exactement dans les mêmes conditions, déterminez la différence de potentiel obtenue avec la solution à examiner et calculez la teneur en fluorure.

La flucytosine ne contient pas plus de 200 ppm de fluorure.

Métaux lourds (*2.4.8*). 1,0 g de flucytosine satisfait à l'essai limite C des métaux lourds (20 ppm). *Utilisez un creuset de platine*. Préparez le témoin avec 2 ml de *solution à 10 ppm de plomb (Pb) R*.

Perte à la dessiccation (*2.2.32*). Déterminée à l'étuve à 100-105 °C sur 1,000 g de flucytosine, la perte à la dessiccation n'est pas supérieure à 1,0 pour cent.

Cendres sulfuriques (*2.4.14*). Déterminé dans un creuset de platine sur 1,0 g de flucytosine, le taux des cendres sulfuriques n'est pas supérieur à 0,1 pour cent.

DOSAGE

Dissolvez 0,100 g de flucytosine dans 40 ml d'*acide acétique anhydre R* et ajoutez 100 ml d'*anhydride acétique R*. Titrez par par l'*acide perchlorique 0,1 M*. Déterminez le point de fin de titrage par potentiométrie (*2.2.20*).

1 ml d'*acide perchlorique 0,1 M* correspond à 12,91 mg de $C_4H_4FN_3O$.

CONSERVATION

A l'abri de la lumière.

Monographies D - K

01/2002:0767

FLUDROCORTISONE (ACÉTATE DE)

Fludrocortisoni acetas

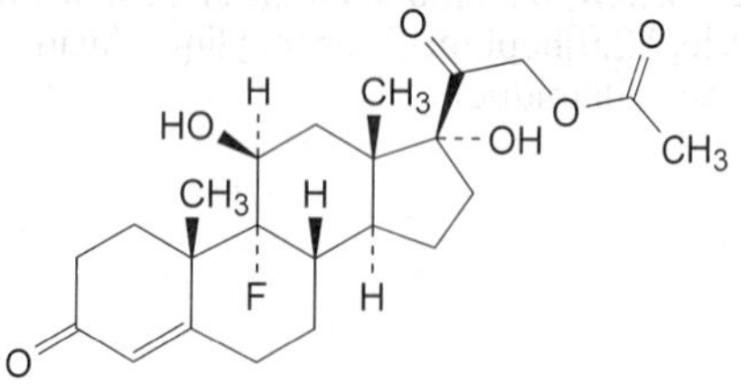

$C_{23}H_{31}FO_6$ M_r 422,5

DÉFINITION

L'acétate de fludrocortisone contient au minimum 97,0 pour cent et au maximum l'équivalent de 103,0 pour cent de acétate de 9-fluoro-11β,17-dihydroxy-3,20-dioxoprégn-4-én-21-yle, calculé par rapport à la substance desséchée.

CARACTÈRES

Poudre cristalline, blanche ou sensiblement blanche, pratiquement insoluble dans l'eau, assez soluble dans l'éthanol, peu soluble dans l'éther.

IDENTIFICATION

Première identification : A, B.

Seconde identification : C, D, E.

A. Examinez l'acétate de fludrocortisone par spectrophotométrie d'absorption dans l'infrarouge (*2.2.24*), en comparant avec le spectre obtenu avec l'*acétate de fludrocortisone SCR*. Si les spectres obtenus à l'état solide présentent des différences, dissolvez respectivement la substance à examiner et la substance de référence dans un volume minimal d'*acétone R*, évaporez à siccité et enregistrez de nouveaux spectres à partir des résidus.

B. Opérez par chromatographie sur couche mince (*2.2.27*) en utilisant une plaque recouverte d'un gel de silice approprié contenant un indicateur de fluorescence dont l'intensité est optimale à 254 nm.

Solution à examiner. Dissolvez 10 mg d'acétate de fludrocortisone dans un mélange de 1 volume de *méthanol R* et de 9 volumes de *chlorure de méthylène R* et complétez à 10 ml avec le même mélange de solvants.

Solution témoin (a). Dissolvez 10 mg d'*acétate de fludrocortisone SCR* dans un mélange de 1 volume de *méthanol R* et de 9 volumes de *chlorure de méthylène R* et complétez à 10 ml avec le même mélange de solvants.

Solution témoin (b). Dissolvez 5 mg d'*acétate de cortisone SCR* dans 5 ml de solution témoin (a).

Déposez séparément sur la plaque 5 µl de chaque solution. Préparez la phase mobile en ajoutant un mélange de 1,2 volume d'*eau R* et de 8 volumes de *méthanol R* à un mélange de 15 volumes d'*éther R* et de 77 volumes de *chlorure de méthylène R*. Développez sur un parcours de 15 cm. Laissez sécher la plaque à l'air et examinez en lumière ultraviolette à 254 nm. La tache principale du chromatogramme obtenu avec la solution à examiner est semblable quant à sa position et ses dimensions à la tache principale du chromatogramme obtenu avec la solution témoin (a). Pulvérisez de la *solution alcoolique d'acide sulfurique R*. Chauffez à 120 °C pendant 10 min ou jusqu'à apparition des taches. Laissez refroidir. Examinez à la lumière du jour et en lumière ultraviolette à 365 nm.

La tache principale du chromatogramme obtenu avec la solution à examiner est semblable quant à sa position, sa coloration à la lumière du jour, sa fluorescence en lumière ultraviolette à 365 nm et ses dimensions à la tache principale du chromatogramme obtenu avec la solution témoin (a). L'identification n'est valable que si le chromatogramme obtenu avec la solution témoin (b) présente 2 taches nettement séparées.

C. Opérez par chromatographie sur couche mince (*2.2.27*) en utilisant une plaque recouverte d'un gel de silice approprié contenant un indicateur de fluorescence dont l'intensité est optimale à 254 nm.

Solution à examiner (a). Dissolvez 25 mg d'acétate de fludrocortisone dans du *méthanol R* et complétez à 5 ml avec le même solvant. Cette solution sert aussi à préparer la solution à examiner (b). Prélevez 2 ml de solution et complétez à 10 ml avec du *chlorure de méthylène R*.

Solution à examiner (b). Dans un tube de verre de 15 ml à bouchon rodé ou muni d'un capuchon de polytétrafluoroéthylène, introduisez 2 ml de la solution obtenue au cours de la préparation de la solution à examiner (a). Ajoutez 10 ml de *solution méthanolique saturée de bicarbonate de potassium R* et faites passer immédiatement un courant d'*azote R* à travers la solution pendant 5 min. Fermez le tube. Chauffez au bain-marie à 45 °C, à l'abri de la lumière, pendant 2 h 30 min. Laissez refroidir.

Solution témoin (a). Dissolvez 25 mg d'*acétate de fludrocortisone SCR* dans du *méthanol R* et complétez à 5 ml avec le même solvant. Cette solution sert aussi à préparer la solution témoin (b). Prélevez 2 ml de solution et complétez à 10 ml avec du *chlorure de méthylène R*.

Solution témoin (b). Dans un tube de verre de 15 ml à bouchon rodé ou muni d'un capuchon de polytétrafluoroéthylène, introduisez 2 ml de la solution obtenue au cours de la préparation de la solution témoin (a). Ajoutez 10 ml de *solution méthanolique saturée de bicarbonate de potassium R* et faites passer immédiatement un courant d'*azote R* à travers la solution pendant 5 min. Fermez le tube. Chauffez au bain-marie à 45 °C, à l'abri de la lumière, pendant 2 h 30 min. Laissez refroidir.

Déposez séparément sur la plaque 5 µl de chaque solution. Préparez la phase mobile en ajoutant un mélange de 1,2 volume d'*eau R* et de 8 volumes de *méthanol R* à un mélange de 15 volumes d'*éther R* et de 77 volumes de *chlorure de méthylène R*. Développez sur un parcours de 15 cm. Laissez sécher la plaque à l'air et examinez en lumière ultraviolette à 254 nm. La tache principale des chromatogrammes obtenus respectivement avec les solutions à examiner est semblable quant à sa position et ses dimensions à la tache principale des chromatogrammes obtenus avec les solutions témoins correspondantes. Pulvérisez de la *solution alcoolique d'acide sulfurique R*. Chauffez à 120 °C pendant 10 min ou jusqu'à apparition des taches. Laissez refroidir. Examinez la plaque à la lumière du jour et en lumière ultraviolette à 365 nm. La tache principale des chromatogrammes obtenus avec les solutions à examiner est semblable quant à sa position, sa coloration à la lumière du jour, sa fluorescence en lumière ultraviolette à 365 nm et ses dimensions à la tache principale des chromatogrammes obtenus avec les solutions témoins correspondantes. La tache principale des chromatogrammes obtenus avec la solution à examiner (b) et la solution témoin (b) présente un R_f nettement inférieur à celui de la tache principale des chromatogrammes obtenus avec la solution à examiner (a) et la solution témoin (a).

D. Mélangez 5 mg environ d'acétate de fludrocortisone et 45 mg d'*oxyde de magnésium lourd R* et calcinez dans un creuset jusqu'à obtention d'un résidu pratiquement blanc (normalement moins de 5 min). Laissez refroidir, ajoutez 1 ml d'*eau R*, 0,05 ml de *solution de phénolphtaléine R1* et 1 ml environ d'*acide chlorhydrique dilué R* pour rendre la solution incolore. Filtrez. Au filtrat, ajoutez un mélange récemment préparé de 0,1 ml de *solution d'alizarine S R* et de 0,1 ml de *solution de nitrate de zirconyle R*. Mélangez, laissez reposer pendant 5 min et comparez la coloration de la solution par rapport à un blanc préparé de la même manière. La coloration de la solution vire du rouge au jaune.

E. 10 mg environ d'acétate de fludrocortisone donnent la réaction de l'acétyle (*2.3.1*).

ESSAI

Pouvoir rotatoire spécifique (*2.2.7*). Dissolvez 0,250 g d'acétate de fludrocortisone dans du *dioxane R* et complétez à 25,0 ml avec le même solvant. Calculé par rapport à la substance desséchée, le pouvoir rotatoire spécifique est de + 148 à + 156.

Substances apparentées. Opérez par chromatographie liquide (*2.2.29*).

Solution à examiner. Dissolvez 20,0 mg d'acétate de fludrocortisone dans la phase mobile et complétez à 10,0 ml avec la phase mobile.

Solution témoin (a). Dissolvez 2,0 mg d'*acétate de fludrocortisone SCR* et 2,0 mg d'*acétate d'hydrocortisone SCR* dans la phase mobile et complétez à 50,0 ml avec la phase mobile.

Solution témoin (b). Prélevez 1,0 ml de solution à examiner et complétez à 50,0 ml avec la phase mobile.

La chromatographie peut être réalisée en utilisant :

- une colonne d'acier inoxydable, d'une longueur de 0,2 m et d'un diamètre intérieur de 4,6 mm, remplie de *gel de silice octadécylsilylé pour chromatographie R*,
- comme phase mobile, à un débit de 1 ml/min, un mélange de 35 volumes de *tétrahydrofurane R* et de 65 volumes d'*eau R*,
- comme détecteur, un spectrophotomètre réglé à 254 nm.

Ajustez la sensibilité de façon que la hauteur du pic principal du chromatogramme obtenu avec la solution témoin (b) représente de 70 pour cent à 90 pour cent de l'échelle totale de l'enregistreur.

Equilibrez la colonne avec la phase mobile à un débit de 1 ml/min pendant 30 min environ.

Injectez 20 µl de solution témoin (a). Lorsque les chromatogrammes sont enregistrés dans les conditions décrites ci-dessus, les temps de rétention sont de 8,5 min environ pour l'acétate d'hydrocortisone et de 10 min environ pour l'acétate de fludrocortisone. L'essai n'est valable que si la résolution entre les pics correspondant respectivement à l'acétate d'hydrocortisone et à l'acétate de fludrocortisone n'est pas inférieure à 1,0 ; si cette résolution n'est pas obtenue, ajustez légèrement la concentration en tétrahydrofurane de la phase mobile. En augmentant la concentration en tétrahydrofurane, le temps de rétention est réduit.

Injectez séparément 20 µl de solution à examiner et 20 µl de solution témoin (b). Enregistrez les chromatogrammes pendant 2 fois le temps de rétention du pic principal. S'il apparaît d'autres pics que le pic principal dans le chromatogramme obtenu avec la solution à examiner, la surface d'aucun d'entre eux n'est supérieure à la moitié de la surface du pic principal du chromatogramme obtenu avec la solution témoin (b) (1,0 pour cent). La somme de la surface de tous les pics, à l'exception du pic principal du chromatogramme obtenu avec la solution à examiner, n'est pas supérieure à 0,75 fois la surface du pic principal du chromatogramme obtenu avec la solution témoin (b) (1,5 pour cent).

Ne tenez pas compte du pic dû au solvant ni des pics dont la surface est inférieure à 0,025 fois la surface du pic principal du chromatogramme obtenu avec la solution témoin (b).

Perte à la dessiccation (*2.2.32*). Déterminée à l'étuve à 100-105 °C sur 0,500 g d'acétate de fludrocortisone, la perte à la dessiccation n'est pas supérieure à 1,0 pour cent.

DOSAGE

Dissolvez 10,0 mg d'acétate de fludrocortisone dans de l'*alcool R* et complétez à 100,0 ml avec le même solvant. Prélevez 5,0 ml de solution et complétez à 50,0 ml avec de l'*alcool R*. Mesurez l'absorbance (*2.2.25*) au maximum à 238 nm.

Calculez la teneur en $C_{23}H_{31}FO_6$ en prenant 405 comme valeur de l'absorbance spécifique.

01/2002:1326

FLUMAZÉNIL

Flumazenilum

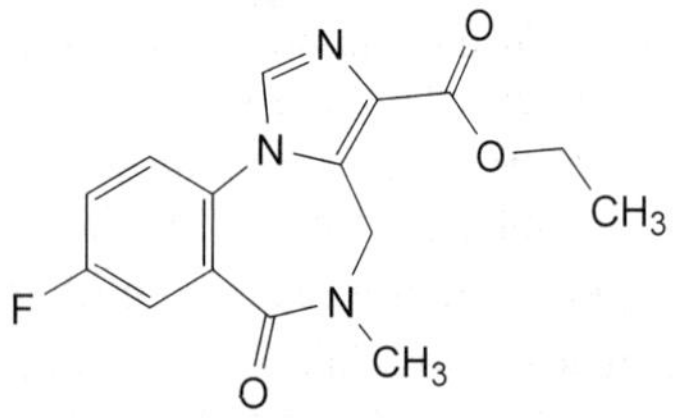

$C_{15}H_{14}FN_3O_3$ M_r 303,3

DÉFINITION

Le flumazénil contient au minimum 99,0 pour cent et au maximum l'équivalent de 101,0 pour cent de 8-fluoro-5-méthyl-6-oxo-5,6-dihydro-4*H*-imidazo[1,5-*a*][1,4]benzodiazépine-3-carboxylate d'éthyle, calculé par rapport à la substance desséchée.

CARACTÈRES

Poudre cristalline, blanche à sensiblement blanche, très peu soluble dans l'eau, facilement soluble dans le chlorure de méthylène, assez soluble dans le méthanol. Le flumazénil fond entre 198 °C et 202 °C.

IDENTIFICATION

Examinez le flumazénil par spectrophotométrie d'absorption dans l'infrarouge (*2.2.24*), en comparant avec le *spectre de référence du flumazénil de la Ph. Eur.*

ESSAI

Aspect de la solution. Dissolvez 0,10 g de flumazénil dans du *méthanol R* et complétez à 10 ml avec le même solvant. La solution est limpide (*2.2.1*) et n'est pas plus fortement colorée que la solution témoin JB_7 (*2.2.2, Procédé II*).

Diméthylformamide diéthylacétal. Dissolvez 0,10 g de flumazénil dans 0,5 ml de *chlorure de méthylène R* et complétez à 10 ml avec du *butanol R*. A 5,0 ml de cette solution, ajoutez 2,0 ml de *solution de ninhydrine R* et chauffez au bain-marie à 95 °C pendant 15 min. S'il apparaît une coloration violet-bleu dans la solution, elle n'est pas plus intense que celle d'un témoin préparé en même temps et de la même manière, avec 5,0 ml d'une solution de *diméthylformamide diéthylacétal R* à 0,1 g/l dans le *butanol R* (1 pour cent).

Substances apparentées. Opérez par chromatographie liquide (*2.2.29*).

Solution à examiner. Dissolvez 0,10 g de flumazénil dans la phase mobile et complétez à 50,0 ml avec la phase mobile.

Solution témoin (a). Dissolvez 4 mg de *chlordiazépoxide R* dans la phase mobile, ajoutez 2,0 ml de solution à examiner et complétez à 50,0 ml avec la phase mobile. Prélevez 0,5 ml de cette solution et complétez à 10,0 ml avec la phase mobile.

Solution témoin (b). Prélevez 4,0 ml de solution à examiner et complétez à 100,0 ml avec la phase mobile. Prélevez 0,5 ml de cette solution et complétez à 10,0 ml avec la phase mobile.

La chromatographie peut être réalisée en utilisant :

- une colonne d'acier inoxydable d'une longueur de 0,15 m et d'un diamètre intérieur de 4,6 mm, remplie de *gel de silice octylsilylé pour chromatographie R* (5 µm),
- comme phase mobile, à un débit de 1,5 ml/min, un mélange de 20 volumes d'*acétonitrile R* et de 80 volumes d'*eau R* préalablement ajustée à pH 2,0 avec de l'*acide phosphorique R*,
- comme détecteur, un spectrophotomètre réglé à 230 nm.

Ajustez la sensibilité du système de façon que la hauteur du pic principal du chromatogramme obtenu avec 20 µl de solution témoin (b) représente 50 pour cent au moins de l'échelle totale de l'enregistreur.

Injectez 20 µl de solution témoin (a). Lorsque les chromatogrammes sont enregistrés dans les conditions prescrites, les temps de rétention sont de 6 min environ pour le chlordiazépoxide et de 9 min environ pour le flumazénil. L'essai n'est valable que si la résolution entre les pics correspondant au chlordiazépoxide et au flumazénil n'est pas inférieure à 6,0 ; le cas échéant, ajustez la concentration de la phase mobile en acétonitrile.

Injectez 20 µl de solution à examiner et 20 µl de solution témoin (b). Continuez la chromatographie pendant 2,5 fois le temps de rétention du pic principal. S'il apparaît, dans le chromatogramme obtenu avec la solution à examiner, d'autres pics que le pic principal, la surface d'aucun d'entre eux n'est supérieure à celle du pic principal du chromatogramme obtenu avec la solution témoin (b) (0,2 pour cent) et la somme de leur surface n'est pas supérieure à 2,5 fois la surface du pic principal du chromatogramme obtenu avec la solution témoin (b) (0,5 pour cent). Ne tenez pas compte d'un pic dû au solvant ni des pics dont la surface est inférieure à 0,25 fois celle du pic principal du chromatogramme obtenu avec la solution témoin (b).

Perte à la dessiccation (*2.2.32*). Déterminée à l'étuve à 100-105 °C sur 1,000 g de flumazénil, la perte à la dessiccation n'est pas supérieure à 0,5 pour cent.

Cendres sulfuriques (*2.4.14*). Déterminé sur 1,0 g de flumazénil dans un creuset de platine, le taux des cendres sulfuriques n'est pas supérieur à 0,1 pour cent.

DOSAGE

Dissolvez 0,250 g de flumazénil dans 50 ml d'un mélange de 2 volumes d'*anhydride acétique R* et de 3 volumes d'*acide acétique anhydre R*. Titrez par l'*acide perchlorique 0,1 M*. Déterminez le point de fin de titrage par potentiométrie (*2.2.20*).

1 ml d'*acide perchlorique 0,1 M* correspond à 30,33 mg de $C_{15}H_{14}FN_3O_3$.

IMPURETÉS

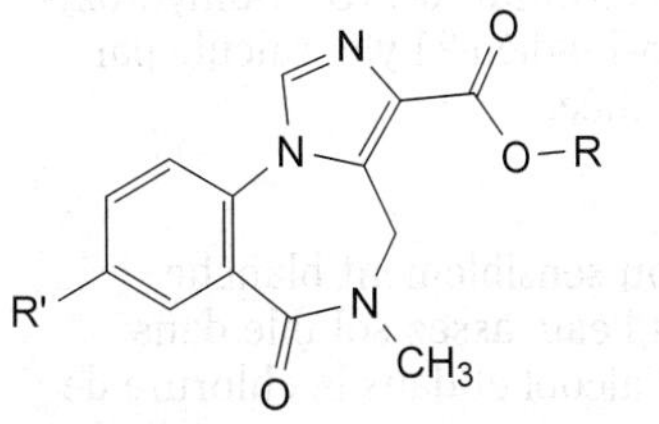

A. acide 8-fluoro-5-méthyl-6-oxo-5,6-dihydro-4*H*-imidazo[1,5-*a*][1,4]benzodiazépine-3-carboxylique,

B. 8-hydroxy-5-méthyl-6-oxo-5,6-dihydro-4*H*-imidazo[1,5-*a*][1,4]benzodiazépine-3-carboxylate d'éthyle,

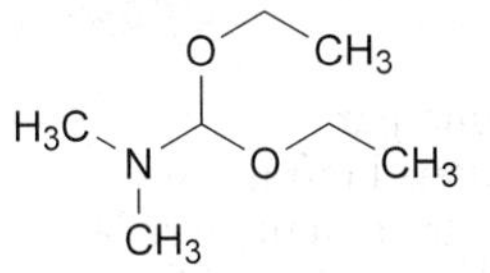

C. diméthylformamide diéthylacétal.

01/2002:1517

FLUMÉQUINE

Flumequinum

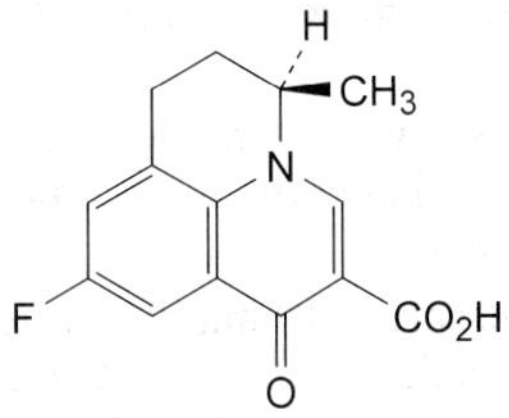

et énantiomère

$C_{14}H_{12}FNO_3$ M_r 261,3

DÉFINITION

La fluméquine contient au minimum 99,0 pour cent et au maximum l'équivalent de 101,0 pour cent d'acide (*RS*)-9-fluoro-5-méthyl-1-oxo-6,7-dihydro-1*H*,5*H*-benzo[*i,j*]quinolizine-2-carboxylique, calculé par rapport à la substance desséchée.

CARACTÈRES

Poudre microcristalline blanche, pratiquement insoluble dans l'eau, facilement soluble dans les solutions diluées d'hydroxydes alcalins, assez soluble dans le chlorure de méthylène, très peu soluble dans le méthanol.

IDENTIFICATION

Première identification : A, B.

Seconde identification : B, C, D.

A. Examinez la fluméquine par spectrophotométrie d'absorption dans l'infrarouge (*2.2.24*), en comparant avec le spectre obtenu avec la *fluméquine SCR*.

B. La fluméquine satisfait à l'essai de l'angle de rotation optique (voir Essai).

C. Opérez par chromatographie sur couche mince (*2.2.27*), en utilisant une *plaque au gel de silice F_{254} pour CCM R*.

Solution à examiner. Dissolvez 5 mg de fluméquine dans 10 ml de *chlorure de méthylène R*.

Solution témoin. Dissolvez 5 mg de *fluméquine SCR* dans 10 ml de *chlorure de méthylène R*.

Déposez sur la plaque 5 µl de chaque solution. Développez sur un parcours de 15 cm avec un mélange de 10 volumes d'*ammoniaque R*, de 10 volumes d'*eau R* et de 90 volumes d'*alcool R*. Laissez sécher la plaque à l'air. Examinez en lumière ultraviolette à 254 nm. La tache principale du chromatogramme obtenu avec la solution à examiner est semblable quant à sa position et ses dimensions à la tache principale du chromatogramme obtenu avec la solution témoin.

D. Mélangez 5 mg environ de fluméquine et 45 mg d'*oxyde de magnésium lourd R* et calcinez dans un creuset jusqu'à obtention d'un résidu pratiquement blanc (normalement moins de 5 min). Laissez refroidir, ajoutez 1 ml d'*eau R*, 0,05 ml de *solution de phénolphtaléine R1* et 2 ml environ d'*acide chlorhydrique dilué R* pour rendre la solution incolore. Filtrez. Au filtrat, ajoutez un mélange récemment préparé de 0,1 ml de *solution d'alizarine S R* et de 0,1 ml de *solution de nitrate de zirconyle R*. Mélangez, laissez reposer pendant 5 min et comparez la coloration de la solution à celle d'un blanc préparé de la même manière. La solution à examiner vire du rouge au jaune et le blanc reste coloré en rouge.

ESSAI

Solution S. Dissolvez 5,00 g de fluméquine dans de l'*hydroxyde de sodium 0,5 M* et complétez à 50,0 ml avec le même solvant.

Aspect de la solution. La solution S est limpide (*2.2.1*) et n'est pas plus fortement colorée que la solution témoin JB_5 (*2.2.2, Procédé II*).

Angle de rotation optique (*2.2.7*). Déterminé avec la solution S, l'angle de rotation optique est de – 0,10° à + 0,10°.

Substances apparentées. Opérez par chromatographie liquide (*2.2.29*).

Solution à examiner. Dissolvez 35,0 mg de fluméquine dans du *diméthylformamide R* et complétez à 100,0 ml avec le même solvant.

Solution témoin (a). Dissolvez 5,0 mg de *fluméquine SCR* et 5,0 mg d'*impureté B de fluméquine SCR* dans du *diméthylformamide R* et complétez à 100,0 ml avec le même solvant.

Solution témoin (b). Prélevez 1,0 ml de solution à examiner et complétez à 200,0 ml avec du *diméthylformamide R*.

La chromatographie peut être réalisée en utilisant :

– une colonne d'acier inoxydable d'une longueur de 0,15 m et d'un diamètre intérieur de 4,6 mm remplie de *gel de silice octadécylsilylé pour chromatographie R* (5 µm),
– comme phase mobile, à un débit de 0,8 ml/min, un mélange de 49 volumes de *méthanol R* et de 51 volumes d'une solution de *phosphate monopotassique R* à 1,36 g/l,
– comme détecteur, un spectrophotomètre réglé à 313 nm,
– un injecteur à boucle de 10 µl.

Injectez la solution témoin (a). Lorsque les chromatogrammes sont enregistrés dans les conditions prescrites, les temps de rétention approximatifs sont de 11 min pour l'impureté B et de 13 min pour la fluméquine. L'essai n'est valable que si la résolution entre les pics correspondant à la fluméquine et à l'impureté B n'est pas inférieure à 2,0.

Injectez séparément du *diméthylformamide R* comme blanc, la solution à examiner et la solution témoin (b). Continuez la chromatographie de la solution à examiner pendant trois fois le temps de rétention de la fluméquine. Lorsque les chromatogrammes sont enregistrés dans les conditions prescrites, le temps de rétention relatif de

Monographies D - K

l'impureté A par rapport à la fluméquine est de 0,67 environ. S'il apparaît, dans le chromatogramme obtenu avec la solution à examiner, d'autres pics que le pic principal, la surface d'aucun d'entre eux n'est supérieure à celle du pic principal du chromatogramme obtenu avec la solution témoin (b) (0,5 pour cent) et la somme de leur surface n'est pas supérieure à deux fois la surface du pic principal du chromatogramme obtenu avec la solution témoin (b) (1 pour cent). Ne tenez pas compte d'un pic correspondant au diméthylformamide, ni d'un pic dont la surface est inférieure à 0,1 fois celle du pic principal du chromatogramme obtenu avec la solution témoin (b).

Métaux lourds (*2.4.8*). 2,0 g de fluméquine satisfont à l'essai limite C des métaux lourds (10 ppm). Préparez le témoin en utilisant 2 ml de *solution à 10 ppm de plomb (Pb) R*.

Perte à la dessiccation (*2.2.32*). Déterminée à l'étuve à 100-105 °C pendant 3 h sur 1,000 g de fluméquine, la perte à la dessiccation n'est pas supérieure à 0,5 pour cent.

Cendres sulfuriques (*2.4.14*). Déterminé sur 1,0 g de fluméquine dans un creuset de platine, le taux des cendres sulfuriques n'est pas supérieur à 0,1 pour cent.

DOSAGE

Dissolvez 0,500 g de fluméquine dans 50 ml de *diméthylformamide R*. Titrez par l'*hydroxyde de tétrabutylammonium 0,1 M*. Déterminez le point de fin de titrage par potentiométrie (*2.2.20*).

1 ml d'*hydroxyde de tétrabutylammonium 0,1 M* correspond à 26,13 mg de $C_{14}H_{12}FNO_3$.

IMPURETÉS

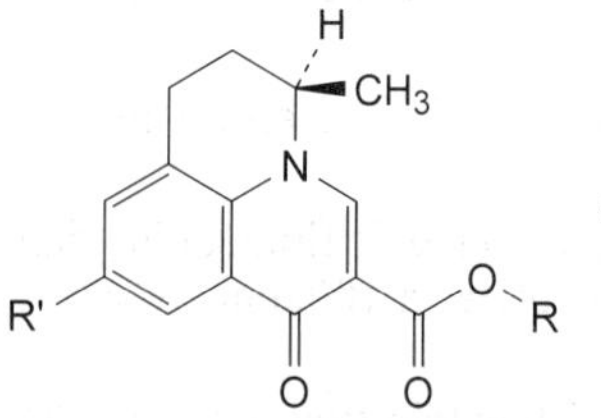

et énantiomère

A. R = R' = H : acide (*RS*)-5-méthyl-1-oxo-6,7-dihydro-1*H*,5*H*-benzo[*i,j*]quinolizine-2-carboxylique (défluorofluméquine),

B. R = C_2H_5, R' = F : (*RS*)-9-fluoro-5-méthyl-1-oxo-6,7-dihydro-1*H*,5*H*-benzo[*i,j*]quinolizine-2-carboxylate d'éthyle (ester éthylique de fluméquine).

01/2002:1327

FLUMÉTASONE (PIVALATE DE)

Flumetasoni pivalas

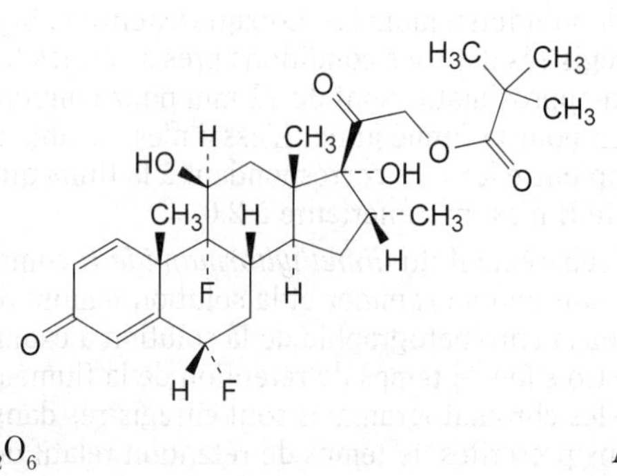

$C_{27}H_{36}F_2O_6$ M_r 494,6

DÉFINITION

Le pivalate de flumétasone contient au minimum 97,0 pour cent et au maximum l'équivalent de 103,0 pour cent de 2,2-diméthylpropanoate de 6α,9-difluoro-11β,17-dihydroxy-16α-méthyl-3,20-dioxoprégna-1,4-dién-21-yle, calculé par rapport à la substance desséchée.

CARACTÈRES

Poudre cristalline, blanche ou sensiblement blanche, pratiquement insoluble dans l'eau, assez soluble dans l'acétone, peu soluble dans l'alcool et dans le chlorure de méthylène.

Le pivalate de flumétasone présente le phénomène du polymorphisme.

IDENTIFICATION

Première identification : A, B.

Seconde identification : B, C, D.

A. Examinez le pivalate de flumétasone par spectrophotométrie d'absorption dans l'infrarouge (*2.2.24*), en comparant avec le spectre obtenu avec le *pivalate de flumétasone SCR*. Si les spectres obtenus à l'état solide présentent des différences, dissolvez respectivement la substance à examiner et la substance de référence dans de l'*acétone R*, évaporez à siccité au bain-marie et enregistrez de nouveaux spectres à partir des résidus.

B. Opérez par chromatographie sur couche mince (*2.2.27*) en utilisant une *plaque au gel de silice F_{254} pour CCM R*.

Solution à examiner. Dissolvez 10 mg de pivalate de flumétasone dans de l'*acétone R* et complétez à 10 ml avec le même solvant.

Solution témoin (a). Dissolvez 10 mg de *pivalate de flumétasone SCR* dans de l'*acétone R* et complétez à 10 ml avec le même solvant.

Solution témoin (b). Dissolvez 10 mg d'*acétate de désoxycortone SCR* dans de l'*acétone R* et complétez à 10 ml avec le même solvant. Prélevez 5 ml de solution et complétez à 10 ml avec la solution témoin (a).

Déposez sur la plaque 5 µl de chaque solution. Préparez la phase mobile en ajoutant un mélange de 1,2 volume d'*eau R* et de 8 volumes de *méthanol R* à un mélange de 15 volumes d'*éther R* et de 77 volumes de *chlorure de méthylène R*. Développez sur un parcours de 15 cm. Laissez sécher la plaque à l'air. Examinez en lumière ultraviolette à 254 nm. La tache principale du chromatogramme obtenu avec la solution à examiner est semblable quant à sa position et ses dimensions à la tache principale du chromatogramme obtenu avec la solution témoin (a). Pulvérisez de la *solution alcoolique d'acide sulfurique R*. Chauffez à 120 °C pendant 10 min ou jusqu'à apparition des taches. Laissez refroidir. Examinez à la lumière du jour et en lumière ultraviolette à 365 nm. La tache principale du chromatogramme obtenu avec la solution à examiner est semblable quant à sa position, sa coloration à la lumière du jour, sa fluorescence en lumière ultraviolette à 365 nm et ses dimensions à la tache principale du chromatogramme obtenu avec la solution témoin (a). L'identification n'est valable que si le chromatogramme obtenu avec la solution témoin (b) présente 2 taches nettement séparées.

C. A 2 ml d'un mélange de 0,5 ml d'*eau R* et de 1,5 ml d'*acide sulfurique R*, ajoutez 2 mg environ de pivalate de flumétasone et agitez pour dissoudre. En 5 min, il se développe une coloration rose. Ajoutez la solution à 10 ml d'*eau R* et mélangez. La coloration s'atténue et la solution obtenue est limpide.

Monographies D - K

D. Mélangez 5 mg environ de pivalate de flumétasone et 45 mg d'*oxyde de magnésium lourd R* et calcinez dans un creuset jusqu'à obtention d'un résidu pratiquement blanc (normalement moins de 5 min). Laissez refroidir, ajoutez 1 ml d'*eau R*, 0,05 ml de *solution de phénolphtaléine R1* et 1 ml environ d'*acide chlorhydrique dilué R* pour rendre la solution incolore. Filtrez. A un mélange récemment préparé de 0,1 ml de *solution d'alizarine S R* et de 0,1 ml de *solution de nitrate de zirconyle R*, ajoutez 1,0 ml du filtrat. Mélangez, laissez reposer pendant 5 min et comparez la coloration de la solution à celle d'un blanc préparé de la même manière. La solution à examiner est colorée en jaune et le blanc est coloré en rouge.

ESSAI

Solution S. Dissolvez 0,50 g de pivalate de flumétasone dans de l'*acétone R* et complétez à 25,0 ml avec le même solvant.

Aspect de la solution. La solution S est limpide (*2.2.1*) et n'est pas plus fortement colorée que la solution témoin JB_6 (*2.2.2, Procédé II*).

Pouvoir rotatoire spécifique (*2.2.7*). Déterminé sur la solution S et calculé par rapport à la substance desséchée, le pouvoir rotatoire spécifique est de + 69 à + 77.

Substances apparentées. Opérez par chromatographie liquide (*2.2.29*).

Solution à examiner. Dissolvez 25,0 mg de pivalate de flumétasone dans la phase mobile et complétez à 25,0 ml avec la phase mobile. Prélevez 5,0 ml de solution et complétez à 50,0 ml avec la phase mobile.

Solution témoin (a). Dissolvez 10 mg de *pivalate de dexaméthasone SCR* dans la phase mobile et complétez à 100,0 ml avec la phase mobile. Prélevez 5,0 ml de solution, ajoutez 5,0 ml de solution à examiner, mélangez et complétez à 50,0 ml avec la phase mobile.

Solution témoin (b). Prélevez 2,0 ml de solution à examiner et complétez à 100,0 ml avec la phase mobile.

La chromatographie peut être réalisée en utilisant :

- une colonne d'acier inoxydable, d'une longueur de 0,25 m et d'un diamètre intérieur de 4,6 mm, remplie de *gel de silice octadécylsilylé pour chromatographie R* (5 µm),
- comme phase mobile, à un débit de 0,6 ml/min, un mélange de 5 volumes de *tétrahydrofurane R*, de 30 volumes d'*acétonitrile R*, de 30 volumes d'*eau R* et de 35 volumes de *méthanol R*,
- comme détecteur, un spectrophotomètre réglé à 254 nm.

Injectez 20 µl de solution témoin (b). Ajustez la sensibilité du système de façon que la hauteur du pic principal du chromatogramme obtenu avec la solution témoin (b) représente au moins 50 pour cent de l'échelle totale de l'enregistreur.

Injectez 20 µl de solution témoin (a). Lorsque les chromatogrammes sont enregistrés dans les conditions prescrites, le temps de rétention relatif du pivalate de dexaméthasone par rapport au pivalate de flumétasone est d'environ 1,1. L'essai n'est valable que si, dans le chromatogramme obtenu avec la solution témoin (a), la résolution entre les pics correspondant respectivement au pivalate de dexaméthasone et au pivalate de flumétasone n'est pas inférieure à 2,8. Si nécessaire, ajustez la teneur en tétrahydrofurane de la phase mobile.

Injectez 20 µl de solution à examiner. Continuez la chromatographie pendant 1,5 fois le temps de rétention du pic principal. S'il apparaît d'autres pics que le pic principal, dans le chromatogramme obtenu avec la solution à examiner, la surface d'aucun d'entre eux n'est supérieure à 0,75 fois la surface du pic principal du chromatogramme obtenu avec la solution témoin (b) (1,5 pour cent) et la somme de leur surface n'est pas supérieure à la surface du pic principal du chromatogramme obtenu avec la solution témoin (b) (2 pour cent). Ne tenez pas compte des pics dont la surface est inférieure à 0,025 fois la surface du pic principal du chromatogramme obtenu avec la solution témoin (b).

Perte à la dessiccation (*2.2.32*). Déterminée à l'étuve à 100-105 °C pendant 4 h sur 0,500 g de pivalate de flumétasone, la perte à la dessiccation n'est pas supérieure à 1,0 pour cent.

DOSAGE

Dissolvez 50,0 mg de pivalate de flumétasone dans de l'*alcool R* et complétez à 100,0 ml avec le même solvant. Prélevez 2,0 ml de solution et complétez à 100,0 ml avec de l'*alcool R*. Mesurez l'absorbance (*2.2.25*) au maximum à 239 nm.

Calculez la teneur en $C_{27}H_{36}F_2O_6$ en prenant 336 comme valeur de l'absorbance spécifique.

CONSERVATION

A l'abri de la lumière.

IMPURETÉS

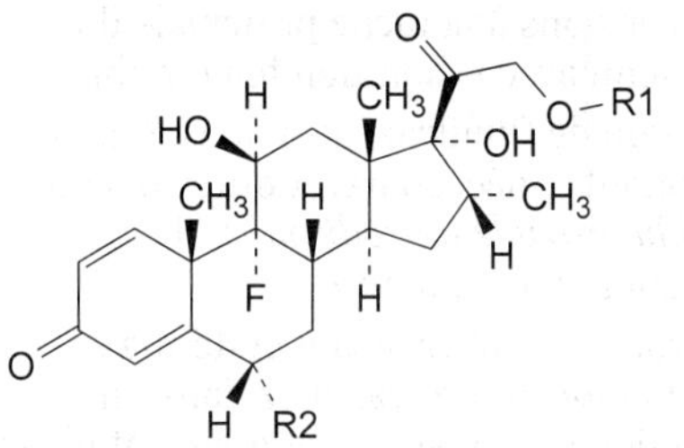

A. R1 = H, R2 = F : 6α,9-difluoro-11β,17,21-trihydroxy-16α-méthylprégna-1,4-diène-3,20-dione (flumétasone),

B. R1 = CO-CH_3, R2 = F : acétate de 6α,9-difluoro-11β,17-dihydroxy-16α-méthyl-3,20-dioxoprégna-1,4-dién-21-yle (acétate de flumétasone),

C. R1 = CO-$C(CH_3)_3$, R2 = H : 2,2-diméthylpropanoate de 9-fluoro-11β,17-dihydroxy-16α-méthyl-3,20-dioxoprégna-1,4- dién-21-yle (pivalate de dexaméthasone),

D. R1 = CO-$C(CH_3)_3$, R2 = Cl : 2,2-diméthylpropanoate de 6α-chloro-9-fluoro-11β,17-dihydroxy-16α-méthyl-3,20-dioxoprégna-1,4-dién-21-yle (pivalate de chlordexaméthasone).

01/2002:0717

FLUNITRAZÉPAM

Flunitrazepamum

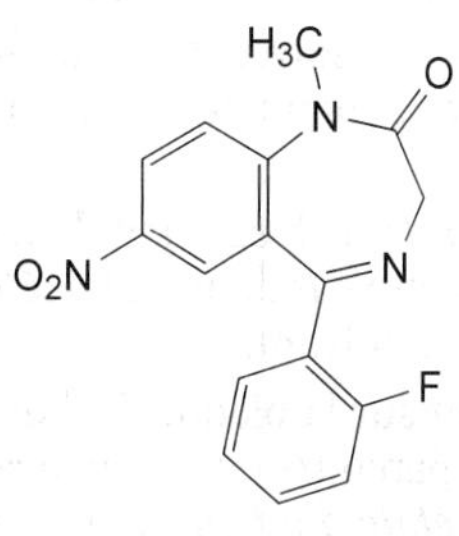

$C_{16}H_{12}FN_3O_3$ M_r 313,3

Monographies D - K

DÉFINITION

Le flunitrazépam contient au minimum 98,5 pour cent et au maximum l'équivalent de 101,5 pour cent de 5-(2-fluorophényl)-1-méthyl-7-nitro-1,3-dihydro-1*H*-1,4-benzodiazépin-2-one, calculé par rapport à la substance desséchée.

CARACTÈRES

Poudre cristalline, blanche ou jaunâtre, pratiquement insoluble dans l'eau, soluble dans l'acétone, peu soluble dans l'alcool et dans l'éther.

IDENTIFICATION

Première identification : A, B.

Seconde identification : A, C, D, E.

A. Le point de fusion (*2.2.14*) du flunitrazépam est de 168 °C à 172 °C.

B. Examinez le flunitrazépam par spectrophotométrie d'absorption dans l'infrarouge (*2.2.24*), en comparant avec le spectre obtenu avec le *flunitrazépam SCR*.

C. Examinez les chromatogrammes obtenus dans l'essai des substances apparentées en lumière ultraviolette à 254 nm. La tache principale du chromatogramme obtenu avec la solution à examiner (b) est semblable quant à sa position et ses dimensions à la tache principale du chromatogramme obtenu avec la solution témoin (b).

D. Dissolvez 10 mg environ de flunitrazépam dans 2 ml de *méthanol R*, en chauffant si nécessaire. Ajoutez 0,05 ml de *solution diluée d'hydroxyde de sodium R*. Il se développe une coloration jaune intense.

E. Mélangez 5 mg environ de flunitrazépam et 45 mg d'*oxyde de magnésium lourd R* et calcinez dans un creuset jusqu'à obtention d'un résidu pratiquement blanc (normalement moins de 5 min). Laissez refroidir, ajoutez 1 ml d'*eau R*, 0,05 ml de *solution de phénolphtaléine R1* et 1 ml environ d'*acide chlorhydrique dilué R* pour rendre la solution incolore. Filtrez. Au filtrat, ajoutez un mélange récemment préparé de 0,1 ml de *solution d'alizarine S R* et de 0,1 ml de *solution de nitrate de zirconyle R*. Mélangez, laissez reposer pendant 5 min et comparez la coloration de la solution par rapport à un blanc préparé de la même manière. La solution vire du rouge au jaune.

ESSAI

Substances apparentées. *Effectuez l'essai à l'abri de la lumière.* Opérez par chromatographie sur couche mince (*2.2.27*) en utilisant une plaque recouverte de *gel de silice GF_{254} R*.

Solution à examiner (a). Dissolvez 0,20 g de flunitrazépam dans de l'*acétone R* et complétez à 5 ml avec le même solvant. Préparez la solution extemporanément.

Solution à examiner (b). Prélevez 1 ml de solution à examiner (a) et complétez à 50 ml avec de l'*acétone R*.

Solution témoin (a). Prélevez 1 ml de solution à examiner (a) et complétez à 20 ml avec de l'*acétone R*. Prélevez 3 ml de cette solution et complétez à 50 ml avec de l'*acétone R*.

Solution témoin (b). Dissolvez 8 mg de *flunitrazépam SCR* dans de l'*acétone R* et complétez à 10 ml avec le même solvant.

Solution témoin (c). Dissolvez 8 mg de *flunitrazépam SCR* et 8 mg de *nitrazépam SCR* dans de l'*acétone R* et complétez à 10 ml avec le même solvant.

Déposez séparément sur la plaque 5 µl de chaque solution. Développez sur un parcours de 12 cm avec un mélange de 15 volumes d'*acétate d'éthyle R* et de 85 volumes de *nitrométhane R*. Laissez sécher la plaque à l'air. Examinez en lumière ultraviolette à 254 nm. S'il apparaît d'autres taches que la tache principale dans le chromatogramme obtenu avec la solution à examiner (a), aucune d'entre elles n'est plus intense que la tache du chromatogramme obtenu avec la solution témoin (a) (0,3 pour cent). L'essai n'est valable que si le chromatogramme obtenu avec la solution témoin (c) présente 2 taches principales nettement séparées.

Perte à la dessiccation (*2.2.32*). Déterminée à l'étuve à 100-105 °C sur 1,000 g de flunitrazépam, la perte à la dessiccation n'est pas supérieure à 0,5 pour cent.

Cendres sulfuriques (*2.4.14*). Déterminé sur 1,0 g de flunitrazépam, le taux des cendres sulfuriques n'est pas supérieur à 0,1 pour cent.

DOSAGE

Dissolvez 0,250 g de flunitrazépam dans 20 ml d'*acide acétique anhydre R* et ajoutez 50 ml d'*anhydride acétique R*. Titrez par l'*acide perchlorique 0,1 M*. Déterminez le point de fin de titrage par potentiométrie (*2.2.20*).

1 ml d'*acide perchlorique 0,1 M* correspond à 31,33 mg de $C_{16}H_{12}FN_3O_3$.

CONSERVATION

A l'abri de la lumière.

01/2002:0494

FLUOCINOLONE (ACÉTONIDE DE)

Fluocinoloni acetonidum

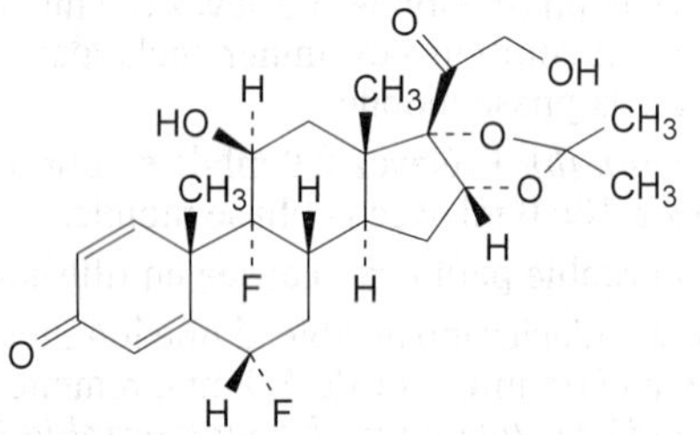

$C_{24}H_{30}F_2O_6$ M_r 452,5

DÉFINITION

6α,9-difluoro-11β,21-dihydroxy-16α,17-(1-méthyléthylidènedioxy)prégna-1,4-diène-3,20-dione.

Teneur : 97,0 pour cent à 103,0 pour cent (substance desséchée).

CARACTÈRES

Aspect : poudre cristalline blanche ou sensiblement blanche.

Solubilité : pratiquement insoluble dans l'eau, soluble dans l'acétone et dans l'éthanol.

L'acétonide de fluocinolone présente le phénomène du polymorphisme.

IDENTIFICATION

A. Spectrophotométrie d'absorption dans l'infrarouge (*2.2.24*).

Comparaison : *acétonide de fluocinolone SCR*.

Si les spectres obtenus à l'état solide présentent des différences, dissolvez respectivement la substance à examiner et la substance de référence dans de l'*éthanol R*, évaporez à siccité et enregistrez de nouveaux spectres à partir des résidus.

B. Examinez les chromatogrammes obtenus dans l'essai des substances apparentées.

Résultats : le pic principal du chromatogramme obtenu avec la solution témoin (b) est semblable quant à son temps de rétention au pic dû à l'*acétonide de fluocinolone SCR* dans le chromatogramme obtenu avec la solution témoin (a).

ESSAI

Pouvoir rotatoire spécifique (*2.2.7*) : + 100 à + 104 (substance desséchée).

Dissolvez 0,100 g d'acétonide de fluocinolone dans de l'*éthanol R* et complétez à 10,0 ml avec le même solvant.

Substances apparentées. Chromatographie liquide (*2.2.29*). *Effectuez l'essai à l'abri de la lumière.*

Solution à examiner. Dissolvez 25,0 mg d'acétonide de fluocinolone dans de l'*acétonitrile R* et complétez à 10,0 ml avec le même solvant.

Solution témoin (a). Dissolvez 2,5 mg d'*acétonide de fluocinolone SCR* et 2,5 mg d'*acétonide de triamcinolone R* dans de l'*acétonitrile R*, et complétez à 100,0 ml avec le même solvant.

Solution témoin (b). Prélevez 1,0 ml de la solution à examiner et complétez à 100,0 ml avec de l'*acétonitrile R*.

Colonne :

– *dimensions* : *l* = 0,25 m, Ø = 4,6 mm,
– *phase stationnaire* : *gel de silice octadécylsilylé pour chromatographie, désactivé pour les bases, postgreffé R* (5 µm).

Phase mobile : mélangez 450 ml d'*acétonitrile R* et 500 ml d'*eau R*, puis laissez le mélange s'équilibrer ; complétez à 1000,0 ml avec de l'*eau R* et mélangez à nouveau.

Débit : 1 ml/min.

Détection : spectrophotomètre à 238 nm.

Injection : 20 µl.

Enregistrement : 4 fois le temps de rétention de l'acétonide de fluocinolone.

Temps de rétention : acétonide de triamcinolone = environ 8,5 min ; acétonide de fluocinolone = environ 10 min.

Conformité du système :

– *résolution* : au minimum 3,0 entre les pics dus à l'acétonide de triamcinolone et à l'acétonide de fluocinolone dans le chromatogramme obtenu avec la solution témoin (a).

Limites :

– *toute impureté* : au maximum la surface du pic principal du chromatogramme obtenu avec la solution à examiner (b) (1 pour cent), et 1 seul au plus de ces pics présente une surface supérieure à 0,5 fois la surface du pic principal du chromatogramme obtenu avec la solution à examiner (b) (0,5 pour cent),
– *total* : au maximum 2,5 fois la surface du pic principal du chromatogramme obtenu avec la solution à examiner (b) (2,5 pour cent),
– *limite d'exclusion* : 0,05 fois la surface du pic principal du chromatogramme obtenu avec la solution témoin (b) (0,05 pour cent).

Perte à la dessiccation (*2.2.32*) : au maximum 1,0 pour cent, déterminé à l'étuve à 100-105 °C pendant 3 h, sur 1,000 g d'acétonide de fluocinolone.

DOSAGE

Effectuez le dosage en maintenant les solutions à l'abri de la lumière.

Dissolvez 50,0 mg d'acétonide de fluocinolone dans de l'*alcool R* et complétez à 50,0 ml avec le même solvant. Prélevez 2,0 ml de cette solution et complétez à 100,0 ml avec de l'*alcool R*. Mesurez l'absorbance (*2.2.25*) au maximum à 238 nm.

Calculez la teneur en $C_{24}H_{30}F_2O_6$ en prenant 355 comme valeur de l'absorbance spécifique.

CONSERVATION

A l'abri de la lumière.

IMPURETÉS

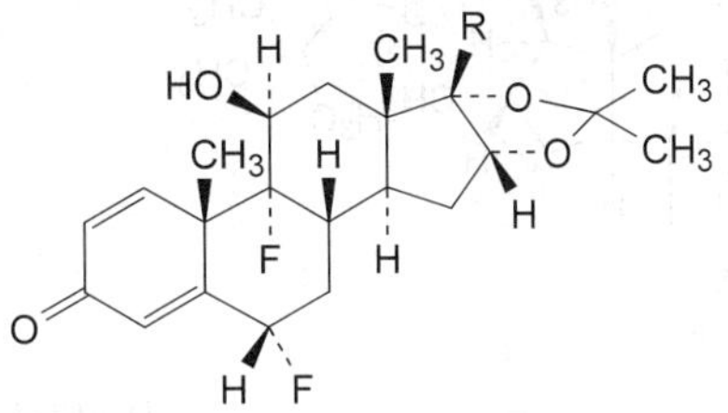

A. R = CO-CO_2H : acide 6α,9-difluoro-11β-hydroxy-16α,17-(1-méthyléthylidènedioxy)-3,20-dioxoprégna-1,4-dién-21-oïque,

B. R = CO_2H : acide 6α,9-difluoro-11β-hydroxy-16α,17-(1-méthyléthylidènedioxy)-3-oxoandrosta-1,4-diène-17β-carboxylique,

D. R = CO-CH = O : 6α,9-difluoro-11β-hydroxy-16α,17-(1-méthyléthylidènedioxy)-3,20-dioxoprégna-1,4-dién-21-al,

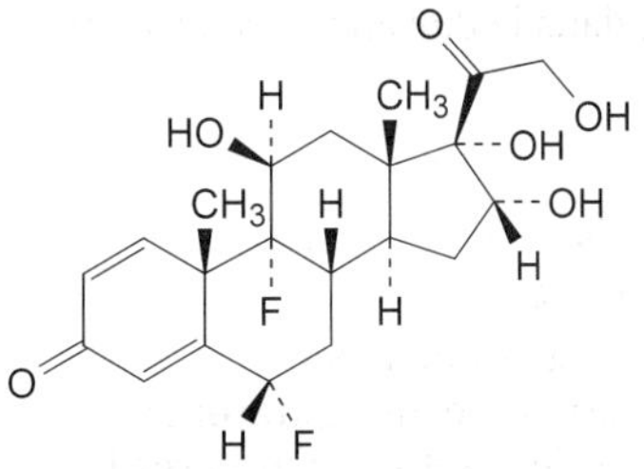

C. 6α,9-difluoro-11β,16α,17,21-tétrahydroxyprégna-1,4-diène-3,20-dione (fluocinolone),

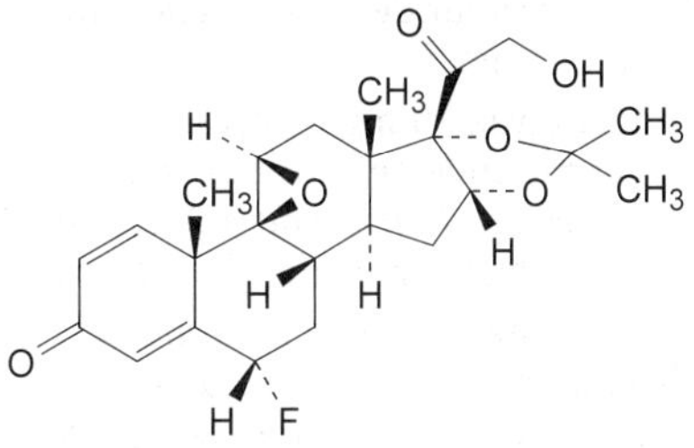

E. 9,11β-époxy-6α-fluoro-21-hydroxy-16α,17-(1-méthyléthylidènedioxy)-9β-prégna-1,4-diène-3,20-dione,

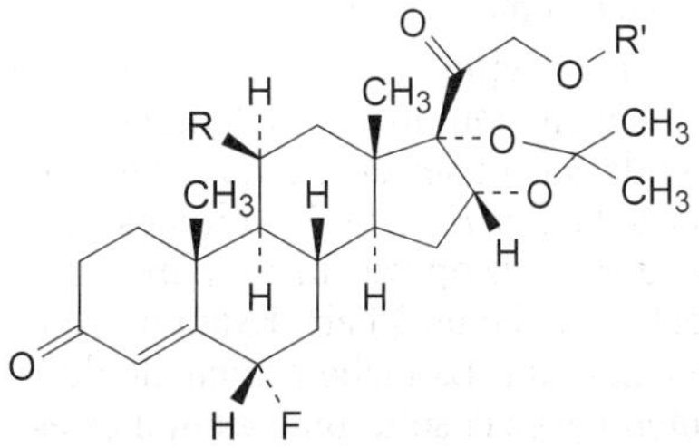

F. R = R′ = H : 6α-fluoro-21-hydroxy-16α,17-(1-méthyléthylidènedioxy)prégn-4-ène-3,20-dione,

G. R = OH, R′ = CO-CH_3 : acétate de 6α-fluoro-11β-hydroxy-16α,17-(1-méthyléthylidènedioxy)-3,20-dioxoprégn-4-én-21-yle.

01/2002:1212

FLUOCORTOLONE (PIVALATE DE)

Fluocortoloni pivalas

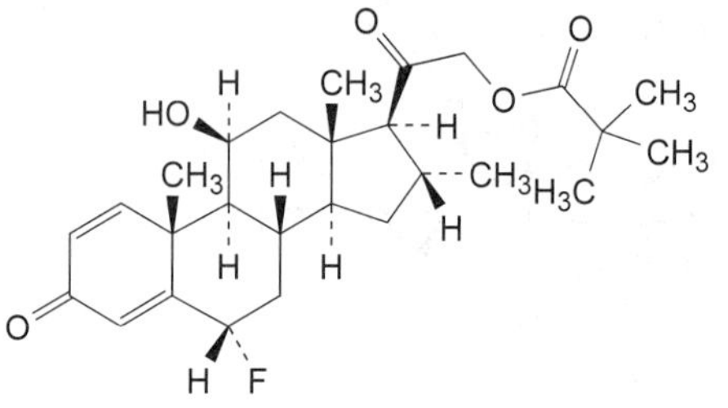

$C_{27}H_{37}FO_5$ M_r 460,6

DÉFINITION

Le pivalate de fluocortolone contient au minimum 97,0 pour cent et au maximum l'équivalent de 103,0 pour cent de 2,2-diméthylpropanoate de 6α-fluoro-11β-hydroxy-16α-méthyl-3,20-dioxoprégna-1,4-dién-21-yle, calculé par rapport à la substance desséchée.

CARACTÈRES

Poudre cristalline, blanche ou sensiblement blanche, pratiquement insoluble dans l'eau, facilement soluble dans le chlorure de méthylène et dans le dioxane, assez soluble dans l'alcool.

IDENTIFICATION

Première identification : A, B.

Seconde identification : B, C, D.

A. Examinez le pivalate de fluocortolone par spectrophotométrie d'absorption dans l'infrarouge (*2.2.24*), en comparant avec le spectre obtenu avec le *pivalate de fluocortolone SCR*.

B. Opérez par chromatographie sur couche mince (*2.2.27*) en utilisant une plaque recouverte d'un gel de silice approprié contenant un indicateur de fluorescence dont l'intensité est optimale à 254 nm.

Solution à examiner. Dissolvez 10 mg de pivalate de fluocortolone dans un mélange de 1 volume de *méthanol R* et de 9 volumes de *chlorure de méthylène R* et complétez à 10 ml avec le même mélange de solvants.

Solution témoin (a). Dissolvez 20 mg de *pivalate de fluocortolone SCR* dans un mélange de 1 volume de *méthanol R* et de 9 volumes de *chlorure de méthylène R* et complétez à 20 ml avec le même mélange de solvants.

Solution témoin (b). Dissolvez 10 mg de *noréthistérone SCR* dans la solution témoin (a) et complétez à 10 ml avec la même solution.

Déposez séparément sur la plaque 5 µl de chaque solution. Préparez la phase mobile en ajoutant un mélange de 1,2 volume d'*eau R* et de 8 volumes de *méthanol R* à un mélange de 15 volumes d'*éther R* et de 77 volumes de *chlorure de méthylène R*. Développez sur un parcours de 15 cm. Laissez sécher la plaque à l'air. Examinez en lumière ultraviolette à 254 nm. La tache principale du chromatogramme obtenu avec la solution à examiner est semblable quant à sa position et ses dimensions à la tache principale du chromatogramme obtenu avec la solution témoin (a). Pulvérisez de la *solution alcoolique d'acide sulfurique R* et chauffez à 120 °C pendant 10 min ou jusqu'à apparition des taches. Laissez refroidir. Examinez à la lumière du jour et en lumière ultraviolette à 365 nm. La tache principale du chromatogramme obtenu avec la solution à examiner est semblable quant à sa position, sa coloration à la lumière du jour, sa fluorescence en lumière ultraviolette à 365 nm et ses dimensions à la tache principale du chromatogramme obtenu avec la solution témoin (a). L'identification n'est valable que si le chromatogramme obtenu avec la solution témoin (b) présente 2 taches nettement séparées.

C. A 1 mg environ de pivalate de fluocortolone, ajoutez 2 ml d'un mélange de 2 volumes d'*acide acétique glacial R* et 3 volumes d'*acide sulfurique R*. Chauffez au bain-marie pendant 1 min ; il apparaît une coloration rouge. Ajoutez 5 ml d'*eau R* ; la coloration vire au rouge-violet.

D. Mélangez 5 mg environ de pivalate de fluocortolone et 45 mg d'*oxyde de magnésium lourd R* et calcinez dans un creuset jusqu'à obtention d'un résidu pratiquement blanc (normalement moins de 5 min). Laissez refroidir, ajoutez 1 ml d'*eau R*, 0,05 ml de *solution de phénolphtaléine R1* et 1 ml environ d'*acide chlorhydrique dilué R* pour rendre la solution incolore. Filtrez. Au filtrat, ajoutez un mélange récemment préparé de 0,1 ml de *solution d'alizarine S R* et de 0,1 ml de *solution de nitrate de zirconyle R*. Mélangez, laissez reposer pendant 5 min et comparez la coloration de la solution à celle d'un blanc préparé de la même manière. La coloration de la solution à examiner est jaune et celle de la solution à blanc est rouge.

ESSAI

Pouvoir rotatoire spécifique (*2.2.7*). Dissolvez 0,25 g de pivalate de fluocortolone dans du *dioxane R* et complétez à 25,0 ml avec le même solvant. Calculé par rapport à la substance desséchée, le pouvoir rotatoire spécifique est de + 100 à + 105.

Substances apparentées. Opérez par chromatographie liquide (*2.2.29*).

Solution à examiner. Dissolvez 10,0 mg de pivalate de fluocortolone dans de l'*acétonitrile R* et complétez à 10,0 ml avec le même solvant.

Solution témoin (a). Prélevez 1,0 ml de solution à examiner et complétez à 100,0 ml avec de l'*acétonitrile R*.

Solution témoin (b). Dissolvez 2 mg de *pivalate de fluocortolone SCR* et 2 mg d'*hexanoate de prednisolone SCR* dans de l'*acétonitrile R* et complétez à 100 ml avec le même solvant.

La chromatographie peut être réalisée en utilisant :

– une colonne d'acier inoxydable, d'une longueur de 0,25 m et d'un diamètre intérieur de 4,6 mm, remplie de *gel de silice octadécylsilylé pour chromatographie R* (5 µm),
– comme phase mobile, à un débit de 1,5 ml/min, un mélange de 25 volumes de *méthanol R*, de 30 volumes d'*acétonitrile R* et de 32 volumes d'*eau R*,
– comme détecteur, un spectrophotomètre réglé à 243 nm.

Injectez 20 µl de solution témoin (a). Ajustez la sensibilité du système de façon que la hauteur du pic principal du chromatogramme obtenu représente 50 pour cent au minimum de l'échelle totale de l'enregistreur. Injectez 20 µl de solution témoin (b). L'essai n'est valable que si, dans le chromatogramme obtenu, la résolution entre les 2 pics principaux est d'au moins 5,0. Injectez 20 µl de solution à examiner. Continuez la chromatographie pendant 2 fois le temps de rétention du pivalate de fluocortolone. S'il apparaît d'autres pics que le pic principal dans le chromatogramme obtenu avec la solution à examiner, la surface d'aucun d'entre eux n'est supérieure à celle du pic principal du chromatogramme obtenu avec la solution témoin (a) (1 pour cent) et la somme de leur surface n'est pas supérieure à 2,0 fois la surface du pic principal du chromatogramme obtenu avec la solution témoin (a) (2 pour cent). Ne tenez pas compte du pic dû au solvant ni des pics dont la surface est inférieure à 0,025 fois la surface du pic principal du chromatogramme obtenu avec la solution témoin (a).

Perte à la dessiccation (*2.2.32*). Déterminée à l'étuve à 100-105 °C sur 1,000 g de pivalate de fluocortolone, la perte à la dessiccation n'est pas supérieure à 1,0 pour cent.

Cendres sulfuriques (*2.4.14*). Déterminé sur 1,0 g de pivalate de fluocortolone, le taux des cendres sulfuriques n'est pas supérieur à 0,1 pour cent.

DOSAGE

Dissolvez 30,0 mg de pivalate de fluocortolone dans de l'*éthanol R* et complétez à 100,0 ml avec le même solvant. Prélevez 5,0 ml de solution et complétez à 100,0 ml avec de l'*éthanol R*. Mesurez l'absorbance (*2.2.25*) au maximum à 242 nm.

Calculez la teneur en $C_{27}H_{37}FO_5$ en prenant 350 comme valeur de l'absorbance spécifique.

CONSERVATION

A l'abri de la lumière.

IMPURETÉS

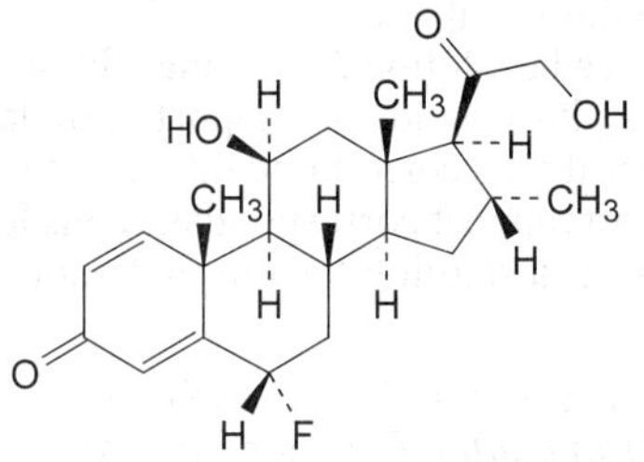

A. 6α-fluoro-11β,21-dihydroxy-16α-méthylprégna-1,4-diène-3,20-dione (fluocortolone),

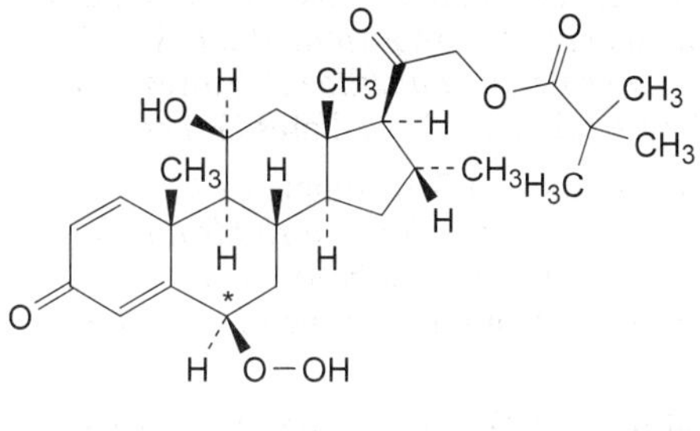

et l'épimère en C*

B. 2,2-diméthylpropanoate de 6-hydroperoxy-11β-hydroxy-16α-méthyl-3,20-dioxoprégna-1,4-dién-21-yle,

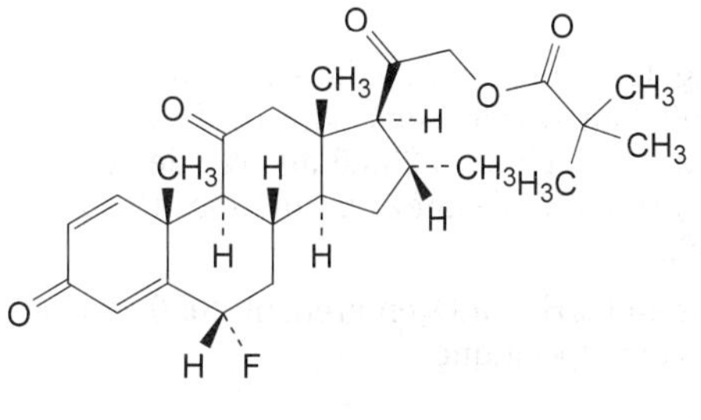

C. 2,2-diméthylpropanoate de 6α-fluoro-16α-méthyl-3,11,20-trioxoprégna-1,4-dién-21-yle,

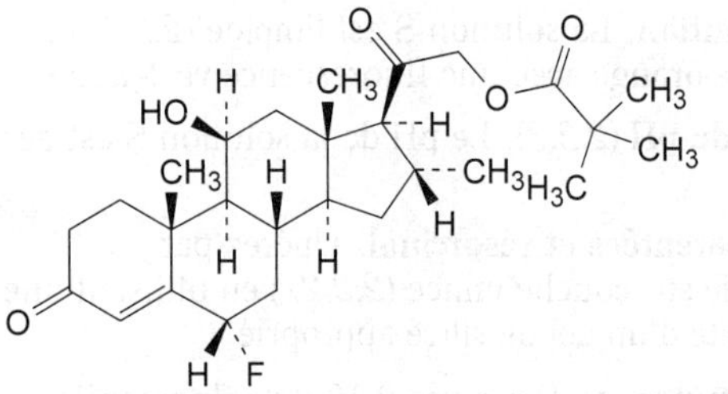

D. 2,2-diméthylpropanoate de 6α-fluoro-11β-hydroxy-16α-méthyl-3,20-dioxoprégn-4-én-21-yle.

01/2002:1213

FLUORESCÉINE SODIQUE

Fluoresceinum natricum

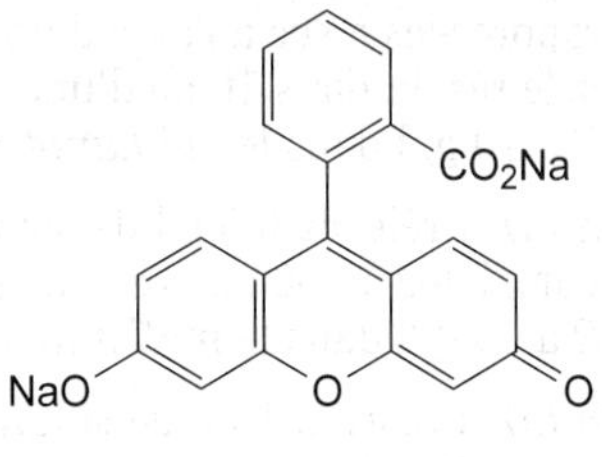

$C_{20}H_{10}Na_2O_5$ M_r 376,3

DÉFINITION

La fluorescéine sodique contient au minimum 95,0 pour cent et au maximum l'équivalent de 103,0 pour cent 2-(3-oxo-6-oxydo-3*H*-xanthén-9-yl)benzoate de disodium, calculé par rapport à la substance desséchée.

CARACTÈRES

Poudre fine, rouge-orange, hygroscopique, facilement soluble dans l'eau, soluble dans l'alcool, pratiquement insoluble dans l'hexane et dans le chlorure de méthylène.

IDENTIFICATION

Première identification : B, D.

Seconde identification : A, C, D.

A. Prélevez 0,1 ml de solution S (voir Essai) et complétez à 10 ml avec de l'*eau R*. La solution présente une fluorescence vert-jaune. La fluorescence disparaît par addition de 0,1 ml d'*acide chlorhydrique dilué R* et réapparaît après addition de 0,2 ml de *solution diluée d'hydroxyde de sodium R*.

B. Examinez la fluorescéine sodique par spectrophotométrie d'absorption dans l'infrarouge (*2.2.24*), en comparant avec le *spectre de référence de la fluorescéine sodique de la Ph. Eur.* Examinez les substances sous forme de pastilles.

C. 0,05 ml de la solution obtenue dans l'identification A (avant l'addition d'*acide chlorhydrique dilué R*) déposé sur un papier filtre donne une tache jaune qui, exposée aux vapeurs de brome pendant 1 min, puis à celles d'ammoniac, devient rose foncé.

D. Dans un creuset de porcelaine, calcinez 0,1 g de fluorescéine sodique. Dissolvez le résidu dans 5 ml d'*eau R* et filtrez. 2 ml de filtrat donnent la réaction (a) du sodium (*2.3.1*).

ESSAI

Solution S. Dissolvez 1,0 g de fluorescéine sodique dans de l'*eau exempte de dioxyde de carbone R* préparée à partir d'*eau distillée R* et complétez à 50 ml avec le même solvant.

Aspect de la solution. La solution S est limpide (*2.2.1*) et colorée en jaune-orange avec une fluorescence vert-jaune.

Détermination du pH (*2.2.3*). Le pH de la solution S est de 7,0 à 9,0.

Substances apparentées et résorcinol. Opérez par chromatographie sur couche mince (*2.2.27*) en utilisant une plaque recouverte d'un gel de silice approprié.

Solution à examiner (a). Dissolvez 0,10 g de fluorescéine sodique dans une solution d'*acide chlorhydrique R* à 10 g/l dans le *méthanol R* et complétez à 10 ml avec la même solution d'acide.

Solution à examiner (b). Dissolvez 0,250 g de fluorescéine sodique dans 5 ml d'*eau R*. Transférez dans une ampoule à décantation en rinçant avec 3 ml d'*eau R*. Ajoutez 2 ml de *solution tampon pH 8,0 R* et 2,5 g de *chlorure de sodium R*. Agitez jusqu'à dissolution de ce dernier. Agitez la solution obtenue avec 2 fois 25 ml d'*éther exempt de peroxydes R*. Séchez les phases éthérées sur du *sulfate de sodium anhydre R* et évaporez-les à sec à l'aide d'un évaporateur rotatif. Dissolvez le résidu dans 10 ml d'une solution d'*acide chlorhydrique R* à 10 g/l dans le *méthanol R*.

Solution témoin (a). Prélevez 0,5 ml de solution à examiner (a) et complétez à 100 ml avec une solution d'*acide chlorhydrique R* à 10 g/l dans le *méthanol R*.

Solution témoin (b). Prélevez 1 ml de solution à examiner (a) et complétez à 50 ml avec une solution d'*acide chlorhydrique R* à 10 g/l dans le *méthanol R*. Prélevez 1 ml de solution et complétez à 10 ml avec une solution d'*acide chlorhydrique R* à 10 g/l dans le *méthanol R*.

Solution témoin (c). Dissolvez 25 mg de *résorcinol R* dans du *méthanol R* et complétez à 100 ml avec le même solvant.

Solution témoin (d). Prélevez 10 ml de solution témoin (c) et complétez à 20 ml avec de l'*eau R*.

Solution témoin (e). Prélevez 5 ml de solution témoin (c), ajoutez 1 ml de solution à examiner (a) et complétez à 10 ml avec du *méthanol R*.

Déposez séparément sur la plaque 5 µl des solutions à examiner (a) et (b) et 5 µl des solutions témoins (a), (b), (d) et (e). Développez sur un parcours de 15 cm avec un mélange de 10 volumes de *méthanol R* et de 90 volumes de *chlorure de méthylène R*. Laissez sécher la plaque à l'air. Examinez en lumière ultraviolette à 365 nm. Exposez la plaque aux vapeurs d'iode pendant 30 min et réexaminez la plaque à la lumière du jour. S'il apparaît d'autres taches que la tache principale dans le chromatogramme obtenu avec la solution à examiner (a), aucune d'entre elles n'est plus intense que la tache principale du chromatogramme obtenu avec la solution témoin (a) (0,5 pour cent) et une seule est plus intense que la tache principale du chromatogramme obtenu avec la solution témoin (b) (0,2 pour cent). S'il apparaît une tache correspondant au résorcinol dans le chromatogramme obtenu avec la solution à examiner (b), elle n'est pas plus intense que la tache principale du chromatogramme obtenu avec la solution témoin (d) (0,5 pour cent). L'essai n'est valable que si le chromatogramme obtenu avec la solution témoin (e) présente 2 taches nettement séparées. Les taches correspondant au résorcinol ne sont visibles qu'après exposition aux vapeurs d'iode.

Diméthylformamide. Opérez par chromatographie en phase gazeuse (*2.2.28*) en utilisant le *diméthylacétamide R* comme étalon interne.

Solution d'étalon interne. Diluez 20 µl de *diméthylacétamide R* dans de l'*eau R* et complétez à 100 ml avec le même solvant.

Solution à examiner (a). Dissolvez 1,0 g de fluorescéine sodique dans 10 ml d'*eau R*. Ajoutez, en agitant doucement, 10 ml d'une solution d'*acide chlorhydrique R* à 60 g/l. Laissez reposer pendant 15 min, puis centrifugez. Dissolvez 0,10 g de *phosphate trisodique dodécahydraté R* dans 5 ml de surnageant.

Solution à examiner (b). Dissolvez 1,0 g de fluorescéine sodique dans 10 ml de solution d'étalon interne. Ajoutez, en agitant doucement, 10 ml d'une solution d'*acide chlorhydrique R* à 60 g/l. Laissez reposer pendant 15 min, puis centrifugez. Dissolvez 0,10 g de *phosphate trisodique dodécahydraté R* dans 5 ml de surnageant.

Solution témoin. Diluez 20 µl de *diméthylformamide R* dans de l'*eau R* et complétez à 10 ml avec le même solvant. Prélevez 1 ml de solution et complétez à 10 ml avec de l'*eau R*. Ajoutez 10 ml de solution d'étalon interne et mélangez.

La chromatographie peut être réalisée en utilisant :

- une colonne de verre, d'une longueur de 1,5 m et d'un diamètre intérieur de 4 mm, remplie de *terre d'infusoires silanisée pour chromatographie en phase gazeuse R* (135 µm à 175 µm), imprégné de 10 pour cent *m/m* de *macrogol 1000 R*,
- comme gaz vecteur, de l'*azote pour chromatographie R*, à un débit de 40 ml/min,
- un détecteur à ionisation de flamme,

en maintenant la température de la colonne à 120 °C, celle de la chambre à injection et celle du détecteur à 170 °C.

Injectez 2 µl de chaque solution. S'il apparaît dans le chromatogramme obtenu avec la solution à examiner (b) un pic correspondant au diméthylformamide, le rapport entre la surface de ce pic et la surface du pic correspondant à l'étalon interne n'est pas supérieur au rapport correspondant dans le chromatogramme obtenu avec la solution témoin (0,2 pour cent).

Chlorures (*2.4.4*). A 10 ml de solution S, ajoutez 90 ml d'*eau R* et 1 ml d'*acide nitrique dilué R*. Laissez reposer pendant 10 min au moins. Filtrez. Prélevez 10 ml de filtrat et complétez à 15 ml avec de l'*eau R*. La solution satisfait à l'essai limite des chlorures (0,25 pour cent).

Sulfates (*2.4.13*). A 5 ml de solution S, ajoutez 90 ml d'*eau distillée R* et 2,5 ml d'*acide chlorhydrique dilué R*, puis complétez à 100 ml avec de l'*eau distillée R*. Filtrez. 15 ml de filtrat satisfont à l'essai limite des sulfates (1,0 pour cent).

Zinc. Prélevez 5 ml de solution S et complétez à 10 ml avec de l'*eau R*. Ajoutez 2 ml d'*acide chlorhydrique R1*. Filtrez. Au filtrat ajoutez 0,1 ml de *solution de ferrocyanure de potassium R*. Il ne se produit ni trouble ni précipité immédiatement.

Perte à la dessiccation (*2.2.32*). Déterminée à l'étuve à 100-105 °C sur 1,000 g de fluorescéine sodique, la perte à la dessiccation n'est pas supérieure à 10,0 pour cent.

DOSAGE

Dissolvez 50,0 mg de fluorescéine sodique dans de l'*eau R* et complétez à 500,0 ml avec le même solvant. Prélevez 5,0 ml de solution et complétez à 200,0 ml avec de la *solution tampon pH 8,0 R*. Mesurez l'absorbance (*2.2.25*) au maximum à 492 nm.

Calculez la teneur en $C_{20}H_{10}Na_2O_5$ en prenant 2050 comme valeur de l'absorbance spécifique.

CONSERVATION

En récipient étanche, à l'abri de la lumière.

Monographies D - K

IMPURETÉS

A. benzène-1,3-diol (résorcinol).

01/2002:0611

FLUOROURACILE

Fluorouracilum

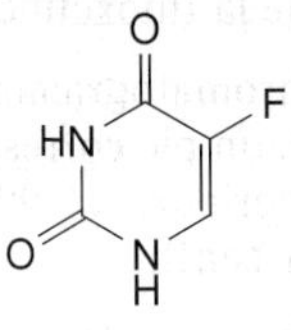

$C_4H_3FN_2O_2$ M_r 130,1

DÉFINITION

Le fluorouracile contient au minimum 98,5 pour cent et au maximum l'équivalent de 101,0 pour cent de 5-fluoropyrimidine-2,4(1*H*,3*H*)-dione, calculé par rapport à la substance desséchée.

CARACTÈRES

Poudre cristalline, blanche ou sensiblement blanche, assez soluble dans l'eau, peu soluble dans l'alcool, pratiquement insoluble dans l'éther.

IDENTIFICATION

Première identification : A.

Seconde identification : B, C.

A. Examinez le fluorouracile par spectrophotométrie d'absorption dans l'infrarouge (*2.2.24*), en comparant avec le spectre obtenu avec le *fluorouracile SCR*.

B. Examinez les chromatogrammes obtenus dans l'essai des substances apparentées en lumière ultraviolette à 254 nm. La tache principale du chromatogramme obtenu avec la solution à examiner (b) est semblable quant à sa position et ses dimensions à la tache principale du chromatogramme obtenu avec la solution témoin (a).

C. Dans un tube à essai, chauffez à feu nu 0,5 ml de *mélange sulfochromique R* jusqu'à l'apparition de vapeurs blanches dans la partie supérieure du tube. La solution humecte la paroi du tube et il ne se forme pas de tache d'apparence huileuse. Ajoutez 2 mg environ de fluorouracile et chauffez à nouveau à feu nu jusqu'à l'apparition de vapeurs blanches. La solution n'humecte plus la paroi du tube.

ESSAI

Solution S. Dissolvez 0,5 g de fluorouracile dans de l'*eau exempte de dioxyde de carbone R* et complétez à 50 ml avec le même solvant.

Aspect de la solution. La solution S est limpide (*2.2.1*) et n'est pas plus fortement colorée que la solution témoin JB_7 ou J_7 (*2.2.2, Procédé II*).

Détermination du pH (*2.2.3*). Le pH de la solution S est de 4,5 à 5,0.

Substances apparentées. Opérez par chromatographie sur couche mince (*2.2.27*) en utilisant une plaque recouverte de *gel de silice* GF_{254} *R*.

Solution à examiner (a). Dissolvez 0,10 g de fluorouracile dans un mélange à volumes égaux de *méthanol R* et d'*eau R*, puis complétez à 10,0 ml avec le même mélange de solvants.

Solution à examiner (b). Prélevez 2 ml de solution à examiner (a) et complétez à 10 ml avec un mélange à volumes égaux de *méthanol R* et d'*eau R*.

Solution témoin (a). Dissolvez 20 mg de *fluorouracile SCR* dans un mélange à volumes égaux de *méthanol R* et d'*eau R*, puis complétez à 10 ml avec le même mélange de solvants.

Solution témoin (b). Prélevez 2,5 ml de solution témoin (a) et complétez à 200 ml avec un mélange à volumes égaux de *méthanol R* et d'*eau R*.

Solution témoin (c). Dissolvez 5 mg de *5-hydroxyuracile R* dans un mélange à volumes égaux de *méthanol R*, puis d'*eau R* et complétez à 200 ml avec le même mélange de solvants.

Déposez sur la plaque 10 µl de chaque solution. Développez sur un parcours de 12 cm avec un mélange de 15 volumes de *méthanol R*, de 15 volumes d'*eau R* et de 70 volumes d'*acétate d'éthyle R*. Laissez sécher la plaque à l'air. Examinez en lumière ultraviolette à 254 nm. S'il apparaît d'autres taches que la tache principale dans le chromatogramme obtenu avec la solution à examiner (a), aucune d'entre elles n'est plus intense que la tache du chromatogramme obtenu avec la solution témoin (b) (0,25 pour cent). Pulvérisez une solution récemment préparée de *sel de bleu solide B R* à 5 g/l puis de l'*hydroxyde de sodium 0,1 M*. S'il apparaît une tache correspondant au 5-hydroxyuracile dans le chromatogramme obtenu avec la solution à examiner (a), elle n'est pas plus intense que la tache du chromatogramme obtenu avec la solution témoin (c) (0,25 pour cent).

Métaux lourds (*2.4.8*). *Utilisez un creuset de platine.* 1,0 g de fluorouracile satisfait à l'essai limite C des métaux lourds (20 ppm). Préparez le témoin avec 2 ml de *solution à 10 ppm de plomb (Pb) R*.

Perte à la dessiccation (*2.2.32*). Déterminée sous vide à 80 °C pendant 4 h sur 1,000 g de fluorouracile, la perte à la dessiccation n'est pas supérieure à 0,5 pour cent.

Cendres sulfuriques (*2.4.14*). *Utilisez un creuset de platine.* Déterminé sur 1,0 g de fluorouracile, le taux des cendres sulfuriques n'est pas supérieur à 0,1 pour cent.

DOSAGE

Dissolvez 0,1000 g de fluorouracile dans 80 ml de *diméthylformamide R*, en chauffant doucement. Refroidissez et titrez par l'*hydroxyde de tétrabutylammonium 0,1 M* en présence de 0,25 ml d'une solution de *bleu de thymol R* à 10 g/l dans le *diméthylformamide R*. Effectuez un titrage à blanc.

1 ml d'*hydroxyde de tétrabutylammonium 0,1 M* correspond à 13,01 mg de $C_4H_3FN_2O_2$.

CONSERVATION

A l'abri de la lumière.

01/2002:1104

FLUOXÉTINE (CHLORHYDRATE DE)

Fluoxetini hydrochloridum

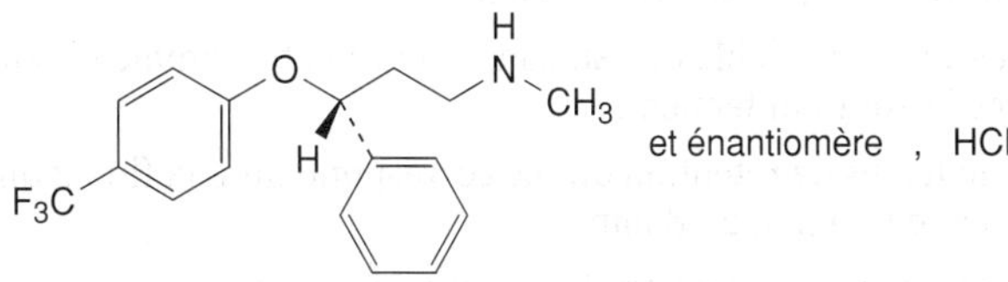

$C_{17}H_{19}ClF_3NO$ M_r 345,8

Monographies
D - K

DÉFINITION

Le chlorhydrate de fluoxétine contient au minimum 98,0 pour cent et au maximum l'équivalent de 102,0 pour cent de chlorhydrate de (3*RS*)-*N*-méthyl-3-phényl-3-[4-(trifluorométhyl)phénoxy]propan-1-amine, calculé par rapport à la substance anhydre et exempte d'acétonitrile.

CARACTÈRES

Poudre cristalline blanche ou sensiblement blanche, assez soluble dans l'eau, facilement soluble dans le méthanol, assez soluble dans le chlorure de méthylène.

IDENTIFICATION

A. Examinez le chlorhydrate de fluoxétine par spectrophotométrie d'absorption dans l'infrarouge (*2.2.24*), en comparant avec le spectre obtenu avec le *chlorhydrate de fluoxétine SCR*. Examinez les substances sous forme de pastilles.

B. Le chlorhydrate de fluoxétine donne la réaction (a) des chlorures (*2.3.1*).

ESSAI

Solution S. Dissolvez 2,0 g de chlorhydrate de fluoxétine dans un mélange de 15 volumes d'*eau R* et de 85 volumes de *méthanol R* et complétez à 100 ml avec le même mélange de solvants.

Aspect de la solution. La solution S est limpide (*2.2.1*) et incolore (*2.2.2, Procédé II*).

Détermination du pH (*2.2.3*). Dissolvez 0,20 g de chlorhydrate de fluoxétine dans de l'*eau exempte de dioxyde de carbone R* et complétez à 20 ml avec le même solvant. Le pH de la solution est de 4,5 à 6,5.

Angle de rotation optique. Déterminé avec la solution S, l'angle de rotation optique est de – 0,05° à + 0,05°.

Substances apparentées. Opérez par chromatographie liquide (*2.2.29*) selon les indications du dosage en réglant le spectrophotomètre à 215 nm.

Solution à examiner (a). Dissolvez 55,0 mg de chlorhydrate de fluoxétine dans la phase mobile et complétez à 10,0 ml avec la phase mobile.

Solution à examiner (b). Prélevez 2,0 ml de solution à examiner (a) et complétez à 10,0 ml avec la phase mobile.

Solution témoin. Dissolvez 22,0 mg de *chlorhydrate de fluoxétine SCR* dans 10,0 ml d'*acide sulfurique 0,5 M*. Chauffez à environ 85 °C pendant 3 h. Laissez refroidir. La solution obtenue contient des quantités notables d'impureté A et de 4-trifluorométhylphénol. A 0,4 ml de solution, ajoutez 28,0 mg de *chlorhydrate de fluoxétine SCR*, environ 1 mg d'*impureté B de fluoxétine SCR* et environ 1 mg d'*impureté C de fluoxétine SCR*. Complétez à 25,0 ml avec la phase mobile.

Lorsque les chromatogrammes sont enregistrés dans les conditions prescrites, les temps de rétention relatifs par rapport à la fluoxétine sont d'environ 0,24 pour l'impureté A, d'environ 0,27 pour l'impureté B et d'environ 0,94 pour l'impureté C.

Injectez 10 µl de solution témoin.

L'essai n'est valable que si, dans le chromatogramme obtenu avec la solution témoin :

- le temps de rétention du pic correspondant à la fluoxétine est de 10 min à 18 min,
- le temps de rétention du pic correspondant au 4-trifluorométhylphénol n'est pas supérieur à 35 min,
- le rapport h/v n'est pas supérieur à 1,1 (h étant la hauteur comprise entre le sommet du pic correspondant à l'impureté C et la ligne de base ; v étant la hauteur comprise entre le sommet du pic correspondant à l'impureté C et le creux de la vallée définie entre le pic correspondant à l'impureté C et le pic correspondant à la fluoxétine). Si ce rapport est supérieur à 1,1, diminuez le volume de méthanol et augmentez le volume de solution de triéthylamine dans la phase mobile.

Injectez 10 µl de solution à examiner (a) et 10 µl de solution à examiner (b). Continuez la chromatographie pendant 3 fois le temps de rétention de la fluoxétine.

S'il apparaît, dans le chromatogramme obtenu avec la solution à examiner (b), un pic correspondant à l'impureté C, sa surface n'est pas supérieure à 0,0015 fois la surface du pic principal (0,15 pour cent).

S'il apparaît, dans le chromatogramme obtenu avec la solution à examiner (a), des pics correspondant respectivement aux impuretés A et B, la surface d'aucun d'entre eux n'est supérieure à 0,0125 fois la surface du pic principal du chromatogramme obtenu avec la solution à examiner (b) (0,25 pour cent). S'il apparaît d'autres pics que le pic principal et les pics correspondant respectivement aux impuretés A et B, dans le chromatogramme obtenu avec la solution à examiner (a), la surface d'aucun d'entre eux n'est supérieure à 0,005 fois la surface du pic principal du chromatogramme obtenu avec la solution à examiner (b) (0,1 pour cent). La somme de la surface de tous les pics, à l'exception du pic principal, dans le chromatogramme obtenu avec la solution à examiner (a) n'est pas supérieure à 0,025 fois la surface du pic principal du chromatogramme obtenu avec la solution à examiner (b) (0,5 pour cent).

Ne tenez pas compte des pics dont la surface est inférieure à 0,0025 fois la surface du pic principal du chromatogramme obtenu avec la solution à examiner (b).

Acétonitrile. Opérez par chromatographie en phase gazeuse (*2.2.28*).

Solution à examiner. Dissolvez 50 mg de chlorhydrate de fluoxétine dans du *diméthylformamide R* et complétez à 5,0 ml avec le même solvant.

Solution témoin. A 1,0 g d'*acétonitrile R*, ajoutez du *diméthylformamide R*, mélangez et complétez à 100,0 ml avec le même solvant. Prélevez 1,0 ml de solution et complétez à 1000,0 ml avec du *diméthylformamide R*.

La chromatographie peut être réalisée en utilisant :

- une colonne de silice fondue, d'une longueur de 30 m et d'un diamètre intérieur d'environ 0,53 mm, recouverte d'un film de *macrogol 20 000 R* d'une épaisseur de 1 µm,
- comme gaz vecteur, de l'*hélium pour chromatographie R*, à un débit de 10 ml/min,
- un détecteur à ionisation de flamme,

en maintenant la température de la colonne à 35 °C pendant 2 min puis en l'augmentant de 15 °C/min jusqu'à 220 °C, en la maintenant à 220 °C pendant 10 min et en maintenant la température de la chambre à injection et celle du détecteur à 250 °C.

Injectez 1 µl de solution à examiner, 1 µl de solution témoin et 1 µl de solvant de dissolution. Sur le chromatogramme obtenu avec la solution témoin, repérez le temps de rétention de l'acétonitrile.

Vérifiez que le chromatogramme obtenu avec le solvant de dissolution ne présente pas de pic dont le temps de rétention est le même que celui de l'acétonitrile.

La surface du pic correspondant à l'acétonitrile dans le chromatogramme obtenu avec la solution à examiner n'est pas supérieure à celle du pic correspondant dans le chromatogramme obtenu avec la solution témoin.

Le chlorhydrate de fluoxétine ne contient pas plus de 0,1 pour cent d'acétonitrile.

Métaux lourds (*2.4.8*). 1,0 g de chlorhydrate de fluoxétine satisfait à l'essai limite C (20 ppm). Préparez le témoin avec 2 ml de *solution à 10 ppm de plomb (Pb) R*.

Teneur en eau (*2.5.12*). Déterminée par semi-microdosage sur 1,00 g de chlorhydrate de fluoxétine, la teneur en eau n'est pas supérieure à 0,5 pour cent.

Cendres sulfuriques (*2.4.14*). Déterminé sur 1,0 g de chlorhydrate de fluoxétine, le taux des cendres sulfuriques n'est pas supérieur à 0,1 pour cent.

DOSAGE

Opérez par chromatographie liquide (*2.2.29*).

Solution à examiner. Dissolvez 55,0 mg de chlorhydrate de fluoxétine dans la phase mobile et complétez à 50,0 ml avec la phase mobile. Prélevez 10,0 ml de solution et complétez à 100,0 ml avec la phase mobile.

Solution témoin. Dissolvez 55,0 mg de *chlorhydrate de fluoxétine SCR* dans la phase mobile et complétez à 50,0 ml avec la phase mobile. Prélevez 10,0 ml de solution et complétez à 100,0 ml avec la phase mobile.

La chromatographie peut être réalisée en utilisant :

– une colonne d'acier inoxydable, d'une longueur de 0,25 m et d'un diamètre intérieur de 4,6 mm, remplie de *gel de silice octylsilylé pour chromatographie R* (5 µm),

– comme phase mobile, à un débit de 1 ml/min, un mélange de 8 volumes de *méthanol R*, de 30 volumes de *tétrahydrofurane R* et de 62 volumes d'une solution de *triéthylamine R* obtenue de la façon suivante : à 10 ml de *triéthylamine R*, ajoutez 980 ml d'*eau R*, mélangez et ajustez à pH 6,0 avec de l'*acide phosphorique R* (4,5 ml environ) puis complétez à 1000 ml avec de l'*eau R*,

– comme détecteur, un spectrophotomètre réglé à 227 nm.

Lors de l'utilisation d'un enregistreur, ajustez la sensibilité du système de façon que la hauteur du pic principal du chromatogramme obtenu avec la solution témoin représente au moins 50 pour cent de l'échelle totale de l'enregistreur.

Ajustez les volumes de méthanol et de solution de triéthylamine dans la phase mobile de sorte que le temps de rétention de la fluoxétine soit compris entre 10 min et 18 min.

Le dosage n'est valable que si le facteur de symétrie calculé à 10 pour cent de la hauteur du pic correspondant à la fluoxétine n'est pas supérieur à 2,0.

Injectez séparément 10 µl de solution à examiner et 10 µl de solution témoin.

Calculez la teneur en chlorhydrate de fluoxétine ($C_{17}H_{19}ClF_3NO$) à partir de la surface des pics des chromatogrammes obtenus avec la solution à examiner et la solution témoin, de la valeur déclarée en $C_{17}H_{19}ClF_3NO$ du *chlorhydrate de fluoxétine SCR* en tenant compte des teneurs en eau et en acétonitrile de la substance à examiner.

IMPURETÉS

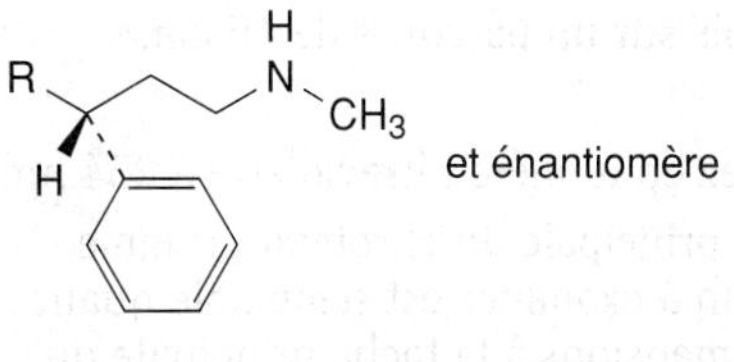

A. R = OH : (1*RS*)-3-(méthylamino)-1-phénylpropan-1-ol,

B. R = H : *N*-méthyl-3-phénylpropan-1-amine,

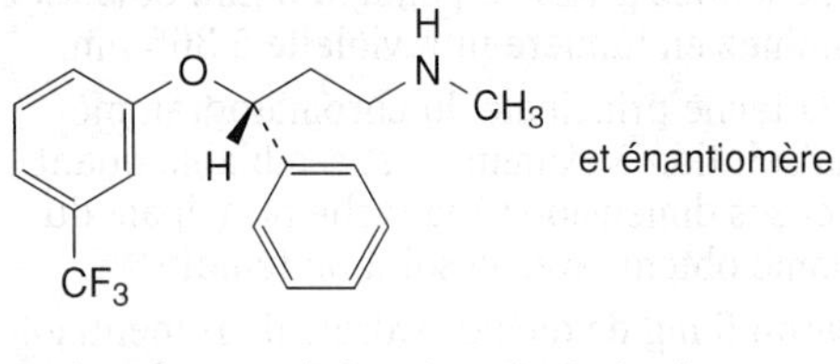

C. (3*RS*)-*N*-méthyl-3-phényl-3-[3-(trifluorométhyl)phénoxy]propan-1-amine.

01/2002:1693

FLUPENTIXOL (DICHLORHYDRATE DE)

Flupentixoli dihydrochloridum

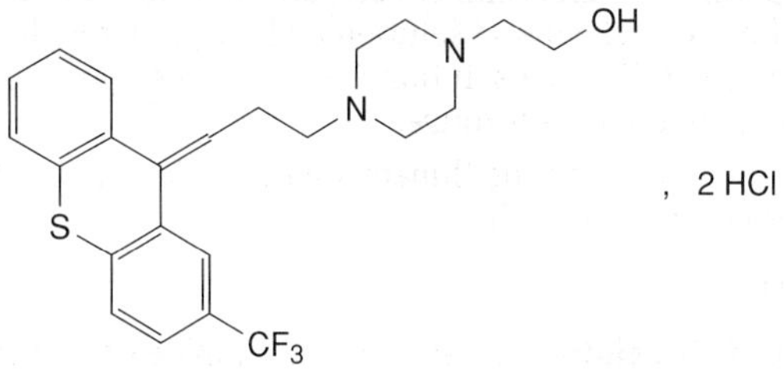

$C_{23}H_{27}Cl_2F_3N_2OS$ M_r 507,4

DÉFINITION

Dichlorhydrate de 2-[4-[3-[(*EZ*)-2-(trifluorométhyl)-9*H*-thioxanthén-9-ylidène]propyl]pipérazin-1-yl]éthanol.

Teneur :

– dichlorhydrate de flupentixol : 98,0 pour cent à 101,5 pour cent (substance desséchée),

– isomère (*Z*) : 42,0 pour cent à 52,0 pour cent.

CARACTÈRES

Aspect : poudre blanche ou sensiblement blanche.

Solubilité : très soluble dans l'eau, soluble dans l'alcool, pratiquement insoluble dans le chlorure de méthylène.

IDENTIFICATION

Première identification : A, D.

Seconde identification : B, C, D.

A. Spectrophotométrie d'absorption dans l'infrarouge (*2.2.24*).

Comparaison : *dichlorhydrate de flupentixol SCR*.

B. Chromatographie sur couche mince (*2.2.27*).

Solution à examiner. Dissolvez 20 mg de dichlorhydrate de flupentixol dans du *méthanol R* et complétez à 10 ml avec le même solvant.

Solution témoin. Dissolvez 20 mg de *dichlorhydrate de flupentixol SCR* dans du *méthanol R* et complétez à 10 ml avec le même solvant.

Plaque : *plaque au gel de silice F_{254} pour CCM R*.

Phase mobile : *eau R, diéthylamine R, méthyléthylcétone R* (1:4:95 *V/V/V*).

Dépôt : 2 µl.

Développement : 2 fois sur un parcours de 15 cm.

Séchage : à l'air.

Détection A : examinez en lumière ultraviolette à 254 nm.

Résultats A : la tache principale du chromatogramme obtenu avec la solution à examiner est semblable quant à sa position et ses dimensions à la tache principale du chromatogramme obtenu avec la solution témoin.

Détection B : pulvérisez de la *solution alcoolique d'acide sulfurique R* ; chauffez à 110 °C pendant 5 min et laissez refroidir ; examinez en lumière ultraviolette à 365 nm.

Résultats B : la tache principale du chromatogramme obtenu avec la solution à examiner est semblable quant à sa position et ses dimensions à la tache principale du chromatogramme obtenu avec la solution témoin.

C. Mélangez environ 5 mg de dichlorhydrate de flupentixol et 45 mg d'*oxyde de magnésium lourd R* et calcinez dans un creuset jusqu'à obtention d'un résidu pratiquement blanc (normalement moins de 5 min). Laissez refroidir, ajoutez 1 ml d'*eau R*, puis 0,05 ml de *solution de phénolphtaléine R1* et environ 1 ml d'*acide chlorhydrique dilué R* pour rendre la solution incolore. Filtrez. Au filtrat, ajoutez un mélange récemment préparé de 0,1 ml de *solution d'alizarine S R* et de 0,1 ml de *solution de nitrate de zirconyle R*. Mélangez, laissez reposer pendant 5 min et comparez la coloration de la solution à celle d'une solution à blanc préparée de la même manière. La solution à examiner est jaune. La solution à blanc est rouge.

D. Le dichlorhydrate de flupentixol donne la réaction (a) des chlorures (*2.3.1*).

ESSAI

Aspect de la solution. La solution est limpide (*2.2.1*) et n'est pas plus fortement colorée que la solution témoin JV_6 (*2.2.2, Procédé II*).

Dissolvez 2,0 g de dichlorhydrate de flupentixol dans de l'*eau R* et complétez à 20 ml avec le même solvant.

pH (*2.2.3*) : 2,0 à 3,0.

Dissolvez 0,5 g de dichlorhydrate de flupentixol dans de l'*eau exempte de dioxyde de carbone R* et complétez à 50 ml avec le même solvant.

Substances apparentées. Chromatographie sur couche mince (*2.2.27*). *Effectuez l'essai à l'abri de la lumière et préparez les solutions immédiatement avant l'emploi.*

Solution à examiner (a). Dissolvez 0,40 g de dichlorhydrate de flupentixol dans de l'*alcool R* et complétez à 20 ml avec le même solvant.

Solution à examiner (b). Prélevez 2,0 ml de solution à examiner (a) et complétez à 20,0 ml avec de l'*alcool R*.

Solution témoin (a). Prélevez 1,0 ml de solution à examiner (b) et complétez à 50,0 ml avec de l'*alcool R*.

Solution témoin (b). Prélevez 2,0 ml de solution témoin (a) et complétez à 20,0 ml avec de l'*alcool R*.

Solution témoin (c). Dissolvez 10 mg d'*impureté D de flupentixol SCR* dans de l'*alcool R*, ajoutez 0,5 ml de solution à examiner (a) et complétez à 20,0 ml avec de l'*alcool R*.

Plaque : *plaque au gel de silice F_{254} pour CCM R.*

Phase mobile : *diéthylamine R, toluène R, acétate d'éthyle R* (10:20:70 *V/V/V*).

Dépôt : 5 µl.

Développement : dans une chambre non saturée, sur un parcours de 10 cm.

Séchage : à l'air.

Détection : pulvérisez de la *solution alcoolique d'acide sulfurique R*, chauffez à 110 °C pendant 5 min et laissez refroidir ; examinez en lumière ultraviolette à 365 nm.

Conformité du système : le chromatogramme obtenu avec la solution témoin (c) présente 2 taches nettement séparées.

Limites :

- dans le chromatogramme obtenu avec la solution à examiner (a) : s'il apparaît d'autres taches que la tache principale, aucune d'entre elles n'est plus intense que la tache du chromatogramme obtenu avec la solution témoin (a) (0,2 pour cent),
- dans le chromatogramme obtenu avec la solution à examiner (b) : s'il apparaît d'autres taches que la tache principale, aucune d'entre elles n'est plus intense que la tache du chromatogramme obtenu avec la solution témoin (b) (0,2 pour cent).

Impureté F. Chromatographie liquide (*2.2.29*). *Effectuez l'essai à l'abri de la lumière et préparez les solutions immédiatement avant l'emploi.*

Solution à examiner. Dissolvez 20,0 mg de dichlorhydrate de flupentixol dans la phase mobile et complétez à 20,0 ml avec la phase mobile.

Solution témoin. Dissolvez 10,0 mg de *dichlorhydrate de flupentixol SCR* et 10,0 mg d'*impureté F de flupentixol SCR* dans la phase mobile et complétez à 100,0 ml avec la phase mobile. Prélevez 1,0 ml de solution et complétez à 20,0 ml avec la phase mobile.

Colonne :

- *dimensions* : *l* = 0,125 m, Ø = 4,6 mm,
- *phase stationnaire* : *gel de silice octylsilylé pour chromatographie R* (3 µm).

Phase mobile : mélangez 10 volumes d'*acétonitrile R*, 55 volumes de *méthanol R* et 35 volumes d'une solution contenant 8,72 g/l de *phosphate monopotassique R*, 0,37 g/l de *phosphate disodique anhydre R* et 0,77 g/l de *bromure de dodécyltriméthylammonium R*.

Débit : 1,0 ml/min.

Détection : spectrophotomètre à 270 nm.

Injection : 20 µl.

Conformité du système : solution témoin :

- *résolution* : au minimum 2,0 entre les pics dus au flupentixol et à l'impureté F.

Limites :

- *impureté F* : au maximum la surface du pic correspondant dans le chromatogramme obtenu avec la solution témoin (0,5 pour cent).

Métaux lourds (*2.4.8*) : au maximum 20 ppm.

1,0 g de dichlorhydrate de flupentixol satisfait à l'essai limite C. Préparez le témoin avec 2 ml de *solution à 10 ppm de plomb (Pb) R*.

Perte à la dessiccation (*2.2.32*) : au maximum 2,0 pour cent, déterminé à l'étuve à 100-105 °C sur 1,000 g de dichlorhydrate de flupentixol.

Cendres sulfuriques (*2.4.14*) : au maximum 0,1 pour cent, déterminé sur 1,0 g de dichlorhydrate de flupentixol dans un creuset de platine.

DOSAGE

Dichlorhydrate de flupentixol. Dissolvez 0,200 g de dichlorhydrate de flupentixol dans 30 ml d'*alcool R*. Titrez par l'*hydroxyde de sodium 0,1 M* et tracez la courbe potentiométrique (*2.2.20*). Mesurez le volume d'*hydroxyde de sodium 0,1 M* utilisé entre les 2 points d'inflexion.

1 ml d'*hydroxyde de sodium 0,1 M* correspond à 50,74 mg de $C_{23}H_{27}Cl_2F_3N_2OS$.

Isomère (*Z*). Chromatographie liquide (*2.2.29*).

Solution à examiner. Dissolvez 20,0 mg de dichlorhydrate de flupentixol dans la phase mobile et complétez à 20,0 ml avec la phase mobile.

Solution témoin. Dissolvez 20,0 mg de *dichlorhydrate de flupentixol SCR* dans la phase mobile et complétez à 20,0 ml avec la phase mobile.

Colonne :

- *dimensions* : l = 0,25 m, Ø = 4,0 mm,
- *phase stationnaire* : *gel de silice pour chromatographie R* (5 µm).

Phase mobile : *eau R, ammoniaque concentrée R, 2-propanol R, heptane R* (2:4:150:850 *V/V/V/V*).

Débit : 1,5 ml/min.

Détection : spectrophotomètre à 254 nm.

Injection : 20 µl.

Conformité du système : solution témoin :

- *résolution* : au minimum 3,0 entre les pics dus à l'isomère (*Z*) (premier pic) et à l'isomère (*E*) (deuxième pic).

Résultats :

- calculez la teneur pour cent de l'isomère (*Z*) en tenant compte de la teneur déclarée en isomère (*Z*) dans le *dichlorhydrate de flupentixol SCR*
- calculez le rapport entre la surface du pic dû à l'isomère (*E*) et celle du pic dû à l'isomère (*Z*) : ce rapport est de 0,9 à 1,4.

CONSERVATION

A l'abri de la lumière.

IMPURETÉS

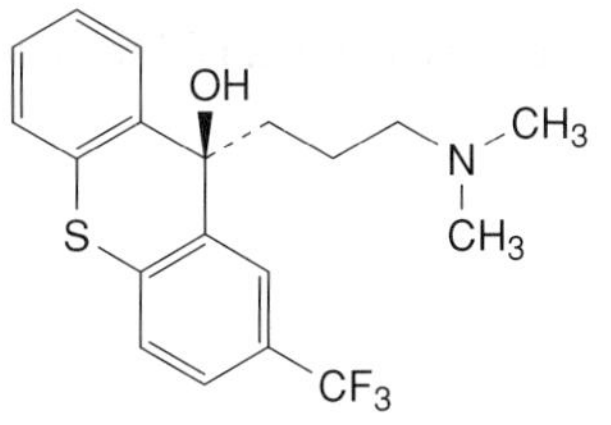

A. (9*RS*)-9-[3-(diméthylamino)propyl]-2-(trifluorométhyl)-9*H*-thioxanthén-9-ol,

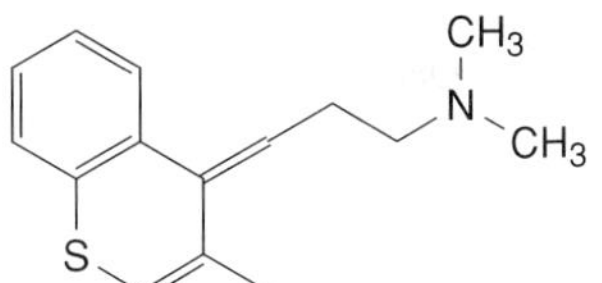

B. *N*,*N*-diméthyl-3-[(*EZ*)-2-(trifluorométhyl)-9*H*-thioxanthén-9-ylidène]propan-1-amine,

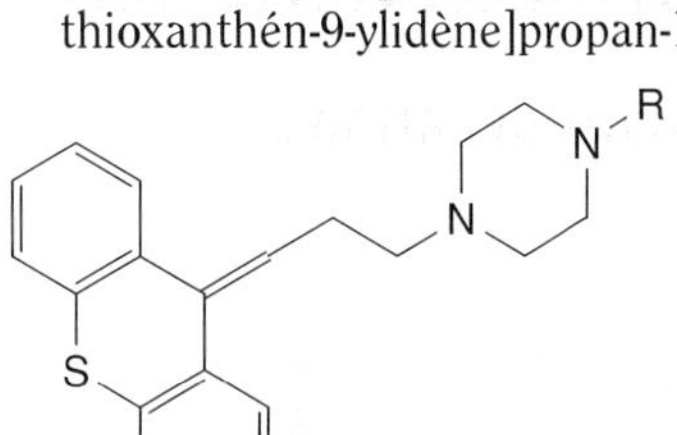

C. R = H : 1-[3-[(*EZ*)-2-(trifluorométhyl)-9*H*-thioxanthén-9-ylidène]propyl]pipérazine,

D. R = CH_2-CH_2-O-CH_2-CH_2-OH : 2-[2-[4-[3-[(*EZ*)-2-(trifluorométhyl)-9*H*-thioxanthén-9-ylidène]propyl]pipérazin-1-yl]éthoxy]éthanol,

E. R = CH_2-CH_2-O-CO-CH_3 : acétate de 2-[4-[3-[(*EZ*)-2-(trifluorométhyl)-9*H*-thioxanthén-9-ylidène]propyl]pipérazin-1-yl]éthyle,

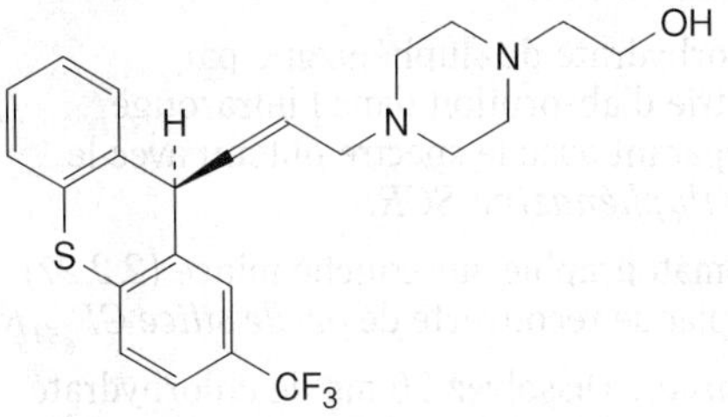

F. 2-[4-[(*EZ*)-3-[(9*RS*)-2-(trifluorométhyl)-9*H*-thioxanthén-9-yl]prop-2-ényl]pipérazin-1-yl]éthanol,

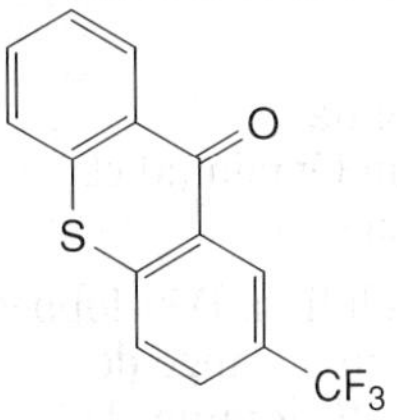

G. 2-(trifluorométhyl)-9*H*-thioxanthén-9-one.

01/2002:0904

FLUPHÉNAZINE (CHLORHYDRATE DE)

Fluphenazini hydrochloridum

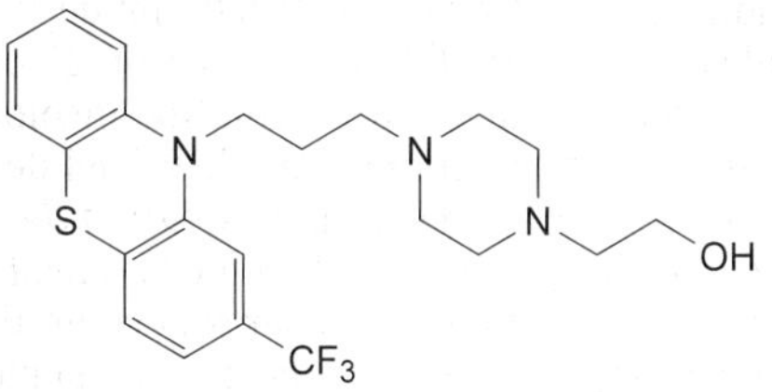

$C_{22}H_{28}Cl_2F_3N_3OS$ M_r 510,5

DÉFINITION

Le chlorhydrate de fluphénazine contient au minimum 98,5 pour cent et au maximum l'équivalent de 101,0 pour cent de dichlorhydrate de 2-[4-[3-[2-(trifluorométhyl)-10*H*-phénothiazin-10-yl]propyl]pipérazin-1-yl]éthanol, calculé par rapport à la substance desséchée.

CARACTÈRES

Poudre cristalline, blanche ou sensiblement blanche, facilement soluble dans l'eau, peu soluble dans l'alcool et dans le chlorure de méthylène, pratiquement insoluble dans l'éther.

IDENTIFICATION

Première identification : B, E.

Seconde identification : A, C, D, E.

A. Dissolvez 50,0 mg de chlorhydrate de fluphénazine dans le *méthanol R* et complétez à 100,0 ml avec le même solvant. Prélevez 2,0 ml de solution et complétez à 100,0 ml avec du *méthanol R*. Examinée de 230 nm à 350 nm (*2.2.25*), la solution présente un maximum d'absorption à 260 nm et un maximum d'absorption large à 310 nm environ. L'absorbance spécifique au maximum à 260 nm est de 630 à 700.

B. Examinez le chlorhydrate de fluphénazine par spectrophotométrie d'absorption dans l'infrarouge (*2.2.24*), en comparant avec le spectre obtenu avec le *chlorhydrate de fluphénazine SCR*.

C. Opérez par chromatographie sur couche mince (*2.2.27*) en utilisant une plaque recouverte de *gel de silice* GF_{254} *R*.

Solution à examiner. Dissolvez 20 mg de chlorhydrate de fluphénazine dans du *méthanol R* et complétez à 10 ml avec le même solvant.

Solution témoin (a). Dissolvez 20 mg de *chlorhydrate de fluphénazine SCR* dans du *méthanol R* et complétez à 10 ml avec le même solvant.

Solution témoin (b). Dissolvez 10 mg de *perphénazine SCR* dans de la solution témoin (a) et complétez à 5 ml avec la même solution.

Déposez sur la plaque 2 µl de chaque solution. Développez 2 fois sur un parcours de 15 cm avec un mélange de 1 volume d'*eau R*, de 4 volumes de *diéthylamine R* et de 95 volumes de *méthyléthylcétone R*. Laissez sécher la plaque à l'air. Examinez en lumière ultraviolette à 254 nm. La tache principale du chromatogramme obtenu avec la solution à examiner est semblable quant à sa position et ses dimensions à la tache principale du chromatogramme obtenu avec la solution témoin (a). L'identification n'est valable que si le chromatogramme obtenu avec la solution témoin (b) présente 2 taches principales nettement séparées.

D. Mélangez 5 mg environ de chlorhydrate de fluphénazine et 45 mg d'*oxyde de magnésium lourd R* et calcinez dans un creuset jusqu'à obtention d'un résidu pratiquement blanc (normalement moins de 5 min). Laissez refroidir, ajoutez 1 ml d'*eau R*, 0,05 ml de *solution de phénolphtaléine R1* et 1 ml environ d'*acide chlorhydrique dilué R* pour rendre la solution incolore. Filtrez. Au mélange récemment préparé de 0,1 ml de *solution d'alizarine S R* et de 0,1 ml de *solution de nitrate de zirconyle R*, ajoutez 1,0 ml du filtrat. Mélangez, laissez reposer pendant 5 min et comparez la coloration de la solution par rapport à un blanc préparé de la même manière. La coloration de la solution à examiner est jaune et celle du blanc est rouge.

E. Le chlorhydrate de fluphénazine donne la réaction (a) des chlorures (*2.3.1*).

ESSAI

Détermination du pH (*2.2.3*). Dissolvez 0,5 g de chlorhydrate de fluphénazine dans 10 ml d'*eau exempte de dioxyde de carbone R*. Le pH de la solution est de 1,9 à 2,4.

Substances apparentées. *Effectuez l'essai à l'abri de la lumière et préparez les solutions immédiatement avant l'emploi.* Opérez par chromatographie sur couche mince (*2.2.27*) en utilisant une plaque recouverte de *gel de silice* GF_{254} *R*.

Solution à examiner. Dissolvez 0,20 g de chlorhydrate de fluphénazine dans un mélange de 5 volumes de *diéthylamine R* et de 95 volumes de *méthanol R* et complétez à 10 ml avec le même mélange de solvants.

Solution témoin (a). Prélevez 1 ml de solution à examiner et complétez à 100 ml avec un mélange de 5 volumes de *diéthylamine R* et de 95 volumes de *méthanol R*.

Solution témoin (b). Prélevez 5 ml de solution témoin (a) et complétez à 10 ml avec un mélange de 5 volumes de *diéthylamine R* et de 95 volumes de *méthanol R*.

Déposez sur la plaque 10 µl de chaque solution. Développez sur un parcours de 12 cm avec un mélange de 10 volumes d'*acétone R*, de 10 volumes de *diéthylamine R* et de 80 volumes de *cyclohexane R*. Laissez sécher la plaque à l'air. Examinez en lumière ultraviolette à 254 nm. S'il apparaît d'autres taches que la tache principale dans le chromatogramme obtenu avec la solution à examiner, aucune d'entre elles n'est plus intense que la tache du chromatogramme obtenu avec la solution témoin (a) (1,0 pour cent) et une seule d'entre elles peut être plus intense que la tache du chromatogramme obtenu avec la solution témoin (b) (0,5 pour cent).

Métaux lourds (*2.4.8*). 1,0 g de chlorhydrate de fluphénazine satisfait à l'essai limite C des métaux lourds (20 ppm). Préparez le témoin avec 2 ml de *solution à 10 ppm de plomb (Pb) R*.

Perte à la dessiccation (*2.2.32*). Déterminée à l'étuve à 65 °C pendant 3 h sur 0,500 g de chlorhydrate de fluphénazine, la perte à la dessiccation n'est pas supérieure à 1,0 pour cent.

Cendres sulfuriques (*2.4.14*). Déterminé sur 1,0 g de chlorhydrate de fluphénazine, le taux des cendres sulfuriques n'est pas supérieur à 0,1 pour cent.

DOSAGE

Dissolvez 0,220 g de chlorhydrate de fluphénazine dans un mélange de 10 ml d'*acide formique anhydre R* et de 40 ml d'*anhydride acétique R*. Titrez par l'*acide perchlorique 0,1 M*. Déterminez le point de fin de titrage par potentiométrie (*2.2.20*).

1 ml d'*acide perchlorique 0,1 M* correspond à 25,52 mg de $C_{22}H_{28}Cl_2F_3N_3OS$.

CONSERVATION

A l'abri de la lumière.

IMPURETÉS

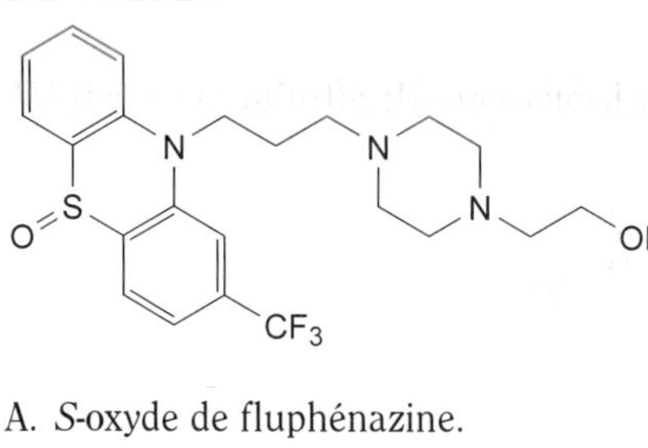

A. *S*-oxyde de fluphénazine.

01/2002:1014

FLUPHÉNAZINE (DÉCANOATE DE)

Fluphenazini decanoas

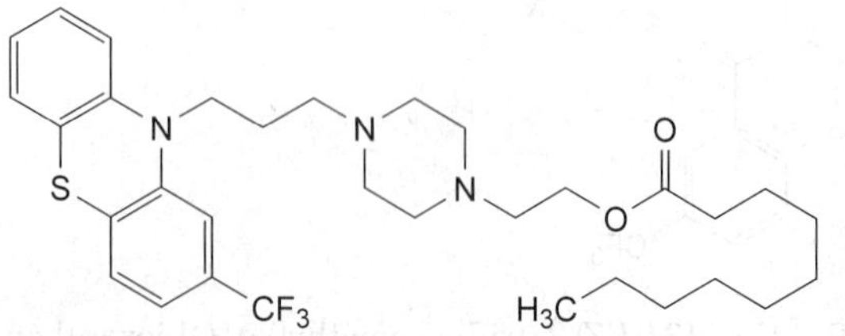

$C_{32}H_{44}F_3N_3O_2S$ M_r 591,8

DÉFINITION

Le décanoate de fluphénazine contient au minimum 98,5 pour cent et au maximum l'équivalent de 101,5 pour cent de décanoate de 2-[4-[3-[2-(trifluorométhyl)-10*H*-phénothiazin-10-yl]propyl]pipérazin-1-yl]éthyle, calculé par rapport à la substance desséchée.

CARACTÈRES

Liquide visqueux, jaune pâle ou solide jaune, pratiquement insoluble dans l'eau, très soluble dans le chlorure de méthylène, dans l'éthanol et dans l'éther, facilement soluble dans le méthanol.

IDENTIFICATION

Première identification : B, C.

Seconde identification : A, C, D, E.

A. Dissolvez 50,0 mg de décanoate de fluphénazine dans du *méthanol R* et complétez à 100,0 ml avec le même solvant. Prélevez 1,0 ml de solution et complétez à 50,0 ml avec du *méthanol R*. Examinée de 230 nm à 350 nm (*2.2.25*), la solution présente un maximum d'absorption à 260 nm et un large maximum d'absorption à 310 nm environ. L'absorbance spécifique au maximum à 260 nm est de 570 à 630.

B. Examinez le décanoate de fluphénazine par spectrophotométrie d'absorption dans l'infrarouge (*2.2.24*), en comparant avec le spectre obtenu avec le *décanoate de fluphénazine SCR*. Examinez les substances sous forme de pastilles, préparées comme suit : déposez 50 µl d'une solution de décanoate de fluphénazine à 25 g/l dans du *chlorure de méthylène R* sur une pastille de *bromure de potassium R*. Séchez les pastilles à 60 °C pendant 1 h avant l'emploi.

C. Opérez par chromatographie sur couche mince (*2.2.27*) en utilisant une plaque recouverte de *gel de silice* GF_{254} *R*. Imprégnez complètement la plaque sèche en la plaçant dans une cuve contenant une solution de *tétradécane R* à 5 pour cent *V/V* dans l'*heptane R*. Laissez sécher.

Solution à examiner. Dissolvez 20 mg de décanoate de fluphénazine dans du *méthanol R* et complétez à 10 ml avec le même solvant.

Solution témoin (a). Dissolvez 20 mg de *décanoate de fluphénazine SCR* dans du *méthanol R* et complétez à 10 ml avec le même solvant.

Solution témoin (b). Dissolvez 10 mg d'*énantate de fluphénazine SCR* dans de la solution témoin (a) et complétez à 5 ml avec la même solution.

Déposez séparément sur la plaque 2 µl de chaque solution. Développez sur un parcours de 15 cm avec un mélange de 10 volumes d'*eau R* et de 90 volumes de *méthanol R*. Laissez sécher la plaque à l'air. Examinez en lumière ultraviolette à 254 nm. La tache principale du chromatogramme obtenu avec la solution à examiner est semblable quant à sa position et ses dimensions à la tache du chromatogramme obtenu avec la solution témoin (a). L'identification n'est valable que si le chromatogramme obtenu avec la solution témoin (b) présente 2 taches nettement séparées.

D. Mélangez 5 mg environ de décanoate de fluphénazine et 45 mg d'*oxyde de magnésium lourd R* et calcinez dans un creuset jusqu'à obtention d'un résidu pratiquement blanc (normalement moins de 5 min). Laissez refroidir, ajoutez 1 ml d'*eau R*, 0,05 ml de *solution de phénolphtaléine R1* et 1 ml environ d'*acide chlorhydrique dilué R* pour rendre la solution incolore. Filtrez. Au mélange récemment préparé de 0,1 ml de *solution d'alizarine S R* et de 0,1 ml de *solution de nitrate de zirconyle R*, ajoutez 1,0 ml du filtrat. Mélangez, laissez reposer pendant 5 min et comparez la coloration de la solution par rapport à un blanc préparé de la même manière. La coloration de la solution à examiner est jaune et celle de la solution à blanc est rouge.

E. Le décanoate de fluphénazine ne donne pas la réaction (a) des chlorures (*2.3.1*).

ESSAI

Substances apparentées. *Effectuez l'essai à l'abri de la lumière et préparez les solutions immédiatement avant l'emploi.* Opérez par chromatographie sur couche mince (*2.2.27*) en utilisant une plaque recouverte de *gel de silice* GF_{254} *R*.

Solution à examiner. Dissolvez 0,20 g de décanoate de fluphénazine dans du *méthanol R* et complétez à 10 ml avec le même solvant.

Solution témoin (a). Prélevez 1 ml de solution à examiner et complétez à 100 ml avec du *méthanol R*.

Solution témoin (b). Prélevez 5 ml de solution témoin (a) et complétez à 10 ml avec du *méthanol R*.

Déposez séparément sur la plaque 10 µl de chaque solution. Développez sur un parcours de 15 cm avec un mélange de 5 volumes d'*ammoniaque concentrée R*, de 30 volumes de *cyclohexane R* et de 80 volumes d'*acétone R*. Laissez sécher la plaque à l'air. Examinez en lumière ultraviolette à 254 nm, puis pulvérisez une solution d'*acide sulfurique R* à 50 pour cent *V/V* et chauffez à 100 °C pendant 15 min. S'il apparaît avant et après pulvérisation d'autres taches que la tache principale dans le chromatogramme obtenu avec la solution à examiner, aucune d'entre elles n'est plus intense que la tache du chromatogramme obtenu avec la solution témoin (a) (1,0 pour cent) et une seule d'entre elles peut être plus intense que la tache du chromatogramme obtenu avec la solution témoin (b) (0,5 pour cent).

Métaux lourds (*2.4.8*). 1,0 g de décanoate de fluphénazine satisfait à l'essai limite C des métaux lourds (20 ppm). Préparez le témoin avec 2 ml de *solution à 10 ppm de plomb (Pb) R*.

Perte à la dessiccation (*2.2.32*). Déterminée à l'étuve à 60 °C sous une pression ne dépassant pas 0,7 kPa pendant 3 h sur 1,000 g de décanoate de fluphénazine, la perte à la dessiccation n'est pas supérieure à 1,0 pour cent.

Cendres sulfuriques (*2.4.14*). Déterminé sur 1,0 g de décanoate de fluphénazine, le taux des cendres sulfuriques n'est pas supérieur à 0,1 pour cent.

DOSAGE

Dissolvez 0,250 g de décanoate de fluphénazine dans 30 ml d'*acide acétique anhydre R*. Titrez par l'*acide perchlorique 0,1 M* en présence de 0,05 ml de *solution de violet cristallisé R*, jusqu'à virage du violet au vert.

1 ml d'*acide perchlorique 0,1 M* correspond à 29,59 mg de $C_{32}H_{44}F_3N_3O_2S$.

Monographies D - K

CONSERVATION

A l'abri de la lumière.

IMPURETÉS

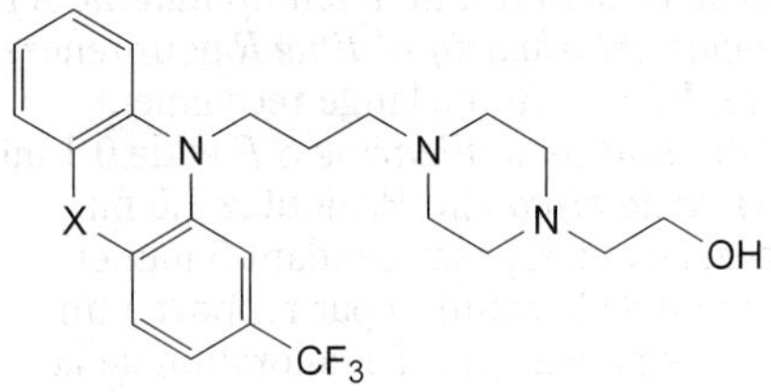

A. X = S : fluphénazine,

B. X = SO : *S*-oxyde de fluphénazine.

01/2002:1015

FLUPHÉNAZINE (ÉNANTATE DE)

Fluphenazini enantas

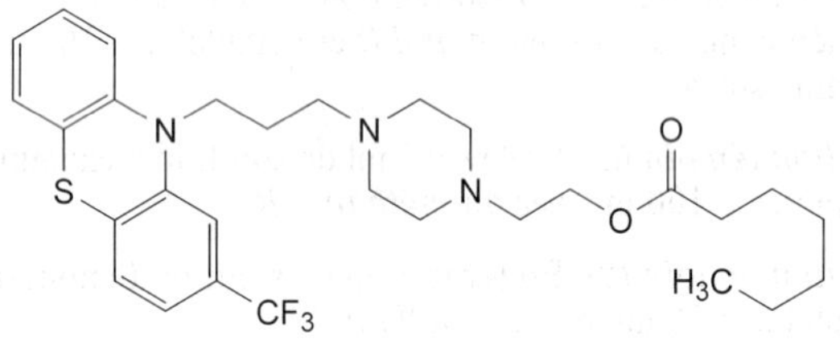

$C_{29}H_{38}F_3N_3O_2S$ M_r 549,7

DÉFINITION

L'énantate de fluphénazine contient au minimum 98,5 pour cent et au maximum l'équivalent de 101,5 pour cent d'heptanoate de 2-[4-[3-[2-(trifluorométhyl)-10*H*-phénothiazin-10-yl]propyl]pipérazin-1-yl]éthyle, calculé par rapport à la substance desséchée.

CARACTÈRES

Liquide visqueux, jaune pâle ou solide jaune, pratiquement insoluble dans l'eau, très soluble dans le chlorure de méthylène, dans l'éthanol et dans l'éther, facilement soluble dans le méthanol.

IDENTIFICATION

Première identification : B, C.

Seconde identification : A, C, D, E.

A. Dissolvez 50,0 mg d'énantate de fluphénazine dans du *méthanol R* et complétez à 100,0 ml avec le même solvant. Prélevez 1,0 ml de solution et complétez à 50,0 ml avec du *méthanol R*. Examinée de 230 nm à 350 nm (*2.2.25*), la solution présente un maximum d'absorption à 260 nm et un large maximum d'absorption à 310 nm environ. L'absorbance spécifique au maximum à 260 nm est de 610 à 670.

B. Examinez l'énantate de fluphénazine par spectrophotométrie d'absorption dans l'infrarouge (*2.2.24*), en comparant avec le spectre obtenu avec l'*énantate de fluphénazine SCR*. Examinez les substances sous forme de pastilles préparées comme suit : placez 50 µl d'une solution d'énantate de fluphénazine à 25 g/l dans du *chlorure de méthylène R* sur une pastille de *bromure de potassium R*. Séchez les pastilles à 60 °C pendant 1 h avant l'emploi.

C. Opérez par chromatographie sur couche mince (*2.2.27*) en utilisant une plaque recouverte de *gel de silice* GF_{254} *R*. Imprégnez complètement la plaque sèche en la plaçant dans une cuve contenant une solution de *tétradécane R* à 5 pour cent *V/V* dans l'*heptane R*. Laissez sécher.

Solution à examiner. Dissolvez 20 mg d'énantate de fluphénazine dans du *méthanol R* et complétez à 10 ml avec le même solvant.

Solution témoin (a). Dissolvez 20 mg d'*énantate de fluphénazine SCR* dans du *méthanol R* et complétez à 10 ml avec le même solvant.

Solution témoin (b). Dissolvez 10 mg de *décanoate de fluphénazine SCR* dans de la solution témoin (a) et complétez à 5 ml avec la même solution.

Déposez séparément sur la plaque 2 µl de chaque solution. Développez sur un parcours de 15 cm avec un mélange de 10 volumes d'*eau R* et de 90 volumes de *méthanol R*. Laissez sécher la plaque à l'air. Examinez en lumière ultraviolette à 254 nm. La tache principale du chromatogramme obtenu avec la solution à examiner est semblable quant à sa position et ses dimensions à la tache du chromatogramme obtenu avec la solution témoin (a). L'identification n'est valable que si le chromatogramme obtenu avec la solution témoin (b) présente 2 taches nettement séparées.

D. Mélangez 5 mg environ d'énantate de fluphénazine et 45 mg d'*oxyde de magnésium lourd R* et calcinez dans un creuset jusqu'à obtention d'un résidu pratiquement blanc (normalement moins de 5 min). Laissez refroidir, ajoutez 1 ml d'*eau R*, 0,05 ml de *solution de phénolphtaléine R1* et 1 ml environ d'*acide chlorhydrique dilué R* pour rendre la solution incolore. Filtrez. Au mélange récemment préparé de 0,1 ml de *solution d'alizarine S R* et de 0,1 ml de *solution de nitrate de zirconyle R*, ajoutez 1,0 ml du filtrat. Mélangez, laissez reposer pendant 5 min et comparez la coloration de la solution par rapport à un blanc préparé de la même manière. La coloration de la solution à examiner est jaune et celle de la solution à blanc est rouge.

E. L'énantate de fluphénazine ne donne pas la réaction (a) des chlorures (*2.3.1*).

ESSAI

Substances apparentées. *Effectuez l'essai à l'abri de la lumière et préparez les solutions immédiatement avant l'emploi*. Opérez par chromatographie sur couche mince (*2.2.27*) en utilisant une plaque recouverte de *gel de silice* GF_{254} *R*.

Solution à examiner. Dissolvez 0,20 g d'énantate de fluphénazine dans du *méthanol R* et complétez à 10 ml avec le même solvant.

Solution témoin (a). Prélevez 1 ml de solution à examiner et complétez à 100 ml avec du *méthanol R*.

Solution témoin (b). Prélevez 5 ml de solution témoin (a) et complétez à 10 ml avec du *méthanol R*.

Déposez séparément sur la plaque 10 µl de chaque solution. Développez sur un parcours de 15 cm avec un mélange de 5 volumes d'*ammoniaque concentrée R*, de 30 volumes de *cyclohexane R* et de 80 volumes d'*acétone R*. Laissez sécher la plaque à l'air. Examinez en lumière ultraviolette à 254 nm puis pulvérisez une solution d'*acide sulfurique R* à 50 pour cent *V/V* et chauffez à 100 °C pendant 15 min. S'il apparaît avant et après pulvérisation d'autres taches que la tache principale dans le chromatogramme obtenu avec la solution à examiner, aucune d'entre elles n'est plus intense que la tache du chromatogramme obtenu avec la solution témoin (a) (1,0 pour cent) et une seule d'entre elles peut être plus intense que la tache du chromatogramme obtenu avec la solution témoin (b) (0,5 pour cent).

Métaux lourds (*2.4.8*). 1,0 g d'énantate de fluphénazine satisfait à l'essai limite C des métaux lourds (20 ppm). Préparez le témoin avec 2 ml de *solution à 10 ppm de plomb (Pb) R*.

Perte à la dessiccation (*2.2.32*). Déterminée à l'étuve à 60 °C sous une pression ne dépassant pas 0,7 kPa pendant 3 h sur 1,000 g d'énantate de fluphénazine, la perte à la dessiccation n'est pas supérieure à 1,0 pour cent.

Cendres sulfuriques (*2.4.14*). Déterminé sur 1,0 g d'énantate de fluphénazine, le taux des cendres sulfuriques n'est pas supérieur à 0,1 pour cent.

DOSAGE

Dissolvez 0,250 g d'énantate de fluphénazine dans 30 ml d'*acide acétique anhydre R*. Titrez par l'*acide perchlorique 0,1 M* en présence de 0,05 ml de *solution de violet cristallisé R*, jusqu'à virage du violet au vert.

1 ml d'*acide perchlorique 0,1 M* correspond à 27,49 mg de $C_{29}H_{38}F_3N_3O_2S$.

CONSERVATION

A l'abri de la lumière.

IMPURETÉS

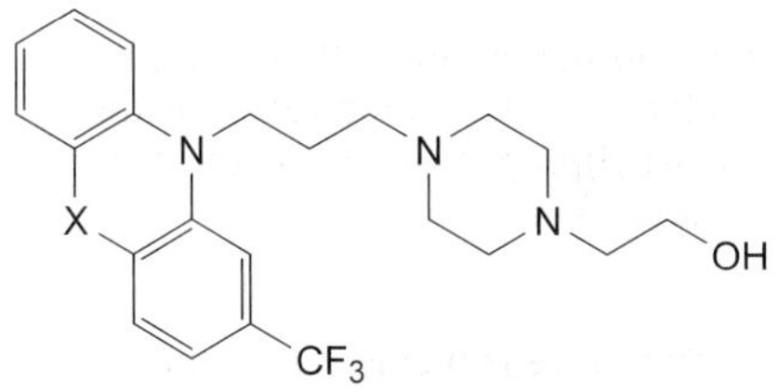

A. X = S : fluphénazine,

B. X = SO : *S*-oxyde de fluphénazine.

01/2002:0905

FLURAZÉPAM (MONOCHLORHYDRATE DE)

Flurazepami monohydrochloridum

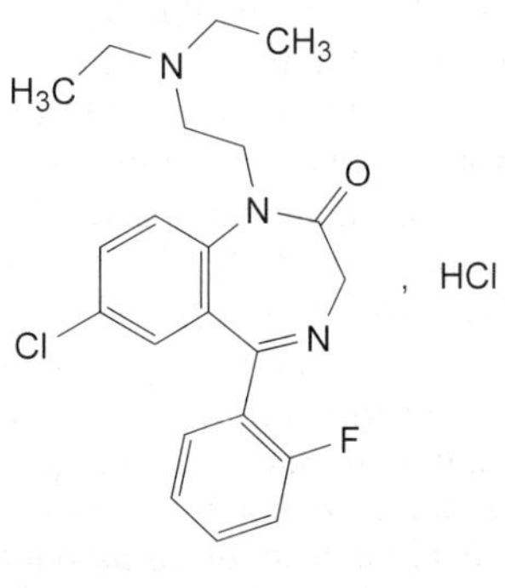

$C_{21}H_{24}Cl_2FN_3O$ M_r 424,3

DÉFINITION

Le monochlorhydrate de flurazépam contient au minimum 99,0 pour cent et au maximum l'équivalent de 101,0 pour cent de monochlorhydrate de 7-chloro-1-[2-(diéthylamino)éthyl]-5-(2-fluorophényl)-1,3-dihydro-2*H*-1,4-benzodiazépin-2-one, calculé par rapport à la substance desséchée.

CARACTÈRES

Poudre cristalline, blanche ou sensiblement blanche, très soluble dans l'eau, facilement soluble dans l'alcool, pratiquement insoluble dans l'éther.

IDENTIFICATION

Première identification : C, F.

Seconde identification : A, B, D, E, F.

A. Le monochlorhydrate de flurazépam satisfait à l'essai de détermination du pH (voir Essai).

B. Dissolvez 0,10 g de monochlorhydrate de flurazépam dans une solution d'*acide sulfurique R* à 2,7 pour cent *V/V* dans le *méthanol anhydre R* et complétez à 100 ml avec la même solution acide. Prélevez 1 ml de solution et complétez à 100 ml avec une solution d'*acide sulfurique R* à 2,7 pour cent *V/V* dans le *méthanol anhydre R*. Examinée de 220 nm à 350 nm (*2.2.25*), la solution présente 2 maximums d'absorption respectivement à 240 nm et à 284 nm. Le rapport entre l'absorbance mesurée au maximum à 240 nm et l'absorbance mesurée au maximum à 284 nm est de 2,15 à 2,25.

C. Examinez le monochlorhydrate de flurazépam par spectrophotométrie d'absorption dans l'infrarouge (*2.2.24*), en comparant avec le spectre obtenu avec le *monochlorhydrate de flurazépam SCR*. Examinez les substances sous forme de pastilles.

D. Opérez par chromatographie sur couche mince (*2.2.27*) en utilisant une plaque recouverte de *gel de silice GF_{254} R*.

Solution à examiner. Dissolvez 10 mg de monochlorhydrate de flurazépam dans de l'*alcool R* et complétez à 10 ml avec le même solvant.

Solution témoin (a). Dissolvez 10 mg de *monochlorhydrate de flurazépam SCR* dans de l'*alcool R* et complétez à 10 ml avec le même solvant.

Solution témoin (b). Dissolvez 10 mg de *monochlorhydrate de flurazépam SCR* et 10 mg de *diazépam SCR* dans de l'*alcool R* et complétez à 10 ml avec le même solvant.

Déposez sur la plaque 5 µl de chaque solution. Développez sur un parcours de 15 cm avec un mélange de 10 volumes de *diéthylamine R* et de 90 volumes d'*éther R*. Faites sécher la plaque dans un courant d'air. Examinez en lumière ultraviolette à 254 nm. La tache principale du chromatogramme obtenu avec la solution à examiner est semblable quant à sa position et ses dimensions à la tache principale du chromatogramme obtenu avec la solution témoin (a). L'identification n'est valable que si le chromatogamme obtenu avec la solution témoin (b) présente 2 taches principales nettement séparées.

E. Mélangez 5 mg environ de monochlorhydrate de flurazépam et 45 mg d'*oxyde de magnésium lourd R* et calcinez dans un creuset jusqu'à obtention d'un résidu pratiquement blanc (normalement moins de 5 min). Laissez refroidir, ajoutez 1 ml d'*eau R*, 0,05 ml de *solution de phénolphtaléine R1* et 1 ml environ d'*acide chlorhydrique dilué R* pour rendre la solution incolore. Filtrez. Au mélange récemment préparé de 0,1 ml de *solution d'alizarine S R* et de 0,1 ml de *solution de nitrate de zirconyle R*, ajoutez 1,0 ml du filtrat. Mélangez, laissez reposer pendant 5 min et comparez la coloration de la solution par rapport à un blanc préparé de la même manière. La coloration de la solution à examiner est jaune et celle du blanc est rouge-orangé.

F. Le monochlorhydrate de flurazépam donne la réaction (a) des chlorures (*2.3.1*).

ESSAI

Détermination du pH (*2.2.3*). Dissolvez 0,50 g de monochlorhydrate de flurazépam dans de l'*eau exempte de dioxyde de carbone R* et complétez à 10 ml avec le même solvant. Le pH de la solution est de 5,0 à 6,0.

Substances apparentées. Opérez par chromatographie sur couche mince (*2.2.27*) en utilisant une plaque recouverte de *gel de silice* GF_{254} *R*.

Solution à examiner. Dissolvez 0,50 g de monochlorhydrate de flurazépam dans un mélange de 2 volumes d'*ammoniaque concentrée R* et de 98 volumes de *méthanol R* et complétez à 10 ml avec le même mélange de solvants.

Solution témoin. Prélevez 1 ml de solution à examiner et complétez à 50 ml avec un mélange de 2 volumes d'*ammoniaque concentrée R* et de 98 volumes de *méthanol R*. Prélevez 1 ml de solution et complétez à 10 ml avec un mélange de 2 volumes d'*ammoniaque concentrée R* et de 98 volumes de *méthanol R*.

Déposez sur la plaque 10 µl de chaque solution. Développez sur un parcours de 15 cm avec un mélange de 2,5 volumes de *diéthylamine R* et de 97,5 volumes d'*éther R*. Faites sécher la plaque dans un courant d'air. Examinez en lumière ultraviolette à 254 nm. S'il apparaît d'autres taches que la tache principale dans le chromatogramme obtenu avec la solution à examiner, aucune d'entre elles n'est plus intense que la tache du chromatogramme obtenu avec la solution témoin (0,2 pour cent).

Fluorures (*2.4.5*). 0,10 g de monochlorhydrate de flurazépam satisfait à l'essai limite des fluorures (500 ppm).

Métaux lourds (*2.4.8*). Dissolvez 2,0 g de monochlorhydrate de flurazépam dans 20 ml d'*eau R*. 12 ml de solution satisfont à l'essai limite A des métaux lourds (20 ppm). Préparez le témoin avec la *solution à 2 ppm de plomb (Pb) R*.

Perte à la dessiccation (*2.2.32*). Déterminée à l'étuve à 100-105 °C pendant 4 h sur 1,000 g de monochlorhydrate de flurazépam, la perte à la dessiccation n'est pas supérieure à 0,5 pour cent.

Cendres sulfuriques (*2.4.14*). Déterminé sur 1,0 g de monochlorhydrate de flurazépam, le taux des cendres sulfuriques n'est pas supérieur à 0,1 pour cent.

DOSAGE

Dissolvez 0,350 g de monochlorhydrate de flurazépam dans un mélange de 1,0 ml d'*acide chlorhydrique 0,1 M* et de 50 ml d'*alcool R*. Titrez par l'*hydroxyde de sodium 0,1 M* et tracez la courbe potentiométrique (*2.2.20*). Mesurez le volume d'*hydroxyde de sodium 0,1 M* utilisé entre les 2 points d'inflexion.

1 ml d'*hydroxyde de sodium 0,1 M* correspond à 42,43 mg de $C_{21}H_{24}Cl_2FN_3O$.

CONSERVATION

A l'abri de la lumière.

IMPURETÉS

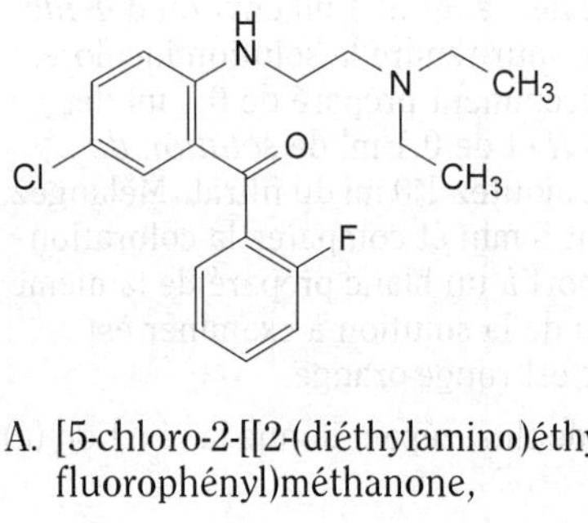

A. [5-chloro-2-[[2-(diéthylamino)éthyl]amino]phényl](2-fluorophényl)méthanone,

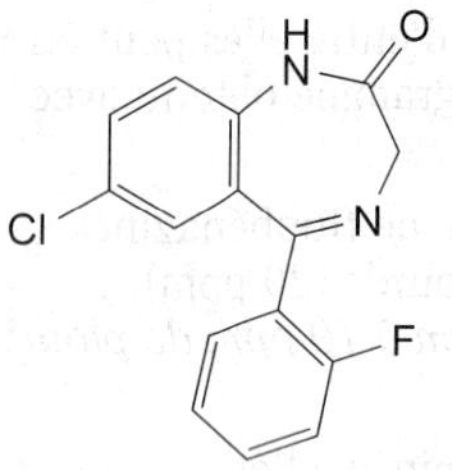

B. 7-chloro-5-(2-fluorophényl)-1,3-dihydro-2*H*-1,4-benzodiazépin-2-one.

01/2002:1519

FLURBIPROFÈNE

Flurbiprofenum

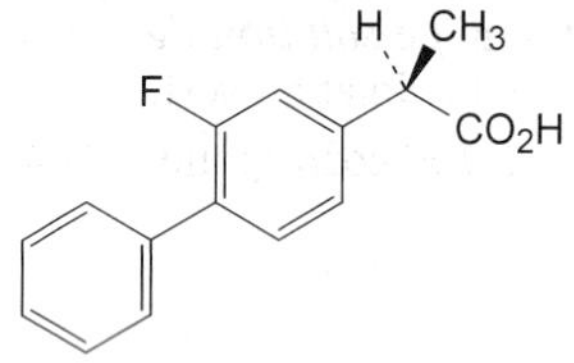

et énantiomère

$C_{15}H_{13}FO_2$ M_r 244,3

DÉFINITION

Le flurbiprofène contient au minimum 99,0 pour cent et au maximum l'équivalent de 101,0 pour cent d'acide (2*RS*)-2-(2-fluorobiphényl-4-yl)propanoïque, calculé par rapport à la substance desséchée.

CARACTÈRES

Poudre cristalline, blanche ou sensiblement blanche, pratiquement insoluble dans l'eau, facilement soluble dans l'alcool et dans le chlorure de méthylène. Le flurbiprofène se dissout dans les solutions aqueuses d'hydroxydes et de carbonates alcalins.

IDENTIFICATION

Première identification : C, D.

Seconde identification : A, B, D.

A. Le point de fusion (*2.2.14*) du flurbiprofène est de 114 °C à 117 °C.

B. Dissolvez 0,10 g de flurbiprofène dans de l'*hydroxyde de sodium 0,1 M* et complétez à 100,0 ml avec la même solution alcaline. Prélevez 1,0 ml de solution et complétez à 100,0 ml avec de l'*hydroxyde de sodium 0,1 M*. Examinée de 230 nm à 350 nm (*2.2.25*), la solution présente un maximum d'absorption à 247 nm. L'absorbance spécifique au maximum est de 780 à 820.

C. Examinez le flurbiprofène par spectrophotométrie d'absorption dans l'infrarouge (*2.2.24*) en comparant avec le spectre obtenu avec le *flurbiprofène SCR*.

D. Mélangez 5 mg environ de flurbiprofène et 45 mg d'*oxyde de magnésium lourd R* et calcinez dans un creuset jusqu'à obtention d'un résidu pratiquement blanc (normalement moins de 5 min). Laissez refroidir, ajoutez 1 ml d'*eau R*, 0,05 ml de *solution de phénolphtaléine R1* et 1 ml environ d'*acide chlorhydrique dilué R* pour rendre la solution incolore. Filtrez. A un mélange récemment préparé de 0,1 ml de *solution d'alizarine S R* et de 0,1 ml de *solution de nitrate de zirconyle R*, ajoutez 1,0 ml du filtrat. Mélangez, laissez reposer pendant 5 min et comparez la coloration de la solution à celle d'un blanc préparé de la même manière. La coloration de la solution à examiner est jaune et celle du blanc est rouge.

ESSAI

Aspect de la solution. Dissolvez 1,0 g de flurbiprofène dans du *méthanol R* et complétez à 10 ml avec le même solvant. La solution est limpide (*2.2.1*) et incolore (*2.2.2, Procédé I*).

Angle de rotation optique (*2.2.7*). Dissolvez 0,50 g de flurbiprofène dans du *méthanol R* et complétez à 20,0 ml avec le même solvant. L'angle de rotation optique est de – 0,1° à + 0,1°.

Substances apparentées. Opérez par chromatographie liquide (*2.2.29*).

Solution à examiner. Dissolvez 0,20 g de flurbiprofène dans un mélange de 45 volumes d'*acétonitrile R* et 55 volumes d'*eau R* et complétez à 100,0 ml avec le même mélange de solvants.

Solution témoin (a). Prélevez 1,0 ml de solution à examiner et complétez à 50,0 ml avec un mélange de 45 volumes d'*acétonitrile R* et 55 volumes d'*eau R*. Prélevez 1,0 ml de solution et complétez à 10,0 ml avec un mélange de 45 volumes d'*acétonitrile R* et 55 volumes d'*eau R*.

Solution témoin (b). Dissolvez 10,0 mg d'*impureté A de flurbiprofène SCR* dans un mélange de 45 volumes d'*acétonitrile R* et 55 volumes d'*eau R* et complétez à 100,0 ml avec le même mélange de solvants. Prélevez 10,0 ml de solution et complétez à 100,0 ml avec un mélange de 45 volumes d'*acétonitrile R* et 55 volumes d'*eau R*.

Solution témoin (c). Dissolvez 10 mg de flurbiprofène dans un mélange de 45 volumes d'*acétonitrile R* et 55 volumes d'*eau R* et complétez à 100,0 ml avec le même mélange de solvants. Prélevez 1,0 ml de solution et complétez à 10,0 ml avec la solution témoin (b).

La chromatographie peut être réalisée en utilisant :

– une colonne d'acier inoxydable, d'une longueur de 0,15 m et d'un diamètre intérieur de 3,9 mm, remplie de *gel de silice octadécylsilylé pour chromatographie R* (5 µm),

– comme phase mobile, à un débit de 1 ml/min, un mélange de 5 volumes d'*acide acétique glacial R*, de 35 volumes d'*acétonitrile R* et de 60 volumes d'*eau R*,

– comme détecteur, un spectrophotomètre réglé à 254 nm.

Injectez 10 µl de solution témoin (c). Ajustez la sensibilité du système de façon que la hauteur des 2 pics principaux dans le chromatogramme obtenu représente au moins 40 pour cent de l'échelle totale de l'enregistreur. L'essai n'est valable que si la résolution entre les pics correspondant respectivement à l'impureté A et au flurbiprofène n'est pas inférieure à 1,5.

Injectez 10 µl de solution à examiner et 10 µl des solutions témoins (a) et (b). Continuez la chromatographie pendant 2 fois le temps de rétention du flurbiprofène. S'il apparaît, dans le chromatogramme obtenu avec la solution à examiner, un pic correspondant à l'impureté A, sa surface n'est pas supérieure à celle du pic correspondant dans le chromatogramme obtenu avec la solution témoin (b) (0,5 pour cent). S'il apparaît d'autres pics que le pic principal et le pic correspondant à l'impureté A, la surface d'aucun d'entre eux n'est supérieure à celle du pic principal du chromatogramme obtenu avec la solution témoin (a) (0,2 pour cent), et la somme de leur surface n'est pas supérieure à 5 fois la surface du pic principal du chromatogramme obtenu avec la solution témoin (a) (1,0 pour cent). Ne tenez pas compte des pics dont la surface est inférieure à 0,1 fois celle du pic principal du chromatogramme obtenu avec la solution témoin (a) (0,02 pour cent).

Métaux lourds (*2.4.8*). Dissolvez 2,0 g de flurbiprofène dans un mélange de 10 volumes d'*eau R* et de 90 volumes de *méthanol R*, puis complétez à 20 ml avec le même mélange de solvants. 12 ml de solution satisfont à l'essai limite B des métaux lourds (10 ppm). Préparez le témoin avec une *solution à 1 ppm de plomb (Pb)* obtenue par dilution de la *solution à 100 ppm de plomb (Pb) R* avec un mélange de 10 volumes d'*eau R* et de 90 volumes de *méthanol R*.

Perte à la dessiccation (*2.2.32*). Déterminée à 60 °C sous une pression ne dépassant pas 0,7 kPa pendant 3 h sur 1,000 g de flurbiprofène, la perte à la dessiccation n'est pas supérieure à 0,5 pour cent.

Cendres sulfuriques (*2.4.14*). Déterminé sur 1,0 g de flurbiprofène dans un creuset en platine, le taux des cendres sulfuriques n'est pas supérieur à 0,1 pour cent.

DOSAGE

Dissolvez 0,200 g de flurbiprofène dans 50 ml d'*alcool R*. Titrez par l'*hydroxyde de sodium 0,1 M*. Déterminez le point de fin de titrage par potentiométrie (*2.2.20*).

1 ml d'*hydroxyde de sodium 0,1 M* correspond à 24,43 mg de $C_{15}H_{13}FO_2$.

IMPURETÉS

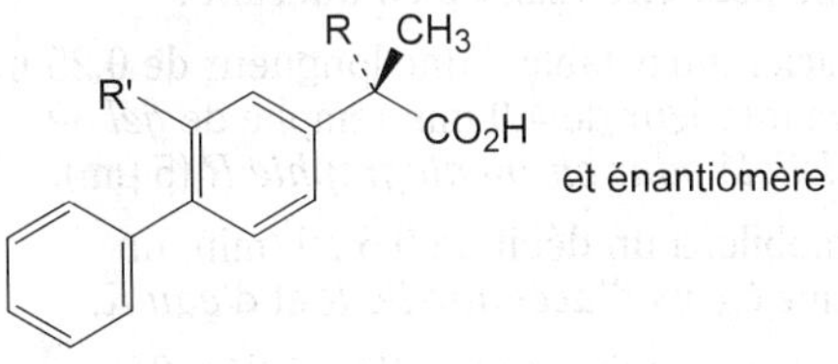

A. R = R′ = H : acide (2*RS*)-2-(biphényl-4-yl)propanoïque,

B. R = $CH(CH_3)$-CO_2H : acide 2-(2-fluorobiphényl-4-yl)-2,3-diméthylbutanedioïque,

C. R = OH, R′ = F : acide (2*RS*)-2-(2-fluorobiphényl-4-yl)-2-hydroxypropanoïque,

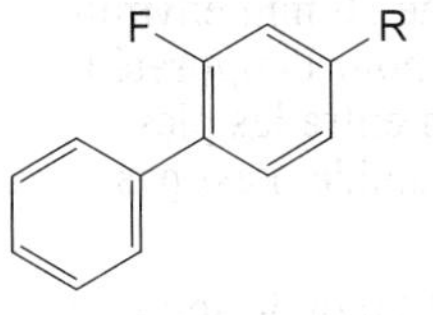

D. R = CO-CH_3 : 1-(2-fluorobiphényl-4-yl)éthanone,

E. R = CO_2H : acide 2-fluorobiphényle-4-carboxylique.

01/2002:1423

FLUTAMIDE

Flutamidum

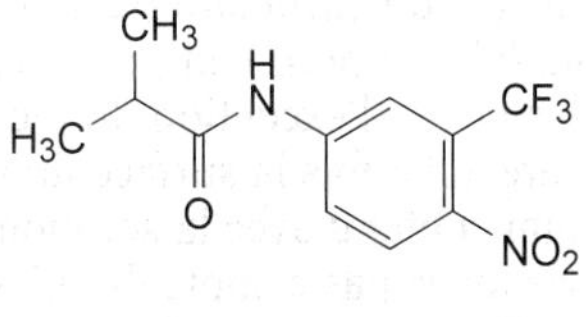

$C_{11}H_{11}F_3N_2O_3$ M_r 276,2

DÉFINITION

Le flutamide contient au minimum 97,0 pour cent et au maximum l'équivalent de 103,0 pour cent de 2-méthyl-*N*-[4-nitro-3-(trifluorométhyl)phényl]propanamide, calculé par rapport à la substance desséchée.

CARACTÈRES

Poudre cristalline, jaune pâle, pratiquement insoluble dans l'eau, facilement soluble dans l'acétone et dans l'alcool.

Le flutamide fond vers 112 °C.

IDENTIFICATION

Examinez le flutamide par spectrophotométrie d'absorption dans l'infrarouge (*2.2.24*), en comparant avec le spectre obtenu avec le *flutamide SCR*.

ESSAI

Substances apparentées. Opérez par chromatographie liquide (*2.2.29*).

Solution à examiner. Dissolvez 20,0 mg de flutamide dans la phase mobile et complétez à 20,0 ml avec la phase mobile.

Solution témoin (a). Dissolvez 2 mg de *flutamide SCR* et 2 mg d'*impureté C de flutamide SCR* dans la phase mobile et complétez à 50,0 ml avec la phase mobile. Prélevez 1,0 ml de solution et complétez à 20,0 ml avec la phase mobile.

Solution témoin (b). Prélevez 1,0 ml de solution à examiner et complétez à 50,0 ml avec la phase mobile. Prélevez 2,0 ml de solution et complétez à 20,0 ml avec la phase mobile.

La chromatographie peut être réalisée en utilisant :

- une colonne d'acier inoxydable d'une longueur de 0,25 m et d'un diamètre intérieur de 4,0 mm remplie de *gel de silice octadécylsilylé pour chromatographie R* (5 µm),
- comme phase mobile, à un débit de 0,5 ml/min, un mélange à volume égaux d'*acétonitrile R* et d'*eau R*,
- comme détecteur, un spectrophotomètre réglé à 240 nm.

Injectez 20 µl de solution témoin (b). Ajustez la sensibilité du système de façon que la hauteur du pic principal du chromatogramme obtenu représente au moins 50 pour cent de l'échelle totale de l'enregistreur.

Injectez 20 µl de solution témoin (a). Lorsque le chromatogramme est enregistré dans les conditions prescrites, les temps de rétention sont de 19 min environ pour le flutamide et de 14 min environ pour l'impureté C. L'essai n'est valable que si la résolution entre les pics correspondant à l'impureté C et au flutamide n'est pas inférieure à 10,5.

Injectez 20 µl de solution à examiner et 20 µl de solution témoin (b). Continuez la chromatographie pendant 1,5 fois le temps de rétention du pic principal. Dans le chromatogramme obtenu avec la solution à examiner, la surface du pic correspondant à l'impureté C, qui présente un temps de rétention relatif de 0,72 environ par rapport au flutamide, n'est pas supérieure à 1,5 fois la surface du pic principal du chromatogramme obtenu avec la solution témoin (b) (0,3 pour cent). S'il apparaît, dans le chromatogramme obtenu avec la solution à examiner, d'autres pics que le pic principal et le pic correspondant à l'impureté C, la surface d'aucun d'entre eux n'est supérieure à celle du pic principal du chromatogramme obtenu avec la solution témoin (b) (0,2 pour cent) ; la somme de la surface de tous les pics, à l'exception du pic principal, n'est pas supérieure à 2,5 fois la surface du pic principal du chromatogramme obtenu avec la solution témoin (b) (0,5 pour cent). Ne tenez pas compte des pics dont la surface est inférieure à 0,25 fois la surface du pic principal du chromatogramme obtenu avec la solution témoin (b).

Métaux lourds (*2.4.8*). 1,0 g de flutamide satisfait à l'essai limite C des métaux lourds (20 ppm). Préparez le témoin en utilisant 2 ml de *solution à 10 ppm de plomb (Pb) R*.

Perte à la dessiccation (*2.2.32*). Déterminée sous vide à 60 °C pendant 3 h sur 1,000 g de flutamide, la perte à la dessiccation n'est pas supérieure à 0,5 pour cent.

Cendres sulfuriques (*2.4.14*). Déterminé sur 1,0 g de flutamide, le taux des cendres sulfuriques n'est pas supérieur à 0,1 pour cent.

DOSAGE

Dissolvez 25,0 mg de flutamide dans du *méthanol R* et complétez à 25,0 ml avec le même solvant. Prélevez 2,0 ml de solution et complétez à 100,0 ml avec du *méthanol R*. Mesurez l'absorbance (*2.2.25*) au maximum à 295 nm.

Calculez la teneur en $C_{11}H_{11}F_3N_2O_3$ en prenant 295 comme valeur de l'absorbance spécifique.

CONSERVATION

A l'abri de la lumière.

IMPURETÉS

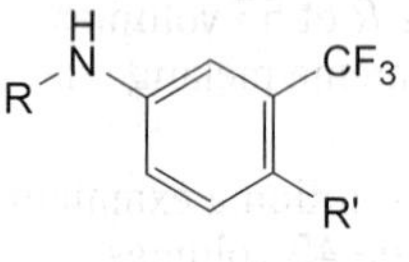

A. R = H, R′ = NO_2 : 4-nitro-3-(trifluorométhyl)aniline,

B. R = CO-CH_3, R′ = NO_2 : *N*-[4-nitro-3-(trifluorométhyl)phényl]acétamide,

C. R = CO-CH_2-CH_3, R′ = NO_2 : *N*-[4-nitro-3-(trifluorométhyl)phényl]propanamide,

D. R = R′ = H : 3-(trifluorométhyl)aniline,

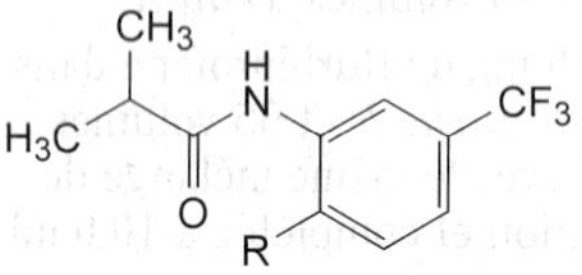

E. R = H : 2-méthyl-*N*-[3-(trifluorométhyl)phényl]propanamide,

F. R = NO_2 : 2-méthyl-*N*-[2-nitro-5-(trifluorométhyl)phényl]propanamide.

01/2002:1424

FLUTRIMAZOLE

Flutrimazolum

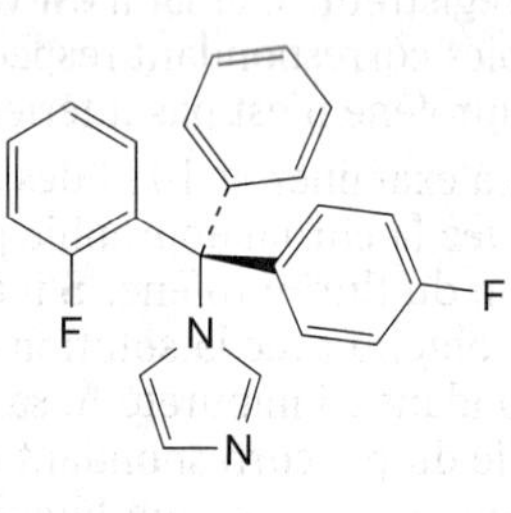

et énantiomère

$C_{22}H_{16}F_2N_2$ M_r 346,4

DÉFINITION

Le flutrimazole contient au minimum 99,0 pour cent et au maximum l'équivalent de 101,0 pour cent de (*RS*)-1-[(2-fluorophényl)(4-fluorophényl)phénylméthyl]-1*H*-imidazole, calculé par rapport à la substance desséchée.

CARACTÈRES

Poudre blanche ou sensiblement blanche, pratiquement insoluble dans l'eau, facilement soluble dans le tétrahydrofurane, soluble dans le méthanol.

IDENTIFICATION

Première identification : B.

Seconde identification : A, C, D.

A. Le point de fusion (*2.2.14*) du flutrimazole est de 161 °C à 166 °C.

B. Examinez le flutrimazole par spectrophotométrie d'absorption dans l'infrarouge (*2.2.24*), en comparant avec le spectre obtenu avec le *flutrimazole SCR*. Examinez les substances sous forme de pastilles.

C. Opérez par chromatographie sur couche mince (*2.2.27*) en utilisant une *plaque au gel de silice* F_{254} *pour CCM R*. Chauffez la plaque à 110 °C pendant 1 h.

Solution à examiner. Dissolvez 20 mg de flutrimazole dans de l'*acétone R* et complétez à 10 ml avec le même solvant.

Solution témoin (a). Dissolvez 20 mg de *flutrimazole SCR* dans de l'*acétone R* et complétez à 10 ml avec le même solvant.

Solution témoin (b). Dissolvez 20 mg de *flutrimazole SCR* et 10 mg de *benzoate de métronidazole SCR* dans de l'*acétone R* et complétez à 10 ml avec le même solvant.

Déposez séparément sur la plaque 10 µl de chaque solution. Développez sur un parcours correspondant à deux tiers de la hauteur de la plaque avec un mélange de 10 volumes de *2-propanol R* et de 90 volumes d'*acétate d'éthyle R*. Laissez sécher la plaque à l'air. Examinez en lumière ultraviolette à 254 nm. La tache principale du chromatogramme obtenu avec la solution à examiner est semblable quant à sa position et ses dimensions à la tache principale du chromatogramme obtenu avec la solution témoin (a). L'essai n'est valable que si le chromatogramme obtenu avec la solution témoin (b) présente 2 taches nettement séparées.

D. Mélangez 5 mg environ de flutrimazole et 45 mg d'*oxyde de magnésium lourd R* et calcinez dans un creuset jusqu'à obtention d'un résidu pratiquement blanc (normalement moins de 5 min). Laissez refroidir, ajoutez 1 ml d'*eau R*, puis 0,05 ml de *solution de phénolphtaléine R1* et 1 ml environ d'*acide chlorhydrique dilué R* pour rendre la solution incolore. Filtrez. A un mélange récemment préparé de 0,1 ml de *solution d'alizarine S R* et de 0,1 ml de *solution de nitrate de zirconyle R*, ajoutez 1,0 ml du filtrat. Mélangez, laissez reposer pendant 5 min et comparez la coloration de la solution à celle d'un blanc préparé de la même manière. La solution à examiner est colorée en jaune ; la solution à blanc est colorée en rouge.

ESSAI

Solution S. Dissolvez 1,00 g de flutrimazole dans du *méthanol R* et complétez à 50,0 ml avec le même solvant.

Aspect de la solution. La solution S n'est pas plus fortement opalescente que la suspension témoin II (*2.2.1*) et n'est pas plus fortement colorée que la solution témoin J_7 (*2.2.2, Procédé II*).

Angle de rotation optique (*2.2.7*). Déterminé avec la solution S, l'angle de rotation optique est de – 0,05° à + 0,05°.

Substances apparentées. Opérez par chromatographie liquide (*2.2.29*).

Solution à examiner. Dissolvez 40,0 mg de flutrimazole dans la phase mobile et complétez à 50,0 ml avec la phase mobile.

Solution témoin (a). Dissolvez 25,0 mg d'*imidazole SCR* dans la phase mobile et complétez à 50,0 ml avec la phase mobile. Prélevez 10,0 ml de solution et complétez à 50,0 ml avec la phase mobile.

Solution témoin (b). Dissolvez 30,0 mg de l'*impureté B de flutrimazole SCR* dans la phase mobile et complétez à 100,0 ml avec la phase mobile.

Solution témoin (c). Prélevez 2,0 ml de solution témoin (a) et 2,0 ml de solution témoin (b) et complétez à 50,0 ml avec la phase mobile.

Solution témoin (d). Prélevez 10,0 ml de solution témoin (c) et complétez à 50,0 ml avec la phase mobile.

Solution témoin (e). Prélevez 2,0 ml de solution à examiner et 10,0 ml de solution témoin (c) et complétez à 50,0 ml avec la phase mobile.

Solution témoin (f). Prélevez 1,0 ml de solution à examiner et complétez à 100,0 ml avec la phase mobile. Prélevez 1,0 ml de solution et complétez à 10,0 ml avec la phase mobile.

La chromatographie peut être réalisée en utilisant :

- une colonne d'acier inoxydable d'une longueur de 0,2 m et d'un diamètre intérieur de 4,6 mm, remplie de *gel de silice octylsilylé pour chromatographie R* (5 µm),
- comme phase mobile, à un débit de 1,3 ml/min, un mélange de 40 volumes de *solution tampon phosphate pH 7,0 (0,03 M) R* et de 60 volumes d'*acétonitrile R*,
- comme détecteur, un spectrophotomètre réglé à 220 nm.

Injectez 20 µl de solution témoin (e). L'essai n'est valable que si la résolution entre le premier pic (imidazole) et le deuxième pic (impureté B) n'est pas inférieure à 2,0, si la résolution entre le deuxième pic et le troisième pic (flutrimazole) n'est pas inférieure à 1,5 et si les facteurs de symétrie du premier pic et du deuxième pic ne sont pas supérieurs à 2,0.

Injectez 20 µl de solution à examiner, 20 µl de solution témoin (d) et 20 µl de solution témoin (f). Enregistrez les chromatogrammes pendant 2,5 fois le temps de rétention du pic principal.

S'il apparaît, dans le chromatogramme obtenu avec la solution à examiner :

- un pic dû à l'imidazole, sa surface n'est pas supérieure à celle du pic correspondant dans le chromatogramme obtenu avec la solution témoin (d) (0,1 pour cent),
- un pic dû à l'impureté B, sa surface n'est pas supérieure à celle du pic correspondant dans le chromatogramme obtenu avec la solution témoin (d) (0,3 pour cent),
- d'autres pics que le pic principal et le pic dû à l'impureté B, la surface d'aucun d'entre eux n'est supérieure à celle du pic principal du chromatogramme obtenu avec la solution témoin (f) (0,1 pour cent) et la somme de leur surface n'est pas supérieure à 3 fois la surface du pic principal du chromatogramme obtenu avec la solution témoin (f) (0,3 pour cent). Ne tenez pas compte des pics dont la surface est inférieure à 0,5 fois la surface du pic principal du chromatogramme obtenu avec la solution témoin (f).

Métaux lourds (*2.4.8*). 2,0 g de flutrimazole satisfont à l'essai limite F des métaux lourds (10 ppm). Utilisez un creuset en platine. Préparez le témoin avec 2 ml de *solution à 10 ppm de plomb (Pb) R*.

Perte à la dessiccation (*2.2.32*). Déterminée à l'étuve à 100-105 °C sur 1,000 g de flutrimazole, la perte à la dessiccation n'est pas supérieure à 0,5 pour cent.

Cendres sulfuriques (*2.4.14*). Déterminé sur 1,0 g de flutrimazole dans un creuset en platine, le taux des cendres sulfuriques n'est pas supérieur à 0,1 pour cent.

DOSAGE

Dissolvez 0,300 g de flutrimazole dans 50 ml d'*acide acétique anhydre R*. Titrez par l'*acide perchlorique 0,1 M*. Déterminez le point de fin de titrage par potentiométrie (*2.2.20*).

1 ml d'*acide perchlorique 0,1 M* correspond à 34,64 mg de $C_{22}H_{16}F_2N_2$.

CONSERVATION

A l'abri de la lumière.

IMPURETÉS

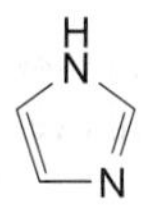

A. imidazole,

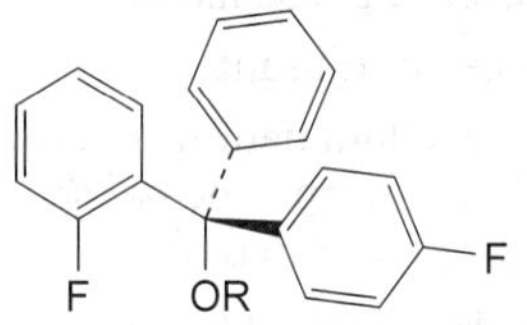

et énantiomère

B. R = H : (*RS*)-(2-fluorophényl)(4-fluorophényl)phénylméthanol,

C. R = CH_3 : (*RS*)-(2-fluorophényl)(4-fluorophényl)méthoxyphénylméthane.

01/2002:1192

FOIE DE MORUE (HUILE DE) (TYPE A)

Iecoris aselli oleum a

DÉFINITION

L'huile de foie de morue (type A) est l'huile grasse purifiée obtenue à partir du foie frais de *Gadus morhua* L. et d'autres espèces de la famille des *Gadidae*, les substances solides étant éliminées par refroidissement et filtrage. L'huile de foie de morue (type A) contient au minimum 600 UI (180 µg) et au maximum 2500 UI (750 µg) de vitamine A par gramme et au minimum 60 UI (1,5 µg) et au maximum 250 UI (6,25 µg) de vitamine D_3 par gramme.

Des antioxydants autorisés peuvent être ajoutés à des concentrations ne dépassant pas les taux fixés par l'Autorité compétente.

CARACTÈRES

Liquide limpide, jaunâtre, visqueux, pratiquement insoluble dans l'eau, peu soluble dans l'alcool, miscible à l'éther de pétrole.

IDENTIFICATION

Première identification : A, B, C.

Seconde identification : C, D.

A. Dans le dosage de la vitamine A par le procédé A, la solution à examiner présente un maximum d'absorption (*2.2.25*) à 325 ± 2 nm ; dans le dosage par le procédé B, le chromatogramme obtenu avec la solution à examiner présente un pic correspondant au pic dû au rétinol tout-*trans* dans le chromatogramme obtenu avec la solution témoin.

B. Dans le dosage de la vitamine D_3, le chromatogramme obtenu avec la solution à examiner (a) présente un pic correspondant au pic du cholécalciférol dans le chromatogramme obtenu avec la solution témoin (b).

C. L'huile de foie de morue (type A) satisfait à l'essai de composition en acides gras (voir Essai).

D. A 0,1 g d'huile de foie de morue (type A), ajoutez 0,5 ml de *chloroforme R* et 1 ml de *solution de trichlorure d'antimoine R*. Agitez. Il se développe une coloration bleu foncé en 10 s environ.

ESSAI

Degré de coloration. L'huile de foie de morue (type A) n'est pas plus fortement colorée qu'une solution témoin préparée de la façon suivante : à 3,0 ml de solution primaire rouge, ajoutez 25,0 ml de solution primaire jaune et complétez à 50,0 ml avec une solution d'*acide chlorhydrique R* à 10 g/l (*2.2.2, Procédé II*).

Densité (*2.2.5*) : 0,917 à 0,930.

Indice de réfraction (*2.2.6*) : 1,477 à 1,484.

Indice d'acide (*2.5.1*). Déterminé sur 5,0 g d'huile de foie de morue (type A), l'indice d'acide n'est pas supérieur à 2,0.

Indice d'anisidine. L'indice d'anisidine est défini comme étant 100 fois la densité optique mesurée sous une épaisseur de 1 cm, d'une solution contenant 1 g d'huile dans 100 ml d'un mélange de solvants et de réactifs conformément à la méthode décrite ci-dessous.

Effectuez les manipulations aussi rapidement que possible en évitant toute exposition à la lumière actinique.

Solution à examiner (a). Dissolvez 0,500 g d'huile de foie de morue (type A) dans du *triméthylpentane R* et complétez à 25,0 ml avec le même solvant.

Solution à examiner (b). A 5,0 ml de solution à examiner (a) ajoutez 1,0 ml d'une solution de *p-anisidine R* à 2,5 g/l dans de l'*acide acétique glacial R*, agitez et maintenez à l'abri de la lumière.

Solution témoin. A 5,0 ml de *triméthylpentane R*, ajoutez 1,0 ml d'une solution de *p-anisidine R* à 2,5 g/l dans de l'*acide acétique glacial R*, agitez et conservez dans l'obscurité.

Mesurez l'absorbance de la solution à examiner (a) au maximum à 350 nm en utilisant du *triméthylpentane R* comme liquide de compensation. 10 min exactement après sa préparation, mesurez l'absorbance de la solution à examiner (b) à 350 nm en utilisant la solution témoin comme liquide de compensation.

Calculez l'indice d'anisidine à l'aide de l'expression :

$$\frac{25 \times (1,2A_s - A_b)}{m}$$

A_s = absorbance de la solution à examiner (b) à 350 nm,

A_b = absorbance de la solution à examiner (a) à 350 nm,

m = masse de la substance à examiner dans la solution à examiner (a), en grammes.

L'indice d'anisidine n'est pas supérieur à 30,0.

Indice d'iode (*2.5.4*) : 150 à 180.

Indice de peroxyde (*2.5.5*) : au maximum 10,0.

Insaponifiable (*2.5.7*). Déterminé sur 5,0 g d'huile de foie de morue (type A), l'insaponifiable n'est pas supérieur à 1,5 pour cent.

Stéarine. 10 ml d'huile de foie de morue (type A) demeurent limpides après refroidissement dans un bain glacé pendant 3 h.

Composition en acides gras

Opérez par chromatographie en phase gazeuse (*2.2.28*).

Solution à examiner. Dans un ballon jaugé de 10 ml, introduisez 0,45 g environ d'huile de foie de morue (type A). Dissolvez dans de l'*hexane R* contenant 50 mg de *butylhydroxytoluène R* par litre et complétez à 10,0 ml avec le même solvant. Prélevez 2,0 ml de la solution, transférez dans un tube de quartz et évaporez le solvant sous un faible courant d'*azote R*. Ajoutez 1,5 ml de solution d'*hydroxyde de sodium R* à 20 g/l dans du *méthanol R*, complétez par une couche d'*azote R*, bouchez hermétiquement avec une capsule doublée de polytétrafluorure d'éthylène, mélangez et chauffez au bain-marie pendant 7 min. Refroidissez, ajoutez 2 ml de *solution méthanolique de trichlorure de bore R*, complétez par une couche d'*azote R*, bouchez hermétiquement avec une capsule, mélangez et chauffez au bain-marie pendant 30 min. Refroidissez à 40-50 °C, ajoutez 1 ml de *triméthylpentane R*, bouchez, mélangez ou agitez fortement pendant au moins 30 s. Ajoutez immédiatement 5 ml de *solution saturée de chlorure de sodium R*, complétez par une couche d'*azote R*, bouchez, mélangez ou agitez fortement pendant au moins 15 s. Laissez décanter jusqu'à ce que la couche de supérieure devienne limpide et transférez-la dans un tube séparé. Agitez encore une fois la couche méthanolique avec 1 ml de *triméthylpentane R* et réunissez les extraits de triméthylpentane. Lavez ces extraits avec 2 fois 1 ml d'*eau R* et séchez sur du *sulfate de sodium anhydre R*. Préparez 2 solutions de chaque échantillon.

La chromatographie peut être réalisée en utilisant :

- une colonne de silice fondue, d'une longueur d'au moins 30 m et d'un diamètre intérieur de 0,25 mm, recouverte de *macrogol 20 000 R* (épaisseur du film 0,25 µm),
- comme gaz vecteur, de l'*hydrogène pour chromatographie R* ou de l'*hélium pour chromatographie R*, avec un piège à oxygène,
- un détecteur à ionisation de flamme,
- un injecteur de type diviseur (1:200),
- un intégrateur approprié,

en maintenant la température de la colonne à 170 °C pendant 0 min, puis en l'augmentant de 1 °C par minute jusqu'à 225 °C et en la maintenant à 225 °C pendant 20 min ; en maintenant la température de la chambre à injection à 250 °C et celle du détecteur à 280 °C.

Injectez 2 fois 1 µl de solution à examiner.

L'essai n'est valable que si :

- les 15 acides gras à examiner sont convenablement identifiés à partir du chromatogramme type (figure 1192.-1),
- l'injection d'un mélange de quantités égales de *palmitate de méthyle R*, de *stéarate de méthyle R*, d'*arachidate de méthyle R* et de *béhénate de méthyle R* donne des pourcentages de surface respectivement égaux à : 24,4, 24,8, 25,2, et 25,6,
- la résolution entre les pics correspondant aux esters méthyliques de l'acide oléique et de l'acide *cis*-vaccénique est supérieure à 1,3 et la paire correspondant aux esters des acides gadoléique et gondoïque est suffisante aux fins d'identification et de mesure de la surface.

Calculez la surface en pourcentage de chaque ester méthylique d'acide gras à l'aide de l'expression :

$$\frac{A_x}{A_t} \times 100$$

A_x = surface du pic correspondant à l'acide gras *x*,

A_t = surface totale du chromatogramme.

Le calcul n'est valable que si :

- la surface totale est basée uniquement sur les pics correspondant aux seuls esters méthyliques d'acides gras.
- le nombre de pics d'esters méthyliques d'acides gras représentant plus de 0,05 pour cent de la surface totale est au minimum de 24,
- les 24 pics les plus importants des esters méthyliques représentent plus de 90 pour cent de la surface totale. (Ceci correspond en ordre habituel d'élution à : 14:0, 15:0, 16:0, 16:1 n-7, 16:4 n-1, 18:0, 18:1 n-9, 18:1 n-7, 18:2 n-6, 18:3 n-3, 18:4 n-3, 20:1 n-11, 20:1 n-9, 20:1 n-7, 20:2 n-6, 20:4 n-6, 20:3 n-3, 20:4 n-3, 20:5 n-3, 22:1 n-11, 22:1 n-9, 21:5 n-3, 22:5 n-3, 22:6 n-3.)

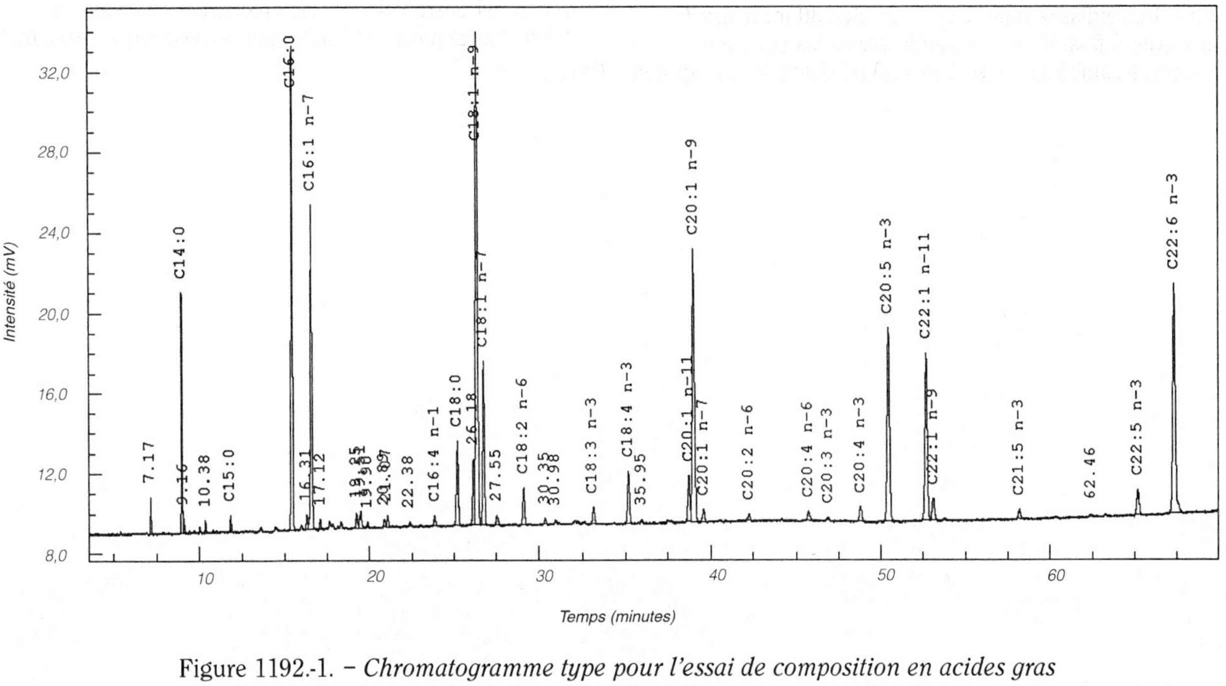

Figure 1192.-1. – *Chromatogramme type pour l'essai de composition en acides gras*

Monographies D - K

Nom commun de l'acide gras	Notation sténo	Limite inférieure surface (pour cent)	Limite supérieure surface (pour cent)
Acides gras saturés :			
Myristique (acide)	14:0	2,0	6,0
Palmitique (acide)	16:0	7,0	14,0
Stéarique (acide)	18:0	1,0	4,0
Acides gras mono-insaturés :			
Palmitoléique (acide)	16:1 n-7	4,5	11,5
cis-Vaccénique (acide)	18:1 n-7	2,0	7,0
Oléique (acide)	18:1 n-9	12,0	21,0
Gadoléique (acide)	20:1 n-11	1,0	5,5
Gondoïque (acide)	20:1 n-9	5,0	17,0
Erucique (acide)	22:1 n-9	0	1,5
Cétoléique (acide) (22:1 n-11)	22:1 n-11+13	5,0	12,0
Acides gras poly-insaturés :			
Linoléique (acide)	18:2 n-6	0,5	3,0
α-Linolénique (acide)	18:3 n-3	0	2,0
Moroctique (acide)	18:4 n-3	0,5	4,5
Timnodonique (eicosapentaénoïque) (acide) (EPA)	20:5 n-3	7,0	16,0
Cervonique (docosahexaénoïque) (acide) (DHA)	22:6 n-3	6,0	18,0

DOSAGE

Vitamine A. *Effectuez les manipulations aussi rapidement que possible en évitant l'exposition à la lumière actinique et à l'air, ainsi qu'aux agents et catalyseurs d'oxydation (par exemple cuivre et fer) et aux acides.*

Opérez par spectrophotométrie d'absorption dans l'ultraviolet (*2.2.25*) (Procédé A). Si les conditions de validité du dosage ne sont pas remplies, opérez par chromatographie liquide (*2.2.29*) (Procédé B).

Procédé A

Solution à examiner. Dans un ballon à fond rond, introduisez 1,00 g d'huile de foie de morue (type A), ajoutez 3 ml d'une solution récemment préparée d'*hydroxyde de potassium R* à 50 pour cent *m/m* et 30 ml d'*éthanol R*. Faites bouillir à reflux dans un courant d'*azote R* pendant 30 min. Refroidissez rapidement, ajoutez 30 ml d'*eau R*. Agitez avec 4 fois 50 ml d'*éther R*. Lavez les couches supérieures combinées avec 4 fois 50 ml d'*eau R* et évaporez à siccité sous un faible courant d'*azote R* à une température ne dépassant pas 30 °C ou sous pression réduite, dans un évaporateur rotatif (trompe à eau). Dissolvez le résidu dans une quantité de *2-propanol R1* suffisante pour obtenir une concentration en vitamine A correspondant à 10-15 UI/ml.

Mesurez les absorbances de la solution obtenue à 300 nm, 310 nm, 325 nm et 334 nm et à la longueur d'onde d'absorption maximale avec un spectrophotomètre approprié, comportant des cellules spécialement adaptées, sous une épaisseur de 1 cm, en utilisant le *2-propanol R1* comme liquide de compensation.

Calculez la teneur en vitamine A, exprimée en Unités Internationales de rétinol tout-*trans* par gramme, à l'aide de l'expression :

$$A_{325} \times \frac{1830}{100m} \times V$$

A_{325} = absorbance à 325 nm,

m = masse de la substance à examiner, en grammes,

V = volume total de solution contenant 10-15 UI de vitamine A par millilitre,

1830 = facteur de conversion de l'absorbance spécifique du rétinol tout-*trans* en Unités Internationales.

L'expression ci-dessus ne peut être utilisée que si la valeur de A_{325} n'est pas supérieure à $A_{325,corr}/0,970$ où $A_{325,corr}$ est l'absorbance pondérée à 325 nm, donnée par la formule :

$$A_{325,\,\mathrm{corr}} = 6,815A_{325} - 2,555A_{310} - 4,260A_{334}$$

A représente l'absorbance à la longueur d'onde indiquée par l'indice.

Lorsque la valeur de A_{325} est supérieure à $A_{325,corr}/0,970$, calculez la teneur en vitamine A à l'aide de l'expression :

$$A_{325,\,\mathrm{corr}} \times \frac{1830}{100m} \times V$$

Le dosage n'est valable que si :

- la longueur d'onde de l'absorption maximale se situe entre 323 nm et 327 nm,
- le rapport entre l'absorbance mesurée à 300 nm et l'absorbance mesurée à 325 nm n'est pas supérieur à 0,73.

Procédé B

Solution à examiner. Dans un ballon à fond rond, introduisez 2,00 g d'huile de foie de morue (type A), ajoutez 5 ml d'une solution récemment préparée d'*acide ascorbique R* à 100 g/l, 10 ml d'une solution récemment préparée d'*hydroxyde de potassium R* à 800 g/l et 100 ml d'*éthanol R*. Chauffez à reflux au bain-marie pendant 15 min. Ajoutez 100 ml d'une solution de *chlorure de sodium R* à 10 g/l et refroidissez. Transvasez la solution dans une ampoule à décantation de 500 ml avec le produit des rinçages du ballon à fond rond, au moyen de 75 ml environ d'une solution de *chlorure de sodium R* à 10 g/l, puis de 150 ml d'un mélange à volumes égaux d'*éther de pétrole R3* et d'*éther R*. Agitez pendant 1 min. Lorsque les couches sont complètement séparées, éliminez la couche inférieure et lavez la couche supérieure d'abord avec 50 ml d'une solution d'*hydroxyde de potassium R* à 30 g/l dans une solution d'*éthanol R* à 10 pour cent *V/V* et ensuite avec 3 fois 50 ml d'une solution de *chlorure de sodium R* à 10 g/l. Filtrez la couche supérieure sur 5 g de *sulfate de sodium anhydre R* sur un filtre rapide et recueillez le filtrat dans un flacon de 250 ml destiné à un évaporateur rotatif. Lavez l'ampoule avec 10 ml du mélange d'extraction récemment préparé, puis filtrez et réunissez les couches supérieures. Evaporez les couches supérieures par distillation à une température ne dépassant pas 30 °C sous pression réduite (trompe à eau), en complétant avec de l'*azote R* une fois l'évaporation terminée. Le solvant peut également être évaporé sous un faible courant d'*azote R* à une température ne dépassant pas 30 °C. Dissolvez le résidu dans du *2-propanol R*, transvasez la solution dans une fiole jaugée de 25 ml et complétez à 25 ml avec du *2-propanol R*. Il peut être utile de chauffer doucement dans un bain à ultrasons. (Une importante fraction du résidu blanc est constituée de cholestérol, représentant environ 50 pour cent de l'insaponifiable de l'huile de foie de morue.)

Solution témoin (a). Préparez une solution d'*acétate de rétinyle SCR* dans du *2-propanol R1* de façon que 1 ml contienne 1000 UI de rétinol tout-*trans* environ.

La concentration exacte de la solution témoin (a) est déterminée par spectrophotométrie d'absorption dans l'ultraviolet (*2.2.25*). Diluez la solution témoin (a) dans du *2-propanol R1* de manière à obtenir une concentration estimée à 10-15 UI/ml et mesurez l'absorbance de la solution à 326 nm dans des cuves de 1 cm appropriées, en utilisant le *2-propanol R1* comme liquide de compensation.

Calculez la teneur en vitamine A en Unités Internationales par millilitre de solution témoin (a) à l'aide de l'expression suivante et en tenant compte de la valeur déclarée de l'*acétate de rétinyle SCR* :

$$A_{326} \times \frac{1900 \times V_2}{100 \times V_1}$$

A_{326} = absorbance à 326 nm,

V_1 = volume de solution témoin (a) prélevé,

V_2 = volume de la solution diluée,

1900 = facteur de conversion de l'absorbance spécifique de l'*acétate de rétinyle SCR* en Unités Internationales.

Solution témoin (b). Procédez comme indiqué pour la solution à examiner en remplaçant la substance à examiner par 2,00 ml de solution témoin (a).

La concentration exacte de la solution témoin (b) est déterminée par spectrophotométrie d'absorption dans l'ultraviolet (*2.2.25*).

Diluez la solution témoin (b) dans du *2-propanol R1* de manière à obtenir une concentration en rétinol tout-*trans* estimée à 10-15 UI/ml et mesurez l'absorbance de la solution obtenue à 325 nm dans des cuves de 1 cm appropriées, en utilisant le *2-propanol R1* comme liquide de compensation.

Calculez la teneur de la solution témoin (b) en Unités Internationales de rétinol tout-*trans* par millilitre à l'aide de l'expression :

$$A_{325} \times \frac{1830 \times V_4}{100 \times V_3}$$

A_{325} = absorbance à 325 nm,

V_3 = volume de la solution diluée,

V_4 = volume de solution témoin (b) prélevé,

1830 = facteur de conversion de l'absorbance spécifique du rétinol tout-*trans* en Unités Internationales.

La chromatographie peut être réalisée en utilisant :

- une colonne d'acier inoxydable, d'une longueur de 0,25 m et d'un diamètre intérieur de 4,6 mm, remplie de *gel de silice octadécylsilylé pour chromatographie R* (5 µm à 10 µm),
- comme phase mobile, à un débit de 1 ml/min, un mélange de 3 volumes d'*eau R* et de 97 volumes de *méthanol R*,
- comme détecteur, un spectrophotomètre réglé à 325 nm,
- un injecteur à boucle de 10 µl,
- un intégrateur électronique.

Injectez à 3 reprises la solution à examiner et la solution témoin (b). Le temps de rétention du rétinol tout-*trans* est de 5 ± 1 min.

Le dosage n'est valable que si :

- le chromatogramme obtenu avec la solution à examiner présente un pic correspondant au pic du rétinol tout-*trans* dans le chromatogramme obtenu avec la solution témoin (b),
- les analyses utilisant la méthode des ajouts dosés à la solution à examiner démontrent un taux de recouvrement de l'*acétate de rétinyle SCR* supérieur à 95 pour cent,
- le taux de recouvrement du rétinol tout-*trans* dans la solution témoin (b), estimé par spectrophotométrie d'absorption directe, est supérieur à 95 pour cent.

Calculez la teneur en vitamine A à l'aide de l'expression :

$$A_1 \times \frac{C \times V}{A_2} \times \frac{1}{m}$$

A_1 = surface du pic correspondant au rétinol tout-*trans* dans le chromatogramme obtenu avec la solution à examiner,

A_2 = surface du pic correspondant au rétinol tout-*trans* dans le chromatogramme obtenu avec la solution témoin (b),

C = concentration en *acétate de rétinyle SCR* dans la solution témoin (a) telle qu'estimée avant la saponification en Unités Internationales par millilitre (= 1000 UI/ml),

V = volume de solution témoin (a) traitée (2,00 ml),

m = masse d'huile de foie de morue (type A) dans la solution à examiner (2,00 g).

Vitamine D_3. *Effectuez les manipulations aussi rapidement que possible en évitant toute exposition à la lumière actinique et à l'air.*

Opérez par chromatographie liquide (*2.2.29*).

Solution d'étalon interne. Dissolvez 0,50 mg d'*ergocalciférol SCR* dans 100 ml d'*éthanol R*.

Solution à examiner (a). Dans un ballon à fond rond, introduisez 4,00 g d'huile de foie de morue (type A), ajoutez 5 ml d'une solution récemment préparée d'*acide ascorbique R* à 100 g/l, 10 ml d'une solution récemment préparée d'*hydroxyde de potassium R* à 800 g/l et 100 ml d'*éthanol R*. Chauffez à reflux au bain-marie pendant 30 min. Ajoutez 100 ml d'une solution de *chlorure de sodium R* à 10 g/l et refroidissez à température ambiante. Transvasez la solution dans une ampoule à décantation de 500 ml avec le produit des rinçages du ballon à fond rond, au moyen de 75 ml environ d'une solution de *chlorure de sodium R* à 10 g/l, puis de 150 ml d'un mélange à volumes égaux d'*éther de pétrole R3* et d'*éther R*. Agitez pendant 1 min. Lorsque les couches sont complètement séparées, éliminez la couche inférieure et lavez la couche supérieure d'abord avec 50 ml d'une solution d'*hydroxyde de potassium R* à 30 g/l dans une solution d'*éthanol R* à 10 pour cent *V/V* et ensuite avec 3 fois 50 ml d'une solution de *chlorure de sodium R* à 10 g/l. Filtrez la couche supérieure sur 5 g de *sulfate de sodium anhydre R* sur un filtre rapide et recueillez le filtrat dans un flacon de 250 ml destiné à un évaporateur rotatif. Lavez l'ampoule avec 10 ml du mélange d'extraction récemment préparé, puis filtrez et réunissez les couches supérieures. Evaporez la couche supérieure par distillation à une température ne dépassant pas 30 °C sous pression réduite (trompe à eau), en complétant avec de l'*azote R* une fois l'évaporation terminée. Le solvant peut également être évaporé sous un faible courant d'*azote R* à une température ne dépassant pas 30 °C. Dissolvez le résidu dans 1,5 ml de la phase mobile décrite sous Purification. Il peut être utile de chauffer doucement dans un bain à ultrasons. (Une importante fraction du résidu blanc est constituée de cholestérol, représentant environ 50 pour cent *m/m* de l'insaponifiable de l'huile de foie de morue).

Solution à examiner (b). A 4,00 g d'huile de foie de morue (type A), ajoutez 2,0 ml de solution d'étalon interne et opérez comme indiqué pour la solution à examiner (a).

Solution témoin (a). Dissolvez 0,50 mg de *cholécalciférol SCR* dans 100,0 ml d'*éthanol R*.

Solution témoin (b). Dans un ballon à fond rond ajoutez 2,0 ml de solution témoin (a) et 2,0 ml de solution d'étalon interne et opérez comme indiqué pour la solution à examiner (a).

Purification

La chromatographie peut être réalisée en utilisant :

- une colonne d'acier inoxydable, d'une longueur de 0,25 m et d'un diamètre intérieur de 4,6 mm, remplie de *gel de silice nitrilé pour chromatographie R* (10 µm),
- comme phase mobile, à un débit de 1,1 ml/min, un mélange de 1,6 volume d'*alcool isoamylique R* et de 98,4 volumes d'*hexane R*,
- comme détecteur, un spectrophotomètre réglé à 265 nm.

Injectez 350 µl de solution témoin (b). Recueillez l'éluat 2 min avant et jusqu'à 2 min après le temps de rétention du cholécalciférol, dans un tube à bouchon rodé contenant 1 ml d'une solution de *butylhydroxytoluène R* à 1 g/l dans l'*hexane R*. Répétez l'opération avec les solutions à examiner (a) et (b). Evaporez à siccité, à une température ne dépassant pas 30 °C sous un faible courant d'*azote R*, les éluats obtenus à partir de la solution témoin (b) et des solutions à examiner (a) et (b). Dissolvez chacun des résidus dans 1,5 ml d'*acétonitrile R*.

Détermination

La chromatographie peut être réalisée en utilisant :

- une colonne d'acier inoxydable, d'une longueur de 0,15 m et d'un diamètre intérieur de 4,6 mm, remplie de *gel de silice octadécylsilylé pour chromatographie R* (5 µm),
- comme phase mobile, à un débit de 1,0 ml/min, un mélange de 0,2 volume d'*acide phosphorique R* et de 99,8 volumes d'une solution d'*acétonitrile R* à 96 pour cent *V/V*,
- comme détecteur, un spectrophotomètre réglé à 265 nm.

Injectez à 2 reprises des quantités ne dépassant pas 200 µl de chacune des 3 solutions obtenues sous Purification.

Le dosage n'est valable que si :

- dans le chromatogramme obtenu avec la solution témoin (b), la résolution entre les pics correspondant respectivement à l'ergocalciférol et au cholécalciférol est supérieure à 1,4,
- les analyses utilisant la méthode des ajouts dosés à la solution à examiner (a) démontrent un taux de recouvrement du *cholécalciférol SCR* ajouté supérieur à 95 pour cent après pondération par l'étalon interne.

Calculez la teneur en vitamine D_3 en UI par gramme à l'aide de l'expression suivante et en tenant compte de la valeur déclarée du *cholécalciférol SCR* :

$$\frac{A_2}{A_6} \times \frac{A_3}{A_4 - \left[\frac{A_5}{A_1}\right] \times A_2} \times \frac{m_2}{m_1} \times \frac{V_2}{V_1} \times 40$$

m_1 = masse de l'huile de foie de morue (type A) dans la solution à examiner (b) en grammes,

m_2 = masse totale de *cholécalciférol SCR* utilisée dans la préparation de la solution témoin (a) en microgrammes (500 µg),

A_1 = surface (ou hauteur) du pic correspondant au cholécalciférol dans le chromatogramme obtenu avec la solution à examiner (a),

A_2 = surface (ou hauteur) du pic correspondant au cholécalciférol dans le chromatogramme obtenu avec la solution à examiner (b),

A_3 = surface (ou hauteur) du pic correspondant à l'ergocalciférol dans le chromatogramme obtenu avec la solution témoin (b),

A_4 = surface (ou hauteur) du pic correspondant à l'ergocalciférol dans le chromatogramme obtenu avec la solution à examiner (b),

A_5 = surface (ou hauteur) d'un pic éventuel dans le chromatogramme obtenu avec la solution à examiner (a) de même temps de rétention que l'ergocalciférol coéluant avec l'ergocalciférol dans la solution à examiner (b),

A_6 = surface (ou hauteur) du pic correspondant au cholécalciférol dans le chromatogramme obtenu avec la solution témoin (b),

V_1 = volume total de la solution témoin (a) (100 ml),

V_2 = volume de la solution témoin (a) utilisé pour préparer la solution témoin (b) (2,0 ml).

CONSERVATION

De préférence sous gaz inerte, dans un récipient étanche, bien rempli, à l'abri de la lumière.

Après ouverture du récipient, son contenu doit être utilisé le plus rapidement possible. Les quantités non utilisées immédiatement doivent être protégées sous gaz inerte.

ÉTIQUETAGE

Lorsque l'ajout d'antioxydants est autorisé par l'Autorité compétente, le nom et la concentration de tout antioxydant ajouté sont spécifiés sur l'étiquette.

L'étiquette indique :

- le nombre d'Unités Internationales de vitamine A,
- le nombre d'Unités Internationales de vitamine D_3.

01/2002:1193

FOIE DE MORUE (HUILE DE) (TYPE B)

Iecoris aselli oleum b

DÉFINITION

L'huile de foie de morue (type B) est l'huile grasse purifiée obtenue à partir du foie frais de *Gadus morhua* L. et d'autres espèces de la famille des *Gadidae*, les substances solides étant éliminées par refroidissement et filtrage. L'huile de foie de morue (type B) contient au minimum 600 UI (180 µg) et au maximum 2500 UI (750 µg) de vitamine A par gramme et au minimum 60 UI (1,5 µg) et au maximum 250 UI (6,25 µg) de vitamine D_3 par gramme.

Des antioxydants autorisés peuvent être ajoutés à des concentrations ne dépassant pas les taux fixés par l'Autorité compétente.

CARACTÈRES

Liquide limpide, jaunâtre, visqueux, pratiquement insoluble dans l'eau, peu soluble dans l'alcool, miscible à l'éther de pétrole.

IDENTIFICATION

Première identification : A, B, C.

Seconde identification : C, D.

A. Dans le dosage de la vitamine A par le procédé A, la solution à examiner présente un maximum d'absorption (*2.2.25*) à 325 ± 2 nm ; dans le dosage par le procédé B, le chromatogramme obtenu avec la solution à examiner présente un pic correspondant au pic dû au rétinol tout-*trans* dans le chromatogramme obtenu avec la solution témoin.

B. Dans le dosage de la vitamine D_3, le chromatogramme obtenu avec la solution à examiner (a) présente un pic correspondant au pic du cholécalciférol dans le chromatogramme obtenu avec la solution témoin (b).

C. L'huile de foie de morue (type B) satisfait à l'essai de composition en acides gras (voir Essai).

D. A 0,1 g d'huile de foie de morue (type B), ajoutez 0,5 ml de *chloroforme R* et 1 ml de *solution de trichlorure d'antimoine R*. Agitez. Il se développe une coloration bleu foncé en 10 s environ.

ESSAI

Degré de coloration. L'huile de foie de morue (type B) n'est pas plus fortement colorée qu'une solution témoin préparée de la façon suivante : à 3,0 ml de solution primaire rouge, ajoutez 25,0 ml de solution primaire jaune et complétez à 50,0 ml avec une solution d'*acide chlorhydrique R* à 10 g/l (*2.2.2, Procédé II*).

Densité (*2.2.5*) : 0,917 à 0,930.

Indice de réfraction (*2.2.6*) : 1,477 à 1,484.

Indice d'acide (*2.5.1*). Déterminé sur 5,0 g d'huile de foie de morue (type B), l'indice d'acide n'est pas supérieur à 2,0.

Indice d'iode (*2.5.4*) : 150 à 180.

Indice de peroxyde (*2.5.5*) : au maximum 10,0.

Insaponifiable (*2.5.7*). Déterminé sur 5,0 g d'huile de foie de morue (type B), l'insaponifiable n'est pas supérieur à 1,5 pour cent.

Stéarine. 10 ml d'huile de foie de morue (type B) demeurent limpides après refroidissement dans un bain glacé pendant 3 h.

Composition en acides gras

Opérez par chromatographie en phase gazeuse (*2.2.28*).

Solution à examiner. Dans un ballon jaugé de 10 ml, introduisez 0,45 g environ d'huile de foie de morue (type B). Dissolvez dans de l'*hexane R* contenant 50 mg de *butylhydroxytoluène R* par litre et complétez à 10,0 ml avec le même solvant. Prélevez 2,0 ml de la solution, transférez dans un tube de quartz et évaporez le solvant sous un faible courant d'*azote R*. Ajoutez 1,5 ml de solution d'*hydroxyde de sodium R* à 20 g/l dans du *méthanol R*, complétez par une couche d'*azote R*, bouchez hermétiquement avec une capsule doublée de polytétrafluorure d'éthylène, mélangez et chauffez au bain-marie pendant 7 min. Refroidissez, ajoutez 2 ml de *solution méthanolique de trichlorure de bore R*, complétez par une couche d'*azote R*, bouchez hermétiquement avec une capsule, mélangez et chauffez au bain-marie pendant 30 min. Refroidissez à 40-50 °C, ajoutez 1 ml de *triméthylpentane R*, bouchez, mélangez ou agitez fortement pendant au moins 30 s. Ajoutez immédiatement 5 ml de *solution saturée de chlorure de sodium R*, complétez par une couche d'*azote R*, bouchez, mélangez ou agitez fortement pendant au moins 15 s. Laissez décanter jusqu'à ce que la couche de supérieure devienne limpide et transférez-la dans un tube séparé. Agitez encore une fois la couche méthanolique avec 1 ml de *triméthylpentane R* et réunissez les extraits de triméthylpentane. Lavez ces extraits avec 2 fois 1 ml d'*eau R* et séchez sur du *sulfate de sodium anhydre R*. Préparez 2 solutions de chaque échantillon.

La chromatographie peut être réalisée en utilisant :

- une colonne de silice fondue, d'une longueur d'au moins 30 m et d'un diamètre intérieur de 0,25 mm, recouverte de *macrogol 20 000 R* (épaisseur du film 0,25 µm),
- comme gaz vecteur, de l'*hydrogène pour chromatographie R* ou de l'*hélium pour chromatographie R*, avec piège à oxygène,
- un détecteur à ionisation de flamme,
- un injecteur de type diviseur (1:200),
- un intégrateur approprié,

en maintenant la température de la colonne à 170 °C pendant 0 min, puis en l'augmentant de 1 °C par minute jusqu'à 225 °C et en la maintenant à 225 °C pendant 20 min ; en maintenant la température de la chambre à injection à 250 °C et celle du détecteur à 280 °C.

Injectez 2 fois 1 µl de solution à examiner.

L'essai n'est valable que si :

- les 15 acides gras à examiner sont convenablement identifiés à partir du chromatogramme type (figure 1193.-1),

Monographies D - K

– l'injection d'un mélange de quantités égales de *palmitate de méthyle R*, de *stéarate de méthyle R*, d'*arachidate de méthyle R*, et de *béhénate de méthyle R* donne des pourcentages de surface respectivement égaux à : 24,4, 24,8, 25,2, et 25,6,

– la résolution entre les pics correspondant aux esters méthyliques de l'acide oléique et de l'acide *cis*-vaccénique est supérieure à 1,3 et la paire correspondant aux esters des acides gadoléique et gondoïque est suffisante aux fins d'identification et de mesure de la surface.

Calculez la surface en pourcentage de chaque ester méthylique d'acide gras à l'aide de l'expression :

$$\frac{A_x}{A_t} \times 100$$

A_x = surface du pic correspondant à l'acide gras *x*,

A_t = surface totale du chromatogramme.

Le calcul n'est valable que si :

– la surface totale est basée uniquement sur les pics correspondant aux seuls esters méthyliques d'acides gras.

– le nombre de pics d'esters méthyliques d'acides gras représentant plus de 0,05 pour cent de la surface totale est au minimum de 24,

– les 24 pics les plus importants des esters méthyliques représentent plus de 90 pour cent de la surface totale. (Ceci correspond en ordre habituel d'élution à : 14:0, 15:0, 16:0, 16:1 n-7, 16:4 n-1, 18:0, 18:1 n-9, 18:1 n-7, 18:2 n-6, 18:3 n-3, 18:4 n-3, 20:1 n-11, 20:1 n-9, 20:1 n-7, 20:2 n-6, 20:4 n-6, 20:3 n-3, 20:4 n-3, 20:5 n-3, 22:1 n-11, 22:1 n-9, 21:5 n-3, 22:5 n-3, 22:6 n-3).

Nom commun de l'acide gras	Notation sténo	Limite inférieure surface (pour cent)	Limite supérieure surface (pour cent)
Acides gras saturés :			
Myristique (acide)	14:0	2,0	6,0
Palmitique (acide)	16:0	7,0	14,0
Stéarique (acide)	18:0	1,0	4,0
Acides gras mono-insaturés :			
Palmitoléique (acide)	16:1 n-7	4,5	11,5
cis-Vaccénique (acide)	18:1 n-7	2,0	7,0
Oléique (acide)	18:1 n-9	12,0	21,0
Gadoléique (acide)	20:1 n-11	1,0	5,5
Gondoïque (acide)	20:1 n-9	5,0	17,0
Erucique (acide)	22:1 n-9	0	1,5
Cétoléique (acide) (22:1 n-11)	22:1 n-11+13	5,0	12,0
Acides gras poly-insaturés :			
Linoléique (acide)	18:2 n-6	0,5	3,0
α-Linolénique (acide)	18:3 n-3	0	2,0
Moroctique (acide)	18:4 n-3	0,5	4,5
Timnodonique (eicosapentaénoïque (acide) (EPA)	20:5 n-3	7,0	16,0
Cervonique (docosahexaénoïque) (acide) (DHA)	22:6 n-3	6,0	18,0

DOSAGE

Vitamine A. *Effectuez les manipulations aussi rapidement que possible en évitant l'exposition à la lumière actinique et à l'air, ainsi qu'aux agents et catalyseurs d'oxydation (par exemple cuivre et fer) et aux acides.*

Opérez par spectrophotométrie d'absorption dans l'ultraviolet (*2.2.25*) (Procédé A). Si les conditions de validité du dosage ne sont pas remplies, opérez par chromatographie liquide (*2.2.29*) (Procédé B).

Procédé A

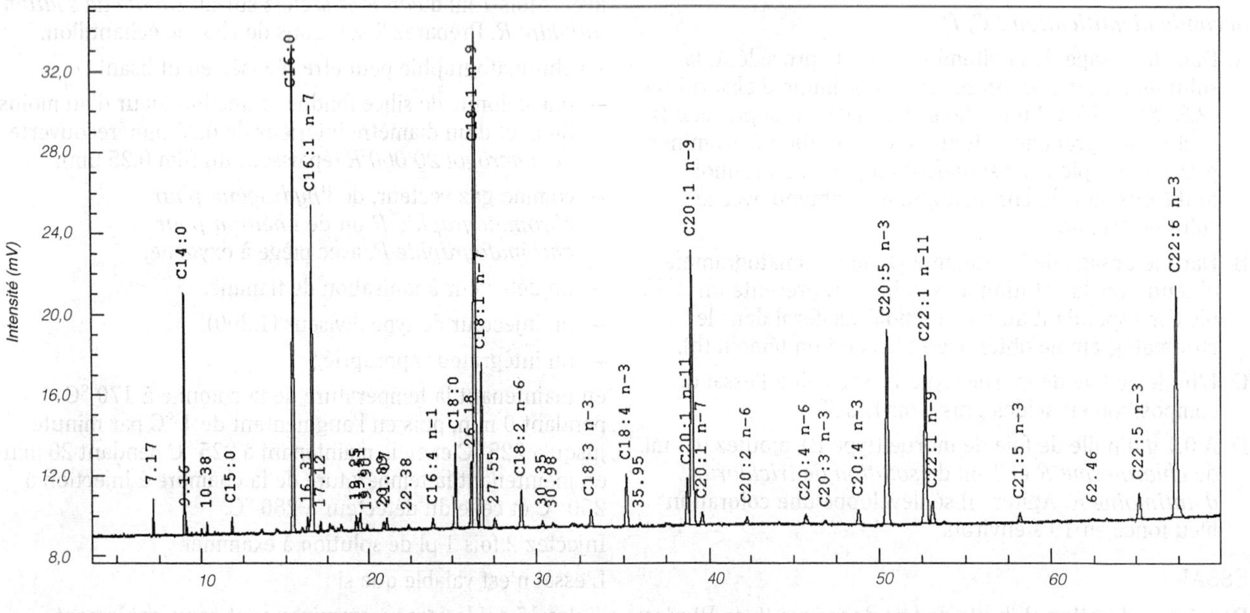

Figure 1193.-1. – *Chromatogramme type pour l'essai de composition en acides gras*

Monographies D - K

Solution à examiner. Dans un ballon à fond rond, introduisez 1,00 g d'huile de foie de morue (type B), ajoutez 3 ml d'une solution récemment préparée d'*hydroxyde de potassium R* à 50 pour cent *m/m* et 30 ml d'*éthanol R*. Faites bouillir à reflux dans un courant d'*azote R* pendant 30 min. Refroidissez rapidement, ajoutez 30 ml d'*eau R*. Agitez avec 4 fois 50 ml d'*éther R*. Lavez les couches supérieures combinées avec 4 fois 50 ml d'*eau R* et évaporez à siccité sous un faible courant d'*azote R* à une température ne dépassant pas 30 °C ou sous pression réduite, dans un évaporateur rotatif (trompe à eau). Dissolvez le résidu dans une quantité de *2-propanol R1* suffisante pour obtenir une concentration en vitamine A correspondant à 10-15 UI/ml.

Mesurez les absorbances de la solution obtenue à 300 nm, 310 nm, 325 nm et 334 nm et à la longueur d'onde d'absorption maximale avec un spectrophotomètre approprié, comportant des cellules spécialement adaptées, sous une épaisseur de 1 cm, en utilisant le *2-propanol R1* comme liquide de compensation.

Calculez la teneur en vitamine A, exprimée en Unités Internationales de rétinol tout-*trans* par gramme, à l'aide de l'expression :

$$A_{325} \times \frac{1830}{100m} \times V$$

A_{325} = absorbance à 325 nm,

m = masse de la substance à examiner, en grammes,

V = volume total de solution contenant 10-15 UI de vitamine A par millilitre,

1830 = facteur de conversion de l'absorbance spécifique du rétinol tout-*trans* en Unités Internationales.

L'expression ci-dessus ne peut être utilisée que si la valeur de A_{325} n'est pas supérieure à $A_{325,corr}/0{,}970$ où $A_{325,corr}$ est l'absorbance pondérée à 325 nm, donnée par la formule :

$$A_{325,\,\mathrm{corr}} = 6,815 A_{325} - 2,555 A_{310} - 4,260 A_{334}$$

A représente l'absorbance à la longueur d'onde indiquée par l'indice.

Lorsque la valeur de A_{325} est supérieure à $A_{325,corr}/0{,}970$, calculez la teneur en vitamine A à l'aide de l'expression :

$$A_{325,\,\mathrm{corr}} \times \frac{1830}{100m} \times V$$

Le dosage n'est valable que si :

- la longueur d'onde de l'absorption maximale se situe entre 323 nm et 327 nm,

- le rapport entre l'absorbance mesurée à 300 nm et l'absorbance mesurée à 325 nm n'est pas supérieur à 0,73.

Procédé B

Solution à examiner. Dans un ballon à fond rond, introduisez 2,00 g d'huile de foie de morue (type B), ajoutez 5 ml d'une solution récemment préparée d'*acide ascorbique R* à 100 g/l, 10 ml d'une solution récemment préparée d'*hydroxyde de potassium R* à 800 g/l et 100 ml d'*éthanol R*. Chauffez à reflux au bain-marie pendant 15 min. Ajoutez 100 ml d'une solution de *chlorure de sodium R* à 10 g/l et refroidissez. Transvasez la solution dans une ampoule à décantation de 500 ml avec le produit des rinçages du ballon à fond rond, au moyen de 75 ml environ d'une solution de *chlorure de sodium R* à 10 g/l, puis de 150 ml d'un mélange à volumes égaux d'*éther de pétrole R3* et d'*éther R*. Agitez pendant 1 min. Lorsque les couches sont complètement séparées, éliminez la couche inférieure et lavez la couche supérieure d'abord avec 50 ml d'une solution d'*hydroxyde de potassium R* à 30 g/l dans une solution d'*éthanol R* à 10 pour cent *V/V* et ensuite avec 3 fois 50 ml d'une solution de *chlorure de sodium R* à 10 g/l. Filtrez la couche supérieure sur 5 g de *sulfate de sodium anhydre R* sur un filtre rapide et recueillez le filtrat dans un flacon de 250 ml destiné à un évaporateur rotatif. Lavez l'ampoule avec 10 ml du mélange d'extraction récemment préparé, puis filtrez et réunissez les couches supérieures. Evaporez les couches supérieures par distillation à une température ne dépassant pas 30 °C sous pression réduite (trompe à eau), en complétant avec de l'*azote R* une fois l'évaporation terminée. Le solvant peut également être évaporé sous un faible courant d'*azote R* à une température ne dépassant pas 30 °C. Dissolvez le résidu dans du *2-propanol R*, transvasez la solution dans une fiole jaugée de 25 ml et complétez à 25 ml avec du *2-propanol R*. Il peut être utile de chauffer doucement dans un bain à ultrasons. (Une importante fraction du résidu blanc est constitué de cholestérol, représentant environ 50 pour cent de l'insaponifiable de l'huile de foie de morue).

Solution témoin (a). Préparez une solution d'*acétate de rétinyle SCR* dans du *2-propanol R1* de façon que 1 ml contienne 1000 UI de rétinol tout-*trans* environ.

La concentration exacte de la solution témoin (a) est déterminée par spectrophotométrie d'absorption dans l'ultraviolet (*2.2.25*). Diluez la solution témoin (a) dans du *2-propanol R1* de manière à obtenir une concentration estimée à 10-15 UI/ml et mesurez l'absorbance de la solution à 326 nm dans des cuves de 1 cm appropriées, en utilisant le *2-propanol R1* comme liquide de compensation.

Calculez la teneur en vitamine A en Unités Internationales par millilitre de solution témoin (a) à l'aide de l'expression suivante et en tenant compte de la valeur déclarée de l'*acétate de rétinyle SCR* :

$$A_{326} \times \frac{1900 \times V_2}{100 \times V_1}$$

A_{326} = absorbance à 326 nm,

V_1 = volume de solution témoin (a) prélevé,

V_2 = volume de la solution diluée,

1900 = facteur de conversion de l'absorbance spécifique de l'*acétate de rétinyle SCR* en Unités Internationales.

Solution témoin (b). Procédez comme indiqué pour la solution à examiner en remplaçant la substance à examiner par 2,00 ml de solution témoin (a).

Monographies D - K

La concentration exacte de la solution témoin (b) est déterminée par spectrophotométrie d'absorption dans l'ultraviolet (*2.2.25*).

Diluez la solution témoin (b) dans du *2-propanol R1* de manière à obtenir une concentration en rétinol tout-*trans* estimée à 10-15 UI/ml et mesurez l'absorbance de la solution obtenue à 325 nm dans des cuves de 1 cm appropriées, en utilisant le *2-propanol R1* comme liquide de compensation.

Calculez la teneur de la solution témoin (b) en Unités Internationales de rétinol tout-*trans* par millilitre à l'aide de l'expression :

$$A_{325} \times \frac{1830 \times V_4}{100 \times V_3}$$

A_{325} = absorbance à 325 nm,

V_3 = volume de la solution diluée,

V_4 = volume de solution témoin (b) prélevé,

1830 = facteur de conversion de l'absorbance spécifique du rétinol tout-*trans* en Unités Internationales.

La chromatographie peut être réalisée en utilisant :

- une colonne d'acier inoxydable, d'une longueur de 0,25 m et d'un diamètre intérieur de 4,6 mm, remplie de *gel de silice octadécylsilylé pour chromatographie R* (5 µm à 10 µm),
- comme phase mobile, à un débit de 1 ml/min, un mélange de 3 volumes d'*eau R* et de 97 volumes de *méthanol R*,
- comme détecteur, un spectrophotomètre réglé à 325 nm,
- un injecteur à boucle de 10 µl,
- un intégrateur électronique.

Injectez à 3 reprises la solution à examiner et la solution témoin (b). Le temps de rétention du rétinol tout-*trans* est de 5 ± 1 min.

Le dosage n'est valable que si :

- le chromatogramme obtenu avec la solution à examiner présente un pic correspondant au pic du rétinol tout-*trans* dans le chromatogramme obtenu avec la solution témoin (b),
- les analyses utilisant la méthode des ajouts dosés à la solution à examiner démontrent un taux de recouvrement de l'*acétate de rétinyle SCR* supérieur à 95 pour cent,
- le taux de recouvrement du rétinol tout-*trans* dans la solution témoin (b), estimé par spectrophotométrie d'absorption directe, est supérieur à 95 pour cent.

Calculez la teneur en vitamine A à l'aide de l'expression suivante :

$$A_1 \times \frac{C \times V}{A_2} \times \frac{1}{m}$$

A_1 = surface du pic correspondant au rétinol tout-*trans* dans le chromatogramme obtenu avec la solution à examiner,

A_2 = surface du pic correspondant au rétinol tout-*trans* dans le chromatogramme obtenu avec la solution témoin (b),

C = concentration en *acétate de rétinyle SCR* dans la solution témoin (a) telle qu'estimée avant la saponification en Unités Internationales par millilitre (= 1000 UI/ml),

V = volume de solution témoin (a) traitée (2,00 ml),

m = masse d'huile de foie de morue (type B) dans la solution à examiner (2,00 g).

Vitamine D_3. *Effectuez les manipulations aussi rapidement que possible en évitant toute exposition à la lumière actinique et à l'air.*

Opérez par chromatographie liquide (*2.2.29*).

Solution d'étalon interne. Dissolvez 0,50 mg d'*ergocalciférol SCR* dans 100 ml d'*éthanol R*.

Solution à examiner (a). Dans un ballon à fond rond, introduisez 4,00 g d'huile de foie de morue (type B), ajoutez 5 ml d'une solution récemment préparée d'*acide ascorbique R* à 100 g/l, 10 ml d'une solution récemment préparée d'*hydroxyde de potassium R* à 800 g/l et 100 ml d'*éthanol R*. Chauffez à reflux au bain-marie pendant 30 min. Ajoutez 100 ml d'une solution de *chlorure de sodium R* à 10 g/l et refroidissez à température ambiante. Transvasez la solution dans une ampoule à décantation de 500 ml avec le produit des rinçages du ballon à fond rond, au moyen de 75 ml environ d'une solution de *chlorure de sodium R* à 10 g/l, puis de 150 ml d'un mélange à volumes égaux d'*éther de pétrole R3* et d'*éther R*. Agitez pendant 1 min. Lorsque les couches sont complètement séparées, éliminez la couche inférieure et lavez la couche supérieure d'abord avec 50 ml d'une solution d'*hydroxyde de potassium R* à 30 g/l dans une solution d'*éthanol R* à 10 pour cent *V/V* et ensuite avec 3 fois 50 ml d'une solution de *chlorure de sodium R* à 10 g/l. Filtrez la couche supérieure sur 5 g de *sulfate de sodium anhydre R* sur un filtre rapide et recueillez le filtrat dans un flacon de 250 ml destiné à un évaporateur rotatif. Lavez l'ampoule avec 10 ml du mélange d'extraction récemment préparé, puis filtrez et réunissez les couches supérieures. Evaporez la couche supérieure par distillation à une température ne dépassant pas 30 °C sous pression réduite (trompe à eau), en complétant avec de l'*azote R* une fois l'évaporation terminée. Le solvant peut également être évaporé sous un faible courant d'*azote R* à une température ne dépassant pas 30 °C. Dissolvez le résidu dans 1,5 ml de la phase mobile décrite sous Purification. Il peut être utile de chauffer doucement dans un bain à ultrasons. (Une importante fraction du résidu blanc est constituée de cholestérol, représentant environ 50 pour cent *m/m* de l'insaponifiable de l'huile de foie de morue).

Solution à examiner (b). A 4,00 g d'huile de foie de morue (type B), ajoutez 2,0 ml de solution d'étalon interne et opérez comme indiqué pour la solution à examiner (a).

Solution témoin (a). Dissolvez 0,50 mg de *cholécalciférol SCR* dans 100,0 ml d'*éthanol R*.

Solution témoin (b). Dans un ballon à fond rond ajoutez 2,0 ml de solution témoin (a) et 2,0 ml de solution d'étalon interne et opérez comme indiqué pour la solution à examiner (a).

Purification

La chromatographie peut être réalisée en utilisant :

- une colonne d'acier inoxydable, d'une longueur de 0,25 m et d'un diamètre intérieur de 4,6 mm, remplie de *gel de silice nitrilé pour chromatographie R* (10 µm),
- comme phase mobile, à un débit de 1,1 ml/min, un mélange de 1,6 volume d'*alcool isoamylique R* et de 98,4 volumes d'*hexane R*,
- comme détecteur, un spectrophotomètre réglé à 265 nm.

Injectez 350 µl de solution témoin (b). Recueillez l'éluat 2 min avant et jusqu'à 2 min après le temps de rétention du cholécalciférol, dans un tube à bouchon rodé contenant 1 ml d'une solution de *butylhydroxytoluène R* à 1 g/l

Monographies D - K

dans l'*hexane R*. Répétez l'opération avec les solutions à examiner (a) et (b). Evaporez à siccité, à une température ne dépassant pas 30 °C sous un faible courant d'*azote R*, les éluats obtenus à partir de la solution témoin (b) et des solutions à examiner (a) et (b). Dissolvez chacun des résidus dans 1,5 ml d'*acétonitrile R*.

Détermination

La chromatographie peut être réalisée en utilisant :

- une colonne d'acier inoxydable, d'une longueur de 0,15 m et d'un diamètre intérieur de 4,6 mm, remplie de *gel de silice octadécylsilylé pour chromatographie R* (5 µm),
- comme phase mobile, à un débit de 1,0 ml/min, un mélange de 0,2 volume d'*acide phosphorique R* et de 99,8 volumes d'une solution d'*acétonitrile R* à 96 pour cent *V/V*,
- comme détecteur, un spectrophotomètre réglé à 265 nm.

Injectez à 2 reprises des quantités ne dépassant pas 200 µl de chacune des 3 solutions obtenues sous Purification.

Le dosage n'est valable que si :

- dans le chromatogramme obtenu avec la solution témoin (b), la résolution entre les pics correspondant respectivement à l'ergocalciférol et au cholécalciférol est supérieure à 1,4,
- les analyses utilisant la méthode des ajouts dosés à la solution à examiner (a) démontrent un taux de recouvrement du *cholécalciférol SCR* ajouté supérieur à 95 pour cent après pondération par l'étalon interne.

Calculez la teneur en vitamine D_3 en UI par gramme à l'aide de l'expression suivante et en tenant compte de la valeur déclarée du *cholécalciférol SCR* :

$$\frac{A_2}{A_6} \times \frac{A_3}{A_4 - \left[\frac{A_5}{A_1}\right] \times A_2} \times \frac{m_2}{m_1} \times \frac{V_2}{V_1} \times 40$$

m_1 = masse de l'huile de foie de morue (type B) dans la solution à examiner (b) en grammes,

m_2 = masse totale de *cholécalciférol SCR* utilisée dans la préparation de la solution témoin (a) en microgrammes (500 µg),

A_1 = surface (ou hauteur) du pic correspondant au cholécalciférol dans le chromatogramme obtenu avec la solution à examiner (a),

A_2 = surface (ou hauteur) du pic correspondant au cholécalciférol dans le chromatogramme obtenu avec la solution à examiner (b),

A_3 = surface (ou hauteur) du pic correspondant à l'ergocalciférol dans le chromatogramme obtenu avec la solution témoin (b),

A_4 = surface (ou hauteur) du pic correspondant à l'ergocalciférol dans le chromatogramme obtenu avec la solution à examiner (b),

A_5 = surface (ou hauteur) d'un pic éventuel dans le chromatogramme obtenu avec la solution à examiner (a) de même temps de rétention que l'ergocalciférol coéluant avec l'ergocalciférol dans la solution à examiner (b),

A_6 = surface (ou hauteur) du pic correspondant au cholécalciférol dans le chromatogramme obtenu avec la solution témoin (b),

V_1 = volume total de la solution témoin (a) (100 ml),

V_2 = volume de la solution témoin (a) utilisé pour préparer la solution témoin (b) (2,0 ml).

CONSERVATION

De préférence sous gaz inerte, dans un récipient étanche, bien rempli, à l'abri de la lumière.

Après ouverture du récipient, son contenu doit être utilisé le plus rapidement possible. Les quantités non utilisées immédiatement doivent être protégées sous gaz inerte.

ÉTIQUETAGE

Lorsque l'ajout d'antioxydants est autorisé par l'Autorité compétente, le nom et la concentration de tout antioxydant ajouté sont spécifiés sur l'étiquette.

L'étiquette indique :

- le nombre d'Unités Internationales de vitamine A,
- le nombre d'Unités Internationales de vitamine D_3.

01/2002:0067

FOLIQUE (ACIDE)

Acidum folicum

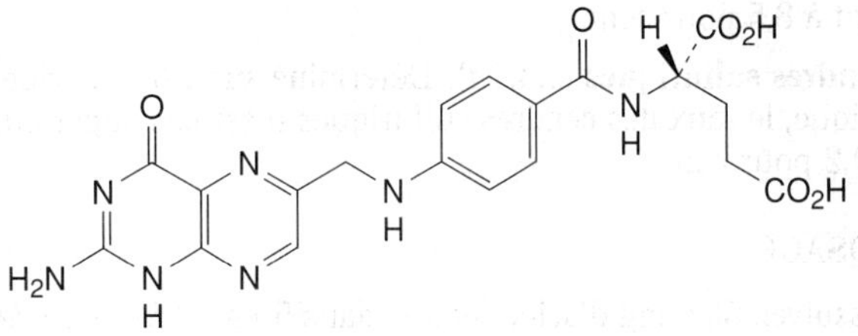

$C_{19}H_{19}N_7O_6$ M_r 441,4

DÉFINITION

L'acide folique contient au minimum 96,0 pour cent et au maximum l'équivalent de 102,0 pour cent d'acide (2*S*)-2-[[4-[[(2-amino-4-oxo-1,4-dihydroptéridin-6-yl)méthyl]amino]benzoyl]amino]pentanedioïque, calculé par rapport à la substance anhydre.

CARACTÈRES

Poudre cristalline, jaunâtre ou orangée, pratiquement insoluble dans l'eau et dans la plupart des solvants organiques. L'acide folique se dissout dans les acides dilués et dans les solutions alcalines.

IDENTIFICATION

A. Dissolvez 0,25 g d'acide folique dans de l'*hydroxyde de sodium 0,1 M* et complétez à 25,0 ml avec le même solvant. Calculé par rapport à la substance anhydre, le pouvoir rotatoire spécifique (*2.2.7*) est voisin de + 20.

B. Dissolvez 10,0 mg d'acide folique dans de l'*hydroxyde de sodium 0,1 M* et complétez à 100,0 ml avec le même solvant. Prélevez 5,0 ml de solution et complétez à 50,0 ml avec de l'*hydroxyde de sodium 0,1 M*. Examinée de 230 nm à 380 nm (*2.2.25*), la solution présente 3 maximums d'absorption à 256 nm, à 283 nm et à 365 nm. Calculées par rapport à la substance anhydre, les absorbances spécifiques à ces maximums sont respectivement de 590, de 575 et de 206 environ. Le rapport entre l'absorbance mesurée au maximum à 256 nm et celle mesurée au maximum à 365 nm est de 2,8 à 3,0.

C. Opérez par chromatographie sur couche mince (*2.2.27*) en utilisant une plaque recouverte de *gel de silice G R*.

Monographies D - K

Solution à examiner. Dissolvez 50 mg d'acide folique dans un mélange de 2 volumes d'*ammoniaque concentrée R* et de 9 volumes de *méthanol R*, puis complétez à 100 ml avec le même mélange de solvants.

Solution témoin. Dissolvez 50 mg d'*acide folique SCR* dans un mélange de 2 volumes d'*ammoniaque concentrée R* et de 9 volumes de *méthanol R*, puis complétez à 100 ml avec le même mélange de solvants.

Déposez séparément sur la plaque 2 µl de chaque solution. Développez sur un parcours de 15 cm avec un mélange de 20 volumes d'*ammoniaque concentrée R*, de 20 volumes de *propanol R* et de 60 volumes d'*alcool R*. Laissez sécher la plaque à l'air. Examinez en lumière ultraviolette à 365 nm. La tache principale du chromatogramme obtenu avec la solution à examiner est semblable, quant à sa position, sa fluorescence et ses dimensions, à la tache principale du chromatogramme obtenu avec la solution témoin.

ESSAI

Amines libres. L'absorbance A_2 n'est pas supérieure au 1/6 de l'absorbance A_1, toutes deux mesurées au cours du dosage.

Teneur en eau (*2.5.12*). Déterminée par semi-microdosage sur 0,150 g d'acide folique, la teneur en eau est de 5,0 pour cent à 8,5 pour cent.

Cendres sulfuriques (*2.4.14*). Déterminé sur 1,0 g d'acide folique, le taux des cendres sulfuriques n'est pas supérieur à 0,2 pour cent.

Monographies D - K

DOSAGE

Dissolvez 50,0 mg d'acide folique dans 50 ml d'*hydroxyde de sodium 0,1 M* et complétez à 100,0 ml avec le même solvant (solution A).

1) Prélevez 3,0 ml de la solution A, ajoutez 20 ml d'*acide chlorhydrique dilué R* et complétez à 100,0 ml avec de l'*eau R*. Prélevez 50,0 ml de cette solution, ajoutez 0,5 g de *poudre de zinc R* et laissez reposer à l'abri de la lumière pendant 20 min, en agitant fréquemment. Filtrez et rejetez les 10 premiers millilitres du filtrat. Prélevez 10,0 ml du filtrat et complétez à 25,0 ml avec de l'*eau R*. Ajoutez 5 ml d'*acide chlorhydrique dilué R* et 5 ml d'une solution de *nitrite de sodium R* à 1 g/l. Mélangez et laissez reposer pendant 2 min. Ajoutez 5 ml d'une solution de *sulfamate d'ammonium R* à 5 g/l. Mélangez et laissez reposer pendant 2 min. Ajoutez 5 ml d'une solution de *dichlorhydrate de naphtyléthylènediamine R* à 1 g/l, mélangez, laissez reposer pendant 10 min, puis complétez à 50,0 ml avec de l'*eau R*. Mesurez l'absorbance (A_1) (*2.2.25*) de la solution (après réduction) au maximum à 550 nm, en utilisant, comme liquide de compensation, un mélange de 25,0 ml d'*eau R*, de 5 ml d'*acide chlorhydrique dilué R* et de 5 ml d'une solution de *nitrite de sodium R* à 1 g/l, traité dans les mêmes conditions.

2) Prélevez 30,0 ml de la solution A, ajoutez 20 ml d'*acide chlorhydrique dilué R* et complétez à 100,0 ml avec de l'*eau R*. Prélevez 10,0 ml de cette solution et complétez à 25,0 ml avec de l'*eau R*. Ajoutez 5 ml d'*acide chlorhydrique dilué R*, 5 ml d'une solution de *nitrite de sodium R* à 1 g/l, puis continuez les opérations comme indiqué plus haut. Mesurez l'absorbance (A_2) de cette solution (sans réduction).

Effectuez dans les mêmes conditions un essai témoin avec de l'*acide folique SCR*, A_3 étant l'absorbance obtenue avec la solution (après réduction) et A_4 l'absorbance obtenue avec la solution (sans réduction).

Calculez la teneur pour cent en $C_{19}H_{19}N_7O_6$ à l'aide de l'expression :

$$\frac{A_1 - 0,1A_2}{A_3 - 0,1A_4} \times C$$

C = teneur déclarée en $C_{19}H_{19}N_7O_6$ de l'*acide folique SCR*.

CONSERVATION

A l'abri de la lumière.

01/2002:0826

FORMALDÉHYDE (SOLUTION DE) À 35 POUR CENT

Formaldehydi solutio (35 per centum)

DÉFINITION

La solution de formaldéhyde à 35 pour cent contient au minimum 34,5 pour cent *m/m* et au maximum 38,0 pour cent *m/m* de formaldéhyde (CH_2O ; M_r 30,03) et du méthanol comme agent stabilisant.

CARACTÈRES

Liquide limpide, incolore, miscible à l'eau et à l'alcool. La solution de formaldéhyde à 35 pour cent peut présenter un trouble lors de la conservation.

IDENTIFICATION

A. Prélevez 1 ml de solution S (voir Essai) et complétez à 10 ml avec de l'*eau R*. A 0,05 ml de solution, ajoutez 1 ml d'une solution de *sel sodique d'acide chromotropique R* à 15 g/l, 2 ml d'*eau R* et 8 ml d'*acide sulfurique R*. Il se développe une coloration bleu-violet ou rouge-violet dans les 5 min.

B. A 0,1 ml de solution S, ajoutez 10 ml d'*eau R*, 2 ml d'une solution extemporanée de *chlorhydrate de phénylhydrazine R* à 10 g/l, 1 ml de *solution de ferricyanure de potassium R* et 5 ml d'*acide chlorhydrique R*. Il apparaît une coloration rouge intense.

C. Dans un tube à essai, mélangez 0,5 ml de solution de formaldéhyde à 35 pour cent avec 2 ml d'*eau R* et 2 ml de *solution de nitrate d'argent R2*. Ajoutez de l'*ammoniaque diluée R2* jusqu'à réaction faiblement alcaline. Chauffez au bain-marie. Il se forme un précipité gris ou un miroir d'argent.

D. La solution de formaldéhyde à 35 pour cent satisfait aux limites du dosage.

ESSAI

Solution S. Prélevez 10 ml de solution de formaldéhyde à 35 pour cent, éventuellement filtrée, et complétez à 50 ml avec de l'*eau exempte de dioxyde de carbone R*.

Aspect de la solution. La solution S est incolore (*2.2.2, Procédé II*).

Acidité. A 10 ml de solution S, ajoutez 1 ml de *solution de phénolphtaléine R*. Le virage de l'indicateur au rouge ne nécessite pas plus de 0,4 ml d'*hydroxyde de sodium 0,1 M*.

Méthanol. Opérez par chromatographie en phase gazeuse (*2.2.28*) en utilisant l'*éthanol R1* comme étalon interne.

Solution d'étalon interne. Prélevez 10 ml d'*éthanol R1* et complétez à 100 ml avec de l'*eau R*.

Solution à examiner. Prélevez 10,0 ml de solution de formaldéhyde à 35 pour cent, ajoutez 10,0 ml de solution d'étalon interne et complétez à 100,0 ml avec de l'*eau R*.

Solution témoin. Prélevez 1,0 ml de *méthanol R*, ajoutez 10,0 ml de solution d'étalon interne et complétez à 100,0 ml avec de l'*eau R*.

La chromatographie peut être réalisée en utilisant :

- une colonne de verre, d'une longueur de 1,5 m à 2,0 m et d'un diamètre intérieur de 2 mm à 4 mm, remplie de *copolymère éthylvinylbenzène-divinylbenzène R* (150 µm à 180 µm),
- comme gaz vecteur, de l'*azote pour chromatographie R*, à un débit de 30 ml/min à 40 ml/min,
- un détecteur à ionisation de flamme,

en maintenant la température de la colonne à 120 °C, et celle de la chambre à injection et du détecteur à 150 °C.

Injectez 1 µl de solution témoin. Ajustez la sensibilité du système de façon que la hauteur des pics dans le chromatogramme obtenu représente au moins 50 pour cent de l'échelle totale de l'enregistreur. L'essai n'est valable que si la résolution entre les pics correspondant respectivement au méthanol et à l'éthanol n'est pas inférieure à 2,0. Injectez séparément 1 µl de solution à examiner et 1 µl de solution témoin.

Calculez la teneur pour cent en méthanol. La solution de formaldéhyde à 35 pour cent contient de 9,0 pour cent *V/V* à 15,0 pour cent *V/V* de méthanol.

Cendres sulfuriques (*2.4.14*). Déterminé sur 1,0 g de solution de formaldéhyde à 35 pour cent, le taux des cendres sulfuriques n'est pas supérieur à 0,1 pour cent.

DOSAGE

Dans une fiole jaugée de 100 ml contenant 2,5 ml d'*eau R* et 1 ml de *solution diluée d'hydroxyde de sodium R*, introduisez 1,000 g de solution de formaldéhyde à 35 pour cent, agitez et complétez à 100,0 ml avec de l'*eau R*. Prélevez 10,0 ml de solution, ajoutez 30,0 ml d'*iode 0,05 M*, mélangez, puis ajoutez 10 ml de *solution diluée d'hydroxyde de sodium R*. Après 15 min, ajoutez 25 ml d'*acide sulfurique dilué R* et titrez par le *thiosulfate de sodium 0,1 M* en présence de 2 ml de *solution d'amidon R*.

1 ml d'*iode 0,05 M* correspond à 1,501 mg de CH_2O.

CONSERVATION

A l'abri de la lumière, à une température de 15 °C à 25 °C.

01/2002:1520

FOSCARNET SODIQUE HEXAHYDRATÉ

Foscarnetum natricum hexahydricum

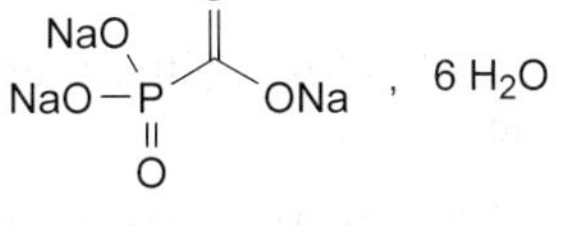

$CNa_3O_5P,6H_2O$ M_r 300,0

DÉFINITION

Le foscarnet sodique hexahydraté contient au minimum 98,5 pour cent et au maximum l'équivalent de 101,0 pour cent de phosphonatoformiate de trisodium, calculé par rapport à la substance desséchée.

CARACTÈRES

Poudre cristalline, blanche, soluble dans l'eau, pratiquement insoluble dans l'alcool.

IDENTIFICATION

A. Examinez le foscarnet sodique hexahydraté par spectrophotométrie d'absorption dans l'infrarouge (*2.2.24*), en comparant avec le spectre obtenu avec le *foscarnet sodique hexahydraté SCR*.

B. Le foscarnet sodique hexahydraté donne la réaction (a) du sodium (*2.3.1*).

ESSAI

Solution S. Dissolvez 0,5 g de foscarnet sodique hexahydraté dans de l'*eau exempte de dioxyde de carbone R* et complétez à 25 ml avec le même solvant.

Aspect de la solution. La solution S n'est pas plus fortement opalescente que la suspension témoin I (*2.2.1*) et elle est incolore (*2.2.2, Procédé II*).

Détermination du pH (*2.2.3*). Le pH de la solution S est de 9,0 à 11,0.

Substances apparentées. Opérez par chromatographie liquide (*2.2.29*).

Solution à examiner. Dissolvez 25 mg de foscarnet sodique hexahydraté dans la phase mobile et complétez à 10,0 ml avec la phase mobile.

Solution témoin (a). Prélevez 1,0 ml de solution à examiner et complétez à 50,0 ml avec la phase mobile. Prélevez 1,0 ml de cette solution et complétez à 10,0 ml avec la phase mobile.

Solution témoin (b). Dissolvez 5,0 mg d'*impureté B de foscarnet SCR* dans la phase mobile, ajoutez 2,0 ml de solution à examiner et complétez à 50,0 ml avec la phase mobile.

La chromatographie peut être réalisée en utilisant :

- une colonne d'acier inoxydable d'une longueur de 0,10 m et d'un diamètre intérieur de 4,6 mm, remplie de *gel de silice octadécylsilylé pour chromatographie R* (3 µm),
- comme phase mobile, à un débit de 1,0 ml/min, une solution préparée comme suit : dissolvez 3,22 g de *sulfate de sodium décahydraté R* dans de l'*eau R*, ajoutez 3 ml d'*acide acétique glacial R* et 6 ml d'une solution de *pyrophosphate sodique R* à44,61 g/l et complétez à 1000 ml avec de l'*eau R* (solution A) ; dissolvez 3,22 g de *sulfate de sodium décahydraté R* dans de l'*eau R*, ajoutez 6,8 g d'*acétate de sodium R* et6 ml d'une solution de *pyrophosphate sodique R* à44,61 g/l et complétez à 1000 ml avec de l'*eau R* (solution B). Mélangez 700 ml environ de solution A et 300 ml environ de solution B pour obtenir une solution de pH 4,4. A 1000 ml de cette solution, ajoutez 0,25 g d'*hydrogénosulfate de tétrahexylammonium R* et 100 ml de *méthanol R* ;
- comme détecteur, un spectrophotomètre réglé à 230 nm.

Injectez 20 µl de solution témoin (b). Enregistrez le chromatogramme pendant 2,5 fois le temps de rétention du foscarnet. L'essai n'est valable que si la résolution entre les pics dus au foscarnet et à l'impureté B n'est pas inférieure à 7.

Injectez 20 µl de solution à examiner et 20 µl de solution témoin (a). S'il apparaît d'autres pics que le pic principal dans le chromatogramme obtenu avec la solution à examiner, la surface d'aucun d'entre eux n'est supérieure à celle du pic principal du chromatogramme obtenu avec la solution témoin (a) (0,2 pour cent) et la somme de leur surface n'est pas supérieure à 2 fois celle du pic principal du chromatogramme obtenu avec la solution témoin (a) (0,4 pour cent). Ne tenez pas compte des pics ayant un temps

Monographies D - K

de rétention relatif inférieur à 0,6 ni des pics dont la surface est inférieure à 0,2 fois la surface du pic du chromatogramme obtenu avec la solution témoin (a).

Impureté D. Examinez par chromatographie en phase gazeuse (*2.2.28*).

Solution à examiner. Dissolvez 0,25 g de foscarnet sodique hexahydraté dans 9,0 ml d'*acide acétique 0,1 M* à l'aide d'un agitateur magnétique. Ajoutez 1,0 ml d'*éthanol R* et mélangez.

Solution témoin. Dissolvez 25 mg de *phosphonoformiate de triéthyle R* dans de l'*éthanol R* et complétez à 100 ml avec le même solvant. Prélevez 1 ml de solution et complétez à 10 ml avec de l'*éthanol R*.

La chromatographie peut être réalisée en utilisant :

– une colonne de silice fondue d'une longueur de 25 m et d'un diamètre intérieur de 0,31 mm, recouverte de *poly(diméthyl)(diphényl)(divinyl)siloxane R* (épaisseur du film 0,5 µm),
– comme gaz vecteur, de l'*hélium pour chromatographie R*,
– un détecteur à ionisation de flamme,
– un injecteur avec division 1:20,

en augmentant la température de la colonne de 100 °C à 180 °C à une vitesse de 10 °C par minute et en maintenant la température de la chambre à injection à 200 °C et celle du détecteur à 250 °C.

Injectez 3 µl de chaque solution.

S'il apparaît, dans le chromatogramme obtenu avec la solution à examiner, un pic dû à l'impureté D, sa surface n'est pas supérieure à celle du pic du chromatogramme obtenu avec la solution témoin (0,1 pour cent).

Phosphate et phosphite. Opérez par chromatographie liquide (*2.2.29*).

Solution à examiner. Dissolvez 60,0 mg de foscarnet sodique hexahydraté dans de l'*eau R* et complétez à 25,0 ml avec le même solvant.

Solution témoin (a). Dissolvez 28 mg de *phosphate monosodique monohydraté R* dans de l'*eau R* et complétez à 100 ml avec le même solvant.

Solution témoin (b). Dissolvez 43 mg de *phosphite de sodium pentahydraté R* dans de l'*eau R* et complétez à 100 ml avec le même solvant.

Solution témoin (c). Prélevez 1,0 ml de solution témoin (a) et 1,0 ml de solution témoin (b), et complétez à 25 ml avec de l'*eau R*.

Solution témoin (d). Prélevez 3 ml de solution témoin (a) et 3 ml de solution témoin (b), et complétez à 25 ml avec de l'*eau R*.

La chromatographie peut être réalisée en utilisant :

– une colonne d'acier inoxydable d'une longueur de 0,05 m et d'un diamètre intérieur de 4,6 mm, remplie d'une *résine échangeuse d'anions pour chromatographie R*,
– comme phase mobile, à un débit de 1,4 ml/min, une solution préparée comme suit : dissolvez 0,102 g de *phtalate acide de potassium R* dans de l'*eau R*, ajoutez 2,5 ml d'*acide nitrique 1 M* et complétez à 1000 ml avec de l'*eau R*,
– comme détecteur, un spectrophotomètre réglé à 290 nm (détection indirecte).

Injectez 20 µl de solution témoin (d). L'essai n'est valable que si :

– la résolution entre les pics correspondant au phosphate (premier pic) et au phosphite n'est pas inférieure à 2,0,
– le pic principal a un rapport signal/bruit d'au moins 10.

Injectez 20 µl de solution à examiner et 20 µl de solution témoin (c). S'il apparaît, dans le chromatogramme obtenu avec la solution à examiner, des pics dus au phosphate ou au phosphite, la surface d'aucun d'entre eux n'est supérieure à celle des pics correspondants dans le chromatogramme obtenu avec la solution témoin (c) (0,3 pour cent de phosphate et 0,3 pour cent de phosphite).

Métaux lourds. Dissolvez 1,25 g de foscarnet sodique hexahydraté dans 12,5 ml d'*acide chlorhydrique 1 M*. Chauffez au bain-marie pendant 3 min et refroidissez à température ambiante. Transférez la solution dans un vase à précipiter et ajustez à pH 3,5 environ avec de l'*ammoniaque diluée R1*, puis complétez à 25 ml avec de l'*eau R* (solution A). A 12 ml de solution A, ajoutez 2,0 ml de *solution tampon pH 3,5 R*. Versez rapidement le mélange dans un tube à essai contenant 1 goutte de *solution de sulfure de sodium R*. La solution n'est pas plus fortement colorée qu'une solution témoin préparée simultanément et dans les mêmes conditions en versant un mélange de 5,0 ml de *solution à 1 ppm de plomb (Pb) R*, de 5,0 ml d'*eau R*, de 2,0 ml de solution A et de 2,0 ml de *solution tampon pH 3,5 R* dans un tube à essai contenant 1 goutte de *solution de sulfure de sodium R* (10 ppm).

Perte à la dessiccation (*2.2.32*). Déterminée par séchage à l'étuve à 150 °C sur 1,000 g de foscarnet sodique hexahydraté, la perte à la dessiccation est de 35,0 pour cent à 37,0 pour cent.

Stérilité (*2.6.1*). Le foscarnet sodique hexahydraté destiné à la préparation de formes pharmaceutiques administrées par voie parentérale sans autre procédé approprié de stérilisation satisfait à l'essai de stérilité.

Endotoxines bactériennes (*2.6.14*) : moins de 83,3 UI/g, si le foscarnet sodique hexahydraté est destiné à la préparation de formes pharmaceutiques administrées par voie parentérale sans autre procédé approprié d'élimination des endotoxines bactériennes.

DOSAGE

Dissolvez 0,200 g de foscarnet sodique hexahydraté dans 50 ml d'*eau R*. Titrez par l'*acide sulfurique 0,05 M*. Déterminez le point de fin de titrage par potentiométrie (*2.2.20*). Titrez jusqu'au premier point d'inflexion.

1 ml d'*acide sulfurique 0,05 M* correspond à 19,20 mg de CNa_3O_5P.

CONSERVATION

A l'abri de la lumière.

IMPURETÉS

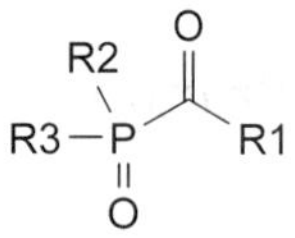

A. R1 = OC_2H_5, R2 = R3 = ONa : (éthoxycarbonyl)phosphonate de disodium,

B. R1 = R2 = ONa, R3 = OC_2H_5 : (éthoxyoxydophosphanyl)formiate de disodium,

C. R1 = R2 = OC_2H_5, R3 = ONa : (éthoxycarbonyl)phosphonate d'éthyle et de sodium,

D. R1 = R2 = R3 = OC_2H_5 : (diéthoxyphosphoryl)formiate d'éthyle.

01/2002:1328

FOSFOMYCINE CALCIQUE

Fosfomycinum calcicum

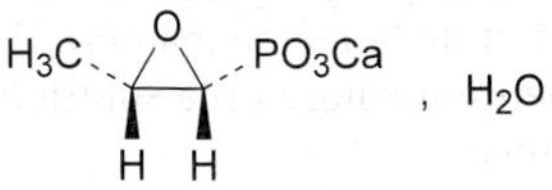

$C_3H_5CaO_4P,H_2O$ M_r 194,1

DÉFINITION

La fosfomycine calcique contient au minimum 95,0 pour cent et au maximum l'équivalent de 101,0 pour cent de (2*R*,3*S*)-(3-méthyloxiran-2-yl)phosphonate de calcium, calculé par rapport à la substance anhydre.

CARACTÈRES

Poudre blanche à sensiblement blanche, peu soluble dans l'eau, pratiquement insoluble dans l'acétone, dans le chlorure de méthylène et dans le méthanol.

IDENTIFICATION

Première identification : A, D.

Seconde identification : B, C, D.

A. Examinez la fosfomycine calcique par spectrophotométrie d'absorption dans l'infrarouge (*2.2.24*), en comparant avec le *spectre de référence de la fosfomycine calcique de la Ph. Eur.* Examinez les substances sous forme de pastilles à base de *bromure de potassium R*.

B. Dissolvez 0,1 g environ de fosfomycine calcique dans 3 ml d'une solution d'*acide perchlorique R* à 25 pour cent *V/V*. Ajoutez 1 ml de *periodate de sodium 0,1 M* et chauffez au bain-marie pendant 30 min. Laissez refroidir et ajoutez 50 ml d'*eau R*. Neutralisez la solution avec une solution saturée de *bicarbonate de sodium R* et ajoutez 1 ml d'une solution récemment préparée d'*iodure de potassium R* à 400 g/l. Préparez une solution à blanc simultanément et de la même manière. La solution à examiner demeure incolore et la solution à blanc est colorée en orange.

C. A 8 mg environ de fosfomycine calcique, ajoutez 2 ml d'*eau R*,1 ml d'*acide perchlorique R* et 2 ml de *periodate de sodium 0,1 M*. Chauffez au bain-marie pendant 10 min et ajoutez, sans refroidir, 1 ml de *solution de molybdate d'ammonium R5* et 1 ml de *solution d'acide aminohydroxynaphtalènesulfonique R*. Laissez reposer pendant 30 min. Il se développe une coloration bleue.

D. La fosfomycine calcique donne la réaction (a) du calcium (*2.3.1*).

ESSAI

Détermination du pH (*2.2.3*). Dissolvez 20 mg de fosfomycine calcique dans de l'*eau exempte de dioxyde de carbone R* et complétez à 20,0 ml avec le même solvant. Le pH de la solution est de 8,1 à 9,6.

Pouvoir rotatoire spécifique (*2.2.7*). Dissolvez 2,5 g de fosfomycine calcique dans une solution d'*édétate de sodium R* à 125 g/l préalablement ajustée à pH 8,5 avec de la *solution concentrée d'hydroxyde de sodium R* et complétez à 50,0 ml avec la même solution. Mesuré à 405 nm en utilisant une lampe au mercure et calculé par rapport à la substance anhydre, le pouvoir rotatoire spécifique est de – 11,0 à – 13,0.

(1,2-Dihydroxypropyl)phosphonate calcique. Dans une fiole en verre bouchée, dissolvez 0,200 g de fosfomycine calcique dans 100,0 ml d'*eau R*. Ajoutez 50 ml de *solution tampon phtalate pH 6,4 (0,5 M) R* et 5,0 ml de *periodate de sodium 0,005 M*. Bouchez et agitez, puis laissez reposer à l'abri de la lumière pendant 90 min. Ajoutez 10 ml d'une solution récemment préparée d'*iodure de potassium R* à 400 g/l, bouchez et agitez pendant 2 min. Titrez par l'*arsénite de sodium 0,0025 M* jusqu'à ce que la coloration jaune ait pratiquement disparu. Ajoutez 2 ml de *solution d'amidon R* et continuez lentement le titrage jusqu'à disparition complète de la coloration. Effectuez un essai à blanc dans les mêmes conditions. Calculez la teneur pour cent en $C_3H_7CaO_5P$ à l'aide de l'expression :

$$\frac{(n_1 - n_2) \times c \times 97}{m\,(100 - H)} \times 100$$

m = quantité de fosfomycine calcique utilisée, en milligrammes,

n_1 = volume d'*arsénite de sodium 0,0025 M* utilisé dans le titrage à blanc,

n_2 = volume d'*arsénite de sodium 0,0025 M* utilisé dans le titrage de la solution à examiner,

c = molarité de la solution d'arsénite de sodium,

H = teneur pour cent en eau.

La fosfomycine calcique ne contient pas plus de 1,5 pour cent de (1,2-dihydroxypropyl)phosphonate calcique.

Chlorures (*2.4.4*). Dissolvez 0,500 g de fosfomycine calcique dans de l'*eau R*, ajoutez 2 ml d'*acide nitrique R* et complétez à 50 ml avec le même acide. A 2,5 ml de cette solution, ajoutez 12,5 ml d'*eau R*. La solution satisfait à l'essai limite des chlorures (0,2 pour cent).

Métaux lourds (*2.4.8*). Dissolvez 2,5 g de fosfomycine calcique dans 6 ml d'*acide acétique glacial R* et complétez à 25,0 ml avec de l'*eau R*. 12 ml de solution satisfont à l'essai limite A des métaux lourds (20 ppm). Préparez le témoin avec la *solution à 2 ppm de plomb (Pb) R*.

Teneur en eau (*2.5.12*). Déterminée par semi-microdosage sur 0,250 g de fosfomycine calcique, la teneur en eau est de 8,5 pour cent à 11,5 pour cent. Utilisez comme solvant un mélange de 1 volume de *pyridine R* et de 3 volumes d'*éthylèneglycol R*.

DOSAGE

Dans une fiole de verre bouchée, dissolvez 0,120 g de fosfomycine calcique dans 20,0 ml de *periodate de sodium 0,1 M*. Ajoutez 5 ml d'une solution d'*acide perchlorique R* à 50 pour cent *V/V* et agitez. Chauffez dans un bain-marie à 37 °C pendant 105 min. Ajoutez 50 ml d'*eau R* et ajustez immédiatement à pH 6,4 avec une solution saturée de *bicarbonate de sodium R*. Ajoutez 10 ml d'une solution récemment préparée d'*iodure de potassium R* à 400 g/l, bouchez et laissez reposer pendant 2 min. Titrez par l'*arsénite de sodium 0,1 M* jusqu'à ce que la coloration jaune ait pratiquement disparu. Ajoutez 2 ml de *solution d'amidon R* et continuez lentement le titrage jusqu'à disparition complète de la coloration. Effectuez un essai à blanc dans les mêmes conditions.

Calculez la teneur pour cent en $C_3H_5CaO_4P$ à l'aide de l'expression :

$$\frac{(n_1 - n_2) \times c \times 88 \times 100}{m\,(100 - H)} \times 100 - G$$

m = quantité de fosfomycine calcique utilisée, en milligrammes,

n_1 = volume d'*arsénite de sodium 0,1 M* utilisé dans le titrage à blanc,

n_2 = volume d'*arsénite de sodium 0,1 M* utilisé dans le titrage de la solution à examiner,

c = molarité de la solution d'arsénite de sodium,

G = teneur pour cent en (1,2-dihydroxypropyl)phosphonate calcique,

H = teneur pour cent en eau.

CONSERVATION

En récipient étanche, à l'abri de la lumière.

IMPURETÉS

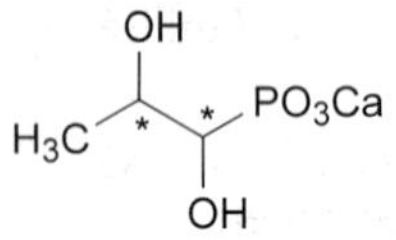

A. (1,2-dihydroxypropyl)phosphonate de calcium.

Monographies D - K

01/2002:1329

FOSFOMYCINE SODIQUE

Fosfomycinum natricum

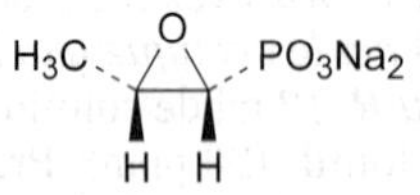

$C_3H_5Na_2O_4P$ M_r 182,0

DÉFINITION

La fosfomycine sodique contient au minimum 95,0 pour cent et au maximum l'équivalent de 101,0 pour cent de (2*R*,3*S*)-(3-méthyloxiran-2-yl)phosphonate de disodium, calculé par rapport à la substance anhydre.

CARACTÈRES

Poudre blanche à sensiblement blanche, très hygroscopique, très soluble dans l'eau, assez soluble dans le méthanol, pratiquement insoluble dans le chlorure de méthylène et dans l'éthanol.

IDENTIFICATION

Première identification : A, D.

Seconde identification : B, C, D.

A. Examinez la fosfomycine sodique par spectrophotométrie d'absorption dans l'infrarouge (*2.2.24*), en comparant avec le *spectre de référence de la fosfomycine sodique de la Ph. Eur.* Examinez les substances sous forme de pastilles à base de *bromure de potassium R*.

B. Dissolvez 0,1 g environ de fosfomycine sodique dans 3 ml d'une solution d'*acide perchlorique R* à 25 pour cent *V/V*. Ajoutez 1 ml de *periodate de sodium 0,1 M* et chauffez au bain-marie pendant 30 min. Laissez refroidir et ajoutez 50 ml d'*eau R*. Neutralisez la solution avec une solution saturée de *bicarbonate de sodium R* et ajoutez 1 ml d'une solution récemment préparée d'*iodure de potassium R* à 400 g/l. Préparez une solution à blanc simultanément et de la même manière. La solution à examiner demeure incolore et la solution à blanc est colorée en orange.

C. A 8 mg environ de fosfomycine sodique, ajoutez 2 ml d'*eau R*,1 ml d'*acide perchlorique R* et 2 ml de *periodate de sodium 0,1 M*. Chauffez au bain-marie pendant 10 min et ajoutez, sans refroidir, 1 ml de *solution de molybdate d'ammonium R5* et 1 ml de *solution d'acide aminohydroxynaphtalènesulfonique R*. Laissez reposer pendant 30 min. Il se développe une coloration bleue.

D. La fosfomycine sodique donne la réaction (a) du sodium (*2.3.1*).

ESSAI

Solution S. Dissolvez 5,0 g de fosfomycine sodique dans de l'*eau exempte de dioxyde de carbone R* et complétez à 50,0 ml avec le même solvant.

Aspect de la solution. La solution S est limpide (*2.2.1*) et n'est pas plus fortement colorée que la solution témoin B_9 (*2.2.2, Procédé II*).

Détermination du pH (*2.2.3*). Prélevez 10 ml de solution S et complétez à 20 ml avec de l'*eau exempte de dioxyde de carbone R*. Le pH de la solution est de 9,0 à 10,5.

Pouvoir rotatoire spécifique (*2.2.7*). Dissolvez 2,5 g de fosfomycine sodique dans de l'*eau R* et complétez à 50,0 ml avec le même solvant. Mesuré à 405 nm en utilisant une lampe au mercure et calculé par rapport à la substance anhydre, le pouvoir rotatoire spécifique est de – 13,0 à – 15,0.

(1,2-Dihydroxypropyl)phosphonate disodique. Dans une fiole en verre bouchée, dissolvez 0,200 g de fosfomycine sodique dans 100,0 ml d'*eau R*. Ajoutez 50 ml de *solution tampon phtalate pH 6,4 (0,5 M) R* et 5,0 ml de *periodate de sodium 0,005 M*. Bouchez et agitez, puis laissez reposer à l'abri de la lumière pendant 90 min. Ajoutez 10 ml d'une solution récemment préparée d'*iodure de potassium R* à 400 g/l, bouchez et agitez pendant 2 min. Titrez par l'*arsénite de sodium 0,0025 M* jusqu'à ce que la coloration jaune ait pratiquement disparu. Ajoutez 2 ml de *solution d'amidon R* et continuez lentement le titrage jusqu'à disparition complète de la coloration. Effectuez un essai à blanc dans les mêmes conditions. Calculez la teneur pour cent en $C_3H_7Na_2O_5P$ à l'aide de l'expression :

$$\frac{(n_1 - n_2) \times c \times 100}{m\,(100 - H)} \times 100$$

m = quantité de fosfomycine sodique utilisée, en milligrammes,

n_1 = volume d'*arsénite de sodium 0,0025 M* utilisé dans le titrage à blanc,

n_2 = volume d'*arsénite de sodium 0,0025 M* utilisé dans le titrage de la solution à examiner,

c = molarité de la solution d'arsénite de sodium,

H = teneur pour cent en eau.

La fosfomycine sodique ne contient pas plus de 1,0 pour cent de (1,2-dihydroxypropyl)phosphonate disodique.

Métaux lourds (*2.4.8*). 12 ml de solution S satisfont à l'essai limite A des métaux lourds (20 ppm). Préparez le témoin avec la *solution à 2 ppm de plomb (Pb) R*.

Teneur en eau (*2.5.12*). Déterminée par semi-microdosage sur 0,50 g de fosfomycine sodique, la teneur en eau n'est pas supérieure à 1,0 pour cent. Utilisez comme solvant un mélange de 1 volume de *pyridine R* et de 3 volumes d'*éthylèneglycol R*.

Stérilité (*2.6.1*). La fosfomycine sodique destinée à la préparation de formes pharmaceutiques administrées par voie parentérale sans autre procédé approprié de stérilisation satisfait également à l'essai de stérilité.

Endotoxines bactériennes (*2.6.14*) : moins de 0,083 UI/mg, si la fosfomycine sodique est destinée à la préparation de formes pharmaceutiques administrées par voie parentérale sans autre procédé approprié d'élimination des endotoxines bactériennes.

DOSAGE

Dans une fiole de verre bouchée, dissolvez 0,120 g de fosfomycine sodique dans 20,0 ml de *periodate de sodium 0,1 M*. Ajoutez 5 ml d'une solution d'*acide perchlorique R* à 50 pour cent *V/V* et agitez. Chauffez dans un bain-marie à 37 °C pendant 105 min. Ajoutez 50 ml d'*eau R* et ajustez immédiatement à pH 6,4 avec une solution saturée de *bicarbonate de sodium R*. Ajoutez 10 ml d'une solution récemment préparée d'*iodure de potassium R* à 400 g/l, bouchez et laissez reposer pendant 2 min. Titrez par l'*arsénite de sodium 0,1 M* jusqu'à ce que la coloration jaune ait pratiquement disparu. Ajoutez 2 ml de *solution d'amidon R* et continuez lentement le titrage jusqu'à disparition complète de la coloration. Effectuez un essai à blanc dans les mêmes conditions.

Calculez la teneur pour cent en $C_3H_5Na_2O_4P$ à l'aide de l'expression :

$$\frac{(n_1 - n_2) \times c \times 91 \times 100}{m\,(100 - H)} \times 100 - G$$

m = quantité de fosfomycine sodique utilisée, en milligrammes,

n_1 = volume d'*arsénite de sodium 0,1 M* utilisé dans le titrage à blanc,

n_2 = volume d'*arsénite de sodium 0,1 M* utilisé dans le titrage de la solution à examiner,

c = molarité de la solution d'arsénite de sodium,

G = teneur pour cent en (1,2-dihydroxypropyl)phosphonate disodique,

H = teneur pour cent en eau.

CONSERVATION

En récipient étanche, à l'abri de la lumière. Si la substance est stérile, elle est conservée en récipient stérile, étanche, à fermeture inviolable.

ÉTIQUETAGE

L'étiquette indique :

- dans les cas appropriés, que la substance est stérile,
- dans les cas appropriés, que la substance est exempte d'endotoxines bactériennes.

IMPURETÉS

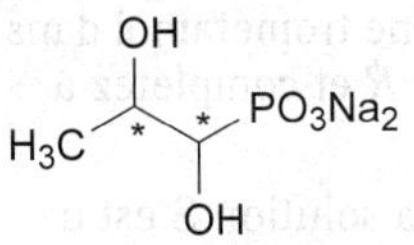

A. (1,2-dihydroxypropyl)phosphonate disodique.

01/2002:1425

FOSFOMYCINE TROMÉTAMOL

Fosfomycinum trometamol

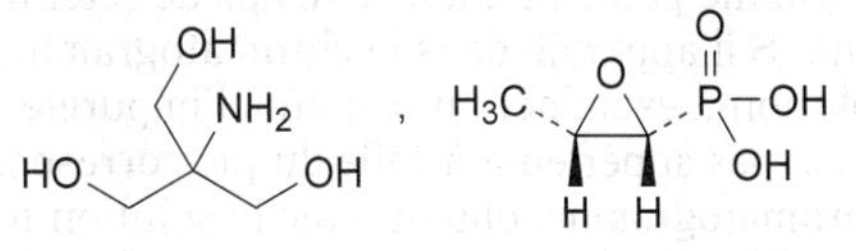

$C_7H_{18}NO_7P$ M_r 259,2

DÉFINITION

La fosfomycine trométamol contient au minimum 98,0 pour cent et au maximum l'équivalent de 102,0 pour cent de (2*R*,3*S*)-(3-méthyloxiran-2-yl)phosphonate de 1,3-dihydroxy-2-(hydroxyméthyl)propan-2-aminium, calculé par rapport à la substance anhydre.

CARACTÈRES

Poudre blanche à sensiblement blanche, hygroscopique, très soluble dans l'eau, peu soluble dans l'alcool et dans le méthanol, pratiquement insoluble dans l'acétone.

IDENTIFICATION

Première identification : A.

Seconde identification : B, C.

A. Examinez la fosfomycine trométamol par spectrophotométrie d'absorption dans l'infrarouge (*2.2.24*), en comparant avec le spectre obtenu avec la *fosfomycine trométamol SCR*.

B. Opérez par chromatographie sur couche mince (*2.2.27*) en utilisant une plaque recouverte de *cellulose pour chromatographie R*.

Solution à examiner. Dissolvez 50 mg de fosfomycine trométamol dans de l'*eau R* et complétez à 10 ml avec le même solvant.

Solution témoin. Dissolvez 50 mg de *fosfomycine trométamol SCR* dans de l'*eau R* et complétez à 10 ml avec le même solvant.

Déposez sur la plaque 10 µl de chaque solution. Développez sur un parcours de 15 cm avec un mélange de 10 volumes d'*ammoniaque concentrée R*, de 20 volumes d'*eau R* et de 70 volumes de *2-propanol R*. Séchez la plaque dans un courant d'air chaud et exposez-la aux vapeurs d'iode jusqu'à apparition des taches. La tache principale du chromatogramme obtenu avec la solution à examiner est semblable quant à sa position, sa coloration et ses dimensions à la tache principale du chromatogramme obtenu avec la solution témoin.

C. A 15 mg environ de fosfomycine trométamol, ajoutez 2 ml d'*eau R*,1 ml d'*acide perchlorique R* et 2 ml de *periodate de sodium 0,1 M*. Chauffez au bain-marie pendant 10 min et ajoutez, sans refroidir, 1 ml de *solution de molybdate d'ammonium R5* et 1 ml de *solution d'acide aminohydroxynaphtalènesulfonique R*. Laissez reposer pendant 30 min. Il se développe une coloration bleue.

Monographies D - K

ESSAI

Solution S. Dissolvez 1,00 g de fosfomycine trométamol dans de l'*eau exempte de dioxyde de carbone R* et complétez à 20,0 ml avec le même solvant.

Détermination du pH (*2.2.3*). Le pH de la solution S est de 3,5 à 5,5.

Pouvoir rotatoire spécifique (*2.2.7*). Déterminé avec la solution S à 365 nm en utilisant une lampe au mercure et calculé par rapport à la substance anhydre, le pouvoir rotatoire spécifique est de – 13,5 à – 12,5.

Substances apparentées. Opérez par chromatographie liquide (*2.2.29*) selon les indications du dosage.

Injectez 5 µl de solution à examiner, 5 µl de solution témoin (b) et 5 µl de solution à blanc. Continuez la chromatographie pendant 2 fois le temps de rétention de la fosfomycine. S'il apparaît, dans le chromatogramme obtenu avec la solution à examiner, un pic dû à l'impureté A, sa surface n'est pas supérieure à celle du pic correspondant dans le chromatogramme obtenu avec la solution témoin (b) (0,5 pour cent) (calculé en sels de trométamol) ; s'il apparaît d'autres pics que le pic principal, 2 pics dus au trométamol et un pic dû à l'impureté A, la surface d'aucun d'entre eux n'est supérieure à celle du pic principal dans le chromatogramme obtenu avec la solution témoin (b) (0,5 pour cent) (calculé en sels de trométamol) et la somme de la surface de tous les pics à l'exception du pic principal et des 2 pics dus au trométamol n'est pas supérieure à 2 fois la surface du pic principal du chromatogramme obtenu avec la solution témoin (b) (1 pour cent) (calculé en sels de trométamol). Ne tenez pas compte des pics dus au blanc ni des pics dont la surface est inférieure à 0,1 fois la surface du pic principal du chromatogramme obtenu avec la solution témoin (b).

Phosphates. Dissolvez 0,1 g de fosfomycine trométamol dans 3 ml d'*acide nitrique dilué R* et complétez à 10 ml avec de l'*eau R*. A 5 ml de solution ajoutez 5 ml d'*eau R* et 5 ml de *réactif molybdovanadique R*. Agitez fortement. Après 5 min, la solution n'est pas plus fortement colorée qu'une solution témoin préparée simultanément et dans les mêmes conditions avec 5 ml de *solution à 5 ppm de phosphate* (PO_4) *R* (500 ppm).

Métaux lourds (*2.4.8*). Dissolvez 2,0 g de fosfomycine trométamol dans del'*eau R* et complétez à 20 ml avec le même solvant. 12 ml de solution satisfont à l'essai limite A des métaux lourds (10 ppm). Préparez le témoin avec la *solution à 1 ppm de plomb (Pb) R*.

Teneur en eau (*2.5.12*). Déterminée par semi-microdosage sur 0,500 g de fosfomycine trométamol, la teneur en eau n'est pas supérieure à 0,5 pour cent.

DOSAGE

Opérez par chromatographie liquide (*2.2.29*). *Préparez les solutions immédiatement avant l'emploi.*

Solution à examiner. Dissolvez 0,60 g de fosfomycine trométamol dans la phase mobile et complétez à 5,0 ml avec la phase mobile.

Solution témoin (a). Dissolvez 0,60 g de *fosfomycine trométamol SCR* dans la phase mobile et complétez à 5,0 ml avec la phase mobile.

Solution témoin (b). Dissolvez 8,7 mg d'*impureté A de fosfomycine trométamol SCR* (sous forme de sel disodique) dans la phase mobile et complétez à 20,0 ml avec la phase mobile.

Solution témoin (c). Dissolvez 5 mg d'*impureté A de fosfomycine trométamol SCR* (sous forme de sel disodique) et 10 mg de *fosfomycine trométamol SCR* dans la phase mobile et complétez à 5 ml avec la phase mobile.

Solution à blanc. Une solution de *phosphate disodique anhydre R* à 0,3 g/l dans la phase mobile.

La chromatographie peut être réalisée en utilisant :

- une colonne d'acier inoxydable, d'une longueur de 0,25 m et d'un diamètre intérieur de 4,6 mm, remplie de *gel de silice aminopropylsilylé pour chromatographie R* (5 µm),
- comme phase mobile, à un débit de 1 ml/min, une solution de *phosphate monopotassique R* à 10,89 g/l,
- comme détecteur, un réfractomètre différentiel maintenu à une température de 35 °C.

Lorsque les chromatogrammes sont enregistrés dans les conditions décrites, les temps de rétention relatifs à la fosfomycine sont de 0,3 environ pour les 2 pics correspondant au trométamol et de 0,8 environ pour l'impureté A.

Injectez 5 µl de solution témoin (c). L'essai n'est valable que si la résolution entre les pics correspondant respectivement à la fosfomycine et à l'impureté A n'est pas inférieure à 1,5. Injectez 6 fois la solution témoin (a). Le dosage n'est valable que si l'écart type relatif de la surface du pic de la fosfomycine n'est pas supérieur à 1,0 pour cent. Injectez alternativement la solution à examiner et la solution témoin (a).

Calculez la teneur pour cent en fosfomycine trométamol.

CONSERVATION

En récipient étanche.

IMPURETÉS

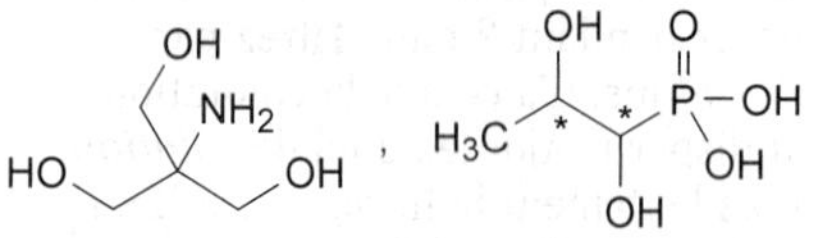

A. (1,2-dihydroxypropyl)phosphonate de 1,3-dihydroxy-2-(hydroxyméthyl)propan-2-aminium,

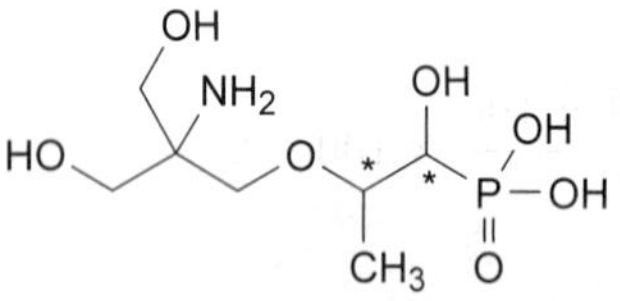

B. acide [2-[2-amino-3-hydroxy-2-(hydroxyméthyl)propoxy]-1-hydroxypropyl]phosphonique,

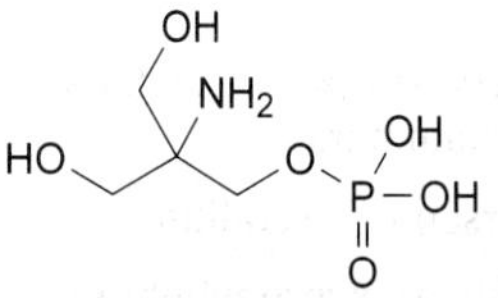

C. dihydrogénophosphate de 2-amino-3-hydroxy-2-(hydroxyméthyl)propyle (ester phosphorique du trométamol),

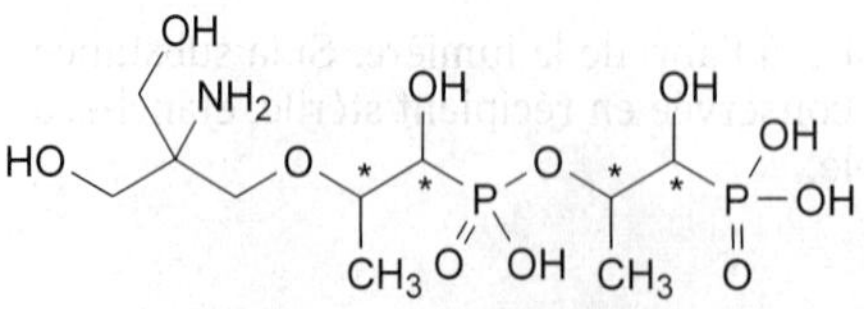

D. acide [2-[[[2-[2-amino-3-hydroxy-2-(hydroxyméthyl)propoxy]-1-hydroxypropyl]hydroxyphosphoryl]oxy]-1-hydroxypropyl]phosphonique (dimère de fosfomycine trométamoloxylé).

01/2002:0180

FRAMYCÉTINE (SULFATE DE)

Framycetini sulfas

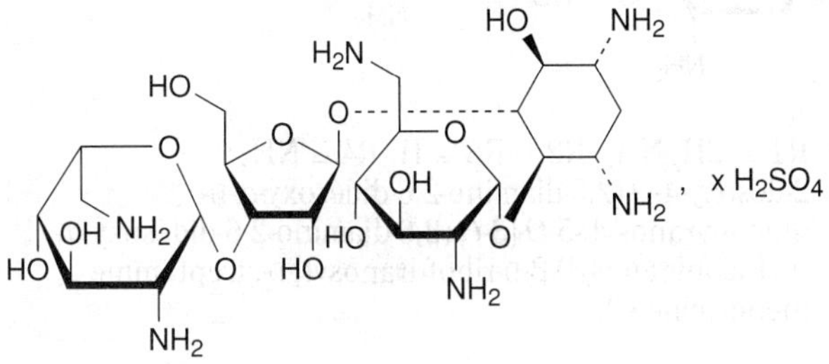

$C_{23}H_{46}N_6O_{13}{,}xH_2SO_4$ M_r 615 (base)

DÉFINITION

Sulfate de 2-désoxy-4-*O*-(2,6-diamino-2,6-didésoxy-α-D-glucopyranosyl)-5-*O*-[3-*O*-(2,6-diamino-2,6-didésoxy-β-L-idopyranosyl)-β-D-ribofuranosyl]-D-streptamine (néomycine B), substance élaborée par certaines souches sélectionnées de *Streptomyces fradiae* ou de *Streptomyces decaris* ou obtenue par tout autre moyen.

Teneur : au minimum 630 UI/mg (substance desséchée).

CARACTÈRES

Aspect : poudre blanche ou blanc-jaune, hygroscopique.

Solubilité : facilement soluble dans l'eau, très peu soluble dans l'alcool, pratiquement insoluble dans l'acétone.

IDENTIFICATION

A. Examinez les chromatogrammes obtenus dans l'essai des substances apparentées.

Résultats :

- le pic principal du chromatogramme obtenu avec la solution à examiner est semblable quant à son temps de rétention au pic principal du chromatogramme obtenu avec la solution témoin (a),
- le sulfate de framycétine satisfait à la limite donnée pour l'impureté C.

B. Le sulfate de framycétine donne la réaction (a) des sulfates (*2.3.1*).

ESSAI

pH (*2.2.3*) : 6,0 à 7,0.

Dissolvez 0,1 g de sulfate de framycétine dans de l'*eau exempte de dioxyde de carbone R* et complétez à 10 ml avec le même solvant.

Pouvoir rotatoire spécifique (*2.2.7*) : + 52,5 à + 55,5 (substance desséchée).

Dissolvez 1,00 g de sulfate de framycétine dans de l'*eau R* et complétez à 10,0 ml avec le même solvant.

Substances apparentées. Chromatographie liquide (*2.2.29*).

Solution à examiner. Dissolvez 25,0 mg de sulfate de framycétine dans la phase mobile et complétez à 50,0 ml avec la phase mobile.

Solution témoin (a). Dissolvez 25,0 mg de *sulfate de framycétine SCR* dans la phase mobile et complétez à 50,0 ml avec la phase mobile.

Solution témoin (b). Prélevez 3,0 ml de solution témoin (a) et complétez à 100,0 ml avec la phase mobile.

Solution témoin (c). Prélevez 1,0 ml de solution témoin (a) et complétez à 100,0 ml avec la phase mobile. Prélevez 1,0 ml de cette solution et complétez à 10,0 ml avec la phase mobile.

Solution témoin (d). Dissolvez le contenu d'un flacon de *néamine SCR* (correspondant à 0,5 mg) dans la phase mobile et complétez à 100,0 ml avec la phase mobile.

Solution témoin (e). Dissolvez 25 mg de *sulfate de néomycine SCR* dans la phase mobile et complétez à 50,0 ml avec la phase mobile.

Colonne :

- *dimensions* : *l* = 0,25 m, Ø = 4,6 mm,
- *phase stationnaire* : *gel de silice octadécylsilylé pour chromatographie, désactivé pour les bases R* (5 µm),
- *température* : 35 °C.

Phase mobile : mélangez 20,0 ml d'*acide trifluoroacétique R*, 2,0 ml de solution d'*hydroxyde de sodium R* à 50 pour cent *m/m* exempte de carbonate et 500 ml d'*eau R*, laissez s'équilibrer, puis complétez à 1000 ml avec de l'*eau R* et dégazez.

Débit : 0,7 ml/min.

Solution post-colonne : solution d'*hydroxyde de sodium R* à 20 g/l exempte de carbonate, préalablement dégazée, qui est ajoutée sans pulsations à l'effluent de la colonne, à l'aide d'un serpentin mélangeur polymère de 375 µl.

Débit : 0,5 ml/min.

Détection : un détecteur ampérométrique à pulsations doté d'une cellule composée d'une électrode de travail en or, d'une électrode de référence en argent-chlorure d'argent et d'une électrode auxiliaire en acier inoxydable maintenues respectivement à des potentiels de détection de 0,00 V, d'oxydation de + 0,80 V et de réduction de – 0,60 V, avec des pulsations de durée conforme au type d'appareil utilisé.

Injection : 10 µl.

Enregistrement : 1,5 fois le temps de rétention de la néomycine B.

Rétention relative par rapport à la néomycine B (temps de rétention = environ 10 min) : impureté A = environ 0,65 ; impureté C = environ 0,9 ; impureté G = environ 1,1.

Conformité du système :

- *résolution* : au minimum 2,0 entre les pics dus à l'impureté C et à la néomycine B dans le chromatogramme obtenu avec la solution témoin (e) ; si nécessaire, ajustez le volume de la solution d'hydroxyde de sodium à 50 pour cent *m/m* dans la phase mobile,
- *rapport signal/bruit* : au minimum 10 pour le pic principal du chromatogramme obtenu avec la solution témoin (c),
- *facteur de symétrie* : au maximum 1,3 pour le pic principal du chromatogramme obtenu avec la solution témoin (a).

Limites :

- *impureté A* : au maximum la surface du pic principal du chromatogramme obtenu avec la solution témoin (d) (1 pour cent),
- *impureté C* : au maximum la surface du pic principal du chromatogramme obtenu avec la solution témoin (b) (3 pour cent),
- *total des autres impuretés* : au maximum la surface du pic principal du chromatogramme obtenu avec la solution témoin (b) (3 pour cent),
- *limite d'exclusion* : surface du pic principal du chromatogramme obtenu avec la solution témoin (c) (0,1 pour cent).

Sulfate : 27,0 pour cent à 31,0 pour cent (substance desséchée).

Monographies D - K

Dissolvez 0,250 g de sulfate de framycétine dans 100 ml d'*eau R*. Ajustez à pH 11 avec de l'*ammoniaque concentrée R*. Ajoutez 10,0 ml de *chlorure de baryum 0,1 M* et environ 0,5 mg de *pourpre de phtaléine R*. Titrez par l'*édétate de sodium 0,1 M* en ajoutant 50 ml d'*alcool R* dès le début du virage de l'indicateur et en continuant le titrage jusqu'à disparition de la coloration bleu violacé.

1 ml de *chlorure de baryum 0,1 M* correspond à 9,606 mg de SO_4.

Perte à la dessiccation (*2.2.32*) : au maximum 8,0 pour cent, déterminé à 60 °C sur du *pentoxyde de diphosphore R* sous une pression ne dépassant pas 0,7 kPa pendant 3 h sur 1,000 g de sulfate de framycétine.

Cendres sulfuriques (*2.4.14*) : au maximum 1,0 pour cent, déterminé sur 1,0 g de sulfate de framycétine.

Stérilité (*2.6.1*). Le sulfate de framycétine destiné à être introduit dans les cavités corporelles sans autre procédé approprié de stérilisation satisfait également à l'essai de stérilité.

Endotoxines bactériennes (*2.6.14, Méthode D*) : inférieur à 1,3 UI/mg, si le sulfate de framycétine est destiné à être introduit dans les cavités corporelles sans autre procédé approprié d'élimination des endotoxines bactériennes.

DOSAGE

Effectuez le titrage microbiologique des antibiotiques (*2.7.2*). Utilisez le *sulfate de framycétine SCR* comme substance de référence.

CONSERVATION

En récipient étanche, à l'abri de la lumière. Si la substance est destinée à être introduite dans les cavités corporelles, elle est conservée en récipient stérile, à fermeture inviolable.

ÉTIQUETAGE

L'étiquette indique :

– dans les cas appropriés, que la substance est stérile,
– dans les cas appropriés, que la substance est exempte d'endotoxines bactériennes.

IMPURETÉS

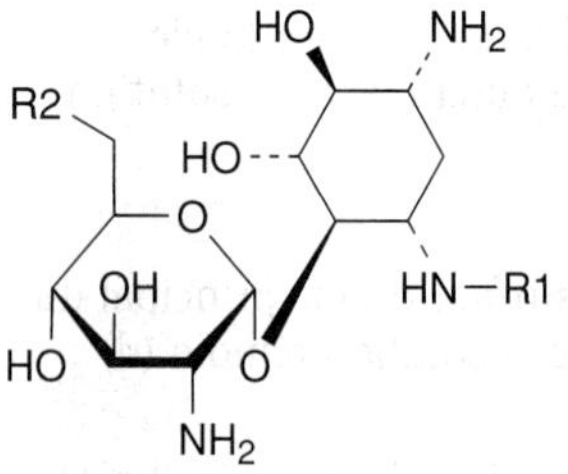

A. R1 = H, R2 = NH_2 : 2-désoxy-4-*O*-(2,6-diamino-2,6-didésoxy-α-D-glucopyranosyl)-D-streptamine (néamine ou néomycine A-LP),

B. R1 = CO-CH_3, R2 = NH_2 : 3-*N*-acétyl-2-désoxy-4-*O*-(2,6-diamino-2,6-didésoxy-α-D-glucopyranosyl)-D-streptamine (3-acétylnéamine),

D. R1 = H, R2 = OH : 4-*O*-(2-amino-2-désoxy-α-D-glucopyranosyl)-2-désoxy-D-streptamine (paromamine ou néomycine D),

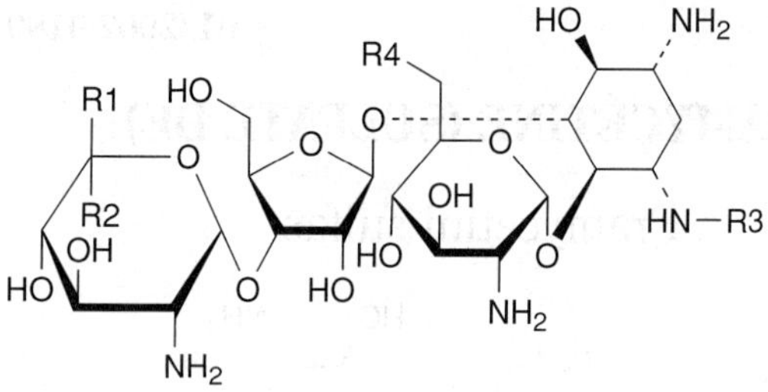

C. R1 = CH_2-NH_2, R2 = R3 = H, R4 = NH_2 : 2-désoxy-4-*O*-(2,6-diamino-2,6-didésoxy-α-D-glucopyranosyl)-5-*O*-[3-*O*-(2,6-diamino-2,6-didésoxy-α-D-glucopyranosyl)-β-D-ribofuranosyl]-D-streptamine (néomycine C),

E. R1 = R3 = H, R2 = CH_2-NH_2, R4 = OH : 4-*O*-(2-amino-2-désoxy-α-D-glucopyranosyl)-2-désoxy-5-*O*-[3-*O*-(2,6-diamino-2,6-didésoxy-β-L-idopyranosyl)-β-D-ribofuranosyl]-D-streptamine (paromomycine I ou néomycine E),

F. R1 = CH_2-NH_2, R2 = R3 = H, R4 = OH : 4-*O*-(2-amino-2-désoxy-α-D-glucopyranosyl)-2-désoxy-5-*O*-[3-*O*-(2,6-diamino-2,6-didésoxy-α-D-glucopyranosyl)-β-D-ribofuranosyl]-D-streptamine (paromomycine II ou néomycine F),

G. R1 = H, R2 = CH_2-NH_2, R3 = CO-CH_3, R4 = NH_2 : 3-*N*-acétyl-2-désoxy-4-*O*-(2,6-diamino-2,6-didésoxy-α-D-glucopyranosyl)-5-*O*-[3-*O*-(2,6-diamino-2,6-didésoxy-β-L-idopyranosyl)-β-D-ribofuranosyl]-D-streptamine (néomycine B-LP).

01/2002:1600

FRÊNE (FEUILLE DE)

Fraxini folium

DÉFINITION

Feuille séchée de *Fraxinus excelsior* L. ou de *Fraxinus oxyphylla* M. Bieb.

Teneur : au minimum 2,5 pour cent en dérivés totaux de l'acide hydroxycinnamique exprimés en acide chlorogénique ($C_{16}H_{18}O_9$; M_r 354,3) (drogue desséchée).

CARACTÈRES

Caractères macroscopiques et microscopiques décrits aux identifications A et B.

IDENTIFICATION

A. La feuille de frêne est composée de folioles qui sont parfois détachées et séparées du rachis. La foliole mesure environ 6 cm de longueur et 3 cm de largeur. Chaque foliole est subsessile ou brièvement pétiolée, oblongue, lancéolée, un peu inégale à la base, acuminée au sommet, bordée de dents fines et aiguës, vert foncé à la face supérieure et vert-gris à la face inférieure. Les nervures primaires et secondaires sont blanchâtres et saillantes à la face inférieure.

B. Réduisez la feuille de frêne en poudre (355). La poudre est vert-gris. Examinez au microscope en utilisant de la *solution d'hydrate de chloral R*. La poudre présente des fragments de limbe vus en surface, avec un épiderme inférieur à nombreux stomates du type anomocytique (*2.8.3*) et un épiderme supérieur à cellules portant, pour certaines, des stries cuticulaires ; quelques poils tecteurs coniques unisériés composés de 1 ou 2 cellules à paroi épaisse, avec une cuticule striée ; quelques rares glandes peltées à pédicelle unicellulaire et tête glanduleuse en bouclier composée de 8 cellules radiées ; des groupes de fibres et des fragments de tissu vasculaire provenant des nervures.

C. Examinez les chromatogrammes obtenus dans l'essai *Fraxinus ornus* L.

Résultats : voir ci-dessous la séquence des bandes présentes dans les chromatogrammes obtenus avec la solution témoin et la solution à examiner. Par ailleurs d'autres bandes de fluorescence sont présentes dans le chromatogramme obtenu avec la solution à examiner.

Haut de la plaque	
	Une bande de fluorescence bleu clair
	Une bande d'intense fluorescence bleue (actéoside)
Acide chlorogénique : une bande de fluorescence bleue	Une bande de fluorescence bleue (acide chlorogénique)
Rutine : une bande de fluorescence orange	Une bande de fluorescence orange (rutine)
Solution témoin	**Solution à examiner**

ESSAI

Éléments étrangers (*2.8.2*) : au maximum 3,0 pour cent de tiges et 2,0 pour cent d'autres éléments étrangers.

Fraxinus ornus **L.** Chromatographie sur couche mince (*2.2.27*)

Solution à examiner. A 1 g de drogue pulvérisée (355), ajoutez 20 ml de *méthanol R*. Chauffez en agitant à 40 °C pendant 10 min. Filtrez.

Solution témoin. Dissolvez 5,0 mg de *rutine R* et 5,0 mg d'*acide chlorogénique R* dans 10 ml de *méthanol R*.

Plaque : *plaque au gel de silice pour CCM R*.

Phase mobile : *acide formique anhydre R, eau R, acétate d'éthyle R* (10:10:80 *V/V/V*).

Dépôt : 10 µl, en bandes.

Développement : sur un parcours de 10 cm.

Séchage : à l'air.

Détection : pulvérisez une solution de *diphénylborate d'aminoéthanol R* à 10 g/l et de *macrogol 400 R* à 50 g/l dans du *méthanol R*. Examinez en lumière ultraviolette à 365 nm.

Résultats : dans le cas d'une substitution par F. *ornus*, le chromatogramme obtenu avec la solution à examiner ne présente pas les bandes de l'actéoside, de l'acide chlorogénique et de la rutine.

Perte à la dessiccation (*2.2.32*) : au maximum 10,0 pour cent, déterminé à l'étuve à 100-105 °C pendant 2 h, sur 1,000 g de drogue pulvérisée (355).

Cendres totales (*2.4.16*) : maximum 12,0 pour cent.

DOSAGE

Solution à examiner (a). A 0,300 g de drogue pulvérisée (355), ajoutez 95 ml d'*alcool à 50 pour cent V/V R*. Chauffez à reflux au bain-marie pendant 30 min. Laissez refroidir et filtrez. Rincez le filtre avec 5 ml d'*alcool à 50 pour cent V/V R*. Réunissez le filtrat et la solution de rinçage dans un ballon jaugé et complétez à 100,0 ml avec de l'*alcool à 50 pour cent V/V R*.

Solution à examiner (b). Dans un tube à essai, introduisez 1,0 ml de solution à examiner (a) ; ajoutez 2 ml d'*acide chlorhydrique 0,5 M*, 2 ml d'une solution préparée en dissolvant 10 g de *nitrite de sodium R* et 10 g de *molybdate de sodium R* dans 100 ml d'*eau R*, puis 2 ml de *solution diluée d'hydroxyde de sodium R* ; complétez à 10,0 ml avec de l'*eau R* et mélangez.

Mesurez immédiatement l'absorbance (*2.2.25*) de la solution à examiner (b) à 525 nm, en utilisant comme liquide de compensation, une solution préparée comme suit : mélangez 1,0 ml de solution à examiner (a), 2 ml d'*acide chlorhydrique 0,5 M* et 2 ml de *solution diluée d'hydroxyde de sodium R* et complétez à 10,0 ml avec de l'*eau R*.

Calculez la teneur pour cent en dérivés totaux de l'acide hydroxycinnamique, exprimés en acide chlorogénique, à l'aide de l'expression :

$$\frac{A \times 5.3}{m}$$

en prenant 188 comme valeur de l'absorbance spécifique de l'acide chlorogénique à 525 nm.

A = absorbance à 525 nm,

m = masse de la prise d'essai en grammes.

01/2002:0188

FRUCTOSE

Fructosum

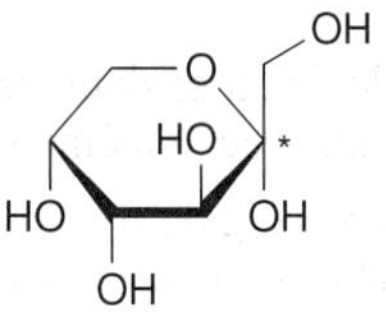

et l'épimère en C*

$C_6H_{12}O_6$ M_r 180,2

DÉFINITION

Le fructose (lévulose) est le (-)-D-*arabino*-hex-2-ulopyranose. La substance telle que définie dans cette monographie ne convient pas nécessairement à l'usage parentéral.

CARACTÈRES

Poudre cristalline blanche, de saveur très sucrée, très soluble dans l'eau, soluble dans l'alcool.

IDENTIFICATION

A. Opérez par chromatographie sur couche mince (*2.2.27*) en utilisant une plaque recouverte de *gel de silice G R*.

Solution à examiner. Dissolvez 10 mg de fructose dans un mélange de 2 volumes d'*eau R* et de 3 volumes de *méthanol R*, puis complétez à 20 ml avec le même mélange de solvants.

Solution témoin (a). Dissolvez 10 mg de *fructose SCR* dans un mélange de 2 volumes d'*eau R* et de 3 volumes de *méthanol R,* puis complétez à 20 ml avec le même mélange de solvants.

Solution témoin (b). Dissolvez 10 mg respectivement de *fructose SCR,* de *glucose SCR,* de *lactose SCR* et de *saccharose SCR* dans un mélange de 2 volumes d'*eau R* et de 3 volumes de *méthanol R,* puis complétez à 20 ml avec le même mélange de solvants.

Déposez séparément sur la plaque 2 µl de chaque solution et séchez soigneusement les dépôts. Développez sur un parcours de 15 cm avec un mélange de 10 volumes d'*eau R,* de 15 volumes de *méthanol R,* de 25 volumes d'*acide acétique anhydre R* et de 50 volumes de *chlorure d'éthylène R.* Les solvants doivent être mesurés avec précision car un faible excès d'eau suffit à rendre trouble la solution. Faites sécher la plaque dans un courant d'air chaud. Répétez immédiatement le développement en renouvelant la phase mobile. Faites sécher la plaque dans un courant d'air chaud. Pulvérisez uniformément une solution de 0,5 g de *thymol R* dans un mélange de 5 ml d'*acide sulfurique R* et de 95 ml d'*alcool R.* Chauffez à 130 °C pendant 10 min. La tache principale du chromatogramme obtenu avec la solution à examiner est semblable quant à sa position, sa coloration et ses dimensions à la tache principale du chromatogramme obtenu avec la solution témoin (a). L'essai n'est valable que si le chromatogramme obtenu avec la solution témoin (b) présente 4 taches nettement séparées.

B. Dissolvez 0,1 g de fructose dans 10 ml d'*eau R.* Ajoutez 3 ml de *solution cupri-tartrique R,* puis chauffez. Il se forme un précipité rouge.

C. A 1 ml de solution S (voir Essai), ajoutez 9 ml d'*eau R.* Prélevez 1 ml de cette solution, ajoutez 5 ml d'*acide chlorhydrique R,* puis chauffez à 70 °C. Il se développe une coloration brune.

D. Dissolvez 5 g de fructose dans de l'*eau R* et complétez à 10 ml avec le même solvant. A 0,5 ml de cette solution, ajoutez 0,2 g de *résorcinol R* et 9 ml d'*acide chlorhydrique dilué R.* Chauffez au bain-marie pendant 2 min. Il se développe une coloration rouge.

ESSAI

Solution S. Dissolvez 10,0 g de fructose dans de l'*eau distillée R* et complétez à 100 ml avec le même solvant.

Aspect de la solution. Dissolvez 5,0 g de fructose dans de l'*eau R* et complétez à 10 ml avec le même solvant. La solution est limpide (*2.2.1*). Ajoutez 10 ml d'*eau R.* La solution est incolore (*2.2.2, Procédé II*).

Acidité ou alcalinité. Dissolvez 6,0 g de fructose dans 25 ml d'*eau exempte de dioxyde de carbone R* et ajoutez 0,3 ml de *solution de phénolphtaléine R.* La solution est incolore. Le virage au rose de l'indicateur ne nécessite pas plus de 0,15 ml d'*hydroxyde de sodium 0,1 M.*

Pouvoir rotatoire spécifique (*2.2.7*). Dissolvez 10,0 g de fructose dans 80 ml d'*eau R* et ajoutez 0,2 ml d'*ammoniaque diluée R1.* Laissez reposer pendant 30 min et complétez à 100,0 ml avec de l'*eau R.* Calculé par rapport à la substance anhydre, le pouvoir rotatoire spécifique est de – 91,0 à – 93,5.

Sucres étrangers. Dissolvez 5,0 g de fructose dans de l'*eau R* et complétez à 10 ml avec le même solvant. A 1 ml de cette solution, ajoutez 9 ml d'*alcool R.* Si la solution présente une opalescence, celle-ci n'est pas plus prononcée que celle d'un mélange de 1 ml de la solution initiale et de 9 ml d'*eau R.*

5-Hydroxyméthylfurfural et composés apparentés. A 5 ml de solution S, ajoutez 5 ml d'*eau R.* Mesurez l'absorbance (*2.2.25*) de la solution à 284 nm. L'absorbance n'est pas supérieure à 0,32.

Baryum. A 10 ml de solution S, ajoutez 1 ml d'*acide sulfurique dilué R.* Si la solution présente une opalescence, immédiatement et après 1 h, celle-ci n'est pas plus prononcée que celle d'un mélange de 1 ml d'*eau distillée R* et de 10 ml de solution S.

Plomb (*2.4.10*). Le fructose satisfait à l'essai limite du plomb dans les sucres (0,5 ppm).

Teneur en eau (*2.5.12*). Déterminée par semi-microdosage sur 1,00 g de fructose, la teneur en eau n'est pas supérieure à 0,5 pour cent.

Cendres sulfuriques. Dissolvez 5,0 g de fructose dans 10 ml d'*eau R* et ajoutez 2 ml d'*acide sulfurique R.* Evaporez au bain-marie à siccité, puis calcinez jusqu'à masse constante. Le taux des cendres sulfuriques n'est pas supérieur à 0,1 pour cent.

01/2002:1426

FUCUS

Fucus

DÉFINITION

La partie utilisée du fucus est constituée par le thalle fragmenté ou pulvérisé, séché de *Fucus vesiculosus* L. ou de *F. serratus* L. ou d'*Ascophyllum nodosum* Le Jolis. Le fucus contient au minimum 0,03 pour cent et au maximum 0,2 pour cent d'iode total (A_r 126,9), calculé par rapport à la drogue desséchée.

CARACTÈRES

Le fucus a une saveur salée et mucilagineuse, une odeur marine désagréable.

Le fucus présente les caractères macroscopiques et microscopiques décrits aux identifications A et B.

IDENTIFICATION

A. Le fucus se présente sous forme de fragments ayant une consistance cornée et une couleur brun-noir à brun-vert, parfois recouverts d'efflorescences blanchâtres. Le thalle est constitué par une lame rubanée, ramifiée par dichotomie présentant une côte médiane saillante, appelée pseudo-nervure. Dans sa forme typique, *F. vesiculosus* présente une lame foliacée à bord lisse et porte des vésicules espacées dites aérifères, ovoïdes, isolées ou groupées par paires. Les extrémités de certaines frondes sont ovoïdes et un peu élargies et portent de nombreux organes de la reproduction (conceptacles). *F. serratus* présente une lame foliacée à marge découpée en dents de scie. Il est dépourvu de vésicules, et les frondes qui portent les conceptacles sont moins gonflées. La thalle d'*A. nodosum* est irrégulièrement ramifié, sans pseudo-nervure médiane. Il présente des vésicules aérifères isolées ovoïdes, les conceptacles falciformes se situent à l'extrémité de petites frondes.

B. Réduisez le fucus en poudre (355). La poudre est brun-vert. Examinez au microscope en utilisant de la *solution d'hydrate de chloral R*. La poudre présente les éléments suivants : des fragments de tissu superficiel à cellules isodiamétriques, régulières, à contenu brun, et des fragments de tissu profond, à cellules allongées, incolores, disposées en filaments allongés, et laissant entre elles de vastes méats mucilagineux. Des files de cellules à parois épaissies réunies en groupes serrés, provenant de la pseudo-nervure, sont parfois visibles.

C. A 5 g de fucus pulvérisé (355), ajoutez 20 ml d'une solution d'*acide chlorhydrique R* à 2 pour cent *V/V*. Agitez énergiquement ; filtrez. Lavez le résidu avec 10 ml d'*eau R* ; filtrez. Au résidu, ajoutez 10 ml d'une solution de *carbonate de sodium R* à 200 g/l. Agitez. Centrifugez. Recueillez le surnageant. Ajustez à pH 1,5 avec de l'*acide sulfurique R*. Un précipité floconneux blanc apparaît lentement.

ESSAI

Eléments étrangers (*2.8.2*). Le fucus satisfait à l'essai des éléments étrangers.

Métaux lourds. La teneur totale en cadmium, cuivre, fer, plomb, nickel et zinc n'est pas supérieure à 10 ppm et la teneur en cadmium n'est pas supérieure à 0,2 ppm.

Appareillage. L'appareillage comporte :

- des fioles à digestion en tétrafluoroéthylène d'un volume d'environ 120 ml, pourvues d'un dispositif de fermeture étanche comportant une soupape pour régler la pression à l'intérieur du récipient et un tube en tétrafluoroéthylène pour l'éventuelle décharge de gaz. Ce dispositif de fermeture est conçu pour assurer l'étanchéité du flacon en exerçant un couple donné,
- un four à micro-ondes à une fréquence du magnétron de 2450 MHz muni d'un système permettant d'ajuster la puissance de 0 à 630 ± 70 watts, par échelons de 1 pour cent, d'un ordinateur programmable, d'une chambre de minéralisation dont les parois sont recouvertes de tétrafluoroéthylène d'une platine tournante, d'un ventilateur à vitesse réglable et d'un tube pour la décharge de gaz,
- un spectromètre d'absorption atomique équipé de lampes à cathode creuse comme source de radiation, d'un four en graphite comme dispositif d'atomisation et d'une lampe au deutérium comme correcteur du fond.

Mode opératoire

Lavez toute la verrerie et l'appareillage de laboratoire avant usage avec une solution d'*acide nitrique R* à 10 g/l dans l'*eau R*.

Solution à examiner. Dans une fiole à digestion introduisez la prise d'essai prescrite (environ 0,50 g de drogue pulvérisée (1400)). Ajoutez 6 ml d'*acide nitrique R* et 4 ml d'*acide chlorhydrique R*. Fermez la fiole hermétiquement en exerçant une force de torsion constante. Préparez 6 solutions à examiner.

Solution à blanc. Mélangez 6 ml d'*acide nitrique R* et 4 ml d'*acide chlorhydrique R*.

Placez les fioles à digestion dans un four à micro-onde. Effectuez la minéralisation selon le programme suivant à 3 étapes, prévu pour 6 fioles contenant la solution à examiner et 1 fiole contenant la solution à blanc :

1. 80 pour cent de puissance pendant 15 min,
2. 100 pour cent de puissance pendant 5 min,
3. 80 pour cent de puissance pendant 20 min.

A la fin du cycle, laissez refroidir les fioles, puis ajoutez à chaque fiole 4 ml d'*acide sulfurique R*. Répétez le programme de minéralisation décrit ci-dessus. Laissez refroidir à l'air. Ajoutez à chaque fiole 1,0 ml d'une solution de *nitrate de magnésium R* à 10 g/l et 1,0 ml d'une solution de *dihydrogénophosphate d'ammonium R* à 100 g/l et complétez quantitativement à 50,0 ml avec de l'*eau R* bidistillée.

Déterminez la teneur en cadmium, cuivre, fer, nickel, plomb et zinc par la méthode des ajouts dosés (*2.2.23, Procédé II*) en utilisant des solutions de référence de chacun des éléments à doser et en réglant l'appareil selon les indications du tableau 1426.-1.

Tableau 1426.-1

		Cd	**Cu**	**Fe**	**Ni**	**Pb**	**Zn**
Longueur d'onde	nm	228,8	324,8	248,3	232	283,3	213,9
Bande passante	nm	0,5	0,5	0,2	0,2	0,5	0,5
Courant de la lampe	mA	6	7	5	10	5	7
Température de calcination	°C	800	800	800	800	800	800
Température d'atomisation	°C	1800	2300	2300	2500	2200	2000
Fond		on	off	off	off	off	off
Flux d'azote	l/min	3	3	3	3	3	3

Arsenic (*2.4.2*). 1 g de fucus pulvérisé satisfait à l'essai limite A de l'arsenic (1 ppm). Préparez le témoin avec 1 ml de *solution à 1 ppm d'arsenic (As) R*.

Indice de gonflement (*2.8.4*). L'indice de gonflement n'est pas inférieur à 6.

Perte à la dessiccation (*2.2.32*). Déterminée à l'étuve à 100-105 °C sur 1,000 g de fucus pendant 2 h, la perte à la dessiccation n'est pas supérieure à 15,0 pour cent.

Cendres totales (*2.4.16*). Le taux des cendres totales n'est pas supérieur à 24 pour cent.

Cendres insolubles dans l'acide chlorhydrique (*2.8.1*). Le taux des cendres insolubles dans l'acide chlorhydrique n'est pas supérieur à 3,0 pour cent.

DOSAGE

Iode total. A 1,000 g de fucus pulvérisé, dans un creuset de silice de forme haute, ajoutez 5 ml d'*eau R* et 5 g d'*hydroxyde de potassium R*. Mélangez avec un agitateur de verre. Chauffez au bain-marie. Ajoutez 1 g de *carbonate de potassium R*. Mélangez, puis desséchez, d'abord au bain-marie, puis à feu nu. Incinérez en augmentant progressivement la température sans dépasser 600 °C. Laissez refroidir. Ajoutez 20 ml d'*eau R* et chauffez doucement jusqu'à ébullition en remuant à l'aide d'un agitateur de verre. Filtrez le mélange chaud sur un filtre non plissé, dans une fiole conique. Lavez le résidu avec 4 fois 20 ml d'*eau R* chaude. Rincez le filtre et le creuset avec 50 ml d'*eau R* chaude. Réunissez les solutions. Laissez refroidir. Neutralisez avec de l'*acide sulfurique dilué R* en présence de *solution de méthylorange R*. Ajoutez 3 ml d'*acide sulfurique dilué R* et 1 ml d'*eau de brome R*. La solution est jaune. Après 5 min, ajoutez 0,6 ml d'une solution de *phénol R* à 50 g/l. La solution ne se trouble pas. Acidifiez avec 5 ml d'*acide phosphorique R*, puis ajoutez 0,2 g d'*iodure de potassium R*. Laissez reposer 5 min, à l'abri de la lumière. Ajoutez de la *solution d'amidon R* et titrez par le *thiosulfate de sodium 0,01 M*.

1 ml de *thiosulfate de sodium 0,01 M* correspond à 0,2115 mg d'iode.

Monographies D - K

CONSERVATION

A l'abri de la lumière.

01/2002:0902

FUMARATE FERREUX

Ferrosi fumaras

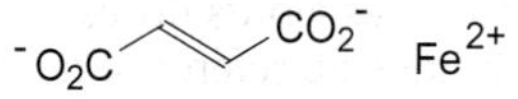

$C_4H_2FeO_4$ M_r 169,9

DÉFINITION

Le fumarate ferreux contient au minimum 93,0 pour cent et au maximum l'équivalent de 101,0 pour cent de (*E*)-butènedioate de fer(II), calculé par rapport à la substance desséchée.

CARACTÈRES

Poudre fine, orange-rouge à brun-rouge, peu soluble dans l'eau, très peu soluble dans l'alcool.

IDENTIFICATION

A. Opérez par chromatographie sur couche mince (*2.2.27*) en utilisant une plaque au *gel de silice F_{254} pour CCM R*.

Solution à examiner. Chauffez au bain-marie pendant 15 min 1,0 g de fumarate ferreux avec 25 ml d'un mélange à volumes égaux d'*acide chlorhydrique R* et d'*eau R*. Refroidissez et filtrez. Réservez le filtrat pour l'identification C. Lavez le résidu avec 50 ml d'un mélange de 1 volume d'*acide chlorhydrique dilué R* et de 9 volumes d'*eau R* et rejetez les eaux de lavages. Desséchez le résidu à 100-105 °C. Dissolvez 20 mg du résidu dans de l'*acétone R* et complétez à 10 ml avec le même solvant.

Solution témoin. Dissolvez 20 mg d'*acide fumarique SCR* dans de l'*acétone R* et complétez à 10 ml avec le même solvant.

Déposez sur la plaque 5 µl de chaque solution. Développez dans une chambre non saturée sur un parcours de 10 cm avec un mélange de 12 volumes d'*acide formique anhydre R*, de 16 volumes de *chlorure de méthylène R*, de 32 volumes de *butanol R* et de 44 volumes d'*heptane R*. Séchez la plaque à 105 °C pendant 15 min. Examinez en lumière ultraviolette à 254 nm. La tache principale du chromatogramme obtenu avec la solution à examiner est semblable quant à sa position et ses dimensions à la tache principale du chromatogramme obtenu avec la solution témoin.

B. Mélangez 0,5 g de fumarate ferreux avec 1 g de *résorcinol R*. Dans un creuset, introduisez 0,5 g du mélange et ajoutez 0,15 ml d'*acide sulfurique R* et chauffez légèrement. Il se forme une masse semi-solide rouge foncé. Transférez avec précaution cette masse dans 100 ml d'*eau R*. Il se développe une coloration jaune-orange et la solution ne présente pas de fluorescence.

C. Le filtrat obtenu lors de la préparation de la solution à examiner dans l'identification A donne la réaction (a) du fer (*2.3.1*).

ESSAI

Solution S. Dissolvez 2,0 g de fumarate ferreux dans un mélange de 10 ml d'*acide chlorhydrique exempt de plomb R* et de 80 ml d'*eau R* en chauffant légèrement si nécessaire. Laissez refroidir, filtrez si nécessaire et complétez à 100 ml avec de l'*eau R*.

Sulfates (*2.4.13*). Chauffez 0,15 g de fumarate ferreux avec 8 ml d'*acide chlorhydrique dilué R* et 20 ml d'*eau distillée R*. Refroidissez dans de l'eau glacée, filtrez et complétez à 30 ml avec de l'*eau distillée R*. 15 ml du filtrat satisfont à l'essai limite des sulfates (0,2 pour cent).

Arsenic (*2.4.2*). Mélangez 1,0 g de fumarate ferreux avec 15 ml d'*eau R* et 15 ml d'*acide sulfurique R*. Chauffez jusqu'à précipitation complète de l'acide fumarique. Refroidissez et ajoutez 30 ml d'*eau R*. Filtrez, puis lavez le précipité avec de l'*eau R*. Réunissez le filtrat et les eaux de lavage et complétez à 125 ml avec de l'*eau R*. 25 ml de solution satisfont à l'essai limite A de l'arsenic (5 ppm).

Ions ferriques. Dans une fiole à bouchon rodé, dissolvez en chauffant rapidement à ébullition 3,0 g de fumarate ferreux dans un mélange de 10 ml d'*acide chlorhydrique R* et de 100 ml d'*eau R*. Portez à ébullition pendant 15 s. Refroidissez rapidement, ajoutez 3 g d'*iodure de potassium R*, fermez la fiole et laissez reposer à l'abri de la lumière pendant 15 min. Titrez l'iode libéré par le *thiosulfate de sodium 0,1 M* en présence de 2 ml de *solution d'amidon R*. Effectuez un essai à blanc dans les mêmes conditions. La différence entre les volumes utilisés dans les 2 titrages correspond à la quantité d'iode libéré par les ions ferriques.

1 ml de *thiosulfate de sodium 0,1 M* correspond à 5,585 mg d'ions ferriques.

Le fumarate ferreux ne contient pas plus de 2,0 pour cent d'ions ferriques.

Cadmium. Déterminez la teneur en cadmium par spectrométrie d'absorption atomique (*2.2.23, Procédé I*).

Solution à examiner. Solution S.

Solutions de référence. Préparez les solutions de référence à partir de la *solution à 0,1 pour cent de cadmium (Cd) R*, diluée avec une solution d'*acide chlorhydrique exempt de plomb R* à 10 pour cent *V/V*.

Mesurez l'absorbance à 228,8 nm en utilisant une lampe à cathode creuse au cadmium comme source de radiation et une flamme air-acétylène.

Le fumarate ferreux ne contient pas plus de 10 ppm de Cd.

Chrome. Déterminez la teneur en chrome par spectrométrie d'absorption atomique (*2.2.3, Procédé I*).

Solution à examiner. Solution S.

Solutions de référence. Préparez les solutions de référence à partir de la *solution à 0,1 pour cent de chrome (Cr) R*, diluée avec une solution d'*acide chlorhydrique exempt de plomb R* à 10 pour cent *V/V*.

Mesurez l'absorbance à 357,9 nm en utilisant une lampe à cathode creuse au chrome comme source de radiation et une flamme air-acétylène.

Le fumarate ferreux ne contient pas plus de 200 ppm de Cr.

Plomb. Déterminez la teneur en plomb par spectrométrie d'absoption atomique (*2.2.23, Procédé I*).

Solution à examiner. Solution S.

Solutions de référence. Préparez les solutions de référence à partir de la *solution à 10 ppm de plomb (Pb) R*, diluée avec une solution d'*acide chlorhydrique exempt de plomb R* à 10 pour cent *V/V*.

Mesurez l'absorbance à 283,3 nm en utilisant une lampe à cathode creuse au plomb comme source de radiation et une flamme air-acétylène.

Le fumarate ferreux ne contient pas plus de 20 ppm de Pb.

Mercure. Déterminez la teneur en mercure par spectrométrie d'absorption atomique (*2.2.23, Procédé I*).

Solution à examiner. Solution S.

Solutions de référence. Préparez les solutions de référence à partir de la *solution à 10 ppm de mercure (Hg) R*, diluée avec une solution d'*acide chlorhydrique exempt de plomb R* à 25 pour cent *V/V*.

Introduisez suivant les instructions du fabricant 5 ml de solution S ou 5 ml des solutions de référence dans le réacteur de l'accessoire de dosage du mercure en vapeur froide, ajoutez 10 ml d'*eau R* et 1 ml de *solution de chlorure stanneux R1*.

Mesurez l'absorbance à 253,7 nm en utilisant une lampe à cathode creuse au mercure comme source de radiation.

Le fumarate ferreux ne contient pas plus de 1 ppm de Hg.

Nickel. Déterminez la teneur en nickel par spectrométrie d'absorption atomique (*2.2.23, Procédé I*).

Solution à examiner. Solution S.

Solutions de référence. Préparez les solutions de référence à partir de la *solution à 10 ppm de nickel (Ni) R*, diluée avec une solution d'*acide chlorhydrique exempt de plomb R* à 10 pour cent *V/V*.

Mesurez l'absorbance à 232 nm en utilisant une lampe à cathode creuse au nickel comme source de radiation et une flamme air-acétylène.

Le fumarate ferreux ne contient pas plus de 200 ppm de Ni.

Zinc. Déterminez la teneur en zinc par spectrométrie d'absorption atomique (*2.2.23, Procédé I*).

Solution à examiner. Solution S diluée au 1/10.

Solutions de référence. Préparez les solutions de référence à partir de la *solution à 10 ppm de zinc (Zn) R* diluée avec une solution d'acide chlorhydrique exempt de plomb à 1 pour cent *V/V*.

Mesurez l'absorbance à 213,9 nm en utilisant une lampe à cathode creuse au zinc comme source de radiation et une flamme air-acétylène.

Le fumarate ferreux ne contient pas plus de 500 ppm de Zn.

Perte à la dessiccation (*2.2.32*). Déterminée à l'étuve à 100-105 °C sur 1,000 g de fumarate ferreux, la perte à la dessiccation n'est pas supérieure à 1,0 pour cent.

DOSAGE

Dissolvez, en chauffant légèrement, 0,150 g de fumarate ferreux dans 7,5 ml d'*acide sulfurique dilué R*. Refroidissez et ajoutez 25 ml d'*eau R*. Titrez immédiatement par le *sulfate de cérium 0,1 M* en présence de 0,1 ml de *ferroïne R* jusqu'à virage de l'orange au vert-bleu pâle.

1 ml de *sulfate de cérium 0,1 M* correspond à 16,99 mg de $C_4H_2FeO_4$.

CONSERVATION

En récipient étanche, à l'abri de la lumière.

01/2002:0391

FUROSÉMIDE

Furosemidum

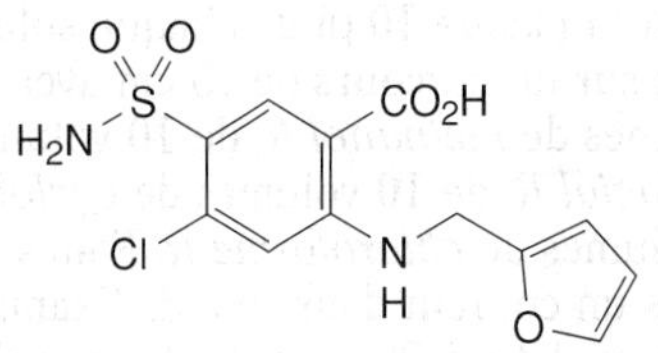

$C_{12}H_{11}ClN_2O_5S$ M_r 330,7

DÉFINITION

Le furosémide contient au minimum 98,5 pour cent et au maximum l'équivalent de 101,0 pour cent d'acide 4-chloro-2-[(furan-2-ylméthyl)amino]-5-sulfamoylbenzoïque, calculé par rapport à la substance desséchée.

CARACTÈRES

Poudre cristalline blanche ou sensiblement blanche, pratiquement insoluble dans l'eau, soluble dans l'acétone, assez soluble dans l'alcool, pratiquement insoluble dans le chlorure de méthylène. Le furosémide se dissout dans les solutions diluées d'hydroxydes alcalins.

Le furosémide fond en se décomposant vers 210 °C.

IDENTIFICATION

Première identification : B.

Seconde identification : A, C.

A. Dissolvez 50 mg de furosémide dans une solution d'*hydroxyde de sodium R* à 4 g/l et complétez à 100 ml avec la même solution alcaline. Prélevez 1 ml de solution et complétez à 100 ml avec une solution d'*hydroxyde de sodium R* à 4 g/l. Examinée de 220 nm à 350 nm (*2.2.25*), la solution présente 3 maximums d'absorption respectivement à 228 nm, à 270 nm et à 333 nm. Le rapport entre les absorbances mesurées aux maximums à 270 nm et à 228 nm est de 0,52 à 0,57.

B. Examinez le furosémide par spectrophotométrie d'absorption dans l'infrarouge (*2.2.24*), en comparant avec le spectre obtenu avec le *furosémide SCR*.

C. Dissolvez 25 mg environ de furosémide dans 10 ml d'*alcool R*. A 5 ml de solution, ajoutez 10 ml d'*eau R*. A 0,2 ml de solution, ajoutez 10 ml d'*acide chlorhydrique dilué R* et chauffez à reflux pendant 15 min. Laissez refroidir. Ajoutez 18 ml d'*hydroxyde de sodium 1 M* et 1 ml d'une solution de *nitrite de sodium R* à 5 g/l. Laissez reposer pendant 3 min. Ajoutez 2 ml d'une solution d'*acide sulfamique R* à 25 g/l et mélangez. Ajoutez 1 ml d'une solution de *dichlorhydrate de naphtyléthylènediamine R* à 5 g/l. Il se développe une coloration rouge-violet.

ESSAI

Substances apparentées. Opérez par chromatographie liquide (*2.2.29*). *Préparez les solutions immédiatement avant l'emploi et protégez-les de la lumière.*

Solution à examiner. Dissolvez 50,0 mg de furosémide dans la phase mobile et complétez à 50,0 ml avec la phase mobile.

Solution témoin (a). Dissolvez 20,0 mg d'*impureté A de furosémide SCR* dans la phase mobile et complétez à 20,0 ml avec la phase mobile.

Solution témoin (b). Prélevez 1,0 ml de solution à examiner et 1,0 ml de solution témoin (a) et complétez à 20,0 ml avec la phase mobile. Prélevez 1,0 ml de solution et complétez à 20,0 ml avec la phase mobile.

La chromatographie peut être réalisée en utilisant :

- une colonne d'acier inoxydable, d'une longueur de 0,25 m et d'un diamètre intérieur de 4,6 mm, remplie de *gel de silice octylsilylé pour chromatographie R* (5 µm),
- comme phase mobile, à un débit de 1 ml par minute, un mélange préparé comme suit : dissolvez 0,2 g de *phosphate monopotassique R* et 0,25 g de *cétrimide R* dans 70 ml d'*eau R* ; ajustez le pH à 7,0 avec de l'*ammoniaque R* et ajoutez 30 ml de *propanol R*,
- comme détecteur, un spectrophotomètre réglé à 238 nm.

Injectez 20 µl de solution témoin (b). Ajustez la sensibilité du système de façon que la hauteur de chacun des 2 pics du chromatogramme obtenu représente 20 pour cent au

Monographies D - K

minimum de l'échelle totale de l'enregistreur. L'essai n'est valable que si la résolution entre le premier pic (impureté A de furosémide) et le deuxième pic (furosémide) n'est pas inférieure à 4.

Injectez 20 µl de solution à examiner. Continuez la chromatographie pendant 3 fois le temps de retention du pic principal. S'il apparaît d'autres pics que le pic principal dans le chromatogramme obtenu avec la solution à examiner, la surface d'aucun d'entre eux n'est supérieure à celle du premier pic du chromatogramme obtenu avec la solution témoin (b) (0,25 pour cent) et la somme de leur surface n'est pas supérieure à 2 fois la surface du premier pic du chromatogramme obtenu avec la solution témoin (b) (0,5 pour cent). Ne tenez pas compte des pics dont la surface est inférieure à 0,1 fois la surface du premier pic du chromatogramme obtenu avec la solution témoin (b).

Chlorures (*2.4.4*). A 0,5 g de furosémide, ajoutez un mélange de 0,2 ml d'*acide nitrique R* et de 30 ml d'*eau R*. Agitez pendant 5 min. Laissez reposer pendant 15 min, puis filtrez. 15 ml du filtrat satisfont à l'essai limite des chlorures (200 ppm).

Sulfates (*2.4.13*). A 1,0 g de furosémide, ajoutez un mélange de 0,2 ml d'*acide acétique R* et de 30 ml d'*eau distillée R*. Agitez pendant 5 min. Laissez reposer pendant 15 min, puis filtrez. 15 ml du filtrat satisfont à l'essai limite des sulfates (300 ppm).

Métaux lourds (*2.4.8*). 1,0 g de furosémide satisfait à l'essai limite C des métaux lourds (20 ppm). Préparez le témoin avec 2 ml de *solution à 10 ppm de plomb (Pb) R*.

Perte à la dessiccation (*2.2.32*). Déterminée à l'étuve à 100-105 °C sur 1,000 g de furosémide, la perte à la dessiccation n'est pas supérieure à 0,5 pour cent.

Cendres sulfuriques (*2.4.14*). Déterminé sur 1,0 g de furosémide, le taux des cendres sulfuriques n'est pas supérieur à 0,1 pour cent.

DOSAGE

Dissolvez 0,250 g de furosémide dans 20 ml de *diméthylformamide R*. Titrez par l'*hydroxyde de sodium 0,1 M* en présence de 0,2 ml de *solution de bleu de bromothymol R2*. Effectuez un titrage à blanc.

1 ml d'*hydroxyde de sodium 0,1 M* correspond à 33,07 mg de $C_{12}H_{11}ClN_2O_5S$.

CONSERVATION

A l'abri de la lumière.

IMPURETÉS

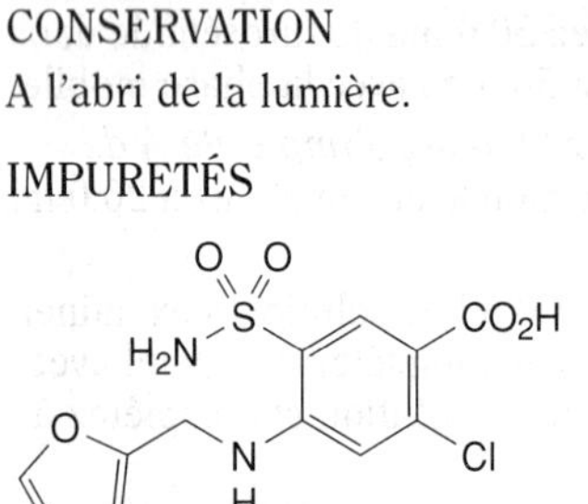

A. acide 2-chloro-4-[(furan-2-ylméthyl)amino]-5-sulfamoylbenzoïque,

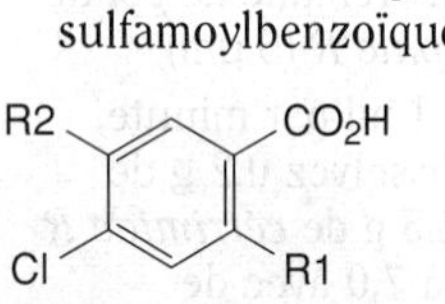

B. R1 = Cl, R2 = SO_2-NH_2 : acide 2,4-dichloro-5-sulfamoylbenzoïque,

C. R1 = NH_2, R2 = SO_2-NH_2 : acide 2-amino-4-chloro-5-sulfamoylbenzoïque,

E. R1 = Cl, R2 = H : acide 2,4-dichlorobenzoïque,

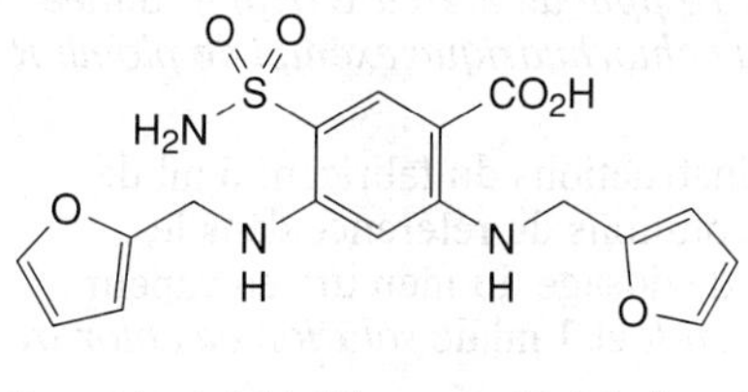

D. acide 2,4-bis[(furan-2-ylméthyl)amino]-5-sulfamoylbenzoïque.

01/2002:0798

FUSIDIQUE (ACIDE)

Acidum fusidicum

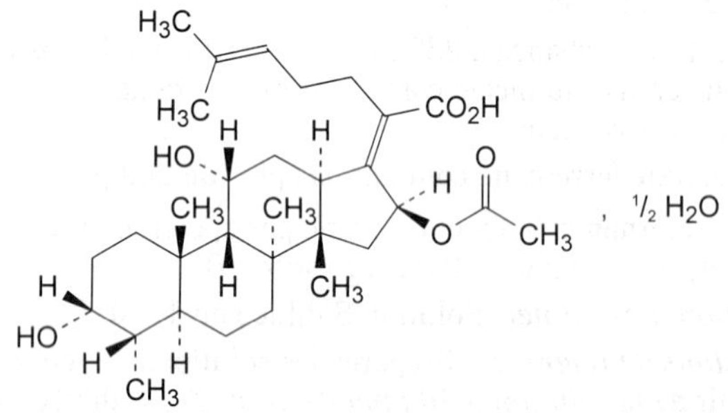

$C_{31}H_{48}O_6, \frac{1}{2}H_2O$ M_r 525,7

DÉFINITION

L'acide fusidique est l'acide *ent*-(17*Z*)-16α-(acétyloxy)-3β,11β-dihydroxy-4β,8,14-triméthyl-18-nor-5β,10α-cholesta-17(20),24-dién-21-oïque, substance antimicrobienne obtenue par culture de certaines souches de *Fusidium coccineum* ou par tout autre moyen. Il contient au minimum 97,5 pour cent et au maximum l'équivalent de 101,0 pour cent de $C_{31}H_{48}O_6$, calculé par rapport à la substance anhydre.

CARACTÈRES

Poudre cristalline, blanche ou sensiblement blanche, pratiquement insoluble dans l'eau, facilement soluble dans l'alcool.

IDENTIFICATION

A. Examinez l'acide fusidique par spectrophotométrie d'absorption dans l'infrarouge (*2.2.24*), en comparant avec le *spectre de référence de l'acide fusidique de la Ph. Eur.*

B. Opérez par chromatographie sur couche mince (*2.2.27*) en utilisant une plaque recouverte de *gel de silice HF_{254} R*.

Solution à examiner. Dissolvez 20 mg d'acide fusidique dans du *méthanol R* et complétez à 10 ml avec le même solvant.

Solution témoin. Dissolvez 24 mg de *fusidate de diéthanolamine SCR* dans du *méthanol R* et complétez à 10 ml avec le même solvant.

Déposez sur la plaque 10 µl de chaque solution. Développez sur un parcours de 15 cm avec un mélange de 2,5 volumes de *méthanol R*, de 10 volumes d'*acide acétique glacial R*, de 10 volumes de *cyclohexane R* et de 80 volumes de *chloroforme R*. Faites sécher la plaque dans un courant d'air chaud. Examinez en lumière ultraviolette à 254 nm. La tache principale du chromatogramme obtenu avec la solution à examiner est semblable quant à sa position et ses dimensions à la tache principale du chromatogramme obtenu avec la solution témoin.

ESSAI

Substances apparentées. Opérez par chromatographie liquide (*2.2.29*).

Solution à examiner. Dissolvez 50 mg d'acide fusidique dans la phase mobile et complétez à 10,0 ml avec la phase mobile.

Solution témoin (a). Dissolvez 5 mg d'*acide 3-cétofusidique SCR* dans 5 ml de phase mobile. Prélevez 1,0 ml de cette solution, ajoutez 0,20 ml de solution à examiner et complétez à 20,0 ml avec la phase mobile.

Solution témoin (b). Prélevez 20 µl de solution à examiner et complétez à 100,0 ml avec la phase mobile.

La chromatographie peut être réalisée en utilisant :

- une colonne d'acier, d'une longueur de 0,125 m à 0,15 m et d'un diamètre intérieur de 4 mm à 5 mm, remplie de *gel de silice octadécylsilylé pour chromatographie R* (5 µm),
- comme phase mobile, à un débit de 2 ml/min, un mélange de 10 volumes de *méthanol R,* de 20 volumes d'une solution d'*acide phosphorique R* à 10 g/l, de 20 volumes d'*eau R* et de 50 volumes d'*acétonitrile R,*
- comme détecteur, un spectrophotomètre réglé à 235 nm,
- un injecteur à boucle de 20 µl.

Continuez la chromatographie pendant au moins 3,5 fois le temps de rétention du pic principal. S'il apparaît, dans le chromatogramme obtenu avec la solution à examiner, d'autres pics que le pic principal, la somme de la surface de tous les pics, à l'exception du pic principal et du pic dû au solvant, n'est pas supérieure à 2 fois la surface du pic correspondant à l'acide fusidique dans le chromatogramme obtenu avec la solution témoin (a) (2,0 pour cent). Ne tenez pas compte des pics dont la surface est inférieure à celle du pic principal du chromatogramme obtenu avec la solution témoin (b).

L'essai n'est valable que si :

- dans le chromatogramme obtenu avec la solution témoin (a), la résolution entre les pics correspondant respectivement à l'acide 3-cétofusidique et à l'acide fusidique n'est pas inférieure à 2,5,
- le chromatogramme obtenu avec la solution témoin (b) présente un pic principal dont le rapport signal-bruit n'est pas inférieur à 3.

Teneur en eau (*2.5.12*). Déterminée par semi-microdosage sur 0,50 g d'acide fusidique, la teneur en eau est de 1,4 pour cent à 2,0 pour cent.

Cendres sulfuriques (*2.4.14*). Déterminé sur 1,0 g d'acide fusidique, le taux des cendres sulfuriques n'est pas supérieur à 0,2 pour cent.

DOSAGE

Disssolvez 0,500 g d'acide fusidique dans 10 ml d'*alcool R.* Titrez par l'*hydroxyde de sodium 0,1 M* en présence de 0,5 ml de *solution de phénolphtaléine R* jusqu'à obtention d'une couleur rose.

1 ml d'*hydroxyde de sodium 0,1 M* correspond à 51,67 mg de $C_{31}H_{48}O_6$.

CONSERVATION

A l'abri de la lumière, à une température de 2 °C à 8 °C.

01/2002:1215

GALACTOSE

Galactosum

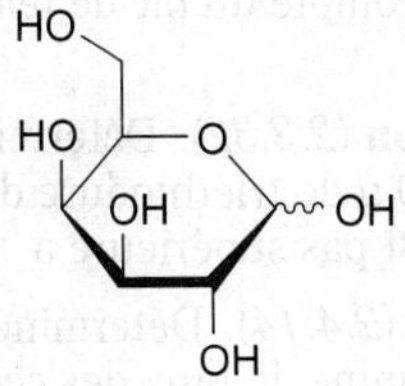

$C_6H_{12}O_6$ M_r 180,2

DÉFINITION

Le galactose est le D-galactopyranose.

CARACTÈRES

Poudre cristalline ou finement granulée, blanche, facilement soluble à soluble dans l'eau, très peu soluble dans l'alcool.

IDENTIFICATION

Première identification : A.

Seconde identification : B, C.

A. Examinez le galactose par spectrophotométrie d'absorption dans l'infrarouge (*2.2.24*), en comparant avec le spectre obtenu avec le *galactose SCR*. Examinez les substances sous forme de pastilles.

B. Opérez par chromatographie sur couche mince (*2.2.27*) en utilisant une plaque recouverte d'un gel de silice approprié.

Solution à examiner. Dissolvez 10 mg de galactose dans un mélange de 2 volumes d'*eau R* et de 3 volumes de *méthanol R* et complétez à 20 ml avec le même mélange de solvants.

Solution témoin (a). Dissolvez 10 mg de *galactose SCR* dans un mélange de 2 volumes d'*eau R* et de 3 volumes de *méthanol R* et complétez à 20 ml avec le même mélange de solvants.

Solution témoin (b). Dissolvez 10 mg de *galactose SCR*, 10 mg de *glucose SCR* et 10 mg de *lactose SCR* dans un mélange de 2 volumes d'*eau R* et de 3 volumes de *méthanol R* et complétez à 20 ml avec le même mélange de solvants.

Déposez sur la plaque 2 µl de chaque solution et séchez soigneusement les dépôts. Développez dans une chambre non saturée sur un parcours de 15 cm avec un mélange de 15 volumes d'*eau R* et de 85 volumes de *propanol R*. Faites sécher la plaque dans un courant d'air chaud. Pulvérisez uniformément une solution de 0,5 g de *thymol R* dans un mélange de 5 ml d'*acide sulfurique R* et de 95 ml d'*alcool R*. Chauffez à l'étuve à 130 °C pendant 10 min. La tache principale du chromatogramme obtenu avec la solution à examiner est semblable quant à sa position, sa coloration et ses dimensions à la tache principale du chromatogramme obtenu avec la solution témoin (a). L'identification n'est valable que si le chromatogramme obtenu avec la solution témoin (b) présente 3 taches nettement séparées.

C. Dissolvez 0,1 g de galactose dans 10 ml d'*eau R*. Ajoutez 3 ml de *solution cupri-tartrique R*, puis chauffez. Il se forme un précipité orange à rouge.

ESSAI

Solution S. Dissolvez, en chauffant dans un bain-marie à 50 °C,10,0 g de galactose dans de l'*eau exempte de dioxyde de carbone R* préparée à partir d'*eau distillée R* et complétez à 50 ml avec le même solvant.

Aspect de la solution. La solution S est limpide (*2.2.1*) et n'est pas plus fortement colorée que la solution témoin B_8 (*2.2.2, Procédé II*).

Acidité ou alcalinité. A 30 ml de solution S, ajoutez 0,3 ml de *solution de phénolphtaléine R*. La solution est incolore. Le virage au rose de l'indicateur ne nécessite pas plus de 1,5 ml d'*hydroxyde de sodium 0,01 M*.

Pouvoir rotatoire spécifique (*2.2.7*). Dissolvez 10,00 g de galactose dans 80 ml d'*eau R* et ajoutez 0,2 ml d'*ammoniaque diluée R1*. Laissez reposer pendant 30 min et complétez à 100,0 ml avec de l'*eau R*. Calculé par rapport à la substance anhydre, le pouvoir rotatoire spécifique est de + 78,0 à + 81,5.

Baryum. Prélevez 5 ml de solution S et complétez à 10 ml avec de l'*eau distillée R*. Ajoutez 1 ml d'*acide sulfurique dilué R*. Si la solution présente une opalescence, immédiatement et après 1 h, celle-ci n'est pas plus prononcée que celle d'un mélange de 5 ml de solution S et de 6 ml d'*eau distillée R*.

Plomb (*2.4.10*). Le galactose satisfait à l'essai limite du plomb dans les sucres (0,5 ppm).

Teneur en eau (*2.5.12*). Déterminée par semi-microdosage sur 1,00 g de galactose, la teneur en eau n'est pas supérieure à 1,0 pour cent.

Cendres sulfuriques. A 5 ml de solution S, ajoutez 2 ml d'*acide sulfurique R*. Evaporez au bain-marie à siccité, puis calcinez jusqu'à masse constante. La masse du résidu n'est pas supérieure à 1 mg (0,1 pour cent).

Contamination microbienne. Le galactose satisfait à une limite du nombre de germes aérobies viables totaux (*2.6.12*) de 10^2 microorganismes par gramme.

01/2002:0181

GALLAMINE (TRIÉTHIODURE DE)

Gallamini triethiodidum

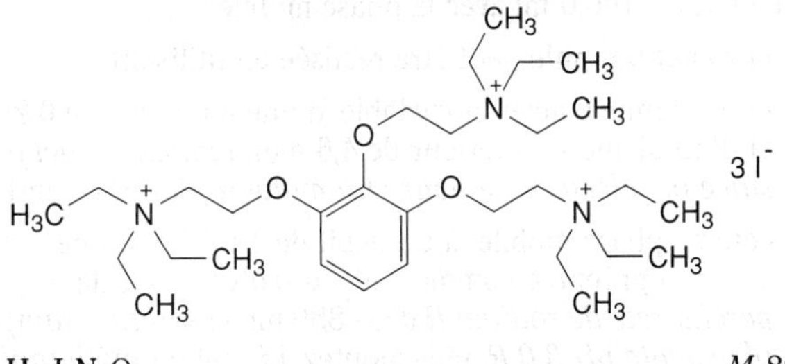

$C_{30}H_{60}I_3N_3O_3$ M_r 892

DÉFINITION

Le triéthiodure de gallamine contient au minimum 98,0 pour cent et au maximum l'équivalent de 101,0 pour cent de triiodure de 2,2′,2″-[benzène-1,2,3-triyltris(oxy)]tris(*N,N,N*-triéthyléthanaminium), calculé par rapport à la substance desséchée.

CARACTÈRES

Poudre blanche ou sensiblement blanche, hygroscopique, très soluble dans l'eau, peu soluble dans l'alcool, pratiquement insoluble dans le chlorure de méthylène et dans l'éther.

Monographies D - K

IDENTIFICATION

Première identification : B, D.

Seconde identification : A, C, D.

A. Dissolvez 50 mg de triéthiodure de gallamine dans de l'*acide chlorhydrique 0,01 M* et complétez à 50,0 ml avec le même solvant. Prélevez 1,0 ml de solution et complétez à 100,0 ml avec de l'*acide chlorhydrique 0,01 M*. Examinée de 220 nm à 350 nm (*2.2.25*), la solution présente un maximum d'absorption à 225 nm. L'absorbance spécifique au maximum est de 500 à 550.

B. Examinez le triéthiodure de gallamine par spectrophotométrie d'absorption dans l'infrarouge (*2.2.24*), en comparant avec le spectre obtenu avec le *triéthiodure de gallamine SCR*.

C. A 5 ml de solution S (voir Essai), ajoutez 1 ml de *solution de tétraiodomercurate de potassium R*. Il se forme un précipité jaune.

D. Prélevez 0,5 ml de solution S et complétez à 2 ml avec de l'*eau R*. Ajoutez 0,2 ml d'*acide nitrique dilué R*. La solution donne la réaction (a) des iodures (*2.3.1*).

ESSAI

Solution S. Dissolvez 0,6 g de triéthiodure de gallamine dans de l'*eau R* et complétez à 30 ml avec le même solvant.

Aspect de la solution. La solution S est limpide (*2.2.1*) et immédiatement après préparation, elle n'est pas plus fortement colorée que la solution témoin J_7 (*2.2.2, Procédé II*).

Acidité ou alcalinité. A 50 ml d'*eau R*, ajoutez 0,2 ml de *solution de rouge de méthyle R*. Ajoutez de l'*acide sulfurique 0,01 M* ou de l'*hydroxyde de sodium 0,02 M* jusqu'à coloration jaune orangé. Ajoutez 1,0 g de triéthiodure de gallamine et dissolvez par agitation. Le virage de l'indicateur à la coloration jaune orangé initiale ne nécessite pas plus de 0,2 ml d'*acide sulfurique 0,01 M* ou d'*hydroxyde de sodium 0,02 M*.

Substances apparentées. Opérez par chromatographie liquide (*2.2.29*).

Solution à examiner. Dissolvez 30,0 mg de triéthiodure de gallamine dans la phase mobile et complétez à 50,0 ml avec la phase mobile.

Solution témoin. Prélevez 1,0 ml de solution à examiner et complétez à 100,0 ml avec la phase mobile.

La chromatographie peut être réalisée en utilisant :

- une colonne d'acier inoxydable, d'une longueur de 0,25 m et d'un diamètre intérieur de 4,6 mm, remplie de *gel de silice octadécylsilylé pour chromatographie R* (5 µm),
- comme phase mobile, à un débit de 1 ml/min, une solution préparée comme suit : dissolvez 14 g de *perchlorate de sodium R* dans 850 ml de *solution tampon phosphate pH 3,0 R*, puis ajoutez 150 ml de *méthanol R*,
- comme détecteur, un spectrophotomètre réglé à 205 nm.

Lorsque les chromatogrammes sont enregistrés dans les conditions prescrites, les temps de rétention relatifs sont de 0,45 environ pour l'impureté A, de 0,50 environ pour l'impureté B, de 0,65 environ pour l'impureté C, de 0,75 environ pour l'impureté D, de 0,85 environ pour l'impureté E et de 0,90 environ pour l'impureté F, exprimés par rapport au temps de rétention de la triéthylgallamine sous forme de perchlorate (40 min environ) (voir figure 0181.-1).

Injectez séparément 20 µl de solution à examiner et 20 µl de solution témoin. Continuez la chromatographie pendant 1,5 fois le temps de rétention de la triéthylgallamine sous forme de perchlorate. S'il apparaît d'autres pics que le pic principal dans le chromatogramme obtenu avec la solution à examiner, la surface d'aucun d'entre eux n'est supérieure à celle du pic principal du chromatogramme obtenu avec la solution témoin (1 pour cent) et la somme de leur surface n'est pas supérieure à 2 fois la surface du pic principal du chromatogramme obtenu avec la solution témoin (2 pour cent). Ne tenez pas compte du pic de temps de rétention nul dû à l'iodure.

Perte à la dessiccation (*2.2.32*). Déterminée à l'étuve à 100-105 °C sur 1,000 g de triéthiodure de gallamine, la perte à la dessiccation n'est pas supérieure à 1,5 pour cent.

Cendres sulfuriques (*2.4.14*). Déterminé sur 1,0 g de triéthiodure de gallamine, le taux des cendres sulfuriques n'est pas supérieur à 0,1 pour cent.

DOSAGE

Afin d'éviter un échauffement trop important du milieu réactionnel, mélangez soigneusement pendant le titrage et arrêtez le titrage immédiatement après le point de fin de titrage.

Dissolvez 0,270 g de triéthiodure de gallamine dans un mélange de 5,0 ml d'*acide formique anhydre R* et de 50,0 ml d'*anhydride acétique R*. Titrez par l'*acide perchlorique 0,1 M*. Déterminez le point de fin de titrage par potentiométrie (*2.2.20*).

1 ml d'*acide perchlorique 0,1 M* correspond à 29,72 mg de $C_{30}H_{60}I_3N_3O_3$.

CONSERVATION

En récipient étanche, à l'abri de la lumière.

IMPURETÉS

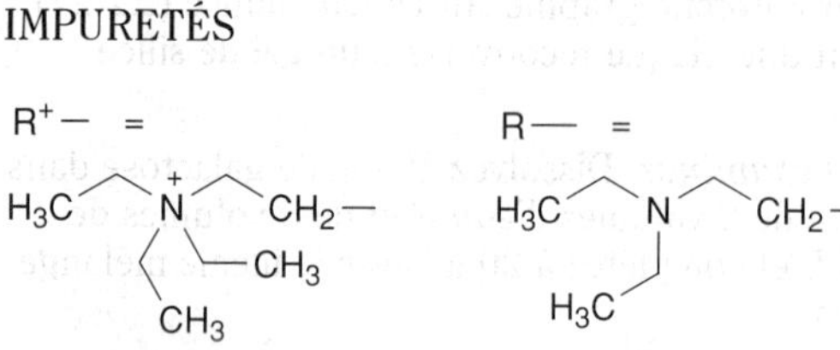

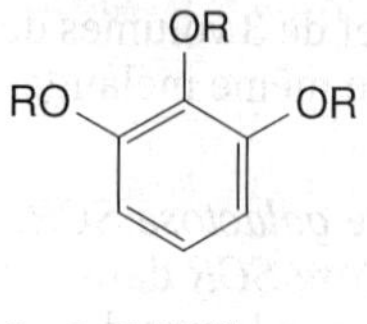

A. 2,2′,2″-[benzène-1,2,3-triyltris(oxy)]tris(*N,N*-diéthyléthanamine),

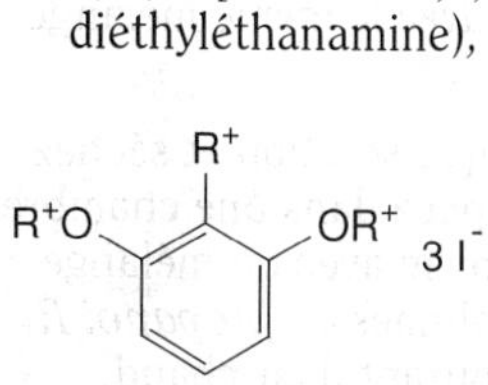

B. triiodure de 2,2′-[2-[2-(triéthylammonio)éthyl]-1,3-phénylènebis(oxy)]bis(*N,N,N*-triéthyléthanaminium),

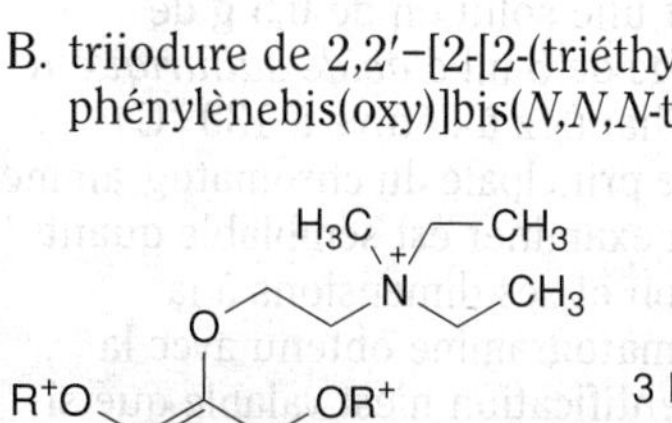

C. triiodure de 2,2′-[2-[2-diéthylméthylammonio)éthoxy]-1,3-phénylènebis(oxy)]bis(*N,N,N*-triéthyléthanaminium),

Le chromatogramme suivant est publié à titre d'information.

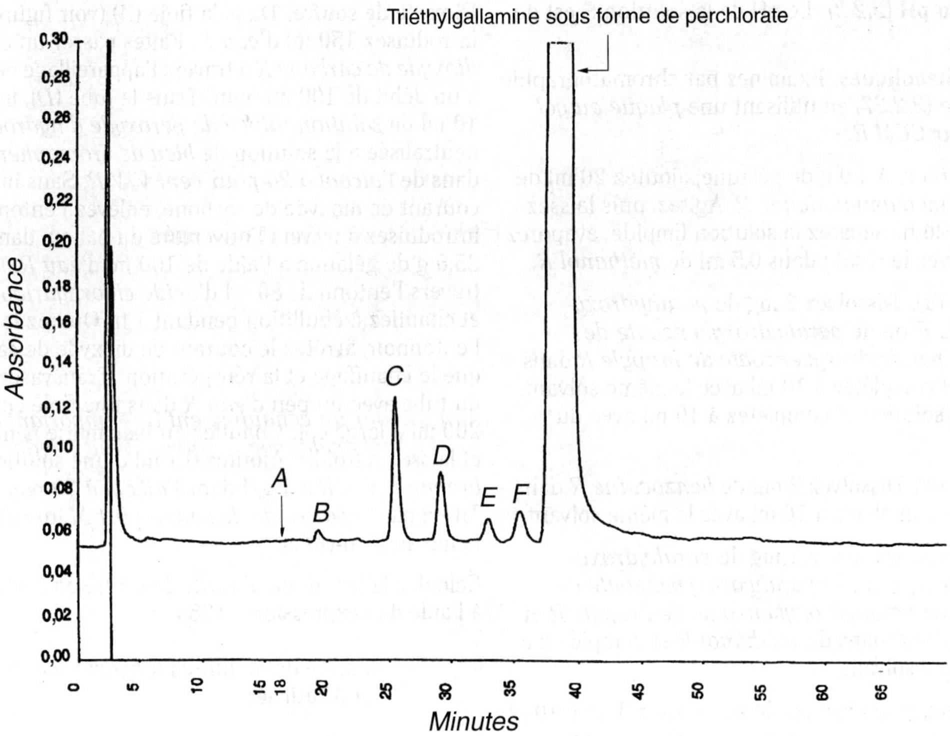

Figure 0181.-1. – *Chromatogramme pour l'essai des substances apparentées du triéthiodure de gallamine.*

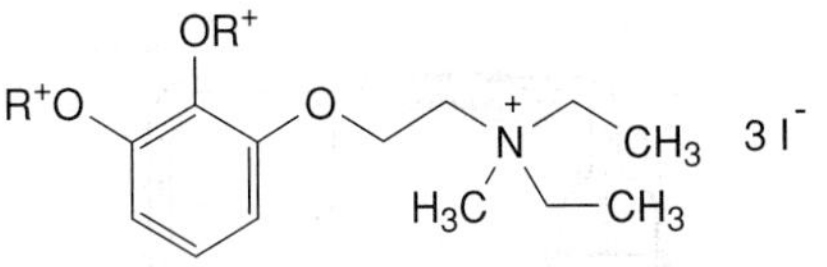

D. triiodure de 2,2′-[3-[2-(diéthylméthylammonio)éthoxy]-1,2-phénylènebis(oxy)]bis(*N,N,N*-triéthyléthanaminium),

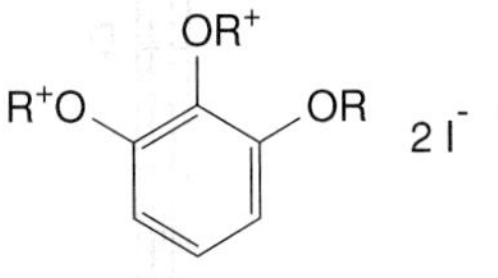

E. diiodure de 2,2′-[3-[2-(diéthylamino)éthoxy]-1,2-phénylènebis(oxy)]bis(*N,N,N*-triéthyléthanaminium),

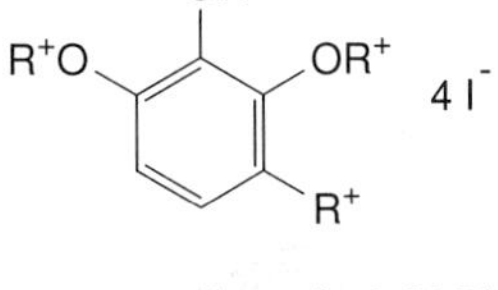

F. tétraiodure de 2,2′,2″-[4-[2-(triéthylammonio)éthyl]benzène-1,2,3-triyltris(oxy)]tris(*N,N,N*-triéthyléthanaminium).

01/2002:0330

GÉLATINE

Gelatina

DÉFINITION

La gélatine est une matière de nature protéique résultant de l'hydrolyse acide partielle (type A), ou de l'hydrolyse alcaline partielle (type B) du collagène animal. Elle peut être constituée par un mélange des deux types. Les normes décrites dans cette monographie ne s'appliquent pas nécessairement à la gélatine destinée à des préparations pour usage parentéral ou autres usages particuliers.

CARACTÈRES

Produit faiblement jaunâtre à brun-jaune clair, pratiquement insipide, généralement sous forme de feuilles translucides, de paillettes, de granulés ou de poudre. La gélatine est pratiquement insoluble dans les solvants organiques usuels. Elle gonfle dans l'eau froide et donne une solution colloïdale par chauffage ; après refroidissement, la solution forme une gelée plus ou moins ferme. Le point isoélectrique de la gélatine de type A est situé à un pH de 6,3 à 9,2 et celui de la gélatine de type B à un pH de 4,7 à 5,2.

IDENTIFICATION

A. A 2 ml de solution S (voir Essai), ajoutez 0,05 ml de *solution de sulfate de cuivre R*. Mélangez et ajoutez 0,5 ml de *solution diluée d'hydroxyde de sodium R*. Il apparaît une coloration violette.

B. Dans un tube à essai, introduisez 0,5 g de gélatine et 10 ml d'*eau R*. Laissez reposer pendant 10 min. Chauffez à 60 °C pendant 15 min et maintenez le tube à 0 °C en position verticale pendant 6 h. Retournez le tube de 180° ; le contenu ne s'écoule pas immédiatement.

ESSAI

Solution S. Dissolvez 1 g de gélatine dans de l'*eau exempte de dioxyde de carbone R* chauffée à 55 °C environ et complétez à 100 ml avec le même solvant. Maintenez la solution à cette température pour effectuer les essais.

Aspect de la solution. La solution S n'est pas plus fortement colorée que la solution témoin J_4 (*2.2.2, Procédé II*). La solution S préparée à partir de gélatine de type A ou de type B n'est pas plus fortement opalescente que la suspension témoin IV (*2.2.1*). Des mélanges de gélatine de type A et de type B peuvent donner des solutions opalescentes par formation de coacervats dans un large intervalle de pH dépendant de la concentration.

Détermination du pH (*2.2.3*). Le pH de la solution S est de 3,8 à 7,6.

Conservateurs phénoliques. Examinez par chromatographie sur couche mince (*2.2.27*) en utilisant une *plaque au gel de silice F_{254} pour CCM R*.

Solution à examiner. A 1,0 g de gélatine, ajoutez 20 ml de *méthanol R* et 2 ml d'*ammoniaque R*. Agitez, puis laissez reposer pendant 20 h. Séparez la solution limpide, évaporez à siccité et dissolvez le résidu dans 0,5 ml de *méthanol R*.

Solution témoin (a). Dissolvez 2 mg de *parahydroxybenzoate d'éthyle R* ou de *parahydroxybenzoate de méthyle R* ou de *parahydroxybenzoate de propyle R* dans du *méthanol R* et complétez à 10 ml avec le même solvant. Prélevez 2 ml de solution et complétez à 10 ml avec du *méthanol R*.

Solution témoin (b). Dissolvez 2 mg de *benzocaïne R* dans du *méthanol R* et complétez à 10 ml avec le même solvant.

Solution témoin (c). Dissolvez 1 mg de *parahydroxybenzoate d'éthyle R*, 1 mg de *parahydroxybenzoate de méthyle R*, 1 mg de *parahydroxybenzoate de propyle R* et 2 mg de *benzocaïne R* dans du *méthanol R* et complétez à 10 ml avec le même solvant.

Déposez sur la plaque, en bandes de 20 mm sur 3 mm, 10 µl de chaque solution. Laissez sécher et, sur chacune des bandes de départ de la solution à examiner et de la solution témoin (b), déposez 10 µl d'une solution de *chlorure de diméthylaminonaphtalènesulfonyle R* à 1 g/l dans de l'*acétone R*. Déposez séparément sous forme de bandes de 20 mm sur 3 mm, 10 µl de solution de chlorure de diméthylaminonaphtalènesulfonyle et 10 µl de solution à examiner (pas de dérivatisation). Pulvérisez uniquement sur les bandes de départ une solution de *tétraborate de disodium R* à 50 g/l en tenant la plaque dans une position proche de l'horizontale. Séchez la plaque à 60 °C pendant 15 min. Effectuez la chromatographie à l'abri de la lumière. Développez sur un parcours de 12 cm avec un mélange de 8 volumes d'*éthanol R* et de 92 volumes de *toluène R*. Laissez sécher la plaque à l'air, puis examinez immédiatement en lumière ultraviolette à 365 nm. Le chromatogramme obtenu avec la solution témoin (b) présente une bande d'une fluorescence rougeâtre d'un R_f de 0,5 environ (dérivé diméthylaminonaphtalènesulfonyle de la benzocaïne) et des taches de chlorure de diméthylaminonaphtalènesulfonyle. Le chromatogramme obtenu avec 10 µl de solution de chlorure de diméthylaminonaphtalènesulfonyle présente des bandes de fluorescence bleue au point de départ et près du front du solvant. A l'exception du point de départ et de bandes de chlorure de diméthylaminonaphtalènesulfonyle, le chromatogramme obtenu avec la solution à examiner ne présente pas de bandes de fluorescence plus intenses que la bande correspondant au dérivé de la benzocaïne dans le chromatogramme obtenu avec la solution témoin (b) (par exemple détergents amino acides). Examinez en lumière ultraviolette à 254 nm. Le chromatogramme obtenu avec la solution témoin (a) présente des bandes d'atténuation de fluorescence de R_f de 0,3 à 0,5 (esters d'acide parahydroxybenzoïque). Le chromatogramme obtenu avec la solution à examiner non dérivatisée ne présente pas de bandes d'atténuation de fluorescence plus intenses que la bande obtenue avec la solution témoin (a) (conservateurs phénoliques, par exemple esters d'acide parahydroxybenzoïque). L'essai n'est valable que si, dans le chromatogramme obtenu avec la solution témoin (c) examiné en lumière ultraviolette à 254 nm, les bandes correspondant à la benzocaïne et aux esters d'acide parahydroxybenzoïque sont nettement séparées.

Dioxyde de soufre. Dans la fiole (*A*) (voir figure 0330.-1), introduisez 150 ml d'*eau R*. Faites passer un courant de *dioxyde de carbone R* à travers l'appareillage pendant 15 min à un débit de 100 ml/min. Dans le tube (*D*), introduisez 10 ml de *solution diluée de peroxyde d'hydrogène R* neutralisée à la solution de *bleu de bromophénol R* à 1 g/l dans de l'*alcool à 20 pour cent V/V R*. Sans interrompre le courant de dioxyde de carbone, enlevez l'entonnoir (*B*) et introduisez à travers l'ouverture du ballon, dans la fiole (*A*), 25,0 g de gélatine à l'aide de 100 ml d'*eau R*. Ajoutez à travers l'entonnoir 80 ml d'*acide chlorhydrique dilué R* et chauffez à ébullition pendant 1 h. Ouvrez le robinet de l'entonnoir, arrêtez le courant de dioxyde de carbone ainsi que le chauffage et la réfrigération. Transvasez le contenu du tube avec un peu d'*eau R* dans une fiole conique de 200 ml à large col. Chauffez au bain-marie pendant 15 min et laissez refroidir. Ajoutez 0,1 ml d'une solution de *bleu de bromophénol R* à 1 g/l dans l'*alcool à 20 pour cent V/V R*. Titrez par l'*hydroxyde de sodium 0,1 M* jusqu'à virage du jaune au bleu-violet.

Calculez la teneur en dioxyde de soufre en parties par million à l'aide de l'expression : $128a$.

a = nombre de millilitres d'*hydroxyde de sodium 0,1 M* utilisés.

La teneur en dioxyde de soufre n'est pas supérieure à 200 ppm.

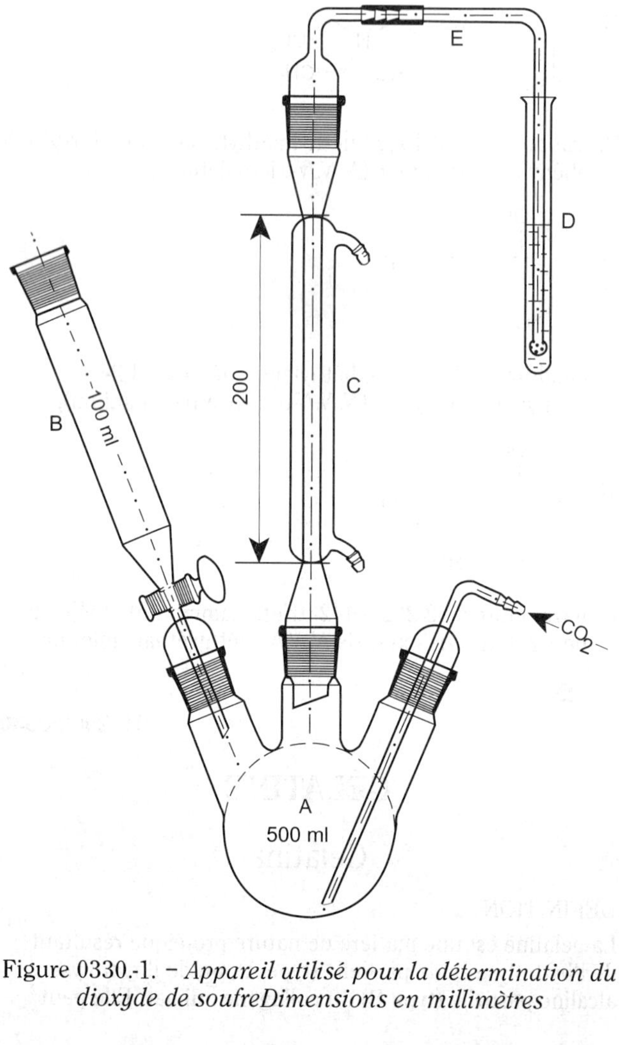

Figure 0330.-1. – *Appareil utilisé pour la détermination du dioxyde de soufreDimensions en millimètres*

Monographies D - K

Peroxydes. Dissolvez en chauffant 1,0 g de gélatine dans 10 ml d'*eau R* et ajoutez 2 ml de *solution sulfurique de pentoxyde de divanadium R*. La solution n'est pas plus fortement colorée en jaune orangé qu'un essai témoin préparé dans les mêmes conditions avec un mélange de 1 ml d'une solution de peroxyde d'hydrogène (0,1 g/l en H_2O_2) et de 9 ml d'*eau R* (100 ppm de H_2O_2).

Pouvoir gélifiant. La gélatine destinée à la préparation des ovules, des suppositoires et de la colle à la gélatine-oxyde de zinc satisfait également à l'essai du pouvoir gélifiant. Le pouvoir gélifiant est exprimé par la masse en grammes engendrant, à l'aide d'un piston d'un diamètre de 12,7 mm, la force susceptible de provoquer une dépression de 4 mm dans un gel vieilli à 10 °C, dont la concentration en gélatine est de 6,67 pour cent *m/m*.

Appareil. Le gélomètre est constitué par :

- un piston cylindrique d'un diamètre de 12,7 ± 0,1 mm, dont la surface de pression est plane et munie d'une arête arrondie de 0,5 mm de rayon,
- un dispositif de réglage de la hauteur du récipient contenant le gel, qui permet de mettre la surface de ce dernier en contact avec le piston sans exercer de pression,
- un dispositif qui permet d'augmenter la charge de manière constante à raison de 40 g par seconde,
- un dispositif qui permet d'arrêter le déplacement vertical du piston en 1/40 s au maximum, après une course de 4 ± 0,1 mm,
- un dispositif de mesure de la force (balance) qui permet de mesurer la force finale avec une précision de ± 0,5 g,
- un récipient d'un diamètre intérieur de 59 ± 1 mm et d'une hauteur de 85 mm.

Mode opératoire. Dans le récipient, introduisez 7,5 g de gélatine. Ajoutez 105 ml d'*eau R* et placez un verre de montre sur l'ouverture. Laissez reposer pendant 3 h. Chauffez dans un bain-marie à 65 °C pendant 15 min. Tout en chauffant, remuez doucement à l'aide d'une baguette de verre. Vérifiez que la solution est homogène et que l'eau de condensation adhérant éventuellement à la paroi de la fiole est incorporée à la solution. Laissez refroidir à température ambiante pendant 15 min. Placez le récipient dans un bain thermostaté à 10,0 °C ± 0,1 °C, muni d'un dispositif qui permet de contrôler l'horizontalité du plateau sur lequel repose le récipient. Maintenez le récipient, fermé au moyen d'un bouchon en caoutchouc, dans le bain pendant 16 h au moins et 18 h au plus. Immédiatement après avoir retiré le récipient du thermostat, introduisez-le dans le gélomètre de façon que le piston affleure la surface du gel sans exercer de pression. Augmentez ensuite la charge sur le piston à raison de 40 g par seconde jusqu'à obtention d'un déplacement vertical de 4 ± 0,1 mm. La charge qui agit à ce moment-là sur le piston est mesurée en grammes et correspond au pouvoir gélifiant. Prenez la moyenne de 3 déterminations au moins.

La gélatine présente un pouvoir gélifiant d'une valeur de 150 g à 250 g.

Arsenic (*2.4.2*). A 1,0 g de gélatine déposé dans une fiole de 100 ml, ajoutez 15 ml d'*acide chlorhydrique R*, puis, tout en refroidissant cette solution dans un mélange de glace et d'eau, ajoutez 1 ml de *solution concentrée de peroxyde d'hydrogène R* et 0,1 ml de *solution de chlorure ferrique R1*. Laissez reposer à température ambiante pendant 30 min en remuant doucement de temps à autre. Ajoutez 1 ml d'*alcool R* et chauffez à reflux pendant 1 h. Refroidissez la solution et complétez à 25 ml avec de l'*eau R* en rinçant le condenseur. A partir de cette solution, préparez la solution à examiner comme indiqué sous Procédé A en remplaçant 15 ml d'*acide chlorhydrique R* par 15 ml d'*eau R*. La solution à examiner satisfait à l'essai limite A de l'arsenic (1 ppm). Préparez le standard de la même manière, en utilisant 1 ml de *solution à 1 ppm d'arsenic (AS) R* au lieu de la substance à examiner.

Métaux lourds (*2.4.8*). 2,0 g de gélatine satisfont à l'essai limite C des métaux lourds (50 ppm). Préparez le témoin avec 10 ml de *solution à 10 ppm de plomb (Pb) R*.

Perte à la dessiccation (*2.2.32*). Déterminée à l'étuve à 100-105 °C sur 1,000 g de gélatine, la perte à la dessiccation n'est pas supérieure à 15 pour cent.

Cendres totales (*2.4.16*). Le taux des cendres totales n'est pas supérieur à 2,0 pour cent.

Contamination microbienne. La gélatine satisfait à une limite du nombre de germes aérobies viables totaux (*2.6.12*) de 10^3 microorganismes par gramme, déterminée par dénombrement sur plaques de gélose. La gélatine satisfait aux essais d'*Escherichia coli* et des salmonelles (*2.6.13*).

CONSERVATION

En récipient étanche.

ÉTIQUETAGE

L'étiquette indique si la gélatine est destinée à la préparation d'ovules, de suppositoires et de colles à la gélatine-oxyde de zinc, et dans ce cas, la valeur du pouvoir gélifiant.

01/2002:1532

GENIÈVRE

Iuniperi pseudo-fructus

DÉFINITION

Le genièvre est constitué par les cônes mûrs séchés de *Juniperus communis* L. Il contient au minimum 10 ml/kg d'huile essentielle, calculé par rapport à la drogue anhydre.

CARACTÈRES

Le genièvre a une odeur fortement aromatique, notamment lorsqu'il est broyé.

Il présente les caractères macroscopiques et microscopiques décrits aux identifications A et B.

IDENTIFICATION

A. Le cône, bacciforme globuleux, d'un diamètre allant jusqu'à 10 mm, est brun-violet à brun-noir avec souvent une pruine bleuâtre. Il se compose de 3 quartiers charnus. Son apex présente une fente en étoile à 3 branches, fermée, et 3 projections peu distinctes. Sa base porte souvent un reste du pédoncule. Sa partie charnue est friable et brunâtre. Il contient 3 (ou plus rarement 2) petites graines allongées, extrêmement dures, présentant 3 arêtes aiguës, une face dorsale légèrement arrondie et une extrémité acuminée. Les graines sont soudées à la base de la partie charnue du cône par leur face externe. Elles portent à leur surface des glandes oléifères ovales de très grande taille contenant une résine visqueuse.

B. Réduisez le genièvre en poudre (355). La poudre est brune. Examinez au microscope en utilisant de la *solution d'hydrate de chloral R*. La poudre présente des fragments de l'épiderme de la paroi du cône contenant des cellules à paroi incolore épaisse, ponctuée, et à contenu brun granuleux, avec quelques stomates de type anomocytique (*2.8.3*) ; des fragments de la fente apicale en étoile à 3 branches du cône à méats et cellules épidermiques imbriquées avec des excroissances papilleuses ; des fragments de collenchyme hypodermique, à cellules épaissies ; des fragments du mésocarpe composés de grandes cellules parenchymateuses à parois minces, le plus souvent arrondies, avec de grands méats intercellulaires et des idioblastes jaunes irréguliers de grande taille, en général modérément ponctués ; des fragments de cellules oléifères schizogènes, des fragments de tégument à sclérites incolores, à paroi épaisse et ponctuée, contenant un ou plusieurs prismes d'oxalate de calcium ; des fragments d'albumen et de tissu embryonnaire dont les cellules à paroi mince contiennent des granulations lipidiques et des grains d'aleurone.

C. Opérez par chromatographie sur couche mince (*2.2.27*) en utilisant une *plaque au gel de silice pour CCM R*.

Solution à examiner. Complétez à 5,0 ml le mélange huile-xylène obtenu dans le dosage, avec de l'*hexane R*.

Solution témoin. Dissolvez 4,0 mg de *gaïazulène R* et 50 µl de *cinéole R* dans 10 ml d'*hexane R*.

Déposez sur la plaque, en bandes, 20 µl de solution à examiner et 10 µl de solution témoin. Développez sur un parcours de 15 cm avec un mélange de 5 volumes d'*acétate d'éthyle R* et de 95 volumes de *toluène R*. Laissez sécher la plaque à l'air. Pulvérisez de la *solution d'aldéhyde anisique R* et examinez à la lumière du jour, en chauffant à 100-105 °C pendant 5 min à 10 min. Le chromatogramme obtenu avec la solution témoin présente une bande rouge (gaïazulène) dans sa moitié supérieure et une bande violet-brun à violet-gris (cinéole) dans sa moitié inférieure. Le chromatogramme obtenu avec la solution à examiner présente une bande violette fortement colorée (mono- et sesquiterpènes) semblable quant à sa position à la bande due au gaïazulène dans le chromatogramme obtenu avec la solution témoin, une bande violet-rouge un peu au-dessus de la bande correspondant au cinéole dans le chromatogramme obtenu avec la solution témoin, une bande violet-gris (terpinén-4-ol) un peu au-dessous de la bande correspondant au cinéole dans le chromatogramme obtenu avec la solution témoin et, juste au-dessous, une bande bleue. Une faible bande violette peut apparaître à la même position que la bande correspondant au cinéole. D'autres bandes sont également présentes.

ESSAI

Eléments étrangers (*2.8.2*). Le genièvre contient au maximum 5 pour cent de cônes immatures ou décolorés et au maximum 2 pour cent d'autres éléments étrangers.

Teneur en eau (*2.2.13*). Déterminée par entraînement sur 20,0 g de genièvre broyé, la teneur en eau n'est pas supérieure à 120 ml/kg.

Cendres totales (*2.4.16*). Le taux des cendres totales n'est pas supérieur à 4,0 pour cent.

DOSAGE

Effectuez le dosage des huiles essentielles dans les drogues végétales (*2.8.12*). Utilisez 20,0 g de genièvre broyé extemporanément, un ballon à fond rond de 500 ml et 200 ml d'*eau R* comme liquide d'entraînement. Introduisez 0,5 ml de *xylène R* dans le tube gradué. Distillez à un débit de 3 ml/min à 4 ml/min pendant 90 min.

CONSERVATION

A l'abri de la lumière.

01/2002:0331

GENTAMICINE (SULFATE DE)

Gentamicini sulfas

DÉFINITION

Le sulfate de gentamicine est constitué par un mélange de sulfates des substances antimicrobiennes produites par *Micromonospora purpurea*. L'activité du sulfate de gentamicine n'est pas inférieure à 590 UI/mg, calculée par rapport à la substance anhydre.

CARACTÈRES

Poudre blanche ou sensiblement blanche, facilement soluble dans l'eau, pratiquement insoluble dans l'alcool et dans l'éther.

IDENTIFICATION

Première identification : C, D.

Seconde identification : A, B, D.

A. Dissolvez 10 mg environ de sulfate de gentamicine dans 1 ml d'*eau R* et ajoutez 5 ml d'une solution d'*acide sulfurique R* à 400 g/l. Chauffez au bain-marie pendant 100 min, refroidissez et complétez à 25 ml avec de l'*eau R*. Examinée de 240 nm à 330 nm (*2.2.25*), la solution ne présente aucun maximum d'absorption.

B. Opérez par chromatographie sur couche mince (*2.2.27*) en utilisant une plaque recouverte de *gel de silice G R*.

Solution à examiner. Dissolvez 25 mg de sulfate de gentamicine dans de l'*eau R* et complétez à 5 ml avec le même solvant.

Solution témoin. Dissolvez le contenu d'une ampoule de *sulfate de gentamicine SCR* dans de l'*eau R* et complétez avec le même solvant pour obtenir une concentration de 5,0 mg/ml.

Déposez séparément sur la plaque 10 µl de chaque solution. Développez sur un parcours de 15 cm en utilisant la couche inférieure d'un mélange à volumes égaux de *chloroforme R*, de *méthanol R* et d'*ammoniaque concentrée R*. Laissez sécher la plaque à l'air. Pulvérisez de la *solution de ninhydrine R1*. Chauffez à 110 °C pendant 5 min. Les 3 taches principales du chromatogramme obtenu avec la solution à examiner sont semblables quant à leur position, leur coloration et leurs dimensions aux 3 taches principales du chromatogramme obtenu avec la solution témoin.

C. Examinez les chromatogrammes obtenus dans l'essai Composition. Le chromatogramme obtenu avec la solution à examiner présente 4 pics principaux ayant des temps de rétention identiques respectivement aux 4 pics principaux du chromatogramme obtenu avec la solution témoin.

D. Le sulfate de gentamicine donne la réaction (a) des sulfates (*2.3.1*).

ESSAI

Solution S. Dissolvez 0,8 g de sulfate de gentamicine dans de l'*eau exempte de dioxyde de carbone R* et complétez à 20 ml avec le même solvant.

Aspect de la solution. La solution S est limpide (*2.2.1*) et n'est pas plus fortement colorée que la solution témoin de degré 6 de la gamme des solutions témoins présentant la coloration la plus appropriée (*2.2.2, Procédé II*).

Détermination du pH (*2.2.3*). Le pH de la solution S est de 3,5 à 5,5.

Pouvoir rotatoire spécifique (*2.2.7*). Dissolvez 2,5 g de sulfate de gentamicine dans de l'*eau R* et complétez à 25,0 ml avec le même solvant. Calculé par rapport à la substance anhydre, le pouvoir rotatoire spécifique est de + 107 à + 121.

Méthanol. Opérez par chromatographie en phase gazeuse (*2.2.28*) en utilisant le *propanol R* comme étalon interne.

Solution d'étalon interne. Diluez 2,5 ml de *propanol R* dans de l'*eau R* et complétez à 500,0 ml avec le même solvant.

Solution à examiner (a). Dissolvez 0,50 g de sulfate de gentamicine dans 2,0 ml d'*eau R*.

Solution à examiner (b). Dissolvez 0,50 g de sulfate de gentamicine dans 1,0 ml de solution d'étalon interne et ajoutez 1,0 ml d'*eau R*.

Solution témoin. A 1,25 ml de *méthanol R*, ajoutez 1,25 ml de *propanol R* et complétez à 500,0 ml avec de l'*eau R*.

La chromatographie peut être réalisée en utilisant :

- une colonne d'une longueur de 1,5 m à 2,0 m et d'un diamètre intérieur de 2 mm à 4 mm, remplie de *copolymère éthylvinylbenzène-divinylbenzène R* (150-180 µm),
- comme gaz vecteur, de l'*azote pour chromatographie R* à un débit constant de 30-40 ml/min,
- un détecteur à ionisation de flamme,

en maintenant la colonne à une température constante comprise entre 120 °C et 140 °C, et la chambre à injection et le détecteur à une température d'au moins 50 °C plus élevée que celle de la colonne. Injectez le volume choisi des solutions à examiner et de la solution témoin. Calculez la teneur en méthanol de la substance à examiner en prenant 0,792 g/ml comme masse volumique du méthanol à 20 °C.

La teneur en méthanol n'est pas supérieure à 1,0 pour cent *m/m*.

Composition. Opérez par chromatographie liquide (*2.2.29*).

Solution à examiner. Dissolvez 0,10 g de sulfate de gentamicine dans de l'*eau R* et complétez à 100,0 ml avec le même solvant. A 10,0 ml de cette solution, ajoutez 5 ml de *méthanol R* et 4 ml de *réactif au phtalaldéhyde R*. Mélangez et complétez à 25,0 ml avec du *méthanol R*. Chauffez au bain-marie à 60 °C pendant 15 min et refroidissez à température ambiante. Si la solution n'est pas employée immédiatement, refroidissez à 0 °C et utilisez dans les 4 h qui suivent.

Solution témoin. Dissolvez le contenu d'une ampoule de *sulfate de gentamicine SCR* dans de l'*eau R* et complétez avec le même solvant pour obtenir une concentration de 1,0 mg/ml. Préparez ensuite selon les indications données pour la solution à examiner.

La chromatographie peut être réalisée en utilisant :

- une colonne d'acier d'une longueur de 0,10 m à 0,125 m et d'un diamètre intérieur de 4,6 mm à 5 mm, remplie d'un *gel de silice octadécylsilylé pour chromatographie R* (5 µm),
- comme phase mobile à un débit de 1,5 ml/min, une solution obtenue en dissolvant 5,5 g d'*heptanesulfonate de sodium R* dans un mélange de 50 ml d'*acide acétique glacial R*, de 250 ml d'*eau R* et de 700 ml de *méthanol R1*,
- comme détecteur, un spectrophotomètre comprenant une cellule à flux continu de 10 µl environ, réglé à 330 nm (pour les détecteurs à longueur d'onde variable) ou à 340 nm (pour les détecteurs à filtre).

Lorsque les chromatogrammes sont enregistrés dans les conditions prescrites, le temps de rétention du composant C_2 est de 10 min à 20 min et le chromatogramme présente des pics nettement séparés avec des temps de rétention relatifs d'environ 0,13 (réactif), 0,27 (composant C_1), 0,65 (composant C_{1a}), 0,85 (composant C_{2a}) et 1,00 (composant C_2). Injectez 5 µl de solution témoin. Le système n'est approprié que si la résolution (*2.2.29*) entre les pics dus aux composants C_{2a} et C_2 n'est pas inférieure à 1,3. Si nécessaire, ajustez la teneur en méthanol de la phase mobile pour obtenir cette valeur.

Injectez 5 µl de solution témoin. Ajustez la sensibilité de l'amplificateur et le volume injecté pour obtenir une déflection pour le pic correspondant au composant C_1 d'une amplitude de 75 pour cent environ de l'échelle de l'enregistreur. Tracez une ligne de base horizontale sur le chromatogramme à partir de la portion plate de la courbe précédant immédiatement le pic du réactif. Mesurez la hauteur du pic au-dessus de cette ligne de base pour chaque composant.

Calculez les facteurs de réponse R_x de chaque composant d'après la formule :

$$R_x = \frac{H_x}{F_x}$$

F_x = rapport donné pour le composant C_x dans le *sulfate de gentamicine SCR*,

H_x = hauteur du pic correspondant au composant C_x dans le chromatogramme obtenu avec la solution témoin.

Injectez 5 µl de solution à examiner. Ajustez la sensibilité de l'amplificateur et le volume injecté pour obtenir une déflection pour le pic correspondant au composant C_1 d'une amplitude de 75 pour cent environ de l'échelle de l'enregistreur. Tracez une ligne de base horizontale sur le chromatogramme à partir de la portion plate de la courbe précédant immédiatement le pic du réactif. Mesurez la hauteur du pic au-dessus de cette ligne de base pour chaque composant.

Calculez les proportions relatives des composants C_1, C_{1a}, C_2 et C_{2a} dans le sulfate de gentamicine, à l'aide de l'expression :

$$C_x\,(\text{pour cent}) = \frac{\frac{H'_x}{R_x}}{\frac{H'_1}{R_1} + \frac{H'_{1a}}{R_{1a}} + \frac{H'_{2a}}{R_{2a}} + \frac{H'_2}{R_2}} \times 100$$

H'_x = hauteur du pic correspondant au composant C_x dans le chromatogramme obtenu avec la solution à examiner.

Les proportions relatives des différents composants sont respectivement de 25,0 pour cent à 50,0 pour cent pour le composant C_1, de 10,0 pour cent à 35,0 pour cent pour le composant C_{1a} et de 25,0 pour cent à 55,0 pour cent pour la somme des composants C_2 et C_{2a}.

Teneur en eau (*2.5.12*). Déterminée par semi-microdosage sur 0,300 g de sulfate de gentamicine, la teneur en eau n'est pas supérieure à 15,0 pour cent.

Cendres sulfuriques (*2.4.14*). Déterminé sur 0,50 g de sulfate de gentamicine, le taux des cendres sulfuriques n'est pas supérieur à 1,0 pour cent.

Sulfate. Dissolvez 0,250 g de sulfate de gentamicine dans 100 ml d'*eau distillée R*. Ajustez à pH 11 avec de l'*ammoniaque concentrée R*. Ajoutez 10,0 ml de *chlorure de baryum 0,1 M* et 0,5 mg environ de *pourpre de phtaléine R*.

Monographies D - K

Titrez par l'*édétate de sodium 0,1 M* en ajoutant 50 ml d'*alcool R* dès le début du virage de l'indicateur. Continuez le titrage jusqu'à disparition de la coloration bleu-violet.

1 ml de *chlorure de baryum 0,1 M* correspond à 9,606 mg de sulfate (SO_4).

Calculé par rapport à la substance anhydre, la teneur en sulfate (SO_4) est de 32,0 pour cent à 35,0 pour cent.

Stérilité (*2.6.1*). Le sulfate de gentamicine destiné à la préparation de formes pharmaceutiques administrées par voie parentérale ou à la préparation de gouttes ophtalmiques, sans autre procédé approprié de stérilisation, satisfait également à l'essai de stérilité.

Endotoxines bactériennes (*2.6.14*) : moins de 1,67 UI/mg, si le sulfate de gentamicine est destiné à la préparation de formes pharmaceutiques administrées par voie parentérale sans autre procédé approprié d'élimination des endotoxines bactériennes.

TITRAGE

Effectuez le titrage microbiologique des antibiotiques (*2.7.2*).

CONSERVATION

Si la substance est stérile, elle est conservée en récipient stérile, étanche, à fermeture inviolable.

ÉTIQUETAGE

L'étiquette indique notamment :

– dans les cas appropriés, que la substance est stérile,
– dans les cas appropriés, que la substance est exempte d'endotoxines bactériennes.

01/2002:0392

GENTIANE (RACINE DE)

Gentianae radix

DÉFINITION

La racine de gentiane est constituée par les organes souterrains fragmentés et séchés de *Gentiana lutea* L.

CARACTÈRES

La racine de gentiane a une odeur caractéristique et une forte saveur amère et persistante. Elle se présente en fragments subcylindriques ou ramifiés d'une longeur variable et, généralement, d'un diamètre de 10 mm à 40 mm pouvant atteindre jusqu'à 80 mm au collet.

Elle présente les caractères macroscopiques et microscopiques décrits aux identifications A et B.

IDENTIFICATION

A. La surface de la racine est gris-brun et la couleur d'une section transversale varie du jaunâtre au jaune-rouge, mais non au brun-rouge. La racine est ridée longitudinalement et porte parfois des cicatrices de radicelles. Le rhizome porte souvent des bourgeons et toujours des cicatrices de feuilles circulaires très rapprochées. A l'état sec, le rhizome et la racine sont durs et cassants, la cassure est courte ; ils absorbent facilement l'humidité et deviennent alors flexibles. La suface lisse d'une coupe transversale présente une écorce dont l'épaisseur atteint environ le tiers du rayon et qui est séparée du bois parenchymateux, faiblement radié par la zone cambiale distincte.

B. Réduisez la racine de gentiane en poudre (355). La poudre est brun clair ou brun-jaune. Examinez au microscope en utilisant la *solution d'hydrate de chloral R*. La poudre présente les éléments suivants : des fragments de l'assise subérophellodermique, constitués par des cellules du suber, brun-jaune, à parois minces et par des cellules collenchymateuses de phelloderme, à parois épaissies ; des fragments des parenchymes cortical et ligneux, dont les cellules, à parois modérément épaissies, contiennent des gouttelettes huileuses, des petits prismes et des acicules d'oxalate de calcium ; des fragments de vaisseaux lignifiés, spiralés ou réticulés.

C. Opérez par chromatographie sur couche mince (*2.2.27*) en utilisant une plaque recouverte d'un gel de silice approprié contenant un indicateur de fluorescence dont l'intensité est optimale à 254 nm.

Solution à examiner. A 2,0 g de racine de gentiane pulvérisée (355), ajoutez 50 ml de *méthanol R* et agitez constamment pendant 20 min. Filtrez en évitant une évaporation excessive du solvant. Evaporez 25 ml du filtrat à siccité, sous pression réduite et à une température ne dépassant pas 50 °C. Reprenez le résidu par de petites quantités de *méthanol R* de façon à obtenir 5 ml d'une solution qui peut contenir un sédiment.

Solution témoin. Dissolvez 50 mg de *phénazone R* dans du *méthanol R* et complétez à 10,0 ml avec le même solvant.

Déposez séparément sur la plaque, en bandes de 30 mm sur 8 mm, 50 µl de solution à examiner et 10 µl de solution témoin. Développez sur un parcours de 15 cm avec un mélange de 2 volumes d'*eau R*, de 30 volumes de *chloroforme R* et de 70 volumes d'*acétone R*. Laissez sécher la plaque à l'air. Examinez les chromatogrammes en lumière ultraviolette à 254 nm. Le chromatogramme obtenu avec la solution à examiner présente des bandes d'atténuation de fluorescence dans sa partie inférieure et, en général, dans sa partie supérieure. Il apparaît aussi vers le milieu du chromatogramme, une bande correspondant à l'amarogentine à peu près au même niveau que la bande d'atténuation de fluorescence correspondant à la phénazone dans le chromatogramme obtenu avec la solution témoin. Repérez la bande correspondant à la phénazone. Pulvérisez une solution récemment préparée de *sel de rouge solide B R* à 2 g/l et laissez reposer pendant 10 min. La bande correspondant à l'amarogentine se colore en orangé. Exposez la plaque à des vapeurs d'ammoniac. La bande correspondant à l'amarogentine se colore en rouge. D'autres bandes colorées sont visibles dans la partie inférieure et dans la partie supérieure du chromatogramme obtenu avec la solution à examiner qui présente notamment à un R_f élevé une bande généralement très intense de même coloration que celle de la bande correspondant à l'amarogentine.

ESSAI

Chromatographie. Examinez les chromatogrammes obtenus dans l'identification C. Après exposition aux vapeurs d'ammoniac, le chromatogramme obtenu avec la solution à examiner ne présente pas de bandes violettes immédiatement au-dessus de la bande correspondant à l'amarogentine (autres espèces de *Gentiana*).

Indice d'amertume. L'indice d'amertume de la racine de gentiane est déterminé par rapport à l'indice d'amertume du chlorhydrate de quinine fixé à 200 000. Il est désigné par la réciproque de la dilution qui peut encore être qualifiée d'amère.

Solution mère de chlorhydrate de quinine. Dissolvez 0,100 g de *chlorhydrate de quinine R* dans de l'*eau R* et complétez à 100,0 ml avec le même solvant. Prélevez 1,0 ml de solution et complétez à 100,0 ml avec de l'*eau R*.

Extrait de racine de gentiane. A 1,0 g de racine de gentiane pulvérisée (710), ajoutez 1000 ml d'*eau R* bouillante. Chauffez au bain-marie, en agitant continuellement, pendant 30 min. Laissez refroidir et complétez à 1000 ml avec de l'*eau R*. Agitez vigoureusement, filtrez et rejetez les 20 premiers millilitres du filtrat.

Préparez une série de dilutions de comparaison en introduisant dans le premier tube 4,2 ml de solution mère de chlorhydrate de quinine et en augmentant progressivement le volume de 0,2 ml dans les tubes suivants jusqu'à ce que le volume contenu dans le dernier tube soit de 5,8 ml. Dans chaque tube, complétez le volume à 10,0 ml avec de l'*eau R*. Déterminez la dilution correspondant à la plus faible concentration qui présente une saveur amère. Introduisez dans la bouche 10,0 ml de la dernière dilution de la série en les mettant en contact avec les parties latérales et supérieures de la base de la langue pendant 30 s. Si cette solution n'est pas jugée amère, crachez-la et attendez 1 min avant de recommencer une autre détermination. Rincez la bouche à l'*eau R* et, après 10 min, utilisez la dilution suivante par ordre de concentration croissante.

Calculez le facteur de correction (k) à l'aide de l'expression :

$$\frac{5{,}00}{n}$$

n = nombre de mililitres de solution mère de chlorhydrate de quinine contenus dans la dilution correspondant à la concentration la plus faible jugée encore amère.

Prélevez $10/k$ ml de l'extrait de racine de gentiane et complétez à 100,0 ml avec de l'*eau R*. 10,0 ml de cette dilution présentent une saveur amère. L'indice d'amertume n'est pas inférieur à 10 000.

Matières extractibles par l'eau. A 5,0 g de racine de gentiane pulvérisée (710), ajoutez 200 ml d'*eau R* bouillante. Laissez reposer pendant 10 min en agitant de temps à autre. Laissez refroidir et complétez à 200,0 ml avec de l'*eau R*. Filtrez, évaporez 20,0 ml du filtrat au bain-marie à siccité et desséchez le résidu à l'étuve à 100-105 °C. La masse du résidu n'est pas inférieure à 0,165 g (33 pour cent).

Cendres totales (*2.4.16*). Le taux des cendres totales n'est pas supérieur à 6,0 pour cent.

CONSERVATION

A l'abri de la lumière et de l'humidité.

01/2002:1870

GENTIANE (TEINTURE DE)

Gentianae tinctura

DÉFINITION

Teinture produite à partir de *Racine de gentiane (0392)*.

PRODUCTION

La teinture de gentiane est produite à partir de 1 partie de drogue fragmentée et de 5 parties d'éthanol à 70 pour cent *V/V* par un procédé approprié.

CARACTÈRES

Liquide brun-jaune ou brun-rouge au goût amer prononcé.

IDENTIFICATION

Chromatographie sur couche mince (*2.2.27*).

Solution à examiner. Evaporez à siccité sous pression réduite 10 ml de teinture de gentiane, à une température ne dépassant pas 50 °C. Reprenez le résidu dans 5 ml de *méthanol R* et filtrez si nécessaire.

Solution témoin. Dissolvez 50 mg de *phénazone R* et 20 mg d'*aminophénazone R* dans 10 ml de *méthanol R*.

Plaque : plaque au gel de silice F_{254} pour CCM R.

Phase mobile : eau R, chlorure de méthylène R, acétone R (2:30:70 *V/V/V*).

Dépôt : 30 µl de solution à examiner et 10 µl de solution témoin, en bandes.

Développement : sur un parcours de 15 cm.

Séchage : à l'air.

Détection : examinez les chromatogrammes en lumière ultraviolette à 254 nm. Repérez les bandes correspondant à la phénazone et à l'aminophénazone. Pulvérisez la plaque avec une solution récemment préparée de *sel de rouge solide B R* à 2 g/l. Laissez sécher la plaque à l'air pendant 10 min. Exposez la plaque à des vapeurs d'ammoniac.

Résultats : voir ci-dessous la séquence des bandes présentes dans les chromatogrammes obtenus avec la solution témoin et la solution à examiner. Par ailleurs, d'autres bandes colorées sont présentes dans le chromatogramme obtenu avec la solution à examiner.

Haut de la plaque	
	Autres bandes orange-rouge
Phénazone : une bande fluorescente avant pulvérisation	Une bande orange-rouge (amarogentine)
Aminophénazone : une bande jaune	
	Autres bandes rouge-orange
Solution témoin	**Solution à examiner**

ESSAI

Teneur en éthanol (*2.9.10*) : 62 pour cent *V/V* à 67 pour cent *V/V*.

Méthanol et 2-propanol (*2.9.11*) : au maximum 0,05 pour cent *V/V* de méthanol et au maximum 0,05 pour cent *V/V* de 2-propanol.

Indice d'amertume (*2.8.15*) : au minimum 1000.

Résidu sec (*2.8.16*) : au minimum 5,0 pour cent *m/m*, déterminé sur 3,00 g de teinture.

CONSERVATION

A l'abri de la lumière.

01/2002:1379

GERMES DE BLÉ (HUILE DE) RAFFINÉE

Tritici aestivi oleum raffinatum

DÉFINITION

L'huile de germes de blé raffinée est l'huile grasse obtenue à partir de germes de graines de *Triticum aestivum* L. par pression à froid ou tout autre moyen mécanique, suivis d'un raffinage. Un antioxydant approprié peut être ajouté.

CARACTÈRES

Liquide limpide, jaune clair, pratiquement insoluble dans l'eau et dans l'alcool, miscible à l'éther de pétrole (40 °C à 60 °C).

La densité est de 0,925 environ et l'indice de réfraction est de 1,475 environ.

IDENTIFICATION

A. Effectuez l'identification des huiles grasses par chromatographie sur couche mince (*2.3.2*). Le chromatogramme obtenu avec la substance à examiner est comparable au chromatogramme type de l'huile de germes de blé.

B. La substance à examiner satisfait à l'essai de composition en acides gras (voir Essai).

ESSAI

Indice d'acide (*2.5.1*). Déterminé sur 10,0 g de substance à examiner, l'indice d'acide n'est pas supérieur à 0,5. Si l'huile de germes de blé raffinée est destinée à la préparation de formes pharmaceutiques administrées par voie parentérale, l'indice d'acide n'est pas supérieur à 0,3.

Indice de peroxyde (*2.5.5*). Au maximum 10,0. Si l'huile de germes de blé raffinée est destinée à la préparation de formes pharmaceutiques administrées par voie parentérale, l'indice de peroxyde n'est pas supérieur à 5,0.

Insaponifiable (*2.5.7*). Déterminé sur 5,0 g de substance à examiner, l'insaponifiable n'est pas supérieur à 5,0 pour cent.

Impuretés à réaction alcaline (*2.4.19*). L'huile de germes de blé raffinée satisfait à l'essai des impuretés à réaction alcaline dans les huiles grasses.

Composition en acides gras (*2.4.22, Procédé C*). Le mélange des acides gras constitutifs de l'huile de germes de blé raffinée est composé de :

- acide palmitique : 14,0 pour cent à 19,0 pour cent,
- acide stéarique : au maximum 2,0 pour cent,
- acide oléique : 12,0 pour cent à 23,0 pour cent,
- acide linoléique : 52,0 pour cent à 59,0 pour cent,
- acide linolénique : 3,0 pour cent à 10,0 pour cent,
- acide eicosénoïque : au maximum 2,0 pour cent.

Brassicastérol (*2.4.23*). La fraction stérolique de l'huile de germes de blé raffinée ne contient pas plus de 0,3 pour cent de brassicastérol.

Teneur en eau (*2.5.32*). L'huile de germes de blé raffinée destinée à la préparation de formes pharmaceutiques administrées par voie parentérale satisfait à l'essai de la teneur en eau. Déterminée sur 5,00 g de substance à examiner par microdosage, la teneur en eau n'est pas supérieure à 0,1 pour cent. Utilisez un mélange à volumes égaux de *chlorure de méthylène R* et de *méthanol R* comme solvant.

CONSERVATION

En récipient étanche et bien rempli, à l'abri de la lumière.

ÉTIQUETAGE

L'étiquette indique :

- dans les cas appropriés, que la substance convient à la préparation de formes pharmaceutiques administrées par voie parentérale,
- le nom et la concentration de tout antioxydant éventuellement ajouté.

01/2002:1480

GERMES DE BLÉ (HUILE DE) VIERGE

Tritici aestivi oleum virginale

DÉFINITION

L'huile de germes de blé vierge est l'huile grasse obtenue à partir de germes de graines de *Triticum aestivum* L. par pression à froid ou par tout autre moyen mécanique approprié.

CARACTÈRES

Liquide limpide, jaune clair à jaune d'or, pratiquement insoluble dans l'eau et dans l'alcool, miscible à l'éther de pétrole (40 °C à 60 °C).

La densité est de 0,925 environ et l'indice de réfraction est de 1,475 environ.

IDENTIFICATION

A. Effectuez l'identification des huiles grasses par chromatographie sur couche mince (*2.3.2*). Le chromatogramme obtenu est comparable au chromatogramme type de l'huile de germes de blé.

B. La substance à examiner satisfait à l'essai de composition en acides gras (voir Essai).

ESSAI

Indice d'acide (*2.5.1*). Déterminé sur 10,0 g de substance à examiner, l'indice d'acide n'est pas supérieur à 20,0.

Indice de peroxyde (*2.5.5*) : au maximum 15,0.

Insaponifiable (*2.5.7*). Déterminé sur 5,0 g de substance à examiner, l'insaponifiable n'est pas supérieur à 5,0 pour cent.

Composition en acides gras (*2.4.22, Procédé C*). Le mélange des acides gras constitutifs de l'huile de germes de blé vierge est composé de :

- acide palmitique : 14,0 pour cent à 19,0 pour cent,
- acide stéarique : au maximum 2,0 pour cent,
- acide oléique : 12,0 pour cent à 23,0 pour cent,
- acide linoléique : 52,0 pour cent à 59,0 pour cent,
- acide linolénique : 3,0 pour cent à 10,0 pour cent,
- acide eicosénoïque : au maximum 2,0 pour cent.

Brassicastérol (*2.4.23*). La fraction stérolique de l'huile de germes de blé vierge ne contient pas plus de 0,3 pour cent de brassicastérol.

Teneur en eau (*2.5.32*). Déterminée par microdosage sur 5,00 g de substance à examiner, la teneur en eau n'est pas supérieure à 0,1 pour cent. Utilisez un mélange à volumes égaux de *méthanol R* et de *chlorure de méthylène R* comme solvant.

CONSERVATION

En récipient étanche et bien rempli, à l'abri de la lumière.

01/2002:1522

GINGEMBRE

Zingiberis rhizoma

DÉFINITION

Le gingembre est constitué par le rhizome séché, entier ou coupé, de *Zingiber officinale* Roscoe, débarrassé du liège soit complètement, soit seulement sur les faces plates et larges. Entier ou coupé, le gingembre contient au minimum 15 ml/kg d'huile essentielle, calculé par rapport à la drogue anhydre.

CARACTÈRES

Le gingembre a une odeur aromatique caractéristique et une saveur épicée et brûlante.

Le gingembre présente les caractères macroscopiques et microscopiques décrits aux identifications A et B.

IDENTIFICATION

A. Le rhizome, comprimé latéralement, porte sur sa face supérieure de courtes ramifications obovales aplaties, obliques, dont l'apex présente parfois une cicatrice en creux. Le rhizome entier mesure environ 5 cm à 10 cm de longueur, 1,5 cm à 3-4 cm de largeur, et 1 cm à 1,5 cm d'épaisseur ; il est parfois fendu longitudinalement. La surface externe du rhizome mondé est brun clair et présente des stries longitudinales et quelques fibres partiellement arrachées. Celle du rhizome non mondé, de couleur brun pâle à brun foncé, est plus ou moins largement revêtue de liège parcouru de rides longitudinales et transversales, étroites et bien visibles ; le liège a tendance à s'exfolier sur les faces latérales mais reste en place entre les ramifications. La cassure, courte et amylacée, est hérissée de fibres. La surface lisse d'une coupe transversale fait apparaître une étroite zone corticale séparée de la stèle, beaucoup plus large, par un endoderme ; elle présente de nombreux faisceaux fibrovasculaires dispersés, et d'abondantes cellules à contenu oléorésineux jaune, elles aussi dispersées ; le rhizome non mondé possède en outre une assise externe subéreuse brun foncé.

B. Réduisez le gingembre en poudre (355). La poudre est jaune pâle à brunâtre. Examinez au microscope en utilisant de la *solution d'hydrate de chloral R*. La poudre présente : des groupes de grandes fibres à parois minces, cloisonnées, avec souvent une paroi dentée ; des vaisseaux réticulés d'assez grande dimension, souvent accompagnés d'étroites cellules à paroi mince contenant un pigment brun ; un abondant parenchyme du tissu fondamental, à cellules à paroi mince dont certaines contiennent une oléorésine brune ; des fragments de liège brun, généralement vus de face. Examinez au microscope en utilisant une solution de *glycérol R* à 50 pour cent *V/V*. La poudre présente de nombreux grains d'amidon simples, aplatis, de forme oblongue à ovale, ou irrégulière, pouvant atteindre environ 50 µm de longueur et 25 µm de largeur, à petit hile punctiforme situé à l'extrémité la plus étroite ; les grains présentent parfois des stries transversales faiblement marquées.

C. Opérez par chromatographie sur couche mince (*2.2.27*) en utilisant une *plaque au gel de silice pour CCM R*.

Solution à examiner. A 1,0 g de gingembre pulvérisé (710), ajoutez 5 ml de *méthanol R*. Agitez pendant 15 min et filtrez.

Solution témoin. Dissolvez 10 µl de *citral R* et 10 mg de *résorcinol R* dans 10 ml de *méthanol R*. Préparez la solution immédiatement avant emploi.

Déposez sur la plaque, en bandes, 20 µl de chaque solution. Développez dans une chambre à chromatographie non saturée sur un parcours de 15 cm avec un mélange de 40 volumes d'*hexane R* et de 60 volumes d'*éther R*. Laissez sécher la plaque à l'air. Pulvérisez une solution de *vanilline R* à 10 g/l dans l'*acide sulfurique R*. Examinez à la lumière du jour en chauffant à 100-105 °C pendant 10 min. Le chromatogramme obtenu avec la solution témoin présente une bande rouge intense (résorcinol) dans sa moitié inférieure et 2 bandes violettes (citral) dans sa moitié supérieure. Le chromatogramme obtenu avec la solution à examiner présente 2 bandes violettes intenses (gingérols) au-dessous de la bande du résorcinol du chromatogramme obtenu avec la solution témoin, et 2 autres bandes violettes moins intenses (shogaols) dans sa partie médiane, entre les bandes du résorcinol et du citral du chromatogramme obtenu avec la solution témoin. D'autres bandes peuvent être présentes.

ESSAI

Eléments étrangers (*2.8.2*). Le gingembre satisfait à l'essai des éléments étrangers.

Teneur en eau (*2.2.13*). Déterminée par entraînement sur 20,0 g de gingembre pulvérisé (710), la teneur en eau n'est pas supérieure à 100 ml/kg.

Cendres totales (*2.4.16*). Le taux des cendres totales n'est pas supérieur à 6,0 pour cent.

DOSAGE

Effectuez la détermination des huiles essentielles dans les drogues végétales (*2.8.12*). Utilisez 20,0 g de gingembre fraîchement réduit en poudre grossière, un ballon à fond rond de 1000 ml, 10 gouttes de *paraffine liquide R* ou d'un autre antimousse, 500 ml d'*eau R* comme liquide d'entraînement et 0,5 ml de *xylène R* dans le tube gradué. Distillez à un débit de 2 ml/min à 3 ml/min pendant 4 h.

CONSERVATION

A l'abri de la lumière.

01/2002:1828

GINKGO (FEUILLE DE)

Ginkgo folium

DÉFINITION

Feuille séchée, entière ou fragmentée, de *Ginkgo biloba* L.

Teneur : au minimum 0,5 pour cent de flavonoïdes, calculés en hétérosides flavonoïques (M_r 757) (drogue desséchée).

CARACTÈRES

La feuille de ginkgo est grisâtre, vert-jaune ou brun-jaune.

Caractères macroscopiques et microscopiques décrits aux identifications A et B.

IDENTIFICATION

A. La face supérieure de la feuille de ginkgo est légèrement plus foncée que la face inférieure. Les pétioles de la feuille ont une longueur de 4 cm à 9 cm environ. Le limbe, en forme d'éventail, habituellement bilobé ou parfois non divisé, a une largeur de 4 cm à 10 cm environ. Il est lisse sur les deux faces et présente des nervures dichotomes, semblant rayonner à partir de la base ; elles sont pareillement proéminentes sur les deux faces. Le bord distal de la feuille est incisé, de façon irrégulière et à des degrés divers, et irrégulièrement lobé ou émarginé. Les bords latéraux sont entiers et forment une pointe vers la base.

B. Réduisez la feuille de ginkgo en poudre (355). La poudre est de couleur grisâtre, vert-jaune ou brun-jaune. Examinée au microscope en utilisant de la *solution d'hydrate de chloral R,* la poudre présente les éléments suivants : des fragments du limbe vu de face, de forme irrégulière, à l'épiderme supérieur constitué de cellules allongées aux parois irrégulièrement sinueuses et à l'épiderme inférieur constitué de cellules plus petites, à cuticule striée, chaque cellule formant une papille courte ; des stomates d'environ 60 µm, larges, profondément creusés, entourés de 6 à 8 cellules annexes, plus nombreux dans l'épiderme inférieur ; de grandes macles d'oxalate de calcium dans le mésophylle, fréquentes et de tailles diverses ; des fragments de tissu fibro-vasculaire issu du pétiole et des nervures.

C. Chromatographie sur couche mince (*2.2.27*).

Solution à examiner. A 2,0 g de drogue pulvérisée (710), ajoutez 10 ml de *méthanol R* et chauffez dans un bain marie à 65 °C pendant 10 min. Agitez fréquemment. Laissez refroidir à température ambiante et filtrez.

Solution témoin. Dissolvez 1,0 mg d'*acide chlorogénique R* et 3,0 mg de *rutine R* dans 20 ml de *méthanol R.*

Plaque : *plaque au gel de silice pour CCM R.*

Phase mobile : *acide formique anhydre R, acide acétique glacial R, eau R, acétate d'éthyle R* (7,5:7,5:17,5:67,5 *V/V/V/V*).

Dépôt : 20 µl, en bandes.

Développement : sur un parcours de 17 cm.

Séchage : à 100-105 °C.

Détection : Pulvérisez sur la plaque encore chaude une solution de *diphénylborate d'aminoéthanol R* à 10 g/l dans du *méthanol R.* Pulvérisez ensuite le même volume d'une solution de *macrogol 400 R* à 50 g/l dans du *méthanol R.* Laissez sécher la plaque à l'air pendant environ 30 min. Examinez en lumière ultraviolette à 365 nm.

Résultats : voir ci-dessous la séquence des bandes présentes dans les chromatogrammes obtenus avec la solution témoin et la solution à examiner. Par ailleurs, d'autres bandes de plus faible fluorescence peuvent être présentes dans le chromatogramme obtenu avec la solution à examiner.

Haut de la plaque	
	Une bande de fluorescence brun-jaune.
	Une bande de fluorescence verte.
	Deux bandes de fluorescence brun-jaune.
	Une bande d'intense fluorescence bleu clair quelquefois chevauchée d'une bande de fluorescence brun-vert.
Acide chlorogénique : une bande de fluorescence bleu clair.	
	Une bande de fluorescence verte.
Rutine : une bande de fluorescence brun-jaune.	Deux bandes de fluorescence brun-jaune.
	Une bande de fluorescence verte.
	Une bande de fluorescence brun-jaune.
Solution témoin	**Solution à examiner**

ESSAI

Eléments étrangers (*2.8.2*) : au maximum 5 pour cent de tiges et au maximum 2 pour cent d'autres éléments étrangers.

Perte à la dessiccation (*2.2.32*) : au maximum 11,0 pour cent, déterminé à l'étuve à 100-105 °C pendant 2 h sur 1,000 g de drogue pulvérisée (355).

Cendres totales (*2.4.16*) : au maximum 11,0 pour cent.

DOSAGE

Flavonoïdes. Chromatographie liquide (*2.2.29*).

Solution à examiner. Chauffez à reflux 2,500 g de drogue pulvérisée (710) dans 50 ml d'une solution d'*acétone R* à 60 pour cent *V/V*, pendant 30 min. Filtrez et recueillez le filtrat. Extrayez une seconde fois et de la même façon le résidu, en utilisant 40 ml d'une solution d'*acétone R* à 60 pour cent *V/V* et filtrez. Réunissez les filtrats et complétez à 100,0 ml avec de l'*acétone R* à 60 pour cent *V/V.* Evaporez 50,0 ml de la solution afin d'éliminer l'acétone et transférez dans une fiole de 50,0 ml, en rinçant avec 30 ml de *méthanol R.* Ajoutez 4,4 ml d'*acide chlorhydrique R1,* complétez à 50,0 ml avec de l'*eau R* et centrifugez. Placez 10 ml du liquide surnageant dans une fiole de 10 ml en verre brun. Fermez la fiole à l'aide d'un joint en caoutchouc et d'une capsule d'aluminium et chauffez au bain-marie pendant 25 min. Laissez refroidir à température ambiante.

Solution témoin. Dissolvez 10,0 mg de *quercétine dihydratée R* dans 20 ml de *méthanol R.* Ajoutez 15,0 ml d'*acide chlorhydrique dilué R* et 5 ml d'*eau R* et complétez à 50,0 ml avec du *méthanol R.*

Colonne :

- *phase stationnaire* : *gel de silice octadécylsilylé pour chromatographie R* (5 µm),
- *dimensions* : l = 0,125 m, Ø = 4 mm,
- *température* : 25 °C.

Phase mobile :

- *phase mobile A* : solution d'*acide phosphorique R* à 0,3 g/l ajustée à pH 2,0,
- *phase mobile B* : *méthanol R,*

Le chromatogramme suivant est publié à titre d'information.

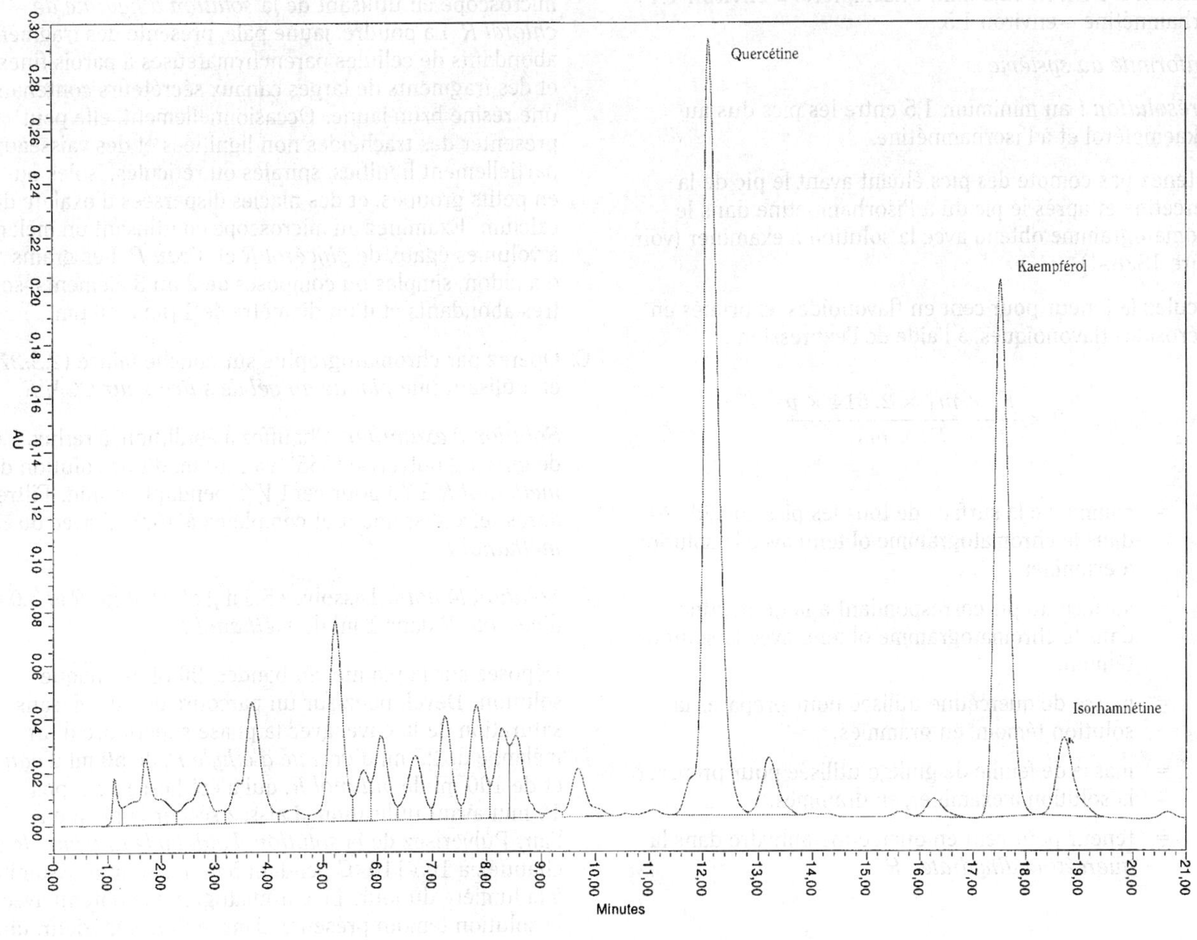

Figure 1828.-1. – *Chromatogramme pour le dosage des flavonoïdes dans la feuille de ginkgo*

Intervalle (min)	Phase mobile A (pour cent *V/V*)	Phase mobile B (pour cent *V/V*)
0 - 1	60	40
1 - 20	60 → 45	40 → 55
20 - 21	45 → 0	55 → 100
21 - 25	0	100

Débit : 1,0 ml/min.

Détection : spectrophotomètre à 370 nm.

Injection : 10 µl.

Rétention relative par rapport à la quercétine (temps de rétention = environ 12,5 min) : kaempférol = environ 1,4 ; isorhamnétine = environ 1,5.

Conformité du système :

– *résolution* : au minimum 1,5 entre les pics dus au kaempférol et à l'isorhamnétine.

Ne tenez pas compte des pics éluant avant le pic de la quercétine et après le pic dû à l'isorhamnétine dans le chromatogramme obtenu avec la solution à examiner (voir figure 1828.-1).

Calculez la teneur pour cent en flavonoïdes, exprimés en hétérosides flavonoïques, à l'aide de l'expression :

$$2 \times \frac{F_1 \times m_1 \times 2,514 \times p}{F_2 \times m_2}$$

F_1 = somme de la surface de tous les pics considérés dans le chromatogramme obtenu avec la solution à examiner,

F_2 = surface du pic correspondant à la quercétine dans le chromatogramme obtenu avec la solution témoin,

m_1 = masse de quercétine utilisée pour préparer la solution témoin, en grammes,

m_2 = masse de feuille de ginkgo utilisée pour préparer la solution à examiner, en grammes,

p = teneur pour cent en quercétine anhydre dans la *quercétine dihydratée R*.

01/2002:1523

GINSENG

Ginseng radix

DÉFINITION

Le ginseng est constitué par la racine entière ou coupée, séchée de *Panax ginseng* C.A. Meyer. Le ginseng contient au minimum 0,40 pour cent de la somme des ginsénosides Rg1 ($C_{42}H_{72}O_{14},2H_2O$; M_r 837) et Rb1 ($C_{54}H_{92}O_{23},3H_2O$; M_r 1163), calculé par rapport à la drogue desséchée.

CARACTÈRES

Le ginseng présente les caractères macroscopiques et microscopiques décrits aux identifications A et B.

IDENTIFICATION

A. La racine principale est fusiforme ou cylindrique, parfois ramifiée, d'une longueur pouvant atteindre 20 cm et d'un diamètre allant jusqu'à 2,5 cm. Elle peut être arquée ou recourbée de façon prononcée. La surface est de couleur jaune pâle ou crème et présente des stries longitudinales ; les cicatrices de la tige peuvent être apparentes sur la couronne. La cassure est courte. La surface d'une coupe transversale présente une large zone externe avec des canaux à résine rouge orangé dispersés et une partie interne finement radiée. Les radicelles, abondantes à la partie inférieure, sont fines et d'un diamètre réduit.

B. Réduisez le ginseng en poudre (355). Examinez au microscope en utilisant de la *solution d'hydrate de chloral R*. La poudre, jaune pâle, présente des fragments abondants de cellules parenchymateuses à parois fines et des fragments de larges canaux sécréteurs contenant une résine brun-jaune. Occasionnellement, elle peut présenter des trachéides non lignifiées et des vaisseaux partiellement lignifiés, spiralés ou réticulés, isolés ou en petits groupes, et des macles dispersées d'oxalate de calcium. Examinez au microscope en utilisant un mélange à volumes égaux de *glycérol R* et d'*eau R*. Les grains d'amidon, simples ou composés de 2 ou 3 éléments, sont très abondants et d'un diamètre de 1 µm à 10 µm.

C. Opérez par chromatographie sur couche mince (*2.2.27*) en utilisant une *plaque au gel de silice pour CCM R*.

Solution à examiner. Chauffez à ébullition, à reflux, 1,0 g de ginseng pulvérisé (355) avec 10 ml d'une solution de *méthanol R* à 70 pour cent *V/V* pendant 15 min. Filtrez après refroidissement et complétez à 10,0 ml avec du *méthanol R*.

Solution témoin. Dissolvez 5,0 mg d'*arbutine R* et 5,0 mg d'*aescine R* dans 1 ml de *méthanol R*.

Déposez sur la plaque, en bandes, 20 µl de chaque solution. Développez sur un parcours de 10 cm, sans saturation de la cuve, avec la phase supérieure d'un mélange de 25 ml d'*acétate d'éthyle R*, de 50 ml d'*eau R* et de 100 ml de *butanol R*, qui a été laissé au repos 10 min avant utilisation. Laissez sécher la plaque à l'air. Pulvérisez de la *solution d'aldéhyde anisique R* et chauffez à 105-110 °C pendant 5 min à 10 min. Examinez à la lumière du jour. Le chromatogramme obtenu avec la solution témoin présente, dans le tiers supérieur, une bande brune correspondant à l'arbutine et, dans le tiers inférieur, une bande grise correspondant à l'aescine. Entre ces deux bandes, le chromatogramme obtenu avec la solution à examiner présente deux bandes gris-violet situées un peu au-dessous de la bande correspondant à l'arbutine dans le chromatogramme obtenu avec la solution témoin et dues aux ginsénoside Rg1 (bande supérieure) et ginsénoside Re (bande inférieure). La bande gris-violet correspondant au ginsénoside Rb1 est semblable quant à sa position à la bande grise de l'aescine dans le chromatogramme obtenu avec la solution témoin. Entre les bandes des ginsénosides Rb1 et Re se trouvent d'autres bandes de moindre intensité ; la bande la plus proche de la ligne de départ correspond au ginsénoside Rc. Dans le tiers inférieur du chromatogramme, d'autres bandes sont visibles.

ESSAI

Eléments étrangers (*2.8.2*). Le ginseng satisfait à l'essai des éléments étrangers.

Monographies D - K

Le chromatogramme suivant est publié à titre d'information.

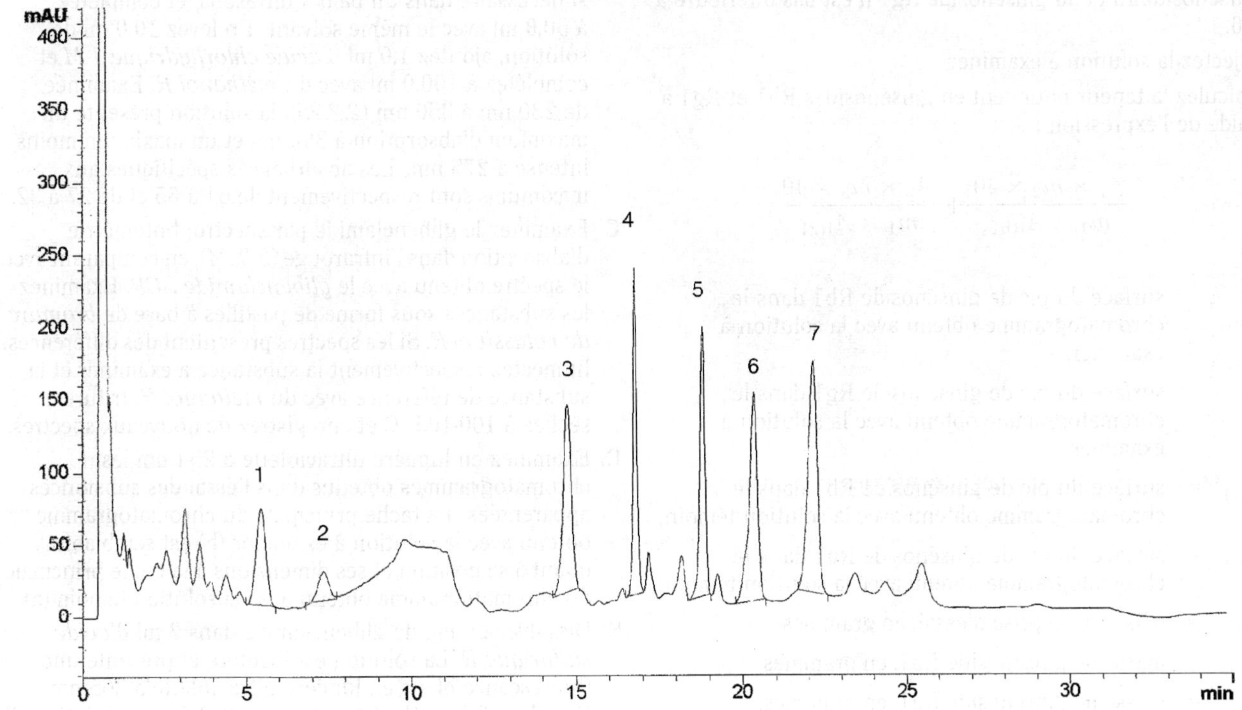

1. ginsénoside Rg1
2. ginsénoside Rf
3. ginsénoside Re
4. ginsénoside Rd
5. ginsénoside Rc
6. ginsénoside Rb2
7. ginsénoside Rb1

Figure 1523.-1. – *Chromatogramme de la solution à examiner*

Panax quinquefolium. Examinez les chromatogrammes obtenus dans le dosage. Dans le chromatogramme obtenu avec la solution à examiner, le pic correspondant au ginsénoside Rf est présent. Dans l'éventualité d'une substitution par *Panax quinquefolium,* aucun pic correspondant au ginsénoside Rf n'est présent.

Perte à la dessiccation (*2.2.32*). Déterminée à l'étuve à 100-105 °C sur 1,000 g de ginseng pulvérisé (355), la perte à la dessiccation n'est pas supérieure à 10,0 pour cent.

Cendres totales (*2.4.16*). Le taux des cendres totales n'est pas supérieur à 7,0 pour cent.

Cendres insolubles dans l'acide chlorhydrique (*2.8.1*). Le taux des cendres insolubles dans l'acide chlorhydrique n'est pas supérieur à 1,0 pour cent.

DOSAGE

Opérez par chromatographie liquide (*2.2.29*).

Solution à examiner. Réduisez 50 g environ de ginseng en poudre (355). Dans un ballon à fond rond de 250 ml, introduisez 1,00 g de ginseng pulvérisé et 70 ml d'une solution de *méthanol R* à 50 pour cent *V/V.* Après addition de quelques grains de pierre ponce, chauffez à reflux, au bain-marie, pendant 1 h. Après refroidissement, centrifugez et recueillez le liquide surnageant. Traitez le résidu comme précédemment. Mélangez les liquides recueillis et évaporez à siccité, sous pression réduite, à une température ne dépassant pas 60 °C. Reprenez le résidu dans 10 ml d'une solution tampon composée de 3,5 g de *phosphate monosodique R* et de 7,2 g de *phosphate monopotassique R* dans 1000 ml d'*eau R* (solution A).

Lavez une cartouche de 360 mg environ de *gel de silice octadécylsilylé pour chromatographie R* approprié avec 5 ml de *méthanol R,* puis 20 ml d'*eau R.* Déposez 5 ml de la solution A sur la cartouche. Eluez avec 20 ml d'*eau R,* puis 15 ml d'une solution de *méthanol R* à 30 pour cent *V/V.* Rejetez les éluats. Eluez avec 20 ml de *méthanol R.* Evaporez l'éluat à siccité et reprenez le résidu avec 2 ml de *méthanol R.* Rejetez les éluats après avoir vérifié qu'ils ne contiennent pas de ginsénosides, sinon recommencez le dosage avec une cartouche d'un autre fabricant.

Solution témoin. Dissolvez 3,0 mg de *ginsénoside Rb1 R,* 3,0 mg de *ginsénoside Rg1 R* et 3,0 mg de *ginsénoside Rf R,* pesés précisément, dans du *méthanol R* et complétez à 10 ml avec le même solvant.

La chromatographie peut être réalisée en utilisant :

- une colonne d'acier inoxydable d'une longueur de 0,10 m et d'un diamètre intérieur de 4,6 mm, remplie de *gel de silice aminopropylsilylé pour chromatographie R,*
- comme phase mobile, à un débit de 2 ml/min :
  Phase mobile A. Acétonitrile R,
  Phase mobile B. Eau R,

Intervalle (min)	Phase mobile A (pour cent *V/V*)	Phase mobile B (pour cent *V/V*)
0 - 14	90	10
14 - 18	90 → 80	10 → 20
18 - 55	80	20
55 - 60	90	10

- un injecteur à boucle de 20 µl,
- comme détecteur, un spectrophotomètre réglé à 203 nm.

Injectez la solution témoin et ajustez la sensibilité du système de façon que la hauteur des pics correspondant aux ginsénosides représente 50 pour cent environ de l'échelle totale de l'enregistreur. L'essai n'est valable que si la résolution entre les pics correspondant respectivement au ginsénoside Rf et au ginsénoside Rg1 n'est pas inférieure à 1,0.

Injectez la solution à examiner.

Calculez la teneur pour cent en ginsénosides Rb1 et Rg1 à l'aide de l'expression :

$$\frac{A_1 \times m_2 \times 40}{m_1 \times A_{\mathrm{Rb1}}} + \frac{A_2 \times m_3 \times 40}{m_1 \times A_{\mathrm{Rg1}}}$$

A_1 = surface du pic de ginsénoside Rb1 dans le chromatogramme obtenu avec la solution à examiner,

A_2 = surface du pic de ginsénoside Rg1 dans le chromatogramme obtenu avec la solution à examiner,

A_{Rb1} = surface du pic de ginsénoside Rb1 dans le chromatogramme obtenu avec la solution témoin,

A_{Rg1} = surface du pic de ginsénoside Rg1 dans le chromatogramme obtenu avec la solution témoin,

m_1 = masse de la prise d'essai, en grammes,

m_2 = masse de ginsénoside Rb1, en grammes,

m_3 = masse de ginsénoside Rg1, en grammes.

CONSERVATION

A l'abri de la lumière.

01/2002:0718

GLIBENCLAMIDE

Glibenclamidum

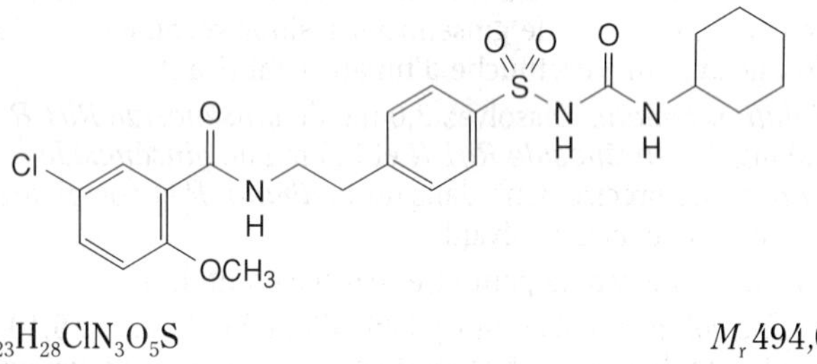

$C_{23}H_{28}ClN_3O_5S$ M_r 494,0

DÉFINITION

Le glibenclamide contient au minimum 99,0 pour cent et au maximum l'équivalent de 101,0 pour cent de 1-[[4-[2-[(5-chloro-2-méthoxybenzoyl)amino]éthyl]phényl]sulfonyl]-3-cyclohexylurée, calculé par rapport à la substance desséchée.

CARACTÈRES

Poudre cristalline, blanche ou sensiblement blanche, pratiquement insoluble dans l'eau, assez soluble dans le chlorure de méthylène, peu soluble dans l'alcool et dans le méthanol, pratiquement insoluble dans l'éther. Le glibenclamide se dissout dans les solutions diluées d'hydroxydes alcalins.

IDENTIFICATION

Première identification : A, C.

Seconde identification : A, B, D, E.

A. Le point de fusion (*2.2.14*) du glibenclamide est de 169 °C à 174 °C.

B. Dissolvez 50,0 mg de glibenclamide dans du *méthanol R*, si nécessaire dans un bain à ultrasons, et complétez à 50,0 ml avec le même solvant. Prélevez 10,0 ml de solution, ajoutez 1,0 ml d'*acide chlorhydrique 1 M* et complétez à 100,0 ml avec du *méthanol R*. Examinée de 230 nm à 350 nm (*2.2.25*), la solution présente un maximum d'absorption à 300 nm et un maximum moins intense à 275 nm. Les absorbances spécifiques aux maximums sont respectivement de 61 à 65 et de 27 à 32.

C. Examinez le glibenclamide par spectrophotométrie d'absorption dans l'infrarouge (*2.2.24*), en comparant avec le spectre obtenu avec le *glibenclamide SCR*. Examinez les substances sous forme de pastilles à base de *bromure de potassium R*. Si les spectres présentent des différences, humectez respectivement la substance à examiner et la substance de référence avec du *méthanol R*, triturez, séchez à 100-105 °C et enregistrez de nouveaux spectres.

D. Examinez en lumière ultraviolette à 254 nm les chromatogrammes obtenus dans l'essai des substances apparentées. La tache principale du chromatogramme obtenu avec la solution à examiner (b) est semblable quant à sa position et ses dimensions à la tache principale du chromatogramme obtenu avec la solution témoin (a).

E. Dissolvez 20 mg de glibenclamide dans 2 ml d'*acide sulfurique R*. La solution est incolore et présente une fluorescence bleue en lumière ultraviolette à 365 nm. Dissolvez 0,1 g d'*hydrate de chloral R* dans la solution. Il se développe après 5 min environ une coloration jaune vif se nuançant de brun après 20 min environ.

ESSAI

Aspect de la solution. Dissolvez en chauffant 0,1 g de glibenclamide dans 10 ml d'*alcool R*. La solution est limpide (*2.2.1*) et incolore (*2.2.2, Procédé II*).

Substances apparentées. Opérez par chromatographie sur couche mince (*2.2.27*) en utilisant une plaque recouverte de *gel de silice* GF_{254} *R*.

Solution à examiner (a). Dissolvez 0,20 g de glibenclamide dans un mélange à volumes égaux de *chlorure de méthylène R* et de *méthanol R* et complétez à 10 ml avec le même mélange de solvants.

Solution à examiner (b). Prélevez 0,5 ml de solution à examiner (a) et complétez à 10 ml avec un mélange à volumes égaux de *chlorure de méthylène R* et de *méthanol R*.

Solution témoin (a). Dissolvez 10 mg de *glibenclamide SCR* dans un mélange à volumes égaux de *chlorure de méthylène R* et de *méthanol R* et complétez à 10 ml avec le même mélange de solvants.

Solution témoin (b). Dissolvez 8 mg d'*impureté A de glibenclamide SCR* dans un mélange à volumes égaux de *chlorure de méthylène R* et de *méthanol R* et complétez à 100 ml avec le même mélange de solvants.

Solution témoin (c). Prélevez 5 ml de solution témoin (b) et complétez à 10 ml avec un mélange à volumes égaux de *chlorure de méthylène R* et de *méthanol R*.

Solution témoin (d). Dissolvez 0,2 g de *glibenclamide SCR* dans 10 ml de *méthanol R* et chauffez à reflux pendant 10 min.

Déposez séparément sur la plaque 10 µl de chaque solution. Développez sur un parcours de 10 cm avec un mélange de 5 volumes d'*alcool R*, de 5 volumes d'*acide acétique glacial R*, de 45 volumes de *chloroforme R* et de 45 volumes de *cyclohexane R*. Laissez sécher la plaque à l'air. Examinez en lumière ultraviolette à 254 nm. S'il apparaît une tache correspondant à l'impureté A de glibenclamide dans le chromatogramme obtenu avec la solution à examiner (a), elle n'est pas plus intense que la tache du chromatogramme obtenu avec la solution témoin (b) (0,4 pour cent). S'il apparaît d'autres taches que la tache principale et la tache correspondant à l'impureté A de glibenclamide dans le chromatogramme obtenu avec la solution à examiner (a), aucune d'entre elles n'est plus intense que la tache du chromatogramme obtenu avec la solution témoin (c) (0,2 pour cent). L'essai n'est valable que si le chromatogramme obtenu avec la solution témoin (d) présente 2 taches nettement séparées.

Métaux lourds (*2.4.8*). 1,0 g de glibenclamide satisfait à l'essai limite D des métaux lourds (20 ppm). Préparez le témoin avec 2 ml de *solution à 10 ppm de plomb (Pb) R*.

Perte à la dessiccation (*2.2.32*). Déterminée à l'étuve à 100-105 °C sur 1,000 g de glibenclamide, la perte à la dessiccation n'est pas supérieure à 1,0 pour cent.

Cendres sulfuriques (*2.4.14*). Déterminé sur 1,0 g de glibenclamide, le taux des cendres sulfuriques n'est pas supérieur à 0,1 pour cent.

DOSAGE

Dissolvez en chauffant 0,400 g de glibenclamide dans 100 ml d'*alcool R*. Titrez par l'*hydroxyde de sodium 0,1 M* en présence de 1,0 ml de *solution de phénolphtaléine R* jusqu'à virage au rouge.

1 ml d'*hydroxyde de sodium 0,1 M* correspond à 49,40 mg de $C_{23}H_{28}ClN_3O_5S$.

IMPURETÉS

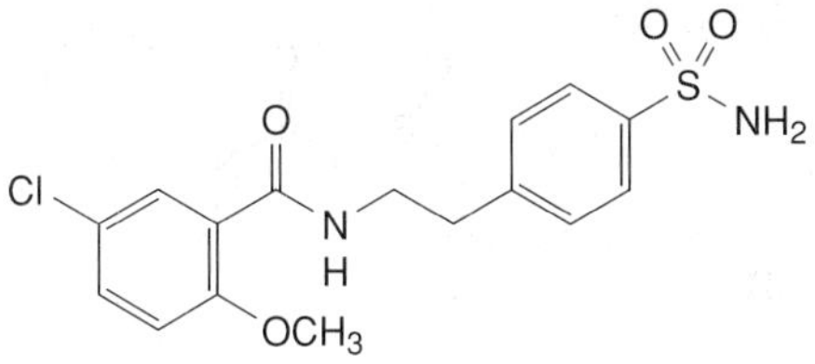

A. 5-chloro-2-méthoxy-*N*-[2-(4-sulfamoylphényl)éthyl]benzamide.

01/2002:1524

GLICLAZIDE

Gliclazidum

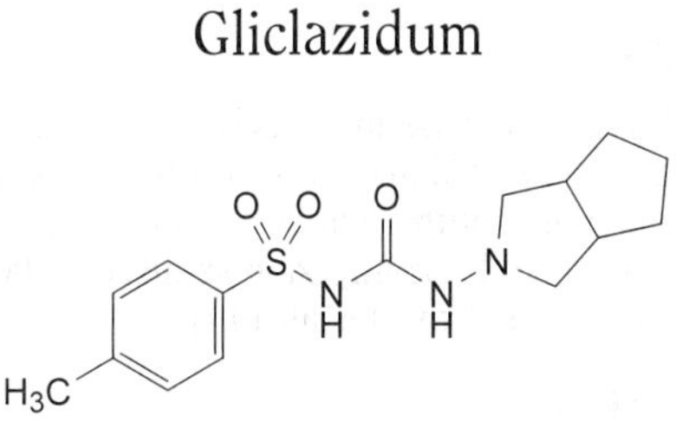

$C_{15}H_{21}N_3O_3S$ M_r 323,4

DÉFINITION

Le gliclazide contient au minimum 99,0 pour cent et au maximum l'équivalent de 101,0 pour cent de 1-(hexahydrocyclopenta[*c*]pyrrol-2(1*H*)-yl)-3-[(4-méthylphényl)sulfonyl]urée, calculé par rapport à la substance desséchée.

CARACTÈRES

Poudre blanche à sensiblement blanche, pratiquement insoluble dans l'eau, facilement soluble dans le chlorure de méthylène, assez soluble dans l'acétone, peu soluble dans l'alcool.

IDENTIFICATION

Examinez le gliclazide par spectrophotométrie d'absorption dans l'infrarouge (*2.2.24*), en comparant avec le spectre obtenu avec le *gliclazide SCR*. Examinez les substances sous forme de pastilles.

ESSAI

Substances apparentées. Opérez par chromatographie liquide (*2.2.29*).

Préparez les solutions immédiatement avant l'emploi.

Solution à examiner. Dissolvez 50,0 mg de gliclazide dans 23 ml d'*acétonitrile R* et complétez à 50,0 ml avec de l'*eau R*.

Solution témoin (a). Prélevez 1,0 ml de solution à examiner et complétez à 100,0 ml avec un mélange de 45 volumes d'*acétonitrile R* et de 55 volumes d'*eau R*. Prélevez 10,0 ml de solution et complétez à 100,0 ml avec un mélange de 45 volumes d'*acétonitrile R* et de 55 volumes d'*eau R*.

Solution témoin (b). Dissolvez 5 mg de gliclazide et 15 mg d'*impureté F de gliclazide SCR* dans 23 ml d'*acétonitrile R* et complétez à 50 ml avec de l'*eau R*. Prélevez 1 ml de solution et complétez à 20 ml avec un mélange de 45 volumes d'*acétonitrile R* et de 55 volumes d'*eau R*.

Solution témoin (c). Dissolvez 10,0 mg d'*impureté F de gliclazide SCR* dans 45 ml d'*acétonitrile R* et complétez à 100,0 ml avec de l'*eau R*. Prélevez 1,0 ml de solution et complétez à 100,0 ml avec un mélange de 45 volumes d'*acétonitrile R* et de 55 volumes d'*eau R*.

La chromatographie peut être réalisée en utilisant :

– une colonne d'acier inoxydable, d'une longueur de 0,25 m et d'un diamètre intérieur de 4 mm, remplie de *gel de silice octylsilylé pour chromatographie R* (5 µm),
– comme phase mobile, à un débit de 0,9 ml/min, un mélange de 0,1 volume de *triéthylamine R*, de 0,1 volume d'*acide trifluoracétique R*, de 45 volumes d'*acétonitrile R* et de 55 volumes d'*eau R*,
– comme détecteur, un spectrophotomètre réglé à 235 nm.

Injectez 20 µl de solution témoin (b). Ajustez la sensibilité du système de façon que la hauteur des pics représente au moins 50 pour cent de l'échelle totale de l'enregistreur. L'essai n'est valable que si la résolution entre les 2 pics principaux n'est pas inférieure à 1,8.

Injectez 20 µl de solution à examiner et 20 µl des solutions témoins (a) et (c). Continuez la chromatographie de la solution à examiner pendant 2 fois le temps de rétention du gliclazide. S'il apparaît, dans le chromatogramme obtenu avec la solution à examiner, un pic dû à l'impureté F, sa surface n'est pas supérieure à celle du pic correspondant dans le chromatogramme obtenu avec la solution témoin (c) (0,1 pour cent). S'il apparaît, dans le chromatogramme obtenu avec la solution à examiner, d'autres pics que le pic principal et un pic dû à l'impureté F, la surface d'aucun d'entre eux n'est supérieure à celle du pic principal du chromatogramme obtenu avec la solution témoin (a) (0,1 pour cent) et la somme de leur surface n'est pas supérieure à 2 fois celle du pic principal du chromatogramme obtenu avec la solution témoin (a) (0,2 pour cent). Ne tenez pas compte des pics dont la surface est inférieure à 0,2 fois la surface du pic principal du chromatogramme obtenu avec la solution témoin (a).

Impureté B. Opérez par chromatographie liquide (*2.2.29*), selon les indications de l'essai des substances apparentées.

Solution à examiner. Dissolvez 0,400 g de gliclazide dans 2,5 ml de *diméthylsulfoxyde R* et complétez à 10,0 ml avec de l'*eau R*. Agitez pendant 10 min. Conservez à 4 °C pendant 30 min, puis filtrez.

Monographies D - K

Solution témoin (a). Dissolvez 20,0 mg d'*impureté B de gliclazide SCR* dans du *diméthylsulfoxyde R* et complétez à 100,0 ml avec le même solvant. A 1,0 ml de solution, ajoutez 12 ml de *diméthylsulfoxyde R* et complétez à 50,0 ml avec de l'*eau R*.

Solution témoin (b). A 1,0 ml de solution témoin (a), ajoutez 12 ml de *diméthylsulfoxyde R* et complétez à 50,0 ml avec de l'*eau R*.

Injectez 50 µl de solution à examiner et 50 µl de solution témoin (b). S'il apparaît, dans le chromatogramme obtenu avec la solution à examiner, un pic correspondant à l'impureté B, sa surface n'est pas supérieure à celle du pic correspondant dans le chromatogramme obtenu avec la solution témoin (b) (2 ppm).

Métaux lourds (*2.4.8*). 1,5 g de gliclazide satisfait à l'essai limite F des métaux lourds (10 ppm). Préparez le témoin avec 1,5 ml de *solution à 10 ppm de plomb (Pb) R*.

Perte à la dessiccation (*2.2.32*). Déterminée à l'étuve à 100-105 °C pendant 2 h sur 1,000 g de gliclazide, la perte à la dessiccation n'est pas supérieure à 0,25 pour cent.

Cendres sulfuriques (*2.4.14*). Déterminé sur 1,0 g de gliclazide, le taux des cendres sulfuriques n'est pas supérieur à 0,1 pour cent.

DOSAGE

Dissolvez 0,250 g de gliclazide dans 50 ml d'*acide acétique anhydre R*. Titrez par l'*acide perchlorique 0,1 M*. Déterminez le point de fin de titrage par potentiométrie (*2.2.20*).

1 ml d'*acide perchlorique 0,1 M* correspond à 32,34 mg de $C_{15}H_{21}N_3O_3S$.

IMPURETÉS

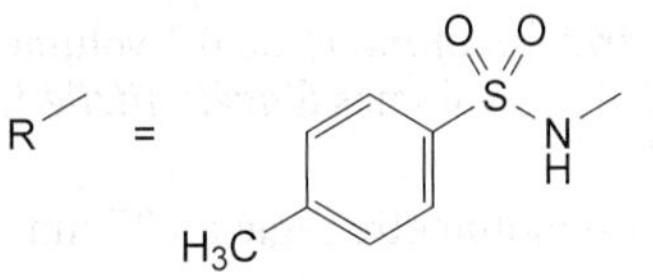

A. R-H : 4-méthylbenzènesulfonamide,

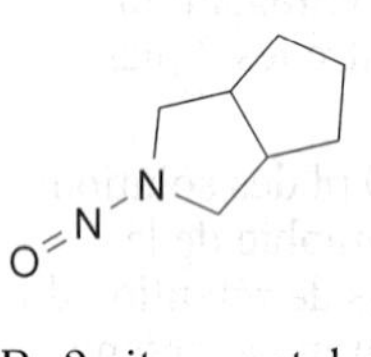

B. 2-nitrosooctahydrocyclopenta[*c*]pyrrole,

C. R-CO-O-C_2H_5 : [(4-méthylphényl)sulfonyl]carbamate d'éthyle,

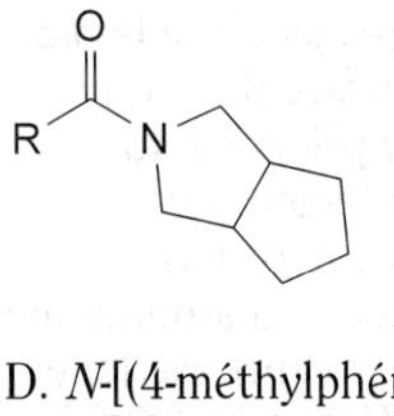

D. *N*-[(4-méthylphényl)sulfonyl]hexahydrocyclopenta[*c*]pyrrol-2(1*H*)-carboxamide,

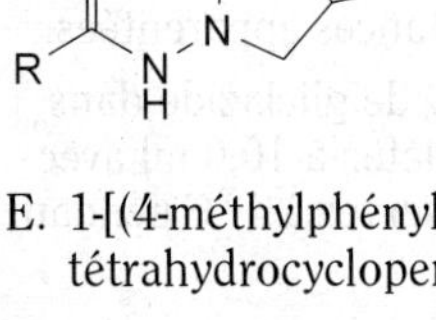

E. 1-[(4-méthylphényl)sulfonyl]-3-(3,3a,4,6a-tétrahydrocyclopenta[*c*]pyrrol-2(1*H*)-yl)urée,

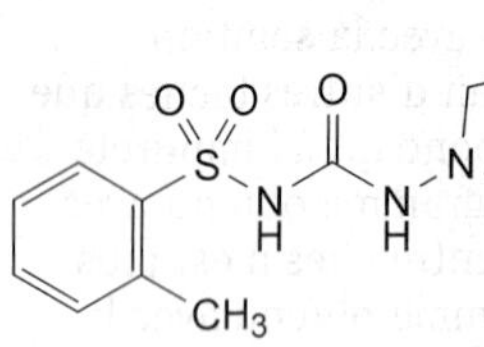

F. 1-(hexahydrocyclopenta[*c*]pyrrol-2(1*H*)-yl)-3-[(2-méthylphényl)sulfonyl]urée,

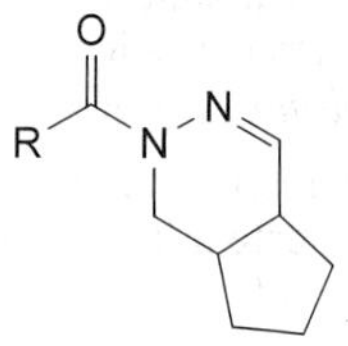

G. *N*-[(4-méthylphényl)sulfonyl]-1,4a,5,6,7,7a-hexahydro-2*H*-cyclopenta[*d*]pyridazine-2-carboxamide.

01/2002:0906

GLIPIZIDE

Glipizidum

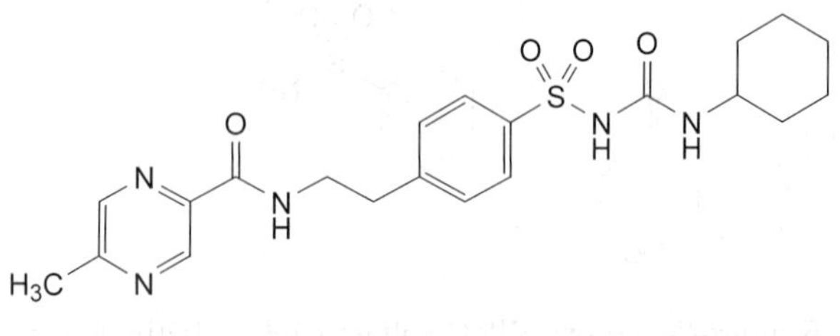

$C_{21}H_{27}N_5O_4S$ M_r 445,5

DÉFINITION

Le glipizide contient au minimum 98,0 pour cent et au maximum l'équivalent de 102,0 pour cent de 1-cyclohexyl-3-[[4-[2-[[(5-méthylpyrazin-2-yl)carbonyl]amino]éthyl]phényl]sulfonyl]urée, calculé par rapport à la substance desséchée.

CARACTÈRES

Poudre cristalline, blanche ou sensiblement blanche, pratiquement insoluble dans l'eau, soluble dans le chlorure de méthylène, assez soluble dans l'acétone, pratiquement insoluble dans l'alcool. Le glipizide se dissout dans les solutions diluées d'hydroxydes alcalins.

IDENTIFICATION

Première identification : B.

Seconde identification : A, C, D.

A. Dissolvez 2 mg environ de glipizide dans du *méthanol R* et complétez à 100 ml avec le même solvant. Examinée de 220 nm à 350 nm (*2.2.25*), la solution présente 2 maximums d'absorption respectivement à 226 nm et à 274 nm. Le rapport entre l'absorbance mesurée au maximum à 226 nm et l'absorbance mesurée au maximum à 274 nm est de 2,0 à 2,4.

B. Examinez le glipizide par spectrophotométrie d'absorption dans l'infrarouge (*2.2.24*), en comparant avec le spectre obtenu avec le *glipizide SCR*. Examinez les substances sous forme de pastilles.

C. Examinez les chromatogrammes obtenus dans l'essai des substances apparentées en lumière ultraviolette à 254 nm. La tache principale du chromatogramme obtenu avec la solution à examiner (b) est semblable quant à sa position et ses dimensions à la tache principale du chromatogramme obtenu avec la solution témoin (a).

D. Dissolvez 50 mg de glipizide dans 5 ml de *dioxane R*. Ajoutez 1 ml d'une solution de *fluorodinitrobenzène R* à 5 g/l dans le *dioxane R*. Chauffez à ébullition pendant 2-3 min. Il apparaît une coloration jaune.

ESSAI

Substances apparentées. Opérez par chromatographie sur couche mince (*2.2.27*) en utilisant une plaque recouverte de *gel de silice* GF_{254} *R*.

Solution à examiner (a). Dissolvez 0,20 g de glipizide dans un mélange à volumes égaux de *chlorure de méthylène R* et de *méthanol R* et complétez à 10 ml avec le même mélange de solvants.

Solution à examiner (b). Prélevez 1 ml de solution à examiner (a) et complétez à 20 ml avec un mélange à volumes égaux de *chlorure de méthylène R* et de *méthanol R*.

Solution témoin (a). Dissolvez 10 mg de *glipizide SCR* dans un mélange à volumes égaux de *chlorure de méthylène R* et de *méthanol R* et complétez à 10 ml avec le même mélange de solvants.

Solution témoin (b). Dissolvez 5 mg d'*impureté A de glipizide SCR* dans un mélange à volumes égaux de *chlorure de méthylène R* et de *méthanol R* et complétez à 50 ml avec le même mélange de solvants.

Solution témoin (c). Prélevez 0,5 ml de solution à examiner (a) et complétez à 100 ml avec un mélange à volumes égaux de *chlorure de méthylène R* et de *méthanol R*.

Solution témoin (d). Prélevez 4 ml de solution témoin (c) et complétez à 10 ml avec un mélange à volumes égaux de *méthanol R* et de *chlorure de méthylène R*.

Solution témoin (e). Prélevez 5 ml de solution à examiner (a) et complétez à 10 ml avec la solution témoin (b).

Déposez sur la plaque 10 µl de chaque solution. Développez sur un parcours de 15 cm avec un mélange de 25 volumes d'*acide formique anhydre R*, de 25 volumes d'*acétate d'éthyle R* et de 50 volumes de *chlorure de méthylène R*. Laissez sécher la plaque à l'air. Examinez en lumière ultraviolette à 254 nm. S'il apparaît une tache correspondant à l'impureté A de glipizide dans le chromatogramme obtenu avec la solution à examiner (a), elle n'est pas plus intense que la tache du chromatogramme obtenu avec la solution témoin (b) (0,5 pour cent). S'il apparaît d'autres taches que la tache principale et une tache due à l'impureté A de glipizide dans le chromatogramme obtenu avec la solution à examiner (a), aucune d'entre elles n'est plus intense que la tache du chromatogramme obtenu avec la solution témoin (c) (0,5 pour cent) et 2 taches au plus peuvent être plus intenses que la tache du chromatogramme obtenu avec la solution témoin (d) (0,2 pour cent). L'essai n'est valable que si le chromatogramme obtenu avec la solution témoin (e) présente 2 taches nettement séparées.

Cyclohexylamine. Opérez par chromatographie en phase gazeuse (*2.2.28*) en utilisant le *décane R* comme étalon interne.

Solution d'étalon interne. Dissolvez 25 mg de *décane R* dans de l'*hexane R* et complétez à 100 ml avec le même solvant. Prélevez 5 ml de solution et complétez à 50 ml avec de l'*hexane R*.

Solution à examiner (a). Dissolvez 3,0 g de glipizide dans 50 ml d'une solution d'*hydroxyde de sodium R* à 12 g/l et agitez avec 2 fois 5,0 ml d'*hexane R*. Utilisez les couches supérieures réunies.

Solution à examiner (b). Dissolvez 3,0 g de glipizide dans 50 ml d'une solution d'*hydroxyde de sodium R* à 12 g/l et agitez avec 2 fois 5,0 ml de solution d'étalon interne. Utilisez les couches supérieures réunies.

Solution témoin. Dissolvez 30,0 mg de *cyclohexylamine R* dans une solution d'*acide chlorhydrique R* à 17,5 g/l et complétez à 100,0 ml avec le même acide. A 1,0 ml de solution, ajoutez 50 ml d'une solution d'*hydroxyde de sodium R* à 12 g/l et agitez avec 2 fois 5,0 ml de solution d'étalon interne. Utilisez les couches supérieures réunies.

La chromatographie peut être réalisée en utilisant :

– une colonne de verre, d'une longueur de 1,5 m et d'un diamètre intérieur de 4 mm, remplie de *terre d'infusoires silanisée pour chromatographie en phase gazeuse R* imprégnée de 10 pour cent *m/m* de *macrogol 20 000 R* et de 4 pour cent *m/m* d'*hydroxyde de potassium R,*
– comme gaz vecteur, de l'*azote pour chromatographie R,* à un débit de 30 ml/min,
– un détecteur à ionisation de flamme,

en maintenant la température de la colonne à 80 °C, et celle de la chambre à injection et du détecteur à 120 °C.

Injectez 1 µl de solution témoin et ajustez la sensibilité du détecteur de façon que la hauteur du premier pic (décane) et du deuxième pic (cyclohexylamine) représente au moins 50 pour cent de l'échelle totale de l'enregistreur. L'essai n'est valable que si la résolution entre ces 2 pics n'est pas inférieure à 2. Injectez 1 µl de la solution à examiner (a). Vérifiez que le chromatogramme obtenu avec la solution à examiner (a) ne présente pas de pic dont le temps de rétention soit le même que celui de l'étalon interne. Injectez séparément 1 µl de solution à examiner (b) et 1 µl de solution témoin. A partir du chromatogramme obtenu avec la solution témoin, calculez le rapport (*R*) entre la surface du pic dû à la cyclohexylamine et la surface du pic dû à l'étalon interne. S'il apparaît, dans le chromatogramme obtenu avec la solution à examiner (b) un pic correspondant à la cyclohexylamine, calculez le rapport entre la surface de ce pic et la surface du pic dû à l'étalon interne : ce rapport n'est pas supérieur à *R*.

Le glipizide ne contient pas plus de 100 ppm de cyclohexylamine.

Métaux lourds (*2.4.8*). 2,0 g de glipizide satisfont à l'essai limite C des métaux lourds (20 ppm). Préparez le témoin avec 4 ml de *solution à 10 ppm de plomb (Pb) R*.

Perte à la dessiccation (*2.2.32*). Déterminée à l'étuve à 100-105 °C sur 1,000 g de glipizide, la perte à la dessiccation n'est pas supérieure à 0,5 pour cent.

Cendres sulfuriques (*2.4.14*). Déterminé sur 1,0 g de glipizide, le taux des cendres sulfuriques n'est pas supérieur à 0,2 pour cent.

DOSAGE

Dissolvez 0,400 g de glipizide dans 50 ml de *diméthylformamide R*. Titrez par le *méthanolate de lithium 0,1 M* en présence de 0,2 ml de *solution de rouge de quinaldine R* jusqu'à virage du rouge à l'incolore.

1 ml de *méthanolate de lithium 0,1 M* correspond à 44,55 mg de $C_{21}H_{27}N_5O_4S$.

IMPURETÉS

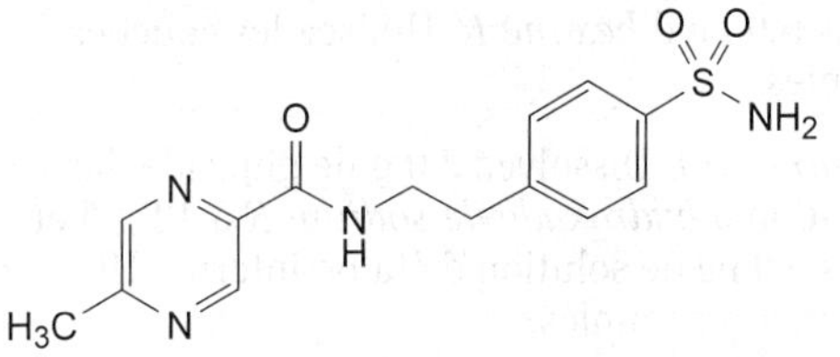

A. 5-méthyl-*N*-[2-(4-sulfamoylphényl)éthyl]pyrazine-2-carboxamide,

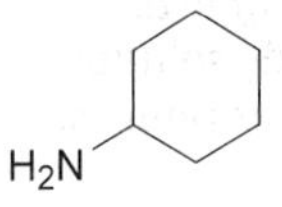

B. cyclohexanamine.

01/2002:0612

GLUCAGON

Glucagonum

H-His-Ser-Gln-Gly-Thr-Phe-Thr-Ser-Asp-Tyr-
10
Ser-Lys-Tyr-Leu-Asp-Ser-Arg-Arg-Ala-Gln-
20
Asp-Phe-Val-Gln-Trp-Leu-Met-Asn-Thr-OH

$C_{153}H_{225}N_{43}O_{49}S$ M_r 3 482

DÉFINITION

Le glucagon est une hormone polypeptidique obtenue à partir du pancréas de bœuf ou de porc, qui possède la capacité d'élever la glycémie en provoquant la transformation rapide du glycogène hépatique. L'activité n'est pas inférieure à 1 UI/mg, calculée par rapport à la substance desséchée. Le glucagon est préparé dans des conditions destinées à limiter la contamination microbienne.

CARACTÈRES

Poudre blanche ou sensiblement blanche, pratiquement insoluble dans l'eau et dans la plupart des solvants organiques. Le glucagon se dissout dans les acides minéraux dilués et dans les solutions diluées d'hydroxydes alcalins.

IDENTIFICATION

A. Injecté selon les indications données sous Titrage, le glucagon provoque une hyperglycémie chez les animaux d'expérience.

B. Examinez les électrophorégrammes obtenus dans l'essai des substances apparentées. La bande principale de l'électrophorégramme obtenu avec la solution à examiner (a) est semblable quant à sa position à la bande principale de l'électrophorégramme obtenu avec la solution témoin (a).

ESSAI

Absorbance. Dissolvez 2,5 mg de glucagon dans de l'*acide chlorhydrique 0,01 M* et complétez à 10,0 ml avec le même acide. L'absorbance spécifique (*2.2.25*) déterminée au maximum à 276 nm est de 21 à 25, calculé par rapport à la substance desséchée.

Substances apparentées. Opérez par électrophorèse sur gel de polyacrylamide (*2.2.31*) en utilisant des gels cylindriques d'une longueur de 75 mm et d'un diamètre de 5 mm et, comme tampon, la *solution tampon tris-glycine pH 8,3 R*. L'électrode du réservoir supérieur constitue la cathode et celle du réservoir inférieur l'anode.

Préparez un gel comme suit : mélangez 1 volume d'une solution contenant dans 100 ml 36,6 mg de *tris(hydroxyméthyl)aminométhane R*, 0,23 ml de *tétraméthyléthylènediamine R* et 48,0 ml d'*acide chlorhydrique 1 M* et 2 volumes d'une solution contenant dans 100 ml 0,735 g de *méthylène bisacrylamide R* et 30,0 g d'*acrylamide R*. Ajoutez une quantité d'*urée R* permettant d'obtenir une concentration finale de 480 g/l et complétez à 7 volumes avec de l'*eau R*. Chauffez si nécessaire à une température ne dépassant pas 40 °C pour dissoudre l'urée. Dégazez la solution et ajoutez 1 volume d'une solution de *persulfate d'ammonium R* à 5,6 g/l.

Solution à examiner (a). Dissolvez 10 mg de glucagon dans 0,5 ml d'*hydroxyde de sodium 0,01 M*.

Solution à examiner (b). Prélevez 0,25 ml de solution à examiner (a) et complétez à 5 ml avec de l'*hydroxyde de sodium 0,01 M*.

Solution témoin (a). Dissolvez une quantité de *glucagon SCR* correspondant à 5 UI dans de l'*hydroxyde de sodium 0,01 M* et complétez à 25 ml avec la même solution alcaline.

Solution témoin (b). Prélevez 8 ml de solution témoin (a) et complétez à 10 ml avec de l'*hydroxyde de sodium 0,01 M*.

Solution témoin (c). Prélevez 6 ml de solution témoin (a) et complétez à 10 ml avec de l'*hydroxyde de sodium 0,01 M*.

Solution témoin (d). Prélevez 4 ml de solution témoin (a) et complétez à 10 ml avec de l'*hydroxyde de sodium 0,01 M*.

Solution témoin (e). Prélevez 2 ml de solution témoin (a) et complétez à 10 ml avec de l'*hydroxyde de sodium 0,01 M*.

Déposez à la surface du gel 100 µl de chaque solution. Après l'addition du tampon, ajoutez 0,2 ml de *solution de bleu de bromophénol R*. Procédez à l'électrophorèse en appliquant un courant d'une intensité constante de 1 mA par tube pendant 30 min, puis en l'augmentant jusqu'à 3 mA par tube. Immergez les cylindres de gel obtenus dans une solution d'*acide trichloracétique R* à 125 g/l pendant 1 h au moins. Ajoutez ensuite, par volume de 10 ml de solution d'acide trichloracétique utilisé, 0,5 ml d'une solution de *bleu acide 90 R* à 2,5 g/l et laissez reposer pendant 12 h. Eliminez le colorant et lavez à 2 reprises avec un mélange de 1 volume d'*acide acétique R* et de 4 volumes d'*eau R*. Rejetez les produits de lavage et conservez les échantillons de gel dans un mélange de 1 volume d'*acide acétique R* et de 4 volumes d'*eau R*. Examinez les électrophorégrammes au moyen d'une source de lumière froide. S'il apparaît dans l'électrophorégramme obtenu avec la solution à examiner (a), une autre bande que la bande due au bleu de bromophénol et qui migre sur une distance égale à deux ou trois fois celle de la bande principale, elle n'est pas plus intense que la bande principale de l'électrophorégramme obtenu avec la solution témoin (e). S'il apparaît dans l'électrophorégramme obtenu avec la solution à examiner (b) une bande qui migre immédiatement devant la bande principale, elle n'est pas plus intense que la bande principale de l'électrophorégramme obtenu avec la solution témoin (a).

L'essai n'est valable que si :

– l'électrophorégramme obtenu avec la solution témoin (e) présente une bande visible,
– une gradation dans l'intensité de coloration est observée dans les electrophorégrammes obtenus avec les solutions témoins (a) à (e).

Azote. Déterminée après minéralisation par l'acide sulfurique (*2.5.9*) et calculée par rapport à la substance desséchée, la teneur en azote est de 16,0 pour cent à 18,5 pour cent.

Zinc. Déterminez la teneur en zinc par spectrophotométrie d'absorption atomique (*2.2.23, Procédé I*).

Solution à examiner. Dissolvez 50,0 mg de glucagon dans de l'*acide chlorhydrique 0,01 M* et complétez à 25,0 ml avec le même acide. Diluez si nécessaire avec de l'*acide chlorhydrique 0,01 M* de façon à obtenir une concentration en zinc de 0,4 µg/ml à 1,6 µg/ml.

Solutions de référence. Préparez extemporanément des solutions de référence contenant 0,10 µg, 0,40 µg, 0,80 µg, 1,00 µg, 1,20 µg et 1,60 µg de Zn par millilitre à partir de la *solution à 5 mg de zinc (Zn) par millilitre R* diluée avec de l'*acide chlorhydrique 0,01 M*.

Mesurez l'absorbance à 213,9 nm en utilisant une lampe à cathode creuse au zinc comme source de radiation et une flamme air-acétylène d'une composition appropriée (par exemple 2 litres d'acétylène et 11 litres d'air par minute).

Le glucagon ne contient pas plus de 0,15 pour cent de Zn.

Perte à la dessiccation (*2.2.32*). Déterminée par chauffage à 105 °C pendant 24 h sur 50,0 mg de glucagon, la perte à la dessiccation n'est pas supérieure à 10,0 pour cent.

Stérilité (*2.6.1*). Le glucagon destiné à la préparation de formes pharmaceutiques administrées par voie parentérale sans autre procédé approprié de stérilisation satisfait à l'essai de stérilité.

TITRAGE

L'activité du glucagon est évaluée par comparaison de l'hyperglycémie qu'il entraîne avec celle que produit l'étalon international ou une préparation de référence étalonnée en Unités Internationales, dans des conditions données.

L'Unité Internationale de glucagon correspond à l'activité hyperglycémiante d'une quantité donnée de l'étalon international ; celui-ci est constitué par du glucagon cryodesséché additionné de lactose et de chlorure de sodium. La correspondance entre l'Unité Internationale et l'étalon international est indiquée par l'Organisation Mondiale de la Santé.

L'activité mesurée n'est pas inférieure à 80 pour cent ni supérieure à 125 pour cent de l'activité indiquée. Les limites de confiance ($P = 0,95$) de l'activité mesurée ne sont pas inférieures à 64 pour cent ni supérieures à 156 pour cent de l'activité indiquée.

Solution de référence. Dissolvez le contenu entier d'une ampoule de la préparation de référence dans 2 ml d'une solution de *chlorure de sodium R* à 9 g/l ajustée à pH 3,0 par addition d'*acide chlorhydrique R* et complétez avec le même solvant de façon à obtenir une solution contenant par exemple 0,1 UI/ml. Conservez cette solution entre 2 °C et 8 °C et utilisez-la pendant les 2 jours qui suivent sa préparation.

Utilisez pour le titrage des lapins en bonne santé en veillant à ce que l'écart de masse entre l'animal le plus lourd et l'animal le plus léger ne dépasse pas 1,2 kg (par exemple des lapins dont la masse corporelle se situe dans un intervalle de 1,8 kg à 2,8 kg). Maintenez-les dans le laboratoire pendant une semaine au moins avant l'essai et soumettez-les à un régime uniforme. Traitez les animaux avec douceur pour éviter toute agitation intempestive.

48 h environ avant l'essai, injectez à chaque lapin, par voie intramusculaire, 1 ml d'une solution d'acétate de cortisone à 25 g/l et privez les animaux de nourriture mais pas d'eau depuis 16 h avant chaque jour d'essai jusqu'au dernier prélèvement de sang le même jour. Répartissez les animaux au hasard en 4 groupes égaux d'au moins 4 animaux chacun.

Préparez 2 dilutions de la solution de référence dans un rapport de concentration de 1 à 4, par exemple 0,006 UI/ml (dilution de référence 1) et 0,024 UI/ml (dilution de référence 2). Effectuez les dilutions à l'aide d'une solution de *chlorure de sodium R* à 9 g/l acidifiée à pH 3,0 avec de l'*acide chlorhydrique R*. En utilisant le même solvant, préparez simultanément 2 dilutions de la substance à examiner de façon à obtenir une première dilution supposée contenir, sur la base de l'activité indiquée, le même nombre d'unités par millilitre que la dilution de référence 1 (dilution d'essai 1) et une seconde dilution supposée contenir le même nombre d'unités par millilitre que la dilution de référence 2 (dilution d'essai 2). Injectez par voie sous-cutanée 1,0 ml de chacune des 4 dilutions préparées selon le schéma suivant ; la seconde injection est effectuée 24 h environ après la première injection.

	Groupe de lapins			
	1	2	3	4
Injection 1	dilution de référence 1	dilution de référence 2	dilution d'essai 1	dilution d'essai 2
Injection 2	dilution d'essai 2	dilution d'essai 1	dilution de référence 2	dilution de référence 1

1 h après l'injection, prélevez sur chaque lapin un échantillon de sang par ponction de la veine marginale de l'oreille. Le temps optimal peut varier d'une souche à l'autre. Dans un dosage donné, il est cependant important de respecter scrupuleusement pour chaque lapin un intervalle de temps défini et exactement identique. Déterminez la teneur en glucose dans chaque échantillon de sang. Calculez l'activité du glucagon par la méthode statistique habituelle du titrage par double essai croisé.

CONSERVATION

En récipient étanche, à une température inférieure à 8 °C et, de préférence, à – 20 °C.

ÉTIQUETAGE

L'étiquette indique :

– le nombre d'unités par récipient,
– le nombre d'unités par milligramme,
– les conditions de conservation,
– dans les cas appropriés, que la substance est stérile.

Monographies D - K

01/2002:0493

GLUCONATE FERREUX

Ferrosi gluconas

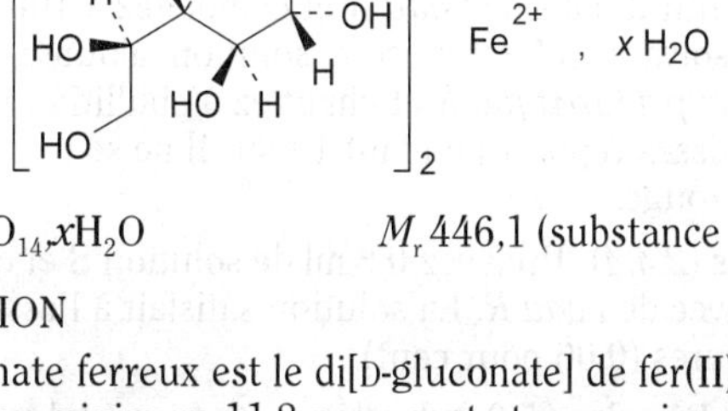

$C_{12}H_{22}FeO_{14},xH_2O$ M_r 446,1 (substance anhydre)

DÉFINITION

Le gluconate ferreux est le di[D-gluconate] de fer(II). Il contient au minimum 11,8 pour cent et au maximum 12,5 pour cent de fer(II), calculé par rapport à la substance desséchée.

CARACTÈRES

Poudre ou granulé jaune verdâtre à gris, facilement mais lentement soluble dans l'eau en donnant une solution brun verdâtre, plus rapidement soluble dans l'eau chaude, pratiquement insoluble dans l'alcool.

IDENTIFICATION

A. Opérez par chromatographie sur couche mince (*2.2.27*) en utilisant une *plaque au gel de silice G pour CCM R*.

Solution à examiner. Dissolvez 20 mg de gluconate ferreux dans 2 ml d'*eau R* en chauffant dans un bain-marie à 60 °C si nécessaire.

Solution témoin. Dissolvez 20 mg de *gluconate ferreux SCR* dans 2 ml d'*eau R* en chauffant dans un bain-marie à 60 °C si nécessaire.

Déposez séparément sur la plaque 5 µl de chaque solution. Développez sur un parcours de 10 cm avec un mélange de 10 volumes d'*acétate d'éthyle R*, de 10 volumes d'*ammoniaque concentrée R*, de 30 volumes d'*eau R* et de 50 volumes d'*alcool R*. Séchez la plaque à 100-105 °C pendant 20 min et laissez refroidir. Pulvérisez une solution de *dichromate de potassium R* à 50 g/l dans une solution d'*acide sulfurique R* à 40 pour cent *m/m*. Après 5 min, la tache principale du chromatogramme obtenu avec la solution à examiner est semblable quant à sa position, sa coloration et ses dimensions à la tache principale du chromatogramme obtenu avec la solution témoin.

B. 1 ml de solution S (voir Essai) donne la réaction (a) du fer (*2.3.1*).

ESSAI

Solution S. Dissolvez 5,0 g de gluconate ferreux dans de l'*eau exempte de dioxyde de carbone R* préparée à partir d'*eau distillée R* et chauffée à 60 °C environ. Laissez refroidir et complétez à 50 ml avec de l'*eau exempte de dioxyde de carbone R* préparée à partir d'*eau distillée R*.

Aspect de la solution. Prélevez 2 ml de solution S et complétez à 10 ml avec de l'*eau R*. Examinée par transparence, la solution est limpide (*2.2.1*).

Détermination du pH (*2.2.3*). Le pH de la solution S est de 4,0 à 5,5. Effectuez la mesure 3 h à 4 h après la mise en solution.

Saccharose et sucres réducteurs. Dissolvez 0,5 g de gluconate ferreux dans 10 ml d'*eau R* chaude, alcalinisée par addition de 1 ml d'*ammoniaque diluée R1*. Faites passer un courant de *sulfure d'hydrogène R* à travers la solution et laissez reposer pendant 30 min. Filtrez et lavez le précipité avec 2 fois 5 ml d'*eau R*. Réunissez le filtrat et les eaux de lavage. Acidifiez au *papier tournesol bleu R* par l'*acide chlorhydrique dilué R* et ajoutez-en 2 ml en excès. Chauffez à ébullition jusqu'à ce que les vapeurs ne noircissent plus le *papier à l'acétate de plomb R*. Poursuivez l'ébullition, si nécessaire, jusqu'à réduction du volume à 10 ml environ et laissez refroidir. Ajoutez 15 ml de *solution de carbonate de sodium R*. Laissez reposer pendant 5 min et filtrez. Diluez le filtrat dans de l'*eau R* et complétez à 100 ml avec le même solvant. A 5 ml de cette solution, ajoutez 2 ml de *solution cupri-tartrique R* et chauffez à ébullition pendant 1 min. Laissez reposer pendant 1 min. Il ne se forme pas de précipité rouge.

Chlorures (*2.4.4*). Prélevez 0,8 ml de solution S et complétez à 15 ml avec de l'*eau R*. La solution satisfait à l'essai limite des chlorures (0,06 pour cent).

Oxalates. Dissolvez 5,0 g de gluconate ferreux dans un mélange de 10 ml d'*acide sulfurique dilué R* et de 40 ml d'*eau R*. Agitez la solution avec 50 ml d'*éther R* pendant 5 min. Séparez la couche aqueuse et agitez-la avec 20 ml d'*éther R* pendant 5 min. Réunissez les couches éthérées. Evaporez à siccité, dissolvez le résidu dans 15 ml d'*eau R* et filtrez. Chauffez à ébullition jusqu'à réduction du volume à 5 ml. Ajoutez 1 ml d'*acide acétique dilué R* et 1,5 ml de *solution de chlorure de calcium R*. Laissez reposer pendant 30 min. Il ne se forme aucun précipité.

Sulfates (*2.4.13*). A 3,0 ml de solution S, ajoutez 3 ml d'*acide acétique R* et complétez à 15 ml avec de l'*eau distillée R*. Examinée par transparence, la solution satisfait à l'essai limite des sulfates (500 ppm).

Arsenic (*2.4.2*). 0,5 g de gluconate ferreux satisfait à l'essai limite A de l'arsenic (2 ppm).

Baryum. Prélevez 10 ml de solution S et complétez à 50 ml avec de l'*eau distillée R*. Ajoutez 5 ml d'*acide sulfurique dilué R*. Laissez reposer pendant 5 min. Si la solution présente une opalescence, celle-ci n'est pas plus prononcée que celle d'un mélange de 10 ml de solution S et de 45 ml d'*eau distillée R*.

Ions ferriques. Dans une fiole à bouchon rodé contenant un mélange de 10 ml d'*acide chlorhydrique R* et de 100 ml d'*eau exempte de dioxyde de carbone R*, dissolvez 5,00 g de gluconate ferreux. Ajoutez 3 g d'*iodure de potassium R*. Fermez la fiole et laissez reposer à l'abri de la lumière pendant 5 min. Titrez par le *thiosulfate de sodium 0,1 M* en présence de 0,5 ml de *solution d'amidon R* ajouté en fin de titrage. Effectuez un titrage à blanc. Le volume de *thiosulfate de sodium 0,1 M* utilisé n'est pas supérieur à 9,0 ml (1,0 pour cent).

Métaux lourds (*2.4.8*). Dans un creuset de silice, mélangez soigneusement 2,5 g de gluconate ferreux et 0,5 g d'*oxyde de magnésium R1*. Calcinez au rouge sombre jusqu'à obtention d'une masse homogène. Chauffez à 800 °C pendant 1 h. Laissez refroidir. Reprenez par 20 ml d'*acide chlorhydrique R* chaud et laissez refroidir. Transvasez le liquide dans une ampoule à décantation et agitez chaque fois pendant 3 min avec 3 fois 20 ml de méthylisobutylcétone saturée d'acide chlorhydrique (préparée en agitant 100 ml de *méthylisobutylcétone R* récemment distillée avec 1 ml d'*acide chlorhydrique R*). Laissez reposer, séparez la couche aqueuse, réduisez le volume de moitié en chauffant à ébullition. Laissez refroidir et complétez à 25 ml avec de l'*eau R*. Neutralisez 10 ml de solution au *papier tournesol rouge R* avec de l'*ammoniaque diluée R1* et complétez à 20 ml avec de l'*eau R*. 12 ml de cette solution satisfont à l'essai limite A des métaux lourds (20 ppm). Préparez le témoin avec la *solution à 1 ppm de plomb (Pb) R*.

Perte à la dessiccation (*2.2.32*). Déterminée à l'étuve à 100-105 °C pendant 5 h sur 0,500 g de gluconate ferreux, la perte à la dessiccation est de 7,0 pour cent à 10,5 pour cent.

Contamination microbienne. Le gluconate ferreux satisfait à une limite du nombre de germes aérobies viables totaux (*2.6.12*) de 10^3 par gramme, déterminé par dénombrement sur plaques de gélose.

DOSAGE

Dissolvez 0,5 g de *bicarbonate de sodium R* dans un mélange de 30 ml d'*acide sulfurique dilué R* et de 70 ml d'*eau R*. Dès la fin de l'effervescence, dissolvez en agitant doucement 1,00 g de gluconate ferreux. Titrez par le *nitrate d'ammonium et de cérium 0,1 M* en présence de 0,1 ml de *ferroïne R* jusqu'à disparition de la coloration rouge.

1 ml de *nitrate d'ammonium et de cérium 0,1 M* correspond à 5,585 mg de fer(II).

CONSERVATION

A l'abri de la lumière.

01/2002:0177

GLUCOSE ANHYDRE

Glucosum anhydricum

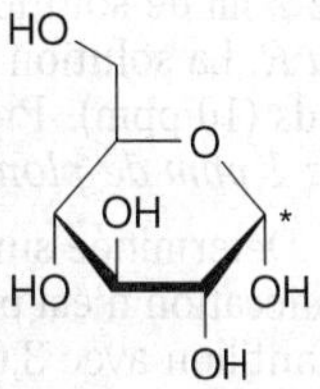

et l'épimère en C*

$C_6H_{12}O_6$ M_r 180,2

DÉFINITION

Le glucose anhydre est le (+)-D-glucopyranose.

CARACTÈRES

Poudre cristalline blanche, de saveur sucrée, facilement soluble dans l'eau, assez soluble dans l'alcool.

IDENTIFICATION

A. Le pouvoir rotatoire spécifique (voir Essai) du glucose anhydre est de + 52,5 à + 53,3.

B. Opérez par chromatographie sur couche mince (*2.2.27*) en utilisant une plaque recouverte de *gel de silice G R*.

Solution à examiner. Dissolvez 10 mg de glucose anhydre dans un mélange de 2 volumes d'*eau R* et de 3 volumes de *méthanol R,* puis complétez à 20 ml avec le même mélange de solvants.

Solution témoin (a). Dissolvez 10 mg de *glucose SCR* dans un mélange de 2 volumes d'*eau R* et de 3 volumes de *méthanol R,* puis complétez à 20 ml avec le même mélange de solvants.

Solution témoin (b). Dissolvez 10 mg respectivement de *glucose SCR,* de *fructose SCR,* de *lactose SCR* et de *saccharose SCR* dans un mélange de 2 volumes d'*eau R* et de 3 volumes de *méthanol R,* puis complétez à 20 ml avec le même mélange de solvants.

Déposez séparément sur la plaque 2 µl de chaque solution et séchez soigneusement les dépôts. Développez sur un parcours de 15 cm avec un mélange de 10 volumes d'*eau R,* de 15 volumes de *méthanol R,* de 25 volumes d'*acide acétique anhydre R* et de 50 volumes de *chlorure d'éthylène R* ; les solvants doivent être mesurés avec précision, car un faible excès d'eau suffit à rendre trouble la solution. Faites sécher la plaque dans un courant d'air chaud. Répétez immédiatement le développement en renouvelant la phase mobile. Faites sécher la plaque dans un courant d'air chaud. Pulvérisez uniformément une solution de 0,5 g de *thymol R* dans un mélange de 5 ml d'*acide sulfurique R* et de 95 ml d'*alcool R.* Chauffez à 130 °C pendant 10 min. La tache principale du chromatogramme obtenu avec la solution à examiner est semblable quant à sa position, sa coloration et ses dimensions à la tache principale du chromatogramme obtenu avec la solution témoin (a). L'essai n'est valable que si le chromatogramme obtenu avec la solution témoin (b) présente 4 taches nettement séparées.

C. Dissolvez 0,1 g de glucose anhydre dans 10 ml d'*eau R.* Ajoutez 3 ml de *solution cupri-tartrique R,* puis chauffez. Il se forme un précipité rouge.

ESSAI

Solution S. Dissolvez 10,0 g de glucose anhydre dans de l'*eau distillée R* et complétez à 100 ml avec le même solvant.

Aspect de la solution. Dissolvez 10,0 g de glucose anhydre dans 15 ml d'*eau R.* La solution est limpide (*2.2.1*) et inodore. Elle n'est pas plus fortement colorée que la solution témoin JB_7 (*2.2.2, Procédé II*).

Acidité ou alcalinité. Dissolvez 6,0 g de glucose anhydre dans 25 ml d'*eau exempte de dioxyde de carbone R* et ajoutez 0,3 ml de *solution de phénolphtaléine R.* La solution est incolore. Le virage au rose de l'indicateur ne nécessite pas plus de 0,15 ml d'*hydroxyde de sodium 0,1 M.*

Pouvoir rotatoire spécifique (*2.2.7*). Dissolvez 10,0 g de glucose anhydre dans 80 ml d'*eau R* et ajoutez 0,2 ml d'*ammoniaque diluée R1.* Laissez reposer pendant 30 min et complétez à 100,0 ml avec de l'*eau R.* Calculé par rapport à la substance anhydre, le pouvoir rotatoire spécifique est de + 52,5 à + 53,3.

Sucres étrangers, amidon soluble, dextrines. Dissolvez 1,0 g de glucose anhydre dans 30 ml d *'alcool à 90 pour cent V/V R* en chauffant jusqu'à ébullition. Refroidissez ; l'aspect de la solution ne subit aucune modification.

Sulfites. Dissolvez 5,0 g de glucose anhydre dans 40 ml d'*eau R,* ajoutez 2,0 ml d'*hydroxyde de sodium 0,1 M* et complétez à 50,0 ml avec de l'*eau R.* A 10,0 ml de cette solution, ajoutez 1 ml d'une solution d'*acide chlorhydrique R* à 310 g/l, puis 2,0 ml de *solution de fuchsine décolorée R1* et 2,0 ml d'une solution de *formaldéhyde R* à 0,5 pour cent *V/V.* Laissez reposer pendant 30 min et mesurez l'absorbance (*2.2.25*) au maximum à 583 nm. Préparez comme suit la solution témoin : dissolvez 76 mg de *métabisulfite de sodium R* dans de l'*eau R* et complétez à 50,0 ml avec le même solvant ; prélevez 5,0 ml de cette solution et complétez à 100,0 ml avec de l'*eau R* ; à 3,0 ml de cette solution, ajoutez 4,0 ml d'*hydroxyde de sodium 0,1 M* et complétez à 100,0 ml avec de l'*eau R.* Prélevez immédiatement 10,0 ml de cette dernière solution, ajoutez 1 ml d'une solution d'*acide chlorhydrique R* à 310 g/l, puis 2,0 ml de *solution de fuchsine décolorée R1* et 2,0 ml d'une solution de *formaldéhyde R* à 0,5 pour cent *V/V.* Laissez reposer pendant 30 min, puis mesurez l'absorbance au maximum à 583 nm. Dans les 2 mesures, utilisez comme liquide de compensation une solution préparée dans les mêmes conditions à partir de 10,0 ml d'*eau R.* L'absorbance de la solution à examiner n'est pas supérieure à celle de la solution témoin (15 ppm exprimés en SO_2).

Chlorures (*2.4.4*). Prélevez 4 ml de solution S et complétez à 15 ml avec de l'*eau R.* La solution satisfait à l'essai limite des chlorures (125 ppm).

Sulfates (*2.4.13*). Prélevez 7,5 ml de solution S et complétez à 15 ml avec de l'*eau distillée R.* La solution satisfait à l'essai limite des sulfates (200 ppm).

Arsenic (*2.4.2*). 1,0 g de glucose anhydre satisfait à l'essai limite A de l'arsenic (1 ppm).

Baryum. A 10 ml de solution S, ajoutez 1 ml d'*acide sulfurique dilué R.* Si la solution présente une opalescence, immédiatement et après 1 h, celle-ci n'est pas plus prononcée que celle d'un mélange de 1 ml d'*eau distillée R* et de 10 ml de solution S.

Calcium (*2.4.3*). Prélevez 5 ml de solution S et complétez à 15 ml avec de l'*eau distillée R.* La solution satisfait à l'essai limite du calcium (200 ppm).

Plomb (*2.4.10*). Le glucose anhydre satisfait à l'essai limite du plomb dans les sucres (0,5 ppm).

Teneur en eau (*2.5.12*). Déterminée par semi-microdosage sur 0,50 g de glucose anhydre, la teneur en eau n'est pas supérieure à 1,0 pour cent.

Monographies D - K

Cendres sulfuriques. Dissolvez 5,0 g de glucose anhydre dans 5 ml d'*eau R* et ajoutez 2 ml d'*acide sulfurique R*. Evaporez au bain-marie à siccité, puis calcinez jusqu'à masse constante. Si nécessaire, répétez le chauffage en ajoutant de l'*acide sulfurique R*. Le taux des cendres sulfuriques n'est pas supérieur à 0,1 pour cent.

Pyrogènes (*2.6.8*). Si le glucose anhydre est destiné à la préparation de formes pharmaceutiques administrées en volumes importants par voie parentérale sans autre procédé approprié d'élimination des pyrogènes, l'Autorité compétente peut exiger qu'il satisfasse également à l'essai des pyrogènes. Injectez à chaque lapin, par kilogramme de masse corporelle, 10 ml d'une solution contenant dans de l'*eau pour préparations injectables R* 50 mg de glucose anhydre par millilitre.

ÉTIQUETAGE

L'étiquette indique :

– dans les cas appropriés, que la substance est apyrogène.

01/2002:1330

GLUCOSE LIQUIDE

Glucosum liquidum

DÉFINITION

Le glucose liquide est une solution aqueuse contenant un mélange de glucose, de diosides et de polyosides, obtenu par hydrolyse de l'amidon. Le glucose liquide contient au minimum 70,0 pour cent de matières sèches. Le degré d'hydrolyse, exprimé en équivalent dextrose (ED), n'est pas inférieur à 20 et il ne diffère pas de plus de 10 pour cent de la valeur indiquée sur l'étiquette.

CARACTÈRES

Liquide visqueux, limpide, incolore à brun, miscible à l'eau. Le glucose liquide peut partiellement ou totalement se solidifier à température ambiante ; il se liquéfie à nouveau lorsqu'il est chauffé à 50 °C.

IDENTIFICATION

A. Dissolvez 0,1 g de glucose liquide dans 2,5 ml d'*eau R* et chauffez avec 2,5 ml de *solution cupri-tartrique R*. Il se forme un précipité rouge.

B. Plongez dans une solution de glucose liquide à 5 g/l et pendant 1 s, un bâtonnet approprié dont la zone réactive contient de la glucose-oxydase, de la peroxydase et une substance donneuse d'hydrogènes telle que la tétraméthylbenzidine. Observez la zone réactive ; dans les 60 s qui suivent, sa couleur passe du jaune au vert ou au bleu.

C. Le glucose liquide est un liquide visqueux limpide, incolore à brun, miscible à l'eau. Le glucose liquide peut partiellement ou totalement se solidifier à température ambiante ; il se liquéfie à nouveau lorsqu'il est chauffé à 50 °C.

D. Le glucose liquide satisfait à l'essai de l'équivalent dextrose (voir Essai).

ESSAI

Solution S. Dissolvez 25,0 g de glucose liquide dans de l'*eau exempte de dioxyde de carbone R* et complétez à 50,0 ml avec le même solvant.

Détermination du pH (*2.2.3*). Le pH d'un mélange de 30 ml de solution S et de 1 ml d'une solution de *chlorure de potassium R* à 223,6 g/l est de 4,0 à 6,0.

Dioxyde de soufre (*2.5.29*). La teneur en dioxyde de soufre n'est pas supérieure à 20 ppm. Le glucose liquide destiné à être utilisé dans la fabrication de sucres cuits satisfait à une limite de 400 ppm de dioxyde de soufre à condition que la teneur en dioxyde de soufre dans le produit fini ne soit pas supérieure à 50 ppm.

Métaux lourds (*2.4.8*). Prélevez 2 ml de solution S et complétez à 30 ml avec de l'*eau R*. La solution satisfait à l'essai limite E des métaux lourds (10 ppm). Préparez le témoin avec 10 ml de *solution à 1 ppm de plomb (Pb) R*.

Perte à la dessiccation (*2.2.32*). Déterminée sur 1,000 g de glucose liquide, la perte à la dessiccation n'est pas supérieure à 30,0 pour cent. Triturez l'échantillon avec 3,000 g de *kieselguhr G R*, préalablement desséché pendant 2 h à 80 °C sous pression réduite, et séchez pendant 2 h à 80 °C sous pression réduite.

Cendres sulfuriques (*2.4.14*). Déterminé sur 1,0 g de glucose liquide, le taux des cendres sulfuriques n'est pas supérieur à 0,5 pour cent.

Equivalent dextrose. Dissolvez une quantité de substance à examiner, exactement pesée, correspondant à 2,85-3,15 g de sucres réducteurs, calculés en équivalent dextrose dans de l'*eau R* et complétez à 500,0 ml avec le même solvant. Transférez la solution dans une burette de 50 ml.

Introduisez 25,0 ml de *solution cupri-tartrique R* dans une fiole de 250 ml et ajoutez 18,5 ml de solution à examiner placée dans la burette, mélangez et ajoutez quelques billes de verre. Placez la fiole sur une plaque chauffante préalablement réglée pour que la solution commence à bouillir après 2 min ± 15 s. Maintenez à ébullition pendant exactement 120 s, ajoutez 1 ml d'une solution de *bleu de méthylène R* à 1 g/l et titrez par la solution à examiner (V_1) jusqu'à disparition de la coloration bleue. Maintenez la solution à ébullition pendant tout le titrage.

Etalonnez la solution cupri-tartrique avec une solution de *glucose R* à 6,00 g/l (V_0).

Calculez l'équivalent dextrose (ED) à l'aide de l'expression :

$$\mathrm{ED} = \frac{300 \times V_0 \times 100}{V_1 \times M \times D}$$

V_0 = volume total de solution étalon de glucose, en millilitres,

V_1 = volume total de solution à examiner, en millilitres,

M = masse de l'échantillon, en grammes,

D = teneur pour cent de substance sèche dans la substance à examiner.

ÉTIQUETAGE

L'étiquette indique l'équivalent dextrose (ED).

01/2002:1525

GLUCOSE LIQUIDE (NÉBULISAT DE)

Glucosum liquidum dispersione desiccatum

DÉFINITION

Le nébulisat de glucose liquide est un mélange de glucose, de diosides et de polyosides, obtenu par hydrolyse partielle de l'amidon. Le degré d'hydrolyse, exprimé en équivalent dextrose (ED), n'est pas inférieur à 20 et il ne diffère pas de plus de 10 pour cent de la valeur indiquée sur l'étiquette.

Monographies D - K

CARACTÈRES

Poudre ou granulés blancs ou sensiblement blancs, légèrement hygroscopiques, facilement solubles dans l'eau.

IDENTIFICATION

A. Dissolvez 0,1 g de nébulisat de glucose liquide dans 2,5 ml d'*eau R* et chauffez avec 2,5 ml de *solution cupri-tartrique R*. Il se forme un précipité rouge.

B. Plongez pendant 1 s, dans une solution de nébulisat de glucose liquide à 5 g/l, un bâtonnet approprié dont la zone réactive contient de la glucose-oxydase, de la peroxydase et une substance donneuse d'hydrogènes telle que la tétraméthylbenzidine. Observez la zone réactive ; dans les 60 s qui suivent, sa couleur passe du jaune au vert ou au bleu.

C. Le nébulisat de glucose liquide se présente en poudre ou en granulés.

D. Le nébulisat de glucose liquide satisfait à l'essai de l'équivalent dextrose (voir Essai).

ESSAI

Solution S. Dissolvez 12,5 g de nébulisat de glucose liquide dans de l'*eau exempte de dioxyde de carbone R* et complétez à 50,0 ml avec le même solvant.

Détermination du pH (*2.2.3*). Le pH d'un mélange de 30 ml de solution S et de 1 ml d'une solution de *chlorure de potassium R* à 223,6 g/l est de 4,0 à 7,0.

Dioxyde de soufre (*2.5.29*). Au maximum 20 ppm.

Métaux lourds (*2.4.8*). Prélevez 4 ml de solution S et complétez à 30 ml avec de l'*eau R*. La solution satisfait à l'essai limite E (10 ppm). Préparez le témoin en utilisant 10 ml d'une *solution à 1 ppm de plomb (Pb) R*.

Perte à la dessiccation (*2.2.32*). Déterminée par séchage à l'étuve à 100-105 °C sur 10,00 g de nébulisat de glucose liquide, la perte à la dessiccation n'est pas supérieure à 6,0 pour cent.

Cendres sulfuriques (*2.4.14*). Déterminé sur 1,0 g de nébulisat de glucose liquide, le taux des cendres sulfuriques n'est pas supérieur à 0,5 pour cent.

Equivalent dextrose. Dissolvez une quantité de nébulisat de glucose liquide, exactement pesée, correspondant à 2,85 g à 3,15 g de glucides réducteurs, calculés en équivalent dextrose dans de l'*eau R* et complétez à 500,0 ml avec le même solvant. Transférez la solution dans une burette de 50 ml.

Introduisez 25,0 ml de *solution cupri-tartrique R* dans une fiole de 250 ml et ajoutez 18,5 ml de la solution à examiner contenue dans la burette, mélangez et ajoutez quelques billes de verre. Placez la fiole sur une plaque chauffante préalablement réglée pour que la solution commence à bouillir après 2 min ± 15 s. Maintenez à ébullition pendant exactement 120 s, ajoutez 1 ml d'une solution de *bleu de méthylène R* à 1 g/l et titrez par la solution à examiner (V_1) jusqu'à disparition de la coloration bleue. Maintenez la solution sous ébullition pendant tout le titrage.

Etalonnez la solution cupri-tartrique avec une solution de *glucose R* à 6,00 g/l (V_0).

Calculez l'équivalent dextrose (ED) à l'aide de l'équation :

$$\mathrm{ED} = \frac{300 \times V_0 \times 100}{V_1 \times M \times D}$$

V_0 = volume total de solution étalon de glucose, en millilitres,

V_1 = volume total de solution à examiner, en millilitres,

M = masse de l'échantillon, en grammes,

D = teneur pour cent de matière sèche dans la substance.

Contamination microbienne. Le nébulisat de glucose liquide satisfait à une limite du nombre de germes aérobies viables totaux (*2.6.12*) de 10^3 bactéries par gramme et de 10^2 moisissures par gramme, déterminé par dénombrement sur plaque. Il satisfait aux essais d'*Escherichia coli* et des salmonelles (*2.6.13*).

ÉTIQUETAGE

L'étiquette indique l'équivalent dextrose (ED).

01/2002:0178

GLUCOSE MONOHYDRATÉ

Glucosum monohydricum

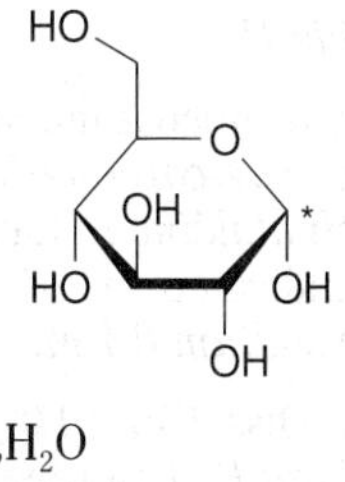

et l'épimère en C* , H_2O

$C_6H_{12}O_6,H_2O$ M_r 198,2

DÉFINITION

Le glucose monohydraté est le (+)-D-glucopyranose monohydraté.

CARACTÈRES

Poudre cristalline blanche, de saveur sucrée, facilement soluble dans l'eau, assez soluble dans l'alcool.

IDENTIFICATION

A. Le pouvoir rotatoire spécifique (voir Essai) du glucose monohydraté est de + 52,5 à + 53,3.

B. Opérez par chromatographie sur couche mince (*2.2.27*) en utilisant une plaque recouverte de *gel de silice G R*.

Solution à examiner. Dissolvez 10 mg de glucose monohydraté dans un mélange de 2 volumes d'*eau R* et de 3 volumes de *méthanol R*, puis complétez à 20 ml avec le même mélange de solvants.

Solution témoin (a). Dissolvez 10 mg de *glucose SCR* dans un mélange de 2 volumes d'*eau R* et de 3 volumes de *méthanol R*, puis complétez à 20 ml avec le même mélange de solvants.

Solution témoin (b). Dissolvez 10 mg respectivement de *glucose SCR*, de *fructose SCR*, de *lactose SCR* et de *saccharose SCR* dans un mélange de 2 volumes d'*eau R* et de 3 volumes de *méthanol R*, puis complétez à 20 ml avec le même mélange de solvants.

Déposez séparément sur la plaque 2 µl de chaque solution et séchez soigneusement les dépôts. Développez sur un parcours de 15 cm avec un mélange de 10 volumes d'*eau R*, de 15 volumes de *méthanol R*, de 25 volumes d'*acide acétique anhydre R* et de 50 volumes de *chlorure d'éthylène R* ; les solvants doivent être mesurés avec précision, car un faible excès d'eau suffit à rendre trouble la solution. Faites sécher la plaque dans un courant d'air chaud. Répétez immédiatement le développement en renouvelant la phase mobile. Faites sécher la plaque dans un courant d'air chaud. Pulvérisez uniformément une solution de 0,5 g de *thymol R* dans un mélange de 5 ml d'*acide sulfurique R* et de 95 ml d'*alcool R*. Chauffez à 130 °C pendant 10 min. La tache principale du chromatogramme obtenu avec la solution à examiner est semblable quant à sa position, sa coloration et ses dimensions à la tache principale du chromatogramme obtenu avec la solution témoin (a). L'essai n'est valable que si le chromatogramme obtenu avec la solution témoin (b) présente 4 taches nettement séparées.

C. Dissolvez 0,1 g de glucose monohydraté dans 10 ml d'*eau R*. Ajoutez 3 ml de *solution cupri-tartrique R*, puis chauffez. Il se forme un précipité rouge.

ESSAI

Solution S. Dissolvez 10,0 g de glucose monohydraté dans de l'*eau distillée R* et complétez à 100 ml avec le même solvant.

Aspect de la solution. Dissolvez 10,0 g de glucose monohydraté dans 15 ml d'*eau R*. La solution est limpide (*2.2.1*) et inodore. Elle n'est pas plus fortement colorée que la solution témoin JB_7 (*2.2.2, Procédé II*).

Acidité ou alcalinité. Dissolvez 6,0 g de glucose monohydraté dans 25 ml d'*eau exempte de dioxyde de carbone R* et ajoutez 0,3 ml de *solution de phénolphtaléine R*. La solution est incolore. Le virage au rose de l'indicateur ne nécessite pas plus de 0,15 ml d'*hydroxyde de sodium 0,1 M*.

Pouvoir rotatoire spécifique (*2.2.7*). Dissolvez 10,0 g de glucose monohydraté dans 80 ml d'*eau R* et ajoutez 0,2 ml d'*ammoniaque diluée R1*. Laissez reposer pendant 30 min et complétez à 100,0 ml avec de l'*eau R*. Calculé par rapport à la substance anhydre, le pouvoir rotatoire spécifique est de + 52,5 à + 53,3.

Sucres étrangers, amidon soluble, dextrines. Dissolvez 1,0 g de glucose monohydraté dans 30 ml d'*alcool à 90 pour cent V/V R* en chauffant jusqu'à ébullition. Refroidissez ; l'aspect de la solution ne subit aucune modification.

Sulfites. Dissolvez 5,0 g de glucose monohydraté dans 40 ml d'*eau R*, ajoutez 2,0 ml d'*hydroxyde de sodium 0,1 M* et complétez à 50,0 ml avec de l'*eau R*. A 10,0 ml de cette solution, ajoutez 1 ml d'une solution d'*acide chlorhydrique R* à 310 g/l, puis 2,0 ml de *solution de fuchsine décolorée R1* et 2,0 ml d'une solution de *formaldéhyde R* à 0,5 pour cent *V/V*. Laissez reposer pendant 30 min et mesurez l'absorbance (*2.2.25*) au maximum à 583 nm. Préparez comme suit la solution témoin : dissolvez 76 mg de *métabisulfite de sodium R* dans de l'*eau R* et complétez à 50,0 ml avec le même solvant ; prélevez 5,0 ml de cette solution et complétez à 100,0 ml avec de l'*eau R* ; à 3,0 ml de cette solution, ajoutez 4,0 ml d'*hydroxyde de sodium 0,1 M* et complétez à 100,0 ml avec de l'*eau R*. Prélevez immédiatement 10,0 ml de cette dernière solution, ajoutez 1 ml d'une solution d'*acide chlorhydrique R* à 310 g/l, puis 2,0 ml de *solution de fuchsine décolorée R1* et 2,0 ml d'une solution de *formaldéhyde R* à 0,5 pour cent *V/V*. Laissez reposer pendant 30 min, puis mesurez l'absorbance au maximum à 583 nm. Dans les 2 mesures, utilisez comme liquide de compensation une solution préparée dans les mêmes conditions à partir de 10,0 ml d'*eau R*. L'absorbance de la solution à examiner n'est pas supérieure à celle de la solution témoin (15 ppm exprimés en SO_2).

Chlorures (*2.4.4*). Prélevez 4 ml de solution S et complétez à 15 ml avec de l'*eau R*. La solution satisfait à l'essai limite des chlorures (125 ppm).

Sulfates (*2.4.13*). Prélevez 7,5 ml de solution S et complétez à 15 ml avec de l'*eau distillée R*. La solution satisfait à l'essai limite des sulfates (200 ppm).

Arsenic (*2.4.2*). 1,0 g de glucose monohydraté satisfait à l'essai limite A de l'arsenic (1 ppm).

Baryum. A 10 ml de solution S, ajoutez 1 ml d'*acide sulfurique dilué R*. Si la solution présente une opalescence, immédiatement et après 1 h, celle-ci n'est pas plus prononcée que celle d'un mélange de 1 ml d'*eau distillée R* et de 10 ml de solution S.

Calcium (*2.4.3*). Prélevez 5 ml de solution S et complétez à 15 ml avec de l'*eau distillée R*. La solution satisfait à l'essai limite du calcium (200 ppm).

Plomb (*2.4.10*). Le glucose monohydraté satisfait à l'essai limite du plomb dans les sucres (0,5 ppm).

Teneur en eau (*2.5.12*). Déterminée par semi-microdosage sur 0,50 g de glucose monohydraté, la teneur en eau est de 7,0 pour cent à 9,5 pour cent.

Cendres sulfuriques. Dissolvez 5,0 g de glucose monohydraté dans 5 ml d'*eau R* et ajoutez 2 ml d'*acide sulfurique R*. Evaporez au bain-marie à siccité, puis calcinez jusqu'à masse constante. Si nécessaire, répétez le chauffage en ajoutant de l'*acide sulfurique R*. Le taux des cendres sulfuriques n'est pas supérieur à 0,1 pour cent.

Pyrogènes (*2.6.8*). Si le glucose monohydraté est destiné à la préparation de formes pharmaceutiques administrées en volumes importants par voie parentérale sans autre procédé approprié d'élimination des pyrogènes, l'Autorité compétente peut exiger qu'il satisfasse également à l'essai des pyrogènes. Injectez à chaque lapin, par kilogramme de masse corporelle, 10 ml d'une solution contenant dans de l'*eau pour préparations injectables R* 55 mg de glucose monohydraté par millilitre.

ÉTIQUETAGE

L'étiquette indique :

– dans les cas appropriés, que la substance est apyrogène.

01/2002:0750

GLUTAMIQUE (ACIDE)

Acidum glutamicum

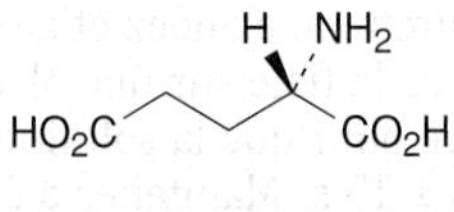

$C_5H_9NO_4$ M_r 147,1

DÉFINITION

L'acide glutamique contient au minimum 98,5 pour cent et au maximum l'équivalent de 100,5 pour cent d'acide (2*S*)-2-aminopentanedioïque, calculé par rapport à la substance desséchée.

CARACTÈRES

Poudre cristalline blanche ou cristaux incolores, facilement solubles dans l'eau bouillante, peu solubles dans l'eau froide, pratiquement insolubles dans l'acide acétique, dans l'acétone et dans l'alcool.

IDENTIFICATION

Première identification : A, B.

Seconde identification : A, C, D.

A. L'acide glutamique satisfait à l'essai du pouvoir rotatoire spécifique (voir Essai).

B. Examinez l'acide glutamique par spectrophotométrie d'absorption dans l'infrarouge (*2.2.24*), en comparant avec le spectre obtenu avec l'*acide glutamique SCR*. Examinez les substances sous forme de pastilles. Si les spectres obtenus présentent des différences, dissolvez respectivement la substance à examiner et la substance de référence dans le volume strictement nécessaire d'*eau R*, évaporez à siccité à 60 °C et enregistrez de nouveaux spectres à partir des résidus.

C. Examinez les chromatogrammes obtenus dans l'essai des substances décelables par la ninhydrine. La tache principale du chromatogramme obtenu avec la solution à examiner (b) est semblable quant à sa position, sa coloration et ses dimensions à la tache principale du chromatogramme obtenu avec la solution témoin (a).

D. A 2,0 ml de solution S (voir Essai), ajoutez 0,1 ml de *solution de phénolphtaléine R* et 3,0 ml à 3,5 ml d'*hydroxyde de sodium 1 M* pour obtenir le virage de l'indicateur au rouge. Ajoutez un mélange de 3 ml de *solution de formaldéhyde R*, de 3 ml d'*eau exempte de dioxyde de carbone R* et de 0,1 ml de *solution de phénolphtaléine R*, auquel de l'*hydroxyde de sodium 1 M* a été ajouté jusqu'à virage au rose. La solution est décolorée. Ajoutez de l'*hydroxyde de sodium 1 M* jusqu'à coloration rouge. Le volume total d'*hydroxyde de sodium 1 M* consommé est de 4,0 ml à 4,7 ml.

ESSAI

Solution S. Dissolvez en chauffant légèrement 5,00 g d'acide glutamique dans de l'*acide chlorhydrique 1 M* et complétez à 50,0 ml avec le même acide.

Aspect de la solution. La solution S est limpide (*2.2.1*) et incolore (*Procédé II, 2.2.2*).

Pouvoir rotatoire spécifique (*2.2.7*). Déterminé avec la solution S et calculé par rapport à la substance desséchée, le pouvoir rotatoire spécifique est de + 30,5 à + 32,5.

Substances décelables par la ninhydrine. Opérez par chromatographie sur couche mince (*2.2.27*) en utilisant une *plaque au gel de silice pour CCM R*.

Solution à examiner (a). Dissolvez 0,10 g d'acide glutamique dans 5 ml d'*ammoniaque diluée R2* et complétez à 10 ml avec de l'*eau R*.

Solution à examiner (b). Prélevez 1 ml de solution à examiner (a) et complétez à 50 ml avec de l'*eau R*.

Solution témoin (a). Dissolvez 10 mg d'*acide glutamique SCR* dans de l'*eau R* et complétez à 50 ml avec le même solvant.

Solution témoin (b). Prélevez 5 ml de solution à examiner (b) et complétez à 20 ml avec de l'*eau R*.

Solution témoin (c). Dissolvez 10 mg d'*acide glutamique SCR* et 10 mg d'*acide aspartique SCR* dans de l'*eau R* et complétez à 25 ml avec le même solvant.

Déposez sur la plaque 5 µl de chaque solution. Séchez la plaque dans un courant d'air pendant 15 min. Développez sur un parcours de 15 cm avec un mélange de 20 volumes d'*acide acétique glacial R*, de 20 volumes d'*eau R* et de 60 volumes de *butanol R*. Laissez sécher la plaque à l'air. Pulvérisez de la *solution de ninhydrine R*. Chauffez la plaque à 100-105 °C pendant 15 min. S'il apparait d'autres taches que la tache principale dans le chromatogramme obtenu avec la solution à examiner (a), aucune d'entre elles n'est plus intense que la tache du chromatogramme obtenu avec la solution témoin (b) (0,5 pour cent). L'essai n'est valable que si le chromatogramme obtenu avec la solution témoin (c) présente 2 taches nettement séparées.

Chlorures (*2.4.4*). Dissolvez 0,25 g d'acide glutamique dans 3 ml d'*acide nitrique dilué R* et complétez à 15 ml avec de l'*eau R*. La solution, additionnée de 1 ml d'*eau R* au lieu de l'*acide nitrique dilué R*, satisfait à l'essai limite des chlorures (200 ppm).

Sulfates (*2.4.13*). Prélevez 5 ml de solution S et complétez à 15 ml avec de l'*eau distillée R*. La solution satisfait à l'essai limite des sulfates (300 ppm).

Ammonium (*2.4.1*). 50 mg d'acide glutamique satisfont à l'essai limite B de l'ammonium (200 ppm). Préparez le témoin avec 0,1 ml de *solution à 100 ppm d'ammonium* (NH_4) *R*.

Fer (*2.4.9*). Dans une ampoule à décantation, dissolvez 1,0 g d'acide glutamique dans 10 ml d'*acide chlorhydrique dilué R*. Agitez avec 3 fois 10 ml de *méthylisobutylcétone R1* pendant 3 min chaque fois. Agitez les couches organiques réunies avec 10 ml d'*eau R* pendant 3 min. La couche aqueuse satisfait à l'essai limite du fer (10 ppm).

Métaux lourds (*2.4.8*). 2,0 g d'acide glutamique satisfont à l'essai limite D des métaux lourds (10 ppm). Préparez le témoin avec 2 ml de *solution à 10 ppm de plomb (Pb) R*.

Perte à la dessiccation (*2.2.32*). Déterminée à l'étuve à 100-105 °C sur 1,000 g d'acide glutamique, la perte à la dessiccation n'est pas supérieure à 0,5 pour cent.

Cendres sulfuriques (*2.4.14*). Déterminé sur 1,0 g d'acide glutamique, le taux des cendres sulfuriques n'est pas supérieur à 0,1 pour cent.

DOSAGE

Dissolvez en chauffant légèrement 0,130 g d'acide glutamique dans 50 ml d'*eau exempte de dioxyde de carbone R*. Refroidissez. Titrez par l'*hydroxyde de sodium 0,1 M* en présence de 0,1 ml de *solution de bleu de bromothymol R1* jusqu'à virage du jaune au bleu.

1 ml d'*hydroxyde de sodium 0,1 M* correspond à 14,71 mg de $C_5H_9NO_4$.

CONSERVATION

A l'abri de la lumière.

01/2002:0462

GLYCÉRIDES HÉMI-SYNTHÉTIQUES SOLIDES

Adeps solidus

DÉFINITION

Les glycérides hémi-synthétiques solides sont des mélanges de triglycérides, de diglycérides et de monoglycérides, obtenus soit par estérification d'acides gras naturels avec du glycérol, soit par interestérification de corps gras naturels. Chaque type de glycérides hémi-synthétiques est caractérisé par son point de fusion, son indice d'hydroxyle et son indice de saponification.

Les glycérides hémi-synthétiques solides ne sont additionnés d'aucune substance étrangère.

CARACTÈRES

Masse cassante, de consistance cireuse, blanche ou sensiblement blanche, pratiquement insoluble dans l'eau, facilement soluble dans l'éther, peu soluble dans l'éthanol. Chauffés à 50 °C, les glycérides hémi-synthétiques solides fondent en donnant un liquide incolore ou faiblement jaunâtre.

IDENTIFICATION

Opérez par chromatographie sur couche mince (*2.2.27*) en utilisant une plaque recouverte de *gel de silice G R*.

Solution à examiner. Dissolvez 1,0 g de glycérides hémi-synthétiques solides dans du *chlorure d'éthylène R* et complétez à 10 ml avec le même solvant.

Déposez sur la plaque 2 µl de solution à examiner. Développez sur un parcours de 12 cm avec un mélange de 10 volumes d'*éther R* et de 90 volumes de *chlorure d'éthylène R*. Laissez sécher la plaque à l'air et exposez-la à des vapeurs d'iode jusqu'à apparition des taches. Examinez à la lumière du jour. Le chromatogramme obtenu présente une tache à un R_f de 0,6 environ (R_{st} 1) correspondant aux triglycérides et des taches correspondant respectivement aux 1,3-diglycérides (R_{st} 0,5) et aux 1,2-diglycérides (R_{st} 0,3). Le chromatogramme peut également présenter une tache correspondant aux 1-monoglycérides (R_{st} 0,05).

ESSAI

Impuretés à réaction alcaline. Dissolvez 2,00 g de glycérides hémi-synthétiques solides dans un mélange de 1,5 ml d'*alcool R* et de 3,0 ml d'*éther R*. Ajoutez 0,05 ml de *solution de bleu de bromophénol R*. Le virage au jaune de l'indicateur ne nécessite pas plus de 0,15 ml d'*acide chlorhydrique 0,01 M*.

Point de fusion (*2.2.15*). Le point de fusion des glycérides hémi-synthétiques solides est de 30 °C à 45 °C et ne s'écarte pas de plus de 2 °C de la valeur nominale. Introduisez les glycérides hémi-synthétiques solides fondus dans le tube capillaire et laissez reposer à une température inférieure à 10 °C pendant 24 h.

Indice d'acide (*2.5.1*). Dissolvez 5,0 g de glycérides hémi-synthétiques solides dans 50 ml du mélange de solvants prescrit. L'indice d'acide n'est pas supérieur à 0,5.

Indice d'hydroxyle (*2.5.3, Procédé A*). L'indice d'hydroxyle n'est pas supérieur à 50 et ne s'écarte pas de plus de 5 unités de la valeur nominale. Si la valeur nominale est inférieure à 5, l'indice d'hydroxyle n'est pas supérieur à 5.

Indice d'iode (*2.5.4*). L'indice d'iode n'est pas supérieur à 3.

Indice de peroxyde (*2.5.5*). L'indice de peroxyde n'est pas supérieur à 3.

Indice de saponification (*2.5.6*). Déterminé sur 2,0 g de glycérides hémi-synthétiques solides, l'indice de saponification est de 210 à 260 et ne s'écarte pas de plus de 5 pour cent de la valeur nominale.

Insaponifiable (*2.5.7*). Déterminé sur 5,0 g de glycérides hémi-synthétiques solides, l'insaponifiable n'est pas supérieur à 0,6 pour cent.

Métaux lourds (*2.4.8*). 2,0 g de glycérides hémi-synthétiques solides satisfont à l'essai limite D des métaux lourds (10 ppm). Préparez le témoin avec 2 ml de *solution à 10 ppm de plomb (Pb) R*.

Cendres totales (*2.4.16*). Déterminé sur 2,00 g de glycérides hémi-synthétiques solides, le taux des cendres totales n'est pas supérieur à 0,05 pour cent.

CONSERVATION

A l'abri de la lumière et de la chaleur.

ÉTIQUETAGE

La substance est fournie avec les informations suivantes :

– le point de fusion nominal,
– l'indice d'hydroxyle nominal,
– l'indice de saponification nominal.

01/2002:0496

GLYCÉROL

Glycerolum

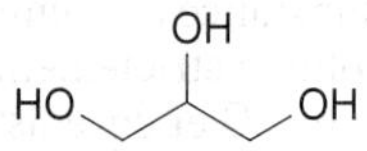

$C_3H_8O_3$ M_r 92,1

DÉFINITION

Propane-1,2,3-triol.

Teneur : 98,0 pour cent *m/m* à 101,0 pour cent *m/m* (substance anhydre).

CARACTÈRES

Aspect : liquide sirupeux, onctueux au toucher, incolore ou sensiblement incolore, limpide, très hygroscopique.

Solubilité : miscible à l'eau et à l'alcool, peu soluble dans l'acétone, pratiquement insoluble dans les huiles grasses et dans les huiles essentielles.

IDENTIFICATION

Première identification : A, B.

Seconde identification : A, C, D.

A. Le glycérol satisfait à l'essai de l'indice de réfraction (voir Essai).

B. Spectrophotométrie d'absorption dans l'infrarouge (*2.2.24*).

Préparation : à 5 ml de glycérol, ajoutez 1 ml d'*eau R* et mélangez soigneusement.

Comparaison : *spectre de référence du glycérol à 85 pour cent de la Ph. Eur.*

C. A 1 ml de glycérol, ajoutez 0,5 ml d'*acide nitrique R*. Mélangez et déposez à la surface du liquide 0,5 ml de *solution de dichromate de potassium R*. A la zone de contact, il se développe un anneau bleu qui, en 10 min, ne diffuse pas dans la couche inférieure.

D. Dans une capsule, chauffez 1 ml de glycérol avec 2 g de *sulfate monopotassique R*. Les vapeurs dégagées (acroléine) noircissent le papier filtre imprégné de *solution alcaline de tétraiodomercurate de potassium R*.

ESSAI

Solution S. Prélevez 100,0 g de glycérol et complétez à 200,0 ml avec de l'*eau exempte de dioxyde de carbone R*.

Aspect de la solution. La solution S est limpide (*2.2.1*). Prélevez 10 ml de solution S et complétez à 25 ml avec de l'*eau R*. La solution est incolore (*2.2.2, Procédé II*).

Acidité ou alcalinité. A 50 ml de solution S, ajoutez 0,5 ml de *solution de phénolphtaléine R*. La solution est incolore. Le virage au rose de l'indicateur ne nécessite pas plus de 0,2 ml d'*hydroxyde de sodium 0,1 M*.

Indice de réfraction (*2.2.6*) : 1,470 à 1,475.

Aldéhydes. Dans une fiole à bouchon rodé, introduisez 7,5 ml de solution S, 7,5 ml d'*eau R* et 1,0 ml de *solution de pararosaniline décolorée R*. Fermez la fiole et laissez reposer pendant 1 h à une température de 25 ± 1 °C. L'absorbance (*2.2.25*) de la solution mesurée à 552 nm n'est pas supérieure à celle d'un témoin préparé simultanément et dans les mêmes conditions en utilisant 7,5 ml d'une *solution à 5 ppm de formaldéhyde (CH_2O) R* et 7,5 ml d'*eau R*. L'essai n'est valable que si le témoin est rose.

Esters. A la solution obtenue à la fin de l'essai d'acidité ou alcalinité, ajoutez de l'*hydroxyde de sodium 0,1 M* jusqu'à un volume de 10,0 ml. Chauffez à reflux pendant 5 min. Refroidissez la solution et ajoutez 0,5 ml de *solution de phénolphtaléine R*. Titrez par l'*acide chlorhydrique 0,1 M*. Le virage de l'indicateur nécessite au moins 8,0 ml d'*acide chlorhydrique 0,1 M*.

Impureté A et substances apparentées. Chromatographie en phase gazeuse (*2.2.28*).

Solution à examiner. Prélevez 10,0 ml de solution S et complétez à 100,0 ml avec de l'*eau R*.

Solution témoin (a). Dissolvez 1,000 g de *diéthylèneglycol R* dans de l'*eau R* et complétez à 100,0 ml avec le même solvant.

Solution témoin (b). Prélevez 1,0 ml de solution témoin (a) et complétez à 10,0 ml avec la solution à examiner. Prélevez 1,0 ml de cette solution et complétez à 20,0 ml avec la solution à examiner.

Solution témoin (c). Mélangez 1,0 ml de solution à examiner et 5,0 ml de solution témoin (a) et complétez à 100,0 ml avec de l'*eau R*. Prélevez 1,0 ml de cette solution et complétez à 10,0 ml avec de l'*eau R*.

Solution témoin (d). Prélevez 5,0 ml de solution témoin (a) et complétez à 100,0 ml avec de l'*eau R*.

Colonne :

- *dimensions* : l = 30 m, Ø = 0,53 mm,
- *phase stationnaire* : *poly[(cyanopropyl(phényl)][diméthyl]siloxane R* (épaisseur du film 3 µm).

Gaz vecteur : *hélium pour chromatographie R*.

Rapport de division : 10:1.

Vitesse linéaire : 38 cm/s.

Température :

	Intervalle (min)	Température (°C)
Colonne	0	100
	0 - 16	100 → 220
	16 - 20	220
Chambre à injection		220
Détecteur		250

Détection : ionisation de flamme.

Injection : 0,5 µl.

Ordre d'élution : impureté A, glycérol.

Conformité du système : solution témoin (c) :

- *résolution* : au minimum 7,0 entre les pics dus à l'impureté A et au glycérol.

Limites :

- *impureté A* : au maximum la moitié de la surface du pic correspondant à l'impureté A dans le chromatogramme obtenu avec la solution témoin (b) (0,1 pour cent),
- *toute autre impureté dont le temps de rétention est inférieur à celui du glycérol* : au maximum la surface du pic correspondant au glycérol dans le chromatogramme obtenu avec la solution témoin (c) (0,1 pour cent),
- *total de toutes les impuretés dont le temps de rétention est supérieur à celui du glycérol* : au maximum 5 fois la surface du pic correspondant au glycérol dans le chromatogramme obtenu avec la solution témoin (c) (0,5 pour cent),
- *limite d'exclusion* : 0,05 fois la surface du pic correspondant à l'impureté A dans le chromatogramme obtenu avec la solution témoin (d) (0,05 pour cent).

Composés halogénés : au maximum 35 ppm.

A 10 ml de solution S, ajoutez 1 ml de *solution diluée d'hydroxyde de sodium R*, 5 ml d'*eau R* et 50 mg d'*alliage nickel-aluminium exempt d'halogènes R*. Chauffez au bain-marie pendant 10 min, laissez refroidir et filtrez. Lavez la fiole et le filtre à l'*eau R* jusqu'à obtention de 25 ml de filtrat. A 5 ml du filtrat, ajoutez 4 ml d'*alcool R*, 2,5 ml d'*eau R*, 0,5 ml d'*acide nitrique R* et 0,05 ml de *solution de nitrate d'argent R2*, mélangez, puis laissez reposer pendant 2 min. Si la solution présente une opalescence, celle-ci n'est pas plus prononcée que celle d'un témoin préparé simultanément avec 7,0 ml de *solution à 5 ppm de chlorure (Cl) R*, 4 ml d'*alcool R*, 0,5 ml d'*eau R*, 0,5 ml d'*acide nitrique R* et 0,05 ml de *solution de nitrate d'argent R2*.

Sucres. Chauffez au bain-marie un mélange de 10 ml de solution S et de 1 ml d'*acide sulfurique dilué R* pendant 5 min. Ajoutez 3 ml de *solution diluée d'hydroxyde de sodium R* exempte de carbonate préparée selon le procédé décrit pour l'*hydroxyde de sodium 1 M* exempt de carbonate (*4.2.2*), et mélangez. Ajoutez, goutte à goutte, 1 ml de *solution de sulfate de cuivre R* récemment préparée. La solution est bleue et limpide. Continuez à chauffer au bain-marie pendant 5 min. La solution reste bleue et il ne se forme pas de précipité.

Chlorures (*2.4.4*) : au maximum 10 ppm.

Prélevez 1 ml de solution S et complétez à 15 ml avec de l'*eau R*. La solution satisfait à l'essai limite des chlorures. Préparez le témoin avec 1 ml de *solution à 5 ppm de chlorure (Cl) R* complété à 15 ml avec de l'*eau R*.

Métaux lourds (*2.4.8*) : au maximum 5 ppm.

Prélevez 8 ml de solution S et complétez à 20 ml avec de l'*eau R*. 12 ml de cette solution satisfont à l'essai limite A. Préparez le témoin avec la *solution à 1 ppm de plomb (Pb) R*.

Teneur en eau (*2.5.12*) : au maximum 2,0 pour cent, déterminé sur 1,500 g de glycérol.

Cendres sulfuriques (*2.4.14*) : au maximum 0,01 pour cent, déterminé sur 5,0 g de glycérol chauffés à ébullition puis enflammés.

DOSAGE

Mélangez soigneusement 0,1000 g de glycérol avec 45 ml d'*eau R*. Ajoutez 25,0 ml d'une solution de *periodate de sodium R* à 21,4 g/l. Laissez reposer à l'abri de la lumière pendant 15 min. Ajoutez 5,0 ml d'une solution d'*éthylèneglycol R* à 500 g/l et laissez reposer à l'abri de la lumière pendant 20 min. Titrez par l'*hydroxyde de sodium 0,1 M* en présence de 0,5 ml de *solution de phénolphtaléine R*. Effectuez un titrage à blanc.

1 ml d'*hydroxyde de sodium 0,1 M* correspond à 9,21 mg de $C_3H_8O_3$.

CONSERVATION

En récipient étanche.

Monographies D - K

IMPURETÉS

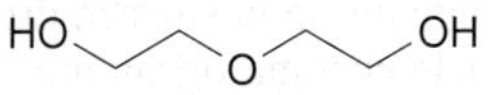

A. diéthylèneglycol,

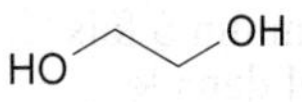

B. éthylèneglycol,

C. propylèneglycol.

01/2002:0497

GLYCÉROL À 85 POUR CENT

Glycerolum (85 per centum)

DÉFINITION

Solution aqueuse de propane-1,2,3-triol.

Teneur : 83,5 pour cent *m/m* à 88,5 pour cent *m/m* de propane-1,2,3-triol ($C_3H_8O_3$; M_r 92,1).

CARACTÈRES

Aspect : liquide sirupeux, onctueux au toucher, incolore ou sensiblement incolore, limpide, très hygroscopique.

Solubilité : miscible à l'eau et à l'alcool, peu soluble dans l'acétone, pratiquement insoluble dans les huiles grasses et dans les huiles essentielles.

IDENTIFICATION

Première identification : A, B.

Seconde identification : A, C, D.

A. Le glycérol à 85 pour cent satisfait à l'essai de l'indice de réfraction (voir Essai).

B. Spectrophotométrie d'absorption dans l'infrarouge (*2.2.24*).

Comparaison : *spectre de référence du glycérol à 85 pour cent de la Ph. Eur.*

C. A 1 ml de glycérol à 85 pour cent, ajoutez 0,5 ml d'*acide nitrique R*. Mélangez et déposez à la surface du liquide 0,5 ml de *solution de dichromate de potassium R*. A la zone de contact, il se développe un anneau bleu qui, en 10 min, ne diffuse pas dans la couche inférieure.

D. Dans une capsule, chauffez 1 ml de glycérol à 85 pour cent avec 2 g de *sulfate monopotassique R*. Les vapeurs dégagées (acroléine) noircissent le papier filtre imprégné de *solution alcaline de tétraiodomercurate de potassium R*.

ESSAI

Solution S. Prélevez 117,6 g de glycérol à 85 pour cent et complétez à 200,0 ml avec de l'*eau exempte de dioxyde de carbone R*.

Aspect de la solution. La solution S est limpide (*2.2.1*). Prélevez 10 ml de solution S et complétez à 25 ml avec de l'*eau R*. La solution est incolore (*2.2.2, Procédé II*).

Acidité ou alcalinité. A 50 ml de solution S, ajoutez 0,5 ml de *solution de phénolphtaléine R*. La solution est incolore. Le virage au rose de l'indicateur ne nécessite pas plus de 0,2 ml d'*hydroxyde de sodium 0,1 M*.

Indice de réfraction (*2.2.6*) : 1,449 à 1,455.

Aldéhydes. Dans une fiole à bouchon rodé, introduisez 7,5 ml de solution S, 7,5 ml d'*eau R* et 1,0 ml de *solution de pararosaniline décolorée R*. Fermez la fiole et laissez reposer pendant 1 h à une température de 25 ± 1 °C. L'absorbance (*2.2.25*) de la solution mesurée à 552 nm n'est pas supérieure à celle d'un témoin préparé simultanément et dans les mêmes conditions en utilisant 7,5 ml d'une *solution à 5 ppm de formaldéhyde (CH_2O) R* et 7,5 ml d'*eau R*. L'essai n'est valable que si le témoin est rose.

Esters. A la solution obtenue à la fin de l'essai d'acidité ou alcalinité, ajoutez de l'*hydroxyde de sodium 0,1 M* jusqu'à un volume de 10,0 ml. Chauffez à reflux pendant 5 min. Refroidissez la solution et ajoutez 0,5 ml de *solution de phénolphtaléine R*. Titrez par l'*acide chlorhydrique 0,1 M*. Le virage de l'indicateur nécessite au moins 8,0 ml d'*acide chlorhydrique 0,1 M*.

Impureté A et substances apparentées. Chromatographie en phase gazeuse (*2.2.28*).

Solution à examiner. Prélevez 10,0 ml de solution S et complétez à 100,0 ml avec de l'*eau R*.

Solution témoin (a). Dissolvez 1,000 g de *diéthylèneglycol R* dans de l'*eau R* et complétez à 100,0 ml avec le même solvant.

Solution témoin (b). Prélevez 1,0 ml de solution témoin (a) et complétez à 10,0 ml avec la solution à examiner. Prélevez 1,0 ml de cette solution et complétez à 20,0 ml avec la solution à examiner.

Solution témoin (c). Mélangez 1,0 ml de solution à examiner et 5,0 ml de solution témoin (a) et complétez à 100,0 ml avec de l'*eau R*. Prélevez 1,0 ml de cette solution et complétez à 10,0 ml avec de l'*eau R*.

Solution témoin (d). Prélevez 5,0 ml de solution témoin (a) et complétez à 100,0 ml avec de l'*eau R*.

Colonne :

– *dimensions* : *l* = 30 m, Ø = 0,53 mm,

– *phase stationnaire* : *poly[(cyanopropyl(phényl)][diméthyl]siloxane R* (épaisseur du film 3 µm).

Gaz vecteur : *hélium pour chromatographie R*.

Rapport de division : 10:1.

Vitesse linéaire : 38 cm/s.

Température :

	Intervalle (min)	Température (°C)
Colonne	0	100
	0 - 16	100 → 220
	16 - 20	220
Chambre à injection		220
Détecteur		250

Détection : ionisation de flamme.

Injection : 0,5 µl.

Ordre d'élution : impureté A, glycérol.

Conformité du système : solution témoin (c) :

– *résolution* : au minimum 7,0 entre les pics dus à l'impureté A et au glycérol.

Limites :

– *impureté A* : au maximum la moitié de la surface du pic correspondant à l'impureté A dans le chromatogramme obtenu avec la solution témoin (b) (0,1 pour cent),

– *toute autre impureté dont le temps de rétention est inférieur à celui du glycérol* : au maximum la surface du pic correspondant au glycérol dans le chromatogramme obtenu avec la solution témoin (c) (0,1 pour cent),

– *total de toutes les impuretés dont le temps de rétention est supérieur à celui du glycérol* : au maximum 5 fois la surface du pic correspondant au glycérol dans le chromatogramme obtenu avec la solution témoin (c) (0,5 pour cent),
– *limite d'exclusion* : 0,05 fois la surface du pic correspondant à l'impureté A dans le chromatogramme obtenu avec la solution témoin (d) (0,05 pour cent).

Composés halogénés : au maximum 30 ppm.

A 10 ml de solution S, ajoutez 1 ml de *solution diluée d'hydroxyde de sodium R*, 5 ml d'*eau R* et 50 mg d'*alliage nickel-aluminium exempt d'halogènes R*. Chauffez au bain-marie pendant 10 min, laissez refroidir et filtrez. Lavez la fiole et le filtre à l'*eau R* jusqu'à obtention de 25 ml de filtrat. A 5 ml du filtrat, ajoutez 4 ml d'*alcool R*, 2,5 ml d'*eau R*, 0,5 ml d'*acide nitrique R* et 0,05 ml de *solution de nitrate d'argent R2*, mélangez, puis laissez reposer pendant 2 min. Si la solution présente une opalescence, celle-ci n'est pas plus prononcée que celle d'un témoin préparé simultanément avec 7,0 ml de *solution à 5 ppm de chlorure (Cl) R*, 4 ml d'*alcool R*, 0,5 ml d'*eau R*, 0,5 ml d'*acide nitrique R* et 0,05 ml de *solution de nitrate d'argent R2*.

Sucres. Chauffez au bain-marie un mélange de 10 ml de solution S et de 1 ml d'*acide sulfurique dilué R* pendant 5 min. Ajoutez 3 ml de *solution diluée d'hydroxyde de sodium R* exempte de carbonate préparée selon le procédé décrit pour l'*hydroxyde de sodium 1 M* exempt de carbonate (*4.2.2*) et mélangez. Ajoutez, goutte à goutte, 1 ml de *solution de sulfate de cuivre R* récemment préparée. La solution est bleue et limpide. Continuez à chauffer au bain-marie pendant 5 min. La solution reste bleue et il ne se forme pas de précipité.

Chlorures (*2.4.4*) : au maximum 10 ppm.

Prélevez 1 ml de solution S et complétez à 15 ml avec de l'*eau R*. La solution satisfait à l'essai limite des chlorures. Préparez le témoin avec 1 ml de *solution à 5 ppm de chlorure (Cl) R* complété à 15 ml avec de l'*eau R*.

Métaux lourds (*2.4.8*) : au maximum 5 ppm.

Prélevez 8 ml de solution S et complétez à 20 ml avec de l'*eau R*. 12 ml de cette solution satisfont à l'essai limite A. Préparez le témoin avec la *solution à 1 ppm de plomb (Pb) R*.

Teneur en eau (*2.5.12*) : 12,0 pour cent à 16,0 pour cent, déterminé sur 0,200 g de glycérol à 85 pour cent.

Cendres sulfuriques (*2.4.14*) : au maximum 0,01 pour cent, déterminé sur 5,0 g de glycérol à 85 pour cent chauffés à ébullition puis enflammés.

DOSAGE

Mélangez soigneusement 0,1000 g de glycérol à 85 pour cent avec 45 ml d'*eau R*. Ajoutez 25,0 ml d'une solution de *periodate de sodium R* à 21,4 g/l. Laissez reposer à l'abri de la lumière pendant 15 min. Ajoutez 5,0 ml d'une solution d'*éthylèneglycol R* à 500 g/l et laissez reposer à l'abri de la lumière pendant 20 min. Titrez par l'*hydroxyde de sodium 0,1 M* en présence de 0,5 ml de *solution de phénolphtaléine R*. Effectuez un titrage à blanc.

1 ml d'*hydroxyde de sodium 0,1 M* correspond à 9,21 mg de $C_3H_8O_3$.

CONSERVATION

En récipient étanche.

IMPURETÉS

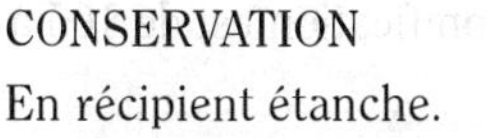

A. 2,2′-oxydiéthanol (diéthylèneglycol),

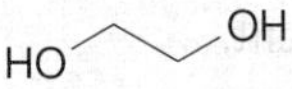

B. éthane-1,2-diol (éthylèneglycol),

C. propylèneglycol.

01/2002:1427

GLYCÉROL (DIBÉHÉNATE DE)

Glyceroli dibehenas

DÉFINITION

Le dibéhénate de glycérol est un mélange de diacylglycérols, principalement du dibéhénylglycérol, contenant des quantités variables de mono- et triacylglycérols. Il contient 13,0 pour cent à 21,0 pour cent de monoacylglycérols, 40,0 pour cent à 60,0 pour cent de diacylglycérols et 21,0 pour cent à 35,0 pour cent de triacylglycérols, obtenus par estérification du glycérol par l'acide béhénique.

CARACTÈRES

Masse dure, cireuse, ou poudre, ou paillettes, onctueuses, blanches ou sensiblement blanches, insolubles dans l'eau, solubles dans le chlorure de méthylène et partiellement solubles dans l'alcool chaud.

IDENTIFICATION

A. Point de fusion (*2.2.14*) : 65 °C à 77 °C.

B. Opérez par chromatographie sur couche mince (*2.2.27*) en utilisant une *plaque au gel de silice pour CCM R*.

Solution à examiner. Dissolvez 1,0 g de dibéhénate de glycérol dans du *toluène R* en chauffant légèrement et complétez à 20 ml avec le même solvant.

Solution témoin. Dissolvez 1,0 g de *dibéhénate de glycérol SCR* dans du *toluène R* en chauffant légèrement et complétez à 20 ml avec le même solvant.

Déposez sur la plaque 10 µl de chaque solution. Développez sur un parcours de 15 cm avec un mélange de 30 volumes d'*hexane R* et de 70 volumes d'*éther R*. Laissez sécher la plaque à l'air. Pulvérisez une solution de *rhodamine B R* à 0,1 g/l dans l'*alcool R*. Examinez en lumière ultraviolette à 365 nm. Les taches du chromatogramme obtenu avec la solution à examiner sont semblables quant à leur position à celles du chromatogramme obtenu avec la solution témoin.

C. Le dibéhénate de glycérol satisfait à l'essai de composition en acides gras (voir Essai).

ESSAI

Indice d'acide (*2.5.1*). Déterminé sur 1,0 g de dibéhénate de glycérol, l'indice d'acide n'est pas supérieur à 4,0. Utilisez un mélange à volumes égaux d'*alcool R* et de *toluène R*, en chauffant légèrement.

Indice d'iode (*2.5.4*) : au maximum 3,0.

Indice de saponification (*2.5.6*). Déterminé sur 2,0 g de dibéhénate de glycérol, l'indice de saponification est de 145 à 165. Effectuez le dosage à chaud.

Glycérol libre. Déterminée comme décrit sous Dosage, la teneur en glycérol libre n'est pas supérieure à 1,0 pour cent.

Composition en acides gras (*2.4.22, Procédé C*). Portez la température de la colonne à 240 °C. La composition en acides gras constitutifs du dibéhénate de glycérol est la suivante :

– acide palmitique : au maximum 3,0 pour cent,
– acide stéarique : au maximum 5,0 pour cent,
– acide arachidique : au maximum 10,0 pour cent,

- acide béhénique : au minimum 83,0 pour cent,
- acide lignocérique : au maximum 3,0 pour cent,
- acide érucique : au maximum 3,0 pour cent.

Nickel (*2.4.27*). Le dibéhénate de glycérol ne contient pas plus de 1 ppm de Ni.

Teneur en eau (*2.5.12*). Déterminée par semi-microdosage sur 1,00 g de dibéhénate de glycérol, la teneur en eau n'est pas supérieure à 1,0 pour cent. Utilisez la *pyridine R* comme solvant.

Cendres totales (*2.4.16*). Déterminé sur 1,00 g de dibéhénate de glycérol, le taux des cendres totales n'est pas supérieur à 0,1 pour cent.

DOSAGE

Déterminez la teneur en glycérol libre et les teneurs en mono-, di- et triacylglycérols par chromatographie d'exclusion (*2.2.30*).

Solution à examiner. Pesez, à 0,1 mg près, 0,2 g environ (*m*) de dibéhénate de glycérol, dans un flacon de 15 ml. Ajoutez 5 ml de *tétrahydrofurane R* et agitez jusqu'à dissolution. Pesez à nouveau le flacon et calculez la masse totale du solvant et de la substance (*M*).

Solutions témoins. Dans 4 flacons de 15 ml, pesez, à 0,1 mg près, respectivement 2 mg, 5 mg, 10 mg et 20 mg environ de *glycérol R*. Ajoutez 5 ml de *tétrahydrofurane R* et agitez jusqu'à obtention d'un mélange homogène. Pesez à nouveau les flacons et calculez la concentration en glycérol en milligrammes par gramme dans chacune des solutions témoins.

La chromatographie peut être réalisée en utilisant :

- une colonne de perméation sur gel, d'une longueur de 0,6 m et d'un diamètre intérieur de 7 mm, remplie de *copolymère styrène-divinylbenzène R* (diamètre des particules : 5 µm et porosité : 10 nm),
- comme phase mobile, à un débit de 1 ml/min, du *tétrahydrofurane R*,
- comme détecteur, un réfractomètre différentiel.

Injectez 40 µl de chaque solution. Lorsque les chromatogrammes sont enregistrés dans les conditions décrites, les temps de rétention relatifs par rapport au glycérol sont de 0,82 environ pour les monoacylglycérols, de 0,76 environ pour les diacylglycérols et de 0,73 environ pour les triacylglycérols. Déterminez la concentration (*C*) en glycérol de la solution à examiner, en milligrammes par gramme, à partir de la courbe d'étalonnage obtenue avec les solutions témoins.

Calculez la teneur pour cent en glycérol libre dans la substance à examiner à l'aide de l'expression :

$$\frac{C \times M}{m \times 10}$$

Calculez la teneur pour cent en mono-, di- et triacylglycérols dans la substance à examiner en utilisant le procédé de normalisation.

01/2002:1428

GLYCÉROL (DISTÉARATE DE)

Glyceroli distearas

DÉFINITION

Le distéarate de glycérol est un mélange de diacylglycérols, principalement distéarylglycérol, contenant des quantités variables de mono- et triacylglycérols. Il contient 8,0 pour cent à 22,0 pour cent de monoacylglycérols, 40,0 pour cent à 60,0 pour cent de diacylglycérols et 25,0 pour cent à 35,0 pour cent de triacylglycérols, obtenus par glycérolyse partielle d'huiles végétales contenant principalement des triacylglycérols des acides palmitique et stéarique ou par estérification du glycérol par de l'acide stéarique 50 (type I), de l'acide stéarique 70 (type II) ou de l'acide stéarique 95 (type III) (voir *Acide stéarique (1474)*). Les acides gras peuvent être d'origine végétale ou animale.

CARACTÈRES

Masse dure, cireuse, ou poudre, ou paillettes, onctueuses, blanches ou sensiblement blanches, insolubles dans l'eau, solubles dans le chlorure de méthylène, partiellement solubles dans l'alcool chaud.

IDENTIFICATION

A. Point de fusion (*2.2.14*) : 50-60 °C (type I et II), 50-70 °C (type III).

B. Opérez par chromatographie sur couche mince (*2.2.27*) en utilisant une *plaque au gel de silice pour CCM R*.

Solution à examiner. Dissolvez 1,0 g de distéarate de glycérol dans du *chlorure de méthylène R* en chauffant légèrement et complétez à 20 ml avec le même solvant.

Solution témoin. Dissolvez 1,0 g de *distéarate de glycérol SCR* dans du *chlorure de méthylène R* en chauffant légèrement et complétez à 20 ml avec le même solvant.

Déposez sur la plaque 10 µl de chaque solution. Développez sur un parcours de 15 cm avec un mélange de 30 volumes d'*hexane R* et de 70 volumes d'*éther R*. Laissez sécher la plaque à l'air. Pulvérisez une solution de *rhodamine B R* à 0,1 g/l dans l'*alcool R*. Examinez en lumière ultraviolette à 365 nm. Les taches du chromatogramme obtenu avec la solution à examiner sont semblables quant à leur position à celles du chromatogramme obtenu avec la solution témoin.

C. Le distéarate de glycérol satisfait à l'essai de composition en acides gras selon le type indiqué sur l'étiquette (voir Essai).

D. Le distéarate de glycérol satisfait aux limites du dosage (teneur en diacylglycérols).

ESSAI

Indice d'acide (*2.5.1*). Déterminé sur 1,0 g de distéarate de glycérol, l'indice d'acide n'est pas supérieur à 6,0. Utilisez comme solvant un mélange à volumes égaux d'*alcool R* et de *toluène R* en chauffant légèrement.

Indice d'iode (*2.5.4*) : au maximum 3,0.

Indice de saponification (*2.5.6*). Déterminé sur 2,0 g de distéarate de glycérol, l'indice de saponification est de 165 à 195. Effectuez le dosage à chaud.

Glycérol libre. Déterminée comme décrit sous Dosage, la teneur en glycérol libre n'est pas supérieure à 1,0 pour cent.

Composition en acides gras (*2.4.22, Procédé C*). La composition en acides gras constitutifs du distéarate de glycérol est la suivante :

	Acide gras utilisé pour la production par estérification	Composition en acide gras
Distéarate de glycérol type I	Acide stéarique 50	Acide stéarique : 40,0 pour cent à 60,0 pour cent.
		Somme des teneurs en acides palmitique et stéarique : au minimum 90,0 pour cent.
Distéarate de glycérol type II	Acide stéarique 70	Acide stéarique : 60,0 pour cent à 80,0 pour cent.
		Somme des teneurs en acides palmitique et stéarique : au minimum 90,0 pour cent.
Distéarate de glycérol type III	Acide stéarique 95	Acide stéarique : 90.0 pour cent à 99.0 pour cent.
		Somme des teneurs en acides palmitique et stéarique : au minimum 96,0 pour cent.

Nickel (*2.4.27*). Le distéarate de glycérol ne contient pas plus de 1 ppm de Ni.

Teneur en eau (*2.5.12*). Déterminée par semi-microdosage sur 1,00 g de distéarate de glycérol, la teneur en eau n'est pas supérieure à 1,0 pour cent. Utilisez la *pyridine R* comme solvant.

Cendres totales (*2.4.16*). Déterminé sur 1,00 g de distéarate de glycérol, le taux des cendres totales n'est pas supérieur à 0,1 pour cent.

DOSAGE

Déterminez la teneur en glycérol libre et les teneurs en mono-, di- et triacylglycérols par chromatographie d'exclusion (*2.2.30*).

Solution à examiner. Pesez, à 0,1 mg près, 0,2 g environ (*m*) de distéarate de glycérol, dans un flacon de 15 ml. Ajoutez 5 ml de *tétrahydrofurane R* et agitez jusqu'à dissolution. Pesez à nouveau le flacon et calculez la masse totale du solvant et de la substance (*M*).

Solutions témoins. Dans 4 flacons de 15 ml, pesez, à 0,1 mg près, respectivement 2 mg, 5 mg, 10 mg et 20 mg environ de *glycérol R*. Ajoutez 5 ml de *tétrahydrofurane R* et agitez jusqu'à obtention d'un mélange homogène. Pesez à nouveau les flacons et calculez la concentration en glycérol en milligrammes par gramme dans chacune des solutions témoins.

La chromatographie peut être réalisée en utilisant :

- une colonne de perméation sur gel, d'une longueur de 0,6 m et d'un diamètre intérieur de 7 mm, remplie de *copolymère styrène-divinylbenzène R* (diamètre des particules : 5 µm et porosité : 10 nm),
- comme phase mobile, à un débit de 1 ml/min, du *tétrahydrofurane R,*
- comme détecteur, un réfractomètre différentiel.

Injectez 40 µl de chaque solution. Lorsque les chromatogrammes sont enregistrés dans les conditions décrites, les temps de rétention relatifs par rapport au glycérol sont de 0,84 environ pour les monoacylglycérols, de 0,78 environ pour les diacylglycérols et de 0,75 environ pour les triacylglycérols. Déterminez la concentration (*C*) en glycérol de la solution à examiner, en milligrammes par gramme, à partir de la courbe d'étalonnage obtenue avec les solutions témoins.

Calculez la teneur pour cent en glycérol libre dans la sustance à examiner à l'aide de l'expression :

$$\frac{C \times M}{m \times 10}$$

Calculez la teneur pour cent en mono-, di- et triacylglycérols dans la substance à examiner en utilisant le procédé de normalisation.

ÉTIQUETAGE

L'étiquette indique le type de distéarate de glycérol.

01/2002:1430

GLYCÉROL (MONO-OLÉATES DE)

Glyceroli mono-oleates

DÉFINITION

Les mono-oléates de glycérol sont des mélanges de monoacylglycérols, principalement du mono-oléylglycérol, contenant des quantités variables de di- et triacylglycérols. Ils sont définis par leur teneur nominale en monoacylglycérols et sont obtenus par glycérolyse partielle d'huiles végétales contenant principalement des triacylglycérols de l'acide oléique ou par estérification du glycérol par l'acide oléique, cet acide gras étant d'origine végétale ou animale.

	Teneur nominale en acylglycérol (pour cent)		
	40	60	90
Monoacylglycérols	32,0 - 52,0	55,0 - 65,0	90,0 - 101,0
Diacylglycérols	30,0 - 50,0	15,0 - 35,0	< 10,0
Triacylglycérols	5,0 - 20,0	2,0 - 10,0	< 2,0

Un antioxydant approprié peut être ajouté.

CARACTÈRES

Liquides huileux, de couleur ambrée, pouvant être partiellement solidifiés à température ambiante, pratiquement insolubles dans l'eau, facilement solubles dans le chlorure de méthylène.

IDENTIFICATION

A. Le mono-oléate de glycérol satisfait à l'essai de l'indice d'iode (voir Essai).

B. Opérez par chromatographie sur couche mince (*2.2.27*) en utilisant une *plaque au gel de silice pour CCM R*.

Solution à examiner. Dissolvez 1,0 g de mono-oléate de glycérol dans du *chlorure de méthylène R* et complétez à 20 ml avec le même solvant.

Solution témoin. Dissolvez 1,0 g de *mono-oléate de glycérol SCR* dans du *chlorure de méthylène R* et complétez à 20 ml avec le même solvant.

Déposez sur la plaque 10 µl de chaque solution. Développez sur un parcours de 15 cm avec un mélange de 30 volumes d'*hexane R* et de 70 volumes d'*éther R*. Laissez sécher la plaque à l'air. Pulvérisez une solution de *rhodamine B R* à 0,1 g/l dans l'*alcool R*. Examinez en lumière ultraviolette à 365 nm. Les taches du chromatogramme obtenu avec la solution à examiner sont semblables quant à leur position à celles du chromatogramme obtenu avec la solution témoin.

C. Le mono-oléate de glycérol satisfait aux limites du dosage (teneur en monoacylglycérols).

ESSAI

Indice d'acide (*2.5.1*). Déterminé sur 1,0 g de mono-oléate de glycérol, l'indice d'acide n'est pas supérieur à 6,0.

Indice d'iode (*2.5.4*) : 65,0 à 95,0.

Indice de peroxyde (*2.5.5*). Déterminé sur 2,0 g de mono-oléate de glycérol, l'indice de peroxyde n'est pas supérieur à 12,0.

Indice de saponification (*2.5.6*). Déterminé sur 2,0 g de mono-oléate de glycérol, l'indice de saponification est de 150 à 170.

Glycérol libre. Déterminée comme décrit sous Dosage, la teneur en glycérol libre n'est pas supérieure à 6,0 pour cent.

Composition en acides gras (*2.4.22, Procédé C*). La composition des acides gras constitutifs du mono-oléate de glycérol est la suivante :

- acide palmitique : au maximum 12,0 pour cent,
- acide stéarique : au maximum 6,0 pour cent,
- acide oléique : au minimum 60,0 pour cent,
- acide linoléique : au maximum 35,0 pour cent,
- acide linolénique : au maximum 2,0 pour cent,
- acide arachidique : au maximum 2,0 pour cent,
- acide eicosénoïque : au maximum 2,0 pour cent.

Teneur en eau (*2.5.12*). Déterminée par semi-microdosage sur 1,00 g de mono-oléate de glycérol, la teneur en eau n'est pas supérieure à 1,0 pour cent. Utilisez un mélange à volumes égaux de *méthanol anhydre R* et de *chlorure de méthylène R* comme solvant.

Cendres totales (*2.4.16*). Déterminé sur 1,00 g de mono-oléate de glycérol, le taux des cendres totales n'est pas supérieur à 0,1 pour cent.

DOSAGE

Déterminez la teneur en glycérol libre et les teneurs en mono-, di- et triacylglycérols par chromatographie d'exclusion (*2.2.30*).

Solution à examiner. Pesez, à 0,1 mg près, 0,2 g environ (*m*) de mono-oléate de glycérol dans un flacon de 15 ml. Ajoutez 5 ml de *tétrahydrofurane R* et agitez jusqu'à dissolution. Pesez à nouveau le flacon et calculez la masse totale du solvant et de la substance (*M*).

Solutions témoins. Dans 4 flacons de 15 ml, pesez, à 0,1 mg près, respectivement 2,5 mg, 5 mg, 10 mg et 20 mg environ de *glycérol R*. Ajoutez 5 ml de *tétrahydrofurane R* et agitez jusqu'à obtention d'un mélange homogène. Pesez à nouveau les flacons et calculez la concentration en glycérol en milligrammes par gramme dans chacune des solutions témoins.

La chromatographie peut être réalisée en utilisant :

- une colonne de perméation sur gel, d'une longueur de 0,6 m et d'un diamètre intérieur de 7 mm, remplie de *copolymère styrène-divinylbenzène R* (diamètre des particules : 5 µm et porosité : 10 nm),
- comme phase mobile, à un débit de 1 ml/min, du *tétrahydrofurane R*,
- comme détecteur, un réfractomètre différentiel.

Injectez 40 µl de chaque solution. Lorsque les chromatogrammes sont enregistrés dans les conditions décrites, les temps de rétention relatifs par rapport au glycérol sont de 0,85 environ pour les monoacylglycérols, de 0,79 environ pour les diacylglycérols et de 0,76 environ pour les triacylglycérols. Déterminez la concentration (*C*) en glycérol de la solution à examiner, en milligrammes par gramme, à partir de la courbe d'étalonnage obtenue avec les solutions témoins.

Calculez la teneur pour cent en glycérol libre dans la substance à examiner à l'aide de l'expression :

$$\frac{C \times M}{m \times 10}$$

Calculez la teneur pour cent en mono-, di- et triacylglycérols dans la substance à examiner en utilisant le procédé de normalisation.

CONSERVATION

En récipient étanche, à l'abri de la lumière.

ÉTIQUETAGE

L'étiquette indique :

- la teneur nominale en monoacylglycérol,
- le nom et la concentration de tout antioxydant éventuellement ajouté.

01/2002:1429

GLYCÉROL (MONOLINOLÉATE DE)

Glyceroli monolinoleas

DÉFINITION

Le monolinoléate de glycérol est un mélange de monoacylglycérols, principalement du mono-oléylglycérol et du monolinoléylglycérol, contenant des quantités variables de di- et triacylglycérols. Il contient 32,0 pour cent à 52,0 pour cent de monoacylglycérols, 40,0 pour cent à 55,0 pour cent de diacylglycérols et 5,0 pour cent à 20,0 pour cent de triacylglycérols, obtenu par glycérolyse d'huiles végétales contenant principalement des triacylglycérols de l'acide linoléique. Un antioxydant approprié peut être ajouté.

CARACTÈRES

Liquide huileux, de couleur ambrée, pouvant être partiellement solidifié à température ambiante, pratiquement insoluble dans l'eau, facilement soluble dans le chlorure de méthylène.

IDENTIFICATION

A. Le monolinoléate de glycérol satisfait à l'essai de l'indice d'iode (voir Essai).

B. Opérez par chromatographie sur couche mince (*2.2.27*) en utilisant une *plaque au gel de silice pour CCM R*.

Solution à examiner. Dissolvez 1,0 g de monolinoléate de glycérol dans du *chlorure de méthylène R* et complétez à 20 ml avec le même solvant.

Solution témoin. Dissolvez 1,0 g de *monolinoléate de glycérol SCR* dans du *chlorure de méthylène R* et complétez à 20 ml avec le même solvant.

Déposez sur la plaque 10 µl de chaque solution. Développez sur un parcours de 15 cm avec un mélange de 30 volumes d'*hexane R* et de 70 volumes d'*éther R*. Laissez sécher la plaque à l'air. Pulvérisez une solution de *rhodamine B R* à 0,1 g/l dans l'*alcool R*. Examinez en lumière ultraviolette à 365 nm. Les taches du chromatogramme obtenu avec la solution à examiner sont semblables quant à leur position à celles du chromatogramme obtenu avec la solution témoin.

C. Le monolinoléate de glycérol satisfait à l'essai de composition en acides gras (voir Essai).

ESSAI

Indice d'acide (*2.5.1*). Déterminé sur 1,0 g de monolinoléate de glycérol, l'indice d'acide n'est pas supérieur à 6,0.

Indice d'iode (*2.5.4*) : 100 à 140.

Indice de peroxyde (*2.5.5, Procédé A*). Déterminé sur 2,0 g de monolinoléate de glycérol, l'indice de peroxyde n'est pas supérieur à 12,0.

Indice de saponification (*2.5.6*). Déterminé sur 2,0 g de monolinoléate de glycérol, l'indice de saponification est de 160 à 180.

Glycérol libre. Déterminée comme décrit sous Dosage, la teneur en glycérol libre n'est pas supérieure à 6,0 pour cent.

Composition en acides gras (*2.4.22, Procédé C*). La composition en acides gras constitutifs du monolinoléate de glycérol est la suivante :

- acide palmitique : 4,0 pour cent à 20,0 pour cent,
- acide stéarique : au maximum 6,0 pour cent,
- acide oléique : 10,0 pour cent à 35,0 pour cent,
- acide linoléique : au minimum 50,0 pour cent,
- acide linolénique : au maximum 2,0 pour cent,
- acide arachidique : au maximum 1,0 pour cent,
- acide eicosénoïque : au maximum 1,0 pour cent.

Teneur en eau (*2.5.12*). Déterminée par semi-microdosage sur 1,00 g de monolinoléate de glycérol, la teneur en eau n'est pas supérieure à 1,0 pour cent. Utilisez un mélange à volumes égaux de *méthanol anhydre R* et de *chlorure de méthylène R* comme solvant.

Cendres totales (*2.4.16*). Déterminé sur 1,00 g de monolinoléate de glycérol, le taux des cendres totales n'est pas supérieur à 0,1 pour cent.

DOSAGE

Déterminez la teneur en glycérol libre et les teneurs en mono-, di- et triacylglycérols par chromatographie d'exclusion (*2.2.30*).

Solution à examiner. Pesez, à 0,1 mg près, 0,2 g environ (m) de monolinoléate de glycérol, dans un flacon de 15 ml. Ajoutez 5 ml de *tétrahydrofurane R* et agitez jusqu'à dissolution. Pesez à nouveau le flacon et calculez la masse totale du solvant et de la substance (M).

Solutions témoins. Dans 4 flacons de 15 ml, pesez, à 0,1 mg près, respectivement 2,5 mg, 5 mg, 10 mg et 20 mg environ de *glycérol R*. Ajoutez 5 ml de *tétrahydrofurane R* et agitez jusqu'à obtention d'un mélange homogène. Pesez à nouveau les flacons et calculez la concentration en glycérol en milligrammes par gramme dans chacune des solutions témoins.

La chromatographie peut être réalisée en utilisant :

- une colonne de perméation sur gel, d'une longueur de 0,6 m et d'un diamètre intérieur de 7 mm, remplie de *copolymère styrène-divinylbenzène R* (diamètre des particules : 5 µm et porosité : 10 nm),
- comme phase mobile, à un débit de 1 ml/min, du *tétrahydrofurane R*,
- comme détecteur, un réfractomètre différentiel.

Injectez 40 µl de chaque solution. Lorsque les chromatogrammes sont enregistrés dans les conditions décrites, les temps de rétention relatifs par rapport au glycérol sont de 0,86 environ pour les monoacylglycérols, de 0,80 environ pour les diacylglycérols et de 0,76 environ pour les triacylglycérols. Déterminez la concentration (C) en glycérol de la solution à examiner, en milligrammes par gramme, à partir de la courbe d'étalonnage obtenue avec les solutions témoins.

Calculez la teneur pour cent en glycérol libre dans la substance à examiner à l'aide de l'expression :

$$\frac{C \times M}{m \times 10}$$

Calculez la teneur pour cent en mono-, di- et triacylglycérols dans la substance à examiner en utilisant le procédé de normalisation.

CONSERVATION

En récipient étanche, à l'abri de la lumière.

ÉTIQUETAGE

L'étiquette indique le nom et la concentration de tout antioxydant éventuellement ajouté.

01/2002:0495

GLYCÉROL (MONOSTÉARATE DE) 40-55

Glyceroli monostearas 40-55

DÉFINITION

Le monostéarate de glycérol 40-55 est un mélange de monoacylglycérols, principalement du monostéarylglycérol, contenant des quantités variables de di- et triacylglycérols. Il contient 40,0 pour cent à 55,0 pour cent de monoacylglycérols, 30,0 pour cent à 45,0 pour cent de diacylglycérols et 5,0 pour cent à 15,0 pour cent de triacylglycérols, obtenus par glycérolyse partielle d'huiles végétales contenant principalement des triacylglycérols des acides palmitique et stéarique ou par estérification du glycérol par de l'acide stéarique 50 (type I), de l'acide stéarique 70 (type II) ou de l'acide stéarique 95 (type III) (voir *Acide stéarique (1474)*). Les acides gras peuvent être d'origine végétale ou animale.

CARACTÈRES

Masse dure, cireuse, ou poudre, ou paillettes, onctueuses, blanches ou sensiblement blanches, pratiquement insolubles dans l'eau, solubles dans l'alcool à 60 °C.

IDENTIFICATION

A. Le point de fusion de la substance à examiner (*2.2.15*) est de 54 °C à 64 °C. Introduisez la substance à examiner fondue dans les tubes capillaires. Laissez reposer pendant 24 h dans un récipient bien fermé.

B. Opérez par chromatographie sur couche mince (*2.2.27*) en utilisant une *plaque au gel de silice pour CCM R*.

Solution à examiner. Dissolvez 1,0 g de substance à examiner dans du *chlorure de méthylène R* en chauffant légèrement et complétez à 20 ml avec le même solvant.

Solution témoin. Dissolvez 1,0 g de *monostéarate de glycérol 40-55 SCR* dans du *chlorure de méthylène R* en chauffant légèrement et complétez à 20 ml avec le même solvant.

Déposez sur la plaque 10 µl de chaque solution. Développez sur un parcours de 15 cm avec un mélange de 30 volumes d'*hexane R* et de 70 volumes d'*éther R*. Laissez sécher la plaque à l'air. Pulvérisez une solution de *rhodamine B R* à 0,1 g/l dans l'*alcool R*. Examinez en lumière ultraviolette à 365 nm. Les taches du chromatogramme obtenu avec la solution à examiner sont semblables quant à leur position à celles du chromatogramme obtenu avec la solution témoin.

Monographies D - K

C. Le monostéarate de glycérol 40-55 satisfait à l'essai de composition en acides gras selon le type indiqué sur l'étiquette (voir Essai).

D. Le monostéarate de glycérol 40-55 satisfait aux limites du dosage (teneur en monoacylglycérols).

ESSAI

Indice d'acide (*2.5.1*). Déterminé sur 1,0 g de substance à examiner, l'indice d'acide n'est pas supérieur à 3,0. Utilisez comme solvant un mélange à volumes égaux d'*alcool R* et de *toluène R* et chauffez légèrement.

Indice d'iode (*2.5.4*) : au maximum 3,0.

Indice de saponification (*2.5.6*). Déterminé sur 2,0 g de substance à examiner, l'indice de saponification est de 158 à 177. Effectuez le dosage à chaud.

Glycérol libre. Déterminée comme décrit sous Dosage, la teneur en glycérol libre n'est pas supérieure à 6,0 pour cent.

Composition en acides gras (*2.4.22, Procédé C*). La composition en acides gras constitutifs du monostéarate de glycérol 40-55 est la suivante :

	Acide gras utilisé pour la production par estérification	**Composition en acides gras**
Monostéarate de glycérol 40-55 type I	Acide stéarique 50	*Acide stéarique* : 40,0 pour cent à 60,0 pour cent. *Somme des teneurs en acides palmitique et stéarique* : au minimum 90,0 pour cent.
Monostéarate de glycérol 40-55 type II	Acide stéarique 70	*Acide stéarique* : 60,0 pour cent à 80,0 pour cent. *Somme des teneurs en acides palmitique et stéarique* : au minimum 90,0 pour cent.
Monostéarate de glycérol 40-55 type III	Acide stéarique 95	*Acide stéarique* : 90,0 pour cent à 99,0 pour cent. *Somme des teneurs en acides palmitique et stéarique* : au minimum 96,0 pour cent.

Nickel (*2.4.27*). La substance à examiner ne contient pas plus de 1 ppm de Ni.

Teneur en eau (*2.5.12*). Déterminée par semi-microdosage sur 1,00 g de substance à examiner, la teneur en eau n'est pas supérieure à 1,0 pour cent. Utilisez la *pyridine R* comme solvant et chauffez légèrement.

Cendres totales (*2.4.16*). Déterminé sur 1,00 g de substance à examiner, le taux des cendres totales n'est pas supérieur à 0,1 pour cent.

DOSAGE

Déterminez la teneur en glycérol libre et les teneurs en mono-, di- et triacylglycérols par chromatographie d'exclusion (*2.2.30*).

Solution à examiner. Pesez, à 0,1 mg près, 0,2 g environ (m) de substance à examiner, dans un flacon de 15 ml. Ajoutez 5 ml de *tétrahydrofurane R* et agitez jusqu'à dissolution. Pesez à nouveau le flacon et calculez la masse totale du solvant et de la substance (M).

Solutions témoins. Dans 4 flacons de 15 ml, pesez, à 0,1 mg près, respectivement 2,5 mg, 5 mg, 10 mg et 20 mg environ de *glycérol R*. Ajoutez 5 ml de *tétrahydrofurane R* et agitez jusqu'à obtention d'un mélange homogène. Pesez à nouveau les flacons et calculez la concentration en glycérol en milligrammes par gramme dans chacune des solutions témoins.

La chromatographie peut être réalisée en utilisant :

- une colonne de perméation sur gel, d'une longueur de 0,6 m et d'un diamètre intérieur de 7 mm, remplie de *copolymère styrène-divinylbenzène R* (diamètre des particules : 5 µm et porosité : 10 nm),
- comme phase mobile, à un débit de 1 ml/min, du *tétrahydrofurane R*,
- comme détecteur, un réfractomètre différentiel.

Injectez 40 µl de chaque solution. Lorsque les chromatogrammes sont enregistrés dans les conditions décrites, les temps de rétention relatifs par rapport au glycérol sont de 0,86 environ pour les monoacylglycérols, de 0,81 environ pour les diacylglycérols et de 0,77 environ pour les triacylglycérols. Déterminez la concentration (C) en glycérol de la solution à examiner, en milligrammes par gramme, à partir de la courbe d'étalonnage obtenue avec les solutions témoins.

Calculez la teneur pour cent en glycérol libre dans la substance à examiner à l'aide de l'expression :

$$\frac{C \times M}{m \times 10}$$

Calculez la teneur pour cent en mono-, di- et triacylglycérols dans la substance à examiner en utilisant le procédé de normalisation.

ÉTIQUETAGE

L'étiquette indique le type de monostéarate de glycérol 40-55.

01/2002:1106

GLYCÉROL (TRIACÉTATE DE)

Glycerolum triacetas

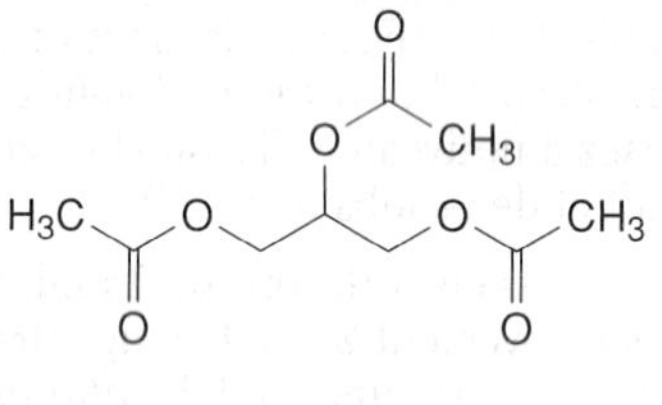

$C_9H_{14}O_6$ M_r 218,2

DÉFINITION

Le triacétate de glycérol contient au minimum 97,0 pour cent et au maximum l'équivalent de 100,5 pour cent de triacétate de propane-1,2,3-triyle, calculé par rapport à la substance anhydre.

CARACTÈRES

Liquide huileux, légèrement visqueux, limpide, incolore, soluble dans l'eau, miscible à l'éthanol et au toluène. Le triacétate de glycérol bout vers 260 °C.

IDENTIFICATION

Examinez par spectrophotométrie d'absorption dans l'infrarouge (*2.2.24*), en comparant avec le *spectre de référence du triacétate de glycérol de la Ph. Eur.* Examinez la substance sous forme de pellicule, sur du *bromure de potassium R*.

ESSAI

Aspect de la substance. Le triacétate de glycérol est limpide (*2.2.1*) et n'est pas plus fortement coloré que la solution de référence J_6 (*2.2.2, Procédé II*).

Acidité. Dissolvez 5,00 g de triacétate de glycérol dans 25 ml d'*éthanol R* préalablement neutralisé en présence de 0,2 ml de *solution de phénolphtaléine R* et ajoutez 0,20 ml d'*hydroxyde de sodium 0,1 M*. La coloration rose du mélange persiste pendant 15 secondes.

Densité (*2.2.5*) : 1,159 à 1,164.

Indice de réfraction (*2.2.6*) : 1,429 à 1,432.

Teneur en eau (*2.5.12*). Déterminée par semi-microdosage sur 5,00 g de triacétate de glycérol, la teneur en eau n'est pas supérieure à 0,2 pour cent.

DOSAGE

Dans une fiole de 250 ml de verre borosilicaté munie d'un réfrigérant à reflux, introduisez 0,300 g de substance à examiner. Ajoutez 25,0 ml d'*hydroxyde de potassium alcoolique 0,5 M* et quelques billes de verre. Adaptez le réfrigérant et chauffez à reflux pendant 30 min. Ajoutez 1 ml de *solution de phénolphtaléine R1* et titrez immédiatement par l'*acide chlorhydrique 0,5 M*. Effectuez un essai à blanc dans les mêmes conditions. Calculez la teneur à partir de la différence de quantités d'hydroxyde de potassium consommé pour l'essai et pour le blanc.

1 ml d'*hydroxyde de potassium alcoolique 0,5 M* correspond à 36,37 mg de $C_9H_{14}O_6$.

CONSERVATION

En récipient bien rempli.

01/2002:1331

GLYCÉRYLE (TRINITRATE DE), SOLUTION DE

Glyceroli trinitratis solutio

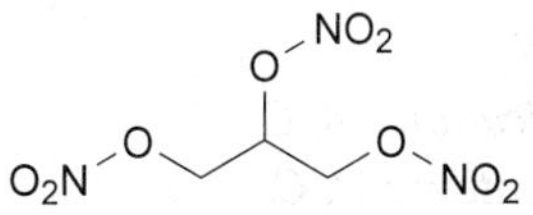

$C_3H_5N_3O_9$ M_r 227,1

DÉFINITION

La solution de trinitrate de glycéryle est une solution éthanolique de trinitrate de glycéryle. Elle contient au minimum 9,85 g/l et au maximum 101,0 g/l de trinitrate de propane-1,2,3-triyle et au minimum 98,5 pour cent et au maximum 101,0 pour cent de la quantité de trinitrate de glycéryle déclarée sur l'étiquette.

CARACTÈRES

Solution limpide, incolore à faiblement jaunâtre, miscible à l'acétone et à l'éthanol. Le trinitrate de glycéryle pur est un liquide incolore, facilement soluble dans l'éthanol, miscible à l'acétone, non miscible à l'eau.

IDENTIFICATION

Première identification : A, D.

Seconde identification : B, C, D.

Le trinitrate de glycéryle doit toujours être dilué avec de l'éthanol absolu afin d'éviter la précipitation de gouttelettes de trinitrate de glycéryle pur de la solution.

Après examen, les résidus et solutions obtenus dans les identifications et dans les essais doivent être chauffés au bain-marie pendant 5 min avec de la solution diluée d'hydroxyde de sodium R.

A. Déposez 50 µl d'une solution de trinitrate de glycéryle diluée si nécessaire à une concentration de 10 g/l avec de l'*éthanol R* sur une pastille de *bromure de potassium R* et faites évaporer le solvant sous vide. Examinez par spectrophotométrie d'absorption dans l'infrarouge (*2.2.24*), en comparant avec le *spectre de référence du trinitrate de glycéryle de la Ph. Eur.*

B. Opérez par chromatographie sur couche mince (*2.2.27*) en utilisant une *plaque au gel de silice G pour CCM R*.

Solution à examiner. Diluez une quantité de solution de trinitrate de glycéryle équivalant à 50 mg de trinitrate de glycéryle dans de l'*acétone R* et complétez à 100 ml avec le même solvant.

Solution témoin. Diluez 0,05 ml de *solution de trinitrate de glycéryle SCR* dans de l'*acétone R* et complétez à 1 ml avec le même solvant.

Déposez sur la plaque 5 µl de chaque solution. Développez sur un parcours de 10 cm avec un mélange de 20 volumes d'*acétate d'éthyle R* et de 80 volumes de *toluène R*. Laissez sécher la plaque à l'air. Pulvérisez de la *solution amidonnée d'iodure de potassium R* récemment préparée. Exposez la plaque à la lumière ultraviolette à 254 nm pendant 15 min. Examinez à la lumière du jour. La tache principale du chromatogramme obtenu avec la solution à examiner est semblable quant à sa position, sa coloration et ses dimensions à la tache principale du chromatogramme obtenu avec la solution témoin.

C. A une quantité de solution de trinitrate de glycéryle équivalant à 10 mg de trinitrate de glycéryle, ajoutez 10 ml d'*éther exempt de peroxydes R*. Evaporez à siccité sous un courant d'azote à une température inférieure à 40 °C. Le résidu obtenu donne la réaction des nitrates (*2.3.1*).

D. La solution de trinitrate de glycéryle satisfait aux limites du dosage.

ESSAI

Le trinitrate de glycéryle doit toujours être dilué avec de l'éthanol absolu afin d'éviter la précipitation de gouttelettes de trinitrate de glycéryle pur de la solution.

Après examen, les résidus et solutions obtenus dans les identifications et dans les essais doivent être chauffés au bain-marie pendant 5 min avec de la solution diluée d'hydroxyde de sodium R.

Aspect de la solution. Diluez si nécessaire la solution de trinitrate de glycéryle à une concentration de 10 g/l avec de l'*éthanol R*. La solution n'est pas plus fortement colorée que la solution témoin J_7 (*2.2.2, Procédé II*).

Nitrates inorganiques. Opérez par chromatographie sur couche mince (*2.2.27*) en utilisant une *plaque au gel de silice pour CCM R*.

Solution à examiner. Diluez si nécessaire la solution de trinitrate de glycéryle à une concentration de 10 g/l avec de l'*éthanol R*.

Solution témoin. Dissolvez 5 mg de *nitrate de potassium R* dans 1 ml d'*eau R* et complétez à 100 ml avec de l'*alcool R*.

Déposez sur la plaque 10 µl de chaque solution. Développez sur un parcours de 15 cm avec un mélange de 15 volumes d'*acide acétique glacial R*, de 30 volumes d'*acétone R* et de 60 volumes de *toluène R*. Faites sécher la plaque dans un courant d'air jusqu'à disparition complète des vapeurs d'acide acétique. Pulvérisez abondamment de la *solution amidonnée d'iodure de potassium R* récemment préparée. Exposez la plaque à la lumière ultraviolette à 254 nm pendant 15 min. Examinez à la lumière du jour. S'il apparaît une tache correspondant à l'ion nitrate dans le chromatogramme obtenu avec la solution à examiner, elles n'est pas plus intense que la tache du chromatogramme obtenu avec la solution témoin (0,5 pour cent, exprimé par rapport au trinitrate de glycéryle et calculé en nitrate de potassium).

Substances apparentées. Opérez par chromatographie liquide (*2.2.29*).

Solution à examiner. Dissolvez une quantité de solution de trinitrate de glycéryle équivalant à 2 mg de trinitrate de glycéryle dans la phase mobile et complétez à 20,0 ml avec la phase mobile.

Solution témoin (a). Dissolvez 0,10 g de *solution de trinitrate de glycéryle SCR* et une quantité de *tétranitrate de pentaérythrityle dilué SCR* correspondant à 1,0 mg de tétranitrate de pentaérythrityle dans la phase mobile et complétez à 100,0 ml avec la phase mobile. Traitez par ultrasons et filtrez si nécessaire.

Solution témoin (b). Prélevez 1,0 ml de solution à examiner et complétez à 100,0 ml avec la phase mobile.

La chromatographie peut être réalisée en utilisant :

- une colonne d'acier inoxydable, d'une longueur de 0,25 m et d'un diamètre intérieur de 4,6 mm, remplie de *gel de silice octadécylsilylé pour chromatographie R* (5 µm),
- comme phase mobile, à un débit de 1 ml/min, un mélange à volumes égaux d'*acétonitrile R* et d'*eau R*,
- comme détecteur, un spectrophotomètre réglé à 210 nm.

Injectez 20 µl des solutions témoins (a) et (b). Ajustez la sensibilité du système de façon que la hauteur du pic principal dans le chromatogramme obtenu avec la solution témoin (b) représente au moins 70 pour cent de l'échelle totale de l'enregistreur. L'essai n'est valable que si, dans le chromatogramme obtenu avec la solution témoin (a), la résolution entre les pics correspondant respectivement au trinitrate de glycéryle et au tétranitrate de pentaérythrityle n'est pas inférieure à 2,0.

Injectez 20 µl de solution à examiner. Continuez la chromatographie pendant 3 fois le temps de rétention du pic principal. S'il apparaît d'autres pics que le pic principal dans le chromatogramme obtenu, la surface d'aucun d'entre eux n'est supérieure à celle du pic principal du chromatogramme obtenu avec la solution témoin (b) (1 pour cent exprimé par rapport au trinitrate de glycéryle) et la somme de leur surface n'est pas supérieure à 3 fois la surface du pic principal du chromatogramme obtenu avec la solution témoin (b) (3 pour cent exprimé en trinitrate de glycéryle). Ne tenez pas compte des pics dont la surface est inférieure à 0,1 fois la surface du pic principal du chromatogramme obtenu avec la solution témoin (b).

DOSAGE

Dissolvez une quantité de solution de trinitrate de glycéryle équivalant à 60,0 mg de trinitrate de glycéryle dans 80 ml de *pyridine R*. Titrez par l'*hydroxyde de tétrabutylammonium 0,1 M*. Déterminez le point de fin de titrage par potentiométrie (*2.2.20*).

1 ml d'*hydroxyde de tétrabutylammonium 0,1 M* correspond à 7,57 mg de $C_3H_5N_3O_9$.

CONSERVATION

Conservez les solutions diluées (10 g/l) à l'abri de la lumière à une température de 2 °C à 15 °C.

Conservez les solutions plus concentrées à l'abri de la lumière à une température de 15 °C à 20 °C.

ÉTIQUETAGE

L'étiquette indique la teneur déclarée en trinitrate de glycéryle.

IMPURETÉS

A. nitrates inorganiques,

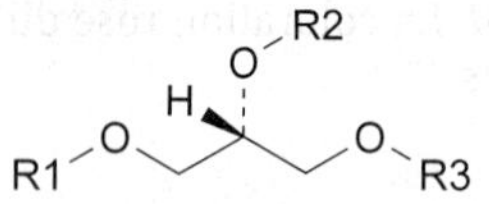

et énantiomère

B. R1 = NO_2, R2 = R3 = H : nitrate de (*2RS*)-2,3-dihydroxypropyle,

C. R1 = R3 = H, R2 = NO_2 : nitrate de 2-hydroxy-1-(hydroxyméthyl)éthyle,

D. R1 = R2 = NO_2, R3 = H : dinitrate de (*2RS*)-3-hydroxypropane-1,2-diyle,

E. R1 = R3 = NO_2, R2 = H : dinitrate de 2-hydroxypropane-1,3-diyle.

01/2002:0614

GLYCINE

Glycinum

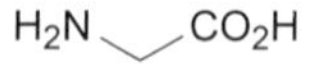

$C_2H_5NO_2$ M_r 75,1

DÉFINITION

La glycine contient au minimum 98,5 pour cent et au maximum l'équivalent de 101,0 pour cent d'acide 2-aminoéthanoïque, calculé par rapport à la substance desséchée.

CARACTÈRES

Poudre cristalline, blanche, facilement soluble dans l'eau, très peu soluble dans l'alcool.

IDENTIFICATION

Première identification : A, C.

Seconde identification : B, C.

A. Examinez la glycine par spectrophotométrie d'absorption dans l'infrarouge (*2.2.24*), en comparant avec le spectre obtenu avec la *glycine SCR*. Examinez les substances sous formes de pastilles préparées à partir de 1 mg environ de substance à examiner pour 0,4 g de *bromure de potassium R*. Si les spectres obtenus à l'état solide présentent des différences, dissolvez respectivement la substance à examiner et la substance de référence dans un volume minimal d'*alcool à 60 pour cent V/V R*, évaporez à siccité et enregistrez de nouveaux spectres à partir des résidus.

B. Opérez par chromatographie sur couche mince (*2.2.27*) en utilisant une *plaque au gel de silice pour CCM R*.

Solution à examiner. Dissolvez 25 mg de glycine dans de l'*eau R* et complétez à 10 ml avec le même solvant.

Solution témoin. Dissolvez 25 mg de *glycine SCR* dans de l'*eau R* et complétez à 10 ml avec le même solvant.

Déposez sur la plaque 2 µl de chaque solution. Développez sur un parcours de 15 cm avec un mélange de 30 volumes d'*ammoniaque concentrée R* et de 70 volumes de *propanol R*. Séchez la plaque à 100-105 °C pendant 10 min. Pulvérisez une solution de *ninhydrine R* à 2 g/l dans un mélange de 5 volumes d'*acide acétique dilué R* et de 95 volumes de *butanol R*. Chauffez la plaque à 100-105 °C pendant 2 min. La tache principale du chromatogramme obtenu avec la solution à examiner est semblable quant à sa position, sa coloration et ses dimensions à la tache principale du chromatogramme obtenu avec la solution témoin.

C. Dissolvez 50 mg de glycine dans 5 ml d'*eau R*, ajoutez 1 ml de *solution concentrée d'hypochlorite de sodium R* et faites bouillir pendant 2 min. Ajoutez 1 ml d'*acide chlorhydrique R* et faites bouillir pendant 4 min à 5 min. Ajoutez 2 ml d'*acide chlorhydrique R* et 1 ml d'une solution de *résorcinol R* à 20 g/l, faites bouillir pendant 1 min et refroidissez. Ajoutez 10 ml d'*eau R* et mélangez. A 5 ml de cette solution, ajoutez 6 ml de *solution diluée d'hydroxyde de sodium R*. La solution est violette et présente une fluorescence jaune-vert. Après quelques minutes, la coloration vire à l'orangé, puis au jaune, en conservant une intense fluorescence.

ESSAI

Solution S. Dissolvez 5 g de glycine dans de l'*eau exempte de dioxyde de carbone R* et complétez à 50 ml avec le même solvant.

Aspect de la solution. La solution S est limpide (*2.2.1*) et n'est pas plus fortement colorée que la solution témoin J_7 (*2.2.2, Procédé II*).

Détermination du pH (*2.2.3*). Prélevez 10 ml de solution S et complétez à 20 ml avec de l'*eau exempte de dioxyde de carbone R*. Le pH de la solution est de 5,9 à 6,4.

Chlorures (*2.4.4*). Dissolvez 0,67 g de glycine dans de l'*eau R* et complétez à 15 ml avec le même solvant. La solution satisfait à l'essai limite des chlorures (75 ppm).

Métaux lourds (*2.4.8*). 12 ml de solution S satisfont à l'essai limite A des métaux lourds (10 ppm). Préparez le témoin avec la *solution à 1 ppm de plomb (Pb) R*.

Perte à la dessiccation (*2.2.32*). Déterminée à l'étuve à 100-105 °C pendant 2 h sur 1,000 g de glycine, la perte à la dessiccation n'est pas supérieure à 0,5 pour cent.

Cendres sulfuriques (*2.4.14*). Déterminé sur 1,0 g de glycine, le taux des cendres sulfuriques n'est pas supérieur à 0,1 pour cent.

DOSAGE

Dissolvez 70,0 mg de glycine dans 3 ml d'*acide formique anhydre R*. Ajoutez 30 ml d'*acide acétique anhydre R*. Titrez immédiatement après dissolution par l'*acide perchlorique 0,1 M*. Déterminez le point de fin de titrage par potentiométrie (*2.2.20*).

1 ml d'*acide perchlorique 0,1 M* correspond à 7,51 mg de $C_2H_5NO_2$.

01/2002:0532

GOMME ADRAGANTE

Tragacantha

DÉFINITION

La gomme adragante est l'exsudation gommeuse, durcie à l'air, s'écoulant naturellement ou par incision du tronc et des branches d'*Astragalus gummifer* Labill. et de certaines autres espèces du genre *Astragalus* d'Asie occidentale.

CARACTÈRES

La gomme adragante présente les caractères macroscopiques et microscopiques décrits aux identifications A et B.

IDENTIFICATION

A. La gomme adragante se présente sous forme de rubans minces, aplatis, plus ou moins incurvés, blancs à jaune pâle, translucides, cornés, à cassure courte ; ces lamelles ont une longueur de 30 mm et une largeur de 10 mm environ et peuvent atteindre une épaisseur de 1 mm. La surface comporte de fines stries longitudinales et des ondulations transversales, concentriques. La gomme adragante peut aussi contenir des fragments de forme analogue, mais un peu plus épais, plus opaques et plus difficiles à briser.

B. Réduisez la gomme adragante en poudre (355). La poudre est blanche ou sensiblement blanche et elle forme un gel mucilagineux avec 10 fois environ sa masse d'*eau R*. Examinez au microscope en utilisant une solution de *glycérol R* à 50 pour cent *V/V*. La poudre présente dans la masse gommeuse de nombreuses membranes cellulaires stratifiées qui se colorent lentement en violet par addition de *solution de chlorure de zinc iodée R* et qui enveloppent des grains d'amidon de forme arrondie, parfois déformés, isolés ou en petits amas. Le diamètre de ces grains est de 4 µm à 10 µm, mais exceptionnellement, il peut atteindre 20 µm. Ces grains présentent un hile central, visible en lumière polarisée entre nicols croisés.

C. Examinez les chromatogrammes obtenus dans l'essai de la gomme arabique. Le chromatogramme obtenu avec la solution à examiner présente 3 bandes correspondant respectivement au galactose, à l'arabinose et au xylose. Une faible bande jaunâtre près du front de solvant et une bande vert-gris entre celles correspondant respectivement au galactose et à l'arabinose peuvent être présentes.

D. Humectez 0,5 g de gomme adragante pulvérisée (355) avec 1 ml d'*alcool R* et ajoutez, peu à peu et en agitant, 50 ml d'*eau R* jusqu'à obtention d'un mucilage homogène. A 5 ml du mucilage, ajoutez 5 ml d'*eau R* et 2 ml de *solution d'hydroxyde de baryum R*. Il se forme un léger précipité floconneux. Chauffez le mélange au bain-marie pendant 10 min. Il se développe une coloration jaune intense.

ESSAI

Gomme arabique. Opérez par chromatographie sur couche mince (*2.2.27*) en utilisant une *plaque au gel de silice pour CCM R*.

Solution à examiner. Dans un tube à centrifuger à paroi épaisse, introduisez 100 mg de gomme adragante pulvérisée (355). Ajoutez 2 ml d'une solution d'*acide trifluoracétique R* à 100 g/l. Agitez énergétiquement pour dissoudre le gel formé, bouchez le tube et chauffez le mélange à 120 °C pendant 1 h. Centrifugez l'hydrolysat obtenu, transvasez avec précaution le surnageant limpide dans un flacon de 50 ml, ajoutez 10 ml d'*eau R* et évaporez à siccité sous pression réduite. Au film limpide obtenu, ajoutez 0,1 ml d'*eau R*, puis 0,9 ml de *méthanol R*. Centrifugez pour séparer le précipité amorphe. Recueillez le surnageant et, si nécessaire, complétez à 1 ml avec du *méthanol R*.

Solution témoin. Dissolvez 10 mg d'*arabinose R*, 10 mg de *galactose R*, 10 mg de *rhamnose R* et 10 mg de *xylose R* dans 1 ml d'*eau R*, puis complétez à 10 ml avec du *méthanol R*.

Déposez sur la plaque, en bandes, 10 µl de chaque solution. Développez sur un parcours de 10 cm avec un mélange de 10 volumes d'une solution de *phosphate monosodique R* à 16 g/l, de 40 volumes de *butanol R* et de 50 volumes d'*acétone R*. Séchez la plaque dans un courant d'air chaud pendant quelques minutes et développez de nouveau sur un parcours de 15 cm avec la même phase mobile. Séchez la plaque à 110 °C pendant 10 min. Pulvérisez de la *solution d'aldéhyde anisique R* et chauffez à nouveau à 110 °C pendant 10 min. Le chromatogramme obtenu avec la solution témoin présente 4 bandes colorées, nettement séparées, correspondant respectivement au galactose (vert-gris à vert), à l'arabinose (vert-jaune), au xylose (gris-vert à gris-jaune) et au rhamnose (vert-jaune) par ordre de R_f croissant. Le chromatogramme obtenu avec la solution à examiner ne présente pas de bande vert-jaune correspondant à la bande du rhamnose dans le chromatogramme obtenu avec la solution témoin.

Méthylcellulose. Examinez les chromatogrammes obtenus dans l'essai de la gomme arabique. Le chromatogramme obtenu avec la solution à examiner ne présente pas de bande rouge près du front de solvant.

Gomme de sterculia

A. Dans une éprouvette de 10 ml à bouchon rodé, graduée en 0,1 ml, agitez un mélange de 0,2 g de gomme adragante pulvérisée (355) et de 10 ml d'*alcool à 60 pour cent V/V R*. Le volume du gel qui peut se former n'est pas supérieur à 1,5 ml.

B. Agitez 1,0 g de gomme adragante pulvérisée (355) avec 100 ml d'*eau R*. Au mucilage, ajoutez 0,1 ml de *solution de rouge de méthyle R*. Le virage de l'indicateur ne nécessite pas plus de 5,0 ml d'*hydroxyde de sodium 0,01 M*.

Substances étrangères. Dans un ballon à fond rond de 250 ml, introduisez 2,0 g de gomme adragante pulvérisée (355) et 95 ml de *méthanol R*. Mouillez la poudre en l'agitant par rotation. Ajoutez 60 ml d'*acide chlorhydrique R1* et quelques billes de verre d'un diamètre de 4 mm environ. Chauffez au bain-marie à reflux pendant 3 h, en agitant de temps en temps. Eliminez les billes de verre et filtrez sous vide la suspension chaude sur un filtre de verre fritté (160). Lavez la fiole avec une petite quantité d'*eau R* et versez les eaux de lavage sur le filtre. Lavez le résidu sur le filtre avec 40 ml environ de *méthanol R* et desséchez à 110 °C jusqu'à masse constante (1 h environ). Laissez refroidir dans un dessiccateur et pesez. La masse du résidu n'est pas supérieure à 20 mg (1,0 pour cent).

Temps d'écoulement. Dans un ballon à fond rond à bouchon rodé de 1000 ml, introduisez 1,0 g de gomme adragante pulvérisée (125-250), ajoutez 8,0 ml d'*alcool R* et bouchez le ballon. Dispersez en agitant la suspension de gomme adragante sur la surface interne du ballon en évitant de mouiller le bouchon. Ouvrez le ballon, ajoutez en une fois 72,0 ml d'*eau R*. Bouchez le ballon et agitez vigoureusement pendant 3 min. Laissez reposer pendant 24 h et agitez de nouveau vigoureusement pendant 3 min. Eliminez les bulles d'air du mucilage en faisant le vide pendant 5 min. Transvasez le mucilage dans une éprouvette de 50 ml. Plongez dans le mucilage un tube de verre d'une longueur de 200 mm et d'un diamètre intérieur de 6,0 mm, portant des graduations respectivement à 20 mm et à 120 mm de l'extrémité inférieure du tube. Celui-ci ne doit pas être rincé avec des substances tensioactives. Lorsque le mucilage atteint la graduation supérieure, obturez le tube avec le doigt. Sortez le tube fermé de l'éprouvette et retirez le doigt. Au moyen d'un chronomètre, mesurez le temps que met le ménisque pour atteindre la graduation inférieure. Répétez 4 fois l'opération. Le temps d'écoulement représenté par la moyenne des 3 dernières mesures n'est pas inférieur à 10 s. Lorsque la gomme adragante est destinée à la préparation d'émulsions, le temps d'écoulement n'est pas inférieur à 50 s.

Cendres totales (*2.4.16*). Le taux des cendres totales n'est pas supérieur à 4,0 pour cent.

Contamination microbienne. La gomme adragante satisfait à une limite du nombre de germes aérobies viables totaux (*2.6.12*) de 10^4 microorganismes par gramme, déterminé par dénombrement sur plaque de gélose. La gomme adragante satisfait aux essais d'*Escherichia coli* et des salmonelles (*2.6.13*).

CONSERVATION

A l'abri de la lumière.

ÉTIQUETAGE

L'étiquette indique si la gomme adragante convient ou non à la préparation d'émulsions.

01/2002:0307

GOMME ARABIQUE

Acaciae gummi

DÉFINITION

La gomme arabique est l'exsudation gommeuse, durcie à l'air, s'écoulant naturellement ou par incision du tronc et des branches d'*Acacia senegal* L. Willdenow et d'autres espèces d'*Acacia* d'origine africaine.

CARACTÈRES

La gomme arabique est presque complètement, mais très lentement soluble dans 2 fois sa masse d'eau (après 2 h environ) et ne laisse qu'un résidu minime de particules végétales. Le liquide obtenu est incolore ou jaunâtre, dense, visqueux, adhésif, translucide, faiblement acide au papier tournesol bleu. La gomme arabique est pratiquement insoluble dans l'alcool.

Elle présente les caractères macroscopiques et microscopiques décrits aux identifications A et B.

IDENTIFICATION

A. La gomme arabique est constituée par des masses (larmes) sphéroïdales, ovales ou réniformes, d'un diamètre de 1 cm à 3 cm environ, blanc-jaune, jaunes ou faiblement ambrées, teintées quelquefois en rose, friables, opaques, à surface fréquemment crevassée, se brisant facilement en fragments à cassure conchoïdale, anguleux, irréguliers, blanchâtres ou légèrement jaunâtres, d'éclat vitreux et transparent. Les larmes entières présentent parfois en leur centre une petite cavité.

B. Réduisez la gomme arabique en poudre (355). La poudre est blanche ou blanc-jaune. Examinez au microscope en utilisant une solution de *glycérol R* à 50 pour cent *V/V*. La poudre présente des fragments anguleux, irréguliers, incolores et transparents. Seules des traces d'amidon ou de tissus végétaux sont visibles. La poudre ne contient pas de membrane stratifiée.

C. A 2 ml de solution S (voir Essai) ajoutez 8 ml d'*eau R* ; la solution est lévogyre.

D. Examinez les chromatogrammes obtenus dans l'essai de glucose et fructose. Le chromatogramme obtenu avec la solution à examiner présente 3 bandes dues au galactose, à l'arabinose et au rhamnose. Il n'apparaît pas d'autres bandes importantes, en particulier dans la partie supérieure du chromatogramme.

E. Dissolvez 1 g de gomme arabique pulvérisée (355) dans 2 ml d'*eau R* en agitant fréquemment pendant 2 h. Ajoutez 2 ml d'*alcool R*. Par agitation, il se forme un gel blanc et consistant. Ajoutez ensuite 10 ml d'*eau R*. Le mélange redevient fluide.

Monographies D - K

ESSAI

Solution S. Dissolvez 3,0 g de gomme arabique pulvérisée (355) dans 25 ml d'*eau R* en agitant pendant 30 min. Laissez reposer pendant 30 min et complétez à 30 ml avec de l'*eau R*.

Matières insolubles. A 5,0 g de gomme arabique pulvérisée (355), ajoutez 100 ml d'*eau R* et 14 ml d'*acide chlorhydrique dilué R*. Chauffez à douce ébullition pendant 15 min en agitant fréquemment ; filtrez à chaud sur un filtre de verre fritté taré ; lavez à l'*eau R* chaude et desséchez à 100-105 °C. La masse du résidu n'est pas supérieure à 25 mg (0,5 pour cent).

Glucose et fructose. Opérez par chromatographie sur couche mince (*2.2.27*) en utilisant une *plaque au gel de silice pour CCM R*.

Solution à examiner. Dans un tube à centrifuger à paroi épaisse, introduisez 0,100 g de gomme arabique pulvérisée (355). Ajoutez 2 ml d'une solution d'*acide trifluoracétique R* à 100 g/l. Agitez énergiquement pour dissoudre le gel en formation, bouchez le tube et chauffez le mélange à 120 °C pendant 1 h. Centrifugez l'hydrolysat obtenu, transvasez avec précaution le surnageant limpide dans un ballon de 50 ml, ajoutez 10 ml d'*eau R* et évaporez à siccité sous pression réduite. Au film limpide obtenu ajoutez 0,1 ml d'*eau R*, puis 0,9 ml de *méthanol R*. Centrifugez pour séparer le précipité amorphe. Recueillez le surnageant et, si nécessaire, complétez à 1 ml avec du *méthanol R*.

Solution témoin. Dissolvez 10 mg d'*arabinose R*, 10 mg de *galactose R*, 10 mg de *glucose R*, 10 mg de *rhamnose R* et 10 mg de *xylose R* dans 1 ml d'*eau R*, puis complétez à 10 ml avec du *méthanol R*.

Déposez sur la plaque, en bandes, 10 µl de chaque solution. Développez sur un parcours de 10 cm avec un mélange de 10 volumes d'une solution de *phosphate monosodique R* à 16 g/l, de 40 volumes de *butanol R* et de 50 volumes d'*acétone R*. Séchez la plaque dans un courant d'air chaud pendant quelques minutes et développez de nouveau sur un parcours de 15 cm avec la même phase mobile. Séchez la plaque à 110 °C pendant 10 min. Pulvérisez de la *solution d'aldéhyde anisique R* et chauffez de nouveau à 110 °C pendant 10 min. Le chromatogramme obtenu avec la solution témoin présente 5 bandes colorées, nettement séparées, dues respectivement au galactose (vert-gris à vert), au glucose (gris), à l'arabinose (vert-jaune), au xylose (gris-vert à gris-jaune) et au rhamnose (vert-jaune), par ordre de R_f croissant. Le chromatogramme obtenu avec la solution à examiner ne présente pas de bande grise ni de bande vert-gris entre les bandes correspondant au galactose et à l'arabinose dans le chromatogramme obtenu avec la solution témoin.

Amidon, dextrine et agar-agar. Faites bouillir 10 ml de solution S et refroidissez. Ajoutez 0,1 ml d'*iode 0,05 M*. Il ne se développe pas de coloration bleue ou brun-rouge.

Gomme de sterculia

A. Dans une éprouvette à bouchon rodé de 10 ml, graduée tous les 0,1 ml, introduisez 0,2 g de gomme arabique pulvérisée (355) et 10 ml d'*alcool à 60 pour cent V/V R* et agitez. Le volume du gel qui peut se former n'est pas supérieur à 1,5 ml.

B. A 1,0 g de gomme arabique pulvérisée (355) ajoutez 100 ml d'*eau R* et agitez. Au mucilage, ajoutez 0,1 ml de *solution de rouge de méthyle R*. Le virage de l'indicateur ne nécessite pas plus de 5,0 ml d'*hydroxyde de sodium 0,01 M*.

Tanins. A 10 ml de solution S, ajoutez 0,1 ml de *solution de chlorure ferrique R1*. Il se forme un précipité gélatineux, mais ni le précipité, ni le liquide ne sont colorés en bleu foncé.

Gomme adragante. Examinez les chromatogrammes obtenus dans l'essai de glucose et fructose. Le chromatogramme obtenu avec la solution à examiner ne présente pas de bande gris-vert à gris-jaune correspondant à la bande du xylose dans le chromatogramme obtenu avec la solution témoin.

Perte à la dessiccation (*2.2.32*). Déterminée à l'étuve à 100-105 °C sur 1,000 g de gomme arabique pulvérisée (355), la perte à la dessiccation n'est pas supérieure à 15,0 pour cent.

Cendres totales (*2.4.16*). Le taux des cendres totales n'est pas supérieur à 4,0 pour cent.

Contamination microbienne. La gomme arabique satisfait à une limite du nombre de germes aérobies viables totaux (*2.6.12*) de 10^4 microorganismes par gramme, déterminé par dénombrement sur plaque de gélose. La gomme arabique satisfait à l'essai d'*Escherichia coli* (*2.6.13*).

CONSERVATION

A l'abri de la lumière.

01/2002:0308

GOMME ARABIQUE (NÉBULISAT DE)

Acaciae gummi dispersione desiccatum

DÉFINITION

Le nébulisat de gomme arabique est obtenu à partir d'une solution de gomme arabique.

CARACTÈRES

Le nébulisat de gomme arabique se dissout complètement et rapidement, après 20 min environ, dans 2 fois sa masse d'eau. Le liquide obtenu est incolore ou jaunâtre, dense, visqueux, adhésif, translucide, faiblement acide au papier tournesol bleu. Le nébulisat de gomme arabique est pratiquement insoluble dans l'alcool.

IDENTIFICATION

A. Examiné au microscope, dans l'*alcool R*, le nébulisat de gomme arabique se présente principalement sous la forme de particules sphéroïdales d'un diamètre de 4 µm à 40 µm environ, contenant une cavité centrale avec une ou plusieurs bulles d'air. Quelques petits fragments plats sont visibles. En lumière polarisée il n'apparaît aucun grain d'amidon présentant le phénomène de biréfringence. La préparation ne présente pas de tissus végétaux.

B. A 2 ml de solution S (voir Essai) ajoutez 8 ml d'*eau R* ; la solution est lévogyre.

C. Examinez les chromatogrammes obtenus dans l'essai de glucose et fructose. Le chromatogramme obtenu avec la solution à examiner présente 3 bandes dues au galactose, à l'arabinose et au rhamnose. Il n'apparaît pas d'autres bandes importantes, en particulier dans la partie supérieure du chromatogramme.

D. Dissolvez 1 g de nébulisat de gomme arabique dans 2 ml d'*eau R* en agitant fréquemment pendant 20 min. Ajoutez 2 ml d'*alcool R*. Par agitation, il se forme un gel blanc et consistant qui redevient fluide après addition de 10 ml d'*eau R*.

ESSAI

Solution S. Dissolvez 3,0 g de nébulisat de gomme arabique dans 25 ml d'*eau R* en agitant pendant 10 min. Laissez reposer pendant 20 min et complétez à 30 ml avec de l'*eau R*.

Monographies D - K

Glucose et fructose. Opérez par chromatographie sur couche mince (*2.2.27*) en utilisant une *plaque au gel de silice pour CCM R*.

Solution à examiner. Dans un tube à centrifuger à paroi épaisse, introduisez 0,100 g de nébulisat de gomme arabique. Ajoutez 2 ml d'une solution d'*acide trifluoracétique R* à 100 g/l. Agitez énergiquement pour dissoudre le gel en formation, bouchez le tube et chauffez le mélange à 120 °C pendant 1 h. Centrifugez l'hydrolysat obtenu, transvasez avec précaution le surnageant limpide dans un ballon de 50 ml, ajoutez 10 ml d'*eau R* et évaporez à siccité sous pression réduite. Au film limpide obtenu ajoutez 0,1 ml d'*eau R*, puis 0,9 ml de *méthanol R*. Centrifugez pour séparer le précipité amorphe. Recueillez le surnageant et, si nécessaire, complétez à 1 ml avec du *méthanol R*.

Solution témoin. Dissolvez 10 mg d'*arabinose R*, 10 mg de *galactose R*, 10 mg de *glucose R*, 10 mg de *rhamnose R* et 10 mg de *xylose R* dans 1 ml d'*eau R*, puis complétez à 10 ml avec du *méthanol R*.

Déposez sur la plaque, en bandes, 10 µl de chaque solution. Développez sur un parcours de 10 cm avec un mélange de 10 volumes d'une solution de *phosphate monosodique R* à 16 g/l, de 40 volumes de *butanol R* et de 50 volumes d'*acétone R*. Séchez la plaque dans un courant d'air chaud pendant quelques minutes et développez de nouveau sur un parcours de 15 cm avec la même phase mobile. Séchez la plaque à 110 °C pendant 10 min. Pulvérisez de la *solution d'aldéhyde anisique R* et chauffez de nouveau à 110 °C pendant 10 min. Le chromatogramme obtenu avec la solution témoin présente 5 bandes colorées, nettement séparées, dues respectivement au galactose (vert-gris à vert), au glucose (gris), à l'arabinose (vert-jaune), au xylose (gris-vert à gris-jaune) et au rhamnose (vert-jaune), par ordre de R_f croissant. Le chromatogramme obtenu avec la solution à examiner ne présente pas de bande grise ni de bande vert-gris entre les bandes correspondant au galactose et à l'arabinose dans le chromatogramme obtenu avec la solution témoin.

Amidon, dextrine et agar-agar. Faites bouillir 10 ml de solution S et refroidissez. Ajoutez 0,1 ml d'*iode 0,05 M*. Il ne se développe pas de coloration bleue ou brun-rouge.

Gomme de sterculia

A. Dans une éprouvette à bouchon rodé de 10 ml, graduée tous les 0,1 ml, introduisez 0,2 g de nébulisat de gomme arabique et 10 ml d'*alcool à 60 pour cent V/V R* et agitez. Le volume du gel qui peut se former n'est pas supérieur à 1,5 ml.

B. A 1,0 g de nébulisat de gomme arabique ajoutez 100 ml d'*eau R* et agitez. Au mucilage, ajoutez 0,1 ml de *solution de rouge de méthyle R*. Le virage de l'indicateur ne nécessite pas plus de 5,0 ml d'*hydroxyde de sodium 0,01 M*.

Tanins. A 10 ml de solution S, ajoutez 0,1 ml de *solution de chlorure ferrique R1*. Il se forme un précipité gélatineux, mais ni le précipité, ni le liquide ne sont colorés en bleu foncé.

Gomme adragante. Examinez les chromatogrammes obtenus dans l'essai de glucose et fructose. Le chromatogramme obtenu avec la solution à examiner ne présente pas de bande gris-vert à gris-jaune correspondant à la bande du xylose dans le chromatogramme obtenu avec la solution témoin.

Perte à la dessiccation (*2.2.32*). Déterminée à l'étuve à 100-105 °C sur 1,000 g de nébulisat de gomme arabique, la perte à la dessiccation n'est pas supérieure à 10,0 pour cent.

Cendres totales (*2.4.16*). Le taux des cendres totales n'est pas supérieur à 4,0 pour cent.

Contamination microbienne. Le nébulisat de gomme arabique satisfait à une limite du nombre de germes aérobies viables totaux (*2.6.12*) de 10^4 microorganismes par gramme, déterminé par dénombrement sur plaque de gélose. Le nébulisat de gomme arabique satisfait à l'essai d'*Escherichia coli* (*2.6.13*).

CONSERVATION

A l'abri de la lumière.

01/2002:1277

GOMME XANTHANE

Xanthani gummi

DÉFINITION

La gomme xanthane est un polyoside anionique de masse moléculaire élevée produit par fermentation de glucides par *Xanthomonas campestris*. Elle se compose d'une chaîne principale constituée d'unités D-glucose liées par des ponts glycosidiques β(1→4) ; une unité anhydroglucose sur deux porte une chaîne latérale triosidique constituée d'un résidu acide glucuronique compris entre deux unités mannose. La plupart des unités terminales contiennent un groupement pyruvate et l'unité mannose adjacente à la chaîne principale peut être acétylée en C-6.

La gomme xanthane a une masse moléculaire voisine de 1×10^6. Elle contient au minimum 1,5 pour cent de groupes pyruvoyle ($C_3H_3O_2$; masse relative du groupe 71,1), calculé par rapport à la substance desséchée. La gomme xanthane existe sous la forme de sel sodique, potassique ou calcique.

CARACTÈRES

Poudre blanche à blanc-jaune, à écoulement fluide, soluble dans l'eau en donnant une solution fortement visqueuse, pratiquement insoluble dans les solvants organiques.

IDENTIFICATION

A. Dans un ballon, mettez en suspension 1 g de gomme xanthane dans 15 ml d'*acide chlorhydrique 0,1 M*. Fermez le ballon avec une boule à fermentation contenant de la *solution d'hydroxyde de baryum R* et chauffez avec précaution pendant 5 min. Il apparaît une turbidité blanche dans la solution d'hydroxyde de baryum.

B. Placez, dans un vase à précipiter de 400 ml, 300 ml d'*eau R* préalablement chauffée à 80 °C et maintenue sous agitation mécanique rapide. Ajoutez au point d'agitation maximum un mélange sec de 1,5 g de *gomme de caroube R* et de 1,5 g de gomme xanthane. Agitez jusqu'à dissolution complète, et poursuivez l'agitation pendant 30 min au moins sans laisser la température de l'eau descendre au-dessous de 60 °C. Cessez d'agiter et laissez reposer pendant 2 h au moins. Lorsque la température descend au-dessous de 40 °C, il se forme un gel caoutchouteux solide. Préparez de la même manière une solution témoin contenant 1 pour cent de gomme xanthane, sans gomme de caroube. Il ne se forme pas de gel.

ESSAI

Détermination du pH (*2.2.3*). Le pH d'une solution de gomme xanthane à 10,0 g/l est de 6,0 à 8,0.

Viscosité (*2.2.10*). Dans un vase à précipiter de 500 ml, ajoutez en 45 s à 90 s 3,0 g de gomme xanthane à 250 ml d'une solution de *chlorure de potassium R* à 12 g/l, en agitant à l'aide d'un agitateur à hélice pourvue de pales à faible inclinaison, tournant à 800 tr/min. Lors de l'addition de la gomme xanthane, veillez à bien désagréger les agglomérats. Ajoutez 44 ml d'*eau R* pour nettoyer les parois du vase de tout résidu adhérant. Agitez la préparation à 800 tr/min pendant 2 h, en maintenant la température à 24 ± 1 °C. Déterminez la viscosité dans les 15 min qui suivent, à l'aide d'un viscosimètre rotatif réglé à 60 tr/min et équipé d'un cylindre d'une hauteur de 1,6 mm et d'un diamètre de 12,7 mm, fixé à un axe de 3,2 mm de diamètre. La distance du haut du cylindre au bas de l'axe est de 25,4 mm et la profondeur d'immersion de 50,0 mm.

La viscosité de la solution de gomme xanthane à 24 ± 1 °C n'est pas inférieure à 600 mPa·s.

2-Propanol. Opérez par chromatographie en phase gazeuse (*2.2.28*) en utilisant du *2-méthyl-2-propanol R* comme étalon interne.

Solution d'étalon interne. Prélevez 0,50 g de *2-méthyl-2-propanol R* et complétez à 500 ml avec de l'*eau R*.

Solution à examiner. Dans un ballon à fond rond de 1000 ml, ajoutez à 200 ml d'*eau R* 5,0 g de gomme xanthane et 1 ml d'une émulsion de *diméticone R* à 10 g/l dans de la *paraffine liquide R*. Bouchez le ballon et agitez pendant 1 h. Distillez environ 90,0 ml de cette préparation, ajoutez au distillat 4,0 ml de solution d'étalon interne et complétez à 100,0 ml avec de l'*eau R*.

Solution témoin. Diluez dans de l'*eau R* une quantité appropriée de *2-propanol R* précisément pesée, de façon à obtenir une solution de concentration connue sensiblement égale à 1 mg de 2-propanol par millilitre. A 4,0 ml de cette solution, ajoutez 4,0 ml de solution d'étalon interne et complétez à 100,0 ml avec de l'*eau R*.

La chromatographie peut être réalisée en utilisant :

- une colonne d'une longueur de 1,8 m et d'un diamètre intérieur de 4,0 mm, remplie de *copolymère styrène-divinylbenzène R*,
- comme gaz vecteur, de l'*hélium pour chromatographie R* à un débit de 30 ml/min,
- un détecteur à ionisation de flamme,

en maintenant la température de la colonne à 165 °C, celle de la chambre à injection et celle du détecteur à 200 °C.

Injectez 5 µl de solution à examiner et 5 µl de solution témoin. Le temps de rétention relatif du 2-méthyl-2-propanol par rapport à celui du 2-propanol est de 1,5 environ.

La gomme xanthane ne contient pas plus de 750 ppm de 2-propanol.

Autres polyosides. Opérez par chromatographie sur couche mince (*2.2.27*) en utilisant une *plaque au gel de silice pour CCM R*.

Solution à examiner. Dans un tube à centrifuger à paroi épaisse, introduisez 10 mg de gomme xanthane. Ajoutez 2 ml d'une solution d'*acide trifluoracétique R* à 230 g/l. Agitez énergiquement pour dissoudre le gel en formation, bouchez le tube et chauffez le mélange à 120 °C pendant 1 h. Centrifugez l'hydrolysat obtenu, transvasez avec précaution le surnageant limpide dans un ballon de 50 ml, ajoutez 10 ml d'*eau R* et évaporez à siccité sous pression réduite. Reprenez le résidu dans 10 ml d'*eau R* et évaporez à nouveau à siccité sous pression réduite. Lavez avec 3 fois 20 ml de *méthanol R* et évaporez sous pression réduite. Au film limpide obtenu, qui ne présente pas l'odeur d'acide acétique, ajoutez 0,1 ml d'*eau R*, puis 1 ml de *méthanol R*. Centrifugez pour séparer le précipité amorphe. Recueillez le surnageant et, si nécessaire, complétez à 1 ml avec du *méthanol R*.

Solution témoin. Dissolvez 10 mg de *glucose R* et 10 mg de *mannose R* dans 2 ml d'*eau R* et complétez à 10 ml avec du *méthanol R*.

Déposez séparément sur la plaque, en bandes, 5 µl de chaque solution. Développez sur un parcours de 15 cm avec un mélange de 10 volumes d'une solution de *phosphate monosodique R* à 16 g/l, de 40 volumes de *butanol R* et de 50 volumes d'*acétone R*. Pulvérisez uniformément une solution préparée en dissolvant 0,5 g de *diphénylamine R* dans 25 ml de *méthanol R* additionné de 0,5 ml d'*aniline R* et de 2,5 ml d'*acide phosphorique R*. Chauffez à 120 °C pendant 5 min. Examinez à la lumière du jour. L'essai n'est valable que si le chromatogramme obtenu avec la solution témoin présente dans son tiers médian 2 bandes brun-gris nettement séparées correspondant respectivement au glucose et au mannose. Le chromatogramme obtenu avec la solution à examiner présente 2 bandes correspondantes. Il peut en outre présenter une bande rougeâtre et 2 bandes gris-bleu de faible intensité juste au-dessus de la ligne de départ. Une ou 2 bandes gris-bleu peuvent également être visibles dans le quart supérieur du chromatogramme. Aucune autre bande n'est détectée.

Perte à la dessiccation (*2.2.32*). Déterminée à l'étuve à 100-105 °C pendant 2,5 h sur 1,000 g de gomme xanthane, la perte à la dessiccation n'est pas supérieure à 15,0 pour cent.

Cendres totales (*2.4.16*). Le taux des cendres totales est de 6,5 pour cent à 16,0 pour cent.

Contamination microbienne. La gomme xanthane satisfait à une limite du nombre de germes aérobies viables totaux de 10^3 bactéries par gramme et de 10^2 moisissures et levures par gramme, déterminés par dénombrement sur plaque de gélose (*2.6.12*). Elle satisfait à l'essai d'*Escherichia coli* (*2.6.13*).

DOSAGE

Solution à examiner. Dissolvez dans de l'*eau R* une quantité de gomme xanthane correspondant à 120,0 mg de substance desséchée et complétez à 20,0 ml avec le même solvant.

Solution témoin. Dissolvez 45,0 mg d'*acide pyruvique R* dans de l'*eau R* et complétez à 500,0 ml avec le même solvant.

Introduisez 10,0 ml de solution à examiner dans un ballon à fond rond de 50 ml, ajoutez 20,0 ml d'*acide chlorhydrique 0,1 M* et pesez. Chauffez à reflux dans un bain-marie pendant 3 h. Pesez et ajustez à la masse initiale avec de l'*eau R*. Dans une ampoule à décanter, mélangez 2,0 ml de solution obtenue avec 1,0 ml de *solution chlorhydrique de dinitrophénylhydrazine R*. Laissez reposer pendant 5 min, puis ajoutez 5,0 ml d'*acétate d'éthyle R*. Agitez et laissez décanter. Recueillez la phase supérieure et agitez avec 3 fois 5,0 ml de *solution de carbonate de sodium R*. Réunissez les phases aqueuses et complétez à 50,0 ml avec la *solution de carbonate de sodium R*. Mélangez. Traitez 10,0 ml de solution témoin de la même manière et au même moment que la solution à examiner.

Mesurez immédiatement l'absorbance des 2 solutions (*2.2.25*) à 375 nm, en utilisant la *solution de carbonate de sodium R* comme liquide de compensation.

L'absorbance de la solution à examiner n'est pas inférieure à celle de la solution témoin, ce qui correspond à une teneur en acide pyruvique de 1,5 pour cent au minimum.

01/2002:1149

GOMMES LAQUES

Lacca

DÉFINITION

Les gommes laques sont des produits purifiés obtenus à partir de la sécrétion résineuse de l'insecte femelle *Kerria lacca* (Kerr) Lindinger (*Laccifer lacca* Kerr). Les gommes laques existent en 4 qualités selon la nature du traitement de la gomme graine : gomme laque cireuse, gomme laque blanchie, gomme laque décirée, gomme laque décirée blanchie.

La gomme laque cireuse est obtenue à partir de gomme graine : elle est purifiée par filtration du produit fondu ou par extraction à chaud à l'aide d'un solvant approprié.

La gomme laque blanchie est obtenue à partir de gomme graine par traitement à l'hypochlorite de sodium après dissolution dans une solution alcaline appropriée. Elle est ensuite précipitée par un acide dilué, puis séchée.

La gomme laque décirée est obtenue à partir de gomme laque cireuse ou de gomme graine par traitement avec un solvant approprié. La fraction cireuse, insoluble, est éliminée par filtration.

La gomme laque décirée blanchie est obtenue à partir de gomme laque cireuse ou de gomme graine par traitement à l'hypochlorite de sodium après dissolution dans une solution alcaline appropriée, la fraction insoluble est éliminée par filtration. La gomme laque décirée blanchie est ensuite précipitée par un acide dilué, puis séchée.

CARACTÈRES

Les gommes laques se présentent sous forme de paillettes jaunes à orangé-brun, brillantes, translucides, dures ou cassantes, plus ou moins épaisses (gomme laque cireuse et gomme laque décirée), ou de poudre blanc crème à jaune-brun (gomme laque blanchie et gomme laque décirée blanchie).

Les gommes laques sont pratiquement insolubles dans l'eau, partiellement solubles dans l'éther. Elles donnent, avec l'éthanol, une solution plus ou moins opalescente (gomme laque cireuse et gomme laque blanchie) ou limpide (gomme laque décirée et gomme laque décirée blanchie). A chaud, elles sont assez solubles à solubles dans des solutions alcalines.

IDENTIFICATION

A. Opérez par chromatographie sur couche mince (*2.2.27*) en utilisant une plaque recouverte d'un gel de silice approprié contenant un indicateur de fluorescence dont l'intensité est optimale à 254 nm.

   Solution à examiner. Chauffez au bain-marie 0,25 g de gomme laque pulvérisée (500) avec 2 ml de *solution diluée d'hydroxyde de sodium R* pendant 5 min. Refroidissez la solution et ajoutez 5 ml d'*acétate d'éthyle R*, puis lentement et en agitant, 2 ml d'*acide acétique dilué R*. Agitez et filtrez la phase supérieure sur du *sulfate de sodium anhydre R*.

   Solution témoin. Dissolvez 6,0 mg d'*acide aleuritique R* dans 1,0 ml de *méthanol R*, en chauffant légèrement si nécessaire.

   Déposez sur la plaque, en bandes, 10 µl de chaque solution. Développez 2 fois sur un parcours de 15 cm avec un mélange de 1 volume d'*acide acétique R*, de 8 volumes de *méthanol R*, de 32 volumes de *chlorure de méthylène R* et de 60 volumes d'*acétate d'éthyle R*. Laissez sécher la plaque à l'air et pulvérisez de la *solution d'aldéhyde anisique R*. Chauffez la plaque à 100-105 °C pendant 5 min à 10 min et examinez à la lumière du jour. Le chromatogramme obtenu avec la solution à examiner présente plusieurs bandes colorées, dont l'une est semblable quant à sa position et sa coloration à la bande du chromatogramme obtenu avec la solution témoin. Au-dessus de cette bande, le chromatogramme obtenu avec la solution à examiner présente une bande rose, surmontée de plusieurs bandes violettes. Au-dessous de la bande correspondant à l'acide aleuritique, il présente une bande bleu clair (acide shellolique) accompagnée de bandes de même couleur mais d'intensité plus faible. D'autres bandes grises et violettes peu intenses peuvent être visibles.

B. Examinez les chromatogrammes obtenus dans l'essai de la colophane. Dans le cas de la gomme laque cireuse, dans le chromatogramme obtenu avec la solution à examiner, une bande gris-bleu plus ou moins intense est visible juste au-dessus de la bande due à la thymolphtaléine, dans le chromatogramme obtenu avec la solution témoin. Dans le cas de la gomme laque décirée, il n'apparaît pas de bande gris-bleu plus ou moins intense juste au-dessus de la bande due à la thymolphtaléine, dans le chromatogramme obtenu avec la solution témoin.

ESSAI

Colophane. Opérez par chromatographie sur couche mince (*2.2.27*) comme décrit sous Identification A, mais avec les modifications suivantes.

Solution à examiner. Dissolvez en chauffant 50 mg de gomme laque pulvérisée (500) dans un mélange de 0,5 ml de *chlorure de méthylène R* et de 0,5 ml de *méthanol R*.

Solution témoin. Dissolvez 2,0 mg de *thymolphtaléine R* dans 1,0 ml de *méthanol R*.

Examinez la plaque en lumière ultraviolette à 254 nm. Repérez dans le chromatogramme de la solution à examiner les bandes d'atténuation qui ont un R_f voisin de celui de la bande d'atténuation de fluorescence de la thymolphtaléine dans le chromatogramme obtenu avec la solution témoin. Pulvérisez de la *solution d'aldéhyde anisique R*, chauffez la plaque à 100-105 °C pendant 5 min à 10 min et examinez à la lumière du jour. Le chromatogramme obtenu avec la solution témoin présente une bande principale de coloration violet-rouge (thymolphtaléine). Dans le chromatogramme obtenu avec la solution à examiner, aucune des bandes d'atténuation de fluorescence ayant un R_f voisin de celui de la bande due à la thymolphtaléine dans le chromatogramme obtenu avec la solution témoin ne présente de coloration violette à brunâtre plus ou moins intense (colophane). Une faible bande violette peut être visible à cette hauteur, mais elle ne présente pas d'atténuation de fluorescence avant pulvérisation et chauffage.

Indice d'acide (*2.5.1*). Opérez sur 1,00 g de gomme laque grossièrement pulvérisée. Déterminez le point de fin de titrage par potentiométrie (*2.2.20*). L'indice d'acide, calculé par rapport à la substance desséchée, est de 65 à 95.

Arsenic (*2.4.2*). Dans un matras, introduisez 0,33 g de gomme laque et 5 ml d'*acide sulfurique R*, puis ajoutez avec précaution quelques millilitres de *solution concentrée de peroxyde d'hydrogène R* et chauffez à ébullition jusqu'à obtention d'une solution limpide et incolore. Concentrez à chaud pour éliminer l'eau et le plus possible d'acide sulfurique, puis complétez à 25 ml avec de l'*eau R*. La solution satisfait à l'essai limite A de l'arsenic (3 ppm).

Métaux lourds (*2.4.8*). 2,0 g de gomme laque satisfont à l'essai limite D des métaux lourds (10 ppm). Préparez le témoin avec 2 ml de *solution à 10 ppm de plomb (Pb) R*.

Perte à la dessiccation (*2.2.32*). Déterminée à l'étuve à 40-45 °C pendant 24 h sur 1,000 g de gomme laque pulvérisée (500), la perte à la dessiccation n'est pas supérieure à 2,0 pour cent dans le cas des gommes laques non blanchies et à 6,0 pour cent dans le cas des gommes laques blanchies.

CONSERVATION

A l'abri de la lumière. La gomme laque blanchie et la gomme laque décirée blanchie sont conservées à une température ne dépassant pas 15 °C.

ÉTIQUETAGE

L'étiquetage indique le type de gomme laque.

01/2002:0827

GONADORÉLINE (ACÉTATE DE)

Gonadorelini acetas

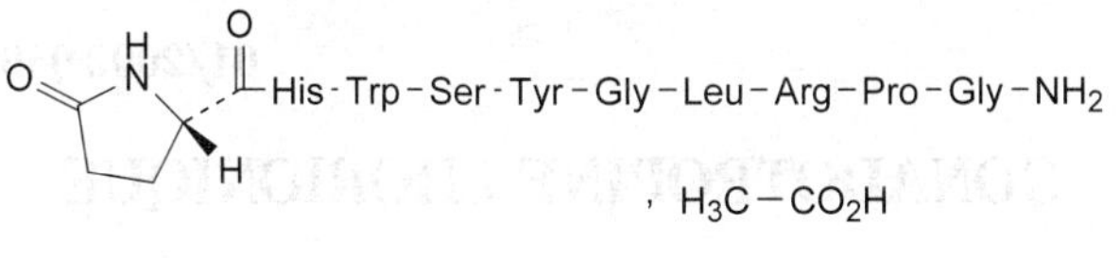

$C_{57}H_{79}N_{17}O_{15}$ M_r 1 242

DÉFINITION

L'acétate de gonadoréline est la forme acétate d'un peptide hypothalamique qui favorise la libération par l'hypophyse d'hormone folliculo-stimulante et d'hormone lutéinisante. Elle contient au minimum 95,0 pour cent et au maximum l'équivalent de 102,0 pour cent du peptide $C_{55}H_{75}N_{17}O_{13}$, calculé par rapport à la substance anhydre et exempte d'acide acétique. L'acétate de gonadoréline est obtenu par synthèse chimique.

CARACTÈRES

Poudre blanche ou légèrement jaunâtre, soluble dans l'eau et dans une solution d'acide acétique glacial à 1 pour cent *V/V*, assez soluble dans le méthanol.

IDENTIFICATION

A. Examinez les chromatogrammes obtenus dans le dosage. Le pic principal du chromatogramme obtenu avec la solution à examiner est semblable quant à son temps de rétention et ses dimensions approximatifs au pic principal du chromatogramme obtenu avec la solution témoin (a).

B. Opérez par chromatographie sur couche mince (*2.2.27*) en utilisant une *plaque au gel de silice G pour CCM R*.

Utilisez la solution à examiner et la solution témoin (a) préparées dans le dosage.

Déposez sur la plaque 10 µl de chaque solution. Développez sur un parcours de 15 cm avec un mélange de 6 volumes d'*acide acétique glacial R*, de 14 volumes d'*eau R*, de 45 volumes de *méthanol R* et de 60 volumes de *chlorure de méthylène R*. Laissez sécher la plaque à l'air pendant 5 min. Déposez au fond d'une chambre à chromatographie un verre de montre contenant un mélange de 10 ml d'une solution de *permanganate de potassium R* à 50 g/l et de 3 ml d'*acide chlorhydrique R*. Fermez la chambre et laissez reposer. Introduisez la plaque desséchée dans la chambre et fermez celle-ci. Laissez la plaque en contact avec les vapeurs de chlore pendant 2 min. Sortez la plaque et exposez-la à un courant d'air froid jusqu'à ce que l'excès de chlore soit éliminé et qu'un échantillon du gel situé au-dessous des points de dépôt ne soit plus coloré en bleu par addition de 0,05 ml de *solution amidonnée d'iodure de potassium R*. Pulvérisez de la *solution amidonnée d'iodure de potassium R*. La tache principale du chromatogramme obtenu avec la solution à examiner est semblable quant à sa position et ses dimensions à la tache principale du chromatogramme obtenu avec la solution témoin (a).

ESSAI

Aspect de la solution. Une solution d'acétate de gonadoréline à 10 g/l est limpide (*2.2.1*) et n'est pas plus fortement colorée que la solution témoin J_5 (*2.2.2, Procédé II*).

Pouvoir rotatoire spécifique (*2.2.7*). Dissolvez 10,0 mg d'acétate de gonadoréline dans 1,0 ml d'une solution d'*acide acétique glacial R* à 1 pour cent *V/V*. Calculé par rapport à la teneur en peptide déterminée dans le dosage, le pouvoir rotatoire spécifique est de – 54 à – 66.

Absorbance (*2.2.25*). Dissolvez 10,0 mg d'acétate de gonadoréline dans de l'*eau R* et complétez à 100,0 ml avec le même solvant. Corrigée pour une solution à 10 mg/100 ml sur la base de la teneur en peptide déterminée dans le dosage, l'absorbance mesurée au maximum à 278 nm est de 0,55 à 0,61.

Acides aminés. Opérez au moyen d'un analyseur d'acides aminés. Etalonnez l'appareil avec un mélange en quantités équimolaires d'ammoniaque, de glycine et de la forme L des acides aminés suivants :

lysine	thréonine	alanine	leucine
histidine	sérine	valine	tyrosine
arginine	acide glutamique	Méthionine	phénylalanine
acide aspartique	proline	isoleucine	

plus la moitié de la quantité équimolaire de L-cystine. Pour la validation de la méthode, utilisez un étalon interne approprié tel que la *DL-norleucine R*.

Solution à examiner. Dans un tube de verre dur rigoureusement propre, d'une longueur de 100 mm et d'un diamètre intérieur de 6 mm, introduisez 1,0 mg d'acétate de gonadoréline. Ajoutez une quantité appropriée d'une solution d'*acide chlorhydrique R* à 50 pour cent *V/V*. Immergez le tube dans un mélange réfrigérant à une température de – 5 °C, faites le vide dans le tube jusqu'à obtention d'une pression inférieure à 133 Pa, puis scellez. Chauffez à 110-115 °C pendant 16 h. Refroidissez le tube, puis ouvrez-le, transvasez son contenu dans un flacon de 10 ml à l'aide de 5 fois 0,2 ml d'*eau R* et évaporez à siccité sous pression réduite sur de l'*hydroxyde de potassium R*. Dissolvez le résidu dans de l'*eau R*, puis évaporez à siccité sous pression réduite sur de l'*hydroxyde de potassium R*, puis répétez ces opérations une fois. Reprenez le résidu par une solution tampon adaptée à l'analyseur d'acides aminés utilisé et complétez à un volume approprié avec la même solution tampon. Déposez un volume approprié dans l'analyseur d'acides aminés.

Exprimez la teneur de chacun des acides aminés en moles. Calculez la proportion relative des différents acides aminés en attribuant la valeur 1 à la somme divisée par 7 du nombre de moles d'histidine, d'acide glutamique, de leucine, de proline, de glycine et d'arginine. Les valeurs obtenues se situent dans les limites suivantes : sérine 0,7 à 1,05 ; acide glutamique 0,95 à 1,05 ; proline 0,95 à 1,05 ; glycine 1,9 à 2,1 ; leucine 0,9 à 1,1 ; tyrosine 0,7 à 1,05 ; histidine 0,95 à 1,05 ; arginine 0,95 à 1,05. La lysine et l'isoleucine sont absentes. D'autres acides aminés ne sont éventuellement présents qu'à l'état de traces, à l'exception du tryptophane.

Substances apparentées. Opérez par chromatographie liquide (*2.2.29*), comme décrit sous Dosage.

Injectez 20 µl de solution témoin (b). Ajustez la sensibilité du système de façon que, dans le chromatogramme obtenu, la hauteur du pic principal représente au moins 50 pour cent de l'échelle totale de l'enregistreur.

Injectez 20 µl de solution à examiner. Continuez la chromatographie pendant 2 fois le temps de rétention de la gonadoréline. S'il apparaît d'autres pics que le pic principal dans le chromatogramme obtenu avec la solution à examiner, la surface d'aucun d'entre eux n'est supérieure à 2 fois celle du pic principal du chromatogramme obtenu avec la solution témoin (b) (2 pour cent) et la somme de leur surface n'est pas supérieure à 5 fois celle du pic principal du chromatogramme obtenu avec la solution témoin (b) (5 pour cent). Ne tenez pas compte des pics dont la surface est inférieure à 0,05 fois la surface du pic principal du chromatogramme obtenu avec la solution témoin (b) (0,05 pour cent).

Acide acétique (*2.5.34*).

Solution à examiner. Dissolvez 10,0 mg d'acétate de gonadoréline dans un mélange de 5 volumes de phase mobile B et de 95 volumes de phase mobile A et complétez à 10,0 ml avec le même mélange de solvants.

L'acétate de gonadoréline contient de 4,0 pour cent à 7,5 pour cent d'acide acétique.

Teneur en eau (*2.5.12*). Déterminée par semi-microdosage sur 0,500 g d'acétate de gonadoréline, la teneur en eau n'est pas supérieure à 7,0 pour cent.

Stérilité (*2.6.1*). L'acétate de gonadoréline destiné à la préparation de formes pharmaceutiques administrées par voie parentérale sans autre procédé approprié de stérilisation satisfait également à l'essai de stérilité.

Endotoxines bactériennes (*2.6.14*) : moins de 70 UI/mg, si l'acétate de gonadoréline est destiné à la préparation de formes pharmaceutiques administrées par voie parentérale sans autre procédé approprié d'élimination des endotoxines bactériennes.

DOSAGE

Opérez par chromatographie liquide (*2.2.29*).

Solution à examiner. Dissolvez 5,0 mg d'acétate de gonadoréline dans de l'*eau R* et complétez à 10,0 ml avec le même solvant.

Solution témoin (a). Dissolvez le contenu d'une ampoule de *gonadoréline SCR* dans de l'*eau R* de façon à obtenir une concentration de 0,5 mg/ml.

Solution témoin (b). Prélevez 1,0 ml de solution à examiner et complétez à 100,0 ml avec de l'*eau R*.

Solution témoin (c). Dissolvez 2,5 mg d'acétate de gonadoréline dans 1 ml d'*acide chlorhydrique 0,1 M* et chauffez dans un bain-marie à 65 °C pendant 4 h. Ajoutez 1 ml d'*hydroxyde de sodium 0,1 M* et complétez à 5,0 ml avec de l'*eau R*.

La chromatographie peut être réalisée en utilisant :

– une colonne d'acier inoxydable d'une longueur de 0,12 m et d'un diamètre intérieur de 4,0 mm, remplie de *gel de silice octadécylsilylé pour chromatographie R* (5 µm),
– comme phase mobile, à un débit de 1,5 ml/min, un mélange de 13 volumes d'*acétonitrile R* et de 87 volumes d'une solution d'*acide phosphorique R* à 1,18 pour cent *V/V*, préalablement ajustée à pH 2,3 avec de la *triéthylamine R*,
– comme détecteur, un spectrophotomètre réglé à 215 nm.

Injectez 20 µl de solution témoin (c). Le dosage n'est valable que si la résolution entre le premier et le second pic n'est pas inférieure à 2,0.

Injectez 20 µl de solution à examiner et 20 µl de solution témoin (a).

Calculez la teneur en gonadoréline ($C_{55}H_{75}N_{17}O_{13}$) à partir de la surface des pics des chromatogrammes obtenus avec la solution à examiner et la solution témoin (a), et de la teneur déclarée en $C_{55}H_{75}N_{17}O_{13}$ de la *gonadoréline SCR*.

CONSERVATION

En récipient étanche, à l'abri de la lumière, à une température de 2 °C à 8 °C. Si la substance est stérile, elle est conservée en récipient stérile, étanche, à fermeture inviolable.

ÉTIQUETAGE

L'étiquette indique :

– la masse de peptide par récipient,
– dans les cas appropriés, que la substance est stérile,
– dans les cas appropriés, que la substance est exempte d'endotoxines bactériennes.

01/2002:0498

GONADOTROPINE CHORIONIQUE

Gonadotropinum chorionicum

DÉFINITION

La gonadotropine chorionique est une préparation sèche contenant des glycoprotéines placentaires à activité lutéinisante. L'activité de la gonadotropine chorionique est au minimum de 2500 UI/mg.

PRODUCTION

La gonadotropine chorionique est obtenue par extraction à partir de l'urine de femme enceinte en utilisant un procédé approprié de fractionnement. Elle est soit desséchée sous vide soit cryodesséchée. La gonadotropine chorionique est préparée dans des conditions destinées à réduire ou éliminer la contamination microbienne et virale. Il convient de démontrer que le procédé de fabrication permet de réduire, par des méthodes validées appropriées, toute contamination virale telle que celle du virus de l'hépatite ou du VIH.

CARACTÈRES

Aspect : poudre blanche ou blanc-jaune, amorphe.

Solubilité : soluble dans l'eau.

IDENTIFICATION

Injectée à des rats impubères d'après les indications données dans le titrage, la gonadotropine chorionique provoque l'augmentation de masse des vésicules séminales et de la glande prostatique.

ESSAI

Teneur en eau (*2.5.32*) : au maximum 5,0 pour cent.

Stérilité (*2.6.1*). La gonadotropine chorionique destinée à la préparation de formes pharmaceutiques administrées par voie parentérale sans autre procédé approprié de stérilisation satisfait également à l'essai de stérilité.

Endotoxines bactériennes (*2.6.14*) : moins de 0,02 UI par UI de gonadotropine chorionique, si la gonadotropine chorionique est destinée à la préparation de formes pharmaceutiques administrées par voie parentérale sans autre procédé approprié d'élimination des endotoxines bactériennes.

DOSAGE

L'activité de la gonadotropine chorionique est évaluée par comparaison, dans des conditions données, de sa capacité d'augmenter la masse des vésicules séminales (ou de la glande prostatique) de rats impubères et de la capacité identique de l'étalon international de gonadotropine chorionique, ou d'une préparation de référence étalonnée en Unités Internationales.

L'Unité Internationale correspond à l'activité d'une quantité donnée de l'étalon international constitué par un mélange d'extrait cryodesséché de gonadotropine chorionique, provenant de l'urine de femme enceinte, et de lactose. La correspondance entre les Unités Internationales et l'étalon international est indiquée par l'Organisation Mondiale de la Santé.

Utilisez des rats mâles impubères provenant de la même souche et âgés de 19 à 28 jours, en veillant à ce que la différence d'âge ne dépasse pas 3 jours et à ce que la différence de masse entre l'animal le plus lourd et l'animal le plus léger ne dépasse pas 10 g. Répartissez les rats au hasard en 6 groupes égaux d'au moins 5 animaux. Si des nichées de 6 sont disponibles, placez un rat de chaque nichée dans chaque groupe en ayant soin de marquer l'origine de l'animal.

Choisissez 3 doses de la préparation de référence et 3 doses de la préparation à examiner telles que la plus petite d'entre elles produise une réponse positive chez quelques-uns des rats et que la plus forte ne produise pas la réponse maximale chez l'ensemble des rats. Utilisez des doses en progression géométrique. Dans un essai préliminaire, essayez des doses totales de 4 UI, 8 UI et 16 UI ; les doses à retenir dépendent de la sensibilité des animaux, qui peut varier considérablement.

Dissolvez respectivement les quantités totales de la préparation à examiner et de la préparation de référence correspondant aux doses journalières à utiliser, sous un volume d'environ 0,5 ml par dose journalière, dans la *solution saline tamponnée phosphate-albumine pH 7,2 R*. Ajoutez un agent antimicrobien approprié tel que le phénol à une concentration de 4 g/l ou le thiomersal à une concentration de 0,02 g/l. Conservez les solutions à 5 ± 3 °C.

Administrez par voie sous-cutanée à chaque rat la dose journalière attribuée à son groupe, à la même heure, pendant 4 jours consécutifs. Le cinquième jour, environ 24 h après la dernière injection, sacrifiez les rats et prélevez les vésicules séminales. Eliminez les liquides et les tissus étrangers annexes et pesez immédiatement les vésicules séminales. Calculez les résultats par les méthodes statistiques habituelles sur la base de la masse des vésicules (un titrage plus précis peut être réalisé par l'introduction d'une correction appropriée à la masse de l'organe en question par rapport à la masse corporelle de l'animal dont il a été retiré ; une analyse de covariance peut être effectuée).

L'activité mesurée n'est pas inférieure à 80 pour cent ni supérieure à 125 pour cent de l'activité indiquée. Les limites de confiance de l'activité mesurée (P = 0,95) ne sont pas inférieures à 64 pour cent ni supérieures à 156 pour cent de l'activité indiquée.

CONSERVATION

En récipient étanche, à fermeture inviolable, à l'abri de la lumière et à une température de 2 °C à 8 °C. Si la substance est stérile, elle est conservée en récipient stérile, étanche et à fermeture inviolable.

ÉTIQUETAGE

L'étiquette indique :

– le nombre d'Unités Internationales dans chaque récipient,
– l'activité exprimée en Unités Internationales par milligramme,
– dans les cas appropriés, que la substance est stérile,
– dans les cas appropriés, que la substance est exempte d'endotoxines bactériennes.

01/2002:0719

GONADOTROPINE SÉRIQUE ÉQUINE POUR USAGE VÉTÉRINAIRE

Gonadotropinum sericum equinum ad usum veterinarium

DÉFINITION

La gonadotropine sérique équine pour usage vétérinaire est une préparation desséchée de la fraction de glycoprotéines obtenue à partir du sérum ou du plasma de jument gravide. Elle possède des activités folliculo-stimulante et lutéinisante. L'activité de la gonadotropine sérique équine est au minimum de 1000 UI d'activité gonadotropique par milligramme, calculée par rapport à la substance anhydre.

PRODUCTION

La gonadotropine sérique équine peut être préparée par précipitation par l'alcool à 70 pour cent *V/V* suivie d'une purification par un système de chromatographie approprié. La gonadotropine sérique équine est préparée dans des conditions destinées à limiter la contamination microbienne.

CARACTÈRES

Aspect : poudre amorphe, blanche ou gris pâle.

Solubilité : soluble dans l'eau.

IDENTIFICATION

Administrée selon les indications données dans le titrage, la gonadotropine sérique équine provoque une augmentation de la masse des ovaires chez les rates impubères.

ESSAI

Teneur en eau (*2.5.12*) : au maximum 10,0 pour cent, déterminé sur 80 mg de gonadotropine sérique équine.

Stérilité (*2.6.1*). La gonadotropine sérique équine destinée à la préparation de formes pharmaceutiques administrées par voie parentérale sans autre procédé approprié de stérilisation satisfait également à l'essai de stérilité.

Endotoxines bactériennes (*2.6.14, méthode C*) : moins de 0,035 UI par UI de gonadotropine sérique équine, si la gonadotropine sérique équine est destinée à la préparation de formes pharmaceutiques administrées par voie parentérale sans autre procédé approprié d'élimination des endotoxines bactériennes.

TITRAGE

L'activité de la gonadotropine sérique équine est évaluée par comparaison, dans des conditions données, de sa capacité d'augmenter la masse des ovaires de rates impubères et de la capacité identique de l'étalon international de gonadotropine sérique équine ou d'une préparation de référence étalonnée en Unités Internationales.

L'Unité Internationale correspond à l'activité d'une quantité donnée de l'étalon international constitué par un mélange de lactose et d'extrait cryodesséché de gonadotropine

Monographies D - K

sérique équine provenant de sérum de jument gravide. La correspondance entre l'Unité Internationale et l'étalon international est indiquée par l'Organisation Mondiale de la Santé.

Utilisez des rates impubères provenant de la même souche et âgées de 21 à 28 jours, en veillant à ce que la différence d'âge ne dépasse pas 3 jours et à ce que la différence de masse entre l'animal le plus lourd et l'animal le plus léger ne dépasse pas 10 g. Répartissez les rates au hasard en 6 groupes égaux d'au moins 5 animaux. Si des nichées de 6 sont disponibles, placez une rate de chaque nichée dans chaque groupe en ayant soin de marquer l'origine de l'animal.

Choisissez 3 doses de la préparation de référence et 3 doses de la préparation à examiner telles que la plus petite d'entre elles produise une réponse positive chez quelques-unes des rates et que la plus forte ne produise pas la réponse maximale chez l'ensemble des rates. Utilisez des doses en progression géométrique. Dans un essai préliminaire, essayez des doses totales de 8 UI, 12 UI et 18 UI ; les doses à retenir dépendent de la sensibilité des animaux qui peut varier considérablement.

Dissolvez respectivement les quantités totales de la préparation à examiner et de la préparation de référence correspondant aux doses à utiliser, sous un volume d'environ 0,2 ml par dose, dans une solution stérile de *chlorure de sodium R* à 9 g/l contenant 1 mg/ml d'*albumine bovine R*. Conservez les solutions à 5 ± 3 °C.

Administrez par voie sous-cutanée à chaque rate la dose attribuée à son groupe. Répétez l'injection de chaque dose 18 h, 21 h, 24 h, 42 h et 48 h après la première injection. Pas moins de 40 h ni plus de 72 h après la dernière injection, sacrifiez les rates et prélevez les ovaires. Eliminez les liquides et les tissus étrangers annexes et pesez immédiatement les 2 ovaires. Calculez les résultats par les méthodes statistiques habituelles sur la base de la masse combinée des 2 ovaires de chaque rate.

L'activité mesurée n'est pas inférieure à 80 pour cent ni supérieure à 125 pour cent de l'activité indiquée. Les limites de confiance de l'activité mesurée ($P = 0{,}95$) ne sont pas inférieures à 64 pour cent ni supérieures à 156 pour cent de l'activité indiquée.

CONSERVATION

En récipient étanche, à l'abri de la lumière et à une température ne dépassant pas 8 °C. Si la substance est stérile, elle est conservée en récipient stérile, étanche et à fermeture inviolable.

ÉTIQUETAGE

L'étiquette indique :

- l'activité exprimée en Unités Internationales par milligramme,
- dans les cas appropriés, que la substance est stérile,
- dans les cas appropriés, que la substance est exempte d'endotoxines bactériennes.

01/2002:0134

GRAISSE DE LAINE

Adeps lanae

DÉFINITION

La graisse de laine est une substance cireuse purifiée et anhydre obtenue à partir de laine de mouton (*Ovis aries*). Elle peut contenir au maximum 200 parties par million de butylhydroxytoluène.

CARACTÈRES

Substance jaune pâle de consistance onctueuse et d'odeur caractéristique. Fondue, la graisse de laine est un liquide jaune, limpide ou presque limpide. Elle est pratiquement insoluble dans l'eau, soluble dans l'éther, peu soluble dans l'éthanol bouillant. La solution de graisse de laine dans l'éther de pétrole est opalescente.

IDENTIFICATION

A. Dans un tube à essai, dissolvez 0,5 g de graisse de laine dans 5 ml de *chloroforme R*. Ajoutez 1 ml d'*anhydride acétique R* et 0,1 ml d'*acide sulfurique R*. Il se développe une coloration verte.

B. Dissolvez 50 mg de graisse de laine dans 5 ml de *chloroforme R*. Ajoutez 5 ml d'*acide sulfurique R* et agitez. Il se développe une coloration rouge et une fluorescence vert intense apparaît dans la couche inférieure.

ESSAI

Substances acides ou alcalines hydrosolubles. Faites fondre 5,0 g de graisse de laine au bain-marie et agitez vigoureusement pendant 2 min avec 75 ml d'*eau R* chauffée au préalable à 90-95 °C. Laissez refroidir et filtrez sur un papier filtre rincé à l'*eau R* au préalable. A 60 ml du filtrat, qui peut ne pas être limpide, ajoutez 0,25 ml de *solution de bleu de bromothymol R1*. Le virage de l'indicateur ne nécessite pas plus de 0,2 ml d'*acide chlorhydrique 0,02 M* ou de 0,15 ml d'*hydroxyde de sodium 0,02 M*.

Point de goutte (*2.2.17*). Pour remplir la cupule métallique, faites fondre de la graisse de laine au bain-marie et refroidissez à 50 °C environ. Versez dans la cupule et laissez reposer à une température de 15-20 °C pendant 24 h. Le point de goutte est de 38 °C à 44 °C.

Pouvoir d'absorption d'eau. Dans un mortier, placez 10 g de graisse de laine, puis à l'aide d'une burette, ajoutez de l'*eau R* par volumes de 0,2 ml à 0,5 ml ; entre chaque addition, agitez vigoureusement pour incorporer l'*eau R*. Le point de saturation est atteint lorsque des gouttelettes d'eau persistent et ne sont plus incorporées à la masse. L'échantillon absorbe au minimum 20 ml d'*eau R*.

Indice d'acide (*2.5.1*). Dissolvez 5,0 g de graisse de laine dans 25 ml du mélange de solvants prescrit. L'indice d'acide n'est pas supérieur à 1,0.

Indice de peroxyde (*2.5.5*) : au maximum 20.

Indice de saponification (*2.5.6*). Déterminé sur 2,00 g de graisse de laine, l'indice de saponification est de 90 à 105. Chauffez à reflux pendant 4 h.

Substances oxydables hydrosolubles. A 10 ml du filtrat obtenu dans l'essai des substances acides ou alcalines hydrosolubles, ajoutez 1 ml d'*acide sulfurique dilué R* et 0,1 ml de *permanganate de potassium 0,02 M*. Après 10 min, la solution n'est pas complètement décolorée.

Butylhydroxytoluène. Opérez par chromatographie en phase gazeuse (*2.2.28*) en utilisant le *décanoate de méthyle R* comme étalon interne.

Solution d'étalon interne. Dissolvez 0,2 g de *décanoate de méthyle R* dans du *sulfure de carbone R* et complétez à 100,0 ml avec le même solvant. Prélevez 1,0 ml de cette solution et complétez à 10,0 ml avec du *sulfure de carbone R*.

Solution à examiner (a). Dissolvez 1,0 g de graisse de laine dans du *sulfure de carbone R* et complétez à 10,0 ml avec le même solvant.

Solution à examiner (b). Dissolvez 1,0 g de graisse de laine dans du *sulfure de carbone R*. Ajoutez 1,0 ml de solution d'étalon interne et complétez à 10,0 ml avec du *sulfure de carbone R*.

Solution témoin. Dissolvez 0,2 g de *butylhydroxytoluène R* dans du *sulfure de carbone R* et complétez à 100,0 ml avec le même solvant. Prélevez 1,0 ml de cette solution et complétez à 10,0 ml avec du *sulfure de carbone R*. A 1,0 ml de cette solution, ajoutez 1,0 ml de solution d'étalon interne et complétez à 10,0 ml avec du *sulfure de carbone R*.

La chromatographie peut être réalisée en utilisant :

- une colonne d'une longueur de 1,5 m et d'un diamètre intérieur de 4 mm, remplie de *terre d'infusoires silanisée pour chromatographie en phase gazeuse R* imprégnée de 10 pour cent *m/m* de *poly(diméthyl)siloxane R*. La colonne est précédée d'une autre colonne remplie de laine de verre silanisée,
- comme gaz vecteur, de l'*azote pour chromatographie R* à un débit de 40 ml/min,
- un détecteur à ionisation de flamme.

Maintenez la température de la colonne à 150 °C, celle de la chambre à injection à 180 °C et celle du détecteur à 300 °C.

Injectez le volume choisi de chacune des solutions à examiner (a) et (b) et de la solution témoin.

La graisse de laine ne contient pas plus de 200 ppm de butylhydroxytoluène.

Paraffines. *Le robinet et les tampons de coton doivent être exempts de graisse.* Préparez une colonne d'oxyde d'aluminium anhydre d'une longueur de 0,23 m et d'un diamètre de 20 mm en introduisant dans un tube de verre muni d'un robinet et contenant de l'*éther de pétrole R1*, une pâte d'*oxyde d'aluminium anhydre R* dans de l'*éther de pétrole R1* (desséchez préalablement l'oxyde d'aluminium anhydre en le chauffant dans un four à 600 °C pendant 3 h). Laissez déposer le mélange de façon que la hauteur de la couche de solvant au-dessus de la colonne soit de 40 mm environ. Dissolvez 3,0 g de graisse de laine dans 50 ml d'*éther de pétrole R1* chaud, refroidissez et faites passer la solution à travers la colonne à un débit de 3 ml/min. Lavez la colonne avec 250 ml d'*éther de pétrole R1*. Réunissez l'éluat et les produits de lavage. Concentrez par distillation jusqu'à obtention d'un faible volume, puis évaporez à siccité au bain-marie. Chauffez le résidu à 105 °C par périodes de 10 min jusqu'à ce que 2 pesées successives ne diffèrent pas de plus de 1 mg. La masse du résidu n'est pas supérieure à 30 mg (1,0 pour cent).

Résidus de pesticides. Au maximum 0,05 ppm pour chaque pesticide organochloré, 0,5 ppm pour tout autre pesticide et 1 ppm pour la somme des pesticides.

Lavez soigneusement la verrerie utilisée à l'aide d'un détergent exempt de phosphates en procédant de la manière suivante. Immergez la verrerie dans une solution de détergent à 5 pour cent dans de l'eau désionisée et laissez tremper pendant 24 h. Rincez abondamment avec de l'acétone et de l'hexane pour analyse des pesticides, de façon à supprimer les résidus de détergent. N'utilisez jamais la verrerie destinée aux analyses de pesticides pour d'autres opérations et veillez à ce qu'elle soit exempte de solvants chlorés, de matière plastique ou de caoutchouc, en particulier de plastifiants à base de phtalate, de composés oxygénés et de solvants azotés tels que l'acétonitrile. Utilisez de l'hexane, du toluène et de l'acétone pour analyse des pesticides et des réactifs de qualité CLHP pour l'acétate d'éthyle, le cyclohexane et l'eau.

L'essai consiste en un isolement par chromatographie d'exclusion suivi d'une extraction de la phase solide, puis d'une identification par chromatographie en phase gazeuse couplée à un détecteur à capture d'électrons ou un détecteur thermo-ionique.

ISOLEMENT DES RÉSIDUS DE PESTICIDES. Utilisez un spectrophotomètre UV-visible réglé à une longueur d'onde de 254 nm pour étalonner la colonne pour chromatographie par perméation de gel.

L'étalonnage revêt une importance capitale pour la chromatographie par perméation de gel. Il permet de vérifier si la pression, le débit et la composition du solvant, ainsi que la température et l'état de la colonne se maintiennent à un niveau constant. Etalonnez la colonne à intervalles réguliers à l'aide d'un mélange d'étalonnage préparé de la façon suivante : dans une fiole jaugée de 1000 ml, introduisez 50,00 g d'*huile de maïs R*, 2,00 g de *phtalate de di(2-éthylhexyle) R*, 0,20 g de *méthoxychlore R*, 50,0 mg de *pérylène R*, 50,0 mg de *naphtalène R* et 80,0 mg de *soufre R*. Complétez à 1000,0 ml avec un mélange à volumes égaux de *cyclohexane R* et d'*acétate d'éthyle R*.

Pour étalonner la colonne, réglez le débit de la phase mobile, composée d'un mélange à volumes égaux de *cyclohexane R* et d'*acétate d'éthyle R*, à 5 ml/min. Injectez 5 ml du mélange d'étalonnage et enregistrez le chromatogramme ainsi obtenu. Les temps de rétention des substances à analyser ne doivent pas varier de plus de ± 5 pour cent entre les différents étalonnages. Si les temps de rétention varient de plus de ± 5 pour cent, prenez des mesures correctrices. Un écart excessif peut s'expliquer par l'un des phénomènes suivants :

- mauvais contrôle de la température du laboratoire,
- présence d'air dans la pompe. Ce phénomène peut être vérifié en mesurant le débit : recueillez 25 ml de l'éluat de la colonne dans une fiole jaugée et enregistrez la durée (300 ± 5 s),
- fuite dans le système.

Des variations de pression, de débit de la phase mobile, de température de la colonne ou une contamination de la colonne peuvent avoir une incidence sur les temps de rétention des pesticides et doivent par conséquent être surveillées. Si le débit ou la pression de la colonne se situent en dehors de l'intervalle prévu, il convient de remplacer la colonne de garde ou la colonne.

Solution à examiner. Dissolvez 1 g de graisse de laine, exactement pesé, dans une fiole jaugée avec un mélange de 1 volume d'*acétate d'éthyle R* et de 7 volumes de *cylohexane R*. Ajoutez 1 ml d'étalon interne à 2 ppm (*isodrine R* ou *ditalimphos R*) et complétez à 20 ml. *Les solutions d'étalon interne permettent de vérifier si les taux de recouvrement des substances à analyser issues des étapes de purification de la chromatographie par perméation de gel, d'évaporation et d'extraction de la phase solide sont à un niveau acceptable. Les taux de recouvrement des solutions d'étalon interne obtenus à partir de graisse de laine sont déterminés après comparaison de la surface des pics correspondant aux extraits de graisse de laine avec celle des pics correspondant aux solutions d'étalons internes.*

La chromatographie peut être réalisée en utilisant :

- une colonne de garde d'une longueur de 0,075 m et d'un diamètre intérieur 21,2 mm et une colonne de perméation de gel d'une longueur de 0,3 m et d'un diamètre intérieur de 21,2 mm, toutes deux remplies de *copolymère styrène-divinylbenzène R* (5 µm),
- comme phase mobile, à un débit de 5 ml/min, un mélange de 1 volume d'*acétate d'éthyle R* et de 7 volumes de *cyclohexane R*,

Monographies D - K

– comme détecteur, un spectrophotomètre réglé à 254 nm.

Injectez 5 ml de solution à examiner. Rejetez les 95 premiers millilitres d'éluat (après 19 min) contenant la substance à examiner. Dans un cristallisoir, recueillez les 155 ml d'éluat suivants (après 31 min), qui contiennent des résidus de pesticides.

Versez les 155 ml d'éluat issus de la colonne de perméation de gel dans un cristallisoir. Déposez ce cristallisoir dans un évaporateur automatique en réglant la température du bain-marie à 45 °C et la pression d'azote à 55 kPa. Evaporez l'éluat pour n'en conserver que 0,5 ml.

Pour préparer les cartouches d'extraction prétraitées, chauffez pendant 4 h dans un four à moufle à 700 °C du *silicate de magnésium pour analyse des résidus de pesticides R* afin de supprimer l'humidité et les biphényles polychlorés. Après 2 h, transférez directement le silicate de magnésium dans une étuve à 100-105 °C et laissez refroidir pendant 30 min. Transférez ensuite le silicate de magnésium dans un récipient de verre muni d'un bouchon et laissez s'équilibrer pendant 48 h. Cette substance peut être utilisée pendant 2 semaines. Après cette période, il convient de réactiver le silicate de magnésium en le chauffant à nouveau dans un four à moufle à 600 °C pendant 2 h. Retirez le silicate de magnésium du four, laissez refroidir, puis conservez dans un récipient de verre muni d'un bouchon. Pour désactiver le silicate de magnésium, ajoutez 1 pour cent d'*eau R*. Après ajout de l'eau, agitez par intermittence, pendant 15 min, immédiatement avant l'emploi. Le silicate de magnésium désactivé peut être utilisé pendant 1 semaine. Il est important de n'utiliser que du silicate de magnésium désactivé.

Introduisez 1 g de silicate de magnésium désactivé dans une cartouche d'extraction de 6 ml vide.

A ce stade, la fraction GPC contient encore 10 pour cent environ de la graisse de laine considérée ; il convient par conséquent de poursuivre la purification. Deux procédés d'isolement distincts sont appliqués a) aux pesticides organochlorés et aux pesticides pyréthrinoïdes synthétiques, b) aux pesticides organophosphorés. Adaptez sur une rampe à vide, une cartouche d'extraction solide/liquide prétraitée contenant l g de *silicate de magnésium pour analyse des résidus de pesticides R* (désactivé) pour analyse des pesticides.

Préparez la cartouche en y ajoutant 10 ml de *toluène R* et laissez le solvant traverser la cartouche. Déposez 0,5 ml du solvant recueilli dans le cristallisoir sur la cartouche prétraitée. Séparez les fractions de pesticides des cartouches au moyen de 20 ml de l'un des solvants ci-après :

a) pour déterminer les pesticides organochlorés et les pesticides pyréthrinoïdes synthétiques : *toluène R*. Une très faible quantité de composants de la graisse de laine élue en même temps,

b) pour déterminer les pesticides organophosphorés : un mélange de 2 volumes d'*acétone R* et de 98 volumes de *toluène R*. Ce mélange est utilisé pour séparer tous les pesticides y compris les pesticides organophosphorés plus polaires. Malheureusement, une certaine quantité de composants de graisse de laine élue en même temps que le solvant, ce qui peut interférer avec le détecteur à capture d'électrons.

Recueillez l'éluat de la cartouche d'extraction dans des flacons de verre de 25 ml. Transférez quantitativement l'éluat dans un cristallisoir en lavant 3 fois la fiole avec 10 ml d'*hexane R*.

Déposez le cristallisoir sur l'évaporateur automatique et faites évaporer les fractions d'extraction de la phase solide jusqu'à 0,5 ml. Réglez la température du bain-marie à 45 °C et la pression d'azote à 55 kPa.

Examinez les résidus par chromatographie en phase gazeuse au moyen d'un détecteur à capture d'électrons et d'un détecteur thermo-ionique comme indiqué ci-après.

Tableau 0134.-1. – *Composition des solutions témoins*

Solution témoin A (0,5 ppm ou 0,5 mg/l) (pesticides organochlorés et pesticides pyréthrinoïdes synthétiques)	**Solution témoin B (0,5 ppm ou 0,5 mg/l) (pesticides organochlorés et pesticides pyréthrinoïdes synthétiques)**
Cyhalothrine R	*Aldrine R*
Cyperméthrine R	*o,p'-DDT R*
o,p'-DDE R	*o,p'-DDD R*
p,p'-DDE R	*p,p'-DDD R*
p,p'-DDT R	*Dieldrine R*
Deltaméthrine R	*α-Endosulfan R*
Endrine R	*β-Endosulfan R*
Heptachlore R	*Fenvalérate R*
Heptachlore-époxyde R	*α-Hexachlorocyclohexane R*
Hexachlorobenzène R	*β-Hexachlorocyclohexane R*
Lindane R	*δ-Hexachlorocyclohexane R*
Tecnazène R	*Méthoxychlore R*
	Perméthrine R
Solution témoin C (0,5 ppm ou 0,5 mg/l) (pesticides organophosphorés)	**Solution témoin D (0,5 ppm ou 0,5 mg/l) (pesticides organophosphorés)**
Bromophos-éthyle R	*Bromophos R*
Carbophénothion R	*Chlorpyriphos R*
Chlorfenvinphos R	*Chlorpyriphos-méthyle R*
Diazinon R	*Coumaphos R*
Dichlofenthion R	*Phosalone R*
Ethion R	*Pirimiphos-éthyle R*
Fenchlorphos R	*Tétrachlorovinphos R*
Malathion R	
Propétamphos R	
Solution témoin E (2 ppm ou 2,0 mg/l) (pesticide organochloré)	**Solution témoin F (2 ppm ou 2,0 mg/l) (pesticide organochloré)**
Chlordane R	*Toxaphène R*
Solution témoin G (étalon interne / détecteur à capture d'électrons)	**Solution témoin H (étalon interne / détecteur thermo-ionique)**
Aldrine R (0,01 mg/l)	*Chlorfenvinphos R* (0,05 mg/l)
Cyperméthrine R (0,1 mg/l)	*Diazinon R* (0,05 mg/l)
o,p'-DDD R (0,01 mg/l)	*Ethion R* (0,05 mg/l)
Deltaméthrine R (0,1 mg/l)	*Fenchlorphos R* (0,05 mg/l)
Endrine R (0,01 mg/l)	*Propétamphos R* (0,05 mg/l)
β-Hexachlorocyclohexane R (0,01 mg/l)	
Solution témoin I (étalon interne / pesticide organophosphoré)	**Solution témoin J (étalon interne / pesticide organochloré)**
Ditalimphos R (2 ppm ou 2,0 mg/l)	*Isodrine R* (2 ppm ou 2,0 mg/l)
Ditalimphos R (1 ppm ou 1,0 mg/l)	*Isodrine R* (1 ppm ou 1,0 mg/l)

Taux de recouvrement. Calculez le facteur de correction du recouvrement R_{cf} des étalons internes (*ditalimphos R* ou *isodrine R*) ajoutés à la solution à examiner à l'aide de l'expression suivante :

$$\frac{\text{surface du pic de l'étalon interne extrait de la solution à examiner}}{\text{surface du pic d'étalon interne à 1 ppm en solution}} \times 100$$

Sur les 20 ml de solution à examiner contenant 1 ml d'étalon interne à 2 ppm, prélevez 5 ml. Les 5 ml concentrés à 0,5 ml doivent correspondre à 1 ppm d'étalon interne dans la solution.

L'essai n'est valable que si le taux de recouvrement des étalons internes se situe dans un intervalle de 70 pour cent à 110 pour cent.

Solutions témoins. Préparez les solutions témoins de pesticides à partir des étalons de pesticides à une concentration de 0,5 ppm (voir composition des solutions témoins A à F dans le Tableau 0134.-1). Les pesticides disponibles dans le commerce peuvent être achetés. Les étalons individuels doivent présenter une concentration de 10 ppm.

Préparez dans le même temps des solutions de pesticides correspondant à la limite de détection de la méthode (voir compositions recommandées dans le Tableau 0134.-1). Ces solutions témoins doivent être utilisées en vue d'optimiser le fonctionnement du détecteur à capture d'électrons et du détecteur thermo-ionique, ce qui permettra d'atteindre les limites de détection de la méthode (solutions témoins G et H).

Afin de préparer les solutions témoins à des concentrations différentes, utilisez une pipette étalonnée et des fioles jaugées. Pour préparer les solutions d'étalon interne I et J, utilisez une balance à 4 décimales, une pipette et des fioles jaugées.

IDENTIFICATION ET QUANTIFICATION DES RÉSIDUS DE PESTICIDES. Pour l'identification des résidus de pesticides, comparez les chromatogrammes obtenus avec les chromatogrammes des solutions témoins A à F.

Il est possible d'identifier des pesticides en dopant des échantillons ou en superposant des chromatogrammes au moyen de l'intégrateur d'un ordinateur. L'interprétation des analyses de résidus de pesticides à l'état de traces est extrêmement complexe. Les détecteurs, en particulier les détecteurs à capture d'électrons, peuvent donner lieu à des interférences tant avec la graisse de laine elle-même qu'avec les solvants, les réactifs et l'appareillage utilisés pour l'extraction. Ces pics risquent d'être mal interprétés ou d'induire des résultats faussement positifs. La présence de pesticides peut être confirmée par analyse des échantillons et des étalons sur différents types de colonnes capillaires (voir systèmes chromatographiques A ou B décrits ci-après). Ces pics peuvent être identifiés à l'aide des informations fournies dans le Tableau 0134.-2.

Tableau 0134.-2. - *Ordre d'élution des pesticides avec les systèmes chromatographiques A et B*

Système chromatographique A	Système chromatographique B
Tecnazène	Tecnazène
α-Hexachlorocyclohexane	Hexachlorobenzène
Hexachlorobenzène	α-Hexachlorocyclohexane
β-Hexachlorocyclohexane	Diazinon
Lindane	Lindane
Propétamphos	Propétamphos
δ-Hexachlorocyclohexane	Heptachlore
Diazinon	Dichlofenthion
Dichlofenthion	Aldrine
Chlorpyriphos-méthyle	Chlorpyriphos-méthyle
Heptachlore	Fenchlorphos
Fenchlorphos	β-Hexachlorocyclohexane
Aldrine	δ-Hexachlorocyclohexane
Malathion	Pirimiphos-éthyle
Chlorpyriphos-éthyle	Chlorpyriphos-éthyle
Bromophos	Bromophos
Pirimiphos-éthyle	Malathion
Heptachlore-époxide	Heptachlore-époxide
Chlorfenvinphos (*E*)	*o,p'*-DDE
Chlorfenvinphos (*Z*)	Chlorfenvinphos (*E*)
Bromophos-éthyle	α-Endosulfan
o,p'-DDE	Chlorfenvinphos (*Z*)
α-Endosulfan	Bromophos-éthyle
Tétrachlorvinphos	*p,p'*-DDE
Dieldrine	Dieldrine
p,p'-DDE	Tétrachlorvinphos
o,p'-DDT	*o,p'*-DDT
Endrine	Endrine
β-Endosulfan	*o,p'*-DDD
o,p'-DDD	*p,p'*-DDD
p,p'-DDD	β-Endosulfan
Ethion	Ethion
Carbophénothion	*p,p'*-DDT
p,p'-DDT	Carbophénothion
Méthoxychlore	Méthoxychlore
Phosalone	Cyhalothrine
Cyhalothrine (2 isomères)	*cis*-Perméthrine
cis-Perméthrine	Phosalone
trans-Perméthrine	*trans*-Perméthrine
Coumaphos	Cyperméthrine (4 isomères)
Cyperméthrine (4 isomères)	Coumaphos
Fenvalérate (2 isomères)	Fenvalérate (2 isomères)
Deltaméthrine	Deltaméthrine

La connaissance des différentes réponses obtenues par les pesticides avec les 2 détecteurs est utile à l'identification de pics inconnus.

Une fois que les pesticides ont été identifiés, calculez la teneur en chacun d'eux à l'aide de l'expression suivante :

$$C_p = \frac{P_p \times D \times C_e}{P_e} \times \frac{100}{R_{cf}}$$

C_p = concentration du pesticide identifié (ppm),

P_p = surface du pic dû au pesticide considéré dans l'échantillon obtenu,

C_e = concentration du pesticide considéré dans l'étalon externe (ppm),

P_e = surface du pic correspondant au pesticide considéré dans l'étalon externe,

D = facteur de dilution,

R_{cf} = facteur de correction du recouvrement.

Le facteur de dilution D peut être défini comme suit :

$$\frac{\text{volume de l'échantillon obtenu après la } 2^{\text{ème}} \text{ étape d'évaporation}}{\text{masse de l'échantillon} \times \dfrac{\text{volume d'injection GPC}}{\text{volume de la fiole jaugée contenant l'échantillon}}}$$

La chromatographie peut être réalisée en utilisant le système chromatographique A :

- une colonne de garde de silice désactivée d'une longueur de 4,5 m et d'un diamètre intérieur de 0,53 mm et une colonne de silice fondue, d'une longueur de 60 m et d'un diamètre intérieur de 0,25 mm, dont la paroi est recouverte de *poly(diméthyl)(diphényl)siloxane R* (épaisseur du film 0,25 µm),
- comme gaz vecteur, de l'*hélium pour chromatographie R* à une vitesse linéaire de 25 cm/s et à une pression de 180 kPa,

	Intervalle (min)	Température (°C)	Vitesse (°C/min)	Commentaire
	0 - 1	75		isotherme
	1 - 5	75 → 175	25	gradient linéaire
Colonne	5 - 30	175 → 275	4	gradient linéaire
	30 - 40	275 → 285	1	gradient linéaire
	40 - 55	285		isotherme
Chambre à injection		300		
Détecteur		350		

- un détecteur à capture d'électrons ou un détecteur spécifique thermo-ionique.

Injectez 2 µl de chaque solution.

L'analyse de confirmation peut être effectuée en utilisant le système chromatographique B :

- une colonne de garde de silice désactivée d'une longueur de 4,5 m et d'un diamètre intérieur de 0,53 mm et une colonne de silice fondue, d'une longueur de 60 m et d'un diamètre intérieur de 0,25 mm, dont la paroi est recouverte d'un film de *poly(cyanopropyl)(7)(phényl)(7)(méthyl)(86) siloxane R* (épaisseur du film 0,25 µm).
- comme gaz vecteur, de l'*hélium pour chromatographie R* à une vitesse linéaire de 25 cm/s et à une pression de 180 kPa,

	Intervalle (min)	Température (°C)	Vitesse (°C/min)	Commentaire
	0 - 1	75		isotherme
	1 - 5	75 → 175	25	gradient linéaire
Colonne	5 - 30	175 → 275	4	gradient linéaire
	30 - 40	275 → 285	1	gradient linéaire
	40 - 55	285		isotherme
Chambre à injection		300		
Détecteur		350		

- un détecteur à capture d'électrons ou un détecteur spécifique thermo-ionique.

Injectez 2 µl de chaque solution.

Chlorures. Dans un ballon muni d'un réfrigérant à reflux, faites bouillir 1,0 g de graisse de laine avec 20 ml d'*alcool à 90 pour cent V/V R* pendant 5 min. Refroidissez, puis ajoutez 40 ml d'*eau R* et 0,5 ml d'*acide nitrique R*. Filtrez et au filtrat, ajoutez 0,15 ml d'une solution de *nitrate d'argent R* à 10 g/l dans l'*alcool à 90 pour cent V/V R*. Après 5 min à l'abri de la lumière, si la solution présente une opalescence, celle-ci n'est pas plus prononcée que celle d'un témoin préparé simultanément en ajoutant 0,15 ml d'une solution de *nitrate d'argent R* à 10 g/l dans de l'*alcool à 90 pour cent V/V R* à un mélange de 0,2 ml d'*acide chlorhydrique 0,02 M*, de 20 ml d'*alcool à 90 pour cent V/V R*, de 40 ml d'*eau R* et de 0,5 ml d'*acide nitrique R* (150 ppm).

Perte à la dessiccation (*2.2.32*). Déterminée à l'étuve à 100-105 °C pendant 1 h sur 1,00 g de graisse de laine, la perte à la dessiccation n'est pas supérieure à 0,5 pour cent.

Cendres sulfuriques (*2.4.14*). Calcinez 5,0 g de graisse de laine. Utilisez le résidu pour déterminer les cendres sulfuriques. Le taux des cendres sulfuriques n'est pas supérieur à 0,15 pour cent.

CONSERVATION

A une température ne dépassant pas 25 °C.

ÉTIQUETAGE

L'étiquette indique, dans les cas appropriés, la concentration en butylhydroxytoluène ajouté.

01/2002:0135

GRAISSE DE LAINE HYDRATÉE

Adeps lanae cum aqua

DÉFINITION

La graisse de laine hydratée est un mélange de 75 pour cent *m/m* de graisse de laine et de 25 pour cent *m/m* d'eau. Elle est obtenue par addition progressive d'eau à la graisse de laine fondue, sous agitation continue. Elle peut contenir au maximum 150 ppm de butylhydroxytoluène.

CARACTÈRES

Substance jaune pâle de consistance onctueuse et d'odeur faible caractéristique.

IDENTIFICATION

A. Dans un tube à essai, dissolvez 0,5 g de graisse de laine hydratée dans 5 ml de *chloroforme R*. Ajoutez 1 ml d'*anhydride acétique R* et 0,1 ml d'*acide sulfurique R*. Il se développe une coloration verte.

B. Dissolvez 50 mg de graisse de laine hydratée dans 5 ml de *chloroforme R*. Ajoutez 5 ml d'*acide sulfurique R* et agitez. Il se développe une coloration rouge et une fluorescence vert intense apparaît dans la couche inférieure.

ESSAI

Substances acides ou alcalines hydrosolubles. Faites fondre 6,7 g de graisse de laine hydratée au bain-marie et agitez vigoureusement pendant 2 min avec 75 ml d'*eau R* chauffée au préalable à 90-95 °C. Laissez refroidir et filtrez sur un papier filtre rincé à l'*eau R* au préalable. A 60 ml du filtrat qui peut ne pas être limpide, ajoutez 0,25 ml de *solution de bleu de bromothymol R1*. Le virage de l'indicateur ne nécessite pas plus de 0,2 ml d'*acide chlorhydrique 0,02 M* ou de 0,15 ml d'*hydroxyde de sodium 0,02 M*.

Point de goutte (*2.2.17*). Pour remplir la cupule métallique, faites fondre au bain-marie une partie du résidu obtenu dans l'essai de teneur en graisse de laine et refroidissez à 50 °C environ. Versez dans la cupule et laissez reposer à une température de 15-20 °C pendant 24 h. Le point de goutte est de 38 °C à 44 °C.

Pouvoir d'absorption d'eau. Dans un mortier, placez 10 g du résidu obtenu dans l'essai de teneur en graisse de laine, puis, à l'aide d'une burette, ajoutez de l'*eau R* par volumes de 0,2 ml à 0,5 ml ; entre chaque addition, brassez vigoureusement pour incorporer l'*eau R*. Le point de saturation est atteint lorsque des gouttelettes d'eau persistent et ne sont plus incorporées à la masse. L'échantillon absorbe au minimum 20 ml d'*eau R*.

Indice d'acide (*2.5.1*). Dissolvez 5,0 g de graisse de laine hydratée dans 25 ml du mélange de solvants prescrit. L'indice d'acide n'est pas supérieur à 0,8.

Indice de peroxyde (*2.5.5*) : au maximum 15.

Indice de saponification (*2.5.6*). Déterminé sur 2,00 g de graisse de laine hydratée, l'indice de saponification est de 67 à 79. Chauffez à reflux pendant 4 h.

Substances oxydables hydrosolubles. A 10 ml du filtrat obtenu dans l'essai des substances acides ou alcalines hydrosolubles, ajoutez 1 ml d'*acide sulfurique dilué R* et 0,1 ml *permanganate de potassium 0,02 M*. Après 10 min, la solution n'est pas complètement décolorée.

Butylhydroxytoluène. Opérez par chromatographie en phase gazeuse (*2.2.28*) en utilisant le *décanoate de méthyle R* comme étalon interne.

Solution d'étalon interne. Dissolvez 0,2 g de *décanoate de méthyle R* dans du *sulfure de carbone R* et complétez à 100,0 ml avec le même solvant. Prélevez 1,0 ml de cette solution et complétez à 10,0 ml avec du *sulfure de carbone R*.

Solution à examiner (a). Dissolvez 1,0 g du résidu obtenu dans l'essai de teneur en graisse de laine dans du *sulfure de carbone R* et complétez à 10,0 ml avec le même solvant.

Solution à examiner (b). Dissolvez 1,0 g du résidu obtenu dans l'essai de teneur en graisse de laine dans du *sulfure de carbone R*. Ajoutez 1,0 ml de solution d'étalon interne et complétez à 10,0 ml avec du *sulfure de carbone R*.

Solution témoin. Dissolvez 0,2 g de *butylhydroxytoluène R* dans du *sulfure de carbone R* et complétez à 100,0 ml avec le même solvant. Prélevez 1,0 ml de cette solution et complétez à 10,0 ml avec du *sulfure de carbone R*. A 1,0 ml de cette solution, ajoutez 1,0 ml de solution d'étalon interne et complétez à 10,0 ml avec du *sulfure de carbone R*.

La chromatographie peut être réalisée en utilisant :

- une colonne d'une longueur de 1,5 m et d'un diamètre intérieur de 4 mm, remplie de *terre d'infusoires silanisée pour chromatographie en phase gazeuse R* imprégnée de 10 pour cent *m/m* de *poly(diméthyl)siloxane R*. La colonne est précédée d'une autre colonne remplie de laine de verre silanisée,
- comme gaz vecteur, de l'*azote pour chromatographie R* à un débit de 40 ml/min,
- un détecteur à ionisation de flamme.

Maintenez la température de la colonne à 150 °C, celle de la chambre à injection à 180 °C et celle du détecteur à 300 °C. Injectez le volume choisi de chacune des solutions à examiner (a) et (b) et de la solution témoin.

La graisse de laine hydratée ne contient pas plus de 150 ppm de butylhydroxytoluène.

Paraffines. *Le robinet et les tampons d'ouate doivent être exempts de graisse*. Préparez une colonne d'oxyde d'aluminium anhydre d'une longueur de 230 mm et d'un diamètre de 20 mm en introduisant dans un tube de verre muni d'un robinet et contenant de l'*éther de pétrole R1*, une pâte d'*oxyde d'aluminium anhydre R* dans de l'*éther de pétrole R1*. Laissez déposer le mélange de façon que la hauteur de la couche de solvant au-dessus de la colonne soit de 40 mm environ. Dissolvez 3,0 g du résidu obtenu dans l'essai de teneur en graisse de laine dans 50 ml d'*éther de pétrole R1* chaud, refroidissez et faites passer la solution à travers la colonne à un débit de 3 ml/min. Lavez la colonne avec 250 ml d'*éther de pétrole R1*. Réunissez l'éluat et les produits de lavage. Concentrez par distillation jusqu'à obtention d'un faible volume, puis évaporez à siccité au bain-marie. Chauffez le résidu à 105 °C par périodes de 10 min jusqu'à ce que 2 pesées successives ne diffèrent pas de plus de 1 mg. La masse du résidu n'est pas supérieure à 30 mg (1,0 pour cent).

Chlorures. Dans un ballon muni d'un réfrigérant à reflux, faites bouillir 1,3 g de graisse de laine hydratée avec 20 ml d'*alcool à 90 pour cent V/V R* pendant 5 min. Refroidissez, puis ajoutez 40 ml d'*eau R* et 0,5 ml d'*acide nitrique R*. Filtrez et au filtrat, ajoutez 0,15 ml d'une solution de *nitrate d'argent R* à 10 g/l dans l'*alcool à 90 pour cent V/V R*. Après 5 min à l'abri de la lumière, si la solution présente une opalescence, celle-ci n'est pas plus prononcée que celle d'un témoin préparé simultanément en ajoutant 0,15 ml d'une solution de *nitrate d'argent R* à 10 g/l dans de l'*alcool à 90 pour cent V/V R* à un mélange de 0,2 ml d'*acide chlorhydrique 0,02 M*, de 20 ml d'*alcool à 90 pour cent V/V R*, de 40 ml d'*eau R* et de 0,5 ml d'*acide nitrique R* (115 ppm).

Cendres sulfuriques (*2.4.14*). Calcinez 5,0 g de graisse de laine hydratée. Utilisez le résidu pour déterminer les cendres sulfuriques. Le taux des cendres sulfuriques n'est pas supérieur à 0,1 pour cent.

Teneur en graisse de laine. Dans une capsule appropriée munie d'une baguette de verre et tarée au préalable, chauffez 30,0 g de graisse de laine hydratée au bain-marie jusqu'à masse constante, en agitant continuellement. Pesez le résidu. La graisse de laine hydratée contient de 72,5 pour cent à 77,5 pour cent de graisse de laine.

CONSERVATION

A une température ne dépassant pas 25 °C.

ÉTIQUETAGE

L'étiquette indique, dans les cas appropriés, la concentration en butylhydroxytoluène présent.

01/2002:0969

GRAISSE DE LAINE HYDROGÉNÉE

Adeps lanae hydrogenatus

DÉFINITION

La graisse de laine hydrogénée est un mélange d'alcools aliphatiques supérieurs et de stérols, obtenu par hydrogénation directe de la *graisse de laine (0134)* sous haute pression et haute température, conduisant à la réduction des esters et acides présents en alcools correspondants. Elle peut contenir au maximum 200 ppm de butylhydroxytoluène.

CARACTÈRES

Substance blanche à jaune pâle, de consistance onctueuse, pratiquement insoluble dans l'eau, soluble dans l'alcool bouillant et dans l'éther de pétrole.

IDENTIFICATION

Première identification : B.

Seconde identification : A, C.

A. La graisse de laine hydrogénée satisfait à l'essai du point de fusion (voir Essai).

B. Examinez les chromatogrammes obtenus dans l'essai Alcools gras et stérols. Les pics principaux du chromatogramme obtenu avec la solution à examiner sont semblables quant à leur temps de rétention et leurs dimensions approximatives aux pics principaux du chromatogramme obtenu avec la solution témoin (a).

C. Dissolvez 50 mg de graisse de laine hydrogénée dans 5 ml de *chlorure de méthylène R*, puis ajoutez 1 ml d'*anhydride acétique R* et 0,1 ml d'*acide sulfurique R*. Il apparaît une coloration verte.

ESSAI

Point de fusion (*2.2.15*). Laissez reposer la graisse de laine hydrogénée à une température de 20 °C pendant 16 h. La substance à examiner fond de 45 °C à 55 °C.

Indice d'acide (*2.5.1*). Déterminé sur 5,0 g de graisse de laine hydrogénée, l'indice d'acide n'est pas supérieur à 1,0.

Indice d'hydroxyle (*2.5.3, Procédé A*) : 140 à 180.

Indice de saponification (*2.5.6*). L'indice de saponification n'est pas supérieur à 8,0. Chauffez à reflux pendant 4 h.

Alcools gras et stérols. Opérez par chromatographie en phase gazeuse (*2.2.28*).

Solution à examiner. Dissolvez 0,25 g de graisse de laine hydrogénée dans 60 ml d'*éthanol R* et complétez à 100,0 ml avec le même solvant.

Solution témoin (a). Dissolvez 0,25 g de *graisse de laine hydrogénée SCR* dans 60 ml d'*éthanol R* et complétez à 100,0 ml avec le même solvant.

Solution témoin (b). Dissolvez 50 mg d'*alcool cétylique SCR* et 50 mg d'*alcool stéarylique SCR* dans 60 ml d'*éthanol R* et complétez à 100,0 ml avec le même solvant.

La chromatographie peut être réalisée en utilisant :

– une colonne de silice fondue d'une longueur de 30 m et d'un diamètre intérieur de 0,25 mm, dont la paroi intérieure est recouverte d'une couche d'une épaisseur de 0,25 µm de *poly(diméthyl)siloxane R* ou d'une autre phase non polaire,
– comme gaz vecteur, de l'*hélium pour chromatographie R*, à une pression de 100 kPa,
– un détecteur à ionisation de flamme,

en utilisant la programmation de température suivante :

	Intervalle (min)	**Température (°C)**	**Vitesse (°C/min)**	**Commentaire**
Colonne	0 - 5	100		isotherme
	5 - 45	100 → 300	5	gradient linéaire
	45 - 60	300		isotherme
Chambre à injection		325		
Détecteur		350		

Injectez 1 µl de chaque solution. Le chromatogramme obtenu avec la solution à examiner ne diffère pas significativement du chromatogramme obtenu avec la solution témoin (a) (figure 0969.-1) ; il ne présente pas de pics plus importants de temps de rétention correspondant à l'alcool cétylique et à l'alcool stéarylique présents dans le chromatogramme obtenu avec la solution témoin (b).

Butylhydroxytoluène. Opérez par chromatographie en phase gazeuse (*2.2.28*), en utilisant le *2,4-diméthyl-6-tert-butylphénol R* comme étalon interne.

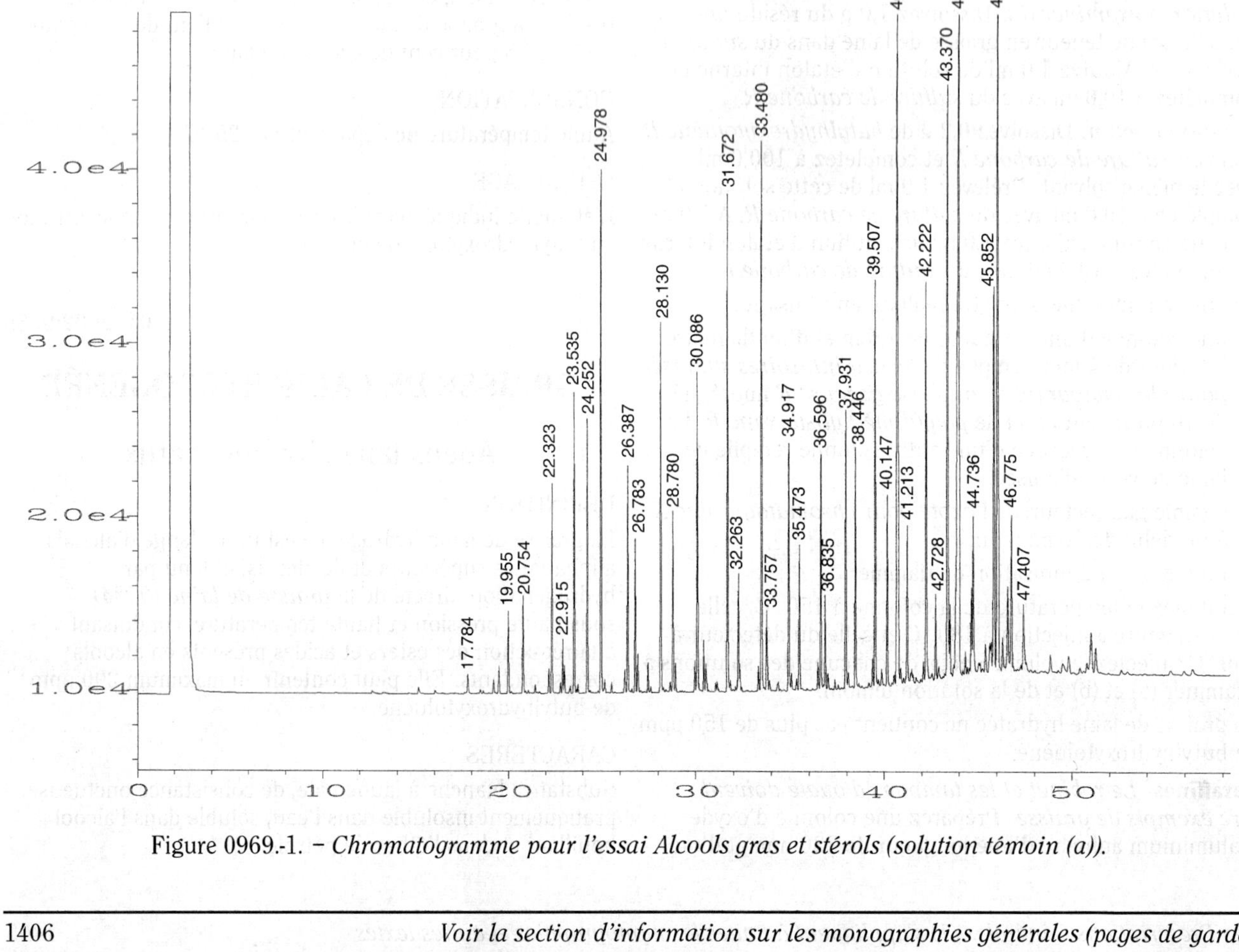

Figure 0969.-1. – *Chromatogramme pour l'essai Alcools gras et stérols (solution témoin (a)).*

Solution d'étalon interne. Dissolvez 0,2500 g de *2,4-diméthyl-6-tert-butylphénol R* dans de l'*hexane R* et complétez à 250,0 ml avec le même solvant.

Solution mère. Dissolvez 0,2500 g de *butylhydroxytoluène R* dans de l'*hexane R* et complétez à 250,0 ml avec le même solvant.

Solution à examiner. Utilisez la solution dans les 3 h suivant sa préparation. Faites fondre 100,0 g environ de graisse de laine hydrogénée dans un four à micro-ondes. Introduisez 10,0 g (*m*) d'échantillon fondu dans une fiole jaugée de 100 ml. Ajoutez à la substance fondue, une quantité suffisante (quelques millilitres) d'*hexane R* pour reprendre l'échantillon en solution, puis mélangez soigneusement. Ajoutez 2,0 ml de solution d'étalon interne et complétez à 100,0 ml avec de l'*hexane R*. Placez la fiole jaugée dans un incubateur à 10 °C pendant 1 h.

Placez une cartouche d'extraction en phase solide sur un collecteur de vide et disposez une fiole de verre de 30 ml sous la sortie de la cartouche. Conditionnez une cartouche d'extraction en phase solide de 5 g en faisant passer au travers de la cartouche 10 ml d'un mélange à volumes égaux d'*hexane R* et de *toluène R*. Avant le dessèchement de la colonne, ajoutez 2,5 ml de l'échantillon préparé, puis procédez à l'élution au moyen de 20 ml d'un mélange à volumes égaux d'*hexane R* et de *toluène R*. Transférez quantitativement l'éluant recueilli dans un ballon piriforme, puis évaporez jusqu'à 1 ml au moyen d'un auto-évaporateur. L'éluant concentré ainsi obtenu constitue la solution à examiner.

Solution témoin. Utilisez la solution dans les 3 h suivant sa préparation. Faites fondre 100,0 g environ de *graisse de laine hydrogénée exempte de BHT SCR* dans un four à micro-ondes. Introduisez 10,0 g (*m*) de l'échantillon fondu dans une fiole jaugée de 100 ml. Ajoutez à la substance fondue, une quantité suffisante (quelques millilitres) d'*hexane R* pour reprendre l'échantillon en solution, puis mélangez soigneusement. Ajoutez 2,0 ml de solution d'étalon interne et 2,0 ml de solution mère. Complétez à 100,0 ml avec de l'*hexane R*. Placez 2,5 ml de cette solution sur une cartouche d'extraction en phase solide préconditionnée avec 10 ml d'un mélange à volumes égaux d'*hexane R* et de *toluène R*. Séparez l'étalon interne et le butylhydroxytoluène de la colonne avec 20 ml du même mélange de solvants. Transférez quantitativement l'éluant recueilli vers un ballon piriforme puis évaporez jusqu'à 1 ml au moyen d'un auto-évaporateur. L'éluant concentré ainsi obtenu constitue la solution témoin.

La chromatographie peut être réalisée en utilisant :

- une colonne d'une longueur de 12 m et d'un diamètre interne de 0,22 mm dont la paroi est recouverte d'un film de *poly(diméthyl)siloxane R* (épaisseur du film : 0,25 µm),
- comme gaz vecteur, de l'*azote pour chromatographie R*, à un débit de 40 ml/min,
- un détecteur à ionisation de flamme,

avec le programme de température suivant :

	Intervalle (min)	Température (°C)	Vitesse (°C/min)	Commentaire
Colonne	0 - 2	100		isotherme
	2 - 5	100 → 180	25	gradient linéaire
	5 - 7	180		isotherme
	7 - 10	180 → 250	25	gradient linéaire
	10 - 30	250		isotherme
Chambre à injection	0	210		
	0 - 1	210 → 350		
	1 - 4	350 → 0		
Détecteur		300		

Injectez 1 µl de solution à examiner et 1 µl de solution témoin. Continuez la chromatographie de la solution à examiner pendant 30 min environ. Lorsque les chromatogrammes sont enregistrés dans les conditions décrites, les temps de rétention sont de 3,5 min environ pour l'étalon interne et de 4,6 min environ pour le butylhydroxytoluène.

Déterminez la concentration en butylhydroxytoluène dans la graisse de laine hydrogénée en parties par million à partir de l'expression :

$$\frac{200 \times A_{\mathrm{BHT}}}{A} \times \frac{K}{K_{\mathrm{BHT}}} \times \frac{10}{m}$$

A_{BHT} = surface du pic correspondant au butylhydroxytoluène dans le chromatogramme obtenu avec la solution à examiner,

A = surface du pic correspondant à l'étalon interne dans le chromatogramme obtenu avec la solution à examiner,

K_{BHT} = surface du pic correspondant au butylhydroxytoluène dans le chromatogramme obtenu avec la solution témoin,

K = surface du pic correspondant à l'étalon interne dans le chromatogramme obtenu avec la solution témoin,

m = masse de graisse de laine hydrogénée utilisée dans la préparation de la solution à examiner, en grammes.

La graisse de laine hydrogénée ne contient pas plus de 200 ppm de butylhydroxytoluène.

Métaux lourds (*2.4.8*). 2,0 g de graisse de laine hydrogénée satisfont à l'essai limite C des métaux lourds (10 ppm). Préparez le témoin avec 2 ml de *solution à 10 ppm de plomb (Pb) R*.

Perte à la dessiccation (*2.2.32*). Déterminée à l'étuve à 100-105 °C pendant 1 h sur 2,000 g de graisse de laine hydrogénée, la perte à la dessiccation n'est pas supérieure à 3,0 pour cent.

Cendres totales (*2.4.16*). Déterminé sur 5,0 g de graisse de laine hydrogénée, le taux des cendres totales n'est pas supérieur à 0,1 pour cent.

CONSERVATION

En récipient bien rempli, à l'abri de la lumière.

ÉTIQUETAGE

L'étiquette indique, dans les cas appropriés, la concentration en butylhydroxytoluène ajouté.

01/2002:0907

GRAMICIDINE

Gramicidinum

DÉFINITION

La gramicidine est un mélange composé principalement de 3 couples de polypeptides linéaires, généralement obtenu par extraction à partir de la tyrothricine, complexe isolé à partir du milieu de fermentation du *Bacillus brevis Dubos*. Le composant principal de la gramicidine est le congénère « L-valine » du couple de congénères contenant du L-tryptophane (gramicidine A1). L'activité de la gramicidine n'est pas inférieure à 900 UI/mg, calculée par rapport à la substance desséchée.

CARACTÈRES

Poudre cristalline, blanche ou sensiblement blanche, peu hygroscopique, pratiquement insoluble dans l'eau, assez soluble dans l'alcool, pratiquement insoluble dans le cyclohexane.

La gramicidine fond vers 230 °C.

IDENTIFICATION

A. Dissolvez 0,100 g de gramicidine dans de l'*alcool R* et complétez à 100,0 ml avec le même solvant. Prélevez 5,0 ml de solution et complétez à 100,0 ml avec de l'*alcool R*. Examinée de 240 nm à 320 nm (*2.2.25*), la solution présente 2 maximums d'absorption à 282 nm et à 290 nm, un épaulement proche de 275 nm et un minimum d'absorption à 247 nm. L'absorbance spécifique au maximum à 282 nm est de 105 à 125.

B. Opérez par chromatographie sur couche mince (*2.2.27*) en utilisant une plaque recouverte d'un gel de silice approprié.

Solution à examiner. Dissolvez 5 mg de gramicidine dans 3,0 ml d'*alcool R*.

Solution témoin (a). Dissolvez 5 mg de *gramicidine SCR* dans 3,0 ml d'*alcool R*.

Solution témoin (b). Dissolvez 5 mg de *tyrothricine SCR* dans 3,0 ml d'*alcool R*.

Déposez sur la plaque 0,5 µl de chaque solution. Développez sur un parcours de 5 cm avec un mélange de 2,5 volumes de *méthanol R*, de 7,5 volumes de *butanol R*, de 12 volumes d'*eau R*, de 20 volumes d'*acide acétique glacial R* et de 40 volumes d'*acétate de butyle R*. Desséchez la plaque à 125 °C pendant 15 min, puis plongez-la dans de la *solution de diméthylaminobenzaldéhyde R2*. Chauffez la plaque à 90 °C jusqu'à apparition des taches. La tache principale ou le groupe de taches principales du chromatogramme obtenu avec la solution à examiner est semblable quant à sa position, sa coloration et ses dimensions à la tache principale ou au groupe de taches principales du chromatogramme obtenu avec la solution témoin (a) et à la tache ou au groupe de taches de R_f le plus élevé dans le chromatogramme obtenu avec la solution témoin (b). L'essai n'est valable que si le chromatogramme obtenu avec la solution témoin (b) présente 2 taches nettement séparées ou 2 groupes de taches nettement séparés.

ESSAI

Absorbance. Dissolvez 0,100 g de gramicidine dans de l'*alcool R* et complétez à 100,0 ml avec le même solvant. Prélevez 5,0 ml de solution et complétez à 100,0 ml avec de l'*alcool R*. Préparez de la même façon une solution de *gramicidine SCR*. Examinez les 2 solutions de 240 nm à 320 nm (*2.2.25*) et mesurez l'absorbance au maximum à 282 nm et au minimum à 247 nm. Calculez, pour chaque solution, la différence entre l'absorbance au maximum et l'absorbance au minimum. Calculée par rapport à la substance desséchée, la différence obtenue pour la substance à examiner ne diffère pas de plus de 4,0 pour cent de la différence calculée pour la *gramicidine SCR*.

Perte à la dessiccation (*2.2.32*). Déterminée par chauffage à 60 °C sur du *pentoxyde de diphosphore R* sous une pression ne dépassant pas 0,1 kPa pendant 3 h sur 1,000 g de gramicidine, la perte à la dessiccation n'est pas supérieure à 3,0 pour cent.

Cendres sulfuriques (*2.4.14*). Déterminé sur 1,0 g de gramicidine, le taux des cendres sulfuriques n'est pas supérieur à 1,0 pour cent.

TITRAGE

Effectuez le titrage microbiologique des antibiotiques (*2.7.2*), en utilisant la méthode par turbidimétrie. Utilisez la *gramicidine SCR* comme substance de référence.

CONSERVATION

En récipient étanche.

01/2002:0182

GRISÉOFULVINE

Griseofulvinum

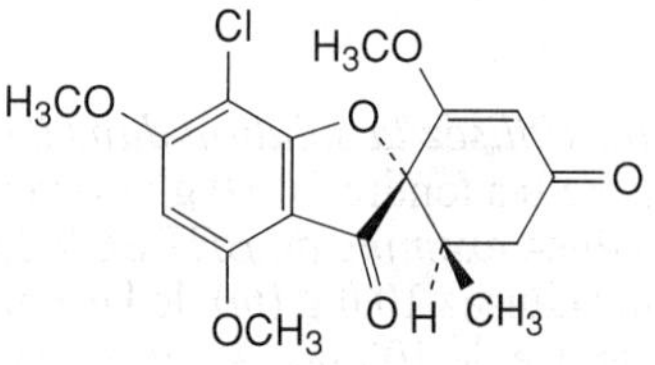

$C_{17}H_{17}ClO_6$ M_r 352,8

DÉFINITION

La griséofulvine est le (1′*S*,3-6′*R*)-7-chloro-2′,4,6-triméthoxy-6′-méthylspiro[benzofurane-2(3*H*),1′-[2]cyclohexène]-3,4′-dione, substance élaborée par certaines souches de *Penicillium griseofulvum* ou obtenue par tout autre moyen ; elle contient au minimum 97,0 pour cent et au maximum l'équivalent de 102,0 pour cent de $C_{17}H_{17}ClO_6$, calculé par rapport à la substance desséchée.

CARACTÈRES

Poudre microfine blanche ou blanc jaunâtre dont les particules ont des dimensions atteignant généralement 5 µm au maximum et pouvant dépasser dans certains cas 30 µm, insipide, pratiquement insoluble dans l'eau, facilement soluble dans le diméthylformamide et dans le tétrachloréthane, peu soluble dans l'éthanol et dans le méthanol.

Le point de fusion de la griséofulvine est de 220 °C environ.

IDENTIFICATION

A. Examinez la griséofulvine par spectrophotométrie d'absorption dans l'infrarouge (*2.2.24*), en comparant avec le spectre obtenu avec la *griséofulvine SCR*.

B. Dissolvez 5 mg environ de griséofulvine dans 1 ml d'*acide sulfurique R*. Ajoutez 5 mg environ de *dichromate de potassium R* pulvérisé. Il se développe une coloration rouge vineux.

ESSAI

Aspect de la solution. Dissolvez 0,75 g de griséofulvine dans du *diméthylformamide R* et complétez à 10 ml avec le même solvant. La solution est limpide (*2.2.1*) et n'est pas plus fortement colorée que la solution témoin J_4 (*2.2.2, Procédé II*).

Acidité. Mettez en suspension 0,25 g de griséofulvine dans 20 ml d'*alcool R* et ajoutez 0,1 ml de *solution de phénolphtaléine R*. Le virage de l'indicateur ne nécessite pas plus de 1,0 ml d'*hydroxyde de sodium 0,02 M*.

Pouvoir rotatoire spécifique (*2.2.7*). Dissolvez 0,250 g de griséofulvine dans du *diméthylformamide R* et complétez à 25,0 ml avec le même solvant. Calculé par rapport à la substance desséchée, le pouvoir rotatoire spécifique est de + 354 à + 364.

Substances apparentées. Opérez par chromatographie en phase gazeuse (*2.2.28*) en utilisant du *diphénylanthracène R* comme étalon interne.

Solution d'étalon interne. Dissolvez 0,2 g de *diphénylanthracène R* dans de l'*acétone R* et complétez à 100,0 ml avec le même solvant.

Solution à examiner (a). Dissolvez 0,10 g de griséofulvine dans de l'*acétone R* et complétez à 10,0 ml avec le même solvant.

Solution à examiner (b). Dissolvez 0,10 g de griséofulvine dans de l'*acétone R*. Ajoutez 1,0 ml de solution d'étalon interne et complétez à 10,0 ml avec de l'*acétone R*.

Solution témoin. Dissolvez 5,0 mg de *griséofulvine SCR* dans de l'*acétone R*. Ajoutez 1,0 ml de solution d'étalon interne et complétez à 10,0 ml avec de l'*acétone R*.

La chromatographie peut être réalisée en utilisant :

– une colonne de verre d'une longueur de 1 m et d'un diamètre intérieur de 4 mm, remplie de *terre d'infusoires pour chromatographie en phase gazeuse R* imprégnée de 1 pour cent *m/m* de *poly[(cyanopropyl)(méthyl)][(phényl)(méthyl)]siloxane R*,
– comme gaz vecteur, de l'*azote pour chromatographie R* à un débit de 50-60 ml/min,
– un détecteur à ionisation de flamme.

Maintenez la température de la colonne à 250 °C, celle de la chambre à injection à 270 °C et celle du détecteur à 300 °C. Effectuez l'enregistrement pendant 3 fois le délai d'apparition du pic correspondant à la griséofulvine qui est de 11 min environ. Dans le chromatogramme obtenu avec la solution témoin, déterminez le rapport entre la surface du pic correspondant à la griséofulvine et celle du pic correspondant à l'étalon interne. Dans le chromatogramme obtenu avec la solution à examiner (b), déterminez le rapport entre la surface du pic correspondant à la déchlorogriséofulvine dont la distance t_R est de 0,6 fois environ celle de la griséofulvine, et la surface du pic correspondant à l'étalon interne. Déterminez également le rapport entre la surface du pic correspondant à la déhydrogriséofulvine dont la distance t_R est de 1,4 fois environ celle de la griséofulvine, et la surface du pic correspondant à l'étalon interne.

Les rapports calculés à partir du chromatogramme obtenu avec la solution à examiner (b) divisés par le rapport calculé à partir du chromatogramme obtenu avec la solution témoin sont inférieurs respectivement à 0,6 pour la déchlorogriséofulvine et à 0,15 pour la déhydrogriséofulvine.

Matières solubles dans l'éther de pétrole. Agitez 1,0 g de griséofulvine avec 20 ml d'*éther de pétrole R*. Chauffez à reflux pendant 10 min. Refroidissez, filtrez et lavez avec 3 fois 15 ml d'*éther de pétrole R*. Réunissez le filtrat et les liquides de lavage. Evaporez à siccité au bain-marie, puis desséchez à 100-105 °C pendant 1 h. La masse du résidu n'est pas supérieure à 2 mg (0,2 pour cent).

Perte à la dessiccation (*2.2.32*). Déterminée à l'étuve à 100-105 °C sur 1,00 g de griséofulvine, la perte à la dessiccation n'est pas supérieure à 1,0 pour cent.

Cendres sulfuriques (*2.4.14*). Déterminé sur 1,0 g de griséofulvine, le taux des cendres sulfuriques n'est pas supérieur à 0,2 pour cent.

Toxicité anormale. Utilisez 5 souris saines pesant chacune de 17 g à 22 g. Administrez par voie orale à chacune d'elles une suspension contenant 0,1 g de griséofulvine dans un volume de 0,5 ml à 1 ml d'*eau R*. La griséofulvine satisfait à l'essai si aucune souris ne meurt dans les 48 h qui suivent l'administration de la suspension.

DOSAGE

Dissolvez 80,0 mg de griséofulvine dans de l'*éthanol R* et complétez à 200,0 ml avec le même solvant. Prélevez 2,0 ml de solution et complétez à 100,0 ml avec de l'*éthanol R*. Mesurez l'absorbance (*2.2.25*) au maximum d'absorption à 291 nm.

Calculez la teneur en $C_{17}H_{17}ClO_6$ en prenant 686 comme valeur de l'absorbance spécifique.

01/2002:0615

GUAIFÉNÉSINE

Guaifenesinum

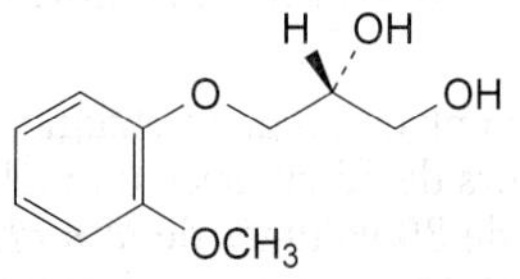

et énantiomère

$C_{10}H_{14}O_4$ M_r 198,2

DÉFINITION

La guaifénésine contient au minimum 98,0 pour cent et au maximum l'équivalent de 101,5 pour cent de (*RS*)-3-(2-méthoxyphénoxy)propane-1,2-diol, calculé par rapport à la substance desséchée.

CARACTÈRES

Poudre cristalline, blanche ou sensiblement blanche, assez soluble dans l'eau, soluble dans l'alcool, peu soluble dans l'éther.

IDENTIFICATION

Première identification : B.

Seconde identification : A, C.

A. Le point de fusion (*2.2.14*) de la guaifénésine est de 79 °C à 83 °C.

B. Examinez la guaifénésine par spectrophotométrie d'absorption dans l'infrarouge (*2.2.24*), en comparant avec le spectre obtenu avec la *guaifénésine SCR*.

C. Examinez les chromatogrammes obtenus dans l'essai des substances apparentées. La tache principale du chromatogramme obtenu avec la solution à examiner (b) est semblable quant à sa position, sa coloration et ses dimensions à la tache principale du chromatogramme obtenu avec la solution témoin (a).

ESSAI

Solution S. Dissolvez 1,0 g de guaifénésine dans l'*eau exempte de dioxyde de carbone R*. Chauffez légèrement si nécessaire et complétez à 50 ml avec le même solvant.

Aspect de la solution. La solution S est limpide (*2.2.1*) et incolore (*2.2.2, Procédé II*).

Acidité ou alcalinité. A 10 ml de solution S, ajoutez 0,05 ml de *solution de phénolphtaléine R1*. Le virage de l'indicateur ne nécessite pas plus de 0,1 ml d'*hydroxyde de sodium 0,01 M*. A 10 ml de solution S, ajoutez 0,15 ml de *solution de rouge de méthyle R*. Le virage de l'indicateur au rouge ne nécessite pas plus de 0,1 ml d'*acide chlorhydrique 0,01 M*.

Substances apparentées. Opérez par chromatographie sur couche mince (*2.2.27*) en utilisant une plaque recouverte d'une couche de 0,75 mm d'épaisseur d'un enduit préparé comme suit : mélangez 0,3 g de *carbomère R* avec 240 ml d'*eau R* en agitant modérément pendant 1 h. Sans cesser d'agiter, neutralisez à pH 7 par addition progressive de *solution diluée d'hydroxyde de sodium R*, puis ajoutez 30 g de *gel de silice H R*. Laissez sécher les plaques à l'air pendant 16 h, puis chauffez-les à 100-105 °C pendant 1 h. Laissez refroidir et utilisez immédiatement.

Solution à examiner (a). Dissolvez 0,20 g de guaifénésine dans du *chlorure de méthylène R* et complétez à 10 ml avec le même solvant.

Solution à examiner (b). Prélevez 1 ml de solution à examiner (a) et complétez à 10 ml avec du *chlorure de méthylène R*.

Solution témoin (a). Dissolvez 20 mg de *guaifénésine SCR* dans du *chlorure de méthylène R* et complétez à 10 ml avec le même solvant.

Solution témoin (b). Prélevez 0,5 ml de solution à examiner (b) et complétez à 10 ml avec du *chlorure de méthylène R*.

Déposez séparément sur la plaque 5 µl de chaque solution. Développez sur un parcours de 15 cm avec un mélange de 20 volumes d'*alcool R* et de 80 volumes de *tétrachlorure de carbone R*. Séchez la plaque à l'air et pulvérisez un mélange à volumes égaux de solution de *ferricyanure de potassium R* à 10 g/l, de solution de *chlorure ferrique R* à 200 g/l et d'*alcool R*. S'il apparaît dans le chromatogramme obtenu avec la solution à examiner (a) d'autres taches que la tache principale, aucune d'entre elles n'est plus intense que la tache du chromatogramme obtenu avec la solution témoin (b) (0,5 pour cent).

Gaïacol. A 10 ml de solution S, ajoutez 0,1 ml d'un mélange à volumes égaux de *solution de chlorure ferrique R1* et d'*eau R*. Après 5 min, la solution n'est pas plus fortement colorée (*2.2.2, Procédé II*) qu'un mélange de 0,5 ml de solution primaire bleue, de 1,5 ml de solution primaire jaune, de 3,5 ml de solution primaire rouge et de 4,5 ml d'acide chlorhydrique (10 g/l HCl) (500 ppm).

Chlorures et monochlorhydrines. A 10 ml de solution S, ajoutez 2 ml de *solution diluée d'hydroxyde de sodium R* et chauffez au bain-marie pendant 5 min. Laissez refroidir et ajoutez 3 ml d'*acide nitrique dilué R*. La solution satisfait à l'essai limite des chlorures (*2.4.4*) (250 ppm).

Métaux lourds (*2.4.8*). Dissolvez 2,0 g de guaifénésine dans un mélange de 1 volume d'*eau R* et de 9 volumes d'*alcool R* et complétez à 25 ml avec le même mélange de solvants. 12 ml de solution satisfont à l'essai limite B des métaux lourds (25 ppm). Préparez le témoin avec la solution à 2 ppm de plomb (Pb) obtenue par dilution de *solution à 100 ppm de plomb (Pb) R* avec un mélange de 1 volume d'*eau R* et de 9 volumes d'*alcool R*.

Perte à la dessiccation (*2.2.32*). Déterminée au dessiccateur sous vide à 60 °C pendant 3 h sur 1,000 g de guaifénésine, la perte à la dessiccation n'est pas supérieure à 0,5 pour cent.

Cendres sulfuriques (*2.4.14*). Déterminé sur 1,0 g de guaifénésine, le taux des cendres sulfuriques n'est pas supérieur à 0,1 pour cent.

DOSAGE

Dissolvez 50,0 mg de guaifénésine dans 10 ml d'*eau R*. Ajoutez 20,0 ml de *solution de periodate de sodium R* et laissez reposer pendant 10 min. Ajoutez 25,0 ml de *solution d'arsénite R* et 1 ml de *solution d'iodure de potassium R*. Laissez reposer pendant 10 min. Titrez par l'*iode 0,05 M* en utilisant 2 ml de *solution d'amidon R*. Effectuez un titrage à blanc.

1 ml d'*iode 0,05 M* correspond à 9,911 mg de $C_{10}H_{14}O_4$.

01/2002:0027

GUANÉTHIDINE (MONOSULFATE DE)

Guanethidini monosulfas

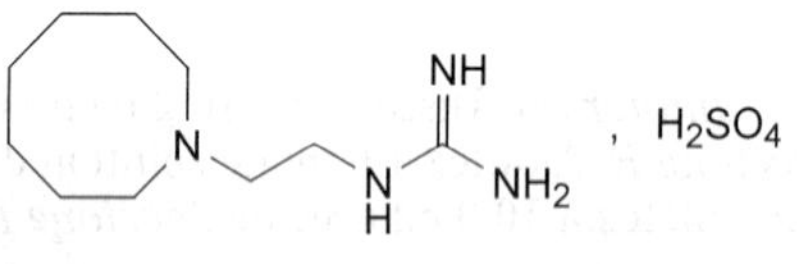

$C_{10}H_{24}N_4O_4S$ M_r 296,4

DÉFINITION

Le monosulfate de guanéthidine contient au minimum 99,0 pour cent et au maximum l'équivalent de 101,0 pour cent de monosulfate de 1-[2-(hexahydroazocin-1(2*H*)-yl)éthyl]guanidine, calculé par rapport à la substance desséchée.

CARACTÈRES

Poudre cristalline incolore, facilement soluble dans l'eau, pratiquement insoluble dans l'alcool et dans l'éther.

Le monosulfate de guanéthidine fond en se décomposant vers 250 °C.

IDENTIFICATION

A. Dissolvez 25 mg environ de monosulfate de guanéthidine dans 25 ml d'*eau R* et ajoutez 20 ml de *solution d'acide picrique R*. Filtrez, recueillez le précipité, lavez à l'*eau R* et séchez à 100-105 °C. Le point de fusion (*2.2.14*) est voisin de 154 °C.

B. Dissolvez 25 mg environ de monosulfate de guanéthidine dans 5 ml d'*eau R*. Ajoutez 1 ml de *solution concentrée d'hydroxyde de sodium R*, 1 ml de *solution d'α-naphtol R*, puis goutte à goutte et en agitant, 0,5 ml de *solution concentrée d'hypochlorite de sodium R*. Il se forme un précipité rose vif qui devient rouge violacé au repos.

C. Le monosulfate de guanéthidine donne les réactions des sulfates (*2.3.1*).

ESSAI

Solution S. Dissolvez 0,4 g de monosulfate de guanéthidine dans de l'*eau exempte de dioxyde de carbone R* et complétez à 20 ml avec le même solvant.

Aspect de la solution. La solution S n'est pas plus fortement colorée que la solution témoin JV_6 (*2.2.2, Procédé II*).

Détermination du pH (*2.2.3*). Le pH de la solution S est de 4,7 à 5,5.

Substances oxydables. Dans une fiole conique à bouchon rodé, dissolvez 1,0 g de monosulfate de guanéthidine dans 25 ml d'*eau R*, ajoutez 25 ml de *solution diluée d'hydroxyde de sodium R*. Laissez reposer pendant 10 min, puis ajoutez 1 g de *bromure de potassium R* et 1 ml de *bromate de potassium 0,0083 M*. Acidifiez avec 30 ml d'*acide chlorhydrique dilué R*, mélangez et laissez reposer à l'obscurité pendant 5 min. Ajoutez 2 g d'*iodure de potassium R* et agitez. Laissez reposer pendant 2 min. Titrez l'iode libéré par le *thiosulfate de sodium 0,05 M* en présence de *solution d'amidon R*. La décoloration de la solution nécessite au moins 0,3 ml de *thiosulfate de sodium 0,05 M*.

Métaux lourds (*2.4.8*). 2,0 g de monosulfate de guanéthidine satisfont à l'essai limite C des métaux lourds (10 ppm). Préparez le témoin avec 2 ml de *solution à 10 ppm de plomb (Pb) R*.

Perte à la dessiccation (*2.2.32*). Déterminée à l'étuve à 100-105 °C sur 1,00 g de monosulfate de guanéthidine, la perte à la dessiccation n'est pas supérieure à 0,5 pour cent.

Cendres sulfuriques (*2.4.14*). Déterminé sur 1,0 g de monosulfate de guanéthidine, le taux des cendres sulfuriques n'est pas supérieur à 0,1 pour cent.

DOSAGE

Dissolvez 0,250 g de monosulfate de guanéthidine dans 30 ml d'*acide acétique anhydre R*, en chauffant si nécessaire. Ajoutez 15 ml d'*anhydride acétique R*. Titrez par l'*acide perchlorique 0,1 M* en présence de 0,1 ml de *solution de vert malachite R* jusqu'à virage au vert-jaune.

1 ml d'*acide perchlorique 0,1 M* correspond à 29,64 mg de $C_{10}H_{24}N_4O_4S$.

CONSERVATION

A l'abri de la lumière.

01/2002:1218

GUAR

Cyamopsidis seminis pulvis

DÉFINITION

Le guar est obtenu par broyage de l'albumen des graines de *Cyamopsis tetragonolobus* (L.) Taub. Il est constitué principalement par un galactomannane dit guarane.

CARACTÈRES

Poudre blanche ou sensiblement blanche, donnant un mucilage de viscosité variable lorsqu'elle est dissoute dans l'eau, pratiquement insoluble dans l'alcool.

Le guar présente les caractères microscopiques décrits à l'identification A.

IDENTIFICATION

A. Examiné au microscope dans du *glycérol R*, le guar (125) présente des cellules piriformes à ovoïdes, le plus souvent isolées, à parois très épaisses entourant un lumen central plus ou moins allongé, à contenu granuleux ; des cellules polyédriques, isolées ou en amas, de dimensions plus petites et à parois plus minces que celles des précédentes.

B. Dans une fiole conique, introduisez 2 g de guar, ajoutez rapidement 45 ml d'*eau R* et agitez vigoureusement pendant 30 s. Après 5 min à 10 min, il se forme un gel consistant qui ne coule pas lorsque la fiole est renversée.

C. Mélangez une suspension de 0,1 g de guar dans 10 ml d'*eau R* avec 1 ml d'une solution de *tétraborate de disodium R* à 10 g/l ; après quelques instants, le mélange se gélifie.

D. Opérez par chromatographie sur couche mince (*2.2.27*) en utilisant une plaque recouverte d'un gel de silice approprié.

Solution à examiner. Dans un tube à centrifuger à paroi épaisse, introduisez 10 mg de guar. Ajoutez 2 ml d'une solution d'*acide trifluoracétique R* à 100 g/l. Agitez énergiquement pour dissoudre le gel en formation, bouchez le tube et chauffez le mélange à 120 °C pendant 1 h. Centrifugez l'hydrolysat obtenu, transvasez avec précaution le surnageant limpide dans un ballon de 50 ml, ajoutez 10 ml d'*eau R* et évaporez à siccité sous pression réduite. Au film limpide obtenu, ajoutez 0,1 ml d'*eau R*, puis 0,9 ml de *méthanol R*. Centrifugez pour séparer le précipité amorphe. Recueillez le surnageant et, si nécessaire, complétez à 1 ml avec du *méthanol R*.

Solution témoin. Dissolvez 10 mg de *galactose R* et 10 mg de *mannose R* dans 2 ml d'*eau R* et complétez à 20 ml avec du *méthanol R*.

Déposez séparément sur la plaque, en bandes, 5 µl de chaque solution. Développez sur un parcours de 15 cm avec un mélange de 15 volumes d'*eau R* et de 85 volumes d'*acétonitrile R*. Pulvérisez du *réactif à l'acide aminohippurique R* et chauffez la plaque à 120 °C pendant 5 min. Le chromatogramme obtenu avec la solution témoin présente, dans sa partie inférieure, 2 bandes brunâtres nettement séparées, galactose et mannose par ordre de R_f croissant. Le chromatogramme obtenu avec la solution à examiner présente 2 bandes correspondant au galactose et au mannose.

ESSAI

Gomme adragante, gomme de sterculia, gélose, alginates, carraghénates. A une petite quantité de guar, ajoutez 0,2 ml de *solution de rouge de ruthénium R* récemment préparée. Examinées au microscope, les parois cellulaires n'apparaissent pas colorées en rouge.

Protéines. Opérez sur 0,170 g de guar, par dosage de l'azote, après minéralisation par l'acide sulfurique (*2.5.9*). Multipliez le résultat obtenu par 6,25. La teneur en protéines n'est pas supérieure à 8,0 pour cent.

Viscosité apparente. Humectez une quantité de guar correspondant à 1,00 g de substance desséchée, avec 2,5 ml de *2-propanol R*. Tout en agitant, complétez à 100,0 ml avec de l'*eau R*. Après 1 h, déterminez la viscosité (*2.2.10*) avec un viscosimètre à mobile tournant à 20 °C et à une vitesse de cisaillement de 100 s^{-1}. La viscosité apparente n'est pas inférieure à 85 pour cent ni supérieure à 115 pour cent de la valeur indiquée sur l'étiquette.

Perte à la dessiccation (*2.2.32*). Déterminée à l'étuve à 100-105 °C pendant 5 h sur 1,000 g de guar, la perte à la dessiccation n'est pas supérieure à 15,0 pour cent.

Cendres totales (*2.4.16*). Le taux des cendres totales n'est pas supérieur à 1,8 pour cent.

Contamination microbienne. Le guar satisfait à une limite du nombre de germes aérobies viables totaux de 10^4 microorganismes par gramme, déterminé par dénombrement sur plaque de gélose (*2.6.12*). Le guar satisfait aux essais d'*Escherichia coli* et des salmonelles (*2.6.13*).

ÉTIQUETAGE

L'étiquette indique la viscosité apparente, en millipascals-secondes, d'une solution de guar à 10 g/l.

01/2002:0908

GUAR (GALACTOMANNANE DU)

Guar galactomannanum

DÉFINITION

Le galactomannane du guar est obtenu à partir des graines de *Cyamopsis tetragonolobus* (L.) Taub. par broyage de l'albumen suivi d'une hydrolyse partielle. Il se compose principalement de polyosides constitués de D-galactose et de D-mannose dans un rapport moléculaire de 1:1,4 à 1:2. Les molécules sont constituées par une chaîne principale linéaire de cycles mannopyranose liés par des ponts glycosidiques β-(1→4), sur laquelle se greffent, par des ponts glycosidiques α-(1→6), des cycles galactopyranose simples.

CARACTÈRES

Poudre blanc-jaune, soluble dans l'eau froide et dans l'eau chaude, pratiquement insoluble dans les solvants organiques.

IDENTIFICATION

A. Mélangez 5 g de solution S (voir Essai) avec 0,5 ml d'une solution de *tétraborate de disodium R* à 10 g/l. Un gel se forme après quelques instants.

B. Chauffez 20 g de solution S dans un bain-marie pendant 10 min. Laissez refroidir. Ajustez à la masse initiale avec de l'*eau R*. La solution ne se gélifie pas.

C. Opérez par chromatographie sur couche mince (*2.2.27*) en utilisant une plaque recouverte de *gel de silice G R*.

Solution à examiner. Dans un tube à centrifuger à paroi épaisse, introduisez 10 mg de galactomannane du guar. Ajoutez 2 ml d'une solution d'*acide trifluoracétique R* à 230 g/l. Agitez énergiquement pour dissoudre le gel formé, bouchez le tube et chauffez le mélange à 120 °C pendant 1 h. Centrifugez l'hydrolysat obtenu, transvasez avec précaution le surnageant limpide dans un flacon de 50 ml, ajoutez 10 ml d'*eau R* et évaporez à siccité sous pression réduite. Reprenez le résidu avec 10 ml d'*eau R* et évaporez à nouveau à siccité sous pression réduite. Au film limpide obtenu, qui n'a pas d'odeur d'acide acétique, ajoutez 0,1 ml d'*eau R*, puis 1 ml de *méthanol R*. Centrifugez pour séparer le précipité amorphe. Recueillez le surnageant et, si nécessaire, complétez à 1 ml avec du *méthanol R*.

Solution témoin. Dissolvez 10 mg de *galactose R* et 10 mg de *mannose R* dans 2 ml d'*eau R* et complétez à 10 ml avec du *méthanol R*.

Déposez séparément sur la plaque, en bandes de 20 mm sur 3 mm, 5 µl de chaque solution. Développez sur un parcours de 15 cm avec un mélange de 15 volumes d'*eau R* et de 85 volumes d'*acétonitrile R*. Pulvérisez du *réactif à l'acide aminohippurique R* et chauffez la plaque à 120 °C pendant 5 min. Le chromatogramme obtenu avec la solution témoin présente dans sa partie inférieure 2 bandes brunâtres nettement séparées, galactose et mannose par ordre de R_f croissant. Le chromatogramme obtenu avec la solution à examiner présente 2 bandes correspondant au galactose et au mannose.

ESSAI

Solution S. Humectez 1,0 g de galactomannane du guar avec 2 ml de *2-propanol R*. Tout en agitant, complétez à 100 g avec de l'*eau R* et poursuivez l'agitation jusqu'à obtention d'une dispersion homogène. Laissez reposer pendant 1 h au moins. Si la viscosité apparente est inférieure à 200 mPa·s, utilisez 3,0 g de substance à examiner au lieu de 1,0 g.

Détermination du pH (*2.2.3*). Le pH de la solution S est de 5,5 à 7,5.

Viscosité apparente. Humectez une quantité de galactomannane du guar correspondant à 2,00 g de substance desséchée avec 2,5 ml de *2-propanol R*. Tout en agitant, complétez à 100,0 ml avec de l'*eau R*. Après une heure, déterminez la viscosité (*2.2.10*) avec un viscosimètre à mobile tournant à 20 °C et à une vitesse de cisaillement de 100 s^{-1}. La viscosité apparente n'est pas inférieure à 75 pour cent ni supérieure à 140 pour cent de la valeur indiquée sur l'étiquette.

Matières insolubles. Dans un ballon de 250 ml, dispersez tout en agitant 1,50 g de galactomannane du guar dans un mélange de 1,6 ml d'*acide sulfurique R* et de 150 ml d'*eau R*. Pesez, puis placez le ballon dans un bain-marie et chauffez à reflux pendant 6 h. Ajustez à la masse initiale avec de l'*eau R*. Filtrez à chaud sur un filtre en verre fritté (160) et taré. Lavez à l'*eau R* chaude et desséchez à 100-105 °C. La masse du résidu n'est pas supérieure à 105 mg (7,0 pour cent).

Protéines. Opérez sur 0,400 g de galactomannane du guar, par dosage de l'azote après minéralisation par l'acide sulfurique (*2.5.9*). Multipliez le résultat obtenu par 6,25. La teneur en protéines n'est pas supérieure à 5,0 pour cent.

Gomme adragante, gomme de sterculia, gélose, alginates et carraghénates. A une petite quantité de galactomannane du guar, ajoutez 0,2 ml de *solution de rouge de ruthénium R* récemment préparée. Examinés au microscope, les éléments figurés n'apparaissent pas colorés en rouge.

Perte à la dessiccation (*2.2.32*). Déterminée à l'étuve à 100-105 °C pendant 5 h sur 1,000 g de galactomannane du guar, la perte à la dessiccation n'est pas supérieure à 15,0 pour cent.

Cendres totales (*2.4.16*). Déterminé sur 1,00 g de galactomannane du guar préalablement humecté avec 10 ml d'*eau R*, le taux des cendres totales n'est pas supérieur à 1,8 pour cent.

Contamination microbienne. Le galactomannane du guar satisfait à une limite du nombre de microorganismes viables totaux de 10^3 par gramme, déterminé par dénombrement sur plaque de gélose (*2.6.12*). Le galactomannane du guar satisfait aux essais d'*Escherichia coli* et des salmonelles (*2.6.13*).

ÉTIQUETAGE

L'étiquette indique en millipascals-secondes la viscosité apparente pour une solution de galactomannane du guar à 20 g/l.

01/2002:1856

GUIMAUVE (FEUILLE DE)

Althaeae folium

DÉFINITION

Feuille séchée, entière ou coupée, de *Althaea officinalis* L.

CARACTÈRES

Caractères macroscopiques et microscopiques décrits aux identifications A et B.

IDENTIFICATION

A. Les feuilles ont de longs pétioles et mesurent environ 7 cm à 10 cm de long ; le limbe est cordiforme à ovale avec 3 à 5 lobes peu profonds et des bords crénelés à dentés ; la nervation est palmée. Les pétioles et les 2 surfaces du limbe sont vert-gris et intensément pubescents. Occasionnellement, des fragments d'inflorescences ou de fruits immatures peuvent être présents.

B. Réduisez la feuille de guimauve en poudre (355). La poudre est vert-gris. Examinez au microscope en utilisant de la *solution d'hydrate de chloral R*. La poudre présente de nombreux poils tecteurs unicellulaires, longs, rigides, à parois épaisses et pointus à l'apex, anguleux et ponctués à la base, où ils sont parfois encore unis pour former une structure étoilée avec jusqu'à 8 composants ; peu de poils sécréteurs à pied unicellulaire et à tête globuleuse, pluricellulaire ; des fragments de l'épiderme des feuilles, avec des stomates anomocytiques ou paracytiques (*2.8.3*) ; des macles d'oxalate de calcium, isolées ou incluses dans le parenchyme du mésophylle ; des fragments de nervures avec des petits vaisseaux en spirales ou en anneaux. Examinez au microscope en utilisant de la *solution de rouge de ruthénium R*. La poudre présente des amas de tissu parenchymateux contenant du mucilage teinté de rouge-orange.

C. Chromatographie sur couche mince (*2.2.27*).

Solution à examiner. A 1 g de feuille de guimauve pulvérisée (355), ajoutez 10 ml de *méthanol R*. Chauffez à reflux au bain-marie pendant 5 min. Laissez refroidir, puis filtrez. Distillez le filtrat sous pression réduite jusqu'à l'obtention d'un volume d'environ 2 ml.

Solution témoin. Dissolvez 2,5 mg de *quercitroside R* et 2,5 mg d'*acide chlorogénique R* dans 10 ml de *méthanol R*.

Plaque : *plaque au gel de silice pour CCM R*.

Phase mobile : *acide formique anhydre R, acide acétique glacial R, eau R, acétate d'éthyle R* (11:11:27:100 *V/V/V/V*).

Dépôt : 10 µl, en bandes.

Développement : sur un parcours de 15 cm.

Séchage : à 100-105 °C.

Détection : pulvérisez une solution de *diphénylborate d'aminoéthanol R* à 10 g/l dans le *méthanol R*, puis une solution de *macrogol 400 R* à 50 g/l dans le *méthanol R*. Laissez sécher la plaque à l'air pendant 30 min. Examinez en lumière ultraviolette à 365 nm.

Résultats : voir ci-dessous la séquence des bandes présentes dans les chromatogrammes obtenus avec la solution témoin et la solution à examiner. Par ailleurs, d'autres bandes de fluorescence peuvent être présentes dans le chromatogramme obtenu avec la solution à examiner.

Haut de la plaque	
	Une bande de fluorescence bleue
	Une bande de fluorescence jaune
Quercitroside : une bande orange	
	Une bande de fluorescence orange
	Une bande de fluorescence orange
Acide chlorogénique : une bande de fluorescence bleue	
	Une bande de fluorescence bleue
	Une bande de fluorescence orange
	Une bande de fluorescence jaune intense
Solution témoin	**Solution à examiner**

ESSAI

Eléments étrangers (*2.8.2*) : au maximum 4 pour cent de feuilles parasitées par *Puccinia malvacearum* présentant des ponctuations rouges et au maximum 2 pour cent d'autres éléments étrangers.

Perte à la dessiccation (*2.2.32*) : au maximum 10,0 pour cent, déterminé à l'étuve à 100-105 °C pendant 2 h sur 1,000 g de feuille de guimauve pulvérisée (355).

Cendres totales (*2.4.16*) : au maximum 18,0 pour cent.

Indice de gonflement (*2.8.4*) : au minimum 12, déterminé sur 0,2 g de feuille de guimauve pulvérisée (355).

Cendres insolubles dans l'acide chlorhydrique (*2.8.1*) : au maximum 2,0 pour cent.

01/2002:1126

GUIMAUVE (RACINE DE)

Althaeae radix

DÉFINITION

La racine de guimauve est constituée par la racine séchée, mondée ou non, entière ou fragmentée, de *Althaea officinalis* L.

CARACTÈRES

La racine de guimauve présente les caractères macroscopiques et microscopiques décrits aux identifications A et B.

IDENTIFICATION

A. La drogue non mondée, non fragmentée, se compose de racines cylindriques, légèrement tordues, d'une épaisseur allant jusqu'à 2 cm, à profonds sillons longitudinaux. La surface externe, de couleur brun-gris, porte de nombreuses cicatrices de radicelles. La cassure est fibreuse dans la partie externe, rugueuse et grenue dans la partie interne. La racine présente une écorce blanchâtre plus ou moins épaisse à périderme brunâtre, séparée du bois de couleur blanche par le cambium brunâtre bien distinct. La structure concentrique de l'écorce et la structure radiale du bois apparaissent plus nettement après humidification.

La drogue mondée présente une surface externe finement fibreuse, de couleur blanc-gris. Le suber et le parenchyme cortical externe sont absents.

B. Réduisez la racine de guimauve en poudre (355). La poudre est brun-gris (racine non mondée) ou blanchâtre (racine mondée). Examinez au microscope en utilisant de la *solution d'hydrate de chloral R*. La poudre présente les éléments suivants : des fragments de fibres incolores à paroi épaisse, pour la plupart non lignifiées, à extrémités bifurquées ou en pointe ; des fragments de vaisseaux à paroi réticulée, scalariforme ou aréolée ; des macles d'oxalate de calcium mesurant de 20 µm à 35 µm environ, et pour la plupart de 25 µm à 30 µm ; des cellules parenchymateuses mucilagineuses ; des fragments de suber à cellules aplaties à paroi mince dans le cas de la racine non mondée. Examinez au microscope en utilisant de l'*eau R*. La poudre présente de nombreux grains d'amidon mesurant 3 µm à 25 µm environ et présentant parfois un hile longitudinal. La plupart des grains d'amidon sont simples, quelques-uns sont composés et comportent deux à quatre éléments.

ESSAI

Eléments étrangers (*2.8.2*). La racine de guimauve ne contient pas plus de 2 pour cent de drogue présentant une altération brune. La racine mondée ne contient pas plus de 2 pour cent de suber.

Indice de gonflement (*2.8.4*). Déterminé sur la drogue pulvérisée (710), l'indice de gonflement n'est pas inférieur à 10.

Perte à la dessiccation (*2.2.32*). Déterminée à l'étuve à 100-105 °C pendant 2 h sur 1,000 g de drogue pulvérisée (710), la perte à la dessiccation n'est pas supérieure à 12,0 pour cent.

Cendres totales (*2.4.16*). Le taux des cendres totales n'est pas supérieur à 6,0 pour cent pour la racine mondée. Il n'est pas supérieur à 8,0 pour cent pour la racine non mondée.

CONSERVATION

A l'abri de la lumière.

Monographies D - K

H

01/2002:1979

HALOFANTRINE (CHLORHYDRATE D')

Halofantrini hydrochloridum

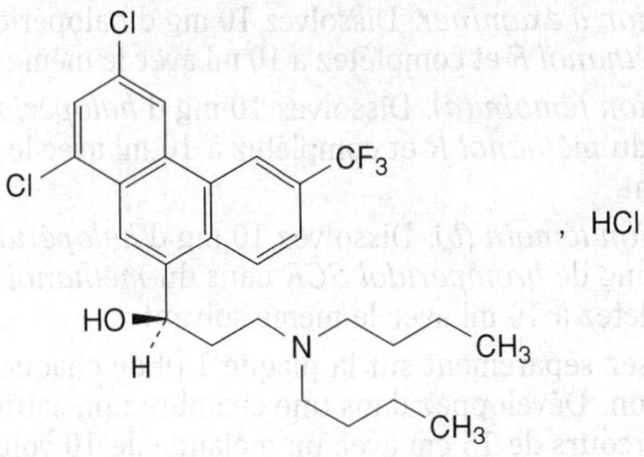

et énantiomère

$C_{26}H_{31}Cl_3F_3NO$ M_r 536,9

DÉFINITION

Chlorhydrate de (1*RS*)-3-(dibutylamino)-1-[1,3-dichloro-6-(trifluorométhyl)phénanthrén-9-yl]propan-1-ol.

Teneur : 97,5 pour cent à 102,0 pour cent (substance desséchée).

CARACTÈRES

Aspect : poudre blanche ou sensiblement blanche.

Solubilité : pratiquement insoluble dans l'eau, facilement soluble dans le méthanol, assez soluble dans l'alcool.

Le chlorhydrate d'halofantrine présente le phénomène du polymorphisme.

IDENTIFICATION

A. Spectrophotométrie d'absorption dans l'infrarouge (*2.2.24*).

Comparaison : *chlorhydrate d'halofantrine SCR*.

Si les spectres obtenus à l'état solide présentent des différences, dissolvez respectivement la substance à examiner et la substance de référence dans de la *méthyléthylcétone R*, évaporez à siccité et enregistrez de nouveaux spectres à partir des résidus.

B. Le chlorhydrate d'halofantrine donne la réaction (b) des chlorures (*2.3.1*).

ESSAI

Angle de rotation optique (*2.2.7*) : – 0,10° à + 0,10°.

Dissolvez 1,00 g de chlorhydrate d'halofantrine dans de l'*alcool R* et complétez à 100,0 ml avec le même solvant.

Absorbance (*2.2.25*) : au maximum 0,085 à 450 nm.

Dissolvez 0,200 g de chlorhydrate d'halofantrine dans du *méthanol R* et complétez à 10,0 ml avec le même solvant.

Substances apparentées. Chromatographie liquide (*2.2.29*).

Solution à examiner (a). Dissolvez 40,0 mg de chlorhydrate d'halofantrine dans la phase mobile et complétez à 100,0 ml avec la phase mobile.

Solution à examiner (b). Prélevez 5,0 ml de solution à examiner (a) et complétez à 50,0 ml avec la phase mobile.

Solution témoin (a). Dissolvez 40,0 mg de *chlorhydrate d'halofantrine SCR* dans la phase mobile et complétez à 100,0 ml avec la phase mobile.

Solution témoin (b). Prélevez 5,0 ml de solution témoin (a) et complétez à 50,0 ml avec la phase mobile.

Solution témoin (c). Prélevez 1,0 ml de solution à examiner (a) et complétez à 100,0 ml avec la phase mobile. Prélevez 5,0 ml de solution et complétez à 50,0 ml avec la phase mobile.

Solution témoin (d). Dissolvez 10,0 mg d'*impureté C d'halofantrine SCR* dans la phase mobile et complétez à 25 ml avec la phase mobile. A 5,0 ml de solution, ajoutez 5,0 ml de solution témoin (a) et complétez à 50,0 ml avec la phase mobile.

Colonne :

– *dimensions* : *l* = 0,30 m, Ø = 3,9 mm,
– *phase stationnaire* : *gel de silice octadécylsilylé pour chromatographie R* (10 µm), de type irrégulier, d'une surface spécifique de 330 m²/g, d'un diamètre de pores de 12,5 nm et présentant un taux de carbone de 9,8 pour cent .

Phase mobile : mélangez 250 ml d'une solution d'*hydroxyde de sodium R* à 2,0 g/l préalablement ajustée à pH 2,5 avec de l'*acide perchlorique R* et 750 ml d'*acétonitrile R*.

Débit : 1 ml/min.

Détection : spectrophotomètre à 260 nm.

Injection : 20 µl ; injectez la solution à examiner et les solutions témoin (c), (d) et (e).

Enregistrement : 5 fois le temps de rétention de l'halofantrine qui est d'environ 6 min.

Conformité du système :

– *résolution* : au minimum 3,3 entre les pics dûs à l'halofantrine et à l'impureté C dans le chromatogramme obtenu avec la solution témoin (d).

Limites :

– *toute impureté* : au maximum 2 fois la surface du pic principal du chromatogramme obtenu avec la solution témoin (c) (0,2 pour cent),
– *total* : au maximum 5 fois la surface du pic principal du chromatogramme obtenu avec la solution témoin (c) (0,5 pour cent),
– *limite d'exclusion* : 0,5 fois la surface du pic principal du chromatogramme obtenu avec la solution témoin (c) (0,05 pour cent).

Métaux lourds (*2.4.8*) : au maximum 20 ppm.

1,0 g de chlorhydrate d'halofantrine satisfait à l'essai limite C. Préparez le témoin avec 2 ml de *solution à 10 ppm de plomb (Pb) R*.

Perte à la dessiccation (*2.2.32*) : au maximum 0,5 pour cent, déterminé à l'étuve à 100-105 °C pendant 4 h sur 1,000 g de chlorhydrate d'halofantrine.

Cendres sulfuriques (*2.4.14*) : au maximum 0,1 pour cent, déterminé sur 1,0 g de chlorhydrate d'halofantrine.

DOSAGE

Chromatographie liquide (*2.2.29*) selon les indications de l'essai des substances apparentées.

Injection : solution à examiner (b) et solution témoin (b).

Calculez la teneur pour cent en chlorhydrate d'halofantrine.

CONSERVATION

A l'abri de la lumière.

IMPURETÉS

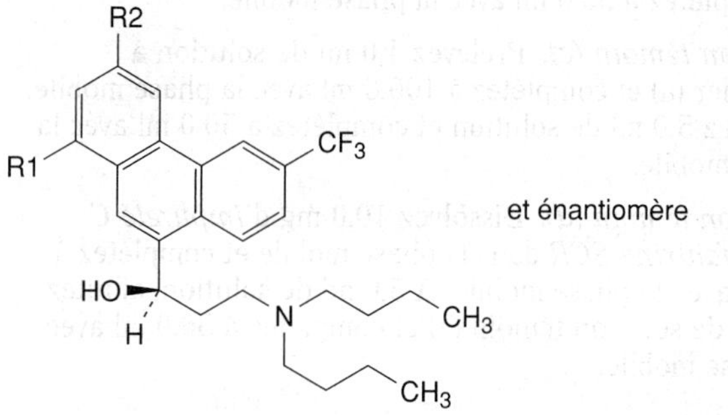

A. R1 = H, R2 = Cl : (1*RS*)-1-[3-chloro-6-(trifluorométhyl)phénanthrén-9-yl]-3-(dibutylamino)propan-1-ol (1-déchlorohalofantrine),

B. R1 = Cl, R2 = H : (1*RS*)-1-[1-chloro-6-(trifluorométhyl)phénanthrén-9-yl]-3-(dibutylamino)propan-1-ol (3-déchlorohalofantrine),

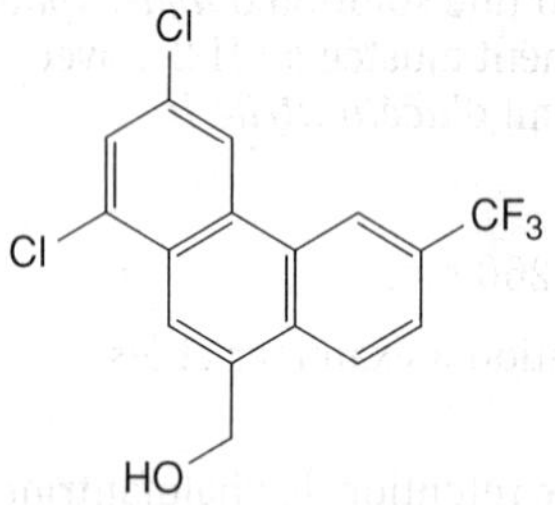

C. [1,3-dichloro-6-(trifluorométhyl)phénanthrén-9-yl]méthanol.

01/2002:0616

HALOPÉRIDOL

Haloperidolum

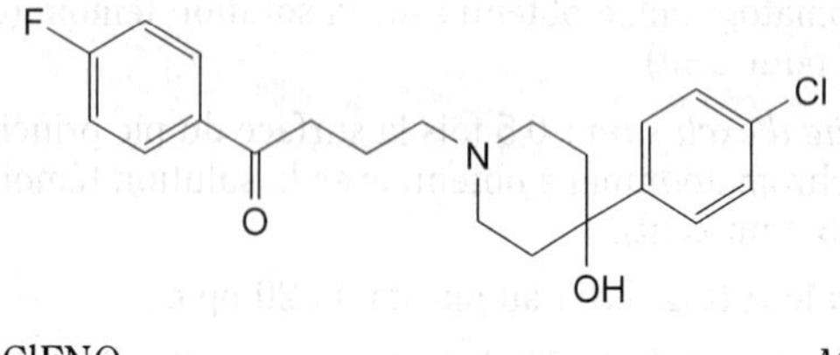

$C_{21}H_{23}ClFNO_2$ M_r 375,9

DÉFINITION

L'halopéridol contient au minimum 99,0 pour cent et au maximum l'équivalent de 101,0 pour cent de 4-[4-(4-chlorophényl)-4-hydroxypipéridin-1-yl]-1-(4-fluorophényl)butan-1-one, calculé par rapport à la substance desséchée.

CARACTÈRES

Poudre, blanche ou sensiblement blanche, pratiquement insoluble dans l'eau, peu soluble dans l'alcool, dans le chlorure de méthylène et dans le méthanol.

IDENTIFICATION

Première identification : B, E.

Seconde identification : A, C, D, E.

A. Le point de fusion (*2.2.14*) de l'halopéridol est de 150 °C à 153 °C.

B. Examinez l'halopéridol par spectrophotométrie d'absorption dans l'infrarouge (*2.2.24*), en comparant avec le spectre obtenu avec l'*halopéridol SCR*. Examinez les substances sous forme de pastilles.

C. Examinez l'halopéridol par chromatographie sur couche mince (*2.2.27*), en utilisant une plaque recouverte d'un gel de silice octadécylsilylé approprié.

Solution à examiner. Dissolvez 10 mg d'halopéridol dans du *méthanol R* et complétez à 10 ml avec le même solvant.

Solution témoin (a). Dissolvez 10 mg d'*halopéridol SCR* dans du *méthanol R* et complétez à 10 ml avec le même solvant.

Solution témoin (b). Dissolvez 10 mg d'*halopéridol SCR* et 10 mg de *brompéridol SCR* dans du *méthanol R* et complétez à 10 ml avec le même solvant.

Déposez séparément sur la plaque 1 µl de chaque solution. Développez dans une chambre non saturée sur un parcours de 15 cm avec un mélange de 10 volumes de *tétrahydrofurane R*, de 45 volumes d'une solution de *chlorure de sodium R* à 58 g/l et de 45 volumes de *méthanol R*. Laissez sécher la plaque à l'air et examinez en lumière ultraviolette à 254 nm. La tache principale du chromatogramme obtenu avec la solution à examiner est semblable, quant à sa position et ses dimensions à la tache principale du chromatogramme obtenu avec la solution témoin (a). L'identification n'est valable que si le chromatogramme obtenu avec la solution témoin (b) présente 2 taches qui peuvent toutefois ne pas être totalement séparées.

D. Dissolvez 10 mg environ d'halopéridol dans 5 ml d'*éthanol R*. Ajoutez 0,5 ml de *solution de dinitrobenzène R* et 0,5 ml de *solution alcoolique d'hydroxyde de potassium 2 M R*. Il apparaît une coloration violette qui vire au rouge-brun après 20 min.

E. Dans un creuset de porcelaine, introduisez 0,1 g d'halopéridol et ajoutez 0,5 g de *carbonate de sodium anhydre R*. Chauffez sur une flamme nue pendant 10 min. Laissez refroidir et reprenez le résidu par 5 ml d'*acide nitrique dilué R*. Filtrez. A 1 ml du filtrat, ajoutez 1 ml d'*eau R*. La solution donne la réaction (a) des chlorures (*2.3.1*).

ESSAI

Aspect de la solution. Dissolvez 0,2 g d'halopéridol dans 20 ml d'une solution d'*acide lactique R* à 1 pour cent *V/V*. La solution est limpide (*2.2.1*) et n'est pas plus fortement colorée que la solution témoin J_7 (*2.2.2, Procédé II*).

Substances apparentées. Opérez par chromatographie liquide (*2.2.29*). *Préparez les solutions immédiatement avant l'emploi et à l'abri de la lumière.*

Solution à examiner. Dissolvez 0,100 g d'halopéridol dans du *méthanol R* et complétez à 10,0 ml avec le même solvant.

Solution témoin (a). Dissolvez 5,0 mg d'*halopéridol SCR* et 2,5 mg de *brompéridol SCR* dans du *méthanol R* et complétez à 50,0 ml avec le même solvant.

Solution témoin (b). Prélevez 5,0 ml de solution à examiner et complétez à 100,0 ml avec du *méthanol R*. Prélevez 1,0 ml de solution et complétez à 10,0 ml avec du *méthanol R*.

La chromatographie peut être réalisée en utilisant :

– une colonne d'acier inoxydable d'une longueur de 0,1 m et d'un diamètre intérieur de 4,6 mm remplie de *gel de silice octadécylsilylé pour chromatographie, désactivé pour les bases R* (3 µm),
– comme phase mobile, à un débit de 1,5 ml/min :
Phase mobile A. Une solution d'*hydrogénosulfate de tétrabutylammonium R* à 17 g/l,

Phase mobile B. Acétonitrile R,

Intervalle (min)	Phase mobile A (pour cent *V/V*)	Phase mobile B (pour cent *V/V*)	Commentaire
0 - 15	90 → 50	10 → 50	gradient linéaire
15 - 20	50	50	isocratique
20 - 25	90	10	revenez à la composition initiale
25 = 0	90	10	recommencez le gradient

– comme détecteur, un spectrophotomètre réglé à 230 nm.

Equilibrez la colonne pendant 30 min au moins avec de l'*acétonitrile R* à un débit de 1,5 ml/min, puis revenez à la composition initiale pendant 5 min au moins.

Ajustez la sensibilité du système de façon que la hauteur du pic principal du chromatogramme obtenu avec 10 µl de solution témoin (b) représente 50 pour cent au minimum de l'échelle totale de l'enregistreur.

Injectez 10 µl de solution témoin (a). Lorsque le chromatogramme est enregistré dans les conditions prescrites, les temps de rétention sont de 5,5 min environ pour l'halopéridol et de 6 min environ pour le brompéridol. L'essai n'est valable que si la résolution entre les pics correspondant à l'halopéridol et au brompéridol n'est pas inférieure à 3,0. Si nécessaire, ajustez la concentration d'acétonitrile dans la phase mobile ou ajustez la programmation du gradient linéaire.

Injectez 10 µl de *méthanol R* comme blanc, 10 µl de solution à examiner et 10 µl de solution témoin (b). S'il apparaît, dans le chromatogramme obtenu avec la solution à examiner, d'autres pics que le pic principal, la surface d'aucun d'entre eux n'est supérieure à celle du pic principal du chromatogramme obtenu avec la solution témoin (b) (0,5 pour cent) et la somme de leur surface n'est pas supérieure à 2 fois la surface du pic principal du chromatogramme obtenu avec la solution témoin (b) (1 pour cent). Ne tenez pas compte d'un pic dû au blanc ni des pics dont la surface est inférieure à 0,1 fois la surface du pic principal du chromatogramme obtenu avec la solution témoin (b).

Perte à la dessiccation (*2.2.32*). Déterminée à l'étuve à 100-105 °C sur 1,000 g d'halopéridol, la perte à la dessiccation n'est pas supérieure à 0,5 pour cent.

Cendres sulfuriques (*2.4.14*). Déterminé sur 1,0 g d'halopéridol dans un creuset de platine, le taux des cendres sulfuriques n'est pas supérieur à 0,1 pour cent.

DOSAGE

Dissolvez 0,300 g d'halopéridol dans 50 ml d'un mélange de 1 volume d'*acide acétique anhydre R* et de 7 volumes de *méthyléthylcétone R*. Titrez par l'*acide perchlorique 0,1 M* en présence de 0,2 ml de *solution de naphtolbenzéine R*.

1 ml d'*acide perchlorique 0,1 M* correspond à 37,59 mg de $C_{21}H_{23}ClFNO_2$.

CONSERVATION

A l'abri de la lumière.

IMPURETÉS

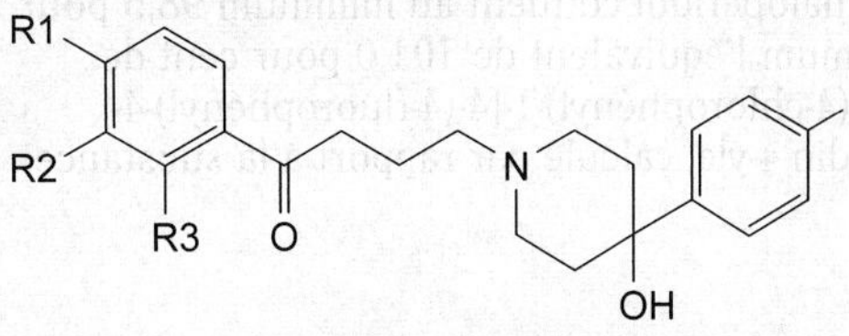

A. R1 = F, R2 = R3 = R4 = H : 1-(4-fluorophényl)-4-(4-hydroxy-4-phénylpipéridin-1-yl)butan-1-one,

B. R1 = R2 = H, R3 = F, R4 = Cl : 4-[4-(4-chlorophényl)-4-hydroxypipéridin-1-yl]-1-(2-fluorophényl)butan-1-one,

C. R1 = F, R2 = C_2H_5, R3 = H, R4 = Cl : 4-[4-(4-chlorophényl)-4-hydroxypipéridin-1-yl]-1-(3-éthyl-4-fluorophényl)butan-1-one,

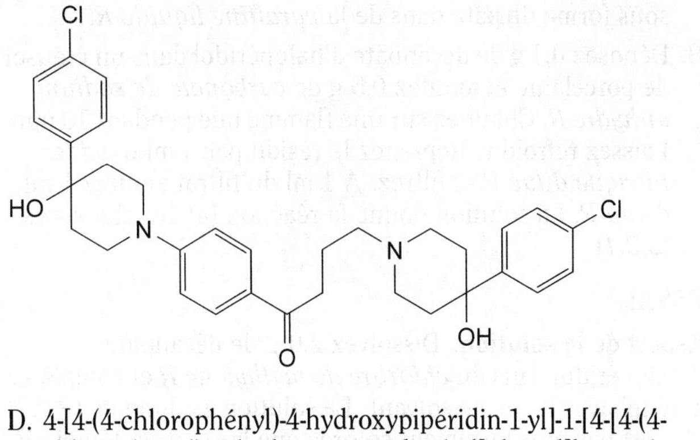

D. 4-[4-(4-chlorophényl)-4-hydroxypipéridin-1-yl]-1-[4-[4-(4-chlorophényl)- 4-hydroxypipéridin-1-yl]phényl]butan-1-one,

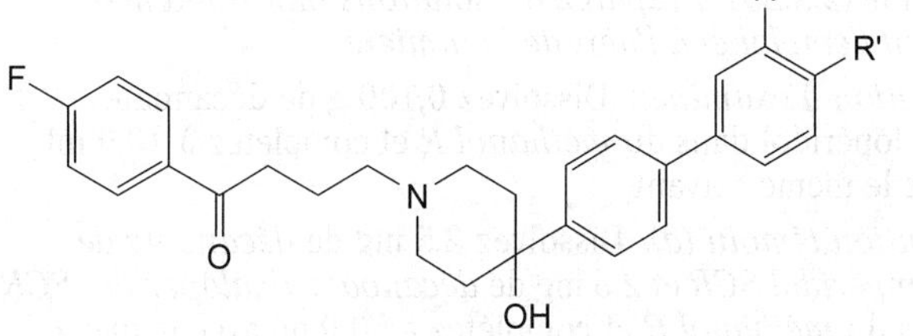

E. R = H, R′ = Cl : 4-[4-(4′-chlorobiphényl-4-yl)-4-hydroxypipéridin-1-yl]-1-(4-fluorophényl)butan-1-one,

F. R = Cl, R′ = H : 4-[4-(3′-chlorobiphényl-4-yl)-4-hydroxypipéridin-1-yl]-1-(4-fluorophényl)butan-1-one.

01/2002:1431

HALOPÉRIDOL (DÉCANOATE D')

Haloperidoli decanoas

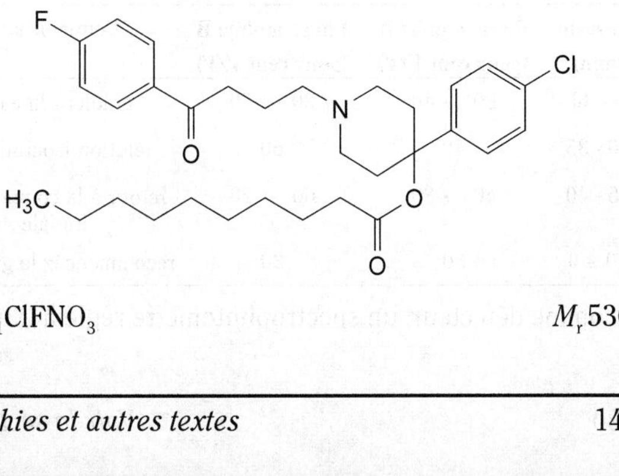

$C_{31}H_{41}ClFNO_3$ M_r 530,1

Monographies D - K

DÉFINITION

Le décanoate d'halopéridol contient au minimum 98,5 pour cent et au maximum l'équivalent de 101,0 pour cent de décanoate de 4-(4-chlorophényl)-1-[4-(4-fluorophényl)-4-oxobutyl]-pipéridin-4-yle, calculé par rapport à la substance desséchée.

CARACTÈRES

Poudre blanche à sensiblement blanche, pratiquement insoluble dans l'eau, très soluble dans l'alcool, dans le chlorure de méthylène et dans le méthanol.

Le décanoate d'halopéridol fond vers 42 °C.

IDENTIFICATION

A. Examinez le décanoate d'halopéridol par spectrophotométrie d'absorption dans l'infrarouge (*2.2.24*), en comparant avec le spectre obtenu avec le *décanoate d'halopéridol SCR*. Examinez les substances sous forme de pâte dans de la *paraffine liquide R*.

B. Déposez 0,1 g de décanoate d'halopéridol dans un creuset de porcelaine et ajoutez 0,5 g de *carbonate de sodium anhydre R*. Chauffez sur une flamme nue pendant 10 min. Laissez refroidir. Reprenez le résidu par 5 ml d'*acide nitrique dilué R* et filtrez. A 1 ml du filtrat ajoutez 1 ml d'*eau R*. La solution donne la réaction (a) des chlorures (*2.3.1*).

ESSAI

Aspect de la solution. Dissolvez 2,0 g de décanoate d'halopéridol dans du *chlorure de méthylène R* et complétez à 20 ml avec le même solvant. La solution est limpide (*2.2.1*) et n'est pas plus fortement colorée que la solution témoin B_5 (*2.2.2, Procédé II*).

Substances apparentées. Opérez par chromatographie liquide (*2.2.29*). *Préparez les solutions immédiatement avant l'emploi et à l'abri de la lumière.*

Solution à examiner. Dissolvez 0,100 g de décanoate d'halopéridol dans du *méthanol R* et complétez à 10,0 ml avec le même solvant.

Solution témoin (a). Dissolvez 2,5 mg de *décanoate de brompéridol SCR* et 2,5 mg de *décanoate d'halopéridol SCR* dans du *méthanol R* et complétez à 50,0 ml avec le même solvant.

Solution témoin (b). Prélevez 5,0 ml de solution à examiner et complétez à 100,0 ml avec du *méthanol R*. Prélevez 1,0 ml de cette solution et complétez à 10,0 ml avec du *méthanol R*.

La chromatographie peut être réalisée en utilisant :

– une colonne d'acier inoxydable d'une longueur de 0,1 m et d'un diamètre intérieur de 4,0 mm remplie de *gel de silice octadécylsilylé pour chromatographie, désactivé pour les bases R* (3 µm),

– comme phase mobile, à un débit de 1,5 ml/min, le programme d'élution suivant :

  Phase mobile A. Une solution d'*hydrogénosulfate de tétrabutylammonium R* à 27 g/l,

  Phase mobile B. Acétonitrile R,

Intervalle (min)	Phase mobile A (pour cent *V/V*)	Phase mobile B (pour cent *V/V*)	Commentaire
0 - 30	80 → 40	20 → 60	gradient linéaire
30 - 35	40	60	élution isocratique
35 - 40	40 → 80	60 → 20	retour à la composition initiale
40 = 0	80	20	recommencez le gradient

– comme détecteur, un spectrophotomètre réglé à 230 nm.

Equilibrez la colonne pendant 30 min au moins avec de l'*acétonitrile R*, puis revenez à la composition initiale de l'éluant pendant 5 min au moins.

Ajustez la sensibilité du système de façon que la hauteur du pic principal du chromatogramme obtenu avec 10 µl de solution témoin (b) représente 50 pour cent au moins de l'échelle totale de l'enregistreur.

Injectez 10 µl de solution témoin (a). Lorsque le chromatogramme est enregistré dans les conditions prescrites, les temps de rétention sont de 24 min environ pour le décanoate d'halopéridol et de 24,5 min environ pour le décanoate de brompéridol. L'essai n'est valable que si la résolution entre les pics correspondant au décanoate d'halopéridol et au décanoate de brompéridol n'est pas inférieure à 1,5. Si nécessaire, ajustez le gradient ou la durée du programme du gradient linéaire d'élution.

Injectez 10 µl de *méthanol R* en guise de blanc, 10 µl de solution à examiner et 10 µl de solution témoin (b). S'il apparaît, dans le chromatogramme obtenu avec la solution à examiner, d'autres pics que le pic principal, la surface d'aucun d'entre eux n'est supérieure à celle du pic principal du chromatogramme obtenu avec la solution témoin (b) (0,5 pour cent) et la somme de leur surface n'est pas supérieure à 3 fois celle du pic principal du chromatogramme obtenu avec la solution témoin (b) (1,5 pour cent). Ne tenez pas compte des pics dus au blanc ni des pics dont la surface est inférieure à 0,1 fois celle du pic principal du chromatogramme obtenu avec la solution témoin (b).

Perte à la dessiccation (*2.2.32*). Déterminée dans un dessiccateur sous vide à 30 °C sur 1,000 g de décanoate d'halopéridol, la perte à la dessiccation n'est pas supérieure à 0,5 pour cent.

Cendres sulfuriques (*2.4.14*). Déterminé sur 1,0 g de décanoate d'halopéridol dans un creuset de platine, le taux des cendres sulfuriques n'est pas supérieur à 0,1 pour cent.

DOSAGE

Dissolvez 0,425 g de décanoate d'halopéridol dans 50 ml d'un mélange de 1 volume d'*acide acétique anhydre R* et de 7 volumes de *méthyléthylcétone R*. Titrez par l'*acide perchlorique 0,1 M* en présence de 0,2 ml de *solution de naphtolbenzéine R* comme indicateur.

1 ml d'*acide perchlorique 0,1 M* correspond à 53,01 mg de $C_{31}H_{41}ClFNO_3$.

CONSERVATION

A l'abri de la lumière, à une température inférieure à 25 °C.

IMPURETÉS

Impuretés qualifiées : A, B, C, D, E, F, G, H, I, J, K.

Autres impuretés décelables : L.

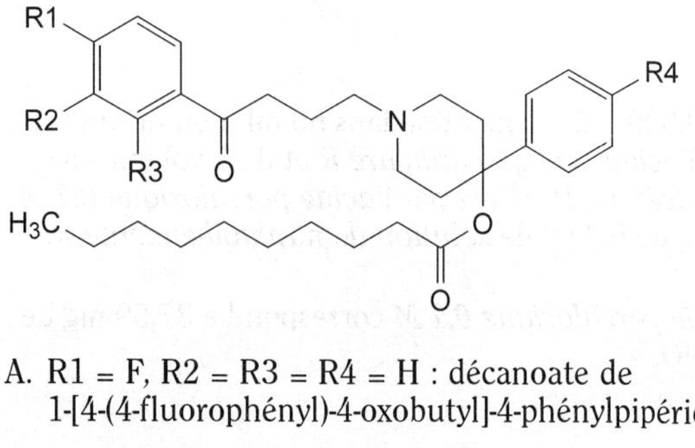

A. R1 = F, R2 = R3 = R4 = H : décanoate de 1-[4-(4-fluorophényl)-4-oxobutyl]-4-phénylpipéridin-4-yle,

B. R1 = R2 = H, R3 = F, R4 = Cl : décanoate de 4-(4-chlorophényl)-1-[4-(2-fluorophényl)-4-oxobutyl]pipéridin-4-yle,

C. R1 = F, R2 = C_2H_5, R3 = H, R4 = Cl : décanoate de 4-(4-chlorophényl)-1-[4-(3-éthyl-4-fluorophényl)-4-oxobutyl]pipéridin-4-yle,

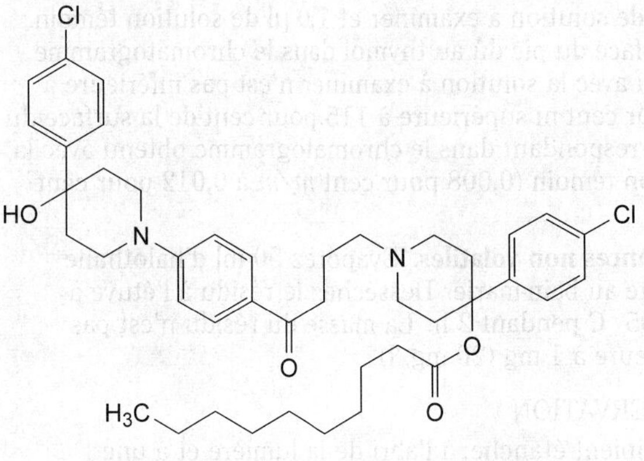

D. décanoate de 4-(4-chlorophényl)-1-[4-[4-[4-(4-chlorophényl)-4-hydroxypipéridin-1-yl]phényl]-4-oxobutyl]pipéridin-4-yle,

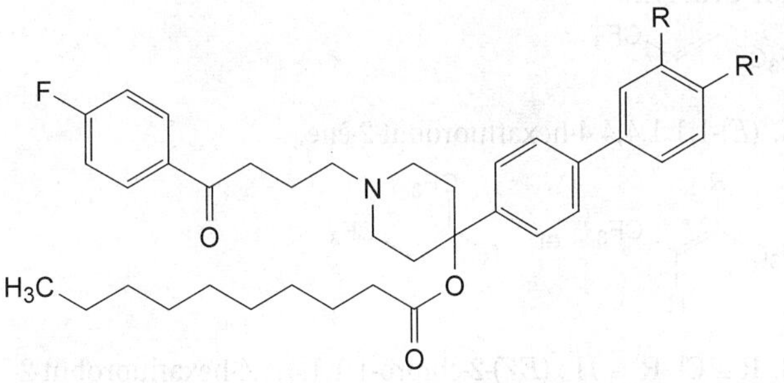

E. R = H, R′ = Cl : décanoate de 4-(4′-chlorobiphényl-4-yl)-1-[4-(4-fluorophényl)-4-oxobutyl]pipéridin-4-yle,

F. R = Cl, R′ = H : décanoate de 4-(3′-chlorobiphényl-4-yl)-1-[4-(4-fluorophényl)-4-oxobutyl]pipéridin-4-yle,

G. haloperidol,

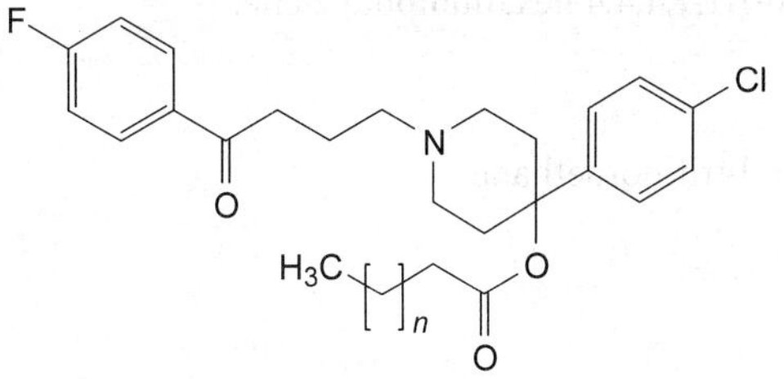

H. *n* = 5 : octanoate de 4-(4-chlorophényl)-1-[4-(4-fluorophényl)-4-oxobutyl]pipéridin-4-yle,

I. *n* = 6 : nonanoate de 4-(4-chlorophényl)-1-[4-(4-fluorophényl)-4-oxobutyl]pipéridin-4-yle,

J. *n* = 8 : undécanoate de 4-(4-chlorophényl)-1-[4-(4-fluorophényl)-4-oxobutyl]pipéridin-4-yle,

K. *n* = 9 : dodécanoate de 4-(4-chlorophényl)-1-[4-(4-fluorophényl)-4-oxobutyl]pipéridin-4-yle,

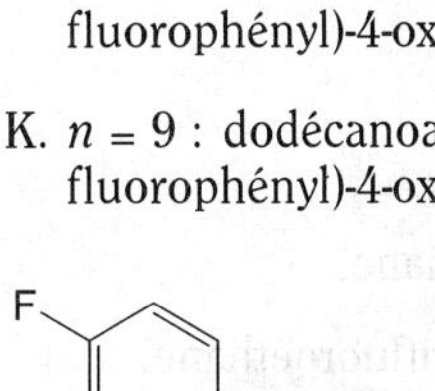

L. 1-(4-fluorophényl)éthanone.

01/2002:0393

HALOTHANE

Halothanum

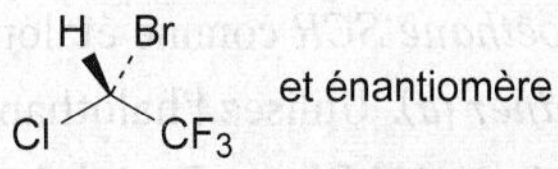

$C_2HBrClF_3$ M_r 197,4

DÉFINITION

L'halothane est le (*RS*)-2-bromo-2-chloro-1,1,1-trifluoroéthane additionné de 0,01 pour cent *m/m* de thymol.

CARACTÈRES

Liquide dense, limpide, incolore, mobile, ininflammable, peu soluble dans l'eau, miscible à l'éthanol, à l'éther et au trichloréthylène.

IDENTIFICATION

Première identification : B.

Seconde identification : A, C.

A. L'halothane satisfait à l'essai de l'intervalle de distillation (voir Essai).

B. Examinez l'halothane par spectrophotométrie d'absorption dans l'infrarouge (*2.2.24*), en comparant avec le *spectre de référence de l'halothane de la Ph. Eur.* Examinez la substance dans une cuve de 0,1 mm.

C. Dans un tube à essai, introduisez 2 ml de *2-méthyl-2-propanol R*, puis 0,1 ml d'halothane. Ajoutez 1 ml de *solution d'édétate de cuivre R*, 0,5 ml d'*ammoniaque concentrée R* et un mélange de 0,4 ml de *solution concentrée de peroxyde d'hydrogène R* et de 1,6 ml d'*eau R* (solution (a)). Préparez simultanément un blanc (solution (b)). Placez les 2 tubes dans un bain-marie à 50 °C pendant 15 min, refroidissez et ajoutez 0,3 ml d'*acide acétique glacial R*. A 1 ml de chaque solution (a) et (b), ajoutez 0,5 ml d'un mélange à volumes égaux de *solution d'alizarine S R* récemment préparée et de *solution de nitrate de zirconyle R*. La solution (a) est colorée en jaune et la solution (b) en rouge.

A 1 ml de chaque solution (a) et (b), ajoutez 1 ml de *solution tampon pH 5,2 R*, 1 ml de *solution de rouge de phénol R* diluée 10 fois avec de l'*eau R* et 0,1 ml de *solution de chloramine R*. La solution (a) est colorée en violet-bleu et la solution (b) en jaune.

A 2 ml de chaque solution (a) et (b), ajoutez 0,5 ml d'un mélange de 25 volumes d'*acide sulfurique R* et de 75 volumes d'*eau R*, 0,5 ml d'*acétone R* et 0,2 ml d'une solution de *bromate de potassium R* à 50 g/l. Agitez, chauffez dans un bain-marie à 50 °C pendant 2 min, puis refroidissez. Ajoutez 0,5 ml d'un mélange à volumes égaux d'*acide nitrique R* et d'*eau R* et 0,5 ml de *solution de nitrate d'argent R2*. La solution (a) est opalescente et il se forme un précipité blanc après quelques minutes. La solution (b) reste limpide.

ESSAI

Acidité ou alcalinité. A 20 ml d'halothane, ajoutez 20 ml d'*eau exempte de dioxyde de carbone R*. Agitez pendant 3 min et laissez reposer. Séparez la couche aqueuse et ajoutez 0,2 ml de *solution de pourpre de bromocrésol R*. Le virage de l'indicateur ne nécessite pas plus de 0,1 ml d'*hydroxyde de sodium 0,01 M* ou de 0,6 ml d'*acide chlorhydrique 0,01 M.*

Densité (*2.2.5*) : 1,872 à 1,877.

Intervalle de distillation (*2.2.11*). L'halothane distille complètement de 49,0 °C à 51,0 °C. 95 pour cent de la substance distille dans un intervalle de 1,0 °C.

Substances apparentées volatiles. Opérez par chromatographie en phase gazeuse (*2.2.28*) en utilisant le *trichlorotrifluoroéthane SCR* comme étalon interne.

Solution à examiner (a). Utilisez l'halothane à examiner.

Solution à examiner (b). Diluez 5,0 ml de *trichlorotrifluoroéthane SCR* dans de l'halothane et complétez à 100,0 ml avec de l'halothane. Prélevez 1,0 ml de cette solution et complétez à 100,0 ml avec de l'halothane. Prélevez 1,0 ml de cette solution et complétez à 10,0 ml avec de l'halothane.

La chromatographie peut être réalisée en utilisant :

- une colonne d'une longueur de 2,75 m et d'un diamètre intérieur de 5 mm, remplie de *terre d'infusoires silanisée pour chromatographie en phase gazeuse R1* (180 µm à 250 µm) dont la première fraction de 1,8 m est imprégnée de 30 pour cent *m/m* de *macrogol 400 R* et la fraction restante de 30 pour cent *m/m* de *phtalate de dinonyle R*,
- comme gaz vecteur, de l'*azote pour chromatographie R*, à un débit de 30 ml/min,
- un détecteur à ionisation de flamme,

en maintenant la température de la colonne à 50 °C.

Injectez 5 µl de solution à examiner (a) et 5 µl de solution à examiner (b).

S'il apparaît d'autres pics que le pic principal et le pic dû à l'étalon interne dans le chromatogramme obtenu avec la solution à examiner (b), la somme de leur surface n'est pas supérieure à celle du pic dû à l'étalon interne corrigée si nécessaire pour tenir compte des impuretés éventuelles ayant le même temps de rétention que l'étalon interne (0,005 pour cent).

Bromures et chlorures. Agitez 10 ml d'halothane avec 20 ml d'*eau R* pendant 3 min. A 5 ml de la couche aqueuse, ajoutez 5 ml d'*eau R*, 0,05 ml d'*acide nitrique R* et 0,2 ml de *solution de nitrate d'argent R1*. La solution n'est pas plus fortement opalescente qu'un mélange de 5 ml de la couche aqueuse et de 5 ml d'*eau R*.

Brome et chlore. A 10 ml de la couche aqueuse obtenue dans l'essai des bromures et chlorures, ajoutez 1 ml de *solution amidonnée d'iodure de potassium R*. Il n'apparaît pas de coloration bleue.

Thymol. Opérez par chromatographie en phase gazeuse (*2.2.28*), en utilisant le *menthol R* comme étalon interne.

Solution d'étalon interne. Dissolvez 0,10 g de *menthol R* dans du *chlorure de méthylène R* et complétez à 100,0 ml avec le même solvant.

Solution à examiner. A 20,0 ml d'halothane, ajoutez 5,0 ml de solution d'étalon interne.

Solution témoin. Dissolvez 20,0 mg de *thymol R* dans du *chlorure de méthylène R* et complétez à 100,0 ml avec le même solvant. Prélevez 20,0 ml de cette solution et ajoutez 5,0 ml de solution d'étalon interne.

La chromatographie peut être réalisée en utilisant :

- une colonne de silice fondue d'une longueur de 15 m et d'un diamètre intérieur de 0,53 mm, revêtue d'un film de *poly(diméthyl)siloxane R* de 1,5 µm,
- comme gaz vecteur, de l'*azote pour chromatographie R*, à un débit de 15 ml/min,
- un détecteur à ionisation de flamme,

en maintenant la température de la colonne à 150 °C, celle de la chambre à injection à 170 °C et celle du détecteur à 200 °C.

Injectez séparément 1,0 µl de solution d'étalon interne, 1,0 µl de solution à examiner et 1,0 µl de solution témoin. La surface du pic dû au thymol dans le chromatogramme obtenu avec la solution à examiner n'est pas inférieure à 75 pour cent ni supérieure à 115 pour cent de la surface du pic correspondant dans le chromatogramme obtenu avec la solution témoin (0,008 pour cent *m/m* à 0,012 pour cent *m/m*).

Substances non volatiles. Evaporez 50 ml d'halothane à siccité au bain-marie. Desséchez le résidu à l'étuve à 100-105 °C pendant 2 h. La masse du résidu n'est pas supérieure à 1 mg (20 mg/l).

CONSERVATION

En récipient étanche, à l'abri de la lumière et à une température ne dépassant pas 25 °C. Le matériau dans lequel le récipient est fabriqué est choisi en fonction de la réactivité particulière de l'halothane vis-à-vis de certains métaux.

IMPURETÉS

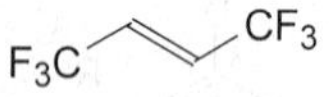

A. (*E*)-1,1,1,4,4,4-hexafluorobut-2-ène,

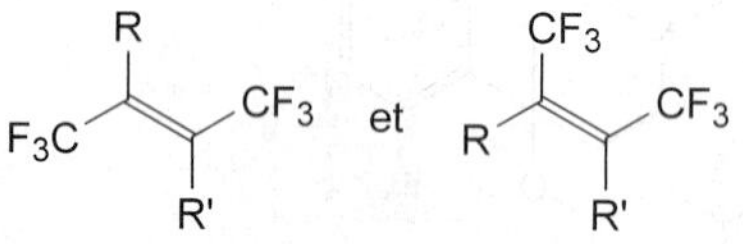

B. R = Cl, R′ = H : (*EZ*)-2-chloro-1,1,1,4,4,4-hexafluorobut-2-ène (*cis* et *trans*),

C. R = R′ = Cl : (*EZ*)-2,3-dichloro-1,1,1,4,4,4-hexafluorobut-2-ène (*cis* et *trans*),

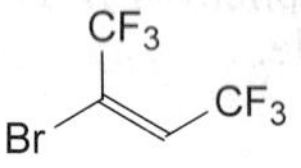

D. (*E*)-2-bromo-1,1,1,4,4,4-hexafluorobut-2-ène,

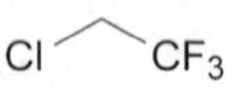

E. 2-chloro-1,1,1-trifluoroéthane,

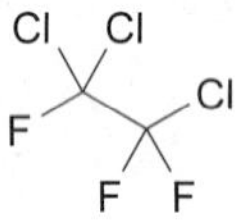

F. 1,1,2-trichloro-1,2,2-trifluoroéthane,

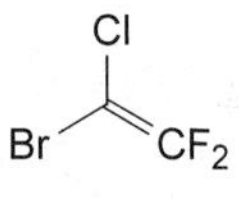

G. 1-bromo-1-chloro-2,2-difluoroéthène,

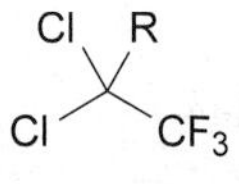

H. R = H : 2,2-dichloro-1,1,1-trifluoroéthane,

I. R = Br : 1-bromo-1,1-dichloro-2,2,2-trifluoroéthane,

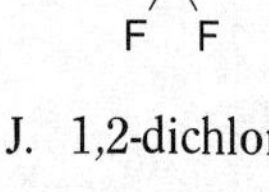

J. 1,2-dichloro-1,1-difluoroéthane.

01/2002:0909

HAMAMÉLIS (FEUILLE D')

Hamamelidis folium

DÉFINITION

La feuille d'hamamélis est constituée par la feuille séchée, entière ou fragmentée, d'*Hamamelis virginiana* L. Elle contient au minimum 3 pour cent de tanins, exprimés en pyrogallol ($C_6H_6O_3$; M_r 126,1), calculé par rapport à la drogue desséchée.

CARACTÈRES

La feuille d'hamamélis présente les caractères macroscopiques et microscopiques décrits aux identifications A et B.

IDENTIFICATION

A. Les feuilles vertes à brun-vert, sont souvent brisées, froissées et comprimées en masses plus ou moins compactes. Le limbe est approximativement ovale à obovale ; sa base est oblique et asymétrique, et le sommet acuminé ou, rarement, obtus. Les bords du limbe sont grossièrement crénelés à dentés. La nervation est pennée et saillante à la face abaxiale. Généralement, 4 à 6 paires de nervures secondaires se détachent de la nervure médiane, formant des angles aigus avec celle-ci, et se prolongent, faiblement incurvées, jusqu'aux dents plus ou moins pointues du limbe où se trouvent des nervilles, souvent perpendiculaires aux nervures secondaires.

B. Réduisez la feuille d'hamamélis en poudre (355). La poudre est vert-brun. Examinez au microscope en utilisant de la *solution d'hydrate de chloral R*. La poudre présente des fragments d'épiderme adaxial à cellules à parois anticlinales ondulées ; d'épiderme abaxial porteur de stomates principalement de type paracytique (*2.8.3*) ; des poils tecteurs étoilés, entiers ou brisés, constitués de 4 à 12 branches unicellulaires réunies à la base, de forme allongée, conique et courbée, et généralement d'une longueur jusqu'à 250 µm, à parois épaisses et ayant un lumen bien visible, dont le contenu est souvent coloré en brun ; des fibres lignifiées à parois épaisses, isolées ou groupées, accompagnées d'une gaine contenant des prismes d'oxalate de calcium ; des cellules du parenchyme palissadique, petites et cylindriques ; du parenchyme lacuneux composé de cellules de forme irrégulière ; des sclérites souvent élargis à une extrémité ou aux 2, d'une longueur de 150 µm à 180 µm, entiers ou brisés ; des fragments de vaisseaux annelés ou spiralés ; des prismes isolés d'oxalate de calcium.

C. Opérez par chromatographie sur couche mince (*2.2.27*) en utilisant une *plaque au gel de silice G pour CCM R*.

Solution à examiner. A 1,0 g de drogue pulvérisée (355), ajoutez 10 ml d'*alcool à 60 pour cent V/V R*. Agitez pendant 15 min et filtrez.

Solution témoin (a). Dissolvez 30 mg d'*acide tannique R* dans 5 ml d'*alcool à 60 pour cent V/V R*.

Solution témoin (b). Dissolvez 5 mg d'*acide gallique R* dans 5 ml d'*alcool à 60 pour cent V/V R*.

Déposez sur la plaque, en bandes, 10 µl de chaque solution. Développez sur un parcours de 10 cm avec un mélange de 10 volumes d'*acide formique anhydre R*, de 10 volumes d'*eau R* et de 80 volumes de *formiate d'éthyle R*. Séchez la plaque à 100-105 °C pendant 10 min, puis laissez refroidir. Pulvérisez de la *solution de chlorure ferrique R2* jusqu'à apparition de bandes gris-bleu (composés phénoliques). Le chromatogramme obtenu avec la solution à examiner présente, dans son tiers inférieur, une bande principale semblable quant à sa position à la bande principale du chromatogramme obtenu avec la solution témoin (a) et, dans sa partie supérieure, une bande étroite semblable quant à sa position à la bande principale du chromatogramme obtenu avec la solution témoin (b). Le chromatogramme obtenu avec la solution à examiner présente en plus, en son milieu, plusieurs bandes faiblement colorées.

ESSAI

Eléments étrangers (*2.8.2*). Déterminé sur 50 g de feuille d'hamamélis, le taux des tiges n'est pas supérieur à 7 pour cent et le taux des autres éléments étrangers n'est pas supérieur à 2 pour cent.

Perte à la dessiccation (*2.2.32*). Déterminée à l'étuve à 100-105 °C pendant 4 h sur 2,000 g de feuille d'hamamélis pulvérisée (355), la perte à la dessiccation n'est pas supérieure à 10,0 pour cent.

Cendres totales (*2.4.16*). Le taux des cendres totales n'est pas supérieur à 7,0 pour cent.

Cendres insolubles dans l'acide chlorhydrique (*2.8.1*). Le taux des cendres insolubles dans l'acide chlorhydrique n'est pas supérieur à 2,0 pour cent.

DOSAGE

Effectuez la détermination des tanins dans les drogues végétales (*2.8.14*). Utilisez 0,750 g de feuille d'hamamélis pulvérisée (180).

CONSERVATION

A l'abri de la lumière.

01/2002:1095

HARPAGOPHYTON (RACINE D')

Harpagophyti radix

DÉFINITION

La racine d'harpagophyton est constituée par la racine secondaire tubérisée, coupée et séchée de *Harpagophytum procumbens* DC. Elle contient au minimum 1,2 pour cent d'harpagoside ($C_{24}H_{30}O_{11}$; M_r 494,5), calculé par rapport à la drogue desséchée.

CARACTÈRES

La racine d'harpagophyton est brun-gris à brun foncé, de saveur amère.

Elle présente les caractères macroscopiques et microscopiques décrits aux identifications A et B.

IDENTIFICATION

A. La racine d'harpagophyton est constituée d'éléments coupés en tranches épaisses, se présentant sous la forme d'éventail ou de rouelle, ou broyés grossièrement en cossettes. La surface externe, de couleur foncée, est parcourue de rides longitudinales tortueuses. La section transversale, plus claire, comporte une zone cambiale de couleur foncée et des faisceaux de bois nettement alignés en files radiales. Le cylindre central présente de fines stries concentriques. Observée à la loupe, toute la section transversale présente des granules jaunes à rouge-brun.

B. Réduisez la racine d'harpagophyton en poudre (355). La poudre est jaune brun. Examinez au microscope en utilisant de la *solution d'hydrate de chloral R*. La poudre présente les éléments suivants : des fragments de suber constitués de cellules brun-jaune, à paroi mince ; des fragments du parenchyme cortical composés de grandes cellules à paroi mince, contenant parfois des inclusions granuleuses brun rouge et des gouttelettes jaunes isolées ; des fragments de vaisseaux présentant des épaississements réticulés et de trachéides associées à du parenchyme lignifié, provenant du cylindre central ; de petites aiguilles et des cristaux d'oxalate de calcium dans le parenchyme. La poudre peut également présenter des scléréides ponctuées, de forme rectangulaire ou polygonale, à contenu brun-rouge foncé.

Avec une solution de phloroglucinol dans de l'acide chlorhydrique le parenchyme devient vert.

C. Opérez par chromatographie sur couche mince (*2.2.27*) en utilisant une plaque recouverte d'un gel de silice approprié.

Solution à examiner. Chauffez au bain-marie à 60 °C pendant 10 min 1,0 g de racine d'harpagophyton pulvérisée (355) avec 10 ml de *méthanol R*. Filtrez et réduisez le filtrat à 2 ml environ, sous pression réduite et à une température ne dépassant pas 40 °C.

Solution témoin. Dissolvez 1 mg d'*harpagoside R* dans 1 ml de *méthanol R*.

Déposez séparément sur la plaque en bandes 20 µl de chaque solution. Développez sur un parcours de 10 cm avec un mélange de 8 volumes d'*eau R*, de 15 volumes de *méthanol R* et de 77 volumes d'*acétate d'éthyle R*. Séchez la plaque dans un courant d'air chaud. Examinez en lumière ultraviolette à 254 nm. Les chromatogrammes obtenus respectivement avec la solution à examiner et avec la solution témoin présentent en leur milieu une bande d'atténuation de fluorescence correspondant à l'harpagoside. Le chromatogramme obtenu avec la solution à examiner présente d'autres bandes distinctes, situées principalement au-dessus de la bande correspondant à l'harpagoside. Pulvérisez une solution de *phloroglucine R* à 10 g/l dans de l'*alcool R* et, ensuite, de l'*acide chlorhydrique R*. Séchez la plaque à 80 °C pendant 5 min à 10 min. Dans les chromatogrammes obtenus avec la solution témoin et avec la solution à examiner, la bande correspondant à l'harpagoside présente une coloration verte. Le chromatogramme obtenu avec la solution à examiner présente, en plus, plusieurs bandes de couleur jaune à brun situées au-dessous et au-dessus de la bande correspondant à l'harpagoside.

ESSAI

Amidon. Examinez la racine d'harpagophyton pulvérisée au microscope en utilisant de l'*eau R*. Ajoutez de la *solution d'iode R1*. Aucune coloration bleue ne se développe.

Eléments étrangers (*2.8.2*). La racine d'harpagophyton satisfait à l'essai des éléments étrangers.

Perte à la dessiccation (*2.2.32*). Déterminée à l'étuve à 100-105 °C sur 1,000 g de racine d'harpagophyton pulvérisée (355), la perte à la dessiccation n'est pas supérieure à 12,0 pour cent.

Cendres totales (*2.4.16*). Le taux des cendres totales n'est pas supérieur à 8,0 pour cent.

DOSAGE

Opérez par chromatographie liquide (*2.2.29*) en utilisant le *cinnamate de méthyle R* comme étalon interne.

Solution d'étalon interne. Dissolvez 0,130 g de *cinnamate de méthyle R* dans 50 ml de *méthanol R* et complétez à 100,0 ml avec le même solvant.

Solution à examiner. A 0,500 g de racine d'harpagophyton pulvérisée (355), ajoutez 50 ml de *méthanol R*. Agitez pendant 1 h et filtrez. Transférez le résidu dans un ballon de 100 ml, ajoutez 50 ml de *méthanol R* et chauffez à reflux pendant 1 h. Refroidissez et filtrez. Lavez le ballon et le filtre avec 2 fois 5 ml de *méthanol R*. Réunissez les extraits et évaporez à siccité sous pression réduite et à une température ne dépassant pas 40 °C. Traitez le résidu avec 3 fois 5 ml de *méthanol R* et filtrez les extraits dans une fiole jaugée de 25 ml. En lavant le filtre, complétez à 25,0 ml avec du *méthanol R*. A 10,0 ml de cette solution, ajoutez 1,0 ml de solution d'étalon interne et complétez à 25,0 ml avec du *méthanol R*.

Solution témoin. Prélevez 0,5 ml de solution témoin préparée pour l'identification C et complétez à 2,0 ml avec du *méthanol R*.

La chromatographie peut être réalisée en utilisant :

- une colonne d'acier inoxydable, d'une longueur de 0,10 m et d'un diamètre intérieur de 4 mm, remplie de *gel de silice octadécylsilylé pour chromatographie R* (5 µm),
- comme phase mobile, à un débit de 1,5 ml/min, un mélange à volumes égaux d'*eau R* et de *méthanol R*,
- comme détecteur, un spectrophotomètre réglé à 278 nm,
- un injecteur à boucle de 10 µl.

Injectez la solution à examiner. Ajustez la sensibilité du système de façon que la hauteur du pic correspondant au cinnamate de méthyle représente 50 pour cent de l'échelle totale de l'enregistreur.

Déterminez le temps de rétention de l'harpagoside en utilisant 10 µl de solution témoin examinée dans les mêmes conditions que la solution à examiner.

Calculez la teneur pour cent en harpagoside à l'aide de l'expression :

$$\frac{m_2 \times F_1 \times 7,622}{F_2 \times m_1}$$

m_1 = masse de la prise d'essai en grammes,

m_2 = masse du *cinnamate de méthyle R* en grammes dans 100,0 ml de solution d'étalon interne,

F_1 = surface du pic correspondant à l'harpagoside dans le chromatogramme de la solution à examiner,

F_2 = surface du pic correspondant au cinnamate de méthyle dans le chromatogramme de la solution à examiner.

CONSERVATION

A l'abri de la lumière.

01/2002:0332

HÉPARINE CALCIQUE

Heparinum calcicum

DÉFINITION

L'héparine calcique est une préparation contenant le sel calcique d'un glucosaminoglycane sulfaté présent dans les tissus de mammifères. Par hydrolyse complète, l'héparine calcique libère de la D-glucosamine, de l'acide D-glucuronique, de l'acide L-iduronique, de l'acide acétique et de l'acide sulfurique. Elle est douée de la propriété caractéristique de retarder la coagulation du sang frais. L'activité de l'héparine calcique destinée à l'administration par voie parentérale n'est pas inférieure à 150 UI/mg, calculée par rapport à la substance desséchée ; lorsque la substance n'est pas destinée à l'administration par voie parentérale, son activité n'est pas inférieure à 120 UI/mg, calculée par rapport à la substance desséchée.

PRODUCTION

L'héparine calcique peut être préparée à partir de poumon de bœuf ou à partir de la muqueuse intestinale de bœuf, de porc ou de mouton. Elle est préparée dans des conditions destinées à réduire ou éliminer la contamination microbienne et le taux des substances hypotensives.

CARACTÈRES

Poudre blanche ou sensiblement blanche, modérément hygroscopique, facilement soluble dans l'eau.

IDENTIFICATION

A. L'héparine calcique retarde la coagulation du sang frais.

B. Dissolvez 0,40 g d'héparine calcique dans de l'*eau R* et complétez à 10,0 ml avec le même solvant. Le pouvoir rotatoire spécifique (*2.2.7*) n'est pas inférieur à + 35.

C. Examinez par électrophorèse de zone (*2.2.31*) en utilisant de l'*agarose pour électrophorèse R* comme support et, pour équilibrer l'agarose et servir de solution d'électrolyte, un mélange de 50 ml d'*acide acétique glacial R* et de 800 ml d'*eau R*, ajusté à pH 3 par addition d'*hydroxyde de lithium R*, puis dilué à 1000,0 ml avec de l'*eau R*.

Solution à examiner. Dissolvez 25 mg d'héparine calcique dans de l'*eau R* et complétez à 10 ml avec le même solvant.

Solution témoin. Diluez l'*héparine sodique PBR* de moitié en ajoutant un volume égal d'*eau R*.

Déposez séparément sur la bande de support 2 µl à 3 µl de chaque solution. Faites passer un courant de 1 mA à 2 mA par centimètre mesuré sur la largeur de la bande à une différence de potentiel de 300 V pendant 10 min environ. Colorez les bandes à l'aide d'une solution de *bleu de toluidine R* à 1 g/l et éliminez l'excès de réactif par lavage des bandes. Le rapport entre la mobilité de la bande principale ou de chacune des bandes principales dans l'électrophorégramme obtenu avec la solution à examiner et la mobilité de la bande de l'électrophorégramme obtenu avec la solution témoin est de 0,9 à 1,1.

D. L'héparine calcique donne les réactions du calcium (*2.3.1*).

ESSAI

Aspect de la solution. Dissolvez dans de l'*eau R* une quantité d'héparine calcique correspondant à 50 000 UI, et complétez à 10 ml avec le même solvant. La solution est limpide (*2.2.1*) et n'est pas plus fortement colorée que la solution témoin de degré 5 de la gamme des solutions témoins présentant la coloration la plus appropriée (*2.2.2, Procédé II*).

Détermination du pH (*2.2.3*). Dissolvez 0,1 g d'héparine calcique dans de l'*eau exempte de dioxyde de carbone R* et complétez à 10 ml avec le même solvant. Le pH de la solution est de 5,5 à 8,0.

Impuretés protéiniques et nucléotidiques. Dissolvez 40 mg d'héparine calcique dans 10 ml d'*eau R*. L'absorbance (*2.2.25*) mesurée à 260 nm n'est pas supérieure à 0,20 et celle mesurée à 280 nm n'est pas supérieure à 0,15.

Azote. Effectuez le dosage de l'azote après minéralisation par l'acide sulfurique (*2.5.9*) sur 0,100 g d'héparine calcique. Calculée par rapport à la substance desséchée, la teneur en azote n'est pas supérieure à 2,5 pour cent.

Calcium. Déterminez la teneur en calcium par complexométrie (*2.5.11*) sur 0,200 g d'héparine calcique. Calculée par rapport à la substance desséchée, la teneur en calcium est de 9,5 pour cent à 11,5 pour cent.

Métaux lourds (*2.4.8*). 0,5 g d'héparine calcique satisfait à l'essai limite C des métaux lourds (30 ppm). Préparez le témoin avec 1,5 ml de *solution à 10 ppm de plomb (Pb) R*.

Perte à la dessiccation (*2.2.32*). Déterminée à 60 °C sur du *pentoxyde de diphosphore R* sous une pression ne dépassant pas 670 Pa pendant 3 h sur 1,000 g d'héparine calcique, la perte à la dessiccation n'est pas supérieure à 8,0 pour cent.

Cendres sulfuriques (*2.4.14*). Déterminé sur 0,20 g d'héparine calcique et calculé par rapport à la substance desséchée, le taux des cendres sulfuriques est de 32 pour cent à 40 pour cent.

Stérilité (*2.6.1*). L'héparine calcique destinée à la préparation de formes pharmaceutiques administrées par voie parentérale sans autre procédé approprié de stérilisation satisfait également à l'essai de stérilité.

Endotoxines bactériennes (*2.6.14*) : moins de 0,01 UI par UI d'héparine, si l'héparine calcique est destinée à la préparation de formes pharmaceutiques administrées par voie parentérale sans autre procédé approprié d'élimination des endotoxines bactériennes. Il peut être nécessaire d'ajouter des cations bivalents pour satisfaire aux critères de validation.

TITRAGE

Effectuez le titrage de l'héparine (*2.7.5*). L'activité mesurée n'est pas inférieure à 90 pour cent, ni supérieure à 111 pour cent de l'activité indiquée. Les limites de confiance (*P* = 0,95) de l'activité mesurée ne sont pas inférieures à 80 pour cent, ni supérieures à 125 pour cent de l'activité indiquée.

CONSERVATION

En récipient étanche. Si la substance est stérile, elle est conservée en récipient stérile, étanche, à fermeture inviolable.

ÉTIQUETAGE

L'étiquette indique :

– le nombre d'Unités Internationales d'héparine par milligramme,
– le nom et la quantité de toute substance ajoutée,
– dans les cas appropriés, que la substance est stérile,
– dans les cas appropriés, que la substance est exempte d'endotoxines bactériennes.

01/2002:0333

HÉPARINE SODIQUE

Heparinum natricum

DÉFINITION

L'héparine sodique est une préparation contenant le sel sodique d'un glucosaminoglycane sulfaté présent dans les tissus de mammifères. Par hydrolyse complète, l'héparine sodique libère de la D-glucosamine, de l'acide D-glucuronique, de l'acide L-iduronique, de l'acide acétique et de l'acide sulfurique. Elle est douée de la propriété caractéristique de retarder la coagulation du sang frais. L'activité de l'héparine sodique destinée à l'administration par voie parentérale n'est pas inférieure à 150 UI/mg, calculée par rapport à la substance desséchée ; lorsque la substance n'est pas destinée à l'administration par voie parentérale, son activité n'est pas inférieure à 120 UI/mg, calculée par rapport à la substance desséchée.

PRODUCTION

L'héparine sodique peut être préparée à partir de poumon de bœuf ou à partir de la muqueuse intestinale de bœuf, de porc ou de mouton. Elle est préparée dans des conditions destinées à réduire ou éliminer la contamination microbienne et le taux des substances hypotensives.

CARACTÈRES

Poudre blanche ou sensiblement blanche, modérément hygroscopique, facilement soluble dans l'eau.

IDENTIFICATION

A. L'héparine sodique retarde la coagulation du sang frais.

B. Dissolvez 0,40 g d'héparine sodique dans de l'*eau R* et complétez à 10,0 ml avec le même solvant. Le pouvoir rotatoire spécifique (*2.2.7*) n'est pas inférieur à + 35.

C. Examinez par électrophorèse de zone (*2.2.31*) en utilisant de l'*agarose pour électrophorèse R* comme support et, pour équilibrer l'agarose et servir de solution d'électrolyte, un mélange de 50 ml d'*acide acétique glacial R* et de 800 ml d'*eau R*, ajusté à pH 3 par addition d'*hydroxyde de lithium R*, puis dilué à 1000,0 ml avec de l'*eau R*.

Solution à examiner. Dissolvez 25 mg d'héparine sodique dans de l'*eau R* et complétez à 10 ml avec le même solvant.

Solution témoin. Diluez l'*héparine sodique PBR* de moitié en ajoutant un volume égal d'*eau R*.

Déposez séparément sur la bande de support 2 µl à 3 µl de chaque solution. Faites passer un courant de 1 mA à 2 mA par centimètre mesuré sur la largeur de la bande à une différence de potentiel de 300 V pendant 10 min environ. Colorez les bandes à l'aide d'une solution de *bleu de toluidine R* à 1 g/l et éliminez l'excès de réactif par lavage des bandes. Le rapport entre la mobilité de la bande principale ou de chacune des bandes principales dans l'électrophorégramme obtenu avec la solution à examiner et la mobilité de la bande de l'électrophorégramme obtenu avec la solution témoin est de 0,9 à 1,1.

D. Le résidu des cendres sulfuriques (voir Essai) donne la réaction (a) du sodium (*2.3.1*).

ESSAI

Aspect de la solution. Dissolvez dans de l'*eau R* une quantité d'héparine sodique correspondant à 50 000 UI, et complétez à 10 ml avec le même solvant. La solution est limpide (*2.2.1*) et n'est pas plus fortement colorée que la solution de degré 5 de la gamme des solutions témoins présentant la coloration la plus appropriée (*2.2.2, Procédé II*).

Détermination du pH (*2.2.3*). Dissolvez 0,1 g d'héparine sodique dans de l'*eau exempte de dioxyde de carbone R* et complétez à 10 ml avec le même solvant. Le pH de la solution est de 5,5 à 8,0.

Impuretés protéiniques et nucléotidiques. Dissolvez 40 mg d'héparine sodique dans 10 ml d'*eau R*. L'absorbance (*2.2.25*) mesurée à 260 nm n'est pas supérieure à 0,20 et celle mesurée à 280 nm n'est pas supérieure à 0,15.

Azote. Effectuez le dosage de l'azote après minéralisation par l'acide sulfurique (*2.5.9*) sur 0,100 g d'héparine sodique. Calculée par rapport à la substance desséchée, la teneur en azote n'est pas supérieure à 2,5 pour cent.

Sodium. Déterminez la teneur en sodium par spectrométrie d'absorption atomique (*2.2.23, Procédé I*).

Solution à examiner. Dissolvez 50 mg d'héparine sodique dans de l'*acide chlorhydrique 0,1 M* contenant 1,27 mg de *chlorure de césium R* par millilitre et complétez à 100,0 ml avec le même solvant.

Solutions de référence. Préparez des solutions de référence contenant 25 ppm, 50 ppm et 75 ppm de Na à partir de la *solution à 200 ppm de sodium (Na) R*, diluée dans de l'*acide chlorhydrique 0,1 M* contenant 1,27 mg de *chlorure de césium R* par millilitre.

Mesurez l'absorbance à 330,3 nm en utilisant une lampe à cathode creuse au sodium comme source de radiation et une flamme d'une composition appropriée (par exemple 11 litres d'air pour 2 litres d'acétylène par minute).

L'héparine sodique contient de 9,5 pour cent à 12,5 pour cent de Na, calculé par rapport à la substance desséchée.

Métaux lourds (*2.4.8*). 0,5 g d'héparine sodique satisfait à l'essai limite C des métaux lourds (30 ppm). Préparez le témoin avec 1,5 ml de *solution à 10 ppm de plomb (Pb) R*.

Perte à la dessiccation (*2.2.32*). Déterminée à 60 °C sur du *pentoxyde de diphosphore R* sous une pression ne dépassant pas 670 Pa pendant 3 h sur 1,000 g d'héparine sodique, la perte à la dessiccation n'est pas supérieure à 8,0 pour cent.

Cendres sulfuriques (*2.4.14*). Déterminé sur 0,20 g d'héparine sodique et calculé par rapport à la substance desséchée, le taux des cendres sulfuriques est de 30 pour cent à 43 pour cent.

Stérilité (*2.6.1*). L'héparine sodique destinée à la préparation de formes pharmaceutiques administrées par voie parentérale sans autre procédé approprié de stérilisation satisfait également à l'essai de stérilité.

Endotoxines bactériennes (*2.6.14*) : moins de 0,01 UI par UI d'héparine, si l'héparine sodique est destinée à la préparation de formes pharmaceutiques administrées par voie parentérale sans autre procédé approprié d'élimination des endotoxines bactériennes.

TITRAGE

Effectuez le titrage de l'héparine (*2.7.5*). L'activité mesurée n'est pas inférieure à 90 pour cent, ni supérieure à 111 pour cent de l'activité indiquée. Les limites de confiance (P = 0,95) de l'activité mesurée ne sont pas inférieures à 80 pour cent, ni supérieures à 125 pour cent de l'activité indiquée.

CONSERVATION

En récipient étanche. Si la substance est stérile, elle est conservé en récipient stérile, étanche, à fermeture inviolable.

ÉTIQUETAGE

L'étiquette indique :

– le nombre d'Unités Internationales d'héparine par milligramme,

– le nom et la quantité de toute substance ajoutée,

– dans les cas appropriés, que la substance est stérile,

– dans les cas appropriés, que la substance est exempte d'endotoxines bactériennes.

01/2002:0828

HÉPARINES DE BASSE MASSE MOLÉCULAIRE

Heparina massae molecularis minoris

DÉFINITION

Les héparines de basse masse moléculaire sont des sels des glucosaminoglycanes sulfatés dont la masse moléculaire moyenne est inférieure à 8000 et au moins 60 pour cent de la masse totale a une masse moléculaire inférieure à 8000. Elles présentent à leur extrémité réductrice ou non-réductrice des chaînes polysaccharidiques de structures chimiques différentes.

L'activité n'est pas inférieure à 70 UI d'activité anti-facteur Xa par milligramme, calculée par rapport à la substance desséchée. Le rapport de l'activité anti-facteur Xa à l'activité anti-facteur IIa, déterminé dans les conditions décrites sous Titrage n'est pas inférieur à 1,5.

PRODUCTION

L'héparine de basse masse moléculaire est produite dans des conditions destinées à minimiser la contamination microbienne.

L'héparine de basse masse moléculaire est obtenue par fractionnement ou dépolymérisation de l'héparine d'origine naturelle qui satisfait, selon le cas, à la monographie *Héparine sodique (0333)* ou *Héparine calcique (0332)*, pour administration parentérale, sauf exception justifiée et autorisée. Pour chaque type d'héparine de basse masse moléculaire, la constance d'un lot à l'autre est garantie en démontrant, par exemple, que la masse moléculaire moyenne et le pourcentage de masse se trouvant dans des intervalles définis de masse moléculaire inférieure à 8000 ne sont pas inférieurs à 75 pour cent ni supérieurs à 125 pour cent de la valeur moyenne déclarée comme spécification type ; les mêmes limites s'appliquent au rapport entre les activités anti-facteur Xa et anti-facteur IIa.

Impuretés nucléotidiques et protéiques de l'héparine source. Dissolvez 40 mg d'héparine source avant fractionnement dans 10 ml d'*eau R*. Les absorbances (*2.2.25*) mesurées à 260 nm et à 280 nm ne sont pas supérieures à 0,20 et 0,15 respectivement.

CARACTÈRES

Poudre blanche à sensiblement blanche, hygroscopique, facilement soluble dans l'eau.

IDENTIFICATION

A. Opérez par spectrométrie de résonance magnétique nucléaire (*2.2.33*) en utilisant un spectromètre opérant à 75 MHz pour ^{13}C, en mode pulsé (transformée de Fourier).

   Solution à examiner. Dissolvez 0,200 g de substance à examiner dans un mélange de 0,2 ml d'*oxyde de deutérium R* et de 0,8 ml d'*eau R*.

   Solution témoin. Dissolvez 0,200 g de l'héparine de basse masse moléculaire SCR appropriée dans un mélange de 0,2 ml d'*oxyde de deutérium R* et de 0,8 ml d'*eau R*.

   Opérez à 40 °C en utilisant des tubes d'un diamètre de 5 mm. Etalonnez le spectre avec du *méthanol deutérié R* (δ = 50,0 ppm).

   Le spectre obtenu avec la solution à examiner est semblable au spectre obtenu avec la solution témoin contenant l'héparine de basse masse moléculaire SCR appropriée.

B. Le rapport entre les activités anti-facteur Xa et anti-facteur IIa, déterminé dans les conditions décrites sous Titrage, n'est pas inférieur à 1,5.

C. Opérez par chromatographie d'exclusion (*2.2.30*).

   Solution à examiner. Dissolvez 20 mg de substance à examiner dans 2 ml de phase mobile.

   Solution témoin. Dissolvez 20 mg d'*héparine de basse masse moléculaire pour étalonnage SCR* dans 2 ml de phase mobile.

   La chromatographie peut être réalisée en utilisant :

   – une colonne d'une longueur de 0,30 m et d'un diamètre intérieur de 7,5 mm, remplie d'un gel de silice à particules sphériques approprié (5 µm), d'un nombre de plateaux théoriques de 20 000 par mètre au moins et dont l'intervalle de fractionnement des protéines est approximativement de 15 000 à 100 000,
   – comme phase mobile, à un débit de 0,5 ml/min, une solution de *sulfate de sodium R* à 28,4 g/l ajustée à pH à 5,0 à l'aide d'*acide sulfurique dilué R*,
   – comme détecteur, un réfractomètre différentiel.

   Etalonnage. Injectez 25 µl de solution témoin. Utilisez comme détecteur un réfractomètre différentiel (RI) relié en série à un spectrophotomètre ultraviolet (UV) réglé à 234 nm de façon que le détecteur UV soit relié à la sortie de la colonne et le détecteur RI à la sortie du détecteur UV.

   Mesurez précisément le temps qui s'écoule entre les 2 détecteurs, de façon à pouvoir aligner correctement les chromatogrammes qui en proviennent. Les temps de rétention utilisés dans l'étalonnage sont ceux qui proviennent du détecteur RI. Le facteur de normalisation utilisé pour calculer la masse moléculaire à partir du rapport RI/UV est obtenu comme suit : calculez la surface totale sous les courbes UV_{234} (ΣUV_{234}) et RI (ΣRI), par intégration numérique dans un intervalle ne comprenant pas les pics dus au sel ou au solvant en fin de chromatogramme. Calculez le rapport *r* à l'aide de l'expression :

$$\frac{\sum RI}{\sum UV_{234}}$$

   Calculez le facteur *f*, qui multiplié par *r*, donne M_{na}, à l'aide de l'expression :

$$\frac{M_{na}}{r}$$

   M_{na} = valeur de la masse moléculaire moyenne déclarée de l'*héparine de basse masse moléculaire pour étalonnage SCR*. La valeur de M_{na} est indiquée par la notice délivrée avec l'*héparine de basse masse moléculaire pour étalonnage SCR*.

   A condition que les réponses UV_{234} et RI soient alignées, la masse moléculaire *M* en tout point est calculée à l'aide de l'expression :

$$f\frac{RI}{UV_{234}}$$

   Injectez 25 µl de solution à examiner et enregistrez le chromatogramme pendant une durée permettant une élution complète des pics dus aux solvants et à la substance à examiner.

La masse moléculaire moyenne est définie par l'expression :

$$\frac{\sum (RI_i M_i)}{\sum RI_i}$$

RI_i = quantité de substance (masse) éluée dans la fraction *i*,

M_i = masse moléculaire correspondant à la fraction *i*.

La masse moléculaire moyenne n'est pas supérieure à 8000 et 60 pour cent au moins de la masse totale a une masse moléculaire inférieure à 8000. En outre, les paramètres de masse moléculaire d'une substance donnée ne diffèrent pas de plus de 25 pour cent de ceux de la substance de référence correspondante.

D. La substance à examiner donne la réaction (a) du sodium ou les réactions du calcium selon le cas (*2.3.1*).

ESSAI

Détermination du pH (*2.2.3*). Dissolvez 0,1 g de substance à examiner dans de l'*eau exempte de dioxyde de carbone R* et complétez à 10 ml avec le même solvant. Le pH de la solution est de 5,5 à 8,0.

Azote (*2.5.9*). Calculée par rapport à la substance desséchée, la teneur en azote est de 1,5 à 2,5 pour cent.

Métaux lourds (*2.4.8*). 0,5 g de substance à examiner satisfait à l'essai limite C des métaux lourds (30 ppm). Préparez le témoin avec 1,5 ml de *solution à 10 ppm de plomb (Pb) R*.

Calcium. Si la substance à examiner est obtenue à partir d'une héparine qui satisfait à la monographie *Héparine calcique (0332)*, déterminez la teneur en calcium par complexométrie (*2.5.11*) sur 0,200 g de substance à examiner. Calculée par rapport à la substance desséchée, la teneur en calcium est de 9,5 pour cent à 11,5 pour cent.

Sodium. Si la substance à examiner est obtenue à partir d'une héparine qui satisfait à la monographie *Héparine sodique (0333)*, déterminez la teneur en sodium par spectrométrie d'absorption atomique (*2.2.23, Procédé I*).

Solution à examiner. Dissolvez 50 mg de substance à examiner dans de l'*acide chlorhydrique 0,1 M* contenant 1,27 mg de *chlorure de césium R* par millilitre et complétez à 100,0 ml avec le même solvant.

Solutions de référence. Préparez des solutions de référence contenant 25 ppm, 50 ppm et 75 ppm de Na à partir de la *solution à 200 ppm de sodium (Na) R* diluée avec de l'*acide chlorhydrique 0,1 M* contenant 1,27 mg de *chlorure de césium R* par millilitre.

Mesurez l'absorbance à 330,3 nm en utilisant une lampe à cathode creuse au sodium comme source de radiation et une flamme de composition appropriée (par exemple 11 litres d'air et 2 litres d'acétylène par minute).

Calculée par rapport à la substance desséchée, la teneur en sodium est de 9,5 pour cent à 12,5 pour cent.

Perte à la dessiccation (*2.2.32*) Déterminée à 60 °C sur du *pentoxyde de diphosphore R* sous une pression ne dépassant pas 670 Pa pendant 3 h sur 1,000 g de substance à examiner, la perte à la dessiccation n'est pas supérieure à 10,0 pour cent.

Rapport molaire des ions sulfates et carboxylates. Examinez par conductivité (*2.2.38*).

L'échantillon d'héparine utilisé dans cet essai doit être exempt d'impuretés ionisables, en particulier de sels.

Pesez 0,100 g d'héparine de basse masse moléculaire en prenant les précautions nécessaires pour éviter les problèmes liés à l'hygroscopicité de la substance.

Recueillez l'échantillon dans 20 ml environ d'*eau R* bi-distillée dans un distillateur de verre. Refroidissez à 4 °C, et faites passer 2,0 ml de cette solution sur une colonne (environ 10 × 1 cm) pré-refroidie, remplie de *résine échangeuse de cations R*. Lavez avec de l'*eau R* bi-distillée dans un distillateur de verre, en transvasant dans le récipient de titrage jusqu'à un volume final voisin de 10-15 ml. *(Le récipient de titrage est juste assez grand pour contenir les électrodes provenant du conductimètre, un petit agitateur et un fin tube flexible prolongeant la burette de 2 ml).* Agitez sur un agitateur magnétique. Lorsque l'enregistrement de la conductivité est constant, notez la valeur puis titrez par de l'*hydroxyde de sodium 0,05 M* en ajoutant des aliquotes de 50 µl environ de réactif titrant. Enregistrez les valeurs de lecture de la burette et du conductimètre quelques secondes après chaque addition, jusqu'au point de fin de titrage.

Pour chaque valeur mesurée, calculez le nombre de milliéquivalents d'hydroxyde de sodium ajoutés en fonction du volume et de la concentration connue de la solution d'hydroxyde de sodium. Portez sur un graphique les valeurs de conductivité en ordonnée par rapport aux valeurs de milliéquivalent d'hydroxyde de sodium en abscisse. Le graphique comporte 3 sections à peu près linéaires, une descente abrupte initiale, une légère remontée en son milieu et une montée finale, abrupte. Estimez les meilleures droites passant par ces 3 parties du graphique. Au point où la première et la deuxième droite se coupent et aux points où la deuxième et la troisième droite se coupent, tirez des perpendiculaires à l'axe des abscisses pour estimer les milliéquivalents d'hydroxyde de sodium consommés par l'échantillon en ces points. Le premier point d'intersection donne le nombre de milliéquivalents d'hydroxyde de sodium consommés par les sulfates et le second point d'intersection donne le nombre de milliéquivalents consommés par les sulfates et carboxylates pris ensemble. La différence entre les 2 valeurs donne le nombre de milliéquivalents consommés par les groupes carboxylate.

Le rapport molaire des ions sulfates et carboxylates n'est pas inférieur à 1,8.

Stérilité (*2.6.1*). L'héparine de basse masse moléculaire destinée à la préparation de formes pharmaceutiques administrées par voie parentérale sans autre procédé approprié de stérilisation satisfait également à l'essai de stérilité.

Endotoxines bactériennes (*2.6.14*) : moins de 0,01 UI par UI d'activité anti-Xa, si l'héparine de basse masse moléculaire est destinée à la préparation de formes pharmaceutiques administrées par voie parentérale sans autre procédé approprié d'élimination des endotoxines bactériennes. L'addition de cations bivalents peut être nécessaire pour satisfaire aux critères de validation.

TITRAGE

L'activité anticoagulante de la substance à examiner est déterminée *in vitro* par 2 dosages qui déterminent sa capacité à accélérer l'inhibition du facteur Xa (dosage anti-Xa) et de la thrombine, du facteur IIa (dosage anti-IIa) par l'antithrombine III.

Les Unités Internationales pour l'activité anti-Xa et anti-IIa correspondent aux activités d'une quantité donnée de l'étalon international de la substance à examiner.

L'*héparine de basse masse moléculaire pour titrage PBR* étalonnée en Unités Internationales par comparaison avec l'étalon international en utilisant les 2 méthodes de titrage suivantes, sert de préparation de référence.

ACTIVITÉ ANTI-FACTEUR XA

Solutions témoins et solutions à examiner

Préparez 4 séries indépendantes de 4 dilutions de la préparation de référence et de la substance à examiner dans la *solution tampon tris(hydroxyméthyl)aminométhane-chlorure de sodium pH 7,4 R*, l'intervalle de concentration se situant entre 0,025-0,2 UI d'activité anti-facteur Xa par millilitre et les dilutions étant choisies de manière à obtenir une réponse linéaire lors de l'expression de l'absorbance en fonction de la concentration logarithmique.

Méthode

Etiquetez 16 tubes en double : T_1, T_2, T_3 et T_4 pour les solutions de la substance à examiner et S_1, S_2, S_3 et S_4 pour les dilutions de la préparation de référence. A chaque tube, ajoutez 50 µl de *solution d'antithrombine III R1* et 50 µl de la solution appropriée de la substance à examiner ou de la préparation de référence. Après chaque addition, mélangez mais sans permettre la formation de bulles. En prenant les tubes dans l'ordre S_1, S_2, S_3, S_4, T_1, T_2, T_3, T_4, T_1, T_2, T_3, T_4, S_1, S_2, S_3 et S_4, laissez équilibrer à 37 °C (bain marie ou bloc chauffant) pendant 1 min et ajoutez à chaque tube 100 µl de *solution de facteur Xa bovin R*. Incubez pendant exactement 1 min avant d'ajouter 250 µl de *substrat chromophore R1*. Arrêtez la réaction après exactement 4 min avec 375 µl d'*acide acétique R*. Transférez les mélanges dans des semi-microcuvettes et mesurez l'absorbance (*2.2.25*) à 405 nm en utilisant un appareil de lecture approprié. Déterminez l'activité amidolytique à blanc au début et à la fin du procédé de la même manière, en utilisant la *solution tampon tris(hydroxyméthyl)aminométhane-chlorure de sodium pH 7,4 R* au lieu des solutions d'héparine de basse masse moléculaire ; les 2 valeurs à blanc ne diffèrent pas de façon significative. A l'aide de la régression de l'absorbance sur les log concentrations des solutions de la substance à examiner et de la préparation de référence, calculez l'activité de la substance à examiner en UI d'activité anti-facteur Xa par millilitre en utilisant les conditions habituelles d'analyse statistique pour les titrages en ligne parallèle.

ACTIVITÉ ANTI-FACTEUR IIA

Solutions témoins et solutions à examiner

Préparez 4 séries indépendantes de 4 dilutions de la préparation de référence et de la substance à examiner d'héparine de basse masse moléculaire dans la *solution tampon tris(hydroxyméthyl)aminométhane-chlorure de sodium pH 7,4 R*, l'intervalle de concentration se situant entre 0,015-0,075 UI d'activité anti-facteur IIa par millilitre et les dilutions étant choisies de manière à obtenir une réponse linéaire lors de l'expression de l'absorbance en fonction de la concentration logarithmique.

Méthode

Etiquetez 16 tubes en double : T_1, T_2, T_3 et T_4 pour les solutions de la substance à examiner et S_1, S_2, S_3 et S_4 pour les solutions de la préparation de référence. A chaque tube, ajoutez 50 µl de *solution d'antithrombine III R2* et 50 µl de la solution appropriée de la substance à examiner ou de la préparation de référence. Après chaque addition, mélangez mais sans permettre la formation de bulles. En prenant les tubes dans l'ordre S_1, S_2, S_3, S_4, T_1, T_2, T_3, T_4, T_1, T_2, T_3, T_4, S_1, S_2, S_3 et S_4, laissez équilibrer à 37 °C (bain marie ou bloc chauffant) pendant 1 min et ajoutez à chaque tube 100 µl de *solution de thrombine humaine R*. Incubez pendant exactement 1 min avant d'ajouter 250 µl de *substrat chromophore R2*. Arrêtez la réaction après exactement 4 min avec 375 µl d'*acide acétique R*. Transférez les mélanges dans des semi-microcuvettes placées à 37 °C et mesurez l'absorbance (*2.2.25*) à 405 nm en utilisant un appareil de lecture approprié. Déterminez l'activité amidolytique à blanc au début et à la fin du procédé de la même manière, en utilisant la *solution tampon tris(hydroxyméthyl)aminométhane-chlorure de sodium pH 7,4 R* au lieu de solutions d'héparine de basse masse moléculaire ; les 2 valeurs à blanc ne diffèrent pas de façon significative. A l'aide de la régression de l'absorbance sur les log concentrations des solutions de la substance à examiner et de la préparation étalon, calculez l'activité de la substance à examiner en UI d'activité anti-facteur IIa par millilitre, en utilisant les conditions habituelles d'analyse statistique pour les titrages en ligne parallèle.

ÉTIQUETAGE

L'étiquette indique :

- le nombre d'Unités Internationales d'activité anti-facteur Xa par milligramme,
- le nombre d'Unités Internationales d'activité anti-facteur IIa par milligramme,
- la masse moléculaire moyenne et le pourcentage des molécules situées dans un intervalle défini de masse moléculaire,
- dans les cas appropriés, que la substance est stérile,
- dans les cas appropriés, que la substance est exempte d'endotoxines bactériennes,
- dans les cas appropriés, que l'héparine de basse masse moléculaire est sous forme de sel sodique,
- dans les cas appropriés, que l'héparine de basse masse moléculaire est sous forme de sel calcique.

CONSERVATION

En récipient étanche. Si la substance est stérile, elle est conservée en récipient stérile, scellé, à fermeture inviolable.

01/2002:1980

HEPTAMINOL (CHLORHYDRATE D')

Heptaminoli hydrochloridum

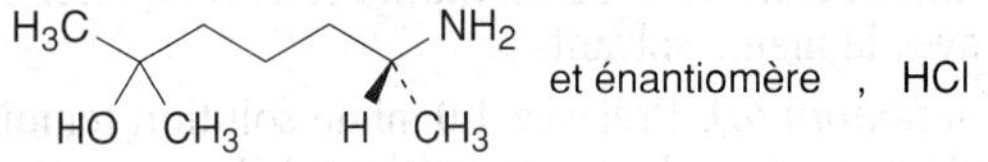

$C_8H_{20}ClNO$ M_r 181,7

DÉFINITION

Chlorhydrate de (6*RS*)-6-amino-2-méthylheptan-2-ol.

Teneur : 99,0 pour cent à 101,0 pour cent (substance desséchée).

CARACTÈRES

Aspect : poudre cristalline, blanche ou sensiblement blanche.

Solubilité : facilement soluble dans l'eau, soluble dans l'alcool, pratiquement insoluble dans le chlorure de méthylène.

IDENTIFICATION

Première identification : B, D.

Seconde identification : A, C, D.

A. A 1 ml de solution S (voir Essai), ajoutez 4 ml d'*eau R* et 2 ml d'une solution de *nitrate d'ammonium et de cérium R* à 200 g/l dans l'*acide nitrique 4 M*. Il se développe une coloration brun orangé.

B. Spectrophotométrie d'absorption dans l'infrarouge (*2.2.24*).

Comparaison : *chlorhydrate d'heptaminol SCR.*

C. Examinez les chromatogrammes obtenus dans l'essai des substances apparentées.
Détection : examinez à la lumière du jour.
Résultats : la tache principale du chromatogramme obtenu avec la solution à examiner (b) est semblable quant à sa position, sa coloration et ses dimensions à la tache principale du chromatogramme obtenu avec la solution témoin (b).

D. Le chlorhydrate d'heptaminol donne la réaction (a) des chlorures (*2.3.1*).

ESSAI

Solution S. Dissolvez 5,0 g de chlorhydrate d'heptaminol dans de l'*eau exempte de dioxyde de carbone R* et complétez à 50 ml avec le même solvant.

Aspect de la solution. La solution S est limpide (*2.2.1*) et n'est pas plus fortement colorée que la solution témoin JB_6 (*2.2.2, Procédé II*).

Acidité ou alcalinité. A 10 ml de solution S, ajoutez 0,1 ml de *solution de rouge de méthyle R* et 0,3 ml d'*acide chlorhydrique 0,01 M*. La solution est rouge. Ajoutez 0,6 ml d'*hydroxyde de sodium 0,01 M*. La solution est jaune.

Substances apparentées. Chromatographie sur couche mince (*2.2.27*).

Solution à examiner (a). Dissolvez 0,50 g de chlorhydrate d'heptaminol dans du *méthanol R* et complétez à 5,0 ml avec le même solvant.

Solution à examiner (b). Prélevez 1,0 ml de solution à examiner (a) et complétez à 10 ml avec du *méthanol R*.

Solution témoin (a). Prélevez 3,0 ml de solution à examiner (a) et complétez à 10,0 ml avec du *méthanol R*. Prélevez 1,0 ml de cette solution et complétez à 50,0 ml avec du *méthanol R*.

Solution témoin (b). Dissolvez 0,10 g de *chlorhydrate d'heptaminol SCR* dans du *méthanol R* et complétez à 10 ml avec le même solvant.

Solution témoin (c). Dissolvez 10,0 mg d'*impureté A d'heptaminol SCR* dans du *méthanol R* et complétez à 5,0 ml avec le même solvant.

Solution témoin (d). Prélevez 1,0 ml de solution témoin (c) et complétez à 10,0 ml avec du *méthanol R*.

Solution témoin (e). A 2,5 ml de solution témoin (c), ajoutez 0,5 ml de solution à examiner (b) et complétez à 5 ml avec du *méthanol R*.

Plaque : *plaque au gel de silice G pour CCM R*.

Phase mobile : *ammoniaque concentrée R, dioxane R, 2-propanol R* (10:50:50 *V/V/V*).

Dépôt : 10 µl ; déposez les solutions à examiner (a) et (b) et les solutions témoins (a), (b), (d) et (e).

Développement : sur les 2/3 de la plaque.

Séchage : à l'air.

Détection : exposez la plaque aux vapeurs d'iode pendant au moins 15 h.

Conformité du système : le chromatogramme obtenu avec la solution témoin (e) présente 2 taches principales nettement séparées et une seule tache principale est visible dans le chromatogramme obtenu avec la solution témoin (a).

Limites : dans le chromatogramme obtenu avec la solution à examiner (a) :

– *impureté A* : s'il apparaît une tache due à l'impureté A, elle n'est pas plus intense que la tache du chromatogramme obtenu avec la solution témoin (d) (0,2 pour cent),
– *toute autre impureté* : s'il apparaît d'autres taches que la tache principale et une tache correspondant à l'impureté A, aucune d'entre elles n'est plus intense que la tache du chromatogramme obtenu avec la solution témoin (a) (0,6 pour cent).

Métaux lourds (*2.4.8*) : au maximum 10 ppm.

12 ml de solution S satisfont à l'essai limite A. Préparez le témoin avec 1 ml de *solution à 10 ppm de plomb (Pb) R*.

Perte à la dessiccation (*2.2.32*) : au maximum 0,5 pour cent, déterminé à l'étuve à 100-105 °C pendant 4 h sur 1,000 g de chlorhydrate d'heptaminol.

Cendres sulfuriques (*2.4.14*) : au maximum 0,1 pour cent, déterminé sur 1,0 g de chlorhydrate d'heptaminol.

DOSAGE

Dissolvez 0,140 g de chlorhydrate d'heptaminol dans 50 ml d'*alcool R* et ajoutez 5,0 ml d'*acide chlorhydrique 0,01 M*. Titrez par l'*hydroxyde de sodium 0,1 M* et tracez la courbe potentiométrique (*2.2.20*). Mesurez le volume d'*hydroxyde de sodium 0,1 M* utilisé entre les 2 points d'inflexion.

1 ml d'*hydroxyde de sodium 0,1 M* correspond à 18,17 mg de $C_8H_{20}ClNO$.

IMPURETÉS

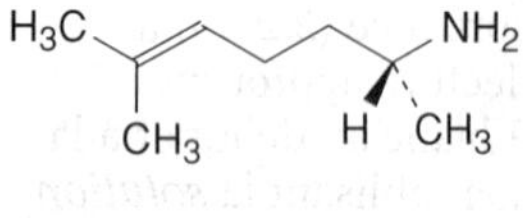

A. (2*RS*)-6-méthylhept-5-én-2-amine.

01/2002:1436

HEXAMIDINE (DIISÉTIONATE D')

Hexamidini diisetionas

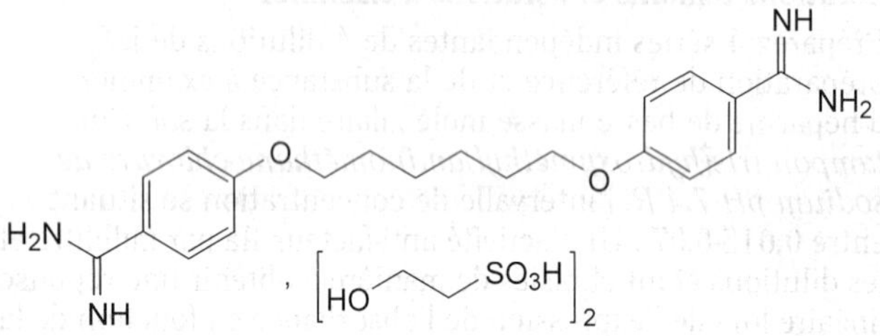

$C_{24}H_{38}N_4O_{10}S_2$ M_r 607

DÉFINITION

Le diisétionate d'hexamidine contient au minimum 98,5 pour cent et au maximum l'équivalent de 101,5 pour cent de bis(2-hydroxyéthanesulfonate) de 4,4'-(hexane-1,6-diyldioxy)dibenzimidamide, calculé par rapport à la substance desséchée.

CARACTÈRES

Poudre blanche ou légèrement jaune, hygroscopique, assez soluble dans l'eau, peu soluble dans l'alcool, pratiquement insoluble dans le chlorure de méthylène.

IDENTIFICATION

A. Examinez le diisétionate d'hexamidine par spectrophotométrie d'absorption dans l'infrarouge (*2.2.24*), en comparant avec le spectre obtenu avec le *diisétionate d'hexamidine SCR*.

B. Dissolvez 40 mg environ de diisétionate d'hexamidine dans 5 ml d'*eau R* et ajoutez, goutte à goutte en agitant, 1 ml d'une solution de *chlorure de sodium R* à 100 g/l. Laissez reposer pendant 5 min. Il se forme lentement un abondant précipité blanc d'aspect moiré.

ESSAI

Aspect de la solution. Dissolvez 0,5 g de diisétionate d'hexamidine dans de l'*eau exempte de dioxyde de carbone R* en chauffant à 70 °C environ et complétez à 10 ml avec le même solvant. Laissez refroidir à température ambiante pendant 10-15 min. La solution n'est pas plus fortement opalescente que la suspension témoin II (*2.2.1*) et n'est pas plus fortement colorée que la solution de degré 6 de la gamme des solutions témoins présentant la coloration la plus appropriée (*2.2.2, Procédé II*).

Acidité ou alcalinité. Dissolvez 2,0 g de diisétionate d'hexamidine dans de l'*eau R* en chauffant à 50 °C environ et complétez à 20 ml avec de l'*eau R* en chauffant à 50 °C environ. Laissez refroidir à 35 °C, ajoutez 0,1 ml de *solution de rouge de méthyle R*. Le virage de l'indicateur ne nécessite pas plus de 0,25 ml d'*acide chlorhydrique 0,05 M* ou d'*hydroxyde de sodium 0,05 M*.

Substances apparentées. Opérez par chromatographie liquide (*2.2.29*).

Solution à examiner. Dissolvez 20,0 mg de diisétionate d'hexamidine dans la phase mobile A et complétez à 100,0 ml avec la phase mobile A.

Solution témoin (a). Prélevez 1,0 ml de solution à examiner et complétez à 100,0 ml avec la phase mobile A.

Solution témoin (b). Dissolvez 5 mg de diisétionate d'hexamidine et 5 mg de *diisétionate de pentamidine SCR* dans la phase mobile A et complétez à 100 ml avec la phase mobile A. Prélevez 2 ml de solution et complétez à 5 ml avec la phase mobile A.

La chromatographie peut être réalisée en utilisant :

– une colonne d'acier inoxydable, d'une longueur de 0,25 m et d'un diamètre intérieur de 4,6 mm, remplie de *copolymère styrène-divinylbenzène R* (8 µm),

– comme phase mobile, à un débit de 1 ml/min :

Phase mobile A. Mélangez 20 volumes d'*acétonitrile R* et 80 volumes d'une solution de *phosphate monopotassique R* à 6,8 g/l ajustée à pH 3 avec de l'*acide phosphorique R,*

Phase mobile B. Mélangez des volumes égaux d'*acétonitrile R* et d'une solution de *phosphate monopotassique R* à 6,8 g/l ajustée à pH 3 avec de l'*acide phosphorique R,*

Intervalle (min)	Phase mobile A (pour cent *V/V*)	Phase mobile B (pour cent *V/V*)	Commentaire
0 - 30	100 → 0	0 → 100	gradient linéaire
30 - 35	0	100	isocratique
35 - 40	0 → 100	100 → 0	rééquilibrage

– comme détecteur, un spectrophotomètre réglé à 263 nm.

Injectez 20 µl de solution témoin (a) et 20 µl de solution témoin (b). Ajustez la sensibilité du système de façon que la hauteur du pic principal du chromatogramme obtenu avec la solution témoin (a) représente au moins 50 pour cent de l'échelle totale de l'enregistreur. L'essai n'est valable que si, dans le chromatogramme obtenu avec la solution témoin (b), la résolution entre les pics correspondant respectivement au diisétionate d'hexamidine et au diisétionate de pentamidine n'est pas inférieure à 5.

Injectez 20 µl de solution à examiner. S'il apparaît d'autres pics que le pic principal dans le chromatogramme obtenu, la surface d'aucun d'entre eux n'est supérieure à celle du pic principal du chromatogramme obtenu avec la solution témoin (a) (1 pour cent), un seul de ces pics peut présenter une surface supérieure à la moitié de celle du pic principal du chromatogramme obtenu avec la solution témoin (a) (0,5 pour cent) et la somme de leur surface n'est pas supérieure à 1,5 fois la surface du pic principal du chromatogramme obtenu avec la solution témoin (a) (1,5 pour cent). Ne tenez pas compte des pics dont la surface est inférieure à 0,05 fois la surface du pic principal du chromatogramme obtenu avec la solution témoin (a).

Perte à la dessiccation (*2.2.32*). Déterminée à l'étuve à 100-105 °C sur 1,000 g de diisétionate d'hexamidine, la perte à la dessiccation n'est pas supérieure à 0,5 pour cent.

Cendres sulfuriques (*2.4.14*). Déterminé sur 1,0 g de diisétionate d'hexamidine, le taux des cendres sulfuriques n'est pas supérieur à 0,1 pour cent.

DOSAGE

Dissolvez 0,250 g de diisétionate d'hexamidine dans 50 ml de *diméthylformamide R.* Titrez sous atmosphère d'*azote R* par l'*hydroxyde de tétrabutylammonium 0,1 M*. Déterminez le point de fin de titrage par potentiométrie (*2.2.20*).

1 ml d'*hydroxyde de tétrabutylammonium 0,1 M* correspond à 30,35 mg de $C_{24}H_{38}N_4O_{10}S_2$.

CONSERVATION

En récipient étanche.

IMPURETÉS

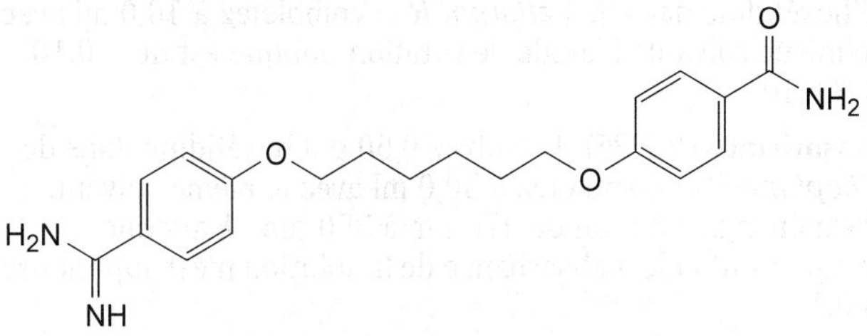

A. 4-[[6-(4-carbamimidoylphénoxy)hexyl]oxy]benzamide.

01/2002:1221

HEXÉTIDINE

Hexetidinum

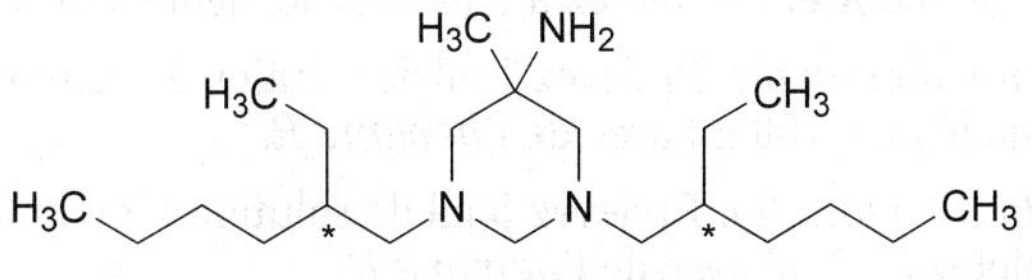

$C_{21}H_{45}N_3$ M_r 339,6

DÉFINITION

L'hexétidine contient au minimum 98,0 pour cent et au maximum l'équivalent de 102,0 pour cent de 1,3-bis(2-éthylhexyl)]-5-méthylhexahydropyrimidin-5-amine.

CARACTÈRES

Liquide huileux, incolore ou légèrement jaune, très peu soluble dans l'eau, très soluble dans l'acétone, dans l'alcool et dans le chlorure de méthylène. L'hexétidine se dissout dans les acides minéraux dilués.

Monographies D - K

IDENTIFICATION

Première identification : A.

Seconde identification : B, C, D.

A. Examinez l'hexétidine par spectrophotométrie d'absorption dans l'infrarouge (*2.2.24*), en comparant avec le spectre obtenu avec l'*hexétidine SCR*.

B. Examinez les chromatogrammes obtenus dans l'essai des substances apparentées. La tache principale du chromatogramme obtenu avec la solution à examiner (b) est semblable quant à sa position, sa coloration et ses dimensions à la tache principale du chromatogramme obtenu avec la solution témoin (a).

C. A 0,2 ml d'hexétidine, ajoutez 2 ml d'*acide sulfurique R* et 2 mg de *sel sodique d'acide chromotropique R*. Chauffez dans un bain-marie à 60 °C. Il se développe une coloration violette.

D. Dissolvez 0,2 ml d'hexétidine dans 1 ml de *chlorure de méthylène R*. Ajoutez 0,5 ml de *solution de sulfate de cuivre R*, 0,05 ml d'*acide sulfurique alcoolique 0,25 M R* et 5 ml d'*eau R*. Agitez, puis laissez reposer. La couche inférieure se colore en bleu intense.

ESSAI

Aspect de la substance. L'hexétidine est limpide (*2.2.1*) et n'est pas plus fortement colorée que la solution témoin J_5 ou JV_5 (*2.2.2, Procédé II*).

Densité (*2.2.5*) : 0,864 à 0,870.

Indice de réfraction (*2.2.6*) : 1,461 à 1,467.

Angle de rotation optique (*2.2.7*). Dissolvez 1,0 g d'hexétidine dans de l'*éthanol R* et complétez à 10,0 ml avec le même solvant. L'angle de rotation optique est de – 0,10° à + 0,10°.

Absorbance (*2.2.25*). Dissolvez 0,50 g d'hexétidine dans de l'*heptane R* et complétez à 50,0 ml avec le même solvant. Examinez la solution de 270 nm à 350 nm. A aucune longueur d'onde, l'absorbance de la solution n'est supérieure à 0,1.

Substances apparentées. Opérez par chromatographie sur couche mince (*2.2.27*) en utilisant une plaque recouverte de *gel de silice H R. Préparez les solutions immédiatement avant l'emploi.*

Solution à examiner (a). Dissolvez 2,0 g d'hexétidine dans de l'*heptane R* et complétez à 20 ml avec le même solvant.

Solution à examiner (b). Prélevez 1 ml de solution à examiner (a) et complétez à 10 ml avec de l'*heptane R*.

Solution témoin (a). Dissolvez 20 mg d'*hexétidine SCR* dans de l'*heptane R* et complétez à 2 ml avec le même solvant.

Solution témoin (b). Prélevez 1 ml de solution à examiner (a) et complétez à 100 ml avec de l'*heptane R*.

Solution témoin (c). Prélevez 5 ml de solution témoin (b) et complétez à 10 ml avec de l'*heptane R*.

Solution témoin (d). Dissolvez 10 mg de *déhydrohexétidine SCR* dans de la solution à examiner (a) et complétez à 10 ml avec la même solution.

Déposez séparément sur la plaque 1 µl de chaque solution. Déposez au fond d'une chambre à chromatographie un vase à précipiter contenant de l'*ammoniaque concentrée R1*. Introduisez la plaque desséchée dans la chambre et fermez celle-ci. Laissez en contact avec les vapeurs d'ammoniac pendant 15 min. Retirez la plaque et exposez-la à un courant d'air pour éliminer les vapeurs d'ammoniac. Développez sur un parcours de 15 cm avec un mélange de 20 volumes de *méthanol R* et de 80 volumes de *toluène R*. Laissez sécher la plaque à l'air. Exposez la plaque aux vapeurs d'iode pendant 30 min. S'il apparaît d'autre taches que la tache principale dans le chromatogramme obtenu avec la solution à examiner (a), aucune d'entre elles n'est plus intense que la tache du chromatogramme obtenu avec la solution témoin (b) (1 pour cent) et 2 d'entre elles au plus peuvent être plus intenses que la tache principale du chromatogramme obtenu avec la solution témoin (c) (0,5 pour cent). L'essai n'est valable que si le chromatogramme obtenu avec la solution témoin (d) présente 2 taches nettement séparées.

Métaux lourds (*2.4.8*). Dissolvez 2,0 g d'hexétidine dans un mélange de 15 volumes d'*eau R* et de 85 volumes d'*acétone R*, puis complétez à 20 ml avec le même mélange de solvants. 12 ml de solution satisfont à l'essai limite B des métaux lourds (10 ppm). Préparez le témoin avec une solution à 1 ppm de plomb (Pb) obtenue par dilution de la *solution à 100 ppm de plomb (Pb) R* avec un mélange de 15 volumes d'*eau R* et de 85 volumes d'*acétone R*.

Cendres sulfuriques (*2.4.14*). Déterminé sur 1,0 g d'hexétidine, le taux des cendres sulfuriques n'est pas supérieur à 0,1 pour cent.

DOSAGE

Dissolvez 0,150 g d'hexétidine dans 80 ml d'*acide acétique anhydre R*. Titrez par l'*acide perchlorique 0,1 M*. Déterminez le point de fin de titrage par potentiométrie (*2.2.20*).

1 ml d'*acide perchlorique 0,1 M* correspond à 16,98 mg de $C_{21}H_{45}N_3$.

CONSERVATION

A l'abri de la lumière.

IMPURETÉS

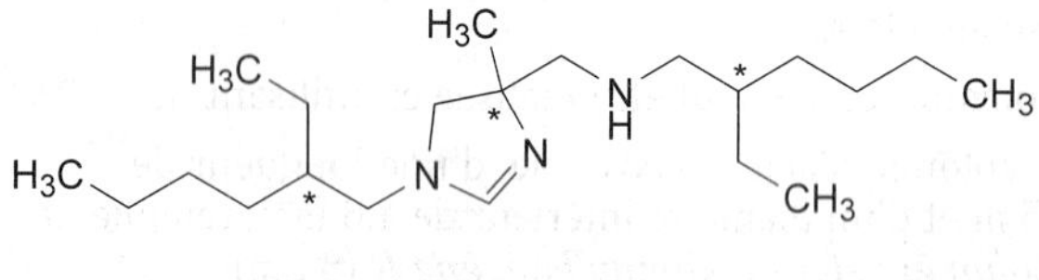

A. 2-éthyl-*N*-[[1-(2-éthylhexyl)-4-méthyl-4,5-dihydro-1*H*-imidazol-4-yl]méthyl]hexan-1-amine (déshydrohexétidine),

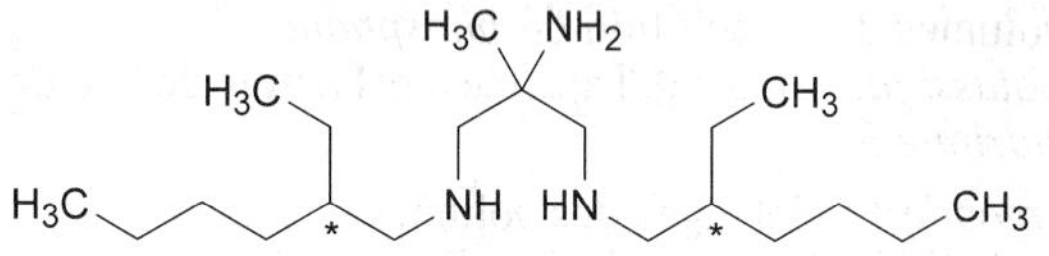

B. N^1,N^3-bis(2-éthylhexyl)-2-méthylpropane-1,2,3-triamine (triamine),

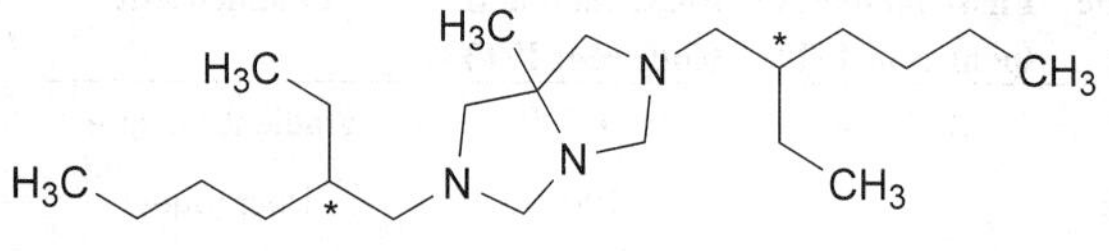

C. 2,6-bis(2-éthylhexyl)-7a-méthylhexahydro-1*H*-imidazo[1,5-*c*]imidazole (hexédine),

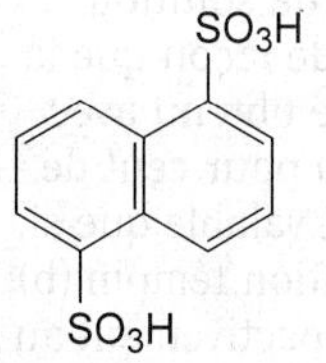

D. acide naphtalène-1,5-disulfonique.

01/2002:0183

HEXOBARBITAL

Hexobarbitalum

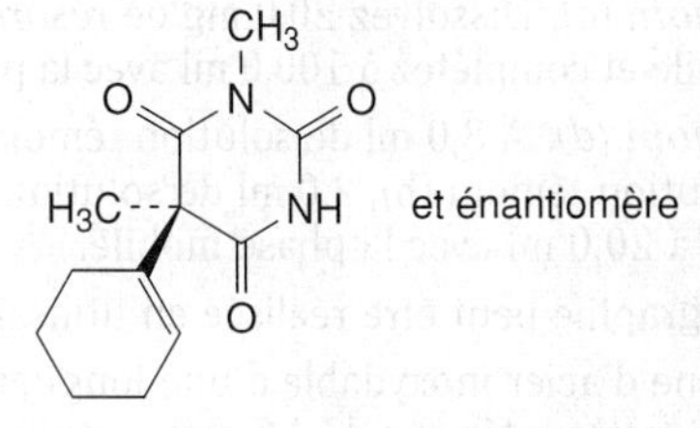

$C_{12}H_{16}N_2O_3$ M_r 236,3

DÉFINITION

L'hexobarbital contient au minimum 99,0 pour cent et au maximum l'équivalent de 101,0 pour cent de (5*RS*)-5-(cyclohex-1-ényl)-1,5-diméthylpyrimidine-2,4,6(1*H*,3*H*,5*H*)-trione, calculé par rapport à la substance desséchée.

CARACTÈRES

Poudre cristalline blanche, très peu soluble dans l'eau, assez soluble dans l'alcool et dans l'éther. L'hexobarbital donne des composés solubles dans l'eau avec les hydroxydes, les carbonates alcalins et l'ammoniaque.

IDENTIFICATION

Première identification : A, B.

Seconde identification : A, C, D.

A. Déterminez le point de fusion (*2.2.14*) de l'hexobarbital. Mélangez en proportions égales de la substance à examiner et de l'*hexobarbital SCR*, puis déterminez le point de fusion du mélange. La différence entre les 2 points de fusion observés vers 146 °C n'est pas supérieure à 2 °C.

B. Examinez l'hexobarbital par spectrophotométrie d'absorption dans l'infrarouge (*2.2.24*), en comparant avec le spectre obtenu avec l'*hexobarbital SCR*.

C. Opérez par chromatographie sur couche mince (*2.2.27*) en utilisant une plaque recouverte de *gel de silice GF_{254} R*.

Solution à examiner. Dissolvez 0,1 g d'hexobarbital dans du *chloroforme R* et complétez à 100 ml avec le même solvant.

Solution témoin. Dissolvez 0,1 g d'*hexobarbital SCR* dans du *chloroforme R* et complétez à 100 ml avec le même solvant.

Déposez séparément sur la plaque 10 µl de chaque solution. Mélangez 5 volumes d'*ammoniaque concentrée R*, 15 volumes d'*alcool R* et 80 volumes de *chloroforme R*. Utilisez la couche inférieure comme phase mobile. Développez sur un parcours de 18 cm. Examinez immédiatement en lumière ultraviolette à 254 nm. La tache principale du chromatogramme obtenu avec la solution à examiner est semblable quant à sa position et ses dimensions à la tache principale du chromatogramme obtenu avec la solution témoin.

D. A 10 mg environ d'hexobarbital, ajoutez 1,0 ml d'une solution de *vanilline R* à 10 g/l dans l'*alcool R*, puis 2 ml d'un mélange refroidi de 1 volume d'*eau R* et de 2 volumes d'*acide sulfurique R*. Agitez et laissez reposer pendant 5 min. Il se développe une coloration jaune-vert. Chauffez au bain-marie pendant 10 min. La coloration vire au rouge foncé.

ESSAI

Aspect de la solution. Dissolvez 1,0 g d'hexobarbital dans un mélange de 4 ml de *solution diluée d'hydroxyde de sodium R* et de 6 ml d'*eau R*. La solution est limpide (*2.2.1*) et n'est pas plus fortement colorée que la solution témoin J_6 (*2.2.2, Procédé II*).

Acidité. Chauffez à ébullition pendant 2 min 1,0 g d'hexobarbital avec 50 ml d'*eau R*, puis laissez refroidir et filtrez. A 10 ml du filtrat, ajoutez 0,15 ml de *solution de rouge de méthyle R*. La solution est colorée en jaune orangé. Le virage de l'indicateur au jaune franc ne nécessite pas plus de 0,1 ml d'*hydroxyde de sodium 0,1 M*.

Substances apparentées. Opérez par chromatographie sur couche mince (*2.2.27*) en utilisant une plaque recouverte de *gel de silice GF_{254} R*.

Solution à examiner. Dissolvez 1,0 g d'hexobarbital dans du *chloroforme R* et complétez à 100 ml avec le même solvant.

Solution témoin. Prélevez 0,5 ml de solution à examiner et complétez à 100 ml avec du *chloroforme R*.

Déposez séparément sur la plaque 20 µl de chaque solution. Mélangez 5 volumes d'*ammoniaque concentrée R*, 15 volumes d'*alcool R* et 80 volumes de *chloroforme R*. Utilisez la couche inférieure comme phase mobile. Développez sur un parcours de 15 cm. Examinez immédiatement en lumière ultraviolette à 254 nm. S'il apparaît d'autres taches que la tache principale dans le chromatogramme obtenu avec la solution à examiner, aucune d'entre elles n'est plus intense que la tache du chromatogramme obtenu avec la solution témoin (0,5 pour cent).

Perte à la dessiccation (*2.2.32*). Déterminée à l'étuve à 100-105 °C sur 1,00 g d'hexobarbital, la perte à la dessiccation n'est pas supérieure à 0,5 pour cent.

Cendres sulfuriques (*2.4.14*). Déterminé sur 1,0 g d'hexobarbital, le taux des cendres sulfuriques n'est pas supérieur à 0,1 pour cent.

DOSAGE

Dissolvez 0,200 g d'hexobarbital dans 5 ml de *pyridine R*. Ajoutez 0,5 ml de *solution de thymolphtaléine R* et 10 ml de *solution de nitrate d'argent dans la pyridine R*. Titrez par la *solution éthanolique d'hydroxyde de sodium 0,1 M* jusqu'à coloration bleu franc. Effectuez un titrage à blanc.

1 ml de *solution éthanolique d'hydroxyde de sodium 0,1 M* correspond à 23,63 mg de $C_{12}H_{16}N_2O_3$.

01/2002:1437

HEXYLRÉSORCINOL

Hexylresorcinolum

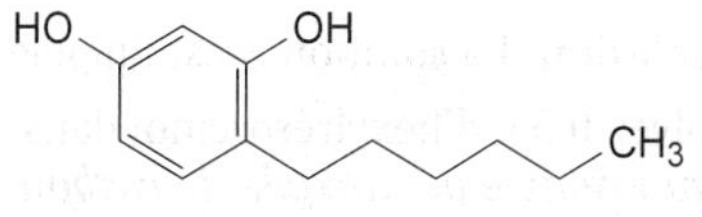

$C_{12}H_{18}O_2$ M_r 194,3

DÉFINITION

L'hexylrésorcinol contient au minimum 98,0 pour cent et au maximum l'équivalent de 101,0 pour cent de 4-hexylbenzène-1,3-diol, calculé par rapport à la substance anhydre.

CARACTÈRES

Poudre cristalline ou aiguilles incolores, jaunâtres ou rougeâtres, virant au rose-brun en cas d'exposition à la lumière et à l'air, très peu solubles dans l'eau, facilement solubles dans l'alcool et dans le chlorure de méthylène.

L'hexylrésorcinol présente le phénomène du polymorphisme.

IDENTIFICATION

Première identification : B.

Seconde identification : A, C, D.

A. Le point de fusion (*2.2.14*) de l'hexylrésorcinol est de 66 °C à 68 °C. La fusion peut se situer à une température voisine de 60 °C, être suivie d'une solidification puis d'une seconde fusion entre 66 °C et 68 °C.

B. Examinez l'hexylrésorcinol par spectrophotométrie d'absorption dans l'infrarouge (*2.2.24*), en comparant avec le spectre obtenu avec l'*hexylrésorcinol SCR*. Si les spectres obtenus à l'état solide présentent des différences, dissolvez respectivement la substance à examiner et la substance de référence dans du *méthanol R*, évaporez à siccité et enregistrez de nouveaux spectres à partir des résidus.

C. Examinez l'hexylrésorcinol par chromatographie sur couche mince (*2.2.27*), en utilisant une *plaque au gel de silice G pour CCM R*.

Solution à examiner. Prélevez 0,1 ml de solution S (voir Essai) et complétez à 10 ml avec de l'*alcool R*.

Solution témoin (a). Dissolvez 10 mg d'*hexylrésorcinol SCR* dans de l'*alcool R* et complétez à 10 ml avec le même solvant.

Solution témoin (b). Dissolvez 10 mg d'*hexylrésorcinol SCR* et 10 mg de *résorcinol R* dans de l'*alcool R* puis complétez à 10 ml avec le même solvant.

Déposez sur la plaque 10 µl de chaque solution. Développez sur un parcours correspondant aux deux tiers de la hauteur de la plaque avec un mélange à volumes égaux de *méthyléthylcétone R* et de *pentane R*. Laissez sécher la plaque à l'air pendant 5 min. Pulvérisez 3 ml de *solution d'aldéhyde anisique R*, puis chauffez la plaque à 100-105 °C pendant 5 min. La tache principale du chromatogramme obtenu avec la solution à examiner est semblable quant à sa position, sa coloration et ses dimensions à la tache principale du chromatogramme obtenu avec la solution témoin (a). L'identification n'est valable que si le chromatogramme obtenu avec la solution témoin (b) présente 2 taches principales nettement séparées.

D. Dissolvez 0,1 g d'hexylrésorcinol dans 1 ml d'*alcool R*. Ajoutez une goutte de *solution de chlorure ferrique R1*. Il se développe une coloration verte. Ajoutez de l'*ammoniaque diluée R1*. La solution vire au brun.

ESSAI

Solution S. Dissolvez 1,0 g d'hexylrésorcinol dans de l'*alcool R* et complétez à 10,0 ml avec le même solvant.

Aspect de la solution. La solution S est limpide (*2.2.1*).

Acidité. Dissolvez 0,5 g d'hexylrésorcinol dans un mélange de 25 ml d'*eau exempte de dioxyde de carbone R* et de 25 ml d'*éther R* préalablement neutralisés en présence de *solution de phénolphtaléine R1*, puis titrez par l'*hydroxyde de sodium 0,1 M*, en agitant énergiquement après chaque ajout. Le virage de l'indicateur ne nécessite pas plus de 0,4 ml d'*hydroxyde de sodium 0,1 M*.

Substances apparentées. Opérez par chromatographie liquide (*2.2.29*).

Solution à examiner. Dissolvez 0,1 g d'hexylrésorcinol dans la phase mobile et complétez à 10,0 ml avec la phase mobile.

Solution témoin (a). Prélevez 1,0 ml de solution à examiner et complétez à 200,0 ml avec la phase mobile.

Solution témoin (b). Dissolvez 20,0 mg de *phénol R* dans la phase mobile et complétez à 100,0 ml avec la phase mobile.

Solution témoin (c). Dissolvez 20,0 mg de *résorcinol R* dans la phase mobile et complétez à 100,0 ml avec la phase mobile.

Solution témoin (d). A 8,0 ml de solution témoin (a) ajoutez 2,0 ml de solution témoin (b), 2,0 ml de solution témoin (c) et complétez à 20,0 ml avec la phase mobile.

La chromatographie peut être réalisée en utilisant :

- une colonne d'acier inoxydable d'une longueur de 0,25 m et d'un diamètre intérieur de 4,6 mm remplie de *gel de silice octadécylsilylé pour chromatographie R* (5 µm),
- comme phase mobile, à un débit de 1 ml/min, un mélange de 25 volumes d'une solution d'*acide acétique glacial R* à 3,0 g/l ajustée à pH 5,9 avec de l'*ammoniaque diluée R1* et de 75 volumes de *méthanol R*,
- comme détecteur, un spectrophotomètre réglé à 281 nm,
- un injecteur à boucle.

Injectez 20 µl de solution témoin (d). Ajustez la sensibilité du système de façon que la hauteur des 3 pics principaux dans le chromatogramme obtenu représente au moins 20 pour cent de l'échelle totale de l'enregistreur. L'essai n'est valable que si la résolution entre le deuxième pic (phénol) et le troisième pic (hexylrésorcinol) n'est pas inférieure à 5,0.

Injectez 20 µl de solution à examiner et 20 µl de solution témoin (a). Continuez la chromatographie de la solution à examiner pendant 2 fois le temps de rétention de l'hexylrésorcinol. S'il apparaît, dans le chromatogramme obtenu avec la solution à examiner :

- des pics correspondant respectivement au phénol et au résorcinol, leur surface n'est pas supérieure à celle des pics correspondants dans les chromatogrammes obtenus avec la solution témoin (d) (0,2 pour cent),
- d'autres pics que le pic principal et des pics correspondant au phénol et au résorcinol, la surface d'aucun d'entre eux n'est supérieure à celle du pic principal du chromatogramme obtenu avec la solution témoin (a) (0,5 pour cent).

La somme de la surface de tous ces pics n'est pas supérieure à 2 fois celle du pic principal du chromatogramme obtenu avec la solution témoin (a) (1 pour cent). Ne tenez pas compte des pics dont la surface est inférieure à 0,1 fois celle du pic principal du chromatogramme obtenu avec la solution témoin (a).

Teneur en eau (*2.5.12*). Déterminée par semi-microdosage sur 1,000 g d'hexylrésorcinol, la teneur en eau n'est pas supérieure à 0,5 pour cent.

Cendres sulfuriques (*2.4.14*). Déterminé sur 1,0 g d'hexylrésorcinol, le taux des cendres sulfuriques n'est pas supérieur à 0,1 pour cent.

DOSAGE

Dans une fiole à bouchon rodé, dissolvez 0,100 g d'hexylrésorcinol dans 10 ml de *méthanol R*, ajoutez 30,0 ml de *bromate de potassium 0,0167 M* et 2 g de *bromure de potassium R*. Agitez pour dissoudre la substance et ajoutez 15 ml d'*acide sulfurique dilué R*. Obturez la fiole, agitez, puis maintenez à l'obscurité pendant 15 min en agitant constamment. Ajoutez 5 ml de *chlorure de méthylène R* et une solution de 1 g d'*iodure de potassium R* dans 10 ml d'*eau R* et maintenez à l'obscurité pendant 15 min en agitant constamment. Titrez par le *thiosulfate de sodium 0,1 M*, en présence de 1 ml de *solution d'amidon R* et mélangez soigneusement. Effectuez un titrage à blanc dans les mêmes conditions.

1 ml de *bromate de potassium 0,0167 M* correspond à 4,857 mg de $C_{12}H_{18}O_2$.

CONSERVATION

En récipient étanche, à l'abri de la lumière.

IMPURETÉS

A. phénol,

B. résorcinol.

01/2002:0143

HISTAMINE (DICHLORHYDRATE D')

Histamini dihydrochloridum

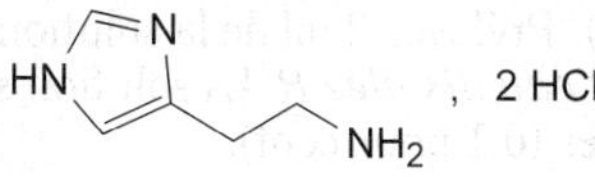

$C_5H_{11}Cl_2N_3$ M_r 184,1

DÉFINITION

Le dichlorhydrate d'histamine contient au minimum 98,5 pour cent et au maximum l'équivalent de 101,0 pour cent de dichlorhydrate de 2-(1*H*-imidazol-4-yl)éthanamine, calculé par rapport à la substance desséchée.

CARACTÈRES

Poudre cristalline blanche ou cristaux incolores, hygroscopiques, très solubles dans l'eau, solubles dans l'alcool.

IDENTIFICATION

Première identification : A, D.

Seconde identification : B, C, D.

A. Examinez le dichlorhydrate d'histamine par spectrophotométrie d'absorption dans l'infrarouge (*2.2.24*), en comparant avec le spectre obtenu avec le *dichlorhydrate d'histamine SCR*. Examinez les substances sous forme de pastilles préparées à partir de 1 mg de substance.

B. Examinez les chromatogrammes obtenus dans l'essai d'histidine. La tache principale du chromatogramme obtenu avec la solution à examiner (b) est semblable quant à sa position, sa coloration et ses dimensions à la tache principale du chromatogramme obtenu avec la solution témoin (a).

C. Dissolvez 0,1 g de dichlorhydrate d'histamine dans 7 ml d'*eau R*, puis ajoutez 3 ml d'une solution d'*hydroxyde de sodium R* à 200 g/l. Dissolvez 50 mg d'*acide sulfanilique R* dans un mélange de 0,1 ml d'*acide chlorhydrique R* et de 10 ml d'*eau R*, puis ajoutez 0,1 ml de *solution de nitrite de sodium R*. Ajoutez la seconde solution à la première, puis mélangez. Il apparaît une coloration rouge.

D. Le dichlorhydrate d'histamine donne la réaction (a) des chlorures (*2.3.1*).

ESSAI

Solution S. Dissolvez 0,5 g de dichlorhydrate d'histamine dans de l'*eau exempte de dioxyde de carbone R*, préparée à partir d'*eau distillée R*, et complétez à 10 ml avec le même solvant.

Aspect de la solution. La solution S est limpide (*2.2.1*) et n'est pas plus fortement colorée que la solution témoin J_7 (*2.2.2, Procédé II*).

Détermination du pH (*2.2.3*). Le pH de la solution S est de 2,85 à 3,60.

Histidine. Opérez par chromatographie sur couche mince (*2.2.27*) en utilisant une *plaque au gel de silice G pour CCM R*.

Solution à examiner (a). Dissolvez 0,5 g de dichlorhydrate d'histamine dans de l'*eau R* et complétez à 10 ml avec le même solvant.

Solution à examiner (b). Prélevez 2 ml de la solution à examiner (a) et complétez à 10 ml avec de l'*eau R*.

Solution témoin (a). Dissolvez 0,1 g de *dichlorhydrate d'histamine SCR* dans de l'*eau R* et complétez à 10 ml avec le même solvant.

Solution témoin (b). Dissolvez 50 mg de *monochlorhydrate d'histidine R* dans de l'*eau R* et complétez à 100 ml avec le même solvant.

Solution témoin (c). Mélangez 1 ml de solution à examiner (a) et 1 ml de solution témoin (b).

Déposez sur la plaque 1 µl de la solution à examiner (a), 1 µl de la solution à examiner (b), 1 µl de la solution témoin (a), 1 µl de la solution témoin (b) et 2 µl de la solution témoin (c). Développez sur un parcours de 15 cm avec un mélange de 5 volumes d'*ammoniaque concentrée R*, de 20 volumes d'*eau R* et de 75 volumes d'*acétonitrile R*. Séchez la plaque dans un courant d'air. Répétez le développement dans la même direction. Séchez la plaque dans un courant d'air. Pulvérisez de la *solution de ninhydrine R1*. Chauffez la plaque à 110 °C pendant 10 min. S'il apparaît une tache correspondant à l'histidine dans le chromatogramme obtenu avec la solution à examiner (a), elle n'est pas plus intense que la tache du chromatogramme obtenu avec la solution témoin (b) (1 pour cent). L'essai n'est valable que si le chromatogramme obtenu avec la solution témoin (c) présente 2 taches nettement séparées.

Sulfates (*2.4.13*). Prélevez 3 ml de solution S et complétez à 15 ml avec de l'*eau distillée R*. La solution satisfait à l'essai limite des sulfates (0,1 pour cent).

Perte à la dessiccation (*2.2.32*). Déterminée à l'étuve à 100-105 °C sur 0,20 g de dichlorhydrate d'histamine, la perte à la dessiccation n'est pas supérieure à 0,5 pour cent.

Cendres sulfuriques (*2.4.14*). Déterminé sur 0,5 g de dichlorhydrate d'histamine, le taux des cendres sulfuriques n'est pas supérieur à 0,1 pour cent.

DOSAGE

Dissolvez 0,080 g de dichlorhydrate d'histamine dans un mélange de 5,0 ml d'*acide chlorhydrique 0,01 M* et de 50 ml d'*alcool R*. Titrez par l'*hydroxyde de sodium 0,1 M* et tracez la courbe potentiométrique (*2.2.20*). Mesurez le volume d'*hydroxyde de sodium 0,1 M* utilisé entre le premier et le troisième point d'inflexion.

1 ml d'*hydroxyde de sodium 0,1 M* correspond à 9,203 mg de $C_5H_{11}Cl_2N_3$.

CONSERVATION

En récipient étanche, à l'abri de la lumière.

01/2002:0144

HISTAMINE (PHOSPHATE D')

Histamini phosphas

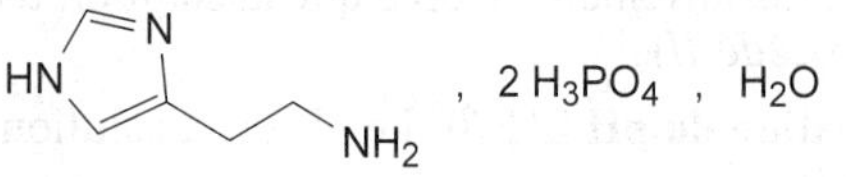

$C_5H_{15}N_3O_8P_2,H_2O$ M_r 325,2

DÉFINITION

Le phosphate d'histamine contient au minimum 98,0 pour cent et au maximum l'équivalent de 101,0 pour cent de bis(dihydrogénophosphate) de 2-(1*H*-imidazol-4-yl)éthanamine, calculé par rapport à la substance anhydre.

CARACTÈRES

Longs cristaux prismatiques, incolores, facilement solubles dans l'eau, peu solubles dans l'alcool.

IDENTIFICATION

Première identification : A, D.

Seconde identification : B, C, D.

A. Examinez le phosphate d'histamine par spectrophotométrie d'absorption dans l'infrarouge (*2.2.24*), en comparant avec le spectre obtenu avec le *phosphate d'histamine SCR*. Examinez sous forme de pastilles préparées à partir de 1 mg de substance.

B. Examinez les chromatogrammes obtenus dans l'essai de l'histidine. La tache principale du chromatogramme obtenu avec la solution à examiner (b) est semblable quant à sa position, sa coloration et ses dimensions à la tache principale du chromatogramme obtenu avec la solution témoin (a).

C. Dissolvez 0,1 g de phosphate d'histamine dans 7 ml d'*eau R*, puis ajoutez 3 ml d'une solution d'*hydroxyde de sodium R* à 200 g/l. Dissolvez 50 mg d'*acide sulfanilique R* dans un mélange de 0,1 ml d'*acide chlorhydrique R* et de 10 ml d'*eau R*, puis ajoutez 0,1 ml de *solution de nitrite de sodium R*. Ajoutez la seconde solution à la première, puis mélangez. Il se développe une coloration rouge.

D. Le phosphate d'histamine donne la réaction (a) des phosphates (*2.3.1*).

ESSAI

Solution S. Dissolvez 0,5 g de phosphate d'histamine dans de l'*eau exempte de dioxyde de carbone R*, préparée à partir d'*eau distillée R*, et complétez à 10 ml avec le même solvant.

Aspect de la solution. La solution S est limpide (*2.2.1*) et n'est pas plus fortement colorée que la solution témoin JB_7 (*2.2.2, Procédé II*).

Détermination du pH (*2.2.3*). Le pH de la solution S est de 3,75 à 3,95.

Histidine. Opérez par chromatographie sur couche mince (*2.2.27*) en utilisant une plaque recouverte de *gel de silice G R*.

Solution à examiner (a). Dissolvez 0,5 g de phosphate d'histamine dans de l'*eau R* et complétez à 10 ml avec le même solvant.

Solution à examiner (b). Prélevez 2 ml de la solution à examiner (a) et complétez à 10 ml avec de l'*eau R*.

Solution témoin (a). Dissolvez 0,1 g de *phosphate d'histamine SCR* dans de l'*eau R* et complétez à 10 ml avec le même solvant.

Solution témoin (b). Dissolvez 50 mg de *monochlorhydrate d'histidine R* dans de l'*eau R* et complétez à 100 ml avec le même solvant.

Solution témoin (c). Mélangez 1 ml de solution à examiner (a) et 1 ml de solution témoin (b).

Déposez séparément sur la plaque 1 µl de la solution à examiner (a), 1 µl de la solution à examiner (b), 1 µl de la solution témoin (a), 1 µl de la solution témoin (b) et 2 µl de la solution témoin (c). Développez sur un parcours de 15 cm avec un mélange de 5 volumes d'*ammoniaque concentrée R*, de 20 volumes d'*eau R* et de 75 volumes d'*acétonitrile R*. Séchez la plaque dans un courant d'air. Répétez le développement dans la même direction. Séchez la plaque dans un courant d'air. Pulvérisez de la *solution de ninhydrine R1*. Chauffez la plaque à 110 °C pendant 10 min. S'il apparaît une tache correspondant à l'histidine dans le chromatogramme obtenu avec la solution à examiner (a), elle n'est pas plus intense que la tache du chromatogramme obtenu avec la solution témoin (b) (1 pour cent). L'essai n'est valable que si le chromatogramme obtenu avec la solution témoin (c) présente 2 taches nettement séparées.

Sulfates (*2.4.13*). Prélevez 3 ml de la solution S et complétez à 15 ml avec de l'*eau distillée R*. La solution satisfait à l'essai limite des sulfates (0,1 pour cent).

Teneur en eau (*2.5.12*). Déterminée par semi-microdosage sur 0,30 g de phosphate d'histamine, la teneur en eau est de 5,0 pour cent à 6,2 pour cent.

DOSAGE

Dissolvez 0,140 g de phosphate d'histamine dans 5 ml d'*acide formique anhydre R*. Ajoutez 20 ml d'*acide acétique anhydre R*. Titrez par l'*acide perchlorique 0,1 M*. Déterminez le point de fin de titrage par potentiométrie (*2.2.20*). Effectuez un titrage à blanc.

1 ml d'*acide perchlorique 0,1 M* correspond à 15,36 mg de $C_5H_{15}N_3O_8P_2$.

CONSERVATION

A l'abri de la lumière.

01/2002:0911

HISTIDINE

Histidinum

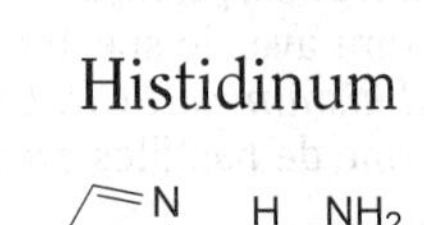

$C_6H_9N_3O_2$ M_r 155,2

DÉFINITION

L'histidine contient au minimum 98,5 pour cent et au maximum l'équivalent de 101,0 pour cent d'acide (*S*)-2-amino-3-(imidazol-4-yl)propanoïque, calculé par rapport à la substance desséchée.

CARACTÈRES

Poudre cristalline blanche ou cristaux incolores, solubles dans l'eau, très peu solubles dans l'alcool, pratiquement insolubles dans l'éther.

IDENTIFICATION

Première identification : A, B.

Seconde identification : A, C, D.

A. L'histidine satisfait à l'essai du pouvoir rotatoire spécifique (voir Essai).

B. Examinez l'histidine par spectrophotométrie d'absorption dans l'infrarouge (*2.2.24*), en comparant avec le spectre obtenu avec l'*histidine SCR*. Examinez les substances sous forme de pastilles. Si les spectres obtenus présentent des différences, dissolvez respectivement la substance à examiner et la substance de référence dans le volume minimal d'*eau R*, évaporez à siccité à 60 °C et enregistrez de nouveaux spectres à partir des résidus.

C. Examinez les chromatogrammes obtenus dans l'essai des substances décelables par la ninhydrine. La tache principale du chromatogramme obtenu avec la solution à examiner (b) est semblable quant à sa position, sa coloration et ses dimensions à la tache principale du chromatogramme obtenu avec la solution témoin (a).

D. Dissolvez 0,1 g d'histidine dans 7 ml d'*eau R*, puis ajoutez 3 ml d'une solution d'*hydroxyde de sodium R* à 200 g/l. Dissolvez 50 mg d'*acide sulfanilique R* dans un mélange de 0,1 ml d'*acide chlorhydrique R* et de 10 ml d'*eau R*, puis ajoutez 0,1 ml de *solution de nitrite de sodium R*. Ajoutez la seconde solution à la première, puis mélangez. Il se développe une coloration rouge orangé.

ESSAI

Solution S. Dissolvez 2,5 g d'histidine dans de l'*eau distillée R* en chauffant au bain-marie et complétez à 50 ml avec le même solvant.

Aspect de la solution. La solution S est limpide (*2.2.1*) et n'est pas plus fortement colorée que la solution témoin JB_7 (*2.2.2, Procédé II*).

Pouvoir rotatoire spécifique (*2.2.7*). Dissolvez 2,75 g d'histidine dans 12,0 ml d'*acide chlorhydrique R1* et complétez à 25,0 ml avec de l'*eau R*. Calculé par rapport à la substance desséchée, le pouvoir rotatoire spécifique est de + 11,8 à + 12,8.

Substances décelables par la ninhydrine. Opérez par chromatographie sur couche mince (*2.2.27*) en utilisant une *plaque au gel de silice pour CCM R*.

Solution à examiner (a). Dissolvez 0,10 g d'histidine dans de l'*eau R* et complétez à 10 ml avec le même solvant.

Solution à examiner (b). Prélevez 1 ml de solution à examiner (a) et complétez à 50 ml avec de l'*eau R*.

Solution témoin (a). Dissolvez 10 mg d'*histidine SCR* dans de l'*eau R* et complétez à 50 ml avec le même solvant.

Solution témoin (b). Prélevez 5 ml de solution à examiner (b) et complétez à 20 ml avec de l'*eau R*.

Solution témoin (c). Dissolvez 10 mg d'*histidine SCR* et 10 mg de *proline SCR* dans de l'*eau R* et complétez à 25 ml avec le même solvant.

Déposez sur la plaque 5 µl de chaque solution. Faites sécher la plaque dans un courant d'air. Développez sur un parcours de 15 cm avec un mélange de 20 volumes d'*acide acétique glacial R*, de 20 volumes d'*eau R* et de 60 volumes de *butanol R*. Laissez sécher la plaque à l'air. Pulvérisez de la *solution de ninhydrine R*. Chauffez la plaque à 100-105 °C pendant 15 min. S'il apparaît d'autres taches que la tache principale dans le chromatogramme obtenu avec la solution à examiner (a), aucune d'entre elles n'est plus intense que la tache du chromatogramme obtenu avec la solution témoin (b) (0,5 pour cent). L'essai n'est valable que si le chromatogramme obtenu avec la solution témoin (c) présente 2 taches nettement séparées.

Chlorures (*2.4.4*). Prélevez 5 ml de solution S et complétez à 15 ml avec de l'*eau R*. La solution satisfait à l'essai limite des chlorures (200 ppm).

Sulfates (*2.4.13*). Prélevez 10 ml de solution S et complétez à 15 ml avec de l'*eau distillée R*. La solution satisfait à l'essai limite des sulfates (300 ppm).

Ammonium (*2.4.1*). 50 mg d'histidine satisfont à l'essai limite B de l'ammonium (200 ppm). Préparez le témoin avec 0,1 ml de *solution à 100 ppm d'ammonium* (NH_4) *R*.

Fer (*2.4.9*). Dans une ampoule à décantation, dissolvez 1,0 g d'histidine dans 10 ml d'*acide chlorhydrique dilué R*. Agitez avec 3 fois 10 ml de *méthylisobutylcétone R1* pendant 3 min chaque fois. Agitez les couches organiques réunies avec 10 ml d'*eau R* pendant 3 min. La couche aqueuse satisfait à l'essai limite du fer (10 ppm).

Métaux lourds (*2.4.8*). Dissolvez, en chauffant légèrement si nécessaire, 2,0 g d'histidine dans un mélange de 3 ml d'*acide chlorhydrique dilué R* et de 15 ml d'*eau R*, puis complétez à 20 ml avec de l'*eau R*. 12 ml de solution satisfont à l'essai limite A des métaux lourds (10 ppm). Préparez le témoin avec la *solution à 1 ppm de plomb (Pb) R*.

Perte à la dessiccation (*2.2.32*). Déterminée à l'étuve à 100-105 °C sur 1,000 g d'histidine, la perte à la dessiccation n'est pas supérieure à 0,5 pour cent.

Cendres sulfuriques (*2.4.14*). Déterminé sur 1,0 g d'histidine, le taux des cendres sulfuriques n'est pas supérieur à 0,1 pour cent.

DOSAGE

Dissolvez 0,130 g d'histidine dans 50 ml d'*eau R*. Titrez par l'*acide chlorhydrique 0,1 M*. Déterminez le point de fin de titrage par potentiométrie (*2.2.20*).

1 ml d'*acide chlorhydrique 0,1 M* correspond à 15,52 mg de $C_6H_9N_3O_2$.

CONSERVATION

A l'abri de la lumière.

01/2002:0910

HISTIDINE (CHLORHYDRATE D') MONOHYDRATÉ

Histidini hydrochloridum monohydricum

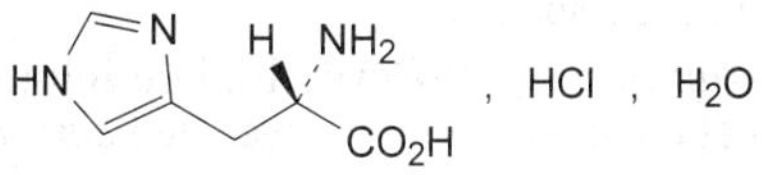

$C_6H_{10}ClN_3O_2,H_2O$ M_r 209,6

DÉFINITION

Le chlorhydrate d'histidine monohydraté contient au minimum 98,5 pour cent et au maximum l'équivalent de 101,0 pour cent de chlorhydrate d'acide (*S*)-2-amino-3-(imidazol-4-yl)propanoïque, calculé par rapport à la substance desséchée.

CARACTÈRES

Poudre cristalline blanche ou cristaux incolores, facilement solubles dans l'eau, peu solubles dans l'alcool, pratiquement insolubles dans l'éther.

IDENTIFICATION

Première identification : A, B, C, F.

Seconde identification : A, B, D, E, F.

A. Le chlorhydrate d'histidine monohydraté satisfait à l'essai du pouvoir rotatoire spécifique (voir Essai).
B. Le chlorhydrate d'histidine monohydraté satisfait à l'essai de détermination du pH (voir Essai).
C. Examinez le chlorhydrate d'histidine monohydraté par spectrophotométrie d'absorption dans l'infrarouge (*2.2.24*), en comparant avec le spectre obtenu avec le *chlorhydrate d'histidine monohydraté SCR*. Examinez les substances sous forme de pastilles.
D. Examinez les chromatogrammes obtenus dans l'essai des substances décelables par la ninhydrine. La tache principale du chromatogramme obtenu avec la solution à examiner (b) est semblable quant à sa position, sa coloration et ses dimensions à la tache principale du chromatogramme obtenu avec la solution témoin (a).
E. Dissolvez 0,1 g de chlorhydrate d'histidine monohydraté dans 7 ml d'*eau R*, puis ajoutez 3 ml d'une *solution d'hydroxyde de sodium R* à 200 g/l. Dissolvez 50 mg d'*acide sulfanilique R* dans un mélange de 0,1 ml d'*acide chlorhydrique R* et de 10 ml d'*eau R*, puis ajoutez 0,1 ml de *solution de nitrite de sodium R*. Ajoutez la seconde solution à la première, puis mélangez. Il se développe une coloration rouge-orangé.
F. 20 mg environ de chlorhydrate d'histidine monohydraté donnent la réaction (a) des chlorures (*2.3.1*).

ESSAI

Solution S. Dissolvez 2,5 g de chlorhydrate d'histidine monohydraté dans de l'*eau exempte de dioxyde de carbone R* préparée à partir d'*eau distillée R* et complétez à 50 ml avec le même solvant.

Aspect de la solution. La solution S est limpide (*2.2.1*) et n'est pas plus fortement colorée que la solution témoin JB_6 (*2.2.2, Procédé II*).

Détermination du pH (*2.2.3*). Le pH de la solution S est de 3,0 à 5,0.

Pouvoir rotatoire spécifique (*2.2.7*). Dissolvez 2,75 g de chlorhydrate d'histidine monohydraté dans 12,0 ml d'*acide chlorhydrique R1* et complétez à 25,0 ml avec de l'*eau R*. Calculé par rapport à la substance desséchée, le pouvoir rotatoire spécifique est de + 9,2 à + 10,6.

Substances décelables par la ninhydrine. Opérez par chromatographie sur couche mince (*2.2.27*) en utilisant une *plaque au gel de silice pour CCM R*.

Solution à examiner (a). Dissolvez 0,10 g de chlorhydrate d'histidine monohydraté dans de l'*eau R* et complétez à 10 ml avec le même solvant.

Solution à examiner (b). Prélevez 1 ml de solution à examiner (a) et complétez à 50 ml avec de l'*eau R*.

Solution témoin (a). Dissolvez 10 mg de *chlorhydrate d'histidine monohydraté SCR* dans de l'*eau R* et complétez à 50 ml avec le même solvant.

Solution témoin (b). Prélevez 5 ml de solution à examiner (b) et complétez à 20 ml avec de l'*eau R*.

Solution témoin (c). Dissolvez 10 mg de *chlorhydrate d'histidine monohydraté SCR* et 10 mg de *proline SCR* dans de l'*eau R* et complétez à 25 ml avec le même solvant.

Déposez séparément sur la plaque 5 µl de chaque solution. Faites sécher la plaque dans un courant d'air. Développez sur un parcours de 15 cm avec un mélange de 20 volumes d'*acide acétique glacial R*, de 20 volumes d'*eau R* et de 60 volumes de *butanol R*. Laissez sécher la plaque à l'air. Pulvérisez de la *solution de ninhydrine R*. Chauffez la plaque à 100-105 °C pendant 15 min. S'il apparaît d'autres taches que la tache principale dans le chromatogramme obtenu avec la solution à examiner (a), aucune d'entre elles n'est plus intense que la tache du chromatogramme obtenu avec la solution témoin (b) (0,5 pour cent). L'essai n'est valable que si le chromatogramme obtenu avec la solution témoin (c) présente 2 taches principales nettement séparées.

Sulfates (*2.4.13*). Prélevez 10 ml de solution S et complétez à 15 ml avec de l'*eau distillée R*. La solution satisfait à l'essai limite des sulfates (300 ppm).

Ammonium (*2.4.1*). 50 mg de chlorhydrate d'histidine monohydraté satisfont à l'essai limite B de l'ammonium (200 ppm). Préparez le témoin avec 0,1 ml de *solution à 100 ppm d'ammonium (NH_4) R*.

Fer (*2.4.9*). Dans une ampoule à décantation, dissolvez 1,0 g de chlorhydrate d'histidine monohydraté dans 10 ml d'*acide chlorhydrique dilué R*. Agitez avec 3 fois 10 ml de *méthylisobutylcétone R1* pendant 3 min chaque fois. Agitez les couches organiques réunies avec 10 ml d'*eau R* pendant 3 min. La couche aqueuse satisfait à l'essai limite du fer (10 ppm).

Métaux lourds (*2.4.8*). Dissolvez 2,0 g de chlorhydrate d'histidine monohydraté dans de l'*eau R* et complétez à 20 ml avec le même solvant. 12 ml de solution satisfont à l'essai limite A des métaux lourds (10 ppm). Préparez le témoin avec la *solution à 1 ppm de plomb (Pb) R*.

Perte à la dessiccation (*2.2.32*). Déterminée à l'étuve à 145-150 °C sur 1,000 g de chlorhydrate d'histidine monohydraté, la perte à la dessiccation est de 7,0 pour cent à 10,0 pour cent.

Cendres sulfuriques (*2.4.14*). Déterminé sur 1,0 g de chlorhydrate d'histidine monohydraté, le taux des cendres sulfuriques n'est pas supérieur à 0,1 pour cent.

DOSAGE

Dissolvez 0,160 g de chlorhydrate d'histidine monohydraté dans 50 ml d'*eau exempte de dioxyde de carbone R*. Titrez par l'*hydroxyde de sodium 0,1 M*. Déterminez le point de fin de titrage par potentiométrie (*2.2.20*).

1 ml d'*hydroxyde de sodium 0,1 M* correspond à 19,16 mg de $C_6H_{10}ClN_3O_2$.

CONSERVATION

A l'abri de la lumière.

01/2002:0500

HOMATROPINE (BROMHYDRATE D')

Homatropini hydrobromidum

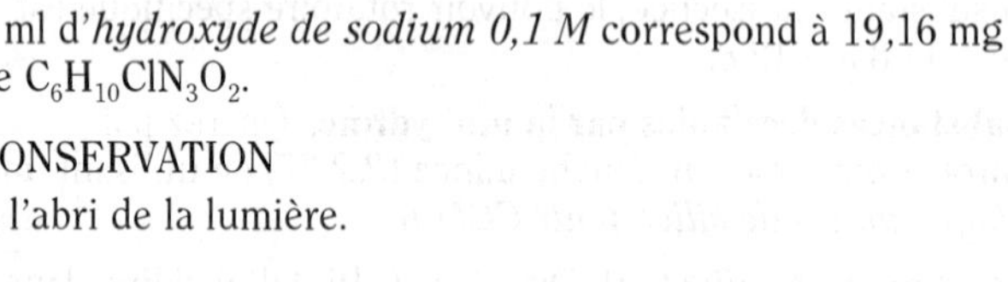

$C_{16}H_{22}BrNO_3$ M_r 356,3

DÉFINITION

Le bromhydrate d'homatropine contient au minimum 99,0 pour cent et au maximum l'équivalent de 101,0 pour cent de bromhydrate de (2*RS*)-2-hydroxy-2-phénylacétate de (1*R*,3*r*,5*S*)-8-méthyl-8-azabicyclo[3.2.1]oct-3-yle, calculé par rapport à la substance desséchée.

CARACTÈRES

Poudre cristalline blanche ou cristaux incolores, facilement solubles dans l'eau, assez solubles dans l'alcool.

Monographies D - K

Le bromhydrate d'homatropine fond en se décomposant vers 215 °C.

IDENTIFICATION

Première identification : A, D.

Seconde identification : B, C, D.

A. Examinez le bromhydrate d'homatropine par spectrophotométrie d'absorption dans l'infrarouge (*2.2.24*), en comparant avec le spectre obtenu avec le *bromhydrate d'homatropine SCR*.

B. Dissolvez 50 mg de bromhydrate d'homatropine dans 1 ml d'*eau R* et ajoutez 2 ml d'*acide acétique dilué R*. Chauffez, puis ajoutez 4 ml de *solution d'acide picrique R*. Laissez refroidir en agitant de temps en temps. Recueillez les cristaux, lavez-les avec 2 fois 3 ml d'*eau R* glacée et séchez-les à 100-105 °C. Le point de fusion (*2.2.14*) des cristaux est de 182 °C à 186 °C.

C. Dissolvez 10 mg environ de bromhydrate d'homatropine dans 1 ml d'*eau R*. Ajoutez de l'*ammoniaque R* en léger excès et agitez avec 5 ml de *chloroforme R*. Evaporez la couche chloroformique au bain-marie à siccité. Ajoutez 1,5 ml d'une solution de *chlorure mercurique R* à 20 g/l dans l'*alcool à 60 pour cent V/V R*. Il se développe une coloration jaune qui vire au rouge par chauffage.

D. Le bromhydrate d'homatropine donne la réaction (a) des bromures (*2.3.1*).

ESSAI

Solution S. Dissolvez 1,25 g de bromhydrate d'homatropine dans de l'*eau exempte de dioxyde de carbone R* et complétez à 25 ml avec le même solvant.

Aspect de la solution. La solution S est limpide (*2.2.1*) et n'est pas plus fortement colorée que la solution témoin B_9 (*2.2.2, Procédé II*).

Détermination du pH (*2.2.3*). Le pH de la solution S est de 5,0 à 6,5.

Substances apparentées. Opérez par chromatographie sur couche mince (*2.2.27*) en utilisant une *plaque au gel de silice G pour CCM R*.

Solution à examiner. Dissolvez 0,2 g de bromhydrate d'homatropine dans un mélange de 1 volume d'*eau R* et de 9 volumes de *méthanol R* et complétez à 5 ml avec le même mélange de solvants.

Solution témoin. Prélevez 0,5 ml de solution à examiner et complétez à 100 ml avec un mélange de 1 volume d'*eau R* et de 9 volumes de *méthanol R*.

Déposez sur la plaque 5 µl de chaque solution. Développez sur un parcours de 15 cm avec un mélange de 16,5 volumes d'*acide formique anhydre R*, de 16,5 volumes d'*eau R* et de 67 volumes d'*acétate d'éthyle R*. Desséchez la plaque à 100-105 °C jusqu'à évaporation complète des solvants. Laissez refroidir. Pulvérisez de la *solution diluée d'iodobismuthate de potassium R* jusqu'à apparition des taches. S'il apparaît d'autres taches que la tache principale dans le chromatogramme obtenu avec la solution à examiner, aucune d'entre elles n'est plus intense que la tache du chromatogramme obtenu avec la solution témoin (0,5 pour cent).

Perte à la dessiccation (*2.2.32*). Déterminée à l'étuve à 100-105 °C sur 0,500 g de bromhydrate d'homatropine, la perte à la dessiccation n'est pas supérieure à 0,5 pour cent.

Cendres sulfuriques (*2.4.14*). Déterminé sur 0,5 g de bromhydrate d'homatropine, le taux des cendres sulfuriques n'est pas supérieur à 0,1 pour cent.

DOSAGE

Dissolvez 0,300 g de bromhydrate d'homatropine dans un mélange de 5,0 ml d'*acide chlorhydrique 0,01 M* et de 50 ml d'*alcool R*. Titrez par l'*hydroxyde de sodium 0,1 M* et tracez la courbe potentiométrique (*2.2.20*). Mesurez le volume d'*hydroxyde de sodium 0,1 M* utilisé entre les 2 points d'inflexion.

1 ml d'*hydroxyde de sodium 0,1 M* correspond à 35,63 mg de $C_{16}H_{22}BrNO_3$.

CONSERVATION

A l'abri de la lumière.

01/2002:0720

HOMATROPINE (MÉTHYLBROMURE D')

Homatropini methylbromidum

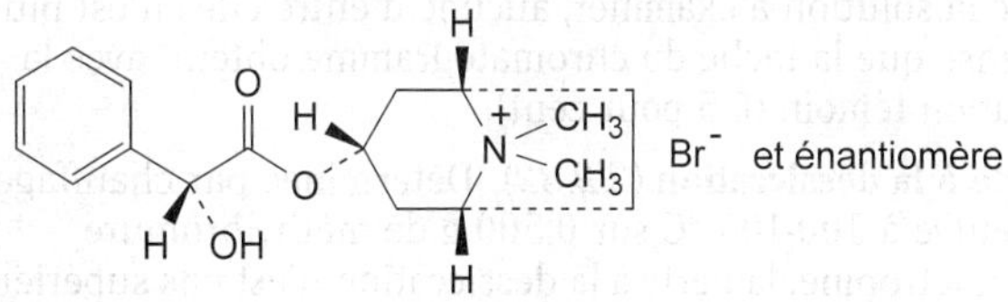

$C_{17}H_{24}BrNO_3$ M_r 370,3

DÉFINITION

Le méthylbromure d'homatropine contient au minimum 98,5 pour cent et au maximum l'équivalent de 101,0 pour cent de bromure de (1*R*,3*r*,5*S*)-3-[[(2*RS*)-2-hydroxy-2-phénylacétyl]oxy]-8,8-diméthyl-8-azoniabicyclo[3.2.1]octane, calculé par rapport à la substance desséchée.

CARACTÈRES

Poudre cristalline, blanche ou cristaux incolores, facilement solubles dans l'eau, solubles dans l'alcool, pratiquement insolubles dans l'éther.

Le méthylbromure d'homatropine fond vers 190 °C.

IDENTIFICATION

Première identification : A, C.

Seconde identification : B, C.

A. Examinez le méthylbromure d'homatropine par spectrophotométrie d'absorption dans l'infrarouge (*2.2.24*), en comparant avec le spectre obtenu avec le *méthylbromure d'homatropine SCR*.

B. Dissolvez 50 mg de méthylbromure d'homatropine dans 1 ml d'*eau R* et ajoutez 2 ml d'*acide acétique dilué R*. Chauffez, ajoutez 4 ml de *solution d'acide picrique R*. Laissez refroidir en agitant de temps en temps. Recueillez les cristaux, lavez-les avec 2 fois 3 ml d'*eau R* glacée et séchez-les à 100-105 °C. Le point de fusion (*2.2.14*) des cristaux est de 132 °C à 138 °C.

C. Le méthylbromure d'homatropine donne la réaction (a) des bromures (*2.3.1*).

ESSAI

Solution S. Dissolvez 1,25 g de méthylbromure d'homatropine dans de l'*eau exempte de dioxyde de carbone R* et complétez à 25 ml avec le même solvant.

Aspect de la solution. La solution S est limpide (*2.2.1*) et incolore (*2.2.2, Procédé II*).

Détermination du pH (*2.2.3*). Le pH de la solution S est de 4,5 à 6,5.

Monographies D - K

Substances apparentées. Opérez par chromatographie sur couche mince (*2.2.27*) en utilisant une plaque recouverte de *gel de silice G R*.

Solution à examiner. Dissolvez 0,20 g de méthylbromure d'homatropine dans un mélange de 1 volume d'*eau R* et de 9 volumes de *méthanol R* et complétez à 5 ml avec le même mélange de solvants.

Solution témoin. Prélevez 0,5 ml de solution à examiner et complétez à 100 ml avec un mélange de 1 volume d'*eau R* et de 9 volumes de *méthanol R*.

Déposez séparément sur la plaque 5 µl de chaque solution. Développez sur un parcours de 15 cm avec un mélange de 16,5 volumes d'*acide formique anhydre R*, de 16,5 volumes d'*eau R* et de 67 volumes d'*acétate d'éthyle R*. Séchez la plaque à 100-105 °C jusqu'à évaporation complète des solvants. Laissez refroidir. Pulvérisez de la *solution diluée d'iodobismuthate de potassium R*, puis de la *solution diluée de peroxyde d'hydrogène R*. S'il apparaît d'autres taches que la tache principale dans le chromatogramme obtenu avec la solution à examiner, aucune d'entre elles n'est plus intense que la tache du chromatogramme obtenu avec la solution témoin (0,5 pour cent).

Perte à la dessiccation (*2.2.32*). Déterminée par chauffage à l'étuve à 100-105 °C sur 0,500 g de méthylbromure d'homatropine, la perte à la dessiccation n'est pas supérieure à 0,5 pour cent.

Cendres sulfuriques (*2.4.14*). Déterminé sur 0,5 g de méthylbromure d'homatropine, le taux des cendres sulfuriques n'est pas supérieur à 0,1 pour cent.

DOSAGE

Dissolvez 0,300 g de méthylbromure d'homatropine dans 10 ml d'*eau R*. Titrez par le *nitrate d'argent 0,1 M* et déterminez le point de fin de titrage par potentiométrie (*2.2.20*), en utilisant une électrode indicatrice d'argent et une électrode argent-chlorure d'argent comme électrode de référence.

1 ml de *nitrate d'argent 0,1 M* correspond à 37,03 mg de $C_{17}H_{24}BrNO_3$.

CONSERVATION

A l'abri de la lumière.

01/2002:1222

HOUBLON (CÔNE DE)

Lupuli flos

DÉFINITION

Le cône de houblon est constitué par l'inflorescence femelle (appelée cône ou strobile), généralement entière, séchée de *Humulus lupulus* L.

CARACTÈRES

Le cône de houblon a une odeur caractéristique, aromatique.

Il présente les caractères macroscopiques et microscopiques décrits aux identifications A et B.

IDENTIFICATION

A. L'inflorescence est généralement isolée et d'une longueur de 2 cm à 5 cm, pétiolée, ovoïde, constituée par de nombreuses bractées ovales, jaune-vert, sessiles, membraneuses, imbriquées. Les bractées externes sont aplaties et symétriques. Les bractées internes, plus longues, sont asymétriques à la base par un repli entourant généralement un fruit (akène) induvié. L'ovaire, plus rarement le fruit, la base des bractées et le repli induvial surtout, sont couverts de petites glandes jaune orangé.

B. Réduisez le cône de houblon en poudre (355). La poudre est jaune-vert. Examinez au microscope en utilisant de la *solution d'hydrate de chloral R*. La poudre présente des fragments de bractées et de bractéoles recouvertes de cellules épidermiques, irrégulières, polygonales, à parois sinueuses ; des poils tecteurs, unicellulaires, coniques, droits ou recourbés, à parois minces et lisses ; de rares stomates anomocytiques ; des fragments de mésophylle contenant de petites macles d'oxalate de calcium ; de nombreux poils glanduleux, caractéristiques, jaune orangé, à pied court, bicellulaire et bisérié, surmonté d'une partie élargie en forme de coupe, de 150 µm à 250 µm de diamètre, formée d'une assise hémisphérique de cellules sécrétrices, à cuticule décollée et distendue par la sécrétion oléo-résineuse accumulée ; des fragments des cellules sclérenchymateuses du tégument, allongées et à parois épaisses, présentant des stries et de nombreux points.

C. Opérez par chromatographie sur couche mince (*2.2.27*) en utilisant une plaque recouverte d'un gel de silice approprié contenant un indicateur de fluorescence dont l'intensité est optimale à 254 nm.

   Solution à examiner. A 1,0 g de cône de houblon, récemment pulvérisé (355), ajoutez 10 ml d'un mélange de 3 volumes d'*eau R* et de 7 volumes de *méthanol R*, agitez pendant 15 min et filtrez.

   Solution témoin. Dissolvez 1,0 mg d'*orange Soudan R*, 2,0 mg de *curcumine R* et 2,0 mg de *diméthylaminobenzaldéhyde R* dans 20 ml de *méthanol R*.

   Déposez sur la plaque, en bandes, 20 µl de chaque solution. Développez sur un parcours de 15 cm avec un mélange de 2 volumes d'*acide acétique anhydre R*, de 38 volumes d'*acétate d'éthyle R* et de 60 volumes de *cyclohexane R*. Laissez sécher la plaque à l'air. Examinez en lumière ultraviolette à 254 nm. Le chromatogramme obtenu avec la solution témoin présente 3 bandes d'atténuation de fluorescence : dans le quart inférieur, une bande faible correspondant à la curcumine, un peu au-dessous du milieu du chromatogramme, une bande correspondant au diméthylaminobenzaldéhyde et au-dessus, une bande correspondant à l'orange Soudan. Le chromatogramme obtenu avec la solution à examiner présente un certain nombre de bandes d'atténuation de fluorescence voisines quant à leur position des bandes du chromatogramme obtenu avec la solution témoin : au niveau de la bande correspondant à la curcumine, une bande faible due au xanthohumol ; au voisinage de celle correspondant au diméthylaminobenzaldéhyde, les bandes dues aux humulones, et près de celle correspondant à l'orange Soudan, les bandes dues aux lupulones. Examinez en lumière ultraviolette à 365 nm. Dans le chromatogramme obtenu avec la solution à examiner, les bandes dues aux lupulones présentent une fluorescence bleue, les bandes dues aux humulones, une fluorescence brune et la bande due au xanthohumol, une fluorescence brun foncé. Pulvérisez du *réactif phosphomolybdotungstique dilué R.* Exposez la plaque à des vapeurs d'ammoniac. Examinez à la lumière du jour. Dans le chromatogramme obtenu avec la solution à examiner, les bandes dues aux humulones et celles dues aux lupulones sont gris-bleu et la bande due au xanthohumol est gris-vert. Dans le chromatogramme obtenu avec la solution témoin, les bandes sont gris-bleu à gris-brun.

ESSAI

Eléments étrangers (*2.8.2*). Le cône de houblon satisfait à l'essai des éléments étrangers.

Matières extractibles par l'alcool à 70 pour cent *V/V*. A 10,0 g de cône de houblon pulvérisé (355),ajoutez 300 ml d'*alcool à 70 pour cent V/V R* et chauffez à reflux au bain-marie pendant 10 min. Laissez refroidir, filtrez et rejetez les 10 premiers millilitres du filtrat. Evaporez à siccité 30,0 ml du filtrat au bain-marie et desséchez à l'étuve à 100-105 °C pendant 2 h. La masse du résidu n'est pas inférieure à 0,250 g (25,0 pour cent).

Perte à la dessiccation (*2.2.32*). Déterminée à l'étuve à 100-105 °C pendant 2 h sur 1,000 g de cône de houblon pulvérisé (355), la perte à la dessiccation n'est pas supérieure à 10,0 pour cent.

Cendres totales (*2.4.16*). Le taux des cendres totales n'est pas supérieur à 12,0 pour cent.

CONSERVATION

A l'abri de la lumière.

01/2002:0912

HYALURONIDASE

Hyaluronidasum

DÉFINITION

L'hyaluronidase est une enzyme extraite de testicules de mammifères, par exemple de bovins ; elle hydrolyse les mucopolysaccharides du type acide hyaluronique. L'hyaluronidase contient au minimum 300 UI d'activité hyaluronidase par milligramme, calculée par rapport à la substance desséchée. L'hyaluronidase peut contenir un stabilisant approprié.

PRODUCTION

Les animaux à partir desquels l'hyaluronidase est obtenue répondent aux exigences de santé requises par les autorités compétentes pour les animaux destinés à la consommation humaine.

L'hyaluronidase est produite en utilisant une méthode d'extraction et de purification validée dans des conditions destinées à réduire le degré de contamination par des microorganismes, par des virus ou par d'autres agents infectieux connus à des niveaux acceptables.

CARACTÈRES

Poudre amorphe, blanche ou blanc-jaune, soluble dans l'eau, pratiquement insoluble dans l'acétone, dans l'éthanol et dans l'éther.

IDENTIFICATION

Dissolvez une quantité d'hyaluronidase équivalant à 100 UI d'activité hyaluronidase dans 1 ml d'une solution de *chlorure de sodium R* à 9 g/l ; la solution dépolymérise en une minute un volume égal d'une solution d'*hyaluronate de sodium PBR* à 10 g/l à 20 °C, comme le démontre une diminution nette de la viscosité. Cette activité est détruite en chauffant l'hyaluronidase à 100 °C pendant 30 min.

ESSAI

Aspect de la solution. Dissolvez 0,10 g d'hyaluronidase dans de l'*eau R* et complétez à 10 ml avec le même solvant. La solution est limpide (*2.2.1*).

Détermination du pH (*2.2.3*). Dissolvez 30 mg d'hyaluronidase dans 10 ml d'*eau exempte de dioxyde de carbone R*. Le pH de la solution est de 4,5 à 7,5.

Perte à la dessiccation (*2.2.32*). Déterminée à 60 °C sous une pression ne dépassant pas 670 Pa pendant 2 h sur 0,500 g d'hyaluronidase, la perte à la dessiccation n'est pas supérieure à 5,0 pour cent.

Endotoxines bactériennes (*2.6.14*) : moins de 0,2 UI par UI de hyaluronidase.

Stérilité (*2.6.1*). L'hyaluronidase destinée à la préparation de formes pharmaceutiques administrées par voie parentérale sans autre procédé approprié de stérilisation satisfait également à l'essai de stérilité.

TITRAGE

L'activité de l'hyaluronidase est évaluée par comparaison de la vitesse de l'hydrolyse de l'*hyaluronate de sodium PBR* avec celle obtenue avec l'étalon international ou une préparation de référence étalonnée en Unités Internationales en utilisant un dosage en rapport de pente.

Solution de substrat. Dans une fiole conique de 25 ml, introduisez 0,10 g d'*hyaluronate de sodium PBR,* ajoutez lentement 20,0 ml d'*eau R* à 4 °C. Le débit en ajoutant l'*eau R* doit être assez faible pour permettre le gonflement des particules du substrat (5 min environ). Maintenez l'agitation du mélange à 4 °C pendant au moins 12 h. Conservée à 4 °C la solution est stable pendant 4 jours.

Solution à examiner. Dissolvez une quantité appropriée d'hyaluronidase dans de la *solution de dilution d'hyaluronidase R* de telle sorte que l'on obtienne une solution contenant 0,6 ± 0,3 UI d'activité hyaluronidase par millilitre.

Solution témoin. Dissolvez une quantité appropriée d'*hyaluronidase PBR* dans de la *solution de dilution d'hyaluronidase R* de telle sorte que l'on obtienne une solution contenant 0,6 UI d'activité hyaluronidase par millilitre.

Dans un tube à réaction, mélangez 1,50 ml de *solution tampon phosphate pH 6,4 R* et 1,0 ml de solution de substrat et équilibrez à 37 ± 0,1 °C. Au temps $t_1 = 0$ (premier chronomètre), ajoutez 0,50 ml de solution à examiner contenant une quantité E_t mg de l'enzyme à examiner. Mélangez et mesurez la viscosité de la solution à l'aide d'un viscosimètre approprié, maintenu à 37 ± 0,1 °C. Le viscosimètre suivant s'est avéré approprié : microviscosimètre Ubbelhode selon DIN 51562 partie 2 type capill. N° M II : constante viscométrique environ 0,1 mm^2/s^2. Enregistrez le temps d'écoulement (t_2) en utilisant un second chronomètre (divisé en 0,1 seconde), à plusieurs reprises en l'espace de 20 min environ (lecture sur le premier chronomètre).

Répétez la même procédure mais en utilisant 0,50 ml de la solution témoin contenant une quantité E_r (mg) d'*hyaluronidase PBR*.

Calculez le rapport de viscosité à l'aide de l'expression :

$$\eta_r = \frac{k \times t_2}{0,6915}$$

k = constante viscosimétrique en mm^2/s^2 (indiquée sur le viscosimètre),

t_2 = temps d'écoulement (en secondes) de la solution,

0,6915 = viscosité cinématique en mm^2/s de la solution tampon à 37 °C.

Puisque la réaction enzymatique se poursuit pendant les mesures du temps d'écoulement, le temps réel de réaction est égal à $t_1 + t_2/2$, la moitié du temps d'écoulement ($t_2/2$) pendant lequel une certaine mesure est valable étant ajoutée au temps t_1, moment où la mesure commence. Les données sont portées sur le graphique pour $(\ln \eta_r)^{-1}$ en fonction du temps de réaction ($t_1 + t_2/2$) en secondes. Une relation linéaire est obtenue.

Calculez la pente pour la substance à examiner (b_t) et pour la préparation de référence (b_r).

Calculez l'activité spécifique en Unités Internationales par milligramme à l'aide de l'expression :

$$\frac{b_t}{b_r} \times \frac{E_r}{E_t} \times A$$

A = activité spécifique de l'*hyaluronidase PBR* en Unités Internationales par milligramme.

Effectuez la totalité du titrage au moins 3 fois et calculez l'activité moyenne de l'hyaluronidase à examiner.

CONSERVATION

En récipient étanche à une température de 2 °C à 8 °C. Si la substance est stérile, elle est conservée en récipient stérile, étanche, à fermeture inviolable.

ÉTIQUETAGE

L'étiquette indique :

- l'activité en Unités Internationales par milligramme,
- dans les cas appropriés, que la substance est stérile.

01/2002:0829

HYDRALAZINE (CHLORHYDRATE D')

Hydralazini hydrochloridum

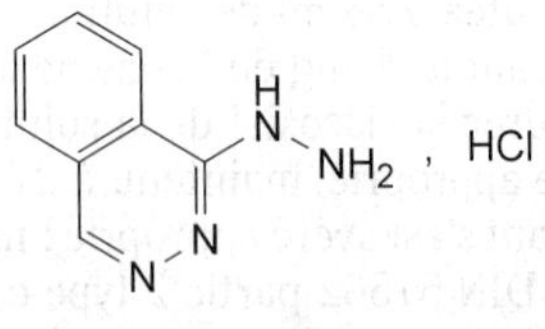

$C_8H_9ClN_4$ M_r 196,6

DÉFINITION

Le chlorhydrate d'hydralazine contient au minimum 98,5 pour cent et au maximum l'équivalent de 101,0 pour cent de chlorhydrate de 1-hydrazinophtalazine, calculé par rapport à la substance desséchée.

CARACTÈRES

Poudre cristalline, blanche ou sensiblement blanche, soluble dans l'eau, peu soluble dans l'alcool, très peu soluble dans le chlorure de méthylène.

Le chlorhydrate d'hydralazine fond en se décomposant vers 275 °C.

IDENTIFICATION

Première identification : B, E.

Seconde identification : A, C, D, E.

A. Dissolvez 50 mg de chlorhydrate d'hydralazine dans de l'*eau R* et complétez à 100 ml avec le même solvant. Prélevez 2 ml de solution et complétez à 100 ml avec de l'*eau R*. Examinée de 220 nm à 350 nm (*2.2.25*), la solution présente 4 maximums d'absorption respectivement à 240 nm, à 260 nm, à 303 nm et à 315 nm. Le rapport entre les absorbances mesurées aux maximums à 240 nm et à 303 nm est de 2,0 à 2,2.

B. Examinez le chlorhydrate d'hydralazine par spectrophotométrie d'absorption dans l'infrarouge (*2.2.24*), en comparant avec le spectre obtenu avec le *chlorhydrate d'hydralazine SCR*. Examinez les substances sous forme de pastilles.

C. Dissolvez 0,5 g de chlorhydrate d'hydralazine dans un mélange de 8 ml d'*acide chlorhydrique dilué R* et de 100 ml d'*eau R*. Ajoutez 2 ml de *solution de nitrite de sodium R*, laissez reposer pendant 10 min et filtrez. Lavez le précipité avec de l'*eau R* et séchez-le à 100-105 °C. Le point de fusion (*2.2.14*) est de 209 °C à 212 °C.

D. Dissolvez 10 mg environ de chlorhydrate d'hydralazine dans 2 ml d'*eau R*. Ajoutez 2 ml d'une solution de *nitrobenzaldéhyde R* à 20 g/l dans l'*alcool R*. Il se forme un précipité orange.

E. Le chlorhydrate d'hydralazine donne la réaction (a) des chlorures (*2.3.1*).

ESSAI

Solution S. Dissolvez 0,5 g de chlorhydrate d'hydralazine dans de l'*eau exempte de dioxyde de carbone R* et complétez à 25 ml avec le même solvant.

Aspect de la solution. Prélevez 4 ml de solution S et complétez à 20 ml avec de l'*eau R*. La solution est limpide (*2.2.1*) et n'est pas plus fortement colorée que la solution témoin JV_6 (*2.2.2, Procédé II*).

Détermination du pH (*2.2.3*). Le pH de la solution S est de 3,5 à 4,2.

Substances apparentées. Opérez par chromatographie liquide (*2.2.29*).

Solution à examiner. Dissolvez 25,0 mg de chlorhydrate d'hydralazine dans la phase mobile et complétez à 50,0 ml avec la phase mobile.

Solution témoin (a). Prélevez 1,0 ml de solution à examiner et complétez à 100,0 ml avec la phase mobile.

Solution témoin (b). Prélevez 10,0 ml de solution témoin (a) et complétez à 50,0 ml avec la phase mobile.

Solution témoin (c). Dissolvez 25,0 mg de *phtalazine R* dans la phase mobile et complétez à 50,0 ml avec la phase mobile. Prélevez 4,0 ml de solution et complétez à 100,0 ml avec la phase mobile.

Solution témoin (d). Prélevez 4,0 ml de solution à examiner, ajoutez 10,0 ml de solution témoin (c) et complétez à 100,0 ml avec la phase mobile.

Effectuez les essais au cours de la même journée.

La chromatographie peut être réalisée en utilisant :

- une colonne d'acier inoxydable d'une longueur de 0,25 m et d'un diamètre intérieur de 4,6 mm, remplie de *gel de silice nitrilé pour chromatographie R1* (10 µm),
- comme phase mobile, à un débit de 1 ml/min, un mélange préparé en ajoutant à 22 volumes d'*acétonitrile R*, 78 volumes d'une solution contenant 1,44 g de *laurilsulfate de sodium R* et 0,75 g de *bromure de tétrabutylammonium R* par litre. Ajustez à pH 3,0 avec de l'*acide sulfurique 0,05 M*,
- comme détecteur, un spectrophotomètre réglé à 230 nm.

Injectez 20 µl de solution témoin (a). Ajustez la sensibilité du système de façon que la hauteur du pic principal dans le chromatogramme obtenu représente au moins 70 pour cent de l'échelle totale de l'enregistreur. Lorsque les chromatogrammes sont enregistrés dans les conditions prescrites, le temps de rétention de l'hydralazine est de 10 min à 12 min environ. Si nécessaire, ajustez la concentration en acétonitrile dans la phase mobile. Injectez 20 µl de solution à examiner et continuez la chromatographie pendant 3 fois le temps de rétention de l'hydralazine. Injectez 20 µl de solution témoin (b). S'il apparaît d'autres pics que les pics dus au solvant et à l'hydralazine dans le chromatogramme obtenu avec la solution à examiner, la surface d'aucun d'entre eux n'est supérieure à la surface du pic du chromatogramme obtenu avec la solution témoin (b) (0,2 pour cent).

L'essai n'est valable que si :

- le chromatogramme obtenu avec la solution témoin (d) présente 2 pics principaux et que la résolution entre ces pics n'est pas inférieure à 2,5,
- le chromatogramme obtenu avec la solution témoin (b) présente un pic principal dont le rapport signal/bruit n'est pas inférieur à 3.

Hydrazine. Opérez par chromatographie sur couche mince (*2.2.27*) en utilisant une plaque recouverte de *gel de silice G R*.

Solution à examiner. Dissolvez 0,12 g de chlorhydrate d'hydralazine dans 4 ml d'*eau R* et ajoutez 4 ml d'une solution de *salicylaldéhyde R* à 150 g/l dans le *méthanol R* et 0,2 ml d'*acide chlorhydrique R*. Mélangez et maintenez à une température ne dépassant pas 25 °C pendant 2 h à 4 h, jusqu'à sédimentation du précipité formé. Ajoutez 4 ml de *toluène R*, agitez énergiquement et centrifugez. Transférez la couche supérieure limpide dans une ampoule à décantation de 100 ml et agitez avec 2 fois 20 ml d'une solution de *métabisulfite de sodium R* à 200 g/l, puis avec 2 fois 50 ml d'*eau R*, chaque fois pendant 3 min. Utilisez la couche supérieure comme solution à examiner.

Solution témoin (a). Dissolvez 12 mg de *sulfate d'hydrazine R* dans de l'*acide chlorhydrique dilué R* et complétez à 100,0 ml avec le même acide. Prélevez 1,0 ml de solution et complétez à 100,0 ml avec de l'*acide chlorhydrique dilué R*.

Solution témoin (b). Préparez la solution simultanément et de la même manière que la solution à examiner, en utilisant 1,0 ml de solution témoin (a) et 3 ml d'*eau R* au lieu de la solution de substance à examiner.

Déposez sur la plaque 20 µl de solution à examiner et 20 µl de solution témoin (b). Développez sur un parcours de 10 cm avec un mélange de 10 volumes d'*alcool R* et de 90 volumes de *toluène R*. Laissez sécher la plaque à l'air. Examinez en lumière ultraviolette à 365 nm. S'il apparaît une tache jaune fluorescente dans le chromatogramme obtenu avec la solution à examiner, elle n'est pas plus intense que la tache correspondante du chromatogramme obtenu avec la solution témoin (b) (10 ppm d'hydrazine).

Métaux lourds (*2.4.8*). 1,0 g de chlorhydrate d'hydralazine satisfait à l'essai limite C des métaux lourds (20 ppm). Préparez le témoin avec 2 ml de *solution à 10 ppm de plomb (Pb) R*.

Perte à la dessiccation (*2.2.32*). Déterminée à l'étuve sous vide sur 1,000 g de chlorhydrate d'hydralazine, la perte à la dessiccation n'est pas supérieure à 0,5 pour cent.

Cendres sulfuriques (*2.4.14*). Déterminé sur 1,0 g de chlorhydrate d'hydralazine, le taux des cendres sulfuriques n'est pas supérieur à 0,1 pour cent.

DOSAGE

Dissolvez 80,0 mg de chlorhydrate d'hydralazine dans 25 ml d'*eau R*. Ajoutez 35 ml d'*acide chlorhydrique R* et titrez par l'*iodate de potassium 0,05 M*. Déterminez le point de fin de titrage par potentiométrie (*2.2.20*) en utilisant une électrode de référence au calomel et une électrode indicatrice de platine.

1 ml d'*iodate de potassium 0,05 M* correspond à 9,832 mg de $C_8H_9ClN_4$.

CONSERVATION

A l'abri de la lumière.

01/2002:0394

HYDROCHLOROTHIAZIDE

Hydrochlorothiazidum

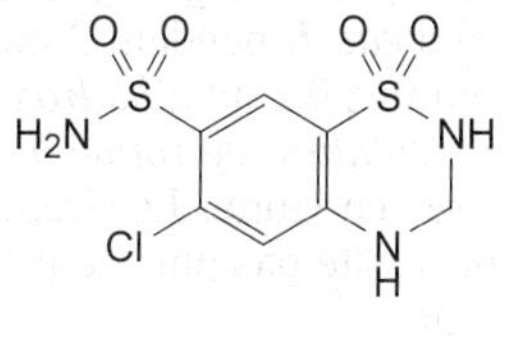

$C_7H_8ClN_3O_4S_2$ M_r 297,7

DÉFINITION

L'hydrochlorothiazide contient au minimum 98,0 pour cent et au maximum l'équivalent de 102,0 pour cent de 6-chloro-3,4-dihydro-2*H*-1,2,4-benzothiadiazine-7-sulfonamide 1,1-dioxyde, calculé par rapport à la substance desséchée.

CARACTÈRES

Poudre cristalline, blanche ou sensiblement blanche, très peu soluble dans l'eau, soluble dans l'acétone, assez soluble dans l'alcool. L'hydrochlorothiazide se dissout dans les solutions diluées d'hydroxydes alcalins.

IDENTIFICATION

Première identification : B.

Seconde identification : A, C, D.

A. Dissolvez 50,0 mg d'hydrochlorothiazide dans 10 ml d'*hydroxyde de sodium 0,1 M* et complétez à 100,0 ml avec de l'*eau R*. Prélevez 2,0 ml de solution et complétez à 100,0 ml avec de l'*hydroxyde de sodium 0,01 M*. Examinée de 250 nm à 350 nm (*2.2.25*), la solution présente des maximums d'absorption à 273 nm et à 323 nm. Le rapport entre l'absorbance mesurée au maximum à 273 nm et l'absorbance mesurée au maximum à 323 nm est de 5,4 à 5,7.

B. Examinez l'hydrochlorothiazide par spectrophotométrie d'absorption dans l'infrarouge (*2.2.24*), en comparant avec le spectre obtenu avec l'*hydrochlorothiazide SCR*.

C. Opérez par chromatographie sur couche mince (*2.2.27*), en utilisant une plaque recouverte d'un gel de silice approprié contenant un indicateur de fluorescence dont l'intensité est optimale à 254 nm.

Solution à examiner. Dissolvez 50 mg d'hydrochlorothiazide dans de l'*acétone R* et complétez à 10 ml avec le même solvant.

Solution témoin (a). Dissolvez 50 mg d'*hydrochlorothiazide SCR* dans de l'*acétone R* et complétez à 10 ml avec le même solvant.

Solution témoin (b). Dissolvez 25 mg de *chlorothiazide R* dans la solution témoin (a) et complétez à 5 ml avec la même solution témoin.

Déposez séparément sur la plaque 2 µl de chaque solution. Développez sur un parcours de 10 cm avec de l'*acétate d'éthyle R*. Faites sécher la plaque dans un courant d'air. Examinez en lumière ultraviolette à 254 nm. La tache principale du chromatogramme obtenu avec la solution à examiner est semblable quant à sa position et ses dimensions à la tache principale du chromatogramme obtenu avec la solution témoin (a). L'essai n'est valable que si le chromatogramme obtenu avec la solution témoin (b) présente 2 taches nettement séparées.

D. Chauffez doucement 1 mg environ d'hydrochlorothiazide avec 2 ml d'une solution récemment préparée de *sel sodique d'acide chromotropique R* à 0,5 g/l dans un mélange refroidi de 35 volumes d'*eau R* et de 65 volumes d'*acide sulfurique R*. Il se développe une coloration violette.

Monographies D - K

ESSAI

Acidité ou alcalinité. Agitez 0,5 g d'hydrochlorothiazide pulvérisé avec 25 ml d'*eau R* pendant 2 min, puis filtrez. A 10 ml du filtrat, ajoutez 0,2 ml d'*hydroxyde de sodium 0,01 M* et 0,15 ml de *solution de rouge de méthyle R*. La solution est colorée en jaune. Le virage au rouge de l'indicateur ne nécessite pas plus de 0,4 ml d'*acide chlorhydrique 0,01 M*.

Substances apparentées. Opérez par chromatographie liquide (*2.2.29*).

Mélange de solvants. Prélevez 50,0 ml d'un mélange à volumes égaux d'*acétonitrile R* et de *méthanol R*, puis complétez à 200,0 ml avec de la *solution tampon phosphate pH 3,2 R1*.

Solution à examiner. Dissolvez 30,0 mg d'hydrochlorothiazide dans 5 ml d'un mélange à volumes égaux d'*acétonitrile R* et de *méthanol R*, en utilisant un bain d'ultrasons si nécessaire, et complétez à 20,0 ml avec de la *solution tampon phosphate pH 3,2 R1*.

Solution témoin (a). Dissolvez 15,0 mg d'*hydrochlorothiazide SCR* et 15,0 mg de *chlorothiazide SCR* dans 25,0 ml d'un mélange à volumes égaux d'*acétonitrile R* et de *méthanol R* en utilisant un bain à ultrasons si nécessaire, et complétez à 100,0 ml avec de la *solution tampon phosphate pH 3,2 R1*. Prélevez 5,0 ml et complétez à 100,0 ml avec le mélange de solvants.

Solution témoin (b). Prélevez 1,0 ml de solution à examiner et complétez à 50,0 ml avec le mélange de solvants. Prélevez 5,0 ml de solution et complétez à 20,0 ml avec le mélange de solvants.

La chromatographie peut être réalisée en utilisant :

– une colonne d'acier inoxydable, d'une longueur de 0,1 m et d'un diamètre intérieur de 4,6 mm, remplie de *gel de silice octadécylsilylé pour chromatographie R* (3 µm),
– comme phase mobile, à un débit de 0,8 ml/min :

Phase mobile A. A 940 ml de *solution tampon phosphate pH 3,2 R1*, ajoutez 60,0 ml de *méthanol R* et 10,0 ml de *tétrahydrofurane R*, puis mélangez,

Phase mobile B. A un mélange de 500 ml de *méthanol R* et de 500 ml de *solution tampon phosphate pH 3,2 R1*, ajoutez 50,0 ml de *tétrahydrofurane R*, puis mélangez.

Intervalle (min)	Phase mobile A (pour cent *V/V*)	Phase mobile B (pour cent *V/V*)	Commentaire
0 - 17	100 → 55	0 → 45	gradient linéaire
17 - 30	55	45	isocratique
30 - 35	55 → 100	45 → 0	gradient linéaire
35 - 50	100	0	isocratique
50 = 0	100	0	retour à la composition initiale

– comme détecteur, un spectrophotomètre réglé à 224 nm.

Equilibrez la colonne pendant 20 min au moins avec la phase mobile A. Ajustez la sensibilité du système de façon que la hauteur du pic principal du chromatogramme obtenu avec 10 µl de solution témoin (b) représente au moins 50 pour cent de l'échelle totale de l'enregistreur.

Injectez 10 µl de solution témoin (a). Lorsque le chromatogramme est enregistré dans les conditions prescrites, les temps de rétention sont de 7 min environ pour le chlorothiazide et de 8 min environ pour l'hydrochlorothiazide. L'essai n'est valable que si la résolution entre les pics correspondant respectivement au chlorothiazide et à l'hydrochlorothiazide n'est pas inférieure à 2,5. Si nécessaire, ajustez légèrement la composition de la phase mobile ou la durée du gradient linéaire.

Injectez séparément 10 µl de mélange de solvants en guise de blanc, 10 µl de solution à examiner et 10 µl de solution témoin (b). S'il apparaît d'autres pics que le pic principal dans le chromatogramme obtenu avec la solution à examiner, la surface d'aucun d'entre eux n'est supérieure à celle du pic principal du chromatogramme obtenu avec la solution témoin (b) (0,5 pour cent) et la somme de leur surface n'est pas supérieure à 2 fois la surface du pic principal du chromatogramme obtenu avec la solution témoin (b) (1 pour cent). Ne tenez pas compte d'un pic dû au mélange de solvants ni des pics dont la surface est inférieure à 0,1 fois la surface du pic principal du chromatogramme obtenu avec la solution témoin (b).

Chlorures (*2.4.4*). Dissolvez 1,0 g d'hydrochlorothiazide dans 25 ml d'*acétone R* et complétez à 30 ml avec de l'*eau R*. 15 ml de solution satisfont à l'essai limite des chlorures (100 ppm). Préparez le témoin avec un mélange de 5 ml d'*acétone R* contenant 15 pour cent *V/V* d'*eau R* et de 10 ml de *solution à 5 ppm de chlorure (Cl) R*.

Perte à la dessiccation (*2.2.32*). Déterminée à l'étuve à 100-105 °C sur 1,000 g d'hydrochlorothiazide, la perte à la dessiccation n'est pas supérieure à 0,5 pour cent.

Cendres sulfuriques (*2.4.14*). Déterminé sur 1,0 g d'hydrochlorothiazide, le taux des cendres sulfuriques n'est pas supérieur à 0,1 pour cent.

DOSAGE

Dissolvez 0,120 g d'hydrochlorothiazide dans 50 ml de *diméthylsulfoxyde R*. Titrez par l'*hydroxyde de tétrabutylammonium 0,1 M* jusqu'au deuxième point d'inflexion. Déterminez le point de fin de titrage par potentiométrie (*2.2.20*).

1 ml d'*hydroxyde de tétrabutylammonium 0,1 M* correspond à 14,88 mg de $C_7H_8ClN_3O_4S_2$.

IMPURETÉS

A. chlorothiazide,

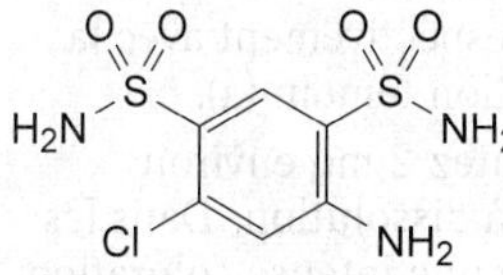

B. 4-amino-6-chlorobenzène-1,3-disulfonamide (salamide),

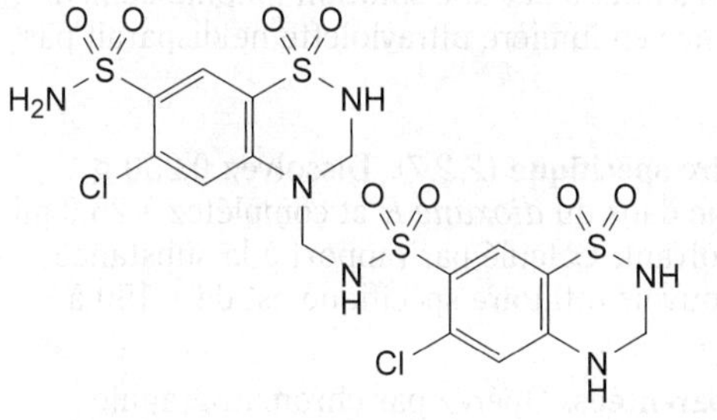

C. 6-chloro-*N*-[(6-chloro-7-sulfamoyl-2,3-dihydro-4*H*-1,2,4-benzothiadiazin-4-yl 1,1-dioxyde)méthyl]-3,4-dihydro-2*H*-1,2,4-benzothiadiazine-7-sulfonamide 1,1-dioxyde.

01/2002:0335

HYDROCORTISONE

Hydrocortisonum

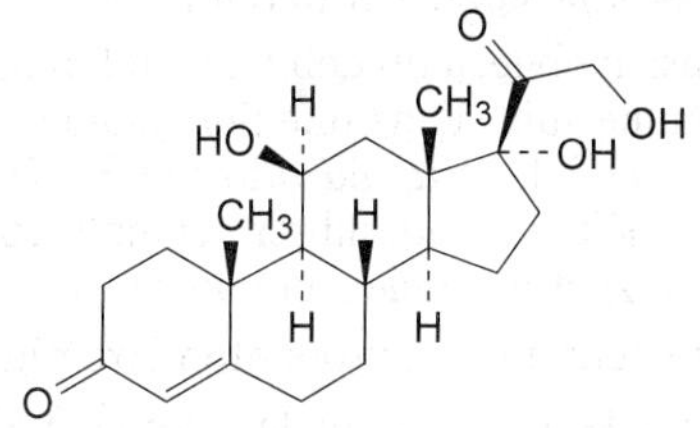

$C_{21}H_{30}O_5$ M_r 362,5

DÉFINITION

L'hydrocortisone contient au minimum 97,0 pour cent et au maximum l'équivalent de 103,0 pour cent de 11β,17,21-trihydroxyprégn-4-ène-3,20-dione, calculé par rapport à la substance desséchée.

CARACTÈRES

Poudre cristalline, blanche à sensiblement blanche, pratiquement insoluble dans l'eau, assez soluble dans l'acétone et dans l'alcool, peu soluble dans le chlorure de méthylène.

L'hydrocortisone présente le phénomène du polymorphisme.

IDENTIFICATION

Première identification : A, B.

Seconde identification : C, D.

A. Examinez l'hydrocortisone par spectrophotométrie d'absorption dans l'infrarouge (*2.2.24*), en comparant avec le spectre obtenu avec l'*hydrocortisone SCR*. Si les spectres obtenus à l'état solide présentent des différences, dissolvez respectivement la substance à examiner et la substance de référence dans un volume minimal d'*acétone R* et évaporez à siccité au bain-marie. Enregistrez de nouveaux spectres à partir des résidus.

B. Opérez par chromatographie sur couche mince (*2.2.27*) en utilisant une plaque recouverte d'un gel de silice approprié contenant un indicateur de fluorescence dont l'intensité est optimale à 254 nm.

Solution à examiner. Dissolvez 10 mg d'hydrocortisone dans un mélange de 1 volume de *méthanol R* et de 9 volumes de *chlorure de méthylène R*, puis complétez à 10 ml avec le même mélange de solvants.

Solution témoin (a). Dissolvez 20 mg d'*hydrocortisone SCR* dans un mélange de 1 volume de *méthanol R* et de 9 volumes de *chlorure de méthylène R*, puis complétez à 20 ml avec le même mélange de solvants.

Solution témoin (b). Dissolvez 10 mg de *prednisolone SCR* dans la solution témoin (a) et complétez à 10 ml avec la solution témoin (a).

Déposez sur la plaque 5 µl de chaque solution. Préparez la phase mobile en ajoutant un mélange de 1,2 volume d'*eau R* et de 8 volumes de *méthanol R* à un mélange de 15 volumes d'*éther R* et de 77 volumes de *chlorure de méthylène R*. Développez sur un parcours de 15 cm. Effectuez un second développement sur un parcours de 15 cm avec un mélange de 5 volumes de *butanol R* saturé d'*eau R*, de 15 volumes de *toluène R* et de 80 volumes d'*éther R*. Laissez sécher la plaque à l'air. Examinez en lumière ultraviolette à 254 nm. La tache principale du chromatogramme obtenu avec la solution à examiner est semblable quant à sa position et ses dimensions à la tache principale du chromatogramme obtenu avec la solution témoin (a). Pulvérisez de la *solution alcoolique d'acide sulfurique R*. Chauffez à 120 °C pendant 10 min ou jusqu'à apparition des taches et laissez refroidir. Examinez à la lumière du jour et en lumière ultraviolette à 365 nm. La tache principale du chromatogramme obtenu avec la solution à examiner est semblable quant à sa position, sa coloration à la lumière du jour, sa fluorescence en lumière ultraviolette à 365 nm et ses dimensions à la tache principale du chromatogramme obtenu avec la solution témoin (a). L'identification n'est valable que si le chromatogramme obtenu avec la solution témoin (b) présente 2 taches nettement séparées.

C. Opérez par chromatographie sur couche mince (*2.2.27*) en utilisant une plaque recouverte d'un gel de silice approprié contenant un indicateur de fluorescence dont l'intensité est optimale à 254 nm.

Solution à examiner (a). Dissolvez 25 mg d'hydrocortisone dans du *méthanol R* et complétez à 5 ml avec le même solvant. Cette solution sert également à préparer la solution à examiner (b). Prélevez 2 ml de solution et complétez à 10 ml avec du *chlorure de méthylène R*.

Solution à examiner (b). Dans un tube de verre d'une longueur de 100 mm et d'un diamètre de 20 mm, à bouchon de verre rodé ou muni d'un capuchon de polytétrafluoroéthylène, introduisez 0,4 ml de la solution obtenue au cours de la préparation de la solution à examiner (a). Evaporez le solvant sous un courant d'*azote R*, en chauffant doucement. Ajoutez 2 ml d'une solution d'*acide acétique glacial R* à 15 pour cent *V/V* et 50 mg de *bismuthate de sodium R*. Fermez le tube et placez la suspension dans un agitateur mécanique, à l'abri de la lumière, pendant 1 h. Ajoutez 2 ml d'une solution d'*acide acétique glacial R* à 15 pour cent *V/V* et filtrez la suspension dans une ampoule à décantation de 50 ml. Lavez le filtre avec 2 fois 5 ml d'*eau R*. Agitez le filtrat limpide avec 10 ml de *chlorure de méthylène R*. Lavez la couche organique avec 5 ml d'*hydroxyde de sodium 1 M*, puis avec 2 fois 5 ml d'*eau R*. Séchez sur du *sulfate de sodium anhydre R*.

Solution témoin (a). Dissolvez 25 mg d'*hydrocortisone SCR* dans du *méthanol R* et complétez à 5 ml avec le même solvant. Cette solution sert aussi à préparer la solution témoin (b). Prélevez 2 ml de solution et complétez à 10 ml avec du *chlorure de méthylène R*.

Solution témoin (b). Dans un tube de verre d'une longueur de 100 mm et d'un diamètre de 20 mm, à bouchon de verre rodé ou muni d'un capuchon de polytétrafluoroéthylène, introduisez 0,4 ml de la solution obtenue au cours de la préparation de la solution témoin (a). Evaporez le solvant sous un courant d'*azote R*, en chauffant doucement. Ajoutez 2 ml d'une solution d'*acide acétique glacial R* à 15 pour cent *V/V* et 50 mg de *bismuthate de sodium R*. Fermez le tube et placez la suspension dans un agitateur mécanique, à l'abri de la lumière, pendant 1 h. Ajoutez 2 ml d'une solution d'*acide acétique glacial R* à 15 pour cent *V/V* et filtrez la suspension dans une ampoule à décantation de 50 ml. Lavez le filtre 2 fois avec 5 ml d'*eau R*. Agitez le filtrat limpide avec 10 ml de *chlorure de méthylène R*. Lavez la couche organique avec 5 ml d'*hydroxyde de sodium 1 M*, puis avec 2 fois 5 ml d'*eau R*. Séchez sur du *sulfate de sodium anhydre R*.

Déposez sur la plaque 5 µl de solution à examiner (a), 5 µl de solution témoin (a), 25 µl de solution à examiner (b) et 25 µl de solution témoin (b), en déposant ces 2 dernières par petites quantités afin d'obtenir de petites taches. Préparez la phase mobile en ajoutant un mélange de 1,2 volume d'*eau R* et de 8 volumes de *méthanol R* à un mélange de 15 volumes d'*éther R* et de 77 volumes de *chlorure de méthylène R*. Développez sur un parcours de 15 cm. Effectuez un second développement sur un parcours de 15 cm en utilisant un mélange de 5 volumes de *butanol R* saturé d'*eau R*, de 15 volumes de *toluène R* et de 80 volumes d'*éther R*. Laissez sécher la plaque à l'air. Examinez en lumière ultraviolette à 254 nm. La tache principale des chromatogrammes obtenus avec chacune des 2 solutions à examiner est semblable quant à sa position et ses dimensions à la tache principale des chromatogrammes obtenus avec les solutions témoins correspondantes. Pulvérisez de la *solution alcoolique d'acide sulfurique R*. Chauffez à 120 °C pendant 10 min ou jusqu'à apparition des taches et laissez refroidir. Examinez à la lumière du jour et en lumière ultraviolette à 365 nm. La tache principale des chromatogrammes obtenus avec chacune des 2 solutions à examiner est semblable quant à sa position, sa coloration à la lumière du jour, sa fluorescence en lumière ultraviolette à 365 nm et ses dimensions à la tache principale des chromatogrammes obtenus avec les solutions témoins correspondantes. La tache principale des chromatogrammes obtenus avec la solution à examiner (b) et la solution témoin (b) présente un R_f nettement supérieur à celui de la tache principale des chromatogrammes obtenus respectivement avec la solution à examiner (a) et la solution témoin (a).

D. A 2 ml d'*acide sulfurique R*, ajoutez 2 mg environ d'hydrocortisone et agitez jusqu'à dissolution. Dans les 5 min qui suivent, il se développe une intense coloration rouge-brun présentant une fluorescence verte qui est particulièrement intense en lumière ultraviolette à 365 nm. Ajoutez la solution à 10 ml d'*eau R* et mélangez. La coloration s'atténue et une solution limpide demeure. La fluorescence en lumière ultraviolette ne disparaît pas.

ESSAI

Pouvoir rotatoire spécifique (*2.2.7*). Dissolvez 0,250 g d'hydrocortisone dans du *dioxane R* et complétez à 25,0 ml avec le même solvant. Calculé par rapport à la substance desséchée, le pouvoir rotatoire spécifique est de + 150 à + 156.

Substances apparentées. Opérez par chromatographie liquide (*2.2.29*). *Préparez les solutions immédiatement avant l'emploi.*

Solution à examiner. Dissolvez 25,0 mg d'hydrocortisone dans 2 ml de *tétrahydrofurane R* et complétez à 10,0 ml avec de l'*eau R*.

Solution témoin (a). Dissolvez 2 mg d'*hydrocortisone SCR* et 2 mg de *prednisolone SCR* dans la phase mobile et complétez à 100,0 ml avec la phase mobile.

Solution témoin (b). Prélevez 1,0 ml de solution à examiner et complétez à 100,0 ml avec la phase mobile.

La chromatographie peut être réalisée en utilisant :

– une colonne d'acier inoxydable, d'une longueur de 0,25 m et d'un diamètre intérieur de 4,6 mm, remplie de *gel de silice octadécylsilylé pour chromatographie, désactivé pour les bases, postgreffé R* (5 µm),
– comme phase mobile, à un débit de 1 ml/min, un mélange préparé comme suit : dans une fiole jaugée de 1000 ml, mélangez 220 ml de *tétrahydrofurane R* à 700 ml d'*eau R* et laissez le mélange s'équilibrer ; complétez à 1000 ml avec de l'*eau R* et mélangez à nouveau,
– comme détecteur, un spectrophotomètre réglé à 254 nm,

en maintenant la température de la colonne à 45 °C.

Equilibrez la colonne avec la phase mobile à un débit de 1 ml/min pendant 30 min environ.

Ajustez la sensibilité du système de façon que la hauteur du pic principal du chromatogramme obtenu avec 20 µl de solution témoin (b) représente 50 pour cent au moins de l'échelle totale de l'enregistreur.

Injectez 20 µl de solution témoin (a). Lorsque les chromatogrammes sont enregistrés dans les conditions prescrites, les temps de rétention sont de 14 min environ pour la prednisolone et de 15,5 min environ pour l'hydrocortisone. L'essai n'est valable que si, dans le chromatogramme obtenu, la résolution entre les pics dus respectivement à la prednisolone et à l'hydrocortisone n'est pas inférieure à 2,2 ; si nécessaire, ajustez la teneur de la phase mobile en *tétrahydrofurane R*.

Injectez séparément 20 µl du mélange de solvants de la solution à examiner en guise de blanc, 20 µl de solution à examiner et 20 µl de solution témoin (b). Continuez la chromatographie de la solution à examiner pendant 4 fois le temps de rétention du pic principal. S'il apparaît, dans le chromatogramme obtenu avec la solution à examiner,

Monographies D - K

d'autres pics que le pic principal, la surface d'aucun d'entre eux n'est supérieure à la moitié de celle du pic principal du chromatogramme obtenu avec la solution témoin (b) (0,5 pour cent) et la somme de leur surface n'est pas supérieure à 1,5 fois la surface du pic principal du chromatogramme obtenu avec la solution témoin (b) (1,5 pour cent). Ne tenez pas compte d'un pic dû au blanc, ni des pics dont la surface est inférieure à 0,05 fois celle du pic principal du chromatogramme obtenu avec la solution témoin (b).

Perte à la dessiccation (*2.2.32*). Déterminée à l'étuve à 100-105 °C sur 0,500 g d'hydrocortisone, la perte à la dessiccation n'est pas supérieure à 1,0 pour cent.

DOSAGE

Dissolvez 0,100 g d'hydrocortisone dans de l'*alcool R* et complétez à 100,0 ml avec le même solvant. Prélevez 2,0 ml de solution et complétez à 100,0 ml avec de l'*alcool R*. Mesurez l'absorbance (*2.2.25*) au maximum à 241,5 nm.

Calculez la teneur $C_{21}H_{30}O_5$ en prenant 440 comme valeur de l'absorbance spécifique.

CONSERVATION

A l'abri de la lumière.

IMPURETÉS

A. prednisolone,

B. cortisone,

C. acétate d'hydrocortisone,

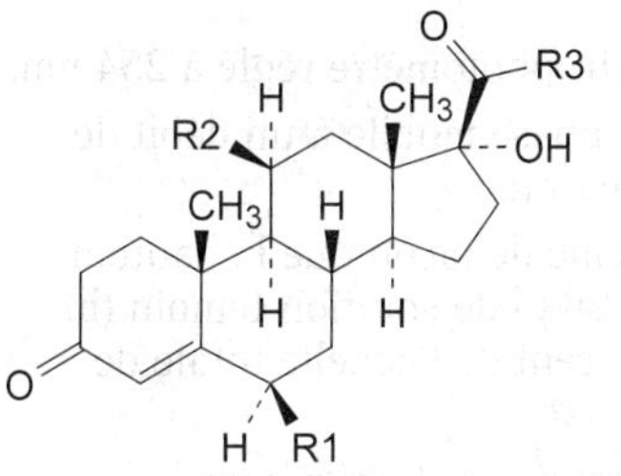

D. R1 = R2 = OH, R3 = CH_2OH : 6β,11β,17,21-tétrahydroxyprégn-4-ène-3,20-dione (6β-hydroxyhydrocortisone),

F. R1 = R2 = H, R3 = CH_2OH : 17,21-dihydroxyprégn-4-ène-3,20-dione (substance de Reichstein),

G. R1 = H, R2 = OH, R3 = CHO : 11β,17-dihydroxy-3,20-dioxoprégna-4-én-21-al,

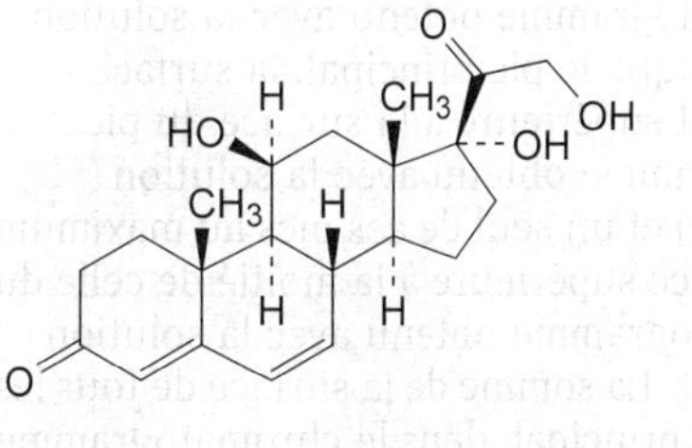

E. 11β,17,21-trihydroxyprégna-4,6-diène-3,20-dione (Δ6-hydrocortisone).

01/2002:0334

HYDROCORTISONE (ACÉTATE D')

Hydrocortisoni acetas

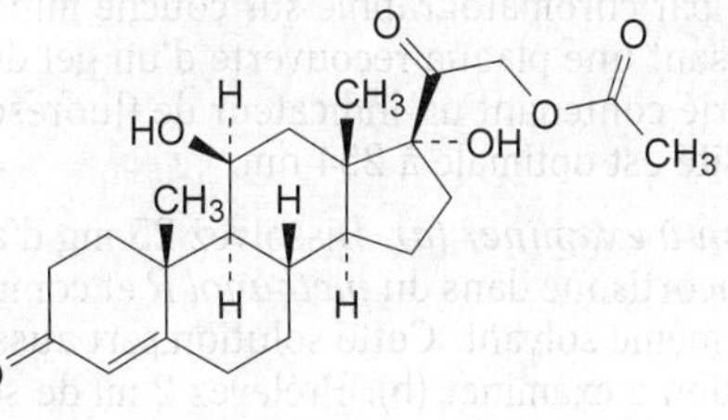

$C_{23}H_{32}O_6$ M_r 404,5

DÉFINITION

L'acétate d'hydrocortisone contient au minimum 97,0 pour cent et au maximum l'équivalent de 103,0 pour cent d'acétate de 11β,17-dihydroxy-3,20-dioxoprégn-4-én-21-yle, calculé par rapport à la substance desséchée.

CARACTÈRES

Poudre cristalline blanche ou sensiblement blanche, pratiquement insoluble dans l'eau, peu soluble dans le chlorure de méthylène et dans l'éthanol.

L'acétate d'hydrocortisone fond en se décomposant vers 220 °C.

IDENTIFICATION

Première identification : A, B.

Seconde identification : C, D, E

A. Examinez l'acétate d'hydrocortisone par spectrophotométrie d'absorption dans l'infrarouge (*2.2.24*), en comparant avec le spectre obtenu avec l'*acétate d'hydrocortisone SCR*.

B. Opérez par chromatographie sur couche mince (*2.2.27*) en utilisant une plaque recouverte d'un gel de silice approprié contenant un indicateur de fluorescence dont l'intensité est optimale à 254 nm.

Solution à examiner. Dissolvez 10 mg d'acétate d'hydrocortisone dans un mélange de 1 volume de *méthanol R* et de 9 volumes de *chlorure de méthylène R*, puis complétez à 10 ml avec le même mélange de solvants.

Solution témoin (a). Dissolvez 20 mg d'*acétate d'hydrocortisone SCR* dans un mélange de 1 volume de *méthanol R* et de 9 volumes de *chlorure de méthylène R*, puis complétez à 20 ml avec le même mélange de solvants.

Solution témoin (b). Dissolvez 10 mg d'*acétate de cortisone R* dans la solution témoin (a) et complétez à 10 ml avec la solution témoin (a).

Déposez sur la plaque 5 µl de chaque solution. Préparez la phase mobile en ajoutant un mélange de 1,2 volume d'*eau R* et de 8 volumes de *méthanol R* à un mélange de 15 volumes d'*éther R* et de 77 volumes de *chlorure de méthylène R*. Développez sur un parcours de 15 cm. Laissez sécher la plaque à l'air. Examinez en lumière ultraviolette à 254 nm. La tache principale du chromatogramme obtenu avec la solution à examiner est semblable quant à sa position et ses dimensions à la tache principale du chromatogramme obtenu avec la solution témoin (a). Pulvérisez de la *solution alcoolique d'acide sulfurique R*. Chauffez à 120 °C pendant 10 min ou jusqu'à apparition des taches et laissez refroidir. Examinez à la lumière du jour et en lumière ultraviolette à 365 nm. La tache principale du chromatogramme obtenu avec la solution à examiner est semblable quant à sa position, sa coloration à la lumière du jour, sa fluorescence en lumière ultraviolette à 365 nm et ses dimensions à la tache principale du chromatogramme obtenu avec la solution témoin (a). L'identification n'est valable que si le chromatogramme obtenu avec la solution témoin (b) présente 2 taches nettement séparées.

C. Opérez par chromatographie sur couche mince (*2.2.27*) en utilisant une plaque recouverte d'un gel de silice approprié contenant un indicateur de fluorescence dont l'intensité est optimale à 254 nm.

Solution à examiner (a). Dissolvez 25 mg d'acétate d'hydrocortisone dans du *méthanol R* et complétez à 5 ml avec le même solvant. Cette solution sert aussi à préparer la solution à examiner (b). Prélevez 2 ml de solution et complétez à 10 ml avec du *chlorure de méthylène R*.

Solution à examiner (b). Dans un tube de verre de 15 ml à bouchon rodé ou muni d'un capuchon de polytétrafluoroéthylène, introduisez 2 ml de la solution obtenue au cours de la préparation de la solution à examiner (a). Ajoutez 10 ml de *solution méthanolique saturée de bicarbonate de potassium R*. Faites passer immédiatement un courant rapide d'*azote R* dans la solution pendant 5 min, puis bouchez le tube. Chauffez le tube dans un bain-marie à 45 °C pendant 2 h 30 min, à l'abri de la lumière. Laissez refroidir la solution.

Solution témoin (a). Dissolvez 25 mg d'*acétate d'hydrocortisone SCR* dans du *méthanol R* et complétez à 5 ml avec le même solvant. Cette solution sert aussi à préparer la solution témoin (b). Prélevez 2 ml de cette solution et complétez à 10 ml avec du *chlorure de méthylène R*.

Solution témoin (b). Dans un tube de verre de 15 ml à bouchon rodé ou muni d'un capuchon de polytétrafluoroéthylène, introduisez 2 ml de la solution obtenue au cours de la préparation de la solution témoin (a). Ajoutez 10 ml de *solution méthanolique saturée de bicarbonate de potassium R*. Faites passer immédiatement un courant rapide d'*azote R* dans la solution pendant 5 min, puis bouchez le tube. Chauffez le tube dans un bain-marie à 45 °C pendant 2 h 30 min, à l'abri de la lumière. Laissez refroidir la solution.

Déposez sur la plaque 5 µl de chaque solution. Préparez la phase mobile en ajoutant un mélange de 1,2 volume d'*eau R* et de 8 volumes de *méthanol R* à un mélange de 15 volumes d'*éther R* et de 77 volumes de *chlorure de méthylène R*. Développez sur un parcours de 15 cm. Laissez sécher la plaque à l'air. Examinez en lumière ultraviolette à 254 nm. La tache principale des chromatogrammes obtenus respectivement avec les solutions à examiner est semblable quant à sa position et ses dimensions à la tache principale des chromatogrammes obtenus avec les solutions témoins correspondantes. Pulvérisez de la *solution alcoolique d'acide sulfurique R*. Chauffez à 120 °C pendant 10 min ou jusqu'à apparition des taches puis laissez refroidir. Examinez à la lumière du jour et en lumière ultraviolette à 365 nm. La tache principale des chromatogrammes obtenus avec chacune des 2 solutions à examiner est semblable quant à sa position, sa coloration à la lumière du jour, sa fluorescence en lumière ultraviolette à 365 nm et ses dimensions à la tache principale du chromatogramme obtenu avec la solution témoin correspondante. La tache principale des chromatogrammes obtenus avec la solution à examiner (b) et la solution témoin (b) présente une valeur R_f nettement inférieure à celle de la tache principale des chromatogrammes obtenus avec la solution à examiner (a) et la solution témoin (a).

D. A 2 ml d'*acide sulfurique R*, ajoutez 2 mg environ d'acétate d'hydrocortisone et agitez jusqu'à dissolution. Il se développe dans les 5 min une coloration rouge-brun intense, avec une fluorescence verte particulièrement intense lorsqu'elle est observée en lumière ultraviolette à 365 nm. Ajoutez 10 ml d'*eau R* à la solution puis mélangez. La coloration s'atténue et la fluorescence observée en lumière ultraviolette ne disparaît pas.

E. 10 mg environ d'acétate d'hydrocortisone donnent la réaction de l'acétyle (*2.3.1*).

ESSAI

Pouvoir rotatoire spécifique (*2.2.7*). Dissolvez 0,250 g d'acétate d'hydrocortisone dans du *dioxane R* et complétez à 25,0 ml avec le même solvant. Calculé par rapport à la substance desséchée, le pouvoir rotatoire spécifique est de + 158 à + 167.

Substances apparentées. Opérez par chromatographie liquide (*2.2.29*).

Solution à examiner. Dissolvez 25,0 mg d'acétate d'hydrocortisone dans du *méthanol R* et complétez à 10,0 ml avec le même solvant.

Solution témoin (a). Dissolvez 2 mg d'*acétate d'hydrocortisone SCR* et 2 mg d'*acétate de cortisone R* dans la phase mobile et complétez à 100,0 ml avec la phase mobile.

Solution témoin (b). Prélevez 1,0 ml de solution à examiner et complétez à 100,0 ml avec la phase mobile.

La chromatographie peut être réalisée en utilisant :

– une colonne d'acier inoxydable, d'une longueur de 0,25 m et d'un diamètre intérieur de 4,6 mm, remplie de *gel de silice octadécylsilylé pour chromatographie R* (5 µm),
– comme phase mobile, à un débit de 1 ml/min, un mélange préparé comme suit : dans une fiole jaugée de 1000 ml, mélangez 400 ml d'*acétonitrile R* et 550 ml d'*eau R* et laissez s'équilibrer ; complétez à 1000 ml avec de l'*eau R* et mélangez à nouveau,
– comme détecteur, un spectrophotomètre réglé à 254 nm.

Equilibrez la colonne avec la phase mobile à un débit de 1 ml/min pendant 30 min environ.

Ajustez la sensibilité du système de façon que la hauteur du pic principal obtenu avec 20 µl de solution témoin (b) représente au moins 50 pour cent de l'échelle totale de l'enregistreur.

Injectez 20 µl de solution témoin (a). Lorsque les chromatogrammes sont enregistrés dans les conditions prescrites, les temps de rétention sont de 10 min environ pour l'acétate d'hydrocortisone et de 12 min environ pour l'acétate de cortisone. L'essai n'est valable que si la résolution entre les pics dus respectivement à l'acétate d'hydrocortisone et à l'acétate de cortisone est au moins 4,2 ; si nécessaire, ajustez la teneur de la phase mobile en acétonitrile.

Injectez séparément 20 µl de solution à examiner et 20 µl de solution témoin (b). Continuez la chromatographie pendant 2,5 fois le temps de rétention du pic principal. S'il apparaît, dans le chromatogramme obtenu avec la solution à examiner, d'autres pics que le pic principal, la surface d'aucun d'entre eux n'est supérieure à la surface du pic principal du chromatogramme obtenu avec la solution témoin (b) (1,0 pour cent) et un seul de ces pics au maximum peut présenter une surface supérieure à la moitié de celle du pic principal du chromatogramme obtenu avec la solution témoin (b) (0,5 pour cent). La somme de la surface de tous les pics, à l'exception du pic principal, dans le chromatogramme obtenu avec la solution à examiner, n'est pas supérieure à 1,5 fois la surface du pic principal du chromatogramme obtenu avec la solution témoin (b) (1,5 pour cent). Ne tenez pas compte du pic dû au solvant ni des pics dont la surface est inférieure à 0,05 fois la surface du pic principal du chromatogramme obtenu avec la solution témoin (b).

Perte à la dessiccation (*2.2.32*). Déterminée à l'étuve à 100-105 °C sur 0,500 g d'acétate d'hydrocortisone, la perte à la dessiccation n'est pas supérieure à 0,5 pour cent.

DOSAGE

Dissolvez 0,100 g d'acétate d'hydrocortisone dans de l'*alcool R* et complétez à 100,0 ml avec le même solvant. Prélevez 2,0 ml de solution et complétez à 100,0 ml avec de l'*alcool R*. Mesurez l'absorbance (*2.2.25*) au maximum à 241,5 nm.

Calculez la teneur en $C_{23}H_{32}O_6$ en prenant 395 comme valeur de l'absorbance spécifique.

CONSERVATION

A l'abri de la lumière.

01/2002:0768

HYDROCORTISONE (HYDROGÉNOSUCCINATE D')

Hydrocortisoni hydrogenosuccinas

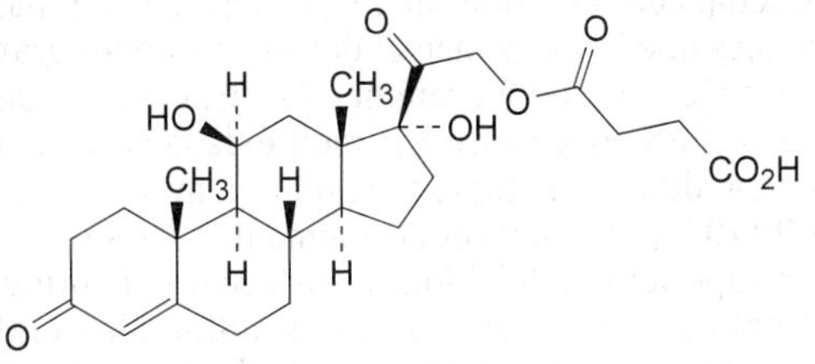

$C_{25}H_{34}O_8$ M_r 462,5

DÉFINITION

L'hydrogénosuccinate d'hydrocortisone contient au minimum 97,0 pour cent et au maximum l'équivalent de 103,0 pour cent de hydrogénobutanedioate de 11β,17-dihydroxy-3,20-dioxoprégn-4-én-21-yle, calculé par rapport à la substance desséchée.

CARACTÈRES

Poudre blanche ou sensiblement blanche, hygroscopique, pratiquement insoluble dans l'eau, facilement soluble dans l'acétone et dans l'éthanol. L'hydrogénosuccinate d'hydrocortisone se dissout dans les solutions diluées de carbonates et d'hydroxydes alcalins.

IDENTIFICATION

Première identification : A, B.

Seconde identification : C, D.

A. Examinez l'hydrogénosuccinate d'hydrocortisone par spectrophotométrie d'absorption dans l'infrarouge (*2.2.24*), en comparant avec le spectre obtenu avec l'*hydrogénosuccinate d'hydrocortisone SCR*. Séchez les substances avant l'emploi à 100-105 °C pendant 3 h.

B. Opérez par chromatographie sur couche mince (*2.2.27*) en utilisant une plaque recouverte d'un gel de silice approprié contenant un indicateur de fluorescence dont l'intensité est optimale à 254 nm.

Solution à examiner. Dissolvez 10 mg d'hydrogénosuccinate d'hydrocortisone dans un mélange de 1 volume de *méthanol R* et de 9 volumes de *chlorure de méthylène R* et complétez à 10 ml avec le même mélange de solvants.

Solution témoin (a). Dissolvez 20 mg d'*hydrogénosuccinate d'hydrocortisone SCR* dans un mélange de 1 volume de *méthanol R* et de 9 volumes de *chlorure de méthylène R* et complétez à 20 ml avec le même mélange de solvants.

Solution témoin (b). Dissolvez 10 mg d'*hydrogénosuccinate de méthylprednisolone SCR* dans de la solution témoin (a) et complétez à 10 ml avec la même solution.

Déposez séparément sur la plaque 5 µl de chaque solution. Développez sur un parcours de 15 cm en utilisant un mélange de 0,1 volume d'*acide formique anhydre R*, de 1 volume d'*éthanol R* et de 15 volumes de *chlorure de méthylène R*. Laissez sécher la plaque à l'air. Examinez en lumière ultraviolette à 254 nm. La tache principale du chromatogramme obtenu avec la solution à examiner est semblable, quant à sa position et ses dimensions, à la tache principale du chromatogramme obtenu avec solution témoin (a). Pulvérisez de la *solution alcoolique d'acide sulfurique R*. Chauffez à 120 °C pendant 10 min ou jusqu'à apparition des taches puis laissez refroidir. Examinez à la lumière du jour et en lumière ultraviolette à 365 nm. La tache principale du chromatogramme obtenu avec la solution à examiner est semblable quant à sa position, sa coloration à la lumière du jour, sa fluorescence en lumière ultraviolette à 365 nm et ses dimensions à la tache principale du chromatogramme obtenu avec solution témoin (a). L'essai n'est valable que si le chromatogramme obtenu avec la solution témoin (b) présente 2 taches qui ne sont toutefois pas complètement séparées.

C. Opérez par chromatographie sur couche mince (*2.2.27*) en utilisant une plaque recouverte d'un gel de silice approprié contenant un indicateur de fluorescence dont l'intensité est optimale à 254 nm.

Solution à examiner (a). Dissolvez 25 mg d'hydrogénosuccinate d'hydrocortisone dans du *méthanol R* en chauffant doucement et complétez à 5 ml avec le même solvant. Cette solution sert aussi à préparer la solution à examiner (b). Prélevez 2 ml de solution et complétez à 10 ml avec du *chlorure de méthylène R*.

Solution à examiner (b). Dans un tube de verre de 15 ml à bouchon rodé ou muni d'un capuchon de polytétrafluoroéthylène, introduisez 2 ml de la solution obtenue pendant la préparation de la solution à examiner (a). Ajoutez 10 ml d'une solution d'*hydroxyde de sodium R* à 0,8 g/l dans le *méthanol R* et faites passer immédiatement un fort courant d'*azote R* à travers la solution pendant 5 min. Fermez le tube. Chauffez au bain-marie à 45 °C à l'abri de la lumière pendant 30 min. Laissez refroidir.

Solution témoin (a). Dissolvez 25 mg d'*hydrogénosuccinate d'hydrocortisone SCR* dans du *méthanol R* en chauffant doucement et complétez à 5 ml avec le même solvant. Cette solution sert aussi à préparer la solution témoin (b). Prélevez 2 ml de solution et complétez à 10 ml avec du *chlorure de méthylène R*.

Monographies D - K

Solution témoin (b). Dans un tube de verre de 15 ml à bouchon rodé ou muni d'un capuchon de polytétrafluoroéthylène, introduisez 2 ml de la solution obtenue pendant la préparation de la solution témoin (a). Ajoutez 10 ml d'une solution d'*hydroxyde de sodium R* à 0,8 g/l dans le *méthanol R* et faites passer immédiatement un fort courant d'*azote R* à travers la solution pendant 5 min. Fermez le tube. Chauffez au bain-marie à 45 °C à l'abri de la lumière pendant 30 min. Laissez refroidir.

Déposez séparément sur la plaque 5 µl de chaque solution. Préparez la phase mobile en ajoutant un mélange de 1,2 volume d'*eau R* et de 8 volumes de *méthanol R* à un mélange de 15 volumes d'*éther R* et de 77 volumes de *chlorure de méthylène R*. Développez sur un parcours de 15 cm. Laissez sécher la plaque à l'air et examinez en lumière ultraviolette à 254 nm. La tache principale des chromatogrammes obtenus avec chacune des 2 solutions à examiner est semblable quant à sa position et ses dimensions à la tache principale du chromatogramme obtenu avec la solution témoin correspondante. Pulvérisez de la *solution alcoolique d'acide sulfurique R* et chauffez à 120 °C pendant 10 min ou jusqu'à apparition des taches. Laissez refroidir. Examinez la plaque à la lumière du jour et en lumière ultraviolette à 365 nm. La tache principale des chromatogrammes obtenus avec chacune des 2 solutions à examiner est semblable quant à sa position, sa coloration à la lumière du jour, sa fluorescence en lumière ultraviolette à 365 nm et ses dimensions à la tache principale du chromatogramme obtenu avec la solution témoin correspondante. La tache principale des chromatogrammes obtenus avec la solution à examiner (b) et la solution témoin (b) présente un R_f nettement supérieur à celui de la tache principale des chromatogrammes obtenus avec respectivement, la solution à examiner (a) et la solution témoin (a).

D. A 2 ml d'*acide sulfurique R*, ajoutez 2 mg environ d'hydrogénosuccinate d'hydrocortisone et agitez pour dissoudre. En 5 min, il se développe une intense coloration rouge-brun avec une fluorescence verte qui est particulièrement intense lorsqu'elle est examinée en lumière ultraviolette à 365 nm. Ajoutez la solution à 10 ml d'*eau R* et mélangez. La coloration s'atténue et une solution limpide demeure. La fluorescence en lumière ultraviolette ne disparaît pas.

ESSAI

Aspect de la solution. Dissolvez 0,10 g d'hydrogénosuccinate d'hydrocortisone dans 5 ml de *solution de bicarbonate de sodium R*. La solution est limpide (*2.2.1*).

Pouvoir rotatoire spécifique (*2.2.7*). Dissolvez 0,250 g d'hydrogénosuccinate d'hydrocortisone dans de l'*éthanol R* et complétez à 25,0 ml avec le même solvant. Calculé par rapport à la substance desséchée, le pouvoir rotatoire spécifique est de + 147 à + 153.

Substances apparentées. Opérez par chromatographie liquide (*2.2.29*).

Solution à examiner. Dissolvez 25,0 mg d'hydrogénosuccinate d'hydrocortisone dans un mélange à volumes égaux d'*acétonitrile R* et d'*eau R* puis complétez à 10,0 ml avec le même mélange.

Solution témoin (a). Dissolvez 2 mg d'*hydrogénosuccinate d'hydrocortisone SCR* et 2 mg de *dexaméthasone SCR* dans 50 ml d'*acétonitrile R* et complétez à 100,0 ml avec de l'*eau R*.

Solution témoin (b). Prélevez 1,0 ml de solution à examiner et complétez à 100,0 ml avec un mélange à volumes égaux d'*acétonitrile R* et d'*eau R*.

La chromatographie peut être réalisée en utilisant :

– une colonne d'acier inoxydable, d'une longueur de 0,25 m et d'un diamètre intérieur de 4,6 mm, remplie de *gel de silice octadécylsilylé pour chromatographie R* (5 µm),
– comme phase mobile, à un débit de 1 ml/min, un mélange préparé comme suit : dans une fiole jaugée de 1000 ml, mélangez 330 ml d'*acétonitrile R*, 600 ml d'*eau R* et 1,0 ml d'*acide phosphorique R* ; laissez reposer puis complétez à 1000,0 ml avec de l'*eau R* et mélangez à nouveau,
– comme détecteur, un spectrophotomètre réglé à 254 nm.

Equilibrez la colonne avec la phase mobile à un débit de 1 ml/min pendant 30 min environ.

Injectez 20 µl de solution témoin (b). Ajustez la sensibilité du système de façon que la hauteur du pic principal du chromatogramme obtenu représente au moins 50 pour cent de l'échelle totale de l'enregistreur.

Injectez 20 µl de solution témoin (a). Lorsque les chromatogrammes sont enregistrés dans les conditions prescrites, les temps de rétention sont de 12,5 min environ pour la dexaméthasone et de 15 min environ pour l'hydrogénosuccinate d'hydrocortisone. L'essai n'est valable que si la résolution entre les pics correspondant respectivement à la dexaméthasone et à l'hydrogénosuccinate d'hydrocortisone n'est pas inférieure à 5,0. Si nécessaire, ajustez la teneur en acétonitrile dans la phase mobile.

Injectez séparément 20 µl de solution à examiner et 20 µl de solution témoin (b). Continuez la chromatographie pendant 2 fois le temps de rétention du pic principal. S'il apparaît d'autres pics que le pic principal dans le chromatogramme obtenu avec la solution à examiner, la surface d'aucun d'entre eux n'est supérieure à la moitié de la surface du pic principal du chromatogramme obtenu avec la solution témoin (b) (0,5 pour cent) et la somme de leur surface n'est pas supérieure à 0,75 fois la surface du pic principal du chromatogramme obtenu avec la solution témoin (b) (0,75 pour cent). Ne tenez pas compte des pics dont la surface est inférieure à 0,05 fois la surface du pic principal du chromatogramme obtenu avec la solution témoin (b).

Perte à la dessiccation (*2.2.32*). Déterminée à l'étuve à 100-105 °C sur 1,000 g d'hydrogénosuccinate d'hydrocortisone, la perte à la dessiccation n'est pas supérieure à 4,0 pour cent.

Cendres sulfuriques (*2.4.14*). Déterminé sur 1,0 g d'hydrogénosuccinate d'hydrocortisone, le taux des cendres sulfuriques n'est pas supérieur à 0,1 pour cent.

DOSAGE

Dissolvez 0,100 g d'hydrogénosuccinate d'hydrocortisone dans de l'*alcool R* et complétez à 100,0 ml avec le même solvant. Prélevez 2,0 ml de solution et complétez à 100,0 ml avec de l'*alcool R*. Mesurez l'absorbance (*2.2.25*) de la solution au maximum à 241,5 nm.

Calculez la teneur en $C_{25}H_{34}O_8$ en prenant 353 comme valeur de l'absorbance spécifique.

CONSERVATION

En récipient étanche, à l'abri de la lumière.

IMPURETÉS

A. hydrocortisone,

B. acétate d'hydrocortisone.

Monographies D - K

01/2002:1498

HYDROCOTYLE

Centellae asiaticae herba

DÉFINITION

L'hydrocotyle est constitué par les parties aériennes fragmentées, séchées de *Centella asiatica* (L). Urban. Il contient au minimum 6,0 pour cent de dérivés triterpéniques totaux, exprimés en asiaticoside ($C_{48}H_{78}O_{19}$; M_r 959,15), calculé par rapport à la drogue desséchée.

CARACTÈRES

L'hydrocotyle présente les caractères macroscopiques et microscopiques décrits aux identifications A et B.

Les feuilles sont de dimensions très variables, le pétiole étant généralement 5 à 10 fois, parfois 15 fois, plus long que le limbe, qui est de 10 mm à 40 mm de long et de 20 mm à 40 mm, parfois jusqu'à 70 mm, de large.

IDENTIFICATION

A. Les feuilles alternes, parfois réunies aux nœuds, réniformes ou orbiculaires ou oblongue-elliptiques, sont palminerves avec généralement 7 nervures et une marge crénelée. La feuille jeune a quelques poils sur la face inférieure, tandis que la feuille âgée est glabre. L'inflorescence, si elle est présente, est une ombelle simple, constituée généralement par 3 fleurs, plus rarement par 2 ou 4 ; la fleur, très petite (environ 2 mm), pentamère, a un ovaire infère ; le fruit, un diakène orbiculaire gris-brun, jusqu'à 5 mm de long, est très comprimé latéralement et possède 7 à 9 côtes courbées, proéminentes.

B. Réduisez l'hydrocotyle en poudre (355). La poudre est gris-vert. Examinez au microscope en utilisant de la *solution d'hydrate de chloral R*. La poudre présente de nombreux fragments d'épiderme de la feuille constitués par des cellules polygonales à cuticule irrégulièrement striée avec des stomates paracytiques (*2.8.3*) plus nombreux sur l'épiderme inférieur ; des fragments d'épiderme du pétiole à cellules allongées ; des poils tecteurs unicellulaires, parfois pluricellulaires, unisériés, longs et flexueux ; des feuilles jeunes ; des vaisseaux spiralés ; des canaux résinifères ; de petits prismes et des macles d'oxalate de calcium jusqu'à 40 µm de diamètre ; des faisceaux de la tige à fibres, étroits, avec des cloisons ; des fragments du fruit : des couches de cellules larges à parquet, des vaisseaux annelés, des cellules parenchymatiques contenant des grains d'amidon simples ou composés.

C. Opérez par chromatographie sur couche mince (*2.2.27*) en utilisant une *plaque au gel de silice G pour CCM R*.

Solution à examiner. A 5,0 g de drogue pulvérisée (355), ajoutez 50 ml d'*alcool à 30 pour cent V/V R* ; chauffez à ébullition à reflux, centrifugez.

Solution témoin. Dissolvez 5 mg d'*asiaticoside R* dans du *méthanol R* et complétez à 10 ml avec le même solvant.

Déposez sur la plaque, en bandes, 10 µl de chaque solution. Développez sur un parcours de 15 cm avec un mélange de 11 volumes d'*acide acétique R*, de 11 volumes d'*acide formique R*, de 27 volumes d'*eau R* et de 100 volumes d'*acétate d'éthyle R*. Laissez sécher la plaque à l'air. Pulvérisez une *solution d'aldéhyde anisique R* et chauffez à 100-105 °C. Examinez à la lumière du jour. Les chromatogrammes obtenus avec la solution témoin et la solution à examiner présentent dans le tiers inférieur une bande bleu-vert (asiaticoside). Le chromatogramme obtenu avec la solution à examiner présente également en dessous de cette bande une bande violette (madécassoside) ; voisine du front du solvant une bande bleu clair (acide asiatique) et juste en dessous une bande violet-rose (acide madécassique) ; dans la moitié inférieure il présente des bandes de couleur brune, grise, vert-brun situées entre la ligne de dépôt et la bande du madécassoside, et au-dessus de la bande de l'asiaticoside d'autres bandes jaune-brun ou jaune clair.

Le chromatogramme suivant est publié à titre d'information.

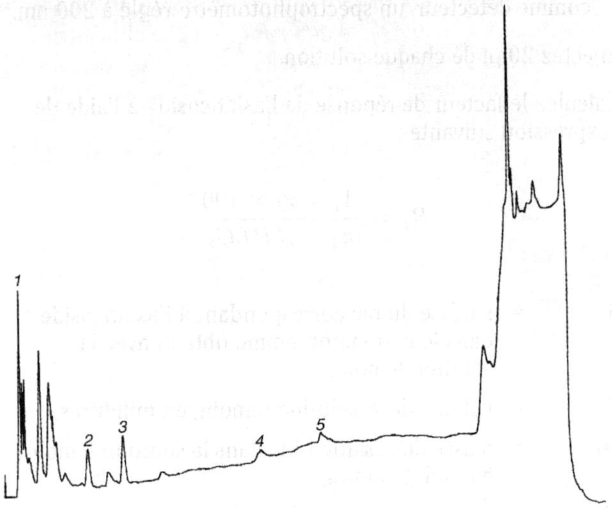

1. solvant
2. madécassoside
3. asiaticoside
4. acide madécassique
5. acide asiatique

Figure 1498.-1. – *Chromatogramme de l'hydrocotyle*

ESSAI

Eléments étrangers (*2.8.2*). Le taux des éléments étrangers n'est pas supérieur à 7 pour cent, dont au maximum 5 pour cent de parties souterraines et au maximum 2 pour cent de matières étrangères.

Perte à la dessiccation (*2.2.32*). Déterminée à l'étuve à 100-105 °C pendant 2 h sur 1,000 g de drogue pulvérisée (355), la perte à la dessiccation n'est pas supérieure à 10,0 pour cent.

Cendres totales (*2.4.16*). Le taux des cendres totales n'est pas supérieur à 12,0 pour cent.

DOSAGE

Opérez par chromatographie liquide (*2.2.29*).

Solution à examiner. Dans un appareil à extraction continue, type Soxhlet, introduisez, dans un doigtier en cellulose, 5,0 g d'hydrocotyle pulvérisé (355). Ajoutez 100 ml de *méthanol R* et chauffez pendant 8 h. Refroidissez et complétez l'extrait à 100,0 ml avec du *méthanol R*. Filtrez sur filtre de 0,45 µm. Prélevez 2,0 ml du filtrat et complétez à 20,0 ml avec du *méthanol R*.

Solution témoin. Dissolvez 20,0 mg d'*asiaticoside R* dans du *méthanol R*, si nécessaire en traitant aux ultrasons, et complétez à 20,0 ml avec le même solvant. Prélevez 2,0 ml de solution et complétez à 100,0 ml avec du *méthanol R*.

La chromatographie peut être réalisée en utilisant :

- une colonne d'acier inoxydable, d'une longueur de 0,25 m et d'un diamètre intérieur de 4 mm, remplie de *gel de silice octadécylsilylé pour chromatographie R* (5 µm),
- comme phase mobile, à un débit de 1,0 ml/min :
  Phase mobile A. Acétonitrile pour chromatographie R,

Phase mobile B. Diluez 3 ml d'*acide phosphorique R* jusqu'à 1000 ml avec de l'*eau R*,

Intervalle (min)	Phase mobile A (pour cent *V/V*)	Phase mobile B (pour cent *V/V*)
0 - 65	22	78
65 - 66	55	45
66 - 76	95	5
76 - 85	22	78

– comme détecteur, un spectrophotomètre réglé à 200 nm.

Injectez 20 µl de chaque solution.

Calculez le facteur de réponse de l'asiaticoside à l'aide de l'expression suivante :

$$R_f = \frac{A_1 \times V_1 \times 100}{m_1 \times HPLC_P}$$

A_1 = surface du pic correspondant à l'asiaticoside dans le chromatogramme obtenu avec la solution témoin,

V_1 = volume de la solution témoin, en millilitres,

m_1 = masse de l'asiaticoside dans la solution témoin, en milligrammes,

$HPLC_P$ = pureté déterminée de l'asiaticoside.

Calculez la moyenne des facteurs de réponse de l'asiaticoside à l'aide de l'expression suivante :

$$\overline{R_f} = \frac{\sum_{i=1}^{N} R_{fi}}{N}$$

$\sum_{i=1}^{N} R_{fi}$ = somme des facteurs de réponse de l'asiaticoside des chromatogrammes obtenus avec la solution témoin,

N = nombre des injections de la solution témoin (N = 4, au minimum).

Calculez la teneur pour cent des dérivés triterpéniques totaux calculés comme asiaticoside à l'aide de l'expression :

$$\frac{V}{m}\left[\frac{A + (B \times 1,017) + (C \times 0,526) + (D \times 0,509)}{\overline{R_f}}\right]$$

V = volume de la solution à examiner, en millilitres,

m = masse d'hydrocotyle dans la solution à examiner, en milligrammes,

A = surface du pic correspondant à l'asiaticoside dans le chromatogramme obtenu avec la solution à examiner,

B = surface du pic correspondant au madécassoside dans le chromatogramme obtenu avec la solution à examiner,

C = surface du pic correspondant à l'acide madécassique dans le chromatogramme obtenu avec la solution à examiner,

D = surface du pic correspondant à l'acide asiatique dans le chromatogramme obtenu avec la solution à examiner,

$\overline{R_f}$ = facteur de réponse moyen de l'asiaticoside.

Rétention relative par rapport au solvant : madécassoside = environ 5,8 ; asiaticoside = environ 8,1 ; acide madécassique = environ 17,6 ; acide asiatique = environ 21,7.

CONSERVATION

A l'abri de la lumière.

01/2002:0395

HYDROGÈNE (PEROXYDE D'), SOLUTION À 3 POUR CENT

Hydrogenii peroxidum 3 per centum

DÉFINITION

La solution de peroxyde d'hydrogène à 3 pour cent contient au minimum 2,5 pour cent *m/m* et au maximum 3,5 pour cent *m/m* de H_2O_2 (M_r 34,01). Un volume de cette solution correspond à 10 fois environ son volume d'oxygène. Elle peut être additionnée d'un stabilisant approprié.

CARACTÈRES

Liquide incolore, limpide.

IDENTIFICATION

A. A 2 ml de solution à examiner, ajoutez 0,2 ml d'*acide sulfurique dilué R* et 0,2 ml de *permanganate de potassium 0,02 M.* Dans les 2 min, la solution devient incolore ou légèrement rose.

B. A 0,5 ml de solution à examiner, ajoutez 1 ml d'*acide sulfurique dilué R*, 2 ml d'*éther R* et 0,1 ml de *solution de chromate de potassium R*. Agitez. La couche éthérée se colore en bleu.

C. La solution à examiner satisfait à l'exigence de teneur en H_2O_2.

ESSAI

Acidité. A 10 ml de solution à examiner, ajoutez 20 ml d'*eau R* et 0,25 ml de *solution de rouge de méthyle R*. Le virage de l'indicateur ne nécessite pas moins de 0,05 ml et pas plus de 1,0 ml d'*hydroxyde de sodium 0,1 M*.

Stabilisants organiques. Agitez 20 ml de solution à examiner avec 10 ml de *chloroforme R*, puis avec 2 fois 5 ml de *chloroforme R*. Réunissez les couches chloroformiques et évaporez-les sous pression réduite à une température qui ne dépasse pas 25 °C, puis desséchez au dessiccateur. La masse du résidu n'est pas supérieure à 5 mg (250 ppm).

Résidu non volatil. Dans une capsule de platine, laissez reposer jusqu'à cessation de toute effervescence 10 ml de solution à examiner. Evaporez ensuite au bain-marie à siccité, puis desséchez à 100-105 °C. La masse du résidu n'est pas supérieure à 20 mg (2 g/l).

DOSAGE

Diluez 10,0 g de solution à examiner dans de l'*eau R* et complétez à 100,0 ml avec le même solvant. Prélevez 10,0 ml de cette solution et ajoutez 20 ml d'*acide sulfurique dilué R*. Titrez par le *permanganate de potassium 0,02 M* jusqu'à coloration rose.

1 ml de *permanganate de potassium 0,02 M* correspond à 1,701 mg de H_2O_2 ou à 0,56 ml d'oxygène.

01/2002:0663

DICLOXACILLINE SODIQUE

Dicloxacillinum natricum

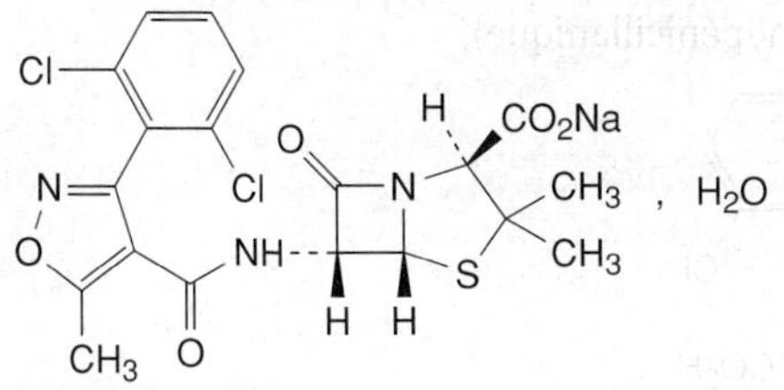

$C_{19}H_{16}Cl_2N_3NaO_5S,H_2O$ M_r 510,3

DÉFINITION

La dicloxacilline sodique contient au minimum 95,0 pour cent et au maximum l'équivalent de 101,0 pour cent de (2*S*,5*R*,6*R*)-6-[[[3-(2,6-dichlorophényl)-5-méthylisoxazol-4-yl]carbonyl]amino]-3,3-diméthyl-7-oxo-4-thia-1-azabicyclo[3.2.0]heptane-2-carboxylate de sodium, calculé par rapport à la substance anhydre.

CARACTÈRES

Poudre cristalline, blanche ou sensiblement blanche, hygroscopique, facilement soluble dans l'eau, soluble dans l'alcool et dans le méthanol.

IDENTIFICATION

Première identification : A, D.

Seconde identification : B, C, D.

A. Examinez la dicloxacilline sodique par spectrophotométrie d'absorption dans l'infrarouge (*2.2.24*), en comparant avec le spectre obtenu avec la *dicloxacilline sodique SCR*. Examinez les substances sous forme de pastilles.

B. Opérez par chromatographie sur couche mince (*2.2.27*) en utilisant une plaque recouverte de *gel de silice silanisé H R*.

Solution à examiner. Dissolvez 25 mg de dicloxacilline sodique dans 5 ml d'*eau R*.

Solution témoin (a). Dissolvez 25 mg de *dicloxacilline sodique SCR* dans 5 ml d'*eau R*.

Solution témoin (b). Dissolvez 25 mg de *cloxacilline sodique SCR*, 25 mg de *dicloxacilline sodique SCR* et 25 mg de *flucloxacilline sodique SCR* dans 5 ml d'*eau R*.

Déposez sur la plaque 1 µl de chaque solution. Développez sur un parcours de 15 cm avec un mélange de 30 volumes d'*acétone R* et de 70 volumes d'une solution d'*acétate d'ammonium R* à 154 g/l ajustée à pH 5,0 avec de l'*acide acétique glacial R*. Laissez sécher la plaque à l'air et exposez-la à des vapeurs d'iode jusqu'à apparition des taches. Examinez à la lumière du jour. La tache principale du chromatogramme obtenu avec la solution à examiner est semblable quant à sa position, sa coloration et ses dimensions à la tache principale du chromatogramme obtenu avec la solution témoin (a). L'identification n'est valable que si le chromatogramme obtenu avec la solution témoin (b) présente 3 taches nettement séparées.

C. Dans un tube à essai d'une longueur de 150 mm et d'un diamètre de 15 mm environ, introduisez 2 mg environ de dicloxacilline sodique, puis humectez avec 0,05 ml d'*eau R*. Ajoutez 2 ml de *réactif à l'acide sulfurique et au formaldéhyde R*. Mélangez le contenu du tube en tournant ; la solution présente une coloration jaune-vert pâle. Immergez le tube dans un bain-marie pendant 1 min. Il se développe une coloration jaune.

D. La dicloxacilline sodique donne la réaction (a) du sodium (*2.3.1*).

ESSAI

Solution S. Dissolvez 2,50 g de dicloxacilline sodique dans de l'*eau exempte de dioxyde de carbone R* et complétez à 25,0 ml avec le même solvant.

Aspect de la solution. La solution S est limpide (*2.2.1*). L'absorbance (*2.2.25*) de la solution S, mesurée à 430 nm, n'est pas supérieure à 0,04.

Détermination du pH (*2.2.3*). Le pH de la solution S est de 5,0 à 7,0.

Pouvoir rotatoire spécifique (*2.2.7*). Dissolvez 0,250 g de dicloxacilline sodique dans de l'*eau R* et complétez à 25,0 ml avec le même solvant. Calculé par rapport à la substance anhydre, le pouvoir rotatoire spécifique est de + 128 à + 143.

Substances apparentées. Opérez par chromatographie liquide (*2.2.29*) comme décrit sous Dosage. Injectez la solution témoin (b). Ajustez la sensibilité du système de façon que la hauteur du pic principal du chromatogramme obtenu représente au moins 50 pour cent de l'échelle totale de l'enregistreur. Injectez la solution à examiner (a) et continuez la chromatographie pendant 5 fois le temps de rétention du pic principal. S'il apparaît dans le chromatogramme obtenu avec la solution à examiner (a) d'autres pics que le pic principal, la surface d'aucun d'entre eux n'est supérieure à celle du pic principal du chromatogramme obtenu avec la solution témoin (b) (1 pour cent) et la somme de leur surface n'est pas supérieure à 5 fois la surface du pic principal du chromatogramme obtenu avec la solution témoin (b) (5 pour cent). Ne tenez pas compte des pics dont la surface est inférieure à 0,05 fois la surface du pic principal du chromatogramme obtenu avec la solution témoin (b).

***N,N*-Diméthylaniline** (*2.4.26, Méthode B*). La dicloxacilline sodique ne contient pas plus de 20 ppm de *N,N*-diméthylaniline.

Acide 2-éthylhexanoïque (*2.4.28*). La dicloxacilline sodique ne contient pas plus de 0,8 pour cent *m/m* d'acide 2-éthylhexanoïque.

Teneur en eau (*2.5.12*). Déterminée par semi-microdosage sur 0,300 g de dicloxacilline sodique, la teneur en eau est de 3,0 pour cent à 4,5 pour cent.

Stérilité (*2.6.1*). La dicloxacilline sodique destinée à la préparation de formes pharmaceutiques administrées par voie parentérale sans autre procédé approprié de stérilisation satisfait également à l'essai de stérilité.

Pyrogènes (*2.6.8*). La dicloxacilline sodique destinée à la préparation de formes pharmaceutiques administrées par voie parentérale sans autre procédé approprié d'élimination des pyrogènes satisfait également à l'essai des pyrogènes. Injectez à chaque lapin, par kilogramme de masse corporelle, 1 ml d'une solution contenant 20 mg de dicloxacilline sodique par millilitre d'*eau pour préparations injectables R*.

DOSAGE

Opérez par chromatographie liquide (*2.2.29*).

Monographies D - K

Solution à examiner (a). Dissolvez 50,0 mg de dicloxacilline sodique dans la phase mobile et complétez à 50,0 ml avec la phase mobile.

Solution à examiner (b). Prélevez 5,0 ml de la solution à examiner (a) et complétez à 50,0 ml avec la phase mobile.

Solution témoin (a). Dissolvez 50,0 mg de *dicloxacilline sodique SCR* dans la phase mobile et complétez à 50,0 ml avec la phase mobile. Prélevez 5,0 ml de solution et complétez à 50,0 ml avec la phase mobile.

Solution témoin (b). Prélevez 5,0 ml de solution à examiner (b) et complétez à 50,0 ml avec la phase mobile.

Solution témoin (c). Dissolvez 5 mg de *flucloxacilline sodique SCR* et 5 mg de *dicloxacilline sodique SCR* dans la phase mobile et complétez à 50,0 ml avec la phase mobile.

La chromatographie peut être réalisée en utilisant :

– une colonne d'acier inoxydable, d'une longueur de 0,25 m et d'un diamètre intérieur de 4 mm, remplie de *gel de silice octadécylsilylé pour chromatographie R* (5 µm),
– comme phase mobile, à un débit de 1,0 ml/min, un mélange de 75 volumes d'une solution de *phosphate monopotassique R* à 2,7 g/l ajustée à pH 5,0 avec de la *solution diluée d'hydroxyde de sodium R*, et de 25 volumes d'*acétonitrile R*,
– comme détecteur, un spectrophotomètre réglé à 225 nm,
– un injecteur à boucle de 20 µl.

Injectez la solution témoin (c). Lorsque le chromatogramme est enregistré dans les conditions décrites, le temps de rétention de la dicloxacilline est de 10 min environ. Ajustez la sensibilité du système de façon que la hauteur des pics principaux dans le chromatogramme obtenu représente 50 pour cent au minimum de l'échelle totale de l'enregistreur. L'essai n'est valable que si, dans le chromatogramme obtenu, la résolution entre le premier pic (flucloxacilline) et le second (dicloxacilline) n'est pas inférieure à 2,5. Injectez 6 fois la solution témoin (a). Le dosage n'est valable que si l'écart type relatif de la surface du pic correspondant à la dicloxacilline n'est pas supérieur à 1,0 pour cent. Injectez alternativement la solution à examiner (b) et la solution témoin (a).

CONSERVATION

En récipient étanche, à une température ne dépassant pas 25 °C. Si la substance est stérile, elle est conservée en récipient stérile, étanche, à fermeture inviolable.

ÉTIQUETAGE

L'étiquette indique :

– dans les cas appropriés, que la substance est stérile,
– dans les cas appropriés, que la substance est apyrogène.

IMPURETÉS

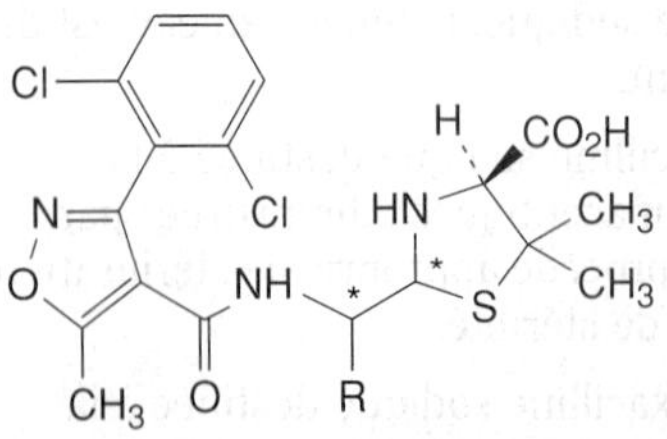

A. R = CO_2H : acide (4*S*)-2-[carboxy[[[3-(2,6-dichlorophényl)-5-méthylisoxazol-4-yl]carbonyl]amino]méthyl]-5,5-diméthylthiazolidine-4-carboxylique (acides pénicilloïques de dicloxacilline),

B. R = H : acide (2*RS*,4*S*)-2-[[[[3-(2,6-dichlorophényl)-5-méthylisoxazol-4-yl]carbonyl]amino]méthyl]-5,5-diméthylthiazolidine-4-carboxylique (acides pénilloïques de dicloxacilline),

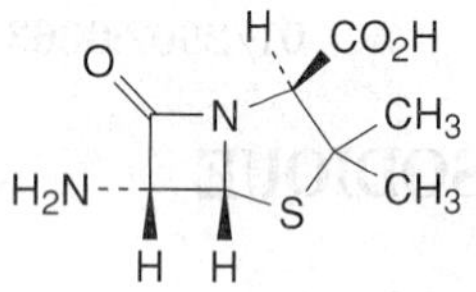

C. acide (2*S*,5*R*,6*R*)-6-amino-3,3-diméthyl-7-oxo-4-thia-1-azabicyclo[3.2.0]heptane-2-carboxylique (acide 6-aminopénicillanique),

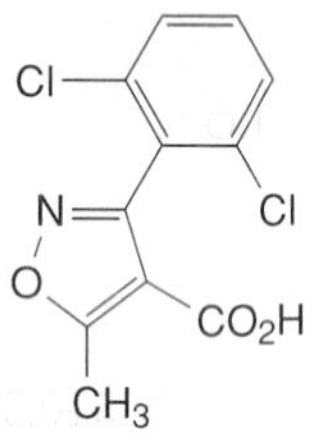

D. acide 3-(2,6-dichlorophényl)-5-méthylisoxazole-4-carboxylique.

01/2002:1197

DICYCLOVÉRINE (CHLORHYDRATE DE)

Dicycloverini hydrochloridum

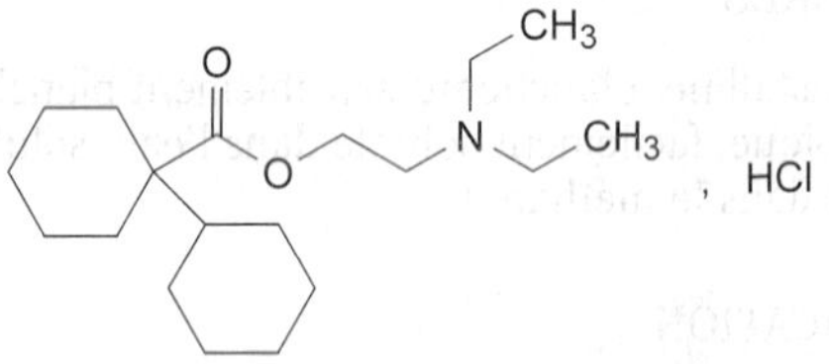

$C_{19}H_{36}ClNO_2$ M_r 346,0

DÉFINITION

Le chlorhydrate de dicyclovérine contient au minimum 99,0 pour cent et au maximum l'équivalent de 101,0 pour cent de chlorhydrate de bicyclohexyle-1-carboxylate de 2-(diéthylamino)éthyle, calculé par rapport à la substance desséchée.

CARACTÈRES

Poudre cristalline blanche ou sensiblement blanche, soluble dans l'eau, facilement soluble dans l'alcool et dans le chlorure de méthylène. Le chlorhydrate de dicyclovérine présente le phénomène du polymorphisme.

IDENTIFICATION

Première identification : A, D.

Seconde identification : B, C, D.

A. Examinez le chlorhydrate de dicyclovérine par spectrophotométrie d'absorption dans l'infrarouge (*2.2.24*), en comparant avec le spectre obtenu avec le *chlorhydrate de dicyclovérine SCR*. Examinez les substances sous forme de pastilles à base de *chlorure de potassium R*. Si les spectres obtenus présentent des différences, dissolvez respectivement la substance à examiner et la substance de référence dans de l'*acétone R*, évaporez à siccité et enregistrez de nouveaux spectres à partir des résidus.

B. Examinez les chromatogrammes obtenus dans l'essai des substances apparentées. La tache principale du chromatogramme obtenu avec la solution à examiner (b) est semblable quant à sa position, sa coloration et ses dimensions à la tache principale du chromatogramme obtenu avec la solution témoin (b).

HYDROG... SOLUTION A...

Hydrogenii peroxidum 3...

DÉFINITION

La solution de peroxyde d'hydrogène à 30 pour cent contient au minimum 29,0 pour cent *m/m* et au maximum 31,0 pour cent *m/m* de H_2O_2 (M_r 34,01). Un volume de cette solution correspond à 110 fois environ son volume d'oxygène. Elle peut être additionnée d'un stabilisant approprié.

CARACTÈRES

Liquide incolore, limpide.

IDENTIFICATION

A. A 1 ml de solution à examiner, ajoutez 0,2 ml d'*acide sulfurique dilué R* et 0,25 ml de *permanganate de potassium 0,02 M*. La solution devient incolore, avec dégagement de gaz.

B. A 0,05 ml de solution à examiner, ajoutez 2 ml d'*acide sulfurique dilué R*, 2 ml d'*éther R* et 0,05 ml de *solution de chromate de potassium R*, puis agitez. La couche éthérée se colore en bleu.

C. La solution à examiner satisfait à l'exigence de teneur en H_2O_2.

ESSAI

Acidité. A 10 ml de solution à examiner, ajoutez 100 ml d'*eau R* et 0,25 ml de *solution de rouge de méthyle R*. Le virage de l'indicateur ne nécessite pas moins de 0,05 ml et pas plus de 0,5 ml d'*hydroxyde de sodium 0,1 M*.

Stabilisants organiques. Agitez 20 ml de solution à examiner avec 10 ml, puis avec 2 fois 5 ml de *chloroforme R*. Réunissez les couches chloroformiques et évaporez-les sous pression réduite à une température qui ne dépasse pas 25 °C, puis desséchez au dessiccateur. La masse du résidu n'est pas supérieure à 10 mg (500 ppm).

Résidu non volatil. Dans une capsule de platine, laissez reposer jusqu'à cessation de toute effervescence 10 ml de solution à examiner en refroidissant si nécessaire. Evaporez ensuite au bain-marie à siccité, puis desséchez à 100-105 °C. La masse du résidu n'est pas supérieure à 20 mg (2 g/l).

...aminer dans de l'*eau R* et ... même solvant. Prélevez 10,0 ml ... 20 ml d'*acide sulfurique dilué R*. ...te de potassium 0,02 M* jusqu'à

... *de potassium 0,02 M* correspond à ... à 0,56 ml d'oxygène.

...ière, et si la solution ne contient pas de ...ne température inférieure à 15 °C.

...E

...ion de peroxyde d'hydrogène à 30 pour cent ... un stabilisant, l'étiquette porte la mention ...sée ». L'Autorité compétente peut exiger que le nom ...t stabilisant ajouté soit indiqué sur l'étiquette.

...SERVATION

...a solution de peroxyde d'hydrogène à 30 pour cent se décompose énergiquement au contact des matières organiques oxydables, de certains métaux et en milieu alcalin.

01/2002:0913

HYDROXOCOBALAMINE (ACÉTATE D')

Hydroxocobalamini acetas

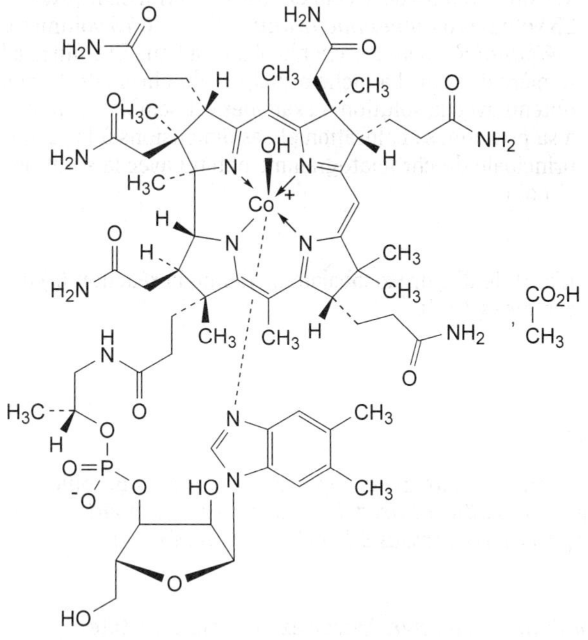

$C_{64}H_{93}CoN_{13}O_{17}P$ — M_r 1 406

DÉFINITION

L'acétate d'hydroxocobalamine contient au minimum 96,0 pour cent et au maximum 102,0 pour cent d'acétate de Coα-[α-(5,6-diméthylbenzimidazolyl)]-Coβ-hydroxocobamide, calculé par rapport à la substance desséchée.

CARACTÈRES

Poudre cristalline ou cristaux, rouge foncé, solubles dans l'eau, très hygroscopiques. Il peut se produire une certaine décomposition lors de la dessiccation.

IDENTIFICATION

A. Dissolvez 2,5 mg d'acétate d'hydroxocobalamine dans une solution contenant 0,8 pour cent *V/V* d'*acide acétique glacial R* et 10,9 g/l d'*acétate de sodium R* et complétez à 100 ml avec la même solution. Examinée de 260 nm à 610 nm (*2.2.25*), la solution présente 3 maximums d'absorption respectivement à 274 nm, à 351 nm et à 525 nm. Le rapport entre les absorbances mesurées aux maximums à 274 nm et à 351 nm est de 0,75 à 0,83 et le rapport entre les absorbances mesurées aux maximums à 525 nm et à 351 nm est de 0,31 à 0,35.

B. Examinez l'acétate d'hydroxocobalamine par chromatographie sur couche mince (*2.2.27*) en utilisant une plaque recouverte de *gel de silice G R. Effectuez l'identification à l'abri de la lumière.*

Solution à examiner. Dissolvez 2 mg d'acétate d'hydroxocobalamine dans 1 ml d'un mélange à volumes égaux d'*alcool R* et d'*eau R.*

Solution témoin. Dissolvez 2 mg d'*hydroxocobalamine SCR* dans 1 ml d'un mélange à volumes égaux d'*alcool R* et d'*eau R.*

Déposez sur la plaque 10 µl de chaque solution. Développez dans une cuve non-tapissée de papier filtre, sur un parcours de 12 cm en utilisant un mélange de 25 volumes d'*ammoniaque diluée R1* et de 75 volumes de *méthanol R.* Laissez sécher la plaque à l'air. Examinez à la lumière du jour. La tache principale du chromatogramme obtenu avec la solution à examiner est semblable quant à sa position, sa coloration et ses dimensions à la tache principale du chromatogramme obtenu avec la solution témoin.

C. L'acétate d'hydroxocobalamine donne la réaction (a) des acétates (*2.3.1*).

ESSAI

Substances apparentées. Opérez par chromatographie liquide (*2.2.29*). *Utilisez des solutions récemment préparées, conservées à l'abri d'une lumière vive.*

Solution à examiner. Dissolvez 10,0 mg d'acétate d'hydroxocobalamine dans la phase mobile et complétez à 10,0 ml avec la phase mobile.

Solution témoin (a). Prélevez 5,0 ml de solution à examiner et complétez à 100,0 ml avec la phase mobile.

Solution témoin (b). Prélevez 1,0 ml de solution à examiner et complétez à 10,0 ml avec la phase mobile. Prélevez 1,0 ml de cette solution et complétez à 100,0 ml avec la phase mobile.

0,…
repos…

La chromatograph…

- une colonne d'acier inoxyda… et d'un diamètre intérieur de 4 … *silice octylsilylé pour chromatograp…*
- comme phase mobile, à un débit de 1,5 ml/min, … mélange préparé comme suit : mélangez 19,5 volume… *méthanol R* et 80,5 volumes d'une solution contenant 15 g/l d'*acide citrique R* et 8,1 g/l de *phosphate disodique R,*
- comme détecteur, un spectrophotomètre réglé à 351 nm,
- un injecteur à boucle.

Injectez séparément 20 µl de chaque solution et continuez la chromatographie pendant 4 fois le temps de rétention du pic principal dans le chromatogramme obtenu avec la solution témoin (a). S'il apparaît d'autres pics que le pic principal dans le chromatogramme obtenu avec la solution à examiner, la somme de leur surface n'est pas supérieure à la surface du pic principal du chromatogramme obtenu avec la solution témoin (a) (5 pour cent). Ne tenez pas compte des pics dont la surface est inférieure à celle du pic principal du chromatogramme obtenu avec la solution témoin (b).

L'essai n'est valable que si :

- le chromatogramme obtenu avec la solution témoin (c) présente 3 pics principaux et que la résolution entre chacune des deux paires de pics adjacents n'est pas inférieure à 3,0,
- le chromatogramme obtenu avec la solution témoin (b) présente un pic principal dont le rapport signal/bruit n'est pas inférieur à 5.

Perte à la dessiccation (*2.2.32*). Déterminée à 100-105 °C sous une pression ne dépassant pas 0,7 kPa sur 0,400 g d'acétate d'hydroxocobalamine, la perte à la dessiccation est de 8,0 pour cent à 12,0 pour cent.

DOSAGE

Protégez les solutions de la lumière pendant tout le dosage. Dissolvez 25,0 mg d'acétate d'hydroxocobalamine dans une solution contenant 0,8 pour cent *V/V* d'*acide acétique glacial R* et 10,9 g/l d'*acétate de sodium R* et complétez à 1000,0 ml avec le même solvant. Mesurez l'absorbance (*2.2.25*) de la solution au maximum à 351 nm.

Calculez la teneur en $C_{64}H_{93}CoN_{13}O_{17}P$ en prenant 187 comme valeur de l'absorbance spécifique.

CONSERVATION

En récipient étanche, à l'abri de la lumière, à une température de 2 °C à 8 °C.

01/2002:0914

HYDROXOCOBALAMINE (CHLORURE D')

Hydroxocobalamini chloridum

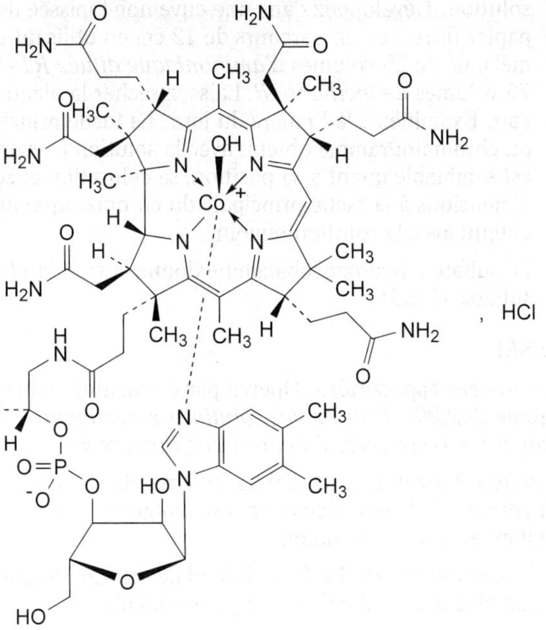

$C_{62}H_{90}ClCoN_{13}O_{15}P$ M_r 1383

DÉFINITION

Le chlorure d'hydroxocobalamine contient au minimum 96,0 pour cent et au maximum 102,0 pour cent de chlorure de Coα-[α-(5,6-diméthylbenzimidazolyl)]-Coβ-hydroxocobamide, calculé par rapport à la substance desséchée.

CARACTÈRES

Poudre cristalline ou cristaux, rouge foncé, solubles dans l'eau, très hygroscopiques. Il peut se produire une certaine décomposition lors de la dessiccation.

IDENTIFICATION

A. Dissolvez 2,5 mg de chlorure d'hydroxocobalamine dans une solution contenant 0,8 pour cent *V/V* d'*acide acétique glacial R* et 10,9 g/l d'*acétate de sodium R* et complétez à 100 ml avec la même solution. Examinée de 260 nm à 610 nm (*2.2.25*), la solution présente 3 maximums d'absorption respectivement à 274 nm, à 351 nm et à 525 nm. Le rapport entre les absorbances mesurées aux maximums à 274 nm et à 351 nm est de 0,75 à 0,83 et le rapport entre les absorbances mesurées aux maximums à 525 nm et à 351 nm est de 0,31 à 0,35.

B. Examinez le chlorure d'hydroxocobalamine par chromatographie sur couche mince (*2.2.27*) en utilisant une plaque recouverte de *gel de silice G R*. *Effectuez l'identification à l'abri de la lumière.*

Solution à examiner. Dissolvez 2 mg de chlorure d'hydroxocobalamine dans 1 ml d'un mélange à volumes égaux d'*alcool R* et d'*eau R*.

Solution témoin. Dissolvez 2 mg d'*hydroxocobalamine SCR* dans 1 ml d'un mélange à volumes égaux d'*alcool R* et d'*eau R*.

Déposez sur la plaque 10 µl de chaque solution. Développez dans une cuve non-tapissée de papier filtre, sur un parcours de 12 cm en utilisant un mélange de 25 volumes d'*ammoniaque diluée R1* et de 75 volumes de *méthanol R*. Laissez sécher la plaque à l'air. Examinez à la lumière du jour. La tache principale du chromatogramme obtenu avec la solution à examiner est semblable quant à sa position, sa coloration et ses dimensions à la tache principale du chromatogramme obtenu avec la solution témoin.

C. Le chlorure d'hydroxocobalamine donne la réaction (a) des chlorures (*2.3.1*).

ESSAI

Substances apparentées. Opérez par chromatographie liquide (*2.2.29*). *Utilisez des solutions récemment préparées, conservées à l'abri d'une lumière vive.*

Solution à examiner. Dissolvez 10,0 mg de chlorure d'hydroxocobalamine dans la phase mobile et complétez à 10,0 ml avec la phase mobile.

Solution témoin (a). Prélevez 5,0 ml de solution à examiner et complétez à 100,0 ml avec la phase mobile.

Solution témoin (b). Prélevez 1,0 ml de solution à examiner et complétez à 10,0 ml avec la phase mobile. Prélevez 1,0 ml de cette solution et complétez à 100,0 ml avec la phase mobile.

Solution témoin (c). Dissolvez 25 mg de chlorure d'hydroxocobalamine dans 10 ml d'*eau R*, en chauffant si nécessaire. Laissez refroidir et ajoutez 1 ml d'une solution de *chloramine R* à 20 g/l et 0,5 ml d'*acide chlorhydrique 0,05 M*. Complétez à 25 ml avec de l'*eau R*. Agitez et laissez reposer pendant 5 min. Injectez immédiatement.

La chromatographie peut être effectuée en utilisant :

- une colonne d'acier inoxydable, d'une longueur de 0,25 m et d'un diamètre intérieur de 4 mm, remplie de *gel de silice octylsilylé pour chromatographie R* (5 µm),
- comme phase mobile, à un débit de 1,5 ml/min, un mélange préparé comme suit : mélangez 19,5 volumes de *méthanol R* et 80,5 volumes d'une solution contenant 15 g/l d'*acide citrique R* et 8,1 g/l de *phosphate disodique R*,
- comme détecteur, un spectrophotomètre réglé à 351 nm,
- un injecteur à boucle.

Injectez séparément 20 µl de chaque solution et continuez la chromatographie pendant 4 fois le temps de rétention du pic principal dans le chromatogramme obtenu avec la solution témoin (a). S'il apparaît d'autres pics que le pic principal dans le chromatrogramme obtenu avec la solution à examiner, la somme de leur surface n'est pas supérieure à la surface du pic principal du chromatogramme obtenu avec la solution témoin (a) (5,0 pour cent). Ne tenez pas compte des pics dont la surface est inférieure à celle du pic principal du chromatogramme obtenu avec la solution témoin (b).

L'essai n'est valable que si :

- le chromatogramme obtenu avec la solution témoin (c) présente 3 pics principaux et que la résolution entre chacune des deux paires de pics adjacents n'est pas inférieure à 3,0,
- le chromatogramme obtenu avec la solution témoin (b) présente un pic principal dont le rapport signal/bruit n'est pas inférieur à 5.

Perte à la dessiccation (*2.2.32*). Déterminée à 100-105 °C sous une pression ne dépassant pas 0,7 kPa sur 0,400 g de chlorure d'hydroxocobalamine, la perte à la dessiccation est de 8,0 pour cent à 12,0 pour cent.

DOSAGE

Protégez les solutions de la lumière pendant tout le dosage. Dissolvez 25,0 mg de chlorure d'hydroxocobalamine dans une solution contenant 0,8 pour cent *V/V* d'*acide acétique glacial R* et 10,9 g/l d'*acétate de sodium R* et complétez à 1000,0 ml avec le même solvant. Mesurez l'absorbance (*2.2.25*) de la solution au maximum à 351 nm.

Calculez la teneur en $C_{62}H_{90}ClCoN_{13}O_{15}P$ en prenant 190 comme valeur de l'absorbance spécifique.

CONSERVATION

En récipient étanche, à l'abri de la lumière, à une température de 2 °C à 8 °C.

01/2002:0915

HYDROXOCOBALAMINE (SULFATE D')

Hydroxocobalamini sulfas

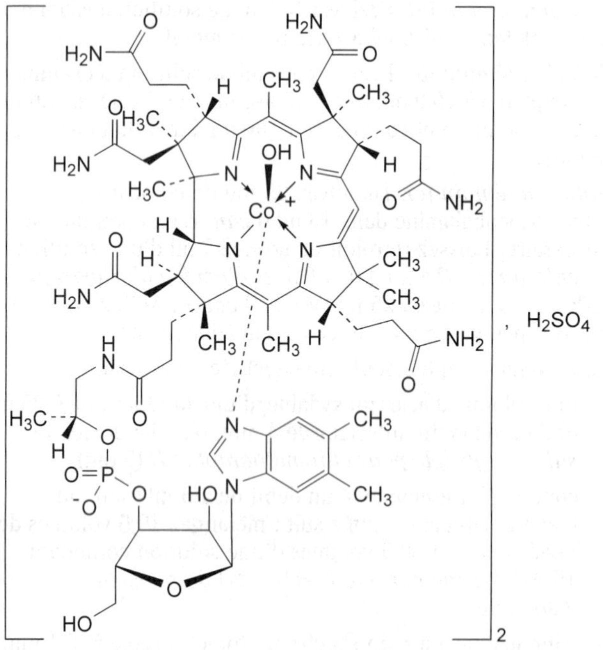

$C_{124}H_{180}Co_2N_{26}O_{34}P_2S$ M_r 2791

DÉFINITION

Le sulfate d'hydroxocobalamine contient au minimum 96,0 pour cent et au maximum 102,0 pour cent de sulfate de di(Coα-[α-(5,6-diméthylbenzimidazolyl)]-Coβ-hydroxocobamide), calculé par rapport à la substance desséchée.

CARACTÈRES

Poudre cristalline ou cristaux, rouge foncé, solubles dans l'eau, très hygroscopiques. Il peut se produire une certaine décomposition lors de la dessiccation.

IDENTIFICATION

A. Dissolvez 2,5 mg de sulfate d'hydroxocobalamine dans une solution contenant 0,8 pour cent *V/V* d'*acide acétique glacial R* et 10,9 g/l d'*acétate de sodium R* et complétez à 100 ml avec la même solution. Examinée de 260 nm à 610 nm (*2.2.25*), la solution présente 3 maximums d'absorption respectivement à 274 nm, à 351 nm et à 525 nm. Le rapport entre les absorbances mesurées aux maximums à 274 nm et à 351 nm est de 0,75 à 0,83 et le rapport entre les absorbances mesurées aux maximums à 525 nm et à 351 nm est de 0,31 à 0,35.

B. Examinez le sulfate d'hydroxocobalamine par chromatographie sur couche mince (*2.2.27*) en utilisant une plaque recouverte de *gel de silice G R. Effectuez l'identification à l'abri de la lumière.*

Solution à examiner. Dissolvez 2 mg de sulfate d'hydroxocobalamine dans 1 ml d'un mélange à volumes égaux d'*alcool R* et d'*eau R.*

Solution témoin. Dissolvez 2 mg d'*hydroxocobalamine SCR* dans 1 ml d'un mélange à volumes égaux d'*alcool R* et d'*eau R.*

Déposez séparément sur la plaque 10 µl de chaque solution. Développez dans une cuve non-tapissée de papier filtre, sur un parcours de 12 cm en utilisant un mélange de 25 volumes d'*ammoniaque diluée R1* et de 75 volumes de *méthanol R*. Laissez sécher la plaque à l'air. Examinez à la lumière du jour. La tache principale du chromatogramme obtenu avec la solution à examiner est semblable quant à sa position, sa coloration et ses dimensions à la tache principale du chromatogramme obtenu avec la solution témoin.

C. Le sulfate d'hydroxocobalamine donne la réaction (a) des sulfates (*2.3.1*).

ESSAI

Substances apparentées. Opérez par chromatographie liquide (*2.2.29*). *Utilisez des solutions récemment préparées, conservées à l'abri d'une lumière vive.*

Solution à examiner. Dissolvez 10,0 mg de sulfate d'hydroxocobalamine dans la phase mobile et complétez à 10,0 ml avec la phase mobile.

Solution témoin (a). Prélevez 5,0 ml de solution à examiner et complétez à 100,0 ml avec la phase mobile.

Solution témoin (b). Prélevez 1,0 ml de solution à examiner et complétez à 10,0 ml avec la phase mobile. Prélevez 1,0 ml de cette solution et complétez à 100,0 ml avec la phase mobile.

Solution témoin (c). Dissolvez 25 mg de sulfate d'hydroxocobalamine dans 10 ml d'*eau R*, en chauffant si nécessaire. Laissez refroidir et ajoutez 1 ml d'une solution de *chloramine R* à 20 g/l et 0,5 ml d'*acide chlorhydrique 0,05 M*. Complétez à 25 ml avec de l'*eau R*. Agitez et laissez reposer pendant 5 min. Injectez immédiatement.

La chromatographie peut être effectuée en utilisant :

- une colonne d'acier inoxydable, d'une longueur de 0,25 m et d'un diamètre intérieur de 4 mm, remplie de *gel de silice octylsilylé pour chromatographie R* (5 µm),
- comme phase mobile, à un débit de 1,5 ml/min, un mélange préparé comme suit : mélangez 19,5 volumes de *méthanol R* et 80,5 volumes d'une solution contenant 15 g/l d'*acide citrique R* et 8,1 g/l de *phosphate disodique R*,
- comme détecteur, un spectrophotomètre réglé à 351 nm,
- un injecteur à boucle.

Injectez séparément 20 µl de chaque solution et continuez la chromatographie pendant 4 fois le temps de rétention du pic principal dans le chromatogramme obtenu avec la solution témoin (a). S'il apparaît d'autres pics que le pic principal dans le chromatrogramme obtenu avec la solution à examiner, la somme de leur surface n'est pas supérieure à la surface du pic principal du chromatogramme obtenu avec la solution témoin (a) (5,0 pour cent). Ne tenez pas compte des pics dont la surface est inférieure à celle du pic principal du chromatogramme obtenu avec la solution témoin (b).

L'essai n'est valable que si :

- le chromatogramme obtenu avec la solution témoin (c) présente 3 pics principaux et que la résolution entre chacune des deux paires de pics adjacents n'est pas inférieure à 3,0,
- le chromatogramme obtenu avec la solution témoin (b) présente un pic principal dont le rapport signal/bruit n'est pas inférieur à 5.

Perte à la dessiccation (*2.2.32*). Déterminée à 100-105 °C sous une pression ne dépassant pas 0,7 kPa sur 0,400 g de sulfate d'hydroxocobalamine, la perte à la dessiccation est de 8,0 pour cent à 16,0 pour cent.

DOSAGE

Protégez les solutions de la lumière pendant tout le dosage. Dissolvez 25,0 mg de sulfate d'hydroxocobalamine dans une solution contenant 0,8 pour cent *V/V* d'*acide acétique glacial R* et 10,9 g/l d'*acétate de sodium R* et complétez à 1000,0 ml avec le même solvant. Mesurez l'absorbance (*2.2.25*) de la solution au maximum à 351 nm.

Calculez la teneur en $C_{124}H_{180}Co_2N_{26}O_{34}P_2S$ en prenant 188 comme valeur de l'absorbance spécifique.

CONSERVATION

En récipient étanche, à l'abri de la lumière, à une température de 2 °C à 8 °C.

01/2002:1616

HYDROXYCARBAMIDE

Hydroxycarbamidum

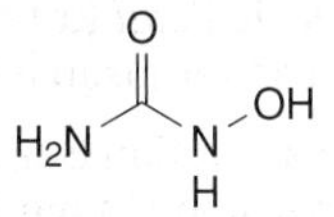

$CH_4N_2O_2$ M_r 76,1

DÉFINITION

N-Hydroxyurée.

Teneur : 97,5 pour cent à 102,0 pour cent (substance anhydre).

CARACTÈRES

Aspect : poudre cristalline, blanche ou sensiblement blanche, hygroscopique.

Solubilité : facilement soluble dans l'eau, pratiquement insoluble dans l'alcool.

L'hydroxycarbamide présente le phénomène du polymorphisme.

IDENTIFICATION

A. Spectrophotométrie d'absorption dans l'infrarouge (*2.2.24*).

Comparaison : *hydroxycarbamide SCR.*

Si les spectres obtenus à l'état solide présentent des différences, dissolvez respectivement la substance à examiner et la substance de référence dans de l'*alcool R*, évaporez à siccité et enregistrez de nouveaux spectres à partir des résidus.

B. Examinez les chromatogrammes obtenus dans l'essai de l'urée.

Résultats : la tache principale du chromatogramme obtenu avec la solution à examiner est semblable quant à sa position et ses dimensions à la tache principale du chromatogramme obtenu avec la solution témoin (c).

ESSAI

Urée. Chromatographie sur couche mince (*2.2.27*).

Solution à examiner. Dissolvez 50 mg d'hydroxycarbamide dans de l'*eau R* et complétez à 1,0 ml avec le même solvant.

Solution témoin (a). Dissolvez 12,5 mg d'*urée R* dans de l'*eau R* et complétez à 50 ml avec le même solvant.

Solution témoin (b). Dissolvez 5 mg d'hydroxycarbamide et 5 mg d'*urée R* dans de l'*eau R* et complétez à 20 ml avec le même solvant.

Solution témoin (c). Dissolvez 50 mg d'*hydroxycarbamide SCR* dans de l'*eau R* et complétez à 1 ml avec le même solvant.

Plaque : *plaque au gel de silice pour CCM R.*

Phase mobile : *pyridine R, eau R, acétate d'éthyle R* (2:2:10 *V/V/V*).

Dépôt : 10 µl.

Développement : sur les 2/3 de la plaque.

Séchage : à l'air.

Détection : pulvérisez une solution de *diméthylaminobenzaldéhyde R* à 10 g/l dans l'*acide chlorhydrique 1 M.*

Conformité du système : l'essai n'est valable que si le chromatogramme obtenu avec la solution (b) présente 2 taches nettement séparées.

Limites :

- *urée* : s'il apparaît une tache due à l'urée dans le chromatogramme obtenu avec la solution à examiner, elle n'est pas plus intense que la tache du chromatogramme obtenu avec la solution témoin (a) (0,5 pour cent).

Substances apparentées. Chromatographie liquide (*2.2.29*).

Solution à examiner (a). Dissolvez 0,100 g d'hydroxycarbamide dans la phase mobile et complétez à 10,0 ml avec la phase mobile.

Solution à examiner (b). Prélevez 5,0 ml de solution à examiner (a) et complétez à 50,0 ml avec la phase mobile.

Solution témoin (a). Dissolvez 0,100 g de *chlorhydrate d'hydroxylamine R* et 5 mg d'hydroxycarbamide dans la phase mobile et complétez à 10,0 ml avec la phase mobile. Préparez extemporanément.

Solution témoin (b). Prélevez 0,1 ml de solution à examiner (a) et complétez à 100,0 ml avec la phase mobile.

Solution témoin (c). Dissolvez 0,100 g d'*hydroxycarbamide SCR* dans la phase mobile et complétez à 10,0 ml avec la phase mobile. Prélevez 5,0 ml de solution et complétez à 50,0 ml avec la phase mobile.

Colonne :

- *dimensions* : l = 0,25 m, Ø = 4,6 mm,
- *phase stationnaire* : *gel de silice octadécylsilylé pour chromatographie R* (5 µm).

Phase mobile : *méthanol R, eau R* (5:95 *V/V*).

Débit : 0,5 ml/min.

Détection : spectrophotomètre à 214 nm.

Injection : 20 µl ; injectez la solution à examiner (a) et les solutions témoins (a) et (b).

Enregistrement : 3 fois le temps de rétention de l'hydroxycarbamide qui est d'environ 5 min.

Conformité du système : solution témoin (a) :

- *résolution* : au minimum 1,0 entre les pics dus à l'hydroxycarbamide et à l'impureté A.

Limites :

- *toute impureté* : au maximum la surface du pic principal du chromatogramme obtenu avec la solution témoin (b) (0,1 pour cent),

Monographies D - K

- *total* : au maximum 2 fois la surface du pic principal du chromatogramme obtenu avec la solution témoin (b) (0,2 pour cent),
- *limite d'exclusion* : 0,2 fois la surface du pic principal du chromatogramme obtenu avec la solution témoin (b) (0,02 pour cent).

Chlorures (*2.4.4*) : au maximum 50 ppm.

Dissolvez 1,0 g d'hydroxycarbamide dans de l'*eau R* et complétez à 15 ml avec le même solvant. La solution satisfait à l'essai limite des chlorures.

Métaux lourds (*2.4.8*) : au maximum 10 ppm.

Dissolvez 2,0 g d'hydroxycarbamide dans de l'*eau R* et complétez à 20 ml avec le même solvant. 12 ml de solution satisfont à l'essai limite A. Préparez le témoin avec la *solution à 1 ppm de plomb (Pb) R*.

Teneur en eau (*2.5.12*) : au maximum 0,5 pour cent, déterminé sur 2,00 g d'hydroxycarbamide.

Cendres sulfuriques (*2.4.14*) : au maximum 0,1 pour cent, déterminé sur 1,0 g d'hydroxycarbamide.

DOSAGE

Chromatographie liquide (*2.2.29*) selon les indications de l'essai des substances apparentées.

Injection : solution à examiner (b) et solution témoin (c).

CONSERVATION

En récipient étanche, à l'abri de la lumière.

IMPURETÉS

A. $H_2N\text{-}OH$: hydroxylamine.

01/2002:0336

HYDROXYÉTHYLCELLULOSE

Hydroxyethylcellulosum

DÉFINITION

L'hydroxyéthylcellulose est une cellulose partiellement *O*-(2-hydroxyéthylée).

CARACTÈRES

Poudre ou granulés, blancs, blanc-jaune ou blanc-gris, solubles dans l'eau chaude et dans l'eau froide en donnant une solution colloïdale, pratiquement insolubles dans l'acétone, dans l'alcool et dans le toluène.

IDENTIFICATION

A. Chauffez à ébullition 10 ml de solution S (voir Essai). La solution reste limpide.

B. A 10 ml de solution S, ajoutez 0,3 ml d'*acide acétique dilué R* et 2,5 ml d'une solution d'*acide tannique R* à 100 g/l. Il se forme un précipité floconneux blanc-jaune, soluble dans l'*ammoniaque diluée R1*.

C. Dans un tube à essai d'une longueur de 160 mm environ, mélangez soigneusement 1 g d'hydroxyéthylcellulose avec 2 g de *sulfate de manganèse R* finement pulvérisé. Dans la partie supérieure du tube, introduisez, sur 2 cm, une bandelette de papier filtre imprégné d'un mélange récemment préparé de 1 volume d'une solution de *diéthanolamine R* à 200 g/l et de 11 volumes d'une solution de *nitroprussiate de sodium R* à 50 g/l et dont le pH est ajusté à 9,8 environ par addition d'*acide chlorhydrique 1 M*. Plongez le tube, sur 8 cm, dans un bain d'huile de silicone et chauffez à 190-200 °C. Le papier filtre se colore en bleu au cours des 10 min qui suivent. Effectuez un essai à blanc.

D. Dissolvez complètement, sans chauffer, 0,2 g d'hydroxyéthylcellulose dans 15 ml de solution d'*acide sulfurique R* à 700 g/l. Versez la solution en agitant dans 100 ml d'*eau R* glacée et complétez à 250 ml avec de l'*eau R* glacée. Dans un tube à essai, mélangez soigneusement, en refroidissant dans l'eau glacée, 1 ml de la solution avec 8 ml d'*acide sulfurique R* ajoutés goutte à goutte. Chauffez au bain-marie pendant 3 min exactement et refroidissez immédiatement dans de l'eau glacée. Toujours à froid, ajoutez prudemment 0,6 ml de *solution de ninhydrine R2* et mélangez soigneusement. Laissez reposer à 25 °C. Il apparaît immédiatement une coloration rose qui ne vire pas au violet dans les 100 min qui suivent.

ESSAI

Solution S. Dispersez dans 50 ml d'*eau exempte de dioxyde de carbone R* une quantité d'hydroxyéthylcellulose correspondant à 1,0 g de substance desséchée. Après 10 min, complétez à 100 ml avec de l'*eau exempte de dioxyde de carbone R*. Continuez à agiter jusqu'à dissolution complète.

Aspect de la solution. La solution S n'est pas plus fortement opalescente que la suspension témoin III (*2.2.1*) et n'est pas plus fortement colorée que la solution témoin J_6 (*2.2.2, Procédé II*).

Détermination du pH (*2.2.3*). Le pH de la solution S est de 5,5 à 8,5.

Viscosité apparente. Dispersez dans 50 g d'*eau R*, en agitant, une quantité d'hydroxyéthylcellulose correspondant à 2,00 g de substance desséchée. Complétez à 100,0 g avec de l'*eau R*, puis agitez jusqu'à dissolution complète. A l'aide d'un viscosimètre à mobile tournant, déterminez la viscosité (*2.2.10*) à 25 °C, et à une vitesse de cisaillement de 100 s^{-1} pour les substances dont la viscosité attendue est inférieure ou égale à 100 mPa·s, de 10 s^{-1} pour les substances dont la viscosité attendue est comprise entre 100 mPa·s et 20 000 mPa·s et de 1 s^{-1} pour les substances dont la viscosité attendue est supérieure à 20 000 mPa·s. S'il est impossible d'obtenir exactement une vitesse de cisaillement de 1 s^{-1}, 10 s^{-1} ou 100 s^{-1} respectivement, utilisez une vitesse légèrement supérieure et une vitesse légèrement inférieure, puis interpolez. La viscosité apparente n'est pas inférieure à 75 pour cent ni supérieure à 140 pour cent de la valeur indiquée sur l'étiquette.

Chlorures (*2.4.4*). Prélevez 1 ml de solution S et complétez à 30 ml avec de l'*eau R*. 15 ml de cette solution satisfont à l'essai limite des chlorures (1,0 pour cent).

Nitrates. *Si l'hydroxyéthylcellulose a une viscosité apparente inférieure ou égale à 1000 mPa·s, elle satisfait à l'essai A.*

Si l'hydroxyéthylcellulose a une viscosité apparente supérieure à 1000 mPa·s, elle satisfait à l'essai B.

A. Prélevez 5 ml de solution S et complétez à 10 ml de l'*eau R*. A 1 ml de cette solution, ajoutez 19 ml d'*eau R*, 2 ml d'*ammoniaque concentrée R*, 0,5 ml d'une solution de *sulfate de manganèse R* à 10 g/l et 1 ml d'une solution de *sulfanilamide R* à 10 g/l. Ajoutez 0,1 g de *zinc R* en grenailles et laissez reposer dans l'eau glacée pendant 30 min, en agitant de temps en temps. Filtrez par aspiration sur un filtre de verre fritté (40). Dans un tube à essai, introduisez 10 ml du filtrat et acidifiez avec 2,5 ml d'*acide chlorhydrique R*. Ajoutez 0,5 ml d'une solution de *dichlorhydrate de naphtyléthylènediamine R* à 10 g/l. Laissez reposer pendant 15 min. S'il se développe une coloration rouge-violet, elle n'est pas plus intense que celle d'un témoin préparé simultanément et dans les mêmes conditions avec un mélange de 15 ml de *solution à 10 ppm de nitrate (NO_3) R* et de 5 ml d'*eau R* (3,0 pour cent).

B. Prélevez 5 ml de solution S et complétez à 10 ml de l'*eau R*. A 1 ml de cette solution, ajoutez 19 ml d'*eau R*, 2 ml d'*ammoniaque concentrée R*, 0,5 ml d'une solution de *sulfate de manganèse R* à 10 g/l et 1 ml d'une solution de *sulfanilamide R* à 10 g/l. Ajoutez 0,1 g de *zinc R* en grenailles et laissez reposer dans l'eau glacée pendant 30 min, en agitant de temps en temps. Filtrez sous pression sur un filtre de verre fritté (40). Dans un tube à essai, introduisez 10 ml du filtrat et acidifiez avec 2,5 ml d'*acide chlorhydrique R*. Ajoutez 0,5 ml d'une solution de *dichlorhydrate de naphtyléthylènediamine R* à 10 g/l. Laissez reposer pendant 15 min. S'il se développe une coloration rouge-violet, elle n'est pas plus intense que celle d'un témoin préparé simultanément et dans les mêmes conditions avec un mélange de 1 ml de *solution à 10 ppm de nitrate (NO_3) R* et de 19 ml d'*eau R* (0,2 pour cent).

Métaux lourds (*2.4.8*). 1,0 g d'hydroxyéthylcellulose satisfait à l'essai limite C des métaux lourds (20 ppm). Préparez le témoin avec 2 ml de *solution à 10 ppm de plomb (Pb) R*.

Glyoxal. Dans un tube à essai muni d'un bouchon rodé, introduisez 1,0 g d'hydroxyéthylcellulose et ajoutez 10,0 ml d'*éthanol R*. Bouchez le tube et agitez mécaniquement pendant 30 min. Centrifugez. A 2,0 ml de liquide surnageant, ajoutez 5,0 ml de solution de *chlorhydrate de méthylbenzothiazolonehydrazone R* à 4 g/l dans une solution à 80 pour cent *V/V* d'*acide acétique glacial R* dans de l'*eau R*. Agitez pour homogénéiser. Après 2 h, la solution n'est pas plus fortement colorée qu'un témoin préparé simultanément et dans les mêmes conditions, en remplaçant les 2,0 ml de liquide surnageant par 2,0 ml de *solution à 20 ppm de glyoxal ($C_2H_2O_2$) R* (200 ppm).

Oxyde d'éthylène. Opérez par chromatographie en phase gazeuse à espace de tête (*2.2.28*).

Préparation à examiner. Dans un flacon de 5 ml, introduisez 1,00 g (M_T) d'hydroxyéthylcellulose et 1 ml d'*eau R*. La substance gonfle dans l'eau mais ne s'y dissout pas.

Préparation témoin (a). Dans un flacon de 5 ml, introduisez 1,00 g (M_R) d'hydroxyéthylcellulose, ajoutez 0,2 ml (équivalant à 225 mg) de *solution d'oxyde d'éthylène R* refroidie et 0,8 ml d'*eau R*. La substance gonfle dans l'eau mais ne s'y dissout pas.

Solution témoin (b). Dans un flacon de 5 ml, ajoutez 0,1 ml d'une solution récemment préparée d'*acétaldéhyde R* à 10 mg/l à 0,1 ml de *solution d'oxyde d'éthylène R*.

Les flacons sont immédiatement obturés par une membrane de caoutchouc-butyle recouverte d'une couche d'aluminium ou de téflon et sertie avec une capsule d'aluminium.

Les conditions d'espace de tête statique suivantes peuvent être utilisées :

- température d'équilibrage : 70 °C,
- temps d'équilibrage : 45 min,
- température de transfert : 75 °C,
- gaz vecteur : *hélium pour chromatographie R* ou *azote pour chromatographie R*,
- durée de pressurisation : 30 s,
- volume injecté : 1 ml.

La chromatographie peut être réalisée en utilisant :

- une colonne de verre ou de silice fondue, d'une longueur de 30 m et d'un diamètre intérieur de 0,32 mm, dont la paroi intérieure est recouverte d'une couche de *poly(diméthyl)siloxane R* d'une épaisseur de 1,0 µm,
- comme gaz vecteur, de l'*hélium pour chromatographie R* oudel'*azote pour chromatographie R*, présentant une vitesse linéaire d'environ 20 cm/s et un rapport de division de 1:20,
- un détecteur à ionisation de flamme,

en maintenant la température de la colonne à 50 °C pendant 5 min, en l'augmentant ensuite de 30 °C par minute jusqu'à 230 °C, puis en la maintenant à 230 °C pendant 5 min et en maintenant la température de la chambre à injection à 150 °C et celle du détecteur à 250 °C.

Injectez 1,0 ml de la phase gazeuse de la solution témoin (b). Ajustez la sensibilité du détecteur de façon que la hauteur des 2 pics principaux dans le chromatogramme obtenu représente au moins 15 pour cent de l'échelle totale de l'enregistreur. L'essai n'est valable que si la résolution entre les pics correspondant à l'acétaldéhyde et à l'oxyde d'éthylène n'est pas inférieure à 3,5.

Injectez séparément 1,0 ml des phases gazeuses de la solution à examiner et de la solution témoin (a). S'il apparaît, dans le chromatogramme obtenu avec la solution à examiner, un pic correspondant à l'oxyde d'éthylène, la surface de celui-ci n'est pas supérieure à la moitié de la surface du pic correspondant à l'oxyde d'éthylène dans le chromatogramme obtenu avec la solution témoin (a).

La teneur en oxyde d'éthylène en parties par millions peut également être calculée à l'aide de l'expression :

$$\frac{A_T \times M_{EO} \times C}{0,25\,(A_R \times M_T - A_T \times M_R)}$$

où

$$C = \frac{C_{EO}}{M_{EO} \times 10}$$

A_T = surface du pic correspondant à l'oxyde d'éthylène dans le chromatogramme obtenu avec la solution à examiner,

A_R = surface du pic correspondant à l'oxyde d'éthylène dans le chromatogramme obtenu avec la solution témoin (a),

M_{EO} = masse d'oxyde d'éthylène absorbé (en grammes) utilisée pour préparer la *solution d'oxyde d'éthylène R*,

M_T = masse d'hydroxyéthylcellulose (en grammes) dans la solution à examiner,

M_R = masse d'hydroxyéthylcellulose (en grammes) dans la solution témoin,

C = facteur de correction à déterminer à partir de la formule,

C_{EO} = teneur en oxyde d'éthylène en milligrammes par millilitre, déterminée par titrage.

L'hydroxyéthylcellulose ne contient pas plus de 1 ppm d'oxyde d'éthylène.

2-Chloroéthanol. Opérez par chromatographie en phase gazeuse à espace de tête (*2.2.28*).

Préparation à examiner. Dans un flacon de 20 ml, introduisez 50 mg d'hydroxyéthylcellulose (M_T) et ajoutez 2 µl de *2-propanol R*.

Préparation témoin. Dans un flacon de 20 ml, introduisez 50 mg d'hydroxyéthylcellulose (M_R) et ajoutez 2 µl de *solution de 2-chloroéthanol R*.

Les flacons sont immédiatement obturés par une membrane de caoutchouc-butyle recouverte d'une couche d'aluminium ou de téflon et sertie avec une capsule d'aluminium.

Les conditions d'espace de tête suivantes peuvent être utilisées : le flacon est balayé par de l'hélium au débit de 20 ml/min. Les tubes sont chauffés à 110 °C pendant 40 min. La durée de l'injection est de 5 min. Les gaz extraits sont transférés vers un piège constitué d'un tube d'une longueur de 13,6 cm et d'un diamètre intérieur de 4 mm rempli de *copolymère éthylvinylbenzène-divinylbenzène R* (150 µm) maintenu à 50 °C.

Portez ensuite le piège rapidement à 210 °C et par un rétrobalayage avec de l'hélium au débit de 5 ml/min, entraînez le gaz vers la colonne analytique.

La chromatographie peut être réalisée en utilisant :

- une colonne de silice fondue d'une longueur de 30 m et d'un diamètre intérieur de 0,53 mm dont la paroi intérieure est recouverte d'une couche de *macrogol 20 000 R* traité pour chromatographie, d'une épaisseur de 1,0 µm,
- comme gaz vecteur, de l'*hélium pour chromatographie R*, à une vitesse linéaire de 60 cm/s,
- un détecteur à ionisation de flamme,

en maintenant la température de la colonne à 60 °C pendant 6 min, en l'augmentant de 5 °C par minute jusqu'à 110 °C, puis de 8 °C par minute jusqu'à 230 °C, enfin en la maintenant à 230 °C pendant 5 min et en maintenant la température de la chambre à injection à 150 °C et celle du détecteur à 260 °C.

Enregistrez successivement les chromatogrammes de la solution à examiner et de la solution témoin.

La teneur en 2-chloroéthanol en parties par millions peut être calculée à l'aide de l'expression :

$$\frac{A_T \times C}{(A_R \times M_T) - (A_T \times M_R)}$$

A_T = surface du pic correspondant au 2-chloroéthanol dans le chromatogramme obtenu avec la solution à examiner,

A_R = surface du pic correspondant au 2-chloroéthanol dans le chromatogramme obtenu avec la solution témoin,

M_T = masse d'hydroxyéthylcellulose (en grammes) dans la solution à examiner,

M_R = masse d'hydroxyéthylcellulose (en grammes) dans la solution témoin,

C = teneur en 2-chloroéthanol en microgrammes pour 2,0 µl de la *solution de 2-chloroéthanol R*.

L'hydroxyéthylcellulose ne contient pas plus de 10 ppm de 2-chloroéthanol.

Perte à la dessiccation (*2.2.32*). Déterminée à l'étuve à 100-105 °C pendant 3 h sur 1,000 g d'hydroxyéthylcellulose, la perte à la dessiccation n'est pas supérieure à 10,0 pour cent.

Cendres sulfuriques (*2.4.14*). Déterminé sur 1,0 g d'hydroxyéthylcellulose, le taux des cendres sulfuriques n'est pas supérieur à 4,0 pour cent.

ÉTIQUETAGE

L'étiquette indique, en millipascals-secondes, la viscosité apparente pour une solution d'hydroxyéthylcellulose à 2 pour cent *m/m*.

01/2002:1225

HYDROXYÉTHYLE (SALICYLATE D')

Hydroxyethylis salicylas

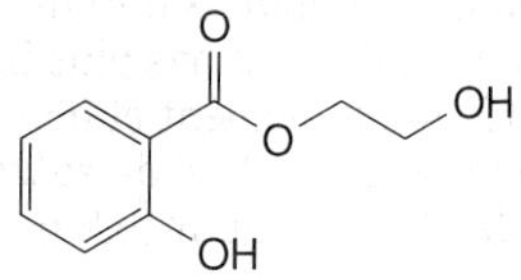

$C_9H_{10}O_4$　　M_r 182.2

DÉFINITION

2-Hydroxybenzoate de 2-hydroxyéthyle.

Teneur : 98,0 pour cent à 102,0 pour cent.

CARACTÈRES

Aspect : liquide huileux, incolore ou sensiblement incolore, ou cristaux incolores.

Solubilité : assez soluble dans l'eau, très soluble dans l'acétone et dans le chlorure de méthylène, facilement soluble dans l'alcool.

F : environ 21 °C.

IDENTIFICATION

Première identification : A, B.

Seconde identification : A, C, D, E.

A. Le salicylate d'hydroxyéthyle satisfait à l'essai de l'indice de réfraction (voir Essai).

B. Spectrophotométrie d'absorption dans l'infrarouge (*2.2.24*).
   Préparation : pellicules minces.
   Comparaison : *salicylate d'hydroxyéthyle SCR*.

C. Examinez les chromatogrammes obtenus dans l'essai des substances apparentées.
   Résultats : la tache principale du chromatogramme obtenu avec la solution à examiner (b) est semblable quant à sa position et ses dimensions à la tache principale du chromatogramme obtenu avec la solution témoin (a).

D. A 1 ml de solution S (voir Essai), ajoutez 1 ml d'*eau R* et 0,2 ml de *solution de chlorure ferrique R2*. Il apparaît une coloration rouge-violet qui disparaît immédiatement après addition de 2 ml d'*acide acétique dilué R*. Une très faible coloration violette peut persister.

Monographies D - K

E. Dans un tube à essai d'une longueur de 160 mm, mélangez 1,0 g de salicylate d'hydroxyéthyle avec 2,0 g de *sulfate de manganèse R* finement pulvérisé. Dans la partie supérieure du tube à essai, introduisez jusqu'à une profondeur de 2 cm une languette de papier filtre imprégnée d'un mélange récemment préparé de 1 volume d'une solution de *diéthanolamine R* à 20 pour cent *V/V* et de 11 volumes d'une solution de *nitroprussiate de sodium R* à 50 g/l, ajusté à pH 9,8 avec de l'*acide chlorhydrique 1 M*. Chauffez le tube à essai sur une flamme nue pendant 1-2 min. Le papier filtre se colore en bleu.

ESSAI

Solution S. Dissolvez 2,5 g de salicylate d'hydroxyéthyle dans 40 ml d'*alcool R* et complétez à 50 ml avec de l'*eau distillée R*.

Aspect de la solution. La solution S est limpide (*2.2.1*) et incolore (*2.2.2, Procédé II*).

Acidité ou alcalinité. A 2 ml de solution S, ajoutez 0,1 ml de *solution de rouge de méthyle R* et 0,2 ml d'*hydroxyde de sodium 0,01 M*. La solution est jaune. Ajoutez 0,3 ml d'*acide chlorhydrique 0,01 M*. La solution est rouge.

Densité (*2.2.5*) : 1,252 à 1,257.

Indice de réfraction (*2.2.6*) : 1,548 à 1,551.

Substances apparentées. Chromatographie sur couche mince (*2.2.27*).

Solution à examiner (a). Dissolvez 0,50 g de salicylate d'hydroxyéthyle dans du *méthanol R* et complétez à 10 ml avec le même solvant.

Solution à examiner (b). Prélevez 2 ml de solution à examiner (a) et complétez à 50 ml avec du *méthanol R*.

Solution témoin (a). Dissolvez 50,0 mg de *salicylate d'hydroxyéthyle SCR* dans du *méthanol R* et complétez à 25 ml avec le même solvant.

Solution témoin (b). Prélevez 2,5 ml de solution à examiner (b) et complétez à 10 ml avec du *méthanol R*.

Solution témoin (c). Dissolvez 0,10 g d'*éthylèneglycol R* dans du *méthanol R* et complétez à 50 ml avec le même solvant. Prélevez 1,25 ml de solution et complétez à 10 ml avec du *méthanol R*.

Plaque : *plaque au gel de silice F_{254} pour CCM R*.

Phase mobile : *acétate d'éthyle R*, *acide acétique glacial R* et *cyclohexane R* (20:20:60 *V/V/V*).

Dépôt : 10 µl.

Développement : sur un parcours de 15 cm.

Séchage : dans un courant d'air froid.

Détection A : en lumière ultraviolette à 254 nm.

Limites A :

– *toute impureté* : s'il apparaît d'autres taches que la tache principale dans le chromatogramme obtenu avec la solution à examiner (a), aucune d'entre elles n'est plus intense que la tache du chromatogramme obtenu avec la solution témoin (b) (1 pour cent).

Détection B : pulvérisez de la *solution de vanadate d'ammonium R* et chauffez à 100 °C pendant 10 min. Laissez refroidir la plaque pendant 10 min et examinez à la lumière du jour.

Limites B : dans le chromatogramme obtenu avec la solution à examiner (a) :

– *impureté B* : s'il apparaît une tache correspondant à l'impureté B, elle n'est pas plus intense que la tache du chromatogramme obtenu avec la solution témoin (c) (0,5 pour cent),

– *toute autre impureté* : s'il apparaît d'autres taches que la tache principale et qu'une tache correspondant à l'impureté B, aucune d'entres elles n'est plus intense que la tache du chromatogramme obtenu avec la solution témoin (b) (1 pour cent).

Conformité du système : le chromatogramme obtenu avec la solution témoin (c) présente une tache nettement visible.

Chlorures (*2.4.4*) : au maximum 100 ppm.

Prélevez 10 ml de solution S et complétez à 15 ml avec de l'*eau R*. La solution satisfait à l'essai limite des chlorures.

Sulfates (*2.4.13*) : au maximum 250 ppm.

Prélevez 12 ml de solution S et complétez à 15 ml avec de l'*eau distillée R*. La solution satisfait à l'essai limite des sulfates.

Cendres sulfuriques (*2.4.14*) : au maximum 0,1 pour cent, déterminé sur 1,0 g de salicylate d'hydroxyéthyle.

DOSAGE

Dans une fiole à bouchon rodé, dissolvez 0,125 g de salicylate d'hydroxyéthyle dans 30 ml d'*acide acétique glacial R*. Ajoutez 10 ml d'*acide sulfurique dilué R*, 1,5 g de *bromure de potassium R* et 50,0 ml de *bromate de potassium 0,0167 M*. Fermez immédiatement la fiole et laissez reposer à l'abri de la lumière pendant 15 min. Ajoutez 1,5 g d'*iodure de potassium R* immédiatement après avoir enlevé le bouchon et titrez par le *thiosulfate de sodium 0,1 M* en ajoutant vers la fin du titrage 1 ml de *solution d'amidon R*. Effectuez un titrage à blanc.

1 ml de *bromate de potassium 0,0167 M* correspond à 4,555 mg de $C_9H_{10}O_4$.

CONSERVATION

A l'abri de la lumière.

IMPURETÉS

A. acide salicylique,

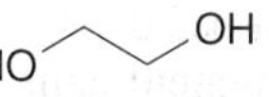

B. éthane-1,2-diol (éthylèneglycol).

01/2002:0337

HYDROXYPROPYLCELLULOSE

Hydroxypropylcellulosum

DÉFINITION

L'hydroxypropylcellulose est une cellulose partiellement *O*-(2-hydroxypropylée). Elle peut contenir au maximum 0,6 pour cent de silice (SiO_2).

CARACTÈRES

Poudre ou granulés blancs ou blanc-jaune, hygroscopiques après dessiccation, solubles dans l'eau froide, dans l'acide acétique glacial, dans l'éthanol, dans le méthanol, dans le propylèneglycol et dans un mélange de 10 parties de méthanol et de 90 parties de chlorure de méthylène en donnant des solutions colloïdales, assez solubles ou peu solubles dans l'acétone suivant le degré de substitution, pratiquement insolubles dans l'eau chaude, dans l'éthylèneglycol et dans le toluène.

IDENTIFICATION

A. Chauffez au bain-marie, en agitant, 10 ml de solution S (voir Essai). A une température supérieure à 40 °C, la solution devient trouble ou il se forme un précipité floconneux. La solution redevient limpide après refroidissement.

B. A 10 ml de solution S, ajoutez 0,3 ml d'*acide acétique dilué R* et 2,5 ml d'une solution d'*acide tannique R* à 100 g/l. Il se forme un précipité floconneux blanc-jaune, soluble dans l'*ammoniaque diluée R1*.

C. Dans un tube à essai d'une longueur de 160 mm environ, mélangez intimement 1 g d'hydroxypropylcellulose avec 2 g de *sulfate de manganèse R* finement pulvérisé. Dans la partie supérieure du tube, introduisez, sur 2 cm, une bandelette de papier filtre imprégné d'un mélange récemment préparé de 1 volume d'une solution de *diéthanolamine R* à 20 pour cent *V/V* et de 11 volumes d'une solution de *nitroprussiate de sodium R* à 50 g/l et dont le pH est ajusté à 9,8 environ par addition d'*acide chlorhydrique 1 M*. Plongez le tube, sur 8 cm, dans un bain d'huile de silicone à 190-200 °C. Le papier filtre se colore en bleu au cours des 10 min qui suivent. Effectuez un essai à blanc.

D. Dissolvez complètement, sans chauffer, 0,2 g d'hydroxypropylcellulose dans 15 ml d'une solution d'*acide sulfurique R* à 70 pour cent *m/m*. Versez la solution en agitant dans 100 ml d'*eau R* glacée et complétez à 250 ml avec de l'*eau R* glacée. Dans un tube à essai, mélangez soigneusement, en refroidissant dans de l'eau glacée, 1 ml de la solution avec 8 ml d'*acide sulfurique R* ajoutés goutte à goutte. Chauffez au bain-marie pendant 3 min exactement et refroidissez immédiatement dans de l'eau glacée. Toujours à froid, ajoutez prudemment 0,6 ml de *solution de ninhydrine R2* et mélangez soigneusement. Laissez reposer à 25 °C. Il apparaît immédiatement une coloration rose qui vire au violet dans les 100 min qui suivent.

E. Versez 1 ml de solution S sur une plaque de verre. Après évaporation de l'eau, il se forme une mince pellicule.

F. 0,2 g d'hydroxypropylcellulose ne se dissout pas dans 10 ml de *toluène R*, mais se dissout complètement dans 10 ml d'*éthanol R*.

ESSAI

Solution S. Dans 50 g d'*eau exempte de dioxyde de carbone R* chauffée à 90 °C, introduisez en agitant une quantité d'hydroxypropylcellulose correspondant à 1,0 g de substance desséchée. Laissez refroidir, puis ajustez la masse de la solution à 100 g avec de l'*eau exempte de dioxyde de carbone R*. Continuez à agiter jusqu'à dissolution complète.

Aspect de la solution. La solution S n'est pas plus fortement opalescente que la suspension témoin III (*2.2.1*) et n'est pas plus fortement colorée que la solution témoin J_6 (*2.2.2, Procédé II*).

Détermination du pH (*2.2.3*). Le pH de la solution S est de 5,0 à 8,5.

Viscosité apparente. Introduisez, tout en mélangeant, une quantité d'hydroxypropylcellulose correspondant à 6,00 g de substance desséchée, dans 150 g d'*eau R* chauffée à 90 °C. Mélangez avec un agitateur à hélice pendant 10 min, placez le flacon dans un bain d'eau glacée, continuez à mélanger dans le bain d'eau glacée pendant 40 min jusqu'à dissolution complète. Ajustez la masse de la solution à 300 g et centrifugez-la pour éliminer les éventuelles bulles d'air. Ajustez la température de la solution à 20 ± 0,1 °C. Déterminez la viscosité (*2.2.10*) à 20 °C à l'aide d'un viscosimètre à mobile tournant et à une vitesse de cisaillement de 10 s^{-1}. La viscosité apparente n'est pas inférieure à 75 pour cent ni supérieure à 140 pour cent de la valeur indiquée sur l'étiquette.

Dans le cas d'un produit de basse viscosité, utilisez une quantité suffisante de la substance à examiner pour préparer une solution à la concentration indiquée sur l'étiquette.

Silice. Au résidu obtenu dans l'essai des cendres sulfuriques, ajoutez une quantité suffisante d'*alcool R* pour humecter complètement le résidu. Ajoutez 6 ml d'*acide fluorhydrique R* en petites portions. Evaporez à siccité à 95-105 °C en prenant soin d'éviter la projection de particules. Refroidissez et lavez les parois du creuset de platine avec 6 ml d'*acide fluorhydrique R*. Ajoutez 0,5 ml d'*acide sulfurique R* et évaporez à siccité. Elevez progressivement la température et calcinez à 900 °C, laissez refroidir dans un dessiccateur et pesez. La différence entre la masse du résidu obtenu dans l'essai des cendres sulfuriques et la masse du résidu final correspond à la masse de silice dans la substance à examiner.

L'hydroxypropylcellulose ne contient pas plus de 0,6 pour cent de silice.

Chlorures (*2.4.4*). Prélevez 1 ml de solution S et complétez à 15 ml avec de l'*eau R*. La solution satisfait à l'essai limite des chlorures (0,5 pour cent).

Métaux lourds (*2.4.8*). 1,0 g d'hydroxypropylcellulose satisfait à l'essai limite C des métaux lourds (20 ppm). Préparez le témoin avec 2 ml de *solution à 10 ppm de plomb (Pb) R*.

Perte à la dessiccation (*2.2.32*). Déterminée à l'étuve à 100-105 °C sur 1,000 g d'hydroxypropylcellulose, la perte à la dessiccation n'est pas supérieure à 7,0 pour cent.

Cendres sulfuriques (*2.4.14*). Déterminé sur 1,0 g d'hydroxypropylcellulose dans un creuset de platine, le taux des cendres sulfuriques n'est pas supérieur à 1,6 pour cent.

ÉTIQUETAGE

L'étiquette indique :

- la viscosité apparente, en millipascals-secondes, pour une solution d'hydroxypropylcellulose à 2 pour cent *m/m* ;
- dans le cas d'un produit à basse viscosité, la concentration de la solution à utiliser et la viscosité apparente en millipascals-secondes ;
- dans les cas appropriés, que la substance contient de la silice.

01/2002:0916

HYDROXYZINE (CHLORHYDRATE D')

Hydroxyzini hydrochloridum

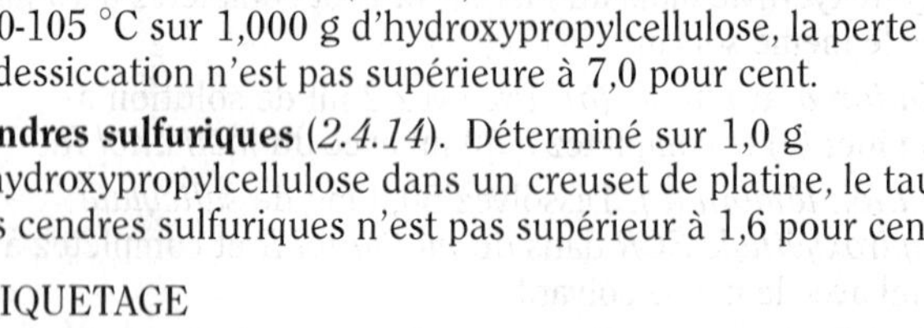

et énantiomère

$C_{21}H_{29}Cl_3N_2O_2$ M_r 447,8

DÉFINITION

Le chlorhydrate d'hydroxyzine contient au minimum 99,0 pour cent et au maximum l'équivalent de 101,0 pour cent de dichlorhydrate de (*RS*)-2-[2-[4-[(4-chlorophényl)phénylméthyl]pipérazin-1-yl]éthoxy]éthanol, calculé par rapport à la substance desséchée.

Monographies D - K

CARACTÈRES

Poudre cristalline, blanche ou sensiblement blanche, hygroscopique, facilement soluble dans l'eau et dans l'alcool, peu soluble dans l'acétone.

Le chlorhydrate d'hydroxyzine fond en se décomposant vers 200 °C.

IDENTIFICATION

Première identification : A, D.

Seconde identification : B, C, D.

A. Examinez le chlorhydrate d'hydroxyzine par spectrophotométrie d'absorption dans l'infrarouge (*2.2.24*), en comparant avec le spectre obtenu avec le *chlorhydrate d'hydroxyzine SCR*. Examinez les substances sous forme de pastilles.

B. Opérez par chromatographie sur couche mince (*2.2.27*) en utilisant une *plaque au gel de silice G pour CCM R*.

Solution à examiner. Dissolvez 0,50 g de chlorhydrate d'hydroxyzine dans un mélange à volumes égaux de *méthanol R* et de *chlorure de méthylène R* et complétez à 10 ml avec le même mélange de solvants.

Solution témoin (a). Dissolvez 0,50 g de *chlorhydrate d'hydroxyzine SCR* dans un mélange à volumes égaux de *méthanol R* et de *chlorure de méthylène R* et complétez à 10 ml avec le même mélange de solvants.

Solution témoin (b). Dissolvez 0,50 g de *chlorhydrate de méclozine R* dans un mélange à volumes égaux de *méthanol R* et de *chlorure de méthylène R* et complétez à 10 ml avec le même mélange de solvants. Prélevez 1 ml de solution et complétez à 2 ml avec la solution témoin (a).

Déposez sur la plaque 2 µl de chaque solution. Développez sur un parcours de 15 cm avec un mélange de 1 volume d'*ammoniaque concentrée R*, de 24 volumes d'*alcool R* et de 75 volumes de *toluène R*. Laissez sécher la plaque à l'air. Pulvérisez de la *solution d'iodobismuthate de potassium R2*. La tache principale du chromatogramme obtenu avec la solution à examiner est semblable quant à sa position, sa coloration et ses dimensions à la tache principale du chromatogramme obtenu avec la solution témoin (a). L'identification n'est valable que si le chromatogramme obtenu avec la solution témoin (b) présente 2 taches principales nettement séparées.

C. Dissolvez 0,1 g de chlorhydrate d'hydroxyzine dans de l'*alcool R* et complétez à 15 ml avec le même solvant. Ajoutez 15 ml de solution saturée d'*acide picrique R* dans l'*alcool R*. Laissez reposer pendant 15 min. Il se forme un précipité. Filtrez. Dissolvez le précipité dans de l'*alcool R* et laissez cristalliser. Amorcez la cristallisation, si nécessaire, en frottant la paroi du tube avec une baguette de verre. Le point de fusion (*2.2.14*) des cristaux est de 189 °C à 192 °C.

D. Le chlorhydrate d'hydroxyzine donne la réaction (a) des chlorures (*2.3.1*).

ESSAI

Solution S. Dissolvez 2,0 g de chlorhydrate d'hydroxyzine dans de l'*eau R* et complétez à 20,0 ml avec le même solvant.

Aspect de la solution. La solution S est limpide (*2.2.1*) et n'est pas plus fortement colorée que la solution témoin J_7 (*2.2.2, Procédé II*).

Angle de rotation optique (*2.2.7*) : − 0,10° à + 0,10°, déterminé avec la solution S.

Substances apparentées. Opérez par chromatographie liquide (*2.2.29*).

Solution à examiner. Dissolvez 10,0 mg de chlorhydrate d'hydroxyzine dans la phase mobile et complétez à 10,0 ml avec la phase mobile.

Solution témoin (a). Dissolvez 10,0 mg de *chlorhydrate d'hydroxyzine SCR* dans la phase mobile et complétez à 10,0 ml avec la phase mobile.

Solution témoin (b). Prélevez 3,0 ml de solution à examiner et complétez à 200,0 ml avec la phase mobile. Prélevez 5,0 ml de solution et complétez à 25,0 ml avec la phase mobile.

La chromatographie peut être réalisée en utilisant :

- une colonne d'acier inoxydable, d'une longueur de 0,15 m et d'un diamètre intérieur de 4,6 mm, remplie de *gel de silice octadécylsilylé pour chromatographie, désactivé pour les bases R* (3 µm),
- comme phase mobile, à un débit de 1 ml/min, un mélange préparé comme suit : dissolvez 0,5 g de *méthanesulfonate de sodium R* dans un mélange de 14 volumes de *triéthylamine R*, de 300 volumes d'*acétonitrile R* et de 686 volumes d'*eau R* ; ajustez à pH 2,7 avec de l'*acide sulfurique R*,
- comme détecteur, un spectrophotomètre réglé à 230 nm.

Injectez 20 µl de solution témoin (a) et 20 µl de solution témoin (b). Ajustez la sensibilité du système de façon que la hauteur du pic principal dans le chromatogramme obtenu avec la solution témoin (b) représente au moins 50 pour cent de l'échelle totale de l'enregistreur.

Dans le chromatogramme obtenu avec la solution témoin (a), mesurez la hauteur (A) au-dessus de la ligne de base du pic immédiatement avant le pic principal et la hauteur (B) au-dessus de la ligne de base dans la partie inférieure de la courbe séparant ce pic du pic dû à l'hydroxyzine. L'essai n'est valable que si A est supérieure à 10 fois B.

Injectez 20 µl de solution à examiner et 20 µl de solution témoin (b). Continuez la chromatographie pendant 2,5 fois le temps de rétention du pic principal. S'il apparaît, dans le chromatogramme obtenu avec la solution à examiner, d'autres pics que le pic principal, la surface d'aucun d'entre eux n'est supérieure à un tiers de celle du pic principal du chromatogramme obtenu avec la solution témoin (b) (0,1 pour cent) et la somme de leur surface n'est pas supérieure à la surface du pic principal du chromatogramme obtenu avec la solution témoin (b) (0,3 pour cent). Ne tenez pas compte des pics dont la surface est inférieure à 0,1 fois la surface du pic principal du chromatogramme obtenu avec la solution témoin (b).

Métaux lourds (*2.4.8*). 12 ml de solution S satisfont à l'essai limite A des métaux lourds (10 ppm). Préparez le témoin avec la *solution à 1 ppm de plomb (Pb) R*.

Perte à la dessiccation (*2.2.32*). Déterminée à l'étuve à 100-105 °C sur 1,000 g de chlorhydrate d'hydroxyzine, la perte à la dessiccation n'est pas supérieure à 5,0 pour cent.

Cendres sulfuriques (*2.4.14*). Déterminé sur 1,0 g de chlorhydrate d'hydroxyzine, le taux des cendres sulfuriques n'est pas supérieur à 0,1 pour cent.

DOSAGE

Dissolvez 0,200 g de chlorhydrate d'hydroxyzine dans 10 ml d'*acide acétique anhydre R*. Ajoutez 40 ml d'*anhydride acétique R* et titrez par l'*acide perchlorique 0,1 M*. Déterminez le point de fin de titrage par potentiométrie (*2.2.20*).

1 ml d'*acide perchlorique 0,1 M* correspond à 22,39 mg de $C_{21}H_{29}Cl_3N_2O_2$.

CONSERVATION

En récipient étanche, à l'abri de la lumière.

Monographies D - K

IMPURETÉS

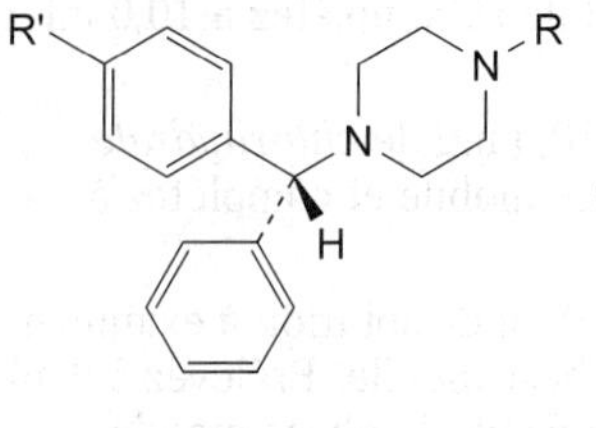

A. R = H, R' = Cl : (*RS*)-1-[(4-chlorophényl)phénylméthyl]pipérazine,

B. R = CH_2-CH_2-O-CH_2-CH_2-OH, R' = H : 2-[2-[4-(diphénylméthyl)pipérazin-1-yl]éthoxy]éthanol (décloxizine).

01/2002:1786

HYMÉCROMONE

Hymecromonum

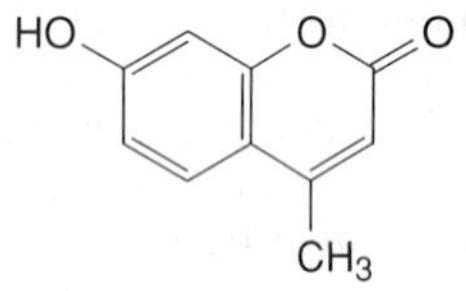

$C_{10}H_8O_3$ M_r 176,2

DÉFINITION

7-Hydroxy-4-méthyl-2*H*-1-benzopyran-2-one.

Teneur : 99,0 pour cent à 101,0 pour cent (substance desséchée).

CARACTÈRES

Aspect : poudre cristalline sensiblement blanche.

Solubilité : très peu soluble dans l'eau, assez soluble dans le méthanol, peu soluble dans le chlorure de méthylène. L'hymécromone se dissout dans les solutions diluées d'ammoniaque.

IDENTIFICATION

Spectrophotométrie d'absorption dans l'infrarouge (*2.2.24*).

Comparaison : *hymécromone SCR*.

ESSAI

Absorbance (*2.2.25*). Dissolvez 50 mg d'hymécromone dans 10 ml de *solution tampon chlorure d'ammonium pH 10,4 R* et complétez à 100,0 ml avec de l'*eau R*. A 1,0 ml de solution, ajoutez 10 ml de *solution tampon chlorure d'ammonium pH 10,4 R* et complétez à 100,0 ml avec de l'*eau R*. Examinée de 200 nm à 400 nm, la solution présente 2 maximums d'absorption à 229 nm et 360 nm et un minimum d'absorption à 276 nm. L'absorbance spécifique au maximum à 360 nm est de 1020 à 1120.

Substances apparentées. Chromatographie liquide (*2.2.29*).

Solution tampon. A 280 ml d'une solution de *phosphate monosodique R* à 1,56 g/l, ajoutez 720 ml d'une solution de *phosphate disodique R* à 3,58 g/l. Ajustez à pH 7 avec une solution d'*acide phosphorique R* à 100 g/l.

Solution à examiner. Dissolvez 10 mg d'hymécromone dans la phase mobile et complétez à 10,0 ml avec la phase mobile.

Solution témoin (a). Dissolvez 20 mg d'*hymécromone SCR*, 10 mg d'*impureté A d'hymécromone SCR* et 10 mg d'*impureté B d'hymécromone SCR* dans la phase mobile et complétez à 100,0 ml avec la phase mobile.

Solution témoin (b). Prélevez 1,0 ml de solution témoin (a) et complétez à 200,0 ml avec la phase mobile.

Colonne :

– *dimensions* : l = 0,25 m, Ø = 4 mm,
– *phase stationnaire* : *gel de silice octadécylsilylé pour chromatographie R* (10 µm) à particules sphériques.

Phase mobile : *méthanol R*, solution tampon (465:535 *V/V*).

Débit : 1,0 ml/min.

Détection : spectrophotomètre à 270 nm.

Injection : 20 µl.

Enregistrement : 1,5 fois le temps de rétention de l'hymécromone.

Rétention relative par rapport à l'hymécromone (temps de rétention = environ 6 min) : impureté A = environ 0,5 ; impureté B = environ 0,7.

Conformité du système : solution témoin (a) :

– *résolution* : au minimum 2 entre les pics dus à l'impureté A et à l'impureté B et au minimum 3 entre les pics dus à l'impureté B et à l'hymécromone.

Limites :

– *impureté A* : au maximum la surface du pic correspondant dans le chromatogramme obtenu avec la solution témoin (b) (0,05 pour cent),
– *impureté B* : au maximum la surface du pic correspondant dans le chromatogramme obtenu avec la solution témoin (b) (0,05 pour cent),
– *toute autre impureté* : au maximum la surface du pic correspondant à l'hymécromone dans le chromatogramme obtenu avec la solution témoin (b) (0,1 pour cent),
– *total* : au maximum 2 fois la surface du pic correspondant à l'hymécromone dans le chromatogramme obtenu avec la solution témoin (b) (0,2 pour cent),
– *limite d'exclusion* : 0,1 fois la surface du pic correspondant à l'hymécromone dans le chromatogramme obtenu avec la solution témoin (b) (0,01 pour cent).

Métaux lourds (*2.4.8*) : au maximum 10 ppm.

Dissolvez 1,5 g d'hymécromone dans un mélange de 15 volumes d'*eau R* et de 85 volumes de *diméthylformamide R* et complétez à 18 ml avec le même mélange de solvants. La solution satisfait à l'essai limite B. Préparez le témoin avec une solution à 1 ppm de plomb (Pb) obtenue par dilution de la *solution à 100 ppm de plomb (Pb) R* avec un mélange de 15 volumes d'*eau R* et de 85 volumes de *diméthylformamide R*.

Perte à la dessiccation (*2.2.32*) : au maximum 0,5 pour cent, déterminé à l'étuve à 100-105 °C pendant 4 h sur 1,000 g d'hymécromone.

Cendres sulfuriques (*2.4.14*) : au maximum 0,1 pour cent, déterminé sur 1,0 g d'hymécromone.

DOSAGE

Dissolvez 0,100 g d'hymécromone dans 80 ml de *2-propanol R*. Titrez par l'*hydroxyde de tétrabutylammonium propanolique 0,1 M*. Déterminez le point de fin de titrage par potentiométrie (*2.2.20*). Effectuez un titrage à blanc.

1 ml d'*hydroxyde de tétrabutylammonium propanolique 0,1 M* correspond à 17,62 mg de $C_{10}H_8O_3$.

CONSERVATION

A l'abri de la lumière.

IMPURETÉS

A. résorcinol,

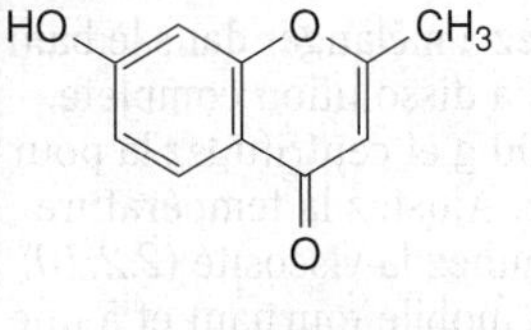

B. 7-hydroxy-2-méthyl-4*H*-1-benzopyran-4-one.

01/2002:0501

HYOSCYAMINE (SULFATE D')

Hyoscyamini sulfas

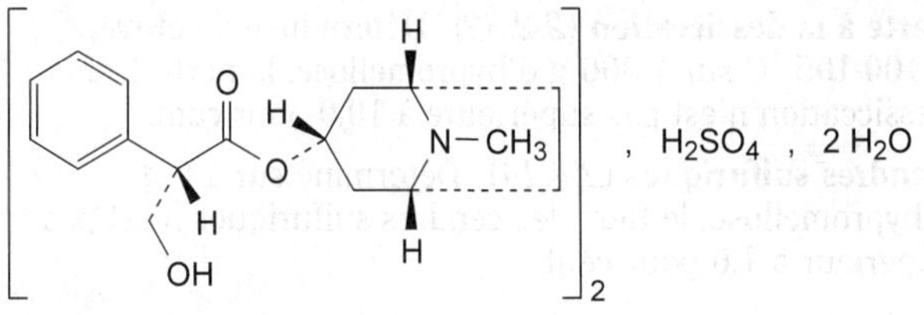

$C_{34}H_{48}N_2O_{10}S, 2H_2O$ M_r 713

DÉFINITION

Le sulfate d'hyoscyamine contient au minimum 98,0 pour cent et au maximum l'équivalent de 100,5 pour cent de sulfate de bis[(2*S*)-3-hydroxy-2-phénylpropanoate de (1*R*,3s,5*S*)-8-méthyl-8-azabicyclo[3.2.1]oct-3-yle], calculé par rapport à la substance desséchée.

CARACTÈRES

Poudre cristalline, blanche ou aiguilles incolores, très solubles dans l'eau, assez solubles à solubles dans l'alcool, pratiquement insolubles dans l'éther.

Le sulfate d'hyoscyamine fond en se décomposant vers 203 °C.

IDENTIFICATION

Première identification : A, B, E.

Seconde identification : C, D, E.

A. Le sulfate d'hyoscyamine satisfait à l'essai du pouvoir rotatoire spécifique (voir Essai).

B. Examinez le sulfate d'hyoscyamine par spectrophotométrie d'absorption dans l'infrarouge (*2.2.24*), en comparant avec le spectre obtenu avec le *sulfate d'hyoscyamine SCR*.

C. Chauffez 0,5 ml de solution S (voir Essai) avec 2 ml d'*acide acétique dilué R*. A la solution chaude, ajoutez 4 ml de *solution d'acide picrique R*. Laissez refroidir en agitant de temps en temps. Recueillez les cristaux, lavez-les avec 2 fois 3 ml d'*eau R* glacée et séchez-les à 100-105 °C. Le point de fusion (*2.2.14*) des cristaux est de 164 °C à 168 °C.

D. A 1 mg environ de sulfate d'hyoscyamine, ajoutez 0,2 ml d'*acide nitrique fumant R* et évaporez au bain-marie à siccité. Dissolvez le résidu dans 2 ml d'*acétone R* et ajoutez 0,2 ml d'une solution d'*hydroxyde de potassium R* à 30 g/l dans le *méthanol R*. Il se développe une coloration violette.

E. Le sulfate d'hyoscyamine donne la réaction (a) des sulfates (*2.3.1*).

ESSAI

Solution S. Dissolvez 2,50 g de sulfate d'hyoscyamine dans de l'*eau R* et complétez à 50,0 ml avec le même solvant.

Aspect de la solution. La solution S n'est pas plus fortement colorée que la solution témoin JB_6 (*2.2.2, Procédé II*).

Détermination du pH (*2.2.3*). Dissolvez 0,5 g de sulfate d'hyoscyamine dans de l'*eau exempte de dioxyde de carbone R* et complétez à 25 ml avec le même solvant. Le pH de la solution est de 4,5 à 6,2.

Pouvoir rotatoire spécifique (*2.2.7*). Déterminé avec la solution S et calculé par rapport à la substance desséchée, le pouvoir rotatoire spécifique est de – 24 à – 29.

Substances apparentées. Opérez par chromatographie sur couche mince (*2.2.27*) en utilisant une plaque recouverte de *gel de silice G R*.

Solution à examiner. Dissolvez 0,2 g de sulfate d'hyoscyamine dans 2 ml de *méthanol R*.

Solution témoin. Prélevez 0,5 ml de solution à examiner et complétez à 100 ml avec du *méthanol R*.

Déposez séparément sur la plaque 2 µl de chaque solution. Au fond d'une chambre à chromatographie, placez un vase cylindrique contenant 10 ml d'*ammoniaque concentrée R*. Introduisez séparément la phase mobile constituée par un mélange de 15 volumes de *méthanol R* et de 85 volumes de *chloroforme R*. Lorsque la chambre est saturée, développez les chromatogrammes sur un parcours de 15 cm. Desséchez la plaque à 100-105 °C pendant 15 min, puis laissez refroidir. Pulvérisez de la *solution diluée d'iodobismuthate de potassium R* jusqu'à apparition des taches. S'il apparaît d'autres taches que la tache principale dans le chromatogramme obtenu avec la solution à examiner, aucune d'entre elles n'est plus intense que la tache du chromatogramme obtenu avec la solution témoin (0,5 pour cent).

Apoatropine. Dissolvez 0,100 g de sulfate d'hyoscyamine dans de l'*acide chlorhydrique 0,01 M* et complétez à 100,0 ml avec le même acide. Déterminez l'absorbance (*2.2.25*) à 245 nm. Calculée par rapport à la substance desséchée, l'absorbance spécifique n'est pas supérieure à 4,0 (0,5 pour cent environ d'apoatropine).

Perte à la dessiccation (*2.2.32*). Déterminée par chauffage à l'étuve à 100-105 °C pendant 20 h sur 0,500 g de sulfate d'hyoscyamine, la perte à la dessiccation est de 2,0 pour cent à 5,5 pour cent.

Cendres sulfuriques (*2.4.14*). Déterminé sur 1,0 g de sulfate d'hyoscyamine, le taux des cendres sulfuriques n'est pas supérieur à 0,1 pour cent.

DOSAGE

Dissolvez 0,500 g de sulfate d'hyoscyamine dans 25 ml d'*acide acétique anhydre R*. Titrez par l'*acide perchlorique 0,1 M*. Déterminez le point de fin de titrage par potentiométrie (*2.2.20*).

1 ml d'*acide perchlorique 0,1 M* correspond à 67,7 mg de $C_{34}H_{48}N_2O_{10}S$

CONSERVATION

En récipient étanche, à l'abri de la lumière.

01/2002:0348

HYPROMELLOSE

Hypromellosum

DÉFINITION

L'hypromellose (hydroxypropylméthylcellulose) est une cellulose partiellement *O*-méthylée et *O*-(2-hydroxypropylée).

CARACTÈRES

Poudre ou granulés blancs, blanc-jaune ou blanc-gris, hygroscopiques après dessiccation, pratiquement insolubles dans l'eau chaude, dans l'acétone, dans l'éthanol, dans l'éther et dans le toluène. L'hypromellose se dissout dans l'eau froide en donnant une solution colloïdale.

IDENTIFICATION

A. Chauffez au bain-marie, en agitant, 10 ml de solution S (voir Essai). A une température supérieure à 50 °C, la solution devient trouble ou il se forme un précipité floconneux. La solution redevient limpide après refroidissement.

B. A 10 ml de solution S, ajoutez 0,3 ml d'*acide acétique dilué R* et 2,5 ml d'une solution d'*acide tannique R* à 100 g/l. Il se forme un précipité floconneux blanc-jaune, soluble dans l'*ammoniaque diluée R1*.

C. Dans un tube à essai d'une longueur de 160 mm environ, mélangez intimement 1 g d'hypromellose avec 2 g de *sulfate de manganèse R* finement pulvérisé. Dans la partie supérieure du tube, introduisez, sur 2 cm, une bandelette de papier filtre imprégné d'un mélange récemment préparé de 1 volume d'une solution de *diéthanolamine R* à 20 pour cent *V/V* et de 11 volumes d'une solution de *nitroprussiate de sodium R* à 50 g/l et dont le pH est ajusté à 9,8 environ par addition d'*acide chlorhydrique 1 M*. Plongez le tube, sur 8 cm, dans un bain d'huile de silicone à 190-200 °C. Le papier filtre se colore en bleu au cours des 10 min qui suivent. Effectuez un essai à blanc.

D. Dissolvez complètement, sans chauffer, 0,2 g d'hypromellose dans 15 ml d'une solution d'*acide sulfurique R* à 70 pour cent *m/m*. Versez la solution en agitant dans 100 ml d'*eau R* glacée et complétez à 250 ml avec de l'*eau R* glacée. Dans un tube à essai, mélangez soigneusement, en refroidissant dans de l'eau glacée, 1 ml de la solution avec 8 ml d'*acide sulfurique R* ajoutés goutte à goutte. Chauffez au bain-marie pendant 3 min exactement et refroidissez immédiatement dans de l'eau glacée. Toujours à froid, ajoutez prudemment 0,6 ml de *solution de ninhydrine R2* et mélangez soigneusement. Laissez reposer à 25 °C. Il apparaît immédiatement une coloration rose qui vire au violet dans les 100 min qui suivent.

E. Versez 1 ml de solution S sur une plaque de verre. Après évaporation de l'eau, il se forme une mince pellicule.

F. 0,2 g d'hypromellose ne se dissout ni dans 10 ml de *toluène R* ni dans 10 ml d'*éthanol R*.

ESSAI

Solution S. Dans 50 g d'*eau exempte de dioxyde de carbone R* chauffée à 90 °C, introduisez en agitant une quantité d'hypromellose correspondant à 1,0 g de substance desséchée. Laissez refroidir, puis ajustez la masse de la solution à 100 g avec de l'*eau exempte de dioxyde de carbone R*. Continuez à agiter jusqu'à dissolution complète.

Aspect de la solution. La solution S n'est pas plus fortement opalescente que la suspension témoin III (*2.2.1*) et n'est pas plus fortement colorée que la solution témoin J_6 (*2.2.2, Procédé II*).

Détermination du pH (*2.2.3*). Le pH de la solution S est de 5,5 à 8,0.

Viscosité apparente. Introduisez, tout en mélangeant, une quantité d'hypromellose correspondant à 6,00 g de substance desséchée, dans 150 g d'*eau R* chauffée à 90 °C. Mélangez avec un agitateur à hélice pendant 10 min, placez le flacon dans un bain d'eau glacée, continuez à mélanger dans le bain d'eau glacée pendant 40 min jusqu'à dissolution complète. Ajustez la masse de la solution à 300 g et centrifugez-la pour éliminer les éventuelles bulles d'air. Ajustez la température de la solution à 20 ± 0,1 °C. Déterminez la viscosité (*2.2.10*) à 20 °C à l'aide d'un viscosimètre à mobile tournant et à une vitesse de cisaillement de 10 s^{-1}. La viscosité apparente n'est pas inférieure à 75 pour cent ni supérieure à 140 pour cent de la valeur indiquée sur l'étiquette.

Chlorures (*2.4.4*). Prélevez 1 ml de solution S et complétez à 15 ml avec de l'*eau R*. La solution satisfait à l'essai limite des chlorures (0,5 pour cent).

Métaux lourds (*2.4.8*). 1,0 g d'hypromellose satisfait à l'essai limite C des métaux lourds (20 ppm). Préparez le témoin avec 2 ml de *solution à 10 ppm de plomb (Pb) R*.

Perte à la dessiccation (*2.2.32*). Déterminée à l'étuve à 100-105 °C sur 1,000 g d'hypromellose, la perte à la dessiccation n'est pas supérieure à 10,0 pour cent.

Cendres sulfuriques (*2.4.14*). Déterminé sur 1,0 g d'hypromellose, le taux des cendres sulfuriques n'est pas supérieur à 1,0 pour cent.

ÉTIQUETAGE

L'étiquette indique, en millipascals-secondes, la viscosité apparente pour une solution d'hypromellose à 2 pour cent *m/m*.

01/2002:0347

HYPROMELLOSE (PHTALATE D')

Hypromellosi phthalas

DÉFINITION

Le phtalate d'hypromellose (phtalate d'hydroxypropylméthylcellulose) est le monoester de l'acide phtalique et de l'hypromellose. Il contient des groupes méthoxy ($-OCH_3$) et 2-hydroxypropoxy ($-OCH_2CHOHCH_3$) et au minimum 21,0 pour cent et au maximum 35,0 pour cent de groupes phtaloyle (*o*-carboxybenzoyle $C_8H_5O_3$), calculé par rapport à la substance anhydre.

CARACTÈRES

Poudre granuleuse ou paillettes fluides, blanches à sensiblement blanches, pratiquement insolubles dans l'eau, solubles dans un mélange à volumes égaux d'acétone et de méthanol et dans un mélange à volumes égaux de chlorure de méthylène et de méthanol, très peu solubles dans l'acétone et dans le toluène, pratiquement insolubles dans l'éthanol.

IDENTIFICATION

A. Examinez le phtalate d'hypromellose par spectrophotométrie d'absorption dans l'infrarouge (*2.2.24*), en comparant avec le *spectre de référence du phtalate d'hypromellose de la Ph. Eur.*

B. Dissolvez 40 mg environ de phtalate d'hypromellose dans 1 ml d'un mélange à volumes égaux d'*acétone R* et de *méthanol R*. Faites couler la solution sur une plaque de verre et séchez. Il se forme une mince pellicule incolore et transparente.

ESSAI

Acide phtalique libre. Opérez par chromatographie liquide (*2.2.29*).

Solution à examiner. Dissolvez 0,20 g de phtalate d'hypromellose dans 50 ml environ d'*acétonitrile R* à l'aide d'ultrasons. Ajoutez 10 ml d'*eau R*, refroidissez à la température ambiante et complétez à 100,0 ml avec l'*acétonitrile R.*

Solution témoin. Dissolvez 5,0 mg d'*acide phtalique R* dans 125 ml d'*acétonitrile R.* Ajoutez 25 ml d'*eau R* et complétez à 250,0 ml avec de l'*acétonitrile R.*

La chromatographie peut être réalisée en utilisant :

– une colonne, d'une longueur de 0,25 m et d'un diamètre intérieur de 4,6 mm, remplie de silice poreuse ou de micro-particules de céramique (5 µm à 10 µm), chimiquement liées à de l'octadécylsilane,
– comme phase mobile, à un débit de 2 ml/min, un mélange de 15 ml d'*acétonitrile R* et de 85 volumes d'une solution d'*acide cyanoacétique R* à 8,5 g/l,
– comme détecteur un spectrophotomètre réglé à 235 nm.

Injectez 20 µl de solution témoin. Ajustez la sensibilité du système de façon que la hauteur du pic principal, à l'exception du pic dû au solvant, représente au moins 50 pour cent de l'échelle totale de l'enregistreur.

Injectez 20 µl de solution à examiner. Dans le chromatogramme obtenu avec la solution à examiner, la surface du pic correspondant à l'acide phtalique n'est pas supérieure à la surface du pic principal du chromatogramme obtenu avec la solution témoin (1 pour cent).

Chlorures. Dissolvez 1,0 g de phtalate d'hypromellose dans 40,0 ml d'*hydroxyde de sodium 0,2 M,* ajoutez 0,05 ml de *solution de phénolphtaléine R* et ajoutez goutte à goutte et en agitant de l'*acide nitrique dilué R* jusqu'à disparition de la coloration rouge. Ajoutez 20,0 ml d'*acide nitrique dilué R* en agitant. Chauffez au bain-marie en agitant jusqu'à ce que le précipité d'abord gélatineux, devienne granuleux. Refroidissez et centrifugez. Séparez la phase liquide et lavez le résidu avec 3 fois 20 ml d'*eau R* en séparant les eaux de lavage par centrifugation. Réunissez les phases liquides, filtrez, ajoutez 5,0 ml de *nitrate d'argent 0,1 M,* complétez à 200,0 ml avec de l'*eau R* et mélangez. 50,0 ml de cette solution ne sont pas plus opalescents qu'une solution témoin préparée en mélangeant 0,5 ml d'*acide chlorhydrique 0,01 M* avec 10,0 ml d'*hydroxyde de sodium 0,2 M,* puis en ajoutant 7 ml d'*acide nitrique dilué R* et 5,0 ml de *nitrate d'argent 0,1 M* et en complétant à 50,0 ml avec de l'*eau R* (0,07 pour cent).

Métaux lourds (*2.4.8*). 2,0 g de phtalate d'hypromellose satisfont à l'essai limite C des métaux lourds (10 ppm). Préparez le témoin avec 2 ml de *solution à 10 ppm de plomb (Pb) R.*

Cendres sulfuriques (*2.4.14*). Déterminé sur 1,0 g de phtalate d'hypromellose, le taux des cendres sulfuriques n'est pas supérieur à 0,2 pour cent.

Teneur en eau (*2.5.12*). Déterminée par semi-microdosage sur 0,500 g de phtalate d'hypromellose, la teneur en eau n'est pas supérieure à 5,0 pour cent. Effectuez l'essai en utilisant 50 ml de *méthanol anhydre R* comme solvant.

DOSAGE

Dissolvez 1,000 g de phtalate d'hypromellose dans 50 ml d'un mélange de 1 volume d'*eau R,* de 2 volumes d'*acétone R* et de 2 volumes d'*alcool R.* Ajoutez 0,1 ml de *solution de phénolphtaléine R* et titrez par l'*hydroxyde de sodium 0,1 M* jusqu'à obtention d'une faible coloration rose. Effectuez un titrage à blanc.

Calculez la teneur pour cent en groupes phtaloyle *(P)* à l'aide de l'expression :

$$\frac{149n}{(100-a)m} - 1,795S$$

a = teneur pour cent en eau,

m = masse de la prise d'essai, en grammes,

n = nombre de millilitres d'*hydroxyde de sodium 0,1 M* utilisés,

S = teneur pour cent en acide phtalique libre (voir Essai).

CONSERVATION

En récipient étanche.

Monographies D - K

I

01/2002:0721

IBUPROFÈNE

Ibuprofenum

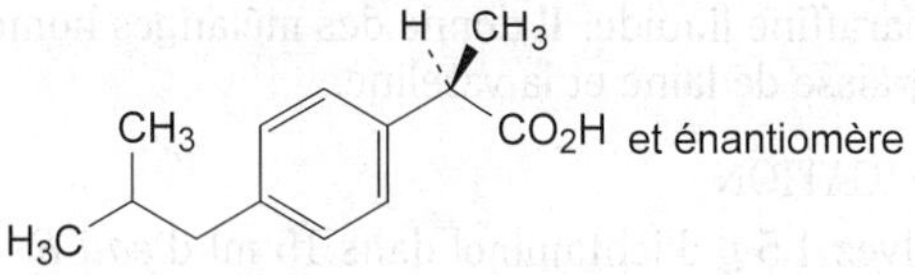

$C_{13}H_{18}O_2$ M_r 206,3

DÉFINITION

L'ibuprofène contient au minimum 98,5 pour cent et au maximum l'équivalent de 101,0 pour cent d'acide (2*RS*)-2-[4-(2-méthylpropyl)phényl]propanoïque, calculé par rapport à la substance desséchée.

CARACTÈRES

Poudre cristalline blanche ou cristaux incolores, pratiquement insolubles dans l'eau, facilement solubles dans l'acétone, dans le chlorure de méthylène, dans l'éther et dans le méthanol. L'ibuprofène se dissout dans les solutions diluées d'hydroxydes et de carbonates alcalins.

IDENTIFICATION

Première identification : A, C.

Seconde identification : A, B, D.

A. Le point de fusion (*2.2.14*) de l'ibuprofène est de 75 °C à 78 °C.

B. Dissolvez 50,0 mg d'ibuprofène dans une solution d'*hydroxyde de sodium R* à 4 g/l et complétez à 100,0 ml avec la même solution alcaline. Examinée de 240 nm à 300 nm (*2.2.25*) à l'aide d'un spectrophotomètre dont la largeur de bande est de 1,0 nm et la vitesse maximale de balayage de 50 nm/min, la solution présente un épaulement à 258 nm et 2 maximums d'absorption respectivement à 264 nm et à 272 nm. Le rapport entre l'absorbance mesurée au maximum à 264 nm et celle mesurée à l'épaulement à 258 nm est de 1,20 à 1,30. Le rapport entre l'absorbance mesurée au maximum à 272 nm et celle mesurée à l'épaulement à 258 nm est de 1,00 à 1,10.

C. Examinez l'ibuprofène par spectrophotométrie d'absorption dans l'infrarouge (*2.2.24*), en comparant avec le spectre obtenu avec l'*ibuprofène SCR*. Examinez les substances sous forme de pastilles.

D. Opérez par chromatographie sur couche mince (*2.2.27*) en utilisant une plaque recouverte de *gel de silice H R*.

Solution à examiner. Dissolvez 50 mg d'ibuprofène dans du *chlorure de méthylène R* et complétez à 10 ml avec le même solvant.

Solution témoin. Dissolvez 50 mg d'*ibuprofène SCR* dans du *chlorure de méthylène R* et complétez à 10 ml avec le même solvant.

Déposez séparément sur la plaque 5 µl de chaque solution. Développez sur un parcours de 10 cm avec un mélange de 5 volumes d'*acide acétique anhydre R*, de 25 volumes d'*acétate d'éthyle R* et de 75 volumes d'*hexane R*. Laissez sécher la plaque à 120 °C pendant 30 min. Pulvérisez légèrement une solution de *permanganate de potassium R* à 10 g/l dans l'*acide sulfurique dilué R* et chauffez à 120 °C pendant 20 min. Examinez en lumière ultraviolette à 365 nm. La tache principale du chromatogramme obtenu avec la solution à examiner est semblable quant à sa position, sa coloration et ses dimensions à la tache principale du chromatogramme obtenu avec la solution témoin.

ESSAI

Solution S. Dissolvez 2,0 g d'ibuprofène dans du *méthanol R* et complétez à 20 ml avec le même solvant.

Aspect de la solution. La solution S est limpide (*2.2.1*) et incolore (*2.2.2, Procédé II*).

Angle de rotation optique (*2.2.7*). Dissolvez 0,50 g d'ibuprofène dans du *méthanol R* et complétez à 20,0 ml avec le même solvant. L'angle de rotation optique est de + 0,05° à − 0,05°.

Substances apparentées. Opérez par chromatographie liquide (*2.2.29*).

Solution à examiner. Dissolvez 20 mg d'ibuprofène dans 2 ml d'*acétonitrile R* et complétez à 10,0 ml avec la phase mobile.

Solution témoin (a). Prélevez 1,0 ml de solution à examiner et complétez à 100,0 ml avec la phase mobile.

Solution témoin (b). Dissolvez 20 mg d'*ibuprofène SCR* dans 2 ml d'*acétonitrile R* et ajoutez 1 ml d'une solution d'*acide 2-(4-butylphényl)propionique SCR* à 0,06 g/l dans de l'*acétonitrile R*. Complétez à 10,0 ml avec la phase mobile.

La chromatographie peut être réalisée en utilisant :

- une colonne d'acier inoxydable, d'une longueur de 0,15 m et d'un diamètre intérieur de 4,6 mm, remplie de *gel de silice octadécylsilylé pour chromatographie R* (5 µm),
- comme phase mobile, à un débit de 2 ml/min, un mélange de 0,5 volume d'*acide phosphorique R*, de 340 volumes d'*acétonitrile R* et de 600 volumes d'*eau R*. Laissez équilibrer et complétez à 1000 volumes avec de l'*eau R*,
- comme détecteur, un spectrophotomètre réglé à 214 nm.

Equilibrez la colonne avec la phase mobile à un débit de 2 ml/min pendant 45 min environ.

Ajustez la sensibilité du système de façon que la hauteur du pic principal du chromatogramme obtenu avec 20 µl de la solution témoin (a) représente 70 pour cent à 90 pour cent de l'échelle totale de l'enregistreur.

Lorsque le chromatogramme est enregistré dans les conditions prescrites, le temps de rétention de l'ibuprofène est de 20 min environ. Injectez 20 µl de solution témoin (b). Mesurez la hauteur (*A*) au-dessus de la ligne de base du pic dû à l'acide 2-(4-butylphényl)propionique et la hauteur (*B*) au-dessus de la ligne de base dans la partie inférieure de la courbe séparant ce pic du pic dû à l'ibuprofène. L'essai n'est valable que si *A* est supérieur à 1,5*B*. Si nécessaire, ajustez la concentration en acétonitrile de la phase mobile de façon à obtenir la résolution exigée.

Injectez séparément 20 µl de solution à examiner et 20 µl de solution témoin (a). Continuez la chromatographie pendant 1,5 fois le temps de rétention du pic principal. S'il apparaît, dans le chromatogramme obtenu avec la solution à examiner, un pic correspondant à l'acide 2-(4-butylphényl)propionique, sa surface n'est pas supérieure à celle du pic correspondant dans le chromatogramme obtenu avec la solution témoin (b) (0,3 pour cent). S'il apparaît, dans le chromatogramme obtenu avec la solution à examiner, d'autres pics que le pic principal et un pic dû à l'acide 2-(4-butylphényl)propionique, la surface d'aucun d'entre eux n'est supérieure à 0,3 fois la surface du pic principal du chromatogramme obtenu avec la solution témoin (a) (0,3 pour cent). La somme de la surface de tous les pics, à l'exception du pic principal et du pic correspondant à l'acide 2-(4-butylphényl)propionique du chromatogramme obtenu avec la solution à examiner, n'est pas supérieure à 0,7 fois la surface du pic principal du chromatogramme obtenu avec la solution témoin (a) (0,7 pour cent). Ne tenez pas compte du pic dû au solvant ni des pics dont la surface est inférieure à 0,1 fois la surface du pic principal du chromatogramme obtenu avec la solution témoin (a).

Métaux lourds (*2.4.8*). 12 ml de solution S satisfont à l'essai limite B des métaux lourds (10 ppm). Préparez le témoin avec une solution à 1 ppm de plomb (Pb) préparée par dilution de la *solution à 100 ppm de plomb (Pb) R* avec du *méthanol R*.

Perte à la dessiccation (*2.2.32*). Déterminée sur du *pentoxyde de diphosphore R* sous vide sur 1,000 g d'ibuprofène, la perte à la dessiccation n'est pas supérieure à 0,5 pour cent.

Cendres sulfuriques (*2.4.14*). Déterminé sur 1,0 g d'ibuprofène, le taux des cendres sulfuriques n'est pas supérieur à 0,1 pour cent.

DOSAGE

Dissolvez 0,450 g d'ibuprofène dans 50 ml de *méthanol R*. Titrez par l'*hydroxyde de sodium 0,1 M* en présence de 0,4 ml de *solution de phénolphtaléine R1* jusqu'à virage au rouge. Effectuez un titrage à blanc.

1 ml d'*hydroxyde de sodium 0,1 M* correspond à 20,63 mg de $C_{13}H_{18}O_2$.

IMPURETÉS

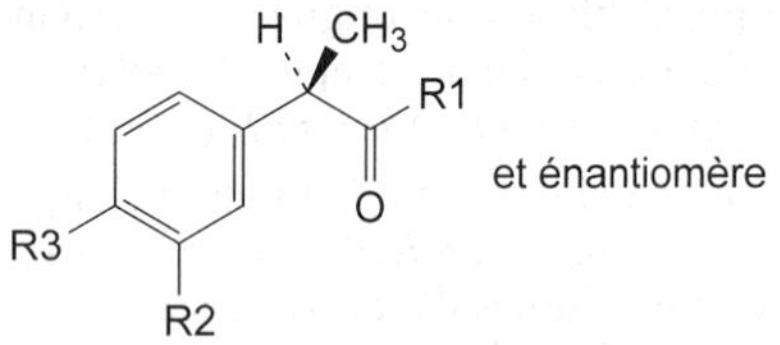

A. R1 = OH, R2 = CH_2-$CH(CH_3)_2$, R3 = H : acide (2*RS*)-2-[3-(2-méthylpropyl)phényl]propanoïque,

B. R1 = OH, R2 = H, R3 = $[CH_2]_3$-CH_3 : acide (2*RS*)-2-(4-butylphényl)propanoïque,

C. R1 = NH_2, R2 = H, R3 = CH_2-$CH(CH_3)_2$: (2*RS*)-2-[4-(2-méthylpropyl)phényl]propanamide,

D. R1 = OH, R2 = H, R3 = CH_3 : acide (2*RS*)-2-(4-méthylphényl)propanoïque,

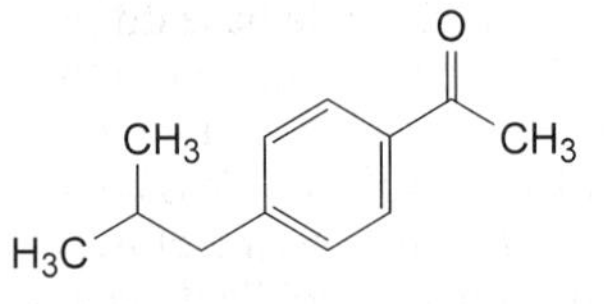

E. 1-[4-(2-méthylpropyl)phényl]éthanone.

01/2002:0917

ICHTAMMOL

Ichthammolum

DÉFINITION

L'ichtammol est obtenu par distillation à partir de certains schistes bitumeux, sulfonation du distillat, puis neutralisation par l'ammoniaque. Il contient au minimum 50,0 pour cent *m/m* et au maximum 56,0 pour cent *m/m* de matières sèches, au minimum 4,5 pour cent *m/m* et au maximum 7,0 pour cent *m/m* d'ammoniac total (NH_3 ; M_r 17,03) et au minimum 10,5 pour cent *m/m* de soufre organique combiné, calculés par rapport à la substance desséchée. Au maximum 20,0 pour cent *m/m* du soufre total se trouve sous forme de sulfates.

CARACTÈRES

Liquide dense, brun-noir, miscible à l'eau et au glycérol, peu soluble dans l'alcool, dans l'éther, dans les huiles grasses et dans la paraffine liquide. Il donne des mélanges homogènes avec la graisse de laine et la vaseline.

IDENTIFICATION

A. Dissolvez 1,5 g d'ichtammol dans 15 ml d'*eau R* (Solution A). A 2 ml de solution A, ajoutez 2 ml d'*acide chlorhydrique R*. Il se forme un précipité résineux. Décantez le liquide surnageant. Le précipité est partiellement soluble dans l'*éther R*.

B. 2 ml de solution A obtenue dans l'identification A donnent la réaction des sels d'ammonium et des sels de bases volatiles (*2.3.1*).

C. Evaporez et calcinez le mélange de solution A et de *solution diluée d'hydroxyde de sodium R* obtenu dans l'identification B. Reprenez le résidu par 5 ml d'*acide chlorhydrique dilué R*. Il se dégage un gaz qui colore le *papier à l'acétate de plomb R* en brun ou noir. Filtrez la solution. Le filtrat donne la réaction (a) des sulfates (*2.3.1*).

ESSAI

Acidité ou alcalinité. A 10,0 ml du filtrat limpide obtenu dans le dosage de l'ammoniac total, ajoutez 0,05 ml de *solution de rouge de méthyle R*. Le virage de l'indicateur ne nécessite pas plus de 0,2 ml d'*acide chlorhydrique 0,02 M* ou d'*hydroxyde de sodium 0,02 M*.

Densité (*2.2.5*). Déterminée sur un mélange à volumes égaux d'ichtammol et d'*eau R*, la densité est de 1,040 à 1,085.

Cendres sulfuriques (*2.4.14*). Déterminé sur 1,00 g d'ichtammol, le taux des cendres sulfuriques n'est pas supérieur à 0,3 pour cent.

DOSAGE

Matières sèches. Dans un flacon à tare contenant 2 g de *sable R*, desséché au préalable à masse constante, et une petite baguette de verre, pesez 1,000 g d'ichtammol. Chauffez au bain-marie pendant 2 h en agitant fréquemment, puis desséchez à l'étuve à 100-105 °C jusqu'à ce que 2 pesées consécutives ne diffèrent pas de plus de 2,0 mg, la seconde pesée étant effectuée après une nouvelle période de dessiccation de 1 h.

Ammoniac total. Dissolvez 2,50 g d'ichtammol dans 25 ml d'*eau R* chaude. Transvasez la solution dans une fiole jaugée de 250 ml, ajoutez 200 ml de *solution de chlorure de sodium R* et complétez à 250,0 ml avec de l'*eau R*. Filtrez la solution et jetez les 20 premiers millilitres de filtrat. A 100,0 ml du filtrat limpide, ajoutez 25 ml de *solution de formaldéhyde R* neutralisée en présence de *solution de phénolphtaléine R1*. Titrez par l'*hydroxyde de sodium 0,1 M* jusqu'à apparition d'une faible coloration rose.

1 ml d'*hydroxyde de sodium 0,1 M* correspond à 1,703 mg de NH_3.

Soufre organique combiné. Dans une capsule de porcelaine de 50 ml environ, mélangez 0,500 g d'ichtammol avec 4 g de *carbonate de sodium anhydre R* et 3 ml de *chlorure de méthylène R*. Chauffez et mélangez jusqu'à évaporation du chlorure de méthylène. Ajoutez 10 g de *nitrate de cuivre R* grossièrement pulvérisés, mélangez soigneusement et chauffez très prudemment sur une petite flamme. Lorsque la réaction initiale est terminée, augmentez légèrement

Monographies D - K

la température jusqu'à ce que la plus grande partie du mélange présente une coloration noire. Refroidissez, placez la capsule dans un grand vase à précipiter et ajoutez 20 ml d'*acide chlorhydrique R*. Quand la réaction est terminée, ajoutez 100 ml d'*eau R* et portez à ébullition jusqu'à ce que l'oxyde de cuivre soit entièrement dissous. Filtrez la solution, ajoutez 400 ml d'*eau R*, chauffez à ébullition et ajoutez 20 ml de *solution de chlorure de baryum R1*. Laissez reposer pendant 2 h, filtrez, lavez le précipité avec de l'*eau R*, séchez-le et calcinez à une température de 600 °C environ jusqu'à ce que 2 pesées successives ne diffèrent pas de plus de 0,2 pour cent de la masse du résidu.

1 g de résidu correspond à 0,1374 g de soufre total.

Calculez la teneur pour cent en soufre et soustrayez la teneur pour cent en soufre sous forme de sulfates.

Soufre sous forme de sulfates. Dissolvez 2,000 g d'ichtammol dans 100 ml d'*eau R*, ajoutez une solution de 2 g de *chlorure de cuivre R* dans 80 ml d'*eau R* et complétez à 200,0 ml avec de l'*eau R*. Agitez et filtrez. Chauffez presqu'à ébullition 100,0 ml du filtrat, ajoutez goute à goutte 1 ml d'*acide chlorhydrique R* et 5 ml de *solution de chlorure de baryum R1*. Chauffez au bain-marie. Filtrez et lavez le précipité avec de l'*eau R*, séchez-le et calcinez à une température de 600 °C environ jusqu'à ce que 2 pesées successives ne diffèrent pas de plus de 0,2 pour cent de la masse du résidu.

1 g de résidu correspond à 0,1374 g de soufre présent sous forme de sulfates.

Calculez la teneur pour cent sous forme de sulfates.

01/2002:0669

IDOXURIDINE

Idoxuridinum

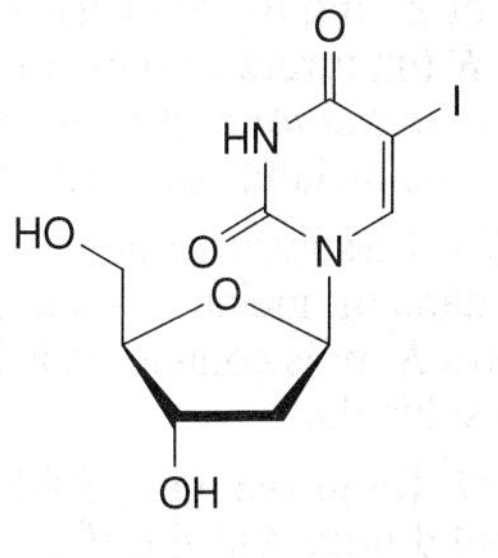

$C_9H_{11}IN_2O_5$ M_r 354,1

DÉFINITION

L'idoxuridine contient au minimum 98,0 pour cent et au maximum l'équivalent de 101,0 pour cent de 5-iodo-1-(2-désoxy-β-D-*érythro*-pentofuranosyl)pyrimidine-2,4(1*H*,3*H*)-dione, calculé par rapport à la substance desséchée.

CARACTÈRES

Poudre cristalline, blanche ou sensiblement blanche, peu soluble dans l'eau et dans l'alcool, pratiquement insoluble dans l'éther. L'idoxuridine se dissout dans les solutions diluées d'hydroxydes alcalins.

L'idoxuridine fond en se décomposant vers 180 °C.

IDENTIFICATION

Première identification : A.

Seconde identification : B, C, D.

A. Examinez l'idoxuridine par spectrophotométrie d'absorption dans l'infrarouge (*2.2.24*), en comparant avec le spectre obtenu avec l'*idoxuridine SCR*. Examinez les substances sous forme de pastilles préparées à partir de 1 mg de la substance à examiner et de la substance de référence respectivement dans 0,3 g de *bromure de potassium R*.

B. Examinez les chromatogrammes obtenus dans l'essai des substances apparentées. La tache principale du chromatogramme obtenu avec la solution à examiner (b) est semblable quant à sa position et ses dimensions à la tache principale du chromatogramme obtenu avec la solution témoin (c).

C. Chauffez 5 mg environ d'idoxuridine dans un tube à essai sur une flamme nue. Il se produit un dégagement de vapeurs violettes.

D. Mettez en suspension 2 mg environ d'idoxuridine dans 1 ml d'*eau R*, ajoutez 2 ml de *solution de diphénylamine R2* et chauffez au bain-marie pendant 10 min. Il se développe une coloration bleu pâle stable.

ESSAI

Solution S. Dissolvez 0,500 g d'idoxuridine dans de l'*hydroxyde de sodium 1 M* et complétez à 50,0 ml avec la même solution.

Aspect de la solution. La solution S est limpide (*2.2.1*) et incolore (*2.2.2, Procédé II*).

Détermination du pH (*2.2.3*). Dissolvez 0,10 g d'idoxuridine dans de l'*eau exempte de dioxyde de carbone R* et complétez à 100 ml avec le même solvant. Le pH de la solution est de 5,5 à 6,5.

Pouvoir rotatoire spécifique (*2.2.7*). Déterminé sur la solution S et calculé par rapport à la substance desséchée, le pouvoir rotatoire spécifique est de + 28 à + 32.

Substances apparentées. Opérez par chromatographie sur couche mince (*2.2.27*) en utilisant une plaque recouverte d'un gel de silice approprié, contenant un indicateur de fluorescence dont l'intensité est optimale à 254 nm.

Solution à examiner (a). Dissolvez 0,20 g d'idoxuridine dans un mélange de 1 volume d'*ammoniaque concentrée R* et de 5 volumes de *méthanol R* et complétez à 5 ml avec le même mélange de solvants.

Solution à examiner (b). Prélevez 1 ml de solution à examiner (a) et complétez à 10 ml avec un mélange de 1 volume d'*ammoniaque concentrée R* et de 5 volumes de *méthanol R*.

Solution témoin (a). Dissolvez 20 mg de *5-iodouracile R*, 20 mg de *2'-désoxyuridine R* et 20 mg de *5-bromo-2'-désoxyuridine R* dans un mélange de 1 volume d'*ammoniaque concentrée R* et de 5 volumes de *méthanol R* et complétez à 100 ml avec le même mélange de solvants.

Solution témoin (b). Dissolvez 0,20 g d'idoxuridine dans 5 ml de solution témoin (a).

Solution témoin (c). Dissolvez 20 mg d'*idoxuridine SCR* dans un mélange de 1 volume d'*ammoniaque concentrée R* et de 5 volumes de *méthanol R* et complétez à 5 ml avec le même mélange de solvants.

Solution témoin (d). Prélevez 1 ml de solution à examiner (b) et complétez à 20 ml avec un mélange de 1 volume d'*ammoniaque concentrée R* et de 5 volumes de *méthanol R*.

Déposez séparément sur la plaque 5 µl de chaque solution. Développez 2 fois successivement sur un parcours de 15 cm avec un mélange de 10 volumes d'*ammoniaque concentrée R*, de 40 volumes de *chloroforme R* et de

Monographies D - K

50 volumes de *2-propanol R*, en séchant la plaque dans un courant d'air froid après chaque développement. Examinez en lumière ultraviolette à 254 nm. S'il apparaît des taches correspondant respectivement au 5-iodouracile, à la 2'-désoxyuridine et à la 5-bromo-2'-désoxyuridine dans le chromatogramme obtenu avec la solution à examiner (a), aucune d'entre elles n'est plus intense que la tache correspondante du chromatogramme obtenu avec la solution témoin (a) (0,5 pour cent). S'il apparaît dans le chromatogramme obtenu avec la solution à examiner (a) d'autres taches que la tache principale et les taches correspondant au 5-iodouracile, à la 2'-désoxyuridine et à la 5-bromo-2'-désoxyuridine, aucune d'entre elles n'est plus intense que la tache du chromatogramme obtenu avec la solution témoin (d) (0,5 pour cent). L'essai n'est valable que si le chromatogramme obtenu avec la solution témoin (b) présente 4 taches nettement séparées.

Iodures. Dissolvez 0,25 g d'idoxuridine dans 25 ml d'*hydroxyde de sodium 0,1 M*, ajoutez 5 ml d'*acide chlorhydrique dilué R* et complétez à 50 ml avec de l'*eau R*. Laissez reposer pendant 10 min et filtrez. A 25 ml du filtrat, ajoutez 5 ml de *solution diluée de peroxyde d'hydrogène R* et agitez avec 10 ml de *chloroforme R*. S'il apparaît une coloration rose dans la couche chloroformique, elle n'est pas plus intense que celle d'une solution témoin préparée simultanément et de la même façon en utilisant 1 ml d'une solution d'*iodure de potassium R* à 0,33 g/l au lieu de la substance à examiner (0,1 pour cent).

Perte à la dessiccation (*2.2.32*). Déterminée sur 1,000 g d'idoxuridine par chauffage sous vide à 60 °C, la perte à la dessiccation n'est pas supérieure à 1,0 pour cent.

Cendres sulfuriques (*2.4.14*). Déterminé sur 1,0 g d'idoxuridine, le taux des cendres sulfuriques n'est pas supérieur à 0,1 pour cent.

DOSAGE

Dissolvez 0,3000 g d'idoxuridine dans 20 ml de *diméthylformamide R*. Titrez par l'*hydroxyde de tétrabutylammonium 0,1 M*. Déterminez le point de fin de titrage par potentiométrie (*2.2.20*).

1 ml d'*hydroxyde de tétrabutylammonium 0,1 M* correspond à 35,41 mg de $C_9H_{11}IN_2O_5$.

CONSERVATION

A l'abri de la lumière.

01/2002:1529

IFOSFAMIDE

Ifosfamidum

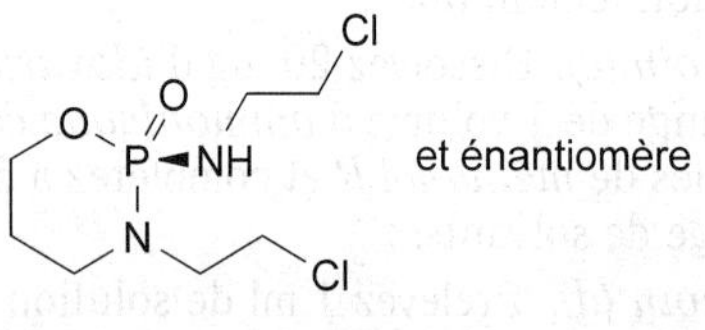

$C_7H_{15}Cl_2N_2O_2P$ M_r 261,1

DÉFINITION

L'ifosfamide contient au minimum 98,0 pour cent et au maximum l'équivalent de 102,0 pour cent de (*RS*)-*N*,3-bis(2-chloroéthyl)-1,3,2-oxazaphosphinan-2-amine 2-oxyde, calculé par rapport à la substance anhydre.

CARACTÈRES

Poudre fine, cristalline, blanche ou sensiblement blanche, hygroscopique, soluble dans l'eau, facilement soluble dans le chlorure de méthylène.

IDENTIFICATION

Examinez l'ifosfamide par spectrophotométrie d'absorption dans l'infrarouge (*2.2.24*), en comparant avec le *spectre de référence de l'ifosfamide de la Ph. Eur.* Examinez la substance sous forme de pastille.

ESSAI

Solution S. Dissolvez 5,0 g d'ifosfamide dans de l'*eau exempte de dioxyde de carbone R* et complétez à 50,0 ml avec le même solvant.

Aspect de la solution. La solution S est limpide (*2.2.1*) et n'est pas plus fortement colorée que la solution témoin J_7 (*2.2.2, Procédé II*).

Acidité ou alcalinité. Prélevez 5 ml de solution S et complétez à 50 ml avec de l'*eau exempte de dioxyde de carbone R*. Prélevez 10 ml de cette solution, ajoutez 0,1 ml de *solution de rouge de méthyle R*. Le virage de l'indicateur au rouge ne nécessite pas plus de 0,1 ml d'*acide chlorhydrique 0,01 M*. A 10 autres millilitres de solution ajoutez 0,1 ml de *solution de phénolphtaléine R*. Le virage de l'indicateur au rose ne nécessite pas plus de 0,3 ml d'*hydroxyde de sodium 0,01 M*.

Angle de rotation optique (*2.2.7*). Déterminé avec la solution S, l'angle de rotation optique est de – 0,10° à + 0,10°.

Substances apparentées

A. Opérez par chromatographie sur couche mince (*2.2.27*) en utilisant une *plaque au gel de silice pour CCM R*.

Solution à examiner. Dissolvez 1,00 g d'ifosfamide dans un mélange à volumes égaux de *méthanol R* et d'*eau R*, puis complétez à 10 ml avec le même mélange de solvants.

Solution témoin (a). Dissolvez 25 mg d'*impureté A d'ifosfamide SCR* et 25 mg de *chlorhydrate de chloroéthylamine R* (impureté C) dans un mélange à volumes égaux de *méthanol R* et d'*eau R*, puis complétez à 100 ml avec le même mélange de solvants.

Solution témoin (b). Dissolvez 15 mg d'*impureté B d'ifosfamide SCR* dans un mélange à volumes égaux de *méthanol R* et d'*eau R*, puis complétez à 100 ml avec le même mélange de solvants.

Solution témoin (c). Dissolvez 5 mg d'*éthanolamine R* (impureté D), 20 mg d'*impureté A d'ifosfamide SCR* et 80 mg de *chlorhydrate de chloroéthylamine R* (impureté C) dans un mélange à volumes égaux de *méthanol R* et d'*eau R*, puis complétez à 100 ml avec le même mélange de solvants.

Déposez sur la plaque 10 µl de chaque solution. Développez sur un parcours de 15 cm avec un mélange de 10 volumes d'*eau R*, de 15 volumes de *méthanol R*, de 25 volumes d'*acide acétique anhydre R* et de 50 volumes de *chlorure de méthylène R*. Séchez la plaque à 115 °C pendant 45 min. Déposez au fond d'une chambre à chromatographie un vase à précipiter contenant une solution de *permanganate de potassium R* à 3,2 g/l et ajoutez un volume équivalent d'*acide chlorhydrique dilué R*. Fermez la chambre et laissez reposer pendant 10 min. Placez la plaque encore chaude dans la chambre, en veillant à ce que la phase stationnaire ne soit pas en contact avec la solution, puis fermez la chambre. Laissez la plaque en contact avec les vapeurs de chlore pendant 20 min. Retirez la plaque et exposez-la à un courant d'air froid jusqu'à ce que l'excès de chlore soit éliminé (20 min environ) et qu'un échantillon de la couche de gel de silice située en-dessous des points de dépôt ne soit plus coloré en bleu par addition d'une goutte de *solution amidonnée d'iodure de potassium R*. Evitez une exposition prolongée à l'air froid. Plongez la plaque dans une solution de *tétraméthylbenzidine R* à 1 g/l dans l'*alcool R* pendant 5 s. Faites sécher la plaque et examinez. Dans le chromatogramme obtenu avec la solution à examiner, s'il apparaît une tache correspondant à l'impureté A ou à l'impureté C, elle n'est pas plus intense que la tache correspondante du chromatogramme obtenu avec la solution témoin (a) (0,25 pour cent) ; s'il apparaît une tache correspondant à l'impureté B, elle n'est pas plus intense que la tache correspondante du chromatogramme obtenu avec la solution témoin (b) (0,15 pour cent) ; s'il apparaît d'autres taches, aucune d'entre elles n'est plus intense que la tache principale du chromatogramme obtenu avec la solution témoin (b) (0,15 pour cent). L'essai n'est valable que si le chromatogramme obtenu avec la solution témoin (c) présente 3 taches nettement séparées.

B. Opérez par chromatographie sur couche mince (*2.2.27*) en utilisant une *plaque au gel de silice pour CCM R*.

Solution à examiner. Dissolvez 0,200 g d'ifosfamide dans un mélange à volumes égaux de *méthanol R* et de *chlorure de méthylène R*, puis complétez à 10 ml avec le même mélange de solvants.

Solution témoin (a). Dissolvez 5 mg d'*impureté E d'ifosfamide SCR* et 5 mg d'*impureté F d'ifosfamide SCR* dans un mélange à volumes égaux de *méthanol R* et de *chlorure de méthylène R*, puis complétez à 100 ml avec le même mélange de solvants.

Solution témoin (b). Dissolvez 10 mg d'*impureté E d'ifosfamide SCR* et 10 mg d'*ifosfamide SCR* dans un mélange à volumes égaux de *méthanol R* et de *chlorure de méthylène R*, puis complétez à 100 ml avec le même mélange de solvants.

Déposez sur la plaque 5 µl de chaque solution. Développez sur un parcours de 15 cm avec un mélange de 1 volume de *chlorure de méthylène R* et de 10 volumes d'*acétone R*. Séchez la plaque à 115 °C pendant 45 min. Procédez comme indiqué sous Substances apparentées - essai A. S'il apparaît, dans le chromatogramme obtenu avec la solution à examiner, une tache correspondant à l'impureté E ou à l'impureté F, elle n'est pas plus intense que la tache correspondante du chromatogramme obtenu avec la solution témoin (a) (0,25 pour cent). L'essai n'est valable que si le chromatogramme obtenu avec la solution témoin (b) présente 2 taches nettement séparées.

Chlorures (*2.4.4*). Prélevez 5 ml de solution S et complétez à 15 ml avec de l'*eau R*. La solution récemment préparée satisfait à l'essai limite des chlorures (100 ppm).

Métaux lourds (*2.4.8*). 12 ml de solution S satisfont à l'essai limite A des métaux lourds (10 ppm). Préparez le témoin avec la *solution à 1 ppm de plomb (Pb) R*.

Teneur en eau (*2.5.12*). Déterminée par semi-microdosage sur 1,00 g d'ifosfamide, la teneur en eau n'est pas supérieure à 0,5 pour cent.

DOSAGE

Examinez par chromatographie liquide (*2.2.29*). *Utilisez les solutions dans les 24 h.*

Solution A. Dissolvez 50,0 mg de *parahydroxybenzoate d'éthyle R* dans 25 ml d'*alcool R*, complétez à 100,0 ml avec de l'*eau R* et mélangez.

Solution à examiner. A 0,150 g d'ifosfamide ajoutez 10,0 ml de solution A et complétez à 250,0 ml avec de l'*eau R*.

Solution témoin. A 15,0 mg d'*ifosfamide SCR* ajoutez 1,0 ml de solution A et complétez à 25,0 ml avec de l'*eau R*.

La chromatographie peut être réalisée en utilisant :

- une colonne d'acier inoxydable, d'une longueur de 0,25 m et d'un diamètre intérieur de 4,6 mm, remplie de *gel de silice octadécylsilylé pour chromatographie R* (5 µm),
- comme phase mobile, à un débit de 1,5 ml/min, un mélange de 30 volumes d'*acétonitrile R* et de 70 volumes d'*eau R*,
- comme détecteur, un spectrophotomètre réglé à 195 nm.

Injectez 1 µl de solution témoin à 6 reprises. Le dosage n'est valable que si la résolution entre les pics dus à l'ifosfamide et au parahydroxybenzoate d'éthyle n'est pas inférieure à 6,0 et l'écart type relatif de la surface du pic de l'ifosfamide n'est pas supérieur à 2,0 pour cent.

Injectez 1 µl de solution à examiner. Calculez la teneur pour cent de $C_7H_{15}Cl_2N_2O_2P$ à partir de la surface du pic correspondant dans le chromatogramme obtenu et de la teneur déclarée de l'*ifosfamide SCR*.

CONSERVATION

En récipient étanche.

IMPURETÉS

Essai A des substances apparentées

Impuretés qualifiées : A, B, C.

Autres impuretés décelables : D.

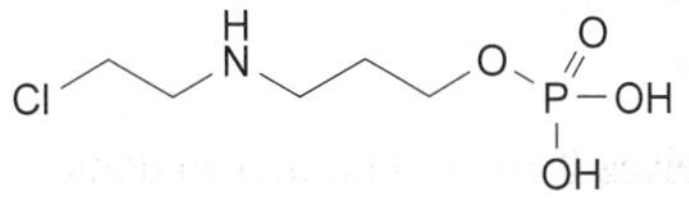

A. dihydrogénophosphate de 3-[(2-chloroéthyl)amino]propyle,

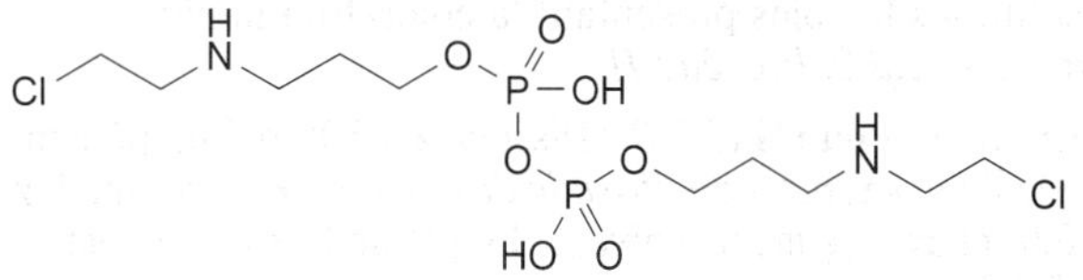

B. dihydrogénodiphosphate de bis[3-[(2-chloroéthyl)amino]propyle],

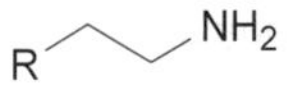

C. R = Cl : 2-chloroéthanamine.

D. R = OH : 2-aminoéthanol.

Essai B des substances apparentées

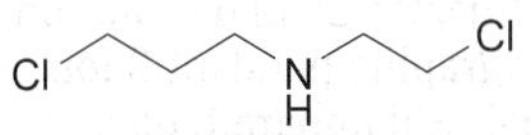

E. 3-chloro-*N*-(2-chloroéthyl)propan-1-amine,

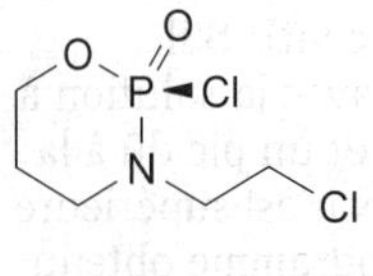

F. (*RS*)-2-chloro-3-(2-chloroéthyl)-1,3,2-oxazaphosphinane 2-oxyde.

01/2002:1226

IMIPÉNEM

Imipenemum

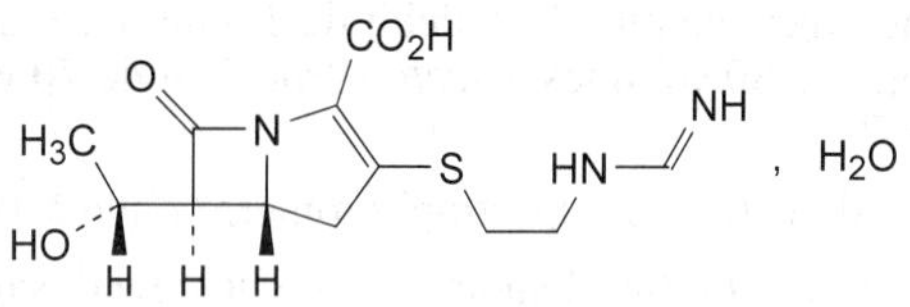

$C_{12}H_{17}N_3O_4S,H_2O$ M_r 317,4

DÉFINITION

L'imipénem contient au minimum 98,0 pour cent et au maximum l'équivalent de 101,0 pour cent d'acide (5*R*,6*S*)-6-[(*R*)-1-hydroxyéthyl]-3-[[2-[(iminométhyl)amino]éthyl]sulfanyl]-7-oxo-1-azabicyclo[3.2.0]hept-2-ène-2-carboxylique, calculé par rapport à la substance anhydre.

CARACTÈRES

Poudre blanche à sensiblement blanche ou jaune pâle, assez soluble dans l'eau, peu soluble dans le méthanol.

IDENTIFICATION

Examinez l'imipénem par spectrophotométrie d'absorption dans l'infrarouge (*2.2.24*), en comparant avec le spectre obtenu avec l'*imipénem SCR*.

ESSAI

Aspect de la solution. Dissolvez 0,500 g d'imipénem dans de la *solution tampon phosphate pH 7,0 R3* et complétez à 50 ml avec la même solution. La solution n'est pas plus opalescente que la suspension témoin II (*2.2.1*) ni plus fortement colorée que la solution de degré 6 de la gamme des solutions témoins présentant la coloration la plus appropriée (*2.2.2, Procédé II*).

Détermination du pH (*2.2.3*). Dissolvez 0,500 g d'imipénem dans de l'*eau exempte de dioxyde de carbone R* et complétez à 100,0 ml avec le même solvant. Le pH de la solution est de 4,5 à 7,0.

Pouvoir rotatoire spécifique (*2.2.7*). Dissolvez 0,125 g d'imipénem dans de la *solution tampon phosphate pH 7,0 R3* et complétez à 25,0 ml avec la même solution. Calculé par rapport à la substance anhydre, le pouvoir rotatoire spécifique à 25 °C est de + 84 à + 89.

Substances apparentées. Opérez par chromatographie liquide (*2.2.29*) selon les indications du Dosage. Injectez 20 µl de solution témoin (b). Ajustez la sensibilité du système de façon que la hauteur du pic principal du chromatogramme obtenu représente au moins 50 pour cent de l'échelle totale de l'enregistreur. Injectez 20 µl de solution à examiner et continuez la chromatographie pendant 2 fois le temps de rétention du pic principal. S'il apparaît, dans le chromatogramme obtenu avec la solution à examiner, un pic correspondant à la thiénamycine, sa surface n'est pas supérieure à celle du pic principal du chromatogramme obtenu avec la solution témoin (b) (1 pour cent). S'il apparaît, dans le chromatogramme obtenu avec la solution à examiner, d'autres pics que le pic principal et un pic dû à la thiénamycine, la surface d'aucun d'entre eux n'est supérieure à 0,3 fois celle du pic principal du chromatogramme obtenu avec la solution témoin (b) (0,3 pour cent) et la somme de leur surface n'est pas supérieure à la surface du pic principal du chromatogramme obtenu avec la solution témoin (b) (1 pour cent). Ne tenez pas compte des pics dont la surface est inférieure à 0,1 fois la surface du pic principal du chromatogramme obtenu avec la solution témoin (b).

Teneur en eau (*2.5.12*). Déterminée par semi-microdosage sur 0,200 g d'imipénem, la teneur en eau est de 5,0 pour cent à 8,0 pour cent. Utilisez un réactif iodosulfureux contenant de l'imidazole à la place de la pyridine et un récipient propre à chaque détermination.

Cendres sulfuriques (*2.4.14*). Déterminé sur 1,0 g d'imipénem, le taux des cendres sulfuriques n'est pas supérieur à 0,2 pour cent.

Stérilité (*2.6.1*). L'imipénem destiné à la préparation de formes pharmaceutiques administrées par voie parentérale sans autre procédé approprié de stérilisation satisfait également à l'essai de stérilité.

Endotoxines bactériennes (*2.6.14*) : moins de 0,17 UI/mg, si l'imipénem est destiné à la préparation de formes pharmaceutiques administrées par voie parentérale sans autre procédé approprié d'élimination des endotoxines bactériennes.

DOSAGE

Opérez par chromatographie liquide (*2.2.29*).

Conservez les solutions dans un bain de glace et utilisez-les dans les 8 heures suivant la préparation.

Solution à examiner. Dissolvez 40,0 mg d'imipénem dans un mélange de 0,7 volume d'*acétonitrile R* et de 99,3 volumes d'une solution de *phosphate dipotassique R* à 0,135 g/l ajustée à pH 6,8 avec de l'*acide phosphorique dilué R*, et complétez à 100,0 ml avec le même mélange de solvants.

Solution témoin (a). Dissolvez 40,0 mg d'*imipénem SCR* dans un mélange de 0,7 volume d'*acétonitrile R* et de 99,3 volumes d'une solution de *phosphate dipotassique R* à 0,135 g/l ajustée à pH 6,8 avec de l'*acide phosphorique dilué R*, et complétez à 100,0 ml avec le même mélange de solvants.

Solution témoin (b). Prélevez 1,0 ml de solution à examiner et complétez à 100,0 ml avec un mélange de 0,7 volume d'*acétonitrile R* et de 99,3 volumes d'une solution de *phosphate dipotassique R* à 0,135 g/l ajustée à pH 6,8 avec de l'*acide phosphorique dilué R*.

Solution témoin (c). Chauffez à 80 °C pendant 5 min, 20 ml de solution à examiner préalablement ajustée à pH 10 avec de la *solution d'hydroxyde de sodium R*.

La chromatographie peut être réalisée en utilisant :

- une colonne d'acier inoxydable d'une longueur de 0,25 m et d'un diamètre intérieur de 4,6 mm remplie de *gel de silice octadécylsilylé pour chromatographie R* (5 µm),
- comme phase mobile, à un débit de 1,0 ml/min, un mélange de 0,7 volume d'*acétonitrile R* et de 99,3 volumes d'une solution de *phosphate dipotassique R* à 8,7 g/l ajustée à pH 7,3 avec de l'*acide phosphorique dilué R*,
- comme détecteur, un spectrophotomètre réglé à 254 nm.

Injectez 20 µl de la solution témoin (a). Ajustez la sensibilité du système de façon que la hauteur du pic principal du chromatogramme obtenu représente 50 pour cent au moins de l'échelle totale de l'enregistreur. Injectez 20 µl de solution témoin (c). Lorsque le chromatogramme est enregistré dans les conditions prescrites, le temps de rétention approximatif de l'imipénem est de 9 min et le temps de rétention relatif de la thiénamycine est de 0,8 environ. Le dosage n'est valable que si la résolution entre les pics correspondant à l'imipénem et à la thiénamycine n'est pas inférieure à 3,5. Injectez 6 fois 20 µl de la solution témoin (a). Le dosage n'est valable que

Monographies D - K

si l'écart type relatif de la surface du pic de l'imipénem n'est pas supérieur à 1,0 pour cent. Injectez en alternance la solution à examiner et la solution témoin (a).

CONSERVATION

En récipient étanche, à une température de 2 °C à 8 °C. Si la substance est stérile, elle est conservée en récipient stérile, étanche, à fermeture inviolable.

ÉTIQUETAGE

L'étiquette indique :

– dans les cas appropriés, que la substance est stérile,
– dans les cas appropriés, que la substance est exempte d'endotoxines bactériennes.

IMPURETÉS

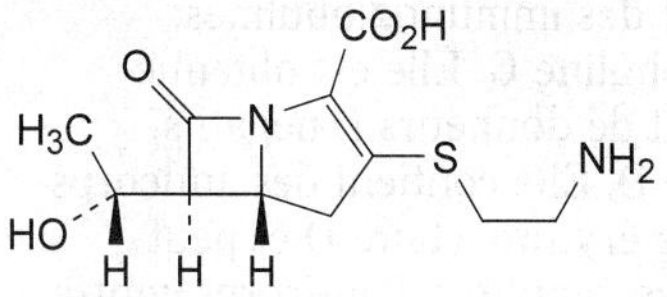

A. acide (5*R*,6*S*)-3-[(2-aminoéthyl)sulfanyl]-6-[(*R*)-1-hydroxyéthyl]-7-oxo-1-azabicyclo[3.2.0]hept-2-ène-2-carboxylique (thiénamycine).

01/2002:0029

IMIPRAMINE (CHLORHYDRATE D')

Imipramini hydrochloridum

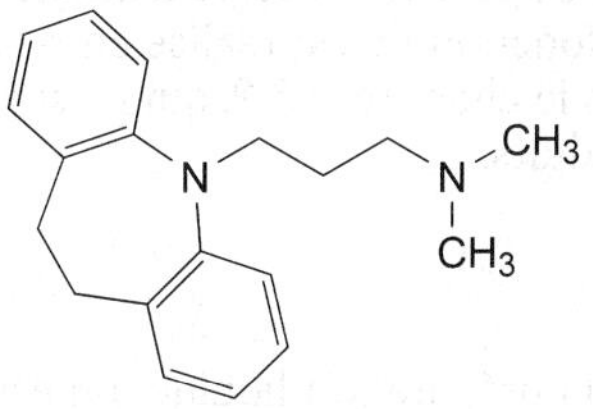

$C_{19}H_{25}ClN_2$ M_r 316,9

DÉFINITION

Le chlorhydrate d'imipramine contient au minimum 98,5 pour cent et au maximum l'équivalent de 101,0 pour cent de chlorhydrate de 3-(10,11-dihydro-5*H*-dibenzo[*b*,*f*]azepin-5-yl)-*N*,*N*-dimethylpropan-1-amine, calculé par rapport à la substance desséchée.

CARACTÈRES

Poudre cristalline, blanche ou faiblement jaunâtre, facilement soluble dans l'eau et dans l'alcool.

IDENTIFICATION

Première identification : A, C, F.

Seconde identification : A, B, D, E, F.

A. Le point de fusion (*2.2.14*) du chlorhydrate d'imipramine est de 170 °C à 174 °C.

B. Dissolvez 20 mg de chlorhydrate d'imipramine dans de l'*acide chlorhydrique 0,01 M* et complétez à 100,0 ml avec le même acide. Prélevez 1,0 ml de la solution et complétez à 10,0 ml avec l'*acide chlorhydrique 0,01 M*. Examinée de 230 nm à 350 nm, la solution présente un seul maximum d'absorption (*2.2.25*) à 251 nm et un épaulement à 270 nm. L'absorbance spécifique au maximum est de 260 environ.

C. Examinez le chlorhydrate d'imipramine par spectrophotométrie dans l'infrarouge (*2.2.24*), en comparant avec le spectre obtenu avec le *chlorhydrate d'imipramine SCR*. Examinez les substances sous forme de pastilles.

D. Dissolvez 5 mg environ de chlorhydrate d'imipramine dans 2 ml d'*acide nitrique R*. Il se développe une coloration bleu intense.

E. Dissolvez 50 mg environ de chlorhydrate d'imipramine dans 3 ml d'*eau R* et ajoutez 0,05 ml d'une solution de *quinhydrone R* à 25 g/l dans le *méthanol R*. Il ne se développe pas de coloration rouge dans les 15 min qui suivent l'addition du réactif.

F. 20 mg environ de chlorhydrate d'imipramine donnent la réaction (a) des chlorures (*2.3.1*).

ESSAI

Solution S. A 3,0 g de chlorhydrate d'imipramine, ajoutez 20 ml d'*eau exempte de dioxyde de carbone R*. Dissolvez rapidement en agitant et en triturant avec une baguette de verre, puis complétez à 30 ml avec le même solvant.

Aspect de la solution. La solution S est limpide (*2.2.1*). Diluée immédiatement après sa préparation avec un volume égal d'*eau R*, elle n'est pas plus fortement colorée que la solution témoin JB_6 (*2.2.2, Procédé II*).

Détermination du pH (*2.2.3*). Le pH de la solution S, mesuré immédiatement après la préparation de celle-ci, est de 3,6 à 5,0.

Substances apparentées. Opérez par chromatographie sur couche mince (*2.2.27*) en utilisant une *plaque au gel de silice G pour CCM R*.

Solution à examiner. Dissolvez 0,25 g de chlorhydrate d'imipramine dans du *méthanol R* et complétez à 10 ml avec le même solvant. Préparez extemporanément.

Solution témoin (a). Prélevez 1 ml de solution à examiner et complétez à 10 ml avec du *méthanol R*. Prélevez 1 ml de cette solution et complétez à 50 ml avec du *méthanol R*.

Solution témoin (b). Dissolvez 5 mg d'*iminodibenzyle R* dans du *méthanol R* et complétez à 100 ml avec le même solvant. Préparez extemporanément.

Déposez sur la plaque 10 µl de chaque solution. Développez sur un parcours de 12 cm avec un mélange de 5 volumes d'*acide chlorhydrique R*, de 5 volumes d'*eau R*, de 35 volumes d'*acide acétique glacial R* et de 55 volumes d'*acétate d'éthyle R*. Laissez sécher la plaque à l'air pendant 5 min. Pulvérisez une solution de *dichromate de potassium R* à 5 g/l dans un mélange de 1 volume d'*acide sulfurique R* et de 4 volumes d'*eau R*. Examinez immédiatement la plaque. La tache principale du chromatogramme obtenu avec la solution à examiner est bleue. S'il apparaît une tache correspondant à l'iminodibenzyle dans le chromatogramme obtenu avec la solution à examiner, elle n'est pas plus intense que la tache du chromatogramme obtenu avec la solution témoin (b) (0,2 pour cent). S'il apparaît d'autres taches que la tache principale et que la tache correspondant à l'iminodibenzyle dans le chromatogramme obtenu avec la solution à examiner, aucune d'entre elles n'est plus intense que la tache du chromatogramme obtenu avec la solution témoin (a) (0,2 pour cent).

Métaux lourds (*2.4.8*). 2,0 g de chlorhydrate d'imipramine satisfont à l'essai limite C des métaux lourds (20 ppm). Préparez le témoin avec 4 ml de *solution à 10 ppm de plomb (Pb) R*.

Perte à la dessiccation (*2.2.32*). Déterminée à l'étuve à 100-105 °C sur 1,00 g de chlorhydrate d'imipramine, la perte à la dessiccation n'est pas supérieure à 0,5 pour cent.

Cendres sulfuriques (*2.4.14*). Déterminé sur 1,0 g de chlorhydrate d'imipramine, le taux des cendres sulfuriques n'est pas supérieur à 0,1 pour cent.

DOSAGE

Dissolvez 0,250 g de chlorhydrate d'imipramine dans 50 ml d'*alcool R* et ajoutez 5,0 ml d'*acide chlorhydrique 0,01 M*. Titrez par l'*hydroxyde de sodium 0,1 M* et tracez la courbe potentiométrique (*2.2.20*). Mesurez le volume d'*hydroxyde de sodium 0,1 M* utilisé entre les 2 points d'inflexion.

1 ml d'*hydroxyde de sodium 0,1 M* correspond à 31,69 mg de $C_{19}H_{25}ClN_2$.

CONSERVATION

A l'abri de la lumière.

01/2002:0557

IMMUNOGLOBULINE HUMAINE ANTI-D

Immunoglobulinum humanum anti-D

DÉFINITION

L'immunoglobuline humaine anti-D est une préparation liquide ou cryodesséchée contenant des immunoglobulines, principalement l'immunoglobuline G. La préparation est destinée à être administrée par voie intramusculaire. Elle est obtenue à partir de plasma provenant de donneurs D-négatifs, immunisés contre l'antigène D. Elle contient des anticorps spécifiques contre l'antigène érythrocytaire D et peut également contenir de petites quantités d'anticorps contre d'autres groupes sanguins. Elle peut être additionnée d'*Immunoglobuline humaine normale (0338)*.

L'immunoglobuline anti-D est conforme à la monographie *Immunoglobuline humaine normale (0338)*, sauf en ce qui concerne le nombre minimal de donneurs et la teneur minimale en protéines totales.

PRODUCTION

Stabilité. Pour la préparation liquide, un essai de dégradation accélérée est effectué par chauffage à 37 °C pendant 4 semaines sur chaque lot de produit final ; la perte d'activité anti-D n'est pas supérieure à 20 pour cent de la valeur initiale.

ACTIVITÉ

Effectuez le dosage de l'immunoglobuline humaine anti-D (*2.7.13*). L'activité mesurée n'est pas inférieure à l'activité indiquée. Les limites de confiance de l'activité mesurée (P = 0,95) ne sont pas inférieures à 80 pour cent ni supérieures à 120 pour cent.

CONSERVATION

Voir *Immunoglobuline humaine normale (0338)*.

ÉTIQUETAGE

Voir *Immunoglobuline humaine normale (0338)*.

L'étiquette indique le nombre d'Unités Internationales par récipient.

01/2002:1527

IMMUNOGLOBULINE HUMAINE ANTI-D POUR ADMINISTRATION PAR VOIE INTRAVEINEUSE

Immunoglobulinum humanum anti-D ad usum intravenosum

DÉFINITION

L'immunoglobuline humaine anti-D pour administration par voie intraveineuse est une préparation liquide ou cryodesséchée contenant des immunoglobulines, principalement l'immunoglobuline G. Elle est obtenue à partir de plasma provenant de donneurs D-négatifs, immunisés contre l'antigène D. Elle contient des anticorps spécifiques contre l'antigène érythrocytaire D et peut également contenir de petites quantités d'anticorps contre d'autres groupes sanguins. Elle peut être additionnée d'*Immunoglobuline humaine normale pour administration par voie intraveineuse (0918)*.

L'immunoglobuline anti-D est conforme à la monographie *Immunoglobuline humaine normale pour administration par voie intraveineuse (0918)*, sauf en ce qui concerne le nombre minimal de donneurs, la teneur minimale en protéines totales et la limite de l'osmolalité. Dans le cas de produits dont le procédé de fabrication élimine les immunoglobulines de spécificité autre que anti-D, l'essai des anticorps contre l'antigène de surface de l'hépatite B peut ne pas être exigé, sous réserve d'autorisation ; un essai approprié de la fonction Fc est réalisé en remplacement de celui décrit dans le chapitre *2.7.9*, qui n'est pas applicable à ce type de produits.

PRODUCTION

Stabilité. Pour la préparation liquide, un essai de dégradation accélérée est effectué par chauffage à 37 °C pendant 4 semaines sur chaque lot de produit final ; la perte d'activité anti-D n'est pas supérieure à 20 pour cent de la valeur initiale.

ACTIVITÉ

Effectuez le dosage de l'immunoglobuline humaine anti-D (*2.7.13*). L'activité mesurée n'est pas inférieure à l'activité indiquée. Les limites de confiance de l'activité mesurée (P = 0,95) ne sont pas inférieures à 80 pour cent ni supérieures à 120 pour cent.

CONSERVATION

Voir *Immunoglobuline humaine normale pour administration par voie intraveineuse (0918)*.

ÉTIQUETAGE

Voir *Immunoglobuline humaine normale pour administration par voie intraveineuse (0918)*.

L'étiquette indique le nombre d'Unités Internationales par récipient.

01/2002:0724

IMMUNOGLOBULINE HUMAINE DE LA VARICELLE

Immunoglobulinum humanum varicellae

DÉFINITION

L'immunoglobuline humaine de la varicelle est une préparation liquide ou cryodesséchée contenant des immunoglobulines, principalement l'immunoglobuline G. La préparation est destinée à être administrée par voie intramusculaire. Elle est obtenue à partir de plasma provenant de donneurs sélectionnés ayant des anticorps contre *Herpesvirus varicellae.* Elle peut être additionnée d'*Immunoglobuline humaine normale (0338).*

L'immunoglobuline humaine de la varicelle est conforme à la monographie *Immunoglobuline humaine normale (0338)* sauf en ce qui concerne le nombre minimal de donneurs, la teneur minimale en protéines totales et, dans les cas autorisés, l'essai des anticorps contre l'antigène de surface de l'hépatite B.

ACTIVITÉ

L'activité de l'immunoglobuline humaine de la varicelle est évaluée par comparaison du titre en anticorps de l'immunoglobuline à examiner et celui d'une préparation de référence étalonnée en Unités Internationales, à l'aide d'un immunodosage de sensibilité et de spécificité appropriées (*2.7.1*).

L'Unité Internationale correspond à l'activité d'une quantité donnée de l'étalon international d'immunoglobuline antivaricelle-zona. La correspondance entre l'Unité Internationale et l'étalon international est indiquée par l'Organisation Mondiale de la Santé.

L'activité indiquée n'est pas inférieure à 100 UI/ml. L'activité mesurée n'est pas inférieure à l'activité indiquée. Les limites de confiance (P = 0,95) de l'activité mesurée ne sont pas inférieures à 80 pour cent, ni supérieures à 125 pour cent.

CONSERVATION

Voir *Immunoglobuline humaine normale (0338).*

ÉTIQUETAGE

Voir *Immunoglobuline humaine normale (0338).*

L'étiquette indique le nombre d'Unités Internationales par récipient.

01/2002:1528

IMMUNOGLOBULINE HUMAINE DE LA VARICELLE POUR ADMINISTRATION PAR VOIE INTRAVEINEUSE

Immunoglobulinum humanum varicellae ad usum intravenosum

DÉFINITION

L'immunoglobuline humaine de la varicelle pour administration par voie intraveineuse est une préparation liquide ou cryodesséchée contenant des immunoglobulines, principalement l'immunoglobuline G. Elle est obtenue à partir de plasma provenant de donneurs sélectionnés ayant des anticorps contre l'herpèsvirus humain 3 (virus de la varicelle-zona 1). Elle peut être additionnée d'*Immunoglobuline humaine normale pour administration par voie intraveineuse (0918).*

L'immunoglobuline humaine de la varicelle est conforme à la monographie *Immunoglobuline humaine normale pour administration par voie intraveineuse (0918),* sauf en ce qui concerne le nombre minimal de donneurs, la teneur minimale en protéines totales et la limite de l'osmolalité.

ACTIVITÉ

L'activité de l'immunoglobuline humaine de la varicelle est évaluée par comparaison du titre en anticorps de l'immunoglobuline à examiner avec celui d'une préparation de référence étalonnée en Unités Internationales, à l'aide d'un immunodosage de sensibilité et de spécificité appropriées (*2.7.1*).

L'Unité Internationale correspond à l'activité d'une quantité donnée de l'étalon international d'immunoglobuline antivaricelle-zona. La correspondance entre l'Unité Internationale et l'étalon international est indiquée par l'Organisation Mondiale de la Santé.

L'activité indiquée n'est pas inférieure à 25 UI/ml. L'activité mesurée n'est pas inférieure à l'activité indiquée. Les limites de confiance de l'activité mesurée (P = 0,95) ne sont pas inférieures à 80 pour cent, ni supérieures à 125 pour cent.

CONSERVATION

Voir *Immunoglobuline humaine normale pour administration par voie intraveineuse (0918).*

ÉTIQUETAGE

Voir *Immunoglobuline humaine normale pour administration par voie intraveineuse (0918).*

L'étiquette indique le nombre d'Unités Internationales par récipient.

01/2002:0769

IMMUNOGLOBULINE HUMAINE DE L'HÉPATITE A

Immunoglobulinum humanum hepatitidis A

DÉFINITION

L'immunoglobuline humaine de l'hépatite A est une préparation liquide ou cryodesséchée contenant des immunoglobulines, principalement l'immunoglobuline G. La préparation est destinée à être administrée par voie intramusculaire. Elle est obtenue à partir de plasma provenant de donneurs sélectionnés ayant des anticorps contre le virus de l'hépatite A. Elle peut être additionnée d'*Immunoglobuline humaine normale (0038).*

L'immunoglobuline humaine de l'hépatite A est conforme à la monographie *Immunoglobuline humaine normale (0338)* sauf en ce qui concerne le nombre minimal de donneurs et la teneur minimale en protéines totales.

ACTIVITÉ

L'activité de l'immunoglobuline humaine de l'hépatite A est évaluée par comparaison avec l'activité d'une préparation de référence étalonnée en Unités Internationales, à l'aide d'un immunodosage de sensibilité et de spécificité appropriées (*2.7.1*).

L'Unité Internationale correspond à l'activité d'une quantité donnée de l'étalon international d'immunoglobuline anti-hépatite A. La correspondance entre Unités Internationales et l'étalon international est indiquée par l'Organisation Mondiale de la Santé.

L'*immunoglobuline humaine de l'hépatite A PBR* est étalonnée en Unités Internationales par comparaison avec l'étalon international.

L'activité indiquée n'est pas inférieure à 600 UI/ml. L'activité mesurée n'est pas inférieure à l'activité indiquée. Les limites de confiance de l'activité mesurée ($P = 0{,}95$) ne sont pas inférieures à 80 pour cent ni supérieures à 125 pour cent.

CONSERVATION

Voir *Immunoglobuline humaine normale (0338).*

ÉTIQUETAGE

Voir *Immunoglobuline humaine normale (0338).*

L'étiquette indique le nombre d'Unités Internationales par récipient.

01/2002:0722

IMMUNOGLOBULINE HUMAINE DE L'HÉPATITE B

Immunoglobulinum humanum hepatitidis B

DÉFINITION

L'immunoglobuline humaine de l'hépatite B est une préparation liquide ou cryodesséchée contenant des immunoglobulines, principalement l'immunoglobuline G. La préparation est destinée à être administrée par voie intramusculaire. Elle est obtenue à partir de plasma provenant de donneurs sélectionnés ayant des anticorps contre l'antigène de surface de l'hépatite B. Elle peut être additionnée d'*Immunoglobuline humaine normale (0338).*

L'immunoglobuline humaine de l'hépatite B est conforme à la monographie *Immunoglobuline humaine normale (0338)* sauf en ce qui concerne le nombre minimal de donneurs et la teneur minimale en protéines totales.

ACTIVITÉ

L'activité de l'immunoglobuline humaine de l'hépatite B est évaluée par comparaison du titre en anticorps de l'immunoglobuline à examiner et celui d'une préparation de référence, étalonnée en Unités Internationales, à l'aide d'un immunodosage de sensibilité et de spécificité appropriées (*2.7.1*).

L'Unité Internationale correspond à l'activité d'une quantité donnée de la préparation internationale de référence d'immunoglobuline de l'hépatite B. La correspondance entre l'Unité Internationale et la préparation internationale de référence est indiquée par l'Organisation Mondiale de la Santé.

L'activité indiquée n'est pas inférieure à 100 UI/ml. L'activité mesurée n'est pas inférieure à l'activité indiquée. Les limites de confiance de l'activité mesurée ($P = 0{,}95$) ne sont pas inférieures à 80 pour cent, ni supérieures à 125 pour cent.

CONSERVATION

Voir *Immunoglobuline humaine normale (0338).*

ÉTIQUETAGE

Voir *Immunoglobuline humaine normale (0338).*

L'étiquette indique le nombre d'Unités Internationales par récipient.

01/2002:1016

IMMUNOGLOBULINE HUMAINE DE L'HÉPATITE B POUR ADMINISTRATION PAR VOIE INTRAVEINEUSE

Immunoglobulinum humanum hepatitidis B ad usum intravenosum

DÉFINITION

L'immunoglobuline humaine de l'hépatite B pour administration par voie intraveineuse est une préparation liquide ou cryodesséchée contenant des immunoglobulines, principalement l'immunoglobuline G. Elle est obtenue à partir du plasma provenant de donneurs sélectionnés ou vaccinés et ayant des anticorps contre l'antigène de surface de l'hépatite B. Elle peut être additionnée d'*Immunoglobuline humaine normale pour administration par voie intraveineuse (0918).*

L'immunoglobuline humaine de l'hépatite B pour administration par voie intraveineuse est conforme à la monographie *Immunoglobuline humaine normale pour administration par voie intraveineuse (0918)* sauf en ce qui concerne le nombre minimal de donneurs, la teneur minimale en protéines totales et la limite de l'osmolalité.

ACTIVITÉ

L'activité de l'immunoglobuline humaine de l'hépatite B pour administration par voie intraveineuse est évaluée par comparaison du titre en anticorps de l'immunoglobuline à examiner et celui d'une préparation de référence, étalonnée en Unités Internationales, à l'aide d'un immunodosage (*2.7.1*) de sensibilité et de spécificité appropriées.

L'Unité Internationale correspond à l'activité d'une quantité donnée de la préparation internationale de référence d'immunoglobuline de l'hépatite B. La correspondance entre l'Unité Internationale et la préparation internationale de référence est indiquée par l'Organisation Mondiale de la Santé.

L'activité indiquée n'est pas inférieure à 50 UI/ml. L'activité mesurée n'est pas inférieure à l'activité indiquée. L'intervalle de confiance de l'activité mesurée ($P = 0{,}95$) ne se situe pas en dehors des limites de 80 pour cent à 125 pour cent.

CONSERVATION

Voir *Immunoglobuline humaine normale pour administration par voie intraveineuse (0918).*

ÉTIQUETAGE

Voir *Immunoglobuline humaine normale pour administration par voie intraveineuse (0918).*

L'étiquette indique le nombre minimal d'Unités Internationales d'immunoglobuline humaine de l'hépatite B par récipient.

01/2002:0338

IMMUNOGLOBULINE HUMAINE NORMALE

Immunoglobulinum humanum normale

DÉFINITION

L'immunoglobuline humaine normale est une préparation liquide ou cryodesséchée contenant des immunoglobulines, principalement l'immunoglobuline G (IgG). D'autres protéines peuvent être présentes. L'immunoglobuline humaine normale contient les anticorps IgG de sujets normaux. La préparation est destinée à être administrée par voie intramusculaire.

L'immunoglobuline humaine normale est obtenue à partir de plasma qui est conforme aux exigences de la monographie *Plasma humain pour fractionnement (0853)*. Aucun antibiotique n'est ajouté au plasma utilisé.

PRODUCTION

La méthode de préparation comprend une ou plusieurs étapes dont il a été démontré qu'elles éliminent ou inactivent les agents connus d'infection ; il doit être démontré que, dans le produit fini, les résidus de substances éventuellement utilisées pour l'inactivation des virus, n'ont aucun effet indésirable sur les patients traités avec l'immunoglobuline.

L'innocuité de la préparation lors de l'administration par voie intramusculaire aura été démontrée par des essais appropriés sur animaux et par une étude pendant les essais cliniques.

Elle est préparée à partir du produit recueilli chez 1000 donneurs au minimum, selon une méthode dont il a été démontré qu'elle permet d'obtenir un produit qui :

– ne transmet pas d'infection,
– à une concentration protéique de 160 g/l, contient, parmi les anticorps 2 au moins (l'un viral et l'autre bactérien) pour lesquels un étalon international ou une préparation de référence existe. La concentration de ces anticorps est au moins 10 fois supérieure à celle de la matière première initiale.

L'immunoglobuline humaine normale est préparée sous forme de solution stabilisée, par exemple dans une solution de chlorure de sodium à 9 g/l, dans une solution de glycine à 22,5 g/l ou, si la préparation doit être cryodesséchée, dans une solution de glycine à 60 g/l. Les préparations présentées en récipients multidoses contiennent un conservateur antimicrobien. Les préparations présentées en récipients unidoses ne contiennent pas de conservateur antimicrobien. Les agents antimicrobiens et les stabilisants éventuellement utilisés doivent être reconnus comme n'ayant pas, à la concentration utilisée, d'effets nuisibles sur le produit final. La solution est filtrée sur une membrane retenant les bactéries.

La stabilité du produit est démontrée par des essais effectués pendant les études de développement.

CARACTÈRES

La préparation liquide est limpide, jaune pâle à brun clair. Au cours de la conservation, un léger trouble ou quelques particules peuvent apparaître. La préparation cryodesséchée est une poudre blanche, faiblement jaunâtre ou une masse solide et friable.

Dans le cas d'une préparation cryodesséchée, reconstituez-la d'après les indications de l'étiquette immédiatement avant d'effectuer l'identification et les essais, sauf ceux de solubilité et de la teneur en eau.

IDENTIFICATION

A. Effectuez sur l'immunoglobuline humaine normale des essais de précipitation avec une gamme appropriée d'immunosérums spécifiques d'espèces. Il est recommandé d'effectuer l'essai à l'aide d'immunosérums spécifiques aux protéines plasmatiques de chaque espèce d'animal domestique couramment utilisée pour la préparation de produits d'origine biologique dans le pays concerné. L'immunoglobuline humaine normale contient des protéines d'origine humaine et donne des résultats négatifs avec les immunosérums spécifiques des protéines plasmatiques d'autres espèces.

B. Examinez l'immunoglobuline humaine normale par une technique appropriée d'immunoélectrophorèse. A l'aide d'un immunosérum du sérum humain normal, comparez un sérum humain normal et l'immunoglobuline humaine normale, dilués à une concentration en protéines de 10 g/l. Le composant principal de l'immunoglobuline humaine normale correspond au composant IgG du sérum humain normal. D'autres protéines plasmatiques peuvent être présentes en faibles quantités dans l'immunoglobuline.

ESSAI

Solubilité. Dans le cas d'une préparation cryodesséchée, ajoutez le volume du liquide indiqué sur l'étiquette. La préparation se dissout complètement en 20 min à 20-25 °C.

pH (*2.2.3*). Diluez l'immunoglobuline humaine normale dans une solution de *chlorure de sodium R* à 9 g/l jusqu'à une concentration en protéines de 10 g/l. Le pH de la solution est de 6,4 à 7,2.

Protéines totales. Diluez l'immunoglobuline humaine normale dans une solution de *chlorure de sodium R* à 9 g/l pour obtenir une solution contenant environ 15 mg de protéines dans 2 ml. Dans un tube à centrifugation à fond rond, introduisez 2,0 ml de cette solution. Ajoutez 2 ml d'une solution de *molybdate de sodium R* à 75 g/l et 2 ml d'un mélange de 1 volume d'*acide sulfurique exempt d'azote R* et de 30 volumes d'*eau R*. Agitez, centrifugez pendant 5 min, décantez le liquide surnageant et laissez égoutter le tube renversé sur du papier filtre. Effectuez le dosage de l'azote dans le culot après minéralisation par l'acide sulfurique (*2.5.9*). Calculez la teneur en protéines en multipliant la quantité d'azote par 6,25. La teneur en protéines n'est pas inférieure à 100 g/l ni supérieure à 180 g/l. Elle n'est pas inférieure à 90 pour cent ni supérieure à 110 pour cent de la quantité indiquée sur l'étiquette.

Composition en protéines. Opérez par électrophorèse de zone (*2.2.31*) en utilisant comme support des bandelettes de gel d'acétate de cellulose approprié et comme solution d'électrolyte la *solution tampon barbital pH 8,6 R1.*

Solution à examiner. Diluez l'immunoglobuline humaine normale dans une solution de *chlorure de sodium R* à 9 g/l jusqu'à une concentration de 50 g/l en protéines.

Solution témoin. Reconstituez l'*immunoglobuline humaine pour électrophorèse PBR* et diluez-la dans une solution de *chlorure de sodium R* à 9 g/l jusqu'à une concentration de 50 g/l en protéines.

Déposez sur une bandelette 2,5 µl de solution à examiner en bande de 10 mm ou déposez 0,25 µl par millimètre si une bandelette plus étroite est utilisée. Sur une autre bandelette, déposez dans les mêmes conditions le même volume de solution témoin. Appliquez un champ électrique approprié tel que la bande de l'albumine du sérum humain normal dans un électrophorégramme témoin migre d'au moins 30 mm. Traitez les bandelettes avec de la *solution de noir amido 10B R* pendant 5 min, puis avec un mélange de 10 volumes

Monographies D - K

d'*acide acétique glacial R* et de 90 volumes de *méthanol R* pendant le temps strictement nécessaire pour obtenir la décoloration du support. Développez la transparence du support avec un mélange de 19 volumes d'*acide acétique glacial R* et de 81 volumes de *méthanol R*. Mesurez l'absorbance des bandes à 600 nm à l'aide d'un instrument ayant à cette longueur d'onde une réponse linéaire sur l'intervalle de mesure. Effectuez 3 fois la mesure sur chaque bandelette et calculez la moyenne des lectures sur chaque bandelette. Dans l'électrophorégramme obtenu avec la solution à examiner, 10 pour cent au plus des protéines ont une mobilité différente de celle de la bande principale. L'essai n'est valable que si, dans l'électrophorégramme obtenu avec la solution témoin, la proportion de protéines contenues dans la bande principale est dans les limites indiquées dans la notice accompagnant la préparation de référence.

Distribution de la taille moléculaire. Examinez par chromatographie liquide (*2.2.29*).

Solution à examiner. Diluez la préparation à examiner dans une solution de *chlorure de sodium R* à 9 g/l jusqu'à une concentration appropriée au système chromatographique utilisé. Une concentration entre 4 g/l et 12 g/l et une injection de 50 µg à 600 µg de protéine conviennent généralement.

Solution témoin. Diluez l'*immunoglobuline humaine PBR* dans une solution de *chlorure de sodium R* à 9 g/l pour obtenir la même concentration en protéines que dans la solution à examiner.

La chromatographie peut être réalisée en utilisant :

– une colonne d'une longueur de 0,6 m et d'un diamètre intérieur de 7,5 mm, remplie de *gel de silice hydrophile pour chromatographie R*,

– comme phase mobile, à un débit de 0,5 ml/min, une solution contenant par litre : 4,873 g de *phosphate disodique dihydraté R*, 1,741 g de *phosphate monosodique monohydraté R*, 11,688 g de *chlorure de sodium R* et 50 mg d'*azide de sodium R*,

– comme détecteur, un spectrophotomètre réglé à 280 nm.

Dans le chromatogramme obtenu avec la solution témoin, le pic principal correspond à l'IgG monomère et il apparaît un pic correspondant au dimère à un temps de rétention relatif au monomère d'environ 0,85. Identifiez les pics dans le chromatogramme obtenu avec la solution à examiner par comparaison au chromatogramme obtenu avec la solution témoin ; les pics ayant un temps de rétention plus petit que celui du dimère correspondent aux polymères et aux agrégats. La préparation à examiner satisfait à l'essai si dans le chromatogramme obtenu avec la solution à examiner :

– le temps de rétention par rapport au pic correspondant dans le chromatogramme obtenu avec la solution témoin est de 1 ± 0,02 pour le monomère et pour le dimère,

– la somme du monomère et du dimère représente 85 pour cent au minimum de la surface totale du chromatogramme et les polymères et agrégats représentent 10 pour cent au maximum de la surface totale.

Teneur en eau. Déterminée par une méthode appropriée telle que le semi-microdosage de l'eau (*2.5.12*), la perte à la dessiccation (*2.2.32*) ou la spectrophotométrie dans le proche infrarouge (*2.2.40*), la teneur en eau est comprise dans les limites approuvées par l'Autorité compétente.

Stérilité (*2.6.1*). L'immunoglobuline humaine normale satisfait à l'essai de stérilité.

Pyrogènes (*2.6.8*). L'immunoglobuline humaine normale satisfait à l'essai des pyrogènes. Injectez à chaque lapin, 1 ml de la préparation à examiner par kilogramme de masse corporelle.

Anticorps contre l'antigène de surface de l'hépatite B. Le taux d'anticorps contre l'antigène de surface de l'hépatite B de l'immunoglobuline humaine normale, déterminé par une méthode immunochimique appropriée (*2.7.1*), n'est pas inférieur à 0,5 UI/g d'immunoglobuline.

Anticorps contre le virus de l'hépatite A. L'immunoglobuline humaine normale destinée à être utilisée dans la prophylaxie de l'hépatite A satisfait également à l'essai des anticorps contre le virus de l'hépatite A. Déterminez le taux d'anticorps contre le virus de l'hépatite A par comparaison avec une préparation de référence étalonnée en Unités Internationales, à l'aide d'un immunodosage de sensibilité et de spécificité appropriées (*2.7.1*).

L'Unité Internationale correspond à l'activité d'une quantité donnée de l'étalon international d'immunoglobuline anti-hépatite A. La correspondance en Unités Internationales de l'étalon international est indiquée par l'Organisation Mondiale de la Santé.

L'*immunoglobuline humaine de l'hépatite A PBR* est étalonnée en Unités Internationales par comparaison avec l'étalon international.

L'activité indiquée n'est pas inférieure à 100 UI/ml. L'activité estimée n'est pas inférieure à l'activité indiquée. Les limites de confiance ($P = 0{,}95$) de l'activité estimée ne sont pas inférieures à 80 pour cent ni supérieures à 125 pour cent.

CONSERVATION

Conservez la préparation liquide en récipient de verre incolore, à l'abri de la lumière. Conservez la préparation cryodesséchée en récipient de verre incolore, sous vide ou sous un gaz inerte, à l'abri de la lumière.

ÉTIQUETAGE

L'étiquette indique :

– dans le cas d'un produit liquide, le volume de préparation dans le récipient et la teneur en protéines exprimée en grammes par litre,

– dans le cas d'un produit cryodesséché, la quantité de protéines dans le récipient,

– la voie d'administration,

– dans le cas d'un produit cryodesséché, le nom ou la composition et le volume du liquide à ajouter,

– dans les cas appropriés, que la préparation convient à la prophylaxie de l'hépatite A,

– dans les cas appropriés, l'activité anti-hépatite A en Unités Internationales par millilitre,

– dans les cas appropriés, le nom et la quantité du conservateur antimicrobien présent dans la préparation.

01/2002:0918

IMMUNOGLOBULINE HUMAINE NORMALE POUR ADMINISTRATION PAR VOIE INTRAVEINEUSE

Immunoglobulinum humanum normale ad usum intravenosum

DÉFINITION

L'immunoglobuline humaine normale pour administration par voie intraveineuse est une préparation liquide ou cryodesséchée contenant des immunoglobulines, principalement de l'immunoglobuline G (IgG). D'autres protéines peuvent être présentes. L'immunoglobuline humaine normale pour administration par voie intraveineuse contient les anticorps IgG de sujets normaux. Cette monographie ne s'applique pas aux préparations fabriquées par un procédé qui a pour but de donner une préparation contenant des fragments ou de l'IgG chimiquement modifiée.

L'immunoglobuline humaine normale pour administration par voie intraveineuse est obtenue à partir de plasma qui est conforme aux exigences de la monographie *Plasma humain pour fractionnement (0853)*. Aucun antibiotique n'est ajouté au plasma utilisé.

PRODUCTION

La méthode de préparation comprend une ou plusieurs étapes dont il a été démontré qu'elles éliminent ou inactivent les agents connus d'infection ; il doit être démontré que, dans le produit fini, les résidus de substances éventuellement utilisées pour l'inactivation des virus, n'ont aucun effet indésirable sur les patients traités avec l'immunoglobuline.

L'innocuité de la préparation lors de l'administration par voie intraveineuse aura été démontrée par des essais appropriés sur animaux et par une étude pendant les essais cliniques.

Elle est preparée à partir du produit recueilli chez 1000 donneurs au minimum, selon une méthode dont il a été démontré qu'elle permet d'obtenir un produit qui :

- ne transmet pas d'infection,
- à une concentration en immunoglobuline de 50 g/l contient parmi les anticorps 2 au moins (l'un viral et l'autre bactérien) pour lesquels un étalon international ou une préparation de référence existe. La concentration de ces anticorps est au moins 3 fois supérieure à celle de la matière première initiale,
- a une distribution définie en sous-classes d'immunoglobuline G,
- satisfait à l'essai de fonction Fc (*2.7.9*).

L'immunoglobuline humaine normale pour administration par voie intraveineuse est preparée soit sous forme de solution stabilisée, soit sous forme cryodesséchée. Un stabilisant peut être ajouté. Dans les deux cas, la préparation est filtrée sur une membrane retenant les bactéries. Aucun conservateur antimicrobien n'est ajouté, ni pendant le fractionnement ni à la solution finale en vrac.

La stabilité du produit est démontrée par des essais effectués pendant les études de développement.

CARACTÈRES

La préparation liquide est limpide ou faiblement opalescente et incolore ou jaune pâle. La préparation cryodesséchée est une poudre blanche ou faiblement jaunâtre ou une masse solide et friable.

Dans le cas d'une préparation cryodesséchée, reconstituez-la d'après les indications de l'étiquette immédiatement avant d'effectuer l'identification et les essais, sauf ceux de la solubilité et de la teneur en eau.

IDENTIFICATION

A. Effectuez sur la préparation à examiner des essais de précipitation avec une gamme appropriée d'immunosérums spécifiques d'espèces. Il est recommandé d'effectuer l'essai à l'aide d'immunosérums spécifiques des protéines plasmatiques de chaque espèce d'animal domestique couramment utilisée pour la préparation de produits d'origine biologique dans le pays concerné. La préparation à examiner contient des protéines d'origine humaine et donne des résultats négatifs avec les immunosérums spécifiques des protéines plasmatiques d'autres espèces.

B. Examinez la préparation par une technique appropriée d'immunoélectrophorèse. A l'aide d'un immunosérum du sérum humain normal, comparez un sérum humain normal et la préparation à examiner, dilués à une concentration en protéines de 10 g/l. Le composant principal de la préparation à examiner correspond au composant IgG du sérum humain normal. D'autres protéines plasmatiques peuvent être présentes en faibles quantités dans la préparation à examiner ; si l'albumine humaine a été ajoutée en tant que stabilisant, elle peut être visible comme un composant important.

ESSAI

Solubilité. Dans le cas d'une préparation cryodesséchée, ajoutez le volume du liquide indiqué sur l'étiquette. La préparation se dissout complètement en 30 min à 20-25 °C.

Détermination du pH (*2.2.3*). Diluez la préparation à examiner dans une solution de *chlorure de sodium R* à 9 g/l jusqu'à une concentration en protéines de 10 g/l. Le pH de la solution est de 4,0 à 7,4.

Osmolalité (*2.2.35*). L'osmolalité de la préparation à examiner n'est pas inférieure à 240 mosmol/kg.

Protéines totales. Diluez la préparation à examiner dans une solution de *chlorure de sodium R* à 9 g/l pour obtenir une solution contenant environ 15 mg de protéines dans 2 ml. Dans un tube à centrifugation à fond rond, introduisez 2,0 ml de cette solution. Ajoutez 2 ml d'une solution de *molybdate de sodium R* à 75 g/l et 2 ml d'un mélange de 1 volume d'*acide sulfurique exempt d'azote R* et de 30 volumes d'*eau R*. Agitez, centrifugez pendant 5 min, décantez le liquide surnageant et laissez égoutter le tube renversé sur du papier filtre. Effectuez le dosage de l'azote dans le culot après minéralisation par l'acide sulfurique (*2.5.9*). Calculez la teneur en protéines en multipliant la quantité d'azote par 6,25. La teneur en protéines n'est pas inférieure à 30 g/l. Elle n'est pas inférieure à 90 pour cent ni supérieure à 110 pour cent de la quantité indiquée sur l'étiquette.

Composition en protéines. Opérez par électrophorèse de zone (*2.2.31*) en utilisant comme support des bandelettes de gel d'acétate de cellulose approprié et comme solution d'électrolyte la *solution tampon barbital pH 8,6 R1*.

Solution à examiner. Diluez la préparation à examiner dans une solution de *chlorure de sodium R* à 9 g/l jusqu'à une concentration de 30 g/l en immunoglobuline.

Solution témoin. Reconstituez l'*immunoglobuline humaine pour électrophorèse PBR* et diluez-la dans une solution de *chlorure de sodium R* à 9 g/l jusqu'à une concentration de 30 g/l en protéines.

Monographies D - K

Déposez sur une bandelette 4,0 µl de solution à examiner en bande de 10 mm ou déposez 0,4 µl par millimètre si une bandelette plus étroite est utilisée. Sur une autre bandelette, déposez dans les mêmes conditions le même volume de solution témoin. Appliquez un champ électrique approprié tel que la bande de l'albumine du sérum humain normal dans un électrophorégramme témoin migre d'au moins 30 mm. Traitez les bandelettes avec de la *solution de noir amido 10B R* pendant 5 min, puis avec un mélange de 10 volumes d'*acide acétique glacial R* et de 90 volumes de *méthanol R* pendant le temps strictement nécessaire pour obtenir la décoloration du support. Développez la transparence du support avec un mélange de 19 volumes d'*acide acétique glacial R* et de 81 volumes de *méthanol R*. Mesurez l'absorbance des bandes à 600 nm à l'aide d'un instrument ayant à cette longueur d'onde une réponse linéaire sur l'intervalle à examiner. Effectuez 3 fois la mesure sur chaque bandelette et calculez la moyenne des lectures sur chaque bandelette. Dans l'électrophorégramme obtenu avec la solution à examiner, 5 pour cent au plus des protéines ont une mobilité différente de celle de la bande principale. Cette limite ne s'applique pas si l'albumine a été ajoutée à la préparation comme stabilisant ; dans le cas des préparations stabilisées par l'albumine, un essai de composition en protéines est effectué pendant la fabrication avant l'addition du stabilisant. L'essai n'est valable que si, dans l'électrophorégramme obtenu avec la solution témoin, la proportion de protéines contenues dans la bande principale est dans les limites indiquées dans la notice accompagnant la préparation de référence.

Distribution de la taille moléculaire. Examinez par chromatographie liquide (*2.2.29*).

Solution à examiner. Diluez la préparation à examiner dans une solution de *chlorure de sodium R* à 9 g/l jusqu'à une concentration appropriée au système chromatographique utilisé. Une concentration entre 4 g/l et 12 g/l et une injection de 50 µg à 600 µg de protéine conviennent généralement.

Solution témoin. Diluez l'*immunoglobuline humaine PBR* dans une solution de *chlorure de sodium R* à 9 g/l pour obtenir la même concentration en protéines que dans la solution à examiner.

La chromatographie peut être réalisée en utilisant :

- une colonne d'une longueur de 0,6 m et d'un diamètre intérieur de 7,5 mm, remplie de *gel de silice hydrophile pour chromatographie R*,
- comme phase mobile, à un débit de 0,5 ml/min, une solution contenant par litre : 4,873 g de *phosphate disodique dihydraté R*, 1,741 g de *phosphate monosodique monohydraté R*, 11,688 g de *chlorure de sodium R* et 50 mg d'*azide de sodium R*,
- comme détecteur, un spectrophotomètre réglé à 280 nm.

Dans le chromatogramme obtenu avec la solution témoin, le pic principal correspond à l'IgG monomère et il apparaît un pic correspondant au dimère à un temps de rétention relatif au monomère d'environ 0,85. Identifiez les pics dans le chromatogramme obtenu avec la solution à examiner par comparaison au chromatogramme obtenu avec la solution témoin ; les pics ayant un temps de rétention plus petit que celui du dimère correspondent aux polymères et aux agrégats. La préparation à examiner satisfait à l'essai si dans le chromatogramme obtenu avec la solution à examiner :

- le temps de rétention par rapport au pic correspondant dans le chromatogramme obtenu avec la solution témoin est de 1 ± 0,02 pour le monomère et pour le dimère,
- la somme du monomère et du dimère représente 90 pour cent au minimum de la surface totale du chromatogramme et les polymères et agrégats représentent 3 pour cent au maximum de la surface totale. Cette exigence ne s'applique pas aux préparations auxquelles de l'albumine a été ajoutée en tant que stabilisant ; dans le cas des préparations stabilisées par l'albumine, un essai de distribution de taille moléculaire est effectué pendant la fabrication avant l'addition du stabilisant.

Activité anticomplémentaire (*2.6.17*). La proportion du complément consommé n'est pas supérieure à 50 pour cent (1 CH_{50} par milligramme d'immunoglobuline).

Activateur de prékallikréine (*2.6.15*). Au maximum 35 UI/ml, calculé par rapport à une dilution de la préparation à examiner contenant 30 g/l d'immunoglobuline.

Hémagglutinines anti-A et anti-B (*2.6.20*). Effectuez les essais des hémagglutinines anti-A et anti-B. Si la préparation à examiner a une teneur en immunoglobulines supérieure à 30 g/l, diluez-la jusqu'à cette dernière concentration avant de préparer les dilutions à utiliser dans l'essai. Les dilutions au 1/64 ne présentent pas de signes d'agglutination.

Teneur en eau. Déterminée par une méthode appropriée telle que le semi-microdosage de l'eau (*2.5.12*), la perte à la dessiccation (*2.2.32*) ou la spectrophotométrie dans le proche infrarouge (*2.2.40*), la teneur en eau est comprise dans les limites approuvées par l'Autorité compétente.

Stérilité (*2.6.1*). La préparation à examiner satisfait à l'essai de stérilité.

Pyrogènes (*2.6.8*). La préparation à examiner satisfait à l'essai des pyrogènes. Injectez à chaque lapin, un volume correspondant à 0,5 g d'immunoglobuline, jusqu'à un maximum de 10 ml par kilogramme de masse corporelle.

Anticorps contre l'antigène de surface de l'hépatite B. Le taux d'anticorps contre l'antigène de surface de l'hépatite B de la préparation à examiner, déterminé par une méthode immunochimique appropriée (*2.7.1*) n'est pas inférieur à 0,5 UI/g d'immunoglobuline.

CONSERVATION

Conservez la préparation liquide en récipient de verre incolore à l'abri de la lumière et à la température indiquée sur l'étiquette. Conservez la préparation cryodesséchée en récipient de verre incolore, sous vide ou sous un gaz inerte, à l'abri de la lumière et à une température ne dépassant pas 25 °C.

ÉTIQUETAGE

L'étiquette indique :

- dans le cas d'un produit liquide, le volume de préparation dans le récipient et la teneur en protéines exprimé en grammes par litre,
- dans le cas d'un produit cryodesséché, la quantité de protéines dans le récipient,
- la quantité d'immunoglobuline dans le récipient,
- la voie d'administration,
- dans le cas du produit cryodesséché, le nom ou la composition et le volume du liquide à ajouter,
- la distribution des sous-classes d'immunoglobuline G dans la préparation,
- dans les cas appropriés, la quantité d'albumine ajoutée comme stabilisant,
- la teneur maximale en immunoglobuline A.

01/2002:0723

IMMUNOGLOBULINE HUMAINE RABIQUE

Immunoglobulinum humanum rabicum

DÉFINITION

L'immunoglobuline humaine rabique est une préparation liquide ou cryodesséchée contenant des immunoglobulines, principalement de l'immunoglobuline G. La préparation est destinée à être administrée par voie intramusculaire. Elle est obtenue à partir de plasma provenant de donneurs immunisés contre la rage. Elle contient des anticorps spécifiques neutralisant le virus de la rage. Elle peut être additionnée d'*Immunoglobuline humaine normale (0338)*.

L'immunoglobuline humaine rabique est conforme à la monographie *Immunoglobuline humaine normale (0338)* sauf en ce qui concerne le nombre minimal de donneurs et la teneur minimale en protéines totales.

ACTIVITÉ

L'activité de l'immunoglobuline humaine rabique est évaluée par comparaison de la dose nécessaire pour neutraliser l'infectivité d'une suspension de virus rabique et de la dose d'une préparation de référence étalonnée en Unités Internationales, nécessaire pour assurer le même degré de neutralisation (*2.7.1*). Le titrage est effectué dans des cultures de cellules sensibles et la présence de virus non neutralisé est révélée par immunofluorescence.

L'Unité Internationale correspond à l'activité neutralisante spécifique à l'égard du virus rabique, d'une quantité donnée de l'étalon international d'immunoglobuline antirabique. La correspondance entre l'Unité Internationale et l'étalon international est indiquée par l'Organisation Mondiale de la Santé.

L'*immunoglobuline humaine rabique PBR* est étalonnée en Unités Internationales par comparaison avec l'étalon international.

Effectuez le titrage sur des cellules sensibles appropriées. On utilise généralement la lignée cellulaire BHK 21, multipliée dans le milieu de culture décrit ci-dessous, et ayant subi 18 à 30 passages depuis le lot de semence ATCC. Recueillez les cellules après une croissance de 2 à 4 jours. Traitez les cellules à la trypsine. Préparez une suspension de 500 000 cellules par millilitre (suspension de cellules). 10 min avant l'utilisation de cette suspension, ajoutez, si nécessaire, 10 µg de *diéthylaminoéthyldextrane R* par millilitre pour augmenter la sensibilité des cellules.

Utilisez une souche de virus fixe multipliée sur cellules sensibles, par exemple la souche CVS adaptée à la culture sur la lignée cellulaire BHK 21 (suspension mère de virus). Déterminez le titre de la suspension mère de virus comme suit.

Préparez une série de dilutions de la suspension virale. Dans des chambres de plaques pour culture cellulaire (8 chambres par plaque), répartissez respectivement 0,1 ml de chaque dilution. Ajoutez 0,1 ml de milieu de culture et 0,2 ml de la suspension de cellules. Faites incuber en atmosphère de dioxyde de carbone à 37 °C pendant 24 h. Effectuez la fixation, la coloration immunofluorescente et l'évaluation selon les indications données ci-dessous. Déterminez le titre de la suspension mère de virus et préparez une dilution de travail du virus correspondant à 100 $DICC_{50}$ par 0,1 ml.

Dans chaque essai, vérifiez la quantité de virus par un titrage de contrôle : à partir de la dilution correspondant à 100 $DICC_{50}$ par 0,1 ml, effectuez 3 dilutions successives de raison 10. Répartissez respectivement 0,1 ml de chaque dilution dans 4 chambres contenant 0,1 ml de milieu de culture et ajoutez 0,2 ml de la suspension de cellules. L'essai n'est valable que si le titre se situe entre 30 $DICC_{50}$ et 300 $DICC_{50}$.

Diluez la préparation de référence jusqu'à une concentration de 2 UI/ml avec le milieu de culture sans supplément (dilution mère de référence, à conserver à une température inférieure à – 80 °C). Préparez 2 prédilutions appropriées (au 8e et au 10e) de la dilution mère de référence de façon que la dilution de la préparation de référence réduisant de 50 pour cent le nombre de champs fluorescents se trouve dans la gamme de 4 dilutions sur la plaque à culture cellulaire. Ajoutez 0,1 ml de milieu à chaque chambre, sauf à la première dans chacune de 2 rangées, auxquelles doit être ajouté, respectivement, 0,2 ml des 2 prédilutions de la dilution mère de référence, puis transférez 0,1 ml successivement aux autres chambres.

Diluez la préparation à examiner au 100e avec le milieu de culture sans supplément (dilution mère d'immunoglobuline) afin de réduire au minimum les erreurs dues à la viscosité de la préparation non diluée. Préparez 3 prédilutions appropriées de la dilution mère d'immunoglobuline de façon que la dilution de la préparation à examiner réduisant de 50 pour cent le nombre de champs fluorescents se trouve dans la gamme de 4 dilutions sur la plaque à culture cellulaire. Ajoutez 0,1 ml de milieu à chaque chambre, sauf à la première dans chacune de 3 rangées, auxquelles doit être ajouté, respectivement, 0,2 ml des 3 prédilutions de la dilution mère d'immunoglobuline. Préparez une série de dilutions de raison 2 en transférant 0,1 ml successivement aux autres chambres.

A toutes les chambres contenant respectivement les dilutions de la préparation de référence et les dilutions de la préparation à examiner, ajoutez 0,1 ml de la suspension virale correspondant à 100 $DICC_{50}$ par 0,1 ml (dilution de travail), agitez manuellement et laissez reposer en atmosphère de dioxyde de carbone à 37 °C pendant 90 min ; ajoutez 0,2 ml de la suspension de cellules, agitez manuellement et laissez reposer en atmosphère de dioxyde de carbone à 37 °C pendant 24 h.

Après 24 h, rejetez le milieu et enlevez les parois de plastique. Lavez les couches monocellulaires avec le *soluté tampon salin phosphate pH 7,4 R*, puis avec un mélange de 20 volumes d'*eau R* et de 80 volumes d'*acétone R* et fixez à l'aide d'un mélange de 20 volumes d'*eau R* et de 80 volumes d'*acétone R* à – 20 °C pendant 3 min. Etalez sur les lames le *conjugué fluorescent d'immunosérum rabique R* prêt à l'emploi. Laissez reposer dans une atmosphère à taux élevé d'humidité à 37 °C pendant 30 min. Lavez avec le *soluté tampon salin phosphate pH 7,4 R* et séchez. Examinez 20 champs dans chaque chambre à un grossissement de 250 × à l'aide d'un microscope équipé pour la lecture en fluorescence. Notez le nombre de champs contenant au moins une cellule fluorescente. Vérifiez la dose virale d'épreuve utilisée sur la plaque pour le titrage du virus et déterminez la dilution de la préparation de référence et de la préparation à examiner qui réduit de 50 pour cent le nombre de champs fluorescents, en effectuant les calculs pour les 2, ou 3 dilutions ensemble au moyen d'une analyse par probits. L'essai n'est valable que si l'analyse statistique démontre une pente significative de la courbe dose/réponse et ne révèle aucune déviation de la linéarité ou du parallélisme.

L'activité indiquée est au minimum de 150 UI/ml. L'activité mesurée n'est pas inférieure à l'activité indiquée et n'est pas supérieure à 2 fois l'activité indiquée. Les limites de confiance de l'activité mesurée (P = 0,95) ne sont pas inférieures à 80 pour cent ni supérieures à 125 pour cent.

MILIEU DE CULTURE POUR LA CROISSANCE DES CELLULES BHK 21

Les milieux disponibles dans le commerce ayant une composition légèrement différente de celle indiquée peuvent également être utilisés.

Chlorure de sodium	6,4 g
Chlorure de potassium	0,40 g
Chlorure de calcium anhydre	0,20 g
Sulfate de magnésium heptahydraté	0,20 g
Phosphate monosodique monohydraté	0,124 g
Glucose monohydraté	4,5 g
Nitrate ferrique nonahydraté	0,10 mg
Chlorhydrate de L-arginine	42,0 mg
L-Cystine	24,0 mg
L-Histidine	16,0 mg
L-Isoleucine	52,0 mg
L-Leucine	52,0 mg
Chlorhydrate de L-lysine	74,0 mg
L-Phénylalanine	33,0 mg
L-Thréonine	48,0 mg
L-Tryptophane	8,0 mg
L-Tyrosine	36,0 mg
L-Valine	47,0 mg
L-Méthionine	15,0 mg
L-Glutamine	0,292 g
i-Inositol	3,60 mg
Chlorure de choline	2,0 mg
Acide folique	2,0 mg
Nicotinamide	2,0 mg
Pantothénate de calcium	2,0 mg
Chlorhydrate de pyridoxal	2,0 mg
Chlorhydrate de thiamine	2,0 mg
Riboflavine	0,2 mg
Rouge de phénol	15,0 mg
Bicarbonate de sodium	2,75 g
Eau *q.s.p*	1000 ml

Le supplément suivant est ajouté au milieu :

Sérum fœtal de veau (chauffé à 56 °C pendant 30 min)	10 pour cent
Bouillon tryptose phosphate	10 pour cent
Benzylpénicilline sodique	60 mg/l
Streptomycine	0,1 g/l

CONSERVATION

Voir *Immunoglobuline humaine normale (0338).*

ÉTIQUETAGE

Voir *Immunoglobuline humaine normale (0338).*

L'étiquette indique le nombre d'Unités Internationales dans chaque récipient.

01/2002:0397

IMMUNOGLOBULINE HUMAINE ROUGEOLEUSE

Immunoglobulinum humanum morbillicum

DÉFINITION

L'immunoglobuline humaine rougeoleuse est une préparation liquide ou cryodesséchée contenant des immunoglobulines, principalement l'immunoglobuline G. La préparation est destinée à être administrée par voie intramusculaire. Elle est obtenue à partir de plasma contenant des anticorps spécifiques contre le virus de la rougeole. Elle peut être additionnée d'*Immunoglobuline humaine normale (0338).*

L'immunoglobuline humaine rougeoleuse est conforme à la monographie *Immunoglobuline humaine normale (0338)* sauf en ce qui concerne le nombre minimal de donneurs et la teneur minimale en protéines totales.

ACTIVITÉ

L'activité de la préparation liquide ou de la préparation cryodesséchée reconstituée d'après les indications figurant sur l'étiquette est au minimum de 50 UI d'anticorps neutralisant le virus de la rougeole par millilitre.

L'activité est évaluée par comparaison du titre en anticorps de l'immunoglobuline à examiner et de celui d'une préparation de référence, étalonnée en Unités Internationales, à l'aide d'une dose d'épreuve de virus de la rougeole en culture cellulaire appropriée. Un procédé de sensibilité et de précision équivalentes peut être utilisé à condition que la preuve soit apportée à l'Autorité compétente qu'une corrélation satisfaisante existe avec l'activité neutralisant le virus de la rougeole par comparaison avec la préparation de référence.

L'Unité Internationale correspond à l'activité neutralisante spécifique à l'égard du virus de la rougeole d'une quantité donnée de l'étalon international de sérum de la rougeole. La correspondance entre l'unité internationale et la préparation étalon internationale de référence est indiquée par l'Organisation Mondiale de la Santé.

Préparez respectivement des séries de dilutions de raison 2 de l'immunoglobuline à examiner et de la préparation de référence. Mélangez des volumes égaux de chaque dilution et d'une suspension de virus de la rougeole contenant 100 $DICC_{50}$ environ dans 0,1 ml. Faites incuber ces mélanges à l'abri de la lumière à 37 °C pendant 2 h. Utilisez 6 cultures cellulaires au moins pour chaque mélange et inoculez 0,2 ml de mélange par culture. Faites incuber pendant 10 jours au moins. Examinez les cultures quant à l'activité virale. Déterminez l'activité en comparant la dilution contenant la plus petite quantité d'immunoglobuline à examiner qui a neutralisé le virus à celle de la préparation de référence de même activité.

Calculez l'activité de l'immunoglobuline à examiner en Unités Internationales d'anticorps neutralisant le virus de la rougeole par millilitre.

CONSERVATION

Voir *Immunoglobuline humaine normale (0338).*

ÉTIQUETAGE

Voir *Immunoglobuline humaine normale (0338).*

L'étiquette indique le nombre d'Unités Internationales par récipient.

Monographies D - K

01/2002:0617

IMMUNOGLOBULINE HUMAINE RUBÉOLEUSE

Immunoglobulinum humanum rubellae

DÉFINITION

L'immunoglobuline humaine rubéoleuse est une préparation liquide ou cryodesséchée contenant des immunoglobulines, principalement l'immunoglobuline G. La préparation est destinée à être administrée par voie intramusculaire. Elle est obtenue à partir de plasma contenant des anticorps spécifiques contre le virus de la rubéole. Elle peut être additionnée d'*Immunoglobuline humaine normale (0338).*

L'immunoglobuline humaine rubéoleuse est conforme à la monographie *Immunoglobuline humaine normale (0338)*, sauf en ce qui concerne le nombre minimal de donneurs et la teneur minimale en protéines totales.

ACTIVITÉ

L'activité de l'immunoglobuline humaine rubéoleuse est évaluée par comparaison avec l'activité d'une préparation de référence étalonnée en Unités Internationales, à l'aide d'un essai approprié d'inhibition de l'hémagglutination.

L'Unité Internationale correspond à l'activité d'une quantité donnée de l'étalon international d'immunoglobuline antirubéole. La correspondance entre l'Unité Internationale et l'étalon international est indiquée par l'Organisation Mondiale de la Santé.

L'activité mesurée n'est pas inférieure à 4500 UI/ml. Les limites de confiance ($P = 0{,}95$) de l'activité mesurée ne sont pas inférieures à 50 pour cent ni supérieures à 200 pour cent de l'activité indiquée.

CONSERVATION

Voir *Immunoglobuline humaine normale (0338).*

ÉTIQUETAGE

Voir *Immunoglobuline humaine normale (0338).*

L'étiquette indique le nombre d'Unités Internationales par millilitre.

01/2002:0398

IMMUNOGLOBULINE HUMAINE TÉTANIQUE

Immunoglobulinum humanum tetanicum

DÉFINITION

L'immunoglobuline humaine tétanique est une préparation liquide ou cryodesséchée contenant des immunoglobulines, principalement l'immunoglobuline G. La préparation est destinée à être administrée par voie intramusculaire. Elle est obtenue à partir de plasma contenant des anticorps spécifiques contre la toxine de *Clostridium tetani.* Elle peut être additionnée d'*Immunoglobuline humaine normale (0338).*

L'immunoglobuline humaine tétanique est conforme à la monographie *Immunoglobuline humaine normale (0338)* sauf en ce qui concerne le nombre minimal de donneurs et la teneur minimale en protéines totales.

PRODUCTION

Pendant le développement, il convient d'établir une relation satisfaisante entre l'activité déterminée par l'immunodosage comme décrit sous Activité et celle déterminée par l'essai de l'activité antitoxique chez la souris ci-après.

Activité antitoxique chez la souris. L'activité est évaluée par détermination de la quantité permettant d'assurer la protection de souris contre les effets paralysants d'une dose donnée de toxine tétanique. Cette quantité est comparée à celle d'une préparation de référence d'immunoglobuline humaine tétanique, étalonnée en Unités Internationales, nécessaire pour assurer la même protection.

L'Unité Internationale d'antitoxine correspond à l'activité neutralisante spécifique à l'égard de la toxine tétanique contenue dans une quantité donnée de l'étalon international constitué par de l'immunoglobuline humaine cryodesséchée. La correspondance entre l'Unité Internationale et l'étalon international est indiquée par l'Organisation Mondiale de la Santé.

L'*immunoglobuline humaine tétanique PBR* est étalonnée en Unités Internationales par rapport à l'étalon international.

Choix des animaux. Utilisez des souris pesant de 16 g à 20 g.

Préparation de la toxine d'épreuve. Préparez la toxine d'épreuve par une méthode appropriée à partir du filtrat stérile d'une culture de *C. tetani* en milieu liquide. Les 2 méthodes citées ci-après sont données à titre d'exemple mais toute autre méthode appropriée peut être utilisée.

(1) Au filtrat d'une culture de 9 jours environ, ajoutez 1 à 2 volumes de *glycérol R* et conservez le mélange à l'état liquide à une température légèrement inférieure à 0 °C.

(2) Précipitez la toxine par addition au filtrat de *sulfate d'ammonium R*, desséchez le précipité sous vide sur *pentoxyde de diphosphore R*, pulvérisez-le et conservez-le à l'état sec, en ampoules scellées ou sous vide sur *pentoxyde de diphosphore R.*

Détermination de la dose d'épreuve de toxine (dose Lp/10). Préparez une solution de la préparation de référence dans un liquide approprié de façon qu'elle contienne 0,5 UI d'antitoxine par millilitre. Si la toxine est conservée à l'état sec, reconstituez-la avec un liquide approprié. Préparez une série de mélanges de la solution de la préparation de référence et de la toxine d'épreuve de façon qu'ils contiennent chacun 2,0 ml de solution de la préparation de référence et une quantité variable de toxine d'épreuve, puis complétez chaque mélange au même volume final de 5,0 ml avec un liquide approprié. Laissez reposer, à l'abri de la lumière, pendant 60 min. Utilisez un groupe de 6 souris pour chaque mélange. Injectez à chacune d'elles par voie sous-cutanée, 0,5 ml du mélange attribué à son groupe. Mettez les souris en observation pendant 96 h. Celles qui sont atteintes de paralysie peuvent être sacrifiées. La dose d'épreuve de toxine correspond à la quantité présente dans 0,5 ml du mélange contenant la plus petite quantité de toxine qui provoque, pendant la période d'observation, la paralysie chez les 6 souris auxquelles il a été administré, malgré la neutralisation partielle due à la préparation de référence.

Monographies D - K

Détermination de l'activité de l'immunoglobuline. Préparez une solution de la préparation de référence dans un liquide approprié de façon qu'elle contienne 0,5 UI d'antitoxine par millilitre. Préparez une solution de la toxine d'épreuve dans un liquide approprié de façon qu'elle contienne 5 doses d'épreuve par millilitre. Préparez une série de mélanges de la solution de toxine d'épreuve et de l'immunoglobuline à examiner de façon qu'ils contiennent chacun 2,0 ml de la solution de toxine d'épreuve et une quantité variable de l'immunoglobuline à examiner. Complétez chaque mélange au même volume final de 5,0 ml avec un liquide approprié. Préparez une deuxième série de mélanges de la solution de toxine d'épreuve et de la solution de la préparation de référence de façon qu'ils contiennent chacun 2,0 ml de solution de toxine d'épreuve et une quantité variable de solution de la préparation de référence. Dans cette deuxième série, la dilution médiane de la préparation de référence correspond au mélange contenant 1 UI d'antitoxine (2,0 ml de solution de la préparation de référence). Complétez chaque mélange au même volume final de 5,0 ml avec un liquide approprié. Laissez reposer les mélanges des 2 séries, à l'abri de la lumière, pendant 60 min. Utilisez un groupe de 6 souris pour chaque mélange. Injectez à chacune d'elles, par voie sous-cutanée, 0,5 ml du mélange attribué à son groupe. Mettez les souris en observation pendant 96 h. Celles qui sont atteintes de paralysie peuvent être sacrifiées. Le mélange renfermant la quantité maximale d'immunoglobine qui ne protège aucune souris de la paralysie contient 1 UI. Cette quantité sert à calculer l'activité de l'immunoglobuline en Unités Internationales par millilitre.

L'essai n'est valable que si toutes les souris inoculées avec le mélange contenant 2,0 ml ou moins de solution de la préparation de référence sont atteintes de paralysie et que si toutes les souris inoculées avec les mélanges contenant un plus grand volume de cette solution sont indemnes.

Monographies D - K

ACTIVITÉ

L'activité de l'immunoglobuline humaine tétanique est évaluée par comparaison du titre en anticorps de l'immunoglobuline à examiner et celui d'une préparation de référence, étalonnée en Unités Internationales, à l'aide d'un immunodosage de sensibilité et de spécificité appropriées (*2.7.1*).

L'Unité Internationale correspond à l'activité d'une quantité donnée de l'étalon international d'immunoglobuline antitétanique. La correspondance en Unités Internationales de l'étalon international est indiquée par l'Organisation Mondiale de la Santé.

L'*immunoglobuline humaine tétanique PBR* est étalonnée en Unités Internationales par comparaison avec l'étalon international.

L'activité indiquée n'est pas inférieure à 100 UI d'antitoxine tétanique par millilitre. L'activité mesurée n'est pas inférieure à l'activité indiquée. Les limites de confiance de l'activité mesurée ($P = 0,95$) ne sont pas inférieures à 80 pour cent, ni supérieures à 125 pour cent.

CONSERVATION

Voir *Immunoglobuline humaine normale (0338)*.

ÉTIQUETAGE

Voir *Immunoglobuline humaine normale (0338)*.

L'étiquette indique le nombre d'Unités Internationales par récipient.

01/2002:1108

INDAPAMIDE

Indapamidum

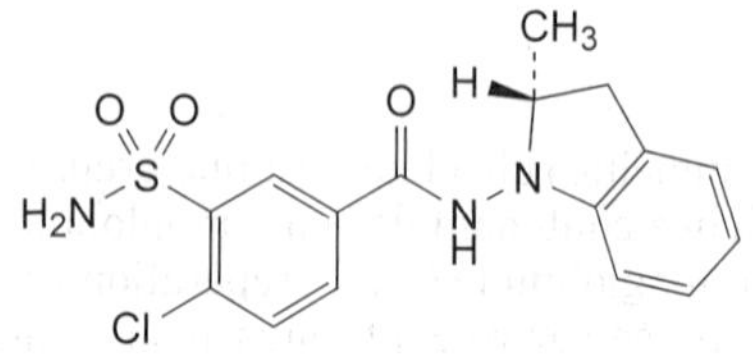

et énantiomère

$C_{16}H_{16}ClN_3O_3S$ M_r 365,8

DÉFINITION

L'indapamide contient au minimum 98,0 pour cent et au maximum l'équivalent de 102,0 pour cent de 4-chloro-*N*-[(2*RS*)-2-méthyl-2,3-dihydro-1*H*-indol-1-yl]-3-sulfamoylbenzamide, calculé par rapport à la substance anhydre.

CARACTÈRES

Poudre blanche ou sensiblement blanche, pratiquement insoluble dans l'eau, soluble dans l'alcool, peu soluble dans l'éther.

IDENTIFICATION

Première identification : B.

Seconde identification : A, C.

A. Dissolvez 50,0 mg d'indapamide dans de l'*alcool R* et complétez à 100,0 ml avec le même solvant. Prélevez 2,0 ml de solution et complétez à 100,0 ml avec de l'*alcool R*. Examinée de 220 nm à 350 nm (*2.2.25*), la solution présente un maximum d'absorption à 242 nm et 2 épaulements respectivement à 279 nm et à 287 nm. L'absorbance spécifique au maximum est de 590 à 630.

B. Examinez l'indapamide par spectrophotométrie d'absorption dans l'infrarouge (*2.2.24*), en comparant avec le spectre obtenu avec l'*indapamide SCR*. Examinez les substances sous forme de pastilles à base de *bromure de potassium R*.

C. Opérez par chromatographie sur couche mince (*2.2.27*) en utilisant une plaque recouverte de *gel de silice* GF_{254} *R*.

Solution à examiner. Dissolvez 20 mg d'indapamide dans de l'*alcool R* et complétez à 10 ml avec le même solvant.

Solution témoin (a). Dissolvez 20 mg d'*indapamide SCR* dans de l'*alcool R* et complétez à 10 ml avec le même solvant.

Solution témoin (b). Dissolvez 10 mg d'*indométacine R* dans 5 ml de solution témoin (a) et complétez à 10 ml avec de l'*alcool R*.

Déposez sur la plaque 10 µl de chaque solution. Développez sur un parcours de 15 cm avec un mélange de 1 volume d'*acide acétique glacial R*, de 20 volumes d'*acétone R* et de 79 volumes de *toluène R*. Laissez sécher la plaque à l'air. Examinez en lumière ultraviolette à 254 nm. La tache principale du chromatogramme obtenu avec la solution à examiner est semblable quant à sa position et ses dimensions à la tache principale du chromatogramme obtenu avec la solution témoin (a). L'identification n'est valable que si le chromatogramme obtenu avec la solution témoin (b) présente 2 taches nettement séparées.

ESSAI

Angle de rotation optique (*2.2.7*). Dissolvez 0,250 g d'indapamide dans de l'*éthanol R* et complétez à 25,0 ml avec le même solvant. L'angle de rotation opique est de – 0,02° à + 0,02°.

Substances apparentées. Opérez par chromatographie liquide (*2.2.29*) comme décrit sous Dosage.

Ajustez la sensibilité du système de façon que la hauteur du pic principal dans le chromatogramme obtenu avec la solution témoin (b) représente au moins 15 pour cent de l'échelle totale de l'enregistreur.

Injectez 10 µl de chaque solution et continuez la chromatographie pendant 2,5 fois le temps de rétention du pic principal.

L'essai n'est valable que si :

- le chromatogramme obtenu avec la solution témoin (b) présente un pic principal dont le rapport signal/bruit n'est pas inférieur à 6,
- dans le chromatogramme obtenu avec la solution témoin (d), la résolution entre les pics correspondant respectivement à l'indapamide et à la méthylnitrosoindoline n'est pas inférieure à 4,0.

S'il apparaît dans le chromatogramme obtenu avec la solution à examiner un pic correspondant à l'impureté B de l'indapamide, sa surface n'est pas supérieure à la surface du pic principal du chromatogramme obtenu avec la solution témoin (a) (0,3 pour cent). S'il apparaît d'autres pics que le pic principal et un pic dû à l'impureté B de l'indapamide dans le chromatogramme obtenu avec la solution à examiner, la surface d'aucun d'entre eux n'est supérieure à celle du pic principal du chromatogramme obtenu avec la solution témoin (b) (0,1 pour cent). La somme de la surface de tous les pics, à l'exception du pic principal, dans le chromatogramme obtenu avec la solution à examiner, n'est pas supérieure à 5 fois la surface du pic principal du chromatogramme obtenu avec la solution témoin (b) (0,5 pour cent). Ne tenez pas compte des pics dont la surface est inférieure à 0,5 fois la surface du pic principal du chromatogramme obtenu avec la solution témoin (b).

Méthylnitrosoindoline. Opérez par chromatographie liquide (*2.2.29*).

Effectuez l'essai à l'abri de la lumière.

Solution à examiner. Dissolvez 25,0 mg d'indapamide dans 1 ml d'*acétonitrile R* et complétez à 10,0 ml avec de l'*eau R*. Agitez pendant 15 min. Laissez reposer à 4 °C pendant 1 h, puis filtrez.

Solution témoin. Dissolvez 25,0 mg d'indapamide dans 1,0 ml d'une solution de *méthylnitrosoindoline SCR* à 0,125 mg/l dans l'*acétonitrile R* et complétez à 10,0 ml avec de l'*eau R*. Agitez pendant 15 min. Laissez reposer à 4 °C pendant 1 h, puis filtrez.

La chromatographie peut être réalisée en utilisant :

- une colonne d'acier inoxydable d'une longueur de 0,15 m et d'un diamètre intérieur de 4,6 mm, remplie de *gel de silice octadécylsilylé pour chromatographie R* (5 µm),
- comme phase mobile, à un débit de 1,4 ml/min, un mélange de 7 volumes d'*acétonitrile R*, de 20 volumes de *tétrahydrofurane R* et de 73 volumes d'une solution de *triéthylamine R* à 1,5 g/l ajustée à pH 2,8 avec de l'*acide phosphorique R*,
- comme détecteur, un spectrophotomètre réglé à 305 nm,

en maintenant la température de la colonne à 30 °C.

Injectez 0,1 ml de chaque solution. Dans le chromatogramme obtenu avec la solution témoin, mesurez, à partir de la ligne de base, la hauteur *A* du pic correspondant à la méthylnitrosoindoline apparaissant juste avant le pic principal et la hauteur *B* correspondant au point le plus bas de la courbe entre le pic correspondant à la méthylnitrosoindoline et le pic principal.

L'essai n'est valable que si :

- dans le chromatogramme obtenu avec la solution témoin, la différence *A* – *B* n'est pas inférieure à 85 pour cent de la hauteur *A*,
- dans le chromatogramme obtenu avec la solution témoin, le rapport signal/bruit du pic correspondant à la méthylnitrosoindoline apparaissant juste avant le pic principal n'est pas inférieur à 3.

S'il apparaît dans le chromatogramme obtenu avec la solution à examiner, un pic correspondant à la méthylnitrosoindoline, sa surface n'est pas supérieure à la différence des surfaces des pics correspondant à la méthylnitrosoindoline dans les chromatogrammes obtenus respectivement avec la solution témoin et la solution à examiner.

La teneur en méthylnitrosoindoline n'est pas supérieure à 5 ppm.

Métaux lourds (*2.4.8*). 2,0 g d'indapamide satisfont à l'essai limite C des métaux lourds (10 ppm). Préparez le témoin avec 2 ml de *solution à 10 ppm de plomb (Pb) R*.

Teneur en eau (*2.5.12*). Déterminée par semi-microdosage sur 0,10 g d'indapamide, la teneur en eau n'est pas supérieure à 3,0 pour cent.

Cendres sulfuriques (*2.4.14*). Déterminé sur 1,0 g d'indapamide, le taux des cendres sulfuriques n'est pas supérieur à 0,1 pour cent.

DOSAGE

Opérez par chromatographie liquide (*2.2.29*).

Effectuez le dosage à l'abri de la lumière et préparez les solutions immédiatement avant l'emploi ou maintenez-les à 4 °C.

Solution à examiner. Dissolvez 20,0 mg d'indapamide dans 7 ml d'un mélange à volumes égaux d'*acétonitrile R* et de *méthanol R* et complétez à 20,0 ml avec une solution d'*édétate de sodium R* à 0,2 g/l.

Solution témoin (a). Dissolvez 30,0 mg d'*impureté B d'indapamide SCR* dans 35 ml d'un mélange à volumes égaux d'*acétonitrile R* et de *méthanol R* et complétez à 100,0 ml avec une solution d'*édétate de sodium R* à 0,2 g/l. Prélevez 1,0 ml de solution, ajoutez 35 ml d'un mélange à volumes égaux d'*acétonitrile R* et de *méthanol R* et complétez à 100,0 ml avec une solution d'*édétate de sodium R* à 0,2 g/l.

Solution témoin (b). Prélevez 1,0 ml de solution à examiner et complétez à 50,0 ml avec un mélange de 17,5 volumes d'*acétonitrile R*, de 17,5 volumes de *méthanol R* et de 65 volumes d'une solution d'*édétate de sodium R* à 0,2 g/l. Prélevez 1,0 ml de solution et complétez à 20,0 ml avec un mélange de 17,5 volumes d'*acétonitrile R*, de 17,5 volumes de *méthanol R* et de 65 volumes d'une solution d'*édétate de sodium R* à 0,2 g/l.

Solution témoin (c). Dissolvez 20,0 mg d'*indapamide SCR* dans 7 ml d'un mélange à volumes égaux d'*acétonitrile R* et de *méthanol R* et complétez à 20,0 ml avec une solution d'*édétate de sodium R* à 0,2 g/l.

Solution témoin (d). Dissolvez 25,0 mg d'*indapamide SCR* et 45,0 mg de *méthylnitrosoindoline SCR* dans 17,5 ml d'un mélange à volumes égaux d'*acétonitrile R* et de *méthanol R* et complétez à 50,0 ml avec une solution d'*édétate de sodium R* à 0,2 g/l.

La chromatographie peut être réalisée en utilisant :

Monographies D - K

– une colonne d'acier inoxydable d'une longueur de 0,20 m et d'un diamètre intérieur de 4,6 mm, remplie de *gel de silice octadécylsilylé pour chromatographie R* (5 µm),
– comme phase mobile, à un débit de 2 ml/min, un mélange de 0,1 volume d'*acide acétique glacial R*, de 17,5 volumes d'*acétonitrile R*, de 17,5 volumes de *méthanol R* et de 65 volumes d'une solution d'*édétate de sodium R* à 0,2 g/l,
– comme détecteur, un spectrophotomètre réglé à 254 nm,

en maintenant la température de la colonne à 40 °C.

Lorsque les chromatogrammes sont enregistrés dans les conditions prescrites, le temps de rétention du pic principal dans le chromatogramme obtenu avec la solution témoin (c) est de 11 min environ.

Injectez 6 fois la solution témoin (c). Le dosage n'est valable que si l'écart type relatif de la surface du pic dû à l'indapamide n'est pas supérieur à 1,0 pour cent. Si nécessaire, ajustez le réglage de l'intégrateur. Injectez alternativement la solution à examiner et la solution témoin (c).

Calculez la teneur pour cent *m/m* en indapamide anhydre.

CONSERVATION

A l'abri de la lumière.

IMPURETÉS

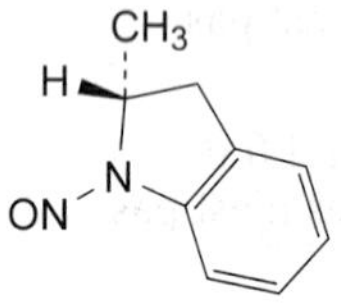

et énantiomère

A. (2*RS*)-2-méthyl-1-nitroso-2,3-dihydro-1*H*-indole,

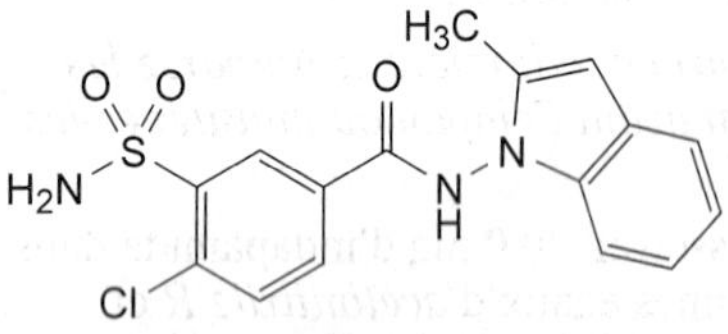

B. 4-chloro-*N*-(2-méthyl-1*H*-indol-1-yl]-3-sulfamoylbenzamide.

01/2002:0092

INDOMÉTACINE

Indometacinum

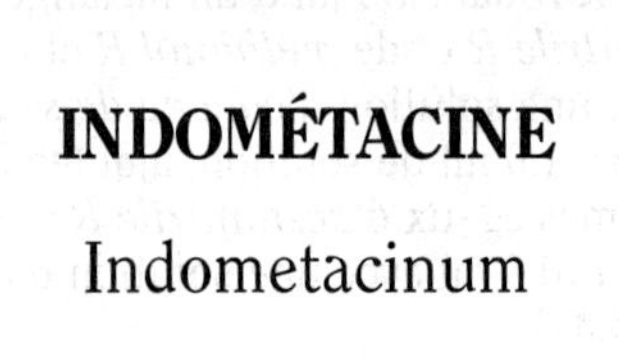

$C_{19}H_{16}ClNO_4$ M_r 357,8

DÉFINITION

L'indométacine contient au minimum 98,5 pour cent et au maximum l'équivalent de 100,5 pour cent d'acide [1-(4-chlorobenzoyl)-5-méthoxy-2-méthylindol-3-yl]acétique, calculé par rapport à la substance desséchée.

CARACTÈRES

Poudre cristalline, blanche à jaune, pratiquement insoluble dans l'eau, assez soluble dans l'alcool.

IDENTIFICATION

Première identification : A, C.

Seconde identification : A, B, D, E.

A. Le point de fusion (*2.2.14*) de l'indométacine est de 158 °C à 162 °C.

B. Dissolvez 25 mg d'indométacine dans un mélange de 1 volume d'*acide chlorhydrique 1 M* et de 9 volumes de *méthanol R*, puis complétez à 100,0 ml avec le même mélange de solvants. Prélevez 10,0 ml de solution et complétez à 100,0 ml avec un mélange de 1 volume d'*acide chlorhydrique 1 M* et de 9 volumes de *méthanol R*. Examinée de 300 nm à 350 nm (*2.2.25*), la solution présente un maximum d'absorption à 318 nm. L'absorbance spécifique au maximum est de 170 à 190.

C. Examinez l'indométacine par spectrophotométrie d'absorption dans l'infrarouge (*2.2.24*), en comparant avec le spectre obtenu avec l'*indométacine SCR*. Examinez les substances à l'état solide sans effectuer une nouvelle cristallisation.

D. Dissolvez 0,1 g d'indométacine dans 10 ml d'*alcool R* en chauffant légèrement si nécessaire. A 0,1 ml de solution, ajoutez 2 ml d'un mélange préparé extemporanément de 1 volume d'une solution de *chlorhydrate d'hydroxylamine R* à 250 g/l et de 3 volumes de *solution diluée d'hydroxyde de sodium R*. Ajoutez 2 ml d'*acide chlorhydrique dilué R* et 1 ml de *solution de chlorure ferrique R2*, puis mélangez. Il se développe une coloration rose violacé.

E. A 0,5 ml de la solution alcoolique obtenue dans l'identification D, ajoutez 0,5 ml de *solution de diméthylaminobenzaldéhyde R2*. Il se forme un précipité qui se dissout par agitation. Chauffez au bain-marie. Il se développe une coloration vert-bleu. Continuez de chauffer pendant 5 min. puis refroidissez dans l'eau glacée pendant 2 min. Il se forme un précipité et la coloration vire au vert-gris pâle. Ajoutez 3 ml d'*alcool R*. La solution est limpide et colorée en rose violacé.

ESSAI

Substances apparentées. Opérez par chromatographie sur couche mince (*2.2.27*) en utilisant une plaque recouverte de *gel de silice* HF_{254} *R*. Préparez l'enduit avec une solution de *phosphate monosodique R* à 46,8 g/l.

Solution à examiner. Dissolvez 0,2 g d'indométacine dans du *méthanol R* et complétez à 10 ml avec le même solvant. Préparez la solution extemporanément.

Solution témoin. Prélevez 1 ml de solution à examiner et complétez à 200 ml avec du *méthanol R*.

Déposez séparément sur la plaque 10 µl de chaque solution. Développez sur un parcours de 15 cm avec un mélange de 30 volumes d'*éther de pétrole R* et de 70 volumes d'*éther R*. Laissez sécher la plaque à l'air. Examinez en lumière ultraviolette à 254 nm. S'il apparaît d'autres taches que la tache principale dans le chromatogramme obtenu avec la solution à examiner, aucune d'entre elles n'est plus intense que la tache du chromatogramme obtenu avec la solution témoin (0,5 pour cent).

Métaux lourds (*2.4.8*). 2,0 g d'indométacine satisfont à l'essai limite C des métaux lourds (20 ppm). Préparez le témoin avec 4 ml de *solution à 10 ppm de plomb (Pb) R*.

Perte à la dessiccation (*2.2.32*). Déterminée à l'étuve à 100-105 °C sur 1,000 g d'indométacine, la perte à la dessiccation n'est pas supérieure à 0,5 pour cent.

Cendres sulfuriques (*2.4.14*). Déterminé sur 1,0 g d'indométacine, le taux des cendres sulfuriques n'est pas supérieur à 0,1 pour cent.

DOSAGE

Dissolvez 0,300 g d'indométacine dans 75 ml d'*acétone R*, dans lequel a barboté de l'*azote R* exempt de dioxyde de carbone pendant 15 min. Maintenez un courant constant d'azote dans la solution et titrez par l'*hydroxyde de sodium 0,1 M*, en présence de 0,1 ml de *solution de phénolphtaléine R*. Effectuez un titrage à blanc.

1 ml d'*hydroxyde de sodium 0,1 M* correspond à 35,78 mg de $C_{19}H_{16}ClNO_4$.

CONSERVATION

A l'abri de la lumière.

IMPURETÉS

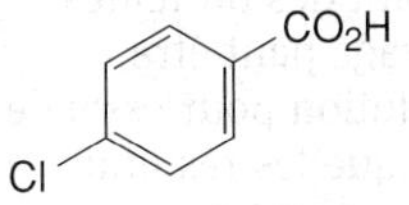

A. acide 4-chlorobenzoïque.

01/2002:0831

INSULINE BIPHASIQUE (PRÉPARATION INJECTABLE D')

Insulini biphasici iniectabilium

La préparation injectable d'insuline biphasique satisfait à la monographie Préparations injectables d'insuline (0854) avec les modifications suivantes :

DÉFINITION

La préparation injectable d'insuline biphasique est une suspension stérile de cristaux contenant de l'insuline bovine dans une solution d'insuline porcine.

CARACTÈRES

Suspension blanche. Examinées au microscope, la majorité des particules se présentent sous la forme de cristaux rhomboédriques dont la dimension maximale mesurée d'un angle à l'autre est supérieure à 10 µm mais dépasse rarement 40 µm.

IDENTIFICATION

Examinez les chromatogrammes obtenus dans le Dosage. Les pics dus aux 2 insulines dans le chromatogramme obtenu avec la solution à examiner sont semblables quant à leur position aux pics principaux du chromatogramme obtenu avec la solution témoin appropriée.

ESSAI

Détermination du pH (*2.2.3*). Le pH de la préparation injectable d'insuline biphasique est de 6,6 à 7,2.

Insuline dans le surnageant. La préparation injectable d'insuline biphasique contient de 22,0 pour cent à 28,0 pour cent d'insuline en solution, déterminé selon les prescriptions de l'essai de l'insuline dans le surnageant décrit dans la monographie *Préparations injectables d'insuline (0854)*.

Zinc total. La préparation injectable d'insuline biphasique contient de 26,0 µg à 37,5 µg de zinc total pour 100 UI d'insuline, déterminé selon le procédé décrit dans la monographie *Préparations injectables d'insuline (0854)*.

01/2002:1637

INSULINE BOVINE

Insulinum bovinum

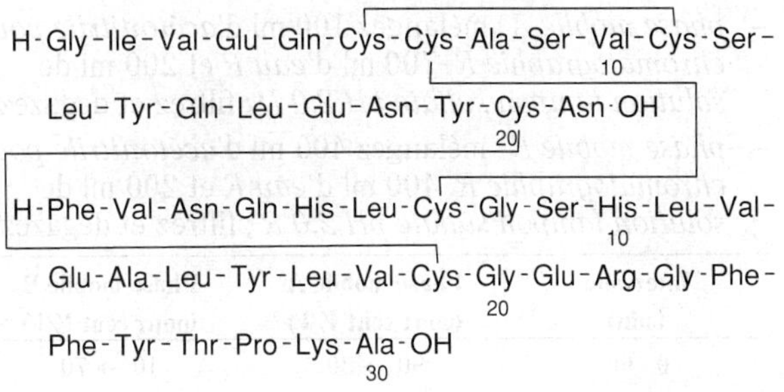

$C_{254}H_{377}N_{65}O_{75}S_6$ M_r 5734

DÉFINITION

L'insuline bovine est le principe antidiabétique naturel obtenu à partir du pancréas de bœuf, puis purifié. Calculée par rapport à la substance desséchée, sa teneur totale en insuline bovine $C_{254}H_{377}N_{65}O_{75}S_6$ plus A21 désamido-insuline bovine, n'est pas inférieure à 93,0 pour cent ni supérieure à 105,0 pour cent.

Par convention, il a été établi, pour l'étiquetage des préparations d'insuline, que 0,0342 mg d'insuline bovine correspond à 1 UI d'insuline.

PRODUCTION

Les animaux à partir desquels l'insuline bovine est obtenue répondent aux exigences de santé requises par les autorités compétentes pour les animaux destinés à la consommation humaine. Le procédé de fabrication est validé pour démontrer qu'il permet d'inactiver ou d'éliminer de façon appropriée toute contamination par des virus ou d'autres agents infectieux.

CARACTÈRES

Aspect : poudre blanche ou sensiblement blanche.

Solubilité : pratiquement insoluble dans l'eau et dans l'éthanol. L'insuline bovine se dissout dans les acides minéraux dilués et, avec décomposition, dans les solutions diluées d'hydroxydes alcalins.

IDENTIFICATION

A. Examinez les chromatogrammes obtenus dans le dosage.

Résultats : le pic principal du chromatogramme obtenu avec la solution à examiner est semblable quant à son temps de rétention au pic principal du chromatogramme obtenu avec la solution témoin (c).

B. Cartographie peptidique.

Solution à examiner. Préparez une solution d'insuline bovine à 2,0 mg/ml dans de l'*acide chlorhydrique 0,01 M*. Dans un tube propre, introduisez 500 µl de cette solution, puis ajoutez 2,0 ml de *solution tampon HEPES pH 7,5 R* et 400 µl d'une solution de *protéase souche V8 de Staphylococcus aureus R* à 1 mg/ml. Bouchez le tube et incubez à 25 °C pendant 6 h. Arrêtez la réaction en ajoutant 2,9 ml de *solution tampon sulfate pH 2,0 R*.

Solution témoin. Préparez la solution témoin au même moment et de la même manière que la solution à examiner, mais en utilisant de l'*insuline bovine SCR* au lieu de la substance à examiner.

Examinez les hydrolysats par chromatographie liquide (*2.2.29*).

Colonne :

- *dimensions* : *l* = 0,10 m, Ø = 4,6 mm,
- *phase stationnaire* : *gel de silice octadécylsilylé pour chromatographie R* (3 µm),
- *température* : 40 °C.

Phase mobile :

- *phase mobile A* : mélangez 100 ml d'*acétonitrile pour chromatographie R*, 700 ml d'*eau R* et 200 ml de *solution tampon sulfate pH 2,0 R* ; filtrez et dégazez ;
- *phase mobile B* : mélangez 400 ml d'*acétonitrile pour chromatographie R*, 400 ml d'*eau R* et 200 ml de *solution tampon sulfate pH 2,0 R* ; filtrez et dégazez ;

Intervalle (min)	Phase mobile A (pour cent *V/V*)	Phase mobile B (pour cent *V/V*)
0 - 60	90 → 30	10 → 70
60 - 65	30 → 0	70 → 100
65 - 70	0	100

Débit : 1 ml/min.

Détection : spectrophotomètre à 214 nm.

Equilibrage : aux conditions initiales pendant 15 min au moins. Effectuez un passage à blanc selon le gradient d'élution décrit.

Injection : 50 µl.

Conformité du système : les chromatogrammes obtenus avec la solution à examiner et la solution témoin sont qualitativement semblables au *chromatogramme de référence de l'hydrolysat d'insuline porcine de la Ph. Eur.* Dans le chromatogramme obtenu avec la solution témoin, identifiez les pics correspondant aux différents fragments (I, II et III) résultant de la protéolyse. Le facteur de symétrie des pics correspondant respectivement aux fragments II et III est au maximum de 1,5 et la résolution entre ces 2 pics est au minimum de 1,9.

Résultats : le profil du chromatogramme obtenu avec la solution à examiner correspond à celui du chromatogramme obtenu avec la solution témoin.

Note : Le temps de rétention du fragment I est identique pour l'insuline d'origine porcine et pour l'insuline humaine, celui du fragment II est identique pour toutes les insulines, et celui du fragment III est identique pour les insulines d'origine bovine et porcine.

ESSAI

Impuretés de masse moléculaire supérieure à celle de l'insuline. Chromatographie d'exclusion (*2.2.30*) : utilisez le procédé de normalisation.

Solution à examiner. Dissolvez 4 mg d'insuline bovine dans 1,0 ml d'*acide chlorhydrique 0,01 M*.

Solution pour essai de résolution. Utilisez une solution d'insuline (à environ 4 mg/ml) contenant plus de 0,4 pour cent de protéines de haute masse moléculaire. Cette solution peut être une préparation injectable d'insuline (solution ou suspension) préalablement clarifiée avec une quantité suffisante d'*acide chlorhydrique 6 M* et contenant le pourcentage indiqué de protéines de haute masse moléculaire, ou une solution préparée en dissolvant de l'insuline dans de l'*acide chlorhydrique 0,01 M*. Il est possible d'obtenir de l'insuline contenant le pourcentage indiqué de protéines de haute masse moléculaire en laissant de l'insuline en poudre à température ambiante pendant environ 10 jours.

Conservez les solutions à 2-10 °C et utilisez-les dans les 7 jours. Si un injecteur automatique est utilisé, maintenez-le à une température de 2-10 °C.

Colonne :

- *dimensions* : *l* = 0,3 m, Ø = 7,5 mm au minimum,
- *phase stationnaire* : *gel de silice hydrophile pour chromatographie R* (5-10 µm) de qualité appropriée à la séparation du monomère, du dimère et des polymères d'insuline.

Phase mobile : mélangez 15 volumes d'*acide acétique glacial R*, 20 volumes d'*acétonitrile R* et 65 volumes d'une solution d'*arginine R* à 1,0 g/l ; filtrez et dégazez.

Débit : 0,5 ml/min.

Détection : spectrophotomètre à 276 nm.

Equilibrage : avant d'utiliser une nouvelle colonne chromatographique, procédez à un équilibrage par injection répétée d'une solution d'insuline contenant des protéines de haute masse moléculaire. Cet équilibrage peut être réalisé par au moins 3 injections de la solution pour essai de résolution. La colonne est équilibrée lorsque les résultats obtenus avec 2 injections successives présentent une répétabilité satisfaisante.

Injection : 100 µl.

Enregistrement : environ 35 min.

Temps de rétention : complexes d'insuline polymères = 13-17 min ; dimère covalent de l'insuline = environ 17,5 min ; insuline monomère = environ 20 min ; sels = environ 22 min.

Conformité du système : solution pour essai de résolution :

- *rapport pic/vallée* : au minimum 2,0 avec H_p = hauteur au-dessus de la ligne de base du pic dû au dimère et H_v = hauteur au-dessus de la ligne de base du point le plus bas du tracé entre ce pic et celui dû au monomère.

Limites : s'il apparaît des pics ayant un temps de rétention inférieur à celui du pic principal, la somme de leur surface n'est pas supérieure à 1,0 pour cent de la surface totale des pics. Ne tenez pas compte des pics ayant un temps de rétention supérieur à celui du pic de l'insuline.

Protéines apparentées. Chromatographie liquide (*2.2.29*) selon les indications données sous Dosage, en utilisant le programme d'élution décrit dans le tableau ci-dessous.

Intervalle (min)	Phase mobile A (pour cent *V/V*)	Phase mobile B (pour cent *V/V*)
0 - 30	42	58
30 - 44	42 → 11	58 → 89
44 - 50	11	89

Conservez les solutions à 2-10 °C et utilisez-les dans les 24 h. Effectuez un essai de conformité du système (résolution, linéarité) comme décrit sous Dosage. Si nécessaire, ajustez la composition de la phase mobile de façon à obtenir l'élution complète de la A21 désamido-insuline porcine avant de commencer le gradient ; il est également possible de modifier le programme d'élution de façon à assurer l'élution totale de toutes les impuretés apparentées à l'insuline.

Injectez 20 µl de solution témoin (c) et 20 µl de solution à examiner. Si nécessaire, ajustez le volume d'injection entre 10 µl et 20 µl, en fonction des résultats obtenus lors de l'essai de linéarité décrit sous Dosage. Enregistrez les chromatogrammes pendant environ 50 min. Dans le chromatogramme obtenu avec la solution témoin (c), la A21 désamido-insuline bovine apparaît comme un petit pic suivant le pic principal et a une rétention relative (par rapport au pic principal) d'environ 1,3. Dans le chromatogramme obtenu avec la solution à examiner, la surface du pic dû à la A21 désamido-insuline bovine n'est pas supérieure à 3,0 pour cent de la surface totale des pics et la somme de la surface

Monographies D - K

de tous les pics autres que ceux dus à l'insuline bovine et à la A21 désamido-insuline bovine n'est pas supérieure à 3,0 pour cent de la surface totale des pics.

Immunoréactivité de type pro-insuline (PLI) bovine : au maximum 10 ppm, calculé par rapport à la substance desséchée.

Utilisez une méthode immunochimique (*2.7.1*) de sensibilité appropriée, par exemple un dosage radioimmunologique, en utilisant le réactif international de référence de pro-insuline bovine pour étalonner la méthode.

Zinc : au maximum 1,0 pour cent, calculé par rapport à la substance desséchée.

Spectrométrie d'absorption atomique (*2.2.23, Procédé I*).

Solution à examiner. Dissolvez 50,0 mg d'insuline bovine dans de l'*acide chlorhydrique 0,01 M* et complétez à 25,0 ml avec le même acide. Diluez si nécessaire jusqu'à une concentration appropriée (par exemple 0,4 µg à 1,6 µg de zinc par millilitre) avec de l'*acide chlorhydrique 0,01 M.*

Solutions de référence. Préparez des solutions de référence contenant respectivement 0,40 µg, 0,80 µg, 1,00 µg, 1,20 µg et 1,60 µg de zinc par millilitre, en diluant de la *solution à 5 mg de zinc (Zn) par millilitre R* avec de l'*acide chlorhydrique 0,01 M.* Utilisez des solutions récemment préparées.

Source : lampe à cathode creuse au zinc.

Longueur d'onde : 213,9 nm.

Flamme : flamme air-acétylène de composition appropriée (par exemple 11 litres d'air et 2 litres d'acétylène par minute).

Perte à la dessiccation (*2.2.32*) : au maximum 10,0 pour cent, déterminé à l'étuve à 100-105 °C pendant 24 h sur 0,200 g d'insuline bovine.

Cendres sulfuriques (*2.4.14*) : au maximum 2,5 pour cent, déterminé sur 0,200 g d'insuline bovine et calculé par rapport à la substance desséchée.

Endotoxines bactériennes (*2.6.14*) : moins de 10 UI/mg, si l'insuline bovine est destinée à la préparation de formes pharmaceutiques administrées par voie parentérale sans autre procédé approprié d'élimination des endotoxines bactériennes.

DOSAGE

Chromatographie liquide (*2.2.29*).

Solution à examiner. Dissolvez 40,0 mg d'insuline bovine dans de l'*acide chlorhydrique 0,01 M* et complétez à 10,0 ml avec le même solvant.

Solution témoin (a). Dissolvez le contenu d'une ampoule d'*insuline humaine SCR* dans de l'*acide chlorhydrique 0,01 M* de façon à obtenir une concentration de 4,0 mg/ml.

Solution témoin (b). Dissolvez le contenu d'une ampoule d'*insuline porcine SCR* dans de l'*acide chlorhydrique 0,01 M* de façon à obtenir une concentration de 4,0 mg/ml.

Solution témoin (c). Dissolvez 40,0 mg d'*insuline bovine SCR* dans 10,0 ml d'*acide chlorhydrique 0,01 M.*

Solution témoin (d). Prélevez 1,0 ml de solution témoin (c) et complétez à 10,0 ml avec de l'*acide chlorhydrique 0,01 M.*

Solution pour essai de résolution. Mélangez 1,0 ml de solution témoin (a) et 1,0 ml de solution témoin (b).

Conservez les solutions à 2-10 °C et utilisez-les dans les 48 h. Si un injecteur automatique est utilisé, maintenez-le à une température de 2-10 °C.

Colonne :

- *dimensions* : *l* = 0,25 m, Ø = 4,6 mm,
- *phase stationnaire* : *gel de silice octadécylsilylé pour chromatographie R* (5 µm),
- *température* : 40 °C.

Phase mobile : mélangez 42 volumes de phase mobile A et 58 volumes de phase mobile B, en ajustant si nécessaire la composition du mélange.

Préparez et conservez à température égale ou supérieure à 20 °C les solutions suivantes :

- *phase mobile A* : dissolvez 28,4 g de *sulfate de sodium anhydre R* dans de l'*eau R* et complétez à 1000 ml avec le même solvant ; ajoutez 2,7 ml d'*acide phosphorique R* et ajustez si nécessaire à pH 2,3 à l'aide d'*éthanolamine R* ; filtrez et dégazez ;
- *phase mobile B* : mélangez 550 ml de phase mobile A et 450 ml d'*acétonitrile R* ; chauffez la solution à une température supérieure ou égale à 20 °C afin d'éviter la précipitation (le mélange de la phase mobile A avec l'acétonitrile est endothermique) ; filtrez et dégazez.

Débit : 1 ml/min.

Détection : spectrophotomètre à 214 nm.

Conformité du système :

- *résolution* : injectez 20 µl de solution pour essai de résolution et 20 µl de solution témoin (b). Enregistrez le chromatogramme de la solution pour essai de résolution jusqu'à ce que le pic correspondant au pic principal du chromatogramme obtenu avec la solution témoin (b) soit clairement visible, et identifiez les pics respectivement dus à l'insuline porcine et à l'insuline humaine. Le dosage n'est valable que si la résolution entre ces 2 pics est au minimum de 1,2. Si nécessaire, ajustez la teneur en acétonitrile de la phase mobile pour obtenir cette résolution.
- *linéarité* : injectez 20 µl des solutions témoins (c) et (d). Le dosage n'est valable que si la surface du pic principal du chromatogramme obtenu avec la solution témoin (c) est égale à 10 ± 0,5 fois la surface du pic principal du chromatogramme obtenu avec la solution témoin (d). Si cette condition n'est pas remplie, ajustez le volume des injections à une valeur comprise entre 10 µl et 20 µl, de façon que les réponses se situent dans le domaine de linéarité du détecteur.

Injection : 20 µl de solution à examiner.

Calculez la teneur en insuline bovine $C_{254}H_{377}N_{65}O_{75}S_6$ plus A21 désamido-insuline bovine à partir de la surface du pic principal et du pic correspondant à la A21 désamido-insuline bovine dans les chromatogrammes respectivement obtenus avec la solution à examiner et la solution témoin (c), et de la teneur déclarée en insuline bovine plus A21 désamido-insuline bovine de l'*insuline bovine SCR.*

CONSERVATION

En récipient étanche, à l'abri de la lumière, et à une température de − 20 °C jusqu'à libération par le fabricant. Après décongélation, l'insuline peut être conservée à 5± 3 °C pendant une courte période avant d'être utilisée pour la fabrication des préparations. Pour éviter l'absorption de l'humidité ambiante en cours de pesée, l'insuline doit être préalablement portée à température ambiante.

ÉTIQUETAGE

L'étiquette indique :

- dans les cas appropriés, que la substance est exempte d'endotoxines bactériennes.

Monographies D - K

01/2002:0838

INSULINE HUMAINE

Insulinum humanum

$C_{257}H_{383}N_{65}O_{77}S_6$ M_r 5808

DÉFINITION

L'insuline humaine est une protéine ayant la structure de l'hormone antidiabétique produite par le pancréas humain. Calculée par rapport à la substance desséchée [(28)], sa teneur totale en insuline humaine ($C_{257}H_{383}N_{65}O_{77}S_6$) plus A21 désamido-insuline humaine n'est pas inférieure à 95,0 pour cent ni supérieure à 105,0 pour cent. L'insuline humaine est produite soit par modification enzymatique et purification appropriée d'insuline obtenue à partir du pancréas de porc, soit par la méthode dite de l'ADN recombinant (ADNr).

PRODUCTION

L'insuline humaine est produite dans des conditions visant à réduire le degré de contamination microbienne.

Dans le cas de l'insuline humaine produite par modification enzymatique d'insuline obtenue à partir de pancréas de porc, le procédé de fabrication est validé pour l'élimination de toute activité protéolytique résiduelle. L'Autorité compétente peut exiger des essais supplémentaires.

Dans le cas de l'insuline humaine produite par la méthode ADNr, l'essai suivant est effectué sur chaque lot du produit final en vrac avant sa libération, sauf dérogation accordée par l'Autorité compétente.

Protéines issues de la cellule hôte. Déterminée comme indiqué dans la monographie générale *Produits obtenus par la méthode dite de l'ADN recombinant (0784)*, la teneur en protéines issues de la cellule hôte n'est pas supérieure à 10 ppm.

CARACTÈRES

Poudre blanche ou sensiblement blanche, pratiquement insoluble dans l'eau, dans l'éthanol et dans l'éther. L'insuline humaine se dissout dans les acides minéraux dilués et, avec décomposition, dans les solutions diluées d'hydroxydes alcalins.

IDENTIFICATION

A. Examinez les chromatogrammes obtenus dans le dosage. Le pic principal du chromatogramme obtenu avec la solution à examiner est semblable quant à son temps de rétention au pic principal du chromatogramme obtenu avec la solution témoin (a).

B. Procédez à une cartographie peptidique.

Solution à examiner. Préparez une solution d'insuline humaine à 2,0 mg/ml dans de l'*acide chlorhydrique 0,01 M*. Dans un tube propre, introduisez 500 µl de cette solution, puis ajoutez 2,0 ml de *solution tampon HEPES pH 7,5 R* et 400 µl d'une solution de *protéase souche V8 de Staphylococcus aureus R* à 1 mg/ml. Bouchez le tube et incubez à 25 °C pendant 6 h. Arrêtez la réaction en ajoutant 2,9 ml de *solution tampon sulfate pH 2,0 R*.

Solution témoin. Préparez la solution témoin au même moment et de la même manière que la solution à examiner, mais en utilisant de l'*insuline humaine SCR* au lieu de la substance à examiner.

Opérez par chromatographie liquide (*2.2.29*).

La chromatographie peut être réalisée en utilisant :

– une colonne d'acier inoxydable, d'une longueur de 0,10 m et d'un diamètre intérieur de 4,6 mm, remplie de *gel de silice octadécylsilylé pour chromatographie R* (3 µm),

– comme phase mobile, à un débit de 1 ml/min :

Phase mobile A. Mélangez 100 ml d'*acétonitrile pour chromatographie R*, 700 ml d'*eau R* et 200 ml de *solution tampon sulfate pH 2,0 R* ; filtrez et dégazez,

Phase mobile B. Mélangez 400 ml d'*acétonitrile pour chromatographie R*, 400 ml d'*eau R* et 200 ml de *solution tampon sulfate pH 2,0 R* ; filtrez et dégazez,

avec le programme d'élution décrit dans le tableau ci-dessous (si nécessaire modifié pour améliorer la séparation des produits d'hydrolyse) :

Intervalle (min)	Phase mobile A (pour cent V/V)	Phase mobile B (pour cent V/V)	Commentaire
0 - 60	90 → 30	10 → 70	gradient linéaire
60 - 65	30 → 0	70 → 100	gradient linéaire
65 - 70	0	100	isocratique

– comme détecteur, un spectrophotomètre réglé à 214 nm,

en maintenant la température de la colonne à 40 °C.

Equilibrez la colonne aux conditions initiales pendant 15 min au moins. Effectuez un passage à blanc selon le gradient d'élution décrit.

Injectez 50 µl de solution à examiner et 50 µl de solution témoin. L'identification n'est valable que si les chromatogrammes obtenus avec les 2 solutions sont qualitativement semblables au *chromatogramme de référence de l'hydrolysat d'insuline humaine de la Ph. Eur.* Dans le chromatogramme obtenu avec la solution témoin, identifiez les pics correspondant aux différents fragments (I, II et III) résultant de la protéolyse. Le facteur de symétrie des pics correspondant respectivement aux fragments II et III n'est pas supérieur à 1,5 et la résolution entre ces 2 pics n'est pas inférieure à 3,4.

Le profil du chromatogramme obtenu avec la solution à examiner correspond à celui du chromatogramme obtenu avec la solution témoin.

NOTE : le temps de rétention du fragment I est identique pour l'insuline d'origine porcine et pour l'insuline humaine, celui du fragment II est identique pour toutes les insulines, et celui du fragment III est identique pour les insulines d'origine bovine et porcine.

ESSAI

Impuretés de masse moléculaire supérieure à celle de l'insuline. Opérez par chromatographie d'exclusion (*2.2.30*).

Solution à examiner. Dissolvez 4 mg d'insuline humaine dans 1,0 ml d'*acide chlorhydrique 0,01 M*.

(28) 1 UI d'insuline correspond à 0,0347 mg d'insuline humaine.

Monographies D - K

Solution pour essai de résolution. Utilisez une solution d'insuline (à 4 mg/ml environ) contenant plus de 0,4 pour cent de protéines de haute masse moléculaire. Cette solution peut être une préparation injectable d'insuline (solution ou suspension) préalablement clarifiée avec une quantité suffisante d'*acide chlorhydrique 6 M* et contenant le pourcentage indiqué de protéines de haute masse moléculaire, ou une solution préparée en dissolvant de l'insuline dans de l'*acide chlorhydrique 0,01 M.* Il est possible d'obtenir de l'insuline contenant le pourcentage indiqué de protéines de haute masse moléculaire en laissant de l'insuline en poudre à température ambiante pendant 10 jours environ.

Conservez les solutions à 2-10 °C et utilisez-les dans les 7 jours. Si un injecteur automatique est utilisé, maintenez-le à une température de 2-10 °C.

La chromatographie peut être réalisée en utilisant :

- une colonne d'une longueur de 0,3 m et d'un diamètre intérieur de 7,5 mm au minimum, remplie de *gel de silice hydrophile pour chromatographie R* (5-10 µm) de qualité appropriée à la séparation du monomère, du dimère et des polymères d'insuline,
- comme phase mobile, à un débit de 0,5 ml/min un mélange de 15 volumes d'*acide acétique glacial R*, de 20 volumes d'*acétonitrile R* et de 65 volumes d'une solution d'*arginine R* à 1,0 g/l ; filtrez et dégazez,
- comme détecteur, un spectrophotomètre réglé à 276 nm.

Equilibrage de la colonne. Avant d'utiliser une nouvelle colonne chromatographique, procédez à un équilibrage par injection répétée d'une solution d'insuline contenant des protéines de haute masse moléculaire. Cet équilibrage peut être réalisé par 3 injections au moins de la solution pour essai de résolution. La colonne est équilibrée lorsque les résultats obtenus avec 2 injections successives présentent une répétabilité satisfaisante.

Injectez 100 µl de solution pour essai de résolution. Lorsque les chromatogrammes sont enregistrés dans les conditions décrites, les temps de rétention sont de 13-17 min environ pour les complexes d'insuline polymères, 17,5 min environ pour le dimère covalent de l'insuline, 20 min environ pour l'insuline monomère, et 22 min environ pour les sels. L'essai n'est valable que si la résolution, définie comme le rapport entre la hauteur du pic du dimère et la hauteur au-dessus de la ligne de base de la vallée séparant les pics du monomère et du dimère, n'est pas inférieure à 2,0.

Injectez 100 µl de solution à examiner. Enregistrez le chromatogramme pendant 35 min environ. S'il apparaît, dans le chromatogramme obtenu, des pics ayant un temps de rétention inférieur à celui du pic principal, la somme de leur surface n'est pas supérieure à 1,0 pour cent de la surface totale des pics. Ne tenez pas compte des pics ayant un temps de rétention supérieur à celui du pic de l'insuline.

Protéines apparentées. Opérez par chromatographie liquide (*2.2.29*) selon les indications données sous Dosage, en utilisant le programme d'élution décrit dans le tableau ci-dessous.

Intervalle (min)	Phase mobile A (pour cent *V/V*)	Phase mobile B (pour cent *V/V*)	Commentaire
0 - 30	42	58	isocratique
30 - 44	42 → 11	58 → 89	gradient linéaire
44 - 50	11	89	isocratique

Conservez les solutions à 2-10 °C et utilisez-les dans les 24 h. Effectuez un essai de performance du système (résolution, linéarité) comme décrit sous Dosage. Si nécessaire, ajustez la composition de la phase mobile de façon à obtenir l'élution complète de la A21 désamido-insuline porcine avant de commencer le gradient ; il est également possible de modifier le programme d'élution de façon à assurer l'élution totale de toutes les impuretés apparentées à l'insuline.

Injectez 20 µl de solution témoin (a), 20 µl de solution témoin (b), 20 µl de solution témoin (c) et 20 µl de solution à examiner (si nécessaire, ajustez le volume d'injection entre 10 µl et 20 µl, en fonction des résultats obtenus lors de l'essai de linéarité décrit sous Dosage). Enregistrez les chromatogrammes pendant 50 min environ. Dans le chromatogramme obtenu avec la solution témoin (a), la A21 désamido-insuline humaine apparaît comme un petit pic suivant le pic principal et a un temps de rétention relatif (par rapport au pic principal) de 1,3 environ. Dans le chromatogramme obtenu avec la solution à examiner, la surface du pic dû à la A21 désamido-insuline n'est pas supérieure à 2,0 pour cent de la surface totale des pics et la somme de la surface de tous les pics autres que ceux dus à l'insuline humaine et à la A21 désamido-insuline humaine n'est pas supérieure à 2,0 pour cent de la surface totale des pics. Si, dans le cas de l'insuline humaine semisynthétique, il apparaît dans le chromatogramme obtenu avec la solution à examiner un pic correspondant au pic principal du chromatogramme obtenu avec la solution témoin (b), sa surface n'est pas supérieure à celle du pic correspondant du chromatogramme obtenu avec la solution témoin (c) (1,0 pour cent d'insuline porcine dans l'insuline humaine).

Immunoréactivité de type pro-insuline (PLI). Déterminez l'immunoréactivité de type pro-insuline par une méthode immunochimique (*2.7.1*) de sensibilité appropriée, par exemple un dosage radioimmunologique. Pour l'insuline humaine produite par modification enzymatique de l'insuline porcine, utilisez le réactif international de référence de pro-insuline porcine pour étalonner la méthode. Pour l'insuline humaine produite par la méthode ADNr, utilisez le réactif international de référence de pro-insuline humaine.

Calculée par rapport à la substance desséchée, l'immunoréactivité de type pro-insuline n'est pas supérieure à 10 ppm.

Zinc. Déterminez la teneur en zinc par spectrométrie d'absorption atomique (*2.2.23, Procédé I*).

Solution à examiner. Dissolvez 50,0 mg d'insuline humaine dans de l'*acide chlorhydrique 0,01 M* et complétez à 25,0 ml avec le même acide. Diluez si nécessaire jusqu'à une concentration appropriée (par exemple 0,4 µg à 1,6 µg de zinc par millilitre) avec de l'*acide chlorhydrique 0,01 M.*

Solutions de référence. Préparez des solutions de référence contenant respectivement 0,40 µg, 0,80 µg, 1,00 µg, 1,20 µg et 1,60 µg de zinc par millilitre, en diluant de la *solution à 5 mg de zinc (Zn) par millilitre R* avec de l'*acide chlorhydrique 0,01 M. Utilisez des solutions récemment préparées.*

Mesurez l'absorbance à 213,9 nm en utilisant une lampe à cathode creuse au zinc comme source de rayonnement et une flamme air-acétylène de composition appropriée (par exemple 11 litres d'air et 2 litres d'acétylène par minute).

Calculée par rapport à la substance desséchée, la teneur en zinc n'est pas supérieure à 1,0 pour cent.

Perte à la dessiccation (*2.2.32*). Déterminée par chauffage à l'étuve à 100-105 °C pendant 24 h sur 0,200 g d'insuline humaine, la perte à la dessiccation n'est pas supérieure à 10,0 pour cent.

Cendres sulfuriques (*2.4.14*). Déterminé sur 0,200 g d'insuline humaine et calculé par rapport à la substance desséchée, le taux des cendres sulfuriques n'est pas supérieur à 2,5 pour cent.

Monographies D - K

Endotoxines bactériennes (*2.6.14*) : moins de 10 UI/mg, si l'insuline humaine est destinée à la préparation de formes pharmaceutiques administrées par voie parentérale sans autre procédé approprié d'élimination des endotoxines bactériennes.

DOSAGE

Opérez par chromatographie liquide (*2.2.29*).

Solution à examiner. Dissolvez 40,0 mg d'insuline humaine dans de l'*acide chlorhydrique 0,01 M* et complétez à 10,0 ml avec le même solvant.

Solution témoin (a). Dissolvez le contenu d'une ampoule d'*insuline humaine SCR* dans de l'*acide chlorhydrique 0,01 M* de façon à obtenir une concentration de 4,0 mg/ml.

Solution témoin (b). Dissolvez le contenu d'une ampoule d'*insuline porcine SCR* dans de l'*acide chlorhydrique 0,01 M* de façon à obtenir une concentration de 4,0 mg/ml.

Solution témoin (c). Prélevez 1,0 ml de solution témoin (b) et complétez à 50,0 ml avec de l'*acide chlorhydrique 0,01 M.* A 1,0 ml de cette solution, ajoutez 1,0 ml de solution témoin (a).

Solution témoin (d). Prélevez 1,0 ml de solution témoin (a) et complétez à 10,0 ml avec de l'*acide chlorhydrique 0,01 M.*

Solution pour essai de résolution. Mélangez 1,0 ml de solution témoin (a) et 1,0 ml de solution témoin (b).

Conservez les solutions à 2-10 °C et utilisez-les dans les 48 h. Si un injecteur automatique est utilisé, maintenez-le à une température de 2-10 °C.

La chromatographie peut être réalisée en utilisant :

- une colonne d'acier inoxydable d'une longueur de 0,25 m et d'un diamètre intérieur de 4,6 mm, remplie de *gel de silice octadécylsilylé pour chromatographie R* (5 µm),
- comme phase mobile, à un débit de 1 ml/min, les solutions suivantes, préparées et conservées à température égale ou supérieure à 20 °C :

  Phase mobile A. Dissolvez 28,4 g de *sulfate de sodium anhydre R* dans de l'*eau R* et complétez à 1000 ml avec le même solvant ; ajoutez 2,7 ml d'*acide phosphorique R* et ajustez si nécessaire à pH 2,3 à l'aide d'*éthanolamine R* ; filtrez et dégazez,

  Phase mobile B. Mélangez 550 ml de phase mobile A et 450 ml d'*acétonitrile R* ; chauffez la solution à une température supérieure ou égale à 20 °C afin d'éviter la précipitation (le mélange de la phase mobile A avec l'acétonitrile est endothermique) ; filtrez et dégazez,
- comme détecteur, un spectrophotomètre réglé à 214 nm,

en maintenant la température de la colonne à 40 °C.

Procédez à l'élution avec un mélange de 42 volumes de phase mobile A et de 58 volumes de phase mobile B, en ajustant si nécessaire la composition du mélange.

Injectez 20 µl de solution pour essai de résolution et 20 µl de solution témoin (b). Enregistrez le chromatogramme de la solution pour essai de résolution jusqu'à ce que le pic correspondant au pic principal du chromatogramme obtenu avec la solution témoin (b) soit clairement visible, et identifiez les pics respectivement dus à l'insuline porcine et à l'insuline humaine. Le dosage n'est valable que si la résolution entre ces 2 pics n'est pas inférieure à 1,2. Si nécessaire, ajustez la teneur en acétonitrile de la phase mobile pour obtenir cette résolution.

Injectez 20 µl de solution à examiner, 20 µl de solution témoin (a) et 20 µl de solution témoin (d). Le dosage n'est valable que si la surface du pic principal du chromatogramme obtenu avec la solution témoin (a) est égale à 10 ± 0,5 fois la surface du pic principal du chromatogramme obtenu avec la solution témoin (d). Si cette condition n'est pas remplie, ajustez le volume des injections à une valeur comprise entre 10 µl et 20 µl, de façon que les réponses se situent dans le domaine de linéarité du détecteur.

Calculez la teneur en insuline humaine ($C_{257}H_{383}N_{65}O_{77}S_6$) plus A21 désamido-insuline humaine à partir de la surface du pic principal et du pic correspondant à la A21 désamido-insuline humaine dans les chromatogrammes respectivement obtenus avec la solution à examiner et la solution témoin (a) et de la teneur déclarée de l'*insuline humaine SCR* en insuline humaine plus A21 désamido-insuline humaine.

CONSERVATION

En récipient étanche, à l'abri de la lumière, et à une température de − 20 °C jusqu'à libération par le fabricant. Après décongélation, l'insuline humaine peut être conservée à 5 ± 3 °C pendant une courte période avant d'être utilisée pour la fabrication des préparations. Pour éviter l'absorption de l'humidité ambiante en cours de pesée, l'insuline doit être préalablement portée à température ambiante.

ÉTIQUETAGE

L'étiquette indique :

- si la substance a été préparée par modification enzymatique d'insuline porcine ou par la méthode dite de l'ADN recombinant,
- dans les cas appropriés, que la substance est exempte d'endotoxines bactériennes.

01/2002:0833

INSULINE-ISOPHANE (PRÉPARATION INJECTABLE D')

Insulini isophani iniectabilium

La préparation injectable d'insuline-isophane satisfait à la monographie Préparations injectables d'insuline (0854), avec les modifications suivantes.

DÉFINITION

La préparation injectable d'insuline-isophane est une suspension stérile d'insuline bovine, porcine ou humaine, associée par complexation à du sulfate de protamine ou à une autre protamine appropriée.

PRODUCTION

La préparation injectable d'insuline-isophane est préparée comme décrit dans la monographie *Préparations injectables d'insuline (0854).*

La quantité de protamine, qui est déterminée par le rapport connu d'isophane, n'est pas inférieure à l'équivalent de 0,3 mg ni supérieure à l'équivalent de 0,6 mg de sulfate de protamine pour 100 UI d'insuline dans le complexe insuline-protamine.

CARACTÈRES

Suspension blanche qui, au repos, présente un sédiment blanc et un surnageant incolore ou pratiquement incolore ; le sédiment est facilement remis en suspension par agitation modérée. Examinées au microscope, les particules se présentent sous la forme de cristaux en bâtonnets dont la majorité ont une dimension maximale supérieure à 1 µm mais dépassant rarement 60 µm, sans agrégats importants.

IDENTIFICATION

Examinez les chromatogrammes obtenus dans le dosage. Le pic dû à l'insuline dans le chromatogramme obtenu avec la solution à examiner est semblable quant à sa position au pic principal du chromatogramme obtenu avec la solution témoin appropriée.

ESSAI

Zinc total. Déterminée comme prescrit dans la monographie *Préparations injectables d'insuline (0854)*, la teneur en zinc total n'est pas supérieure à 40,0 µg pour 100 UI d'insuline.

01/2002:0832

INSULINE-ISOPHANE BIPHASIQUE (PRÉPARATION INJECTABLE D')

Insulini isophani biphasici iniectabilium

La préparation injectable d'insuline-isophane biphasique satisfait à la monographie Préparations injectables d'insuline (0854), à l'exception de l'essai de l'insuline dans le surnageant et avec les modifications suivantes pour les autres essais.

DÉFINITION

La préparation injectable d'insuline-isophane biphasique est une suspension tamponnée stérile d'insuline porcine ou d'insuline humaine, associée par complexation à du sulfate de protamine ou à une autre protamine appropriée, dans une solution d'insuline de la même espèce.

PRODUCTION

La préparation injectable d'insuline-isophane biphasique est préparée comme décrit dans la monographie *Préparations injectables d'insuline (0854)*.

La préparation injectable d'insuline-isophane biphasique est obtenue en mélangeant, selon des proportions définies, de la préparation injectable d'insuline soluble avec de la préparation injectable d'insuline-isophane. Il doit avoir été établi, par une méthode d'essai approuvée par l'Autorité compétente, que le rapport préparation injectable d'insuline soluble/préparation injectable d'insuline-isophane est conforme à l'indication figurant sur l'étiquette.

CARACTÈRES

Suspension blanche qui, au repos, présente un sédiment blanc et un surnageant incolore ou pratiquement incolore ; le sédiment est facilement remis en suspension par agitation modérée. Examinées au microscope, les particules se présentent sous la forme de cristaux en bâtonnets, dont la majorité ont une dimension maximale supérieure à 1 µm mais dépassant rarement 60 µm, sans agrégats importants.

IDENTIFICATION

Examinez les chromatogrammes obtenus dans le dosage. Le pic dû à l'insuline dans le chromatogramme obtenu avec la solution à examiner est semblable quant à sa position au pic principal du chromatogramme obtenu avec la solution témoin appropriée.

ESSAI

Zinc total. Déterminée comme prescrit dans la monographie *Préparations injectables d'insuline (0854)*, la teneur en zinc total n'est pas supérieure à 40,0 µg pour 100 UI d'insuline.

ÉTIQUETAGE

Outre les indications mentionnées dans la monographie *Préparations injectables d'insuline (0854)*, l'étiquette indique :

– le rapport préparation injectable d'insuline soluble/préparation injectable d'insuline-isophane utilisé pour la production de la préparation injectable d'insuline-isophane biphasique.

01/2002:1638

INSULINE PORCINE

Insulinum porcinum

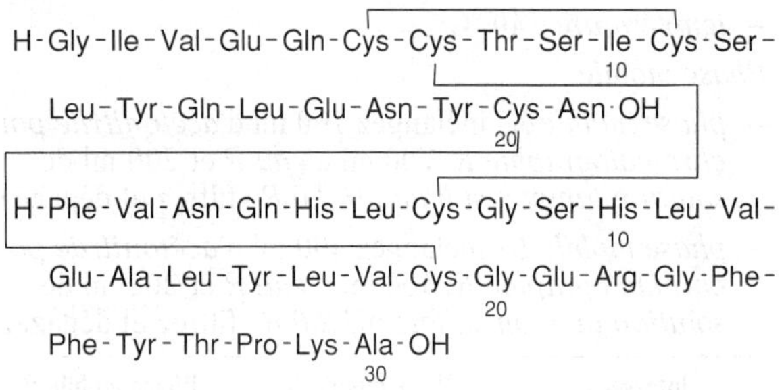

$C_{256}H_{381}N_{65}O_{76}S_6$ M_r 5778

DÉFINITION

L'insuline porcine est le principe antidiabétique naturel obtenu à partir du pancréas de porc, puis purifié. Calculée par rapport à la substance desséchée, sa teneur totale en insuline porcine $C_{256}H_{381}N_{65}O_{76}S_6$ plus A21 désamido-insuline porcine n'est pas inférieure à 95,0 pour cent ni supérieure à 105,0 pour cent.

Par convention, il a été établi, pour l'étiquetage des préparations d'insuline, que 0,0345 mg d'insuline porcine correspond à 1 UI d'insuline.

PRODUCTION

Les animaux à partir desquels l'insuline porcine est obtenue répondent aux exigences de santé requises par les autorités compétentes pour les animaux destinés à la consommation humaine. Le procédé de fabrication est validé pour démontrer qu'il permet d'inactiver ou d'éliminer de façon appropriée toute contamination par des virus ou d'autres agents infectieux.

CARACTÈRES

Aspect : poudre blanche ou sensiblement blanche.

Solubilité : pratiquement insoluble dans l'eau et dans l'éthanol. L'insuline porcine se dissout dans les acides minéraux dilués et, avec décomposition, dans les solutions diluées d'hydroxydes alcalins.

IDENTIFICATION

A. Examinez les chromatogrammes obtenus dans le dosage.

   Résultats : le pic principal du chromatogramme obtenu avec la solution à examiner est semblable quant à son temps de rétention au pic principal du chromatogramme obtenu avec la solution témoin (b).

B. Cartographie peptidique.

Solution à examiner. Préparez une solution d'insuline porcine à 2,0 mg/ml dans de l'*acide chlorhydrique 0,01 M*. Dans un tube propre, introduisez 500 µl de cette solution, puis ajoutez 2,0 ml de *solution tampon HEPES pH 7,5 R* et 400 µl d'une solution de *protéase souche V8 de Staphylococcus aureus R* à 1 mg/ml. Bouchez le tube et incubez à 25 °C pendant 6 h. Arrêtez la réaction en ajoutant 2,9 ml de *solution tampon sulfate pH 2,0 R*.

Solution témoin. Préparez la solution témoin au même moment et de la même manière que la solution à examiner, mais en utilisant de l'*insuline porcine SCR* au lieu de la substance à examiner.

Examinez les hydrolysats par chromatographie liquide (*2.2.29*).

Colonne :

- *dimensions* : l = 0,10 m, Ø = 4,6 mm,
- *phase stationnaire* : *gel de silice octadécylsilylé pour chromatographie R* (3 µm),
- *température* : 40 °C.

Phase mobile :

- *phase mobile A* : mélangez 100 ml d'*acétonitrile pour chromatographie R*, 700 ml d'*eau R* et 200 ml de *solution tampon sulfate pH 2,0 R* ; filtrez et dégazez ;
- *phase mobile B* : mélangez 400 ml d'*acétonitrile pour chromatographie R*, 400 ml d'*eau R* et 200 ml de *solution tampon sulfate pH 2,0 R* ; filtrez et dégazez ;

Intervalle (min)	Phase mobile A (pour cent V/V)	Phase mobile B (pour cent V/V)
0 - 60	90 → 30	10 → 70
60 - 65	30 → 0	70 → 100
65 - 70	0	100

Débit : 1 ml/min.

Détection : spectrophotomètre à 214 nm.

Equilibrage : aux conditions initiales pendant au moins 15 min. Effectuez un passage à blanc selon le gradient d'élution décrit.

Injection : 50 µl.

Conformité du système : les chromatogrammes obtenus avec la solution à examiner et la solution témoin sont qualitativement semblables au *chromatogramme de référence de l'hydrolysat d'insuline porcine de la Ph. Eur.* Dans le chromatogramme obtenu avec la solution témoin, identifiez les pics correspondant aux différents fragments (I, II et III) résultant de la protéolyse. Le facteur de symétrie des pics correspondant respectivement aux fragments II et III est au maximum de 1,5 et la résolution entre ces 2 pics est au minimum de 1,9.

Résultats : le profil du chromatogramme obtenu avec la solution à examiner correspond à celui du chromatogramme obtenu avec la solution témoin.

NOTE : le temps de rétention du fragment I est identique pour l'insuline d'origine porcine et pour l'insuline humaine, celui du fragment II est identique pour toutes les insulines, et celui du fragment III est identique pour les insulines d'origine bovine et porcine.

ESSAI

Impuretés de masse moléculaire supérieure à celle de l'insuline. Chromatographie d'exclusion (*2.2.30*) : utilisez le procédé de normalisation.

Solution à examiner. Dissolvez 4 mg d'insuline porcine dans 1,0 ml d'*acide chlorhydrique 0,01 M*.

Solution pour essai de résolution. Utilisez une solution d'insuline (à environ 4 mg/ml) contenant plus de 0,4 pour cent de protéines de haute masse moléculaire. Cette solution peut être une préparation injectable d'insuline (solution ou suspension) préalablement clarifiée avec une quantité suffisante d'*acide chlorhydrique 6 M* et contenant le pourcentage indiqué de protéines de haute masse moléculaire, ou une solution préparée en dissolvant de l'insuline dans de l'*acide chlorhydrique 0,01 M*. Il est possible d'obtenir de l'insuline contenant le pourcentage indiqué de protéines de haute masse moléculaire en laissant de l'insuline en poudre à température ambiante pendant environ 10 jours.

Conservez les solutions à 2-10 °C et utilisez-les dans les 7 jours. Si un injecteur automatique est utilisé, maintenez-le à une température de 2-10 °C.

Colonne :

- *dimensions* : l = 0,3 m, Ø = 7,5 mm au minimum,
- *phase stationnaire* : *gel de silice hydrophile pour chromatographie R* (5-10 µm) de qualité appropriée à la séparation du monomère, du dimère et des polymères d'insuline.

Phase mobile : mélangez 15 volumes d'*acide acétique glacial R*, 20 volumes d'*acétonitrile R* et 65 volumes d'une solution d'*arginine R* à 1,0 g/l ; filtrez et dégazez.

Débit : 0,5 ml/min.

Détection : spectrophotomètre à 276 nm.

Equilibrage : avant d'utiliser une nouvelle colonne chromatographique, procédez à un équilibrage par injection répétée d'une solution d'insuline contenant des protéines de haute masse moléculaire. Cet équilibrage peut être réalisé par au moins 3 injections de la solution pour essai de résolution. La colonne est équilibrée lorsque les résultats obtenus avec 2 injections successives présentent une répétabilité satisfaisante.

Injection : 100 µl.

Enregistrement : environ 35 min.

Temps de rétention : complexes d'insuline polymères = 13-17 min ; dimère covalent de l'insuline = environ 17,5 min ; insuline monomère = environ 20 min ; sels = environ 22 min.

Conformité du système : solution pour essai de résolution :

- *rapport pic/vallée* : au minimum 2,0 avec H_p = hauteur au-dessus de la ligne de base du pic dû au dimère et H_v = hauteur au-dessus de la ligne de base du point le plus bas du tracé entre ce pic et celui dû au monomère.

Limites : s'il apparaît des pics ayant un temps de rétention inférieur à celui du pic principal, la somme de leur surface n'est pas supérieure à 1,0 pour cent de la surface totale des pics. Ne tenez pas compte des pics ayant un temps de rétention supérieur à celui du pic de l'insuline.

Protéines apparentées. Chromatographie liquide (*2.2.29*) selon les indications données sous Dosage, en utilisant le programme d'élution décrit dans le tableau ci-dessous.

Intervalle (min)	Phase mobile A (pour cent V/V)	Phase mobile B (pour cent V/V)
0 - 30	42	58
30 - 44	42 → 11	58 → 89
44 - 50	11	89

Conservez les solutions à 2-10 °C et utilisez-les dans les 24 h. Effectuez un essai de conformité du système (résolution, linéarité) comme décrit sous Dosage. Si nécessaire, ajustez la composition de la phase mobile de façon à obtenir l'élution complète de la A21 désamido-insuline porcine avant de commencer le gradient ; il est également possible de modifier le programme d'élution de façon à assurer l'élution totale de toutes les impuretés apparentées à l'insuline.

Injectez 20 µl de solution témoin (b) et 20 µl de solution à examiner. Si nécessaire, ajustez le volume d'injection entre 10 µl et 20 µl, en fonction des résultats obtenus lors de l'essai de linéarité décrit sous Dosage. Enregistrez les chromatogrammes pendant environ 50 min. Dans le chromatogramme obtenu avec la solution témoin (b), la A21 désamido-insuline porcine apparaît comme un petit pic suivant le pic principal et a une rétention relative (par rapport au pic principal) d'environ 1,3. Dans le chromatogramme obtenu avec la solution à examiner, la surface du pic dû à la A21 désamido-insuline porcine n'est pas supérieure à 2,0 pour cent de la surface totale des pics et la somme de la surface de tous les pics autres que ceux dus à l'insuline porcine et à la A21 désamido-insuline porcine n'est pas supérieure à 2,0 pour cent de la surface totale des pics.

Immunoréactivité de type pro-insuline (PLI) porcine : au maximum 10 ppm, calculé par rapport à la substance desséchée.

Utilisez une méthode immunochimique (*2.7.1*) de sensibilité appropriée, par exemple un dosage radioimmunologique, en utilisant le réactif international de référence de pro-insuline porcine pour étalonner la méthode.

Zinc : au maximum 1,0 pour cent, calculé par rapport à la substance desséchée.

Spectrométrie d'absorption atomique (*2.2.23, Procédé I*).

Solution à examiner. Dissolvez 50,0 mg d'insuline porcine dans de l'*acide chlorhydrique 0,01 M* et complétez à 25,0 ml avec le même acide. Diluez si nécessaire jusqu'à une concentration appropriée (par exemple 0,4 µg à 1,6 µg de zinc par millilitre) avec de l'*acide chlorhydrique 0,01 M.*

Solutions de référence. Préparez des solutions de référence contenant respectivement 0,40 µg, 0,80 µg, 1,00 µg, 1,20 µg et 1,60 µg de zinc par millilitre, en diluant de la *solution à 5 mg de zinc (Zn) par millilitre R* avec de l'*acide chlorhydrique 0,01 M.* Utilisez des solutions récemment préparées.

Source : lampe à cathode creuse au zinc.

Longueur d'onde : 213,9 nm.

Flamme : flamme air-acétylène de composition appropriée (par exemple 11 litres d'air et 2 litres d'acétylène par minute).

Perte à la dessiccation (*2.2.32*) : au maximum 10,0 pour cent, déterminé à l'étuve à 100-105 °C pendant 24 h sur 0,200 g d'insuline porcine.

Cendres sulfuriques (*2.4.14*) : au maximum 2,5 pour cent, déterminé sur 0,200 g d'insuline porcine et calculé par rapport à la substance desséchée.

Endotoxines bactériennes (*2.6.14*) : moins de 10 UI/mg, si l'insuline porcine est destinée à la préparation de formes pharmaceutiques administrées par voie parentérale sans autre procédé approprié d'élimination des endotoxines bactériennes.

DOSAGE

Chromatographie liquide (*2.2.29*).

Solution à examiner. Dissolvez 40,0 mg d'insuline porcine dans de l'*acide chlorhydrique 0,01 M* et complétez à 10,0 ml avec le même solvant.

Solution témoin (a). Dissolvez le contenu d'une ampoule d'*insuline humaine SCR* dans de l'*acide chlorhydrique 0,01 M* de façon à obtenir une concentration de 4,0 mg/ml.

Solution témoin (b). Dissolvez le contenu d'une ampoule d'*insuline porcine SCR* dans de l'*acide chlorhydrique 0,01 M* de façon à obtenir une concentration de 4,0 mg/ml.

Solution témoin (c). Prélevez 1,0 ml de solution témoin (b) et complétez à 10,0 ml avec de l'*acide chlorhydrique 0,01 M.*

Solution pour essai de résolution. Mélangez 1,0 ml de solution témoin (a) et 1,0 ml de solution témoin (b).

Conservez les solutions à 2-10 °C et utilisez-les dans les 48 h. Si un injecteur automatique est utilisé, maintenez-le à une température de 2-10 °C.

Colonne :

– *dimensions* : l = 0,25 m, Ø = 4,6 mm,
– *phase stationnaire* : *gel de silice octadécylsilylé pour chromatographie R* (5 µm),
– *température* : 40 °C.

Phase mobile : mélangez 42 volumes de phase mobile A et 58 volumes de phase mobile B, en ajustant si nécessaire la composition du mélange.

Préparez et conservez à température égale ou supérieure à 20 °C les solutions suivantes :

– *phase mobile A* : dissolvez 28,4 g de *sulfate de sodium anhydre R* dans de l'*eau R* et complétez à 1000 ml avec le même solvant ; ajoutez 2,7 ml d'*acide phosphorique R* et ajustez si nécessaire à pH 2,3 à l'aide d'*éthanolamine R* ; filtrez et dégazez ;
– *phase mobile B* : mélangez 550 ml de phase mobile A et 450 ml d'*acétonitrile R* ; chauffez la solution à une température supérieure ou égale à 20 °C afin d'éviter la précipitation (le mélange de la phase mobile A avec l'acétonitrile est endothermique) ; filtrez et dégazez.

Débit : 1 ml/min.

Détection : spectrophotomètre à 214 nm.

Conformité du système :

– *résolution* : injectez 20 µl de solution pour essai de résolution et 20 µl de solution témoin (b). Enregistrez le chromatogramme de la solution pour essai de résolution jusqu'à ce que le pic correspondant au pic principal du chromatogramme obtenu avec la solution témoin (b) soit clairement visible, et identifiez les pics respectivement dus à l'insuline porcine et à l'insuline humaine. Le dosage n'est valable que si la résolution entre ces 2 pics est au minimum de 1,2. Si nécessaire, ajustez la teneur en acétonitrile de la phase mobile pour obtenir cette résolution.
– *linéarité* : injectez 20 µl des solutions témoins (b) et (c). Le dosage n'est valable que si la surface du pic principal du chromatogramme obtenu avec la solution témoin (b) est égale à 10 ± 0,5 fois la surface du pic principal du chromatogramme obtenu avec la solution témoin (c). Si cette condition n'est pas remplie, ajustez le volume des injections à une valeur comprise entre 10 µl et 20 µl, de façon que les réponses se situent dans le domaine de linéarité du détecteur.

Injection : 20 µl de solution à examiner.

Calculez la teneur en insuline porcine $C_{256}H_{381}N_{65}O_{76}S_6$ plus A21 désamido-insuline porcine à partir de la surface du pic principal et du pic correspondant à la A21 désamido-insuline porcine dans les chromatogrammes respectivement obtenus avec la solution à examiner et la solution témoin (b), et de la teneur déclarée en insuline porcine plus A21 désamido-insuline porcine de l'*insuline porcine SCR*.

CONSERVATION

En récipient étanche, à l'abri de la lumière, et à une température de − 20 °C jusqu'à libération par le fabricant. Après décongélation, l'insuline peut être conservée à 5 ± 3 °C pendant une courte période avant d'être utilisée pour la fabrication des préparations. Pour éviter l'absorption de l'humidité ambiante en cours de pesée, l'insuline doit être préalablement portée à température ambiante.

ÉTIQUETAGE

L'étiquette indique :

- dans les cas appropriés, que la substance est exempte d'endotoxines bactériennes.

01/2002:0854

INSULINE (PRÉPARATIONS INJECTABLES D')

Praeparationes insulini iniectabiles

Les préparations injectables d'insuline satisfont aux exigences s'appliquant aux Préparations injectables dans la monographie Préparations parentérales (0520).

DÉFINITION

Les préparations injectables d'insuline sont des préparations stériles d'*Insuline humaine (0838)* ou d'*Insuline (0276)*. Elles contiennent au minimum 90,0 pour cent et au maximum l'équivalent de 110,0 pour cent de la quantité d'insuline indiquée sur l'étiquette. Elles se présentent sous la forme de solutions ou de suspensions, ou sont préparées en combinant solutions et suspensions.

Monographies D - K

PRODUCTION

Les préparations injectables d'insuline sont produites par des méthodes leur conférant les propriétés appropriées quant au début et à la durée de leur action thérapeutique.

Selon la méthode de préparation utilisée, les opérations suivantes sont effectuées dans un ordre approprié :

- ajout de conservateurs antimicrobiens appropriés,
- ajout d'une ou plusieurs substance(s) appropriée(s) pour rendre la préparation isotonique au sang,
- ajout d'une ou plusieurs substance(s) appropriée(s) pour ajuster le pH à la valeur voulue,
- détermination de la concentration du (des) composant(s) contenant l'insuline et, si nécessaire, ajustement afin que la préparation finale contienne le nombre requis d'Unités Internationales par millilitre,
- stérilisation par filtration du (des) composant(s) contenant l'insuline ; une fois cette opération effectuée, toutes les opérations ultérieures sont réalisées dans des conditions d'asepsie en utilisant du matériel stérilisé par une méthode appropriée.

De plus, dans les cas appropriés, des substances adéquates sont ajoutées et des méthodes adéquates mises en œuvre pour conférer au(x) composant(s) contenant l'insuline la présentation physique appropriée. La préparation finale est répartie, dans des conditions d'asepsie, dans des récipients stériles qui sont fermés pour exclure toute contamination microbienne.

ESSAI

Détermination du pH (*2.2.3*). Sauf indication contraire dans la monographie spécifique, le pH de la solution ou de la suspension est de 6,9 à 7,8.

Insuline dans le surnageant. Si la préparation à examiner est une suspension, centrifugez 10 ml de la suspension pendant 10 min à 1500 *g* et séparez avec soin le surnageant et le culot. Déterminez par une méthode appropriée la teneur en insuline du surnageant (*S*), par exemple en utilisant les conditions chromatographiques décrites sous Dosage. Calculez la teneur pour cent en insuline en solution à l'aide de l'expression :

$$\frac{100S}{T}$$

où *T* est la teneur totale en insuline, déterminée selon les indications données sous Dosage.

Sauf indication contraire, la teneur en insuline en solution des suspensions injectables d'insuline n'est pas supérieure à 2,5 pour cent de la teneur totale en insuline.

Impuretés de masse moléculaire supérieure à celle de l'insuline. Opérez par chromatographie d'exclusion (*2.2.30*).

Solution à examiner. A la solution ou suspension à examiner, ajoutez 4 µl d'*acide chlorhydrique 6 M* par millilitre de préparation pour obtenir une solution acide d'insuline limpide. Dans le cas d'une suspension, agitez la préparation avant de prélever l'échantillon afin que celui-ci soit homogène. Si la suspension ne devient pas limpide dans les 5 min qui suivent l'addition d'acide chlorhydrique, rajoutez de l'acide par petites quantités (moins de 4 µl par millilitre) jusqu'à obtention d'une solution. Les préparations de concentration supérieure à 100 UI/ml doivent être diluées avec de l'*acide chlorhydrique 0,01 M* afin d'éviter tout risque de surcharge de la colonne par l'insuline monomère.

Solution pour essai de résolution. Utilisez une solution d'insuline (à 4 mg/ml environ) contenant plus de 0,4 pour cent de protéines de haute masse moléculaire. Cette solution peut être une préparation injectable d'insuline (solution ou suspension) préalablement clarifiée avec une quantité suffisante d'*acide chlorhydrique 6 M* et contenant le pourcentage indiqué de protéines de haute masse moléculaire, ou une solution préparée en dissolvant de l'insuline dans de l'*acide chlorhydrique 0,01 M*. Il est possible d'obtenir de l'insuline contenant le pourcentage indiqué de protéines de haute masse moléculaire en laissant de l'insuline en poudre à température ambiante pendant 10 jours environ.

Conservez les solutions à 2-10 °C et utilisez-les dans les 30 h (préparations injectables d'insuline soluble) ou dans un délai de 7 jours (autres préparations injectables d'insuline). Si un injecteur automatique est utilisé, maintenez-le à une température de 2-10 °C.

La chromatographie peut être réalisée en utilisant :

- une colonne d'une longueur de 0,3 m et d'un diamètre intérieur de 7,5 mm au minimum, remplie de *gel de silice hydrophile pour chromatographie R* (5-10 µm) de qualité appropriée à la séparation du monomère, des dimères et des polymères d'insuline,
- comme phase mobile, à un débit de 0,5 ml/min un mélange de 15 volumes d'*acide acétique glacial R*, de 20 volumes d'*acétonitrile R* et de 65 volumes d'une solution d'*arginine R* à 1,0 g/l ; filtrez et dégazez,
- comme détecteur, un spectrophotomètre réglé à 276 nm.

Equilibrage de la colonne. Avant d'utiliser une nouvelle colonne chromatographique, procédez à un équilibrage par injection répétée d'une solution d'insuline contenant des protéines de haute masse moléculaire. Cet équilibrage peut être réalisé par 3 injections au moins de la solution pour essai de résolution. La colonne est équilibrée lorsque les résultats obtenus avec 2 injections successives présentent une répétabilité satisfaisante. Si l'échantillon à analyser contient de la protamine, l'équilibrage de la colonne est effectué avec une solution contenant de la protamine.

Injectez 100 µl de solution pour essai de résolution. Lorsque les chromatogrammes sont enregistrés dans les conditions décrites, les temps de rétention sont de 13-17 min environ pour les complexes d'insuline polymères ou le complexe covalent insuline-protamine, 17,5 min environ pour le dimère covalent de l'insuline, 20 min environ pour l'insuline monomère, et 22 min environ pour les sels. Si l'échantillon à examiner contient des conservateurs (méthylparaben, *m*-crésol ou phénol par exemple), ceux-ci sont élués plus tard. L'essai n'est valable que si la résolution, définie comme le rapport entre la hauteur du pic du dimère et la hauteur au-dessus de la ligne de base de la vallée séparant les pics du monomère et du dimère, n'est pas inférieure à 2,0.

Injectez 100 µl de solution à examiner. Enregistrez le chromatogramme pendant 35 min environ. S'il apparaît, dans le chromatogramme obtenu, des pics ayant un temps de rétention inférieur à celui du pic principal, la somme de leur surface n'est pas supérieure à 3,0 pour cent (préparations contenant de la protamine) ou à 2,0 pour cent (préparations ne contenant pas de protamine) de la surface totale des pics. Ne tenez pas compte des pics ayant un temps de rétention supérieur à celui du pic de l'insuline.

Protéines apparentées. Opérez par chromatographie liquide (*2.2.29*) comme décrit sous Dosage, en utilisant le programme d'élution décrit dans le tableau ci-dessous.

Intervalle (min)	Phase mobile A (pour cent *V/V*)	Phase mobile B (pour cent *V/V*)	Commentaire
0 - 30	42	58	isocratique
30 - 44	42 → 11	58 → 89	gradient linéaire
44 - 50	11	89	isocratique

Conservez les solutions à 2-10 °C et utilisez-les dans les 24 h. Effectuez un essai de performance du système (résolution, linéarité) comme décrit sous Dosage. Si nécessaire, ajustez la composition de la phase mobile de façon à obtenir l'élution complète de la A21 désamido-insuline porcine avant de commencer le gradient ; il est également possible de modifier le programme d'élution de façon à assurer l'élution totale de toutes les impuretés apparentées à l'insuline.

Injectez 20 µl de solution à examiner et, selon le cas, 20 µl de solution témoin (a) (pour les préparations d'insuline à 100 UI/ml ou 20 µl de solution témoin (b) (pour les préparations d'insuline à 40 UI/ml. Si nécessaire, ajustez le volume d'injection entre 10 µl et 20 µl, en fonction des résultats obtenus lors de l'essai de linéarité décrit sous Dosage. Enregistrez les chromatogrammes pendant 50 min environ. Si nécessaire, procédez à d'autres ajustements de la phase mobile de façon que les conservateurs antimicrobiens présents dans la solution à examiner soient bien séparés de l'insuline et présentent un temps de rétention plus court. Une légère diminution de la concentration d'acétonitrile augmente relativement plus le temps de rétention des pics de l'insuline que celui des pics des conservateurs. Dans le chromatogramme obtenu avec la solution témoin (a) ou la solution témoin (b), selon le cas, la A21 désamido-insuline apparaît comme un petit pic suivant le pic principal dû à l'insuline et a un temps de rétention relatif (par rapport au pic principal) de 1,3 environ. Dans le chromatogramme obtenu avec la solution à examiner, la surface du pic dû à la A-21 désamido-insuline n'est pas supérieure à 5,0 pour cent de la surface totale des pics et la somme de la surface de tous les pics autres que ceux dus à l'insuline et à la A-21 désamido-insuline n'est pas supérieure à 6,0 pour cent de la surface totale des pics. Ne tenez pas compte des pics dus aux conservateurs ni à la protamine (élués en début de chromatogramme).

Zinc total. Déterminez la teneur en zinc total par spectrométrie d'absorption atomique (*2.2.23, Procédé I*).

Sauf indication contraire dans la monographie, opérez comme suit.

Solution à examiner. Agitez avec modération la préparation à examiner et prélevez un volume qui contienne 200 UI d'insuline et complétez à 25,0 ml avec de l'*acide chlorhydrique 0,01 M.* Diluez si nécessaire jusqu'à une concentration appropriée en zinc (par exemple 0,4 µg à 1,6 µg de zinc par millilitre) avec de l'*acide chlorhydrique 0,01 M.*

Solutions de référence. Préparez des solutions de référence contenant respectivement 0,40 µg, 0,80 µg, 1,00 µg, 1,20 µg, et 1,60 µg de zinc par millilitre, en diluant de la *solution à 5 mg de zinc (Zn) par millilitre R* avec de l'*acide chlorhydrique 0,01 M.* Utilisez des solutions récemment préparées.

Mesurez l'absorbance à 213,9 nm en utilisant une lampe à cathode creuse au zinc comme source de rayonnement et une flamme air-acétylène de composition appropriée en zinc (par exemple 11 litres d'air et 2 litres d'acétylène par minute).

La teneur en zinc total n'est pas supérieure à la valeur indiquée dans la monographie spécifique.

Zinc en solution. Dans les cas appropriés, déterminez la teneur en zinc en solution par spectrométrie d'absorption atomique (*2.2.23, Procédé I*).

Solution à examiner. Centrifugez la préparation à examiner, puis prélevez 1 ml du surnageant limpide obtenu et complétez à 25,0 ml avec de l'*eau R.* Diluez si nécessaire jusqu'à une concentration appropriée en zinc (par exemple 0,4 µg à 1,6 µg de zinc par millilitre) avec de l'*eau R.*

Solutions de référence. Préparez des solutions de référence contenant respectivement 0,40 µg, 0,80 µg, 1,00 µg, 1,20 µg, et 1,60 µg de zinc par millilitre, en diluant de la *solution à 5 mg de zinc (Zn) par millilitre R* avec de l'*acide chlorhydrique 0,01 M.* Utilisez des solutions récemment préparées.

Mesurez l'absorbance à 213,9 nm en utilisant une lampe à cathode creuse au zinc comme source de rayonnement et une flamme air-acétylène de composition appropriée (par exemple 11 litres d'air et 2 litres d'acétylène par minute).

La teneur en zinc en solution n'est pas supérieure à la valeur indiquée dans la monographie spécifique.

Endotoxines bactériennes (*2.6.14*) : moins de 80 UI pour 100 UI d'insuline.

DOSAGE

Opérez par chromatographie liquide (*2.2.29*).

Solution à examiner. A la solution ou suspension à examiner, ajoutez 4 µl d'*acide chlorhydrique 6 M* par millilitre de préparation pour obtenir une solution limpide. Dans le cas d'une suspension, agitez la préparation avant de prélever l'échantillon afin que celui-ci soit homogène. Si la suspension ne devient pas limpide dans les 5 min qui suivent l'addition d'acide chlorhydrique, rajoutez de l'acide par petites quantités (moins de 4 µl par millilitre) jusqu'à obtention d'une solution. Dans le cas des préparations de concentration supérieure à 100 UI/ml, une dilution supplémentaire avec de l'*acide chlorhydrique 0,01 M* est nécessaire pour éviter la surcharge de la colonne.

Monographies D - K

Solution témoin (a). Dans le cas des préparations contenant une seule espèce d'insuline, dissolvez, selon le cas, soit le contenu d'une ampoule d'*insuline humaine SCR* ou d'*insuline porcine SCR,* soit une quantité définie d'*insuline bovine SCR* dans de l'*acide chlorhydrique 0,01 M* de façon à obtenir une concentration de 4,0 mg/ml. Dans le cas des préparations contenant à la fois de l'insuline bovine et de l'insuline porcine, mélangez 1,0 ml d'une solution contenant 4,0 mg d'*insuline bovine SCR* par millilitre d'*acide chlorhydrique 0,01 M* et 1,0 ml d'une solution contenant 4,0 mg d'*insuline porcine SCR* par millilitre d'*acide chlorhydrique 0,01 M. La solution témoin (a) est utilisée pour le dosage des préparations d'insuline à 100 UI/ml.*

Solution témoin (b). Prélevez 4,0 ml de solution témoin (a) et complétez à 10,0 ml avec de l'*acide chlorhydrique 0,01 M. La solution témoin (b) est utilisée pour le dosage des préparations d'insuline à 40 UI/ml.*

Solution témoin (c). Dissolvez le contenu d'une ampoule d'*insuline humaine SCR* dans de l'*acide chlorhydrique 0,01 M* de façon à obtenir une concentration de 4,0 mg/ml.

Solution témoin (d). Dissolvez le contenu d'une ampoule d'*insuline porcine SCR* dans de l'*acide chlorhydrique 0,01 M* de façon à obtenir une concentration de 4,0 mg/ml.

Solution témoin (e). Prélevez 1,0 ml de solution témoin (a) et complétez à 10,0 ml avec de l'*acide chlorhydrique 0,01 M.*

Solution témoin (f). Prélevez 1,0 ml de solution témoin (b) et complétez à 10,0 ml avec de l'*acide chlorhydrique 0,01 M.*

Solution pour essai de résolution. Mélangez 1,0 ml de solution témoin (c) et 1,0 ml de solution témoin (d).

Conservez les solutions à 2-10 °C et utilisez-les dans les 48 h. Si un injecteur automatique est utilisé, maintenez-le à une température de 2-10 °C.

La chromatographie peut être réalisée en utilisant :

– une colonne d'acier inoxydable d'une longueur de 0,25 m et d'un diamètre intérieur de 4,6 mm, remplie de *gel de silice octadécylsilylé pour chromatographie R* (5 µm),

– comme phase mobile, à un débit de 1 ml/min, les solutions suivantes, préparées et conservées à température égale ou supérieure à 20 °C :

  Phase mobile A. Dissolvez 28,4 g de *sulfate de sodium anhydre R* dans de l'*eau R* et complétez à 1000 ml avec le même solvant ; ajoutez 2,7 ml d'*acide phosphorique R* et ajustez si nécessaire à pH 2,3 à l'aide d'*éthanolamine R* ; filtrez et dégazez,

  Phase mobile B. Mélangez 550 ml de phase mobile A et 450 ml d'*acétonitrile R* ; chauffez la solution à une température supérieure ou égale à 20 °C afin d'éviter la précipitation (le mélange de la phase mobile A avec l'acétonitrile est endothermique) ; filtrez et dégazez,

– comme détecteur, un spectrophotomètre réglé à 214 nm,

en maintenant la température de la colonne à 40 °C.

Procédez à l'élution avec un mélange de 42 volumes de phase mobile A et de 58 volumes de phase mobile B, en ajustant si nécessaire la composition du mélange.

Injectez 20 µl de solution pour essai de résolution et 20 µl de solution témoin (d). Enregistrez le chromatogramme de la solution pour essai de résolution jusqu'à ce que le pic correspondant au pic principal du chromatogramme obtenu avec la solution témoin (d) soit clairement visible, et identifiez les pics respectivement dus à l'insuline porcine et à l'insuline humaine. Le dosage n'est valable que si la résolution entre ces deux pics n'est pas inférieure à 1,2. Si nécessaire, ajustez la teneur en acétonitrile de la phase mobile pour obtenir cette résolution.

Injectez 20 µl de solution à examiner et 20 µl des solutions témoins (a) et (e) (pour les préparations d'insuline à 100 UI/ml ou 20 µl des solutions témoins (b) et (f) (pour les préparations d'insuline à 40 UI/ml. Si nécessaire, procédez à d'autres ajustements de la phase mobile de façon que les conservateurs antimicrobiens présents dans la solution à examiner soient bien séparés de l'insuline et présentent un temps de rétention plus court. Une légère diminution de la teneur en acétonitrile augmente relativement plus le temps de rétention des pics de l'insuline que celui des pics des conservateurs. Si nécessaire, après avoir effectué la chromatographie d'une solution, lavez la colonne avec un mélange à volumes égaux d'*acétonitrile R* et d'*eau R* pendant le temps nécessaire pour assurer l'élution de toute substance susceptible d'interférer dans le dosage, avant d'injecter la solution suivante. Le dosage n'est valable que si la surface du pic principal du chromatogramme obtenu avec la solution témoin (a) ou (b) est égale à 10 ± 0,5 fois la surface du pic principal du chromatogramme obtenu avec la solution témoin (e) ou (f). Si cette condition n'est pas remplie, ajustez le volume des injections à une valeur comprise entre 10 µl et 20 µl, de façon que les réponses se situent dans le domaine de linéarité du détecteur.

Calculez la teneur en insuline plus A21 désamido-insuline à partir de la surface des pics dus à l'insuline bovine, porcine ou humaine et à la A21 désamido-insuline en utilisant, selon les cas, la teneur déclarée en insuline plus A21 désamido-insuline de l'*insuline bovine SCR,* de l'*insuline porcine SCR* ou de l'*insuline humaine SCR.* Dans le cas des préparations contenant à la fois de l'insuline bovine et porcine, utilisez la somme de la surface des pics dus à l'insuline bovine, à l'insuline porcine et aux A21 désamido-insulines correspondantes [(29)].

CONSERVATION

Sauf indication contraire, en récipient stérile, étanche, à fermeture inviolable, à l'abri de la lumière et à une température de 2 °C à 8 °C. Les préparations d'insuline ne doivent pas être congelées.

ÉTIQUETAGE

L'étiquette indique :

– l'activité exprimée en Unités Internationales par millilitre,

– la concentration exprimée en milligrammes d'insuline par millilitre (dans le cas des préparations contenant à la fois de l'insuline bovine et porcine, la concentration est exprimée comme la somme des 2 insulines),

– dans les cas appropriés, que la substance est préparée par modification enzymatique d'insuline porcine,

– dans les cas appropriés, que la substance est préparée par la méthode dite de l'ADN recombinant,

– dans les cas appropriés, l'espèce animale d'origine,

– que la préparation ne doit pas être congelée,

– dans les cas appropriés, que les suspensions doivent être remises en suspension avant usage.

(29) 100 UI correspondent à 3,47 mg d'insuline humaine, à 3,45 mg d'insuline porcine et à 3,42 mg d'insuline bovine.

Monographies D - K

01/2002:0834

INSULINE SOLUBLE (PRÉPARATION INJECTABLE D')

Insulini solubilis iniectabilium

La préparation injectable d'insuline soluble satisfait à la monographie Préparations injectables d'insuline (0854) avec les modifications suivantes :

DÉFINITION

La préparation injectable d'insuline soluble est une solution stérile neutre d'insuline (bovine ou porcine) ou d'insuline humaine

CARACTÈRES

Liquide incolore, non opalescent, exempt de substances étrangères ; des traces de sédiment très fin peuvent se déposer durant la conservation.

IDENTIFICATION

Examinez les chromatogrammes obtenus dans le Dosage. Le pic dû à l'insuline du chromatogramme obtenu avec la solution à examiner est semblable quant à sa position au pic principal du chromatogramme obtenu avec la solution témoin appropriée.

ESSAI

Zinc total. *Utilisez la solution à examiner suivante.*

Solution à examiner. Prélevez un volume de la préparation injectable d'insuline soluble doucement agitée contenant 200 UI et complétez à 25,0 ml avec de l'*eau R*. Diluez si nécessaire jusqu'à une concentration appropriée (par exemple 0,4 µg à 1,6 µg de Zn par millilitre) avec de l'*eau R*.

La préparation injectable d'insuline soluble ne contient pas plus de 40,0 µg de zinc total pour 100 UI d'insuline, déterminé selon le procédé décrit dans la monographie *Préparations injectables d'insuline (0854).*

01/2002:0835

INSULINE-ZINC AMORPHE (SUSPENSION INJECTABLE D')

Insulini zinci amorphi suspensio iniectabilis

La suspension injectable d'insuline-zinc amorphe satisfait à la monographie Préparations injectables d'insuline (0854), avec les modifications suivantes.

DÉFINITION

La suspension d'insuline-zinc amorphe est une suspension stérile neutre d'insuline bovine, porcine ou humaine, associée par complexation à un sel de zinc approprié ; l'insuline se présente sous une forme pratiquement insoluble dans l'eau.

CARACTÈRES

Suspension blanche qui, au repos, présente un sédiment blanc et un surnageant incolore ou pratiquement incolore ; le sédiment est facilement remis en suspension par agitation modérée. Examinées au microscope, les particules sont de forme irrégulière et de dimension maximale dépassant rarement 2 µm.

IDENTIFICATION

Examinez les chromatogrammes obtenus dans le dosage. Le pic dû à l'insuline dans le chromatogramme obtenu avec la solution à examiner est semblable quant à sa position au pic principal du chromatogramme obtenu avec la solution témoin appropriée.

ESSAI

Zinc total. Déterminée comme prescrit dans la monographie *Préparations injectables d'insuline (0854)*, la teneur en zinc total est de 0,12 mg à 0,25 mg pour 100 UI d'insuline.

Zinc en solution. Déterminée comme prescrit dans la monographie *Préparations injectables d'insuline (0854)*, la proportion de zinc en solution par rapport au zinc total est de 20 pour cent à 65 pour cent.

01/2002:0836

INSULINE-ZINC CRISTALLINE (SUSPENSION INJECTABLE D')

Insulini zinci cristallini suspensio iniectabilis

La suspension injectable d'insuline-zinc cristalline satisfait à la monographie Préparations injectables d'insuline (0854), avec les modifications suivantes.

DÉFINITION

La suspension injectable d'insuline-zinc cristalline est une suspension stérile neutre d'insuline bovine, porcine ou humaine, associée par complexation à un sel de zinc approprié ; l'insuline se présente sous une forme pratiquement insoluble dans l'eau.

CARACTÈRES

Suspension blanche qui, au repos, présente un sédiment blanc et un surnageant incolore ou pratiquement incolore ; le sédiment est facilement remis en suspension par agitation modérée. Examinées au microscope, les particules se présentent sous la forme de cristaux rhomboédriques dont la majorité ont une dimension maximale, mesurée d'un angle à l'autre du cristal, supérieure à 10 µm mais dépassant rarement 40 µm.

IDENTIFICATION

Examinez les chromatogrammes obtenus dans le dosage. Le pic dû à l'insuline dans le chromatogramme obtenu avec la solution à examiner est semblable quant à sa position au pic principal du chromatogramme obtenu avec la solution témoin appropriée.

ESSAI

Insuline non extractible par une solution acétone tamponnée. Centrifugez un volume de préparation à examiner contenant 200 UI d'insuline et jetez le surnageant. Mettez le résidu en suspension dans 1,65 ml d'*eau R*, ajoutez 3,3 ml de *solution acétone tamponnée R*, mélangez pendant 3 min et centrifugez à nouveau. Jetez le surnageant et répétez sur le résidu l'ensemble des opérations décrites. Dissolvez le résidu par une méthode appropriée, par exemple dans de l'*acide chlorhydrique 0,1 M*, pour obtenir un volume final de 2,0 ml. Déterminez, par une méthode appropriée, la teneur en insuline du résidu (*R*) et la teneur totale en

Monographies D - K

insuline (*T*) d'un volume égal de la suspension. Calculez la teneur pour cent en insuline non extractible par une solution acétone tamponnée à l'aide de l'expression :

$$\frac{100R}{T}$$

La teneur en insuline non extractible par une solution acétone tamponnée n'est pas inférieure à 90 pour cent de la teneur totale en insuline.

Zinc total. Déterminée comme prescrit dans la monographie *Préparations injectables d'insuline (0854)*, la teneur en zinc total est de 0,12 mg à 0,25 mg pour 100 UI d'insuline.

Zinc en solution. Déterminée comme prescrit dans la monographie *Préparations injectables d'insuline (0854)*, la proportion de zinc en solution par rapport au zinc total est de 20 pour cent à 65 pour cent.

01/2002:0837

INSULINE-ZINC (SUSPENSION INJECTABLE D')

Insulini zinci suspensio iniectabilis

La suspension injectable d'insuline-zinc satisfait à la monographie Préparations injectables d'insuline (0854), avec les modifications suivantes.

DÉFINITION

La suspension injectable d'insuline-zinc est une suspension stérile neutre d'insuline (bovine et/ou porcine) ou d'insuline humaine, contenant un sel de zinc approprié ; l'insuline est présente sous une forme pratiquement insoluble dans l'eau.

PRODUCTION

La suspension injectable d'insuline-zinc est préparée comme décrit dans la monographie *Préparations injectables d'insuline (0854)*.

La suspension injectable d'insuline-zinc est produite en mélangeant, dans un rapport de 7 à 3, de la suspension injectable d'insuline-zinc cristalline et de la suspension injectable d'insuline-zinc amorphe.

CARACTÈRES

Suspension blanche qui, au repos, présente un sédiment blanc et un surnageant incolore ou pratiquement incolore ; le sédiment est facilement remis en suspension par agitation modérée. Examinées au microscope, les particules se présentent en majorité sous la forme de cristaux rhomboédriques dont la dimension maximale, mesurée d'un angle à l'autre du cristal, est supérieure à 10 µm mais dépasse rarement 40 µm ; il apparaît une proportion importante de particules de forme irrégulière et de dimension maximale dépassant rarement 2 µm.

IDENTIFICATION

Examinez les chromatogrammes obtenus dans le dosage.

Pour les préparations obtenues à partir d'une seule espèce d'insuline (bovine, porcine ou humaine), le pic dû à l'insuline dans le chromatogramme obtenu avec la solution à examiner est semblable quant à sa position au pic principal du chromatogramme obtenu avec la solution témoin appropriée.

Pour les préparations obtenues à partir d'un mélange d'insuline bovine et porcine, les pics dus aux 2 insulines dans le chromatogramme obtenu avec la solution à examiner sont semblables quant à leur position aux pics principaux du chromatogramme obtenu avec la solution témoin appropriée.

ESSAI

Insuline non extractible par une solution acétone tamponnée. Centrifugez un volume de préparation à examiner contenant 200 UI d'insuline et jetez le surnageant. Mettez le résidu en suspension dans 1,65 ml d'*eau R*, ajoutez 3,3 ml de *solution acétone tamponnée R*, mélangez pendant 3 min et centrifugez à nouveau. Jetez le surnageant et répétez sur le résidu l'ensemble des opérations décrites. Dissolvez le résidu par une méthode appropriée, par exemple dans de l'*acide chlorhydrique 0,1 M*, pour obtenir un volume final de 2,0 ml. Déterminez, par une méthode appropriée, la teneur en insuline du résidu (*R*) et la teneur totale en insuline (*T*) d'un volume égal de la suspension. Calculez la teneur pour cent en insuline non extractible par une solution acétone tamponnée à l'aide de l'expression :

$$\frac{100R}{T}$$

La teneur en insuline non extractible par une solution acétone tamponnée est de 63 pour cent à 77 pour cent de la teneur totale en insuline.

Zinc total. Déterminée comme prescrit dans la monographie *Préparations injectables d'insuline (0854)*, la teneur en zinc total est de 0,12 mg à 0,25 mg pour 100 UI d'insuline.

Zinc en solution. Déterminée comme prescrit dans la monographie *Préparations injectables d'insuline (0854)*, la proportion de zinc en solution par rapport au zinc total est de 20 pour cent à 65 pour cent.

01/2002:1110

INTERFÉRON ALFA-2 (SOLUTION CONCENTRÉE D')

Interferoni alfa-2 solutio concentrata

```
CDLPQTHSLG  SRRTLMLLAQ  MRX1ISLFSCL  KDRHDFGFPQ
EEFGNQFQKA  ETIPVLHEMI  QQIFNLFSTK   DSSAAWDETL
LDKFYTELYQ  QLNDLEACVI  QGVGVTETPL   MKEDSILAVR
KYFQRITLYL  KEKKYSPCAW  EVVRAEIMRS   FSLTSNLQES
LRSKE
```

DÉFINITION

La solution concentrée d'interféron alfa-2 est une solution d'une protéine produite selon les informations codées par la sous-classe alfa-2 des gènes de l'interféron alfa, et exerçant une activité antivirale non spécifique, au moins sur les cellules homologues, par le biais de processus du métabolisme cellulaire impliquant à la fois la synthèse d'acides ribonucléiques et de protéines. La solution concentrée d'interféron alfa-2 exerce également une activité antiproliférative. Les différents types d'interféron alfa-2, qui se distinguent par la nature de l'acide aminé situé en position 23, sont désignés par une lettre minuscule.

Désignation	Acide aminé - position 23 (X_1)
alfa-2a	Lys
alfa-2b	Arg

Cette monographie s'applique aux solutions concentrées d'interféron alfa-2a et d'interféron alfa-2b.

L'activité de la solution concentrée d'interféron alfa-2 n'est pas inférieure à 1,4 × 10⁸ UI par milligramme de protéine. La solution concentrée d'interféron alfa-2 contient au minimum 2 × 10⁸ UI d'interféron alfa-2 par millilitre.

PRODUCTION

La solution concentrée d'interféron alfa-2 est produite par la méthode dite de l'ADN recombinant (ADNr) avec des bactéries comme cellules hôtes. Elle est produite dans des conditions permettant de réduire les risques de contamination microbienne.

La solution concentrée d'interféron alfa-2 est en outre conforme aux exigences suivantes.

Protéines issues de la cellule hôte. La limite est approuvée par l'Autorité compétente.

ADN issu de la cellule hôte ou du vecteur. La limite est approuvée par l'Autorité compétente.

CARACTÈRES

Liquide limpide, incolore à légèrement jaunâtre.

IDENTIFICATION

A. La solution concentrée d'interféron alfa-2 présente l'activité biologique attendue (voir Dosage).

B. Examinez par focalisation isoélectrique.

Solution à examiner. Diluez la préparation à examiner avec de l'*eau R* de façon à obtenir une concentration en protéine de 1 mg/ml.

Solution témoin. Préparez une solution de l'*interféron alfa-2 SCR* approprié à 1 mg/ml dans l'*eau R*.

Solution d'étalonnage du point isoélectrique, intervalle de pI 3,0 à 10,0. Préparez et utilisez la solution suivant les instructions du fabricant.

Utilisez un appareil approprié couplé à un bain-marie thermostaté à recirculation réglé sur 10 °C et des gels pour focalisation isoélectrique couvrant un gradient de pH de 3,5 à 9,5. Utilisez l'appareil selon les instructions du fabricant. Utilisez comme solution anodique de l'*acide phosphorique R* à 98 g/l de H_3PO_4 et comme solution cathodique de l'*hydroxyde de sodium 1 M*. Les prises d'essai sont déposées sur le gel à l'aide de supports de papier filtre, à proximité de la cathode.

Déposez sur le gel 15 µl de solution à examiner et 15 µl de solution témoin. Commencez la focalisation isoélectrique à 1500 V et 50 mA. Au bout de 30 min, mettez hors tension et retirez les supports de papier filtre, puis remettez sous tension pendant 1 h. Maintenez la puissance constante pendant toute la durée de la focalisation. Une fois celle-ci réalisée, plongez le gel dans un volume approprié d'une solution à 115 g/l d'*acide trichloracétique R* et à 34,5 g/l d'*acide sulfosalicylique R* dans l'*eau R* et maintenez sous agitation modérée pendant 60 min. Faites tremper le gel pendant 5 min dans un mélange de 32 volumes d'*acide acétique glacial R*, de 100 volumes d'*éthanol R* et de 268 volumes d'*eau R*. Placez ensuite le gel pendant 10 min dans une solution de coloration, préalablement chauffée à 60 °C, préparée en ajoutant 1,2 g/l de *bleu acide 83 R* au mélange d'acide acétique glacial, d'éthanol et d'eau précédemment décrit. Lavez le gel en l'immergeant dans plusieurs récipients contenant le mélange d'acide acétique glacial, d'éthanol et d'eau précédemment décrit, jusqu'à obtention d'un fond clair (12 h à 24 h). Une fois la décoloration réalisée, placez le gel pendant 1 h dans une solution de *glycérol R* à 10 pour cent *V/V* dans le mélange d'acide acétique glacial, d'éthanol et d'eau précédemment décrit.

Les bandes principales de l'électrophorégramme obtenu avec la solution à examiner sont semblables quant à leur position aux bandes principales de l'électrophorégramme obtenu avec la solution témoin. Portez sur un graphique les distances de migration des marqueurs isoélectriques en fonction de leur point isoélectrique et déterminez graphiquement les points isoélectriques des principaux composants de la solution à examiner et de la solution témoin. Les valeurs obtenues ne diffèrent pas de plus de 0,2 unité pI. L'essai n'est valable que si les marqueurs isoélectriques sont répartis sur toute la longueur du gel et si le point isoélectrique des bandes principales de l'électrophorégramme obtenu avec la solution témoin est compris entre 5,8 et 6,3.

C. Examinez les électrophorégrammes obtenus dans des conditions réductrices dans l'essai des impuretés de masse moléculaire différente de celle de l'interféron alfa-2. La bande principale de l'électrophorégramme obtenu avec la solution à examiner (a) correspond quant à sa position à la bande principale de l'électrophorégramme obtenu avec la solution témoin (a).

D. Procédez à une cartographie peptidique.

Solution à examiner. Diluez la préparation à examiner avec de l'*eau R* de façon à obtenir une concentration en protéine de 1,5 mg/ml. Transvasez 25 µl de cette solution dans un tube de polypropylène ou de verre de 1,5 ml. Ajoutez 1,6 µl de *solution tampon phosphate pH 8,0 (1 M) R*, 2,8 µl d'une solution récemment préparée de *trypsine pour cartographie peptidique R* à 1,0 g/l dans l'*eau R* et 3,6 µl d'*eau R*. Agitez énergiquement, bouchez le tube et placez-le dans un bain-marie à 37 °C pendant 18 h. Ajoutez 100 µl d'une solution de *chlorhydrate de guanidine R* à 573 g/l, mélangez soigneusement, puis ajoutez 7 µl d'une solution de *dithiothréitol R* à 154,2 g/l et mélangez encore soigneusement. Placez le tube bouché dans de l'eau bouillante pendant 1 min. Laissez refroidir à température ambiante.

Solution témoin. Préparez la solution témoin au même moment et de la même manière que la solution à examiner, mais à partir d'une solution de l'*interféron alfa-2 SCR* approprié à 1,5 mg/ml dans l'*eau R*.

Opérez par chromatographie liquide (*2.2.29*).

La chromatographie peut être réalisée en utilisant :

– une colonne d'acier inoxydable, d'une longueur de 0,10 m et d'un diamètre intérieur de 4,6 mm, remplie de *gel de silice octadécylsilylé pour chromatographie R* (5 µm) d'un diamètre de pores de 30 nm,

– comme phase mobile, à un débit de 1,0 ml/min :

Phase mobile A. Prélevez 1 ml d'*acide trifluoracétique R* et complétez à 1000 ml avec de l'*eau R*,

Phase mobile B. A 100 ml d'*eau R*, ajoutez 1 ml d'*acide trifluoracétique R* et complétez à 1000 ml avec de l'*acétonitrile pour chromatographie R*,

Intervalle (min)	Phase mobile A (pour cent *V/V*)	Phase mobile B (pour cent *V/V*)	Commentaire
0 - 8	100	0	isocratique
8 - 68	100 → 40	0 → 60	gradient linéaire
68 – 72	40	60	isocratique
72 - 75	40 → 100	60 → 0	gradient linéaire
75 - 80	100	0	rééquilibrage

– comme détecteur, un spectrophotomètre réglé à 214 nm,

en maintenant la température de la colonne à 30 °C.

Equilibrez la colonne avec la phase mobile A pendant 15 min au moins.

Injectez 100 µl de solution à examiner et 100 µl de solution témoin. L'identification n'est valable que si les chromatogrammes obtenus avec les 2 solutions sont qualitativement semblables au *chromatogramme*

Monographies D - K

de référence de l'hydrolysat d'interféron alfa-2 de la Ph. Eur. approprié. Le profil du chromatogramme obtenu avec la solution à examiner correspond à celui du chromatogramme obtenu avec la solution témoin.

ESSAI

Impuretés de masse moléculaire différente de celle de l'interféron alfa-2. Opérez par électrophorèse sur gel de polyacrylamide au dodécylsulfate de sodium (*2.2.31*), en opérant dans des conditions réductrices et non réductrices, en utilisant des gels de séparation à 14 pour cent d'acrylamide et, comme méthode de détection, la coloration à l'argent.

Tampon pour échantillons (conditions non réductrices). Préparez un mélange à volumes égaux d'*eau R* et de *tampon concentré pour échantillons SDS-PAGE R*.

Tampon pour échantillons (conditions réductrices). Préparez un mélange à volumes égaux d'*eau R* et de *tampon concentré pour échantillons SDS-PAGE sous conditions réductrices R* contenant, comme agent réducteur, du 2-mercaptoéthanol.

Solution à examiner (a). Diluez la préparation à examiner avec le tampon pour échantillons de façon à obtenir une concentration en protéine de 0,5 mg/ml.

Solution à examiner (b). Prélevez 0,20 ml de solution à examiner (a) et complétez à 1 ml avec le tampon pour échantillons.

Solution témoin (a). Préparez une solution de l'*interféron alfa-2 SCR* approprié à 0,625 mg/ml dans le tampon pour échantillons.

Solution témoin (b). Prélevez 0,20 ml de solution témoin (a) et complétez à 1 ml avec le tampon pour échantillons.

Solution témoin (c). Prélevez 0,20 ml de solution témoin (b) et complétez à 1 ml avec le tampon pour échantillons.

Solution témoin (d). Prélevez 0,20 ml de solution témoin (c) et complétez à 1 ml avec le tampon pour échantillons.

Solution témoin (e). Prélevez 0,20 ml de solution témoin (d) et complétez à 1 ml avec le tampon pour échantillons.

Solution témoin (f). Utilisez une solution d'étalons de masse moléculaire convenant à l'étalonnage des gels SDS-PAGE sur l'intervalle 15-67 kDa.

Placez les solutions à examiner et les solutions témoins, contenues dans des tubes à essai couverts, au bain-marie pendant 2 min.

Déposez 10 µl de solution témoin (f) et 50 µl des autres solutions dans les puits du gel de tassement. Effectuez la séparation électrophorétique dans les conditions recommandées par le fabricant de l'équipement, et procédez à la coloration des protéines par l'argent.

L'essai n'est valable que si :

- les exigences de validation sont satisfaites (*2.2.31*),
- une bande est visible dans l'électrophorégramme obtenu avec la solution témoin (e),
- il existe une gradation de l'intensité de coloration entre les électrophorégrammes respectivement obtenus avec la solution à examiner (a) et la solution à examiner (b), et avec les solutions témoins (a) à (e).

L'électrophorégramme obtenu avec la solution à examiner (a) dans des conditions réductrices peut présenter, en plus de la bande principale, des bandes moins intenses correspondant à des masses moléculaires moins élevées. Aucune de ces bandes n'est plus intense que la bande principale de l'électrophorégramme obtenu avec la solution témoin (d) (1,0 pour cent) et trois de ces bandes au maximum peuvent être plus intenses que la bande principale de l'électrophorégramme obtenu avec la solution témoin (e) (0,2 pour cent).

L'électrophorégramme obtenu avec la solution à examiner (a) dans des conditions non réductrices peut présenter, en plus de la bande principale, des bandes moins intenses correspondant à des masses moléculaires plus élevées. Aucune de ces bandes n'est plus intense que la bande principale de l'électrophorégramme obtenu avec la solution témoin (d) (1,0 pour cent) et trois de ces bandes au maximum peuvent être plus intenses que la bande principale de l'électrophorégramme obtenu avec la solution témoin (e) (0,2 pour cent).

Protéines apparentées. Opérez par chromatographie liquide (*2.2.29*).

Solution à examiner. Diluez la préparation à examiner avec de l'*eau R* de façon à obtenir une concentration en protéine de 1 mg/ml.

Solution de peroxyde d'hydrogène à 0,25 pour cent m/m. Diluez de la *solution diluée de peroxyde d'hydrogène R* avec de l'*eau R* de façon à obtenir une solution à 0,25 pour cent *m/m*.

Solution témoin. Ajoutez à la solution à examiner un volume approprié de solution de peroxyde d'hydrogène à 0,25 pour cent *m/m* de façon à obtenir une concentration finale en peroxyde d'hydrogène de 0,005 pour cent *m/m*. Laissez reposer à température ambiante pendant 1 h, ou pendant le temps nécessaire pour obtenir 5 pour cent environ d'interféron oxydé. Ajoutez 12,5 mg de *L-méthionine R* par millilitre de solution et laissez reposer à température ambiante pendant 1 h. Conservez les solutions pendant 24 h au maximum, à une température de 2-8 °C.

La chromatographie peut être réalisée en utilisant :

- une colonne d'acier inoxydable, d'une longueur de 0,25 m et d'un diamètre intérieur de 4,6 mm, remplie de *gel de silice octadécylsilylé pour chromatographie R* (5 µm), d'un diamètre de pores de 30 nm,
- comme phase mobile, à un débit de 1,0 ml/min :

  Phase mobile A. A 700 ml d'*eau R*, ajoutez 2 ml d'*acide trifluoracétique R* et 300 ml d'*acétonitrile pour chromatographie R*,

  Phase mobile B. A 200 ml d'*eau R*, ajoutez 2 ml d'*acide trifluoracétique R* et 800 ml d'*acétonitrile pour chromatographie R*,

Intervalle (min)	Phase mobile A (pour cent *V/V*)	Phase mobile B (pour cent *V/V*)	Commentaire
0 - 1	72	28	isocratique
1 - 5	72 → 67	28 → 33	gradient linéaire
5 - 20	67 → 63	33 → 37	gradient linéaire
20 - 30	63 → 57	37 → 43	gradient linéaire
30 - 40	57 → 40	43 → 60	gradient linéaire
40 – 42	40	60	isocratique
42 - 50	40 → 72	60 → 28	gradient linéaire
50 - 60	72	28	rééquilibrage

- comme détecteur, un spectrophotomètre réglé à 210 nm.

Equilibrez la colonne avec le mélange initial de phases mobiles pendant 15 min au moins. Injectez 50 µl de chaque solution.

Dans les chromatogrammes obtenus, le temps de rétention de l'interféron alfa-2 est de 20 min environ. Le chromatogramme obtenu avec la solution témoin présente un pic correspondant à l'interféron oxydé à un temps

Monographies D - K

de rétention relatif (par rapport au pic principal) de 0,9 environ. L'essai n'est valable que si la résolution entre les pics correspondant respectivement à l'interféron oxydé et à l'interféron n'est pas inférieure à 1,0. Ne considérez que les pics dont le temps de rétention relatif (par rapport au pic principal) est de 0,7 à 1,4. S'il apparaît d'autres pics que le pic principal dans le chromatogramme obtenu avec la solution à examiner, la surface d'aucun d'entre eux n'est supérieure à 3,0 pour cent de la surface totale des pics et la somme de leur surface n'est pas supérieure à 5,0 pour cent de la surface totale des pics.

Endotoxines bactériennes (*2.6.14*) : moins de 100 UI dans le volume qui contient 1,0 mg de protéine.

DOSAGE

Protéines

Solution à examiner. Diluez la préparation à examiner avec de l'*eau R* de façon à obtenir une concentration en interféron alfa-2 de 0,5 mg/ml environ.

Solutions de référence. Préparez une solution mère d'*albumine bovine R* à 0,5 mg/ml. A partir de cette solution mère, préparez 8 dilutions contenant de 3 µg/ml à 30 µg/ml d'*albumine bovine R*.

Préparez des dilutions au 1/30 et au 1/50 de la solution à examiner. Dans des tubes à essai séparés contenant 1,5 ml d'*eau R* (blanc), 1,5 ml d'une des dilutions de la solution à examiner ou 1,5 ml d'une des solutions de référence, ajoutez 1,25 ml d'un mélange, préparé le jour même, de 2,0 ml d'une solution de *sulfate de cuivre R* à 20 g/l dans l'*eau R*, de 2,0 ml d'une solution de *tartrate de sodium R* à 40 g/l dans l'*eau R* et de 96,0 ml d'une solution de *carbonate de sodium R* à 40 g/l dans de l'*hydroxyde de sodium 0,2 M*. Mélangez après chaque addition. Après 10 min environ, ajoutez dans chaque tube 0,25 ml d'un mélange à volumes égaux d'*eau R* et de *réactif phosphomolybdotungstique R*, en mélangeant après chaque addition. Après 30 min environ, mesurez l'absorbance (*2.2.25*) de chaque solution à 750 nm en utilisant le blanc comme liquide de compensation. Portez sur un graphique l'absorbance des 8 solutions de référence en fonction de la teneur en protéines correspondante, puis lisez sur la courbe d'étalonnage la quantité de protéines contenue dans la solution à examiner.

Activité

L'activité de l'interféron alfa-2 est estimée par comparaison de sa capacité à protéger des cellules de l'action cytopathogène d'un virus avec celle de l'étalon international approprié d'interféron alfa-2 humain recombinant ou d'une préparation de référence étalonnée en Unités Internationales.

L'Unité Internationale est l'activité d'une quantité définie de l'étalon international approprié. La correspondance en Unités Internationales de l'étalon international est indiquée par l'Organisation Mondiale de la Santé.

Réalisez le titrage par une méthode appropriée, en respectant les indications suivantes.

Utilisez, dans des conditions de culture standard, une lignée cellulaire établie, sensible à l'action cytopathogène d'un virus approprié (une lignée cellulaire de fibroblastes humains diploïdes, exempte de contamination microbiologique, réagissant à l'interféron et sensible au virus de l'encéphalomyocardite, convient).

Les associations suivantes de cultures cellulaires et de virus se sont avérées appropriées :

- cellules MDBK (ATCC No. CCL22) ou cellules de souris L (NCTC clone 929 ; ATCC No. CCL 1) comme culture cellulaire et virus de la stomatite vésiculaire VSV, souche Indiana (ATCC No. VR-158) comme agent infectieux,
- fibroblastes humains diploïdes FS-71 sensibles à l'interféron comme culture cellulaire et virus de l'encéphalomyocardite (ATCC No. VR-129B) comme agent infectieux.

Préparez 3 concentrations au moins de la préparation à examiner et de la préparation de référence. Mettez les cellules à incuber sur des plaques de microtitrage en présence de ces différentes dilutions, en prévoyant au minimum 4 séries expérimentales incluant chacune des témoins appropriés constitués de cellules non traitées. Choisissez les concentrations de façon à obtenir une protection contre l'action cytopathogène du virus avec la concentration la plus faible, sans atteindre la protection maximale avec la concentration la plus forte. Au moment voulu, ajoutez le virus cytopathogène dans chaque cupule, en omettant dans chaque série un certain nombre de cupules qui contiendront des cellules témoins non infectées. Déterminez quantitativement, par une méthode appropriée, l'action cytopathogène du virus. Calculez l'activité de la préparation à examiner par les méthodes statistiques habituelles pour un modèle en lignes parallèles.

L'activité estimée n'est pas inférieure à 80 pour cent ni supérieure à 125 pour cent de l'activité déclarée. Les limites de confiance de l'activité estimée ($P = 0,95$) ne sont pas inférieures à 64 pour cent ni supérieures à 156 pour cent de l'activité déclarée.

CONSERVATION

En récipient étanche, à l'abri de la lumière, à une température égale ou inférieure à – 20 °C.

ÉTIQUETAGE

L'étiquetage indique :

- le type d'interféron (alfa-2a ou alfa-2b),
- le mode de production.

01/2002:1440

INTERFÉRON GAMMA-1b (SOLUTION CONCENTRÉE D')

Interferoni gamma-1b solutio concentrata

$C_{734}H_{1166}N_{204}O_{216}S_5$ M_r 16 465

DÉFINITION

La solution concentrée d'interféron gamma-1b est une solution de la forme méthionylée en position *N*-terminale de l'interféron gamma, une protéine produite et secrétée par les lymphocytes T humains activés par l'antigène, en réponse à des infections virales et à divers autres facteurs inducteurs. Elle possède des propriétés immuno-modulatoires spécifiques, notamment un puissant effet d'activation des phagocytes. La protéine est constituée de dimères non covalents de deux monomères identiques. La formule du monomère est la suivante :

```
                                                 M
QDPYVKEAEN  LKKYFNAGHS  DVADNGTLFL  GILKNWKEES
DRKIMQSQIV  SFYFKLFKNF  KDDQSIQKSV  ETIKEDMNVK
FFNSNKKKRD  DFEKLTNYSV  TDLNVQRKAI  HELIQVMAEL
SPAAKTGKRK  RSQMLFRGR
```

L'activité de l'interféron gamma-1b n'est pas inférieure à 20 × 10[6] UI par milligramme de protéine. La solution concentrée d'interféron gamma-1b contient au minimum 30 × 10[6] UI d'interféron gamma-1b par millilitre.

PRODUCTION

La solution concentrée d'interféron gamma-1b est produite par la méthode dite de l'ADN recombinant, avec des bactéries comme cellules hôtes. Elle est produite dans des conditions permettant de réduire les risques de contamination microbienne.

La solution concentrée d'interféron gamma-1b satisfait également aux exigences suivantes.

Protéines issues de la cellule hôte. La limite est approuvée par l'Autorité compétente.

ADN issu de la cellule hôte ou du vecteur. La limite est approuvée par l'Autorité compétente.

CARACTÈRES

Liquide limpide, incolore ou légèrement jaunâtre.

IDENTIFICATION

A. Examinée comme décrit dans le dosage, la solution concentrée d'interféron gamma-1b présente l'activité biologique attendue.

B. Examinez les électrophorégrammes obtenus dans l'essai des impuretés de masse moléculaire différente de celle de l'interféron gamma-1b. Les bandes principales de l'électrophorégramme obtenu avec la solution à examiner sont semblables quant à leur position aux bandes principales de l'électrophorégramme obtenu avec la solution témoin (a).

C. Procédez à une cartographie peptidique.

Solution A. Préparez une solution contenant 1,2 g/l de *tris(hydroxyméthyl)aminométhane R*, 8,2 g/l d'*acétate de sodium anhydre R* et 0,02 g/l de *chlorure de calcium R* puis ajustez à pH 8,3 (*2.2.3*) avec de l'*acide acétique dilué R*. Ajoutez du *polysorbate 20 R* jusqu'à une concentration de 0,1 pour cent *V/V*.

Solution à examiner. Dessalez un volume de préparation à examiner contenant 1 mg de protéine par une méthode appropriée, en procédant par exemple comme suit : filtrez la préparation à travers un tube à microcentrifugation et reconstituez avec 500 µl de solution A. Ajoutez 10 µl d'une solution récemment préparée de *trypsine pour cartographie peptidique R* à 1 mg/ml dans de l'*eau R* et mélangez en retournant doucement le tube. Incubez à 30-37 °C pendant 24 h, puis ajoutez 100 µl d'*acide phosphorique R* par millilitre d'échantillon digéré et mélangez en retournant le tube.

Solution témoin. Diluez de l'*interféron gamma-1b SCR* avec de l'*eau R* de façon à obtenir une concentration de 1 mg/ml. Préparez ensuite la solution témoin de la même manière et au même moment que la solution à examiner.

Opérez par chromatographie liquide (*2.2.29*).

La chromatographie peut être réalisée en utilisant :

– une colonne d'acier inoxydable, d'une longueur de 0,15 m et d'un diamètre intérieur de 4,6 mm, remplie de *gel de silice octadécylsilylé pour chromatographie R* (10 µm),

– comme phase mobile, à un débit de 1,0 ml/min :

Phase mobile A (*solution tampon phosphate 0,05 M, pH 3,3*). Solution I : dissolvez 7,80 g de *phosphate monosodique R* dans de l'*eau R* et complétez à 1000,0 ml avec le même solvant. Solution II : prélevez 0,33 ml d'*acide phosphorique R* et complétez à 100,0 ml avec de l'*eau R*. Mélangez 920 ml de solution I et 80 ml de solution II. Ajustez le pH (*2.2.3*) si nécessaire,

Phase mobile B. Acétonitrile pour chromatographie R, avec le programme d'élution décrit dans le tableau ci-dessous (si nécessaire modifié pour améliorer la séparation des produits d'hydrolyse) :

Intervalle (min)	Phase mobile A (pour cent *V/V*)	Phase mobile B (pour cent *V/V*)
0 - 30	100 → 80	0 → 20
30 - 50	80 → 60	20 → 40
50 - 51	60 → 30	40 → 70
51 - 59	30	70
59 - 60	30 → 100	70 → 0

– comme détecteur, un spectrophotomètre réglé à 214 nm,

en maintenant la température de la colonne à 40 °C.

Equilibrez la colonne aux conditions initiales pendant 15 min au moins. Effectuez un passage à blanc selon le gradient d'élution décrit.

Injectez 100 µl de solution à examiner et 100 µl de solution témoin. L'identification n'est valable que si les chromatogrammes obtenus avec les 2 solutions sont qualitativement semblables au *chromatogramme de référence de l'hydrolysat d'interféron gamma-1b de la Ph. Eur.* Le profil du chromatogramme obtenu avec la solution à examiner correspond à celui du chromatogramme obtenu avec la solution témoin.

D. Procédez à l'analyse de la séquence *N*-terminale.

Utilisez un séquenceur en phase solide automatique, suivant les instructions du fabricant.

Equilibrez, par une méthode appropriée, l'équivalent de 100 µg d'interféron gamma-1b dans une solution de *bicarbonate d'ammonium R* à 10 g/l, pH 9,0.

Identifiez par chromatographie liquide en phase inversée les complexes acide aminé-phénylthiohydantoïne (PTH) libérés lors de chaque cycle de séquençage. La chromatographie peut être réalisée au moyen de la colonne et des réactifs recommandés par le fabricant du séquenceur pour la séparation des complexes acide aminé-PTH.

La méthode de séparation est étalonnée en utilisant :

– le mélange de complexes acide aminé-PTH fourni par le fabricant, avec ajustement des conditions de gradient comme indiqué pour obtenir la séparation optimale de tous les acides aminés,

– un échantillon obtenu, comme indiqué par le fabricant, à partir d'un cycle de séquençage à blanc.

Les 15 premiers acides aminés sont les suivants :

Met-Gln-Asp-Pro-Tyr-Val-Lys-Glu-Ala-Glu-Asn-Leu-Lys-Lys-Tyr.

ESSAI

Aspect de la préparation. La préparation à examiner est limpide (*2.2.1*) et n'est pas plus fortement colorée que la solution témoin J_7 (*2.2.2, Procédé II*).

Détermination du pH (*2.2.3*). Le pH de la préparation à examiner est de 4,5 à 5,5.

Dimères covalents et oligomères. Opérez par chromatographie d'exclusion (*2.2.30*).

Solution à examiner. Diluez la préparation à examiner avec la phase mobile de façon à obtenir une concentration en protéine de 0,1 mg/ml.

Solution témoin (a). Diluez de l'*interféron gamma-1b SCR* avec la phase mobile de façon à obtenir une concentration en protéine de 0,1 mg/ml.

Solution témoin (b). Préparez un mélange des étalons de masse moléculaire suivants : albumine bovine, ovalbumine, trypsinogène, lysozyme, à une concentration de 0,1-0,2 mg/ml pour chaque étalon.

La chromatographie peut être réalisée en utilisant :

- une colonne d'acier inoxydable, d'une longueur de 0,3 m et d'un diamètre intérieur de 7,8 mm, remplie de *gel de silice hydrophile pour chromatographie R* de qualité appropriée au fractionnement des protéines globulaires de masse moléculaire comprise entre 10 000 et 500 000 (5 µm),
- comme phase mobile, à un débit de 1,0 ml/min, un mélange préparé comme suit (solution tampon phosphate 0,2 M, pH 6,8). Solution I : dissolvez 31,2 g de *phosphate monosodique R* et 1,0 g de *dodécylsulfate de sodium R* dans de l'*eau R* et complétez à 1000,0 ml avec le même solvant. Solution II : dissolvez 28,4 g de *phosphate disodique anhydre R* et 1,0 g de *dodécylsulfate de sodium R* dans de l'*eau R* et complétez à 1000,0 ml avec le même solvant. Mélangez 450 ml de solution I et 550 ml de solution II. Ajustez le pH (*2.2.3*) si nécessaire,
- comme détecteur, un spectrophotomètre réglé à 210-214 nm.

Injectez 200 µl de chaque solution. L'essai n'est valable que si :

- les étalons de masse moléculaire de la solution témoin (b) sont bien séparés,
- le temps de rétention du pic principal du chromatogramme obtenu avec la solution témoin (a) est compris entre les temps de rétention des pics correspondant respectivement au trypsinogène et au lysozyme dans le chromatogramme obtenu avec la solution témoin (b).

Comparez les chromatogrammes obtenus avec la solution à examiner et avec la solution témoin (a). Le chromatogramme obtenu avec la solution à examiner ne présente pas d'autre épaulement ou pic que le chromatogramme obtenu avec la solution témoin (a).

Calculez la teneur pour cent en dimères covalents et oligomères. Elle n'est pas supérieure à 2 pour cent.

Monomère et agrégats. Opérez par chromatographie d'exclusion (*2.2.30*).

Solution A. Préparez une solution contenant 0,59 g/l d'*acide succinique R* et 40 g/l de *mannitol R* ; ajustez à pH 5,0 (*2.2.3*) avec de la *solution d'hydroxyde de sodium R*.

Solution à examiner. Diluez la préparation à examiner avec la solution A de façon à obtenir une concentration en protéine de 1 mg/ml.

Solution témoin. Diluez de l'*interféron gamma-1b SCR* avec la solution A de façon à obtenir une concentration en protéine de 1 mg/ml.

Solution pour essai de résolution. Préparez 500 µl d'un mélange contenant 0,04 mg/ml d'*albumine bovine R* et 0,2 mg/ml d'*interféron gamma-1b SCR* dans de la solution A. Utilisez ce mélange dans les 24 h suivant sa préparation.

La chromatographie peut être réalisée en utilisant :

- une colonne d'acier inoxydable, d'une longueur de 0,3 m et d'un diamètre intérieur de 7,8 mm, remplie de *gel de silice hydrophile pour chromatographie R* de qualité appropriée au fractionnement des protéines globulaires de masse moléculaire comprise entre 10 000 et 300 000 (5 µm),
- comme phase mobile, à un débit de 0,8 ml/min, une solution de *chlorure de potassium R* à 89,5 g/l (1,2 M),
- comme détecteur, un spectrophotomètre réglé à 214 nm.

Injectez 20 µl de solution pour essai de résolution. Dans le chromatogramme obtenu, le temps de rétention du pic principal, qui correspond à l'interféron gamma-1b natif (dimère), est de 10 min environ, et le temps de rétention relatif (par rapport au pic principal) de l'albumine bovine est de 0,85 environ. L'essai n'est valable que si la résolution entre les pics respectivement dus à l'albumine bovine et à l'interféron gamma-1b n'est pas inférieure à 1,5.

Injectez 20 µl de solution à examiner et 20 µl de solution témoin. Les temps de rétention des pics principaux des deux chromatogrammes obtenus sont identiques. Calculez la teneur pour cent en monomère et agrégats à partir de la surface du pic du monomère et de celle des pics élués avant le pic de l'interféron gamma-1b natif dans le chromatogramme obtenu avec la solution à examiner, en utilisant le procédé de normalisation sans tenir compte du pic dû au solvant. La teneur en monomère et agrégats n'est pas supérieure à 2 pour cent.

Formes désamidée et oxydée et hétérodimères. Opérez par chromatographie liquide (*2.2.29*).

Solution à examiner. Diluez la préparation à examiner avec de l'*eau R* de façon à obtenir une concentration en protéine de 1 mg/ml.

Solution témoin. Diluez de l'*interféron gamma-1b SCR* avec de l'*eau R* de façon à obtenir une concentration en protéine de 1 mg/ml.

Solution pour essai de résolution. Utilisez la *solution de validation interféron gamma-1b SCR*.

La chromatographie peut être réalisée en utilisant :

- une colonne d'acier inoxydable, d'une longueur de 0,075 m et d'un diamètre intérieur de 7,5 mm, remplie d'un gel de polyméthacrylate hydrophile échangeur de cations forts approprié (10 µm, 100 nm),
- comme phase mobile, à un débit de 1,2 ml/min :

  Phase mobile A (tampon acétate d'ammonium 0,05 M, pH 6,5). Solution d'*acétate d'ammonium R* à 3,86 g/l, ajustée à pH 6,5 avec de l'*acide acétique dilué R*,

  Phase mobile B (tampon acétate d'ammonium 1,2 M, pH 6,5). Solution d'*acétate d'ammonium R* à 92,5 g/l, ajustée à pH 6,5 avec de l'*acide acétique dilué R*,

  avec le programme d'élution décrit dans le tableau ci-dessous (si nécessaire modifié pour améliorer la séparation) :

Intervalle (min)	Phase mobile A (pour cent *V/V*)	Phase mobile B (pour cent *V/V*)
0 - 1	100	0
2 - 30	100 → 0	0 → 100
31 - 35	0	100
36 - 37	0 → 100	100 → 0
38 - 47	100	0

- comme détecteur, un spectrophotomètre réglé à 280 nm,

en maintenant la température de la colonne à 35 °C.

Injectez 25 µl de solution pour essai de résolution. Dans le chromatogramme obtenu, le temps de rétention du pic principal est de 26 min environ, et les formes désamidée et oxydée sont co-éluées à un temps de rétention relatif (par rapport au pic principal) de 0,95 environ. L'essai n'est valable que si la résolution, définie comme le rapport de la hauteur du pic correspondant aux formes désamidée et oxydée et la hauteur au-dessus de la ligne de base de la vallée séparant ce pic du pic principal, n'est pas inférieure à 1,2.

Monographies D - K

Injectez 25 µl de solution à examiner et 25 µl de solution témoin. Le temps de rétention du pic principal est identique dans les deux chromatogrammes obtenus. Calculez la teneur totale en interféron gamma-1b désamidé et interféron gamma-1b oxydé en pourcentage de la surface du pic principal. Cette teneur n'est pas supérieure à 10 pour cent. Les hétérodimères ont des temps de rétention relatifs de 0,7 et 0,85 par rapport au pic principal. Calculez la teneur en hétérodimères en pourcentage de la surface totale des pics. Cette teneur n'est pas supérieure à 3 pour cent.

Impuretés de masse moléculaire différente de celle de l'interféron gamma-1b. Examinez par électrophorèse sur gel de polyacrylamide (*2.2.31*), en conditions réductrices et non réductrices, en utilisant des gels de séparation à 15 pour cent d'acrylamide et, comme méthode de détection, la coloration à l'argent.

Tampon pour échantillons (conditions non réductrices). Dissolvez 3,78 g de *tris(hydroxyméthyl)aminométhane R*, 10,0 g de *dodécylsulfate de sodium R* et 0,100 g de *bleu de bromophénol R* dans de l'*eau R*. Ajoutez 50,0 ml de *glycérol R* et complétez à 80 ml avec de l'*eau R*. Ajustez à pH 6,8 (*2.2.3*) avec de l'*acide chlorhydrique R* et complétez à 100 ml avec de l'*eau R*.

Tampon pour échantillons (conditions réductrices). Dissolvez 3,78 g de *tris(hydroxyméthyl)aminométhane R*, 10,0 g de *dodécylsulfate de sodium R* et 0,100 g de *bleu de bromophénol R* dans de l'*eau R*. Ajoutez 50,0 ml de *glycérol R* et complétez à 80 ml avec de l'*eau R*. Ajustez à pH 6,8 (*2.2.3*) avec de l'*acide chlorhydrique R* et complétez à 100 ml avec de l'*eau R*. Immédiatement avant emploi, ajoutez du *dithiothréitol R* jusqu'à une concentration finale de 250 mM.

Solution à examiner. Diluez la préparation à examiner dans de l'*eau R* de façon à obtenir une concentration en protéine de 1 mg/ml. Prélevez 150 µl de cette solution et ajoutez 38 µl de tampon pour échantillons.

Solution témoin (a). Procédez de la même manière que pour la solution à examiner, mais en utilisant de l'*interféron gamma-1b SCR* au lieu de la préparation à examiner.

Solution témoin (b) (témoin à 5 ng). Mélangez 50 µl d'une solution d'*albumine bovine R* à 0,01 mg/ml, 2000 µl d'*eau R* et 450 µl de tampon pour échantillons.

Solution témoin (c) (témoin à 2 ng). Mélangez 20 µl d'une solution d'*albumine bovine R* à 0,01 mg/ml, 2000 µl d'*eau R* et 450 µl de tampon pour échantillons.

Solution témoin (d). Utilisez une solution d'étalons de masse moléculaire convenant à l'étalonnage des gels de polyacrylamide au SDS sur l'intervalle 10-70 kDa.

Placez toutes les solutions, contenues dans des tubes à essai, à température ambiante pendant 15 min. Conservez sur de la glace.

Déposez 25 µl de chaque solution dans les puits du gel de tassement. Effectuez la séparation électrophorétique dans les conditions recommandées par le fabricant de l'équipement, et procédez à la coloration des protéines par l'argent.

L'essai n'est valable que si :

- les exigences de validation sont satisfaites (*2.2.31*),
- une bande est visible dans les électrophorégrammes obtenus avec les solutions témoins (b) et (c).

La bande principale de l'électrophorégramme obtenu avec la solution à examiner est semblable, quant à son intensité, à la bande principale de l'électrophorégramme obtenu avec la solution témoin (a). L'électrophorégramme obtenu avec la solution à examiner ne présente pas de bandes significatives autres que celles présentes dans l'électrophorégramme obtenu avec la solution témoin (a) (0,01 pour cent). Est considérée comme significative toute bande d'intensité égale ou supérieure à celle de la bande de l'électrophorégramme obtenu avec la solution témoin (c).

Norleucine. Opérez par analyse des acides aminés.

Solution à examiner. Introduisez 2,5 ml de la préparation à examiner dans une colonne convenant au dessalage des protéines, préalablement équilibrée avec 25 ml d'une solution d'*acide acétique R* à 10 pour cent *V/V*. Procédez à l'élution avec 2,5 ml de la solution d'*acide acétique R* à 10 pour cent *V/V*. Déterminez la teneur en protéine de l'éluat par mesure de l'absorbance, comme décrit sous Protéine dans le dosage, puis introduisez à la pipette l'équivalent de 100 µg d'interféron gamma-1b dans 3 tubes et évaporez à siccité sous pression réduite.

Procédez à l'hydrolyse des 3 échantillons comme suit. Ajoutez dans chaque tube 200 µl d'une solution d'*acide chlorhydrique R* à 50 pour cent *V/V* contenant 1 pour cent *V/V* de *phénol R*. Faites le vide dans le tube, puis introduisez de l'azote et procédez à l'hydrolyse en phase gazeuse, en chauffant les tubes à 110 °C pendant 22 h. Une fois l'hydrolyse terminée, évaporez à siccité sous pression réduite.

Effectuez ensuite une dérivatisation par la méthode suivante. Préparez juste avant emploi un mélange de 2 volumes d'*éthanol R*, de 1 volume d'*eau R* et de 1 volume de *triéthylamine R*. Ajoutez 50 µl de ce mélange dans chacun des tubes et agitez légèrement. Evaporez à siccité sous pression réduite. Ajoutez dans chaque tube 50 µl d'un mélange de 7 volumes d'*éthanol R*, de 1 volume d'*eau R*, de 1 volume de *triéthylamine R* et de 1 volume d'*isothiocyanate de phényle R*. Agitez légèrement et laissez reposer à température ambiante pendant 15 min environ. Evaporez à siccité sous pression réduite. Reconstituez les échantillons avec 250 µl de phase mobile A.

Solution mère de norleucine. Préparez une solution de *DL-norleucine R* à 250 nmol/ml dans de l'*acide chlorhydrique 0,01 M. Cette solution peut être conservée pendant 2 mois à 4 °C.*

Solution mère de leucine. Préparez une solution de *leucine R* à 250 nmol/ml dans de l'*acide chlorhydrique 0,01 M. Cette solution peut être conservée pendant 2 mois à 4 °C.*

Solution témoin. Introduisez dans 3 tubes 10 µl de solution mère de norleucine et 100 µl de solution mère de leucine, et mélangez. Evaporez à siccité sous pression réduite, puis procédez à une dérivatisation comme décrit pour la préparation de la solution à examiner.

Opérez par chromatographie liquide (*2.2.29*).

La chromatographie peut être réalisée en utilisant :

- une colonne d'acier inoxydable, d'une longueur de 0,15 m et d'un diamètre intérieur de 3,9 mm, remplie de *gel de silice octadécylsilylé pour chromatographie R* (4 µm),
- comme phase mobile, à un débit de 1,0 ml/min :

  Phase mobile A. Préparez un mélange de 70 volumes d'une solution d'*acétate de sodium R* à 19 g/l contenant 0,05 pour cent *V/V* de *triéthylamine R*, ajustée à pH 6,4 avec de l'*acide acétique dilué R* et de 30 volumes de phase mobile B,

  Phase mobile B. Préparez un mélange de 40 volumes d'*eau R* et de 60 volumes d'*acétonitrile R*,

Monographies D-K

Intervalle (min)	Phase mobile A (pour cent *V/V*)	Phase mobile B (pour cent *V/V*)	Commentaire
0 - 7	100	0	isocratique
7 - 7,1	100 → 0	0 → 100	gradient linéaire
7,1 - 10	0	100	lavage
10 - 10,1	0 → 100	100 → 0	gradient linéaire
10,1 – 15	100	0	rééquilibrage

– comme détecteur, un spectrophotomètre réglé à 254 nm, en maintenant la température de la colonne à 43 °C.

Injectez 50 µl de chaque solution.

Identifiez les pics correspondant à la leucine et à la norleucine dans les chromatogrammes obtenus avec la solution à examiner. Le temps de rétention de la norleucine est de 6,2-7 min.

Calculez la teneur en norleucine (en moles de norleucine par mole d'interféron gamma-1b) à partir de la surface des pics dus à la leucine et à la norleucine dans les chromatogrammes obtenus avec la solution témoin et la solution à examiner, en supposant la teneur en leucine égale à 10 mol par mole d'interféron gamma-1b. La teneur en norleucine n'est pas supérieure à 0,2 mol par mole d'interféron gamma-1b.

Endotoxines bactériennes (*2.6.14*) : moins de 5 UI dans le volume qui contient 20 × 10^6 UI d'interféron gamma-1b.

DOSAGE

Protéine (*2.2.25*). Diluez la préparation à examiner avec de l'*eau R* de façon à obtenir une concentration de 1 mg/ml. Examinez la solution de 220 nm à 340 nm. Mesurez la valeur de l'absorbance au maximum à 280 nm, et corrigez si nécessaire le résultat pour tenir compte de la diffusion de la lumière par turbidité, mesurée à 316 nm. Calculez la teneur en interféron gamma-1b en prenant 7,5 comme valeur de l'absorbance spécifique.

Activité. L'activité de l'interféron gamma-1b est estimée par comparaison de l'effet respectivement exercé sur l'expression des antigènes leucocytaires humains-DR (HLA-DR), en cultures cellulaires, par l'interféron gamma-1b contenu dans la solution à examiner et par un étalon international approprié de l'interféron gamma humain recombinant ou une préparation de référence étalonnée en Unités Internationales.

L'Unité Internationale est l'activité d'une quantité définie de l'étalon international approprié. La correspondance en Unités Internationales de l'étalon international est indiquée par l'Organisation Mondiale de la Santé.

Réalisez le titrage par une méthode appropriée, en respectant les indications suivantes.

Utilisez des cellules COLO 205, dans les conditions de culture normales. Traitez par la trypsine des cellules âgées de 3 à 5 jours et préparez une suspension cellulaire contenant 1,0 × 10^6 cellules par millilitre.

Introduisez 100 µl du milieu de dilution dans les puits d'une plaque de microtitrage à 96 puits. Ajoutez dans les puits qui serviront de blancs 100 µl du même milieu et, dans les autres puits, 100 µl des différentes préparations incluses dans l'essai, puis effectuez les dilutions au 1/2 requises pour établir une courbe d'étalonnage. Ajoutez ensuite, dans chaque puits, 100 µl de la suspension cellulaire et incubez la plaque dans les conditions appropriées à la culture des cellules.

Après incubation des cultures, éliminez le milieu de croissance, lavez et fixez les cellules. Ajoutez un anticorps permettant de détecter les HLA-DR, dont l'expression résulte de la présence de l'interféron gamma-1b, et incubez dans des conditions appropriées. Après lavage de la plaque, incubez avec un anticorps conjugué à une enzyme de marquage permettant la détection de l'anticorps anti-HLA-DR. Après incubation, lavez à nouveau la plaque et ajoutez une solution d'un substrat approprié. Stoppez la réaction, puis mesurez l'absorbance et calculez l'activité de la préparation à examiner par les méthodes statistiques classiques.

L'activité spécifique estimée n'est pas inférieure à 80 pour cent ni supérieure à 125 pour cent de l'activité déclarée. L'intervalle de confiance (P = 0,95) de l'activité estimée ne dépasse pas 70 pour cent à 140 pour cent.

CONSERVATION

En récipient étanche, à l'abri de la lumière et à une température de – 70 °C.

01/2002:0031

IODE

Iodum

I_2 M_r 253,8

DÉFINITION

L'iode contient au minimum 99,5 pour cent et au maximum l'équivalent de 100,5 pour cent de I.

CARACTÈRES

Lamelles friables ou cristaux fins, violet-gris à éclat métallique, très peu solubles dans l'eau, solubles dans l'alcool, peu solubles dans le glycérol, très solubles dans les solutions concentrées d'iodures. L'iode se volatilise lentement à température ambiante.

IDENTIFICATION

A. Dans un tube à essai, chauffez quelques parcelles d'iode. Il se dégage des vapeurs violettes qui se déposent sur les parois en un précipité cristallin noir bleuâtre.

B. A une solution saturée d'iode, ajoutez de la *solution d'amidon R*. Il apparaît une coloration bleue. Chauffez jusqu'à décoloration. La solution redevient bleue par refroidissement.

ESSAI

Solution S. Triturez 3,0 g d'iode avec 20 ml d'*eau R*, filtrez, lavez le filtre avec de l'*eau R*, complétez à 30 ml avec le même solvant et ajoutez 1 g de *poudre de zinc R*. Après décoloration de la solution, filtrez, lavez le filtre avec de l'*eau R* et complétez à 40 ml avec le même solvant.

Bromures et chlorures. A 10 ml de solution S, ajoutez 3 ml d'*ammoniaque R* et 6 ml de *solution de nitrate d'argent R2*. Filtrez, lavez le filtre avec de l'*eau R* et complétez à 20 ml avec le même solvant. Traitez 10 ml de la solution par 1,5 ml d'*acide nitrique R*. Après 1 min, si la solution présente une opalescence, celle-ci n'est pas plus prononcée que celle d'une solution témoin préparée simultanément avec un mélange de 10,75 ml d'*eau R*, de 0,25 ml d'*acide chlorhydrique 0,01 M*, de 0,2 ml d'*acide nitrique dilué R* et de 0,3 ml de *solution de nitrate d'argent R2* (250 ppm).

Résidu non volatil. Dans une capsule de porcelaine, chauffez au bain-marie 1,00 g d'iode jusqu'à volatilisation et desséchez à 100-105 °C. La masse du résidu n'excède pas 1 mg (0,1 pour cent).

DOSAGE

Dans un flacon contenant 1 g d'*iodure de potassium R* et 2 ml d'*eau R*, pesez 0,200 g d'iode et ajoutez 1 ml d'*acide acétique dilué R*. Après dissolution, ajoutez 50 ml d'*eau R*. Titrez par le *thiosulfate de sodium 0,1 M* en présence de *solution d'amidon R*.

1 ml de *thiosulfate de sodium 0,1 M* correspond à 12,69 mg de I.

01/2002:1114

IOHEXOL

Iohexolum

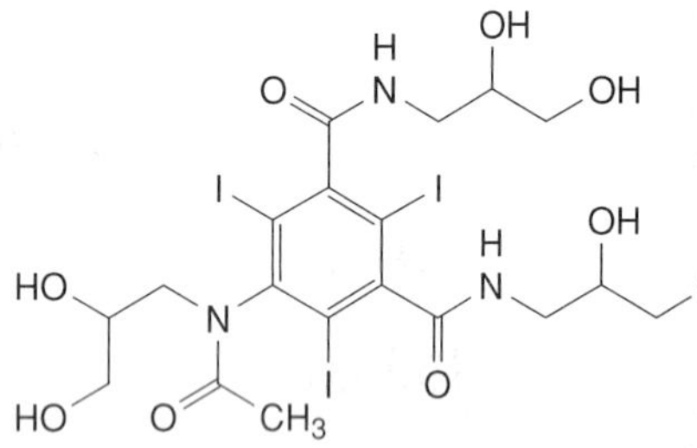

$C_{19}H_{26}I_3N_3O_9$ M_r 821

DÉFINITION

L'iohexol contient au minimum 98,0 pour cent et au maximum l'équivalent de 101,0 pour cent de 5-[acétyl(2,3-dihydroxypropyl)amino]-*N,N'*-bis(2,3-dihydroxypropyl)-2,4,6-triiodobenzène-1,3-dicarboxamide, calculé par rapport à la substance anhydre.

CARACTÈRES

Poudre hygroscopique, blanche à blanc-gris, très soluble dans l'eau, facilement soluble dans le méthanol, pratiquement insoluble dans le chlorure de méthylène. L'iohexol est un mélange de diastéréoisomères et d'atropisomères.

IDENTIFICATION

A. Examinez l'iohexol par spectrophotométrie d'absorption dans l'infrarouge (*2.2.24*), en comparant avec le spectre obtenu avec l'*iohexol SCR*. Examinez les substances sous forme de pastilles à base de *bromure de potassium R*.

B. Examinez les chromatogrammes obtenus dans l'essai A des substances apparentées (voir Essai). Les pics principaux du chromatogramme obtenu avec la solution témoin (b) sont semblables quant à leur temps de rétention et leurs dimensions approximatives aux pics dus à l'iohexol du chromatogramme obtenu avec la solution témoin (a).

ESSAI

Solution S. Dissolvez 5,0 g d'iohexol dans de l'*eau R* et complétez à 50,0 ml avec le même solvant.

Aspect de la solution. La solution S est limpide (*2.2.1*) et n'est pas plus fortement colorée que la solution témoin J_7 (*2.2.2, Procédé II*).

Substances apparentées

A. Opérez par chromatographie liquide (*2.2.29*).

NOTE : L'iohexol engendre 2 pics non résolus correspondant à l'isomérie endo-exo. De plus, un petit pic correspondant aussi à l'iohexol apparaît généralement sur la partie ascendante du premier pic principal. Ce petit pic présente un temps de rétention inférieur de 1,2 min environ à celui du premier pic principal.

Solution à examiner. Dissolvez 0,150 g d'iohexol dans de l'*eau R* et complétez à 100,0 ml avec le même solvant.

Solution témoin (a). Dissolvez 15,0 mg d'*iohexol SCR* et 15,0 mg d'*impureté A d'iohexol SCR* dans un mélange de 1 à 2 gouttes de *solution diluée d'hydroxyde de sodium R* et de 10 ml d'*eau R*, puis complétez à 100,0 ml avec de l'*eau R*. Prélevez 1,0 ml de cette solution et complétez à 10,0 ml avec de l'*eau R*.

Solution témoin (b). Prélevez 1,0 ml de solution à examiner et complétez à 100,0 ml avec de l'*eau R*.

La chromatographie peut être réalisée en utilisant :

- une colonne d'acier inoxydable, d'une longueur de 0,25 m et d'un diamètre intérieur de 4,6 mm, remplie d'un *gel de silice octadécylsilylé pour chromatographie R* (5 µm) approprié,
- comme phase mobile, à un débit de 1 ml/min, un mélange d'*acétonitrile R* et d'*eau R* passant en 60 min, selon un gradient linéaire, de 1 volume d'*acétonitrile R* et 99 volumes d'*eau R* à 13 volumes d'*acétonitrile R* et 87 volumes d'*eau R*,
- comme détecteur, un spectrophotomètre réglé à 254 nm.

Equilibrez la colonne avec la composition initiale de la phase mobile pendant au moins 10 min. Ajustez la sensibilité du système de façon que la hauteur du pic principal du chromatogramme obtenu avec 10 µl de solution témoin (b) représente 50 pour cent au minimum de l'échelle totale de l'enregistreur.

Injectez 10 µl d'*eau R* comme blanc. Injectez 10 µl de solution témoin (a). Lorsque le chromatogramme est enregistré dans les conditions prescrites, les temps de rétention sont de 17 min environ pour l'impureté A d'iohexol et de 20 min environ pour les 2 pics dus à l'iohexol (isomérie *endo-exo*). L'essai n'est valable que si la résolution entre le pic correspondant respectivement à l'impureté A d'iohexol et le second pic (le plus grand) dû à l'iohexol n'est pas inférieure à 5. Si nécessaire, ajustez la concentration finale d'acétonitrile dans la phase mobile ou la programmation temporelle du gradient linéaire.

Injectez séparément 10 µl de solution à examiner et 10 µl de solution témoin (b). S'il apparaît d'autres pics que les pics dus à l'iohexol (voir ci-dessus) dans le chromatogramme obtenu avec la solution à examiner, la surface d'aucun d'entre eux n'est supérieure à la moitié de celle des 2 principaux pics dus à l'iohexol du chromatogramme obtenu avec la solution témoin (b) (0,5 pour cent) et la somme de leur surface n'est pas supérieure à 1,5 fois la surface des pics principaux du chromatogramme obtenu avec la solution témoin (b) (1,5 pour cent). Ne tenez pas compte des pics dus au blanc.

B. Opérez par chromatographie sur couche mince (*2.2.27*) en utilisant une plaque recouverte de *gel de silice* GF_{254} *R*.

Solution à examiner. Dissolvez 1,0 g d'iohexol dans de l'*eau R* et complétez à 10,0 ml avec le même solvant.

Solution témoin (a). Dissolvez 50 mg d'*impureté J d'iohexol SCR* et 50 mg d'*iohexol SCR* dans de l'*eau R* et complétez à 10,0 ml avec le même solvant.

Solution témoin (b). Prélevez 1,0 ml de la solution à examiner et complétez à 10,0 ml avec de l'*eau R*. Prélevez 1,0 ml de cette solution et complétez à 50,0 ml avec de l'*eau R*.

Lavez la plaque avec la phase mobile, puis séchez-la pendant 30 min à température ambiante puis pendant 1 h à 90 °C. Déposez séparément sur la plaque 10 µl de chaque solution. Développez sur un parcours de 10 cm avec un mélange de 20 volumes d'*ammoniaque concentrée R*, de 20 volumes de *méthanol R*, de 35 volumes de *2-propanol R* et de 50 volumes d'*acétone R*. Examinez en lumière

Monographies D - K

ultraviolette à 254 nm. S'il apparaît d'autres taches que la tache principale dans le chromatogramme obtenu avec la solution à examiner, aucune d'entre elles n'est plus intense que la tache du chromatogramme obtenu avec la solution témoin (b) (0,2 pour cent). L'essai n'est valable que si le chromatogramme obtenu avec la solution témoin (a) présente 2 taches nettement séparées.

3-Chloropropane-1,2-diol. Opérez par chromatographie en phase gazeuse (*2.2.28*).

Solution à examiner. Dissolvez 1,0 g d'iohexol dans 2,0 ml d'*eau R*. Agitez avec 4 fois 2 ml d'*acétate de méthyle R*. Réunissez les couches supérieures et séchez-les sur du *sulfate de sodium anhydre R*. Filtrez et concentrez à 2 ml.

Solution témoin. Dissolvez 0,50 g de *3-chloropropane-1,2-diol R* dans 100,0 ml d'*acétate de méthyle R*. Prélevez 1,0 ml de solution et complétez à 100,0 ml avec de l'*acétate de méthyle R*.

La chromatographie peut être réalisée en utilisant :

- une colonne de silice fondue d'une longueur de 25 m et d'un diamètre intérieur de 0,33 mm, recouverte d'un film d'une épaisseur de 1 µm de *polyméthylphénylsiloxane R*,
- comme gaz vecteur, de l'*hélium pour chromatographie R*, à un débit de 1 ml/min,
- un détecteur à ionisation de flamme,

en maintenant la température de la colonne à 80 °C pendant 2 min puis en l'augmentant de 15 °C par minute jusqu'à 170 °C et en la maintenant à 170 °C pendant 2 min, et en maintenant la température de la chambre à injection à 230 °C et celle du détecteur à 250 °C.

Injectez 2 µl de chaque solution, sans division pendant 30 s. Lorsque les chromatogrammes sont enregistrés dans les conditions prescrites, le temps de rétention du 3-chloropropane-1,2-diol est de 8 min environ.

Calculez la teneur en 3-chloropropane-1,2-diol. L'iohexol ne contient pas plus de 100 ppm de 3-chloropropane-1,2-diol.

Méthanol, éther monométhylique d'éthylèneglycol et 2-propanol. Opérez par chromatographie en phase gazeuse à espace de tête (*2.2.28*), en utilisant le *2-butanol R* comme étalon interne et en appliquant la méthode des ajouts dosés.

Solution d'étalon interne. Dissolvez 0,50 g de *2-butanol R* dans de l'*eau R* et complétez à 500,0 ml avec le même solvant. Prélevez 5,0 ml de solution et complétez à 100,0 ml avec de l'*eau R*.

Solution à examiner (a). Dissolvez 6,25 g d'iohexol dans de l'*eau R*, ajoutez 5,0 ml de solution d'étalon interne et complétez à 25,0 ml avec de l'*eau R*.

Solution à examiner (b). Transvasez 5,0 ml de solution à examiner (a) et 1,0 ml d'*eau R* dans une fiole de 10 ml et fermez immédiatement.

Solution à examiner (c). Transvasez 5,0 ml de solution à examiner (a) et 1,0 ml de solution témoin (b) dans une fiole de 10 ml et fermez immédiatement (ajout dosé par gramme : 10 µg de *méthanol R*, 20 µg de *2-propanol R* et 20 µg d'*éther monométhylique d'éthylèneglycol R*).

Solution à examiner (d). Transvasez 5,0 ml de solution à examiner (a) et 1,0 ml de solution témoin (c) dans une fiole de 10 ml et fermez immédiatement (ajout dosé par gramme : 25 µg de *méthanol R*, 50 µg de *2-propanol R* et 50 µg d'*éther monométhylique d'éthylèneglycol R*).

Solution à examiner (e). Transvasez 5,0 ml de solution à examiner (a) et 1,0 ml de solution témoin (d) dans une fiole de 10 ml et fermez immédiatement (ajout dosé par gramme : 50 µg de *méthanol R*, 100 µg de *2-propanol R* et 100 µg d'*éther monométhylique d'éthylèneglycol R*).

Solution témoin (a). Dissolvez 0,625 g de *méthanol R*, 1,250 g de *2-propanol R* et 1,250 g d'*éther monométhylique d'éthylèneglycol R* dans de l'*eau R* et complétez à 1000,0 ml avec le même solvant. Diluez avec un peu d'*eau R* après addition de chacun des composants.

Solution témoin (b). Prélevez 10,0 ml de solution témoin (a) et complétez à 50,0 ml avec de l'*eau R*. Prélevez 10,0 ml de cette solution et complétez à 100,0 ml avec de l'*eau R*.

Solution témoin (c). Prélevez 5,0 ml de solution témoin (a) et complétez à 100,0 ml avec de l'*eau R*.

Solution témoin (d). Prélevez 10,0 ml de solution témoin (a) et complétez à 100,0 ml avec de l'*eau R*.

Solution témoin (e). A 10,0 ml de solution d'étalon interne, ajoutez 10,0 ml de solution témoin (d) puis complétez à 50,0 ml avec de l'*eau R*. Transvasez 6,0 ml de cette solution dans une fiole de 10 ml et fermez immédiatement.

Les conditions d'espace de tête suivantes peuvent être utilisées :

- bain thermostaté réglé à 95 °C,
- temps d'équilibrage de 15 min,
- température de transfert de 140 °C,
- temps de pressurisation de 30 s,
- temps de remplissage de la boucle de 10 s,
- temps d'injection de 10 s.

La chromatographie peut être réalisée en utilisant :

- une colonne de silice fondue, d'une longueur de 30 m et d'un diamètre intérieur de 0,54 mm, recouverte d'un film d'une épaisseur de 3 µm composé d'une couche de *poly[(cyanopropyl)(méthyl)][(phényl)(méthyl)]siloxane R* réticulé,
- comme gaz vecteur, de l'*hélium pour chromatographie R*, à un débit de 14 ml/min environ,
- un détecteur à ionisation de flamme,

en maintenant la température de la colonne à 40 °C pendant 5 min puis en l'augmentant de 10 °C par minute jusqu'à 100 °C et en la maintenant à 100 °C pendant 1 min et en maintenant la température de la chambre à injection à 140 °C et celle du détecteur à 250 °C.

Enregistrez les chromatogrammes des solutions à examiner (b), (c), (d), (e) et de la solution témoin (e). Lorsque les chromatogrammes sont enregistrés dans les conditions prescrites, les temps de rétention sont de 1,2 min environ pour le méthanol, 1,8 min environ pour le 2-propanol, 3,5 min environ pour le 2-butanol et 4,5 min environ pour l'éther monométhylique d'éthylèneglycol. L'essai n'est valable que si, dans le chromatogramme obtenu avec la solution témoin (e), la résolution entre les pics correspondant respectivement au méthanol et au 2-propanol n'est pas inférieure à 2,5.

Dans les chromatogrammes obtenus avec les solutions à examiner, calculez le rapport de la surface du pic de chaque substance à la surface du pic de l'étalon interne. Calculez l'équation de régression linéaire à partir des rapports obtenus et résolvez-la de façon à obtenir la concentration de chacun des composés à doser dans la substance à examiner.

En guise d'alternative, portez les rapports calculés en fonction de la quantité ajoutée, par gramme, du composant à doser. Joignez les points et extrapolez la droite jusqu'au point d'intersection avec l'axe des concentrations. La distance séparant ce point de l'origine représente la concentration (en microgrammes par gramme) du composé à doser dans la substance à examiner.

L'iohexol ne contient pas plus de 50 ppm de méthanol, 100 ppm d'éther monométhylique d'éthylèneglycol et 100 ppm de 2-propanol.

Monographies D - K

Amines aromatiques libres. Opérez par spectrophotométrie d'absorption dans le visible (*2.2.25*).

Solution à examiner. Dans une fiole jaugée de 25 ml, placez 0,200 g de substance à examiner et dissolvez dans 15,0 ml d'*eau R*.

Solution témoin. Dans une fiole jaugée de 25 ml, mélangez 10,0 ml d'une solution contenant 10 µg/ml d'*impureté J d'iohexol SCR* avec 5,0 ml d'*eau R*.

Solution à blanc. Placez 15,0 ml d'*eau R* dans une fiole jaugée de 25 ml.

NOTE : Opérez ensuite en maintenant les fioles dans un bain de glace et autant que possible à l'abri de la lumière, jusqu'à ce que tous les réactifs aient été ajoutés.

Placez les 3 fioles contenant respectivement la solution à examiner, la solution témoin et la solution à blanc dans de l'eau glacée, à l'abri de la lumière, pendant 5 min. Ajoutez 1,5 ml d'*acide chlorhydrique R1* et mélangez. Ajoutez 1,0 ml d'une solution de *nitrite de sodium R* à 20 g/l, mélangez, et laissez reposer pendant 4 min. Ajoutez 1,0 ml d'une solution d'*acide sulfamique R* à 40 g/l, agitez doucement jusqu'à libération complète des gaz, puis laissez reposer pendant 1 min *(ATTENTION : il se produit une surpression considérable).* Ajoutez 1,0 ml d'une solution récemment préparée de *dichlorhydrate de naphtyléthylènediamine R* à 3 g/l dans un mélange de 30 volumes d'*eau R* et de 70 volumes de *propylèneglycol R*, puis mélangez. Sortez les fioles de l'eau glacée, complétez à 25,0 ml avec de l'*eau R*, mélangez et laissez reposer pendant 5 min. Déterminez simultanément l'absorbance à 495 nm des solutions respectivement obtenues à partir de la solution à examiner et de la solution témoin, avec des cuves de 5 cm en utilisant la solution à blanc comme liquide de compensation.

Calculez la teneur en amines aromatiques libres. L'iohexol ne contient pas plus de 0,05 pour cent *m/m* d'amines aromatiques libres.

Iodures. Opérez par titrage potentiométrique (*2.2.20*). Dissolvez 6,000 g d'iohexol dans de l'*eau R* et complétez à 20 ml avec le même solvant. Ajoutez 2,0 ml d'*iodure de potassium 0,001 M*. Titrez par le *nitrate d'argent 0,001 M* en utilisant une électrode indicatrice d'argent et une électrode de référence appropriée. Soustrayez le volume de titrant correspondant aux 2,0 ml d'*iodure de potassium 0,001 M*, déterminé en titrant un blanc auquel ont été ajoutés 2,0 ml d'*iodure de potassium 0,001 M* et utilisez la valeur résiduelle pour calculer la teneur en iodures.

1 ml de *nitrate d'argent 0,001 M* correspond à 126,9 µg d'iodures.

L'iohexol ne contient pas plus de 20 ppm d'iodures.

Composés ioniques. Opérez par détermination de la conductivité spécifique (*2.2.38*). *Avant d'utiliser la verrerie, rincez-la 5 fois à l'eau distillée R.*

Solution à examiner. Dissolvez 1,0 g d'iohexol dans de l'*eau R* et complétez à 50,0 ml avec le même solvant.

Solution témoin. Dissolvez 10,0 mg de *chlorure de sodium R* dans de l'*eau R* et complétez à 100,0 ml avec le même solvant. Prélevez 10,0 ml de cette solution et complétez à 100,0 ml avec de l'*eau R*.

A l'aide d'un conductimètre approprié, mesurez la conductivité spécifique de la solution à examiner et de la solution témoin. La conductivité spécifique de la solution à examiner n'est pas supérieure à celle de la solution témoin.

La teneur en composés ioniques exprimée en chlorure de sodium n'est pas supérieure à 0,05 pour cent *m/m*.

Métaux lourds (*2.4.8*). 12 ml de solution S satisfont à l'essai limite A (10 ppm). Préparez le témoin avec la *solution à 1 ppm de plomb (Pb) R*.

Teneur en eau (*2.5.12*). Déterminée par semi-microdosage sur 1,000 g d'iohexol, la teneur en eau n'est pas supérieure à 4,0 pour cent.

DOSAGE

Dans un ballon à fond rond de 250 ml, placez 0,500 g d'iohexol, puis ajoutez 25 ml de *solution concentrée d'hydroxyde de sodium R*, 20 ml d'*eau R*, 1 g de *poudre de zinc R* et quelques billes de verre. Chauffez à reflux pendant 30 min. Laissez refroidir et rincez le réfrigérant avec 20 ml d'*eau R*, en ajoutant les produits de rinçage au contenu du ballon. Filtrez sur un filtre en verre fritté puis lavez le filtre à plusieurs reprises avec de l'*eau R*. Réunissez le filtrat et les produits de lavage. Ajoutez 5 ml d'*acide acétique glacial R* et titrez immédiatement par le *nitrate d'argent 0,1 M*. Déterminez le point de fin de titrage par potentiométrie (*2.2.20*), en utilisant un système d'électrodes approprié tel que le système argent/sulfate mercureux.

1 ml de *nitrate d'argent 0,1 M* correspond à 27,37 mg de $C_{19}H_{26}I_3N_3O_9$.

CONSERVATION

En récipient étanche, à l'abri de la lumière et de l'humidité.

IMPURETÉS

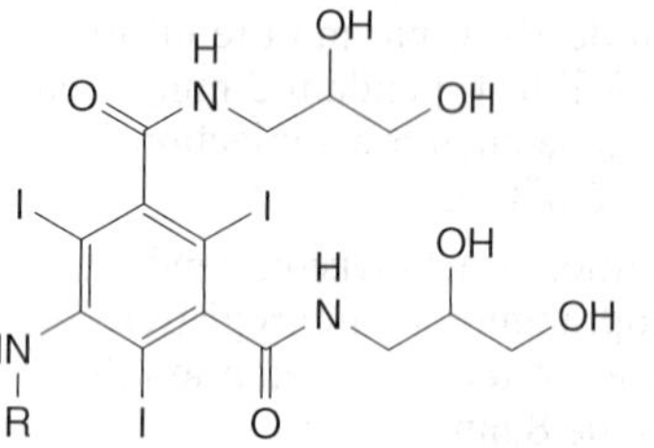

A. R = $CO-CH_3$: 5-(acétylamino)-*N,N'* -bis(2,3-dihydroxypropyl)-2,4,6-triiodobenzène-1,3-dicarboxamide,

J. R = H : 5-amino-*N,N'*-bis(2,3-dihydroxypropyl)-2,4,6-triiodobenzène-1,3-dicarboxamide,

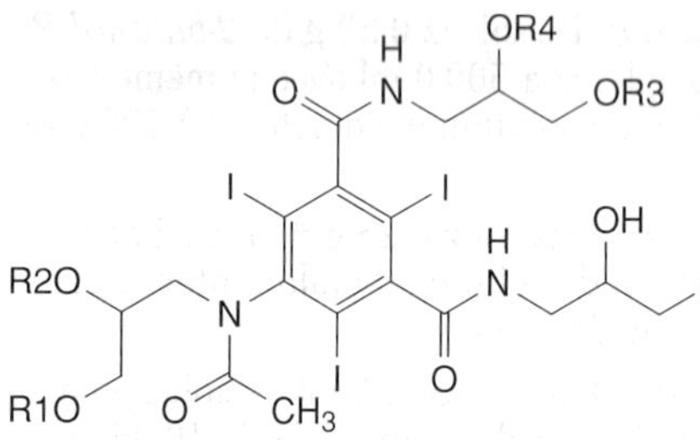

B. R1 = CH_2-CHOH-CH_2OH, R2 = R3 = R4 = H : 5-[acétyl[3-(2,3-dihydroxypropoxy)-2-hydroxypropyl]amino]-*N,N'*-bis(2,3-dihydroxypropyl)-2,4,6-triiodobenzène-1,3-dicarboxamide,

C. R2 = CH_2-CHOH-CH_2OH, R1 = R3 = R4 = H : 5-[acétyl[2-(2,3-dihydroxypropoxy)-3-hydroxypropyl]amino]-*N,N'*-bis(2,3-dihydroxypropyl)-2,4,6-triiodobenzène-1,3-dicarboxamide,

D. R3 = CH_2-CHOH-CH_2OH, R1 = R2 = R4 = H : 5-[acétyl(2,3-dihydroxypropyl)amino]-*N*-[3-(2,3-dihydroxypropoxy)-2-hydroxypropyl]-*N'*-(2,3-dihydroxypropyl)-2,4,6-triiodobenzène-1,3-dicarboxamide,

E. R4 = CH_2-CHOH-CH_2OH, R1 = R2 = R3 = H : 5-[acétyl(2,3-dihydroxypropyl)amino]-*N*-[2-(2,3-dihydroxypropoxy)-3-hydroxypropyl]-*N'*-(2,3-dihydroxypropyl)-2,4,6-triiodobenzène-1,3-dicarboxamide,

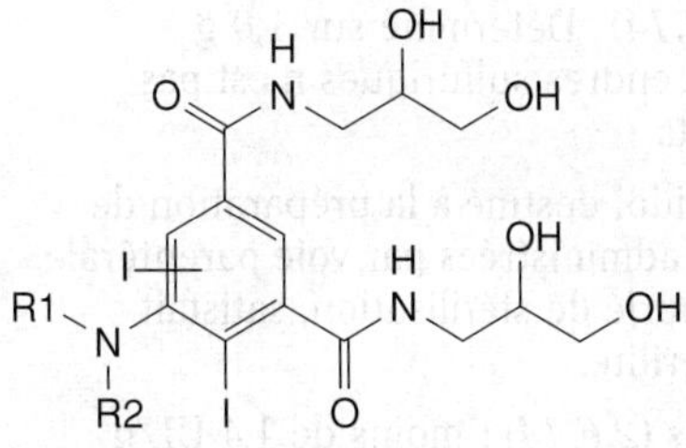

F. R1 = R2 = H : 5-amino-*N*,*N'*-bis(2,3-dihydroxypropyl)diiodobenzène-1,3-dicarboxamide,

G. R1 = H, R2 = CO-CH_3 : 5-(acétylamino)-*N*,*N'*-bis(2,3-dihydroxypropyl)diiodobenzène-1,3-dicarboxamide,

H. R = CH_2-CHOH-CH_2OH, R' = CO-CH_3 : 5-[acétyl(2,3-dihydroxypropyl)amino]-*N*,*N'*-bis(2,3-dihydroxypropyl)diiodobenzène-1,3-dicarboxamide,

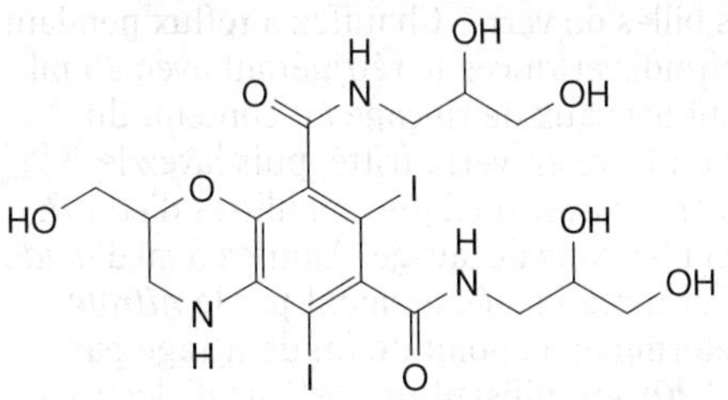

I. *N*,*N'*-bis(2,3-dihydroxypropyl)-2-(hydroxyméthyl)-5,7-diiodo-3,4-dihydro-2*H*-1,4-benzoxazine-1,3-dicarboxamide,

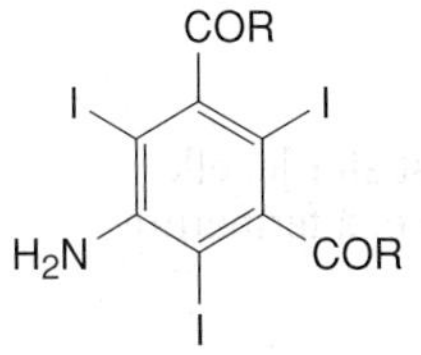

K. R = OH : acide 5-amino-2,4,6-triiodobenzène-1,3-dicarboxylique,

L. R = Cl : dichlorure de 5-amino-2,4,6-triiodobenzène-1,3-dicarbonyle.

01/2002:1115

IOPAMIDOL

Iopamidolum

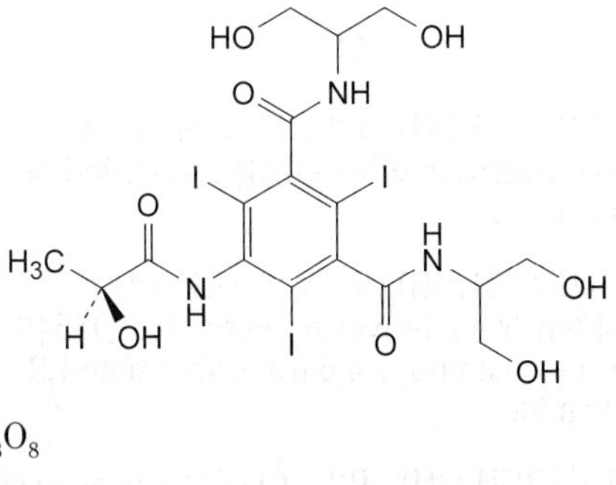

$C_{17}H_{22}I_3N_3O_8$ M_r 777

DÉFINITION

L'iopamidol contient au minimum 98,0 pour cent et au maximum l'équivalent de 101,0 pour cent de (*S*)-*N*,*N'*-bis[2-hydroxy-1-(hydroxyméthyl)éthyl]-5-[(2-hydroxypropanoyl)amino]-2,4,6-triiodobenzène-1,3-dicarboxamide, calculé par rapport à la substance desséchée.

CARACTÈRES

Poudre blanche à sensiblement blanche, facilement soluble dans l'eau, très peu soluble dans le méthanol, pratiquement insoluble dans l'alcool et dans le chlorure de méthylène.

IDENTIFICATION

A. Examinez l'iopamidol par spectrophotométrie d'absorption dans l'infrarouge (*2.2.24*), en comparant avec le spectre obtenu avec l'*iopamidol SCR*.

B. L'iopamidol satisfait à l'essai de perte à la dessiccation (voir Essai).

C. L'iopamidol satisfait à l'essai du pouvoir rotatoire spécifique (voir Essai).

ESSAI

Aspect de la solution. Dissolvez 1 g d'iopamidol dans de l'*eau R* et complétez à 50 ml avec le même solvant. La solution est limpide (*2.2.1*) et incolore (*2.2.2, Procédé II*).

Acidité ou alcalinité. Dissolvez 10,0 g d'iopamidol dans de l'*eau exempte de dioxyde de carbone R* et complétez à 100 ml avec le même solvant. L'ajustement du pH (*2.2.3*) à 7,0 ne nécessite pas plus de 0,75 ml d'*acide chlorhydrique 0,01 M* ou de 1,4 ml d'*hydroxyde de sodium 0,01 M*.

Pouvoir rotatoire spécifique (*2.2.7*). Dissolvez, en chauffant si nécessaire, 10,0 g d'iopamidol dans de l'*eau R* et complétez à 25,0 ml avec le même solvant. Déterminé à 436 nm et calculé par rapport à la substance desséchée, le pouvoir rotatoire spécifique est de – 4,6 à – 5,2.

Substances apparentées. Opérez par chromatographie liquide (*2.2.29*).

Solution à examiner. Dissolvez 0,50 g d'iopamidol dans de l'*eau R* et complétez à 50,0 ml avec le même solvant.

Solution témoin (a). Prélevez 1,0 ml de solution à examiner et complétez à 20,0 ml avec de l'*eau R*. Prélevez 1,0 ml de solution et complétez à 20,0 ml avec de l'*eau R*.

Solution témoin (b). Dissolvez 25 mg d'impureté B d'*iopamidol SCR* dans de l'*eau R* et complétez à 100 ml avec le même solvant. Prélevez 0,5 ml de solution et complétez à 5 ml avec la solution témoin (a).

La chromatographie peut être réalisée en utilisant :

– une colonne d'acier inoxydable, d'une longueur de 0,25 m et d'un diamètre intérieur de 4 mm, remplie de *gel de silice octadécylsilylé pour chromatographie R* (5 µm),

– comme phase mobile, à un débit de 1,5 ml/min, un mélange d'*eau R* (phase mobile A) et d'une solution de *méthanol R* à 25 pour cent *V/V* (phase mobile B), avec le gradient d'élution décrit dans le tableau suivant :

Temps (min)	Phase mobile A (pour cent *V/V*)	Phase mobile B (pour cent *V/V*)
0	92,5	7,5
6	92,5	7,5
18	65	35
30	8	92
34	8	92
36	92,5	7,5

– comme détecteur, un spectrophotomètre réglé à 240 nm, en maintenant la température de la colonne à 35 °C.

Injectez 20 µl de solution témoin (b). Ajustez la sensibilité du système de façon que la hauteur des 2 pics dans le chromatogramme obtenu représente au moins 50 pour cent de l'échelle totale de l'enregistreur. L'essai n'est valable que si dans le chromatogramme obtenu, la résolution entre les pics correspondant respectivement à l'impureté B d'iopamidol et à l'iopamidol n'est pas inférieure à 5,0.

Injectez 20 µl de solution à examiner et 20 µl de solution témoin (a). S'il apparaît, dans le chromatogramme obtenu avec la solution à examiner, d'autres pics que le pic principal, la somme de leur surface n'est pas supérieure à la surface du pic principal du chromatogramme obtenu avec la solution témoin (a) (0,25 pour cent). Ne tenez pas compte des pics dont la surface est inférieure à 0,02 fois la surface du pic principal du chromatogramme obtenu avec la solution témoin (a).

Amines aromatiques libres. *Maintenez les réactifs et les solutions préparées dans de l'eau glacée, à l'abri de la lumière vive.*

Solution à examiner. Dans une fiole jaugée de 25 ml, dissolvez 0,500 g d'iopamidol dans 20,0 ml d'*eau R*.

Solution témoin. Dans une fiole jaugée de 25 ml, mélangez 4,0 ml d'une solution d'*impureté A d'iopamidol SCR* à 25,0 mg/l avec 16,0 ml d'*eau R*.

Solution à blanc. Dans une fiole jaugée de 25 ml, introduisez 20,0 ml d'*eau R*.

Placez les fioles dans de l'eau glacée, à l'abri de la lumière, pendant 5 min. A chaque fiole, ajoutez 1,0 ml d'*acide chlorhydrique R*, mélangez et laissez reposer pendant 5 min. Ajoutez 1,0 ml d'une solution de *nitrite de sodium R* à 20 g/l préparée extemporanément, mélangez et laissez reposer pendant 5 min. Ajoutez 1,0 ml d'une solution de *sulfamate d'ammonium R* à 120 g/l, mélangez avec précaution jusqu'à libération complète des gaz, puis laissez reposer pendant 5 min *(ATTENTION : il se produit une surpression considérable)*. Ajoutez 1,0 ml d'une solution récemment préparée de *dichlorhydrate de naphtyléthylènediamine R* à 1 g/l et mélangez. Sortez les fioles de l'eau glacée et laissez reposer pendant 10 min. Complétez à 25,0 ml avec de l'*eau R* et mélangez. Mesurez immédiatement l'absorbance (*2.2.25*) des solutions obtenues à partir de la solution à examiner et de la solution témoin à 500 nm, en utilisant comme liquide de compensation la solution obtenue à partir de la solution à blanc.

L'absorbance de la solution à examiner n'est pas supérieure à celle de la solution témoin (200 ppm).

Iode libre. Dans un tube à centrifuger à bouchon rodé, dissolvez 2,0 g d'iopamidol dans 25 ml d'*eau R*. Ajoutez 5 ml de *toluène R* et 5 ml d'*acide sulfurique dilué R*. Agitez et centrifugez. La couche supérieure n'est pas colorée en rouge.

Iodures. Opérez par titrage potentiométrique (*2.2.20*).

Dissolvez 6,000 g d'iopamidol dans de l'*eau R* et complétez à 20 ml avec le même solvant. Ajoutez 2,0 ml d'*iodure de potassium 0,001 M*. Titrez par le *nitrate d'argent 0,001 M* en utilisant une électrode indicatrice d'argent et une électrode de référence appropriée. Soustrayez le volume de titrant correspondant aux 2,0 ml d'*iodure de potassium 0,001 M*, déterminé en titrant un blanc auquel ont été ajoutés 2,0 ml d'*iodure de potassium 0,001 M* et utilisez la valeur résiduelle pour calculer la teneur en iodures.

1 ml de *nitrate d'argent 0,001 M* correspond à 126,9 µg d'iodures.

L'iopamidol ne contient pas plus de 10 ppm d'iodures.

Métaux lourds (*2.4.8*). 2,0 g d'iopamidol satisfont à l'essai limite C des métaux lourds (10 ppm). Préparez le témoin avec 2 ml de *solution à 10 ppm de plomb (Pb) R*.

Perte à la dessiccation (*2.2.32*). Déterminée à l'étuve à 100-105 °C sur 1,000 g d'iopamidol, la perte à la dessiccation n'est pas supérieure à 0,5 pour cent.

Cendres sulfuriques (*2.4.14*). Déterminé sur 1,0 g d'iopamidol, le taux des cendres sulfuriques n'est pas supérieur à 0,1 pour cent.

Stérilité (*2.6.1*). L'iopamidol destiné à la préparation de formes pharmaceutiques administrées par voie parentérale, sans autre procédé approprié de stérilisation, satisfait également à l'essai de stérilité.

Endotoxines bactériennes (*2.6.14*) : moins de 1,4 UI/g, si l'iopamidol est destiné à la préparation de formes pharmaceutiques administrées par voie parentérale sans autre procédé approprié d'élimination des endotoxines bactériennes.

DOSAGE

Dans un ballon à fond rond de 250 ml, introduisez 0,300 g d'iopamidol, puis ajoutez 5 ml de *solution concentrée d'hydroxyde de sodium R*, 20 ml d'*eau R*, 1 g de *poudre de zinc R* et quelques billes de verre. Chauffez à reflux pendant 30 min. Laissez refroidir et rincez le réfrigérant avec 20 ml d'*eau R*, en ajoutant les eaux de rinçage au contenu du ballon. Filtrez sur un filtre en verre fritté, puis lavez le filtre à plusieurs reprises avec quelques millilitres d'*eau R*. Réunissez le filtrat et les eaux de lavage. Ajoutez 5 ml d'*acide acétique glacial R* et titrez immédiatement par le *nitrate d'argent 0,1 M*. Déterminez le point de fin de titrage par potentiométrie (*2.2.20*), en utilisant un système d'électrodes approprié tel que le système argent/sulfate mercureux.

1 ml de *nitrate d'argent 0,1 M* correspond à 25,90 mg de $C_{17}H_{22}I_3N_3O_8$.

CONSERVATION

A l'abri de la lumière. Si la substance est stérile, elle est conservée en récipient stérile, étanche, à fermeture inviolable.

ÉTIQUETAGE

L'étiquette indique :

- dans les cas appropriés, que la substance est stérile,
- dans les cas appropriés, que la substance est exempte d'endotoxines bactériennes.

IMPURETÉS

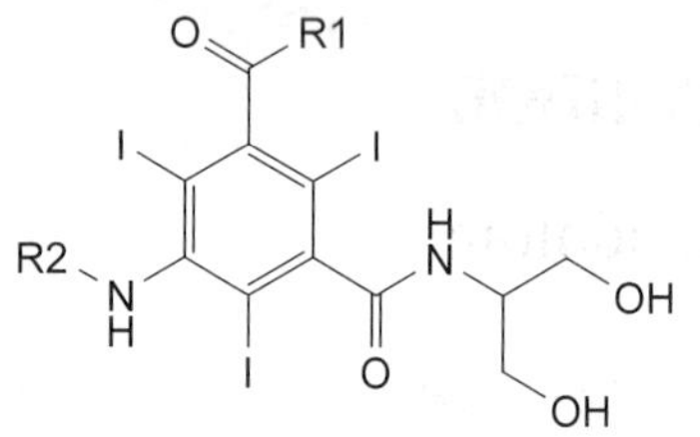

A. R1 = NH-CH(CH_2OH)$_2$, R2 = H : 5-amino-*N,N'*-bis[2-hydroxy-1-(hydroxyméthyl)éthyl]-2,4,6-triiodobenzène-1,3-dicarboxamide,

B. R1 = NH-CH(CH_2OH)$_2$, R2 = CO-CH_2OH : *N,N'*-bis[2-hydroxy-1-(hydroxyméthyl)éthyl]-5-[(2-hydroxyacétyl)amino]-2,4,6-triiodobenzène-1,3-dicarboxamide,

C. R1 = NH-CH(CH_2OH)$_2$, R2 = CO-CH_3 : 5-(acétylamino)-*N,N'*-bis[2-hydroxy-1-(hydroxyméthyl)éthyl]-2,4,6-triiodobenzène-1,3-dicarboxamide,

D. R1 = OH, R2 = CO-CHOH-CH_3 : acide 3-[*N*-[2-hydroxy-1-(hydroxyméthyl)éthyl]carbamoyl]-5-[(2-hydroxypropanoyl)amino]-2,4,6-triiodobenzoïque,

E. R1 = NH-CH(CH_2OH)$_2$, R2 = CO-CH(CH_3)O-CO-CH_3 : 5-[(2-acétyloxypropanoyl)amino]-*N*,*N'*-bis[2-hydroxy-1-(hydroxyméthyl)éthyl]-2,4,6-triiodobenzène-1,3-dicarboxamide,

F. R1 = N(CH_3)$_2$, R2 = CO-CHOH-CH_3 : *N*-[2-hydroxy-1-(hydroxyméthyl)éthyl]-5-[(2-hydroxypropanoyl)amino]-*N'*-diméthyl-2,4,6-triiodobenzène-1,3-dicarboxamide,

G. R1 = NH-CH_2-CHOH-CH_2OH, R2 = CO-CHOH-CH_3 : *N*-[2-hydroxy-1-(hydroxyméthyl)éthyl]-*N'*-(2,3-dihydroxypropyl)-5-[(2-hydroxypropanoyl)amino]-2,4,6-triiodobenzène-1,3-dicarboxamide.

01/2002:0700

IOPANOÏQUE (ACIDE)

Acidum iopanoicum

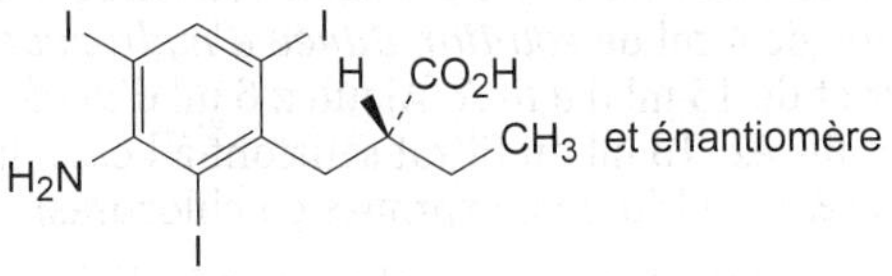

$C_{11}H_{12}I_3NO_2$ M_r 571

DÉFINITION

L'acide iopanoïque contient au minimum 98,5 pour cent et au maximum l'équivalent de 101,0 pour cent d'acide (*RS*)-2-(3-amino-2,4,6-triiodobenzyl)butanoïque, calculé par rapport à la substance desséchée.

CARACTÈRES

Poudre blanche ou blanc-jaune, pratiquement insoluble dans l'eau, soluble dans l'éthanol, dans l'éther et dans le méthanol. L'acide iopanoïque se dissout dans les solutions diluées d'hydroxydes alcalins.

IDENTIFICATION

Première identification : B.

Seconde identification : A, C, D.

A. Le point de fusion de l'acide iopanoïque (*2.2.14*) est de 155 °C environ (avec décomposition).

B. Examinez l'acide iopanoïque par spectrophotométrie d'absorption dans l'infrarouge (*2.2.24*), en comparant avec le spectre obtenu avec l'*acide iopanoïque SCR*.

C. Examinez les chromatogrammes obtenus dans l'essai des substances apparentées. Pulvérisez la plaque avec une solution de *4-diméthylaminocinnamaldéhyde R* à 1 g/l dans un mélange de 1 volume d'*acide chlorhydrique R* et de 99 volumes d'*alcool R*. La tache principale du chromatogramme obtenu avec la solution à examiner (b) est semblable quant à sa position, sa coloration et ses dimensions à la tache principale du chromatogramme obtenu avec la solution témoin (a).

D. Dans une petite capsule de porcelaine, introduisez 50 mg d'acide iopanoïque et chauffez doucement au-dessus d'une flamme. Il se dégage des vapeurs violettes.

ESSAI

Aspect de la solution. Dissolvez 1,0 g d'acide iopanoïque dans de l'*hydroxyde de sodium 1 M* et complétez à 20 ml avec la même solution alcaline. La solution est limpide (*2.2.1*) et n'est pas plus fortement colorée que la solution témoin J_3 (*2.2.2, Procédé II*).

Substances apparentées. Opérez par chromatographie sur couche mince (*2.2.27*) en utilisant une plaque recouverte de *gel de silice* GF_{254} *R*.

Solution à examiner (a). Dissolvez 1,0 g d'acide iopanoïque dans un mélange de 3 volumes d'*ammoniaque R* et de 97 volumes de *méthanol R* et complétez à 10 ml avec le même mélange de solvants.

Solution à examiner (b). Prélevez 1 ml de solution à examiner (a) et complétez à 10 ml avec un mélange de 3 volumes d'*ammoniaque R* et de 97 volumes de *méthanol R*.

Solution témoin (a). Dissolvez 50 mg d'*acide iopanoïque SCR* dans un mélange de 3 volumes d'*ammoniaque R* et de 97 volumes de *méthanol R* et complétez à 5 ml avec le même mélange de solvants.

Solution témoin (b). Prélevez 1 ml de solution à examiner (b) et complétez à 50 ml avec un mélange de 3 volumes d'*ammoniaque R* et de 97 volumes de *méthanol R*.

Déposez séparément sur la plaque 5 µl de chaque solution. Développez sur un parcours de 10 cm avec un mélange de 10 volumes d'*ammoniaque concentrée R*, de 20 volumes de *méthanol R*, de 20 volumes de *toluène R* et de 50 volumes de *dioxane R*. Examinez en lumière ultraviolette à 254 nm. S'il apparaît d'autres taches que la tache principale dans le chromatogramme obtenu avec la solution à examiner (a), aucune d'entre elles n'est plus intense que la tache du chromatogramme obtenu avec la solution témoin (b) (0,2 pour cent).

Halogénures. A 0,46 g d'acide iopanoïque, ajoutez 10 ml d'*acide nitrique R* et 15 ml d'*eau R*. Agitez pendant 5 min et filtrez. 15 ml du filtrat satisfont à l'essai limite des chlorures (*2.4.4*) (180 ppm exprimés en chlorures).

Perte à la dessiccation (*2.2.32*). Déterminée par chauffage à l'étuve à 100-105 °C sur 1,000 g d'acide iopanoïque pendant 1 h, la perte à la dessiccation n'est pas supérieure à 0,5 pour cent.

Cendres sulfuriques (*2.4.14*). Déterminé sur 1,0 g d'acide iopanoïque, le taux des cendres sulfuriques n'est pas supérieur à 0,1 pour cent.

DOSAGE

Dans un ballon à fond rond de 250 ml, introduisez 0,150 g d'acide iopanoïque ; ajoutez 5 ml de *solution concentrée d'hydroxyde de sodium R*, 20 ml d'*eau R*, 1 g de *poudre de zinc R* et quelques billes de verre. Placez sur le ballon un réfrigérant à reflux et portez à ébullition pendant 60 min. Laissez refroidir, rincez le réfrigérant avec 20 ml d'*eau R* qui sont ajoutés au contenu du ballon. Filtrez sur un filtre en verre fritté, lavez le filtre à plusieurs reprises avec de l'*eau R*. Recueillez le filtrat et les eaux de lavage et ajoutez 40 ml d'*acide sulfurique dilué R*. Titrez immédiatement par le *nitrate d'argent 0,1 M* et déterminez le point de fin de titrage par potentiométrie (*2.2.20*) en utilisant un système d'électrodes approprié tel que le système argent/sulfate mercureux.

1 ml de *nitrate d'argent 0,1 M* correspond à 19,03 mg de $C_{11}H_{12}I_3NO_2$.

CONSERVATION

A l'abri de la lumière.

01/2002:0751

IOTALAMIQUE (ACIDE)

Acidum iotalamicum

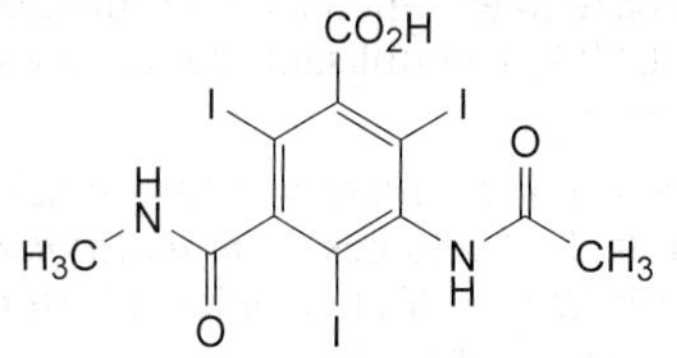

$C_{11}H_9I_3N_2O_4$ M_r 614

DÉFINITION

L'acide iotalamique contient au minimum 98,5 pour cent et au maximum l'équivalent de 101,0 pour cent d'acide 3-acétylamino-2,4,6-triiodo-5-(méthylcarbamoyl)benzoïque, calculé par rapport à la substance desséchée.

CARACTÈRES

Poudre blanche ou sensiblement blanche, peu soluble dans l'eau et dans l'alcool, pratiquement insoluble dans l'éther. L'acide iotalamique se dissout dans les solutions diluées d'hydroxydes alcalins.

IDENTIFICATION

Première identification : A.

Seconde identification : B, C.

A. Examinez l'acide iotalamique par spectrophotométrie d'absorption dans l'infrarouge (*2.2.24*), en comparant avec le spectre obtenu avec l'*acide iotalamique SCR*.

B. Opérez par chromatographie sur couche mince (*2.2.27*) en utilisant une *plaque au gel de silice GF_{254} pour CCM R*.

Solution à examiner. Dissolvez 50 mg d'acide iotalamique dans du *méthanol R* contenant 3 pour cent *V/V* d'*ammoniaque R* et complétez à 5 ml avec le même solvant.

Solution témoin. Dissolvez 50 mg d'*acide iotalamique SCR* dans du *méthanol R* contenant 3 pour cent *V/V* d'*ammoniaque R* et complétez à 5 ml avec le même solvant.

Déposez séparément sur la plaque 5 µl de chaque solution. Développez sur un parcours de 15 cm avec un mélange de 20 volumes d'*acide formique anhydre R*, de 25 volumes de *méthyléthylcétone R* et de 60 volumes de *toluène R*. Laissez sécher la plaque jusqu'à évaporation des solvants et examinez en lumière ultraviolette à 254 nm. La tache principale du chromatogramme obtenu avec la solution à examiner est semblable quant à sa position et ses dimensions à la tache principale du chromatogramme obtenu avec la solution témoin.

C. Dans une petite capsule de porcelaine, introduisez 50 mg d'acide iotalamique et chauffez doucement au-dessus d'une flamme. Il se dégage des vapeurs violettes.

ESSAI

Aspect de la solution. Dissolvez 1,0 g d'acide iotalamique dans de l'*hydroxyde de sodium 1 M* et complétez à 20 ml avec la même solution alcaline. La solution est limpide (*2.2.1*) et incolore (*2.2.2, Procédé II*).

Substances apparentées. Opérez par chromatographie sur couche mince (*2.2.27*) en utilisant une *plaque au gel de silice GF_{254} pour CCM R*.

Solution à examiner. Dissolvez 1,0 g d'acide iotalamique dans du *méthanol R* contenant 3 pour cent *V/V* d'*ammoniaque R* et complétez à 10 ml avec le même solvant.

Solution témoin (a). Prélevez 1 ml de solution à examiner et complétez à 50 ml avec de l'*eau R*. Prélevez 1 ml de solution et complétez à 10 ml avec de l'*eau R*.

Solution témoin (b). Dissolvez 1 mg d'*impureté A d'acide iotalamique SCR* dans 5 ml de solution témoin (a).

Déposez séparément sur la plaque 5 µl de chaque solution. Développez sur un parcours de 10 cm avec un mélange de 1 volume d'*acide acétique glacial R*, de 1 volume d'*acide formique anhydre R*, de 1 volume de *méthanol R*, de 5 volumes d'*éther R* et de 10 volumes de *chlorure de méthylène R*. Laissez sécher la plaque jusqu'à évaporation des solvants. Examinez en lumière ultraviolette à 254 nm. S'il apparaît d'autres taches que la tache principale dans le chromatogramme obtenu avec la solution à examiner, aucune d'entre elles n'est plus intense que la tache du chromatogramme obtenu avec la solution témoin (a) (0,2 pour cent). L'essai n'est valable que si le chromatogramme obtenu avec la solution témoin (b) présente 2 taches principales nettement séparées.

Halogénures. Dissolvez 0,55 g d'acide iotalamique dans un mélange de 4 ml de *solution diluée d'hydroxyde de sodium R* et de 15 ml d'*eau R*. Ajoutez 6 ml d'*acide nitrique dilué R* et filtrez. 15 ml du filtrat satisfont à l'essai limite des chlorures (*2.4.4*) (150 ppm exprimés en chlorures).

Impureté A. Opérez par spectrophotométrie d'absorption dans le visible (*2.2.25*).

Solution à examiner. Déposez 0,500 g d'acide iotalamique dans une fiole jaugée de 50 ml, ajoutez 14 ml d'*eau R*, maintenez sous agitation puis ajoutez 1 ml de *solution diluée d'hydroxyde de sodium R*.

Solution témoin. Préparez la solution témoin de la façon suivante : dans une fiole jaugée de 50 ml, mélangez 10,0 ml d'une solution d'*hydroxyde de sodium R* à 8,5 g/l contenant 25 µg/ml d'*impureté A d'acide iotalamique SCR* et 5 ml d'*eau R*.

Solution à blanc. Versez 14 ml d'*eau R* et 1 ml de *solution diluée d'hydroxyde de sodium R* dans une fiole jaugée de 50 ml.

Opérez ensuite en maintenant les fioles dans un bain d'eau glacée et autant que possible à l'abri de la lumière, jusqu'à ce que tous les réactifs aient été ajoutés.

Placez les trois fioles contenant respectivement la solution à examiner, la solution témoin et la solution à blanc dans un bain d'eau glacée, à l'abri de la lumière. Ajoutez 5 ml d'une solution de *nitrite de sodium R* à 5 g/l et 12 ml d'*acide chlorhydrique dilué R*. Agitez doucement et laissez reposer pendant exactement 2 min après ajout de l'acide chlorhydrique. Ajoutez 10 ml d'une solution de *sulfamate d'ammonium R* à 20 g/l. Agitez fréquemment pendant 5 min (*ATTENTION : il se produit une surpression considérable*), et ajoutez 0,15 ml d'une solution d'*α-naphthol R* à 100 g/l dans de l'*alcool R*. Mélangez et laissez reposer pendant 5 min. Ajoutez 3,5 ml de *solution tampon pH 10,9 R*, mélangez et complétez à 50,0 ml avec de l'*eau R*. Déterminez simultanément et dans les 20 min, l'absorbance à 485 nm des solutions obtenues à partir de la solution à examiner et de la solution témoin, dans des cuves de 5 cm, en utilisant la solution à blanc comme liquide de compensation.

Calculez la teneur pour cent en impureté A.

L'acide iotalamique ne contient pas plus de 0,05 pour cent *m/m* d'impureté A.

Iodures. Opérez par titrage potentiométrique (*2.2.20*). Dissolvez 6,000 g d'acide iotalamique dans 20 ml d'*hydroxyde de sodium 1 M*, ajoutez 10 ml d'*eau R* et ajustez le pH à 4,5-5,5 avec de *l'acide acétique R*. Ajoutez 2,0 ml d'*iodure de potassium 0,001 M*. Titrez par le *nitrate d'argent 0,001 M* en utilisant une électrode indicatrice d'argent et une électrode de référence appropriée. Soustrayez le volume de titrant correspondant aux 2,0 ml d'*iodure de potassium 0,001 M*, déterminé en titrant un blanc auquel ont été ajoutés 2,0 ml d'*iodure de potassium 0,001 M* et utilisez la valeur résiduelle pour calculer la teneur en iodures.

1 ml de *nitrate d'argent 0,001 M* correspond à 126,9 µg/ml d'iodures.

L'acide iotalamique ne contient pas plus de 20 ppm d'iodures.

Métaux lourds (*2.4.8*). Dissolvez 2,0 g d'acide iotalamique dans 4 ml de *solution diluée d'hydroxyde de sodium R*. Complétez à 20 ml avec de l'*eau R*. 12 ml de la solution satisfont à l'essai limite A des métaux lourds (20 ppm). Préparez le témoin avec la *solution à 2 ppm de plomb (Pb) R*.

Perte à la dessiccation (*2.2.32*). Déterminée par chauffage à l'étuve à 100-105 °C sur 0,300 g d'acide iotalamique, la perte à la dessiccation n'est pas supérieure à 0,5 pour cent.

Cendres sulfuriques (*2.4.14*). Déterminé sur 1,0 g d'acide iotalamique, le taux des cendres sulfuriques n'est pas supérieur à 0,1 pour cent.

DOSAGE

Dans un ballon à fond rond de 250 ml, pesez 0,150 g d'acide iotalamique, ajoutez 5 ml de *solution concentrée d'hydroxyde de sodium R*, 20 ml d'*eau R*, 1 g de *poudre de zinc R* et quelques billes de verre. Placez sur le ballon un réfrigérant à reflux et portez à ébullition pendant 30 min. Laissez refroidir, rincez le réfrigérant avec 20 ml d'*eau R* qui sont ajoutés au contenu du ballon. Filtrez sur un filtre en verre fritté, lavez le filtre à plusieurs reprises avec quelques millilitres d'*eau R* qui sont joints au filtrat. Ajoutez 40 ml d'*acide sulfurique dilué R*. Titrez immédiatement par le *nitrate d'argent 0,1 M* et déterminez le point de fin de titrage par potentiométrie (*2.2.20*), en utilisant un système d'électrodes approprié tel que le système argent/sulfate mercureux.

1 ml de *nitrate d'argent 0,1 M* correspond à 20,47 mg de $C_{11}H_9I_3N_2O_4$.

CONSERVATION

A l'abri de la lumière.

IMPURETÉS

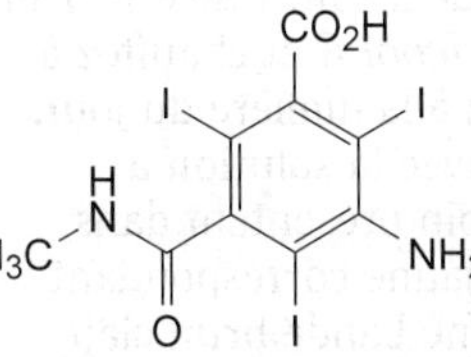

A. acide 3-amino-2,4,6-triiodo-5-(méthylcarbamoyl)benzoïque.

01/2002:0093

IPÉCACUANHA (POUDRE TITRÉE D')

Ipecacuanhae pulvis normatus

DÉFINITION

La poudre titrée d'ipécacuanha est obtenue à partir de la racine d'ipécacuanha pulvérisée (180), ajustée, si nécessaire, au titre de 1,9 pour cent à 2,1 pour cent d'alcaloïdes totaux avec du lactose en poudre ou une poudre de racine d'ipécacuanha à faible teneur en alcaloïdes totaux, calculé en émétine ($C_{29}H_{40}N_2O_4$; M_r 480,7) par rapport à la drogue desséchée.

CARACTÈRES

Poudre gris clair à brun-jaune à odeur faible.

IDENTIFICATION

A. Examinez au microscope en utilisant de la *solution d'hydrate de chloral R*. La poudre présente les éléments suivants : des cellules parenchymateuses, des raphides d'oxalate de calcium d'une longueur pouvant atteindre jusqu'à 80 µm, en faisceaux ou disséminés dans la poudre ; des fragments de trachéides et de vaisseaux d'un diamètre de 10 µm à 20 µm généralement, à ponctuations aréolées ; des vaisseaux plus larges et des cellules sclérenchymateuses provenant du rhizome. Examinez au microscope en utilisant une solution de *glycérol R* à 50 pour cent *V/V*. La poudre présente des cellules parenchymateuses contenant des grains d'amidon simples et des grains composés de 2 à 8 éléments, les grains simples pouvant atteindre un diamètre de 15 µm dans *C. ipecacuanha* et de 22 µm dans *C. acuminata*. Examinée dans le *glycérol à 85 pour cent R*, la poudre titrée d'ipécacuanha peut présenter des cristaux de lactose.

B. Opérez par chromatographie sur couche mince (*2.2.27*) en utilisant une plaque recouverte d'un gel de silice approprié.

Solution à examiner. Dans un tube à essai, introduisez 0,1 g de poudre titrée d'ipécacuanha. Ajoutez 0,05 ml d'*ammoniaque concentrée R* et 5 ml d'*éther R*, puis agitez énergiquement le mélange à l'aide d'une baguette de verre. Laissez reposer pendant 30 min et filtrez.

Solution témoin. Dissolvez 2,5 mg de *chlorhydrate d'émétine SCR* et 3 mg de *chlorhydrate de céphéline SCR* dans du *méthanol R* et complétez à 20 ml avec le même solvant.

Déposez séparément sur la plaque, en bandes, 10 µl de chaque solution. Développez sur un parcours de 10 cm avec un mélange de 2 volumes d'*ammoniaque concentrée R*, de 15 volumes de *méthanol R*, de 18 volumes d'*acétate d'éthyle R* et de 65 volumes de *toluène R*. Laissez sécher la plaque à l'air. Pulvérisez une solution d'*iode R* à 5 g/l dans l'*alcool R* et chauffez à 60 °C pendant 10 min. Examinez à la lumière du jour. Les chromatogrammes obtenus avec la solution à examiner et avec la solution témoin présentent dans leur partie inférieure une bande jaune correspondant à l'émétine et au-dessous d'elle une bande brun clair correspondant à la céphéline. Examinez en lumière ultraviolette à 365 nm. La bande correspondant à l'émétine présente une intense fluorescence jaune et la bande correspondant à la céphéline une fluorescence bleu clair. Le chromatogramme obtenu avec la solution à examiner présente en plus d'autres bandes de faible fluorescence.

Monographies D - K

Pour *C. acuminata*, les bandes principales du chromatogramme obtenu avec la solution à examiner sont semblables quant à leur position, leur fluorescence et leurs dimensions aux bandes du chromatogramme obtenu avec la solution témoin.

Pour *C. ipecacuanha*, la seule différence réside dans les dimensions de la bande due à la céphéline dans le chromatogramme obtenu avec la solution à examiner qui est nettement plus petite que la bande correspondante du chromatogramme obtenu avec la solution témoin.

ESSAI

Perte à la dessiccation (*2.2.32*). Déterminée à l'étuve à 100-105 °C sur 1,000 g de poudre titrée d'ipécacuanha, la perte à la dessiccation n'est pas supérieure à 5,0 pour cent.

Cendres totales (*2.4.16*). Le taux des cendres totales n'est pas supérieur à 5,0 pour cent.

Cendres insolubles dans l'acide chlorhydrique (*2.8.1*). Le taux des cendres insolubles dans l'acide chlorhydrique n'est pas supérieur à 3,0 pour cent.

DOSAGE

Dans une fiole séchée, pesez 7,5 g de poudre titrée d'ipécacuanha et ajoutez 100 ml d'*éther R*. Agitez pendant 5 min et ajoutez 5 ml d'*ammoniaque diluée R1*. Agitez la fiole pendant 1 h et ajoutez 5 ml d'*eau R*. Agitez fortement et transvasez la phase éthérée dans une deuxième fiole en filtrant sur un tampon de coton. Lavez le résidu dans la première fiole avec 2 fois 25 ml d'*éther R* et filtrez chaque fois sur le même tampon de coton. Réunissez les solutions éthérées, puis éliminez l'éther par distillation. Dissolvez le résidu dans 2 ml d'*alcool à 90 pour cent V/V R*, évaporez l'alcool à siccité et chauffez à 100 °C pendant 5 min. Dissolvez le résidu en chauffant au bain-marie, dans 5 ml d'*alcool à 90 pour cent V/V R* neutralisés au préalable. Ajoutez 15,0 ml d'*acide chlorhydrique 0,1 M* et titrez l'excès d'acide par l'*hydroxyde de sodium 0,1 M* en présence de 0,5 ml d'*indicateur mixte au rouge de méthyle R*.

1 ml d'*acide chlorhydrique 0,1 M* correspond à 24,03 mg d'alcaloïdes totaux, calculés en émétine.

CONSERVATION

En récipient étanche, à l'abri de la lumière.

01/2002:0094

IPÉCACUANHA (RACINE D')

Ipecacuanhae radix

DÉFINITION

La racine d'ipécacuanha est constituée par les parties souterraines, fragmentées et séchées de *Cephaelis ipecacuanha* (Brot.) A. Rich., connue sous le nom d'ipécacuanha du Matto Grosso, ou de *Cephaelis acuminata* Karsten, connue sous le nom d'ipécacuanha du Costa Rica, ou par un mélange des 2 espèces. Elle contient au minimum 2,0 pour cent d'alcaloïdes totaux, calculés en émétine ($C_{29}H_{40}N_2O_4$; M_r 480,7) par rapport à la drogue desséchée. Les principaux alcaloïdes sont l'émétine et la céphéline.

CARACTÈRES

La racine d'ipécacuanha a une odeur faible.

Elle présente les caractères macroscopiques et microscopiques décrits aux identifications A et B.

IDENTIFICATION

A. *C. ipecacuanha*. La racine se présente en fragments assez tortueux, dont la couleur va du brun-rouge foncé au brun très foncé, rarement d'une longueur de plus de 15 cm et d'une épaisseur de 6 mm, à renflements annulaires externes rapprochés et à étranglements arrondis entourant complètement la racine. La cassure est courte dans l'écorce et fibreuse dans le bois. La section transversale présente une large écorce grisâtre et une zone ligneuse mince, homogène et dense. Le rhizome est constitué par des fragments courts adhérant habituellement aux racines, de forme cylindrique d'un diamètre atteignant 2 mm, finement sillonnés longitudinalement. La moelle atteint un sixième environ du diamètre total.

   C. acuminata. Dans l'ensemble, la racine ressemble à celle de *C. ipecacuanha* mais elle présente les différences suivantes : son épaisseur atteint souvent 9 mm, la face externe dont la couleur va du brun-gris au brun-rouge, présente des étranglements transversaux à intervalles de 1 mm à 3 mm. Ces étranglements généralement de 0,5 mm à 1 mm de largeur n'occupent que la moitié environ de la circonférence et disparaissent aux extrémités.

B. Réduisez la racine d'ipécacuanha en poudre (355). La poudre est gris clair à brun-jaune. Examinez au microscope en utilisant de la *solution d'hydrate de chloral R*. La poudre présente les éléments suivants : des cellules parenchymateuses, des raphides d'oxalate de calcium d'une longueur pouvant atteindre jusqu'à 80 µm, en faisceaux ou disséminés dans la poudre ; des fragments de trachéides et de vaisseaux d'un diamètre de 10 µm à 20 µm généralement, à ponctuations aréolées ; des vaisseaux plus larges et des cellules sclérenchymateuses provenant du rhizome. Examinez au microscope en utilisant une solution de *glycérol R* à 50 pour cent *V/V*. La poudre présente des cellules parenchymateuses contenant des grains d'amidon simples et des grains composés de 2 à 8 éléments, les grains simples pouvant atteindre un diamètre de 15 µm dans *C. ipecacuanha* et de 22 µm dans *C. acuminata*.

C. Opérez par chromatographie sur couche mince (*2.2.27*) en utilisant une plaque recouverte d'un gel de silice approprié.

   Solution à examiner. Dans un tube à essai, introduisez 0,1 g de racine d'ipécacuanha pulvérisée (180). Ajoutez 0,05 ml d'*ammoniaque concentrée R* et 5 ml d'*éther R*, puis agitez énergiquement le mélange à l'aide d'une baguette de verre. Laissez reposer pendant 30 min et filtrez.

   Solution témoin. Dissolvez 2,5 mg de *chlorhydrate d'émétine SCR* et 3 mg de *chlorhydrate de céphéline SCR* dans du *méthanol R* et complétez à 20 ml avec le même solvant.

   Déposez séparément sur la plaque, en bandes, 10 µl de chaque solution. Développez sur un parcours de 10 cm avec un mélange de 2 volumes d'*ammoniaque concentrée R*, de 15 volumes de *méthanol R*, de 18 volumes d'*acétate d'éthyle R* et de 65 volumes de *toluène R*. Laissez sécher la plaque à l'air. Pulvérisez une solution d'*iode R* à 5 g/l dans l'*alcool R* et chauffez à 60 °C pendant 10 min. Examinez à la lumière du jour. Les chromatogrammes obtenus avec la solution à examiner et avec la solution témoin présentent dans leur partie inférieure une bande jaune correspondant à l'émétine et au-dessous d'elle une bande brun clair correspondant à la céphéline. Examinez en lumière ultraviolette à 365 nm. La bande correspondant à l'émétine présente une intense fluorescence jaune et la bande correspondant à la céphéline une fluorescence bleu clair. Le chromatogramme obtenu avec la solution à examiner présente en plus d'autres bandes de faible fluorescence.

Pour *C. acuminata,* les bandes principales du chromatogramme obtenu avec la solution à examiner sont semblables quant à leur position, leur fluorescence et leurs dimensions aux bandes du chromatogramme obtenu avec la solution témoin.

Pour *C. ipecacuanha,* la seule différence réside dans les dimensions de la bande due à la céphéline dans le chromatogramme obtenu avec la solution à examiner qui est nettement plus petite que la bande correspondante du chromatogramme obtenu avec la solution témoin.

ESSAI

Eléments étrangers (*2.8.2*). La racine d'ipécacuanha satisfait à l'essai des éléments étrangers.

Perte à la dessiccation (*2.2.32*). Déterminée à l'étuve à 100-105 °C sur 1,000 g de drogue pulvérisée (180), la perte à la dessiccation n'est pas supérieure à 10,0 pour cent.

Cendres totales (*2.4.16*). Le taux des cendres totales n'est pas supérieur à 5,0 pour cent.

Cendres insolubles dans l'acide chlorhydrique (*2.8.1*). Le taux des cendres insolubles dans l'acide chlorhydrique n'est pas supérieur à 3,0 pour cent.

DOSAGE

Dans une fiole séchée, pesez 7,5 g de racine d'ipécacuanha pulvérisée (180) et ajoutez 100 ml d'*éther R*. Agitez pendant 5 min et ajoutez 5 ml d'*ammoniaque diluée R1*. Agitez la fiole pendant 1 h et ajoutez 5 ml d'*eau R*. Agitez fortement et transvasez la phase éthérée dans une deuxième fiole en filtrant sur un tampon de coton. Lavez le résidu dans la première fiole avec 2 fois 25 ml d'*éther R* et filtrez chaque fois sur le même tampon de coton. Réunissez les solutions éthérées, puis éliminez l'éther par distillation. Dissolvez le résidu dans 2 ml d'*alcool à 90 pour cent V/V R*, évaporez l'alcool à siccité et chauffez à 100 °C pendant 5 min. Dissolvez le résidu en chauffant au bain-marie, dans 5 ml d'*alcool à 90 pour cent V/V R* neutralisés au préalable. Ajoutez 15,0 ml d'*acide chlorhydrique 0,1 M* et titrez l'excès d'acide par l'*hydroxyde de sodium 0,1 M* en présence de 0,5 ml d'*indicateur mixte au rouge de méthyle R*.

1 ml d'*acide chlorhydrique 0,1 M* correspond à 24,03 mg d'alcaloïdes totaux, calculés en émétine.

CONSERVATION

A l'abri de la lumière et de l'humidité.

01/2002: 1530

IPÉCACUANHA (TEINTURE TITRÉE D')

Ipecacuanhae tinctura normata

DÉFINITION

Teinture produite à partir de *Racine d'ipécacuanha (0094)*.

Teneur : 0,18 pour cent (*m/m*) à 0,22 pour cent (*m/m*) d'alcaloïdes totaux, calculé en émétine ($C_{29}H_{40}N_2O_4$; M_r 480,7).

PRODUCTION

La teinture est produite par une méthode appropriée.

CARACTÈRES

Aspect : liquide brun-jaune.

IDENTIFICATION

Chromatographie sur couche mince (*2.2.27*).

Solution à examiner. A 2,0 ml de teinture, ajoutez 2 ml d'*eau R* et 0,1 ml d'*ammoniaque concentrée R*. Ajoutez 10 ml d'*éther R*, puis agitez. Recueillez séparément la phase éthérée, desséchez sur 2 g environ de *sulfate de sodium anhydre R* et filtrez.

Solution témoin. Dissolvez 2,5 mg de *chlorhydrate d'émétine SCR* et 3 mg de *chlorhydrate de céphéline SCR* dans du *méthanol R* et complétez à 10 ml avec le même solvant.

Plaque : *plaque au gel de silice pour CCM R.*

Phase mobile : *ammoniaque concentrée R, méthanol R, acétate d'éthyle R, toluène R* (2:15:18:65 *V/V/V/V*).

Dépôt : 10 µl, en bandes.

Développement : sur un parcours de 10 cm.

Séchage : à l'air.

Détection A : pulvérisez une solution d'*iode R* à 5 g/l dans l'*alcool R* et chauffez la plaque à 60 °C pendant 10 min. Examinez à la lumière du jour.

Résultats A : voir ci-dessous la séquence des bandes présentes dans les chromatogrammes obtenus avec la solution témoin et la solution à examiner.

Haut de la plaque	
Emétine : une bande jaune	Une bande jaune (émétine) Une bande brun-clair (céphéline)
Solution témoin	**Solution à examiner**

Détection B : examinez en lumière ultraviolette à 365 nm.

Résultats B : voir ci-dessous la séquence des bandes présentes dans les chromatogrammes obtenus avec la solution témoin et la solution à examiner. Par ailleurs, d'autres bandes de faible fluorescence sont présentes dans le chromatogramme obtenu avec la solution à examiner.

Haut de la plaque	
Emétine : une bande intense de fluorescence jaune	Une bande intense de fluorescence jaune (émétine) Une bande brun clair (céphéline)
Solution témoin	**Solution à examiner**

Dans le cas des teintures obtenues à partir de racine de *Cephaelis acuminata,* les bandes dues à l'émétine et à la céphéline dans le chromatogramme obtenu avec la solution à examiner sont de dimensions semblables.

Dans le cas des teintures obtenues à partir de racine de *Cephaelis ipecacuanha,* la bande due à l'émétine est nettement plus grande que la bande due à la céphéline, dans le chromatogramme obtenu avec la solution à examiner.

ESSAI

Teneur en éthanol (*2.9.10*) : 95 pour cent à 105 pour cent de la valeur indiquée sur l'étiquette.

Méthanol et 2-propanol (*2.9.11*) : au maximum 0,05 pour cent *V/V* de méthanol et au maximum 0,05 pour cent *V/V* de 2-propanol.

DOSAGE

Transférez 10,00 g de teinture à examiner dans une colonne chromatographique d'une longueur d'environ 200 mm et d'un diamètre intérieur d'environ 15 mm, remplie de 8 g d'*oxyde d'aluminium anhydre R*. Après infiltration dans la couche d'oxyde d'aluminium, rincez la paroi interne de la colonne avec 3 fois 2 ml d'*alcool à 70 pour cent V/V R*. Eluez par portions avec 40 ml d'*alcool à 70 pour*

Monographies D - K

cent V/V R, en veillant à éviter la formation de tourbillons ou le dessèchement en surface de l'oxyde d'aluminium. Recueillez l'éluat dans un flacon de 100 ml. Evaporez au bain-marie jusqu'à obtention d'un volume d'environ 10 ml. Laissez refroidir, puis ajoutez 10,0 ml d'*acide chlorhydrique 0,02 M* et 20 ml d'*eau exempte de dioxyde de carbone R*. Titrez l'acide en excès par l'*hydroxyde de sodium 0,02 M* en présence de 0,15 ml d'*indicateur mixte au rouge de méthyle R*.

1 ml d'*acide chlorhydrique 0,02 M* correspond à 4,807 mg d'alcaloïdes totaux, calculés en émétine.

01/2002:0919

IPRATROPIUM (BROMURE D')

Ipratropii bromidum

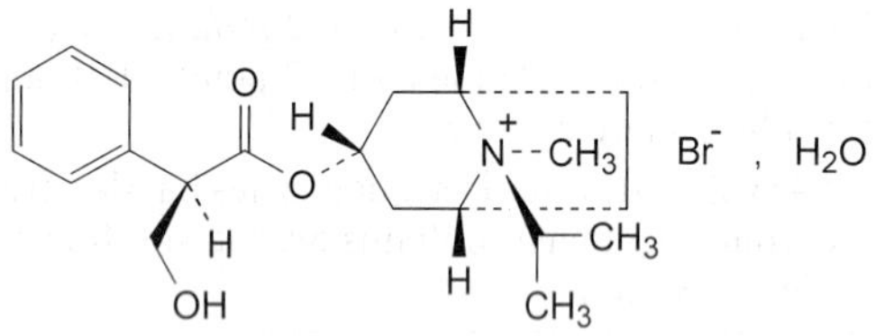

et énantiomère

$C_{20}H_{30}BrNO_3,H_2O$ — M_r 430,4

DÉFINITION

Le bromure d'ipratropium contient au minimum 99,0 pour cent et au maximum l'équivalent de 100,5 pour cent de bromure de (1*R*,3*r*,5*S*,8*r*)-3-[(*RS*)-(3-hydroxy-2-phénylpropanoyl)oxy]-8-méthyl-8-(1-méthyléthyl)-8-azoniabicyclo[3.2.1]octane, calculé par rapport à la substance anhydre.

CARACTÈRES

Poudre cristalline, blanche ou sensiblement blanche, soluble dans l'eau, facilement soluble dans le méthanol, peu soluble dans l'alcool.

Le bromure d'ipratropium fond vers 230 °C avec décomposition.

IDENTIFICATION

Première identification : A, E.

Seconde identification : B, C, D, E.

A. Examinez le bromure d'ipratropium par spectrophotométrie d'absorption dans l'infrarouge (*2.2.24*), en comparant avec le spectre obtenu avec le *bromure d'ipratropium SCR*.

B. Opérez par chromatographie sur couche mince (*2.2.27*) en utilisant une plaque recouverte d'un gel de silice approprié.

Solution à examiner. Dissolvez 5 mg de bromure d'ipratropium dans 1 ml de *méthanol R*.

Solution témoin (a). Dissolvez 10 mg de *bromure d'ipratropium SCR* dans 2 ml de *méthanol R*.

Solution témoin (b). Dissolvez 5 mg de *bromure de méthylatropine SCR* dans 1 ml de solution témoin (a).

Déposez sur la plaque 2 µl de chaque solution. Développez sur un parcours de 10 cm avec un mélange de 2,5 volumes d'*acide formique anhydre R*, de 7,5 volumes d'*eau R*, de 45 volumes d'*alcool R* et de 45 volumes de *chlorure de méthylène R*. Laissez sécher la plaque à l'air et pulvérisez de la *solution d'iodobismuthate de potassium R*. La tache principale du chromatogramme obtenu avec la solution à examiner est semblable quant à sa position, sa coloration et ses dimensions à la tache principale du chromatogramme obtenu avec la solution témoin (a). L'identification n'est valable que si le chromatogramme obtenu avec la solution témoin (b) présente 2 taches principales nettement séparées.

C. A 5 ml de solution S (voir Essai), ajoutez 2 ml de *solution diluée d'hydroxyde de sodium R*. Il ne se forme pas de précipité.

D. A 1 mg environ de bromure d'ipratropium, ajoutez 0,2 ml d'*acide nitrique R* et évaporez à siccité au bain-marie. Dissolvez le résidu dans 2 ml d'*acétone R* et ajoutez 0,1 ml d'une solution d'*hydroxyde de potassium R* à 30 g/l dans le *méthanol R*. Il se développe une coloration violette.

E. Le bromure d'ipratropium donne la réaction (a) des bromures (*2.3.1*).

ESSAI

Solution S. Dissolvez 0,50 g de bromure d'ipratropium dans de l'*eau exempte de dioxyde de carbone R* et complétez à 50,0 ml avec le même solvant.

Aspect de la solution. La solution S est limpide (*2.2.1*) et n'est pas plus fortement colorée que la solution JV_7 (*2.2.2, Procédé II*).

Détermination du pH (*2.2.3*). Le pH de la solution S est de 5,0 à 7,5.

Angle de rotation optique (*2.2.7*). Mesuré avec la solution S, l'angle de rotation optique est de – 0,10° à + 0,10°.

Substances apparentées. Opérez par chromatographie liquide (*2.2.29*).

Solution à examiner. Dissolvez 25 mg de bromure d'ipratropium dans la phase mobile et complétez à 100 ml avec la phase mobile.

Solution témoin (a). Dissolvez 25 mg de *bromure de 8s-ipratropium SCR* dans 200 ml de phase mobile (solution A). Prélevez 1 ml de solution et complétez à 100 ml avec la phase mobile.

Solution témoin (b). Mélangez 1 volume de solution à examiner et 2 volumes de solution A.

La chromatographie peut être réalisée en utilisant :

– une colonne d'acier inoxydable, d'une longueur de 0,125 m et d'un diamètre intérieur de 4 mm, remplie de *gel de silice octylsilylé pour chromatographie R* (5 µm),
– comme phase mobile, à un débit de 2 ml/min, une solution contenant 1 g de *méthanesulfonate de sodium R* dans un mélange de 120 ml d'*acétonitrile R* et de 1000 ml d'*acide phosphorique 0,05 M*,
– comme détecteur, un spectrophotomètre réglé à 210 nm.

Injectez 20 µl de chaque solution. Continuez la chromatographie pendant 2 fois le temps de rétention du pic principal du chromatogramme obtenu avec la solution à examiner. S'il apparaît, dans le chromatogramme obtenu avec la solution à examiner, un pic correspondant au 8*s*-ipratropium, sa surface n'est pas supérieure à celle du pic du chromatogramme obtenu avec la solution témoin (a) (0,5 pour cent). S'il apparaît, dans le chromatogramme obtenu avec la solution à examiner, d'autres pics que le pic principal et un pic correspondant au 8*s*-ipratropium, la surface d'aucun d'entre eux n'est supérieure à la moitié de celle du pic du chromatogramme obtenu avec la solution témoin (a) (0,25 pour cent).

L'essai n'est valable que si :

– dans le chromatogramme obtenu avec la solution témoin (b), la résolution entre les pics correspondant respectivement à l'ipratropium et au 8*s*-ipratropium n'est pas inférieure à 1,5,

– dans le chromatogramme obtenu avec la solution à examiner, le facteur de symétrie du pic principal n'est pas supérieur à 2,2,

– le chromatogramme obtenu avec la solution témoin (a) présente un pic principal dont le rapport signal/bruit n'est pas inférieur à 5.

Apo-ipratropium. Dissolvez 0,14 g de bromure d'ipratropium dans de l'*acide chlorhydrique 0,01 M* et complétez à 100 ml avec le même acide. Mesurez l'absorbance (*2.2.25*) de la solution à 246 nm (A_{246}) et à 263 nm (A_{263}). Calculez la teneur pour cent en apo-ipratropium à l'aide de l'expression :

$$\left(\frac{A_{246}}{A_{263}} - 0,863\right) \times 10$$

La teneur en apo-ipratropium n'est pas supérieure à 0,5 pour cent.

Teneur en eau (*2.5.12*). Déterminée par semi-microdosage sur 0,500 g de bromure d'ipratropium, la teneur en eau est de 3,9 pour cent à 4,4 pour cent.

Cendres sulfuriques (*2.4.14*). Déterminé sur 1,0 g de bromure d'ipratropium, le taux des cendres sulfuriques n'est pas supérieur à 0,1 pour cent.

DOSAGE

Dissolvez 0,350 g de bromure d'ipratropium dans 50 ml d'*eau R* et ajoutez 3 ml d'*acide nitrique dilué R*. Titrez par le *nitrate d'argent 0,1 M* en déterminant le point de fin de titrage par potentiométrie (*2.2.20*).

1 ml de *nitrate d'argent 0,1 M* correspond à 41,24 mg de $C_{20}H_{30}BrNO_3$.

IMPURETÉS

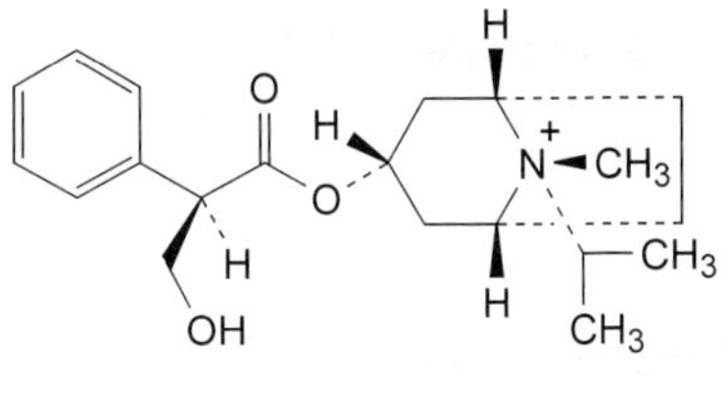

A. (8*s*)-ipratropium,

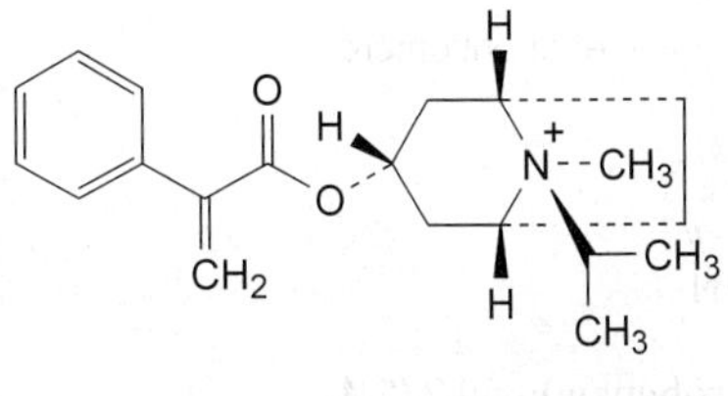

B. apo-ipratropium.

01/2002:1018

ISOCONAZOLE

Isoconazolum

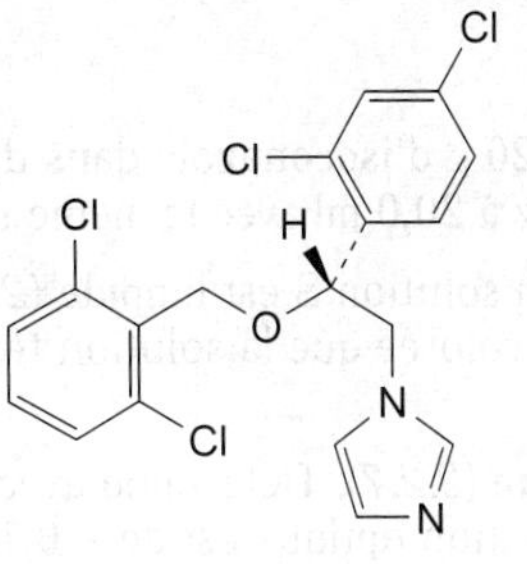

$C_{18}H_{14}Cl_4N_2O$ M_r 416,1

DÉFINITION

L'isoconazole contient au minimum 99,0 pour cent et au maximum l'équivalent de 101,0 pour cent de 1-[(2*RS*)-2-[(2,6-dichlorobenzyl)oxy]-2-(2,4-dichlorophényl)éthyl]-1*H*-imidazole, calculé par rapport à la substance desséchée.

CARACTÈRES

Poudre blanche ou sensiblement blanche, pratiquement insoluble dans l'eau, très soluble dans le méthanol, facilement soluble dans l'alcool.

IDENTIFICATION

Première identification : A, B.

Seconde identification : A, C, D.

A. Le point de fusion (*2.2.14*) de l'isoconazole est de 111 °C à 115 °C.

B. Examinez l'isoconazole par spectrophotométrie d'absorption dans l'infrarouge (*2.2.24*), en comparant avec le spectre obtenu avec l'*isoconazole SCR*. Examinez les substances sous forme de pastilles.

C. Opérez par chromatographie sur couche mince (*2.2.27*) en utilisant une plaque recouverte d'un gel de silice octadécylsilylé approprié.

Solution à examiner. Dissolvez 30 mg d'isoconazole dans du *méthanol R* et complétez à 5 ml avec le même solvant.

Solution témoin (a). Dissolvez 30 mg d'*isoconazole SCR* dans du *méthanol R* et complétez à 5 ml avec le même solvant.

Solution témoin (b). Dissolvez 30 mg d'*isoconazole SCR* et 30 mg de *nitrate d'éconazole SCR* dans du *méthanol R* et complétez à 5 ml avec le même solvant.

Déposez séparément sur la plaque 5 µl de chaque solution. Développez sur un parcours de 15 cm avec un mélange de 20 volumes de *solution d'acétate d'ammonium R*, de 40 volumes de *dioxane R* et de 40 volumes de *méthanol R*. Faites sécher la plaque dans un courant d'air chaud pendant 15 min, puis exposez-la aux vapeurs d'iode jusqu'à apparition des taches. Examinez à la lumière du jour. La tache principale du chromatogramme obtenu avec la solution à examiner est semblable quant à sa position, sa coloration et ses dimensions à la tache principale du chromatogramme obtenu avec la solution témoin (a). L'identification n'est valable que si le chromatogramme obtenu avec la solution témoin (b) présente 2 taches nettement séparées.

D. Dans un creuset de porcelaine, introduisez 30 mg environ d'isoconazole ; ajoutez 0,3 g de *carbonate de sodium anhydre R*. Chauffez à flamme nue pendant 10 min. Laissez refroidir. Reprenez le résidu avec 5 ml d'*acide nitrique dilué R* et filtrez. A 1 ml du filtrat, ajoutez 1 ml d'*eau R*. La solution donne la réaction (a) des chlorures (*2.3.1*).

ESSAI

Solution S. Dissolvez 0,20 g d'isoconazole dans du *méthanol R* et complétez à 20,0 ml avec le même solvant.

Aspect de la solution. La solution S est limpide (*2.2.1*) et n'est pas plus fortement colorée que la solution témoin J_6 (*2.2.2, Procédé II*).

Angle de rotation optique (*2.2.7*). Déterminé avec la solution S, l'angle de rotation optique est de – 0,10° à + 0,10°.

Substances apparentées. Opérez par chromatographie liquide (*2.2.29*).

Solution à examiner. Dissolvez 0,100 g d'isoconazole dans 3,2 ml de *méthanol R*. Ajoutez 3,0 ml d'*acétonitrile R* et complétez à 10,0 ml avec une solution d'*acétate d'ammonium R* (6,0 g par 380 ml d'*eau R*).

Solution témoin (a). Dissolvez 2,5 mg d'*isoconazole SCR* et 2,5 mg de *nitrate d'éconazole SCR* dans la phase mobile et complétez à 100,0 ml avec la phase mobile.

Solution témoin (b). Prélevez 1,0 ml de solution à examiner et complétez à 100,0 ml avec la phase mobile. Prélevez 5,0 ml de cette solution et complétez à 20,0 ml avec la phase mobile.

La chromatographie peut être réalisée en utilisant :

– une colonne d'acier inoxydable, d'une longueur de 0,1 m et d'un diamètre intérieur de 4,6 mm, remplie de *gel de silice octadécylsilylé pour chromatographie R* (3 µm),

– comme phase mobile, à un débit de 2 ml/min, une solution de 6,0 g d'*acétate d'ammonium R* dans un mélange de 300 ml d'*acétonitrile R*, de 320 ml de *méthanol R* et de 380 ml d'*eau R*,

– comme détecteur, un spectrophotomètre réglé à 235 nm.

Equilibrez la colonne avec la phase mobile, à un débit de 2 ml/min, pendant 30 min environ.

Ajustez la sensibilité du système de façon que la hauteur du pic principal du chromatogramme obtenu avec 10 µl de la solution témoin (b) représente 50 pour cent au minimum de l'échelle totale de l'enregistreur.

Injectez 10 µl de solution témoin (a). Lorsque le chromatogramme est enregistré dans les conditions prescrites, les temps de rétention sont de 10 min environ pour l'éconazole et de 14 min environ pour l'isoconazole. L'essai n'est valable que si la résolution entre les pics dus respectivement à l'éconazole et à l'isoconazole n'est pas inférieure à 5,0. Si nécessaire, ajustez la composition de la phase mobile.

Injectez séparément 10 µl de solution à examiner et 10 µl de solution témoin (b). Continuez la chromatographie pendant 1,5 fois le temps de rétention du pic principal. S'il apparaît d'autres pics que le pic principal dans le chromatogramme obtenu avec la solution à examiner, la surface d'aucun d'entre eux n'est supérieure à celle du pic principal du chromatogramme obtenu avec la solution témoin (b) (0,25 pour cent) et la somme de leur surface n'est pas supérieure à 2 fois la surface du pic principal du chromatogramme obtenu avec la solution témoin (b) (0,5 pour cent). Ne tenez pas compte d'un pic dû au solvant et aux ions nitrates ni des pics dont la surface est inférieure à 0,2 fois la surface du pic principal du chromatogramme obtenu avec la solution témoin (b).

Perte à la dessiccation (*2.2.32*). Déterminée à l'étuve à 100-105 °C pendant 2 h sur 1,000 g d'isoconazole, la perte à la dessiccation n'est pas supérieure à 0,5 pour cent.

Cendres sulfuriques (*2.4.14*). Déterminé sur 1,0 g d'isoconazole, le taux des cendres sulfuriques n'est pas supérieur à 0,1 pour cent.

DOSAGE

Dissolvez 0,300 g d'isoconazole dans 50 ml d'un mélange de 1 volume d'*acide acétique anhydre R* et de 7 volumes de *méthyléthylcétone R*. Titrez par l'*acide perchlorique 0,1 M* en présence de 0,2 ml de *solution de naphtolbenzéine R* jusqu'à virage du jaune-orangé au vert.

1 ml d'*acide perchlorique 0,1 M* correspond à 41,61 mg de $C_{18}H_{14}Cl_4N_2O$.

CONSERVATION

A l'abri de la lumière.

IMPURETÉS

A. nitrate d'isoconazole,

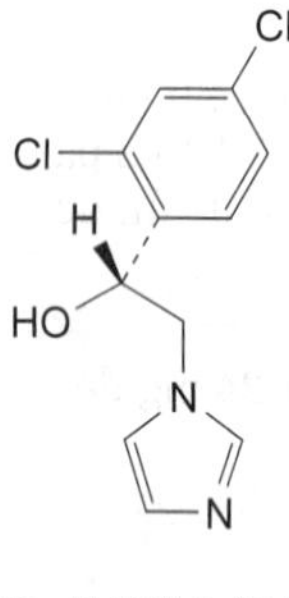

et énantiomère

B. (1*RS*)-1-(2,4-dichlorophényl)-2-(1*H*-imidazol-1-yl)éthanol,

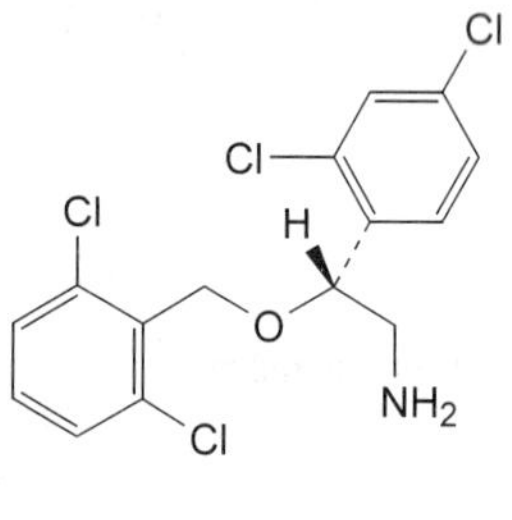

et énantiomère

C. (2*RS*)-2-[(2,6-dichlorobenzyl)oxy]-2-(2,4-dichlorophényl)éthanamine,

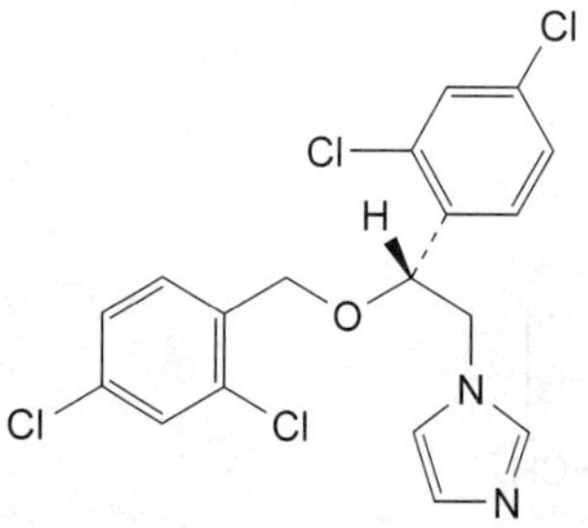

et énantiomère

D. 1-[(2*RS*)-2-[(2,4-dichlorobenzyl)oxy]-2-(2,4-dichlorophényl)éthyl]-1*H*-imidazole.

01/2002:1017

ISOCONAZOLE (NITRATE D')

Isoconazoli nitras

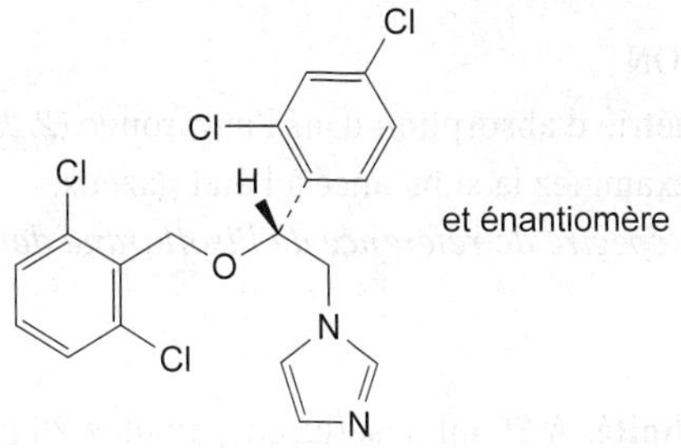

$C_{18}H_{15}Cl_4N_3O_4$ M_r 479,1

DÉFINITION

Le nitrate d'isoconazole contient au minimum 99,0 pour cent et au maximum l'équivalent de 101,0 pour cent de nitrate de 1-[(2*RS*)-2-[(2,6-dichlorobenzyl)oxy]-2-(2,4-dichlorophényl)éthyl]-1*H*-imidazole, calculé par rapport à la substance desséchée.

CARACTÈRES

Poudre blanche ou sensiblement blanche, très peu soluble dans l'eau, soluble dans le méthanol, peu soluble dans l'alcool.

IDENTIFICATION

Première identification : A, B.

Seconde identification : A, C, D.

A. Le point de fusion (*2.2.14*) du nitrate d'isoconazole est de 178 °C à 182 °C.

B. Examinez le nitrate d'isoconazole par spectrophotométrie d'absorption dans l'infrarouge (*2.2.24*), en comparant avec le spectre obtenu avec le *nitrate d'isoconazole SCR*. Examinez les substances sous forme de pastilles.

C. Opérez par chromatographie sur couche mince (*2.2.27*) en utilisant une plaque recouverte d'un gel de silice octadécylsilylé approprié.

Solution à examiner. Dissolvez 30 mg de nitrate d'isoconazole dans du *méthanol R* et complétez à 5 ml avec le même solvant.

Solution témoin (a). Dissolvez 30 mg de *nitrate d'isoconazole SCR* dans du *méthanol R* et complétez à 5 ml avec le même solvant.

Solution témoin (b). Dissolvez 30 mg de *nitrate d'isoconazole SCR* et 30 mg de *nitrate d'éconazole SCR* dans du *méthanol R* et complétez à 5 ml avec le même solvant.

Déposez séparément sur la plaque 5 µl de chaque solution. Développez sur un parcours de 15 cm avec un mélange de 20 volumes de *solution d'acétate d'ammonium R*, de 40 volumes de *dioxane R* et de 40 volumes de *méthanol R*. Faites sécher la plaque dans un courant d'air chaud pendant 15 min, puis exposez-la aux vapeurs d'iode jusqu'à apparition des taches. Examinez à la lumière du jour. La tache principale du chromatogramme obtenu avec la solution à examiner est semblable quant à sa position, sa coloration et ses dimensions à la tache principale du chromatogramme obtenu avec la solution témoin (a). L'identification n'est valable que si le chromatogramme obtenu avec la solution témoin (b) présente 2 taches nettement séparées.

D. Le nitrate d'isoconazole donne la réaction des nitrates (*2.3.1*).

ESSAI

Solution S. Dissolvez 0,20 g de nitrate d'isoconazole dans du *méthanol R* et complétez à 20,0 ml avec le même solvant.

Aspect de la solution. La solution S est limpide (*2.2.1*) et n'est pas plus fortement colorée que la solution témoin J_7 (*2.2.2, Procédé II*).

Angle de rotation optique (*2.2.7*). Déterminé avec la solution S, l'angle de rotation optique est de – 0,10° à + 0,10°.

Substances apparentées. Opérez par chromatographie liquide (*2.2.29*).

Solution à examiner. Dissolvez 0,100 g de nitrate d'isoconazole dans la phase mobile et complétez à 10,0 ml avec la phase mobile.

Solution témoin (a). Dissolvez 2,5 mg de *nitrate d'isoconazole SCR* et 2,5 mg de *nitrate d'éconazole SCR* dans la phase mobile et complétez à 100,0 ml avec la phase mobile.

Solution témoin (b). Prélevez 1,0 ml de solution à examiner et complétez à 100,0 ml avec la phase mobile. Prélevez 5,0 ml de cette solution et complétez à 20,0 ml avec la phase mobile.

La chromatographie peut être réalisée en utilisant :

- une colonne d'acier inoxydable, d'une longueur de 0,1 m et d'un diamètre intérieur de 4,6 mm, remplie de *gel de silice octadécylsilylé pour chromatographie R* (3 µm),
- comme phase mobile, à un débit de 2 ml/min, une solution de 6,0 g d'*acétate d'ammonium R* dans un mélange de 300 ml d'*acétonitrile R*, de 320 ml de *méthanol R* et de 380 ml d'*eau R*,
- comme détecteur, un spectrophotomètre réglé à 235 nm.

Equilibrez la colonne avec la phase mobile, à un débit de 2 ml/min, pendant 30 min environ.

Ajustez la sensibilité du système de façon que la hauteur du pic principal dans le chromatogramme obtenu avec 10 µl de la solution témoin (b) représente 50 pour cent au minimum de l'échelle totale de l'enregistreur.

Injectez 10 µl de solution témoin (a). Lorsque le chromatogramme est enregistré dans les conditions prescrites, les temps de rétention sont de 10 min environ pour l'éconazole et de 14 min environ pour l'isoconazole. L'essai n'est valable que si la résolution entre les pics dus respectivement à l'éconazole et à l'isoconazole n'est pas inférieure à 5,0. Si nécessaire, ajustez la composition de la phase mobile.

Injectez séparément 10 µl de solution à examiner et 10 µl de solution témoin (b). Continuez la chromatographie pendant 1,5 fois le temps de rétention du pic principal. S'il apparaît d'autres pics que le pic principal dans le chromatogramme obtenu avec la solution à examiner, la surface d'aucun d'entre eux n'est supérieure à celle du pic principal du chromatogramme obtenu avec la solution témoin (b) (0,25 pour cent) et la somme de leur surface n'est pas supérieure à 2 fois la surface du pic principal du chromatogramme obtenu avec la solution témoin (b) (0,5 pour cent). Ne tenez pas compte des pics dus au solvant et aux ions nitrates et des pics dont la surface est inférieure à 0,2 fois la surface du pic principal du chromatogramme obtenu avec la solution témoin (b).

Perte à la dessiccation (*2.2.32*). Déterminée à l'étuve à 100-105 °C pendant 2 h sur 1,000 g de nitrate d'isoconazole, la perte à la dessiccation n'est pas supérieure à 0,5 pour cent.

Monographies D - K

Cendres sulfuriques (*2.4.14*). Déterminé sur 1,0 g de nitrate d'isoconazole, le taux des cendres sulfuriques n'est pas supérieur à 0,1 pour cent.

DOSAGE

Dissolvez 0,350 g de nitrate d'isoconazole dans 75 ml d'un mélange de 1 volume d'*acide acétique anhydre R* et de 7 volumes de *méthyléthylcétone R*. Titrez par l'*acide perchlorique 0,1 M*. Déterminez le point de fin de titrage par potentiométrie (*2.2.20*).

1 ml d'*acide perchlorique 0,1 M* correspond à 47,91 mg de $C_{18}H_{15}Cl_4N_3O_4$.

CONSERVATION

A l'abri de la lumière.

IMPURETÉS

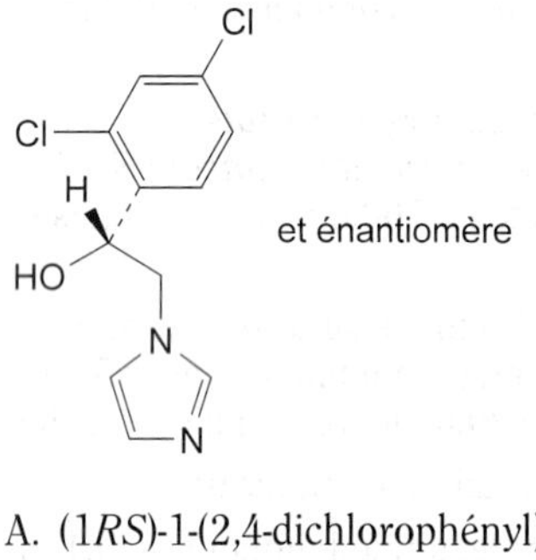

A. (1*RS*)-1-(2,4-dichlorophényl)-2-(1*H*-imidazol-1-yl)éthanol,

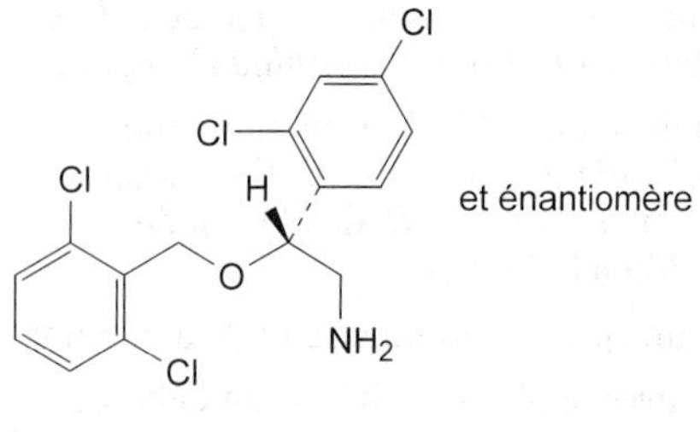

B. (2*RS*)-2-[(2,6-dichlorobenzyl)oxy]-2-(2,4-dichlorophényl)éthanamine,

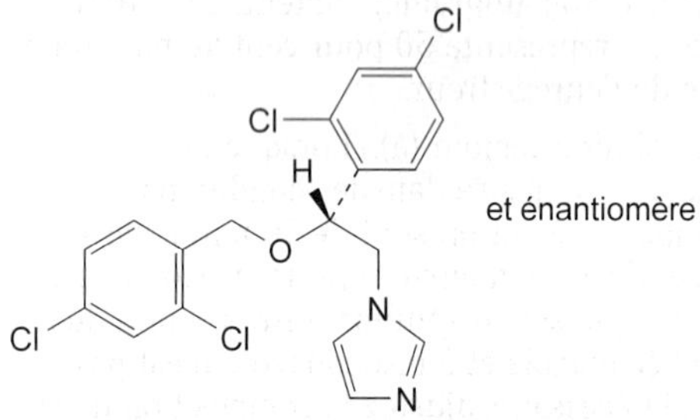

C. 1-[(2*RS*)-2-[(2,4-dichlorobenzyl)oxy]-2-(2,4-dichlorophényl)éthyl]-1*H*-imidazole.

01/2002:1673

ISOFLURANE

Isofluranum

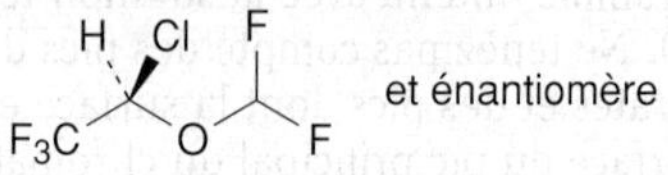

$C_3H_2ClF_5O$ M_r 184,5

DÉFINITION

(2*RS*)-2-Chloro-2-(difluorométhoxy)-1,1,1-trifluoroéthane.

CARACTÈRES

Aspect : liquide dense, limpide, incolore, mobile.

Solubilité : pratiquement insoluble dans l'eau, miscible à l'éthanol et au trichloréthylène.

Eb : environ 48 °C.

L'isoflurane est ininflammable.

IDENTIFICATION

Spectrophotométrie d'absorption dans l'infrarouge (*2.2.24*).

Préparation : examinez la substance à l'état gazeux.

Comparaison : *spectre de référence de l'isoflurane de la Ph. Eur.*

ESSAI

Acidité ou alcalinité. A 20 ml d'isoflurane, ajoutez 20 ml d'*eau exempte de dioxyde de carbone R*. Agitez pendant 3 min et laissez reposer. Recueillez la couche supérieure et ajoutez 0,2 ml de *solution de pourpre de bromocrésol R*. Le virage de l'indicateur ne nécessite pas plus de 0,1 ml d'*hydroxyde de sodium 0,01 M* ou de 0,6 ml d'*acide chlorhydrique 0,01 M*.

Substances apparentées. Chromatographie en phase gazeuse (*2.2.28*).

Solution à examiner. Utilisez l'isoflurane à examiner.

Solution témoin. Ajoutez à 80 ml d'*éthanol R*, 1,0 ml d'isoflurane et 1,0 ml d'*acétone R* en évitant des pertes dues à l'évaporation. Complétez à 100,0 ml avec de l'*éthanol R*. Prélevez 1,0 ml de solution et complétez à 100,0 ml avec de l'*éthanol R*.

Colonne :

- *matériau* : silice fondue,
- *dimensions* : l = 30 m, Ø = 0,32 mm,
- *phase stationnaire* : *macrogol 20 000 R* (épaisseur du film 0,25 µm).

Gaz vecteur : *hélium pour chromatographie R*.

Débit : 1,0 ml/min.

Rapport de division : 1:25.

Température :

- *colonne* : 35 °C,
- *chambre à injection* : 150 °C,
- *détecteur* : 250 °C.

Détection : ionisation de flamme.

Injection : 1,0 µl de chaque solution et 1,0 µl d'*éthanol R* comme blanc.

Enregistrement : jusqu'à élution du pic correspondant à l'éthanol dans le chromatogramme obtenu avec la solution témoin.

Rétention relative par rapport à l'isoflurane (temps de rétention = environ 3,8 min) : acétone = environ 0,75.

Conformité du système : solution témoin :

- *résolution* : au minimum 5 entre les pics dus à l'acétone et à l'isoflurane,
- *répétabilité* : écart type relatif au maximum de 15,0 pour cent pour le pic dû à l'isoflurane après 3 injections.

Limites :

- *acétone* : au maximum la surface du pic correspondant dans le chromatogramme obtenu avec la solution témoin (0,01 pour cent),
- *toute autre impureté* : au maximum la surface du pic dû à l'isoflurane dans le chromatogramme obtenu avec la solution témoin (0,01 pour cent),

Monographies D - K

– *total* : au maximum 3 fois la surface du pic dû à l'isoflurane dans le chromatogramme obtenu avec la solution témoin (0,03 pour cent),
– *limite d'exclusion* : 0,1 fois la surface du pic dû à l'isoflurane dans le chromatogramme obtenu avec la solution témoin (0,001 pour cent).

Chlorures (*2.4.4*) : au maximum 10 ppm.

A 10 ml d'isoflurane, ajoutez 10 ml d'*hydroxyde de sodium 0,01 M* et agitez pendant 3 min. A 5 ml de la phase supérieure, ajoutez 10 ml d'*eau R*. La solution satisfait à l'essai limite des chlorures.

Fluorures : au maximum 10 ppm.

Opérez par potentiométrie (*2.2.36, Procédé I*) en utilisant comme électrode indicatrice une électrode sélective de l'ion fluorure et comme électrode de référence une électrode argent-chlorure d'argent.

Solution à examiner. A 10,0 ml d'isoflurane dans une ampoule à décantation, ajoutez 10 ml d'un mélange de 30,0 ml d'*ammoniaque diluée R2* et de 70,0 ml d'*eau distillée R*. Agitez pendant 1 min et recueillez la couche supérieure. Répétez cette procédure 2 fois en recueillant à chaque fois la couche supérieure du mélange. Aux couches réunies, ajoutez de l'*acide chlorhydrique dilué R* jusqu'à pH 5,2. Ajoutez 5,0 ml de *solution à 1 ppm de fluorure (F) R* et complétez à 50,0 ml avec de l'*eau distillée R*. A 20,0 ml de solution, ajoutez 20,0 ml de *solution tampon pour ajustement de la force ionique totale R* et complétez à 50,0 ml avec de l'*eau distillée R*.

Solutions de référence. A respectivement 5,0 ml, 4,0 ml, 3,0 ml, 2,0 ml et 1,0 ml de *solution à 10 ppm de fluorure (F) R*, ajoutez 20,0 ml de *solution tampon pour ajustement de la force ionique totale R* et complétez à 50,0 ml avec de l'*eau distillée R*.

Effectuez les mesures sur 20 ml de chaque solution. Calculez la concentration en fluorures à l'aide de la droite d'étalonnage en tenant compte de l'ajout de fluorure à la solution à examiner.

Substances non volatiles : au maximum 200 mg/l.

Evaporez 10,0 ml d'isoflurane à siccité à l'aide d'un courant d'air froid. Desséchez le résidu à 50 °C pendant 2 h. La masse du résidu est au maximum de 2,0 mg.

Teneur en eau (*2.5.12*) : au maximum 1,0 mg/ml déterminé sur 10,0 ml d'isoflurane.

CONSERVATION

En récipient étanche, à l'abri de la lumière.

IMPURETÉS

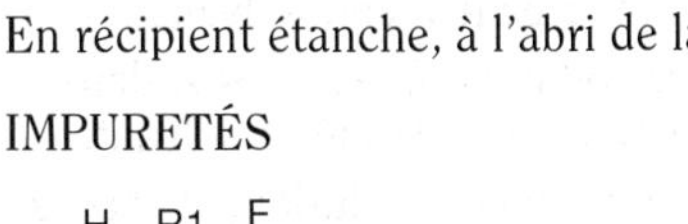

A. R1 = H, R2 = Cl : 2-(chlorodifluorométhoxy)-1,1,1-trifluoroéthane,

B. R1 = R2 = H : 2-(difluorométhoxy)-1,1,1-trifluoroéthane,

C. R1 = R2 = Cl : (2*RS*)-2-chloro-2-(chlorodifluorométhoxy)-1,1,1-trifluoroéthane,

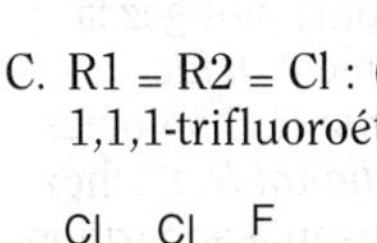

D. R = H : 1,1-dichloro-1-(difluorométhoxy)-2,2,2-trifluoroéthane,

E. R = Cl : 1,1-dichloro-1-(chlorodifluorométhoxy)-2,2,2-trifluoroéthane,

F. acétone.

01/2002:0770

ISOLEUCINE

Isoleucinum

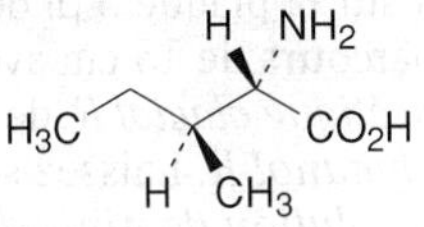

$C_6H_{13}NO_2$ M_r 131,2

DÉFINITION

L'isoleucine contient au minimum 98,5 pour cent et au maximum l'équivalent de 101,0 pour cent d'acide (2*S*,3*S*)-2-amino-3-méthylpentanoïque, calculé par rapport à la substance desséchée.

CARACTÈRES

Poudre cristalline ou paillettes, blanches ou sensiblement blanches, assez solubles dans l'eau, peu solubles dans l'alcool. L'isoleucine se dissout dans les solutions diluées d'acides minéraux et d'hydroxydes alcalins.

IDENTIFICATION

Première identification : A, C.

Seconde identification : A, B, D.

A. L'isoleucine satisfait à l'essai « Pouvoir rotatoire spécifique » (voir Essai).

B. Dissolvez 0,5 g d'isoleucine dans de l'*eau R* et complétez à 25 ml avec le même solvant. La solution est dextrogyre.

C. Examinez l'isoleucine par spectrophotométrie d'absorption dans l'infrarouge (*2.2.24*), en comparant avec le spectre obtenu avec l'*isoleucine SCR*. Examinez les substances sous forme de pastilles.

D. Examinez les chromatogrammes obtenus dans l'essai « Substances décelables par la ninhydrine ». La tache principale du chromatogramme obtenu avec la solution à examiner (b) est semblable quant à sa position, sa coloration et ses dimensions à la tache principale du chromatogramme obtenu avec la solution témoin (a).

ESSAI

Aspect de la solution. Dissolvez 0,5 g d'isoleucine dans de l'*acide chlorhydrique 1 M* et complétez à 10 ml avec le même acide. La solution est limpide (*2.2.1*) et n'est pas plus fortement colorée que la solution témoin JB_6 (*2.2.2, Procédé II*).

Pouvoir rotatoire spécifique (*2.2.7*). Dissolvez 1,00 g d'isoleucine dans de l'*acide chlorhydrique R1* et complétez à 25,0 ml avec le même acide. Calculé par rapport à la substance desséchée, le pouvoir rotatoire spécifique est de + 40,0 à + 43,0.

Substances décelables par la ninhydrine. Opérez par chromatographie sur couche mince (*2.2.27*) en utilisant une *plaque au gel de silice pour CCM R*.

Solution à examiner (a). Dissolvez 0,10 g d'isoleucine dans de l'*acide chlorhydrique 0,1 M* et complétez à 10 ml avec le même acide.

Solution à examiner (b). Prélevez 1 ml de solution à examiner (a) et complétez à 50 ml avec de l'*eau R*.

Solution témoin (a). Dissolvez 10 mg d'*isoleucine SCR* dans de l'*acide chlorhydrique 0,1 M* et complétez à 50 ml avec le même acide.

Solution témoin (b). Prélevez 5 ml de solution à examiner (b) et complétez à 20 ml avec de l'*eau R*.

Solution témoin (c). Dissolvez 10 mg d'*isoleucine SCR* et 10 mg de *valine SCR* dans de l'*acide chlorhydrique 0,1 M* et complétez à 25 ml avec le même acide.

Déposez séparément sur la plaque 5 µl de chaque solution. Développez sur un parcours de 15 cm avec un mélange de 20 volumes d'*acide acétique glacial R*, de 20 volumes d'*eau R* et de 60 volumes de *butanol R*. Laissez sécher la plaque à l'air. Pulvérisez de la *solution de ninhydrine R*. Chauffez la plaque à 100-105 °C pendant 15 min. S'il apparaît d'autres taches que la tache principale dans le chromatogramme obtenu avec la solution à examiner (a), aucune d'entre elles n'est plus intense que la tache du chromatogramme obtenu avec la solution témoin (b) (0,5 pour cent). L'essai n'est valable que si le chromatogramme obtenu avec la solution témoin (c) présente 2 taches nettement séparées.

Chlorures (*2.4.4*). Dissolvez 0,25 g d'isoleucine dans de l'*eau R* et complétez à 15 ml avec le même solvant. La solution satisfait à l'essai limite des chlorures (200 ppm).

Sulfates (*2.4.13*). Dissolvez 0,5 g d'isoleucine dans 3 ml d'*acide chlorhydrique dilué R* et complétez à 15 ml avec de l'*eau distillée R*. La solution satisfait à l'essai limite des sulfates (300 ppm).

Ammonium (*2.4.1*). 50 mg d'isoleucine satisfont à l'essai limite B de l'ammonium (200 ppm). Préparez le témoin avec 0,1 ml de *solution à 100 ppm d'ammonium (NH_4) R*.

Fer (*2.4.9*). Dans une ampoule à décantation, dissolvez 1,0 g d'isoleucine dans 10 ml d'*acide chlorhydrique dilué R*. Agitez avec 3 fois 10 ml de *méthylisobutylcétone R1* pendant 3 min chaque fois. Agitez les couches organiques réunies avec 10 ml d'*eau R* pendant 3 min. La couche aqueuse satisfait à l'essai limite du fer (10 ppm).

Métaux lourds (*2.4.8*). 2,0 g d'isoleucine satisfont à l'essai limite D des métaux lourds (10 ppm). Préparez le témoin avec 2 ml de *solution à 10 ppm de plomb (Pb) R*.

Perte à la dessiccation (*2.2.32*). Déterminée à l'étuve à 100-105 °C sur 1,000 g d'isoleucine, la perte à la dessiccation n'est pas supérieure à 0,5 pour cent.

Cendres sulfuriques (*2.4.14*). Déterminé sur 1,0 g d'isoleucine, le taux des cendres sulfuriques n'est pas supérieur à 0,1 pour cent.

DOSAGE

Dissolvez 0,100 g d'isoleucine dans 3 ml d'*acide formique anhydre R*. Ajoutez 30 ml d'*acide acétique anhydre R*. Titrez par l'*acide perchlorique 0,1 M* en présence de 0,1 ml de *solution de naphtolbenzéine R* jusqu'à virage du jaune-brun au vert.

1 ml d'*acide perchlorique 0,1 M* correspond à 13,12 mg de $C_6H_{13}NO_2$.

CONSERVATION

A l'abri de la lumière.

01/2002:1531

ISOMALT

Isomaltum

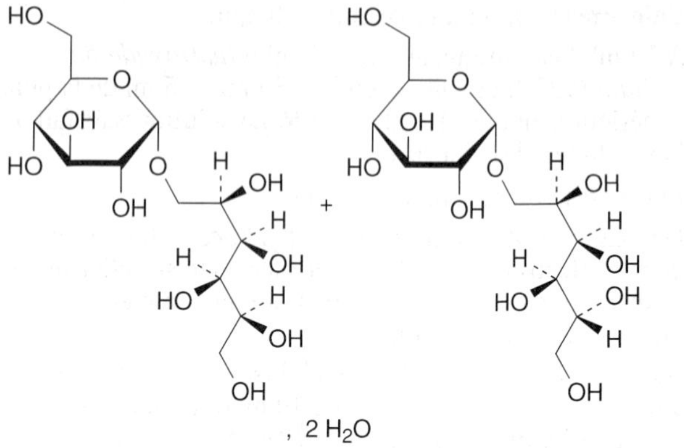

$C_{12}H_{24}O_{11}$ M_r 344,3

$C_{12}H_{24}O_{11},2H_2O$ M_r 380,3

DÉFINITION

L'isomalt contient au minimum 98,0 pour cent et au maximum l'équivalent de 102,0 pour cent d'un mélange de 6-*O*-α-D-glucopyranosyl-D-glucitol (6-*O*-α-D-glucopyranosyl-D-sorbitol ; 1,6-GPS) et de 1-*O*-α-D-glucopyranosyl-D-mannitol (1,1-GPM), et aucune des deux substances n'a une teneur inférieure à 3,0 pour cent calculé par rapport à la substance anhydre. La teneur pour cent de 1,6-GPS et de 1,1-GPM est indiquée sur l'étiquette.

CARACTÈRES

Poudre ou granulés blancs ou sensiblement blancs, facilement solubles dans l'eau, très peu solubles dans l'éthanol.

IDENTIFICATION

Première identification : A.

Seconde identification : B, C.

A. L'isomalt satisfait au dosage.

B. Opérez par chromatographie sur couche mince (*2.2.27*) en utilisant une *plaque au gel de silice F_{254} pour CCM R*.

Solution à examiner. Dissolvez 50 mg d'isomalt dans de l'*eau R* et complétez à 10 ml avec le même solvant.

Solution témoin. Dissolvez 50 mg d'*isomalt SCR* dans de l'*eau R* et complétez à 10 ml avec le même solvant.

Déposez sur la plaque 1 µl de chaque solution, et séchez complètement les dépôts à l'air chaud. Développez sur un parcours de 10 cm avec un mélange de 5 volumes d'*acide acétique R*, de 5 volumes d'*acide propionique R*, de 10 volumes d'*eau R*, de 50 volumes d'*acétate d'éthyle R* et de 50 volumes de *pyridine R*. Séchez la plaque dans un courant d'air chaud, puis plongez-la pendant 3 s dans une solution de *periodate de sodium R* à 1 g/l. Séchez la plaque dans un courant d'air chaud, puis plongez-la pendant 3 s dans un mélange de 1 volume d'*acide acétique R*, 1 volume d'*aldéhyde anisique R*, 5 volumes d'*acide sulfurique R* et 90 volumes d'*éthanol R*. Séchez la plaque dans un courant d'air chaud jusqu'à apparition de taches colorées ; il est également possible d'éclaircir la couleur du fond par exposition à la vapeur. Examinez à la lumière du jour. Le chromatogramme obtenu avec la solution témoin présente deux taches gris-bleu respectivement de R_f 0,13 (1,6-GPS) et 0,16 (1,1-GPM). Les taches principales du chromatogramme obtenu avec la solution à examiner sont semblables quant à leur position et leur coloration aux taches du chromatogramme obtenu avec la solution témoin.

C. A 3 ml d'une solution de *pyrocatéchol R* à 100 g/l, récemment préparée, ajoutez 6 ml d'*acide sulfurique R*, tout en refroidissant dans de l'eau glacée. A 3 ml du mélange refroidi, ajoutez 0,3 ml d'une solution à 100 g/l d'isomalt. Chauffez doucement sur une flamme nue pendant 30 s environ. Il se développe une coloration rose.

ESSAI

Conductivité (*2.2.38*). Dissolvez 20,0 g d'isomalt dans de l'*eau exempte de dioxyde de carbone R* préparée à partir d'*eau distillée R* et complétez à 100,0 ml avec le même solvant. Mesurez la conductivité de la solution tout en maintenant sous agitation magnétique. Elle n'est pas supérieure à 20 $\mu S{\cdot}cm^{-1}$.

Sucres réducteurs. Dissolvez 3,3 g d'isomalt dans 10 ml d'*eau R* en chauffant modérément. Refroidissez, puis ajoutez 20 ml de *solution cupri-citrique R* et quelques billes de verre. Chauffez de façon à atteindre l'ébullition en 4 min et maintenez l'ébullition pendant 3 min. Refroidissez rapidement et ajoutez 100 ml d'une solution d'*acide acétique glacial R* à 2,4 pour cent *V/V* et 20,0 ml d'*iode 0,025 M*. Ajoutez, sans cesser d'agiter, 25 ml d'un mélange de 6 volumes d'*acide chlorhydrique R* et de 94 volumes d'*eau R*. Lorsque le précipité est dissous, titrez l'excès d'iode par le *thiosulfate de sodium 0,05 M* en ajoutant vers la fin du titrage 1 ml de *solution d'amidon R* comme indicateur. La quantité de *thiosulfate de sodium 0,05 M* utilisée n'est pas inférieure à 12,8 ml (0,3 pour cent, exprimé en équivalent glucose).

Substances apparentées. Examinez les chromatogrammes obtenus dans le dosage. S'il apparaît, dans le chromatogramme obtenu avec la solution à examiner, un pic dû au mannitol ou un pic dû au sorbitol, la surface d'aucun d'entre eux n'est supérieure à la moitié de celle du pic correspondant dans le chromatogramme obtenu avec la solution témoin (0,5 pour cent). S'il apparaît, dans le chromatogramme obtenu avec la solution à examiner, d'autres pics que les deux pics principaux (1,1-GPM et 1,6-GPS) et les pics dus au mannitol ou au sorbitol, la surface d'aucun d'entre eux n'est supérieure à la moitié de celle du pic dû au sorbitol dans le chromatogramme obtenu avec la solution témoin (0,5 pour cent). Dans le chromatogramme obtenu avec la solution à examiner, la somme de la surface de tous les pics, à l'exception des deux pics principaux (1,1-GPM et 1,6-GPS), n'est pas supérieure à 2 fois celle du pic dû au sorbitol dans le chromatogramme obtenu avec la solution témoin (2 pour cent). Ne tenez pas compte des pics dont la surface est inférieure à 0,1 fois la surface du pic dû au sorbitol dans le chromatogramme obtenu avec la solution témoin (0,1 pour cent).

Plomb (*2.4.10*). L'isomalt satisfait à l'essai limite du plomb dans les sucres (0,5 ppm).

Nickel (*2.4.15*). L'isomalt satisfait à l'essai limite du nickel dans les polyols (1 ppm).

Teneur en eau (*2.5.12*). Déterminée par semi-microdosage sur 0,3 g d'isomalt, la teneur en eau n'est pas supérieure à 7,0 pour cent. Utilisez comme solvant un mélange de 20 ml de *méthanol anhydre R* et de 20 ml de *formamide R* à une température de 50 °C ± 5 °C.

DOSAGE

Opérez par chromatographie liquide (*2.2.29*).

Solution à examiner. Dissolvez 1,00 g d'isomalt dans 20 ml d'*eau R* et complétez à 50,0 ml avec le même solvant.

Solution témoin. Dans un flacon de 50,0 ml, dissolvez 1,00 g d'*isomalt SCR* dans 20 ml d'*eau R*. Dans un autre flacon dissolvez 100 mg de *sorbitol SCR* et 100 mg de *mannitol SCR* dans 5 ml d'*eau R* et complétez à 10,0 ml avec le même solvant. Prélevez 1,0 ml de solution au sorbitol/mannitol, mélangez avec les 20 ml de solution d'*isomalt SCR* puis complétez à 50,0 ml avec de l'*eau R*.

La chromatographie peut être réalisée en utilisant :

- une précolonne d'acier inoxydable, d'une longueur de 30 mm et d'un diamètre intérieur de 4,6 mm, et une colonne d'acier inoxydable, d'une longueur de 0,3 m et d'un diamètre intérieur de 7,8 mm, toutes deux remplies de *résine échangeuse de cations, forte, sous forme calcique R* (9 µm) et maintenues à 80 ± 1 °C,
- comme phase mobile, à un débit de 0,5 ml/min, de l'*eau R* dégazée,
- comme détecteur, un réfractomètre différentiel maintenu à température constante.

Injectez 20 µl de chaque solution et continuez la chromatographie jusqu'à élution complète du sorbitol (25 min environ). Lorsque les chromatogrammes sont enregistrés dans les conditions décrites, le temps de rétention du 1,1-GPM est de 12,3 min environ et la rétention relative au 1,1-GPM est de 1,2 environ pour le 1,6-GPS, de 1,6 environ pour le mannitol, de 2,0 environ pour le sorbitol et de 0,8 environ pour l'isomaltulose.

Calculez la teneur pour cent en isomalt (1,1-GPM et 1,6-GPS) à partir de la surface des pics correspondant au 1,1-GPM et au 1,6-GPS, et de la teneur déclarée de l'*isomalt SCR* en 1,1-GPM et 1,6-GPS.

ÉTIQUETAGE

L'étiquette indique la teneur pour cent en 1,6-GPS et 1,1-GPM.

IMPURETÉS

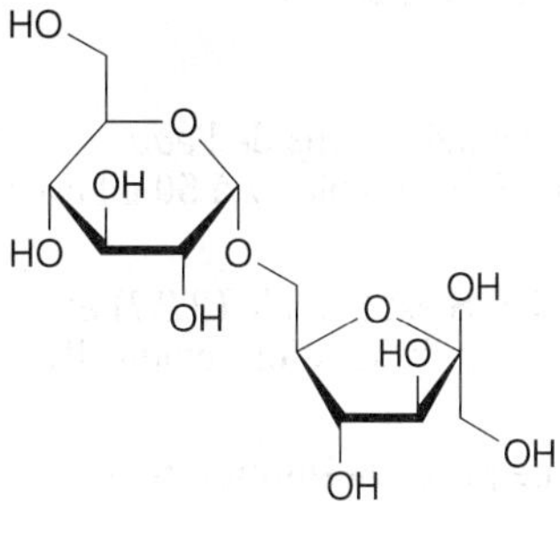

A. 6-*O*-α-D-glucopyranosyl-β-D-*arabino*-hex-2-ulofuranose (isomaltulose),

B. mannitol,

C. sorbitol,

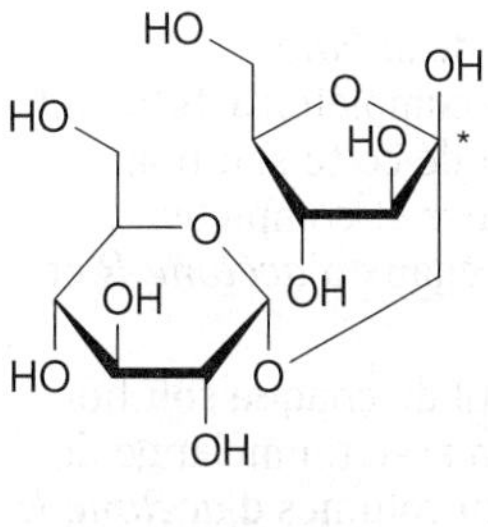

et l'épimère en C*

D. 1-*O*-α-D-glucopyranosyl-D-*arabino*-hex-2-ulofuranose (tréhalulose).

01/2002:0146

ISONIAZIDE

Isoniazidum

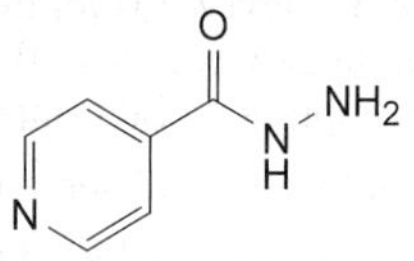

$C_6H_7N_3O$ M_r 137,1

DÉFINITION

L'isoniazide contient au minimum 99,0 pour cent et au maximum l'équivalent de 101,0 pour cent de pyridine-4-carbohydrazide, calculé par rapport à la substance desséchée.

CARACTÈRES

Poudre cristalline blanche ou cristaux incolores, facilement solubles dans l'eau, assez solubles dans l'alcool, très peu solubles dans l'éther.

IDENTIFICATION

Première identification : A, B.

Seconde identification : A, C.

A. Le point de fusion (*2.2.14*) de l'isoniazide est de 170 °C à 174 °C.

B. Examinez l'isoniazide par spectrophotométrie d'absorption dans l'infrarouge (*2.2.24*), en comparant avec le spectre obtenu avec l'*isoniazide SCR*.

C. Dissolvez 0,1 g d'isoniazide dans 2 ml d'*eau R* et ajoutez 10 ml d'une solution chaude de *vanilline R* à 10 g/l. Laissez reposer, frottez la paroi du tube à essai avec une baguette de verre. Il se forme un précipité jaune. Laissez cristalliser dans 5 ml d'*alcool à 70 pour cent V/V R*. Desséchez les cristaux à 100-105 °C. Ils présentent un point de fusion (*2.2.14*) de 226 °C à 231 °C.

ESSAI

Solution S. Dissolvez 2,5 g d'isoniazide dans de l'*eau exempte de dioxyde de carbone R* et complétez à 50 ml avec le même solvant.

Aspect de la solution. La solution S est limpide (*2.2.1*) et n'est pas plus fortement colorée que la solution témoin JB_7 (*2.2.2, Procédé II*).

Détermination du pH (*2.2.3*). Le pH de la solution S est de 6,0 à 8,0.

Hydrazine et substances apparentées. Opérez par chromatographie sur couche mince (*2.2.27*) en utilisant une plaque recouverte de *gel de silice* GF_{254} *R*.

Solution à examiner. Dissolvez 1,0 g d'isoniazide dans un mélange à volumes égaux d'*acétone R* et d'*eau R* et complétez à 10,0 ml avec le même mélange de solvants.

Solution témoin. Dissolvez 50,0 mg de *sulfate d'hydrazine R* dans 50 ml d'*eau R* et complétez à 100,0 ml avec de l'*acétone R*. Prélevez 10,0 ml de cette solution, ajoutez 0,2 ml de la solution à examiner et complétez à 100,0 ml avec un mélange à volumes égaux d'*acétone R* et d'*eau R*.

Déposez séparément sur la plaque 5 µl de chaque solution. Développez sur un parcours de 15 cm avec un mélange de 50 volumes d'*acétate d'éthyle R*, de 20 volumes d'*acétone R*, de 20 volumes de *méthanol R* et de 10 volumes d'*eau R*. Laissez sécher la plaque à l'air. Examinez en lumière ultraviolette à 254 nm. S'il apparaît d'autres taches que la tache principale dans le chromatogramme obtenu avec la solution à examiner, aucune d'entre elles n'est plus intense que la tache du chromatogramme obtenu avec la solution témoin (0,2 pour cent). Pulvérisez de la *solution de diméthylaminobenzaldéhyde R1*. Examinez à la lumière du jour. Il apparaît une tache supplémentaire due à l'hydrazine dans le chromatogramme obtenu avec la solution témoin. S'il apparaît une tache correspondante dans le chromatogramme obtenu avec la solution à examiner, elle n'est pas plus intense que la tache due à l'hydrazine dans le chromatogramme obtenu avec la solution témoin (0,05 pour cent).

Métaux lourds (*2.4.8*). 2,0 g d'isoniazide satisfont à l'essai limite C des métaux lourds (10 ppm). Préparez le témoin avec 2 ml de *solution à 10 ppm de plomb (Pb) R*.

Perte à la dessiccation (*2.2.32*). Déterminée à l'étuve à 100-105 °C sur 1,00 g d'isoniazide, la perte à la dessiccation n'est pas supérieure à 0,5 pour cent.

Cendres sulfuriques (*2.4.14*). Déterminé sur 1,0 g d'isoniazide, le taux des cendres sulfuriques n'est pas supérieur à 0,1 pour cent.

DOSAGE

Dissolvez 0,250 g d'isoniazide dans de l'*eau R* et complétez à 100,0 ml avec le même solvant. Prélevez 20,0 ml de cette solution, ajoutez 100 ml d'*eau R*, 20 ml d'*acide chlorhydrique R*, 0,2 g de *bromure de potassium R* et 0,05 ml de *solution de rouge de méthyle R*. Titrez par le *bromate de potassium 0,0167 M* ajouté goutte à goutte, en agitant constamment, jusqu'à disparition de la coloration rouge.

1 ml de *bromate de potassium 0,0167 M* correspond à 3,429 mg de $C_6H_7N_3O$.

01/2002:1332

ISOPRÉNALINE (CHLORHYDRATE D')

Isoprenalini hydrochloridum

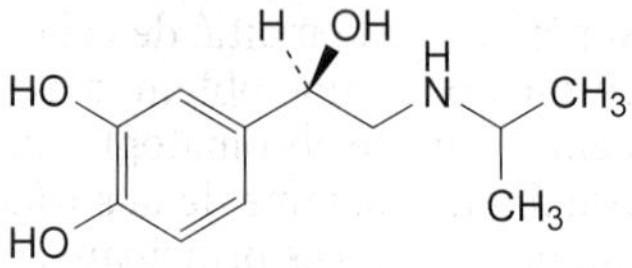

$C_{11}H_{18}ClNO_3$ M_r 247,7

DÉFINITION

Le chlorhydrate d'isoprénaline contient au minimum 98,0 pour cent et au maximum l'équivalent de 101,5 pour cent de chlorhydrate de (1*RS*)-1-(3,4-dihydroxyphényl)-2-[(1-méthyléthyl)amino]éthanol, calculé par rapport à la substance desséchée.

CARACTÈRES

Poudre cristalline, blanche ou sensiblement blanche, facilement soluble dans l'eau, assez soluble dans l'alcool, pratiquement insoluble dans le chlorure de méthylène.

IDENTIFICATION

Première identification : B, C, E.

Seconde identification : A, C, D, E.

A. Le point de fusion (*2.2.14*) du chlorhydrate d'isoprénaline est de 165 °C à 170 °C, avec décomposition.

Monographies D - K

B. Examinez le chlorhydrate d'isoprénaline par spectrophotométrie d'absorption dans l'infrarouge (*2.2.24*), en comparant avec le spectre obtenu avec le *chlorhydrate d'isoprénaline SCR*. Examinez les substances sous forme de pastilles.

C. Le chlorhydrate d'isoprénaline satisfait à l'essai de l'angle de rotation optique (voir Essai).

D. A 0,1 ml de solution S (voir Essai), ajoutez 0,05 ml de *solution de chlorure ferrique R1* et 0,9 ml d'*eau R*. Il apparaît une coloration verte. Ajoutez, goutte à goutte, de la *solution de bicarbonate de sodium R*. La coloration vire au bleu, puis au rouge.

E. A 0,5 ml de solution S, ajoutez 1,5 ml d'*eau R*. La solution donne la réaction (a) des chlorures (*2.3.1*).

ESSAI

Préparez les solutions immédiatement avant l'emploi.

Solution S. Dissolvez 2,5 g de chlorhydrate d'isoprénaline dans de l'*eau exempte de dioxyde de carbone R* et complétez à 25,0 ml avec le même solvant.

Aspect de la solution. La solution S est limpide (*2.2.1*) et n'est pas plus fortement colorée que la solution témoin B_7 ou JB_7 (*2.2.2, Procédé II*).

Détermination du pH (*2.2.3*). Le pH d'un mélange de 5 ml de solution S et de 5 ml d'*eau exempte de dioxyde de carbone R* est de 4,3 à 5,5.

Angle de rotation optique (*2.2.7*). Déterminé avec la solution S, l'angle de rotation optique est de – 0,10° à + 0,10°.

Substances apparentées. Opérez par chromatographie liquide (*2.2.29*).

Solution à examiner (a). Dissolvez 50,0 mg de chlorhydrate d'isoprénaline dans la phase mobile et complétez à 10,0 ml avec la phase mobile.

Solution à examiner (b). Prélevez 0,5 ml de solution à examiner (a) et complétez à 100,0 ml avec la phase mobile.

Solution témoin (a). Dissolvez 2,5 mg de *chlorhydrate d'isoprénaline SCR* dans la phase mobile et complétez à 100,0 ml avec la phase mobile.

Solution témoin (b). Dissolvez 2,5 mg de *sulfate d'orciprénaline SCR* dans la phase mobile et complétez à 100,0 ml avec la phase mobile.

Solution témoin (c). A 1,0 ml de solution à examiner (b), ajoutez 1,0 ml de solution témoin (b) et complétez à 20,0 ml avec la phase mobile.

La chromatographie peut être réalisée en utilisant :

– une colonne d'acier inoxydable d'une longueur de 0,125 m et d'un diamètre intérieur de 4,0 mm, remplie de *gel de silice octadécylsilylé pour chromatographie R* (5 µm),

– comme phase mobile, à un débit de 1,0 ml/min, un mélange de 5 volumes de *méthanol R* et de 95 volumes d'une solution d'*acide phosphorique R* à 11,5 g/l,

– comme détecteur, un spectrophotomètre réglé à 280 nm,

– un injecteur à boucle.

Injectez 20 µl de solution témoin (a). Ajustez la sensibilité du système de façon que la hauteur du pic principal du chromatogramme obtenu représente au moins 50 pour cent de l'échelle totale de l'enregistreur. Ajustez le temps de rétention du pic à 3 min environ en faisant varier la concentration en méthanol de la phase mobile. Injectez 20 µl de solution à examiner (a) et 20 µl de solution témoin (c). Continuez la chromatographie de la solution à examiner (a) pendant 7 fois le temps de rétention de l'isoprénaline. L'essai n'est valable que si, dans le chromatogramme obtenu avec la solution témoin (c) :

– la résolution entre les 2 pics principaux n'est pas inférieure à 3,

– le rapport signal/bruit du pic correspondant à l'isoprénaline n'est pas inférieur à 3.

S'il apparaît d'autres pics que le pic principal dans le chromatogramme obtenu avec la solution à examiner (a), la surface d'aucun d'entre eux n'est supérieure à celle du pic principal du chromatogramme obtenu avec la solution témoin (a) (0,5 pour cent) et la somme de leur surface n'est pas supérieure à 2 fois la surface du pic principal du chromatogramme obtenu avec la solution témoin (a) (1 pour cent). Ne tenez pas compte des pics dont la surface est inférieure à 0,05 fois la surface du pic principal du chromatogramme obtenu avec la solution témoin (a).

Perte à la dessiccation (*2.2.32*). Déterminée dans un dessiccateur sous vide à 15-25 °C pendant 4 h, sur 1,000 g de chlorhydrate d'isoprénaline, la perte à la dessiccation n'est pas supérieure à 1,0 pour cent.

Cendres sulfuriques (*2.4.14*). Déterminé sur 1,0 g de chlorhydrate d'isoprénaline, le taux des cendres sulfuriques n'est pas supérieur à 0,1 pour cent.

DOSAGE

Afin d'éviter un échauffement trop important du milieu réactionnel, mélangez soigneusement pendant le titrage et arrêtez le titrage immédiatement après le point de fin de titrage.

Dissolvez 0,150 g de chlorhydrate d'isoprénaline dans 10 ml d'*acide formique anhydre R* et ajoutez 50 ml d'*anhydride acétique R*. Titrez par l'*acide perchlorique 0,1 M*. Déterminez le point de fin de titrage par potentiométrie (*2.2.20*).

1 ml d'*acide perchlorique 0,1 M* correspond à 24,77 mg de $C_{11}H_{18}ClNO_3$.

CONSERVATION

En récipient étanche, à l'abri de la lumière.

IMPURETÉS

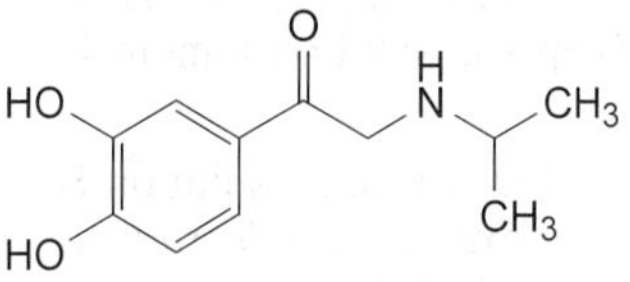

A. 1-(3,4-dihydroxyphényl)-2-[(1-méthyléthyl)amino]éthanone.

01/2002:0502

ISOPRÉNALINE (SULFATE D')

Isoprenalini sulfas

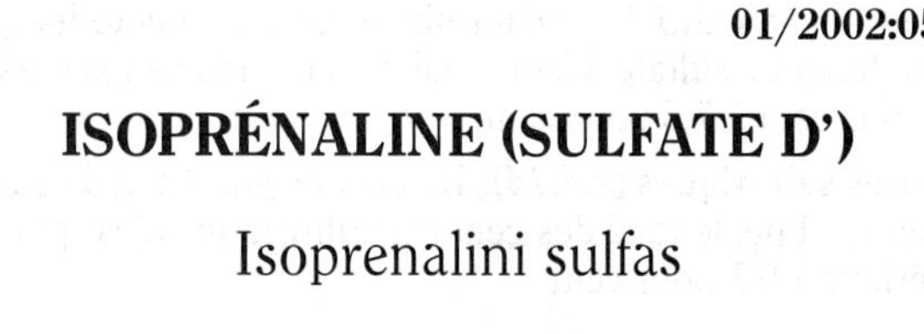

$C_{22}H_{36}N_2O_{10}S,2H_2O$ M_r 556,6

DÉFINITION

Le sulfate d'isoprénaline contient au minimum 98,0 pour cent et au maximum l'équivalent de 102,0 pour cent de sulfate de bis[(1*RS*)-1-(3,4-dihydroxyphényl)-2-[(1-méthyléthyl)amino]éthanol], calculé par rapport à la substance anhydre.

CARACTÈRES

Poudre cristalline, blanche ou sensiblement blanche, facilement soluble dans l'eau, très peu soluble dans l'alcool.

Le sulfate d'isoprénaline fond en se décomposant vers 128 °C.

IDENTIFICATION

Première identification : A, D.

Seconde identification : B, C, D.

A. Dissolvez 0,5 g de sulfate d'isoprénaline dans 1,5 ml d'*eau R* et ajoutez 3,5 ml de *2-propanol R*. Frottez la paroi du tube au moyen d'une baguette de verre pour amorcer la cristallisation. Recueillez les cristaux et séchez-les sous vide à 60 °C sur du *pentoxyde de diphosphore R*. Traitez le *sulfate d'isoprénaline SCR* dans les mêmes conditions. Examinez par spectrophotométrie d'absorption dans l'infrarouge (*2.2.24*), en comparant avec le spectre obtenu avec le *sulfate d'isoprénaline SCR*.

B. A 0,1 ml de solution S (voir Essai), ajoutez 0,9 ml d'*eau R* et 0,05 ml de *solution de chlorure ferrique R1*. Il apparaît une coloration verte. Ajoutez, goutte à goutte, de la *solution de bicarbonate de sodium R*. La coloration vire au bleu, puis au rouge.

C. Prélevez 1 ml de solution S et complétez à 10 ml avec de l'*eau R*. Ajoutez 0,25 ml de *solution de nitrate d'argent R1*. Laissez reposer pendant 10 min. Il se forme un fin précipité gris luisant et la solution devient rose.

D. La solution S donne la réaction (a) des sulfates (*2.3.1*).

ESSAI

Solution S. Dissolvez 5,0 g de sulfate d'isoprénaline dans de l'*eau exempte de dioxyde de carbone R* et complétez à 50 ml avec le même solvant. Utilisez dans les 2 h qui suivent la préparation.

Aspect de la solution. La solution S est limpide (*2.2.1*) et n'est pas plus fortement colorée que la solution témoin J_6 (*2.2.2, Procédé II*).

Détermination du pH (*2.2.3*). Prélevez 5 ml de solution S et complétez à 10 ml avec de l'*eau exempte de dioxyde de carbone R*. Le pH de la solution est de 4,3 à 5,5.

Isoprénalone. Dissolvez 0,20 g de sulfate d'isoprénaline dans de l'*acide sulfurique 0,005 M* et complétez à 100,0 ml avec le même acide. Déterminée à 310 nm, l'absorbance (*2.2.25*) n'est pas supérieure à 0,20.

Teneur en eau (*2.5.12*). Déterminée par semi-microdosage sur 0,200 g de sulfate d'isoprénaline, la teneur en eau est de 5,0 pour cent à 7,5 pour cent.

Cendres sulfuriques (*2.4.14*). Déterminé sur 1,0 g de sulfate d'isoprénaline, le taux des cendres sulfuriques n'est pas supérieur à 0,1 pour cent.

DOSAGE

Dissolvez 0,400 g de sulfate d'isoprénaline dans 20 ml d'*acide acétique anhydre R* en chauffant légèrement si nécessaire. Ajoutez 20 ml de *méthylisobutylcétone R*. Titrez par l'*acide perchlorique 0,1 M*. Déterminez le point de fin de titrage par potentiométrie (*2.2.20*).

1 ml d'*acide perchlorique 0,1 M* correspond à 52,06 mg de $C_{22}H_{36}N_2O_{10}S$.

CONSERVATION

En récipient étanche, à l'abri de la lumière.

01/2002:0725

ISOPROPYLE (MYRISTATE D')

Isopropylis myristas

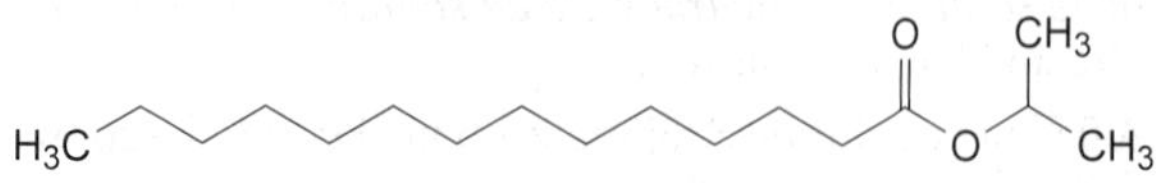

$C_{17}H_{34}O_2$ M_r 270,5

DÉFINITION

Le myristate d'isopropyle contient au minimum 90,0 pour cent de tétradécanoate de 1-méthyléthyle ainsi que des quantités variables d'autres esters isopropyliques d'acides gras.

CARACTÈRES

Liquide limpide, huileux, incolore, non miscible à l'eau, miscible à l'alcool, au chlorure de méthylène, à l'éther, aux huiles grasses et à la paraffine liquide.

IDENTIFICATION

Première identification : B.

Seconde identification : A, C, D.

A. Le myristate d'isopropyle satisfait à l'essai de densité (voir Essai).

B. Examinez les chromatogrammes obtenus dans le dosage. Le pic principal du chromatogramme obtenu avec la solution à examiner est semblable quant à son temps de rétention au pic principal du chromatogramme obtenu avec la solution témoin.

C. Superposez 2 ml d'une solution de myristate d'isopropyle à 1 g/l dans l'*alcool R* à une solution récemment préparée de 20 mg de *diméthylaminobenzaldéhyde R* dans 2 ml d'*acide sulfurique R*. Après 2 min, une coloration rouge-jaune apparaît à la jonction des 2 liquides, puis vire progressivement au rouge.

D. Le myristate d'isopropyle donne la réaction des esters (*2.3.1*). Après chauffage à ébullition, refroidissez, ajoutez 3 ml d'*alcool R* et acidifiez par 1 ml d'*acide chlorhydrique dilué R*.

ESSAI

Aspect de la solution. Dissolvez 2,0 g de myristate d'isopropyle dans du *méthanol R* et complétez à 20 ml avec le même solvant. La solution est limpide (*2.2.1*) et n'est pas plus fortement colorée que la solution témoin J_7 (*2.2.2, Procédé II*).

Densité (*2.2.5*) : 0,850 à 0,855.

Indice de réfraction (*2.2.6*) : 1,434 à 1,437.

Viscosité (*2.2.9*) : 5 mPa·s à 6 mPa·s.

Indice d'acide (*2.5.1*) : au maximum 1,0.

Indice d'iode (*2.5.4*) : au maximum 1,0.

Indice de saponification (*2.5.6*). Déterminé sur 2,00 g de myristate d'isopropyle, l'indice de saponification est de 202 à 212.

Teneur en eau (*2.5.12*). Déterminée sur 5,0 g de myristate d'isopropyle par semi-microdosage, la teneur en eau n'est pas supérieure à 0,1 pour cent.

Cendres sulfuriques (*2.4.14*). Déterminé sur 1,0 g de myristate d'isopropyle, le taux des cendres sulfuriques n'est pas supérieur à 0,1 pour cent.

DOSAGE

Opérez par chromatographie en phase gazeuse (*2.2.28*) en utilisant le *tricosane R* comme étalon interne.

Solution d'étalon interne. Dissolvez 50,0 mg de *tricosane R* dans de l'*heptane R* et complétez à 250,0 ml avec le même solvant.

Solution à examiner. Dissolvez 20,0 mg de myristate d'isopropyle dans de la solution d'étalon interne et complétez à 100,0 ml avec la solution d'étalon interne.

Solution témoin. Dissolvez 20,0 mg de *tétradécanoate d'isopropyle SCR* dans de la solution d'étalon interne et complétez à 100,0 ml avec la solution d'étalon interne.

La chromatographie peut être réalisée en utilisant :

- une colonne de silice fondue, d'une longueur de 50 m et d'un diamètre intérieur de 0,2 mm, recouverte d'un film de *polycyanopropylsiloxane R* d'une épaisseur de 0,2 µm,
- comme gaz vecteur, de l'*hydrogène pour chromatographie R*, à une pression de 0,15 MPa,
- un détecteur à ionisation de flamme,
- un injecteur de type diviseur (1/40),

en programmant la température de la colonne de 125 °C à 185 °C à raison de 10 °C/min et en maintenant la température de la chambre à injection et celle du détecteur à 250 °C.

Injectez un volume approprié de solution à examiner (2 µl environ) et le même volume de solution témoin.

CONSERVATION

A l'abri de la lumière.

01/2002:0839

ISOPROPYLE (PALMITATE D')

Isopropylis palmitas

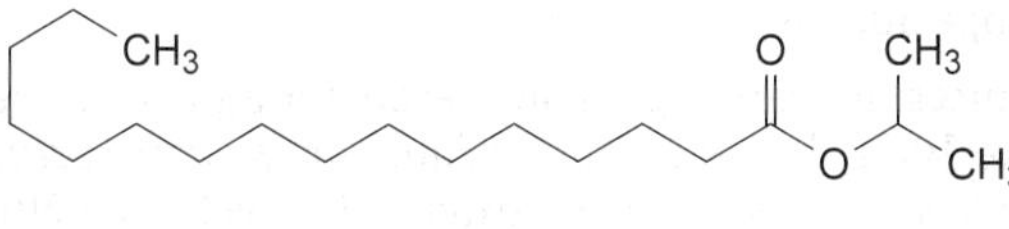

$C_{19}H_{38}O_2$ M_r 298,5

DÉFINITION

Le palmitate d'isopropyle contient au minimum 90,0 pour cent d'hexadécanoate de 1-méthyléthyle ainsi que des quantités variables d'autres esters isopropyliques d'acides gras.

CARACTÈRES

Liquide limpide, huileux, incolore, non miscible à l'eau, miscible à l'alcool, au chlorure de méthylène, à l'éther, aux huiles grasses et à la paraffine liquide.

IDENTIFICATION

Première identification : B.

Seconde identification : A, C, D.

A. Le palmitate d'isopropyle satisfait à l'essai de densité (voir Essai).

B. Examinez les chromatogrammes obtenus dans le dosage. Le pic principal du chromatogramme obtenu avec la solution à examiner est semblable quant à son temps de rétention au pic principal du chromatogramme obtenu avec la solution témoin.

C. Superposez 2 ml d'une solution de palmitate d'isopropyle à 1 g/l dans l'*alcool R* à une solution récemment préparée de 20 mg de *diméthylaminobenzaldéhyde R* dans 2 ml d'*acide sulfurique R*. Après 2 min, il apparaît une coloration rouge-jaune à la jonction des 2 liquides, qui vire progressivement au rouge.

D. Le palmitate d'isopropyle donne la réaction des esters (*2.3.1*). Après chauffage à ébullition, refroidissez, ajoutez 3 ml d'*alcool R* et acidifiez par 1 ml d'*acide chlorhydrique dilué R*.

ESSAI

Aspect de la solution. Dissolvez 2,0 g de palmitate d'isopropyle dans du *méthanol R* et complétez à 20 ml avec le même solvant. La solution est limpide (*2.2.1*) et n'est pas plus fortement colorée que la solution témoin J_7 (*2.2.2, Procédé II*).

Densité (*2.2.5*) : 0,850 à 0,855.

Indice de réfraction (*2.2.6*) : 1,436 à 1,440.

Viscosité (*2.2.9*) : 5 mPa·s à 10 mPa·s.

Indice d'acide (*2.5.1*) : au maximum 1,0.

Indice d'iode (*2.5.4*) : au maximum 1,0.

Indice de saponification (*2.5.6*). Déterminé sur 2,00 g de palmitate d'isopropyle, l'indice de saponification est de 183 à 193.

Teneur en eau (*2.5.12*). Déterminée sur 5,0 g de palmitate d'isopropyle par semi-microdosage, la teneur en eau n'est pas supérieure à 0,1 pour cent.

Cendres sulfuriques (*2.4.14*). Déterminé sur 1,0 g de palmitate d'isopropyle, le taux des cendres sulfuriques n'est pas supérieur à 0,1 pour cent.

DOSAGE

Opérez par chromatographie en phase gazeuse (*2.2.28*) en utilisant le *tricosane R* comme étalon interne.

Solution d'étalon interne. Dissolvez 50,0 mg de *tricosane R* dans de l'*heptane R* et complétez à 250,0 ml avec le même solvant.

Solution à examiner. Dissolvez 20,0 mg de palmitate d'isopropyle dans de la solution d'étalon interne et complétez à 100,0 ml avec la solution d'étalon interne.

Solution témoin. Dissolvez 20,0 mg d'*hexadécanoate d'isopropyle SCR* dans de la solution d'étalon interne et complétez à 100,0 ml avec la solution d'étalon interne.

La chromatographie peut être réalisée en utilisant :

- une colonne de silice fondue, d'une longueur de 50 m et d'un diamètre intérieur de 0,2 mm, dont la paroi interne est recouverte d'un film de *polycyanopropylsiloxane R* d'une épaisseur de 0,2 µm,
- comme gaz vecteur, de l'*hydrogène pour chromatographie R*, à une pression de 0,15 MPa,
- un détecteur à ionisation de flamme,
- un injecteur de type diviseur (1/40),

en programmant la température de la colonne de 125 °C à 185 °C à raison de 10 °C par minute et en maintenant la température de la chambre à injection et celle du détecteur à 250 °C.

Injectez un volume approprié de solution à examiner (2 µl environ) et le même volume de solution témoin.

CONSERVATION

A l'abri de la lumière.

01/2002:0970

ISOPROPYLIQUE (ALCOOL)

Alcohol isopropylicus

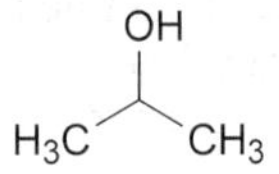

C_3H_8O M_r 60,1

DÉFINITION

L'alcool isopropylique est le propan-2-ol.

CARACTÈRES

Liquide limpide, incolore, miscible à l'eau et à l'alcool.

IDENTIFICATION

A. La densité (*2.2.5*) est de 0,785 à 0,789.

B. L'indice de réfraction (*2.2.6*) est de 1,376 à 1,379.

C. A 1 ml d'alcool isopropylique, ajoutez 2 ml de *solution de dichromate de potassium R* et 1 ml d'*acide sulfurique dilué R*. Chauffez à ébullition. Les vapeurs qui se dégagent colorent en vert un morceau de papier filtre imprégné de *solution de nitrobenzaldéhyde R*. Humectez le papier filtre avec de l'*acide chlorhydrique dilué R*. La coloration vire au bleu.

Monographies D - K

ESSAI

Aspect. L'alcool isopropylique est limpide (*2.2.1*) et incolore (*2.2.2, Procédé II*). Diluez 1 ml d'alcool isopropylique avec de l'*eau R* et complétez à 20 ml avec le même solvant. Après 5 min, la solution est limpide (*2.2.1*).

Acidité ou alcalinité. Chauffez à faible ébullition 25 ml d'alcool isopropylique pendant 5 min. Ajoutez 25 ml d'*eau exempte de dioxyde de carbone R* et laissez refroidir, à l'abri du dioxyde de carbone de l'air. Ajoutez 0,1 ml de *solution de phénolphtaléine R*. La solution est incolore. Le virage de l'indicateur au rose pâle ne nécessite pas plus de 0,6 ml d'*hydroxyde de sodium 0,01 M*.

Benzène et substances apparentées. Opérez par chromatographie en phase gazeuse (*2.2.28*).

Solution à examiner (a). Alcool isopropylique.

Solution à examiner (b). Prélevez 1,0 ml de *2-butanol R1* et complétez à 50,0 ml avec la solution à examiner (a). Prélevez 5,0 ml de cette solution et complétez à 100,0 ml avec la solution à examiner (a).

Solution témoin (a). Prélevez 0,5 ml de *2-butanol R1* et 0,5 ml de *propanol R* et complétez à 50,0 ml avec la solution à examiner (a). Prélevez 5,0 ml de cette solution et complétez à 50,0 ml avec la solution à examiner (a).

Solution témoin (b). Prélevez 100 µl de *benzène R* et complétez à 100,0 ml avec la solution à examiner (a). Prélevez 0,20 ml de cette solution et complétez à 100,0 ml avec la solution à examiner (a).

La chromatographie peut être réalisée en utilisant :

- une colonne capillaire de silice fondue, d'une longueur de 30 m et d'un diamètre intérieur de 0,32 mm, recouverte de *poly[(cyanopropyl)(phényl)][diméthyl]siloxane R* (épaisseur du film 1,8 µm),
- comme gaz vecteur, de l'*hélium pour chromatographie R*, à une vitesse linéaire de 35 cm/s et avec un rapport de division de 1:5,
- comme gaz auxilliaire de l'*azote pour chromatographie R* ou de l'*hélium pour chromatographie R*,
- un détecteur à ionisation de flamme,

en appliquant la programmation de température suivante :

	Intervalle (min)	Température (°C)	Vitesse (°C/min)	Commentaire
Colonne	0 - 12	40		isotherme
	12 - 32	40 → 240	10	gradient linéaire
	32 - 42	240		isotherme
Chambre à injection		280		
Détecteur		280		

Injectez 1 µl de solution témoin (a). Ajustez la sensibilité du système de façon que la hauteur des 2 pics suivant le pic principal représente 50 pour cent au minimum de l'échelle totale de l'enregistreur. L'essai n'est valable que si la résolution entre le premier pic (propanol) et le deuxième pic (2-butanol) n'est pas inférieure à 10.

Injectez 1 µl de solution à examiner (b). S'il apparaît, dans le chromatogramme obtenu, d'autres pics que le pic principal et le pic correspondant au 2-butanol, la somme de leur surface n'est pas supérieure à 3 fois la surface du pic correspondant au 2-butanol (0,3 pour cent).

Injectez 1 µl de solution témoin (b). Ajustez la sensibilité du système de façon que la hauteur du pic correspondant au benzène et dont le temps de rétention est de 10 min environ représente 10 pour cent au minimum de l'échelle totale de l'enregistreur.

Injectez 1 µl de solution à examiner (a). S'il apparaît, dans le chromatogramme obtenu, un pic correspondant au benzène, sa surface n'est pas supérieure à la moitié de la surface du pic correspondant dans le chromatogramme obtenu avec la solution témoin (b) (2 ppm).

Peroxydes. Dans un tube à essai à bouchon rodé de 12 ml et d'un diamètre de 15 mm environ, introduisez 8 ml de *solution amidonnée d'iodure de potassium R*. Remplissez entièrement d'alcool isopropylique. Agitez énergiquement et laissez reposer à l'abri de la lumière pendant 30 min. Il ne se développe aucune coloration.

Substances non volatiles. Faites évaporer au bain-marie à siccité 100 g d'alcool isopropylique *après avoir vérifié qu'il satisfait à l'essai des peroxydes*. Desséchez à l'étuve à 100-105 °C. La masse du résidu n'est pas supérieure à 2 mg (20 ppm).

Teneur en eau (*2.5.12*). Déterminée par semi-microdosage sur 5,0 g d'alcool isopropylique, la teneur en eau n'est pas supérieure à 0,5 pour cent.

CONSERVATION

A l'abri de la lumière.

IMPURETÉS

A. acétone,

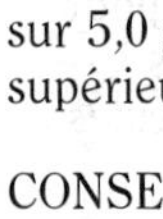

B. benzène,

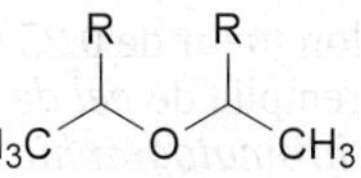

C. R = CH_3 : 2-(1-méthyléthoxy)propane (éther diisopropylique),

D. R = H : éthoxyéthane (éther diéthylique),

E. CH_3-OH : méthanol,

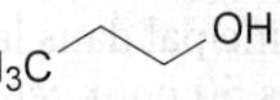

F. propan-1-ol (*n*-propanol).

01/2002:1117

ISOSORBIDE (DINITRATE D') DILUÉ

Isosorbidi dinitras dilutus

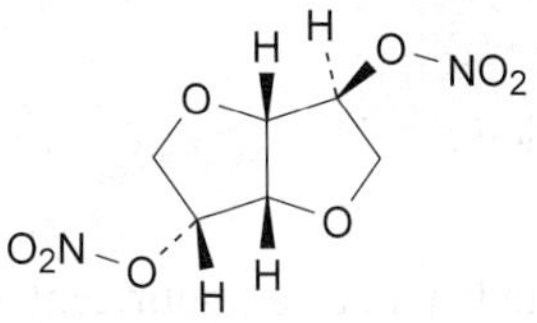

$C_6H_8N_2O_8$ M_r 236,1

DÉFINITION

Le dinitrate d'isosorbide dilué est un mélange sec de dinitrate d'isosorbide et de *Lactose monohydraté (0187)* ou de *Mannitol (0559)*. Il contient au minimum 95,0 pour cent *m/m* et au maximum 105,0 pour cent *m/m* de la valeur indiquée sur l'étiquette en 2,5-dinitrate de 1,4:3,6-dianhydro-D-glucitol.

AVERTISSEMENT : Le dinitrate d'isosorbide non dilué peut exploser au choc ou par chaleur excessive. Des précautions appropriées doivent être prises et seules des quantités extrêmement faibles doivent être manipulées.

CARACTÈRES

Le dinitrate d'isosorbide non dilué est une poudre cristalline fine, blanche, très peu soluble dans l'eau, très soluble dans l'acétone, assez soluble dans l'alcool.

La solubilité du produit dilué dépend du diluant et de sa concentration.

IDENTIFICATION

Première identification : A, C, D.

Seconde identification : B, C, D.

A. Examinez le résidu obtenu dans l'identification D par spectrophotométrie d'absorption dans l'infrarouge (*2.2.24*) en comparant avec le spectre du résidu obtenu de la même manière à partir du *dinitrate d'isosorbide SCR*. Examinez les résidus sous forme de pastilles.

B. Opérez par chromatographie sur couche mince (*2.2.27*) en utilisant une plaque recouverte de *gel de silice G R*.

Solution à examiner. Agitez une quantité de substance à examiner correspondant à 10 mg de dinitrate d'isosorbide avec 10 ml d'*alcool R* pendant 5 min et filtrez.

Solution témoin. Agitez une quantité de *dinitrate d'isosorbide SCR* correspondant à 10 mg de dinitrate d'isosorbide avec 10 ml d'*alcool R* pendant 5 min et filtrez.

Déposez sur la plaque 10 µl de chaque solution. Développez sur un parcours de 15 cm avec un mélange de 5 volumes de *méthanol R* et de 95 volumes de *chlorure de méthylène R*. Faites sécher la plaque dans un courant d'air. Pulvérisez de la *solution amidonnée d'iodure de potassium R* fraîchement préparée. Exposez la plaque à la lumière ultraviolette à 254 nm pendant 15 min. Examinez à la lumière du jour. La tache principale du chromatogramme obtenu avec la solution à examiner est semblable quant à sa position, sa coloration et ses dimensions à la tache principale du chromatogramme obtenu avec la solution témoin.

C. Opérez par chromatographie sur couche mince (*2.2.27*) en utilisant une plaque recouverte de *gel de silice G R*.

Solution à examiner. Agitez une quantité de substance à examiner correspondant à 0,10 g de lactose ou de mannitol avec 10 ml d'*eau R*. Filtrez si nécessaire.

Solution témoin (a). Dissolvez 0,10 g de *lactose R* dans de l'*eau R* et complétez à 10 ml avec le même solvant.

Solution témoin (b). Dissolvez 0,10 g de *mannitol R* dans de l'*eau R* et complétez à 10 ml avec le même solvant.

Solution témoin (c). Mélangez des volumes égaux des solutions témoins (a) et (b).

Déposez sur la plaque 1 µl de chaque solution et séchez soigneusement les dépôts. Développez sur un parcours de 15 cm avec un mélange de 10 volumes d'*eau R*, de 15 volumes de *méthanol R*, de 25 volumes d'*acide acétique anhydre R* et de 50 volumes de *chlorure d'éthylène R* mesurés avec précision car un faible excès d'eau suffit à troubler la solution. Faites sécher la plaque dans un courant d'air chaud. Répétez immédiatement le développement en renouvelant la phase mobile. Faites sécher la plaque dans un courant d'air chaud. Pulvérisez de la *solution d'acide 4-aminobenzoïque R*. Séchez la plaque dans un courant d'air froid jusqu'à disparition de l'acétone. Chauffez la plaque à 100 °C pendant 15 min. Laissez refroidir et pulvérisez une solution de *periodate de sodium R* à 2 g/l. Séchez la plaque dans un courant d'air froid. Chauffez la plaque à 100 °C pendant 15 min. La tache principale du chromatogramme obtenu avec la solution à examiner est semblable quant à sa position, sa coloration et ses dimensions à la tache principale du chromatogramme obtenu avec la solution témoin (a) pour le lactose ou à la tache principale du chromatogramme obtenu avec la solution témoin (b) pour le mannitol. L'identification n'est valable que si le chromatogramme obtenu avec la solution témoin (c) présente 2 taches nettement séparées.

D. Agitez une quantité de substance à examiner correspondant à 25 mg de dinitrate d'isosorbide avec 10 ml d'*acétone R* pendant 5 min. Filtrez, évaporez à siccité à une température inférieure à 40 °C et desséchez le résidu sous une pression de 0,7 kPa sur du *pentoxyde de diphosphore R* pendant 16 h. Le point de fusion (*2.2.14*) du résidu est de 69 °C à 72 °C.

ESSAI

Nitrates inorganiques. Opérez par chromatographie sur couche mince (*2.2.27*) en utilisant une plaque recouverte de *gel de silice H R*.

Solution à examiner. Agitez une quantité de substance à examiner correspondant à 0,10 g de dinitrate d'isosorbide avec 5 ml d'*alcool R* et filtrez.

Solution témoin. Dissolvez 10 mg de *nitrate de potassium R* dans 1 ml d'*eau R* et complétez à 100 ml avec de l'*alcool R*.

Déposez sur la plaque 10 µl de chaque solution. Développez sur un parcours de 15 cm avec un mélange de 15 volumes d'*acide acétique glacial R*, de 30 volumes d'*acétone R* et de 60 volumes de *toluène R*. Faites sécher la plaque dans un courant d'air jusqu'à disparition complète des vapeurs d'acide acétique. Pulvérisez copieusement de la *solution amidonnée d'iodure de potassium R* fraîchement préparée. Exposez la plaque à la lumière ultraviolette à 254 nm pendant 15 min. Examinez à la lumière du jour. S'il apparaît une tache correspondant à l'ion nitrate dans le chromatogramme obtenu avec la solution à examiner, elle n'est pas plus intense que la tache du chromatogramme obtenu avec la solution témoin (0,5 pour cent, calculé en nitrate de potassium).

5-nitrate d'isosorbide et 2-nitrate d'isosorbide. Opérez par chromatographie liquide (*2.2.29*) comme décrit sous Dosage, avec le détecteur réglé à 210-215 nm.

Lorsque les chromatogrammes sont enregistrés dans les conditions prescrites, les temps de rétention sont de 5 min environ pour le dinitrate d'isosorbide, de 8 min environ pour le 2-nitrate d'isosorbide et de 11 min environ pour le 5-nitrate d'isosorbide.

Injectez 10 µl de solution témoin (c). Ajustez la sensibilité du système de façon que la hauteur du pic principal dans le chromatogramme obtenu avec la solution témoin (c) représente au moins 20 pour cent de l'échelle totale de l'enregistreur.

Injectez 10 µl de solution témoin (e). L'essai n'est valable que si, dans le chromatogramme obtenu avec la solution témoin (e), la résolution entre les pics correspondant respectivement au dinitrate d'isosorbide et au 2-nitrate d'isosorbide n'est pas inférieure à 6,0.

Injectez 10 µl de solution à examiner (a), 10 µl de solution témoin (c) et 10 µl de solution témoin (d). S'il apparaît dans le chromatogramme obtenu avec la solution à examiner (a), un pic correspondant au 2-nitrate d'isosorbide, sa surface n'est pas supérieure à celle du pic principal du chromatogramme obtenu avec la solution témoin (c) (0,5 pour cent). S'il apparaît, dans le chromatogramme obtenu avec la solution à examiner (a), un pic correspondant au 5-nitrate d'isosorbide, sa surface n'est pas supérieure à la surface du pic principal du chromatogramme obtenu avec la solution témoin (d) (0,5 pour cent).

DOSAGE

Opérez par chromatographie liquide (*2.2.29*).

Solution à examiner (a). Traitez par ultrasons pendant 15 min une quantité de substance à examiner correspondant à 25,0 mg de dinitrate d'isosorbide avec 20 ml de phase mobile et complétez à 25,0 ml avec la phase mobile. Filtrez à travers une membrane filtrante appropriée.

Solution à examiner (b). Prélevez 1,0 ml de solution à examiner (a) et complétez à 10,0 ml avec la phase mobile.

Solution témoin (a). Traitez par ultrasons pendant 15 min une quantité de *dinitrate d'isosorbide SCR* correspondant à 25,0 mg de dinitrate d'isosorbide avec 20 ml de phase mobile et complétez à 25,0 ml avec la phase mobile. Filtrez à travers une membrane filtrante appropriée.

Solution témoin (b). Prélevez 1,0 ml de solution témoin (a) et complétez à 10,0 ml avec la phase mobile.

Solution témoin (c). Dissolvez 10,0 mg de *2-nitrate d'isosorbide SCR* dans la phase mobile et complétez à 10,0 ml avec la phase mobile. Prélevez 0,1 ml de solution et complétez à 20,0 ml avec la phase mobile.

Solution témoin (d). Dissolvez 10,0 mg de *mononitrate d'isosorbide SCR* dans la phase mobile et complétez à 10,0 ml avec la phase mobile. Prélevez 0,1 ml de solution et complétez à 20,0 ml avec la phase mobile.

Solution témoin (e). Dissolvez 5 mg de *2-nitrate d'isosorbide SCR* dans la phase mobile et complétez à 10 ml avec la phase mobile. A 1 ml de solution, ajoutez 0,5 ml de solution témoin (a) et complétez à 10 ml avec la phase mobile.

La chromatographie peut être réalisée en utilisant :

- une colonne d'acier inoxydable, d'une longueur de 0,25 m et d'un diamètre intérieur de 4,6 mm, remplie de *gel de silice aminopropylméthylsilylé pour chromatographie R* (10 µm),
- comme phase mobile, à un débit de 1 ml/min, un mélange de 15 volumes d'*éthanol R* et de 85 volumes de *triméthylpentane R*,
- comme détecteur, un spectrophotomètre réglé à 230 nm.

Injectez 20 µl de solution témoin (b). Ajustez la sensibilité du système de façon que la hauteur du pic principal dans le chromatogramme obtenu représente au moins 50 pour cent de l'échelle totale de l'enregistreur. Si les surfaces des pics dus à 2 injections successives diffèrent de plus de 1,0 pour cent, procédez à 4 injections supplémentaires et calculez, pour les 6 injections, l'écart type relatif. Le dosage n'est valable que si l'écart type relatif pour les 6 injections n'est pas supérieur à 2,0 pour cent. Injectez alternativement la solution à examiner (b) et la solution témoin (b).

Calculez la teneur de dinitrate d'isosorbide en pour cent de la valeur déclarée.

CONSERVATION

A l'abri de la lumière.

ÉTIQUETAGE

L'étiquette indique la teneur en pour cent de dinitrate d'isosorbide.

IMPURETÉS

A. nitrates inorganiques,

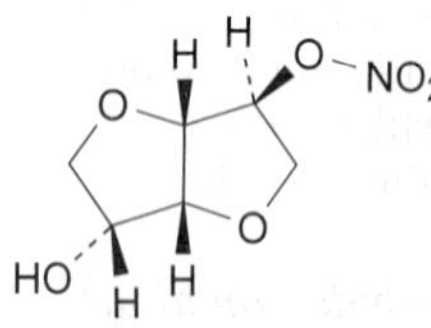

B. 2-nitrate d'isosorbide,

C. mononitrate d'isosorbide (5-nitrate d'isosorbide).

01/2002:1118

ISOSORBIDE (MONONITRATE D') DILUÉ

Isosorbidi mononitras dilutus

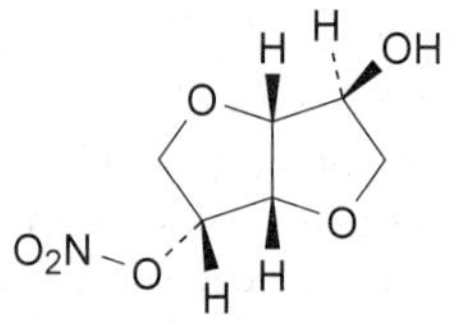

$C_6H_9NO_6$ M_r 191,1

DÉFINITION

Le mononitrate d'isosorbide dilué est un mélange sec de mononitrate d'isosorbide et de *Lactose monohydraté (0187)* ou de *Mannitol (0559)*. Il contient au minimum 95,0 pour cent *m/m* et au maximum 105,0 pour cent *m/m* de la valeur indiquée sur l'étiquette en 5-nitrate de 1,4:3,6-dianhydro-D-glucitol.

CARACTÈRES

Le mononitrate d'isosorbide non dilué est une poudre cristalline blanche, facilement soluble dans l'eau, dans l'acétone, dans l'alcool et dans le chlorure de méthylène.

La solubilité du produit dilué dépend du diluant et de sa concentration.

IDENTIFICATION

Première identification : A, C, D.

Seconde identification : B, C, D.

A. Examinez le résidu obtenu dans l'identification D par spectrophotométrie d'absorption dans l'infrarouge (*2.2.24*), en comparant avec le spectre du résidu obtenu de la même manière à partir du *mononitrate d'isosorbide SCR*. Examinez les résidus sous forme de pastilles.

B. Opérez par chromatographie sur couche mince (*2.2.27*) en utilisant une plaque recouverte de *gel de silice G R*.

Solution à examiner. Agitez une quantité de substance à examiner correspondant à 10 mg de mononitrate d'isosorbide avec 10 ml d'*alcool R* pendant 5 min et filtrez.

Solution témoin. Dissolvez 10 mg de *mononitrate d'isosorbide SCR* dans de l'*alcool R* et complétez à 10 ml avec le même solvant.

Déposez sur la plaque 10 µl de chaque solution. Développez sur un parcours de 15 cm avec un mélange de 5 volumes de *méthanol R* et de 95 volumes de *chlorure de méthylène R*. Faites sécher la plaque dans un courant d'air. Pulvérisez de la *solution amidonnée d'iodure de potassium R* fraîchement préparée. Exposez la plaque à la lumière ultraviolette à 254 nm pendant 15 min. Examinez à la lumière du jour. La tache principale du chromatogramme obtenu avec la solution à examiner est semblable quant à sa position, sa coloration et ses dimensions à la tache principale du chromatogramme obtenu avec la solution témoin.

C. Opérez par chromatographie sur couche mince (*2.2.27*) en utilisant une plaque recouverte de *gel de silice G R*.

Solution à examiner. Agitez une quantité de substance à examiner correspondant à 0,10 g de lactose ou de mannitol avec 10 ml d'*eau R*. Filtrez si nécessaire.

Solution témoin (a). Dissolvez 0,10 g de *lactose R* dans de l'*eau R* et complétez à 10 ml avec le même solvant.

Solution témoin (b). Dissolvez 0,10 g de *mannitol R* dans de l'*eau R* et complétez à 10 ml avec le même solvant.

Solution témoin (c). Mélangez des volumes égaux des solutions témoins (a) et (b).

Déposez sur la plaque 1 µl de chaque solution et séchez soigneusement les dépôts. Développez sur un parcours de 15 cm avec un mélange de 10 volumes d'*eau R*, de 15 volumes de *méthanol R*, de 25 volumes d'*acide acétique anhydre R* et de 50 volumes de *chlorure d'éthylène R*, mesurés avec précision car un faible excès d'eau suffit à troubler la solution. Faites sécher la plaque dans un courant d'air chaud. Répétez immédiatement le développement en renouvelant la phase mobile. Faites sécher la plaque dans un courant d'air chaud. Pulvérisez de la *solution d'acide 4-aminobenzoïque R*. Séchez la plaque dans un courant d'air froid jusqu'à disparition de l'acétone. Chauffez la plaque à 100 °C pendant 15 min. Laissez refroidir et pulvérisez une solution de *periodate de sodium R* à 2 g/l. Séchez la plaque dans un courant d'air froid. Chauffez la plaque à 100 °C pendant 15 min. La tache principale du chromatogramme obtenu avec la solution à examiner est semblable quant à sa position, sa coloration et ses dimensions à la tache principale du chromatogramme obtenu avec la solution témoin (a) pour le lactose ou à la tache principale du chromatogramme obtenu avec la solution témoin (b) pour le mannitol.

L'identification n'est valable que si le chromatogramme obtenu avec la solution témoin (c) présente 2 taches nettement séparées.

D. Agitez une quantité de substance à examiner correspondant à 25 mg de mononitrate d'isosorbide avec 10 ml d'*acétone R* pendant 5 min. Filtrez, évaporez à siccité à une température inférieure à 40 °C et desséchez le résidu sous une pression de 0,7 kPa sur du *pentoxyde de diphosphore R* pendant 16 h. Le point de fusion (*2.2.14*) du résidu est de 89 °C à 91 °C.

ESSAI

Nitrates inorganiques. Opérez par chromatographie sur couche mince (*2.2.27*) en utilisant une plaque recouverte de *gel de silice H R*.

Solution à examiner. Agitez une quantité de substance à examiner correspondant à 0,10 g de mononitrate d'isosorbide avec 5 ml d'*alcool R* et filtrez.

Solution témoin. Dissolvez 10 mg de *nitrate de potassium R* dans 1 ml d'*eau R* et complétez à 100 ml avec de l'*alcool R*.

Déposez séparément sur la plaque 10 µl de chaque solution. Développez sur un parcours de 15 cm avec un mélange de 15 volumes d'*acide acétique glacial R*, de 30 volumes d'*acétone R* et de 60 volumes de *toluène R*. Faites sécher la plaque dans un courant d'air jusqu'à disparition complète des vapeurs d'acide acétique. Pulvérisez copieusement de la *solution amidonnée d'iodure de potassium R* fraîchement préparée. Exposez la plaque à la lumière ultraviolette à 254 nm pendant 15 min. Examinez à la lumière du jour. S'il apparaît une tache correspondant à l'ion nitrate dans le chromatogramme obtenu avec la solution à examiner, elle n'est pas plus intense que la tache du chromatogramme obtenu avec la solution témoin (0,5 pour cent, calculé en nitrate de potassium).

Dinitrate d'isosorbide et 2-nitrate d'isosorbide. Opérez par chromatographie liquide (*2.2.29*) comme décrit sous Dosage, avec le détecteur réglé à 210-215 nm.

Lorsque les chromatogrammes sont enregistrés dans les conditions prescrites, les temps de rétention sont de 5 min environ pour le dinitrate d'isosorbide, de 8 min environ pour le 2-nitrate d'isosorbide et de 11 min environ pour le 5-nitrate d'isosorbide.

Injectez 10 µl de solution témoin (b). Ajustez la sensibilité du système de façon que la hauteur du pic principal dans le chromatogramme obtenu avec la solution témoin (b) représente au moins 20 pour cent de l'échelle totale de l'enregistreur.

Injectez 10 µl de solution témoin (d). L'essai n'est valable que si, dans le chromatogramme obtenu avec la solution témoin (d), la résolution entre les pics correspondant respectivement au 2-nitrate d'isosorbide et au 5-nitrate d'isosorbide n'est pas inférieure à 4,0.

Injectez 10 µl de solution à examiner (a), 10 µl de solution témoin (b) et 10 µl de solution témoin (c). S'il apparaît dans le chromatogramme obtenu avec la solution à examiner (a), un pic correspondant au 2-nitrate d'isosorbide, sa surface n'est pas supérieure à celle du pic principal du chromatogramme obtenu avec la solution témoin (b) (0,5 pour cent). S'il apparaît, dans le chromatogramme obtenu avec la solution à examiner (a), un pic correspondant au dinitrate d'isosorbide, sa surface n'est pas supérieure à celle du pic principal du chromatogramme obtenu avec la solution témoin (c) (0,5 pour cent).

DOSAGE

Opérez par chromatographie liquide (*2.2.29*).

Solution à examiner (a). Traitez par ultrasons pendant 15 min une quantité de substance à examiner correspondant à 25,0 mg de mononitrate d'isosorbide avec 20 ml de phase mobile et complétez à 25,0 ml avec la phase mobile. Filtrez à travers une membrane filtrante appropriée.

Solution à examiner (b). Prélevez 1,0 ml de solution à examiner (a) et complétez à 10,0 ml avec la phase mobile.

Solution témoin (a). Dissolvez 25,0 mg de *mononitrate d'isosorbide SCR* dans la phase mobile et complétez à 25,0 ml avec la phase mobile. Prélevez 1,0 ml de solution et complétez à 10,0 ml avec la phase mobile.

Solution témoin (b). Dissolvez 10,0 mg de *2-nitrate d'isosorbide SCR* dans la phase mobile et complétez à 10,0 ml avec la phase mobile. Prélevez 0,1 ml de solution et complétez à 20,0 ml avec la phase mobile.

Solution témoin (c). Traitez par ultrasons pendant 15 min une quantité de *dinitrate d'isosorbide SCR* correspondant à 10,0 mg de dinitrate d'isosorbide avec 15 ml de phase mobile et complétez à 20,0 ml avec la phase mobile. Filtrez à travers une membrane filtrante appropriée. Prélevez 0,1 ml de solution et complétez à 10,0 ml avec la phase mobile.

Solution témoin (d). Dissolvez 5 mg de *mononitrate d'isosorbide SCR* et 5 mg de *2-nitrate d'isosorbide SCR* dans la phase mobile et complétez à 10 ml avec la phase mobile. Prélevez 1 ml de solution et complétez à 10 ml avec la phase mobile.

La chromatographie peut être réalisée en utilisant :

- une colonne d'acier inoxydable, d'une longueur de 0,25 m et d'un diamètre intérieur de 4,6 mm, remplie de *gel de silice aminopropylméthylsilylé pour chromatographie R* (10 µm),
- comme phase mobile, à un débit de 1 ml/min, un mélange de 15 volumes d'*éthanol R* et de 85 volumes de *triméthylpentane R*,
- comme détecteur, un spectrophotomètre réglé à 230 nm.

Injectez 20 µl de solution témoin (a). Ajustez la sensibilité du système de façon que la hauteur du pic principal dans le chromatogramme obtenu représente au moins 50 pour cent de l'échelle totale de l'enregistreur. Si les surfaces des pics dus à 2 injections successives diffèrent de plus de 1,0 pour cent, procédez à 4 injections supplémentaires et calculez, pour les 6 injections, l'écart type relatif. Le dosage n'est valable que si l'écart type relatif pour les 6 injections n'est pas supérieur à 2,0 pour cent. Injectez alternativement la solution à examiner (b) et la solution témoin (a).

Calculez la teneur de mononitrate d'isosorbide en pour cent de la valeur déclarée.

CONSERVATION

A l'abri de la lumière.

ÉTIQUETAGE

L'étiquette indique la teneur en pour cent de mononitrate d'isosorbide.

IMPURETÉS

A. nitrates inorganiques,

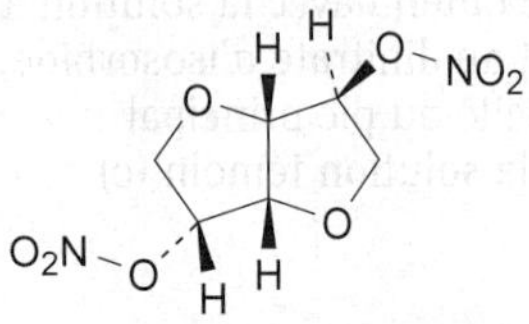

B. dinitrate d'isosorbide,

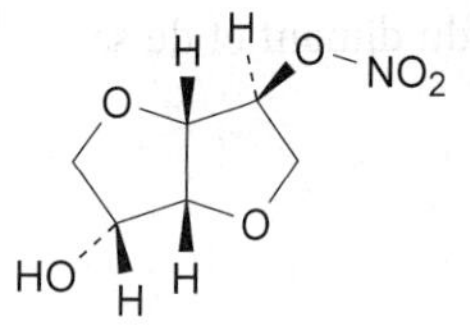

C. 2-nitrate d'isosorbide.

01/2002:1019

ISOTRÉTINOÏNE

Isotretinoinum

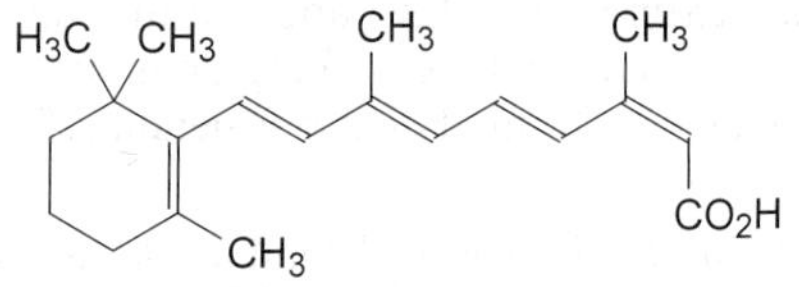

$C_{20}H_{28}O_2$ M_r 300,4

DÉFINITION

L'isotrétinoïne contient au minimum 98,0 pour cent et au maximum l'équivalent de 102,0 pour cent d'acide (2*Z*,4*E*,6*E*,8*E*)-3,7-diméthyl-9-(2,6,6-triméthylcyclohex-1-ényl)nona-2,4,6,8-tétraénoïque, calculé par rapport à la substance desséchée.

CARACTÈRES

Poudre cristalline, jaune à orange pâle, pratiquement insoluble dans l'eau, soluble dans le chlorure de méthylène, peu soluble dans l'alcool. L'isotrétinoïne est sensible à l'air, à la chaleur et à la lumière, surtout en solution.

Effectuez toutes les opérations aussi rapidement que possible en évitant toute exposition à la lumière actinique ; utilisez des solutions récemment préparées.

IDENTIFICATION

Première identification : A, B.

Seconde identification : A, C, D.

A. Dissolvez 75,0 mg d'isotrétinoïne dans 5 ml de *chlorure de méthylène R* et complétez immédiatement à 100,0 ml avec du 2-propanol acidifié (préparé en diluant 1 ml d'*acide chlorhydrique 0,01 M* dans du *2-propanol R* et en complétant à 1000 ml avec le même solvant). Prélevez 5,0 ml de cette solution et complétez à 100,0 ml avec du 2-propanol acidifié (solution A). Prélevez 5,0 ml de solution A et complétez à 50,0 ml avec du 2-propanol acidifié. Examinée de 300 nm à 400 nm (*2.2.25*), la solution présente un maximum d'absorption à 354 nm. L'absorbance spécifique au maximum est de 1290 à 1420.

B. Examinez l'isotrétinoïne par spectrophotométrie d'absorption dans l'infrarouge (*2.2.24*), en comparant avec le spectre obtenu avec l'*isotrétinoïne SCR*. Examinez les substances sous forme de pastilles.

C. Opérez par chromatographie sur couche mince (*2.2.27*) en utilisant une *plaque au gel de silice GF_{254} pour CCM R*.

Solution à examiner. Dissolvez 10 mg d'isotrétinoïne dans du *chlorure de méthylène R* et complétez à 10 ml avec le même solvant.

Solution témoin (a). Dissolvez 10 mg d'*isotrétinoïne SCR* dans du *chlorure de méthylène R* et complétez à 10 ml avec le même solvant.

Solution témoin (b). Dissolvez 10 mg d'*isotrétinoïne SCR* et 10 mg de *trétinoïne SCR* dans du *chlorure de méthylène R* et complétez à 10 ml avec le même solvant.

Monographies D - K

Déposez séparément sur la plaque 5 µl de chaque solution. Développez sur un parcours de 15 cm avec un mélange de 2 volumes d'*acide acétique glacial R*, de 4 volumes d'*acétone R*, de 40 volumes d'*éther exempt de peroxydes R* et de 54 volumes de *cyclohexane R*. Laissez sécher la plaque à l'air. Examinez en lumière ultraviolette à 254 nm. La tache principale du chromatogramme obtenu avec la solution à examiner est semblable quant à sa position et ses dimensions à la tache principale du chromatogramme obtenu avec la solution témoin (a). L'identification n'est valable que si le chromatogramme obtenu avec la solution témoin (b) présente 2 taches principales nettement séparées.

D. Dissolvez 5 mg environ d'isotrétinoïne dans 2 ml de *solution de trichlorure d'antimoine R*. Il se développe une coloration rouge intense qui vire au violet.

ESSAI

Substances apparentées. Opérez par chromatographie liquide (*2.2.29*).

Solution à examiner. Dissolvez 0,100 g d'isotrétinoïne dans du *méthanol R* et complétez à 50,0 ml avec le même solvant.

Solution témoin (a). Dissolvez 10,0 mg de *trétinoïne SCR* dans du *méthanol R* et complétez à 10,0 ml avec le même solvant.

Solution témoin (b). Prélevez 1,0 ml de solution témoin (a) et complétez à 25,0 ml avec du *méthanol R*.

Solution témoin (c). Mélangez 1,0 ml de solution témoin (a) avec 0,5 ml de solution à examiner et complétez à 25,0 ml avec du *méthanol R*.

Solution témoin (d). Prélevez 0,5 ml de solution à examiner et complétez à 100,0 ml avec du *méthanol R*.

La chromatographie peut être réalisée en utilisant :

- une colonne d'acier inoxydable, d'une longueur de 0,15 m et d'un diamètre intérieur de 4,6 mm, remplie de *gel de silice octadécylsilylé pour chromatographie R* (3 µm),
- comme phase mobile, à un débit de 1,0 ml/min, un mélange de 5 volumes d'*acide acétique glacial R*, de 225 volumes d'*eau R* et de 770 volumes de *méthanol R*,
- comme détecteur, un spectrophotomètre réglé à 355 nm.

Injectez séparément 10 µl des solutions témoins (b), (c) et (d) et de la solution à examiner. Ajustez la sensibilité du détecteur de façon que la hauteur du pic principal du chromatogramme obtenu avec la solution témoin (b) représente au moins 70 pour cent de l'échelle totale de l'enregistreur. L'essai n'est valable que si la résolution entre les pics dus respectivement à l'isotrétinoïne et à la trétinoïne dans le chromatogramme obtenu avec la solution témoin (c) n'est pas inférieure à 2,0. S'il apparaît, dans le chromatogramme obtenu avec la solution à examiner, un pic dû à la trétinoïne, sa surface n'est pas supérieure à la surface du pic principal du chromatogramme obtenu avec la solution témoin (b) (2,0 pour cent). S'il apparaît, dans le chromatogramme obtenu avec la solution à examiner, d'autres pics que le pic principal et le pic dû à la trétinoïne, la somme de leur surface n'est pas supérieure à la surface du pic principal du chromatogramme obtenu avec la solution témoin (d) (0,5 pour cent).

Métaux lourds (*2.4.8*). 0,5 g d'isotrétinoïne satisfait à l'essai limite D des métaux lourds (20 ppm). Préparez le témoin avec 1 ml de *solution à 10 ppm de plomb (Pb) R*.

Perte à la dessiccation (*2.2.32*). Déterminée sous vide pendant 16 h sur 1,000 g d'isotrétinoïne, la perte à la dessiccation n'est pas supérieure à 0,5 pour cent.

Cendres sulfuriques (*2.4.14*). Déterminé sur 1,0 g d'isotrétinoïne, le taux des cendres sulfuriques n'est pas supérieur à 0,1 pour cent.

DOSAGE

Dissolvez 0,200 g d'isotrétinoïne dans 70 ml d'*acétone R*. Titrez par l'*hydroxyde de tétrabutylammonium 0,1 M*. Déterminez le point de fin de titrage par potentiométrie (*2.2.20*).

1 ml d'*hydroxyde de tétrabutylammonium 0,1 M* correspond à 30,04 mg de $C_{20}H_{28}O_2$.

CONSERVATION

En récipient étanche, à l'abri de la lumière, à une température ne dépassant pas 25 °C.

Il est recommandé d'utiliser rapidement le contenu d'un récipient entamé et de protéger toute quantité non utilisée par une atmosphère de gaz inerte.

IMPURETÉS

A. trétinoïne,

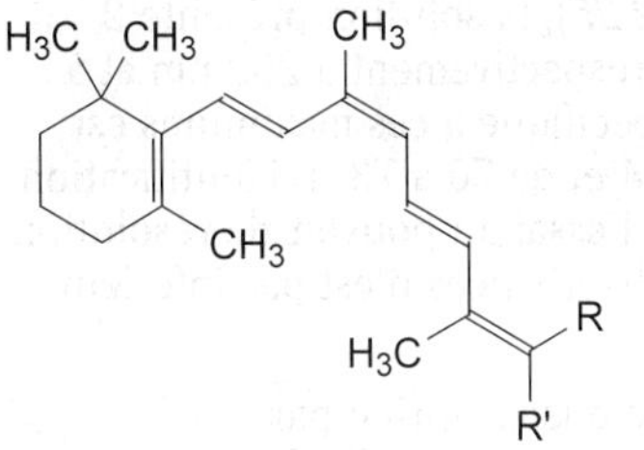

B. R = CO_2H, R' = H : acide (2*Z*,4*E*,6*Z*,8*E*)-3,7-diméthyl-9-(2,6,6-triméthylcyclohex-1-ényl)nona-2,4,6,8-tétraénoïque (acide 9,13-di-*cis*-rétinoïque),

D. R = H, R' = CO_2H : acide (2*E*,4*E*,6*Z*,8*E*)-3,7-diméthyl-9-(2,6,6-triméthylcyclohex-1-ényl)nona-2,4,6,8-tétraénoïque (acide 9-*cis*-rétinoïque),

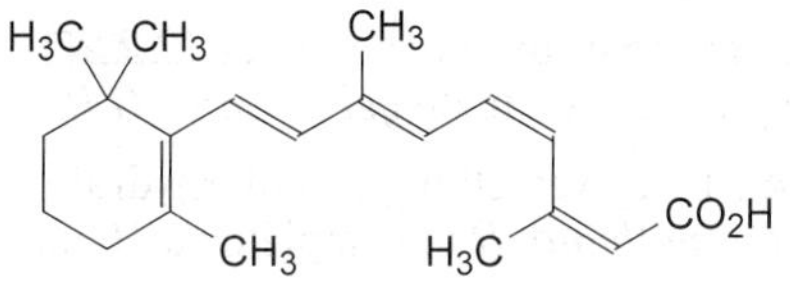

C. acide (2*Z*,4*Z*,6*E*,8*E*)-3,7-diméthyl-9-(2,6,6-triméthylcyclohex-1-ényl)nona-2,4,6,8-tétraénoïque (acide 11,13-di-*cis*-rétinoïque),

E. produits d'oxydation de l'isotrétinoïne.

01/2002:1119

ISOXSUPRINE (CHLORHYDRATE D')

Isoxsuprini hydrochloridum

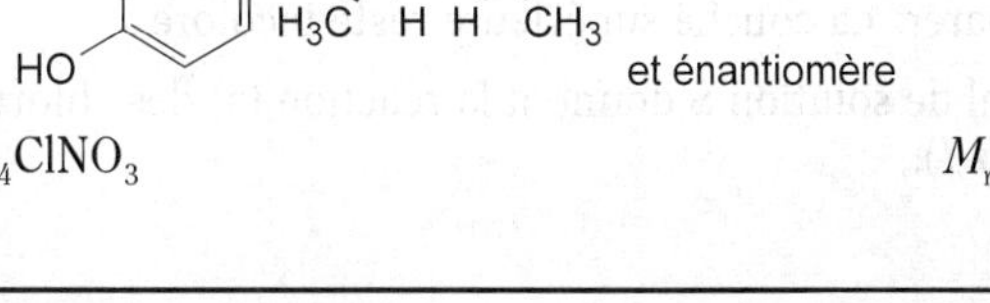

$C_{18}H_{24}ClNO_3$ M_r 337,8

Monographies D - K

DÉFINITION

Le chlorhydrate d'isoxsuprine contient au minimum 99,0 pour cent et au maximum l'équivalent de 101,0 pour cent de chlorhydrate de (1*RS*,2*SR*)-1-(4-hydroxyphényl)-2-[[(1*SR*)-1-méthyl-2-phénoxyéthyl]amino]propan-1-ol, calculé par rapport à la substance desséchée.

CARACTÈRES

Poudre cristalline, blanche ou sensiblement blanche, assez soluble dans l'eau et dans l'alcool, pratiquement insoluble dans le chlorure de méthylène et dans l'éther.

Le chlorhydrate d'isoxsuprine fond en se décomposant vers 205 °C.

IDENTIFICATION

Première identification : B, E.

Seconde identification : A, C, D, E.

A. Dissolvez 50,0 mg de chlorhydrate d'isoxsuprine dans l'*acide chlorhydrique 0,1 M* et complétez à 50,0 ml avec le même acide. Prélevez 10,0 ml de solution et complétez à 100,0 ml avec l'*acide chlorhydrique 0,1 M.* Examinée de 230 nm à 350 nm (*2.2.25*), la solution présente 2 maximums d'absorption respectivement à 269 nm et à 275 nm. L'absorbance spécifique à ces maximums est respectivement de 71 à 74 et de 70 à 73. L'identification n'est valable que si, dans l'essai du pouvoir de résolution (*2.2.25*), le rapport des absorbances n'est pas inférieur à 1,7.

B. Examinez le chlorhydrate d'isoxsuprine par spectrophotométrie d'absorption dans l'infrarouge (*2.2.24*), en comparant avec le spectre obtenu avec le *chlorhydrate d'isoxsuprine SCR.* Examinez les substances sous forme de pastilles. Si les spectres obtenus présentent des différences, dissolvez respectivement 50 mg de la substance à examiner et de la substance de référence dans 2 ml de *méthanol R,* ajoutez 15 ml de *chlorure de méthylène R,* évaporez à siccité et enregistrez de nouveaux spectres à partir des résidus.

C. Opérez par chromatographie sur couche mince (*2.2.27*) en utilisant une plaque recouverte de *gel de silice G R.*

Solution à examiner. Dissolvez 20 mg de chlorhydrate d'isoxsuprine dans du *méthanol R* et complétez à 10 ml avec le même solvant.

Solution témoin. Dissolvez 20 mg de *chlorhydrate d'isoxsuprine SCR* dans du *méthanol R* et complétez à 10 ml avec le même solvant.

Déposez sur la plaque 10 µl de chaque solution. Développez sur un parcours de 12 cm avec un mélange de 0,25 volume d'*ammoniaque concentrée R,* de 15 volumes de *méthanol R* et de 85 volumes de *chlorure de méthylène R.* Faites sécher la plaque dans un courant d'air chaud. Pulvérisez une solution de *permanganate de potassium R* à 10 g/l. La tache principale du chromatogramme obtenu avec la solution à examiner est semblable quant à sa position, sa coloration et ses dimensions à la tache du chromatogramme obtenu avec la solution témoin.

D. A 1 ml de solution S (voir Essai), ajoutez 0,05 ml de *solution de sulfate de cuivre R.* Ajoutez 0,5 ml de *solution concentrée d'hydroxyde de sodium R.* La solution devient bleue. Ajoutez 1 ml d'*éther R* et agitez. Laissez séparer. La couche supérieure reste incolore.

E. 2 ml de solution S donnent la réaction (a) des chlorures (*2.3.1*).

ESSAI

Solution S. Dissolvez, en chauffant légèrement si nécessaire, 0,50 g de chlorhydrate d'isoxsuprine dans de l'*eau exempte de dioxyde de carbone R,* refroidissez et complétez à 50,0 ml avec le même solvant.

Aspect de la solution. La solution S est limpide (*2.2.1*) et incolore (*2.2.2, Procédé II*).

Détermination de pH (*2.2.3*). Le pH de la solution S est de 4,5 à 6,0.

Angle de rotation optique (*2.2.7*). L'angle de rotation optique de la solution S est de – 0,05° à + 0,05°.

Phénones. Dissolvez 10,0 mg de chlorhydrate d'isoxsuprine dans de l'*eau R* et complétez à 100,0 ml avec le même solvant. Mesurez l'absorbance (*2.2.25*) de la solution au maximum à 310 nm. L'absorbance n'est pas supérieure à 0,10 (1,0 pour cent, calculé en impureté B).

Substances apparentées. *Préparez les solutions immédiatement avant l'emploi.* Opérez par chromatographie en phase gazeuse (*2.2.28*) en utilisant l'*hexacosane R* comme étalon interne.

Solution d'étalon interne (a). Dissolvez 0,1 g d'*hexacosane R* dans du *triméthylpentane R* et complétez à 20 ml avec le même solvant.

Solution d'étalon interne (b). Prélevez 1 ml de solution d'étalon interne (a) et complétez à 50 ml avec du *triméthylpentane R.*

Solution à examiner. A 10,0 mg de chlorhydrate d'isoxsuprine, ajoutez 0,5 ml de *N-triméthylsilylimidazole R.* Chauffez à 65 °C pendant 10 min. Laissez refroidir, puis ajoutez 2,0 ml de solution d'étalon interne (b) et 2,0 ml d'*eau R.* Agitez. Utilisez la couche supérieure.

Solution témoin (a). A 10,0 mg de chlorhydrate d'isoxsuprine, ajoutez 0,5 ml de *N-triméthylsilylimidazole R.* Chauffez à 65 °C pendant 10 min. Laissez refroidir, puis ajoutez 2,0 ml de solution d'étalon interne (a) et 2,0 ml d'*eau R.* Agitez. Prélevez 1,0 ml de la couche supérieure et complétez à 50,0 ml avec du *triméthylpentane R.*

Solution témoin (b). A 10,0 mg de chlorhydrate d'isoxsuprine, ajoutez 0,5 ml de *N-triméthylsilylimidazole R.* Chauffez à 65 °C pendant 10 min. Laissez refroidir, puis ajoutez 2,0 ml de *triméthylpentane R* et 2,0 ml d'*eau R.* Agitez. Utilisez la couche supérieure.

La chromatographie peut être réalisée en utilisant :

– une colonne de verre, d'une longueur de 1,5 m et d'un diamètre intérieur de 4 mm, remplie de *terre d'infusoires silanisée pour chromatographie en phase gazeuse R* (125-135 µm) imprégnée de 3 pour cent *m/m* de *poly(diméthyl)siloxane R,*
– comme gaz vecteur, de l'*azote pour chromatographie R,* à un débit de 30 ml/min,
– un détecteur à ionisation de flamme,

en maintenant la température de la colonne à 195 °C pendant 25 min, puis en l'augmentant de 5 °C/min jusqu'à 215 °C et en la maintenant à 215 °C pendant 10 min, et en maintenant la température de la chambre à injection et celle du détecteur à 225 °C.

Injectez 1 µl de solution témoin (a). Les substances sont éluées dans l'ordre suivant : isoxsuprine et hexacosane. Ajustez la sensibilité du détecteur de façon que la hauteur des 2 pics principaux représente 50 pour cent au minimum de l'échelle totale de l'enregistreur. L'essai n'est valable que si, dans le chromatogramme obtenu, la résolution entre les pics correspondant respectivement à l'isoxsuprine et à l'hexacosane n'est pas inférieure à 5,0.

Monographies D - K

Injectez 1 µl de solution témoin (b). Vérifiez que le chromatogramme obtenu ne présente pas de pic dont le temps de rétention est le même que celui de l'étalon interne.

Injectez 1 µl de solution à examiner et 1 µl de solution témoin (a). A partir du chromatogramme obtenu avec la solution témoin (a), calculez le rapport (*R*) entre la surface du pic dû au dérivé triméthylsilylé de l'isoxsuprine et la surface du pic dû à l'étalon interne. S'il apparaît, dans le chromatogramme obtenu avec la solution à examiner, d'autres pics que le pic principal, le pic dû à l'étalon interne et le pic dû au solvant, calculez le rapport entre la somme de la surface de ces pics et la surface du pic dû à l'étalon interne : ce rapport n'est pas supérieur à *R* (2,0 pour cent).

Métaux lourds (*2.4.8*). 1,0 g de chlorhydrate d'isoxsuprine satisfait à l'essai limite C des métaux lourds (20 ppm). Préparez le témoin avec 2 ml de *solution à 10 ppm de plomb (Pb) R*.

Perte à la dessiccation (*2.2.32*). Déterminée à l'étuve à 100-105 °C sur 1,000 g de chlorhydrate d'isoxsuprine, la perte à la dessiccation n'est pas supérieure à 0,5 pour cent.

Cendres sulfuriques (*2.4.14*). Déterminé sur 1,0 g de chlorhydrate d'isoxsuprine, le taux des cendres sulfuriques n'est pas supérieur à 0,1 pour cent.

DOSAGE

Dissolvez 0,250 g de chlorhydrate d'isoxsuprine dans 80 ml d'*alcool R* et ajoutez 1,0 ml d'*acide chlorhydrique 0,1 M*. Titrez par l'*hydroxyde de sodium 0,1 M* et tracez la courbe potentiométrique (*2.2.20*). Mesurez le volume d'*hydroxyde de sodium 0,1 M* utilisé entre les 2 points d'inflexion.

1 ml d'*hydroxyde de sodium 0,1 M* correspond à 33,78 mg de $C_{18}H_{24}ClNO_3$.

CONSERVATION

A l'abri de la lumière.

IMPURETÉS

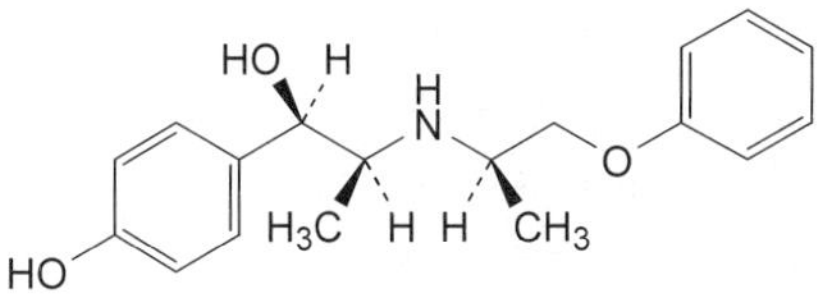

et énantiomère

A. (1*RS*,2*SR*)-1-(4-hydroxyphényl)-2-[[(1*RS*)-1-méthyl-2-phénoxyéthyl]amino]propan-1-ol,

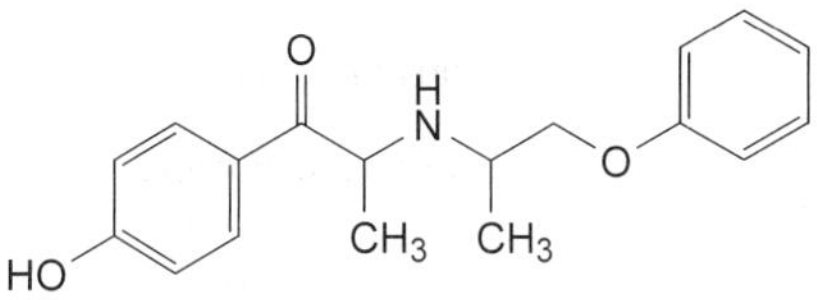

B. 1-(4-hydroxyphényl)-2-[(1-méthyl-2-phénoxyéthyl)amino]propan-1-one.

01/2002:1333

ISPAGHUL (GRAINE D')

Plantaginis ovatae semen

DÉFINITION

Graine mûre et sèche de *Plantago ovata* Forssk. (*P. ispaghula* Roxb.).

CARACTÈRES

Caractères macroscopiques et microscopiques décrits aux identifications A et B.

IDENTIFICATION

A. La graine d'ispaghul est beige rosé, lisse, en forme de bateau et incurvée. Elle mesure 1,5 mm à 3,5 mm de long, 1,5 mm à 2 mm de large et 1 mm à 1,5 mm d'épaisseur. La face concave présente, au centre, une tache claire correspondant au hile. La face convexe présente une tache brun clair, correspondant à l'emplacement de l'embryon et occupant environ le quart de la longueur de la graine.

B. Réduisez la graine d'ispaghul en poudre (355). La poudre est brun pâle. Examinez au microscope en utilisant du *réactif lactique R*. La poudre présente principalement des fragments de l'épisperme à cellules polygonales remplies de mucilage ; des fragments des assises internes du tégument avec des cellules brunâtres et à parois fines, souvent associées aux assises externes de l'albumen ; des fragments d'albumen à cellules à parois épaissies, cellulosiques et contenant des grains d'aleurone et des gouttelettes d'huile ; de quelques fragments d'embryon à cellules à parois fines. Examinez au microscope en utilisant une solution de *glycérol R* à 50 pour cent *V/V*. La poudre présente des grains d'amidon, d'un diamètre de 3 µm à 25 µm, simples ou composés de 2 à 4 éléments.

C. Chromatographie sur couche mince (*2.2.27*).

Solution à examiner. Dans un tube à centrifuger à paroi épaisse, introduisez 50 mg de graine d'ispaghul pulvérisée (355). Ajoutez 2 ml d'une solution d'*acide trifluoracétique R* à 230 g/l. Agitez énergiquement. Bouchez le tube et chauffez le mélange à 120 °C pendant 1 h. Centrifugez l'hydrolysat obtenu, transvasez le surnageant limpide dans un ballon de 50 ml, ajoutez 10 ml d'*eau R* et évaporez à siccité sous pression réduite. Reprenez le résidu avec 10 ml d'*eau R* et évaporez à nouveau à siccité sous pression réduite. Reprenez le résidu avec 2 ml de *méthanol R*.

Solution témoin (a). Dissolvez 10 mg d'*arabinose R* dans un minimum d'*eau R* et complétez à 10 ml avec du *méthanol R*.

Solution témoin (b). Dissolvez 10 mg de *xylose R* dans un minimum d'*eau R* et complétez à 10 ml avec du *méthanol R*.

Solution témoin (c). Dissolvez 10 mg de *galactose R* dans un minimum d'*eau R* et complétez à 10 ml avec du *méthanol R*.

Plaque : *plaque au gel de silice pour CCM R*.

Phase mobile : *eau R, acétonitrile R* (15:85 *V/V*).

Application : 10 µl, en bandes.

Développement : sur un parcours de 15 cm.

Détection : Pulvérisez du *réactif à l'acide aminohippurique R* et chauffez la plaque à 120 °C pendant 5 min. Examinez à la lumière du jour.

Résultat : voir ci-dessus la séquence des bandes présentes dans les chromatogrammes obtenus avec la solution témoin et la solution à examiner.

Haut de la plaque	
Xylose : une bande rose-orange	Une bande rose-orange (xylose)
Arabinose : une bande rose-orange	Une bande rose-orange (arabinose)
Galactose : une bande jaune	Une bande jaune (galactose)
Solution témoin	**Solution à examiner**

ESSAI

Eléments étrangers (*2.8.2*) : au maximum 2 pour cent, déterminé sur 10,0 g de graine d'ispaghul.

Indice de gonflement (*2.8.4*) : au minimum 9.

Perte à la dessiccation (*2.2.32*) : au maximum 10,0 pour cent, déterminé à l'étuve à 100-105 °C pendant 2 h sur 1,000 g de graine d'ispaghul pulvérisée (355).

Cendres totales (*2.4.16*) : au maximum 4,0 pour cent.

01/2002:1334

ISPAGHUL (GRAINE D'), TÉGUMENT DE LA

Plantaginis ovatae seminis tegumentum

DÉFINITION

Le tégument de la graine d'ispaghul est constitué par l'épisperme et les assises adjacentes collabées prélevés sur la graine de *Plantago ovata* Forssk. (*P. ispaghula* Roxb.).

CARACTÈRES

Le tégument de la graine d'ispaghul présente les caractères macroscopiques et microscopiques décrits aux identifications A et B.

IDENTIFICATION

A. Le tégument de la graine d'ispaghul se compose de fragments ou écailles de couleur beige rosé, pouvant atteindre environ 2 mm de longueur et 1 mm de largeur, dont certains présentent une tache brun clair correspondant à l'emplacement dans la graine de l'embryon qui en a été enlevé.

B. Réduisez en poudre (355) la préparation à examiner. La poudre est jaune pâle. Examinez au microscope en utilisant du *réactif lactique R*. La poudre présente principalement des fragments de l'épisperme à cellules polygonales remplies de mucilage ; des fragments des assises internes du tégument avec des cellules, brunâtres et à parois fines, souvent associées aux assises externes de l'albumen. Examinez au microscope en utilisant une solution de *glycérol R* à 50 pour cent *V/V*. La poudre présente de rares grains d'amidon, d'un diamètre de 3 µm à 25 µm, simples ou composés de 2 à 4 éléments.

C. Opérez par chromatographie sur couche mince (*2.2.27*) en utilisant une *plaque au gel de silice pour CCM R*.

Solution à examiner. Dans un tube à centrifuger à paroi épaisse, introduisez 10 mg de préparation à examiner pulvérisée (355). Ajoutez 2 ml d'une solution d'*acide trifluoracétique R* à 230 g/l. Agitez énergiquement. Bouchez le tube et chauffez le mélange à 120 °C pendant 1 h. Centrifugez l'hydrolysat obtenu, transvasez le surnageant limpide dans un ballon de 50 ml, ajoutez 10 ml d'*eau R* et évaporez à siccité sous pression réduite. Reprenez le résidu avec 10 ml d'*eau R* et évaporez à nouveau à siccité sous pression réduite. Reprenez le résidu par 2 ml de *méthanol R*.

Solution témoin (a). Dissolvez 10 mg d'*arabinose R* dans un minimum d'*eau R* et complétez à 10 ml avec du *méthanol R*.

Solution témoin (b). Dissolvez 10 mg de *xylose R* dans un minimum d'*eau R* et complétez à 10 ml avec du *méthanol R*.

Solution témoin (c). Dissolvez 10 mg de *galactose R* dans un minimum d'*eau R* et complétez à 10 ml avec du *méthanol R*.

Déposez sur la plaque, en bandes, 10 µl de chaque solution. Développez sur un parcours de 15 cm avec un mélange de 15 volumes d'*eau R* et de 85 volumes d'*acétonitrile R*. Pulvérisez du *réactif à l'acide aminohippurique R* et chauffez la plaque à 120 °C pendant 5 min. Examinez à la lumière du jour. Le chromatogramme obtenu avec la solution à examiner présente deux bandes rose orangé (arabinose et xylose) et une bande jaune (galactose) semblables quant à leur position et leur coloration aux bandes des chromatogrammes obtenus avec les solution témoins.

ESSAI

Eléments étrangers (*2.8.2*). La préparation à examiner satisfait à l'essai des éléments étrangers réalisé sur 5,0 g.

Indice de gonflement (*2.8.4*). Déterminé sur 0,1 g de préparation à examiner pulvérisée (355), l'indice de gonflement n'est pas inférieur à 40.

Perte à la dessiccation (*2.2.32*). Déterminée à l'étuve à 100-105 °C pendant 2 h sur 1,000 g de préparation à examiner pulvérisée (355), la perte à la dessiccation n'est pas supérieure à 12,0 pour cent.

Cendres totales (*2.4.16*). Le taux des cendres totales n'est pas supérieur à 4,0 pour cent.

CONSERVATION

En récipient bien fermé, à l'abri de la lumière.

01/2002:1335

ITRACONAZOLE

Itraconazolum

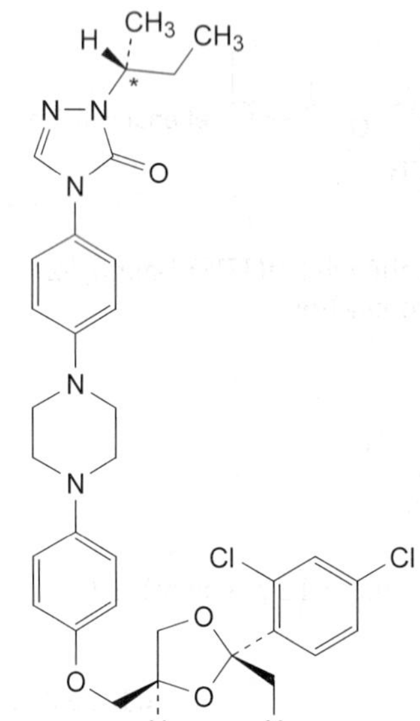

son épimère en C*

et leurs énantiomères

$C_{35}H_{38}Cl_2N_8O_4$ M_r 706

DÉFINITION

L'itraconazole contient au minimum 98,5 pour cent et au maximum l'équivalent de 101,5 pour cent de 4-[4-[4-[4-[[*cis*-2-(2,4-dichlorophényl)-2-(1*H*-1,2,4-triazol-1-ylméthyl)-1,3-dioxolan-4-yl]méthoxy]phényl]pipérazin-1-yl]phényl]-2-[(1*RS*)-1-méthylpropyl]-2,4-dihydro-3*H*-1,2,4-triazol-3-one, calculé par rapport à la substance desséchée.

CARACTÈRES

Poudre blanche ou sensiblement blanche, pratiquement insoluble dans l'eau, facilement soluble dans le chlorure de méthylène, assez soluble dans le tétrahydrofurane, très peu soluble dans l'alcool.

IDENTIFICATION

Première identification : B.

Seconde identification : A, C, D.

A. Le point de fusion (*2.2.14*) de l'itraconazole est de 166 °C à 170 °C.

B. Examinez l'itraconazole par spectrophotométrie d'absorption dans l'infrarouge (*2.2.24*), en comparant avec le spectre obtenu avec l'*itraconazole SCR*. Examinez les substances sous forme de pastilles.

C. Examinez l'itraconazole par chromatographie sur couche mince (*2.2.27*) en utilisant une plaque recouverte d'un gel de silice octadécylsilylé approprié.

Solution à examiner. Dissolvez 30 mg d'itraconazole dans un mélange à volumes égaux de *méthanol R* et de *chlorure de méthylène R*, puis complétez à 5 ml avec le même mélange de solvants.

Solution témoin (a). Dissolvez 30 mg d'*itraconazole SCR* dans un mélange à volumes égaux de *méthanol R* et de *chlorure de méthylène R*, puis complétez à 5 ml avec le même mélange de solvants.

Solution témoin (b). Dissolvez 30 mg d'*itraconazole SCR* et 30 mg de *kétoconazole SCR* dans un mélange à volumes égaux de *méthanol R* et de *chlorure de méthylène R*, puis complétez à 5 ml avec le même mélange de solvants.

Déposez sur la plaque 5 µl de chaque solution. Développez dans une chambre non saturée sur un parcours de 10 cm avec un mélange de 20 volumes de *solution d'acétate d'ammonium R*, de 40 volumes de *dioxane R* et de 40 volumes de *méthanol R*. Séchez la plaque dans un courant d'air chaud pendant 15 min et exposez-la aux vapeurs d'iode jusqu'à apparition des taches. Examinez à la lumière du jour. La tache principale du chromatogramme obtenu avec la solution à examiner est semblable quant à sa position, sa couleur et ses dimensions à la tache principale du chromatogramme obtenu avec la solution témoin (a). L'identification n'est valable que si le chromatogramme obtenu avec la solution témoin (b) présente 2 taches nettement séparées.

D. A 30 mg d'itraconazole déposés dans un creuset en porcelaine, ajoutez 0,3 g de *carbonate de sodium anhydre R*. Chauffez sur une flamme nue pendant 10 min. Laissez refroidir. Reprenez le résidu par 5 ml d'*acide nitrique dilué R*, puis filtrez. A 1 ml du filtrat, ajoutez 1 ml d'*eau R*. La solution donne la réaction (a) des chlorures (*2.3.1*).

ESSAI

Solution S. Dissolvez 2,0 g d'itraconazole dans du *chlorure de méthylène R* et complétez à 20,0 ml avec le même solvant.

Aspect de la solution. La solution S est limpide (*2.2.1*) et n'est pas plus fortement colorée que la solution témoin JB_6 (*2.2.2, Procédé II*).

Angle de rotation optique (*2.2.7*). Déterminé sur la solution S, l'angle de rotation optique est de – 0,10° à + 0,10°.

Substances apparentées. Opérez par chromatographie liquide (*2.2.29*).

Solution à examiner. Dissolvez 0,100 g d'itraconazole dans un mélange à volumes égaux de *méthanol R* et de *tétrahydrofurane R*, puis complétez à 10,0 ml avec le même mélange de solvants.

Solution témoin (a). Dissolvez 5,0 mg d'*itraconazole SCR* et 5,0 mg de *miconazole SCR* dans un mélange à volumes égaux de *méthanol R* et de *tétrahydrofurane R*, puis complétez à 100,0 ml avec le même mélange de solvants.

Solution témoin (b). Prélevez 1,0 ml de solution à examiner et complétez à 100,0 ml avec un mélange à volumes égaux de *méthanol R* et de *tétrahydrofurane R*. Prélevez 5,0 ml de cette solution et complétez à 10,0 ml avec le même mélange de solvants.

La chromatographie peut être réalisée en utilisant :

– une colonne d'acier inoxydable d'une longueur de 0,1 m et d'un diamètre intérieur de 4,0 mm, remplie de *gel de silice octadécylsilylé pour chromatographie, désactivé pour les bases R* (3 µm),

– comme phase mobile, à un débit de 1,5 ml/min, un programme de gradient utilisé dans les conditions suivantes :

Phase mobile A. Une solution d'*hydrogénosulfate de tétrabutylammonium R* à 27,2 g/l,

Phase mobile B. Acétonitrile R,

Intervalle (min)	Phase mobile A (pour cent *V/V*)	Phase mobile B (pour cent *V/V*)	Commentaire
0 - 20	80 → 50	20 → 50	gradient linéaire
20 - 25	50	50	élution isocratique
25 - 30	80	20	retour à la composition initiale
30 = 0	80	20	recommencez le gradient

– comme détecteur, un spectrophotomètre réglé à 225 nm.

Equilibrez la colonne pendant 30 min au minimum avec de l'*acétonitrile R* à un débit de 1,5 ml/min, puis équilibrez à la composition initiale de l'éluant pendant 5 min au moins.

Ajustez la sensibilité du système de façon que la hauteur du pic principal du chromatogramme obtenu avec 10 µl de solution témoin (b) représente 50 pour cent au minimum de l'échelle totale de l'enregistreur.

Injectez 10 µl de solution témoin (a). Lorsque le chromatogramme est enregistré dans les conditions prescrites, les temps de rétention sont de 10,5 min environ pour le miconazole et de 11 min environ pour l'itraconazole. L'essai n'est valable que si la résolution entre les pics correspondant au miconazole et à l'itraconazole n'est pas inférieure à 2,0. Si nécessaire, ajustez la concentration en acétonitrile dans la phase mobile ou ajustez la durée de programmation du gradient linéaire.

Injectez séparément 10 µl d'un mélange à volumes égaux de *méthanol R* et de *tétrahydrofurane R* en guise de blanc, 10 µl de solution à examiner et 10 µl de solution témoin (b). Dans le chromatogramme obtenu avec la solution à examiner, s'il apparaît d'autres pics que le pic principal, la surface d'aucun d'entre eux n'est supérieure à celle du pic principal du chromatogramme obtenu avec la solution témoin (b) (0,5 pour cent) et la somme de leur surface n'est pas supérieure à 2,5 fois la surface du pic principal du chromatogramme obtenu avec la solution témoin (b) (1,25 pour cent). Ne tenez pas compte d'un pic dû au blanc ni des pics dont la surface est inférieure à 0,1 fois celle du pic principal du chromatogramme obtenu avec la solution témoin (b).

Perte à la dessiccation (*2.2.32*). Déterminée à l'étuve à 100-105 °C pendant 4 h sur 1,000 g d'itraconazole, la perte à la dessiccation n'est pas supérieure à 0,5 pour cent.

Cendres sulfuriques (*2.4.14*). Déterminé sur 1,0 g d'itraconazole, le taux des cendres sulfuriques n'est pas supérieur à 0,1 pour cent.

DOSAGE

Dissolvez 0,300 g d'itraconazole dans 70 ml d'un mélange de 1 volume d'*acide acétique anhydre R* et de 7 volumes de *méthyléthylcétone R*. Titrez par l'*acide perchlorique 0,1 M*. Déterminez le point de fin de titrage par potentiométrie au deuxième point d'inflexion (*2.2.20*).

1 ml d'*acide perchlorique 0,1 M* correspond à 35,3 mg de $C_{35}H_{38}Cl_2N_8O_4$.

CONSERVATION

A l'abri de la lumière.

IMPURETÉS

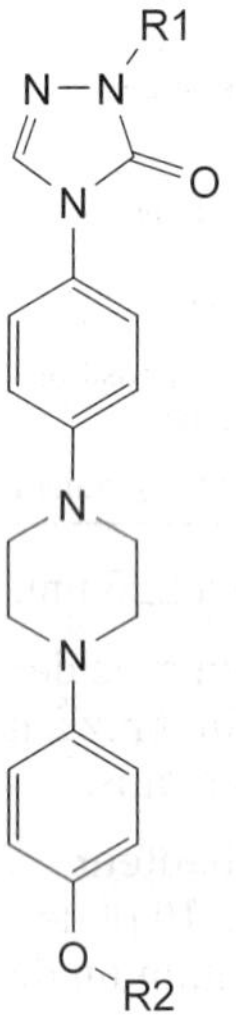

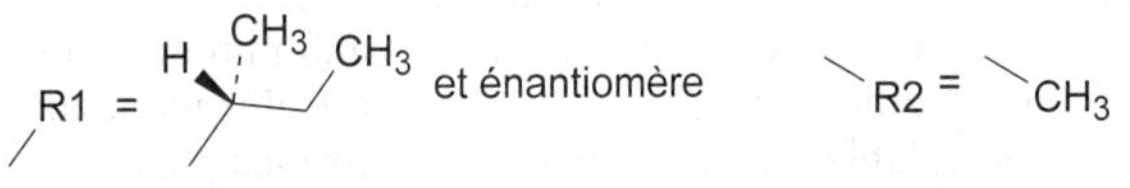

A. 4-[4-[4-(4-méthoxyphényl)pipérazin-1-yl]phényl]-2-[(1*RS*)-1-méthylpropyl]-2,4-dihydro-3*H*-1,2,4-triazol-3-one,

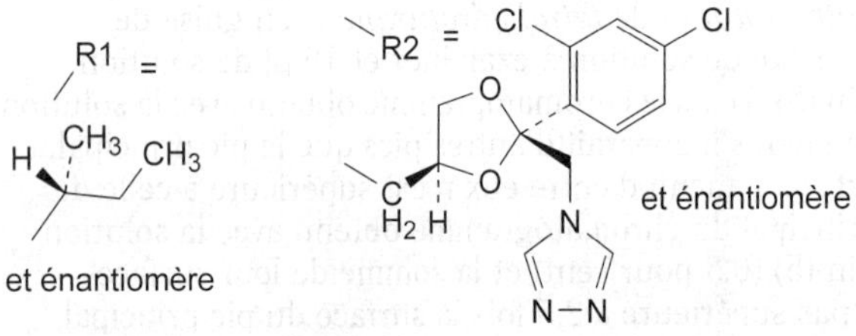

B. 4-[4-[4-[4-[[*cis*-2-(2,4-dichlorophényl)-2-(4*H*-1,2,4-triazol-4-ylméthyl)-1,3-dioxolan-4-yl]méthoxy]phényl]pipérazin-1-yl]phényl]-2-[(1*RS*)-1-méthylpropyl]-2,4-dihydro-3*H*-1,2,4-triazol-3-one,

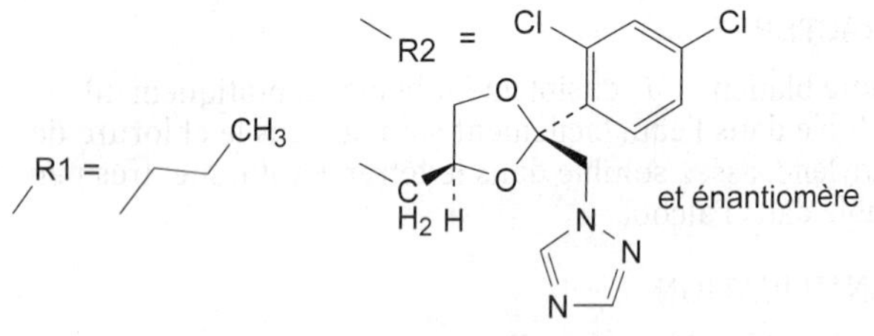

C. 4-[4-[4-[4-[[*cis*-2-(2,4-dichlorophényl)-2-(1*H*-1,2,4-triazol-1-ylméthyl)-1,3-dioxolan-4-yl]méthoxy]phényl]pipérazin-1-yl]phényl]-2-propyl-2,4-dihydro-3*H*-1,2,4-triazol-3-one,

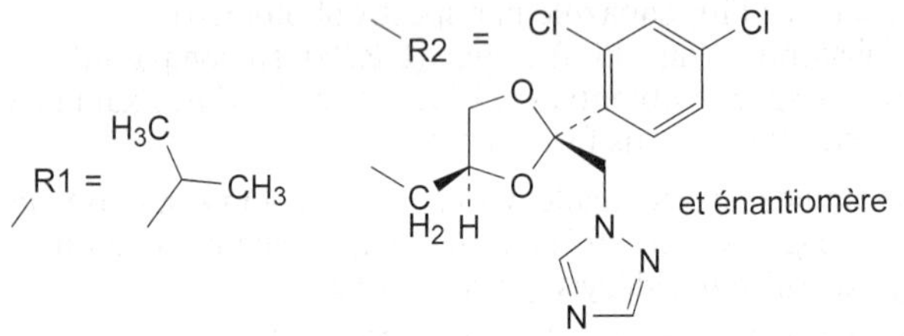

D. 4-[4-[4-[4-[[*cis*-2-(2,4-dichlorophényl)-2-(1*H*-1,2,4-triazol-1-ylméthyl)-1,3-dioxolan-4-yl]méthoxy]phényl]pipérazin-1-yl]phényl]-2-(1-méthyléthyl)-2,4-dihydro-3*H*-1,2,4-triazol-3-one,

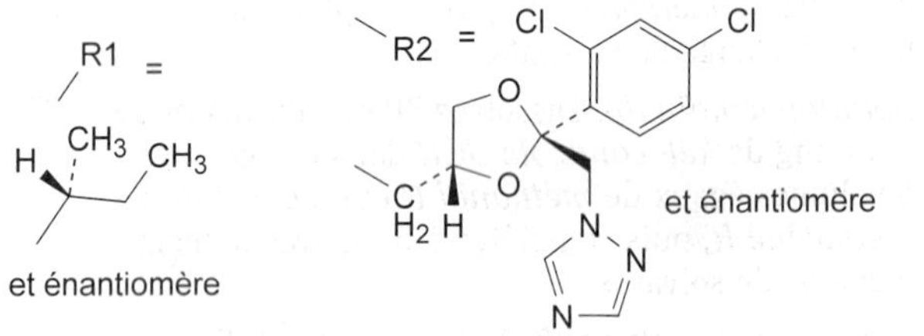

E. 4-[4-[4-[4-[[*trans*-2-(2,4-dichlorophényl)-2-(1*H*-1,2,4-triazol-1-ylméthyl)-1,3-dioxolan-4-yl]méthoxy]phényl]pipérazin-1-yl]phényl]-2-[(1*RS*)-1-méthylpropyl]-2,4-dihydro-3*H*-1,2,4-triazol-3-one,

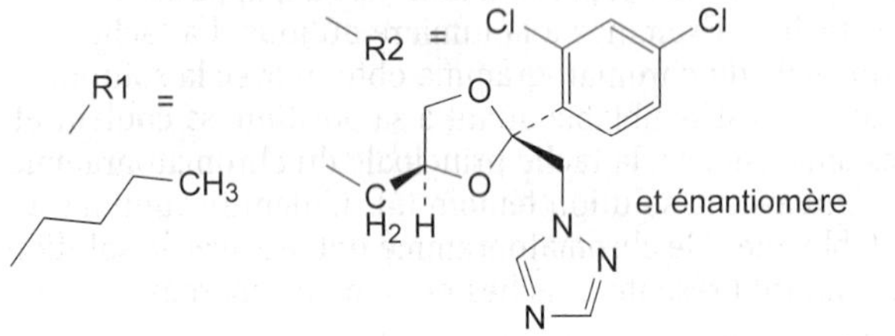

F. 2-butyl-4-[4-[4-[4-[[*cis*-2-(2,4-dichlorophényl)-2-(1*H*-1,2,4-triazol-1-ylméthyl)-1,3-dioxolan-4-yl]méthoxy]phényl]pipérazin-1-yl]phényl]-2,4-dihydro-3*H*-1,2,4-triazol-3-one,

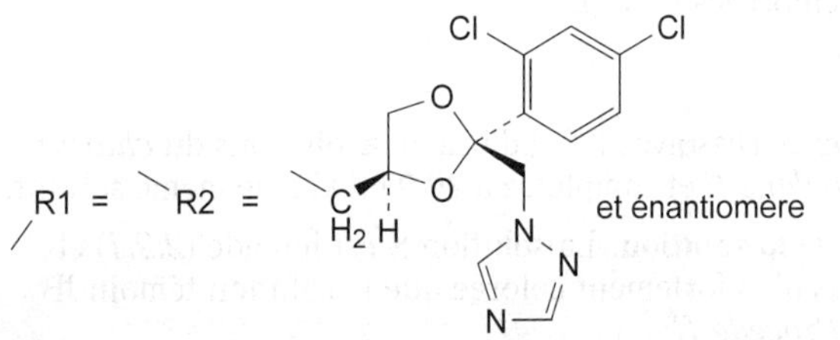

G. 4-[4-[4-[4-[[*cis*-2-(2,4-dichlorophényl)-2-(1*H*-1,2,4-triazol-1-ylméthyl)-1,3-dioxolan-4-yl]méthoxy]phényl]pipérazin-1-yl]phényl]-2-[[*cis*-2-(2,4-dichlorophényl)-2-(1*H*-1,2,4-triazol-1-ylméthyl)-1,3-dioxolan-4-yl]méthyl]-2,4-dihydro-3*H*-1,2,4-triazol-3-one.

01/2002:1336

IVERMECTINE

Ivermectinum

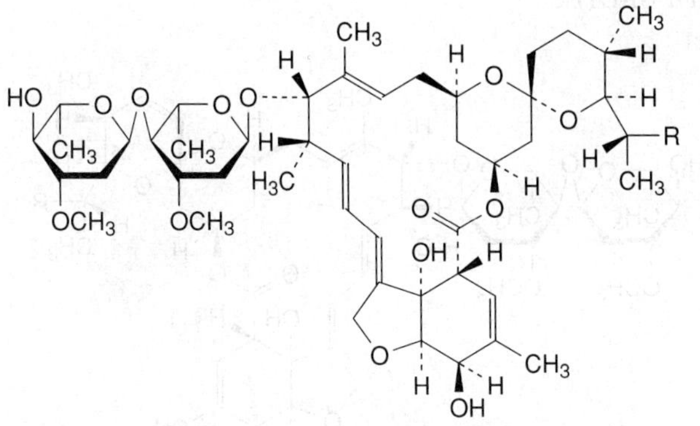

Composé	R	Formule brute	M_r
H_2B_{1a}	$CH_2\text{-}CH_3$	$C_{48}H_{74}O_{14}$	875
H_2B_{1b}	CH_3	$C_{47}H_{72}O_{14}$	861

DÉFINITION

Mélange de (2a*E*,4*E*,5′*S*,6*S*,6′*R*,7*S*,8*E*,11*R*,13*R*,15*S*,17a*R*,20*R*,20a*R*,20b*S*)-7-[[2,6-didésoxy-4-*O*-(2,6-didésoxy-3-*O*-méthyl-α-L-*arabino*-hexopyranosyl)-3-*O*-méthyl-α-L-*arabino*-hexopyranosyl]oxy]-20,20b-dihydroxy-5′,6,8,19-tétraméthyl-6′-[(1*S*)-1-méthylpropyl]-3′,4′,5′,6,6′,7,10,11,14,15,17a,20,20a,20b-tétradécahydrospiro[11,15-méthano-2*H*,13*H*,17*H*-furo[4,3,2-*pq*][2,6]benzodioxacyclooctadécène-13,2′-[2*H*]pyran]-17-one (ou 5-*O*-déméthyl-22,23-dihydroavermectine A_{1a}) (composé H_2B_{1a}) et (2a*E*,4*E*,5′*S*,6*S*,6′*R*,7*S*,8*E*,11*R*,13*R*,15*S*,17a*R*,20*R*,20a*R*,20b*S*)-7-[[2,6-didésoxy-4-*O*-(2,6-didésoxy-3-*O*-méthyl-α-L-*arabino*-hexopyranosyl)-3-*O*-méthyl-α-L-*arabino*-hexopyranosyl]oxy]-20,20b-dihydroxy-5′,6,8,19-tétraméthyl-6′-(1-méthyléthyl)-3′,4′,5′,6,6′,7,10,11,14,15,17a,20,20a,20b-tétradécahydrospiro[11,15-méthano-2*H*,13*H*,17*H*-furo[4,3,2-*pq*][2,6]benzodioxacyclooctadécène-13,2′-[2*H*]pyran]-17-one (ou 5-*O*-déméthyl-25-dé(1-méthylpropyl)-25-(1-méthyléthyl)-22,23-dihydroavermectine A_{1a}) (composé H_2B_{1b})

Teneur :

- ivermectine (H_2B_{1a} + H_2B_{1b}) : 95,0 pour cent à 102,0 pour cent (substance anhydre et exempte de solvants),
- rapport $H_2B_{1a}/(H_2B_{1a} + H_2B_{1b})$ (surfaces par chromatographie liquide) : au minimum 90,0 pour cent.

CARACTÈRES

Aspect : poudre cristalline, blanche à blanc-jaune, légèrement hygroscopique.

Solubilité : pratiquement insoluble dans l'eau, facilement soluble dans le chlorure de méthylène, soluble dans l'alcool.

IDENTIFICATION

A. Spectrophotométrie d'absorption dans l'infrarouge (*2.2.24*).

Comparaison : *ivermectine SCR*.

B. Examinez les chromatogrammes obtenus dans le dosage.

Résultats : les 2 pics principaux du chromatogramme obtenu avec la solution à examiner sont semblables quant à leurs temps de rétention et leurs dimensions aux 2 pics principaux du chromatogramme obtenu avec la solution témoin (a).

ESSAI

Aspect de la solution. La solution est limpide (*2.2.1*) et n'est pas plus fortement colorée que la solution témoin JB_7 (*2.2.2, Procédé II*).

Dissolvez 1,0 g d'ivermectine dans 50 ml de *toluène R*.

Pouvoir rotatoire spécifique (*2.2.7*) : – 17 à – 20 (substance anhydre et exempte de solvants).

Dissolvez 0,250 g d'ivermectine dans du *méthanol R* et complétez à 10,0 ml avec le même solvant.

Substances apparentées. Chromatographie liquide (*2.2.29*).

Solution à examiner. Dissolvez 40,0 mg d'ivermectine dans du *méthanol R* et complétez à 50,0 ml avec le même solvant.

Solution témoin (a). Dissolvez 40,0 mg d'*ivermectine SCR* dans du *méthanol R* et complétez à 50,0 ml avec le même solvant.

Solution témoin (b). Prélevez 1,0 ml de solution témoin (a) et complétez à 100,0 ml avec du *méthanol R*.

Solution témoin (c). Prélevez 5,0 ml de solution témoin (b) et complétez à 100,0 ml avec du *méthanol R*.

Colonne :

- *dimensions* : *l* = 0,25m, Ø = 4,6 mm,
- *phase stationnaire* : *gel de silice octadécylsilylé pour chromatographie R* (5 µm).

Phase mobile : *eau R, méthanol R, acétonitrile R* (15:34:51 *V/V/V*).

Débit : 1 ml/min.

Détection : spectrophotomètre à 254 nm.

Injection : 20 µl.

Conformité du système :

- *résolution* : au minimum 3,0 entre le premier pic (composé H_2B_{1b}) et le deuxième pic (composé H_2B_{1a}) du chromatogramme obtenu avec la solution témoin (a),
- *rapport signal/bruit* : au minimum 10 pour le pic principal du chromatogramme obtenu avec la solution témoin (c),
- *facteur de symétrie* : au maximum 2,5 pour le pic principal du chromatogramme obtenu avec la solution témoin (a).

Limites :

- *impureté de rétention relative de 1,3 à 1,5* par rapport au pic principal : au maximum 2,5 fois la surface du pic principal du chromatogramme obtenu avec la solution témoin (b) (2,5 pour cent),
- *toute autre impureté* (sauf les 2 pics principaux) : au maximum l'aire du pic principal du chromatogramme obtenu avec la solution témoin (b) (1 pour cent),
- *total* : au maximum 5 fois la surface du pic principal du chromatogramme obtenu avec la solution témoin (b) (5 pour cent),
- *limite d'exclusion* : surface du pic principal du chromatogramme obtenu avec la solution témoin (c) (0,05 pour cent).

Ethanol et formamide : au maximum 5,0 pour cent d'éthanol et 3,0 pour cent de formamide.

Chromatographie en phase gazeuse (*2.2.28*).

Solution d'étalon interne. Prélevez 0,5 ml de *propanol R* et complétez à 100 ml avec de l'*eau R*.

Solution à examiner. Dans un tube à centrifuger, dissolvez 0,120 g d'ivermectine dans 2,0 ml de*m-xylène R* (chauffez si nécessaire dans un bain-marie à 40-50 °C). Ajoutez 2,0 ml d'*eau R,* mélangez soigneusement et centrifugez. Prélevez la couche supérieure et extrayez-la avec 2,0 ml d'*eau R.* Eliminez la couche supérieure et réunissez les couches aqueuses. Ajoutez 1,0 ml de solution d'étalon interne. Centrifugez et éliminez tout *m*-xylène restant.

Solution témoin (a). Prélevez 3,0 g d'*éthanol R* et complétez à 100,0 ml avec de l'*eau R.*

Solution témoin (b). Prélevez 1,0 g de *formamide R* et complétez à 100,0 ml avec de l'*eau R.*

Solution témoin (c). Prélevez 5,0 ml de solution témoin (a) et 5,0 ml de solution témoin (b) et complétez à 50,0 ml avec de l'*eau R.* Introduisez 2,0 ml de cette solution dans un tube à centrifuger, ajoutez 2,0 ml de*m-xylène R,* mélangez soigneusement et centrifugez. Prélevez la couche supérieure et extrayez-la avec 2,0 ml d'*eau R.* Eliminez la couche supérieure et réunissez les couches aqueuses. Ajoutez 1,0 ml de solution d'étalon interne. Centrifugez et éliminez tout *m*-xylène restant.

Solution témoin (d). Prélevez 10,0 ml de solution témoin (a) et 10,0 ml de solution témoin (b) et complétez à 50,0 ml avec de l'*eau R.* Préparez comme décrit pour la solution témoin (c) à partir de " Introduisez 2,0 ml de cette solution... ".

Colonne :

– *matériau* : silice fondue,

– *dimensions* : *l* = 30 m, Ø = 0,53 mm,

– *phase stationnaire* : *macrogol 20 000 R* (épaisseur du film 1 µm).

Gaz vecteur : *hélium pour chromatographie R.*

Débit : 7,5 ml/min.

Rapport de division : 10:1.

Température :

	Intervalle (min)	Température (°C)	Vitesse (°C/min)
Colonne	0 - 2	50 → 80	15
	2 - 8	80 → 240	25
Chambre à injection		220	
Détecteur		280	

Détection : ionisation de flamme.

Injection : 1 µl ; injectez la solution à examiner et les solutions témoins (c) et (d).

Métaux lourds (*2.4.8*) : au maximum 20 ppm.

1,0 g d'ivermectine satisfait à l'essai limite C. Préparez le témoin avec 2 ml de *solution à 10 ppm de plomb (Pb) R.*

Teneur en eau (*2.5.12*) : au maximum 1,0 pour cent, déterminé sur 0,50 g d'ivermectine.

Cendres sulfuriques (*2.4.14*) : au maximum 0,1 pour cent, déterminé sur 1,0 g d'ivermectine.

DOSAGE

Chromatographie liquide (*2.2.29*) selon les indications de l'essai des substances apparentées.

Injection : 20 µl ; injectez la solution à examiner et la solution témoin (a).

Calculez la teneur pour cent en ivermectine (H_2B_{1a} + H_2B_{1b}) et le rapport $H_2B_{1a}/(H_2B_{1a}+H_2B_{1b})$.

CONSERVATION

En récipient étanche.

IMPURETÉS

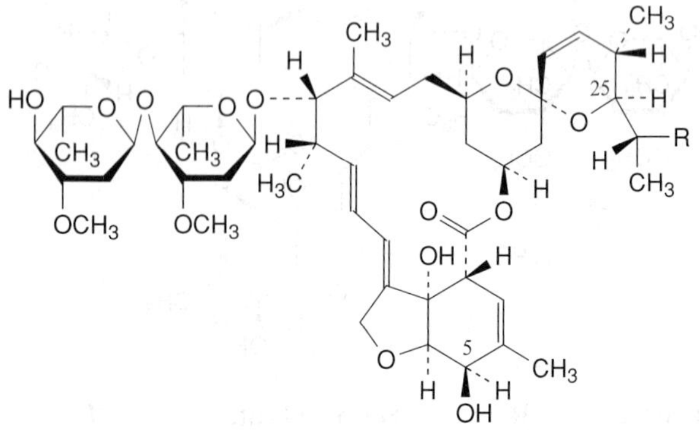

A. R = C_2-H_5 : 5-*O*-déméthylavermectine A_{1a} (avermectine B_{1a}),

B. R = CH_3 : 5-*O*-déméthyl-25-dé(1-méthylpropyl)-25-(1-méthyléthyl)avermectine A_{1a} (avermectine B_{1b}),

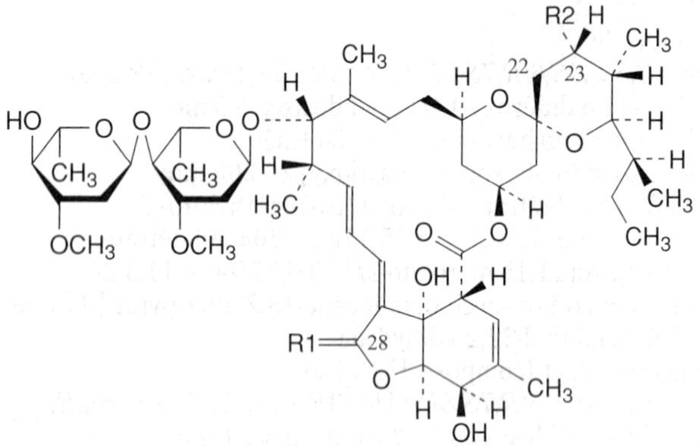

C. R1 = H_2, R2 = OH : (23*S*)-5-*O*-déméthyl-23-hydroxy-22,23-dihydroavermectine A_{1a} (avermectine B_{2a}),

D. R1 = O, R2 = H : 5-*O*-déméthyl-28-oxo-22,23-dihydroavermectine A_{1a} (28-oxo H_2B_{1a}),

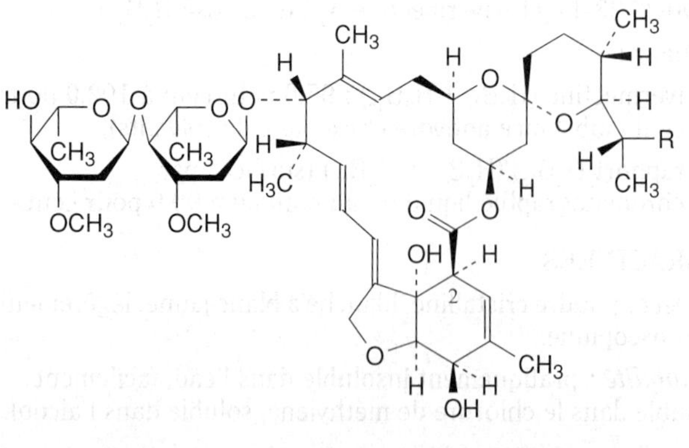

E. R = C_2-H_5 : (2*S*)-5-*O*-déméthyl-22,23-dihydroavermectine A_{1a} (2-épimère H_2B_{1a}),

F. R = CH_3 : (2*S*)-5-*O*-déméthyl-25-dé(1-méthylpropyl)-25-(1-méthyléthyl)-22,23-dihydroavermectine A_{1a} (2-épimère H_2B_{1b}),

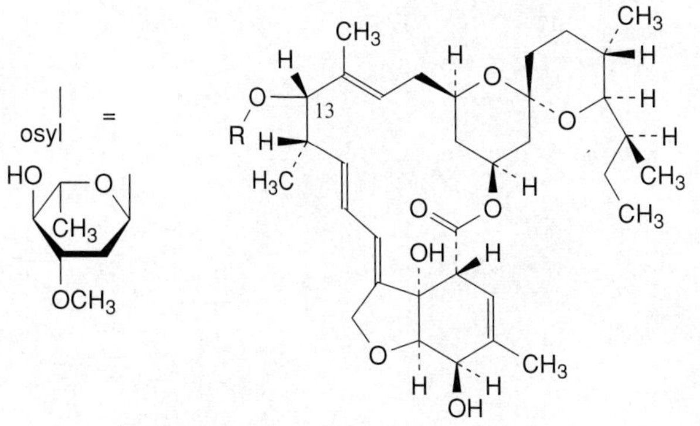

G. R = H : aglycone de 5-*O*-déméthyl-22,23-dihydroavermectine A_{1a} (H_2B_{1a} aglycone),

H. R = osyl : 4'-*O*-dé(2,6-didésoxy-3-*O*-α-L-*arabino*-hexopyranosyl)-5-*O*-déméthyl-22,23-dihydroavermectine A_{1a},

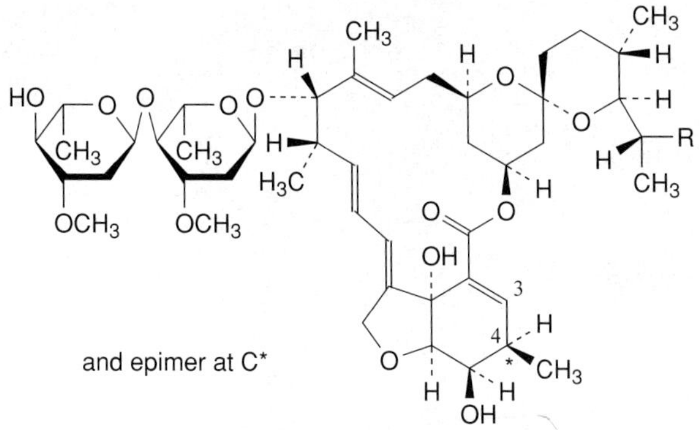

I. R = C_2-H_5 : 2,3-didéhydro-5-*O*-déméthyl-3,4,22,23-tétrahydroavermectine A_{1a} ($\Delta^{2,3}$ H_2B_{1a}),

J. R = CH_3 : 5-*O*-déméthyl-25-dé(1-méthylpropyl)-2,7-didéshydro-25-(1-méthyléthyl)-3,4,22,23-tétrahydroavermectine A_{1a} ($\Delta^{2,3}$ H_2B_{1b}),

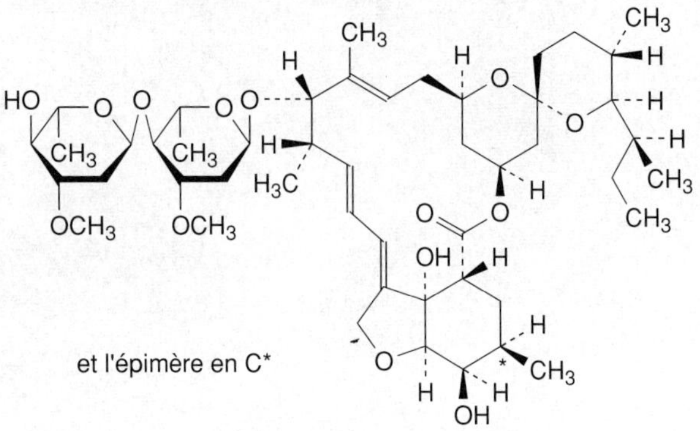

K. (4*R*)- et (4*S*)-5-*O*-déméthyl-3,4,22,23-tétrahydroavermectine A_{1a} (isomères H_4B_{1a}).

K

01/2002:0032

KANAMYCINE (MONOSULFATE DE)

Kanamycini monosulfas

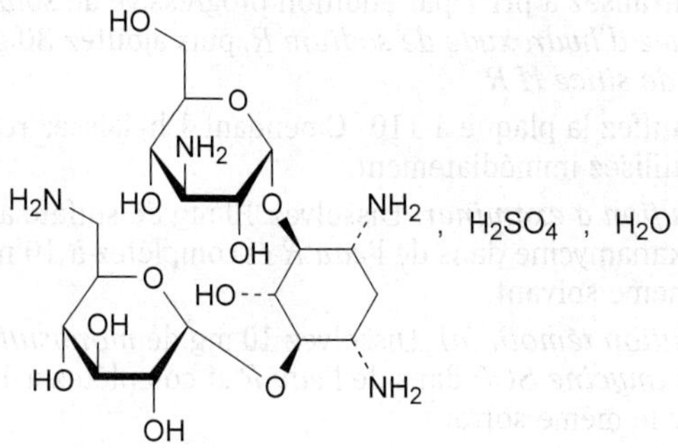

$C_{18}H_{38}N_4O_{15}S,H_2O$ *M*r 601

DÉFINITION

Le monosulfate de kanamycine, sulfate de sulfate de 6-*O*-(3-amino-3-désoxy-α-D-glucopyranosyl)-4-*O*-(6-amino-6-désoxy-α-D-glucopyranosyl)-2-désoxy-D-streptamine , est une substance antimicrobienne élaborée par certaines souches de *Streptomyces kanamyceticus*. L'activité du monosulfate de kanamycine n'est pas inférieure à 750 UI/mg, calculée par rapport à la substance desséchée.

PRODUCTION

Le monosulfate de kanamycine est produit par des méthodes permettant d'éliminer ou de réduire les substances hypotensives. La méthode de production utilisée est validée de façon à démontrer que le produit satisferait à l'essai suivant si celui-ci lui était appliqué :

Toxicité anormale (*2.6.9*). Injectez à chaque souris 0,5 ml d'une solution contenant 2 mg de monosulfate de kanamycine par millilitre.

CARACTÈRES

Poudre cristalline blanche ou sensiblement blanche, soluble dans environ 8 parties d'eau, pratiquement insoluble dans l'acétone, dans l'alcool et dans l'éther.

IDENTIFICATION

A. Opérez par chromatographie sur couche mince (*2.2.27*) en utilisant une plaque recouverte d'une couche de 0,75 mm d'épaisseur d'un enduit préparé comme suit : mélangez 0,3 g de *carbomère R* avec 240 ml d'*eau R* en agitant modérément pendant 1 h. Sans cesser d'agiter, neutralisez à pH 7 par addition progressive de *solution diluée d'hydroxyde de sodium R,* puis ajoutez 30 g de *gel de silice H R*

Chauffez la plaque à 110 °C pendant 1 h, laissez refroidir et utilisez immédiatement.

Solution à examiner. Dissolvez 10 mg de monosulfate de kanamycine dans de l'*eau R* et complétez à 10 ml avec le même solvant.

Solution témoin (a). Dissolvez 10 mg de *monosulfate de kanamycine SCR* dans de l'*eau R* et complétez à 10 ml avec le même solvant.

Solution témoin (b). Dissolvez 10 mg de *monosulfate de kanamycine SCR,* 10 mg de *sulfate de néomycine SCR* et 10 mg de *sulfate de streptomycine SCR* dans de l'*eau R* et complétez à 10 ml avec le même solvant.

Déposez séparément sur la plaque 10 µl de chaque solution. Développez sur un parcours de 12 cm avec une solution de *phosphate monopotassique R* à 70 g/l. Faites sécher la plaque dans un courant d'air chaud. Pulvérisez un mélange à volumes égaux d'une solution de *1,3-dihydroxynaphtalène R* à 2 g/l dans l'*alcool R* et d'une solution d'*acide sulfurique R* à 460 g/l. Chauffez à 150 °C pendant 5 min à 10 min. La tache principale du chromatogramme obtenu avec la solution à examiner est semblable quant à sa position, sa coloration et ses dimensions, à la tache principale du chromatogramme obtenu avec la solution témoin (a). L'essai n'est valable que si le chromatogramme obtenu avec la solution témoin (b) présente 3 taches nettement séparées.

B. Dissolvez 0,5 g de monosulfate de kanamycine dans 10 ml d'*eau R.* Ajoutez 10 ml de *solution d'acide picrique R.* Amorcez la cristallisation, si nécessaire, en frottant la paroi du tube avec une baguette de verre et laissez reposer. Recueillez les cristaux, lavez-les avec 20 ml d'*eau R* et filtrez. Séchez à 100 °C. Les cristaux fondent (*2.2.14*) en se décomposant vers 235 °C.

C. Dissolvez 50 mg environ de monosulfate de kanamycine dans 2 ml d'*eau R.* Ajoutez 1 ml d'une solution de *ninhydrine R* à 10 g/l. Chauffez au bain-marie pendant quelques minutes. Il se développe une coloration violette.

D. Le monosulfate de kanamycine donne les réactions des sulfates (*2.3.1*).

ESSAI

Solution S. Dissolvez 0,20 g de monosulfate de kanamycine dans de l'*eau exempte de dioxyde de carbone R* et complétez à 20,0 ml avec le même solvant.

Détermination du pH (*2.2.3*). Le pH de la solution S est de 6,5 à 8,5.

Pouvoir rotatoire spécifique (*2.2.7*). Déterminé avec la solution S et calculé par rapport à la substance desséchée, le pouvoir rotatoire spécifique est de + 112 à + 123.

Kanamycine B. Opérez par chromatographie sur couche mince (*2.2.27*) en utilisant une plaque préparée selon les indications figurant à l'identification A.

Chauffez la plaque à 110 °C pendant 1 h, laissez refroidir et utilisez immédiatement.

Solution à examiner. Dissolvez 0,1 g de monosulfate de kanamycine dans de l'*eau R* et complétez à 20 ml avec le même solvant.

Solution témoin. Dissolvez 4 mg de *sulfate de kanamycine B SCR* dans de l'*eau R* et complétez à 20 ml avec le même solvant.

Déposez séparément sur la plaque 4 µl de chaque solution. Développez sur un parcours de 12 cm avec une solution de *phosphate monopotassique R* à 70 g/l. Faites sécher la plaque dans un courant d'air chaud. Pulvérisez le *réactif à la ninhydrine et au chlorure stanneux R.* Chauffez à 110 °C pendant 15 min. S'il apparaît une tache correspondant à la kanamycine B dans le chromatogramme obtenu avec la solution à examiner, elle n'est pas plus intense que la tache du chromatogramme obtenu avec la solution témoin (4,0 pour cent).

Perte à la dessiccation (*2.2.32*). Déterminée à 60 °C pendant 3 h sous une pression ne dépassant pas 670 Pa sur 1,00 g de monosulfate de kanamycine, la perte à la dessiccation n'est pas supérieure à 1,5 pour cent.

Cendres sulfuriques (*2.4.14*). Déterminé sur 1,0 g de monosulfate de kanamycine, le taux des cendres sulfuriques n'est pas supérieur à 0,5 pour cent.

Sulfate. Dissolvez 0,250 g de monosulfate de kanamycine dans 100 ml d'*eau R.* Ajustez le pH à 11 avec de l'*ammoniaque concentrée R.* Ajoutez 10,0 ml de *chlorure de baryum 0,1 M* et 0,5 mg environ de *pourpre de* *phtaléine R*. Titrez par l'*édétate de sodium 0,1 M* en ajoutant 50 ml d'*alcool R* au moment où la coloration de la solution commence à changer. Continuez le titrage jusqu'à disparition de la coloration bleu violacé. 1 ml de *chlorure de baryum 0,1 M* correspond à 9,606 mg de sulfate (SO_4).

Le monosulfate de kanamycine contient au minimum 15,0 pour cent et au maximum 17,0 pour cent de sulfate (SO_4), calculé par rapport à la substance desséchée.

Stérilité (*2.6.1*). Le monosulfate de kanamycine destiné à la préparation de formes pharmaceutiques administrées par voie parentérale sans autre procédé approprié de stérilisation satisfait également à l'essai de stérilité.

Pyrogènes (*2.6.8*). Le monosulfate de kanamycine destiné à la préparation de formes pharmaceutiques administrées par voie parentérale sans autre procédé approprié d'élimination des pyrogènes satisfait également à l'essai des pyrogènes. Injectez à chaque lapin, par kilogramme de masse corporelle, 1 ml d'une solution contenant 10 mg de monosulfate de kanamycine par millilitre d'*eau pour préparations injectables R*.

TITRAGE

Effectuez le titrage microbiologique des antibiotiques (*2.7.2*).

CONSERVATION

Si la substance est stérile, elle est conservée en récipient stérile, à fermeture inviolable.

ÉTIQUETAGE

L'étiquette indique :

– dans des cas appropriés, que la substance est stérile,

– dans des cas appropriés, que la substance est apyrogène.

01/2002:0033

KANAMYCINE (SULFATE ACIDE DE)

Kanamycini sulfas acidus

DÉFINITION

Le sulfate acide de kanamycine est une forme de sulfate de kanamycine obtenue par addition d'acide sulfurique à une solution de monosulfate de kanamycine et dessiccation par une méthode appropriée. L'activité du sulfate acide de kanamycine n'est pas inférieure à 670 UI/mg, calculée par rapport à la substance desséchée.

PRODUCTION

Le sulfate acide de kanamycine est produit par des méthodes permettant d'éliminer ou de réduire les substances hypotensives. La méthode de production utilisée est validée de façon à démontrer que le produit satisferait à l'essai suivant si celui-ci lui était appliqué.

Toxicité anormale (*2.6.9*). Injectez à chaque souris 0,5 ml d'une solution contenant 2 mg de sulfate acide de kanamycine par millilitre.

CARACTÈRES

Poudre blanche ou sensiblement blanche, hygroscopique, soluble dans environ une partie d'eau, pratiquement insoluble dans l'acétone, dans l'alcool et dans l'éther.

IDENTIFICATION

A. Opérez par chromatographie sur couche mince (*2.2.27*) en utilisant une plaque recouverte d'une couche de 0,75 mm d'épaisseur d'un enduit préparé comme suit : mélangez 0,3 g de *carbomère R* avec 240 ml d'*eau R* en agitant modérément pendant 1 h. Sans cesser d'agiter, neutralisez à pH 7 par addition progressive de *solution diluée d'hydroxyde de sodium R*, puis ajoutez 30 g de *gel de silice H R*.

Chauffez la plaque à 110 °C pendant 1 h, laissez refroidir et utilisez immédiatement.

Solution à examiner. Dissolvez 10 mg de sulfate acide de kanamycine dans de l'*eau R* et complétez à 10 ml avec le même solvant.

Solution témoin (a). Dissolvez 10 mg de *monosulfate de kanamycine SCR* dans de l'*eau R* et complétez à 10 ml avec le même solvant.

Solution témoin (b). Dissolvez 10 mg de *monosulfate de kanamycine SCR*, 10 mg de *sulfate de néomycine SCR* et 10 mg de *sulfate de streptomycine SCR* dans de l'*eau R* et complétez à 10 ml avec le même solvant.

Déposez séparément sur la plaque 10 µl de chaque solution. Développez sur un parcours de 12 cm avec une solution de *phosphate monopotassique R* à 70 g/l. Faites sécher la plaque dans un courant d'air chaud. Pulvérisez un mélange à volumes égaux d'une solution de *1,3-dihydroxynaphtalène R* à 2 g/l dans l'*alcool R* et d'une solution d'*acide sulfurique R* à 460 g/l. Chauffez à 150 °C pendant 5 min à 10 min. La tache principale du chromatogramme obtenu avec la solution à examiner est semblable quant à sa position, sa coloration et ses dimensions, à la tache principale du chromatogramme obtenu avec la solution témoin (a). L'essai n'est valable que si le chromatogramme obtenu avec la solution témoin (b) présente 3 taches nettement séparées.

B. Dissolvez 0,5 g de sulfate acide de kanamycine dans 10 ml d'*eau R*. Ajoutez 10 ml de *solution d'acide picrique R*. Amorcez la cristallisation, si nécessaire, en frottant la paroi du tube avec une baguette de verre et laissez reposer. Recueillez les cristaux, lavez-les avec 20 ml d'*eau R* et filtrez. Séchez à 100 °C. Les cristaux fondent (*2.2.14*) en se décomposant vers 235 °C.

C. Dissolvez 50 mg environ de sulfate acide de kanamycine dans 2 ml d'*eau R*. Ajoutez 1 ml d'une solution de *ninhydrine R* à 10 g/l. Chauffez au bain-marie pendant quelques minutes. Il se développe une coloration violette.

D. Le sulfate acide de kanamycine donne les réactions des sulfates (*2.3.1*).

ESSAI

Solution S. Dissolvez 0,20 g de sulfate acide de kanamycine dans de l'*eau exempte de dioxyde de carbone R* et complétez à 20,0 ml avec le même solvant.

Détermination du pH (*2.2.3*). Le pH de la solution S est de 5,5 à 7,5.

Pouvoir rotatoire spécifique (*2.2.7*). Déterminé avec la solution S et calculé par rapport à la substance desséchée, le pouvoir rotatoire spécifique est de + 103 à + 115.

Kanamycine B. Opérez par chromatographie sur couche mince (*2.2.27*) en utilisant une plaque préparée selon les indications figurant à l'identification A.

Chauffez la plaque à 110 °C pendant 1 h, laissez refroidir et utilisez immédiatement.

Solution à examiner. Dissolvez 0,11 g de sulfate acide de kanamycine dans de l'*eau R* et complétez à 20 ml avec le même solvant.

Solution témoin. Dissolvez 4 mg de *sulfate de kanamycine B SCR* dans de l'*eau R* et complétez à 20 ml avec le même solvant.

Déposez séparément sur la plaque 4 µl de chaque solution. Développez sur un parcours de 12 cm avec une solution de *phosphate monopotassique R* à 70 g/l. Faites sécher la plaque dans un courant d'air chaud. Pulvérisez le *réactif à la ninhydrine et au chlorure stanneux R*. Chauffez à 110 °C pendant 15 min. S'il apparaît une tache correspondant à la kanamycine B dans le chromatogramme obtenu avec la solution à examiner, elle n'est pas plus intense que la tache du chromatogramme obtenu avec la solution témoin (4,0 pour cent).

Perte à la dessiccation (*2.2.32*). Déterminée à 60 °C pendant 3 h à une pression ne dépassant pas 670 Pa sur 1,00 g de sulfate acide de kanamycine, la perte à la dessiccation n'est pas supérieure à 5,0 pour cent.

Cendres sulfuriques (*2.4.14*). Déterminé sur 1,0 g de sulfate acide de kanamycine, le taux des cendres sulfuriques n'est pas supérieur à 0,5 pour cent.

Sulfate. Dissolvez 0,175 g de sulfate acide de kanamycine dans 100 ml d'*eau R*. Ajustez à pH 11 avec de l'*ammoniaque concentrée R*. Ajoutez 10,0 ml de *chlorure de baryum 0,1 M* et 0,5 mg environ de *pourpre de phtaléine R*. Titrez par l'*édétate de sodium 0,1 M* en ajoutant 50 ml d'*alcool R* au moment où la coloration de la solution commence à changer. Continuez le titrage jusqu'à disparition de la coloration bleu violacé.

1 ml de *chlorure de baryum 0,1 M* correspond à 9,606 mg de sulfate (SO_4).

Le sulfate acide de kanamycine contient au minimum 23,0 pour cent et au maximum 26,0 pour cent de sulfate (SO_4), calculé par rapport à la substance desséchée.

Stérilité (*2.6.1*). Le sulfate acide de kanamycine destiné à la préparation de formes pharmaceutiques administrées par voie parentérale sans autre procédé approprié de stérilisation satisfait également à l'essai de stérilité.

Pyrogènes (*2.6.8*). Le sulfate acide de kanamycine destiné à la préparation de formes pharmaceutiques administrées par voie parentérale sans autre procédé approprié d'élimination des pyrogènes satisfait également à l'essai des pyrogènes. Injectez à chaque lapin, par kilogramme de masse corporelle, 1 ml d'une solution contenant 10 mg de sulfate acide de kanamycine par millilitre d'*eau pour préparations injectables R*.

TITRAGE

Effectuez le titrage microbiologique des antibiotiques (*2.7.2*).

Utilisez comme substance de référence le *monosulfate de kanamycine SCR*.

CONSERVATION

Si la substance est stérile, elle est conservée en récipient stérile, à fermeture inviolable.

ÉTIQUETAGE

L'étiquette indique :

– dans des cas appropriés, que la substance est stérile,
– dans des cas appropriés, que la substance est apyrogène.

01/2002:0503

KAOLIN LOURD

Kaolinum ponderosum

DÉFINITION

Le kaolin lourd est un silicate d'aluminium hydraté naturel purifié, de composition variable.

CARACTÈRES

Poudre blanche ou blanc grisâtre, fine, grasse au toucher, pratiquement insoluble dans l'eau et dans les solvants organiques.

IDENTIFICATION

A. Dans un creuset métallique, chauffez jusqu'à fusion un mélange de 0,5 g de kaolin lourd, de 1 g de *nitrate de potassium R* et de 3 g de *carbonate de sodium R*. Laissez refroidir. Reprenez le résidu par 20 ml d'*eau R* bouillante et filtrez. Lavez l'insoluble avec 50 ml d'*eau R*, reprenez-le ensuite par 1 ml d'*acide chlorhydrique R* et 5 ml d'*eau R*, puis filtrez. Au filtrat, ajoutez 1 ml de *solution concentrée d'hydroxyde de sodium R* et filtrez. A ce dernier filtrat, ajoutez 3 ml de *solution de chlorure d'ammonium R*. Il se forme un précipité blanc gélatineux.

B. Dans une éprouvette graduée de 100 ml, d'un diamètre de 30 mm environ, versez 100 ml d'une solution de *laurilsulfate de sodium R* à 10 g/l. Divisez 2,0 g de kaolin lourd en 20 parties et versez une partie toutes les 2 min dans le liquide de l'éprouvette en laissant sédimenter chaque partie avant d'ajouter la suivante. Laissez reposer pendant 2 h. Le volume apparent du sédiment n'est pas supérieur à 5 ml.

C. 0,25 g de kaolin lourd donne la réaction des silicates (*2.3.1*).

ESSAI

Solution S. Agitez 4 g de kaolin lourd avec un mélange de 6 ml d'*acide acétique R* et de 34 ml d'*eau distillée R* pendant 1 min, puis filtrez.

Acidité ou alcalinité. Agitez 1,0 g de kaolin lourd avec 20 ml d'*eau exempte de dioxyde de carbone R* pendant 2 min, puis filtrez. A 10 ml du filtrat, ajoutez 0,1 ml de *solution de phénolphtaléine R*. La solution est incolore. Le virage au rose de l'indicateur ne nécessite pas plus de 0,25 ml d'*hydroxyde de sodium 0,01 M*.

Impuretés organiques. Dans un tube à calcination, chauffez au rouge 0,3 g de kaolin lourd. Le résidu de calcination est à peine plus coloré que le produit initial.

Pouvoir d'absorption. Dans un tube à essai muni d'un bouchon rodé, agitez 1,0 g de kaolin lourd avec 10,0 ml d'une solution de *bleu de méthylène R* à 3,7 g/l pendant 2 min et laissez déposer. Centrifugez la solution et diluez 100 fois dans de l'*eau R*. La solution n'est pas plus fortement colorée qu'une solution de *bleu de méthylène R* à 0,03 g/l.

Pouvoir de gonflement. Triturez 2 g de kaolin lourd avec 2 ml d'*eau R*. Le mélange ne coule pas.

Substances solubles dans les acides minéraux. Chauffez à ébullition pendant 5 min un mélange de 5,0 g de kaolin lourd, de 7,5 ml d'*acide chlorhydrique dilué R* et de 27,5 ml d'*eau R*. Filtrez, puis lavez le résidu sur le filtre avec de l'*eau R*. Réunissez le filtrat et l'eau de lavage, puis complétez à 50,0 ml avec de l'*eau R*. A 10,0 ml de cette solution, ajoutez 1,5 ml d'*acide sulfurique dilué R*. Evaporez au bain-marie à siccité et calcinez. La masse du résidu n'est pas supérieure à 10 mg (1 pour cent).

Monographies D - K

Chlorures (*2.4.4*). Prélevez 2 ml de solution S et complétez à 15 ml avec de l'*eau R*. La solution satisfait à l'essai limite des chlorures (250 ppm).

Sulfates (*2.4.13*). Prélevez 1,5 ml de solution S et complétez à 15 ml avec de l'*eau distillée R*. La solution satisfait à l'essai limite des sulfates (0,1 pour cent).

Calcium (*2.4.3*). Prélevez 4 ml de solution S et complétez à 15 ml avec de l'*eau distillée R*. La solution satisfait à l'essai limite du calcium (250 ppm).

Métaux lourds (*2.4.8*). A 5 ml de la solution préparée pour l'essai des substances solubles dans les acides minéraux, ajoutez 5 ml d'*eau R* et 10 ml d'*acide chlorhydrique R*, agitez avec 25 ml de *méthylisobutylcétone R* pendant 2 min, puis séparez les couches. Evaporez la couche aqueuse au bain-marie à siccité. Dissolvez le résidu dans 1 ml d'*acide acétique R* et complétez à 25 ml avec de l'*eau R*, puis filtrez. 12 ml de cette solution satisfont à l'essai limite A des métaux lourds (50 ppm). Préparez le témoin avec la *solution à 1 ppm de plomb (Pb) R*.

Le kaolin lourd destiné à l'usage interne répond aux essais de la monographie, à l'exception de l'essai des métaux lourds qui est remplacé par l'essai suivant.

Métaux lourds (*2.4.8*). A 10 ml de la solution préparée pour l'essai des substances solubles dans les acides minéraux, ajoutez 10 ml d'*eau R* et 20 ml d'*acide chlorhydrique R*, agitez avec 25 ml de *méthylisobutylcétone R* pendant 2 min, puis séparez les couches. Evaporez la couche aqueuse au bain-marie à siccité. Dissolvez le résidu dans 1 ml d'*acide acétique R* et complétez à 25 ml avec de l'*eau R*, puis filtrez. 12 ml de cette solution satisfont à l'essai limite A des métaux lourds (25 ppm). Préparez le témoin avec la *solution à 1 ppm de plomb (Pb) R*.

Contamination microbienne. Le kaolin satisfait à une limite du nombre de germes aérobies viables totaux (*2.6.12*) de 10^3 par gramme, déterminé par dénombrement sur plaque de gélose.

ÉTIQUETAGE

L'étiquette indique si la substance est destinée ou non à l'usage interne.

01/2002:1623

KARKADÉ

Hibisci sabdariffae flos

DÉFINITION

Calice et calicule secs, entiers ou fragmentés, récoltés pendant la période de fructification, d'*Hibiscus sabdariffa* L.

Teneur : au minimum 13,5 pour cent d'acides, exprimés en acide citrique ($C_6H_8O_7$; M_r 192,1) (drogue desséchée).

CARACTÈRES

Saveur acide.

Caractères macroscopiques et microscopiques décrits aux identifications A et B.

IDENTIFICATION

A. Le calice est concrescent et urcéolé sur sa moitié inférieure, puis se sépare en 5 languettes acuminées et recourbées. Les languettes possèdent une nervure médiane bien marquée, légèrement proéminente, et portent une épaisse glande nectarifère mesurant environ 1 mm de diamètre. Le calicule se compose de 8 à 12 folioles étroites, élargies à la base, adhérentes à la base du calice. Le calice et le calicule sont charnus, secs, friables, de couleur rouge vif à violet sombre s'éclaircissant légèrement à la base de la face interne.

B. Réduisez le karkadé en poudre (355). La poudre est rouge à rouge-violet. Examinez au microscope en utilisant de la *solution d'hydrate de chloral R*. La poudre présente des fragments du parenchyme, pour la plupart de couleur rouge, avec de nombreuses macles d'oxalate de calcium et quelques cavités remplies de mucilage, parfois accompagnés de cellules épidermiques polygonales et de stomates anisocytiques (*2.8.3*) ; de nombreux fragments de faisceaux conducteurs à vaisseaux spiralés et réticulés ; des fibres sclérenchymateuses à large lumière ; rarement, des cellules parenchymateuses rectangulaires ponctuées ; des fragments de poils tecteurs unicellulaires lisses et flexueux et de très rares poils glanduleux ; des grains de pollen arrondis et à exine échineuse.

C. Chromatographie sur couche mince (*2.2.27*).

Solution à examiner. A 1,0 g de drogue pulvérisée (355) ajoutez 10 ml d'*alcool à 60 pour cent V/V R*. Agitez pendant 15 min et filtrez.

Solution témoin. Dissolvez 2,5 mg de *rouge de quinaldine R* dans 10 ml d'*alcool R*.

Plaque : *plaque au gel de silice pour CCM R*.

Phase mobile : *acide acétique R, eau R, butanol R* (15:30:60 *V/V/V*).

Dépôt : 20 µl, en bandes.

Développement : sur un parcours de 10 cm.

Séchage : à l'air.

Détection : examinez à la lumière du jour.

Résultats : voir ci-dessous la séquence des bandes présentes dans les chromatogrammes obtenus avec la solution témoin et la solution à examiner.

Haut de la plaque	
Rouge de quinaldine : une bande rouge orangé.	
	Une bande violet pâle.
	Une bande bleu-violet.
	Une bande bleu-violet.
	Une bande bleu-violet.
Solution témoin	**Solution à examiner**

ESSAI

Éléments étrangers (*2.8.2*) : au maximum 2 pour cent de fragments de fruits (funicules rouges, fragments gris-jaune de la capsule à 5 loges dont les parois fines se composent de plusieurs assises de fibres croisées, graines réniformes aplaties à surface ponctuée).

Perte à la dessiccation (*2.2.32*) : au maximum 11,0 pour cent, déterminé à l'étuve à 100-105 °C pendant 2 h sur 1,000 g de drogue pulvérisée (355).

Cendres totales (*2.4.16*) : au maximum 10,0 pour cent.

Pouvoir colorant : réduisez en poudre grossière (1400) et homogénéisez 100 g de drogue. Prélevez environ 10 g de cette poudre et réduisez-les en poudre plus fine (355). Dans un flacon de 100 ml, introduisez 1,0 g de drogue pulvérisée (355), puis ajoutez 25 ml d'*eau R* bouillante et chauffez au bain-marie pendant 15 min, en agitant fréquemment. Filtrez le mélange à chaud dans une fiole jaugée de 50 ml ; rincez successivement le flacon de 100 ml et le filtre avec 3 fois 5 ml d'*eau R* chaude. Refroidissez, puis complétez à 50 ml avec de l'*eau R*.

Prélevez 5 ml de cette solution et complétez à 50 ml avec de l'*eau R*. Mesurez l'absorbance (*2.2.25*) à 520 nm en utilisant l'*eau R* comme liquide de compensation. L'absorbance n'est pas inférieure à 0,350 pour la plante entière et à 0,250 pour la plante fragmentée.

DOSAGE

Agitez 1,000 g de drogue pulvérisée (355) avec 100 ml d'*eau exempte de dioxyde de carbone R* pendant 15 min. Filtrez. A 50,0 ml du filtrat, ajoutez 100 ml d'*eau exempte de dioxyde de carbone R*. Titrez par l'*hydroxyde de sodium 0,1 M* jusqu'à pH 7,0. Déterminez le point de fin de titrage par potentiométrie (*2.2.20*).

1 ml d'*hydroxyde de sodium 0,1 M* correspond à 6,4 mg d'acide citrique.

01/2002:1020

KÉTAMINE (CHLORHYDRATE DE)

Ketamini hydrochloridum

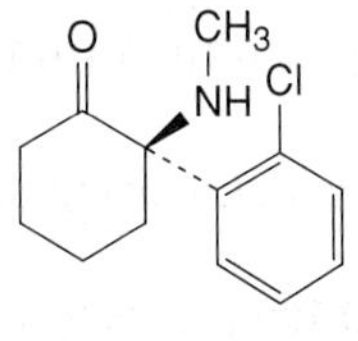

et énantiomère , HCl

$C_{13}H_{17}Cl_2NO$ M_r 274,2

DÉFINITION

Chlorhydrate de (*RS*)-2-(2-chlorophényl)-2-(méthylamino)cyclohexanone.

Teneur : 99,0 pour cent à 101,0 pour cent.

CARACTÈRES

Aspect : poudre cristalline blanche.

Solubilité : facilement soluble dans l'eau et dans le méthanol, soluble dans l'alcool.

F : environ 260 °C, avec décomposition.

IDENTIFICATION

A. Angle de rotation optique (voir Essai).

B. Spectrophotométrie d'absorption dans l'infrarouge (*2.2.24*).

Comparaison : *spectre de référence du chlorhydrate de kétamine de la Ph. Eur.*

C. Le chlorhydrate de kétamine donne la réaction (a) des chlorures (*2.3.1*).

ESSAI

Solution S. Dissolvez 5,0 g de chlorhydrate de kétamine dans de l'*eau exempte de dioxyde de carbone R* et complétez à 25,0 ml avec le même solvant.

Aspect de la solution. La solution S est limpide (*2.2.1*) et incolore (*2.2.2, Procédé II*).

pH (*2.2.3*) : 3,5 à 4,1.

Prélevez 10 ml de solution S et complétez à 20 ml avec de l'*eau exempte de dioxyde de carbone R*.

Angle de rotation optique (*2.2.7*) : – 0,2° à + 0,2°.

Prélevez 2,5 ml de solution S et complétez à 25,0 ml avec de l'*eau R*.

Substances apparentées. Chromatographie liquide (*2.2.29*).

Solution à examiner. Dissolvez 50,0 mg de chlorhydrate de kétamine dans la phase mobile et complétez à 50,0 ml avec la phase mobile.

Solution témoin (a). Dissolvez 25,0 mg d'*impureté A de kétamine SCR* dans la phase mobile, à l'aide d'ultrasons si nécessaire, et complétez à 50,0 ml avec la phase mobile. Prélevez 1,0 ml de solution, ajoutez 0,5 ml de solution à examiner et complétez à 100,0 ml avec la phase mobile. Préparez extemporanément.

Solution témoin (b). Prélevez 1,0 ml de solution à examiner et complétez à 10,0 ml avec la phase mobile. Prélevez 1,0 ml de solution et complétez à 20,0 ml avec la phase mobile.

Précolonne :

– *dimensions* : l = 4 mm, Ø = 4,0 mm,
– *phase stationnaire* : *gel de silice octadécylsilylé pour chromatographie R* (5 µm) à particules sphériques.

Colonne :

– *dimensions* : l = 0,125 m, Ø = 4,0 mm,
– *phase stationnaire* : *gel de silice octadécylsilylé pour chromatographie R* (5 µm) à particules sphériques.

Phase mobile : dissolvez 0,95 g d'*hexanesulfonate de sodium R* dans 1 litre d'un mélange de 25 volumes d'*acétonitrile R* et de 75 volumes d'*eau R*, et ajoutez 4 ml d'*acide acétique R*.

Débit : 1,0 ml/min.

Détection : spectrophotomètre à 215 nm.

Injection : 20 µl.

Enregistrement : 10 fois le temps de rétention de la kétamine.

Conformité du système : solution témoin (a) :

– *temps de rétention* : kétamine = 3 min à 4,5 min,
– *résolution* : au minimum 1,5 entre les pics dus à l'impureté A et à la kétamine.

Limites :

– *total* : au maximum la surface du pic principal du chromatogramme obtenu avec la solution témoin (b) (0,5 pour cent),
– *limite d'exclusion* : 0,2 fois la surface du pic principal du chromatogramme obtenu avec la solution témoin (b) (0,1 pour cent).

Métaux lourds (*2.4.8*) : au maximum 20 ppm.

Prélevez 10 ml de solution S et complétez à 20 ml avec de l'*eau R*. 12 ml de solution satisfont à l'essai limite A. Préparez le témoin avec la *solution à 2 ppm de plomb (Pb) R*.

Cendres sulfuriques (*2.4.14*) : au maximum 0,1 pour cent, déterminé sur 1,0 g de chlorhydrate de kétamine.

DOSAGE

Dissolvez 0,200 g de chlorhydrate de kétamine dans 50 ml de *méthanol R* et ajoutez 1,0 ml d'*acide chlorhydrique 0,1 M*. Titrez par l'*hydroxyde de sodium 0,1 M* et tracez la courbe potentiométrique (*2.2.20*). Mesurez le volume d'*hydroxyde de sodium 0,1 M* utilisé entre les 2 points d'inflexion.

1 ml d'*hydroxyde de sodium 0,1 M* correspond à 27,42 mg de $C_{13}H_{17}Cl_2NO$.

CONSERVATION

A l'abri de la lumière.

IMPURETÉS

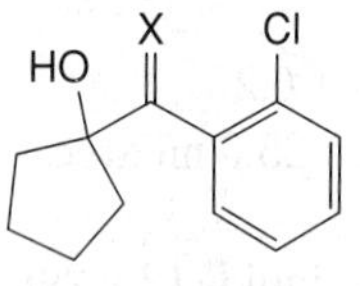

A. X = N-CH_3 : 1-[(2-chlorophényl)(méthylimino)méthyl]cyclopentanol,

C. X = O : (2-chlorophényl)(1-hydroxycyclopentyl)méthanone,

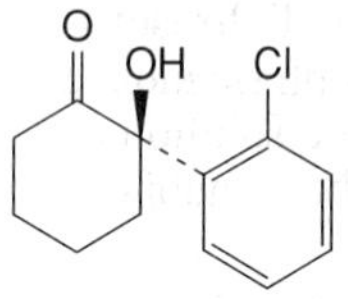

et énantiomère

B. (2*RS*)-2-(2-chlorophényl)-2-hydroxycyclohexanone.

01/2002:0921

KÉTOCONAZOLE

Ketoconazolum

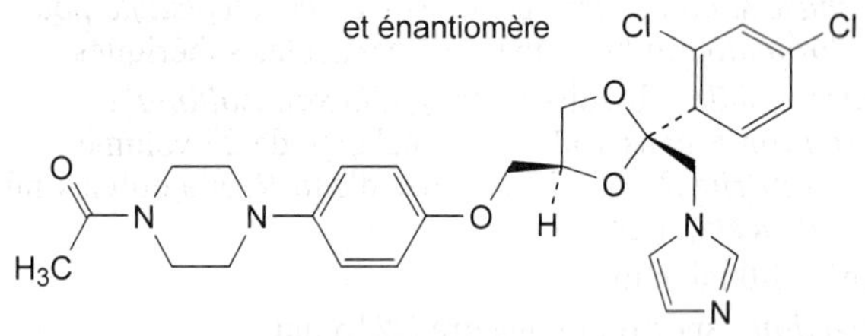

$C_{26}H_{28}Cl_2N_4O_4$ M_r 531,4

DÉFINITION

Le kétoconazole contient au minimum 99,0 pour cent et au maximum l'équivalent de 101,0 pour cent de 1-acétyl-4-[4-[[(2*RS*,4*SR*)-2-(2,4-dichlorophényl)-2-(1*H*-imidazol-1-ylméthyl)-1,3-dioxolan-4-yl]méthoxy]phényl]pipérazine, calculé par rapport à la substance desséchée.

CARACTÈRES

Poudre blanche ou sensiblement blanche, pratiquement insoluble dans l'eau, facilement soluble dans le chlorure de méthylène, soluble dans le méthanol, assez soluble dans l'alcool.

IDENTIFICATION

Première identification : B.

Seconde identification : A, C, D.

A. Le point de fusion (*2.2.14*) du kétoconazole est de 148 °C à 152 °C.

B. Examinez le kétoconazole par spectrophotométrie d'absorption dans l'infrarouge (*2.2.24*), en comparant avec le spectre obtenu avec le *kétoconazole SCR*. Examinez les substances sous forme de pastilles.

C. Opérez par chromatographie sur couche mince (*2.2.27*) en utilisant une plaque recouverte d'un gel de silice octadécylsilylé approprié.

Solution à examiner. Dissolvez 30 mg de kétoconazole dans la phase mobile et complétez à 5 ml avec la phase mobile.

Solution témoin (a). Dissolvez 30 mg de *kétoconazole SCR* dans la phase mobile et complétez à 5 ml avec la phase mobile.

Solution témoin (b). Dissolvez 30 mg de *kétoconazole SCR* et 30 mg de *nitrate d'éconazole SCR* dans la phase mobile et complétez à 5 ml avec la phase mobile.

Déposez séparément sur la plaque 5 µl de chaque solution. Développez sur un parcours de 15 cm avec un mélange de 20 volumes de *solution d'acétate d'ammonium R*, de 40 volumes de *dioxane R* et de 40 volumes de *méthanol R*. Faites sécher la plaque dans un courant d'air chaud pendant 15 min et exposez-la aux vapeurs d'iode jusqu'à l'apparition des taches. Examinez à la lumière du jour. La tache principale du chromatogramme obtenu avec la solution à examiner est semblable quant à sa position, sa coloration et ses dimensions à la tache principale du chromatogramme obtenu avec la solution témoin (a). L'identification n'est valable que si le chromatogramme obtenu avec la solution témoin (b) présente 2 taches nettement séparées.

D. Dans un creuset de porcelaine, ajoutez à 30 mg environ de kétoconazole 0,3 g de *carbonate de sodium anhydre R*. Chauffez sur une flamme nue pendant 10 min. Laissez refroidir. Dissolvez le résidu dans 5 ml d'*acide nitrique dilué R* et filtrez. Ajoutez 1 ml d'*eau R* à 1 ml du filtrat. La solution donne la réaction (a) des chlorures (*2.3.1*).

ESSAI

Solution S. Dissolvez 1,0 g de kétoconazole dans du *chlorure de méthylène R* et complétez à 10 ml avec le même solvant.

Aspect de la solution. La solution S est limpide (*2.2.1*) et n'est pas plus fortement colorée que la solution témoin JB_4 (*2.2.2, Procédé II*).

Angle de rotation optique (*2.2.7*) : − 0,10° à + 0,10°, déterminé avec la solution S.

Substances apparentées. Opérez par chromatographie liquide (*2.2.29*).

Solution à examiner. Dissolvez 0,100 g de kétoconazole dans du *méthanol R* et complétez à 10,0 ml avec le même solvant.

Solution témoin (a). Dissolvez 2,5 mg de *kétoconazole SCR* et 2,5 mg de *chlorhydrate de lopéramide SCR* dans du *méthanol R* et complétez à 50,0 ml avec le même solvant.

Solution témoin (b). Prélevez 5,0 ml de solution à examiner et complétez à 100,0 ml avec du *méthanol R*. Prélevez 1,0 ml de solution et complétez à 10,0 ml avec du *méthanol R*.

La chromatographie peut être réalisée en utilisant :

– une colonne d'acier inoxydable, d'une longueur de 0,10 m et d'un diamètre intérieur de 4,6 mm, remplie de *gel de silice octadécylsilylé pour chromatographie R* (3 µm),
– comme phase mobile, à un débit de 2 ml/min, un mélange de 0,5 volume d'*acétonitrile R* et de 9,5 volumes d'une solution d'*hydrogénosulfate de tétrabutylammonium R* à 3,4 g/l passant, par élution à gradient linéaire, à un mélange de 5 volumes d'*acétonitrile R* et de 5 volumes d'une solution d'*hydrogénosulfate de tétrabutylammonium R* à 3,4 g/l pendant 10 min, suivie d'une élution pendant 5 min à la composition finale de l'éluant,
– comme détecteur, un spectrophotomètre réglé à 220 nm.

Equilibrez la colonne avec de l'*acétonitrile R* pendant 30 min au moins, puis avec l'éluant à la composition initiale pendant 5 min au moins.

Ajustez la sensibilité du système de façon que la hauteur du pic principal du chromatogramme obtenu avec 10 µl de la solution témoin (b) représente au moins 50 pour cent de l'échelle totale de l'enregistreur.

Injectez 10 µl de solution témoin (a). Lorsque les chromatogrammes sont enregistrés dans les conditions prescrites, les temps de rétention sont de 6 min environ pour le kétoconazole et de 8 min environ pour le chlorhydrate de lopéramide. L'essai n'est valable que si la résolution entre les pics correspondant respectivement au kétoconazole et au chlorhydrate de lopéramide n'est pas inférieure à 15 ; si nécessaire, ajustez la concentration finale de la phase mobile en acétonitrile ou ajustez le temps d'élution à gradient linéaire.

Injectez séparément 10 µl de *méthanol R* comme blanc, 10 µl de solution à examiner et 10 µl de la solution témoin (b). S'il apparaît d'autres pics que le pic principal dans le chromatogramme obtenu avec la solution à examiner, la somme de leur surface n'est pas supérieure à la surface du pic principal du chromatogramme obtenu avec la solution témoin (b) (0,5 pour cent). Ne tenez pas compte d'un pic dû au méthanol ni des pics dont la surface est inférieure à 0,1 fois la surface du pic principal du chromatogramme obtenu avec la solution témoin (b).

Métaux lourds (*2.4.8*). 1,0 g de kétoconazole satisfait à l'essai limite D des métaux lourds (20 ppm). Préparez le témoin avec 2 ml de *solution à 10 ppm de plomb (Pb) R*.

Perte à la dessiccation (*2.2.32*). Déterminée à l'étuve à 100-105 °C sur 1,000 g de kétoconazole, la perte à la dessiccation n'est pas supérieure à 0,5 pour cent.

Cendres sulfuriques (*2.4.14*). Déterminé sur 1,0 g de kétoconazole, le taux des cendres sulfuriques n'est pas supérieur à 0,1 pour cent.

DOSAGE

Dissolvez 0,200 g de kétoconazole dans 70 ml d'un mélange de 1 volume d'*acide acétique anhydre R* et de 7 volumes de *méthyléthylcétone R*. Titrez par l'*acide perchlorique 0,1 M*. Déterminez le point de fin de titrage par potentiométrie (*2.2.20*).

1 ml d'*acide perchlorique 0,1 M* correspond à 26,57 mg de $C_{26}H_{28}Cl_2N_4O_4$.

CONSERVATION

A l'abri de la lumière.

IMPURETÉS

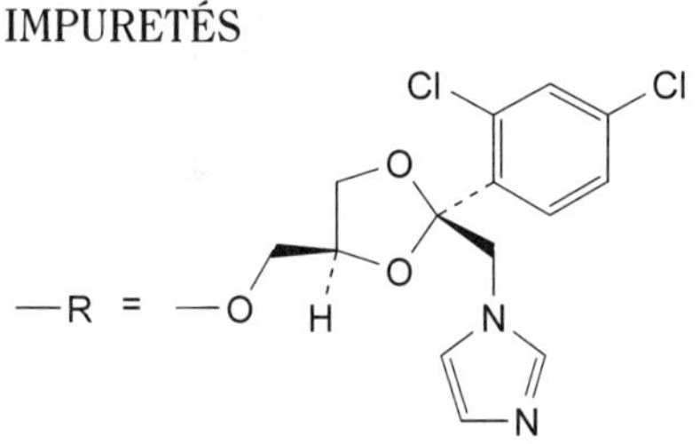

et énantiomère

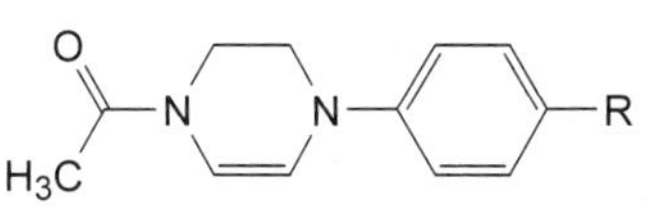

A. 1-acétyl-4-[4-[[(2*RS*,4*SR*)-2-(2,4-dichlorophényl)-2-(1*H*-imidazol-1-ylméthyl)-1,3-dioxolan-4-yl]méthoxy]phényl]-1,2,3,4-tétrahydropyrazine,

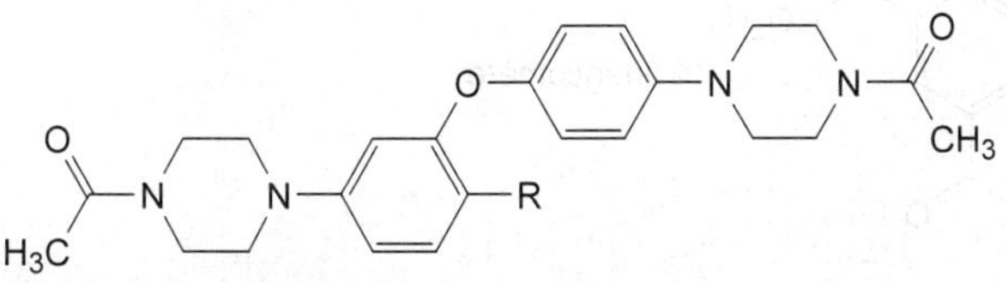

B. 1-acétyl-4-[4-[[(2*RS*,4*SR*)-2-(2,4-dichlorophényl)-2-(1*H*-imidazol-1-ylméthyl)-1,3-dioxolan-4-yl]méthoxy]-3-[4-(4-acétylpipérazin-1-yl)phénoxy]phényl]pipérazine,

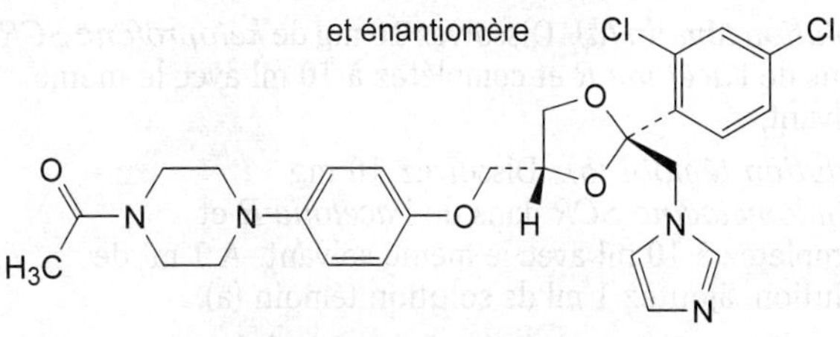

C. 1-acétyl-4-[4-[[(2*RS*,4*RS*)-2-(2,4-dichlorophényl)-2-(1*H*-imidazol-1-ylméthyl)-1,3-dioxolan-4-yl]méthoxy]phényl]pipérazine,

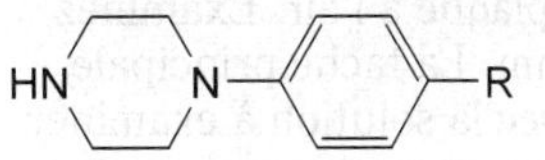

D. 1-[4-[[(2*RS*,4*SR*)-2-(2,4-dichlorophényl)-2-(1*H*-imidazol-1-ylméthyl)-1,3-dioxolan-4-yl]méthoxy]phényl]pipérazine.

01/2002:0922

KÉTOPROFÈNE

Ketoprofenum

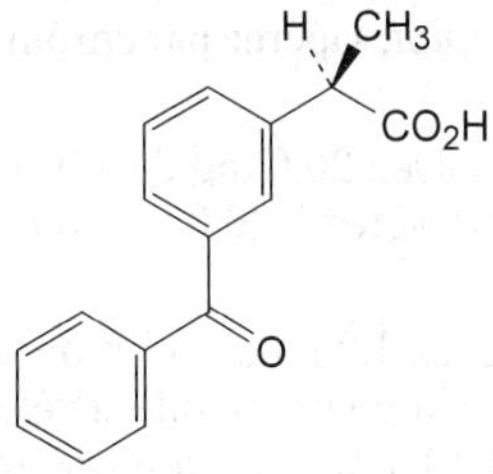

et énantiomère

$C_{16}H_{14}O_3$ M_r 254,3

DÉFINITION

Le kétoprofène contient au minimum 99,0 pour cent et au maximum l'équivalent de 100,5 pour cent d'acide (2*RS*)-2-(3-benzoylphényl)propanoïque, calculé par rapport à la substance desséchée.

CARACTÈRES

Poudre cristalline, blanche ou sensiblement blanche, pratiquement insoluble dans l'eau, facilement soluble dans l'acétone, dans l'alcool et dans le chlorure de méthylène.

IDENTIFICATION

Première identification : C.

Seconde identification : A, B, D.

A. Le point de fusion (*2.2.14*) du kétoprofène est de 94 °C à 97 °C.

B. Dissolvez 50,0 mg de kétoprofène dans de l'*alcool R* et complétez à 100,0 ml avec le même solvant. Prélevez 1,0 ml de solution et complétez à 50,0 ml avec de l'*alcool R*. Examinée de 230 nm à 350 nm (*2.2.25*), la solution présente un maximum d'absorption à 255 nm. L'absorbance spécifique au maximum est de 615 à 680.

C. Examinez le kétoprofène par spectrophotométrie d'absorption dans l'infrarouge (*2.2.24*), en comparant avec le spectre obtenu avec le *kétoprofène SCR*.

D. Opérez par chromatographie sur couche mince (*2.2.27*) en utilisant une plaque recouverte de *gel de silice* GF_{254} *R*.

Solution à examiner. Dissolvez 10 mg de kétoprofène dans de l'*acétone R* et complétez à 10 ml avec le même solvant.

Solution témoin (a). Dissolvez 10 mg de *kétoprofène SCR* dans de l'*acétone R* et complétez à 10 ml avec le même solvant.

Solution témoin (b). Dissolvez 10 mg d'*indométacine SCR* dans de l'*acétone R* et complétez à 10 ml avec le même solvant. A 1 ml de solution, ajoutez 1 ml de solution témoin (a).

Déposez séparément sur la plaque 10 µl de chaque solution. Développez sur un parcours de 15 cm avec un mélange de 1 volume d'*acide acétique glacial R,* de 49 volumes de *chlorure de méthylène R* et de 50 volumes d'*acétone R.* Laissez sécher la plaque à l'air. Examinez en lumière ultraviolette à 254 nm. La tache principale du chromatogramme obtenu avec la solution à examiner est semblable quant à sa position et ses dimensions à la tache principale du chromatogramme obtenu avec la solution témoin (a). L'identification n'est valable que si le chromatogramme obtenu avec la solution témoin (b) présente 2 taches principales nettement séparées.

ESSAI

Aspect de la solution. Dissolvez 1,0 g de kétoprofène dans de l'*acétone R* et complétez à 10 ml avec le même solvant. La solution est limpide (*2.2.1*) et n'est pas plus fortement colorée que la solution témoin J_6 (*2.2.2, Procédé II*).

Substances apparentées. *Préparez les solutions immédiatement avant l'emploi.* Opérez par chromatographie liquide (*2.2.29*).

Solution à examiner. Dissolvez 20,0 mg de kétoprofène dans la phase mobile et complétez à 20,0 ml avec la phase mobile.

Solution témoin (a). Prélevez 1,0 ml de solution à examiner et complétez à 50,0 ml avec la phase mobile. Prélevez 1,0 ml de solution et complétez à 10,0 ml avec la phase mobile.

Solution témoin (b). Dissolvez 10,0 mg d'*impureté A de kétoprofène SCR* dans la phase mobile et complétez à 100,0 ml avec la phase mobile. Prélevez 1,0 ml de solution et complétez à 50,0 ml avec la phase mobile.

Solution témoin (c). Dissolvez 10,0 mg d'*impureté C de kétoprofène SCR* dans la phase mobile et complétez à 100,0 ml avec la phase mobile. Prélevez 1,0 ml de solution et complétez à 50,0 ml avec la phase mobile.

Solution témoin (d). Prélevez 1,0 ml de solution à examiner et complétez à 100,0 ml avec la phase mobile. A 1,0 ml de solution, ajoutez 1,0 ml de solution témoin (b).

La chromatographie peut être réalisée en utilisant :

- une colonne d'acier inoxydable, d'une longueur de 0,15 m et d'un diamètre intérieur de 4,6 mm, remplie de *gel de silice octadécylsilylé pour chromatographie R* (5 µm) à particules sphériques, d'une surface spécifique de 350 $m^2 \times g^{-1}$ et d'un diamètre de pores de 0,01 µm (10 nm),
- comme phase mobile, à un débit de 1 ml/min, un mélange de 2 volumes de *solution tampon phosphate pH 3,5 R* récemment préparée, de 43 volumes d'*acétonitrile R* et de 55 volumes d'*eau R,*
- comme détecteur, un spectrophotomètre réglé à 233 nm,
- un injecteur à boucle.

Injectez 20 µl de solution témoin (d). Les substances sont éluées dans l'ordre suivant : kétoprofène et impureté A de kétoprofène. Ajustez la sensibilité du système de façon que la hauteur des 2 pics principaux dans le chromatogramme obtenu représente au moins 50 pour cent de l'échelle totale de l'enregistreur. L'essai n'est valable que si la résolution entre les pics correspondant respectivement au kétoprofène et à l'impureté A de kétoprofène n'est pas inférieure à 7,0.

Injectez 20 µl de solution à examiner, 20 µl de solution témoin (a), 20 µl de solution témoin (b) et 20 µl de solution témoin (c). Continuez la chromatographie de la solution à examiner pendant 7 fois le temps de rétention du kétoprofène. S'il apparaît, dans le chromatogramme obtenu avec la solution à examiner, des pics correspondant aux impuretés A et C de kétoprofène, leur surface n'est pas supérieure à celle des pics principaux des chromatogrammes obtenus respectivement avec la solution témoin (b) et la solution témoin (c) (0,2 pour cent). S'il apparaît, dans le chromatogramme obtenu avec la solution à examiner, d'autres pics que le pic principal, un pic correspondant à l'impureté A et un pic correspondant à l'impureté C, la surface d'aucun d'entre eux n'est supérieure à celle du pic principal du chromatogramme obtenu avec la solution témoin (a) (0,2 pour cent) ; la somme de la surface de tous les pics, à l'exception du pic principal et des pics correspondants aux 2 impuretés nommées, n'est pas supérieure à 2 fois la surface du pic principal du chromatogramme obtenu avec la solution témoin (a) (0,4 pour cent).

Ne tenez pas compte des pics dont la surface est inférieure à 0,1 fois la surface du pic principal dans le chromatogramme obtenu avec la solution témoin (a).

Métaux lourds (*2.4.8*). 2,0 g de kétoprofène satisfont à l'essai limite C des métaux lourds (10 ppm). Préparez le témoin avec 2 ml de *solution à 10 ppm de plomb (Pb) R.*

Perte à la dessiccation (*2.2.32*). Déterminée à 60 °C sous une pression ne dépassant pas 670 Pa sur 1,000 g de kétoprofène, la perte à la dessiccation n'est pas supérieure à 0,5 pour cent.

Cendres sulfuriques (*2.4.14*). Déterminé sur 1,0 g de kétoprofène, le taux des cendres sulfuriques n'est pas supérieur à 0,1 pour cent.

DOSAGE

Dissolvez 0,200 g de kétoprofène dans 25 ml d'*alcool R.* Ajoutez 25 ml d'*eau R* et titrez par l'*hydroxyde de sodium 0,1 M.* Déterminez le point de fin de titrage par potentiométrie (*2.2.20*).

1 ml d'*hydroxyde de sodium 0,1 M* correspond à 25,43 mg de $C_{16}H_{14}O_3$.

IMPURETÉS

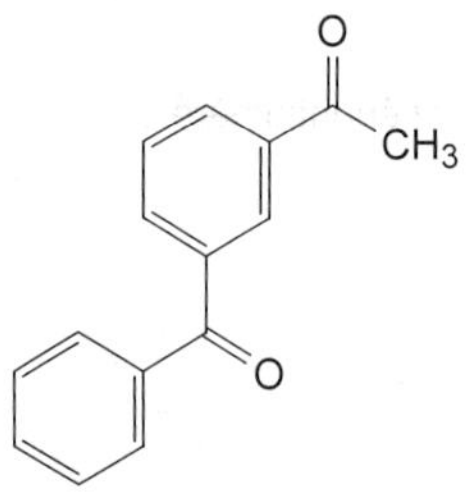

A. 1-(3-benzoylphényl)éthanone,

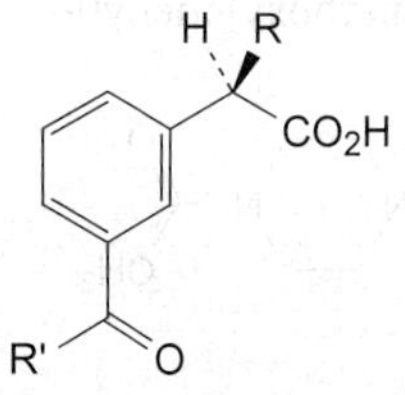

et énantiomère

B. R = H, R′ = C_6H_5 : acide (3-benzoylphényl)acétique,

C. R = CH_3, R′ = OH : acide (2*RS*)-2-(3-carboxyphényl)propanoïque,

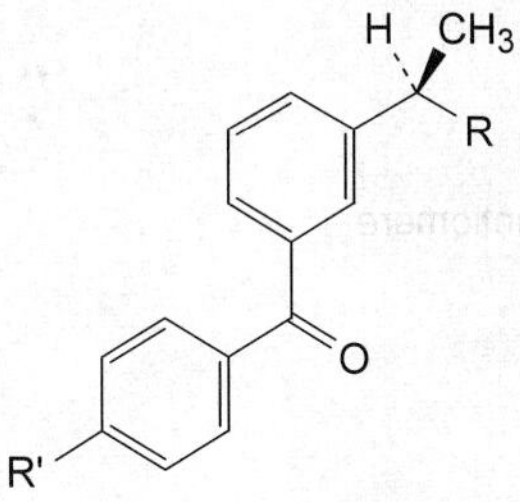

et énantiomère

D. R = CO_2H, R′ = CH_3 : acide (2*RS*)-2-[3-(4-méthylbenzoyl)phényl]propanoïque,

E. R = CO-NH_2, R′ = H : (2*RS*)-2-(3-benzoylphényl)propanamide,

F. R = CN, R′ = H : (2*RS*)-2-(3-benzoylphényl)propanenitrile.

01/2002:1592

KÉTOTIFÈNE (HYDROGÉNOFUMARATE DE)

Ketotifeni hydrogenofumaras

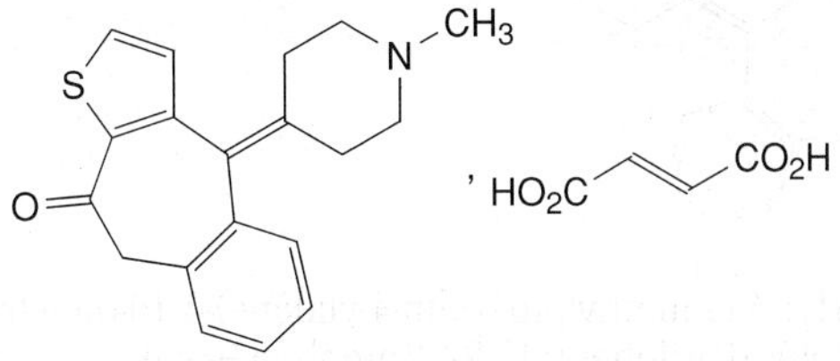

$C_{23}H_{23}NO_5S$ M_r 425,5

DÉFINITION

(*E*)-Hydrogénobutènedioate de 4-(1-méthylpipéridin-4-ylidène)-4,9-dihydro-10*H*-benzo[4,5]cyclohepta[1,2-*b*]thiophén-10-one.

Teneur : 98,5 pour cent à 101,0 pour cent (substance desséchée).

CARACTÈRES

Aspect : poudre cristalline, fine, blanche à jaune-brun.

Solubilité : assez soluble dans l'eau, peu soluble dans le méthanol, très peu soluble dans l'acétonitrile.

IDENTIFICATION

A. Spectrophotométrie d'absorption dans l'infrarouge (*2.2.24*).

Comparaison : *spectre de référence de l'hydrogénofumarate de kétotifène de la Ph. Eur.*

B. Chromatographie sur couche mince (*2.2.27*).

Solution à examiner. Dissolvez 40 mg d'hydrogénofumarate de kétotifène dans du *méthanol R* et complétez à 10 ml avec le même solvant.

Solution témoin. Dissolvez 11 mg d'*acide fumarique SCR* dans du *méthanol R* et complétez à 10 ml avec le même solvant.

Plaque : plaque recouverte de *cellulose pour chromatographie F_{254} R.*

Phase mobile : *eau R, acide formique anhydre R, éther isopropylique R* (3:7:90 *V/V/V*).

Dépôt : 5 µl.

Développement : sur un parcours de 17 cm.

Séchage : dans un courant d'air chaud.

Détection : examinez en lumière ultraviolette à 254 nm. Pulvérisez légèrement une solution de *permanganate de potassium R* à 5 g/l dans une solution d'*acide sulfurique R* à 1,4 pour cent *V/V*. Examinez par transparence à la lumière du jour.

Résultats : la tache due à l'acide fumarique dans le chromatogramme obtenu avec la solution à examiner est semblable quant à sa position, sa coloration et son intensité, à la tache principale du chromatogramme obtenu avec la solution témoin.

ESSAI

Aspect de la solution. La solution est limpide (*2.2.1*) et n'est pas plus fortement colorée que la solution témoin J_4, JB_4 ou B_4 (*2.2.2, Procédé II*).

Dissolvez 0,2 g d'hydrogénofumarate de kétotifène dans du *méthanol R* et complétez à 10 ml avec le même solvant.

Substances apparentées. Chromatographie liquide (*2.2.29*).

Solution à examiner. Dissolvez 30,0 mg d'hydrogénofumarate de kétotifène dans un mélange à volumes égaux de *méthanol R* et d'*eau R* et complétez à 100,0 ml avec le même mélange de solvants.

Solution témoin (a). Prélevez 1,0 ml de solution à examiner et complétez à 50,0 ml avec un mélange à volumes égaux de *méthanol R* et d'*eau R*. Prélevez 1,0 ml de cette solution et complétez à 10,0 ml avec un mélange à volumes égaux de *méthanol R* et d'*eau R*.

Solution témoin (b). Dissolvez 3,0 mg d'*impureté G de kétotifène SCR* dans 10 ml de *méthanol R* et complétez à 20,0 ml avec de l'*eau R*. Prélevez 0,5 ml de solution et complétez à 50,0 ml avec la solution à examiner. *Protégez les solutions de la lumière.*

Colonne :

– *dimensions* : *l* = 0,15 m, Ø = 4,0 mm,
– *phase stationnaire* : *gel de silice octadécylsilylé pour chromatographie R* (3 µm),
– *température* : 40 °C.

Phase mobile :

– *phase mobile A* : mélangez 175 µl de *triéthylamine R* et 500 ml d'*eau R*,
– *phase mobile B* : mélangez 175 µl de *triéthylamine R* et 500 ml de *méthanol R*.

Intervalle (min)	Phase mobile A (pour cent *V/V*)	Phase mobile B (pour cent *V/V*)
0 - 12	40	60
12 - 20	40 → 10	60 → 90
20 - 25	10	90
25 - 26	10 → 40	90 → 60
26 - 31	40	60

Débit : 1,0 ml/min.

Détection : spectrophotomètre à 297 nm.

Injection : 20 µl.

Rétention relative par rapport au kétotifène : impureté D = environ 0,31 ; impureté C = environ 0,61 ; impureté G = environ 0,86 ; impureté E = environ 1,18 ; impureté F = environ 1,36 ; impureté B = environ 1,72 ; impureté A = environ 2,15.

Conformité du système : solution témoin (b) :

– *résolution* : au minimum 1,5 entre les pics dus au kétotifène et à l'impureté G,
– *rapport signal/bruit* : au minimum 70 pour le pic dû à l'impureté G.

Limites :

- *facteur de correction* : pour le calcul des teneurs, multipliez la surface du pic correspondant par le facteur de correction suivant : impureté G = 1,36,
- *impureté G* : au maximum la surface du pic principal du chromatogramme obtenu avec la solution témoin (a) (0,2 pour cent),
- *toute impureté* : au maximum la surface du pic principal du chromatogramme obtenu avec la solution témoin (a) (0,2 pour cent),
- *total* : au maximum 2,5 fois la surface du pic principal du chromatogramme obtenu avec la solution témoin (a) (0,5 pour cent),
- *limite d'exclusion* : 0,25 fois la surface du pic principal du chromatogramme obtenu avec la solution témoin (a) (0,05 pour cent),

Perte à la dessiccation (*2.2.32*) : au maximum 0,5 pour cent, déterminé à l'étuve à 100-105 °C pendant 4 h sur 1,000 g d'hydrogénofumarate de kétotifène.

Cendres sulfuriques (*2.4.14*) : au maximum 0,1 pour cent, déterminé sur 1,0 g d'hydrogénofumarate de kétotifène.

DOSAGE

Dissolvez 0,350 g d'hydrogénofumarate de kétotifène dans un mélange de 30 ml d'*acide acétique anhydre R* et de 30 ml d'*anhydride acétique R*. Titrez par l'*acide perchlorique 0,1 M*. Déterminez le point de fin de titrage par potentiométrie (*2.2.20*).

1 ml d'*acide perchlorique 0,1 M* correspond à 42,55 mg de $C_{23}H_{23}NO_5S$.

IMPURETÉS

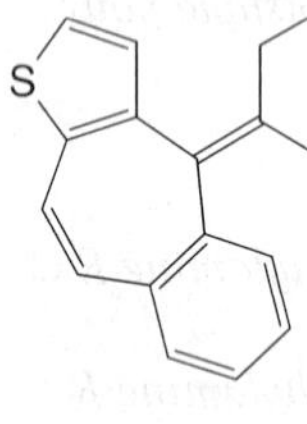

A. 4-(4*H*-benzo[4,5]cyclohepta[1,2-*b*]thiophén-4-ylidène)-1-méthylpipéridine,

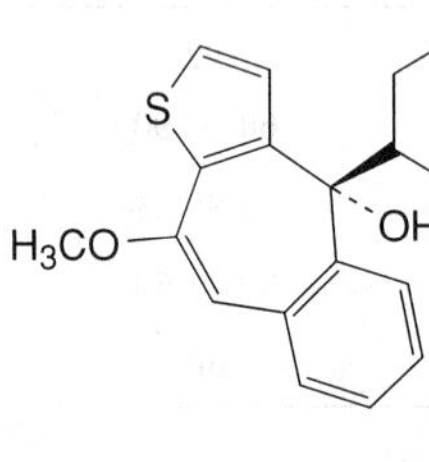

et énantiomère

B. (4*RS*)-10-méthoxy-4-(1-méthylpipéridin-4-yl)-4*H*-benzo[4,5]cyclohepta[1,2-*b*]thiophén-4-ol,

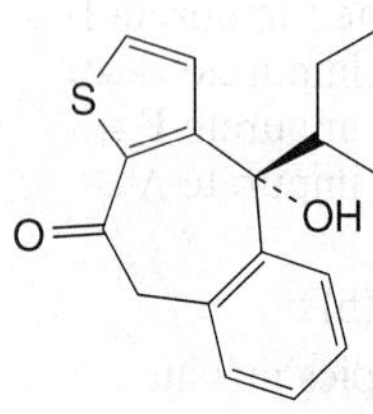

et énantiomère

C. (4*RS*)-4-hydroxy-4-(1-méthylpipéridin-4-yl)-4,9-dihydro-10*H*-benzo[4,5]cyclohepta[1,2-*b*]thiophén-10-one,

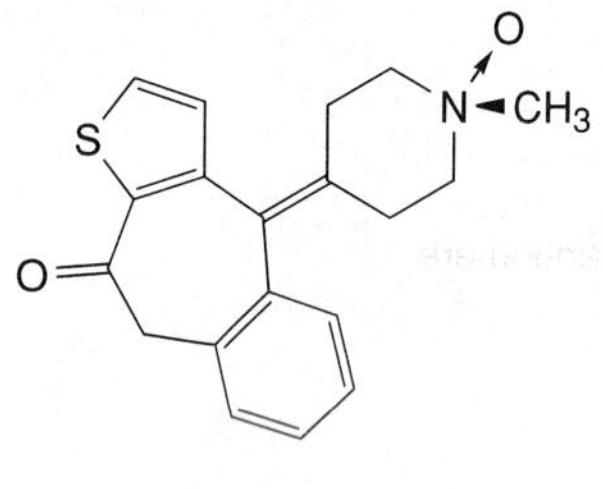

et énantiomère

D. 4-[(*aRaS*)-1-méthylpipéridin-4-ylidène]-4,9-dihydro-10*H*-benzo[4,5]cyclohepta[1,2-*b*]thiophén-10-one *N*-oxyde (kétotifène *N*-oxyde),

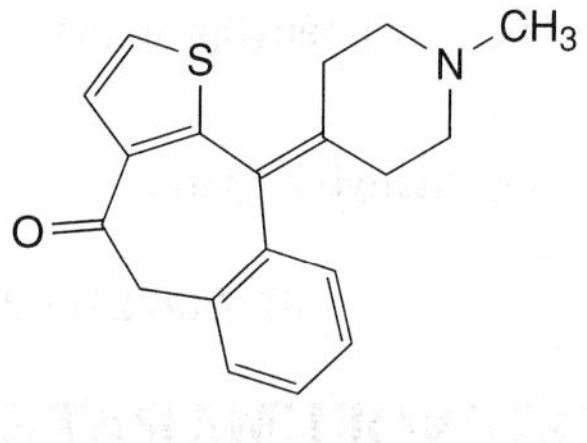

E. 10-(1-méthylpipéridin-4-ylidène)-5,10-dihydro-4*H*-benzo[5,6]cyclohepta[1,2-*b*]thiophén-4-one,

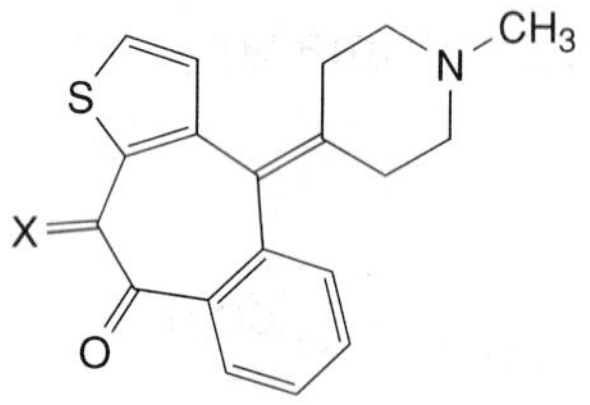

F. X = H_2 : 4-(1-méthylpipéridin-4-ylidène)-4,10-dihydro-9*H*-benzo[4,5]cyclohepta[1,2-b]thiophén-9-one,

G. X = O : 4-(1-méthylpipéridin-4-ylidène)-4*H*-benzo[4,5]cyclohepta[1,2-*b*]thiophén-9,10-dione.

01/2002:1504

KOLA

Colae semen

DÉFINITION

La kola est constituée par la graine privée de tégument, entière ou fragmentée, séchée de *Cola nitida* (Vent.) Schott et Endl. (*C. vera* K. Schum.) et ses variétés ainsi que *Cola acuminata* (P. Beauv.) Schott et Endl. (*Sterculia acuminata* P. Beauv.). Elle contient au minimum 1,5 pour cent de caféine (M_r 194,2), calculé par rapport à la drogue desséchée.

CARACTÈRES

La kola présente les caractères macroscopiques et microscopiques décrits aux identifications A et B.

IDENTIFICATION

A. Les graines sont oblongues, plus ou moins obtuses, subtétragones, déformées par pression réciproque dans le fruit ; de grosseur variable, elles pèsent de 5 g à 15 g. Elles sont dures, à surface lisse d'un brun très foncé, un peu plus brun-rouge à l'intérieur. Chez *C. nitida* et ses variétés, les graines sont divisées en 2 parties sensiblement plan-convexes correspondant aux cotylédons, presque toujours séparées dans la drogue commerciale. Les cotylédons mesurent 3 cm à 4 cm de longueur sur 2 cm à 2,5 cm de largeur et 1 cm à 2 cm d'épaisseur. Chez *C. acuminata*, ils sont plus petits que chez *C. nitida* et se fragmentent en 4 à 6 morceaux irréguliers.

B. Réduisez la kola en poudre (355). La poudre est brun-rouge. Examinez au microscope en utilisant une solution de *glycérol R* à 50 pour cent *V/V*. La poudre présente de nombreux grains d'amidon ovoïdes ou réniformes mesurant 5 µm à 25 µm, à stries concentriques et à hile étoilé légèrement excentrique ; des débris de tissu cotylédonaire, à larges cellules polygonales, à parois épaisses, rougeâtres, remplies de grains d'amidon ; de rares fragments de l'assise externe cotylédonaire.

C. Opérez par chromatographie sur couche mince (*2.2.27*) en utilisant une *plaque au gel de silice F_{254} pour CCM R*.

Solution à examiner. A 1,0 g de kola pulvérisée (355) ajoutez 5 ml d'*alcool à 60 pour cent V/V R*. Agitez mécaniquement à 40 °C pendant 30 min. Filtrez.

Solution témoin (a). Dissolvez 25 mg de *caféine R* dans 10 ml d'*alcool à 60 pour cent V/V R*.

Solution témoin (b). Dissolvez 50 mg de *théobromine R* dans 10 ml d'un mélange de 10 volumes d'*eau R*, de 13 volumes de *méthanol R* et de 77 volumes d'*acétate d'éthyle R*. Filtrez.

Déposez sur la plaque, en bandes, 20 µl de chacune des solutions. Développez sur un parcours de 10 cm avec un mélange de 10 volumes d'*eau R*, de 13 volumes de *méthanol R* et de 77 volumes d'*acétate d'éthyle R*. Laissez sécher la plaque à l'air pendant 5 min. Examinez en lumière ultraviolette à 254 nm. Le chromatogramme obtenu avec la solution à examiner présente deux bandes principales d'atténuation de fluorescence semblables quant à leur position respective aux bandes des chromatogrammes obtenus avec chacune des solutions témoins (a) et (b). Pulvérisez un mélange à volumes égaux d'*alcool R* et d'*acide chlorhydrique concentré R*. Pulvérisez ensuite une solution préparée extemporanément en dissolvant 1 g d'*iode R* et 1 g d'*iodure de potassium R* dans 100 ml d'*alcool R*. Le chromatogramme obtenu avec la solution à examiner présente une bande principale brun-rouge semblable quant à sa position et sa coloration à la bande du chromatogramme obtenu avec la solution témoin (a).

ESSAI

Eléments étrangers (*2.8.2*). La kola satisfait à l'essai des éléments étrangers.

Perte à la dessiccation (*2.2.32*). Déterminée à l'étuve à 100-105 °C sur 2,00 g de kola pulvérisée (355), pendant 2 h, la perte à la dessiccation n'est pas supérieure à 12,0 pour cent.

Cendres totales (*2.4.16*). Le taux des cendres totales n'est pas supérieur à 9,0 pour cent.

DOSAGE

Opérez par chromatographie liquide (*2.2.29*).

Solution à examiner. A 1,00 g (m_1) de kola pulvérisée (355), ajoutez 50 ml de *méthanol R*. Chauffez à reflux au bain-marie pendant 30 min. Laissez refroidir. Filtrez. Rincez le filtre avec 10 ml de *méthanol R*. Reprenez le résidu avec 50 ml de *méthanol R*. Traitez comme précédemment. Réunissez les filtrats et les solutions de rinçage dans une fiole jaugée de 200,0 ml et complétez à 200,0 ml avec du *méthanol R*. Introduisez 20,0 ml de la solution dans un ballon à fond rond, évaporez à siccité sous pression réduite. Reprenez le résidu avec la phase mobile, transvasez dans une fiole jaugée de 50,0 ml et complétez à 50,0 ml avec la phase mobile.

Solution témoin. Dans une fiole jaugée de 100,0 ml, dissolvez 30,0 mg (m_2) de *caféine R* et 15,0 mg de *théobromine R* dans la phase mobile et complétez à 100,0 ml avec la phase mobile. Introduisez 10,0 ml de cette solution dans une fiole jaugée de 100,0 ml et complétez à 100,0 ml avec la phase mobile.

La chromatographie peut être réalisée en utilisant :

- une colonne d'acier inoxydable d'une longueur de 0,25 m et d'un diamètre intérieur de 4,6 mm, remplie de gel de *silice octadécylsilylé pour chromatographie R* (5 µm),
- comme phase mobile à un débit de 1 ml/min, un mélange de 25 volumes de *méthanol R* et de 75 volumes d'*eau R*,
- comme détecteur, un spectrophotomètre réglé à 272 nm,
- un injecteur à boucle.

Injectez des volumes appropriés de chaque solution.

Le dosage n'est valable que si, dans le chromatogramme obtenu avec la solution témoin, la résolution entre les pics correspondant respectivement à la caféine et la théobromine n'est pas inférieure à 2,5. Si nécessaire, ajustez le volume d'*eau R* dans la phase mobile.

Calculez la teneur en caféine à l'aide de l'expression :

$$\frac{m_2 \times A_1 \times 50}{m_1 \times A_2}$$

A_1 = surface du pic dû à la caféine dans le chromatogramme obtenu avec la solution à examiner,

A_2 = surface du pic dû à la caféine dans le chromatogramme obtenu avec la solution témoin,

m_1 = masse de la prise d'essai de kola dans la solution à examiner, en grammes,

m_2 = masse de *caféine R* dans la solution témoin, en grammes.

CONSERVATION

A l'abri de la lumière.

L

01/2002:0923

LABÉTALOL (CHLORHYDRATE DE)

Labetaloli hydrochloridum

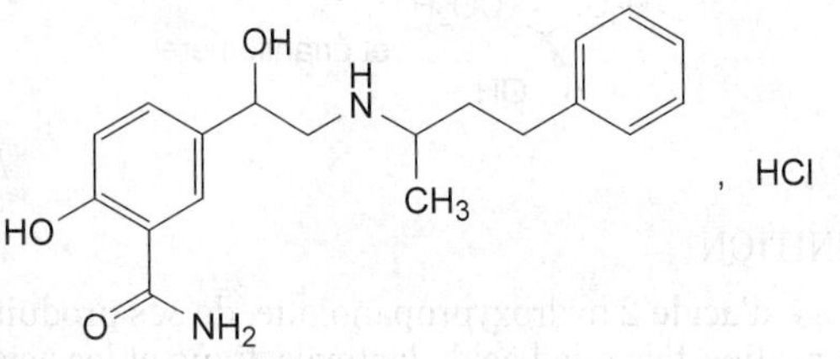

$C_{19}H_{25}ClN_2O_3$ M_r 364,9

DÉFINITION

Le chlorhydrate de labétalol contient au minimum 98,5 pour cent et au maximum l'équivalent de 101,0 pour cent de chlorhydrate de 2-hydroxy-5-[1-hydroxy-2-[(1-méthyl-3-phénylpropyl)amino]éthyl]benzamide, calculé par rapport à la substance desséchée.

CARACTÈRES

Poudre blanche ou sensiblement blanche, assez soluble dans l'eau et dans l'alcool, pratiquement insoluble dans le chlorure de méthylène et dans l'éther.

IDENTIFICATION

Première identification : A, C, E.

Seconde identification : A, B, D, E.

A. Déterminé avec la solution S (voir Essai), l'angle de rotation optique (*2.2.7*) est de + 0,05° à – 0,05°.

B. Dissolvez 25,0 mg de chlorhydrate de labétalol dans de l'*acide chlorhydrique 0,1 M* et complétez à 250,0 ml avec le même acide. Examinée de 230 nm à 350 nm (*2.2.25*), la solution présente un maximum à 302 nm. L'absorbance spécifique au maximum est de 83 à 88.

C. Examinez le chlorhydrate de labétalol par spectrophotométrie d'absorption dans l'infrarouge (*2.2.24*), en comparant avec le spectre obtenu avec le *chlorhydrate de labétalol SCR*.

D. Opérez par chromatographie sur couche mince (*2.2.27*) en utilisant une plaque recouverte d'un gel de silice octadécylsilylé approprié contenant un indicateur de fluorescence dont l'intensité est optimale à 254 nm.

Solution à examiner. Dissolvez 10 mg de chlorhydrate de labétalol dans 1 ml d'*alcool R*.

Solution témoin (a). Dissolvez 10 mg de *chlorhydrate de labétalol SCR* dans 1 ml d'*alcool R*.

Solution témoin (b). Dissolvez 10 mg de *chlorhydrate de labétalol SCR* et 10 mg de *chlorhydrate de propranolol SCR* dans de l'*alcool R* et complétez à 5 ml avec le même solvant.

Déposez séparément sur la plaque 2 µl de chaque solution. Placez la plaque dans une chambre à chromatographie immédiatement après addition de la phase mobile composée d'un mélange de 0,5 volume d'*acide perchlorique R*, de 50 volumes d'*eau R* et de 80 volumes de *méthanol R*. Fermez la chambre et développez sur un parcours de 15 cm. Laissez sécher la plaque à l'air. Examinez en lumière ultraviolette à 254 nm. La tache principale du chromatogramme obtenu avec la solution à examiner est semblable quant à sa position et ses dimensions à la tache principale du chromatogramme obtenu avec la solution témoin (a). L'identification n'est valable que si le chromatogramme obtenu avec la solution témoin (b) présente 2 taches nettement séparées.

E. Le chlorhydrate de labétalol donne la réaction (a) des chlorures (*2.3.1*).

ESSAI

Solution S. Dissolvez 0,50 g de chlorhydrate de labétalol dans de l'*eau exempte de dioxyde de carbone R* et complétez à 50 ml avec le même solvant. *La solution S doit être récemment préparée.*

Aspect de la solution. La solution S est limpide (*2.2.1*) et n'est pas plus fortement colorée que la solution de degré 6 de la gamme des solutions témoins présentant la coloration la plus appropriée (*2.2.2, Procédé II*).

Détermination du pH (*2.2.3*). Le pH de la solution S est de 4,0 à 5,0.

Rapport des diastéréoisomères. Opérez par chromatographie en phase gazeuse (*2.2.28*).

Solution à examiner. Dissolvez 2,0 mg de chlorhydrate de labétalol dans 1,0 ml d'une solution d'*acide butylboronique R* à 12,0 g/l dans de la *pyridine anhydre R* et laissez reposer pendant 20 min.

La chromatographie peut être réalisée en utilisant :

- une colonne de verre, d'une longueur de 1,5 m et d'un diamètre intérieur de 4 mm, remplie de *terre d'infusoires silanisée pour chromatographie en phase gazeuse R* (125 µm à 150 µm) imprégnée à 3 pour cent *m/m* de *polyméthylphénylsiloxane R*,
- comme gaz vecteur, de l'*azote pour chromatographie R*, à un débit de 40 ml/min,
- un détecteur à ionisation de flamme,

en maintenant la température de la colonne, celle de la chambre à injection et celle du détecteur à 300 °C.

Injectez 2 µl de solution à examiner. Deux pics correspondant chacun à une paire de diastéréoisomères apparaissent dans le chromatogramme. Ajustez la sensibilité du système de façon que la hauteur du pic diastéréoisomère le plus élevé représente 80 pour cent environ de la hauteur de l'échelle totale de l'enregistreur. L'essai n'est valable que si la distance entre la ligne de base et le point le plus bas de la dépression entre ces pics est inférieure à 5 pour cent de la hauteur totale de l'échelle totale de l'enregistreur. La surface d'aucun pic n'est inférieure à 45 pour cent ni supérieure à 55 pour cent de la surface totale des 2 pics.

Substances apparentées. Opérez par chromatographie liquide (*2.2.29*).

Solution à examiner. Dissolvez 50,0 mg de chlorhydrate de labétalol dans la phase mobile et complétez à 10,0 ml avec la phase mobile.

Solution témoin. Prélevez 0,5 ml de solution à examiner et complétez à 100,0 ml avec la phase mobile.

La chromatographie peut être réalisée en utilisant :

- une colonne d'acier inoxydable, d'une longueur de 0,15 m et d'un diamètre intérieur de 4,6 mm, remplie de *gel de silice octadécylsilylé pour chromatographie R* (5 µm),
- comme phase mobile, à un débit de 1 ml/min, un mélange de 150 ml de *tétrahydrofurane R*, de 300 ml de *méthanol R*, de 550 ml d'*eau R*, de 0,82 g d'*hydrogénosulfate de tétrabutylammonium R*, de 1 g d'*octylsulfate de sodium R* et de 10 ml d'une solution d'*acide sulfurique R* à 10 pour cent *V/V*,
- comme détecteur, un spectrophotomètre réglé à 229 nm.

Equilibrez la colonne avec la phase mobile à un débit de 1 ml/min pendant 30 min environ.

Monographies L - P

Ajustez la sensibilité du système de façon que la hauteur du pic principal du chromatogramme obtenu avec 20 µl de solution témoin représente au moins 50 pour cent de l'échelle totale de l'enregistreur. Lorsque les chromatogrammes sont enregistrés dans les conditions prescrites, le temps de rétention du pic principal est de 10 min à 15 min ; si nécessaire, ajustez la concentration de la phase mobile en eau, en maintenant le rapport 2:1 entre le méthanol et le tétrahydrofurane.

Injectez séparément 20 µl de chaque solution. Continuez la chromatographie pendant 3 fois le temps de rétention du pic principal. S'il apparaît dans le chromatogramme obtenu avec la solution à examiner d'autres pics que le pic principal, la surface d'aucun d'entre eux n'est supérieure à 0,6 fois la surface du pic principal du chromatogramme obtenu avec la solution témoin (0,3 pour cent) et la somme de leur surface n'est pas supérieure à la surface du pic principal du chromatogramme obtenu avec la solution témoin (0,5 pour cent). Ne tenez pas compte d'un pic dû au solvant ni des pics dont la surface est inférieure à 0,1 fois la surface du pic principal du chromatogramme obtenu avec la solution témoin.

Métaux lourds (*2.4.8*). 1,0 g de chlorhydrate de labétalol satisfait à l'essai limite C des métaux lourds (20 ppm). Préparez le témoin avec 2 ml de *solution à 10 ppm de plomb (Pb) R*.

Perte à la dessiccation (*2.2.32*). Déterminé à l'étuve à 100-105 °C sous une pression ne dépassant pas 0,7 kPa sur 1,000 g de chlorhydrate de labétalol, la perte à la dessiccation n'est pas supérieure à 1,0 pour cent.

Cendres sulfuriques (*2.4.14*). Déterminé sur 1,0 g de chlorhydrate de labétalol, le taux des cendres sulfuriques n'est pas supérieur à 0,1 pour cent.

Monographies L - P

DOSAGE

Afin d'éviter un échauffement trop important du milieu réactionnel, mélangez soigneusement pendant le titrage et arrêtez le titrage immédiatement après le point de fin de titrage.

Dissolvez 0,200 g de chlorhydrate de labétalol dans un mélange de 10 ml d'*acide formique anhydre R* et de 40 ml d'*anhydride acétique R*. Titrez par l'*acide perchlorique 0,1 M*. Déterminez le point de fin de titrage par potentiométrie (*2.2.20*).

1 ml d'*acide perchlorique 0,1 M* correspond à 36,49 mg de $C_{19}H_{25}ClN_2O_3$.

IMPURETÉS

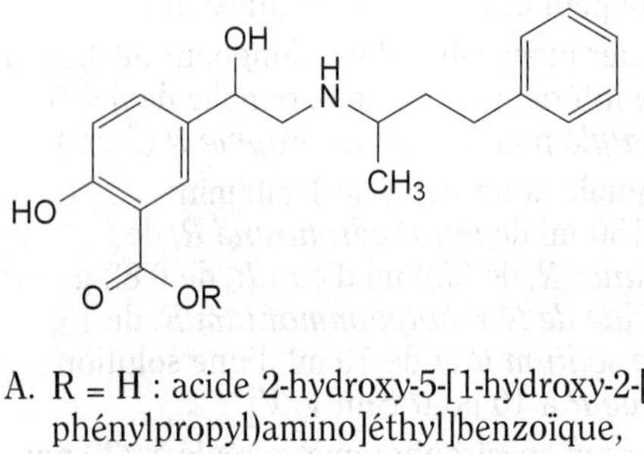

A. R = H : acide 2-hydroxy-5-[1-hydroxy-2-[(1-méthyl-3-phénylpropyl)amino]éthyl]benzoïque,

B. R = CH_3 : 2-hydroxy-5-[1-hydroxy-2-[(1-méthyl-3-phénylpropyl)amino]éthyl]benzoate de méthyle.

01/2002:0458

LACTIQUE (ACIDE)

Acidum lacticum

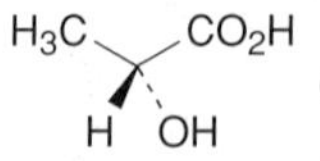

$C_3H_6O_3$ M_r 90,1

DÉFINITION

Mélange d'acide 2-hydroxypropanoïque, de ses produits de condensation tels que l'acide lactoyllactique et les acides polylactiques, et d'eau. L'équilibre entre l'acide lactique et les acides polylactiques dépend de la concentration et de la température. Le plus souvent, l'acide lactique est présent sous forme de racémate (acide (*RS*)-lactique).

Teneur : 88,0 pour cent *m/m* à 92,0 pour cent *m/m* de $C_3H_6O_3$.

CARACTÈRES

Aspect : liquide sirupeux, incolore ou légèrement jaune.

Solubilité : miscible à l'eau et à l'alcool.

IDENTIFICATION

A. Dissolvez 1 g d'acide lactique dans 10 ml d'*eau R*. La solution est fortement acide (*2.2.4*).

B. Densité (*2.2.5*) : 1,20 à 1,21.

C. L'acide lactique donne la réaction des lactates (*2.3.1*).

ESSAI

Solution S. Dissolvez 5,0 g d'acide lactique dans 42 ml d'*hydroxyde de sodium 1 M* et complétez à 50 ml avec de l'*eau distillée R*.

Aspect. L'acide lactique n'est pas plus fortement coloré que la solution témoin J_6 (*2.2.2, Procédé II*).

Substances insolubles dans l'éther. Dissolvez 1,0 g d'acide lactique dans 25 ml d'*éther R*. La solution n'est pas plus fortement opalescente que l'*éther R* utilisé dans l'essai.

Sucres et autres substances réductrices. A 1 ml de solution S, ajoutez 1 ml d'*acide chlorhydrique 1 M*, chauffez à ébullition, laissez refroidir, puis ajoutez 1,5 ml d'*hydroxyde de sodium 1 M* et 2 ml de *solution cupri-tartrique R*. Chauffez à ébullition. Il ne se forme pas de précipité rouge ou verdâtre.

Méthanol. Chromatographie en phase gazeuse (*2.4.24*).

Limite :

– *méthanol* : au maximum 50 ppm, si l'acide lactique est destiné à la préparation de formes pharmaceutiques administrées par voie parentérale.

Acides citrique, oxalique et phosphorique. A 5 ml de solution S, ajoutez de l'*ammoniaque diluée R1* jusqu'à réaction légèrement alcaline (*2.2.4*), puis 1 ml de *solution de chlorure de calcium R*. Chauffez au bain-marie pendant 5 min. Si, avant et après chauffage, la solution présente une opalescence, celle-ci n'est pas plus prononcée que celle d'un mélange de 1 ml d'*eau R* et de 5 ml de solution S.

Sulfates (*2.4.13*) : au maximum 200 ppm.

Prélevez 7,5 ml de solution S et complétez à 15 ml avec de l'*eau distillée R*. La solution satisfait à l'essai limite des sulfates.

Calcium (*2.4.3*) : au maximum 200 ppm.

Prélevez 5 ml de solution S et complétez à 15 ml avec de l'*eau distillée R*. La solution satisfait à l'essai limite du calcium.

Métaux lourds (*2.4.8*) : au maximum 10 ppm.

12 ml de solution S satisfont à l'essai limite A. Préparez le témoin avec la *solution à 1 ppm de plomb (Pb) R*.

Cendres sulfuriques (*2.4.14*) : au maximum 0,1 pour cent, déterminé sur 1,0 g d'acide lactique.

Endotoxines bactériennes (*2.6.14*) : moins de 5 UI/g, si l'acide lactique est destiné à la préparation de formes pharmaceutiques administrées par voie parentérale sans autre procédé approprié d'élimination des endotoxines bactériennes.

DOSAGE

Dans une fiole à bouchon rodé, introduisez 1,000 g d'acide lactique, 10 ml d'*eau R* et 20,0 ml d'*hydroxyde de sodium 1 M*. Fermez la fiole et laissez reposer pendant 30 min. Titrez par l'*acide chlorhydrique 1 M* en présence de 0,5 ml de *solution de phénolphtaléine R* jusqu'à disparition de la coloration rose.

1 ml d'*hydroxyde de sodium 1 M* correspond à 90,1 mg de $C_3H_6O_3$.

ÉTIQUETAGE

L'étiquette indique :

- dans les cas appropriés, que la substance est exempte d'endotoxines bactériennes,
- dans les cas appropriés que la substance convient à la préparation de formes pharmaceutiques administrées par voie parentérale.

01/2002:1771

(*S*)-LACTIQUE (ACIDE)

Acidum (*S*)-lacticum

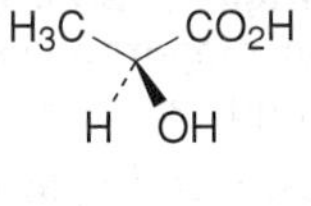

$C_3H_6O_3$ M_r 90,1

DÉFINITION

Mélange d'acide (*S*)-2-hydroxypropanoïque, de ses produits de condensation tels que l'acide lactoyllactique et les acides polylactiques, et d'eau. L'équilibre entre l'acide lactique et les acides polylactiques dépend de la concentration et de la température.

Teneur : 88,0 pour cent *m/m* à 92,0 pour cent *m/m* de $C_3H_6O_3$, dont au minimum 95,0 pour cent sous forme d'énantiomère (*S*).

CARACTÈRES

Aspect : liquide sirupeux, incolore ou légèrement jaune.

Solubilité : miscible à l'eau et à l'alcool.

IDENTIFICATION

A. Dissolvez 1 g d'acide (*S*)-lactique dans 10 ml d'*eau R*. La solution est fortement acide (*2.2.4*).

B. Densité relative (*2.2.5*) : 1,20 à 1,21.

C. L'acide (*S*)-lactique donne la réaction des lactates (*2.3.1*).

D. L'acide (*S*)-lactique satisfait aux limites du dosage.

ESSAI

Solution S. Dissolvez 5,0 g d'acide (*S*)-lactique dans 42 ml d'*hydroxyde de sodium 1 M* et complétez à 50 ml avec de l'*eau distillée R*.

Aspect. L'acide (*S*)-lactique n'est pas plus fortement coloré que la solution témoin J_6 (*2.2.2, Procédé II*).

Substances insolubles dans l'éther. Dissolvez 1,0 g d'acide (*S*)-lactique dans 25 ml d'*éther R*. La solution n'est pas plus fortement opalescente que l'*éther R* utilisé dans l'essai.

Sucres et autres substances réductrices. A 1 ml de solution S, ajoutez 1 ml d'*acide chlorhydrique 1 M,* chauffez à ébullition, laissez refroidir, puis ajoutez 1,5 ml d'*hydroxyde de sodium 1 M* et 2 ml de *solution cupri-tartrique R*. Chauffez à ébullition. Il ne se forme pas de précipité rouge ou verdâtre.

Méthanol. Chromatographie en phase gazeuse (*2.4.24*).

Limite :

- *méthanol* : au maximum 50 ppm, si l'acide (*S*)-lactique est destiné à la préparation de formes pharmaceutiques administrés par voie parentérale.

Acides citrique, oxalique et phosphorique. A 5 ml de solution S, ajoutez de l'*ammoniaque diluée R1* jusqu'à réaction légèrement alcaline (*2.2.4*), puis 1 ml de *solution de chlorure de calcium R*. Chauffez au bain-marie pendant 5 min. Si, avant et après chauffage, la solution présente une opalescence, celle-ci n'est pas plus prononcée que celle d'un mélange de 1 ml d'*eau R* et de 5 ml de solution S.

Sulfates (*2.4.13*) : au maximum 200 ppm.

Prélevez 7,5 ml de solution S et complétez à 15 ml avec de l'*eau distillée R*. La solution satisfait à l'essai limite des sulfates.

Calcium (*2.4.3*) : au maximum 200 ppm.

Prélevez 5 ml de solution S et complétez à 15 ml avec de l'*eau distillée R*. La solution satisfait à l'essai limite du calcium.

Métaux lourds (*2.4.8*) : au maximum 10 ppm.

12 ml de solution S satisfont à l'essai limite A. Préparez le témoin avec la *solution à 1 ppm de plomb (Pb) R*.

Cendres sulfuriques (*2.4.14*) : au maximum 0,1 pour cent, déterminé sur 1,0 g d'acide (*S*)-lactique.

Endotoxines bactériennes (*2.6.14*) : moins de 5 UI/g, si l'acide (*S*)-lactique est destiné à la préparation de formes pharmaceutiques administrées par voie parentérale sans autre procédé approprié d'élimination des endotoxines bactériennes.

DOSAGE

Dans une fiole à bouchon rodé, introduisez 1,000 g d'acide (*S*)-lactique, 10 ml d'*eau R* et 20,0 ml d'*hydroxyde de sodium 1 M*. Fermez la fiole et laissez reposer pendant 30 min. Titrez par l'*acide chlorhydrique 1 M* en présence de 0,5 ml de *solution de phénolphtaléine R* jusqu'à disparition de la coloration rose.

1 ml d'*hydroxyde de sodium 1 M* correspond à 90,1 mg de $C_3H_6O_3$.

Enantiomère (S)

Introduisez une quantité d'acide (*S*)-lactique équivalente à 2,00 g d'acide lactique dans un ballon à fond rond, ajoutez 25 ml d'*hydroxyde de sodium 1 M,* puis portez doucement à ébullition et maintenez l'ébullition pendant 15 min. Refroidissez, puis ajustez à pH 7,0 avec de l'*acide chlorhydrique 1 M*. Ajoutez 5,0 g de *molybdate d'ammonium R,* dissolvez puis complétez à 50,0 ml avec de l'*eau R*. Filtrez, puis mesurez l'angle de rotation optique (*2.2.7*). Calculez la teneur pour cent en énantiomère (*S*) en utilisant l'expression :

$$50 + \left(24,18 \times \alpha \times \frac{2,222}{m} \times \frac{90}{c}\right)$$

α = angle de rotation optique (valeur absolue),

m = masse de la prise d'essai, en grammes,

c = teneur pour cent en $C_3H_6O_3$ dans la substance à examiner.

Le complexe formé avec l'acide (*S*)-lactique est lévogyre dans ces conditions d'essai.

ÉTIQUETAGE

L'étiquette indique :

- dans les cas appropriés, que la substance est exempte d'endotoxines bactériennes,
- dans les cas appropriés que la substance convient à la préparation de formes pharmaceutiques administrées par voie parentérale.

01/2002:1337

LACTITOL MONOHYDRATÉ

Lactitolum monohydricum

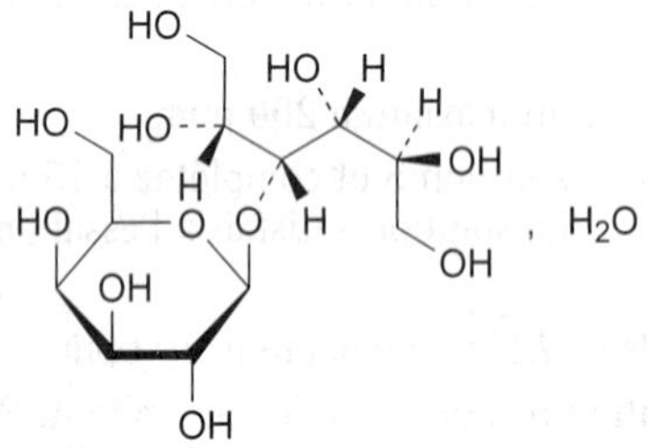

$C_{12}H_{24}O_{11},H_2O$ M_r 362,3

DÉFINITION

Le lactitol monohydraté contient au minimum 97,0 pour cent de 4-*O*-(β-D-galactopyranosyl)-D-glucitol, par rapport à la substance anhydre.

CARACTÈRES

Poudre cristalline blanche, très soluble dans l'eau, peu soluble dans l'alcool, pratiquement insoluble dans le chlorure de méthylène.

IDENTIFICATION

Première identification : B.

Seconde identification : A, C.

A. Le lactitol monohydraté satisfait à l'essai du pouvoir rotatoire spécifique (voir Essai).

B. Examinez le lactitol monohydraté par spectrophotométrie d'absorption dans l'infrarouge (*2.2.24*), en comparant avec le spectre obtenu avec le *lactitol monohydraté SCR*.

C. Examinez le lactitol monohydraté par chromatographie sur couche mince (*2.2.27*), en utilisant une plaque recouverte de *gel de silice G R*.

Solution à examiner. Dissolvez 50 mg de lactitol monohydraté dans du *méthanol R* et complétez à 20 ml avec le même solvant.

Solution témoin (a). Dissolvez 50 mg de *lactitol monohydraté SCR* dans du *méthanol R* et complétez à 20 ml avec le même solvant.

Solution témoin (b). Dissolvez 5 mg de *sorbitol SCR* dans 2 ml de solution témoin (a) et complétez à 20 ml avec du *méthanol R*.

Déposez sur la plaque 2 µl de chaque solution. Développez sur un parcours de 8 cm avec un mélange de 25 volumes d'*eau R* et de 75 volumes d'*acétonitrile R*. Laissez sécher la plaque à l'air et pulvérisez de la *solution d'acide 4-aminobenzoïque R*. Séchez la plaque dans un courant d'air frais jusqu'à disparition du solvant. Chauffez la plaque à 100 °C pendant 15 min. Laissez refroidir et pulvérisez une solution de *periodate de sodium R* à 2 g/l. Séchez la plaque dans un courant d'air froid. Chauffez la plaque à 100 °C pendant 15 min. La tache principale du chromatogramme obtenu avec la solution à examiner est semblable quant à sa position, sa coloration et ses dimensions à la tache principale du chromatogramme obtenu avec la solution témoin (a). L'essai n'est valable que si le chromatogramme obtenu avec la solution témoin (b) présente deux taches nettement séparées.

ESSAI

Solution S. Dissolvez 5,000 g de lactitol monohydraté dans de l'eau exempte de *dioxyde de carbone R* et complétez à 50,0 ml avec le même solvant.

Aspect de la solution. La solution S est limpide et n'est pas plus fortement colorée que la solution témoin JB_7 (*2.2.2, Procédé II*).

Acidité ou alcalinité. A 10 ml de solution S, ajoutez 10 ml d'*eau exempte de dioxyde de carbone R*. A 10 ml de cette solution, ajoutez 0,05 ml de *solution de phénolphtaléine R*. Le virage de l'indicateur au rose ne nécessite pas plus de 0,2 ml d'*hydroxyde de sodium 0,01 M*. A 10 ml supplémentaires de cette solution, ajoutez 0,05 ml de *solution de rouge de méthyle R*. Le virage de l'indicateur au rouge ne nécessite pas plus de 0,3 ml d'*acide chlorhydrique 0,01 M*.

Pouvoir rotatoire spécifique (*2.2.7*). Déterminé avec la solution S et calculé par rapport à la substance anhydre, le pouvoir rotatoire spécifique est de + 13,5 à + 15,5.

Substances apparentées. Opérez par chromatographie liquide (*2.2.29*), comme indiqué sous Dosage.

Calculez la teneur pour cent en substances apparentées à partir de la surface des pics du chromatogramme obtenu avec la solution à examiner, en utilisant le procédé de normalisation. La teneur en lactulitol n'est pas supérieure à 1,5 pour cent et la teneur correspondant au total de toutes les autres substances apparentées n'est pas supérieure à 1,5 pour cent.

Sucres réducteurs. Dissolvez 5,0 g de lactitol monohydraté dans 3 ml d'*eau R* en chauffant modérément. Refroidissez, puis ajoutez 20 ml de *solution cupri-citrique R* et quelques billes de verre. Chauffez de façon à assurer l'ébullition en 4 min, puis maintenez l'ébullition pendant 3 min. Refroidissez rapidement et ajoutez 100 ml d'une solution d'*acide acétique glacial R* à 2,4 pour cent *V/V* et 20,0 ml d'*iode 0,025 M*. Tout en maintenant sous agitation, ajoutez 25 ml d'un mélange de 6 volumes d'*acide chlorhydrique R* et de 94 volumes d'*eau R*, puis après dissolution du précipité, titrez l'excès d'iode par le *thiosulfate de sodium 0,05 M* en présence de 1 ml de *solution d'amidon R* ajouté vers la fin du titrage. La quantité de *thiosulfate de sodium 0,05 M* utilisée n'est pas inférieure à 12,8 ml (0,2 pour cent).

Plomb (*2.4.10*). Le lactitol monohydraté satisfait à l'essai limite du plomb dans les sucres (0,5 ppm).

Nickel (*2.4.15*). Le lactitol monohydraté satisfait à l'essai limite du nickel dans les polyols (1 ppm).

Teneur en eau (*2.5.12*). Déterminée par semi-microdosage sur 0,30 g de lactitol monohydraté, la teneur en eau est de 4,5 pour cent à 5,5 pour cent.

Cendres sulfuriques (*2.4.14*). Déterminé sur 1,0 g de lactitol monohydraté, le taux des cendres sulfuriques n'est pas supérieur à 0,1 pour cent.

Contamination microbienne. Le lactitol monohydraté satisfait à une limite du nombre de germes aérobies viables totaux de 10^3 microorganismes par gramme (*2.6.12*). Le lactitol monohydraté satisfait aux essais d'*Escherichia coli*, des salmonelles et de *Pseudomonas aeruginosa* (*2.6.13*).

DOSAGE

Opérez par chromatographie liquide (*2.2.29*).

Solution à examiner. Dissolvez 50,0 mg de lactitol monohydraté dans de l'*eau R* et complétez à 10,0 ml avec le même solvant.

Solution témoin (a). Dissolvez 10 mg de *lactitol monohydraté SCR* et 10 mg de *glycérol R* dans de l'*eau R*, puis complétez à 50,0 ml avec le même solvant.

Solution témoin (b). Prélevez 1,0 ml de solution à examiner et complétez à 100,0 ml avec de l'*eau R*. Prélevez 5 ml de cette solution et complétez à 100 ml avec de l'*eau R*.

La chromatographie peut être réalisée en utilisant :

- une colonne d'acier inoxydable d'une longueur de 0,30 m et d'un diamètre intérieur de 7,8 mm, remplie de *résine échangeuse de cations, forte, sous forme calcique R*,
- comme phase mobile, de l'*eau R* à un débit de 0,6 ml/min,
- comme détecteur, un détecteur à indice de réfraction,

en maintenant la température à 60 °C.

Injectez 100 µl de solution témoin (a). L'essai n'est valable que si la résolution entre le premier pic (lactitol) et le second pic (glycérol) n'est pas inférieure à 5.

Injectez 100 µl de solution à examiner et 100 µl de solution témoin (b). Continuez la chromatographie pendant 2,5 fois le temps de rétention du lactitol. Le temps de rétention du lactitol est d'environ 13 min et les temps de rétention relatifs au lactitol sont d'environ 0,7 pour le lactose, 0,8 pour le lactulitol, 1,3 pour le glycérol, 1,5 pour le mannitol, 1,8 pour le galactitol (dulcitol) et 1,9 pour le sorbitol.

Calculez la teneur en $C_{12}H_{24}O_{11}$ à partir de la surface des pics du chromatogramme obtenu avec la solution à examiner, en utilisant le procédé de normalisation. Ne tenez pas compte des pics dont la surface est inférieure à celle du pic principal du chromatogramme obtenu avec la solution témoin (b).

IMPURETÉS

A. lactose,

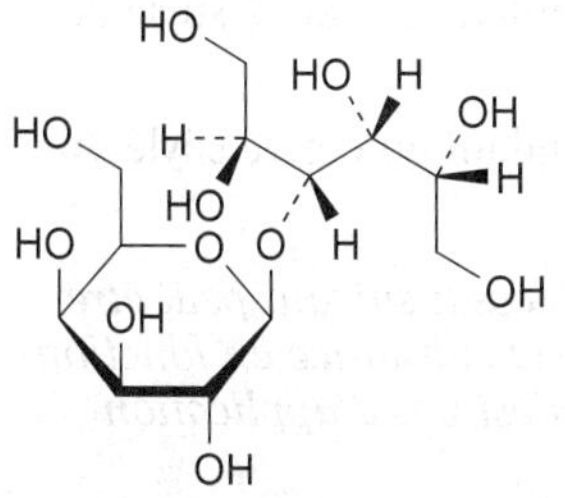

B. 3-*O*-(β-D-galactopyranosyl)-D-glucitol (lactulitol),

C. mannitol,

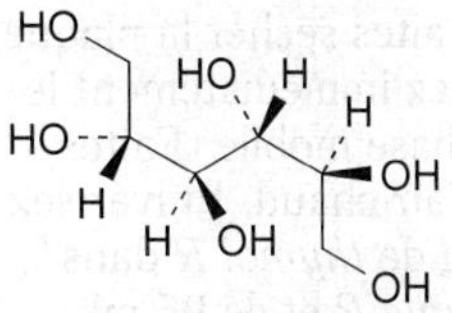

D. galactitol (dulcitol),

E. sorbitol.

01/2002:1061

LACTOSE ANHYDRE

Lactosum anhydricum

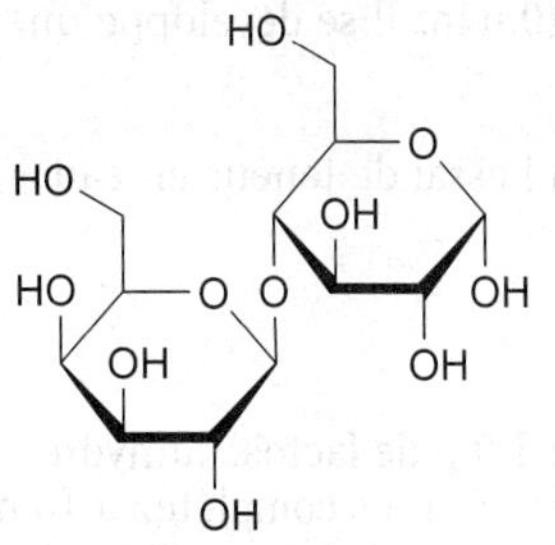

α-lactose

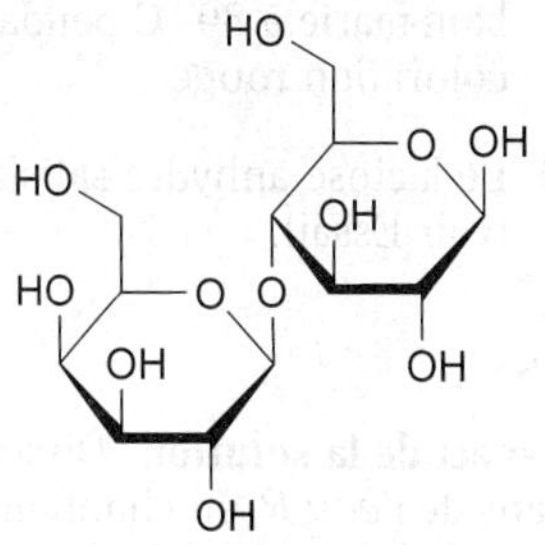

β-lactose

$C_{12}H_{22}O_{11}$ M_r 342,3

DÉFINITION

Le lactose anhydre est le *O*-β-D-galactopyranosyl-(1→4)-β-D-glucopyranose ou un mélange de *O*-β-D-galactopyranosyl-(1→4)-α-D-glucopyranose et de *O*-β-D-galactopyranosyl-(1→4)-β-D-glucopyranose.

CARACTÈRES

Poudre cristalline blanche ou sensiblement blanche, facilement mais lentement soluble dans l'eau, pratiquement insoluble dans l'alcool.

IDENTIFICATION

Première identification : A, D.

Seconde identification : B, C, D.

A. Examinez par spectrophotométrie d'absorption infrarouge (*2.2.24*), en comparant avec le spectre obtenu avec le *lactose anhydre SCR*.

B. Opérez par chromatographie sur couche mince (*2.2.29*) en utilisant une plaque recouverte de *gel de silice G R*.

Solution à examiner. Dissolvez 10 mg de lactose anhydre dans un mélange de 2 volumes d'*eau R* et de 3 volumes de *méthanol R*, puis complétez à 20 ml avec le même mélange de solvants.

Solution témoin (a). Dissolvez 10 mg de *lactose anhydre SCR* dans un mélange de 2 volumes d'*eau R* et de 3 volumes de *méthanol R*, puis complétez à 20 ml avec le même mélange de solvants.

Solution témoin (b). Dissolvez 10 mg de *glucose SCR*, 10 mg de *lactose anhydre SCR*, 10 mg de *fructose SCR* et 10 mg de *saccharose SCR* dans un mélange de 2 volumes d'*eau R* et de 3 volumes de *méthanol R*, puis complétez à 20 ml avec le même mélange de solvants.

Déposez séparément sur la plaque 2 µl de chaque solution et séchez soigneusement les dépôts. Développez sur un parcours de 15 cm avec un mélange de 10 volumes d'*eau R*, de 15 volumes de *méthanol R*, de 25 volumes d'*acide acétique anhydre R* et de 50 volumes de *chlorure d'éthylène R*, mesurés avec précision car un faible excès d'eau suffit à troubler la solution. Faites sécher la plaque dans un courant d'air chaud. Répétez immédiatement le développement en renouvelant la phase mobile. Faites sécher la plaque dans un courant d'air chaud. Pulvérisez uniformément une solution de 0,5 g de *thymol R* dans un mélange de 5 ml d'*acide sulfurique R* et de 95 ml d'*alcool R*. Chauffez à 130 °C pendant 10 min. La tache principale du chromatogramme obtenu avec la solution à examiner est semblable quant à sa position, sa coloration et ses dimensions à la tache principale du chromatogramme obtenu avec la solution témoin (a). L'identification n'est valable que si le chromatogramme obtenu avec la solution témoin (b) présente 4 taches nettement séparées.

C. Dissolvez 0,25 g de lactose anhydre dans 5 ml d'*eau R*. Ajoutez 5 ml d'*ammoniaque R*. Chauffez dans un bain-marie à 80 °C pendant 10 min. Il se développe une coloration rouge.

D. Le lactose anhydre satisfait à l'essai de teneur en eau (voir Essai).

ESSAI

Aspect de la solution. Dissolvez 1,0 g de lactose anhydre dans de l'*eau R*, en chauffant à 50 °C, puis complétez à 10 ml avec de l'*eau R* et laissez refroidir. La solution est limpide (*2.2.1*) et n'est pas plus fortement colorée que la solution témoin JB_7 (*2.2.2, Procédé II*).

Acidité ou alcalinité. Dissolvez en chauffant à ébullition 6,0 g de lactose anhydre dans 25 ml d'*eau exempte de dioxyde de carbone R*. Refroidissez la solution et ajoutez 0,3 ml de *solution de phénolphtaléine R*. La solution est incolore. Le virage au rose de l'indicateur ne nécessite pas plus de 0,4 ml d'*hydroxyde de sodium 0,1 M*.

Pouvoir rotatoire spécifique (*2.2.7*). Dissolvez 10,0 g de lactose anhydre dans 80 ml d'*eau R* en chauffant à 50 °C. Laissez refroidir, puis ajoutez 0,2 ml d'*ammoniaque diluée R1*. Laissez reposer pendant 30 min et complétez à 100,0 ml avec de l'*eau R*. Calculé par rapport à la substance anhydre, le pouvoir rotatoire spécifique est de + 54,4 à + 55,9.

Absorbance (*2.2.25*). Dissolvez 1,0 g de lactose anhydre dans de l'*eau R* bouillante et complétez à 10,0 ml avec le même solvant (solution A). L'absorbance de la solution, mesurée à 400 nm, n'est pas supérieure à 0,04. Prélevez 1,0 ml de solution A et complétez à 10,0 ml avec de l'*eau R*. Examinez la solution de 210 nm à 300 nm. L'absorbance mesurée de 210 nm à 220 nm n'est pas supérieure à 0,25. L'absorbance mesurée de 270 nm à 300 nm n'est pas supérieure à 0,07.

Métaux lourds (*2.4.8*). 2,0 g de lactose anhydre satisfont à l'essai limite C des métaux lourds (5 ppm). Préparez le témoin avec 1,0 ml de *solution à 10 ppm de plomb (Pb) R*.

Teneur en eau (*2.5.12*). Déterminée par semi-microdosage sur 0,50 g de lactose anhydre, la teneur en eau n'est pas supérieure à 1,0 pour cent. Utilisez un mélange de 1 volume de *formamide R* et de 2 volumes de *méthanol R* comme solvant.

Cendres sulfuriques. A 1,0 g de lactose anhydre, ajoutez 1 ml d'*acide sulfurique R*. Evaporez au bain-marie à siccité, puis calcinez jusqu'à masse constante. Le taux de cendres sulfuriques n'est pas supérieur à 0,1 pour cent.

Contamination microbienne. Le lactose anhydre satisfait à une limite du nombre de germes aérobies viables totaux de 10^2 par gramme, déterminé par dénombrement sur plaques de gélose (*2.6.12*). Le lactose anhydre satisfait à l'essai d'*Escherichia coli* (*2.6.13*).

α-Lactose et β-lactose. *L'essai suivant peut être effectué pour mieux caractériser la substance en fonction de la formulation envisagée. Il n'est pas d'application obligatoire.*

Opérez par chromatographie en phase gazeuse (*2.2.28*).

Solution à examiner. Dissolvez 0,1 mg de lactose anhydre dans 225 µl d'un mélange de 19,5 volumes de *diméthylsulfoxyde R*, 22 volumes de *N-(triméthylsilyl)imidazole R* et 58,5 volumes de *pyridine anhydre R*. Mélangez avec précaution, puis laissez reposer pendant 20 min.

Solution témoin. Dissolvez 0,50 g de lactose anhydre dans de l'*eau R* et complétez à 10,0 ml avec le même solvant. Chauffez au bain-marie à 75 °C pendant 8 min à 10 min, puis laissez refroidir. A 2 µl de solution, ajoutez 225 µl d'un mélange de 19,5 volumes de *diméthylsulfoxyde R*, 22 volumes de *N-(triméthylsilyl)imidazole R* et 58,5 volumes de *pyridine anhydre R*. Mélangez avec précaution, puis laissez reposer pendant 20 min.

La chromatographie peut être réalisée en utilisant :

– une colonne de verre d'une longueur de 0,9 m et d'un diamètre intérieur de 4 mm, remplie de *terre d'infusoires silanisée pour chromatographie en phase gazeuse R* imprégnée de 3 pour cent *m/m* de *poly[(cyanopropyl)méthylphénylméthylsiloxane] R*,

– comme gaz vecteur, de l'*hélium pour chromatographie R*, à un débit de 40 ml/min,

– un détecteur à ionisation de flamme,

en maintenant la température de la colonne à 215 °C, et celle de la chambre à injection et du détecteur à 275 °C.

Injectez 2 µl de solution témoin. L'essai n'est valable que si les temps de rétention relatifs du dérivé silylé de l'α-lactose et du dérivé silylé du β-lactose sont respectivement de 0,7 et 1,0 environ, et si la résolution entre les pics n'est pas inférieure à 3,0.

Injectez 2 µl de solution à examiner.

Calculez la teneur pour cent en α-lactose à l'aide de l'expression :

$$\frac{100S_a}{S_a + S_b}$$

et la teneur pour cent en β-lactose à l'aide de l'expression :

$$\frac{100S_b}{S_a + S_b}$$

S_a = surface du pic correspondant au dérivé silylé de l'α-lactose,

S_b = surface du pic correspondant au dérivé silylé du β-lactose.

Perte à la dessiccation (*2.2.32*). *L'essai suivant peut être effectué pour mieux caractériser la substance en fonction de la formulation envisagée. Il n'est pas d'application obligatoire.*

Déterminée à l'étuve à 80 °C pendant 2 h sur 1,000 g de lactose anhydre, la perte à la dessiccation n'est pas supérieure à 0,5 pour cent.

01/2002:0187

LACTOSE MONOHYDRATÉ

Lactosum monohydricum

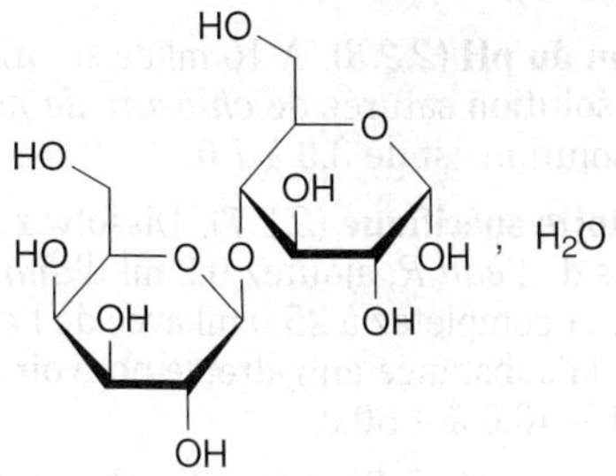

$C_{12}H_{22}O_{11},H_2O$ M_r 360,3

DÉFINITION

Le lactose monohydraté est le monohydrate de *O*-β-D-galactopyranosyl-(1→4)-α-D-glucopyranose. Le lactose monohydraté peut être modifié en ce qui concerne ses caractéristiques physiques et il peut contenir une quantité variable de lactose amorphe.

CARACTÈRES

Poudre cristalline blanche ou sensiblement blanche, facilement mais lentement soluble dans l'eau, pratiquement insoluble dans l'alcool.

IDENTIFICATION

Première identification : A, D.

Seconde identification : B, C, D.

A. Examinez par spectrophotométrie d'absorption dans l'infrarouge (*2.2.24*), en comparant avec le spectre obtenu avec le *lactose SCR*.

B. Opérez par chromatographie sur couche mince (*2.2.27*) en utilisant une plaque recouverte de *gel de silice G R*.

Solution à examiner. Dissolvez 10 mg de lactose monohydraté dans un mélange de 2 volumes d'*eau R* et de 3 volumes de *méthanol R*, puis complétez à 20 ml avec le même mélange de solvants.

Solution témoin (a). Dissolvez 10 mg de *lactose SCR* dans un mélange de 2 volumes d'*eau R* et de 3 volumes de *méthanol R*, puis complétez à 20 ml avec le même mélange de solvants.

Solution témoin (b). Dissolvez 10 mg respectivement de *fructose SCR*, de *glucose SCR*, de *lactose SCR* et de *saccharose SCR* dans un mélange de 2 volumes d'*eau R* et de 3 volumes de *méthanol R*, puis complétez à 20 ml avec le même mélange de solvants.

Déposez séparément sur la plaque 2 µl de chaque solution et séchez soigneusement les dépôts. Développez sur un parcours de 15 cm avec un mélange de 10 volumes d'*eau R*, de 15 volumes de *méthanol R*, de 25 volumes d'*acide acétique anhydre R* et de 50 volumes de *chlorure d'éthylène R*, mesurés avec précision car un faible excès d'eau suffit à troubler la solution. Faites sécher la plaque dans un courant d'air chaud. Répétez immédiatement le développement en renouvelant la phase mobile. Faites sécher la plaque dans un courant d'air chaud. Pulvérisez uniformément une solution de 0,5 g de *thymol R* dans un mélange de 5 ml d'*acide sulfurique R* et de 95 ml d'*alcool R*. Chauffez à 130 °C pendant 10 min. La tache principale du chromatogramme obtenu avec la solution à examiner est semblable quant à sa position, sa coloration et ses dimensions à la tache principale du chromatogramme obtenu avec la solution témoin (a). L'essai n'est valable que si le chromatogramme obtenu avec la solution témoin (b) présente 4 taches nettement separées.

C. Dissolvez 0,25 g de lactose monohydraté dans 5 ml d'*eau R*. Ajoutez 5 ml d'*ammoniaque R*. Chauffez dans un bain-marie à 80 °C pendant 10 min. Il se développe une coloration rouge.

D. Le lactose monohydraté satisfait à l'essai de teneur en eau (voir Essai).

ESSAI

Aspect de la solution. Dissolvez 1,0 g de lactose monohydraté dans de l'*eau R* en chauffant à 50 °C, complétez à 10 ml avec le même solvant, puis laissez refroidir. La solution est limpide (*2.2.1*) et n'est pas plus fortement colorée que la solution témoin JB_7 (*2.2.2, Procédé II*).

Acidité ou alcalinité. Dissolvez en chauffant à ébullition 6,0 g de lactose monohydraté dans 25 ml d'*eau exempte de dioxyde de carbone R*. Refroidissez la solution et ajoutez 0,3 ml de *solution de phénolphtaléine R*. La solution est incolore. Le virage au rose de l'indicateur ne nécessite pas plus de 0,4 ml d'*hydroxyde de sodium 0,1 M*.

Pouvoir rotatoire spécifique (*2.2.7*). Dissolvez 10,0 g de lactose monohydraté dans 80 ml d'*eau R* en chauffant à 50 °C. Laissez refroidir, puis ajoutez 0,2 ml d'*ammoniaque diluée R1*. Laissez reposer pendant 30 min et complétez à 100,0 ml avec de l'*eau R*. Calculé par rapport à la substance anhydre, le pouvoir rotatoire spécifique est de + 54,4 à + 55,9.

Absorbance (*2.2.25*). Dissolvez 1,0 g de lactose monohydraté dans de l'*eau R* bouillante et complétez à 10,0 ml avec le même solvant (solution A). L'absorbance de la solution, mesurée à 400 nm n'est pas supérieure à 0,04. Prélevez 1,0 ml de solution A et complétez à 10,0 ml avec de l'*eau R*. Examinez la solution de 210 nm à 300 nm. L'absorbance mesurée de 210 nm à 220 nm n'est pas supérieure à 0,25. L'absorbance mesurée de 270 nm à 300 nm n'est pas supérieure à 0,07.

Métaux lourds (*2.4.8*). Dissolvez 4,0 g de lactose monohydraté dans de l'*eau R* en chauffant, ajoutez 1 ml d'*acide chlorhydrique 0,1 M* et complétez à 20 ml avec de l'*eau R*. 12 ml de solution satisfont à l'essai limite A des métaux lourds (5 ppm). Préparez le témoin avec la *solution à 1 ppm de plomb (Pb) R*.

Teneur en eau (*2.5.12*). Déterminée par semi-microdosage sur 0,50 g de lactose monohydraté, la teneur en eau est de 4,5 pour cent à 5,5 pour cent. Utilisez un mélange de 1 volume de *formamide R* et 2 volumes de *méthanol R* comme solvant.

Cendres sulfuriques. A 1,0 g de lactose monohydraté, ajoutez 1 ml d'*acide sulfurique R*. Evaporez au bain-marie à siccité, puis calcinez jusqu'à masse constante. Le taux de cendres sulfuriques n'est pas supérieur à 0,1 pour cent.

Contamination microbienne. Le lactose monohydraté satisfait à une limite du nombre de germes aérobies viables totaux de 10^2 par gramme, déterminé par dénombrement sur plaques de gélose (*2.6.12*). Le lactose monohydraté satisfait à l'essai d'*Escherichia coli* (*2.6.13*).

CONSERVATION

En récipient étanche.

01/2002:1230

LACTULOSE

Lactulosum

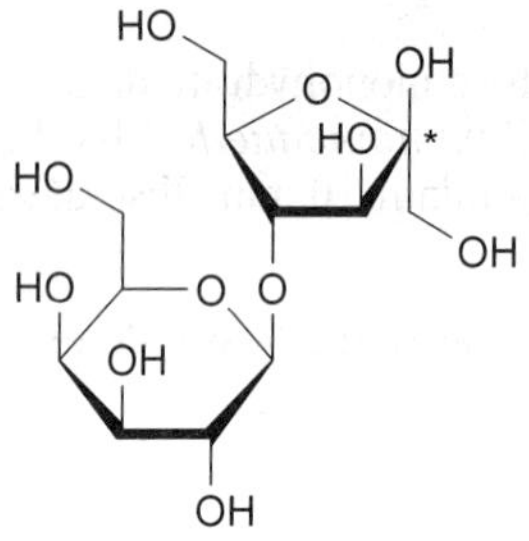

et l'épimère en C*

$C_{12}H_{22}O_{11}$ M_r 342,3

DÉFINITION

Le lactulose contient au minimum 95,0 pour cent et au maximum l'équivalent de 102,0 pour cent de 4-*O*-(β-D-galactopyranosyl)-D-*arabino*-hex-2-ulofuranose, calculé par rapport à la substance anhydre.

CARACTÈRES

Poudre cristalline, blanche ou sensiblement blanche, facilement soluble dans l'eau, assez soluble dans le méthanol et pratiquement insoluble dans le toluène.

Le lactulose fond vers 168 °C.

IDENTIFICATION

Première identification : B, C, D, E.

Seconde identification : A, C, D, E.

A. Opérez par chromatographie sur couche mince (*2.2.27*) en utilisant une plaque recouverte de *gel de silice G R*.

Solution à examiner. Dissolvez 50,0 mg de lactulose dans de l'*eau R* et complétez à 10,0 ml avec le même solvant.

Solution témoin. Dissolvez 50,0 mg de *lactulose SCR* dans de l'*eau R* et complétez à 10,0 ml avec le même solvant.

Déposez séparément sur la plaque 2 µl de chaque solution. Développez sur un parcours de 15 cm avec un mélange de 10 volumes d'*acide acétique glacial R*, de 15 volumes d'une solution d'*acide borique R* à 50 g/l, de 20 volumes de *méthanol R* et de 55 volumes d'*acétate d'éthyle R*. Séchez la plaque à 100-105 °C pendant 5 min, puis laissez refroidir. Pulvérisez une solution de *1,3-dihydroxynaphtalène R* à 1,0 g/l dans un mélange de 10 volumes d'*acide sulfurique R* et de 90 volumes de *méthanol R*. Chauffez la plaque à 110 °C pendant 5 min. La tache principale du chromatogramme obtenu avec la solution à examiner est semblable quant à sa position, sa coloration et ses dimensions à la tache principale du chromatogramme obtenu avec la solution témoin.

B. Examinez les chromatogrammes obtenus dans le dosage. Le pic principal du chromatogramme obtenu avec la solution à examiner est semblable quant à sa position et ses dimensions au pic principal du chromatogramme obtenu avec la solution témoin (b).

C. Dissolvez 0,05 g de lactulose dans 10 ml d'*eau R*. Ajoutez 3 ml de *solution cupri-tartrique R* et chauffez. Il se forme un précipité rouge.

D. Dissolvez 0,125 g de lactulose dans 5 ml d'*eau R*. Ajoutez 5 ml d'*ammoniaque R*. Chauffez au bain-marie à 80 °C pendant 10 min. Il se développe une coloration rouge.

E. Le lactulose satisfait à l'essai de pouvoir rotatoire spécifique (voir Essai).

ESSAI

Solution S. Dissolvez 3,0 g de lactulose dans de l'*eau exempte de dioxyde de carbone R* et complétez à 50 ml avec le même solvant.

Aspect de la solution. La solution S est limpide (*2.2.1*) et n'est pas plus fortement colorée que la solution témoin JB_5 (*2.2.2, Procédé II*).

Détermination du pH (*2.2.3*). A 10 ml de solution S, ajoutez 0,1 ml d'une solution saturée de *chlorure de potassium R*. Le pH de la solution est de 3,0 à 7,0.

Pouvoir rotatoire spécifique (*2.2.7*). Dissolvez 1,25 g de lactulose dans de l'*eau R*, ajoutez 0,2 ml d'*ammoniaque concentrée R* et complétez à 25,0 ml avec de l'*eau R*. Calculé par rapport à la substance anhydre, le pouvoir rotatoire spécifique est – 46,0 à – 50,0.

Substances apparentées. Examinez les chromatogrammes obtenus dans le dosage. Dans le chromatogramme obtenu avec la solution à examiner, la somme de la surface de tous les pics correspondant aux pics principaux des chromatogrammes obtenus avec les solution témoins (d, e, f, g et h)) (galactose, lactose, épilactose, tagatose et fructose) n'est pas supérieure à la surface du pic correspondant au lactulose dans le chromatogramme obtenu avec la solution témoin (a) (3 pour cent).

Méthanol. Opérez par chromatographie en phase gazeuse à espace de tête (*2.2.28*).

Solution d'étalon interne. Mélangez 0,5 ml de *propanol R* et 100,0 ml d'*eau R*. Prélevez 1,0 ml de solution et complétez à 100,0 ml avec de l'*eau R*. Prélevez 5,0 ml de solution et complétez à 50,0 ml avec de l'*eau R*.

Solution à examiner. Placez 79 mg de lactulose dans un flacon de 20 ml et ajoutez 1,0 ml de solution d'étalon interne. Ajoutez 5 µl d'une solution à 0,1 pour cent *V/V* de *méthanol R*.

Solution témoin. A 1,0 ml de solution d'étalon interne dans un flacon de 20 ml, ajoutez 5 µl d'une solution à 0,1 pour cent *V/V* de *méthanol R*.

La chromatographie peut être réalisée en utilisant :

– une colonne d'une longueur de 2 m et d'un diamètre intérieur de 2 mm, remplie de *copolymère éthylvinylbenzène-divinylbenzène R* (180 µm),
– comme gaz vecteur, de l'*hélium pour chromatographie R*, à un débit de 30 ml/min,
– un détecteur à ionisation de flamme,

en maintenant la température de la colonne à 140 °C, celle de la chambre à injection à 200 °C et celle du détecteur à 220 °C. Maintenez chaque solution à 60 °C pendant 1 h, pressurisez pendant 1 min et transférez sur la colonne 1 ml de la phase gazeuse.

Dans le chromatogramme obtenu avec la solution à examiner, le rapport des surfaces des pics correspondant respectivement au méthanol et à l'étalon interne n'est pas supérieur à deux fois le rapport correspondant, calculé pour le chromatogramme obtenu avec la solution témoin.

Le lactulose ne contient pas plus de 50 ppm de méthanol, calculé en prenant 0,79 g/ml comme valeur de la masse volumique (*2.2.5*) du méthanol à 20 °C.

Bore. *Evitez dans la mesure du possible l'utilisation de récipients de verre.*

Solution témoin. Dissolvez 50,0 mg d'*acide borique R* dans de l'*eau R* et complétez à 100,0 ml avec le même solvant. Prélevez 5,0 ml de solution et complétez à 100,0 ml avec de l'*eau R*. *Conservez dans un récipient de polyéthylène bien fermé.*

Dans 4 fioles de polyéthylène de 25 ml, disposez respectivement :

– 0,50 g de lactulose dissous dans 2,0 ml d'*eau R* (solution A),
– 0,50 g de lactulose dissous dans 1,0 ml de solution témoin et 1,0 ml d'*eau R* (solution B),
– 1,0 ml de solution témoin et 1,0 ml d'*eau R* (solution C),
– 2,0 ml d'*eau R* (solution D).

Ajoutez dans chacune des fioles 4,0 ml de *solution tampon acétate-édétate pH 5,5 R*. Mélangez et ajoutez 4,0 ml de *solution d'azométhine H R* récemment préparée. Mélangez et laissez reposer pendant 1 h. Mesurez l'absorbance (*2.2.25*) des solutions A, B et C à 420 nm, en utilisant la solution D comme liquide de compensation. L'essai n'est valable que si l'absorbance de la solution C n'est pas inférieure à 0,25. L'absorbance de la solution B n'est pas inférieure à deux fois celle de la solution A (9 ppm de B).

Plomb (*2.4.10*). Le lactulose satisfait à l'essai limite du plomb dans les sucres (0,5 ppm).

Teneur en eau (*2.5.12*). Déterminée par semi-microdosage sur 0,500 g de lactulose, la teneur en eau n'est pas supérieure à 2,5 pour cent.

Cendres sulfuriques (*2.4.14*). Déterminé sur 1,0 g de lactulose, le taux des cendres sulfuriques n'est pas supérieur à 0,1 pour cent.

Contamination microbienne. Le lactulose satisfait à une limite du nombre de germes aérobies viables totaux de 10^2 microorganismes par gramme, déterminé par dénombrement sur plaques (*2.6.12*). Il satisfait à l'essai d'*Escherichia coli* (*2.6.13*).

DOSAGE

Opérez par chromatographie liquide (*2.2.29*).

Solution à examiner. Dissolvez 1,00 g de lactulose dans 10 ml d'*eau R*. Ajoutez 12,5 ml d'*acétonitrile R* en chauffant légèrement et complétez à 25,0 ml avec de l'*eau R*.

Solution témoin (a). A 3 ml de solution à examiner, ajoutez 47,5 ml d'*acétonitrile R* en chauffant légèrement et complétez à 100,0 ml avec de l'*eau R*.

Solution témoin (b). Dissolvez 1,00 g de *lactulose SCR* dans 10 ml d'*eau R*. Ajoutez 12,5 ml d'*acétonitrile R* en chauffant légèrement et complétez à 25,0 ml avec de l'*eau R*.

Solution témoin (c). Dissolvez 20 mg de *lactulose SCR* et 20 mg d'*épilactose SCR* dans 2,0 ml d'*eau R*. Ajoutez 2,5 ml d'*acétonitrile R* en chauffant légèrement et complétez à 5,0 ml avec de l'*eau R*.

Solution témoin (d). Dissolvez 0,2 g de *galactose R* dans 20 ml d'*eau R*. Ajoutez 25,0 ml d'*acétonitrile R* en chauffant légèrement et complétez à 50,0 ml avec de l'*eau R*.

Solution témoin (e). Dissolvez 0,2 g de *lactose R* dans 20 ml d'*eau R*. Ajoutez 25,0 ml d'*acétonitrile R* en chauffant légèrement et complétez à 50,0 ml avec de l'*eau R*.

Solution témoin (f). Dissolvez 20 mg d'*épilactose SCR* dans 2 ml d'*eau R*. Ajoutez 2,5 ml d'*acétonitrile R* en chauffant légèrement et complétez à 5,0 ml avec de l'*eau R*.

Solution témoin (g). Dissolvez 0,2 g de *tagatose R* dans 20 ml d'*eau R*. Ajoutez 25,0 ml d'*acétonitrile R* en chauffant légèrement et complétez à 50,0 ml avec de l'*eau R*.

Solution témoin (h). Dissolvez 0,2 g de *fructose R* dans 20 ml d'*eau R*. Ajoutez 25,0 ml d'*acétonitrile R* en chauffant légèrement et complétez à 50,0 ml avec de l'*eau R*.

La chromatographie peut être effectuée en utilisant :

– une précolonne d'acier inoxydable d'une longueur de 0,05 m et d'un diamètre intérieur de 4,6 mm suivie d'une colonne d'acier inoxydable d'une longueur de 0,15 m et d'un diamètre intérieur de 4,6 mm, remplies toutes deux de *gel de silice aminopropylsilylé pour chromatographie R* (3 µm) et maintenues à une température de 38 °C ± 1 °C,
– comme phase mobile, à un débit de 1 ml/min, un mélange préparé comme suit : dissolvez 0,253 g de *phosphate monosodique R* dans 220 ml d'*eau R* et ajoutez 780 ml d'*acétonitrile R*,
– comme détecteur, un réfractomètre maintenu à une température constante.

Lorsque les chromatogrammes sont enregistrés dans les conditions prescrites, le temps de rétention est de 18,3 min environ pour le lactulose et les temps de rétention relatifs au lactulose sont de 0,38 environ pour le tagatose, de 0,42 environ pour le fructose, de 0,57 environ pour le galactose, de 0,90 environ pour l'épilactose et de 1,17 environ pour le lactose.

Injectez 20 µl de solution témoin (c). L'essai n'est valable que si la résolution entre les pics correspondant respectivement au lactulose et à l'épilactose n'est pas inférieure à 1,3. Si nécessaire, ajustez la concentration d'*acétonitrile R* dans la phase mobile entre 75,0 pour cent *V/V* et 82,0 pour cent *V/V* pour parvenir à la résolution prescrite.

Injectez séparément 20 µl de solution à examiner et 20 µl de solution témoin (b), puis continuez la chromatographie pendant 2,5 fois le temps de rétention du lactulose. Calculez la teneur pour cent en $C_{12}H_{22}O_{11}$ (lactulose) à partir de la surface des pics et de la teneur déclarée du *lactulose SCR*.

IMPURETÉS

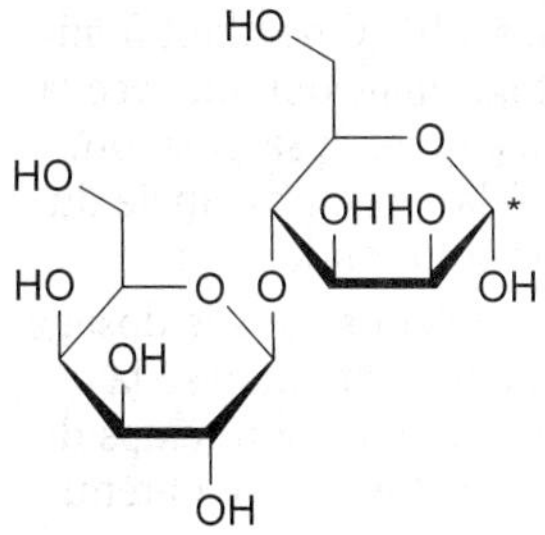

et l'épimère en C*

A. 4-*O*-(β-D-galactopyranosyl)-D-mannopyranose (épilactose),

B. galactose,

C. lactose,

D. fructose,

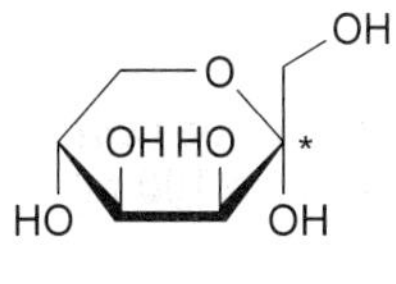

et l'épimère en C*

E. D-*lyxo*-hex-2-ulopyranose (tagatose).

01/2002:0924

LACTULOSE LIQUIDE

Lactulosum liquidum

DÉFINITION

Le lactulose liquide est une solution aqueuse de 4-*O*-(β-D-galactopyranosyl)-D-*arabino*-hex-2-ulofuranose normalement préparée par isomérisation alcaline du lactose. Il peut contenir de moindres quantités d'autres sucres tels que le lactose, l'épilactose, le galactose, le tagatose et le fructose. Elle contient au minimum 620 g/l de lactulose ($C_{12}H_{22}O_{11}$; M_r 342,3) et au minimum 95,0 pour cent et au maximum 105,0 pour cent de la quantité de lactulose déclarée sur l'étiquette. Elle peut contenir un conservateur antimicrobien approprié.

CARACTÈRES

Liquide limpide, visqueux, incolore à jaune-brun pâle, miscible à l'eau. La solution de lactulose peut être sursaturée ou elle peut contenir des cristaux qui disparaissent en chauffant.

Une solution à 10 pour cent *V/V* de solution de lactulose est lévogyre.

IDENTIFICATION

Première identification : B, C, D.

Seconde identification : A, C, D.

A. Opérez par chromatographie sur couche mince (*2.2.27*) en utilisant une plaque recouverte de *gel de silice G R*.

Solution à examiner. Diluez 0,50 g de lactulose liquide dans de l'*eau R* et complétez à 50 ml avec le même solvant.

Solution témoin. Dissolvez 60 mg de *lactulose SCR* dans de l'*eau R* et complétez à 10 ml avec le même solvant.

Déposez séparément sur la plaque 2 µl de chaque solution. Développez sur un parcours de 15 cm avec un mélange de 10 volumes d'*acide acétique glacial R*, de 15 volumes d'une solution d'*acide borique R* à 50 g/l, de 20 volumes de *méthanol R* et de 55 volumes d'*acétate d'éthyle R*. Séchez la plaque à 100-105 °C pendant 5 min et laissez refroidir. Pulvérisez une solution de *1,3-dihydroxynaphtalène R* à 1,0 g/l dans un mélange de 10 volumes d'*acide sulfurique R* et de 90 volumes de *méthanol R*. Chauffez la plaque à 110 °C pendant 5 min. La tache principale du chromatogramme obtenu avec la solution à examiner est semblable quant à sa position, sa coloration et ses dimensions à la tache principale du chromatogramme obtenu avec la solution témoin.

B. Examinez les chromatogrammes obtenus dans le dosage. Le pic principal du chromatogramme obtenu avec la solution à examiner est semblable quant à son temps de rétention au pic principal du chromatogramme obtenu avec la solution témoin (b).

C. A 0,1 g de lactulose liquide, ajoutez 10 ml d'*eau R* et 3 ml de *solution cupri-tartrique R*, puis chauffez. Il se forme un précipité rouge.

D. A 0,25 g de lactulose liquide, ajoutez 5 ml d'*eau R* et 5 ml d'*ammoniaque R*. Chauffez dans un bain-marie à 80 °C pendant 10 min. Il se développe une coloration rouge.

ESSAI

Solution S. Diluez 10 g de lactulose liquide dans de l'*eau exempte de dioxyde de carbone R* et complétez à 100 ml avec le même solvant.

Aspect de la solution. La solution S est limpide (*2.2.1*) et n'est pas plus fortement colorée que la solution témoin JB_5 (*2.2.2, Procédé II*).

Détermination du pH (*2.2.3*). A 10 ml de solution S, ajoutez 0,1 ml de solution saturée de *chlorure de potassium R*. Le pH de la solution est de 3,0 à 7,0.

Substances apparentées. Examinez les chromatogrammes obtenus dans le dosage. S'il apparaît, dans le chromatogramme obtenu avec la solution à examiner, un pic correspondant au pic principal du chromatogramme obtenu avec la solution témoin (d) (galactose), sa surface n'est pas supérieure à 3 fois celle du pic correspondant au lactulose dans le chromatogramme obtenu avec la solution témoin (a) (15 pour cent) ; s'il apparaît, dans le chromatogramme obtenu avec la solution à examiner, un pic correspondant au pic principal du chromatogramme obtenu avec la solution témoin (e) (lactose), sa surface n'est pas supérieure à 2 fois celle du pic correspondant au lactulose dans le chromatogramme obtenu avec la solution témoin (a) (10 pour cent) ; s'il apparaît, dans le chromatogramme obtenu avec la solution à examiner, un pic correspondant au pic principal du chromatogramme obtenu avec la solution témoin (f) (épilactose), sa surface n'est pas supérieure à 2 fois celle du pic correspondant au lactulose dans le chromatogramme obtenu avec la solution témoin (a) (10 pour cent) ; s'il apparaît, dans le chromatogramme obtenu avec la solution à examiner, un pic correspondant au pic principal du chromatogramme obtenu avec la solution témoin (g) (tagatose), sa surface n'est pas supérieure à 0,8 fois celle du pic correspondant au lactulose dans le chromatogramme obtenu avec la solution témoin (a) (4 pour cent) ; s'il apparaît dans le chromatogramme obtenu avec la solution à examiner, un pic correspondant au pic principal du chromatogramme obtenu avec la solution témoin (h) (fructose), sa surface n'est pas supérieure à 0,2 fois celle du pic correspondant au lactulose dans le chromatogramme obtenu avec la solution témoin (a) (1 pour cent).

Méthanol. Opérez par chromatographie en phase gazeuse à espace de tête (*2.2.28*).

Solution d'étalon interne. Mélangez 0,5 ml de *propanol R* et 100,0 ml d'*eau R*. Prélevez 1,0 ml de solution et complétez à 100,0 ml avec de l'*eau R*. Prélevez 5,0 ml de solution et complétez à 50,0 ml avec de l'*eau R*.

Solution à examiner. Placez 0,13 g de lactulose liquide dans un flacon de 20 ml et ajoutez 1,0 ml de solution d'étalon interne. Ajoutez 5 µl d'une solution à 0,1 pour cent *V/V* de *méthanol R*.

Solution témoin. A 1,0 ml de solution d'étalon interne dans un flacon de 20 ml, ajoutez 5 µl d'une solution à 0,1 pour cent *V/V* de *méthanol R*.

La chromatographie peut être réalisée en utilisant :

– une colonne d'une longueur de 2 m et d'un diamètre intérieur de 2 mm, remplie de *copolymère éthylvinylbenzène-divinylbenzène R* (180 µm),
– comme gaz vecteur, de l'*hélium pour chromatographie R*, à un débit de 30 ml/min,
– un détecteur à ionisation de flamme,

en maintenant la température de la colonne à 140 °C, celle de la chambre à injection à 200 °C et celle du détecteur à 220 °C. Maintenez chaque solution à 60 °C pendant 1 h, pressurisez pendant 1 min et transférez sur la colonne 1 ml de la phase vapeur.

Dans le chromatogramme obtenu avec la solution à examiner, le rapport de la surface des pics correspondant respectivement au méthanol et à l'étalon interne n'est pas supérieur à deux fois le rapport correspondant, calculé pour le chromatogramme obtenu avec la solution témoin.

Le lactulose liquide ne contient pas plus de 30 ppm de méthanol, calculé en prenant 0,79 g/ml comme valeur de la masse volumique (*2.2.5*) du méthanol à 20 °C.

Sulfites. Mélangez 5,0 g de lactulose liquide avec 40 ml d'*eau R*, ajoutez 2,0 ml d'*hydroxyde de sodium 0,1 M* et complétez à 100 ml avec de l'*eau R*. A 10,0 ml de solution, ajoutez 1,0 ml d'*acide chlorhydrique R1*, 2,0 ml de *solution de fuchsine décolorée R1* et 2,0 ml d'une solution de *formaldéhyde R* à 0,5 pour cent *V/V*. Laissez reposer pendant 30 min et mesurez l'absorbance (*2.2.25*) de la solution à 583 nm en utilisant comme liquide de compensation une solution préparée simultanément et dans les mêmes conditions à partir de 10,0 ml d'*eau R*, au lieu de la solution de lactulose liquide. L'absorbance de la solution à examiner n'est pas supérieure à celle d'une solution témoin préparée simultanément et dans les mêmes conditions à partir de 10,0 ml de *solution à 1,5 ppm de sulfite (SO_2) R* au lieu de la solution de la substance à examiner (30 ppm).

Bore. *Evitez dans toute la mesure du possible d'utiliser un appareillage de verre.*

Solution témoin. Dissolvez 56,0 mg d'*acide borique R* dans de l'*eau R* et complétez à 100,0 ml avec le même solvant. Prélevez 5,0 ml de solution et complétez à 100,0 ml avec de l'*eau R*. *Conservez dans un flacon de polyéthylène bien fermé.*

Dans 4 fioles de polyéthylène de 25 ml, introduisez respectivement :

- 1,00 g de lactulose liquide et 1 ml d'*eau R* (Solution A),
- 1,00 g de lactulose liquide et 1 ml de solution témoin (Solution B),
- 1 ml de solution témoin et 1 ml d'*eau R* (Solution C),
- 2 ml d'*eau R* (Solution D).

A chacune des 4 fioles, ajoutez 4,0 ml de *solution tampon acétate-édétate pH 5,5 R*. Mélangez et ajoutez 4,0 ml de *solution d'azométhine H R* récemment préparée. Mélangez et laissez reposer pendant 1 h. Mesurez l'absorbance (*2.2.25*) de chacune des solutions A, B et C à 420 nm, en utilisant comme liquide de compensation la solution D. L'essai n'est valable que si l'absorbance de la solution C n'est pas inférieure à 0,25. L'absorbance de la solution B n'est pas inférieure à 2 fois celle de la solution A (5 ppm de B).

Plomb (*2.4.10*). Le lactulose liquide satisfait à l'essai limite du plomb dans les sucres (0,5 ppm, calculé par rapport à la teneur déclarée en lactulose).

Cendres sulfuriques (*2.4.14*). Déterminé sur 1,5 g de lactulose liquide, le taux des cendres sulfuriques n'est pas supérieur à 0,2 pour cent, calculé par rapport à la teneur déclarée en lactulose.

Contamination microbienne. Le lactulose liquide satisfait à la limite du nombre de microorganismes viables totaux de 10^2, déterminé par dénombrement sur plaque de gélose (*2.6.12*). Le lactulose liquide satisfait également à l'essai d'*Escherichia coli* (*2.6.13*).

DOSAGE

Opérez par chromatographie liquide (*2.2.29*).

Solution à examiner. Mélangez 4,00 g de lactulose liquide avec 20 ml d'*eau R*. Ajoutez 25,0 ml d'*acétonitrile R* en chauffant légèrement et complétez à 50,0 ml avec de l'*eau R*.

Solution témoin (a). A 5 ml de solution à examiner, ajoutez 47,5 ml d'*acétonitrile R* en chauffant légèrement et complétez à 100,0 ml avec de l'*eau R*.

Solution témoin (b). Dissolvez 2,00 g de *lactulose SCR* dans 20 ml d'*eau R*. Ajoutez 25,0 ml d'*acétonitrile R* en chauffant légèrement et complétez à 50,0 ml avec de l'*eau R*.

Solution témoin (c). Dissolvez 20 mg de *lactulose SCR* et 20 mg d'*épilactose SCR* dans 2,0 ml d'*eau R*. Ajoutez 2,5 ml d'*acétonitrile R* en chauffant légèrement et complétez à 5,0 ml avec de l'*eau R*.

Solution témoin (d). Dissolvez 0,2 g de *galactose R* dans 20 ml d'*eau R*. Ajoutez 25,0 ml d'*acétonitrile R* en chauffant légèrement et complétez à 50,0 ml avec de l'*eau R*.

Solution témoin (e). Dissolvez 0,2 g de *lactose R* dans 20 ml d'*eau R*. Ajoutez 25,0 ml d'*acétonitrile R* en chauffant légèrement et complétez à 50,0 ml avec de l'*eau R*.

Solution témoin (f). Dissolvez 20 mg d'*épilactose SCR* dans 2 ml d'*eau R*. Ajoutez 2,5 ml d'*acétonitrile R* en chauffant légèrement et complétez à 5,0 ml avec de l'*eau R*.

Solution témoin (g). Dissolvez 0,2 g de *tagatose R* dans 20 ml d'*eau R*. Ajoutez 25,0 ml d'*acétonitrile R* en chauffant légèrement et complétez à 50,0 ml avec de l'*eau R*.

Solution témoin (h). Dissolvez 0,2 g de *fructose R* dans 20 ml d'*eau R*. Ajoutez 25,0 ml d'*acétonitrile R* en chauffant légèrement et complétez à 50,0 ml avec de l'*eau R*.

La chromatographie peut être réalisée en utilisant :

- une précolonne d'acier inoxydable, d'une longueur de 0,05 m et d'un diamètre intérieur de 4,6 mm, suivie d'une colonne d'acier inoxydable d'une longueur de 0,15 m et d'un diamètre intérieur de 4,6 mm, toutes deux remplies de *gel de silice aminopropylsilylé pour chromatographie R* (3 µm). Maintenez la température des colonnes à 38 °C ± 1 °C,
- comme phase mobile, à un débit de 1,0 ml/min, un mélange préparé comme suit : dissolvez 0,253 g de *phosphate monosodique R* dans 220 ml d'*eau R* et ajoutez 780 ml d'*acétonitrile R*,
- comme détecteur, un réfractomètre maintenu à une température constante.

Lorsque les chromatogrammes sont enregistrés dans les conditions prescrites, le temps de rétention du lactulose est de 18 min environ et les temps de rétention relatifs au lactulose sont d'environ : 0,38 pour le tagatose, 0,42 pour le fructose, 0,57 pour le galactose, 0,90 pour l'épilactose et 1,17 pour le lactose.

Injectez 20 µl de solution témoin (c). Le dosage n'est valable que si la résolution entre les pics correspondant respectivement au lactulose et à l'épilactose n'est pas inférieure à 1,3. Si nécessaire, ajustez le taux d'*acétonitrile R* dans la phase mobile entre 75,0 pour cent *V/V* et 82,0 pour cent *V/V*, de façon à obtenir la résolution prescrite.

Injectez séparément 20 µl de solution à examiner et de solution témoin (b), puis continuez la chromatographie pendant 2,5 fois le temps de rétention du lactulose. Calculez la teneur pour cent en $C_{12}H_{22}O_{11}$ (lactulose) à partir de la surface des pics et de la teneur déclarée du *lactulose SCR*.

ÉTIQUETAGE

L'étiquette indique :

- la teneur déclarée en lactulose,
- le nom et la concentration de tout conservateur antimicrobien ajouté.

IMPURETÉS

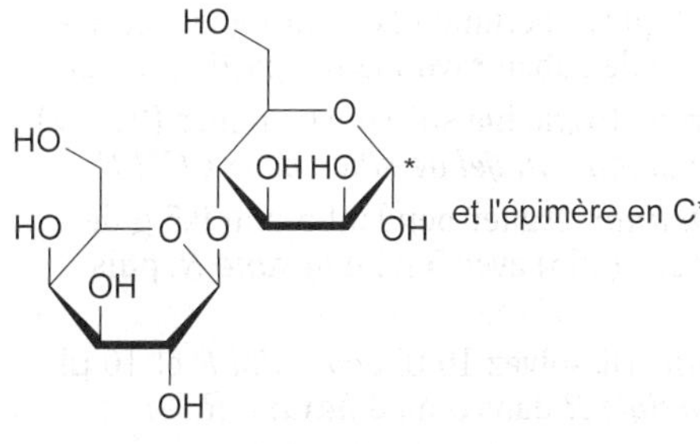

A. 4-*O*-(β-D-galactopyranosyl)-D-mannopyranose (épilactose),

B. galactose,

C. lactose,

D. fructose,

Monographies L - P

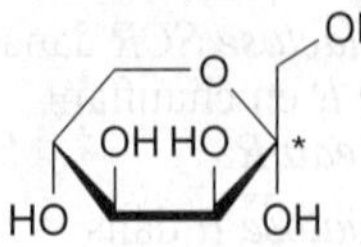

et l'épimère en C*

E. D-*lyxo*-hex-2-ulopyranose (tagatose).

01/2002:1534

LAVANDE (FLEUR DE)

Lavandulae flos

DÉFINITION

La fleur de lavande est constituée par la fleur séchée de *Lavandula angustifolia* P. Mill. (*L. officinalis* Chaix). Elle contient au minimum 13 ml/kg d'huile essentielle, calculé par rapport à la drogue anhydre.

CARACTÈRES

La fleur de lavande a une odeur fortement aromatique.

Elle présente les caractères macroscopiques et microscopiques décrits aux identifications A et B.

IDENTIFICATION

Première identification : A, B, D.

Seconde identification : A, B, C.

A. La fleur, courtement pédonculée, est constituée par un calice tubuleux, gris bleuté, se terminant par 4 dents très courtes et un petit lobe arrondi, une corolle bleue, bilabiée, à lèvre supérieure bifide et à lèvre inférieure trilobée, 4 étamines didynames, surmontées d'anthères ovoïdes.

B. Réduisez la fleur de lavande en poudre (355). La poudre est gris-bleu. Examinez au microscope en utilisant de la *solution d'hydrate de chloral R*. La poudre présente des poils tecteurs, bifurqués à un ou plusieurs étages ; des poils sécréteurs à pied court et tête octocellulaire de type *Labiatae* ; des poils sécréteurs, à pied unicellulaire ou pluricellulaire et tête unicellulaire ; des poils sécréteurs, à pied long, bosselé et à tête unicellulaire, séparés du pédoncule par une cellule intermédiaire à cuticule lisse, certains de ces poils présentent une couronne de petites cellules sphéroïdales juste en-dessous du point d'insertion de la cellule intermédiaire sur le pédoncule ; des fragments d'épiderme papilleux de la face intérieure des pétales ; des fragments d'épiderme du calice à cellules à parois sinueuses et renfermant des cristaux prismatiques d'oxalate de calcium ; des grains de pollen sphériques mesurant 45 µm environ de diamètre et ayant une exine avec 6 pores germinatifs en forme de fente et 6 arêtes en forme de ruban rayonnant à partir des pôles.

C. Opérez par chromatographie sur couche mince (*2.2.27*) en utilisant une*plaque au gel de silice pour CCM R*.

Solution à examiner. Agiter pendant 5 min 0,5 g de lavande pulvérisée (355) avec 5 ml d'*hexane R*, puis filtrez.

Solution témoin. Dissolvez 10 µl de *linalol R* et 10 µl d'*acétate de linalyle R* dans 5 ml d'*hexane R*.

Déposez sur la plaque, en bandes, 10 µl de chaque solution. Développez sur un parcours de 15 cm avec un mélange de 5 volumes d'*acétate d'éthyle R* et de 95 volumes de *toluène R*. Laissez sécher la plaque à l'air. Pulvérisez de la *solution d'aldéhyde anisique R* et examinez à la lumière du jour en chauffant à 100-105 °C pendant 5-10 min. Le chromatogramme obtenu avec la solution témoin présente dans son tiers inférieur une bande bleu-gris (linalol) et dans son tiers médian une bande bleu-gris (acétate de linalyle). Le chromatogramme obtenu avec la solution à examiner présente des bandes correspondant au linalol et à l'acétate de linalyle et en son milieu, entre ces bandes, une bande violet-rouge (époxydihydrocaryophyllène). D'autres bandes sont également présentes.

D. Examinez les chromatogrammes obtenus dans l'essai des autres espèces et variétés de lavande. Les 5 pics principaux du chromatogramme obtenu avec la solution témoin sont semblables quant à leur temps de rétention à des pics du chromatogramme obtenu avec la solution à examiner. Parmi ces pics, ceux du linalol et de l'acétate de linalyle sont majoritaires.

ESSAI

Eléments étrangers (*2.8.2*). Le taux de tiges n'est pas supérieur à 3 pour cent, et le taux d'autres éléments étrangers n'est pas supérieur à 2 pour cent.

Autres espèces et variétés de lavande. Opérez par chromatographie en phase gazeuse (*2.2.28*).

Solution à examiner. Prélevez 0,2 ml du mélange huile essentielle-xylène obtenu au cours du dosage et complétez à 5 ml avec de l'*hexane R*. Ajoutez 1 g de *sulfate de sodium anhydre R*, agitez et utilisez le liquide surnageant.

Solution témoin. Dissolvez 0,1 g de *limonène R*, 0,2 g de *cinéole R*, 0,05 g de *camphre R*, 0,4 g de *linalol R*, 0,6 g d'*acétate de linalyle R* et 0,2 g d'*α-terpinéol R* dans 100 ml d'*hexane R*.

La chromatographie peut être réalisée en utilisant :

– une colonne de silice fondue d'une longueur de 60 m environ et d'un diamètre intérieur de 0,25 mm environ, imprégnée de *macrogol 20 000 R*,
– comme gaz vecteur, de l'*hélium pour chromatographie R*, à un débit de 1,5 ml/min,
– un détecteur à ionisation de flamme,
– un rapport de division de 1:100,

en utilisant la programmation de température suivante :

	Intervalle (min)	Température (°C)	Vitesse (°C/min)	Commentaire
Colonne	0 - 15	70	–	isotherme
	15 - 70	70 → 180	2	gradient linéaire
Chambre à injection		220		
Détecteur		220		

Injectez le même volume de chaque solution. Lorsque les chromatogrammes sont enregistrés dans les conditions prescrites, les composants sont élués dans l'ordre donné pour la préparation de la solution témoin. Notez les temps de rétention de ces substances.

L'essai n'est valable que si :

– le nombre de plateaux théoriques calculé sur le pic du limonène à 110 °C n'est pas inférieur à 30 000,
– la résolution entre les pics correspondant respectivement au limonène et au cinéole n'est pas inférieure à 1,5.

A l'aide des temps de rétention déterminés avec le chromatogramme obtenu avec la solution témoin, localisez sur le chromatogramme obtenu avec la solution à examiner les 6 composants de la solution témoin. Ne tenez pas compte des pics correspondant à l'hexane et au xylène.

Dans le chromatogramme obtenu avec la solution à examiner, la surface du pic correspondant au camphre n'est pas supérieure à 1 pour cent de la surface totale des pics.

Teneur en eau (*2.2.13*). Déterminée par entraînement sur 20,0 g de lavande, la teneur en eau n'est pas supérieure à 100 ml/kg.

Cendres totales (*2.4.16*). Le taux des cendres totales n'est pas supérieur à 9,0 pour cent.

DOSAGE

Effectuez le dosage des huiles essentielles dans les drogues végétales (*2.8.12*). Utilisez 20,0 g de fleur de lavande, un ballon de 1000 ml et 500 ml d'*eau R* comme liquide d'entraînement. Introduisez 0,5 ml de *xylène R* dans le tube gradué. Distillez à un débit de 2 ml/min à 3 ml/min pendant 2 h.

CONSERVATION

A l'abri de la lumière.

01/2002:1338

LAVANDE (HUILE ESSENTIELLE DE)

Lavandulae aetheroleum

DÉFINITION

L'huile essentielle de lavande est obtenue par entraînement à la vapeur d'eau, à partir des sommités fleuries fraîches de *Lavandula angustifolia* Miller (*Lavandula officinalis* Chaix).

CARACTÈRES

Liquide limpide, incolore à jaune pâle, d'odeur caractéristique, miscible à l'alcool à 90 pour cent *V/V*, à l'éther et aux huiles grasses.

IDENTIFICATION

Première identification : B.

Seconde identification : A.

A. Opérez par chromatographie sur couche mince (*2.2.27*) en utilisant une plaque recouverte d'un gel de silice approprié.

Solution à examiner. Dissolvez 20 µl d'huile essentielle de lavande dans 1 ml de *toluène R*.

Solution témoin. Dissolvez 10 µl de *linalol R* et 10 µl d'*acétate de linalyle R* dans 1 ml de *toluène R*.

Déposez séparément sur la plaque, en bandes, 10 µl de chaque solution. Développez 2 fois, à 5 min d'intervalle, sur un parcours de 10 cm avec un mélange de 5 volumes d'*acétate d'éthyle R* et de 95 volumes de *toluène R*. Laissez sécher la plaque à l'air et pulvérisez de la *solution d'aldéhyde anisique R*. Chauffez la plaque à 100-105 °C pendant 5 min à 10 min tout en l'observant. Examinez à la lumière du jour. Le chromatogramme obtenu avec la solution témoin présente 2 bandes violettes, l'une dans la moitié inférieure correspondant au linalol et l'autre un peu au-dessus du milieu du chromatogramme correspondant à l'acétate de linalyle. Le chromatogramme obtenu avec la solution à examiner présente 2 bandes semblables quant à leur position et leur coloration à celles du chromatogramme obtenu avec la solution témoin ; au-dessous de la bande du linalol sont visibles d'autres bandes (généralement 2 à 5) vert-brun ou rouge-violet, dont une bande vert-brun, qui est située directement au-dessous de la bande du linalol et qui est plus intense ; au-dessus de la bande du linalol, jusqu'au front du solvant, d'autres bandes rouge-violet sont présentes. Le chromatogramme obtenu avec la solution à examiner peut également présenter une bande brun-violet (cinéole) de faible intensité entre la bande du linalol et la bande rouge-violet au-dessus du linalol (caryophyllène-époxyde).

B. Examinez les chromatogrammes obtenus dans l'essai du profil chromatographique. Les pics principaux du chromatogramme obtenu avec la solution à examiner sont semblables, quant à leur temps de rétention, aux pics du chromatogramme obtenu avec la solution témoin.

ESSAI

Densité (*2.2.5*) : 0,878 à 0,892.

Indice de réfraction (*2.2.6*) : 1,455 à 1,466.

Angle de rotation optique (*2.2.7*) : – 12,5° à – 7°.

Indice d'acide (*2.5.1*). Déterminé sur 5,0 g d'huile essentielle de lavande dissoute dans 50 ml du mélange de solvants prescrit, l'indice d'acide n'est pas supérieur à 1,0.

Esters étrangers (*2.8.6*). L'huile essentielle à examiner satisfait à l'essai des esters étrangers.

Huiles grasses et huiles essentielles résinifiées (*2.8.7*). L'huile essentielle à examiner satisfait à l'essai des huiles grasses et huiles essentielles résinifiées.

Partie soluble dans l'eau. Introduisez 20 ml de *solution saturée de chlorure de sodium R* dans une éprouvette graduée de 50 ml et ajoutez lentement avec précaution 10 ml d'huile essentielle de lavande. Marquez la zone de contact des 2 couches. Mélangez et laissez reposer. Le volume de l'huile essentielle n'a pas changé.

Profil chromatographique. Opérez par chromatographie en phase gazeuse (*2.2.28*).

Solution à examiner. Huile essentielle de lavande à examiner.

Solution témoin. Dissolvez 0,1 g de *limonène R*, 0,2 g de *cinéole R*, 0,2 g de *3-octanone R*, 0,05 g de *camphre R*, 0,4 g de *linalol R*, 0,6 g d'*acétate de linalyle R*, 0,2 g de *terpinén-4-ol R*, 0,1 g d'*acétate de lavandulyle R*, 0,2 g de *lavandulol R* et 0,2 g d'*α-terpinéol R* dans 1 ml d'*hexane R*.

La chromatographie peut être réalisée en utilisant :

– une colonne capillaire de silice fondue, d'une longueur de 60 m et d'un diamètre intérieur de 0,25 mm environ, recouverte d'une couche de *macrogol 20 000 R*,
– comme gaz vecteur, de l'*hélium pour chromatographie R*, à un débit de 1,5 ml/min,
– un détecteur à ionisation de flamme,
– un rapport de division 1/100,

en maintenant la température de la colonne à 70 °C pendant 15 min, puis en l'augmentant de 2 °C par minute jusqu'à 180 °C et en maintenant la température de la chambre à injection à 220 °C et celle du détecteur à 220 °C.

Injectez 0,2 µl environ de solution témoin. Lorsque les chromatogrammes sont enregistrés dans les conditions prescrites, les constituants éluent dans l'ordre donné pour la préparation de la solution témoin. Notez les temps de rétention de ces substances.

L'essai n'est valable que si :

– le nombre de plateaux théoriques calculé sur le pic du limonène à 110 °C n'est pas inférieur à 30 000,
– la résolution entre les pics correspondant respectivement au limonène et au cinéole n'est pas inférieure à 1,5.

Injectez 0,2 µl de solution à examiner. D'après les temps de rétention déterminés à partir du chromatogramme obtenu avec la solution témoin, identifiez les pics du chromatogramme obtenu avec la solution à examiner. Ne tenez pas compte du pic dû à l'hexane.

Déterminez la teneur pour cent de ces composants par le procédé de normalisation. Ces teneurs sont comprises entre les valeurs suivantes :

Le chromatogramme suivant est publié à titre d'information.

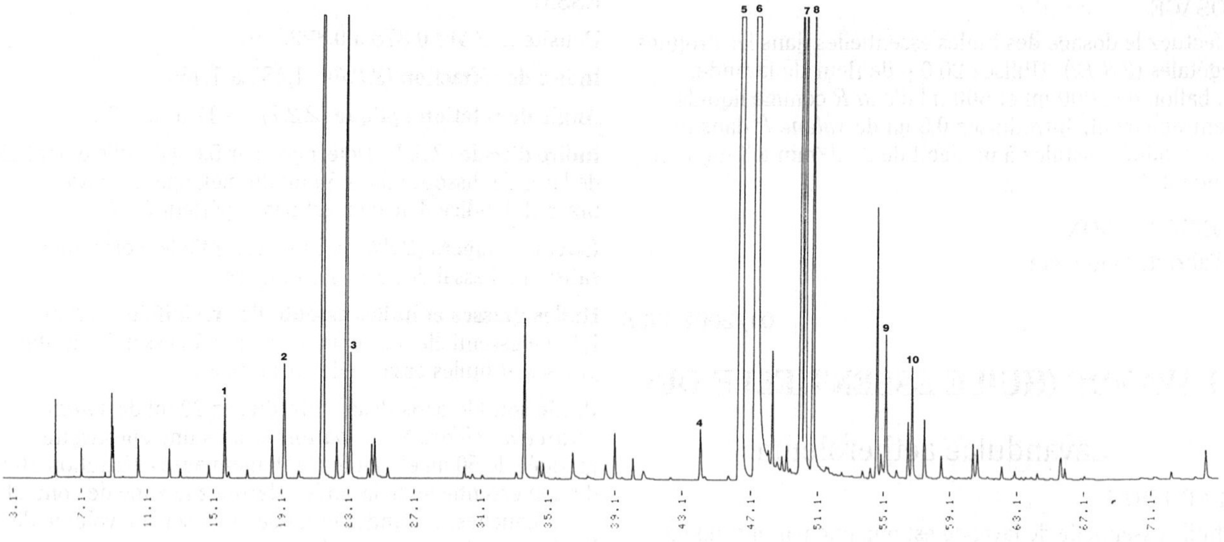

Figure 1338.-1. – *Chromatogramme type de l'huile essentielle de lavande.*

1. limonène	6. acétate de linalyle
2. cinéole	7. terpinén-4-ol
3. 3-octanone	8. acétate de lavandulyle
4. camphre	9. lavandulol
5. linalol	10. α-terpinéol

limonène	inférieur à 1,0 pour cent
cinéole	inférieur à 2,5 pour cent
3-octanone	inférieur à 2,5 pour cent
camphre	inférieur à 1,2 pour cent
linalol	20,0 pour cent à 45,0 pour cent
acétate de linalyle	25,0 pour cent à 46,0 pour cent
terpinén-4-ol	1,2 pour cent à 6,0 pour cent
acétate de lavandulyle	supérieur à 1,0 pour cent
lavandulol	supérieur à 0,1 pour cent
α-terpinéol	inférieur à 2,0 pour cent

CONSERVATION

En récipient étanche, bien rempli, à l'abri de la lumière et de la chaleur.

01/2002:0771

LEUCINE

Leucinum

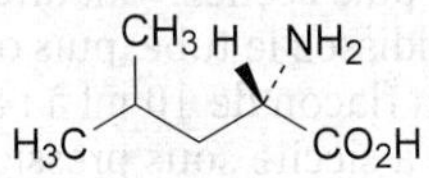

$C_6H_{13}NO_2$ M_r 131,2

DÉFINITION

La leucine contient au minimum 98,5 pour cent et au maximum l'équivalent de 101,0 pour cent d'acide (*S*)-2-amino-4-méthylpentanoïque, calculé par rapport à la substance desséchée.

CARACTÈRES

Poudre cristalline ou paillettes brillantes, blanches ou sensiblement blanches, assez solubles dans l'eau, pratiquement insolubles dans l'alcool et dans l'éther. La leucine se dissout dans les solutions diluées d'acides minéraux et d'hydroxydes alcalins.

IDENTIFICATION

Première identification : A, C.

Seconde identification : A, B, D.

A. La leucine satisfait à l'essai du pouvoir rotatoire spécifique (voir Essai).

B. Dissolvez 0,50 g de leucine dans de l'*eau R* et complétez à 25 ml avec le même solvant. La solution est lévogyre.

C. Examinez la leucine par spectrophotométrie d'absorption dans l'infrarouge (*2.2.24*), en comparant avec le spectre obtenu avec la *leucine SCR*. Examinez les substances sous forme de pastilles.

D. Examinez les chromatogrammes obtenus dans l'essai des substances décelables par la ninhydrine. La tache principale du chromatogramme obtenu avec la solution à examiner (b) est semblable quant à sa position, sa coloration et ses dimensions à la tache principale du chromatogramme obtenu avec la solution témoin (a).

ESSAI

Aspect de la solution. Dissolvez 0,5 g de leucine dans de l'*acide chlorhydrique 1 M* et complétez à 10 ml avec le même acide. La solution est limpide (*2.2.1*) et n'est pas plus fortement colorée que la solution témoin JB_6 (*2.2.2, Procédé II*).

Pouvoir rotatoire spécifique (*2.2.7*). Dissolvez 1,00 g de leucine dans de l'*acide chlorhydrique R1* et complétez à 25,0 ml avec le même acide. Calculé par rapport à la substance desséchée, le pouvoir rotatoire spécifique est de + 14,5 à + 16,5.

Substances décelables par la ninhydrine. Opérez par chromatographie sur couche mince (*2.2.27*) en utilisant une *plaque au gel de silice pour CCM R*.

Solution à examiner (a). Dissolvez 0,10 g de leucine dans de l'*acide chlorhydrique 0,1 M* et complétez à 10 ml avec le même acide.

Solution à examiner (b). Prélevez 1 ml de solution à examiner (a) et complétez à 50 ml avec de l'*eau R*.

Solution témoin (a). Dissolvez 10 mg de *leucine SCR* dans de l'*acide chlorhydrique 0,1 M* et complétez à 50 ml avec le même acide.

Solution témoin (b). Prélevez 5 ml de solution à examiner (b) et complétez à 20 ml avec de l'*eau R*.

Solution témoin (c). Dissolvez 10 mg de *leucine SCR* et 10 mg de *valine SCR* dans de l'*acide chlorhydrique 0,1 M* et complétez à 25 ml avec le même acide.

Déposez séparément sur la plaque 5 µl de chaque solution. Laissez sécher la plaque à l'air. Développez sur un parcours de 15 cm avec un mélange de 20 volumes d'*acide acétique glacial R*, de 20 volumes d'*eau R* et de 60 volumes de *butanol R*. Laissez sécher la plaque à l'air. Pulvérisez la *solution de ninhydrine R*. Chauffez la plaque à 100-105 °C pendant 15 min. S'il apparaît d'autres taches que la tache principale dans le chromatogramme obtenu avec la solution à examiner (a), aucune d'entre elles n'est plus intense que la tache du chromatogramme obtenu avec la solution témoin (b) (0,5 pour cent). L'essai n'est valable que si le chromatogramme obtenu avec la solution témoin (c) présente 2 taches nettement séparées.

Chlorures (*2.4.4*). Dissolvez 0,25 g de leucine dans de l'*eau R* et complétez à 15 ml avec le même solvant. La solution satisfait à l'essai limite des chlorures (200 ppm).

Sulfates (*2.4.13*). Dissolvez 0,5 g de leucine dans 3 ml d'*acide chlorhydrique dilué R* et complétez à 15 ml avec de l'*eau distillée R*. La solution satisfait à l'essai limite des sulfates (300 ppm).

Ammonium (*2.4.1*). 50 mg de leucine satisfont à l'essai limite B de l'ammonium (200 ppm). Préparez le témoin avec 0,1 ml de *solution à 100 ppm d'ammonium (NH_4) R*.

Fer (*2.4.9*). Dans une ampoule à décantation, dissolvez 1,0 g de leucine dans 10 ml d'*acide chlorhydrique dilué R*. Agitez avec 3 fois 10 ml de *méthylisobutylcétone R1* pendant 3 min chaque fois. Agitez les couches organiques réunies avec 10 ml d'*eau R* pendant 3 min. La couche aqueuse satisfait à l'essai limite du fer (10 ppm).

Métaux lourds (*2.4.8*). 2,0 g de leucine satisfont à l'essai limite D des métaux lourds (10 ppm). Préparez le témoin avec 2 ml de *solution à 10 ppm de plomb (Pb) R*.

Perte à la dessiccation (*2.2.32*). Déterminée à l'étuve à 100-105 °C sur 1,000 g de leucine, la perte à la dessiccation n'est pas supérieure à 0,5 pour cent.

Cendres sulfuriques (*2.4.14*). Déterminé sur 1,0 g de leucine, le taux des cendres sulfuriques n'est pas supérieur à 0,1 pour cent.

DOSAGE

Dissolvez 0,100 g de leucine dans 3 ml d'*acide formique anhydre R*. Ajoutez 30 ml d'*acide acétique anhydre R*. Titrez par l'*acide perchlorique 0,1 M* en présence de 0,1 ml de *solution de naphtolbenzéine R* jusqu'à virage du jaune-brun au vert.

1 ml d'*acide perchlorique 0,1 M* correspond à 13,12 mg de $C_6H_{13}NO_2$.

CONSERVATION

A l'abri de la lumière.

01/2002:1442

LEUPRORÉLINE

Leuprorelinum

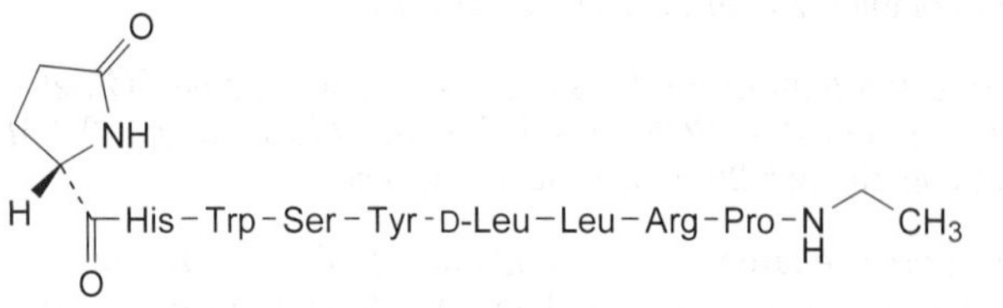

$C_{59}H_{84}N_{16}O_{12}$ M_r 1 209

DÉFINITION

La leuproréline est un nonapeptide synthétique analogue de la gonadoréline, un peptide hypothalamique. Elle est obtenue par synthèse chimique et existe sous forme d'acétate. Elle contient au minimum 97,0 pour cent et au maximum l'équivalent de 103,0 pour cent de $C_{59}H_{84}N_{16}O_{12}$, calculé par rapport à la substance anhydre et exempte d'acide acétique.

CARACTÈRES

Poudre blanche ou sensiblement blanche, hygroscopique.

IDENTIFICATION

A. Examinez la leuproréline par spectrophotométrie d'absorption dans l'infrarouge (*2.2.24*), en comparant avec le *spectre de référence de la leuproréline de la Ph. Eur.* Examinez les substances sous forme de pastilles à base de *bromure de potassium R*.

B. Examinez les chromatogrammes obtenus dans le dosage. Le pic principal du chromatogramme obtenu avec la solution à examiner (b) est semblable quant à son temps de rétention et ses dimensions approximatifs au pic principal du chromatogramme obtenu avec la solution témoin (b).

ESSAI

Pouvoir rotatoire spécifique (*2.2.7*). Dissolvez de la leuproréline dans une solution d'*acide acétique glacial R* à 1 pour cent *V/V* de façon à obtenir une concentration de 10,0 mg/ml. Calculé par rapport à la substance anhydre et exempte d'acide acétique, le pouvoir rotatoire spécifique est de – 38,0 à – 42,0.

Acides aminés. Opérez au moyen d'un analyseur d'acides aminés. Etalonnez l'appareil avec un mélange en quantités équimolaires d'ammoniaque, de glycine et de la forme L des acides aminés suivants :

lysine	thréonine	alanine	leucine
histidine	sérine	valine	tyrosine
arginine	acide glutamique	méthionine	phenylalanine
acide aspartique	proline	isoleucine	

plus la moitié de la quantité équimolaire de L-cystine. Pour la validation de la méthode, utilisez un étalon interne approprié tel que la *DL-norleucine R*.

Solution à examiner. Dans un tube de verre dur approprié rigoureusement propre, d'une longueur de 100 mm et d'un diamètre intérieur de 6 mm, introduisez 1,0 mg de leuproréline. Ajoutez une quantité appropriée d'une solution d'*acide chlorhydrique R* à 50 pour cent *V/V*. Immergez le tube dans un mélange réfrigérant à température de – 5 °C, faites le vide dans le tube jusqu'à obtention d'une pression inférieure à 133 Pa, puis scellez. Chauffez à 110-115 °C pendant 16 h. Refroidissez le tube, puis ouvrez-le, transvasez son contenu dans un flacon de 10 ml à l'aide de 5 fois 0,2 ml d'*eau R* et évaporez à siccité sous pression réduite sur de l'*hydroxyde de potassium R*. Dissolvez le résidu dans de l'*eau R*, puis évaporez à siccité sous pression réduite sur de l'*hydroxyde de potassium R*. Reprenez le résidu par une solution tampon adaptée à l'analyseur d'acides aminés utilisé et complétez à un volume approprié avec la même solution tampon.

Déposez dans l'analyseur d'acides aminés un volume approprié de la solution à examiner, exactement mesuré, tel que la hauteur du pic obtenu pour l'acide aminé prédominant représente au moins 90 pour cent de l'échelle totale de l'enregistreur.

Exprimez la teneur de chacun des acides aminés en moles. Calculez la proportion relative des différents acides aminés en attribuant la valeur 1 à la somme divisée par 7 du nombre de moles d'histidine, d'acide glutamique, de leucine, de proline, de tyrosine et d'arginine. Les valeurs obtenues se situent dans les limites suivantes : sérine présente ; acide glutamique 0,85 à 1,1 ; proline 0,85 à 1,1 ; leucine 1,8 à 2,2 ; tyrosine 0,85 à 1,1 ; histidine 0,85 à 1,1 ; arginine 0,85 à 1,1. A l'exception du tryptophane, les autres acides aminés ne sont présents qu'à l'état de traces.

Substances apparentées. Opérez par chromatographie liquide (*2.2.29*) comme décrit sous Dosage.

Injectez 20 µl de solution à examiner (a) et 20 µl de solution témoin (c). Enregistrez les chromatogrammes pendant 90 min. Lorsque les chromatogrammes sont enregistrés dans les conditions décrites, les temps de rétention relatifs (par rapport au pic principal) sont de 0,8 pour la D-Ser-leuproréline, de 0,9 pour la D-His-leuproréline, de 1,2 pour la L-Leu-leuproréline et de 1,5 pour l'*O*-acétyl-Ser-leuproréline. S'il apparaît, dans le chromatogramme obtenu avec la solution à examiner (a), un pic dû à l'*O*-acétyl-Ser-leuproréline, sa surface n'est pas supérieure à celle du pic principal du chromatogramme obtenu avec la solution témoin (c) (1 pour cent). S'il apparaît, dans le chromatogramme obtenu avec la solution à examiner, d'autres pics que le pic principal et un pic dû à l'*O*-acétyl-Ser-leuproréline, la surface d'aucun d'eux n'est supérieure à 0,5 fois la surface du pic principal du chromatogramme obtenu avec la solution témoin (c) (0,5 pour cent), et la somme de la surface de tous les pics à l'exception du pic principal n'est pas supérieure à 2,5 fois la surface du pic principal du chromatogramme obtenu avec la solution témoin (c) (2,5 pour cent). Ne tenez pas compte des pics dont la surface est inférieure à 0,1 fois la surface du pic principal du chromatogramme obtenu avec la solution témoin (c).

Acide acétique (*2.5.34*).

Solution à examiner. Dissolvez 10,0 mg de leuproréline dans un mélange de 5 volumes de phase mobile B et 95 volumes de phase mobile A et complétez à 10,0 ml avec le même mélange de phases mobiles.

La leuproréline contient de 4,7 à 9,0 pour cent d'acide acétique.

Teneur en eau (*2.5.32*). Déterminée par titrage coulométrique, la teneur en eau n'est pas supérieure à 5,0 pour cent.

Stérilité (*2.6.1*). La leuproréline destinée à la préparation de formes pharmaceutiques administrées par voie parentérale sans autre procédé approprié de stérilisation satisfait également à l'essai de stérilité.

Endotoxines bactériennes (*2.6.14, Méthode D*) : moins de 16,7 UI/mg, si la leuproréline est destinée à la préparation de formes pharmaceutiques administrées par voie parentérale sans autre procédé approprié d'élimination des endotoxines bactériennes.

Cendres sulfuriques (*2.4.14*). Le taux des cendres sulfuriques n'est pas supérieur à 0,3 pour cent.

DOSAGE

Opérez par chromatographie liquide (*2.2.29*).

Solution à examiner (a). Dissolvez de la leuproréline dans la phase mobile de façon à obtenir une concentration de 1,0 mg/ml.

Solution à examiner (b). Prélevez 1,0 ml de solution à examiner (a) et complétez à 20,0 ml avec la phase mobile.

Solution témoin (a). Dissolvez de la *leuproréline SCR* dans la phase mobile de façon à obtenir une concentration de 1,0 mg/ml.

Solution témoin (b). Prélevez 1,0 ml de solution témoin (a) et complétez à 20,0 ml avec la phase mobile.

Solution témoin (c). Prélevez 1,0 ml de solution témoin (a) et complétez à 100,0 ml avec la phase mobile.

Solution pour essai de résolution. Prélevez 5,0 ml de solution témoin (a) et complétez à 50,0 ml avec de l'*eau R*. A 5 ml de cette solution, ajoutez 100 µl d'*hydroxyde de sodium 1 M* et agitez énergiquement. Chauffez à l'étuve à 100 °C pendant 60 min, refroidissez immédiatement et ajoutez 50 µl d'*acide phosphorique dilué R*. Agitez énergiquement.

La chromatographie peut être réalisée en utilisant :

- une colonne d'acier inoxydable, d'une longueur de 0,10 m et d'un diamètre intérieur de 4,6 mm, remplie de *gel de silice octadécylsilylé pour chromatographie R* (3 µm),
- comme phase mobile, à un débit de 1,0-1,5 ml/min, un mélange préparé comme suit : dissolvez 15,2 g environ de *triéthylamine R* dans 800 ml d'*eau R*, ajustez à pH 3,0 avec de l'*acide phosphorique R* et complétez à 1000 ml avec de l'*eau R* (solution A). A 150 ml d'un mélange de 2 volumes de *propanol R* et de 3 volumes d'*acétonitrile R*, ajoutez 850 ml de solution A,
- comme détecteur, un spectrophotomètre réglé à 220 nm.

Injectez 20 µl de solution pour essai de résolution et enregistrez le chromatogramme pendant 60 min. Ajustez le débit de façon que, dans le chromatogramme obtenu, le temps de rétention du pic principal soit de 41-49 min environ. Le temps de rétention relatif (par rapport au pic principal) du pic dû à la D-His-leuproréline est de 0,9. Le dosage n'est valable que si :

- la résolution entre les pics correspondant respectivement à la D-His-leuproréline et à la leuproréline n'est pas inférieure à 1,5,
- le facteur de symétrie du pic correspondant à la leuproréline est de 0,8 à 1,5.

Injectez 20 µl de solution à examiner (b) et 20 µl de solution témoin (b). Calculez la teneur en leuproréline ($C_{59}H_{84}N_{16}O_{12}$) à partir de la surface des pics des chromatogrammes obtenus avec la solution à examiner (b) et la solution témoin (b), et de la teneur déclarée en $C_{59}H_{84}N_{16}O_{12}$ de la *leuproréline SCR*.

CONSERVATION

En récipient étanche, à l'abri de la lumière et à une température ne dépassant pas 30 °C.

Si la substance est stérile, elle est conservée en récipient stérile, étanche, à fermeture inviolable.

ÉTIQUETAGE

L'étiquette indique :

- la masse de peptide contenue dans le récipient,
- dans les cas appropriés, que la substance est stérile,
- dans les cas appropriés, que la substance est exempte d'endotoxines bactériennes.

01/2002:0726

LÉVAMISOLE (CHLORHYDRATE DE)

Levamisoli hydrochloridum

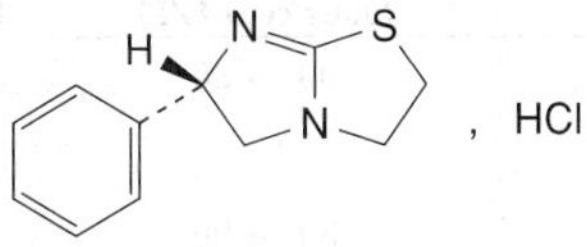

$C_{11}H_{13}ClN_2S$ M_r 240,8

DÉFINITION

Chlorhydrate de (6*S*)-6-phényl-2,3,5,6-tétrahydroimidazo[2,1-*b*]thiazole.

Teneur : 98,5 pour cent à 101,0 pour cent (substance desséchée).

CARACTÈRES

Aspect : poudre cristalline, blanche ou sensiblement blanche.

Solubilité : facilement soluble dans l'eau, soluble dans l'alcool, peu soluble dans le chlorure de méthylène.

IDENTIFICATION

A. Le chlorhydrate de lévamisole satisfait à l'essai du pouvoir rotatoire spécifique (voir Essai).

B. Spectrophotométrie d'absorption dans l'infrarouge (*2.2.24*).

Préparation : pastilles.

Comparaison : *chlorhydrate de lévamisole SCR*.

C. Le chlorhydrate de lévamisole satisfait à la réaction (a) des chlorures (*2.3.1*).

ESSAI

Solution S. Dissolvez 2,50 g de chlorhydrate de lévamisole dans de l'*eau exempte de dioxyde de carbone R* et complétez à 50,0 ml avec le même solvant.

Aspect de la solution. La solution S est limpide (*2.2.1*) et n'est pas plus fortement colorée que la solution témoin J_7 (*2.2.2, Procédé II*).

pH (*2.2.3*) : 3,0 à 4,5 pour la solution S.

Pouvoir rotatoire spécifique (*2.2.7*) : – 121 à – 128 (substance desséchée), déterminé avec la solution S.

Substances apparentées. Chromatographie liquide (*2.2.29*).

Préparez les solutions juste avant leur utilisation et maintenez-les à l'abri de la lumière et à une température inférieure à 25 °C.

Solution à examiner. Dissolvez 0,100 g de chlorhydrate de lévamisole dans du *méthanol R*, ajoutez 1,0 ml d'*ammoniaque concentrée R* et complétez à 10,0 ml avec du *méthanol R*.

Solution témoin (a). Dissolvez 50 mg de *chlorhydrate de lévamisole pour conformité du système SCR* dans du *méthanol R,* ajoutez 0,5 ml d'*ammoniaque concentrée R* et complétez à 5,0 ml avec du *méthanol R.*

Solution témoin (b). Prélevez 1,0 ml de solution à examiner et complétez à 100,0 ml avec du *méthanol R.* Prélevez 5,0 ml de solution et complétez à 25,0 ml avec du *méthanol R.*

Colonne :

- *dimensions* : *l* = 0,10 m, Ø = 4,6 mm,
- *phase stationnaire* : *gel de silice octadécylsilylé pour chromatographie, désactivé pour les bases R* (3 µm).

Phase mobile :

- *phase mobile A* : dissolvez 0,5 g de *dihydrogénophosphate d'ammonium R* dans 90 ml d'*eau R* ; ajustez à pH 6,5 avec une solution d'*hydroxyde de sodium R* à 40 g/l et complétez à 100 ml avec de l'*eau R,*
- *phase mobile B* : *acétonitrile R,*

Intervalle (min)	**Phase mobile A (pour cent *V/V*)**	**Phase mobile B (pour cent *V/V*)**
0 - 8	90 → 30	10 → 70
8 - 10	30	70
10 - 11	30 → 90	70 → 10

Débit : 1,5 ml/min.

Détection : spectrophotomètre à 215 nm.

Equilibrage : au moins 4 min avec la phase mobile à la composition initiale.

Injection : 10 µl.

Rétention relative par rapport au lévamisole (temps de rétention = environ 3 min) : impureté A = environ 0,9 ; impureté B = environ 1,4 ; impureté C = environ 1,5 ; impureté D = environ 1,6 ; impureté E = environ 2,0.

Conformité du système : solution témoin (a) :

- le chromatogramme obtenu est semblable au chromatogramme fourni avec le *chlorhydrate de lévamisole pour conformité du système SCR.*

Limites :

- *facteurs de correction* : pour le calcul des teneurs, multipliez la surface du pic des impuretés suivantes par le facteur de correction correspondant : impureté A = 2,0 ; impureté B = 1,7 ; impureté C = 2,9 ; impureté D = 1,3 ; impureté E = 2,7,
- *impuretés A, B, C, D ou E* : pour chaque impureté, au maximum la surface du pic principal du chromatogramme obtenu avec la solution témoin (b) (0,2 pour cent),
- *toute autre impureté* : au maximum la moitié de la surface du pic principal du chromatogramme obtenu avec la solution témoin (b) (0,1 pour cent),
- *total* : au maximum 1,5 fois la surface du pic principal du chromatogramme obtenu avec la solution témoin (b) (0,3 pour cent),
- *limite d'exclusion* : 0,25 fois la surface du pic principal du chromatogramme obtenu avec la solution témoin (b) (0,05 pour cent).

Métaux lourds (*2.4.8*) : au maximum 20 ppm.

12 ml de solution S satisfont à l'essai limite A. Préparez le témoin avec la *solution à 1 ppm de plomb (Pb) R.*

Perte à la dessiccation (*2.2.32*) : au maximum 0,5 pour cent, déterminé à l'étuve à 100-105 °C pendant 4 h, sur 1,000 g de chlorhydrate de lévamisole.

Cendres sulfuriques (*2.4.14*) : au maximum 0,1 pour cent, déterminé sur 1,0 g de chlorhydrate de lévamisole.

DOSAGE

Dissolvez 0,200 g de chlorhydrate de lévamisole dans 30 ml d'*alcool R.* Ajoutez 5,0 ml d'*acide chlorhydrique 0,01 M.* Titrez par l'*hydroxyde de sodium 0,1 M* et tracez la courbe potentiométrique (*2.2.20*). Mesurez le volume d'*hydroxyde de sodium 0,1 M* utilisé entre les 2 points d'inflexion.

1 ml d'*hydroxyde de sodium 0,1 M* correspond à 24,08 mg de $C_{11}H_{13}ClN_2S$.

CONSERVATION

A l'abri de la lumière.

IMPURETÉS

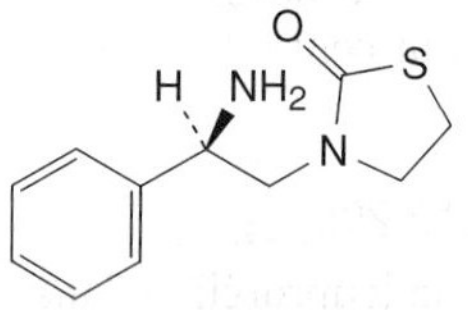

et énantiomère

A. 3-[(2*RS*)-2-amino-2-phényléthyl]thiazolidin-2-one,

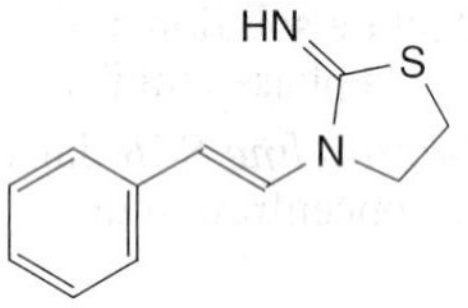

B. 3-[(*E*)-2-phényléthényl]thiazolidin-2-imine,

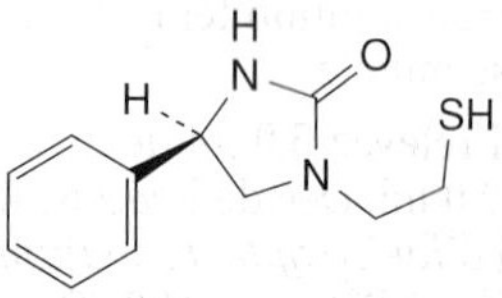

et énantiomère

C. (4*RS*)-4-phényl-1-(2-sulfanyléthyl)imidazolidin-2-one,

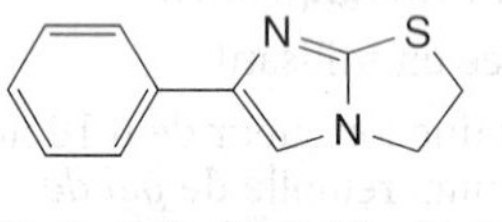

D. 6-phényl-2,3-dihydroimidazo[2,1-*b*]thiazole,

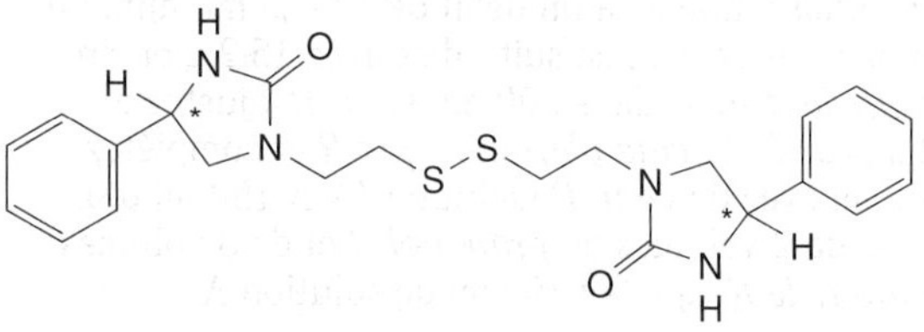

E. 1,1′-[(disulfane-1,2-diyl)bis(éthylène)]bis[(4*RS*)-4-phénylimidazolidin-2-one].

01/2002:1728

LÉVAMISOLE POUR USAGE VÉTÉRINAIRE

Levamisolum ad usum veterinarium

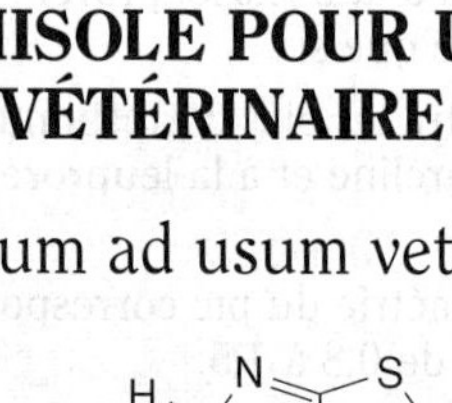

$C_{11}H_{12}N_2S$ M_r 204,3

DÉFINITION

(6*S*)-6-Phényl-2,3,5,6-tétrahydroimidazo[2,1-*b*]thiazole.

Teneur : 98,5 pour cent à 101,5 pour cent (substance anhydre).

CARACTÈRES

Aspect : poudre blanche ou sensiblement blanche.

Solubilité : peu soluble dans l'eau, facilement soluble dans l'alcool et dans le méthanol.

La substance à examiner présente le phénomène du polymorphisme.

IDENTIFICATION

A. La substance à examiner satisfait à l'essai du pouvoir rotatoire spécifique (voir Essai).

B. Spectrophotométrie d'absorption dans l'infrarouge (*2.2.24*).

Comparaison : *spectre de référence du lévamisole de la Ph. Eur.*

Si les spectres présentent des différences, dissolvez la substance à examiner dans du *chlorure de méthylène R*, évaporez à siccité et enregistrez de nouveau le spectre à partir du résidu.

ESSAI

Solution S. Dissolvez 2,50 g de substance à examiner dans de l'*éthanol R* et complétez à 50,0 ml avec le même solvant.

Aspect de la solution. La solution S est limpide (*2.2.1*) et n'est pas plus fortement colorée que la solution témoin JB_6 (*2.2.2, Procédé II*).

Pouvoir rotatoire spécifique (*2.2.7*) : – 85 à – 89 (substance anhydre), déterminé avec la solution S.

Substances apparentées. Chromatographie liquide (*2.2.29*).

Préparez les solutions juste avant leur utilisation et maintenez-les à l'abri de la lumière et à une température inférieure à 25 °C.

Solution à examiner. Dissolvez 0,100 g de substance à examiner dans du *méthanol R* et complétez à 10,0 ml avec le même solvant.

Solution témoin (a). Dissolvez 50 mg de *chlorhydrate de lévamisole pour conformité du système SCR* dans du *méthanol R*, ajoutez 0,5 ml d'*ammoniaque concentrée R* et complétez à 5,0 ml avec du *méthanol R*.

Solution témoin (b). Prélevez 1,0 ml de solution à examiner et complétez à 100,0 ml avec du *méthanol R*. Prélevez 5,0 ml de solution et complétez à 25,0 ml avec du *méthanol R*.

Colonne :

- *dimensions* : *l* = 0,10 m, Ø = 4,6 mm,
- *phase stationnaire* : *gel de silice octadécylsilylé pour chromatographie, désactivé pour les bases R* (3 µm).

Phase mobile :

- *phase mobile A* : dissolvez 0,5 g de *dihydrogénophosphate d'ammonium R* dans 90 ml d'*eau R* ; ajustez à pH 6,5 avec une solution d'*hydroxyde de sodium R* à 40 g/l et complétez à 100 ml avec de l'*eau R*,
- *phase mobile B* : *acétonitrile R*,

Intervalle (min)	Phase mobile A (pour cent *V/V*)	Phase mobile B (pour cent *V/V*)
0 - 8	90 → 30	10 → 70
8 - 10	30	70
10 - 11	30 → 90	70 → 10

Débit : 1,5 ml/min.

Détection : spectrophotomètre à 215 nm.

Equilibrage : au moins 4 min avec la phase mobile à la composition initiale.

Injection : 10 µl.

Rétention relative par rapport au lévamisole (temps de rétention = environ 3 min) : impureté A = environ 0,9 ; impureté B = environ 1,4 ; impureté C = environ 1,5 ; impureté D = environ 1,6 ; impureté E = environ 2,0.

Conformité du système : solution témoin (a) :

- le chromatogramme obtenu est semblable au chromatogramme fourni avec le *chlorhydrate de lévamisole pour conformité du système SCR*.

Limites :

- *facteurs de correction* : pour le calcul des teneurs, multipliez la surface du pic des impuretés suivantes par le facteur de correction correspondant : impureté A = 2,0 ; impureté B = 1,7 ; impureté C = 2,9 ; impureté D = 1,3 ; impureté E = 2,7,
- *impuretés A, B, C, D ou E* : pour chaque impureté, au maximum la surface du pic principal du chromatogramme obtenu avec la solution témoin (b) (0,2 pour cent),
- *toute autre impureté* : au maximum la moitié de la surface du pic principal du chromatogramme obtenu avec la solution témoin (b) (0,1 pour cent),
- *total* : au maximum 1,5 fois la surface du pic principal du chromatogramme obtenu avec la solution témoin (b) (0,3 pour cent),
- *limite d'exclusion* : 0,25 fois la surface du pic principal du chromatogramme obtenu avec la solution témoin (b) (0,05 pour cent).

Teneur en eau (*2.5.12*) : au maximum 0,5 pour cent, déterminé sur 1,00 g de substance à examiner.

Cendres sulfuriques (*2.4.14*) : au maximum 0,1 pour cent, déterminé sur 1,0 g de substance à examiner.

DOSAGE

Dissolvez 0,150 g de substance à examiner dans 50 ml d'un mélange de 1 volume d'*acide acétique anhydre R* et de 7 volumes de *méthyléthylcétone R*. Titrez par l'*acide perchlorique 0,1 M* en présence de 0,2 ml de *solution de naphtolbenzéine R*.

1 ml d'*acide perchlorique 0,1 M* correspond à 20,43 mg de $C_{11}H_{12}N_2S$.

CONSERVATION

En récipient étanche, à l'abri de la lumière.

IMPURETÉS

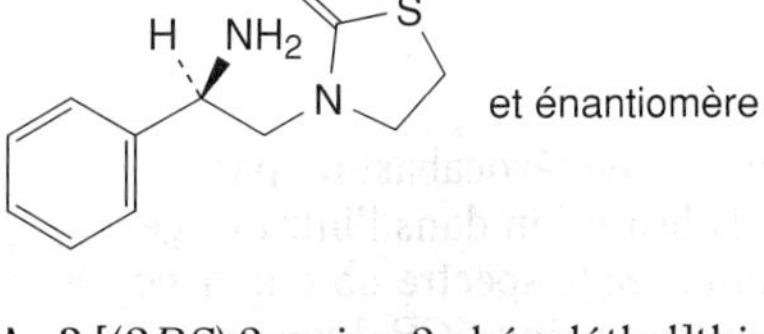

A. 3-[(2*RS*)-2-amino-2-phényléthyl]thiazolidin-2-one,

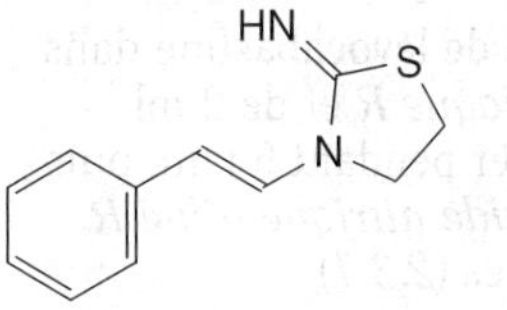

B. 3-[(*E*)-2-phényléthényl]thiazolidin-2-imine,

Monographies L - P

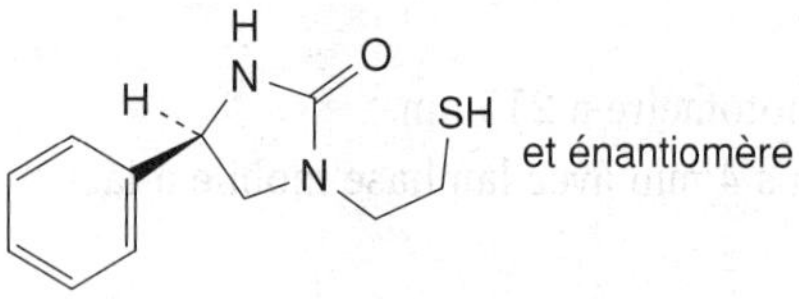

C. (4*RS*)-4-phényl-1-(2-sulfanyléthyl)imidazolidin-2-one,

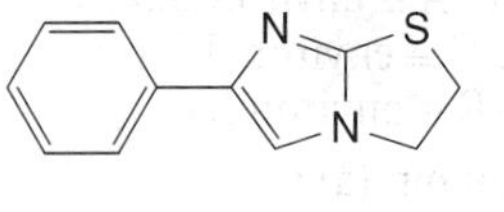

D. 6-phényl-2,3-dihydroimidazo[2,1-*b*]thiazole,

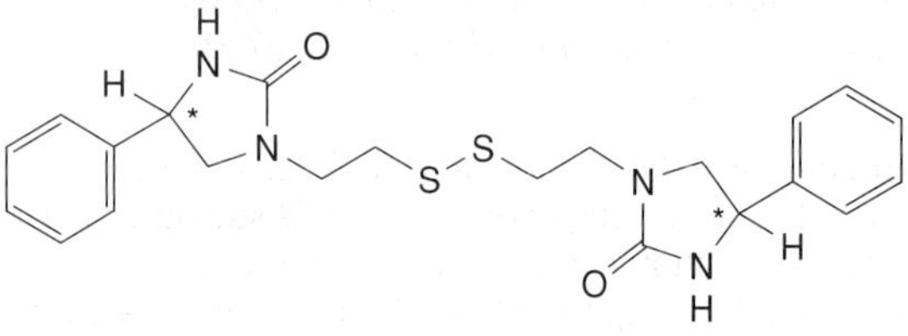

E. 1,1′-[(disulfane-1,2-diyl)bis(éthylène)]bis[(4*RS*)-4-phénylimidazolidin-2-one].

01/2002:1484

LÉVOCABASTINE (CHLORHYDRATE DE)

Levocabastini hydrochloridum

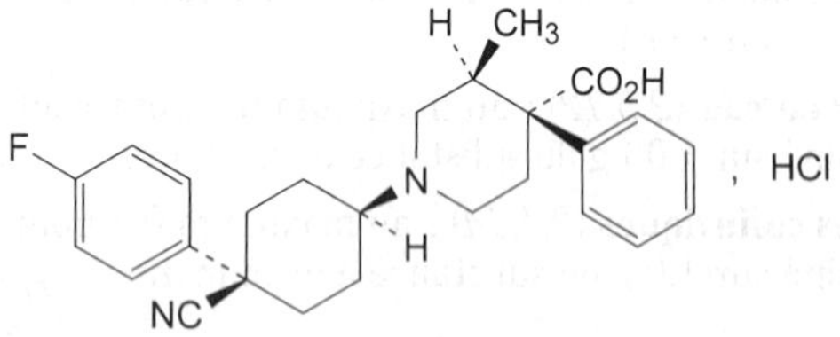

$C_{26}H_{30}ClFN_2O_2$ M_r 457,0

DÉFINITION

Le chlorhydrate de lévocabastine contient au minimum 98,5 pour cent et au maximum l'équivalent de 101,5 pour cent de monochlorhydrate d'acide (3*S*,4*R*)-1-[*cis*-4-cyano-4-(4-fluorophényl)cyclohexyl]-3-méthyl-4-phénylpipéridine-4-carboxylique, calculé par rapport à la substance desséchée.

CARACTÈRES

Poudre blanche ou sensiblement blanche, pratiquement insoluble dans l'eau, assez soluble dans le méthanol, peu soluble dans l'alcool et dans une solution d'hydroxyde de sodium à 2 g/l.

IDENTIFICATION

A. Examinez le chlorhydrate de lévocabastine par spectrophotométrie d'absorption dans l'infrarouge (*2.2.24*), en comparant avec le spectre obtenu avec le *chlorhydrate de lévocabastine SCR*. Examinez les substances préparées sous forme de pastilles.

B. Dissolvez 50 mg de chlorhydrate de lévocabastine dans un mélange de 0,4 ml d'*ammoniaque R* et de 2 ml d'*eau R*. Mélangez, laissez reposer pendant 5 min, puis filtrez. Le filtrat, acidifié par l'*acide nitrique dilué R*, donne la réaction (a) des chlorures (*2.3.1*).

C. Le chlorhydrate de lévocabastine satisfait à l'essai du pouvoir rotatoire spécifique (voir Essai).

ESSAI

Solution S. Dissolvez 0,250 g de chlorhydrate de lévocabastine dans le *méthanol R* et complétez à 25,0 ml avec le même solvant.

Aspect de la solution. La solution S est limpide (*2.2.1*) et n'est pas plus fortement colorée que la solution témoin J_7 (*2.2.2, Procédé II*).

Pouvoir rotatoire spécifique (*2.2.7*). Déterminé avec la solution S et calculé par rapport à la substance desséchée, le pouvoir rotatoire spécifique est de − 102 à − 106.

Substances apparentées. Opérez par électrophorèse capillaire (*2.2.47*). *Préparez les solutions immédiatement avant l'emploi.*

Solution à examiner. Dissolvez 25,0 mg de chlorhydrate de lévocabastine dans une solution d'*hydroxyde de sodium R* à 2 g/l et complétez à 10,0 ml avec le même solvant.

Solution témoin (a). Dissolvez 2,5 mg de *chlorhydrate de lévocabastine SCR* et 2,5 mg d'*impureté D de lévocabastine SCR* dans une solution d'*hydroxyde de sodium R* à 2 g/l, puis complétez à 200,0 ml avec le même solvant.

Solution témoin (b). Prélevez 5,0 ml de solution à examiner et complétez à 100,0 ml avec une solution d'*hydroxyde de sodium R* à 2 g/l. Prélevez 1,0 ml de solution et complétez à 10,0 ml avec une solution d'*hydroxyde de sodium R* à 2 g/l.

La chromatographie électrocinétique micellaire peut être réalisée en utilisant :

- un capillaire de silice fondue nue, d'une longueur de 0,5 m jusqu'à la cellule de détection et d'un diamètre intérieur de 75 µm,
- une solution d'électrolytes préparée comme suit : dissolvez 1,08 g de *dodécylsulfate de sodium R* et 0,650 g d'*hydroxypropyl-β-cyclodextrine R* dans 5 ml de *2-propanol R* et complétez à 50,0 ml avec la solution tampon pH 9,0 suivante : dissolvez 1,39 g d'*acide borique R* dans de l'*eau R* et ajustez à pH 9,0 avec de l'*hydroxyde de sodium 1 M* (environ 9 ml). Complétez à 100,0 ml avec de l'*eau R* ;
- comme détecteur, un spectrophotomètre réglé à 214 nm,
- une injection par application d'une pression de 3450 Pa pendant 5 s,
- le gradient de courant suivant :

Intervalle (min)	Courant (µA)
0 - 0,17	0 → 75
0,17 - 15	75 → 130
15 - 40	130
40 - 60	130 → 200

en maintenant la température du capillaire à 50 °C.

Equilibrez le capillaire pendant 2 min avec de la solution d'*hydroxyde de sodium R* à 2 g/l, puis équilibrez avec la solution d'électrolytes pendant 5 min au moins.

Injectez la solution témoin (a). Lorsque l'électrophorégramme est enregistré dans les conditions prescrites, les temps de migration approximatifs sont de 28 min pour la lévocabastine et de 30 min pour l'impureté D. L'essai n'est valable que si la résolution entre les pics correspondant respectivement à la lévocabastine et à l'impureté D n'est pas inférieure à 4. Si nécessaire, ajustez le gradient de courant.

Injectez de la solution d'*hydroxyde de sodium R* à 2 g/l comme blanc, la solution à examiner et la solution témoin (b). Dans l'électrophorégramme obtenu avec la solution à examiner, s'il apparaît d'autres pics que le pic principal, la surface d'aucun d'entre eux n'est supérieure à celle du pic principal de l'électrophorégramme obtenu avec la solution témoin (b) (0,5 pour cent) et la somme de leur surface n'est pas supérieure à 2 fois celle du pic principal de l'électrophorégramme obtenu avec la solution témoin (b) (1,0 pour cent). Ne tenez pas compte des pics dus au blanc, ni de ceux dont la surface est inférieure à 0,1 fois la surface du pic principal de l'électrophorégramme obtenu avec la solution témoin (b) (0,05 pour cent).

Perte à la dessiccation (*2.2.32*). Déterminée par séchage à l'étuve à 100-105 °C sur 1,000 g de chlorhydrate de lévocabastine, la perte à la dessiccation n'est pas supérieure à 0,5 pour cent.

Cendres sulfuriques (*2.4.14*). Déterminé dans un creuset de platine sur 1,0 g de chlorhydrate de lévocabastine, le taux des cendres sulfuriques n'est pas supérieur à 0,1 pour cent.

DOSAGE

Dissolvez 0,175 g de chlorhydrate de lévocabastine dans 50 ml d'*alcool R* et ajoutez 5,0 ml d'*acide chlorhydrique 0,01 M*. Titrez par l'*hydroxyde de sodium 0,1 M*. Tracez la courbe potentiométrique (*2.2.20*) et mesurez le volume ajouté entre le premier et le troisième point d'inflexion.

1 ml d'*hydroxyde de sodium 0,1 M* correspond à 22,85 mg de $C_{26}H_{30}ClFN_2O_2$.

CONSERVATION

A l'abri de la lumière.

IMPURETÉS

Impuretés qualifiées : A, B, C, D, E.

Autres impuretés décelables : F, G, H, I.

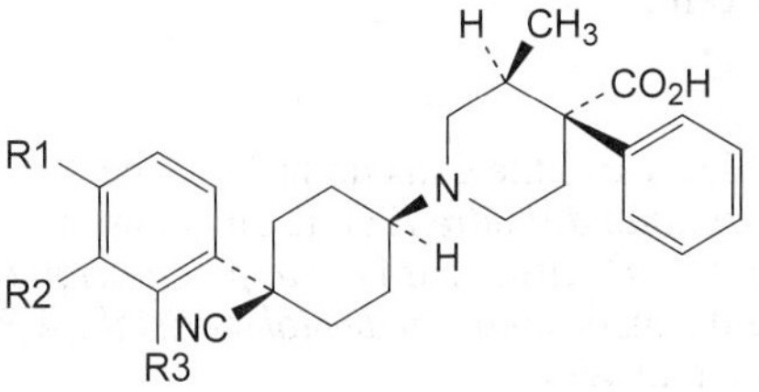

A. R1 = R2 = R3 = H : acide (3*S*,4*R*)-1-(*cis*-4-cyano-4-phénylcyclohexyl)-3-méthyl-4-phénylpipéridine-4-carboxylique,

B. R1 = R2 = H, R3 = F : acide (3*S*,4*R*)-1-[*cis*-4-cyano-4-(2-fluorophényl)cyclohexyl]-3-méthyl-4-phénylpipéridine-4-carboxylique,

C. R1 = H, R2 = F, R3 = H : acide (3*S*,4*R*)-1-[*cis*-4-cyano-4-(3-fluorophényl)cyclohexyl]-3-méthyl-4-phénylpipéridine-4-carboxylique,

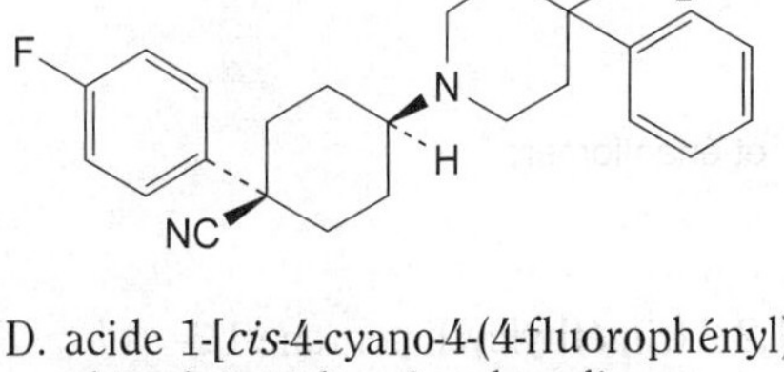

D. acide 1-[*cis*-4-cyano-4-(4-fluorophényl)cyclohexyl]-4-phénylpipéridine-4-carboxylique,

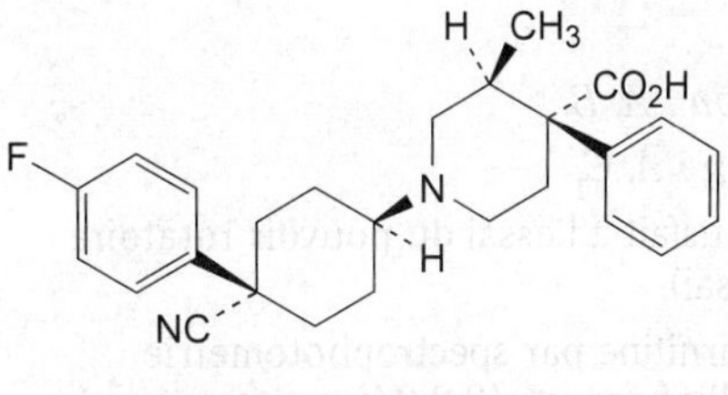

E. acide (3*S*,4*R*)-1-[*trans*-4-cyano-4-(4-fluorophényl)cyclohexyl]-3-méthyl-4-phénylpipéridine-4-carboxylique,

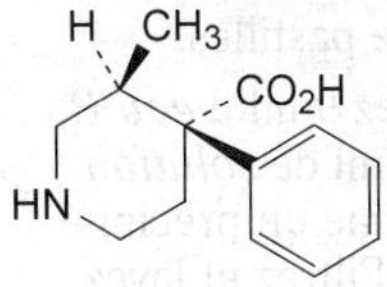

F. acide (3*S*,4*R*)-3-méthyl-4-phénylpipéridine-4-carboxylique,

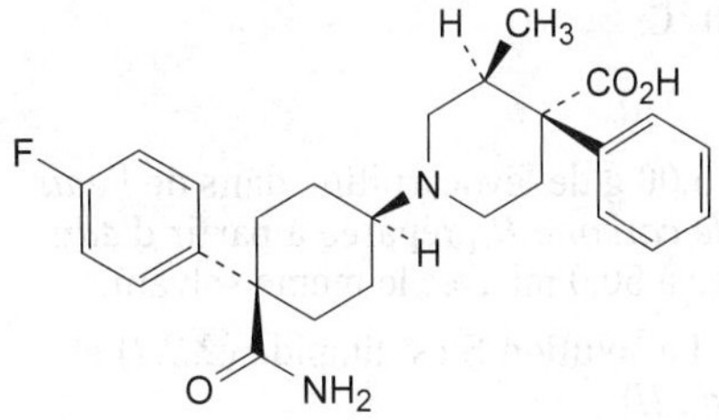

G. acide (3*S*,4*R*)-1-[*cis*-4-carbamoyl-4-(4-fluorophényl)cyclohexyl]-3-méthyl-4-phénylpipéridine-4-carboxylique,

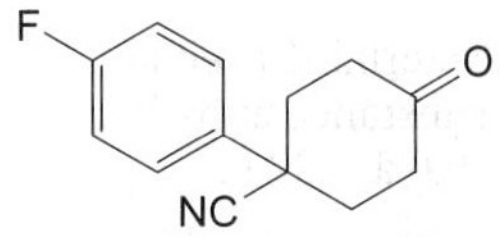

H. 1-(4-fluorophényl)-4-oxocyclohexanecarbonitrile,

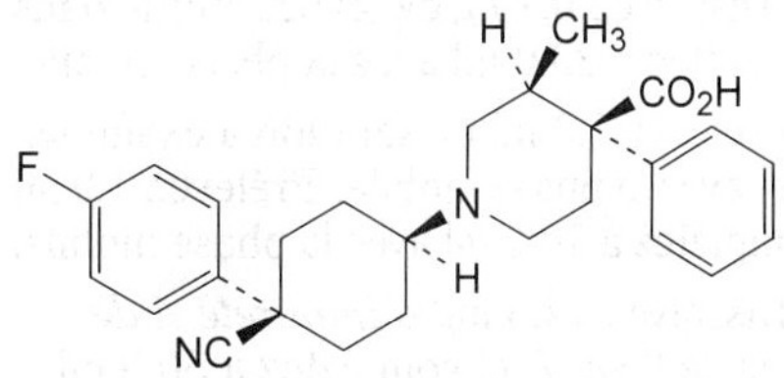

I. acide (3*S*,4*S*)-1-[*cis*-4-cyano-4-(4-fluorophényl)cyclohexyl]-3-méthyl-4-phénylpipéridine-4-carboxylique.

01/2002:1339

LÉVOCARNITINE

Levocarnitinum

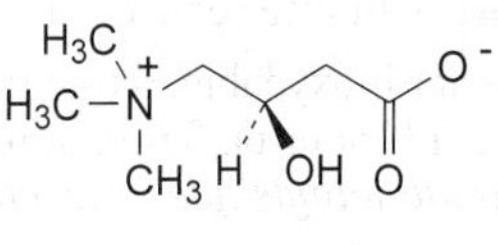

$C_7H_{15}NO_3$ M_r 161,2

DÉFINITION

La lévocarnitine contient au minimum 98,0 pour cent et au maximum l'équivalent de 102,0 pour cent de (3*R*)-3-hydroxy-4-(triméthylammonio)butanoate, calculé par rapport à la substance anhydre.

CARACTÈRES

Poudre cristalline blanche ou cristaux incolores, hygroscopiques, facilement solubles dans l'eau, solubles dans l'alcool chaud, pratiquement insolubles dans l'acétone.

IDENTIFICATION

Première identification : A, B.

Seconde identification : A, C.

A. La lévocarnitine satisfait à l'essai du pouvoir rotatoire spécifique (voir Essai).

B. Examinez la lévocarnitine par spectrophotométrie d'absorption dans l'infrarouge (*2.2.24*), en comparant avec le spectre obtenu avec la *lévocarnitine SCR*. Examinez les substances, préalablement desséchées sous vide à 50 °C pendant 5 h, sous forme de pastilles.

C. A 1 ml de solution S (voir Essai), ajoutez 9 ml d'*eau R*, 10 ml d'*acide sulfurique dilué R* et 30 ml de *solution de reineckate d'ammonium R*. Il se forme un précipité rose. Laissez reposer pendant 30 min. Filtrez et lavez le précipité à l'*eau R*, à l'*alcool R*, puis à l'*acétone R* et desséchez à 80 °C. Le point de fusion (*2.2.14*) du précipité est de 147 °C à 150 °C.

ESSAI

Solution S. Dissolvez 5,00 g de lévocarnitine dans de l'*eau exempte de dioxyde de carbone R* préparée à partir d'*eau distillée R* et complétez à 50,0 ml avec le même solvant.

Aspect de la solution. La solution S est limpide (*2.2.1*) et incolore (*2.2.2, Procédé II*).

Détermination du pH (*2.2.3*). Prélevez 10 ml de solution S et complétez à 20 ml avec de l'*eau exempte de dioxyde de carbone R*. Le pH de la solution est de 6,5 à 8,5.

Pouvoir rotatoire spécifique (*2.2.7*). Déterminé avec la solution S et calculé par rapport à la substance anhydre, le pouvoir rotatoire spécifique est de – 29,0 à – 32,0.

Substances apparentées. Opérez par chromatographie liquide (*2.2.29*).

Solution à examiner. Dissolvez 0,10 g de lévocarnitine dans la phase mobile et complétez à 20,0 ml avec la phase mobile.

Solution témoin (a). Prélevez 1,0 ml de solution à examiner et complétez à 100,0 ml avec la phase mobile. Prélevez 1,0 ml de cette solution et complétez à 10,0 ml avec la phase mobile.

Solution témoin (b). Dissolvez 12,5 mg d'*impureté A de lévocarnitine SCR* dans de l'*eau R* et complétez à 50,0 ml avec le même solvant. Prélevez 2,0 ml de cette solution et complétez à 20,0 ml avec la phase mobile.

Solution témoin (c). Dissolvez 10,0 mg d'*impureté A de lévocarnitine SCR* dans de l'*eau R* et complétez à 10,0 ml avec le même solvant. Prélevez 2,0 ml de cette solution et complétez à 20,0 ml avec la phase mobile.

Solution témoin (d). Dissolvez 0,100 g de *lévocarnitine SCR* dans de la solution témoin (c) et complétez à 10,0 ml avec la même solution.

La chromatographie peut être réalisée en utilisant :

– une colonne d'acier inoxydable, d'une longueur de 0,30 m et d'un diamètre intérieur de 3,9 mm, remplie de *gel de silice aminopropylméthylsilylé pour chromatographie R* (10 µm),

– comme phase mobile, à un débit de 1 ml/min, un mélange de 35 volumes d'une solution de *phosphate monopotassique R* à 6,81 g/l ajustée à pH 4,7 avec de la *solution diluée d'hydroxyde de sodium R* et de 65 volumes d'*acétonitrile R*,

– comme détecteur, un spectrophotomètre réglé à 205 nm,

en maintenant la température de la colonne à 30 °C.

Lorsque les chromatogrammes sont enregistrés dans les conditions prescrites, les temps de rétention sont de 9,6 min environ pour la lévocarnitine et de 10,6 min environ pour l'impureté A de lévocarnitine. Ajustez la sensibilité du système de façon que la hauteur du pic principal du chromatogramme obtenu avec la solution témoin (b) représente 20 pour cent au minimum de l'échelle totale de l'enregistreur.

Injectez 25 µl de solution témoin (d) et continuez la chromatographie pendant 15 min. L'essai n'est valable que si dans le chromatogramme obtenu avec la solution témoin (d), la résolution entre les pics correspondant respectivement à la lévocarnitine et à l'impureté A de lévocarnitine n'est pas inférieure à 0,9.

Injectez 25 µl de solution à examiner, 25 µl de solution témoin (a) et 25 µl de solution témoin (b). Dans le chromatogramme obtenu avec la solution à examiner, s'il apparaît un pic correspondant à l'impureté A de lévocarnitine, sa surface n'est pas supérieure à celle du pic principal du chromatogramme obtenu avec la solution témoin (b) (0,5 pour cent) ; s'il apparaît d'autres pics que le pic principal et un pic correspondant à l'impureté A de lévocarnitine, la surface d'aucun d'entre eux n'est supérieure à celle du pic principal du chromatogramme obtenu avec la solution témoin (a) (0,1 pour cent).

Chlorures (*2.4.4*). Prélevez 2,5 ml de solution S et complétez à 15 ml avec de l'*eau R*. La solution satisfait à l'essai limite des chlorures (200 ppm).

Sulfates (*2.4.13*). Prélevez 5 ml de solution S et complétez à 15 ml avec de l'*eau distillée R*. La solution satisfait à l'essai limite des sulfates (300 ppm).

Métaux lourds (*2.4.8*). 12 ml de solution S satisfont à l'essai limite A des métaux lourds (10 ppm). Préparez le témoin avec la *solution à 1 ppm de plomb (Pb) R*.

Teneur en eau (*2.5.12*). Déterminée par semi-microdosage sur 2,00 g de lévocarnitine, la teneur en eau n'est pas supérieure à 1,0 pour cent.

Cendres sulfuriques (*2.4.14*). Déterminé sur 1,0 g de lévocarnitine, le taux des cendres sulfuriques n'est pas supérieur à 0,1 pour cent.

DOSAGE

Dissolvez 0,125 g de lévocarnitine dans un mélange de 3 volumes d'*acide formique anhydre R* et de 50 volumes d'*acide acétique anhydre R*. Titrez par l'*acide perchlorique 0,1 M* en présence de 0,2 ml de *solution de violet cristallisé R* jusqu'à virage du violet au vert.

1 ml d'*acide perchlorique 0,1 M* correspond à 16,12 mg de $C_7H_{15}NO_3$.

CONSERVATION

En récipient étanche.

IMPURETÉS

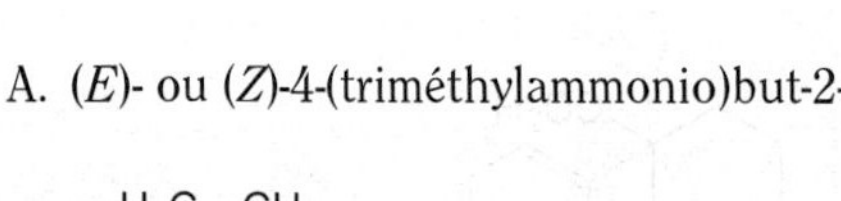

A. (*E*)- ou (*Z*)-4-(triméthylammonio)but-2-énoate,

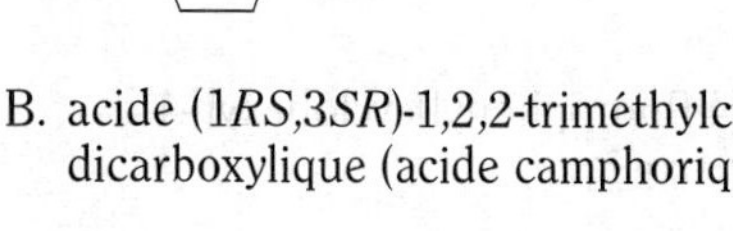

B. acide (1*RS*,3*SR*)-1,2,2-triméthylcyclopentane-1,3-dicarboxylique (acide camphorique),

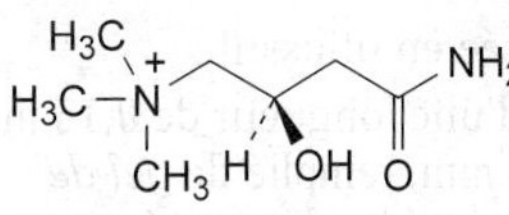

C. (2*R*)-4-amino-2-hydroxy-*N,N,N*-triméthyl-4-oxobutan-1-aminium (carnitinamide),

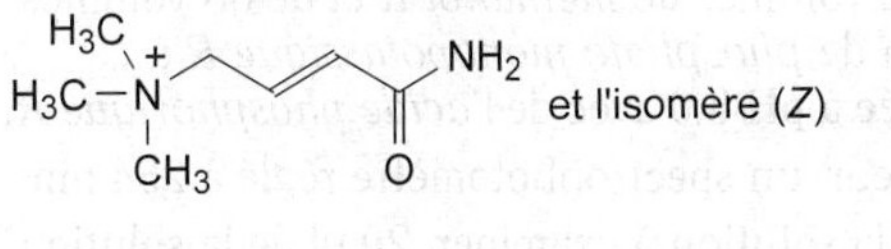

D. (*E*)- ou (*Z*)-4-amino-*N,N,N*-triméthyl-4-oxobut-2-én-1-aminium.

01/2002:0038

LÉVODOPA

Levodopum

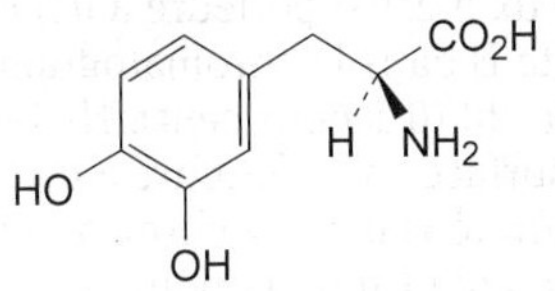

$C_9H_{11}NO_4$ M_r 197,2

DÉFINITION

La lévodopa contient au minimum 99,0 pour cent et au maximum l'équivalent de 101,0 pour cent d'acide (2*S*)-2-amino-3-(3,4-dihydroxyphényl)propanoïque, calculé par rapport à la substance desséchée.

CARACTÈRES

Poudre cristalline blanche ou sensiblement blanche, peu soluble dans l'eau, pratiquement insoluble dans l'alcool et dans l'éther. La lévodopa se dissout facilement dans l'*acide chlorhydrique 1 M* et est assez soluble dans l'*acide chlorhydrique 0,1 M*.

IDENTIFICATION

Première identification : A.

Seconde identification : B, C, D.

A. Examinez la lévodopa par spectrophotométrie dans l'infrarouge (*2.2.24*), en comparant avec le spectre obtenu avec la *lévodopa SCR*.

B. Dissolvez 2 mg environ de lévodopa dans 2 ml d'*eau R* et ajoutez 0,2 ml de *solution de chlorure ferrique R2*. Il se développe une coloration verte qui vire au violet bleuâtre par addition de 0,1 g d'*hexaméthylènetétramine R*.

C. Dissolvez 5 mg environ de lévodopa dans un mélange de 5 ml d'*acide chlorhydrique 1 M* et de 5 ml d'*eau R*. Ajoutez 0,1 ml de *solution de nitrite de sodium R* contenant 100 g/l de *molybdate d'ammonium R*. Il se développe une coloration jaune qui vire au rouge par addition de *solution concentrée d'hydroxyde de sodium R*.

D. Mélangez 5 mg environ de lévodopa, 1 ml d'*eau R*, 1 ml de *pyridine R* et 5 mg environ de *chlorure de nitrobenzoyle R*, puis laissez reposer pendant 3 min. Il se développe une coloration violette qui, par chauffage à ébullition, vire au jaune pâle. Ajoutez, en agitant, 0,2 ml de *solution de carbonate de sodium R*. La coloration violette réapparaît.

ESSAI

Aspect de la solution. Dissolvez 1,0 g de lévodopa dans de l'*acide chlorhydrique 1 M* et complétez à 25 ml avec le même acide. La solution n'est pas plus fortement colorée que la solution témoin JB_6 (*2.2.2, Procédé II*).

Détermination du pH (*2.2.3*). Agitez 0,1 g de lévodopa avec 10 ml d'*eau exempte de dioxyde de carbone R* pendant 15 min. Le pH de la suspension est de 4,5 à 7,0.

Angle de rotation optique (*2.2.7*). Dissolvez une quantité de lévodopa correspondant à 0,200 g de substance desséchée et 5 g d'*hexaméthylènetétramine R* dans 10 ml d'*acide chlorhydrique 1 M*, puis complétez à 25,0 ml avec le même acide. Conservez cette solution à l'abri de la lumière pendant 3 h. L'angle de rotation optique est de – 1,27° à – 1,34°.

Absorbance (*2.2.25*). Dissolvez 30,0 mg de lévodopa dans de l'*acide chlorhydrique 0,1 M* et complétez à 100,0 ml avec le même acide. Prélevez 10,0 ml de cette solution et complétez à 100,0 ml avec de l'*acide chlorhydrique 0,1 M*. Examinée de 230 nm à 350 nm, la solution présente un seul maximum à 280 nm. Déterminée à ce maximum et calculée par rapport à la substance desséchée, l'absorbance spécifique est de 137 à 147.

Substances apparentées. Opérez par chromatographie sur couche mince (*2.2.27*) en utilisant une plaque recouverte de *cellulose pour chromatographie R*.

Solution à examiner. Dissolvez 0,1 g de lévodopa dans 5 ml d'*acide formique anhydre R* et complétez à 10 ml avec du *méthanol R*. Préparez extemporanément.

Solution témoin (a). Prélevez 0,5 ml de la solution à examiner et complétez à 100 ml avec du *méthanol R*.

Solution témoin (b). Dissolvez 30 mg de *tyrosine R* dans 1 ml d'*acide formique anhydre R* et complétez à 100 ml avec du *méthanol R*. Prélevez 1 ml de cette solution et ajoutez 1 ml de la solution à examiner.

Déposez séparément sur la plaque, en bandes de 20 mm de longueur, 10 µl de solution à examiner, 10 µl de solution témoin (a) et 20 µl de solution témoin (b). Séchez dans un courant d'air. Développez sur un parcours de 15 cm avec un mélange de 25 volumes d'*acide acétique glacial R*, de 25 volumes d'*eau R* et de 50 volumes de *butanol R*. Séchez la plaque dans un courant d'air chaud. Pulvérisez un mélange à volumes égaux d'une solution de *chlorure ferrique R* à 100 g/l et d'une solution de *ferricyanure de potassium R* à 50 g/l, récemment préparé. Examinez immédiatement les chromatogrammes. S'il apparaît d'autres taches que la tache principale dans le chromatogramme obtenu avec la solution à examiner, aucune d'entre elles n'est plus intense que la tache du chromatogramme obtenu avec la solution témoin (a) (0,5 pour cent). L'essai n'est valable que si le chromatogramme obtenu avec la solution témoin (b) présente au-dessus de la tache principale une tache distincte, plus intense que la tache du chromatogramme obtenu avec la solution témoin (a).

Métaux lourds (*2.4.8*). 2,0 g de lévodopa satisfont à l'essai limite C des métaux lourds (10 ppm). Préparez le témoin avec 2 ml de *solution à 10 ppm de plomb (Pb) R*.

Perte à la dessiccation (*2.2.32*). Déterminée à l'étuve à 100-105 °C sur 0,50 g de lévodopa, la perte à la dessiccation n'est pas supérieure à 1,0 pour cent.

Cendres sulfuriques (*2.4.14*). Déterminé sur 1,0 g de lévodopa, le taux des cendres sulfuriques n'est pas supérieur à 0,1 pour cent.

DOSAGE

Dissolvez 0,180 g de lévodopa dans 5 ml d'*acide formique anhydre R* en chauffant si nécessaire. Ajoutez 25 ml d'*acide acétique anhydre R* et 25 ml de *dioxane R*. Titrez par l'*acide perchlorique 0,1 M* en présence de 0,1 ml de *solution de violet cristallisé R* jusqu'à virage au vert.

1 ml d'*acide perchlorique 0,1 M* correspond à 19,72 mg de $C_9H_{11}NO_4$.

CONSERVATION

A l'abri de la lumière.

01/2002:1535

LÉVODROPROPIZINE

Levodropropizinum

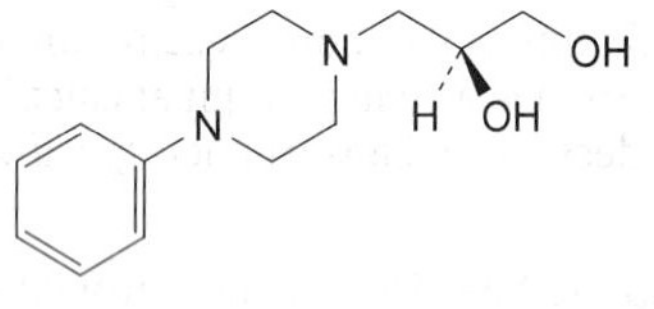

$C_{13}H_{20}N_2O_2$ M_r 236,3

DÉFINITION

La lévodropropizine contient au minimum 98,5 pour cent et au maximum l'équivalent de 101,0 pour cent de (2*S*)-3-(4-phénylpipérazin-1-yl)propane-1,2-diol, calculé par rapport à la substance desséchée.

CARACTÈRES

Poudre blanche ou sensiblement blanche, peu soluble dans l'eau, facilement soluble dans l'acide acétique dilué et dans le méthanol, peu soluble dans l'alcool.

IDENTIFICATION

A. Dissolvez 1,50 g de lévodropropizine dans une solution d'*acide chlorhydrique R* à 21 g/l et complétez à 50,0 ml avec le même acide. Calculé par rapport à la substance desséchée, le pouvoir rotatoire spécifique (*2.2.7*) est de – 30,0 à – 33,5.

B. Examinez la lévodropropizine par spectrophotométrie d'absorption dans l'infrarouge (*2.2.24*), en comparant avec le spectre obtenu avec la *lévodropropizine SCR*.

ESSAI

Détermination du pH (*2.2.3*). Mettez en suspension 2,5 g de lévodropropizine dans de l'*eau exempte de dioxyde de carbone R*, chauffez jusqu'à dissolution, refroidissez à température ambiante et complétez à 100 ml avec le même solvant. Le pH de la solution est de 9,2 à 10,2.

Impureté B et substances apparentées. Opérez par chromatographie liquide (*2.2.29*).

Solution à examiner. Dissolvez 24,0 mg de lévodropropizine dans la phase mobile et complétez à 100,0 ml avec la phase mobile.

Solution témoin (a). Dissolvez 12,0 mg de *1-phénylpipérazine R* dans du *méthanol R* et complétez à 100,0 ml avec le même solvant.

Solution témoin (b). A 24,0 mg de *lévodropropizine SCR*, ajoutez 1,0 ml de solution témoin (a) et complétez à 100,0 ml avec la phase mobile.

Solution témoin (c). A 0,5 ml de solution à examiner, ajoutez 1 ml de solution témoin (a) et complétez à 100 ml avec la phase mobile.

La chromatographie peut être réalisée en utilisant :

- une colonne d'acier inoxydable, d'une longueur de 0,15 m et d'un diamètre intérieur de 4,6 mm, remplie de *gel de silice octylsilylé pour chromatographie, désactivé pour les bases R* (5 µm),
- comme phase mobile, à un débit de 1,5 ml/min, un mélange de 12 volumes de *méthanol R* et de 88 volumes d'une solution de *phosphate monopotassique R* à 6,81 g/l ajustée à pH 3,0 avec de l'*acide phosphorique R*,
- comme détecteur, un spectrophotomètre réglé à 254 nm.

Injectez 20 µl de la solution à examiner, 20 µl de la solution témoin (b) et 20 µl de la solution témoin (c). L'essai n'est valable que si, dans le chromatogramme obtenu avec la solution témoin (c), la résolution entre les pics correspondant respectivement à la lévodropropizine et à l'impureté B n'est pas inférieure à 2,0. Dans le chromatogramme obtenu avec la solution à examiner, la surface du pic dû à l'impureté B n'est pas supérieure à celle du pic correspondant dans le chromatogramme obtenu avec la solution témoin (b) (0,5 pour cent). S'il apparaît, dans le chromatogramme obtenu avec la solution à examiner, d'autres pics que le pic principal et le pic correspondant à l'impureté B, la surface d'aucun d'entre eux n'est supérieure à 0,2 fois la surface du pic dû à l'impureté B dans le chromatogramme obtenu avec la solution témoin (b) (0,1 pour cent). Ne tenez pas compte des pics dont la surface est inférieure à 0,02 fois la surface du pic dû à l'impureté B dans le chromatogramme obtenu avec la solution témoin (b) (0,01 pour cent).

Impureté C. Opérez par chromatographie en phase gazeuse (*2.2.28*).

Solution à examiner. Dans un tube à essai à bouchon de verre rodé, dissolvez 2,0 g de lévodropropizine dans 5 ml de *chlorure de méthylène R*. Bouchez le tube et traitez aux ultrasons pendant 30 min. Ajoutez 1,0 ml d'*eau R* et agitez énergiquement pendant 1 min. Centrifugez à environ 100 *g* pendant 5 min et utilisez la phase supérieure.

Solution témoin (a). Dissolvez 0,20 g de *glycidol R* dans 100,0 ml de *chlorure de méthylène R*. Prélevez 1,0 ml de solution et complétez à 100,0 ml avec du *chlorure de méthylène R*.

Solution témoin (b). Dans un tube à essai à bouchon de verre rodé, introduisez 2,0 g de lévodropropizine puis ajoutez 1,0 ml de solution témoin (a) et 4,0 ml de *chlorure de méthylène R*. Bouchez le tube et traitez aux ultrasons pendant 30 min. Ajoutez 1,0 ml d'*eau R* et agitez énergiquement pendant 1 min. Centrifugez pendant 5 min à environ 100 *g* et utilisez la phase supérieure.

La chromatographie peut être réalisée en utilisant :

- une colonne d'une longueur de 30 m et d'un diamètre intérieur de 0,53 mm recouverte de *poly[(cyanopropyl)(phényl)][diméthyl]siloxane R* (épaisseur du film 3 µm),
- comme gaz vecteur, de l'*hélium pour chromatographie R*, à un débit de 2 ml/min et avec un rapport de division de 1:12,
- un détecteur à ionisation de flamme,

en maintenant la température de la colonne à 180 °C et celle de la chambre à injection et du détecteur à 250 °C.

Injectez 1 µl de solution à examiner et 1 µl de solution témoin (b). S'il apparaît, dans le chromatogramme obtenu avec la solution à examiner, un pic correspondant à l'impureté C, sa surface n'est pas supérieure à la moitié de la surface du pic dû à l'impureté C dans le chromatogramme obtenu avec la solution témoin (b) (10 ppm).

Pureté énantiomérique. Opérez par chromatographie liquide (*2.2.29*).

Solution à examiner. Dissolvez 10,0 mg de lévodropropizine dans 10,0 ml d'un mélange de 40 volumes d'*éthanol R* et de 60 volumes d'*hexane R*. Prélevez 1,0 ml de solution et complétez à 50,0 ml avec un mélange de 40 volumes d'*éthanol R* et de 60 volumes d'*hexane R*.

Solution témoin (a). Dissolvez 10,0 mg de *lévodropropizine SCR* dans 10,0 ml d'un mélange de 40 volumes d'*éthanol R* et de 60 volumes d'*hexane R*. Prélevez 1,0 ml de solution et complétez à 50,0 ml avec un mélange de 40 volumes d'*éthanol R* et de 60 volumes d'*hexane R*.

Solution témoin (b). Dissolvez 10,0 mg d'*impureté A de lévodropropizine SCR* dans 10,0 ml d'un mélange de 40 volumes d'*éthanol R* et de 60 volumes d'*hexane R*. Prélevez 1,0 ml de solution et complétez à 50,0 ml avec un mélange de 40 volumes d'*éthanol R* et de 60 volumes d'*hexane R*.

Solution témoin (c). Prélevez 1,0 ml de solution témoin (b) et complétez à 50,0 ml avec un mélange de 40 volumes d'*éthanol R* et de 60 volumes d'*hexane R*.

Solution témoin (d). Mélangez 1 ml de solution témoin (a) avec 1 ml de solution témoin (b).

La chromatographie peut être réalisée en utilisant :

- une colonne d'acier inoxydable, d'une longueur de 0,25 m et d'un diamètre intérieur de 4,6 mm, remplie de *gel de silice OD pour séparation des composés chiraux R*,
- comme phase mobile, à un débit de 0,8 ml/min, un mélange de 0,2 volume de *diéthylamine R*, de 5 volumes d'*éthanol R* et de 95 volumes d'*hexane R*,
- comme détecteur, un spectrophotomètre réglé à 254 nm.

Injectez 20 µl de chaque solution. L'essai n'est valable que si, dans le chromatogramme obtenu avec la solution témoin (d), la résolution entre les pics correspondant respectivement à l'impureté A (premier pic) et à la lévodropropizine n'est pas inférieure à 2,0, et si les temps de rétention des pics principaux des chromatogrammes obtenus avec la solution à examiner et avec la solution témoin (a) sont identiques.

S'il apparaît, dans le chromatogramme obtenu avec la solution à examiner, un pic correspondant à l'impureté A, sa surface n'est pas supérieure à la surface du pic principal du chromatogramme obtenu avec la solution témoin (c) (2 pour cent).

Perte à la dessiccation (*2.2.32*). Déterminée sous vide sous une pression de 0,15-0,25 kPa à 60 °C sur du *pentoxyde de diphosphore R* pendant 4 h sur 0,500 g de lévodropropizine, la perte à la dessiccation n'est pas supérieure à 1,0 pour cent.

Cendres sulfuriques (*2.4.14*). Déterminé sur 1,0 g de lévodropropizine, le taux des cendres sulfuriques n'est pas supérieur à 0,2 pour cent.

DOSAGE

Dissolvez 0,100 g de lévodropropizine dans 50 ml d'*acide acétique anhydre R*. Titrez par l'*acide perchlorique 0,1 M* et tracez la courbe potentiométrique (*2.2.20*). Mesurez le volume d'acide perchlorique utilisé au deuxième point d'inflexion.

1 ml d'*acide perchlorique 0,1 M* correspond à 11,82 mg de $C_{13}H_{20}N_2O_2$.

CONSERVATION

A l'abri de la lumière.

IMPURETÉS

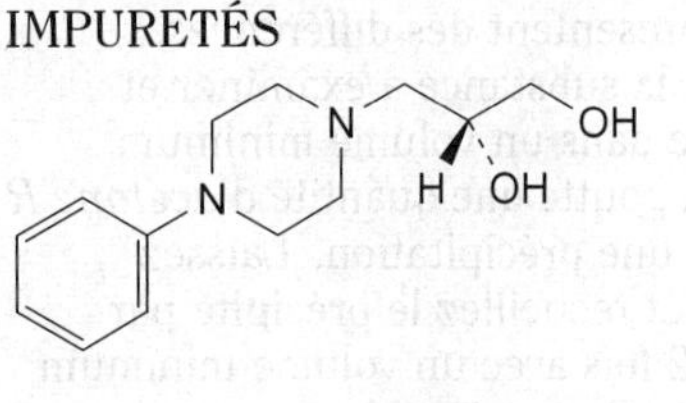

A. (2*R*)-3-(4-phénylpipérazin-1-yl)propane-1,2-diol (dextrodropropizine),

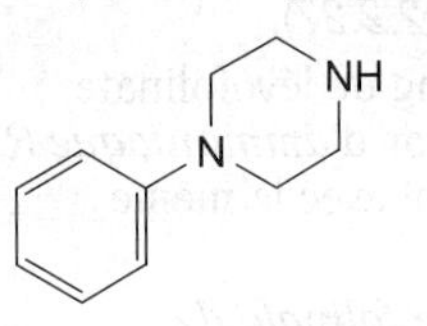

B. 1-phénylpipérazine,

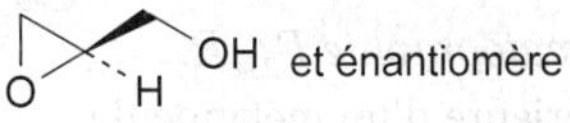

C. [(2*RS*)-oxiran-2-yl]méthanol (glycidol).

01/2002:1606

LÉVOFOLINATE CALCIQUE PENTAHYDRATÉ

Calcii levofolinas pentahydricus

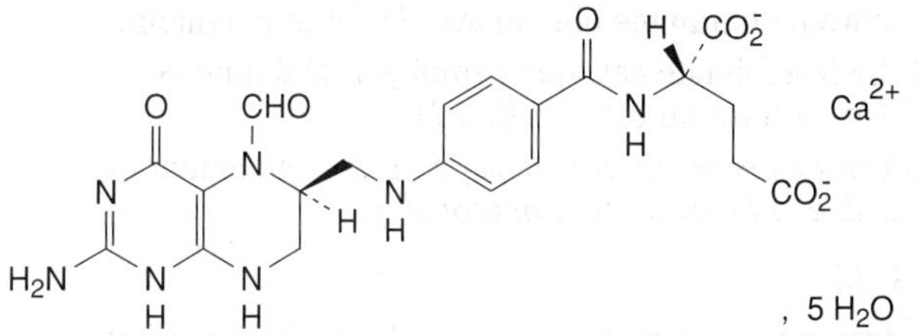

$C_{20}H_{21}CaN_7O_7,5H_2O$ M_r 511,5 (substance anhydre)

DÉFINITION

(2*S*)-2-[[4-[[[(6*S*)-2-amino-5-formyl-4-oxo-1,4,5,6,7,8-hexahydroptéridin-6-yl]méthyl]amino]benzoyl]amino]pentanedioate de calcium pentahydraté.

Teneur :

- lévofolinate calcique ($C_{20}H_{21}CaN_7O_7$; M_r 511,5) : 97,0 pour cent à 102,0 pour cent (substance anhydre et exempte de solvants).
- calcium (Ca ; A_r 40,08) : 7,54 pour cent à 8,14 pour cent (substance anhydre et exempte de solvants).

CARACTÈRES

Aspect : poudre amorphe ou cristalline, blanche ou jaune pâle, hygroscopique.

Solubilité : peu soluble dans l'eau, pratiquement insoluble dans l'acétone et dans l'alcool.

IDENTIFICATION

Première identification : A, B, D.

Seconde identification : A, C, D.

A. Le lévofolinate calcique pentahydraté satisfait à l'essai du pouvoir rotatoire spécifique (voir Essai).

B. Spectrophotométrie d'absorption dans l'infrarouge (*2.2.24*).

Préparation : pastilles.

Comparaison : folinate de calcium SCR.

Si les spectres obtenus présentent des différences, dissolvez respectivement la substance à examiner et la substance de référence dans un volume minimum d'*eau R*, ajoutez goutte à goutte une quantité d'*acétone R* suffisante pour produire une précipitation. Laissez reposer pendant 15 min et recueillez le précipité par centrifugation. Lavez-le 2 fois avec un volume minimum d'*acétone R* et desséchez. Enregistrez de nouveaux spectres à partir des résidus.

C. Chromatographie sur couche mince (*2.2.27*).

Solution à examiner. Dissolvez 15 mg de lévofolinate calcique pentahydraté dans une solution d'*ammoniaque R* à 3 pour cent *V/V* et complétez à 5 ml avec le même solvant.

Solution témoin. Dissolvez 15 mg de *folinate de calcium SCR* dans une solution d'*ammoniaque R* à 3 pour cent *V/V* et complétez à 5 ml avec le même solvant.

Plaque : *cellulose pour chromatographie F_{254} R.*

Phase mobile : la couche inférieure d'un mélange de 1 volume d'*alcool isoamylique R* et de 10 volumes d'une solution d'*acide citrique R* à 50 g/l, préalablement ajustée à pH 8 avec de l'*ammoniaque R.*

Dépôt : 5 µl.

Développement : sur un parcours de 15 cm.

Séchage : à l'air.

Détection : examinez en lumière ultraviolette à 254 nm.

Résultats : la tache principale du chromatogramme obtenu avec la solution à examiner est semblable quant à sa position et ses dimensions à la tache principale du chromatogramme obtenu avec la solution témoin.

D. Le lévofolinate calcique pentahydraté donne la réaction (b) du calcium (*2.3.1*).

Effectuez les essais et le dosage aussi rapidement que possible, à l'abri d'une lumière vive.

ESSAI

Solution S. Dissolvez, en chauffant à 40 °C si nécessaire, 0,40 g de lévofolinate calcique pentahydraté dans de l'*eau exempte de dioxyde de carbone R* et complétez à 50,0 ml avec le même solvant.

Aspect de la solution. La solution S est limpide (*2.2.1*) et son absorbance (*2.2.25*) à 420 nm est au maximum de 0,25.

pH (*2.2.3*) : 7,5 à 8,5 pour la solution S.

Pouvoir rotatoire spécifique (*2.2.7*) : – 10 à – 15 (substance anhydre et exempte de solvants).

Dissolvez 0,200 g de lévofolinate calcique pentahydraté dans la *solution de tris(hydroxyméthyl)aminométhane R* préalablement ajustée à pH 8,1 avec de la *solution d'hydroxyde de sodium R* ou de l'*acide chlorhydrique R1* et complétez à 20,0 ml avec le même solvant.

Acétone et éthanol. Chromatographie en phase gazeuse à espace de tête (*2.2.28*) : utilisez la méthode des ajouts dosés.

Solution à examiner. Dissolvez 0,25 g de lévofolinate calcique pentahydraté dans de l'*eau R* et complétez à 10,0 ml avec le même solvant.

Solution témoin. Dissolvez 0,125 g d'*acétone R* et 0,750 g d'*éthanol R* dans de l'*eau R* et complétez à 1000,0 ml avec de l'*eau R.*

Colonne :

- *matériau* : silice fondue,
- *dimensions* : *l* = 10 m, Ø = 0,32 mm,
- *phase stationnaire* : *copolymère styrène-divinylbenzène R.*

Gaz vecteur : *azote pour chromatographie R.*

Débit : 4 ml/min.

Conditions d'espace de tête statique pouvant être utilisées :

- *température d'équilibrage* : 80 °C,
- *temps d'équilibrage* : 20 min,
- *durée de pressurisation* : 30 s.

Température :

	Intervalle (min)	Température (°C)
Colonne	0 - 14	80 → 220
Chambre à injection		110
Détecteur		270

Détection : ionisation de flamme.

Injection : au moins 3 fois.

Limites :

- *acétone* : au maximum 0,5 pour cent,
- *éthanol* : au maximum 3,0 pour cent.

Substances apparentées. Chromatographie liquide (*2.2.29*).

Solution à examiner. Dissolvez 10,0 mg de lévofolinate calcique pentahydraté dans de l'*eau R* et complétez à 10,0 ml avec le même solvant.

Solution témoin (a). Dissolvez 10,0 mg de *folinate de calcium SCR* dans de l'*eau R* et complétez à 10,0 ml avec le même solvant.

Solution témoin (b). Prélevez 1,0 ml de solution témoin (a) et complétez à 100,0 ml avec de l'*eau R.*

Solution témoin (c). Dissolvez 10,0 mg d'*acide formylfolique SCR* dans la phase mobile et complétez à 100,0 ml avec la phase mobile. Prélevez 1,0 ml de solution et complétez à 10,0 ml avec de l'*eau R.*

Solution témoin (d). Prélevez 1,0 ml de solution témoin (b) et complétez à 20,0 ml avec de l'*eau R.*

Solution témoin (e). Prélevez 5,0 ml de solution témoin (c) et complétez à 10,0 ml avec la solution témoin (b).

Colonne :

- *dimensions* : *l* = 0,25 m, Ø = 4 mm,
- *phase stationnaire* : *gel de silice octadécylsilylé pour chromatographie R* (5 µm),
- *température* : 40 °C.

Phase mobile : mélangez 220 ml de *méthanol R* et 780 ml d'une solution contenant 2,0 ml de *solution d'hydroxyde de tétrabutylammonium (400 g/l) R* et 2,2 g de *phosphate disodique R*, préalablement ajustée à pH 7,8 avec de l'*acide phosphorique R.* Si nécessaire, ajustez la concentration en *méthanol R* pour obtenir la résolution prescrite.

Débit : 1 ml/min.

Détection : spectrophotomètre à 280 nm.

Injection : 10 µl.

Enregistrement : 2,5 fois le temps de rétention du pic principal du chromatogramme obtenu avec la solution à examiner.

Conformité du système : solution témoin (e) :

- *résolution* : au minimum 2,2 entre les pics dus au folinate et à l'impureté D.

Limites :

- *impureté D* : au maximum 0,8 fois la surface du pic principal du chromatogramme obtenu avec la solution témoin (c) (0,8 pour cent),
- *toute autre impureté* : au maximum 0,8 fois la surface du pic principal du chromatogramme obtenu avec la solution témoin (b) (0,8 pour cent),

Monographies L - P

– *total des autres impuretés* : au maximum 2 fois la surface du pic principal du chromatogramme obtenu avec la solution témoin (b) (2,0 pour cent),
– *limite d'exclusion* : surface du pic principal du chromatogramme obtenu avec la solution témoin (d) (0,05 pour cent).

Impureté H. Chromatographie liquide (*2.2.29*) : utilisez le procédé de normalisation.

Solution à examiner. Dissolvez 50,0 mg de lévofolinate calcique pentahydraté dans de l'*eau R* et complétez à 100,0 ml avec le même solvant.

Solution témoin (a). Dissolvez 10,0 mg de *folinate de calcium SCR* dans de l'*eau R* et complétez à 20,0 ml avec le même solvant.

Solution témoin (b). Prélevez 1,0 ml de solution témoin (a) et complétez à 100,0 ml avec de l'*eau R*.

Colonne :

– *dimensions* : *l* = 0,15 m, Ø = 4 mm,
– *phase stationnaire* : *gel de silice recouvert d'albumine humaine pour chromatographie R* (5 µm),
– *température* : 40 °C.

Phase mobile : dissolvez 9,72 g de *phosphate monosodique R* dans 890 ml d'*eau R* et ajustez à pH 5,0 avec de la *solution d'hydroxyde de sodium R*. Ajoutez 100 ml de *2-propanol R* et 10 ml d'*acétonitrile R*.

Débit : 1 ml/min.

Détection : spectrophotomètre à 286 nm.

Injection : 10 µl.

Temps de rétention : lévofolinate = environ 9 min ; impureté H = environ 19 min.

Conformité du sytème :

– *résolution* : au minimum 5,0 entre les pics dus au lévofolinate et à l'impureté H dans le chromatogramme obtenu avec la solution témoin (a). La somme de la surface des 2 pics est de 100 pour cent. La surface du pic de l'impureté H est de 48 pour cent à 52 pour cent. Le chromatogramme obtenu avec la solution témoin (b) présente 2 pics bien visibles.

Limites :

– *impureté H* : au maximum 0,5 pour cent.

Chlorures : au maximum 0,5 pour cent.

Dissolvez 0,300 g de lévofolinate calcique pentahydraté dans 50 ml d'*eau R* en chauffant à 40 °C si nécessaire. Ajoutez 10 ml d'*acide nitrique 2M* et titrez par le *nitrate d'argent 0,005 M*. Déterminez le point de fin de titrage par potentiométrie (*2.2.20*).

1 ml de *nitrate d'argent 0,005 M* correspond à 0,177 mg de Cl.

Platine : au maximum 10 ppm.

Spectrométrie d'absorption atomique (*2.2.23, Procédé II*).

Solution à examiner. Diluez 1,0 g de lévofolinate calcique pentahydraté dans de l'*eau R* et complétez à 100,0 ml avec le même solvant.

Solutions de référence. Préparez les solutions de référence à partir de la *solution à 30 ppm de platine (Pt) R*, diluée si nécessaire avec un mélange de 1 volume d'*acide nitrique R* et 99 volumes d'*eau R*.

Source : lampe à cathode creuse au platine.

Longueur d'onde : 265,9 nm.

Métaux lourds (*2.4.8*) : au maximum 50 ppm.

1,0 g de lévofolinate calcique pentahydraté satisfait à l'essai limite F. Préparez le témoin avec 5 ml de *solution à 10 ppm de plomb (Pb) R*.

Teneur en eau (*2.5.12*) : 10,0 pour cent à 17,0 pour cent, déterminé sur 0,200 g de lévofolinate calcique pentahydraté finement pulvérisé. Avant de titrer, agitez la substance à examiner dans le solvant de titrage pendant 15 min environ. Utilisez le *réactif iodosulfureux R* comme réactif de titrage.

Stérilité (*2.6.1*). Le lévofolinate calcique pentahydraté destiné à la préparation de formes pharmaceutiques administrées par voie parentérale sans autre procédé approprié de stérilisation satisfait à l'essai de stérilité.

Endotoxines bactériennes (*2.6.14*) : moins de 0,5 UI/mg si le lévofolinate calcique pentahydraté est destiné à la préparation de formes pharmaceutiques administrées par voie parentérale sans autre procédé approprié d'élimination des endotoxines bactériennes.

DOSAGE

Calcium. Dissolvez 0,400 g de lévofolinate calcique pentahydraté dans 150 ml d'*eau R* et complétez à 300 ml avec le même solvant. Effectuez le dosage du calcium par complexométrie (*2.5.11*).

1 ml d'*édétate de sodium 0,1 M* correspond à 4,008 mg de Ca.

Folinate calcique. Chromatographie liquide (*2.2.29*) selon les indications de l'essai des substances apparentées.

Calculez la teneur pour cent en $C_{20}H_{21}CaN_7O_7$ à partir de la surface des pics des chromatogrammes obtenus avec la solution à examiner et la solution témoin (a) et de la teneur déclarée du *folinate de calcium SCR*.

CONSERVATION

En récipient étanche, à l'abri de la lumière. Si la substance est stérile, elle est conservée en récipient stérile, étanche, à fermeture inviolable.

ÉTIQUETAGE

L'étiquette indique :

– dans les cas appropriés, que la substance est stérile,
– dans les cas appropriés, que la substance est exempte d'endotoxines bactériennes.

IMPURETÉS

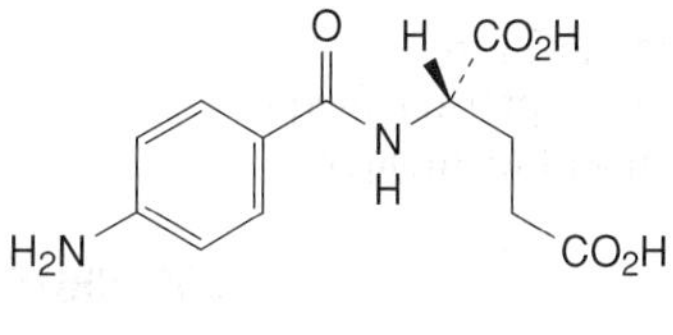

A. acide (2*S*)-2-[(4-aminobenzoyl)amino]pentanedioïque,

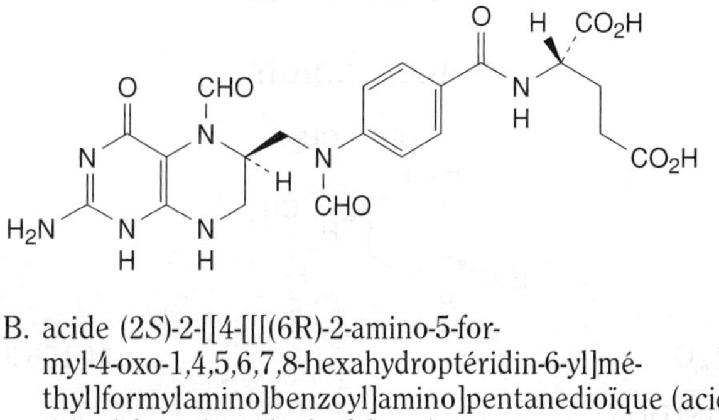

B. acide (2*S*)-2-[[4-[[[(6R)-2-amino-5-formyl-4-oxo-1,4,5,6,7,8-hexahydroptéridin-6-yl]méthyl]formylamino]benzoyl]amino]pentanedioïque (acide 5,10-diformyltétrahydrofolique),

C. acide folique,

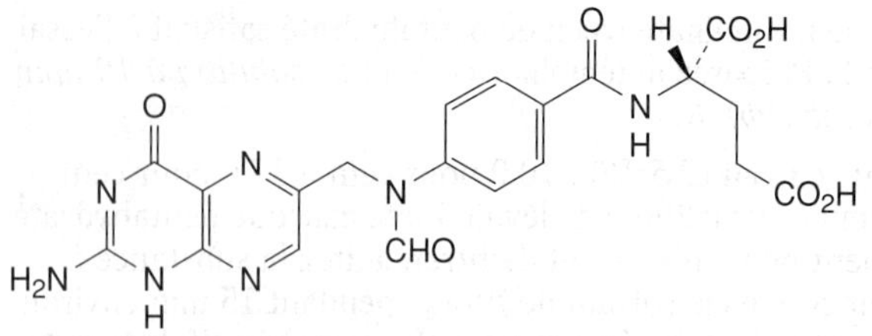

D. acide (2*S*)-2-[[4-[[(2-amino-4-oxo-1,4-dihydroptéridin-6-yl)méthyl]formylamino]benzoyl]amino]pentanedioïque (acide 10-formylfolique),

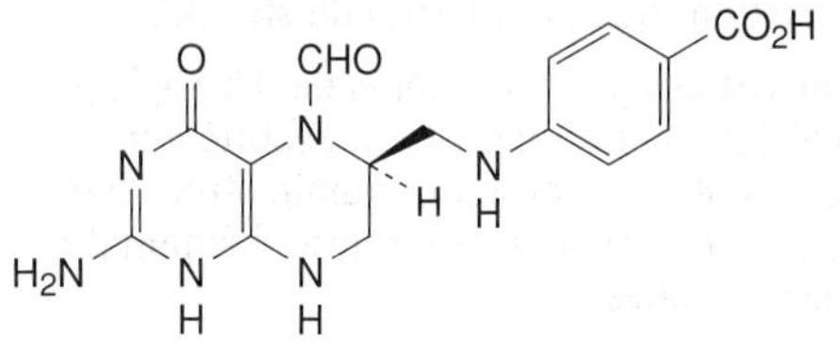

E. acide 4-[[[(6*S*)-2-amino-5-formyl-4-oxo-1,4,5,6,7,8-hexahydroptéridin-6-yl]méthyl]amino]benzoïque (acide 5-formyltétrahydroptéroïque),

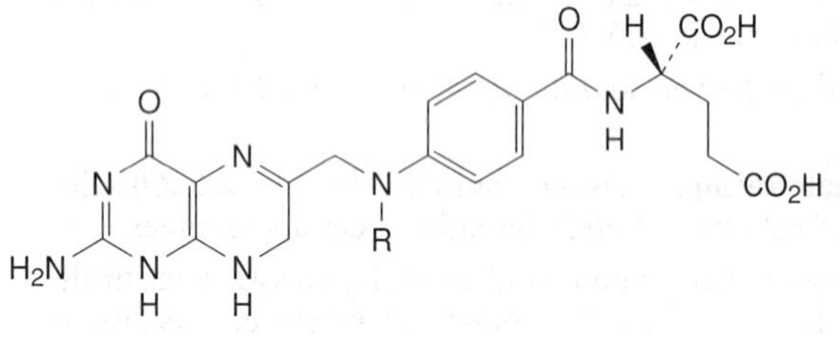

F. R = CHO : acide (2*S*)-2-[[4-[[(2-amino-4-oxo-1,4,7,8-tétrahydroptéridin-6-yl)méthyl]formylamino]benzoyl]amino]pentanedioïque (acide 10-formyldihydrofolique)),

G. R = H : acide (2S)-2-[[4-[[(2-amino-4-oxo-1,4,7,8-tétrahydroptéridin-6-yl)méthyl]amino]benzoyl]amino]pentanedioïque (acide dihydrofolique),

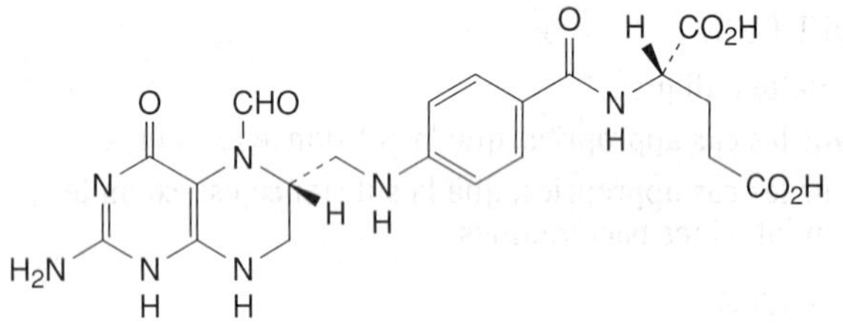

H. acide (2*S*)-2-[[4-[[[(6*R*)-2-amino-5-formyl-4-oxo-1,4,5,6,7,8-hexahydroptéridin-6-yl]méthyl]amino]benzoyl]amino]pentanedioïque,

01/2002:0619

LÉVOMENTHOL

Levomentholum

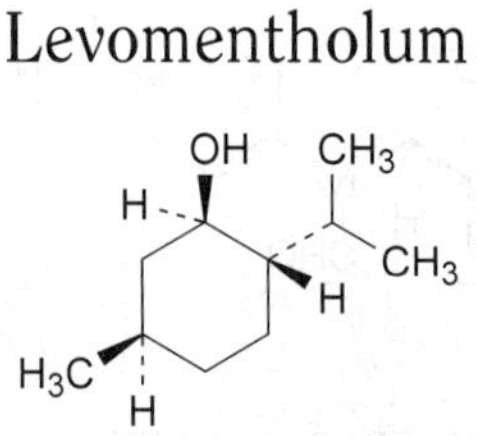

$C_{10}H_{20}O$ M_r 156,3

DÉFINITION

Le lévomenthol est le (1*R*,2*S*,5*R*)-5-méthyl-2-(1-méthyléthyl)cyclohexanol.

CARACTÈRES

Cristaux prismatiques ou aciculés, incolores, brillants, pratiquement insolubles dans l'eau, très solubles dans l'alcool, dans l'éther et dans l'éther de pétrole, facilement solubles dans les huiles grasses et dans la paraffine liquide, très peu solubles dans le glycérol.

Le lévomenthol fond vers 43 °C.

IDENTIFICATION

Première identification : A, C.

Seconde identification : B, D.

A. Le lévomenthol satisfait à l'essai du pouvoir rotatoire spécifique (voir Essai).

B. Opérez par chromatographie sur couche mince (*2.2.27*) en utilisant une plaque recouverte de *gel de silice G R*.

Solution à examiner. Dissolvez 25 mg de lévomenthol dans du *méthanol R* et complétez à 5 ml avec le même solvant.

Solution témoin. Dissolvez 25 mg de *menthol SCR* dans du *méthanol R* et complétez à 5 ml avec le même solvant.

Déposez séparément sur la plaque 2 µl de chaque solution. Développez sur un parcours de 15 cm avec un mélange de 5 volumes d'*acétate d'éthyle R* et de 95 volumes de *toluène R*. Laissez sécher la plaque à l'air jusqu'à évaporation complète des solvants. Pulvérisez de la *solution d'aldéhyde anisique R*. Chauffez la plaque à 100-105 °C pendant 5 min à 10 min. La tache principale du chromatogramme obtenu avec la solution à examiner est semblable quant à sa position, sa coloration et ses dimensions à la tache principale du chromatogramme obtenu avec la solution témoin.

C. Examinez les chromatogrammes obtenus dans l'essai des substances apparentées. Le pic principal du chromatogramme obtenu avec la solution à examiner (b) est semblable quant à sa position et ses dimensions approximatives au pic principal du chromatogramme obtenu avec la solution témoin (c).

D. Dissolvez 0,20 g de lévomenthol dans 0,5 ml de *pyridine anhydre R*. Ajoutez 3 ml d'une solution de *chlorure de dinitrobenzoyle R* à 150 g/l dans de la *pyridine anhydre R* et chauffez au bain-marie pendant 10 min. Ajoutez, par petites portions et en agitant, 7,0 ml d'*eau R* et placez dans un bain d'eau glacée pendant 30 min. Il se forme un précipité ; laissez reposer, décantez le liquide surnageant et lavez le précipité avec 2 fois 5 ml d'*eau R* glacée. Recueillez le précipité et faites-le cristalliser dans 10 ml d'*acétone R*. Lavez les cristaux avec de l'*acétone R* glacée et séchez-les à 75 °C, sous une pression ne dépassant pas 2,7 kPa pendant 30 min. Le point de fusion (*2.2.14*) des cristaux est de 154 °C à 157 °C.

ESSAI

Solution S. Dissolvez 2,50 g de lévomenthol dans 10 ml d'*alcool R* et complétez à 25,0 ml avec le même solvant.

Aspect de la solution. La solution S est limpide (*2.2.1*) et incolore (*2.2.2, Procédé II*).

Acidité ou alcalinité. Dissolvez 1,0 g de lévomenthol dans de l'*alcool R* et complétez à 10 ml avec le même solvant. Ajoutez 0,1 ml de *solution de phénolphtaléine R* ; la solution est incolore. Le virage au rose de l'indicateur ne nécessite pas plus de 0,5 ml d'*hydroxyde de sodium 0,01 M*.

Pouvoir rotatoire spécifique (*2.2.7*). Le pouvoir rotatoire spécifique du lévomenthol, déterminé avec la solution S, est de – 48 à – 51.

Substances apparentées. Opérez par chromatographie en phase gazeuse (*2.2.28*).

Solution à examiner (a). Dissolvez 0,20 g de lévomenthol dans du *chlorure de méthylène R* et complétez à 50,0 ml avec le même solvant.

Solution à examiner (b). Prélevez 1,0 ml de solution à examiner (a) et complétez à 10,0 ml avec du *chlorure de méthylène R.*

Solution témoin (a). Dissolvez 40,0 mg de lévomenthol et 40,0 mg d'*isomenthol R* dans du *chlorure de méthylène R* et complétez à 100,0 ml avec le même solvant.

Solution témoin (b). Prélevez 0,10 ml de solution à examiner (a) et complétez à 100,0 ml avec du *chlorure de méthylène R.*

Solution témoin (c). Dissolvez 40,0 mg de *menthol SCR* dans du *chlorure de méthylène R* et complétez à 100,0 ml avec le même solvant.

La chromatographie peut être effectuée en utilisant :

- une colonne de verre d'une longueur de 2,0 m et d'un diamètre intérieur de 2 mm, remplie de *terre d'infusoires pour chromatographie en phase gazeuse R,* imprégnée de 15 pour cent *m/m* de *macrogol 1500 R,*
- comme gaz vecteur, de l'*azote pour chromatographie R* à un débit de 30 ml/min,
- un détecteur à ionisation de flamme,

en maintenant la température de la colonne à 120 °C, celle de la chambre à injection à 150 °C et celle du détecteur à 200 °C.

Injectez séparément 1 µl de chaque solution. Enregistrez les chromatogrammes pendant au moins 2 fois le temps de rétention du pic correspondant au menthol. S'il apparaît d'autres pics que le pic principal dans le chromatogramme obtenu avec la solution à examiner (a), la somme de leur surface n'est pas supérieure à 1 pour cent de la surface du pic principal. Ne tenez pas compte du pic dû au solvant ni des pics dont la surface est inférieure à 0,05 pour cent de celle du pic principal.

L'essai n'est valable que si :

- dans le chromatogramme obtenu avec la solution témoin (a), la résolution entre les pics correspondant respectivement au menthol et à l'isomenthol n'est pas inférieure à 1,4,
- le chromatogramme obtenu avec la solution témoin (b) montre un pic principal dont le rapport signal-bruit n'est pas inférieur à 5.

Résidu à l'évaporation. Evaporez au bain-marie 2,00 g de lévomenthol, puis chauffez à l'étuve à 100-105 °C pendant 1 h. La masse du résidu n'est pas supérieure à 1,0 mg (0,05 pour cent).

CONSERVATION

Au frais.

01/2002:0505

LÉVOMÉPROMAZINE (CHLORHYDRATE DE)

Levomepromazini hydrochloridum

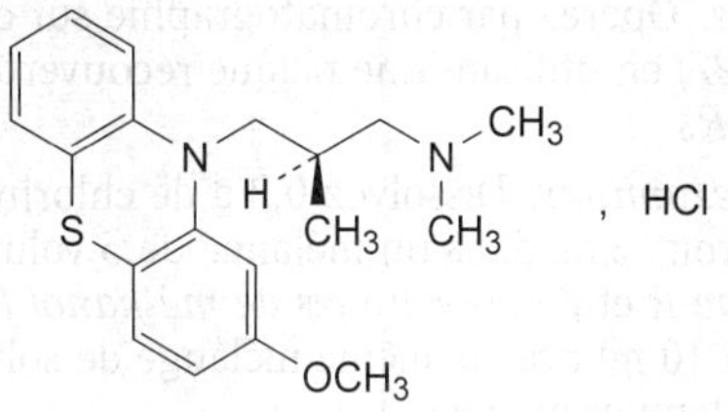

$C_{19}H_{25}ClN_2OS$ M_r 364,9

DÉFINITION

Le chlorhydrate de lévomépromazine contient au minimum 98,5 pour cent et au maximum l'équivalent de 101,0 pour cent de chlorhydrate de (2*R*)-3-(2-méthoxy-10*H*-phénothiazin-10-yl)-*N*,*N*,2-triméthylpropan-1-amine, calculé par rapport à la substance desséchée.

CARACTÈRES

Poudre cristalline blanche ou très légèrement jaunâtre, faiblement hygroscopique, facilement soluble dans l'eau et dans l'alcool, pratiquement insoluble dans l'éther. Le chlorhydrate de lévomépromazine s'altère à l'air et à la lumière.

Le chlorhydrate de lévomépromazine peut présenter deux formes fondant respectivement vers 142 °C et 162 °C.

IDENTIFICATION

A. *Préparez les solutions à l'abri d'une lumière vive et effectuez les mesures immédiatement.* Dissolvez 50,0 mg de chlorhydrate de lévomépromazine dans de l'*eau R* et complétez à 500,0 ml avec le même solvant. Prélevez 10,0 ml de cette solution et complétez à 100,0 ml avec de l'*eau R*. Examinée de 230 nm à 340 nm (*2.2.25*), la solution présente 2 maximums d'absorption respectivement à 250 nm et à 302 nm. L'absorbance spécifique au maximum à 250 nm est de 640 à 700.

B. Le chlorhydrate de lévomépromazine satisfait à l'identification des phénothiazines par chromatographie sur couche mince (*2.3.3*).

C. Dans une ampoule à décantation de 100 ml, introduisez 0,2 g de chlorhydrate de lévomépromazine. Ajoutez 5 ml d'*eau R* et 0,5 ml de *solution concentrée d'hydroxyde de sodium R* ; agitez énergiquement avec 2 fois 10 ml d'*éther R,* réunissez les couches éthérées, séchez sur du *sulfate de sodium anhydre R* et évaporez à siccité. Maintenez à 100-105 °C pendant 15 min, puis refroidissez dans un bain d'eau glacée en amorçant, si nécessaire, la cristallisation en frottant la paroi du récipient à l'aide d'une baguette de verre. Séchez les cristaux à 60 °C pendant 2 h. Le point de fusion (*2.2.14*) est de 122 °C à 128 °C.

D. Le chlorhydrate de lévomépromazine donne la réaction (b) des chlorures (*2.3.1*).

ESSAI

Solution S. Dissolvez 2,50 g de chlorhydrate de lévomépromazine dans de l'*eau exempte de dioxyde de carbone R* et complétez à 25,0 ml avec le même solvant.

Acidité ou alcalinité. A 10 ml de solution S, ajoutez 0,1 ml de *solution de vert de bromocrésol R*. Le virage de l'indicateur ne nécessite pas plus de 0,5 ml d'*hydroxyde de sodium 0,01 M* ou de 1,0 ml d'*acide chlorhydrique 0,01 M*.

Pouvoir rotatoire spécifique (*2.2.7*). Déterminé avec la solution S et calculé par rapport à la substance desséchée, le pouvoir rotatoire spécifique est de + 9,5 à + 11,5.

Substances apparentées. *Effectuez l'essai à l'abri d'une lumière vive.* Opérez par chromatographie sur couche mince (*2.2.27*) en utilisant une plaque recouverte de *gel de silice GF_{254} R*.

Solution à examiner. Dissolvez 0,2 g de chlorhydrate de lévomépromazine dans un mélange de 5 volumes de *diéthylamine R* et de 95 volumes de *méthanol R*, puis complétez à 10 ml avec le même mélange de solvants. Préparez extemporanément.

Solution témoin. Prélevez 0,5 ml de solution à examiner et complétez à 100 ml avec un mélange de 5 volumes de *diéthylamine R* et de 95 volumes de *méthanol R*.

Déposez séparément sur la plaque 10 µl de chaque solution. Développez sur un parcours de 15 cm avec un mélange de 10 volumes d'*acétone R*, de 10 volumes de *diéthylamine R* et de 80 volumes de *cyclohexane R*. Laissez sécher la plaque à l'air. Examinez en lumière ultraviolette à 254 nm. S'il apparaît d'autres taches que la tache principale dans le chromatogramme obtenu avec la solution à examiner, aucune d'entre elles n'est plus intense que la tache du chromatogramme obtenu avec la solution témoin (0,5 pour cent).

Perte à la dessiccation (*2.2.32*). Déterminée à l'étuve à 100-105 °C pendant 3 h sur 1,000 g de chlorhydrate de lévomépromazine, la perte à la dessiccation n'est pas supérieure à 1,0 pour cent.

Cendres sulfuriques (*2.4.14*). Déterminé sur 1,0 g de chlorhydrate de lévomépromazine, le taux des cendres sulfuriques n'est pas supérieur à 0,1 pour cent.

DOSAGE

Dissolvez 0,300 g de chlorhydrate de lévomépromazine dans 5 ml d'*eau R* et ajoutez 50 ml de *2-propanol R*. Titrez par l'*hydroxyde de sodium 0,1 M*. Déterminez le point de fin de titrage par potentiométrie (*2.2.20*).

1 ml d'*hydroxyde de sodium 0,1 M* correspond à 36,49 mg de $C_{19}H_{25}ClN_2OS$.

CONSERVATION

En récipient étanche, à l'abri de la lumière.

01/2002:0925

LÉVOMÉPROMAZINE (MALÉATE DE)

Levomepromazini maleas

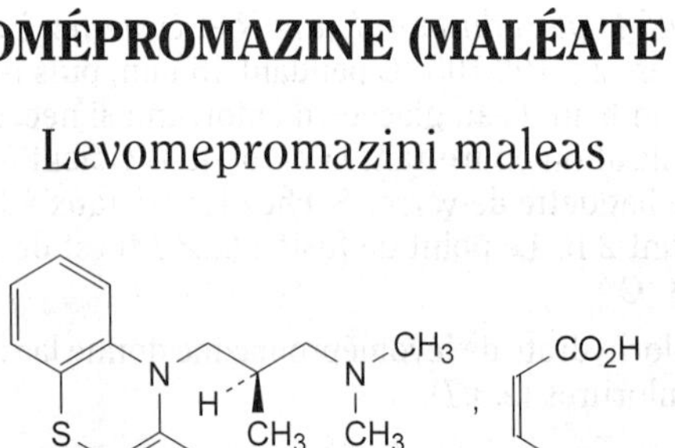

$C_{23}H_{28}N_2O_5S$ M_r 444,6

DÉFINITION

Le maléate de lévomépromazine contient au minimum 98,5 pour cent et au maximum l'équivalent de 101,0 pour cent de (*Z*)-butènedioate de (2*R*)-3-(2-méthoxy-10*H*-phénothiazin-10-yl)-*N*,*N*,2-triméthylpropan-1-amine, calculé par rapport à la substance desséchée.

CARACTÈRES

Poudre cristalline, blanche ou légèrement jaunâtre, peu soluble dans l'eau, assez soluble dans le chlorure de méthylène, peu soluble dans l'alcool, pratiquement insoluble dans l'éther.

Le maléate de lévomépromazine s'altère à l'air et à la lumière.

Le maléate de lévomépromazine fond en se décomposant vers 186 °C.

IDENTIFICATION

Première identification : A, B.

Seconde identification : A, C, D.

A. Le maléate de lévomépromazine satisfait à l'essai du pouvoir rotatoire spécifique (voir Essai).

B. Examinez le maléate de lévomépromazine par spectrophotométrie d'absorption dans l'infrarouge (*2.2.24*), en comparant avec le spectre obtenu avec le *maléate de lévomépromazine SCR*. Examinez les substances sous forme de pastilles.

C. Le maléate de lévomépromazine satisfait à l'identification des phénothiazines par chromatographie sur couche mince (*2.3.3*).

D. Opérez par chromatographie sur couche mince (*2.2.27*) en utilisant une plaque recouverte de *gel de silice GF_{254} R*.

Solution à examiner. Dissolvez 0,20 g de maléate de lévomépromazine dans un mélange de 10 volumes d'*eau R* et de 90 volumes d'*acétone R* et complétez à 10 ml avec le même mélange de solvants.

Solution témoin. Dissolvez 50 mg d'*acide maléique SCR* dans un mélange de 10 volumes d'*eau R* et de 90 volumes d'*acétone R* et complétez à 10 ml avec le même mélange de solvants.

Déposez séparément sur la plaque, en bandes de 10 mm sur 2 mm, 5 µl de chaque solution. Développez sur un parcours de 12 cm avec un mélange de 3 volumes d'*eau R*, de 7 volumes d'*acide formique anhydre R* et de 90 volumes d'*éther isopropylique R*. Séchez la plaque à 120 °C pendant 10 min. Examinez en lumière ultraviolette à 254 nm. Le chromatogramme obtenu avec la solution à examiner présente une bande sur la ligne de départ et une autre bande semblable quant à sa position et ses dimensions à la bande principale du chromatogramme obtenu avec la solution témoin.

ESSAI

Détermination du pH (*2.2.3*). *Effectuez l'essai à l'abri de la lumière vive.* Dans une fiole conique, introduisez 0,50 g de maléate de lévomépromazine et ajoutez 25,0 ml d'*eau exempte de dioxyde de carbone R*. Agitez et laissez décanter. Le pH de la solution surnageante est de 3,5 à 5,5.

Pouvoir rotatoire spécifique (*2.2.7*). Dissolvez 1,25 g de maléate de lévomépromazine dans du *diméthylformamide R* et complétez à 25,0 ml avec le même solvant. Calculé par rapport à la substance desséchée, le pouvoir rotatoire spécifique est de – 7,0 à – 8,5.

Substances apparentées. *Effectuez l'essai à l'abri de la lumière vive et préparez les solutions immédiatement avant l'emploi.* Opérez par chromatographie sur couche mince (*2.2.27*) en utilisant une plaque recouverte de *gel de silice GF_{254} R*.

Solution à examiner. Dissolvez 0,20 g de maléate de lévomépromazine dans un mélange de 10 volumes d'*eau R* et de 90 volumes d'*acétone R* et complétez à 10 ml avec le même mélange de solvants.

Solution témoin. Prélevez 0,5 ml de solution à examiner et complétez à 100 ml avec un mélange de 10 volumes d'*eau R* et de 90 volumes d'*acétone R.*

Déposez séparément sur la plaque 10 µl de chaque solution. Développez sur un parcours de 15 cm avec un mélange de 10 volumes d'*acétone R*, de 10 volumes de *diéthylamine R* et de 80 volumes de *cyclohexane R.* Laissez sécher la plaque à l'air. Examinez en lumière ultraviolette à 254 nm. S'il apparaît d'autres taches que la tache principale dans le chromatogramme obtenu avec la solution à examiner, aucune d'entre elles n'est plus intense que la tache du chromatogramme obtenu avec la solution témoin (0,5 pour cent).

Perte à la dessiccation (*2.2.32*). Déterminée à l'étuve à 100-105 °C pendant 3 h sur 1,000 g de maléate de lévomépromazine, la perte à la dessiccation n'est pas supérieure à 0,5 pour cent.

Cendres sulfuriques (*2.4.14*). Déterminé sur 1,0 g de maléate de lévomépromazine, le taux des cendres sulfuriques n'est pas supérieur à 0,1 pour cent.

DOSAGE

Dissolvez 0,350 g de maléate de lévomépromazine dans 50 ml d'*acide acétique anhydre R.* Titrez par l'*acide perchlorique 0,1 M.* Déterminez le point de fin de titrage par potentiométrie (*2.2.20*).

1 ml d'*acide perchlorique 0,1 M* correspond à 44,46 mg de $C_{23}H_{28}N_2O_5S$.

CONSERVATION

A l'abri de la lumière.

IMPURETÉS

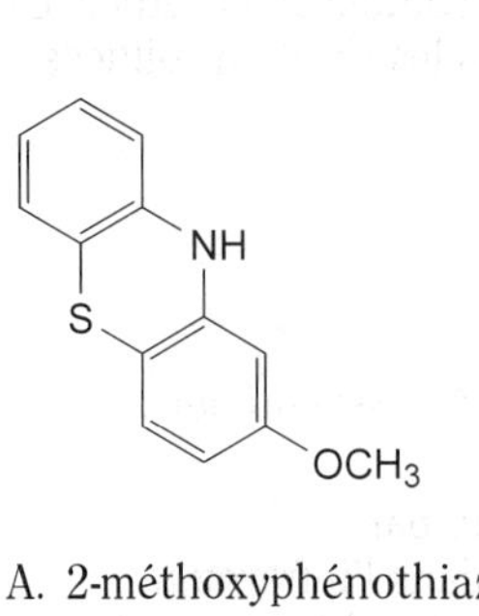

A. 2-méthoxyphénothiazine,

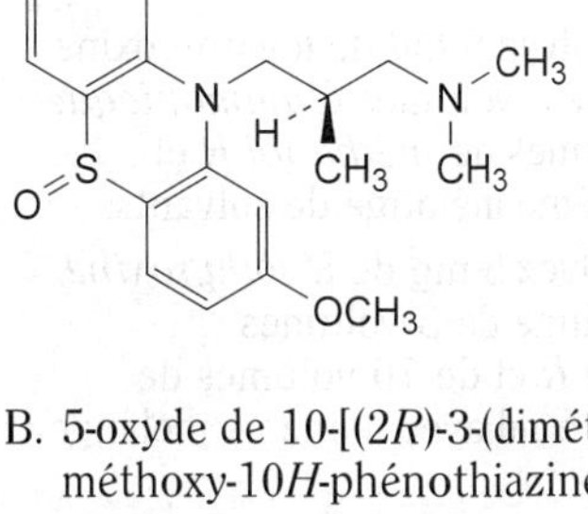

B. 5-oxyde de 10-[(2*R*)-3-(diméthylamino)-2-méthylpropyl]-2-méthoxy-10*H*-phénothiazine.

01/2002:0926

LÉVONORGESTREL

Levonorgestrelum

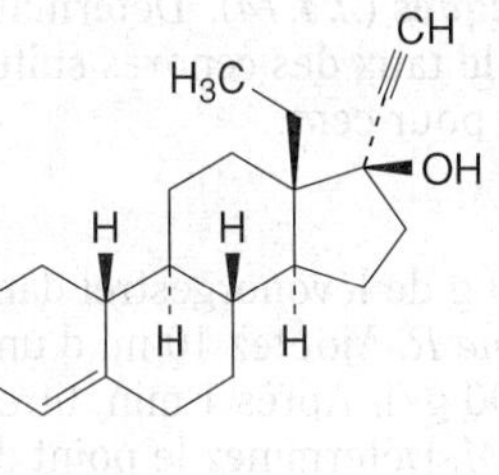

$C_{21}H_{28}O_2$ M_r 312,5

DÉFINITION

Le lévonorgestrel contient au minimum 98,0 pour cent et au maximum l'équivalent de 102,0 pour cent de 13-éthyl-17-hydroxy-18,19-dinor-17α-prégn-4-én-20-yn-3-one, calculé par rapport à la substance desséchée.

CARACTÈRES

Poudre cristalline, blanche ou sensiblement blanche, pratiquement insoluble dans l'eau, assez soluble dans le chlorure de méthylène, peu soluble dans l'alcool.

IDENTIFICATION

A. Le lévonorgestrel satisfait à l'essai du pouvoir rotatoire spécifique (Voir Essai).

B. Examinez le lévonorgestrel par spectrophotométrie d'absorption dans l'infrarouge (*2.2.24*), en comparant avec le spectre obtenu avec le *lévonorgestrel SCR.*

ESSAI

Pouvoir rotatoire spécifique (*2.2.7*). Dissolvez 0,200 g de lévonorgestrel dans du *chloroforme R* et complétez à 10,0 ml avec le même solvant. Le pouvoir rotatoire spécifique est de – 30 à – 35.

Substances apparentées. Opérez par chromatographie sur couche mince (*2.2.27*) en utilisant une plaque recouverte de *gel de silice G R.*

Solution à examiner. Dissolvez 0,2 g de lévonorgestrel dans du *chloroforme R* et complétez à 10 ml avec le même solvant.

Solution témoin (a). Prélevez 1 ml de solution à examiner et complétez à 10 ml avec du *chlorure de méthylène R.* Prélevez 1 ml de solution et complétez à 20 ml avec du *chlorure de méthylène R.*

Solution témoin (b). Prélevez 4 ml de solution témoin (a) et complétez à 10 ml avec du *chlorure de méthylène R.*

Solution témoin (c). Dissolvez 5 mg de *lévonorgestrel SCR* et 5 mg d'*éthinylestradiol SCR* dans du *chlorure de méthylène R* et complétez à 50 ml avec le même solvant.

Déposez séparément sur la plaque 10 µl de chaque solution. Développez sur un parcours de 15 cm avec un mélange de 20 volumes d'*acétate d'éthyle R* et de 80 volumes de *chlorure de méthylène R.* Laissez sécher la plaque à l'air. Pulvérisez une solution d'*acide phosphomolybdique R* à 100 g/l dans de l'*alcool R*, chauffez à 100-105 °C pendant 15 min et examinez immédiatement. S'il apparaît d'autres taches que la tache principale dans le chromatogramme obtenu avec la solution à examiner, aucune d'entre elles n'est plus intense que la tache principale du chromatogramme obtenu avec la solution témoin (a) (0,5 pour cent) et deux d'entre elles au plus peuvent être plus intenses que la tache du chromatogramme obtenu avec la solution témoin (b) (0,2 pour cent). L'essai n'est valable que si le chromatogramme obtenu avec la solution témoin (c) présente 2 taches nettement séparées.

Perte à la dessiccation (*2.2.32*). Déterminée à l'étuve à 100-105 °C sur 1,000 g de lévonorgestrel, la perte à la dessiccation n'est pas supérieure à 0,5 pour cent.

Cendres sulfuriques (*2.4.14*). Déterminé sur 1,0 g de lévonorgestrel, le taux des cendres sulfuriques n'est pas supérieur à 0,1 pour cent.

DOSAGE

Dissolvez 0,200 g de lévonorgestrel dans 45 ml de *tétrahydrofurane R*. Ajoutez 10 ml d'une solution de *nitrate d'argent R* à 100 g/l. Après 1 min, titrez par l'*hydroxyde de sodium 0,1 M*. Déterminez le point de fin de titrage par potentiométrie (*2.2.20*). Effectuez un titrage à blanc.

1 ml d'*hydroxyde de sodium 0,1 M* correspond à 31,25 mg de $C_{21}H_{28}O_2$.

CONSERVATION

A l'abri de la lumière.

IMPURETÉS

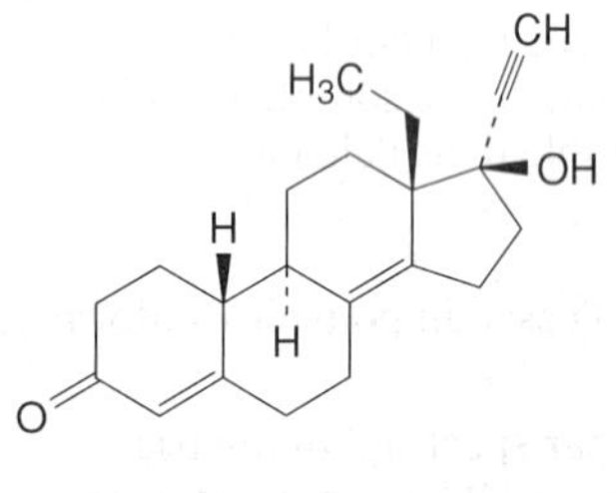

A. 13-éthyl-17-hydroxy-18,19-dinor-17α-prégna-4,8(14)-dién-20-yn-3-one,

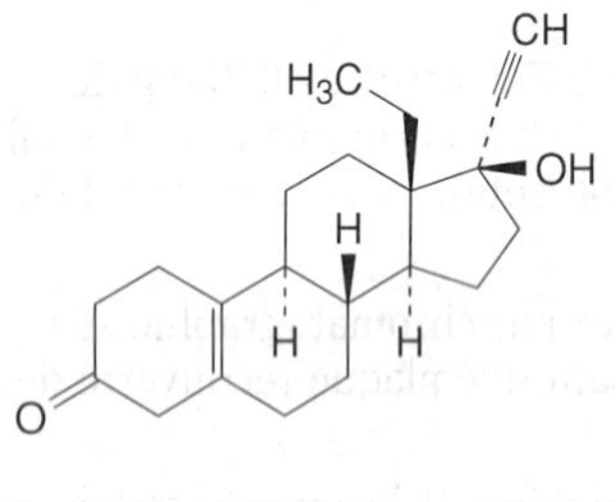

B. 13-éthyl-17-hydroxy-18,19-dinor-17α-prégn-5(10)-én-20-yn-3-one,

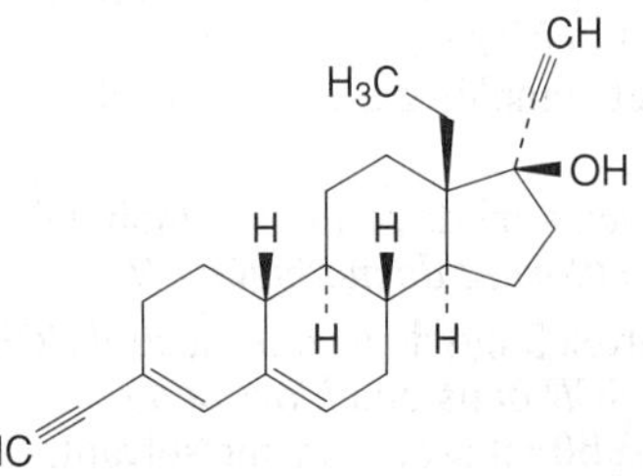

C. 13-éthyl-3-éthynyl-18,19-dinor-17α-prégna-3,5-dién-20-yn-17-ol,

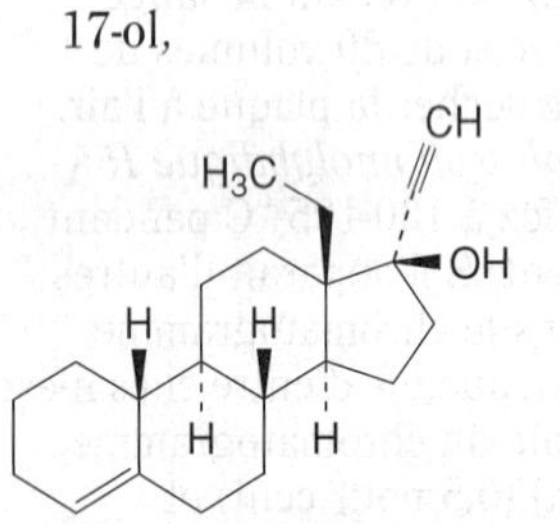

D. 13-éthyl-18,19-dinor-17α-prégn-4-én-20-yn-17-ol,

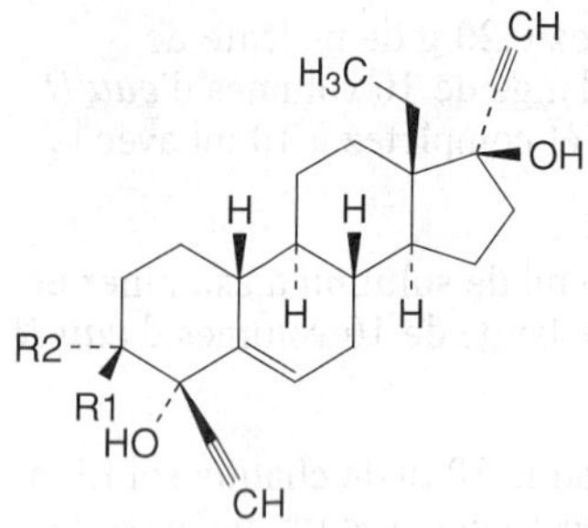

E. R1 = OH, R2 = C≡CH : 13-éthyl-3,4-diéthynyl-18,19-dinor-17α-prégn-5-én-20-yn-3β,4αα,17-triol,

F. R1 = C≡CH, R2 = OH : 13-éthyl-3,4-diéthynyl-18,19-dinor-17α-prégn-5-én-20-yn-3α,4α,17-triol.

01/2002:0401

LÉVOTHYROXINE SODIQUE

Levothyroxinum natricum

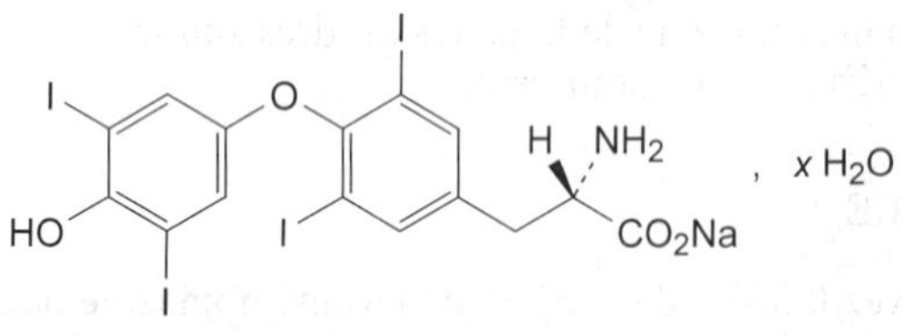

$C_{15}H_{10}I_4NNaO_4,xH_2O$ M_r 799 (substance anhydre)

DÉFINITION

La lévothyroxine sodique contient au minimum 97,0 pour cent et au maximum l'équivalent de 102,0 pour cent de (2*S*)-2-amino-3-[4-(4-hydroxy-3,5-diiodophénoxy)-3,5-diiodophényl]propanoate de sodium, calculé par rapport à la substance desséchée. La lévothyroxine sodique contient une quantité variable d'eau.

CARACTÈRES

Poudre sensiblement blanche ou faiblement jaune-brun ou poudre cristalline, fine, très peu soluble dans l'eau, peu soluble dans l'alcool, pratiquement insoluble dans l'éther. La lévothyroxine sodique se dissout dans les solutions diluées d'hydroxydes alcalins.

IDENTIFICATION

Première identification : A, B, E.

Seconde identification : A, C, D, E.

A. La lévothyroxine sodique satisfait à l'essai du pouvoir rotatoire spécifique (voir Essai).

B. Examinez la lévothyroxine sodique par spectrophotométrie d'absorption dans l'infrarouge (*2.2.24*), en comparant avec le spectre obtenu avec la *lévothyroxine sodique SCR*.

C. Opérez par chromatographie sur couche mince (*2.2.27*) en utilisant une plaque recouverte de *gel de silice G R*.

Solution à examiner. Dissolvez 5 mg de lévothyroxine sodique dans un mélange de 5 volumes d'*ammoniaque concentrée R* et de 70 volumes de *méthanol R* et complétez à 5 ml avec le même mélange de solvants.

Solution témoin (a). Dissolvez 5 mg de *lévothyroxine sodique SCR* dans un mélange de 5 volumes d'*ammoniaque concentrée R* et de 70 volumes de *méthanol R* et complétez à 5 ml avec le même mélange de solvants.

Monographies L - P

Solution témoin (b). Dissolvez 5 mg de *liothyronine sodique SCR* dans un mélange de 5 volumes d'*ammoniaque concentrée R* et de 70 volumes de *méthanol R* et complétez à 5 ml avec le même mélange de solvants. Mélangez 1 ml de cette solution et 1 ml de solution à examiner.

Déposez séparément sur la plaque 5 µl de chaque solution. Développez sur un parcours de 15 cm en utilisant un mélange de 20 volumes d'*ammoniaque concentrée R*, de 35 volumes de *2-propanol R* et de 55 volumes d'*acétate d'éthyle R*. Laissez sécher la plaque à l'air. Pulvérisez de la *solution de ninhydrine R* et chauffez à 100-105 °C jusqu'à apparition des taches. Examinez à la lumière du jour. La tache principale du chromatogramme obtenu avec la solution à examiner est semblable quant à sa position, sa coloration et ses dimensions à la tache principale du chromatogramme obtenu avec la solution témoin (a). L'identification n'est valable que si le chromatogramme obtenu avec la solution témoin (b) présente 2 taches nettement séparées.

D. A 50 mg environ de lévothyroxine sodique, ajoutez quelques gouttes d'*acide sulfurique R* et chauffez. Il se dégage des vapeurs violettes.

E. A 20 mg de lévothyroxine sodique, ajoutez 2 ml d'*acide sulfurique dilué R*. Chauffez au bain-marie, puis prudemment à feu nu, en élevant progressivement la température jusqu'à 600 °C environ. Continuez l'incinération jusqu'à ce que la plupart des particules noires aient disparu. Dissolvez le résidu dans 2 ml d'*eau R*. La solution donne la réaction (a) du sodium (*2.3.1*).

ESSAI

Solution S. Dissolvez 0,500 g de lévothyroxine sodique dans 23 ml d'un mélange porté à douce ébullition de 1 volume d'*acide chlorhydrique 1 M* et de 4 volumes d'*alcool R*. Refroidissez et complétez à 25,0 ml avec le même mélange de solvants.

Aspect de la solution. La solution S récemment préparée n'est pas plus fortement colorée que la solution témoin JB_3 (*2.2.2, Procédé II*).

Pouvoir rotatoire spécifique (*2.2.7*). Déterminé avec la solution S et calculé par rapport à la substance desséchée, le pouvoir rotatoire spécifique est de + 16 à + 20.

Liothyronine et autres substances apparentées. Examinez les chromatogrammes obtenus dans le dosage. S'il apparaît un pic correspondant à la liothyronine dans le chromatogramme obtenu avec la solution à examiner (a), sa surface n'est pas supérieure à celle du pic principal du chromatogramme obtenu avec la solution témoin (b) (1,0 pour cent) et la somme de la surface de tous les pics, à l'exception du pic principal et d'un pic correspondant à la liothyronine, n'est pas supérieure à la surface du pic principal du chromatogramme obtenu avec la solution témoin (a) (1,0 pour cent). Ne tenez pas compte des pics dont la surface est inférieure à celle du pic du chromatogramme obtenu avec la solution témoin (d).

Perte à la dessiccation (*2.2.32*). Déterminée à l'étuve à 100-105 °C sur 0,100 g de lévothyroxine sodique, la perte à la dessiccation est de 6,0 pour cent à 12,0 pour cent.

DOSAGE

Effectuez le dosage en maintenant les solutions à l'abri de la lumière. Opérez par chromatographie liquide (*2.2.29*).

Solution à examiner (a). Dissolvez 20,0 mg de lévothyroxine sodique dans de la *solution méthanolique d'hydroxyde de sodium R* et complétez à 100,0 ml avec la même solution.

Solution à examiner (b). Prélevez 2,0 ml de solution à examiner (a) et complétez à 200 ml avec la *solution méthanolique d'hydroxyde de sodium R*.

Solution témoin (a). Dissolvez 20,0 mg de *lévothyroxine SCR* dans de la *solution méthanolique d'hydroxyde de sodium R* et complétez à 100,0 ml avec la même solution. Prélevez 2,0 ml de solution et complétez à 200 ml avec la *solution méthanolique d'hydroxyde de sodium R*.

Solution témoin (b). Dissolvez 5 mg de *liothyronine sodique SCR* dans de la *solution méthanolique d'hydroxyde de sodium R* et complétez à 50,0 ml avec la même solution. Prélevez 10,0 ml de solution et complétez à 50 ml avec la *solution méthanolique d'hydroxyde de sodium R*. Prélevez 10,0 ml de solution et complétez à 100 ml avec la *solution méthanolique d'hydroxyde de sodium R*.

Solution témoin (c). Mélangez des volumes égaux de la solution témoin (a) et de la solution témoin (b).

Solution témoin (d). Prélevez 1 ml de solution témoin (a) et complétez à 10 ml avec la *solution méthanolique d'hydroxyde de sodium R*.

La chromatographie peut être réalisée en utilisant :

- une colonne d'une longueur de 0,25 m et d'un diamètre intérieur de 4 mm, remplie de *gel de silice nitrilé pour chromatographie R* (5 µm à 10 µm),
- comme phase mobile, à un débit de 1 ml/min, un mélange de 1 volume d'*acide phosphorique R*, de 300 volumes d'*acétonitrile R* et de 700 volumes d'*eau R*,
- comme détecteur, un spectrophotomètre réglé à 225 nm,
- un injecteur à boucle.

Injectez séparément 50 µl de chaque solution. Continuez la chromatographie pendant 3,5 fois le temps de rétention du pic principal. Le dosage n'est valable que si :

- dans le chromatogramme obtenu avec la solution témoin (c), la résolution entre les pics correspondant respectivement à la lévothyroxine et à la liothyronine n'est pas inférieure à 4,
- le chromatogramme obtenu avec la solution témoin (d) présente un pic principal dont le rapport signal/bruit n'est pas inférieur à 5.

Calculez la teneur pour cent de la lévothyroxine sodique en $C_{15}H_{10}I_4NNaO_4$ à l'aide de l'expression :

$$\frac{S_u}{0,972 S_r} \times C_r$$

S_u = surface du pic correspondant à la lévothyroxine dans le chromatogramme obtenu avec la solution à examiner (b),

S_r = surface du pic correspondant à la lévothyroxine dans le chromatogramme obtenu avec la solution témoin (a),

C_r = teneur pour cent déclarée de la *lévothyroxine SCR* en $C_{15}H_{11}I_4NO_4$.

CONSERVATION

En récipient étanche, à l'abri de la lumière, à une température de 2 °C à 8 °C.

D. A 5 mg environ de lidocaïne, ajoutez 0,5 ml d'*acide nitrique fumant R*. Evaporez au bain-marie à siccité, refroidissez et dissolvez le résidu dans 5 ml d'*acétone R*. Ajoutez 0,2 ml de *solution alcoolique d'hydroxyde de potassium R*. Il se développe une coloration verte.

E. Dissolvez 0,1 g environ de lidocaïne dans 1 ml d'*alcool R* et ajoutez 0,5 ml d'une solution de *nitrate de cobalt R* à 100 g/l. Il se forme un précipité vert-bleu.

ESSAI

Aspect de la solution. Dissolvez 1,0 g de lidocaïne dans 3 ml d'*acide chlorhydrique dilué R* et complétez à 10 ml avec de l'*eau R*. La solution est limpide (*2.2.1*) et incolore (*2.2.2, Procédé II*).

2,6-Diméthylaniline. Dissolvez 0,25 g de lidocaïne dans du *méthanol R* et complétez à 10 ml avec le même solvant. A 2 ml de solution, ajoutez 1 ml d'une solution récemment préparée de *diméthylaminobenzaldéhyde R* à 10 g/l dans du *méthanol R* et 2 ml d'*acide acétique glacial R*. Laissez reposer pendant 10 min. S'il apparaît une coloration jaune, elle n'est pas plus intense que celle d'une solution témoin préparée simultanément et de la même manière en utilisant 2 ml d'une solution de *2,6-diméthylaniline R* à 2,5 mg/l dans le *méthanol R* (100 ppm).

Chlorures (*2.4.4*). Dissolvez 1,4 g de lidocaïne dans un mélange de 3 ml d'*acide nitrique dilué R* et de 12 ml d'*eau R*. La solution satisfait à l'essai limite des chlorures (35 ppm).

Sulfates (*2.4.13*). Dissolvez 0,2 g de lidocaïne dans 5 ml d'*alcool R* et complétez à 20 ml avec de l'*eau distillée R*. 15 ml de solution satisfont à l'essai limite des sulfates (0,1 pour cent).

Métaux lourds (*2.4.8*). 1,0 g de lidocaïne satisfait à l'essai limite C des métaux lourds (20 ppm). Préparez le témoin avec 2 ml de *solution à 10 ppm de plomb (Pb) R*.

Teneur en eau (*2.5.12*). Déterminée par semi-microdosage sur 1,000 g de lidocaïne, la teneur en eau n'est pas supérieure à 1,0 pour cent.

Cendres sulfuriques (*2.4.14*). Déterminé sur 1,0 g de lidocaïne, le taux des cendres sulfuriques n'est pas supérieur à 0,1 pour cent.

DOSAGE

A 0,200 g de lidocaïne, ajoutez 50 ml d'*acide acétique anhydre R* et agitez jusqu'à dissolution complète. Titrez par l'*acide perchlorique 0,1 M* en déterminant le point de fin de titrage par potentiométrie (*2.2.20*).

1 ml d'*acide perchlorique 0,1 M* correspond à 23,43 mg de $C_{14}H_{22}N_2O$.

01/2002:0227

LIDOCAÏNE (CHLORHYDRATE DE)

Lidocaini hydrochloridum

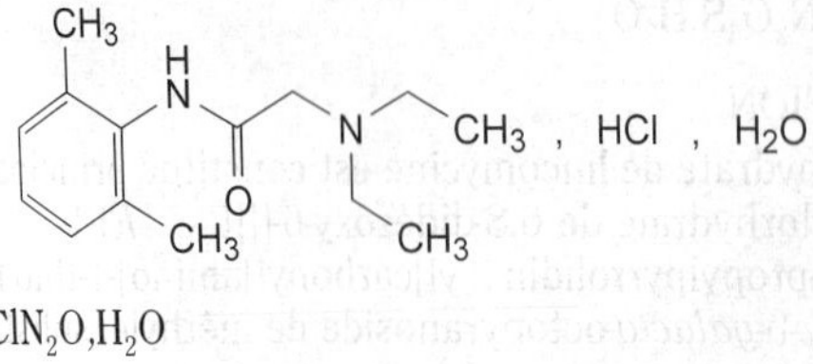

$_3ClN_2O,H_2O$ M_r 288,8

DÉFINITION

Le chlorhydrate de lidocaïne contient au minimum 99,0 pour cent et au maximum l'équivalent de 101,0 pour cent de chlorhydrate de 2-(diéthylamino)-*N*-(2,6-diméthylphényl)acétamide, calculé par rapport à la substance anhydre.

CARACTÈRES

Poudre cristalline blanche, très soluble dans l'eau, facilement soluble dans l'alcool.

IDENTIFICATION

Première identification : A, B, F.

Seconde identification : A, C, D, E, F.

A. Le point de fusion (*2.2.14*) du chlorhydrate de lidocaïne est de 74 °C à 79 °C. Effectuez l'essai sans dessécher la substance au préalable.

B. Examinez le chlorhydrate de lidocaïne par spectrophotométrie d'absorption dans l'infrarouge (*2.2.24*), en comparant avec le spectre obtenu avec le *chlorhydrate de lidocaïne SCR*.

C. Dissolvez 0,2 g de chlorhydrate de lidocaïne dans 10 ml d'*eau R* et ajoutez 10 ml de *solution d'acide picrique R*. Lavez le précipité à l'*eau R*, puis desséchez-le. Le point de fusion (*2.2.14*) du précipité est voisin de 230 °C.

D. A 5 mg environ de chlorhydrate de lidocaïne, ajoutez 0,5 ml d'*acide nitrique fumant R*. Evaporez au bain-marie à siccité. Après refroidissement, dissolvez le résidu dans 5 ml d'*acétone R*. Ajoutez 0,2 ml de *solution alcoolique d'hydroxyde de potassium R*. Il apparaît une coloration verte.

E. A 5 ml de solution S (voir Essai), ajoutez 5 ml d'*eau R*. Alcalinisez avec de la *solution diluée d'hydroxyde de sodium R*. Recueillez le précipité sur un filtre et lavez à l'*eau R*. Dissolvez la moitié du précipité dans 1 ml d'*alcool R*. Ajoutez 0,5 ml d'une solution de *nitrate de cobalt R* à 100 g/l. Il se forme un précipité vert-bleu.

F. Le chlorhydrate de lidocaïne donne la réaction (a) des chlorures (*2.3.1*).

ESSAI

Solution S. Dissolvez 1,0 g de chlorhydrate de lidocaïne dans de l'*eau exempte de dioxyde de carbone R* et complétez à 20 ml avec le même solvant.

Aspect de la solution. La solution S est limpide (*2.2.1*) et incolore (*2.2.2, Procédé II*).

Détermination du pH (*2.2.3*). Prélevez 1 ml de solution S et complétez à 10 ml avec de l'*eau exempte de dioxyde de carbone R*. Le pH de la solution est de 4,0 à 5,5.

Impureté A

Solution (a). Dissolvez 0,25 g de chlorhydrate de lidocaïne dans du *méthanol R* et complétez à 10 ml avec le même solvant. Cette solution sert à préparer la solution à examiner.

Solution (b). Dissolvez 50 mg de *2,6-diméthylaniline R* dans du *méthanol R* et complétez à 100 ml avec le même solvant. Prélevez 1 ml de cette solution et complétez à 100 ml avec du *méthanol R*. Cette solution sert à préparer la solution témoin.

Utilisez 3 tubes à essai à fond plat. Introduisez :

- dans le premier tube, 2 ml de solution (a),
- dans le deuxième tube, 1 ml de solution (b) et 1 ml de *méthanol R*,
- dans le troisième tube, 2 ml de *méthanol R* (qui servent à préparer l'essai à blanc).

antimicrobienne produite par *Streptomyces lincolnensis* var. *lincolnensis* ou obtenue par tout autre moyen. Le chlorhydrate de lincomycine contient au minimum 82,5 pour cent et au maximum 93,0 pour cent de lincomycine ($C_{18}H_{34}N_2O_6S$), calculé par rapport à la substance anhydre.

CARACTÈRES

Poudre cristalline, blanche ou sensiblement blanche, très soluble dans l'eau, peu soluble dans l'alcool, très peu soluble dans l'acétone, pratiquement insoluble dans l'éther.

IDENTIFICATION

Première identification : A, D.

Seconde identification : B, C, D.

A. Examinez le chlorhydrate de lincomycine par spectrophotométrie d'absorption dans l'infrarouge (*2.2.24*), en comparant avec le spectre obtenu avec le *chlorhydrate de lincomycine SCR*.

B. Opérez par chromatographie sur couche mince (*2.2.27*) en utilisant une plaque recouverte de *gel de silice G R*.

Solution à examiner. Dissolvez 10 mg de chlorhydrate de lincomycine dans du *méthanol R* et complétez à 10 ml avec le même solvant.

Solution témoin (a). Dissolvez 10 mg de *chlorhydrate de lincomycine SCR* dans du *méthanol R* et complétez à 10 ml avec le même solvant.

Solution témoin (b). Dissolvez 10 mg de *chlorhydrate de lincomycine SCR* et 10 mg de *chlorhydrate de clindamycine SCR* dans du *méthanol R* et complétez à 10 ml avec le même solvant.

Déposez séparément sur la plaque 5 µl de chaque solution. Développez sur un parcours de 15 cm avec la couche supérieure d'un mélange de 20 volumes de *2-propanol R*, de 40 volumes d'une solution d'*acétate d'ammonium R* à 150 g/l dont le pH a été préalablement ajusté à 9,6 avec de l'*ammoniaque R* et de 45 volumes d'*acétate d'éthyle R*. Laissez sécher la plaque à l'air. Pulvérisez une solution de *permanganate de potassium R* à 1 g/l. La tache principale du chromatogramme obtenu avec la solution à examiner est semblable quant à sa position, sa coloration et ses dimensions à celle du chromatogramme obtenu avec la solution témoin (a). L'identification n'est valable que si le chromatogramme obtenu avec la solution témoin (b) présente 2 taches nettement séparées.

C. Dissolvez 10 mg environ de chlorhydrate de lincomycine dans 2 ml d'*acide chlorhydrique dilué R* et chauffez au bain-marie pendant 3 min. Ajoutez 3 ml de *solution de carbonate de sodium R* et 1 ml d'une solution de *nitroprussiate de sodium R* à 20 g/l. Il se développe une coloration rouge-violet.

D. Dissolvez 0,1 g de chlorhydrate de lincomycine dans l'*eau R* et complétez à 10 ml avec le même solvant. La solution donne la réaction (a) des chlorures (*2.3.1*).

ESSAI

Solution S. Dissolvez 2,0 g de chlorhydrate de lincomycine dans de l'*eau exempte de dioxyde de carbone R* et complétez à 20 ml avec le même solvant.

Aspect de la solution. La solution S est limpide (*2.2.1*) et n'est pas plus fortement colorée que la solution témoin J_6 (*2.2.2, Procédé II*).

Détermination du pH (*2.2.3*). Le pH de la solution S est de 3,5 à 5,5.

Pouvoir rotatoire spécifique (*2.2.7*). Dissolvez 1,000 g de chlorhydrate de lincomycine dans de l'*eau R* et complétez à 25,0 ml avec le même solvant. Calculé par rapport à la substance anhydre, le pouvoir rotatoire spécifique est de + 135 à + 150.

Lincomycine B. Examinez le chromatogramme obtenu sous Dosage avec la solution à examiner (a). La surface du pic dû à la lincomycine B, qui est élué immédiatement avant le pic dû à la lincomycine, n'est pas supérieure à 5 pour cent de la surface du pic dû à la lincomycine.

Métaux lourds (*2.4.8*). 2,0 g de chlorhydrate de lincomycine satisfont à l'essai limite C des métaux lourds (5 ppm). Préparez le témoin avec 1,0 ml de *solution à 10 ppm de plomb (Pb) R*.

Teneur en eau (*2.5.12*). Déterminée par semi-microdosage sur 0,500 g de chlorhydrate de lincomycine, la teneur en eau est de 3,1 pour cent à 4,6 pour cent.

Cendres sulfuriques (*2.4.14*). Déterminé sur 1,0 g de chlorhydrate de lincomycine, le taux des cendres sulfuriques n'est pas supérieur à 0,5 pour cent.

Stérilité (*2.6.1*). Le chlorhydrate de lincomycine destiné à la préparation de formes pharmaceutiques administrées par voie parentérale sans autre procédé approprié de stérilisation satisfait également à l'essai de stérilité.

Endotoxines bactériennes (*2.6.14*) : moins de 0,50 UI/mg, si le chlorhydrate de lincomycine est destiné à la préparation de formes pharmaceutiques administrées par voie parentérale sans autre procédé approprié d'élimination des endotoxines bactériennes.

DOSAGE

Opérez par chromatographie en phase gazeuse (*2.2.28*) en utilisant le *dotriacontane R* comme étalon interne.

Solution d'étalon interne. Dissolvez 0,200 g de *dotriacontane R* dans du *chloroforme R* et complétez à 25,0 ml avec le même solvant.

Solution à examiner (a). Dissolvez 0,100 g de chlorhydrate de lincomycine dans une solution d'*imidazole R* à 20 g/l dans le *chloroforme R* et complétez à 100,0 ml avec la même solution. Agitez énergiquement jusqu'à dissolution complète. Transférez séparément 4,0 ml de la solution dans un tube à centrifugation de 15 ml à bouchon rodé. Ajoutez 1,0 ml d'un mélange de 1 volume de *chlorotriméthylsilane R* et de 99 volumes de *N,O-bis(triméthylsilyl)acétamide R* et mélangez doucement. Obturez le tube sans enfoncer le bouchon et chauffez à 65 °C pendant 30 min.

Solution à examiner (b). Préparez selon les indications données pour la solution à examiner (a) mais en ajoutant 10,0 ml de solution d'étalon interne avant de dissoudre la substance à examiner.

Solution témoin. Préparez selon les indications données pour la solution à examiner (a) en utilisant 0,100 g de *chlorhydrate de lincomycine SCR* au lieu de la substance à examiner et en ajoutant 10,0 ml de solution d'étalon interne avant de dissoudre la substance de référence.

La chromatographie peut être réalisée à l'aide de :

- une colonne de verre d'une longueur de 1,5 m et d'un diamètre intérieur de 3 mm, remplie de *terre d'infusoires silanisée pour chromatographie en phase gazeuse R* imprégnée de 3 pour cent *m/m* de *polyméthylphénylsiloxane R*,
- *hélium pour chromatographie R* comme gaz vecteur, à un débit de 45 ml/min,
- un détecteur à ionisation de flamme,

Monographies L - P

en maintenant la température de la colonne à 260 °C, celle de la chambre à injection et celle du détecteur de 260 °C à 290 °C. Injectez le volume choisi des solutions à examiner et de la solution témoin.

CONSERVATION

En récipient étanche, à une température ne dépassant pas 30 °C. Si la substance est stérile, elle est conservée en récipient stérile, étanche, à fermeture inviolable.

ÉTIQUETAGE

L'étiquette indique :

– dans les cas appropriés, que la substance est stérile,
– dans les cas appropriés, que la substance est exempte d'endotoxines bactériennes.

01/2002:0772

LINDANE

Lindanum

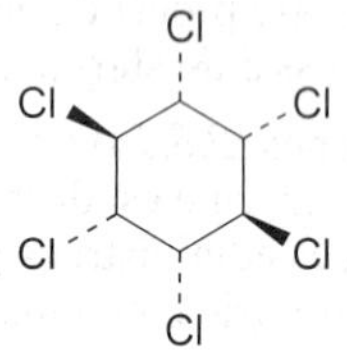

$C_6H_6Cl_6$ M_r 290,8

DÉFINITION

Le lindane contient au minimum 99,0 pour cent et au maximum l'équivalent de 100,5 pour cent de *r*-1,*c*-2,*t*-3,*c*-4,*c*-5,*t*-6-hexachlorocyclohexane.

CARACTÈRES

Poudre cristalline, blanche ou sensiblement blanche, pratiquement insoluble dans l'eau, facilement soluble dans l'acétone et dans l'éther, soluble dans l'éthanol.

IDENTIFICATION

Première identification : A, B.

Seconde identification : A, C, D.

A. Le point de fusion (*2.2.14*) du lindane est de 112 °C à 115 °C.

B. Examinez le lindane par spectrophotométrie d'absorption dans l'infrarouge (*2.2.24*), en comparant avec le spectre obtenu avec le *lindane SCR*. Examinez les substances sous forme de pastilles.

C. Examinez les chromatogrammes obtenus dans l'essai des substances apparentées. La tache principale du chromatogramme obtenu avec la solution à examiner (b) est semblable quant à sa position, sa coloration et ses dimensions à la tache principale du chromatogramme obtenu avec la solution témoin (a).

D. Dissolvez 5 mg environ de lindane dans 4 ml d'*alcool R*. Ajoutez 1 ml d'*hydroxyde de potassium alcoolique 0,5 M*. Laissez reposer pendant 10 min. La solution donne la réaction (a) des chlorures (*2.3.1*).

ESSAI

Aspect de la solution. Dissolvez 0,50 g de lindane dans de l'*acétone R* et complétez à 10 ml avec le même solvant. La solution est limpide (*2.2.1*) et n'est pas plus fortement colorée que la solution témoin B_7 (*2.2.2, Procédé II*).

Substances apparentées. Opérez par chromatographie sur couche mince (*2.2.27*) en utilisant une plaque recouverte de *gel de silice G R*.

Solution à examiner (a). Dissolvez 1,0 g de lindane dans du *chloroforme R* et complétez à 10 ml avec le même solvant.

Solution à examiner (b). Prélevez 1 ml de solution à examiner (a) et complétez à 10 ml avec du *chloroforme R*.

Solution témoin (a). Dissolvez 0,1 g de *lindane SCR* dans du *chloroforme R* et complétez à 10 ml avec le même solvant.

Solution témoin (b). Prélevez 1 ml de solution à examiner (b) et complétez à 10 ml avec du *chloroforme R*.

Solution témoin (c). Dissolvez 10 mg d'*α-hexachlorocyclohexane SCR* dans la solution à examiner (a) et complétez à 5 ml avec la même solution.

Déposez séparément sur la plaque 1 µl de chaque solution. Développez sur un parcours de 12 cm avec un mélange de 10 volumes de *chloroforme R* et de 90 volumes de *cyclohexane R*. Faites sécher la plaque dans un courant d'air sec et irradiez en lumière ultraviolette à 254 nm pendant 15 min, puis pulvérisez une solution de *chlorhydrate de dicarboxidine R* à 6 g/l dans de l'*alcool à 90 pour cent V/V R*. Examinez en lumière du jour. S'il apparaît, dans le chromatogramme obtenu avec la solution à examiner (a) d'autres taches que la tache principale, aucune d'entre elles n'est plus intense que la tache du chromatogramme obtenu avec la solution témoin (b) (1,0 pour cent). L'essai n'est valable que si le chromatogramme obtenu avec la solution témoin (c) présente 2 taches nettement séparées.

Chlorures (*2.4.4*). A 0,75 g de lindane finement pulvérisé, ajoutez 15 ml d'*eau R*. Faites bouillir pendant 1 min. Laissez refroidir en agitant fréquemment, puis filtrez. A 10 ml du filtrat, ajoutez 3 ml d'*eau R* et 2 ml d'*alcool R*. La solution satisfait à l'essai limite des chlorures (100 ppm).

Cendres sulfuriques (*2.4.14*). Déterminé sur 1,0 g de lindane, le taux des cendres sulfuriques n'est pas supérieur à 0,1 pour cent.

DOSAGE

A 0,200 g de lindane, ajoutez 10 ml d'*alcool R* et chauffez au bain-marie jusqu'à dissolution complète. Refroidissez, ajoutez 20 ml d'*hydroxyde de potassium alcoolique 0,5 M* et laissez reposer pendant 10 min en agitant fréquemment. Ajoutez 50 ml d'*eau R*, 20 ml d'*acide nitrique dilué R*, 25,0 ml de *nitrate d'argent 0,1 M* et 5 ml de *solution de sulfate ferrique et d'ammonium R2*. Titrez par le *thiocyanate d'ammonium 0,1 M* jusqu'à virage au jaune-rouge. Effectuez un titrage à blanc.

1 ml de *nitrate d'argent 0,1 M* correspond à 9,694 mg de $C_6H_6Cl_6$.

CONSERVATION

A l'abri de la lumière.

01/2002:0728

LIOTHYRONINE SODIQUE

Liothyroninum natricum

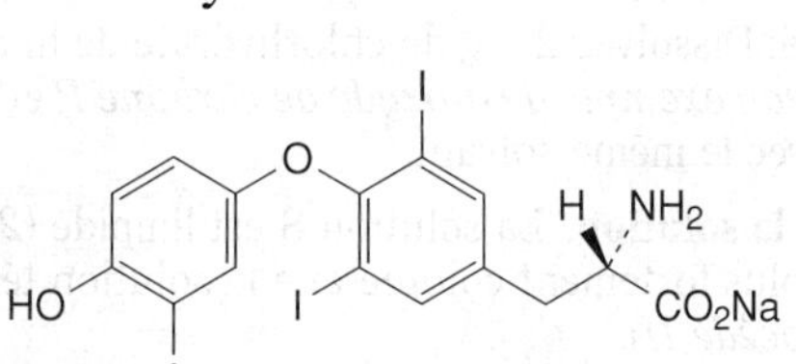

$C_{15}H_{11}I_3NNaO_4$ M_r 673

DÉFINITION

La liothyronine sodique contient au minimum 95,0 pour cent et au maximum l'équivalent de 102,0 pour cent de (2*S*)-2-amino-3-[4-(4-hydroxy-3-iodophénoxy)-3,5-diiodophényl]propanoate de sodium, calculé par rapport à la substance desséchée.

CARACTÈRES

Poudre blanche ou faiblement colorée, pratiquement insoluble dans l'eau, peu soluble dans l'alcool. La liothyronine sodique se dissout dans les solutions diluées d'hydroxydes alcalins.

IDENTIFICATION

Première identification : A, C, E.

Seconde identification : A, B, D, E.

A. La liothyronine sodique satisfait à l'essai du pouvoir rotatoire spécifique (voir Essai).

B. Dissolvez 10,0 mg de liothyronine sodique dans de l'*hydroxyde de sodium 0,1 M* et complétez à 100,0 ml avec le même solvant. Examinée de 230 nm à 350 nm (*2.2.25*), la solution présente un maximum d'absorption à 319 nm. Déterminée au maximum et calculée par rapport à la substance desséchée, l'absorbance spécifique est de 63 à 69.

C. Examinez la liothyronine sodique par spectrophotométrie d'absorption dans l'infrarouge (*2.2.24*), en comparant avec le spectre obtenu avec la *liothyronine sodique SCR*.

D. Dans une capsule de porcelaine, introduisez 50 mg environ de liothyronine sodique. Ajoutez quelques gouttes d'*acide sulfurique R* et chauffez. Il se dégage des vapeurs violettes.

E. Dissolvez le résidu obtenu dans l'essai des cendres sulfuriques dans 2 ml d'*eau R*. La solution donne la réaction (a) du sodium (*2.3.1*).

ESSAI

Solution S. Dissolvez 0,250 g de liothyronine sodique dans un mélange de 1 volume d'*acide chlorhydrique 1 M* et de 4 volumes d'*alcool R* et complétez à 25,0 ml avec le même mélange de solvants.

Aspect de la solution. La solution S récemment préparée n'est pas plus fortement colorée que la solution de degré 5 de la gamme des solutions témoins présentant la coloration la plus appropriée (*2.2.2, Procédé II*).

Pouvoir rotatoire spécifique (*2.2.7*). Déterminé avec la solution S et calculé par rapport à la substance desséchée, le pouvoir rotatoire spécifique est de + 18,0 à + 22,0.

Lévothyroxine et autres substances apparentées. Examinez les chromatogrammes obtenus dans le dosage. S'il apparaît, dans le chromatogramme obtenu avec la solution à examiner (a), un pic correspondant à la lévothyroxine, sa surface n'est pas supérieure à celle du pic principal du chromatogramme obtenu avec la solution témoin (c) (5,0 pour cent) et la somme de la surface de tous les pics à l'exception du pic principal et du pic correspondant à la lévothyroxine n'est pas supérieure à la moitié de la surface du pic principal du chromatogramme obtenu avec la solution témoin (c) (2,5 pour cent). Ne tenez pas compte des pics dont la surface est inférieure à celle du pic du chromatogramme obtenu avec la solution témoin (e).

Chlorures. Dissolvez 0,500 g de liothyronine sodique dans une solution d'*hydroxyde de sodium R* à 2 g/l et complétez à 100 ml avec la même solution. Ajoutez 15 ml d'*acide nitrique dilué R* et titrez par le *nitrate d'argent 0,05 M*. Déterminez le point de fin de titrage par potentiométrie (*2.2.20*).

1 ml de *nitrate d'argent 0,05 M* correspond à 2,93 mg de NaCl.

La liothyronine sodique ne contient pas plus de 2,0 pour cent de chlorures, calculé en NaCl par rapport à la substance desséchée.

Perte à la dessiccation (*2.2.32*). Déterminée par chauffage à l'étuve à 105 °C pendant 2 h sur 0,500 g de liothyronine sodique, la perte à la dessiccation n'est pas supérieure à 4,0 pour cent.

Cendres sulfuriques (*2.4.14*). Déterminé sur 0,200 g de liothyronine sodique, le taux des cendres sulfuriques est de 9,0 pour cent à 12,2 pour cent, calculé par rapport à la substance desséchée.

DOSAGE

Opérez par chromatographie liquide (*2.2.29*).

Solution à examiner (a). Dissolvez 20,0 mg de liothyronine sodique dans la *solution méthanolique d'hydroxyde de sodium R* et complétez à 100,0 ml avec la même solution.

Solution à examiner (b). Prélevez 5,0 ml de solution à examiner (a) et complétez à 200 ml avec la *solution méthanolique d'hydroxyde de sodium R*.

Solution témoin (a). Dissolvez 20,0 mg de *liothyronine sodique SCR* dans la *solution méthanolique d'hydroxyde de sodium R* et complétez à 100,0 ml avec la même solution.

Solution témoin (b). Prélevez 5,0 ml de solution témoin (a) et complétez à 200 ml avec la *solution méthanolique d'hydroxyde de sodium R*.

Solution témoin (c). Dissolvez 5 mg de *lévothyroxine sodique SCR* dans la *solution méthanolique d'hydroxyde de sodium R* et complétez à 50,0 ml avec la même solution. Prélevez 10,0 ml de cette solution et complétez à 100,0 ml avec la *solution méthanolique d'hydroxyde de sodium R*.

Solution témoin (d). Mélangez des volumes égaux de solution témoin (b) et de solution témoin (c).

Solution témoin (e). Prélevez 1,0 ml de solution témoin (b) et complétez à 25,0 ml avec la *solution méthanolique d'hydroxyde de sodium R*.

La chromatographie peut être réalisée en utilisant :

- une colonne d'une longueur de 0,25 m et d'un diamètre intérieur de 4 mm, remplie de *gel de silice nitrilé pour chromatographie R* (5-10 µm),
- comme phase mobile, à un débit de 1 ml/min, un mélange de 5 volumes d'*acide phosphorique R*, de 300 volumes d'*acétonitrile R* et de 700 volumes d'*eau R*,
- comme détecteur, un spectrophotomètre réglé à 225 nm,
- un injecteur à boucle.

Injectez séparément 50 µl de chaque solution. Enregistrez le chromatogramme obtenu avec la solution à examiner (a) pendant 5 fois le temps de rétention du pic principal. L'essai n'est valable que si :

- dans le chromatogramme obtenu avec la solution témoin (d), la résolution entre les pics correspondant respectivement à la liothyronine et à la lévothyroxine n'est pas inférieure à 4,
- le chromatogramme obtenu avec la solution témoin (e) présente un pic principal avec un rapport signal/bruit qui n'est pas inférieur à 5.

Calculez la teneur de la substance à examiner en $C_{15}H_{11}I_3NNaO_4$ à partir de la surface des pics dans les chromatogrammes obtenus avec la solution à examiner (b) et la solution témoin (b) et de la teneur déclarée en $C_{15}H_{11}I_3NNaO_4$ de la *liothyronine sodique SCR*.

Monographies L - P

CONSERVATION

En récipient étanche, à l'abri de la lumière, à une température comprise entre 2 °C et 8 °C.

01/2002:1120

LISINOPRIL DIHYDRATÉ

Lisinoprilum dihydricum

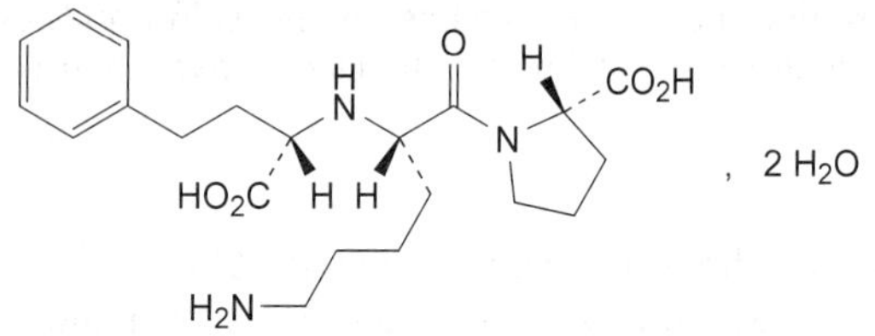

$C_{21}H_{31}N_3O_5,2H_2O$ M_r 441,5

DÉFINITION

Le lisinopril dihydraté contient au minimum 98,5 pour cent et au maximum l'équivalent de 101,5 pour cent d'acide (2*S*)-1-[(2*S*)-6-amino-2-[[(1*S*)-1-carboxy-3-phénylpropyl]amino]hexanoyl]pyrrole-2-carboxylique, calculé par rapport à la substance anhydre.

CARACTÈRES

Poudre cristalline blanche, soluble dans l'eau, assez soluble dans le méthanol, pratiquement insoluble dans l'acétone et dans l'éthanol.

IDENTIFICATION

Examinez le lisinopril dihydraté par spectrophotométrie d'absorption dans l'infrarouge (*2.2.24*), en comparant avec le spectre obtenu avec le *lisinopril dihydraté SCR*. Examinez les substances sous forme de pastilles.

ESSAI

Pouvoir rotatoire spécifique (*2.2.7*). Dissolvez 0,5 g de lisinopril dihydraté dans de la *solution d'acétate de zinc R* et complétez à 50,0 ml avec le même solvant. Calculé par rapport à la substance anhydre, le pouvoir rotatoire spécifique est de – 43 à – 47.

Substances apparentées. Opérez par chromatographie liquide (*2.2.29*).

Solution à examiner. Dissolvez 20,0 mg de lisinopril dihydraté dans la phase mobile A et complétez à 10,0 ml avec la même phase mobile.

Solution témoin (a). Dissolvez 20,0 mg de *lisinopril dihydraté pour essai de validité SCR* dans la phase mobile A et complétez à 10,0 ml avec la même phase mobile.

Solution témoin (b). Prélevez 0,5 ml de solution à examiner et complétez à 50,0 ml avec la phase mobile A.

La chromatographie peut être réalisée en utilisant :

– une colonne d'acier inoxydable, d'une longueur de 0,25 m et d'un diamètre intérieur de 4,6 mm, remplie de *gel de silice octylsilylé pour chromatographie R,*

– comme phase mobile, à un débit de 1,8 ml/min :

Phase mobile A. Mélangez 30 volumes d'*acétonitrile R* et 970 volumes d'une solution de *phosphate monosodique R* à 3,12 g/l ajustée à pH 5,0 avec une solution d'*hydroxyde de sodium R* à 50 g/l,

Phase mobile B. Mélangez 200 ml d'*acétonitrile R* et 800 ml d'une solution de *phosphate monosodique R* à 3,12 g/l ajustée à pH 5,0 avec une solution d'*hydroxyde de sodium R* à 50 g/l,

Intervalle (min)	Phase mobile A (pour cent *V/V*)	Phase mobile B (pour cent *V/V*)	Commentaire
0 - 35	100 → 70	0 → 30	gradient linéaire
35 - 45	70	30	isocratique
45 - 50	70 → 100	30 → 0	retour à la composition initiale
50 = 0	100	0	recommencez le gradient

– comme détecteur, un spectrophotomètre réglé à 210 nm,

en maintenant la température de la colonne à 50 °C.

Equilibrez la colonne avec la phase mobile A pendant 30 min au minimum. Ajustez la sensibilité du système de façon que la hauteur du pic principal du chromatogramme obtenu avec 20 µl de solution témoin (b) représente au moins 50 pour cent de l'échelle totale de l'enregistreur.

Injectez 20 µl de solution témoin (a). Le chromatogramme obtenu est semblable au chromatogramme type fourni avec le *lisinopril dihydraté pour essai de validité SCR* en ce sens que les pics dus à l'impureté A et à l'impureté E se situent de part et d'autre du pic correspondant au lisinopril. Mesurez la hauteur au-dessus de la ligne de base des pics respectivement dus à l'impureté A et à l'impureté E (*A1* et *A2*), et la hauteur au-dessus de la ligne de base du point le plus bas de la courbe séparant chacun de ces pics du pic dû au lisinopril (*B1* et *B2*). L'essai n'est valable que si *A1* est supérieur à 9 fois *B1* et *A2* est supérieur à 9 fois *B2*.

Si nécessaire, ajustez le pH de la phase mobile à 4,5 avec de l'*acide phosphorique R* et répétez la chromatographie. Un ajustement supplémentaire à pH 4,0 peut s'avérer nécessaire avec certaines colonnes avant que la séparation entre l'impureté A, le lisinopril et l'impureté E ne soit satisfaisante. Si, après ajustement, le temps de rétention du pic correspondant aux impuretés C et D augmente à tel point que l'intégration devient difficile, augmentez la proportion de la phase mobile B en passant de 30 pour cent à 40 pour cent sur un intervalle de 35 min à 45 min à partir du début du chromatogramme. Maintenez cette concentration pendant 10 min. Ajustez la proportion de phase mobile A de façon à la ramener à 100 pour cent en 10 min, avant l'injection suivante.

Injectez 20 µl de solution à examiner et 20 µl de solution témoin (b). S'il apparaît, dans le chromatogramme obtenu avec la solution à examiner, un pic correspondant à l'impureté E, sa surface n'est pas supérieure à 0,3 fois celle du pic principal du chromatogramme obtenu avec la solution témoin (b) (0,3 pour cent). S'il apparaît, dans le chromatogramme obtenu avec la solution à examiner, d'autres pics que le pic principal et un pic dû à l'impureté E, la surface d'aucun d'entre eux n'est supérieure à 0,3 fois celle du pic principal du chromatogramme obtenu avec la solution témoin (b) (0,3 pour cent) et la somme de leur surface n'est pas supérieure à la moitié de la surface du pic principal du chromatogramme obtenu avec la solution témoin (b) (0,5 pour cent). Ne tenez pas compte d'un pic dû au solvant, des pics qui apparaissent dans les 3 premières minutes du chromatogramme, ni des pics dont la surface est inférieure à 0,05 fois la surface du pic principal du chromatogramme obtenu avec la solution témoin (b).

Teneur en eau (*2.5.12*). Déterminée par semi-microdosage sur 0,200 g de lisinopril dihydraté, la teneur en eau est de 8,0 pour cent à 9,5 pour cent.

Cendres sulfuriques (*2.4.14*). Déterminé sur 1,0 g de lisinopril dihydraté, le taux des cendres sulfuriques n'est pas supérieur à 0,1 pour cent.

DOSAGE

Dissolvez 0,350 g de lisinopril dihydraté dans 50 ml d'*eau distillée R* et titrez par l'*hydroxyde de sodium 0,1 M*. Déterminez le point de fin de titrage par potentiométrie (*2.2.20*).

1 ml d'*hydroxyde de sodium 0,1 M* correspond à 40,55 mg de $C_{21}H_{31}N_3O_5$.

IMPURETÉS

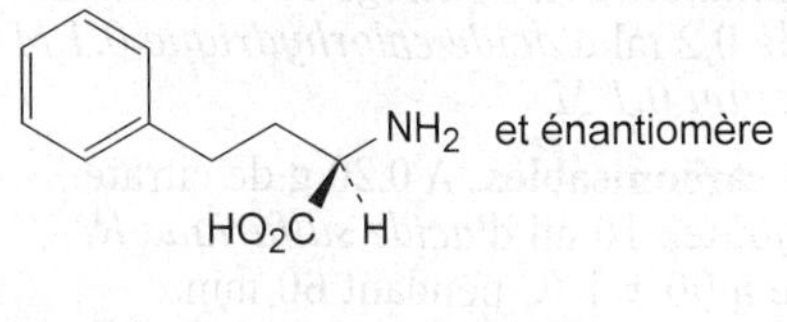

A. acide (2*RS*)-2-amino-4-phénylbutanoïque,

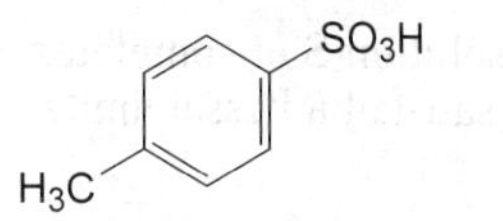

B. acide 4-méthylbenzènesulfonique,

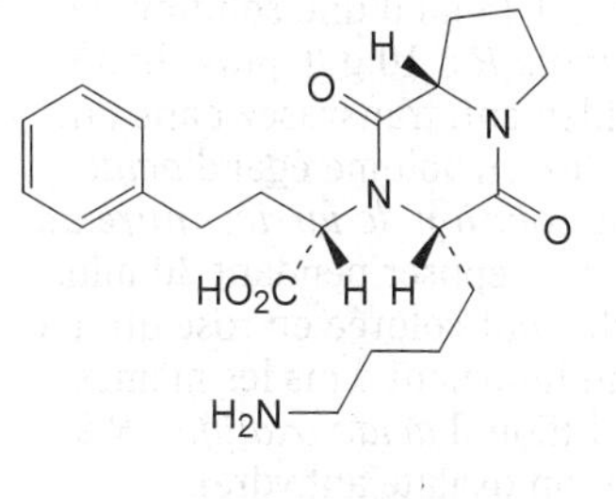

C. acide (2*S*)-2-[(3*S*,8a*S*)-3-(4-aminobutyl)-1,4-dioxohexahydropyrrolo[1,2-*a*]pyrazin-2(1*H*)-yl]-4-phénylbutanoïque (*S,S,S*-dicétopipérazine),

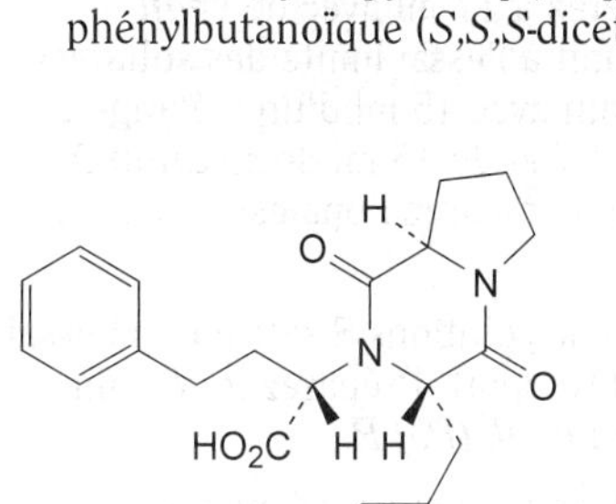

D. acide (2*S*)-2-[(3*S*,8a*R*)-3-(4-aminobutyl)-1,4-dioxohexahydropyrrolo[1,2-*a*]pyrazin-2(1*H*)-yl]-4-phénylbutanoïque (*R,S,S*-dicétopipérazine),

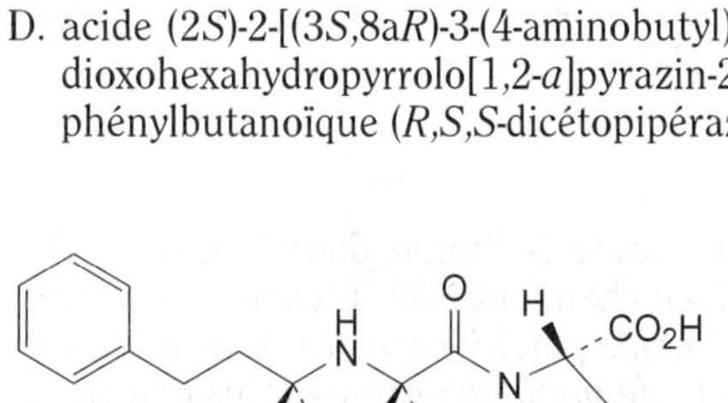

E. acide (2*S*)-1-[(2*S*)-6-amino-2-[[(1*R*)-1-carboxy-3-phénylpropyl]amino]hexanoyl]pyrrole-2-carboxylique (isomère *R,S,S* du lisinopril),

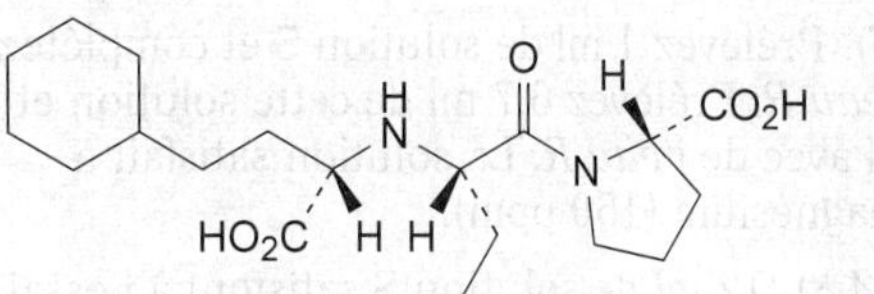

F. acide (2*S*)-1-[(2*S*)-6-amino-2-[[(1*S*)-1-carboxy-3-cyclohexylpropyl]amino]hexanoyl]pyrrole-2-carboxylique (analogue cyclohexylique).

01/2002:0228

LITHIUM (CARBONATE DE)

Lithii carbonas

Li_2CO_3 M_r 73,9

DÉFINITION

Le carbonate de lithium contient au minimum 98,5 pour cent et au maximum l'équivalent de 100,5 pour cent de Li_2CO_3.

CARACTÈRES

Poudre blanche, peu soluble dans l'eau, pratiquement insoluble dans l'alcool.

IDENTIFICATION

A. Le carbonate de lithium, humidifié avec de l'*acide chlorhydrique R*, colore en rouge une flamme non éclairante.

B. Dissolvez 0,2 g de carbonate de lithium dans 1 ml d'*acide chlorhydrique R*. Evaporez au bain-marie à siccité. Le résidu est soluble dans 3 ml d'*alcool R*.

C. Le carbonate de lithium donne la réaction des carbonates (*2.3.1*).

ESSAI

Solution S. Mettez en suspension 10,0 g de carbonate de lithium dans 30 ml d'*eau distillée R* et dissolvez-les par addition de 22 ml d'*acide nitrique R*. Ajoutez de la *solution diluée d'hydroxyde de sodium R* jusqu'à neutralisation de la solution, puis complétez à 100 ml avec de l'*eau distillée R*.

Aspect de la solution. La solution S est limpide (*2.2.1*) et incolore (*2.2.2, Procédé II*).

Chlorures (*2.4.4*). Prélevez 2,5 ml de solution S et complétez à 15 ml avec de l'*eau R*. La solution satisfait à l'essai limite des chlorures (200 ppm).

Sulfates (*2.4.13*). Mettez en suspension 1,25 g de carbonate de lithium dans 5 ml d'*eau distillée R* et dissolvez par addition de 5 ml d'*acide chlorhydrique R1*. Chauffez à ébullition pendant 2 min. Refroidissez, ajoutez de la *solution diluée d'hydroxyde de sodium R* jusqu'à neutralisation de la solution et complétez à 25 ml avec de l'*eau distillée R*. La solution satisfait à l'essai limite des sulfates (200 ppm).

Arsenic (*2.4.2*). 0,5 g de carbonate de lithium satisfait à l'essai limite A de l'arsenic (2 ppm).

Calcium (*2.4.3*). Prélevez 5 ml de solution S et complétez à 15 ml avec de l'*eau distillée R*. La solution satisfait à l'essai limite du calcium (200 ppm).

Fer (*2.4.9*). Prélevez 5 ml de solution S et complétez à 10 ml avec de l'*eau R*. La solution satisfait à l'essai limite du fer (20 ppm).

Magnésium (*2.4.6*). Prélevez 1 ml de solution S et complétez à 10 ml avec de l'*eau R*. Prélevez 6,7 ml de cette solution et complétez à 10 ml avec de l'*eau R*. La solution satisfait à l'essai limite du magnésium (150 ppm).

Métaux lourds (*2.4.8*). 12 ml de solution S satisfont à l'essai limite A des métaux lourds (20 ppm). Préparez le témoin avec la *solution à 2 ppm de plomb (Pb) R*.

Potassium. Déterminez la teneur en potassium par spectrométrie d'émission atomique (*2.2.22, Procédé I*).

Solution à examiner. Dissolvez 1,0 g de carbonate de lithium dans 10 ml d'*acide chlorhydrique R1* et complétez à 50,0 ml avec de l'*eau R*.

Solutions de référence. Préparez les solutions de référence à partir d'une solution de *chlorure de potassium R* contenant 500 µg de K par millilitre, diluée si nécessaire.

Mesurez l'intensité émise à 766,5 nm. Le carbonate de lithium ne contient pas plus de 300 ppm de K.

Sodium. Déterminez la teneur en sodium par spectrométrie d'émission atomique (*2.2.22, Procédé I*).

Solution à examiner. Dissolvez 1,0 g de carbonate de lithium dans 10 ml d'*acide chlorhydrique R1* et complétez à 50,0 ml avec de l'*eau R*.

Solutions de référence. Préparez des solutions de référence à partir d'une solution de *chlorure de sodium R* contenant 500 µg de Na par millilitre, diluée si nécessaire.

Mesurez l'intensité émise à 589 nm. Le carbonate de lithium ne contient pas plus de 300 ppm de Na.

DOSAGE

Dissolvez 0,500 g de carbonate de lithium dans 25,0 ml d'*acide chlorhydrique 1 M*. Titrez par l'*hydroxyde de sodium 1 M* en présence de *solution de méthylorange R*.

1 ml d'*acide chlorhydrique 1 M* correspond à 36,95 mg de Li_2CO_3.

01/2002:0621

LITHIUM (CITRATE DE)

Lithii citras

$C_6H_5Li_3O_7,4H_2O$ M_r 282,0

DÉFINITION

Le citrate de lithium contient au minimum 98,0 pour cent et au maximum l'équivalent de 102,0 pour cent de 2-hydroxypropane-1,2,3-tricarboxylate de trilithium, calculé par rapport à la substance anhydre.

CARACTÈRES

Poudre fine, cristalline, blanche ou sensiblement blanche, facilement soluble dans l'eau, peu soluble dans l'alcool.

IDENTIFICATION

A. Le citrate de lithium, humidifié avec de l'*acide chlorhydrique R*, colore en rouge une flamme non éclairante.

B. Prélevez 3 ml de solution S (voir Essai) et complétez à 10 ml avec de l'*eau R*. Ajoutez 3 ml de *solution de ferriperiodate de potassium R*. Il se forme un précipité blanc à blanc-jaune.

C. A 1 ml de solution S, ajoutez 4 ml d'*eau R*. La solution donne la réaction des citrates (*2.3.1*).

ESSAI

Solution S. Dissolvez 10,0 g de citrate de lithium dans de l'*eau exempte de dioxyde de carbone R* préparée à partir d'*eau distillée R* et complétez à 100 ml avec le même solvant.

Aspect de la solution. La solution S est limpide (*2.2.1*) et incolore (*2.2.2, Procédé II*).

Acidité ou alcalinité. A 10 ml de solution S, ajoutez 0,1 ml de *solution de phénolphtaléine R*. Le virage de l'indicateur ne nécessite pas plus de 0,2 ml d'*acide chlorhydrique 0,1 M* ou d'*hydroxyde de sodium 0,1 M*.

Substances facilement carbonisables. A 0,20 g de citrate de lithium pulvérisé, ajoutez 10 ml d'*acide sulfurique R*. Chauffez au bain-marie à 90 ± 1 °C pendant 60 min. Refroidissez rapidement. La solution n'est pas plus fortement colorée que la solution témoin J_2 ou JV_2 (*2.2.2, Procédé II*).

Chlorures (*2.4.4*). Prélevez 5 ml de solution S et complétez à 15 ml avec de l'*eau R*. La solution satisfait à l'essai limite des chlorures (100 ppm).

Oxalates. Dissolvez 0,50 g de citrate de lithium dans 4 ml d'*eau R*, puis ajoutez 3 ml d'*acide chlorhydrique R* et 1 g de *zinc R* en grenailles. Chauffez au bain-marie pendant 1 min. Laissez reposer pendant 2 min. Transvasez le liquide dans un tube à essai contenant 0,25 ml d'une solution de *chlorhydrate de phénylhydrazine R* à 10 g/l, puis chauffez à ébullition. Refroidissez rapidement, transvasez dans une éprouvette graduée, puis ajoutez un volume égal d'*acide chlorhydrique R* et 0,25 ml de *solution de ferricyanure de potassium R*. Agitez, puis laissez reposer pendant 30 min. La solution n'est pas plus fortement colorée en rose qu'une solution témoin préparée simultanément dans les mêmes conditions avec 4 ml d'une solution d'*acide oxalique R* à 0,05 g/l (300 ppm, calculé en ion oxalate anhydre).

Sulfates (*2.4.13*). A 3 ml de solution S, ajoutez 2 ml d'*acide chlorhydrique R1* et complétez à 17 ml avec de l'*eau distillée R*. La solution satisfait à l'essai limite des sulfates (500 ppm). Préparez le témoin avec 15 ml d'un mélange de 2 ml d'*acide chlorhydrique R1* et de 15 ml de *solution à 10 ppm de sulfate (SO_4) R* et comparez l'opalescence après 15 min.

Métaux lourds (*2.4.8*). 12 ml de solutions S satisfont à l'essai limite A des métaux lourds (10 ppm). Préparez le témoin avec la *solution à 1 ppm de plomb (Pb) R*.

Teneur en eau (*2.5.12*). Déterminée par semi-microdosage sur 0,100 g de citrate de lithium, la teneur en eau est de 24,0 pour cent à 27,0 pour cent. Après avoir introduit la substance dans l'appareil, agitez pendant 15 min, puis titrez. Effectuez un essai à blanc.

DOSAGE

Dissolvez 80,0 mg de citrate de lithium dans 50 ml d'*acide acétique anhydre R*, en chauffant à 50 °C environ. Laissez refroidir. Titrez par l'*acide perchlorique 0,1 M* en présence de 0,25 ml de *solution de naphtolbenzéine R* jusqu'à virage du jaune au vert.

1 ml d'*acide perchlorique 0,1 M* correspond à 7,00 mg de $C_6H_5Li_3O_7$.

CONSERVATION

En récipient étanche.

Monographies L - P

01/2002:1233

LIVÈCHE (RACINE DE)

Levistici radix

DÉFINITION

La racine de livèche est constituée par le rhizome et la racine séchés, entiers ou coupés de *Levisticum officinale* Koch. La drogue entière contient au minimum 4,0 ml/kg d'huile essentielle et la drogue coupée contient au minimum 3,0 ml/kg d'huile essentielle, calculé par rapport à la drogue anhydre.

CARACTÈRES

La racine de livèche présente les caractères macroscopiques et microscopiques décrits dans les identifications A et B.

IDENTIFICATION

A. Le rhizome et les grosses racines sont souvent fendus longitudinalement. Le rhizome est court, atteignant jusqu'à 5 cm de diamètre, brun-gris clair à brun-jaune, simple ou comportant plusieurs protubérances ; les racines, peu ramifiées, ont la même couleur que le rhizome ; leur épaisseur atteint habituellement 1,5 cm et leur longueur 25 cm environ ; la cassure est généralement nette et montre une écorce très large, blanc-jaune et un bois étroit, jaune-brun.

B. Réduisez la racine de livèche en poudre (355). La poudre est jaune brunâtre. Examinez au microscope en utilisant de la *solution d'hydrate de chloral R*. La poudre présente des cellules du suber à contenu brun qui, vues de dessus, ont une forme polygonale ou arrondie ; un parenchyme abondant composé de cellules arrondies et à paroi fine pour la plupart, mais dont certaines ont une paroi plus épaisse ; des groupes de petits vaisseaux réticulés entourés de parenchyme non lignifié à cellules de petite taille ; des fragments de vaisseaux réticulés plus grands, de diamètre pouvant atteindre 125 µm ; des fragments de canaux sécréteurs de largeur pouvant atteindre 180 µm. Examinez au microscope en utilisant une solution de *glycérol R* à 50 pour cent *V/V*. La poudre présente des grains d'amidon simples, de forme arrondie à ovoïde et mesurant 12 µm environ, et de nombreux grains composés de plus grande taille comportant souvent plusieurs éléments.

C. Examinez les chromatogrammes obtenus avec la solution témoin dans l'essai de la racine d'angélique en lumière ultraviolette à 254 nm et repérez la bande d'atténuation de fluorescence (eugénol). Examinez ensuite en lumière ultraviolette à 365 nm. Le chromatogramme obtenu avec la solution à examiner présente une bande principale de fluorescence intense bleu pâle à bleu-vert. Celle-ci se trouve légèrement au-dessous de la bande correspondant à l'eugénol dans le chromatogramme obtenu avec la solution témoin. 1 à 2 bandes plus petites, de même fluorescence, sont présentes immédiatement au-dessous de la bande principale. Dans la partie inférieure du chromatogramme obtenu avec la solution à examiner, d'autres bandes, de fluorescence moins importante, sont visibles.

ESSAI

Racine d'angélique. Opérez par chromatographie sur couche mince (*2.2.27*) en utilisant une plaque recouverte d'un gel de silice approprié contenant un indicateur de fluorescence dont l'intensité est optimale à 254 nm.

Solution à examiner. Agitez 2 g de racine de livèche fraîchement pulvérisée (500) avec 10 ml d'un mélange à volumes égaux de *chlorure de méthylène R* et de *méthanol R* pendant 10 min, puis filtrez.

Solution témoin. Dissolvez 50 mg d'*eugénol R* dans un mélange à volumes égaux de *chlorure de méthylène R* et de *méthanol R*. Complétez à 10,0 ml avec le même mélange de solvants.

Déposez sur la plaque, en bandes, 10 µl de chaque solution. Développez sur un parcours de 10 cm avec un mélange à volumes égaux de *chlorure de méthylène R* et de *toluène R*. Laissez séchez la plaque à l'air et développez à nouveau sur un parcours de 10 cm avec la même phase mobile. Laissez sécher la plaque à l'air. Examinez le chromatogramme obtenu avec la solution à examiner en lumière ultraviolette à 365 nm. Il ne présente pas de bande de fluorescence bleu intense ou violet-bleu dans son tiers inférieur.

Eléments étrangers (*2.8.2*). Déterminé sur 50 g de racine de livèche, le taux des éléments étrangers n'est pas supérieur à 3 pour cent.

Cendres totales (*2.4.16*). Le taux des cendres totales n'est pas supérieur à 8,0 pour cent.

Cendres insolubles dans l'acide chlorhydrique (*2.8.1*). Le taux des cendres insolubles dans l'acide chlorhydrique n'est pas supérieur à 2,0 pour cent.

Teneur en eau (*2.2.13*). Déterminée par entraînement sur 25,00 g de racine de livèche, la teneur en eau n'est pas supérieure à 120 ml/kg.

DOSAGE

Effectuez la détermination des huiles essentielles dans les drogues végétales (*2.8.12*). Utilisez 40,0 g de drogue pulvérisée (500) immédiatement avant le dosage, un ballon de 2 litres, 10 gouttes de *paraffine liquide R* et 500 ml *d'eau R* comme liquide d'entraînement. Introduisez 0,50 ml de *xylène R* dans le tube gradué. Distillez à un débit de 2 ml/min à 3 ml/min pendant 4 h.

CONSERVATION

A l'abri de la lumière.

01/2002:1988

LOBÉLINE (CHLORHYDRATE DE)

Lobelini hydrochloridum

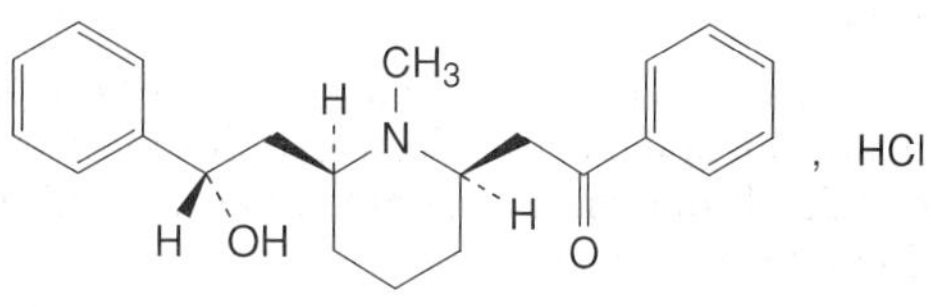

$C_{22}H_{28}ClNO_2$ M_r 373,9

DÉFINITION

Chlorhydrate de 2-[(2*R*,6*S*)-6-[(2*S*)-2-hydroxy-2-phényléthyl]-1-méthylpipéridin-2-yl]-1-phényléthanone.

Teneur : 99,0 pour cent à 101,0 pour cent (substance desséchée).

CARACTÈRES

Aspect : poudre microcristalline blanche.

Solubilité : assez soluble dans l'eau, facilement soluble dans l'alcool, soluble dans le chlorure de méthylène.

IDENTIFICATION

Première identification : A, B.

Seconde identification : B, C.

A. Spectrophotométrie d'absorption dans l'infrarouge (*2.2.24*).

Comparaison : *chlorhydrate de lobéline SCR*.

B. La solution S (voir Essai) donne la réaction (a) des chlorures (*2.3.1*).

C. Examinez les chromatogrammes obtenus dans l'essai des alcaloïdes étrangers.

Résultats : la tache principale du chromatogramme obtenu avec la solution à examiner (b) est semblable quant à sa position et ses dimensions à la tache principale du chromatogramme obtenu avec la solution témoin (b).

ESSAI

Solution S. Dissolvez 0,250 g de chlorhydrate de lobéline dans de l'*eau exempte de dioxyde de carbone R* préparée à partir d'*eau distillée R* et complétez à 25,0 ml avec le même solvant.

Aspect de la solution. La solution S est limpide (*2.2.1*) et incolore (*2.2.2, Procédé II*).

pH (*2.2.3*) : 4,6 à 6,4 pour la solution S.

Pouvoir rotatoire spécifique (*2.2.7*) : – 55 à – 59 (substance desséchée), déterminé avec la solution S.

Alcaloïdes étrangers. Chromatographie sur couche mince (*2.2.27*).

Solution à examiner (a). Dissolvez 0,10 g de chlorhydrate de lobéline dans du *méthanol R* et complétez à 5,0 ml avec le même solvant.

Solution à examiner (b). Prélevez 1 ml de solution à examiner (a) et complétez à 10 ml avec du *méthanol R*.

Solution témoin (a). Prélevez 0,1 ml de solution à examiner (a) et complétez à 10 ml avec du *méthanol R*.

Solution témoin (b). Dissolvez 10 mg de *chlorhydrate de lobéline SCR* dans du *méthanol R* et complétez à 5 ml avec le même solvant.

Plaque : *plaque au gel de silice GF pour CCM R*.

Phase mobile : *diéthylamine R, cyclohexane R* (10:90 *V/V*).

Dépôt : 10 µl.

Développement : sur les 2/3 de la plaque.

Séchage : à 120 °C.

Détection : examinez en lumière ultraviolette à 254 nm.

Limites : dans le chromatogramme obtenu avec la solution à examiner (a) :

– *toute impureté* : s'il apparaît d'autres taches que la tache principale, aucune d'entre elles n'est plus intense que la tache du chromatogramme obtenu avec la solution témoin (a) (1 pour cent).

Substances apparentées. Chromatographie liquide (*2.2.29*).

Solution à examiner. Dissolvez 10,0 mg de chlorhydrate de lobéline dans la phase mobile et complétez à 100,0 ml avec la phase mobile.

Solution témoin (a). Prélevez 1,0 ml de solution à examiner et complétez à 100,0 ml avec la phase mobile. Prélevez 1,0 ml de cette solution et complétez à 10,0 ml avec la phase mobile.

Solution témoin (b). Dissolvez 10 mg de *phénytoïne SCR* dans la phase mobile et complétez à 100,0 ml avec la phase mobile. A 1 ml de solution ajoutez 1 ml de solution à examiner et complétez à 25 ml avec la phase mobile.

Colonne :

– *dimensions* : *l* = 0,25 m, Ø = 4 mm,

– *phase stationnaire* : *gel de silice octylsilylé postgreffé pour chromatographie R* à particules sphériques (5 µm).

Phase mobile : dissolvez 1,0 g de *méthanesulfonate de sodium R* et 2,50 g de *phosphate disodique dihydraté R* dans un mélange de 3 volumes d'une solution d'*acide phosphorique R* à 6,7 pour cent *V/V*, de 29 volumes d'*acétonitrile R* et de 70 volumes d'*eau R*, puis complétez à 1000 ml avec le même mélange de solvants.

Débit : 1,5 ml/min.

Détection : spectrophotomètre à 210 nm.

Injection : 10 µl.

Enregistrement : 2 fois le temps de rétention de la lobéline qui est d'environ 17 min.

Conformité du système : solution témoin (b) :

– *résolution* : au minimum 4,0 entre les pics dus à la phénytoïne et à la lobéline.

Limites :

– *toute impureté* : au maximum la surface du pic principal du chromatogramme obtenu avec la solution témoin (a) (0,1 pour cent),

– *total* : au maximum 2 fois la surface du pic principal du chromatogramme obtenu avec la solution témoin (a) (0,2 pour cent),

– *limite d'exclusion* : 0,5 fois la surface du pic principal du chromatogramme obtenu avec la solution témoin (a) (0,05 pour cent).

Sulfates (*2.4.13*) : au maximum 0,1 pour cent.

15 ml de solution S satisfont à l'essai limite des sulfates.

Perte à la dessiccation (*2.2.32*) : au maximum 1,0 pour cent, déterminé sous vide sur 1,000 g de chlorhydrate de lobéline.

Cendres sulfuriques (*2.4.14*) : au maximum 0,1 pour cent, déterminé sur le résidu obtenu dans l'essai de perte à la dessiccation.

DOSAGE

Dissolvez 0,300 g de chlorhydrate de lobéline dans 50 ml d'*alcool R*. Ajoutez 5 ml d'*acide chlorhydrique 0,01 M*. Titrez par l'*hydroxyde de sodium 0,1 M* et tracez la courbe potentiométrique (*2.2.20*). Mesurez le volume d'*hydroxyde de sodium 0,1 M* utilisé entre les 2 points d'inflexion.

1 ml d'*hydroxyde de sodium 0,1 M* correspond à 37,39 mg de $C_{22}H_{28}ClNO_2$.

CONSERVATION

A l'abri de la lumière.

IMPURETÉS

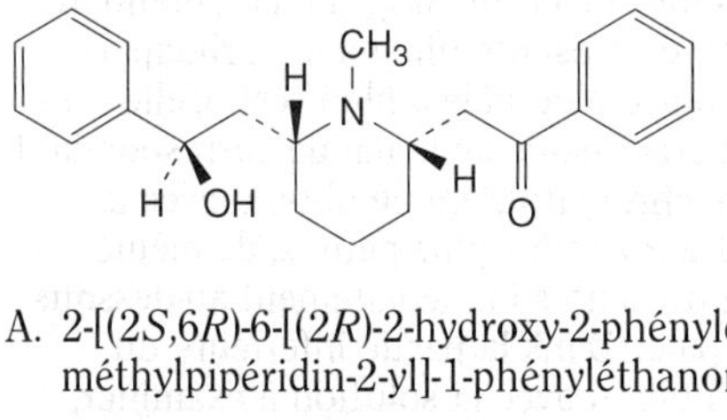

A. 2-[(2*S*,6*R*)-6-[(2*R*)-2-hydroxy-2-phényléthyl]-1-méthylpipéridin-2-yl]-1-phényléthanone ((+)-lobéline),

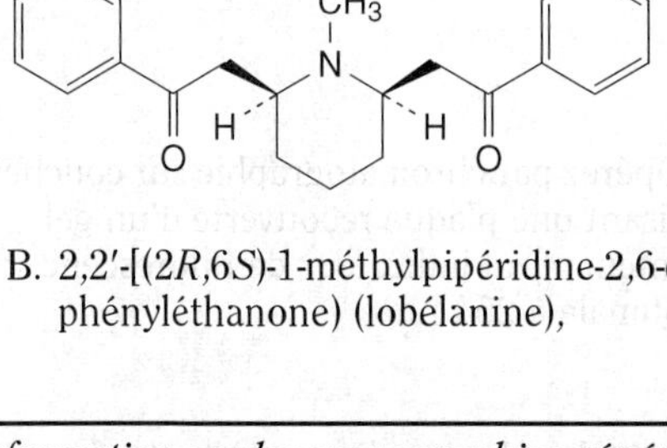

B. 2,2'-[(2*R*,6*S*)-1-méthylpipéridine-2,6-diyl]bis(1-phényléthanone) (lobélanine),

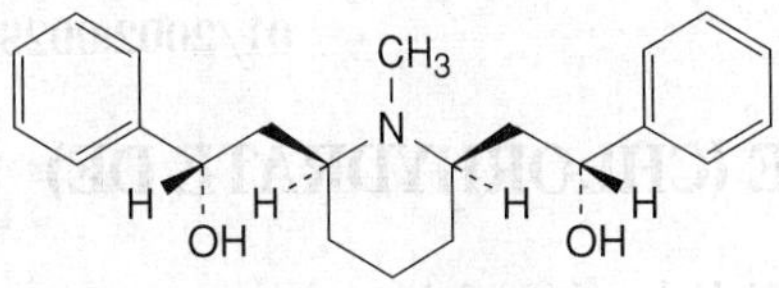

C. *méso*-(1*R*,1′*S*)-2,2′-[(2*R*,6*S*)-1-méthylpipéridine-2,6-diyl]bis(1-phényléthanol) (lobélanidine),

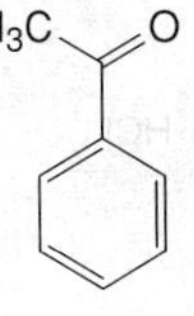

D. acétophénone.

01/2002:0928

LOMUSTINE

Lomustinum

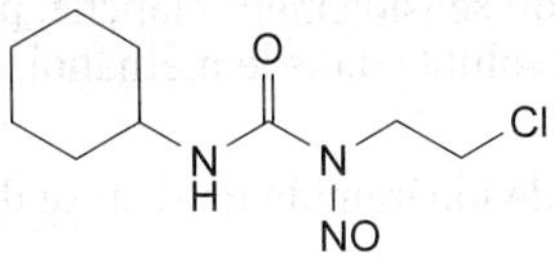

$C_9H_{16}ClN_3O_2$ *M*, 233,7

DÉFINITION

La lomustine contient au minimum 98,5 pour cent et au maximum l'équivalent de 100,5 pour cent de 1-(2-chloroéthyl)-3-cyclohexyl-1-nitrosourée, calculé par rapport à la substance desséchée.

CARACTÈRES

Poudre cristalline, jaune, pratiquement insoluble dans l'eau, facilement soluble dans l'acétone et dans le chlorure de méthylène, soluble dans l'alcool.

Effectuez les essais à l'abri de la lumière et préparez toutes les solutions immédiatement avant l'emploi.

IDENTIFICATION

Première identification : C.

Seconde identification : A, B, D, E.

A. Le point de fusion (*2.2.14*) de la lomustine est de 89 °C à 91 °C.

B. Dissolvez 50,0 mg de lomustine dans de l'*alcool R* et complétez à 50,0 ml avec le même solvant. Prélevez 2,0 ml de solution et complétez à 100,0 ml avec de l'*alcool R*. Examinée de 220 nm à 350 nm (*2.2.25*), la solution présente un maximum d'absorption à 230 nm. L'absorbance spécifique au maximum est de 250 à 270.

C. Examinez la lomustine par spectrophotométrie d'absorption dans l'infrarouge (*2.2.24*), en comparant avec le spectre obtenu avec la *lomustine SCR*. Examinez les substances sous forme de pastilles.

D. Examinez les chromatogrammes obtenus dans l'essai des substances apparentées. La tache principale du chromatogramme obtenu avec la solution à examiner (b) est semblable quant à sa position, sa coloration et ses dimensions à la tache principale du chromatogramme obtenu avec la solution témoin (a).

E. Dissolvez 25 mg environ de lomustine dans 1 ml de *méthanol R*, ajoutez 0,1 ml de *solution diluée d'hydroxyde de sodium R* et 2 ml d'*eau R*. Acidifiez en ajoutant goutte à goutte de l'*acide nitrique dilué R*. Filtrez. Le filtrat donne la réaction (a) des chlorures (*2.3.1*).

ESSAI

Substances apparentées.

A. Opérez par chromatographie sur couche mince (*2.2.27*) en utilisant une plaque recouverte de *gel de silice G R*.

Solution à examiner (a). Dissolvez 0,25 g de lomustine dans du *méthanol R* et complétez à 10 ml avec le même solvant.

Solution à examiner (b). Prélevez 1 ml de solution à examiner (a) et complétez à 25 ml avec du *méthanol R*.

Solution témoin (a). Dissolvez 10 mg de *lomustine SCR* dans du *méthanol R* et complétez à 10 ml avec le même solvant.

Solution témoin (b). Prélevez 1 ml de solution à examiner (b) et complétez à 10 ml avec du *méthanol R*.

Solution témoin (c). Prélevez 1 ml de solution à examiner (b) et complétez à 20 ml avec du *méthanol R*.

Solution témoin (d). Dissolvez 10 mg de *lomustine SCR* et 10 mg de *dicyclohexylurée R* dans du *méthanol R* et complétez à 10 ml avec le même solvant.

Déposez séparément sur la plaque 5 µl de chaque solution. Développez sur un parcours de 15 cm avec un mélange de 20 volumes d'*acide acétique glacial R* et de 80 volumes de *toluène R*. Séchez la plaque à l'étuve à 110 °C pendant 1 h. Déposez au fond d'une chambre à chromatographie un vase à précipiter contenant un mélange de 1 volume d'*acide chlorhydrique R1*, de 1 volume d'*eau R* et de 2 volumes d'une solution de *permanganate de potassium R* à 15 g/l. Fermez la chambre et laissez reposer pendant 15 min. Introduisez la plaque desséchée dans la chambre et fermez celle-ci. Laissez la plaque en contact avec les vapeurs de chlore pendant 5 min. Retirez la plaque et exposez-la à un courant d'air froid jusqu'à ce que l'excès de réactif soit éliminé et qu'un échantillon de la couche de gel de silice située en-dessous des points d'application, ne soit plus coloré en bleu par addition d'une goutte de *solution amidonnée d'iodure de potassium R*. Pulvérisez de la *solution amidonnée d'iodure de potassium R*. S'il apparaît d'autres taches que la tache principale dans le chromatogramme obtenu avec la solution à examiner (a), aucune d'entre elles n'est plus intense que la tache du chromatogramme obtenu avec la solution témoin (b) (0,4 pour cent) et une seule d'entre elles peut être plus intense que la tache du chromatogramme obtenu avec la solution témoin (c) (0,2 pour cent). L'essai n'est valable que si le chromatogramme obtenu avec la solution témoin (d) présente 2 taches principales nettement séparées.

B. Opérez par chromatographie liquide (*2.2.29*).

Solution à examiner. Dissolvez 0,25 g de lomustine dans du *méthanol R* et complétez à 10,0 ml avec le même solvant.

Solution témoin. Prélevez 1,0 ml de solution à examiner et complétez à 100,0 ml avec du *méthanol R*.

La chromatographie peut être réalisée en utilisant :

– une colonne d'acier inoxydable, d'une longueur de 0,25 m et d'un diamètre intérieur de 4 mm, remplie de *gel de silice octadécylsilylé pour chromatographie R* (5 µm à 10 µm),
– comme phase mobile, à un débit de 2 ml/min, un mélange de 50 volumes d'*eau R* et de 50 volumes de *méthanol R*,
– comme détecteur, un spectrophotomètre réglé à 230 nm,
– un injecteur à boucle.

Injectez 20 µl de solution témoin. Ajustez la sensibilité du système de façon que la hauteur du pic principal du chromatogramme obtenu avec la solution témoin représente au moins 50 pour cent de l'échelle totale de l'enregistreur. Injectez séparément 20 µl de chaque solution. S'il apparaît, dans le chromatogramme obtenu avec la solution à examiner, d'autres pics que le pic principal, la somme de leur surface n'est pas supérieure à celle du pic principal du chromatogramme obtenu avec la solution témoin (1 pour cent). Ne tenez pas compte d'un pic dû au solvant ni des pics dont la surface est inférieure à 0,05 fois la surface du pic principal du chromatogramme obtenu avec la solution témoin.

Chlorures (*2.4.4*). Dissolvez 0,24 g de lomustine dans 4 ml de *méthanol R* et ajoutez 20 ml d'*eau R*. Laissez reposer pendant 20 min et filtrez. A 10 ml du filtrat, ajoutez 5 ml de *méthanol R*. La solution satisfait à l'essai limite des chlorures (500 ppm). Préparez le témoin en remplaçant les 5 ml d'*eau R* par 5 ml de *méthanol R*.

Perte à la dessiccation (*2.2.32*). Déterminée dans un dessiccateur sur du *pentoxyde de diphosphore R* sous une pression ne dépassant pas 0,7 kPa pendant 24 h sur 1,000 g de lomustine, la perte à la dessiccation n'est pas supérieure à 1,0 pour cent.

DOSAGE

Dissolvez 0,200 g de lomustine dans 3 ml environ d'*alcool R* et ajoutez 20 ml d'une solution d'*hydroxyde de potassium R* à 200 g/l. Chauffez à reflux pendant 2 h. Ajoutez 75 ml d'*eau R* et 4 ml d'*acide nitrique R*. Refroidissez et titrez par le *nitrate d'argent 0,1 M*. Déterminez le point de fin de titrage par potentiométrie (*2.2.20*). Effectuez un titrage à blanc.

1 ml de *nitrate d'argent 0,1 M* correspond à 23,37 mg de $C_9H_{16}ClN_3O_2$.

CONSERVATION

A l'abri de la lumière.

IMPURETÉS

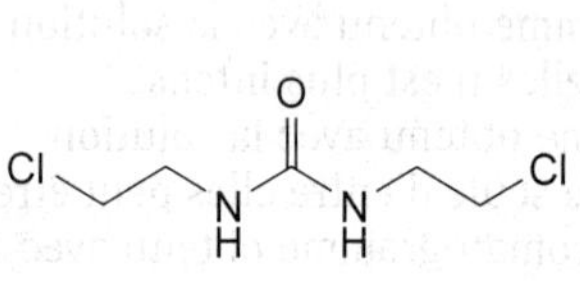

A. 1,3-bis(2-chloroéthyl)urée,

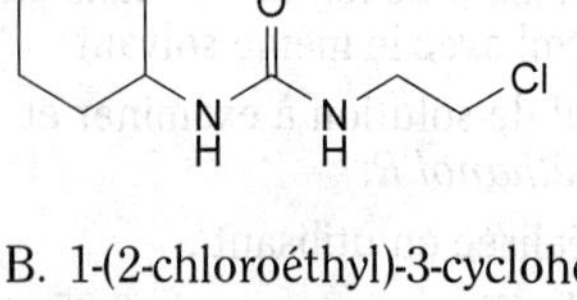

B. 1-(2-chloroéthyl)-3-cyclohexylurée,

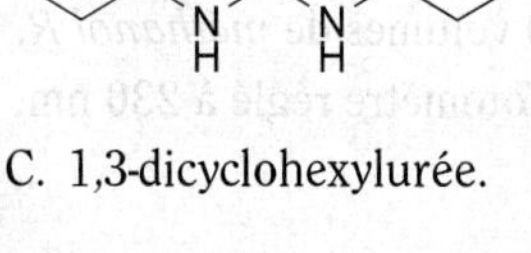

C. 1,3-dicyclohexylurée.

01/2002:0929

LOPÉRAMIDE (CHLORHYDRATE DE)

Loperamidi hydrochloridum

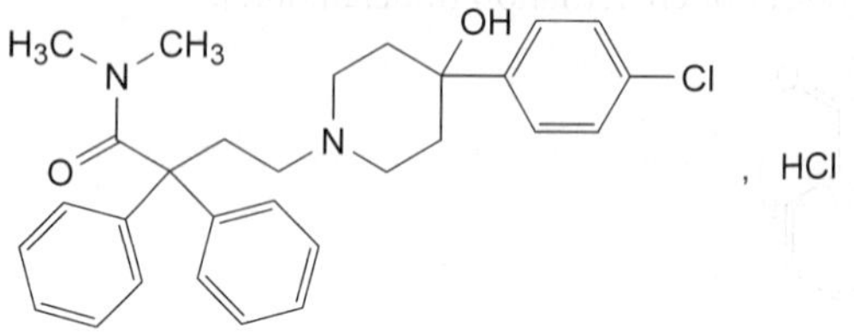

$C_{29}H_{34}Cl_2N_2O_2$ M_r 513,5

DÉFINITION

Le chlorhydrate de lopéramide contient au minimum 99,0 pour cent et au maximum l'équivalent de 101,0 pour cent de chlorhydrate de 4-[4-(4-chlorophényl)-4-hydroxypipéridin-1-yl]-*N,N*-diméthyl-2,2-diphénylbutanamide, calculé par rapport à la substance desséchée.

CARACTÈRES

Poudre blanche ou sensiblement blanche, peu soluble dans l'eau, facilement soluble dans le méthanol, soluble dans l'alcool.

Le chlorhydrate de lopéramide fond en se décomposant vers 225 °C.

IDENTIFICATION

Première identification : A, C.

Seconde identification : B, C.

A. Examinez le chlorhydrate de lopéramide par spectrophotométrie d'absorption dans l'infrarouge (*2.2.24*), en comparant avec le spectre obtenu avec le *chlorhydrate de lopéramide SCR*. Examinez les substances sous forme de pastilles.

B. Opérez par chromatographie sur couche mince (*2.2.27*) en utilisant une plaque recouverte d'un gel de silice octadécylsilylé approprié.

   Solution à examiner. Dissolvez 30 mg de chlorhydrate de lopéramide dans la phase mobile et complétez à 5 ml avec la phase mobile.

   Solution témoin (a). Dissolvez 30 mg de *chlorhydrate de lopéramide SCR* dans la phase mobile et complétez à 5 ml avec la phase mobile.

   Solution témoin (b). Dissolvez 30 mg de *chlorhydrate de lopéramide SCR* et 30 mg de *kétoconazole SCR* dans la phase mobile et complétez à 5 ml avec la phase mobile.

   Déposez sur la plaque 5 µl de chaque solution. Développez sur un parcours de 12 cm avec un mélange de 20 volumes de *solution d'acétate d'ammonium R*, de 40 volumes de *dioxane R* et de 40 volumes de *méthanol R*. Séchez la plaque dans un courant d'air pendant 15 min et exposez-la aux vapeurs d'iode jusqu'à apparition des taches. Examinez à la lumière du jour. La tache principale du chromatogramme obtenu avec la solution à examiner est semblable quant à sa position, sa coloration et ses dimensions à la tache principale du chromatogramme obtenu avec la solution témoin (a). L'identification n'est valable que si le chromatogramme obtenu avec la solution témoin (b) présente 2 taches nettement séparées.

C. Dissolvez 50 mg de chlorhydrate de lopéramide dans un mélange de 0,4 ml d'*ammoniaque R* et de 2 ml d'*eau R*. Mélangez, laissez reposer pendant 5 min et filtrez. Acidifiez le filtrat par de l'*acide nitrique dilué R*. La solution donne la réaction (a) des chlorures (*2.3.1*).

ESSAI

Aspect de la solution. Dissolvez 1,0 g de chlorhydrate de lopéramide dans du *méthanol R* et complétez à 10 ml avec le même solvant. La solution est limpide (*2.2.1*) et n'est pas plus fortement colorée que la solution témoin JB_7 (*2.2.2, Procédé II*).

Substances apparentées. Opérez par chromatographie liquide (*2.2.29*).

Solution à examiner. Dissolvez 0,10 g de chlorhydrate de lopéramide dans du *méthanol R* et complétez à 10,0 ml avec le même solvant.

Solution témoin (a). Dissolvez 2,5 mg de *chlorhydrate de lopéramide SCR* et 2,5 mg d'*halopéridol SCR* dans du *méthanol R* et complétez à 100,0 ml avec le même solvant.

Solution témoin (b). Prélevez 1,0 ml de solution à examiner et complétez à 100,0 ml avec du *méthanol R*. Prélevez 5,0 ml de solution et complétez à 20,0 ml avec du *méthanol R*.

La chromatographie peut être réalisée en utilisant :

- une colonne d'acier inoxydable, d'une longueur de 0,10 m et d'un diamètre intérieur de 4,6 mm, remplie de *gel de silice octadécylsilylé pour chromatographie R* (3 µm),
- comme phase mobile, à un débit de 2 ml/min, un mélange de 1 volume d'*acétonitrile R* et de 9 volumes de solution d'*hydrogénosulfate de tétrabutylammonium R* à 17 g/l passant, par élution à gradient linéaire en 10 min, à un mélange de 7 volumes d'*acétonitrile R* et de 3 volumes de solution d'*hydrogénosulfate de tétrabutylammonium R* à 17 g/l. Eluez ensuite pendant 5 min avec le mélange final,
- comme détecteur, un spectrophotomètre réglé à 220 nm.

Equilibrez la colonne pendant 30 min au moins avec de l'*acétonitrile R* et équilibrez ensuite avec la composition de l'éluant initial pendant 5 min au moins.

Ajustez la sensibilité du détecteur de façon que la hauteur du pic principal du chromatogramme obtenu avec la solution témoin (b) représente 70 pour cent à 90 pour cent de l'échelle totale de l'enregistreur.

Injectez 10 µl de solution témoin (a). Lorsque les chromatogrammes sont enregistrés dans les conditions prescrites, les temps de rétention sont de 3 min environ pour l'halopéridol et de 4,5 min environ pour le chlorhydrate de lopéramide. L'essai n'est valable que si la résolution entre les pics correspondant respectivement à l'halopéridol et au chlorhydrate de lopéramide n'est pas inférieure à 8,0. Si nécessaire, ajustez la concentration finale de l'acétonitrile dans la phase mobile ou modifiez les conditions du gradient linéaire.

Injectez séparément 10 µl de *méthanol R* comme blanc, 10 µl de solution à examiner et 10 µl de solution témoin (b).

S'il apparaît d'autres pics que le pic principal dans le chromatogramme obtenu avec la solution à examiner, la surface d'aucun d'entre eux n'est supérieure à celle du pic principal dans le chromatogramme obtenu avec la solution témoin (b) (0,25 pour cent). La somme de la surface de tous les pics, à l'exception du pic principal, dans le chromatogramme obtenu avec la solution à examiner, n'est pas supérieure à 2 fois la surface du pic principal dans le chromatogramme obtenu avec la solution témoin (b) (0,5 pour cent).

Ne tenez pas compte d'un pic dû au méthanol ni de pics dont la surface est inférieure à 0,2 fois la surface du pic principal dans le chromatogramme obtenu avec la solution témoin (b).

Perte à la dessiccation (*2.2.32*). Déterminée à l'étuve à 100-105 °C sur 1,000 g de chlorhydrate de lopéramide, la perte à la dessiccation n'est pas supérieure à 0,5 pour cent.

Cendres sulfuriques (*2.4.14*). Déterminé sur 1,0 g de chlorhydrate de lopéramide, le taux des cendres sulfuriques n'est pas supérieur à 0,1 pour cent.

DOSAGE

Dissolvez 0,400 g de chlorhydrate de lopéramide dans un mélange de 5,0 ml d'*acide chlorhydrique 0,01 M* et de 50 ml d'*alcool R*. Titrez par l'*hydroxyde de sodium 0,1 M* et tracez la courbe potentiométrique (*2.2.20*). Mesurez le volume d'*hydroxyde de sodium 0,1 M* utilisé entre les 2 points d'inflexion.

1 ml d'*hydroxyde de sodium 0,1 M* correspond à 51,35 mg de $C_{29}H_{34}Cl_2N_2O_2$.

CONSERVATION

A l'abri de la lumière.

IMPURETÉS

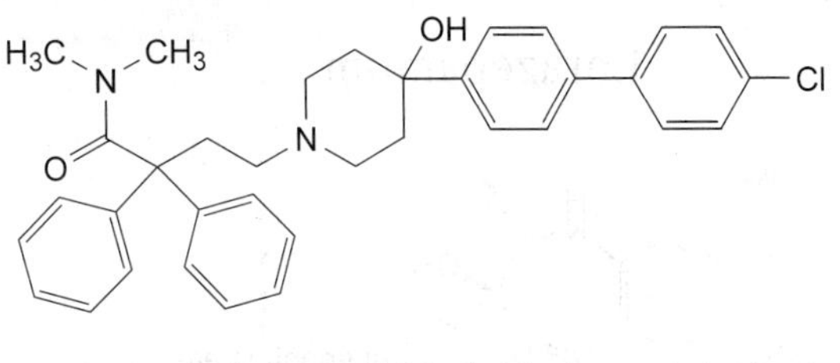

A. 4-[4-(4′-chlorobiphényl-4-yl)-4-hydroxypipéridin-1-yl]-*N*,*N*-diméthyl-2,2-diphénylbutanamide,

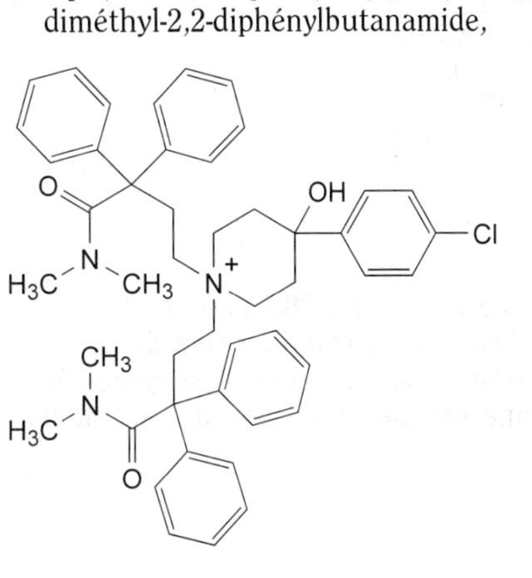

B. 4-(4-chlorophényl)-1,1-bis[4-(diméthylamino)-4-oxo-3,3-diphénylbutyl]-4-hydroxypipéridinium,

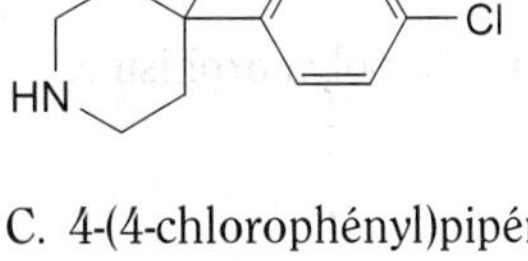

C. 4-(4-chlorophényl)pipéridin-4-ol,

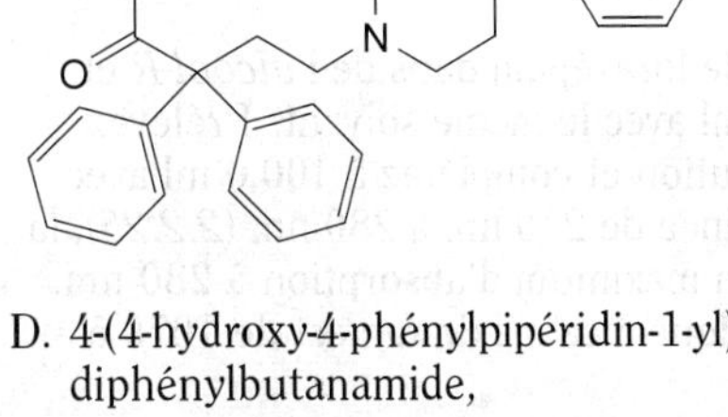

D. 4-(4-hydroxy-4-phénylpipéridin-1-yl)-*N*,*N*-diméthyl-2,2-diphénylbutanamide,

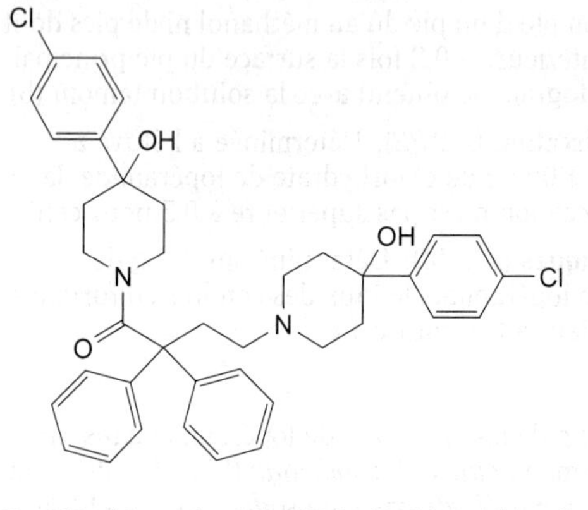

E. 4-(4-chlorophényl)-1-[4-[4-(4-chlorophényl)-4-hydroxypipéridin-1-yl]-2,2-diphénylbutanoyl]pipéridin-4-ol.

01/2002:1121

LORAZÉPAM

Lorazepamum

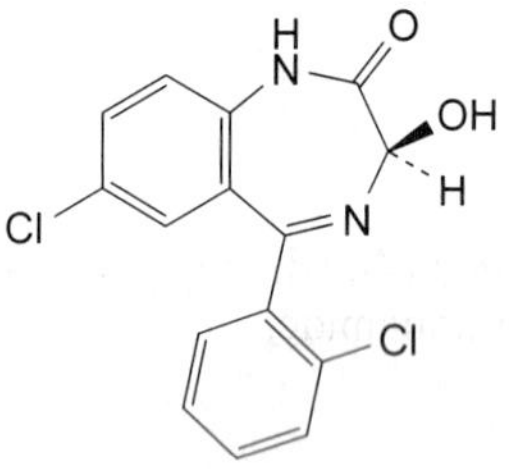

et énantiomère

$C_{15}H_{10}Cl_2N_2O_2$ M_r 321,2

DÉFINITION

Le lorazépam contient au minimum 98,5 pour cent et au maximum l'équivalent de 102,0 pour cent de (*RS*)-7-chloro-5-(2-chlorophényl)-3-hydroxy-1,3-dihydro-2*H*-1,4-benzodiazépin-2-one, calculé par rapport à la substance desséchée.

CARACTÈRES

Poudre cristalline, blanche ou sensiblement blanche, pratiquement insoluble dans l'eau, assez soluble dans l'alcool, assez soluble à peu soluble dans le chlorure de méthylène.

Le lorazépam présente le phénomène du polymorphisme.

IDENTIFICATION

Première identification : B.

Seconde identification : A, C.

A. Dissolvez 10,0 mg de lorazépam dans de l'*alcool R* et complétez à 100,0 ml avec le même solvant. Prélevez 10,0 ml de cette solution et complétez à 100,0 ml avec de l'*alcool R*. Examinée de 210 nm à 280 nm (*2.2.25*), la solution présente un maximum d'absorption à 230 nm. L'absorbance spécifique à ce maximum est de 1070 à 1170.

B. Examinez le lorazépam par spectrophotométrie d'absorption dans l'infrarouge (*2.2.24*) de 600 cm^{-1} à 2000 cm^{-1}, en comparant avec le spectre obtenu avec le *lorazépam SCR*. Examinez les substances sous forme de pastilles à base de *bromure de potassium R*.

C. Examinez les chromatogrammes obtenus dans l'essai des substances apparentées. La tache principale du chromatogramme obtenu avec la solution à examiner (b) est semblable quant à sa position et ses dimensions à la tache du chromatogramme obtenu avec la solution témoin (a). L'identification n'est valable que si le chromatogramme obtenu avec la solution témoin (d) présente 2 taches nettement séparées.

ESSAI

Substances apparentées. Examinez par chromatographie sur couche mince (*2.2.27*) en utilisant une *plaque au gel de silice* F_{254} *pour CCM R*. Placez la plaque dans une cuve à chromatographie contenant du *méthanol R* et laissez le solvant migrer sur une distance de 17 cm. Laissez sécher la plaque à l'air, puis chauffez-la à 100-105 °C pendant 1 h.

Solution à examiner (a). Dissolvez 0,200 g de lorazépam dans de l'*acétone R* et complétez à 10 ml avec le même solvant.

Solution à examiner (b). Prélevez 2 ml de solution à examiner (a) et complétez à 50 ml avec de l'*acétone R*.

Solution témoin (a). Dissolvez 20 mg de *lorazépam SCR* dans de l'*acétone R* et complétez à 25 ml avec le même solvant.

Solution témoin (b). Prélevez 1 ml de solution à examiner (b) et complétez à 20 ml avec de l'*acétone R*.

Solution témoin (c). Prélevez 5 ml de solution témoin (b) et complétez à 10 ml avec de l'*acétone R*.

Solution témoin (d). Dissolvez 4 mg de *nitrazépam SCR* dans de l'*acétone R*, ajoutez 5 ml de solution témoin (a) et complétez à 20 ml avec de l'*acétone R*.

Déposez sur la plaque 20 µl de chaque solution et développez dans la direction utilisée pour la migration du méthanol sur un parcours de 12 cm avec un mélange de 10 volumes de *méthanol R* et de 100 volumes de *chlorure de méthylène R*. Laissez sécher la plaque à l'air et examinez en lumière ultraviolette à 254 nm. S'il apparaît d'autres taches que la tache principale dans le chromatogramme obtenu avec la solution à examiner (a), aucune d'entre elles n'est plus intense que la tache du chromatogramme obtenu avec la solution témoin (b) (0,2 pour cent) et une seule d'entre elles peut être plus intense que la tache du chromatogramme obtenu avec la solution témoin (c) (0,1 pour cent).

Perte à la dessiccation (*2.2.32*). Déterminée sous vide poussé à 100-105 °C sur 1,000 g de lorazépam, la perte à la dessiccation n'est pas supérieure à 0,5 pour cent.

Cendres sulfuriques (*2.4.14*). Déterminé sur 1,0 g de lorazépam, le taux des cendres sulfuriques n'est pas supérieur à 0,1 pour cent.

DOSAGE

Dissolvez 0,250 g de lorazépam dans 30 ml de *diméthylformamide R*. Titrez par l'*hydroxyde de tétrabutylammonium 0,1 M* et déterminez le point de fin de titrage par potentiométrie (*2.2.20*). Protégez la solution du dioxyde de carbone de l'air tout au long du titrage.

1 ml d'*hydroxyde de tétrabutylammonium 0,1 M* correspond à 32,12 mg de $C_{15}H_{10}Cl_2N_2O_2$.

CONSERVATION

En récipient étanche, à l'abri de la lumière.

IMPURETÉS

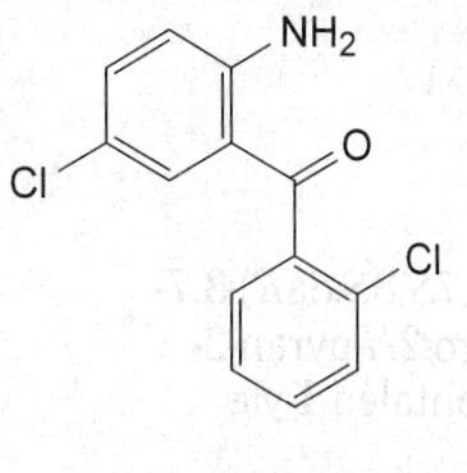

A. (2-amino-5-chlorophényl)(2-chlorophényl)méthanone,

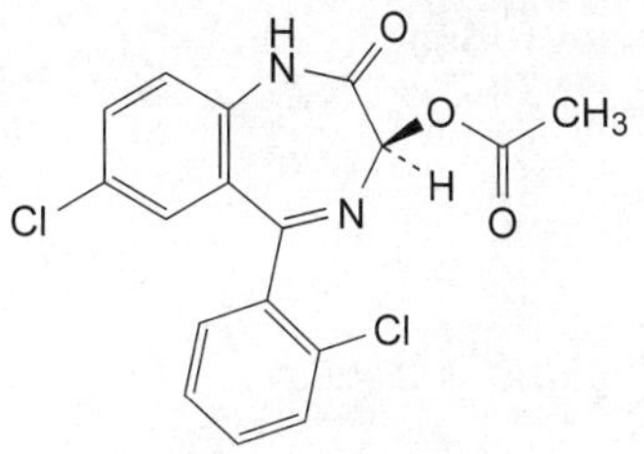

et énantiomère

B. acétate de (3*RS*)-7-chloro-5-(2-chlorophényl)-2-oxo-2,3-dihydro-1*H*-1,4-benzodiazépin-3-yle.

01/2002:1538

LOVASTATINE

Lovastatinum

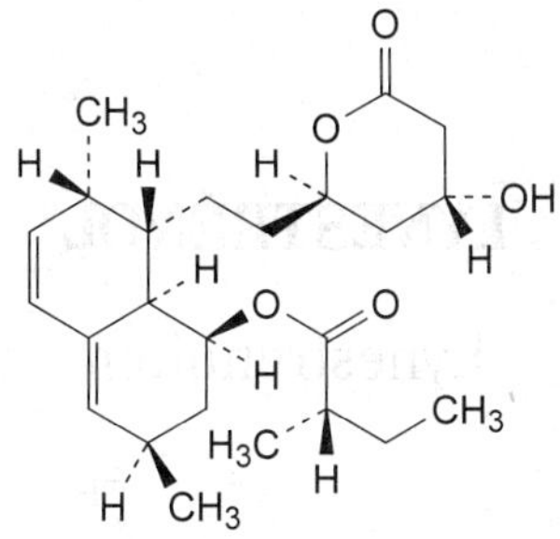

$C_{24}H_{36}O_5$ M_r 404,5

DÉFINITION

La lovastatine contient au minimum 97,0 pour cent et au maximum l'équivalent de 102,0 pour cent de (2*S*)-2-méthylbutanoate de (1*S*,3*R*,7*S*,8*S*,8a*R*)-8-[2-[(2*R*,4*R*)-4-hydroxy-6-oxotétrahydro-2*H*-pyran-2-yl]éthyl]-3,7-diméthyl-1,2,3,7,8,8a-hexahydronaphtalén-1-yle, calculé par rapport à la substance desséchée.

CARACTÈRES

Poudre cristalline, blanche ou sensiblement blanche, pratiquement insoluble dans l'eau, soluble dans l'acétone, assez soluble dans l'éthanol.

IDENTIFICATION

A. La lovastatine satisfait à l'essai du pouvoir rotatoire spécifique (voir Essai).

B. Examinez la lovastatine par spectrophotométrie d'absorption dans l'infrarouge (*2.2.24*), en comparant avec le spectre obtenu avec la *lovastatine SCR*. Examinez les substances sous forme de pastilles.

ESSAI

Aspect de la solution. Dissolvez 0,200 g de lovastatine dans de l'*acétonitrile R* et complétez à 20,0 ml avec le même solvant. La solution est limpide (*2.2.1*) et n'est pas plus fortement colorée que la solution témoin B_6 ou JB_6 (*2.2.2, Procédé II*).

Pouvoir rotatoire spécifique (*2.2.7*). Dissolvez 0,125 g de lovastatine dans de l'*acétonitrile R* et complétez à 25,0 ml avec le même solvant. Calculé par rapport à la substance desséchée, le pouvoir rotatoire spécifique est de + 325 à + 340.

Substances apparentées. Opérez par chromatographie liquide (*2.2.29*) selon les indications du dosage.

Injectez 10 µl de solution témoin (b). Ajustez la sensibilité du système de façon que la hauteur du pic principal représente au moins 20 pour cent de l'échelle totale de l'enregistreur. Injectez 10 µl de solution à examiner (a). Lorsque les chromatogrammes sont enregistrés dans les conditions décrites, la rétention relative est de 0,8 environ pour l'impureté A, de 0,6 environ pour l'impureté B, de 1,2 environ pour l'impureté C et de 2,3 environ pour l'impureté D (temps de rétention de la lovastatine : 7 min environ). S'il apparaît d'autres pics que le pic principal dans le chromatogramme obtenu avec la solution à examiner (a), la surface d'aucun d'entre eux n'est supérieure à 0,6 fois la surface du pic principal du chromatogramme obtenu avec la solution témoin (b) (0,3 pour cent) et la somme de leur surface n'est pas supérieure à 2 fois la surface du pic principal du chromatogramme obtenu avec la solution témoin (b) (1 pour cent). Ne tenez pas compte des pics dont la surface est inférieure à 0,1 fois la surface du pic principal du chromatogramme obtenu avec la solution témoin (b) (0,05 pour cent).

Métaux lourds (*2.4.8*). 1,0 g de lovastatine satisfait à l'essai limite C des métaux lourds (20 ppm). Préparez le témoin avec 2 ml de *solution à 10 ppm de plomb (Pb) R*.

Perte à la dessiccation (*2.2.32*). Déterminée dans un dessiccateur sous vide poussé à 60 °C pendant 3 h sur 1,000 g de lovastatine, la perte à la dessiccation n'est pas supérieure à 0,5 pour cent.

Cendres sulfuriques (*2.4.14*). Déterminé sur 1,0 g de lovastatine, le taux des cendres sulfuriques n'est pas supérieur à 0,2 pour cent.

DOSAGE

Opérez par chromatographie liquide (*2.2.29*).

Solution à examiner (a). Dissolvez 20,0 mg de lovastatine dans de l'*acétonitrile R* et complétez à 50,0 ml avec le même solvant.

Solution à examiner (b). Prélevez 10,0 ml de solution à examiner (a) et complétez à 20,0 ml avec de l'*acétonitrile R*.

Solution témoin (a). Dissolvez 10,0 mg de *lovastatine SCR* dans de l'*acétonitrile R* et complétez à 50,0 ml avec le même solvant.

Solution témoin (b). Prélevez 0,5 ml de solution à examiner (a) et complétez à 100,0 ml avec de l'*acétonitrile R*.

Solution témoin (c). Prélevez 5,0 ml de solution témoin (a), ajoutez 1 mg de *simvastatine SCR* et complétez à 50,0 ml avec de l'*acétonitrile R*.

La chromatographie peut être réalisée en utilisant :

- une colonne d'acier inoxydable, d'une longueur de 0,25 m et d'un diamètre intérieur de 4,6 mm, remplie de *gel de silice octylsilylé pour chromatographie R* (5 µm),
- comme phase mobile, à un débit de 1,5 ml/min :

  Phase mobile A. Acétonitrile R,

  Phase mobile B. Solution d'*acide phosphorique R* à 0,1 pour cent *V/V*,

Intervalle (min)	Phase mobile A (pour cent *V/V*)	Phase mobile B (pour cent *V/V*)	Commentaire
0 - 5	60	40	isocratique
5 - 7	60 → 65	40 → 35	gradient linéaire
7 - 13	65 → 90	35 → 10	gradient linéaire
13 - 15	90	10	isocratique
15 - 17	90 → 60	10 → 40	gradient linéaire
17 - 20	60	40	rééquilibrage

– comme détecteur, un spectrophotomètre réglé à 238 nm.

Injectez 10 µl de solution témoin (c). Le dosage n'est valable que si, dans le chromatogramme obtenu, la résolution entre les pics correspondant respectivement à la simvastatine et à la lovastatine n'est pas inférieure à 5,0. Lorsque les chromatogrammes sont enregistrés dans les conditions décrites, la rétention relative de la simvastatine est de 1,1 environ (temps de rétention de la lovastatine : 7 min environ). Injectez 10 µl de solution témoin (a). Ajustez la sensibilité du système de façon que la hauteur du pic principal représente 50 pour cent au moins de l'échelle totale de l'enregistreur. Injectez 10 µl de solution à examiner (b).

Calculez la teneur en $C_{24}H_{36}O_5$ à partir de la surface des pics des chromatogrammes obtenus avec la solution à examiner (b) et la solution témoin (a), et de la teneur déclarée en $C_{24}H_{36}O_5$ de la *lovastatine SCR*.

CONSERVATION

Sous azote, à une température de 2 °C à 8 °C.

IMPURETÉS

R = 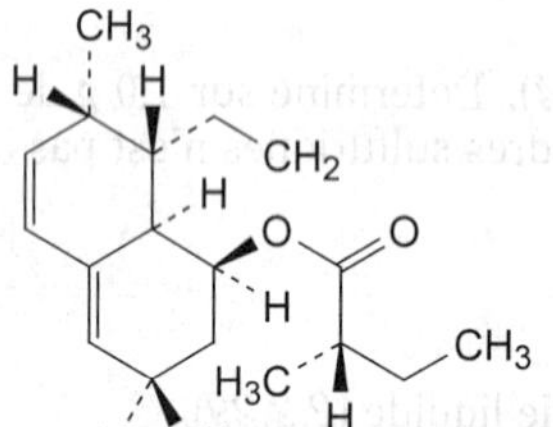

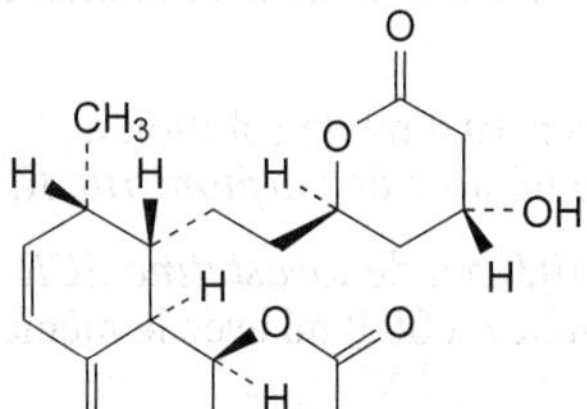

A. (2*S*)-2-méthylbutanoate de (1*S*,7*S*,8*S*,8a*R*)-8-[2-[(2*R*,4*R*)-4-hydroxy-6-oxotétrahydro-2*H*-pyran-2-yl]éthyl]-7-méthyl-1,2,3,7,8,8a-hexahydronaphtalén-1-yle (mévastatine),

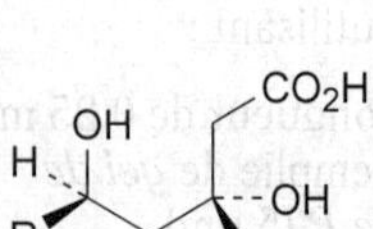

B. acide (3*R*,5*R*)-7-[(1*S*,2*S*,6*R*,8*S*,8a*R*)-2,6-diméthyl-8-[[(2*S*)-2-méthylbutanoyl]oxy]-1,2,6,7,8,8a-hexahydronaphtalén-1-yl]-3,5-dihydroxyheptanoïque (hydroxyacide de lovastatine),

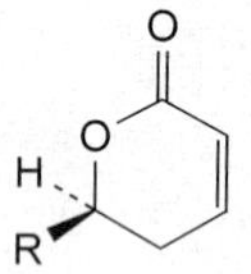

C. (2*S*)-2-méthylbutanoate de (1*S*,3*R*,7*S*,8*S*,8a*R*)-3,7-diméthyl-8-[2-[(2*R*)-6-oxo-3,6-dihydro-2*H*-pyran-2-yl]éthyl]-1,2,3,7,8,8a-hexahydronaphtalén-1-yle (déshydrolovastatine),

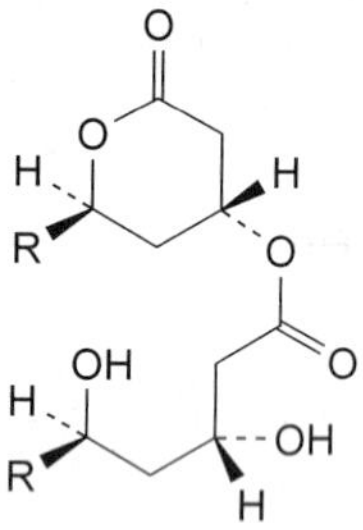

D. (3*R*,5*R*)-7-[(1*S*,2*S*,6*R*,8*S*,8a*R*)-2,6-diméthyl-8-[[(2*S*)-2-méthylbutanoyl]oxy]-1,2,6,7,8,8a-hexahydronaphtalén-1-yl]-3,5-dihydroxyheptanoate de (2*R*,4*R*)-2-[2-[(1*S*,2*S*,6*R*,8*S*,8a*R*)-2,6-diméthyl-8-[[(2*S*)-2-méthylbutanoyl]oxy]-1,2,6,7,8,8a-hexahydronaphtalén-1-yl]éthyl]-6-oxotétrahydro-2*H*-pyran-4-yle (dimère de lovastatine).

01/2002:0558

LYNESTRÉNOL

Lynestrenolum

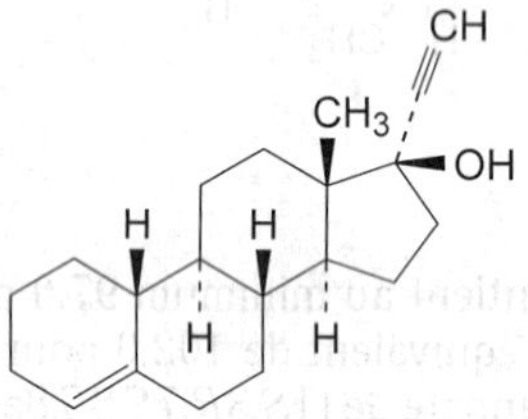

$C_{20}H_{28}O$ M_r 284,4

DÉFINITION

Le lynestrénol contient au minimum 98,0 pour cent et au maximum l'équivalent de 102,0 pour cent de 19-nor-17α-pregn-4-én-20-yn-17-ol, calculé par rapport à la substance desséchée.

CARACTÈRES

Poudre cristalline blanche ou sensiblement blanche, pratiquement insoluble dans l'eau, soluble dans l'acétone, dans l'alcool et dans l'éther.

IDENTIFICATION

Première identification : B.

Seconde identification : A, C.

A. Le point de fusion (*2.2.14*) du lynestrénol est de 161 °C à 165 °C.

B. Examinez le lynestrénol par spectrophotométrie d'absorption dans l'infrarouge (*2.2.24*), en comparant avec le spectre obtenu avec le *lynestrénol SCR*.

C. Examinez les chromatogrammes obtenus dans l'essai des substances apparentées en lumière ultraviolette à 365 nm. La tache principale du chromatogramme obtenu avec la solution à examiner (b) est semblable quant à sa position, sa fluorescence et ses dimensions à la tache principale du chromatogramme obtenu avec la solution témoin (b).

ESSAI

Aspect de la solution. Dissolvez 0,2 g de lynestrénol dans de l'*alcool R* et complétez à 10 ml avec le même solvant. La solution est limpide (*2.2.1*) et incolore (*2.2.2, Procédé II*).

Pouvoir rotatoire spécifique (*2.2.7*). Dissolvez 0,900 g de lynestrénol dans de l'*alcool R* et complétez à 25,0 ml avec le même solvant. Calculé par rapport à la substance desséchée, le pouvoir rotatoire spécifique est de − 9,5 à − 11.

Substances apparentées. Opérez par chromatographie sur couche mince (*2.2.27*) en utilisant une plaque recouverte de *gel de silice G R*.

Solution à examiner (a). Dissolvez 0,125 g de lynestrénol dans du *chloroforme R* et complétez à 25 ml avec le même solvant.

Solution à examiner (b). Prélevez 5 ml de solution à examiner (a) et complétez à 10 ml avec du *chloroforme R*.

Solution témoin (a). Prélevez 1 ml de solution à examiner (a) et complétez à 100 ml avec du *chloroforme R*. Prélevez 5 ml de cette solution et complétez à 10 ml avec du *chloroforme R*.

Solution témoin (b). Dissolvez 25 mg de *lynestrénol SCR* dans du *chloroforme R* et complétez à 10 ml avec le même solvant.

Déposez séparément sur la plaque 10 µl de chaque solution. Développez sur un parcours de 15 cm avec un mélange de 20 volumes d'*acétone R* et de 80 volumes d'*heptane R*. Laissez sécher la plaque à l'air. Pulvérisez de l'*acide sulfurique alcoolique 0,25 M R*. Chauffez à 105 °C pendant 10 min. Examinez en lumière ultraviolette à 365 nm. S'il apparait d'autres taches que la tache principale dans le chromatogramme obtenu avec la solution à examiner (a), aucune d'entre elles n'est plus intense que la tache du chromatogramme obtenu avec la solution témoin (a) (0,5 pour cent).

Perte à la dessiccation (*2.2.32*). Déterminée à l'étuve à 100-105 °C sur 0,500 g de lynestrénol, la perte à la dessiccation n'est pas supérieure à 0,5 pour cent.

DOSAGE

Dissolvez 0,150 g de lynestrénol dans 40 ml de *tétrahydrofurane R*. Ajoutez 5,0 ml d'une solution de *nitrate d'argent R* à 100 g/l. Titrez par l'*hydroxyde de sodium 0,1 M*. Déterminez le point de fin de titrage par potentiométrie (*2.2.20*) en utilisant comme électrode indicatrice une électrode de verre et comme électrode de référence une électrode combinée argent-chlorure d'argent dont le pont de jonction est constitué par une solution saturée de *nitrate de potassium R*. Effectuez un titrage à blanc.

1 ml d'*hydroxyde de sodium 0,1 M* correspond à 28,44 mg de $C_{20}H_{28}O$.

CONSERVATION

A l'abri de la lumière.

01/2002:0506

LYPRESSINE (SOLUTION INJECTABLE DE)

Lypressini solutio iniectabilis

H−Cys−Tyr−Phe−Gln−Asn−Cys−Pro−Lys−Gly−NH_2 (pont disulfure Cys–Cys)

DÉFINITION

La solution injectable de lypressine est une solution stérile dans l'eau pour préparations injectables du nonapeptide cyclique lypressine.

La solution peut contenir un tampon convenable et un conservateur antimicrobien approprié. Elle peut être rendue isotonique au sang par addition de *Chlorure de sodium (0193)*. La solution est répartie aseptiquement dans des récipients stériles en verre du type I (*3.2.1*). Les récipients sont ensuite scellés.

La solution injectable de lypressine satisfait à la monographie *Préparations parentérales (0520)*.

CARACTÈRES

Liquide limpide et incolore.

IDENTIFICATION

A. La préparation à examiner provoque, après injection intraveineuse chez le rat anesthésié, dans les conditions du titrage, une augmentation de la pression artérielle.

B. Injectée, par voie sous-cutanée, à un mammifère auquel est administrée simultanément une certaine quantité d'eau par voie orale, la préparation à examiner retarde l'excrétion de l'eau.

ESSAI

Détermination du pH (*2.2.3*). Le pH de la préparation à examiner est de 3,7 à 4,3.

Acides aminés. Effectuez l'analyse des acides aminés en utilisant la *DL-norleucine R* comme étalon interne.

Etalonnez l'analyseur à l'aide d'un mélange en quantités équimolaires d'ammoniaque, de glycine et de la forme L des acides aminés suivants :

Lysine	Sérine	Méthionine
Histidine	Acide glutamique	Isoleucine
Arginine	Proline	Leucine
Acide aspartique	Alanine	Tyrosine
Thréonine	Valine	Phénylalanine

plus la moitié de la quantité équimolaire de L-cystine.

Solution d'étalon interne. Dissolvez 0,25 g de *DL-norleucine R* dans un mélange à volumes égaux d'*acide chlorhydrique R* et d'*eau R* et complétez à 100,0 ml avec le même mélange acide.

Monographies L - P

Solution à examiner. Préparez une colonne d'un diamètre de 10 mm environ à l'aide de 5 ml de *résine cationique faible R*. Traitez la résine avec une solution d'*acide acétique glacial R* à 500 g/l, puis lavez-la à l'*eau R* jusqu'à ce que l'éluat soit neutre au rouge de méthyle. Faites passer à travers la colonne une prise d'essai de la préparation à examiner correspondant à 1000 UI. Eliminez les composants non peptidiques en lavant la colonne avec 6 fois 5 ml d'une solution d'*acide acétique glacial R* à 1 g/l. Eluez ensuite la lypressine de la colonne avec 10 fois 5 ml d'une solution d'*acide acétique glacial R* à 500 g/l. Rassemblez les éluats, évaporez sous vide à 30 °C. Au résidu, ajoutez un volume exactement mesuré de solution d'étalon interne contenant une quantité de *DL-norleucine R* correspondant environ au nombre attendu de moles de lypressine. A l'aide de 4 fois 0,3 ml d'un mélange à volumes égaux d'*acide chlorhydrique R* et d'*eau R*, transvasez la solution dans une ampoule en verre résistant, rigoureusement propre, d'une longueur de 100 mm et d'un diamètre intérieur de 6 mm. Immergez l'ampoule dans un mélange réfrigérant à une température de – 5 °C. Faites le vide dans l'ampoule jusqu'à obtention d'une pression inférieure ou égale à 133 Pa, puis scellez. Chauffez à 110-115 °C pendant 16 h. Refroidissez l'ampoule, puis ouvrez-la. Transvasez son contenu dans une fiole de 10 ml avec 5 fois 0,2 ml d'*eau R*. Evaporez sous pression réduite jusqu'à siccité sur de l'*hydroxyde de potassium R*. Reprenez le résidu par une solution tampon appropriée de pH 2,2 et complétez à un volume déterminé avec la même solution tampon.

Déposez dans l'analyseur d'acides aminés un volume approprié, exactement mesuré, de solution à examiner tel que le pic correspondant à l'acide aminé dont la proportion est la plus importante occupe la majeure partie de l'échelle du graphique. Exprimez en moles la teneur de chacun des acides aminés. Calculez les proportions relatives des acides aminés en admettant que la somme, divisée par 6, du nombre de moles d'acide aspartique, d'acide glutamique, de proline, de glycine, de phénylalanine et de lysine, est égale à 1. Les proportions des acides aminés présents se situent dans les limites suivantes : acide aspartique de 0,95 à 1,05 ; acide glutamique de 0,95 à 1,05 ; proline de 0,95 à 1,05 ; glycine de 0,95 à 1,05 ; lysine de 0,95 à 1,05 ; phénylalanine de 0,95 à 1,05 ; tyrosine de 0,7 à 1,05 ; demi-cystine de 1,4 à 2,1. L'arginine, l'isoleucine et la leucine sont absentes ; d'autres acides aminés peuvent être présents tout au plus à l'état de traces.

Teneur en peptide. La quantité d'acides aminés trouvée dans les conditions prescrites à l'essai des acides aminés correspond à une teneur en lypressine de 3,7 ± 0,4 µg par Unité Internationale d'activité hypertensive déterminée dans le titrage.

La détermination n'est valable que si le nombre de moles de norleucine ne s'écarte pas de plus de 5 pour cent de la quantité ajoutée à la substance à examiner avant l'hydrolyse, compte tenu des corrections en fonction du volume de solution à examiner utilisé.

TITRAGE

L'activité de la lypressine est évaluée par comparaison, dans des conditions données, de l'hypertension qu'elle entraîne chez le rat et de celle que produit l'étalon international de lysine-vasopressine ou une préparation de référence de lysine-vasopressine étalonnée en Unités Internationales.

L'Unité Internationale correspond à l'activité vasopressive d'une quantité donnée de l'étalon international, constitué par de la lysine-vasopressine de synthèse, de l'albumine et de l'acide citrique. La correspondance entre l'Unité Internationale et l'étalon international est indiquée par l'Organisation Mondiale de la Santé.

Injectez lentement dans la veine caudale d'un rat albinos mâle pesant 300 g environ une solution d'un agent de blocage α-adrénergique approprié, par exemple 10 ml par kilogramme de masse corporelle, d'une solution préparée comme suit : dissolvez 5 mg de *chlorhydrate de phénoxybenzamine R* dans 0,1 ml d'*alcool R* ; ajoutez 0,05 ml d'*acide chlorhydrique 1 M* et complétez à 5 ml avec une solution de *chlorure de sodium R* à 9 g/l. 18 h après l'injection, pratiquez l'anesthésie à l'aide d'une substance anesthésique qui maintienne uniforme la pression du sang. Après 45 min à 60 min, liez le rat en décubitus dorsal sur la table d'opération, par les pattes de derrière. Introduisez dans la trachée une canule composée d'un tube court en verre ou en polyéthylène, d'un diamètre extérieur de 2,5 mm et dégagez la carotide. Introduisez une autre canule dans la veine fémorale, près du ligament inguinal : écartez les muscles abdominaux pour dégager le ligament inguinal ; écartez la veine génitale superficielle et disséquez la veine fémorale en direction du ligament inguinal, à partir de l'artère correspondante. Lors de la dissection, localisez et ligaturez une branche profonde menant à la veine fémorale, pour empêcher l'animal de saigner pendant le séjour de la canule dans la veine fémorale. Incisez cette veine et introduisez une courte canule en polyéthylène, d'un diamètre extérieur de 1 mm environ. Attachez cette canule par 2 ligatures et reliez-la par un court tronçon flexible à une burette de 1 ml, surmontée d'un tube à entonnoir contenant une solution de *chlorure de sodium R* à 9 g/l maintenue à une température de 37 °C environ. Fixez solidement un tampon de coton hydrophile humide sur la cuisse de l'animal pour recouvrir l'incision et la canule. Cette canule permet éventuellement d'injecter, par 100 g de masse corporelle, une quantité d'héparine, correspondant à 200 UI, dissoute dans une solution de *chlorure de sodium R* à 9 g/l. Introduisez dans la carotide une canule d'un diamètre extérieur de 1 mm environ. Ligaturez et reliez à un appareil de mesure de pression, tel qu'un manomètre à mercure d'un diamètre intérieur de 2 mm à 3 mm, par un tube contenant une solution de *chlorure de sodium R* à 9 g/l additionnée d'héparine. Laissez intact le système nerveux central et périphérique comprenant le système vago-sympathique. Il n'est pas nécessaire de pratiquer la respiration artificielle. A l'aide d'une seringue de 1 ml graduée en 0,01 ml, injectez toutes les solutions par la canule placée dans la veine fémorale. Après l'injection de chaque solution, faites passer 0,2 ml d'une solution de *chlorure de sodium R* à 9 g/l à partir de la burette. Evitez l'injection d'air dans la veine.

Diluez respectivement la solution de la préparation de référence et celle de la préparation à examiner dans une solution de *chlorure de sodium R* à 9 g/l de façon que le volume à injecter soit compris entre 0,1 ml et 0,5 ml. Choisissez 2 doses de la préparation de référence de façon que l'élévation de la pression sanguine soit de 4 kPa environ pour la dose inférieure et de 6,67 kPa environ pour la dose supérieure, sans atteindre la réponse maximale. Le rapport de la dose inférieure à la dose supérieure déterminé par la réponse aux injections est normalement de 3 à 5. En première approximation, essayez des doses de 3 milli-unités et 5 milli-unités. Choisissez 2 doses de la préparation à examiner ayant le même rapport de doses et provoquant des réponses aussi proches que possible des réponses provoquées par les doses de la préparation de référence. Injectez les doses à des intervalles de 10 min à 15 min. Les 2 doses de la préparation de référence et les 2 doses de la préparation à examiner constituent un groupe de 4 doses. Faites varier au hasard l'ordre de l'injection par groupes

Monographies L - P

successifs jusqu'à un total de 4 ou 5 groupes, c'est-à-dire 16 à 20 injections en tout. Enregistrez la hausse maximale de pression provoquée par chaque dose. Calculez les résultats du titrage par les méthodes statistiques habituelles.

L'activité mesurée n'est pas inférieure à 90 pour cent, ni supérieure à 111 pour cent de l'activité indiquée. Les limites de confiance de l'activité mesurée (P = 0,95) ne sont pas inférieures à 80 pour cent, ni supérieures à 125 pour cent de l'activité indiquée.

CONSERVATION

A une température de 2 °C à 8 °C.

ÉTIQUETAGE

L'étiquette indique :

- le nombre d'Unités Internationales par millilitre,
- le nom et la quantité de toute substance ajoutée.

01/2002:0930

LYSINE (CHLORHYDRATE DE)

Lysini hydrochloridum

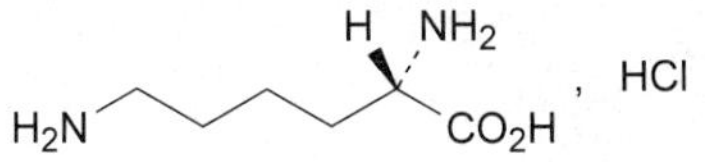

$C_6H_{15}ClN_2O_2$ M_r 182,7

DÉFINITION

Le chlorhydrate de lysine contient au minimum 98,5 pour cent et au maximum l'équivalent de 101,0 pour cent de chlorhydrate de l'acide (*S*)-2,6-diaminohexanoïque, calculé par rapport à la substance desséchée.

CARACTÈRES

Poudre cristalline blanche ou cristaux incolores, facilement solubles dans l'eau, peu solubles dans l'alcool, pratiquement insolubles dans l'éther.

IDENTIFICATION

Première identification : A, B, E.

Seconde identification : A, C, D, E.

A. Le chlorhydrate de lysine satisfait à l'essai du pouvoir rotatoire spécifique (voir Essai).

B. Examinez le chlorhydrate de lysine par spectrophotométrie d'absorption dans l'infrarouge (*2.2.24*), en comparant avec le spectre obtenu avec le *chlorhydrate de lysine SCR*. Examinez les substances sous forme de pastilles. Si les spectres obtenus présentent des différences, dissolvez respectivement la substance à examiner et la substance de référence dans le volume strictement nécessaire d'*eau R*, évaporez à siccité à 60 °C et enregistrez de nouveaux spectres à partir des résidus.

C. Examinez les chromatogrammes obtenus dans l'essai des substances décelables par la ninhydrine. La tache principale du chromatogramme obtenu avec la solution à examiner (b) est semblable quant à sa position, sa coloration et ses dimensions à la tache principale du chromatogramme obtenu avec la solution témoin (a).

D. A 0,1 ml de solution S (voir Essai), ajoutez 2 ml d'*eau R* et 1 ml d'une solution d'*acide phosphomolybdique R* à 50 g/l. Il se forme un précipité blanc-jaune.

E. A 0,1 ml de solution S, ajoutez 2 ml d'*eau R*. La solution donne la réaction (a) des chlorures (*2.3.1*).

ESSAI

Solution S. Dissolvez 5,0 g de chlorhydrate de lysine dans de l'*eau exempte de dioxyde de carbone R* préparée à partir d'*eau distillée R* et complétez à 50 ml avec le même solvant.

Aspect de la solution. La solution S est limpide (*2.2.1*) et n'est pas plus fortement colorée que la solution témoin B_7 ou JV_7 (*2.2.2, Procédé II*).

Pouvoir rotatoire spécifique (*2.2.7*). Dissolvez 2,00 g de chlorhydrate de lysine dans de l'*acide chlorhydrique R1* et complétez à 25,0 ml avec le même acide. Calculé par rapport à la substance desséchée, le pouvoir rotatoire spécifique est de + 21,0 à + 22,5.

Substances décelables par la ninhydrine. Opérez par chromatographie sur couche mince (*2.2.27*) en utilisant une *plaque au gel de silice pour CCM R*.

Solution à examiner (a). Dissolvez 0,10 g de chlorhydrate de lysine dans de l'*eau R* et complétez à 10 ml avec le même solvant.

Solution à examiner (b). Prélevez 1 ml de solution à examiner (a) et complétez à 50 ml avec de l'*eau R*.

Solution témoin (a). Dissolvez 10 mg de *chlorhydrate de lysine SCR* dans de l'*eau R* et complétez à 50 ml avec le même solvant.

Solution témoin (b). Prélevez 5 ml de solution à examiner (b) et complétez à 20 ml avec de l'*eau R*.

Solution témoin (c). Dissolvez 10 mg de *chlorhydrate de lysine SCR* et 10 mg d'*arginine SCR* dans de l'*eau R* et complétez à 25 ml avec le même solvant.

Déposez séparément sur la plaque 5 µl de chaque solution. Développez sur un parcours de 15 cm avec un mélange de 30 volumes d'*ammoniaque concentrée R* et de 70 volumes de *2-propanol R*. Séchez la plaque à 100-105 °C jusqu'à disparition complète de l'ammoniac. Pulvérisez de la *solution de ninhydrine R*. Chauffez la plaque à 100-105 °C pendant 15 min. S'il apparaît d'autres taches que la tache principale dans le chromatogramme obtenu avec la solution à examiner (a), aucune d'entre elles n'est plus intense que la tache du chromatogramme obtenu avec la solution témoin (b) (0,5 pour cent). L'essai n'est valable que si le chromatogramme obtenu avec la solution témoin (c) présente 2 taches principales nettement séparées.

Sulfates (*2.4.13*). Prélevez 5 ml de solution S et complétez à 15 ml avec de l'*eau distillée R*. La solution satisfait à l'essai limite des sulfates (300 ppm).

Ammonium (*2.4.1*). 50 mg de chlorhydrate de lysine satisfont à l'essai limite B de l'ammonium (200 ppm). Préparez le témoin avec 0,1 ml de *solution à 100 ppm d'ammonium* (NH_4) *R*.

Fer (*2.4.9*). Dans une ampoule à décantation, dissolvez 0,33 g de chlorhydrate de lysine dans 10 ml d'*acide chlorhydrique dilué R*. Agitez avec 3 fois 10 ml de *méthylisobutylcétone R1* pendant 3 min chaque fois. Agitez les couches organiques réunies avec 10 ml d'*eau R* pendant 3 min. La couche aqueuse satisfait à l'essai limite du fer (30 ppm).

Métaux lourds (*2.4.8*). 12 ml de solution S satisfont à l'essai limite A des métaux lourds (10 ppm). Préparez le témoin avec la *solution à 1 ppm de plomb (Pb) R*.

Perte à la dessiccation (*2.2.32*). Déterminée à l'étuve à 100-105 °C sur 1,000 g de chlorhydrate de lysine, la perte à la dessiccation n'est pas supérieure à 0,5 pour cent.

Cendres sulfuriques (*2.4.14*). Déterminé sur 1,0 g de chlorhydrate de lysine, le taux des cendres sulfuriques n'est pas supérieur à 0,1 pour cent.

DOSAGE

Dissolvez 0,150 g de chlorhydrate de lysine dans 5 ml d'*acide formique anhydre R*. Ajoutez 50 ml d'*acide acétique anhydre R*. Titrez par l'*acide perchlorique 0,1 M*. Déterminez le point de fin de titrage par potentiométrie (*2.2.20*).

1 ml d'*acide perchlorique 0,1 M* correspond à 18,27 mg de $C_6H_{15}ClN_2O_2$.

CONSERVATION

A l'abri de la lumière.

M

01/2002:1123

MACROGOL (ÉTHER CÉTOSTÉARYLIQUE DE)

Macrogoli aether cetostearylicus

DÉFINITION

L'éther cétostéarylique de macrogol est un mélange d'éthers de différents macrogols et d'alcools gras linéaires, principalement de l'alcool cétostéarylique. Il peut contenir des macrogols libres et contient des quantités variables d'alcool cétostéarylique libre. La quantité d'oxyde d'éthylène ayant réagi avec l'alcool cétostéarylique est de 2 à 33 unités par molécule (valeur nominale).

CARACTÈRES

Masse onctueuse, pastilles, micro-billes ou paillettes cireuses, blanches à blanc-jaune.

L'éther cétostéarylique de macrogol ayant une faible teneur en unités d'oxyde d'éthylène par molécule est pratiquement insoluble dans l'eau et soluble dans l'alcool et dans le chlorure de méthylène.

L'éther cétostéarylique de macrogol ayant une teneur élevée en unités d'oxyde d'éthylène par molécule est dispersible ou soluble dans l'eau et soluble dans l'alcool et dans le chlorure de méthylène.

L'éther cétostéarylique de macrogol se solidifie entre 32 °C et 52 °C.

IDENTIFICATION

A. L'éther cétostéarylique de macrogol satisfait à l'essai de l'indice d'hydroxyle (voir Essai).

B. L'éther cétostéarylique de macrogol satisfait à l'essai de l'indice d'iode (voir Essai).

C. L'éther cétostéarylique de macrogol satisfait à l'essai de l'indice de saponification (voir Essai).

D. Opérez par chromatographie sur couche mince (*2.2.27*) en utilisant une plaque recouverte d'un gel de silice approprié.

Solution à examiner. Dissolvez la quantité d'éther cétostéarylique de macrogol (figurant dans le tableau 1123.-1) dans un mélange de 1 volume d'*eau R* et de 9 volumes de *méthanol R* et complétez à 75 ml avec le même mélange de solvants.

Tableau 1123.-1

Unités d'oxyde d'éthylène / molécule	Quantité à dissoudre
2 - 6	5,0 g
10 - 22	10,0 g
25 - 33	15,0 g

Ajoutez 60 ml d'*hexane R* et agitez pendant 3 min. Il est possible de réduire la formation de mousse en ajoutant quelques gouttes d'*alcool R*. Passez la couche d'hexane à travers un filtre avec du *sulfate de sodium anhydre R*, lavez le filtre 3 fois avec 10 ml d'*hexane R* et évaporez à siccité les filtrats réunis. Dissolvez 0,05 g du résidu desséché dans 10 ml de *méthanol R* (la solution est parfois opalescente).

Solution témoin. Dissolvez 25 mg d'*alcool stéarylique SCR* dans du *méthanol R* et complétez à 25 ml avec le même solvant.

Déposez séparément sur la plaque 20 µl de chaque solution. Développez sur un parcours de 15 cm avec de l'*acétate d'éthyle R*. Séchez et pulvérisez un réactif à la vanilline et à l'acide sulfurique préparé comme suit : dissolvez 0,50 g de *vanilline R* dans 50,0 ml d'*alcool R*, puis complétez à 100,0 ml avec de l'*acide sulfurique R*. Laissez sécher la plaque à l'air. Chauffez la plaque à 130 °C environ pendant 15 min et laissez refroidir à l'air. Le chromatogramme obtenu avec la solution à examiner présente plusieurs taches dont une correspond à la tache principale du chromatogramme obtenu avec la solution témoin.

E. Dissolvez ou dispersez 0,1 g d'éther cétostéarylique de macrogol dans 5 ml d'*alcool R*, ajoutez 2 ml d'*eau R*, 10 ml d'*acide chlorhydrique dilué R*, 10 ml de *solution de chlorure de baryum R1* et 10 ml d'une solution d'*acide phosphomolybdique R* à 100 g/l. Il se forme un précipité.

ESSAI

Aspect de la solution. Dissolvez 5,0 g d'éther cétostéarylique de macrogol dans de l'*alcool R* et complétez à 50 ml avec le même solvant. La solution n'est pas plus fortement colorée que la solution témoin JB_5 (*2.2.2, Procédé II*).

Alcalinité. Dissolvez 2,0 g d'éther cétostéarylique de macrogol dans un mélange chaud de 10 ml d'*eau R* et de 10 ml d'*alcool R*. Ajoutez 0,1 ml de *solution de bleu de bromothymol R1*. Le virage de l'indicateur au jaune ne nécessite pas plus de 0,5 ml d'*acide chlorhydrique 0,1 M*.

Indice d'acide (*2.5.1*). Déterminé sur 5,0 g d'éther cétostéarylique de macrogol, l'indice d'acide n'est pas supérieur à 1,0.

Indice d'hydroxyle (*2.5.3, Procédé A*). Voir tableau 1123.-2.

Tableau 1123.-2

Unités d'oxyde d'éthylène / molécule (valeur nominale)	Indice d'hydroxyle
2	150 - 180
3	135 - 155
5 - 6	100 - 134
10	75 - 90
12	67 - 77
15	58 - 67
20 - 22	40 - 55
25	36 - 46
30 - 33	32 - 40

Indice d'iode (*2.5.4*) : au maximum 2,0.

Indice de saponification (*2.5.6*). Déterminé sur 10,0 g d'éther cétostéarylique de macrogol, l'indice de saponification n'est pas supérieur à 3,0.

Oxyde d'éthylène et dioxane (*2.4.25*). L'éther cétostéarylique de macrogol ne contient pas plus de 1 ppm d'oxyde d'éthylène ni plus de 10 ppm de dioxane. Lors de la détermination de la teneur en dioxane, appliquez un facteur de correction de 1/5 à la formule de calcul.

Teneur en eau (*2.5.12*). Déterminée par semi-microdosage sur 2,00 g d'éther cétostéarylique de macrogol, la teneur en eau n'est pas supérieure à 3,0 pour cent.

Cendres totales (*2.4.16*). Déterminé sur 2,0 g d'éther cétostéarylique de macrogol, le taux des cendres totales n'est pas supérieur à 0,2 pour cent.

CONSERVATION

En récipient étanche.

Monographies L - P

ÉTIQUETAGE

L'étiquette indique la quantité d'oxyde d'éthylène ayant réagi avec l'alcool cétostéarylique (valeur nominale).

01/2002:1124

MACROGOL (ÉTHER LAURIQUE DE)

Macrogoli aetherum laurilicum

DÉFINITION

L'éther laurique de macrogol est un mélange d'éthers de différents macrogols et d'alcools gras linéaires, principalement de l'alcool laurique. Il peut contenir des macrogols libres et contient des quantités variables d'alcool laurique libre. La quantité d'oxyde d'éthylène ayant réagi avec l'alcool laurique est de 3 à 23 unités par molécule (valeur nominale).

CARACTÈRES

L'éther laurique de macrogol ayant 3 à 5 unités d'oxyde d'éthylène par molécule est un liquide incolore, pratiquement insoluble dans l'eau, soluble ou dispersible dans l'alcool et pratiquement insoluble dans l'éther de pétrole.

L'éther laurique de macrogol ayant 9 à 23 unités d'oxyde d'éthylène par molécule est une masse cireuse, blanche, soluble ou dispersible dans l'eau, soluble dans l'alcool et pratiquement insoluble dans l'éther de pétrole.

IDENTIFICATION

A. L'éther laurique de macrogol satisfait à l'essai de l'indice d'hydroxyle (voir Essai).

B. L'éther laurique de macrogol satisfait à l'essai de l'indice d'iode (voir Essai).

C. L'éther laurique de macrogol satisfait l'essai de l'indice de saponification (voir Essai).

D. Opérez par chromatographie sur couche mince (*2.2.27*), en utilisant une plaque recouverte d'un gel de silice approprié.

Solution à examiner. Dissolvez 0,20 g d'éther laurique de macrogol dans du *méthanol R* et complétez à 5 ml avec le même solvant.

Solution témoin. Dissolvez 40 mg d'*alcool laurique SCR* dans du *méthanol R* et complétez à 10 ml avec le même solvant. Prélevez 2 ml de solution et complétez à 10 ml avec du *méthanol R*.

Imprégnez la plaque en la plaçant dans une chambre à chromatographie contenant la quantité nécessaire d'une solution d'*acide oxalique R* à 30 g/l dans l'*alcool R*. Laissez séchez à l'air puis déposez séparément 5 µl de chaque solution. Développez 2 fois sur un parcours de 15 cm, en utilisant de l'*acétate d'éthyle R*. Séchez après chaque migration et pulvérisez un réactif à la vanilline et à l'acide sulfurique préparé comme suit : dissolvez 0,50 g de *vanilline R* dans 50,0 ml d'*alcool R* et complétez à 100,0 ml avec de l'*acide sulfurique R*. Laissez sécher la plaque à l'air. Chauffez la plaque à 130 °C environ pendant 10 min et laissez refroidir à l'air. Le chromatogramme obtenu avec la solution à examiner présente plusieurs taches dont une correspond à la tache principale du chromatogramme obtenu avec la solution témoin.

E. Dissolvez ou dispersez 0,1 g d'éther laurique de macrogol dans 5 ml d'*alcool R*, ajoutez 10 ml d'*acide chlorhydrique dilué R*, 10 ml de *solution de chlorure de baryum R1* et 10 ml d'une solution d'*acide phosphomolybdique R* à 100 g/l. Il se forme un précipité.

ESSAI

Aspect de la solution. Dissolvez 5,0 g d'éther laurique de macrogol dans de l'*alcool R* et complétez à 50 ml avec le même solvant. La solution n'est pas plus fortement colorée que la solution témoin JB_5 (*2.2.2*).

Alcalinité. Dissolvez 2,0 g d'éther laurique de macrogol dans un mélange chaud de 10 ml d'*eau R* et de 10 ml d'*alcool R*. Ajoutez 0,1 ml de *solution de bleu de bromothymol R1*. Le virage de l'indicateur au jaune ne nécessite pas plus de 0,5 ml d'*acide chlorhydrique 0,1 M*.

Indice d'acide (*2.5.1*). Déterminé sur 5,0 g d'éther laurique de macrogol, l'indice d'acide n'est pas supérieur à 1,0.

Indice d'hydroxyle (*2.5.3, Procédé A*). Voir tableau 1124.-1.

Tableau 1124.-1

Unités d'oxyde d'éthylène / molécule (valeur nominale)	Indice d'hydroxyle
3	165 - 180
4	145 - 165
5	130 - 140
9	90 - 100
10	85 - 95
12	73 - 83
15	64 - 74
20 - 23	40 - 60

Indice d'iode (*2.5.4*) : au maximum 2,0.

Indice de saponification (*2.5.6*). Déterminé sur 10,0 g d'éther laurique de macrogol, l'indice de saponification n'est pas supérieur à 3,0.

1,4-Dioxane. La teneur en 1,4-dioxane n'est pas supérieure à 10 ppm, déterminée par l'essai des solvants résiduels (*2.4.24*).

Oxyde d'éthylène libre. Opérez par chromatographie en phase gazeuse à espace de tête (*2.2.28*).

Solution à examiner. Dans un flacon d'un volume approprié, introduisez 1,00 g (m_T) d'éther laurique de macrogol et 1 ml d'*eau R*. Si nécessaire, chauffez à 50 °C pendant 10 min environ.

Solution témoin (a). Dans un flacon d'un volume approprié, introduisez 1,00 g (m_R) d'éther laurique de macrogol, ajoutez 0,20 g de *solution d'oxyde d'éthylène R* refroidie et 0,8 ml d'*eau R*. Si nécessaire, chauffez à 50 °C pendant 10 min environ.

Solution témoin (b). Dans un flacon d'un volume approprié, introduisez 0,1 ml de *solution d'oxyde d'éthylène R* et ajoutez 0,1 ml d'une solution récemment préparée d'*acétaldéhyde R* à 0,01 g/l.

Fermez les flacons avec une membrane de caoutchouc butyl doublée d'une couche d'aluminium ou de polytétrafluoroéthylène et sertissez avec une capsule d'aluminium. Mélangez pour obtenir une solution homogène.

Les conditions d'espace de tête statique suivantes peuvent être utilisées :

– température d'équilibre : au moins 70 °C,
– temps d'équilibrage : 45 min,
– température de la ligne de transfert : 75 °C,
– gaz vecteur : *hélium pour chromatographie R* ou *azote pour chromatographie R*,
– durée de pressurisation : 30 s,
– volume d'injection : 1 ml.

Monographies L - P

La chromatographie peut être réalisée en utilisant :

- une colonne capillaire de verre ou de silice fondue, d'une longueur de 30 m et d'un diamètre intérieur de 0,32 mm, dont la paroi intérieure est revêtue d'une couche de *poly(diméthyl)siloxane R* d'une épaisseur de 1,0 µm,
- comme gaz vecteur, de l'*hélium pour chromatographie R* ou de l'*azote pour chromatographie R*, à une vitesse linéaire de 20 cm par seconde environ et avec un rapport de division de 1:20,
- un détecteur à ionisation de flamme,

en maintenant la température de la colonne à 50 °C pendant 5 min puis en l'augmentant de 30 °C par minute jusqu'à 230 °C et en la maintenant à 230 °C pendant 5 min ; en maintenant la température de la chambre à injection à 150 °C et celle du détecteur à 250 °C.

Injectez 1 ml de la phase gazeuse de la solution témoin (b). Ajustez la sensibilité du détecteur de façon que la hauteur des 2 pics principaux dans le chromatogramme obtenu représente 15 pour cent au minimum de l'échelle totale de l'enregistreur.

L'essai n'est valable que si :

- dans le chromatogramme obtenu avec la solution témoin (b), la résolution entre les pics correspondant respectivement à l'acétaldéhyde et à l'oxyde d'éthylène n'est pas inférieure à 2,0,
- dans le chromatogramme obtenu avec la solution témoin (b), le rapport signal-bruit du pic correspondant à l'oxyde d'éthylène n'est pas inférieur à 10.

Injectez séparément des volumes appropriés (par exemple 1 ml) des phases gazeuses de la solution à examiner et de la solution témoin (a). Répétez 2 fois cette opération. La surface moyenne du pic correspondant à l'oxyde d'éthylène dans le chromatogramme obtenu avec la solution à examiner n'est pas supérieure à la moitié de la surface moyenne du pic correspondant dans le chromatogramme obtenu avec la solution témoin (a).

L'essai n'est valable que si l'écart type de la surface du pic obtenu avec la solution témoin (a) lors des 3 injections n'est pas supérieur à 15 pour cent.

La teneur en oxyde d'éthylène en parties par million peut également être calculée à l'aide de l'expression :

$$\frac{A_{\mathrm{T}}}{(A_{\mathrm{R}} \times m_{\mathrm{T}}) - (A_{\mathrm{T}} \times m_{\mathrm{R}})}$$

A_T = surface du pic correspondant à l'oxyde d'éthylène dans le chromatogramme obtenuavec la solution à examiner,

A_R = surface du pic correspondant à l'oxyde d'éthylène dans le chromatogramme obtenuavec la solution témoin (a),

La teneur en oxyde d'éthylène libre n'est pas supérieure à 1 ppm.

Teneur en eau (*2.5.12*). Déterminée par semi-microdosage sur 2,00 g d'éther laurique de macrogol, la teneur en eau n'est pas supérieure à 3,0 pour cent.

Cendres totales (*2.4.16*). Déterminé sur 2,0 g d'éther laurique de macrogol, le taux de cendres totales n'est pas supérieur à 0,2 pour cent.

CONSERVATION

En récipient étanche.

ÉTIQUETAGE

L'étiquette indique la quantité d'oxyde d'éthylène ayant réagi avec l'alcool laurique (valeur nominale).

01/2002:1125

MACROGOL (ÉTHER OLÉIQUE DE)

Macrogoli aetherum oleicum

DÉFINITION

L'éther oléique de macrogol est un mélange d'éthers de différents macrogols et d'alcools gras linéaires, principalement de l'alcool oléique. Il peut contenir des macrogols libres et contient des quantités variables d'alcool oléique libre. La quantité d'oxyde d'éthylène ayant réagi avec l'alcool oléique est de 2 à 20 unités par molécule (valeur nominale).

CARACTÈRES

L'éther oléique de macrogol ayant 2 à 5 unités d'oxyde d'éthylène par molécule est un liquide jaune, pratiquement insoluble dans l'eau, soluble dans l'alcool et pratiquement insoluble dans l'éther de pétrole.

L'éther oléique de macrogol ayant 10 à 20 unités d'oxyde d'éthylène par molécule est une masse cireuse blanche à blanc-jaune, dispersible ou soluble dans l'eau, soluble dans l'alcool et pratiquement insoluble dans l'éther de pétrole.

IDENTIFICATION

A. L'éther oléique de macrogol satisfait à l'essai de l'indice d'hydroxyle (voir Essai).

B. L'éther oléique de macrogol satisfait à l'essai de l'indice d'iode (voir Essai).

C. L'éther oléique de macrogol satisfait à l'essai de l'indice de saponification (voir Essai).

D. Opérez par chromatographie sur couche mince (*2.2.27*) en utilisant une plaque recouverte d'un gel de silice approprié.

   Solution à examiner. Dissolvez 0,20 g d'éther oléique de macrogol dans du *méthanol R* et complétez à 5 ml avec le même solvant.

   Solution témoin. Dissolvez 40 mg d'*alcool oléique SCR* dans du *méthanol R* et complétez à 10 ml avec le même solvant. Prélevez 2 ml de solution et complétez à 10 ml avec du *méthanol R*.

   Imprégnez la plaque en la plaçant dans une chambre à chromatographie contenant la quantité nécessaire d'une solution d'*acide oxalique R* à 30 g/l dans l'*alcool R*. Laissez sécher la plaque à l'air puis déposez séparément 5 µl de chaque solution. Développez 2 fois sur un parcours de 15 cm avec de l'*acétate d'éthyle R*. Séchez après chaque migration et pulvérisez un réactif à la vanilline et à l'acide sulfurique préparé comme suit : dissolvez 0,50 g de *vanilline R* dans 50,0 ml d'*alcool R* et complétez à 100,0 ml avec de l'*acide sulfurique R*. Laissez sécher la plaque à l'air. Chauffez la plaque à 130 °C environ pendant 10 min et laissez refroidir à l'air. Le chromatogramme obtenu avec la solution à examiner présente plusieurs taches dont une correspond à la tache principale du chromatogramme obtenu avec la solution témoin.

E. Dissolvez ou dispersez 0,1 g d'éther oléique de macrogol dans 5 ml d'*alcool R*, ajoutez 2 ml d'*eau R* et 10 ml d'*acide chlorhydrique dilué R*, 10 ml de *solution de chlorure de baryum R1* et 10 ml d'une solution d'*acide phosphomolybdique R* à 100 g/l. Il se forme un précipité.

Monographies L - P

ESSAI

Aspect de la solution. Dissolvez 5,0 g d'éther oléique de macrogol dans de l'*alcool R* et complétez à 50 ml avec le même solvant. La solution n'est pas plus fortement colorée que la solution témoin JB_5 (*2.2.2, Procédé II*).

Alcalinité. Dissolvez 2,0 g d'éther oléique de macrogol dans un mélange chaud de 10 ml d'*eau R* et de 10 ml d'*alcool R*. Ajoutez 0,1 ml de *solution de bleu de bromothymol R1*. Le virage de l'indicateur au jaune ne nécessite pas plus de 0,5 ml d'*acide chlorhydrique 0,1 M*.

Indice d'acide (*2.5.1*). Déterminé sur 5,0 g d'éther oléique de macrogol, l'indice d'acide n'est pas supérieur à 1,0.

Indice d'hydroxyle (*2.5.3, Procédé A*). Voir tableau 1125.-1.

Indice d'iode (*2.5.4*). Voir tableau 1125.-1.

Tableau 1125.-1.

Unités d'oxyde d'éthylène / molécule (valeur nominale)	Indice d'hydroxyle	Indice d'iode
2	158 - 178	48 - 74*
5	110 - 125	48 - 56
10	75 - 95	24 - 38
20	40 - 65	14 - 24

*Ces limites larges sont rendues nécessaires par l'utilisation éventuelle de 2 qualités différentes d'alcool oléique pour la synthèse.

Indice de saponification (*2.5.6*). Déterminé sur 10,0 g d'éther oléique de macrogol, l'indice de saponification n'est pas supérieur à 3,0.

1,4-Dioxane. La teneur en 1,4-dioxane n'est pas supérieure à 10 ppm, déterminée par l'essai des solvants résiduels (*2.4.24*).

Oxyde d'éthylène libre. Opérez par chromatographie en phase gazeuse à espace de tête (*2.2.28*).

Solution à examiner. Dans un flacon d'un volume approprié, introduisez 1,00 g (m_T) d'éther oléique de macrogol et 1 ml d'*eau R*. Si nécessaire, chauffez à 50 °C pendant 10 min environ.

Solution témoin (a). Dans un flacon d'un volume approprié, introduisez 1,00 g (m_R) d'éther oléique de macrogol, ajoutez 0,20 g de *solution d'oxyde d'éthylène R* refroidie et 0,8 ml d'*eau R*. Si nécessaire, chauffez à 50 °C pendant 10 min environ.

Solution témoin (b). Dans un flacon d'un volume approprié, introduisez 0,1 ml de *solution d'oxyde d'éthylène R* et ajoutez 0,1 ml d'une solution récemment préparée d'*acétaldéhyde R* à 0,01 g/l.

Fermez les flacons avec une membrane de caoutchouc butyl doublée d'une couche d'aluminium ou de polytétrafluoroéthylène et sertissez avec une capsule d'aluminium. Mélangez pour obtenir une solution homogène.

Les conditions d'espace de tête statique suivantes peuvent être utilisées :

- température d'équilibre : au moins 70 °C,
- temps d'équilibrage : 45 min,
- température de la ligne de transfert : 75 °C,
- gaz vecteur : *hélium pour chromatographie R* ou *azote pour chromatographie R*,
- durée de pressurisation : 30 s,
- volume d'injection : 1 ml.

La chromatographie peut être réalisée en utilisant :

- une colonne capillaire de verre ou de silice fondue, d'une longueur de 30 m et d'un diamètre intérieur de 0,32 mm, dont la paroi intérieure est revêtue d'une couche de *poly(diméthyl)siloxane R* d'une épaisseur de 1,0 µm,
- comme gaz vecteur, de l'*hélium pour chromatographie R* ou de l'*azote pour chromatographie R*, à une vitesse linéaire de 20 cm par seconde environ et avec un rapport de division de 1:20,
- un détecteur à ionisation de flamme,

en maintenant la température de la colonne à 50 °C pendant 5 min puis en l'augmentant de 30 °C par minute jusqu'à 230 °C et en la maintenant à 230 °C pendant 5 min ; en maintenant la température de la chambre à injection à 150 °C et celle du détecteur à 250 °C.

Injectez 1 ml de la phase gazeuse de la solution témoin (b). Ajustez la sensibilité du détecteur de façon que la hauteur des 2 pics principaux dans le chromatogramme obtenu représente 15 pour cent au minimum de l'échelle totale de l'enregistreur.

L'essai n'est valable que si :

- dans le chromatogramme obtenu avec la solution témoin (b), la résolution entre les pics correspondant respectivement à l'acétaldéhyde et à l'oxyde d'éthylène n'est pas inférieure à 2,0,
- dans le chromatogramme obtenu avec la solution témoin (b), le rapport signal-bruit du pic correspondant à l'oxyde d'éthylène n'est pas inférieur à 10.

Injectez séparément des volumes appropriés (par exemple 1 ml) des phases gazeuses de la solution à examiner et de la solution témoin (a). Répétez 2 fois cette opération. La surface moyenne du pic correspondant à l'oxyde d'éthylène dans le chromatogramme obtenu avec la solution à examiner n'est pas supérieure à la moitié de la surface moyenne du pic correspondant dans le chromatogramme obtenu avec la solution témoin (a).

L'essai n'est valable que si l'écart type de la surface du pic obtenu avec la solution témoin (a) lors des 3 injections n'est pas supérieur à 15 pour cent.

La teneur en oxyde d'éthylène en parties par million peut également être calculée à l'aide de l'expression :

$$\frac{A_T}{(A_R \times m_T) - (A_T \times m_R)}$$

A_T = surface du pic correspondant à l'oxyde d'éthylène dans le chromatogramme obtenu avec la solution à examiner,

A_R = surface du pic correspondant à l'oxyde d'éthylène dans le chromatogramme obtenu avec la solution témoin (a),

La teneur en oxyde d'éthylène libre n'est pas supérieure à 1 ppm.

Teneur en eau (*2.5.12*). Déterminée par semi-microdosage sur 2,00 g d'éther oléique de macrogol, la teneur en eau n'est pas supérieure à 3,0 pour cent.

Cendres totales (*2.4.16*). Déterminé sur 2,0 g d'éther oléique de macrogol, le taux des cendres totales n'est pas supérieur à 0,2 pour cent.

CONSERVATION

En récipient étanche, à l'abri de la lumière.

ÉTIQUETAGE

L'étiquette indique la quantité d'oxyde d'éthylène ayant réagi avec l'alcool oléique (valeur nominale).

01/2002:1340

MACROGOL (ÉTHER STÉARYLIQUE DE)

Macrogoli aether stearylicus

DÉFINITION

L'éther stéarylique de macrogol est un mélange d'éthers obtenus par éthoxylation d'alcool stéarylique. Il peut contenir des macrogols libres et des quantités variables d'alcool stéarylique libre. La quantité d'oxyde d'éthylène ayant réagi avec l'alcool stéarylique est de 2 à 20 unités par molécule (valeur nominale).

CARACTÈRES

Masse onctueuse, pastilles, micro-billes ou paillettes cireuses, blanches à blanc-jaune.

L'éther stéarylique de macrogol ayant 2 unités d'oxyde d'éthylène par molécule est pratiquement insoluble dans l'eau, soluble dans l'alcool en chauffant et dans le chlorure de méthylène. L'éther stéarylique de macrogol ayant 10 unités d'oxyde d'éthylène par molécule est soluble dans l'eau et dans l'alcool. L'éther stéarylique de macrogol ayant 20 unités d'oxyde d'éthylène par molécule est soluble dans l'eau, dans l'alcool et dans le chlorure de méthylène.

Après fusion, l'éther stéarylique de macrogol se solidifie à 45 °C environ.

IDENTIFICATION

A. L'éther stéarylique de macrogol satisfait à l'essai de l'indice d'hydroxyle (voir Essai).

B. L'éther stéarylique de macrogol satisfait à l'essai de l'indice d'iode (voir Essai).

C. L'éther stéarylique de macrogol satisfait à l'essai de l'indice de saponification (voir Essai).

D. Opérez par chromatographie sur couche mince (*2.2.27*), en utilisant une *plaque au gel de silice pour CCM R*.

Solution à examiner. Dissolvez 10,0 g d'éther stéarylique de macrogol dans un mélange de 1 volume d'*eau R* et de 9 volumes de *méthanol R* et complétez à 75 ml avec le même mélange de solvants. Ajoutez 60 ml d'*heptane R* et agitez pendant 3 min. Il est possible de réduire la formation de mousse en ajoutant quelques gouttes d'*alcool R*. Filtrez la couche supérieure sur du *sulfate de sodium anhydre R*, lavez 3 fois le filtre avec 10 ml d'*heptane R* et évaporez à siccité les filtrats réunis. Dissolvez 50 mg du résidu desséché dans 10 ml de *méthanol R* (la solution est parfois opalescente).

Solution témoin. Dissolvez 25 mg d'*alcool stéarylique SCR* dans du *méthanol R* et complétez à 25 ml avec le même solvant.

Déposez sur la plaque 20 µl de chaque solution. Développez sur un parcours de 15 cm avec de l'*acétate d'éthyle R*. Séchez et pulvérisez un réactif à la vanilline et à l'acide sulfurique préparé comme suit : dissolvez 0,5 g de *vanilline R* dans 50 ml d'*alcool R*, puis complétez à 100 ml avec de l'*acide sulfurique R*. Laissez sécher la plaque à l'air. Chauffez la plaque à 130 °C environ pendant 15 min et laissez refroidir à l'air. Le chromatogramme obtenu avec la solution à examiner présente plusieurs taches dont une correspond à la tache principale du chromatogramme obtenu avec la solution témoin.

E. Dissolvez ou dispersez 0,1 g d'éther stéarylique de macrogol dans 5 ml d'*alcool R*, ajoutez 2 ml d'*eau R*, 10 ml d'*acide chlorhydrique dilué R*, 10 ml de *solution de chlorure de baryum R1* et 10 ml d'une solution d'*acide phosphomolybdique R* à 100 g/l. Il se forme un précipité.

ESSAI

Aspect de la solution. Dissolvez 5,0 g d'éther stéarylique de macrogol dans de l'*alcool R* et complétez à 50 ml avec le même solvant. La solution n'est pas plus fortement colorée que la solution témoin JB_5 (*2.2.2, Procédé II*).

Alcalinité. Dissolvez 2,0 g d'éther stéarylique de macrogol dans un mélange chaud de 10 ml d'*alcool R* et de 10 ml d'*eau R*. Ajoutez 0,1 ml de *solution de bleu de bromothymol R1*. Le virage de l'indicateur au jaune ne nécessite pas plus de 0,5 ml d'*acide chlorhydrique 0,1 M*.

Indice d'acide (*2.5.1*). Déterminé sur 5,0 g d'éther stéarylique de macrogol, l'indice d'acide n'est pas supérieur à 1,0.

Indice d'hydroxyle (*2.5.3, Procédé A*). Voir tableau 1340.-1.

Tableau 1340.-1

Unité d'oxyde d'éthylène/molécule (valeur nominale)	Indice d'hydroxyle
2	150 - 180
10	75 - 90
20	40 - 60

Indice d'iode (*2.5.4*) : au maximum 2,0.

Indice de saponification (*2.5.6*). Déterminé sur 10,0 g d'éther stéarylique de macrogol, l'indice de saponification n'est pas supérieur à 3,0.

Oxyde d'éthylène et dioxane (*2.4.25*). L'éther stéarylique de macrogol ne contient pas plus de 1 ppm d'oxyde éthylène ni plus de 10 ppm de dioxane. Lors de la détermination de la teneur en dioxane, appliquez un facteur de correction de 1/5 à la formule de calcul.

Teneur en eau (*2.5.12*). Déterminée par semi-microdosage sur 1,00 g d'éther stéarylique de macrogol, la teneur en eau n'est pas supérieure à 3,0 pour cent.

CONSERVATION

En récipient étanche.

ÉTIQUETAGE

L'étiquette indique le nombre d'unités d'oxyde d'éthylène ayant réagi avec l'alcool stéarylique (valeur nominale).

01/2002:1618

MACROGOL (OLÉATE DE)

Macrogoli oleas

DÉFINITION

Mélange de monoesters et de diesters, principalement d'acide oléique et de macrogols, obtenu par éthoxylation de l'*Acide oléique (0799)* ou par estérification de macrogols par l'acide oléique, cet acide gras étant d'origine animale ou végétale. L'oléate de macrogol peut contenir des macrogols libres. La longueur moyenne du polymère équivaut à 5-6 ou 10 unités d'oxyde d'éthylène par molécule (valeur nominale). Un antioxydant approprié peut être ajouté.

CARACTÈRES

Aspect : liquide visqueux, légèrement jaunâtre.

Solubilité : dispersible dans l'eau, soluble dans l'alcool et dans le 2-propanol, dispersible dans les huiles, miscible aux huiles grasses et aux cires.

Indice de réfraction : environ 1,466.

IDENTIFICATION

Première identification : A, C.

Seconde identification : A, B.

A. L'oléate de macrogol satisfait à l'essai de l'indice de saponification (voir Essai).

B. Chromatographie sur couche mince (*2.2.27*).

Solution à examiner. A 20 mg d'oléate de macrogol, ajoutez 10 ml de *chlorure de méthylène R* et mélangez.

Plaque : *plaque au gel de silice F_{254} pour CCM R.*

Phase mobile : solution d'*ammoniaque concentrée R* à 25 pour cent *V/V*, *2-propanol R* (20:80 *V/V*).

Dépôt : 10 µl.

Développement : sur un parcours de 15 cm.

Séchage : à l'air.

Détection : pulvérisez de la *solution d'iodobismuthate de potassium R4*. Examinez la plaque environ 10 min plus tard.

Résultats : le chromatogramme obtenu présente 3 taches principales, correspondant, par ordre de R_f croissant, au macrogol libre, au mono-oléate de macrogol et au dioléate de macrogol.

C. L'oléate de macrogol satisfait à l'essai de composition en acides gras (voir Essai).

ESSAI

Alcalinité. Dissolvez 2,0 g d'oléate de macrogol dans de l'*alcool R* et complétez à 20 ml avec le même solvant. A 2 ml de cette solution, ajoutez 0,05 ml de *solution de rouge de phénol R*. La solution n'est pas colorée en rouge.

Indice d'acide (*2.5.1*) : au maximum 1,0, déterminé sur 10,0 g d'oléate de macrogol.

Indice d'hydroxyle (*2.5.3, Procédé A*) : voir tableau 1618.-1.

Indice d'iode (*2.5.4*) : voir tableau 1618.-1.

Indice de peroxyde (*2.5.5*) : au maximum 12,0.

Indice de saponification (*2.5.6*) : voir tableau 1618.-1.

Tableau 1618.-1.

	5-6 unités d'oxyde d'éthylène	10 unités d'oxyde d'éthylène
Indice d'hydroxyle	50 - 70	65 - 90
Indice d'iode	50 - 60	27 - 34
Indice de saponification	105 - 120	68 - 85

Composition en acides gras. Chromatographie en phase gazeuse (*2.4.22, Procédé A*).

Composition :

- *acide myristique* : au maximum 5,0 pour cent,
- *acide stéarique* : au maximum 6,0 pour cent,
- *acide palmitique* : au maximum 16,0 pour cent,
- *acide palmitoléique* : au maximum 8,0 pour cent,
- *acide oléique* : 65,0 pour cent à 88,0 pour cent,
- *acide linoléique* : au maximum 18,0 pour cent,
- *acide linolénique* : au maximum 4,0 pour cent,
- *acides gras ayant une longueur de chaîne supérieure à C_{18}* : au maximum 4,0 pour cent.

Oxyde d'éthylène et dioxane résiduels (*2.4.25*) : au maximum 1 ppm d'oxyde d'éthylène résiduel et 10 ppm de dioxane résiduel.

Teneur en eau (*2.5.12*) : au maximum 2,0 pour cent, déterminé sur 1,00 g d'oléate de macrogol. Utilisez le *méthanol anhydre R* comme solvant.

Cendres totales (*2.4.16*) : au maximum 0,3 pour cent, déterminé sur 1,0 g d'oléate de macrogol.

CONSERVATION

En récipient étanche.

ÉTIQUETAGE

L'étiquette indique :

- le nombre d'unités d'oxyde d'éthylène par molécule (valeur nominale),
- le nom et la concentration de tout antioxydant éventuellement ajouté.

01/2002:1234

MACROGOL (STÉARATE DE)

Macrogoli stearas

DÉFINITION

Mélange de monoesters et de diesters principalement des acides stéarique et/ou palmitique et de macrogols. Il peut être obtenu par éthoxylation ou par estérification de macrogols par l'acide stéarique 50 (type I) ou l'acide stéarique 95 (type II) (voir *Acide stéarique (1474)*). Le stéarate de macrogol peut contenir des macrogols libres. La longueur moyenne du polymère équivaut à 6-100 unités d'oxyde d'éthylène par molécule (valeur nominale).

CARACTÈRES

Aspect : masse cireuse blanche à légèrement jaunâtre.

Solubilité : soluble dans l'alcool et dans le 2-propanol. Le stéarate de macrogol correspondant à un produit à 6-9 unités d'oxyde d'éthylène par molécule est pratiquement insoluble mais facilement dispersible dans l'eau et miscible aux huiles grasses et aux cires. Le stéarate de macrogol correspondant à un produit à 20-100 unités d'oxyde d'éthylène par molécule est soluble dans l'eau et pratiquement insoluble dans les huiles grasses et dans les cires.

IDENTIFICATION

A. Le stéarate de macrogol satisfait à l'essai de l'indice de saponification (voir Essai).

B. Le stéarate de macrogol satisfait à l'essai de composition en acides gras (voir Essai).

ESSAI

Alcalinité. Dissolvez 2,0 g de stéarate de macrogol dans de l'*alcool R* et complétez à 20 ml avec le même solvant. A 2 ml de cette solution, ajoutez 0,05 ml de *solution de rouge de phénol R*. La solution n'est pas colorée en rouge.

Point de fusion (*2.2.15*). Voir tableau 1234.-1.

Faites fondre environ 10 g de substance à 80-90 °C. Introduisez la substance par capillarité de façon à obtenir une colonne de la hauteur prescrite. Laissez reposer à 0 °C pendant 2 h.

Indice d'acide (*2.5.1*) : au maximum 2,0, déterminé sur 2,0 g de stéarate de macrogol.

Indice d'hydroxyle (*2.5.3, Procédé A*). Voir tableau 1234.-1.

Indice d'iode (*2.5.4*) : au maximum 2,0.

Monographies L - P

Indice de saponification (*2.5.6*). Voir tableau 1234.-1.

Tableau 1234.-1

Unités d'oxyde d'éthylène par molécule (valeur nominale)	Point de fusion (°C)	Indice d'hydroxyle	Indice de saponification
6		90 - 110	85 - 105
8 - 9	26 - 35	80 - 105	88 - 100
20	33 - 40	50 - 62	46 - 56
40 - 50	38 - 52	23 - 40	20 - 35
100	48 - 60	15 - 30	5 - 20

Substances réductrices. Dissolvez ou dispersez 2,0 g de stéarate de macrogol dans de l'*eau R* et complétez à 20 ml avec le même solvant. Mélangez 1,0 ml de solution avec 9 ml d'*hydroxyde de sodium 0,1 M* et 0,5 ml de *solution de chlorure de triphényltétrazolium R*. Chauffez dans un bain-marie à 70 °C. Après 5 min, la solution n'est pas plus fortement colorée qu'un mélange de 0,15 ml de solution primaire jaune, de 0,9 ml de solution primaire rouge et de 8,95 ml d'une solution d'*acide chlorhydrique R* à 10 g/l (*2.2.2, Procédé II*).

Composition en acides gras. Chromatographie en phase gazeuse (*2.4.22, Procédé C*).

Composition en acides gras constitutifs du stéarate de macrogol :

	Type d'acide gras utilisé	Composition en acides gras
Stéarate de macrogol type I	Acide stéarique 50	*Acide stéarique* : 40,0 pour cent à 60,0 pour cent, *Somme des teneurs en acides palmitique et stéarique* : au minimum 90,0 pour cent.
Stéarate de macrogol type II	Acide stéarique 95	*Acide stéarique* : 90,0 pour cent à 99,0 pour cent, *Somme des teneurs en acides palmitique et stéarique* : au minimum 96,0 pour cent.

Oxyde d'éthylène et dioxane (*2.4.25*) : au maximum 1 ppm d'oxyde d'éthylène et 10 ppm de dioxane.

Métaux lourds (*2.4.8*) : au maximum 10 ppm.

2,0 g de stéarate de macrogol satisfont à l'essai limite C. Préparez le témoin avec 2 ml de *solution à 10 ppm de plomb (Pb) R*.

Teneur en eau (*2.5.12*) : au maximum 3,0 pour cent, déterminé sur 0,50 g de stéarate de macrogol. Utilisez comme solvant un mélange à volumes égaux de *méthanol anhydre R* et de *chlorure de méthylène R*.

Cendres totales (*2.4.16*) : au maximum 0,3 pour cent, déterminé sur 1,0 g de stéarate de macrogol.

CONSERVATION

En récipient étanche.

ÉTIQUETAGE

L'étiquette indique :

– le nombre d'unités d'oxyde d'éthylène par molécule (valeur nominale),

– le type de stéarate de macrogol.

01/2002:1443

MACROGOL 6 GLYCÉROL (CAPRYLOCAPRATE DE)

Macrogol 6 glyceroli caprylocapras

DÉFINITION

Le caprylocaprate de macrogol 6 glycérol est un mélange essentiellement constitué de mono- et diesters d'éthers de glycérol polyoxyéthyléné et des acides caprylique (octanoïque) et caprique (décanoïque) principalement. La teneur moyenne en unités d'oxyde d'éthylène par molécule est de 6. Le caprylocaprate de macrogol 6 glycérol est obtenu soit par éthoxylation du glycérol et estérification par les acides gras distillés de coco ou de palme, soit par éthoxylation de mono- et de diglycérides des acides caprylique et caprique.

CARACTÈRES

Liquide jaune pâle, partiellement soluble dans l'eau, facilement soluble dans l'huile de ricin, dans le glycérol, dans l'isopropanol et dans le propylèneglycol.
La viscosité du caprylocaprate de macrogol 6 glycérol est voisine de 145 mPa·s.

IDENTIFICATION

A. Dissolvez 1,0 g de substance à examiner dans 99 g d'un mélange de 10 volumes de *2-propanol R* et de 90 volumes d'*eau R*. Chauffez la solution obtenue à 40 °C environ. Il apparaît un trouble. Laissez refroidir jusqu'à disparition de ce trouble. Le point de trouble est compris entre 15 °C et 35 °C.

B. La substance à examiner satisfait à l'essai de l'indice de saponification (voir Essai).

C. La substance à examiner satisfait à l'essai de composition en acides gras (voir Essai).

ESSAI

Aspect de la substance. La substance à examiner est limpide (*2.2.1*) et n'est pas plus fortement colorée que la substance de référence J_2 (*2.2.2, Procédé I*).

Alcalinité. Dissolvez 2,0 g de substance à examiner dans un mélange chaud de 10 ml d'*alcool R* et de 10 ml d'*eau R*. Ajoutez 0,1 ml de *solution de bleu de bromothymol R1*. Le virage de l'indicateur au jaune ne nécessite pas plus de 0,5 ml d'*acide chlorhydrique 0,1 M*.

Indice d'acide (*2.5.1*). Déterminé sur 5,0 g de substance à examiner, l'indice d'acide n'est pas supérieur à 5,0.

Indice d'hydroxyle (*2.5.3, Procédé A*) : 165 à 225.

Indice de saponification (*2.5.6*). Déterminé sur 2,0 g de substance à examiner, l'indice de saponification est de 85 à 105.

Composition en acides gras (*2.4.22, Procédé A*). Le mélange des acides gras constitutifs de la substance est composé de :

– acide caproïque : au maximum 2,0 pour cent,
– acide caprylique : 50,0 pour cent à 80,0 pour cent,
– acide caprique : 20,0 pour cent à 50,0 pour cent,
– acide laurique : au maximum 3,0 pour cent,
– acide myristique : au maximum 1,0 pour cent.

Oxyde d'éthylène et dioxane (*2.4.25*). La teneur en oxyde d'éthylène n'est pas supérieure à 1 ppm et la teneur en dioxane n'est pas supérieure à 10 ppm. Lors de la détermination de la teneur en dioxane, appliquez un facteur de correction de 1/5 à la formule de calcul.

Teneur en eau (*2.5.12*). Déterminée par semi-microdosage sur 1,00 g de substance à examiner, la teneur en eau n'est pas supérieure à 1,0 pour cent.

Cendres totales (*2.4.16*). Déterminé sur 1,0 g de substance à examiner, le taux des cendres totales n'est pas supérieur à 0,3 pour cent.

01/2002:1184

MACROGOLGLYCÉRIDES CAPRYLOCAPRIQUES

Macrogolglyceridorum caprylocaprates

DÉFINITION

Les macrogolglycérides caprylocapriques sont des mélanges de monoesters, diesters et triesters du glycérol et de monoesters et diesters de macrogols de masse moléculaire relative moyenne comprise entre 200 et 400. Ils sont obtenus soit par alcoolyse partielle de triglycérides à chaîne moyenne au moyen de macrogol, soit par estérification de glycérol et de macrogol par des acides caprylique et caprique, soit par mélange d'esters de glycérol et de condensat d'oxyde d'éthylène sur des acides caprylique (octanoïque) et caprique (décanoïque). Ils peuvent contenir des macrogols libres.

CARACTÈRES

Liquides huileux de couleur jaune pâle, dispersibles dans l'eau chaude, facilement solubles dans le chlorure de méthylène.

La densité à 20 °C est voisine de 1,0 et l'indice de réfraction à 20 °C est voisin de 1,4.

IDENTIFICATION

A. Opérez par chromatographie sur couche mince (*2.2.27*) en utilisant une plaque recouverte d'un gel de silice approprié.

Solution à examiner. Dissolvez 1,0 g de macrogolglycérides caprylocapriques dans du *chlorure de méthylène R* et complétez à 20 ml avec le même solvant.

Déposez sur la plaque 50 µl de solution à examiner. Développez sur un parcours de 15 cm avec un mélange de 30 volumes d'*hexane R* et de 70 volumes d'*éther R*. Laissez sécher la plaque à l'air. Pulvérisez une solution de *rhodamine B R* à 0,1 g/l dans l'*alcool R*. Examinez en lumière ultraviolette à 365 nm. Le chromatogramme obtenu présente une tache correspondant aux triglycérides avec un R_f voisin de 0,9 (R_{st} 1) et des taches correspondant respectivement aux 1,3-diglycérides (R_{st} 0,7), aux 1,2-diglycérides (R_{st} 0,6), aux monoglycérides (R_{st} 0,1) et aux esters de macrogol (R_{st} 0).

B. Les macrogolglycérides caprylocapriques satisfont à l'essai de l'indice d'hydroxyle (voir Essai).

C. Les macrogolglycérides caprylocapriques satisfont à l'essai de composition en acides gras (voir Essai).

D. Les macrogolglycérides caprylocapriques satisfont à l'essai de l'indice de saponification (voir Essai).

ESSAI

Viscosité (*2.2.9*). Déterminée à 20 ± 0,5 °C, la viscosité satisfait aux limites indiquées dans le tableau 1184.-1 :

Tableau 1184.-1

Unités d'oxyde d'éthylène par molécule (valeur nominale)	Type de macrogol	Viscosité (mPa·s)
4	200	30 - 50
6	300	60 - 80
8	400	80 - 110

Indice d'acide (*2.5.1*). Déterminé sur 2,0 g de macrogolglycérides caprylocapriques, l'indice d'acide n'est pas supérieur à 2,0.

Indice d'hydroxyle (*2.5.3, Procédé A*). Déterminé sur 1,0 g de macrogolglycérides caprylocapriques, l'indice d'hydroxyle satisfait aux limites indiquées dans le tableau 1184.-2 :

Tableau 1184.-2

Unités d'oxyde d'éthylène par molécule (valeur nominale)	Type de macrogol	Indice d'hydroxyle
4	200	80 - 120
6	300	140 - 180
8	400	170 - 205

Indice de peroxyde (*2.5.5*). Déterminé sur 2,0 g de macrogolglycérides caprylocapriques, l'indice de peroxyde n'est pas supérieur à 6,0.

Indice de saponification (*2.5.6*). Déterminé sur 2,0 g de macrogolglycérides caprylocapriques, l'indice de saponification satisfait aux limites indiquées dans le tableau 1184.-3 :

Tableau 1184.-3

Unités d'oxyde d'éthylène par molécule (valeur nominale)	Type de macrogol	Indice de saponification
4	200	265 - 285
6	300	170 - 190
8	400	85 - 105

Impuretés à réaction alcaline. Dans un tube à essai, introduisez 5,0 g de macrogolglycérides caprylocapriques, ajoutez avec précaution un mélange, neutralisé si nécessaire avec de l'*acide chlorhydrique 0,01 M* ou de l'*hydroxyde de sodium 0,01 M*, de 0,05 ml d'une solution de *bleu de bromophénol R* à 0,4 g/l dans l'*alcool R*, de 0,3 ml d'*eau R* et de 10 ml d'*alcool R*. Agitez et laissez reposer. Le virage au jaune de la phase supérieure ne nécessite pas plus de 1,0 ml d'*acide chlorhydrique 0,01 M*.

Glycérol libre. Dissolvez 1,20 g de macrogolglycérides caprylocapriques dans 25,0 ml de *chlorure de méthylène R*. Chauffez si nécessaire. Après refroidissement, ajoutez 100 ml d'*eau R*. Agitez et ajoutez 25,0 ml d'une solution d'*acide periodique R* à 6 g/l. Agitez et laissez reposer pendant 30 min. Ajoutez 40 ml d'une solution d'*iodure de potassium R* à 75 g/l. Laissez reposer pendant 1 min. Titrez l'iode par le *thiosulfate de sodium 0,1 M* en présence de 1 ml de *solution d'amidon R*. Effectuez un essai à blanc.

1 ml de *thiosulfate de sodium 0,1 M* correspond à 2,3 mg de glycérol.

La teneur en glycérol libre n'est pas supérieure à 5,0 pour cent.

Composition en acides gras (*2.4.22, Procédé A*). Le mélange du acides gras constitutifs des macrogolglycérides caprylocapriques est composé de :

– au maximum 2,0 pour cent d'acide caproïque,
– 50,0 pour cent à 80,0 pour cent d'acide caprylique,

Monographies L - P

– 20,0 pour cent à 50,0 pour cent d'acide caprique,
– au maximum 3,0 pour cent d'acide laurique,
– au maximum 1,0 pour cent d'acide myristique.

Oxyde d'éthylène et dioxane (*2.4.25*). Les macrogolglycérides caprylocapriques ne contiennent pas plus de 1 ppm d'oxyde d'éthylène ni plus de 10 ppm de dioxane. Lors de la détermination de la teneur en dioxane, appliquez un facteur de correction de 1/5 à la formule de calcul.

Métaux lourds (*2.4.8*). 2,0 g de macrogolglycérides caprylocapriques satisfont à l'essai limite C des métaux lourds (10 ppm). Préparez le témoin avec 2 ml de *solution à 10 ppm de plomb (Pb) R*.

Teneur en eau (*2.5.12*). Déterminée par semi-microdosage sur 1,0 g de macrogolglycérides caprylocapriques, la teneur en eau n'est pas supérieure à 1,0 pour cent. Utilisez comme solvant un mélange de 30 volumes de *méthanol anhydre R* et de 70 volumes de *chlorure de méthylène R*.

Cendres totales (*2.4.16*). Déterminé sur 1,0 g de macrogolglycérides caprylocapriques, le taux des cendres totales n'est pas supérieur à 0,1 pour cent.

ÉTIQUETAGE

L'étiquette indique le type (masse moléculaire relative moyenne) de macrogol utilisé ou le nombre d'unités d'oxyde d'éthylène par molécule (valeur nominale).

01/2002:1231

MACROGOLGLYCÉRIDES LAURIQUES

Macrogolglyceridorum laurates

DÉFINITION

Les macrogolglycérides lauriques sont des mélanges de monoesters, diesters et triesters du glycérol et de monoesters et diesters de macrogols de masse moléculaire relative moyenne comprise entre 300 et 1500. Ils sont obtenus soit par alcoolyse partielle d'huiles saturées contenant principalement des triglycérides de l'acide laurique, au moyen de macrogol, soit par estérification de glycérol et de macrogol par des acides gras saturés, soit par mélange d'esters de glycérol et de condensat d'oxyde d'éthylène sur les acides gras de ces huiles hydrogénées.

CARACTÈRES

Solides cireux de couleur jaune pâle, dispersibles dans l'eau chaude, facilement solubles dans le chlorure de méthylène.

IDENTIFICATION

A. Opérez par chromatographie sur couche mince (*2.2.27*) en utilisant une plaque recouverte d'un gel de silice approprié.

Solution à examiner. Dissolvez 1,0 g de macrogolglycérides lauriques dans du *chlorure de méthylène R* et complétez à 20 ml avec le même solvant.

Déposez sur la plaque 10 µl de solution à examiner. Développez sur un parcours de 15 cm avec un mélange de 30 volumes d'*hexane R* et de 70 volumes d'*éther R*. Laissez sécher la plaque à l'air. Pulvérisez une solution de *rhodamine B R* à 0,1 g/l dans l'*alcool R*. Examinez en lumière ultraviolette à 365 nm. Le chromatogramme obtenu présente une tache correspondant aux triglycérides à un R_f voisin de 0,9 (R_{st} 1) et des taches correspondant respectivement aux 1,3-diglycérides (R_{st} 0,7), aux 1,2-diglycérides (R_{st} 0,6), aux monoglycérides (R_{st} 0,1) et aux esters de macrogol (R_{st} 0).

B. Les macrogolglycérides lauriques satisfont à l'essai de l'indice d'hydroxyle (voir Essai).

C. Les macrogolglycérides lauriques satisfont à l'essai de composition en acides gras (voir Essai).

D. Les macrogolglycérides lauriques satisfont à l'essai de l'indice de saponification (voir Essai).

ESSAI

Point de goutte (*2.2.17*). Introduisez dans la cupule le produit préalablement fondu par chauffage à l'étuve à 100 ± 2 °C pendant 1 h et laissez reposer pendant 5 h à une température voisine de 5 °C. Le point de goutte des macrogolglycérides lauriques satisfait aux limites indiquées dans le tableau 1231.-1 :

Tableau 1231.-1

Unités d'oxyde d'éthylène par molécule (valeur nominale)	Type de macrogol	Point de goutte
6	300	33 - 38
8	400	36 - 41
12	600	38 - 43
32	1500	42,5 - 47,5

Indice d'acide (*2.5.1*). Déterminé sur 2,0 g de macrogolglycérides lauriques, l'indice d'acide n'est pas supérieur à 2,0.

Indice d'hydroxyle (*2.5.3, Procédé A*). Déterminé sur 1,0 g de macrogolglycérides lauriques, l'indice d'hydroxyle satisfait aux limites indiquées dans le tableau 1231.-2 :

Tableau 1231.-2

Unités d'oxyde d'éthylène par molécule (valeur nominale)	Type de macrogol	Indice d'hydroxyle
6	300	65 - 85
8	400	60 - 80
12	600	50 - 70
32	1500	36 - 56

Indice de peroxyde (*2.5.5*). Déterminé sur 2,0 g de macrogolglycérides lauriques, l'indice de peroxyde n'est pas supérieur à 6,0.

Indice de saponification (*2.5.6*). Déterminé sur 2,0 g de macrogolglycérides lauriques, l'indice de saponification satisfait aux limites indiquées dans le tableau 1231.-3 :

Tableau 1231.-3

Unités d'oxyde d'éthylène par molécule (valeur nominale)	Type de macrogol	Indice de saponification
6	300	190 - 204
8	400	170 - 190
12	600	150 - 170
32	1500	79 - 93

Impuretés à réaction alcaline. Dans un tube à essai, introduisez 5,0 g de macrogolglycérides lauriques, ajoutez avec précaution un mélange, neutralisé si nécessaire avec de l'*acide chlorhydrique 0,01 M* ou de l'*hydroxyde de sodium 0,01 M*, de 0,05 ml d'une solution de *bleu de bromophénol R* à 0,4 g/l dans l'*alcool R*, de 0,3 ml d'*eau R* et de 10 ml d'*alcool R*. Agitez et laissez reposer. Le virage au jaune de la phase supérieure ne nécessite pas plus de 1,0 ml d'*acide chlorhydrique 0,01 M*.

Glycérol libre. Dissolvez 1,20 g de macrogolglycérides lauriques dans 25,0 ml de *chlorure de méthylène R*. Chauffez si nécessaire. Après refroidissement, ajoutez 100 ml d'*eau R*. Agitez et ajoutez 25,0 ml d'une solution d'*acide periodique R* à 6 g/l. Agitez et laissez reposer pendant 30 min. Ajoutez 40 ml d'une solution d'*iodure de potassium R* à 75 g/l. Laissez reposer pendant 1 min. Titrez l'iode par le *thiosulfate de sodium 0,1 M* en présence de 1 ml de *solution d'amidon R*. Effectuez un essai à blanc.

1 ml de *thiosulfate de sodium 0,1 M* correspond à 2,3 mg de glycérol.

La teneur en glycérol libre n'est pas supérieure à 3,0 pour cent.

Composition en acides gras (*2.4.22, Procédé A*). Le mélange des acides gras constitutifs des macrogolglycérides lauriques est composé de :

- au maximum 15,0 pour cent d'acide caprylique,
- au maximum 12,0 pour cent d'acide caprique,
- 30,0 pour cent à 50,0 pour cent d'acide laurique,
- 5,0 pour cent à 25,0 pour cent d'acide myristique,
- 4,0 pour cent à 25,0 pour cent d'acide palmitique,
- 5,0 pour cent à 35,0 pour cent d'acide stéarique.

Oxyde d'éthylène et dioxane (*2.4.25*). Les macrogolglycérides lauriques ne contiennent pas plus de 1 ppm d'oxyde d'éthylène ni plus de 10 ppm de dioxane. Lors de la détermination de la teneur en dioxane, appliquez un facteur de correction de 1/5 à la formule de calcul.

Métaux lourds (*2.4.8*). 2,0 g de macrogolglycérides lauriques satisfont à l'essai limite C des métaux lourds (10 ppm). Préparez le témoin avec 2 ml de *solution à 10 ppm de plomb (Pb) R*.

Teneur en eau (*2.5.12*). Déterminée par semi-microdosage sur 1,0 g de macrogolglycérides lauriques, la teneur en eau n'est pas supérieure à 1,0 pour cent. Utilisez comme solvant un mélange de 30 volumes de *méthanol anhydre R* et de 70 volumes de *chlorure de méthylène R*.

Cendres totales (*2.4.16*). Déterminé sur 1,0 g de macrogolglycérides lauriques, le taux des cendres totales n'est pas supérieur à 0,1 pour cent.

ÉTIQUETAGE

L'étiquette indique le type (masse moléculaire relative moyenne) de macrogol utilisé ou le nombre d'unités d'oxyde d'éthylène par molécule (valeur nominale).

01/2002:1232

MACROGOLGLYCÉRIDES LINOLÉIQUES

Macrogolglyceridorum linoleates

DÉFINITION

Les macrogolglycérides linoléiques sont des mélanges de monoesters, diesters et triesters du glycérol et de monoesters et diesters de macrogols. Ils sont obtenus soit par alcoolyse partielle d'huile insaturée contenant principalement des triglycérides de l'acide linoléique, au moyen de macrogol de masse moléculaire relative moyenne comprise entre 300 et 400, soit par estérification de glycérol et de macrogol par des acides gras insaturés, soit par mélange d'esters de glycérol et de condensat d'oxyde d'éthylène sur les acides gras de cette huile insaturée.

CARACTÈRES

Liquides huileux de couleur ambrée, pouvant donner lieu à un dépôt après séjour prolongé à 20 °C, pratiquement insolubles mais dispersibles dans l'eau, facilement solubles dans le chlorure de méthylène.

La viscosité à 40 °C est voisine de 35 mPa·s, la densité à 20 °C est voisine de 0,95 et l'indice de réfraction à 20 °C est voisin de 1,47.

IDENTIFICATION

A. Opérez par chromatographie sur couche mince (*2.2.27*) en utilisant une plaque recouverte d'un gel de silice approprié.

Solution à examiner. Dissolvez 1,0 g de macrogolglycérides linoléiques dans du *chlorure de méthylène R* et complétez à 20 ml avec le même solvant.

Déposez sur la plaque 10 µl de solution à examiner. Développez sur un parcours de 15 cm avec un mélange de 30 volumes d'*hexane R* et de 70 volumes d'*éther R*. Laissez sécher la plaque à l'air. Pulvérisez une solution de *rhodamine B R* à 0,1 g/l dans l'*alcool R*. Examinez en lumière ultraviolette à 365 nm. Le chromatogramme obtenu présente une tache correspondant aux triglycérides avec un R_f voisin de 0,9 (R_{st} 1) et des taches correspondant respectivement aux 1,3-diglycérides (R_{st} 0,7), aux 1,2-diglycérides (R_{st} 0,6), aux monoglycérides (R_{st} 0,1) et aux esters de macrogol (R_{st} 0).

B. Les macrogolglycérides linoléiques satisfont à l'essai de l'indice d'hydroxyle (voir Essai).

C. Les macrogolglycérides linoléiques satisfont à l'essai de composition en acides gras (voir Essai).

D. Les macrogolglycérides linoléiques satisfont à l'essai de l'indice de saponification (voir Essai).

ESSAI

Indice d'acide (*2.5.1*). Déterminé sur 2,0 g de macrogolglycérides linoléiques, l'indice d'acide n'est pas supérieur à 2,0.

Indice d'hydroxyle (*2.5.3, Procédé A*). Déterminé sur 1,0 g de macrogolglycérides linoléiques, l'indice d'hydroxyle est compris entre 45 et 65.

Indice d'iode (*2.5.4*) : 90 à 110.

Indice de peroxyde (*2.5.5*). Déterminé sur 2,0 g de macrogolglycérides linoléiques, l'indice de peroxyde n'est pas supérieur à 12,0.

Indice de saponification (*2.5.6*). Déterminé sur 2,0 g de macrogolglycérides linoléiques, l'indice de saponification est compris entre 150 et 170.

Impuretés à réaction alcaline. Dans un tube à essai, introduisez 5,0 g de macrogolglycérides linoléiques, ajoutez avec précaution un mélange, neutralisé si nécessaire avec de l'*acide chlorhydrique 0,01 M* ou de l'*hydroxyde de sodium 0,01 M*, de 0,05 ml d'une solution de *bleu de bromophénol R* à 0,4 g/l dans l'*alcool R*, de 0,3 ml d'*eau R* et de 10 ml d'*alcool R*. Agitez et laissez reposer. Le virage au jaune de la phase supérieure ne nécessite pas plus de 1,0 ml d'*acide chlorhydrique 0,01 M*.

Glycérol libre. Dissolvez 1,20 g de macrogolglycérides linoléiques dans 25,0 ml de *chlorure de méthylène R*. Chauffez si nécessaire. Après refroidissement, ajoutez 100 ml d'*eau R*. Agitez et ajoutez 25,0 ml d'une solution d'*acide periodique R* à 6 g/l. Agitez et laissez reposer pendant 30 min. Ajoutez 40 ml d'une solution d'*iodure de* *potassium R* à 75 g/l. Laissez reposer pendant 1 min. Titrez l'iode par le *thiosulfate de sodium 0,1 M* en présence de 1 ml de*solution d'amidon R*. Effectuez un essai à blanc.

1 ml de *thiosulfate de sodium 0,1 M* correspond à 2,3 mg de glycérol.

La teneur en glycérol libre n'est pas supérieure à 3,0 pour cent.

Composition en acides gras (*2.4.22, Procédé A*). Le mélange des acides gras constitutifs des macrogolglycérides linoléiques est composé de :

- 4,0 pour cent à 20,0 pour cent d'acide palmitique,
- au maximum 6,0 pour cent d'acide stéarique,
- 20,0 pour cent à 35,0 pour cent d'acide oléique,
- 50,0 pour cent à 65,0 pour cent d'acide linoléique,
- au maximum 2,0 pour cent d'acide linolénique,
- au maximum 1,0 pour cent d'acide arachidique,
- au maximum 1,0 pour cent d'acide eicosénoïque.

Oxyde d'éthylène et dioxane (*2.4.25*). Les macrogolglycérides linoléiques ne contiennent pas plus de 1 ppm d'oxyde d'éthylène ni plus de 10 ppm de dioxane. Lors de la détermination de la teneur en dioxane, appliquez un facteur de correction de 1/5 à la formule de calcul.

Métaux lourds (*2.4.8*). 2,0 g de macrogolglycérides linoléiques satisfont à l'essai limite C des métaux lourds (10 ppm). Préparez le témoin avec 2 ml de *solution à 10 ppm de plomb (Pb) R*.

Teneur en eau (*2.5.12*). Déterminée par semi-microdosage, sur 1,0 g de macrogolglycérides linoléiques, la teneur en eau n'est pas supérieure à 1,0 pour cent. Utilisez comme solvant un mélange de 30 volumes de *méthanol anhydre R* et de 70 volumes de *chlorure de méthylène R*.

Cendres totales (*2.4.16*). Déterminé sur 1,0 g de macrogolglycérides linoléiques, le taux des cendres totales n'est pas supérieur à 0,1 pour cent.

CONSERVATION

A l'abri de la lumière, à température ambiante.

ÉTIQUETAGE

L'étiquette indique le type (masse moléculaire relative moyenne) de macrogol utilisé ou le nombre d'unités d'oxyde d'éthylène par molécule (valeur nominale).

01/2002:1249

MACROGOLGLYCÉRIDES OLÉIQUES

Macrogolglyceridorum oleates

DÉFINITION

Les macrogolglycérides oléiques sont des mélanges de monoesters, diesters et triesters du glycérol et de monoesters et diesters de macrogols. Ils sont obtenus soit par alcoolyse partielle d'huile insaturée contenant principalement des triglycérides de l'acide oléique, au moyen de macrogol de masse moléculaire relative moyenne comprise entre 300 et 400, soit par estérification de glycérol et de macrogol par des acides gras insaturés, soit par mélange d'esters de glycérol et de condensat d'oxyde d'éthylène sur les acides gras de cette huile insaturée.

CARACTÈRES

Liquides huileux de couleur ambrée, pouvant donner lieu à un dépôt après séjour prolongé à 20 °C, pratiquement insolubles mais dispersibles dans l'eau, facilement solubles dans le chlorure de méthylène.

La viscosité à 40 °C est voisine de 35 mPa·s, la densité à 20 °C est voisine de 0,95 et l'indice de réfraction à 20 °C est voisin de 1,47.

IDENTIFICATION

A. Opérez par chromatographie sur couche mince (*2.2.27*) en utilisant une plaque recouverte d'un gel de silice approprié.

   Solution à examiner. Dissolvez 1,0 g de macrogolglycérides oléiques dans du *chlorure de méthylène R* et complétez à 20 ml avec le même solvant.

   Déposez sur la plaque 10 µl de solution à examiner. Développez sur un parcours de 15 cm avec un mélange de 30 volumes d'*hexane R* et de 70 volumes d'*éther R*. Laissez sécher la plaque à l'air. Pulvérisez une solution de *rhodamine B R* à 0,1 g/l dans l'*alcool R*. Examinez en lumière ultraviolette à 365 nm. Le chromatogramme obtenu présente une tache correspondant aux triglycérides avec un R_f voisin de 0,9 (R_{st} 1) et des taches correspondant respectivement aux 1,3-diglycérides (R_{st} 0,7), aux 1,2-diglycérides (R_{st} 0,6), aux monoglycérides (R_{st} 0,1) et aux esters de macrogol (R_{st} 0).

B. Les macrogolglycérides oléiques satisfont à l'essai de l'indice d'hydroxyle (voir Essai).

C. Les macrogolglycérides oléiques satisfont à l'essai de composition en acides gras (voir Essai).

D. Les macrogolglycérides oléiques satisfont à l'essai de l'indice de saponification (voir Essai).

ESSAI

Indice d'acide (*2.5.1*). Déterminé sur 2,0 g de macrogolglycérides oléiques, l'indice d'acide n'est pas supérieur à 2,0.

Indice d'hydroxyle (*2.5.3, Procédé A*). Déterminé sur 1,0 g de macrogolglycérides oléiques, l'indice d'hydroxyle est compris entre 45 et 65.

Indice d'iode (*2.5.4*) : 75 à 95.

Indice de peroxyde (*2.5.5*). Déterminé sur 2,0 g de macrogolglycérides oléiques, l'indice de peroxyde n'est pas supérieur à 12,0.

Indice de saponification (*2.5.6*). Déterminé sur 2,0 g de macrogolglycérides oléiques, l'indice de saponification est compris entre 150 et 170.

Impuretés à réaction alcaline. Dans un tube à essai, introduisez 5,0 g de macrogolglycérides oléiques, ajoutez avec précaution un mélange, neutralisé si nécessaire avec de l'*acide chlorhydrique 0,01 M* ou de l'*hydroxyde de sodium 0,01 M*, de 0,05 ml d'une solution de *bleu de bromophénol R* à 0,4 g/l dans l'*alcool R*, de 0,3 ml d'*eau R* et de 10 ml d'*alcool R*. Agitez et laissez reposer. Le virage au jaune de la couche supérieure ne nécessite pas plus de 1,0 ml d'*acide chlorhydrique 0,01 M*.

Glycérol libre. Dissolvez 1,20 g de macrogolglycérides oléiques dans 25,0 ml de *chlorure de méthylène R*. Chauffez si nécessaire. Après refroidissement, ajoutez 100 ml d'*eau R*. Agitez et ajoutez 25,0 ml d'une solution d'*acide periodique R* à 6 g/l. Agitez et laissez reposer pendant 30 min. Ajoutez 40 ml d'une solution d'*iodure de potassium R* à 75 g/l. Laissez reposer 1 min. Titrez l'iode par le *thiosulfate de sodium 0,1 M* en présence de 1 ml de *solution d'amidon R*. Effectuez un essai à blanc.

1 ml de *thiosulfate de sodium 0,1 M* correspond à 2,3 mg de glycérol.

La teneur en glycérol libre n'est pas supérieure à 3,0 pour cent.

Composition en acides gras (*2.4.22, Procédé A*). Le mélange des acides gras constitutifs des macrogolglycérides oléiques est composé de :

- 4,0 pour cent à 9,0 pour cent d'acide palmitique,
- au maximum 6,0 pour cent d'acide stéarique,
- 58,0 pour cent à 80,0 pour cent d'acide oléique,
- 15,0 pour cent à 35,0 pour cent d'acide linoléique,
- au maximum 2,0 pour cent d'acide linolénique,
- au maximum 2,0 pour cent d'acide arachidique,
- au maximum 2,0 pour cent d'acide eicosénoïque.

Oxyde d'éthylène et dioxane (*2.4.25*). Les macrogolglycérides oléiques ne contiennent pas plus de 1 ppm d'oxyde d'éthylène ni plus de 10 ppm de dioxane. Lors de la détermination de la teneur en dioxane, appliquez un facteur de correction de 1/5 à la formule de calcul.

Métaux lourds (*2.4.8*). 2,0 g de macrogolglycérides oléiques satisfont à l'essai limite C des métaux lourds (10 ppm). Préparez le témoin avec 2 ml de *solution à 10 ppm de plomb (Pb) R*.

Teneur en eau (*2.5.12*). Déterminée par semi-microdosage sur 1,0 g de macrogolglycérides oléiques, la teneur en eau n'est pas supérieure à 1,0 pour cent. Utilisez comme solvant un mélange de 30 volumes de *méthanol anhydre R* et de 70 volumes de *chlorure de méthylène R*.

Cendres totales (*2.4.16*). Déterminé sur 1,0 g de macrogolglycérides oléiques, le taux des cendres totales n'est pas supérieur à 0,1 pour cent.

CONSERVATION

A l'abri de la lumière, à température ambiante.

ÉTIQUETAGE

L'étiquette indique le type (masse moléculaire relative moyenne) de macrogol utilisé ou le nombre d'unités d'oxyde d'éthylène par molécule (valeur nominale).

Monographies L-P

01/2002:1268

MACROGOLGLYCÉRIDES STÉARIQUES

Macrogolglyceridorum stearates

DÉFINITION

Les macrogolglycérides stéariques sont des mélanges de monoesters, diesters et triesters du glycérol et de monoesters et diesters de macrogols de masse moléculaire relative moyenne comprise entre 300 et 4000. Ils sont obtenus soit par alcoolyse partielle d'huiles saturées contenant principalement des triglycérides de l'acide stéarique, au moyen de macrogol, soit par estérification de glycérol et de macrogol par des acides gras saturés, soit par mélange d'esters de glycérol et de condensat d'oxyde d'éthylène sur les acides gras de ces huiles hydrogénées. L'indice d'hydroxyle ne s'écarte pas de plus de 15 unités de la valeur nominale. L'indice de saponification ne s'écarte pas de plus de 10 unités de la valeur nominale.

CARACTÈRES

Solides cireux de couleur jaune pâle, dispersibles dans l'eau chaude et l'huile de paraffine chaude, facilement solubles dans le chlorure de méthylène, solubles dans l'éthanol chaud.

IDENTIFICATION

A. Opérez par chromatographie sur couche mince (*2.2.27*) en utilisant une plaque recouverte d'un gel de silice approprié.

   Solution à examiner. Dissolvez 1,0 g de macrogolglycérides stéariques dans du *chlorure de méthylène R* et complétez à 20 ml avec le même solvant.

   Déposez sur la plaque 10 µl de solution à examiner. Développez sur un parcours de 15 cm avec un mélange de 30 volumes d'*hexane R* et de 70 volumes d'*éther R*. Laissez sécher la plaque à l'air. Pulvérisez une solution de *rhodamine B R* à 0,1 g/l dans l'*alcool R*. Examinez en lumière ultraviolette à 365 nm. Le chromatogramme obtenu présente une tache correspondant aux triglycérides avec un R_f voisin de 0,9 (R_{st} 1) et des taches correspondant respectivement aux 1,3-diglycérides (R_{st} 0,7), aux 1,2-diglycérides (R_{st} 0,6), aux monoglycérides (R_{st} 0,1) et aux esters de macrogol (R_{st} 0).

B. Les macrogolglycérides stéariques satisfont à l'essai de l'indice d'hydroxyle (voir Essai).

C. Les macrogolglycérides stéariques satisfont à l'essai de l'indice de saponification (voir Essai).

D. Les macrogolglycérides stéariques satisfont à l'essai de composition en acides gras (voir Essai).

ESSAI

Indice d'acide (*2.5.1*). Déterminé sur 2,0 g de macrogolglycérides stéariques, l'indice d'acide n'est pas supérieur à 2,0.

Indice d'hydroxyle (*2.5.3, Procédé A*). Déterminé sur 1,0 g de macrogolglycérides stéariques, l'indice d'hydroxyle ne s'écarte pas de plus de 15 unités de la valeur nominale.

Indice de peroxyde (*2.5.5*). Déterminé sur 2,0 g de macrogolglycérides stéariques, l'indice de peroxyde n'est pas supérieur à 6,0.

Indice de saponification (*2.5.6*). Déterminé sur 2,0 g de macrogolglycérides stéariques, l'indice de saponification ne s'écarte pas plus de 10 unités de la valeur nominale.

Impuretés à réaction alcaline. Dans un tube à essai, introduisez 5,0 g de macrogolglycérides stéariques, ajoutez avec précaution un mélange, neutralisé si nécessaire avec de l'*acide chlorhydrique 0,01 M* ou de l'*hydroxyde de sodium 0,01 M*, de 0,05 ml d'une solution de *bleu de bromophénol R* à 0,4 g/l dans l'*alcool R*, de 0,3 ml d'*eau R* et de 10 ml d'*alcool R*. Agitez et laissez reposer. Le virage au jaune de la phase supérieure ne nécessite pas plus de 1,0 ml d'*acide chlorhydrique 0,01 M*.

Glycérol libre. Dissolvez 1,20 g de macrogolglycérides stéariques dans 25,0 ml de *chlorure de méthylène R*. Chauffez si nécessaire. Après refroidissement, ajoutez 100 ml d'*eau R*. Agitez et ajoutez 25,0 ml d'une solution d'*acide periodique R* à 6 g/l. Agitez et laissez reposer pendant 30 min. Ajoutez 40 ml d'une solution d'*iodure de potassium R* à 75 g/l. Laissez reposer pendant 1 min. Titrez l'iode par le *thiosulfate de sodium 0,1 M* en présence de 1 ml de *solution d'amidon R*. Effectuez un essai à blanc.

1 ml de *thiosulfate de sodium 0,1 M* correspond à 2,3 mg de glycérol.

La teneur en glycérol libre n'est pas supérieure à 3,0 pour cent.

Composition en acides gras (*2.4.22, Procédé A*). Le mélange des acides gras constitutifs des macrogolglycérides stéariques est composé de :

- au maximum 5,0 pour cent d'acide laurique,

– au maximum 5,0 pour cent d'acide myristique,
– différentes quantités nominales d'acide stéarique et d'acide palmitique. La somme de $C_{18}H_{36}O_2$ et de $C_{16}H_{32}O_2$ n'est pas inférieure à 90,0 pour cent.

Oxyde d'éthylène et dioxane (*2.4.25*). Les macrogolglycérides stéariques ne contiennent pas plus de 1 ppm d'oxyde d'éthylène ni plus de 10 ppm de dioxane. Lors de la détermination de la teneur en dioxane, appliquez un facteur de correction de 1/5 à la formule de calcul.

Métaux lourds (*2.4.8*). 2,0 g de macrogolglycérides stéariques satisfont à l'essai limite C des métaux lourds (10 ppm). Préparez le témoin avec 2 ml de *solution à 10 ppm de plomb (Pb) R*.

Teneur en eau (*2.5.12*). Déterminée par semi-microdosage sur 1,0 g de macrogolglycérides stéariques, la teneur en eau n'est pas supérieure à 1,0 pour cent. Utilisez comme solvant un mélange de 30 volumes de *méthanol anhydre R* et de 70 volumes de *chlorure de méthylène R*.

Cendres totales (*2.4.16*). Déterminé sur 1,0 g de macrogolglycérides stéariques, le taux des cendres totales n'est pas supérieur à 0,2 pour cent.

ÉTIQUETAGE

L'étiquette indique l'indice d'hydroxyle nominal, l'indice de saponification nominal et le type (masse moléculaire relative moyenne) de macrogol utilisé ou le nombre d'unités d'oxyde d'éthylène par molécule (valeur nominale).

01/2002:1122

MACROGOLGLYCÉROL (COCOATES DE)

Macrogolglyceroli cocoates

DÉFINITION

Les cocoates de macrogol glycérol sont des mélanges de mono-, di- et triesters de glycérol éthoxylé et d'acides gras d'origine végétale dont la composition correspond à celle de l'huile extraite de la fraction dure et séchée de l'endosperme du *Cocos nucifera* L. La teneur moyenne en unités d'oxyde d'éthylène par molécule est de 7 ou de 23 (valeur nominale).

CARACTÈRES

Liquide huileux, limpide, jaunâtre, soluble dans l'eau et dans l'alcool et pratiquement insoluble dans l'éther de pétrole (50-70 °C) pour le cocoate de macrogol 7 glycérol ; soluble dans l'eau et dans l'alcool et pratiquement insoluble dans l'éther de pétrole (50-70 °C) pour le cocoate de macrogol 23 glycérol. La densité du cocoate de macrogol 7 glycérol est voisine de 1,05 ; celle du cocoate de macrogol 23 glycérol est voisine de 1,09.

IDENTIFICATION

A. Dissolvez 1,0 g de cocoate de macrogol 7 glycérol dans 99 g d'un mélange de 10 volumes de *2-propanol R* et de 90 volumes d'*eau R*. Chauffez la solution à 65 °C environ. Il apparaît un trouble. Laissez refroidir jusqu'à disparition de ce trouble. Le point de trouble est de 35 °C à 54 °C.

   Chauffez à 90 °C environ une solution à 10 g/l de cocoate de macrogol 23 glycérol dans une solution à 100 g/l de *chlorure de sodium R*. Il apparaît un trouble. Laissez refroidir jusqu'à disparition de ce trouble. Le point de trouble est de 65 °C à 85 °C.

B. Le cocoate de macrogol glycérol satisfait à l'essai de l'indice d'iode (voir Essai).

C. Le cocoate de macrogol glycérol satisfait à l'essai de l'indice de saponification (voir Essai).

ESSAI

Aspect de la substance. Le cocoate de macrogol glycérol est limpide (*2.2.1*) et n'est pas plus fortement coloré que la solution témoin J_2 (*2.2.2, Procédé I*).

Alcalinité. Dissolvez 2,0 g de cocoate de macrogol glycérol dans un mélange chaud de 10 ml d'*eau R* et de 10 ml d'*alcool R*. Ajoutez 0,1 ml de *solution de bleu de bromothymol R1*. Le virage de l'indicateur au jaune ne nécessite pas plus de 0,5 ml d'*acide chlorhydrique 0,1 M*.

Indice d'acide (*2.5.1*). Déterminé sur 5,0 g de cocoate de macrogol glycérol, l'indice d'acide n'est pas supérieur à 5,0.

Indice d'hydroxyle (*2.5.3, Procédé A*). Voir tableau 1122.-1.

Indice de saponification (*2.5.6*). Voir tableau 1122.-1.

Tableau 1122.-1

Nombre d'unités d'oxyde d'éthylène (valeur nominale)	Indice d'hydroxyle	Indice de saponification (déterminé sur 2,0 g)
7	170 - 210	85 - 105
23	80 - 100	40 - 50

Indice d'iode (*2.5.4*). Au maximum 5,0.

Composition en acides gras (*2.4.22, Procédé A*). Le mélange des acides gras constitutifs du cocoate de macrogol glycérol est composé de :
– acide caproïque : au maximum 1,0 pour cent,
– acide caprylique : 5,0 pour cent à 10,0 pour cent,
– acide caprique : 4,0 pour cent à 10,0 pour cent,
– acide laurique : 40,0 pour cent à 55,0 pour cent,
– acide myristique : 14,0 pour cent à 23,0 pour cent,
– acide palmitique : 8,0 pour cent à 12,0 pour cent,
– acide stéarique : 1,0 pour cent à 5,0 pour cent,
– acide oléique : 5,0 pour cent à 10,0 pour cent,
– acide linoléique : au maximum 3,0 pour cent.

Oxyde d'éthylène et dioxane (*2.4.25*). La teneur en oxyde d'éthylène n'est pas supérieure à 1 ppm et la teneur en dioxane n'est pas supérieure à 10 ppm. Lors de la détermination de la teneur en dioxane, appliquez un facteur de correction de 1/5 à la formule de calcul.

Teneur en eau (*2.5.12*). Déterminée par semi-microdosage sur 1,0 g de cocoate de macrogol glycérol, la teneur en eau n'est pas supérieure à 1,0 pour cent.

Cendres totales (*2.4.16*). Déterminé sur 1,0 g de cocoate de macrogol glycérol, le taux des cendres totales n'est pas supérieur à 0,3 pour cent.

ÉTIQUETAGE

L'étiquette indique le nombre d'unités d'oxyde d'éthylène par molécule (valeur nominale).

01/2002:1083

MACROGOLGLYCÉROL (HYDROXYSTÉARATE DE)

Macrogolglyceroli hydroxystearas

DÉFINITION

Contient principalement du trihydroxystéarate de glycérol éthoxylé avec 7 à 60 molécules d'oxyde d'éthylène (valeur nominale), de petites quantités d'hydroxystéarate de macrogol et les glycols libres correspondants. L'hydroxystéarate de macrogolglycérol résulte de la réaction de l'huile de ricin hydrogénée avec l'oxyde d'éthylène.

Monographies L - P

CARACTÈRES

Aspect : produit ayant moins de 10 unités d'oxyde d'éthylène par molécule : liquide jaunâtre, opalescent et visqueux ; produit ayant plus de 20 unités d'oxyde d'éthylène par molécule : masse blanche ou jaunâtre, semi-liquide ou pâteuse.

Solubilité : produit ayant moins de 10 unités d'oxyde d'éthylène par molécule : pratiquement insoluble dans l'eau, soluble dans l'acétone, dispersible dans l'alcool ; produit ayant plus de 20 unités d'oxyde d'éthylène par molécule : facilement soluble dans l'eau, l'acétone et l'alcool, pratiquement insoluble dans l'éther de pétrole.

IDENTIFICATION

A. L'hydroxystéarate de macrogolglycérol satisfait à l'essai de l'indice d'iode (voir Essai).

B. L'hydroxystéarate de macrogolglycérol satisfait à l'essai de l'indice de saponification (voir Essai).

C. Chromatographie sur couche mince (*2.2.27*).

Solution à examiner. A 1 g d'hydroxystéarate de macrogolglycérol, ajoutez 100 ml d'une solution d'*hydroxyde de potassium R* à 100 g/l et chauffez à reflux pendant 30 min. Laissez refroidir. Acidifiez la solution avec 20 ml d'*acide chlorhydrique R*. Agitez le mélange avec 50 ml d'*éther R* et laissez reposer jusqu'à séparation des couches. Transvasez la couche supérieure limpide dans un tube approprié, ajoutez 5 g de *sulfate de sodium anhydre R*, obturez le tube et laissez reposer pendant 30 min. Filtrez et évaporez à siccité au bain-marie. Dissolvez 50 mg du résidu dans 25 ml d'*éther R*.

Solution témoin. Dissolvez 50 mg d'*acide 12-hydroxystéarique R* dans du *chlorure de méthylène R* et complétez à 25 ml avec le même solvant.

Plaque : *plaque au gel de silice octadécylsilylé pour CCM R*.

Phase mobile : *chlorure de méthylène R, acide acétique glacial R, acétone R* (10:40:50 *V/V/V*).

Dépôt : 2 µl.

Développement : sur un parcours de 8 cm.

Séchage : dans un courant d'air froid.

Détection : pulvérisez une solution d'*acide phosphomolybdique R* à 80 g/l dans le *2-propanol R* et chauffez à 120 °C pendant 1-2 min.

Résultats : la tache principale du chromatogramme obtenu avec la solution à examiner est semblable quant à sa position et sa coloration à la tache principale du chromatogramme obtenu avec la solution témoin.

D. Dans un tube à essai, introduisez environ 2 g d'hydroxystéarate de macrogolglycérol et ajoutez 0,2 ml d'*acide sulfurique R*. Fermez le tube à l'aide d'un bouchon comportant un tube de verre coudé 2 fois à angle droit. Chauffez le tube jusqu'à l'apparition de fumées blanches. Recueillez les fumées dans 1 ml de *solution de chlorure mercurique R*. Il se forme un précipité blanc et les vapeurs font virer au noir la coloration d'un papier filtre, imprégné de *solution alcaline de tétraiodomercurate de potassium R*.

ESSAI

Solution S. Dissolvez 5,0 g d'hydroxystéarate de macrogolglycérol ayant moins de 10 unités d'oxyde d'éthylène par molécule dans un mélange de 50 volumes d'*acétone R* et de 50 volumes d'*éthanol R*. Complétez à 50 ml avec le même mélange de solvants.

Dissolvez 5,0 g d'hydroxystéarate de macrogolglycérol ayant plus de 20 unités d'oxyde d'éthylène par molécule dans de l'*eau exempte de dioxyde de carbone R* et complétez à 50 ml avec le même solvant.

Aspect de la solution. La solution S n'est pas plus fortement opalescente que la suspension témoin III (*2.2.1*) et n'est pas plus fortement colorée que la solution témoin JB_6 (*2.2.2, Procédé II*).

Alcalinité. A 2 ml de solution S, ajoutez 0,5 ml de *solution de bleu de bromothymol R1*. La solution n'est pas colorée en bleu.

Indice d'acide (*2.5.1*) : au maximum 2,0, déterminé sur 5,0 g d'hydroxystéarate de macrogolglycérol.

Indice d'hydroxyle (*2.5.3, Procédé A*). Voir tableau 1083.-1.

Indice d'iode (*2.5.4*) : au maximum 5,0.

Indice de saponification (*2.5.6*). Voir tableau 1083.-1.

Tableau 1083.-1

Unités d'oxyde d'éthylène par molécule (valeur nominale)	Indice d'hydroxyle	Indice de saponification
7	115 - 135	125 - 140
25	70 - 90	70 - 90
40	60 - 80	45 - 69
60	45 - 67	40 - 51

Oxyde d'éthylène et dioxane résiduels (*2.4.25*) : au maximum 1 ppm d'oxyde d'éthylène résiduel et 10 ppm de dioxane résiduel.

Métaux lourds (*2.4.8*).

Substances solubles dans l'acétone/éthanol : au maximum 10 ppm.

12 ml de solution S satisfont à l'essai limite B. Préparez le témoin avec une solution à 1 ppm de plomb (Pb) obtenue par dilution de la *solution à 100 ppm de plomb (Pb) R* avec un mélange à volumes égaux d'*acétone R* et d'*éthanol R*.

Substances solubles dans l'eau : au maximum 10 ppm.

12 ml de solution S satisfont à l'essai A. Préparez le témoin avec la *solution à 1 ppm de plomb (Pb) R*.

Teneur en eau (*2.5.12*) : au maximum 3,0 pour cent, déterminé sur 2,000 g d'hydroxystéarate de macrogolglycérol.

Cendres totales (*2.4.16*) : au maximum 0,3 pour cent, déterminé sur 2,0 g d'hydroxystéarate de macrogolglycérol.

ÉTIQUETAGE

L'étiquette indique le nombre d'unités d'oxyde d'éthylène par molécule (valeur nominale).

01/2002:1082

MACROGOLGLYCÉROL (RICINOLÉATE DE)

Macrogolglyceroli ricinoleas

DÉFINITION

Contient principalement du ricinoléate de glycérol éthoxylé avec 30 à 50 molécules d'oxyde d'éthylène (valeur nominale), de petites quantités de ricinoléate de macrogol et les glycols libres correspondants. Le ricinoléate de macrogolglycérol résulte de la réaction de l'huile de ricin avec l'oxyde d'éthylène.

CARACTÈRES

Aspect : liquide ou semi-solide limpide, visqueux, jaune.

Solubilité : facilement soluble dans l'eau, très soluble dans le chlorure de méthylène, facilement soluble dans l'alcool.

Densité : environ 1,05.

Viscosité : 500 mPa·s à 800 mPa·s à 25 °C.

IDENTIFICATION

A. Le ricinoléate de macrogolglycérol satisfait à l'essai de l'indice d'iode (voir Essai).

B. Le ricinoléate de macrogolglycérol satisfait à l'essai de l'indice de saponification (voir Essai).

C. Chromatographie sur couche mince (*2.2.27*).

Solution à examiner. A 1 g de ricinoléate de macrogolglycérol, ajoutez 100 ml d'une solution d'*hydroxyde de potassium R* à 100 g/l et chauffez à reflux pendant 30 min. Laissez refroidir. Acidifiez la solution avec 20 ml d'*acide chlorhydrique R.* Agitez le mélange avec 50 ml d'*éther R* et laissez reposer jusqu'à séparation des couches. Transvasez la couche supérieure limpide dans un tube approprié, ajoutez 5 g de *sulfate de sodium anhydre R,* obturez le tube et laissez reposer pendant 30 min. Filtrez et évaporez à siccité au bain-marie. Reprenez 50 mg du résidu dans 25 ml d'*éther R*.

Solution témoin. Dissolvez 50 mg d'*acide ricinoléique R* dans du *chlorure de méthylène R* et complétez à 25 ml avec le même solvant.

Plaque : *plaque au gel de silice octadécylsilylé pour CCM R.*

Phase mobile : *chlorure de méthylène R, acide acétique glacial R, acétone R* (10:40:50 *V/V/V*).

Dépôt : 2 µl.

Développement : sur un parcours de 8 cm.

Séchage : dans un courant d'air froid.

Détection : pulvérisez une solution d'*acide phosphomolybdique R* à 80 g/l dans le *2-propanol R* et chauffez à 120 °C pendant 1-2 min.

Résultats : les taches du chromatogramme obtenu avec la solution à examiner sont semblables quant à leur position et leur coloration aux taches du chromatogramme obtenu avec la solution témoin.

D. Dans un tube à essai, introduisez environ 2 g de ricinoléate de macrogolglycérol et ajoutez 0,2 ml d'*acide sulfurique R.* Fermez le tube à l'aide d'un bouchon comportant un tube de verre coudé 2 fois à angle droit. Chauffez le tube jusqu'à l'apparition de fumées blanches. Recueillez les fumées dans 1 ml de *solution de chlorure mercurique R.* Il se forme un précipité blanc et les vapeurs font virer au noir la coloration d'un papier filtre imprégné d'une *solution alcaline de tétraiodomercurate de potassium R.*

ESSAI

Solution S. Dissolvez 5,0 g de ricinoléate de macrogolglycérol dans de l'*eau exempte de dioxyde de carbone R* et complétez à 50 ml avec le même solvant.

Aspect de la solution. La solution S n'est pas plus fortement opalescente que la suspension témoin III (*2.2.1*) et n'est pas plus fortement colorée que la solution témoin JB_6 (*2.2.2, Procédé II*).

Alcalinité. Dissolvez 2,0 g de ricinoléate de macrogolglycérol dans un mélange chaud de 10 ml d'*eau R* et de 10 ml d'*alcool R.* Ajoutez 0,1 ml de *solution de bleu de bromothymol R1.* Le virage de l'indicateur au jaune ne nécessite pas plus de 0,5 ml d'*acide chlorhydrique 0,1 M.*

Indice d'acide (*2.5.1*) : au maximum 2,0, déterminé sur 5,0 g de ricinoléate de macrogolglycérol.

Indice d'hydroxyle (*2.5.3, Procédé A*). Voir tableau 1082.-1.

Indice d'iode (*2.5.4*) : 25 à 35.

Indice de saponification (*2.5.6*). Voir tableau 1082.-1.

Tableau 1082.-1

Unités d'oxyde d'éthylène par molécule (valeur nominale)	Indice d'hydroxyle	Indice de saponification
30 - 35	65 - 82	60 - 75
50	48 - 68	38 - 52

Oxyde d'éthylène et dioxane résiduels (*2.4.25*) : au maximum 1 ppm d'oxyde d'éthylène résiduel et 10 ppm de dioxane résiduel.

Métaux lourds (*2.4.8*) : au maximum 10 ppm.

12 ml de solution S, filtrée si nécessaire, satisfont à l'essai limite A. Préparez le témoin avec la *solution à 1 ppm de plomb (Pb) R.*

Teneur en eau (*2.5.12*) : au maximum 3,0 pour cent, déterminé sur 2,000 g de ricinoléate de macrogolglycérol.

Cendres totales (*2.4.16*) : au maximum 0,3 pour cent, déterminé sur 2,0 g de ricinoléate de macrogolglycérol.

CONSERVATION

A l'abri de la lumière.

ÉTIQUETAGE

L'étiquette indique la quantité d'oxyde d'éthylène ayant réagi avec l'huile de ricin (valeur nominale).

Monographies L - P

01/2002:1444

MACROGOLS

Macrogola

DÉFINITION

Mélanges de polymères de formule générale $H\text{-}(OCH_2\text{-}CH_2)_n\text{-}OH$ dont la masse moléculaire relative moyenne correspond à la valeur nominale (*n*) indiquée sur l'étiquette. Un stabilisant approprié peut être ajouté.

CARACTÈRES

Type de macrogol	Aspect	Solubilité
300 400 600	liquide limpide, visqueux, hygroscopique, incolore ou presque incolore	miscible à l'eau, très soluble dans l'acétone, dans l'alcool et dans le chlorure de méthylène, pratiquement insoluble dans les huiles grasses et les huiles minérales
1000	solide blanc ou sensiblement blanc, hygroscopique, ayant l'aspect de la cire ou de la paraffine	très soluble dans l'eau, facilement soluble dans l'alcool et dans le chlorure de méthylène, pratiquement insoluble dans les huiles grasses et les huiles minérales

Type de macrogol	Aspect	Solubilité
1500	solide blanc ou sensiblement blanc, ayant l'aspect de la cire ou de la paraffine	très soluble dans l'eau et dans le chlorure de méthylène, facilement soluble dans l'alcool, pratiquement insoluble dans les huiles grasses et les huiles minérales
3000 3350	solide blanc ou sensiblement blanc, ayant l'aspect de la cire ou de la paraffine	très soluble dans l'eau et dans le chlorure de méthylène, très peu soluble dans l'alcool, pratiquement insoluble dans les huiles grasses et les huiles minérales
4000 6000 8000	solide blanc ou sensiblement blanc, ayant l'aspect de la cire ou de la paraffine	très soluble dans l'eau et dans le chlorure de méthylène, pratiquement insoluble dans l'alcool, dans les huiles grasses et les huiles minérales
20 000 35 000	solide blanc ou sensiblement blanc, ayant l'aspect de la cire ou de la paraffine	très soluble dans l'eau, soluble dans le chlorure de méthylène, pratiquement insoluble dans l'alcool, dans les huiles grasses et les huiles minérales

IDENTIFICATION

A. Les macrogols satisfont à l'essai de viscosité (voir Essai).

B. Dans un tube à essai, introduisez 1 g de macrogol et ajoutez 0,5 ml d'*acide sulfurique R*. Fermez le tube à essai avec un bouchon muni d'un tube à dégagement coudé, puis chauffez jusqu'à dégagement de vapeurs blanches. Recueillez les vapeurs au moyen du tube à dégagement dans 1 ml de *solution de chlorure mercurique R*. Il se forme un abondant précipité blanc cristallin.

C. A 0,1 g de macrogol, ajoutez 0,1 g de *thiocyanate de potassium R* et 0,1 g de *nitrate de cobalt R* et mélangez soigneusement avec une baguette de verre. Ajoutez 5 ml de *chlorure de méthylène R* et agitez. La phase liquide devient bleue.

ESSAI

Aspect de la solution. La solution est limpide (*2.2.1*) et n'est pas plus fortement colorée que la solution témoin JB_6 (*2.2.2, Procédé II*).

Dissolvez 12,5 g de macrogol dans de l'*eau R* et complétez à 50 ml avec le même solvant.

Acidité ou alcalinité. Dissolvez 5,0 g de macrogol dans 50 ml d'*eau exempte de dioxyde de carbone R*, puis ajoutez 0,15 ml de *solution de bleu de bromothymol R1*. La solution est colorée en jaune ou en vert. Le virage de l'indicateur au bleu ne nécessite pas plus de 0,1 ml d'*hydroxyde de sodium 0,1 M*.

Viscosité (*2.2.9*). La viscosité est calculée pour une masse volumique figurant dans le tableau 1444.-1.

Tableau 1444.-1

Type de macrogol	Viscosité cinématique (mm^2s^{-1})	Viscosité dynamique (mPa·s)	Masse volumique* (g/ml)
300	71 - 94	80 - 105	1,120
400	94 - 116	105 - 130	1,120
600	13,9 - 18,5	15 - 20	1,080
1000	20,4 - 27,7	22 - 30	1,080
1500	31 - 46	34 - 50	1,080
3000	69 - 93	75 - 100	1,080
3350	76 - 110	83 - 120	1,080
4000	102 - 158	110 - 170	1,080
6000	185 - 250	200 - 270	1,080
8000	240 - 472	260 - 510	1,080
20 000	2500 - 3200	2700 - 3500	1,080
35 000	10 000 - 13 000	11 000 - 14 000	1,080

*Densité de la substance pour les macrogols 300 et 400. Densité de la solution à 50 pour cent *m/m* pour les autres macrogols.

Pour les macrogols ayant une masse moléculaire relative supérieure à 400, déterminez la viscosité sur une solution à 50 pour cent *m/m* de la substance à examiner.

Point de solidification (*2.2.18*). Voir tableau 1444.-2.

Tableau 1444.-2

Type de macrogol	Point de solidification (°C)
600	15 - 25
1000	35 - 40
1500	42 - 48
3000	50 - 56
3350	53 - 57
4000	53 - 59
6000	55 - 61
8000	55 - 62
20 000	au minimum 57
35 000	au minimum 57

Indice d'hydroxyle. Introduisez *m* g (voir tableau 1444.-3) de macrogol dans une fiole conique sèche munie d'un réfrigérant à reflux. Ajoutez 25,0 ml de *solution d'anhydride phtalique R*, agitez en tournant pour dissoudre et chauffez à reflux sur une plaque chauffante pendant 60 min. Laissez refroidir. Rincez le réfrigérant avec 25 ml de *pyridine R*, puis avec 25 ml d'*eau R*. Ajoutez 1,5 ml de *solution de phénolphtaléine R* et titrez par l'*hydroxyde de sodium*

Monographies L - P

1 M jusqu'à apparition d'une légère coloration rose (n_1 ml). Effectuez un essai à blanc (n_2 ml). Calculez l'indice d'hydroxyle à l'aide de l'expression :

$$\frac{56,1 \times (n_2 - n_1)}{m}$$

Tableau 1444.-3

Type de macrogol	Indice d'hydroxyle	*m* (g)
300	340 - 394	1,5
400	264 - 300	1,9
600	178 - 197	3,5
1000	107 - 118	5,0
1500	70 - 80	7,0
3000	34 - 42	12,0
3350	30 - 38	12,0
4000	25 - 32	14,0
6000	16 - 22	18,0
8000	12 - 16	24,0
20 000	–	–
35 000	–	–

Pour les macrogols ayant une masse moléculaire relative supérieure à 1000, si la teneur en eau est supérieure à 0,5 pour cent, desséchez un échantillon de masse appropriée à 100-105 °C pendant 2 h et effectuez la détermination de l'indice d'hydroxyle sur l'échantillon desséché.

Substances réductrices. Dissolvez 1 g de macrogol dans 1 ml d'une solution de *résorcinol R* à 10 g/l et chauffez doucement si nécessaire. Ajoutez 2 ml d'*acide chlorhydrique R*. Après 5 min, la solution n'est pas plus fortement colorée que la solution témoin R_3 (*2.2.2, Procédé I*).

Formaldéhyde : au maximum 15 ppm.

Solution à examiner. A 1,00 g de macrogol, ajoutez 0,25 ml de *solution de sel sodique d'acide chromotropique R*, refroidissez dans un bain d'eau glacée et ajoutez 5,0 ml d'*acide sulfurique R*. Laissez ensuite reposer pendant 15 min et complétez lentement à 10 ml avec de l'*eau R*.

Solution témoin. Prélevez 0,430 g de *solution de formaldéhyde R* et complétez à 100 ml avec de l'*eau R*. Prélevez 1,0 ml de cette solution et complétez à 100 ml avec de l'*eau R*. Dans une fiole de 10 ml, mélangez 1,00 ml de cette solution et 0,25 ml de *solution de sel sodique d'acide chromotropique R*, refroidissez dans un bain d'eau glacée et ajoutez 5,0 ml d'*acide sulfurique R*. Laissez ensuite reposer pendant 15 min et complétez lentement à 10 ml avec de l'*eau R*.

Solution à blanc. Dans un flacon de 10 ml, mélangez 1,00 ml d'*eau R* et 0,25 ml de *solution de sel sodique d'acide chromotropique R*, refroidissez dans un bain d'eau glacée et ajoutez 5,0 ml d'*acide sulfurique R*. Complétez lentement à 10 ml avec de l'*eau R*.

Déterminez l'absorbance (*2.2.25*) de la solution à examiner à 567 nm par rapport à la solution à blanc. Elle n'est pas supérieure à celle de la solution témoin.

Ethylèneglycol et diéthylèneglycol : *n'effectuez l'essai que pour les macrogols ayant une masse moléculaire relative inférieure à 1000.*

Chromatographie en phase gazeuse (*2.2.28*).

Solution à examiner. Dissolvez 5,00 g de macrogol dans de l'*acétone R* et complétez à 100,0 ml avec le même solvant.

Solution témoin. Dissolvez 0,10 g d'*éthylèneglycol R* et 0,50 g de *diéthylèneglycol R* dans de l'*acétone R* et complétez à 100,0 ml avec le même solvant. Prélevez 1,0 ml de solution et complétez à 10,0 ml avec de l'*acétone R*.

Colonne :

- *matériau* : verre,
- *dimensions* : *l* = 1,8 m, Ø = 2 mm,
- *phase stationnaire : terre d'infusoires silanisée pour chromatographie en phase gazeuse R* imprégnée de 5 pour cent *m/m* de *macrogol 20 000 R*,

Gaz vecteur : *azote pour chromatographie R*.

Débit : 30 ml/min.

Température :

- *colonne* : si nécessaire, conditionnez la colonne en la chauffant à 200 °C pendant environ 15 h ; ajustez la température initiale de la colonne de façon à obtenir un temps de rétention de 14-16 min pour le diéthylèneglycol ; augmentez la température de la colonne d'environ 30 °C, à raison de 2 °C/min, jusqu'à 170 °C au maximum ;
- *chambre à injection et détecteur* : 250 °C.

Détection : ionisation de flamme.

Injection : 2 µl.

Effectuez 5 injections successives pour vérifier la répétabilité de la réponse.

Limite : au maximum 0,4 pour cent pour la somme des teneurs en éthylèneglycol et en diéthylèneglycol.

Oxyde d'éthylène et dioxane (*2.4.25*) : au maximum 1 ppm d'oxyde d'éthylène et 10 ppm de dioxane.

Métaux lourds (*2.4.8*) : au maximum 20 ppm.

Dissolvez 2,0 g de macrogol dans de l'*eau R* et complétez à 20 ml avec le même solvant. 12 ml de solution satisfont à l'essai limite A. Préparez le témoin avec la *solution à 2 ppm de plomb (Pb) R*.

Teneur en eau (*2.5.12*) : au maximum 2,0 pour cent pour les macrogols de masse moléculaire nominale inférieure ou égale à 1000 et au maximum 1,0 pour cent pour les macrogols de masse moléculaire nominale supérieure à 1000, déterminé sur 2,00 g de macrogol.

Cendres sulfuriques (*2.4.14*) : au maximum 0,2 pour cent, déterminé sur 1,0 g de macrogol.

ÉTIQUETAGE

L'étiquette indique :

- le type de macrogol,
- le nom et la concentration de tout stabilisant éventuellement ajouté.

01/2002:1539

MAGALDRATE

Magaldratum

$Al_5Mg_{10}(OH)_{31}(SO_4)_2,xH_2O$ M_r 1097 (substance anhydre)

DÉFINITION

Le magaldrate se compose d'hydroxydes et de sulfates d'aluminium et de magnésium. Il correspond approximativement à la formule $Al_5Mg_{10}(OH)_{31}(SO_4)_2,xH_2O$. Il contient au minimum 90,0 pour cent et au maximum l'équivalent de 105,0 pour cent de $Al_5Mg_{10}(OH)_{31}(SO_4)_2$, calculé par rapport à la substance desséchée.

CARACTÈRES

Poudre cristalline, blanche ou sensiblement blanche, pratiquement insoluble dans l'eau et dans l'alcool, soluble dans les acides minéraux dilués.

IDENTIFICATION

A. Dissolvez 0,6 g de magaldrate dans 20 ml d'*acide chlorhydrique 3 M*, ajoutez environ 30 ml d'*eau R*, puis portez à ébullition. Ajustez à pH 6,2 avec de l'*ammoniaque diluée R1*, maintenez l'ébullition pendant 2 min supplémentaires, filtrez, puis conservez le précipité et le filtrat. A 2 ml du filtrat ajoutez 2 ml de *solution de chlorure d'ammonium R* et neutralisez avec une solution préparée en dissolvant 2 g de *carbonate d'ammonium R* et 2 ml d'*ammoniaque diluée R1* dans 20 ml d'*eau R*. Il ne se forme pas de précipité. Ajoutez de la *solution de phosphate disodique R* ; il se forme un précipité cristallin qui ne se dissout pas dans l'*ammoniaque diluée R1*.

B. Le précipité obtenu dans l'identification A donne la réaction de l'aluminium (*2.3.1*).

C. Le filtrat obtenu dans l'identification A donne la réaction (a) des sulfates (*2.3.1*).

ESSAI

Chlorures solubles. Dispersez 1 g de magaldrate dans 50 ml d'*eau R*, portez à ébullition pendant 5 min, refroidissez, complétez à 50,0 ml ; mélangez et filtrez. A 25,0 ml du filtrat, ajoutez 0,2 ml de *solution de chromate de potassium R* et titrez par le *nitrate d'argent 0,1 M* jusqu'à obtention d'une coloration rouge-violet persistante. Le virage de l'indicateur ne nécessite pas plus de 5,0 ml de *nitrate d'argent 0,1 M* (3,5 pour cent).

Sulfates solubles. A 2,5 ml du filtrat obtenu dans l'essai des chlorures solubles, ajoutez 30 ml d'*eau R*, neutralisez au *papier tournesol bleu R* avec de l'*acide chlorhydrique R*, ajoutez 3 ml d'*acide chlorhydrique 1 M*, 3 ml d'une solution de *chlorure de baryum R* à 120 g/l et complétez à 50 ml avec de l'*eau R*. Mélangez et laissez reposer pendant 10 min. Si la solution obtenue présente une opalescence, elle n'est pas plus intense que celle d'une solution témoin préparée simultanément et de la même manière, à partir de 1 ml d'*acide sulfurique 0,01 M* au lieu de 2,5 ml de filtrat (1,9 pour cent).

Sulfates. Dissolvez 0,875 g de magaldrate dans un mélange de 5 ml d'*acide acétique glacial R* et de 10 ml d'*eau R*, puis complétez à 25 ml avec de l'*eau R*. Préparez une colonne pour chromatographie d'un diamètre intérieur de 1 cm remplie de 15 ml de *résine échangeuse de cations R* (150 µm à 300 µm), préalablement lavée avec 30 ml d'*eau R*. Transférez 5 ml de solution à examiner dans la colonne et éluez avec 15 ml d'*eau R*. A l'éluat ajoutez 5 ml d'une solution d'*acétate de magnésium R* à 536 g/l, 32 ml de *méthanol R* et 0,2 ml de *solution d'alizarine S R*. A l'aide d'une burette, ajoutez 5,0 ml environ de *chlorure de baryum 0,05 M* et 0,2 ml supplémentaire de *solution d'alizarine S R*, puis terminez lentement le titrage jusqu'à disparition de la coloration jaune et apparition d'une teinte rouge-violet.

1 ml de *chlorure de baryum 0,05 M* correspond à 4,803 mg de SO_4.

Calculée par rapport à la substance desséchée, la teneur en sulfates du magaldrate est de 16,0 pour cent à 21,0 pour cent.

Hydroxyde d'aluminium. Dissolvez 0,800 g de magaldrate dans 10 ml d'*acide chlorhydrique dilué R1* en chauffant sur un bain-marie. Refroidissez et complétez à 50,0 ml avec de l'*eau R*. A 10,0 ml de solution, ajoutez de l'*ammoniaque diluée R1* jusqu'à formation d'un précipité. Ajoutez la plus faible quantité d'*acide chlorhydrique dilué R* nécessaire à la dissolution du précipité et complétez à 20 ml avec de l'*eau R*. Effectuez le titrage complexométrique de l'aluminium (*2.5.11*).

1 ml d'*édétate de sodium 0,1 M* correspond à 7,80 mg de $Al(OH)_3$.

Calculée par rapport à la substance desséchée, la teneur en hydroxyde d'aluminium du magaldrate est de 32,1 pour cent à 45,9 pour cent.

Hydroxyde de magnésium. Dissolvez 0,100 g de magaldrate dans 2 ml d'*acide chlorhydrique dilué R* et effectuez le titrage complexométrique du magnésium (*2.5.11*).

1 ml d'*édétate de sodium 0,1 M* correspond à 5,832 mg de $Mg(OH)_2$.

Calculée par rapport à la substance desséchée, la teneur en hydroxyde de magnésium est de 49,2 pour cent à 66,6 pour cent.

Sodium. Opérez par spectrométrie d'absorption atomique (*2.2.23, Procédé I*).

Solution à examiner. Pesez 2,00 g de magaldrate dans une fiole jaugée de 100 ml, déposez-la dans un bain de glace, ajoutez 5 ml d'*acide nitrique R* et agitez par mouvement rotatif pour mélanger. Laissez réchauffer jusqu'à température ambiante et complétez à 100 ml avec de l'*eau R*. Filtrez si nécessaire pour obtenir une solution limpide. Prélevez 10,0 ml du fitrat et complétez à 100,0 ml avec de l'*eau R*.

Solutions de référence. Préparez les solutions de référence en utilisant une *solution à 200 ppm de sodium (Na) R*, diluée si nécessaire avec de l'*acide nitrique dilué R*.

Mesurez l'absorbance à 589 nm en utilisant une lampe à cathode creuse au sodium comme source de radiation et une flamme air-acétylène.

Le magaldrate ne contient pas plus de 0,10 pour cent de Na.

Métaux lourds (*2.4.8*). Dissolvez 2,0 g de magaldrate dans 30 ml d'*acide chlorhydrique R1* et agitez avec 50 ml de *méthylisobutylcétone R* pendant 2 min. Laissez reposer, séparez la couche aqueuse, puis évaporez à siccité. Dissolvez le résidu dans 30 ml d'*eau R*. 12 ml de solution satisfont à l'essai limite A des métaux lourds (30 ppm). Préparez le témoin avec la *solution à 2 ppm de plomb (Pb) R*.

Perte à la dessiccation (*2.2.32*). Déterminée par séchage à l'étuve à 200 °C pendant 4 h sur 1,000 g de magaldrate, la perte à la dessiccation est de 10,0 pour cent à 20,0 pour cent.

DOSAGE

A 1,500 g de magaldrate ajoutez 50,0 ml d'*acide chlorhydrique 1 M*. Titrez l'excès d'acide chlorhydrique par l'*hydroxyde de sodium 1 M* jusqu'à pH 3,0. Déterminez le point de fin de titrage par potentiométrie (*2.2.20*). Effectuez un titrage à blanc.

1 ml d'*acide chlorhydrique 1 M* correspond à 35,40 mg de $Al_5Mg_{10}(OH)_{31}(SO_4)_2$.

01/2002:1445

MAGNÉSIUM (ASPARTATE DE) DIHYDRATÉ

Magnesii aspartas dihydricus

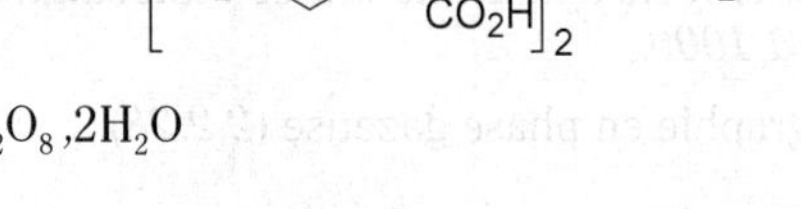

$C_8H_{12}MgN_2O_8,2H_2O$ M_r 324,5

DÉFINITION

L'aspartate de magnésium dihydraté contient au minimum 98,0 pour cent et au maximum l'équivalent de 102,0 pour cent de di[(*S*)-2-aminohydrogénobutane-1,4-dioate] de magnésium, calculé par rapport à la substance anhydre.

CARACTÈRES

Poudre cristalline blanche ou cristaux incolores, facilement solubles dans l'eau.

IDENTIFICATION

A. La substance à examiner satisfait à l'essai du pouvoir rotatoire spécifique (voir Essai).

B. Examinez les chromatogrammes obtenus dans l'essai des substances décelables par la ninhydrine. La tache principale du chromatogramme obtenu avec la solution à examiner (b) est semblable quant à sa position, sa coloration et ses dimensions à la tache principale du chromatogramme obtenu avec la solution témoin (a).

C. Calcinez 15 mg environ de substance à examiner jusqu'à obtention d'un résidu blanc. Dissolvez le résidu dans 1 ml d'*acide chlorhydrique dilué R*, neutralisez au *papier tournesol rouge R* par la *solution diluée d'hydroxyde de sodium R* et filtrez si nécessaire. La solution donne la réaction du magnésium (*2.3.1*).

ESSAI

Solution S. Dissolvez 2,5 g de substance à examiner dans de l'*eau exempte de dioxyde de carbone R* préparée à partir d'*eau distillée R* et complétez à 100 ml avec le même solvant.

Aspect de la solution. La solution S est limpide (*2.2.1*) et incolore(*2.2.2, Procédé II*).

Détermination du pH (*2.2.3*). Le pH de la solution S est de 6,0 à 8,0.

Pouvoir rotatoire spécifique (*2.2.7*). Dissolvez 0,50 g de substance à examiner dans une solution d'*acide chlorhydrique R* à 515 g/l et complétez à 25,0 ml avec le même acide. Calculé par rapport à la substance anhydre, le pouvoir rotatoire spécifique est de + 20,5 à + 23,0.

Substances décelables par la ninhydrine. Opérez par chromatographie sur couche mince (*2.2.27*) en utilisant une *plaque au gel de silice pour CCM R*.

Solution à examiner (a). Dissolvez 0,10 g de substance à examiner dans de l'*eau R* et complétez à 10 ml avec le même solvant.

Solution à examiner (b). Prélevez 1 ml de solution à examiner (a) et complétez à 50 ml avec de l'*eau R*.

Solution témoin (a). Dissolvez 10 mg d'*aspartate de magnésium dihydraté SCR* dans de l'*eau R* et complétez à 50 ml avec le même solvant.

Solution témoin (b). Prélevez 5 ml de solution à examiner (b) et complétez à 20 ml avec de l'*eau R*.

Solution témoin (c). Dissolvez 10 mg d'*aspartate de magnésium dihydraté SCR* et 10 mg d'*acide glutamique SCR* dans 2 ml d'*eau R* et complétez à 25 ml avec le même solvant.

Déposez sur la plaque 5 µl de chaque solution. Laissez sécher la plaque à l'air. Développez sur un parcours de 15 cm avec un mélange de 20 volumes d'*acide acétique glacial R*, de 20 volumes d'*eau R* et de 60 volumes de *butanol R*. Laissez sécher la plaque à l'air. Pulvérisez de la *solution de ninhydrine R*. Chauffez la plaque à 100-105 °C pendant 15 min. S'il apparaît d'autres taches que la tache principale dans le chromatogramme obtenu avec la solution à examiner (a), aucune d'entre elles n'est plus intense que la tache du chromatogramme obtenu avec la solution témoin (b) (0,5 pour cent). L'essai n'est valable que si le chromatogramme obtenu avec la solution témoin (c) présente 2 taches principales nettement séparées.

Chlorures (*2.4.4*). Prélevez 10 ml de solution S et complétez à 15 ml avec de l'*eau R*. La solution satisfait à l'essai limite des chlorures (200 ppm).

Sulfates (*2.4.13*). Prélevez 12 ml de solution S et complétez à 15 ml avec de l'*eau distillée R*. La solution satisfait à l'essai limite des sulfates (500 ppm). Effectuez l'évaluation de l'essai après 30 min.

Ammonium (*2.4.1*). 50 mg de substance à examiner satisfont à l'essai limite B de l'ammonium (200 ppm). Préparez le témoin avec 0,1 ml de *solution à 100 ppm d'ammonium (NH_4) R*.

Fer (*2.4.9*). Dans une ampoule à décantation, dissolvez 0,20 g de substance à examiner dans 10 ml d'*acide chlorhydrique dilué R*. Agitez avec 3 fois 10 ml de *méthylisobutylcétone R1* pendant 3 min chaque fois. Agitez les couches organiques réunies avec 10 ml d'*eau R* pendant 3 min. La couche aqueuse satisfait à l'essai limite du fer (50 ppm).

Métaux lourds (*2.4.8*). Dissolvez, en chauffant légèrement, 2,0 g de substance à examiner dans 20 ml d'*eau R*. 12 ml de solution satisfont à l'essai limite A des métaux lourds (10 ppm). Préparez le témoin avec la *solution à 1 ppm de plomb (Pb) R*.

Teneur en eau (*2.5.12*). Déterminée par semi-microdosage sur 0,100 g de substance à examiner, la teneur en eau est de 10,0 pour cent à 14,0 pour cent. Dissolvez la substance dans 10 ml de *formamide R1* à 50 °C à l'abri de l'humidité. Ajoutez 10 ml de *méthanol anhydre R* et laissez refroidir. Effectuez un essai à blanc.

DOSAGE

Dissolvez 0,260 g de substance à examiner dans 10 ml d'*eau R*. Effectuez le dosage du magnésium par complexométrie (*2.5.11*).

1 ml d'*édétate de sodium 0,1 M* correspond à 28,85 mg de $C_8H_{12}MgN_2O_8$.

IMPURETÉS

A. acide aspartique.

01/2002:0042

MAGNÉSIUM (CARBONATE DE) LÉGER

Magnesii subcarbonas levis

DÉFINITION

Carbonate de magnésium basique hydraté.

Teneur : 40,0 pour cent à 45,0 pour cent, calculé en MgO (M_r 40,30).

CARACTÈRES

Aspect : poudre blanche.

Solubilité : pratiquement insoluble dans l'eau. Le carbonate de magnésium léger se dissout avec vive effervescence dans les acides dilués.

IDENTIFICATION

A. 15 g de carbonate de magnésium léger occupent un volume apparent (*2.9.15*) avant tassement d'environ 180 ml.

B. Le carbonate de magnésium léger donne la réaction des carbonates (*2.3.1*).

C. Dissolvez environ 15 mg de carbonate de magnésium léger dans 2 ml d'*acide nitrique dilué R* et neutralisez par la *solution diluée d'hydroxyde de sodium R*. La solution donne la réaction du magnésium (*2.3.1*).

ESSAI

Solution S. Dissolvez 5,0 g de carbonate de magnésium léger dans 100 ml d'*acide acétique dilué R*. Dès la fin de l'effervescence, chauffez à ébullition pendant 2 min, laissez refroidir et complétez à 100 ml avec le même acide. Filtrez, si nécessaire, sur un filtre en matière poreuse, porcelaine ou silice, préalablement calciné et taré, dont la porosité permet d'obtenir un filtrat limpide.

Aspect de la solution. La solution S n'est pas plus fortement colorée que la solution témoin B_4 (*2.2.2, Procédé II*).

Substances solubles : au maximum 1,0 pour cent.

A 2,00 g de carbonate de magnésium léger, ajoutez 100 ml d'*eau R* et chauffez à ébullition pendant 5 min. Filtrez à chaud sur un filtre de verre fritté (40), laissez refroidir et complétez à 100 ml avec de l'*eau R*. Prélevez 50 ml du filtrat, évaporez à siccité et desséchez à 100-105 °C. La masse du résidu n'excède pas 10 mg.

Substances insolubles dans l'acide acétique : au maximum 0,05 pour cent.

Reprenez le résidu recueilli éventuellement au cours de la préparation de la solution S. Lavez, desséchez et calcinez à 600 °C. La masse du résidu n'excède pas 2,5 mg.

Chlorures (*2.4.4*) : au maximum 0,07 pour cent.

Prélevez 1,5 ml de solution S et complétez à 15 ml avec de l'*eau R*. La solution satisfait à l'essai limite des chlorures.

Sulfates (*2.4.13*) : au maximum 0,3 pour cent.

Prélevez 1 ml de solution S et complétez à 15 ml avec de l'*eau distillée R*. La solution satisfait à l'essai limite des sulfates.

Arsenic (*2.4.2*) : au maximum 2 ppm.

10 ml de solution S satisfont à l'essai limite A.

Calcium (*2.4.3*) : au maximum 0,75 pour cent.

Prélevez 2,6 ml de solution S et complétez à 150 ml avec de l'*eau distillée R*. 15 ml de la solution satisfont à l'essai limite du calcium.

Fer (*2.4.9*) : au maximum 400 ppm.

Dissolvez 0,1 g de carbonate de magnésium léger dans 3 ml d'*acide chlorhydrique dilué R* et complétez à 10 ml avec de l'*eau R*. Prélevez 2,5 ml de la solution et complétez à 10 ml avec de l'*eau R*. La solution satisfait à l'essai limite du fer.

Métaux lourds (*2.4.8*) : au maximum 20 ppm.

A 20 ml de solution S, ajoutez 15 ml d'*acide chlorhydrique R1* et agitez avec 25 ml de *méthylisobutylcétone R* pendant 2 min. Laissez reposer, séparez la couche aqueuse, puis évaporez-la à siccité. Dissolvez le résidu dans 1 ml d'*acide acétique R* et complétez à 20 ml avec de l'*eau R*. 12 ml de la solution satisfont à l'essai limite A. Préparez le témoin avec la *solution à 1 ppm de plomb (Pb) R*.

DOSAGE

Dissolvez 0,150 g de carbonate de magnésium léger dans un mélange de 20 ml d'*eau R* et de 2 ml d'*acide chlorhydrique dilué R*. Effectuez le dosage du magnésium par complexométrie (*2.5.11*).

1 ml d'*édétate de sodium 0,1 M* correspond à 4,030 mg de MgO.

01/2002:0043

MAGNÉSIUM (CARBONATE DE) LOURD

Magnesii subcarbonas ponderosus

DÉFINITION

Carbonate de magnésium basique hydraté.

Teneur : 40,0 pour cent à 45,0 pour cent, calculé en MgO (M_r 40,30).

CARACTÈRES

Aspect : poudre blanche.

Solubilité : pratiquement insoluble dans l'eau. Le carbonate de magnésium lourd se dissout avec vive effervescence dans les acides dilués.

IDENTIFICATION

A. 15 g de carbonate de magnésium lourd occupent un volume apparent (*2.9.15*) avant tassement d'environ 30 ml.

B. Le carbonate de magnésium lourd donne la réaction des carbonates (*2.3.1*).

C. Dissolvez environ 15 mg de carbonate de magnésium lourd dans 2 ml d'*acide nitrique dilué R* et neutralisez par la *solution diluée d'hydroxyde de sodium R*. La solution donne la réaction du magnésium (*2.3.1*).

ESSAI

Solution S. Dissolvez 5,0 g de carbonate de magnésium lourd dans 100 ml d'*acide acétique dilué R*. Dès la fin de l'effervescence, chauffez à ébullition pendant 2 min, laissez refroidir et complétez à 100 ml avec le même acide. Filtrez, si nécessaire, sur un filtre en matière poreuse, porcelaine ou silice, préalablement calciné et taré, dont la porosité permet d'obtenir un filtrat limpide.

Aspect de la solution. La solution S n'est pas plus fortement colorée que la solution témoin B_4 (*2.2.2, Procédé II*).

Substances solubles : maximum 1,0 pour cent.

A 2,00 g de carbonate de magnésium lourd, ajoutez 100 ml d'*eau R* et chauffez à ébullition pendant 5 min. Filtrez à chaud sur un filtre de verre fritté (40), laissez refroidir et complétez à 100 ml avec de l'*eau R*. Prélevez 50 ml du filtrat, évaporez à siccité et desséchez à 100-105 °C. La masse du résidu n'excède pas 10 mg.

Substances insolubles dans l'acide acétique : maximum 0,05 pour cent.

Reprenez le résidu recueilli éventuellement au cours de la préparation de la solution S. Lavez, desséchez et calcinez à 600 °C. La masse du résidu n'excède pas 2,5 mg.

Chlorures (*2.4.4*) : au maximum 0,07 pour cent.

Prélevez 1,5 ml de solution S et complétez à 15 ml avec de l'*eau R*. La solution satisfait à l'essai limite des chlorures.

Sulfates (*2.4.13*) : au maximum 0,6 pour cent.

Prélevez 0,5 ml de solution S et complétez à 15 ml avec de l'*eau distillée R*. La solution satisfait à l'essai limite des sulfates.

Arsenic (*2.4.2*) : au maximum 2 ppm.

10 ml de solution S satisfont à l'essai limite A.

Calcium (*2.4.3*) : au maximum 0,75 pour cent.

Prélevez 2,6 ml de solution S et complétez à 150 ml avec de l'*eau distillée R*. 15 ml de la solution satisfont à l'essai limite du calcium.

Fer (*2.4.9*) : au maximum 400 ppm.

Dissolvez 0,1 g de carbonate de magnésium lourd dans 3 ml d'*acide chlorhydrique dilué R* et complétez à 10 ml avec de l'*eau R*. Prélevez 2,5 ml de la solution et complétez à 10 ml avec de l'*eau R*. La solution satisfait à l'essai limite du fer.

Métaux lourds (*2.4.8*) : au maximum 20 ppm.

A 20 ml de solution S, ajoutez 15 ml d'*acide chlorhydrique R1* et agitez avec 25 ml de *méthylisobutylcétone R* pendant 2 min. Laissez reposer, séparez la couche aqueuse, puis évaporez-la à siccité. Dissolvez le résidu dans 1 ml d'*acide acétique R* et complétez à 20 ml avec de l'*eau R*. 12 ml de la solution satisfont à l'essai limite A. Préparez le témoin avec la *solution à 1 ppm de plomb (Pb) R*.

DOSAGE

Dissolvez 0,150 g de carbonate de magnésium lourd dans un mélange de 20 ml d'*eau R* et de 2 ml d'*acide chlorhydrique dilué R*. Effectuez le dosage du magnésium par complexométrie (*2.5.11*).

1 ml d'*édétate de sodium 0,1 M* correspond à 4,030 mg de MgO.

01/2002:1341

MAGNÉSIUM (CHLORURE DE) 4,5-HYDRATÉ

Magnesii chloridum 4,5-hydricum

$MgCl_2,\sim4,5H_2O$ M_r 95,21 (substance anhydre)

DÉFINITION

Le chlorure de magnésium 4,5-hydraté contient au minimum 98,5 pour cent et au maximum l'équivalent de 101,0 pour cent de $MgCl_2$, calculé par rapport à la substance anhydre.

CARACTÈRES

Poudre blanche ou sensiblement blanche, granuleuse, hygroscopique, très soluble dans l'eau, facilement soluble dans l'alcool.

IDENTIFICATION

A. La substance à examiner satisfait à l'essai de teneur en eau.

B. La substance à examiner donne la réaction (a) des chlorures (*2.3.1*).

C. La substance à examiner donne la réaction du magnésium (*2.3.1*).

ESSAI

Solution S. Dissolvez 10,0 g de chlorure de magnésium 4,5-hydraté dans de l'*eau exempte de dioxyde de carbone R* préparée à partir d'*eau distillée R* et complétez à 100,0 ml avec le même solvant.

Aspect de la solution. La solution S est limpide (*2.2.1*) et incolore (*2.2.2, Procédé II*).

Acidité ou alcalinité. A 5 ml de solution S, ajoutez 0,05 ml de *solution de rouge de phénol R*. Le virage de l'indicateur ne nécessite pas plus de 0,3 ml d'*acide chlorhydrique 0,01 M* ou d'*hydroxyde de sodium 0,01 M*.

Bromures. Prélevez 2,0 ml de solution S et complétez à 10,0 ml avec de l'*eau R*. A 1,0 ml de solution, ajoutez 4,0 ml d'*eau R*, 2,0 ml de *solution de rouge de phénol R3* et 1,0 ml de *solution de chloramine R2* et mélangez immédiatement. Après 2 min exactement, ajoutez 0,30 ml de *thiosulfate de sodium 0,1 M*, mélangez et complétez à 10,0 ml avec de l'*eau R*. L'absorbance (*2.2.25*) de la solution, mesurée à 590 nm, n'est pas supérieure à celle d'une solution préparée simultanément et dans les mêmes conditions en utilisant 5,0 ml d'une solution de *bromure de potassium R* à 3 mg/l (500 ppm). Utilisez l'*eau R* comme liquide de compensation.

Sulfates (*2.4.13*). 15 ml de solution S satisfont à l'essai limite des sulfates (100 ppm).

Aluminium (*2.4.17*). Le chlorure de magnésium 4,5-hydraté destiné à la préparation de solutions pour dialyse péritonéale, hémodialyse ou hémofiltration satisfait à l'essai de l'aluminium. Dissolvez 4 g de substance à examiner dans 100 ml d'*eau R* et ajoutez 10 ml de *solution tampon acétate pH 6,0 R*. La solution satisfait à l'essai limite de l'aluminium (1 ppm). Utilisez comme solution témoin un mélange de 2 ml de *solution à 2 ppm d'aluminium (Al) R*, de 10 ml de *solution tampon acétate pH 6,0 R* et de 98 ml d'*eau R* et comme solution à blanc un mélange de 10 ml de *solution tampon acétate pH 6,0 R* et de 100 ml d'*eau R*.

Arsenic (*2.4.2*). 0,5 g de chlorure de magnésium 4,5-hydraté satisfait à l'essai limite A de l'arsenic (2 ppm).

Calcium (*2.4.3*). Prélevez 1 ml de solution S et complétez à 15 ml avec de l'*eau distillée R*. La solution satisfait à l'essai limite du calcium (0,1 pour cent).

Métaux lourds (*2.4.8*). 12 ml de solution S satisfont à l'essai limite A des métaux lourds (10 ppm). Préparez le témoin avec la *solution à 1 ppm de plomb (Pb) R*.

Fer (*2.4.9*). 10 ml de solution S satisfont à l'essai limite du fer (10 ppm).

Potassium. Le chlorure de magnésium 4,5-hydraté destiné à la préparation de formes pharmaceutiques administrées par voie parentérale ne contient pas plus de 500 ppm de K, déterminé par spectrométrie d'émission atomique (*2.2.22, Procédé I*).

Solution à examiner. Dissolvez 1,00 g de substance à examiner dans de l'*eau R* et complétez à 100,0 ml avec le même solvant.

Solution de référence. Dissolvez dans de l'*eau R* 1,144 g de *chlorure de potassium R*, desséché au préalable à 100-105 °C pendant 3 h, et complétez à 1000,0 ml avec le même solvant (600 µg de K par millilitre). Diluez si nécessaire.

Mesurez l'intensité émise à 766,5 nm.

Teneur en eau (*2.5.12*). Déterminée par semi-microdosage sur 50,0 mg de substance à examiner, la teneur en eau est de 44,0 pour cent à 48,0 pour cent.

DOSAGE

Dissolvez 0,250 g de chlorure de magnésium 4,5-hydraté dans 50 ml d'*eau R*. Effectuez le dosage du magnésium par complexométrie (*2.5.11*).

1 ml d'*édétate de sodium 0,1 M* correspond à 9,521 mg de $MgCl_2$.

CONSERVATION

En récipient étanche.

ÉTIQUETAGE

L'étiquette indique :

– dans les cas appropriés, que la substance convient à la préparation de solutions pour dialyse péritonéale, hémodialyse ou hémofiltration,

– dans les cas appropriés, que la substance convient à la préparation de formes pharmaceutiques administrées par voie parentérale.

01/2002:0402

MAGNÉSIUM (CHLORURE DE) HEXAHYDRATÉ

Magnesii chloridum hexahydricum

$MgCl_2,6H_2O$ — M_r 203,3

DÉFINITION

Le chlorure de magnésium hexahydraté contient au minimum 98,0 pour cent et au maximum l'équivalent de 101,0 pour cent de $MgCl_2,6H_2O$.

CARACTÈRES

Cristaux incolores, hygroscopiques, très solubles dans l'eau, facilement solubles dans l'alcool.

IDENTIFICATION

A. Le chlorure de magnésium hexahydraté satisfait à l'essai de teneur en eau (voir Essai).

B. Le chlorure de magnésium hexahydraté donne la réaction (a) des chlorures (*2.3.1*).

C. Le chlorure de magnésium hexahydraté donne la réaction du magnésium (*2.3.1*).

ESSAI

Solution S. Dissolvez 10,0 g de substance à examiner dans de l'*eau exempte de dioxyde de carbone R* préparée à partir d'*eau distillée R* et complétez à 100,0 ml avec le même solvant.

Aspect de la solution. La solution S est limpide (*2.2.1*) et incolore (*2.2.2, Procédé II*).

Acidité ou alcalinité. A 5 ml de solution S, ajoutez 0,05 ml de *solution de rouge de phénol R*. Le virage de l'indicateur ne nécessite pas plus de 0,3 ml d'*acide chlorhydrique 0,01 M* ou d'*hydroxyde de sodium 0,01 M*.

Bromures. Prélevez 2,0 ml de solution S et complétez à 10,0 ml avec de l'*eau R*. A 1,0 ml de solution, ajoutez 4,0 ml d'*eau R*, 2,0 ml de *solution de rouge de phénol R3* et 1,0 ml de *solution de chloramine R2* et mélangez immédiatement. Après 2 min exactement, ajoutez 0,30 ml de *thiosulfate de sodium 0,1 M*, mélangez et complétez à 10,0 ml avec de l'*eau R*. L'absorbance (*2.2.25*) de la solution, mesurée à 590 nm, n'est pas supérieure à celle d'une solution préparée simultanément et dans les mêmes conditions en utilisant 5,0 ml d'une solution de *bromure de potassium R* à 3 mg/l (500 ppm). Utilisez l'*eau R* comme liquide de compensation.

Sulfates (*2.4.13*). 15 ml de solution S satisfont à l'essai limite des sulfates (100 ppm).

Aluminium (*2.4.17*). Le chlorure de magnésium hexahydraté destiné à la préparation de solutions pour dialyse péritonéale, hémodialyse ou hémofiltration satisfait à l'essai de l'aluminium. Dissolvez 4 g de substance à examiner dans 100 ml d'*eau R* et ajoutez 10 ml de *solution tampon acétate pH 6,0 R*. La solution satisfait à l'essai limite de l'aluminium (1 ppm). Utilisez comme solution témoin un mélange de 2 ml de *solution à 2 ppm d'aluminium (Al) R*, de 10 ml de *solution tampon acétate pH 6,0 R* et de 98 ml d'*eau R* et comme solution à blanc un mélange de 10 ml de *solution tampon acétate pH 6,0 R* et de 100 ml d'*eau R*.

Arsenic (*2.4.2*). 0,5 g de substance à examiner satisfait à l'essai limite A de l'arsenic (2 ppm).

Calcium (*2.4.3*). Prélevez 1 ml de solution S et complétez à 15 ml avec de l'*eau distillée R*. La solution satisfait à l'essai limite du calcium (0,1 pour cent).

Métaux lourds (*2.4.8*). 12 ml de solution S satisfont à l'essai limite A des métaux lourds (10 ppm). Préparez le témoin avec la *solution à 1 ppm de plomb (Pb) R*.

Fer (*2.4.9*). 10 ml de solution S satisfont à l'essai limite du fer (10 ppm).

Potassium. Le chlorure de magnésium hexahydraté destiné à la préparation de formes pharmaceutiques administrées par voie parentérale ne contient pas plus de 500 ppm de K, déterminé par spectrométrie d'émission atomique (*2.2.22, Procédé I*).

Solution à examiner. Dissolvez 1,00 g de substance à examiner dans de l'*eau R* et complétez à 100,0 ml avec le même solvant.

Solution de référence. Dissolvez dans de l'*eau R* 1,144 g de *chlorure de potassium R*, desséché au préalable à 100-105 °C pendant 3 h, et complétez à 1000,0 ml avec le même solvant (600 µg de K par millilitre). Diluez si nécessaire.

Mesurez l'intensité émise à 766,5 nm.

Teneur en eau (*2.5.12*). Déterminée par semi-microdosage sur 50,0 mg de substance à examiner, la teneur en eau est de 51,0 pour cent à 55,0 pour cent.

DOSAGE

Dissolvez 0,300 g de substance à examiner dans 50 ml d'*eau R*. Effectuez le dosage du magnésium par complexométrie (*2.5.11*).

1 ml d'*édétate de sodium 0,1 M* correspond à 20,33 mg de $MgCl_2,6H_2O$.

CONSERVATION

En récipient étanche.

ÉTIQUETAGE

L'étiquette indique :

– dans les cas appropriés, que la substance convient à la préparation de solutions pour dialyse péritonéale, hémodialyse ou hémofiltration,

– dans les cas appropriés, que la substance convient à la préparation de formes pharmaceutiques administrées par voie parentérale.

01/2002:1446

MAGNÉSIUM (GLYCÉROPHOSPHATE DE)

Magnesii glycerophosphas

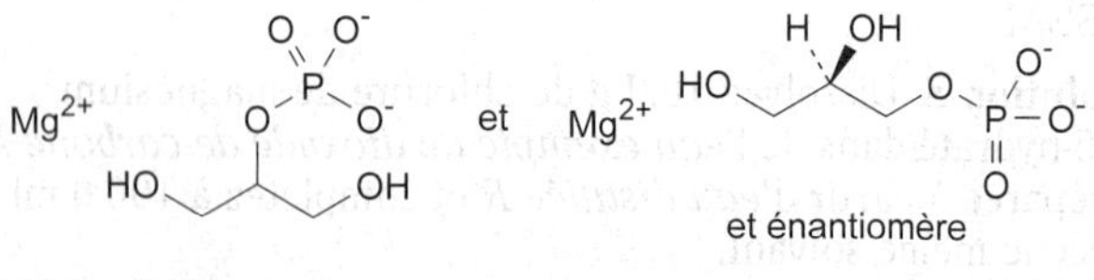

$C_3H_7MgO_6P$ — M_r 194,4

DÉFINITION

Le glycérophosphate de magnésium est constitué par un mélange, en proportions variables, de phosphate de (*RS*)-2,3-dihydroxypropyle et de magnésium et de phosphate de 2-hydroxy-1-(hydroxyméthyl)éthyle et de magnésium qui peuvent être sous forme hydratée. Le glycérophosphate de magnésium contient au minimum 11,0 pour cent et au maximum 12,5 pour cent de Mg, calculé par rapport à la substance desséchée.

CARACTÈRES

Poudre blanche, hygroscopique, pratiquement insoluble dans l'alcool. Le glycérophosphate de magnésium se dissout dans les solutions diluées d'acides.

IDENTIFICATION

A. Dans un tube à essai muni d'un tube à dégagement, mélangez 1 g de glycérophosphate de magnésium avec 1 g de *sulfate monopotassique R*. Chauffez fortement. Dirigez les vapeurs blanches sur un morceau de papier-filtre imprégné d'une solution récemment préparée de *nitroprussiate de sodium R* à 10 g/l. Au contact de la *pipéridine R*, le papier-filtre se colore en bleu.

B. Dans un creuset, calcinez 0,1 g de glycérophosphate de magnésium. Reprenez le résidu par 5 ml d'*acide nitrique R* et chauffez au bain-marie pendant 1 min. Filtrez. Le filtrat donne la réaction (b) des phosphates (*2.3.1*).

C. Le glycérophosphate de magnésium donne la réaction du magnésium (*2.3.1*).

ESSAI

Solution S. Dissolvez 2,5 g de glycérophosphate de magnésium dans de l'*eau exempte de dioxyde de carbone R* préparée à partir d'*eau distillée R* et complétez à 50 ml avec le même solvant.

Aspect de la solution. La solution S n'est pas plus fortement opalescente que la suspension témoin III (*2.2.1*).

Acidité. Dissovez 1,0 g de glycérophosphate de magnésium dans 100 ml d'*eau exempte de dioxyde de carbone R*. Ajoutez 0,1 ml de *solution de phénolphtaléine R*. Le virage de l'indicateur ne nécessite pas plus de 1,5 ml d'*hydroxyde de sodium 0,1 M*.

Glycérol et substances solubles dans l'alcool. Agitez 1,0 g de glycérophosphate de magnésium avec 25 ml d'*alcool R* pendant 2 min. Filtrez et lavez le résidu avec 5 ml d'*alcool R*. Réunissez le filtrat et la solution de lavage, évaporez au bain-marie et desséchez le résidu à 70 °C pendant 1 h. La masse du résidu n'est pas supérieure à 15 mg (1,5 pour cent).

Chlorures (*2.4.4*). Dissolvez 1,0 g de glycérophosphate de magnésium dans de l'*eau R* et complétez à 100 ml avec le même solvant. Prélevez 3,5 ml de solution et complétez à 15 ml avec de l'*eau R*. La solution satisfait à l'essai limite des chlorures (0,15 pour cent).

Phosphates (*2.4.11*). Prélevez 4 ml de solution S et complétez à 100 ml avec de l'*eau R*. Prélevez 1 ml de solution et complétez à 100 ml avec de l'*eau R*. La solution satisfait à l'essai limite des phosphates (0,5 pour cent).

Sulfates (*2.4.13*). Prélevez 3 ml de solution S et complétez à 15 ml avec de l'*eau distillée R*. La solution satisfait à l'essai limite des sulfates (0,1 pour cent).

Fer (*2.4.9*) Dissolvez 67 mg de glycérophosphate de magnésium dans de l'*eau R* et complétez à 10 ml avec le même solvant. La solution satisfait à l'essai limite du fer (150 ppm).

Métaux lourds (*2.4.8*). A 20 ml de solution S, ajoutez 15 ml d'*acide chlorhydrique R* et agitez avec 25 ml de *méthylisobutylcétone R* pendant 2 min. Laissez reposer, séparez la couche aqueuse, puis évaporez-la à siccité. Dissolvez le résidu dans 2,5 ml d'*acide acétique R* et complétez à 20 ml avec de l'*eau R*. 12 ml de solution satisfont à l'essai limite A des métaux lourds (20 ppm). Préparez le témoin avec la *solution à 1 ppm de plomb (Pb) R*.

Perte à la dessiccation (*2.2.32*). Déterminée à l'étuve à 150 °C pendant 4 h sur 1,000 g de glycérophosphate de magnésium, la perte à la dessiccation n'est pas supérieure à 12,0 pour cent.

DOSAGE

Dissolvez 0,200 g de glycérophosphate de magnésium dans 40 ml d'*eau R*. Effectuez le dosage du magnésium par complexométrie (*2.5.11*).

1 ml d'*édétate de sodium 0,1 M* correspond à 2,431 mg de Mg.

CONSERVATION

En récipient étanche.

01/2002:0039

MAGNÉSIUM (HYDROXYDE DE)

Magnesii hydroxidum

$Mg(OH)_2$ M_r 58,32

DÉFINITION

Teneur : 95,0 pour cent à 100,5 pour cent de $Mg(OH)_2$.

CARACTÈRES

Aspect : poudre fine, blanche, amorphe.

Solubilité : pratiquement insoluble dans l'eau. L'hydroxyde de magnésium se dissout dans les acides dilués.

IDENTIFICATION

A. Dissolvez 15 mg environ d'hydroxyde de magnésium dans 2 ml d'*acide nitrique dilué R* et neutralisez par la *solution diluée d'hydroxyde de sodium R*. La solution donne la réaction du magnésium (*2.3.1*).

B. L'hydroxyde de magnésium satisfait à l'essai de perte à la calcination (voir Essai).

ESSAI

Solution S. Dissolvez 5,0 g d'hydroxyde de magnésium dans un mélange de 50 ml d'*acide acétique R* et de 50 ml d'*eau distillée R*. Il ne se produit pas d'effervescence appréciable. Chauffez à ébullition pendant 2 min, laissez refroidir et complétez à 100 ml avec de l'*acide acétique dilué R*. Filtrez, si nécessaire, sur un filtre en matière poreuse, porcelaine ou silice, préalablement calciné et taré, dont la porosité permet d'obtenir un filtrat limpide.

Aspect de la solution. La solution S n'est pas plus fortement colorée que la solution témoin B_3 (*2.2.2, Procédé II*).

Substances solubles : au maximum 2,0 pour cent.

A 2,00 g d'hydroxyde de magnésium, ajoutez 100 ml d'*eau R* et chauffez à ébullition pendant 5 min. Filtrez la suspension à chaud sur un filtre de verre fritté (40), laissez refroidir et complétez à 100 ml avec de l'*eau R*. Prélevez 50 ml du filtrat, évaporez à siccité et desséchez à 100-105 °C. La masse du résidu n'excède pas 20 mg.

Substances insolubles dans l'acide acétique : au maximum 1,0 pour cent.

Reprenez le résidu recueilli éventuellement au cours de la préparation de la solution S. Lavez, desséchez et calcinez à 600 °C. La masse du résidu n'excède pas 5 mg.

Chlorures (*2.4.4*) : au maximum 0,1 pour cent.

Prélevez 1 ml de solution S et complétez à 15 ml avec de l'*eau R*. La solution satisfait à l'essai limite des chlorures.

Sulphates (*2.4.13*) : au maximum 0,5 pour cent.

Monographies L - P

Prélevez 0,6 ml de solution S et complétez à 15 ml avec de l'*eau distillée R*. La solution satisfait à l'essai limite des sulfates.

Arsenic (*2.4.2*) : au maximum 4 ppm.

5 ml de solution S satisfont à l'essai limite A.

Calcium (*2.4.3*) : au maximum 1,5 pour cent.

Prélevez 1,3 ml de solution S et complétez à 150 ml avec de l'*eau distillée R*. 15 ml de la solution satisfont à l'essai limite du calcium.

Fer (*2.4.9*) : au maximum 0,07 pour cent.

Dissolvez 0,15 g d'hydroxyde de magnésium dans 5 ml d'*acide chlorhydrique dilué R* et complétez à 10 ml avec de l'*eau R*. Prélevez 1 ml de cette solution et complétez à 10 ml avec de l'*eau R*. La solution satisfait à l'essai limite du fer.

Métaux lourds (*2.4.8*) : au maximum 30 ppm.

Dissolvez 2,0 g d'hydroxyde de magnésium dans 20 ml d'*acide chlorhydrique R1* et agitez avec 25 ml de *méthylisobutylcétone R* pendant 2 min. Laissez reposer, séparez la couche aqueuse, puis évaporez-la à siccité. Dissolvez le résidu dans 30 ml d'*eau R*. 12 ml de la solution satisfont à l'essai limite A. Préparez le témoin avec la *solution à 2 ppm de plomb (Pb) R*.

Perte à la calcination : 29,0 pour cent à 32,5 pour cent.

Chauffez progressivement 0,5 g d'hydroxyde de magnésium jusqu'à 900 °C et calcinez jusqu'à masse constante.

DOSAGE

Dissolvez 0,100 g d'hydroxyde de magnésium dans un mélange de 20 ml d'*eau R* et de 2 ml d'*acide chlorhydrique dilué R*. Effectuez le dosage du magnésium par complexométrie (*2.5.11*).

1 ml d'*édétate de sodium 0,1 M* correspond à 5,832 mg of $Mg(OH)_2$.

01/2002:0040

MAGNÉSIUM (OXYDE DE) LÉGER

Magnesii oxidum leve

MgO M_r 40,30

DÉFINITION

Teneur : 98,0 pour cent à 100,5 pour cent de MgO (substance calcinée).

CARACTÈRES

Aspect : poudre amorphe, fine, blanche.

Solubilité : pratiquement insoluble dans l'eau. L'oxyde de magnésium léger se dissout dans les acides dilués en donnant tout au plus une légère effervescence.

IDENTIFICATION

A. 15 g d'oxyde de magnésium léger occupent un volume apparent (*2.9.15*) avant tassement d'environ 150 ml.

B. Dissolvez environ 15 mg d'oxyde de magnésium léger dans 2 ml d'*acide nitrique dilué R* et neutralisez par la *solution diluée d'hydroxyde de sodium R*. La solution donne la réaction du magnésium (*2.3.1*).

C. L'oxyde de magnésium léger satisfait à l'essai de perte à la calcination (voir Essai).

ESSAI

Solution S. Dissolvez 5,0 g d'oxyde de magnésium léger dans un mélange de 30 ml d'*eau distillée R* et de 70 ml d'*acide acétique R*. Chauffez à ébullition pendant 2 min, laissez refroidir et complétez à 100 ml avec de l'*acide acétique dilué R*. Filtrez, si nécessaire, sur un filtre en matière poreuse, porcelaine ou silice, préalablement calciné et taré, dont la porosité permet d'obtenir un filtrat limpide.

Aspect de la solution. La solution S n'est pas plus fortement colorée que la solution témoin B_2 (*2.2.2, Procédé II*).

Substances solubles : au maximum 2,0 pour cent.

A 2,00 g d'oxyde de magnésium léger, ajoutez 100 ml d'*eau R* et chauffez à ébullition pendant 5 min. Filtrez à chaud sur un filtre de verre fritté (40), laissez refroidir et complétez à 100 ml avec de l'*eau R*. Prélevez 50 ml du filtrat, évaporez à siccité et desséchez à 100-105 °C. La masse du résidu n'excède pas 20 mg.

Substances insolubles dans l'acide acétique : au maximum 0,1 pour cent.

Reprenez le résidu recueilli éventuellement au cours de la préparation de la solution S. Lavez, desséchez et calcinez à 600 °C. La masse du résidu n'excède pas 5 mg.

Chlorures (*2.4.4*) : au maximum 0,15 pour cent.

Prélevez 0,7 ml de solution S et complétez à 15 ml avec de l'*eau R*. La solution satisfait à l'essai limite des chlorures.

Sulfates (*2.4.13*) : au maximum 1,0 pour cent.

Prélevez 0,3 ml de solution S et complétez à 15 ml avec de l'*eau distillée R*. La solution satisfait à l'essai limite des sulfates.

Arsenic (*2.4.2*) : au maximum 4 ppm.

5 ml de solution S satisfont à l'essai limite A.

Calcium (*2.4.3*) : au maximum 1,5 pour cent.

Prélevez 1,3 ml de solution S et complétez à 150 ml avec de l'*eau distillée R*. 15 ml de la solution satisfont à l'essai limite du calcium.

Fer (*2.4.9*) : au maximum 0,1 pour cent.

Dissolvez 50 mg d'oxyde de magnésium léger dans 5 ml d'*acide chlorhydrique dilué R* et complétez à 10 ml avec de l'*eau R*. Prélevez 2 ml de cette solution et complétez à 10 ml avec de l'*eau R*. La solution satisfait à l'essai limite du fer.

Métaux lourds (*2.4.8*) : au maximum 30 ppm.

A 20 ml de solution S, ajoutez 15 ml d'*acide chlorhydrique R1* et agitez avec 25 ml de *méthylisobutylcétone R* pendant 2 min. Laissez reposer, séparez la couche aqueuse, puis évaporez-la à siccité. Dissolvez le résidu dans 1,5 ml d'*acide acétique R* et complétez à 30 ml avec de l'*eau R*. 12 ml de la solution satisfont à l'essai limite A. Préparez le témoin avec la *solution à 1 ppm de plomb (Pb) R*.

Perte à la calcination : au maximum 8,0 pour cent, déterminé à 900 °C sur 1,00 g d'oxyde de magnésium léger.

DOSAGE

Dissolvez 0,320 g d'oxyde de magnésium léger dans 20 ml d'*acide chlorhydrique dilué R* et complétez à 100,0 ml avec de l'*eau R*. Prélevez 20,0 ml de cette solution. Effectuez le dosage du magnésium par complexométrie (*2.5.11*).

1 ml d'*édétate de sodium 0,1 M* correspond à 4,030 mg de MgO.

01/2002:0041

MAGNÉSIUM (OXYDE DE) LOURD

Magnesii oxidum ponderosum

MgO M_r 40,30

DÉFINITION

Teneur : 98,0 pour cent à 100,5 pour cent de MgO (substance calcinée).

CARACTÈRES

Aspect : poudre fine, blanche.

Solubilité : pratiquement insoluble dans l'eau. L'oxyde de magnésium lourd se dissout dans les acides dilués en donnant tout au plus une légère effervescence.

IDENTIFICATION

A. 15 g d'oxyde de magnésium lourd occupent un volume apparent (*2.9.15*) avant tassement d'environ 30 ml.

B. Dissolvez environ 15 mg d'oxyde de magnésium lourd dans 2 ml d'*acide nitrique dilué R* et neutralisez par la *solution diluée d'hydroxyde de sodium R*. La solution donne la réaction du magnésium (*2.3.1*).

C. L'oxyde de magnésium lourd satisfait à l'essai de perte à la calcination (voir Essai).

ESSAI

Solution S. Dissolvez 5,0 g d'oxyde de magnésium lourd dans un mélange de 30 ml d'*eau distillée R* et de 70 ml d'*acide acétique R*. Chauffez à ébullition pendant 2 min, laissez refroidir et complétez à 100 ml avec de l'*acide acétique dilué R*. Filtrez, si nécessaire, sur un filtre en matière poreuse, porcelaine ou silice, préalablement calciné et taré, dont la porosité permet d'obtenir un filtrat limpide.

Aspect de la solution. La solution S n'est pas plus fortement colorée que la solution témoin B3 (*2.2.2, Procédé II*).

Substances solubles : au maximum 2,0 pour cent.

A 2,00 g d'oxyde de magnésium lourd, ajoutez 100 ml d'*eau R* et chauffez à ébullition pendant 5 min. Filtrez à chaud sur un filtre de verre fritté (40), laissez refroidir et complétez à 100 ml avec de l'*eau R*. Prélevez 50 ml du filtrat, évaporez à siccité et desséchez à 100-105 °C. La masse du résidu n'excède pas 20 mg.

Substances insolubles dans l'acide acétique : au maximum 0,1 pour cent.

Reprenez le résidu recueilli éventuellement au cours de la préparation de la solution S. Lavez, desséchez et calcinez à 600 °C. La masse du résidu n'excède pas 5 mg.

Chlorures (*2.4.4*) : au maximum 0,1 pour cent.

Prélevez 1 ml de solution S et complétez à 15 ml avec de l'*eau R*. La solution satisfait à l'essai limite des chlorures.

Sulfates (*2.4.13*) : au maximum 1,0 pour cent.

Prélevez 0,3 ml de solution S et complétez à 15 ml avec de l'*eau distillée R*. La solution satisfait à l'essai limite des sulfates.

Arsenic (*2.4.2*) : au maximum 4 ppm.

5 ml de solution S satisfont à l'essai limite A.

Calcium (*2.4.3*) : au maximum 1,5 pour cent.

Prélevez 1,3 ml de solution S et complétez à 150 ml avec de l'*eau distillée R*. 15 ml de la solution satisfont à l'essai limite du calcium.

Fer (*2.4.9*) : au maximum 0,07 pour cent.

Dissolvez 0,15 g d'oxyde de magnésium lourd dans 5 ml d'*acide chlorhydrique dilué R* et complétez à 10 ml avec de l'*eau R*. Prélevez 1 ml de cette solution et complétez à 10 ml avec de l'*eau R*. La solution satisfait à l'essai limite du fer.

Métaux lourds (*2.4.8*) : au maximum 30 ppm.

A 20 ml de solution S, ajoutez 15 ml d'*acide chlorhydrique R1* et agitez avec 25 ml de *méthylisobutylcétone R* pendant 2 min. Laissez reposer, séparez la couche aqueuse, puis évaporez-la à siccité. Dissolvez le résidu dans 1 ml d'*acide acétique R* et complétez à 30 ml avec de l'*eau R*. 12 ml de la solution satisfont à l'essai limite A. Préparez le témoin avec la *solution à 1 ppm de plomb (Pb) R*.

Perte à la calcination : au maximum 8,0 pour cent, déterminé à 900 °C sur 1,00 g d'oxyde de magnésium lourd.

DOSAGE

Dissolvez 0,320 g d'oxyde de magnésium lourd dans 20 ml d'*acide chlorhydrique dilué R* et complétez à 100,0 ml avec de l'*eau R*. Prélevez 20,0 ml de cette solution. Effectuez le dosage du magnésium par complexométrie (*2.5.11*).

1 ml d'*édétate de sodium 0,1 M* correspond à 4,030 mg de MgO.

01/2002:1540

MAGNÉSIUM (PEROXYDE DE)

Magnesii peroxidum

DÉFINITION

Le peroxyde de magnésium est un mélange de peroxyde de magnésium et d'oxyde de magnésium. Il contient au minimum 22,0 pour cent et au maximum 28,0 pour cent de MgO_2 (M_r 56,30).

CARACTÈRES

Poudre amorphe, légère, blanche ou faiblement jaunâtre, pratiquement insoluble dans l'eau et dans l'alcool. Le peroxyde de magnésium se dissout dans les acides minéraux dilués.

IDENTIFICATION

A. Dissolvez 15 mg environ de peroxyde de magnésium dans 2 ml d'*acide nitrique dilué R* et neutralisez par la *solution diluée d'hydroxyde de sodium R*. La solution donne la réaction du magnésium (*2.3.1*).

B. Dissolvez 0,1 g de peroxyde de magnésium dans 2 ml d'*acide sulfurique dilué R* et complétez à 10 ml avec de l'*eau R*. Agitez 1 ml de solution avec 5 ml d'*éther R* et 0,5 ml de *solution de dichromate de potassium R1*. La phase éthérée est colorée en bleu.

ESSAI

Solution S1. Dissolvez avec précaution 5,0 g de peroxyde de magnésium dans 40 ml d'*acide chlorhydrique R1*. Evaporez avec précaution la solution jusqu'à un volume de 10 ml, puis complétez à 100 ml avec un mélange à volumes égaux d'*acide acétique R* et d'*eau distillée R*. Filtrez si nécessaire sur un filtre en matière poreuse, porcelaine ou silice, préalablement calciné et taré, dont la porosité permet d'obtenir un filtrat limpide. Le résidu sert à l'essai des substances insolubles dans l'acide.

Solution S2. Prélevez 5 ml de solution S1 et complétez à 25 ml avec de l'*eau distillée R*.

Aspect de la solution. La solution S1 n'est pas plus fortement colorée que la solution témoin B_4 (*2.2.2, Procédé II*).

Monographies L - P

Substances insolubles dans l'acide. Reprenez le résidu recueilli éventuellement au cours de la préparation de la solution S1. Lavez, desséchez et calcinez à 600 °C. La masse du résidu n'est pas supérieure à 5 mg (0,1 pour cent).

Acidité ou alcalinité. A 2,0 g de peroxyde de magnésium, ajoutez 100 ml d'*eau exempte de dioxyde de carbone R* et chauffez à ébullition pendant 5 min. Filtrez à chaud sur un filtre de verre fritté (40), laissez refroidir et complétez à 100 ml avec de l'*eau exempte de dioxyde de carbone R*. A 15 ml de filtrat, ajoutez 0,1 ml de *solution de phénolphtaléine R*. La solution est colorée en rouge. Le virage de l'indicateur ne nécessite pas plus de 0,2 ml d'*acide chlorhydrique 0,1 M*. Le filtrat sert à l'essai des substances solubles.

Substances solubles. Prélevez 50 ml du filtrat obtenu au cours de l'essai Acidité ou alcalinité, évaporez à siccité et desséchez à 100-105 °C. La masse du résidu n'est pas supérieure à 15 mg (1,5 pour cent).

Chlorures (*2.4.4*). Dissolvez 50 mg de peroxyde de magnésium dans 5 ml d'*acide nitrique dilué R* et complétez à 15 ml avec de l'*eau R*. La solution satisfait à l'essai limite des chlorures (0,1 pour cent).

Sulfates (*2.4.13*). Prélevez 3 ml de solution S2 et complétez à 15 ml avec de l'*eau distillée R*. La solution satisfait à l'essai limite des sulfates (0,5 pour cent).

Arsenic (*2.4.2*). 5 ml de solution S1 satisfont à l'essai limite A de l'arsenic (4 ppm).

Calcium (*2.4.3*). Prélevez 1 ml de solution S2 et complétez à 15 ml avec de l'*eau distillée R*. La solution satisfait à l'essai limite du calcium (1,0 pour cent).

Fer (*2.4.9*). Prélevez 2 ml de solution S2 et complétez à 10 ml avec de l'*eau R*. La solution satisfait à l'essai limite du fer (500 ppm).

Métaux lourds (*2.4.8*). A 20 ml de solution S1, ajoutez 15 ml d'*acide chlorhydrique R1* et agitez avec 25 ml de *méthylisobutylcétone R* pendant 2 min. Laissez reposer, séparez la couche aqueuse, puis évaporez-la à siccité. Dissolvez le résidu dans 1,5 ml d'*acide acétique R* et complétez à 30 ml avec de l'*eau R*. 12 ml de solution satisfont à l'essai limite A des métaux lourds (30 ppm). Préparez le témoin avec la *solution à 1 ppm de plomb (Pb) R*.

DOSAGE

Dissolvez, en agitant prudemment, 80,0 mg de peroxyde de magnésium dans un mélange, préalablement refroidi à 20 °C, de 10 ml d'*acide sulfurique R* et de 90 ml d'*eau R*. Titrez par le *permanganate de potassium 0,02 M* jusqu'à coloration rose.

1 ml de *permanganate de potassium 0,02 M* correspond à 2,815 mg de MgO_2.

CONSERVATION

A l'abri de la lumière.

01/2002:1619

MAGNÉSIUM (PIDOLATE DE)

Magnesii pidolas

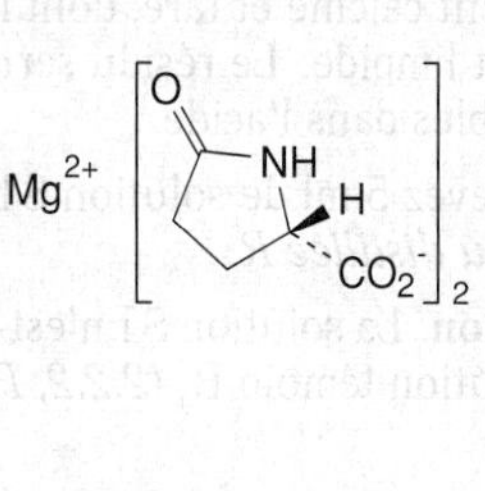

$C_{10}H_{12}N_2O_6Mg$ M_r 280,5

DÉFINITION

Bis[(2*S*)-5-oxopyrrolidine-2-carboxylate] de magnésium.

Teneur : 8,49 pour cent à 8,84 pour cent de Mg (A_r = 24,31) (substance anhydre).

CARACTÈRES

Aspect : poudre amorphe blanche ou sensiblement blanche, hygroscopique.

Solubilité : très soluble dans l'eau, soluble dans le méthanol, pratiquement insoluble dans le chlorure de méthylène.

IDENTIFICATION

A. Chromatographie sur couche mince (*2.2.27*).

Solution à examiner. Dissolvez 60 mg de pidolate de magnésium dans 2 ml d'*eau R* et complétez à 10 ml avec du *méthanol R*.

Solution témoin. Dissolvez 55 mg d'*acide pidolique SCR* dans 2 ml d'*eau R* et complétez à 10 ml avec du *méthanol R*.

Plaque : *plaque au gel de silice pour CCM R*.

Phase mobile : *méthanol R, acide acétique glacial R, chlorure de méthylène R* (15:20:65 *V/V/V*).

Dépôt : 1 µl.

Développement : sur les 2/3 de la plaque.

Séchage : à 100-105 °C pendant 15 min.

Détection : pulvérisez de la *solution concentrée d'hypochlorite de sodium R*. Laissez reposer 10 min, puis pulvérisez abondamment de l'*acide acétique glacial R*. Laissez reposer à nouveau 10 min, puis séchez la plaque à 100-105 °C pendant 2 min. Pulvérisez de la *solution amidonnée d'iodure de potassium R* jusqu'à l'apparition des taches.

Résultats : la tache principale du chromatogramme obtenu avec la solution à examiner, est semblable quant à sa position, sa coloration, et ses dimensions à la tache principale du chromatogramme obtenu avec la solution témoin. Le chromatogramme obtenu avec la solution à examiner peut présenter 2 taches secondaires de faible intensité.

B. A 0,15 ml de solution S (voir Essai) ajoutez 1,8 ml d'*eau R*. La solution donne la réaction du magnésium (*2.3.1*).

ESSAI

Solution S. Dissolvez 5,00 g de pidolate de magnésium dans de l'*eau exempte de dioxyde de carbone R* préparée à partir d'*eau distillée R* et complétez à 50,0 ml avec le même solvant.

Aspect de la solution. La solution S est limpide (*2.2.1*) et n'est pas plus fortement colorée que la solution témoin B_8 (*2.2.2, Procédé I*).

pH (*2.2.3*) : 5,5 à 7,0 pour la solution S.

Pouvoir rotatoire spécifique (*2.2.7*) : – 23,3 à – 26,5 (substance anhydre), déterminé avec la solution S.

Substances apparentées. Chromatographie liquide (*2.2.29*).

Solution à examiner. Dissolvez 0,500 g de pidolate de magnésium dans la phase mobile et complétez à 100,0 ml avec la phase mobile.

Solution témoin (a). Prélevez 1,0 ml de solution à examiner et complétez à 100,0 ml avec la phase mobile.

Solution témoin (b). Dissolvez 50,0 mg d'*impureté B de pidolate SCR* dans la phase mobile et complétez à 100,0 ml avec la phase mobile. Prélevez 5,0 ml de solution et complétez à 50,0 ml avec la phase mobile.

Solution témoin (c). Prélevez 10,0 ml de solution témoin (b) et complétez à 100,0 ml avec la phase mobile.

Solution témoin (d). Prélevez 1,0 ml de *solution à 100 ppm de nitrate (NO_3) R* et complétez à 100,0 ml avec la phase mobile.

Solution témoin (e). Prélevez 6,0 ml de solution témoin (a) et complétez à 10,0 ml avec la solution témoin (b).

Colonne :
- *dimensions* : *l* = 0,25 m, Ø = 4,6 mm,
- *phase stationnaire* : *gel de silice octadécysilylé pour chromatographie R* (5 µm).

Phase mobile : dissolvez 1,56 g de *phosphate monosodique dihydraté R* dans 1000 ml d'*eau R*, puis ajustez à pH 2,5 avec une solution d'*acide phosphorique R* à 10 pour cent *V/V*.

Débit : 1,5 ml/min.

Détection : spectrophotomètre à 210 nm.

Injection : injecteur à boucle de 10 µl ; injectez la solution à examiner et les solutions témoins (b), (c), (d) et (e).

Enregistrement : 4 fois le temps de rétention de l'acide pidolique.

Temps de rétention : acide pidolique = environ 4,5 min ; impureté B = environ 7,5 min.

Conformité du système : solution témoin (e) :
- *résolution* : au minimum 10 entre les pics dus à l'acide pidolique et à l'impureté B.

Limites :
- *impureté B* : au maximum la surface du pic principal dans le chromatogramme obtenu avec la solution témoin (b) (1,0 pour cent),
- *total des autres impuretés* : au maximum la moitié de la surface du pic principal du chromatogramme obtenu avec la solution témoin (b) (0,5 pour cent),
- *limite d'exclusion* : 0,5 fois la surface du pic principal du chromatogramme obtenu avec la solution témoin (c) (0,05 pour cent). Ne tenez pas compte du pic correspondant à l'ion nitrate (NO_3^-).

Impureté A. Chromatographie sur couche mince (*2.2.27*).

Solution à examiner. Dissolvez 0,250 g de pidolate de magnésium dans 4 ml d'*eau R* et complétez à 50,0 ml avec du *méthanol R*.

Solution témoin (a). Dissolvez 60,0 mg d'*acide glutamique R* dans 50 ml d'*eau R*, puis complétez à 100,0 ml avec du *méthanol R*. Prélevez 1,0 ml de solution et complétez à 20,0 ml avec du *méthanol R*.

Solution témoin (b). Dissolvez 10 mg d'*acide glutamique R* et 10 mg d'*acide aspartique R* dans de l'*eau R* et complétez à 25 ml avec le même solvant. Prélevez 1 ml de solution et complétez à 10 ml avec de l'*eau R*.

Plaque : *plaque au gel de silice pour CCM R*.

Phase mobile : *acide acétique glacial R, eau R, butanol R* (20:20:60 *V/V/V*).

Dépôt : 5 µl.

Développement : sur les 2/3 de la plaque.

Séchage : à l'air.

Détection : pulvérisez de la *solution de ninhydrine R* et chauffez la plaque à 100-105 °C pendant 15 min.

Conformité du système : l'essai n'est valable que si le chromatogramme obtenu avec la solution témoin (b) présente 2 taches nettement séparées.

Limites :
- *impureté A* : s'il apparaît une tache due à l'impureté A dans le chromatogramme obtenu avec la solution à examiner, elle n'est pas plus intense que la tache du chromatogramme obtenu avec la solution témoin (a) (0,6 pour cent).

Chlorures (*2.4.4*) : au maximum 500 ppm.

Prélevez 1,0 ml de solution S et complétez à 15,0 ml avec de l'*eau R*. La solution satisfait à l'essai limite des chlorures.

Nitrates : au maximum 200 ppm.

Examinez le chromatogramme obtenu avec la solution à examiner dans l'essai des substances apparentées.

Limites :
- *nitrates* : au maximum la surface du pic principal obtenu avec la solution témoin (d).

Sulfates (*2.4.13*) : au maximum 0,1 pour cent.

Prélevez 1,5 ml de solution S et complétez à 15,0 ml avec de l'*eau distillée R*. La solution satisfait à l'essai limite des sulfates.

Arsenic (*2.4.2*) : au maximum 2 ppm.

5,0 ml de solution S satisfont à l'essai limite A.

Fer (*2.4.9*) : au maximum 200 ppm.

Prélevez 0,5 ml de solution S et complétez à 10 ml avec de l'*eau R*. La solution satisfait à l'essai limite du fer.

Métaux lourds (*2.4.8*) : au maximum 20 ppm.

12 ml de solution S satisfont à l'essai limite A. Préparez le témoin avec la *solution à 2 ppm de plomb (Pb) R*.

Teneur en eau (*2.5.12*) : au maximum 8,0 pour cent, déterminé sur 0,200 g de pidolate de magnésium.

DOSAGE

Dissolvez 0,300 g de pidolate de magnésium dans 50 ml d'*eau R* et effectuez le dosage du magnésium par complexométrie (*2.5.11*).

1 ml d'*édétate de sodium 0,1 M* correspond à 2,431 mg de Mg.

CONSERVATION

En récipient étanche.

IMPURETÉS

A. acide glutamique,

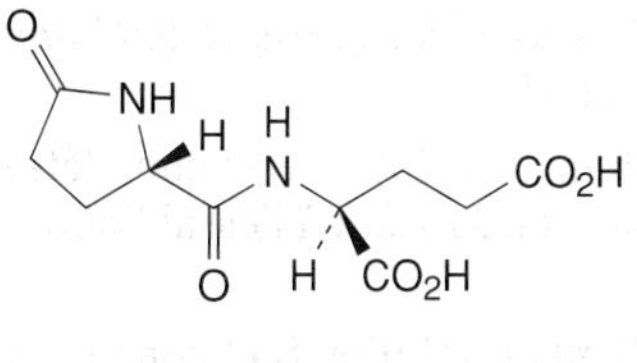

B. acide (2*S*)-2-[[[(2*S*)-5-oxopyrrolidin-2-yl]carbonyl]amino]pentanedioïque.

01/2002:0229

MAGNÉSIUM (STÉARATE DE)

Magnesii stearas

DÉFINITION

Le stéarate de magnésium est un mélange de sels de magnésium de différents acides gras, principalement d'acide stéarique [$(C_{17}H_{35}COO)_2Mg$; M_r 591,3] et d'acide palmitique [$(C_{15}H_{31}COO)_2$ Mg ; M_r 535,1] et en moindres proportions d'autres acides gras. Il contient au minimum 4,0 pour cent et au maximum 5,0 pour cent de Mg (A_r 24,30), calculé par rapport à la substance desséchée. La fraction des acides gras contient au minimum 40,0 pour cent d'acide stéarique et la somme des acides stéarique et palmitique n'est pas inférieure à 90,0 pour cent.

CARACTÈRES

Poudre blanche, très fine, légère, onctueuse au toucher, pratiquement insoluble dans l'eau et dans l'éthanol.

IDENTIFICATION

Première identification : C, D.

Seconde identification : A, B, D.

A. Le résidu obtenu dans la préparation de la solution S (voir Essai) présente un point de solidification (*2.2.18*) égal ou supérieur à 53 °C.

B. Dissolvez 0,200 g du résidu obtenu dans la préparation de la solution S dans 25 ml du mélange de solvants prescrit. L'indice d'acide (*2.5.1*) est de 195 à 210.

C. Examinez les chromatogrammes obtenus dans l'essai de composition en acides gras. Les pics principaux du chromatogramme obtenu avec la solution à examiner sont semblables quant à leur temps de rétention aux pics principaux du chromatogramme obtenu avec la solution témoin.

D. 1 ml de solution S (voir Essai) donne la réaction du magnésium (*2.3.1*).

ESSAI

Solution S. A 5,0 g de stéarate de magnésium, ajoutez 50 ml d'*éther exempt de peroxydes R*, 20 ml d'*acide nitrique dilué R* et 20 ml d'*eau distillée R*. Chauffez à reflux jusqu'à dissolution. Laissez refroidir. Dans une ampoule à décantation, séparez la couche aqueuse et agitez la couche éthérée avec 2 fois 4 ml d'*eau distillée R*. Réunissez les phases aqueuses, lavez avec 15 ml d'*éther exempt de peroxydes R* et complétez la phase aqueuse à 50 ml avec de l'*eau distillée R* (solution S). Evaporez la couche éthérée à siccité et desséchez le résidu à 100-105 °C. Le résidu sert aux identifications A et B.

Acidité ou alcalinité. Chauffez à ébullition pendant 1 min, en agitant continuellement, 1,0 g de stéarate de magnésium avec 20 ml d'*eau exempte de dioxyde de carbone R*. Refroidissez et filtrez. A 10 ml du filtrat, ajoutez 0,05 ml de *solution de bleu de bromothymol R1*. Le virage de l'indicateur ne nécessite pas plus de 0,5 ml d'*acide chlorhydrique 0,01 M* ou d'*hydroxyde de sodium 0,01 M*.

Chlorures (*2.4.4*). Prélevez 0,5 ml de solution S et complétez à 15 ml avec de l'*eau R*. La solution satisfait à l'essai limite des chlorures (0,1 pour cent).

Sulfates (*2.4.13*). Prélevez 0,3 ml de solution S et complétez à 15 ml avec de l'*eau distillée R*. La solution satisfait à l'essai limite des sulfates (0,5 pour cent).

Cadmium. Déterminez la teneur en cadmium par spectrométrie d'absorption atomique (*2.2.23, Procédé II*).

Solution à examiner. Dans une bombe à digestion en polytétrafluoroéthylène, introduisez 50,0 mg de stéarate de magnésium et ajoutez 0,5 ml d'un mélange de 1 volume d'*acide chlorhydrique R* et de 5 volumes d'*acide nitrique exempt de cadmium et de plomb R*. Laissez digérer à 170 °C pendant 5 h. Laissez refroidir. Dissolvez le résidu dans de l'*eau R* et complétez à 5,0 ml avec le même solvant.

Solutions de référence. Préparez les solutions de référence à partir de la *solution à 10 ppm de cadmium (Cd) R*, diluée si nécessaire avec de l'*acide chlorhydrique R* à 1 pour cent *V/V*.

Mesurez l'absorbance à 228,8 nm en utilisant une lampe à cathode creuse au cadmium comme source de radiation et un four de graphite comme dispositif d'atomisation.

Le stéarate de magnésium ne contient pas plus de 3 ppm de Cd.

Plomb. Déterminez la teneur en plomb par spectrométrie d'absorption atomique (*2.2.23, Procédé II*).

Solution à examiner. Utilisez la solution décrite dans l'essai du cadmium.

Solutions de référence. Préparez les solutions de référence à partir de la *solution à 10 ppm de plomb (Pb) R*, diluée si nécessaire avec de l'*eau R*.

Mesurez l'absorbance à 283,3 nm en utilisant une lampe à cathode creuse au plomb comme source de radiation et un four de graphite comme dispositif d'atomisation. En fonction de l'appareil utilisé, la raie à 217,0 nm peut être utilisée.

Le stéarate de magnésium ne contient pas plus de 10 ppm de Pb.

Nickel. Déterminez la teneur en nickel par spectrométrie d'absorption atomique (*2.2.23, Procédé II*).

Solution à examiner. Utilisez la solution décrite dans l'essai du cadmium.

Solutions de référence. Préparez les solutions de référence à partir de la *solution à 10 ppm de nickel (Ni) R*, diluée si nécessaire avec de l'*eau R*.

Mesurez l'absorbance à 232,0 nm en utilisant une lampe à cathode creuse au nickel comme source de radiation et un four de graphite comme dispositif d'atomisation.

Le stéarate de magnésium ne contient pas plus de 5 ppm de Ni.

Perte à la dessiccation (*2.2.32*). Déterminée à l'étuve à 100-105 °C sur 1,000 g de stéarate de magnésium, la perte à la dessiccation n'est pas supérieure à 6,0 pour cent.

Contamination microbienne. Le stéarate de magnésium satisfait à une limite du nombre de germes aérobies viables totaux (*2.6.12*) de 10^3 microorganismes par gramme, déterminé par dénombrement sur plaque de gélose. Le stéarate de magnésium satisfait à l'essai d'*Escherichia coli* (*2.6.13*).

DOSAGE

Magnésium. Dans une fiole conique de 250 ml, introduisez 0,500 g de stéarate de magnésium. Ajoutez 50 ml d'un mélange à volumes égaux de *butanol R* et d'*éthanol R*, 5 ml d'*ammoniaque concentrée R*, 3 ml de *solution tampon chlorure d'ammonium pH 10,0 R*, 30,0 ml d'*édétate de sodium 0,1 M* et 15 mg de *mélange composé au mordant noir 11 R*. Chauffez à 45-50 °C jusqu'à dissolution complète et titrez par le *sulfate de zinc 0,1 M* jusqu'à virage du bleu au violet. Effectuez un titrage à blanc.

1 ml d'*édétate de sodium 0,1 M* correspond à 2,431 mg de Mg.

Composition en acides gras. Opérez par chromatographie en phase gazeuse (*2.2.28*).

Solution à examiner. Dans une fiole conique munie d'un réfrigérant à reflux, dissolvez 0,10 g de stéarate de magnésium dans 5 ml de *solution méthanolique de trifluorure de bore R*. Chauffez à reflux pendant 10 min. Ajoutez 4 ml d'*heptane R* à travers le réfrigérant et chauffez à nouveau à reflux pendant 10 min. Laissez refroidir. Ajoutez 20 ml de *solution saturée de chlorure de sodium R*. Agitez et laissez séparer les phases. Prélevez environ 2 ml de la phase organique et desséchez-la sur 0,2 g de *sulfate de sodium anhydre R*. Prélevez 1,0 ml de solution et complétez à 10,0 ml avec de l'*heptane R*.

Solution témoin. Préparez la solution témoin selon les indications données pour la solution à examiner, en utilisant 50,0 mg d'*acide palmitique SCR* et 50,0 mg d'*acide stéarique SCR* au lieu du stéarate de magnésium.

La chromatographie peut être réalisée en utilisant :

– une colonne de silice fondue, d'une longueur de 30 m et d'un diamètre intérieur de 0,32 mm, à paroi intérieure recouverte d'un film de *macrogol 20 000 R* (épaisseur du film 0,5 µm),
– comme gaz vecteur, de l'*hélium pour chromatographie R*, à un débit de 2,4 ml/min,
– un détecteur à ionisation de flamme, en utilisant la programmation de température suivante :

	Intervalle (min)	Température (°C)	Vitesse (°C/min)	Commentaire
Colonne	0 - 2	70	–	isotherme
	2 - 36	70 → 240	5	gradient linéaire
	36 - 41	240	–	isotherme
Chambre à injection		220		
Détecteur		260		

Injectez 1 µl de solution témoin. Lorsque le chromatogramme est enregistré dans les conditions prescrites, le temps de rétention du palmitate de méthyle par rapport au stéarate de méthyle est d'environ 0,88. L'essai n'est valable que si dans le chromatogramme obtenu avec la solution témoin, la résolution entre les pics correspondant respectivement au stéarate de méthyle et au palmitate de méthyle n'est pas inférieure à 5,0.

Injectez 1 µl de solution à examiner. Calculez la teneur pour cent en acide palmitique et en acide stéarique à partir de la surface des pics correspondants du chromatogramme obtenu avec la solution à examiner en utilisant le procédé de normalisation sans tenir compte du pic dû au solvant.

01/2002:0044

MAGNÉSIUM (SULFATE DE) HEPTAHYDRATÉ

Magnesii sulfas heptahydricus

$MgSO_4,7H_2O$ M_r 246,5

DÉFINITION

Le sulfate de magnésium heptahydraté contient au minimum 99,0 pour cent et au maximum l'équivalent de 100,5 pour cent de $MgSO_4$, calculé par rapport à la substance desséchée.

CARACTÈRES

Poudre cristalline blanche, ou cristaux brillants incolores, facilement solubles dans l'eau, très solubles dans l'eau bouillante, pratiquement insolubles dans l'alcool.

IDENTIFICATION

A. Le sulfate de magnésium heptahydraté donne les réactions des sulfates (*2.3.1*).

B. Le sulfate de magnésium heptahydraté donne la réaction du magnésium (*2.3.1*).

ESSAI

Solution S. Dissolvez 5,0 g de sulfate de magnésium heptahydraté dans de l'*eau R* et complétez à 50 ml avec le même solvant.

Aspect de la solution. La solution S est limpide (*2.2.1*) et incolore (*2.2.2, Procédé II*).

Acidité ou alcalinité. A 10 ml de la solution S, ajoutez 0,05 ml de *solution de rouge de phénol R*. Le virage de l'indicateur ne nécessite pas plus de 0,2 ml d'*acide chlorhydrique 0,01 M* ou d'*hydroxyde de sodium 0,01 M*.

Chlorures (*2.4.4*). Prélevez 1,7 ml de la solution S et complétez à 15 ml avec de l'*eau R*. La solution satisfait à l'essai limite des chlorures (300 ppm).

Arsenic (*2.4.2*). 0,5 g de sulfate de magnésium heptahydraté satisfait à l'essai limite A de l'arsenic (2 ppm).

Fer (*2.4.9*). Prélevez 5 ml de la solution S et complétez à 10 ml avec de l'*eau R*. La solution satisfait à l'essai limite du fer (20 ppm).

Métaux lourds (*2.4.8*). 12 ml de la solution S satisfont à l'essai limite A des métaux lourds (10 ppm). Préparez le témoin avec la *solution à 1 ppm de plomb (Pb) R*.

Perte à la dessiccation (*2.2.32*). Déterminée par chauffage à l'étuve à 110-120 °C pendant 1 h, puis à 400 °C jusqu'à masse constante sur 0,500 g de sulfate de magnésium heptahydraté, la perte à la dessiccation est de 48,0 pour cent à 52,0 pour cent.

DOSAGE

Dissolvez 0,450 g de sulfate de magnésium heptahydraté dans 100 ml d'*eau R*. Effectuez le dosage du magnésium par complexométrie (*2.5.11*).

1 ml d'*édétate de sodium 0,1 M* correspond à 12,04 mg de $MgSO_4$.

01/2002:0403

MAGNÉSIUM (TRISILICATE DE)

Magnesii trisilicas

DÉFINITION

Le trisilicate de magnésium a une composition variable correspondant approximativement à $Mg_2Si_3O_8,xH_2O$ et contient au minimum l'équivalent de 29,0 pour cent d'oxyde de magnésium (MgO ; M_r 40,30) et au minimum l'équivalent de 65,0 pour cent de dioxyde de silicium (SiO_2 ; M_r 60,1), les pourcentages étant calculés par rapport à la substance calcinée.

CARACTÈRES

Poudre blanche, pratiquement insoluble dans l'eau et dans l'alcool.

IDENTIFICATION

A. 0,25 g de trisilicate de magnésium donne la réaction des silicates (*2.3.1*).

B. 1 ml de solution S (voir Essai) neutralisé par la *solution diluée d'hydroxyde de sodium R* donne la réaction du magnésium (*2.3.1*).

ESSAI

Solution S. Chauffez à ébullition, en agitant fréquemment, 2,0 g de trisilicate de magnésium et un mélange de 4 ml d'*acide nitrique R* et de 4 ml d'*eau distillée R*. Ajoutez 12 ml d'*eau distillée R* et laissez refroidir. Filtrez ou centrifugez jusqu'à obtention d'une solution limpide et complétez à 20 ml avec de l'*eau distillée R*.

Alcalinité. Dans une fiole conique de 200 ml, introduisez 10,0 g de trisilicate de magnésium et 100,0 g d'*eau R*. Chauffez au bain-marie pendant 30 min. Refroidissez et rétablissez la masse initiale en ajoutant de l'*eau R*. Laissez reposer, filtrez ou centrifugez jusqu'à obtention d'un liquide

Monographies L - P

limpide. Prélevez 10 ml de ce liquide et ajoutez 0,1 ml de *solution de phénolphtaléine R*. Le virage de l'indicateur ne nécessite pas plus de 1,0 ml d'*acide chlorhydrique 0,1 M*.

Sels hydrosolubles. Dans une capsule de platine, évaporez au bain-marie à siccité 20,0 ml du liquide obtenu au cours de l'essai de l'alcalinité, puis calcinez à 900 °C jusqu'à masse constante. La masse du résidu n'est pas supérieure à 30 mg (1,5 pour cent).

Chlorures (*2.4.4*). Prélevez 0,5 ml de solution S et complétez à 15 ml avec de l'*eau R*. La solution satisfait à l'essai limite des chlorures (500 ppm). Préparez le témoin avec un mélange de 5 ml de *solution à 5 ppm de chlorure (Cl) R* et de 10 ml d'*eau R*.

Sulfates (*2.4.13*). Prélevez 0,3 ml de solution S et complétez à 15 ml avec de l'*eau distillée R*. La solution satisfait à l'essai limite des sulfates (0,5 pour cent).

Arsenic (*2.4.2*). 2,5 ml de solution S satisfont à l'essai limite A de l'arsenic (4 ppm).

Métaux lourds (*2.4.8*). Neutralisez 10 ml de solution S avec de l'*ammoniaque diluée R1* en utilisant comme indicateur externe la *solution de jaune de métanile R*, puis complétez à 20 ml avec de l'*eau R*. Filtrez si nécessaire. 12 ml de cette solution satisfont à l'essai limite A des métaux lourds (40 ppm). Préparez le témoin avec la *solution à 2 ppm de plomb (Pb) R*.

Perte à la calcination. Déterminée, dans un creuset de platine, sur 0,5 g de trisilicate de magnésium par calcination à 900 °C jusqu'à masse constante, la perte à la calcination est de 17 pour cent à 34 pour cent.

Pouvoir d'absorption d'acide. Mettez en suspension 0,25 g de trisilicate de magnésium dans de l'*acide chlorhydrique 0,1 M* et complétez à 100,0 ml avec le même acide. Laissez reposer au bain-marie à 37 ± 0,5 °C pendant 2 h en agitant fréquemment, puis laissez refroidir. A 20,0 ml du liquide surnageant, ajoutez 0,1 ml de *solution de bleu de bromophénol R*. Titrez par l'*hydroxyde de sodium 0,1 M* jusqu'à coloration bleue. Le pouvoir d'absorption d'acide est au minimum de 100,0 ml d'*acide chlorhydrique 0,1 M* par gramme de trisilicate de magnésium.

DOSAGE

Oxyde de magnésium. Dans une fiole conique de 200 ml, introduisez 1,000 g de trisilicate de magnésium, ajoutez 35 ml d'*acide chlorhydrique R* et 60 ml d'*eau R*. Maintenez au bain-marie pendant 15 min. Laissez refroidir, filtrez, lavez à l'*eau R* la fiole conique et le résidu, ajoutez les eaux de lavage au filtrat et complétez à 250,0 ml avec de l'*eau R*. Prélevez 50,0 ml de solution et neutralisez par addition de 8 ml environ de *solution concentrée d'hydroxyde de sodium R*. Effectuez ensuite le dosage du magnésium par complexométrie (*2.5.11*).

1 ml d'*édétate de sodium 0,1 M* correspond à 4,030 mg de MgO.

Dioxyde de silicium. A 0,700 g de trisilicate de magnésium, ajoutez 10 ml d'*acide sulfurique dilué R* et 10 ml d'*eau R*. Chauffez au bain-marie pendant 90 min en agitant fréquemment et en remplaçant l'eau évaporée. Laissez refroidir et décantez sur un filtre sans cendres d'un diamètre de 7 cm. Lavez le précipité par décantation avec 3 fois 5 ml d'*eau R* chaude. Transférez-le sur le filtre et lavez à l'*eau R* chaude jusqu'à ce que 1 ml du filtrat, additionné de 0,05 ml d'*acide chlorhydrique dilué R* et de 2 ml de *solution de chlorure de baryum R1*, reste limpide. Incinérez le filtre et son contenu dans un creuset de platine taré, puis calcinez le résidu (SiO_2) à 900 °C jusqu'à masse constante.

01/2002:1342

MAÏS (HUILE DE) RAFFINÉE

Maydis oleum raffinatum

DÉFINITION

L'huile de maïs raffinée est l'huile grasse obtenue à partir des graines de *Zea mays* L. par pression ou par extraction, suivies d'un raffinage.

CARACTÈRES

Huile limpide, jaune pâle à jaune, pratiquement insoluble dans l'eau et dans l'alcool, miscible au chlorure de méthylène et à l'éther de pétrole (Eb : 40-60 °C).

La densité est voisine de 0,920 et l'indice de réfraction est voisin de 1,474.

IDENTIFICATION

A. Effectuez l'identification des huiles grasses par chromatographie sur couche mince (*2.3.2*). Le chromatogramme obtenu avec la solution à examiner est semblable au chromatogramme obtenu avec la solution témoin.
B. La substance à examiner satisfait à l'essai de composition en acides gras (voir Essai).

ESSAI

Indice d'acide (*2.5.1*). Déterminé sur 10,0 g de substance à examiner, l'indice d'acide n'est pas supérieur à 0,5. L'indice d'acide de l'huile de maïs raffinée destinée à la préparation de formes pharmaceutiques administrées par voie parentérale n'est pas supérieur à 0,3.

Indice de peroxyde (*2.5.5*) : au maximum 10,0. L'indice de peroxyde de l'huile de maïs raffinée destinée à la préparation de formes pharmaceutiques administrées par voie parentérale n'est pas supérieur à 5,0.

Insaponifiable (*2.5.7*). Déterminé sur 5,0 g de substance à examiner, l'insaponifiable n'est pas supérieur à 2,8 pour cent.

Impuretés alcalines (*2.4.19*). L'huile de maïs raffinée satisfait à l'essai des impuretés alcalines dans les huiles grasses.

Composition en acides gras (*2.4.22, Procédé A*). Le mélange des acides gras constitutifs de l'huile de maïs raffinée est composé de :

- au maximum 0,6 pour cent d'acides gras de longueur de chaîne inférieure à C_{16},
- 8,6 pour cent à 16,5 pour cent d'acide palmitique,
- au maximum 3,3 pour cent d'acide stéarique,
- 20,0 pour cent à 42,2 pour cent d'acide oléique (longueur de chaîne équivalente sur l'adipate de polyéthylèneglycol 18,3),
- 39,4 pour cent à 65,6 pour cent d'acide linoléique (longueur de chaîne équivalente sur l'adipate de polyéthylèneglycol 18,9),
- 0,5 pour cent à 1,5 pour cent d'acide linolénique (longueur de chaîne équivalente sur l'adipate de polyéthylèneglycol 19,7),
- au maximum 0,8 pour cent d'acide arachidique,
- au maximum 0,5 pour cent d'acide eicosénoïque (longueur de chaîne équivalente sur l'adipate de polyéthylèneglycol 20,3),
- au maximum 0,5 pour cent d'acide béhénique,
- au maximum 0,5 pour cent d'autres acides gras.

Stérols. Effectuez la recherche par chromatographie en phase gazeuse (*2.4.23*). La fraction stérolique de l'huile de maïs raffinée ne contient pas plus de 0,3 pour cent de brassicastérol.

Teneur en eau (*2.5.32*). L'huile de maïs raffinée destinée à la préparation de formes pharmaceutiques administrées par voie parentérale satisfait à l'essai de teneur en eau. Déterminée par microdosage sur 5,00 g de substance à examiner, la teneur en eau n'est pas supérieure à 0,1 pour cent. Utilisez comme solvant un mélange à volumes égaux de *décanol R* et de *méthanol anhydre R*.

CONSERVATION

A l'abri de la lumière, à une température ne dépassant pas 25 °C.

ÉTIQUETAGE

L'étiquette indique :

– dans les cas appropriés, que la substance convient à la préparation de formes pharmaceutiques administrées par voie parentérale,
– si l'huile est obtenue par pression mécanique ou par extraction.

01/2002:1343

MALATHION

Malathionum

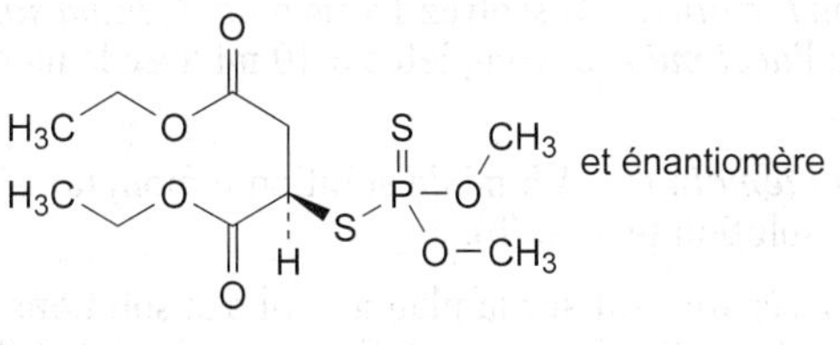

$C_{10}H_{19}O_6PS_2$ M_r 330,4

DÉFINITION

Le malathion contient au minimum 98,0 pour cent et au maximum l'équivalent de 102,0 pour cent de (2*RS*)-2-(diméthoxyphosphinodithioyl)butanedioate de diéthyle, calculé par rapport à la substance anhydre.

CARACTÈRES

Liquide limpide, incolore à faiblement jaunâtre, peu soluble dans l'eau, miscible à l'alcool et à l'acétone, au cyclohexane et aux huiles végétales.

Le malathion se solidifie vers 3 °C.

IDENTIFICATION

Examinez le malathion par spectrophotométrie d'absorption dans l'infrarouge (*2.2.24*), en comparant avec le spectre obtenu avec le *malathion SCR*.

ESSAI

Densité (*2.2.5*) : 1,220 à 1,240.

Angle de rotation optique (*2.2.7*). Dissolvez 2,50 g de malathion dans de l'*alcool R* et complétez à 25,0 ml avec le même solvant. L'angle de rotation optique est de – 0,1° à + 0,1°.

Substances apparentées. Opérez par chromatographie liquide (*2.2.29*) comme décrit sous Dosage.

Injectez 20 µl de solution à examiner (a) et 20 µl de solution témoin (d). S'il apparaît, dans le chromatogramme obtenu avec la solution à examiner (a), un pic correspondant à l'impureté A, sa surface n'est pas supérieure à 3 fois celle du pic correspondant dans le chromatogramme obtenu avec la solution témoin (d) (0,3 pour cent) ; s'il apparaît, un pic correspondant à l'impureté B, sa surface n'est pas supérieure à celle du pic correspondant dans le chromatogramme obtenu avec la solution témoin (d) (0,1 pour cent) ; s'il apparaît, d'autres pics que le pic principal et des pics correspondant à l'impureté A et à l'impureté B, la somme de leur surface n'est pas supérieure à 2 fois la surface du pic principal du chromatogramme obtenu avec la solution témoin (b) (1 pour cent). Ne tenez pas compte des pics dont la surface est inférieure à 0,1 fois celle du pic principal du chromatogramme obtenu avec la solution témoin (b).

Teneur en eau (*2.5.12*). Déterminée par semi-microdosage sur 2,000 g de malathion, la teneur en eau n'est pas supérieure à 0,1 pour cent.

DOSAGE

Opérez par chromatographie liquide (*2.2.29*).

Solution à examiner (a). Dissolvez 0,10 g de malathion dans un mélange de 1 volume d'*eau R* et de 3 volumes d'*acétonitrile R* et complétez à 5,0 ml avec le même mélange de solvants.

Solution à examiner (b). Prélevez 1,0 ml de solution à examiner (a) et complétez à 10,0 ml avec un mélange de 1 volume d'*eau R* et de 3 volumes d'*acétonitrile R*.

Solution témoin (a). Dissolvez 0,100 g de *malathion SCR* dans un mélange de 1 volume d'*eau R* et de 3 volumes d'*acétonitrile R* et complétez à 50,0 ml avec le même mélange de solvants.

Solution témoin (b). Prélevez 0,5 ml de solution à examiner (a) et complétez à 100,0 ml avec un mélange de 1 volume d'*eau R* et de 3 volumes d'*acétonitrile R*.

Solution témoin (c). Dissolvez 5,0 mg d'*impureté A de malathion SCR* et 5,0 mg d'*impureté B de malathion SCR* dans un mélange de 1 volume d'*eau R* et de 3 volumes d'*acétonitrile R* et complétez à 50,0 ml avec le même mélange de solvants.

Solution témoin (d). Prélevez 2,0 ml de solution témoin (c) et complétez à 10,0 ml avec un mélange de 1 volume d'*eau R* et de 3 volumes d'*acétonitrile R*.

La chromatographie peut être réalisée en utilisant :

– une colonne d'acier inoxydable, d'une longueur de 0,15 m et d'un diamètre intérieur de 4,6 mm, remplie de *gel de silice octadécylsilylé pour chromatographie R* (10 µm),
– comme phase mobile, à un débit de 1 ml/min, un mélange de 45 volumes d'*acétonitrile R* et de 55 volumes d'*eau R*,
– comme détecteur, un spectrophotomètre réglé à 210 nm,

en maintenant la température de la colonne à 35 °C.

Injectez 20 µl des solutions témoins (b) et (c).

Lorsque les chromatogrammes sont enregistrés dans les conditions prescrites, les temps de rétention sont de 3,5 min environ pour l'impureté B, de 5 min environ pour l'impureté A et de 16 min environ pour le malathion. Ajustez la sensibilité du système de façon que la hauteur du pic principal du chromatogramme obtenu avec la solution témoin (b) représente au moins 50 pour cent de l'échelle totale de l'enregistreur. L'essai n'est valable que si dans le chromatogramme obtenu avec la solution témoin (c), la résolution entre les pics correspondant respectivement à l'impureté A et à l'impureté B n'est pas inférieure à 2,0.

Injectez 6 fois la solution témoin (a). Le dosage n'est valable que si l'écart type relatif de la surface du pic correspondant au malathion n'est pas supérieur à 1,0 pour cent.

Injectez en alternance la solution à examiner (b) et la solution témoin (a). Calculez la teneur pour cent en malathion.

Monographies L - P

CONSERVATION

En récipient étanche, à l'abri de la lumière.

IMPURETÉS

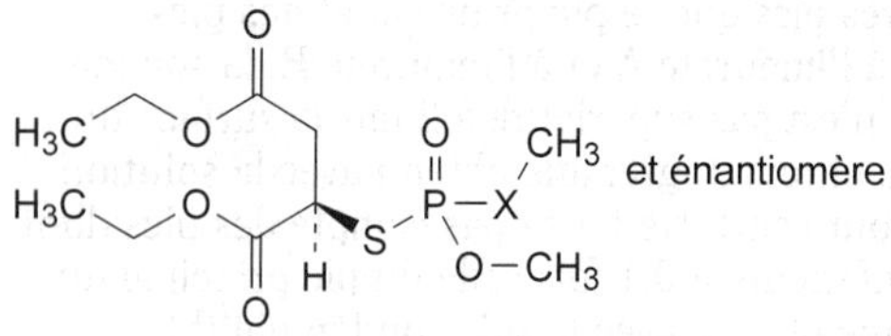

A. X = S : (2*RS*)-2-[(méthoxy)(méthylsulfanyl)-*S*-phosphinothioyl]butanedioate de diéthyle (isomalathion),

B. X = O : (2*RS*)-2-(diméthoxy-*S*-phosphinothioyl)butanedioate de diéthyle (maloxon),

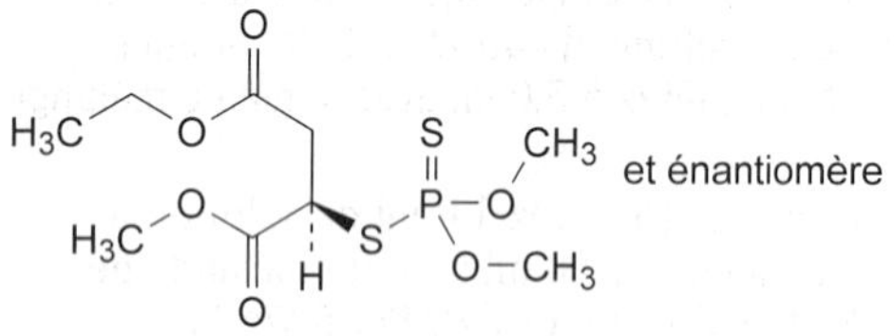

C. (2*RS*)-2-(diméthoxyphosphinodithioyl)butanedioate d'éthyle et de méthyle (analogue méthylé).

01/2002:0365

MALÉIQUE (ACIDE)

Acidum maleicum

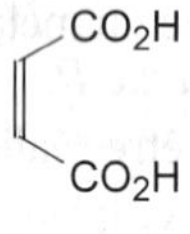

$C_4H_4O_4$ M_r 116,1

DÉFINITION

L'acide maléique contient au minimum 99,0 pour cent et au maximum l'équivalent de 101,0 pour cent d'acide (*Z*)-butènedioïque, calculé par rapport à la substance anhydre.

CARACTÈRES

Poudre cristalline blanche, facilement soluble dans l'eau et dans l'alcool, assez soluble dans l'éther.

IDENTIFICATION

A. Prélevez 5 ml de solution S (voir Essai) et complétez à 10 ml avec de l'*eau R*. Le pH de la solution est inférieur à 2.

B. Examinez les chromatogrammes obtenus dans l'essai de l'acide fumarique. La tache principale du chromatogramme obtenu avec la solution à examiner (b) est semblable quant à sa position et ses dimensions à la tache principale du chromatogramme obtenu avec la solution témoin (a).

C. Dissolvez 0,1 g d'acide maléique dans 10 ml d'*eau R* (solution a). A 0,3 ml de solution (a), ajoutez une solution de 10 mg de *résorcinol R* dans 3 ml d'*acide sulfurique R*. Chauffez au bain-marie pendant 15 min ; il ne se développe pas de coloration. A 3 ml de solution (a), ajoutez 1 ml d'*eau de brome R*. Chauffez au bain-marie jusqu'à disparition du brome (15 min). Chauffez ensuite à ébullition, puis refroidissez. A 0,2 ml de cette solution, ajoutez une solution de 10 mg de *résorcinol R* dans 3 ml d'*acide sulfurique R*. Chauffez au bain-marie pendant 15 min. Il se développe une coloration rose-violet.

ESSAI

Solution S. Dissolvez 5,0 g d'acide maléique dans de l'*eau R* et complétez à 50 ml avec le même solvant.

Aspect de la solution. La solution S est limpide (*2.2.1*) et n'est pas plus fortement colorée que la solution témoin J_7 (*2.2.2, Procédé II*).

Acide fumarique. Opérez par chromatographie sur couche mince (*2.2.27*) en utilisant une plaque recouverte de *gel de silice GF_{254} R*.

Solution à examiner (a). Dissolvez 0,5 g d'acide maléique dans de l'*acétone R* et complétez à 5 ml avec le même solvant.

Solution à examiner (b). Prélevez 1 ml de solution à examiner (a) et complétez à 50 ml avec de l'*acétone R*.

Solution témoin (a). Dissolvez 20 mg d'*acide maléique SCR* dans de l'*acétone R* et complétez à 10 ml avec le même solvant.

Solution témoin (b). Dissolvez 15 mg d'*acide fumarique SCR* dans de l'*acétone R* et complétez à 10 ml avec le même solvant.

Solution témoin (c). A 5 ml de solution témoin (a), ajoutez 5 ml de solution témoin (b).

Déposez séparément sur la plaque 5 µl des solutions à examiner (a) et (b), 5 µl des solutions témoins (a) et (b) et 10 µl de solution témoin (c). Développez dans une chambre non saturée sur un parcours de 10 cm avec un mélange de 12 volumes d'*acide formique anhydre R*, de 16 volumes de *chloroforme R*, de 32 volumes de *butanol R* et de 44 volumes d'*heptane R*. Faites sécher la plaque à 100 °C pendant 15 min. Examinez en lumière ultraviolette à 254 nm. S'il apparaît une tache correspondant à l'acide fumarique dans le chromatogramme obtenu avec la solution à examiner (a), elle n'est pas plus intense que la tache du chromatogramme obtenu avec la solution témoin (b) (1,5 pour cent). L'essai n'est valable que si le chromatogramme obtenu avec la solution témoin (c) présente 2 taches nettement séparées.

Fer. A 10 ml de solution S, ajoutez 2 ml d'*acide chlorhydrique dilué R* et 0,05 ml d'*eau de brome R*. Après 5 min, chassez l'excès de brome dans un courant d'air et ajoutez 3 ml de *solution de thiocyanate de potassium R*. Agitez. Préparez le témoin simultanément et dans les mêmes conditions, en utilisant un mélange de 5 ml de *solution à 1 ppm de fer (Fe) R*, de 1 ml d'*acide chlorhydrique dilué R*, de 6 ml d'*eau R* et de 0,05 ml d'*eau de brome R*. Laissez reposer les 2 solutions pendant 5 min. La solution à examiner n'est pas plus fortement colorée en rouge que le témoin (5 ppm).

Métaux lourds (*2.4.8*). 1,0 g d'acide maléique satisfait à l'essai limite D des métaux lourds (10 ppm). Préparez le témoin avec 1 ml de *solution à 10 ppm de plomb (Pb) R*.

Teneur en eau (*2.5.12*). Déterminée par semi-microdosage sur 1,00 g d'acide maléique, la teneur en eau n'est pas supérieure à 2,0 pour cent.

Cendres sulfuriques (*2.4.14*). Déterminé sur 1,0 g d'acide maléique, le taux des cendres sulfuriques n'est pas supérieur à 0,1 pour cent.

DOSAGE

Dissolvez 0,500 g d'acide maléique dans 50 ml d'*eau R*. Titrez par l'*hydroxyde de sodium 1 M* en présence de 0,5 ml de *solution de phénolphtaléine R*.

1 ml d'*hydroxyde de sodium 1 M* correspond à 58,04 mg de $C_4H_4O_4$.

CONSERVATION

En récipient de verre, à l'abri de la lumière.

01/2002:1235

MALTITOL

Maltitolum

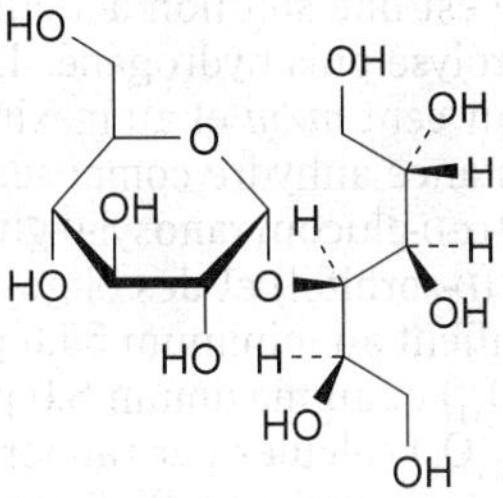

$C_{12}H_{24}O_{11}$ M_r 344,3

DÉFINITION

Le maltitol contient au minimum 98,0 pour cent et au maximum l'équivalent de 102,0 pour cent de 4-*O*-α-D-glucopyranosyl-D-glucitol (D-maltitol), calculé par rapport à la substance anhydre.

CARACTÈRES

Poudre cristalline, blanche, très soluble dans l'eau, pratiquement insoluble dans l'éthanol.

IDENTIFICATION

Première identification : A.

Seconde identification : B, C, D.

A. Examinez le maltitol par spectrophotométrie d'absorption dans l'infrarouge (*2.2.24*), en comparant avec le spectre obtenu avec le *maltitol SCR*. Examinez les substances sous forme de pastilles.

B. Le point de fusion (*2.2.14*) du maltitol est de 148 °C à 151 °C.

C. Dissolvez 5.00 g de maltitol dans de l'*eau R* et complétez à 100,0 ml avec le même solvant. Calculé par rapport à la substance anhydre, le pouvoir rotatoire spécifique (*2.2.7*) est de + 105,5 à + 108,5.

D. Opérez par chromatographie sur couche mince (*2.2.27*) en utilisant une *plaque au gel de silice G pour CCM R*.

Solution à examiner. Dissolvez 25 mg de maltitol dans de l'*eau R* et complétez à 10 ml avec le même solvant.

Solution témoin (a). Dissolvez 25 mg de *maltitol SCR* dans de l'*eau R* et complétez à 10 ml avec le même solvant.

Solution témoin (b). Dissolvez 25 mg de *maltitol SCR* et 25 mg de *sorbitol SCR* dans de l'*eau R* et complétez à 10 ml avec le même solvant.

Déposez sur la plaque 2 µl de chaque solution. Développez sur un parcours de 17 cm avec un mélange de 10 volumes d'*eau R*, de 20 volumes d'*acétate d'éthyle R* et de 70 volumes de *propanol R*. Laissez sécher la plaque à l'air et pulvérisez de la *solution d'acide 4-aminobenzoïque R*. Séchez la plaque dans un courant d'air froid jusqu'à disparition de l'acétone. Chauffez la plaque à 100-105 °C pendant 15 min. Laissez refroidir et pulvérisez une solution de *periodate de sodium R* à 2 g/l. Séchez la plaque dans un courant d'air froid. Chauffez la plaque à 100 °C pendant 15 min. La tache principale du chromatogramme obtenu avec la solution à examiner est semblable quant à sa position, sa coloration et ses dimensions à la tache principale du chromatogramme obtenu avec la solution témoin (a). L'identification n'est valable que si le chromatogramme obtenu avec la solution témoin (b) présente 2 taches nettement séparées.

ESSAI

Aspect de la solution. Dissolvez 5,0 g de maltitol dans de l'*eau R* et complétez à 50 ml avec le même solvant. La solution est limpide (*2.2.1*) et incolore (*2.2.2, Procédé II*).

Conductivité (*2.2.38*). Dissolvez 20,0 g de maltitol dans de l'*eau exempte de dioxyde de carbone R* préparée à partir d'*eau distillée R* et complétez à 100,0 ml avec le même solvant.

Mesurez la conductivité de la solution tout en maintenant doucement sous agitation magnétique. Elle n'est pas supérieure à 20 µS·cm^{-1}.

Sucres réducteurs. Dissolvez 5,0 g de maltitol dans 6 ml d'*eau R* en chauffant légèrement. Refroidissez et ajoutez 20 ml de *solution cupri-citrique R* et quelques billes de verre. Chauffez de façon à assurer l'ébullition en 4 min. Maintenez l'ébullition pendant 3 min. Refroidissez rapidement et ajoutez 100 ml d'une solution d'*acide acétique glacial R* à 2,4 pour cent *V/V* et 20,0 ml d'*iode 0,025 M*. Ajoutez, sans cesser d'agiter, 25 ml d'un mélange de 6 volumes d'*acide chlorhydrique R* et de 94 volumes d'*eau R*. Lorsque le précipité est dissous, titrez l'excès d'iode par le *thiosulfate de sodium 0,05 M* en présence de 1 ml de *solution d'amidon R* ajouté vers la fin du titrage. La quantité de *thiosulfate de sodium 0,05 M* utilisée n'est pas inférieure à 12,8 ml (0,2 pour cent, exprimé en équivalent glucose).

Substances apparentées. Opérez par chromatographie liquide (*2.2.29*) comme décrit sous Dosage. Injectez 20 µl de solution témoin (b). Ajustez la sensibilité du système de façon que la hauteur du pic dû au maltitol représente 50 pour cent au moins de l'échelle totale de l'enregistreur. Injectez 20 µl de solution à examiner et continuez la chromatographie pendant 3 fois le temps de rétention du maltitol. S'il apparaît, dans le chromatogramme obtenu avec la solution à examiner, d'autres pics que le pic principal, la surface d'aucun d'entre eux n'est supérieure à la surface du pic principal dans le chromatogramme obtenu avec la solution témoin (b) (1 pour cent), et la somme de leur surface n'est pas supérieure à 2 fois la surface du pic principal du chromatogramme obtenu avec la solution témoin (b) (2 pour cent). Ne tenez pas compte des pics dont la surface est inférieure à la surface du pic principal du chromatogramme obtenu avec la solution témoin (c) (0,1 pour cent).

Plomb (*2.4.10*). Le maltitol satisfait à l'essai limite du plomb dans les sucres (0,5 ppm).

Nickel (*2.4.15*). Le maltitol satisfait à l'essai limite du nickel dans les polyols (1 ppm).

Teneur en eau (*2.5.12*). Déterminée par semi-microdosage sur 1,00 g de maltitol, la teneur en eau n'est pas supérieure à 1,0 pour cent.

Contamination microbienne. Le maltitol destiné à la préparation de formes pharmaceutiques administrées par voie parentérale satisfait à une limite du nombre de germes

Monographies L - P

aérobies viables totaux (*2.6.12*) de 10^2 bactéries par gramme et de 10^2 moisissures et levures par gramme, déterminé par dénombrement sur plaque. Le maltitol satisfait aux essais d'*Escherichia coli* et des salmonelles (*2.6.13*).

Endotoxines bactériennes (*2.6.14*). Si le maltitol est destiné à la préparation de formes pharmaceutiques administrées par voie parentérale sans autre procédé approprié d'élimination des endotoxines bactériennes, il contient moins de 4 UI/g pour les formes pharmaceutiques administrées par voie parentérale dont la concentration en maltitol est inférieure à 100 g/l, et moins de 2,5 UI/g pour les formes pharmaceutiques administrées par voie parentérale dont la concentration en maltitol est supérieure ou égale à 100 g/l.

DOSAGE

Opérez par chromatographie liquide (*2.2.29*).

Solution à examiner. Dissolvez 5,0 g de maltitol dans 20 ml d'*eau R* et complétez à 100,0 ml avec le même solvant.

Solution témoin (a). Dissolvez 0,50 g de *maltitol SCR* dans 2,0 ml d'*eau R* et complétez à 10,0 ml avec le même solvant.

Solution témoin (b). Prélevez 1,0 ml de solution à examiner et complétez à 100,0 ml avec de l'*eau R*.

Solution témoin (c). Prélevez 10,0 ml de solution témoin (b) et complétez à 100,0 ml avec de l'*eau R*.

Solution témoin (d). Dissolvez 0,5 g de *maltitol R* et 0,5 g de *sorbitol R* dans 5 ml d'*eau R* et complétez à 10,0 ml avec le même solvant.

La chromatographie peut être réalisée en utilisant :

– une colonne d'acier inoxydable d'une longueur de 0,3 m et d'un diamètre intérieur de 7,8 mm, remplie de *résine échangeuse de cations, forte, sous forme calcique R* (9 µm) et maintenue à une température de 85 ± 1 °C,
– comme phase mobile, à un débit de 0,5 ml/min, de l'*eau R* dégazée,
– comme détecteur, un réfractomètre maintenu à température constante.

Injectez 20 µl de solution témoin (d). Continuez la chromatographie pendant 3 fois le temps de rétention du maltitol.

Lorsque les chromatogrammes sont enregistrés dans les conditions décrites, le temps de rétention du maltitol est de 16 min environ et la rétention relative par rapport au maltitol est de 1,8 environ pour le sorbitol et de 0,8 environ pour le maltotriitol. L'essai n'est valable que si la résolution entre les pics dus au maltitol et au sorbitol n'est pas inférieure à 2 dans le chromatogramme obtenu avec la solution témoin (d).

Injectez 20 µl de solution à examiner et 20 µl de solution témoin (a). Continuez la chromatographie pendant 3 fois le temps de rétention du maltitol.

Calculez la teneur pour cent en D-maltitol à partir de la surface des pics et de la teneur déclarée du *maltitol SCR*.

ÉTIQUETAGE

L'étiquette indique :

– dans les cas appropriés, la concentration maximale en endotoxines bactériennes,
– dans les cas appropriés, que la substance convient à la préparation de formes pharmaceutiques administrées par voie parentérale.

IMPURETÉS

A. sorbitol,

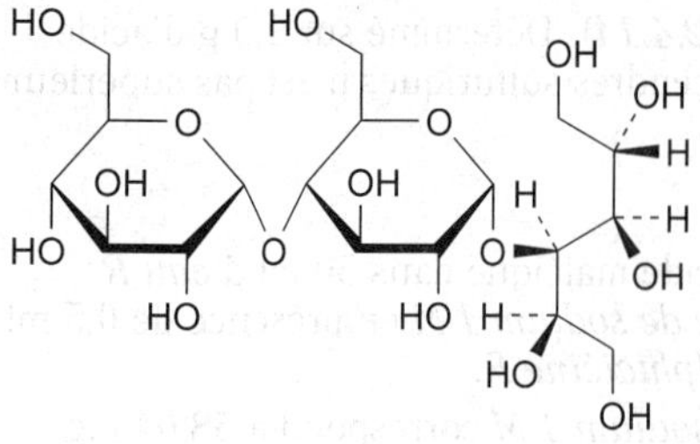

B. *O*-α-D-glucopyranosyl-(1→4)-*O*-α-D-glucopyranosyl-(1→4)-D-glucitol (maltotriitol).

01/2002:1236

MALTITOL LIQUIDE

Maltitolum liquidum

DÉFINITION

Le maltitol liquide est une solution aqueuse d'amidon partiellement hydrolysé puis hydrogéné. Il contient au minimum 68,0 pour cent *m/m* et au maximum 85,0 pour cent *m/m* de substance anhydre composée d'un mélange majoritaire en 4-*O*-α-D-glucopyranosyl-D-glucitol (D-maltitol) avec du D-glucitol (D-sorbitol) et des oligo- et polyosides hydrogénés. Il contient au minimum 50,0 pour cent *m/m* de D-maltitol ($C_{12}H_{24}O_{11}$) et au maximum 8,0 pour cent *m/m* de D-sorbitol ($C_6H_{14}O_6$) calculés par rapport à la substance anhydre. Il contient au minimum 95,0 pour cent et au maximum 105,0 pour cent de la teneur en D-maltitol indiquée sur l'étiquette.

CARACTÈRES

Liquide sirupeux, limpide et incolore, miscible à l'eau et au glycérol.

IDENTIFICATION

Première identification : A.

Seconde identification : B, C.

A. Examinez les chromatogrammes obtenus dans le dosage. Le pic principal du chromatogramme obtenu avec la solution à examiner est semblable quant à son temps de rétention au pic principal du chromatogramme obtenu avec la solution témoin (a).

B. A 3 ml d'une solution récemment préparée de *pyrocatéchol R* à 100 g/l, ajoutez 6 ml d'*acide sulfurique R* tout en refroidissant dans de l'eau glacée. A 3 ml de mélange refroidi, ajoutez 0,3 ml de solution S (voir Essai). Chauffez doucement à feu nu pendant 30 s environ. Il se développe une coloration rose.

C. Opérez par chromatographie sur couche mince (*2.2.27*) en utilisant une *plaque au gel de silice G pour CCM R*.

Solution à examiner. Prélevez 0,35 g de maltitol liquide et complétez à 100 ml avec de l'*eau R*.

Solution témoin (a). Dissolvez 20 mg de *maltitol SCR* dans de l'*eau R* et complétez à 10 ml avec le même solvant.

Solution témoin (b). Dissolvez 20 mg de *maltitol SCR* et 20 mg de *sorbitol SCR* dans de l'*eau R* et complétez à 10 ml avec le même solvant.

Déposez sur la plaque 2 µl de chaque solution. Développez sur un parcours de 17 cm avec un mélange de 10 volumes d'*eau R*, de 20 volumes d'*acétate d'éthyle R* et de 70 volumes de *propanol R*. Laissez sécher la plaque à l'air et pulvérisez de la *solution d'acide 4-aminobenzoïque R*. Séchez la plaque dans un courant d'air froid jusqu'à disparition de l'acétone. Chauffez la plaque à 100-105 °C pendant 15 min. Laissez refroidir et pulvérisez une solution de *periodate de sodium R* à 2 g/l. Séchez la plaque dans un courant d'air froid. Chauffez la plaque à 100 °C pendant 15 min. La tache principale du chromatogramme obtenu avec la solution à examiner est semblable quant à sa position et sa coloration à la tache principale du chromatogramme obtenu avec la solution témoin (a). L'identification n'est valable que si le chromatogramme obtenu avec la solution témoin (b) présente 2 taches nettement séparées.

ESSAI

Solution S. Prélevez 7,0 g de maltitol liquide et complétez à 50 ml avec de l'*eau R*.

Aspect de la solution. La solution S est limpide (*2.2.1*) et incolore (*2.2.2, Procédé II*).

Conductivité (*2.2.38*). Mesurée sur le maltitol liquide non dilué tout en maintenant doucement sous agitation magnétique, la conductivité n'est pas supérieure à 10 $\mu S \cdot cm^{-1}$.

Sucres réducteurs. A 5,0 g de maltitol liquide, ajoutez 6 ml d'*eau R*, 20 ml de *solution cupri-citrique R* et quelques billes de verre. Chauffez de façon à assurer l'ébullition en 4 min. Maintenez l'ébullition pendant 3 min. Refroidissez rapidement et ajoutez 100 ml d'une solution d'*acide acétique glacial R* à 2,4 pour cent *V/V* et 20,0 ml d'*iode 0,025 M*. Ajoutez, sans cesser d'agiter, 25 ml d'un mélange de 6 volumes d'*acide chlorhydrique R* et de 94 volumes d'*eau R*. Lorsque le précipité est dissous, titrez l'excès d'iode par le *thiosulfate de sodium 0,05 M* en présence de 1 ml de *solution d'amidon R* ajouté vers la fin du titrage. La quantité de *thiosulfate de sodium 0,05 M* utilisée n'est pas inférieure à 12,8 ml (0,2 pour cent, exprimé en équivalent glucose).

Plomb (*2.4.10*). Le maltitol liquide satisfait à l'essai limite du plomb dans les sucres (0,5 ppm).

Nickel (*2.4.15*). Le maltitol liquide satisfait à l'essai limite du nickel dans les polyols (1 ppm).

Teneur en eau (*2.5.12*). Déterminée par semi-microdosage sur 0,100 g de maltitol liquide, la teneur en eau n'est pas inférieure à 15,0 pour cent ni supérieure à 32,0 pour cent *m/m*.

DOSAGE

Opérez par chromatographie liquide (*2.2.29*).

Solution à examiner. Mélangez 1,00 g de maltitol liquide avec 20 ml d'*eau R* et complétez à 50,0 ml avec le même solvant.

Solution témoin (a). Dissolvez 50,0 mg de *maltitol SCR* dans 2 ml d'*eau R* et complétez à 5,0 ml avec le même solvant.

Solution témoin (b). Dissolvez 8,0 mg de *sorbitol SCR* dans 2 ml d'*eau R* et complétez à 5,0 ml avec le même solvant.

Solution témoin (c). Dissolvez 50 mg de *maltitol SCR* et 50 mg de *sorbitol SCR* dans 2 ml d'*eau R* et complétez à 5,0 ml avec le même solvant.

La chromatographie peut être réalisée en utilisant :

- une colonne d'acier inoxydable d'une longueur de 0,3 m et d'un diamètre intérieur de 7,8 mm, remplie de *résine échangeuse de cations, forte, sous forme calcique R* (9 µm) et maintenue à une température de 85 ± 2 °C,
- comme phase mobile, à un débit de 0,5 ml/min, de l'*eau R* dégazée,
- comme détecteur, un réfractomètre maintenu à température constante.

Injectez 20 µl de solution témoin (c). Continuez la chromatographie pendant 3 fois le temps de rétention du maltitol.

Lorsque le chromatogramme est enregistré dans les conditions décrites, le temps de rétention du maltitol est de 16 min environ et la rétention relative du sorbitol est de 1,8 environ. L'essai n'est valable que si la résolution entre les pics dus au sorbitol et au maltitol n'est pas inférieure à 2 dans le chromatogramme obtenu avec la solution témoin (c).

Injectez 20 µl de solution à examiner, 20 µl de solution témoin (a) et 20 µl de solution témoin (b). Continuez la chromatographie pendant 3 fois le temps de rétention du maltitol.

Calculez les teneurs pour cent en D-maltitol et en D-sorbitol à partir de la surface des pics et des teneurs déclarées du *maltitol SCR* et du *sorbitol SCR*.

ÉTIQUETAGE

L'étiquette indique la teneur en D-maltitol.

01/2002:1542

MALTODEXTRINE

Maltodextrinum

DÉFINITION

La maltodextrine est un mélange de glucose, de diosides et de polyosides, obtenue par hydrolyse partielle de l'amidon. Le degré d'hydrolyse, exprimé en équivalent dextrose (ED), n'est pas supérieur à 20 et il ne diffère pas de plus de 2 unités ED de la valeur indiquée sur l'étiquette.

CARACTÈRES

Poudre ou granulés blancs ou sensiblement blancs, légèrement hygroscopiques, facilement solubles dans l'eau.

IDENTIFICATION

A. Dissolvez 0,1 g de maltodextrine dans 2,5 ml d'*eau R* et chauffez avec 2,5 ml de *solution cupri-tartrique R*. Il se forme un précipité rouge.

B. Plongez dans une solution de maltodextrine à 100 g/l et pendant 1 s, un bâtonnet approprié dont la zone réactive contient de la glucose-oxydase, de la peroxydase et une substance donneuse d'hydrogènes telle que la tétraméthylbenzidine. Observez la zone réactive ; dans les 60 s qui suivent, sa couleur passe du jaune au vert ou au bleu.

C. La maltodextrine se présente en poudre ou en granulés.

D. La maltodextrine satisfait à l'essai de l'équivalent dextrose (voir Essai).

ESSAI

Solution S. Dissolvez 12,5 g de maltodextrine dans de l'*eau exempte de dioxyde de carbone R* et complétez à 50,0 ml avec le même solvant.

Détermination du pH (*2.2.3*). Le pH d'un mélange de 30 ml de solution S et de 1 ml d'une solution de *chlorure de potassium R* à 223,6 g/l est de 4,0 à 7,0.

Dioxyde de soufre (*2.5.29*). Au maximum 20 ppm.

Métaux lourds (*2.4.8*). Prélevez 4 ml de solution S et complétez à 30 ml avec de l'*eau R*. La solution satisfait à l'essai limite E des métaux lourds (10 ppm). Préparez le témoin en utilisant 10 ml d'une *solution à 1 ppm de plomb (Pb) R*.

Perte à la dessiccation (*2.2.32*). Déterminée par séchage à l'étuve à 100-105 °C, sur 10,00 g de maltodextrine, la perte à la dessiccation n'est pas supérieure à 6,0 pour cent.

Cendres sulfuriques (*2.4.14*). Déterminé sur 1,0 g de maltodextrine, le taux des cendres sulfuriques n'est pas supérieur à 0,5 pour cent.

Equivalent dextrose. Dissolvez une quantité de maltodextrine, exactement pesée, correspondant à 2,85 g à 3,15 g de glucides réducteurs, calculés en équivalent dextrose, dans de l'*eau R* et complétez à 500,0 ml avec le même solvant. Transférez la solution dans une burette de 50 ml.

Introduisez 25,0 ml de *solution cupri-tartrique R* dans une fiole de 250 ml et ajoutez 18,5 ml de solution à examiner contenue dans la burette, mélangez et ajoutez quelques billes de verre. Placez la fiole sur une plaque chauffante préalablement réglée pour que la solution commence à bouillir après 2 min ± 15 s. Maintenez à ébullition pendant exactement 120 s, ajoutez 1 ml d'une solution de *bleu de méthylène R* à 1 g/l et titrez par la solution à examiner (V_1) jusqu'à disparition de la coloration bleue. Maintenez la solution à ébullition pendant tout le titrage.

Etalonnez la solution cupri-tartrique avec une solution de *glucose R* à 6,00 g/l (V_0).

Calculez l'équivalent dextrose (ED) à l'aide de l'équation :

$$\mathrm{ED} = \frac{300 \times V_0 \times 100}{V_1 \times M \times D}$$

V_0 = volume total de solution étalon de glucose, en millilitres,

V_1 = volume total de solution à examiner, en millilitres,

M = masse de l'échantillon, en grammes,

D = teneur pour cent de matière sèche dans la substance.

Contamination microbienne. La maltodextrine satisfait à une limite du nombre de germes aérobies viables totaux (*2.6.12*) de 10^3 bactéries et de 10^2 moisissures par gramme, déterminé par dénombrement sur plaque. Elle satisfait aux essais d'*Escherichia coli* et des salmonelles (*2.6.13*).

ÉTIQUETAGE

L'étiquette indique l'équivalent dextrose (ED).

01/2002:1543

MANGANÈSE (SULFATE DE) MONOHYDRATÉ

Mangani sulfas monohydricum

$MnSO_4,H_2O$ M_r 169,0

DÉFINITION

Le sulfate de manganèse monohydraté contient au minimum 99,0 pour cent et au maximum l'équivalent de 101,0 pour cent de $MnSO_4$, calculé par rapport à la substance calcinée.

CARACTÈRES

Poudre cristalline rose pâle, faiblement hygroscopique, facilement soluble dans l'eau, pratiquement insoluble dans l'alcool.

IDENTIFICATION

A. La solution S (voir Essai) donne la réaction (a) des sulfates (*2.3.1*).

B. Dissolvez 50 mg de sulfate de manganèse monohydraté dans 5 ml d'*eau R*. Ajoutez 0,5 ml de *solution de sulfure d'ammonium R*. Il se forme un précipité rose pâle qui se dissout par addition de 1 ml d'*acide acétique anhydre R*.

C. Le sulfate de manganèse monohydraté satisfait à l'essai de perte à la calcination (voir Essai).

ESSAI

Solution S. Dissolvez 10,0 g de sulfate de manganèse monohydraté dans de l'*eau distillée R* et complétez à 100 ml avec le même solvant.

Aspect de la solution. La solution S n'est pas plus fortement opalescente que la suspension témoin II (*2.2.1*).

Chlorures (*2.4.4*). Prélevez 5 ml de solution S et complétez à 15 ml avec de l'*eau R*. La solution satisfait à l'essai limite des chlorures (100 ppm).

Fer (*2.4.9*). 10 ml de solution S satisfont à l'essai limite du fer (10 ppm).

Zinc. A 10 ml de solution S, ajoutez 1 ml d'*acide sulfurique R* et 0,1 ml de *solution de ferrocyanure de potassium R*. Si après 30 s, la solution présente une opalescence, celle-ci n'est pas plus prononcée que celle d'un mélange de 5 ml de *solution à 10 ppm de zinc (Zn) R*, de 5 ml d'*eau R*, de 1 ml d'*acide sulfurique R* et de 0,1 ml de *solution de ferrocyanure de potassium R* (50 ppm).

Métaux lourds (*2.4.8*). 12 ml de solution S satisfont à l'essai limite A des métaux lourds (20 ppm). Préparez le témoin avec la *solution à 2 ppm de plomb (Pb) R*.

Perte à la calcination. Déterminée à 500 °C sur 1,00 g de sulfate de manganèse monohydraté, la perte à la calcination est de 10,0 pour cent à 12,0 pour cent.

DOSAGE

Dissolvez 0,150 g de sulfate de manganèse monohydraté dans 50 ml d'*eau R*. Ajoutez 10 mg d'*acide ascorbique R*, 20 ml de *solution tampon chlorure d'ammonium pH 10,0 R* et 0,2 ml d'une solution de *mordant noir 11 R* à 2 g/l dans la *triéthanolamine R*. Titrez par l'*édétate de sodium 0,1 M* jusqu'à virage du violet au bleu franc.

1 ml d'*édétate de sodium 0,1 M* correspond à 15,10 mg de $MnSO_4$.

01/2002:0559

MANNITOL

Mannitolum

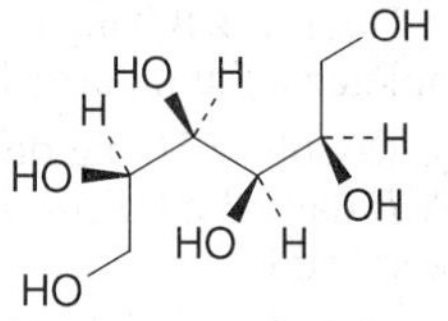

$C_6H_{14}O_6$ M_r 182,2

DÉFINITION

Le mannitol contient au minimum 98,0 pour cent et au maximum l'équivalent de 102,0 pour cent de D-mannitol, calculé par rapport à la substance anhydre.

CARACTÈRES

Poudre cristalline ou granulés à écoulement fluide, blancs ou sensiblement blancs, facilement solubles dans l'eau, très peu solubles dans l'alcool.

Le mannitol présente le phénomène du polymorphisme.

IDENTIFICATION

Première identification : A.

Seconde identification : B, C, D.

A. Examinez le mannitol par spectrophotométrie d'absorption dans l'infrarouge (*2.2.24*), en comparant avec le spectre obtenu avec le *mannitol SCR*. Examinez les substances sous forme de pastilles. Si les spectres obtenus présentent des différences, dissolvez respectivement la substance à examiner et la substance de référence dans de l'*eau R*, évaporez à siccité et enregistrez de nouveaux spectres à partir des résidus.

B. Le point de fusion (*2.2.14*) du mannitol est de 165 °C à 170 °C.

C. Opérez par chromatographie sur couche mince (*2.2.27*) en utilisant une *plaque au gel de silice G pour CCM R*.

Solution à examiner. Dissolvez 25 mg de mannitol dans de l'*eau R* et complétez à 10 ml avec le même solvant.

Solution témoin (a). Dissolvez 25 mg de *mannitol SCR* dans de l'*eau R* et complétez à 10 ml avec le même solvant.

Solution témoin (b). Dissolvez 25 mg de *mannitol SCR* et 25 mg de *sorbitol SCR* dans de l'*eau R* et complétez à 10 ml avec le même solvant.

Déposez sur la plaque 2 µl de chaque solution. Développez sur un parcours de 17 cm avec un mélange de 10 volumes d'*eau R*, de 20 volumes d'*acétate d'éthyle R* et de 70 volumes de *propanol R*. Laissez sécher la plaque à l'air et pulvérisez de la *solution d'acide 4-aminobenzoïque R*. Séchez la plaque dans un courant d'air froid jusqu'à disparition de l'acétone. Chauffez la plaque à 100 °C pendant 15 min. Laissez refroidir et pulvérisez une solution de *periodate de sodium R* à 2 g/l. Séchez la plaque dans un courant d'air froid. Chauffez la plaque à 100 °C pendant 15 min. La tache principale du chromatogramme obtenu avec la solution à examiner est semblable quant à sa position, sa coloration et ses dimensions à la tache principale du chromatogramme obtenu avec la solution témoin (a). L'identification n'est valable que si le chromatogramme obtenu avec la solution témoin (b) présente 2 taches nettement séparées.

D. Dissolvez 2,00 g de mannitol et 2,6 g de *tétraborate de disodium R* dans environ 20 ml d'*eau R* à une température de 30 °C ; maintenez sous agitation constante pendant 15-30 min sans poursuivre le chauffage. Prélevez la solution limpide qui en résulte et complétez à 25,0 ml avec de l'*eau R*. Calculé par rapport à la substance anhydre, le pouvoir rotatoire spécifique (*2.2.7*) est de + 23 à + 25.

ESSAI

Aspect de la solution. Dissolvez 5,0 g de mannitol dans de l'*eau R* et complétez à 50 ml avec le même solvant. La solution est limpide (*2.2.1*) et incolore (*2.2.2, Procédé II*).

Conductivité (*2.2.38*). Dissolvez 20,0 g de mannitol dans de l'*eau exempte de dioxyde de carbone R* préparée à partir d'*eau distillée R* et complétez à 100,0 ml avec le même solvant. Mesurez la conductivité de la solution tout en maintenant doucement sous agitation magnétique. Elle n'est pas supérieure à 20 µS·cm^{-1}.

Sucres réducteurs. Dissolvez 5,0 g de mannitol dans 25 ml d'*eau R* en chauffant légèrement. Refroidissez et ajoutez 20 ml de *solution cupri-citrique R* et quelques billes de verre. Chauffez de façon à assurer l'ébullition en 4 min. Maintenez l'ébullition pendant 3 min. Refroidissez rapidement et ajoutez 100 ml d'une solution d'*acide acétique glacial R* à 2,4 pour cent *V/V* et 20,0 ml d'*iode 0,025 M*. Ajoutez, sans cesser d'agiter, 25 ml d'un mélange de 6 volumes d'*acide chlorhydrique R* et de 94 volumes d'*eau R*. Lorsque le précipité est dissous, titrez l'excès d'iode par le *thiosulfate de sodium 0,05 M* en présence de 1 ml de *solution d'amidon R* ajouté vers la fin du titrage. La quantité de *thiosulfate de sodium 0,05 M* utilisée n'est pas inférieure à 12,8 ml (0,2 pour cent, exprimé en équivalent glucose).

Substances apparentées. Opérez par chromatographie liquide (*2.2.29*) comme décrit sous Dosage. Injectez 20 µl de solution témoin (b). Ajustez la sensibilité du système de façon que la hauteur du pic dû au mannitol représente 50 pour cent au moins de l'échelle totale de l'enregistreur. Injectez 20 µl de solution à examiner et 20 µl de solution témoin (c) et continuez la chromatographie pendant 2 fois le temps de rétention du mannitol. S'il apparaît, dans le chromatogramme obtenu avec la solution à examiner, d'autres pics que le pic principal, la surface d'aucun d'entre eux n'est supérieure à la surface du pic principal du chromatogramme obtenu avec la solution témoin (b) (2 pour cent), et la somme de leur surface n'est pas supérieure à la surface du pic principal du chromatogramme obtenu avec la solution témoin (b) (2 pour cent). Ne tenez pas compte des pics dont la surface est inférieure à la surface du pic principal du chromatogramme obtenu avec la solution témoin (c) (0,1 pour cent).

Plomb (*2.4.10*). Le mannitol satisfait à l'essai limite du plomb dans les sucres (0,5 ppm). Dissolvez le mannitol dans 150,0 ml du mélange de solvants prescrit.

Nickel (*2.4.15*). Le mannitol satisfait à l'essai limite du nickel dans les polyols (1 ppm). Dissolvez le mannitol dans 150,0 ml du mélange de solvants prescrit.

Teneur en eau (*2.5.12*). Déterminée par semi-microdosage sur 1,00 g de mannitol, la teneur en eau n'est pas supérieure à 0,5 pour cent.

Contamination microbienne. Le mannitol destiné à la préparation de formes pharmaceutiques administrées par voie parentérale satisfait à une limite du nombre de germes aérobies viables totaux (*2.6.12*) de 10^2 bactéries par gramme et de 10^2 moisissures et levures par gramme, déterminé par dénombrement sur plaque. Le mannitol satisfait aux essais d'*Escherichia coli* et des salmonelles (*2.6.13*).

Endotoxines bactériennes (*2.6.14*). Si le mannitol est destiné à la préparation de formes pharmaceutiques administrées par voie parentérale sans autre procédé approprié d'élimination des endotoxines bactériennes, il contient moins de 4 UI/g pour les formes pharmaceutiques administrées par voie parentérale dont la concentration en mannitol est inférieure ou égale à 100 g/l, et moins de 2,5 UI/g pour les formes pharmaceutiques administrées par voie parentérale dont la concentration en mannitol est supérieure à 100 g/l.

DOSAGE

Opérez par chromatographie liquide (*2.2.29*).

Solution à examiner. Dissolvez 5,0 g de mannitol dans 25 ml d'*eau R* et complétez à 100,0 ml avec le même solvant.

Solution témoin (a). Dissolvez 0,50 g de *mannitol SCR* dans 2,5 ml d'*eau R* et complétez à 10,0 ml avec le même solvant.

Solution témoin (b). Prélevez 2,0 ml de solution à examiner et complétez à 100,0 ml avec de l'*eau R*.

Solution témoin (c). Prélevez 5,0 ml de solution témoin (b) et complétez à 100,0 ml avec de l'*eau R*.

Solution témoin (d). Dissolvez 0,5 g de *mannitol R* et 0,5 g de *sorbitol R* dans 5 ml d'*eau R* et complétez à 10,0 ml avec le même solvant.

La chromatographie peut être réalisée en utilisant :

Monographies L - P

– une colonne d'acier inoxydable d'une longueur de 0,3 m et d'un diamètre intérieur de 7,8 mm, remplie de *résine échangeuse de cations, forte, sous forme calcique R* (9 μm), et maintenue à une température de 85 ± 1 °C,
– comme phase mobile, à un débit de 0,5 ml/min, de l'*eau R* dégazée,
– comme détecteur, un réfractomètre maintenu à température constante.

Injectez 20 μl de solution témoin (d). Continuez la chromatographie pendant 3 fois le temps de rétention du mannitol.

Lorsque les chromatogrammes sont enregistrés dans les conditions décrites, le temps de rétention du mannitol est d'environ 22 min et la rétention relative du sorbitol par rapport au mannitol est d'environ 1,25. L'essai n'est valable que si la résolution entre les pics dus au mannitol et au sorbitol n'est pas inférieure à 2 dans le chromatogramme obtenu avec la solution témoin (d).

Injectez 20 μl de solution à examiner et 20 μl de solution témoin (a). Continuez la chromatographie pendant 2 fois le temps de rétention du mannitol.

Calculez la teneur pour cent en D-mannitol à partir de la surface des pics et de la teneur déclarée du *mannitol SCR*.

ÉTIQUETAGE

L'étiquette indique :
– dans les cas appropriés, la concentration maximale en endotoxines bactériennes,
– dans les cas appropriés, que la substance convient à la préparation de formes pharmaceutiques administrées par voie parentérale.

IMPURETÉS

A. sorbitol.

01/2002:1237

MAPROTILINE (CHLORHYDRATE DE)

Maprotilini hydrochloridum

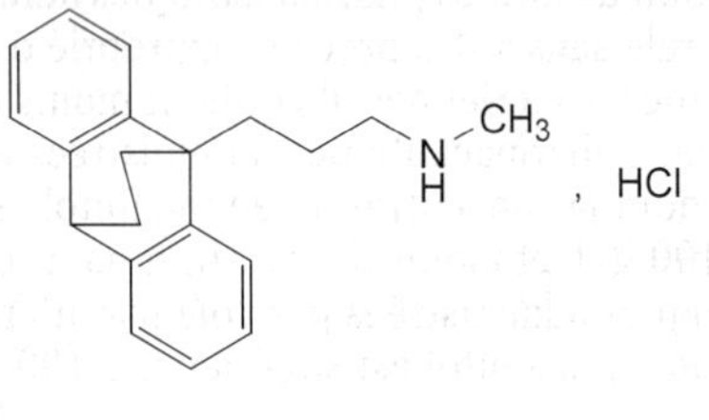

$C_{20}H_{24}ClN$ M_r 313,9

DÉFINITION

Le chlorhydrate de maprotiline contient au minimum 99,0 pour cent et au maximum l'équivalent de 101,0 pour cent de chlorhydrate de 3-(9,10-éthanoanthracén-9(10*H*)-yl)-*N*-méthylpropan-1-amine, calculé par rapport à la substance désséchée.

CARACTÈRES

Poudre cristalline blanche à sensiblement blanche, peu soluble dans l'eau, facilement soluble dans le méthanol, soluble dans l'alcool, assez soluble dans le chlorure de méthylène, très peu soluble dans l'acétone. Le chlorhydrate de maprotiline présente le phénomène du polymorphisme.

IDENTIFICATION

Première identification : B, D.

Seconde identification : A, C, D.

A. Dissolvez 10 mg de chlorhydrate de maprotiline dans de l'*acide chlorhydrique 1 M* et complétez à 100 ml avec le même acide. Examinée de 250 nm à 300 nm (*2.2.25*), la solution présente 2 maximums d'absorption respectivement à 265 nm et à 272 nm et un minimum d'absorption à 268 nm. Le rapport entre l'absorbance mesurée au maximum à 272 nm et l'absorbance mesurée au maximum à 265 nm est de 1,1 à 1,3.

B. Examinez le chlorhydrate de maprotiline par spectrophotométrie d'absorption dans l'infrarouge (*2.2.24*), en comparant avec le spectre obtenu avec le *chlorhydrate de maprotiline SCR*. Examinez les substances sous forme de pastilles. Si les spectres obtenus présentent des différences, dissolvez respectivement la substance à examiner et la substance de référence dans du *méthanol R*, évaporez à siccité et enregistrez de nouveaux spectres à partir des résidus.

C. Opérez par chromatographie sur couche mince (*2.2.27*), en utilisant une plaque recouverte d'un gel de silice approprié contenant un indicateur de fluorescence dont l'intensité est optimale à 254 nm.

Solution à examiner. Dissolvez 25 mg de chlorhydrate de maprotiline dans du *méthanol R* et complétez à 5 ml avec le même solvant.

Solution témoin (a). Dissolvez 25 mg de *chlorhydrate de maprotiline SCR* dans du *méthanol R* et complétez à 5 ml avec le même solvant.

Solution témoin (b). Dissolvez 10 mg d'*impureté D de maprotiline SCR* dans la solution témoin (a) et complétez à 2 ml avec la même solution.

Déposez sur la plaque 5 μl de chaque solution. Développez sur un parcours de 10 cm avec un mélange de 4 volumes d'*acétate d'éthyle R*, de 5 volumes d'*ammoniaque diluée R1* et de 14 volumes de *2-butanol R*. Séchez la plaque dans un courant d'air chaud. Examinez en lumière ultraviolette à 254 nm. La tache principale du chromatogramme obtenu avec la solution à examiner est semblable quant à sa position et ses dimensions à la tache principale du chromatogramme obtenu avec la solution témoin (a). L'identification n'est valable que si le chromatogramme obtenu avec la solution témoin (b) présente 2 taches principales nettement séparées.

D. Prélevez 0,5 ml de solution S (voir Essai) et complétez à 2 ml avec du *méthanol R*. La solution donne la réaction (a) des chlorures (*2.3.1*).

ESSAI

Solution S. Dissolvez 1,0 g de chlorhydrate de maprotiline dans du *méthanol R* et complétez à 20 ml avec le même solvant.

Aspect de la solution. La solution S est limpide (*2.2.1*) et n'est pas plus fortement colorée que la solution témoin JB_6 (*2.2.2, Procédé II*).

Substances apparentées. Opérez par chromatographie liquide (*2.2.29*).

Solution à examiner. Dissolvez 0,10 g de chlorhydrate de maprotiline dans la phase mobile et complétez à 100,0 ml avec la phase mobile.

Solution témoin (a). Prélevez 1,0 ml de solution à examiner et complétez à 10,0 ml avec la phase mobile. Prélevez 2,0 ml de solution et complétez à 100,0 ml avec la phase mobile.

Solution témoin (b). Dissolvez 1,0 mg d'*impureté D de maprotiline SCR* dans la solution à examiner et complétez à 10,0 ml avec même solution.

La chromatographie peut être réalisée en utilisant :

- une colonne d'acier inoxydable, d'une longueur de 0,25 m et d'un diamètre intérieur de 4,6 mm, remplie de *gel de silice pour chromatographie R* (5 µm),
- comme phase mobile, à un débit de 1 ml/min, un mélange préparé comme suit : dissolvez 0,580 g environ d'*acétate d'ammonium R* dans 200 ml d'*eau R* et ajoutez 2 ml d'une solution d'*ammoniaque concentrée R* à 70 g/l. Ajoutez 150 ml de *2-propanol R* et 650 ml de *méthanol R* ; le pH apparent est compris entre 8,2 et 8,4,
- comme détecteur, un spectrophotomètre réglé à 272 nm.

Lorsque les chromatogrammes sont enregistrés dans les conditions prescrites, les temps de rétention sont d'environ 10,3 min pour la maprotiline et les temps de rétention relatifs à la maprotiline sont de 0,3 environ pour l'impureté A, 0,47 environ pour l'impureté B, 0,74 environ pour l'impureté C, 0,81 environ pour l'impureté D et 1,26 environ pour l'impureté E. Injectez 20 µl de solution témoin (b). Ajustez la sensibilité du système de façon que la hauteur du pic principal (maprotiline) dans le chromatogramme obtenu avec la solution témoin (b) représente 50 pour cent au minimum de l'échelle totale de l'enregistreur. L'essai n'est valable que si dans le chromatogramme obtenu, la résolution entre les pics correspondant respectivement à l'impureté D de maprotiline et à la maprotiline est comprise entre 1,8 et 3,2. Si nécessaire, ajustez la phase mobile en ajoutant, pour ajuster le pH par tranche de 0,1 unité pH, une solution d'*acide acétique R* à 50 pour cent *V/V* si la résolution est inférieure à 1,8 ou d'une solution d'*ammoniaque concentrée R* à 70 g/l si la résolution est supérieure à 3,2. Injectez 20 µl de solution à examiner et 20 µl de solution témoin (a). Continuez la chromatographie de la solution à examiner pendant 1,5 fois le temps de rétention du pic principal. S'il apparaît d'autres pics que le pic principal dans le chromatogramme obtenu avec la solution à examiner, la surface d'aucun d'entre eux n'est supérieure à celle du pic principal du chromatogramme obtenu avec la solution témoin (a) (0,2 pour cent) et la somme de leur surface n'est pas supérieure à 5 fois la surface du pic principal du chromatogramme obtenu avec la solution témoin (a) (1 pour cent). Ne tenez pas compte des pics dont la surface est inférieure à 0,1 fois la surface du pic principal du chromatogramme obtenu avec la solution témoin (a).

Perte à la dessiccation (*2.2.32*). Déterminée à l'étuve à 80 °C sous une pression ne dépassant pas 2,5 kPa pendant 6 h sur 1,000 g de chlorhydrate de maprotiline, la perte à la dessiccation n'est pas supérieure à 1,0 pour cent.

Cendres sulfuriques (*2.4.14*). Déterminé sur 1,0 g de chlorhydrate de maprotiline, le taux des cendres sulfuriques n'est pas supérieur à 0,1 pour cent.

DOSAGE

Dissolvez 0,250 g de chlorhydrate de maprotiline dans un mélange de 5 ml d'*acide chlorhydrique 0,1 M* et de 50 ml d'*alcool R*. Titrez par l'*hydroxyde de sodium 0,1 M* et tracez la courbe potentiométrique (*2.2.20*). Mesurez le volume d'*hydroxyde de sodium 0,1 M* utilisé entre les 2 points d'inflexion.

1 ml d'*hydroxyde de sodium 0,1 M* correspond à 31,39 mg de $C_{20}H_{24}ClN$.

IMPURETÉS

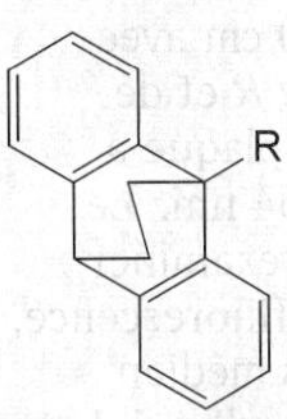

A. R = CH=CH-CH=O : 3-(9,10-éthanoanthracén-9(10*H*)-yl)prop-2-énal,

C. R = CH_2-CH_2-CH_2-NH_2 : 3-(9,10-éthanoanthracén-9(10*H*)-yl)propan-1-amine,

D. R = CH=CH-CH_2-NH-CH_3 : 3-(9,10-éthanoanthracén-9(10*H*)-yl)-*N*-méthylprop-2-én-1-amine (déshydromaprotiline),

E. R = CH_2-CH_2-CH_2-N(CH_3)$_2$: 3-(9,10-éthanoanthracén-9(10*H*)-yl)-*N*,*N*-diméthylpropan-1-amine,

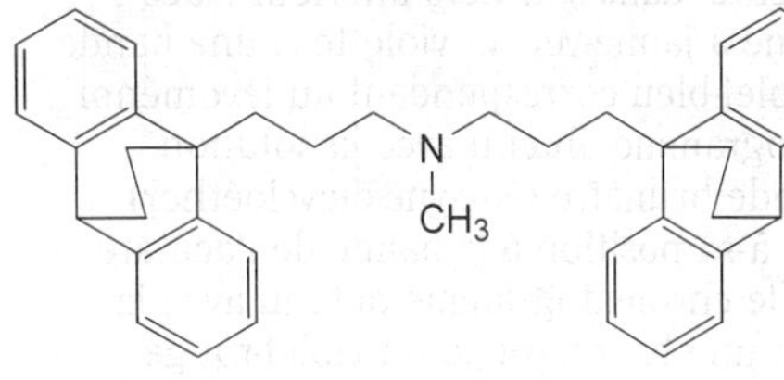

B. 3-(9,10-éthanoanthracén-9(10*H*)-yl)-*N*-[3-(9,10-éthanoanthracén-9(10*H*)-yl)propyl]-*N*-méthylpropan-1-amine.

01/2002:1544

MATRICAIRE (EXTRAIT FLUIDE DE)

Matricariae extractum fluidum

DÉFINITION

L'extrait fluide de matricaire est produit à partir de *Fleur de matricaire (0404)*. Il contient au minimum 0,30 pour cent d'huile résiduelle bleue.

PRODUCTION

L'extrait fluide de matricaire est produit à partir de la drogue et d'un mélange de 2,5 parties d'une solution d'*ammoniaque R* à 10 pour cent *m/m*, de 47,5 parties d'*eau R* et de 50 parties d'*alcool R*, par une méthode appropriée pour la préparation des extraits fluides.

CARACTÈRES

Liquide limpide brunâtre, à odeur intense caractéristique et saveur amère caractéristique, miscible à l'eau et à l'alcool avec formation d'un trouble, soluble dans l'alcool à 50 pour cent *V/V*.

IDENTIFICATION

A. Opérez par chromatographie sur couche mince (*2.2.27*) en utilisant une *plaque au gel de silice F_{254} pour CCM R*.
Solution à examiner. Introduisez 10 ml d'extrait dans une ampoule à décanter et agitez avec 2 fois 10 ml de *pentane R*. Réunissez les phases pentaniques, desséchez sur 2 g de *sulfate de sodium anhydre R* et filtrez. Evaporez le filtrat à siccité au bain-marie et reprenez le résidu par 0,5 ml de *toluène R*.
Solution témoin. Dissolvez 4 mg de *gaïazulène R*, 20 mg de *lévoménol R* et 20 mg d'*acétate de bornyle R* dans 10 ml de *toluène R*.

Déposez sur la plaque, en bandes, 10 µl de chaque solution. Développez sur un parcours de 10 cm avec un mélange de 5 volumes d'*acétate d'éthyle R* et de 95 volumes de *toluène R*. Laissez sécher la plaque à l'air. Examinez en lumière ultraviolette à 254 nm. Le chromatogramme obtenu avec la solution à examiner présente plusieurs bandes d'atténuation de fluorescence, dont deux bandes principales dans son tiers médian (ène-yne-dicycloéther). Examinez en lumière ultraviolette à 365 nm. Le chromatogramme obtenu avec la solution à examiner présente, dans sa partie médiane, une intense bande de fluorescence bleue (herniarine). Pulvérisez de la *solution d'aldéhyde anisique R*. Examinez à la lumière du jour en chauffant à 100-105 °C pendant 5 min à 10 min. Le chromatogramme obtenu avec la solution témoin présente une bande violet-rouge à violet-bleu dans son tiers inférieur (lévoménol), une bande brun-jaune à vert-gris dans son tiers médian (acétate de bornyle) et une bande rouge à violet-rouge dans son tiers supérieur (gaïazulène). Le chromatogramme obtenu avec la solution à examiner présente, dans son tiers inférieur : des bandes brun-jaune à jaune-vert et violettes ; une bande violet-rouge à violet-bleu correspondant au lévoménol dans le chromatogramme obtenu avec la solution témoin ; une bande brunâtre (ène-yne-dicycloéther) semblable quant à sa position à la bande de l'acétate de bornyle dans le chromatogramme obtenu avec la solution témoin ; une bande rouge ou violet-rouge (chamazulène) correspondant à la bande du gaïazulène dans le chromatogramme obtenu avec la solution témoin. Juste au-dessus de cette bande se trouvent une ou deux bandes bleues à violet-bleu ; d'autres faibles bandes peuvent être présentes.

B. Opérez par chromatographie sur couche mince (*2.2.27*) en utilisant une *plaque au gel de silice pour CCM R*.

Solution à examiner. Utilisez l'extrait à examiner.

Solution témoin. Dissolvez 1,0 mg d'*acide chlorogénique R*, 2,5 mg d'*hypéroside R* et 2,5 mg de *rutine R* dans 10 ml de *méthanol R*.

Déposez sur la plaque, en bandes, 10 µl de chaque solution. Développez sur un parcours de 15 cm avec un mélange de 7,5 volumes d'*acide formique anhydre R*, de 7,5 volumes d'*acide acétique glacial R*, de 18 volumes d'*eau R* et de 67 volumes d'*acétate d'éthyle R*. Séchez la plaque à 100-105 °C. Pulvérisez sur la plaque encore chaude une solution de *diphénylborate d'aminoéthanol R* à 10 g/l *R* dans le *méthanol R*. Pulvérisez ensuite une solution de *macrogol 400 R* à 50 g/l dans le *méthanol R*. Laissez sécher la plaque à l'air pendant 30 min environ. Examinez en lumière ultraviolette à 365 nm. Le chromatogramme obtenu avec la solution témoin présente dans sa partie médiane une bande de fluorescence bleu clair (acide chlorogénique), puis, au-dessous, une bande de fluorescence brun-jaune (rutine) surmontée d'une autre bande de fluorescence brun-jaune (hypéroside). Le chromatogramme obtenu avec la solution à examiner présente une bande de fluorescence brun-jaune correspondant à la bande de la rutine dans le chromatogramme obtenu avec la solution témoin, une bande de fluorescence bleu clair correspondant à la bande de l'acide chlorogénique dans le chromatogramme obtenu avec la solution témoin, une bande de fluorescence brun-jaune semblable quant à sa position à la bande de l'hypéroside dans le chromatogramme obtenu avec la solution témoin ; il présente également, au-dessus de la bande de fluorescence brun-jaune, une bande de fluorescence verte surmontée de plusieurs bandes de fluorescence bleuâtre ou verdâtre et, près du front du solvant, une bande de fluorescence jaunâtre.

ESSAI

Teneur en éthanol (*2.9.10*). La teneur en éthanol est de 38 pour cent *V/V* à 53 pour cent *V/V*.

Méthanol et 2-propanol (*2.9.11*) : au maximum 0,05 pour cent *V/V* de méthanol et au maximum 0,05 pour cent *V/V* de 2-propanol.

Résidu sec (*2.8.16*) : au minimum 12,0 pour cent.

DOSAGE

Dans un ballon à fond rond de 1000 ml, introduisez 20,0 g d'extrait fluide de matricaire, ajoutez 300 ml d'*eau R* et distillez en recueillant le distillat dans un flacon, jusqu'à obtention d'un volume de 200 ml. Transvasez le distillat dans une ampoule à décanter. Dissolvez 65 g de *chlorure de sodium R* dans le distillat et agitez avec 3 fois 30 ml de *pentane R* utilisé au préalable pour rincer le réfrigérant à reflux et le flacon. Réunissez les phases pentaniques, desséchez sur 2 g de *sulfate de sodium anhydre R* et filtrez en recueillant le filtrat dans un ballon à fond rond de 100 ml taré, préalablement séché au dessiccateur pendant 3 h. Lavez le sulfate de sodium anhydre et le filtre avec 2 fois 20 ml de *pentane R*. Evaporez le pentane en chauffant dans un bain-marie à 45 °C, puis éliminez le résidu de pentane sous un courant d'air, pendant 3 min. Séchez le ballon au dessiccateur pendant 3 h et pesez. L'huile résiduelle est bleue (chamazulène).

CONSERVATION

A l'abri de la lumière.

01/2002:0404

MATRICAIRE (FLEUR DE)

Matricariae flos

DÉFINITION

La fleur de matricaire est constituée par les capitules desséchés de *Matricaria recutita* L. (*Chamomilla recutita* [L.] Rauschert). Elle contient au minimum 4 ml/kg d'huile essentielle bleue.

CARACTÈRES

La fleur de matricaire a une odeur caractéristique, aromatique et agréable.

Les capitules épanouis sont constitués par : un involucre formé de nombreuses bractées disposées sur 1 à 3 rangées ; un réceptable de forme conique allongée, rarement hémisphérique (capitules jeunes) ; 12 à 20 fleurons ligulés marginaux à languette blanche ; plusieurs dizaines de fleurons tubulés centraux, jaunes.

Elle présente les caractères macroscopiques et microscopiques décrits aux identifications A et B.

IDENTIFICATION

A. Les bractées de l'involucre sont obovales à lancéolées ; leur bord est scarieux, gris-brun. Le réceptacle, de forme essentiellement conique, est creux et sans paillettes. La corolle des fleurons ligulés est constituée, à la base, par un tube jaune clair à jaune-brun, prolongé par une languette blanche, ovale, allongée. La corolle des fleurons tubulés est jaune et s'élargit vers le haut où elle se divise en 5 pointes ; sa base est colorée en brun-jaune à brun.

B. Séparez le capitule en ses différentes parties. Examinez au microscope en utilisant de la *solution d'hydrate de chloral R*. L'épiderme externe (abaxial) des bractées de l'involucre montre un bord scarieux à une seule assise de cellules allongées radialement et une partie centrale à tissu chlorophyllien, recouvert de cellules épidermiques, allongées, à parois latérales sinueuses, avec des stomates et des poils sécréteurs. Autour du faisceau libéro-ligneux se trouvent de nombreuses cellules scléreuses allongées, ponctuées, à lumen assez large. La corolle des fleurons ligulés et des fleurons tubulés, vue de face, présente des cellules isodiamétriques ou allongées, à parois plus ou moins onduleuses, avec quelques poils glanduleux. La partie supérieure de l'épiderme des fleurons ligulés est faite de cellules papilleuses, à cuticule striée à partir du sommet. Dans le mésophylle se trouvent parfois des macles d'oxalate de calcium très petites. Le mésophylle est parcouru sur toute sa longueur par 4 nervures principales, accompagnées parfois de 1 à 2 autres nervures, moins longues, disposées parallèlement aux premières. Les 2 nervures principales médianes se dédoublent chacune près du sommet et s'anastomosent deux à deux entre elles et avec les nervures latérales en formant 3 arcs au niveau des 3 dents terminales de la languette. Les ovaires des 2 sortes de fleurs, de forme ovale à sphérique, ont à leur base une couronne scléreuse, haute d'une rangée de cellules, et un épiderme formé de cellules allongées, à parois onduleuses, entre lesquelles sont insérés des poils sécréteurs. Les ovaires contiennent de nombreuses, et très petites, macles d'oxalate de calcium. Dans les fleurons tubulés, la partie inférieure des filets staminaux est entourée de cellules à parois épaissies. Les cellules épidermiques des extrémités des 2 stigmates sont fortement papilleuses. Les grains de pollen, d'un diamètre de 30 µm environ, sont triangulaires, arrondis, à exine brièvement échinulée ; ils présentent 3 pores germinatifs.

C. Opérez par chromatographie sur couche mince (*2.2.27*) en utilisant une plaque recouverte de *gel de silice GF_{254} R*.

Solution à examiner. Dans un mortier en porcelaine, pulvérisez grossièrement 1,0 g de fleur de matricaire et versez dans une colonne de chromatographie d'une longueur de 150 mm et d'un diamètre intérieur de 15 mm ; tassez légèrement avec une tige de verre. Lavez le mortier et le pilon avec 2 fois 10 ml de *chlorure de méthylène R* et versez les liquides de lavage dans la colonne ; recueillez le percolat dans une fiole à col long et étroit. Evaporez le solvant au bain-marie et reprenez le résidu par 0,5 ml de *toluène R*.

Solution témoin. Dissolvez 10 mg de *bornéol R*, 20 mg d'*acétate de bornyle R* et 4 mg de *gaïazulène R* dans du *toluène R* et complétez à 10 ml avec le même solvant.

Déposez séparément sur la plaque, en bandes de 20 mm sur 3 mm, 10 µl de chaque solution. Développez sur un parcours de 10 cm avec du *chloroforme R*. Laissez sécher la plaque à l'air. Examinez en lumière ultraviolette à 254 nm. Le chromatogramme obtenu avec la solution à examiner présente un certain nombre de bandes d'atténuation de fluorescence. La bande la plus large (ène-yne-dicycloéther) est située au même niveau que celle due à l'acétate de bornyle dans le chromatogramme obtenu avec la solution témoin. Une autre bande apparaît près du point de départ (matricine). Pulvérisez 10 ml de *solution d'aldéhyde anisique R* pour une plaque de 200 mm de côté. Chauffez la plaque à 100-105 °C pendant 5 min à 10 min, tout en l'observant à la lumière du jour. Le chromatogramme obtenu avec la solution témoin présente dans le tiers inférieur une bande jaune-brun (bornéol), qui vire au gris-violet après quelques heures ; au milieu, une bande brun-jaune à gris (acétate de bornyle) et dans le tiers supérieur, une bande colorée en rouge foncé et bordée de bleu (gaïazulène). Le chromatogramme obtenu avec la solution à examiner présente une bande bleue près du point de départ (matricine), plusieurs bandes rouge-violet, dont l'une est due au bisabolol, situées entre les R_f correspondant au bornéol et à l'acétate de bornyle, une bande brunâtre due à l'ène-yne-dicycloéther située à un R_f correspondant à celui de l'acétate de bornyle et d'autres bandes rouges dues aux terpènes à un R_f correspondant à celui du gaïazulène. Au milieu du chromatogramme obtenu avec la solution à examiner et dans sa partie inférieure, il apparaît encore d'autres bandes.

D. Dans un tube à essai, introduisez 0,1 ml de la solution à examiner utilisée pour l'identification C. Ajoutez 2,5 ml d'une solution préparée en dissolvant 0,25 g de *diméthylaminobenzaldéhyde R* dans un mélange de 5 ml d'*acide phosphorique R*, de 45 ml d'*acide acétique R* et de 45 ml d'*eau R*. Chauffez pendant 2 min au bain-marie, puis laissez refroidir. Ajoutez 5 ml d'*éther de pétrole R* et agitez. Il se développe dans la couche aqueuse une coloration, nette allant du bleu-vert au bleu.

ESSAI

Drogue brisée. La fleur de matricaire ne contient pas plus de 25 pour cent de constituants passant à travers un tamis (710).

Eléments étrangers (*2.8.2*). La fleur de matricaire satisfait à l'essai des éléments étrangers.

Cendres totales (*2.4.16*). Le taux de cendres totales n'est pas supérieur à 13,0 pour cent.

DOSAGE

Effectuez la détermination des huiles essentielles dans les drogues végétales (*2.8.12*). Utilisez 30 g de drogue entière, un ballon de 1000 ml et 300 ml d'*eau R* comme liquide d'entraînement. Introduisez 0,50 ml de *xylène R* dans le tube gradué. Distillez à un débit de 3-4 ml/min pendant 4 h.

CONSERVATION

A l'abri de la lumière.

01/2002:1541

MAUVE (FLEUR DE)

Malvae sylvestris flos

DÉFINITION

La fleur de mauve est constituée par la fleur séchée, entière ou fragmentée, de *Malva sylvestris* L. ou de ses variétés cultivées.

CARACTÈRES

La fleur de mauve présente également des caractères macroscopiques et microscopiques décrits aux identifications A et B.

IDENTIFICATION

A. La fleur de mauve possède un calicule à 3 pièces oblongues ou elliptiques-lancéolées, plus courtes que celles du calice et situées immédiatement en-dessous de celui-ci. Les 5 lobes du calice, gamosépale à la base, sont pubescents et largement triangulaires. La corolle, 3 à 4 fois plus longue que le calice, est constituée par 5 pétales. Les pétales cunéiformes, soudés à la base au tube staminal, sont échancrés sur leur bord supérieur. Les étamines nombreuses, soudées par leur filet, forment un tube staminal couvert de petits poils en étoile parfois mêlés à des poils simples, visibles à la loupe. Les carpelles, nombreux, ridés, glabres ou parfois pubescents, sont cachés par le tube staminal et rangés en cercle autour d'un style central terminé par de nombreux stigmates filiformes. Dans les variétés cultivées, le nombre des pièces florales varie de 3 à 7 pour le calicule, de 5 à 8 pour le calice et de 5 à 10 pour la corolle.

B. Réduisez la fleur de mauve en poudre (355). La poudre est gris-bleuté. Examinez au microscope en utilisant de la *solution d'hydrate de chloral R*. La poudre présente des poils unicellulaires, à parois épaisses, longs jusqu'à 2 mm ; des poils tecteurs courts, unicellulaires, plus ou moins courbés, soit isolés, soit groupés par 2 à 6 en étoile ; des poils sécréteurs en massue à tête multicellulaire ; des fragments du mésophylle avec des vaisseaux accompagnés de macles d'oxalate de calcium ; des grains de pollen sphériques, à exine grossièrement échinulée d'environ 150 µm de diamètre.

   Montés dans l'*alcool R*, les fragments de pétales présentent de nombreuses cellules, de forme allongée, contenant du mucilage.

C. Opérez par chromatographie sur couche mince (*2.2.27*) en utilisant une *plaque au gel de silice pour CCM R*.

   Solution à examiner. A 1 g de fleur de mauve pulvérisée (355), ajoutez 10 ml d'*alcool à 60 pour cent V/V R*. Agitez pendant 15 min et filtrez.

   Solution témoin. Solution de *rouge de quinaldine R* à 0,5 g/l dans l'*alcool R*.

   Déposez sur la plaque, en bandes, 10 µl de la solution à examiner et 5 µl de la solution témoin.

   Développez sur un parcours de 10 cm avec un mélange de 15 volumes d'*acide acétique R*, de 30 volumes d'*eau R* et de 60 volumes de *butanol R*. Laissez sécher la plaque à l'air. Examinez les chromatogrammes à la lumière du jour. Le chromatogramme obtenu avec la solution témoin présente une bande rouge orangé dans la partie supérieure de son deuxième tiers. Le chromatogramme obtenu avec la solution à examiner présente, au-dessous de la bande obtenue avec la solution témoin, 2 bandes violacées situées dans son deuxième tiers ; la bande principale (6″-malonyl malvine) étant située juste au-dessous de l'autre bande violacée (malvine).

ESSAI

Eléments étrangers (*2.8.2*). La fleur de mauve satisfait à l'essai des éléments étrangers.

Indice de gonflement (*2.8.4*). L'indice de gonflement n'est pas inférieur à 15. Opérez sur 0,2 g de fleur de mauve pulvérisée (710), humectez avec 0,5 ml d'*éthanol R*.

Perte à la dessiccation (*2.2.32*). Déterminée à l'étuve à 100-105 °C sur 1,000 g de fleur de mauve pulvérisée, la perte à la dessiccation n'est pas supérieure à 12,0 pour cent.

Cendres totales (*2.4.16*). Le taux des cendres totales n'est pas supérieur à 14,0 pour cent.

Cendres insolubles dans l'acide chlorhydrique (*2.8.1*). Le taux des cendres insolubles dans l'acide chlorhydrique n'est pas supérieur à 2,0 pour cent.

CONSERVATION

A l'abri de la lumière.

01/2002:0845

MÉBENDAZOLE

Mebendazolum

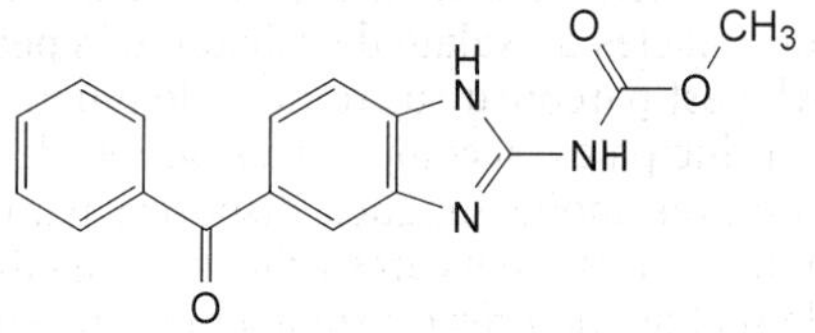

$C_{16}H_{13}N_3O_3$ M_r 295,3

DÉFINITION

Le mébendazole contient au minimum 98,0 pour cent et au maximum l'équivalent de 101,0 pour cent de *N*-(5-benzoyl-1*H*-benzimidazol-2-yl)carbamate de méthyle, calculé par rapport à la substance desséchée.

CARACTÈRES

Poudre blanche à faiblement jaunâtre, pratiquement insoluble dans l'eau, dans l'alcool, dans le chlorure de méthylène et dans l'éther. Le mébendazole présente le phénomène du polymorphisme.

IDENTIFICATION

A. Dissolvez 30,0 mg de mébendazole dans 2 ml d'*acide formique anhydre R* et complétez à 100,0 ml avec du *2-propanol R*. Prélevez 2,5 ml de solution et complétez à 100,0 ml avec du *2-propanol R*. Examinée de 230 nm à 320 nm (*2.2.25*), la solution présente 2 maximums d'absorption respectivement à 247 nm et à 312 nm. Les absorbances spécifiques à ces maximums sont respectivement de 940 à 1040 et de 485 à 535. Utilisez une solution d'*acide formique anhydre R* à 0,05 pour cent *V/V* dans du *2-propanol R* comme liquide de compensation.

B. Examinez le mébendazole par spectrophotométrie d'absorption dans l'infrarouge (*2.2.24*), en comparant avec le spectre obtenu avec le *mébendazole SCR*. Examinez les substances sous forme de pastilles, sans effectuer une nouvelle recristallisation.

C. A 10 mg environ de mébendazole, ajoutez 5 ml d'*alcool R*, 1 ml de *solution de dinitrobenzène R* et 1 ml de *solution diluée d'hydroxyde de sodium R*. Il apparaît une coloration jaune intense.

ESSAI

Aspect de la solution. Dissolvez 0,10 g de mébendazole dans un mélange de 1 volume d'*acide formique anhydre R* et de 9 volumes de *chlorure de méthylène R* et complétez à 10 ml avec le même mélange de solvants. La solution est limpide (*2.2.1*) et n'est pas plus fortement colorée que la solution témoin JB_4 (*2.2.2, Procédé II*).

Substances apparentées. Opérez par chromatographie sur couche mince (*2.2.27*) en utilisant une plaque recouverte de *gel de silice* HF_{254} *R*.

Solution à examiner. Dissolvez 50 mg de mébendazole dans un mélange de 1 volume d'*acide formique anhydre R* et de 9 volumes de *chlorure de méthylène R* et complétez à 5 ml avec le même mélange de solvants.

Solution témoin (a). Prélevez 0,5 ml de solution à examiner et complétez à 100 ml avec un mélange de 1 volume d'*acide formique anhydre R* et de 9 volumes de *chlorure de méthylène R*.

Solution témoin (b). Prélevez 10 ml de solution témoin (a) et complétez à 20 ml avec un mélange de 1 volume d'*acide formique anhydre R* et de 9 volumes de *chlorure de méthylène R*.

Déposez sur la plaque 10 µl de chaque solution. Développez sur un parcours de 15 cm avec un mélange de 5 volumes d'*acide formique anhydre R*, de 5 volumes de *méthanol R* et de 90 volumes de *chlorure de méthylène R*. Faites sécher la plaque dans un courant d'air chaud. Examinez en lumière ultraviolette à 254 nm. S'il apparaît d'autres taches que la tache principale dans le chromatogramme obtenu avec la solution à examiner, aucune d'entre elles n'est plus intense que la tache du chromatogramme obtenu avec la solution témoin (a) (0,5 pour cent) et une seule d'entre elles peut être plus intense que la tache du chromatogramme obtenu avec la solution témoin (b) (0,25 pour cent).

Perte à la dessiccation (*2.2.32*). Déterminée à l'étuve à 100-105 °C pendant 4 h sur 1,000 g de mébendazole, la perte à la dessiccation n'est pas supérieure à 0,5 pour cent.

Cendres sulfuriques (*2.4.14*). Déterminé sur 1,0 g de mébendazole, le taux des cendres sulfuriques n'est pas supérieur à 0,1 pour cent.

DOSAGE

Dissolvez 0,250 g de mébendazole dans 3 ml d'*acide formique anhydre R* ; ajoutez 40 ml d'*acide acétique anhydre R*. Titrez par l'*acide perchlorique 0,1 M*. Déterminez le point de fin de titrage par potentiométrie (*2.2.20*).

1 ml d'*acide perchlorique 0,1 M* correspond à 29,53 mg de $C_{16}H_{13}N_3O_3$.

CONSERVATION

A l'abri de la lumière.

01/2002:0622

MÉCLOZINE (CHLORHYDRATE DE)

Meclozini hydrochloridum

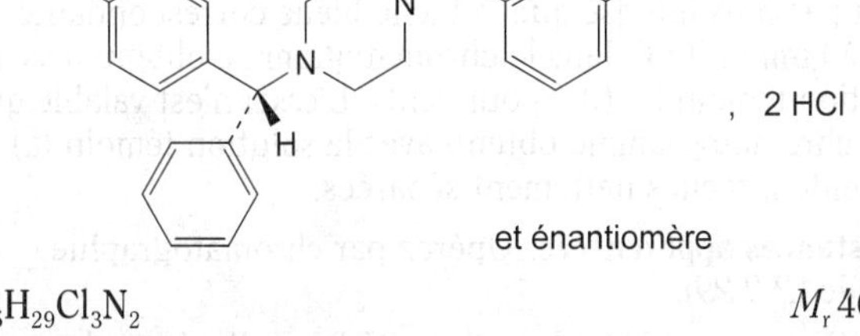

$C_{25}H_{29}Cl_3N_2$ M_r 463,9

DÉFINITION

Le chlorhydrate de méclozine contient au minimum 98,0 pour cent et au maximum l'équivalent de 102,0 pour cent de dichlorhydrate de dichlorhydrate de 1-[(*RS*-(4-chlorophényl)phénylméthyl]-4-(3-méthylbenzyl)pipérazine, calculé par rapport à la substance anhydre.

CARACTÈRES

Poudre cristalline blanche ou blanc-jaunâtre, peu soluble dans l'eau, soluble dans l'alcool et le chlorure de méthylène, pratiquement insoluble dans l'éther.

IDENTIFICATION

Première identification : B, D.

Seconde identification : A, C, D.

A. Dissolvez 15,0 mg de chlorhydrate de méclozine dans de l'*acide chlorhydrique 0,1 M* et complétez à 100,0 ml avec le même acide. Prélevez 10,0 ml de cette solution et complétez à 100,0 ml avec de l'*acide chlorhydrique 0,1 M*. Examinée de 220 nm à 350 nm (*2.2.25*), la solution présente un maximum d'absorption à 232 nm et une faible absorbance sans maximum défini entre 260 nm et 300 nm. L'absorbance spécifique au maximum est de 345 à 380, calculée par rapport à la substance anhydre.

B. Examinez le chlorhydrate de méclozine par spectrophotométrie d'absorption dans l'infrarouge (*2.2.24*), en comparant avec le spectre obtenu avec le *chlorhydrate de méclozine SCR*. Examinez les substances sous forme de pastilles de *chlorure de potassium R*.

C. Examinez les chromatogrammes obtenus dans l'essai des substances apparentées. La tache principale du chromatogramme obtenu avec la solution à examiner (b) est semblable quant à sa position, sa coloration et ses dimensions à la tache principale du chromatogramme obtenu avec la solution témoin (a).

D. Dissolvez 15 mg environ de chlorhydrate de méclozine dans 2 ml d'*alcool R*. La solution donne la réaction (a) des chlorures (*2.3.1*).

ESSAI

Aspect de la solution. Dissolvez 0,50 g de chlorhydrate de méclozine dans de l'*alcool R* et complétez à 25 ml avec le même solvant. La solution est limpide (*2.2.1*) et n'est pas plus fortement colorée que la solution témoin J_6 (*2.2.2, Procédé II*).

Acidité ou alcalinité. Calculez l'acidité ou l'alcalinité à partir des volumes de titrage obtenus dans le dosage à l'aide de l'expression :

$$A = V_2 - 2V_1$$

V_1 = volume d'*hydroxyde de sodium 0,1 M* ajouté jusqu'au premier point d'inflexion,

V_2 = volume d'*hydroxyde de sodium 0,1 M* ajouté jusqu'au second point d'inflexion.

A n'est pas inférieur à – 0,3 ml ni supérieur à 0,3 ml pour une prise d'essai de 0,3500 g.

Substances apparentées. Opérez par chromatographie sur couche mince (*2.2.27*) en utilisant une plaque recouverte de *gel de silice G R*.

Solution à examiner (a). Dissolvez 0,50 g de chlorhydrate de méclozine dans un mélange à volumes égaux de *chlorure de méthylène R* et de *méthanol R* et complétez à 10 ml avec le même mélange de solvants.

Solution à examiner (b). Prélevez 1 ml de la solution à examiner (a) et complétez à 10 ml avec un mélange à volumes égaux de *chlorure de méthylène R* et de *méthanol R*.

Solution témoin (a). Dissolvez 50 mg de *chlorhydrate de méclozine SCR* dans un mélange à volumes égaux de *chlorure de méthylène R* et de *méthanol R* et complétez à 10 ml avec le même mélange de solvants.

Monographies L - P

Solution témoin (b). Prélevez 0,5 ml de la solution à examiner (b) et complétez à 10 ml avec un mélange à volumes égaux de *chlorure de méthylène R* et de *méthanol R*.

Déposez séparément sur la plaque 10 µl de chaque solution. Développez sur un parcours de 15 cm avec un mélange de 0,5 volume d'*ammoniaque concentrée R*, 5 volumes de *méthanol R*, 30 volumes de *toluène R* et 60 volumes de *chlorure de méthylène R*. Laissez sécher la plaque à l'air. Pulvérisez une *solution diluée d'iodobismuthate de potassium R*. S'il apparaît d'autres taches que la tache principale dans le chromatogramme obtenu avec la solution à examiner (a) aucune d'entre elles n'est plus intense que la tache du chromatogramme obtenu avec la solution témoin (b) (0,5 pour cent). Ne tenez pas compte d'une tache blanc-jaunâtre au point de départ.

Teneur en eau (*2.5.12*). Déterminée par semi-microdosage sur 0,200 g de chlorhydrate de méclozine, la teneur en eau n'est pas supérieure à 5,0 pour cent.

Cendres sulfuriques (*2.4.14*). Déterminé sur 1,0 g de chlorhydrate de méclozine, le taux des cendres sulfuriques n'est pas supérieur à 0,1 pour cent.

DOSAGE

Dissolvez 0,3500 g de chlorhydrate de méclozine dans 50 ml d'*alcool R*. Titrez par l'*hydroxyde de sodium 0,1 M*. Enregistrez la courbe potentiométrique (*2.2.20*). Mesurez le volume d'*hydroxyde de sodium 0,1 M* utilisé entre les 2 points d'inflexion.

1 ml d'*hydroxyde de sodium 0,1 M* correspond à 46,39 mg de $C_{25}H_{29}Cl_3N_2$.

CONSERVATION

En récipient étanche.

Monographies L - P

01/2002:0673

MÉDROXYPROGESTÉRONE (ACÉTATE DE)

Medroxyprogesteroni acetas

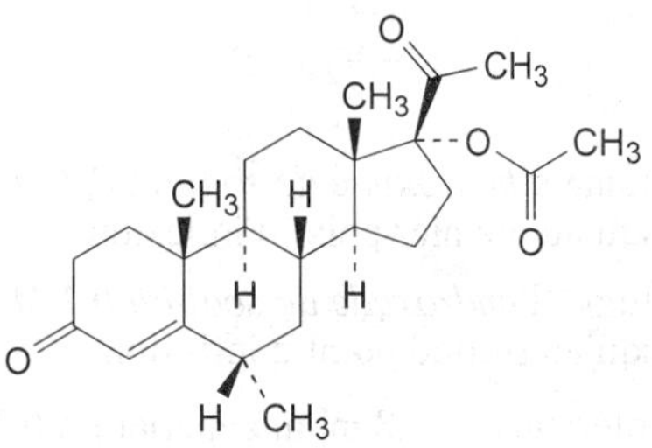

$C_{24}H_{34}O_4$ M_r 386,5

DÉFINITION

L'acétate de médroxyprogestérone contient au minimum 97,0 pour cent et au maximum l'équivalent de 103,0 pour cent d'acétate de 6α-méthyl-3,20-dioxoprégn-4-én-17-yle, calculé par rapport à la substance desséchée.

CARACTÈRES

Poudre cristalline, blanche ou sensiblement blanche, pratiquement insoluble dans l'eau, facilement soluble dans le chlorure de méthylène, soluble dans l'acétone et dans le dioxane, assez soluble dans l'alcool.

IDENTIFICATION

Première identification : A, B.

Seconde identification : A, C.

A. Le point de fusion (*2.2.14*) de l'acétate de médroxyprogestérone est de 205 °C à 209 °C.
B. Examinez l'acétate de médroxyprogestérone par spectrophotométrie d'absorption dans l'infrarouge (*2.2.24*), en comparant avec le spectre obtenu avec l'*acétate de médroxyprogestérone SCR*.
C. Examinez à 365 nm après pulvérisation les chromatogrammes obtenus dans l'essai de l'impureté F. La tache principale du chromatogramme obtenu avec la solution à examiner (b) est semblable quant à sa position, sa fluorescence en lumière ultraviolette à 365 nm et ses dimensions à la tache principale du chromatogramme obtenu avec la solution témoin (b).

ESSAI

Pouvoir rotatoire spécifique (*2.2.7*). Dissolvez 0,250 g d'acétate de médroxyprogestérone dans du *dioxane R* et complétez à 25,0 ml avec le même solvant. Calculé par rapport à la substance desséchée, le pouvoir rotatoire spécifique est de + 45 à + 51.

Impureté F (acétate de 6α-méthyl-3,20-dioxo-5β-prégnan-17-yle). Opérez par chromatographie sur couche mince (*2.2.27*) en utilisant une *plaque au gel de silice pour CCM R*.

Solution à examiner (a). Dissolvez 0,200 g d'acétate de médroxyprogestérone dans du *chlorure de méthylène R* et complétez à 10,0 ml avec le même solvant.

Solution à examiner (b). Prélevez 1 ml de solution à examiner (a) et complétez à 20 ml avec du *chlorure de méthylène R*.

Solution témoin (a). A 20,0 mg d'*acétate de médroxyprogestérone pour essai de validité SCR* (contenant 0,5 pour cent de l'impureté F) ajoutez 1,0 ml de *chlorure de méthylène R* et dissolvez.

Solution témoin (b). Dissolvez 10 mg d'*acétate de médroxyprogestérone SCR* dans du *chlorure de méthylène R* et complétez à 10 ml avec le même solvant.

Déposez séparément sur la plaque 10 µl de chaque solution. Développez sur un parcours de 10 cm en utilisant un mélange de 10 volumes de *tétrahydrofurane R*, de 45 volumes de *(1,1-diméthyléthyl)méthyléther R* et de 45 volumes d'*hexane R*. Laissez sécher la plaque à l'air et effectuez un second développement dans le même sens sur un parcours de 10 cm avec le même mélange. Chauffez la plaque à 120 °C pendant 10 min. Pulvérisez une solution d'*acide toluènesulfonique R* à 200 g/l dans de l'*alcool R*. Chauffez à 120 °C pendant 10 min. Laissez refroidir. Examinez les chromatogrammes en lumière ultraviolette à 365 nm. S'il apparaît, dans le chromatogramme obtenu avec la solution à examiner (a), une tache fluorescente bleue dont la valeur R_f est supérieure à celle de la tache principale due à l'acétate de médroxyprogestérone, elle n'est pas plus intense que la tache bleue correspondante due à l'impureté F dans le chromatogramme obtenu avec la solution témoin (a) (0,5 pour cent). L'essai n'est valable que si le chromatogramme obtenu avec la solution témoin (a) présente 2 taches nettement séparées.

Substances apparentées. Opérez par chromatographie liquide (*2.2.29*).

Solution à examiner. Dissolvez 25,0 mg d'acétate de médroxyprogestérone dans 1 ml de *tétrahydrofurane R* et complétez à 10,0 ml avec la phase mobile.

Solution témoin (a). Dissolvez 2 mg d'*acétate de médroxyprogestérone SCR* et 5 mg d'*acétate de mégestrol SCR* dans la phase mobile et complétez à 100,0 ml avec la phase mobile.

Solution témoin (b). Prélevez 1,0 ml de solution à examiner et complétez à 100,0 ml avec la phase mobile.

La chromatographie peut être réalisée en utilisant :

- une colonne d'acier inoxydable, d'une longueur de 0,25 m et d'un diamètre intérieur de 4,6 mm, remplie de *gel de silice octadécylsilylé pour chromatographie, désactivé pour les bases, postgreffé R* (5 µm),
- comme phase mobile, à un débit de 2 ml/min, un mélange préparé comme suit : dans une fiole jaugée de 1000 ml, mélangez 100 ml de *tétrahydrofurane R* avec 350 ml d'*acétonitrile R* et 500 ml d'*eau R*. Laissez le mélange s'équilibrer, complétez à 1000 ml avec de l'*eau R* et mélangez à nouveau,
- comme détecteur, un spectrophotomètre réglé à 254 nm, en maintenant la température de la colonne à 40 °C.

Equilibrez la colonne avec la phase mobile à un débit de 2 ml/min pendant 30 min environ.

Ajustez la sensibilité du système de façon que la hauteur du pic principal du chromatogramme obtenu avec 20 µl de solution témoin (b) représente 50 pour cent au moins de l'échelle totale de l'enregistreur.

Injectez 20 µl de solution témoin (a). Lorsque les chromatogrammes sont enregistrés dans les conditions prescrites, les temps de rétention sont de 14,5 min environ pour l'acétate de mégestrol et de 16,5 min environ pour l'acétate de médroxyprogestérone. L'essai n'est valable que si la résolution entre les pics correspondant à l'acétate de mégestrol et à l'acétate de médroxyprogestérone n'est pas inférieure à 3,3. Si nécessaire, ajustez la concentration en acétonitrile ou tétrahydrofurane dans la phase mobile.

Injectez 20 µl du mélange de solvant de la solution à examiner en guise de blanc, 20 µl de solution à examiner et 20 µl de solution témoin (b). Continuez la chromatographie de la solution à examiner pendant 1,5 fois le temps de rétention du pic principal. S'il apparaît d'autres pics que le pic principal dans le chromatogramme obtenu avec la solution à examiner la surface d'aucun d'entre eux n'est supérieure à celle du pic principal du chromatogramme obtenu avec la solution témoin (b) (1 pour cent) et la somme de leur surface n'est pas supérieure à 1,5 fois la surface du pic principal du chromatogramme obtenu avec la solution témoin (b) (1,5 pour cent). Ne tenez pas compte d'un pic dû au blanc ni des pics dont la surface est inférieure à 0,05 fois la surface du pic principal du chromatogramme obtenu avec la solution témoin (b).

Perte à la dessiccation (*2.2.32*). Déterminée à l'étuve à 100-105 °C pendant 3 h sur 0,500 g d'acétate de médroxyprogestérone, la perte à la dessiccation n'est pas supérieure à 1,0 pour cent.

DOSAGE

Dissolvez 50,0 mg d'acétate de médroxyprogestérone dans de l'*alcool R* et complétez à 50,0 ml avec le même solvant. Prélevez 2,0 ml de solution et complétez à 100,0 ml avec de l'*alcool R*. Mesurez l'absorbance (*2.2.25*) au maximum à 241 nm.

Calculez la teneur en $C_{24}H_{34}O_4$ en prenant 420 comme valeur de l'absorbance spécifique.

CONSERVATION

A l'abri de la lumière.

IMPURETÉS

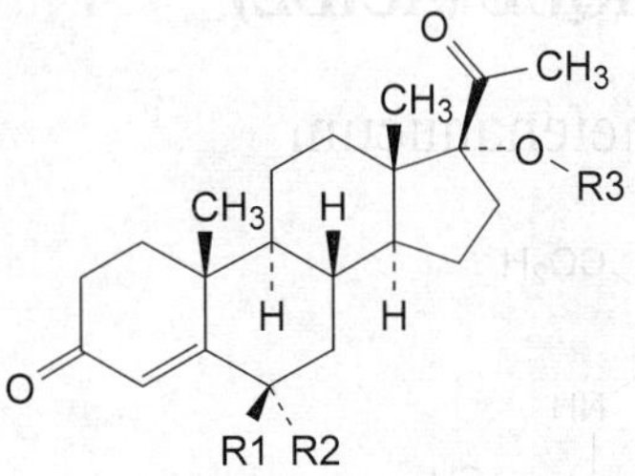

A. R1 = OH, R2 = CH_3, R3 = CO-CH_3 : acétate de 6β-hydroxy-6-méthyl-3,20-dioxoprégn-4-én-17-yle (acétate de 6β-hydroxymédroxyprogestérone),

B. R1 = H, R2 = CH_3, R3 = H : 17-hydroxy-6α-méthylprégn-4-ène-3,20-dione (médroxyprogestérone),

D. R1 = CH_3, R2 = H, R3 = CO-CH_3 : acétate de 6β-méthyl-3,20-dioxoprégn-4-én-17-yle (acétate de 6-épimédroxyprogestérone),

E. R1 + R2 = CH_2, R3 = CO-CH_3 : acétate de 6-méthylène-3,20-dioxoprégn-4-én-17-yle (acétate de 6-méthylènehydroxyprogestérone),

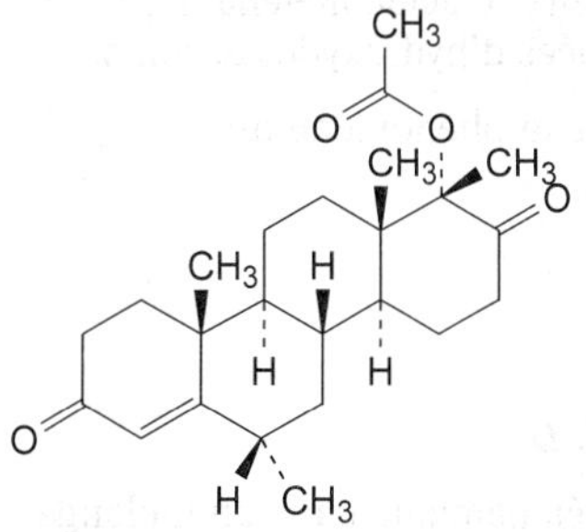

C. acétate de 6α,17a-diméthyl-3,17-dioxo-*D*-homoandrost-4-én-17aα-yle,

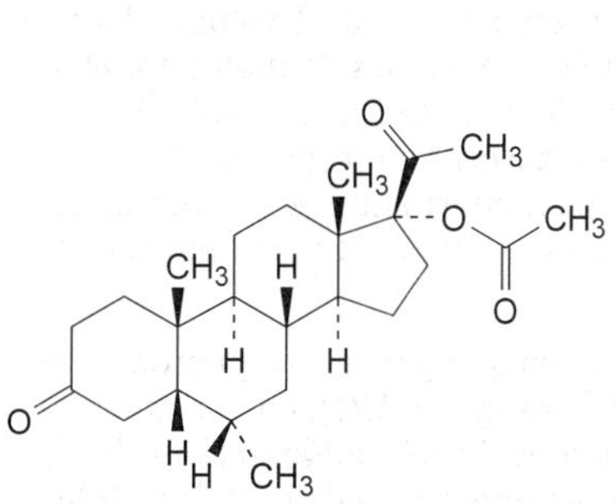

F. acétate de 6α-méthyl-3,20-dioxo-5β-prégnan-17-yle (acétate de 4,5β-dihydromédroxyprogestérone),

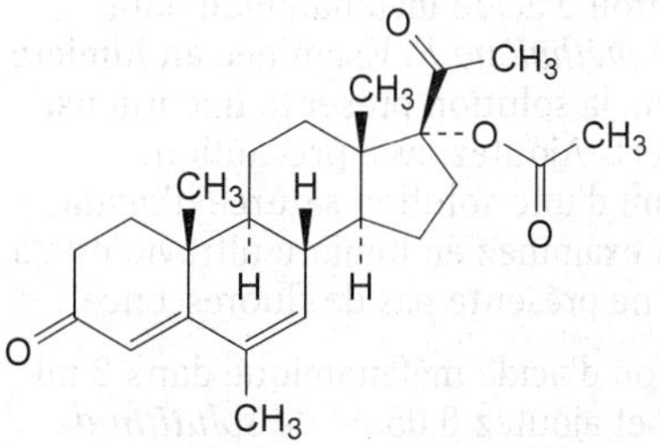

G. acétate de 6-méthyl-3,20-dioxoprégna-4,6-dién-17-yle.

01/2002:1240

MÉFÉNAMIQUE (ACIDE)

Acidum mefenamicum

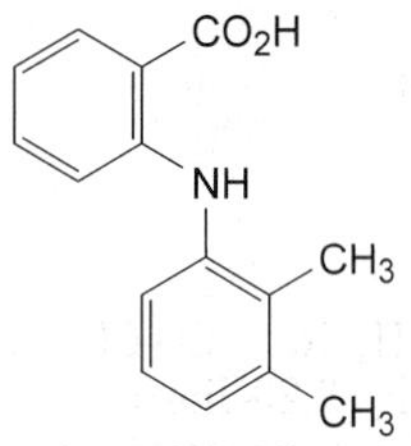

$C_{15}H_{15}NO_2$ M_r 241,3

DÉFINITION

L'acide méfénamique contient au minimum 99,0 pour cent et au maximum l'équivalent de 100,5 pour cent d'acide 2-[(2,3-diméthylphényl)amino]benzoïque, calculé par rapport à la substance desséchée.

CARACTÈRES

Poudre microcristalline, blanche à sensiblement blanche, pratiquement insoluble dans l'eau, peu soluble dans l'alcool et dans le chlorure de méthylène. L'acide méfénamique se dissout dans les solutions diluées d'hydroxydes alcalins.

L'acide méfénamique présente le phénomène du polymorphisme.

IDENTIFICATION

Première identification : B.

Seconde identification : A, C, D.

A. Dissolvez 20 mg d'acide méfénamique dans un mélange de 1 volume d'*acide chlorhydrique 1 M* et de 99 volumes de *méthanol R* et complétez à 100 ml avec le même mélange de solvants. Prélevez 5 ml de solution et complétez à 50 ml avec un mélange de 1 volume d'*acide chlorhydrique 1 M* et de 99 volumes de *méthanol R*. Examinée de 250 nm à 380 nm (*2.2.25*), la solution présente 2 maximums d'absorption respectivement à 279 nm et à 350 nm. Le rapport entre les absorbances mesurées aux maximums à 279 nm et à 350 nm est de 1,1 à 1,3.

B. Examinez l'acide méfénamique par spectrophotométrie d'absorption dans l'infrarouge (*2.2.24*), en comparant avec le spectre obtenu avec l'*acide méfénamique SCR*. Examinez les substances sous forme de pastilles. Si les spectres obtenus présentent des différences, dissolvez respectivement la substance à examiner et la substance de référence dans de l'*alcool R*, évaporez à siccité et enregistrez de nouveaux spectres à partir des résidus.

C. Dissolvez 25 mg environ d'acide méfénamique dans 15 ml de *chlorure de méthylène R*. Examinée en lumière ultraviolette à 365 nm, la solution présente une intense fluorescence jaune-vert. Ajoutez avec précaution, goutte à goutte, 0,5 ml d'une solution saturée d'*acide trichloracétique R* et examinez en lumière ultraviolette à 365 nm. La solution ne présente pas de fluorescence.

D. Dissolvez 5 mg environ d'acide méfénamique dans 2 ml d'*acide sulfurique R* et ajoutez 0,05 ml de *solution de dichromate de potassium R1*. Il apparaît une intense coloration bleue qui vire rapidement au vert-brun.

ESSAI

Substances apparentées. Opérez par chromatographie sur couche mince (*2.2.27*) en utilisant une *plaque au gel de silice GF_{254} pour CCM R*.

Solution à examiner. Dissolvez 0,125 g d'acide méfénamique dans un mélange de 1 volume de *méthanol R* et de 3 volumes de *chlorure de méthylène R* et complétez à 5 ml avec le même mélange de solvants.

Solution témoin (a). Prélevez 1 ml de solution à examiner et complétez à 50 ml avec un mélange de 1 volume de *méthanol R* et de 3 volumes de *chlorure de méthylène R*. Prélevez 1 ml de cette solution et complétez à 10 ml avec un mélange de 1 volume de *méthanol R* et de 3 volumes de *chlorure de méthylène R*.

Solution témoin (b). Dissolvez 5 mg d'*acide flufénamique R* et 5 mg d'*acide méfénamique SCR* dans un mélange de 1 volume de *méthanol R* et de 3 volumes de *chlorure de méthylène R* et complétez à 10 ml avec le même mélange de solvants.

Déposez sur la plaque 20 µl de chaque solution. Développez sur un parcours de 15 cm avec un mélange de 1 volume d'*acide acétique glacial R*, de 25 volumes de *dioxane R* et de 90 volumes de *toluène R*. Faites sécher la plaque dans un courant d'air chaud. Exposez-la aux vapeurs d'iode pendant 5 min et examinez en lumière ultraviolette à 254 nm. S'il apparaît d'autres taches que la tache principale dans le chromatogramme obtenu avec la solution à examiner, aucune d'entre elles n'est plus intense que la tache du chromatogramme obtenu avec la solution témoin (a) (0,2 pour cent). L'essai n'est valable que si le chromatogramme obtenu avec la solution témoin (b) présente 2 taches nettement séparées.

2,3-Diméthylaniline

Solution (a). Dissolvez 0,250 g d'acide méfénamique dans un mélange de 1 volume de *méthanol R* et de 3 volumes de *chlorure de méthylène R* et complétez à 10 ml avec le même mélange de solvants. Cette solution sert à préparer la solution à examiner.

Solution (b). Dissolvez 50 mg de *2,3-diméthylaniline R* dans un mélange de 1 volume de *méthanol R* et de 3 volumes de *chlorure de méthylène R* et complétez à 100 ml avec le même mélange de solvants. Prélevez 1 ml de cette solution et complétez à 100 ml avec le même mélange de solvants. Cette solution sert à préparer la solution témoin.

Utilisez 3 tubes à essai à fond plat. Introduisez :

– dans le premier tube, 2 ml de solution (a),

– dans le deuxième tube, 1 ml de solution (b) et 1 ml d'un mélange de 1 volume de *méthanol R* et de 3 volumes de *chlorure de méthylène R*,

– dans le troisième tube, 2 ml d'un mélange de 1 volume de *méthanol R* et de 3 volumes de *chlorure de méthylène R* (pour l'essai à blanc).

Dans chacun des tubes à essai, ajoutez 1 ml d'une solution de *diméthylaminobenzaldéhyde R* à 10 g/l dans le *méthanol R* préparée extemporanément et 2 ml d'*acide acétique glacial R*. Laissez reposer les solutions à température ambiante pendant 10 min. L'intensité de la coloration jaune de la solution à examiner est comprise entre celle de l'essai à blanc et celle de la solution témoin (100 ppm).

Cuivre. Déterminez la teneur en cuivre par spectrométrie d'absorption atomique (*2.2.23, Procédé I*).

Solution à examiner. Dans un creuset de silice, humectez 1,00 g d'acide méfénamique avec de l'*acide sulfurique R*. Chauffez prudemment à feu nu pendant 30 min, puis élevez progressivement la température jusqu'à 650 °C. Continuez l'incinération jusqu'à disparition complète des particules noires. Laissez refroidir. Dissolvez le résidu dans de l'*acide chlorhydrique 0,1 M* et complétez à 25,0 ml avec le même acide.

Solutions de référence. Préparez les solutions de référence à partir de la *solution à 0,1 pour cent de cuivre (Cu) R*, diluée si nécessaire avec de l'*acide nitrique 0,1 M*.

Mesurez l'absorbance à 324,8 nm en utilisant une lampe à cathode creuse au cuivre comme source de radiation et une flamme air-acétylène.

L'acide méfénamique ne contient pas plus de 10 ppm de Cu.

Perte à la dessiccation (*2.2.32*). Déterminée à l'étuve à 100-105 °C sur 1,000 g d'acide méfénamique, la perte à la dessiccation n'est pas supérieure à 0,5 pour cent.

Cendres sulfuriques (*2.4.14*). Déterminé sur 1,0 g d'acide méfénamique, le taux des cendres sulfuriques n'est pas supérieur à 0,1 pour cent.

DOSAGE

Dissolvez à l'aide d'ultrasons 0,200 g d'acide méfénamique dans 100 ml d'*éthanol R* chaud préalablement neutralisé en présence de *solution de rouge de phénol R*. Ajoutez 0,1 ml de *solution de rouge de phénol R* et titrez par l'*hydroxyde de sodium 0,1 M*.

1 ml d'*hydroxyde de sodium 0,1 M* correspond à 24,13 mg de $C_{15}H_{15}NO_2$.

IMPURETÉS

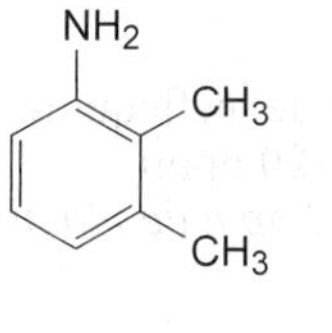

A. 2,3-diméthylaniline,

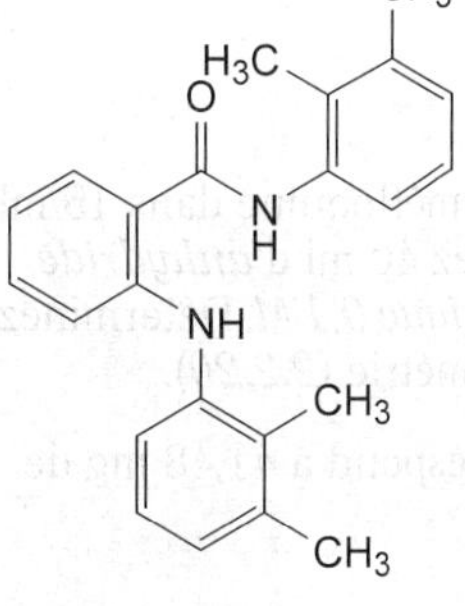

B. *N*-(2,3-diméthylphényl)-2-[(2,3-diméthylphényl)amino]benzamide.

01/2002:1241

MÉFLOQUINE (CHLORHYDRATE DE)

Mefloquini hydrochloridum

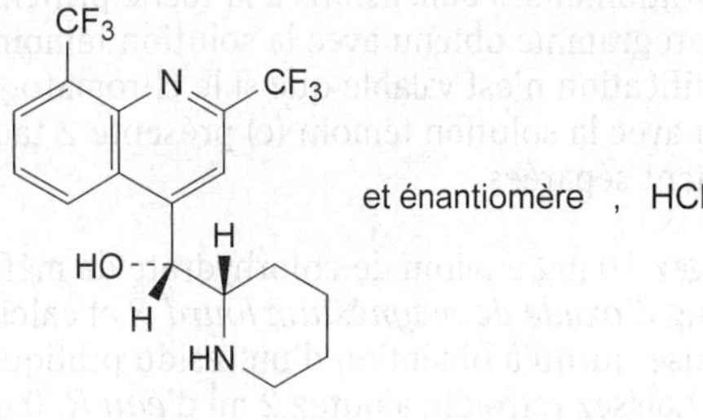

$C_{17}H_{17}ClF_6N_2O$ M_r 414,8

DÉFINITION

Le chlorhydrate de méfloquine contient au minimum 99,0 pour cent et au maximum l'équivalent de 101,0 pour cent de chlorhydrate de (*RS*)-[2,8-bis(trifluorométhyl)quinoléin-4-yl][(2*SR*)-pipéridin-2-yl]méthanol, calculé par rapport à la substance anhydre.

CARACTÈRES

Poudre cristalline, blanche à légèrement jaunâtre, très peu soluble dans l'eau, facilement soluble dans le méthanol, soluble dans l'alcool.

Le chlorhydrate de méfloquine fond en se décomposant vers 260 °C.

Le chlorhydrate de méfloquine présente le phénomène du polymorphisme.

IDENTIFICATION

Première identification : A, E.

Seconde identification : B, C, D, E.

A. Examinez le chlorhydrate de méfloquine par spectrophotométrie d'absorption dans l'infrarouge (*2.2.24*), en comparant avec le spectre obtenu avec le *chlorhydrate de méfloquine SCR*. Si les spectres obtenus présentent des différences, dissolvez respectivement la substance à examiner et la substance de référence dans du *méthanol R*, évaporez à siccité et enregistrez de nouveaux spectres à partir des résidus.

B. Opérez par chromatographie sur couche mince (*2.2.27*) en utilisant une *plaque au gel de silice F_{254} pour CCM R*. Prédéveloppez la plaque avec un mélange de 20 volumes de *méthanol R* et de 80 volumes de *chlorure de méthylène R* et séchez-la à 100-105 °C pendant 15 min avant l'utilisation.

Solution à examiner. Dissolvez 8 mg de chlorhydrate de méfloquine dans du *méthanol R* et complétez à 5 ml avec le même solvant.

Solution témoin (a). Dissolvez 8 mg de *chlorhydrate de méfloquine SCR* dans du *méthanol R* et complétez à 5 ml avec le même solvant.

Solution témoin (b). Prélevez 2,5 ml de solution à examiner et complétez à 100 ml avec du *méthanol R*.

Solution témoin (c). A 1 ml de solution témoin (b), ajoutez 1 ml d'une solution de *sulfate de quinidine R* à 0,016 g/l dans du *méthanol R*.

Déposez sur la plaque 20 µl de chaque solution. Développez sur un parcours de 10 cm avec un mélange de 10 volumes d'*acide acétique anhydre R*, de 10 volumes de *méthanol R* et de 80 volumes de *chlorure de méthylène R*. Faites sécher la plaque dans un courant d'air chaud pendant 15 min. Examinez en lumière

Monographies L - P

ultraviolette à 254 nm. Pulvérisez légèrement un mélange extemporané de 1 volume d'*acide sulfurique R* et de 40 volumes de *réactif à l'iodoplatinate R*. Pulvérisez de la *solution concentrée de peroxyde d'hydrogène R*. La tache principale du chromatogramme obtenu avec la solution à examiner est semblable quant à sa position, sa coloration et ses dimensions à la tache principale du chromatogramme obtenu avec la solution témoin (a). L'identification n'est valable que si le chromatogramme obtenu avec la solution témoin (c) présente 2 taches nettement séparées.

C. Mélangez 10 mg environ de chlorhydrate de méfloquine et 45 mg d'*oxyde de magnésium lourd R* et calcinez dans un creuset jusqu'à obtention d'un résidu pratiquement blanc. Laissez refroidir, ajoutez 2 ml d'*eau R*, 0,05 ml de *solution de phénolphtaléine R1* et 1 ml environ d'*acide chlorhydrique dilué R* pour rendre la solution incolore. Filtrez. Au filtrat, ajoutez un mélange récemment préparé de 0,1 ml de *solution d'alizarine S R* et de 0,1 ml de *solution de nitrate de zirconyle R*. Mélangez, laissez reposer pendant 5 min et comparez la coloration de la solution par rapport à un blanc préparé de la même manière. La solution à examiner est colorée en jaune et le blanc est coloré en rouge.

D. A 20 mg environ de chlorhydrate de méfloquine, ajoutez 0,2 ml d'*acide sulfurique R*. Il apparaît une fluorescence bleue en lumière ultraviolette à 365 nm.

E. Le chlorhydrate de méfloquine donne la réaction (b) des chlorures (*2.3.1*).

ESSAI

Solution S. Dissolvez 2,50 g de chlorhydrate de méfloquine dans du *méthanol R* et complétez à 50,0 ml avec le même solvant.

Aspect de la solution. La solution S est limpide (*2.2.1*) et n'est pas plus fortement colorée que la solution témoin JB_7 (*2.2.2, Procédé I*).

Angle de rotation optique (*2.2.7*). Déterminé avec la solution S, l'angle de rotation optique est de – 0,2° à + 0,2°.

Substances apparentées. Opérez par chromatographie liquide (*2.2.29*).

Solution à examiner. Dissolvez 0,10 g de chlorhydrate de méfloquine dans la phase mobile et complétez à 25,0 ml avec la phase mobile.

Solution témoin (a). Prélevez 1,0 ml de solution à examiner et complétez à 50,0 ml avec la phase mobile. Prélevez 1,0 ml de solution et complétez à 20,0 ml avec la phase mobile.

Solution témoin (b). Dissolvez 8 mg de *chlorhydrate de méfloquine SCR* et 8 mg de *sulfate de quinidine R* dans la phase mobile et complétez à 50,0 ml avec la phase mobile. Prélevez 5,0 ml de solution et complétez à 100,0 ml avec la phase mobile.

La chromatographie peut être réalisée en utilisant :

- une précolonne d'acier inoxydable d'une longueur de 0,025 m et d'un diamètre intérieur de 4 mm et une colonne d'acier inoxydable, d'une longueur de 0,25 m et d'un diamètre intérieur de 4 mm, remplies toutes deux de *gel de silice octadécylsilylé postgreffé pour chromatographie R* (5 µm),
- comme phase mobile, à un débit de 0,8 ml/min, un mélange préparé comme suit : dissolvez 1 g de *bromure de tétraheptylammonium R* dans un mélange de 200 volumes de *méthanol R*, 400 volumes d'une solution à 1,5 g/l d'*hydrogénosulfate de sodium R* et 400 volumes d'*acétonitrile R*,
- comme détecteur, un spectrophotomètre réglé à 280 nm.

Equilibrez la colonne avec la phase mobile à un débit de 2 ml/min pendant 30 min environ.

Injectez 20 µl de solution témoin (a). Ajustez la sensibilité du système de façon que la hauteur du pic principal représente au moins 50 pour cent de l'échelle totale de l'enregistreur.

Injectez 20 µl de solution témoin (b). Lorsque les chromatogrammes sont enregistrés dans les conditions décrites, les temps de rétention sont de 2 min environ pour la quinidine, de 4 min environ pour la méfloquine, de 15 min environ pour l'impureté B et de 36 min environ pour l'impureté A.

L'essai n'est valable que si, dans le chromatogramme obtenu avec la solution témoin (b), la résolution entre les pics correspondant respectivement à la quinidine et à la méfloquine n'est pas inférieure à 8,5.

Injectez 20 µl de solution à examiner et 20 µl de solution témoin (a). Continuez la chromatographie de la solution à examiner pendant 10 fois le temps de rétention du pic principal. S'il apparaît dans le chromatogramme obtenu avec la solution à examiner, un pic dont la rétention relative par rapport à la méfloquine est de 0,7 environ, sa surface n'est pas supérieure à 2 fois la surface du pic principal du chromatogramme obtenu avec la solution témoin (a) (0,2 pour cent). S'il apparaît, dans le chromatogramme obtenu avec la solution à examiner, d'autres pics que le pic principal, la surface d'aucun d'entre eux n'est supérieure à celle du pic principal du chromatogramme obtenu avec la solution témoin (a) (0,1 pour cent) et la somme de leur surface n'est pas supérieure à 5 fois la surface du pic principal dans le chromatogramme obtenu avec la solution témoin (a) (0,5 pour cent). Ne tenez pas compte des pics dont la surface est inférieure à 0,2 fois la surface du pic principal du chromatogramme obtenu avec la solution témoin (a) (0,02 pour cent).

Métaux lourds (*2.4.8*). 1,0 g de chlorhydrate de méfloquine satisfait à l'essai limite C des métaux lourds (20 ppm). Préparez le témoin avec 2 ml de *solution à 10 ppm de plomb (Pb) R*.

Teneur en eau (*2.5.12*). Déterminée par semi-microdosage sur 1,000 g de chlorhydrate de méfloquine, la teneur en eau n'est pas supérieure à 3,0 pour cent.

Cendres sulfuriques (*2.4.14*). Déterminé sur 1,0 g de chlorhydrate de méfloquine, le taux des cendres sulfuriques n'est pas supérieur à 0,1 pour cent.

DOSAGE

Dissolvez 0,350 g de chlorhydrate de méfloquine dans 15 ml d'*acide formique anhydre R* et ajoutez 40 ml d'*anhydride acétique R*. Titrez par l'*acide perchlorique 0,1 M*. Déterminez le point de fin de titrage par potentiométrie (*2.2.20*).

1 ml d'*acide perchlorique 0,1 M* correspond à 41,48 mg de $C_{17}H_{17}ClF_6N_2O$.

CONSERVATION

A l'abri de la lumière.

IMPURETÉS

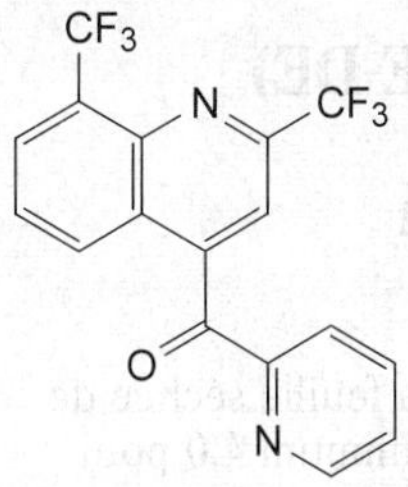

A. [2,8-bis(trifluorométhyl)quinoléin-4-yl](pyridin-2-yl)méthanone,

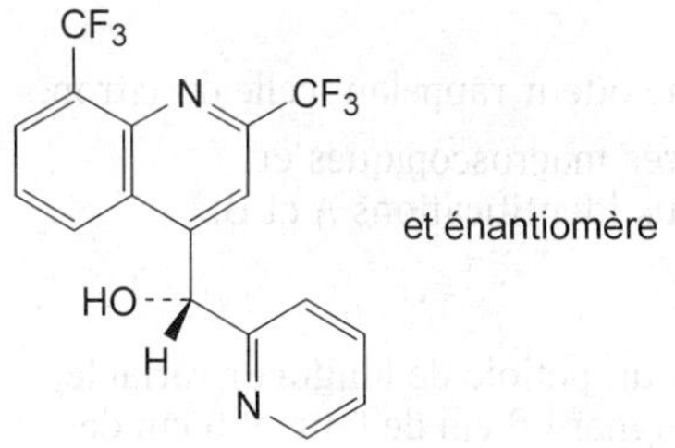

B. (*RS*)-[2,8-bis(trifluorométhyl)quinoléin-4-yl](pyridin-2-yl)méthanol,

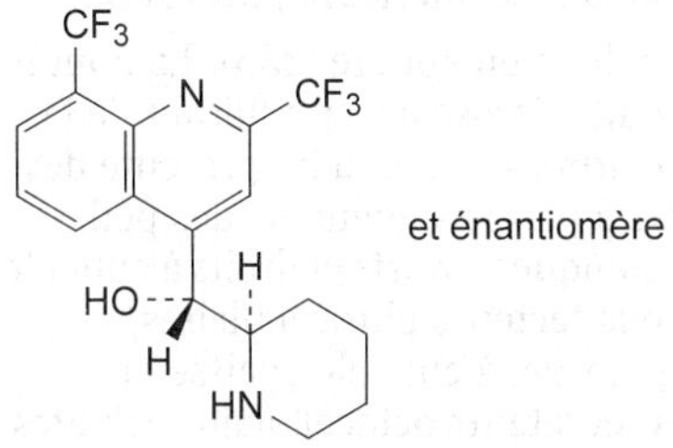

C. (*RS*)-[2,8-bis(trifluorométhyl)quinoléin-4-yl][(2*RS*)-pipéridin-2-yl]méthanol.

01/2002:1593

MÉGESTROL (ACÉTATE DE)

Megestroli acetas

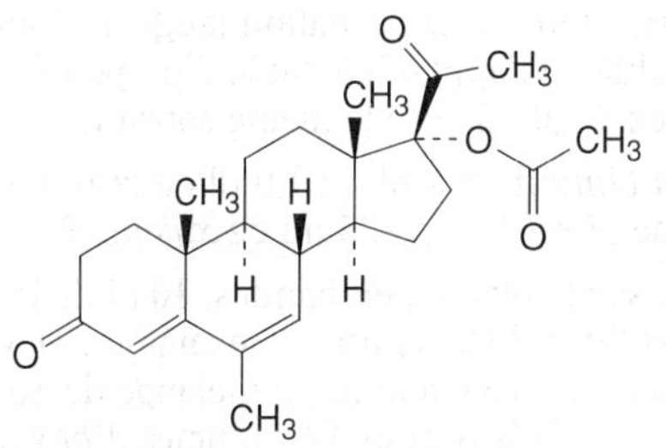

$C_{24}H_{32}O_4$ M_r 384,5

DÉFINITION

Acétate de 6-méthyl-3,20-dioxoprégna-4,6-dién-17-yle.

Teneur : 97,0 pour cent à 103,0 pour cent (substance desséchée).

CARACTÈRES

Aspect : poudre cristalline, blanche ou sensiblement blanche.

Solubilité : pratiquement insoluble dans l'eau, soluble dans l'acétone, assez soluble dans l'alcool.

F : environ 217 °C.

IDENTIFICATION

Spectrophotométrie d'absorption dans l'infrarouge (*2.2.24*).

Comparaison : spectre de référence de l'acétate de mégestrol de la Ph. Eur.

ESSAI

Pouvoir rotatoire spécifique (*2.2.7*) : + 14,0 à + 17,0 (substance desséchée).

Dissolvez 2,50 g d'acétate de mégestrol dans du *chlorure de méthylène R* et complétez à 25,0 ml avec le même solvant.

Substances apparentées. Chromatographie liquide (*2.2.29*).

Solution à examiner. Dissolvez 25,0 mg d'acétate de mégestrol dans un mélange de 145 volumes de *tétrahydrofurane R* et de 255 volumes d'*acétonitrile R*, complétez à 20 ml avec le même mélange de solvants, puis complétez à 50,0 ml avec de l'*eau R*.

Solution témoin (a). Dissolvez 25,0 mg d'*acétate de médroxyprogestérone SCR* dans un mélange de 145 volumes de *tétrahydrofurane R* et de 255 volumes d'*acétonitrile R*, complétez à 20 ml avec le même mélange de solvants, puis complétez à 50,0 ml avec de l'*eau R*.

Solution témoin (b). Prélevez 1,0 ml de solution témoin (a) et complétez à 200,0 ml avec la phase mobile.

Solution témoin (c). A 3 ml de solution à examiner, ajoutez 1 ml de solution témoin (a) et complétez à 50 ml avec la phase mobile.

Colonne :

- *dimensions* : *l* = 0,25 m, Ø = 4,6 mm,
- *phase stationnaire* : *gel de silice octadécylsilylé pour chromatographie R* (5 µm).

Phase mobile : *tétrahydrofurane R, acétonitrile R, eau R* (145:255:600 *V/V/V*).

Débit : 1,5 ml/min.

Détection : spectrophotomètre à 254 nm.

Injection : 20 µl.

Sensibilité : solution témoin (b).

Enregistrement : 1,5 fois le temps de rétention de l'acétate de mégestrol.

Conformité du système : solution témoin (c) :

- *résolution* : au minimum 4,0 entre les pics dus à l'impureté A et à l'acétate de mégestrol.

Limites :

- *impureté A* : au maximum la surface du pic principal du chromatogramme obtenu avec la solution témoin (b) (0,5 pour cent),
- *total des autres impuretés* : au maximum 2 fois la surface du pic principal du chromatogramme obtenu avec la solution témoin (b) (1,0 pour cent),
- *limite d'exclusion* : 0,1 fois la surface du pic principal du chromatogramme obtenu avec la solution témoin (b) (0,05 pour cent).

Perte à la dessiccation (*2.2.32*) : au maximum 0,5 pour cent, déterminé à l'étuve à 100-105 °C sur 1,000 g d'acétate de mégestrol.

DOSAGE

Dissolvez 15,0 mg d'acétate de mégestrol dans de l'*éthanol R* et complétez à 100,0 ml avec le même solvant. Prélevez 5,0 ml de solution et complétez à 100,0 ml avec de l'*éthanol R*. Mesurez l'absorbance (*2.2.25*) au maximum à 287 nm.

Calculez la teneur en $C_{24}H_{32}O_4$ en prenant 640 comme valeur de l'absorbance spécifique.

CONSERVATION

A l'abri de la lumière.

IMPURETÉS

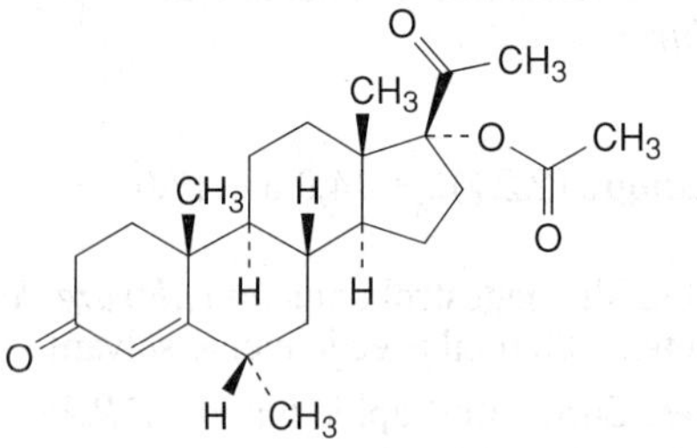

A. acétate de 6α-méthyl-3,20-dioxoprégn-4-én-17-yle (acétate de médroxyprogestérone),

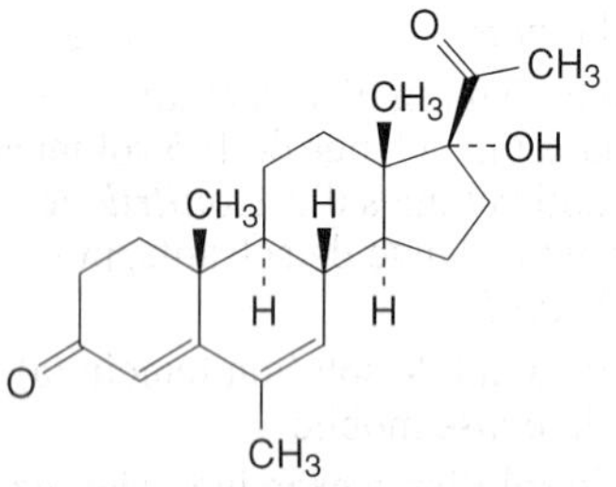

B. 6-méthyl-17-hydroxyprégna-4,6-diène-3,20-dione (mégestrol),

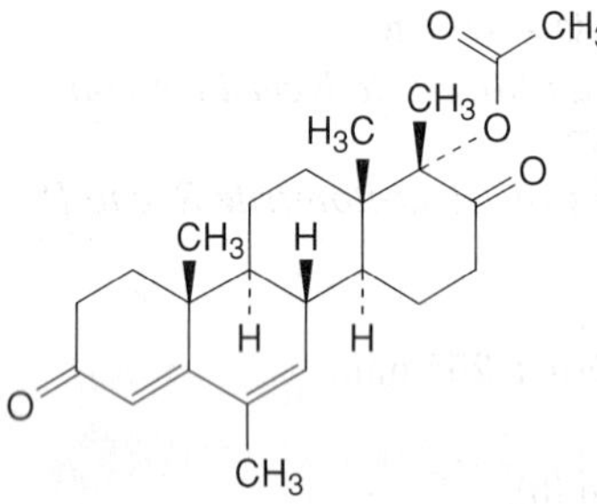

C. acétate de 6,17a-diméthyl-3,17-dioxo-*D*-homoandrosta-4,6-dién-17aα-yle (acétate de *D-homo* mégestrol),

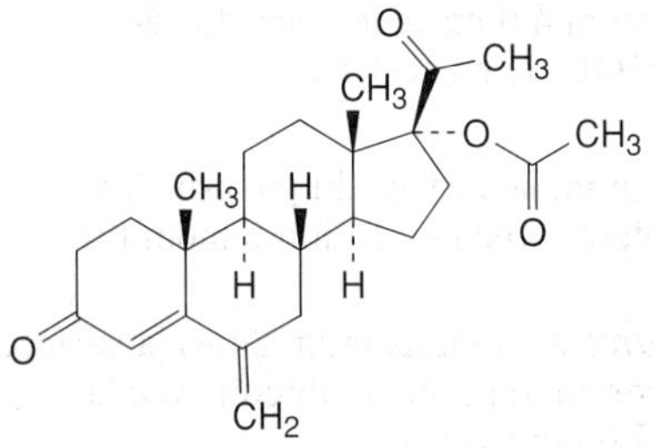

D. acétate de 6-méthylène-3,20-dioxoprégn-4-én-17-yle (acétate de 6-méthylène hydroxyprogestérone),

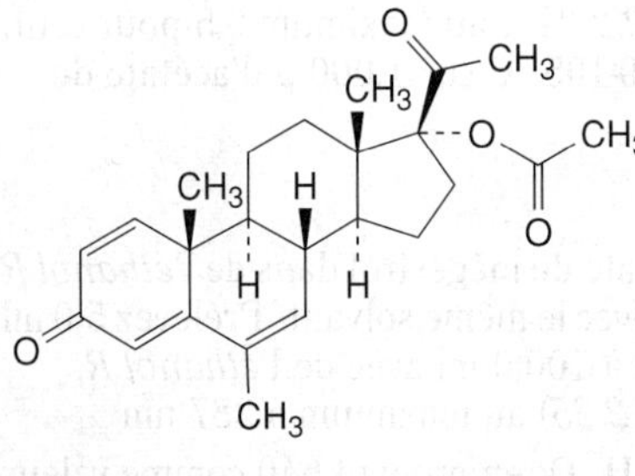

E. acétate de 6-méthyl-3,20-dioxoprégna-1,4,6-trién-17-yle .

01/2002:1447

MÉLISSE (FEUILLE DE)

Melissae folium

DÉFINITION

La feuille de mélisse est constituée par la feuille séchée de *Melissa officinalis* L. Elle contient au minimum 4,0 pour cent de dérivés hydroxycinnamiques totaux exprimés en acide rosmarinique ($C_{18}H_{16}O_8$; M_r 360,3), calculé par rapport à la drogue desséchée.

CARACTÈRES

La feuille de mélisse a une odeur rappelant celle du citron.

Elle présente les caractères macroscopiques et microscopiques décrits aux identifications A et B.

IDENTIFICATION

A. La feuille de mélisse a un pétiole de longueur variable, ovale, cordiforme, atteignant 8 cm de long et 5 cm de large environ. Le limbe est mince, et la surface inférieure a une nervation proéminente, réticulée, très développée ; les bords sont grossièrement dentés ou crénelés. La face supérieure est vert vif et la face inférieure plus claire.

B. Réduisez la feuille de mélisse en poudre (355). La poudre est verdâtre. Examinez au microscope en utilisant de la *solution d'hydrate de chloral R*. La poudre présente des fragments de l'épiderme à parois sinueuses ; des poils tecteurs unicellulaires coniques, courts et droits à cuticule finement striée ; des poils tecteurs pluricellulaires, unisériés, à extrémité pointue, à cuticule épaisse et verruqueuse ; des poils sécréteurs octocellulaires labiatés, des poils sécréteurs à pied unicellulaire à tricellulaire et à tête unicellulaire ou bicellulaire plus rarement ; des stomates de type diacytique (*2.8.3*) sur la surface inférieure seulement.

C. Opérez par chromatographie sur couche mince (*2.2.27*) en utilisant une *plaque au gel de silice pour CCM R*.

Solution à examiner. Placez 2,0 g de feuille de mélisse pulvérisée (355) dans un ballon à fond rond de 250 ml. Ajoutez 100 ml d'*eau R*. Distillez pendant 1 h en utilisant l'appareil pour la détermination des huiles essentielles dans les drogues végétales (*2.8.12*) et 0,5 ml de *xylène R* dans le tube gradué. Après distillation, transférez la phase organique dans un ballon jaugé de 1 ml, rincez le tube gradué de l'appareil à l'aide d'un peu de *xylène R* et complétez à 1,0 ml avec le même solvant.

Solution témoin. Dissolvez 1,0 µl de *citronellal R* et 10,0 µl de *citral R* dans 25 ml de *xylène R*.

Déposez sur la plaque, en bandes, 10 µl de la solution témoin et 20 µl de la solution à examiner. Développez sur un parcours de 15 cm avec un mélange de 10 volumes d'*acétate d'éthyle R* et de 90 volumes d'*hexane R*. Laissez sécher la plaque à l'air. Pulvérisez la *solution d'aldéhyde anisique R*. Examinez à la lumière du jour en chauffant à 100-105 °C pendant 10 min à 15 min. Le chromatogramme obtenu avec la solution témoin présente dans le tiers inférieur une double bande violet-gris à violet-bleu (citral) et au-dessus une bande grise à violet-gris (citronellal). Le chromatogramme obtenu avec la solution à examiner présente des bandes semblables quant à leur position et leur coloration à celles du chromatogramme obtenu avec la solution témoin et entre celles-ci une bande violet-rouge (époxycaryophylline). D'autres bandes peuvent être présentes.

ESSAI

Eléments étrangers (*2.8.2*). Déterminé sur 20 g de feuille de mélisse, le taux des tiges de section supérieure à 1 mm n'est pas supérieur à 10 pour cent et le taux des autres éléments étrangers n'est pas supérieur à 2 pour cent.

Perte à la dessiccation(*2.2.32*). Déterminée à l'étuve à 100-105 °C pendant 2 h sur 1,000 g de feuille de mélisse pulvérisée (355), la perte à la dessiccation n'est pas supérieure à 10,0 pour cent.

Cendres totales (*2.4.16*). Le taux des cendres totales n'est pas supérieur à 12,0 pour cent.

DOSAGE

Solution mère. A 0,200 g de feuille de mélisse pulvérisée (355), ajoutez 190 ml d'*alcool à 50 pour cent V/V R*. Chauffez à reflux au bain-marie pendant 30 min. Laissez refroidir et filtrez. Rincez le filtre avec 10 ml d'*alcool à 50 pour cent V/V R*. Réunissez le filtrat et la solution de rinçage dans un ballon jaugé et complétez à 200,0 ml avec de l'*alcool à 50 pour cent V/V R*.

Solution à examiner. Dans un tube à essai, à 1,0 ml de solution mère, ajoutez 2 ml d'*acide chlorhydrique 0,5 M*, 2 ml d'une solution préparée en dissolvant 10 g de *nitrite de sodium R* et 10 g de *molybdate de sodium R* dans 100 ml d'*eau R*, puis 2 ml de *solution diluée d'hydroxyde de sodium R* et complétez à 10,0 ml avec de l'*eau R* et mélangez.

Solution de compensation. Dans un autre tube à essai, introduisez 1,0 ml de solution mère, 2 ml d'*acide chlorhydrique 0,5 M*, 2 ml de *solution diluée d'hydroxyde de sodium R* et complétez à 10,0 ml avec de l'*eau R*.

Mesurez immédiatement l'absorbance (*2.2.25*) de la solution à examiner à 505 nm par rapport à la solution de compensation.

Calculez la teneur pour cent en dérivés hydroxycinnamiques totaux, exprimés en acide rosmarinique, à l'aide de l'expression :

$$\frac{A \times 5}{m}$$

en prenant 400 comme valeur de l'absorbance spécifique de l'acide rosmarinique à 505 nm.

A = absorbance de la solution à examiner à 505 nm,

m = masse de la prise d'essai, en grammes.

CONSERVATION

A l'abri de la lumière.

01/2002:0507

MÉNADIONE

Menadionum

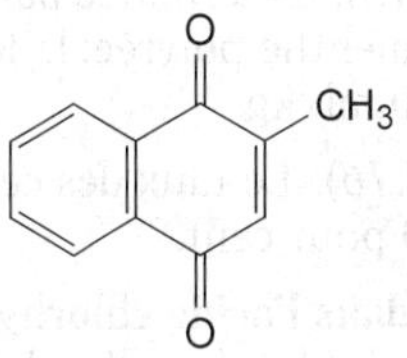

$C_{11}H_8O_2$ M_r 172,2

DÉFINITION

La ménadione contient au minimum 98,5 pour cent et au maximum l'équivalent de 101,0 pour cent de 2-méthylnaphtalène-1,4-dione, calculé par rapport à la substance desséchée.

CARACTÈRES

Poudre cristalline, jaune pâle, pratiquement insoluble dans l'eau, facilement soluble dans le toluène, soluble dans l'éther, assez soluble dans l'alcool et dans le méthanol. La ménadione est altérée par la lumière.

IDENTIFICATION

Première identification : A, B.

Seconde identification : A, C, D.

A. Le point de fusion (*2.2.14*) de la ménadione est de 105 °C à 108 °C.

B. Examinez la ménadione par spectrophotométrie d'absorption dans l'infrarouge (*2.2.24*), en comparant avec le spectre obtenu avec la *ménadione SCR*.

C. Dissolvez 1 mg environ de ménadione dans 5 ml d'*alcool R*. Ajoutez 2 ml d'*ammoniaque R* et 0,2 ml de *cyanacétate d'éthyle R*. Il se développe une coloration bleu-violet intense. Ajoutez ensuite 2 ml d'*acide chlorhydrique R*. La coloration disparaît.

D. Dissolvez 10 mg environ de ménadione dans 1 ml d'*alcool R*. Ajoutez 1 ml d'*acide chlorhydrique R* et chauffez au bain-marie. Il se développe une coloration rouge.

ESSAI

Substances apparentées. *Effectuez l'essai à l'abri d'une lumière vive*. Opérez par chromatographie sur couche mince (*2.2.27*) en utilisant une plaque recouverte de *gel de silice GF_{254} R*.

Solution à examiner. Dissolvez 0,2 g de ménadione dans de l'*acétone R* et complétez à 10 ml avec le même solvant.

Solution témoin. Prélevez 0,5 ml de solution à examiner et complétez à 100 ml avec de l'*acétone R*.

Déposez séparément sur la plaque 5 µl de chaque solution. Développez sur un parcours de 15 cm avec un mélange de 1 volume de *nitrométhane R*, de 2 volumes d'*acétone R*, de 5 volumes de *chlorure d'éthylène R* et de 90 volumes de *cyclohexane R*. Faites sécher la plaque dans un courant d'air chaud. Répétez 2 fois encore l'opération de développement et de séchage. Examinez en lumière ultraviolette à 254 nm. S'il apparaît d'autres taches que la tache principale dans le chromatogramme obtenu avec la solution à examiner, aucune d'entre elles n'est plus intense que la tache du chromatogramme obtenu avec la solution témoin (0,5 pour cent).

Perte à la dessiccation (*2.2.32*). Déterminée sous une pression de 2 kPa à 3 kPa en présence de *pentoxyde de diphosphore R* pendant 4 h sur 1,000 g de ménadione, la perte à la dessiccation n'est pas supérieure à 0,5 pour cent.

Cendres sulfuriques (*2.4.14*). Déterminé sur 1,0 g de ménadione, le taux des cendres sulfuriques n'est pas supérieur à 0,1 pour cent.

DOSAGE

Dans un récipient muni d'un bouchon surmonté d'une soupape, dissolvez 0,150 g de ménadione dans 15 ml d'*acide acétique glacial R*. Ajoutez 15 ml d'*acide chlorhydrique dilué R* et 1 g de *poudre de zinc R*, puis fermez le récipient. Laissez reposer à l'abri de la lumière pendant 60 min, en agitant de temps en temps. Filtrez la solution sur un tampon de coton et lavez avec 3 fois 10 ml d'*eau exempte de dioxyde*

Monographies L - P

de carbone R. Réunissez le filtrat et les eaux de lavage, puis ajoutez 0,1 ml de *ferroïne R*. Titrez immédiatement par le *nitrate d'ammonium et de cérium 0,1 M*.

1 ml de *nitrate d'ammonium et de cérium 0,1 M* correspond à 8,61 mg de $C_{11}H_8O_2$.

CONSERVATION

A l'abri de la lumière.

01/2002:0406

MENTHE POIVRÉE (FEUILLE DE)

Menthae piperitae folium

DÉFINITION

La feuille de menthe poivrée est constituée par la feuille séchée entière ou coupée de *Mentha × piperita* L. La drogue entière contient au minimum 12 ml/kg d'huile essentielle. La drogue coupée contient au minimum 9 ml/kg d'huile essentielle.

CARACTÈRES

La feuille de menthe poivrée a une odeur caractéristique et pénétrante et une saveur aromatique caractéristique ; la couleur est vert à vert-brun avec, dans certaines variétés, des nervures violet-brun. Les pétioles sont vert à violet-brun.

La feuille de menthe poivrée présente les caractères macroscopiques et microscopiques décrits aux identifications A et B.

IDENTIFICATION

A. La feuille est entière, brisée ou coupée, mince, cassante, fréquemment froissée, à limbe d'une longueur de 3 cm à 9 cm sur une largeur de 1 cm à 3 cm, ovale ou lancéolé, acuminé au sommet, bordé de dents aiguës, de base asymétrique. La nervation est pennée, proéminente à la face inférieure, avec nervures latérales faisant avec la médiane un angle voisin de 45°. La face inférieure est légèrement pubescente. Les poils sécréteurs apparaissent à la loupe (× 6) en points jaunâtres et brillants. Le pétiole, d'une longueur de 0,5 cm à 1 cm et généralement d'un diamètre allant jusqu'à 1 mm, est sillonné.

B. Réduisez la feuille de menthe poivrée en poudre (355). La poudre est vert-brun. Examinez au microscope en utilisant de la *solution d'hydrate de chloral R*. La poudre présente les éléments suivants : des fragments de limbe comprenant des cellules épidermiques avec des parois sinueuses ondulées et cuticule striée sur les nervures et stomates diacytiques nombreux surtout à la face inférieure ; des cellules de l'épiderme du bord, isodiamétriques, avec parois anticlinales à peu près droites, grenues et ponctuées ; des poils tecteurs coniques, courts, monocellulaires ou bicellulaires et d'autres plus effilés, unisériés, de 3 à 8 cellules à cuticule striée ; des poils sécréteurs de 2 sortes : a) à pied monocellulaire avec petite tête monocellulaire, arrondie, d'un diamètre de 15 µm à 25 µm et b) à pied monocellulaire avec tête renflée, ovale, d'un diamètre de 55 µm à 70 µm, composée de 8 cellules rayonnantes ; des fragments de mésophylle bifacial à une seule assise palissadique et à 4 à 6 couches de parenchyme lacuneux. La poudre peut également présenter des cristaux jaunâtres de menthol sous la cuticule des cellules sécrétrices. Les cristaux d'oxalate de calcium sont absents.

C. Opérez par chromatographie sur couche mince (*2.2.27*) en utilisant une plaque recouverte de *gel de silice* GF_{254}*R*.

Solution à examiner. A 0,2 g de feuille de menthe poivrée, récemment pulvérisée, ajoutez 2 ml de *chlorure de méthylène R*. Agitez pendant quelques minutes et filtrez. Evaporez le filtrat à siccité à 40 °C environ et dissolvez le résidu dans 0,1 ml de *toluène R*.

Solution témoin. Dissolvez 50 mg de *menthol R*, 20 µl de *cinéole R*, 10 mg de *thymol R* et 10 µl d'*acétate de menthyle R* dans du *toluène R* et complétez à 10 ml avec le même solvant.

Déposez séparément sur la plaque, en bandes, 10 µl de solution témoin et 20 µl de solution à examiner. Développez sur un parcours de 15 cm avec un mélange de 5 volumes d'*acétate d'éthyle R* et de 95 volumes de *toluène R*. Laissez sécher la plaque à l'air jusqu'à évaporation complète des solvants et examinez en lumière ultraviolette à 254 nm. Le chromatogramme obtenu avec la solution à examiner peut présenter une bande d'atténuation de fluorescence de faible intensité immédiatement au-dessous de la bande due au thymol dans le chromatogramme obtenu avec la solution témoin (carvone, pulégone). Pulvérisez de la solution d'*aldéhyde anisique R*. Chauffez la plaque à 100-105 °C pendant 5 min à 10 min tout en l'observant à la lumière du jour. Le chromatogramme obtenu avec la solution témoin présente, par ordre de R_f croissant, une bande intense bleue à violette (menthol) dans le tiers inférieur, une bande bleu-violet à brun (cinéole), une bande rose (thymol) et une bande violet-bleu (acétate de menthyle). Dans le chromatogramme obtenu avec la solution à examiner, la bande correspondant au menthol est la plus intense ; la bande de faible intensité correspondant au cinéole est visible. Le chromatogramme obtenu avec la solution à examiner peut présenter des bandes d'une couleur rose pâle ou gris-bleu ou vert-gris atténuées à un R_f compris entre les R_f correspondant aux bandes dues au cinéole et au thymol dans le chromatogramme obtenu avec la solution témoin (carvone, pulégone, isomenthone) ; le chromatogramme présente en son milieu une bande violet-bleu correspondant à l'acétate de menthyle et immédiatement au-dessous une bande bleu-vert correspondant à la menthone. Le chromatogramme obtenu avec la solution à examiner présente une bande violet-rouge intense visible près du front du solvant, due aux hydrocarbures. Le chromatogramme obtenu avec la solution à examiner présente d'autres bandes moins colorées.

ESSAI

Eléments étrangers (*2.8.2*). Effectuez les essais sur 10 g de feuille de menthe poivrée.

Parties étrangères. La drogue ne contient pas plus de 5 pour cent de tiges ; le diamètre de celles-ci ne doit pas dépasser 1,5 mm.

Matières étrangères. Le taux des matières étrangères n'est pas supérieur à 2 pour cent. La drogue ne contient pas plus de 8 pour cent de feuilles présentant des taches brunes dues à *Puccinia menthae*.

Teneur en eau (*2.2.13*). Déterminée par entraînement sur 20,0 g de feuille de menthe poivrée, la teneur en eau n'est pas supérieure à 110 ml/kg.

Cendres totales (*2.4.16*). Le taux des cendres totales n'est pas supérieur à 15,0 pour cent.

Cendres insolubles dans l'acide chlorhydrique (*2.8.1*). Le taux des cendres insolubles dans l'acide chlorhydrique n'est pas supérieur à 1,5 pour cent.

DOSAGE

Effectuez la détermination des huiles essentielles dans les drogues végétales (*2.8.12*). Utilisez 20,0 g de drogue contusée, un ballon de 500 ml et 200 ml d'*eau R* comme liquide d'entraînement. Introduisez 0,50 ml de *xylène R* dans le tube gradué. Distillez à un débit de 3-4 ml/min pendant 2 h.

CONSERVATION

A l'abri de la lumière.

01/2002:0405

MENTHE POIVRÉE (HUILE ESSENTIELLE DE)

Menthae piperitae aetheroleum

DÉFINITION

L'huile essentielle de menthe poivrée est obtenue par entraînement à la vapeur d'eau, à partir des parties aériennes fleuries récemment cueillies de *Mentha* × *piperita* L.

CARACTÈRES

Liquide incolore, jaune pâle ou jaune-vert pâle, d'odeur et de saveur caractéristiques, suivies d'une sensation de fraîcheur, miscible à l'alcool, au chlorure de méthylène et à l'éther.

IDENTIFICATION

Première identification : B.

Seconde identification : A.

A. Opérez par chromatographie sur couche mince (*2.2.27*) en utilisant une plaque recouverte d'un gel de silice approprié contenant un indicateur de fluorescence dont l'intensité est optimale à 254 nm.

Solution à examiner. Dissolvez 0,1 g de substance à examiner dans du *toluène R* et complétez à 10 ml avec le même solvant.

Solution témoin. Dissolvez 10 mg de *thymol R*, 10 µl d'*acétate de menthyle R*, 20 µl de *cinéole R* et 50 mg de *menthol R* dans du *toluène R* et complétez à 10 ml avec le même solvant.

Déposez séparément sur la plaque en bandes 10 µl de solution témoin et 20 µl de solution à examiner. Développez sur un parcours de 15 cm avec un mélange de 5 volumes d'*acétate d'éthyle R* et de 95 volumes de *toluène R*. Laissez sécher la plaque à l'air jusqu'à évaporation complète des solvants. Examinez en lumière ultraviolette à 254 nm. Le chromatogramme obtenu avec la solution à examiner peut présenter des bandes d'atténuation de fluorescence immédiatement au-dessous de la bande due au thymol dans le chromatogramme obtenu avec la solution témoin (carvone, pulégone). Pulvérisez de la solution d'*aldéhyde anisique R*. Chauffez la plaque à 100-105 °C pendant 5 min à 10 min tout en l'observant à la lumière du jour. Le chromatogramme obtenu avec la solution témoin présente, par ordre de R_f croissant, une bande intense bleu à violet (menthol) dans le tiers inférieur, une bande bleu-violet à brun (cinéole), une bande rose (thymol) et enfin une bande bleu-violet (acétate de menthyle). Dans le chromatogramme obtenu avec la solution à examiner, la bande correspondant au menthol est la plus intense ; la bande correspondant au cinéole est faible. Le chromatogramme obtenu avec la solution à examiner peut présenter des bandes d'une couleur rose pâle ou bleu-gris ou vert-gris à un R_f compris entre les R_f correspondant aux bandes dues au cinéole et au thymol dans le chromatogramme obtenu avec la solution témoin (carvone, pulégone, isomenthone) ; le chromatogramme obtenu avec la solution à examiner présente en son milieu une bande bleu-violet correspondant à l'acétate de menthyle et immédiatement au-dessous une bande bleu-vert correspondant à la menthone. Le chromatogramme obtenu avec la solution à examiner présente une bande d'un rouge-violet intense visible près du front des solvants, due aux hydrocarbures et, au-dessous de cette bande, une bande jaune-brun correspondant au menthofuranne. Le chromatogramme obtenu avec la solution à examiner présente, en plus, des bandes moins colorées.

B. Examinez les chromatogrammes obtenus dans l'essai du profil chromatographique. Les pics principaux du chromatogramme obtenu avec la solution à examiner sont semblables, quant à leur temps de rétention, aux pics principaux du chromatogramme obtenu avec la solution témoin. Carvone et pulégone peuvent être absentes dans le chromatogramme obtenu avec la solution à examiner.

ESSAI

Indice d'acide (*2.5.1*). Déterminé sur 5,0 g d'huile essentielle de menthe poivrée dissous dans 50 ml du mélange de solvants prescrit, l'indice d'acide n'est pas supérieur à 1,4.

Densité (*2.2.5*) : 0,900 à 0,916.

Indice de réfraction (*2.2.6*) : 1,457 à 1,467.

Angle de rotation optique (*2.2.7*) : – 10° à – 30°.

Huiles grasses et huiles essentielles résinifiées (*2.8.7*). La substance à examiner satisfait à l'essai des huiles grasses et huiles essentielles résinifiées.

Profil chromatographique. Opérez par chromatographie en phase gazeuse (*2.2.28*).

Solution à examiner. Huile essentielle de menthe poivrée.

Solution témoin. Dissolvez 0,1 g de *limonène R*, 0,2 g de *cinéole R*, 0,4 g de *menthone R*, 0,1 g de *menthofurane R*, 0,1 g d'*isomenthone R*, 0,4 g d'*acétate de menthyle R*, 0,6 g de *menthol R*, 0,2 g de *pulégone R* et 0,1 g de *carvone R* dans 1 ml d'*hexane R*.

La chromatographie peut être réalisée en utilisant :

– une colonne capillaire de silice fondue d'une longeur de 60 m et d'un diamétre intérieur de 0,25 mm environ, dont la paroi intérieure est recouverte d'une couche de *macrogol 20 000 R* à phase greffée,

– comme gaz vecteur, de l'*hélium pour chromatographie R*, à un débit de 1,5 ml/min,

– un détecteur à ionisation de flamme,

– rapport de division 1:100,

en maintenant la température de la colonne à 60 °C pendant 10 min puis en l'augmentant de 2 °C par minute jusqu'à 180 °C et en la maintenant à 180 °C pendant 5 min et en maintenant la température de la chambre à injection à 220 °C et celle du détecteur à 220 °C.

1. limonène
2. cinéole
3. menthone
4. menthofurane
5. isomenthone
6. acétate de menthyle
7. menthol
8. pulégone
9. carvone

Monographies L - P

Le chromatogramme suivant est publié à titre d'information.

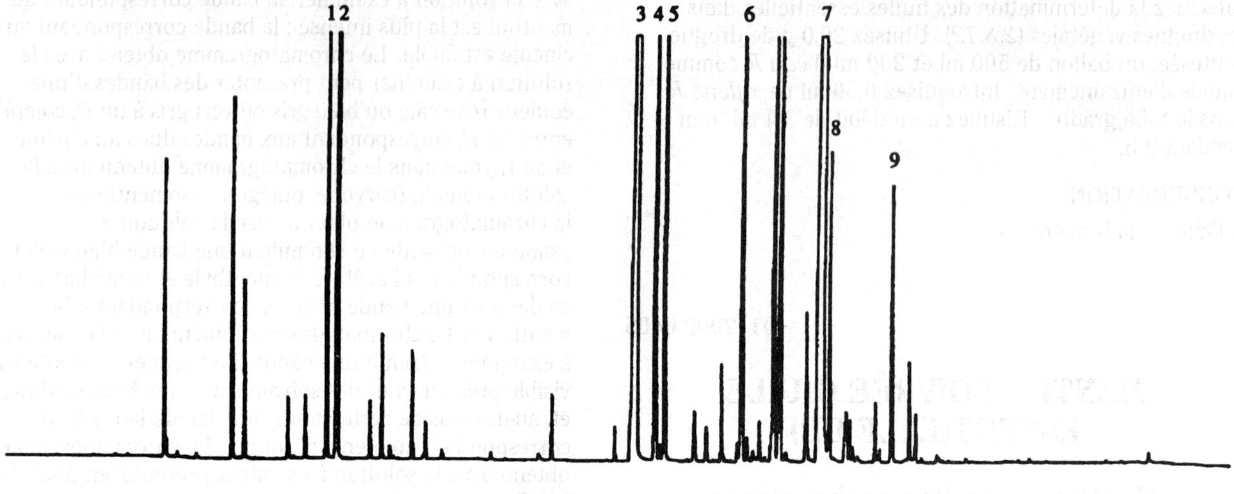

Figure 0405.-1. - *Chromatogramme type de l'huile essentielle de menthe poivrée*

Injectez 0,2 µl environ de solution témoin. Lorsque les chromatogrammes sont enregistrés dans les conditions prescrites, les constituants sont élués dans l'ordre donné pour la préparation de la solution témoin. Notez les temps de rétention de ces substances.

L'essai n'est valable que si :

- le nombre de plateaux théoriques calculé sur le pic du limonène à 110 °C n'est pas inférieur à 30 000,
- la résolution entre les pics correspondant respectivement au limonène et au cinéole n'est pas inférieure à 1,5.

Injectez 0,2 µl environ de solution à examiner. A l'aide des temps de rétention déterminés avec le chromatogramme obtenu avec la solution témoin, localisez sur le chromatogramme obtenu avec la solution à examiner, les composants de la solution témoin. Ne tenez pas compte du pic dû à l'hexane.

Déterminez la teneur pour cent de ces composants par le procédé de normalisation. Ces teneurs sont comprises entre les valeurs suivantes :

Limonène : 1,0 à 5,0 pour cent

Cinéole : 3,5 à 14,0 pour cent

Menthone : 14,0 à 32,0 pour cent

Menthofurane : 1,0 à 9,0 pour cent

Isomenthone : 1,5 à 10,0 pour cent

Acétate de menthyle : 2,8 à 10,0 pour cent

Menthol : 30,0 à 55,0 pour cent

Pulégone : inférieur à 4,0 pour cent

Carvone : inférieur à 1,0 pour cent

Le rapport de la teneur en cinéole à la teneur en limonène est supérieur à 2.

CONSERVATION

En récipient étanche et bien rempli, à l'abri de la lumière et de la chaleur.

01/2002:0623

MENTHOL RACÉMIQUE

Mentholum racemicum

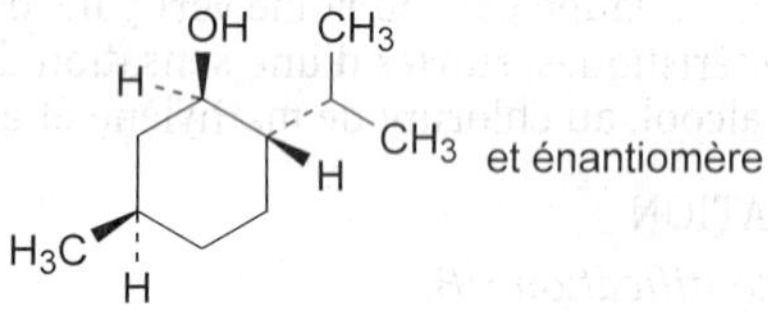

$C_{10}H_{20}O$ M_r 156,3

DÉFINITION

Le menthol racémique est un mélange à parties égales de (1*RS*,2*SR*,5*RS*)-5-méthyl-2-(1-méthyléthyl)cyclohexanol.

CARACTÈRES

Poudre cristalline, libre ou agglomérée ou cristaux prismatiques ou aciculés, incolores, brillants, pratiquement insolubles dans l'eau, très solubles dans l'alcool, dans l'éther et dans l'éther de pétrole, facilement solubles dans les huiles grasses et dans la paraffine liquide, très peu solubles dans le glycérol.

Le menthol racémique fond vers 34 °C.

IDENTIFICATION

Première identification : A, C.

Seconde identification : B, D.

A. Le menthol racémique satisfait à l'essai de l'angle de rotation optique (voir Essai).

B. Opérez par chromatographie sur couche mince (*2.2.27*) en utilisant une plaque recouverte de *gel de silice G R*.

Solution à examiner. Dissolvez 25 mg de menthol racémique dans du *méthanol R* et complétez à 5 ml avec le même solvant.

Solution témoin. Dissolvez 25 mg de *menthol SCR* dans du *méthanol R* et complétez à 5 ml avec le même solvant.

Déposez séparément sur la plaque 2 µl de chaque solution. Développez sur un parcours de 15 cm avec un mélange de 5 volumes d'*acétate d'éthyle R* et de 95 volumes de *toluène R*. Laissez sécher la plaque à l'air jusqu'à évaporation complète des solvants. Pulvérisez de la *solution d'aldéhyde anisique R*. Chauffez la plaque à 100-105 °C pendant 5 min à 10 min. La tache principale du chromatogramme obtenu avec la solution à examiner est semblable quant à sa position, sa coloration et ses dimensions à la tache principale du chromatogramme obtenu avec la solution témoin.

C. Examinez les chromatogrammes obtenus dans l'essai des substances apparentées. Le pic principal du chromatogramme obtenu avec la solution à examiner (b) est semblable quant à sa position et ses dimensions approximatives au pic principal du chromatogramme obtenu avec la solution témoin (c).

D. Dissolvez 0,20 g de menthol racémique dans 0,5 ml de *pyridine anhydre R*. Ajoutez 3 ml d'une solution de *chlorure de dinitrobenzoyle R* à 150 g/l dans de la *pyridine anhydre R* et chauffez au bain-marie pendant 10 min. Ajoutez, par petites portions et en agitant, 7,0 ml d'*eau R* et placez dans un bain d'eau glacée pendant 30 min. Il se forme un précipité ; laissez reposer, décantez le liquide surnageant et lavez le précipité avec 2 fois 5 ml d'*eau R* glacée. Recueillez le précipité et faites-le cristalliser dans 10 ml d'*acétone R*. Lavez les cristaux avec de l'*acétone R* glacée et séchez-les à 75 °C, sous une pression ne dépassant pas 2,7 kPa pendant 30 min. Le point de fusion (*2.2.14*) des cristaux est de 130 °C à 131 °C.

ESSAI

Solution S. Dissolvez 2,50 g de menthol racémique dans 10 ml d'*alcool R* et complétez à 25,0 ml avec le même solvant.

Aspect de la solution. La solution S est limpide (*2.2.1*) et incolore (*2.2.2, Procédé II*).

Acidité ou alcalinité. Dissolvez 1,0 g de menthol racémique dans de l'*alcool R* et complétez à 10 ml avec le même solvant. Ajoutez 0,1 ml de *solution de phénolphtaléine R* ; la solution est incolore. Le virage au rose de l'indicateur ne nécessite pas plus de 0,5 ml d'*hydroxyde de sodium 0,01 M*.

Angle de rotation optique (*2.2.7*). L'angle de rotation optique du menthol racémique, déterminé avec la solution S, est de + 0,2° à − 0,2°.

Substances apparentées. Opérez par chromatographie en phase gazeuse (*2.2.28*).

Solution à examiner (a). Dissolvez 0,20 g de menthol racémique dans du *chlorure de méthylène R* et complétez à 50,0 ml avec le même solvant.

Solution à examiner (b). Prélevez 1,0 ml de solution à examiner (a) et complétez à 10,0 ml avec du *chlorure de méthylène R*.

Solution témoin (a). Dissolvez 40,0 mg de menthol racémique et 40,0 mg d'*isomenthol R* dans du *chlorure de méthylène R* et complétez à 100,0 ml avec le même solvant.

Solution témoin (b). Prélevez 0,10 ml de solution à examiner (a) et complétez à 100,0 ml avec du *chlorure de méthylène R*.

Solution témoin (c). Dissolvez 40,0 mg de *menthol SCR* dans du *chlorure de méthylène R* et complétez à 100,0 ml avec le même solvant.

La chromatographie peut être effectuée en utilisant :

– une colonne de verre d'une longueur de 2,0 m et d'un diamètre intérieur de 2 mm, remplie de *terre d'infusoires pour chromatographie en phase gazeuse R*, imprégnée de 15 pour cent *m/m* de *macrogol 1500 R*,
– comme gaz vecteur, de l'*azote pour chromatographie R*, à un débit de 30 ml/min,
– un détecteur à ionisation de flamme,

en maintenant la température de la colonne à 120 °C, celle de la chambre à injection à 150 °C et celle du détecteur à 200 °C.

Injectez séparément 1 µl de chaque solution. Enregistrez les chromatogrammes pendant au moins 2 fois le temps de rétention du pic correspondant au menthol. S'il apparaît d'autres pics que le pic principal dans le chromatogramme obtenu avec la solution à examiner (a), la somme de leur surface n'est pas supérieure à 1 pour cent de la surface du pic principal. Ne tenez pas compte du pic dû au solvant ni des pics dont la surface est inférieure à 0,05 pour cent de celle du pic principal.

L'essai n'est valable que si :

– dans le chromatogramme obtenu avec la solution témoin (a), la résolution entre les pics correspondant respectivement au menthol et à l'isomenthol n'est pas inférieure à 1,4,
– le chromatogramme obtenu avec la solution témoin (b) montre un pic principal dont le rapport signal-bruit n'est pas inférieur à 5.

Résidu à l'évaporation. Evaporez au bain-marie 2,00 g de menthol racémique, puis chauffez à l'étuve à 100-105 °C pendant 1 h. La masse du résidu n'est pas supérieure à 1,0 mg (0,05 pour cent).

CONSERVATION

Au frais.

01/2002:1605

MÉNYANTHE

Menyanthidis trifoliatae folium

DÉFINITION

Feuille séchée, entière ou fragmentée, de *Menyanthes trifoliata* L.

CARACTÈRES

Saveur très amère et persistante.

Caractères macroscopiques et microscopiques décrits aux identifications A et B.

IDENTIFICATION

A. La feuille est longuement pétiolée, trifoliée et munie de longues gaines partant de la base ; le pétiole peut atteindre 5 mm de diamètre et comporte des stries longitudinales marquées. Le limbe est divisé en folioles égales, sessiles, obovales pouvant atteindre 10 cm de long et 5 cm de large, aux bords entiers, parfois sinueux, avec des hydathodes brunâtres ou rougeâtres et à la base spatulée ; il est glabre, vert foncé sur sa face supérieure et vert plus pâle sur sa face inférieure, avec une nervure médiane saillante blanchâtre, large et finement striée.

B. Réduisez le ményanthe en poudre (355). La poudre est vert-jaune. Examinez au microscope en utilisant de la *solution d'hydrate de chloral R*. La poudre présente des fragments d'épiderme supérieur à cellules polyédriques et à parois minces, ondulées ; des fragments d'épiderme inférieur à parois sinueuses ; des stomates anomocytiques (*2.8.3*) sur les deux faces, avec des cellules annexes présentant des stries radiales ; des cellules épidermiques papillées à paroi droite provenant des nervures ; des fragments du parenchyme du mésophylle avec de larges espaces intercellulaires (aérenchyme) ; des cellules irrégulières renfermant de rares sclérites ; des fragments de vaisseaux spiralés ou annelés.

C. Chromatographie sur couche mince (*2.2.27*).

Solution à examiner. A 1,0 g de drogue pulvérisée (355), ajoutez 10 ml de *méthanol R*. Chauffez, en agitant, dans un bain-marie à 60 °C pendant 5 min. Laissez refroidir et filtrez. Evaporez à siccité sous pression réduite dans un bain-marie à 60 °C. Dissolvez le résidu dans 2,0 ml de *méthanol R*.

Solution témoin. Dissolvez 5 mg de *loganine R* dans 15 ml de *méthanol R*.

Plaque : *plaque au gel de silice pour CCM R.*

Phase mobile : *eau R, méthanol R, acétate d'éthyle R* (8:15:77 *V/V/V*).

Dépôt : 30 µl, en bandes.

Développement : sur un parcours de 15 cm.

Séchage : à l'air.

Détection : pulvérisez du *réactif à la vanilline R*. Chauffez à l'étuve à 100-105 °C pendant 10 min. Examinez à la lumière du jour.

Résultats : voir ci-dessous la séquence des bandes présentes dans les chromatogammes obtenus avec la solution témoin et la solution à examiner. Par ailleurs, d'autres bandes sont présentes dans le chromatogramme obtenu avec la solution à examiner.

Haut de la plaque	
	Une bande violette
	Une bande bleu intense
Loganine : une bande violet-gris	Une bande violette à violet-gris
	Une bande grise à bleu-gris
	Une bande brunâtre
Solution témoin	**Solution à examiner**

ESSAI

Éléments étrangers (*2.8.2*) : le ményanthe satisfait à l'essai des éléments étrangers.

Perte à la dessiccation (*2.2.32*) : au maximum 10,0 pour cent, déterminé à l'étuve à 100-105 °C pendant 2 h sur 1,000 g de drogue pulvérisée (355).

Cendres totales (*2.4.16*) : au maximum 10,0 pour cent.

Indice d'amertume (*2.8.15*) : au minimum 3000.

01/2002:1242

MÉPIVACAÏNE (CHLORHYDRATE DE)

Mepivacaini hydrochloridum

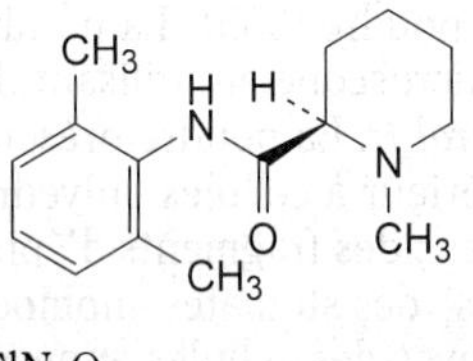

et énantiomère , HCl

$C_{15}H_{23}ClN_2O$ M_r 282,8

DÉFINITION

Le chlorhydrate de mépivacaïne contient au minimum 98,5 pour cent et au maximum l'équivalent de 101,0 pour cent de chlorhydrate de (*RS*)-*N*-(2,6-diméthylphényl)-1-méthylpipéridine-2-carboxamide, calculé par rapport à la substance desséchée.

CARACTÈRES

Poudre cristalline, blanche, facilement soluble dans l'eau et dans l'alcool, très peu soluble dans le chlorure de méthylène.

Le chlorhydrate de mépivacaïne fond en se décomposant vers 260 °C.

IDENTIFICATION

Première identification : A, B, D.

Seconde identification : B, C, D.

A. Examinez le chlorhydrate de mépivacaïne par spectrophotométrie d'absorption dans l'infrarouge (*2.2.24*), en comparant avec le spectre obtenu avec le *chlorhydrate de mépivacaïne SCR*. Examinez les substances sous forme de pastilles.

B. Opérez par chromatographie sur couche mince (*2.2.27*) en utilisant une plaque recouverte d'un gel de silice approprié contenant un indicateur de fluorescence dont l'intensité est optimale à 254 nm.

Solution à examiner. Dissolvez 20 mg de chlorhydrate de mépivacaïne dans de l'*alcool R* et complétez à 5 ml avec le même solvant.

Solution témoin (a). Dissolvez 20 mg de *chlorhydrate de mépivacaïne SCR* dans de l'*alcool R* et complétez à 5 ml avec le même solvant.

Solution témoin (b). Dissolvez 20 mg de *chlorhydrate de mépivacaïne SCR* et 20 mg de *chlorhydrate de lidocaïne SCR* dans de l'*alcool R* et complétez à 5 ml avec le même solvant.

Déposez sur la plaque 10 µl de chaque solution. Développez sur un parcours de 12 cm avec un mélange de 1 volume d'*ammoniaque concentrée R*, de 5 volumes de *méthanol R* et de 100 volumes d'*éther R*. Laissez sécher la plaque à l'air puis examinez en lumière ultraviolette à 254 nm. La tache principale du chromatogramme obtenu avec la solution à examiner est semblable quant à sa position et ses dimensions à la tache principale du chromatogramme obtenu avec la solution témoin (a). L'essai n'est valable que si le chromatogramme obtenu avec la solution témoin (b) présente 2 taches principales nettement séparées.

C. A 5 ml de solution S (voir Essai), ajoutez 1 ml de *solution diluée d'hydroxyde de sodium R* et agitez avec 2 fois 10 ml d'*éther R*. Réunissez les couches supérieures et séchez-les sur du *sulfate de sodium anhydre R*. Filtrez et évaporez l'éther au bain-marie. Séchez le résidu à 100-105 °C pendant 2 h. Le point de fusion (*2.2.14*) est de 151 °C à 155 °C.

D. Le chlorhydrate de mépivacaïne donne la réaction (a) des chlorures (*2.3.1*).

ESSAI

Solution S. Dissolvez 1,5 g de chlorhydrate de mépivacaïne dans de l'*eau exempte de dioxyde de carbone R* et complétez à 30 ml avec le même solvant.

Aspect de la solution. La solution S est limpide (*2.2.1*) et n'est pas plus fortement colorée que la solution témoin B_7 (*2.2.2, Procédé II*).

Détermination du pH. Prélevez 2 ml de solution S et complétez à 5 ml avec de l'*eau exempte de dioxyde de carbone R*. Le pH de la solution est de 4,0 à 5,0.

Angle de rotation optique (*2.2.7*) : – 0,10° à + 0,10°, déterminé avec la solution S.

Substances apparentées. Opérez par chromatographie liquide (*2.2.29*).

Solution à examiner. Dissolvez 20,0 mg de chlorhydrate de mépivacaïne dans la phase mobile et complétez à 10,0 ml avec la phase mobile.

Solution témoin (a). Dissolvez 20,0 mg de chlorhydrate de mépivacaïne et 30,0 mg d'*impureté B de mépivacaïne SCR* dans la phase mobile puis complétez à 100,0 ml avec la phase mobile. Prélevez 1,0 ml de solution et complétez à 100,0 ml avec la phase mobile.

Solution témoin (b). Prélevez 1,0 ml de solution à examiner et complétez à 100,0 ml avec la phase mobile. Prélevez 1,0 ml de solution et complétez à 10,0 ml avec la phase mobile.

La chromatographie peut être réalisée en utilisant :

- une colonne d'acier inoxydable, d'une longueur de 0,125 m et d'un diamètre intérieur de 4,6 mm, remplie de *gel de silice octadécylsilylé pour chromatographie, désactivé pour les bases R* (5 µm),
- comme phase mobile, à un débit de 1 ml/min, un mélange de 35 volumes d'*acétonitrile R* et de 65 volumes d'une solution d'*acide phosphorique R* à 2,25 g/l (ajustée à pH 7,6 avec la *solution concentrée d'hydroxyde de sodium R*),
- comme détecteur, un spectrophotomètre réglé à 220 nm.

Injectez 20 µl de solution témoin (a). Ajustez la sensibilité du système de façon que la hauteur des 2 pics principaux du chromatogramme obtenu représente 20 pour cent au minimum de l'échelle totale de l'enregistreur. L'essai n'est valable que si la résolution entre les pics correspondant respectivement à l'impureté B de mépivacaïne et à la mépivacaïne n'est pas inférieure à 2,5.

Injectez 20 µl de solution à examiner et 20 µl de solution témoin (b). Continuez la chromatographie de la solution à examiner pendant 3 fois le temps de rétention de la mépivacaïne. S'il apparaît d'autres pics que le pic principal dans le chromatogramme obtenu avec la solution à examiner, la surface d'aucun d'entre eux n'est supérieure à 2 fois celle du pic principal du chromatogramme obtenu avec la solution témoin (b) (0,2 pour cent), un seul de ces pics peut présenter une surface supérieure à celle du pic principal du chromatogramme obtenu avec la solution témoin (b) (0,1 pour cent) et la somme de leur surface n'est pas supérieure à 5 fois la surface du pic principal du chromatogramme obtenu avec la solution témoin (b) (0,5 pour cent). Ne tenez pas compte des pics dont la surface est inférieure à 0,2 fois la surface du pic principal du chromatogramme obtenu avec la solution témoin (b).

2,6-Diméthylaniline. Dissolvez 0,50 g de chlorhydrate de mépivacaïne dans du *méthanol R* et complétez à 10 ml avec le même solvant. A 2 ml de solution, ajoutez 1 ml d'une solution récemment préparée de *diméthylaminobenzaldéhyde R* à 10 g/l dans du *méthanol R* et 2 ml d'*acide acétique glacial R*. Laissez reposer pendant 10 min. Si la solution présente une coloration jaune, celle-ci n'est pas plus intense que celle d'un témoin préparé simultanément et de la même manière avec 2 ml d'une solution de *2,6-diméthylaniline R* à 5 mg/l dans du *méthanol R* (100 ppm).

Métaux lourds (*2.4.8*). Dissolvez 1,0 g de chlorhydrate de mépivacaïne dans de l'*eau R* et complétez à 25 ml avec le même solvant. Procédez à la préfiltration. 10 ml du filtrat satisfont à l'essai limite E des métaux lourds (5 ppm). Préparez le témoin avec 2 ml de *solution à 1 ppm de plomb (Pb) R*.

Perte à la dessiccation (*2.2.32*). Déterminée à l'étuve à 100-105 °C sur 1,000 g de chlorhydrate de mépivacaïne, la perte à la dessiccation n'est pas supérieure à 1,0 pour cent.

Cendres sulfuriques (*2.4.14*). Déterminé sur 1,0 g de chlorhydrate de mépivacaïne, le taux des cendres sulfuriques n'est pas supérieur à 0,1 pour cent.

DOSAGE

Dissolvez 0,250 g de chlorhydrate de mépivacaïne dans un mélange de 5,0 ml d'*acide chlorhydrique 0,01 M* et de 50 ml d'*alcool R*. Titrez par l'*hydroxyde de sodium 0,1 M* et tracez la courbe potentiométrique (*2.2.20*). Mesurez le volume d'*hydroxyde de sodium 0,1 M* utilisé entre les 2 points d'inflexion.

1 ml d'*hydroxyde de sodium 0,1 M* correspond à 28,28 mg de $C_{15}H_{23}ClN_2O$.

IMPURETÉS

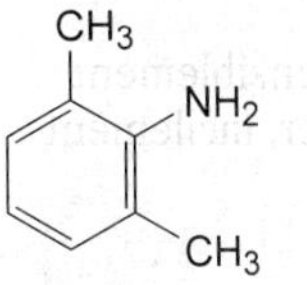

A. 2,6-diméthylaniline,

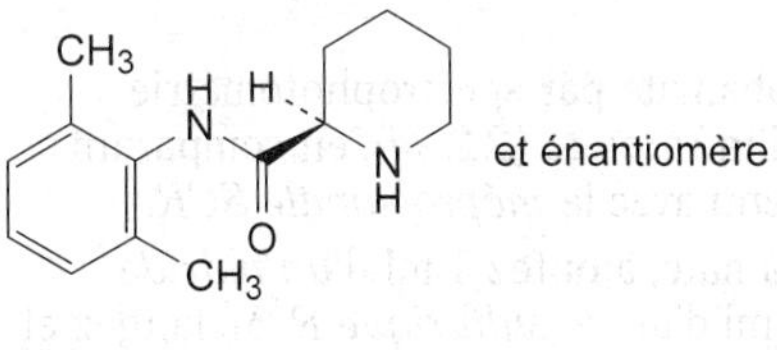

B. (*RS*)-*N*-(2,6-diméthylphényl)pipéridine-2-carboxamide,

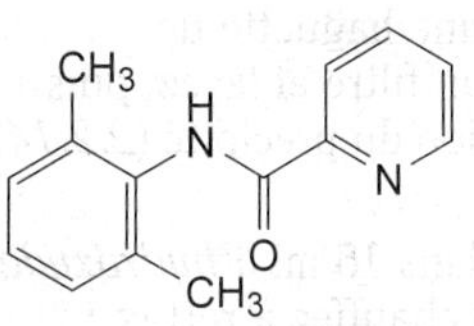

C. *N*-(2,6-diméthylphényl)pyridine-2-carboxamide,

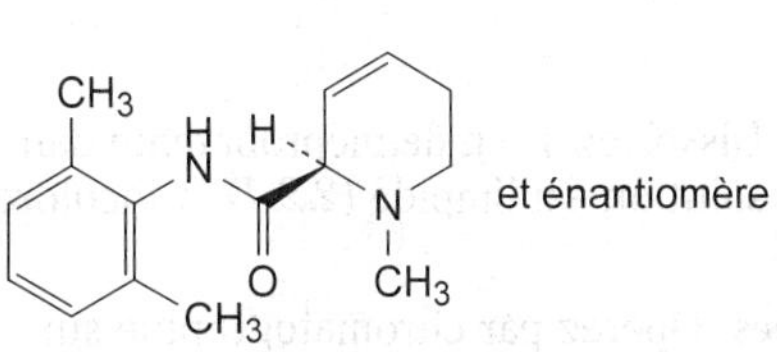

D. (*RS*)-*N*-(2,6-diméthylphényl)-1-méthyl-1,2,5,6-tétrahydropyridine-2-carboxamide,

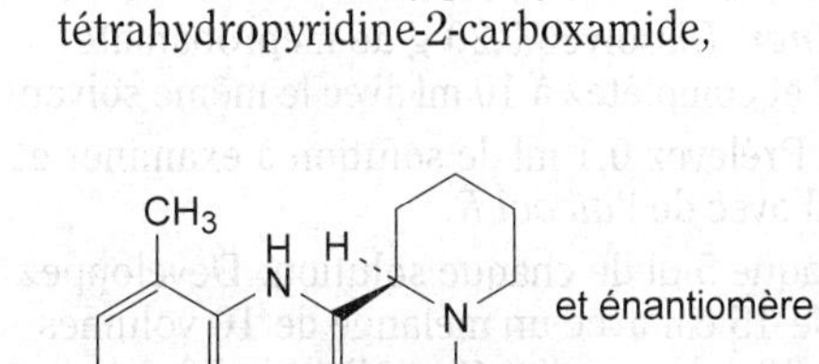

E. (*RS*)-*N*-(4-chloro-2,6-diméthylphényl)-1-méthylpipéridine-2-carboxamide.

01/2002:0407

MÉPROBAMATE

Meprobamatum

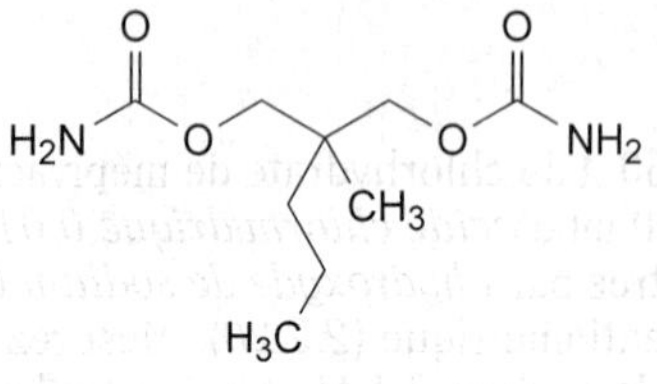

$C_9H_{18}N_2O_4$ M_r 218,3

DÉFINITION

Le méprobamate contient au minimum 97,0 pour cent et au maximum l'équivalent de 101,0 pour cent de dicarbamate de 2-méthyl-2-propylpropane-1,3-diyle calculé par rapport à la substance desséchée.

CARACTÈRES

Poudre amorphe ou cristalline, blanche ou sensiblement blanche, peu soluble dans l'eau et dans l'éther, facilement soluble dans l'alcool.

IDENTIFICATION

Première identification : A, B.

Seconde identification : A, C, D.

A. Le point de fusion (*2.2.14*) du méprobamate est de 104 °C à 108 °C.

B. Examinez le méprobamate par spectrophotométrie d'absorption dans l'infrarouge (*2.2.24*), en comparant avec le spectre obtenu avec le *méprobamate SCR*.

C. A 0,5 g de méprobamate, ajoutez 1 ml d'*anhydride acétique R* et 0,05 ml d'*acide sulfurique R*. Mélangez et laissez reposer pendant 30 min en agitant fréquemment. Versez, goutte à goutte, la solution dans 50 ml d'*eau R* et mélangez. Laissez reposer, puis amorcez la cristallisation en frottant la paroi du tube avec une baguette de verre. Recueillez le précipité sur un filtre et lavez, puis desséchez à 60 °C. Le point de fusion du précipité (*2.2.14*) est de 124 °C à 128 °C.

D. Dissolvez 0,2 g de méprobamate dans 15 ml d'*hydroxyde de potassium alcoolique 0,5 M* et chauffez à reflux pendant 15 min. Ajoutez 0,5 ml d'*acide acétique glacial R* et 1 ml d'une solution de *nitrate de cobalt R* à 50 g/l dans l'*éthanol R*. Il se développe une coloration bleu intense.

ESSAI

Aspect de la solution. Dissolvez 1,0 g de méprobamate dans 20 ml d'*éthanol R*. La solution est limpide (*2.2.1*) et incolore (*2.2.2, Procédé II*).

Substances apparentées. Opérez par chromatographie sur couche mince (*2.2.27*) en utilisant une plaque recouverte de *gel de silice G R*.

Solution à examiner. Dissolvez 0,20 g de méprobamate dans de l'*alcool R* et complétez à 10 ml avec le même solvant.

Solution témoin. Prélevez 0,1 ml de solution à examiner et complétez à 10 ml avec de l'*alcool R*.

Déposez sur la plaque 5 µl de chaque solution. Développez sur un parcours de 15 cm avec un mélange de 10 volumes de *pyridine R*, de 30 volumes d'*acétone R* et de 70 volumes d'*hexane R*. Desséchez la plaque à 120 °C pendant 30 min, puis laissez refroidir. Pulvérisez une solution de 0,25 g de *vanilline R* dans un mélange refroidi de 10 ml d'*alcool R* et de 40 ml d'*acide sulfurique R*. Chauffez la plaque à 100-105 °C pendant 30 min. S'il apparaît d'autres taches que la tache principale dans le chromatogramme obtenu avec la solution à examiner, aucune d'entres elles n'est plus intense que la tache du chromatogramme obtenu avec la solution témoin (1,0 pour cent).

Métaux lourds (*2.4.8*). Dissolvez 2,0 g de méprobamate dans un mélange de 15 volumes d'*eau R* et de 85 volumes d'*acétone R* et complétez à 20 ml avec le même mélange de solvants. 12 ml de cette solution satisfont à l'essai limite B des métaux lourds (10 ppm). Préparez le témoin avec une solution à 1 ppm de plomb (Pb) obtenue par dilution de la *solution à 100 ppm de plomb (Pb) R* dans le mélange d'*eau R* et d'*acétone R*.

Perte à la dessiccation (*2.2.32*). Déterminée à 60 °C sous vide sur 1,000 g de méprobamate, la perte à la dessiccation n'est pas supérieure à 0,5 pour cent.

Cendres sulfuriques (*2.4.14*). Déterminée sur 1,0 g de méprobamate, le taux des cendres sulfuriques n'est pas supérieur à 0,1 pour cent.

DOSAGE

Dissolvez 0,1000 g de méprobamate dans 15 ml d'une solution d'*acide sulfurique R* à 25 pour cent *V/V*. Faites bouillir à reflux pendant 3 h. Refroidissez et dissolvez en ajoutant avec précaution 30 ml d'*eau R*. Refroidissez à nouveau et placez dans un appareil à distiller par entrainement à la vapeur. Ajoutez 40 ml de *solution concentrée d'hydroxyde de sodium R* puis distillez immédiatement en faisant passer un courant de vapeur à travers le mélange. Recueillez le distillat dans une fiole contenant 40 ml d'une solution d'*acide borique R* à 40 g/l, jusqu'à obtention d'un volume total de 200 ml environ. Titrez par l'*acide chlorhydrique 0,1 M* en présence de 0,25 ml d'*indicateur mixte au rouge de méthyle R* jusqu'à virage du vert au violet. Effectuez un titrage à blanc.

1 ml d'*acide chlorhydrique 0,1 M* correspond à 10,91 mg de $C_9H_{18}N_2O_4$.

01/2002:0278

MÉPYRAMINE (MALÉATE DE)

Mepyramini maleas

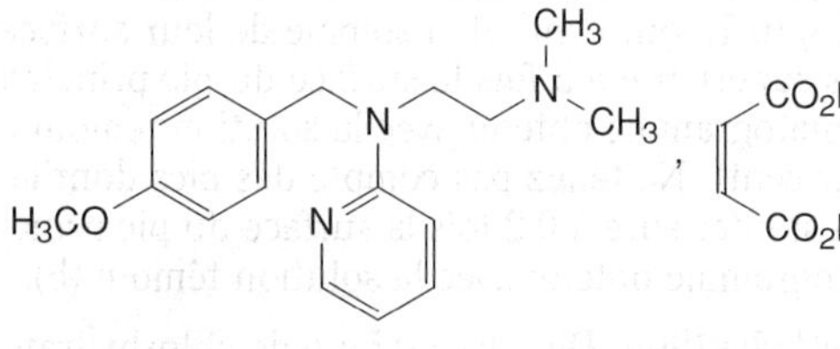

$C_{21}H_{27}N_3O_5$ M_r 401,5

DÉFINITION

Le maléate de mépyramine contient au minimum 99,0 pour cent et au maximum l'équivalent de 101,0 pour cent de (*Z*)-butènedioate de *N*-(4-méthoxybenzyl)-*N'*,*N'*-diméthyl-*N*-(pyridin-2-yl)éthane-1,2-diamine, calculé par rapport à la substance desséchée.

CARACTÈRES

Poudre cristalline blanche ou légèrement jaunâtre, très soluble dans l'eau, facilement soluble dans l'alcool, très peu soluble dans l'éther.

IDENTIFICATION

Première identification : A, B.

Monographies L - P

Seconde identification : A, C, D, E.

A. Le point de fusion (*2.2.14*) du maléate de mépyramine est de 99 °C à 103 °C.

B. Examinez le maléate de mépyramine par spectrophotométrie d'absorption dans l'infrarouge (*2.2.24*), en comparant avec le spectre obtenu avec le *maléate de mépyramine SCR*. Examinez les substances en solution à 50 g/l dans le *chlorure de méthylène R* sous une épaisseur de 0,1 mm.

C. Dissolvez 0,100 g de maléate de mépyramine dans de l'*acide chlorhydrique 0,01 M* et complétez à 100,0 ml avec le même acide. Prélevez 1,0 ml de cette solution et complétez à 100,0 ml avec de l'*acide chlorhydrique 0,01 M*. Examinée de 220 nm à 350 nm (*2.2.25*), la solution présente 2 maximums d'absorption à 239 nm et à 316 nm. Les absorbances spécifiques à ces maximums sont de 431 à 477 et de 196 à 220 respectivement.

D. Examinez les chromatogrammes obtenus dans l'essai des substances apparentées. La tache principale du chromatogramme obtenu avec la solution à examiner (b) est semblable quant à sa position et ses dimensions à la tache principale du chromatogramme obtenu avec la solution témoin (b).

E. Triturez 0,1 g de maléate de mépyramine avec 3 ml d'*eau R* et 1 ml de *solution concentrée d'hydroxyde de sodium R*. Agitez avec 3 fois 5 ml d'*éther R*. A 0,1 ml de la couche aqueuse, ajoutez une solution de 10 mg de *résorcinol R* dans 3 ml d'*acide sulfurique R*. Chauffez au bain-marie pendant 15 min ; il ne se développe pas de coloration. Au reste de la couche aqueuse, ajoutez 1 ml d'*eau de brome R*. Chauffez au bain-marie pendant 15 min. Chauffez ensuite à ébullition, puis refroidissez. A 0,2 ml de cette solution, ajoutez une solution de 10 mg de *résorcinol R* dans 3 ml d'*acide sulfurique R*. Chauffez au bain-marie pendant 15 min. Il se développe une coloration rose-violet.

ESSAI

Solution S. Dissolvez 5,0 g de maléate de mépyramine dans de l'*eau exempte de dioxyde de carbone R* et complétez à 25 ml avec le même solvant.

Aspect de la solution. Prélevez 5 ml de solution S et complétez à 25 ml avec de l'*eau exempte de dioxyde de carbone R*. La solution est limpide (*2.2.1*) et n'est pas plus fortement colorée que la solution témoin J_6 (*2.2.2, Procédé II*).

Détermination du pH (*2.2.3*). Prélevez 1 ml de solution S et complétez à 10 ml avec de l'*eau exempte de dioxyde de carbone R*. Le pH de cette solution est de 4,9 à 5,2.

Substances apparentées. Opérez par chromatographie sur couche mince (*2.2.27*) en utilisant une plaque recouverte de *gel de silice* GF_{254} *R*.

Solution à examiner (a). Dissolvez 0,4 g de maléate de mépyramine dans du *chloroforme R* et complétez à 10 ml avec le même solvant. Préparez immédiatement avant l'emploi.

Solution à examiner (b). Prélevez 1 ml de solution à examiner (a) et complétez à 10 ml avec du *chloroforme R*.

Solution témoin (a). Dissolvez 0,4 g de *maléate de mépyramine SCR* dans du *chloroforme R* et complétez à 10 ml avec le même solvant. Préparez immédiatement avant l'emploi.

Solution témoin (b). Prélevez 1 ml de solution témoin (a) et complétez à 10 ml avec du *chloroforme R*.

Solution témoin (c). Prélevez 0,1 ml de solution témoin (a) et complétez à 50 ml avec du *chloroforme R*.

Solution témoin (d). A 2 ml de solution témoin (c), ajoutez 2 ml de *chloroforme R*.

Déposez séparément sur la plaque 5 µl de chaque solution. Développez sur un parcours de 15 cm avec un mélange de 2 volumes de *diéthylamine R* et de 100 volumes d'*acétate d'éthyle R*. Laissez sécher la plaque à l'air. Examinez en lumière ultraviolette à 254 nm. S'il apparaît d'autres taches que la tache principale dans le chromatogramme obtenu avec la solution à examiner (a), aucune d'entre elles ne présente une atténuation de fluorescence plus importante que la tache du chromatogramme obtenu avec la solution témoin (c) (0,2 pour cent). L'essai n'est valable que si les taches principales des chromatogrammes obtenus avec la solution à examiner (a) et avec la solution témoin (a) se situent à un R_f de 0,2 au moins et que si la tache du chromatogramme obtenu avec la solution témoin (d) est nettement visible. Ne tenez pas compte de la tache restée au point de départ (acide maléique).

Chlorures (*2.4.4*). Prélevez 2,5 ml de solution S et complétez à 15 ml avec de l'*eau R*. La solution satisfait à l'essai limite des chlorures (100 ppm).

Métaux lourds (*2.4.8*). 1,0 g de maléate de mépyramine satisfait à l'essai limite D des métaux lourds (20 ppm). Préparez le témoin avec 2 ml de *solution à 10 ppm de plomb (Pb) R*.

Perte à la dessiccation (*2.2.32*). Déterminée à l'étuve à 80 °C sur 1,00 g de maléate de mépyramine, la perte à la dessiccation n'est pas supérieure à 0,25 pour cent.

Cendres sulfuriques (*2.4.14*). Déterminé sur le résidu obtenu dans l'essai de perte à la dessiccation, le taux des cendres sulfuriques n'est pas supérieur à 0,1 pour cent.

DOSAGE

Dissolvez 0,150 g de maléate de mépyramine dans 40 ml d'*acide acétique anhydre R*. Titrez par l'*acide perchlorique 0,1 M*. Déterminez le point de fin de titrage par potentiométrie (*2.2.20*).

1 ml d'*acide perchlorique 0,1 M* correspond à 20,07 mg de $C_{21}H_{27}N_3O_5$.

CONSERVATION

A l'abri de la lumière.

01/2002:0096

MERCAPTOPURINE

Mercaptopurinum

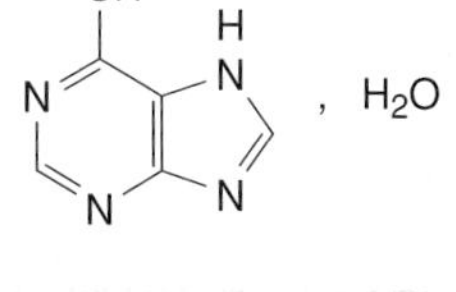

$C_5H_4N_4S,H_2O$ *M*r 170,2

DÉFINITION

La mercaptopurine contient au minimum 98,5 pour cent et au maximum l'équivalent de 101,0 pour cent de 7*H*-purine-6-thiol, calculé par rapport à la substance anhydre.

CARACTÈRES

Poudre cristalline jaune, pratiquement insoluble dans l'eau et dans l'éther, peu soluble dans l'alcool. La mercaptopurine se dissout dans les solutions d'hydroxydes alcalins.

Monographies L - P

IDENTIFICATION

A. Dissolvez 20 mg de mercaptopurine dans 5 ml de *diméthylsulfoxyde R* et complétez à 100 ml avec de l'*acide chlorhydrique 0,1 M*. Prélevez 5 ml de cette solution et complétez à 200 ml avec de l'*acide chlorhydrique 0,1 M*. Examinée de 230 nm à 350 nm (*2.2.25*), la solution ne présente qu'un seul maximum d'absorption à 325 nm.

B. Dissolvez 20 mg environ de mercaptopurine dans 20 ml d'*alcool R* chauffés à 60 °C. Ajoutez 1 ml d'une solution saturée d'*acétate mercurique R* dans l'*alcool R*. Il se forme un précipité blanc.

C. Dissolvez 20 mg environ de mercaptopurine dans 20 ml d'*alcool R* chauffés à 60 °C. Ajoutez 1 ml d'une solution d'*acétate de plomb R* à 10 g/l dans l'*alcool R*. Il se forme un précipité jaune.

ESSAI

Hypoxanthine. Opérez par chromatographie sur couche mince (*2.2.27*) en utilisant une plaque recouverte de *gel de silice GF_{254} R*.

Solution à examiner. Dissolvez 50 mg de mercaptopurine dans 1 ml de *diméthylsulfoxyde R* et complétez à 10 ml avec du *méthanol R*.

Solution témoin. Dissolvez 10 mg d'*hypoxanthine R* dans 10 ml de *diméthylsulfoxyde R* et complétez à 100 ml avec du *méthanol R*.

Déposez séparément sur la plaque 5 µl de chaque solution. Développez sur un parcours de 10 cm avec un mélange de 3 volumes d'*ammoniaque concentrée R*, de 7 volumes d'*eau R* et de 90 volumes d'*acétone R*. Laissez sécher la plaque à l'air. Examinez en lumière ultraviolette à 254 nm. S'il apparaît une tache correspondant à l'hypoxanthine dans le chromatogramme obtenu avec la solution à examiner, elle n'est pas plus intense que la tache du chromatogramme obtenu avec la solution témoin (2,0 pour cent).

Teneur en eau (*2.5.12*). Déterminée par semi-microdosage sur 0,250 g de mercaptopurine, la teneur en eau est de 10,0 pour cent à 12,0 pour cent.

Cendres sulfuriques (*2.4.14*). Déterminé sur 1,0 g de mercaptopurine, le taux des cendres sulfuriques n'est pas supérieur à 0,1 pour cent.

DOSAGE

Dissolvez 0,100 g de mercaptopurine dans 50 ml de *diméthylformamide R*. Titrez par l'*hydroxyde de tétrabutylammonium 0,1 M*. Déterminez le point de fin de titrage par potentiométrie (*2.2.20*).

1 ml d'*hydroxyde de tétrabutylammonium 0,1 M* correspond à 15,22 mg de $C_5H_4N_4S$.

CONSERVATION

A l'abri de la lumière.

01/2002:0120

MERCURIQUE (CHLORURE)

Hydrargyri dichloridum

$HgCl_2$ M_r 271,5

DÉFINITION

Le chlorure mercurique contient au minimum 99,5 pour cent et au maximum l'équivalent de 100,5 pour cent de $HgCl_2$, calculé par rapport à la substance desséchée.

CARACTÈRES

Poudre cristalline blanche ou cristaux incolores ou blancs, ou masses cristallines lourdes, solubles dans l'eau, dans l'éther et dans le glycérol, facilement solubles dans l'alcool.

IDENTIFICATION

A. Le chlorure mercurique donne les réactions des chlorures (*2.3.1*).

B. La solution S (voir Essai) donne les réactions du mercure (*2.3.1*).

ESSAI

Solution S. Dissolvez 1,0 g de chlorure mercurique dans de l'*eau exempte de dioxyde de carbone R* et complétez à 20 ml avec le même solvant.

Aspect de la solution. La solution S n'est pas plus fortement opalescente que la suspension témoin II (*2.2.1*) et elle est incolore (*2.2.2, Procédé II*).

Acidité ou alcalinité. A 10 ml de solution S, ajoutez 0,1 ml de *solution de rouge de méthyle R*. La solution est colorée en rouge. Ajoutez 0,5 g de *chlorure de sodium R*. La solution devient jaune. Le virage au rouge de l'indicateur ne nécessite pas plus de 0,5 ml d'*acide chlorhydrique 0,01 M*.

Chlorure mercureux. Dissolvez 1,0 g de chlorure mercurique dans 30 ml d'*éther R*. La solution ne présente aucune opalescence.

Perte à la dessiccation (*2.2.32*). Déterminée sous vide pendant 24 h sur 2,00 g de chlorure mercurique, la perte à la dessiccation n'est pas supérieure à 1,0 pour cent.

DOSAGE

Dissolvez 0,500 g de chlorure mercurique dans 100 ml d'*eau R*. Ajoutez 20,0 ml d'*édétate de sodium 0,1 M* et 5 ml de *solution tampon pH 10,9 R*. Laissez reposer pendant 15 min. Ajoutez 0,1 g de *mélange composé au mordant noir 11 R*. Titrez par le *sulfate de zinc 0,1 M* jusqu'à virage au pourpre. Ajoutez 3 g d'*iodure de potassium R* et laissez reposer pendant 2 min. Ajoutez à nouveau 0,1 g de *mélange composé au mordant noir 11 R* et titrez par le *sulfate de zinc 0,1 M*.

1 ml de *sulfate de zinc 0,1 M* utilisé dans le second titrage correspond à 27,15 mg de $HgCl_2$.

CONSERVATION

A l'abri de la lumière.

01/2002:1730

MESTÉROLONE

Mesterolonum

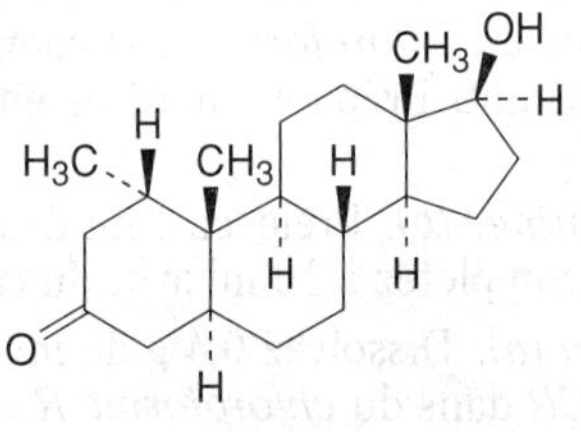

$C_{20}H_{32}O_2$ M_r 304,5

DÉFINITION

17β-Hydroxy-1α-méthyl-5α-androstan-3-one.

Teneur : 98,0 pour cent à 102,0 pour cent (substance desséchée).

CARACTÈRES

Aspect : poudre cristalline blanche à jaunâtre.

Solubilité : pratiquement insoluble dans l'eau, assez soluble dans l'acétone, dans l'acétate d'éthyle et dans le méthanol.

IDENTIFICATION

A. Point de fusion (*2.2.14*) : 206 °C à 211 °C.

B. Spectrophotométrie d'absorption dans l'infrarouge (*2.2.24*).

Préparation : pastilles.

Comparaison : *mestérolone SCR*.

ESSAI

Pouvoir rotatoire spécifique (*2.2.7*) : + 20 à + 24 (substance desséchée).

Dissolvez 0,200 g de mestérolone dans du *chlorure de méthylène R* et complétez à 10,0 ml avec le même solvant.

Impureté B : au maximum 0,5 pour cent.

Chromatographie sur couche mince (*2.2.27*).

Solution à examiner. Dissolvez 0,100 g de mestérolone dans un mélange à volumes égaux de *méthanol R* et de *chlorure de méthylène R* et complétez à 10,0 ml avec le même mélange de solvants.

Solution témoin (a). Prélevez 1,0 ml de solution à examiner et complétez à 200,0 ml avec un mélange à volumes égaux de *méthanol R* et de *chlorure de méthylène R*.

Solution témoin (b). Dissolvez 5,0 mg d'*impureté A de mestérolone SCR* dans la solution témoin (a) et complétez à 100,0 ml avec la même solution.

Plaque : *plaque au gel de silice pour CCM R*.

Phase mobile : *méthanol R, acétone R, toluène R* (2:15:85 *V/V/V*).

Dépôt : 10 µl.

Développement : sur les 2/3 de la plaque.

Séchage : à l'air.

Détection : examinez en lumière ultraviolette à 366 nm ; pulvérisez une solution d'*acide toluènesulfonique R* à 200 g/l dans de l'*alcool R*, puis chauffez la plaque pendant 10 min à 120 °C.

Conformité du système : le chromatogramme obtenu avec la solution témoin (b) présente 2 taches nettement séparées (tache bleue de la mestérolone et tache jaune de l'impureté A).

Limites :

– *impureté B* : s'il apparaît une tache bleue à l'exception de la tache principale, elle n'est pas plus intense que la tache du chromatogramme obtenu avec la solution témoin (a) (0,5 pour cent).

Substances apparentées. Chromatographie liquide (*2.2.29*).

Solution à examiner. Dissolvez 50,0 mg de mestérolone dans un mélange de 20 volumes d'*eau R* et de 80 volumes d'*acétonitrile R* et complétez à 25,0 ml avec le même mélange de solvants.

Solution témoin (a). Dissolvez 50,0 mg de *mestérolone SCR* dans un mélange de 20 volumes d'*eau R* et de 80 volumes d'*acétonitrile R* et complétez à 25,0 ml avec le même mélange de solvants.

Solution témoin (b). Dissolvez 10,0 mg d'*impureté A de mestérolone SCR* dans un mélange de 20 volumes d'*eau R* et de 80 volumes d'*acétonitrile R* et complétez à 5,0 ml avec le même mélange de solvants.

Solution témoin (c). Prélevez 0,5 ml de solution témoin (a) et 0,5 ml de solution témoin (b) et complétez à 100,0 ml avec un mélange de 20 volumes d'*eau R* et de 80 volumes d'*acétonitrile R*.

Colonne :

– *dimensions* : *l* = 0,25 m, Ø = 4,6 mm,

– *phase stationnaire* : *gel de silice octadécylsilylé pour chromatographie R* (3 µm).

Phase mobile : *acétonitrile R, eau R, méthanol R* (20:40:60 *V/V/V*).

Débit : 0,9 ml/min.

Détection : spectrophotomètre à 200 nm.

Injection : 50 µl ; injectez la solution à examiner et la solution témoin (c).

Enregistrement : 3 fois le temps de rétention de la mestérolone.

Rétention relative par rapport à la mestérolone (temps de rétention = environ 22 min) : impureté A = environ 0,7.

Conformité du système : solution témoin (c) :

– *résolution* : au minimum 6,0 entre les pics dus à l'impureté A et à la mestérolone.

Limites :

– *impureté A* : au maximum la surface du pic dû à l'impureté A dans le chromatogramme obtenu avec la solution témoin (c) (0,5 pour cent),

– *toute autre impureté* : au maximum la moitié de la surface du pic dû à la mestérolone dans le chromatogramme obtenu avec la solution témoin (c) (0,25 pour cent),

– *total* : au maximum 1,5 fois la surface du pic dû à la mestérolone dans le chromatogramme obtenu avec la solution témoin (c) (0,75 pour cent),

– *limite d'exclusion* : 0,1 fois la surface du pic dû à la mestérolone dans le chromatogramme obtenu avec la solution témoin (c) (0,05 pour cent).

Perte à la dessiccation (*2.2.32*) : au maximum 0,5 pour cent, déterminé à l'étuve à 100-105 °C sur 1,000 g de mestérolone.

Cendres sulfuriques (*2.4.14*) : au maximum 0,1 pour cent, déterminé sur 1,0 g de mestérolone.

DOSAGE

Chromatographie liquide (*2.2.29*) selon les indications de l'essai des substances apparentées.

Injection : 10 µl ; injectez la solution à examiner et la solution témoin (a).

Calculez la teneur pour cent en $C_{20}H_{32}O_2$.

IMPURETÉS

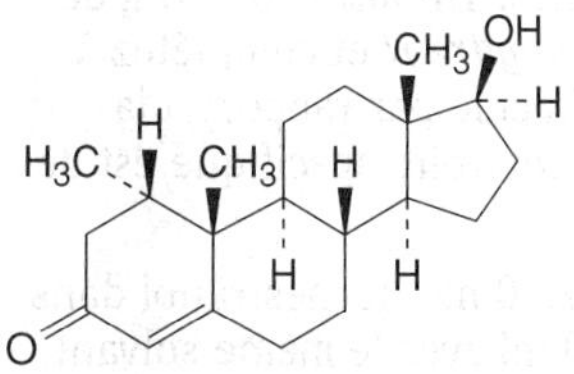

A. 17β-hydroxy-1α-méthylandrost-4-én-3-one,

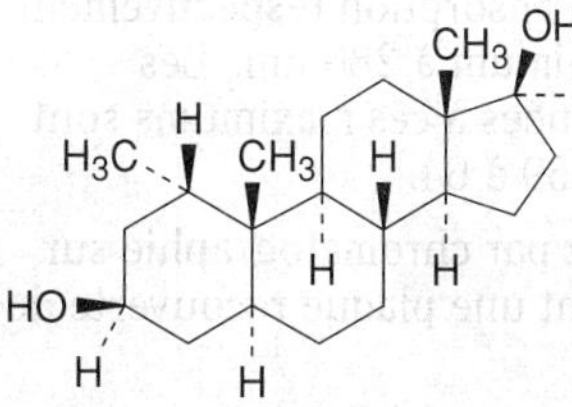

B. 1α-méthyl-5α-androstane-3β,17β-diol.

01/2002:0509

MESTRANOL

Mestranolum

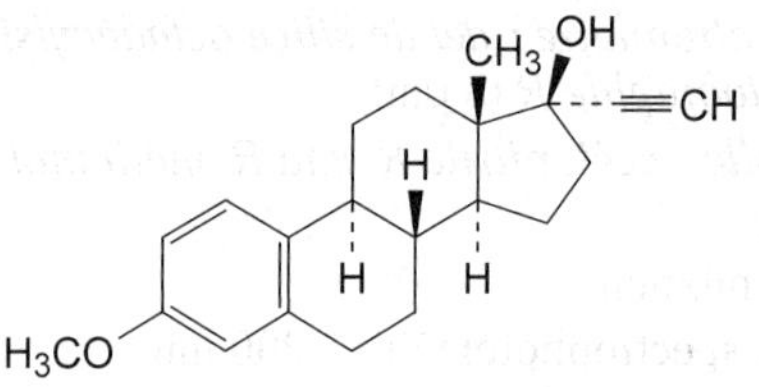

$C_{21}H_{26}O_2$ M_r 310,4

DÉFINITION

Le mestranol contient au minimum 98,0 pour cent et au maximum l'équivalent de 102,0 pour cent de 3-méthoxy-19-nor-17α-pregna-1,3,5(10)-triéne-20-yne-17-ol, calculé par rapport à la substance desséchée.

CARACTÈRES

Poudre cristalline blanche ou sensiblement blanche, pratiquement insoluble dans l'eau, soluble dans l'éther, assez soluble dans l'alcool.

IDENTIFICATION

Première identification : B.

Seconde identification : A, C, D.

A. Le point de fusion (*2.2.14*) du mestranol est de 150 °C à 154 °C.

B. Examinez le mestranol par spectrophotométrie d'absorption dans l'infrarouge (*2.2.24*), en comparant avec le spectre obtenu avec le *mestranol SCR*.

C. Examinez les chromatogrammes obtenus dans l'essai des substances apparentées à la lumière du jour et en lumière ultraviolette à 365 nm. La tache principale du chromatogramme obtenu avec la solution à examiner (b) est semblable quant à sa position, sa coloration, sa fluorescence et ses dimensions à la tache principale du chromatogramme obtenu avec la solution témoin (a).

D. Dissolvez 5 mg environ de mestranol dans 1 ml d'*acide sulfurique R*. Il se développe une coloration rouge présentant une fluorescence jaune verdâtre en lumière ultraviolette à 365 nm. A 10 ml d'*eau R*, ajoutez la solution et mélangez. La coloration vire au rose. Laissez reposer ; il se forme un précipité rose à violet.

ESSAI

Pouvoir rotatoire spécifique (*2.2.7*). Dissolvez 0,100 g de mestranol dans de la *pyridine anhydre R* et complétez à 10,0 ml avec le même solvant. Calculé par rapport à la substance desséchée, le pouvoir rotatoire spécifique est de – 20 à – 24.

Absorbance (*2.2.25*). Dissolvez 25,0 mg de mestranol dans de l'*alcool R* et complétez à 25,0 ml avec le même solvant. Prélevez 10,0 ml de cette solution et complétez à 100,0 ml avec de l'*alcool R*. Examinée de 260 nm à 310 nm, la solution présente 2 maximums d'absorption respectivement à 279 nm et à 288 nm et un minimum à 286 nm. Les absorbances spécifiques déterminées à ces maximums sont respectivement de 62 à 68 et de 59 à 64.

Substances apparentées. Opérez par chromatographie sur couche mince (*2.2.27*) en utilisant une plaque recouverte de *gel de silice G R*.

Solution à examiner (a). Dissolvez 0,10 g de mestranol dans du *chloroforme R* et complétez à 10 ml avec le même solvant.

Solution à examiner (b). Prélevez 1 ml de solution à examiner (a) et complétez à 10 ml avec du *chloroforme R*.

Solution témoin (a). Dissolvez 10 mg de *mestranol SCR* dans du *chloroforme R* et complétez à 10 ml avec le même solvant.

Solution témoin (b). Prélevez 1 ml de solution à examiner (b) et complétez à 10 ml avec du *chloroforme R*.

Solution témoin (c). Prélevez 5 ml de solution témoin (b) et complétez à 10 ml avec du *chloroforme R*.

Déposez séparément sur la plaque 5 µl de chaque solution. Développez sur un parcours de 15 cm avec un mélange de 10 volumes d'*alcool R* et de 90 volumes de *toluène R*. Laissez sécher la plaque à l'air jusqu'à évaporation complète des solvants. Chauffez la plaque à 110 °C pendant 10 min. Pulvérisez sur la plaque chaude de la *solution alcoolique d'acide sulfurique R*. Chauffez de nouveau à 110 °C pendant 10 min. Examinez à la lumière du jour et en lumière ultraviolette à 365 nm. S'il apparaît d'autres taches que la tache principale dans le chromatogramme obtenu avec la solution à examiner (a), aucune d'entre elles n'est plus intense que la tache du chromatogramme obtenu avec la solution témoin (b) (1,0 pour cent) et une seule d'entre elles est plus intense que la tache du chromatogramme obtenu avec la solution témoin (c) (0,5 pour cent).

Perte à la dessiccation (*2.2.32*). Déterminée à l'étuve à 100-105 °C sur 0,500 g de mestranol pendant 3 h, la perte à la dessiccation n'est pas supérieure à 1,0 pour cent.

DOSAGE

Dissolvez 0,200 g de mestranol dans 40 ml de *tétrahydrofurane R*. Ajoutez 5 ml d'une solution de *nitrate d'argent R* à 100 g/l. Titrez par l'*hydroxyde de sodium 0,1 M*. Déterminez le point de fin de titrage par potentiométrie (*2.2.20*). Effectuez un titrage à blanc.

1 ml d'*hydroxyde de sodium 0,1 M* correspond à 31,04 mg de $C_{21}H_{26}O_2$.

CONSERVATION

A l'abri de la lumière.

01/2002:1346

MÉTAMIZOLE SODIQUE

Metamizolum natricum

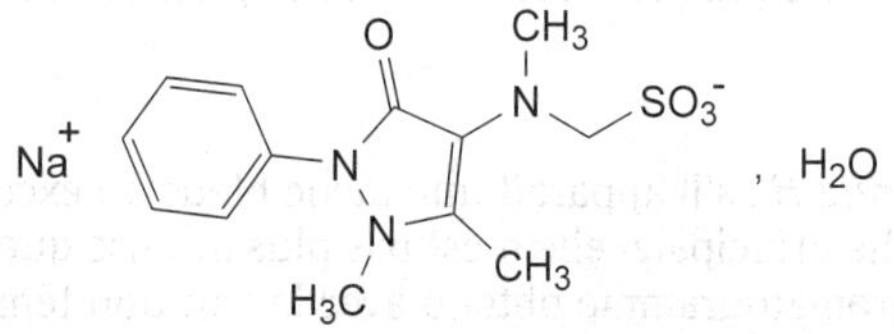

$C_{13}H_{16}N_3NaO_4S,H_2O$ M_r 351,4

DÉFINITION

Le métamizole sodique contient au minimum 99,0 pour cent et au maximum l'équivalent de 100,5 pour cent de [(1,5-diméthyl-3-oxo-2-phényl-2,3-dihydro-1*H*-pyrazol-4-yl)-*N*-méthylamino]méthanesulfonate de sodium, calculé par rapport à la substance desséchée.

CARACTÈRES

Poudre cristalline, blanche à sensiblement blanche, très soluble dans l'eau, soluble dans l'alcool.

IDENTIFICATION

Première identification : A, D.

Seconde identification : B, C, D.

A. Examinez le métamizole sodique par spectrophotométrie d'absorption dans l'infrarouge (*2.2.24*), en comparant avec le spectre obtenu avec le *métamizole sodique SCR*.

B. Dissolvez 50 mg de métamizole sodique dans 1 ml de *solution concentrée de peroxyde d'hydrogène R*. Il apparaît une coloration bleue qui pâlit rapidement, puis vire au rouge intense en quelques minutes.

C. Dans un tube à essai contenant quelques billes de verre, dissolvez 0,10 g de métamizole sodique dans 1,5 ml d'*eau R*. Ajoutez 1,5 ml d'*acide chlorhydrique dilué R* et placez un papier filtre humecté avec une solution de 20 mg d'*iodate de potassium R* dans 2 ml de *solution d'amidon R* sur l'ouverture du tube. Chauffez doucement, les vapeurs de dioxyde de soufre colorent le papier filtre en bleu. Continuez à chauffer doucement pendant 1 min, puis placez une baguette de verre portant à son extrémité une goutte d'une solution de *sel sodique d'acide chromotropique R* à 10 g/l dans de l'*acide sulfurique R* à l'ouverture du tube. La goutte de réactif se colore en bleu violet en moins de 10 min.

D. 0,5 ml de solution S (voir Essai) donne la réaction (a) du sodium (*2.3.1*).

ESSAI

Solution S. Dissolvez 2,0 g de métamizole sodique dans de l'*eau exempte de dioxyde de carbone R* et complétez à 40 ml avec le même solvant.

Aspect de la solution. La solution S est limpide (*2.2.1*). Examinée immédiatement après préparation, elle n'est pas plus fortement colorée que la solution témoin JB_6 (*2.2.2, Procédé I*).

Acidité ou alcalinité. A 5 ml de solution S, ajoutez 0,1 ml de *solution de phénolphtaléine R1*. La solution est incolore. Le virage au rose de l'indicateur ne nécessite pas plus de 0,1 ml d'*hydroxyde de sodium 0,02 M*.

Substances apparentées. Opérez par chromatographie liquide (*2.2.29*).

Préparez les solutions immédiatement avant l'emploi.

Solution à examiner. Dissolvez 50,0 mg de métamizole sodique dans du *méthanol R* et complétez à 10,0 ml avec le même solvant.

Solution témoin (a). Dissolvez 10,0 mg d'*impureté A de métamizole SCR* dans du *méthanol R* et complétez à 20,0 ml avec le même solvant.

Solution témoin (b). Prélevez 1,0 ml de solution témoin (a) et complétez à 20,0 ml avec du *méthanol R*.

Solution témoin (c). Dissolvez 40 mg de *métamizole sodique SCR* dans du *méthanol R* et complétez à 20,0 ml avec le même solvant.

Solution témoin (d). Prélevez 10 ml de solution témoin (c) et chauffez à reflux pendant 10 min. Laissez refroidir à température ambiante et complétez à 20,0 ml avec du *méthanol R*.

Solution témoin (e). A 6 ml de solution témoin (a), ajoutez 1 ml de solution témoin (c).

La chromatographie peut être réalisée en utilisant :

- une colonne d'acier inoxydable, d'une longueur de 0,25 m et d'un diamètre intérieur de 4,6 mm, remplie de *gel de silice octadécylsilylé pour chromatographie, désactivé pour les bases R* (5 µm),
- comme phase mobile, à un débit de 1,0 ml/min, un mélange de 28 volumes de *méthanol R* et de 72 volumes d'une solution tampon préparée comme suit : mélangez 1000 volumes d'une solution de *phosphate monosodique R* à 6,0 g/l et 1 volume de *triéthylamine R*, puis ajustez à pH 7,0 avec de la *solution concentrée d'hydroxyde de sodium R*,
- comme détecteur, un spectrophotomètre réglé à 254 nm.

Lorsque les chromatogrammes sont enregistrés dans les conditions prescrites, les substances sont éluées dans l'ordre suivant : impureté A, métamizole, impureté B, impureté C et impureté D. Injectez 10 µl de solution témoin (b). Ajustez la sensibilité du système de façon que la hauteur du pic principal du chromatogramme obtenu représente au moins 50 pour cent de l'échelle totale de l'enregistreur. Injectez 10 µl de solution témoin (d). Le chromatogramme obtenu présente 2 pics principaux correspondant respectivement au métamizole et à l'impureté C. Injectez 10 µl de solution témoin (e). L'essai n'est valable que si dans le chromatogramme obtenu, la résolution entre les pics correspondant respectivement à l'impureté A de métamizole et au métamizole n'est pas inférieure à 2,5.

Injectez 10 µl de solution à examiner et 10 µl de solution témoin (b). Continuez la chromatographie pendant 3,5 fois le temps de rétention du métamizole. Dans le chromatogramme obtenu avec la solution à examiner, s'il apparaît un pic correspondant à l'impureté C, sa surface n'est pas supérieure à celle du pic principal du chromatogramme obtenu avec la solution témoin (b) (0,5 pour cent). S'il apparaît d'autres pics que le pic principal et un pic dû à l'impureté C, la surface d'aucun d'entre eux n'est supérieure à 0,4 fois celle du pic principal du chromatogramme obtenu avec la solution témoin (b) (0,2 pour cent). La somme de la surface de tous les pics, à l'exception du pic principal n'est pas supérieure à la surface du pic principal du chromatogramme obtenu avec la solution témoin (b) (0,5 pour cent). Ne tenez pas compte des pics dont la surface est inférieure à 0,05 fois celle du pic principal du chromatogramme obtenu avec la solution témoin (b).

Sulfates (*2.4.13*). Dissolvez 0,150 g de métamizole sodique dans de l'*eau distillée R* et complétez à 15 ml avec le même solvant. La solution satisfait à l'essai limite des sulfates (0,1 pour cent).

Métaux lourds (*2.4.8*). Dissolvez 2,0 g de métamizole sodique dans de l'*eau R* et complétez à 20 ml avec le même solvant. 12 ml de solution récemment préparée satisfont à l'essai limite A des métaux lourds (20 ppm). Préparez le témoin avec la *solution à 2 ppm de plomb (Pb) R*.

Perte à la dessiccation (*2.2.32*). Déterminée à l'étuve à 100-105 °C sur 1,000 g de métamizole sodique, la perte à la dessiccation est de 4,9 pour cent à 5,3 pour cent.

DOSAGE

Dissolvez 0,200 g de métamizole sodique dans 10 ml d'*acide chlorhydrique 0,01 M* préalablement refroidi dans de l'eau glacée et titrez immédiatement, goutte à goutte, par l'*iode 0,05 M*. Avant chaque addition supplémentaire d'*iode 0,05 M*, dissolvez par agitation le précipité formé. Vers la fin du titrage, ajoutez 2 ml de *solution d'amidon R*. Titrez jusqu'à coloration bleue persistante pendant 2 min au moins. Pendant le titrage, la température de la solution ne doit pas dépasser 10 °C.

1 ml d'*iode 0,05 M* correspond à 16,67 mg de $C_{13}H_{16}N_3NaO_4S$.

CONSERVATION

A l'abri de la lumière.

Monographies L - P

IMPURETÉS

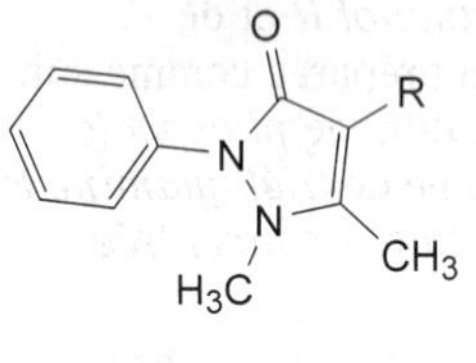

A. R = NHCHO : 4-formylamino-1,5-diméthyl-2-phényl-1,2-dihydro-3*H*-pyrazol-3-one,

B. R = NH_2 : 4-amino-1,5-diméthyl-2-phényl-1,2-dihydro-3*H*-pyrazol-3-one,

C. R = $NHCH_3$: 4-méthylamino-1,5-diméthyl-2-phényl-1,2-dihydro-3*H*-pyrazol-3-one,

D. R = $N(CH_3)_2$: 4-diméthylamino-1,5-diméthyl-2-phényl-1,2-dihydro-3*H*-pyrazol-3-one.

01/2002:0931

METFORMINE (CHLORHYDRATE DE)

Metformini hydrochloridum

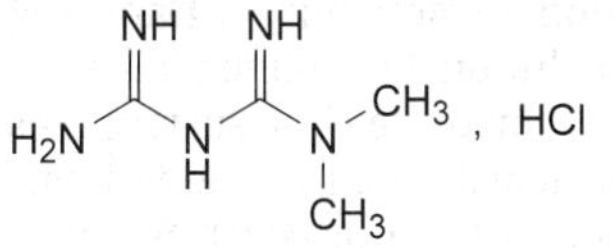

$C_4H_{12}ClN_5$ M_r 165,6

DÉFINITION

Le chlorhydrate de metformine contient au minimum 98,5 pour cent et au maximum l'équivalent de 101,0 pour cent de chlorhydrate de 1,1-diméthylbiguanide, calculé par rapport à la substance desséchée.

CARACTÈRES

Cristaux blancs, facilement solubles dans l'eau, peu solubles dans l'alcool, pratiquement insolubles dans l'acétone et dans le chlorure de méthylène.

IDENTIFICATION

Première identification : B, E.

Seconde identification : A, C, D, E.

A. Le point de fusion (*2.2.14*) du chlorhydrate de metformine est de 222 °C à 226 °C.

B. Examinez le chlorhydrate de metformine par spectrophotométrie d'absorption dans l'infrarouge (*2.2.24*), en comparant avec le spectre obtenu avec le *chlorhydrate de metformine SCR*. Examinez les substances sous forme de pastilles à base de *chlorure de potassium R*.

C. Opérez par chromatographie sur couche mince (*2.2.27*) en utilisant une plaque recouverte de *gel de silice G R*.

Solution à examiner. Dissolvez 20 mg de chlorhydrate de metformine dans de l'*eau R* et complétez à 5 ml avec le même solvant.

Solution témoin. Dissolvez 20 mg de *chlorhydrate de metformine SCR* dans de l'*eau R* et complétez à 5 ml avec le même solvant.

Déposez séparément sur la plaque 5 µl de chaque solution. Développez sur un parcours de 15 cm avec la couche supérieure d'un mélange de 10 volumes d'*acide acétique glacial R*, de 40 volumes de *butanol R* et de 50 volumes d'*eau R*. Séchez la plaque à 100-105 °C pendant 15 min. Pulvérisez un mélange à volumes égaux d'une solution de *nitroprussiate de sodium R* à 100 g/l, d'une solution de *ferricyanure de potassium R* à 100 g/l et d'une solution d'*hydroxyde de sodium R* à 100 g/l, préparé 20 min avant son utilisation. La tache principale du chromatogramme obtenu avec la solution à examiner est semblable quant à sa position, sa coloration et ses dimensions à la tache principale du chromatogramme obtenu avec la solution témoin.

D. Dissolvez 5 mg environ de chlorhydrate de metformine dans de l'*eau R* et complétez à 100 ml avec le même solvant. A 2 ml de solution, ajoutez 0,25 ml de *solution concentrée d'hydroxyde de sodium R* et 0,10 ml de *solution d'α-naphtol R*. Agitez et laissez reposer dans de l'eau glacée pendant 15 min. Ajoutez 0,5 ml de *solution d'hypobromite de sodium R*. Agitez. Il se développe une coloration rose.

E. Le chlorhydrate de metformine donne la réaction (a) des chlorures (*2.3.1*).

ESSAI

Solution S. Dissolvez 2,0 g de chlorhydrate de metformine dans de l'*eau R* et complétez à 20 ml avec le même solvant.

Aspect de la solution. La solution S est limpide (*2.2.1*) et incolore (*2.2.2, Procédé II*).

Substances apparentées. Opérez par chromatographie liquide (*2.2.29*).

Solution à examiner. Dissolvez 0,50 g de chlorhydrate de metformine dans la phase mobile et complétez à 100,0 ml avec la phase mobile.

Solution témoin (a). Dissolvez 20,0 mg de *cyanoguanidine R* dans de l'*eau R* et complétez à 100,0 ml avec le même solvant. Prélevez 1,0 ml de solution et complétez à 200,0 ml avec la phase mobile.

Solution témoin (b). Prélevez 1,0 ml de solution à examiner et complétez à 50,0 ml avec la phase mobile. Prélevez 1,0 ml de solution et complétez à 20,0 ml avec la phase mobile.

Solution témoin (c). Dissolvez 10,0 mg de *mélamine R* dans 90 ml environ d'*eau R*. Ajoutez 5,0 ml de solution à examiner, puis complétez à 100,0 ml avec de l'*eau R*. Prélevez 1,0 ml de solution et complétez à 50,0 ml avec la phase mobile.

La chromatographie peut être réalisée en utilisant :

– une colonne d'acier inoxydable, d'une longueur de 0,25 m et d'un diamètre intérieur de 4,6 mm, remplie de gel de silice poreuse de forme irrégulière sur lequel ont été greffés des groupements acide benzènesulfonique (10 µm), ou une colonne d'acier inoxydable, d'une longueur de 0,11 m et d'un diamètre intérieur de 4,7 mm, remplie de gel de silice poreuse de forme régulière sur lequel ont été greffés des groupements acide benzènesulfonique (5 µm),
– comme phase mobile, à un débit de 1 ml/min, une solution de *dihydrogénophosphate d'ammonium R* à 17 g/l, ajustée à pH 3,0 avec de l'*acide phosphorique R*,
– comme détecteur, un spectrophotomètre réglé à 218 nm.

Injectez 20 µl de solution témoin (a). Ajustez la sensibilité du système de façon que la hauteur du pic principal du chromatogramme obtenu représente 50 pour cent au minimum de l'échelle totale de l'enregistreur. Injectez 20 µl de solution témoin (c). L'essai n'est valable que si, dans le chromatogramme obtenu, la résolution entre les pics correspondant respectivement à la mélamine et au chlorhydrate de metformine n'est pas inférieure à 10.

Injectez 20 µl de solution à examiner, 20 µl de solution témoin (a) et 20 µl de solution témoin (b). Continuez la chromatographie pendant 2 fois le temps de rétention du chlorhydrate de metformine. S'il apparaît un pic correspondant à la cyanoguanidine dans le chromatogramme obtenu avec la solution à examiner, sa surface n'est pas supérieure à celle du pic du chromatogramme obtenu avec la solution témoin (a) (0,02 pour cent). S'il apparait d'autres pics que le pic principal et un pic correspondant à la cyanoguanidine, dans le chromatogramme obtenu avec la solution à examiner, la surface d'aucun d'entre eux n'est supérieure à celle du pic principal du chromatogramme obtenu avec la solution témoin (b) (0,1 pour cent).

Métaux lourds (*2.4.8*). 12 ml de solution S satisfont à l'essai limite A des métaux lourds (10 ppm). Préparez le témoin avec la *solution à 1 ppm de plomb (Pb) R*.

Perte à la dessiccation (*2.2.32*). Déterminée à l'étuve à 100-105 °C pendant 5 h sur 1,000 g de chlorhydrate de metformine, la perte à la dessiccation n'est pas supérieure à 0,5 pour cent.

Cendres sulfuriques (*2.4.14*). Déterminé sur 1,0 g de chlorhydrate de metformine, le taux des cendres sulfuriques n'est pas supérieur à 0,1 pour cent.

DOSAGE

Afin d'éviter un échauffement trop important du milieu réactionnel, mélangez soigneusement pendant le titrage et arrêtez le titrage immédiatement après le point de fin de titrage.

Dissolvez 60,0 mg de chlorhydrate de metformine dans 4 ml d'*acide formique anhydre R*. Ajoutez 50 ml d'*anhydride acétique R*. Titrez par l'*acide perchlorique 0,1 M*. Déterminez le point de fin de titrage par potentiométrie (*2.2.20*).

1 ml d'*acide perchlorique 0,1 M* correspond à 8,28 mg de $C_4H_{12}ClN_5$.

IMPURETÉS

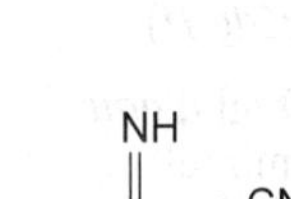

A. cyanoguanidine,

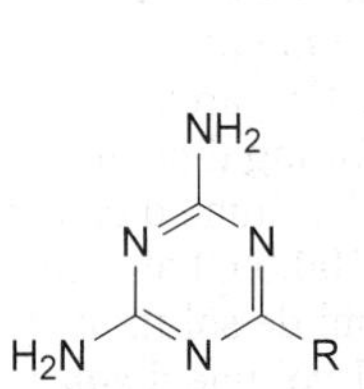

B. R = NH-C(=NH)-NH_2 : (4,6-diamino-1,3,5-triazin-2-yl)guanidine,

C. R = $N(CH_3)_2$: *N,N*-diméthyl-1,3,5-triazine-2,4,6-triamine,

D. R = NH_2 : 1,3,5-triazine-2,4,6-triamine (mélamine),

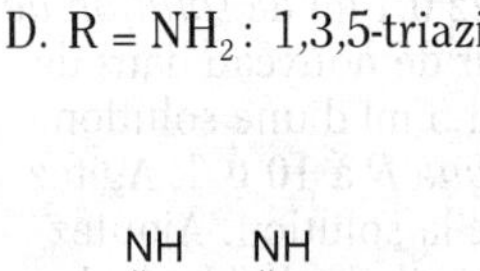

E. 1-méthylbiguanide.

01/2002:0408

MÉTHADONE (CHLORHYDRATE DE)

Methadoni hydrochloridum

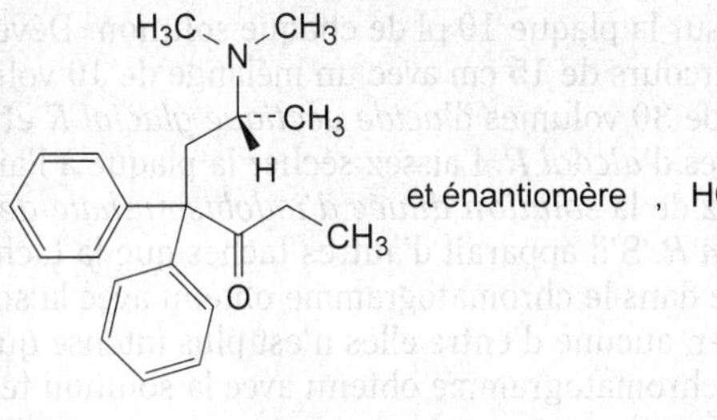

$C_{21}H_{28}ClNO$ M_r 345,9

DÉFINITION

Le chlorhydrate de méthadone contient au minimum 99,0 pour cent et au maximum l'équivalent de 101,0 pour cent de chlorhydrate de (6*RS*)-6-(diméthylamino)-4,4-diphénylheptan-3-one, calculé par rapport à la substance desséchée.

CARACTÈRES

Poudre cristalline blanche, soluble dans l'eau, facilement soluble dans l'alcool, pratiquement insoluble dans l'éther.

IDENTIFICATION

Première identification : A, C, E.

Seconde identification : A, B, D, E.

A. L'angle de rotation optique (*2.2.7*) mesuré avec la solution S (voir Essai) dans un tube de 2 dm, est de − 0,05° à + 0,05°.

B. Le point de fusion du chlorhydrate de méthadone (*2.2.14*) est de 233 °C à 236 °C.

C. Examinez le chlorhydrate de méthadone par spectrophotométrie d'absorption dans l'infrarouge (*2.2.24*), en comparant avec le *spectre de référence du chlorhydrate de méthadone de la Ph. Eur.*

D. A 2,0 ml de solution S, ajoutez 1 ml d'*acide chlorhydrique 0,1 M* et 6 ml de *solution de thiocyanate d'ammonium R*. Il se forme un précipité blanc qui cristallise après agitation pendant quelques minutes. Séchez les cristaux à 100-105 °C. Le point de fusion (*2.2.14*) est de 143 °C à 148 °C.

E. Prélevez 1 ml de solution S et complétez à 5 ml avec de l'*eau R*. Ajoutez 1 ml d'*ammoniaque diluée R1*. Mélangez, laissez reposer pendant 5 min et filtrez. Le filtrat donne la réaction (a) des chlorures (*2.3.1*).

ESSAI

Solution S. Dissolvez 2,50 g de chlorhydrate de méthadone dans de l'*eau exempte de dioxyde de carbone R* et complétez à 50,0 ml avec le même solvant.

Aspect de la solution. La solution S est limpide (*2.2.1*) et incolore (*2.2.2, Procédé II*).

Acidité ou alcalinité. Prélevez 10 ml de solution S et complétez à 25 ml avec de l'*eau exempte de dioxyde de carbone R*. A 10 ml de cette solution, ajoutez 0,2 ml de *solution de rouge de méthyle R* et 0,2 ml d'*hydroxyde de sodium 0,01 M*. La solution est jaune. Ajoutez 0,4 ml d'*acide chlorhydrique 0,01 M*. La solution est rouge.

Substances apparentées. Opérez par chromatographie sur couche mince (*2.2.27*) en utilisant une plaque recouverte de *gel de silice G R*.

Monographies L - P

Solution à examiner. Dissolvez 0,5 g de chlorhydrate de méthadone dans de l'*alcool R* et complétez à 10 ml avec le même solvant.

Solution témoin. Prélevez 1 ml de solution à examiner et complétez à 10 ml avec de l'*alcool R.* Prélevez 1 ml de cette solution et complétez à 100 ml avec de l'*alcool R.*

Déposez sur la plaque 10 µl de chaque solution. Développez sur un parcours de 15 cm avec un mélange de 10 volumes d'*eau R,* de 30 volumes d'*acide acétique glacial R* et de 60 volumes d'*alcool R.* Laissez sécher la plaque à l'air. Pulvérisez de la *solution diluée d'iodobismuthate de potassium R.* S'il apparaît d'autres taches que la tache principale dans le chromatogramme obtenu avec la solution à examiner, aucune d'entre elles n'est plus intense que la tache du chromatogramme obtenu avec la solution témoin (0,1 pour cent).

Perte à la dessiccation (*2.2.32*). Déterminée à l'étuve à 100-105 °C sur 1,00 g de chlorhydrate de méthadone, la perte à la dessiccation n'est pas supérieure à 0,5 pour cent.

Cendres sulfuriques (*2.4.14*). Déterminé sur 1,0 g de chlorhydrate de méthadone, le taux des cendres sulfuriques n'est pas supérieur à 0,1 pour cent.

DOSAGE

Dissolvez 0,300 g de chlorhydrate de méthadone dans 50 ml d'*acide acétique anhydre R* et ajoutez 5 ml de *solution d'acétate mercurique R.* Titrez par l'*acide perchlorique 0,1 M* en présence de 0,1 ml de *solution de violet cristallisé R* jusqu'à virage du bleu-violet au vert.

1 ml d'*acide perchlorique 0,1 M* correspond à 34,59 mg de $C_{21}H_{28}ClNO$.

CONSERVATION

A l'abri de la lumière.

Monographies L - P

01/2002:0510

MÉTHAQUALONE

Methaqualonum

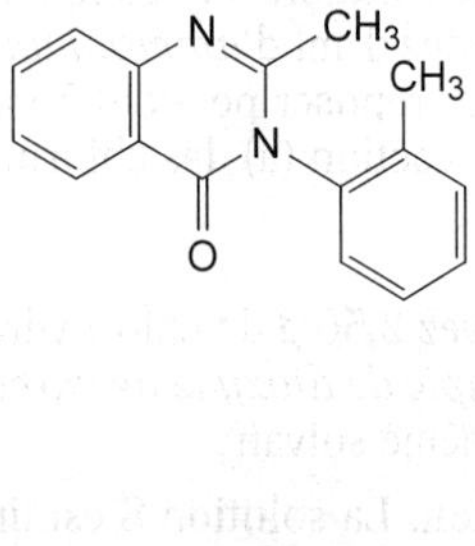

$C_{16}H_{14}N_2O$ M_r 250,3

DÉFINITION

La méthaqualone contient au minimum 99,0 pour cent et au maximum l'équivalent de 101,0 pour cent de 2-méthyl-3-(2-méthylphényl)quinazolin-4(3*H*)-one, calculé par rapport à la substance desséchée.

CARACTÈRES

Poudre cristalline blanche ou sensiblement blanche, très peu soluble dans l'eau, soluble dans l'alcool, assez soluble dans l'éther. La méthaqualone se dissout dans la solution diluée d'acide sulfurique.

IDENTIFICATION

Première identification : A, C.

Seconde identification : A, B, D.

A. Le point de fusion (*2.2.14*) de la méthaqualone est de 114 °C à 117 °C.

B. Dissolvez, en chauffant si nécessaire, 50,0 mg de méthaqualone dans de l'*acide chlorhydrique 0,1 M* et complétez à 100,0 ml avec le même acide. Prélevez 1,0 ml de cette solution et complétez à 100,0 ml avec de l'*acide chlorhydrique 0,1 M.* Examinée de 220 nm à 300 nm (*2.2.25*), la solution présente 2 maximums d'absorption respectivement à 235 nm et à 270 nm. Les absorbances spécifiques à ces maximums sont respectivement de 1270 à 1390 et de 315 à 345.

C. Examinez la méthaqualone par spectrophotométrie d'absorption dans l'infrarouge (*2.2.24*), en comparant avec le *spectre de référence de la méthaqualone de la Ph. Eur.*

D. Dissolvez 10 mg environ de méthaqualone dans 2 ml d'*alcool R.* Ajoutez 1 ml de *solution de diméthylaminobenzaldéhyde R1* et chauffez au bain-marie pendant 5 min. Il se développe une coloration orangé rouge.

ESSAI

Aspect de la solution. Dissolvez 1,0 g de méthaqualone dans du *méthanol R* et complétez à 25 ml avec le même solvant. La solution est limpide (*2.2.1*) et n'est pas plus fortement colorée que la solution témoin JB_7 (*2.2.2, Procédé II*).

Acidité. Agitez 0,6 g de méthaqualone avec 30 ml d'*eau exempte de dioxyde de carbone R* pendant 5 min et filtrez. A 10 ml du filtrat, ajoutez 0,1 ml de *solution de phénolphtaléine R.* Le virage de l'indicateur ne nécessite pas plus de 0,2 ml d'*hydroxyde de sodium 0,01 M.*

Acide 2-aminobenzoïque. Dissolvez 1,00 g de méthaqualone dans un mélange de 1 volume d'*eau R* et de 3 volumes d'*alcool R,* puis complétez à 50,0 ml avec le même mélange de solvants (solution à examiner). Préparez comme suit la solution témoin : dissolvez 40 mg d'*acide 2-aminobenzoïque R* dans un mélange de 1 volume d'*eau R* et de 3 volumes d'*alcool R* et complétez à 100,0 ml avec le même mélange de solvants ; prélevez 10,0 ml de solution et complétez à 100,0 ml avec un mélange de 1 volume d'*eau R* et de 3 volumes d'*alcool R* ; prélevez 0,5 ml de cette solution et complétez à 50,0 ml avec un mélange de 1 volume d'*eau R* et de 3 volumes d'*alcool R* (solution témoin). A la solution à examiner et à la solution témoin, ajoutez respectivement 5 ml d'*acide chlorhydrique dilué R* et laissez refroidir dans de l'eau glacée pendant 5 min. Ajoutez 0,1 ml de *solution de nitrite de sodium R* et laissez refroidir de nouveau dans de l'eau glacée pendant 5 min. Ajoutez 1,5 ml d'une solution récemment préparée d'*acide sulfamique R* à 10 g/l. Agitez jusqu'à disparition de la coloration de la solution. Ajoutez 2,5 ml d'une solution récemment préparée de *dichlorhydrate de naphtyléthylènediamine R* à 2 g/l et laissez reposer pendant 2 h 30 min. Examinez les solutions selon les indications du *2.2.2, Procédé II.* La solution à examiner n'est pas plus fortement colorée que la solution témoin (20 ppm).

***o*-Toluidine**. Dissolvez 0,50 g de méthaqualone dans de l'*acétone R* et complétez à 10,0 ml avec le même solvant (solution à examiner). Préparez comme suit la solution témoin : dissolvez 50 mg d'*o-toluidine R*, récemment distillée, dans 5 ml d'*acétone R* et complétez à 100,0 ml avec de l'*acide chlorhydrique dilué R* ; prélevez 10,0 ml de solution et complétez à 100,0 ml avec de l'*acide chlorhydrique dilué R* ; prélevez 0,1 ml de cette solution et complétez à 10,0 ml avec de l'*acétone R* (solution témoin). A la solution à examiner et à la solution témoin, ajoutez respectivement 5 ml d'*eau R* et laissez refroidir dans de l'eau glacée pendant 5 min. Ajoutez 0,1 ml de *solution de nitrite de sodium R* et laissez refroidir de nouveau dans de l'eau glacée pendant 5 min. Ajoutez 10 ml d'une solution récemment préparée de *β-naphtol R* à 2 g/l dans de la *solution diluée d'hydroxyde de sodium R*. Examinez les solutions selon les indications du *2.2.2, Procédé II*. La solution à examiner n'est pas plus fortement colorée que la solution témoin (10 ppm).

Métaux lourds (*2.4.8*). 1,0 g de méthaqualone satisfait à l'essai limite C des métaux lourds (20 ppm). Préparez le témoin avec 2 ml de *solution à 10 ppm de plomb (Pb) R*.

Perte à la dessiccation (*2.2.32*). Déterminée à l'étuve à 100-105 °C sur 1,000 g de méthaqualone, la perte à la dessiccation n'est pas supérieure à 1,0 pour cent.

Cendres sulfuriques (*2.4.14*). Déterminé sur 1,0 g de méthaqualone, le taux des cendres sulfuriques n'est pas supérieur à 0,1 pour cent.

DOSAGE

Dissolvez 0,200 g de méthaqualone dans 30 ml d'*acide acétique anhydre R*. Titrez par l'*acide perchlorique 0,1 M*. Déterminez le point de fin de titrage par potentiométrie (*2.2.20*).

1 ml d'*acide perchlorique 0,1 M* correspond à 25,03 mg de $C_{16}H_{14}N_2O$.

CONSERVATION

A l'abri de la lumière.

01/2002:1545

MÉTHÉNAMINE

Methenaminum

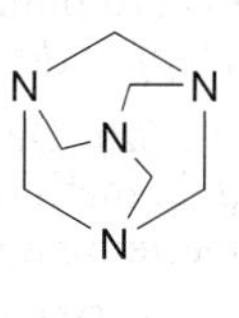

$C_6H_{12}N_4$ M_r 140,2

DÉFINITION

La méthénamine contient au minimum 99,0 pour cent et au maximum l'équivalent de 100,5 pour cent de 1,3,5,7-tétraazotricyclo[3.3.1.13,7]décane, calculé par rapport à la substance desséchée.

CARACTÈRES

Poudre cristalline blanche ou cristaux incolores, facilement solubles dans l'eau, solubles dans l'alcool et dans le chlorure de méthylène.

IDENTIFICATION

Première identification : A.

Seconde identification : B, C, D.

A. Examinez la méthénamine par spectrophotométrie d'absorption dans l'infrarouge (*2.2.24*), en comparant avec le *spectre de référence de la méthénamine de la Ph. Eur.*

B. A 1 ml de solution S (voir Essai), ajoutez 1 ml d'*acide sulfurique R* et portez immédiatement à ébullition. Laissez refroidir. A 1 ml de solution ajoutez 4 ml d'*eau R* et 5 ml de *réactif à l'acétylacétone R1*. Chauffez au bain-marie pendant 5 min. Il se développe une intense coloration jaune.

C. A 1 ml de solution S ajoutez 1 ml d'*acide sulfurique dilué R* et chauffez immédiatement à ébullition. La solution donne la réaction des sels d'ammonium et des sels de bases volatiles (*2.3.1*).

D. Dissolvez 10 mg de méthénamine dans 5 ml d'*eau R* et acidifiez avec de l'*acide chlorhydrique dilué R*. Ajoutez 1 ml de *solution d'iodobismuthate de potassium R*. Il se forme immédiatement un précipité orangé.

ESSAI

Solution S. Dissolvez 10,0 g de méthénamine dans de l'*eau exempte de dioxyde de carbone R* préparée à partir d'*eau distillée R* et complétez à 100 ml avec le même solvant.

Aspect de la solution. La solution S est limpide (*2.2.1*) et incolore (*2.2.2, Procédé II*).

Acidité ou alcalinité. A 5 ml de solution S, ajoutez 0,1 ml de *solution de phénolphtaléine R*. Le virage de l'indicateur ne nécessite pas plus de 0,2 ml d'*acide chlorhydrique 0,1 M* ou d'*hydroxyde de sodium 0,1 M*.

Formaldéhyde libre. Dissolvez 0,8 g de méthénamine dans de l'*eau R* et complétez à 8 ml avec le même solvant. Ajoutez 2 ml de *solution ammoniacale de nitrate d'argent R*. Si après 5 min, la solution présente une coloration grise, celle-ci n'est pas plus intense que celle d'une solution témoin préparée simultanément et dans les mêmes conditions avec un mélange de 8 ml d'une *solution à 5 ppm de formaldéhyde (CH_2O) R* récemment préparée et de 2 ml de *solution ammoniacale de nitrate d'argent R* (50 ppm).

Chlorures (*2.4.4*). Prélevez 5 ml de solution S et complétez à 15 ml avec de l'*eau R*. La solution satisfait à l'essai limite des chlorures (100 ppm).

Sulfates (*2.4.13*). 15 ml de solution S satisfont à l'essai limite des sulfates (100 ppm).

Ammonium (*2.4.1*). Prélevez 2 ml de solution S préparée extemporanément et complétez à 13 ml avec de l'*eau R*. Ajoutez 2 ml de *solution diluée d'hydroxyde de sodium R*. La solution satisfait à l'essai limite de l'ammonium (50 ppm).

Métaux lourds (*2.4.8*). 12 ml de solution S satisfont à l'essai limite A des métaux lourds (20 ppm). Préparez le témoin avec la *solution à 2 ppm de plomb (Pb) R*.

Perte à la dessiccation (*2.2.32*). Déterminée dans un dessiccateur sur 1,000 g de méthénamine, la perte à la dessiccation n'est pas supérieure à 2,0 pour cent.

DOSAGE

Dissolvez 0,100 g de méthénamine dans 30 ml de *méthanol R*. Titrez par l'*acide perchlorique 0,1 M*. Déterminez le point de fin de titrage par potentiométrie (*2.2.20*).

1 ml d'*acide perchlorique 0,1 M* correspond à 14,02 mg de $C_6H_{12}N_4$.

CONSERVATION

A l'abri de la lumière.

01/2002:1027

MÉTHIONINE

Methioninum

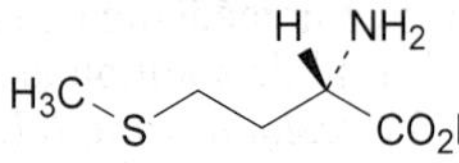

$C_5H_{11}NO_2S$ M_r 149,2

DÉFINITION

La méthionine contient au minimum 99,0 pour cent et au maximum l'équivalent de 101,0 pour cent d'acide (2*S*)-2-amino-4-(méthylsulfanyl)butanoïque, calculé par rapport à la substance desséchée.

CARACTÈRES

Poudre cristalline, blanche à sensiblement blanche ou cristaux incolores, solubles dans l'eau, très peu solubles dans l'alcool, pratiquement insolubles dans l'éther.

IDENTIFICATION

Première identification : A, B.

Seconde identification : A, C, D.

A. La méthionine satisfait à l'essai « Pouvoir rotatoire spécifique » (voir Essai).

B. Examinez la méthionine par spectrophotométrie d'absorption dans l'infrarouge (*2.2.24*), en comparant avec le spectre obtenu avec la *méthionine SCR*. Examinez les substances sous forme de pastilles.

C. Examinez les chromatogrammes obtenus dans l'essai des substances décelables par la ninhydrine. La tache principale du chromatogramme obtenu avec la solution à examiner (b) est semblable quant à sa position, sa coloration et ses dimensions à la tache principale du chromatogramme obtenu avec la solution témoin (a).

D. Dissolvez 0,1 g de méthionine et 0,1 g de *glycine R* dans 4,5 ml de *solution diluée d'hydroxyde de sodium R*. Ajoutez 1 ml d'une solution de *nitroprussiate de sodium R* à 25 g/l. Chauffez à 40 °C pendant 10 min. Laissez refroidir et ajoutez 2 ml d'un mélange de 1 volume d'*acide phosphorique R* et de 9 volumes d'*acide chlorhydrique R*. Il se développe une coloration rouge sombre.

ESSAI

Solution S. Dissolvez 2,5 g de méthionine dans de l'*eau exempte de dioxyde de carbone R* et complétez à 100 ml avec le même solvant.

Aspect de la solution. La solution S est limpide (*2.2.1*) et incolore (*2.2.2, Procédé II*).

Détermination du pH (*2.2.3*). Le pH de la solution S est de 5,5 à 6,5.

Pouvoir rotatoire spécifique (*2.2.7*). Dissolvez 1,00 g de méthionine dans de l'*acide chlorhydrique R1* et complétez à 50,0 ml avec le même acide. Calculé par rapport à la substance desséchée, le pouvoir rotatoire spécifique est de + 22,5 à + 24,0.

Substances décelables par la ninhydrine. Opérez par chromatographie sur couche mince (*2.2.27*) en utilisant une *plaque au gel de silice pour CCM R*.

Solution à examiner (a). Dissolvez 0,10 g de méthionine dans de l'*acide chlorhydrique dilué R* et complétez à 10 ml avec le même acide.

Solution à examiner (b). Prélevez 1 ml de solution à examiner (a) et complétez à 50 ml avec de l'*eau R*.

Solution témoin (a). Dissolvez 10 mg de *méthionine SCR* dans une solution d'*acide chlorhydrique R* à 10 g/l et complétez à 50 ml avec la même solution acide.

Solution témoin (b). Prélevez 5 ml de solution à examiner (b) et complétez à 20 ml avec de l'*eau R*.

Solution témoin (c). Dissolvez 10 mg de *méthionine SCR* et 10 mg de *sérine SCR* dans une solution d'*acide chlorhydrique R* à 10 g/l et complétez à 25 ml avec la même solution acide.

Déposez séparément sur la plaque 5 µl de chaque solution. Développez sur un parcours de 15 cm avec un mélange de 20 volumes d'*acide acétique glacial R*, de 20 volumes d'*eau R* et de 60 volumes de *butanol R*. Laissez sécher la plaque à l'air. Pulvérisez de la *solution de ninhydrine R* et chauffez la plaque à 100-105 °C pendant 15 min. S'il apparaît d'autres taches que la tache principale dans le chromatogramme obtenu avec la solution à examiner (a), aucune d'entre elles n'est plus intense que la tache du chromatogramme obtenu avec la solution témoin (b) (0,5 pour cent). L'essai n'est valable que si le chromatogramme obtenu avec la solution témoin (c) présente 2 taches nettement séparées.

Chlorures. A 10 ml de solution S, ajoutez 25 ml d'*eau R*, 5 ml d'*acide nitrique dilué R* et 10 ml de *solution de nitrate d'argent R2*. Laissez reposer à l'abri de la lumière pendant 5 min. La solution n'est pas plus fortement opalescente qu'une solution témoin préparée simultanément et dans les mêmes conditions avec 10 ml de *solution à 5 ppm de chlorure (Cl) R* (200 ppm). Examinez les tubes latéralement sur fond noir.

Sulfates (*2.4.13*). Dissolvez 0,5 g de méthionine dans 3 ml d'*acide chlorhydrique dilué R* et complétez à 15 ml avec de l'*eau distillée R*. La solution satisfait à l'essai limite des sulfates (300 ppm).

Ammonium (*2.4.1*). 0,10 g de méthionine satisfait à l'essai limite B de l'ammonium (200 ppm). Préparez le témoin avec 0,2 ml de *solution à 100 ppm d'ammonium (NH_4) R*.

Fer (*2.4.9*). Dans une ampoule à décantation, dissolvez 1,0 g de méthionine dans 10 ml d'*acide chlorhydrique dilué R*. Agitez avec 3 fois 10 ml de *méthylisobutylcétone R1* pendant 3 min chaque fois. Agitez les couches supérieures réunies avec 10 ml d'*eau R* pendant 3 min. La couche inférieure satisfait à l'essai limite du fer (10 ppm).

Métaux lourds (*2.4.8*). 2,0 g de méthionine satisfont à l'essai limite C des métaux lourds (10 ppm). Préparez le témoin avec 2 ml de *solution à 10 ppm de plomb (Pb) R*.

Perte à la dessiccation (*2.2.32*). Déterminée à l'étuve à 100-105 °C sur 1,000 g de méthionine, la perte à la dessiccation n'est pas supérieure à 0,5 pour cent.

Cendres sulfuriques (*2.4.14*). Déterminé sur 1,0 g de méthionine, le taux des cendres sulfuriques n'est pas supérieur à 0,1 pour cent.

DOSAGE

Dissolvez 0,125 g de méthionine dans 5 ml d'*acide formique anhydre R*. Ajoutez 30 ml d'*acide acétique anhydre R*. Titrez par l'*acide perchlorique 0,1 M*. Déterminez le point de fin de titrage par potentiométrie (*2.2.20*).

1 ml d'*acide perchlorique 0,1 M* correspond à 14,92 mg de $C_5H_{11}NO_2S$.

CONSERVATION

A l'abri de la lumière.

01/2002:0624

DL-MÉTHIONINE

DL-Methioninum

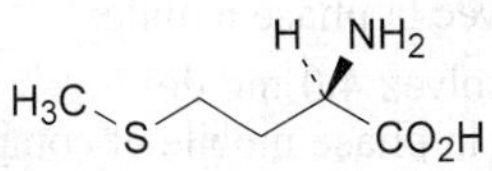

$C_5H_{11}NO_2S$ M_r 149,2

DÉFINITION

La DL-méthionine contient au minimum 99,0 pour cent et au maximum l'équivalent de 101,0 pour cent d'acide (2*RS*)-2-amino-4-(méthylsulfanyl)butanoïque, calculé par rapport à la substance desséchée.

CARACTÈRES

Poudre cristalline ou petites paillettes sensiblement blanches, assez solubles dans l'eau, très peu solubles dans l'alcool, pratiquement insolubles dans l'éther. La DL-méthionine se dissout dans les acides dilués et dans les solutions diluées d'hydroxydes alcalins.

La DL-méthionine fond vers 270 °C (point de fusion instantané).

IDENTIFICATION

Première identification : A, C.

Seconde identification : B, C, D.

A. Examinez la DL-méthionine par spectrophotométrie d'absorption dans l'infrarouge (*2.2.24*), en comparant avec le spectre obtenu avec la *DL-méthionine SCR*. Desséchez les substances à 105 °C.

B. Examinez les chromatogrammes obtenus dans l'essai des substances apparentées. La tache principale du chromatogramme obtenu avec la solution à examiner (b) est semblable quant à sa position, sa coloration et ses dimensions à la tache principale du chromatogramme obtenu avec la solution témoin (a).

C. Dissolvez 2,50 g de DL-méthionine dans de l'*acide chlorhydrique 1 M* et complétez à 50,0 ml avec le même acide. L'angle de rotation optique (*2.2.7*) de la solution est de – 0,05° à + 0,05°.

D. Dissolvez 0,1 g de DL-méthionine et 0,1 g de *glycine R* dans 4,5 ml de *solution diluée d'hydroxyde de sodium R*. Ajoutez 1 ml d'une solution de *nitroprussiate de sodium R* à 25 g/l. Chauffez à 40 °C pendant 10 min. Laissez refroidir et ajoutez 2 ml d'un mélange de 1 volume d'*acide phosphorique R* et de 9 volumes d'*acide chlorhydrique R*. Il se développe une coloration rouge sombre.

ESSAI

Solution S. Dissolvez 1,0 g de DL-méthionine dans de l'*eau exempte de dioxyde de carbone R* et complétez à 50 ml avec le même solvant.

Aspect de la solution. La solution S est limpide (*2.2.1*) et incolore (*2.2.2, Procédé II*).

Détermination du pH (*2.2.3*). Le pH de la solution S est de 5,4 à 6,1.

Substances apparentées. Opérez par chromatographie sur couche mince (*2.2.27*) en utilisant une plaque recouverte de *gel de silice G R*.

Solution à examiner (a). Dissolvez 0,2 g de DL-méthionine dans de l'*eau R* et complétez à 10 ml avec le même solvant.

Solution à examiner (b). Prélevez 1 ml de solution à examiner (a) et complétez à 50 ml avec de l'*eau R*.

Solution témoin (a). Dissolvez 20 mg de *DL-méthionine SCR* dans de l'*eau R* et complétez à 50 ml avec le même solvant.

Solution témoin (b). Prélevez 1 ml de solution témoin (a) et complétez à 10 ml avec de l'*eau R*.

Déposez séparément sur la plaque 5 µl de chaque solution. Développez sur un parcours de 10 cm avec un mélange de 20 volumes d'*acide acétique glacial R*, de 20 volumes d'*eau R* et de 60 volumes de *butanol R*. Laissez sécher la plaque à l'air. Pulvérisez de la *solution de ninhydrine R*. Chauffez la plaque à 100-105 °C pendant 15 min. S'il apparait d'autres taches que la tache principale dans le chromatogramme obtenu avec la solution à examiner (a), aucune d'entre elles n'est plus intense que la tache du chromatogramme obtenu avec la solution témoin (b) (0,2 pour cent).

Chlorures. Dissolvez 0,25 g de DL-méthionine dans 35 ml d'*eau R*. Ajoutez 5 ml d'*acide nitrique dilué R* et 10 ml de *solution de nitrate d'argent R2*. Laissez reposer pendant 5 min à l'abri de la lumière. La solution n'est pas plus fortement opalescente qu'une solution témoin préparée simultanément et dans les mêmes conditions avec un mélange de 10 ml de *solution à 5 ppm de chlorure (Cl) R* et de 25 ml d'*eau R*. Examinez les tubes latéralement sur fond noir (200 ppm).

Sulfates (*2.4.13*). Dissolvez 1,0 g de DL-méthionine dans 20 ml d'*eau distillée R* en chauffant à 60 °C. Refroidissez à 10 °C puis filtrez. 15 ml de solution satisfont à l'essai limite des sulfates (200 ppm).

Métaux lourds (*2.4.8*). 1,0 g de DL-méthionine satisfait à l'essai limite D des métaux lourds (20 ppm). Préparez le témoin avec 2 ml de *solution à 10 ppm de plomb (Pb) R*.

Perte à la dessiccation (*2.2.32*). Déterminée à l'étuve à 100-105 °C sur 1,000 g de DL-méthionine, la perte à la dessiccation n'est pas supérieure à 0,5 pour cent.

Cendres sulfuriques (*2.4.14*). Déterminé sur 1,0 g de DL-méthionine, le taux des cendres sulfuriques n'est pas supérieur à 0,1 pour cent.

DOSAGE

Dissolvez 0,140 g de DL-méthionine dans 3 ml d'*acide formique anhydre R*. Ajoutez 30 ml d'*acide acétique anhydre R*. Titrez immédiatement après dissolution par l'*acide perchlorique 0,1 M*. Déterminez le point de fin de titrage par potentiométrie (*2.2.20*).

1 ml d'*acide perchlorique 0,1 M* correspond à 14,92 mg de $C_5H_{11}NO_2S$.

CONSERVATION

A l'abri de la lumière.

01/2002:0560

MÉTHOTREXATE

Méthotrexatum

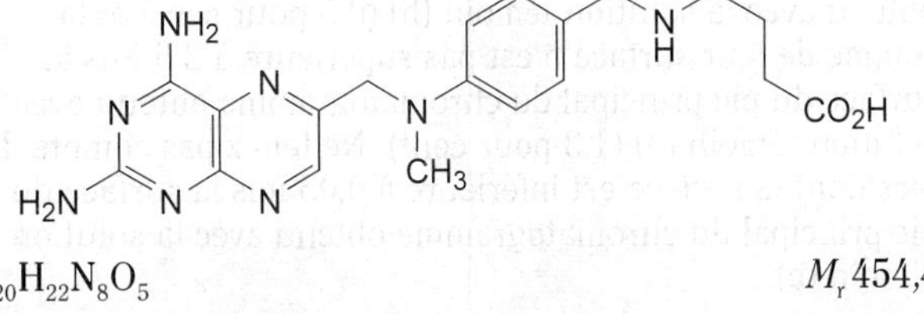

$C_{20}H_{22}N_8O_5$ M_r 454,4

DÉFINITION

Le méthotrexate contient au minimum 98,0 pour cent et au maximum l'équivalent de 102,0 pour cent d'acide (2*S*)-2-[[4-[[(2,4-diaminoptéridin-6-yl)méthyl]méthylamino]benzoyl]amino]pentanedioïque, calculé par rapport à la substance anhydre.

CARACTÈRES

Poudre cristalline, jaune à orangé, hygroscopique, pratiquement insoluble dans l'eau, dans l'alcool et dans le chlorure de méthylène. Le méthotrexate se dissout dans les solutions diluées d'acides minéraux et dans les solutions diluées d'hydroxydes et de carbonates alcalins.

IDENTIFICATION

A. Dissolvez 0,250 g de méthotrexate dans une solution de *carbonate de sodium R* à 14 g/l et complétez à 25,0 ml avec la même solution. Calculé par rapport à la substance anhydre, le pouvoir rotatoire spécifique (*2.2.7*) est de + 19 à + 24.

B. Dissolvez 10 mg de méthotrexate dans une solution d'*hydroxyde de sodium R* à 4 g/l et complétez à 100 ml avec le même solvant. Prélevez 10 ml de solution et complétez à 100 ml avec une solution d'*hydroxyde de sodium R* à 4 g/l. Examinée de 230 nm à 380 nm (*2.2.25*), la solution présente 3 maximums d'absorption, respectivement à 258 nm, à 302 nm et à 371 nm. Le rapport entre les absorbances mesurées aux maximums à 302 nm et à 371 nm est de 2,8 à 3,3.

C. Examinez le méthotrexate par spectrophotométrie d'absorption dans l'infrarouge (*2.2.24*), en comparant avec le spectre obtenu avec le *méthotrexate SCR*.

ESSAI

Substances apparentées. Opérez par chromatographie liquide (*2.2.29*) selon des indications données sous Dosage, en réglant le spectrophotomètre à 265 nm.

Injectez 20 de solution témoin (c). L'essai n'est valable que si dans le chromatogramme obtenu, la résolution entre les pics correspondant respectivement à l'impureté D et au méthotrexate n'est pas inférieure à 2,0.

Injectez 20 µl de solution à examiner et 20 µl de solution témoin (b). Continuez la chromatographie pendant 3 fois le temps de rétention du méthotrexate. Lorsque les chromatogrammes sont enregistrés dans les conditions décrites, les temps de rétention relatifs approximatifs sont les suivants :

impureté A	0,2
impureté B	0,3
impureté C	0,4
impureté D	0,8
impureté E	2,3

S'il apparaît d'autres pics que le pic principal dans le chromatogramme obtenu avec la solution à examiner, la surface de 5 pics au plus est supérieure à 0,2 fois la surface du pic principal du chromatogramme obtenu avec la solution témoin (b) (0,1 pour cent), la surface d'aucun pic n'est supérieure à la surface du pic principal du chromatogramme obtenu avec la solution témoin (b) (0,5 pour cent) et la somme de leur surface n'est pas supérieure à 2,6 fois la surface du pic principal du chromatogramme obtenu avec la solution témoin (b) (1,3 pour cent). Ne tenez pas compte des pics dont la surface est inférieure à 0,05 fois la surface du pic principal du chromatogramme obtenu avec la solution témoin (b).

(*R*)-Méthotrexate. Opérez par chromatographie liquide (*2.2.29*).

Solution à examiner. Dissolvez 20,0 mg de méthotrexate dans la phase mobile et complétez à 100,0 ml avec la phase mobile.

Solution témoin (a). Prélevez 1,0 ml de solution à examiner et complétez à 100,0 ml avec la phase mobile.

Solution témoin (b). Dissolvez 4,0 mg de *(RS)-méthotrexate R* dans la phase mobile et complétez à 100,0 ml avec la phase mobile.

La chromatographie peut être réalisée en utilisant :

- une colonne d'acier inoxydable, d'une longueur de 0,15 m et d'un diamètre intérieur de 4,0 mm, remplie d'*albumine bovine R* greffée sur du *gel de silice pour chromatographie R* (épaisseur du film 7 µm ; diamètre des pores 30 nm),
- comme phase mobile, à un débit de 1,5 ml/min, une solution préparée comme suit : à 500 ml d'une solution de *phosphate disodique anhydre R* à 7,1 g/l, ajoutez 600 ml d'une solution de *phosphate sodique monohydraté R* à 6,9 g/l et mélangez ; ajustez à pH 6,9 avec de la *solution diluée d'hydroxyde de sodium R*. A 920 ml de ce mélange, ajoutez 80 ml de *propanol R*,
- comme détecteur, un spectrophotomètre réglé à 302 nm.

Injectez 20 µl de chaque solution. L'essai n'est valable que si, dans le chromatogramme obtenu avec la solution témoin (b), la résolution entre les pics correspondant respectivement au (*S*)-méthotrexate et au (*R*)-méthotrexate n'est pas inférieure à 3,0.

S'il apparaît, dans le chromatogramme obtenu avec la solution à examiner, un pic correspondant au (*R*)-méthotrexate, sa surface n'est pas supérieure à 3 fois la surface du pic principal du chromatogramme obtenu avec la solution témoin (a) (3,0 pour cent).

La teneur en (*R*)-méthotrexate n'est pas supérieure à 3,0 pour cent.

Métaux lourds (*2.4.8*). 1,0 g de méthotrexate satisfait à l'essai limite C des métaux lourds (50 ppm). Préparez le témoin avec 5 ml de *solution à 10 ppm de plomb (Pb) R*.

Teneur en eau (*2.5.12*). Déterminée par semi-microdosage sur 0,10 g de méthotrexate, la teneur en eau n'est pas supérieure à 13,0 pour cent.

Cendres sulfuriques (*2.4.14*). Déterminé sur 1,0 g de méthotrexate, le taux des cendres sulfuriques n'est pas supérieur à 0,1 pour cent.

DOSAGE

Opérez par chromatographie liquide (*2.2.29*).

Solution à examiner. Dissolvez 25,0 mg de méthotrexate dans la phase mobile et complétez à 250,0 ml avec la phase mobile.

Solution témoin (a). Dissolvez 25,0 mg de *méthotrexate SCR* dans la phase mobile et complétez à 250,0 ml avec la phase mobile.

Solution témoin (b). Prélevez 0,5 ml de solution témoin (a) et complétez à 100,0 ml avec la phase mobile.

Solution témoin (c). Dissolvez 25,0 mg de méthotrexate et 25,0 mg d'*impureté D de méthotrexate SCR* dans la phase mobile et complétez à 250,0 ml avec la phase mobile.

La chromatographie peut être réalisée en utilisant :

- une colonne d'acier inoxydable, d'une longueur de 0,25 m et d'un diamètre intérieur de 4,6 mm, remplie de *gel de silice octadécylsilylé pour chromatographie, désactivé pour les bases R* (5 µm),

Monographies L - P

– comme phase mobile, à un débit de 1,2 ml/min, un mélange de 7 volumes d'*acétonitrile R* et de 93 volumes d'une solution préparée comme suit : dissolvez 7,8 g d'*acide citrique R* et 17,9 g de *phosphate disodique anhydre R* dans de l'*eau R* et complétez à 1000 ml avec le même solvant,
– comme détecteur, un spectrophotomètre réglé à 302 nm.

Injectez 6 fois la solution témoin (a). Le dosage n'est valable que si l'écart type relatif de la surface du pic du méthotrexate n'est pas supérieur à 2,0 pour cent. Injectez 20 µl de solution à examiner et 20 µl de solution témoin (a). Calculez la teneur pour cent en méthotrexate à partir des chromatogrammes obtenus avec la solution à examiner et la solution témoin (a).

CONSERVATION

En récipient étanche, à l'abri de la lumière.

IMPURETÉS

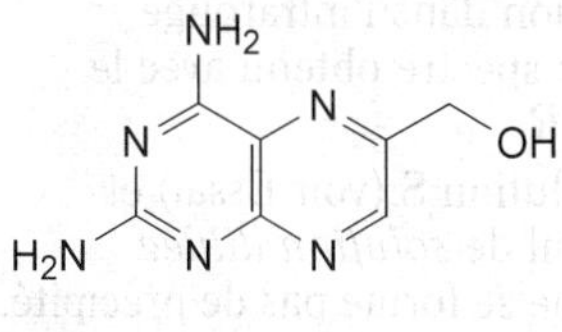

A. (2,4-diaminoptéridin-6-yl)méthanol,

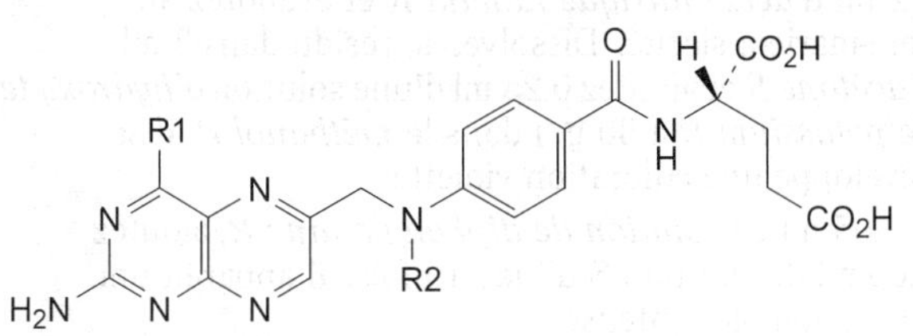

B. R1 = NH_2, R2 = H : acide (2*S*)-2-[[4-[[(2,4-diaminoptéridin-6-yl)méthyl]amino]benzoyl]amino]pentanedioïque (acide 4-aminofolique, aminoptéridine),

C. R1 = OH, R2 = CH_3 : acide (2*S*)-2-[[4-[[(2-amino-4-hydroxyptéridin-6-yl)méthyl]méthylamino]benzoyl]amino]pentanedioïque (acide *N*-méthylfolique, méthoptéridine),

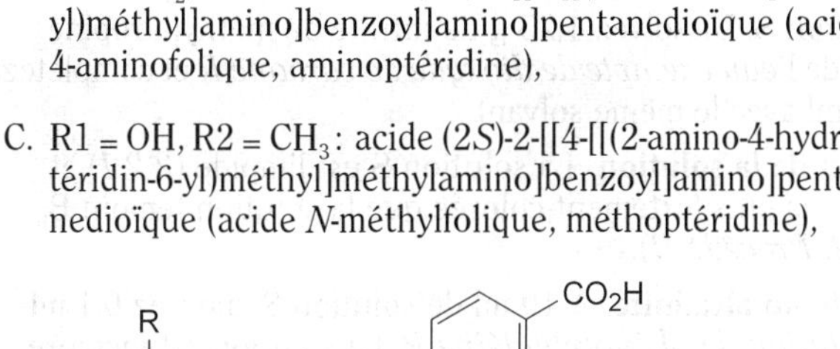

D. R = OH : acide 4-[[(2-amino-4-hydroxyptéridin-6-yl)méthyl]méthylamino]benzoïque (acide N^{10}-méthylptéroïque),

E. R = NH_2 : acide 4-[[(2,4-diaminoptéridin-6-yl)méthyl]méthylamino]benzoïque (acide 2,4-diamino-N^{10}-méthylptéroïque, APA),

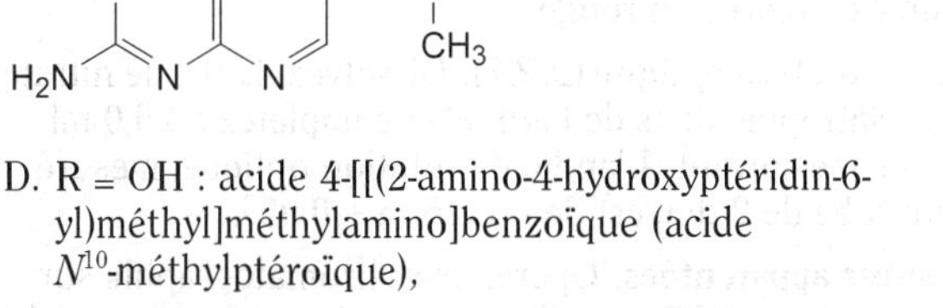

F. acide (2*R*)-2-[[4-[[(2,4-diaminoptéridin-6-yl)méthyl]méthylamino]benzoyl]amino]pentanedioïque ((*R*)-méthotrexate).

01/2002:0511

MÉTHYLATROPINE (BROMURE DE)

Methylatropini bromidum

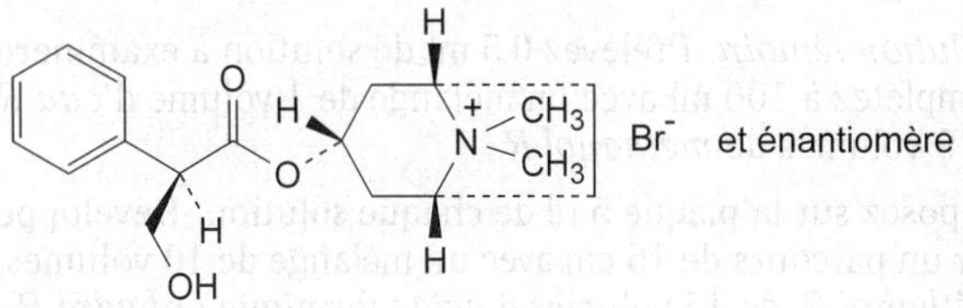

$C_{18}H_{26}BrNO_3$ M_r 384,3

DÉFINITION

Le bromure de méthylatropine contient au minimum 99,0 pour cent et au maximum l'équivalent de 101,0 pour cent de bromure de (1*R*,3*r*,5*S*)-3-[[(2*RS*)-3-hydroxy-2-phénylpropanoyl]oxy]-8,8-diméthyl-8-azoniabicyclo[3.2.1]octane, calculé par rapport à la substance desséchée.

CARACTÈRES

Poudre cristalline blanche ou cristaux incolores, facilement solubles dans l'eau, assez solubles dans l'alcool.

Le bromure de méthylatropine fond en se décomposant vers 219 °C.

IDENTIFICATION

Première identification : B, E.

Seconde identification : A, C, D, E.

A. Le bromure de méthylatropine satisfait à l'essai de l'angle de rotation optique (voir Essai).

B. Examinez le bromure de méthylatropine par spectrophotométrie d'absorption dans l'infrarouge (*2.2.24*), en comparant avec le spectre obtenu avec le *bromure de méthylatropine SCR*.

C. A 5 ml de solution S (voir Essai), ajoutez 2 ml de *solution diluée d'hydroxyde de sodium R*. Il ne se forme pas de précipité.

D. A 1 mg environ de bromure de méthylatropine, ajoutez 0,2 ml d'*acide nitrique fumant R* et évaporez au bain-marie à siccité. Dissolvez le résidu dans 2 ml d'*acétone R* et ajoutez 0,1 ml d'une solution d'*hydroxyde de potassium R* à 30 g/l dans le *méthanol R*. Il se développe une coloration violette.

E. Le bromure de méthylatropine donne la réaction (a) des bromures (*2.3.1*).

ESSAI

Solution S. Dissolvez 1,25 g de bromure de méthylatropine dans de l'*eau exempte de dioxyde de carbone R* et complétez à 25 ml avec le même solvant.

Aspect de la solution. La solution S est limpide (*2.2.1*) et n'est pas plus fortement colorée que la solution témoin B_9 (*2.2.2, Procédé II*).

Acidité ou alcalinité. A 10 ml de solution S, ajoutez 0,1 ml de *solution de phénolphtaléine R*. La solution est incolore. Après addition de 0,5 ml d'*hydroxyde de sodium 0,01 M*, la solution est rouge.

Angle de rotation optique (*2.2.7*). Dissolvez 2,50 g de bromure de méthylatropine dans de l'*eau R* et complétez à 25,0 ml avec le même solvant. L'angle de rotation optique, mesuré dans un tube de 2 dm, est de – 0,25° à + 0,05°.

Monographies L - P

Substances apparentées. Opérez par chromatographie sur couche mince (*2.2.27*) en utilisant une *plaque au gel de silice G pour CCM R*.

Solution à examiner. Dissolvez 0,2 g de bromure de méthylatropine dans un mélange de 1 volume d'*eau R* et de 9 volumes de *méthanol R* et complétez à 5 ml avec le même mélange de solvants.

Solution témoin. Prélevez 0,5 ml de solution à examiner et complétez à 100 ml avec un mélange de 1 volume d'*eau R* et de 9 volumes de *méthanol R*.

Déposez sur la plaque 5 µl de chaque solution. Développez sur un parcours de 15 cm avec un mélange de 10 volumes de *méthanol R*, de 15 volumes d'*acide formique anhydre R*, de 15 volumes d'*eau R* et de 60 volumes d'*acétate d'éthyle R*. Desséchez la plaque à 100-105 °C jusqu'à évaporation complète des solvants. Laissez refroidir. Pulvérisez de la *solution diluée d'iodobismuthate de potassium R* jusqu'à apparition des taches. S'il apparaît d'autres taches que la tache principale dans le chromatogramme obtenu avec la solution à examiner, aucune d'entre elles n'est plus intense que la tache du chromatogramme obtenu avec la solution témoin (0,5 pour cent).

Apométhylatropine. Dissolvez 0,10 g de bromure de méthylatropine dans de l'*acide chlorhydrique 0,01 M* et complétez à 100,0 ml avec le même acide. Déterminez l'absorbance (*2.2.25*) aux maximums d'absorption à 252 nm et à 257 nm. Le rapport entre l'absorbance mesurée à 257 nm et l'absorbance mesurée à 252 nm n'est pas inférieur à 1,19.

Perte à la dessiccation (*2.2.32*). Déterminée à l'étuve à 100-105 °C sur 0,500 g de bromure de méthylatropine, la perte à la dessiccation n'est pas supérieure à 0,5 pour cent.

Cendres sulfuriques (*2.4.14*). Déterminé sur le résidu obtenu dans l'essai de perte à la dessiccation, le taux des cendres sulfuriques n'est pas supérieur à 0,1 pour cent.

DOSAGE

Dissolvez 0,300 g de bromure de méthylatropine dans 50 ml d'*acide acétique anhydre R* en chauffant légèrement si nécessaire. Titrez par l'*acide perchlorique 0,1 M*. Déterminez le point de fin de titrage par potentiométrie (*2.2.20*).

1 ml d'*acide perchlorique 0,1 M* correspond à 38,43 mg de $C_{18}H_{26}BrNO_3$.

CONSERVATION

A l'abri de la lumière.

01/2002:0512

MÉTHYLATROPINE (NITRATE DE)

Methylatropini nitras

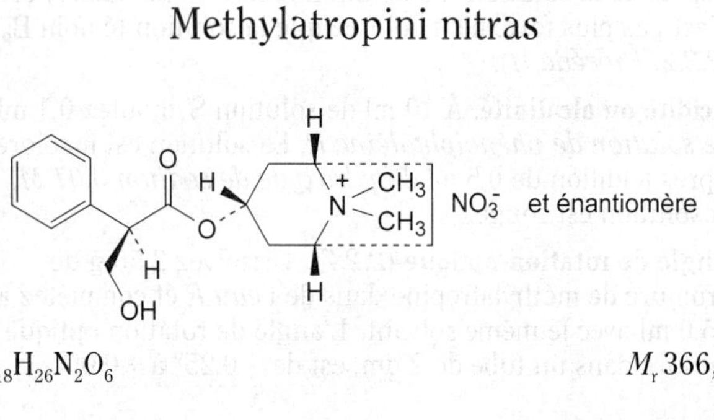

$C_{18}H_{26}N_2O_6$ M_r 366,4

DÉFINITION

Le nitrate de méthylatropine contient au minimum 99,0 pour cent et au maximum l'équivalent de 101,0 pour cent de nitrate de (1*R*,3*r*,5*S*)-3-[[(2*RS*)-3-hydroxy-2-phénylpropanoyl]oxy]-8,8-diméthyl-8-azoniabicyclo[3.2.1]octane, calculé par rapport à la substance desséchée.

CARACTÈRES

Poudre cristalline blanche ou cristaux incolores, facilement solubles dans l'eau, solubles dans l'alcool, pratiquement insolubles dans l'éther.

Le nitrate de méthylatropine fond vers 167 °C.

IDENTIFICATION

Première identification : B, E.

Seconde identification : A, C, D, E.

A. Le nitrate de méthylatropine satisfait à l'essai de l'angle de rotation optique (voir Essai).

B. Examinez le nitrate de méthylatropine par spectrophotométrie d'absorption dans l'infrarouge (*2.2.24*), en comparant avec le spectre obtenu avec le *nitrate de méthylatropine SCR*.

C. A un mélange de 2,5 ml de solution S (voir Essai) et de 2,5 ml d'*eau R*, ajoutez 2 ml de *solution diluée d'hydroxyde de sodium R*. Il ne se forme pas de précipité.

D. A 1 mg environ de nitrate de méthylatropine, ajoutez 0,2 ml d'*acide nitrique fumant R* et évaporez au bain-marie à siccité. Dissolvez le résidu dans 2 ml d'*acétone R* et ajoutez 0,25 ml d'une solution d'*hydroxyde de potassium R* à 30 g/l dans le *méthanol R*. Il se développe une coloration violette.

E. A 0,05 ml de *solution de diphénylamine R*, ajoutez 0,05 ml de solution S diluée 10 fois. Il apparaît une coloration bleu intense.

ESSAI

Solution S. Dissolvez 1,25 g de nitrate de méthylatropine dans de l'*eau exempte de dioxyde de carbone R* et complétez à 25 ml avec le même solvant.

Aspect de la solution. La solution S est limpide (*2.2.1*) et n'est pas plus fortement colorée que la solution témoin B_9 (*2.2.2, Procédé II*).

Acidité ou alcalinité. A 10 ml de solution S, ajoutez 0,1 ml de *solution de phénolphtaléine R*. La solution est incolore. Après addition de 0,5 ml d'*hydroxyde de sodium 0,01 M*, la solution est colorée en rouge.

Angle de rotation optique (*2.2.7*). Dissolvez 2,50 g de nitrate de méthylatropine dans de l'*eau R* et complétez à 25,0 ml avec le même solvant. L'angle de rotation optique, mesuré dans un tube de 2 dm, est de – 0,25° à + 0,05°.

Substances apparentées. Opérez par chromatographie sur couche mince (*2.2.27*) en utilisant une plaque recouverte de *gel de silice G R*.

Solution à examiner. Dissolvez 0,2 g de nitrate de méthylatropine dans un mélange de 1 volume d'*eau R* et de 9 volumes de *méthanol R* et complétez à 5 ml avec le même mélange de solvants.

Solution témoin. Prélevez 0,5 ml de solution à examiner et complétez à 100 ml avec un mélange de 1 volume d'*eau R* et de 9 volumes de *méthanol R*.

Déposez sur la plaque 5 µl de chaque solution. Développez sur un parcours de 15 cm avec un mélange de 10 volumes de *méthanol R*, de 15 volumes d'*acide formique anhydre R*, de 15 volumes d'*eau R* et de 60 volumes d'*acétate d'éthyle R*. Desséchez la plaque à 100-105 °C jusqu'à évaporation complète des solvants. Laissez refroidir. Pulvérisez de la *solution diluée d'iodobismuthate de potassium R* jusqu'à apparition des taches. S'il apparaît d'autres taches que la tache principale dans le chromatogramme obtenu avec la solution à examiner, aucune d'entre elles n'est plus intense que la tache du chromatogramme obtenu avec la solution témoin (0,5 pour cent).

Apométhylatropine. Dissolvez 0,10 g de nitrate de méthylatropine dans de l'*acide chlorhydrique 0,01 M* et complétez à 100,0 ml avec le même acide. Déterminez l'absorbance (*2.2.25*) aux maximums d'absorption à 252 nm et à 257 nm. Le rapport entre l'absorbance mesurée à 257 nm et l'absorbance mesurée à 252 nm n'est pas inférieur à 1,17.

Halogénures. 15 ml de solution S satisfont à l'essai limite des chlorures (*2.4.4*). Préparez le témoin avec 1,5 ml de *solution à 5 ppm de chlorure (Cl) R* (10 ppm).

Argent. Dissolvez 1,0 g de nitrate de méthylatropine dans 10 ml d'*eau R* et ajoutez 0,1 ml de *solution de sulfure de sodium R*. Laissez reposer pendant 2 min. La solution n'est pas plus fortement colorée que la solution témoin B_8 (*2.2.2, Procédé II*) (10 ppm).

Perte à la dessiccation (*2.2.32*). Déterminée à l'étuve à 100-105 °C sur 0,500 g de nitrate de méthylatropine, la perte à la dessiccation n'est pas supérieure à 0,5 pour cent.

Cendres sulfuriques (*2.4.14*). Déterminé sur le résidu obtenu dans l'essai de perte à la dessiccation, le taux des cendres sulfuriques n'est pas supérieur à 0,1 pour cent.

DOSAGE

Dissolvez 0,300 g de nitrate de méthylatropine dans 50 ml d'*acide acétique anhydre R*. Titrez par l'*acide perchlorique 0,1 M*. Déterminez le point de fin de titrage par potentiométrie (*2.2.20*).

1 ml d'*acide perchlorique 0,1 M* correspond à 36,64 mg de $C_{18}H_{26}N_2O_6$.

CONSERVATION

A l'abri de la lumière.

01/2002:0345

MÉTHYLCELLULOSE

Methylcellulosum

DÉFINITION

La méthylcellulose est une cellulose partiellement *O*-méthylée.

CARACTÈRES

Poudre ou granulés blancs, blanc-jaune ou blanc-gris, hygroscopiques après dessiccation, pratiquement insolubles dans l'eau chaude, dans l'acétone, dans l'éthanol, dans l'éther et dans le toluène. La méthylcellulose se dissout dans l'eau froide en donnant une solution colloïdale.

IDENTIFICATION

A. Chauffez au bain-marie, en agitant, 10 ml de solution S (voir Essai). A une température supérieure à 50 °C, la solution devient trouble ou il se forme un précipité floconneux. La solution redevient limpide après refroidissement.

B. A 10 ml de solution S, ajoutez 0,3 ml d'*acide acétique dilué R* et 2,5 ml d'une solution d'*acide tannique R* à 100 g/l. Il se forme un précipité floconneux blanc-jaune, soluble dans l'*ammoniaque diluée R1*.

C. Dans un tube à essai d'une longueur de 160 mm environ, mélangez intimement 1 g de méthylcellulose avec 2 g de *sulfate de manganèse R* finement pulvérisé. Dans la partie supérieure du tube, introduisez, sur 2 cm, une bandelette de papier filtre imprégné d'un mélange récemment préparé de 1 volume d'une solution de *diéthanolamine R* à 20 pour cent *V/V* et de 11 volumes d'une solution de *nitroprussiate de sodium R* à 50 g/l et dont le pH est ajusté à 9,8 environ par addition d'*acide chlorhydrique 1 M*. Plongez le tube, sur 8 cm, dans un bain d'huile de silicone à 190-200 °C. Le papier filtre ne se colore pas en bleu au cours des 10 min qui suivent. Effectuez un essai à blanc.

D. Dissolvez complètement, sans chauffer, 0,2 g de méthylcellulose dans 15 ml d'une solution d'*acide sulfurique R* à 70 pour cent *m/m*. Versez la solution en agitant dans 100 ml d'*eau R* glacée et complétez à 250 ml avec de l'*eau R* glacée. Dans un tube à essai, mélangez soigneusement, en refroidissant dans de l'eau glacée, 1 ml de la solution avec 8 ml d'*acide sulfurique R* ajoutés goutte à goutte. Chauffez au bain-marie pendant 3 min exactement et refroidissez immédiatement dans de l'eau glacée. Toujours à froid, ajoutez prudemment 0,6 ml de *solution de ninhydrine R2* et mélangez soigneusement. Laissez reposer à 25 °C. Il apparaît immédiatement une coloration rose qui ne vire pas au violet dans les 100 min qui suivent.

E. Versez 1 ml de solution S sur une plaque de verre. Après évaporation de l'eau, il se forme une mince pellicule.

F. 0,2 g de méthylcellulose ne se dissout ni dans 10 ml de *toluène R* ni dans 10 ml d'*éthanol R*.

ESSAI

Solution S. Dans 50 g d'*eau exempte de dioxyde de carbone R* chauffée à 90 °C, introduisez en agitant une quantité de méthylcellulose correspondant à 1,0 g de substance desséchée. Laissez refroidir, puis ajustez la masse de la solution à 100 g avec de l'*eau exempte de dioxyde de carbone R*. Continuez à agiter jusqu'à dissolution complète. Conservez la solution S à 2-8 °C pendant 1 h avant d'effectuer l'essai de l'aspect de la solution.

Aspect de la solution. La solution S n'est pas plus fortement opalescente que la suspension témoin III (*2.2.1*) et n'est pas plus fortement colorée que la solution témoin J_6 (*2.2.2, Procédé II*).

Détermination du pH (*2.2.3*). Le pH de la solution S est de 5,5 à 8,0.

Viscosité apparente. Introduisez, tout en mélangeant, une quantité de méthylcellulose correspondant à 6,00 g de substance desséchée, dans 150 g d'*eau R* chauffée à 90 °C. Mélangez avec un agitateur à hélice pendant 10 min, placez le flacon dans un bain d'eau glacée, continuez à mélanger dans le bain d'eau glacée pendant 40 min jusqu'à dissolution complète. Ajustez la masse de la solution à 300 g et centrifugez-la pour éliminer les éventuelles bulles d'air. Ajustez la température de la solution à 20 ± 0,1 °C. Déterminez la viscosité (*2.2.10*) à 20 °C à l'aide d'un viscosimètre à mobile tournant et à une vitesse de cisaillement de $10\ s^{-1}$. La viscosité apparente n'est pas inférieure à 75 pour cent ni supérieure à 140 pour cent de la valeur indiquée sur l'étiquette.

Chlorures (*2.4.4*). Prélevez 1 ml de solution S et complétez à 15 ml avec de l'*eau R*. La solution satisfait à l'essai limite des chlorures (0,5 pour cent).

Métaux lourds (*2.4.8*). 1,0 g de méthylcellulose satisfait à l'essai limite C des métaux lourds (20 ppm). Préparez le témoin avec 2 ml de *solution à 10 ppm de plomb (Pb) R*.

Monographies L - P

Perte à la dessiccation (*2.2.32*). Déterminée à l'étuve à 100-105 °C sur 1,000 g de méthylcellulose, la perte à la dessiccation n'est pas supérieure à 10,0 pour cent.

Cendres sulfuriques (*2.4.14*). Déterminé sur 1,000 g de méthylcellulose, le taux des cendres sulfuriques n'est pas supérieur à 1,0 pour cent.

ÉTIQUETAGE

L'étiquette indique, en millipascals-secondes, la viscosité apparente d'une solution de méthylcellulose à 2 pour cent *m/m*.

01/2002:0045

MÉTHYLDOPA

Methyldopum

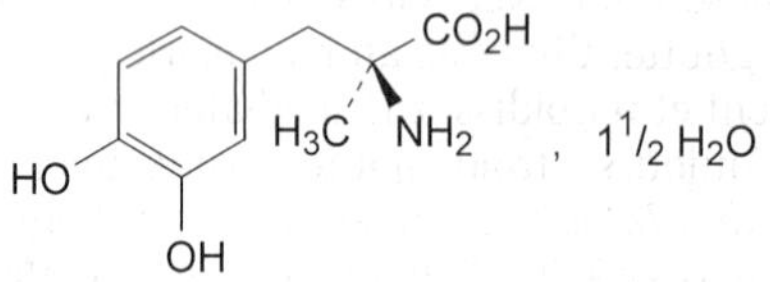

$C_{10}H_{13}NO_4,1\frac{1}{2}H_2O$ M_r 238,2

DÉFINITION

La méthyldopa contient au minimum 98,5 pour cent et au maximum l'équivalent de 101,0 pour cent d'acide (2*S*)-2-amino-3-(3,4-dihydroxyphényl)-2-méthylpropanoïque, calculé par rapport à la substance anhydre.

CARACTÈRES

Poudre cristalline blanche ou blanc jaunâtre ou cristaux incolores ou sensiblement incolores, peu solubles dans l'eau, très peu solubles dans l'alcool, pratiquement insolubles dans l'éther. La méthyldopa se dissout facilement dans les acides minéraux dilués.

IDENTIFICATION

Première identification : A.

Seconde identification : B, C, D.

A. Examinez la méthyldopa par spectrophotométrie d'absorption dans l'infrarouge (*2.2.24*), en comparant avec le spectre obtenu avec la *méthyldopa SCR*.

B. Dissolvez 2 mg environ de méthyldopa dans 2 ml d'*eau R* et ajoutez 0,2 ml de *solution de chlorure ferrique R2*. Il se développe une coloration verte qui vire au violet bleuâtre par addition de 0,1 g d'*hexaméthylènetétramine R*.

C. Dissolvez 5 mg environ de méthyldopa dans un mélange de 5 ml d'*acide chlorhydrique 1 M* et de 5 ml d'*eau R*. Ajoutez 0,1 ml de *solution de nitrite de sodium R* contenant 100 g/l de *molybdate d'ammonium R*. Il se développe une coloration jaune qui vire au rouge brunâtre par addition de *solution concentrée d'hydroxyde de sodium R*.

D. A 5 mg environ de méthyldopa, ajoutez 1 ml d'*eau R*, 1 ml de *pyridine R* et 5 mg environ de *chlorure de nitrobenzoyle R*. Chauffez à ébullition et ajoutez, en agitant, 0,2 ml de *solution de carbonate de sodium R*. Il se développe une coloration orangée ou ambrée.

ESSAI

Aspect de la solution. Dissolvez 1,0 g de méthyldopa dans de l'*acide chlorhydrique 1 M* et complétez à 25 ml avec le même solvant. La solution n'est pas plus fortement colorée que la solution témoin JB_6 ou B_6 (*2.2.2, Procédé II*).

Acidité. Dissolvez en chauffant 1,0 g de méthyldopa dans 100 ml d'*eau exempte de dioxyde de carbone R*. Ajoutez 0,1 ml de *solution de rouge de méthyle R*. Le virage au jaune franc de l'indicateur ne nécessite pas plus de 0,5 ml d'*hydroxyde de sodium 0,1 M*.

Angle de rotation optique (*2.2.7*). Dissolvez une quantité de méthyldopa correspondant à 2,20 g de substance anhydre dans de la *solution de chlorure d'aluminium R* et complétez à 50,0 ml avec la même solution. L'angle de rotation optique est de – 1,10° à – 1,23°.

Absorbance (*2.2.25*). Dissolvez 40,0 mg de méthyldopa dans de l'*acide chlorhydrique 0,1 M* et complétez à 100,0 ml avec le même acide. Prélevez 10,0 ml de cette solution et complétez à 100,0 ml avec de l'*acide chlorhydrique 0,1 M*. Examinée de 230 nm à 350 nm, la solution présente un seul maximum d'absorption à 280 nm. Déterminée à ce maximum et calculée par rapport à la substance anhydre, l'absorbance spécifique est de 122 à 137.

Méthoxyméthyldopa et substances apparentées. Opérez par chromatographie sur couche mince (*2.2.27*) en utilisant une plaque recouverte de *cellulose pour chromatographie R*.

Solution à examiner. Dissolvez 0,1 g de méthyldopa dans un mélange de 0,4 ml d'*acide chlorhydrique R1* et de 9,6 ml de *méthanol R*.

Solution témoin (a). Dissolvez 5 mg de *3-méthoxyméthyldopa SCR* dans 100 ml de *méthanol R*.

Solution témoin (b). A 1 ml de la solution à examiner, ajoutez 1 ml de la solution témoin (a).

Déposez séparément sur la plaque 10 µl de solution à examiner, 10 µl de solution témoin (a) et 20 µl de solution témoin (b). Développez sur un parcours de 10 cm avec un mélange de 15 volumes d'*acide acétique glacial R*, de 25 volumes d'*eau R* et de 65 volumes de *butanol R*. Desséchez immédiatement la plaque dans un courant d'air chaud. Pulvérisez un mélange de 5 volumes d'une solution de *nitrite de sodium R* à 50 g/l et de 45 volumes d'une solution de *nitroaniline R* à 3 g/l dans un mélange de 80 volumes d'*acide chlorhydrique R* et de 20 volumes d'*eau R*. Séchez immédiatement la plaque dans un courant d'air chaud. Pulvérisez une solution de *carbonate de sodium R* à 200 g/l. Examinez immédiatement. S'il apparaît d'autres taches que la tache principale dans le chromatogramme obtenu avec la solution à examiner, aucune d'entre elles n'est plus intense que la tache du chromatogramme obtenu avec la solution témoin (a) (0,5 pour cent). L'essai n'est valable que si le chromatogramme obtenu avec la solution témoin (b) présente 2 taches nettement séparées.

Métaux lourds (*2.4.8*). 1,0 g de méthyldopa satisfait à l'essai limite C des métaux lourds (20 ppm). Préparez le témoin avec 2 ml de *solution à 10 ppm de plomb (Pb) R*.

Teneur en eau (*2.5.12*). Déterminée par semi-microdosage sur 0,20 g de méthyldopa, la teneur en eau est de 10,0 pour cent à 13,0 pour cent.

Cendres sulfuriques (*2.4.14*). Déterminé sur 1,0 g de méthyldopa, le taux des cendres sulfuriques n'est pas supérieur à 0,1 pour cent.

DOSAGE

Dissolvez 0,200 g de méthyldopa dans un mélange de 15 ml d'*acide formique anhydre R*, de 30 ml d'*acide acétique anhydre R* et de 30 ml de *dioxane R*. Titrez par l'*acide perchlorique 0,1 M* en présence de 0,1 ml de *solution de violet cristallisé R* jusqu'à virage au vert.

1 ml d'*acide perchlorique 0,1 M* correspond à 21,12 mg de $C_{10}H_{13}NO_4$.

CONSERVATION

A l'abri de la lumière.

01/2002:0409

MÉTHYLE (PARAHYDROXYBENZOATE DE)

Methylis parahydroxybenzoas

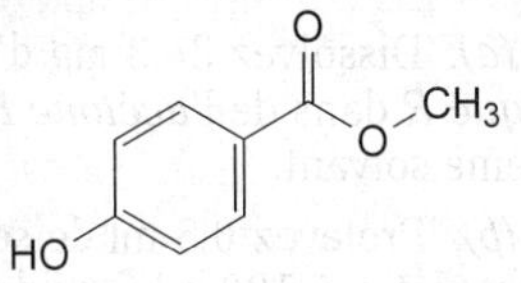

$C_8H_8O_3$ M_r 152,1

DÉFINITION

Le parahydroxybenzoate de méthyle contient au minimum 99,0 pour cent et au maximum l'équivalent de 100,5 pour cent de 4-hydroxybenzoate de méthyle.

CARACTÈRES

Poudre cristalline, blanche ou cristaux incolores, très peu solubles dans l'eau, facilement solubles dans l'alcool et dans le méthanol.

IDENTIFICATION

Première identification : A, B.

Seconde identification : A, C, D.

A. Le point de fusion (*2.2.14*) du parahydroxybenzoate de méthyle est de 125 °C à 128 °C.

B. Examinez le parahydroxybenzoate de méthyle par spectrophotométrie d'absorption dans l'infrarouge (*2.2.24*), en comparant avec le spectre obtenu avec le *parahydroxybenzoate de méthyle SCR*.

C. Examinez les chromatogrammes obtenus dans l'essai des substances apparentées. La tache principale du chromatogramme obtenu avec la solution à examiner (b) est semblable quant à sa position et ses dimensions à la tache principale du chromatogramme obtenu avec la solution témoin (b).

D. Dans un tube à essai, ajoutez à 10 mg environ de parahydroxybenzoate de méthyle, 1 ml de *solution de carbonate de sodium R*. Chauffez à ébullition pendant 30 s, puis refroidissez (solution A). Dans un autre tube à essai identique, ajoutez à 10 mg environ de parahydroxybenzoate de méthyle 1 ml de *solution de carbonate de sodium R* ; la substance se dissout partiellement (solution B). A la solution A et à la solution B, ajoutez simultanément 5 ml de *solution d'aminopyrazolone R* et 1 ml de *solution de ferricyanure de potassium R*. Mélangez. La coloration obtenue avec la solution B est jaune à brun orangé. La coloration obtenue avec la solution A est orangée à rouge ; elle est nettement plus intense que la coloration similaire éventuellement obtenue avec la solution B.

ESSAI

Solution S. Dissolvez 1,0 g de parahydroxybenzoate de méthyle dans de l'*alcool R* et complétez à 10 ml avec le même solvant.

Aspect de la solution. La solution S est limpide (*2.2.1*) et n'est pas plus fortement colorée que la solution témoin JB_6 (*2.2.2, Procédé II*).

Acidité. A 2 ml de solution S, ajoutez 3 ml d'*alcool R*, 5 ml d'*eau exempte de dioxyde de carbone R* et 0,1 ml de *solution de vert de bromocrésol R*. Le virage de l'indicateur au bleu ne nécessite pas plus de 0,1 ml d'*hydroxyde de sodium 0,1 M*.

Substances apparentées. Opérez par chromatographie sur couche mince (*2.2.27*) en utilisant une plaque recouverte d'un gel de silice octadécylsilylé approprié contenant un indicateur de fluorescence dont l'intensité est optimale à 254 nm.

Solution à examiner (a). Dissolvez 0,10 g de parahydroxybenzoate de méthyle dans de l'*acétone R* et complétez à 10 ml avec le même solvant.

Solution à examiner (b). Prélevez 1 ml de solution à examiner (a) et complétez à 10 ml avec de l'*acétone R*.

Solution témoin (a). Prélevez 0,5 ml de solution à examiner (a) et complétez à 100 ml avec de l'*acétone R*.

Solution témoin (b). Dissolvez 10 mg de *parahydroxybenzoate de méthyle SCR* dans de l'*acétone R* et complétez à 10 ml avec le même solvant.

Solution témoin (c). Dissolvez 10 mg de *parahydroxybenzoate d'éthyle SCR* dans 1 ml de solution à examiner (a) et complétez à 10 ml avec de l'*acétone R*.

Déposez sur la plaque 2 µl de chaque solution. Développez sur un parcours de 15 cm avec un mélange de 1 volume d'*acide acétique glacial R*, de 30 volumes d'*eau R* et de 70 volumes de *méthanol R*. Laissez sécher la plaque à l'air. Examinez en lumière ultraviolette à 254 nm. S'il apparaît d'autres taches que la tache principale dans le chromatogramme obtenu avec la solution à examiner (a), aucune d'entre elles n'est plus intense que la tache du chromatogramme obtenu avec la solution témoin (a) (0,5 pour cent). L'essai n'est valable que si le chromatogramme obtenu avec la solution témoin (c) présente 2 taches principales nettement séparées.

Cendres sulfuriques (*2.4.14*). Déterminé sur 1,0 g de parahydroxybenzoate de méthyle, le taux des cendres sulfuriques n'est pas supérieur à 0,1 pour cent.

DOSAGE

Dans une fiole à bouchon rodé munie d'un refrigérant à reflux, introduisez 2,000 g de parahydroxybenzoate de méthyle et ajoutez 40,0 ml d'*hydroxyde de sodium 1 M*. Chauffez doucement à reflux pendant 1 h. Laissez refroidir et rincez le réfrigérant avec de l'*eau R*. Titrez l'excès d'hydroxyde de sodium par l'*acide sulfurique 0,5 M* en poursuivant le titrage jusqu'au deuxième point d'inflexion. Déterminez le point de fin de titrage par potentiométrie (*2.2.20*). Effectuez un titrage à blanc.

1 ml d'*hydroxyde de sodium 1 M* correspond à 152,1 mg de $C_8H_8O_3$.

IMPURETÉS

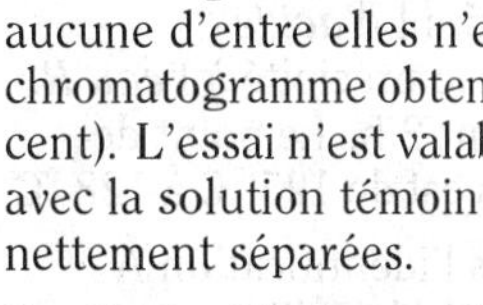

A. R = H : acide 4-hydroxybenzoïque,

B. R = CH_2-CH_3 : 4-hydroxybenzoate d'éthyle,

C. R = CH_2-CH_2-CH_3 : 4-hydroxybenzoate de propyle,

D. R = CH_2-CH_2-CH_2-CH_3 : 4-hydroxybenzoate de butyle.

01/2002:1262

MÉTHYLE (PARAHYDROXYBENZOATE DE) SODIQUE

Methylis parahydroxybenzoas natricum

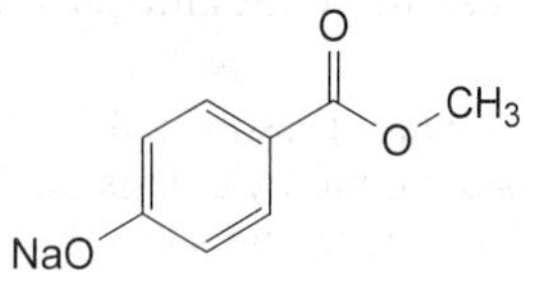

$C_8H_7NaO_3$ M_r 174,1

DÉFINITION

Le parahydroxybenzoate de méthyle sodique contient au minimum 99,0 pour cent et au maximum l'équivalent de 102,0 pour cent de 4-(méthoxycarbonyl)phénolate de sodium, calculé par rapport à la substance anhydre.

CARACTÈRES

Poudre cristalline, blanche, facilement soluble dans l'eau, assez soluble dans l'alcool, pratiquement insoluble dans le chlorure de méthylène.

IDENTIFICATION

Première identification : A, B, E.

Seconde identification : A, C, D, E.

A. Dissolvez 0,5 g de substance à examiner dans 50 ml d'*eau R*. Ajoutez immédiatement 5 ml d'*acide chlorhydrique R1*. Filtrez et lavez le précipité à l'*eau R*. Séchez-le à 80 °C sous vide pendant 2 h. Le point de fusion (*2.2.14*) du précipité obtenu est de 125 °C à 128 °C.

B. Examinez le précipité obtenu dans l'identification A par spectrophotométrie d'absorption dans l'infrarouge (*2.2.24*), en comparant avec le spectre obtenu avec le *parahydroxybenzoate de méthyle SCR*.

C. Examinez les chromatogrammes obtenus dans l'essai des substances apparentées. La tache principale du chromatogramme obtenu avec la solution à examiner (b) est semblable quant à sa position et ses dimensions à la tache principale du chromatogramme obtenu avec la solution témoin (c).

D. Dans un tube à essai, ajoutez à 10 mg environ de substance à examiner 1 ml de *solution de carbonate de sodium R*. Chauffez à ébullition pendant 30 s puis refroidissez. Ajoutez 5 ml de *solution d'aminopyrazolone R* et 1 ml de *solution de ferricyanure de potassium R*. Mélangez. Il se développe une coloration orangée à rouge.

E. A 1 ml de solution S (voir Essai), ajoutez 1 ml d'*eau R*. La solution donne la réaction (a) du sodium (*2.3.1*).

ESSAI

Solution S. Dissolvez 5,0 g de substance à examiner dans de l'*eau exempte de dioxyde de carbone R* préparée à partir d'*eau distillée R* et complétez à 50 ml avec le même solvant.

Aspect de la solution. La solution S, examinée immédiatement après sa préparation, est limpide (*2.2.1*) et n'est pas plus fortement colorée que la solution témoin JB_6 (*2.2.2, Procédé II*).

Détermination du pH (*2.2.3*). Prélevez 1 ml de solution S et complétez à 100 ml avec de l'*eau exempte de dioxyde de carbone R*. Le pH de la solution est de 9,5 à 10,5.

Substances apparentées. Opérez par chromatographie sur couche mince (*2.2.27*) en utilisant une plaque recouverte d'un gel de silice octadécylsilylé approprié contenant un indicateur de fluorescence dont l'intensité est optimale à 254 nm.

Solution à examiner (a). Dissolvez 0,100 g de substance à examiner dans 10 ml d'*eau R*. Ajoutez immédiatement 2 ml d'*acide chlorhydrique R* et agitez avec 50 ml d'*éther R*. Evaporez à siccité la couche supérieure et reprenez le résidu par 10 ml d'*acétone R*.

Solution à examiner (b). Prélevez 1 ml de solution à examiner (a) et complétez à 10 ml avec de l'*acétone R*.

Solution témoin (a). Dissolvez 34,3 mg d'*acide 4-hydroxybenzoïque R* dans de l'*acétone R* et complétez à 100 ml avec le même solvant.

Solution témoin (b). Prélevez 0,5 ml de solution à examiner (a) et complétez à 100 ml avec de l'*acétone R*.

Solution témoin (c). Dissolvez 10 mg de *parahydroxybenzoate de méthyle SCR* dans de l'*acétone R* et complétez à 10 ml avec le même solvant.

Solution témoin (d). Dissolvez 10 mg de *parahydroxybenzoate d'éthyle SCR* dans 1 ml de solution à examiner (a) et complétez à 10 ml avec de l'*acétone R*.

Déposez séparément sur la plaque 5 µl de chaque solution. Développez sur un parcours de 15 cm avec un mélange de 1 volume d'*acide acétique glacial R*, de 30 volumes d'*eau R* et de 70 volumes de *méthanol R*. Laissez sécher la plaque à l'air. Examinez en lumière ultraviolette à 254 nm. S'il apparaît, dans le chromatogramme obtenu avec la solution à examiner (a), une tache correspondant à l'acide 4-hydroxybenzoïque, elle n'est pas plus intense que la tache du chromatogramme obtenu avec la solution témoin (a) (4 pour cent) ; s'il apparaît d'autres taches que la tache principale et la tache correspondant à l'acide 4-hydroxybenzoïque, aucune d'entre elles n'est plus intense que la tache du chromatogramme obtenu avec la solution témoin (b) (0,5 pour cent). L'essai n'est valable que si le chromatogramme obtenu avec la solution témoin (d) présente 2 taches principales nettement séparées.

Chlorures (*2.4.4*). Prélevez 10 ml de solution S, ajoutez 30 ml d'*eau R* et 1 ml d'*acide nitrique R*, puis complétez à 50 ml avec de l'*eau R*. Agitez, puis filtrez. Prélevez 10 ml de filtrat et complétez à 15 ml avec de l'*eau R*. La solution satisfait à l'essai limite des chlorures (350 ppm). Préparez le témoin avec 14 ml de *solution à 5 ppm de chlorure (Cl) R* additionnés de 1 ml d'*eau R*.

Sulfates (*2.4.13*). Prélevez 25 ml de solution S, ajoutez 5 ml d'*eau distillée R* et 10 ml d'*acide chlorhydrique R*, puis complétez à 50 ml avec de l'*eau distillée R*. Agitez, puis filtrez. Prélevez 10 ml de filtrat et complétez à 15 ml avec de l'*eau distillée R*. La solution satisfait à l'essai limite des sulfates (300 ppm).

Métaux lourds (*2.4.8*). 2,0 g de substance à examiner satisfont à l'essai limite C des métaux lourds (10 ppm). Préparez le témoin avec 2 ml de *solution à 10 ppm de plomb (Pb) R*.

Teneur en eau (*2.5.12*). Déterminée par semi-microdosage sur 0,500 g de substance à examiner, la teneur en eau n'est pas supérieure à 5,0 pour cent.

DOSAGE

Dissolvez 0,150 g de substance à examiner dans 50 ml d'*acide acétique anhydre R*. Titrez par l'*acide perchlorique 0,1 M*. Déterminez le point de fin de titrage par potentiométrie (*2.2.20*).

Monographies L - P

1 ml d'*acide perchlorique 0,1 M* correspond à 17,41 mg de $C_8H_7NaO_3$.

IMPURETÉS

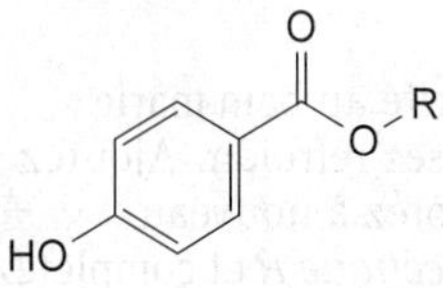

A. R = H : acide 4-hydroxybenzoïque,

B. R = CH_2-CH_3 : 4-hydroxybenzoate d'éthyle,

C. R = CH_2-CH_2-CH_3 : 4-hydroxybenzoate de propyle,

D. R = CH_2-CH_2-CH_2-CH_3 : 4-hydroxybenzoate de butyle.

01/2002:0230

MÉTHYLE (SALICYLATE DE)

Methylis salicylas

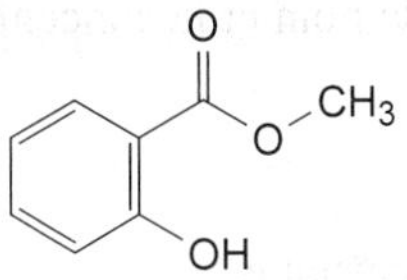

$C_8H_8O_3$ M_r 152,1

DÉFINITION

Le salicylate de méthyle contient au minimum 99,0 pour cent *m/m* et au maximum l'équivalent de 100,5 pour cent *m/m* de 2-hydroxybenzoate de méthyle.

CARACTÈRES

Liquide incolore ou faiblement jaune, très peu soluble dans l'eau, miscible à l'alcool, aux huiles grasses et aux huiles essentielles.

IDENTIFICATION

A. Chauffez au bain-marie un mélange de 0,25 ml de salicylate de méthyle et de 2 ml de *solution diluée d'hydroxyde de sodium R* pendant 5 min. Ajoutez 3 ml d'*acide sulfurique dilué R*. Il se forme un précipité cristallin. Filtrez, lavez le précipité à l'*eau R*, puis desséchez-le à 100-105 °C. Le point de fusion (*2.2.14*) est de 156 °C à 161 °C.

B. A 10 ml d'une solution saturée de salicylate de méthyle, ajoutez 0,05 ml de *solution de chlorure ferrique R1*. Il se développe une coloration violette.

ESSAI

Aspect de la solution. A 2 ml de salicylate de méthyle, ajoutez 10 ml d'*alcool R*. La solution est limpide (*2.2.1*) et n'est pas plus fortement colorée que la solution témoin J_7 (*2.2.2, Procédé II*).

Acidité. Dissolvez 5,0 g de salicylate de méthyle dans 50 ml d'*alcool R* neutralisé au préalable jusqu'à coloration bleue par l'*hydroxyde de sodium 0,1 M* en présence de 0,2 ml de *solution de vert de bromocrésol R*. Le virage à la coloration bleue initiale ne nécessite pas plus de 0,4 ml d'*hydroxyde de sodium 0,1 M*.

Densité (*2.2.5*) : 1,180 à 1,186.

Indice de réfraction (*2.2.6*) : 1,535 à 1,538.

DOSAGE

Dissolvez 0,500 g de salicylate de méthyle dans 25 ml d'*alcool R*. Ajoutez 0,05 ml de *solution de rouge de phénol R* et neutralisez par de l'*hydroxyde de sodium 0,1 M*. A la solution neutralisée, ajoutez 50,0 ml d'*hydroxyde de sodium 0,1 M*. Chauffez à reflux au bain-marie pendant 30 min, puis refroidissez. Titrez par l'*acide chlorhydrique 0,1 M*. Calculez le volume d'*hydroxyde de sodium 0,1 M* utilisé dans la saponification. Effectuez un titrage à blanc.

1 ml d'*hydroxyde de sodium 0,1 M* correspond à 15,21 mg de $C_8H_8O_3$.

CONSERVATION

A l'abri de la lumière.

01/2002:0932

MÉTHYLÈNE (CHLORURE DE)

Methyleni chloridum

CH_2Cl_2 M_r 84,9

DÉFINITION

Le chlorure de méthylène est le dichlorométhane. Il peut contenir au maximum 2,0 pour cent *V/V* d'éthanol et/ou au maximum 0,03 pour cent *V/V* de 2-méthylbut-2-ène comme stabilisant.

CARACTÈRES

Liquide limpide, incolore, volatil, assez soluble dans l'eau, miscible à l'alcool et à l'éther.

IDENTIFICATION

Première identification : B, C.

Seconde identification : A, D, E.

A. Le chlorure de méthylène satisfait à l'essai de densité (voir Essai).

B. Le chlorure de méthylène satisfait à l'essai de l'indice de réfraction (voir Essai).

C. Examinez les chromatogrammes obtenus dans l'essai d'éthanol, 2-méthylbut-2-ène et autres substances apparentées. Le pic principal du chromatogramme obtenu avec la solution à examiner (b) est semblable quant à son temps de rétention et ses dimensions approximatives au pic principal du chromatogramme obtenu avec la solution témoin (a).

D. Chauffez à reflux 2 ml de chlorure de méthylène avec 2 g d'*hydroxyde de potassium R* et 20 ml d'*alcool R* pendant 30 min. Laissez refroidir. Ajoutez 15 ml d'*acide sulfurique dilué R* et filtrez. A 1 ml du filtrat, ajoutez 1 ml d'une solution de *sel sodique d'acide chromotropique R* à 15 g/l, 2 ml d'*eau R* et 8 ml d'*acide sulfurique R*. Il apparaît une coloration violette.

E. 2 ml de filtrat obtenu dans l'identification D donnent la réaction (a) des chlorures (*2.3.1*).

ESSAI

Aspect de la substance. Le chlorure de méthylène est limpide (*2.2.1*) et incolore (*2.2.2, Procédé II*).

Acidité. A 50 ml de *méthanol R*, préalablement neutralisé en présence de 0,1 ml de *solution de bleu de bromothymol R1*, ajoutez 50 g de chlorure de méthylène. Le virage de l'indicateur au bleu ne nécessite pas plus de 0,15 ml d'*hydroxyde de sodium 0,1 M*.

Densité (*2.2.5*) : 1,320 à 1,332.

Indice de réfraction (*2.2.6*) : 1,423 à 1,425.

Ethanol, 2-méthylbut-2-ène et autres substances apparentées. Opérez par chromatographie en phase gazeuse (*2.2.28*).

Solution à examiner (a). La substance à examiner.

Solution à examiner (b). Prélevez 0,5 ml de solution à examiner (a) et complétez à 100,0 ml avec de l'*eau R*.

Solution témoin (a). Diluez 0,5 ml de *chlorure de méthylène SCR* avec de l'*eau R* et complétez à 100,0 ml avec le même solvant.

Solution témoin (b). Prélevez 2,0 ml de solution à examiner (b) et complétez à 10,0 ml avec de l'*eau R*.

Solution témoin (c). A 20,0 ml d'*éthanol R*, ajoutez 0,3 ml de *2-méthylbut-2-ène R* et complétez à 100,0 ml avec la solution à examiner (a). Prélevez 1,0 ml de solution et complétez à 10,0 ml avec la solution à examiner (a).

Solution témoin (d). Diluez 0,1 ml de *méthanol R* et 0,1 ml de *chlorure de méthylène SCR* avec de l'*eau R* et complétez à 100,0 ml avec le même solvant.

La chromatographie peut être réalisée en utilisant :

– une colonne de verre d'une longueur de 2 m et d'un diamètre intérieur de 2 mm, remplie de *copolymère éthylvinylbenzène-divinylbenzène R* (136 µm à 173 µm),
– comme gaz vecteur, de l'*azote pour chromatographie R*, à un débit de 30 ml/min,
– un détecteur à ionisation de flamme,

en maintenant la température de la colonne à 90 °C jusqu'à l'injection, puis en l'augmentant de 4 °C par minute jusqu'à 190 °C, en la maintenant à 190 °C pendant 15 min et en maintenant la température de la chambre à injection et celle du détecteur à 240 °C.

Injectez 1 µl de solution témoin (d). Ajustez la sensibilité du détecteur de façon que la hauteur du pic dû au méthanol représente 25 pour cent au minimum de l'échelle totale de l'enregistreur. L'essai n'est valable que si dans le chromatogramme obtenu avec la solution témoin (d), la résolution entre les pics correspondant respectivement au méthanol et au chlorure de méthylène n'est pas inférieure à 3,0.

Injectez 2 fois 2 µl de solution témoin (c). Si les pics obtenus présentent une différence de surface supérieure à 1,0 pour cent, vérifiez la répétabilité en injectant 4 fois la solution témoin (c) : l'essai n'est valable que si l'écart type relatif de la surface du pic n'est pas supérieur à 5,0 pour cent.

Injectez 2 µl de solution à examiner (a), 2 µl de solution témoin (b) et 2 µl de solution témoin (c). S'il apparaît, dans le chromatogramme obtenu avec la solution à examiner (a), des pics correspondant respectivement à l'éthanol et au 2-méthylbut-2-ène, leur surface n'est pas supérieure à la différence de la surface des pics dus respectivement à l'éthanol et au 2-méthylbut-2-ène dans le chromatogramme obtenu avec la solution témoin (c) et de la surface des pics dus respectivement à l'éthanol et au 2-méthylbut-2-ène dans le chromatogramme obtenu avec la solution à examiner (a) (2,0 pour cent et 0,03 pour cent respectivement).

S'il apparaît, dans le chromatogramme obtenu avec la solution à examiner (a), d'autres pics que le pic principal et des pics dus à l'éthanol et au 2-méthylbut-2-ène, la somme de leur surface n'est pas supérieure à la surface du pic principal du chromatogramme obtenu avec la solution témoin (b) (0,1 pour cent).

Chlore libre. Dans un tube à bouchon rodé, introduisez 5 ml de chlorure de méthylène et 5 ml d'une solution d'*iodure de potassium R* à 100 g/l. Ajoutez 0,2 g d'*amidon soluble R*. Agitez pendant 30 s et laissez reposer pendant 5 min. Il ne se développe pas de coloration bleue.

Métaux lourds (*2.4.8*). Evaporez à siccité au bain-marie 25,0 g de chlorure de méthylène. Laissez refroidir. Ajoutez 1 ml d'*acide chlorhydrique R* et évaporez à nouveau. Dissolvez le résidu dans 1 ml d'*acide acétique R* et complétez à 25 ml avec de l'*eau R*. 12 ml de solution satisfont à l'essai limite A des métaux lourds (1 ppm). Préparez le témoin avec 10 ml de *solution à 1 ppm de plomb (Pb) R*.

Résidu à l'évaporation. Evaporez à siccité au bain-marie 50,0 g de chlorure de méthylène et desséchez à 100-105 °C pendant 30 min. La masse du résidu n'est pas supérieure à 1 mg (20 ppm).

Teneur en eau (*2.5.12*). Déterminée par semi-microdosage sur 10,00 g de chlorure de méthylène, la teneur en eau n'est pas supérieure à 0,05 pour cent *m/m*.

CONSERVATION

En récipient étanche, à l'abri de la lumière.

ÉTIQUETAGE

L'étiquette indique le nom et la concentration du ou des stabilisant(s).

IMPURETÉS

A. tétrachlorure de carbone,

B. chloroforme,

C. éthanol,

D. méthanol,

E. 2-méthylbut-2-ène.

01/2002:0346

MÉTHYLHYDROXYÉTHYLCELLULOSE

Methylhydroxyethylcellulosum

DÉFINITION

La méthylhydroxyéthylcellulose est une cellulose partiellement *O*-méthylée et *O*-(2-hydroxyéthylée).

CARACTÈRES

Poudre ou granulés blancs, blanc-jaune ou blanc-gris, hygroscopiques après dessiccation, pratiquement insolubles dans l'eau chaude, dans l'acétone, dans l'éthanol, dans l'éther et dans le toluène. La méthylhydroxyéthylcellulose se dissout dans l'eau froide en donnant une solution colloïdale.

IDENTIFICATION

A. Chauffez au bain-marie, en agitant, 10 ml de solution S (voir Essai). A une température supérieure à 50 °C, la solution devient trouble ou il se forme un précipité floconneux. La solution redevient limpide après refroidissement.

B. A 10 ml de solution S, ajoutez 0,3 ml d'*acide acétique dilué R* et 2,5 ml d'une solution d'*acide tannique R* à 100 g/l. Il se forme un précipité floconneux blanc-jaune, soluble dans l'*ammoniaque diluée R1*.

Monographies L - P

C. Dans un tube à essai d'une longueur de 160 mm environ, mélangez intimement 1 g de méthylhydroxyéthylcellulose avec 2 g de *sulfate de manganèse R* finement pulvérisé. Dans la partie supérieure du tube, introduisez, sur 2 cm, une bandelette de papier filtre imprégné d'un mélange récemment préparé de 1 volume d'une solution de *diéthanolamine R* à 20 pour cent *V/V* et de 11 volumes d'une solution de *nitroprussiate de sodium R* à 50 g/l et dont le pH est ajusté à 9,8 environ par addition d'*acide chlorhydrique 1 M*. Plongez le tube, sur 8 cm, dans un bain d'huile de silicone à 190-200 °C. Le papier filtre se colore en bleu au cours des 10 min qui suivent. Effectuez un essai à blanc.

D. Dissolvez complètement, sans chauffer, 0,2 g de méthylhydroxyéthylcellulose dans 15 ml d'une solution d'*acide sulfurique R* à 70 pour cent *m/m*. Versez la solution, en agitant, dans 100 ml d'*eau R* glacée et complétez à 250 ml avec de l'*eau R* glacée. Dans un tube à essai, mélangez soigneusement, en refroidissant dans de l'eau glacée, 1 ml de la solution avec 8 ml d'*acide sulfurique R* ajoutés goutte à goutte. Chauffez au bain-marie pendant 3 min exactement et refroidissez immédiatement dans de l'eau glacée. Toujours à froid, ajoutez prudemment 0,6 ml de *solution de ninhydrine R2* et mélangez soigneusement. Laissez reposer à 25 °C. Il apparaît immédiatement une coloration rose qui ne vire pas au violet dans les 100 min qui suivent.

E. Versez 1 ml de solution S sur une plaque de verre. Après évaporation de l'eau, il se forme une mince pellicule.

ESSAI

Solution S. Dans 50 g d'*eau exempte de dioxyde de carbone R* chauffée à 90 °C, introduisez en agitant une quantité de méthylhydroxyéthylcellulose correspondant à 1,0 g de substance desséchée. Laissez refroidir, puis ajustez la masse de la solution à 100 g avec de l'*eau exempte de dioxyde de carbone R*. Continuez à agiter jusqu'à dissolution complète.

Aspect de la solution. La solution n'est pas plus fortement opalescente que la suspension témoin III (*2.2.1*) et n'est pas plus fortement colorée que la solution témoin J_6 (*2.2.2, Procédé II*).

Détermination du pH (*2.2.3*). Le pH de la solution S est de 5,5 à 8,0.

Viscosité apparente. Introduisez, tout en mélangeant, une quantité de méthylhydroxyéthylcellulose correspondant à 6,00 g de substance desséchée, dans 150 g d'*eau R* chauffée à 90 °C. Mélangez avec un agitateur à hélice pendant 10 min, placez le flacon dans un bain d'eau glacée, continuez à mélanger dans le bain d'eau glacée pendant 40 min jusqu'à dissolution complète. Ajustez la masse de la solution à 300 g et centrifugez-la pour éliminer les éventuelles bulles d'air. Ajustez la température de la solution à 20 ± 0,1 °C. Déterminez la viscosité (*2.2.10*) à 20 °C à l'aide d'un viscosimètre à mobile tournant et à une vitesse de cisaillement de 10 s^{-1}. La viscosité apparente n'est pas inférieure à 75 pour cent ni supérieure à 140 pour cent de la valeur indiquée sur l'étiquette.

Chlorures (*2.4.4*). Prélevez 1 ml de solution S et complétez à 15 ml avec de l'*eau R*. La solution satisfait à l'essai limite des chlorures (0,5 pour cent).

Métaux lourds (*2.4.8*). 1,0 g de méthylhydroxyéthylcellulose satisfait à l'essai limite C des métaux lourds (20 ppm). Préparez le témoin avec 2 ml de *solution à 10 ppm de plomb (Pb) R*.

Perte à la dessiccation (*2.2.32*). Déterminée à l'étuve à 100-105 °C sur 1,000 g de méthylhydroxyéthylcellulose, la perte à la dessiccation n'est pas supérieure à 10,0 pour cent.

Cendres sulfuriques (*2.4.14*). Déterminé sur 1,000 g de méthylhydroxyéthylcellulose, le taux des cendres sulfuriques n'est pas supérieur à 1,0 pour cent.

ÉTIQUETAGE

L'étiquette indique, en millipascals-secondes, la viscosité apparente d'une solution de méthylhydroxyéthylcellulose à 2 pour cent *m/m*.

01/2002:0189

MÉTHYLPHÉNOBARBITAL

Methylphenobarbitalum

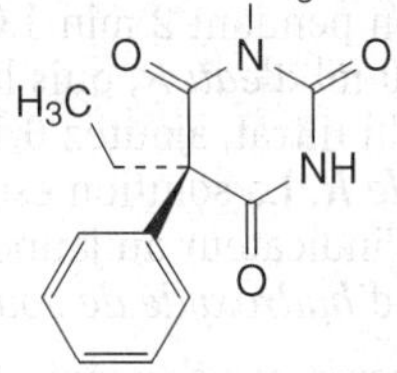

et énantiomère

$C_{13}H_{14}N_2O_3$ M_r 246,3

DÉFINITION

Le méthylphénobarbital contient au minimum 99,0 pour cent et au maximum l'équivalent de 102,0 pour cent de (5*RS*)-5-éthyl-1-méthyl-5-phénylpyrimidine-2,4,6(1*H*,3*H*,5*H*)-trione calculé par rapport à la substance desséchée.

CARACTÈRES

Poudre cristalline blanche ou cristaux incolores, pratiquement insolubles dans l'eau, peu solubles dans l'éther, très peu solubles dans l'éthanol. Le méthylphénobarbital donne des composés solubles dans l'eau avec les hydroxydes alcalins, les carbonates alcalins et l'ammoniaque.

IDENTIFICATION

Première identification : A, B.

Seconde identification : A, C, D.

A. Déterminez le point de fusion (*2.2.14*) du méthylphénobarbital. Mélangez en proportions égales de la substance à examiner et du *méthylphénobarbital SCR*, puis déterminez le point de fusion du mélange. La différence entre les 2 points de fusion observés vers 178 °C n'est pas supérieure à 2 °C.

B. Examinez le méthylphénobarbital par spectrophotométrie d'absorption dans l'infrarouge (*2.2.24*), en comparant avec le spectre obtenu avec le *méthylphénobarbital SCR*.

C. Opérez par chromatographie sur couche mince (*2.2.27*) en utilisant une plaque recouverte de *gel de silice GF_{254} R*.

Solution à examiner. Dissolvez 0,1 g de méthylphénobarbital dans du *chloroforme R* et complétez à 100 ml avec le même solvant.

Solution témoin. Dissolvez 0,1 g de *méthylphénobarbital SCR* dans du *chloroforme R* et complétez à 100 ml avec le même solvant.

Déposez séparément sur la plaque 10 µl de chaque solution. Mélangez 5 volumes d'*ammoniaque concentrée R*, 15 volumes d'*alcool R* et 80 volumes de *chloroforme R*. Utilisez la couche inférieure comme phase mobile. Développez sur un parcours de 18 cm. Examinez

Monographies L - P

immédiatement en lumière ultraviolette à 254 nm. La tache principale du chromatogramme obtenu avec la solution à examiner est semblable quant à sa position et ses dimensions à la tache principale du chromatogramme obtenu avec la solution témoin.

D. A 10 mg environ de méthylphénobarbital, ajoutez 0,2 ml d'*acide sulfurique R* et 0,1 ml d'*acide nitrique R*. Chauffez au bain-marie pendant 10 min, puis refroidissez dans l'eau glacée. Ajoutez 5 ml d'*eau R*, puis 5 ml de *solution concentrée d'hydroxyde de sodium R* et 5 ml d'*acétone R*. Agitez et laissez reposer. Il se développe une coloration rouge foncé dans la couche supérieure.

ESSAI

Aspect de la solution. Dissolvez en chauffant légèrement 1,0 g de méthylphénobarbital dans un mélange de 4 ml de *solution diluée d'hydroxyde de sodium R* et de 6 ml d'*eau R*. La solution est limpide (*2.2.1*) et n'est pas plus fortement colorée que la solution témoin J_6 (*2.2.2, Procédé II*).

Acidité. Chauffez à ébullition pendant 2 min 1,0 g de méthylphénobarbital avec 50 ml d'*eau R*, puis laissez refroidir et filtrez. A 10 ml du filtrat, ajoutez 0,15 ml de *solution de rouge de méthyle R*. La solution est colorée en jaune orangé. Le virage de l'indicateur au jaune franc ne nécessite pas plus de 0,1 ml d'*hydroxyde de sodium 0,1 M*.

Substances apparentées. Opérez par chromatographie sur couche mince (*2.2.27*) en utilisant une plaque recouverte de *gel de silice GF_{254} R*.

Solution à examiner. Dissolvez 1,0 g de méthylphénobarbital dans du *chloroforme R* et complétez à 100 ml avec le même solvant.

Solution témoin. Dissolvez 0,1 g de *phénobarbital SCR* dans du *chloroforme R* et complétez à 100 ml avec le même solvant. Prélevez 10 ml de cette solution et complétez à 100 ml avec du *chloroforme R*.

Déposez séparément sur la plaque 20 µl de chaque solution. Mélangez 5 volumes d'*ammoniaque concentrée R*, 15 volumes d'*alcool R* et 80 volumes de *chloroforme R*. Utilisez la couche inférieure comme phase mobile. Développez sur un parcours de 15 cm. Examinez immédiatement en lumière ultraviolette à 254 nm. Pulvérisez du *réactif à la diphénylcarbazone-mercurique R*. Laissez sécher la plaque à l'air. Pulvérisez de la *solution alcoolique d'hydroxyde de potassium R* préparée extemporanément et diluée 5 fois avec de l'*alcool exempt d'aldéhyde R*. Chauffez la plaque à 100-105 °C pendant 5 min et examinez immédiatement. Si, en lumière ultraviolette et après pulvérisation, il apparaît d'autres taches que la tache principale dans le chromatogramme obtenu avec la solution à examiner, aucune d'entre elles n'est plus intense que la tache du chromatogramme obtenu avec la solution témoin (1,0 pour cent).

Perte à la dessiccation (*2.2.32*). Déterminée à l'étuve à 100-105 °C sur 1,00 g de méthylphénobarbital, la perte à la dessiccation n'est pas supérieure à 0,5 pour cent.

Cendres sulfuriques (*2.4.14*). Déterminé sur 1,0 g de méthylphénobarbital, le taux des cendres sulfuriques n'est pas supérieur à 0,1 pour cent.

DOSAGE

Dissolvez 0,200 g de méthylphénobarbital dans 5 ml de *pyridine R*. Ajoutez 0,5 ml de *solution de thymolphtaléine R* et 10 ml de *solution de nitrate d'argent dans la pyridine R*. Titrez par la *solution éthanolique d'hydroxyde de sodium 0,1 M* jusqu'à coloration bleu franc. Effectuez un titrage à blanc.

1 ml de *solution éthanolique d'hydroxyde de sodium 0,1 M* correspond à 24,63 mg de $C_{13}H_{14}N_2O_3$.

01/2002:0561

MÉTHYLPREDNISOLONE

Methylprednisolonum

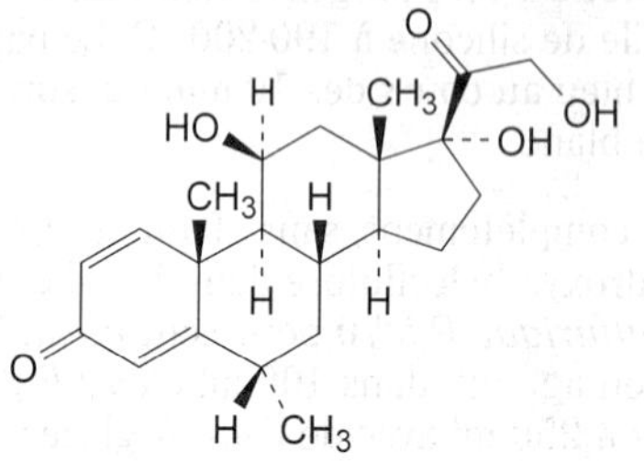

$C_{22}H_{30}O_5$ M_r 374,5

DÉFINITION

La méthylprednisolone contient au minimum 97,0 pour cent et au maximum l'équivalent de 103,0 pour cent de 11β,17,21-trihydroxy-6α-méthylprégna-1,4-diène-3,20-dione, calculé par rapport à la substance desséchée.

CARACTÈRES

Poudre cristalline, blanche ou sensiblement blanche, pratiquement insoluble dans l'eau, assez soluble dans l'alcool, peu soluble dans l'acétone et dans le chlorure de méthylène.

La méthylprednisolone présente le phénomène du polymorphisme.

IDENTIFICATION

Première identification : A, B.

Seconde identification : C, D.

A. Examinez la méthylprednisolone par spectrophotométrie d'absorption dans l'infrarouge (*2.2.24*), en comparant avec le spectre obtenu avec la *méthylprednisolone SCR*. Si les spectres obtenus à l'état solide présentent des différences, dissolvez respectivement la substance à examiner et la substance de référence dans un volume minimal d'*acétone R*, évaporez au bain-marie à siccité et enregistrez de nouveaux spectres à partir des résidus.

B. Opérez par chromatographie sur couche mince (*2.2.27*) en utilisant une *plaque au gel de silice F_{254} pour CCM R*.

Solution à examiner. Dissolvez 10 mg de méthylprednisolone dans un mélange de 1 volume de *méthanol R* et de 9 volumes de *chlorure de méthylène R*, puis complétez à 10 ml avec le même mélange de solvants.

Solution témoin (a). Dissolvez 20 mg de *méthylprednisolone SCR* dans un mélange de 1 volume de *méthanol R* et de 9 volumes de *chlorure de méthylène R*, puis complétez à 20 ml avec le même mélange de solvants.

Solution témoin (b). Dissolvez 10 mg d'*hydrocortisone SCR* dans de la solution témoin (a) et complétez à 10 ml avec la solution témoin (a).

Déposez sur la plaque 5 µl de chaque solution. Préparez la phase mobile en ajoutant un mélange de 1,2 volume d'*eau R* et de 8 volumes de *méthanol R* à un mélange de 15 volumes d'*éther R* et de 77 volumes de *chlorure de méthylène R*. Développez sur un parcours de 15 cm. Effectuez un second développement sur un parcours de 15 cm avec un mélange de 5 volumes de *butanol R* saturé d'*eau R*, de 15 volumes de *toluène R* et de 80 volumes d'*éther R*. Laissez sécher la plaque à l'air. Examinez en lumière ultraviolette à 254 nm. La tache principale du chromatogramme obtenu avec la solution à examiner est semblable quant à sa position et ses dimensions à la tache principale du chromatogramme obtenu avec solution témoin (a). Pulvérisez de la *solution alcoolique d'acide sulfurique R*. Chauffez à 120 °C pendant 10 min ou jusqu'à apparition des taches et laissez refroidir. Examinez à la lumière du jour et en lumière ultraviolette à 365 nm. La tache principale du chromatogramme obtenu avec la solution à examiner est semblable quant à sa position, sa coloration à la lumière du jour, sa fluorescence en lumière ultraviolette à 365 nm et ses dimensions à la tache principale du chromatogramme obtenu avec solution témoin (a). L'identification n'est valable que si le chromatogramme obtenu avec la solution témoin (b) présente 2 taches nettement séparées.

C. Opérez par chromatographie sur couche mince (*2.2.27*) en utilisant une *plaque au gel de silice* F_{254} *pour CCM R*.

Solution à examiner (a). Dissolvez 25 mg de méthylprednisolone dans du *méthanol R* et complétez à 5 ml avec le même solvant. Cette solution sert aussi à préparer la solution à examiner (b). Prélevez 2 ml de solution et complétez à 10 ml avec du *chlorure de méthylène R*.

Solution à examiner (b). Dans un tube de verre d'une longueur de 100 mm et d'un diamètre de 20 mm, à bouchon rodé ou muni d'un capuchon de polytétrafluoroéthylène, introduisez 0,4 ml de la solution obtenue au cours de la préparation de la solution à examiner (a). Evaporez le solvant sous un courant d'*azote R*, en chauffant doucement. Ajoutez 2 ml d'une solution d'*acide acétique glacial R* à 15 pour cent *V/V* et 50 mg de *bismuthate de sodium R*. Fermez le tube et agitez la suspension à l'aide d'un agitateur mécanique, à l'abri de la lumière, pendant 1 h. Ajoutez 2 ml d'une solution d'*acide acétique glacial R* à 15 pour cent *V/V* et filtrez la suspension dans une ampoule à décantation de 50 ml. Lavez le filtre avec 2 fois 5 ml d'*eau R*. Agitez le filtrat limpide avec 10 ml de *chlorure de méthylène R*. Lavez la couche organique avec 5 ml d'*hydroxyde de sodium 1 M*, puis avec 2 fois 5 ml d'*eau R*. Séchez sur du *sulfate de sodium anhydre R*.

Solution témoin (a). Dissolvez 25 mg de *méthylprednisolone SCR* dans du *méthanol R* et complétez à 5 ml avec le même solvant. Cette solution sert aussi à préparer la solution témoin (b). Prélevez 2 ml de solution et complétez à 10 ml avec du *chlorure de méthylène R*.

Solution témoin (b). Dans un tube de verre d'une longueur de 100 mm et d'un diamètre de 20 mm, à bouchon rodé ou muni d'un capuchon de polytétrafluoroéthylène, introduisez 0,4 ml de la solution obtenue au cours de la préparation de la solution témoin (a). Evaporez le solvant sous un courant d'*azote R*, en chauffant doucement. Ajoutez 2 ml d'une solution d'*acide acétique glacial R* à 15 pour cent *V/V* et 50 mg de *bismuthate de sodium R*. Fermez le tube et agitez la suspension à l'aide d'un agitateur mécanique, à l'abri de la lumière, pendant 1 h. Ajoutez 2 ml d'une solution d'*acide acétique glacial R* à 15 pour cent *V/V* et filtrez la suspension dans une ampoule à décantation de 50 ml. Lavez le filtre avec 2 fois 5 ml d'*eau R*. Agitez le filtrat limpide avec 10 ml de *chlorure de méthylène R*. Lavez la couche organique avec 5 ml d'*hydroxyde de sodium 1 M*, puis avec 2 fois 5 ml d'*eau R*. Séchez sur du *sulfate de sodium anhydre R*.

Déposez sur la plaque 5 µl de solution à examiner (a), 5 µl de solution témoin (a), 10 µl de solution à examiner (b) et 10 µl de solution témoin (b), en appliquant ces deux dernières par petites quantités de façon à obtenir des taches de petites dimensions. Développez sur un parcours de 15 cm avec un mélange de 5 volumes de *butanol R* saturé d'*eau R*, de 10 volumes de *toluène R* et de 85 volumes d'*éther R*. Laissez sécher la plaque à l'air. Examinez en lumière ultraviolette à 254 nm. La tache principale des chromatogrammes obtenus avec chacune des 2 solutions à examiner est semblable quant à sa position et ses dimensions à la tache principale du chromatogramme obtenu avec la solution témoin correspondante. Pulvérisez de la *solution alcoolique d'acide sulfurique R*. Chauffez à 120 °C pendant 15 min. Laissez refroidir. Examinez à la lumière du jour et en lumière ultraviolette à 365 nm. La tache principale des chromatogrammes obtenus avec chacune des 2 solutions à examiner est semblable quant à sa position, sa coloration à la lumière du jour, sa fluorescence en lumière ultraviolette à 365 nm et ses dimensions à la tache principale du chromatogramme obtenu avec la solution témoin correspondante. La tache principale des chromatogrammes obtenus avec la solution à examiner (b) et la solution témoin (b) présente un R_f nettement plus élevé que celui de la tache principale des chromatogrammes obtenus avec respectivement, la solution à examiner (a) et la solution témoin (a).

D. A 2 ml d'*acide sulfurique R*, ajoutez 2 mg environ de méthylprednisolone et agitez pour dissoudre. En 5 min, il se développe une intense coloration rouge présentant une fluorescence rouge-brun en lumière ultraviolette à 365 nm. Ajoutez la solution à 10 ml d'*eau R* et mélangez. La coloration s'atténue et la fluorescence est vert-jaune en lumière ultraviolette à 365 nm.

ESSAI

Pouvoir rotatoire spécifique (*2.2.7*). Dissolvez 0,250 g de méthylprednisolone dans du *dioxane R* et complétez à 25,0 ml avec le même solvant. Calculé par rapport à la substance desséchée, le pouvoir rotatoire spécifique est de + 79,0 à + 86,0.

Substances apparentées. Opérez par chromatographie liquide (*2.2.29*).

Solution à examiner. Dissolvez 25,0 mg de méthylprednisolone dans un mélange à volumes égaux d'*acétonitrile R* et de *méthanol R* et complétez à 10,0 ml avec le même mélange de solvants.

Solution témoin (a). Dissolvez 2 mg de *méthylprednisolone SCR* et 2 mg de *bétaméthasone SCR* dans de la phase mobile A et complétez à 100,0 ml avec la même phase mobile.

Solution témoin (b). Prélevez 1,0 ml de solution à examiner et complétez à 100,0 ml avec de la phase mobile A.

La chromatographie peut être réalisée en utilisant :

– une colonne d'acier inoxydable, d'une longueur de 0,25 m et d'un diamètre intérieur de 4,6 mm, remplie de *gel de silice octadécylsilylé pour chromatographie R* (5 µm),

– comme phase mobile, à un débit de 2,5 ml/min, un programme de gradient linéaire utilisé dans les conditions suivantes :

  Phase mobile A. Dans une fiole jaugée de 1000 ml, mélangez 250 ml d'*acétonitrile R* à 700 ml d'*eau R*. Après équilibre, complétez à 1000 ml avec de l'*eau R* puis mélangez à nouveau,

  Phase mobile B. Acétonitrile R,

Monographies L - P

Intervalle (min)	Phase mobile A (pour cent V/V)	Phase mobile B (pour cent V/V)	Commentaire
0	100	0	isocratique
15	100	0	commencez le gradient linéaire
40	0	100	fin de l'enregistrement du chromatogramme, retour à 100 A
41	100	0	commencez l'équilibrage avec A
46 = 0	100	0	fin de l'équilibrage, commencez le chromatogramme suivant

– comme détecteur, un spectrophotomètre réglé à 254 nm,

en maintenant la température de la colonne à 45 °C.

Equilibrez la colonne avec la phase mobile B à un débit de 2,5 ml/min pendant 30 min au moins et puis avec la phase mobile A pendant 5 min. Pour les chromatogrammes suivants, appliquez les conditions décrites entre 40 min et 46 min. Ajustez la sensibilité du système de façon que le pic principal du chromatogramme obtenu avec 20 µl de solution témoin (b) représente au moins 50 pour cent de l'échelle totale de l'enregistreur.

Injectez 20 µl de solution témoin (a). Lorsque les chromatogrammes sont enregistrés dans les conditions prescrites, les temps de rétention sont de 11,5 min environ pour la méthylprednisolone et de 12,5 min environ pour la bétaméthasone. L'essai n'est valable que si la résolution entre les pics correspondant respectivement au méthylprednisolone et à la bétaméthasone n'est pas inférieure à 1,5 ; si nécessaire, augmentez la teneur de la phase mobile A en acétonitrile.

Injectez séparément 20 µl du mélange à volumes égaux d'*acétonitrile R* et de *méthanol R* comme blanc, 20 µl de solution à examiner et 20 µl de solution témoin (b). S'il apparaît, dans le chromatogramme obtenu avec la solution à examiner, d'autres pics que le pic principal, la surface d'aucun d'entre eux n'est supérieure à la moitié de celle du pic principal du chromatogramme obtenu avec la solution témoin (b) (0,5 pour cent) et la somme de leur surface n'est pas supérieure à 2 fois la surface du pic principal du chromatogramme obtenu avec la solution témoin (b) (2 pour cent). Ne tenez pas compte des pics dus au blanc ni des pics dont la surface est inférieure à 0,05 fois la surface du pic principal du chromatogramme obtenu avec la solution témoin (b).

Perte à la dessiccation (*2.2.32*). Déterminée à l'étuve à 100-105 °C sur 0,500 g de méthylprednisolone, la perte à la dessiccation n'est pas supérieure à 1,0 pour cent.

DOSAGE

Dissolvez 0,100 g de méthylprednisolone dans de l'*alcool R* et complétez à 100,0 ml avec le même solvant. Prélevez 2,0 ml de cette solution et complétez à 100,0 ml avec de l'*alcool R*. Mesurez l'absorbance (*2.2.25*) de la solution au maximum à 243 nm.

Calculez la teneur en $C_{22}H_{30}O_5$ en prenant 395 comme valeur de l'absorbance spécifique.

CONSERVATION

A l'abri de la lumière.

IMPURETÉS

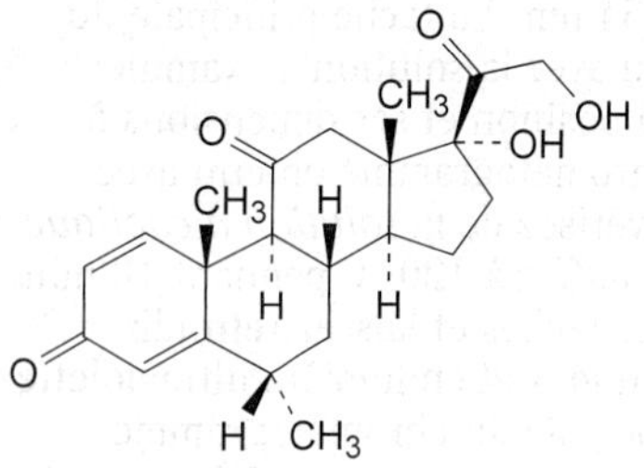

A. 17,21-dihydroxy-6α-méthylprégna-1,4-diène-3,11,20-trione,

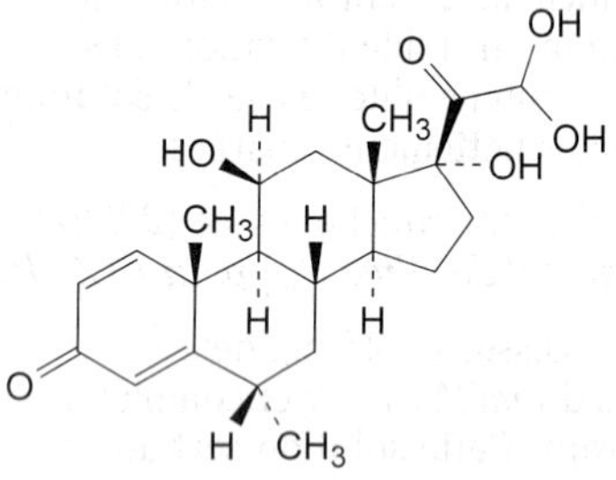

B. 11β,17,21,21-tétrahydroxy-6α-méthylprégna-1,4-diène-3,20-dione,

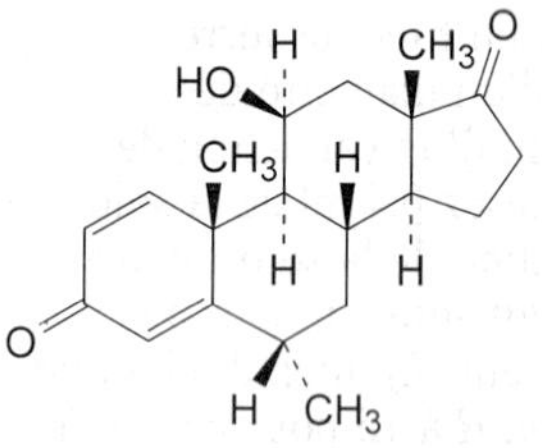

C. 11β-hydroxy-6α-méthylandrosta-1,4-diène-3,17-dione,

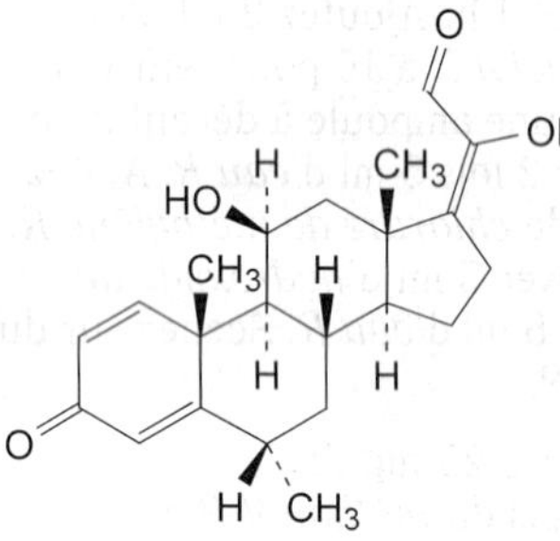

et l'isomère (*Z*)

D. (*E*)- et (*Z*)-11β,20-dihydroxy-6α-méthylprégna-1,4,17(20)-triène-3,21-dione.

01/2002:0933

MÉTHYLPREDNISOLONE (ACÉTATE DE)

Methylprednisoloni acetas

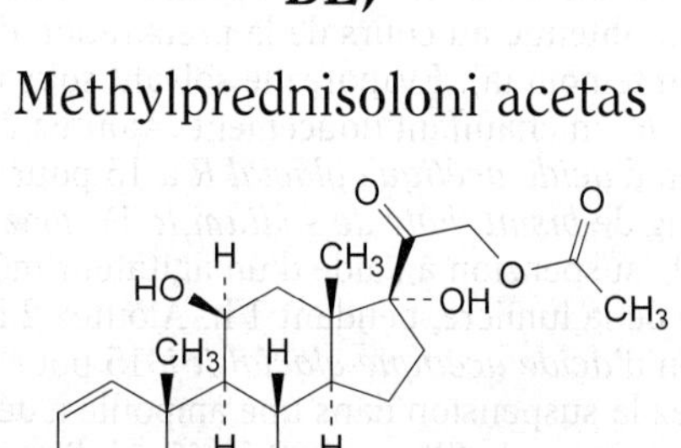

$C_{24}H_{32}O_6$ M_r 416,5

DÉFINITION

L'acétate de méthylprednisolone contient au minimum 97,0 pour cent et au maximum l'équivalent de 103,0 pour cent de acétate de 11β,17-dihydroxy-6α-méthyl-3,20-dioxoprégna-1,4-dién-21-yle, calculé par rapport à la substance desséchée.

CARACTÈRES

Poudre cristalline, blanche ou sensiblement blanche, pratiquement insoluble dans l'eau, assez soluble dans l'acétone et dans l'alcool, peu soluble dans l'éther.

IDENTIFICATION

Première identification : A, B.

Seconde identification : C, D, E.

A. Examinez l'acétate de méthylprednisolone par spectrophotométrie d'absorption dans l'infrarouge (*2.2.24*), en comparant avec le spectre obtenu avec l'*acétate de méthylprednisolone SCR*. Si les spectres obtenus à l'état solide présentent des différences, dissolvez respectivement la substance à examiner et la substance de référence dans un volume minimal d'*acétone R*, évaporez à siccité et enregistrez de nouveaux spectres à partir des résidus.

B. Opérez par chromatographie sur couche mince (*2.2.27*) en utilisant une plaque recouverte de *gel de silice* GF_{254}*R*.

Solution à examiner. Dissolvez 10 mg d'acétate de méthylprednisolone dans un mélange de 1 volume de *méthanol R* et de 9 volumes de *chlorure de méthylène R*, puis complétez à 10 ml avec le même mélange de solvants.

Solution témoin (a). Dissolvez 10 mg d'*acétate de méthylprednisolone SCR* dans un mélange de 1 volume de *méthanol R* et de 9 volumes de *chlorure de méthylène R*, puis complétez à 10 ml avec le même mélange de solvants.

Solution témoin (b). Dissolvez 10 mg d'*acétate de prednisolone SCR* et 10 mg d'*acétate de méthylprednisolone SCR* dans un mélange de 1 volume de *méthanol R* et de 9 volumes de *chlorure de méthylène R* et complétez à 10 ml avec le même mélange de solvants.

Déposez séparément sur la plaque 5 µl de chaque solution. Développez sur un parcours de 15 cm avec un mélange de 5 volumes de *butanol R*, de 10 volumes de *toluène R* et de 85 volumes d'*éther R*. Laissez sécher la plaque à l'air. Examinez en lumière ultraviolette à 254 nm. La tache principale du chromatogramme obtenu avec la solution à examiner est semblable quant à sa position et ses dimensions à la tache principale du chromatogramme obtenu avec la solution témoin (a). Pulvérisez de la *solution alcoolique d'acide sulfurique R*. Chauffez à 120 °C pendant 10 min ou jusqu'à apparition des taches. Laissez refroidir. Examinez à la lumière du jour et en lumière ultraviolette à 365 nm. La tache principale du chromatogramme obtenu avec la solution à examiner est semblable quant à sa position, sa coloration à la lumière du jour, sa fluorescence en lumière ultraviolette à 365 nm et ses dimensions à la tache principale du chromatogramme obtenu avec la solution témoin (a). L'identification n'est valable que si le chromatogramme obtenu avec la solution témoin (b) présente 2 taches en lumière ultraviolette à 365 nm qui peuvent ne pas être totalement séparées.

C. Opérez par chromatographie sur couche mince (*2.2.27*) en utilisant une plaque recouverte de *gel de silice* GF_{254}*R*.

Solution à examiner (a). Dissolvez 25 mg d'acétate de méthylprednisolone dans du *méthanol R* et complétez à 5 ml avec le même solvant. Cette solution sert aussi à préparer la solution à examiner (b). Prélevez 2 ml de solution et complétez à 10 ml avec du *chlorure de méthylène R*.

Solution à examiner (b). Dans un tube de verre de 15 ml à bouchon rodé ou muni d'un capuchon de polytétrafluoroéthylène, introduisez 2 ml de la solution obtenue au cours de la préparation de la solution à examiner (a). Ajoutez 10 ml de *solution méthanolique saturée de bicarbonate de potassium R* et faites passer immédiatement un courant d'*azote R* pendant 5 min. Fermez le tube. Chauffez dans un bain-marie à 45 °C, à l'abri de la lumière pendant 1 h. Laissez refroidir.

Solution témoin (a). Dissolvez 25 mg d'*acétate de méthylprednisolone SCR* dans du *méthanol R* et complétez à 5 ml avec le même solvant. Cette solution sert aussi à préparer la solution témoin (b). Prélevez 2 ml de solution et complétez à 10 ml avec du *chlorure de méthylène R*.

Solution témoin (b). Dans un tube de verre de 15 ml à bouchon rodé ou muni d'un capuchon de polytétrafluoroéthylène, introduisez 2 ml de la solution obtenue au cours de la préparation de la solution témoin (a). Ajoutez 10 ml de *solution méthanolique saturée de bicarbonate de potassium R* et faites passer immédiatement un courant d'*azote R* pendant 5 min. Fermez le tube. Chauffez dans un bain-marie à 45 °C, à l'abri de la lumière pendant 1 h. Laissez refroidir.

Déposez séparément sur la plaque 5 µl de chaque solution. Préparez la phase mobile en ajoutant un mélange de 1,2 volume d'*eau R* et de 8 volumes de *méthanol R* dans un mélange de 15 volumes d'*éther R* et de 77 volumes de *chlorure de méthylène R*. Développez sur un parcours de 15 cm. Laissez sécher la plaque à l'air. Examinez en lumière ultraviolette à 254 nm. La tache principale des chromatogrammes obtenus avec les solutions à examiner est semblable, quant à sa position et ses dimensions, à la tache principale des chromatogrammes obtenus avec les solutions témoins correspondantes. Pulvérisez de la *solution alcoolique d'acide sulfurique R*. Chauffez à 120 °C pendant 10 min ou jusqu'à apparition des taches. Laissez refroidir. Examinez la plaque à la lumière du jour et en lumière ultraviolette à 365 nm. La tache principale des chromatogrammes obtenus avec les solutions à examiner est semblable quant à sa position, sa coloration à la lumière du jour, sa fluorescence en lumière ultraviolette à 365 nm et ses dimensions à la tache principale des chromatogrammes obtenus avec les solutions témoins correspondantes. La tache principale des chromatogrammes obtenus avec la solution à examiner (b) et la solution témoin (b) présente un R_f nettement inférieur à celui de la tache principale des chromatogrammes obtenus respectivement avec la solution à examiner (a) et la solution témoin (a).

D. A 2 ml d'*acide sulfurique R*, ajoutez 2 mg environ d'acétate de méthyprednisolone et agitez pour dissoudre. En 5 min, il se développe une intense coloration rouge présentant une fluorescence brun-rouge en lumière ultraviolette à 365 nm. Ajoutez la solution à 10 ml d'*eau R*, et mélangez. La coloration s'atténue et la fluorescence est jaune-vert en lumière ultraviolette à 365 nm.

E. 10 mg environ d'acétate de méthylprednisolone donnent la réaction de l'acétyle (*2.3.1*).

ESSAI

Pouvoir rotatoire spécifique (*2.2.7*). Dissolvez 0,250 g d'acétate de méthylprednisolone dans du *dioxane R* et complétez à 25,0 ml avec le même solvant. Calculé par rapport à la substance desséchée, le pouvoir rotatoire spécifique est de + 97 à + 105.

Substances apparentées. Opérez par chromatographie liquide (*2.2.29*).

Solution à examiner. Dissolvez 20,0 mg d'acétate de méthylprednisolone dans 5 ml de *tétrahydrofurane R* et complétez à 10,0 ml avec de l'*eau R*.

Solution témoin (a). Dissolvez 4 mg d'*acétate de méthylprednisolone SCR* et 4 mg d'*acétate de dexaméthasone SCR* dans la phase mobile et complétez à 20,0 ml avec la phase mobile. Prélevez 2,0 ml de solution et complétez à 10,0 ml avec la phase mobile.

Solution témoin (b). Prélevez 1,0 ml de solution à examiner et complétez à 50,0 ml avec la phase mobile.

La chromatographie peut être réalisée en utilisant :

– une colonne d'acier inoxydable, d'une longueur de 0,25 m et d'un diamètre intérieur de 4,6 mm, remplie de *gel de silice octadécylsilylé pour chromatographie R* (5 µm),
– comme phase mobile, à un débit de 1 ml/min, un mélange préparé comme suit : dans une fiole jaugée de 1000 ml, mélangez 260 ml de *tétrahydrofurane R* et 700 ml d'*eau R* et laissez reposer ; complétez à 1000 ml avec de l'*eau R* et mélangez à nouveau,
– comme détecteur, un spectrophotomètre réglé à 254 nm.

Equilibrez la colonne avec la phase mobile à un débit de 1 ml/min pendant 45 min environ.

Ajustez la sensibilité du système de façon que la hauteur du pic principal dans le chromatogramme obtenu avec 20 µl de solution témoin (b) représente 50 pour cent au moins de l'échelle totale de l'enregistreur.

Injectez 20 µl de solution témoin (a). Lorsque les chromatogrammes sont enregistrés dans les conditions prescrites, les temps de rétention sont de 43 min environ pour l'acétate de méthylprednisolone et de 57 min environ pour l'acétate de dexaméthasone. L'essai n'est valable que si la résolution entre les pics correspondant respectivement à l'acétate de méthylprednisolone et à l'acétate de dexaméthasone n'est pas inférieure à 6,5 ; si nécessaire, ajustez la concentration de la phase mobile en *eau R*.

Injectez séparément 20 µl de solution à examiner et 20 µl de solution témoin (b). Continuez la chromatographie pendant 1,5 fois le temps de rétention du pic principal. Dans le chromatogramme obtenu avec la solution à examiner, la somme de la surface de tous les pics, à l'exception du pic principal, n'est pas supérieure à la moitié de la surface du pic principal du chromatogramme obtenu avec la solution témoin (b) (1,0 pour cent).

Ne tenez pas compte d'un pic dû au solvant ni des pics dont la surface est inférieure à 0,025 fois la surface du pic principal du chromatogramme obtenu avec la solution témoin (b).

Perte à la dessiccation (*2.2.32*). Déterminée à l'étuve à 100-105 °C sur 1,000 g d'acétate de méthylprednisolone, la perte à la dessiccation n'est pas supérieure à 0,5 pour cent.

DOSAGE

Dissolvez 0,100 g d'acétate de méthylprednisolone dans de l'*alcool R* et complétez à 100,0 ml avec le même solvant. Prélevez 1,0 ml de solution et complétez à 100,0 ml avec de l'*alcool R*. Mesurez l'absorbance (*2.2.25*) au maximum à 243 nm.

Calculez la teneur en $C_{24}H_{32}O_6$ en prenant 355 comme valeur de l'absorbance spécifique.

CONSERVATION

A l'abri de la lumière.

IMPURETÉS

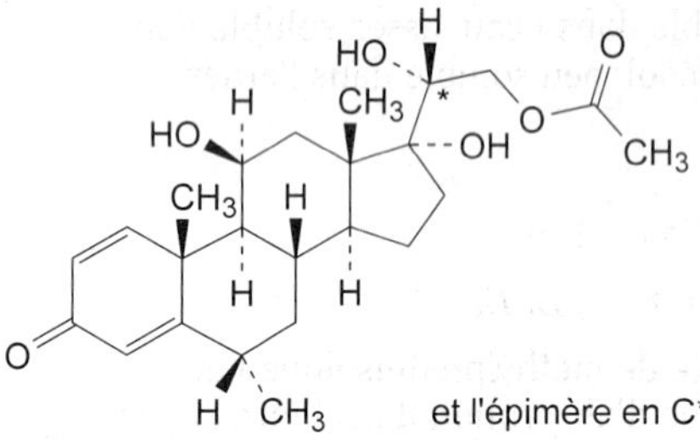

et l'épimère en C*

A. acétate de (20*RS*)-11β,17,20-trihydroxy-6α-méthyl-3-oxoprégna-1,4-dién-21-yle,

B. méthylprednisolone,

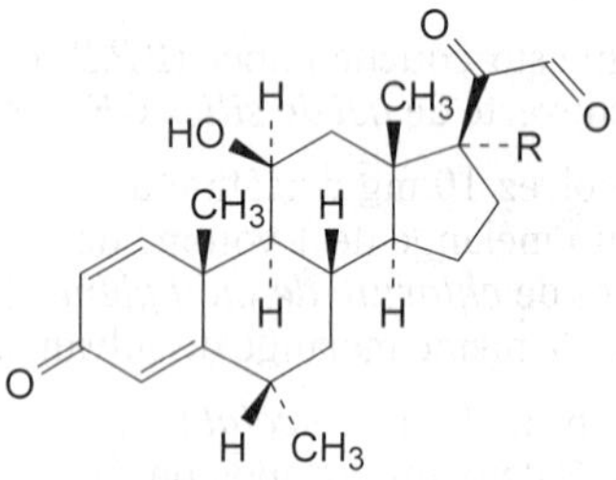

C. R = OH : 11β,17-dihydroxy-6α-méthylprégna-1,4-diène-3,20,21-trione,

D. R = H : 11β-hydroxy-6α-méthylprégna-1,4-diène-3,20,21-trione,

E. prednisolone (acétate de),

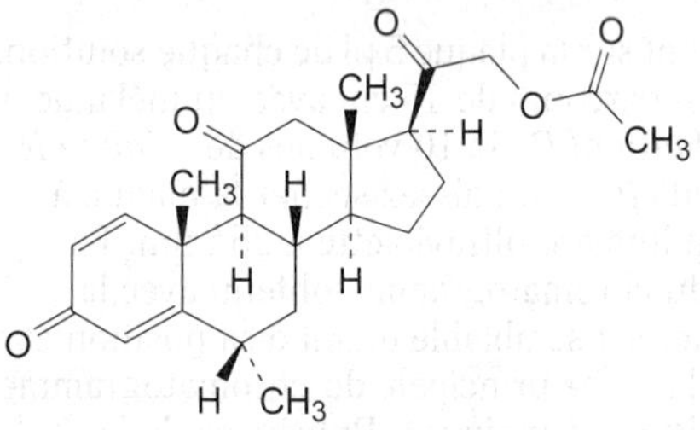

F. acétate de 6α-méthyl-3,11,20-trioxoprégna-1,4-dién-21-yle,

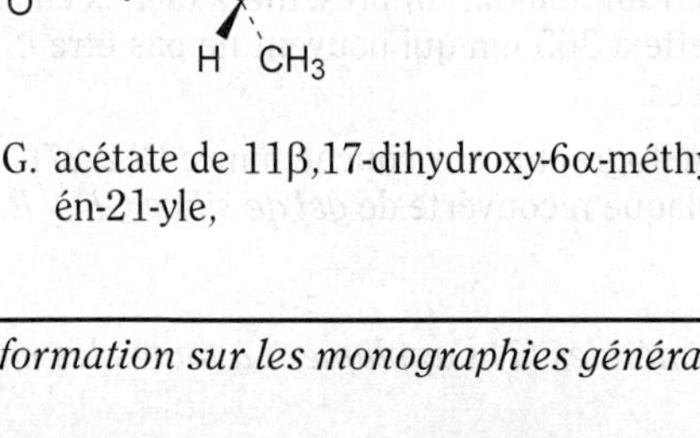

G. acétate de 11β,17-dihydroxy-6α-méthyl-3,20-dioxoprégn-4-én-21-yle,

Monographies L - P

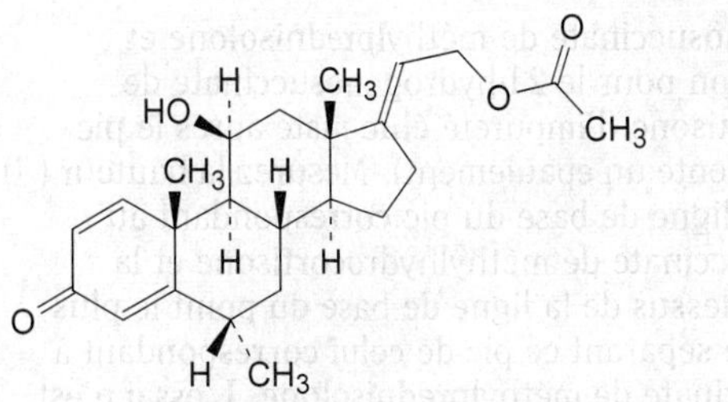

H. acétate de 11β-hydroxy-6α-méthyl-3-oxoprégna-1,4,17(20)-trién-21-yle.

01/2002:1131

MÉTHYLPREDNISOLONE (HYDROGÉNOSUCCINATE DE)

Methylprednisoloni hydrogenosuccinas

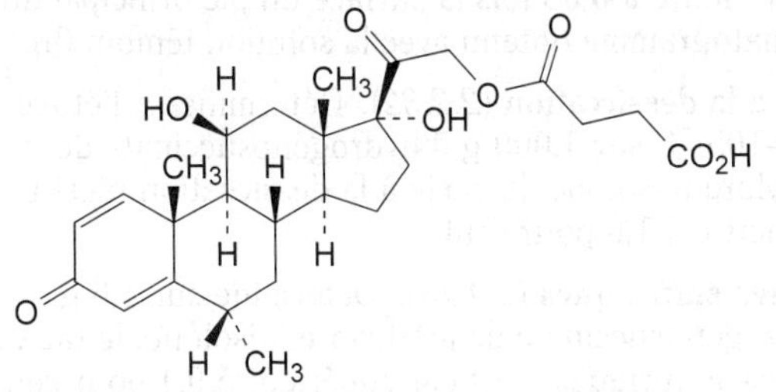

$C_{26}H_{34}O_8$ M_r 474,6

DÉFINITION

L'hydrogénosuccinate de méthylprednisolone contient au minimum 97,0 pour cent et au maximum l'équivalent de 103,0 pour cent d'acide 4-[(11β,17-dihydroxy-6α-méthyl-3,20-dioxoprégna-1,4-dién-21-yl)oxy]-4-oxobutanoïque, calculé par rapport à la substance desséchée.

CARACTÈRES

Poudre hygroscopique, blanche ou sensiblement blanche, pratiquement insoluble dans l'eau, peu soluble dans l'acétone et dans l'éthanol, pratiquement insoluble dans l'éther. L'hydrogénosuccinate de méthylprednisolone se dissout dans les solutions diluées d'hydroxydes alcalins.

IDENTIFICATION

Première identification : A, B.

Seconde identification : C, D.

A. Examinez l'hydrogénosuccinate de méthylprednisolone par spectrophotométrie d'absorption dans l'infrarouge (*2.2.24*), en comparant avec le spectre obtenu avec l'*hydrogénosuccinate de méthylprednisolone SCR*.

B. Opérez par chromatographie sur couche mince (*2.2.27*) en utilisant une *plaque au gel de silice F_{254} pour CCM R*.

Solution à examiner. Dissolvez 10 mg d'hydrogénosuccinate de méthylprednisolone dans un mélange de 1 volume de *méthanol R* et de 9 volumes de *chlorure de méthylène R* et complétez à 10 ml avec le même mélange de solvants.

Solution témoin (a). Dissolvez 20 mg d'*hydrogénosuccinate de méthylprednisolone SCR* dans un mélange de 1 volume de *méthanol R* et de 9 volumes de *chlorure de méthylène R* et complétez à 20 ml avec le même mélange de solvants.

Solution témoin (b). Dissolvez 10 mg d'*hydrogénosuccinate d'hydrocortisone SCR* dans de la solution témoin (a) et complétez à 10 ml avec la même solution témoin.

Déposez sur la plaque 10 µl de chaque solution. Développez sur un parcours de 15 cm avec un mélange de 0,1 volume d'*acide formique anhydre R*, de 1 volume d'*éthanol R* et de 15 volumes de *chlorure de méthylène R*. Laissez sécher la plaque à l'air. Examinez en lumière ultraviolette à 254 nm. La tache principale du chromatogramme obtenu avec la solution à examiner est semblable quant à sa position et ses dimensions à la tache principale du chromatogramme obtenu avec la solution témoin (a). Pulvérisez de la *solution alcoolique d'acide sulfurique R*. Chauffez à 120 °C pendant 10 min ou jusqu'à apparition des taches. Laissez refroidir. Examinez à la lumière du jour et en lumière ultraviolette à 365 nm. La tache principale du chromatogramme obtenu avec la solution à examiner est semblable quant à sa position, sa coloration à la lumière du jour, sa fluorescence en lumière ultraviolette à 365 nm et ses dimensions à la tache principale du chromatogramme obtenu avec la solution témoin (a). L'identification n'est valable que si le chromatogramme obtenu avec la solution témoin (b) présente 2 taches qui peuvent toutefois n'être pas totalement séparées.

C. Opérez par chromatographie sur couche mince (*2.2.27*) en utilisant une *plaque au gel de silice F_{254} pour CCM R*.

Solution à examiner (a). Dissolvez 25 mg d'hydrogénosuccinate de méthylprednisolone dans du *méthanol R*, en chauffant doucement, et complétez à 5 ml avec le même solvant. Cette solution sert aussi à préparer la solution à examiner (b). Prélevez 2 ml de solution et complétez à 10 ml avec du *chlorure de méthylène R*.

Solution à examiner (b). Dans un tube de verre de 15 ml à bouchon rodé ou à capuchon de polytétrafluoroéthylène, introduisez 2 ml de la solution obtenue au cours de la préparation de la solution à examiner (a). Ajoutez 10 ml d'une solution d'*hydroxyde de sodium R* à 0,8 g/l dans du *méthanol R* et faites immédiatement passer un courant d'*azote R* pendant 5 min. Fermez le tube. Chauffez au bain-marie à 45 °C, à l'abri de la lumière, pendant 30 min. Laissez refroidir.

Solution témoin (a). Dissolvez 25 mg d'*hydrogénosuccinate de méthylprednisolone SCR* dans du *méthanol R*, en chauffant doucement, et complétez à 5 ml avec le même solvant. Cette solution sert aussi à préparer la solution témoin (b). Prélevez 2 ml de solution et complétez à 10 ml avec du *chlorure de méthylène R*.

Solution témoin (b). Dans un tube de verre de 15 ml à bouchon rodé ou à capuchon de polytétrafluoroéthylène, introduisez 2 ml de la solution obtenue au cours de la préparation de la solution témoin (a). Ajoutez 10 ml d'une solution d'*hydroxyde de sodium R* à 0,8 g/l dans du *méthanol R* et faites immédiatement passer un courant d'*azote R* pendant 5 min. Fermez le tube. Chauffez au bain-marie à 45 °C, à l'abri de la lumière, pendant 30 min. Laissez refroidir.

Déposez sur la plaque 5 µl de chaque solution. Préparez la phase mobile en ajoutant un mélange de 1,2 volume d'*eau R* et de 8 volumes de *méthanol R* à un mélange de 15 volumes d'*éther R* et de 77 volumes de *chlorure de méthylène R*. Développez sur un parcours de 15 cm. Laissez sécher la plaque à l'air. Examinez en lumière ultraviolette à 254 nm. La tache principale des chromatogrammes obtenus avec chacune des 2 solutions à examiner est semblable quant à sa position et ses dimensions à la tache principale du chromatogramme

Monographies L - P

obtenu avec la solution témoin correspondante. Pulvérisez de la *solution alcoolique d'acide sulfurique R*. Chauffez à 120 °C pendant 10 min ou jusqu'à apparition des taches. Laissez refroidir. Examinez la plaque à la lumière du jour et en lumière ultraviolette à 365 nm. La tache principale des chromatogrammes obtenus avec chacune des 2 solutions à examiner est semblable quant à sa position, sa coloration à la lumière du jour, sa fluorescence en lumière ultraviolette à 365 nm et ses dimensions à la tache principale du chromatogramme obtenu avec la solution témoin correspondante. La tache principale des chromatogrammes obtenus avec la solution à examiner (b) et la solution témoin (b) présente un R_f nettement supérieur à celui de la tache principale des chromatogrammes obtenus avec respectivement, la solution à examiner (a) et la solution témoin (a).

D. A 2 ml d'*acide sulfurique R*, ajoutez 2 mg environ d'hydrogénosuccinate de méthylprednisolone et agitez pour dissoudre. En 5 min, il se développe une coloration brun-rouge. Ajoutez la solution à 10 ml d'*eau R* et mélangez. La coloration s'atténue et il se forme un précipité.

ESSAI

Aspect de la solution. Dissolvez 0,100 g d'hydrogénosuccinate de méthylprednisolone dans 5 ml de *solution de bicarbonate de sodium R*. La solution est limpide (*2.2.1*).

Pouvoir rotatoire spécifique (*2.2.7*). Dissolvez 0,250 g d'hydrogénosuccinate de méthylprednisolone dans du *dioxane R* et complétez à 25,0 ml avec le même solvant. Calculé par rapport à la substance desséchée, le pouvoir rotatoire spécifique est de + 87 à + 95.

Substances apparentées. Opérez par chromatographie liquide (*2.2.29*).

Solution à examiner. Dissolvez 25,0 mg d'hydrogénosuccinate de méthylprednisolone dans de la phase mobile et complétez à 10,0 ml avec de la phase mobile.

Solution témoin (a). Dissolvez 25 mg d'*hydrogénosuccinate de méthylprednisolone pour essai de validité SCR* dans de la phase mobile et complétez à 10,0 ml avec de la phase mobile.

Solution témoin (b). Prélevez 1,0 ml de solution à examiner et complétez à 100,0 ml avec de la phase mobile.

La chromatographie peut être réalisée en utilisant :

- une colonne d'acier inoxydable, d'une longueur de 0,25 m et d'un diamètre intérieur de 4,0 mm, remplie d'un *gel de silice octadécylsilylé pour chromatographie R* (5 µm),
- comme phase mobile, à un débit de 1 ml/min, un mélange de 33 volumes d'*acétonitrile R* et de 67 volumes d'une solution d'*acide acétique glacial R* à 3 pour cent *V/V*,
- comme détecteur, un spectrophotomètre réglé à 254 nm.

Equilibrez la colonne avec la phase mobile à une vitesse de 1 ml/min pendant 30 min environ.

Ajustez la sensibilité du système de façon que la hauteur du pic principal du chromatogramme obtenu avec 20 µl de la solution témoin (b) représente 50 pour cent au moins de l'échelle totale de l'enregistreur.

Injectez 20 µl de solution témoin (a). Lorsque les chromatogrammes sont enregistrés dans les conditions prescrites, les temps de rétention sont de 22 min environ pour l'hydrogénosuccinate de méthylprednisolone et de 24 min environ pour le 21-hydrogénosuccinate de méthylhydrocortisone (l'impureté élue juste après le pic principal et présente un épaulement). Mesurez la hauteur (*A*) au-dessus de la ligne de base du pic correspondant au 21-hydrogénosuccinate de méthylhydrocortisone et la hauteur (*B*) au-dessus de la ligne de base du point le plus bas de la courbe séparant ce pic de celui correspondant à l'hydrogénosuccinate de méthylprednisolone. L'essai n'est valable que si *A* est supérieur à 4*B*. Si nécessaire, ajustez la concentration en acétonitrile de la phase mobile.

Injectez séparément 20 µl de solution à examiner et 20 µl de solution témoin (b). Poursuivez la chromatographie pendant 2 fois le temps de rétention du pic principal. S'il apparaît d'autres pics que le pic principal dans le chromatogramme obtenu avec la solution à examiner, la surface d'aucun d'entre eux n'est supérieure à 0,5 fois celle du pic principal du chromatogramme obtenu avec la solution témoin (b) (0,5 pour cent) et la somme de leur surface n'est pas supérieure à la surface du pic principal du chromatogramme obtenu avec la solution témoin (b) (1 pour cent). Ne tenez pas compte du pic dû au solvant ni des pics dont la surface est inférieure à 0,05 fois la surface du pic principal du chromatogramme obtenu avec la solution témoin (b).

Perte à la dessiccation (*2.2.32*). Déterminée à l'étuve à 100-105 °C sur 1,000 g d'hydrogénosuccinate de méthylprednisolone, la perte à la dessiccation n'est pas supérieure à 1,0 pour cent.

Cendres sulfuriques (*2.4.14*). Déterminé sur 1,0 g d'hydrogénosuccinate de méthylprednisolone, le taux des cendres sulfuriques n'est pas supérieur à 0,1 pour cent.

DOSAGE

Dissolvez 50,0 mg d'hydrogénosuccinate de méthylprednisolone dans de l'*alcool R* et complétez à 100,0 ml avec le même solvant. Prélevez 2,0 ml de cette solution et complétez à 50,0 ml avec de l'*alcool R*. Mesurez l'absorbance (*2.2.25*) au maximum à 243 nm.

Calculez la teneur en $C_{26}H_{34}O_8$ en prenant 316 comme valeur de l'absorbance spécifique.

CONSERVATION

En récipient étanche, à l'abri de la lumière.

IMPURETÉS

A. méthylprednisolone,

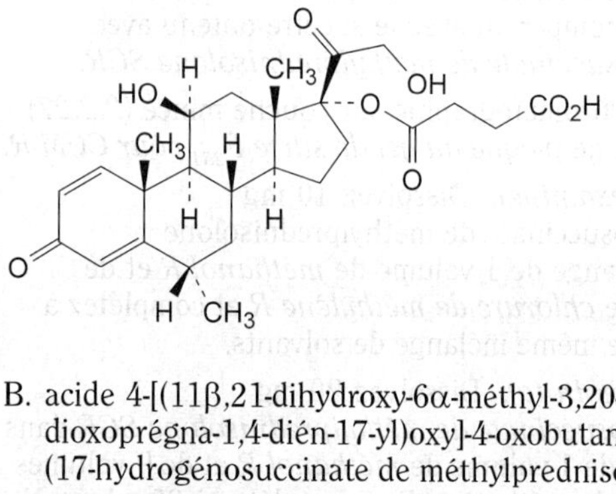

B. acide 4-[(11β,21-dihydroxy-6α-méthyl-3,20-dioxoprégna-1,4-dién-17-yl)oxy]-4-oxobutanoïque (17-hydrogénosuccinate de méthylprednisolone),

C. acétate de méthylprednisolone,

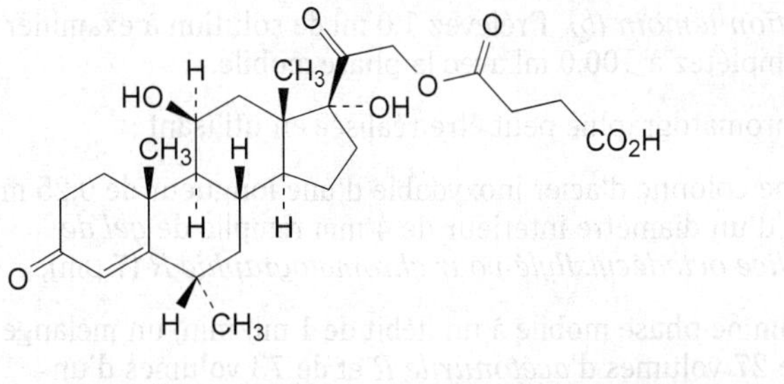

D. acide 4-[(11β,17-dihydroxy-6α-méthyl-3,20-dioxoprégn-4-én-21-yl)oxy]-4-oxobutanoïque (17-hydrogénosuccinate de méthylhydrocortisone).

01/2002:0410

MÉTHYLTESTOSTÉRONE

Methyltestosteronum

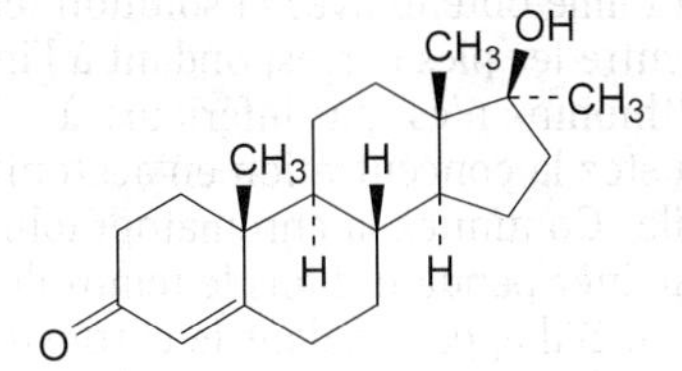

$C_{20}H_{30}O_2$ M_r 302,5

DÉFINITION

La méthyltestostérone contient au minimum 97,0 pour cent et au maximum l'équivalent de 103,0 pour cent de 17β-hydroxy-17α-méthylandrost-4-éne-3-one, calculé par rapport à la substance desséchée.

CARACTÈRES

Poudre cristalline blanche ou faiblement blanc jaunâtre, pratiquement insoluble dans l'eau, facilement soluble dans l'alcool, peu soluble dans l'éther.

IDENTIFICATION

Première identification : B.

Seconde identification : A, C.

A. Le point de fusion (*2.2.14*) de la méthyltestostérone est de 162 °C à 168 °C.

B. Examinez la méthyltestostérone par spectrophotométrie d'absorption dans l'infrarouge (*2.2.24*), en comparant avec le spectre obtenu avec la *méthyltestostérone SCR*.

C. Après avoir examiné les chromatogrammes obtenus dans l'essai des substances apparentées, pulvérisez sur la plaque une solution saturée de *dichromate de potassium R* dans un mélange de 30 volumes d'*eau R* et de 70 volumes d'*acide sulfurique R*. Examinez la plaque immédiatement à la lumière du jour. La tache principale du chromatogramme obtenu avec la solution à examiner est semblable quant à sa position, sa coloration et ses dimensions à la tache principale du chromatogramme obtenu avec la solution témoin (a).

ESSAI

Pouvoir rotatoire spécifique (*2.2.7*). Dissolvez 0,250 g de méthyltestostérone dans de l'*alcool R* et complétez à 25,0 ml avec le même solvant. Calculé par rapport à la substance desséchée, le pouvoir rotatoire spécifique est de + 79 à + 85.

Substances apparentées. Opérez par chromatographie sur couche mince (*2.2.27*) en utilisant une plaque recouverte d'un gel de silice approprié contenant un indicateur de fluorescence dont l'intensité est optimale à 254 nm.

Solution à examiner. Dissolvez 0,2 g de méthyltestostérone dans un mélange de 1 volume de *méthanol R* et de 9 volumes de *chloroforme R*, puis complétez à 10 ml avec le même mélange de solvants.

Solution témoin (a). Dissolvez 20 mg de *méthyltestostérone SCR* dans 1 ml d'un mélange de 1 volume de *méthanol R* et de 9 volumes de *chloroforme R*.

Solution témoin (b). Prélevez 1 ml de solution à examiner et complétez à 100 ml avec un mélange de 1 volume de *méthanol R* et de 9 volumes de *chloroforme R*.

Solution témoin (c). Prélevez 5 ml de solution témoin (b) et complétez à 10 ml avec un mélange de 1 volume de *méthanol R* et de 9 volumes de *chloroforme R*.

Solution témoin (d). Dissolvez 10 mg de *testostérone SCR* dans 0,5 ml de solution témoin (a) et complétez à 10 ml avec un mélange de 1 volume de *méthanol R* et de 9 volumes de *chloroforme R*.

Déposez séparément sur la plaque 5 µl de chaque solution. Développez sur un parcours de 15 cm avec un mélange de 1 volume d'*acide acétique anhydre R*, de 30 volumes d'*éther de pétrole R* et de 70 volumes d'*acétate de butyle R*. Laissez sécher la plaque à l'air. Examinez en lumière ultraviolette à 254 nm. S'il apparaît d'autres taches que la tache principale dans le chromatogramme obtenu avec la solution à examiner, aucune d'entre elles n'est plus intense que la tache du chromatogramme obtenu avec la solution témoin (b) (1,0 pour cent) et une seule d'entre elles peut être plus intense que la tache du chromatogramme obtenu avec la solution témoin (c) (0,5 pour cent). L'essai n'est valable que si le chromatogramme obtenu avec la solution témoin (d) présente 2 taches nettement séparées.

Perte à la dessiccation (*2.2.32*). Déterminée à l'étuve à 100-105 °C sur 0,50 g de méthyltestostérone pendant 2 h, la perte à la dessiccation n'est pas supérieure à 2,0 pour cent.

DOSAGE

Dissolvez 50,0 mg de méthyltestostérone dans de l'*alcool R* et complétez à 50,0 ml avec le même solvant. Prélevez 10,0 ml de solution et complétez à 100,0 ml avec de l'*alcool R*. Prélevez 10,0 ml de cette solution et complétez à 100,0 ml avec de l'*alcool R*. Mesurez l'absorbance (*2.2.25*) au maximum à 241 nm.

Calculez la teneur en $C_{20}H_{30}O_2$ en prenant 540 comme valeur de l'absorbance spécifique.

CONSERVATION

A l'abri de la lumière.

01/2002:1132

MÉTHYLTHIONINE (CHLORURE DE)

Methylthioninii chloridum

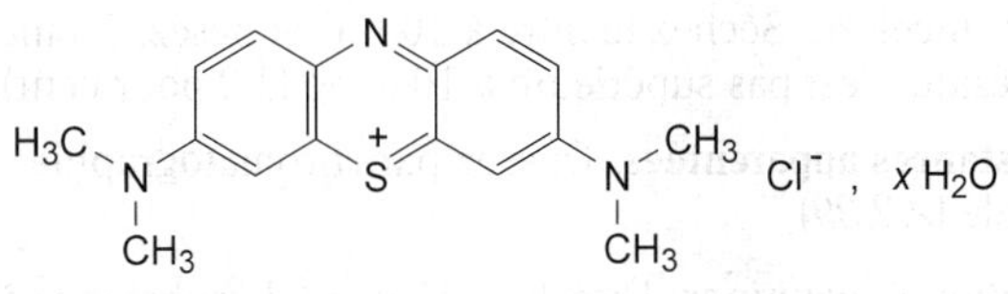

$C_{16}H_{18}ClN_3S,xH_2O$ M_r 319,9 (substance anhydre)

DÉFINITION

Le chlorure de méthylthionine (bleu de méthylène) contient au minimum 95,0 pour cent et au maximum l'équivalent de 101,0 pour cent de chlorure de 3,7-bis(diméthylamino)-phénothiazin-5-ylium, calculé par rapport à la substance desséchée.

CARACTÈRES

Poudre cristalline, bleu sombre à reflets cuivrés ou cristaux verts à reflets bronzés, solubles dans l'eau, peu solubles dans l'alcool.

IDENTIFICATION

A. Dissolvez 10 mg de substance à examiner dans de l'*acide chlorhydrique dilué R* et complétez à 100 ml avec le même acide. Prélevez 5 ml de solution et complétez à 100 ml avec de l'*acide chlorhydrique dilué R*. Examinée de 240 nm à 800 nm (*2.2.25*), la solution présente 4 maximums d'absorption respectivement à 255-260 nm, 285-290 nm, 675-685 nm et 740-750 nm.

B. Opérez par chromatographie sur couche mince (*2.2.27*) en utilisant une *plaque au gel de silice pour CCM R*.

Solution à examiner. Dissolvez 10 mg de substance à examiner dans du *méthanol R* et complétez à 10 ml avec le même solvant. Prélevez 1 ml de solution et complétez à 10 ml avec du *méthanol R*.

Solution témoin. Dissolvez 10 mg de *chlorure de méthylthionine SCR* dans du *méthanol R* et complétez à 10 ml avec le même solvant. Prélevez 1 ml de solution et complétez à 10 ml avec du *méthanol R*.

Déposez sur la plaque 2 µl de chaque solution. Développez sur un parcours de 8 cm avec un mélange de 20 volumes d'*acide formique anhydre R* et de 80 volumes de *propanol R*. Laissez sécher la plaque à l'air, à l'abri de la lumière. Examinez à la lumière du jour. La tache principale du chromatogramme obtenu avec la solution à examiner est semblable quant à sa position et ses dimensions à la tache principale du chromatogramme obtenu avec la solution témoin. Il peut apparaître, dans les 2 chromatogrammes, une tache secondaire au-dessus de la tache principale.

C. Dissolvez 1 mg environ de substance à examiner dans 10 ml d'*eau R*. Ajoutez 1 ml d'*acide acétique glacial R* et 0,1 g de *poudre de zinc R*. Chauffez jusqu'à ébullition. La solution se décolore. Filtrez et agitez le filtrat. Il se colore en bleu au contact de l'air.

D. Calcinez 50 mg de substance à examiner avec 0,5 g de *carbonate de sodium anhydre R*. Refroidissez. Dissolvez le résidu dans 10 ml d'*acide nitrique dilué R*. Filtrez. Le filtrat, sans addition ultérieure d'*acide nitrique dilué R*, donne la réaction (a) des chlorures (*2.3.1*).

ESSAI

Substances insolubles dans le méthanol. Chauffez à reflux pendant 5 min 1,0 g de substance à examiner avec 20 ml de *méthanol R*. Filtrez sur filtre de verre fritté (40) taré et lavez le filtre avec du *méthanol R* jusqu'à obtention d'un filtrat incolore. Séchez le filtre à 100 °C et pesez. La masse du résidu n'est pas supérieure à 10,0 mg (1,0 pour cent).

Substances apparentées. Opérez par chromatographie liquide (*2.2.29*).

Solution à examiner. Dissolvez 15,0 mg de substance à examiner dans la phase mobile et complétez à 100,0 ml avec la phase mobile.

Solution témoin (a). Dissolvez 15,0 mg d'*impureté A de méthylthionine SCR* dans la phase mobile et complétez à 100,0 ml avec la phase mobile. A 1,0 ml de cette solution, ajoutez 1,0 ml de solution à examiner et complétez à 10,0 ml avec la phase mobile.

Solution témoin (b). Prélevez 1,0 ml de solution à examiner et complétez à 100,0 ml avec la phase mobile.

La chromatographie peut être réalisée en utilisant :

- une colonne d'acier inoxydable d'une longueur de 0,25 m et d'un diamètre intérieur de 4 mm remplie de *gel de silice octadécylsilylé pour chromatographie R* (7 µm),
- comme phase mobile à un débit de 1 ml/min, un mélange de 27 volumes d'*acétonitrile R* et de 73 volumes d'un mélange de 3,4 ml d'*acide phosphorique R* et de 1000 ml d'*eau R*,
- comme détecteur, un spectrophotomètre réglé à 246 nm.

Injectez 20 µl de chaque solution. Ajustez la sensibilité du détecteur de façon que la hauteur du pic correspondant à la substance à examiner (temps de rétention approximatif : 11 min) dans le chromatogramme obtenu avec la solution témoin (a), représente au moins 80 pour cent de l'échelle totale de l'enregistreur. L'essai n'est valable que si dans le chromatogramme obtenu avec la solution témoin (a), la résolution entre les pics correspondant à l'impureté A et à la méthylthionine n'est pas inférieure à 1,5. Si nécessaire, ajustez la concentration en acétonitrile dans la phase mobile. Continuez la chromatographie de la solution à examiner pendant 2 fois le temps de rétention du pic principal. S'il apparaît, dans le chromatogramme obtenu avec la solution à examiner, un pic correspondant à l'impureté A, sa surface n'est pas supérieure à 5 fois la surface du pic principal du chromatogramme obtenu avec la solution témoin (b) (5,0 pour cent). S'il apparaît, dans le chromatogramme obtenu avec la solution à examiner, d'autres pics que le pic principal et un pic dû à l'impureté A, la surface d'aucun d'entre eux n'est supérieure à la moitié de la surface du pic principal du chromatogramme obtenu avec la solution témoin (b) (0,5 pour cent) et la somme de leur surface n'est pas supérieure à la surface du pic principal du chromatogramme obtenu avec la solution témoin (b) (1,0 pour cent). Ne tenez pas compte des pics dont la surface est inférieure à 0,1 fois celle du pic principal du chromatogramme obtenu avec la solution témoin (b) (0,1 pour cent).

Métaux. Opérez par spectrométrie d'émission atomique (*2.2.22*) dans un plasma d'argon, le détecteur étant constitué soit par un système optique traditionnel, soit par un spectromètre de masse ; pour ce dernier, l'indium est utilisé comme étalon interne.

Solution à examiner. Dans une fiole jaugée de 10 ml, dissolvez en agitant 100 mg de substance à examiner dans 9 ml d'*eau R*, ajoutez 100,0 µl d'une solution à 10 µg/ml d'indium préparée à partir d'une *solution élémentaire de référence pour spectrométrie atomique à 1,000 g/l R* d'indium dans de l'*acide nitrique R* dilué 50 fois avec de l'*eau R*. Complétez à 10,0 ml avec de l'*eau R*.

Solutions de référence. Dans une fiole jaugée de 100 ml, introduisez 10,0 ml d'une solution de référence contenant 1,00 µg/ml de chacun des métaux à doser et préparée par dilution, avec de l'*eau R*, de chaque *solution élémentaire de référence pour spectrométrie atomique à 1,000 g/l R* des éléments correspondants. Ajoutez 1,00 ml d'une solution à 10 µg/ml d'indium préparée à partir d'une *solution élémentaire de référence pour spectrométrie atomique à 1,000 g/l R* d'indium dans de l'*acide nitrique R* dilué 50 fois avec de l'*eau R*. Complétez à 100,0 ml avec de l'*eau R*.

Solution à blanc. Diluez au 1/100 avec de l'*eau R* la solution à 10 µg/ml d'indium utilisée pour les solutions à examiner et de référence.

Elément	Détection optique			Détection masse
	Signal (nm)	Fond 1 (nm)	Fond 2 (nm)	Isotope
Aluminium	396,15	396,05	396,25	27
Cadmium	214,44	214,37	214,51	114
Chrome	283,56	283,49	283,64	*
Cuivre	327,40	327,31	327,48	65
Etain	190,00**	189,90	190,10	118
Fer	238,20	238,27	238,14	*
Manganèse	260,57	260,50	260,64	55
Mercure	253,70***	253,60	253,80	200
Molybdène	202,03	202,02	202,04	95
Nickel	231,60	231,54	231,66	60
Plomb	217,00**	216,90	217,10	208
Zinc	213,86	213,80	213,91	66
Indium				115

*Elément difficile voire impossible à doser avec un spectromètre de masse comme détecteur.

**Sensibilité limite en spectrométrie optique classique.

***Le mercure est souvent impossible à déterminer en spectrométrie optique classique ; il peut être dosé avec un appareillage destiné à la détermination des hydrures.

Elément	Teneur maximale en ppm
Aluminium	100
Cadmium	1
Chrome	10
Cuivre	100
Etain	10
Fer	100
Manganèse	10
Mercure	1
Molybdène	10
Nickel	10
Plomb	10
Zinc	100

Perte à la dessiccation (*2.2.32*). Déterminée à l'étuve à 100-105 °C sur 1,000 g de substance à examiner, la perte à la dessiccation est de 8,0 pour cent à 22,0 pour cent.

Cendres sulfuriques (*2.4.14*). Déterminé sur 1,0 g de substance à examiner, le taux des cendres sulfuriques n'est pas supérieur à 0,25 pour cent.

DOSAGE

Dissolvez en chauffant 0,300 g de substance à examiner dans 30 ml d'*eau R*. Refroidissez, puis ajoutez 50,0 ml de *solution de dichromate de potassium R1* et complétez à 100,0 ml avec de l'*eau R*. Laissez reposer pendant 10 min. Filtrez et rejetez les 20 premiers millilitres de filtrat. Dans une fiole à col rodé, introduisez 50,0 ml de filtrat, ajoutez 50 ml d'*acide sulfurique dilué R* et 8,0 ml de *solution d'iodure de potassium R*. Laissez reposer pendant 5 min à l'abri de la lumière, puis ajoutez 80 ml d'*eau R*. Titrez par le *thiosulfate de sodium 0,1 M* en présence de 2 ml de *solution d'amidon R* ajoutés vers la fin du titrage. Effectuez un titrage à blanc.

1 ml de *thiosulfate de sodium 0,1 M* correspond à 10,66 mg de $C_{16}H_{18}ClN_3S$.

CONSERVATION

En récipient étanche, à l'abri de la lumière.

IMPURETÉS

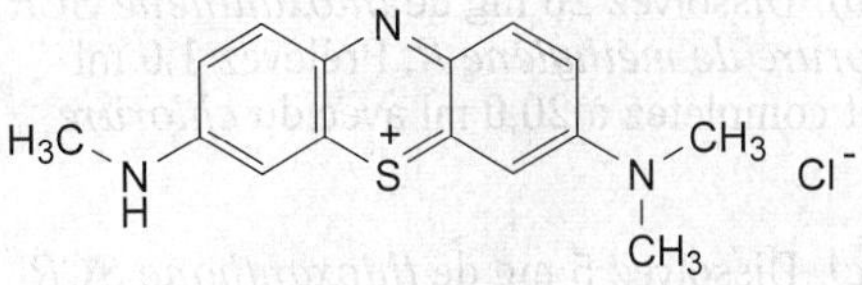

A. chlorure de 3-(diméthylamino)-7-(méthylamino)phénothiazin-5-ylium.

01/2002:1347

MÉTIXÈNE (CHLORHYDRATE DE)

Metixeni hydrochloridum

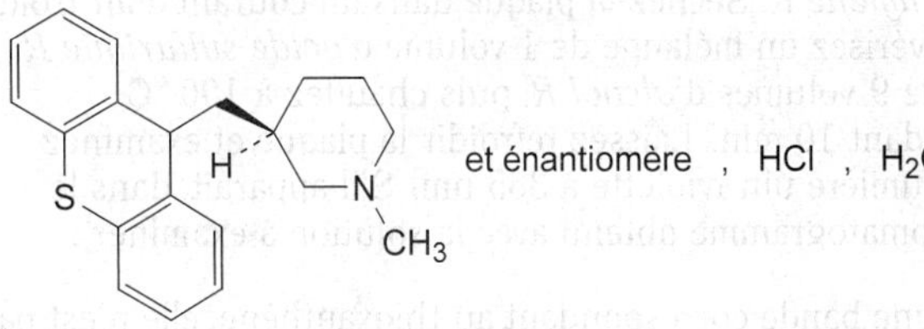

$C_{20}H_{24}ClNS,H_2O$ M_r 363,9

DÉFINITION

Le chlorhydrate de métixène contient au minimum 98,0 pour cent et au maximum l'équivalent de 102,0 pour cent de chlorhydrate de (*RS*)-1-méthyl-3-[(9*H*-thioxanthén-9-yl)méthyl]pipéridine, calculé par rapport à la substance desséchée.

CARACTÈRES

Poudre cristalline ou fine et cristalline, blanche ou sensiblement blanche, soluble dans l'eau, soluble dans l'alcool et dans le chlorure de méthylène, pratiquement insoluble dans l'éther.

IDENTIFICATION

A. Examinez le chlorhydrate de métixène par spectrophotométrie d'absorption dans l'infrarouge (*2.2.24*), en comparant avec le spectre obtenu avec le *chlorhydrate de métixène SCR*.

B. Le chlorhydrate de métixène donne la réaction (a) des chlorures (*2.3.1*).

ESSAI

Aspect de la solution. Dissolvez 0,40 g de chlorhydrate de métixène dans du *méthanol R* et complétez à 20,0 ml avec le même solvant. La solution est limpide (*2.2.1*) et n'est pas plus fortement colorée que la solution témoin J_6 (*2.2.2, Procédé I*).

Détermination du pH (*2.2.3*). Dissolvez 0,18 g de chlorhydrate de métixène dans de l'*eau exempte de dioxyde de carbone R* si nécessaire en chauffant à 50 °C environ, refroidissez, puis complétez à 10,0 ml avec le même solvant. Le pH de la solution, mesuré immédiatement, est de 4,4 à 5,8.

Substances apparentées. Opérez par chromatographie sur couche mince (*2.2.27*) en utilisant une *plaque au gel de silice pour CCM R. Effectuez l'essai à l'abri de la lumière.*

Solution à examiner. Dissolvez 50 mg de chlorhydrate de métixène dans du *chlorure de méthylène R* et complétez à 5,0 ml avec le même solvant.

Solution témoin (a). Dissolvez 5 mg de *chlorhydrate de métixène SCR* dans du *chlorure de méthylène R* et complétez à 100,0 ml avec le même solvant.

Solution témoin (b). Dissolvez 20 mg de *thioxanthène SCR* dans 50 ml de *chlorure de méthylène R.* Prélevez 1,0 ml de cette solution et complétez à 20,0 ml avec du *chlorure de méthylène R.*

Solution témoin (c). Dissolvez 5 mg de *thioxanthone SCR* dans 50 ml de *chlorure de méthylène R.* Prélevez 1,0 ml de cette solution et complétez à 20,0 ml avec du *chlorure de méthylène R.*

Solution témoin (d). Prélevez 4 ml de solution témoin (a) et complétez à 10,0 ml avec du *chlorure de méthylène R.*

Déposez sur la plaque 5 µl de chaque solution sous forme de bandes étroites. Développez sur un parcours de 10 cm avec un mélange de 10 volumes d'*acide acétique glacial R,* de 10 volumes de *méthanol R* et de 80 volumes de *chlorure de méthylène R.* Séchez la plaque dans un courant d'air froid. Pulvérisez un mélange de 1 volume d'*acide sulfurique R* et de 9 volumes d'*alcool R,* puis chauffez à 100 °C pendant 10 min. Laissez refroidir la plaque et examinez en lumière ultraviolette à 365 nm. S'il apparaît, dans le chromatogramme obtenu avec la solution à examiner :

- une bande correspondant au thioxanthène, elle n'est pas plus intense que la bande du chromatogramme obtenu avec la solution témoin (b) (0,2 pour cent),
- une bande correspondant à la thioxanthone, elle n'est pas plus intense que la bande du chromatogramme obtenu avec la solution témoin (c) (0,05 pour cent),
- d'autres bandes que la bande principale et les bandes correspondant au thioxanthène et à la thioxanthone, aucune d'entre elles n'est plus intense que la bande du chromatogramme obtenu avec la solution témoin (a) (0,5 pour cent) et une seule d'entre elles peut être plus intense que la bande du chromatogramme obtenu avec la solution témoin (d) (0,2 pour cent).

L'essai n'est valable que si les bandes des chromatogrammes obtenus avec les solutions témoins (b) et (c) sont nettement visibles et séparées.

Perte à la dessiccation (*2.2.32*). Déterminée à l'étuve à 138-142 °C sur 0,500 g de chlorhydrate de métixène, la perte à la dessiccation est de 4,0 pour cent à 6,0 pour cent.

Cendres sulfuriques (*2.4.14*). Déterminé sur 1,0 g de chlorhydrate de métixène, le taux des cendres sulfuriques n'est pas supérieur à 0,1 pour cent.

DOSAGE

Dissolvez 0,250 g de chlorhydrate de métixène dans un mélange de 5,0 ml d'*acide chlorhydrique 0,01 M* et de 50 ml d'*alcool R.* Titrez par l'*hydroxyde de sodium 0,1 M* et tracez la courbe potentiométrique (*2.2.20*). Mesurez le volume d'*hydroxyde de sodium 0,1 M* utilisé entre les 2 points d'inflexion.

1 ml d'*hydroxyde de sodium 0,1 M* correspond à 34,59 mg de $C_{20}H_{24}ClNS$.

CONSERVATION

A l'abri de la lumière.

IMPURETÉS

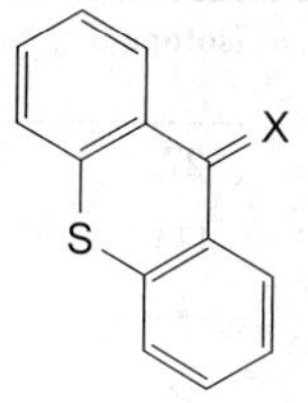

A. X = H_2 : 9*H*-thioxanthène,

B. X = O : 9*H*-thioxanthén-9-one (thioxanthone).

01/2002:1348

MÉTOCLOPRAMIDE

Metoclopramidum

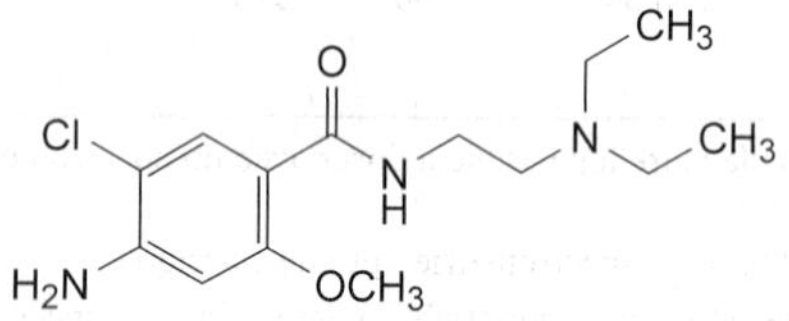

$C_{14}H_{22}ClN_3O_2$ M_r 299,8

DÉFINITION

Le métoclopramide contient au minimum 99,0 pour cent et au maximum l'équivalent de 101,0 pour cent de 4-amino-5-chloro-*N*-[2-(diéthylamino)éthyl]-2-méthoxybenzamide, calculé par rapport à la substance desséchée.

CARACTÈRES

Poudre fine, blanche ou sensiblement blanche, pratiquement insoluble dans l'eau, assez soluble dans le chlorure de méthylène, assez soluble à peu soluble dans l'alcool.

Le métoclopramide présente le phénomène du polymorphisme.

IDENTIFICATION

Première identification : A, B.

Seconde identification : A, C.

A. Le point de fusion du métoclopramide (*2.2.14*) est de 145 °C à 149 °C.

B. Examinez le métoclopramide par spectrophotométrie d'absorption dans l'infrarouge (*2.2.24*), en comparant avec le spectre obtenu avec le *métoclopramide SCR.* Examinez les substances sous forme de pastilles.

C. Examinez les chromatogrammes obtenus dans l'essai A des substances apparentées (voir Essai) en lumière ultraviolette à 254 nm avant pulvérisation de la *solution de diméthylaminobenzaldéhyde R1.* La tache principale du chromatogramme obtenu avec la solution à examiner (a) est semblable quant à sa position et ses dimensions à la tache principale du chromatogramme obtenu avec la solution témoin (a).

ESSAI

Aspect de la solution. Dissolvez 2,5 g de métoclopramide dans 25 ml d'*acide chlorhydrique 1 M.* La solution récemment préparée est limpide (*2.2.1*) et n'est pas plus fortement colorée que la solution témoin J_6 (*2.2.2, Procédé II*).

Substances apparentées

A. Opérez par chromatographie sur couche mince (*2.2.27*) en utilisant une *plaque au gel de silice F_{254} pour CCM R.*

Solution à examiner (a). Dissolvez 40 mg de métoclopramide dans du *méthanol R* et complétez à 10 ml avec le même solvant.

Solution à examiner (b). Dissolvez 0,160 g de métoclopramide dans du *méthanol R* et complétez à 10 ml avec le même solvant.

Solution témoin (a). Dissolvez 20 mg de *métoclopramide SCR* et 10 mg de *sulpiride SCR* dans du *méthanol R* et complétez à 5 ml avec le même solvant.

Solution témoin (b). Dissolvez 20 mg de *N,N-diéthyléthane-1,2-diamine R* dans du *méthanol R* et complétez à 50 ml avec le même solvant. Prélevez 2 ml de solution et complétez à 25 ml avec du *méthanol R*.

Déposez sur la plaque 10 µl de chaque solution. Développez sur un parcours de 12 cm avec un mélange de 2 volumes d'*ammoniaque concentrée R*, de 10 volumes de *dioxane R*, de 14 volumes de *méthanol R* et de 90 volumes de *chlorure de méthylène R*. Laissez sécher la plaque à l'air. Examinez en lumière ultraviolette à 254 nm (identification C). Pulvérisez de la *solution de diméthylaminobenzaldéhyde R1*. Laissez sécher la plaque à l'air. S'il apparaît, dans le chromatogramme obtenu avec la solution à examiner (b), une tache correspondant à l'impureté E (non révélée en lumière ultraviolette à 254 nm), elle n'est pas plus intense que la tache du chromatogramme obtenu avec la solution témoin (b) (0,2 pour cent). L'essai n'est valable que si le chromatogramme obtenu avec la solution témoin (a) présente 2 taches nettement séparées.

B. Opérez par chromatographie liquide (*2.2.29*).

Solution à examiner. Dissolvez 10,0 mg de métoclopramide dans la phase mobile et complétez à 10,0 ml avec la phase mobile.

Solution témoin (a). Prélevez 0,2 ml de solution à examiner et complétez à 100,0 ml avec la phase mobile.

Solution témoin (b). Dissolvez 10,0 mg d'*impureté A de métoclopramide SCR* dans la phase mobile et complétez à 100,0 ml avec la phase mobile. Mélangez 1,0 ml de cette solution avec 0,1 ml de solution à examiner et complétez à 10,0 ml avec la phase mobile.

La chromatographie peut être réalisée en utilisant :

- une colonne d'acier inoxydable, d'une longueur de 0,25 m et d'un diamètre intérieur de 4,6 mm, remplie de *gel de silice octylsilylé pour chromatographie R* (5 µm),
- comme phase mobile, à un débit de 1,5 ml/min, un mélange préparé comme suit : dissolvez 6,8 g de *phosphate monopotassique R* dans 700 ml d'*eau R*. Ajoutez 0,2 ml de *N,N-diméthyloctylamine R* et ajustez le pH à 4,0 avec de l'*acide phosphorique dilué R*. Complétez à 1000 ml avec de l'*eau R*. Ajoutez 250 ml d'*acétonitrile R* et mélangez,
- comme détecteur, un spectrophotomètre réglé à 240 nm.

Injectez 10 µl de chaque solution. Ajustez la sensibilité du système de façon que la hauteur des pics principaux du chromatogramme obtenu avec la solution témoin (b) représente 50 pour cent au minimum de l'échelle totale de l'enregistreur. L'essai n'est valable que si, dans le chromatogramme obtenu avec la solution témoin (b), la résolution entre les 2 pics principaux n'est pas inférieure à 2,0. Continuez la chromatographie de la solution à examiner pendant 8 fois le temps de rétention du métoclopramide. S'il apparaît, dans le chromatogramme obtenu avec la solution à examiner, d'autres pics que le pic principal, la surface d'aucun d'entre eux n'est supérieure à celle du pic principal du chromatogramme obtenu avec la solution témoin (a) (0,2 pour cent) et la somme de leur surface n'est pas supérieure à 3 fois la surface du pic principal du chromatogramme obtenu avec la solution témoin (a) (0,6 pour cent). Ne tenez pas compte des pics dont la surface est inférieure à 0,1 fois la surface du pic principal du chromatogramme obtenu avec la solution témoin (a).

Métaux lourds (*2.4.8*). 1,0 g de métoclopramide satisfait à l'essai limite C des métaux lourds (20 ppm). Préparez le témoin avec 2 ml de *solution à 10 ppm de plomb (Pb) R*.

Perte à la dessiccation (*2.2.32*). Déterminée à l'étuve à 100-105 °C sur 1,000 g de métoclopramide, la perte à la dessiccation n'est pas supérieure à 1,0 pour cent.

Cendres sulfuriques (*2.4.14*). Déterminé sur 1,0 g de métoclopramide, le taux des cendres sulfuriques n'est pas supérieur à 0,1 pour cent.

DOSAGE

Dissolvez 0,250 g de métoclopramide dans 50 ml d'*acide acétique anhydre R* et ajoutez 5 ml d'*anhydride acétique R*. Titrez par l'*acide perchlorique 0,1 M*. Déterminez le point de fin de titrage par potentiométrie (*2.2.20*).

1 ml d'*acide perchlorique 0,1 M* correspond à 29,98 mg de $C_{14}H_{22}ClN_3O_2$.

IMPURETÉS

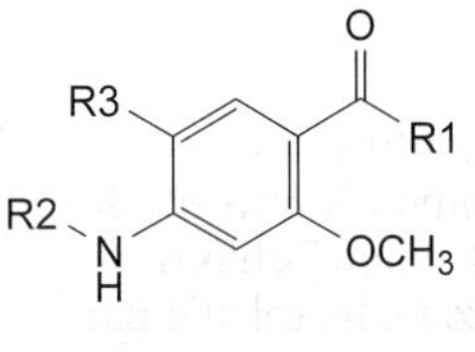

A. R1 = NH-CH_2-CH_2-N(C_2H_5)$_2$, R2 = CO-CH_3, R3 = Cl : 4-(acétylamino)-5-chloro-*N*-[2-(diéthylamino)éthyl]-2-méthoxybenzamide,

B. R1 = OCH_3, R2 = CO-CH_3, R3 = Cl : 4-(acétylamino)-5-chloro-2-méthoxybenzoate de méthyle,

C. R1 = OH, R2 = H, R3 = Cl : acide 4-amino-5-chloro-2-méthoxybenzoïque,

D. R1 = OCH_3, R2 = CO-CH_3, R3 = H : 4-(acétylamino)-2-méthoxybenzoate de méthyle,

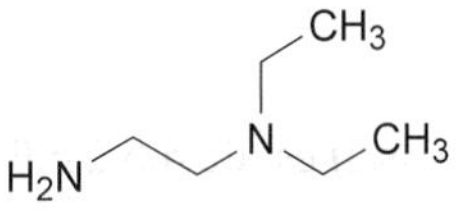

E. *N,N*-diéthyléthane-1,2-diamine,

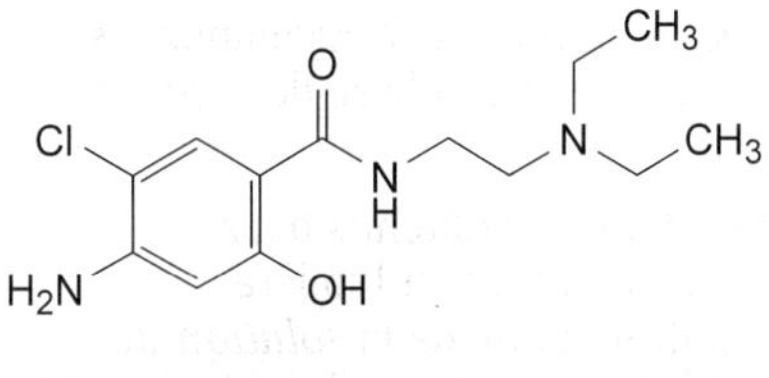

F. 4-amino-5-chloro-*N*-[2-(diéthylamino)éthyl]-2-hydroxybenzamide,

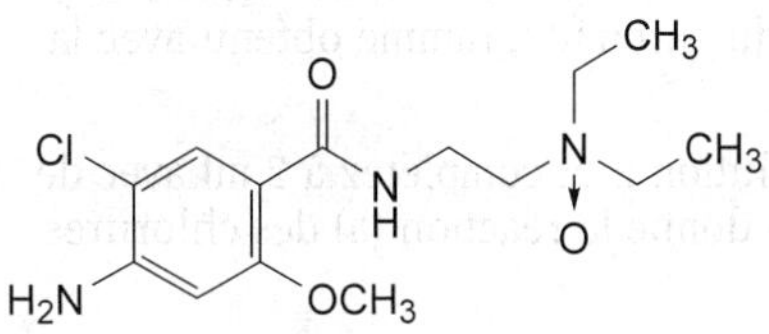

G. *N*-oxyde de *N'*-(4-amino-5-chloro-2-méthoxybenzoyl)-*N,N*-diéthyléthane-1,2-diamine,

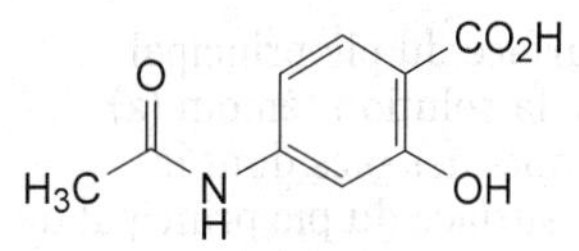

H. acide 4-(acétylamino)-2-hydroxybenzoïque.

01/2002:0674

MÉTOCLOPRAMIDE (CHLORHYDRATE DE)

Metoclopramidi hydrochloridum

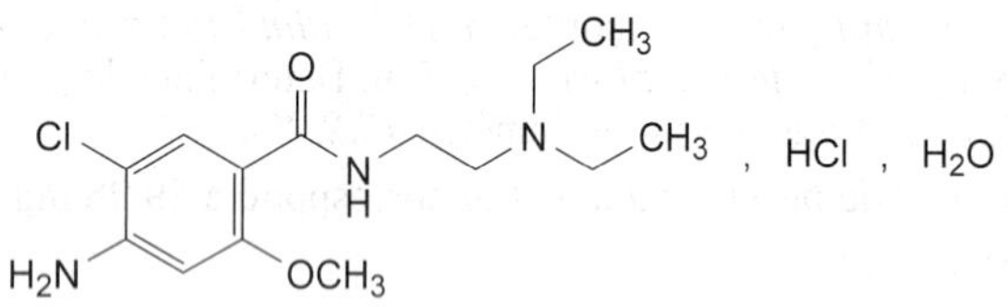

$C_{14}H_{23}Cl_2N_3O_2,H_2O$ M_r 354,3

DÉFINITION

Le chlorhydrate de métoclopramide contient au minimum 99,0 pour cent et au maximum l'équivalent de 101,0 pour cent de chlorhydrate de 4-amino-5-chloro-*N*-[2-(diéthylamino)éthyl]-2-méthoxybenzamide, calculé par rapport à la substance anhydre.

CARACTÈRES

Poudre cristalline ou cristaux, blancs ou sensiblement blancs, très solubles dans l'eau, facilement solubles dans l'alcool, assez solubles dans le chlorure de méthylène, pratiquement insolubles dans l'éther.

Le chlorhydrate de métoclopramide fond en se décomposant vers 183 °C.

IDENTIFICATION

Première identification : A, B, D.

Seconde identification : A, C, D, E.

A. Le pH (*2.2.3*) de la solution S (voir Essai) est de 4,5 à 6,0.

B. Examinez le chlorhydrate de métoclopramide par spectrophotométrie d'absorption dans l'infrarouge (*2.2.24*), en comparant avec le spectre obtenu avec le *chlorhydrate de métoclopramide SCR*. Examinez les substances sous forme de pastilles à base de *chlorure de potassium R*.

C. Examinez les chromatogrammes obtenus dans l'essai des substances apparentées en lumière ultraviolette avant la pulvérisation de la *solution de diméthylaminobenzaldéhyde R1*. La tache principale du chromatogramme obtenu avec la solution à examiner (b) est semblable quant à sa position et ses dimensions à la tache principale du chromatogramme obtenu avec la solution témoin (a).

D. Prélevez 1 ml de solution S et complétez à 2 ml avec de l'*eau R*. La solution donne la réaction (a) des chlorures (*2.3.1*).

E. Dissolvez 2 mg environ de chlorhydrate de métoclopramide dans 2 ml d'*eau R*. La solution donne la réaction des amines primaires aromatiques (*2.3.1*).

Monographies L - P

ESSAI

Solution S. Dissolvez 2,5 g de chlorhydrate de métoclopramide dans de l'*eau exempte de dioxyde de carbone R* et complétez à 25 ml avec le même solvant.

Aspect de la solution. La solution S est limpide (*2.2.1*) et incolore (*2.2.2, Procédé II*).

Substances apparentées. Opérez par chromatographie sur couche mince (*2.2.27*) en utilisant une plaque recouverte de *gel de silice HF_{254} R*.

Solution à examiner (a). Dissolvez 0,40 g de chlorhydrate de métoclopramide dans du *méthanol R* et complétez à 10 ml avec le même solvant.

Solution à examiner (b). Prélevez 1 ml de solution à examiner (a) et complétez à 10 ml avec du *méthanol R*.

Solution témoin (a). Dissolvez 20 mg de *chlorhydrate de métoclopramide SCR* dans du *méthanol R* et complétez à 5 ml avec le même solvant.

Solution témoin (b). Prélevez 5 ml de solution à examiner (a) et complétez à 100 ml avec du *méthanol R*. Prélevez 1 ml de cette solution et complétez à 10 ml avec du *méthanol R*.

Solution témoin (c). Dissolvez 10 mg de *N,N-diéthyléthylènediamine R* dans du *méthanol R* et complétez à 50 ml avec le même solvant.

Déposez séparément sur la plaque 5 µl de chaque solution. Développez sur un parcours de 12 cm avec un mélange de 2 volumes d'*ammoniaque concentrée R,* de 10 volumes de *dioxane R,* de 14 volumes de *méthanol R* et de 90 volumes de *chlorure de méthylène R.* Laissez sécher la plaque à l'air. Examinez en lumière ultraviolette à 254 nm. S'il apparaît d'autres taches que la tache principale dans le chromatogramme obtenu avec la solution à examiner (a), aucune d'entre elles n'est plus intense que la tache du chromatogramme obtenu avec la solution témoin (b) (0,5 pour cent). Pulvérisez de la *solution de diméthylaminobenzaldéhyde R1.* Laissez sécher la plaque à l'air. S'il apparaît des taches dans le chromatogramme obtenu avec la solution à examiner (a) qui n'ont pas été révélées en lumière ultraviolette à 254 nm, aucune d'entre elles n'est plus intense que la tache du chromatogramme obtenu avec la solution témoin (c) (0,5 pour cent).

Métaux lourds (*2.4.8*). 12 ml de solution S satisfont à l'essai limite A des métaux lourds (20 ppm). Préparez le témoin avec la *solution à 2 ppm de plomb (Pb) R*.

Teneur en eau (*2.5.12*). Déterminée par semi-microdosage sur 0,500 g de chlorhydrate de métoclopramide, la teneur en eau est de 4,5 pour cent à 5,5 pour cent.

Cendres sulfuriques (*2.4.14*). Déterminé sur 1,0 g de chlorhydrate de métoclopramide, le taux des cendres sulfuriques n'est pas supérieur à 0,1 pour cent.

DOSAGE

Dissolvez 0,2500 g de chlorhydrate de métoclopramide dans un mélange de 5,0 ml d'*acide chlorhydrique 0,01 M* et de 50 ml d'*alcool R*. Titrez par l'*hydroxyde de sodium 0,1 M* et tracez la courbe potentiométrique (*2.2.20*). Mesurez le volume d'*hydroxyde de sodium 0,1 M* utilisé entre les 2 points d'inflexion.

1 ml d'*hydroxyde de sodium 0,1 M* correspond à 33,63 mg de $C_{14}H_{23}Cl_2N_3O_2$.

CONSERVATION

A l'abri de la lumière.

01/2002:1448

MÉTOPROLOL (SUCCINATE DE)

Metoprololi succinas

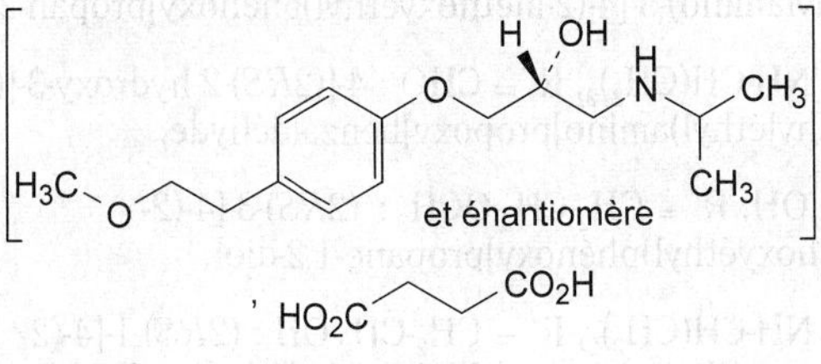

$C_{34}H_{56}N_2O_{10}$ M_r 653

DÉFINITION

Le succinate de métoprolol contient au minimum 99,0 pour cent et au maximum l'équivalent de 101,0 pour cent de butanedioate de bis[(2*RS*)-1-[4-(2-méthoxyéthyl)phénoxy]-3-[(1-méthyléthyl)amino]propan-2-ol], calculé par rapport à la substance desséchée.

CARACTÈRES

Poudre cristalline, blanche, facilement soluble dans l'eau, soluble dans le méthanol, assez soluble dans l'alcool, très peu soluble dans l'acétate d'éthyle.

IDENTIFICATION

Première identification : B.

Seconde identification : A, C.

A. Le point de fusion (*2.2.14*) du succinate de métoprolol est de 137 °C à 139 °C.

B. Examinez le succinate de métoprolol par spectrophotométrie d'absorption dans l'infrarouge (*2.2.24*), en comparant avec le spectre obtenu avec le *succinate de métoprolol SCR*. Examinez les substances sous forme de pastilles.

C. Opérez par chromatographie sur couche mince (*2.2.27*) en utilisant une plaque récouverte d'un gel de silice octadécylsilylé approprié contenant un indicateur de fluorescence dont l'intensité est optimale à 254 nm.

Solution à examiner. Dissolvez 15 mg de succinate de métoprolol dans 2 ml de *méthanol R*.

Solution témoin (a). Dissolvez 15 mg de *succinate de métoprolol SCR* dans 2 ml de *méthanol R*.

Solution témoin (b). Dissolvez 15 mg de *chlorhydrate d'oxprénolol SCR* et 15 mg de *succinate de métoprolol SCR* dans 2 ml de *méthanol R*.

Déposez séparément sur la plaque 10 µl de chaque solution. Développez dans une chambre non saturée sur un parcours de 10 cm avec un mélange de 0,5 volume d'*acide perchlorique R*, de 50 volumes de *méthanol R* et de 50 volumes d'*eau R*. Faites sécher la plaque dans un courant d'air chaud, puis examinez en lumière ultraviolette à 254 nm. La tache principale du chromatogramme obtenu avec la solution à examiner est semblable quant à sa position et ses dimensions à la tache principale du chromatogramme obtenu avec la solution témoin (a). L'identification n'est valable que si le chromatogramme obtenu avec la solution témoin (b) présente 2 taches nettement séparées.

ESSAI

Solution S. Dissolvez 0,500 g de succinate de métoprolol dans de l'*eau exempte de dioxyde de carbone R* et complétez à 25,0 ml avec le même solvant.

Aspect de la solution. La solution S n'est pas plus fortement opalescente que la suspension témoin II (*2.2.1*) et elle est incolore (*2.2.2, Procédé II*).

Détermination du pH (*2.2.3*). Le pH de la solution S est de 7,0 à 7,6.

Angle de rotation optique (*2.2.7*). Déterminé avec la solution S, l'angle de rotation optique est de – 0,10° à + 0,10°.

Substances apparentées

A. Opérez par chromatographie sur couche mince (*2.2.27*) en utilisant une *plaque au gel de silice pour CCM R*.

Solution à examiner. Dissolvez 0,50 g de succinate de métoprolol dans du *méthanol R* et complétez à 10 ml avec le même solvant.

Solution témoin. Prélevez 1 ml de solution à examiner et complétez à 50 ml avec du *méthanol R*. Prélevez 5 ml de solution et complétez à 50 ml avec du *méthanol R*.

Déposez séparément sur la plaque 10 µl de chaque solution. Placez 2 vases à précipiter contenant chacun 30 volumes d'*ammoniaque concentrée R* au fond d'une chambre à chromatographie contenant un mélange de 20 volumes de *méthanol R* et de 80 volumes d'*acétate d'éthyle R*, et laissez saturer, avant emploi, pendant 1 h au moins. Développez sur un parcours de 12 cm. Laissez sécher la plaque à l'air pendant 3 h au minimum, puis exposez-la à des vapeurs d'iode pendant 15 h au moins. S'il apparaît d'autres taches que la tache principale dans le chromatogramme obtenu avec la solution à examiner, aucune d'entre elles n'est plus intense que la tache du chromatogramme obtenu avec la solution témoin (0,2 pour cent).

B. Opérez par chromatographie liquide (*2.2.29*).

Solution à examiner. Dissolvez 20,0 mg de succinate de métoprolol dans la phase mobile et complétez à 10,0 ml avec la phase mobile.

Solution témoin (a). Dissolvez 5,0 mg de *succinate de métoprolol SCR* et 3,0 mg d'*impureté D de métoprolol SCR* dans la phase mobile et complétez à 100,0 ml avec la phase mobile.

Solution témoin (b). Prélevez 1,0 ml de solution à examiner et complétez à 100,0 ml avec la phase mobile. Prélevez 1,0 ml de solution et complétez à 10,0 ml avec la phase mobile.

Solution témoin (c). Si cette solution est nécessaire (voir ci-dessous), elle doit être préparée sous hotte. Cette solution est exclusivement utilisée pour déterminer le temps de rétention de l'impureté C.

Dissolvez 10 mg de *succinate de métoprolol SCR* dans 10 ml d'*acide chlorhydrique 0,1 M*. Versez la solution dans un cristallisoir d'un diamètre de 10 cm. Exposez à la lumière ultraviolette à 254 nm (*2.1.3*) pendant 6 h en disposant le cristallisoir de façon que la surface de la solution se trouve à 5 cm de la lampe. Prélevez 0,5 ml de solution et complétez à 25 ml avec la phase mobile.

La chromatographie peut être réalisée en utilisant :

- une colonne d'acier inoxydable, d'une longueur de 0,25 m et d'un diamètre intérieur de 4,0 mm, remplie de *gel de silice octadécylsilylé pour chromatographie R* (5 µm),
- comme phase mobile, à un débit de 1 ml/min, un mélange préparé comme suit : dissolvez 3,9 g d'*acétate d'ammonium R* dans 810 ml d'*eau R*, ajoutez 2,0 ml de *triéthylamine R*, 10,0 ml d'*acide acétique glacial R*, 3,0 ml d'*acide phosphorique R* et 190 ml d'*acétonitrile R*, puis mélangez,
- comme détecteur, un spectrophotomètre réglé à 280 nm.

Ajustez la sensibilité du système de façon que la hauteur du pic principal dans le chromatogramme obtenu avec la solution témoin (b) représente au moins 50 pour cent de l'échelle totale de l'enregistreur.

Injectez 20 µl de solution témoin (a). Lorsque les chromatogrammes sont enregistrés dans les conditions prescrites, les temps de rétention sont d'environ 9 min pour le métoprolol et environ 12 min pour l'impureté D. L'essai n'est valable que si, dans le chromatogramme obtenu avec la solution témoin (a), la résolution entre les pics dus au métoprolol et à l'impureté D n'est pas inférieure à 4,0. Si nécessaire, ajustez légèrement la teneur de la phase mobile en acétonitrile.

Injectez 20 µl de solution à examiner et 20 µl de solution témoin (b). Continuez la chromatographie pendant 3 fois le temps de rétention du pic principal. S'il apparaît d'autres pics que le pic principal dans le chromatogramme obtenu avec la solution à examiner, la surface d'aucun d'entre eux n'est supérieure à celle du pic principal du chromatogramme obtenu avec la solution témoin (b) (0,1 pour cent) et la somme de leur surface n'est pas supérieure à 5 fois la surface du pic principal du chromatogramme obtenu avec la solution témoin (b) (0,5 pour cent). Si l'une des limites prescrites est dépassée et s'il apparait un pic ayant un temps de rétention d'environ 4,5 min (impureté C), préparez la solution témoin (c). Injectez 20 µl de solution à examiner et 20 µl de solution témoin (c). Dans le chromatogramme obtenu avec la solution à examiner, divisez par 10 la surface du pic correspondant au pic principal du chromatogramme obtenu avec la solution témoin (c) (impureté C). La valeur obtenue n'est pas supérieure à la surface du pic principal du chromatogramme obtenu avec la solution témoin (b) (0,1 pour cent) et la somme de la surface de tous les pics, à l'exception du pic principal, n'est pas supérieure à 5 fois la surface du pic principal du chromatogramme obtenu avec la solution témoin (b) (0,5 pour cent). Ne tenez pas compte des pics dont la surface est inférieure à 0,3 fois la surface du pic principal du chromatogramme obtenu avec la solution témoin (b).

Métaux lourds (*2.4.8*). Dissolvez 2,0 g de succinate de métoprolol dans 20 ml d'*eau R*. 12 ml de solution satisfont à l'essai limite A des métaux lourds (10 ppm). Préparez le témoin avec la *solution à 1 ppm de plomb (Pb) R*.

Perte à la dessiccation (*2.2.32*). Déterminée à l'étuve à 100-105 °C sur 1,000 g de succinate de métoprolol, la perte à la dessiccation n'est pas supérieure à 0,5 pour cent.

Cendres sulfuriques (*2.4.14*). Déterminé sur 1,0 g de succinate de métoprolol, le taux des cendres sulfuriques n'est pas supérieur à 0,1 pour cent.

DOSAGE

Dissolvez 0,250 g de succinate de métoprolol dans 40 ml d'*acide acétique anhydre R*. Titrez par l'*acide perchlorique 0,1 M*. Déterminez le point de fin de titrage par potentiométrie (*2.2.20*).

1 ml d'*acide perchlorique 0,1 M* correspond à 32,64 mg de $C_{34}H_{56}N_2O_{10}$.

CONSERVATION

A l'abri de la lumière.

IMPURETÉS

Pour la chromatographie liquide : A, B, C, D, E.

Pour la chromatographie sur couche mince : F, G, H.

Monographies L - P

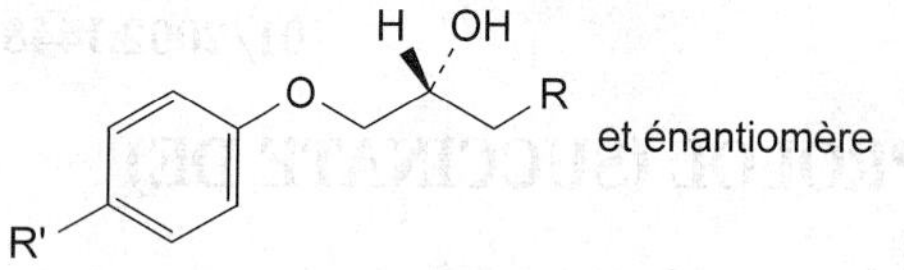

A. R = NH-CH_2-CH_3, R' = CH_2-CH_2-OCH_3 : (2*RS*)-1-(éthylamino)-3-[4-(2-méthoxyéthyl)phénoxy]propan-2-ol,

C. R = NH-CH$(CH_3)_2$, R' = CHO : 4-[(2*RS*)-2-hydroxy-3-[(1-méthyléthyl)amino]propoxy]benzaldéhyde,

D. R = OH, R' = CH_2-CH_2-OCH_3 : (2*RS*)-3-[4-(2-méthoxyéthyl)phénoxy]propane-1,2-diol,

E. R = NH-CH$(CH_3)_2$, R' = CH_2-CH_2-OH : (2*RS*)-1-[4-(2-hydroxyéthyl)phénoxy]-3-[(1-méthyléthyl)amino]propan-2-ol,

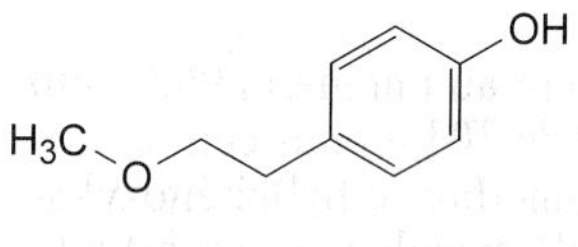

B. 4-(2-méthoxyéthyl)phénol,

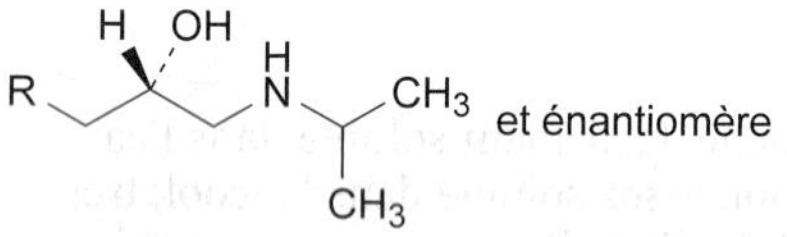

F. R = NH-CH$(CH_3)_2$: 1,3-bis[(1-méthyléthyl)amino]propan-2-ol,

G. R = OH : (2*RS*)-3-[(1-méthyléthyl)amino]propan-1,2-diol,

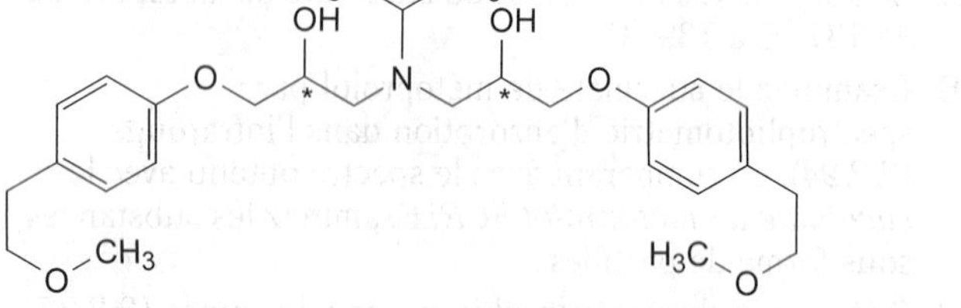

H. 1,1'-[(1-méthyléthyl)imino]bis[3-[4-(2-méthoxyéthyl)phénoxy]propan-2-ol].

01/2002:1028

MÉTOPROLOL (TARTRATE DE)

Metoproloti tartras

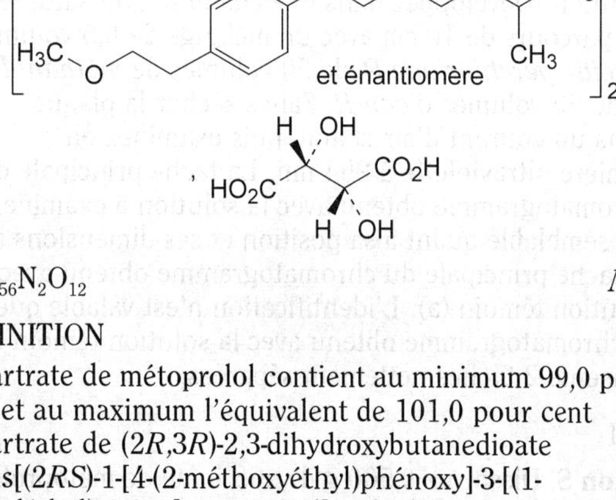

$C_{34}H_{56}N_2O_{12}$ M_r 685

DÉFINITION

Le tartrate de métoprolol contient au minimum 99,0 pour cent et au maximum l'équivalent de 101,0 pour cent de tartrate de (2*R*,3*R*)-2,3-dihydroxybutanedioate de bis[(2*RS*)-1-[4-(2-méthoxyéthyl)phénoxy]-3-[(1-méthyléthyl)amino]propan-2-ol], calculé par rapport à la substance desséchée.

CARACTÈRES

Poudre cristalline, blanche ou cristaux incolores, très solubles dans l'eau, facilement solubles dans l'alcool.

Le tartrate de métoprolol présente le phénomène du polymorphisme.

IDENTIFICATION

Première identification : A, C, E.

Seconde identification : A, B, D, E.

A. Le tartrate de métoprolol satisfait à l'essai du pouvoir rotatoire spécifique (voir Essai).

B. Le point de fusion (*2.2.14*) du tartrate de métoprolol est de 121 °C à 124 °C.

C. Examinez le tartrate de métoprolol par spectrophotométrie d'absorption dans l'infrarouge (*2.2.24*), en comparant avec le spectre obtenu avec le *tartrate de métoprolol SCR*. Si les spectres obtenus à l'état solide présentent des différences, enregistrez de nouveaux spectres à l'aide de pastilles préparées en déposant 25 µl d'une solution de tartrate de métoprolol à 100 g/l dans du *chlorure de méthylène R* sur une pastille de *bromure de potassium R* puis en évaporant le solvant. Examinez immédiatement.

D. Opérez par chromatographie sur couche mince (*2.2.27*) en utilisant une plaque recouverte d'un gel de silice octadécylsilylé approprié contenant un indicateur de fluorescence dont l'intensité est optimale à 254 nm.

Solution à examiner. Dissolvez 15 mg de tartrate de métoprolol dans 2 ml de *méthanol R*.

Solution témoin (a). Dissolvez 15 mg de *tartrate de métoprolol SCR* dans 2 ml de *méthanol R*.

Solution témoin (b). Dissolvez 15 mg de *chlorhydrate d'oxprénolol SCR* et 15 mg de *tartrate de métoprolol SCR* dans 2 ml de *méthanol R*.

Déposez sur la plaque 10 µl de chaque solution. Développez dans une chambre non saturée sur un parcours de 10 cm avec un mélange de 0,5 volume d'*acide perchlorique R*, de 50 volumes de *méthanol R* et de 50 volumes d'*eau R*. Faites sécher la plaque dans un courant d'air chaud. Examinez en lumière ultraviolette à 254 nm. La tache principale du chromatogramme obtenu avec la solution à examiner est semblable quant à sa position et ses dimensions à la tache principale du chromatogramme obtenu avec la solution témoin (a). L'identification n'est valable que si le chromatogramme obtenu avec la solution témoin (b) présente 2 taches nettement séparées.

E. Le tartrate de métoprolol donne la réaction (b) des tartrates (*2.3.1*).

ESSAI

Solution S. Dissolvez 0,500 g de tartrate de métoprolol dans de l'*eau exempte de dioxyde de carbone R* et complétez à 25,0 ml avec le même solvant.

Aspect de la solution. La solution S est limpide (*2.2.1*) et n'est pas plus fortement colorée que la solution témoin B_8 (*2.2.2, Procédé II*).

Détermination du pH (*2.2.3*). Le pH de la solution S est de 6,0 à 7,0.

Pouvoir rotatoire spécifique (*2.2.7*). Déterminé avec la solution S et calculé par rapport à la substance desséchée, le pouvoir rotatoire spécifique est de + 7,0 à + 10,0.

Substances apparentées.

A. Opérez par chromatographie sur couche mince (*2.2.27*) en utilisant une plaque recouverte d'un gel de silice approprié.

Solution à examiner. Dissolvez 0,50 g de tartrate de métoprolol dans du *méthanol R* et complétez à 10 ml avec le même solvant.

Solution témoin (a). Prélevez 1 ml de solution à examiner et complétez à 20 ml avec du *méthanol R*. Prélevez 5 ml de solution et complétez à 50 ml avec du *méthanol R*.

Solution témoin (b). Prélevez 4 ml de solution témoin (a) et complétez à 10 ml avec du *méthanol R*.

Déposez sur la plaque 5 µl de chaque solution. Placez 2 vases à précipiter contenant chacun 30 volumes d'*ammoniaque concentrée R* au fond d'une chambre à chromatographie contenant un mélange de 20 volumes de *méthanol R* et de 80 volumes d'*acétate d'éthyle R*, et laissez saturer, avant emploi, pendant 1 h au moins. Développez sur un parcours de 12 cm. Laissez sécher la plaque à l'air pendant 3 h au minimum, puis exposez-la à des vapeurs d'iode pendant 15 h au moins. S'il apparaît d'autres taches que la tache principale dans le chromatogramme obtenu avec la solution à examiner, aucune d'entre elles n'est plus intense que la tache du chromatogramme obtenu avec la solution témoin (a) (0,5 pour cent) et une seule d'entre elles peut être plus intense que la tache du chromatogramme obtenu avec la solution témoin (b) (0,2 pour cent). Ne tenez pas compte des taches qui restent au point de départ.

B. Opérez par chromatographie liquide (*2.2.29*).

Solution à examiner. Dissolvez 50,0 mg de tartrate de métoprolol dans la phase mobile et complétez à 10,0 ml avec la phase mobile.

Solution témoin (a). Dissolvez 5,0 mg de *tartrate de métoprolol SCR* et 3,0 mg d'*impureté D de métoprolol SCR* dans la phase mobile et complétez à 100,0 ml avec la phase mobile. Prélevez 5,0 ml de solution et complétez à 10,0 ml avec la phase mobile.

Solution témoin (b). Prélevez 1,0 ml de solution à examiner et complétez à 20,0 ml avec la phase mobile. Prélevez 3,0 ml de solution et complétez à 50,0 ml avec la phase mobile.

Solution témoin (c). Si cette solution est nécessaire (voir ci-dessous), elle doit être préparée sous hotte. Cette solution est exclusivement utilisée pour déterminer le temps de rétention de l'impureté C de métoprolol. Dissolvez 10 mg de *tartrate de métoprolol SCR* dans 10 ml d'*acide chlorhydrique 0,1 M*. Versez la solution dans un cristallisoir d'un diamètre de 10 cm. Exposez à la lumière ultraviolette à 254 nm (*2.1.3*) pendant 6 h en disposant le cristallisoir de façon que la surface de la solution se trouve à 5 cm de la lampe. Prélevez 0,5 ml de solution et complétez à 25 ml avec la phase mobile.

La chromatographie peut être réalisée en utilisant :

- une colonne d'acier inoxydable, d'une longueur de 0,3 m et d'un diamètre intérieur de 3,9 mm, remplie de gel de silice octadécylsilylé pour chromatographie approprié (10 µm),
- comme phase mobile, à un débit de 1 ml/min, un mélange préparé comme suit : dissolvez 3,9 g d'*acétate d'ammonium R* dans 810 ml d'*eau R* ; ajoutez 2,0 ml de *triéthylamine R*, 10,0 ml d'*acide acétique glacial R*, 3,0 ml d'*acide phosphorique R* et 190 ml d'*acétonitrile R* et mélangez,
- comme détecteur, un spectrophotomètre réglé à 275 nm,

en maintenant la température de la colonne à 40 °C.

Equilibrez la colonne avec la phase mobile, à un débit de 1 ml/min, jusqu'à obtention d'une ligne de base stable (20 min au moins).

Monographies L - P

Ajustez la sensibilité du système de façon que la hauteur du pic principal dans le chromatogramme obtenu avec 10 µl de solution témoin (b) représente au moins 50 pour cent de l'échelle totale de l'enregistreur.

Injectez 10 µl de solution témoin (a). Lorsque les chromatogrammes sont enregistrés dans les conditions prescrites, les temps de rétention sont de 10 min environ pour le métoprolol et de 13,5 min environ pour l'impureté D de métoprolol. L'essai n'est valable que si la résolution entre les pics correspondant respectivement au métoprolol et à l'impureté D de métoprolol n'est pas inférieure à 4,0. Si nécessaire, ajustez légèrement la teneur de la phase mobile en acétonitrile.

Injectez 10 µl de solution à examiner et 10 µl de solution témoin (b). Continuez la chromatographie pendant 3 fois le temps de rétention du pic principal. S'il apparaît d'autres pics que le pic principal dans le chromatogramme obtenu avec la solution à examiner, la surface d'aucun d'entre eux n'est supérieure à celle du pic principal du chromatogramme obtenu avec la solution témoin (b) (0,3 pour cent) et la somme de leur surface n'est pas supérieure à 1,7 fois la surface du pic principal du chromatogramme obtenu avec la solution témoin (b) (0,5 pour cent). Si l'une des limites prescrites est dépassée et s'il apparaît un pic ayant un temps de rétention de 5 min environ (impureté C de métoprolol), préparez la solution témoin (c). Injectez 10 µl de solution à examiner et 10 µl de solution témoin (c). Dans le chromatogramme obtenu avec la solution à examiner, divisez par 10 la surface du pic correspondant au pic principal du chromatogramme obtenu avec la solution témoin (c) (impureté C de métoprolol). La valeur obtenue n'est pas supérieure à la surface du pic principal du chromatogramme obtenu avec la solution témoin (b) (0,3 pour cent). La somme de la surface de tous les pics, à l'exception du pic principal, n'est pas supérieure à 1,7 fois la surface du pic principal du chromatogramme obtenu avec la solution témoin (b) (0,5 pour cent). Ne tenez pas compte d'un pic dû à l'acide tartarique ni des pics dont la surface est inférieure à 0,2 fois la surface du pic principal du chromatogramme obtenu avec la solution témoin (b).

Métaux lourds (*2.4.8*). Dissolvez 2,0 g de tartrate de métoprolol dans 20 ml d'*eau R*. 12 ml de solution satisfont à l'essai limite A des métaux lourds (10 ppm). Préparez le témoin avec la *solution à 1 ppm de plomb (Pb) R*.

Perte à la dessiccation (*2.2.32*). Déterminée sous vide sur du *chlorure de calcium anhydre R* pendant 4 h sur 1,000 g de tartrate de métoprolol, la perte à la dessiccation n'est pas supérieure à 0,5 pour cent.

Cendres sulfuriques (*2.4.14*). Déterminé sur 1,0 g de tartrate de métoprolol, le taux des cendres sulfuriques n'est pas supérieur à 0,1 pour cent.

DOSAGE

Dissolvez 0,250 g de tartrate de métoprolol dans 30 ml d'*acide acétique anhydre R*. Titrez par l'*acide perchlorique 0,1 M*. Déterminez le point de fin de titrage par potentiométrie (*2.2.20*).

1 ml d'*acide perchlorique 0,1 M* correspond à 34,24 mg de $C_{34}H_{56}N_2O_{12}$.

CONSERVATION

A l'abri de la lumière.

IMPURETÉS

Pour la chromatographie liquide :

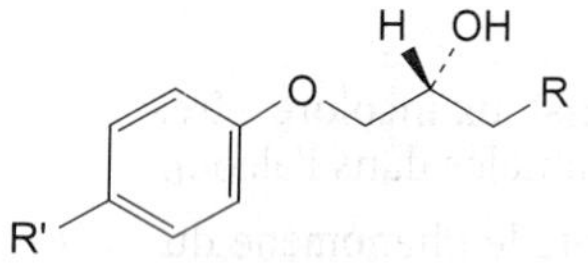

et énantiomère

A. R = NH-CH_2-CH_3, R′ = CH_2-CH_2-OCH_3 : (2*RS*)-1-(éthylamino)-3-[4-(2-méthoxyéthyl)phénoxy]propan-2-ol,

C. R = NH-CH$(CH_3)_2$, R′ = CHO : 4-[(2*RS*)-2-hydroxy-3-[(1-méthyléthyl)amino]propoxy]benzaldéhyde,

D. R = OH, R′ = CH_2-CH_2-OCH_3 : (2*RS*)-3-[4-(2-méthoxyéthyl)phénoxy]propane-1,2-diol,

H. R = NH-CH$(CH_3)_2$, R′ = CH_2-CH_2-OH : (2*RS*)-1-[4-(2-hydroxyéthyl)phénoxy]-3-[(1-méthyléthyl)amino]propan-2-ol,

I. R = NH-CH$(CH_3)_2$, R′ = CH=CH_2 : (2*RS*)-1-(4-éthénylphénoxy)-3-[(1-méthyléthyl)amino]propan-2-ol,

J. R = O-CH_2-CHOH-CH_2-NH-CH$(CH_3)_2$, R′ = CH_2-CH_2-OCH_3 : 1-[2-hydroxy-3-[(1-méthyléthyl)amino]propoxy]-3-[4-(2-méthoxyéthyl)phénoxy]propan-2-ol,

K. R = NH-CH$(CH_3)_2$, R′ = CH=CH-OCH_3 : (2*RS*)-1-[4-[(*EZ*)-2-méthoxyéthényl]phénoxy]-3-[(1-méthyléthyl)amino]propan-2-ol,

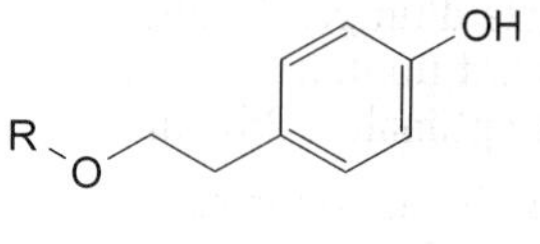

B. R = CH_3 : 4-(2-méthoxyéthyl)phénol,

G. R = H : 2-(4-hydroxyphényl)éthanol,

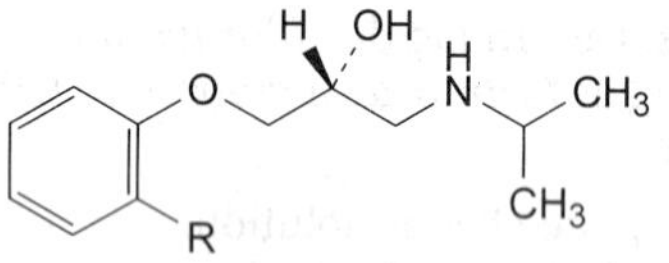

et énantiomère

E. R = CH_2-CH_2-OCH_3 : (2*RS*)-1-[2-(2-méthoxyéthyl)phénoxy]-3-[(1-méthyléthyl)amino]propan-2-ol,

F. R = H : (2*RS*)-1-[(1-méthyléthyl)amino]-3-phénoxypropan-2-ol,

Pour la chromatographie sur couche mince :

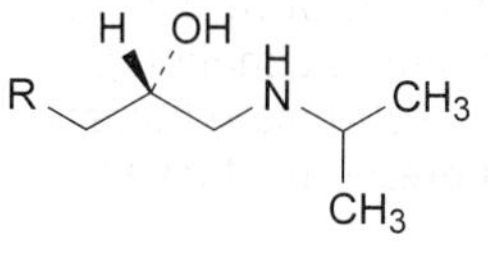

et énantiomère

L. R = O-CH_2-CHOH-CH_2-NH-CH$(CH_3)_2$: 1,1′-oxybis[3-[(1-méthyléthyl)amino]propan-2-ol],

M. R = NH-CH$(CH_3)_2$: 1,3-bis[(1-méthyléthyl)amino]propan-2-ol,

N. R = OH : (2*RS*)-3-[(1-méthyléthyl)amino]propane-1,2-diol,

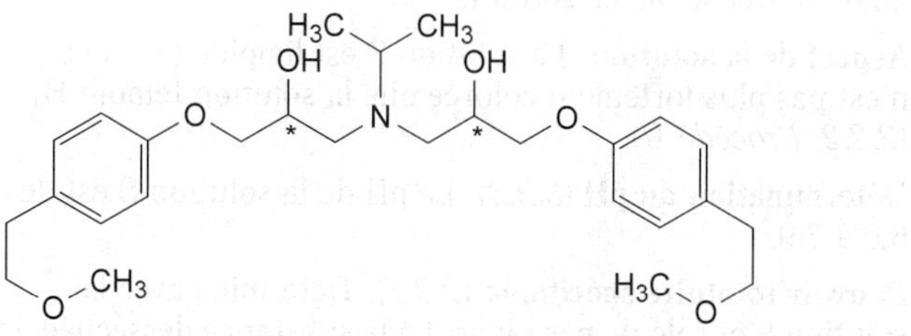

O. 1,1′-[(1-méthyléthyl)imino]bis[3-[4-(2-méthoxyéthyl)phénoxy]propan-2-ol].

Monographies L - P

01/2002:1133

MÉTRIFONATE

Metrifonatum

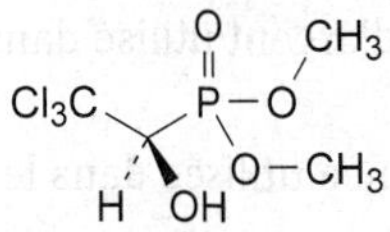

et énantiomère

$C_4H_8Cl_3O_4P$ M_r 257,4

DÉFINITION

Le métrifonate contient au minimum 98,0 pour cent et au maximum l'équivalent de 100,5 pour cent de (*RS*)-(2,2,2-trichloro-1-hydroxyéthyl)phosphonate de diméthyle, calculé par rapport à la substance anhydre.

CARACTÈRES

Poudre cristalline, blanche, facilement soluble dans l'eau, très soluble dans le chlorure de méthylène, facilement soluble dans l'acétone et dans l'alcool.

Le métrifonate fond entre 76 °C et 81 °C.

IDENTIFICATION

Première identification : A, B.

Seconde identification : B, C, D.

A. Examinez le métrifonate par spectrophotométrie d'absorption dans l'infrarouge (*2.2.24*), en comparant avec le spectre obtenu avec le *métrifonate SCR*. Examinez les substances sous forme de pastilles.

B. Opérez par chromatographie sur couche mince (*2.2.27*) en utilisant une *plaque au gel de silice pour CCM R*.

Solution à examiner. Dissolvez 10 mg de métrifonate dans du *méthanol R* et complétez à 10 ml avec le même solvant.

Solution témoin. Dissolvez 10 mg de *métrifonate SCR* dans du *méthanol R* et complétez à 10 ml avec le même solvant.

Déposez sur la plaque 10 µl de chaque solution. Développez dans une chambre non saturée sur un parcours de 15 cm avec un mélange de 5 volumes d'*acide acétique glacial R*, de 25 volumes de *dioxane R* et de 70 volumes de *toluène R*. Laissez sécher la plaque à l'air. Pulvérisez une solution de *4-(4-nitrobenzyl)pyridine R* à 50 g/l dans l'*acétone R*. Chauffez à 120 °C pendant 15 min. Pulvérisez la plaque encore chaude avec une solution de *tétraéthylène pentamine R* à 100 g/l dans l'*acétone R*. Examinez immédiatement. La tache principale du chromatogramme obtenu avec la solution à examiner est semblable quant à sa position, sa coloration et ses dimensions à la tache principale du chromatogramme obtenu avec la solution témoin.

C. Dissolvez 20 mg environ de métrifonate dans 1 ml de *solution diluée d'hydroxyde de sodium R*. Ajoutez 1 ml de *pyridine R*, agitez et chauffez au bain-marie pendant 2 min. Il se développe une coloration rouge dans la couche supérieure.

D. A 0,1 g de métrifonate, ajoutez 0,5 ml d'*acide nitrique R*, 0,5 ml d'une solution de *nitrate d'ammonium R1* à 500 g/l et 0,1 ml de *solution concentrée de peroxyde d'hydrogène R*. Chauffez au bain-marie pendant 10 min. Portez à ébullition et ajoutez 1 ml de *solution de molybdate d'ammonium R*. Il apparaît une coloration ou un précipité jaunes.

ESSAI

Aspect de la solution. Dissolvez 5,0 g de métrifonate dans 20 ml de *méthanol R*. La solution est limpide (*2.2.1*) et n'est pas plus fortement colorée que la solution témoin J_7 (*2.2.2, Procédé II*).

Acidité. Dissolvez 2,5 g de métrifonate dans de l'*eau exempte de dioxyde de carbone R* et complétez à 50 ml avec le même solvant. Ajoutez 0,1 ml de *solution de rouge de méthyle R*. Le virage de l'indicateur au jaune ne nécessite pas plus de 1,0 ml d'*hydroxyde de sodium 0,1 M*.

Angle de rotation optique (*2.2.7*). Dissolvez 0,1 g de métrifonate dans de l'*alcool R* et complétez à 10,0 ml avec le même solvant. L'angle de rotation optique est de – 0,10° à + 0,10°.

Substances apparentées. Opérez par chromatographie liquide (*2.2.29*).

Mélange de solvants. Préparez un mélange de 10 volumes de phase mobile B et de 90 volumes de phase mobile A.

Solution à examiner. Dissolvez 0,20 g de métrifonate dans le mélange de solvants et complétez à 10,0 ml avec le mélange de solvants.

Solution témoin (a). Utilisez la solution récemment préparée. Dissolvez 10,0 mg de *déméthylmétrifonate SCR* dans le mélange de solvants et complétez à 20,0 ml avec le mélange de solvants. Prélevez 1,0 ml de cette solution et complétez à 5,0 ml avec le mélange de solvants.

Solution témoin (b). Dissolvez 0,10 g de *dichlorvos R* dans le mélange de solvants et complétez à 50,0 ml avec le mélange de solvants. Prélevez 1,0 ml de cette solution et complétez à 50,0 ml avec le mélange de solvants.

Solution témoin (c). Prélevez 1,0 ml de solution à examiner et complétez à 10,0 ml avec le mélange de solvants. Prélevez 5,0 ml de cette solution et complétez à 100,0 ml avec le mélange de solvants.

Solution témoin (d). Utilisez la solution récemment préparée. Mélangez 1,0 ml de solution témoin (a), 1,0 ml de solution témoin (b) et 0,025 ml de solution à examiner.

Solution témoin (e). Prélevez 4,0 ml de solution à examiner et complétez à 100,0 ml avec le mélange de solvants. Prélevez 1,0 ml de cette solution et complétez à 10,0 ml avec le mélange de solvants.

La chromatographie peut être réalisée en utilisant :

– une colonne d'acier inoxydable, d'une longueur de 0,25 m et d'un diamètre intérieur de 4,6 mm, remplie d'un gel de silice octadécylsilylé pour chromatographie approprié (10 µm),

– comme phase mobile, à un débit de 1 ml/min :

Phase mobile A. Une solution de *phosphate monopotassique R* à 1,36 g/l, préalablement ajustée à pH 2,9 avec de l'*acide phosphorique R*,

Phase mobile B. Acétonitrile R,

Intervalle (min)	**Phase mobile A (pour cent *V/V*)**	**Phase mobile B (pour cent *V/V*)**
0 - 5	90	10
5 - 25	90 → 85	10 → 15
25 - fin	85 → 45	15 → 55

– comme détecteur, un spectrophotomètre réglé à 210 nm,

en équilibrant la colonne pendant 5 min avec le même mélange de phases mobiles que celui utilisé pendant les 5 premières minutes de la chromatographie et en maintenant la température de la colonne à 40 °C.

Lorsque les chromatogrammes sont enregistrés dans les conditions prescrites, les pics sont élués dans l'ordre suivant : déméthylmétrifonate, métrifonate et dichlorvos. Injectez 10 µl de solution témoin (e). Ajustez la sensibilité du système de façon que la hauteur du pic principal du chromatogramme obtenu représente 50 pour cent à 70 pour cent de l'échelle totale de l'enregistreur. Injectez 50 µl de solution témoin (d). L'essai n'est valable que si :

- la résolution entre les pics correspondant respectivement au déméthylmétrifonate et au métrifonate n'est pas inférieure à 3,0,
- la résolution entre les pics correspondant respectivement au métrifonate et au dichlorvos n'est pas inférieure à 4,5.

Injectez 50 µl de solution à examiner et 50 µl des solutions témoins (a), (b) et (c). Continuez la chromatographie de la solution à examiner pendant 3 fois le temps de rétention du métrifonate. S'il apparaît un pic correspondant au déméthylmétrifonate, dans le chromatogramme obtenu avec la solution à examiner, sa surface n'est pas supérieure à celle du pic principal du chromatogramme obtenu avec la solution témoin (a) (0,5 pour cent) ; s'il apparaît un pic correspondant au dichlorvos, sa surface n'est pas supérieure à celle du pic principal du chromatogramme obtenu avec la solution témoin (b) (0,2 pour cent). S'il apparaît d'autres pics que le pic principal et des pics correspondant respectivement au déméthylmétrifonate et au dichlorvos dans le chromatogramme obtenu avec la solution à examiner, la surface d'aucun d'entre eux n'est supérieure à celle du pic principal du chromatogramme obtenu avec la solution témoin (c) (0,5 pour cent) et la somme de leur surface n'est pas supérieure à 2 fois la surface du pic principal du chromatogramme obtenu avec la solution témoin (c) (1 pour cent). Ne tenez pas compte des pics dont la surface est inférieure à 0,1 fois la surface du pic principal du chromatogramme obtenu avec la solution témoin (e).

Chlorures. Dissolvez 5,00 g de métrifonate dans 30 ml d'*alcool R* et ajoutez un mélange de 15 ml d'*acide nitrique R* et de 100 ml d'*eau R*. Titrez par le *nitrate d'argent 0,01 M*. Déterminez le point de fin de titrage par potentiométrie (*2.2.20*) en utilisant une électrode d'argent.

1 ml de *nitrate d'argent 0,01 M* correspond à 0,354 6 mg de Cl.

Le métrifonate ne contient pas plus de 500 ppm de chlorures.

Métaux lourds (*2.4.8*). Dissolvez 2,0 g de métrifonate dans 20 ml d'*eau R*. 12 ml de solution satisfont à l'essai limite A des métaux lourds (10 ppm). Préparez le témoin avec la *solution à 1 ppm de plomb (Pb) R*.

Teneur en eau (*2.5.12*). Déterminée par semi-microdosage sur 3,000 g de métrifonate, la teneur en eau n'est pas supérieure à 0,3 pour cent.

Monographies L - P

DOSAGE

Dissolvez 0,300 g de métrifonate dans 30 ml d'*alcool R*. Ajoutez 10 ml d'*éthanolamine R* et laissez reposer à 20-22 °C pendant 1 h. Ajoutez un mélange refroidi de 15 ml d'*acide nitrique R* et de 100 ml d'*eau R* en maintenant la température du mélange à 20-22 °C. Maintenez à cette température et titrez par le *nitrate d'argent 0,1 M*. Déterminez le point de fin de titrage par potentiométrie (*2.2.20*) en utilisant une électrode d'argent.

Calculez la teneur pour cent en $C_4H_8Cl_3O_4P$, en tenant compte de la teneur en chlorures, à l'aide de l'expression :

$$\left[\frac{V_P}{M_P} - \frac{V_{Cl} \times 0,1}{M_{Cl}}\right] \times 25,74 \times 0,1$$

V_P = volume de nitrate d'argent utilisé dans le dosage, en millilitres,

M_P = masse de la substance utilisée dans le dosage, en grammes,

V_{Cl} = volume de nitrate d'argent utilisé dans l'essai des chlorures, en millilitres,

M_{Cl} = masse de la substance utilisée dans l'essai des chlorures, en grammes.

CONSERVATION

A l'abri de la lumière.

IMPURETÉS

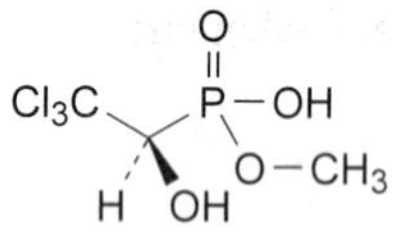

A. (*RS*)-(2,2,2-trichloro-1-hydroxyéthyl)phosphonate acide de méthyle (déméthylmétrifonate),

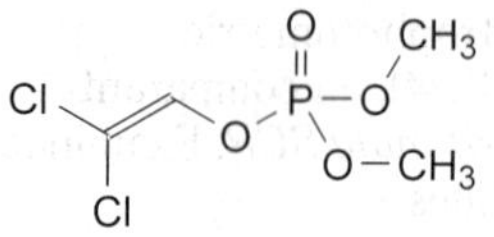

B. phosphate de 2,2-dichloroéthényle et de diméthyle (dichlorvos).

01/2002:0675

MÉTRONIDAZOLE

Metronidazolum

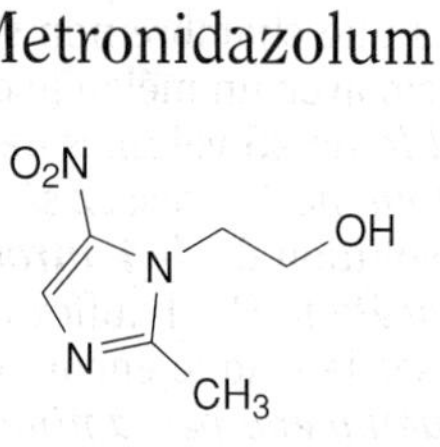

$C_6H_9N_3O_3$ M_r 171,2

DÉFINITION

2-(2-Méthyl-5-nitro-1*H*-imidazol-1-yl)éthanol.

Teneur : 99,0 pour cent à 101,0 pour cent (substance desséchée).

CARACTÈRES

Aspect : poudre cristalline, blanche ou jaunâtre.

Solubilité : peu soluble dans l'eau, dans l'acétone, dans l'alcool et dans le chlorure de méthylène.

IDENTIFICATION

Première identification : C.

Seconde identification : A, B, D.

A. Point de fusion (*2.2.14*) : 159 °C à 163 °C.

B. Dissolvez 40,0 mg de métronidazole dans de l'*acide chlorhydrique 0,1 M* et complétez à 100,0 ml avec le même acide. Prélevez 5,0 ml de solution et complétez à 100,0 ml avec de l'*acide chlorhydrique 0,1 M*. Examinée de 230 nm à 350 nm (*2.2.25*), la solution présente un maximum d'absorption à 277 nm et un minimum d'absorption à 240 nm. L'absorbance spécifique au maximum est de 365 à 395.

C. Spectrophotométrie d'absorption dans l'infrarouge (*2.2.24*).

Préparation : pastilles.

Comparaison : *métronidazole SCR*.

D. A environ 10 mg de métronidazole, ajoutez environ 10 mg de *poudre de zinc R*, 1 ml d'*eau R* et 0,25 ml d'*acide chlorhydrique dilué R*. Chauffez au bain-marie pendant 5 min. Refroidissez. La solution donne la réaction des amines primaires aromatiques (*2.3.1*).

ESSAI

Aspect de la solution. La solution n'est pas plus fortement opalescente que la suspension témoin II (*2.2.1*) et n'est pas plus fortement colorée que la solution témoin JV_6 (*2.2.2, Procédé II*).

Dissolvez 1,0 g de métronidazole dans de l'*acide chlorhydrique 1 M* et complétez à 20 ml avec le même acide.

Substances apparentées. Chromatographie liquide (*2.2.29*). *Préparez les solutions à l'abri de la lumière.*

Solution à examiner. Dissolvez 0,05 g de métronidazole dans la phase mobile et complétez à 100,0 ml avec la phase mobile.

Solution témoin (a). Prélevez 1,0 ml de solution à examiner et complétez à 100,0 ml avec la phase mobile. Prélevez 1,0 ml de cette solution et complétez à 10,0 ml avec la phase mobile.

Solution témoin (b). Dissolvez 5,0 mg d'*impureté A de métronidazole SCR* dans la phase mobile. Ajoutez 10,0 ml de solution à examiner et complétez à 100,0 ml avec la phase mobile. Prélevez 1,0 ml de cette solution et complétez à 100,0 ml avec la phase mobile.

Colonne :

– *dimensions* : l = 0,25 m, Ø = 4,6 mm,
– *phase stationnaire* : *gel de silice octadécylsilylé pour chromatographie R* (5 µm).

Phase mobile : mélangez 30 volumes de *méthanol R* et 70 volumes d'une solution de *phosphate monopotassique R* à 1,36 g/l.

Débit : 1 ml/min.

Détection : spectrophotomètre à 315 nm.

Injection : 10 µl.

Enregistrement : 3 fois le temps de rétention du métronidazole.

Rétention relative par rapport au métronidazole (temps de rétention = environ 7 min) : impureté A = environ 0,7.

Conformité du système : solution témoin (b) :

– *résolution* : au minimum 2,0 entre les pics dus au métronidazole et à l'impureté A.

Limites :

– *toute impureté* : au maximum la surface du pic principal du chromatogramme obtenu avec la solution témoin (a) (0,1 pour cent),
– *total* : au maximum 2 fois la surface du pic principal du chromatogramme obtenu avec la solution témoin (a) (0,2 pour cent),
– *limite d'exclusion* : 0,1 fois la surface du pic principal du chromatogramme obtenu avec la solution témoin (a) (0,01 pour cent).

Métaux lourds (*2.4.8*) : au maximum 20 ppm.

1,0 g de métronidazole satisfait à l'essai limite C. Préparez le témoin avec 2 ml de *solution à 10 ppm de plomb (Pb) R*.

Perte à la dessiccation (*2.2.32*) : au maximum 0,5 pour cent, déterminé à l'étuve à 100-105 °C pendant 3 h sur 1,000 g de métronidazole.

Cendres sulfuriques (*2.4.14*) : au maximum 0,1 pour cent, déterminé sur 1,0 g de métronidazole.

DOSAGE

Dissolvez 0,150 g de métronidazole dans 50 ml d'*acide acétique anhydre R*. Titrez par l'*acide perchlorique 0,1 M*. Déterminez le point de fin de titrage par potentiométrie (*2.2.20*).

1 ml d'*acide perchlorique 0,1 M* correspond à 17,12 mg de $C_6H_9N_3O_3$.

CONSERVATION

A l'abri de la lumière.

IMPURETÉS

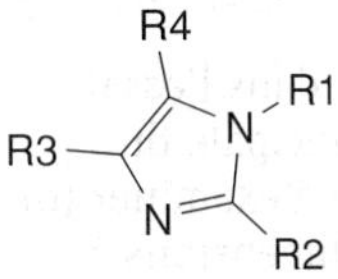

A. R1 = R4 = H, R2 = CH_3, R3 = NO_2 : 2-méthyl-4-nitroimidazole,

B. R1 = R2 = R4 = H, R3 = NO_2 : 4-nitroimidazole,

C. R1 = CH_2-CH_2-OH, R2 = R4 = H, R3 = NO_2 : 2-(4-nitro-1*H*-imidazol-1-yl)éthanol,

D. R1 = CH_2-CH_2-OH, R2 = R3 = H, R4 = NO_2 : 2-(5-nitro-1*H*-imidazol-1-yl)éthanol,

E. R1 = CH_2-CH_2-OH, R2 = CH_3, R3 = NO_2, R4 = H : 2-(2-méthyl-4-nitro-1*H*-imidazol-1-yl)éthanol,

F. R1 = CH_2-CH_2-O-CH_2-CH_2-OH, R2 = CH_3, R3 = H, R4 = NO_2 : 2-[2-(2-méthyl-5-nitro-1*H*-imidazol-1-yl)éthoxy]éthanol,

G. R1 = CH_2-CO_2H, R2 = CH_3, R3 = H, R4 = NO_2 : acide 2-(2-méthyl-5-nitro-1*H*-imidazol-1-yl)acétique.

01/2002:0934

MÉTRONIDAZOLE (BENZOATE DE)

Metronidazoli benzoas

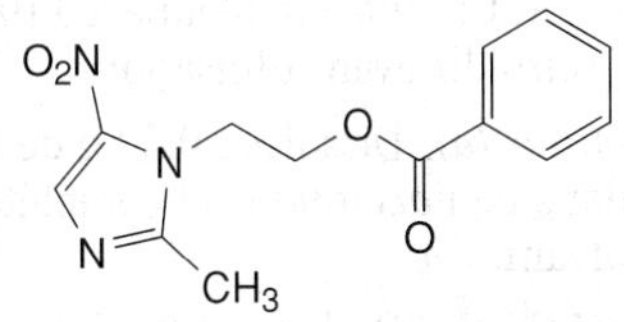

$C_{13}H_{13}N_3O_4$ M_r 275,3

DÉFINITION

Le benzoate de métronidazole contient au minimum 98,5 pour cent et au maximum l'équivalent de 101,0 pour cent de benzoate de 2-(2-méthyl-5-nitro-1*H*-imidazol-1-yl)éthyle, calculé par rapport à la substance desséchée.

Monographies L - P

CARACTÈRES

Poudre ou paillettes cristallines, blanches ou légèrement jaunâtres, pratiquement insolubles dans l'eau, facilement solubles dans le chlorure de méthylène, solubles dans l'acétone, peu solubles dans l'alcool et très peu solubles dans l'éther.

IDENTIFICATION

Première identification : A, C.

Seconde identification : A, B, D, E.

A. Le point de fusion (*2.2.14*) du benzoate de métronidazole est de 99 °C à 102 °C.

B. Dissolvez 0,100 g de benzoate de métronidazole dans de l'*acide chlorhydrique 1 M* et complétez à 100,0 ml avec le même acide. Prélevez 1,0 ml de solution et complétez à 100,0 ml avec de l'*acide chlorhydrique 1 M*. Examinée de 220 nm à 350 nm (*2.2.25*), la solution présente 2 maximums d'absorption respectivement à 232 nm et à 275 nm. L'absorbance spécifique au maximum à 232 nm est de 525 à 575.

C. Examinez le benzoate de métronidazole par spectrophotométrie d'absorption dans l'infrarouge (*2.2.24*), en comparant avec le spectre obtenu avec le *benzoate de métronidazole SCR*.

D. Examinez les chromatogrammes obtenus dans l'essai des substances apparentées. La tache principale du chromatogramme obtenu avec la solution à examiner (b) est semblable quant à sa position et ses dimensions à la tache principale du chromatogramme obtenu avec la solution témoin (a).

E. A 10 mg environ de benzoate de métronidazole, ajoutez 10 mg environ de *poudre de zinc R*, 1 ml d'*eau R* et 0,3 ml d'*acide chlorhydrique R*. Chauffez au bain-marie pendant 5 min et refroidissez. La solution donne la réaction des amines primaires aromatiques (*2.3.1*).

ESSAI

Aspect de la solution. Dissolvez 1,0 g de benzoate de métronidazole dans du *diméthylformamide R* et complétez à 10 ml avec le même solvant. La solution n'est pas plus fortement opalescente que la suspension témoin II (*2.2.1*) et n'est pas plus fortement colorée que la solution témoin JV_3 (*2.2.2, Procédé II*).

Acidité. Dissolvez 2,0 g de benzoate de métronidazole dans un mélange de 20 ml de *diméthylformamide R* et de 20 ml d'*eau R* préalablement neutralisé avec de l'*acide chlorhydrique 0,02 M* ou de l'*hydroxyde de sodium 0,02 M*, en présence de 0,2 ml de *solution de rouge de méthyle R*. Le virage de l'indicateur ne nécessite pas plus de 0,25 ml d'*hydroxyde de sodium 0,02 M*.

Substances apparentées. Opérez par chromatographie sur couche mince (*2.2.27*) en utilisant une plaque recouverte de *gel de silice HF_{254} R*. Chauffez la plaque à 110 °C pendant 1 h, puis laissez refroidir avant utilisation.

Solution à examiner (a). Dissolvez 0,20 g de benzoate de métronidazole dans de l'*acétone R* et complétez à 10 ml avec le même solvant.

Solution à examiner (b). Prélevez 1,0 ml de solution à examiner (a) et complétez à 10 ml avec de l'*acétone R*.

Solution témoin (a). Dissolvez 20 mg de *benzoate de métronidazole SCR* dans de l'*acétone R* et complétez à 10 ml avec le même solvant.

Solution témoin (b). Prélevez 5 ml de solution à examiner (b) et complétez à 100 ml avec de l'*acétone R*.

Solution témoin (c). Prélevez 2 ml de solution à examiner (b) et complétez à 100 ml avec de l'*acétone R*.

Solution témoin (d). Dissolvez 10 mg de *métronidazole SCR* dans de l'*acétone R* et complétez à 100 ml avec le même solvant.

Solution témoin (e). Dissolvez 10 mg de *2-méthyl-5-nitroimidazole R* dans de l'*acétone R* et complétez à 100 ml avec le même solvant.

Solution témoin (f). Dissolvez 10 mg de *métronidazole SCR* et 10 mg de *2-méthyl-5-nitroimidazole R* dans de l'*acétone R* et complétez à 50 ml avec le même solvant.

Déposez séparément sur la plaque 10 µl de chaque solution. Développez sur un parcours de 15 cm avec de l'*acétate d'éthyle R*. Laissez sécher la plaque à l'air. Examinez en lumière ultraviolette à 254 nm. S'il apparaît des taches correspondant respectivement au métronidazole ou au 2-méthyl-5-nitroimidazole dans le chromatogramme obtenu avec la solution à examiner (a), elles ne sont pas plus intenses que les taches correspondantes des chromatogrammes obtenus avec les solutions témoin (d) et (e) (0,5 pour cent). S'il apparaît d'autres taches que la tache principale et des taches correspondant au métronidazole et au 2-méthyl-5-nitroimidazole dans le chromatogramme obtenu avec la solution à examiner (a), aucune d'entre elles n'est plus intense que la tache du chromatogramme obtenu avec la solution témoin (b) (0,5 pour cent) et une seule d'entre elles peut être plus intense que la tache du chromatogramme obtenu avec la solution témoin (c) (0,2 pour cent). L'essai n'est valable que si le chromatogramme obtenu avec la solution témoin (f) présente 2 taches principales nettement séparées.

Métaux lourds (*2.4.8*). 1,0 g de benzoate de métronidazole satisfait à l'essai limite C des métaux lourds (20 ppm). Préparez le témoin avec 2 ml de *solution à 10 ppm de plomb (Pb) R*.

Perte à la dessiccation (*2.2.32*). Déterminée à l'étuve à 80 °C pendant 3 h sur 1,000 g de benzoate de métronidazole, la perte à la dessiccation n'est pas supérieure à 0,5 pour cent.

Cendres sulfuriques (*2.4.14*). Déterminé sur 1,0 g de benzoate de métronidazole, le taux des cendres sulfuriques n'est pas supérieur à 0,1 pour cent.

DOSAGE

Dissolvez 0,250 g de benzoate de métronidazole dans 50 ml d'*acide acétique anhydre R*. Titrez par l'*acide perchlorique 0,1 M*. Déterminez le point de fin de titrage par potentiométrie (*2.2.20*).

1 ml d'*acide perchlorique 0,1 M* correspond à 27,53 mg de $C_{13}H_{13}N_3O_4$.

CONSERVATION

A l'abri de la lumière.

IMPURETÉS

A. métronidazole,

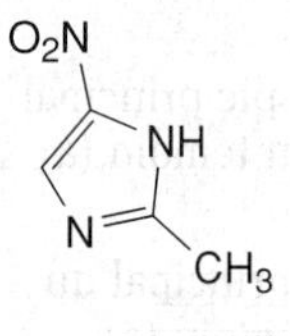

B. 2-méthyl-5-nitroimidazole.

01/2002:1029

MEXILÉTINE (CHLORHYDRATE DE)

Mexiletini hydrochloridum

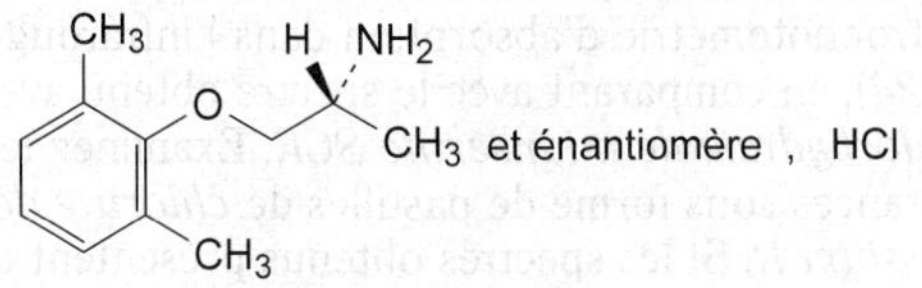

$C_{11}H_{18}ClNO$ — M_r 215,7

DÉFINITION

Le chlorhydrate de mexilétine contient au minimum 99,0 pour cent et au maximum l'équivalent de 101,0 pour cent de chlorhydrate de (2*RS*)-1-(2,6-diméthylphénoxy)propan-2-amine, calculé par rapport à la substance anhydre.

CARACTÈRES

Poudre cristalline blanche ou sensiblement blanche, facilement soluble dans l'eau et dans le méthanol, assez soluble dans le chlorure de méthylène, pratiquement insoluble dans l'éther.

Le chlorhydrate de mexilétine présente le phénomène du polymorphisme.

IDENTIFICATION

Première identification : A, C, E.

Seconde identification : A, B, D, E.

A. Déterminé avec la solution S (voir Essai), l'angle de rotation optique (*2.2.7*) est de – 0,1° à + 0,1°.

B. Dissolvez 40,0 mg de chlorhydrate de mexilétine dans une solution d'*acide chlorhydrique dilué R* à 0,5 pour cent *V/V* et complétez à 50,0 ml avec la même solution acide. Examinée de 230 nm à 350 nm (*2.2.25*), la solution présente un maximum d'absorption à 260 nm. L'absorbance spécifique au maximum est de 10,9 à 12,1.

C. Examinez le chlorhydrate de mexilétine par spectrophotométrie d'absorption dans l'infrarouge (*2.2.24*), en comparant avec le spectre obtenu avec le *chlorhydrate de mexilétine SCR*. Si les spectres obtenus présentent des différences, dissolvez respectivement la substance à examiner et la substance de référence dans du *méthanol R*, évaporez à siccité et enregistrez de nouveaux spectres à partir des résidus.

D. Opérez par chromatographie sur couche mince (*2.2.27*) en utilisant une plaque recouverte de *gel de silice* GF_{254} *R*.

Solution à examiner. Dissolvez 0,50 g de chlorhydrate de mexilétine dans du *méthanol R* et complétez à 10 ml avec le même solvant. Prélevez 2 ml de solution et complétez à 50 ml avec du *méthanol R*.

Solution témoin (a). Dissolvez 20 mg de *chlorhydrate de mexilétine SCR* dans du *méthanol R* et complétez à 10 ml avec le même solvant.

Solution témoin (b). Dissolvez 10 mg de *2,6-diméthylphénol R* dans la solution témoin (a) et complétez à 5 ml avec la même solution.

Déposez sur la plaque 10 µl de chaque solution. Développez sur un parcours de 15 cm avec un mélange de 1 volume d'*ammoniaque concentrée R1*, de 14 volumes de *méthanol R* et de 85 volumes de *chlorure de méthylène R*. Laissez sécher la plaque à l'air. Examinez en lumière ultraviolette à 254 nm. Pulvérisez de la *solution de ninhydrine R*. Chauffez la plaque à 110 °C pendant 15 min. Pour les deux méthodes de visualisation, la tache principale du chromatogramme obtenu avec la solution à examiner est semblable quant à sa position, sa coloration et ses dimensions à la tache principale du chromatogramme obtenu avec la solution témoin (a). L'identification n'est valable que si en lumière ultraviolette à 254 nm le chromatogramme obtenu avec la solution témoin (b) présente 2 taches nettement séparées.

E. Prélevez 1,5 ml de solution S et complétez à 15 ml avec de l'*eau R*. La solution donne la réaction (a) des chlorures (*2.3.1*).

ESSAI

Solution S. Dissolvez 2,0 g de chlorhydrate de mexilétine dans de l'*eau exempte de dioxyde de carbone R* et complétez à 20 ml avec le même solvant.

Aspect de la solution. Prélevez 5 ml de solution S et complétez à 10 ml avec de l'*eau R*. La solution est limpide (*2.2.1*) et incolore (*2.2.2, Procédé II*).

Détermination du pH (*2.2.3*). Le pH de la solution S est de 4,0 à 5,5.

Substances apparentées. Opérez par chromatographie liquide (*2.2.29*).

Solution à examiner. Dissolvez 50,0 mg de chlorhydrate de mexilétine dans la phase mobile et complétez à 25,0 ml avec la phase mobile.

Solution témoin (a). Dissolvez 20,0 mg de *2,6-diméthylphénol R* dans la phase mobile et complétez à 50,0 ml avec la phase mobile. Prélevez 1,0 ml de solution et complétez à 100,0 ml avec la phase mobile.

Solution témoin (b). Prélevez 0,5 ml de solution à examiner et complétez à 100,0 ml avec la phase mobile.

Solution témoin (c). Dissolvez 10,0 mg de *2,6-diméthylphénoxyacétone SCR* dans la phase mobile et complétez à 10,0 ml avec la phase mobile. A 1,0 ml de solution, ajoutez 2,5 ml de solution à examiner et complétez à 100,0 ml avec la phase mobile.

La chromatographie peut être réalisée en utilisant :

– une colonne d'acier inoxydable, d'une longueur de 0,25 m et d'un diamètre intérieur de 4,0 mm, remplie de *gel de silice octadécylsilylé pour chromatographie R* (5 µm),

– comme phase mobile, à un débit de 1 ml/min, un mélange de 40 volumes d'*eau R* et de 60 volumes d'*acétonitrile R*, contenant 6 g/l de *phosphate monopotassique R* et 2,9 g/l de *laurilsulfate de sodium R*,

– comme détecteur, un spectrophotomètre réglé à 262 mm.

Injectez 20 µl de solution témoin (c). Ajustez la sensibilité du système de façon que la hauteur des 2 principaux pics dans le chromatogramme obtenu avec la solution témoin (c) représente au minimum 50 pour cent de l'échelle totale de l'enregistreur. L'essai n'est valable que si dans le chromatogramme obtenu avec la solution témoin (c) la résolution entre le premier pic (2,6-diméthylphénoxyacétone) et le deuxième pic (mexilétine) n'est pas inférieure à 2,0. Injectez 20 µl de solution à examiner, 20 µl de solution témoin (a) et 20 µl de solution témoin (b). Continuez la chromatographie pendant 2 fois le temps de rétention de la mexilétine qui est de 8 min environ. S'il apparaît, dans le chromatogramme obtenu avec la solution à examiner, un pic correspondant au 2,6-diméthylphénol, sa surface n'est pas supérieure à celle du pic principal du chromatogramme obtenu avec la solution témoin (a) (0,2 pour cent). S'il apparaît d'autres pics que le pic principal et un pic correspondant au 2,6-diméthylphénol, la surface d'aucun d'entre eux n'est supérieure à celle du pic principal du chromatogramme obtenu avec la solution témoin (b) (0,5 pour cent).

Ne tenez pas compte des pics dont la surface est inférieure à 0,1 fois la surface du pic principal du chromatogramme obtenu avec la solution témoin (b).

Métaux lourds (*2.4.8*). 2,0 g de chlorhydrate de mexilétine satisfont à l'essai limite C des métaux lourds (10 ppm). Préparez le témoin avec 2 ml de *solution à 10 ppm de plomb (Pb) R*.

Teneur en eau (*2.5.12*). Déterminée par semi-microdosage sur 1,00 g de chlorhydrate de mexilétine, la teneur en eau n'est pas supérieure à 0,5 pour cent.

Cendres sulfuriques (*2.4.14*). Déterminée sur 1,0 g de chlorhydrate de mexilétine, le taux des cendres sulfuriques n'est pas supérieur à 0,1 pour cent.

DOSAGE

Dissolvez 0,150 g de chlorhydrate de mexilétine dans 50 ml d'un mélange à volumes égaux d'*acide acétique anhydre R* et d'*anhydride acétique R*. Titrez par l'*acide perchlorique 0,1 M*. Déterminez le point de fin de titrage par potentiométrie (*2.2.20*).

1 ml d'*acide perchlorique 0,1 M* correspond à 21,57 mg de $C_{11}H_{18}ClNO$.

IMPURETÉS

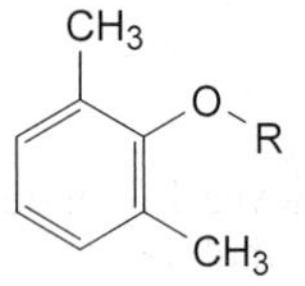

A. R = H : 2,6-diméthylphénol,

B. R = CH_2-CO-CH_3 : 1-(2,6-diméthylphénoxy)propan-2-one.

01/2002:0846

MIANSÉRINE (CHLORHYDRATE DE)

Mianserini hydrochloridum

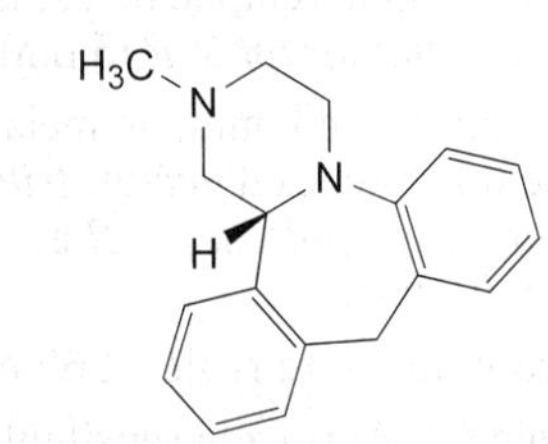

et énantiomère , HCl

$C_{18}H_{21}ClN_2$ M_r 300,8

DÉFINITION

Le chlorhydrate de miansérine contient au minimum 98,5 pour cent et au maximum l'équivalent de 101,0 pour cent de chlorhydrate de (*RS*)-2-méthyl-1,2,3,4,10,14b-hexahydrodibenzo[*c,f*]pyrazino[1,2-*a*]azépine, calculé par rapport à la substance desséchée.

CARACTÈRES

Poudre cristalline ou cristaux, blancs ou sensiblement blancs, assez solubles dans l'eau, solubles dans le chlorure de méthylène, peu solubles dans l'alcool.

IDENTIFICATION

Première identification : B, D.

Seconde identification : A, C, D.

A. Dissolvez 50,0 mg de chlorhydrate de miansérine dans de l'*eau R* et complétez à 50,0 ml avec le même solvant. Prélevez 5,0 ml de solution et complétez à 50,0 ml avec de l'*eau R*. Examinée de 230 nm à 350 nm (*2.2.25*), la solution présente un maximum d'absorption à 279 nm. L'absorbance spécifique au maximum est de 64 à 72.

B. Examinez le chlorhydrate de miansérine par spectrophotométrie d'absorption dans l'infrarouge (*2.2.24*), en comparant avec le spectre obtenu avec le *chlorhydrate de miansérine SCR*. Examinez les substances sous forme de pastilles de *chlorure de potassium R*. Si les spectres obtenus présentent des différences, dissolvez respectivement la substance à examiner et la substance de référence dans du *méthanol R*, évaporez à siccité et enregistrez de nouveaux spectres à partir des résidus.

C. Opérez par chromatographie sur couche mince (*2.2.27*) en utilisant une plaque recouverte de *gel de silice* GF_{254} *R*.

Solution à examiner. Dissolvez 10 mg de chlorhydrate de miansérine dans du *chlorure de méthylène R* et complétez à 5 ml avec le même solvant.

Solution témoin (a). Dissolvez 10 mg de *chlorhydrate de miansérine SCR* dans du *chlorure de méthylène R* et complétez à 5 ml avec le même solvant.

Solution témoin (b). Dissolvez 10 mg de *chlorhydrate de miansérine SCR* et 10 mg de *chlorhydrate de cyproheptadine SCR* dans du *chlorure de méthylène R* et complétez à 5 ml avec le même solvant.

Déposez sur la plaque 2 µl de chaque solution. Développez sur un parcours de 15 cm avec un mélange de 5 volumes de *diéthylamine R*, de 20 volumes d'*éther R* et de 75 volumes de *cyclohexane R*. Examinez en lumière ultraviolette à 254 nm. La tache principale du chromatogramme obtenu avec la solution à examiner est semblable quant à sa position et ses dimensions à la tache principale du chromatogramme obtenu avec la solution témoin (a). L'identification n'est valable que si le chromatogramme obtenu avec la solution témoin (b) présente 2 taches principales nettement séparées.

D. Le chlorhydrate de miansérine donne la réaction (a) des chlorures (*2.3.1*).

ESSAI

Détermination du pH (*2.2.3*). Dissolvez 0,10 g de chlorhydrate de miansérine dans de l'*eau exempte de dioxyde de carbone R* et complétez à 10 ml avec le même solvant. Le pH de la solution est de 4,0 à 5,5.

Substances apparentées. Opérez par chromatographie sur couche mince (*2.2.27*) en utilisant une plaque recouverte de *gel de silice G R*.

Solution à examiner. Dissolvez 0,20 g de chlorhydrate de miansérine dans un mélange de 1 volume d'*ammoniaque R* et de 4 volumes de *méthanol R* et complétez à 10 ml avec le même mélange de solvants.

Solution témoin (a). Prélevez 1 ml de solution à examiner et complétez à 200 ml avec un mélange de 1 volume d'*ammoniaque R* et de 4 volumes de *méthanol R*.

Solution témoin (b). Prélevez 5 ml de solution témoin (a) et complétez à 25 ml avec un mélange de 1 volume d'*ammoniaque R* et de 4 volumes de *méthanol R*.

Déposez sur la plaque 5 µl de chaque solution. Développez sur un parcours de 15 cm avec un mélange de 10 volumes de *méthanol R* et de 90 volumes de *chlorure de méthylène R*. Faites sécher la plaque dans un courant d'air froid. Exposez la plaque aux vapeurs d'iode pendant 20 min. S'il apparaît d'autres taches que la tache principale dans le chromatogramme obtenu avec la solution à examiner, aucune d'entre elles n'est plus intense que la tache du chromatogramme obtenu avec la solution témoin (a) (0,5 pour cent) et une seule d'entre elles peut être plus intense que la tache du chromatogramme obtenu avec la solution témoin (b) (0,1 pour cent).

Perte à la dessiccation (*2.2.32*). Déterminée à 65 °C sur du *pentoxyde de diphosphore R* sous une pression ne dépassant pas 700 Pa pendant 3 h sur 1,000 g de chlorhydrate de miansérine, la perte à la dessiccation n'est pas supérieure à 0,5 pour cent.

Cendres sulfuriques (*2.4.14*). Déterminé sur 1,0 g de chlorhydrate de miansérine, le taux des cendres sulfuriques n'est pas supérieur à 0,1 pour cent.

DOSAGE

Dissolvez 0,200 g de chlorhydrate de miansérine dans un mélange de 5,0 ml d'*acide chlorhydrique 0,01 M* et de 50 ml d'*alcool R*. Titrez par l'*hydroxyde de sodium 0,1 M* et tracez la courbe potentiométrique (*2.2.20*). Mesurez le volume d'*hydroxyde de sodium 0,1 M* utilisé entre les 2 points d'inflexion.

1 ml d'*hydroxyde de sodium 0,1 M* correspond à 30,08 mg de $C_{18}H_{21}ClN_2$.

CONSERVATION

A l'abri de la lumière.

IMPURETÉS

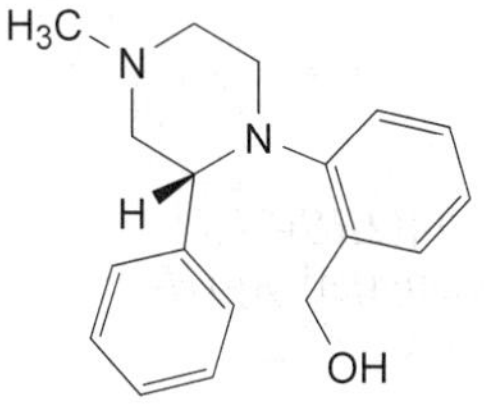

et énantiomère

A. [2-[(2*RS*)-4-méthyl-2-phénylpipérazin-1-yl]phényl]méthanol.

01/2002:0935

MICONAZOLE

Miconazolum

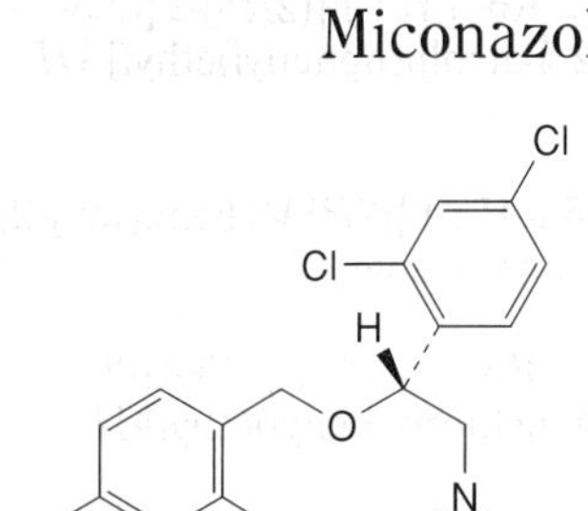

et énantiomère, HNO_3

$C_{18}H_{14}Cl_4N_2O$ M_r 416,1

DÉFINITION

Le miconazole contient au minimum 99,0 pour cent et au maximum l'équivalent de 101,0 pour cent de 1-[(2*RS*)-2-[(2,4-dichlorobenzyl)oxy]-2-(2,4-dichlorophényl)éthyl]-1*H*-imidazole, calculé par rapport à la substance desséchée.

CARACTÈRES

Poudre blanche ou sensiblement blanche, très peu soluble dans l'eau, facilement soluble dans le méthanol, soluble dans l'alcool.

Le miconazole présente le phénomène du polymorphisme.

IDENTIFICATION

Première identification : A, B.

Seconde identification : A, C, D.

A. Le point de fusion (*2.2.14*) du miconazole est de 83 °C à 87 °C.

B. Examinez le miconazole par spectrophotométrie d'absorption dans l'infrarouge (*2.2.24*), en comparant avec le spectre obtenu avec le *miconazole SCR*. Examinez les substances sous forme de pastilles à base de *bromure de potassium R*.

C. Opérez par chromatographie sur couche mince (*2.2.27*) en utilisant une plaque recouverte d'un gel de silice octadécylsilylé approprié.

Solution à examiner. Dissolvez 30 mg de miconazole dans la phase mobile et complétez à 5 ml avec la phase mobile.

Solution témoin (a). Dissolvez 30 mg de *miconazole SCR* dans la phase mobile et complétez à 5 ml avec la phase mobile.

Solution témoin (b). Dissolvez 30 mg de *miconazole SCR* et 30 mg de *nitrate d'éconazole SCR* dans la phase mobile et complétez à 5 ml avec la phase mobile.

Déposez séparément sur la plaque 5 µl de chaque solution. Développez sur un parcours de 15 cm avec un mélange de 20 volumes de *solution d'acétate d'ammonium R*, de 40 volumes de *dioxane R* et de 40 volumes de *méthanol R*. Faites sécher la plaque dans un courant d'air chaud pendant 15 min et exposez-la aux vapeurs d'iode jusqu'à l'apparition des taches. Examinez à la lumière du jour. La tache principale du chromatogramme obtenu avec la solution à examiner est semblable quant à sa position, sa coloration et ses dimensions à la tache principale du chromatogramme obtenu avec la solution témoin (a). L'identification n'est valable que si le chromatogramme obtenu avec la solution témoin (b) présente 2 taches nettement séparées.

D. Dans un creuset de porcelaine, ajoutez à 30 mg de miconazole 0,3 g de *carbonate de sodium anhydre R*. Chauffez sur une flamme nue pendant 10 min. Laissez refroidir. Dissolvez le résidu dans 5 ml d'*acide nitrique dilué R* et filtrez. Ajoutez 1 ml d'*eau R* au filtrat. La solution donne la réaction (a) des chlorures (*2.3.1*).

ESSAI

Solution S. Dissolvez 0,1 g de miconazole dans du *méthanol R* et complétez à 10 ml avec le même solvant.

Aspect de la solution. La solution S est limpide (*2.2.1*) et n'est pas plus fortement colorée que la solution témoin J_6 (*2.2.2, Procédé II*).

Angle de rotation optique (*2.2.7*) : – 0,10° à + 0,10°, déterminé avec la solution S.

Substances apparentées. Opérez par chromatographie liquide (*2.2.29*).

Solution à examiner. Dissolvez 0,100 g de miconazole dans la phase mobile et complétez à 10,0 ml avec la phase mobile.

Solution témoin (a). Dissolvez 2,5 mg de *miconazole SCR* et 2,5 mg de *nitrate d'éconazole SCR* dans la phase mobile et complétez à 100,0 ml avec la phase mobile.

Solution témoin (b). Prélevez 1,0 ml de solution à examiner et complétez à 100,0 ml avec la phase mobile. Prélevez 5,0 ml de solution et complétez à 20,0 ml avec la phase mobile.

La chromatographie peut être réalisée en utilisant :

- une colonne d'acier inoxydable, d'une longueur de 0,10 m et d'un diamètre intérieur de 4,6 mm, remplie de *gel de silice octadécylsilylé pour chromatographie R* (3 µm),
- comme phase mobile, à un débit de 2 ml/min, une solution de 6,0 g d'*acétate d'ammonium R* dans un mélange de 300 ml d'*acétonitrile R*, de 320 ml de *méthanol R* et de 380 ml d'*eau R*,
- comme détecteur, un spectrophotomètre réglé à 235 nm.

Equilibrez la colonne avec la phase mobile à un débit de 2 ml/min pendant 30 min environ.

Ajustez la sensibilité du système de façon que la hauteur du pic principal dans le chromatogramme obtenu avec 10 µl de la solution témoin (b) représente 50 pour cent au moins de l'échelle totale de l'enregistreur.

Injectez 10 µl de solution témoin (a). Lorsque le chromatogramme est enregistré dans les conditions prescrites, les temps de rétention sont de 10 min environ pour le nitrate d'éconazole et de 20 min environ pour le miconazole. L'essai n'est valable que si la résolution entre les pics correspondant respectivement au nitrate d'éconazole et au miconazole n'est pas inférieure à 10 ; si nécessaire, ajustez la composition de la phase mobile.

Injectez séparément 10 µl de solution à examiner et 10 µl de solution témoin (b). Continuez la chromatographie pendant 1,2 fois le temps de rétention du pic principal. S'il apparaît d'autres pics que le pic principal dans le chromatogramme obtenu avec la solution à examiner, la surface d'aucun d'entre eux n'est supérieure à celle du pic principal du chromatogramme obtenu avec la solution témoin (b) (0,25 pour cent) et la somme de leur surface n'est pas supérieure à 2 fois la surface du pic principal du chromatogramme obtenu avec la solution témoin (b) (0,5 pour cent).

Ne tenez pas compte d'un pic dû au solvant ni des pics dont la surface est inférieure à 0,2 fois la surface du pic principal du chromatogramme obtenu avec la solution témoin (b).

Perte à la dessiccation (*2.2.32*). Déterminée à 60 °C sous vide pendant 4 h sur 1,000 g de miconazole, la perte à la dessiccation n'est pas supérieure à 0,5 pour cent.

Cendres sulfuriques (*2.4.14*). Déterminé sur 1,0 g de miconazole, le taux des cendres sulfuriques n'est pas supérieur à 0,1 pour cent.

DOSAGE

Dissolvez 0,300 g de miconazole dans 50 ml d'un mélange de 1 volume d'*acide acétique anhydre R* et de 7 volumes de *méthyléthylcétone R*. Titrez par l'*acide perchlorique 0,1 M* en présence de 0,2 ml de *solution de naphtolbenzéine R* jusqu'à virage du jaune-orange au vert.

1 ml d'*acide perchlorique 0,1 M* correspond à 41,61 mg de $C_{18}H_{14}Cl_4N_2O$.

CONSERVATION

A l'abri de la lumière.

IMPURETÉS

Impuretés qualifiées : A, B, C, D, E, F, G.

Autres impuretés décelables : H, I.

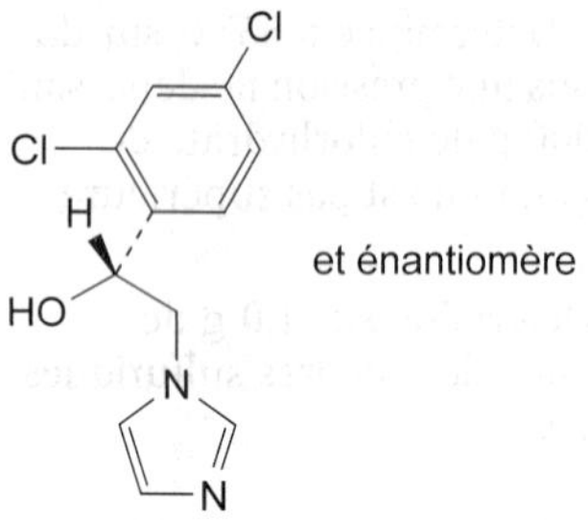

A. (1*RS*)-1-(2,4-dichlorophényl)-2-(1*H*-imidazol-1-yl)éthanol,

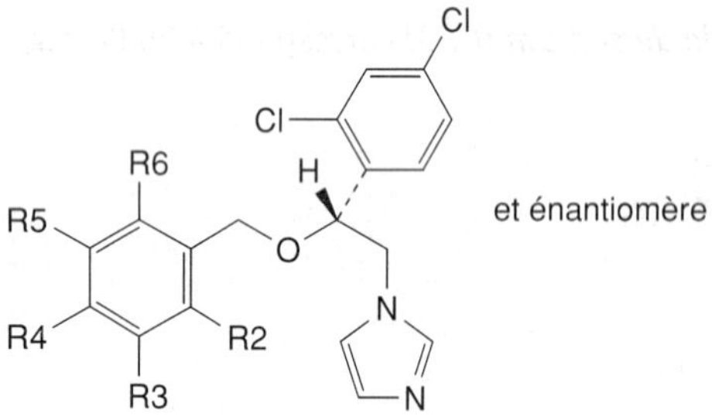

B. R2 = R3 = R5 = R6 = H, R4 = Cl : 1-[(2*RS*)-2-[(4-chlorobenzyl)oxy]-2-(2,4-dichlorophényl)éthyl]-1*H*-imidazole,

D. R2 = R6 = Cl, R3 = R4 = R5 = H : 1-[(2*RS)*-2-[(2,6-dichlorobenzyl)oxy]-2-(2,4-dichlorophényl)éthyl]-1*H*-imidazole,

F. R2 = R5 = R6 = H, R3 = R4 = Cl : 1-[(2*RS*)-2-[(3,4-dichlorobenzyl)oxy]-2-(2,4-dichlorophényl)éthyl]-1*H*-imidazole,

G. R2 = R5 = Cl, R3 = R4 = R6 = H : 1-[(2*RS*)-2-[(2,5-dichlorobenzyl)oxy]-2-(2,4-dichlorophényl)éthyl]-1*H*-imidazole,

H. R2 = R3 = R4 = R5 = R6 = H : 1-[(2*RS*)-2-benzyloxy-2-(2,4-dichlorophényl)éthyl]-1*H*-imidazole,

I. R2 = Cl, R3 = R4 = R5 = R6 = H : 1-[(2*RS*)-2-[(2-chlorobenzyl)oxy]-2-(2,4-dichlorophényl)éthyl]-1*H*-imidazole,

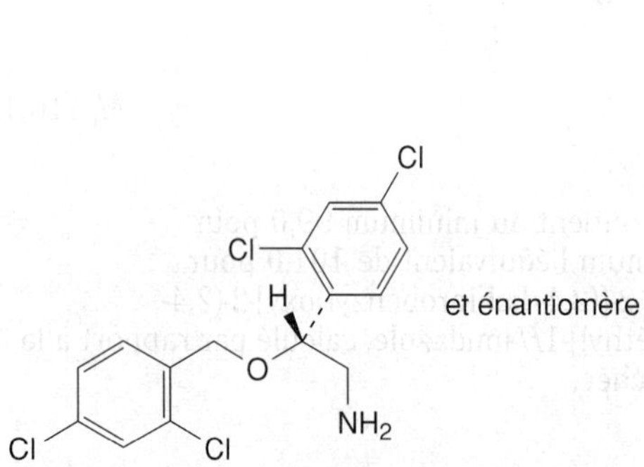

C. (2*RS*)-2-[(2,4-dichlorobenzyl)oxy]-2-(2,4-dichlorophényl)éthanamine,

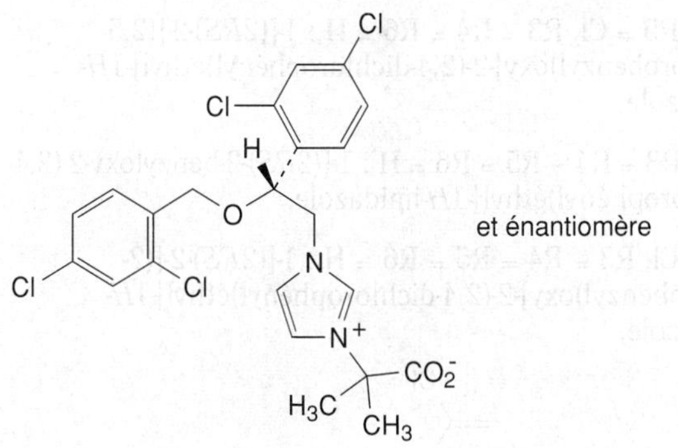

E. 2-[1-[(2*RS*)-2-[(2,4-dichlorobenzyl)oxy]-2-(2,4-dichlorophényl)éthyl]-1*H*-imidazol-3-io]-2-méthylpropanoate.

01/2002:0513

MICONAZOLE (NITRATE DE)

Miconazoli nitras

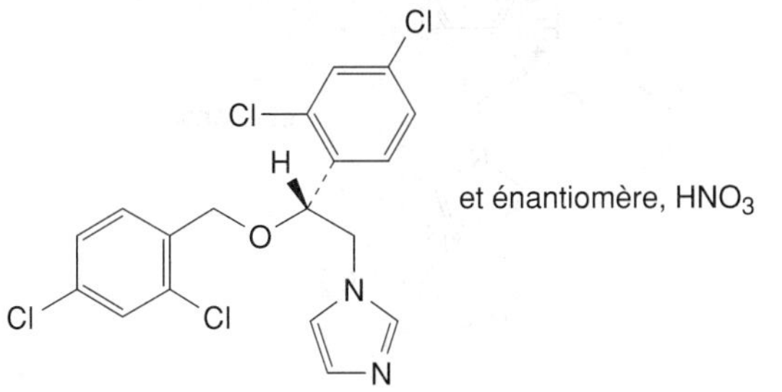

$C_{18}H_{15}Cl_4N_3O_4$ M_r 479,1

DÉFINITION

Le nitrate de miconazole contient au minimum 99,0 pour cent et au maximum l'équivalent de 101,0 pour cent de nitrate de 1-[(2*RS*)-2-[(2,4-dichlorobenzyl)oxy]-2-(2,4-dichlorophényl)éthyl]-1*H*-imidazole, calculé par rapport à la substance desséchée.

CARACTÈRES

Poudre blanche ou sensiblement blanche, très peu soluble dans l'eau, assez soluble dans le méthanol, peu soluble dans l'alcool.

IDENTIFICATION

Première identification : A, B.

Seconde identification : A, C, D.

A. Le point de fusion (*2.2.14*) du nitrate de miconazole est de 178 °C à 184 °C.

B. Examinez le nitrate de miconazole par spectrophotométrie d'absorption dans l'infrarouge (*2.2.24*), en comparant avec le spectre obtenu avec le *nitrate de miconazole SCR*. Examinez les substances sous forme de pastilles à base de *bromure de potassium R*.

C. Opérez par chromatographie sur couche mince (*2.2.27*) en utilisant une plaque recouverte d'un gel de silice octadécylsilylé approprié.

Solution à examiner. Dissolvez 30 mg de nitrate de miconazole dans la phase mobile et complétez à 5 ml avec la phase mobile.

Solution témoin (a). Dissolvez 30 mg de *nitrate de miconazole SCR* dans la phase mobile et complétez à 5 ml avec la phase mobile.

Solution témoin (b). Dissolvez 30 mg de *nitrate de miconazole SCR* et 30 mg de *nitrate d'éconazole SCR* dans la phase mobile et complétez à 5 ml avec la phase mobile.

Déposez séparément sur la plaque 5 µl de chaque solution. Développez sur un parcours de 15 cm avec un mélange de 20 volumes de *solution d'acétate d'ammonium R*, de 40 volumes de *dioxane R* et de 40 volumes de *méthanol R*. Faites sécher la plaque dans un courant d'air chaud pendant 15 min et exposez-la aux vapeurs d'iode jusqu'à l'apparition des taches. Examinez à la lumière du jour. La tache principale du chromatogramme obtenu avec la solution à examiner est semblable quant à sa position, sa coloration et ses dimensions à la tache principale du chromatogramme obtenu avec la solution témoin (a). L'identification n'est valable que si le chromatogramme obtenu avec la solution témoin (b) présente 2 taches nettement séparées.

D. Le nitrate de miconazole donne la réaction des nitrates (*2.3.1*).

ESSAI

Solution S. Dissolvez 0,1 g de nitrate de miconazole dans du *méthanol R* et complétez à 10 ml avec le même solvant.

Aspect de la solution. La solution S est limpide (*2.2.1*) et n'est pas plus fortement colorée que la solution témoin J_7 (*2.2.2, Procédé II*).

Angle de rotation optique. (*2.2.7*). − 0,10° à + 0,10°, déterminé avec la solution S.

Substances apparentées. Opérez par chromatographie liquide (*2.2.29*).

Solution à examiner. Dissolvez 0,100 g de nitrate de miconazole dans la phase mobile et complétez à 10,0 ml avec la phase mobile.

Solution témoin (a). Dissolvez 2,5 mg de *nitrate de miconazole SCR* et 2,5 mg de *nitrate d'éconazole SCR* dans la phase mobile et complétez à 100,0 ml avec la phase mobile.

Solution témoin (b). Prélevez 1,0 ml de solution à examiner et complétez à 100,0 ml avec la phase mobile. Prélevez 5,0 ml de solution et complétez à 20,0 ml avec la phase mobile.

La chromatographie peut être réalisée en utilisant :

- une colonne d'acier inoxydable, d'une longueur de 0,10 m et d'un diamètre intérieur de 4,6 mm, remplie de *gel de silice octadécylsilylé pour chromatographie R* (3 µm),
- comme phase mobile, à un débit de 2 ml/min, une solution de 6,0 g d'*acétate d'ammonium R* dans un mélange de 300 ml d'*acétonitrile R*, de 320 ml de *méthanol R* et de 380 ml d'*eau R*,
- comme détecteur, un spectrophotomètre réglé à 235 nm.

Equilibrez la colonne avec la phase mobile à un débit de 2 ml/min pendant 30 min environ.

Ajustez la sensibilité du système de façon que la hauteur du pic principal du chromatogramme obtenu avec 10 µl de la solution témoin (b) représente au moins 50 pour cent de l'échelle totale de l'enregistreur.

Injectez 10 µl de solution témoin (a). Lorsque les chromatogrammes sont enregistrés dans les conditions prescrites, les temps de rétention sont de 10 min environ pour le nitrate d'éconazole et de 20 min environ pour le nitrate de miconazole. L'essai n'est valable que si la résolution entre les pics correspondant au nitrate d'éconazole et au nitrate de miconazole n'est pas inférieure à 10 ; si nécessaire, ajustez la composition de la phase mobile.

Injectez séparément 10 µl de solution à examiner et 10 µl de solution témoin (b). Continuez la chromatographie pendant 1,2 fois le temps de rétention du pic principal.

S'il apparaît d'autres pics que le pic principal dans le chromatogramme obtenu avec la solution à examiner, la surface d'aucun d'entre eux n'est supérieure à celle du pic principal du chromatogramme obtenu avec la solution témoin (b) (0,25 pour cent) et la somme de leur surface n'est pas supérieure à 2 fois la surface du pic principal du chromatogramme obtenu avec la solution témoin (b) (0,5 pour cent). Ne tenez pas compte du pic dû à l'ion du nitrate ni des pics dont la surface est inférieure à 0,2 fois la surface du pic principal du chromatogramme obtenu avec la solution témoin (b).

Perte à la dessiccation (*2.2.32*). Déterminée à l'étuve à 100-105 °C pendant 2 h, sur 1,000 g de nitrate de miconazole, la perte à la dessiccation n'est pas supérieure à 0,5 pour cent.

Cendres sulfuriques (*2.4.14*). Déterminé sur 1,0 g de nitrate de miconazole, le taux des cendres sulfuriques n'est pas supérieur à 0,1 pour cent.

DOSAGE

Dissolvez 0,350 g de nitrate de miconazole dans 75 ml d'*acide acétique anhydre R* en chauffant légèrement si nécessaire. Titrez par l'*acide perchlorique 0,1 M*. Déterminez le point de fin de titrage par potentiométrie (*2.2.20*). Effectuez un titrage à blanc.

1 ml d'*acide perchlorique 0,1 M* correspond à 47,91 mg de $C_{18}H_{15}Cl_4N_3O_4$.

CONSERVATION

A l'abri de la lumière.

IMPURETÉS

Impuretés qualifiées : A, B, C, D, E, F, G.

Autres impuretés décelables : H, I.

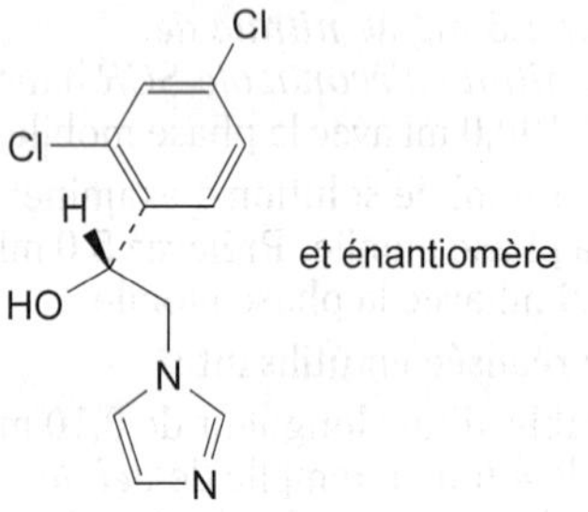

A. (1*RS*)-1-(2,4-dichlorophényl)-2-(1*H*-imidazol-1-yl)éthanol,

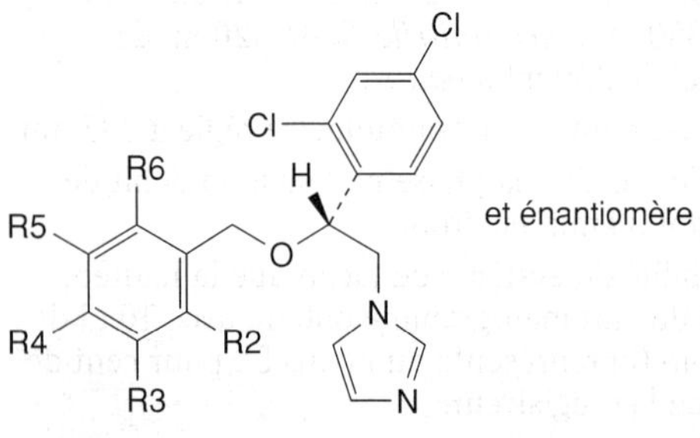

B. R2 = R3 = R5 = R6 = H, R4 = Cl : 1-[(2*RS*)-2-[(4-chlorobenzyl)oxy]-2-(2,4-dichlorophényl)éthyl]-1*H*-imidazole,

D. R2 = R6 = Cl, R3 = R4 = R5 = H : 1-[(2*RS*)-2-[(2,6-dichlorobenzyl)oxy]-2-(2,4-dichlorophényl)éthyl]-1*H*-imidazole,

F. R2 = R5 = R6 = H, R3 = R4 = Cl : 1-[(2*RS*)-2-[(3,4-dichlorobenzyl)oxy]-2-(2,4-dichlorophényl)éthyl]-1*H*-imidazole,

G. R2 = R5 = Cl, R3 = R4 = R6 = H : 1-[(2*RS*)-2-[(2,5-dichlorobenzyl)oxy]-2-(2,4-dichlorophényl)éthyl]-1*H*-imidazole,

H. R2 = R3 = R4 = R5 = R6 = H : 1-[(2*RS*)-2-benzyloxy-2-(2,4-dichlorophényl)éthyl]-1*H*-imidazole,

I. R2 = Cl, R3 = R4 = R5 = R6 = H : 1-[(2*RS*)-2-[(2-chlorobenzyl)oxy]-2-(2,4-dichlorophényl)éthyl]-1*H*-imidazole,

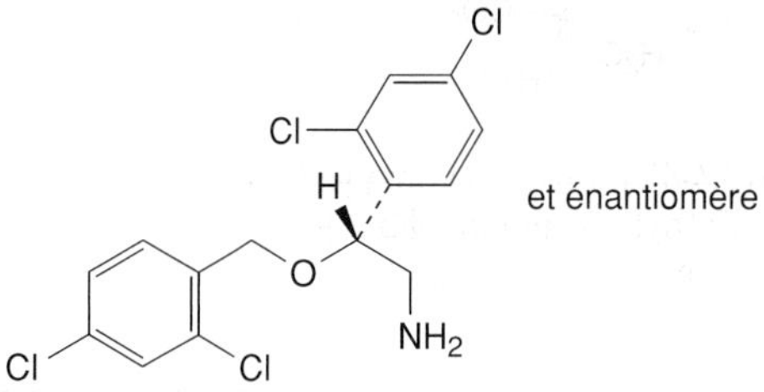

C. (2*RS*)-2-[(2,4-dichlorobenzyl)oxy]-2-(2,4-dichlorophényl)éthanamine,

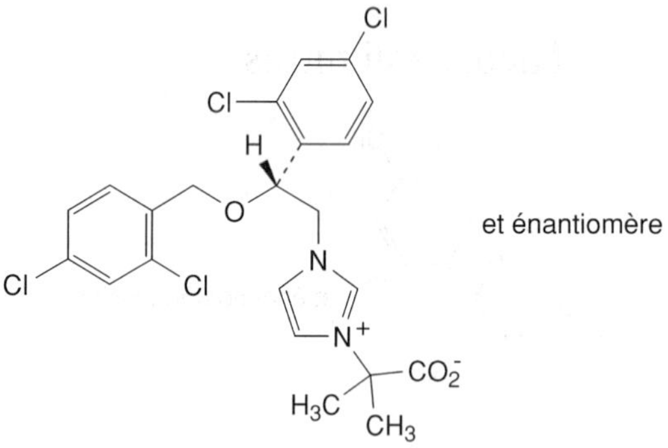

E. 2-[1-[(2*RS*)-2-[(2,4-dichlorobenzyl)oxy]-2-(2,4-dichlorophényl)éthyl]-1*H*-imidazol-3-io]-2-méthylpropanoate.

01/2002:0936

MIDAZOLAM

Midazolamum

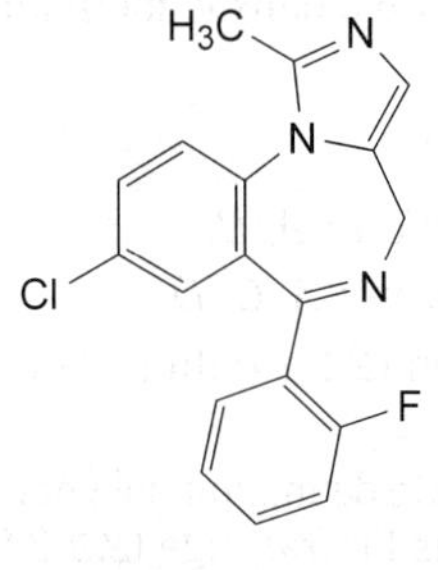

$C_{18}H_{13}ClFN_3$ M_r 325,8

DÉFINITION

Le midazolam contient au minimum 98,5 pour cent et au maximum l'équivalent de 101,5 pour cent de 8-chloro-6-(2-fluorophényl)-1-méthyl-4*H*-imidazo[1,5-*a*][1,4]benzodiazépine, calculé par rapport à la substance desséchée.

CARACTÈRES

Poudre cristalline, blanche ou jaunâtre, pratiquement insoluble dans l'eau, facilement soluble dans l'acétone et dans l'alcool, soluble dans le méthanol.

IDENTIFICATION

Première identification : B.

Seconde identification : A, C, D, E.

A. Le point de fusion (*2.2.14*) du midazolam est de 161 °C à 164 °C.

B. Examinez le midazolam par spectrophotométrie d'absorption dans l'infrarouge (*2.2.24*), en comparant avec le spectre obtenu avec le *midazolam SCR*.

C. Examinez en lumière ultraviolette à 254 nm les chromatogrammes obtenus dans l'essai des substances apparentées. La tache principale du chromatogramme obtenu avec la solution à examiner (b) est semblable quant à sa position et ses dimensions à la tache principale du chromatogramme obtenu avec la solution témoin (b).

D. Mélangez 90 mg de midazolam et 0,30 g de *carbonate de sodium anhydre R* et calcinez dans un creuset jusqu'à obtention d'un résidu pratiquement blanc (normalement moins de 5 min). Laissez refroidir et dissolvez le résidu dans 5 ml d'*acide nitrique dilué R*. Filtrez (le filtrat sert aussi dans l'identification E). A un mélange récemment préparé de 0,1 ml de *solution d'alizarine S R* et de 0,1 ml de *solution de nitrate de zirconyle R*, ajoutez 1,0 ml du filtrat. Mélangez, laissez reposer pendant 5 min et comparez la coloration de la solution par rapport à un blanc préparé de la même manière. La solution à examiner est colorée en jaune et le blanc est coloré en rouge.

E. A 1 ml du filtrat obtenu dans l'identification D, ajoutez 1 ml d'*eau R*. La solution donne la réaction (a) des chlorures (*2.3.1*).

ESSAI

Aspect de la solution. Dissolvez 0,1 g de midazolam dans de l'*acide chlorhydrique 0,1 M* et complétez à 10 ml avec le même acide. La solution est limpide (*2.2.1*) et n'est pas plus fortement colorée que la solution témoin J_6 (*2.2.2, Procédé II*).

Substances apparentées. Opérez par chromatographie sur couche mince (*2.2.27*) en utilisant une plaque recouverte de *gel de silice GF_{254} R*.

Solution à examiner (a). Dissolvez 0,2 g de midazolam dans de l'*alcool R* et complétez à 5 ml avec le même solvant.

Solution à examiner (b). Prélevez 1 ml de solution à examiner (a) et complétez à 50 ml avec de l'*alcool R*.

Solution témoin (a). Prélevez 1 ml de solution à examiner (a) et complétez à 10 ml avec de l'*alcool R*. Prélevez 2 ml de solution et complétez à 100 ml avec de l'*alcool R*.

Solution témoin (b). Dissolvez 8 mg de *midazolam SCR* dans de l'*alcool R* et complétez à 10 ml avec le même solvant.

Solution témoin (c). Dissolvez 8 mg de *midazolam SCR* et 8 mg de *chlordiazépoxide SCR* dans de l'*alcool R* et complétez à 10 ml avec le même solvant.

Déposez séparément sur la plaque 5 µl de chaque solution. Développez sur un parcours de 12 cm avec un mélange de 2 volumes d'*acide acétique glacial R*, de 15 volumes d'*eau R*, de 20 volumes de *méthanol R* et de 80 volumes d'*acétate d'éthyle R*. Laissez sécher la plaque à l'air. Examinez en lumière ultraviolette à 254 nm. S'il apparaît d'autres taches que la tache principale dans le chromatogramme obtenu avec la solution à examiner (a), aucune d'entre elles n'est plus intense que la tache du chromatogramme obtenu avec la solution témoin (a) (0,2 pour cent). L'essai n'est valable que si le chromatogramme obtenu avec la solution témoin (c) présente 2 taches nettement séparées.

Perte à la dessiccation (*2.2.32*). Déterminée à l'étuve à 100-105 °C pendant 2 h sur 1,000 g de midazolam, la perte à la dessiccation n'est pas supérieure à 0,5 pour cent.

Cendres sulfuriques (*2.4.14*). Déterminé dans un creuset de platine sur 1,0 g de midazolam, le taux des cendres sulfuriques n'est pas supérieur à 0,1 pour cent.

DOSAGE

Dissolvez 0,120 g de midazolam dans 30 ml d'*acide acétique anhydre R* et ajoutez 20 ml d'*anhydride acétique R*. Titrez par l'*acide perchlorique 0,1 M*. Déterminez le point de fin de titrage par potentiométrie (*2.2.20*). Titrez jusqu'au deuxième point d'inflexion.

1 ml d'*acide perchlorique 0,1 M* correspond à 16,29 mg de $C_{18}H_{13}ClFN_3$.

CONSERVATION

A l'abri de la lumière.

IMPURETÉS

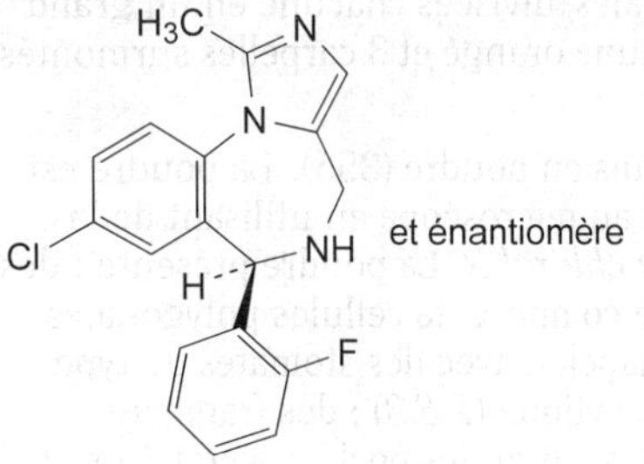

A. (6*RS*)-8-chloro-6-(2-fluorophényl)-1-méthyl-5,6-dihydro-4*H*-imidazo[1,5-*a*][1,4]benzodiazépine,

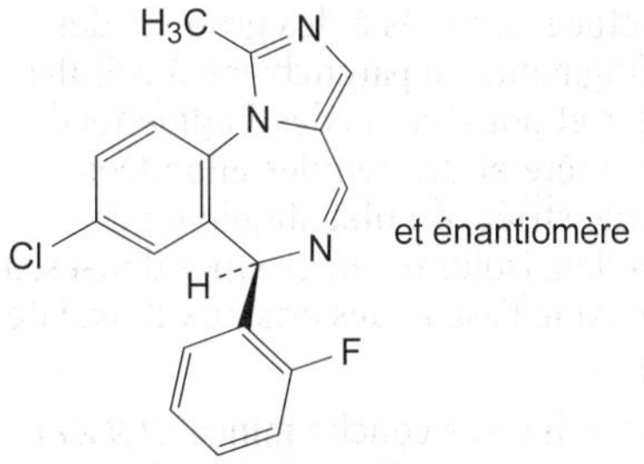

B. (6*RS*)-8-chloro-6-(2-fluorophényl)-1-méthyl-6*H*-imidazo[1,5-*a*][1,4]benzodiazépine,

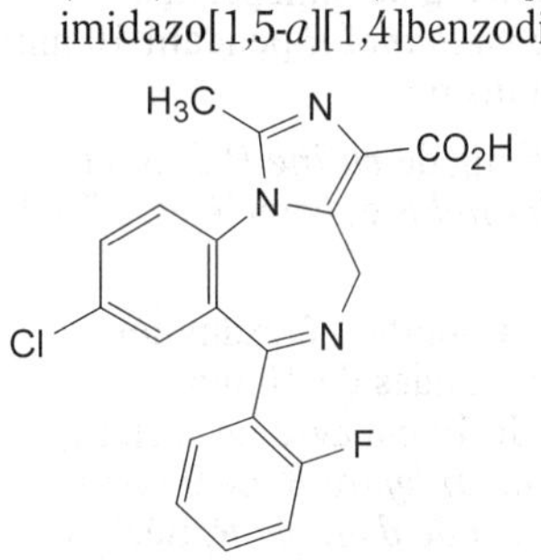

C. acide 8-chloro-6-(2-fluorophényl)-1-méthyl-4*H*-imdazo[1,5-*a*][1,4]benzodiazépine-3-carboxylique.

01/2002:1438

MILLEPERTUIS

Hyperici herba

DÉFINITION

Le millepertuis est constitué par la sommité fleurie, séchée, entière ou fragmentée, d'*Hypericum perforatum* L., récoltée pendant la floraison. Il contient au minimum 0,08 pour cent d'hypéricines totales, exprimées en hypéricine ($C_{30}H_{16}O_8$; M_r 504,4), calculé par rapport à la drogue desséchée.

Monographies L - P

CARACTÈRES

Le millepertuis présente les caractères macroscopiques et microscopiques décrits aux identifications A et B.

IDENTIFICATION

A. La tige rameuse et glabre présente 2 côtes longitudinales plus ou moins saillantes. Les feuilles, opposées, sessiles, non stipulées, ovales-oblongues mesurent 15 mm à 30 mm de long. Elles présentent sur les bords des poils glanduleux noirs et, sur toute la surface, de nombreuses petites poches sécrétrices, translucides, visibles par transparence. Les fleurs sont régulières et réunies en grappes corymbiformes à l'extrémité de la tige. Elles comportent 5 sépales verts, aigus, ponctués sur les bords de poils sécréteurs noirs, 5 pétales jaune orangé portant également sur les bords des poils sécréteurs noirs, 3 lames staminales, divisées chacune en un grand nombre d'étamines jaune orangé et 3 carpelles surmontés de styles rouges.

B. Réduisez le millepertuis en poudre (355). La poudre est jaune-vert. Examinez au microscope en utilisant de la *solution d'hydrate de chloral R*. La poudre présente : des fragments d'épiderme composé de cellules polygonales à paroi épaissie en chapelet, avec des stomates de type paracytique ou anomocytique (*2.8.3*) ; des fragments de feuilles et de sépales à grandes poches sécrétrices et cellules pigmentées en rouge ; des cellules allongées, à paroi mince, de l'épiderme des pétales, avec des parois anticlinales droites ou onduleuses ; des trachéides et des vaisseaux à paroi ponctuée, associés à des groupes des fibres épaissies ; des fragments de parenchyme à cellules rectangulaires lignifiées et ponctuées ; des fragments de l'assise fibreuse de l'anthère et des cellules allongées, à paroi mince et cuticule striée, du filet staminal ; de nombreux grains de pollen, isolés ou en groupes denses, à 3 pores germinatifs et exine lisse et des cristaux d'oxalate de calcium en oursins.

C. Opérez par chromatographie sur couche mince (*2.2.27*) en utilisant une *plaque au gel de silice pour CCM R*.

Solution à examiner. Agitez 0,5 g de millepertuis pulvérisé (500) avec 10 ml de *méthanol R* pendant 10 min dans un bain-marie à 60 °C, puis filtrez.

Solution témoin. Dissolvez 5 mg de *rutine R* et 5 mg d'*hypéroside R* dans du *méthanol R* et complétez à 5 ml avec le même solvant.

Déposez sur la plaque 10 µl de solution à examiner et 5 µl de solution témoin, en bandes de 10 mm. Développez sur un parcours de 10 cm avec un mélange de 6 volumes d'*acide formique anhydre R*, de 9 volumes d'*eau R* et de 90 volumes d'*acétate d'éthyle R*. Séchez la plaque à 100-105 °C pendant 10 min. Pulvérisez de la solution de *diphénylborate d'aminoéthanol R* à 10 g/l dans du *méthanol R*, puis une solution de *macrogol 400 R* à 50 g/l dans du *méthanol R*. Examinez la plaque après 30 min environ en lumière ultraviolette à 365 nm. Le chromatogramme obtenu avec la solution témoin présente dans son tiers inférieur une bande de fluorescence orange-jaune (rutine) et au-dessus une autre bande de fluorescence orange-jaune (hypéroside). Le chromatogramme obtenu avec la solution à examiner présente dans son tiers inférieur deux bandes de fluorescence orange-rouge correspondant à la rutine et à l'hypéroside et dans la partie inférieure du tiers supérieur une bande de fluorescence rouge correspondant à la pseudohypéricine et au-dessus une autre bande de fluorescence rouge correspondant à l'hypéricine. D'autres bandes de fluorescence jaune ou bleue sont visibles.

ESSAI

Eléments étrangers (*2.8.2*). Le taux de tiges d'un diamètre supérieur à 5 mm n'est pas supérieur à 3 pour cent et le taux des autres éléments étrangers n'est pas supérieur à 2 pour cent.

Perte à la dessiccation (*2.2.32*). Déterminée à l'étuve à 100-105 °C sur 1,000 g de millepertuis pulvérisé (500) pendant 2 h, la perte à la dessiccation n'est pas supérieure à 10,0 pour cent.

Cendres totales (*2.4.16*). Le taux des cendres totales n'est pas supérieur à 7,0 pour cent.

DOSAGE

Solution à examiner. Placez 0,800 g de millepertuis pulvérisé (500) dans un ballon à fond rond de 100 ml. Ajoutez 60 ml d'un mélange de 20 volumes d'*eau R* et de 80 volumes de *tétrahydrofurane R* et un agitateur magnétique. Chauffez à ébullition à reflux dans un bain-marie à 70 °C, pendant 30 min. Centrifugez (2 min à 700 *g*) et décantez le surnageant dans une fiole de 250 ml. Reprenez le résidu avec 60 ml d'un mélange de 20 volumes d'*eau R* et de 80 volumes de *tétrahydrofurane R*. Chauffez de nouveau à reflux pendant 30 min. Centrifugez (2 min à 700 *g*) et décantez le surnageant. Réunissez les extraits et évaporez à siccité. Reprenez le résidu avec 15 ml de *méthanol R* à l'aide d'ultrasons et transférez dans un ballon jaugé de 25 ml. Rincez la fiole de 250 ml avec du *méthanol R* et complétez à 25,0 ml dans le ballon jaugé avec le même solvant. Centrifugez à nouveau, filtrez 10 ml à travers une seringue filtrante (0,2 µm). Rejetez les 2 premiers millilitres du filtrat. Introduisez 5,0 ml du filtrat dans un ballon jaugé et complétez à 25,0 ml avec du *méthanol R*.

Solution de compensation. Méthanol R.

Mesurez l'absorbance (*2.2.25*) de la solution à examiner à 590 nm par rapport à la solution de compensation.

Calculez la teneur pour cent en hypéricines totales, exprimées en hypéricine, à l'aide de l'expression :

$$\frac{A \times 125}{m \times 870}$$

en prenant 870 comme valeur de l'absorbance spécifique de l'hypéricine.

A = absorbance à 590 nm,

m = masse de la prise d'essai, en grammes,

CONSERVATION

A l'abri de la lumière.

01/2002:1030

MINOCYCLINE (CHLORHYDRATE DE)

Minocyclini hydrochloridum

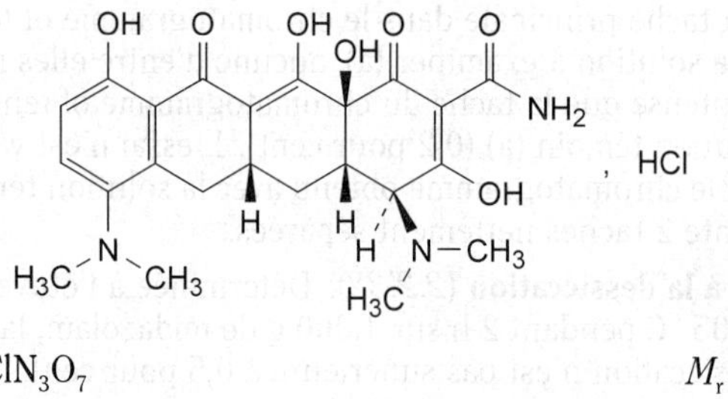

$C_{23}H_{28}ClN_3O_7$ M_r 493,9

DÉFINITION

Le chlorhydrate de minocycline contient au minimum 96,0 pour cent et au maximum l'équivalent de 102,5 pour cent de chlorhydrate de (4*S*,4a*S*,5a*R*,12a*S*)-4,7-bis(diméthylamino)-3,10,12,12a-tétrahydroxy-1,11-dioxo-1,4,4a,5,5a,6,11,12a-octahydrotétracène-2-carboxamide, calculé par rapport à la substance anhydre.

CARACTÈRES

Poudre cristalline, jaune, hygroscopique, assez soluble dans l'eau, peu soluble dans l'alcool. Le chlorhydrate de minocycline se dissout dans les solutions d'hydroxydes et de carbonates alcalins.

IDENTIFICATION

A. Opérez par chromatographie sur couche mince (*2.2.27*) en utilisant une *plaque au gel de silice GF_{254} pour CCM R*. Pulvérisez uniformément sur la plaque (10 ml environ pour une plaque de 100 mm × 200 mm) une solution d'*édétate de sodium R* à 100 g/l, ajustée à pH 9,0 à l'aide de *solution concentrée d'hydroxyde de sodium R*. Laissez sécher la plaque en position horizontale pendant au moins 1 h. Au moment de l'emploi, faites sécher la plaque à l'étuve à 110 °C pendant 1 h.

   Solution à examiner. Dissolvez 5 mg de chlorhydrate de minocycline dans du *méthanol R* et complétez à 10 ml avec le même solvant.

   Solution témoin (a). Dissolvez 5 mg de *chlorhydrate de minocycline SCR* dans du *méthanol R* et complétez à 10 ml avec le même solvant.

   Solution témoin (b). Dissolvez 5 mg de *chlorhydrate de minocycline SCR* et 5 mg d'*hyclate de doxycycline SCR* dans du *méthanol R* et complétez à 10 ml avec le même solvant.

   Déposez sur la plaque 2 µl de chaque solution. Développez sur un parcours de 15 cm avec un mélange de 6 volumes d'*eau R*, de 35 volumes de *méthanol R* et de 59 volumes de *chlorure de méthylène R*. Faites sécher la plaque dans un courant d'air et examinez en lumière ultraviolette à 254 nm. La tache du chromatogramme obtenu avec la solution à examiner est semblable quant à sa position et ses dimensions à la tache du chromatogramme obtenu avec la solution témoin (a). L'identification n'est valable que si le chromatogramme obtenu avec la solution témoin (b) présente 2 taches nettement séparées.

B. A 2 mg environ de chlorhydrate de minocycline, ajoutez 5 ml d'*acide sulfurique R*. Il se développe une coloration jaune vif. Versez la solution dans 2,5 ml d'*eau R*. La coloration devient jaune pâle.

C. Le chlorhydrate de minocycline donne la réaction (a) des chlorures (*2.3.1*).

ESSAI

Solution S. Dissolvez 0,100 g de chlorhydrate de minocycline dans de l'*eau exempte de dioxyde de carbone R* et complétez à 10,0 ml avec le même solvant.

Aspect de la solution. Prélevez 1,0 ml de solution S et complétez à 50,0 ml avec de l'*eau R*. La solution est limpide (*2.2.1*) et n'est pas plus fortement colorée que la solution de degré 4 de la gamme des solutions témoins présentant la coloration la plus appropriée (*2.2.2, Procédé II*).

Détermination du pH (*2.2.3*). Le pH de la solution S est de 3,5 à 4,5.

Impuretés absorbant la lumière. *Effectuez la mesure dans l'heure qui suit la préparation de la solution S.* Déterminée à 560 nm (*2.2.25*), l'absorbance de la solution S n'est pas supérieure à 0,06.

Substances apparentées. Opérez par chromatographie liquide (*2.2.29*) selon les prescriptions du dosage.

Injectez séparément la solution témoin (b) et la solution témoin (c). Injectez la solution à examiner (a) et continuez la chromatographie pendant au moins une fois et demie le temps de rétention du pic principal. S'il apparaît dans le chromatogramme obtenu avec la solution à examiner (a) un pic correspondant à la 4-épiminocycline, sa surface n'est pas supérieure à celle du pic principal du chromatogramme obtenu avec la solution témoin (c) (1,2 pour cent). Dans le chromatogramme obtenu avec la solution à examiner (a), s'il apparaît des pics entre le pic dû au solvant et le pic correspondant à la 4-épiminocycline ou des pics situés sur la traînée du pic principal, la surface d'aucun d'entre eux n'est supérieure à celle du pic principal du chromatogramme obtenu avec la solution témoin (c) (1,2 pour cent) et la somme de leur surface n'est pas supérieure à la surface du pic principal du chromatogramme obtenu avec la solution témoin (b) (2 pour cent).

Métaux lourds (*2.4.8*). 0,5 g de chlorhydrate de minocycline satisfait à l'essai limite C des métaux lourds (50 ppm). Préparez le témoin avec 2,5 ml de *solution à 10 ppm de plomb (Pb) R*.

Teneur en eau (*2.5.12*). Déterminée par semi-microdosage sur 0,500 g de chlorhydrate de minocycline, la teneur en eau est de 5,0 pour cent à 8,0 pour cent.

Cendres sulfuriques (*2.4.14*). Déterminé sur 1,0 g de chlorhydrate de minocycline, le taux des cendres sulfuriques n'est pas supérieur à 0,5 pour cent.

Stérilité (*2.6.1*). Le chlorhydrate de minocycline destiné à la préparation de formes pharmaceutiques administrées par voie parentérale sans autre procédé approprié de stérilisation satisfait également à l'essai de stérilité.

Endotoxines bactériennes (*2.6.14*) : moins de 1,25 UI/mg, si le chlorhydrate de minocycline est destiné à la préparation de formes pharmaceutiques administrées par voie parentérale sans autre procédé approprié d'élimination des endotoxines bactériennes.

DOSAGE

Opérez par chromatographie liquide (*2.2.29*).

Solution à examiner (a). Dissolvez 25,0 mg de chlorhydrate de minocycline dans la phase mobile et complétez à 100,0 ml avec la même solution.

Solution à examiner (b). Prélevez 10,0 ml de la solution à examiner (a) et complétez à 20,0 ml avec la phase mobile.

Solution témoin (a). Dissolvez 12,5 mg de *chlorhydrate de minocycline SCR* dans la phase mobile et complétez à 100,0 ml avec la même solution.

Solution témoin (b). Prélevez 2,0 ml de la solution à examiner (a) et complétez à 100,0 ml avec la phase mobile.

Solution témoin (c). Prélevez 1,2 ml de solution à examiner (a) et complétez à 100,0 ml avec la phase mobile.

Solution témoin (d). Dissolvez 10 mg de *chlorhydrate de minocycline SCR* dans de l'*eau R* et complétez à 5 ml avec le même solvant. Prélevez 5 ml de solution et chauffez au bain-marie pendant 60 min. Evaporez à sec. Reprenez le résidu par 25 ml de phase mobile.

Effectuez l'essai à l'abri d'une lumière vive. Conservez les solutions à une température de 2 °C à 8 °C et utilisez-les dans les 3 h qui suivent leur préparation.

Monographies L - P

La chromatographie peut être réalisée en utilisant :

- une colonne d'une longueur de 0,20 m et d'un diamètre intérieur de 4,6 mm remplie de *gel de silice octylsilylé pour chromatographie R* (5 µm),
- comme phase mobile, à un débit de 1 ml/min, un mélange de 25 volumes d'une solution d'*édétate de sodium R* à 4 g/l, de 27 volumes de *diméthylformamide R* et de 50 volumes de solution d'*oxalate d'ammonium R* à 28 g/l ; ajustez à pH 7,0 avec de la *solution d'hydroxyde de tétrabutylammonium (104 g/l) R*,
- comme détecteur, un spectrophotomètre réglé à 280 nm,
- un injecteur à boucle de 20 µl.

Injectez la solution témoin (d). Le dosage n'est valable que si la résolution entre les 2 pics principaux du chromatogramme obtenu n'est pas inférieure à 2. Injectez à 6 reprises la solution témoin (a). Le dosage n'est valable que si l'écart type relatif de la surface du pic dû à la minocycline n'est pas supérieure à 1,5 pour cent et si le nombre de plateaux théoriques calculé sur le pic principal n'est pas inférieur à 15 000 par mètre. Injectez en alternance la solution à examiner (b) et la solution témoin (a).

Calculez la teneur pour cent en $C_{23}H_{28}ClN_3O_7$.

CONSERVATION

En récipient étanche, à l'abri de la lumière. Si la substance est stérile, elle est conservée en récipient stérile, étanche, à fermeture inviolable.

ÉTIQUETAGE

L'étiquette indique :

- dans les cas appropriés, que la substance est stérile,
- dans les cas appropriés, que la substance est exempte d'endotoxines bactériennes.

IMPURETÉS

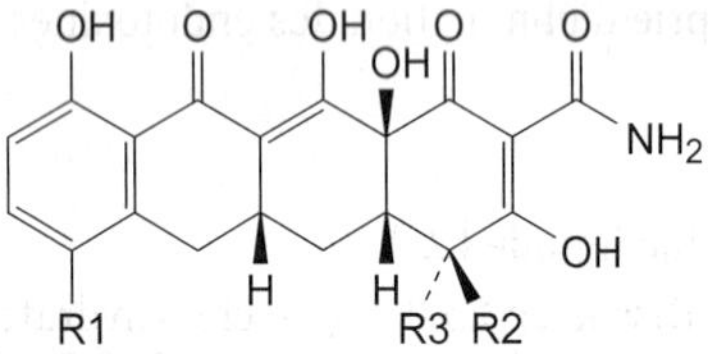

A. R1 = R3 = $N(CH_3)_2$, R2 = H : (4*R*,4a*S*,5a*R*,12a*S*)-4,7-bis(diméthylamino)-3,10,12,12a-tétrahydroxy-1,11-dioxo-1,4,4a,5,5a,6,11,12a-octahydrotétracène-2-carboxamide (4-épiminocycline),

B. R1 = R3 = H, R2 = $N(CH_3)_2$: (4*S*,4a*S*,5a*R*,12a*S*)-4-(diméthylamino)-3,10,12,12a-tétrahydroxy-1,11-dioxo-1,4,4a,5,5a,6,11,12a-octahydrotétracène-2-carboxamide (sancycline),

C. R1 = NH-CH_3, R2 = $N(CH_3)_2$, R3 = H : (4*S*,4a*S*,5a*R*,12a*S*)-4-(diméthylamino)-3,10,12,12a-tétrahydroxy-7-(méthylamino)-1,11-dioxo-1,4,4a,5,5a,6,11,12a-octahydrotétracène-2-carboxamide (7-monodéméthylminocycline),

D. R1 = NH_2, R2 = $N(CH_3)_2$, R3 = H : (4*S*,4a*S*,5a*R*,12a*S*)-7-amino-4-(diméthylamino)-3,10,12,12a-tétrahydroxy-1,11-dioxo-1,4,4a,5,5a,6,11,12a-octahydrotétracène-2-carboxamide (7-aminosancycline),

01/2002:0937

MINOXIDIL

Minoxidilum

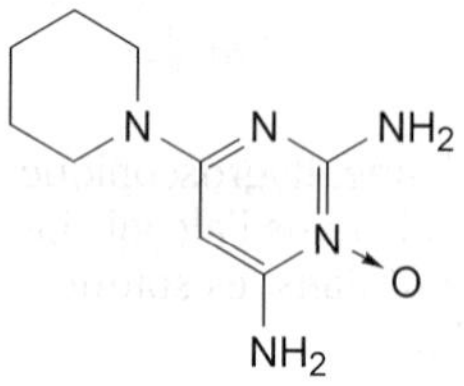

$C_9H_{15}N_5O$ M_r 209,3

DÉFINITION

Le minoxidil contient au minimum 98,5 pour cent et au maximum l'équivalent de 101,0 pour cent de 3-oxyde de 6-(pipéridin-1-yl)pyrimidine-2,4-diamine, calculé par rapport à la substance desséchée.

CARACTÈRES

Poudre cristalline, blanche ou sensiblement blanche, peu soluble dans l'eau, soluble dans le méthanol et dans le propylèneglycol, très peu soluble dans l'éther.

IDENTIFICATION

Première identification : A, B.

Seconde identification : A, C, D.

A. Dissolvez 20,0 mg de minoxidil dans de l'*acide chlorhydrique 0,1 M* et complétez à 100,0 ml avec le même acide (solution a). Prélevez 2,0 ml de solution (a) et complétez à 100,0 ml avec de l'*acide chlorhydrique 0,1 M* (solution b). Prélevez 2,0 ml de solution (a) et complétez à 100,0 ml avec de l'*hydroxyde de sodium 0,1 M* (solution c). Examinée entre 200 nm et 350 nm (*2.2.25*), la solution (b) présente 2 maximums d'absorption respectivement à 230 nm et à 281 nm ; l'absorbance spécifique au maximum à 230 nm est de 1015 à 1120 et celle au maximum à 281 nm est de 1060 à 1170. Examinée entre 200 nm et 350 nm, la solution (c) présente 3 maximums d'absorption, respectivement à 230 nm, à 262 nm et à 288 nm ; l'absorbance spécifique au maximum à 230 nm est de 1525 à 1685, celle au maximum à 262 nm est de 485 à 535 et celle au maximum à 288 nm est de 555 à 605.

B. Examinez le minoxidil par spectrophotométrie d'absorption dans l'infrarouge (*2.2.24*), en comparant avec le spectre obtenu avec le *minoxidil SCR*.

C. Opérez par chromatographie sur couche mince (*2.2.27*) en utilisant une plaque recouverte de *gel de silice GF_{254} R*.

Solution à examiner. Dissolvez 10 mg de minoxidil dans du *méthanol R* et complétez à 10 ml avec le même solvant.

Solution témoin. Dissolvez 10 mg de *minoxidil SCR* dans du *méthanol R* et complétez à 10 ml avec le même solvant.

Déposez sur la plaque 2 µl de chaque solution. Développez sur un parcours de 10 cm avec un mélange de 1,5 volume d'*ammoniaque concentrée R* et de 100 volumes de *méthanol R*. Laissez sécher la plaque à l'air et examinez en lumière ultraviolette à 254 nm. La tache principale du chromatogramme obtenu avec la solution à examiner est semblable quant à sa position et ses dimensions à la tache principale du chromatogramme obtenu avec la solution témoin.

Monographies L - P

D. Dissolvez 10 mg environ de minoxidil dans 1 ml de *méthanol R*. Ajoutez 0,1 ml de *solution de sulfate de cuivre R*. Il se développe une coloration verte qui vire au jaune-vert par addition de 0,1 ml d'*acide chlorhydrique dilué R*.

ESSAI

Aspect de la solution. Dissolvez 0,5 g de minoxidil dans 12,5 ml de *méthanol R* et complétez à 25 ml avec de l'*eau R*. La solution est limpide (*2.2.1*) et n'est pas plus fortement colorée que la solution témoin J_6 (*2.2.2, Procédé II*).

Substances apparentées. Opérez par chromatographie liquide (*2.2.29*).

Solution à examiner. Dissolvez 25,0 mg de minoxidil dans la phase mobile et complétez à 100,0 ml avec la phase mobile.

Solution témoin (a). Prélevez 1,0 ml de solution à examiner et complétez à 100,0 ml avec la phase mobile.

Solution témoin (b). Dissolvez 5 mg de *désoxyminoxidil SCR* (impureté E de minoxidil) dans la phase mobile et complétez à 20 ml avec la phase mobile. A 2 ml de cette solution, ajoutez 2 ml de solution à examiner et complétez à 10 ml avec la phase mobile.

La chromatographie peut être réalisée en utilisant :

- une colonne d'acier inoxydable, d'une longueur de 0,10 m et d'un diamètre intérieur de 3 mm, remplie de *gel de silice octadécylsilylé pour chromatographie R* (5 µm),
- comme phase mobile, à un débit de 1 ml/min, un mélange préparé comme suit : dissolvez 3,0 g de *docusate de sodium R* dans un mélange de 10 ml d'*acide acétique glacial R* et de 300 ml d'*eau R*, ajustez à pH 3,0 à l'aide d'*acide perchlorique R* et ajoutez 700 ml de *méthanol R*,
- comme détecteur, un spectrophotomètre réglé à 240 nm,
- un injecteur à boucle de 10 µl.

Injectez 10 µl de chaque solution et continuez la chromatographie pendant 2 fois le temps de rétention du pic principal. S'il apparaît, dans le chromatogramme obtenu avec la solution à examiner, d'autres pics que le pic principal, la somme de leur surface n'est pas supérieure à 1,5 fois la surface du pic principal du chromatogramme obtenu avec la solution témoin (a) (1,5 pour cent). L'essai n'est valable que si, dans le chromatogramme obtenu avec la solution témoin (b), la résolution entre les pics correspondant respectivement au minoxidil et au désoxyminoxidil n'est pas inférieure à 2,0. Ne tenez pas compte des pics dont la surface est inférieure à 0,1 pour cent de la surface du pic du chromatogramme obtenu avec la solution témoin (a).

Métaux lourds (*2.4.8*). 1,0 g de minoxidil satisfait à l'essai limite C des métaux lourds (20 ppm). Préparez le témoin avec 2 ml de *solution à 10 ppm de plomb (Pb) R*.

Perte à la dessiccation (*2.2.32*). Déterminée à l'étuve à 100-105 °C sur 1,000 g de minoxidil, la perte à la dessiccation n'est pas supérieure à 0,5 pour cent.

Cendres sulfuriques (*2.4.14*). Déterminé sur 1,0 g de minoxidil, le taux des cendres sulfuriques n'est pas supérieur à 0,1 pour cent.

DOSAGE

Dissolvez 0,150 g de minoxidil dans 50 ml d'*acide acétique anhydre R*. Titrez par l'*acide perchlorique 0,1 M*. Déterminez le point de fin de titrage par potentiométrie (*2.2.20*). Effectuez un titrage à blanc.

1 ml d'*acide perchlorique 0,1 M* correspond à 20,93 mg de $C_9H_{15}N_5O$.

CONSERVATION

A l'abri de la lumière.

IMPURETÉS

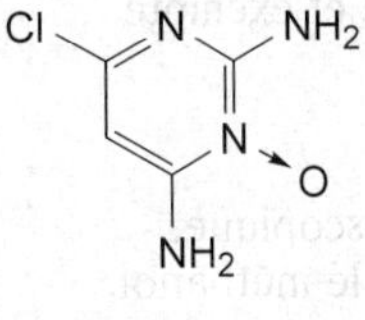

A. 3-oxyde de 6-chloropyrimidine-2,4-diamine,

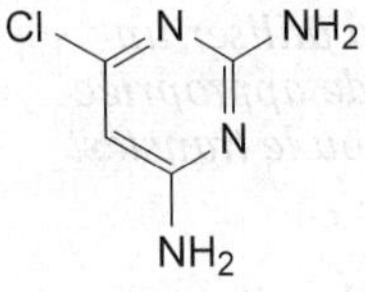

B. 6-chloropyrimidine-2,4-diamine,

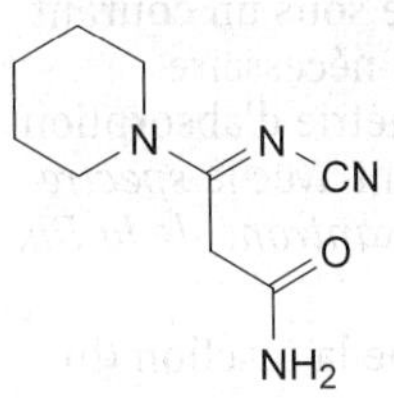

C. 3-(cyanoimino)-3-(pipéridin-1-yl)propanamide,

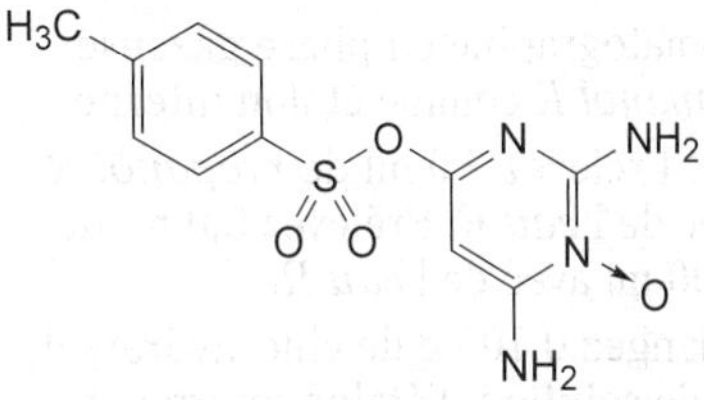

D. 3-oxyde de 6-[[(4-méthylphényl)sulfonyl]oxy]pyrimidine-2,4-diamine,

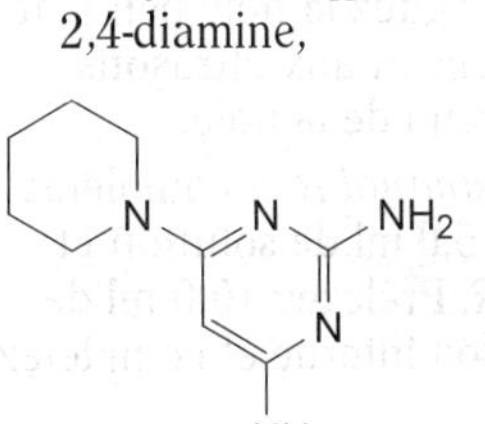

E. 6-(pipéridin-1-yl)pyrimidine-2,4-diamine (désoxyminoxidil).

01/2002:1243

MITOXANTRONE (CHLORHYDRATE DE)

Mitoxantroni hydrochloridum

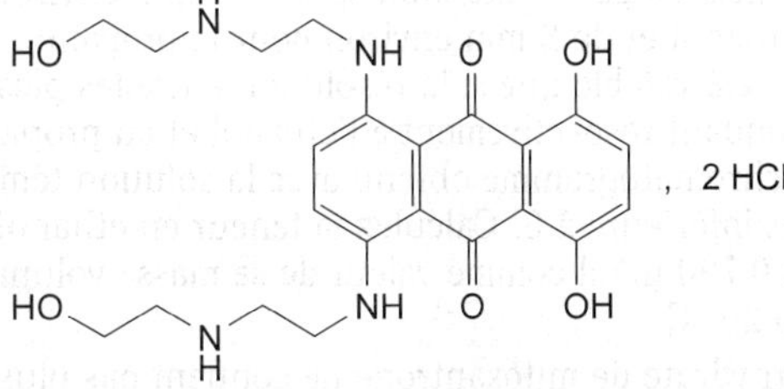

$C_{22}H_{30}Cl_2N_4O_6$ M_r 517,4

DÉFINITION

Le chlorhydrate de mitoxantrone contient au minimum 97,0 pour cent et au maximum l'équivalent de 102,0 pour cent de dichlorhydrate de 1,4-dihydroxy-5,8-bis[[2-[(2-

hydroxyéthyl)amino]éthyl]amino]antracène-9,10-dione, calculé par rapport à la substance anhydre et exempte d'éthanol.

CARACTÈRES

Poudre électrostatique bleu intense, hygroscopique, assez soluble dans l'eau, peu soluble dans le méthanol, pratiquement insoluble dans l'acétone.

Attention : le chlorhydrate de mitoxantrone et l'impureté A sont électrostatiques. Il est recommandé d'utiliser un pistolet antistatique ou toute autre méthode appropriée pour décharger les solides avant la pesée ou le transfert.

IDENTIFICATION

A. Dissolvez 2 mg à 3 mg de chlorhydrate de mitoxantrone dans 1 ml de *méthanol R* en chauffant au bain-marie à 40-50 °C. Evaporez la solution à siccité sous un courant d'azote sec en chauffant doucement si nécessaire. Examinez le résidu par spectrophotométrie d'absorption dans l'infrarouge (*2.2.24*), en comparant avec le *spectre de référence du chlorhydrate de mitoxantrone de la Ph. Eur.*

B. Le chlorhydrate de mitoxantrone donne la réaction (b) des chlorures (*2.3.1*).

ESSAI

Ethanol. Opérez par chromatographie en phase gazeuse (*2.2.28*) en utilisant le *propanol R* comme étalon interne.

Solution d'étalon interne. Prélevez 2,0 ml de *propanol R* et complétez à 100 ml avec de l'*eau R*. Prélevez 5,0 ml de solution et complétez à 100 ml avec de l'*eau R*.

Solution à examiner. Mélangez 0,100 g de chlorhydrate de mitoxantrone avec 2,0 ml de solution d'étalon interne et complétez à 5,0 ml avec de l'*eau R*. Placez la fiole dans un bain à ultrasons pendant 2 min, puis agitez la fiole pendant 2 min. Si nécessaire, répétez le traitement aux ultrasons jusqu'à dissolution complète du contenu de la fiole.

Solution témoin. Prélevez 2,0 ml d'*éthanol R* et complétez à 100,0 ml avec de l'*eau R*. Prélevez 5,0 ml de solution et complétez à 100,0 ml avec de l'*eau R*. Prélevez 10,0 ml de solution et 10,0 ml de solution d'étalon interne et complétez à 25,0 ml avec de l'*eau R*.

La chromatographie peut être réalisée en utilisant :

- une colonne d'une longueur de 2 m et d'un diamètre intérieur de 3 mm remplie de *copolymère éthylvinylbenzène-divinylbenzène R*,
- comme gaz vecteur, de l'*hélium pour chromatographie R*, à un débit de 19 ml/min,
- un détecteur à ionisation de flamme,

en maintenant la température de la colonne à 120 °C, celle de l'injecteur à 175 °C et celle du détecteur à 210 °C.

Injectez 1 µl de solution à examiner et 1 µl de solution témoin. Les temps de rétention sont de 1 min environ pour l'éthanol et de 2 min environ pour le propanol. L'essai n'est valable que si la résolution entre les pics correspondant respectivement à l'éthanol et au propanol dans le chromatogramme obtenu avec la solution témoin n'est pas inférieure à 6. Calculez la teneur en éthanol en prenant 0,790 g/ml comme valeur de sa masse volumique (*2.2.5*) à 20 °C.

Le chlorhydrate de mitoxantrone ne contient pas plus de 1,6 pour cent *m/m* d'éthanol.

Substances apparentées. Opérez par chromatographie liquide (*2.2.29*) comme décrit sous Dosage. Dans le chromatogramme obtenu avec la solution à examiner, s'il apparaît d'autres pics que le pic principal, la surface d'aucun d'entre eux n'est supérieure à celle du pic du chromatogramme obtenu avec la solution témoin (b) (1 pour cent) et la somme de leur surface n'est pas supérieure à 2 fois la surface du pic du chromatogramme obtenu avec la solution témoin (b) (2 pour cent). Ne tenez pas compte d'un pic dont la surface est inférieure à celle du pic principal du chromatogramme obtenu avec la solution témoin (d).

Teneur en eau (*2.5.12*). Déterminée par semi-microdosage sur 0,300 g de chlorhydrate de mitoxantrone, la teneur en eau n'est pas supérieure à 6,0 pour cent.

DOSAGE

Opérez par chromatographie liquide (*2.2.29*).

Solution à examiner. Dissolvez 20,0 mg de chlorhydrate de mitoxantrone dans 40 ml environ de phase mobile, traitez aux ultrasons si nécessaire, et complétez à 50,0 ml avec la phase mobile.

Solution témoin (a). Dissolvez 20,0 mg de *chlorhydrate de mitoxantrone SCR* dans 40 ml environ de phase mobile, traitez aux ultrasons si nécessaire, et complétez à 50,0 ml avec la phase mobile.

Solution témoin (b). Prélevez 1 ml de solution à examiner et complétez à 100 ml avec la phase mobile.

Solution témoin (c). Dissolvez 2,0 mg d'*impureté A de mitoxanthrone SCR* dans 1,0 ml de solution témoin (a).

Solution témoin (d). Prélevez 1 ml de solution témoin (b) et complétez à 10 ml avec la phase mobile.

La chromatographie peut être réalisée en utilisant :

- une colonne d'une longueur de 0,30 m et d'un diamètre intérieur de 3,0 mm remplie de *gel de silice phénylsilylé pour chromatographie R* (10 µm),
- comme phase mobile, à un débit de 3 ml/min, un mélange de 750 volumes d'*eau R*, de 250 volumes d'*acétonitrile R* et de 25 volumes d'une solution préparée comme suit : dissolvez 22,0 g d'*heptanesulfonate de sodium R* dans 150 ml environ d'*eau R* et filtrez à travers un filtre de 0,45 µm ; lavez le filtre à l'*eau R*, puis réunissez le filtrat et les eaux de lavage ; ajoutez 32,0 ml d'*acide acétique glacial R* et complétez à 250 ml avec de l'*eau R*.
- comme détecteur, un spectrophotomètre réglé à 254 nm,
- un injecteur à boucle.

Injectez séparément 50 µl de chaque solution. L'essai n'est valable que si la résolution entre les deux pics principaux du chromatogramme obtenu avec la solution témoin (c) n'est pas inférieure à 3,0. Enregistrez le chromatogramme obtenu avec la solution à examiner pendant 3 fois le temps de rétention du pic principal. Calculez la teneur en $C_{22}H_{30}Cl_2N_4O_6$ à partir de la surface des pics des chromatogrammes obtenus avec la solution à examiner, la solution témoin (a) et la teneur déclarée en $C_{22}H_{30}Cl_2N_4O_6$ du *chlorhydrate de mitoxantrone SCR*.

CONSERVATION

Dans un récipient étanche.

IMPURETÉS

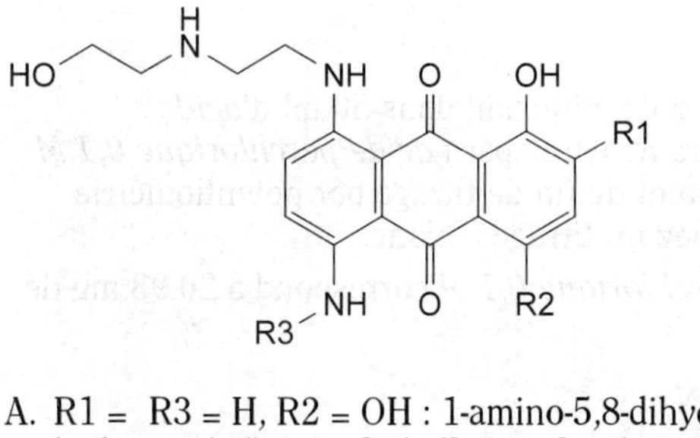

A. R1 = R3 = H, R2 = OH : 1-amino-5,8-dihydroxy-4-[[2-[(2-hydroxyéthyl)amino]éthyl]amino]anthracène-9,10-dione,

B. R1 = R2 = H, R3 = CH_2-CH_2-NH-CH_2-CH_2OH : 5-hydroxy-1,4-bis[[2-[(2-hydroxyéthyl)amino]éthyl]amino]anthracène-9,10-dione,

C. R1 = Cl, R2 = OH, R3 = CH_2-CH_2-NH-CH_2-CH_2OH : 2-chloro-1,4-dihydroxy-5,8-bis[[2-[(2-hydroxyéthyl)amino]éthyl]amino]anthracène-9,10-dione,

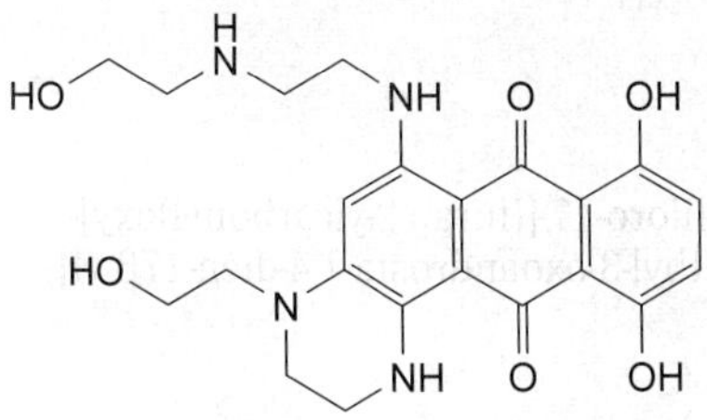

D. 8,11-dihydroxy-4-(2-hydroxyéthyl)-6-[[2-[(2-hydroxyéthyl)amino]éthyl]amino]-1,2,3,4-tétrahydronaphtho[2,3-*f*]quinoxaline-7,12-dione.

01/2002:1449

MOMÉTASONE (FUROATE DE)

Mometasoni furoas

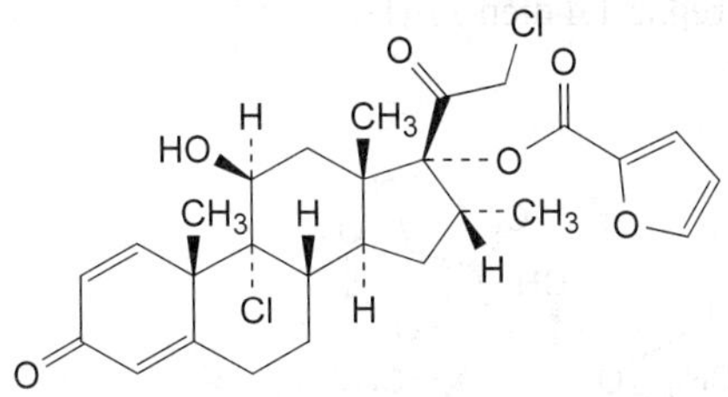

$C_{27}H_{30}Cl_2O_6$ M_r 521,4

DÉFINITION

Le furoate de mométasone contient au minimum 97,0 pour cent et au maximum l'équivalent de 103,0 pour cent de furane-2-carboxylate de 9,21-dichloro-11β-hydroxy-16α-méthyl-3,20-dioxoprégna-1,4-dién-17-yle, calculé par rapport à la substance desséchée.

CARACTÈRES

Poudre blanche ou sensiblement blanche, pratiquement insoluble dans l'eau, facilement soluble dans l'acétone et dans le chlorure de méthylène, peu soluble dans l'alcool.

Le furoate de mométasone fond en se décomposant vers 220 °C.

IDENTIFICATION

Première identification : A, B.

Seconde identification : B, C, D.

A. Examinez le furoate de mométasone par spectrophotométrie d'absorption dans l'infrarouge (*2.2.24*), en comparant avec le spectre obtenu avec le *furoate de mométasone SCR*. Examinez les substances sous forme de pastilles.

B. Examinez le furoate de mométasone par chromatographie sur couche mince (*2.2.27*) en utilisant une *plaque au gel de silice F_{254} pour CCM R.*

Solution à examiner. Dissolvez 10 mg de furoate de mométasone dans du *chlorure de méthylène R* et complétez à 10 ml avec le même solvant.

Solution témoin (a). Dissolvez 20 mg de *furoate de mométasone SCR* dans du *chlorure de méthylène R* et complétez à 20 ml avec le même solvant.

Solution témoin (b). Dissolvez 10 mg de *dipropionate de béclométasone SCR* dans la solution témoin (a) et complétez à 10 ml avec la même solution.

Déposez séparément sur la plaque 5 µl de chaque solution. Préparez la phase mobile en ajoutant un mélange de 1,2 volume d'*eau R* et de 8 volumes de *méthanol R* à un mélange de 15 volumes d'*éther R* et de 77 volumes de *chlorure de méthylène R*. Développez sur un parcours de 15 cm. Laissez sécher la plaque à l'air et examinez en lumière ultraviolette à 254 nm. La tache principale du chromatogramme obtenu avec la solution à examiner est semblable quant à sa position et ses dimensions à la tache principale du chromatogramme obtenu avec la solution témoin (a). Pulvérisez de la *solution alcoolique d'acide sulfurique R*. Chauffez à 120 °C pendant 10 min ou jusqu'à apparition des taches et laissez refroidir. Examinez à la lumière du jour et en lumière ultraviolette à 365 nm. La tache principale du chromatogramme obtenu avec la solution à examiner est semblable quant à sa position, sa coloration à la lumière du jour, sa fluorescence en lumière ultraviolette à 365 nm et ses dimensions à la tache principale du chromatogramme obtenu avec la solution témoin (a). L'identification n'est valable que si le chromatogramme obtenu avec la solution témoin (b) présente 2 taches qui peuvent ne pas être nettement séparées lors de l'examen en lumière ultraviolette à 365 nm.

C. Ajoutez 2 mg environ de furoate de mométasone à 2 ml d'*acide sulfurique R* et agitez jusqu'à dissolution. Il se développe une coloration jaune pâle dans les 15 min. Examinée en lumière ultraviolette à 365 nm, la solution ne présente aucune fluorescence. Ajoutez la solution à 10 ml d'*eau R* et mélangez. La coloration disparaît et aucune fluorescence n'est observée.

D. Mélangez 80 mg de furoate de mométasone à 0,30 g de *carbonate de sodium anhydre R* et calcinez dans un creuset jusqu'à obtention d'un résidu presque blanc. Laissez refroidir et dissolvez le résidu dans 5 ml d'*acide nitrique dilué R*. Filtrez. A 1 ml du filtrat, ajoutez 1 ml d'*eau R*. La solution donne la réaction (a) des chlorures (*2.3.1*).

ESSAI

Pouvoir rotatoire spécifique (*2.2.7*). Dissolvez 50,0 mg de furoate de mométasone dans de l'*alcool R* et complétez à 10,0 ml avec le même solvant. Calculé par rapport à la substance desséchée, le pouvoir rotatoire spécifique est de + 50 à + 55.

Substances apparentées. Opérez par chromatographie liquide (*2.2.29*). *Préparez les solutions immédiatement avant l'emploi.*

Mélange de solvants. Préparez un mélange à volumes égaux d'*acétonitrile R* et d'*eau R* auquel est ajouté 0,1 volume d'*acide acétique R*.

Solution à examiner. Dissolvez 20,0 mg de furoate de mométasone dans le mélange de solvants et complétez à 20,0 ml avec le même mélange.

Solution témoin (a). Dissolvez 2 mg de *furoate de mométasone SCR* et 6 mg de *dipropionate de béclométasone SCR* dans le mélange de solvants, puis complétez à 10,0 ml avec le même mélange. Prélevez 0,25 ml de cette solution et complétez à 10,0 ml avec le mélange de solvants.

Solution témoin (b). Prélevez 1,0 ml de solution à examiner et complétez à 20,0 ml avec le mélange de solvants. Prélevez 1,0 ml de cette solution et complétez à 10,0 ml avec le mélange de solvants.

La chromatographie peut être réalisée en utilisant :

- une colonne d'acier inoxydable d'une longueur de 0,25 m et d'un diamètre intérieur de 4,6 mm remplie de *gel de silice octadécylsilylé pour chromatographie R* (5 µm),
- comme phase mobile, à un débit de 1 ml/min, un mélange à volumes égaux d'*acétonitrile R* et d'*eau R*,
- comme détecteur, un spectrophotomètre réglé à 254 nm.

Ajustez la sensibilité du système de façon que la hauteur du pic principal du chromatogramme obtenu avec 20 µl de solution témoin (b) représente 50 pour cent au minimum de l'échelle totale de l'enregistreur.

Injectez 20 µl de solution témoin (a). Lorsque les chromatogrammes sont enregistrés dans les conditions prescrites, les temps de rétention sont de 17 min environ pour le furoate de mométasone et de 22 min environ pour le dipropionate de béclométasone. L'essai n'est valable que si la résolution entre les pics correspondant au furoate de mométasone et au dipropionate de béclométasone n'est pas inférieure à 6. Si nécessaire, ajustez la concentration en acétonitrile dans la phase mobile.

Injectez séparément 20 µl de solution à examiner et 20 µl de solution témoin (b). Continuez la chromatographie pendant 2 fois le temps de rétention du pic principal du chromatogramme obtenu avec la solution à examiner. S'il apparaît, dans le chromatogramme obtenu avec la solution à examiner d'autres pics que le pic principal, la surface d'aucun d'entre eux n'est supérieure à 0,6 fois celle du pic principal du chromatogramme obtenu avec la solution témoin (b) (0,3 pour cent) et la somme de leur surface n'est pas supérieure à 1,2 fois la surface du pic principal du chromatogramme obtenu avec la solution témoin (b) (0,6 pour cent). Ne tenez pas compte d'un pic dû au solvant ni des pics dont la surface est inférieure à 0,1 fois celle du pic principal du chromatogramme obtenu avec la solution témoin (b).

Perte à la dessiccation (*2.2.32*). Déterminée à l'étuve à 100-105 °C sur 1,000 g de furoate de mométasone, la perte à la dessiccation n'est pas supérieure à 0,5 pour cent.

DOSAGE

Dissolvez 50,0 mg de furoate de mométasone dans de l'*alcool R* et complétez à 100,0 ml avec le même solvant. Prélevez 2,0 ml de cette solution et complétez à 100,0 ml avec de l'*alcool R*. Mesurez l'absorbance (*2.2.25*) au maximum à 249 nm.

Calculez la teneur en $C_{27}H_{30}Cl_2O_6$ en prenant 481 comme valeur de l'absorbance spécifique.

IMPURETÉS

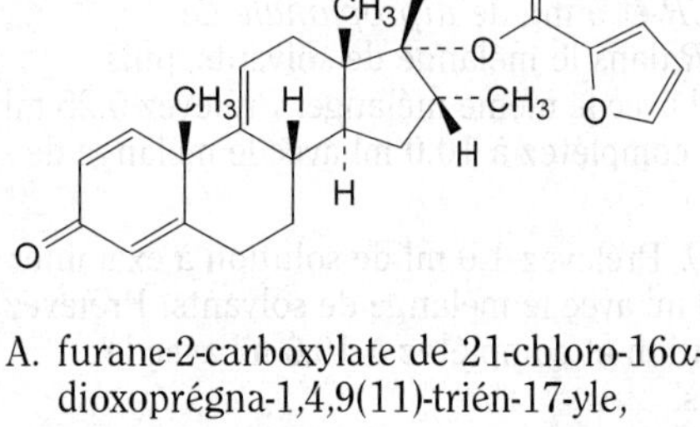

A. furane-2-carboxylate de 21-chloro-16α-méthyl-3,20-dioxoprégna-1,4,9(11)-trién-17-yle,

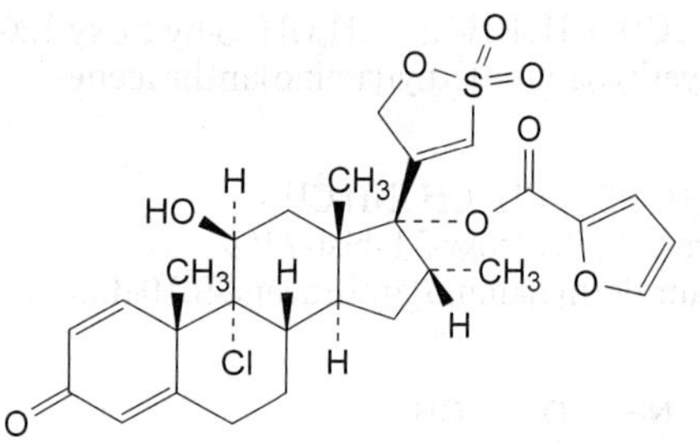

B. 2,2-dioxyde de 4-[9-chloro-17-[(furan-2-ylcarbonyl)oxy]-11β-hydroxy-16α-méthyl-3-oxoandrosta-1,4-dién-17β-yl]-5*H*-1,2-oxathiole,

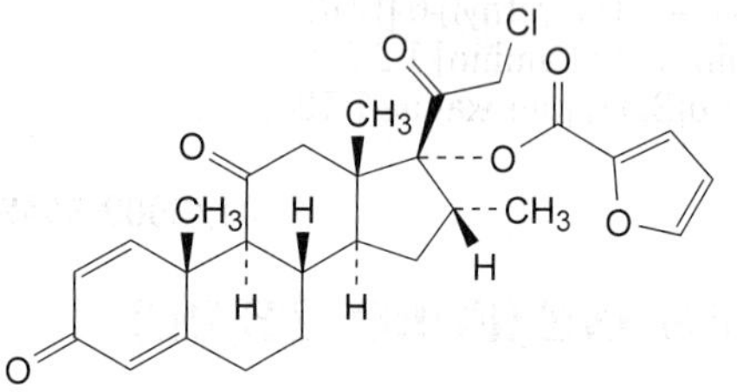

C. furane-2-carboxylate de 21-chloro-16α-méthyl-3,11,20-trioxoprégna-1,4-dién-17-yle,

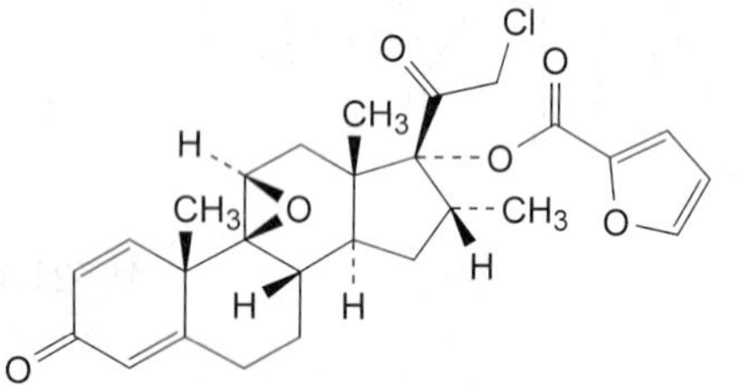

D. furane-2-carboxylate de 21-chloro-9,11β-époxy-16α-méthyl-3,20-dioxo-9β-prégna-1,4-dién-17-yle,

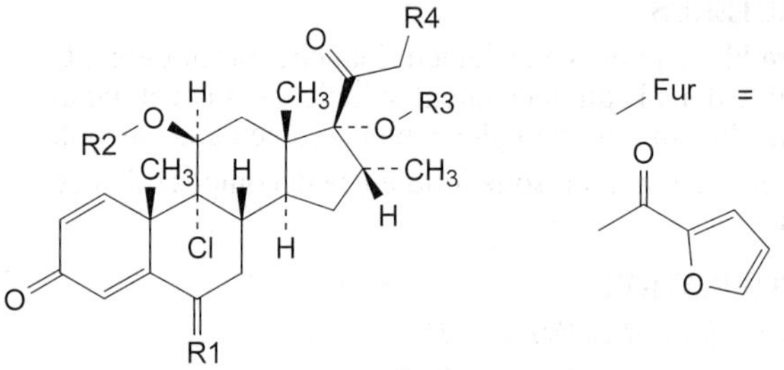

E. R1 = H_2, R2 = R3 = Fur, R4 = Cl : bis(furane-2-carboxylate) de 9,21-dichloro-16α-méthyl-3,20-dioxoprégna-1,4-diène-11β,17-diyle,

F. R1 = O, R2 = H, R3 = Fur, R4 = Cl : furane-2-carboxylate de 9,21-dichloro-11β-hydroxy-16α-méthyl-3,6,20-trioxoprégna-1,4-dién-17-yle,

G. R1 = H_2, R2 = R3 = H, R4 = Cl : 9,21-dichloro-11β,17-dihydroxy-16α-méthylprégna-1,4-diène-3,20-dione (mométasone),

H. R1 = H_2, R2 = H, R3 = Fur, R4 = OH : furane-2-carboxylate de 9-chloro-11β,21-dihydroxy-16α-méthyl-3,20-dioxoprégna-1,4-dién-17-yle,

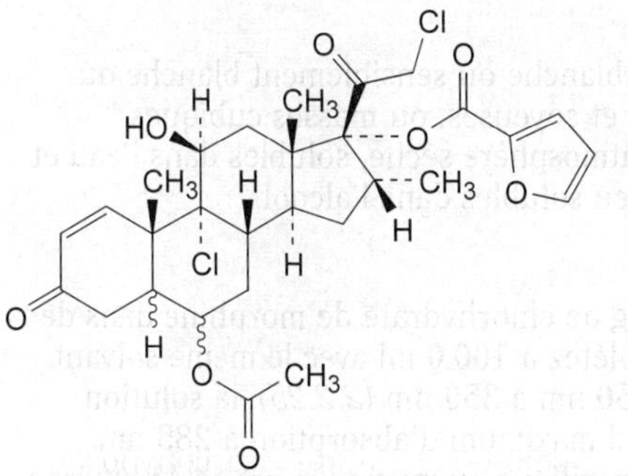

I. 6-acétate 17-(furane-2-carboxylate) de 9,21-dichloro-11β-hydroxy-16α-méthyl-3,20-dioxo-5ξ-prégn-1-ène-6ξ,17-diyle.

01/2002:1546

MORANTEL (HYDROGÉNOTARTRATE DE) POUR USAGE VÉTÉRINAIRE

Moranteli hydrogenotartras ad usum veterinarium

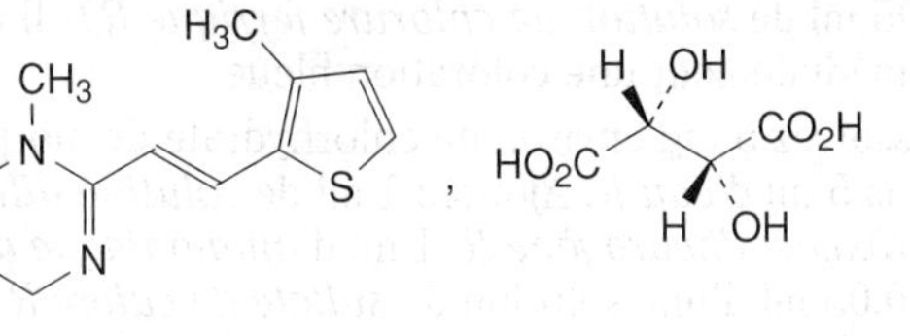

$C_{16}H_{22}N_2O_6S$ M_r 370,4

DÉFINITION

Hydrogénotartrate de 1-méthyl-2-[(*E*)-2-(3-méthylthiophén-2-yl)éthényl]-1,4,5,6-tétrahydropyrimidine.

Teneur : 98,5 pour cent à 101,5 pour cent (substance desséchée).

CARACTÈRES

Aspect : poudre cristalline, blanche ou jaune pâle.

Solubilité : très soluble dans l'eau et dans l'alcool, pratiquement insoluble dans l'acétate d'éthyle.

IDENTIFICATION

Première identification : B.

Seconde identification : A, C, D.

A. Point de fusion (*2.2.14*) : 167 °C à 172 °C.

B. Spectrophotométrie d'absorption dans l'infrarouge (*2.2.24*).
Comparaison : *hydrogénotartrate de morantel SCR.*

C. Dissolvez environ 10 mg de substance à examiner dans 1 ml d'une solution de *vanadate d'ammonium R* à 5 g/l. Evaporez à siccité. Ajoutez 0,1 ml d'*acide sulfurique R.* Il apparaît une coloration violette.

D. Dissolvez environ 10 mg de substance à examiner dans 1 ml d'*hydroxyde de sodium 0,1 M.* Transvasez cette solution dans une ampoule à décantation et agitez avec 5 ml de *chlorure de méthylène R.* Rejetez la couche organique. Neutralisez la couche aqueuse avec quelques gouttes d'*acide chlorhydrique dilué R.* La solution donne la réaction (b) des tartrates (*2.3.1*).

ESSAI

Solution S. Dissolvez 0,25 g de substance à examiner dans de l'*eau exempte de dioxyde de carbone R* et complétez à 25,0 ml avec le même solvant.

Aspect de la solution. La solution S est limpide (*2.2.1*) et n'est pas plus fortement colorée que la solution témoin JV_6 ou J_6 (*2.2.2, Procédé II*).

pH (*2.2.3*) : 2,8 à 3,2 pour la solution S.

Substances apparentées. Chromatographie liquide (*2.2.29*). *Effectuez l'essai à l'abri de la lumière.*

Solution à examiner. Dissolvez 50,0 mg de substance à examiner dans la phase mobile et complétez à 100,0 ml avec la phase mobile.

Solution témoin (a). Prélevez 1,0 ml de solution à examiner et complétez à 100,0 ml avec la phase mobile.

Solution témoin (b). Prélevez 2,0 ml de solution témoin (a) et complétez à 100,0 ml avec la phase mobile.

Solution témoin (c). Exposez 10 ml de solution témoin (a) à la lumière du jour pendant 15 min avant l'injection.

Solution témoin (d). Dissolvez 15,0 mg d'*acide tartrique R* dans la phase mobile et complétez à 100,0 ml avec la phase mobile.

Colonne :

- *dimensions* : l = 0,25 m, Ø = 4,6 mm,
- *phase stationnaire* : *gel de silice octadécylsilylé pour chromatographie, désactivé pour les bases, postgreffé R* (5 µm).

Phase mobile : à un mélange de 0,35 volume de *triéthylamine R* et de 85 volumes d'*eau R*, ajusté à pH 2,5 avec de l'*acide phosphorique R*, ajoutez 5 volumes de *tétrahydrofurane R* et 10 volumes de *méthanol R*.

Débit : 0,75 ml/min.

Détection : spectrophotomètre à 226 nm.

Injection : 20 µl.

Enregistrement : 2 fois le temps de rétention du morantel.

Conformité du système : solution témoin (c) :

- *résolution* : au minimum 2 entre le pic principal et le pic précédant le pic principal (isomère (*Z*)).

Limites :

- *toute impureté en excluant le pic dû à l'acide tartrique* : au maximum 0,5 fois la surface du pic principal du chromatogramme obtenu avec la solution témoin (a) (0,5 pour cent),
- *total* : au maximum la surface du pic principal du chromatogramme obtenu avec la solution témoin (a) (1 pour cent),
- *limite d'exclusion* : la surface du pic principal du chromatogramme obtenu avec la solution témoin (b) (0,02 pour cent).

Métaux lourds (*2.4.8*) : au maximum 20 ppm.

1,0 g de substance à examiner satisfait à l'essai limite C. Préparez le témoin avec 2 ml de *solution à 10 ppm de plomb (Pb) R.*

Perte à la dessiccation (*2.2.32*) : au maximum 1,5 pour cent, déterminé à l'étuve à 100-105 °C sur 1,000 g de substance à examiner.

Cendres sulfuriques (*2.4.14*) : au maximum 0,1 pour cent, déterminé sur 1,0 g de substance à examiner.

DOSAGE

Dissolvez 0,280 g de substance à examiner dans 40 ml d'*acide acétique anhydre R.* Titrez par l'*acide perchlorique 0,1 M.* Déterminez le point de fin de titrage par potentiométrie (*2.2.20*).

1 ml d'*acide perchlorique 0,1 M* correspond à 37,04 mg de $C_{16}H_{22}N_2O_6S$.

Monographies L - P

CONSERVATION

A l'abri de la lumière.

IMPURETÉS

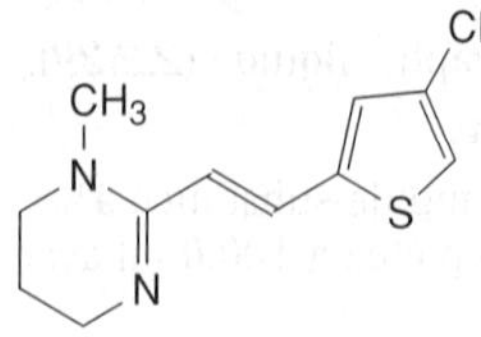

A. 1-méthyl-2-[(*E*)-2-(4-méthylthiophén-2-yl)éthényl]-1,4,5,6-tétrahydropyrimidine,

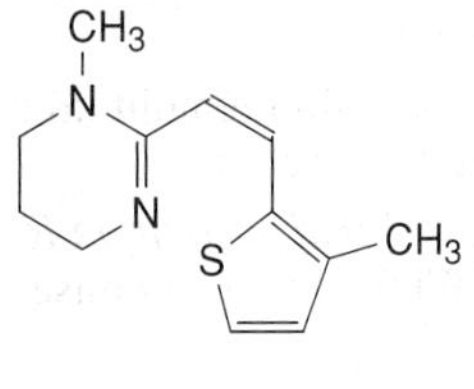

B. 1-méthyl-2-[(*Z*)-2-(3-méthylthiophén-2-yl)éthényl]-1,4,5,6-tétrahydropyrimidine,

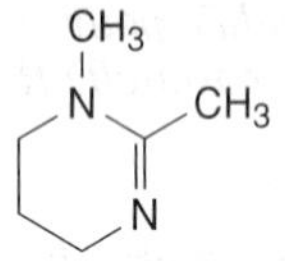

C. 1,2-diméthyl-1,4,5,6-tétrahydropyrimidine,

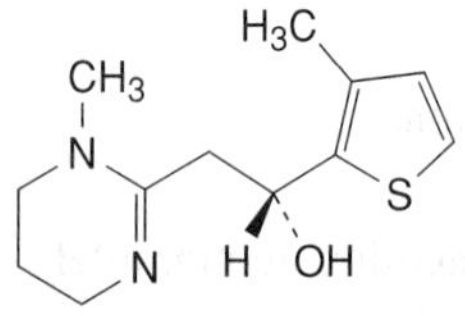

et énantiomère

D. (1*RS*)-2-(1-méthyl-1,4,5,6-tétrahydropyrimidin-2-yl)-1-(3-méthylthiophén-2-yl)éthanol,

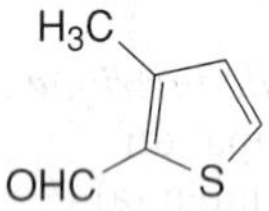

E. 3-méthylthiophène-2-carbaldéhyde.

01/2002:0097

MORPHINE (CHLORHYDRATE DE)

Morphini hydrochloridum

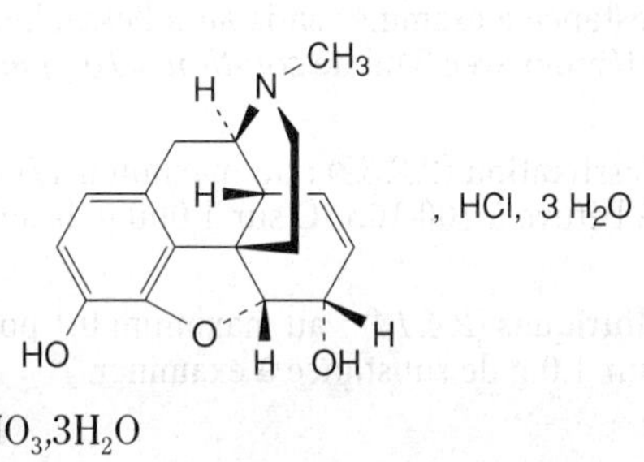

$C_{17}H_{20}ClNO_3,3H_2O$ M_r 375,8

DÉFINITION

Le chlorhydrate de morphine contient au minimum 98,0 pour cent et au maximum l'équivalent de 101,0 pour cent de chlorhydrate de 7,8-didéshydro-4,5α-époxy-17-méthylmorphinane-3,6α-diol, calculé par rapport à la substance desséchée.

CARACTÈRES

Poudre cristalline blanche ou sensiblement blanche ou aiguilles incolores et soyeuses, ou masses cubiques, efflorescentes en atmosphère sèche, solubles dans l'eau et dans le glycérol, peu solubles dans l'alcool.

IDENTIFICATION

A. Dissolvez 10 mg de chlorhydrate de morphine dans de l'*eau R* et complétez à 100,0 ml avec le même solvant. Examinée de 250 nm à 350 nm (*2.2.25*), la solution présente un seul maximum d'absorption à 285 nm. L'absorbance spécifique au maximum est de 41 environ.

B. Dissolvez 10 mg de chlorhydrate de morphine dans de l'*hydroxyde de sodium 0,1 M* et complétez à 100,0 ml avec le même solvant. Examinée de 265 nm à 350 nm (*2.2.25*), la solution présente un seul maximum d'absorption à 298 nm. L'absorbance spécifique au maximum est de 70 environ.

C. Dans une capsule de porcelaine, placez 1 mg environ de chlorhydrate de morphine pulvérisé, puis ajoutez 0,5 ml de *réactif à l'acide sulfurique et au formaldéhyde R*. Il se développe une coloration pourpre qui vire au violet.

D. Dissolvez 5 mg environ de chlorhydrate de morphine dans 5 ml d'*eau R*. Ajoutez 0,15 ml d'une solution récemment préparée de *ferricyanure de potassium R* à 10 g/l et 0,05 ml de *solution de chlorure ferrique R1*. Il apparaît immédiatement une coloration bleue.

E. Dissolvez 5 mg environ de chlorhydrate de morphine dans 5 ml d'*eau R*. Ajoutez 1 ml de *solution diluée de peroxyde d'hydrogène R*, 1 ml d'*ammoniaque diluée R1* et 0,05 ml d'une solution de *sulfate de cuivre R* à 40 g/l. Il se développe une coloration rouge.

F. Le chlorhydrate de morphine donne la réaction (a) des chlorures (*2.3.1*).

G. Le chlorhydrate de morphine donne la réaction des alcaloïdes (*2.3.1*).

ESSAI

Solution S. Dissolvez 0,50 g de chlorhydrate de morphine dans de l'*eau R* et complétez à 25,0 ml avec le même solvant.

Aspect de la solution. La solution S est limpide (*2.2.1*) et n'est pas plus fortement colorée que la solution témoin J_6 ou JB_6 (*2.2.2, Procédé II*).

Acidité ou alcalinité. A 10 ml de la solution S, ajoutez 0,05 ml de *solution de rouge de méthyle R*. Le virage de l'indicateur ne nécessite pas plus de 0,2 ml d'*hydroxyde de sodium 0,02 M* ou d'*acide chlorhydrique 0,02 M*.

Pouvoir rotatoire spécifique (*2.2.7*). Déterminé avec la solution S et calculé par rapport à la substance desséchée, le pouvoir rotatoire spécifique est de – 110 à – 115.

Substances apparentées. Opérez par chromatographie sur couche mince (*2.2.27*) en utilisant une *plaque au gel de silice G pour CCM R*.

Solution à examiner. Dissolvez 0,10 g de chlorhydrate de morphine dans un mélange à volumes égaux d'*alcool R* et d'*eau R*, puis complétez à 10 ml avec le même mélange de solvants.

Solution témoin. Dissolvez 50 mg de *phosphate de codéine R* dans 5 ml de solution à examiner. Prélevez 0,1 ml de cette solution et complétez à 10 ml avec un mélange à volumes égaux d'*alcool R* et d'*eau R*.

Déposez séparément sur la plaque 10 µl de chaque solution. Développez sur un parcours de 15 cm avec un mélange récemment préparé de 2,5 volumes d'*ammoniaque concentrée R*, de 32,5 volumes d'*acétone R*, de 24,5 volumes d'*éthanol R*, de 10,5 volumes d'*eau R* et de 35 volumes

Monographies L - P

de *toluène R*, préparé dans l'ordre mentionné. Séchez la plaque dans un courant d'air. Pulvérisez de la *solution d'iodobismuthate de potassium R*. Séchez la plaque dans un courant d'air pendant 15 min. Pulvérisez de la *solution diluée de peroxyde d'hydrogène R*. S'il apparaît une tache correspondant à la codéine dans le chromatogramme obtenu avec la solution à examiner, elle n'est pas plus intense que la tache correspondante du chromatogramme obtenu avec la solution témoin (1 pour cent) ; s'il apparaît d'autres taches que la tache principale et une tache correspondant à la codéine, aucune d'entre elles n'est plus intense que la tache correspondant à la morphine dans le chromatogramme obtenu avec la solution témoin (1 pour cent). L'essai n'est valable que si le chromatogramme obtenu avec la solution témoin présente 2 taches nettement séparées.

Méconate. A 10 ml de la solution S, ajoutez 1 ml d'*acide chlorhydrique R* et 0,1 ml de *solution de chlorure ferrique R1*. Mesurée à 480 nm (*2.2.25*), l'absorbance n'est pas supérieure à 0,05 (0,2 pour cent). Utilisez comme liquide de compensation un essai à blanc préparé simultanément et dans les mêmes conditions à partir de 10 ml d'*eau R*.

Perte à la dessiccation (*2.2.32*). Déterminée à l'étuve à 130 °C sur 0,500 g de chlorhydrate de morphine, la perte à la dessiccation est de 12,0 pour cent à 15,0 pour cent.

Cendres sulfuriques (*2.4.14*). Déterminé sur le résidu de l'essai de perte à la dessiccation, le taux des cendres sulfuriques n'est pas supérieur à 0,1 pour cent.

DOSAGE

Dissolvez 0,350 g de chlorhydrate de morphine, en chauffant si nécessaire, dans 30 ml d'*acide acétique anhydre R*. Refroidissez et ajoutez 6 ml de *solution d'acétate mercurique R*. Titrez par l'*acide perchlorique 0,1 M* en présence de 0,1 ml de *solution de violet cristallisé R*.

1 ml d'*acide perchlorique 0,1 M* correspond à 32,18 mg de $C_{17}H_{20}ClNO_3$.

CONSERVATION

A l'abri de la lumière.

IMPURETÉS

A. codéine,

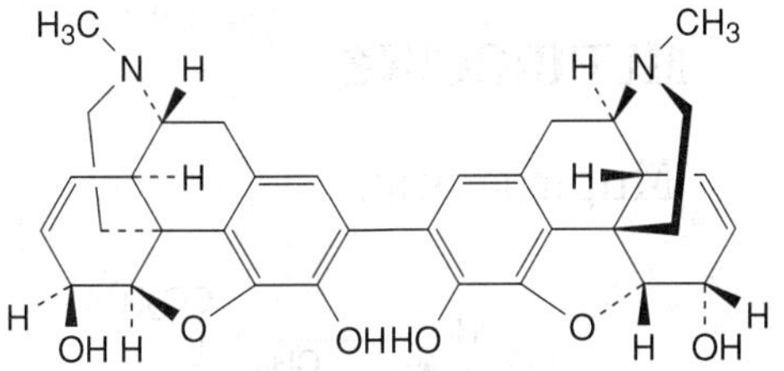

B. 2,2′-bimorphine (pseudomorphine),

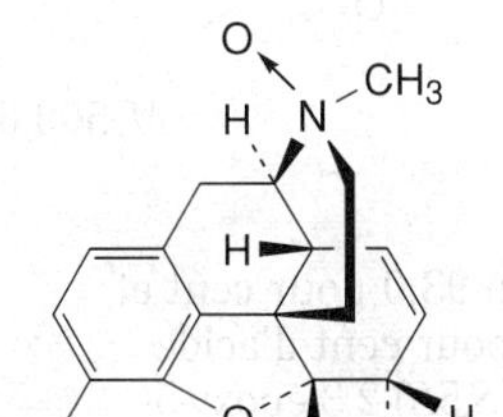

C. morphine *N*-oxyde,

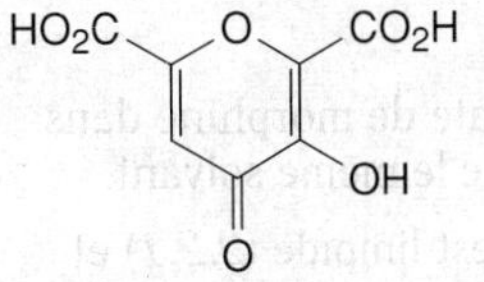

D. acide 3-hydroxy-4-oxo-4*H*-pyrane-2,6-dicarboxylique (acide méconique).

01/2002:1244

MORPHINE (SULFATE DE)

Morphini sulfas

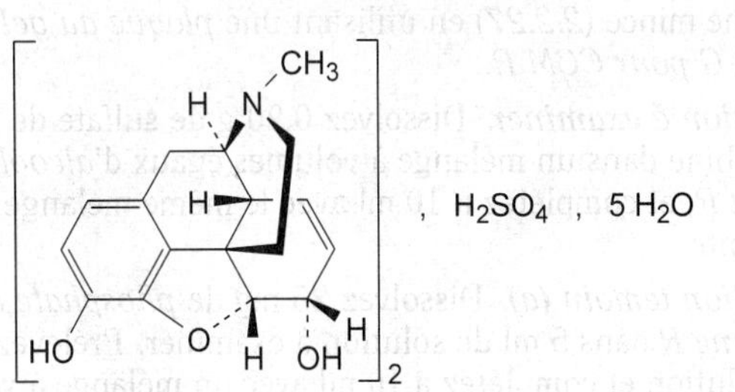

$C_{34}H_{40}N_2O_{10}S,5H_2O$ M_r 759

DÉFINITION

Le sulfate de morphine contient au minimum 98,0 pour cent et au maximum l'équivalent de 102,0 pour cent de sulfate de di(7,8-didéshydro-4,5α-époxy-17-méthylmorphinane-3,6α-diol) calculé par rapport à la substance anhydre et exempte d'éthanol.

CARACTÈRES

Poudre cristalline, blanche ou sensiblement blanche, soluble dans l'eau, très peu soluble dans l'alcool, pratiquement insoluble dans le toluène.

IDENTIFICATION

Première identification : A, E.

Seconde identification : B, C, D, E.

A. Examinez par spectrophotométrie d'absorption dans l'infrarouge (*2.2.24*), après dessiccation du sulfate de morphine à 145 °C pendant 1 h, en comparant avec le *spectre de référence du sulfate de morphine de la Ph. Eur.*

B. Dissolvez 0,100 g de sulfate de morphine dans de l'*eau R* et complétez à 100,0 ml avec le même solvant (solution A). Prélevez 10,0 ml de solution A et complétez à 100,0 ml avec de l'*eau R*. Examinée de 250 nm à 300 nm (*2.2.25*), la solution présente un seul maximum d'absorption à 285 nm. L'absorbance spécifique est de 37 à 43. Prélevez 10,0 ml de solution A et complétez à 100,0 ml avec de l'*hydroxyde de sodium 0,1 M*. Examinée de 250 nm à 350 nm (*2.2.25*), la solution présente un seul maximum d'absorption à 298 nm. L'absorbance spécifique est de 64 à 72.

C. Déposez 1 mg environ de sulfate de morphine pulvérisé dans une capsule en porcelaine et ajoutez 0,5 ml de *réactif à l'acide sulfurique et au formaldéhyde R*. Il se développe une coloration pourpre qui vire au violet.

D. Le sulfate de morphine donne la réaction des alcaloïdes (*2.3.1*).

E. Le sulfate de morphine donne les réactions des sulfates (*2.3.1*).

Monographies L - P

ESSAI

Solution S. Dissolvez 0,500 g de sulfate de morphine dans de l'*eau R* et complétez à 25,0 ml avec le même solvant.

Aspect de la solution. La solution S est limpide (*2.2.1*) et n'est pas plus fortement colorée que la solution témoin J_6 ou JB_5 (*2.2.2, Procédé II*).

Acidité ou alcalinité. A 10 ml de solution S, ajoutez 0,05 ml de *solution de rouge de méthyle R*. Le virage de l'indicateur ne nécessite pas plus de 0,2 ml d'*hydroxyde de sodium 0,02 M* ou d'*acide chlorhydrique 0,02 M*.

Pouvoir rotatoire spécifique (*2.2.7*). Calculé par rapport à la substance anhydre et exempte d'éthanol et déterminé sur la solution S, le pouvoir rotatoire spécifique est de – 107 à – 110.

Substances apparentées. Opérez par chromatographie sur couche mince (*2.2.27*) en utilisant une *plaque au gel de silice G pour CCM R*.

Solution à examiner. Dissolvez 0,20 g de sulfate de morphine dans un mélange à volumes égaux d'*alcool R* et d'*eau R*, et complétez à 10 ml avec le même mélange de solvants.

Solution témoin (a). Dissolvez 25 mg de *phosphate de codéine R* dans 5 ml de solution à examiner. Prélevez 0,2 ml de solution et complétez à 10 ml avec un mélange à volumes égaux d'*alcool R* et d'*eau R*.

Solution témoin (b). Prélevez 0,1 ml de solution à examiner et complétez à 20 ml avec un mélange à volumes égaux d'*alcool R* et d'*eau R*.

Solution témoin (c) Prélevez 2,0 ml de solution témoin (b) et complétez à 5,0 ml avec un mélange à volumes égaux d'*alcool R* et d'*eau R*.

Solution témoin (d). Prélevez 2,0 ml de solution témoin (b) et complétez à 10,0 ml avec un mélange à volumes égaux d'*alcool R* et d'*eau R*.

Déposez sur la plaque 10 µl de chaque solution. Développez sur un parcours de 10 cm avec un mélange récemment préparé de 2,5 volumes d'*ammoniaque concentrée R*, de 32,5 volumes d'*acétone R*, de 24,5 volumes d'*éthanol R*, de 10,5 volumes d'*eau R* et de 35 volumes de *toluène R*, préparé dans l'ordre mentionné. Faites sécher la plaque dans un courant d'air. Pulvérisez de la *solution d'iodobismuthate de potassium R* et faites sécher pendant 15 min dans un courant d'air. Pulvérisez de la *solution diluée de peroxyde d'hydrogène R*. S'il apparaît, dans le chromatogramme obtenu avec la solution à examiner, une tache correspondant à l'impureté A, elle n'est pas plus intense que la tache correspondante du chromatogramme obtenu avec la solution témoin (a) (0,5 pour cent). S'il apparaît, dans le chromatogramme obtenu avec la solution à examiner, d'autres taches que la tache principale et une tache correspondant à l'impureté A, aucune d'entre elles n'est plus intense que la tache du chromatogramme obtenu avec la solution témoin (b) (0,5 pour cent) et au maximum 2 taches peuvent être plus intenses que la tache du chromatogramme obtenu avec la solution témoin (c) (0,2 pour cent). L'essai n'est valable que si le chromatogramme obtenu avec la solution témoin (a) présente 2 taches nettement séparées et si le chromatogramme obtenu avec la solution témoin (d) présente une tache nettement visible.

Ethanol (*2.4.24*). La teneur en éthanol n'est pas supérieure à 0,5 pour cent.

Fer (*2.4.9*). Dissolvez le résidu de l'essai des cendres sulfuriques dans de l'*eau R* et complétez à 10,0 ml avec le même solvant. La solution satisfait à l'essai limite du fer (5 ppm).

Teneur en eau (*2.5.12*). Déterminée par semi-microdosage sur 0,200 g de sulfate de morphine, la teneur en eau est de 10,4 pour cent à 13,4 pour cent.

Cendres sulfuriques (*2.4.14*). Déterminé sur 2,0 g de sulfate de morphine, le taux des cendres sulfuriques n'est pas supérieur à 0,1 pour cent.

DOSAGE

Dissolvez 0,500 g de sulfate de morphine dans 120 ml d'*acide acétique anhydre R*. Titrez par l'*acide perchlorique 0,1 M*. Déterminez le point de fin de titrage par potentiométrie (*2.2.20*).

1 ml d'*acide perchlorique 0,1 M* correspond à 66,88 mg de $C_{34}H_{40}N_2O_{10}S$.

CONSERVATION

A l'abri de la lumière.

IMPURETÉS

A. codéine,

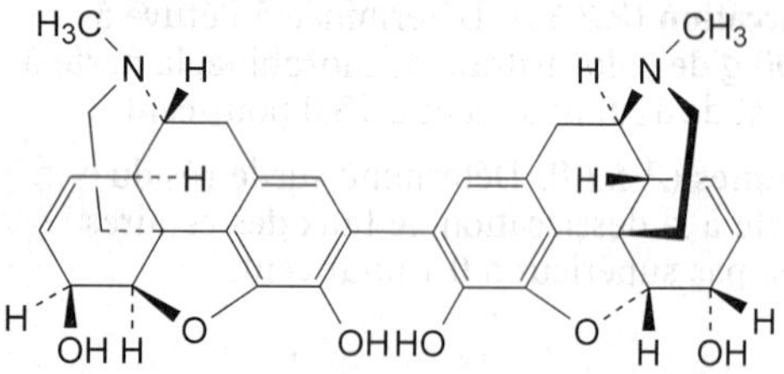

B. 2,2′-bimorphine (pseudomorphine),

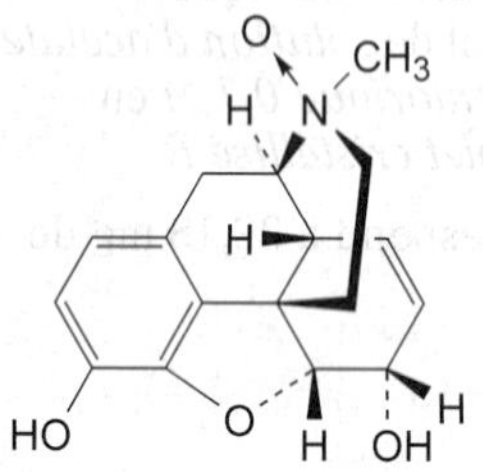

C. morphine *N*-oxyde.

01/2002:1450

MUPIROCINE

Mupirocinum

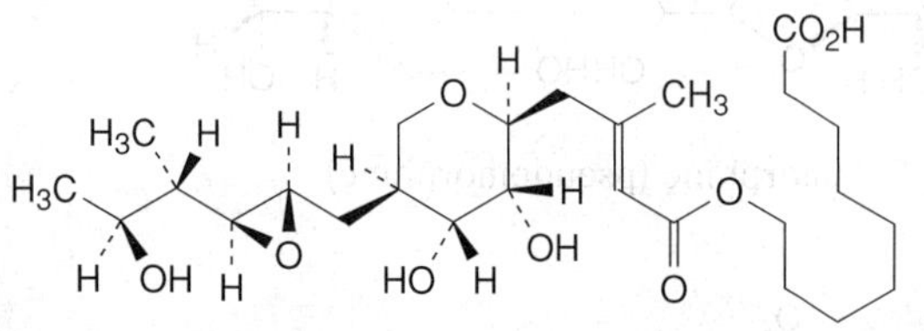

$C_{26}H_{44}O_9$ M_r 500,6

DÉFINITION

La mupirocine contient au minimum 93,0 pour cent et au maximum l'équivalent de 100,5 pour cent d'acide 9-[[(2*E*)-4-[(2*S*,3*R*,4*R*,5*S*)-5-[(2*S*,3*S*,4*S*,5*S*)-2,3-époxy-5-hydroxy-4-méthylhexyl]-3,4-dihydroxy-3,4,5,6-tétrahydro-2*H*-pyran-2-yl]-3-méthylbut-2-énoyl]oxy]nonanoïque, calculé par rapport à la substance anhydre.

CARACTÈRES

Poudre blanche à sensiblement blanche, peu soluble dans l'eau, facilement soluble dans l'acétone, dans l'éthanol et dans le chlorure de méthylène.

La mupirocine présente le phénomène du polymorphisme.

IDENTIFICATION

Examinez la mupirocine par spectrophotométrie d'absorption dans l'infrarouge (*2.2.24*), en comparant avec le *spectre de référence de la mupirocine de la Ph. Eur.*

ESSAI

Détermination du pH (*2.2.3*). Le pH d'une solution saturée (environ 10 g/l), récemment préparée, dans de l'*eau exempte de dioxyde de carbone R* est de 3,5 à 4,0.

Pouvoir rotatoire spécifique (*2.2.7*). Dissolvez 0,50 g de mupirocine dans du *méthanol R* et complétez à 10,0 ml avec le même solvant. Calculé par rapport à la substance anhydre, le pouvoir rotatoire spécifique est de – 17 à – 21.

Substances apparentées. Opérez par chromatographie liquide (*2.2.29*).

Solution à examiner. Dissolvez 50,0 mg de mupirocine dans un mélange à volumes égaux de *méthanol R* et d'une solution d'*acétate de sodium R* à 13,6 g/l, ajustée à pH 4,0 avec de l'*acide acétique R* puis complétez à 10,0 ml avec le même mélange de solvants.

Solution témoin (a). Prélevez 1,0 ml de solution à examiner et complétez à 50,0 ml avec un mélange à volumes égaux de *méthanol R* et d'une solution d'*acétate de sodium R* à 13,6 g/l, ajustée à pH 4,0 avec de l'*acide acétique R*.

Solution témoin (b). Ajustez 10 ml de solution témoin (a) à pH 2,0 avec de l'*acide chlorhydrique R*, puis laissez reposer 20 h.

Solution témoin (c). Dissolvez 25 mg de *mupirocine de lithium SCR* dans un mélange à volumes égaux de *méthanol R* et d'une solution d'*acétate de sodium R* à 13,6 g/l, ajustée à pH 4,0 avec de l'*acide acétique R* puis complétez à 200,0 ml avec le même mélange de solvants.

La chromatographie peut être réalisée en utilisant :

- une colonne d'une longueur de 0,25 m et d'un diamètre intérieur de 4,6 mm, remplie de *gel de silice octylsilylé pour chromatographie R* (5 µm),
- comme phase mobile, à un débit de 1 ml/min, un mélange de 20 volumes d'*eau R*, de 30 volumes de *tétrahydrofurane R* et de 50 volumes d'une solution d'*acétate d'ammonium R* à 10,5 g/l ajustée à pH 5,7 avec de l'*acide acétique R*,
- comme détecteur, un spectrophotomètre réglé à 240 nm.

Injectez 20 µl de solution témoin (b). L'essai n'est valable que si, dans le chromatogramme obtenu, la résolution entre le second des pics correspondant aux produits d'hydrolyse et le pic correspondant à la mupirocine n'est pas inférieure à 7,0. Injectez 20 µl de solution témoin (c). Lorsque le chromatogramme est enregistré dans les conditions décrites, le temps de rétention relatif à la mupirocine est d'environ 0,75 pour l'impureté C. Injectez 20 µl de solution à examiner et 20 µl de solution témoin (a). Continuez la chromatographie de la solution à examiner pendant 3,5 fois le temps de rétention de la mupirocine. Dans le chromatogramme obtenu avec la solution à examiner : s'il apparaît un pic correspondant à l'impureté C, sa surface n'est pas supérieure à 2 fois la surface du pic principal du chromatogramme obtenu avec la solution témoin (a) (4 pour cent) ; s'il apparaît d'autres pics que le pic principal et un pic correspondant à l'impureté C, la surface d'aucun d'entre eux n'est supérieure à la moitié de la surface du pic principal du chromatogramme obtenu avec la solution témoin (a) (1 pour cent) ; s'il apparaît d'autres pics que le pic principal, la somme de leur surface n'est pas supérieure à 3 fois la surface du pic principal du chromatogramme obtenu avec la solution témoin (a) (6 pour cent). Ne tenez pas compte des pics dont la surface est inférieure à 0,05 fois la surface du pic principal du chromatogramme obtenu avec la solution témoin (a).

Teneur en eau (*2.5.12*). Déterminée par semi-microdosage sur 0,500 g de mupirocine, la teneur en eau n'est pas supérieure à 1,0 pour cent.

DOSAGE

Opérez par chromatographie liquide (*2.2.29*).

Solution à examiner. Dissolvez 25,0 mg de mupirocine dans 5 ml de *méthanol R* et complétez à 200,0 ml avec une solution d'*acétate d'ammonium R* à 7,5 g/l ajustée à pH 5,7 avec de l'*acide acétique R*.

Solution témoin (a). Dissolvez 25,0 mg de *mupirocine de lithium SCR* dans 5 ml de *méthanol R* et complétez à 200,0 ml avec une solution d'*acétate d'ammonium R* à 7,5 g/l ajustée à pH 5,7 avec de l'*acide acétique R*.

Solution témoin (b). Ajustez 10 ml de solution à examiner à pH 2,0 avec de l'*acide chlorhydrique R*, puis laissez reposer 20 h.

La chromatographie peut être réalisée en utilisant :

- une colonne d'une longueur de 0,25 m et d'un diamètre intérieur de 4,6 mm, remplie de *gel de silice octylsilylé pour chromatographie R* (5 µm),
- comme phase mobile, à un débit de 1 ml/min, un mélange de 19 volumes d'*eau R*, de 32 volumes de *tétrahydrofurane R* et de 49 volumes d'une solution d'*acétate d'ammonium R* à 10,5 g/l ajustée à pH 5,7 avec de l'*acide acétique R*,
- comme détecteur, un spectrophotomètre réglé à 230 nm.

Injectez 20 µl de solution témoin (b). L'essai n'est valable que si, dans le chromatogramme obtenu, la résolution entre le second des pics correspondant aux produits d'hydrolyse et le pic correspondant à la mupirocine n'est pas inférieure à 7,0. Injectez 6 fois la solution témoin (a). Le dosage n'est valable que si l'écart type relatif de la surface du pic de la mupirocine n'est pas supérieur à 1,0 pour cent. Injectez la solution à examiner et la solution témoin (a).

CONSERVATION

A l'abri de la lumière.

IMPURETÉS

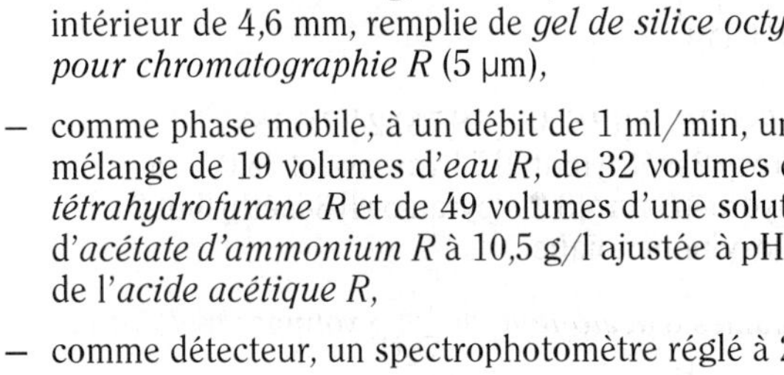

A. acide 9-[[(2*E*)-4-[(2*S*,3*R*,4*R*,5*S*)-5-[(2*S*,3*S*,4*S*,5*S*)-2,3-époxy-5-hydroxy-4-méthylhexyl]-3,4,5-trihydroxy-3,4,5,6-tétrahydro-2*H*-pyran-2-yl]-3-méthylbut-2-énoyl]oxy]nonanoïque (acide pseudomonique B),

Monographies L - P

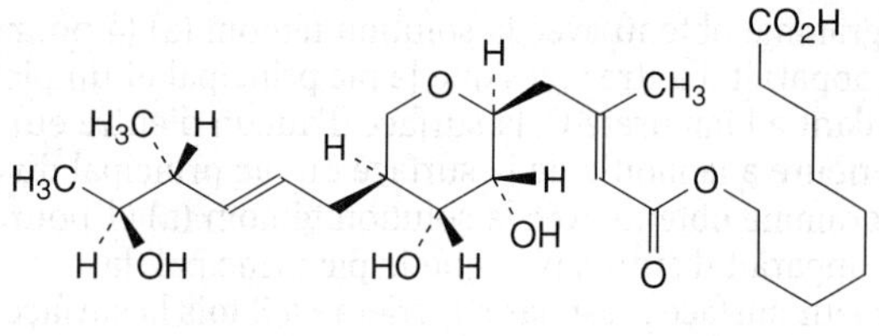

B. acide 9-[[(2*E*)-4-[(2*S*,3*R*,4*R*,5*S*)-3,4-dihydroxy-5-[(2*E*,4*R*,5*S*)-5-hydroxy-4-méthylhex-2-ényl]-3,4,5,6-tétrahydro-2*H*-pyran-2-yl]-3-méthylbut-2-énoyl]oxy]nonanoïque (acide pseudomonique C),

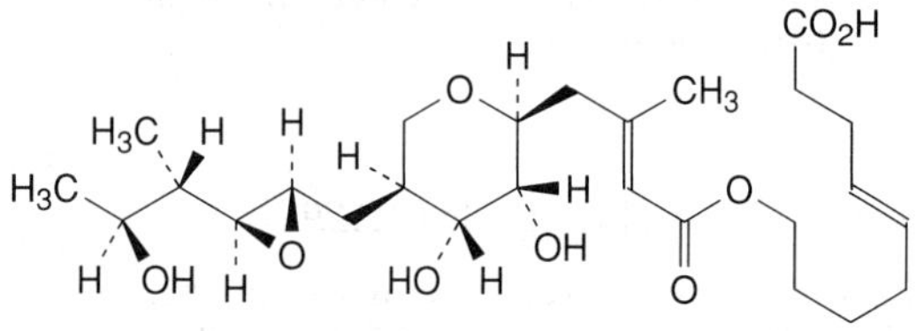

C. acide (4*E*)-9-[[(2*E*)-4-[(2*S*,3*R*,4*R*,5*S*)-5-[(2*S*,3*S*,4*S*,5*S*)-2,3-époxy-5-hydroxy-4-méthylhexyl]-3,4-dihydroxy-3,4,5,6-tétrahydro-2*H*-pyran-2-yl]-3-méthylbut-2-énoyl]oxy]non-4-énoïque (acide pseudomonique D),

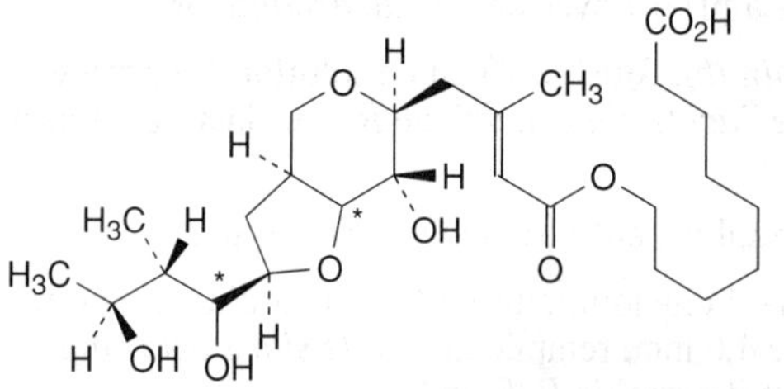

D. acide 9-[[(2*E*)-4-[(2*R*,3a*S*,6*S*,7*S*)-2-[(2*S*,3*S*)-1,3-dihydroxy-2-méthylbutyl]-7-hydroxy-2,3,3a,6,7,7a-hexahydro-4*H*-furo[3,2-*c*]pyran-6-yl]-3-méthylbut-2-énoyl]oxy]nonanoïque,

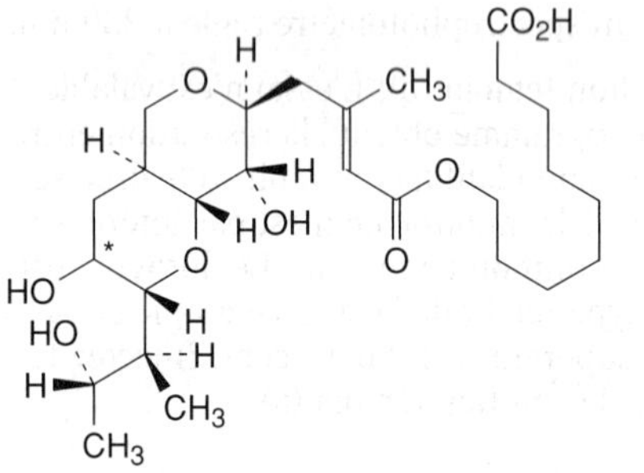

E. acide 9-[[(2*E*)-4-[(2*R*,3*RS*,4a*S*,7*S*,8*S*,8a*R*)-3,8-dihydroxy-2-[(1*S*,2*S*)-2-hydroxy-1-méthylpropyl]-3,4,4a,7,8,8a-hexahydro-2*H*,5*H*-pyrano[4,3-*b*]pyran-7-yl]-3-méthylbut-2-énoyl]oxy]nonanoïque,

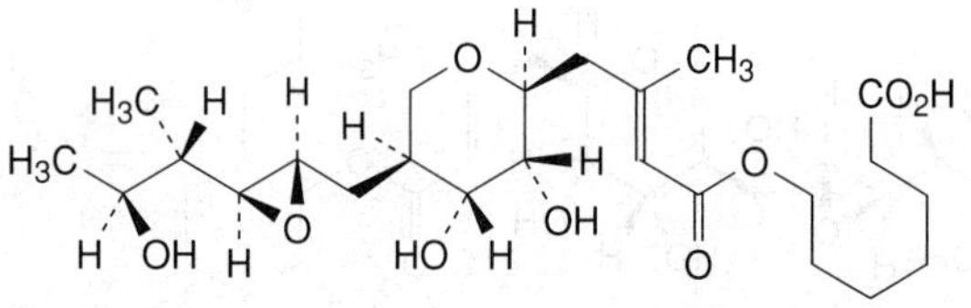

F. acide 7-[[(2*E*)-4-[(2*S*,3*R*,4*R*,5*S*)-5-[(2*S*,3*S*,4*S*,5*S*)-2,3-époxy-5-hydroxy-4-méthylhexyl]-3,4-dihydroxy-3,4,5,6-tétrahydro-2*H*- pyran-2-yl]-3-méthylbut-2-énoyl]oxy]heptanoïque.

01/2002:1451

MUPIROCINE CALCIQUE

Mupirocinum calcicum

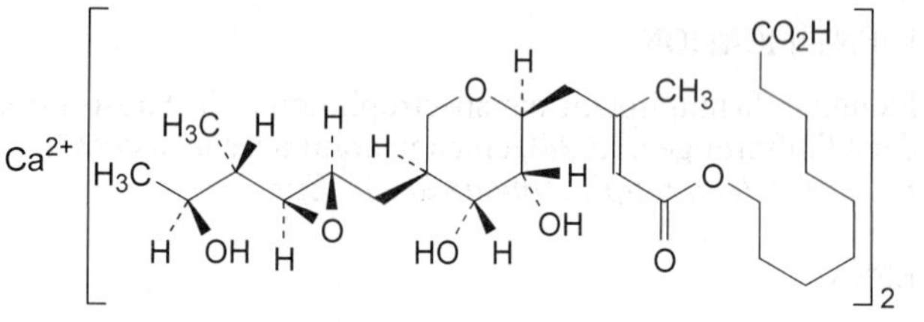

, $2 H_2O$

$C_{52}H_{86}O_{18}Ca,2H_2O$ M_r 1075

DÉFINITION

La mupirocine calcique contient au minimum 93,0 pour cent et au maximum 100,5 pour cent de bis[9-[[(2*E*)-4-[(2*S*,3*R*,4*R*,5*S*)-3,4-dihydroxy-5-[[(2*S*,3*S*)-3-[(1*S*,2*S*)-2-hydroxy-1-méthylpropyl]oxiranyl]méthyl]tétrahydro-2*H*-pyran-2-yl]-3-méthylbut-2-énoyl]oxy]nonanoate] de calcium, calculé par rapport à la substance anhydre.

CARACTÈRES

Poudre blanche à sensiblement blanche, très peu soluble dans l'eau, assez soluble dans l'éthanol et dans le chlorure de méthylène.

IDENTIFICATION

A. Examinez la mupirocine calcique par spectrophotométrie d'absorption dans l'infrarouge (*2.2.24*), en comparant avec le *spectre de référence de la mupirocine calcique de la Ph. Eur.*

B. La mupirocine calcique donne la réaction (a) du calcium (*2.3.1*).

ESSAI

Pouvoir rotatoire spécifique (*2.2.7*). Dissolvez 0,50 g de mupirocine calcique dans du *méthanol R* et complétez à 10,0 ml avec le même solvant. Calculé par rapport à la substance anhydre, le pouvoir rotatoire spécifique est de – 16 à – 20.

Substances apparentées. Opérez par chromatographie liquide (*2.2.29*).

Solution à examiner. Dissolvez 50,0 mg de mupirocine calcique dans un mélange à volumes égaux d'une solution d'*acétate de sodium R* à 13,6 g/l, ajustée à pH 4,0 avec de l'*acide acétique R*, et de *méthanol R*, puis complétez à 10,0 ml avec le même mélange de solvants.

Solution témoin (a). Prélevez 1,0 ml de solution à examiner et complétez à 50,0 ml avec un mélange à volumes égaux d'une solution d'*acétate de sodium R* à 13,6 g/l, ajustée à pH 4,0 avec de l'*acide acétique R*, et de *méthanol R*.

Solution témoin (b). Ajustez 10 ml de solution témoin (a) à pH 2,0 avec de l'*acide chlorhydrique R*, puis laissez reposer pendant 20 h.

Solution témoin (c). Dissolvez 25 mg de *mupirocine de lithium SCR* dans un mélange à volumes égaux d'une solution d'*acétate de sodium R* à 13,6 g/l, ajustée à pH 4,0 avec de l'*acide acétique R*, et de *méthanol R*, puis complétez à 200,0 ml avec le même mélange de solvants.

La chromatographie peut être réalisée en utilisant :

– une colonne d'une longueur de 0,25 m et d'un diamètre intérieur de 4,6 mm, remplie de *gel de silice octylsilylé pour chromatographie R* (5 µm),

– comme phase mobile, à un débit de 1 ml/min, un mélange de 20 volumes d'*eau R*, de 30 volumes de *tétrahydrofurane R* et de 50 volumes d'une solution d'*acétate d'ammonium R* à 10,5 g/l ajustée à pH 5,7 avec de l'*acide acétique R*,

– comme détecteur, un spectrophotomètre réglé à 240 nm.

Injectez 20 µl de solution témoin (b). L'essai n'est valable que si, dans le chromatogramme obtenu, la résolution entre le second des pics correspondant aux produits d'hydrolyse et le pic correspondant à la mupirocine n'est pas inférieure à 7,0. Injectez 20 µl de solution témoin (c). Lorsque le chromatogramme est enregistré dans les conditions décrites, le temps de rétention relatif à la mupirocine est de 0,75 environ pour l'impureté C. Injectez 20 µl de solution à examiner et 20 µl de solution témoin (a). Continuez la chromatographie de la solution à examiner pendant 3,5 fois le temps de rétention de la mupirocine. Dans le chromatogramme obtenu avec la solution à examiner : s'il apparaît un pic correspondant à l'impureté C, sa surface n'est pas supérieure à 1,25 fois la surface du pic principal du chromatogramme obtenu avec la solution témoin (a) (2,5 pour cent) ; s'il apparaît d'autres pics que le pic principal et un pic correspondant à l'impureté C, la surface d'aucun d'entre eux n'est supérieure à la moitié de la surface du pic principal du chromatogramme obtenu avec la solution témoin (a) (1 pour cent) ; s'il apparaît d'autres pics que le pic principal, la somme de leur surface n'est pas supérieure à 2,25 fois la surface du pic principal du chromatogramme obtenu avec la solution témoin (a) (4,5 pour cent). Ne tenez pas compte des pics dont la surface est inférieure à 0,05 fois la surface du pic principal du chromatogramme obtenu avec la solution témoin (a).

Chlorures (*2.4.4*). Dissolvez 10,0 mg de mupirocine calcique dans un mélange de 1 ml d'*acide nitrique dilué R* et de 15 ml de *méthanol R*. La solution satisfait à l'essai limite des chlorures (0,5 pour cent).

Teneur en eau (*2.5.12*). Déterminée par semi-microdosage sur 0,500 g de mupirocine calcique, la teneur en eau est de 3,0 pour cent à 4,5 pour cent.

DOSAGE

Opérez par chromatographie liquide (*2.2.29*).

Solution à examiner. Dissolvez 25,0 mg de mupirocine calcique dans 5 ml de *méthanol R* et complétez à 200,0 ml avec une solution d'*acétate d'ammonium R* à 7,5 g/l ajustée à pH 5,7 avec de l'*acide acétique R*.

Solution témoin (a). Dissolvez 25,0 mg de *mupirocine de lithium SCR* dans 5 ml de *méthanol R* et complétez à 200,0 ml avec une solution d'*acétate d'ammonium R* à 7,5 g/l ajustée à pH 5,7 avec de l'*acide acétique R*.

Solution témoin (b). Ajustez à pH 2,0 10 ml de solution à examiner avec de l'*acide chlorhydrique R*, puis laissez reposer pendant 20 h.

La chromatographie peut être réalisée en utilisant :

– une colonne d'une longueur de 0,25 m et d'un diamètre intérieur de 4,6 mm remplie de *gel de silice octylsilylé pour chromatographie R* (5 µm),

– comme phase mobile, à un débit de 1 ml/min, un mélange de 19 volumes d'*eau R*, de 32 volumes de *tétrahydrofurane R* et de 49 volumes d'une solution d'*acétate d'ammonium R* à 10,5 g/l ajustée à pH 5,7 avec de l'*acide acétique R*,

– comme détecteur, un spectrophotomètre réglé à 230 nm.

Injectez 20 µl de solution témoin (b). L'essai n'est valable que si, dans le chromatogramme obtenu, la résolution entre le second des pics correspondant aux produits d'hydrolyse et le pic correspondant à la mupirocine n'est pas inférieure à 7,0. Injectez six fois la solution témoin (a). L'essai n'est valable que si l'écart type relatif de la surface du pic correspondant à la mupirocine n'est pas supérieur à 1,0 pour cent. Injectez la solution à examiner et la solution témoin (a).

Calculez la teneur pour cent en mupirocine calcique en multipliant par 1,038 la teneur pour cent en mupirocine de lithium.

IMPURETÉS

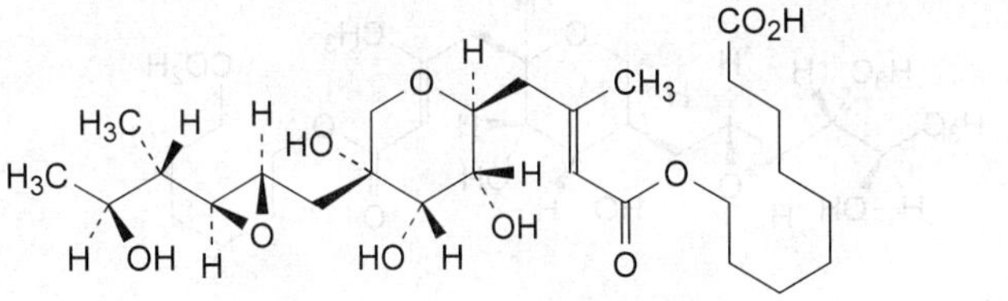

A. acide 9-[[(2*E*)-4-[(2*S*,3*R*,4*R*,5*R*)-3,4,5-trihydroxy-5-[[(2*S*,3*S*)-3-[(1*S*,2*S*)-2-hydroxy-1-méthylpropyl]oxiranyl]méthyl]tétrahydro-2*H*-pyran-2-yl]-3-méthylbut-2-énoyl]oxy]nonanoïque (acide pseudomonique B),

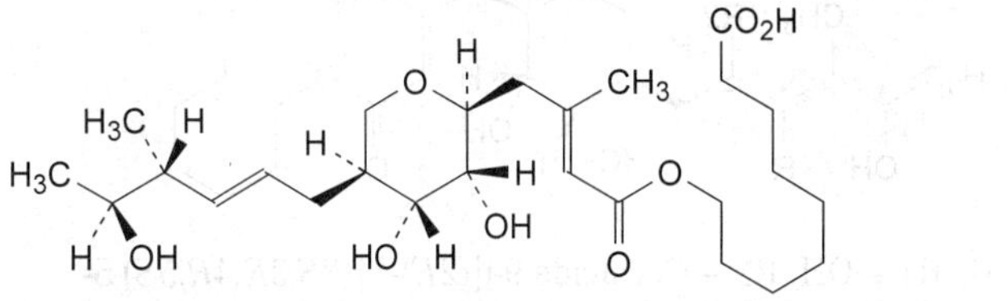

B. acide 9-[[(2*E*)-4-[(2*S*,3*R*,4*R*,5*S*)-3,4-dihydroxy-5-[(2*E*,4*R*,5*S*)-5-hydroxy-4-méthylhex-2-ényl]tétrahydro-2*H*-pyran-2-yl]-3-méthylbut-2-énoyl]oxy]nonanoïque (acide pseudomonique C),

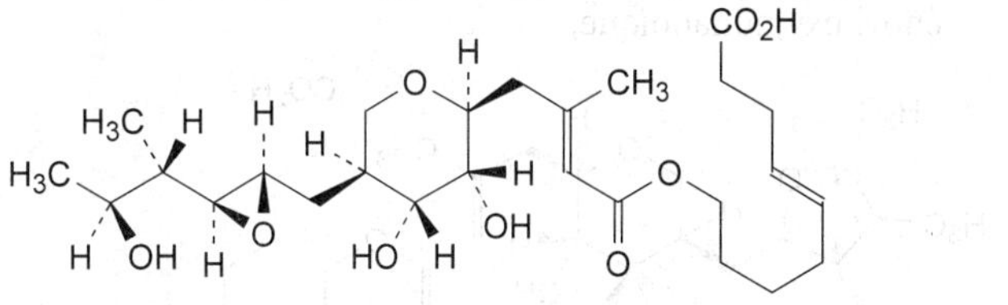

C. acide (4*E*)-9-[[(2*E*)-4-[(2*S*,3*R*,4*R*,5*S*)-3,4-dihydroxy-5-[[(2*S*,3*S*)-3-[(1*S*,2*S*)-2-hydroxy-1-méthylpropyl]oxiranyl]méthyl]tétrahydro-2*H*-pyran-2-yl]-3-méthylbut-2-énoyl]oxy]non-4-énoïque (acide pseudomonique D),

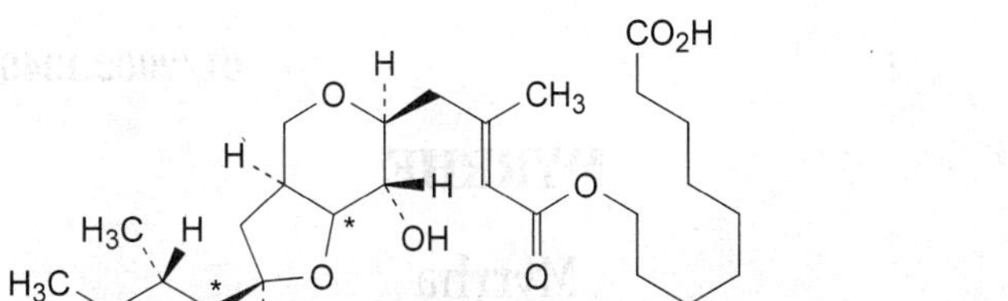

D. acide 9-[[(2*E*)-4-[(2*R*,3a*S*,6*S*,7*S*)-2-[(2*S*,3*S*)-1,3-dihydroxy-2-méthylbutyl]-7-hydroxyhexahydro-4*H*-furo[3,2-*c*]pyran-6-yl]-3-méthylbut-2-énoyl]oxy]nonanoïque,

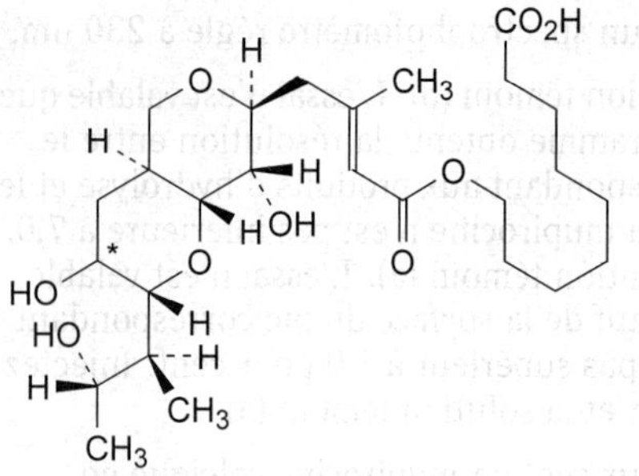

E. acide 9-[[(2*E*)-4-[(2*R*,3*RS*,4a*S*,7*S*,8*S*,8a*R*)-3,8-dihydroxy-2-[(1*S*,2*S*)-2-hydroxy-1-méthylpropyl]hexahydro-2*H*,5*H*-pyrano[4,3-*b*]pyran-7-yl]-3-méthylbut-2-énoyl]oxy]nonanoïque,

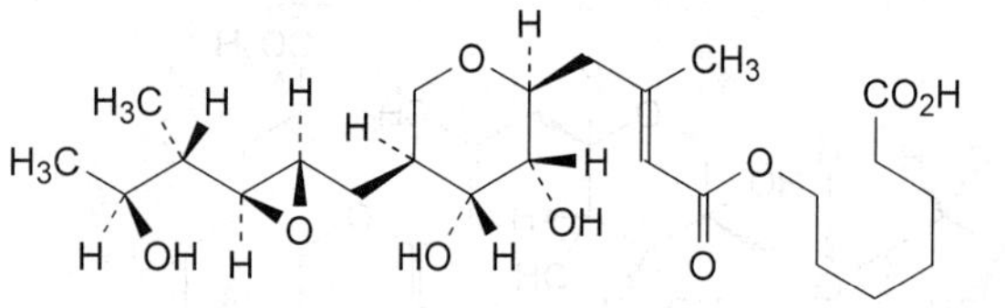

F. acide 7-[[(2*E*)-4-[(2*S*,3*R*,4*R*,5*S*)-3,4-dihydroxy-5-[[(2*S*,3*S*)-3-[(1*S*,2*S*)-2-hydroxy-1-méthylpropyl]oxiranyl]méthyl]tétrahydro-2*H*-pyran-2-yl]-3-méthylbut-2-énoyl]oxy]heptanoïque,

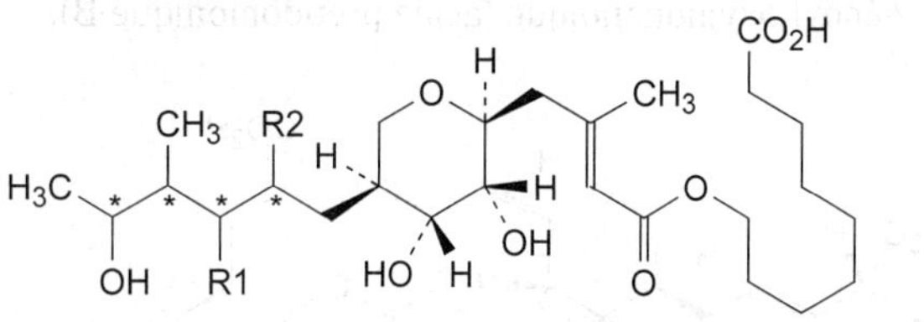

G. R1 = OH, R2 = Cl : acide 9-[[(2*E*)-4-[(2*S*,3*R*,4*R*,5*S*)-5-(2-chloro-3,5-dihydroxy-4-méthylhexyl)-3,4-dihydroxytétrahydro-2*H*-pyran-2-yl]-3-méthylbut-2-énoyl]oxy]nonanoïque,

H. R1 = Cl, R2 = OH : acide 9-[[(2*E*)-4-[(2*S*,3*R*,4*R*,5*S*)-5-(3-chloro-2,5-dihydroxy-4-méthylhexyl)-3,4-dihydroxytétrahydro-2*H*-pyran-2-yl]-3-méthylbut-2-énoyl]oxy]nonanoïque,

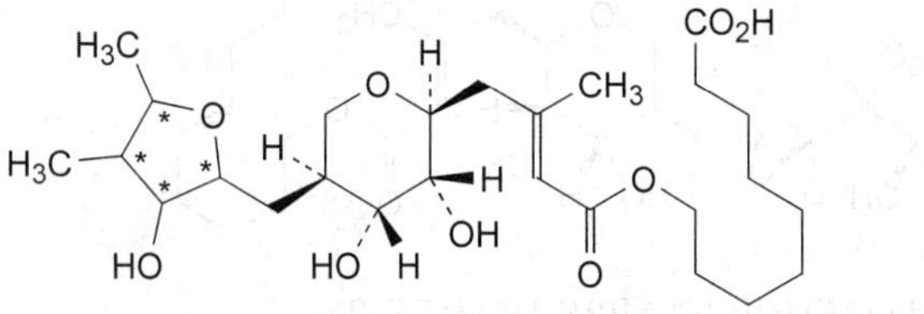

I. acide 9-[[(2*E*)-4-[(2*S*,3*R*,4*R*,5*S*)-3,4-dihydroxy-5-[(3-hydroxy-4,5-diméthyltétrahydrofuran-2-yl)méthyl]tétrahydro-2*H*-pyran-2-yl]-3-méthylbut-2-énoyl]oxy]nonanoïque.

01/2002:1349

MYRRHE

Myrrha

DÉFINITION

La myrrhe est constituée par la gomme résine, durcie à l'air, obtenue par incision ou par exsudation spontanée du tronc et des rameaux de *Commiphora molmol* Engler ou d'autres espèces de *Commiphora*.

CARACTÈRES

La myrrhe a une saveur amère.

Elle présente les caractères macroscopiques et microscopiques décrits aux identifications A et B.

IDENTIFICATION

A. La myrrhe se présente sous forme de grains ou de fragments brun orangé clair ou foncé, irréguliers ou arrondis, de taille variable, constitués de composants de couleurs variées ; la surface des grains ou fragments est en général couverte d'une poussière grise à brun-jaune.

B. Réduisez la myrrhe en poudre (355). La poudre est de couleur jaune-brun à brun-rouge. Examinez au microscope en utilisant de la *solution d'hydrate de chloral R*. La poudre ne présente que quelques fragments de tissus végétaux comprenant : des fragments d'écorce brun-rouge ; des cellules scléreuses simples ou groupées, de forme polyédrique à allongée, à paroi lignifiée et ponctuée fortement épaissie par endroits et à contenu brunâtre ; des fragments de cellules parenchymateuses à paroi mince et de fibres sclérenchymateuses ; des cristaux d'oxalate de calcium irréguliers, de forme prismatique à polyédrique, mesurant de 10 µm à 25 µm environ.

C. Examinez les chromatogrammes obtenus dans l'essai de *Commiphora mukul*. Pulvérisez de la *solution d'aldéhyde anisique R*. Examinez à la lumière du jour, en chauffant à 100-105 °C pendant 10 min. Le chromatogramme obtenu avec la solution témoin présente une bande rouge orangé (thymol) dans son tiers inférieur et une bande violette (anéthole) dans son tiers médian. Le chromatogramme obtenu avec la solution à examiner présente une bande violet intense de taille et d'intensité supérieures à celles des autres bandes (furano-eudesma-1,3-diène) au-dessus de la bande de l'anéthole dans le chromatogramme obtenu avec la solution témoin, puis une bande violette semblable quant à sa position à la bande de l'anéthole dans le chromatogramme obtenu avec la solution témoin, et deux bandes violet intense semblables quant à leur position à la bande du thymol dans le chromatogramme obtenu avec la solution témoin ; ces deux bandes correspondent respectivement à la curzérénone (bande supérieure) et au 2-méthoxyfuranodiène (bande inférieure). D'autres bandes, pour la plupart violettes, sont également présentes.

ESSAI

Eléments étrangers (*2.8.2*). La myrrhe satisfait à l'essai des éléments étrangers.

Commiphora mukul. Opérez par chromatographie sur couche mince (*2.2.27*) en utilisant une *plaque au gel de silice pour CCM R*.

Solution à examiner. A 0,5 g de myrrhe pulvérisée (355), ajoutez 5,0 ml d'*alcool R*. Chauffez le mélange au bain-marie pendant 2 min à 3 min, puis refroidissez et filtrez.

Solution témoin. Dissolvez 10 mg de *thymol R* et 40 µl d'*anéthole R* dans 10 ml d'*alcool R*.

Déposez sur la plaque, en bandes, 10 µl de chaque solution. Développez sur un parcours de 15 cm avec un mélange de 2 volumes d'*acétate d'éthyle R* et de 98 volumes de *toluène R*. Laissez sécher la plaque à l'air. Examinez en lumière ultraviolette à 365 nm. Le chromatogramme obtenu avec la solution à examiner ne présente pas de bande de fluorescence bleue à violet dans son tiers inférieur.

Matières insolubles dans l'alcool. Introduisez 1,00 g de myrrhe pulvérisée (250) dans un ballon. Ajoutez 30 ml d'*alcool R* et agitez vigoureusement pendant 10 min. Filtrez le surnageant sur un filtre en verre fritté (16), taré en évitant d'entraîner le résidu du ballon. Répétez l'extraction avec 2 fois 20 ml d'*alcool R*. Transférez le résidu quantitativement sur le filtre par rinçage du ballon avec de l'*alcool R*. Séchez le filtre et le résidu à l'étuve à 100-105 °C. La teneur en matières insolubles dans l'alcool n'est pas supérieur à 70 pour cent.

Perte à la dessiccation (*2.2.32*). Déterminée à l'étuve à 100-105 °C pendant 2 h sur 1,000 g de myrrhe pulvérisée (355), la perte à la dessiccation n'est pas supérieure à 15,0 pour cent.

Cendres totales (*2.4.16*). Le taux des cendres totales n'est pas supérieur à 7,0 pour cent.

CONSERVATION

A l'abri de la lumière.

01/2002:1877

MYRRHE (TEINTURE DE)

Myrrhae tinctura

DÉFINITION

Teinture produite à partir de *Myrrhe (1349)*.

PRODUCTION

La teinture de myrrhe est produite à partir de 1 partie de drogue et de 5 parties d'éthanol à 90 pour cent *V/V*, par une méthode appropriée.

CARACTÈRES

Liquide limpide brun-jaune à brun orangé.

IDENTIFICATION

Chromatographie sur couche mince (*2.2.27*).

Solution à examiner. Prélevez 5 ml de teinture de myrrhe et complétez à 10 ml avec de l'*alcool R*.

Solution témoin. Dissolvez 10 mg de *thymol R* et 40 µl d'*anéthole R* dans 10 ml d'*éther R*.

Plaque : *plaque au gel de silice pour CCM R*.

Phase mobile : *acétate d'éthyle R, toluène R* (2:98 *V/V*).

Dépôt : 10 µl, en bandes.

Développement : sur un parcours de 15 cm.

Séchage : à l'air.

Détection : pulvérisez de la *solution d'aldéhyde anisique R* et examinez à la lumière du jour en chauffant à 100-105 °C pendant 10 min.

Résultats : voir ci-dessous la séquence des bandes présentes dans les chromatogrammes obtenus avec la solution témoin et la solution à examiner. Par ailleurs, d'autres bandes, pour la plupart violettes, sont présentes dans le chromatogramme obtenu avec la solution à examiner.

Haut de la plaque	
	Une bande violet intense de dimension et d'intensité supérieures à celles des autres bandes (furanoeudesma-1,3-diène)
Anéthole : une bande violette	Une bande violette
Thymol : une bande rouge orangé	Deux bandes violet intense (curzérénone et en dessous 2-méthoxyfuranodiène)
Solution témoin	**Solution à examiner**

ESSAI

Teneur en éthanol (*2.9.10*) : 82 pour cent *V/V* à 88 pour cent *V/V*.

Méthanol et 2-propanol (*2.9.11*) : au maximum 0,05 pour cent *V/V* de méthanol et au maximum 0,05 pour cent *V/V* de 2-propanol.

Résidu sec (*2.8.16*) : au minimum 4,0 pour cent *m/m*.

CONSERVATION

L'emploi de récipients en plastique est déconseillé.

01/2002:1602

MYRTILLE (FRUIT FRAIS DE)

Myrtilli fructus recens

DÉFINITION

Fruit mûr, frais ou congelé, de *Vaccinium myrtillus* L.

Teneur : au minimum 0,30 pour cent d'anthocyanosides, exprimés en chlorure de 3-glucoside-cyanidol (chrysanthémine, $C_{21}H_{21}ClO_{11}$; M_r 485,5) (drogue desséchée).

CARACTÈRES

Saveur sucrée, un peu astringente.

Caractères macroscopiques et microscopiques décrits aux identifications A et B.

IDENTIFICATION

A. Le fruit frais de myrtille est une baie bleu-noir, globuleuse, d'environ 5 mm de diamètre. Il comporte à la base une cicatrice ou, rarement, un fragment de pédoncule. Le sommet, aplati, est surmonté par les restes du style persistant et du calice, qui forme un repli circulaire. Dans le mésocarpe violacé et juteux, 4 à 5 loges renferment de nombreuses petites graines ovoïdes brunes.

B. Le fruit frais de myrtille broyé est rouge violacé. Examinez-le au microscope en utilisant de la *solution d'hydrate de chloral R*. Il présente des cellules scléreuses, rose violacé, à paroi épaisse canaliculée, généralement en amas, provenant de l'endocarpe et du mésocarpe ; des fragments d'épicarpe brun-rouge, formés de cellules polygonales à paroi légèrement épaissie ; des fragments jaune-brun du tégument externe de la graine, composés de cellules allongées, à paroi présentant des épaississements en forme de fer à cheval ; des macles de cristaux d'oxalate de calcium.

C. Chromatographie sur couche mince (*2.2.27*).

Solution à examiner. A 5 g de drogue, récemment broyée, ajoutez 20 ml de *méthanol R*. Agitez pendant 15 min et filtrez.

Solution témoin. Dissolvez 5 mg de *chrysanthémine R* dans 10 ml de *méthanol R*.

Plaque : *plaque au gel de silice pour CCM R*.

Phase mobile : *acide formique anhydre R, eau R, butanol R* (16:19:65 *V/V/V*).

Dépôt : 10 µl, en bandes.

Développement : sur un parcours de 10 cm.

Séchage : à l'air.

Détection : examinez à la lumière du jour.

Résultats : voir ci-dessous la séquence des bandes présentes dans les chromatogrammes obtenus avec la solution témoin et la solution à examiner.

Monographies L - P

Haut de la plaque	
	Une bande rouge violacé
Chrysanthémine : une bande rouge violacé	Une bande principale rouge violacé
	Un ensemble compact d'autres bandes principales :
	– une bande rouge violacé
	– plusieurs bandes bleu violacé
Solution témoin	**Solution à examiner**

ESSAI

Cendres totales (*2.4.16*) : maximum 0,6 pour cent.

Eléments étrangers (*2.8.2*) : la drogue satisfait à l'essai des éléments étrangers.

Perte à la dessiccation (*2.2.32*) : 80,0 pour cent à 90,0 pour cent, déterminé à l'étuve à 100-105 °C sur 5,000 g de drogue récemment broyée.

DOSAGE

Broyez extemporanément 50 g de drogue. A environ 5,00 g de drogue broyée, exactement pesés, ajoutez 95 ml de *méthanol R*. Agitez mécaniquement pendant 30 min. Filtrez dans une fiole jaugée de 100,0 ml, lavez le filtre et complétez au volume avec du *méthanol R*. Diluez cette solution au 1/50 dans une solution d'*acide chlorhydrique R* à 0,1 pour cent *V/V* dans le *méthanol R*.

Mesurez l'absorbance (*2.2.25*) de la solution obtenue à 528 nm, en prenant une solution d'*acide chlorhydrique R* à 0,1 pour cent *V/V* dans le *méthanol R*, comme liquide de compensation.

Calculez la teneur pour cent en anthocyanosides, exprimés en chlorure de 3-glucoside-cyanidol à l'aide de l'expression :

$$\frac{A \times 5000}{718 \times m}$$

718 = absorbance spécifique du chlorure de 3-glucoside-cyanidol à 528 nm,

A = absorbance à 528 nm,

m = masse de la prise d'essai, en grammes.

CONSERVATION

Lorsque le fruit frais de myrtille est congelé, conservez-le à une température inférieure ou égale à – 18 °C.

01/2002:1588

MYRTILLE (FRUIT SEC DE)

Myrtilli fructus siccus

DÉFINITION

Fruit mûr séché de *Vaccinium myrtillus* L.

Teneur : au minimum 1,0 pour cent de tanins, exprimés en pyrogallol ($C_6H_6O_3$; M_r 126,1) (drogue desséchée).

CARACTÈRES

Le fruit sec de myrtille a une saveur douce et sucrée, un peu astringente.

Caractères macroscopiques et microscopiques décrits aux identifications A et B.

IDENTIFICATION

A. Le fruit sec de myrtille est une baie bleu-noir ratatinée, subglobuleuse, de 5 mm environ de diamètre avec une cicatrice à la base. Le sommet est surmonté par les restes du style et le calice persistant, qui forme un repli circulaire. Le mésocarpe violet intense et charnu renferme de nombreuses petites graines ovoïdes, brunes.

B. Réduisez le fruit sec de myrtille en poudre (355). La poudre est brun-violet. Examinez au microscope en utilisant de la *solution d'hydrate de chloral R*. La poudre présente des cellules scléreuses, rose-violet, à paroi épaisse canaliculée, généralement en amas et provenant de l'endocarpe et du mésocarpe ; des fragments d'épicarpe colorés en brun-rouge, formés de cellules polygonales à paroi légèrement épaissie ; des fragments jaune-brun du tégument externe de la graine, composés de cellules allongées, à paroi présentant des épaississements en forme de fer à cheval ; des macles et des prismes de cristaux d'oxalate de calcium de différente taille.

C. Chromatographie sur couche mince (*2.2.27*).

Solution à examiner. A 2 g de fruit sec de myrtille pulvérisé (355), ajoutez 20 ml de *méthanol R*. Agitez pendant 15 min et filtrez.

Solution témoin. Dissolvez 5 mg de *chrysanthémine R* dans 10 ml de *méthanol R*.

Plaque : *plaque au gel de silice pour CCM R*.

Phase mobile : *acide formique anhydre R, eau R, butanol R* (16:19:65 *V/V/V*).

Dépôt : 10 µl, en bandes.

Développement : sur un parcours de 10 cm.

Séchage : à l'air.

Détection : examinez à la lumière du jour.

Résultats : voir ci-dessous la séquence des bandes présentes dans les chromatogrammes obtenus avec la solution témoin et la solution à examiner.

Haut de la plaque	
	Une bande rouge-violet de faible intensité.
Chrysanthémine : une bande rouge- violet	Une bande principale rouge-violet.
	Un ensemble compact d'autres bandes principales :
	– une bande rouge-violet
	– plusieurs bandes bleu-violet
Solution témoin	**Solution à examiner**

ESSAI

Eléments étrangers (*2.8.2*) : le fruit sec de myrtille satisfait à l'essai des éléments étrangers.

Perte à la dessiccation (*2.2.32*) : au maximum 12,0 pour cent, déterminé à l'étuve à 100-105 °C pendant 2 h sur 1,000 g de fruit sec de myrtille pulvérisé.

Cendres totales (*2.4.16*) : au maximum 5,0 pour cent.

DOSAGE

Effectuez la détermination des tanins dans les drogues végétales (*2.8.14*). Utilisez 1,500 g de fruit sec de myrtille pulvérisé (355).

N

Monographies L - P

01/2002:1350

NABUMÉTONE

Nabumetonum

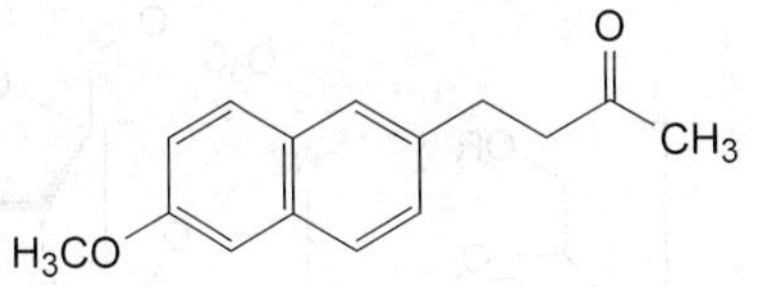

$C_{15}H_{16}O_2$ M_r 228,3

DÉFINITION

La nabumétone contient au minimum 97,0 pour cent et au maximum l'équivalent de 102,0 pour cent de 4-(6-méthoxynaphtalén-2-yl)butan-2-one, calculé par rapport à la substance anhydre.

CARACTÈRES

Poudre cristalline, blanche ou sensiblement blanche, pratiquement insoluble dans l'eau, facilement soluble dans l'acétone, peu soluble dans le méthanol.

IDENTIFICATION

Examinez la nabumétone par spectrophotométrie d'absorption dans l'infrarouge (*2.2.24*), en comparant avec le spectre obtenu avec la *nabumétone SCR*.

ESSAI

Substances apparentées. Opérez par chromatographie liquide (*2.2.29*), comme décrit sous Dosage.

Injectez 20 µl de solution à examiner (a), 20 µl de solution témoin (b) et 20 µl de solution témoin (c). S'il apparaît, dans le chromatogramme obtenu avec la solution à examiner (a), un pic dû à l'impureté F, sa surface n'est pas supérieure à celle du pic principal du chromatogramme obtenu avec la solution témoin (c) (0,3 pour cent). S'il apparaît d'autres pics que le pic principal et un pic dû à l'impureté F, la somme de leur surface n'est pas supérieure à la surface du pic principal du chromatogramme obtenu avec la solution témoin (b) (0,5 pour cent). Ne tenez pas compte des pics dont la surface est inférieure à 0,1 fois la surface du pic principal du chromatogramme obtenu avec la solution témoin (b).

Métaux lourds (*2.4.8*). 2,0 g de nabumétone satisfont à l'essai limite C des métaux lourds (10 ppm). Préparez le témoin avec 2 ml de *solution à 10 ppm de plomb (Pb) R*.

Teneur en eau (*2.5.12*). Déterminée par semi-microdosage sur 1,000 g de nabumétone, la teneur en eau n'est pas supérieure à 0,2 pour cent.

Cendres sulfuriques (*2.4.14*). Déterminé sur 1,0 g de nabumétone, le taux des cendres sulfuriques n'est pas supérieur à 0,1 pour cent.

DOSAGE

Opérez par chromatographie liquide (*2.2.29*).

Solution à examiner (a). Dissolvez 50,0 mg de nabumétone dans de l'*acétonitrile R* et complétez à 10,0 ml avec le même solvant.

Solution à examiner (b). Prélevez 1,0 ml de solution à examiner (a) et complétez à 25,0 ml avec de l'*acétonitrile R*. Prélevez 1,0 ml de cette solution et complétez à 5,0 ml avec de l'*acétonitrile R*.

Solution témoin (a). Dissolvez 20,0 mg de *nabumétone SCR* dans de l'*acétonitrile R* et complétez à 10,0 ml avec le même solvant. Prélevez 1,0 ml de solution et complétez à 50,0 ml avec de l'*acétonitrile R*.

Solution témoin (b). Prélevez 0,5 ml de solution à examiner (a) et complétez à 100,0 ml avec de l'*acétonitrile R*.

Solution témoin (c). Dissolvez 1,5 mg d'*impureté F de nabumétone SCR* dans de l'*acétonitrile R* et complétez à 100,0 ml avec le même solvant.

Solution témoin (d). Dissolvez 4 mg d'*impureté D de nabumétone SCR* dans de l'*acétonitrile R* et complétez à 100 ml avec le même solvant. A 5 ml de cette solution, ajoutez 5 ml de solution à examiner (b).

La chromatographie peut être réalisée en utilisant :

- une colonne d'acier inoxydable, d'une longueur de 0,15 m et d'un diamètre intérieur de 4,6 mm, remplie de *gel de silice octadécylsilylé pour chromatographie, désactivé pour les bases R* (4 µm),
- comme phase mobile, à un débit de 1 ml/min :

  Phase mobile A. Un mélange de 12 volumes de *tétrahydrofurane R*, de 28 volumes d'*acétonitrile pour chromatographie R* et de 60 volumes d'une solution d'*acide acétique glacial R* à 0,1 pour cent *V/V* dans de l'*eau exempte de dioxyde de carbone R* préparée à partir d'*eau distillée R*,

  Phase mobile B. Un mélange de 24 volumes de *tétrahydrofurane R*, de 56 volumes d'*acétonitrile pour chromatographie R* et de 20 volumes d'une solution d'*acide acétique glacial R* à 0,1 pour cent *V/V* dans de l'*eau exempte de dioxyde de carbone R* préparée à partir d'*eau distillée R*,

Intervalle (min)	Phase mobile A (pour cent *V/V*)	Phase mobile B (pour cent *V/V*)	Commentaire
0 - 12	100	0	isocratique
12 - 28	100 → 0	0 → 100	gradient linéaire
28 - 33	0	100	isocratique
33 - 34	0 → 100	100 → 0	gradient linéaire
34 - 35	100	0	isocratique

- comme détecteur, un spectrophotomètre réglé à 254 nm,

en maintenant la température de la colonne à 40 °C.

Injectez 20 µl de solution témoin (b) et 20 µl de solution témoin (d). Ajustez la sensibilité du système de façon que la hauteur du pic principal du chromatogramme obtenu avec la solution témoin (b) représente au moins 70 pour cent de l'échelle totale de l'enregistreur. Lorsque les chromatogrammes sont enregistrés dans les conditions prescrites, le temps de rétention est de 11 min environ pour la nabumétone. L'essai n'est valable que si, dans le chromatogramme obtenu avec la solution témoin (d), la résolution entre les pics correspondant respectivement à la nabumétone et à l'impureté D n'est pas inférieure à 1,5. Injectez 6 fois la solution témoin (a). Le dosage n'est valable que si l'écart-type relatif de la surface du pic de la nabumétone n'est pas supérieur à 1,0 pour cent. Injectez alternativement la solution à examiner (b) et la solution témoin (a).

Calculez la teneur pour cent en nabumétone en utilisant le chromatogramme obtenu avec la solution témoin (a).

CONSERVATION

A l'abri de la lumière.

IMPURETÉS

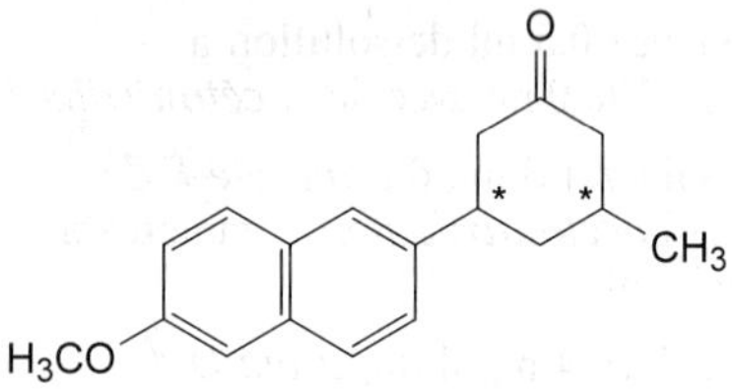

A. 3-(6-méthoxynaphtalén-2-yl)-5-méthylcyclohexanone,

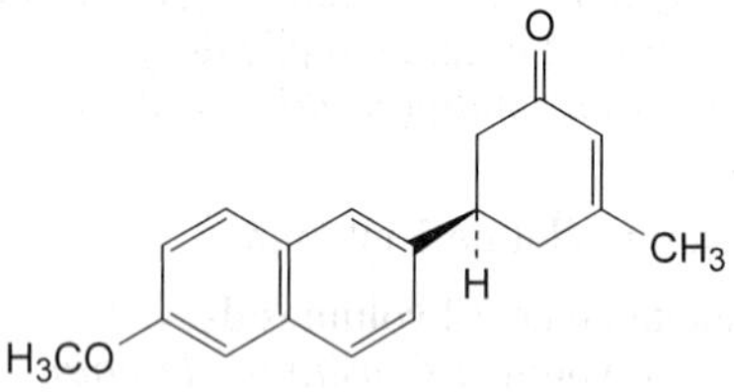

et énantiomère

B. (5*RS*)-5-(6-méthoxynaphtalén-2-yl)-3-méthylcyclohex-2-énone,

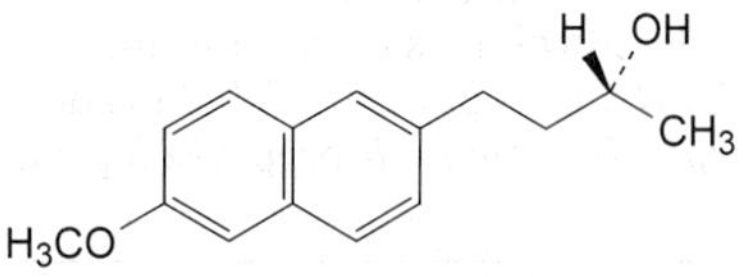

et énantiomère

C. (2*RS*)-4-(6-méthoxynaphtalén-2-yl)butan-2-ol,

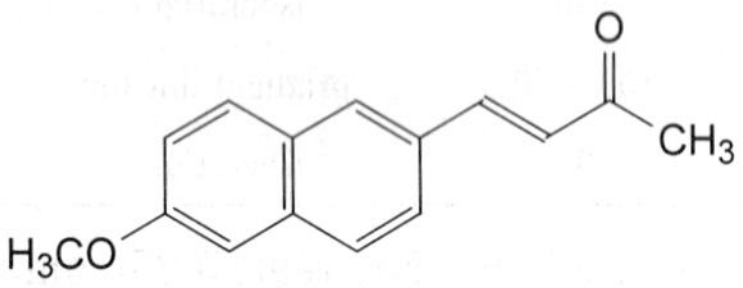

D. (*E*)-4-(6-méthoxynaphtalén-2-yl)but-3-én-2-one,

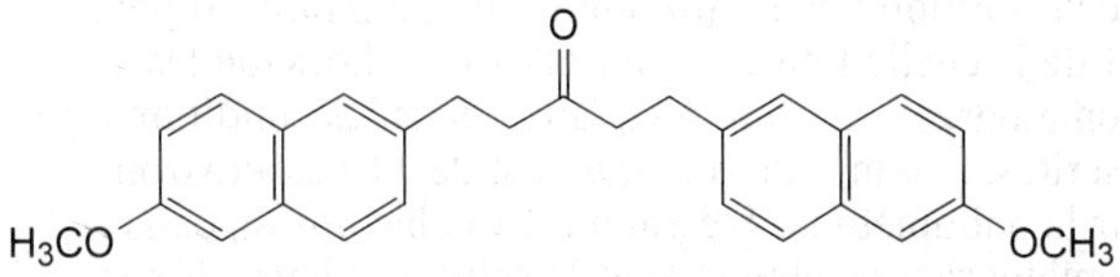

E. 1,5-bis(6-méthoxynaphtalén-2-yl)pentan-3-one,

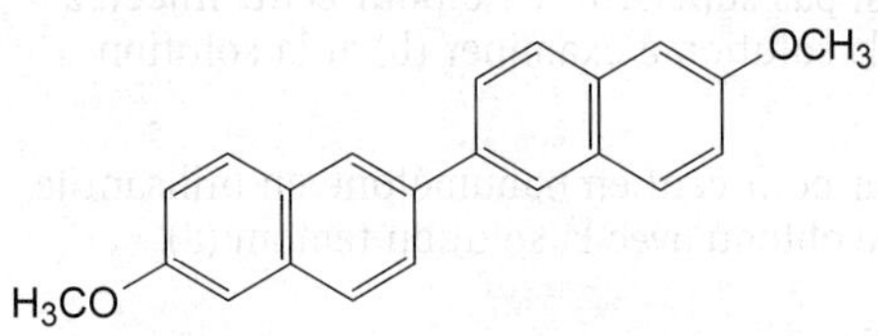

F. 6,6′-diméthoxy-2,2′-binaphtalényle.

01/2002:1134

NADROPARINE CALCIQUE

Nadroparinum calcicum

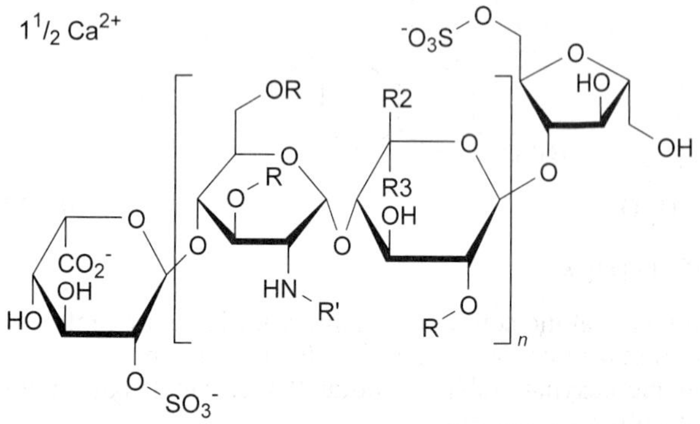

R = H ou $SO_3(^1/_2 Ca)$, R' = H ou $SO_3(^1/_2 Ca)$ ou $CO\text{-}CH_3$
R2 = H et R3 = $CO_2(^1/_2 Ca)$ ou R2 = $CO_2(^1/_2 Ca)$ et R3 = H

DÉFINITION

La nadroparine calcique est le sel calcique d'une héparine de basse masse moléculaire obtenue par dépolymérisation, au moyen d'acide nitreux, d'héparine de la muqueuse intestinale du porc, puis fractionnement visant à éliminer sélectivement la majeure partie des chaînes de masse moléculaire inférieure à 2000. La majorité des composants de la nadroparine calcique possèdent une structure acide 2-*O*-sulfo-α-L-idopyranosuronique à l'extrémité non réductrice de leur chaîne et une structure 6-*O*-sulfo-2,5-anhydro-D-mannitol à l'extrémité réductrice de leur chaîne.

La nadroparine calcique satisfait aux exigences de la monographie *Héparines de basse masse moléculaire (0828)* avec les modifications et essais complémentaires indiqués ci-dessous.

La masse moléculaire moyenne en masse est de 3600 à 5000, avec une valeur caractéristique de 4300 environ.

Le degré de sulfatation est de 2 environ par unité disaccharidique.

L'activité, calculée par rapport à la substance desséchée, n'est pas inférieure à 95 UI ni supérieure à 130 UI d'activité anti-facteur Xa par milligramme. Le rapport de l'activité anti-facteur Xa à l'activité anti-facteur IIa est de 2,5 à 4,0.

IDENTIFICATION

Effectuez l'identification C décrite dans la monographie *Héparines de basse masse moléculaire (0828)*. Les exigences suivantes s'appliquent.

La masse moléculaire moyenne en masse est de 3600 à 5000. Le pourcentage en masse des chaînes de masse moléculaire inférieure à 2000 n'est pas supérieur à 15 pour cent. Le pourcentage en masse des chaînes de masse moléculaire comprise entre 2000 et 8000 est de 75 pour cent à 95 pour cent. Le pourcentage en masse des chaînes de masse moléculaire comprise entre 2000 et 4000 est de 35 pour cent à 55 pour cent.

ESSAI

Aspect de la solution. Dissolvez 0,5 g de nadroparine calcique dans 10 ml d'*eau R*. La solution n'est pas plus fortement opalescente que la suspension témoin II (*2.2.1*) ni plus fortement colorée que la solution témoin J_5 (*2.2.2, Procédé II*).

Monographies L - P

Ethanol. Opérez par chromatographie en phase gazeuse à espace de tête (*2.2.28*) en utilisant du *2-propanol R* comme étalon interne.

Solution d'étalon interne. Diluez 1,0 ml de *2-propanol R* dans de l'*eau R* et complétez à 100,0 ml avec le même solvant. Prélevez 1,0 ml de cette solution et complétez à 50,0 ml avec de l'*eau R*.

Solution témoin. Diluez 1,0 ml d'*éthanol R* dans de l'*eau R* et complétez à 100,0 ml avec le même solvant. Prélevez 0,5 ml de cette solution et complétez à 20,0 ml avec de l'*eau R*.

Remplissage des flacons. Introduisez respectivement dans 4 flacons pouvant être sertis et compatibles avec le système d'injection :

- 1,0 ml d'*eau R* (flacon pour l'essai à blanc),
- 0,50 ml de la solution témoin et 0,50 ml de la solution d'étalon interne (flacon témoin),
- 10,0 mg de nadroparine calcique. Ajoutez 1,0 ml d'*eau R* (flacon à examiner A),
- 10,0 mg de nadroparine calcique. Ajoutez 0,50 ml d'*eau R* et 0,50 ml de la solution d'étalon interne (flacon à examiner B).

La chromatographie peut être réalisée en utilisant :

- une colonne de nickel d'une longueur de 1,5 m et d'un diamètre intérieur de 2 mm, remplie de *copolymère éthylvinylbenzène-divinylbenzène R* (150 µm à 180 µm),
- comme gaz vecteur, de l'*hélium pour chromatographie R* ou de l'*azote pour chromatographie R*, à un débit de 30 ml/min,
- un détecteur à ionisation de flamme,

en maintenant la température de la colonne à 150 °C, celle de la chambre à injection et celle du détecteur à 250 °C.

Conditionnez chaque flacon dans le système espace de tête pendant 15 min à 90 °C. Le temps de pressurisation avant injection est de 1 min.

Le chromatogramme obtenu avec le flacon témoin présente 2 pics correspondant par ordre croissant des temps de rétention à l'éthanol (2,5 min environ) et au 2-propanol (4 min environ). Calculez la teneur pour cent (*m/m*) en éthanol de la substance à examiner en prenant 0,792 g/ml comme masse volumique de l'éthanol à 20 °C.

La teneur en éthanol n'est pas supérieure à 1,0 pour cent *m/m*.

Groupements N-NO. La teneur en groupements N-NO est déterminée par clivage de la liaison N-NO à l'acide bromhydrique dans l'acétate d'éthyle à reflux et détection du NO libéré par chimiluminescence.

Description de l'appareil (figure 1134.-1). Opérez dans un ballon de verre borosilicaté de 500 ml, surmonté d'un réfrigérant et équipé :

- d'un côté, d'un torion permettant d'introduire une canule par laquelle arrive un flux d'*argon R*,
- de l'autre côté, d'un rodage à vis muni d'un bouchon permettant de fixer un septum à travers lequel seront injectées les solutions témoin et à analyser.

Le ballon est relié à 3 barboteurs montés en série, eux-mêmes connectés à 2 pièges à froid, reliés au détecteur à chimiluminescence. Des tubulures adéquates assurent l'étanchéité des liaisons.

Préparation du détecteur à chimiluminescence. Mettez le détecteur à chimiluminescence sous tension 48 h avant les dosages, pompe à vide en marche. Le vide doit être inférieur à 0,5 mm Hg. Une heure avant les dosages, ouvrez l'oxygène à une pression de 0,2 MPa et un débit de 9,4 ml/min.

Préparation des barboteurs. Introduisez dans chaque barboteur 30 ml d'*hydroxyde de sodium R* à 300 g/l dans de l'*eau R*.

Préparation des pièges à froid.

- Piège à – 120 °C : dans un vase isotherme contenant 250 ml d'*éthanol R*, versez lentement, en agitant à l'aide d'une spatule en bois, de l'azote liquide jusqu'à obtention d'une pâte. Placez le piège à froid dans le vase isotherme ainsi préparé.
- Piège à – 160 °C : dans un vase isotherme contenant 250 ml de *2-méthylbutane R*, versez lentement en agitant à l'aide d'une spatule en bois, de l'azote liquide jusqu'à obtention d'une pâte. Placez le piège à froid dans le vase isotherme ainsi préparé.

Déshydratation de l'ensemble ballon de 500 ml en verre borosilicaté et réfrigérant. Portez à reflux 50 ml d'*acétate d'éthyle R* pendant 1 h, sous *argon R*, sans connecter le système au détecteur.

Solution à examiner. Séchez la nadroparine calcique pendant 12 h à 60 °C sous vide, sur *pentoxyde de diphosphore R*. Dissolvez 0,10 g de substance à examiner ainsi traitée dans 1,0 ml de *formamide traité R*. Agitez la solution obtenue pendant 30 min.

Solution témoin. Diluez 0,1 ml de *solution de nitrosodipropylamine R* avec 6,0 ml d'*éthanol R*. Diluez 0,1 ml de solution avec 1,0 ml de *formamide traité R*. (Cette solution correspond à une concentration de 0,05 ppm de groupements N-NO.)

Dans un ballon sec de 500 ml en verre borosilicaté équipé d'un septum, introduisez 50 ml d'*acétate d'éthyle traité R*. Connectez le ballon au réfrigérant, refroidi 2 h au préalable à – 15 °C.

Branchez la canule d'argon et réglez le débit d'*argon R* à 0,1 litre/min. Vérifiez l'étanchéité du circuit. Seul le branchement au détecteur à chimiluminescence reste ouvert afin d'éviter une surpression.

Portez à ébullition l'*acétate d'éthyle traité R* à reflux.

Opérez sous vide en commutant doucement la vanne du détecteur. Parallèlement, resserrez l'arrivée sur le détecteur.

Lorsque le système est équilibré, le vide atteint 4 mm Hg.

Réglez le signal zéro du détecteur de chimiluminescence à 10 pour cent de l'échelle totale de l'enregistreur.

A travers le septum du ballon en verre borosilicaté de 500 ml, injectez successivement 0,5 ml d'*eau R*, 2,0 ml d'*acide bromhydrique dilué R*, puis à nouveau 2,0 ml d'*acide bromhydrique dilué R* tout en vérifiant le retour à la ligne de base, entre chaque injection, sur l'enregistreur.

Injectez 50,0 µl de solution témoin, puis après retour à la ligne de base, 50,0 µl de solution à examiner.

Calculez la teneur en groupements N-NO de la substance à examiner.

La teneur en groupements N-NO n'est pas supérieure à 0,25 ppm.

Sulfates libres. Opérez par chromatographie liquide (*2.2.29*) à l'aide d'un appareil équipé d'un détecteur conductimétrique.

Solution à examiner. Dissolvez 30,0 mg de nadroparine calcique dans de l'*eau R* et complétez à 10,0 ml avec le même solvant.

Solution témoin. Dissolvez 1,4787 g de *sulfate de sodium anhydre R* dans de l'*eau R* et complétez à 1000,0 ml avec le même solvant. Prélevez 1,0 ml de cette solution et complétez à 200,0 ml avec de l'*eau distillée R* (solution à 5 ppm d'ions sulfate).

La chromatographie peut être réalisée en utilisant :

Monographies L - P

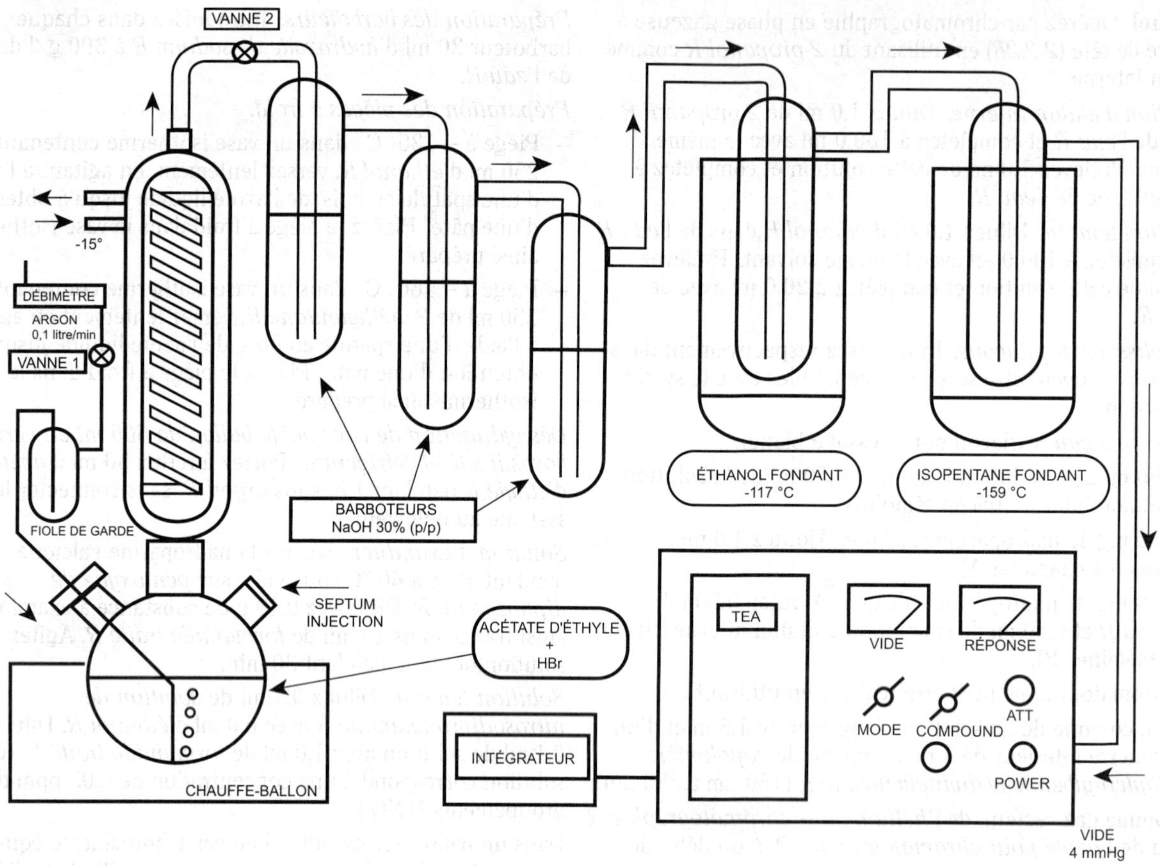

Ballon. Ballon en verre borosilicaté, équipé d'un rodavis central, d'un torion en latéral gauche et d'un bouchon à vis de 15 cm percé en latéral droit.

Barboteurs. Hauteur : 24 cm, diamètre interne : 2,5 cm, tubulure interne d'une longueur de 23 cm et d'un diamètre interne de 0,5 cm. Ils sont équipés dans leur partie médiane d'un montage rotulex et de torions à l'entrée et à la sortie.

Détecteur à chimiluminescence.

Piège à froid. Hauteur : 16,5 cm, diamètre interne : 4 cm, tubulure interne d'une longueur de 14 cm et d'un diamètre interne de 1,3 cm, équipé à l'entrée et à la sortie de torions.

Réfrigérant. Hauteur : 21 cm, diamètre interne : 3 cm, équipé dans sa partie basse d'un système rodavis et dans sa partie haute d'un torion.

Septum. Matériau siliconé, diamètre 14 mm, épaisseur 3,5 mm.

Torion.

Tubulures. Matériaux en polytétrafluoroéthylène fep, diamètre interne 3,2 mm, épaisseur 0,8 mm.

Vase isotherme. Profondeur interne 22 cm et diamètre interne 8 cm.

Figure 1134.-1. – *Appareil utilisé pour la détermination des groupements N-NO*

– une colonne de séparation d'anions d'une longueur de 50 mm et d'un diamètre intérieur 4,6 mm,
– un ensemble de neutralisation chimique : micro-membrane de neutralisation en continu de l'éluant pour la détection d'anions,
– comme phase mobile, une solution à 1,91 g de *tétraborate de disodium R* dans 1000 ml d'*eau R* pendant 15 min. Passez en 0,5 min à 100 pour cent d'*hydroxyde de sodium 0,1 M*. Eluez avec cette solution pendant 10 min. Revenez aux conditions initiales en 0,5 min. Opérez avec un débit de 1,0 ml/min,
– un détecteur ayant une sensibilité de 30 µS.

Faites circuler à contre-courant dans l'ensemble de neutralisation chimique une solution d'*acide sulfurique R* à 2,45 g/l à un débit de 4 ml/min.

Injectez 50 µl de chaque solution. Le chromatogramme obtenu avec la solution témoin présente un pic principal correspondant à l'ion sulfate de temps de rétention voisin de 7,5 min. Si nécessaire, ajustez la composition de la phase mobile pour obtenir le temps de rétention indiqué. Calculez la teneur en sulfates libres de la solution à examiner.

La teneur en sulfates libres n'est pas supérieure à 0,5 pour cent.

01/2002:1594

NAFTIDROFURYL (OXALATE ACIDE DE)

Naftidrofuryli hydrogenooxalas

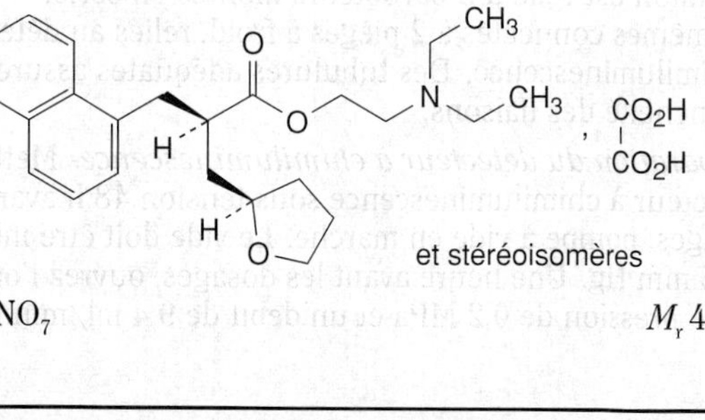

$C_{26}H_{35}NO_7$ M_r 473,6

DÉFINITION

Mélange des 4 stéréoisomères de l'hydrogénooxalate de 2-[(naphtalén-1-yl)méthyl]-3-(tétrahydrofuran-2-yl)propanoate de 2-(diéthylamino)éthyle.

Teneur : 99,0 pour cent à 101,0 pour cent (substance desséchée).

CARACTÈRES

Aspect : poudre blanche ou sensiblement blanche.

Solubilité : facilement soluble dans l'eau et dans l'alcool, assez soluble à peu soluble dans l'acétone.

IDENTIFICATION

Première identification : C.

Seconde identification : A, B, D.

A. Point de fusion (*2.2.14*) : 109 °C à 113 °C.

B. Dissolvez 0,100 g d'oxalate acide de naftidrofuryl dans de l'*eau R* et complétez à 100,0 ml avec le même solvant. Prélevez 5,0 ml de solution et complétez à 100,0 ml avec de l'*eau R* (solution A). Prélevez 8,0 ml de la solution A et complétez à 100,0 ml avec de l'*eau R* (solution B). Examinée de 220 nm à 350 nm (*2.2.25*), la solution A présente un maximum d'absorption à 283 nm, un maximum d'absorption à 272 nm et un minimum d'absorption à 241 nm. L'absorbance spécifique au maximum à 283 nm est de 133 à 147. Examinée de 210 nm à 350 nm (*2.2.25*), la solution B présente 2 maximums d'absorption à 223 nm et 283 nm.

C. Spectrophotométrie d'absorption dans l'infrarouge (*2.2.24*).

Comparaison : spectre de référence de l'oxalate acide de naftidrofuryl de la Ph. Eur.

D. Dissolvez 0,5 g d'oxalate acide de naftidrofuryl dans de l'*eau R* et complétez à 10 ml avec le même solvant. Ajoutez 2,0 ml de *solution de chlorure de calcium R*. Un précipité blanc se forme. Le précipité se dissout après addition de 3,0 ml d'*acide chlorhydrique R*.

ESSAI

Angle de rotation optique (*2.2.7*) : – 0,10° à + 0,10°.

Dissolvez 2,50 g d'oxalate acide de naftidrofuryl dans de l'*eau R* et complétez à 25,0 ml avec le même solvant.

Absorbance (*2.2.25*) : au maximum 0,1 à 430 nm.

Dissolvez 1,5 g d'oxalate acide de naftidrofuryl dans de l'*eau R* et complétez à 10 ml avec le même solvant. Si nécessaire, utilisez un bain à ultrasons.

Substances apparentées. Chromatographie liquide (*2.2.29*).

Solution à examiner. Dissolvez 80,0 mg d'oxalate acide de naftidrofuryl dans la phase mobile et complétez à 20,0 ml avec la phase mobile. Traitez aux ultrasons pendant 10 s. Il se forme un précipité. Filtrez sur une membrane filtrante (diamètre moyen des pores 0,45 µm), sans recueillir les 5 premiers ml. *Utilisez cette solution dans les 5 min qui suivent la préparation.*

Solution témoin. Dissolvez 20,0 mg d'*impureté A de naftidrofuryl SCR*, 10,0 mg d'*impureté B de naftidrofuryl SCR* et 40,0 mg d'*impureté C de naftidrofuryl SCR* dans de l'*acétonitrile R* et complétez à 50,0 ml avec le même solvant. Prélevez 1,0 ml de la solution et complétez à 100,0 ml avec la phase mobile.

Colonne :

- *dimensions* : l = 0,25 m, Ø = 4,6 mm,
- *phase stationnaire* : *gel de silice octadécylsilylé pour chromatographie R* (5 µm) à particules sphériques présentant un taux de carbone de 16 pour cent, une surface spécifique de 330 m^2/g, et un diamètre de pores de 7,5 nm.

Phase mobile : mélangez 150 de *solution tampon tétrabutylammonium pH 7,0 R* avec 60 ml de *méthanol R* et complétez à 1000 ml avec de l'*acétonitrile R*.

Débit : 1 ml/min.

Détection : spectrophotomètre à 283 nm.

Injection : 20 µl.

Rétention relative par rapport au naftidrofuryl (temps de rétention = environ 17 min) : impureté A = environ 0,2 ; impureté B = environ 0,3 ; impureté C = environ 1,6.

Conformité du système : solution témoin :

- *résolution* : au minimum 1,5 entre les pics dus à l'impureté A et à l'impureté B.

Limites :

- *impureté A* : au maximum la surface du pic correspondant dans le chromatogramme obtenu avec la solution témoin (0,1 pour cent),
- *impureté B* : au maximum la surface du pic correspondant dans le chromatogramme obtenu avec la solution témoin (0,05 pour cent),
- *impureté C* : au maximum la surface du pic correspondant dans le chromatogramme obtenu avec la solution témoin (0,2 pour cent),
- *toute autre impureté* : au maximum 0,25 fois la surface du pic dû à l'impureté A dans le chromatogramme obtenu avec la solution témoin (0,025 pour cent),
- *total de toutes les autres impuretés* : au maximum la surface du pic dû à l'impureté A dans le chromatogramme obtenu avec la solution témoin (0,1 pour cent),
- *limite d'exclusion* : 0,1 fois la surface du pic dû à l'impureté A dans le chromatogramme obtenu avec la solution témoin (0,01 pour cent).

Métaux lourds (*2.4.8*) : au maximum 10 ppm.

Dans un creuset de silice, introduisez 1,0 g d'oxalate acide de naftidrofuryl et mélangez-le soigneusement à 0,5 g d'*oxyde de magnésium R1*. Calcinez au rouge sombre jusqu'à obtention d'une masse blanche à blanc-gris homogène. Si, après 30 min de calcination, le mélange reste coloré, laissez refroidir, mélangez à l'aide d'une fine baguette de verre et calcinez à nouveau. Recommencez si nécessaire l'opération. Chauffez à 800 °C pendant 1 h environ. Reprenez le résidu à 2 reprises avec 5 ml d'un mélange à volumes égaux d'*acide chlorhydrique R1* et d'*eau R*. Ajoutez 0,1 ml de *solution de phénolphtaléine R*, puis de l'*ammoniaque concentrée R* jusqu'à coloration rose. Refroidissez, ajoutez de l'*acide acétique glacial R* jusqu'à décoloration, puis ajoutez 0,5 ml en excès. Filtrez si nécessaire et lavez le filtre. Complétez à 20 ml avec de l'*eau R*. La solution satisfait à l'essai limite E. Préparez le témoin avec 1 ml de *solution à 1 ppm de plomb (Pb) R*.

Perte à la dessiccation (*2.2.32*) : au maximum 0,5 pour cent, déterminé à l'étuve à 100-105 °C sur 1,000 g d'oxalate acide de naftidrofuryl.

Cendres sulfuriques (*2.4.14*) : au maximum 0,1 pour cent, déterminé sur 1,0 g d'oxalate acide de naftidrofuryl.

DOSAGE

Dissolvez 0,350 g d'oxalate acide de naftidrofuryl dans 50 ml d'*acide acétique anhydre R*. Titrez par l'*acide perchlorique 0,1 M*. Déterminez le point de fin de titrage par potentiométrie (*2.2.20*).

1 ml d'*acide perchlorique 0,1 M* correspond à 47,36 mg de $C_{26}H_{35}NO_7$.

IMPURETÉS

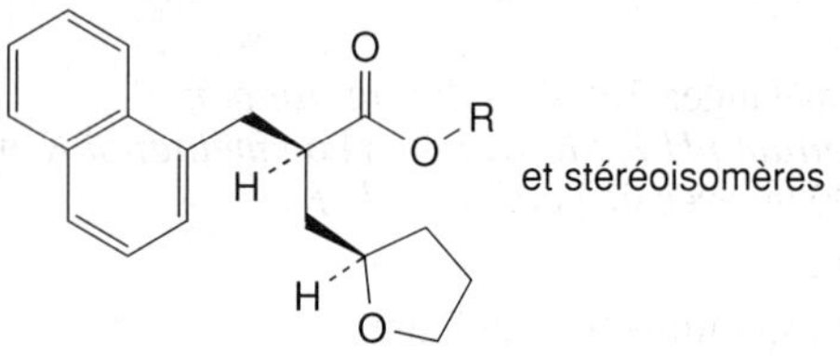

A. R = H : acide 2-[(naphtalén-1-yl)méthyl]-3-(tétrahydrofuran-2-yl)propanoïque,

B. R = CH_2-CH_3 : 2-[(naphtalén-1-yl)méthyl]-3-(tétrahydrofuran-2-yl)propanoate d'éthyle,

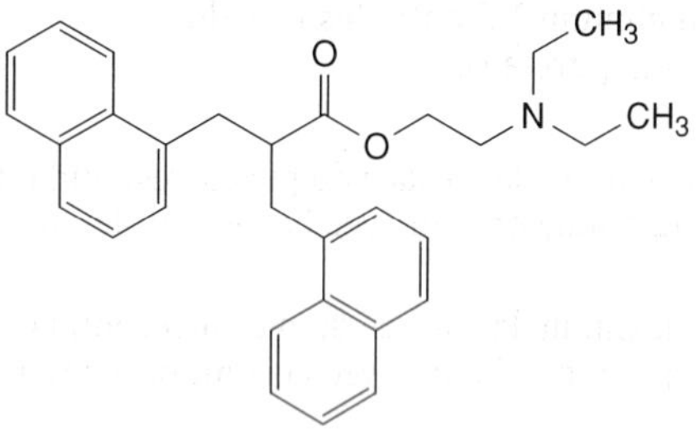

C. 3-(naphtalén-1-yl)-2-[(naphtalén-1-yl)méthyl]propanoate de 2-(diéthylamino)éthyle,

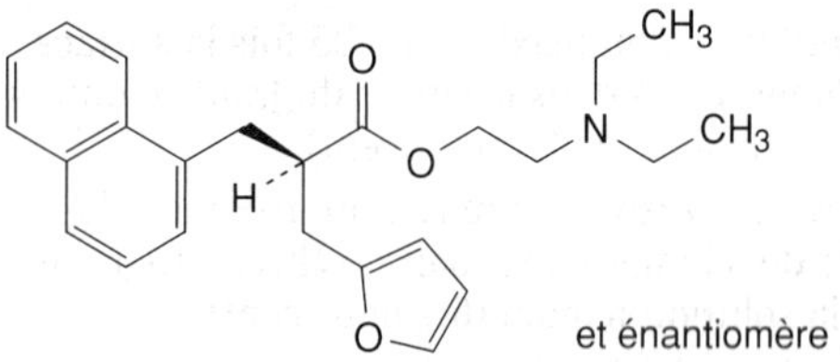

D. (2*RS*)-2-[(furan-2-yl)méthyl]-3-(naphtalén-1-yl)propanoate de 2-(diéthylamino)éthyle.

01/2002:0701

NALIDIXIQUE (ACIDE)

Acidum nalidixicum

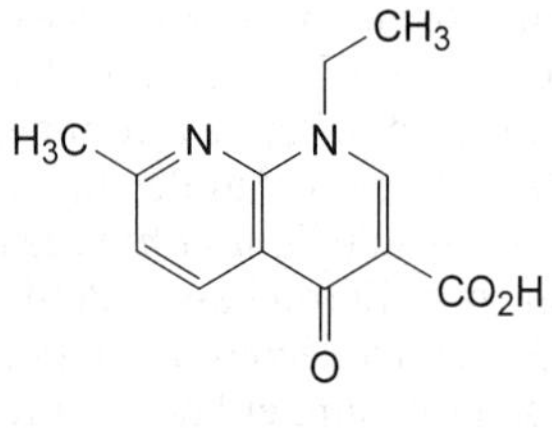

$C_{12}H_{12}N_2O_3$ M_r 232,2

DÉFINITION

L'acide nalidixique contient au minimum 99,0 pour cent et au maximum l'équivalent de 101,0 pour cent d'acide 1-éthyl-7-méthyl-4-oxo-1,4-dihydro-1,8-naphtyridine-3-carboxylique, calculé par rapport à la substance desséchée.

CARACTÈRES

Poudre cristalline, sensiblement blanche ou jaune pâle, pratiquement insoluble dans l'eau, soluble dans le chlorure de méthylène, peu soluble dans l'acétone et dans l'alcool. L'acide nalidixique se dissout dans les solutions diluées d'hydroxydes alcalins.

L'acide nalidixique fond vers 230 °C.

IDENTIFICATION

Première identification : B.

Seconde identification : A, C, D.

A. Dissolvez 12,5 mg d'acide nalidixique dans de l'*hydroxyde de sodium 0,1 M* et complétez à 50,0 ml avec le même solvant. Prélevez 2,0 ml de cette solution et complétez à 100,0 ml avec de l'*hydroxyde de sodium 0,1 M*. Examinée de 230 nm à 350 nm (*2.2.25*), la solution présente 2 maximums d'absorption respectivement à 258 nm et à 334 nm. Le rapport entre l'absorbance mesurée au maximum à 258 nm et celle mesurée au maximum à 334 nm est de 2,2 à 2,4.

B. Examinez l'acide nalidixique par spectrophotométrie d'absorption dans l'infrarouge (*2.2.24*), en comparant avec le spectre obtenu avec l'*acide nalidixique SCR*. Examinez les substances sous forme de pastilles.

C. Examinez les chromatogrammes obtenus dans l'essai des substances apparentées. La tache principale du chromatogramme obtenu avec la solution à examiner (b) est semblable quant à sa position et ses dimensions à la tache principale du chromatogramme obtenu avec la solution témoin (a).

D. Dissolvez 0,1 g d'acide nalidixique dans 2 ml d'*acide chlorhydrique R*. Ajoutez 0,5 ml d'une solution de *β-naphtol R* à 100 g/l dans l'*alcool R*. Il se développe une coloration rouge orangé.

ESSAI

Absorbance. Dissolvez 1,50 g d'acide nalidixique dans du *chlorure de méthylène R* et complétez à 50,0 ml avec le même solvant. L'absorbance (*2.2.25*) mesurée à 420 nm n'est pas supérieure à 0,10.

Substances apparentées. Opérez par chromatographie sur couche mince (*2.2.27*) en utilisant une *plaque au gel de silice F_{254} pour CCM R*.

Solution à examiner (a). Dissolvez 0,20 g d'acide nalidixique dans du *chlorure de méthylène R* et complétez à 10 ml avec le même solvant.

Solution à examiner (b). Prélevez 1 ml de solution à examiner (a) et complétez à 20 ml avec du *chlorure de méthylène R*.

Solution témoin (a). Dissolvez 20 mg d'*acide nalidixique SCR* dans du *chlorure de méthylène R* et complétez à 20 ml avec le même solvant.

Solution témoin (b). Prélevez 2 ml de solution à examiner (b) et complétez à 10 ml avec du *chlorure de méthylène R*.

Solution témoin (c). Prélevez 1 ml de solution témoin (b) et complétez à 10 ml avec du *chlorure de méthylène R*.

Solution témoin (d). Prélevez 1 ml de solution témoin (b) et complétez à 25 ml avec du *chlorure de méthylène R*.

Déposez sur la plaque 10 µl de chaque solution. Développez sur un parcours de 15 cm avec un mélange de 10 volumes d'*ammoniaque diluée R1*, de 20 volumes de *chlorure de méthylène R* et de 70 volumes d'*alcool R*. Laissez sécher la plaque à l'air. Examinez en lumière ultraviolette à 254 nm. S'il apparaît d'autres taches que la tache principale dans le chromatogramme obtenu avec la solution à examiner (a), aucune d'entre elles n'est plus intense que la tache du chromatogramme obtenu avec la solution témoin (c) (0,1 pour cent) et une seule d'entre elles peut être plus intense que la tache du chromatogramme obtenu avec la solution témoin (d).

Métaux lourds (*2.4.8*). 1,0 g d'acide nalidixique satisfait à l'essai limite D des métaux lourds (20 ppm). Préparez le témoin avec 2 ml de *solution à 10 ppm de plomb (Pb) R*.

Perte à la dessiccation (*2.2.32*). Déterminée à l'étuve à 100-105 °C sur 1,000 g d'acide nalidixique, la perte à la dessiccation n'est pas supérieure à 0,5 pour cent.

Cendres sulfuriques (*2.4.14*). Déterminé sur 1,0 g d'acide nalidixique, le taux des cendres sulfuriques n'est pas supérieur à 0,1 pour cent.

DOSAGE

Dissolvez 0,150 g d'acide nalidixique dans 10 ml de *chlorure de méthylène R*. Ajoutez 30 ml de *2-propanol R* et 10 ml d'*eau exempte de dioxyde de carbone R*. Couvrez le récipient de titrage et faites passer de l'*azote R* à travers la solution pendant tout le titrage. Maintenez la température de la solution à une valeur comprise entre 15 °C et 20 °C. Titrez par l'*hydroxyde de sodium éthanolique 0,1 M*. Déterminez le point de fin de titrage par potentiométrie (*2.2.20*) en utilisant une électrode de comparaison d'argent-chlorure d'argent avec diaphragme ou pointe capillaire, remplie d'une solution saturée de *chlorure de lithium R* dans de l'*éthanol R* et une électrode indicatrice de verre.

1 ml d'*hydroxyde de sodium éthanolique 0,1 M* correspond à 23,22 mg de $C_{12}H_{12}N_2O_3$.

CONSERVATION

En récipient étanche, à l'abri de la lumière.

01/2002:0729

NALOXONE (CHLORHYDRATE DE) DIHYDRATÉ

Naloxoni hydrochloridum dihydricum

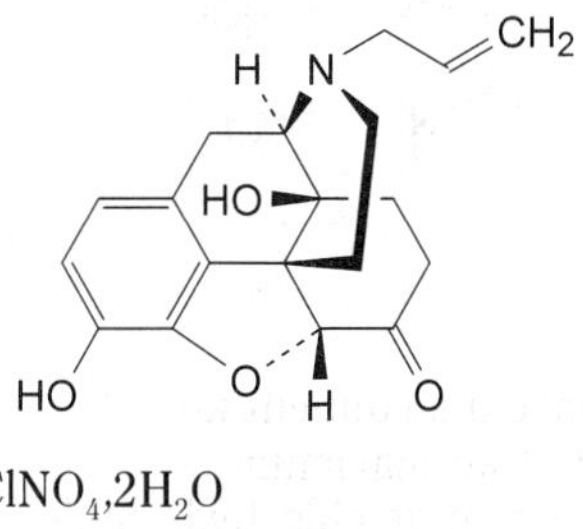

$C_{19}H_{22}ClNO_4,2H_2O$ M_r 399,9

DÉFINITION

Le chlorhydrate de naloxone dihydraté contient au minimum 98,0 pour cent et au maximum l'équivalent de 102,0 pour cent de chlorhydrate de 4,5α-époxy-3,14-dihydroxy-17-(prop-2-ényl)morphinan-6-one, calculé par rapport à la substance anhydre.

CARACTÈRES

Poudre cristalline, blanche ou sensiblement blanche, hygroscopique, facilement soluble dans l'eau, soluble dans l'alcool, pratiquement insoluble dans le toluène.

IDENTIFICATION

Première identification : A, C.

Seconde identification : B, C.

A. Examinez le chlorhydrate de naloxone dihydraté par spectrophotométrie d'absorption dans l'infrarouge (*2.2.24*), en comparant avec le spectre obtenu avec le *chlorhydrate de naloxone dihydraté SCR*.

B. Opérez par chromatographie sur couche mince (*2.2.27*) en utilisant une *plaque au gel de silice G pour CCM R*.

Solution à examiner. Dissolvez 8 mg de chlorhydrate de naloxone dihydraté dans 0,5 ml d'*eau R* et complétez à 1 ml avec du *méthanol R*.

Solution témoin. Dissolvez 8 mg de *chlorhydrate de naloxone dihydraté SCR* dans 0,5 ml d'*eau R* et complétez à 1 ml avec du *méthanol R*.

Déposez séparément sur la plaque 5 µl de chaque solution. Développez sur un parcours de 10 cm, à l'abri de la lumière, avec un mélange de 5 volumes de *méthanol R* et de 95 volumes de la couche supérieure d'un mélange de 60 ml d'*ammoniaque diluée R2* et de 100 ml de *butanol R*. Faites sécher la plaque dans un courant d'air. Pulvérisez une solution récemment préparée de *ferricyanure de potassium R* à 5 g/l dans la *solution de chlorure ferrique R1*. Examinez à la lumière du jour. La tache principale du chromatogramme obtenu avec la solution à examiner est semblable quant à sa position, sa coloration et ses dimensions à la tache principale du chromatogramme obtenu avec la solution témoin.

C. Le chlorhydrate de naloxone donne la réaction (a) des chlorures (*2.3.1*).

ESSAI

Solution S. Dissolvez 0,50 g de chlorhydrate de naloxone dihydraté dans de l'*eau exempte de dioxyde de carbone R* et complétez à 25,0 ml avec le même solvant.

Aspect de la solution. La solution S est limpide (*2.2.1*) et incolore (*2.2.2, Procédé II*).

Acidité ou alcalinité. A 10,0 ml de solution S, ajoutez 0,05 ml de *solution de rouge de méthyle R*. Le virage de l'indicateur ne nécessite pas plus de 0,2 ml d'*hydroxyde de sodium 0,02 M* ou d'*acide chlorhydrique 0,02 M*.

Pouvoir rotatoire spécifique (*2.2.7*). Déterminé avec la solution S et calculé par rapport à la substance anhydre, le pouvoir rotatoire spécifique est de – 170 à – 181.

Substances apparentées. Opérez par chromatographie liquide (*2.2.29*).

Solution à examiner. Dissolvez 0,125 g de chlorhydrate de naloxone dihydraté dans de l'*acide chlorhydrique 0,1 M* et complétez à 25,0 ml avec le même acide.

Solution témoin (a). Dissolvez 10,0 mg de *chlorhydrate de naloxone dihydraté SCR* et 10,0 mg d'*impureté A de naloxone SCR* dans de l'*acide chlorhydrique 0,1 M* et complétez à 10,0 ml avec le même acide. Prélevez 1,0 ml de solution et complétez à 100,0 ml avec de l'*acide chlorhydrique 0,1 M*.

Solution témoin (b). Prélevez 1,0 ml de solution à examiner et complétez à 20,0 ml avec de l'*acide chlorhydrique 0,1 M*. Prélevez 1,0 ml de solution et complétez à 10,0 ml avec de l'*acide chlorhydrique 0,1 M*.

La chromatographie peut être réalisée en utilisant :

– une colonne d'acier inoxydable d'une longueur de 0,125 m et d'un diamètre intérieur de 4,0 mm, remplie de *gel de silice octylsilylé postgreffé pour chromatographie R* (5 µm),

– comme phase mobile, à un débit de 1,5 ml/min, un programme de gradient linéaire aux conditions suivantes :

Phase mobile A. Mélangez 20 ml d'*acétonitrile R*, 40 ml de *tétrahydrofurane R* et 940 ml d'une solution préparée comme suit : dissolvez 1,17 g d'*octanesulfonate de sodium R* dans 1000 ml d'*eau R*, ajustez le pH à 2,0 avec une solution d'*acide phosphorique R* à 50 pour cent *V/V* et filtrez (solution d'acide octanesulfonique).

Phase mobile B. Mélangez 170 ml d'*acétonitrile R*, 40 ml de *tétrahydrofurane R* et 790 ml de la solution d'acide octanesulfonique.

Monographies L - P

Intervalle (min)	Phase mobile A (pour cent *V/V*)	Phase mobile B (pour cent *V/V*)	Commentaire
0 - 40	100 → 0	0 → 100	gradient linéaire
40 - 50	0	100	isocratique

– comme détecteur, un spectrophotomètre réglé à 230 nm,

en maintenant la température de la colonne à 40 °C.

Injectez séparément 20 µl de chaque solution.

L'essai n'est valable que si dans le chromatogramme obtenu avec la solution témoin (a) :

– le pic dû à la naloxone présente un rapport signal/bruit d'au moins 10,

– la résolution entre les pics correspondant respectivement à l'impureté A et à la naloxone n'est pas inférieure à 4.

Si nécessaire, ajustez les conditions opératoires.

Lorsque les chromatogrammes sont enregistrés dans les conditions décrites, le temps de rétention de la naloxone est de 11 min environ et le temps de rétention relatif de l'impureté A par rapport à la naloxone est de 0,8 environ.

S'il apparaît d'autres pics que le pic principal dans le chromatogramme obtenu avec la solution à examiner, la surface d'aucun d'entre eux n'est supérieure à celle du pic principal du chromatogramme obtenu avec la solution témoin (b) (0,5 pour cent) et la somme de leur surface n'est pas supérieure à 2 fois la surface du pic principal du chromatogramme obtenu avec la solution témoin (b) (1 pour cent). Ne tenez pas compte des pics dont la surface est inférieure à 0,1 fois la surface du pic principal du chromatogramme obtenu avec la solution témoin (b).

Teneur en eau (*2.5.12*). Déterminée par semi-microdosage sur 0,200 g de chlorhydrate de naloxone, la teneur en eau est de 7,5 pour cent à 11,0 pour cent.

Cendres sulfuriques (*2.4.14*). Déterminé sur 0,50 g de chlorhydrate de naloxone, le taux des cendres sulfuriques n'est pas supérieur à 0,2 pour cent.

DOSAGE

Dissolvez 0,300 g de chlorhydrate de naloxone dans 50 ml d'*alcool R* et ajoutez 5,0 ml d'*acide chlorhydrique 0,01 M*. Titrez par la *solution éthanolique d'hydroxyde de sodium 0,1 M*. Enregistrez la courbe potentiométrique (*2.2.20*). Mesurez le volume d'hydroxyde de sodium utilisé entre les 2 points d'inflexion.

1 ml de *solution éthanolique d'hydroxyde de sodium 0,1 M* correspond à 36,38 mg de $C_{19}H_{22}ClNO_4$.

CONSERVATION

En récipient étanche, à l'abri de la lumière.

IMPURETÉS

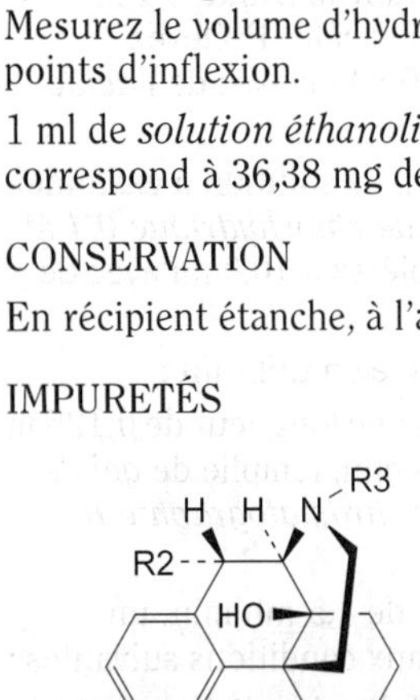

A. R1 = R2 = R3 = H : 4,5α-époxy-3,14-dihydroxymorphinan-6-one (noroxymorphone),

B. R1 = R3 = CH_2-CH = CH_2, R2 = H : 4,5α-époxy-14-hydroxy-17-(prop-2-ényl)-3-(prop-2-ényloxy)morphinan-6-one (3-*O*-allylnaloxone),

C. R1 = H, R2 = OH, R3 = CH_2-CH = CH_2 : 4,5α-époxy-3,10α,14-trihydroxy-17-(prop-2-ényl)morphinan-6-one (10α-hydroxynaloxone),

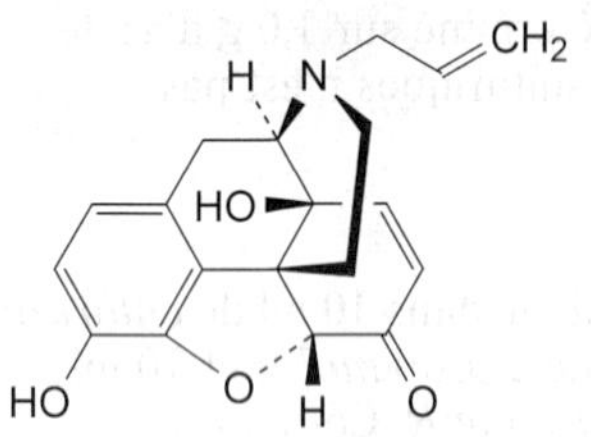

D. 7,8-didéshydro-4,5α-époxy-3,14-dihydroxy-17-(prop-2-ényl)morphinan-6-one (7,8-didéshydronaloxone),

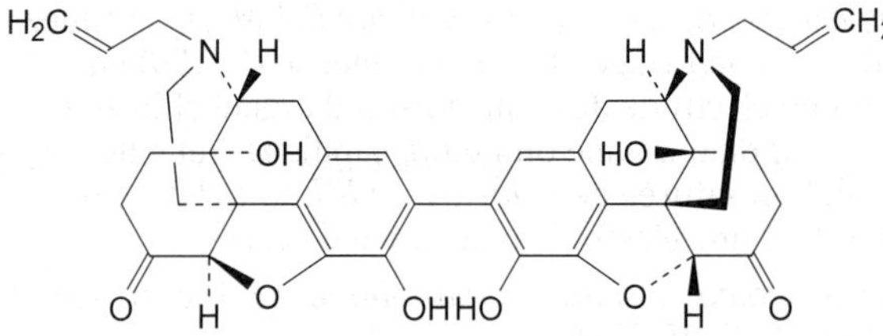

E. 4,5α:4′,5′α-diépoxy-3,3′,14,14′-tétrahydroxy-17,17′-bis(prop-2-ényl)-2,2′-bimorphinanyle-6,6′-dione (2,2′-bisnaloxone).

01/2002:0730

NAPHAZOLINE (CHLORHYDRATE DE)

Naphazolini hydrochloridum

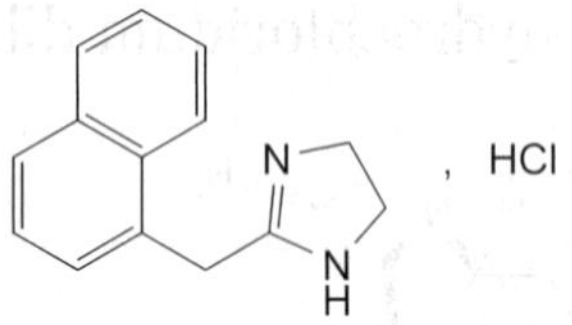

$C_{14}H_{15}ClN_2$ M_r 246,7

DÉFINITION

Le chlorhydrate de naphazoline contient au minimum 99,0 pour cent et au maximum l'équivalent de 101,0 pour cent de chlorhydrate de 2-(naphtalén-1-ylméthyl)-4,5-dihydro-1*H*-imidazole, calculé par rapport à la substance desséchée.

CARACTÈRES

Poudre cristalline, blanche ou sensiblement blanche, facilement soluble dans l'eau, soluble dans l'alcool.

Le chlorhydrate de naphazoline fond en se décomposant vers 259 °C.

IDENTIFICATION

Première identification : B, D.

Seconde identification : A, C, D.

A. Dissolvez 50,0 mg de chlorhydrate de naphazoline dans de l'*acide chlorhydrique 0,01 M* et complétez à 250,0 ml avec le même acide. Prélevez 10,0 ml de solution et complétez à 100,0 ml avec de l'*acide chlorhydrique 0,01 M*. Examinée de 230 nm à 350 nm (*2.2.25*), la solution présente 4 maximums d'absorption, respectivement à 270 nm, à 280 nm, à 287 nm et à 291 nm. Les absorbances spécifiques à ces maximums sont respectivement de 230 à 245, de 265 à 290, de 190 à 200 et de 180 à 195.

B. Examinez le chlorhydrate de naphazoline par spectrophotométrie d'absorption dans l'infrarouge (*2.2.24*), en comparant avec le spectre obtenu avec le *chlorhydrate de naphazoline SCR*. Examinez les substances sous forme de pastilles.

C. Dissolvez 0,5 mg environ de chlorhydrate de naphazoline dans 1 ml de *méthanol R*. Ajoutez 0,5 ml d'une solution récemment préparée de *nitroprussiate de sodium R* à 50 g/l et 0,5 ml d'une solution d'*hydroxyde de sodium R* à 20 g/l. Laissez reposer pendant 10 min et ajoutez 1 ml d'une solution de *bicarbonate de sodium R* à 80 g/l. Il se développe une coloration violette.

D. Le chlorhydrate de naphazoline donne la réaction (a) des chlorures (*2.3.1*).

ESSAI

Solution S. Dissolvez 0,50 g de chlorhydrate de naphazoline dans de l'*eau exempte de dioxyde de carbone R* et complétez à 50 ml avec le même solvant.

Aspect de la solution. La solution S est limpide (*2.2.1*) et incolore (*2.2.2, Procédé II*).

Acidité ou alcalinité. A 20 ml de solution S, ajoutez 0,2 ml d'*hydroxyde de sodium 0,01 M* et 0,1 ml de *solution de rouge de méthyle R*. La solution est jaune. Le virage au rouge de l'indicateur ne nécessite pas plus de 0,6 ml d'*acide chlorhydrique 0,01 M*.

Naphtylacétyléthylènediamine. Opérez par chromatographie sur couche mince (*2.2.27*) en utilisant une *plaque au gel de silice G pour CCM R*.

Solution à examiner. Dissolvez 40 mg de chlorhydrate de naphazoline dans 2 ml de *méthanol R*.

Solution témoin. Dissolvez 40 mg de *chlorhydrate de naphazoline SCR* dans 1 ml de *méthanol R* (solution A). Dissolvez séparément 2 mg de *naphtylacétyléthylènediamine SCR* dans 10 ml de *méthanol R* (solution B). Mélangez 0,5 ml de solution A et 0,5 ml de solution B.

Déposez sur la plaque 10 µl de chaque solution. Développez sur un parcours de 15 cm avec un mélange de 1,5 volume d'*ammoniaque concentrée R* et de 100 volumes de *méthanol R*. Séchez la plaque à 100-105 °C pendant 5 min. Pulvérisez une solution de *ninhydrine R* à 5 g/l dans le *méthanol R*. Chauffez la plaque à 100-105 °C pendant 10 min. S'il apparaît une tache correspondant à la naphtylacétyléthylènediamine dans le chromatogramme obtenu avec la solution à examiner, elle n'est pas plus intense que la tache correspondante du chromatogramme obtenu avec la solution témoin (0,5 pour cent). L'essai n'est valable que si le chromatogramme obtenu avec la solution témoin présente 2 taches principales nettement séparées.

Perte à la dessiccation (*2.2.32*). Déterminée à l'étuve à 100-105 °C sur 1,000 g de chlorhydrate de naphazoline, la perte à la dessiccation n'est pas supérieure à 0,5 pour cent.

Cendres sulfuriques (*2.4.14*). Déterminé sur 1,0 g de chlorhydrate de naphazoline, le taux des cendres sulfuriques n'est pas supérieur à 0,1 pour cent.

DOSAGE

Dissolvez 0,200 g de chlorhydrate de naphazoline dans un mélange de 5,0 ml d'*acide chlorhydrique 0,01 M* et de 50 ml d'*alcool R*. Titrez par l'*hydroxyde de sodium 0,1 M*. Déterminez le point de fin de titrage par potentiométrie (*2.2.20*). Mesurez le volume d'*hydroxyde de sodium 0,1 M* utilisé entre les 2 points d'inflexion.

1 ml d'*hydroxyde de sodium 0,1 M* correspond à 24,67 mg de $C_{14}H_{15}ClN_2$.

CONSERVATION

A l'abri de la lumière.

01/2002:0147

NAPHAZOLINE (NITRATE DE)

Naphazolini nitras

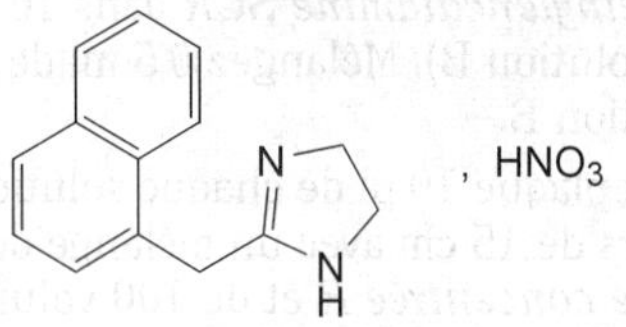

$C_{14}H_{15}N_3O_3$ M_r 273,3

DÉFINITION

Le nitrate de naphazoline contient au minimum 99,0 pour cent et au maximum l'équivalent de 101,0 pour cent de nitrate de 2-(naphtalén-1-ylméthyl)-4,5-dihydro-1*H*-imidazole, calculé par rapport à la substance desséchée.

CARACTÈRES

Poudre cristalline blanche ou pratiquement blanche, assez soluble dans l'eau, soluble dans l'alcool.

IDENTIFICATION

Première identification : A, C, E.

Seconde identification : A, B, D, E.

A. Le point de fusion (*2.2.14*) du nitrate de naphazoline est de 167 °C à 170 °C.

B. Dissolvez 50 mg de nitrate de naphazoline dans de l'*acide chlorhydrique 0,01 M* et complétez à 250,0 ml avec le même acide. Prélevez 10,0 ml de solution et complétez à 100,0 ml avec de l'*acide chlorhydrique 0,01 M*. Examinée de 230 nm à 350 nm (*2.2.25*), la solution présente 4 maximums d'absorption à 270 nm, 280 nm, 287 nm et 291 nm. Mesurées à ces maximums, les absorbances spécifiques sont voisines de 215, 250, 175 et 170 respectivement.

C. Examinez le nitrate de naphazoline par spectrophotométrie d'absorption dans l'infrarouge (*2.2.24*), en comparant avec le spectre obtenu avec le *nitrate de naphazoline SCR*.

D. Dissolvez 0,5 mg environ de nitrate de naphazoline dans 1 ml de *méthanol R*. Ajoutez 0,5 ml d'une solution de *nitroprussiate de sodium R* à 50 g/l récemment préparée et 0,5 ml d'une solution d'*hydroxyde de sodium R* à 20 g/l. Laissez reposer pendant 10 min et ajoutez 1 ml d'une solution de *bicarbonate de sodium R* à 80 g/l. Il se développe une coloration violette.

E. Dissolvez 10 mg environ de nitrate de naphazoline dans 5 ml d'*eau R*. Ajoutez 0,2 g d'*oxyde de magnésium R*. Agitez mécaniquement pendant 30 min, puis ajoutez 10 ml de *chloroforme R* et agitez fortement. Laissez reposer, séparez, filtrez et évaporez à siccité la phase aqueuse. Le résidu donne la réaction des nitrates (*2.3.1*).

ESSAI

Solution S. Dissolvez 0,5 g de nitrate de naphazoline dans de l'*eau exempte de dioxyde de carbone R* en chauffant légèrement et complétez à 50 ml avec le même solvant.

Aspect de la solution. La solution S est limpide (*2.2.1*) et incolore (*2.2.2, Procédé II*).

Monographies L - P

Détermination du pH (*2.2.3*). Le pH de la solution S est de 5,0 à 6,5.

Naphtylacétyléthylènediamine. Opérez par chromatographie sur couche mince (*2.2.27*) en utilisant une *plaque au gel de silice G pour CCM R*.

Solution à examiner. Dissolvez 40 mg de nitrate de naphazoline dans 2 ml de *méthanol R*.

Solution témoin. Dissolvez 40 mg de *nitrate de naphazoline SCR* dans 1 ml de *méthanol R* (solution A). Dissolvez séparément 2 mg de *naphtylacétyléthylènediamine SCR* dans 10 ml de *méthanol R* (solution B). Mélangez 0,5 ml de solution A et 0,5 ml de solution B.

Déposez sur la plaque 10 µl de chaque solution. Développez sur un parcours de 15 cm avec un mélange de 1,5 volume d'*ammoniaque concentrée R* et de 100 volumes de *méthanol R*. Séchez la plaque à 100-105 °C pendant 5 min. Pulvérisez une solution de *ninhydrine R* à 5 g/l dans le *méthanol R*. Chauffez la plaque à 100-105 °C pendant 10 min. S'il apparaît une tache correspondant à la naphtylacétyléthylènediamine dans le chromatogramme obtenu avec la solution à examiner, elle n'est pas plus intense que la tache correspondante du chromatogramme obtenu avec la solution témoin (0,5 pour cent). L'essai n'est valable que si le chromatogramme obtenu avec la solution témoin présente 2 taches nettement séparées.

Chlorures (*2.4.4*) : 15 ml de la solution S satisfont à l'essai limite des chlorures (330 ppm).

Perte à la dessiccation (*2.2.32*). Déterminée à l'étuve à 100-105 °C sur 1,00 g de nitrate de naphazoline, la perte à la dessiccation n'est pas supérieure à 0,5 pour cent.

Cendres sulfuriques (*2.4.14*). Déterminé sur 1,0 g de nitrate de naphazoline, le taux des cendres sulfuriques n'est pas supérieur à 0,1 pour cent.

DOSAGE

Dissolvez 0,200 g de nitrate de naphazoline dans 30 ml d'*acide acétique anhydre R*. Titrez par l'*acide perchlorique 0,1 M*. Déterminez le point de fin de titrage par potentiométrie (*2.2.20*).

1 ml d'*acide perchlorique 0,1 M* correspond à 27,33 mg de $C_{14}H_{15}N_3O_3$.

CONSERVATION

A l'abri de la lumière.

01/2002:0731

NAPROXÈNE

Naproxenum

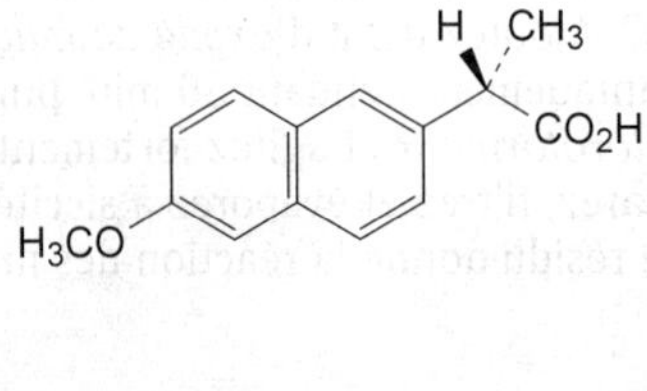

$C_{14}H_{14}O_3$ M_r 230,3

DÉFINITION

Le naproxène contient au minimum 98,5 pour cent et au maximum l'équivalent de 100,5 pour cent d'acide (2*S*)-2-(6-méthoxynaphtalén-2-yl)propanoïque, calculé par rapport à la substance desséchée.

CARACTÈRES

Poudre cristalline, blanche ou sensiblement blanche, pratiquement insoluble dans l'eau, soluble dans l'alcool et dans le méthanol, assez soluble dans l'éther.

IDENTIFICATION

Première identification : A, B, D.

Seconde identification : A, B, C, E.

A. Le naproxène satisfait à l'essai du pouvoir rotatoire spécifique (voir Essai).

B. Le point de fusion (*2.2.14*) du naproxène est de 154 °C à 158 °C.

C. Dissolvez 40,0 mg de naproxène dans du *méthanol R* et complétez à 100,0 ml avec le même solvant. Prélevez 10,0 ml de solution et complétez à 100,0 ml avec du *méthanol R*. Examinée de 230 nm à 350 nm (*2.2.25*), la solution présente 4 maximums d'absorption respectivement à 262 nm, à 271 nm, à 316 nm et à 331 nm. Les absorbances spécifiques aux maximums sont respectivement de 216 à 238, de 219 à 241, de 61 à 69 et de 79 à 87.

D. Examinez le naproxène par spectrophotométrie d'absorption dans l'infrarouge (*2.2.24*), en comparant avec le spectre obtenu avec le *naproxène SCR*. Examinez les substances sous forme de pastilles de *bromure de potassium R*.

E. Dissolvez 2 mg environ de naproxène dans 2 ml d'*acide sulfurique R*. La solution est jaune. Ajoutez 50 mg d'*hydrate de chloral R* et agitez pour dissoudre. La coloration vire à l'orangé, puis au rouge orangé.

ESSAI

Aspect de la solution. Dissolvez 1,25 g de naproxène dans du *méthanol R* et complétez à 25 ml avec le même solvant. La solution est limpide (*2.2.1*) et n'est pas plus fortement colorée que la solution témoin JB_7 (*2.2.2, Procédé II*).

Pouvoir rotatoire spécifique (*2.2.7*). Dissolvez 0,500 g de naproxène dans du *chloroforme R* et complétez à 25,0 ml avec le même solvant. Le pouvoir rotatoire spécifique est de + 63 à + 68,5, calculé par rapport à la substance desséchée.

Substances apparentées. Opérez par chromatographie sur couche mince (*2.2.27*) en utilisant une plaque recouverte de *gel de silice GF_{254} R*.

Solution à examiner. Dissolvez 0,25 g de naproxène dans du *méthanol R* et complétez à 5 ml avec le même solvant.

Solution témoin. Prélevez 0,5 ml de solution à examiner et complétez à 100 ml avec du *méthanol R*.

Déposez séparément sur la plaque 10 µl de chaque solution. Développez sur un parcours de 15 cm avec un mélange de 3 volumes d'*acide acétique glacial R*, de 9 volumes de *tétrahydrofurane R* et de 90 volumes de *toluène R*. Laissez sécher la plaque à l'air et examinez en lumière ultraviolette à 254 nm. S'il apparaît d'autres taches que la tache principale dans le chromatogramme obtenu avec la solution à examiner, aucune d'entre elles n'est plus intense que la tache du chromatogramme obtenu avec la solution témoin (0,5 pour cent).

Métaux lourds (*2.4.8*). 1,0 g de naproxène satisfait à l'essai limite C des métaux lourds (20 ppm). Préparez le témoin avec 2 ml de *solution à 10 ppm de plomb (Pb) R*.

Perte à la dessiccation (*2.2.32*). Déterminée à l'étuve à 100-105 °C pendant 3 h sur 1,000 g de naproxène, la perte à la dessiccation n'est pas supérieure à 0,5 pour cent.

Cendres sulfuriques (*2.4.14*). Déterminé sur 1,0 g de naproxène, le taux des cendres sulfuriques n'est pas supérieur à 0,1 pour cent.

DOSAGE

Dissolvez 0,200 g de naproxène dans un mélange de 25 ml d'*eau R* et de 75 ml de *méthanol R*. Titrez par l'*hydroxyde de sodium 0,1 M* en présence de 1 ml de *solution de phénolphtaléine R*.

1 ml d'*hydroxyde de sodium 0,1 M* correspond à 23,03 mg de $C_{14}H_{14}O_3$.

CONSERVATION

A l'abri de la lumière.

01/2002:1547

NÉOHESPÉRIDINE-DIHYDROCHALCONE

Neohesperidin-dihydrochalconum

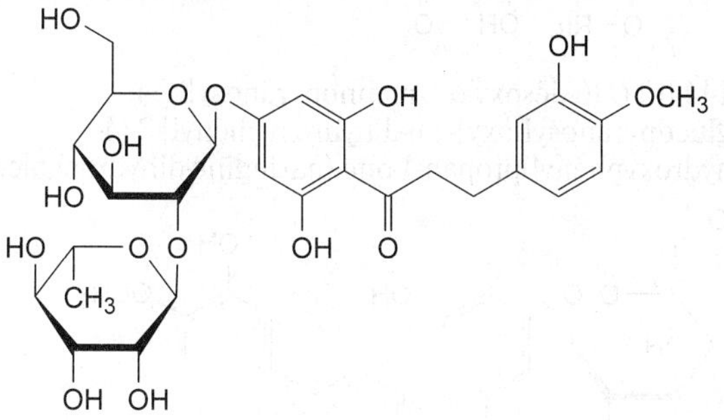

$C_{28}H_{36}O_{15}$ M_r 613

DÉFINITION

1-[4-[[2-*O*-(6-Désoxy-α-L-mannopyranosyl)-β-D-glucopyranosyl]oxy]-2,6-dihydroxyphényl]-3-(3-hydroxy-4-méthoxyphényl)propan-1-one.

Teneur : 96,0 pour cent à 101,0 pour cent (substance anhydre).

CARACTÈRES

Aspect : poudre blanche ou blanc-jaune.

Solubilité : pratiquement insoluble dans l'eau, facilement soluble dans le diméthylsulfoxyde, soluble dans le méthanol, pratiquement insoluble dans le chlorure de méthylène.

IDENTIFICATION

A. Spectrophotométrie d'absorption dans l'infrarouge (*2.2.24*).

Comparaison : *néohespéridine-dihydrochalcone SCR*.

B. Examinez les chromatogrammes obtenus dans le dosage.

Résultats : le pic principal du chromatogramme obtenu avec la solution à examiner (b) est semblable quant à son temps de rétention et ses dimensions approximatifs au pic principal du chromatogramme obtenu avec la solution témoin (a).

ESSAI

Aspect de la solution. La solution est limpide (*2.2.1*) et n'est pas plus fortement colorée que la solution témoin J_4 (*2.2.2, Procédé II*).

Dissolvez 0,25 g de néohespéridine-dihydrochalconedans du *méthanol R* et complétez à 25 ml avec le même solvant.

Substances apparentées. Chromatographie liquide (*2.2.29*).

Solution à examiner (a). Dissolvez 0,10 g de néohespéridine-dihydrochalcone dans du *diméthylsulfoxyde R* et complétez à 50,0 ml avec le même solvant.

Solution à examiner (b). Prélevez 10,0 ml de solution à examiner (a) et complétez à 20,0 ml avec du *diméthylsulfoxyde R*.

Solution témoin (a). Dissolvez 50,0 mg de *néohespéridine-dihydrochalcone SCR* dans du *diméthylsulfoxyde R* et complétez à 50,0 ml avec le même solvant.

Solution témoin (b). Dissolvez 4,0 mg d'*impureté B de néohespéridine-dihydrochalcone SCR* dans du *diméthylsulfoxyde R* et complétez à 100,0 ml avec le même solvant.

Solution témoin (c). Prélevez 1,0 ml de solution à examiner (a) et complétez à 100,0 ml avec du *diméthylsulfoxyde R*.

Solution témoin (d). Pour la préparation *in situ* de l'impureté F et de l'impureté G, mettez en suspension 0,10 g de néohespéridine-dihydrochalcone dans 10,0 ml d'une solution d'*acide sulfurique R* à 100 g/l. Chauffez l'échantillon au bain-marie pendant 5 min. Prélevez immédiatement 1,0 ml de cette solution et complétez à 50,0 ml avec du *diméthylsulfoxyde R*.

Colonne :

– *dimensions* : l = 0,15 m, Ø = 3,9 mm,
– *phase stationnaire* : *gel de silice octadécylsilylé pour chromatographie R* (4 µm) à particules sphériques avec un taux de carbone de 7 pour cent,
– *température* : 30 °C.

Phase mobile : mélangez 20 volumes d'*acétonitrile R* et 80 volumes d'une solution préparée en ajoutant 5,0 ml d'*acide acétique glacial R* à 1000,0 ml d'*eau R*.

Débit : 1,0 ml/min.

Détection : spectrophotomètre à 282 nm.

Injection : 10 µl ; injectez la solution à examiner (a) et les solutions témoins (a), (b), (c) et (d).

Enregistrement : 5 fois le temps de rétention de la néohespéridine-dihydrochalconequi est d'environ 10 min.

Rétention relative par rapport à la néohespéridine-dihydrochalcone : impureté B = environ 0,4 ; impureté D = environ 0,7 ; impureté F = environ 1,2 ; impureté G = environ 3,7.

Conformité du système :

– *résolution* : au minimum 2,5 entre le premier pic (néohespéridine-dihydrochalcone) et le deuxième pic (impureté F) dans le chromatogramme obtenu avec la solution témoin (d),
– chromatogramme obtenu avec la solution témoin (a) semblable au chromatogramme fourni avec la *néohespéridine-dihydrochalcone SCR*.

Limites :

– *impureté B* : au maximum la surface du pic principal du chromatogramme obtenu avec la solution témoin (b) (2 pour cent),
– *impureté D* : au maximum 2 fois la surface du pic principal du chromatogramme obtenu avec la solution témoin (c) (2 pour cent),
– *toute autre impureté* : au maximum 0,5 fois la surface du pic principal du chromatogramme obtenu avec la solution témoin (c) (0,5 pour cent),
– *total des impuretés, à l'exception de l'impureté B* : au maximum 2,5 fois la surface du pic principal du chromatogramme obtenu avec la solution témoin (c) (2,5 pour cent),
– *limite d'exclusion* : 0,05 fois la surface du pic principal du chromatogramme obtenu avec la solution témoin (c) (0,05 pour cent).

Métaux lourds (*2.4.8*) : au maximum 10 ppm.

2,0 g de néohespéridine-dihydrochalconesatisfont à l'essai limite D. Préparez le témoin avec 2 ml de *solution à 10 ppm de plomb (Pb) R*.

Teneur en eau (*2.5.12*) : au maximum 12,0 pour cent, déterminé sur 0,200 g de néohespéridine-dihydrochalcone.

Cendres sulfuriques (*2.4.14*) : au maximum 0,2 pour cent, déterminé sur 1,0 g de néohespéridine-dihydrochalcone.

DOSAGE

Chromatographie liquide (*2.2.29*) selon les indications de l'essai des substances apparentées.

Injection : 10 µl ; injectez la solution à examiner (b) et les solutions témoins (a) et (d).

Conformité du système :

- *résolution* : au minimum 2,5 entre le premier pic (néohespéridine-dihydrochalcone) et le deuxième pic (impureté F) dans le chromatogramme obtenu avec la solution témoin (d),
- *répétabilité* : solution témoin (a).

Calculez la teneur pour cent en $C_{28}H_{36}O_{15}$ en utilisant le chromatogramme obtenu avec la solution témoin (a) et la valeur déclarée en $C_{28}H_{36}O_{15}$ de la *néohespéridine-dihydrochalcone SCR*, en tenant compte de la teneur en eau de la substance à examiner.

CONSERVATION

A l'abri de la lumière.

IMPURETÉS

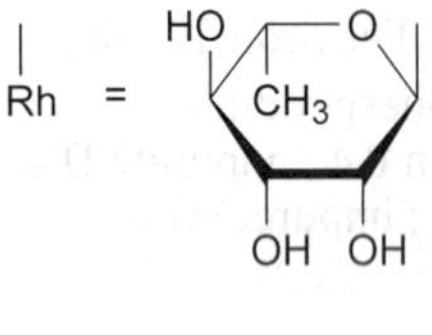

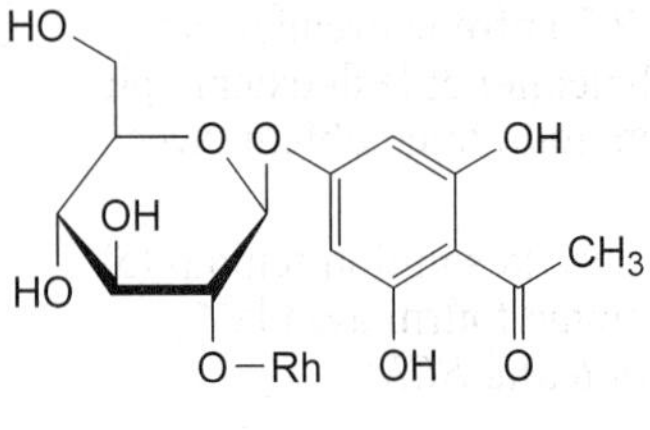

A. 1-[4-[[2-*O*-(6-désoxy-α-L-mannopyranosyl)-β-D-glucopyranosyl]oxy]-2,6-dihydroxyphényl]éthanone (néohespéridoside de phloroacétophénone),

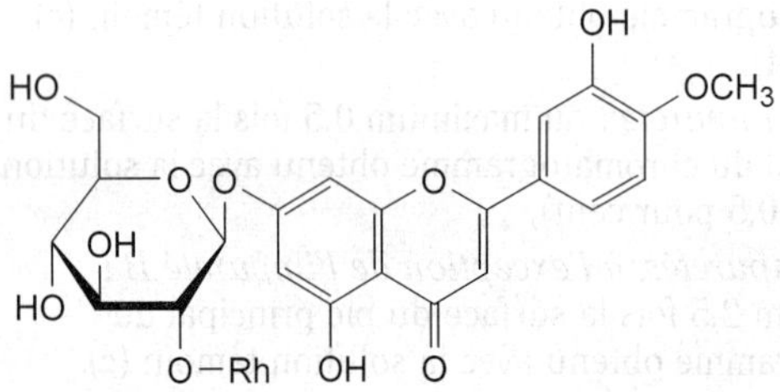

B. 7-[[2-*O*-(6-désoxy-α-L-mannopyranosyl)-β-D-glucopyranosyl]oxy]-5-hydroxy-2-(3-hydroxy-4-méthoxyphényl)-4*H*-1-benzopyran-4-one (néodiosmine),

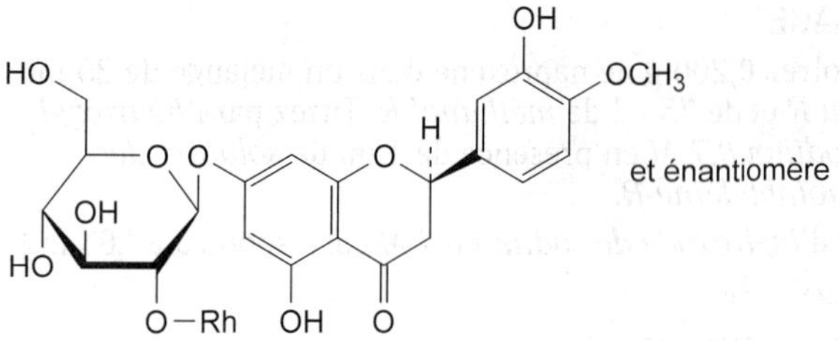

C. (2*RS*)-7-[[2-*O*-(6-désoxy-α-L-mannopyranosyl)-β-D-glucopyranosyl]oxy]-5-hydroxy-2-(3-hydroxy-4-méthoxyphényl)-2,3-dihydro-4*H*-1-benzopyran-4-one (néohespéridine),

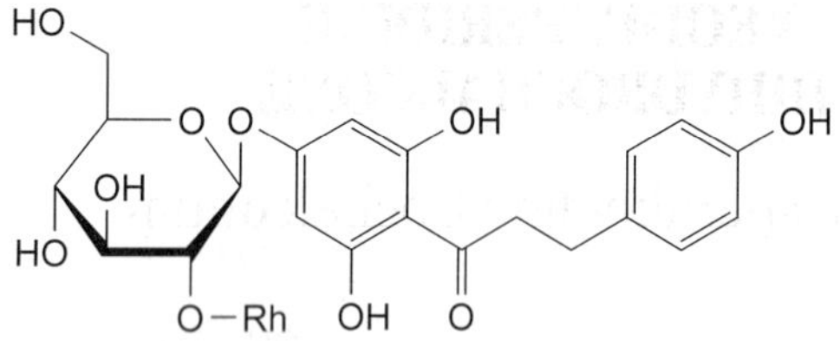

D. 1-[4-[[2-*O*-(6-désoxy-α-L-mannopyranosyl)-β-D-glucopyranosyl]oxy]-2,6-dihydroxyphényl]-3-(4-hydroxyphényl)propan-1-one (naringine-dihydrochalcone),

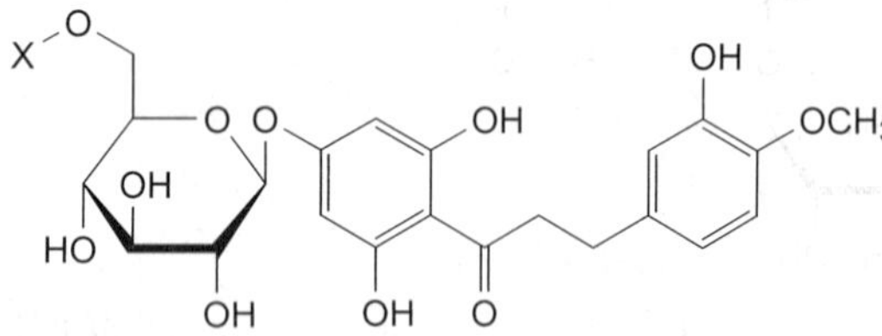

E. X = Rh : 1-[4-[[6-*O*-(6-désoxy-α-L-mannopyranosyl)-β-D-glucopyranosyl]oxy]-2,6-dihydroxyphényl]-3-(3-hydroxy-4-méthoxyphényl)propan-1-one (hespéridine-dihydrochalcone),

F. X = H : 1-[4-(β-D-glucopyranosyloxy)-2,6-dihydroxyphényl]-3-(3-hydroxy-4-méthoxyphényl)propan-1-one (7′-glucoside d'hespérétine-dihydrochalcone),

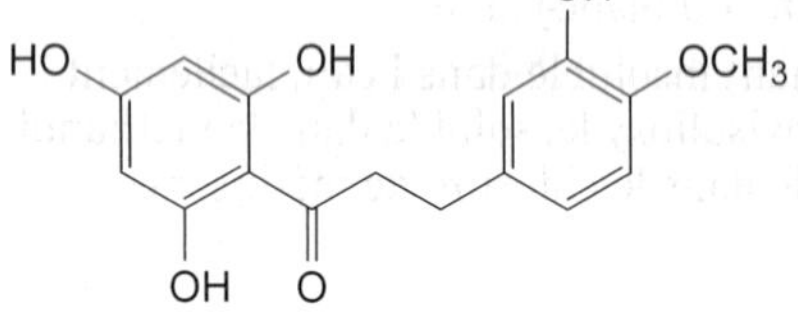

G. 3-(3-hydroxy-4-méthoxyphényl)-1-(2,4,6-trihydroxyphényl)propan-1-one (hespérétine-dihydrochalcone).

01/2002:0197

NÉOMYCINE (SULFATE DE)

Neomycini sulfas

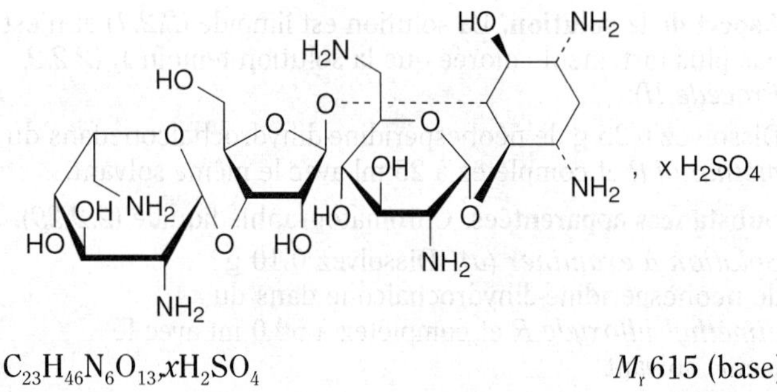

$C_{23}H_{46}N_6O_{13},xH_2SO_4$ M_r 615 (base)

DÉFINITION

Mélange de sulfates de substances élaborées par certaines souches sélectionnées de *Streptomyces fradiae.* Son composant principal est le sulfate de 2-désoxy-4-*O*-(2,6-diamino-2,6-didésoxy-α-D-glucopyranosyl)-5-*O*-[3-*O*-(2,6-diamino-2,6-didésoxy-β-L-idopyranosyl)-β-D-ribofuranosyl]-D-streptamine (néomycine B).

Teneur : au minimum 680 UI/mg (substance desséchée).

CARACTÈRES

Aspect : poudre blanche ou blanc-jaune, hygroscopique.

Solubilité : très soluble dans l'eau, très peu soluble dans l'alcool, pratiquement insoluble dans l'acétone.

IDENTIFICATION

A. Examinez les chromatogrammes obtenus dans l'essai des substances apparentées.

Résultats :

– le pic principal du chromatogramme obtenu avec la solution à examiner est semblable quant à son temps de rétention au pic principal du chromatogramme obtenu avec la solution témoin (e),

– le sulfate de néomycine satisfait aux limites données pour l'impureté C.

B. Le sulfate de néomycine donne la réaction (a) des sulfates (*2.3.1*).

ESSAI

pH (*2.2.3*) : 5,0 à 7,5.

Dissolvez 0,1 g de sulfate de néomycine dans de l'*eau exempte de dioxyde de carbone R* et complétez à 10 ml avec le même solvant.

Pouvoir rotatoire spécifique (*2.2.7*) : + 53,5 à + 59,0 (substance desséchée).

Dissolvez 1,00 g de sulfate de néomycine dans de l'*eau R* et complétez à 10,0 ml avec le même solvant.

Substances apparentées. Chromatographie liquide (*2.2.29*).

Solution à examiner. Dissolvez 25,0 mg de sulfate de néomycine dans la phase mobile et complétez à 50,0 ml avec la phase mobile.

Solution témoin (a). Dissolvez 25,0 mg de *sulfate de framycétine SCR* dans la phase mobile et complétez à 50,0 ml avec la phase mobile.

Solution témoin (b). Prélevez 5,0 ml de solution témoin (a) et complétez à 100,0 ml avec la phase mobile.

Solution témoin (c). Prélevez 1,0 ml de solution témoin (a) et complétez à 100,0 ml avec la phase mobile. Prélevez 1,0 ml de cette solution et complétez à 10,0 ml avec la phase mobile.

Solution témoin (d). Dissolvez le contenu d'un flacon de *néamine SCR* (correspondant à 0,5 mg) dans la phase mobile et complétez à 50,0 ml avec la phase mobile.

Solution témoin (e). Dissolvez 25 mg de *sulfate de néomycine SCR* dans la phase mobile et complétez à 50,0 ml avec la phase mobile.

Colonne :

– *dimensions* : *l* = 0,25 m, Ø = 4,6 mm,

– *phase stationnaire* : *gel de silice octadécylsilylé pour chromatographie, désactivé pour les bases R* (5 µm),

– *température* : 35 °C.

Phase mobile : mélangez 20,0 ml d'*acide trifluoracétique* R, 2,0 ml de solution *d'hydroxyde de sodium R* à 50 pour cent *m/m* exempte de carbonate et 500 ml d'*eau R*, laissez s'équilibrer, puis complétez à 1000 ml avec de l'*eau R* et dégazez.

Débit : 0,7 ml/min.

Solution post-colonne : solution d'*hydroxyde de sodium R* à 20 g/l exempte de carbonate, préalablement dégazée, qui est ajoutée sans pulsations à l'effluent de la colonne, à l'aide d'un serpentin mélangeur polymère de 375 µl.

Débit : 0,5 ml/min.

Détection : un détecteur ampérométrique à pulsations doté d'une cellule composée d'une électrode indicatrice en or, d'une électrode de référence en argent-chlorure d'argent et d'une électrode auxiliaire en acier inoxydable, maintenues respectivement à des potentiels de détection de 0,00 V, d'oxydation de + 0,80 V et de réduction de – 0,60 V, avec des pulsations de durée conforme au type d'appareil utilisé.

Injection : 10 µl ; injectez la solution à examiner et les solutions témoins (b), (c), (d), et (e).

Enregistrement : 1,5 fois le temps de rétention de la néomycine B.

Rétention relative par rapport à la néomycine B (temps de rétention = environ 10 min) : impureté A = environ 0,65 ; impureté C = environ 0,90 ; impureté G = environ 1,10.

Conformité du système :

– *résolution* : au minimum 2,0 entre les pics dus à l'impureté C et à la néomycine B dans le chromatogramme obtenu avec la solution témoin (e) ; si nécessaire, ajustez le volume de la solution d'hydroxyde de sodium à 50 pour cent *m/m* dans la phase mobile,

– *rapport signal/bruit* : au minimum 10 pour le pic principal du chromatogramme obtenu avec la solution témoin (c),

– *facteur de symétrie* : au maximum 1,3 pour le pic principal du chromatogramme obtenu avec la solution témoin (e).

Limites :

– *impureté A* : au maximum la surface du pic principal du chromatogramme obtenu avec la solution témoin (d) (2 pour cent),

– *impureté C* : au maximum 3 fois la surface du pic principal du chromatogramme obtenu avec la solution témoin (b) (15 pour cent) et au minimum 0,6 fois la surface du pic principal du chromatogramme obtenu avec la solution témoin (b) (3 pour cent),

– *toute autre impureté* : au maximum la surface du pic principal du chromatogramme obtenu avec la solution témoin (b) (5 pour cent),

– *total des autres impuretés* : au maximum 3 fois la surface du pic principal du chromatogramme obtenu avec la solution témoin (b) (15 pour cent),

– *limite d'exclusion* : surface du pic principal du chromatogramme obtenu avec la solution témoin (c) (0,1 pour cent).

Sulfate : 27,0 pour cent à 31,0 pour cent (substance desséchée).

Dissolvez 0,250 g de sulfate de néomycine dans 100 ml d'*eau R*. Ajustez à pH 11 avec de l'*ammoniaque concentrée R*. Ajoutez 10,0 ml de *chlorure de baryum 0,1 M* et environ 0,5 mg de *pourpre de phtaléine R*. Titrez par l'*édétate de sodium 0,1 M* en ajoutant 50 ml d'*alcool R* dès le début du virage de l'indicateur. Continuez le titrage jusqu'à disparition de la coloration bleu violacé.

1 ml de *chlorure de baryum 0,1 M* correspond à 9,606 mg de SO_4.

Perte à la dessiccation (*2.2.32*) : au maximum 8,0 pour cent, déterminé à 60 °C sur du *pentoxyde de diphosphore R* sous une pression ne dépassant pas 0,7 kPa pendant 3 h sur 1,000 g de sulfate de néomycine.

Cendres sulfuriques (*2.4.14*) : au maximum 1,0 pour cent, déterminé sur 1,0 g de sulfate de néomycine.

TITRAGE

Effectuez le titrage microbiologique des antibiotiques (*2.7.2*). Utilisez le *sulfate de néomycine pour titrage microbiologique SCR* comme substance de référence.

CONSERVATION

En récipient étanche, à l'abri de la lumière.

IMPURETÉS

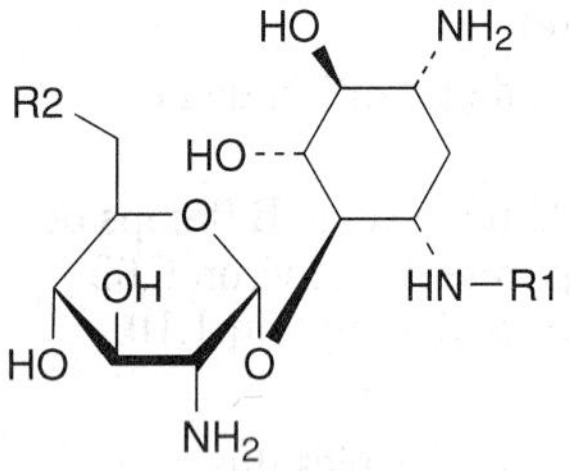

A. R1 = H, R2 = NH_2 : 2-désoxy-4-*O*-(2,6-diamino-2,6-didésoxy-α-D-glucopyranosyl)-D-streptamine (néamine ou néomycine A-LP),

B. R1 = CO-CH_3, R2 = NH_2 : 3-*N*-acétyl-2-désoxy-4-*O*-(2,6-diamino-2,6-didésoxy-α-D-glucopyranosyl)-D-streptamine (3-acétylnéamine),

D. R1 = H, R2 = OH : 4-*O*-(2-amino-2-désoxy-α-D-glucopyranosyl)-2-désoxy-D-streptamine (paromamine ou néomycine D),

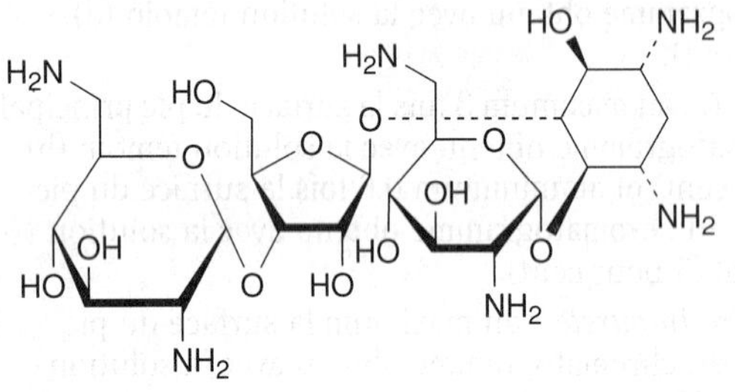

C. R1 = CH_2-NH_2, R2 = R3 = H, R4 = NH_2 : 2-désoxy-4-*O*-(2,6-diamino-2,6-didésoxy-α-D-glucopyranosyl)-5-*O*-[3-*O*-(2,6-diamino-2,6-didésoxy-α-D-glucopyranosyl)-β-D-ribofuranosyl]-D-streptamine (néomycine C),

E. R1 = R3 = H, R2 = CH_2-NH_2, R4 = OH : 4-*O*-(2-amino-2-désoxy-α-D-glucopyranosyl)-2-désoxy-5-*O*-[3-*O*-(2,6-diamino-2,6-didésoxy-β-L-idopyranosyl)-β-D-ribofuranosyl]-D-streptamine (paromomycine I ou néomycine E),

F. R1 = CH_2-NH_2, R2 = R3 = H, R4 = OH : 4-*O*-(2-amino-2-désoxy-α-D-glucopyranosyl)-2-désoxy-5-*O*-[3-*O*-(2,6-diamino-2,6-didésoxy-α-D-glucopyranosyl)-β-D-ribofuranosyl]-D-streptamine (paromomycine II ou néomycine F),

G. R1 = H, R2 = CH_2-NH_2, R3 = CO-CH_3, R4 = NH_2 : 3-*N*-acétyl-2-désoxy-4-*O*-(2,6-diamino-2,6-didésoxy-α-D-glucopyranosyl)-5-*O*-[3-*O*-(2,6-diamino-2,6-didésoxy-β-L-idopyranosyl)-β-D-ribofuranosyl]-D-streptamine (néomycine B-LP).

01/2002:0046

NÉOSTIGMINE (BROMURE DE)

Neostigmini bromidum

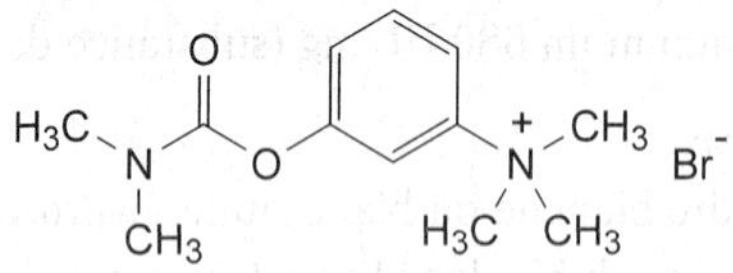

$C_{12}H_{19}BrN_2O_2$ M_r 303,2

DÉFINITION

Le bromure de néostigmine contient au minimum 98,5 pour cent et au maximum l'équivalent de 101,0 pour cent de bromure de 3-[(diméthylcarbamoyl)oxy]-*N,N,N*-triméthylanilinium, calculé par rapport à la substance desséchée.

CARACTÈRES

Poudre cristalline, blanche ou cristaux incolores, hygroscopiques, très solubles dans l'eau, facilement solubles dans l'alcool.

IDENTIFICATION

Première identification : B, D.

Seconde identification : A, C, D.

A. Dissolvez 20 mg de bromure de néostigmine dans de l'*acide sulfurique 0,5 M* et complétez à 100 ml avec le même acide. Examinée de 230 nm à 350 nm, la solution présente 2 maximums d'absorption (*2.2.25*) à 260 nm et à 266 nm. Les absorbances spécifiques à ces maximums sont respectivement 16 et 14 environ.

B. Examinez le bromure de néostigmine par spectrophotométrie d'absorption dans l'infrarouge (*2.2.24*), en comparant avec le spectre obtenu avec le *bromure de néostigmine SCR*.

C. Chauffez au bain-marie pendant 3 min 50 mg environ de bromure de néostigmine et un mélange de 0,4 g d'*hydroxyde de potassium R* et de 2 ml d'*alcool R*, en remplaçant l'alcool évaporé. Refroidissez, ajoutez 2 ml d'*eau R* et 2 ml de *solution d'acide diazobenzènesulfonique R1*. Il se développe une coloration rouge orangé.

D. Le bromure de néostigmine donne les réactions des bromures (*2.3.1*).

ESSAI

Solution S. Dissolvez 2,5 g de bromure de néostigmine dans de l'*eau distillée R* et complétez à 50 ml avec le même solvant.

Aspect de la solution. La solution S est limpide (*2.2.1*) et incolore (*2.2.2, Procédé II*).

Bromure de (3-hydroxyphényl)triméthylammonium. Dissolvez 50 mg de bromure de néostigmine dans un mélange de 1 ml de *solution de carbonate de sodium R* et de 9 ml d'*eau R*. Mesurez immédiatement l'absorbance (*2.2.25*) de la solution à 294 nm. L'absorbance n'est pas supérieure à 0,25.

Sulfates (*2.4.13*). 15 ml de la solution S satisfont à l'essai limite des sulfates (200 ppm).

Perte à la dessiccation (*2.2.32*). Déterminée à l'étuve à 100-105 °C sur 1,00 g de bromure de néostigmine, la perte à la dessiccation n'est pas supérieure à 1,0 pour cent.

Cendres sulfuriques (*2.4.14*). Déterminé sur 1,0 g de bromure de néostigmine, le taux des cendres sulfuriques n'est pas supérieur à 0,1 pour cent.

DOSAGE

Dissolvez 0,225 g de bromure de néostigmine dans 2 ml d'*acide formique anhydre R*, puis ajoutez 50 ml d'*anhydride acétique R*. Titrez par l'*acide perchlorique 0,1 M*. Déterminez le point de fin de titrage par potentiométrie (*2.2.20*).

1 ml d'*acide perchlorique 0,1 M* correspond à 30,32 mg de $C_{12}H_{19}BrN_2O_2$.

CONSERVATION

A l'abri de la lumière.

IMPURETÉS

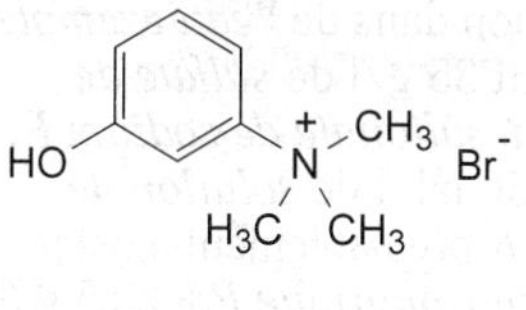

A. bromure de 3-hydroxy-*N*,*N*,*N*-triméthylanilinium.

01/2002:0626

NÉOSTIGMINE (MÉTILSULFATE DE)

Neostigmini metilsulfas

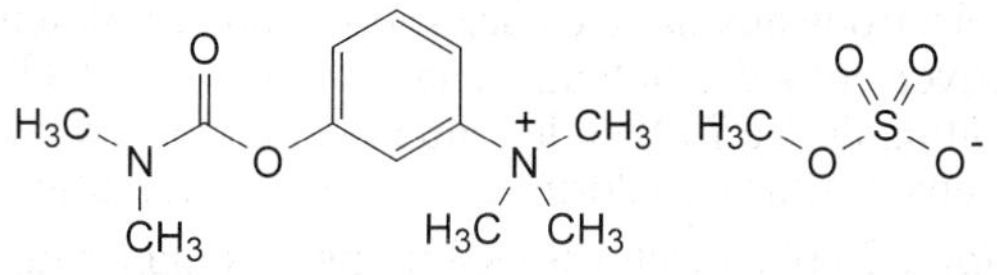

$C_{13}H_{22}N_2O_6S$ M_r 334,4

DÉFINITION

Le métilsulfate de néostigmine contient au minimum 98,5 pour cent et au maximum l'équivalent de 101,0 pour cent de sulfate de 3-[(diméthylcarbamoyl)oxy]-*N*,*N*,*N*-triméthylanilinium et de méthyle, calculé par rapport à la substance desséchée.

CARACTÈRES

Poudre cristalline blanche ou cristaux incolores, hygroscopiques, très solubles dans l'eau, facilement solubles dans l'alcool, pratiquement insolubles dans l'éther.

IDENTIFICATION

Première identification : A, C.

Seconde identification : A, B, D, E.

A. Le point de fusion (*2.2.14*) du métilsulfate de néostigmine est de 144 °C à 149 °C.

B. Dissolvez 50 mg de métilsulfate de néostigmine dans de l'*acide sulfurique 0,5 M* et complétez à 100,0 ml avec le même acide. Examinée de 230 nm à 350 nm (*2.2.25*), la solution présente 2 maximums d'absorption respectivement à 261 nm et 267 nm. Le rapport entre l'absorbance mesurée au maximum à 267 nm et celle mesurée à 261 nm est de 0,84 à 0,87. L'identification n'est valable que si, dans l'essai du pouvoir de résolution (*2.2.25*), le rapport des absorbances n'est pas inférieur à 1,9.

C. Examinez le métilsulfate de néostigmine par spectrophotométrie d'absorption dans l'infrarouge (*2.2.24*), en comparant avec le spectre obtenu avec le *métilsulfate de néostigmine SCR*. Examinez les substances sous forme de pastilles.

D. A 50 mg de métilsulfate de néostigmine, ajoutez 0,4 g d'*hydroxyde de potassium R* et 2 ml d'*alcool R*. Chauffez au bain-marie pendant 3 min en remplaçant l'alcool évaporé. Refroidissez, ajoutez 2 ml d'*eau R* et 2 ml de *solution d'acide diazobenzènesulfonique R1*. Il se développe une coloration rouge orangé.

E. Dissolvez 0,1 g de métilsulfate de néostigmine dans 5 ml d'*eau distillée R*. Ajoutez 1 ml de *solution de chlorure de baryum R1*. Il ne se forme pas de précipité. Ajoutez 2 ml d'*acide chlorhydrique R* et chauffez au bain-marie pendant 10 min. Il se forme un fin précipité blanc.

ESSAI

Solution S. Dissolvez 2,5 g de métilsulfate de néostigmine dans de l'*eau distillée R* et complétez à 50 ml avec le même solvant.

Aspect de la solution. La solution S est limpide (*2.2.1*) et incolore (*2.2.2, Procédé II*).

Acidité ou alcalinité. A 4,0 ml de solution S, ajoutez 6,0 ml d'*eau R* et 0,1 ml de *solution de phénolphtaléine R1*. La solution est incolore. Ajoutez 0,3 ml d'*hydroxyde de sodium 0,01 M*, la solution est colorée en rouge. Ajoutez 0,4 ml d'*acide chlorhydrique 0,01 M*, la solution devient incolore. Ajoutez 0,1 ml de *solution de rouge de méthyle R*, la solution devient rouge ou rouge jaunâtre.

Métilsulfate de (3-hydroxyphényl)triméthylammonium. Dissolvez 50 mg de métilsulfate de néostigmine dans un mélange de 1 ml de *solution de carbonate de sodium R* et de 9 ml d'*eau R*. Mesurez immédiatement l'absorbance (*2.2.25*) de la solution à 294 nm. L'absorbance n'est pas supérieure à 0,20.

Sulfates (*2.4.13*). 15 ml de solution S satisfont à l'essai limite des sulfates (200 ppm).

Perte à la dessiccation (*2.2.32*). Déterminée par chauffage à l'étuve à 100-105 °C sur 1,000 g de métilsulfate de néostigmine, la perte à la dessiccation n'est pas supérieure à 0,5 pour cent.

Cendres sulfuriques (*2.4.14*). Déterminé sur 1,0 g de métilsulfate de néostigmine, le taux des cendres sulfuriques n'est pas supérieur à 0,1 pour cent.

DOSAGE

Dissolvez 0,300 g de métilsulfate de néostigmine dans 150 ml d'*eau R*. Ajoutez 100 ml de *solution diluée d'hydroxyde de sodium R* et distillez. Recueillez le distillat dans 40 ml d'une solution d'*acide borique R* à 40 g/l jusqu'à obtention d'un volume total de 250 ml environ. Titrez le distillat par l'*acide chlorhydrique 0,1 M* en présence de 0,25 ml d'*indicateur mixte au rouge de méthyle R*. Effectuez un titrage à blanc.

1 ml d'*acide chlorhydrique 0,1 M* correspond à 33,44 mg de $C_{13}H_{22}N_2O_6S$.

CONSERVATION

En récipient étanche, à l'abri de la lumière

01/2002:1351

NÉTILMICINE (SULFATE DE)

Netilmicini sulfas

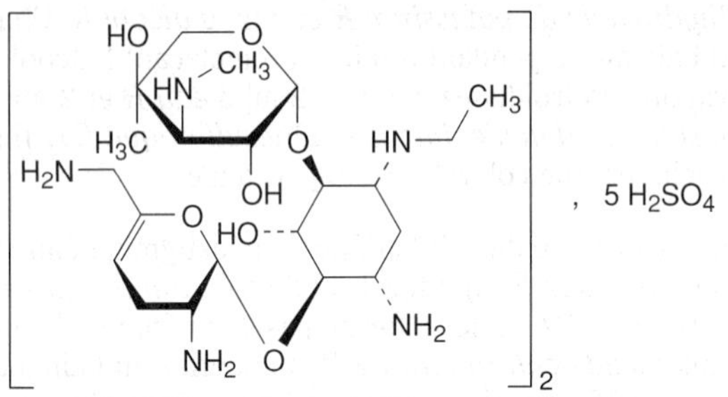

$C_{42}H_{92}N_{10}O_{34}S_5$ M_r 1442

DÉFINITION

Sulfate de 2-désoxy-6-*O*-[3-désoxy-4-*C*-méthyl-3-(méthylamino)-β-L-arabinopyranosyl]-4-*O*-(2,6-diamino-2,3,4,6-tétradésoxy-α-D-*glycéro*-hex-4-énopyranosyl)-1-*N*-éthyl-D-streptamine.

Substance obtenue par synthèse à partir de la sisomicine.

Teneur : au minimum 650 UI/mg (substance desséchée).

CARACTÈRES

Aspect : poudre blanche à blanc-jaune, très hygroscopique.

Solubilité : très soluble dans l'eau, pratiquement insoluble dans l'acétone et dans l'alcool.

IDENTIFICATION

A. Examinez les chromatogrammes obtenus dans l'essai des substances apparentées.

Résultats : le pic principal du chromatogramme obtenu avec la solution à examiner (a) est semblable quant à son temps de rétention et ses dimensions approximatifs au pic principal du chromatogramme obtenu avec la solution témoin (a).

B. Le sulfate de nétilmicine donne la réaction (a) des sulfates (*2.3.1*).

ESSAI

Solution S. Dissolvez 0,80 g de sulfate de nétilmicine dans de l'*eau exempte de dioxyde de carbone R* et complétez à 20,0 ml avec le même solvant.

Aspect de la solution. La solution S est limpide (*2.2.1*) et son absorbance à 400 nm (*2.2.25*) est au maximum de 0,08.

pH (*2.2.3*) : 3,5 à 5,5 pour la solution S.

Pouvoir rotatoire spécifique (*2.2.7*) : + 88,0 à + 96,0 (substance desséchée).

Dissolvez 0,50 g de sulfate de nétilmicine dans de l'*eau R* et complétez à 10,0 ml avec le même solvant.

Substances apparentées. Chromatographie liquide (*2.2.29*).

Solution à examiner (a). Dissolvez 25,0 mg de sulfate de nétilmicine dans la phase mobile et complétez à 25,0 ml avec la phase mobile.

Solution à examiner (b). Prélevez 1,0 ml de solution à examiner (a) et complétez à 100,0 ml avec la phase mobile. Prélevez 1,0 ml de cette solution et complétez à 10,0 ml avec la phase mobile.

Solution témoin (a). Dissolvez 25,0 mg de *sulfate de nétilmicine SCR* dans la phase mobile et complétez à 25,0 ml avec la phase mobile.

Solution témoin (b). Dissolvez 25,0 mg de *sulfate de sisomicine SCR* dans la phase mobile et complétez à 25,0 ml avec la phase mobile.

Solution témoin (c). Dissolvez 20,5 mg de *sulfate de 1-N-éthylgaramine SCR* dans la phase mobile et complétez à 25,0 ml avec la phase mobile.

Solution témoin (d). Prélevez 1,0 ml de solution témoin (a), 1,0 ml de solution témoin (b) et 1,0 ml de solution témoin (c) et complétez à 100,0 ml avec la phase mobile.

Colonne :

- *dimensions* : l = 0,25 m, Ø = 4,6 mm,
- *phase stationnaire* : *copolymère styrène-divinylbenzène R* (8 µm) présentant un diamètre de pores de 100 nm,
- *température* : 50 °C.

Phase mobile : préparez une solution dans de l'*eau exempte de dioxyde de carbone R* contenant 35 g/l de *sulfate de sodium anhydre R*, 0,5 g/l d'*octanesulfonate de sodium R*, 10 ml/l de *tétrahydrofurane R* et 50 ml/l de *solution de phosphate monopotassique 0,2 M R* préalablement ajustée à pH 3,0 avec une solution d'*acide phosphorique R* à 22,5 g/l et dégazée.

Débit : 1,0 ml/min.

Solution post-colonne : solution d'*hydroxyde de sodium R* à 20 g/l exempte de carbonate et dégazée, ajoutée sans pulsations à l'effluent de la colonne à l'aide d'un serpentin mélangeur polymère de 375 µl.

Débit : 0,3 ml/min.

Détection : détecteur ampérométrique à pulsations doté d'une cellule composée d'une électrode indicatrice en or, d'une électrode de référence en argent-chlorure d'argent et d'une électrode auxiliaire en acier inoxydable, maintenues respectivement à des potentiels de détection de + 0,05 V, d'oxydation de + 0,75 V et de réduction de – 0,15 V, avec des pulsations de durée conforme au type d'appareil utilisé.

Injection : 20 µl ; injectez les solutions à examiner (a) et (b) et la solution témoin (d).

Enregistrement : 3 fois le temps de rétention de la nétilmicine.

Temps de rétention : nétilmicine = environ 12 min.

Conformité du système :

- *résolution* : au minimum 2,0 entre les pics dus à l'impureté B (premier pic) et à l'impureté A (second pic) et au minimum 3,0 entre les pics dus à l'impureté A (second pic) et à la nétilmicine (troisième pic) dans le chromatogramme obtenu avec la solution témoin (d). Si nécessaire, ajustez la concentration d'octanesulfonate de sodium dans la phase mobile.
- *rapport signal/bruit* : au minimum 10 pour le pic principal du chromatogramme obtenu avec la solution à examiner (b).

Limites :

- *impureté A* : au maximum la surface du deuxième pic du chromatogramme obtenu avec la solution témoin (d) (1 pour cent),
- *impureté B* : au maximum la surface du premier pic du chromatogramme obtenu avec la solution témoin (d) (1 pour cent),
- *toute autre impureté* : au maximum la surface du troisième pic du chromatogramme obtenu avec la solution témoin (d) (1 pour cent),
- *total des autres impuretés* : au maximum 2 fois la surface du troisième pic du chromatogramme obtenu avec la solution témoin (d) (2 pour cent),

– *limite d'exclusion* : surface du pic principal du chromatogramme obtenu avec la solution à examiner (b) (0,1 pour cent).

Sulfate : 31,5 pour cent à 35,0 pour cent (substance desséchée).

Dissolvez 0,12 g de sulfate de nétilmicine dans 100 ml d'*eau R* et ajustez la solution à pH 11 avec de l'*ammoniaque concentrée R*. Ajoutez 30,0 ml de *chlorure de baryum 0,1 M* et environ 0,5 mg de *pourpre de phtaléine R*. Titrez par l'*édétate de sodium 0,1 M* en ajoutant 50 ml d'*alcool R* au moment où la coloration de la solution commence à changer et poursuivez le titrage jusqu'à disparition de la coloration bleu-violet.

1 ml de *chlorure de baryum 0,1 M* correspond à 9,606 mg de SO_4.

Perte à la dessiccation (*2.2.32*) : au maximum 15,0 pour cent, déterminé à l'étuve à 110 °C sous vide poussé pendant 3 h sur 0,500 g de sulfate de nétilmicine.

Cendres sulfuriques (*2.4.14*) : au maximum 1,0 pour cent, déterminé sur 0,5 g de sulfate de nétilmicine.

Stérilité (*2.6.1*). Le sulfate de nétilmicine destiné à la préparation de formes pharmaceutiques administrées par voie parentérale sans autre procédé approprié de stérilisation satisfait à l'essai de stérilité.

Endotoxines bactériennes (*2.6.14*) : moins de 1,25 UI/mg, si le sulfate de nétilmicine est destiné à la préparation de formes pharmaceutiques administrées par voie parentérale sans autre procédé approprié d'élimination des endotoxines bactériennes.

TITRAGE

Effectuez le titrage microbiologique des antibiotiques (*2.7.2*), en utilisant la méthode par diffusion.

CONSERVATION

En récipient étanche, à l'abri de la lumière. Si la substance est stérile, elle est conservée en récipient stérile, étanche, à fermeture inviolable.

ÉTIQUETAGE

L'étiquette indique :

– dans les cas appropriés, que la substance est stérile,
– dans les cas appropriés, que la substance est exempte d'endotoxines bactériennes.

IMPURETÉS

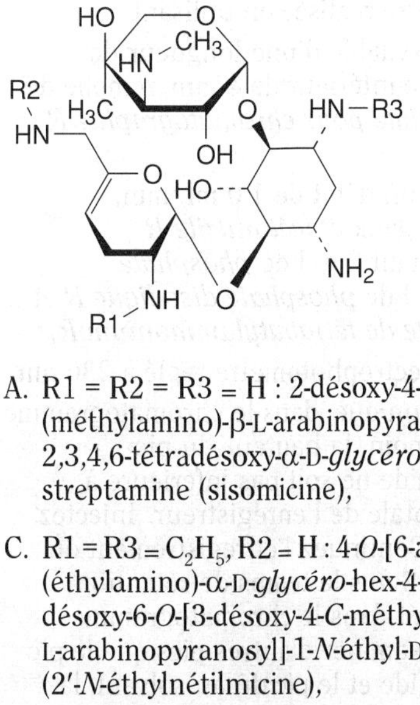

A. R1 = R2 = R3 = H : 2-désoxy-4-*O*-[3-désoxy-4-*C*-méthyl-3-(méthylamino)-β-L-arabinopyranosyl]-6-*O*-(2,6-diamino-2,3,4,6-tétradésoxy-α-D-*glycéro*-hex-4-énopyranosyl)-L-streptamine (sisomicine),

C. R1 = R3 = C_2H_5, R2 = H : 4-*O*-[6-amino-2,3,4,6-tétradésoxy-2-(éthylamino)-α-D-*glycéro*-hex-4-énopyranosyl]-2-désoxy-6-*O*-[3-désoxy-4-*C*-méthyl-3-(méthylamino)-β-L-arabinopyranosyl]-1-*N*-éthyl-D-streptamine (2′-*N*-éthylnétilmicine),

D. R1 = H, R2 = R3 = C_2H_5 : 4-*O*-[2-amino-2,3,4,6-tétradésoxy-6-(éthylamino)-α-D-*glycéro*-hex-4-énopyranosyl]-2-désoxy-6-*O*-[3-désoxy-4-*C*-méthyl-3-(méthylamino)-β-L-arabinopyranosyl]-1-*N*-éthyl-D-streptamine (6′-*N*-éthylnétilmicine),

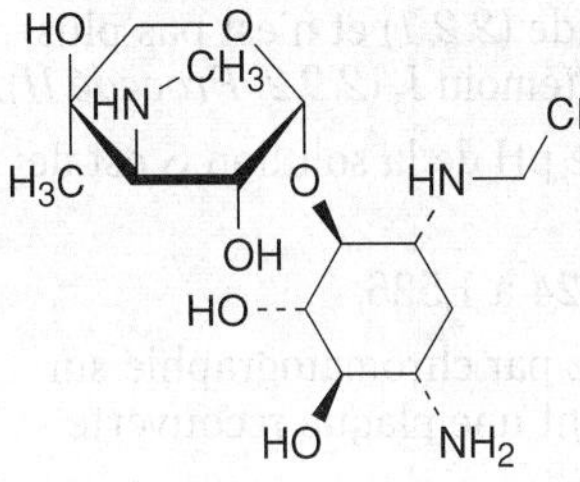

B. 2-désoxy-6-*O*-[3-désoxy-4-*C*-méthyl-3-(méthylamino)-β-L-arabinopyranosyl]-1-*N*-éthyl-D-streptamine (1-*N*-éthylgaramine).

01/2002:0233

NICÉTHAMIDE

Nicethamidum

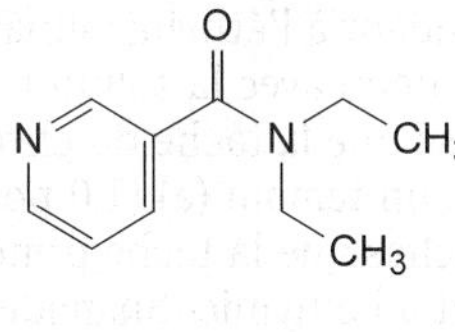

$C_{10}H_{14}N_2O$ M_r 178,2

DÉFINITION

Le nicéthamide contient au minimum 99,0 pour cent et au maximum l'équivalent de 101,0 pour cent de *N,N*-diéthylpyridine-3-carboxamide, calculé par rapport à la substance anhydre.

CARACTÈRES

Liquide huileux ou masse cristalline, incolore ou faiblement jaunâtre, miscible à l'eau, à l'alcool et à l'éther.

IDENTIFICATION

Première identification : *A, B.*

Seconde identification : *A, C, D.*

A. Dissolvez 0,15 g de nicéthamide dans de l'*acide chlorhydrique 0,01 M* et complétez à 100,0 ml avec le même acide. Prélevez 1,0 ml de cette solution et complétez à 100,0 ml avec de l'*acide chlorhydrique 0,01 M*. Examinée de 230 nm à 350 nm (*2.2.25*), sous une épaisseur de 2 cm, la solution présente un seul maximum d'absorption à 263 nm. L'absorbance spécifique à ce maximum est de 285 environ.

B. Examinez le nicéthamide par spectrophotométrie d'absorption dans l'infrarouge (*2.2.24*), en comparant avec le spectre obtenu avec le *nicéthamide SCR*.

C. Chauffez 0,1 g de nicéthamide avec 1 ml de *solution diluée d'hydroxyde de sodium R*. Il se dégage progressivement de la diéthylamine, d'odeur caractéristique, et qui colore en bleu le *papier tournesol rouge R*.

D. Prélevez 1 ml de solution S (voir Essai) et complétez à 250 ml avec de l'*eau R*. A 2 ml de cette solution, ajoutez 2 ml de *solution de bromure de cyanogène R* et 3 ml d'une solution d'*aniline R* à 25 g/l, puis agitez. Il se développe une coloration jaune.

ESSAI

Solution S. Dissolvez 2,5 g de nicéthamide dans de l'*eau exempte de dioxyde de carbone R* et complétez à 10 ml avec le même solvant.

Aspect de la substance. Le nicéthamide, liquide ou liquéfié par un léger chauffage, est limpide (*2.2.1*) et n'est pas plus fortement coloré que la solution témoin J_5 (*2.2.2, Procédé II*).

Détermination du pH (*2.2.3*). Le pH de la solution S est de 6,0 à 7,8.

Indice de réfraction (*2.2.6*) : 1,524 à 1,526.

Substances apparentées. Opérez par chromatographie sur couche mince (*2.2.27*) en utilisant une plaque recouverte de *gel de silice* GF_{254} *R*.

Solution à examiner. Dissolvez 0,4 g de nicéthamide dans du *méthanol R* et complétez à 10 ml avec le même solvant.

Solution témoin (a). Dissolvez 40 mg d'*éthylnicotinamide SCR* dans du *méthanol R* et complétez à 100 ml avec le même solvant.

Solution témoin (b). Prélevez 1 ml de solution témoin (a) et complétez à 10 ml avec du *méthanol R*.

Déposez séparément sur la plaque 10 µl de chaque solution. Développez sur un parcours de 15 cm avec un mélange de 25 volumes de *propanol R* et de 75 volumes de *chloroforme R*. Laissez sécher la plaque à l'air. Examinez en lumière ultraviolette à 254 nm. S'il apparaît une tache correspondant à l'éthylnicotinamide dans le chromatogramme obtenu avec la solution à examiner, elle n'est pas plus intense que la tache du chromatogramme obtenu avec la solution témoin (a) (1,0 pour cent). S'il apparaît d'autres taches que la tache principale et que la tache correspondant à l'éthylnicotinamide, aucune d'entre elles n'est plus intense que la tache du chromatogramme obtenu avec la solution témoin (b) (0,1 pour cent).

Métaux lourds (*2.4.8*). Prélevez 10 ml de solution S et complétez à 25 ml avec de l'*eau R*. 12 ml de cette solution satisfont à l'essai limite A des métaux lourds (10 ppm). Préparez le témoin avec la *solution à 1 ppm de plomb (Pb) R*.

Teneur en eau (*2.5.12*). Déterminée par semi-microdosage sur 2,00 g de nicéthamide, la teneur en eau n'est pas supérieure à 0,3 pour cent.

Cendres sulfuriques (*2.4.14*). Déterminé sur 1,0 g de nicéthamide, le taux des cendres sulfuriques n'est pas supérieur à 0,1 pour cent.

DOSAGE

Dissolvez 0,150 g de nicéthamide dans un mélange de 5 ml d'*anhydride acétique R* et de 20 ml d'*acide acétique anhydre R*. Titrez par l'*acide perchlorique 0,1 M*. Déterminez le point de fin de titrage par potentiométrie (*2.2.20*).

1 ml d'*acide perchlorique 0,1 M* correspond à 17,82 mg de $C_{10}H_{14}N_2O$.

01/2002:0679

NICLOSAMIDE ANHYDRE

Niclosamidum anhydricum

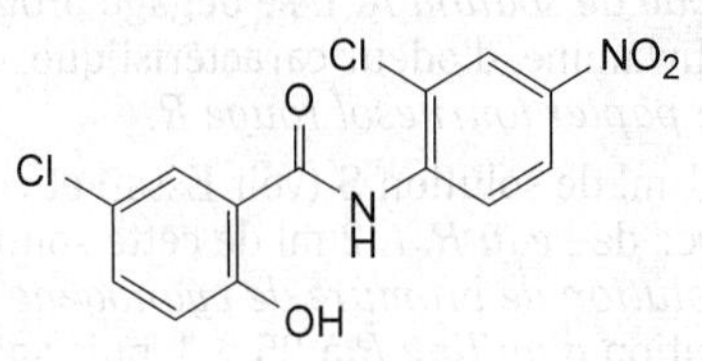

$C_{13}H_8Cl_2N_2O_4$ M_r 327,1

DÉFINITION

Le niclosamide anhydre contient au minimum 98,0 pour cent et au maximum l'équivalent de 101,0 pour cent de 5-chloro-*N*-(2-chloro-4-nitrophényl)-2-hydroxybenzamide, calculé par rapport à la substance desséchée.

CARACTÈRES

Cristaux fins, blanc-jaune à jaunâtres, pratiquement insolubles dans l'eau, assez solubles dans l'acétone, peu solubles dans l'éthanol.

IDENTIFICATION

Première identification : B, E.

Seconde identification : A, C, D, E.

A. Le point de fusion (*2.2.14*) du niclosamide anhydre est de 227 °C à 232 °C.

B. Examinez le niclosamide anhydre par spectrophotométrie d'absorption dans l'infrarouge (*2.2.24*), en comparant avec le spectre obtenu avec le *niclosamide anhydre SCR*. Examinez les substances sous forme de pastilles préparées à partir de 0,5 mg environ de substance et 0,3 g de *bromure de potassium R*.

C. A 50 mg de niclosamide anhydre, ajoutez 5 ml d'*acide chlorhydrique 1 M* et 0,1 g de *poudre de zinc R*. Chauffez au bain-marie pendant 10 min. Refroidissez et filtrez. Ajoutez au filtrat 1 ml d'une solution de *nitrite de sodium R* à 5 g/l et laissez reposer pendant 3 min ; ajoutez 2 ml d'une solution de *sulfamate d'ammonium R* à 20 g/l, agitez, laissez reposer pendant 3 min et ajoutez 2 ml d'une solution de *dichlorhydrate de naphtyléthylènediamine R* à 5 g/l. Il apparaît une coloration violette.

D. Chauffez le niclosamide anhydre sur un fil de cuivre dans une flamme non-lumineuse. La flamme se colore en vert.

E. Le niclosamide anhydre satisfait à l'essai de perte à la dessiccation (voir Essai).

ESSAI

Substances apparentées. Opérez par chromatographie liquide (*2.2.29*).

Solution à examiner. Dissolvez 50 mg de niclosamide anhydre en chauffant légèrement dans du *méthanol R*, refroidissez et complétez à 50,0 ml avec le même solvant.

Solution témoin. Prélevez 1,0 ml de solution à examiner et complétez à 100,0 ml avec de l'*acétonitrile R*. Prélevez 1,0 ml de cette solution et complétez à 20,0 ml avec de l'*acétonitrile R*.

La chromatographie peut être réalisée en utilisant :

– une colonne d'acier inoxydable d'une longueur de 0,125 m et d'un diamètre intérieur de 4 mm, remplie de *gel de silice octadécylsilylé pour chromatographie R* (5 µm),
– comme phase mobile, à un débit de 1,0 ml/min, un mélange à volumes égaux d'*acétonitrile R* et d'une solution contenant 2 g/l de *phosphate monopotassique R*, 1 g/l de *phosphate disodique R* et 2 g/l d'*hydrogénosulfate de tétrabutylammonium R*,
– comme détecteur, un spectrophotomètre réglé à 230 nm.

Ajustez la sensibilité de façon que, dans le chromatogramme obtenu avec la solution témoin, la hauteur du pic correspondant au niclosamide ne soit pas inférieure à 20 pour cent de l'échelle totale de l'enregistreur. Injectez 20 µl de chaque solution. Continuez l'enregistrement du chromatogramme pendant 2 fois le temps de rétention du niclosamide. S'il apparaît dans le chromatogramme obtenu avec la solution à examiner d'autres pics que le pic correspondant au niclosamide et le pic dû au solvant, la

Monographies L - P

somme de leur surface n'est pas supérieure à 4 fois la surface du pic principal du chromatogramme obtenu avec la solution témoin (0,2 pour cent). Ne tenez pas compte des pics dont la surface est inférieure à 0,1 fois celle du pic correspondant au niclosamide dans le chromatogramme obtenu avec la solution témoin.

Acide 5-chlorosalicylique

Solution à examiner. A 1,0 g de niclosamide anhydre, ajoutez 15 ml d'*eau R* et faites bouillir pendant 2 min. Refroidissez, filtrez sur une membrane filtrante (diamètre nominal des pores : 0,45 µm) et lavez le filtre. Recueillez le filtrat et les eaux de lavage et complétez à 20,0 ml avec de l'*eau R*.

Solution témoin. Dissolvez 30 mg d'*acide 5-chlorosalicylique R* dans 20 ml de *méthanol R* et complétez à 100,0 ml avec de l'*eau R*. Prélevez 1,0 ml de cette solution et complétez à 100,0 ml avec de l'*eau R*.

A 10,0 ml de solution à examiner et à 10,0 ml de solution témoin, ajoutez respectivement 0,1 ml de *solution de chlorure ferrique R2*. S'il apparaît une coloration violette dans la solution à examiner, elle n'est pas plus intense que celle de la solution témoin (60 ppm).

2-chloro-4-nitroaniline

Solution à examiner. A 0,250 g de niclosamide anhydre, ajoutez 5 ml de *méthanol R*, portez à ébullition, refroidissez, ajoutez 45 ml d'*acide chlorhydrique 1 M*, chauffez à nouveau à ébullition, refroidissez et filtrez. Recueillez le filtrat et complétez à 50,0 ml avec de l'*acide chlorhydrique 1 M*.

Solution témoin. Dissolvez 50 mg de *2-chloro-4-nitroaniline R* dans du *méthanol R* et complétez à 100,0 ml avec le même solvant. Prélevez 1,0 ml de cette solution et complétez à 100,0 ml avec du *méthanol R*. Prélevez 2,0 ml de cette solution et complétez à 20,0 ml avec de l'*acide chlorhydrique 1 M*.

A 10,0 ml de solution à examiner et à 10,0 ml de solution témoin, ajoutez respectivement 0,5 ml d'une solution de *nitrite de sodium R* à 5 g/l et laissez reposer pendant 3 min. Ajoutez 1 ml d'une solution de *sulfamate d'ammonium R* à 20 g/l, agitez, laissez reposer pendant 3 min et ajoutez 1 ml d'une solution de *dichlorhydrate de naphtyléthylènediamine R* à 5 g/l. S'il apparaît une coloration violet-rose dans la solution à examiner, elle n'est pas plus intense que celle de la solution témoin (100 ppm).

Chlorures (*2.4.4*). Faites bouillir 2 g de niclosamide anhydre dans un mélange de 1,2 ml d'*acide acétique R* et de 40 ml d'*eau R* pendant 2 min. Refroidissez et filtrez. Prélevez 2 ml du filtrat et complétez à 15 ml avec de l'*eau R*. La solution satisfait à l'essai limite des chlorures (500 ppm).

Perte à la dessiccation (*2.2.32*). Déterminée à l'étuve à 100-105 °C pendant 4 h sur 1,000 g de niclosamide anhydre, la perte à la dessiccation n'est pas supérieure à 0,5 pour cent.

Cendres sulfuriques (*2.4.14*). Déterminé sur 1,0 g de niclosamide anhydre, le taux des cendres sulfuriques n'est pas supérieur à 0,1 pour cent.

DOSAGE

Dissolvez 0,3000 g de niclosamide anhydre dans 80 ml d'un mélange à volumes égaux d'*acétone R* et de *méthanol R*. Titrez par l'*hydroxyde de tétrabutylammonium 0,1 M*. Déterminez le point de fin de titrage par potentiométrie (*2.2.20*).

1 ml d'*hydroxyde de tétrabutylammonium 0,1 M* correspond à 32,71 mg de $C_{13}H_8Cl_2N_2O_4$.

CONSERVATION

En récipient étanche, à l'abri de la lumière.

01/2002:0680

NICLOSAMIDE MONOHYDRATÉ

Niclosamidum monohydricum

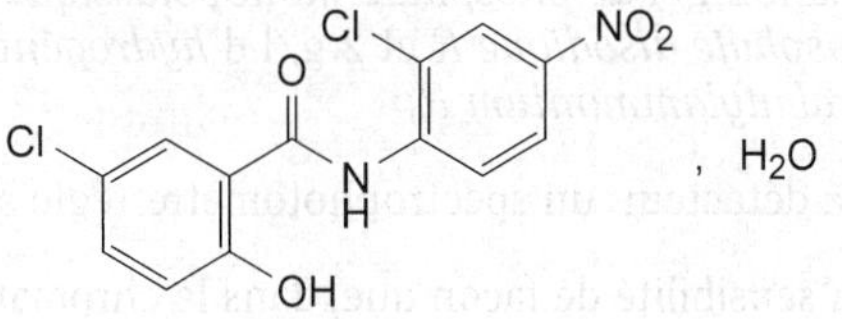

$C_{13}H_8Cl_2N_2O_4,H_2O$ M_r 345,1

DÉFINITION

Le niclosamide monohydraté contient au minimum 98,0 pour cent et au maximum l'équivalent de 101,0 pour cent de 5-chloro-*N*-(2-chloro-4-nitrophényl)-2-hydroxybenzamide, calculé par rapport à la substance desséchée.

CARACTÈRES

Cristaux fins, jaunâtres, pratiquement insolubles dans l'eau, assez solubles dans l'acétone, peu solubles dans l'éthanol.

IDENTIFICATION

Première identification : B, E.

Seconde identification : A, C, D, E.

A. Le point de fusion (*2.2.14*) du niclosamide monohydraté est de 227 °C à 232 °C, après dessiccation à 100-105 °C pendant 4 h.

B. Desséchez le niclosamide monohydraté à 100-105 °C pendant 4 h. Examinez par spectrophotométrie d'absorption dans l'infrarouge (*2.2.24*), en comparant avec le spectre obtenu avec le *niclosamide anhydre SCR*. Examinez sous forme de pastilles préparées à partir de 0,5 mg environ de substance et 0,3 g de *bromure de potassium R*.

C. A 50 mg de niclosamide monohydraté, ajoutez 5 ml d'*acide chlorhydrique 1 M* et 0,1 g de *poudre de zinc R*. Chauffez au bain-marie pendant 10 min. Refroidissez et filtrez. Ajoutez au filtrat 1 ml d'une solution de *nitrite de sodium R* à 5 g/l et laissez reposer pendant 3 min ; ajoutez 2 ml d'une solution de *sulfamate d'ammonium R* à 20 g/l, agitez, laissez reposer pendant 3 min et ajoutez 2 ml d'une solution de *dichlorhydrate de naphtyléthylènediamine R* à 5 g/l. Il apparaît une coloration violette.

D. Chauffez le niclosamide monohydraté sur un fil de cuivre dans une flamme non-lumineuse. La flamme se colore en vert.

E. Le niclosamide monohydraté satisfait à l'essai de perte à la dessiccation (voir Essai).

ESSAI

Substances apparentées. Opérez par chromatographie liquide (*2.2.29*).

Solution à examiner. Dissolvez 50 mg de niclosamide monohydraté en chauffant légèrement dans du *méthanol R*, refroidissez et complétez à 50,0 ml avec le même solvant.

Solution témoin. Prélevez 1,0 ml de solution à examiner et complétez à 100,0 ml avec de l'*acétonitrile R*. Prélevez 1,0 ml de cette solution et complétez à 20,0 ml avec de l'*acétonitrile R*.

La chromatographie peut être réalisée en utilisant :

Monographies L - P

– une colonne d'acier inoxydable d'une longueur de 0,125 m et d'un diamètre intérieur de 4 mm, remplie de *gel de silice octadécylsilylé pour chromatographie R* (5 µm),

– comme phase mobile à un débit de 1,0 ml/min, un mélange à volumes égaux d'*acétonitrile R* et d'une solution contenant 2 g/l de *phosphate monopotassique R*, 1 g/l de *phosphate disodique R* et 2 g/l d'*hydrogénosulfate de tétrabutylammonium R*,

– comme détecteur, un spectrophotomètre réglé à 230 nm.

Ajustez la sensibilité de façon que, dans le chromatogramme obtenu avec la solution témoin, la hauteur du pic correspondant au niclosamide ne soit pas inférieure à 20 pour cent de l'échelle totale de l'enregistreur. Injectez 20 µl de chaque solution. Continuez l'enregistrement du chromatogramme pendant 2 fois le temps de rétention du niclosamide. S'il apparaît dans le chromatogramme obtenu avec la solution à examiner d'autres pics que le pic correspondant au niclosamide et le pic dû au solvant, la somme de leur surface n'est pas supérieure à 4 fois la surface du pic principal du chromatogramme obtenu avec la solution témoin (0,2 pour cent). Ne tenez pas compte des pics dont la surface est inférieure à 0,1 fois celle du pic correspondant au niclosamide dans le chromatogramme obtenu avec la solution témoin.

Acide 5-chlorosalicylique

Solution à examiner. A 1,0 g de niclosamide monohydraté, ajoutez 15 ml d'*eau R* et faites bouillir pendant 2 min. Refroidissez, filtrez sur une membrane filtrante (diamètre nominal des pores : 0,45 µm) et lavez le filtre. Recueillez le filtrat et les eaux de lavage et complétez à 20,0 ml avec de l'*eau R*.

Solution témoin. Dissolvez 30 mg d'*acide 5-chlorosalicylique R* dans 20 ml de *méthanol R* et complétez à 100,0 ml avec de l'*eau R*. Prélevez 1,0 ml de cette solution et complétez à 100,0 ml avec de l'*eau R*.

A 10,0 ml de solution à examiner et à 10,0 ml de solution témoin, ajoutez respectivement 0,1 ml de *solution de chlorure ferrique R2*. S'il apparaît une coloration violette dans la solution à examiner, elle n'est pas plus intense que celle de la solution témoin (60 ppm).

2-chloro-4-nitroaniline

Solution à examiner. A 0,250 g de niclosamide monohydraté, ajoutez 5 ml de *méthanol R*, portez à ébullition, refroidissez, ajoutez 45 ml d'*acide chlorhydrique 1 M*, chauffez à nouveau à ébullition, refroidissez et filtrez. Recueillez le filtrat et complétez à 50,0 ml avec de l'*acide chlorhydrique 1 M*.

Solution témoin. Dissolvez 50 mg de *2-chloro-4-nitroaniline R* dans du *méthanol R* et complétez à 100,0 ml avec le même solvant. Prélevez 1,0 ml de cette solution et complétez à 100,0 ml avec du *méthanol R*. Prélevez 2,0 ml de cette solution et complétez à 20,0 ml avec de l'*acide chlorhydrique 1 M*.

A 10,0 ml de solution à examiner et à 10,0 ml de solution témoin, ajoutez respectivement 0,5 ml d'une solution de *nitrite de sodium R* à 5 g/l et laissez reposer pendant 3 min. Ajoutez 1 ml d'une solution de *sulfamate d'ammonium R* à 20 g/l, agitez, laissez reposer pendant 3 min et ajoutez 1 ml d'une solution de *dichlorhydrate de naphtyléthylènediamine R* à 5 g/l. S'il apparaît une coloration violet-rose dans la solution à examiner, elle n'est pas plus intense que celle de la solution témoin (100 ppm).

Chlorures (*2.4.4*). Faites bouillir 2 g de niclosamide monohydraté dans un mélange de 1,2 ml d'*acide acétique R* et de 40 ml d'*eau R* pendant 2 min. Refroidissez et filtrez. Prélevez 2 ml du filtrat et complétez à 15 ml avec de l'*eau R*. La solution satisfait à l'essai limite des chlorures (500 ppm).

Perte à la dessiccation (*2.2.32*). Déterminée à l'étuve à 100-105 °C pendant 4 h sur 1,000 g de niclosamide monohydraté, la perte à la dessiccation est de 4,5 pour cent à 6,0 pour cent.

Cendres sulfuriques (*2.4.14*). Déterminé sur 1,0 g de niclosamide monohydraté, le taux des cendres sulfuriques n'est pas supérieur à 0,1 pour cent.

DOSAGE

Dissolvez 0,3000 g de niclosamide monohydraté dans 80 ml d'un mélange à volumes égaux d'*acétone R* et de *méthanol R*. Titrez par l'*hydroxyde de tétrabutylammonium 0,1 M*. Déterminez le point de fin de titrage par potentiométrie (*2.2.20*).

1 ml d'*hydroxyde de tétrabutylammonium 0,1 M* correspond à 32,71 mg de $C_{13}H_8Cl_2N_2O_4$.

CONSERVATION

A l'abri de la lumière.

01/2002:0047

NICOTINAMIDE

Nicotinamidum

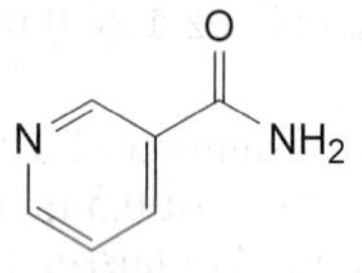

$C_6H_6N_2O$ M_r 122,1

DÉFINITION

Le nicotinamide contient au minimum 99,0 pour cent et au maximum l'équivalent de 101,0 pour cent de pyridine-3-carboxamide, calculé par rapport à la substance desséchée.

CARACTÈRES

Poudre cristalline blanche ou cristaux incolores, facilement solubles dans l'eau et dans l'éthanol.

IDENTIFICATION

Première identification : A, B.

Seconde identification : A, C, D.

A. Le point de fusion (*2.2.14*) du nicotinamide est de 128 °C à 131 °C.

B. Examinez le nicotinamide par spectrophotométrie d'absorption dans l'infrarouge (*2.2.24*), en comparant avec le spectre obtenu avec le *nicotinamide SCR*.

C. Chauffez à ébullition un mélange de 0,1 g de nicotinamide et de 1 ml de *solution diluée d'hydroxyde de sodium R*. Il se dégage des vapeurs d'ammoniac, reconnaissable à son odeur.

D. Prélevez 2 ml de la solution S (voir Essai) et complétez à 100 ml avec de l'*eau R*. A 2 ml de la solution, ajoutez 2 ml de *solution de bromure de cyanogène R*, puis 3 ml d'une solution d'*aniline R* à 25 g/l et agitez. Il se développe une coloration jaune.

01/2002:0627

NIFÉDIPINE

Nifedipinum

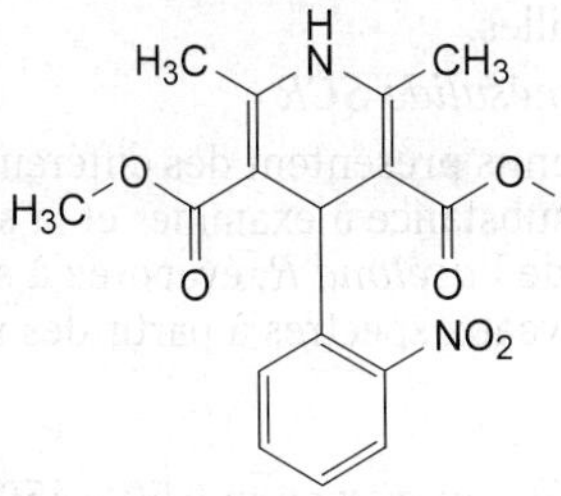

$C_{17}H_{18}N_2O_6$ M_r 346,3

DÉFINITION

La nifédipine contient au minimum 98,0 pour cent et au maximum l'équivalent de 102,0 pour cent de 2,6-diméthyl-4-(2-nitrophényl)-1,4-dihydropyridine-3,5-dicarboxylate de diméthyle, calculé par rapport à la substance desséchée.

CARACTÈRES

Poudre cristalline, jaune, pratiquement insoluble dans l'eau, facilement soluble dans l'acétone, assez soluble dans l'éthanol.

La nifédipine, exposée à la lumière du jour et à certaines longueurs d'ondes de lumière artificielle, se convertit immédiatement en un dérivé de la nitrosophénylpyridine. L'exposition à la lumière ultraviolette entraîne la formation d'un dérivé de la nitrophénylpyridine. Préparez les solutions extemporanément, à l'obscurité ou sous une lumière d'une longueur d'onde supérieure à 420 nm, puis maintenez-les à l'abri de la lumière.

IDENTIFICATION

Première identification : B.

Seconde identification : A, C, D.

A. Le point de fusion (*2.2.14*) de la nifédipine est de 171 °C à 175 °C.

B. Examinez la nifédipine par spectrophotométrie d'absorption dans l'infrarouge (*2.2.24*), en comparant avec le spectre obtenu avec la *nifédipine SCR*. Examinez les substances à l'état solide.

C. Opérez par chromatographie sur couche mince (*2.2.27*) en utilisant une plaque recouverte d'un gel de silice approprié contenant un indicateur de fluorescence dont l'intensité est optimale à 254 nm.

Solution à examiner. Dissolvez 10 mg de nifédipine dans du *méthanol R* et complétez à 10 ml avec le même solvant.

Solution témoin. Dissolvez 10 mg de *nifédipine SCR* dans du *méthanol R* et complétez à 10 ml avec le même solvant.

Déposez séparément sur la plaque 5 µl de chaque solution. Développez dans une cuve non saturée sur un parcours de 15 cm avec un mélange de 40 volumes d'*acétate d'éthyle R* et de 60 volumes de *cyclohexane R*. Laissez sécher la plaque à l'air et examinez en lumière ultraviolette à 254 nm. La tache principale du chromatogramme obtenu avec la solution à examiner est semblable quant à sa position, son extinction de fluorescence à 254 nm et ses dimensions à la tache principale du chromatogramme obtenu avec la solution témoin.

D. Dans un tube à essai, introduisez 25 mg de nifédipine ; ajoutez 10 ml d'un mélange de 1,5 volume d'*acide chlorhydrique R*, de 3,5 volumes d'*eau R* et de 5 volumes d'*alcool R* et dissolvez en chauffant légèrement. Ajoutez 0,5 g de *zinc R* en grenailles et laissez reposer pendant 5 min en agitant de temps en temps. Filtrez dans un second tube à essai, ajoutez au filtrat 5 ml d'une solution de *nitrite de sodium R* à 10 g/l et laissez reposer pendant 2 min. Ajoutez 2 ml d'une solution de *sulfamate d'ammonium R* à 50 g/l, agitez vigoureusement avec précaution et ajoutez 2 ml d'une solution de *dichlorhydrate de naphtyléthylènediamine R* à 5 g/l. Il se développe une coloration rouge intense qui persiste pendant au moins 5 min.

ESSAI

Substances apparentées. Opérez par chromatographie liquide (*2.2.29*).

Solution à examiner. Dissolvez 0,200 g de nifédipine dans 20 ml de *méthanol R* et complétez à 50,0 ml avec la phase mobile.

Solution témoin (a). Dissolvez 10 mg d'*impureté A de nifédipine SCR* dans du *méthanol R* et complétez à 25,0 ml avec le même solvant.

Solution témoin (b). Dissolvez 10 mg d'*impureté B de nifédipine SCR* dans du *méthanol R* et complétez à 25,0 ml avec le même solvant.

Solution témoin (c). Mélangez 1,0 ml de solution témoin (a), 1,0 ml de solution témoin (b) et 0,1 ml de solution à examiner et complétez à 20,0 ml avec la phase mobile. Prélevez 2,0 ml de cette solution et complétez à 10,0 ml avec la phase mobile.

La chromatographie peut être effectuée en utilisant :

- une colonne d'acier inoxydable, d'une longueur de 0,15 m et d'un diamètre intérieur de 4,6 mm, remplie de *gel de silice octadécylsilylé pour chromatographie R* (5 µm),
- comme phase mobile, à un débit d'environ 1,0 ml/min, un mélange de 9 volumes d'*acétonitrile R*, de 36 volumes de *méthanol R* et de 55 volumes d'*eau R* ;
- comme détecteur, un spectrophotomètre réglé à 235 nm.

L'emploi d'un intégrateur électronique est souhaitable.

Injectez 20 µl de solution témoin (c). Lorsque le chromatogramme est enregistré dans les conditions prescrites, les pics apparaissent dans l'ordre suivant : impureté A, impureté B et nifédipine ; le temps de rétention de la nifédipine est de 15,5 min environ.

L'essai n'est valable que si dans le chromatogramme obtenu avec la solution témoin (c) :

- la résolution entre les pics correspondant respectivement à l'impureté A et à l'impureté B est supérieure à 1,5,
- la résolution entre le pic correspondant respectivement à l'impureté B et à la nifédipine est supérieure à 1,5,
- la hauteur du pic correspondant à l'impureté A n'est pas inférieure à 20 pour cent de l'échelle maximale de l'enregistreur.

Injectez séparément 20 µl de solution à examiner et 20 µl de solution témoin (c) et poursuivez la chromatographie pendant deux fois le temps de rétention de la nifédipine. S'il apparaît, dans le chromatogramme obtenu avec la solution à examiner, d'autres pics que le pic principal et ceux correspondant aux impuretés A et B, la surface d'aucun d'entre eux n'est supérieure à celle du pic correspondant à la nifédipine dans le chromatogramme obtenu avec la solution témoin (c) (0,1 pour cent). S'il apparaît, dans le chromatogramme obtenu avec la solution à examiner, des pics correspondant aux impuretés A et B, leur surface n'est pas supérieure à celle des pics correspondants dans le chromatogramme obtenu avec la solution témoin (c) (0,1 pour cent). La concentration totale de toutes les substances apparentées n'est pas supérieure à 0,3 pour cent. Ne tenez pas compte des pics dont la surface est inférieure à 0,1 fois la surface du pic dû à la nifédipine dans le chromatogramme obtenu avec la solution témoin (c).

Perte à la dessiccation (*2.2.32*). Déterminée à l'étuve à 100-105 °C pendant 2 h sur 1,000 g de nifédipine, la perte à la dessiccation n'est pas supérieure à 0,5 pour cent.

Cendres sulfuriques (*2.4.14*). Déterminé sur 1,0 g de nifédipine, le taux des cendres sulfuriques n'est pas supérieur à 0,1 pour cent.

DOSAGE

Dissolvez 0,1300 g de nifédipine dans un mélange de 25 ml de *2-méthyl-2-propanol R* et de 25 ml de *solution d'acide perchlorique R*. Titrez par le *sulfate d'ammonium et de cérium 0,1 M* en présence de 0,1 ml de *ferroïne R* jusqu'à ce que la couleur rose disparaisse. Titrez lentement vers la fin du titrage. Effectuez un titrage à blanc.

1 ml de *sulfate d'ammonium et de cérium 0,1 M* correspond à 17,32 mg de $C_{17}H_{18}N_2O_6$.

CONSERVATION

A l'abri de la lumière.

IMPURETÉS

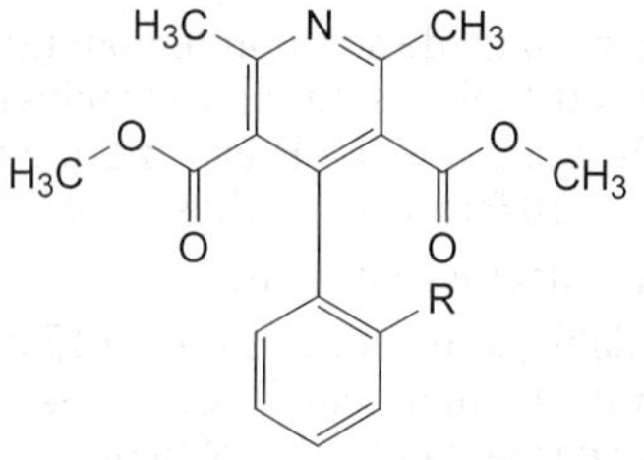

A. R = NO_2 : 2,6-diméthyl-4-(2-nitrophényl)pyridine-3,5-dicarboxylate de diméthyle (analogue nitrophénylpyridine),

B. R = NO : 2,6-diméthyl-4-(2-nitrosophényl)pyridine-3,5-dicarboxylate de diméthyle (analogue nitrosophénylpyridine).

01/2002:1548

NIMÉSULIDE

Nimesulidum

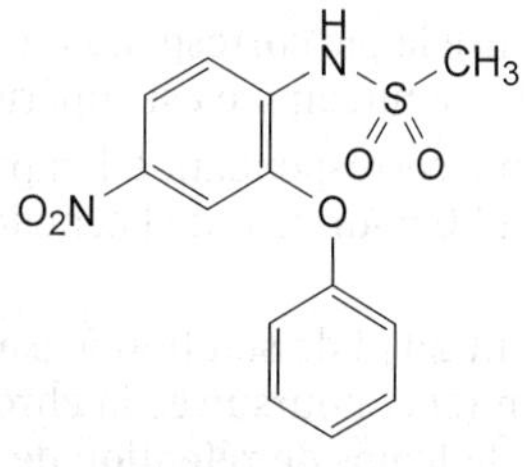

$C_{13}H_{12}N_2O_5S$ M_r 308,3

DÉFINITION

N-(4-Nitro-2-phénoxyphényl)méthanesulfonamide.

Teneur : 98,5 pour cent à 101,5 pour cent (substance desséchée).

CARACTÈRES

Aspect : poudre cristalline jaunâtre.

Solubilité : pratiquement insoluble dans l'eau, facilement soluble dans l'acétone, peu soluble dans l'éthanol.

F : environ 149 °C.

Le nimésulide présente le phénomène du polymorphisme.

IDENTIFICATION

Spectrophotométrie d'absorption dans l'infrarouge (*2.2.24*).

Préparation : pastilles.

Comparaison : *nimésulide SCR*.

Si les spectres obtenus présentent des différences, dissolvez respectivement la substance à examiner et la substance de référence dans de l'*acétone R*, évaporez à siccité et enregistrez de nouveaux spectres à partir des résidus.

ESSAI

Absorbance (*2.2.25*) : au maximum 0,50 à 450 nm.

Dissolvez 1,0 g de nimésulide dans de l'*acétone R* et complétez à 10,0 ml avec le même solvant.

Substances apparentées. Chromatographie liquide (*2.2.29*).

Solution à examiner. Dissolvez 20 mg de nimésulide dans 8 ml d'*acétonitrile R* et complétez à 20,0 ml avec de l'*eau R*.

Solution témoin (a). Dissolvez 10 mg d'*impureté C de nimésulide SCR* et 10 mg d'*impureté D de nimésulide SCR* dans 20 ml d'*acétonitrile R* et complétez à 50,0 ml avec de l'*eau R*. Prélevez 1,0 ml de cette solution et complétez à 50,0 ml avec la phase mobile.

Solution témoin (b). Prélevez 1,0 ml de solution à examiner et complétez à 10,0 ml avec la phase mobile. Prélevez 1,0 ml de cette solution et complétez à 100,0 ml avec la phase mobile.

Colonne :

- *dimensions* : l = 0,125 m, Ø = 4,0 mm,
- *phase stationnaire* : *gel de silice octadécylsilylé pour chromatographie R*.

Phase mobile : un mélange de 35 volumes d'*acétonitrile R* et de 65 volumes d'une solution de *dihydrogénophosphate d'ammonium R* à 1,15 g/l, ajustée à pH 7,0 avec de l'*ammoniaque R*.

Débit : 1,3 ml/min.

Détection : spectrophotomètre à 230 nm.

Injection : 20 µl.

Enregistrement : 7 fois le temps de rétention du nimésulide.

Conformité du système :

- *résolution* : au minimum 2,0 entre les 2 pics principaux du chromatogramme obtenu avec la solution témoin (a).

Limites :

- *toute impureté* : au maximum la surface du pic principal du chromatogramme obtenu avec la solution témoin (b) (0,1 pour cent),
- *total* : au maximum 5 fois la surface du pic principal du chromatogramme obtenu avec la solution témoin (b) (0,5 pour cent),
- *limite d'exclusion* : 0,1 fois la surface du pic principal du chromatogramme obtenu avec la solution témoin (b) (0,01 pour cent).

Métaux lourds (*2.4.8*) : au maximum 20 ppm.

1,0 g de nimésulide satisfait à l'essai D. Préparez le témoin avec 2 ml de *solution étalon à 10 ppm de plomb (Pb) R*.

Perte à la dessiccation (*2.2.32*) : au maximum 0,5 pour cent, déterminé à l'étuve à 100-105 °C pendant 4 h sur 1,000 g de nimésulide.

Cendres sulfuriques (*2.4.14*) : au maximum 0,1 pour cent, déterminé sur 1,0 g de nimésulide.

DOSAGE

Dissolvez 0,240 g de nimésulide dans 30 ml d'*acétone R* préalablement neutralisée et ajoutez 20 ml d'*eau R*. Titrez par l'*hydroxyde de sodium 0,1 M*, en déterminant le point de fin de titrage par potentiométrie (*2.2.20*).

1 ml d'*hydroxyde de sodium 0,1 M* correspond à 30,83 mg de $C_{13}H_{12}N_2O_5S$.

IMPURETÉS

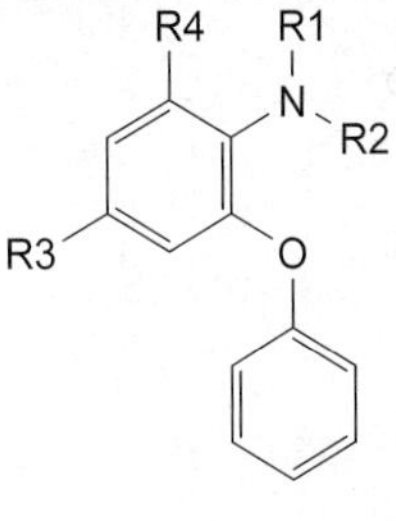

A. R1 = SO_2-CH_3, R2 = H, R3 = R4 = NO_2 : *N*-(2,4-dinitro-6-phénoxyphényl)méthanesulfonamide,

B. R1 = SO_2-CH_3, R2 = R3 = R4 = H : *N*-(2-phénoxyphényl)méthanesulfonamide,

C. R1 = R2 = R3 = R4 = H : 2-phénoxyaniline,

D. R1 = R2 = R4 = H, R3 = NO_2 : 4-nitro-2-phénoxyaniline,

E. R1 = R2 = SO_2-CH_3, R3 = R4 = H : *N,N*-bis(méthylsulfonyl)-2-phénoxyaniline,

F. R1 = R2 = SO_2-CH_3, R3 = NO_2, R4 = H : *N,N*-bis(méthylsulfonyl)-4-nitro-2-phénoxyaniline,

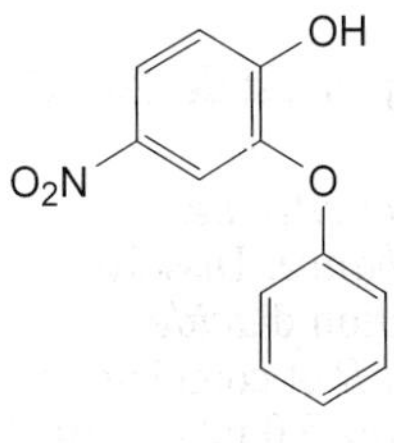

G. 4-nitro-2-phénoxyphénol.

01/2002:1245

NIMODIPINE

Nimodipinum

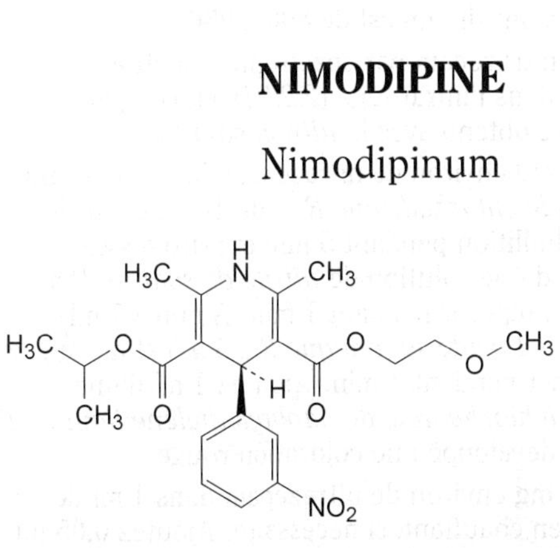

et énantiomère

$C_{21}H_{26}N_2O_7$ M_r 418,4

DÉFINITION

La nimodipine contient au minimum 98,5 pour cent et au maximum l'équivalent de 101,5 pour cent de (4*RS*)-2,6-diméthyl-4-(3-nitrophényl)-1,4-dihydropyridine-3,5-dicarboxylate de 2-méthoxyéthyle et de 1-méthyléthyle, calculé par rapport à la substance desséchée.

CARACTÈRES

Poudre cristalline, jaune à jaune-pâle, pratiquement insoluble dans l'eau, facilement soluble dans l'acétate d'éthyle, assez soluble dans l'éthanol.

La nimodipine présente le phénomène du polymorphisme.

Une exposition à la lumière ultraviolette engendre la formation d'un dérivé de la nitrophénylpyridine.

Préparez toutes les solutions immédiatement avant utilisation, à l'abri de la lumière ou sous une lumière à longueur d'onde élevée (> 420 nm).

IDENTIFICATION

Examinez la nimodipine par spectrophotométrie d'absorption dans l'infrarouge (*2.2.24*), en comparant avec le spectre obtenu avec la *nimodipine SCR*. Si les spectres obtenus à l'état solide présentent des différences, enregistrez de nouveaux spectres en utilisant des solutions à 20 g/l dans le *chlorure de méthylène R* et une cellule de 0,2 mm.

ESSAI

Solution S. Dissolvez 1,0 g de nimodipine dans de l'*acétone R* et complétez à 20,0 ml avec de l'*acétone R*.

Aspect de la solution. La solution S est limpide (*2.2.1*).

Angle de rotation optique (*2.2.7*) : − 0,10° à + 0,10°, déterminé avec la solution S.

Substances apparentées. Opérez par chromatographie liquide (*2.2.29*).

Solution à examiner. Dissolvez 40,0 mg de nimodipine dans 2,5 ml de *tétrahydrofurane R* et complétez à 25,0 ml avec la phase mobile.

Solution témoin (a). Prélevez 1,0 ml de solution à examiner et complétez à 100,0 ml avec la phase mobile. Prélevez 2,0 ml de solution et complétez à 10,0 ml avec la phase mobile.

Solution témoin (b). Dissolvez 20,0 mg d'*impureté A de nimodipine SCR* dans 2,5 ml de *tétrahydrofurane R* et complétez à 25,0 ml avec la phase mobile. Prélevez 1,0 ml de solution et complétez à 20,0 ml avec la phase mobile.

Solution témoin (c). Prélevez 0,5 ml de solution à examiner et complétez à 20,0 ml avec la phase mobile.

Solution témoin (d). Mélangez 1,0 ml de solution témoin (b) et 1,0 ml de solution témoin (c), puis complétez à 25,0 ml avec la phase mobile.

La chromatographie peut être réalisée en utilisant :

- une colonne d'acier inoxydable d'une longueur de 0,125 m et d'un diamètre intérieur de 4,6 mm, remplie de *gel de silice octadécylsilylé pour chromatographie R* (5 µm),
- comme phase mobile, à un débit de 2,0 ml/min, un mélange de 20 volumes de *méthanol R*, de 20 volumes de *tétrahydrofurane R* et de 60 volumes d'*eau R*,
- comme détecteur un spectrophotomètre réglé à 235 nm,

en maintenant la température de la colonne à 40 °C.

Ajustez la sensibilité du système de façon que la hauteur du pic correspondant à la nimodipine dans le chromatogramme obtenu avec 20 µl de solution témoin (d) représente au moins 50 pour cent de l'échelle totale de l'enregistreur.

Injectez 20 µl de solution témoin (d). Lorsque les chromatogrammes sont enregistrés dans les conditions prescrites, les temps de rétention sont de 7 min environ pour l'impureté A et de 8 min environ pour la nimodipine. L'essai n'est valable que si la résolution entre les pics correspondant respectivement à l'impureté A et à la nimodipine n'est pas inférieure à 1,5.

Injectez séparément 20 µl de solution à examiner et 20 µl de solution témoin (a). Enregistrez les chromatogrammes obtenus avec la solution à examiner pendant 4 fois le temps de rétention de la nimodipine. S'il apparaît dans le chromatogramme obtenu avec la solution à examiner un pic dû à l'impureté A de nimodipine, sa surface n'est pas supérieure à celle du pic correspondant dans le chromatogramme obtenu avec la solution témoin (d) (0,1 pour cent). S'il apparaît dans le chromatogramme obtenu avec la solution à examiner d'autres pics que le pic principal et un pic correspondant à l'impureté A de nimodipine, la surface d'aucun d'entre eux n'est supérieure à celle du pic principal du chromatogramme obtenu avec la solution témoin (a) (0,2 pour cent). La somme de la surface de tous les pics, à l'exception du pic principal, dans le chromatogramme obtenu avec la solution à examiner n'est pas supérieure à 2,5 fois la surface du pic principal du chromatogramme obtenu avec la solution témoin (a) (0,5 pour cent). Ne tenez pas compte d'un pic dû au solvant ni des pics dont la surface est inférieure à 0,5 fois la surface du pic principal du chromatogramme obtenu avec la solution témoin (d).

Perte à la dessiccation (*2.2.32*). Déterminée à l'étuve à 100-105 °C sur 1,000 g de nimodipine, la perte à la dessiccation n'est pas supérieure à 0,5 pour cent.

Cendres sulfuriques (*2.4.14*). Déterminé sur 1,0 g de nimodipine, le taux des cendres sulfuriques n'est pas supérieur à 0,1 pour cent.

DOSAGE

Dissolvez en chauffant doucement, 0,180 g de nimodipine dans un mélange de 25 ml de *2-méthyl-2-propanol R* et de 25 ml de *solution d'acide perchlorique R*. Titrez par le *sulfate de cérium 0,1 M* en présence de 0,1 ml de *ferroïne R*. Titrez lentement vers la fin du titrage. Effectuez un titrage à blanc.

1 ml de *sulfate de cérium 0,1 M* correspond à 20,92 mg de $C_{21}H_{26}N_2O_7$.

CONSERVATION

A l'abri de la lumière.

IMPURETÉS

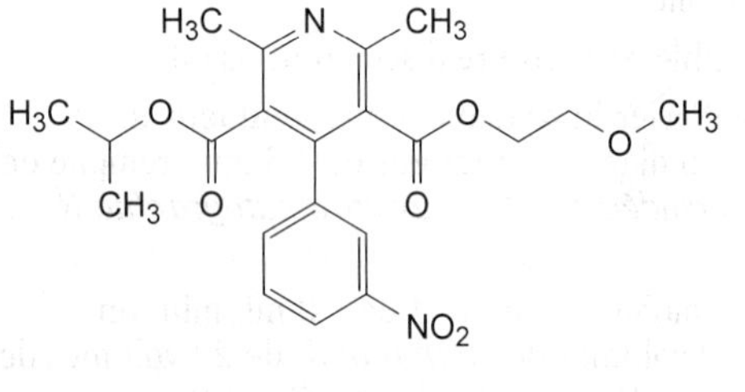

A. 2,6-diméthyl-4-(3-nitrophényl)pyridine-3,5-dicarboxylate de 2-méthoxyéthyle et de 1-méthyléthyle,

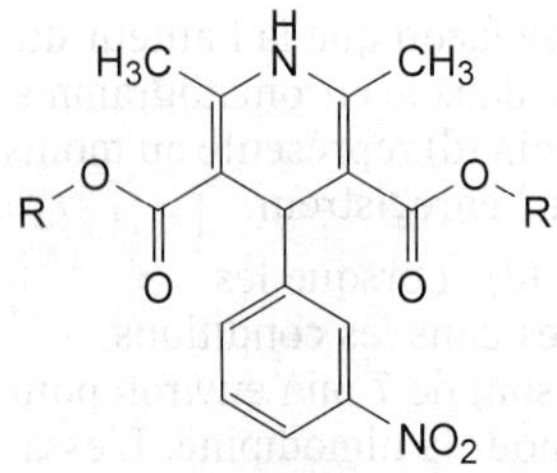

B. R = $CH(CH_3)_2$: 2,6-diméthyl-4-(3-nitrophényl)-1,4-dihydropyridine-3,5-dicarboxylate de bis(1-méthyléthyle),

C. R = CH_2-CH_2-OCH_3 : 2,6-diméthyl-4-(3-nitrophényl)-1,4-dihydropyridine-3,5-dicarboxylate de bis(2-méthoxyéthyle).

01/2002:0415

NITRAZÉPAM

Nitrazepamum

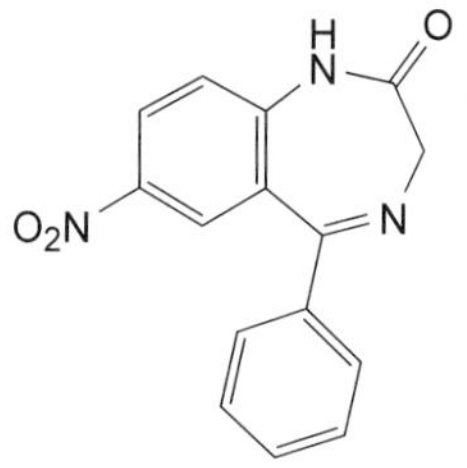

$C_{15}H_{11}N_3O_3$ M_r 281,3

DÉFINITION

Le nitrazépam contient au minimum 99,0 pour cent et au maximum l'équivalent de 101,0 pour cent de 7-nitro-5-phényl-1,3-dihydro-2*H*-1,4-benzodiazepin-2-one, calculé par rapport à la substance desséchée.

CARACTÈRES

Poudre cristalline jaune, pratiquement insoluble dans l'eau, peu soluble dans l'alcool et dans l'éther.

IDENTIFICATION

Première identification : A, C.

Seconde identification : A, B, D, E.

A. Le point de fusion (*2.2.14*) du nitrazépam est de 226 °C à 230 °C.

B. *Protégez les solutions de la lumière et effectuez immédiatement la mesure de l'absorbance.* Dissolvez 25,0 mg de nitrazépam dans une solution d'*acide sulfurique R* à 5 g/l dans le *méthanol R* et complétez à 250,0 ml avec le même solvant. Prélevez 5,0 ml de cette solution et complétez à 100,0 ml avec la solution d'*acide sulfurique R* à 5 g/l dans le *méthanol R*. Examinée de 230 nm à 350 nm (*2.2.25*), la solution présente un maximum d'absorption à 280 nm. L'absorbance spécifique à ce maximum est de 890 à 950.

C. Examinez le nitrazépam par spectrophotométrie d'absorption dans l'infrarouge (*2.2.24*), en comparant avec le spectre obtenu avec le *nitrazépam SCR*.

D. Dissolvez 20 mg environ de nitrazépam dans un mélange de 5 ml d'*acide chlorhydrique R* et de 10 ml d'*eau R*. Chauffez à ébullition pendant 5 min et refroidissez. Ajoutez 2 ml d'une solution de *nitrite de sodium R* à 1 g/l. Laissez reposer pendant 1 min. Ajoutez 1 ml d'une solution d'*acide sulfamique R* à 5 g/l et mélangez. Laissez reposer pendant 1 min. Ajoutez 1 ml d'une solution de *dichlorhydrate de naphtyléthylènediamine R* à 1 g/l. Il se développe une coloration rouge.

E. Dissolvez 10 mg environ de nitrazépam dans 1 ml de *méthanol R* en chauffant, si nécessaire. Ajoutez 0,05 ml de *solution diluée d'hydroxyde de sodium R*. Il apparaît une coloration jaune intense.

ESSAI

Substances apparentées. *Effectuez l'essai à l'abri de la lumière.* Opérez par chromatographie sur couche mince (*2.2.27*) en utilisant une plaque recouverte de *gel de silice* GF_{254} *R*.

Solution à examiner. Dissolvez 0,2 g de nitrazépam dans de l'*acétone R* et complétez à 10 ml avec le même solvant. Préparez la solution extemporanément.

Solution témoin (a). Dissolvez 10 mg d'*aminonitrobenzophénone R* dans de l'*acétone R* et complétez à 100 ml avec le même solvant. Prélevez 10 ml de cette solution et complétez à 50 ml avec de l'*acétone R.*

Solution témoin (b). Dissolvez 10 mg d'*impureté A de nitrazépam SCR* dans de l'*acétone R* et complétez à 100 ml avec le même solvant. Prélevez 10 ml de cette solution et complétez à 50 ml avec de l'*acétone R.*

Solution témoin (c). Prélevez 1 ml de solution à examiner et complétez à 20 ml avec de l'*acétone R.* Prélevez 1 ml de cette solution et complétez à 50 ml avec de l'*acétone R.*

Déposez séparément sur la plaque 10 µl de chaque solution. Développez sur un parcours de 12 cm avec un mélange de 15 volumes d'*acétate d'éthyle R* et de 85 volumes de *nitrométhane R.* Laissez sécher la plaque à l'air. Examinez en lumière ultraviolette à 254 nm. S'il apparaît une tache correspondant à l'aminonitrobenzophénone dans le chromatogramme obtenu avec la solution à examiner, elle n'est pas plus intense que la tache du chromatogramme obtenu avec la solution témoin (a) (0,1 pour cent). S'il apparaît une tache correspondant à l'impureté A de nitrazépam dans le chromatogramme obtenu avec la solution à examiner, elle n'est pas plus intense que la tache du chromatogramme obtenu avec la solution témoin (b) (0,1 pour cent). S'il apparaît d'autres taches que la tache principale et que les taches correspondant à l'aminonitrobenzophénone et à l'impureté A de nitrazépam dans le chromatogramme obtenu avec la solution à examiner, elles ne sont pas plus intenses que la tache du chromatogramme obtenu avec la solution témoin (c) (0,1 pour cent).

Métaux lourds (*2.4.8*). 1,0 g de nitrazépam satisfait à l'essai limite D des métaux lourds (20 ppm). Préparez le témoin avec 2 ml de *solution à 10 ppm de plomb (Pb) R.*

Perte à la dessiccation (*2.2.32*). Déterminée à l'étuve à 100-105 °C sur 1,00 g de nitrazépam pendant 4 h, la perte à la dessiccation n'est pas supérieure à 0,5 pour cent.

Cendres sulfuriques (*2.4.14*). Déterminé sur 1,0 g de nitrazépam, le taux des cendres sulfuriques n'est pas supérieur à 0,1 pour cent.

DOSAGE

Dissolvez 0,250 g de nitrazépam dans 25 ml d'*anhydride acétique R.* Titrez par l'*acide perchlorique 0,1 M.* Déterminez le point de fin de titrage par potentiométrie (*2.2.20*).

1 ml d'*acide perchlorique 0,1 M* correspond à 28,13 mg de $C_{15}H_{11}N_3O_3$.

CONSERVATION

A l'abri de la lumière.

IMPURETÉS

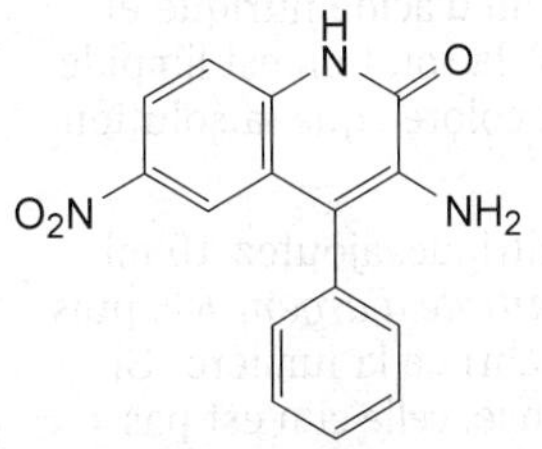

A. 3-amino-6-nitro-4-phénylquinoléin-2(1*H*)-one,

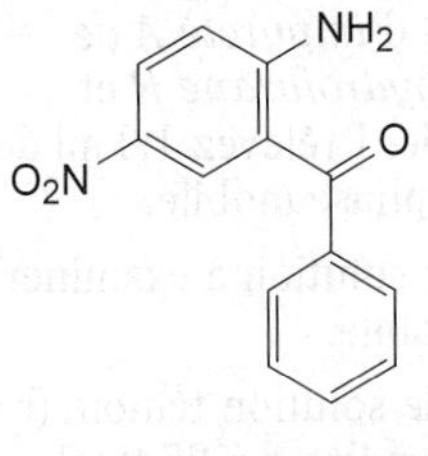

B. (2-amino-5-nitrophényl)phénylméthanone.

01/2002:1246

NITRENDIPINE

Nitrendipinum

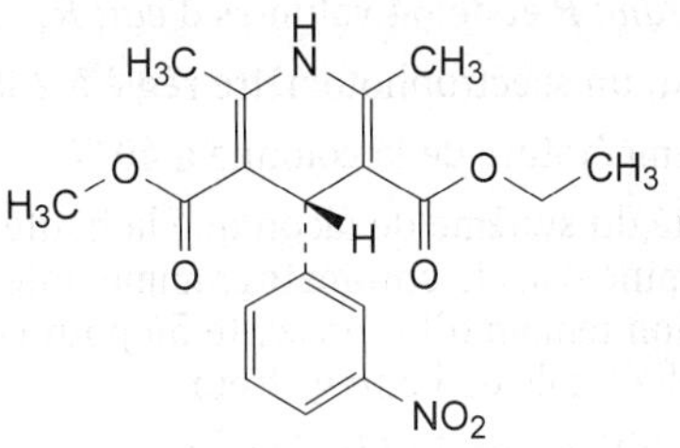

et énantiomère

$C_{18}H_{20}N_2O_6$ M_r 360,4

DÉFINITION

La nitrendipine contient au minimum 98,5 pour cent et au maximum l'équivalent de 101,5 pour cent de (4*RS*)-2,6-diméthyl-4-(3-nitrophényl)-1,4-dihydropyridine-3,5-dicarboxylate d'éthyle et de méthyle, calculé par rapport à la substance desséchée.

CARACTÈRES

Poudre cristalline, jaune, pratiquement insoluble dans l'eau, facilement soluble dans l'acétate d'éthyle, assez soluble dans l'éthanol et dans le méthanol.

La nitrendipine présente le phénomène du polymorphisme.

L'exposition à la lumière ultraviolette conduit à la formation d'un dérivé nitrophénylpyridine.

Préparez les solutions immédiatement avant l'emploi, à l'abri de la lumière ou sous une lumière à longueur d'onde élevée (> 420 nm).

IDENTIFICATION

Examinez la nitrendipine par spectrophotométrie d'absorption dans l'infrarouge (*2.2.24*), en comparant avec le spectre obtenu avec la *nitrendipine SCR.* Si les spectres obtenus à l'état solide présentent des différences, enregistrez de nouveaux spectres en utilisant des solutions à 20 g/l dans du *chlorure de méthylène R* et une cellule de 0,2 mm.

ESSAI

Angle de rotation optique (*2.2.7*). Dissolvez 0,2 g de nitrendipine dans de l'*acétone R* et complétez à 10,0 ml avec le même solvant. L'angle de rotation optique est de – 0,10° à + 0,10°.

Substances apparentées. Opérez par chromatographie liquide (*2.2.29*).

Solution à examiner. Dissolvez 40,0 mg de nitrendipine dans 2,5 ml de *tétrahydrofurane R* et complétez à 25,0 ml avec la phase mobile.

Solution témoin (a). Prélevez 2,0 ml de solution à examiner et complétez à 10,0 ml avec la phase mobile. Prélevez 1,0 ml de solution et complétez à 25,0 ml avec la phase mobile.

Solution témoin (b). Dissolvez 20,0 mg d'*impureté A de nitrendipine SCR* dans 2,5 ml de *tétrahydrofurane R* et complétez à 25,0 ml avec la phase mobile. Prélevez 1,0 ml de solution et complétez à 20,0 ml avec la phase mobile.

Solution témoin (c). Prélevez 0,5 ml de solution à examiner et complétez à 20,0 ml avec la phase mobile.

Solution témoin (d). Mélangez 1,0 ml de solution témoin (b) et 1,0 ml de solution témoin (c), puis complétez à 25,0 ml avec la phase mobile.

La chromatographie peut être réalisée en utilisant :

– une colonne d'acier inoxydable, d'une longueur de 0,125 m et d'un diamètre intérieur de 4 mm, remplie de *gel de silice octadécylsilylé pour chromatographie R* (5 μm),
– comme phase mobile, à un débit de 1 ml/min, un mélange de 14 volumes d'*acétonitrile R*, de 22 volumes de *tétrahydrofurane R* et de 64 volumes d'*eau R*,
– comme détecteur, un spectrophotomètre réglé à 235 nm,

en maintenant la température de la colonne à 40 °C.

Ajustez la sensibilité du système de façon que la hauteur du pic dû à la nitrendipine dans le chromatogramme obtenu avec 20 μl de solution témoin (d) représente 50 pour cent au minimum de l'échelle totale de l'enregistreur.

Injectez 20 μl de solution témoin (d). Lorsque le chromatogramme est enregistré dans les conditions prescrites, les temps de rétention sont de 6 min environ pour l'impureté A de nitrendipine et de 8 min environ pour la nitrendipine. L'essai n'est valable que si la résolution entre les pics correspondant respectivement à l'impureté A de nitrendipine et à la nitrendipine n'est pas inférieure à 2,0.

Injectez séparément 20 μl de solution à examiner et 20 μl de solution témoin (a). Enregistrez le chromatogramme de la solution à examiner pendant 5 fois le temps de rétention du pic principal. S'il apparaît dans le chromatogramme obtenu avec la solution à examiner un pic correspondant à l'impureté A de nitrendipine, sa surface n'est pas supérieure à celle du pic correspondant dans le chromatogramme obtenu avec la solution témoin (d) (0,1 pour cent). S'il apparaît, dans le chromatogramme obtenu avec la solution à examiner, d'autres pics que le pic principal et un pic correspondant à l'impureté A de nitrendipine, la surface d'aucun d'entre eux n'est supérieure à celle du pic correspondant à la nitrendipine dans le chromatogramme obtenu avec la solution témoin (a) (0,8 pour cent). Dans le chromatogramme obtenu avec la solution à examiner, la somme de la surface de tous les pics, à l'exception du pic principal, n'est pas supérieure à 1,5 fois la surface du pic principal du chromatogramme obtenu avec la solution témoin (a) (1,2 pour cent). Ne tenez pas compte des pics dont la surface est inférieure à 0,5 fois la surface du pic dû à la nitrendipine dans le chromatogramme obtenu avec la solution témoin (d).

Perte à la dessiccation (*2.2.32*). Déterminée à l'étuve à 100-105 °C sur 1,000 g de nitrendipine, la perte à la dessiccation n'est pas supérieure à 0,5 pour cent.

Cendres sulfuriques (*2.4.14*). Déterminé sur 1,0 g de nitrendipine, le taux des cendres sulfuriques n'est pas supérieur à 0,1 pour cent.

DOSAGE

Dissolvez 0,160 g de nitrendipine en chauffant doucement si nécessaire dans un mélange de 25 ml de *2-méthyl-2-propanol R* et de 25 ml de *solution d'acide perchlorique R*. Titrez par le *sulfate de cérium 0,1 M* en présence de 0,1 ml de *ferroïne R*. Titrez lentement jusqu'au point de fin de titrage. Effectuez un titrage à blanc.

1 ml de *sulfate de cérium 0,1 M* correspond à 18,02 mg de $C_{18}H_{20}N_2O_6$.

CONSERVATION

A l'abri de la lumière.

IMPURETÉS

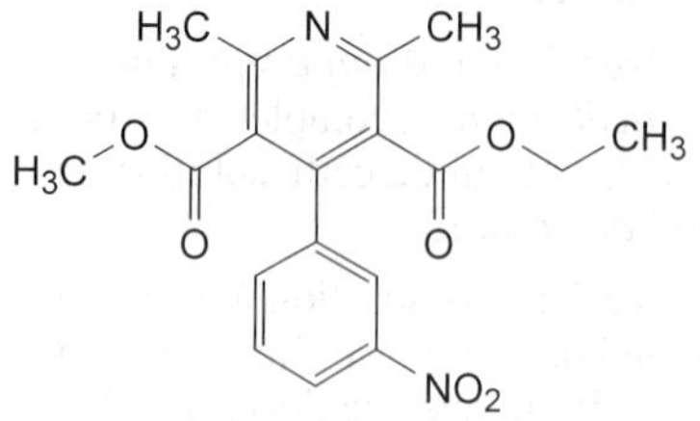

A. 2,6-diméthyl-4-(3-nitrophényl)pyridine-3,5-dicarboxylate d'éthyle et de méthyle,

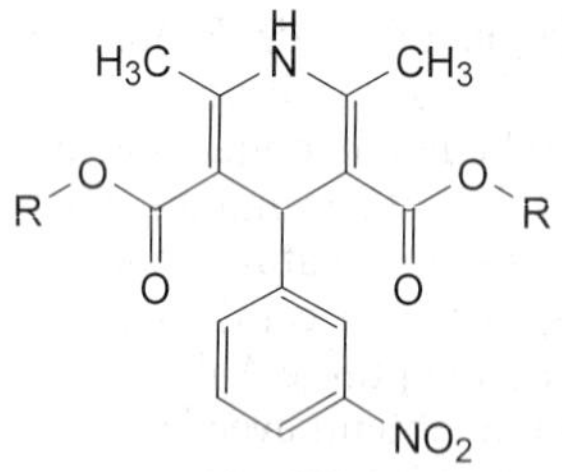

B. R = CH_3 : 2,6-diméthyl-4-(3-nitrophényl)-1,4-dihydropyridine-3,5-dicarboxylate de diméthyle,

C. R = CH_2-CH_3 : 2,6-diméthyl-4-(3-nitrophényl)-1,4-dihydropyridine-3,5-dicarboxylate de diéthyle.

01/2002:1549

NITRIQUE (ACIDE)

Acidum nitricum

HNO_3 M_r 63,0

DÉFINITION

L'acide nitrique contient au minimum 68,0 pour cent *m/m* et au maximum 70,0 pour cent *m/m* de HNO_3.

CARACTÈRES

Liquide limpide, incolore à presque incolore, miscible à l'eau. La densité est d'environ 1,41.

IDENTIFICATION

A. Prélevez 1 ml d'acide nitrique et complétez à 100 ml avec de l'*eau R*. La solution est fortement acide (*2.2.4*).

B. 0,2 ml de la solution obtenue dans l'identification A donne la réaction des nitrates (*2.3.1*).

ESSAI

Aspect de la solution. Prélevez 2 ml d'acide nitrique et complétez à 10 ml avec de l'*eau R*, la solution est limpide (*2.2.1*) et n'est pas plus fortement colorée que la solution témoin J_6 (*2.2.2, Procédé II*).

Chlorures (*2.4.4*). A 5 g d'acide nitrique, ajoutez 10 ml d'*eau R* et 0,3 ml de *solution de nitrate d'argent R2*, puis laissez reposer pendant 2 min à l'abri de la lumière. Si la solution présente une opalescence, celle-ci n'est pas plus prononcée que celle d'une solution témoin préparée simultanément et de la même manière avec 13 ml d'*eau R*,

0,5 ml d'*acide nitrique R,* 0,5 ml de *solution à 5 ppm de chlorure (Cl) R* et 0,3 ml de *solution de nitrate d'argent R2* (0,5 ppm).

Sulfates (*2.4.13*). A 15 g d'acide nitrique, ajoutez 0,2 g de *carbonate de sodium R.* Après dégagement du dioxyde de carbone, évaporez à siccité. Dissolvez le résidu dans 15 ml d'*eau distillée R.* La solution satisfait à l'essai limite des sulfates (10 ppm).

Fer (*2.4.9*). Dissolvez le résidu obtenu dans l'essai des cendres sulfuriques dans 1 ml d'*acide chlorhydrique dilué R* et complétez à 20 ml avec de l'*eau R.* Prélevez 1 ml et complétez à 10 ml avec de l'*eau R.* La solution satisfait à l'essai limite du fer (10 ppm).

Métaux lourds (*2.4.8*). Avec précaution, évaporez à siccité au bain-marie 10,0 g d'acide nitrique. Humidifiez le résidu avec quelques gouttes d'*acide chlorhydrique dilué R* et complétez à 20 ml avec de l'*eau R.* 12 ml de solution satisfont à l'essai limite A des métaux lourds (2 ppm). Préparez le témoin avec la *solution à 2 ppm de plomb (Pb) R.*

Cendres sulfuriques. Evaporez à siccité avec précaution 20,00 g d'acide nitrique. Humidifiez le résidu avec quelques gouttes d'*acide sulfurique R* et calcinez au rouge sombre. Le résidu n'excède pas 0,01 pour cent.

DOSAGE

A 0,750 g d'acide nitrique, ajoutez 50 ml d'*eau R* et titrez par l'*hydroxyde de sodium 1 M.* Déterminez le point de fin de titrage par potentiométrie (*2.2.20*).

1 ml d'*hydroxyde de sodium 1 M* correspond à 63,0 mg de HNO_3.

CONSERVATION

A l'abri de la lumière.

01/2002:1135

NITROFURAL

Nitrofuralum

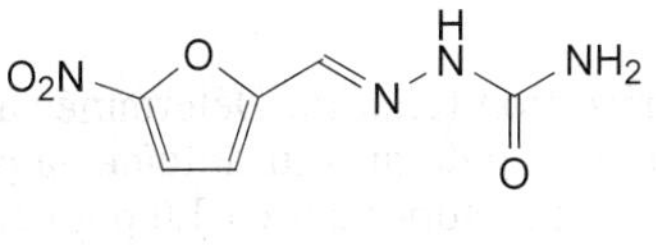

$C_6H_6N_4O_4$ M_r 198,1

DÉFINITION

Le nitrofural contient au minimum 97,0 pour cent et au maximum l'équivalent de 103,0 pour cent de 2-[(5-nitrofuran-2-yl)méthylène]diazanecarboxamide, calculé par rapport à la substance desséchée.

CARACTÈRES

Poudre cristalline, jaune à jaune-brun, très peu soluble dans l'eau, peu soluble dans l'alcool, pratiquement insoluble dans l'éther.

IDENTIFICATION

Première identification : B.

Seconde identification : A, C, D.

A. *Effectuez l'essai à l'abri de la lumière vive.* Examinée de 220 nm à 400 nm (*2.2.25*), la solution préparée pour le dosage présente 2 maximums d'absorption respectivement à 260 nm et à 375 nm. Le rapport entre les absorbances mesurées aux maximums à 375 nm et 260 nm est de 1,15 à 1,30.

B. Examinez le nitrofural par spectrophotométrie d'absorption dans l'infrarouge (*2.2.24*), en comparant avec le spectre obtenu avec le *nitrofural SCR.* Examinez les substances sous forme de pastilles.

C. Opérez par chromatographie sur couche mince (*2.2.27*) en utilisant une plaque recouverte de *gel de silice G R.*

Solution à examiner. Dissolvez 10 mg de nitrofural dans du *méthanol R* et complétez à 10 ml avec le même solvant.

Solution témoin. Dissolvez 10 mg de *nitrofural SCR* dans du *méthanol R* et complétez à 10 ml avec le même solvant.

Déposez sur la plaque 5 µl de chaque solution. Développez sur un parcours de 15 cm avec un mélange de 10 volumes de *méthanol R* et de 90 volumes de *nitrométhane R.* Laissez sécher la plaque à l'air. Pulvérisez de la *solution de chlorhydrate de phénylhydrazine R.* La tache principale du chromatogramme obtenu avec la solution à examiner est semblable quant à sa position, sa coloration et ses dimensions à la tache principale du chromatogramme obtenu avec la solution témoin.

D. Dissolvez 1 mg environ de nitrofural dans 1 ml de *diméthylformamide R* et ajoutez 0,1 ml de *solution alcoolique d'hydroxyde de potassium R.* Il apparaît une coloration rouge-violet.

ESSAI

Détermination du pH (*2.2.3*). A 1,0 g de nitrofural, ajoutez 100 ml d'*eau exempte de dioxyde de carbone R.* Agitez, puis filtrez. Le pH du filtrat est de 5,0 à 7,0.

Substances apparentées. Opérez par chromatographie liquide (*2.2.29*).

Solution à examiner. Dissolvez 0,10 g de nitrofural dans la phase mobile et complétez à 100,0 ml avec la phase mobile.

Solution témoin (a). Dissolvez 10,0 mg de *diacétate de (5-nitro-2-furyl)méthylène R* dans la phase mobile et complétez à 20,0 ml avec la phase mobile. Prélevez 1,0 ml de solution et complétez à 100,0 ml avec la phase mobile.

Solution témoin (b). Dissolvez 10 mg de *nitrofural SCR* et 10 mg de *nitrofurantoïne R* dans la phase mobile et complétez à 100 ml avec la phase mobile. Prélevez 5 ml de solution et complétez à 100 ml avec la phase mobile.

La chromatographie peut être réalisée en utilisant :

– une colonne d'acier inoxydable, d'une longueur de 0,25 m et d'un diamètre intérieur de 4,6 mm, remplie de *gel de silice octadécylsilylé pour chromatographie R* (5 µm),
– comme phase mobile, à un débit de 1 ml par minute, un mélange de 40 volumes d'*acétonitrile R* et de 60 volumes d'*eau R,*
– comme détecteur, un spectrophotomètre réglé à 310 nm.

Injectez 20 µl de solution témoin (a). Ajustez la sensibilité du système de façon que la hauteur du pic du chromatogramme obtenu représente au moins 50 pour cent de l'échelle totale de l'enregistreur. Injectez 20 µl de solution témoin (b). L'essai n'est valable que si, dans le chromatogramme obtenu, la résolution entre les pics dus respectivement à la nitrofurantoïne et au nitrofural n'est pas inférieure à 2,0. Injectez 20 µl de solution à examiner et 20 µl de solution témoin (a). Continuez la chromatographie pendant 10 fois le temps de rétention du nitrofural, qui est de 3 min environ. S'il apparaît d'autres pics que le pic principal dans le chromatogramme obtenu avec la solution à examiner, la surface d'aucun d'entre eux n'est supérieure à celle du pic principal du chromatogramme obtenu avec la solution témoin (a) (0,5 pour cent) et la somme de leur surface n'est pas supérieure à 2 fois la surface du pic principal dans le chromatogramme obtenu avec la solution témoin (a)

(1,0 pour cent). Ne tenez pas compte des pics dont la surface est inférieure à 0,05 fois la surface du pic principal dans le chromatogramme obtenu avec la solution témoin (a).

Perte à la dessiccation (*2.2.32*). Déterminée à l'étuve à 100-105 °C sur 1,000 g de nitrofural, la perte à la dessiccation n'est pas supérieure à 0,5 pour cent.

Cendres sulfuriques (*2.4.14*). Déterminé sur 1,0 g de nitrofural, le taux des cendres sulfuriques n'est pas supérieur à 0,1 pour cent.

DOSAGE

Effectuez le dosage à l'abri d'une lumière vive. Dissolvez 60,0 mg de nitrofural dans 20 ml de *diméthylformamide R* et complétez à 500,0 ml avec de l'*eau R*. Prélevez 5,0 ml de solution et complétez à 100,0 ml avec de l'*eau R*. Préparez dans les mêmes conditions une solution témoin avec 60,0 mg de *nitrofural SCR*. Mesurez l'absorbance (*2.2.25*) des 2 solutions au maximum à 375 nm.

En tenant compte des absorbances mesurées et de la concentration des solutions, calculez la teneur en $C_6H_6N_4O_4$.

CONSERVATION

A l'abri de la lumière.

IMPURETÉS

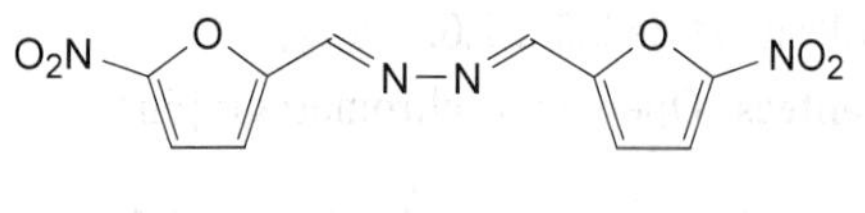

A. bis[(5-nitrofuran-2-yl)méthylène]diazane,

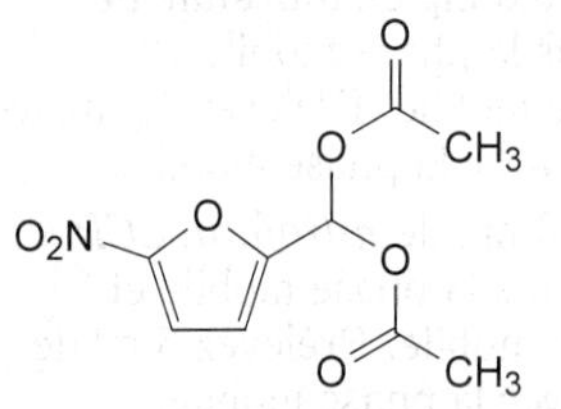

B. diacétate de (5-nitrofuran-2-yl)méthylène.

Monographies L - P

01/2002:0101

NITROFURANTOÏNE

Nitrofurantoinum

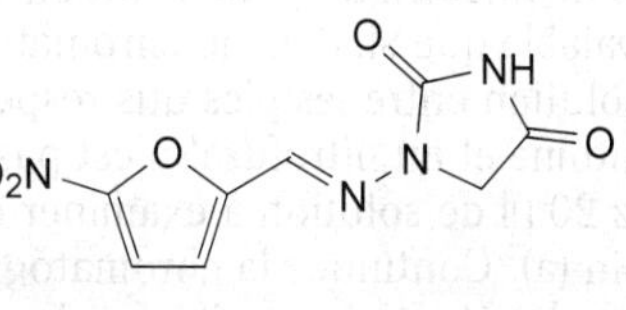

$C_8H_6N_4O_5$ M_r 238,2

DÉFINITION

La nitrofurantoïne contient au minimum 98,0 pour cent et au maximum l'équivalent de 102,0 pour cent de 1-[[(5-nitrofuran-2-yl)méthylène]amino]imidazolidine-2,4-dione, calculé par rapport à la substance desséchée.

CARACTÈRES

Poudre cristalline jaune ou cristaux jaunes, très peu solubles dans l'eau et dans l'alcool, solubles dans le diméthylformamide.

IDENTIFICATION

A. *Effectuez l'essai à l'abri d'une lumière vive.* Examinez la solution préparée pour le dosage de 220 nm à 400 nm (*2.2.25*). Elle présente 2 maximums à 266 nm et à 367 nm. Le rapport entre les absorbances mesurées aux maximums à 367 nm et à 266 nm est de 1,36 à 1,42.

B. Dissolvez 10 mg environ de nitrofurantoïne dans 10 ml de *diméthylformamide R*. A 1 ml de cette solution, ajoutez 0,1 ml d'*hydroxyde de potassium alcoolique 0,5 M*. Il se développe une coloration brune.

ESSAI

Substances apparentées. Opérez par chromatographie sur couche mince (*2.2.27*) en utilisant une plaque recouverte de *gel de silice* HF_{254} *R*.

Solution à examiner. Dissolvez 0,25 g de nitrofurantoïne dans un minimum de *diméthylformamide R* et complétez à 10 ml avec de l'*acétone R*.

Solution témoin. Prélevez 1 ml de solution à examiner et complétez à 100 ml avec de l'*acétone R*.

Déposez séparément sur la plaque 10 µl de chaque solution. Développez sur un parcours de 15 cm avec un mélange de 10 volumes de *méthanol R* et de 90 volumes de *nitrométhane R*. Laissez la plaque sécher à l'air, puis chauffez à 100-105 °C pendant 5 min. Examinez en lumière ultraviolette à 254 nm. Pulvérisez de la *solution de chlorhydrate de phénylhydrazine R*. Chauffez la plaque à nouveau à 100-105 °C pendant 10 min. Si, lors de l'examen en lumière ultraviolette ou après pulvérisation, il apparaît d'autres taches que la tache principale dans le chromatogramme obtenu avec la solution à examiner, aucune d'entre elles n'est plus intense que la tache du chromatogramme obtenu avec la solution témoin (1,0 pour cent).

Perte à la dessiccation (*2.2.32*). Déterminée à l'étuve à 100-105 °C sur 1,00 g de nitrofurantoïne, la perte à la dessiccation n'est pas supérieure à 1,0 pour cent.

Cendres sulfuriques (*2.4.14*). Déterminé sur 1,0 g de nitrofurantoïne, le taux des cendres sulfuriques n'est pas supérieur à 0,1 pour cent.

DOSAGE

Effectuez le dosage à l'abri d'une lumière vive. Dissolvez 0,120 g de nitrofurantoïne dans 50 ml de *diméthylformamide R* et complétez à 1000,0 ml avec de l'*eau R*. Prélevez 5,0 ml de cette solution et complétez à 100,0 ml avec une solution contenant 18 g/l d'*acétate de sodium R* et 0,14 pour cent *V/V* d'*acide acétique glacial R*. Mesurez l'absorbance (*2.2.25*) au maximum d'absorption à 367 nm en utilisant comme liquide de compensation la solution d'acétate de sodium prescrite ci-dessus.

Calculez la teneur en $C_8H_6N_4O_5$ en prenant 765 comme valeur de l'absorbance spécifique.

CONSERVATION

A l'abri de la lumière, à une température inférieure à 25 °C.

01/2002:1453

NIZATIDINE

Nizatidinum

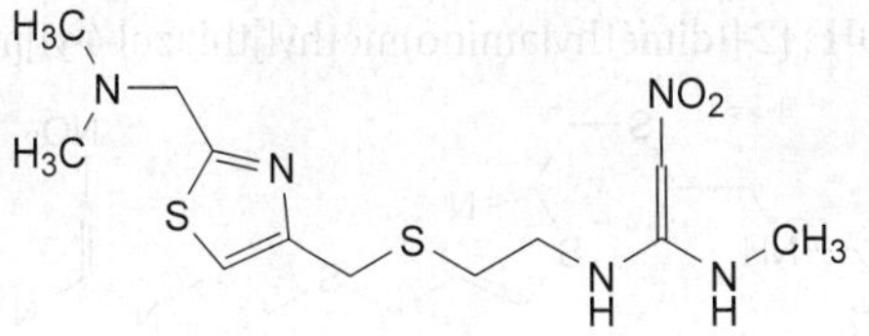

$C_{12}H_{21}N_5O_2S_2$ M_r 331,5

DÉFINITION

La nizatidine contient au minimum 97,0 pour cent et au maximum l'équivalent de 101,0 pour cent de (*EZ*)-*N*-[2-[[[2-[(diméthylamino)méthyl]thiazol-4-yl]méthyl]sulfanyl]éthyl]-*N*′-méthyl-2-nitroéthène-1,1-diamine, calculé par rapport à la substance desséchée.

CARACTÈRES

Poudre cristalline, sensiblement blanche à légèrement brunâtre, assez soluble dans l'eau, soluble dans le méthanol.

IDENTIFICATION

Première identification : C.

Seconde identification : A, B, D.

A. Le point de fusion (*2.2.14*) de la nizatidine est de 131 °C à 134 °C.

B. Dissolvez 0,10 g de nizatidine dans du *méthanol R* et complétez à 100,0 ml avec le même solvant. Prélevez 2,0 ml de solution et complétez à 100,0 ml avec du *méthanol R*. Examinée de 220 nm à 350 nm (*2.2.25*), la solution présente 2 maximums d'absorption à 242 nm et à 325 nm. Le rapport entre les absorbances mesurées aux maximums à 325 nm et à 242 nm est de 2,2 à 2,5.

C. Examinez la nizatidine par spectrophotométrie d'absorption dans l'infrarouge (*2.2.24*), en comparant avec le spectre obtenu avec la *nizatidine SCR*. Examinez les substances sous forme de pastilles.

D. Opérez par chromatographie sur couche mince (*2.2.27*) en utilisant une *plaque au gel de silice pour CCM R*.

Solution à examiner. Dissolvez 50 mg de nizatidine dans du *méthanol R* et complétez à 10 ml avec le même solvant.

Solution témoin (a). Dissolvez 50 mg de *nizatidine SCR* dans du *méthanol R* et complétez à 10 ml avec le même solvant.

Solution témoin (b). Dissolvez 50 mg de *nizatidine SCR* et 50 mg de *chlorhydrate de ranitidine SCR* dans du *méthanol R* et complétez à 10 ml avec le même solvant.

Déposez sur la plaque 5 µl de chaque solution. Développez sur un parcours correspondant aux deux tiers de la hauteur de la plaque avec un mélange de 2 volumes d'*eau R*, de 4 volumes d'*ammoniaque concentrée R1*, de 15 volumes de *2-propanol R* et de 25 volumes d'*acétate d'éthyle R*. Laissez sécher la plaque à l'air et exposez-la aux vapeurs d'iode jusqu'à ce que les taches soient nettement visibles. Examinez à la lumière du jour. La tache principale du chromatogramme obtenu avec la solution à examiner est semblable quant à sa position et ses dimensions à la tache principale du chromatogramme obtenu avec la solution témoin (a). L'identification n'est valable que si le chromatogramme obtenu avec la solution témoin (b) présente 2 taches nettement séparées.

ESSAI

Aspect de la solution. Dissolvez 0,2 g de nizatidine dans une solution d'*acide chlorhydrique R* à 10 g/l et complétez à 20 ml avec la même solution acide. La solution est limpide (*2.2.1*) et n'est pas plus fortement colorée que la solution témoin J_5 (*2.2.2, Procédé II*).

Détermination du pH (*2.2.3*). Dissolvez 0,2 g de nizatidine dans de l'*eau exempte de dioxyde de carbone R* et complétez à 20 ml avec le même solvant. Le pH de la solution est de 8,5 à 10,0.

Substances apparentées. Opérez par chromatographie liquide (*2.2.29*) comme décrit sous Dosage en remplaçant le mélange des phases mobiles par le programme d'élution suivant :

Intervalle (min)	Phase mobile A (pour cent *V/V*)	Phase mobile B (pour cent *V/V*)	Commentaire
0 - 3	76	24	isocratique
3 - 20	76 → 50	24 → 50	gradient linéaire
20 - 45	50	50	isocratique
45 - 50	50 → 76	50 → 24	gradient linéaire
50 - 60	76	24	rééquilibrage

Injectez 20 µl de solution témoin (a). Ajustez la sensibilité du système de façon que la hauteur du pic principal du chromatogramme obtenu représente au moins 50 pour cent de l'échelle totale de l'enregistreur. L'essai n'est valable que si le temps de rétention de la nizatidine est de 10 min à 20 min et si le facteur de symétrie du pic dû à la nizatidine n'est pas supérieur à 2,0. Injectez 20 µl de solution témoin (c). L'essai n'est valable que si la résolution entre les pics correspondant respectivement à la nizatidine (premier pic) et à l'impureté F (deuxième pic) n'est pas inférieure à 2,0.

Injectez 20 µl de solution à examiner (a). S'il apparaît d'autres pics que le pic principal dans le chromatogramme obtenu, la surface d'aucun d'entre eux n'est supérieure à 0,3 fois la surface du pic principal du chromatogramme obtenu avec la solution témoin (a) (0,3 pour cent) et la somme de leur surface n'est pas supérieure à 1,5 fois la surface du pic principal du chromatogramme obtenu avec la solution témoin (a) (1,5 pour cent). Ne tenez pas compte des pics dont la surface est inférieure à 0,03 fois la surface du pic principal du chromatogramme obtenu avec la solution témoin (a).

Métaux lourds (*2.4.8*). 1,0 g de nizatidine satisfait à l'essai limite C des métaux lourds (20 ppm). Préparez le témoin avec 2 ml de *solution à 10 ppm de plomb (Pb) R*.

Perte à la dessiccation (*2.2.32*). Déterminée à l'étuve à 100-105 °C sur 1,000 g de nizatidine, la perte à la dessiccation n'est pas supérieure à 0,5 pour cent.

Cendres sulfuriques (*2.4.14*). Déterminé sur 1,0 g de nizatidine, le taux des cendres sulfuriques n'est pas supérieur à 0,1 pour cent.

DOSAGE

Opérez par chromatographie liquide (*2.2.29*).

Solution à examiner (a). Dissolvez 50,0 mg de nizatidine dans un mélange de 24 volumes de phase mobile B et de 76 volumes de phase mobile A et complétez à 10,0 ml avec le même mélange de phases mobiles.

Solution à examiner (b). Dissolvez 15,0 mg de nizatidine dans un mélange de 24 volumes de phase mobile B et de 76 volumes de phase mobile A et complétez à 50,0 ml avec avec le même mélange de phases mobiles.

Monographies L - P

Solution témoin (a). Prélevez 1,0 ml de la solution à examiner (a) et complétez à 100,0 ml avec un mélange de 24 volumes de phase mobile B et de 76 volumes de phase mobile A.

Solution témoin (b). Dissolvez 15,0 mg de *nizatidine SCR* dans un mélange de 24 volumes de phase mobile B et de 76 volumes de phase mobile A et complétez à 50,0 ml avec le même mélange de phases mobiles.

Solution témoin (c). Dissolvez 5 mg de *nizatidine SCR* et 0,5 mg d'*impureté F de nizatidine SCR* dans un mélange de 24 volumes de phase mobile B et de 76 volumes de phase mobile A et complétez à 100,0 ml avec le même mélange de phases mobiles.

La chromatographie peut être réalisée en utilisant :

– une colonne d'acier inoxydable, d'une longueur de 0,25 m et d'un diamètre intérieur de 4,6 mm, remplie de *gel de silice octadécylsilylé pour chromatographie R* (5 µm),
– comme phase mobile, à un débit de 1,0 ml/min, un mélange de 35 volumes de phase mobile B et de 65 volumes de phase mobile A :
  Phase mobile A. Dissolvez 5,9 g d'*acétate d'ammonium R* dans 760 ml d'*eau R*, ajoutez 1 ml de *diéthylamine R* et ajustez le pH à 7,5 avec de l'*acide acétique R*,
  Phase mobile B. Méthanol R,
– comme détecteur, un spectrophotomètre réglé à 254 nm.

Injectez 20 µl de solution témoin (b). Le dosage n'est valable que si le temps de rétention pour la nizatidine est de 8 min à 10 min et si le facteur de symétrie du pic dû à la nizatidine n'est pas supérieur à 2,0.

Injectez 6 fois 20 µl de solution témoin (b). Le dosage n'est valable que si l'écart type relatif de la surface du pic dû à la nizatidine n'est pas supérieur à 2,0 pour cent.

Injectez 20 µl de solution à examiner (b) et 20 µl de solution témoin (b). Calculez la teneur pour cent en nizatidine à partir de la surface des pics et de la teneur déclarée de la *nizatidine SCR*.

IMPURETÉS

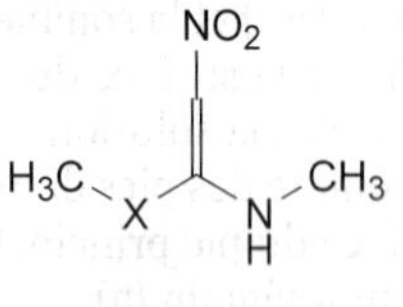

A. X = NH : *N,N'*-diméthyl-2-nitroéthène-1,1-diamine,

B. X = S : (*EZ*)-*N*-méthyl-1-(méthylsulfanyl)-2-nitroéthén-1-amine,

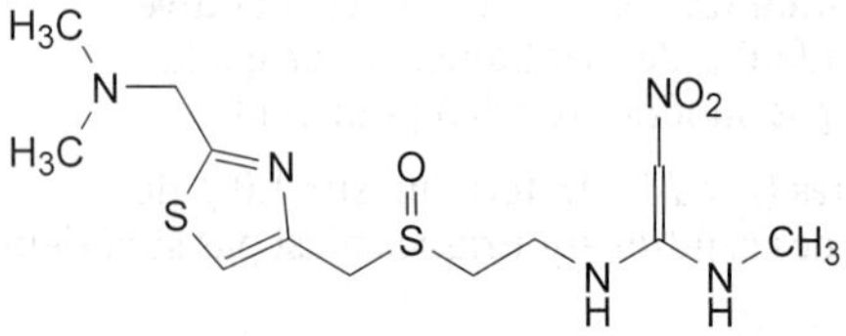

C. (*EZ*)-*N*-[2-[[[2-[(diméthylamino)méthyl]thiazol-4-yl]méthyl]sulfinyl]éthyl]-*N'*-méthyl-2-nitroéthène-1,1-diamine,

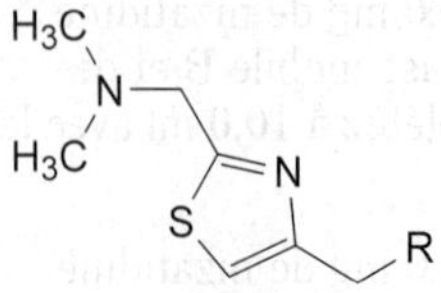

D. R = S-CH_2-CH_2-NH_2 : 2-[[[2-[(diméthylamino)méthyl]thiazol-4-yl]méthyl]sulfanyl]éthanamine,

E. R = S-CH_2-CH_2-NH-CO-CH_2-NO_2 : *N*-[2-[[[2-[(diméthylamino)méthyl]thiazol-4-yl]méthyl]sulfanyl]éthyl]-2-nitroacétamide,

I. R = S-CH_2-CH_2-NH-CO-NH-CH_3 : *N*-[2-[[[2-[(diméthylamino)méthyl]thiazol-4-yl]méthyl]sulfanyl]éthyl]-*N'*-méthylurée,

J. R = OH : [2-[(diméthylamino)méthyl]thiazol-4-yl]méthanol,

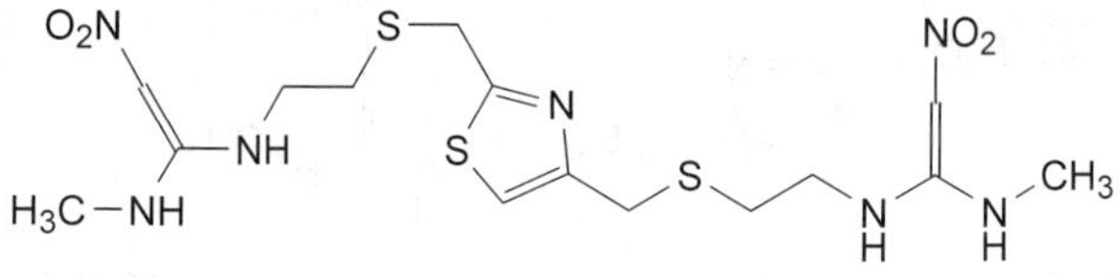

F. (*EZ*)-N^1,$N^{1'}$-[thiazole-2,4-diylbis(méthylènesulfanediyléthylène)]bis(*N'*-méthyl-2-nitroéthène-1,1-diamine),

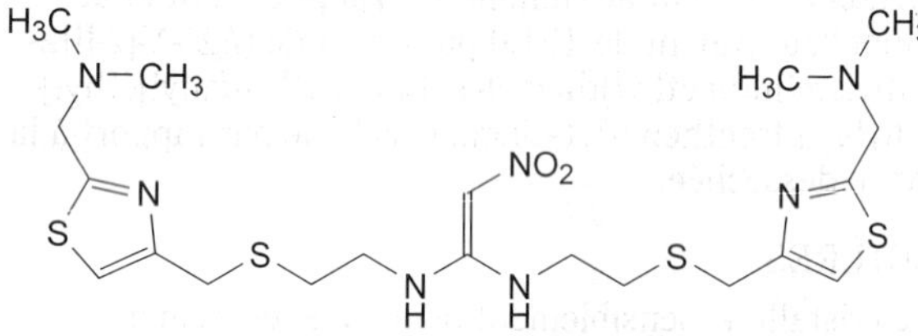

G. *N,N'*-bis[2-[[[2-[(diméthylamino)méthyl]thiazol-4-yl]méthyl]sulfanyl]éthyl]-2-nitroéthène-1,1-diamine,

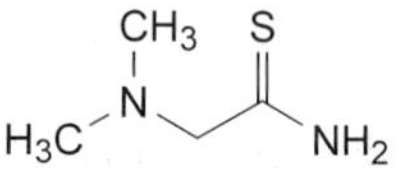

H. 2-(diméthylamino)thioacétamide,

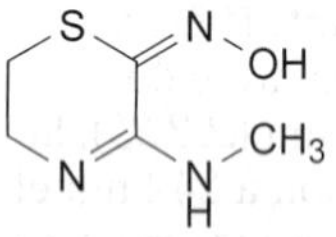

K. 3-(méthylamino)-5,6-dihydro-2*H*-1,4-thiazin-2-one oxime.

01/2002:1552

NOIX MUSCADE (HUILE ESSENTIELLE DE)

Myristicae fragrantis aetheroleum

DÉFINITION

L'huile essentielle de noix muscade est obtenue par entraînement à la vapeur d'eau des noix séchées et broyées de *Myristica fragrans* Houtt.

CARACTÈRES

Liquide, incolore ou jaune pâle, d'odeur épicée.

IDENTIFICATION

Première identification : B.

Seconde identification : A.

A. Opérez par chromatographie sur couche mince (*2.2.27*) en utilisant une *plaque au gel de silice pour CCM R*.
   Solution à examiner. Dissolvez 1 ml de substance à examiner dans du *toluène R* et complétez à 10 ml avec le même solvant.
   Solution témoin. Dissolvez 20 µl de *myristicine R* dans 10 ml de *toluène R*.

Déposez sur la plaque, en bandes, 10 µl de chaque solution. Développez sur un parcours de 15 cm avec un mélange de 5 volumes d'*acétate d'éthyle R* et de 95 volumes de *toluène R*. Laissez sécher la plaque à l'air. Pulvérisez du *réactif à la vanilline R*. Chauffez la plaque à 100-105 °C pendant 10 min. Examinez à la lumière du jour. Le chromatogramme obtenu avec la solution témoin présente dans son tiers supérieur une bande rosâtre à brun-rouge (myristicine). Le chromatogramme obtenu avec la solution à examiner présente une série de bandes dont une est semblable quant à sa position et sa coloration à la bande du chromatogramme obtenu avec la solution témoin. Au-dessus de cette bande se situent une bande brunâtre (safrole) et une bande violette (hydrocarbures). En-dessous de la bande de la myristicine 5 bandes bleues d'intensité variable apparaissent.

B. Examinez les chromatogrammes obtenus dans l'essai du profil chromatographique. Les pics principaux du chromatogramme obtenu avec la solution à examiner sont semblables quant à leur temps de rétention aux pics du chromatogramme obtenu avec la solution témoin.

ESSAI

Densité (*2.2.5*) : 0,885 à 0,905.

Indice de réfraction (*2.2.6*) : 1,475 à 1,485.

Angle de rotation optique (*2.2.7*) : + 8° à + 18°.

Profil chromatographique. Opérez par chromatographie en phase gazeuse (*2.2.28*).

Solution à examiner. Substance à examiner.

Solution témoin. Dissolvez 15 µl de *α-pinène R*, 15 µl de *β-pinène R*, 15 µl de *sabinène R*, 5 µl de *car-3-ène R*, 5 µl de *limonène R*, 5 µl de *γ-terpinène R*, 5 µl de *terpinén-4-ol R*, 5 µl de *safrole R* et 10 µl de *myristicine R* dans 1 ml d'*hexane R*.

La chromatographie peut être réalisée en utilisant :

- une colonne de silice fondue d'une longueur de 25 m à 60 m et d'un diamètre intérieur de 0,3 mm environ, recouverte de *macrogol 20 000 R* en phase greffée,
- comme gaz vecteur, de l'*hélium pour chromatographie R* à un débit de 1,5 ml/min,
- un détecteur à ionisation de flamme,
- un rapport de division 1:100,

en utilisant la programmation de température suivante :

	Intervalle (min)	Température (°C)	Vitesse (°C/min)	Commentaire
Colonne	0 - 10	50	-	isotherme
	10 - 75	50 → 180	2	gradient linéaire
	75 - 130	180		isotherme
Chambre à injection		200 - 220		
Détecteur		240 - 250		

Injectez 0,2 µl de solution témoin. Lorsque le chromatogramme est enregistré dans les conditions prescrites, les composants sont élués dans l'ordre donné pour la préparation de la solution témoin. Notez les temps de rétention de ces substances.

L'essai n'est valable que si la résolution entre le pic correspondant respectivement au β-pinène et au sabinène n'est pas inférieure à 1,5.

Injectez 0,2 µl de solution à examiner. A l'aide des temps de rétention déterminés à partir du chromatogramme obtenu avec la solution témoin, localisez les composants de la solution témoin sur le chromatogramme obtenu avec la solution à examiner. Déterminez la teneur pour cent de chacun de ces composants par le procédé dit « de normalisation ».

Ces teneurs sont comprises entre les valeurs suivantes :

- α-pinène : 15 pour cent à 28 pour cent,
- β-pinène : 13 pour cent à 18 pour cent,
- sabinène : 14 pour cent à 29 pour cent,
- car-3-ène : 0,5 pour cent à 2,0 pour cent,
- limonène : 2,0 pour cent à 7,0 pour cent,
- γ-terpinène : 2,0 pour cent à 6,0 pour cent,
- terpinén-4-ol : 2,0 pour cent à 6,0 pour cent,
- safrole : inférieur à 2,5 pour cent,
- myristicine : 5,0 pour cent à 12,0 pour cent.

CONSERVATION

En récipient étanche et bien rempli, à l'abri de la lumière et de la chaleur.

Monographies L - P

Le chromatogramme suivant est publié à titre d'information.

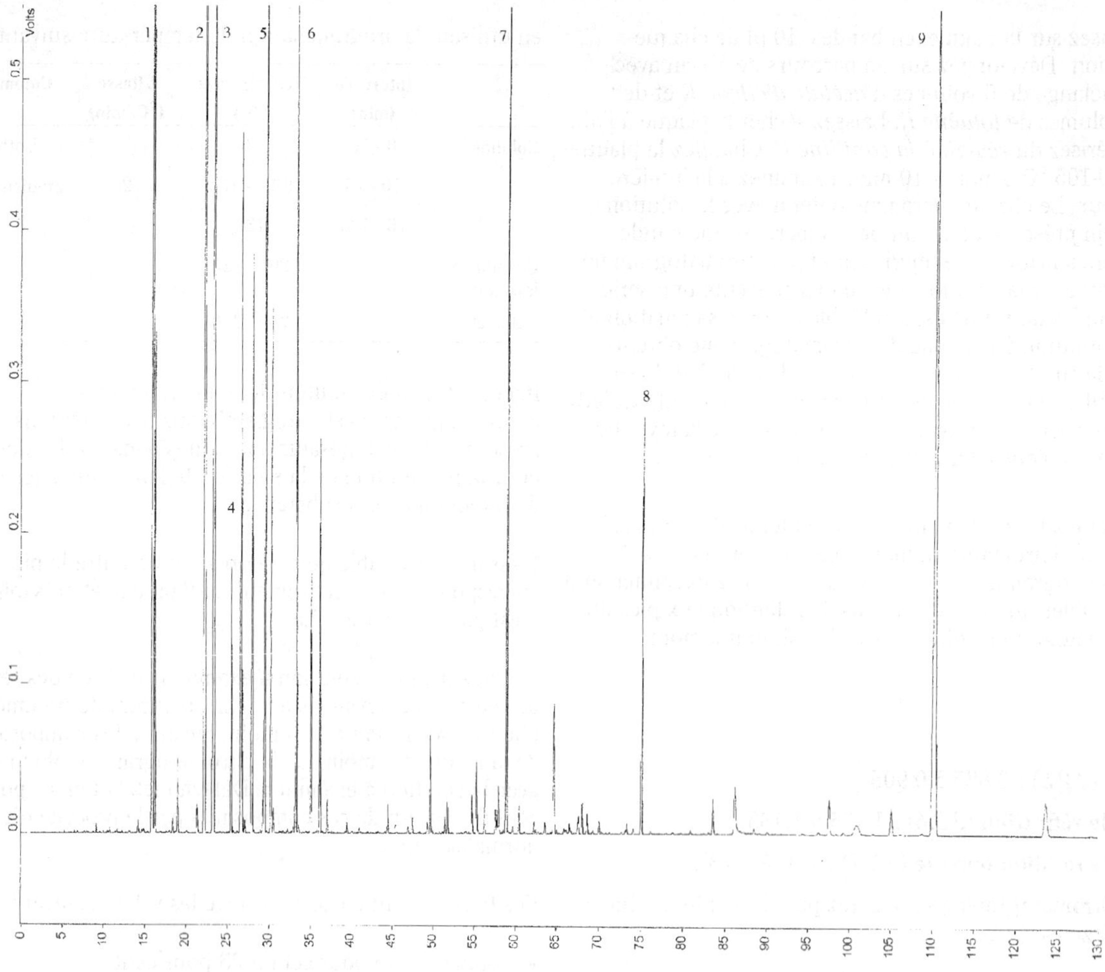

1. α-pinène	4. car-3-ène	7. terpinén-4-ol
2. β-pinène	5. limonène	8. safrole
3. sabinène	6. γ-terpinène	9. myristicine

Figure 1552.-1. – *Profil chromatographique de l'huile essentielle de noix muscade*

01/2002:1551

NOMÉGESTROL (ACÉTATE DE)

Nomegestroli acetas

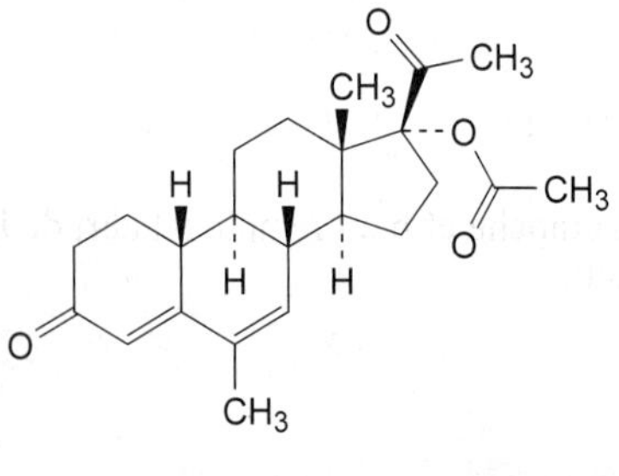

$C_{23}H_{30}O_4$ M_r 370,5

DÉFINITION

L'acétate de nomégestrol contient au minimum 97,0 pour cent et au maximum l'équivalent de 103,0 pour cent d'acétate de 6-méthyl-3,20-dioxo-19-norprégna-4,6-dién-17-yle, calculé par rapport à la substance desséchée.

CARACTÈRES

Poudre cristalline, blanche ou sensiblement blanche, pratiquement insoluble dans l'eau, facilement soluble dans l'acétone, soluble dans l'alcool.

IDENTIFICATION

Examinez l'acétate de nomégestrol par spectrophotométrie d'absorption dans l'infrarouge (*2.2.24*), en comparant avec le spectre obtenu avec l'*acétate de nomégestrol SCR*.

ESSAI

Aspect de la solution. Dissolvez 1,0 g d'acétate de nomégestrol dans du *chlorure de méthylène R* et complétez à 10 ml avec le même solvant. La solution est limpide (*2.2.1*) et n'est pas plus fortement colorée que la solution témoin J_5 (*2.2.2, Procédé II*).

Pouvoir rotatoire spécifique (*2.2.7*). Dissolvez 0,500 g d'acétate de nomégestrol dans de l'*éthanol R* et complétez à 25,0 ml avec le même solvant. Calculé par rapport à la substance desséchée, le pouvoir rotatoire spécifique est de – 60,0 à – 64,0.

Substances apparentées. Opérez par chromatographie liquide (*2.2.29*).

Solution à examiner. Dissolvez 25,0 mg d'acétate de nomégestrol dans du *méthanol R* et complétez à 50,0 ml avec le même solvant.

Solution témoin (a). Prélevez 1,0 ml de solution à examiner et complétez à 200,0 ml avec la phase mobile.

Solution témoin (b). Dissolvez 25,0 mg d'*impureté A d'acétate de nomégestrol SCR* dans du *méthanol R* et complétez à 50,0 ml avec le même solvant.

Solution témoin (c). Dissolvez 25,0 mg d'*acétate de nomégestrol SCR* dans 20 ml de *méthanol R*, ajoutez 0,25 ml de la solution témoin (b) et complétez à 50,0 ml avec la phase mobile.

La chromatographie peut être réalisée en utilisant :

- une colonne d'acier inoxydable, d'une longueur de 0,25 m et d'un diamètre intérieur de 4,6 mm, remplie de *gel de silice octadécylsilylé pour chromatographie R* (5 µm),
- comme phase mobile, à un débit de 1,3 ml/min, un mélange de 24 volumes d'*acétonitrile R*, de 38 volumes de *méthanol R* et de 38 volumes d'*eau R*,
- comme détecteur, un spectrophotomètre à longueur d'onde variable pouvant opérer à 245 nm et à 290 nm.

Injectez 10 µl de solution témoin (c) et enregistrez le chromatogramme avec le détecteur réglé à 245 nm.

Lorsque le chromatogramme est enregistré dans les conditions décrites, les temps de rétention sont de 17 min environ pour l'acétate de nomégestrol et de 18,5 min environ pour l'impureté A. Ajustez la sensibilité du système à 245 nm de façon que la hauteur du pic dû à l'impureté A dans le chromatogramme obtenu avec la solution témoin (c) représente au moins 50 pour cent de l'échelle totale de l'enregistreur.

Mesurez la hauteur H_p au-dessus de la ligne de base du pic dû à l'impureté A et la hauteur H_v au-dessus de la ligne de base du point le plus bas du tracé entre ce pic et celui correspondant à l'acétate de nomégestrol. L'essai n'est valable que si H_p est supérieur à 5 fois H_v.

Injectez 10 µl de solution témoin (a) et enregistrez le chromatogramme avec le détecteur réglé à 290 nm. Ajustez la sensibilité du système à 290 nm de façon que la hauteur du pic principal du chromatogramme obtenu avec la solution témoin (a) représente au moins 50 pour cent de l'échelle totale de l'enregistreur.

Injectez 10 µl de solution à examiner et enregistrez les chromatogrammes à 245 nm et à 290 nm pendant 1,5 fois le temps de rétention du pic principal.

S'il apparaît d'autres pics que le pic principal dans le chromatogramme obtenu à 290 nm avec la solution à examiner, la surface d'aucun d'entre eux n'est supérieure à 0,2 fois la surface du pic principal du chromatogramme obtenu avec la solution témoin (a) (0,1 pour cent). Ne tenez pas compte des pics dont la surface est inférieure à 0,04 fois la surface du pic principal du chromatogramme obtenu avec la solution témoin (a) (0,02 pour cent). S'il apparaît dans le chromatogramme obtenu à 245 nm avec la solution à examiner, un pic correspondant à l'impureté A, sa surface n'est pas supérieure à 0,4 fois la surface du pic correspondant à l'impureté A dans le chromatogramme obtenu avec la solution témoin (c) (0,2 pour cent). S'il apparaît d'autres pics que le pic principal et un pic dû à l'impureté A, la surface d'aucun d'entre eux n'est supérieure à 0,2 fois la surface du pic correspondant à l'impureté A dans le chromatogramme obtenu avec la solution témoin (c) (0,1 pour cent). Ne tenez pas compte des pics dont la surface est inférieure à 0,1 fois la surface du pic correspondant à l'impureté A dans le chromatogramme obtenu avec la solution témoin (c) (0,05 pour cent).

Dans les chromatogrammes obtenus à 290 nm et 245 nm, la somme des substances apparentées autres que l'impureté A n'est pas supérieure à 0,3 pour cent.

Perte à la dessiccation (*2.2.32*). Déterminée à l'étuve à 100-105 °C sur 1,000 g d'acétate de nomégestrol, la perte à la dessiccation n'est pas supérieure à 0,5 pour cent.

DOSAGE

Dissolvez 50,0 mg d'acétate de nomégestrol dans de l'*éthanol R* et complétez à 100,0 ml avec le même solvant. Prélevez 2,0 ml de solution et complétez à 100,0 ml avec de l'*éthanol R*. Mesurez l'absorbance (*2.2.25*) au maximum à 287 nm.

Calculez la teneur en $C_{23}H_{30}O_4$ en prenant 685 comme valeur de l'absorbance spécifique.

CONSERVATION

A l'abri de la lumière.

IMPURETÉS

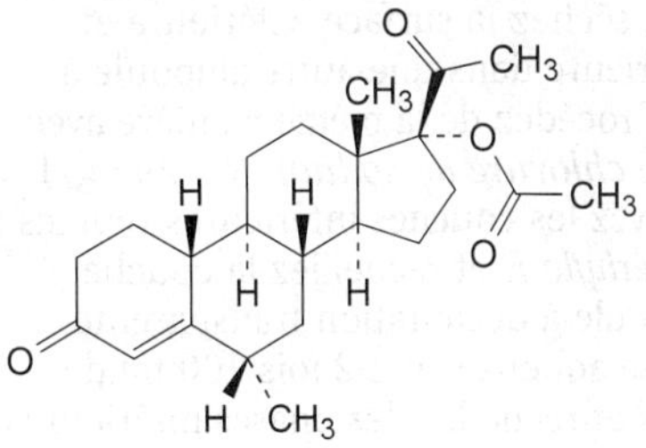

A. acétate de 6α-méthyl-3,20-dioxo-19-norprégn-4-én-17-yle.

01/2002:1454

NONOXINOL 9

Nonoxinolum 9

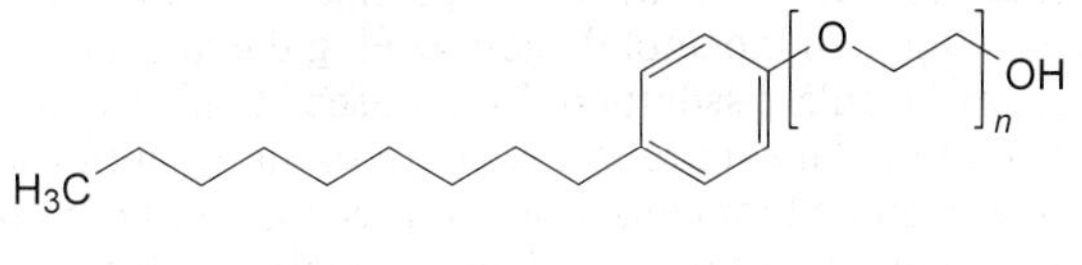

DÉFINITION

Le nonoxinol 9 est un mélange liquide principalement composé d'éthers monononylphényliques de macrogols, de formule générale $C_9H_{19}C_6H_4$-$(OCH_2$-$CH_2)_n$-OH où la valeur *n* est de 9 en moyenne mais peut être comprise entre 4 et 16. Le nonoxinol 9 contient au minimum 95,0 pour cent et au maximum l'équivalent de 105,0 pour cent de α-(4-nonylphényl)-ω-hydroxynona(oxyéthylène) calculé par rapport à la substance anhydre.

CARACTÈRES

Liquide visqueux limpide, incolore à jaune clair, miscible à l'eau, à l'alcool et à l'huile d'olive.

IDENTIFICATION

A. Examinez le nonoxinol 9 par spectrophotométrie d'absorption dans l'infrarouge (*2.2.24*) en comparant avec le spectre obtenu avec le *nonoxinol SCR*. Examinez les substances sous forme de film entre 2 plaques de *chlorure de sodium R*.

B. Examinez les chromatogrammes obtenus dans le dosage. Les pics du chromatogramme obtenu avec la solution à examiner sont semblables quant à leurs temps de rétention aux pics du chromatogramme obtenu avec la solution témoin.

ESSAI

Indice d'acide (*2.5.1*). Déterminé sur 10,0 g de nonoxinol 9 dissous dans 50 ml du mélange de solvants prescrit, l'indice d'acide n'est pas supérieur à 0,2.

Macrogol. Dans un vase à précipiter de 250 ml, placez 10 g environ de nonoxinol 9, exactement pesés. Ajoutez 100 ml d'*acétate d'éthyle R* et maintenez sous agitation constante au moyen d'un agitateur magnétique jusqu'à dissolution. Transvasez dans une ampoule à décantation de 500 ml munie d'un bouchon de verre à l'aide de 100 ml d'une solution de *chlorure de sodium R* à 292 g/l. Bouchez et agitez énergiquement pendant 1 min. Débouchez avec précaution. Plongez un thermomètre dans le mélange et placez l'ampoule dans un bain-marie maintenu à 50 °C, sur un support, de façon qu'elle soit partiellement immergée. Agitez l'ampoule par un mouvement rotatoire, avec précaution, jusqu'à ce que la température atteigne 40-45 °C. Sortez immédiatement l'ampoule du bain-marie, séchez la surface extérieure et recueillez la couche inférieure dans une autre ampoule à décantation de 500 ml. Procédez de la même manière avec 100 ml d'une solution de *chlorure de sodium R* à 292 g/l récemment préparée. Lavez les couches inférieures réunies avec 100 ml d'*acétate d'éthyle R* et recueillez la couche inférieure dans une ampoule à décantation transparente de 500 ml. Lavez la phase aqueuse avec 2 fois 100 ml de *chlorure de méthylène R* et recueillez les phases inférieures, à travers du papier filtre plié, dans un vase à précipiter de 250 ml. Evaporez au bain-marie à siccité et continuez à chauffer jusqu'à évaporation complète du chlorure de méthylène. Laissez refroidir. Ajoutez 25 ml d'*acétone R* et dissolvez le résidu à l'aide d'un agitateur magnétique. Filtrez à travers du papier filtre plié dans un vase à précipiter taré de 250 ml, en rinçant à 2 reprises avec 25 ml d'*acétone R*. Evaporez à siccité au bain-marie. Desséchez sous vide à 60 °C pendant 1 h. Laissez refroidir et pesez.

Le nonoxinol 9 ne contient pas plus de 1,6 pour cent de macrogol.

Point de trouble. Dans un vase à précipiter de 250 ml, placez 1,0 g de nonoxinol 9, ajoutez 99 g d'*eau R* et mélangez jusqu'à dissolution. Transvasez 30 ml environ de cette solution dans un tube à essai de 70 ml. Chauffez au bain-marie en agitant constamment avec un thermomètre, jusqu'à ce que la solution devienne trouble. Sortez immédiatement le tube du bain-marie, de façon que la température n'augmente pas de plus de 2 °C, et continuez à agiter.

Le point de trouble est la température à laquelle la solution redevient suffisamment limpide pour que le bulbe du thermomètre soit totalement et clairement visible. Le point de trouble du nonoxinol 9 est de 52 °C à 56 °C.

Oxyde d'éthylène et dioxane (*2.4.25*). Le nonoxinol 9 ne contient pas plus de 1 ppm d'oxyde d'éthylène et 50 ppm de dioxane.

Teneur en eau (*2.5.12*). Déterminée par semi-microdosage sur 5,00 g de nonoxinol 9, la teneur en eau n'est pas supérieure à 0,5 pour cent.

DOSAGE

Opérez par chromatographie liquide (*2.2.29*).

Solution à examiner. Dissolvez 50,0 mg de nonoxinol 9 dans un mélange de 20 volumes d'*acétate d'éthyle R* et de 80 volumes d'*hexane R* et complétez à 25,0 ml avec le même mélange de solvants.

Solution témoin. Dissolvez 50,0 mg de *nonoxinol 9 SCR* dans un mélange de 20 volumes d'*acétate d'éthyle R* et de 80 volumes d'*hexane R* et complétez à 25,0 ml avec le même mélange de solvants.

La chromatographie peut être réalisée en utilisant :

- une colonne d'acier inoxydable, d'une longueur de 0,25 m et d'un diamètre intérieur de 4 mm, remplie de *gel de silice diol pour chromatographie R* (10 µm),
- comme phase mobile, à un débit de 1 ml/min :

  Phase mobile A. Un mélange de 20 volumes d'*acétate d'éthyle R* et de 80 volumes d'*hexane R*,

  Phase mobile B. Un mélange de 2,5 volumes de *méthanol R* et de 97,5 volumes d'*acétate d'éthyle R*,

Intervalle (min)	Phase mobile A (pour cent *V/V*)	Phase mobile B (pour cent *V/V*)	Commentaire
0 - 2	100	0	équilibrage
2 - 10	100 → 84	0 → 16	gradient linéaire
10 - 20	84 → 70	16 → 30	gradient linéaire
20 - 30	70 → 62	30 → 38	gradient linéaire
30 - 40	62 → 57	38 → 43	gradient linéaire
40 - 50	57 → 54	43 → 56	gradient linéaire
50 - 70	54 → 50	46 → 50	gradient linéaire
70 - 75	50	50	isocratique
75 - 76	50 → 100	50 → 0	rééquilibrage

- comme détecteur, un spectrophotomètre réglé à 280 nm.

Injectez 100 µl de solution témoin et 100 µl de solution à examiner. Les oligomères du nonoxinol éluent sous forme de pics distincts effilés. Utilisez les temps de rétention pour la détermination des oligomères.

Mesurez la réponse de chaque pic.

La somme des surfaces des pics correspondant à des nonoxinols de longueur de chaîne $n < 4$ et $n > 16$ n'est pas supérieure à 1,0 pour cent de la somme des surfaces des pics correspondant aux nonoxinols de longueur de chaîne comprise entre $n = 4$ et $n = 16$.

CONSERVATION

En récipient étanche.

01/2002:0732

NORADRÉNALINE (CHLORHYDRATE DE)

Noradrenalini hydrochloridum

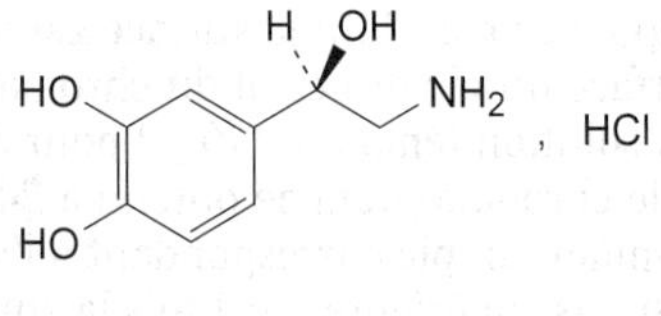

$C_8H_{12}ClNO_3$ M_r 205,6

DÉFINITION

Le chlorhydrate de noradrénaline contient au minimum 98,5 pour cent et au maximum l'équivalent de 101,0 pour cent de chlorhydrate de (*R*)-2-amino-1-(3,4-dihydroxyphényl)éthanol, calculé par rapport à la substance anhydre.

CARACTÈRES

Poudre cristalline, blanche à blanc-brun, très soluble dans l'eau, peu soluble dans l'alcool. Le chlorhydrate de noradrénaline se colore quand il est exposé à l'air et à la lumière.

IDENTIFICATION

Première identification : A, D, F.

Seconde identification : A, B, C, E, F.

A. Le chlorhydrate de noradrénaline satisfait à l'essai du pouvoir rotatoire spécifique (voir Essai).

B. Le point de fusion (*2.2.16*) du chlorhydrate de noradrénaline est de 177 °C à 179 °C.

C. Dissolvez 50,0 mg de chlorhydrate de noradrénaline dans de l'*acide chlorhydrique 0,01 M* et complétez à 100,0 ml avec le même acide. Prélevez 10,0 ml de solution et complétez à 100,0 ml avec de l'*acide chlorhydrique 0,01 M*. Examinée de 250 nm à 300 nm (*2.2.25*), la solution présente un maximum d'absorption à 279 nm. L'absorbance spécifique au maximum est de 128 à 136.

D. Dissolvez 2 g de chlorhydrate de noradrénaline dans 20 ml d'une solution de *métabisulfite de sodium R* à 5 g/l et ajoutez de l'*ammoniaque R* jusqu'à réaction alcaline. Maintenez dans un bain d'eau glacée pendant 1 h, puis filtrez. Lavez le précipité avec 3 fois 2 ml d'*eau R*, puis avec 5 ml d'*alcool R* et finalement 5 ml d'*éther R*. Desséchez sous vide pendant 3 h. Examinez la noradrénaline base, ainsi préparée, par spectrophotométrie d'absorption dans l'infrarouge (*2.2.24*), en comparant avec le spectre obtenu avec la noradrénaline base préparée selon le même procédé à partir d'une quantité appropriée de *tartrate de noradrénaline SCR*. Examinez les substances sous forme de pastilles.

E. A 1 ml de solution de chlorhydrate de noradrénaline à 1 g/l, ajoutez 1 ml d'une solution de *diéthoxytétrahydrofurane R* à 1 pour cent *V/V* dans l'*acide acétique glacial R*. Chauffez à 80 °C pendant 2 min, refroidissez dans un bain d'eau glacée et ajoutez 3 ml d'une solution de *diméthylaminobenzaldéhyde R* à 20 g/l dans un mélange de 1 volume d'*acide chlorhydrique R* et de 19 volumes d'*acide acétique glacial R*. Mélangez et laissez reposer pendant 2 min. Il se développe une coloration rose intense.

F. 0,2 ml de solution S (voir Essai) donne la réaction (a) des chlorures (*2.3.1*).

ESSAI

Solution S. Dissolvez 0,500 g de chlorhydrate de noradrénaline dans de l'*eau exempte de dioxyde de carbone R* et complétez à 25,0 ml avec le même solvant.

Aspect de la solution. Dissolvez 0,2 g de chlorhydrate de noradrénaline dans de l'*eau exempte de dioxyde de carbone R* et complétez à 10 ml avec le même solvant. Examinée immédiatement, la solution est limpide (*2.2.1*) et n'est pas plus fortement colorée qu'un mélange de 0,2 ml de solution primaire bleue, de 0,4 ml de solution primaire jaune, de 0,4 ml de solution primaire rouge et de 9 ml d'acide chlorhydrique à 10 g/l de HCl (*2.2.2, Procédé II*).

Détermination du pH (*2.2.3*). Le pH de la solution S est de 3,5 à 4,5.

Pouvoir rotatoire spécifique (*2.2.7*). Déterminé sur la solution S et calculé par rapport à la substance anhydre, le pouvoir rotatoire spécifique est de – 37 à – 41.

Noradrénalone. Dissolvez 30,0 mg de chlorhydrate de noradrénaline dans de l'*acide chlorhydrique 0,01 M* et complétez à 25,0 ml avec le même acide. Mesurée à 310 nm, l'absorbance (*2.2.25*) n'est pas supérieure à 0,20 (0,12 pour cent).

Adrénaline. Opérez par chromatographie sur couche mince (*2.2.27*) en utilisant une *plaque au gel de silice G pour CCM R*.

Solution à examiner. Dissolvez 0,15 g de chlorhydrate de noradrénaline dans de l'*eau R* et complétez à 10 ml avec le même solvant. Préparez extemporanément.

Solution témoin (a). Dissolvez 12,5 mg de *tartrate d'adrénaline SCR* dans de l'*eau R* et complétez à 10 ml avec le même solvant. Préparez extemporanément.

Solution témoin (b). Prélevez 2 ml de solution témoin (a) et complétez à 10 ml avec de l'*eau R*.

Solution témoin (c). Mélangez 2 ml de solution à examiner avec 2 ml de solution témoin (b).

Déposez sur la plaque, en bandes de 20 mm sur 2 mm, 6 µl de solution à examiner, 6 µl de solution témoin (a), 6 µl de solution témoin (b) et 12 µl de solution témoin (c). Laissez sécher la plaque à l'air. Pulvérisez sur les dépôts une solution saturée de *bicarbonate de sodium R*. Laissez sécher la plaque à l'air. Pulvérisez à 2 reprises sur les dépôts de l'*anhydride acétique R*, en séchant entre les 2 pulvérisations. Chauffez la plaque à 50 °C pendant 90 min. Développez sur un parcours de 15 cm avec un mélange de 0,5 volume d'*acide formique anhydre R*, de 50 volumes d'*acétone R* et de 50 volumes de *chlorure de méthylène R*. Laissez sécher la plaque à l'air. Pulvérisez un mélange récemment préparé en ajoutant 2 volumes d'une solution de *ferricyanure de potassium R* à 5 g/l à un mélange de 2 volumes d'*éthylènediamine R* et de 8 volumes de *méthanol R*. Séchez la plaque à 60 °C pendant 10 min. Examinez en lumière ultraviolette à 254 nm et à 365 nm. S'il apparait une bande située immédiatement au-dessus de la bande la plus intense dans le chromatogramme obtenu avec la solution à examiner, elle n'est pas plus intense que la bande correspondante du chromatogramme obtenu avec la solution témoin (b) (1,7 pour cent). L'essai n'est valable que si le chromatogramme obtenu avec la solution témoin (c) présente au-dessus de la bande la plus intense une bande nettement séparée correspondant à la bande la plus intense du chromatogramme obtenu avec la solution témoin (a).

Teneur en eau (*2.5.12*). Déterminée par semi-microdosage sur 1,000 g de chlorhydrate de noradrénaline, la teneur en eau n'est pas supérieure à 0,5 pour cent.

Cendres sulfuriques (*2.4.14*). Déterminé sur 0,50 g de chlorhydrate de noradrénaline, le taux des cendres sulfuriques n'est pas supérieur à 0,1 pour cent.

DOSAGE

Dissolvez 0,180 g de chlorhydrate de noradrénaline dans 50 ml d'*anhydride acétique R* et ajoutez 10 ml d'*acide formique anhydre R*. Titrez par l'*acide perchlorique 0,1 M*. Déterminez le point de fin de titrage par potentiométrie (*2.2.20*).

1 ml d'*acide perchlorique 0,1 M* correspond à 20,56 mg de $C_8H_{12}ClNO_3$.

CONSERVATION

En récipient étanche ou, de préférence, en tube scellé sous vide ou sous gaz inerte, à l'abri de la lumière.

01/2002:0285

NORADRÉNALINE (TARTRATE DE)

Noradrenalini tartras

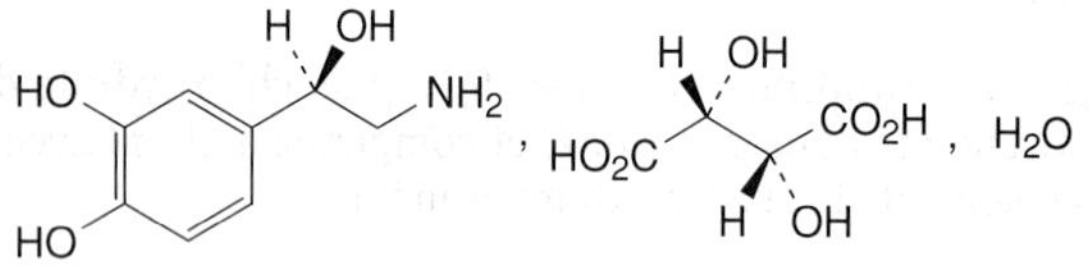

$C_{12}H_{17}NO_9,H_2O$ M_r 337,3

DÉFINITION

Le tartrate de noradrénaline contient au minimum 98,5 pour cent et au maximum l'équivalent de 101,0 pour cent d'hydrogéno-(2*R*,3*R*)-2,3-dihydroxybutanedioate de (1*R*)-2-amino-1-(3,4-dihydroxyphényl)éthanol, calculé par rapport à la substance anhydre.

CARACTÈRES

Poudre cristalline blanche ou sensiblement blanche, facilement soluble dans l'eau, peu soluble dans l'alcool, pratiquement insoluble dans l'éther.

IDENTIFICATION

Première identification : A, C, F.

Seconde identification : A, B, D, E, F.

A. Dissolvez 2 g de tartrate de noradrénaline dans 20 ml d'une solution de *métabisulfite de sodium R* à 5 g/l et ajoutez de l'*ammoniaque R* jusqu'à réaction alcaline. Maintenez dans un bain de glace pendant 1 h, puis filtrez. Réservez le filtrat pour l'identification F. Lavez le précipité avec 3 fois 2 ml d'*eau R*, puis avec 5 ml d'*alcool R* et finalement avec 5 ml d *'éther R*. Desséchez sous vide pendant 3 h. A partir du résidu, préparez une solution à 20,0 g/l dans l'*acide chlorhydrique 0,5 M*. Le pouvoir rotatoire spécifique (*2.2.7*) de la noradrénaline base obtenue est de – 44 à – 48.

B. Dissolvez 50,0 mg de tartrate de noradrénaline dans de l'*acide chlorhydrique 0,01 M* et complétez à 100,0 ml avec le même acide. Prélevez 10,0 ml de cette solution et complétez à 100,0 ml avec de l'*acide chlorhydrique 0,01 M*. Examinée de 250 nm à 300 nm (*2.2.25*), la solution présente un maximum d'absorption à 279 nm. L'absorbance spécifique au maximum est de 79 à 85.

C. Examinez la noradrénaline base, préparée selon les indications données dans l'identification A, par spectrophotométrie d'absorption dans l'infrarouge (*2.2.24*), en comparant avec le spectre obtenu avec la noradrénaline base, préparée selon le même procédé à partir d'une quantité appropriée de *tartrate de noradrénaline SCR*. Examinez les substances sous forme de pastilles.

D. Dissolvez 5 mg environ de tartrate de noradrénaline dans 5 ml d'*eau R*. A 1 ml de cette solution, ajoutez 10 ml de *solution tampon pH 3,6 R* et 1 ml d'*iode 0,05 M*. Laissez reposer pendant 5 min. Ajoutez 2 ml de *thiosulfate de sodium 0,1 M*. Il apparaît une faible coloration rouge.

E. A 1 ml de solution de tartrate de noradrénaline préparée pour l'identification D, ajoutez 1 ml d'une solution de *diéthoxytétrahydrofurane R* à 1 pour cent *V/V* dans l'*acide acétique glacial R*. Chauffez à 80 °C pendant 2 min, refroidissez dans un bain d'eau glacée et ajoutez 3 ml de solution de *diméthylaminobenzaldéhyde R* à 20 g/l dans un mélange de 1 volume d'*acide chlorhydrique R* et de 19 volumes d'*acide acétique glacial R*. Mélangez et laissez reposer pendant 2 min. La solution présente une coloration rose intense.

F. 0,2 ml du filtrat obtenu au cours de l'identification A donne la réaction (b) des tartrates (*2.3.1*).

ESSAI

Aspect de la solution. Dissolvez 0,2 g de tartrate de noradrénaline dans de l'*eau R* et complétez à 10 ml avec le même solvant. Examinez la solution immédiatement. Elle est limpide (*2.2.1*) et n'est pas plus fortement colorée que la solution témoin JB_5 (*2.2.2, Procédé II*).

Noradrénalone. Dissolvez 50,0 mg de tartrate de noradrénaline dans de l'*acide chlorhydrique 0,01 M* et complétez à 25,0 ml avec le même acide. Mesurée à 310 nm, l'absorbance (*2.2.25*) n'est pas supérieure à 0,20.

Adrénaline. Opérez par chromatographie sur couche mince (*2.2.27*) en utilisant une plaque recouverte de *gel de silice G R*.

Solution à examiner. Dissolvez 0,25 g de tartrate de noradrénaline dans de l'*eau R* et complétez à 10 ml avec le même solvant. Préparez extemporanément.

Solution témoin (a). Dissolvez 12,5 mg de *tartrate d'adrénaline SCR* dans de l'*eau R* et complétez à 10 ml avec le même solvant. Préparez extemporanément.

Solution témoin (b). Prélevez 2 ml de solution témoin (a) et complétez à 10 ml avec de l'*eau R*.

Solution témoin (c). Mélangez 2 ml de solution à examiner et 2 ml de solution témoin (b).

Déposez séparément sur la plaque, en bandes de 20 mm sur 2 mm, 6 µl de solution à examiner, 6 µl de solution témoin (a), 6 µl de solution témoin (b) et 12 µl de solution témoin (c). Laissez sécher la plaque à l'air. Pulvérisez sur les dépôts une solution saturée de *bicarbonate de sodium R*. Laissez sécher la plaque à l'air. Pulvérisez à 2 reprises sur les dépôts de l'*anhydride acétique R* en séchant entre les 2 pulvérisations. Chauffez la plaque à 50 °C pendant 90 min. Développez sur un parcours de 15 cm avec un mélange de 0,5 volume d'*acide formique anhydre R*, de 50 volumes d'*acétone R* et de 50 volumes de *chlorure de méthylène R*. Laissez sécher la plaque à l'air. Pulvérisez un mélange récemment préparé en ajoutant 2 volumes d'une solution de *ferricyanure de potassium R* à 5 g/l à un mélange de 2 volumes d'*éthylènediamine R* et de 8 volumes de *méthanol R*. Séchez la plaque à 60 °C pendant 10 min. Examinez en lumière ultraviolette à 254 nm et à 365 nm. S'il apparaît une bande située immédiatement au-dessus de la bande la plus intense dans le chromatogramme obtenu avec la solution à examiner, elle n'est pas plus intense que la bande correspondante du chromatogramme obtenu avec la solution témoin (b) (1,0 pour cent). L'essai n'est valable que si le chromatogramme obtenu avec la solution témoin (c) présente au-dessus de la bande la plus intense, une bande nettement séparée correspondant à la bande la plus intense du chromatogramme obtenu avec la solution témoin (a).

Teneur en eau (*2.5.12*). Déterminée par semi-microdosage sur 0,500 g de tartrate de noradrénaline, la teneur en eau est de 4,5 pour cent à 5,8 pour cent.

Cendres sulfuriques (*2.4.14*). Déterminé sur 0,5 g de tartrate de noradrénaline, le taux des cendres sulfuriques n'est pas supérieur à 0,1 pour cent.

DOSAGE

Dissolvez 0,300 g de tartrate de noradrénaline dans 50 ml d'*acide acétique anhydre R*, en chauffant modérément si nécessaire. Titrez par l'*acide perchlorique 0,1 M* en présence de 0,1 ml de *solution de violet cristallisé R* jusqu'à virage au bleu-vert.

1 ml d'*acide perchlorique 0,1 M* correspond à 31,93 mg de $C_{12}H_{17}NO_9$.

CONSERVATION

En récipient étanche, ou de préférence en tube scellé sous vide ou sous gaz inerte, à l'abri de la lumière.

01/2002:0234

NORÉTHISTÉRONE

Norethisteronum

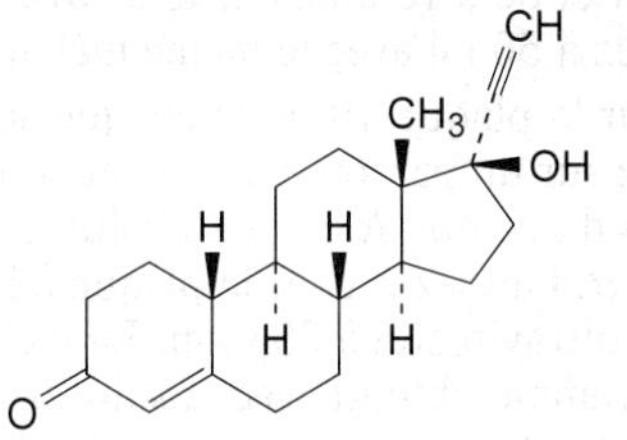

$C_{20}H_{26}O_2$ M_r 298,4

DÉFINITION

La noréthistérone contient au minimum 98,0 pour cent et au maximum l'équivalent de 102,0 pour cent de 17-hydroxy-19-nor-17α-pregn-4-én-20-yn-3-one, calculé par rapport à la substance desséchée.

CARACTÈRES

Poudre cristalline blanche ou blanc jaunâtre, pratiquement insoluble dans l'eau, peu soluble dans l'alcool. La noréthistérone fond en se décomposant vers 206 °C.

IDENTIFICATION

Première identification : A, B, E.

Seconde identification : B, C, D, E.

A. Examinez la noréthistérone par spectrophotométrie d'absorption dans l'infrarouge (*2.2.24*), en comparant avec le spectre obtenu avec la *noréthistérone SCR*. Examinez les substances sous forme de pastilles. Si le spectre obtenu avec la substance à examiner et le spectre obtenu avec la substance de référence présentent des différences, dissolvez respectivement les 2 substances dans du *chloroforme R* ; évaporez au bain-marie à siccité, puis enregistrez les spectres.

B. Opérez par chromatographie sur couche mince (*2.2.27*) en utilisant une plaque recouverte d'une couche de *kieselguhr G R*.

Imprégnez la plaque en la plaçant dans une chambre à chromatographie contenant la quantité nécessaire d'un mélange de 10 volumes de *formamide R* et de 90 volumes d'*acétone R* pour que la plaque plonge de 5 mm environ dans le liquide. Lorsque la ligne du front d'imprégnation a parcouru une distance supérieure de 1 cm au moins à la distance prévue pour la chromatographie, sortez la plaque et laissez-la reposer à température ambiante jusqu'à évaporation complète des solvants (2 min à 5 min environ). Utilisez la plaque imprégnée dans un délai maximal de 2 h et effectuez la chromatographie dans la même direction que l'imprégnation.

Solution à examiner. Dissolvez 10 mg de noréthistérone dans du *chloroforme R* et complétez à 10 ml avec le même solvant.

Solution témoin. Dissolvez 10 mg de *noréthistérone SCR* dans du *chloroforme R* et complétez à 10 ml avec le même solvant.

Déposez séparément sur la plaque 2 µl de chaque solution. Développez sur un parcours de 15 cm avec un mélange de 20 volumes de *dioxane R* et de 80 volumes d'*hexane R*. Chauffez la plaque à 120 °C pendant 15 min. Pulvérisez de la *solution alcoolique d'acide sulfurique R* et chauffez à 120 °C pendant 10 min à 15 min (jusqu'à apparition des taches). Laissez refroidir, puis examinez les chromatogrammes à la lumière du jour et en lumière ultraviolette à 365 nm. La tache principale du chromatogramme obtenu avec la solution à examiner est semblable quant à sa position, sa coloration, sa fluorescence et ses dimensions à la tache principale du chromatogramme obtenu avec la solution témoin.

C. Dissolvez 2 mg environ de noréthistérone dans 2 ml d'*alcool R*. Ajoutez 1 ml de *solution ammoniacale de nitrate d'argent R* et chauffez au bain-marie. Il se forme un trouble, puis un précipité blanc devenant gris à chaud avec dépôt d'un miroir d'argent sur les parois du tube.

D. Dissolvez 2 mg environ de noréthistérone dans un mélange refroidi de 2 ml d'*éthanol R* et de 2 ml d'*acide sulfurique R*, puis chauffez à 70 °C. Il se développe une coloration dichroïque bleu-violet par transparence et rouge par réflexion. En lumière ultraviolette à 365 nm, la solution présente une intense fluorescence rouge.

E. Dissolvez 2 mg environ de noréthistérone dans 2 ml d'*alcool R*. Ajoutez 1 ml d'une solution de *butylhydroxytoluène R* à 10 g/l dans l'*alcool R* et 2 ml d'*hydroxyde de sodium 1 M*. Chauffez au bain-marie à 80 °C pendant 30 min et refroidissez à température ambiante. Il se développe une coloration rose jaunâtre.

ESSAI

Solution S. Dissolvez 0,200 g de noréthistérone dans du *dioxane R* et complétez à 10,0 ml avec le même solvant.

Aspect de la solution. La solution S est limpide (*2.2.1*) et n'est pas plus fortement colorée que la solution témoin J_6 (*2.2.2, Procédé I*).

Pouvoir rotatoire spécifique (*2.2.7*). Prélevez 5,0 ml de solution S et complétez à 10,0 ml avec du *dioxane R*. Calculé par rapport à la substance desséchée, le pouvoir rotatoire spécifique est de − 33 à − 37.

Absorbance (*2.2.25*). Dissolvez 10,0 mg de noréthistérone dans de l'*alcool R* et complétez à 100,0 ml avec le même solvant. Prélevez 10,0 ml de cette solution et complétez à 100,0 ml avec de l'*alcool R*. La solution présente un maximum d'absorption à 240 nm. Calculée par rapport à la substance desséchée, l'absorbance spécifique au maximum est de 550 à 590.

Substances apparentées. Opérez par chromatographie sur couche mince (*2.2.27*) en utilisant une plaque recouverte d'un gel de silice approprié.

Solution à examiner. Dissolvez 50 mg de noréthistérone dans un mélange de 1 volume de *méthanol R* et de 9 volumes de *chloroforme R*, puis complétez à 10 ml avec le même mélange de solvants.

Solution témoin (a). Prélevez 1,0 ml de solution à examiner et complétez à 200 ml avec un mélange de 1 volume de *méthanol R* et de 9 volumes de *chloroforme R.*

Solution témoin (b). Dissolvez 25 mg d'*éthistérone SCR* dans un mélange de 1 volume de *méthanol R* et de 9 volumes de *chloroforme R.* Ajoutez 5 ml de solution à examiner et complétez à 100 ml avec un mélange de 1 volume de *méthanol R* et de 9 volumes de *chloroforme R.*

Déposez séparément sur la plaque 10 µl de chaque solution en appliquant 5 µl à la fois. Développez sur un parcours de 15 cm avec un mélange de 10 volumes d'*acétone R* et de 90 volumes de *chloroforme R.* Laissez sécher la plaque à l'air. Pulvérisez de la *solution alcoolique d'acide sulfurique R.* Chauffez la plaque à 100-105 °C pendant 5 min. Examinez en lumière ultraviolette à 365 nm. S'il apparaît d'autres taches que la tache principale dans le chromatogramme obtenu avec la solution à examiner, aucune d'entre elles n'est plus intense que la tache du chromatogramme obtenu avec la solution témoin (a) (0,5 pour cent). L'essai n'est valable que si le chromatogramme obtenu avec la solution témoin (b) présente 2 taches nettement séparées d'intensité à peu près égale.

Perte à la dessiccation (*2.2.32*). Déterminée à l'étuve à 100-105 °C pendant 3 h sur 1,00 g de noréthistérone, la perte à la dessiccation n'est pas supérieure à 0,5 pour cent.

DOSAGE

Dissolvez 0,200 g de noréthistérone dans 40 ml de *tétrahydrofurane R.* Ajoutez 10 ml d'une solution de *nitrate d'argent R* à 100 g/l. Titrez par l'*hydroxyde de sodium 0,1 M,* en présence de 2 ml de *solution de vert de bromocrésol R,* jusqu'à coloration violette. Effectuez un titrage à blanc.

1 ml d'*hydroxyde de sodium 0,1 M* correspond à 29,84 mg de $C_{20}H_{26}O_2$.

CONSERVATION

A l'abri de la lumière.

01/2002:0850

NORÉTHISTÉRONE (ACÉTATE DE)

Norethisteroni acetas

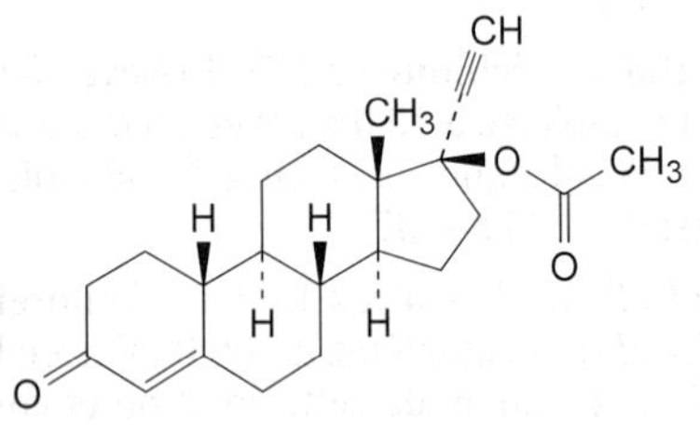

$C_{22}H_{28}O_3$ M_r 340,5

DÉFINITION

L'acétate de noréthistérone contient au minimum 98,0 pour cent et au maximum l'équivalent de 101,0 pour cent d'acétate de 3-oxo-19-nor-17α-prégn-4-én-20-yn-17-yle, calculé par rapport à la substance desséchée.

CARACTÈRES

Poudre cristalline, blanche à blanc-jaune, pratiquement insoluble dans l'eau, soluble dans l'alcool et dans l'éther.

IDENTIFICATION

Première identification : B, C.

Seconde identification : A, D, E, F.

A. Le point de fusion (*2.2.14*) de l'acétate de noréthistérone est de 162 °C à 165 °C.

B. Examinez l'acétate de noréthistérone par spectrophotométrie d'absorption dans l'infrarouge (*2.2.24*), en comparant avec le spectre obtenu avec l'*acétate de noréthistérone SCR.* Examinez les substances sous forme de pastilles.

C. Opérez par chromatographie sur couche mince (*2.2.27*) en utilisant une plaque recouverte de *gel de silice GF_{254} R.*

Solution à examiner. Dissolvez 10 mg d'acétate de noréthistérone dans un mélange de 1 volume de *méthanol R* et de 9 volumes de *chlorure de méthylène R* et complétez à 50 ml avec le même mélange de solvants.

Solution témoin (a). Dissolvez 10 mg d'*acétate de noréthistérone SCR* dans un mélange de 1 volume de *méthanol R* et de 9 volumes de *chlorure de méthylène R* et complétez à 50 ml avec le même mélange de solvants.

Solution témoin (b). Dissolvez 10 mg d'*acétate de désoxycortone SCR* et 10 mg d'*acétate de noréthistérone SCR* dans un mélange de 1 volume de *méthanol R* et de 9 volumes de *chlorure de méthylène R* et complétez à 50 ml avec le même mélange de solvants.

Déposez sur la plaque 10 µl de chaque solution. Développez sur un parcours de 15 cm avec un mélange de 10 volumes d'*acétone R* et de 90 volumes de *chlorure de méthylène R.* Laissez sécher la plaque à l'air. Examinez en lumière ultraviolette à 254 nm. La tache principale du chromatogramme obtenu avec la solution à examiner est semblable quant à sa position et ses dimensions à la tache principale du chromatogramme obtenu avec la solution témoin (a). Pulvérisez de la *solution alcoolique d'acide sulfurique R.* Chauffez à 120 °C pendant 10 min ou jusqu'à apparition des taches. Laissez refroidir. Examinez à la lumière du jour et en lumière ultraviolette à 365 nm. La tache principale du chromatogramme obtenu avec la solution à examiner est semblable quant à sa position, sa coloration à la lumière du jour, sa fluorescence en lumière ultraviolette à 365 nm et ses dimensions à la tache principale du chromatogramme obtenu avec la solution témoin (a). L'identification n'est valable que si le chromatogramme obtenu avec la solution témoin (b) présente 2 taches nettement séparées d'intensités à peu près égales.

D. Opérez par chromatographie sur couche mince (*2.2.27*) en utilisant une plaque recouverte de *gel de silice GF_{254} R.*

Solution à examiner (a). Dissolvez 25 mg d'acétate de noréthistérone dans du *méthanol R* et complétez à 5 ml avec le même solvant. Cette solution sert aussi à préparer la solution à examiner (b). Prélevez 2 ml de solution et complétez à 10 ml avec du *chlorure de méthylène R.*

Solution à examiner (b). Dans un tube de verre de 15 ml à bouchon rodé, ou muni d'un capuchon de polytétrafluoroéthylène, introduisez 2 ml de la solution obtenue lors de la préparation de la solution à examiner (a). Ajoutez 10 ml de *solution méthanolique saturée de bicarbonate de potassium R* et faites passer immédiatement un fort courant d'*azote R* pendant 5 min. Fermez le tube. Chauffez au bain-marie à 60 °C, à l'abri de la lumière pendant 4 h. Laissez refroidir.

Solution témoin (a). Dissolvez 25 mg d'*acétate de noréthistérone SCR* dans du *méthanol R* et complétez à 5 ml avec le même solvant. Cette solution sert aussi à préparer la solution témoin (b). Prélevez 2 ml de solution et complétez à 10 ml avec du *chlorure de méthylène R.*

Solution témoin (b). Dans un tube de verre de 15 ml à bouchon rodé ou muni d'un capuchon de polytétrafluoroéthylène, introduisez 2 ml de la solution obtenue lors de la préparation de la solution témoin (a). Ajoutez 10 ml de *solution méthanolique saturée de bicarbonate de potassium R* et faites passer immédiatement un fort courant d'*azote R* pendant 5 min. Fermez le tube. Chauffez au bain-marie à 60 °C à l'abri de la lumière pendant 4 h. Laissez refroidir.

Déposez sur la plaque 5 µl de chaque solution. Préparez la phase mobile en ajoutant un mélange de 1,2 volume d'*eau R* et de 8 volumes de *méthanol R* à un mélange de 15 volumes d'*éther R* et de 77 volumes de *chlorure de méthylène R*. Développez sur un parcours de 15 cm. Laissez sécher la plaque à l'air. Maintenez en lumière ultraviolette à 254 nm pendant 10 min environ et examinez. La tache principale des chromatogrammes obtenus respectivement avec les solutions à examiner est semblable, quant à sa position et ses dimensions, à la tache principale du chromatogramme obtenu avec les solutions témoins correspondantes. Pulvérisez de la *solution alcoolique d'acide sulfurique R* et chauffez à 120 °C pendant 10 min ou jusqu'à apparition des taches. Laissez refroidir. Examinez à la lumière du jour et en lumière ultraviolette à 365 nm. La tache principale des chromatogrammes obtenus respectivement avec les solutions à examiner est semblable, quant à sa position, sa coloration à la lumière du jour, sa fluorescence en lumière ultraviolette à 365 nm et ses dimensions, à la tache principale des chromatogrammes obtenus avec les solutions témoins correspondantes. La tache principale des chromatogrammes obtenus avec la solution à examiner (b) et la solution témoin (b) présente un R_f nettement inférieur à celui de la tache principale des chromatogrammes obtenus avec la solution à examiner (a) et la solution témoin (a).

E. Dissolvez 2 mg environ d'acétate de noréthistérone dans 2 ml d'*alcool R*. Ajoutez 1 ml de *solution ammoniacale de nitrate d'argent R* et chauffez au bain-marie. Il se forme un trouble, puis un précipité blanc devenant gris à chaud avec dépôt d'un miroir d'argent sur les parois du tube.

F. 10 mg environ d'acétate de noréthistérone donnent la réaction de l'acétyle (*2.3.1*).

ESSAI

Pouvoir rotatoire spécifique (*2.2.7*). Dissolvez 0,500 g d'acétate de noréthistérone dans du *dioxane R* et complétez à 25,0 ml avec le même solvant. Calculé par rapport à la substance desséchée, le pouvoir rotatoire spécifique est de – 32 à – 38.

Substances apparentées. Opérez par chromatographie liquide (*2.2.29*).

Solution à examiner. Dissolvez 62,5 mg d'acétate de noréthistérone dans la phase mobile et complétez à 25,0 ml avec la phase mobile.

Solution témoin (a). Dissolvez 2 mg d'*acétate de désoxycortone SCR* et 2 mg d'*acétate de noréthistérone SCR* dans la phase mobile et complétez à 50,0 ml avec la phase mobile.

Solution témoin (b). Prélevez 1,0 ml de solution à examiner et complétez à 100,0 ml avec la phase mobile.

La chromatographie peut être réalisée en utilisant :

– une colonne d'acier inoxydable, d'une longueur de 0,20 m et d'un diamètre intérieur de 4,6 mm, remplie de *gel de silice octadécylsilylé pour chromatographie R* (5 µm),
– comme phase mobile, à un débit de 1 ml/min, un mélange préparé comme suit : mélangez avec précaution 350 ml d'*eau R* et 600 ml d'*acétonitrile R* et laissez équilibrer. Complétez à 1000 ml avec de l'*eau R* et mélangez à nouveau,
– comme détecteur, un spectrophotomètre réglé à 254 nm.

Ajustez la sensibilité de façon que la hauteur du pic principal dans le chromatogramme obtenu avec la solution témoin (b) représente 70 pour cent à 90 pour cent de l'échelle totale de l'enregistreur.

Equilibrez la colonne avec la phase mobile à un débit de 1 ml/min pendant 45 min environ.

Injectez 20 µl de solution témoin (a). Lorsque les chromatogrammes sont enregistrés dans les conditions prescrites, les temps de rétention sont de 7,5 min environ pour l'acétate de désoxycortone et de 9 min environ pour l'acétate de noréthistérone. L'essai n'est valable que si la résolution entre les pics correspondant respectivement à l'acétate de désoxycortone et à l'acétate de noréthistérone n'est pas inférieure à 3,5 ; si nécessaire, ajustez la concentration de la phase mobile en acétonitrile.

Injectez séparément 20 µl de solution à examiner et 20 µl de solution témoin (b). Continuez la chromatographie pendant 2 fois le temps de rétention du pic principal. S'il apparaît d'autres pics que le pic principal dans le chromatogramme obtenu avec la solution à examiner, la surface d'aucun d'entre eux n'est supérieure à la moitié de celle du pic principal du chromatogramme obtenu avec la solution témoin (b) (0,5 pour cent). La somme de la surface de tous les pics, à l'exception du pic principal, dans le chromatogramme obtenu avec la solution à examiner, n'est pas supérieure à la surface du pic principal du chromatogramme obtenu avec la solution témoin (b) (1,0 pour cent).

Ne tenez pas compte des pics dont la surface est inférieure à 0,025 fois la surface du pic principal du chromatogramme obtenu avec la solution témoin (b).

Perte à la dessiccation (*2.2.32*). Déterminée à l'étuve à 100-105 °C sur 1,000 g d'acétate de noréthistérone, la perte à la dessiccation n'est pas supérieure à 0,5 pour cent.

DOSAGE

Dissolvez 0,200 g d'acétate de noréthistérone dans 40 ml de *tétrahydrofurane R*. Ajoutez 10 ml d'une solution de *nitrate d'argent R* à 100 g/l et titrez par l'*hydroxyde de sodium 0,1 M*. Déterminez le point de fin de titrage par potentiométrie (*2.2.20*). Effectuez un titrage à blanc.

1 ml d'*hydroxyde de sodium 0,1 M* correspond à 34,05 mg de $C_{22}H_{28}O_3$.

CONSERVATION

A l'abri de la lumière.

01/2002:1248

NORFLOXACINE

Norfloxacinum

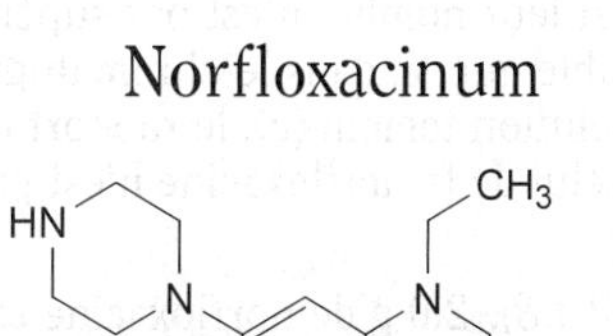

$C_{16}H_{18}FN_3O_3$ M_r 319,3

DÉFINITION

La norfloxacine contient au minimum 99,0 pour cent et au maximum l'équivalent de 101,0 pour cent d'acide 1-éthyl-6-fluoro-4-oxo-7-(pipérazin-1-yl)-1,4-dihydroquinoléine-3-carboxylique, calculé par rapport à la substance desséchée.

CARACTÈRES

Poudre cristalline, blanche à jaune pâle, hygroscopique, photosensible, très peu soluble dans l'eau, peu soluble dans l'acétone et dans l'alcool.

IDENTIFICATION

Examinez la norfloxacine par spectrophotométrie d'absorption dans l'infrarouge (*2.2.24*), en comparant avec le spectre obtenu avec la *norfloxacine SCR*. Examinez les substances sous forme de pastilles.

ESSAI

Aspect de la solution. Dissolvez 0,5 g de norfloxacine dans une solution préalablement filtrée d'*hydroxyde de sodium R* à 4 g/l dans le *méthanol R* et complétez à 50 ml avec la même solution. La solution n'est pas plus fortement opalescente que la suspension témoin II (*2.2.1*) ni plus fortement colorée que la solution témoin B_7 (*2.2.2, Procédé II*).

Substances apparentées. Opérez par chromatographie sur couche mince (*2.2.27*) en utilisant une *plaque au gel de silice GF_{254} pour CCM R* préalablement lavée au *méthanol R* et séchée à l'air.

Solution à examiner (a). Dissolvez 40 mg de norfloxacine dans un mélange à volumes égaux de *chlorure de méthylène R* et de *méthanol R* et complétez à 5 ml avec le même mélange de solvants.

Solution à examiner (b). Prélevez 1 ml de solution à examiner (a) et complétez à 10 ml avec un mélange à volumes égaux de *chlorure de méthylène R* et de *méthanol R*.

Solution témoin (a). Prélevez 1 ml de solution à examiner (b) et complétez à 50 ml avec un mélange à volumes égaux de *chlorure de méthylène R* et de *méthanol R*.

Solution témoin (b). Dissolvez 4,0 mg d'*impureté A de norfloxacine SCR* dans un mélange à volumes égaux de *chlorure de méthylène R* et de *méthanol R* et complétez à 5 ml avec le même mélange de solvants. Prélevez 1 ml de cette solution et complétez à 2 ml avec la solution à examiner (b).

Déposez sur la plaque 5 µl de solution à examiner (a) et 5 µl de chaque solution témoin. Développez sur un parcours de 18 cm avec un mélange de 8 volumes d'*eau R*, de 14 volumes de *diéthylamine R*, de 20 volumes de *toluène R*, de 40 volumes de *chloroforme R* et de 40 volumes de *méthanol R*. Faites sécher la plaque dans un courant d'air. Examinez en lumière ultraviolette à 254 nm, puis à 365 nm. S'il apparaît d'autres taches que la tache principale dans le chromatogramme obtenu avec la solution à examiner (a), aucune d'entre elles n'est plus intense que la tache principale du chromatogramme obtenu avec la solution témoin (a) (0,2 pour cent), et leur nombre n'est pas supérieur à 3. L'essai n'est valable que si, dans le chromatogramme obtenu avec la solution témoin (b), le rapport entre le R_f de l'impureté A et celui de la norfloxacine n'est pas inférieur à 1,2.

Métaux lourds (*2.4.8*). 2,0 g de norfloxacine satisfont à l'essai limite D des métaux lourds (15 ppm). Préparez le témoin avec 3 ml de *solution à 10 ppm de plomb (Pb) R*.

Perte à la dessiccation (*2.2.32*). Déterminée à 100-105 °C sous vide poussé pendant 2 h sur 1,000 g de norfloxacine, la perte à la dessiccation n'est pas supérieure à 1,0 pour cent.

Cendres sulfuriques (*2.4.14*). Déterminé sur 1,0 g de norfloxacine dans un creuset de platine, le taux des cendres sulfuriques n'est pas supérieur à 0,1 pour cent.

DOSAGE

Dissolvez 0,240 g de norfloxacine dans 80 ml d'*acide acétique anhydre R*. Titrez par l'*acide perchlorique 0,1 M*. Déterminez le point de fin de titrage par potentiométrie (*2.2.20*).

1 ml d'*acide perchlorique 0,1 M* correspond à 31,93 mg de $C_{16}H_{18}FN_3O_3$.

CONSERVATION

En récipient étanche, à l'abri de la lumière.

IMPURETÉS

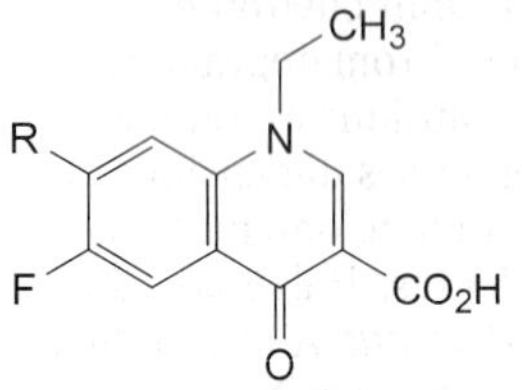

A. R = Cl : acide 7-chloro-1-éthyl-6-fluoro-4-oxo-1,4-dihydroquinoléine-3-carboxylique,

B. R = NH-CH_2-CH_2-NH_2 : acide 7-[(2-aminoéthyl)amino]-1-éthyl-6-fluoro-4-oxo-1,4-dihydroquinoléine-3-carboxylique.

01/2002:0940

NORGESTREL

Norgestrelum

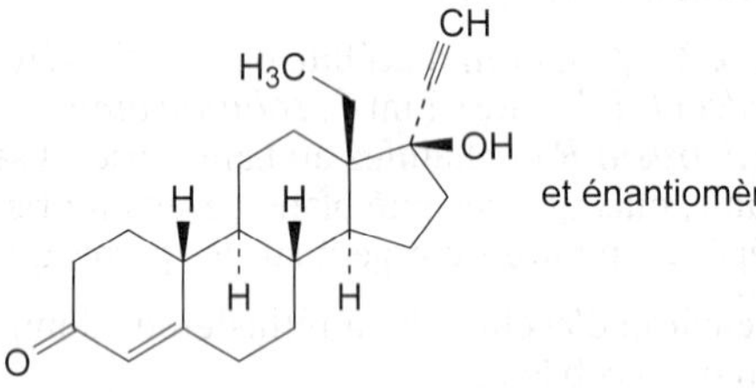

$C_{21}H_{28}O_2$ M_r 312,5

DÉFINITION

Le norgestrel contient au minimum 98,0 pour cent et au maximum l'équivalent de 102,0 pour cent de *rac*-13-éthyl-17-hydroxy-18,19-dinor-17α-prégn-4-én-20-yn-3-one, calculé par rapport à la substance desséchée.

CARACTÈRES

Poudre cristalline, blanche ou sensiblement blanche, pratiquement insoluble dans l'eau, assez soluble dans le chlorure de méthylène, peu soluble dans l'alcool.

IDENTIFICATION

A. Dissolvez 0,5 g de norgestrel dans du *chlorure de méthylène R* et complétez à 10,0 ml avec le même solvant. L'angle de rotation optique (*2.2.7*) est de + 0,05 à – 0,05.

B. Examinez le norgestrel par spectrophotométrie d'absorption dans l'infrarouge (*2.2.24*), en comparant avec le spectre obtenu avec le *norgestrel SCR*.

ESSAI

Substances apparentées. Opérez par chromatographie sur couche mince (*2.2.27*) en utilisant une plaque recouverte de *gel de silice G R*.

Solution à examiner. Dissolvez 0,2 g de norgestrel dans du *chlorure de méthylène R* et complétez à 10 ml avec le même solvant.

Solution témoin (a). Prélevez 1 ml de solution à examiner et complétez à 10 ml avec du *chlorure de méthylène R.* Prélevez 1 ml de solution et complétez à 20 ml avec du *chlorure de méthylène R.*

Solution témoin (b). Prélevez 4 ml de solution témoin (a) et complétez à 10 ml avec du *chlorure de méthylène R.*

Solution témoin (c). Dissolvez 5 mg de *norgestrel SCR* et 5 mg *d'éthinylestradiol SCR* dans du *chlorure de méthylène R* et complétez à 50 ml avec le même solvant.

Déposez sur la plaque 10 µl de chaque solution. Développez sur un parcours de 15 cm avec un mélange de 20 volumes d'*acétate d'éthyle R* et de 80 volumes de *chlorure de méthylène R.* Laissez sécher la plaque à l'air. Pulvérisez une solution d'*acide phosphomolybdique R* à 100 g/l dans de l'*alcool R,* chauffez à 100-105 °C pendant 15 min et examinez immédiatement. S'il apparaît d'autres taches que la tache principale dans le chromatogramme obtenu avec la solution à examiner, aucune d'entre elles n'est plus intense que la tache principale du chromatogramme obtenu avec la solution témoin (a) (0,5 pour cent) et 2 d'entre elles au plus peuvent être plus intenses que la tache du chromatogramme obtenu avec la solution témoin (b) (0,2 pour cent). L'essai n'est valable que si le chromatogramme obtenu avec la solution témoin (c) présente 2 taches nettement séparées.

Perte à la dessiccation (*2.2.32*). Déterminée à l'étuve à 100-105 °C sur 1,000 g de norgestrel, la perte à la dessiccation n'est pas supérieure à 0,5 pour cent.

Cendres sulfuriques (*2.4.14*). Déterminé sur 1,0 g de norgestrel, le taux des cendres sulfuriques n'est pas supérieur à 0,1 pour cent.

DOSAGE

Dissolvez 0,200 g de norgestrel dans 45 ml de *tétrahydrofurane R.* Ajoutez 10 ml d'une solution de *nitrate d'argent R* à 100 g/l. Après 1 min, titrez par l'*hydroxyde de sodium 0,1 M.* Déterminez le point de fin de titrage par potentiométrie (*2.2.20*). Effectuez un titrage à blanc.

1 ml d'*hydroxyde de sodium 0,1 M* correspond à 31,25 mg de $C_{21}H_{28}O_2$.

CONSERVATION

A l'abri de la lumière.

01/2002:0941

NORTRIPTYLINE (CHLORHYDRATE DE)

Nortriptylini hydrochloridum

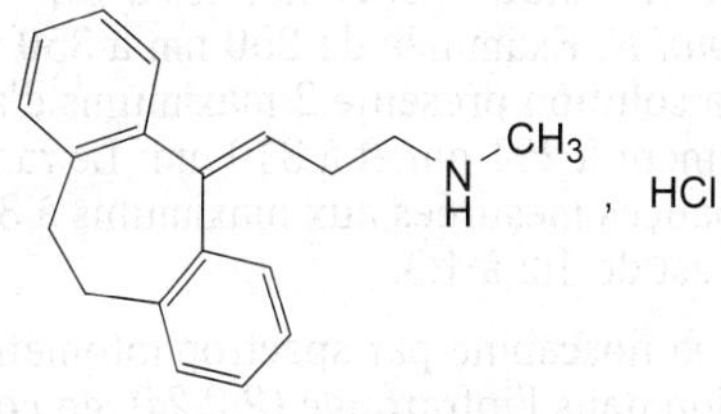

$C_{19}H_{22}ClN$ M_r 299,8

DÉFINITION

Le chlorhydrate de nortriptyline contient au minimum 98,0 pour cent et au maximum l'équivalent de 101,0 pour cent de chlorhydrate de 3-(10,11-dihydro-5*H*-dibenzo[*a,d*][7]annulén-5-ylidène)-*N*-méthylpropan-1-amine, calculé par rapport à la substance desséchée.

CARACTÈRES

Poudre blanche ou sensiblement blanche, assez soluble dans l'eau, soluble dans l'alcool et dans le chlorure de méthylène.

IDENTIFICATION

Première identification : C, E.

Seconde identification : A, B, D, E.

A. Le point de fusion (*2.2.14*) du chlorhydrate de nortriptyline est de 216 °C à 220 °C.

B. Dissolvez 20,0 mg de chlorhydrate de nortriptyline dans du *méthanol R* et complétez à 100,0 ml avec le même solvant. Prélevez 5,0 ml de cette solution et complétez à 100,0 ml avec du *méthanol R.* Examinée de 230 nm à 350 nm (*2.2.25*), la solution présente un maximum d'absorption à 239 nm. L'absorbance spécifique au maximum est de 465 à 495.

C. Examinez le chlorhydrate de nortriptyline par spectrophotométrie d'absorption dans l'infrarouge (*2.2.24*), en comparant avec le *spectre de référence du chlorhydrate de nortriptyline de la Ph. Eur.*

D. Dissolvez 50 mg de chlorhydrate de nortriptyline dans 3 ml d'*eau R* chaude, refroidissez et ajoutez 0,05 ml d'une solution de *quinhydrone R* à 25 g/l dans le *méthanol R.* Il se développe lentement une coloration rouge.

E. 50 mg de chlorhydrate de nortriptyline donnent la réaction (b) des chlorures (*2.3.1*).

ESSAI

Aspect de la solution. Dissolvez en chauffant légèrement 0,5 g de chlorhydrate de nortriptyline dans de l'*eau R* et complétez à 25 ml avec le même solvant. La solution est limpide (*2.2.1*) et n'est pas plus fortement colorée que la solution témoin B_7 (*2.2.2, Procédé II*).

Acidité ou alcalinité. Dissolvez en chauffant légèrement 0,2 g de chlorhydrate de nortriptyline dans de l'*eau exempte de dioxyde de carbone R* et complétez à 10 ml avec le même solvant. Ajoutez 0,1 ml de *solution de rouge de méthyle R* et 0,2 ml d'*hydroxyde de sodium 0,01 M* ; la solution est colorée en jaune. Ajoutez 0,4 ml d'*acide chlorhydrique 0,01 M* ; la solution est colorée en rouge.

Substances apparentées. *Préparez les solutions à l'abri d'une lumière vive et développez les chromatogrammes à l'abri de la lumière.* Opérez par chromatographie sur couche mince (*2.2.27*) en utilisant une *plaque au gel de silice pour CCM R.*

Solution à examiner (a). Dissolvez 0,20 g de chlorhydrate de nortriptyline dans de l'*alcool R* et complétez à 10 ml avec le même solvant.

Solution à examiner (b). Prélevez 1 ml de solution à examiner (a) et complétez à 2 ml avec de l'*alcool R.*

Solution témoin (a). Dissolvez 10 mg de *dibenzosubérone SCR* dans de l'*alcool R* et complétez à 10 ml avec le même solvant. Prélevez 1 ml de cette solution et complétez à 100 ml avec de l'*alcool R.*

Solution témoin (b). Dissolvez 10 mg de *norcyclobenzaprine SCR* dans de l'*alcool R* et complétez à 10 ml avec le même solvant. Prélevez 1 ml de cette solution et complétez à 100 ml avec de l'*alcool R.*

Monographies L - P

Solution témoin (c). A 0,1 ml de solution à examiner (b), ajoutez 10 ml de solution témoin (b).

Déposez sur la plaque 5 µl de chaque solution. Développez sur un parcours de 15 cm dans une cuve non saturée avec un mélange de 3 volumes de *diéthylamine R*, de 15 volumes d'*acétate d'éthyle R* et de 85 volumes de *cyclohexane R*. Laissez sécher la plaque à l'air et pulvérisez un mélange récemment préparé de 4 volumes de *solution de formaldéhyde R* et de 96 volumes d'*acide sulfurique R*. Examinez immédiatement en lumière ultraviolette à 365 nm puis à 254 nm. S'il apparaît une tache correspondant à la dibenzosubérone dans le chromatogramme obtenu avec la solution à examiner (a), elle n'est pas plus intense que la tache du chromatogramme obtenu avec la solution témoin (a) (0,05 pour cent). S'il apparaît d'autres taches que la tache principale et une tache correspondant à la dibenzosubérone dans le chromatogramme obtenu avec la solution à examiner (b), aucune d'entre elles n'est plus intense que la tache du chromatogramme obtenu avec la solution témoin (b) (0,1 pour cent). L'essai n'est valable que si le chromatogramme obtenu avec la solution témoin (c) présente 2 taches nettement séparées.

Métaux lourds (*2.4.8*). 1,0 g de chlorhydrate de nortriptyline satisfait à l'essai limite C des métaux lourds (20 ppm). Préparez le témoin avec 2 ml de *solution à 10 ppm de plomb (Pb) R*.

Perte à la dessiccation (*2.2.32*). Déterminée à l'étuve à 100-105 °C pendant 2 h sur 1,000 g de chlorhydrate de nortriptyline, la perte à la dessiccation n'est pas supérieure à 0,5 pour cent.

Cendres sulfuriques (*2.4.14*). Déterminé sur 1,0 g de chlorhydrate de nortriptyline, le taux des cendres sulfuriques n'est pas supérieur à 0,1 pour cent.

DOSAGE

Dissolvez 0,250 g de chlorhydrate de nortriptyline dans 30 ml d'*alcool R*. Ajoutez 1,0 ml d'*acide chlorhydrique 0,1 M*. Titrez par l'*hydroxyde de sodium 0,1 M* et tracez la courbe potentiométrique (*2.2.20*). Mesurez le volume d'*hydroxyde de sodium 0,1 M* utilisé entre les 2 points d'inflexion.

1 ml d'*hydroxyde de sodium 0,1 M* correspond à 29,98 mg de $C_{19}H_{22}ClN$.

CONSERVATION

A l'abri de la lumière.

IMPURETÉS

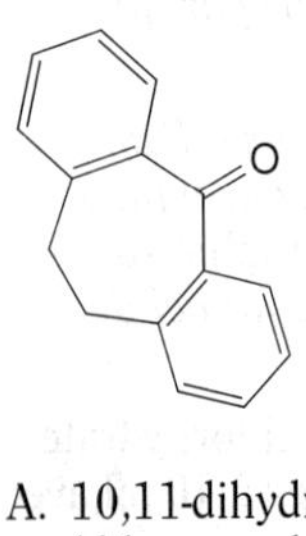

A. 10,11-dihydro-5*H*-dibenzo[*a*,*d*][7]annulén-5-one (dibenzosubérone),

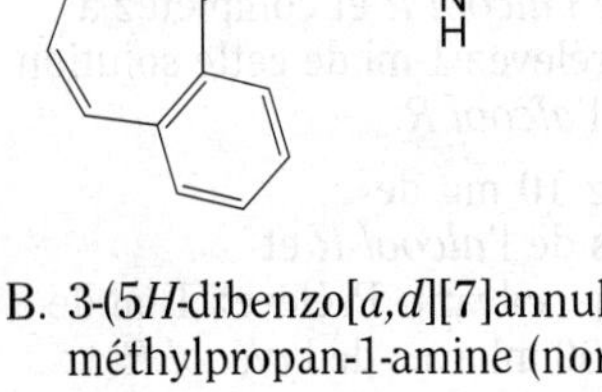

B. 3-(5*H*-dibenzo[*a*,*d*][7]annulén-5-ylidène)-*N*-méthylpropan-1-amine (norcyclobenzaprine),

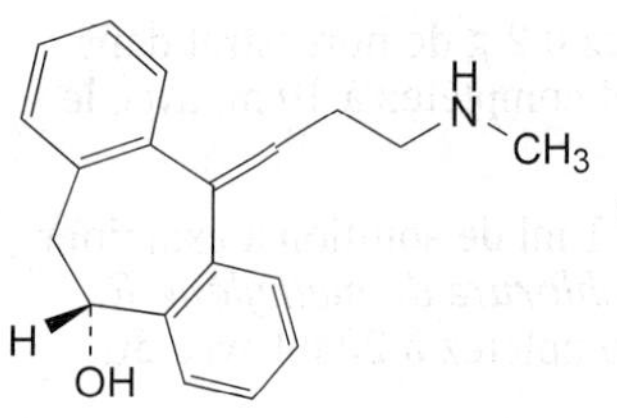

et énantiomère

C. 10,11-dihydro-5-[3-(méthylamino)propylidène]-5*H*-dibenzo[*a*,*d*][7]annulén-10-ol.

01/2002:0516

NOSCAPINE

Noscapinum

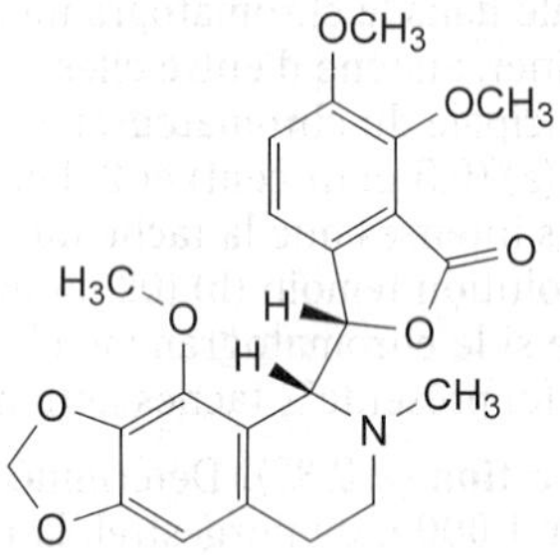

$C_{22}H_{23}NO_7$ M_r 413,4

DÉFINITION

La noscapine contient au minimum 98,5 pour cent et au maximum l'équivalent de 100,5 pour cent de (3*S*)-6,7-diméthoxy-3-[(5*R*)-4-méthoxy-6-méthyl-5,6,7,8-tétrahydro-1,3-dioxolo[4,5-*g*]isoquinoléin-5-yl]isobenzofuran-1(3*H*)-one, calculé par rapport à la substance desséchée.

CARACTÈRES

Poudre cristalline blanche ou cristaux incolores, pratiquement insolubles dans l'eau à 20 °C, très peu solubles dans l'eau à 100 °C, solubles dans l'acétone, peu solubles dans l'alcool et dans l'éther. La noscapine se dissout dans les acides forts, la dilution dans l'eau des solutions acides peut entraîner la précipitation de la base.

IDENTIFICATION

Première identification : D.

Seconde identification : A, B, C.

A. La noscapine satisfait à l'essai du pouvoir rotatoire spécifique (voir Essai).

B. La noscapine fond (*2.2.14*) de 174 °C à 177 °C.

C. Dissolvez 50 mg de noscapine dans du *méthanol R* et complétez à 100,0 ml avec le même solvant. Prélevez 1,0 ml de cette solution et complétez à 10,0 ml avec du *méthanol R*. Examinée de 250 nm à 350 nm (*2.2.25*), la solution présente 2 maximums d'absorption respectivement à 291 nm et à 310 nm. Le rapport entre les absorbances mesurées aux maximums à 310 nm et à 291 nm est de 1,2 à 1,3.

D. Examinez la noscapine par spectrophotométrie d'absorption dans l'infrarouge (*2.2.24*), en comparant avec le spectre obtenu avec la *noscapine SCR*.

ESSAI

Aspect de la solution. Dissolvez 0,2 g de noscapine dans de l'*acétone R* et complétez à 10 ml avec le même solvant. Examinée immédiatement après sa préparation, la solution est limpide (*2.2.1*) et n'est pas plus fortement colorée que la solution témoin J_6 (*2.2.2, Procédé II*).

Pouvoir rotatoire spécifique (*2.2.7*). Dissolvez 0,500 g de noscapine dans de l'*acide chlorhydrique 0,1 M* et complétez à 25,0 ml avec le même acide. Calculé par rapport à la substance desséchée, le pouvoir rotatoire spécifique est de + 42 à + 48.

Substances apparentées. Opérez par chromatographie sur couche mince (*2.2.27*) en utilisant une plaque recouverte de *gel de silice G R*.

Solution à examiner. Dissolvez 0,25 g de noscapine dans de l'*acétone R* et complétez à 10 ml avec le même solvant.

Solution témoin. Prélevez 0,5 ml de solution à examiner et complétez à 100 ml avec de l'*acétone R*.

Déposez séparément sur la plaque 10 µl de chaque solution. Développez sur un parcours de 15 cm avec un mélange de 1 volume d'*ammoniaque concentrée R*, de 3 volumes d'*alcool R*, de 20 volumes d'*acétone R* et de 20 volumes de *toluène R*. Faites sécher la plaque dans un courant d'air. Pulvérisez de la *solution diluée d'iodobismuthate de potassium R*. S'il apparaît d'autres taches que la tache principale dans le chromatogramme obtenu avec la solution à examiner aucune d'entre elles n'est plus intense que la tache du chromatogramme obtenu avec la solution témoin (0,5 pour cent).

Perte à la dessiccation (*2.2.32*). Déterminée à l'étuve à 100-105 °C sur 0,500 g de noscapine, la perte à la dessiccation n'est pas supérieure à 1,0 pour cent.

Cendres sulfuriques (*2.4.14*). Déterminé sur 1,0 g de noscapine, le taux des cendres sulfuriques n'est pas supérieur à 0,1 pour cent.

DOSAGE

Dissolvez 0,350 g de noscapine dans 40 ml d'*acide acétique anhydre R*, en chauffant légèrement. Titrez par l'*acide perchlorique 0,1 M*. Déterminez le point de fin de titrage par potentiométrie (*2.2.20*).

1 ml d'*acide perchlorique 0,1 M* correspond à 41,34 mg de $C_{22}H_{23}NO_7$.

CONSERVATION

A l'abri de la lumière.

01/2002:0515

NOSCAPINE (CHLORHYDRATE DE)

Noscapini hydrochloridum

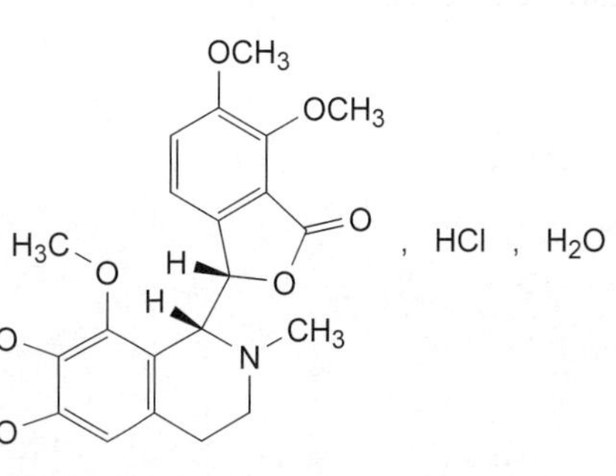

$C_{22}H_{24}ClNO_7,H_2O$ M_r 467,9

DÉFINITION

Le chlorhydrate de noscapine contient au minimum 98,5 pour cent et au maximum l'équivalent de 100,5 pour cent de chlorhydrate de (3*S*)-6,7-diméthoxy-3-[(5*R*)-4-méthoxy-6-méthyl-5,6,7,8-tétrahydro-1,3-dioxolo[4,5-*g*]isoquinoléin-5-yl]isobenzofuran-1(3*H*)-one, calculé par rapport à la substance desséchée.

CARACTÈRES

Poudre cristalline blanche ou cristaux incolores, hygroscopiques, facilement solubles dans l'eau et dans l'alcool. Les solutions aqueuses sont faiblement acides ; la base peut précipiter lorsque ces solutions sont laissées au repos.

Le chlorhydrate de noscapine fond en se décomposant vers 200 °C.

IDENTIFICATION

Première identification : C, E.

Seconde identification : A, B, D, E.

A. Le chlorhydrate de noscapine satisfait à l'essai du pouvoir rotatoire spécifique (voir Essai).

B. Dissolvez 50 mg de chlorhydrate de noscapine dans du *méthanol R* contenant 17 ppm de NH_3 et complétez à 100,0 ml avec le même solvant. Prélevez 1,0 ml de solution et complétez à 10,0 ml avec du *méthanol R* contenant 17 ppm de NH_3. Examinée de 250 nm à 350 nm (*2.2.25*), la solution présente 2 maximums d'absorption, à 291 nm et à 310 nm. Le rapport entre les absorbances mesurées aux maximums à 310 nm et à 291 nm est de 1,2 à 1,3.

C. Examinez le précipité obtenu dans l'identification E par spectrophotométrie d'absorption dans l'infrarouge (*2.2.24*), en comparant avec le spectre obtenu avec la *noscapine SCR*.

D. Le point de fusion (*2.2.14*) du précipité obtenu dans l'identification E est de 174 °C à 177 °C.

E. Dissolvez 40 mg environ de chlorhydrate de noscapine dans un mélange de 2 ml d'*eau R* et de 3 ml d'*alcool R*. Ajoutez 1 ml d'*ammoniaque diluée R2*. Chauffez jusqu'à dissolution complète. Laissez refroidir en frottant la paroi du tube avec une baguette de verre. Filtrez ; le filtrat donne la réaction (a) des chlorures (*2.3.1*). Lavez le précipité à l'*eau R* et séchez-le à 100-105 °C. Réservez le précipité pour les identifications C et D.

ESSAI

Aspect de la solution. Dissolvez 0,5 g de chlorhydrate de noscapine dans de l'*eau R*, ajoutez 0,3 ml d'*acide chlorhydrique 0,1 M* et complétez à 25 ml avec de l'*eau R*. La solution est limpide (*2.2.1*) et n'est pas plus fortement colorée que la solution témoin J_6 ou JB_6 (*2.2.2, Procédé II*).

Détermination du pH (*2.2.3*). Dissolvez 0,2 g de chlorhydrate de noscapine dans 10 ml d'*eau exempte de dioxyde de carbone R*. Le pH de la solution n'est pas inférieur à 3,0.

Pouvoir rotatoire spécifique (*2.2.7*). Dissolvez 0,500 g de chlorhydrate de noscapine dans de l'*acide chlorhydrique 0,01 M* et complétez à 25,0 ml avec le même acide. Calculé par rapport à la substance desséchée, le pouvoir rotatoire spécifique est de + 38,5 à + 44,0.

Substances apparentées. Opérez par chromatographie sur couche mince (*2.2.27*) en utilisant une *plaque au gel de silice G pour CCM R*.

Solution à examiner. Dissolvez 0,25 g de chlorhydrate de noscapine dans de l'*alcool R* et complétez à 10 ml avec le même solvant.

Solution témoin. Prélevez 0,5 ml de solution à examiner et complétez à 100 ml avec de l'*alcool R*.

Déposez sur la plaque 10 µl de chaque solution. Développez sur un parcours de 15 cm avec un mélange de 1 volume d'*ammoniaque concentrée R*, de 3 volumes d'*alcool R*, de 20 volumes d'*acétone R* et de 20 volumes de *toluène R*. Faites sécher la plaque dans un courant d'air. Pulvérisez de la *solution diluée d'iodobismuthate de potassium R*. S'il apparaît d'autres taches que la tache principale dans le chromatogramme obtenu avec la solution à examiner, aucune d'entre elles n'est plus intense que la tache du chromatogramme obtenu avec la solution témoin (0,5 pour cent).

Perte à la dessiccation (*2.2.32*). Déterminée à l'étuve à 100-105 °C sur 0,200 g de chlorhydrate de noscapine, la perte à la dessiccation est de 2,5 pour cent à 6,5 pour cent.

Cendres sulfuriques (*2.4.14*). Déterminé sur 1,0 g de chlorhydrate de noscapine, le taux des cendres sulfuriques n'est pas supérieur à 0,1 pour cent.

DOSAGE

Dissolvez 0,400 g de chlorhydrate de noscapine dans un mélange de 5,0 ml d'*acide chlorhydrique 0,01 M* et de 50 ml d'*alcool R*. Titrez par l'*hydroxyde de sodium 0,1 M* et tracez la courbe potentiométrique (*2.2.20*). Mesurez le volume d'*hydroxyde de sodium 0,1 M* utilisé entre les 2 points d'inflexion.

1 ml d'*hydroxyde de sodium 0,1 M* correspond à 44,99 mg de $C_{22}H_{24}ClNO_7$.

CONSERVATION

En récipient étanche, à l'abri de la lumière.

01/2002:0517

NYSTATINE

Nystatinum

DÉFINITION

La nystatine est une substance antifongique produite par certaines souches de *Streptomyces noursei*. Elle est constituée en majeure partie de tétraènes dont le composant principal est la nystatine A1. L'activité de la nystatine n'est pas inférieure à 4 400 UI/mg, calculée par rapport à la substance desséchée.

PRODUCTION

Si la nystatine est destinée à l'administration par voie orale, la méthode de production utilisée est validée pour démontrer que le produit satisferait à l'essai suivant si celui-ci lui était appliqué.

Toxicité anormale (*2.6.9*). Injectez à chaque souris, par voie intrapéritonéale, une quantité de nystatine correspondant à au moins 600 UI en suspension dans 0,5 ml d'une solution de *gomme arabique R* à 5 g/l.

CARACTÈRES

Poudre jaune à légèrement brunâtre, hygroscopique, très peu soluble dans l'eau, facilement soluble dans le diméthylformamide, peu soluble dans le méthanol, pratiquement insoluble dans l'alcool et dans l'éther.

IDENTIFICATION

A. Examinez la solution préparée pour l'essai de l'absorbance de 220 nm à 350 nm (*2.2.25*). La solution présente 4 maximums d'absorption respectivement à 230 nm, à 291 nm, à 305 nm et à 319 nm. Elle présente également un épaulement à 280 nm. Le rapport entre l'absorbance mesurée au maximum à 291 nm et l'absorbance mesurée au maximum à 305 nm est de 0,61 à 0,73. Le rapport entre l'absorbance mesurée au maximum à 319 nm et l'absorbance mesurée au maximum à 305 nm est de 0,83 à 0,96. Le rapport entre l'absorbance mesurée au maximum à 230 nm et l'absorbance mesurée à l'épaulement à 280 nm est de 0,83 à 1,25.

B. A 2 mg environ de nystatine, ajoutez 0,1 ml d'*acide chlorhydrique R*. Il se développe une coloration brune.

C. A 2 mg environ de nystatine, ajoutez 0,1 ml d'*acide sulfurique R*. Il se développe une coloration brune qui vire au violet après quelques instants.

ESSAI

Absorbance (*2.2.25*). Dissolvez 0,10 g de nystatine dans un mélange de 5,0 ml d'*acide acétique glacial R* et de 50 ml de *méthanol R*, puis complétez à 100,0 ml avec du *méthanol R*. Prélevez 1,0 ml de solution et complétez à 100,0 ml avec du *méthanol R*. Mesurée au maximum à 305 nm dans les 30 min qui suivent la préparation de la solution, l'absorbance n'est pas inférieure à 0,60.

Métaux lourds (*2.4.8*). 1,0 g de nystatine satisfait à l'essai limite C des métaux lourds (20 ppm). Préparez le témoin avec 2 ml de *solution à 10 ppm de plomb (Pb) R*.

Perte à la dessiccation (*2.2.32*). Déterminée sous une pression ne dépassant pas 0,1 kPa à 60 °C sur du *pentoxyde de diphosphore R* pendant 3 h sur 1,000 g de nystatine, la perte à la dessiccation n'est pas supérieure à 5,0 pour cent.

Cendres sulfuriques (*2.4.14*). Déterminé sur 1,0 g de nystatine, le taux des cendres sulfuriques n'est pas supérieur à 3,5 pour cent.

TITRAGE

Protégez les solutions de la lumière pendant tout le titrage. Effectuez le titrage microbiologique des antibiotiques (*2.7.2*). Dissolvez respectivement la substance à examiner et la *nystatine SCR* dans du *diméthylformamide R*, puis diluez dans un mélange de 5 volumes de *diméthylformamide R* et de 95 volumes de solution tampon pH 6,0.

CONSERVATION

En récipient étanche, à l'abri de la lumière et à une température de 2 °C à 8 °C.

O

01/2002:1553

OCTOXINOL 10

Octoxinolum 10

$C_{14}H_{21}$-$[C_2H_4O]_n$-OH

DÉFINITION

L'octoxinol 10 contient au minimum 97,0 pour cent et au maximum l'équivalent de 105,0 pour cent de α-[4-(1,1,3,3-tétraméthylbutyl)phényl]-ω-hydroxydéca(oxyéthylène). L'octoxinol 10 est un mélange liquide anhydre principalement composé d'éthers mono-octylphényliques de macrogols, de formule générale $C_{14}H_{21}$-$[OCH_2$-$CH_2]_n$-OH où la valeur *n* est de 10 en moyenne mais peut être comprise entre 5 et 15. L'octoxinol 10 peut contenir des macrogols libres.

CARACTÈRES

Liquide visqueux limpide, incolore à jaune clair, miscible à l'eau, à l'éthanol et aux huiles végétales.

IDENTIFICATION

A. Examinez l'octoxinol 10 par spectrophotométrie d'absorption dans l'infrarouge (*2.2.24*), en comparant avec le spectre obtenu avec l'*octoxinol 10 SCR*.

B. Examinez les chromatogrammes obtenus dans le dosage. Le pic principal du chromatogramme obtenu avec la solution à examiner est semblable quant à son temps de rétention au pic principal du chromatogramme obtenu avec la solution témoin.

ESSAI

Acidité ou alcalinité. Chauffez à ébullition pendant 1 min, en agitant continuellement 1,0 g d'octoxinol 10 avec 20 ml d'*eau exempte de dioxyde de carbone R*. Refroidissez et filtrez. A 10 ml du filtrat, ajoutez 0,05 ml de *solution bleu de bromothymol R1*. Le virage de l'indicateur ne nécessite pas plus de 0,5 ml d'*acide chlorhydrique 0,01 M* ou d'*hydroxyde de sodium 0,01 M*.

Indice d'hydroxyle (*2.5.3, Procédé A*) : 85 à 101.

Point de trouble. Dissolvez 1,0 g d'octoxinol 10 dans 99 g d'*eau R*. Transférez 30 ml environ de cette solution dans un tube à essai, chauffez au bain-marie et agitez constamment à l'aide d'une baguette de verre jusqu'à ce que la solution se trouble. Retirez alors le tube à essai du bain-marie de façon que la température n'augmente pas plus de 2 °C et continuez à agiter. Le point de trouble est la température à laquelle la solution devient suffisamment claire. Il est de 63 °C à 69 °C.

Oxyde d'éthylène et dioxane (*2.4.25*). L'octoxinol 10 ne contient pas plus de 1 ppm d'oxyde d'éthylène et 10 ppm de dioxane. Dans le calcul de la teneur en dioxane, appliquez un facteur de correction de 1/5.

Métaux lourds (*2.4.8*). Dissolvez 10,0 g d'octoxinol 10 dans de l'*eau distillée R* et complétez à 100,0 ml avec le même solvant. 12 ml de cette solution satisfont à l'essai limite A des métaux lourds (10 ppm). Préparez le témoin avec la *solution à 1 ppm de plomb (Pb) R*.

Teneur en eau (*2.5.12*). Déterminée par semi-microdosage sur 2,00 g d'octoxinol 10, la teneur en eau n'est pas supérieure à 0,5 pour cent.

Cendres totales (*2.4.16*). Déterminée sur 1,0 g d'octoxinol 10, le taux des cendres totales n'est pas supérieur à 0,4 pour cent.

DOSAGE

Opérez par chromatographie liquide (*2.2.29*).

Solution à examiner. Dissolvez 0,250 g d'octoxinol 10 dans la phase mobile et complétez à 10,0 ml avec la phase mobile.

Solution témoin. Dissolvez 0,250 g d'*octoxinol 10 SCR* dans la phase mobile et complétez à 10,0 ml avec la phase mobile.

La chromatographie peut être réalisée en utilisant :

– une colonne d'acier inoxydable, d'une longueur de 0,25 m et d'un diamètre intérieur de 4,0 mm, remplie de *gel de silice octadécylsilylé pour chromatographie R* (5 µm),
– comme phase mobile, à un débit de 1 ml/min, un mélange de 20 volumes d'*eau R* et de 80 volumes de *méthanol R*,
– comme détecteur, un spectrophotomètre réglé à 280 nm.

Injectez 10 µl de solution à examiner et 10 µl de solution témoin. Les oligomères d'octoxinol éluent sous la forme d'un pic principal présentant habituellement des épaulements et des irrégularités (Figure 1553.-1). Mesurez la surface du pic correspondant à l'octoxinol 10, en incluant les

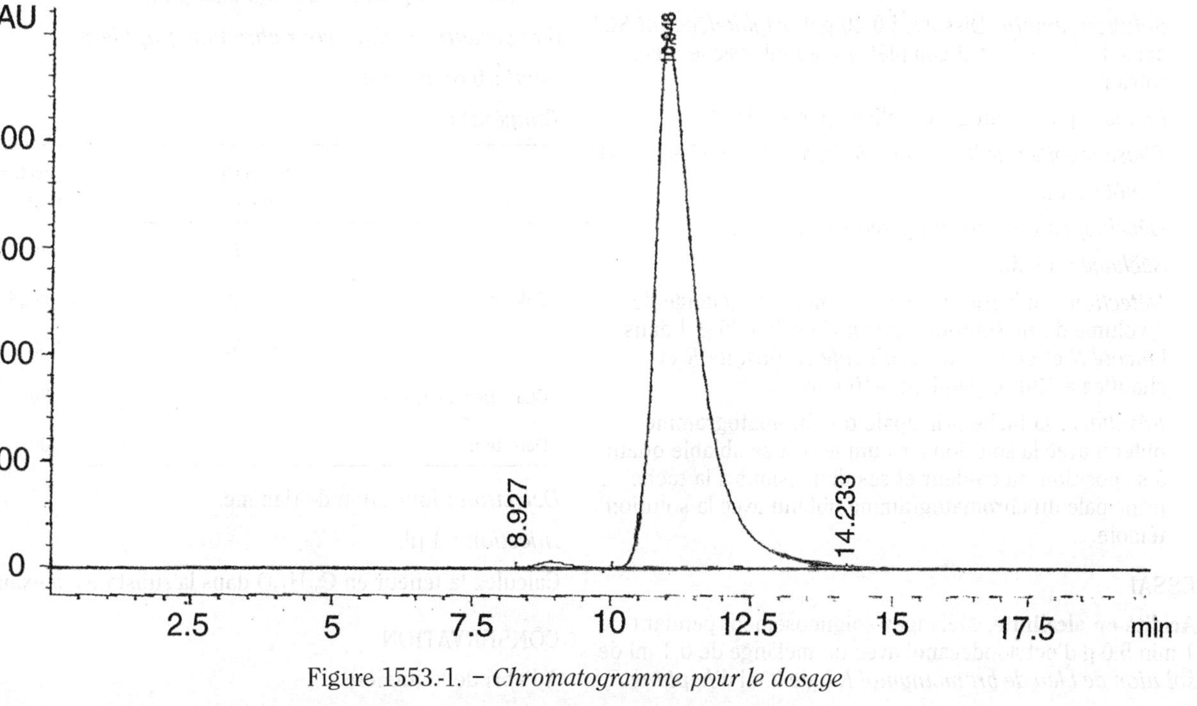

Figure 1553.-1. – *Chromatogramme pour le dosage*

épaulements et irrégularités. Déterminez la teneur pour cent en octoxinol 10 à partir de la surface du pic du chromatogramme obtenu avec la solution à examiner et la teneur déclarée de l'*octoxinol 10 SCR*.

CONSERVATION

En récipient étanche.

01/2002:1136

OCTYLDODÉCANOL

Octyldodecanolum

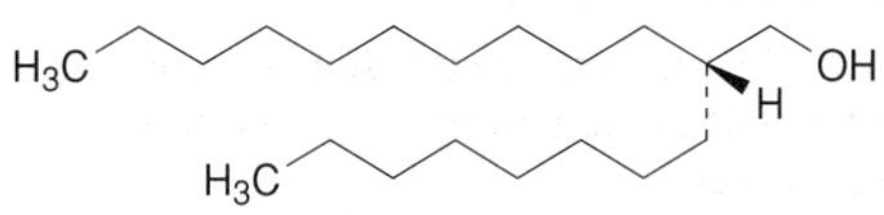

et énantiomère

DÉFINITION

Produit de condensation d'alcools gras liquides saturés.

Teneur : au minimum 90 pour cent de (2*RS*)-2-octyldodécan-1-ol ($C_{20}H_{42}O$; M_r 298,6), le reste étant principalement constitué d'alcools apparentés.

CARACTÈRES

Aspect : liquide huileux, limpide, incolore ou jaunâtre.

Solubilité : pratiquement insoluble dans l'eau, miscible à l'alcool.

Densité : environ 0,840.

Indice de réfraction : environ 1,455.

IDENTIFICATION

A. L'octyldodécanol satisfait à l'essai de l'indice d'hydroxyle (voir Essai).

B. Chromatographie sur couche mince (*2.2.27*).

Solution à examiner. Dissolvez 0,20 g d'octyldodécanol dans du *toluène R* et complétez à 20 ml avec le même solvant.

Solution témoin. Dissolvez 0,20 g d'*octyldodécanol SCR* dans du *toluène R* et complétez à 20 ml avec le même solvant.

Plaque : plaque au gel de silice appropriée.

Phase mobile : *acétate d'éthyle R, toluène R* (5:95 *V/V*).

Dépôt : 2 µl.

Développement : sur un parcours de 12 cm.

Séchage : à l'air.

Détection : pulvérisez environ 7 ml d'un mélange de 1 volume d'une solution de *vanilline R* à 25 g/l dans l'*alcool R* et de 4 volumes d'*acide sulfurique R* et chauffez à 130 °C pendant 5-10 min.

Résultats : la tache principale du chromatogramme obtenu avec la solution à examiner est semblable quant à sa position, sa couleur et ses dimensions à la tache principale du chromatogramme obtenu avec la solution témoin.

ESSAI

Acidité ou alcalinité. Mélangez soigneusement pendant 1 min 5,0 g d'octyldodécanol avec un mélange de 0,1 ml de *solution de bleu de bromothymol R1*, de 2 ml d'*heptane R* et de 10 ml d'*eau R*. Si la couche aqueuse est colorée en bleu, le virage de l'indicateur au jaune ne nécessite pas plus de 0,15 ml d'*acide chlorhydrique 0,01 M*. Si la couche aqueuse est colorée en jaune, ajoutez 0,45 ml d'*hydroxyde de sodium 0,1 M* et agitez vigoureusement. Après séparation complète des couches, la couche aqueuse est colorée en bleu.

Angle de rotation optique (*2.2.7*) : – 0,10° à + 0,10°.

Dissolvez 2,50 g d'octyldodécanol dans de l'*alcool R* et complétez à 25 ml avec le même solvant.

Indice d'hydroxyle (*2.5.3, Procédé A*) : 175 à 190.

Indice d'iode (*2.5.4*) : au maximum 8,0.

Indice de peroxyde (*2.5.5*) : au maximum 5,0.

Indice de saponification (*2.5.6*) : au maximum 5,0.

Métaux lourds (*2.4.8*) : au maximum 10 ppm.

2,0 g d'octyldodécanol satisfont à l'essai limite C. Préparez le témoin avec 2 ml de *solution à 10 ppm de plomb (Pb) R*.

Teneur en eau (*2.5.12*) : au maximum 0,5 pour cent, déterminé sur 2,00 g d'octyldodécanol.

Cendres sulfuriques (*2.4.14*) : au maximum 0,1 pour cent, déterminé sur 1,0 g d'octyldodécanol.

DOSAGE

Chromatographie en phase gazeuse (*2.2.28*).

Solution d'étalon interne. Dissolvez 0,4 g de *tétradécane R* dans de l'*hexane R* et complétez à 100,0 ml avec le même solvant.

Solution à examiner. Dissolvez 0,100 g d'octyldodécanol dans de l'*hexane R*, ajoutez 1,0 ml de solution d'étalon interne et complétez à 10,0 ml avec le même solvant.

Solution témoin. Dissolvez 0,100 g d'*octyldodécanol SCR* dans de l'*hexane R*, ajoutez 1,0 ml de solution d'étalon interne et complétez à 10,0 ml avec le même solvant.

Colonne :

– *matériau* : acier inoxydable,

– *dimensions* : l = 60 m, Ø = 0,25 mm,

– *phase stationnaire* : *poly(diméthyl)(diphényl)(divinyl)siloxane R* (épaisseur du film 0,25 µm).

Gaz vecteur : *hélium pour chromatographie R*.

Débit : 0,68 ml/min.

Température :

	Intervalle (min)	Température (°C)
	0 - 2	180
Colonne	2 - 22	180 → 280
	22 - 52	280
Chambre à injection		290
Détecteur		300

Détection : ionisation de flamme.

Injection : 1 µl.

Calculez la teneur en $C_{20}H_{42}O$ dans la substance à examiner.

CONSERVATION

A l'abri de la lumière.

01/2002:1455

OFLOXACINE

Ofloxacinum

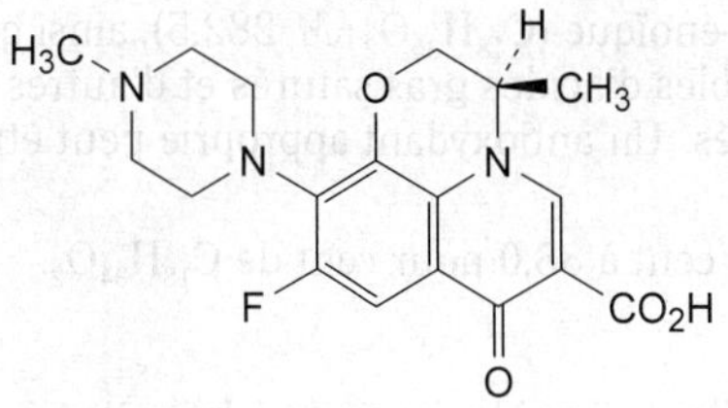

et énantiomère

$C_{18}H_{20}FN_3O_4$ M_r 361,4

DÉFINITION

L'ofloxacine contient au minimum 99,0 pour cent et au maximum l'équivalent de 101,0 pour cent d'acide (*RS*)-9-fluoro-3-méthyl-10-(4-méthylpipérazin-1-yl)-7-oxo-2,3-dihydro-7*H*-pyrido[1,2,3-*de*]-1,4-benzoxazine-6-carboxylique, calculé par rapport à la substance desséchée.

CARACTÈRES

Poudre cristalline, jaune pâle à jaune vif, peu soluble dans l'eau, soluble dans l'acide acétique glacial, peu soluble à soluble dans le chlorure de méthylène et peu soluble dans le méthanol.

IDENTIFICATION

Examinez l'ofloxacine par spectrophotométrie d'absorption dans l'infrarouge (*2.2.24*), en comparant avec le spectre obtenu avec l'*ofloxacine SCR*. Examinez les substances sous forme de pastilles.

ESSAI

Absorbance (*2.2.25*). Dissolvez 0,5 g d'ofloxacine dans de l'*acide chlorhydrique 0,1 M* et complétez à 100 ml avec le même solvant. Déterminée à 440 nm, l'absorbance de la solution n'est pas supérieure à 0,25.

Angle de rotation optique (*2.2.7*). Dissolvez 0,300 g d'ofloxacine dans un mélange de 10 volumes de *méthanol R* et de 40 volumes de *chlorure de méthylène R* et complétez à 10 ml avec le même mélange de solvants. L'angle de rotation optique est de – 0,10° à + 0,10°.

Impureté A. Opérez par chromatographie sur couche mince (*2.2.27*) en utilisant une *plaque au gel de silice GF_{254} pour CCM R* (2-10 µm).

Solution à examiner. Dissolvez 0,250 g d'ofloxacine dans un mélange de 10 volumes de *méthanol R* et de 40 volumes de *chlorure de méthylène R* et complétez à 5,0 ml avec le même mélange de solvants.

Solution témoin. Dissolvez 10 mg d'*impureté A d'ofloxacine SCR* dans un mélange de 10 volumes de *méthanol R* et de 40 volumes de *chlorure de méthylène R* et complétez à 100,0 ml avec le même mélange de solvants.

Déposez sur la plaque 10 µl de chaque solution. Développez sur un parcours de 10 cm avec un mélange de 1 volume d'*acide acétique glacial R*, de 1 volume d'*eau R* et de 2 volumes d'*acétate d'éthyle R*. Laissez sécher à l'air. Examinez en lumière ultraviolette à 254 nm. S'il apparaît une tache correspondant à l'impureté A dans le chromatogramme obtenu avec la solution à examiner, elle n'est pas plus intense que la tache du chromatogramme obtenu avec la solution témoin (0,2 pour cent).

Substances apparentées. Opérez par chromatographie liquide (*2.2.29*). *Préparez les solutions immédiatement avant l'emploi.*

Solution à examiner. Dissolvez 10,0 mg d'ofloxacine dans un mélange de 10 volumes d'*acétonitrile R* et de 60 volumes d'*eau R* et complétez à 50,0 ml avec le même mélange de solvants.

Solution témoin (a). Prélevez 1,0 ml de solution à examiner et complétez à 50,0 ml avec un mélange de 10 volumes d'*acétonitrile R* et de 60 volumes d'*eau R*. Prélevez 1,0 ml de cette solution et complétez à 10,0 ml avec un mélange de 10 volumes d'*acétonitrile R* et de 60 volumes d'*eau R*.

Solution témoin (b). Dissolvez 10,0 mg d'*impureté E d'ofloxacine SCR* dans un mélange de 10 volumes d'*acétonitrile R* et de 60 volumes d'*eau R* et complétez à 100,0 ml avec le même mélange de solvants. Mélangez 10,0 ml de cette solution et 5,0 ml de solution à examiner et complétez à 50,0 ml avec un mélange de 10 volumes d'*acétonitrile R* et de 60 volumes d'*eau R*. Prélevez 1,0 ml de cette solution et complétez à 50,0 ml avec un mélange de 10 volumes d'*acétonitrile R* et de 60 volumes d'*eau R*.

La chromatographie peut être réalisée en utilisant :

- une colonne d'acier inoxydable, d'une longueur de 0,15 m et d'un diamètre intérieur de 4,6 mm, remplie de *gel de silice octadécylsilylé pour chromatographie R* (5 µm),
- comme phase mobile, un mélange préparé de la façon suivante : dissolvez 4,0 g d'*acétate d'ammonium R* et 7,0 g de *perchlorate de sodium R* dans 1 300 ml d'*eau R*. Ajustez à pH 2,2 avec de l'*acide phosphorique R*. Ajoutez 240 ml d'*acétonitrile R*. Ajustez le débit de la phase mobile de manière à obtenir un temps de rétention de 20 min environ pour l'ofloxacine,
- comme détecteur, un spectrophotomètre réglé à 294 nm,

en maintenant la température de la colonne à 45 °C.

Injectez 10 µl de solution témoin (b). Ajustez la sensibilité du système de façon que la hauteur des 2 pics principaux du chromatogramme obtenu représente au moins 50 pour cent de l'échelle totale de l'enregistreur. L'essai n'est valable que si dans le chromatogramme obtenu, la résolution entre les pics correspondant respectivement à l'impureté E et à l'ofloxacine n'est pas inférieure à 2,0. Injectez 10 µl de solution à examiner et 10 µl de solution témoin (a). Continuez la chromatographie pendant 2,5 fois le temps de rétention du pic principal. S'il apparaît d'autres pics que le pic principal dans le chromatogramme obtenu avec la solution à examiner, la surface d'aucun d'entre eux n'est supérieure à celle du pic principal du chromatogramme obtenu avec la solution témoin (a) (0,2 pour cent) et la somme de leur surface n'est pas supérieure à 2,5 fois la surface du pic principal du chromatogramme obtenu avec la solution témoin (a) (0,5 pour cent). Ne tenez pas compte des pics dont la surface est inférieure à 0,1 fois celle du pic principal du chromatogramme obtenu avec la solution témoin (a).

Métaux lourds (*2.4.8*). 2,0 g d'ofloxacine satisfont à l'essai limite C des métaux lourds (10 ppm). Préparez le témoin avec 2 ml de *solution à 10 ppm de plomb (Pb) R*.

Perte à la dessiccation (*2.2.32*). Déterminée à 100-105 °C pendant 4 h sur 1,000 g d'ofloxacine, la perte à la dessiccation n'est pas supérieure à 0,2 pour cent.

Cendres sulfuriques (*2.4.14*). Déterminé sur 1,0 g d'ofloxacine, le taux des cendres sulfuriques n'est pas supérieur à 0,1 pour cent.

DOSAGE

Dissolvez 0,300 g d'ofloxacine dans 100 ml d'*acide acétique anhydre R*. Titrez par l'*acide perchlorique 0,1 M*. Déterminez le point de fin de titrage par potentiométrie (*2.2.20*).

1 ml d'*acide perchlorique 0,1 M* correspond à 36,14 mg de $C_{18}H_{20}FN_3O_4$.

CONSERVATION

En récipient étanche, à l'abri de la lumière.

IMPURETÉS

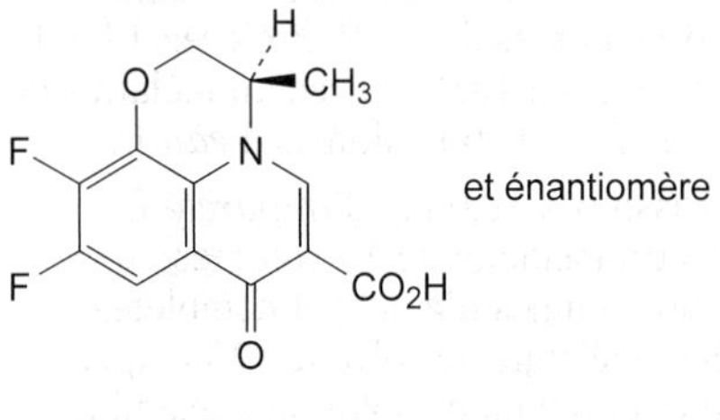

A. acide (*RS*)-9,10-difluoro-3-méthyl-7-oxo-2,3-dihydro-7*H*-pyrido[1,2,3-*de*]-1,4-benzoxazine-6-carboxylique (FPA),

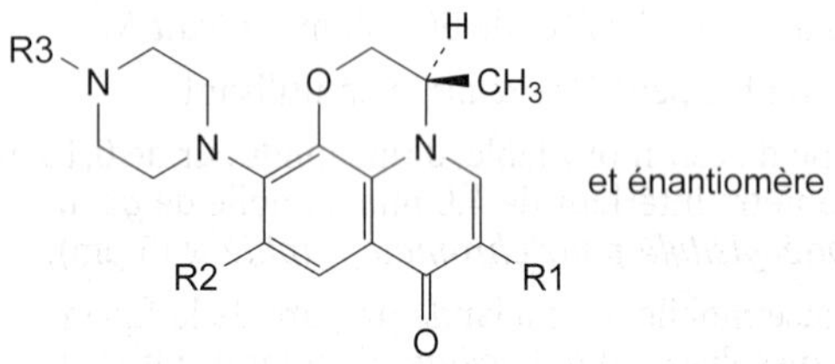

B. R1 = H, R2 = F, R3 = CH_3 :(*RS*)-9-fluoro-3-méthyl-10-(4-méthylpipérazin-1-yl)-2,3-dihydro-7*H*-pyrido[1,2,3-*de*]-1,4-benzoxazin-7-one,

C. R1 = CO_2H, R2 = H, R3 = CH_3 : acide (*RS*)-3-méthyl-10-(4-méthylpipérazin-1-yl)-7-oxo-2,3-dihydro-7*H*-pyrido[1,2,3-*de*]-1,4-benzoxazine-6-carboxylique,

E. R1 = CO_2H, R2 = F, R3 = H : acide (*RS*)-9-fluoro-3-méthyl-7-oxo-10-(pipérazin-1-yl)-2,3-dihydro-7*H*-pyrido[1,2,3-*de*]-1,4-benzoxazine-6-carboxylique,

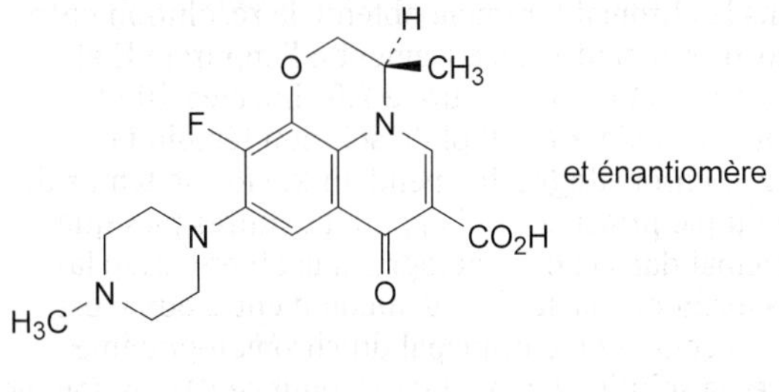

D. acide (*RS*)-10-fluoro-3-méthyl-9-(4-méthylpipérazin-1-yl)-7-oxo-2,3-dihydro-7*H*-pyrido[1,2,3-*de*]-1,4-benzoxazine-6-carboxylique,

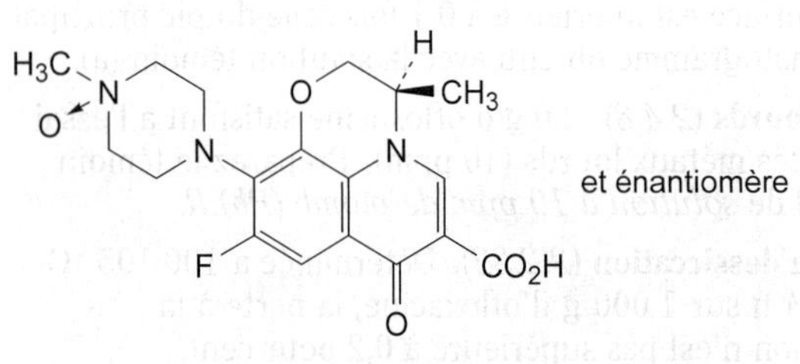

F. 1-oxyde de 4-[(*RS*)-6-carboxy-9-fluoro-3-méthyl-7-oxo-2,3-dihydro-7*H*-pyrido[1,2,3-*de*]-1,4-benzoxazine-10-yl]-1-méthylpipérazine.

01/2002:0799

OLÉIQUE (ACIDE)

Acidum oleicum

DÉFINITION

Acide (*Z*)-octadéc-9-énoïque ($C_{18}H_{34}O_2$; M_r 282,5), ainsi que des quantités variables d'acides gras saturés et d'autres acides gras insaturés. Un antioxydant approprié peut être ajouté.

Teneur : 65,0 pour cent à 88,0 pour cent de $C_{18}H_{34}O_2$.

CARACTÈRES

Aspect : liquide huileux, limpide, jaunâtre à brunâtre.

Solubilité : pratiquement insoluble dans l'eau, miscible à l'alcool et au chlorure de méthylène.

Densité : environ 0,892.

IDENTIFICATION

A. L'acide oléique satisfait à l'essai de l'indice d'acide (voir Essai).

B. L'acide oléique satisfait à l'essai de l'indice d'iode (voir Essai).

C. L'acide oléique satisfait à l'essai de composition en acides gras (voir Essai).

Acide margarinique : au maximum 0,2 pour cent si l'acide oléique est d'origine végétale et au maximum 4,0 pour cent si l'acide oléique est d'origine animale.

ESSAI

Aspect de la substance. L'acide oléique n'est pas plus fortement coloré que la solution témoin J_1 ou JB_1 (*2.2.2, Procédé I*).

Indice d'acide (*2.5.1*) : 195 à 204, déterminé sur 0,5 g d'acide oléique.

Indice d'iode (*2.5.4*) : 89 à 105.

Indice de peroxyde (*2.5.5*) : au maximum 10,0.

Composition en acides gras. Chromatographie en phase gazeuse (*2.4.22, Procédé C*).

Solution à examiner. Préparez selon les indications de la méthode mais en omettant l'hydrolyse initiale.

Composition en acides gras constitutifs de l'acide oléique :

- *acide myristique* : au maximum 5,0 pour cent,
- *acide stéarique* : au maximum 6,0 pour cent,
- *acide palmitique* : au maximum 16,0 pour cent,
- *acide palmitoléique* : au maximum 8,0 pour cent,
- *acide oléique* : 65,0 pour cent à 88,0 pour cent,
- *acide linoléique* : au maximum 18,0 pour cent,
- *acide linolénique* : au maximum 4,0 pour cent,
- *acides gras de longueur de chaîne supérieure à C_{18}* : au maximum 4,0 pour cent.

Cendres totales (*2.4.16*) : au maximum 0,1 pour cent, déterminé sur 2,00 g d'acide oléique.

CONSERVATION

En récipient étanche, bien rempli, à l'abri de la lumière.

ÉTIQUETAGE

L'étiquette indique :

- le nom et la concentration de tout antioxydant éventuellement ajouté,
- l'origine de l'acide oléique (animale ou végétale).

01/2002:1456

OLIVE (HUILE D') RAFFINÉE

Olivae oleum raffinatum

DÉFINITION

L'huile d'olive raffinée est l'huile grasse obtenue par raffinage de l'huile d'olive brute préparée à partir des drupes mûres d'*Olea europaea* L., par pression à froid ou par tout autre moyen mécanique approprié. Un antioxydant approprié peut être ajouté.

CARACTÈRES

Liquide limpide, transparent, incolore à jaune-vert, pratiquement insoluble dans l'alcool, miscible à l'éther de pétrole (50-70 °C).

Refroidie, l'huile d'olive raffinée devient trouble à 10 °C et se solidifie en masse butyreuse vers 0 °C. La densité est voisine de 0,913.

IDENTIFICATION

A. L'huile d'olive raffinée satisfait à l'essai de l'absorbance (voir Essai).

B. Effectuez l'identification des huiles grasses par chromatographie sur couche mince (*2.3.2*). Le chromatogramme obtenu présente des taches correspondant à celles du chromatogramme type de l'huile d'olive (voir figure 2.3.2.-1). Pour certaines huiles d'olive raffinées, la différence entre la taille des taches E et F est moins prononcée que dans le chromatogramme type.

ESSAI

Indice d'acide (*2.5.1*). Déterminé sur 10,0 g d'huile d'olive raffinée, l'indice d'acide n'est pas supérieur à 0,5.

Indice de peroxyde (*2.5.5, Procédé A*) : au maximum 10,0. Si l'huile d'olive raffinée est destinée à la préparation de formes pharmaceutiques administrées par voie parentérale, l'indice de peroxyde n'est pas supérieur à 5,0.

Insaponifiable. Dans un ballon de 150 ml muni d'un réfrigérant à reflux, introduisez 5,0 g (*m* g) d'huile d'olive raffinée. Ajoutez 50 ml de *solution alcoolique d'hydroxyde de potassium 2 M R* et chauffez au bain-marie pendant 1 h, en agitant fréquemment. Ajoutez par le haut du réfrigérant 50 ml d'*eau R* et agitez. Laissez refroidir, transvasez le contenu du ballon dans une ampoule à décantation et lavez à plusieurs reprises le ballon avec de l'*éther de pétrole R1* jusqu'à un volume total de 50 ml. Ajoutez les liquides de lavage dans l'ampoule à décantation. Agitez énergiquement pendant 1 min. Laissez reposer et transvasez la couche aqueuse dans une deuxième ampoule à décantation. S'il se forme une émulsion, ajoutez de petits volumes d'*alcool R* ou de solution concentré d'*hydroxyde de potassium R*. Agitez la couche aqueuse avec 2 fois 50 ml d'*éther de pétrole R1*. Réunissez les solutions d'éther de pétrole dans une troisième ampoule à décantation et lavez avec 3 fois 50 ml d'*alcool à 50 pour cent V/V R*. Dans un ballon taré de 250 ml, transvasez l'éther de pétrole. Lavez l'ampoule à décantation avec de petits volumes d'*éther de pétrole R1* et ajoutez les liquides de lavage dans le ballon taré. Evaporez l'éther de pétrole au bain-marie et desséchez le résidu à 100-105 °C pendant 15 min, en plaçant le ballon en position horizontale. Laissez refroidir au dessiccateur et pesez (*a* g). Répétez la dessiccation par périodes successives de 15 min, jusqu'à ce que la différence de masse entre 2 pesées successives ne dépasse pas 0,1 pour cent. Dissolvez le résidu dans 20 ml d'*alcool R*, neutralisé au préalable en présence de 0,1 ml de *solution de bleu de bromophénol R* et titrez, si nécessaire, par l'*acide chlorhydrique 0,1 M* (*b* ml).

Calculez la teneur pour cent de l'insaponifiable à l'aide de l'expression :

$$\frac{100\,(a - 0,032b)}{m}$$

Si la valeur de $0,032b$ est supérieure à 5 pour cent de la valeur de *a*, l'essai n'est pas valable et doit être répété. L'insaponifiable n'est pas supérieur à 1,5 pour cent.

Impuretés à réaction alcaline (*2.4.19*). L'huile d'olive raffinée satisfait à l'essai des impuretés à réaction alcaline.

Absorbance (*2.2.25*). Dissolvez 1,00 g d'huile d'olive raffinée dans du *cyclohexane R* et complétez à 100,0 ml avec le même solvant. Déterminée au maximum à 270 nm, l'absorbance est comprise entre 0,20 et 1,20.

Composition en acides gras (*2.4.22, Procédé A*). Le mélange des acides gras constitutifs de l'huile d'olive raffinée est composé de :

- acides gras saturés de longueur de chaîne inférieure à C_{16} : au maximum 0,1 pour cent,
- acide palmitique : 7,5 pour cent à 20,0 pour cent,
- acide palmitoléique (longueur de chaîne équivalente sur l'adipate de polyéthylèneglycol 16,3) : au maximum 3,5 pour cent,
- acide stéarique : 0,5 pour cent à 5,0 pour cent,
- acide oléique (longueur de chaîne équivalente sur l'adipate de polyéthylèneglycol 18,3) : 56,0 pour cent à 85,0 pour cent,
- acide linoléique (longueur de chaîne équivalente sur l'adipate de polyéthylèneglycol 18,9) : 3,5 pour cent à 20,0 pour cent,
- acide linolénique (longueur de chaîne équivalente sur l'adipate de polyéthylèneglycol 19,7) : au maximum 1,2 pour cent,
- acide arachidique : au maximum 0,7 pour cent,
- acide éicosénoïque (longueur de chaîne équivalente sur l'adipate de polyéthylèneglycol 20,3) : au maximum 0,4 pour cent,
- acide béhénique : au maximum 0,2 pour cent,
- acide lignocérique : au maximum 0,2 pour cent.

Stérols (*2.4.23*). La fraction stérolique de l'huile d'olive raffinée contient :

- somme des teneurs en β-sitostérol, Δ5,23-stigmastadiénol, clérostérol, sitostanol, Δ5-avénastérol et Δ5,24-stigmastadiénol : au minimum 93,0 pour cent,
- cholestérol : au maximum 0,5 pour cent,
- Δ7-stigmastérol : au maximum 0,5 pour cent,
- campestérol : au maximum 4,0 pour cent,

la teneur en stigmastérol n'étant pas supérieure à la teneur en campestérol.

Huile de sésame. Dans une éprouvette de verre à bouchon rodé, agitez 10 ml d'huile d'olive raffinée pendant 1 min environ avec un mélange de 0,5 ml d'une solution de *furfural R* à 0,35 pour cent *V/V* dans l'*anhydride acétique R* et de 4,5 ml d'*anhydride acétique R*. Filtrez sur un filtre en papier imprégné d'*anhydride acétique R*. Au filtrat, ajoutez 0,2 ml d'*acide sulfurique R*. Il ne se développe pas de coloration vert-bleu.

Monographies L - P

Teneur en eau (*2.5.32*). L'huile d'olive raffinée destinée à la préparation de formes pharmaceutiques administrées par voie parentérale satisfait également à l'essai de teneur en eau. Déterminée sur 5,0 g d'huile d'olive raffinée par la méthode coulométrique, la teneur en eau n'est pas supérieure à 0,1 pour cent. Utilisez comme solvant un mélange à volumes égaux de *décanol R* et de *méthanol anhydre R*.

CONSERVATION

En récipient bien rempli, à l'abri de la lumière et à une température ne dépassant pas 25 °C. L'huile d'olive raffinée destinée à la préparation de formes pharmaceutiques administrées par voie parentérale est conservée sous gaz inerte.

ÉTIQUETAGE

L'étiquette indique :

- dans les cas appropriés, que la substance convient à la préparation de formes pharmaceutiques administrées par voie parentérale,
- le nom et la concentration de tout antioxydant éventuellement ajouté,
- le nom du gaz inerte utilisé.

01/2002:0518

OLIVE (HUILE D') VIERGE

Olivae oleum virginale

DÉFINITION

L'huile d'olive vierge est l'huile grasse obtenue à partir des drupes mûres d'*Olea europaea* L., par pression à froid ou par tout autre moyen mécanique approprié.

CARACTÈRES

Liquide limpide, transparent, jaune ou jaune-vert, d'odeur caractéristique, pratiquement insoluble dans l'alcool, miscible à l'éther de pétrole (50-70 °C).

Refroidie, l'huile d'olive vierge devient trouble à 10 °C et se solidifie en masse butyreuse vers 0 °C. La densité de l'huile d'olive vierge est voisine de 0,913.

IDENTIFICATION

Effectuez l'identification des huiles grasses par chromatographie sur couche mince (*2.3.2*). Le chromatogramme obtenu présente des taches correspondant à celles du chromatogramme type de l'huile d'olive (voir figure 2.3.2.-1). Pour certaines huiles d'olive, la différence entre la taille des taches E et F est moins prononcée que dans le chromatogramme type.

ESSAI

Indice d'acide (*2.5.1*). Déterminé sur 5,0 g d'huile d'olive vierge, l'indice d'acide n'est pas supérieur à 2,0.

Indice de peroxyde (*2.5.5, Procédé A*) : au maximum 20,0.

Insaponifiable. Dans un ballon de 150 ml muni d'un réfrigérant à reflux, introduisez 5,0 g (*m* g) d'huile d'olive vierge. Ajoutez 50 ml de *solution alcoolique d'hydroxyde de potassium 2 M R* et chauffez au bain-marie pendant 1 h, en agitant fréquemment. Ajoutez par le haut du réfrigérant 50 ml d'*eau R* et agitez. Laissez refroidir, transvasez le contenu du ballon dans une ampoule à décantation et lavez à plusieurs reprises le ballon avec de l'*éther de pétrole R1* jusqu'à un volume total de 50 ml. Ajoutez les liquides de lavage dans l'ampoule à décantation. Agitez énergiquement pendant 1 min. Laissez reposer et transvasez la couche aqueuse dans une deuxième ampoule à décantation. S'il se forme une émulsion, ajoutez de petits volumes d'*alcool R* ou d'une solution concentrée d'*hydroxyde de potassium R*. Agitez la couche aqueuse avec 2 fois 50 ml d'*éther de pétrole R1*. Réunissez les solutions d'éther de pétrole dans une troisième ampoule à décantation et lavez avec 3 fois 50 ml d'*alcool à 50 pour cent V/V R*. Transvasez l'éther de pétrole dans un ballon taré de 250 ml. Lavez l'ampoule à décantation avec de petits volumes d'*éther de pétrole R1* et ajoutez les liquides de lavage dans le ballon taré. Evaporez l'éther de pétrole au bain-marie et desséchez le résidu à 100-105 °C pendant 15 min, en plaçant le ballon en position horizontale. Laissez refroidir au dessiccateur et pesez (*a* g). Répétez la dessiccation par périodes successives de 15 min, jusqu'à ce que la différence de masse entre 2 pesées successives ne dépasse pas 0,1 pour cent. Dissolvez le résidu dans 20 ml d'*alcool R*, neutralisé au préalable en présence de 0,1 ml de *solution de bleu de bromophénol R* et titrez, si nécessaire, par l'*acide chlorhydrique 0,1 M* (*b* ml).

Calculez la teneur pour cent de l'insaponifiable à l'aide de l'expression :

$$\frac{100\,(a - 0,032b)}{m}$$

Si la valeur de 0,032*b* est supérieure à 5 pour cent de la valeur de *a*, l'essai n'est pas valable et doit être répété.

L'insaponifiable n'est pas supérieur à 1,5 pour cent.

Absorbance (*2.2.25*). Dissolvez 1,00 g d'huile d'olive vierge dans du *cyclohexane R* et complétez à 100,0 ml avec le même solvant. Déterminée au maximum à 270 nm, l'absorbance n'est pas supérieure à 0,20. Le rapport entre l'absorbance à 232 nm et l'absorbance à 270 nm est supérieur à 8.

Composition en acides gras (*2.4.22, Procédé A*). Le mélange des acides gras constitutifs de l'huile d'olive vierge est composé de :

- acides gras saturés de longueur de chaîne inférieure à C_{16} : au maximum 0,1 pour cent,
- acide palmitique : 7,5 pour cent à 20,0 pour cent,
- acide palmitoléique (longueur de chaîne équivalente sur l'adipate de polyéthylèneglycol 16,3) : au maximum 3,5 pour cent,
- acide stéarique : 0,5 pour cent à 5,0 pour cent,
- acide oléique (longueur de chaîne équivalente sur l'adipate de polyéthylèneglycol 18,3) : 56,0 pour cent à 85,0 pour cent,
- acide linoléique (longueur de chaîne équivalente sur l'adipate de polyéthylèneglycol 18,9) : 3,5 pour cent à 20,0 pour cent,
- acide linolénique (longueur de chaîne équivalente sur l'adipate de polyéthylèneglycol 19,7) : au maximum 1,2 pour cent,
- acide arachidique : au maximum 0,7 pour cent,
- acide éicosénoïque (longueur de chaîne équivalente sur l'adipate de polyéthylèneglycol 20,3) : au maximum 0,4 pour cent,
- acide béhénique : au maximum 0,2 pour cent,
- acide lignocérique : au maximum 0,2 pour cent.

Stérols (*2.4.23*). La fraction stérolique de l'huile d'olive vierge contient :

- somme des teneurs en β-sitostérol, Δ5,23-stigmastadiénol, clérostérol, sitostanol, Δ5-avénastérol et Δ5,24-stigmastadiénol : au minimum 93,0 pour cent,
- cholestérol : au maximum 0,5 pour cent,
- Δ7-stigmastérol : au maximum 0,5 pour cent,

– campestérol : au maximum 4,0 pour cent,

la teneur en stigmastérol n'étant pas supérieure à la teneur en campestérol.

Huile de sésame. Dans une éprouvette de verre à bouchon rodé, agitez 10 ml d'huile d'olive vierge pendant 1 min environ avec un mélange de 0,5 ml d'une solution de *furfural R* à 0,35 pour cent *V/V* dans l'*anhydride acétique R* et de 4,5 ml d'*anhydride acétique R*. Filtrez sur un filtre en papier imprégné d'*anhydride acétique R*. Au filtrat, ajoutez 0,2 ml d'*acide sulfurique R*. Il ne se développe pas de coloration vert-bleu.

CONSERVATION

En récipient bien rempli, à l'abri de la lumière et à une température ne dépassant pas 25 °C.

01/2002:1457

OLSALAZINE SODIQUE

Olsalazinum natricum

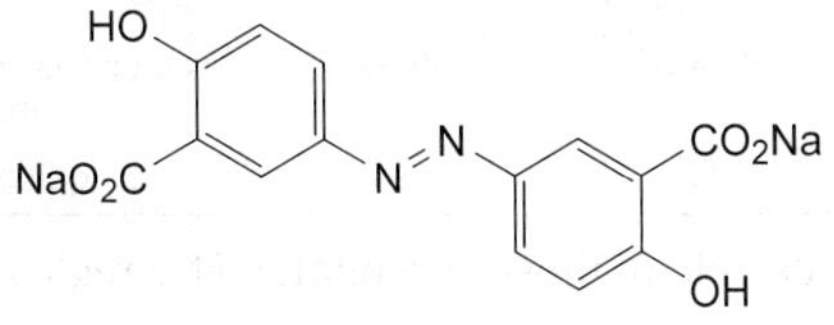

$C_{14}H_8N_2Na_2O_6$ M_r 346,2

DÉFINITION

L'olsalazine sodique contient au minimum 98,0 pour cent et au maximum l'équivalent de 102,0 pour cent de 3,3'-diazènediylbis(6-hydroxybenzoate) de disodium, calculé par rapport à la substance desséchée et exempte d'acétate.

CARACTÈRES

Poudre cristalline fine, jaune, assez soluble dans l'eau, soluble dans le diméthylsulfoxyde, très peu soluble dans le méthanol.

L'olsalazine sodique présente le phénomène du polymorphisme.

IDENTIFICATION

Première identification : B, D.

Seconde identification : A, C, D.

A. Dissolvez 40,0 mg d'olsalazine sodique dans 5 ml d'*hydroxyde de sodium 0,1 M* et complétez à 100,0 ml avec une solution de *phosphate monosodique R* à 7,8 g/l ajustée à pH 7,2 avec de la *solution concentrée d'hydroxyde de sodium R* (solution tampon). Prélevez 2,0 ml de cette solution et complétez à 100,0 ml avec la solution tampon. Examinée entre 240 nm et 400 nm (*2.2.25*), la solution présente 2 maximums d'absorption à 255 nm et à 362 nm. Le rapport entre les absorbances mesurées aux maximums à 255 nm et à 362 nm est de 0,53 à 0,56.

B. Examinez l'olsalazine sodique par spectrophotométrie d'absorption dans l'infrarouge (*2.2.24*), en comparant avec le spectre obtenu avec l'*olsalazine sodique SCR*. Si les spectres obtenus à l'état solide présentent des différences, dissolvez respectivement l'olsalazine sodique et la substance de référence dans du *méthanol R*, évaporez à siccité et enregistrez de nouveaux spectres à partir des résidus.

C. Examinez l'olsalazine sodique par chromatographie sur couche mince (*2.2.27*) en utilisant une *plaque au gel de silice F_{254} pour CCM R*.

Solution à examiner. Dissolvez 10 mg d'olsalazine sodique dans un mélange de 1 volume d'*ammoniaque diluée R2* et de 4 volumes d'*alcool R*, et complétez à 10 ml avec le même mélange de solvants.

Solution témoin (a). Dissolvez 10 mg d'*olsalazine sodique SCR* dans un mélange de 1 volume d'*ammoniaque diluée R2* et de 4 volumes d'*alcool R*, et complétez à 10 ml avec le même mélange de solvants.

Solution témoin (b). Dissolvez 5 mg de *sulfasalazine SCR* dans la solution témoin (a) et complétez à 5 ml avec la solution témoin (a).

Déposez sur la plaque 10 µl de chaque solution. Développez sur un parcours de 15 cm avec un mélange de 5 volumes d'*acide formique anhydre R*, de 50 volumes d'*acétone R* et de 60 volumes de *chlorure de méthylène R*. Laissez sécher la plaque à l'air et examinez en lumière ultraviolette à 254 nm. La tache principale du chromatogramme obtenu avec la solution à examiner est semblable, quant à sa position et ses dimensions à la tache principale du chromatogramme obtenu avec la solution témoin (a). L'essai n'est valable que si le chromatogramme obtenu avec la solution témoin (b) présente 2 taches séparées.

D. A 0,5 g d'olsalazine sodique, ajoutez 2 ml d'*acide sulfurique R*. Chauffez progressivement jusqu'à la calcination et continuez le chauffage jusqu'à obtention d'un résidu presque blanc ou, au plus, grisâtre. Effectuez la calcination à une température pouvant aller jusqu'à 800 °C. Dissolvez le résidu dans 10 ml d'*eau R* bouillante, puis filtrez. 2 ml du filtrat donnent la réaction (a) du sodium (*2.3.1*).

ESSAI

Acétates. Opérez par chromatographie liquide (*2.2.29*).

Solution à examiner. Dissolvez 0,125 g d'olsalazine sodique dans 25,0 ml d'*eau R* et ajoutez 1,0 ml d'*acide chlorhydrique dilué R*. Centrifugez, puis filtrez la solution sur un filtre de 0,45 µm et sur un filtre approprié à l'élimination des chlorures.

Solution témoin (a). Dissolvez 0,140 g d'*acétate de sodium R*, 0,150 g de *formiate de sodium R* et 0,180 g de *sulfate de potassium R* dans 100,0 ml d'*eau R*. Prélevez 1,0 ml de solution et complétez à 100,0 ml avec de l'*eau R*.

Solution témoin (b). Utilisez desquantités appropriées d'*acétate de sodium R* pour préparer au moins 5 solutions témoins contenant 10 µg/ml à 50 µg/ml d'acétate.

La chromatographie par exclusion d'ions peut être réalisée en utilisant :

– une colonne de séparation d'une longueur de 0,25 m et d'un diamètre intérieur de 6 mm, remplie d'une *résine à exclusion d'ions pour chromatographie R* avec une capacité d'environ 27 meq/colonne,

– une colonne de suppression,

– comme phase mobile, à un débit de 0,9 ml/min, de l'*acide chlorhydrique 0,0001 M*,

– un détecteur de conductivité réglé à 10 $\mu S{\cdot}cm^{-1}$.

Injectez 0,1 ml de solution témoin (a). Le chromatogramme présente 3 pics séparés. Injectez 0,1 ml de solution à examiner et 0,1 ml de solution témoin (b). Préparez une courbe d'étalonnage en prenant la moyenne des résultats obtenus à partir des solutions témoins et déterminez la concentration en acétate dans la solution à examiner à partir

Monographies L - P

de cette courbe. Mesurez la surface du pic correspondant à l'acétate. Calculez la teneur pour cent en acétate à l'aide de l'expression suivante :

$$\frac{2,6c}{m}$$

c = concentration d'acétate dans la solution à examiner (µg/ml), déterminée par interpolation linéaire de la courbe d'étalonnage pour la solution témoin (b),

m = masse de l'échantillon (mg).

L'olsalazine sodique ne contient pas plus de 1,0 pour cent d'acétate.

Acide méthanesulfonique. Opérez par chromatographie liquide (*2.2.29*).

Solution à examiner. Dissolvez 0,25 g d'olsalazine sodique dans 20 ml d'*eau R*, ajoutez 1,0 ml d'*acide chlorhydrique dilué R* et complétez à 25,0 ml avec de l'*eau R*. Centrifugez, puis filtrez la solution à travers un filtre de 0,45 µm et un filtre approprié à l'élimination des chlorures.

Solution témoin (a). Dissolvez 0,25 g d'*acide méthanesulfonique R* dans 50 ml d'*eau R*. Ajoutez 0,58 g d'*acétate de sodium R* et 0,08 g de *chlorure de sodium R*, et complétez à 100,0 ml avec de l'*eau R*. Prélevez 1,0 ml de solution et complétez à 100,0 ml avec de l'*eau R*.

Solution témoin (b). Dissolvez 0,10 g d'*acide méthanesulfonique R* dans de l'*eau R* et complétez à 100,0 ml avec de l'*eau R*. Prélevez 3,0 ml de solution et complétez à 100,0 ml avec de l'*eau R*.

La chromatographie ionique en phase inversée peut être réalisée en utilisant :

– une précolonne d'une longueur de 0,035 m et d'un diamètre intérieur de 4 mm, remplie d'une *résine pour chromatographie ionique en phase inversée R* (10 µm),
– une colonne de séparation d'une longueur de 0,25 m et d'un diamètre intérieur de 4 mm, remplie d'une *résine pour chromatographie ionique en phase inversée R* (10 µm),
– comme phase mobile à un débit de 1,0 ml/min, un mélange de 10 volumes d'*acétonitrile pour chromatographie R* et 990 volumes d'une solution contenant 1,6 g/l d'*hydroxyde de tétrabutylammonium R* et 0,053 g/l de *carbonate de sodium anhydre R*,
– un détecteur de conductivité réglé à 50 µS·cm^{-1}.

Injectez 100 µl de solution témoin (a). L'essai n'est valable que si le chromatogramme obtenu présente 3 pics séparés. Injectez 100 µl de solution à examiner et 100 µl de solution témoin (b). Dans le chromatogramme obtenu avec la solution à examiner, la surface du pic correspondant à l'acide méthanesulfonique n'est pas supérieure à la surface du pic correspondant dans le chromatogramme obtenu avec la solution témoin (b) (0,3 pour cent).

Substances apparentées. Opérez par chromatographie liquide (*2.2.29*).

Solution à examiner. Dissolvez 20,0 mg d'olsalazine sodique dans la phase mobile A et complétez à 25,0 ml avec la phase mobile A.

Solution témoin (a). Prélevez 0,5 ml de solution à examiner et complétez à 100,0 ml avec la phase mobile A.

Solution témoin (b). Dissolvez 20,0 mg d'*olsalazine sodique pour essai de validité SCR* dans la phase mobile A et complétez à 25,0 ml avec la phase mobile A.

La chromatographie peut être réalisée en utilisant :

– une colonne d'acier inoxydable d'une longueur de 0,125 m et d'un diamètre intérieur de 4,0 mm remplie de *gel de silice octadécylsilylé pour chromatographie R* (5 µm),
– comme phase mobile, à un débit de 1 ml/min, le programme de gradient linéaire suivant :

Phase mobile A. Dissolvez 2,38 g d'*hydrogénosulfate de tétrabutylammonium R* et 3,6 g de *phosphate disodique dihydraté R* dans 900 ml d'*eau R* ; ajustez à pH 7,6 avec une *solution diluée d'hydroxyde de sodium R* ; complétez à 1000,0 ml avec de l'*eau R* ; mélangez 700 ml de cette solution tampon à 300 ml de *méthanol R*,

Phase mobile B. Dissolvez 4,75 g d'*hydrogénosulfate de tétrabutylammonium R* et 3,6 g de *phosphate disodique dihydraté R* dans 900 ml d'*eau R* ; ajustez à pH 7,6 avec une *solution diluée d'hydroxyde de sodium R* ; complétez à 1000,0 ml avec de l'*eau R* ; mélangez 350 ml de cette solution tampon à 650 ml de *méthanol R*,

Intervalle (min)	Phase mobile A (pour cent *V/V*)	Phase mobile B (pour cent *V/V*)	Commentaire
0 - 15	55	45	isocratique
15 - 45	55 → 0	45 → 100	gradient linéaire
45 - 50	0 → 55	100 → 45	retour à la composition initiale
50 - 65	55	45	équilibrage

– comme détecteur, un spectrophotomètre réglé à 360 nm,

en maintenant la température de la colonne à 30 °C.

Injectez 20 µl de solution témoin (a). Ajustez la sensibilité du système de façon que la hauteur du pic principal du chromatogramme obtenu représente au moins 50 pour cent de l'échelle totale de l'enregistreur.

Injectez 20 µl de solution témoin (b). L'essai n'est valable que si le chromatogramme obtenu est semblable au chromatogramme obtenu avec l'*olsalazine sodique pour essai de validité SCR*. Si nécessaire, ajustez la proportion de la phase mobile A dans la phase mobile (l'augmentation de la proportion de la phase mobile A augmente le temps de rétention).

Injectez 20 µl de solution à examiner. S'il apparaît, dans le chromatogramme obtenu avec la solution à examiner, d'autres pics que le pic principal, la surface d'aucun d'entre eux n'est supérieure à 2 fois la surface du pic principal du chromatogramme obtenu avec la solution témoin (a) (1 pour cent), un seul de ces pics peut présenter une surface supérieure à celle du pic principal du chromatogramme obtenu avec la solution témoin (a) (0,5 pour cent) et la somme de leur surface n'est pas supérieure à 4 fois la surface du pic principal du chromatogramme obtenu avec la solution témoin (a) (2 pour cent). Ne tenez pas compte des pics dont la surface est inférieure à 0,05 fois la surface du pic principal du chromatogramme obtenu avec la solution témoin (a) (0,025 pour cent).

Métaux lourds (*2.4.8*). 1,0 g d'olsalazine sodique satisfait à l'essai limite D des métaux lourds (20 ppm). Préparez le témoin avec 2 ml de *solution à 10 ppm de plomb (Pb) R*.

Perte à la dessiccation (*2.2.32*). Déterminée à l'étuve à 150 °C sur 1,000 g d'olsalazine sodique, la perte à la dessiccation n'est pas supérieure à 2,0 pour cent.

DOSAGE

Dissolvez 0,100 g d'olsalazine sodique dans 15 ml d'*éthylèneglycol R*. Ajoutez 40 ml de *dioxane R* et 0,2 ml d'une solution de *chlorure de potassium R* à 224 g/l. Titrez par l'*acide chlorhydrique 0,1 M*. Déterminez le point de fin de titrage par potentiométrie (*2.2.20*). Effectuez un titrage à blanc.

Corrigez le volume consommé pour la teneur en acétate, en prenant 59,0 comme masse moléculaire de l'acétate.

1 ml d'*acide chlorhydrique 0,1 M* correspond à 17,31 mg de $C_{14}H_8N_2Na_2O_6$.

IMPURETÉS

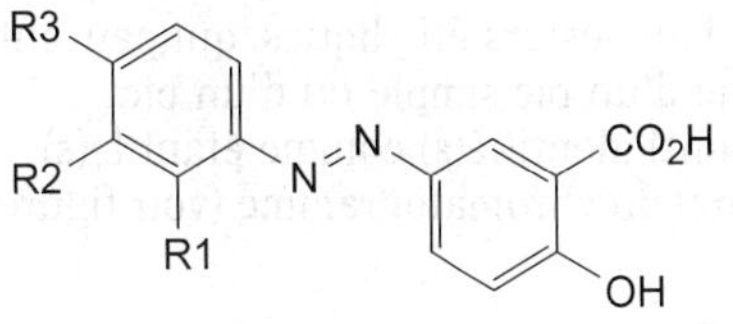

A. R1 = H, R2 = CO_2H, R3 = OCH_3 : acide 6-hydroxy-6′-méthoxy-3,3′-diazènediyldibenzoïque,

B. R1 = OH, R2 = CO_2H, R3 = H : acide 2,6′-dihydroxy-3,3′-diazènediyldibenzoïque,

C. R1 = R2 = H, R3 = OH : acide 2-hydroxy-5-[(4-hydroxyphényl)diazényl]benzoïque,

D. R1 = H, R2 = CO_2H, R3 = Cl : acide 6-chloro-6′-hydroxy-3,3′-diazènediyldibenzoïque,

E. R1 = H, R2 = $CO\text{-}CH_2\text{-}SO_3H$, R3 = OH : acide 2-hydroxy-5-[[4-hydroxy-3-(sulfoacétyl)phényl)diazényl]benzoïque,

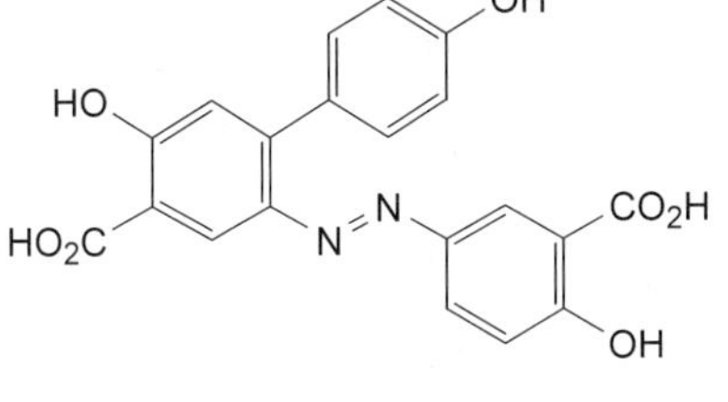

F. acide 2′-[(3-carboxy-4-hydroxyphényl)diazényl]-4,5′-dihydroxybiphényle-3,4′dicarboxylique,

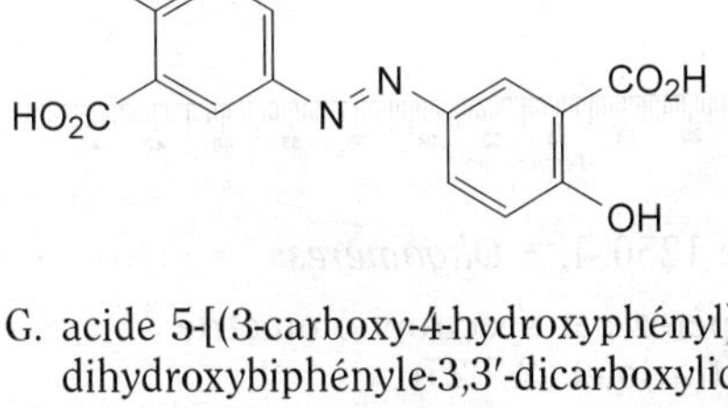

G. acide 5-[(3-carboxy-4-hydroxyphényl)diazényl]-2,4′-dihydroxybiphényle-3,3′-dicarboxylique,

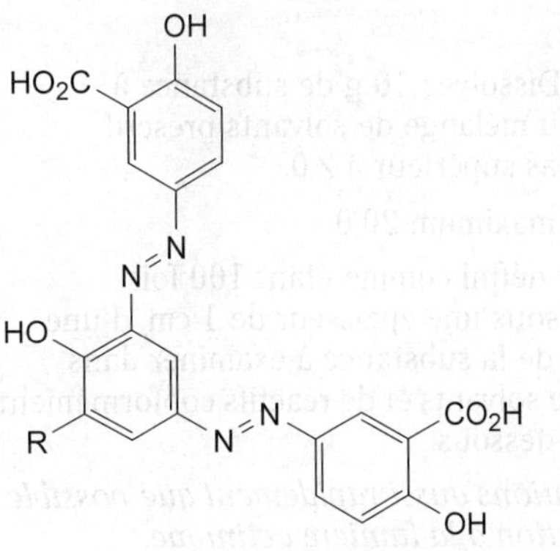

H. R = CO_2H : acide 3,3′-[5-carboxy-4-hydroxy-1,3-phénylènebis(diazènediyl)]bis(6-hydroxybenzoïque),

I. R = H : acide 3,3′-[4-hydroxy-1,3-phénylènebis(diazènediyl)]bis(6-hydroxybenzoïque).

01/2002:1250

OMÉGA-3 (ESTERS ÉTHYLIQUES D'ACIDES)

Omega-3 acidorum esteri ethylici

DÉFINITION

Les esters éthyliques d'acides oméga-3 sont obtenus par estérification de l'huile extraite des tissus d'espèces de poissons gras appartenant entre autres à la famille des *Engaulidae, Carangidae, Clupeidae, Osmeridae, Salmonidae* et *Scrombroidae* et par des procédés ultérieurs de purification physico-chimique comprenant le fractionnement par l'urée suivi d'une distillation moléculaire. Les esters éthyliques d'acides oméga-3 sont définis comme étant les esters éthyliques de l'acide alpha-linolénique (C18:3 n-3), de l'acide moroctique (C18:4 n-3), de C20:4 n-3, de l'acide timnodonique (eicosapentaénoïque) (C20:5 n-3 ; EPA), de C21:5 n-3, de l'acide clupanodonique (C22:5 n-3) et de l'acide cervonique (docosahexaénoïque) (C22:6 n-3 ; DHA). La teneur en esters éthyliques d'acides oméga-3 totaux n'est pas inférieure à 90 pour cent. La teneur en esters éthyliques des acides oméga-3 EPA et DHA n'est pas inférieure à 80 pour cent, dont au minimum 40 pour cent d'esters éthyliques d'EPA et au minimum 34 pour cent d'esters éthyliques de DHA.

Du tocophérol peut être ajouté comme antioxydant.

CARACTÈRES

Liquide jaune pâle, à faible odeur de poisson, pratiquement insoluble dans l'eau, très soluble dans l'acétone, dans l'éthanol, dans l'heptane et dans le méthanol.

La densité est voisine de 0,905.

IDENTIFICATION

Examinez les chromatogrammes obtenus dans le dosage des esters éthyliques d'EPA et de DHA. Les pics correspondant à l'ester éthylique de l'acide eicosapentaénoïque et à l'acide docosahexaénoïque dans le chromatogramme obtenu avec la solution à examiner sont semblables quant à leurs temps de rétention et leurs dimensions approximatives aux pics correspondants dans le chromatogramme obtenu avec la solution témoin.

ESSAI

Indice d'acide (*2.5.1*). Dissolvez 10 g de substance à examiner dans 50 ml du mélange de solvants prescrit. L'indice d'acide n'est pas supérieur à 2,0.

Indice d'anisidine : au maximum 20,0.

L'indice d'anisidine est défini comme étant 100 fois l'absorbance mesurée, sous une épaisseur de 1 cm, d'une solution contenant 1 g de la substance à examiner dans 100 ml d'un mélange de solvants et de réactifs conformément à la méthode décrite ci-dessous.

Effectuez les manipulations aussi rapidement que possible en évitant toute exposition à la lumière actinique.

Solution à examiner (a). Dissolvez 0,500 g de substance à examiner dans du *triméthylpentane R* et complétez à 25,0 ml avec le même solvant.

Solution à examiner (b). A 5,0 ml de solution à examiner (a), ajoutez 1,0 ml d'une solution de *p-anisidine R* à 2,5 g/l dans de l'*acide acétique glacial R*, agitez et maintenez à l'abri de la lumière.

Solution témoin. A 5,0 ml de *triméthylpentane R*, ajoutez 1,0 ml d'une solution de *p-anisidine R* à 2,5 g/l dans de l'*acide acétique glacial R*, agitez et maintenez à l'abri de la lumière.

Mesurez l'absorbance de la solution à examiner (a) à 350 nm en utilisant du *triméthylpentane R1* comme liquide de compensation. Dix minutes exactement après sa préparation, mesurez l'absorbance de la solution à examiner (b) à 350 nm en utilisant la solution témoin comme liquide de compensation.

Calculez l'indice d'anisidine à l'aide de l'expression :

$$\frac{25 \times (1,2A_s - A_b)}{m}$$

A_s = absorbance de la solution à examiner (b) à 350 nm,

A_b = absorbance de la solution à examiner (a) à 350 nm,

m = masse de la substance à examiner dans la solution à examiner (a), en grammes.

Indice de peroxyde (*2.5.5, Procédé A*) : au maximum 10,0.

Oligomères. Opérez par chromatographie d'exclusion (*2.2.30*).

Solution à examiner. Pesez 10,0 mg de substance à examiner dans une fiole jaugée de 10 ml, dissolvez dans du *tétrahydrofurane R* et complétez à 10,0 ml avec le même solvant.

Solution témoin. Prélevez 15,0 mg d'*ester éthylique d'acide docosahexaénoïque SCR* et 15,0 mg de *polystyrène 900-1000 R*, dissolvez dans du *tétrahydrofurane R* et complétez à 20,0 ml avec le même solvant.

La chromatographie peut être réalisée en utilisant :

- une colonne de perméation sur gel d'une longueur de 0,3 m et d'un diamètre intérieur de 7,8 mm remplie de *copolymère styrène-divinylbenzène R* (taille des pores 10 nm, taille des particules 7 µm) et 2 colonnes de perméation sur gel d'une longueur de 0,3 m et d'un diamètre intérieur de 7,8 mm remplies de *copolymère styrène-divinylbenzène R* (taille des pores 50 nm, taille des particules 7 µm), ces 2 dernières étant les plus proches de l'injecteur,
- comme phase mobile, à un débit de 0,8 ml/min, du *tétrahydrofurane R*,
- comme détecteur, un réfractomètre différentiel,
- un intégrateur.

Injectez 40 µl de solution à examiner. Calculez la teneur pour cent en oligomères à l'aide de l'expression :

$$\frac{B}{A} \times 100$$

A = somme de la surface de tous les pics du chromatogramme,

B = surface des pics dont le temps de rétention est inférieur à celui du (des) pic(s) correspondant aux esters éthyliques.

Le(s) pic(s) correspondant aux esters éthyliques, qui peuvent se présenter sous la forme d'un pic simple ou d'un pic double non résolu, est (sont) identifié(s) comme étant le(s) pic(s) principal (principaux) du chromatogramme (voir figure 1250.-1).

L'essai n'est valable que si :

- le chromatogramme obtenu avec la solution témoin présente 2 pics correspondant au polystyrène et à l'ester éthylique de l'acide docosahexaénoïque, représentant au minimum 90 pour cent de la somme des surfaces des pics du chromatogramme,
- les analyses utilisant la méthode des ajouts dosés à la solution à examiner présentent une récupération de l'*ester éthylique de l'acide eicosapentaénoïque SCR* ou de l'*ester éthylique de l'acide docosahexaénoïque SCR* ajoutés supérieure à 95 pour cent.

Ne tenez pas compte des pics dûs au solvant.

La teneur en oligomères n'est pas supérieure à 1,0 pour cent.

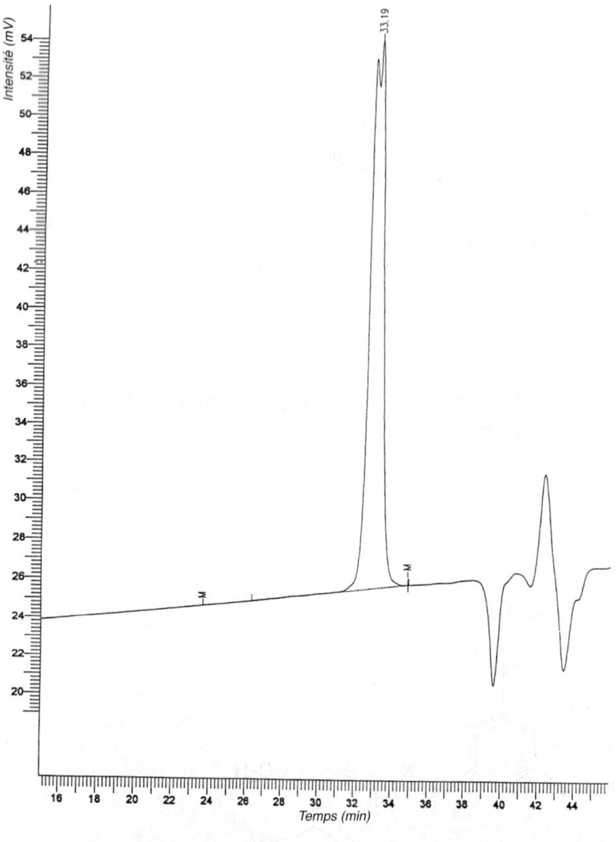

Figure 1250.-1. – *Oligomères*

Diènes conjugués. Opérez par spectrophotométrie d'absorption dans l'ultraviolet (*2.2.25*).

Effectuez les manipulations aussi rapidement que possible, en évitant toute exposition à la lumière actinique, aux agents et catalyseurs d'oxydation (par exemple cuivre et fer) et à l'air.

Solution à examiner. Dissolvez 0,200 g à 0,800 g de substance à examiner dans du *triméthylpentane R1* et complétez à 50,0 ml avec le même solvant.

Mesurez l'absorbance à 233 nm à l'aide d'un spectrophotomètre. Si nécessaire, ajustez la concentration de la solution de sorte que l'absorbance se situe entre 0,2 et 0,8. Calculez la teneur pour cent en diènes conjugués à l'aide de l'expression :

$$0,91\left(\frac{A}{C}-0,07\right)$$

A = absorbance à 233 nm,

C = concentration de la solution à examiner, en g/l,

0,91 = facteur de conversion,

0,07 = facteur de correction pour l'absorbance du groupement ester à 233 nm.

La teneur en diènes conjugués n'est pas supérieure à 1,5 pour cent.

DOSAGE

Esters éthyliques d'EPA et de DHA. *Effectuez les manipulations aussi rapidement que possible, en évitant toute exposition à la lumière actinique, aux agents et catalyseurs d'oxydation (par exemple cuivre et fer) et à l'air.*

Opérez par chromatographie en phase gazeuse (*2.2.28*).

Le dosage est effectué sur les esters éthyliques de l'acide tout-*cis*-eicosapenta-5,8,11,14,17-énoïque (EPA ; 20:5 n-3) et de l'acide tout-*cis*-docosahexa-4,7,10,13,16,19-énoïque (DHA ; 22:6 n-3) dans la substance à examiner.

Etalon interne. Tricosanoate de méthyle R.

Solution à examiner. Dans une fiole jaugée de 10 ml, introduisez 0,17 g de substance à examiner et 70,0 mg environ d'étalon interne. Dissolvez dans du *triméthylpentane R* contenant 50 mg de *butylhydroxytoluène R* par litre et complétez à 10,0 ml avec le même solvant.

Solution témoin. Dans une fiole jaugée de 10 ml, introduisez 55,0 mg d'*ester éthylique d'acide docosahexaénoïque SCR*, 70,0 mg environ d'étalon interne et 88,0 mg d'*ester éthylique d'acide eicosapentaénoïque SCR*. Dissolvez dans du *triméthylpentane R* contenant 50 mg de *butylhydroxytoluène R* par litre et complétez à 10,0 ml avec le même solvant.

La chromatographie peut être réalisée en utilisant :

- une colonne de silice fondue, d'une longueur d'au moins 30 m et d'un diamètre intérieur de 0,25 mm, recouverte de *macrogol 20 000 R* (épaisseur du film 0,25 µm),
- comme gaz vecteur, de l'*hydrogène pour chromatographie R* ou de l'*hélium pour chromatographie R*, avec piège à oxygène,
- un détecteur à ionisation de flamme,
- un intégrateur approprié,
- un injecteur avec division (1:200),

en maintenant la température de la colonne à 170 °C pendant 0,5 min, puis en l'augmentant de 10 °C par minute jusqu'à 240 °C et en la maintenant à 240 °C pendant 22 min, en maintenant celle de la chambre à injection à 250 °C et celle du détecteur à 280 °C.

Injectez 2 fois 1 µl de chaque solution.

L'essai n'est valable que si :

- le chromatogramme obtenu avec la solution témoin présente 3 pics correspondant à l'ester éthylique d'EPA, à l'ester méthylique de l'acide tricosanoïque et à l'ester éthylique de DHA (voir figures 1250.-2 et 1250.-3).
- les analyses utilisant la méthode des ajouts dosés à la solution à examiner présentent une récupération de l'*ester éthylique d'acide eicosapentaénoïque SCR* ou de l'*ester éthylique d'acide docosahexaénoïque SCR* ajoutés supérieure à 95 pour cent, après pondération par l'étalon interne.

Calculez la teneur pour cent en esters éthyliques d'EPA et de DHA à l'aide de l'expression suivante et en tenant compte de la valeur déclarée de l'*ester éthylique d'acide eicosapentaénoïque SCR* et de l'*ester éthylique d'acide docosapentaénoïque SCR* :

$$A_x \times \frac{A_2}{m_3} \times \frac{m_1}{A_1} \times \frac{m_{x,r}}{A_{x,r}} \times \frac{1}{m_2} \times 100 = A_x \times \frac{m_1}{A_1} \times \frac{1}{R_{f,x}} \times \frac{1}{m_2} \times 100$$

où $R_{f,x}$ est le facteur de réponse, soit :

$$R_{f,x} = \frac{A_{x,r} \times m_3}{m_{x,r} \times A_2}$$

m_1 = masse de l'étalon interne dans la solution à examiner, en milligrammes,

m_2 = masse de la substance à examiner dans la solution à examiner, en milligrammes,

m_3 = masse de l'étalon interne dans la solution témoin, en milligrammes,

$m_{x,r}$ = masse de l'*ester éthylique d'acide eicosapentaénoïque SCR* ou de l'*ester éthylique d'acide docosahexaénoïque SCR* dans la solution témoin, en milligrammes,

A_x = surface du pic correspondant à l'ester éthylique de l'acide eicosapentaénoïque ou à l'ester éthylique de l'acide docosahexaénoïque dans la solution à examiner,

$A_{x,r}$ = surface du pic correspondant à l'ester éthylique de l'acide eicosapentaénoïque ou à l'ester éthylique de l'acide docosahexaénoïque dans la solution témoin,

A_1 = surface du pic correspondant à l'ester méthylique de l'acide tricosanoïque dans la solution à examiner,

A_2 = surface du pic correspondant à l'ester méthylique de l'acide tricosanoïque dans la solution témoin.

Esters éthyliques d'acides oméga-3 totaux. Calculez la teneur pour cent en esters éthyliques d'acides oméga-3 totaux selon les indications du dosage Esters éthyliques d'EPA et de DHA, à l'aide de l'expression :

$$EPA + DHA + \frac{A_{n-3}\,(EPA + DHA)}{A_{EPA} + A_{DHA}}$$

EPA = teneur pour cent en ester éthylique d'EPA,

DHA = teneur pour cent en ester éthylique de DHA,

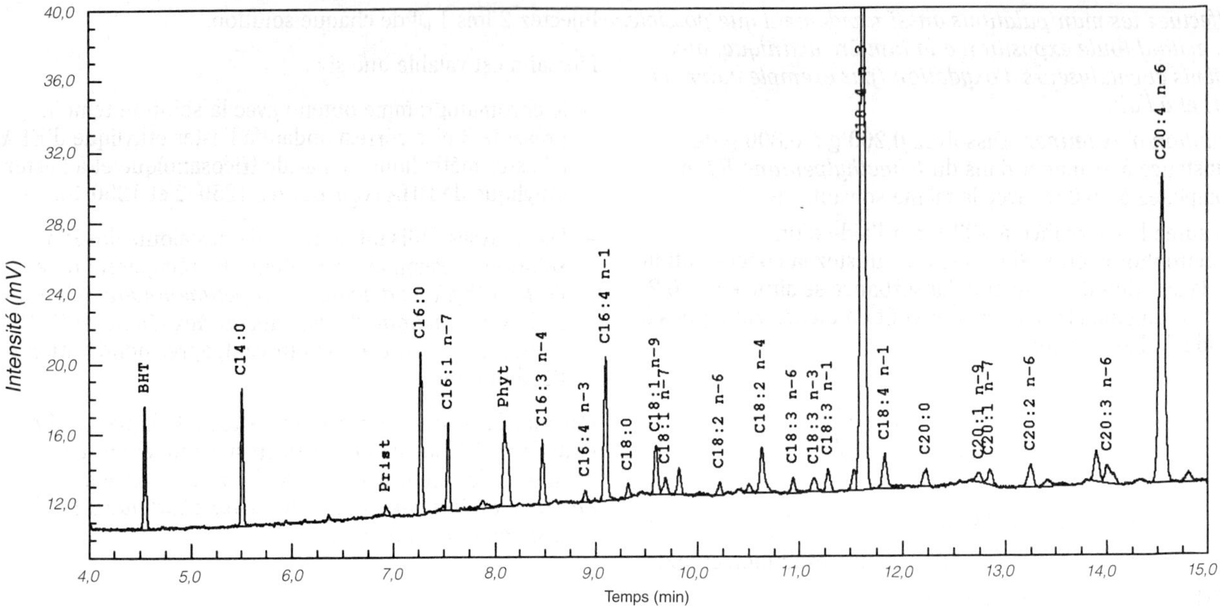

Figure 1250.-2. – *Dosage des esters éthyliques d'acides oméga-3*

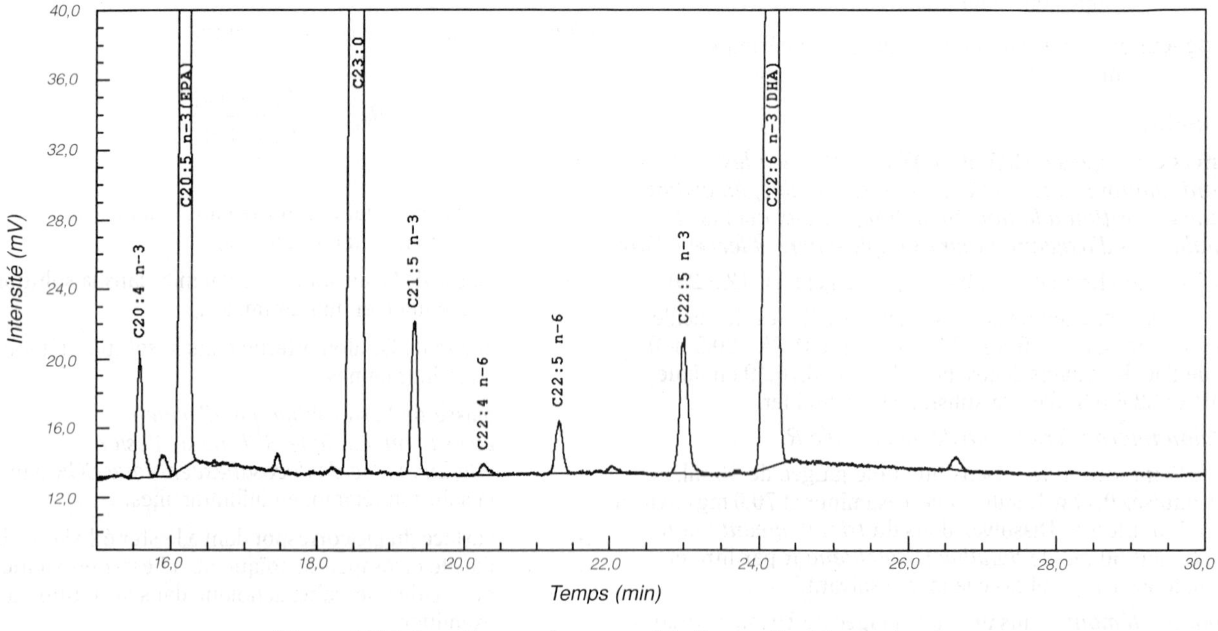

Figure 1250.-3. – *Dosage des esters éthyliques d'acides oméga-3*

$A_{n\text{-}3}$ = somme des surfaces des pics correspondant aux esters éthyliques de C18:3 n-3, C18:4 n-3, C20:4 n-3, C21:5 n-3 et C22:5 n-3 dans le chromatogramme obtenu avec la solution à examiner,

A_{EPA} = surface du pic correspondant à l'ester éthylique d'EPA dans le chromatogramme obtenu avec la solution à examiner,

A_{DHA} = surface du pic correspondant à l'ester éthylique de DHA dans le chromatogramme obtenu avec la solution à examiner.

CONSERVATION

Sous gaz inerte, dans un récipient bien rempli, étanche, à l'abri de la lumière.

ÉTIQUETAGE

L'étiquette indique, dans les cas appropriés, que la substance contient du tocophérol comme antioxydant.

01/2002:1352

OMÉGA-3 (TRIGLYCÉRIDES D'ACIDES)

Omega-3 acidorum triglycerida

DÉFINITION

Les triglycérides d'acides oméga-3 sont un mélange de mono-, di- et triesters d'acides oméga-3 et de glycérol. Ils contiennent principalement des triesters et sont obtenus soit par estérification, avec du glycérol, d'acides oméga-3 concentrés et purifiés, soit par transestérification du glycérol par des esters éthyliques d'acides oméga-3. Les acides oméga-3 sont dérivés de l'huile extraite des tissus d'espèces de poissons gras appartenant entre autres à la famille des *Engraulidae*, *Carangidae*, *Clupeidae*, *Osmeridae*, *Salmonidae* et *Scrombroidae*. Les acides oméga-3 sont définis comme étant les acides suivants : acide alpha-linolénique (C18:3 n-3), acide moroctique (C18:4 n-3), acide eicosatétraénoïque (C20:4 n-3), acide timnodonique (eicosapentaénoïque) (C20:5 n-3 ; EPA), acide héneicosapentaénoïque (C21:5 n-3), acide clupanodonique (C22:5 n-3), acide cervonique (docosahexaénoïque) (C22:6 n-3 ; DHA). La concentration de l'ensemble des acides oméga-3, exprimés en triglycérides, n'est pas inférieure à 60,0 pour cent. La somme des concentrations en acides oméga-3 EPA et DHA, exprimée en triglycérides, n'est pas inférieure à 45,0 pour cent.

Du tocophérol peut être ajouté en tant qu'antioxydant.

CARACTÈRES

Liquide jaune pâle, pratiquement insoluble dans l'eau, très soluble dans l'acétone et dans l'heptane, peu soluble dans l'éthanol.

IDENTIFICATION

Examinez les chromatogrammes obtenus au cours du dosage EPA et DHA. Les pics correspondant à l'ester méthylique de l'acide eicosapentaénoïque et à l'ester méthylique de l'acide docosahexaénoïque dans le chromatogramme obtenu avec la solution à examiner (b) sont semblables quant à leurs temps de rétention et leurs dimensions aux pics correspondants dans le chromatogramme obtenu avec la solution témoin (a).

ESSAI

Indice d'acide (*2.5.1*). Déterminé sur 10,0 g de triglycérides d'acides oméga-3 dans 50 ml du mélange de solvants prescrit, l'indice d'acide n'est pas supérieur à 3,0.

Indice d'anisidine. L'indice d'anisidine est défini comme étant 100 fois l'absorbance mesurée, sous une épaisseur de 1 cm, d'une solution contenant 1 g de triglycérides d'acides oméga-3 dans 100 ml d'un mélange de solvants et de réactifs, conformément à la méthode décrite ci-dessous.

Effectuez les manipulations aussi rapidement que possible en évitant toute exposition à la lumière actinique.

Solution à examiner (a). Dissolvez 1,0 g de substance à examiner dans du *triméthylpentane R* et complétez à 25,0 ml avec le même solvant.

Solution à examiner (b). A 5,0 ml de solution à examiner (a), ajoutez 1,0 ml d'une solution de *p-anisidine R* à 2,5 g/l dans de l'*acide acétique glacial R*. Agitez et maintenez à l'abri de la lumière.

Solution témoin. A 5,0 ml de *triméthylpentane R*, ajoutez 1,0 ml d'une solution de *p-anisidine R* à 2,5 g/l dans de l'*acide acétique glacial R*. Agitez et maintenez à l'abri de la lumière.

Mesurez l'absorbance (*2.2.25*) de la solution à examiner (a) à 350 nm en utilisant du *triméthylpentane R* comme liquide de compensation. 10 min exactement après sa préparation, mesurez l'absorbance de la solution à examiner (b) à 350 nm, en utilisant la solution témoin comme liquide de compensation.

Calculez l'indice d'anisidine à l'aide de l'expression :

$$\frac{25 \times (1,2A_s - A_b)}{m}$$

A_s = absorbance de la solution à examiner (b),

A_b = absorbance de la solution à examiner (a),

m = masse de substance à examiner dans la solution à examiner (a), en grammes.

L'indice d'anisidine des triglycérides d'acides oméga-3 n'est pas supérieur à 30,0.

Indice de peroxyde (*2.5.5, Méthode A*) : au maximum 10,0.

Oligomères et glycérides partiels. Opérez par chromatographie d'exclusion (*2.2.30*).

Solution à examiner. Dissolvez 10,0 mg de substance à examiner dans du *tétrahydrofurane R* et complétez à 10,0 ml avec le même solvant.

La chromatographie peut être réalisée en utilisant :

- une colonne d'une longueur de 0,3 m et d'un diamètre intérieur de 7,8 mm remplie de *copolymère styrène-divinylbenzène R* (taille des pores 10 nm, taille des particules 7 µm) et 2 colonnes d'une longueur de 0,3 m et d'un diamètre intérieur de 7,8 mm remplies de *copolymère styrène-divinylbenzène R* (taille des pores 50 nm, taille des particules 7 µm), ces 2 dernières étant les plus proches de l'injecteur,
- comme phase mobile, à un débit de 0,8 ml/min, du *tétrahydrofurane R*,
- comme détecteur, un réfractomètre différentiel.

Injectez 40 µl de solution à examiner. Identifiez les pics d'après le chromatogramme type (figure 1352.-1). Calculez la teneur pour cent en oligomères à l'aide de l'expression :

$$\frac{B}{A} \times 100$$

A = somme de la surface de tous les pics du chromatogramme,

B = surface du pic dont le temps de rétention est inférieur à celui du pic correspondant aux triglycérides.

Calculez la teneur pour cent en glycérides partiels à l'aide de l'expression :

$$\frac{C}{A} \times 100$$

C = (somme de la) surface du (des) pics correspondant aux mono- et diglycérides.

La teneur en oligomères n'est pas supérieure à 3,0 pour cent et la teneur en glycérides partiels n'est pas supérieure à 50,0 pour cent.

Diènes conjugués. Opérez par spectrophotométrie d'absorption dans l'ultraviolet (*2.2.25*). *Effectuez les manipulations aussi rapidement que possible.*

Solution à examiner. Dissolvez 0,200 g à 0,800 g de substance à examiner dans du *triméthylpentane R1* et complétez à 50,0 ml avec le même solvant.

Mesurez l'absorbance à 233 nm. Si nécessaire, ajustez la concentration de la solution de façon que l'absorbance se situe entre 0,2 et 0,8. Calculez la teneur pour cent en diènes conjugués à l'aide de l'expression :

$$0,91\left(\frac{A}{C} - 0,07\right)$$

A = absorbance de la solution à examiner,

C = concentration de la solution à examiner, en grammes par litre,

0,91 = facteur de conversion,

0,07 = facteur de correction pour l'absorbance du groupement ester à 233 nm.

La teneur en diènes conjugués n'est pas supérieure à 2,7 pour cent.

Monographies L - P

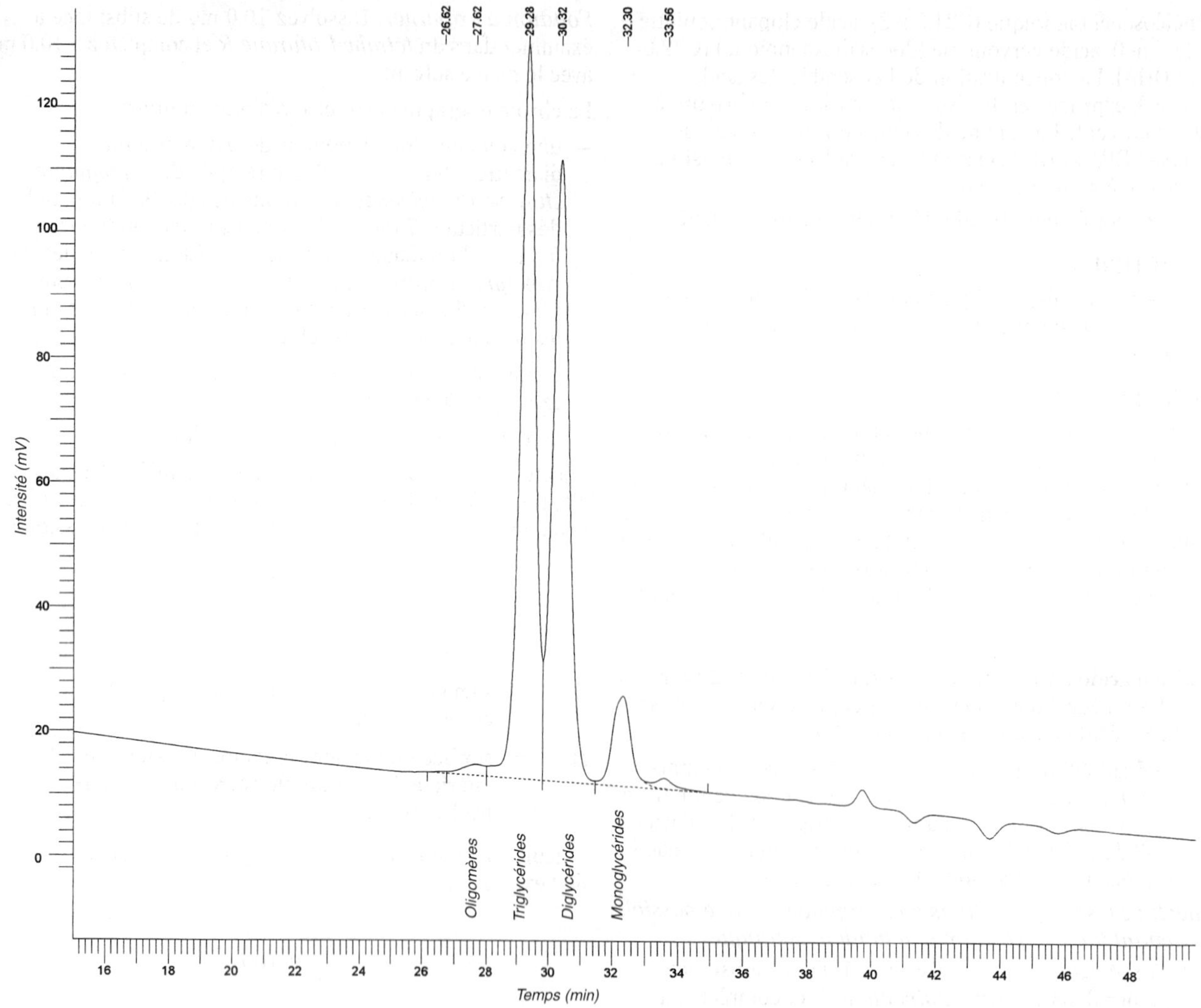

Figure 1352.-1. – *Chromatogramme type pour l'essai des oligomères et glycérides partiels*

DOSAGE

EPA et DHA. *Effectuez les manipulations aussi rapidement que possible, en évitant toute exposition à la lumière actinique, aux agents et catalyseurs d'oxydation (par exemple cuivre et fer) et à l'air.*

Opérez par chromatographie en phase gazeuse (*2.2.28*).

Le dosage est effectué sur les esters méthyliques de l'acide tout-*cis*-eicosa-5,8,11,14,17-pentaénoïque (EPA ; 20:5 n-3) et de l'acide tout-*cis*-docosa-4,7,10,13,16,19-hexaénoïque (DHA ; 22:6 n-3) dans la substance à examiner.

Etalon interne. Tricosanoate de méthyle R.

Solution à examiner (a). Dissolvez 0,300 g de substance à examiner et 70,0 mg environ d'étalon interne dans une solution de *butylhydroxytoluène R* à 0,05 g/l dans le *triméthylpentane R* et complétez à 10,0 ml avec la même solution. Prélevez 2,0 ml de la solution obtenue, transférez dans un tube de quartz et évaporez le solvant sous un faible courant d'*azote R*. Ajoutez 1,5 ml de solution d'*hydroxyde de sodium R* à 20 g/l dans du *méthanol R*, recouvrez d'une couche d'*azote R*, bouchez hermétiquement avec une capsule doublée de polytétrafluorure d'éthylène, mélangez et chauffez au bain-marie pendant 7 min. Laissez refroidir, ajoutez 2 ml de *solution méthanolique de trichlorure de bore R*, recouvrez d'une couche d'*azote R*, bouchez hermétiquement avec une capsule, mélangez et chauffez au bain-marie pendant 30 min. Refroidissez à 40-50 °C, ajoutez 1 ml de *triméthylpentane R*, bouchez, agitez fortement pendant au moins 30 s. Ajoutez immédiatement 5 ml de *solution saturée de chlorure de sodium R*, recouvrez d'une couche d'*azote R*, bouchez, agitez fortement pendant au moins 15 s. Transférez la couche supérieure dans un autre tube. Agitez encore une fois la couche méthanolique avec 1 ml de *triméthylpentane R*. Lavez les extraits de triméthylpentane combinés avec 2 fois 1 ml d'*eau R* et séchez sur du *sulfate de sodium anhydre R*. Préparez 2 solutions de chaque échantillon.

Solution à examiner (b). Dissolvez 0,300 g de substance à examiner dans une solution de *butylhydroxytoluène R* à 0,05 g/l dans le *triméthylpentane R* et complétez à 10,0 ml avec la même solution. Procédez comme pour la solution à examiner (a).

Solution témoin (a). Dissolvez 60,0 mg d'*ester éthylique d'acide docosahexaénoïque SCR*, 70,0 mg environ d'étalon interne et 90,0 mg d'*ester éthylique d'acide eicosapentaénoïque SCR* dans une solution de *butylhydroxytoluène R* à 0,05 g/l dans le *triméthylpentane R* et complétez à 10,0 ml avec la même solution. Procédez comme pour la solution à examiner (a).

Solution témoin (b). Dans une fiole jaugée de 10 ml, introduisez 0,3 g de *palmitate de méthyle R*, 0,3 g de *stéarate de méthyle R*, 0,3 g d'*arachidate de méthyle R* et 0,3 g de *béhénate de méthyle R*. Dissolvez dans une solution de *butylhydroxytoluène R* à 0,05 g/l dans le *triméthylpentane R* et complétez à 10,0 ml avec la même solution.

La chromatographie peut être réalisée en utilisant :

- une colonne de silice fondue, d'une longueur d'au moins 30 m et d'un diamètre intérieur de 0,25 mm, recouverte de *macrogol 20 000 R* (épaisseur du film 0,25 µm),
- comme gaz vecteur, de l'*hydrogène pour chromatographie R* ou de l'*hélium pour chromatographie R*, avec piège à oxygène,
- un détecteur à ionisation de flamme,
- un injecteur à division (1:200),

en maintenant la température de la colonne à 170 °C pendant 0,5 min, puis en l'augmentant de 10 °C par minute jusqu'à 240 °C et en la maintenant à 240 °C pendant 22 min, en maintenant celle de la chambre à injection à 250 °C et celle du détecteur à 280 °C.

Injectez à 2 reprises 1 µl de chaque solution.

Le dosage n'est valable que si :

- le chromatogramme obtenu avec la solution témoin (a) présente 3 pics correspondant à l'ester méthylique d'EPA, au tricosanoate de méthyle et à l'ester méthylique de DHA,
- le chromatogramme obtenu avec la solution témoin (b) donne une composition en pourcentage de surface qui augmente selon l'ordre suivant : palmitate de méthyle, stéarate de méthyle, arachidate de méthyle et béhénate de méthyle ; la différence entre le pourcentage de surface du palmitate de méthyle et celui du béhénate de méthyle est inférieure à 2 unités de pourcentage de surface,
- les analyses utilisant la méthode des ajouts dosés à la solution à examiner (a) présentent un taux de recouvrement de l'*ester éthylique d'acide eicosapentaénoïque SCR* et de l'*ester éthylique d'acide docosahexaénoïque SCR* ajoutés supérieur à 95 pour cent, après pondération par l'étalon interne.

Calculez les teneurs pour cent en EPA et en DHA, exprimées en triglycérides, à l'aide de l'expression suivante et en tenant compte de la teneur déclarée des substances de référence :

$$A_x \times \frac{A_3}{m_3} \times \frac{m_1}{A_1 - (A_2 \times C)} \times \frac{m_{x,r}}{A_{x,r}} \times \frac{1}{m_2} \times 0,955 \times 100$$

$(A_2 \times C)$ est un facteur de pondération pour un pic coéluant avec l'étalon interne :

$$C = \frac{A_4}{A_5}$$

m_1 = masse d'étalon interne dans la solution à examiner (a), en milligrammes,

m_2 = masse de substance à examiner dans la solution à examiner (a), en milligrammes,

m_3 = masse d'étalon interne dans la solution témoin (a), en milligrammes,

$m_{x,r}$ = masse d'*ester éthylique d'acide eicosapentaénoïque SCR* ou d'*ester éthylique d'acide docosahexaénoïque SCR* dans la solution témoin (a), en milligrammes,

A_x = surface du pic correspondant à l'ester méthylique de l'acide eicosapentaénoïque ou à l'ester méthylique de l'acide docosahexaénoïque dans le chromatogramme obtenu avec la solution à examiner (a),

$A_{x,x}$ = surface du pic correspondant à l'ester méthylique de l'acide eicosapentaénoïque ou à l'ester méthylique de l'acide docosahexaénoïque dans le chromatogramme obtenu avec la solution témoin (a),

A_1 = surface du pic correspondant au tricosanoate de méthyle dans le chromatogramme obtenu avec la solution à examiner (a),

A_2 = surface du pic correspondant à l'ester méthylique de l'acide eicosapentaénoïque dans le chromatogramme obtenu avec la solution à examiner (a),

A_3 = surface du pic correspondant à l'étalon interne dans le chromatogramme obtenu avec la solution témoin (a),

A_4 = surface du pic dans le chromatogramme obtenu avec la solution à examiner (b) dont le temps de rétention correspond à celui du pic de l'étalon interne dans les chromatogrammes obtenus avec la solution à examiner (a) et la solution témoin (a),

A_5 = surface du pic correspondant à l'ester méthylique de l'acide eicosapentaénoïque dans le chromatogramme obtenu avec la solution à examiner (b).

Acides oméga-3 totaux. D'après le dosage EPA et DHA, calculez la teneur pour cent en acides oméga-3 totaux, exprimée en triglycérides, à l'aide de l'expression suivante et en identifiant les pics à l'aide du chromatogramme type (figures 1352.-2 et 1352.-3) :

$$EPA + DHA + \frac{A_{n-3}\,(EPA + DHA)}{A_{EPA} + A_{DHA}}$$

EPA = teneur pour cent en EPA, déterminée sous EPA et DHA,

DHA = teneur pour cent en DHA, déterminée sous EPA et DHA,

$A_{n\text{-}3}$ = somme des surfaces des pics correspondant aux esters méthyliques de C18:3 n-3, C18:4 n-3, C20:4 n-3, C21:5 n-3 et C22:5 n-3 dans le chromatogramme obtenu avec la solution à examiner (b),

A_{EPA} = surface du pic correspondant à l'ester méthylique d'EPA dans le chromatogramme obtenu avec la solution à examiner (b),

A_{DHA} = surface du pic correspondant à l'ester méthylique de DHA dans le chromatogramme obtenu avec la solution à examiner (b).

CONSERVATION

En récipient bien rempli, étanche, à l'abri de la lumière, sous gaz inerte.

ÉTIQUETAGE

L'étiquette indique la teneur en tocophérol éventuellement ajouté.

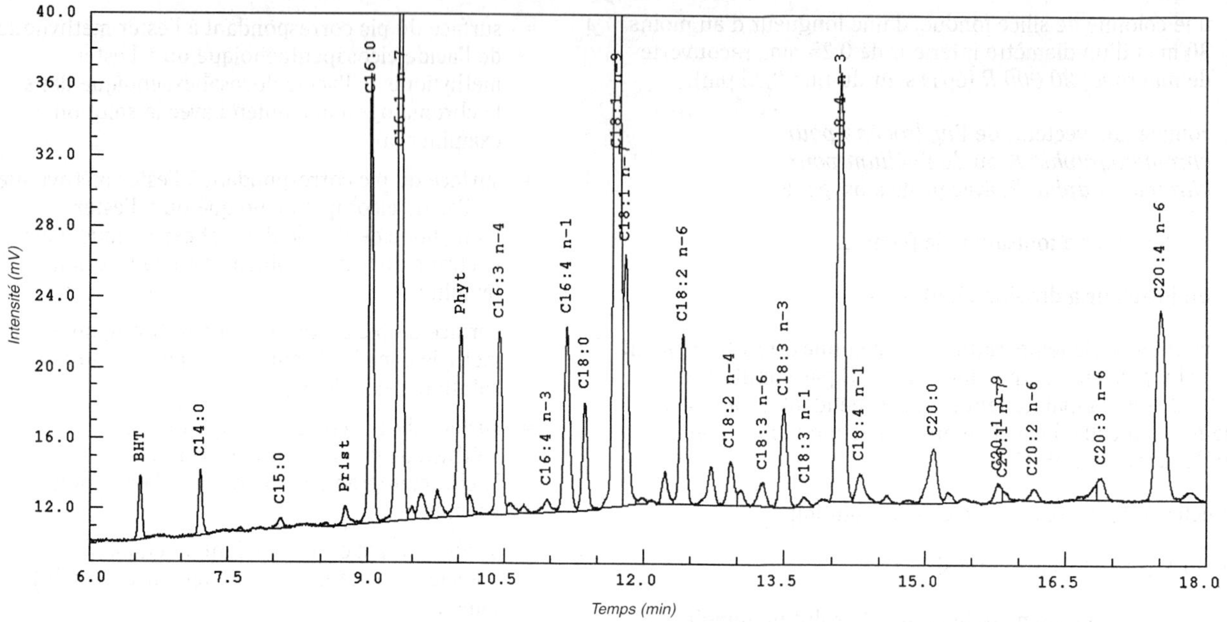

Figure 1352.-2. – *Chromatogramme type pour le dosage des acides oméga-3 totaux*

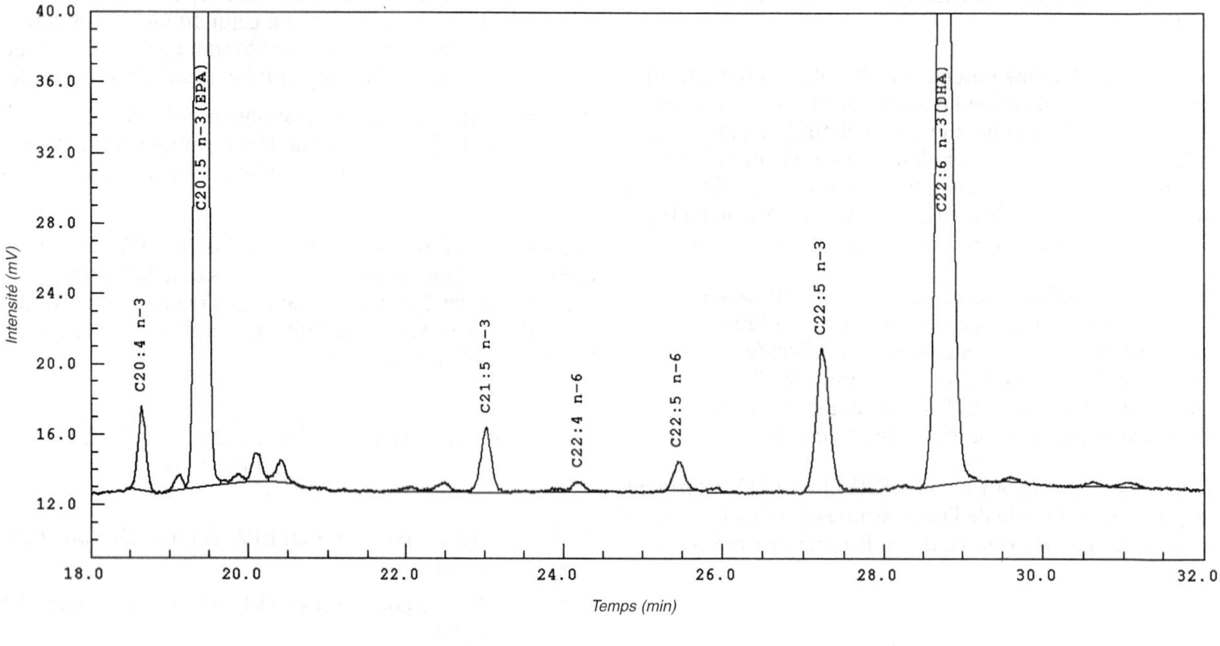

Figure 1352.-3. – *Chromatogramme type pour le dosage des acides oméga-3 totaux*

01/2002:0942

OMÉPRAZOLE

Omeprazolum

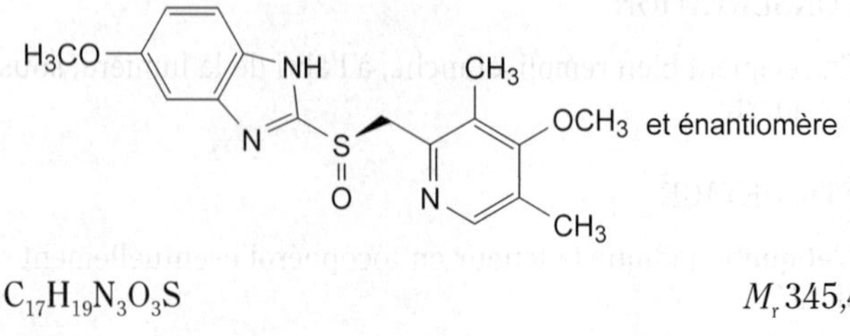

$C_{17}H_{19}N_3O_3S$ M_r 345,4

DÉFINITION

L'oméprazole contient au minimum 99,0 pour cent et au maximum l'équivalent de 101,0 pour cent de (5-méthoxy-2-[(*RS*)-[(4-méthoxy-3,5-diméthylpyridin-2-yl)méthyl]sulfinyl]-1*H*-benzimidazole, calculé par rapport à la substance desséchée.

CARACTÈRES

Poudre blanche ou sensiblement blanche, très peu soluble dans l'eau, soluble dans le chlorure de méthylène, peu soluble dans l'alcool et dans le méthanol. L'oméprazole se dissout dans les solutions diluées d'hydroxydes alcalins.

IDENTIFICATION

Première identification : B.

Seconde identification : A, C.

ESSAI

Solution S. Dissolvez 2,5 g de nicotinamide dans de l'*eau exempte de dioxyde de carbone R* et complétez à 50 ml avec le même solvant.

Aspect de la solution. La solution S est limpide (*2.2.1*) et n'est pas plus fortement colorée que la solution témoin JB_7 (*2.2.2, Procédé II*).

Détermination du pH (*2.2.3*). Le pH de la solution S est de 6,0 à 7,5.

Substances apparentées. Opérez par chromatographie sur couche mince (*2.2.27*) en utilisant une *plaque au gel de silice* GF_{254} *pour CCM R*.

Solution à examiner. Dissolvez 0,4 g de nicotinamide dans un mélange à volumes égaux d'*alcool R* et d'*eau R*, puis complétez à 5,0 ml avec le même mélange de solvants.

Solution témoin. Prélevez 0,5 ml de solution à examiner et complétez à 200 ml avec un mélange à volumes égaux d'*alcool R* et d'*eau R*.

Déposez sur la plaque 5 µl de chaque solution. Développez sur un parcours de 10 cm avec un mélange de 4 volumes d'*eau R*, de 45 volumes d'*éthanol R* et de 48 volumes de *chloroforme R*. Laissez évaporer les solvants. Examinez en lumière ultraviolette à 254 nm. S'il apparaît d'autres taches que la tache principale dans le chromatogramme obtenu avec la solution à examiner, aucune d'entre elles n'est plus intense que la tache du chromatogramme obtenu avec la solution témoin (0,25 pour cent).

Métaux lourds (*2.4.8*). Prélevez 12 ml de la solution S et complétez à 18 ml avec de l'*eau R*. 12 ml de la solution satisfont à l'essai limite A des métaux lourds (30 ppm). Préparez le témoin avec la *solution à 1 ppm de plomb (Pb) R*.

Perte à la dessiccation (*2.2.32*). Déterminée au dessiccateur sous vide pendant 18 h sur 1,00 g de nicotinamide, la perte à la dessiccation n'est pas supérieure à 0,5 pour cent.

Cendres sulfuriques (*2.4.14*). Déterminé sur 1,0 g de nicotinamide, le taux des cendres sulfuriques n'est pas supérieur à 0,1 pour cent.

DOSAGE

Dissolvez 0,250 g de nicotinamide dans 20 ml d'*acide acétique anhydre R*, en chauffant modérément si nécessaire, et ajoutez 5 ml d'*anhydride acétique R*. Titrez par l'*acide perchlorique 0,1 M* en présence de *solution de violet cristallisé R* jusqu'à virage au bleu verdâtre.

1 ml d'*acide perchlorique 0,1 M* correspond à 12,21 mg de $C_6H_6N_2O$.

01/2002:1452

NICOTINE

Nicotinum

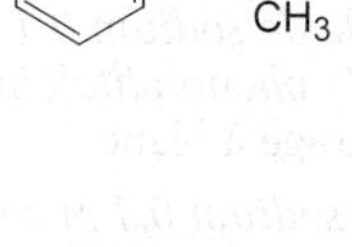

$C_{10}H_{14}N_2$ M_r 162,2

DÉFINITION

La nicotine contient au minimum 99,0 pour cent et au maximum l'équivalent de 101,0 pour cent de 3-[(2*S*)-1-méthylpyrrolidin-2-yl]pyridine, calculé par rapport à la substance anhydre.

CARACTÈRES

Liquide visqueux, incolore à brunâtre, volatil, hygroscopique, soluble dans l'eau, miscible à l'éthanol.

IDENTIFICATION

A. La nicotine satisfait à l'essai du pouvoir rotatoire spécifique (voir Essai).

B. Examinez la nicotine par spectrophotométrie d'absorption dans l'infrarouge (*2.2.24*), en comparant avec le *spectre de référence de la nicotine de la Ph. Eur.*

ESSAI

Aspect de la solution. Dissolvez 1,0 g de nicotine dans de l'*eau R* et complétez à 10 ml avec le même solvant. La solution est limpide (*2.2.1*) et n'est pas plus fortement colorée que la solution témoin J_5, JB_5 ou R_5 (*2.2.2, Procédé II*).

Pouvoir rotatoire spécifique (*2.2.7*). Dissolvez 1,00 g de nicotine dans de l'*éthanol R* et complétez à 50,0 ml avec le même solvant. Le pouvoir rotatoire spécifique est de – 140 à – 152.

Substances apparentées. Opérez par chromatographie liquide (*2.2.29*).

Solution à examiner. Dissolvez 20,0 mg de nicotine dans la phase mobile et complétez à 25,0 ml avec la phase mobile.

Solution témoin (a). Dissolvez 4 mg de *ditartrate de nicotine SCR* et 2 mg de *myosmine R* dans la phase mobile et complétez à 50,0 ml avec la phase mobile.

Solution témoin (b). Prélevez 0,4 ml de solution à examiner et complétez à 100,0 ml avec la phase mobile.

La chromatographie peut être réalisée en utilisant :

– une colonne d'acier inoxydable, d'une longueur de 0,10 m et d'un diamètre intérieur de 8 mm, remplie de *gel de silice octadécylsilylé pour chromatographie R* (4 µm),
– comme phase mobile, à un débit de 1,5 ml/min, une solution préparée comme suit : dissolvez 2,31 g de *dodécylsulfate de sodium R* dans un mélange de 250 ml d'*acétonitrile R* et de 750 ml d'une solution de *phosphate monopotassique R* à 13,6 g/l, ajustée à pH 4,5 avec de l'*hydroxyde de sodium R* ou de l'*acide phosphorique R*,
– comme détecteur, un spectrophotomètre réglé à 254 nm.

Injectez 25 µl de solution témoin (a). Lorsque les chromatogrammes sont enregistrés dans les conditions décrites, les temps de rétention sont de 13 min environ pour la nicotine et de 11 min environ pour l'impureté B. L'essai n'est valable que si la résolution entre le pic dû à l'impureté D, dont l'élution est la plus proche de celle du pic dû à la nicotine, et le pic correspondant à la nicotine n'est pas inférieure à 1,5. Si nécessaire, ajustez la concentration en acétonitrile de la phase mobile.

Ajustez la sensibilité du système de façon que la hauteur du pic principal du chromatogramme obtenu avec 25 µl de solution témoin (b) représente au moins 50 pour cent de l'échelle totale de l'enregistreur.

Injectez séparément 25 µl de solution à examiner et 25 µl de solution témoin (b). Continuez la chromatographie pendant 2 fois le temps de rétention du pic principal. S'il apparaît, dans le chromatogramme obtenu avec la solution à examiner, d'autres pics que le pic principal, la surface d'aucun d'entre eux n'est supérieure à celle du pic principal du chromatogramme obtenu avec la solution témoin (b) (0,4 pour cent) et la somme de leur surface n'est pas supérieure à 2 fois la surface du pic principal du chromatogramme obtenu avec la solution témoin (b) (0,8 pour cent). Ne tenez pas compte des pics dont la surface est inférieure à 0,1 fois la surface du pic principal du chromatogramme obtenu avec la solution témoin (b).

Teneur en eau. (*2.5.12*) Déterminée par semi-microdosage sur 1,00 g de nicotine, la teneur en eau n'est pas supérieure à 0,5 pour cent.

DOSAGE

Dissolvez 60,0 mg de nicotine dans 30 ml d'*acide acétique anhydre R*. Titrez par l'*acide perchlorique 0,1 M*. Déterminez le point de fin de titrage par potentiométrie (*2.2.20*).

1 ml d'*acide perchlorique 0,1 M* correspond à 8,11 mg de $C_{10}H_{14}N_2$.

CONSERVATION

Sous azote, en récipient étanche, à l'abri de la lumière.

IMPURETÉS

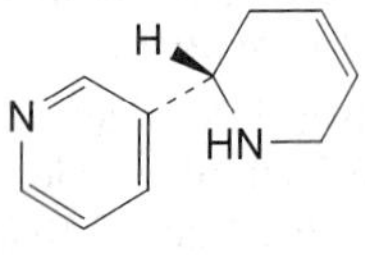

A. (2*S*)-1,2,3,6-tétrahydro-2,3'-bipyridyle (anatabine),

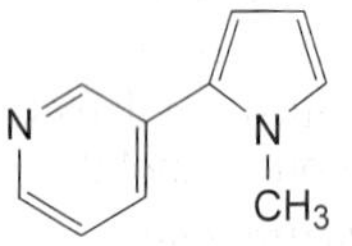

B. 3-(1-méthyl-1*H*-pyrrol-2-yl)pyridine (β-nicotyrine),

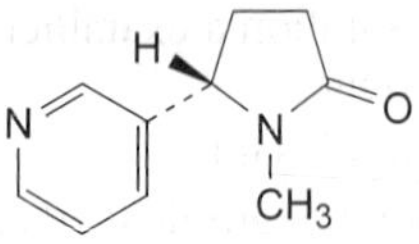

C. (5*S*)-1-méthyl-5-(pyridin-3-yl)pyrrolidin-2-one (cotinine),

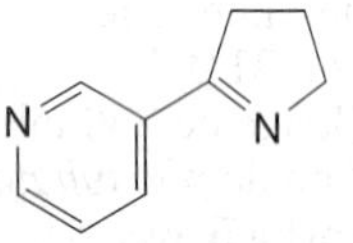

D. 3-(4,5-dihydro-3*H*-pyrrol-2-yl)pyridine (myosmine),

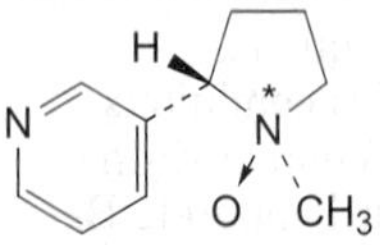

et l'épimère en N*

E. 1-oxyde de (1*RS*,2*S*)-1-méthyl-2-(pyridin-3-yl)pyrrolidine (*N*-oxyde de nicotine).

01/2002:0459

NICOTINIQUE (ACIDE)

Acidum nicotinicum

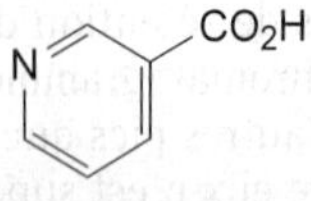

$C_6H_5NO_2$ M_r 123,1

DÉFINITION

L'acide nicotinique contient au minimum 99,5 pour cent et au maximum l'équivalent de 100,5 pour cent d'acide pyridine-3-carboxylique, calculé par rapport à la substance desséchée.

CARACTÈRES

Poudre cristalline blanche, soluble dans l'eau bouillante et dans l'alcool bouillant, assez soluble dans l'eau, pratiquement insoluble dans l'éther. L'acide nicotinique se dissout dans les solutions diluées d'hydroxydes et de carbonates alcalins.

IDENTIFICATION

Première identification : A, B.

Seconde identification : A, C.

A. Le point de fusion (*2.2.14*) de l'acide nicotinique est de 234 °C à 240 °C.

B. Examinez l'acide nicotinique par spectrophotométrie d'absorption dans l'infrarouge (*2.2.24*), en comparant avec le spectre obtenu avec l'*acide nicotinique SCR*.

C. Dissolvez 10 mg environ d'acide nicotinique dans 10 ml d'*eau R*. A 2 ml de cette solution, ajoutez 2 ml de *solution de bromure de cyanogène R* et 3 ml d'une solution d'*aniline R* à 25 g/l, puis agitez. Il se développe une coloration jaune.

ESSAI

Substances apparentées. Opérez par chromatographie sur couche mince (*2.2.27*) en utilisant une plaque recouverte de *gel de silice* GF_{254} *R*.

Solution à examiner. Dissolvez 0,5 g d'acide nicotinique dans de l'*eau R*, en chauffant légèrement si nécessaire, et complétez à 25 ml avec le même solvant.

Solution témoin. Prélevez 0,5 ml de solution à examiner et complétez à 100 ml avec de l'*eau R*.

Déposez séparément sur la plaque 5 µl de chaque solution. Développez sur un parcours de 15 cm avec un mélange de 5 volumes d'*eau R*, de10 volumes d'*acide formique anhydre R* et de 85 volumes de *propanol R*. Faites sécher la plaque à 100-105 °C pendant 10 min. Examinez en lumière ultraviolette à 254 nm. S'il apparaît d'autres taches que la tache principale dans le chromatogramme obtenu avec la solution à examiner, aucune d'entre elles n'est plus intense que la tache du chromatogramme obtenu avec la solution témoin (0,5 pour cent).

Chlorures (*2.4.4*). Dissolvez, en chauffant au bain-marie, 0,25 g d'acide nicotinique dans de l'*eau R* et complétez à 15 ml avec le même solvant. La solution satisfait à l'essai limite des chlorures (200 ppm).

Métaux lourds (*2.4.8*). 1,0 g d'acide nicotinique satisfait à l'essai limite C des métaux lourds (20 ppm). Préparez le témoin avec 2 ml de *solution à 10 ppm de plomb (Pb) R*.

Perte à la dessiccation (*2.2.32*). Déterminée à l'étuve à 100-105 °C pendant 1 h sur 1,000 g d'acide nicotinique, la perte à la dessiccation n'est pas supérieure à 1,0 pour cent.

Cendres sulfuriques (*2.4.14*). Déterminé sur 1,0 g d'acide nicotinique, le taux des cendres sulfuriques n'est pas supérieur à 0,1 pour cent.

DOSAGE

Dissolvez 0,250 g d'acide nicotinique dans 50 ml d'*eau R*. Titrez par l'*hydroxyde de sodium 0,1 M* en présence de 0,25 ml de *solution de phénolphtaléine R* jusqu'à coloration rose. Effectuez un titrage à blanc.

1 ml d'*hydroxyde de sodium 0,1 M* correspond à 12,31 mg de $C_6H_5NO_2$.

CONSERVATION

A l'abri de la lumière.

A. Dissolvez 2,0 mg d'oméprazole dans de l'*hydroxyde de sodium 0,1 M* et complétez à 100,0 ml avec la même solution alcaline. Examinée de 230 nm à 350 nm (*2.2.25*), la solution présente 2 maximums d'absorption, respectivement à 276 nm et à 305 nm. Le rapport entre l'absorbance mesurée au maximum à 305 nm et l'absorbance mesurée au maximum à 276 nm est de 1,6 à 1,8.

B. Examinez l'oméprazole par spectrophotométrie d'absorption dans l'infrarouge (*2.2.24*), en comparant avec le spectre obtenu avec l'*oméprazole SCR*.

C. Examinez les chromatogrammes obtenus dans l'essai de l'impureté C d'oméprazole. La tache principale du chromatogramme obtenu avec la solution à examiner (b) est semblable quant à sa position et ses dimensions à la tache principale du chromatogramme obtenu avec la solution témoin (a). Placez la plaque dans une cuve saturée de vapeurs d'*acide acétique R*. Les taches virent rapidement au brun.

ESSAI

Solution S. Dissolvez 0,50 g d'oméprazole dans du *chlorure de méthylène R* et complétez à 25 ml avec le même solvant.

Aspect de la solution. La solution S est limpide (*2.2.1*).

Absorbance (*2.2.25*). L'absorbance de la solution S, mesurée à 440 nm, n'est pas supérieure à 0,10 (cette limite correspond à 0,035 pour cent d'impureté F ou d'impureté G d'oméprazole).

Impureté C d'oméprazole. Opérez par chromatographie sur couche mince (*2.2.27*) en utilisant une *plaque au gel de silice F_{254} pour CCM R*.

Solution à examiner (a). Dissolvez 0,10 g d'oméprazole dans 2,0 ml d'un mélange à volumes égaux de *chlorure de méthylène R* et de *méthanol R*.

Solution à examiner (b). Prélevez 1,0 ml de solution à examiner (a) et complétez à 10 ml avec du *méthanol R*.

Solution témoin (a). Dissolvez 10 mg d'*oméprazole SCR* dans 2,0 ml de *méthanol R*.

Solution témoin (b). Prélevez 1 ml de solution à examiner (a) et complétez à 10 ml avec un mélange à volumes égaux de *chlorure de méthylène R* et de *méthanol R*. Prélevez 1 ml de solution et complétez à 100 ml avec un mélange à volumes égaux de *chlorure de méthylène R* et de *méthanol R*.

Déposez sur la plaque 10 µl de chaque solution. Développez sur un parcours de 15 cm avec un mélange de 20 volumes de *2-propanol R*, de 40 volumes de *chlorure de méthylène R* préalablement agité avec de l'*ammoniaque concentrée R* (mélangez 100 ml de *chlorure de méthylène R* avec 30 ml d'*ammoniaque concentrée R* dans une ampoule à décanter ; laissez les phases se séparer et utilisez la phase inférieure) et de 40 volumes de *chlorure de méthylène R*. Laissez sécher la plaque à l'air. Examinez en lumière ultraviolette à 254 nm. S'il apparaît, dans le chromatogramme obtenu avec la solution à examiner (a), des taches d'un R_f supérieur à celui de la tache due à l'oméprazole, aucune d'entre elles n'est plus intense que la tache du chromatogramme obtenu avec la solution témoin (b) (0,1 pour cent).

Substances apparentées. Opérez par chromatographie liquide (*2.2.29*).

Solution à examiner. Dissolvez 3,0 mg d'oméprazole dans la phase mobile et complétez à 25,0 ml avec la phase mobile.

Solution témoin (a). Dissolvez 1,0 mg d'*oméprazole SCR* et 1,0 mg d'*impureté D d'oméprazole SCR* dans la phase mobile et complétez à 10,0 ml avec la phase mobile.

Solution témoin (b). Prélevez 1,0 ml de solution à examiner et complétez à 100,0 ml avec la phase mobile. Prélevez 1,0 ml de solution et complétez à 10,0 ml avec la phase mobile.

La chromatographie peut être réalisée en utilisant :

- une colonne d'acier inoxydable, d'une longueur de 0,15 m et d'un diamètre intérieur de 4 mm, remplie de *gel de silice octylsilylé pour chromatographie R* (5 µm),
- comme phase mobile, à un débit de 1 ml/min, un mélange de 27 volumes d'*acétonitrile R* et de 73 volumes d'une solution de *phosphate disodique R* à 1,4 g/l, préalablement ajustée à pH 7,6 à l'aide d'*acide phosphorique R*,
- comme détecteur, un spectrophotomètre réglé à 280 nm.

Lorsque les chromatogrammes sont enregistrés dans les conditions prescrites, le temps de rétention de l'oméprazole est de 9 min environ et le temps de rétention relatif de l'impureté D d'oméprazole est de 0,8 environ. Injectez séparément 40 µl de chaque solution et continuez la chromatographie pendant 3 fois le temps de rétention de l'oméprazole. Ajustez la sensibilité du système de façon que la hauteur du pic principal du chromatogramme obtenu avec la solution témoin (b) représente au moins 15 pour cent de l'échelle totale de l'enregistreur. L'essai n'est valable que si, dans le chromatogramme obtenu avec la solution témoin (a), la résolution entre les pics correspondant respectivement à l'impureté D d'oméprazole et à l'oméprazole est supérieure à 3. Si nécessaire, ajustez le pH de la phase mobile ou la proportion d'*acétonitrile R*. Une élévation du pH augmente la résolution. S'il apparaît, dans le chromatogramme obtenu avec la solution à examiner, d'autres pics que le pic principal, la surface d'aucun d'entre eux n'est supérieure à celle du pic du chromatogramme obtenu avec la solution témoin (b) (0,1 pour cent).

Solvants résiduels. Opérez par chromatographie en phase gazeuse à espace de tête (*2.2.28*) en utilisant la méthode des ajouts dosés.

La chromatographie peut être réalisée en utilisant :

- une colonne de silice fondue, d'une longueur de 30 m et d'un diamètre intérieur de 0,32 mm, dont la paroi intérieure est recouverte d'une couche de *poly[(cyanopropyl)(méthyl)][(phényl)(méthyl)]siloxane R* réticulé d'une épaisseur de 1,8 µm,
- comme gaz vecteur, de l'*azote pour chromatographie R*,
- un détecteur à ionisation de flamme,
- un injecteur à espace de tête approprié.

Dans un flacon de 10 ml, introduisez 0,50 g d'oméprazole et ajoutez 4,0 ml de *diméthylacétamide R*. Scellez le flacon et équilibrez-le à 80 °C pendant 1 h.

L'oméprazole ne contient pas plus de 50 ppm de chloroforme, de 100 ppm de chlorure de méthylène et de 100 ppm de trichloréthylène.

Perte à la dessiccation (*2.2.32*). Déterminée sous vide poussé, à 60 °C pendant 4 h sur 1,000 g d'oméprazole, la perte à la dessiccation n'est pas supérieure à 0,2 pour cent.

Cendres sulfuriques (*2.4.14*). Déterminé sur 1,0 g d'oméprazole, le taux des cendres sulfuriques n'est pas supérieur à 0,1 pour cent.

DOSAGE

Dissolvez 1,100 g d'oméprazole dans un mélange de 10 ml d'*eau R* et de 40 ml d'*alcool R*. Titrez par l'*hydroxyde de sodium 0,5 M*. Déterminez le point de fin de titrage par potentiométrie (*2.2.20*).

1 ml d'*hydroxyde de sodium 0,5 M* correspond à 0,1727 g de $C_{17}H_{19}N_3O_3S$.

Monographies L - P

CONSERVATION

En récipient étanche, à l'abri de la lumière, à une température de 2 °C à 8 °C.

IMPURETÉS

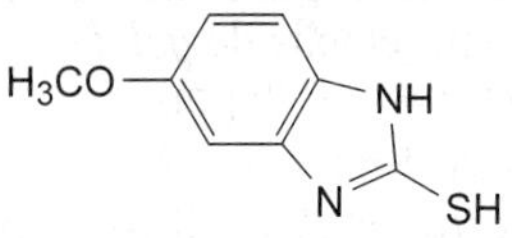

A. 5-méthoxy-1*H*-benzimidazole-2-thiol,

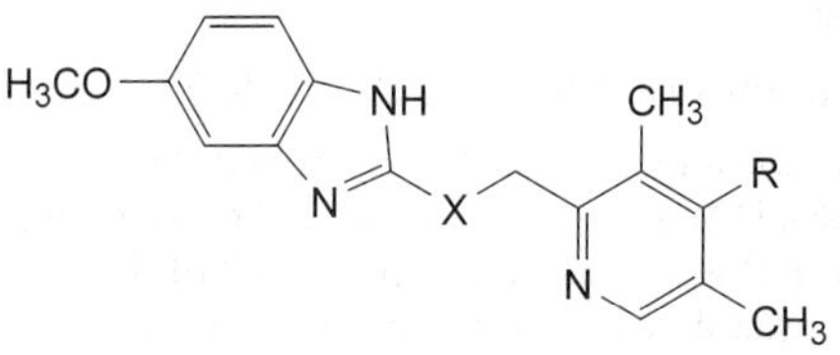

B. R = H, X = SO : 2-[(*RS*)-[(3,5-diméthylpyridin-2-yl)méthyl]sulfinyl]-5-méthoxy-1*H*-benzimidazole,

C. R = OCH_3, X = S : 5-méthoxy-2-[[(4-méthoxy-3,5-diméthylpyridin-2-yl)méthyl]sulfanyl]-1*H*-benzimidazole (ufiprazole),

D. R = OCH_3, X = SO_2 : 5-méthoxy-2-[[(4-méthoxy-3,5-diméthylpyridin-2-yl)méthyl]sulfonyl]-1*H*-benzimidazole (oméprazole-sulfone),

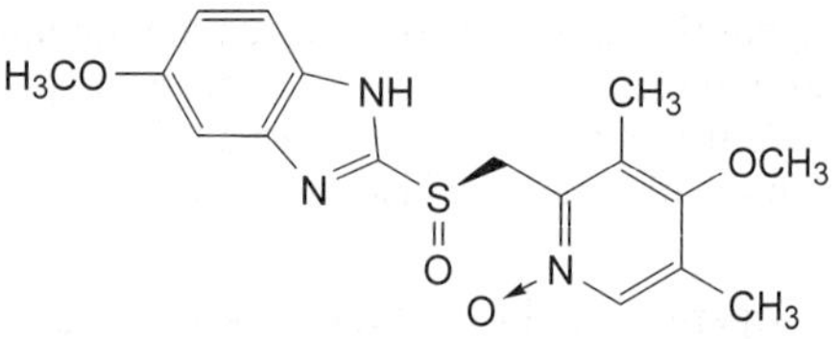
et énantiomère

E. 1-oxyde de 4-méthoxy-2-[[(*RS*)-(5-méthoxy-1*H*-benzimidazol-2-yl)sulfinyl]méthyl]-3,5-diméthylpyridine,

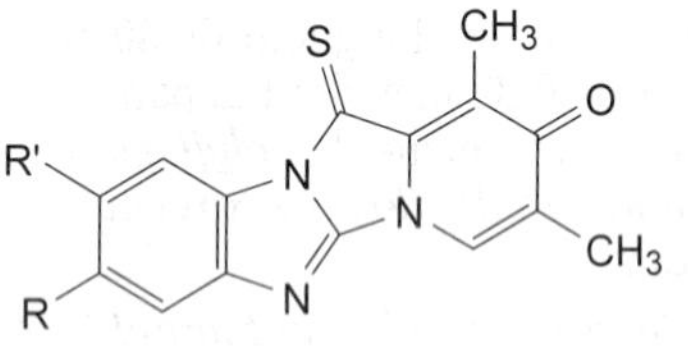

F. R = OCH_3, R′ = H : 1,3-diméthyl-8-méthoxy-12-thioxopyrido[1′,2′:3,4]imidazo[1,2-*a*]benzimidazol-2(12*H*)-one,

G. R = H, R′ = OCH_3 : 1,3-diméthyl-9-méthoxy-12-thioxopyrido[1′,2′:3,4]imidazo[1,2-*a*]benzimidazol-2(12*H*)-one.

01/2002:1032

OMÉPRAZOLE SODIQUE

Omeprazolum natricum

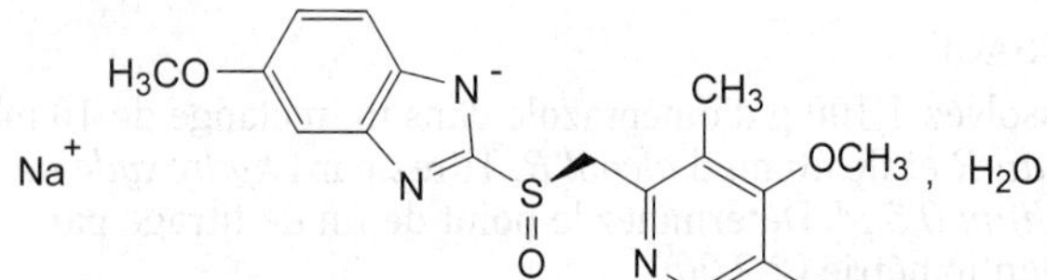
et énantiomère

$C_{17}H_{18}N_3NaO_3S,H_2O$ M_r 385,4

DÉFINITION

L'oméprazole sodique contient au minimum 98,0 pour cent et au maximum l'équivalent de 101,0 pour cent de 5-méthoxy-2-[(*RS*)-[(4-méthoxy-3,5-diméthylpyridin-2-yl)méthyl]sulfinyl]-1*H*-benzimidazole sodique, calculé par rapport à la substance anhydre.

CARACTÈRES

Poudre blanche ou sensiblement blanche, hygroscopique, facilement soluble dans l'eau et dans l'alcool, soluble dans le propylèneglycol, très peu soluble dans le chlorure de méthylène.

IDENTIFICATION

A. Dissolvez 2,0 mg d'oméprazole sodique dans de l'*hydroxyde de sodium 0,1 M* et complétez à 100,0 ml avec la même solution alcaline. Examinée entre 230 nm et 350 nm (*2.2.25*), la solution présente 2 maximums d'absorption, respectivement à 276 nm et 305 nm. Le rapport entre l'absorbance mesurée à 305 nm et celle mesurée à 276 nm est de 1,6 à 1,8.

B. Examinez les chromatogrammes obtenus dans l'essai de l'impureté C d'oméprazole. La tache principale du chromatogramme obtenu avec la solution à examiner (b) est semblable quant à sa position et ses dimensions à la tache principale du chromatogramme obtenu avec la solution témoin (a). Placez la plaque dans une cuve saturée de vapeurs d'*acide acétique R*. Les taches virent rapidement au brun.

C. Calcinez 1 g d'oméprazole sodique et refroidissez. Reprenez le résidu avec 1 ml d'*eau R* et neutralisez la solution avec de l'*acide chlorhydrique R*. Filtrez et complétez le filtrat à 4 ml avec de l'*eau R*. 0,1 ml de solution donne la réaction (b) du sodium (*2.3.1*).

ESSAI

Solution S. Dissolvez 0,50 g d'oméprazole sodique dans de l'*eau exempte de dioxyde de carbone R* et complétez à 25 ml avec le même solvant.

Aspect de la solution. La solution S est limpide (*2.2.1*) et n'est pas plus fortement colorée que la solution témoin B_6 (*2.2.2, Procédé II*).

Détermination du pH (*2.2.3*). Le pH de la solution S est de 10,3 à 11,3.

Impureté C d'oméprazole. Opérez par chromatographie sur couche mince (*2.2.27*) en utilisant une plaque recouverte de *gel de silice HF_{254} R*.

Solution à examiner (a). Dissolvez 0,10 g d'oméprazole sodique dans 2,0 ml de *méthanol R*.

Solution à examiner (b). Prélevez 1,0 ml de solution à examiner (a) et complétez à 10 ml avec du *méthanol R*.

Solution témoin (a). Dissolvez 9 mg d'*oméprazole SCR* dans 2,0 ml de *méthanol R*.

Solution témoin (b). Prélevez 1,0 ml de solution à examiner (b) et complétez à 100 ml avec du *méthanol R*.

Déposez séparément sur la plaque 10 µl de chaque solution. Développez sur un parcours de 15 cm avec un mélange de 20 volumes de *2-propanol R*, de 40 volumes de *chlorure de méthylène R* préalablement agité avec de l'*ammoniaque concentrée R* (mélangez 100 ml de *chlorure de méthylène R* avec 30 ml d'*ammoniaque concentrée R* dans une ampoule à décanter ; laissez les phases se séparer et utilisez la phase inférieure) et de 40 volumes de *chlorure de méthylène R*. Laissez sécher la plaque à l'air. Examinez en lumière ultraviolette à 254 nm. S'il apparaît, dans le chromatogramme obtenu avec la solution à examiner (a), des taches d'un R_f supérieur à celui de la tache due à l'oméprazole, aucune d'entre elles n'est plus intense que la tache du chromatogramme obtenu avec la solution témoin (b) (0,1 pour cent).

Substances apparentées. Opérez par chromatographie liquide (*2.2.29*)

Solution à examiner. Dissolvez 3,0 mg d'oméprazole sodique dans la phase mobile et complétez à 25,0 ml avec la phase mobile.

Solution témoin (a). Dissolvez 1,0 mg d'*oméprazole SCR* et 1,0 mg d'*impureté D d'oméprazole SCR* dans la phase mobile et complétez à 10,0 ml avec la phase mobile.

Solution témoin (b). Prélevez 1,0 ml de solution à examiner et complétez à 100,0 ml avec la phase mobile. Prélevez 1,0 ml de solution et complétez à 10,0 ml avec la phase mobile.

La chromatographie peut être réalisée en utilisant :

- une colonne d'acier inoxydable, d'une longueur de 0,15 m et d'un diamètre intérieur de 4 mm, remplie de *gel de silice octylsilylé pour chromatographie R* (5 µm),
- comme phase mobile, à un débit de 1 ml/min, un mélange de 27 volumes d'*acétonitrile R* et de 73 volumes d'une solution de *phosphate disodique R* à 1,4 g/l, préalablement ajustée à pH 7,6 avec de l'*acide phosphorique R,*
- comme détecteur, un spectrophotomètre réglé à 280 nm.

Lorsque les chromatogrammes sont enregistrés dans les conditions prescrites, le temps de rétention de l'oméprazole est de 9 min environ et le temps de rétention relatif de l'impureté D d'oméprazole est de 0,8 environ. Injectez séparément 40 µl de chaque solution et continuez la chromatographie pendant 3 fois le temps de rétention de l'oméprazole. Ajustez la sensibilité du système de façon que la hauteur du pic principal du chromatogramme obtenu avec la solution témoin (b) représente au moins 15 pour cent de l'échelle totale de l'enregistreur. L'essai n'est valable que si, dans le chromatogramme obtenu avec la solution témoin (a), la résolution entre les pics correspondant respectivement à l'impureté D d'oméprazole et à l'oméprazole est supérieure à 3. Si nécessaire, ajustez le pH de la phase mobile ou la proportion d'*acétonitrile R.* Une élévation du pH augmente la résolution. S'il apparaît d'autres pics que le pic principal dans le chromatogramme obtenu avec la solution à examiner, la surface d'aucun d'entre eux n'est supérieure à celle du pic du chromatogramme obtenu avec la solution témoin (b) (0,1 pour cent).

Métaux lourds (*2.4.8*). 1,0 g d'oméprazole sodique satisfait à l'essai limite C des métaux lourds (20 ppm). Préparez le témoin avec 2 ml de *solution à 10 ppm de plomb (Pb) R.*

Teneur en eau (*2.5.12*). Déterminée par semi-microdosage sur 0,300 g d'oméprazole sodique, la teneur en eau est de 4,5 pour cent à 10,0 pour cent.

DOSAGE

Dissolvez 0,300 g d'oméprazole sodique dans 50 ml de l'*eau R.* Titrez par l'*acide chlorhydrique 0,1 M.* Déterminez le point de fin de titrage par potentiométrie (*2.2.20*).

1 ml d'*acide chlorhydrique 0,1 M* correspond à 36,74 mg de $C_{17}H_{18}N_3NaO_3S$.

CONSERVATION

En récipient étanche, à l'abri de la lumière.

IMPURETÉS

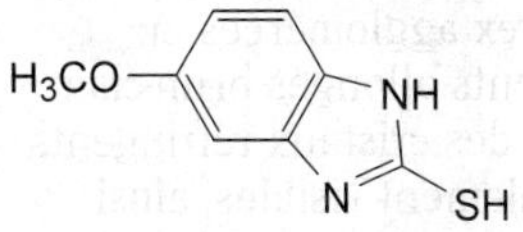

A. 5-méthoxy-1*H*-benzimidazole-2-thiol,

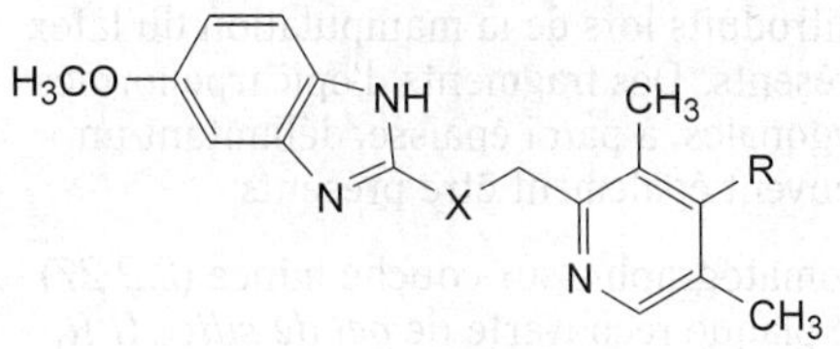

B. R = H, X = SO : 2-[(*RS*)-[(3,5-diméthylpyridin-2-yl)méthyl]sulfinyl]-5-méthoxy-1*H*-benzimidazole,

C. R = OCH_3, X = S : 5-méthoxy-2-[[(4-méthoxy-3,5-diméthylpyridin-2-yl)méthyl]thio]-1*H*-benzimidazole (ufiprazole),

D. R = OCH_3, X = SO_2 : 5-méthoxy-2-[[(4-méthoxy-3,5-diméthylpyridin-2-yl)méthyl]sulfonyl]-1*H*-benzimidazole (oméprazole-sulfone),

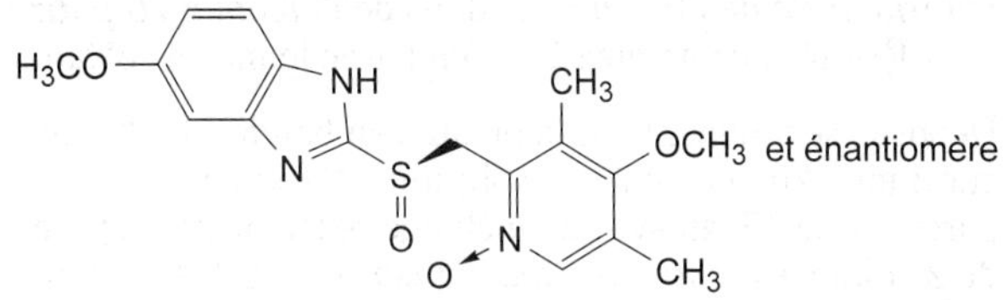

E. 1-oxyde de 4-méthoxy-2-[[(*RS*)-(5-méthoxy-1*H*-benzimidazol-2-yl)sulfinyl]méthyl]-3,5-diméthylpyridine,

01/2002:0777

OPIUM BRUT

Opium crudum

DÉFINITION

L'opium brut n'est destiné qu'à servir de matière première dans la fabrication de préparations galéniques. Il n'est pas délivré tel quel.

L'opium brut est le latex séché à l'air, obtenu par incision des capsules encore vertes de *Papaver somniferum* L. Il contient au minimum 10,0 pour cent de morphine ($C_{17}H_{19}NO_3$; M_r 285,3) et au minimum 2,0 pour cent de codéine ($C_{18}H_{21}NO_3$; M_r 299,4), les 2 teneurs étant calculées par rapport à la drogue desséchée à 100-105 °C.

CARACTÈRES

L'opium brut a une odeur caractéristique et une couleur brun-noir. Il présente les caractères microscopiques décrits dans identification A. Il est constitué par des masses de taille variable, plus ou moins molles, brillantes, devenant dures et cassantes par séchage.

IDENTIFICATION

Enlevez l'enrobage éventuel, divisez l'opium brut en tranches minces, si nécessaire desséchez à une température voisine de 60 °C pendant 48 h et pulvérisez (500).

A. Examinée au microscope, une suspension d'opium brut dans une solution d'*hydroxyde de potassium R* à 20 g/l présente des granulations de latex agglomérées en masses irrégulières et des filaments allongés brun-clair. Quelques débris de vaisseaux et des cristaux réfringents plus ou moins allongés sont également visibles, ainsi que, en quantité moins importante, des grains de pollen arrondis et des débris de fibres allongés. Des poils de taille variable, à pointe effilée et des grains d'amidon en petit nombre, introduits lors de la manipulation du latex peuvent être présents. Des fragments d'épicarpe formés de cellules polygonales, à paroi épaisse, délimitant un lumen étoilé peuvent également être présents.

B. Opérez par chromatographie sur couche mince (*2.2.27*) en utilisant une plaque recouverte de *gel de silice G R*.

Solution à examiner. Triturez 0,10 g de d'opium brut pulvérisé avec 5 ml d'*alcool à 70 pour cent V/V R*, ajoutez 3 ml d'*alcool à 70 pour cent V/V R* et transvasez dans une fiole conique de 25 ml. Chauffez dans un bain-marie à 50-60 °C en agitant pendant 30 min. Refroidissez, filtrez, lavez le filtre avec de l'*alcool à 70 pour cent V/V R* et complétez le filtrat à 10 ml avec le même solvant.

Solution témoin. Dissolvez 2,0 mg de *chlorhydrate de papavérine R*, 12,0 mg de *phosphate de codéine R*, 12,0 mg de *chlorhydrate de noscapine R* et 25,0 mg de *chlorhydrate de morphine R* dans de l'*alcool à 70 pour cent V/V R* et complétez à 25,0 ml avec le même solvant.

Déposez séparément sur la plaque, en bandes de 20 mm sur 3 mm, 20 µl de chaque solution. Développez sur un parcours de 15 cm avec un mélange récemment préparé de 2 volumes d'*ammoniaque concentrée R*, de 6 volumes d'*alcool R*, de 40 volumes d'*acétone R* et de 40 volumes de *toluène R*. Séchez la plaque à 100-105 °C pendant 15 min. Laissez refroidir et pulvérisez de la *solution d'iodobismuthate de potassium R2*, puis une solution d'*acide sulfurique R* à 4 g/l. Le chromatogramme obtenu avec la solution témoin présente dans sa partie inférieure une bande rouge orangé ou rouge (morphine) surmontée d'une bande de coloration similaire (codéine) et, dans sa partie supérieure, une bande rouge orangé ou rouge (papavérine) surmontée d'une bande de coloration similaire (noscapine). Le chromatogramme obtenu avec la solution à examiner présente des bandes rouge orangé ou rouges au même niveau que celles du chromatogramme obtenu avec la solution témoin. Le chromatogramme obtenu avec la solution à examiner peut également présenter une bande rouge foncé (thébaïne) située entre la bande due à la codéine et celle due à la papavérine.

C. A 1,0 g d'opium brut pulvérisé, ajoutez 5 ml d'*eau R* et agitez pendant 5 min, puis filtrez. Au filtrat, ajoutez 0,25 ml de *solution de chlorure ferrique R2*. Il se développe une coloration rouge qui ne disparaît pas par addition de 0,5 ml d'*acide chlorhydrique dilué R*.

ESSAI

Thébaïne. Opérez par chromatographie liquide (*2.2.29*).

Solution à examiner. Préparez la solution à examiner selon les indications données sous Dosage.

Solution témoin. Dissolvez 25,0 mg de *thébaïne R* dans la phase mobile et complétez à 25,0 ml avec la phase mobile. Prélevez 10,0 ml de cette solution et complétez à 100,0 ml avec la phase mobile.

Opérez selon les indications données sous Dosage. L'essai n'est valable que si :

– le coefficient de distribution massique pour la thébaïne n'est pas inférieur à 3,0,
– le nombre de plateaux théoriques n'est pas inférieur à 3000.

Calculez la teneur pour cent en thébaïne à l'aide de l'expression donnée sous Dosage. L'opium brut contient au maximum 3,0 pour cent de thébaïne, calculé par rapport à la drogue desséchée.

Perte à la dessiccation (*2.2.32*). Déterminée à l'étuve à 100-105 °C pendant 4 h sur 1,000 g d'opium brut, découpé en tranches minces, la perte à la dessiccation n'est pas supérieure à 15,0 pour cent.

Cendres totales (*2.4.16*). Le taux des cendres totales n'est pas supérieur à 6,0 pour cent.

DOSAGE

Opérez par chromatographie liquide (*2.2.29*).

Solution à examiner. Mettez en suspension 1,00 g d'opium brut, découpé en tranches minces, dans 50 ml d'*alcool à 50 pour cent V/V R*, mélangez à l'aide d'ultrasons pendant 1 h, laissez refroidir et complétez à 100,0 ml avec le même solvant. Laissez reposer. A 10,0 ml du liquide surnageant, ajoutez 5 ml de *solution tampon chlorure d'ammonium pH 9,5 R*, complétez à 25,0 ml avec de l'*eau R* et mélangez. Transférez 20,0 ml de cette solution dans une allonge à chromatographie d'une longueur de 0,15 m environ et d'un diamètre intérieur de 30 mm environ, remplie de 15 g de *kieselguhr pour chromatographie R*. Laissez reposer pendant 15 min. Eluez avec 2 fois 40 ml d'un mélange de 15 volumes de *2-propanol R* et de 85 volumes de *chlorure de méthylène R*. Evaporez l'éluat à siccité, sous vide, à 40 °C. Transférez le résidu dans une fiole jaugée à l'aide de la phase mobile et complétez à 25,0 ml avec la phase mobile.

Solution témoin. Dissolvez 0,100 g de *chlorhydrate de morphine R* et 25,0 mg de *codéine R* dans la phase mobile et complétez à 25,0 ml avec la phase mobile. Prélevez 10,0 ml de cette solution et complétez à 100,0 ml avec la phase mobile.

La chromatographie peut être réalisée en utilisant :

– une colonne d'une longueur de 0,25 m et d'un diamètre intérieur de 4,6 mm, remplie de *gel de silice octylsilylé pour chromatographie R* (5 µm) et équipée d'une colonne de garde d'une longueur de 40 mm et d'un diamètre intérieur de 4,6 mm, remplie de *gel de silice octylsilylé pour chromatographie R* (5 µm),
– comme phase mobile, à un débit de 1,5 ml/min, une solution préparée comme suit : dissolvez 1,0 g d'*heptanesulfonate de sodium monohydraté R* dans 420 ml d'*eau R*, ajustez à pH 3,2 à l'aide d'acide phosphorique à 4,9 g/l de H_3PO_4 (environ 5 ml) et ajoutez 180 ml d'*acétonitrile R*,
– comme détecteur, un spectrophotomètre réglé à 280 nm,
– un injecteur à boucle.

Injectez des volumes appropriés de chaque solution.

Le dosage n'est valable que si la résolution entre les pics correspondant respectivement à la morphine et à la codéine n'est pas inférieure à 2,5. Si nécessaire, ajustez la quantité d'acétonitrile dans la phase mobile. Injectez la solution témoin à 6 reprises. Le dosage n'est valable que si l'écart type relatif de la surface du pic correspondant à la morphine n'est pas supérieur à 1,0 pour cent. Injectez alternativement la solution à examiner et la solution témoin.

Calculez la teneur pour cent de chaque alcaloïde à l'aide de l'expression :

$$\frac{m_1 \times A_2 \times 625}{m_2 \times A_1 \times 5} \times \frac{100}{100 - h}$$

m_1 = masse de l'alcaloïde utilisée dans la préparation de la solution témoin, en grammes,

m_2 = masse de l'opium brut utilisée dans la préparation de la solution à examiner, en grammes,

A_1 = surface du pic correspondant à chaque alcaloïde dans le chromatogramme obtenu avec la solution témoin,

A_2 = surface du pic correspondant à chaque alcaloïde dans le chromatogramme obtenu avec la solution à examiner,

h = perte à la dessiccation, en pour cent.

Pour le calcul, 1 mg de *chlorhydrate de morphine R* correspond à 0,759 mg de morphine et 1 mg de *codéine R* correspond à 0,943 mg de codéine.

CONSERVATION

A l'abri de la lumière.

01/2002:1604

ORANGE AMÈRE (ÉPICARPE ET DE MÉSOCARPE D') TEINTURE D'

Aurantii amari epicarpii et mesocarpii tinctura

DÉFINITION

Teinture produite à partir d'*Epicarpe et de mésocarpe d'orange amère (1603).*

PRODUCTION

La teinture d'épicarpe et de mésocarpe d'orange amère est produite à partir de 1 partie de drogue récemment pulvérisée (2000) et de 5 parties d'*alcool à 70 pour cent V/V,* par un procédé approprié.

CARACTÈRES

Liquide à saveur amère.

IDENTIFICATION

Chromatographie sur couche mince (*2.2.27*).

Solution à examiner. Teinture à examiner.

Solution témoin. Dissolvez 1,0 mg de *naringine R* et 1,0 mg d'*acide caféique R* dans 1 ml de *méthanol R*.

Plaque : *plaque au gel de silice pour CCM R.*

Phase mobile : *eau R, acide formique anhydre R, acétate d'éthyle R* (10:15:75 *V/V/V*).

Dépôt : 20 µl, en bandes.

Développement : sur un parcours de 10 cm.

Séchage : à l'air, puis chauffez à l'étuve à 110-120 °C pendant 5 min.

Détection : pulvérisez sur la plaque chaude une solution de *diphénylborate d'aminoéthanol R* à 10 g/l dans le *méthanol R,* puis une solution de *macrogol 400 R* à 50 g/l dans du *méthanol R.* Après 1 h, examinez en lumière ultraviolette à 365 nm.

Résultats : voir ci-dessous la séquence des bandes présentes dans les chromatogrammes obtenus avec la solution témoin et la solution à examiner. Par ailleurs d'autres bandes de fluorescence sont présentes dans le chromatogramme obtenu avec la solution à examiner.

Haut de la plaque	
	Une bande de fluorescence bleu clair
	Une bande de fluorescence bleu clair
Acide caféique : une bande de fluorescence bleu clair	
	Une bande de fluorescence bleu clair
	Une bande de fluorescence bleu clair
Naringine : une bande de fluorescence vert foncé	Une bande de fluorescence vert foncé (naringine)
	Une bande de fluorescence rouge (néoériocitrine)
	Une bande de fluorescence orange
Solution témoin	**Solution à examiner**

DOSAGE

Teneur en éthanol (*2.9.10*) : 63 pour cent à 67 pour cent *V/V*.

Méthanol et 2-propanol (*2.9.11*) : au maximum 0,05 pour cent *V/V* de méthanol et au maximum 0,05 pour cent *V/V* de 2-propanol.

Résidu sec : au minimum 6,0 pour cent *m/m*, déterminé sur 2,00 g de teinture à examiner.

01/2002:1603

ORANGE AMÈRE (ÉPICARPE ET MÉSOCARPE D')

Aurantii amari epicarpium et mesocarpium

DÉFINITION

Epicarpe et mésocarpe séchés du fruit mûr de *Citrus aurantium* L. ssp. *aurantium* (*C. aurantium* L. ssp. *amara* Engl.) en partie exempts de tissu blanc lacuneux provenant du mésocarpe et de l'endocarpe.

Teneur : au minimum 20 ml/kg d'huile essentielle (drogue anhydre).

CARACTÈRES

Odeur aromatique et saveur amère et épicée.

Caractères macroscopiques et microscopiques décrits aux identifications A et B.

IDENTIFICATION

A. L'épicarpe et le mésocarpe d'orange amère sont constitués de morceaux elliptiques à irréguliers d'une longueur de 5 cm à 8 cm, d'une largeur de 3 cm à 5 cm et d'une épaisseur d'environ 3 mm. La surface externe est jaunâtre à brun-rouge, avec des ponctuations bien distinctes ; la surface interne est jaunâtre à blanc-brun.

B. Réduisez la drogue en poudre (355). La poudre est brun clair. Examinez au microscope en utilisant de la *solution d'hydrate de chloral R*. La poudre présente des petites cellules polygonales, à parois anticlinales légèrement épaissies, remplies de granulations pigmentées rouge-orange, et de quelques stomates anomocytiques (*2.8.3*) ; des fragments de l'hypoderme présentant des épaississements collenchymateux ; des groupes de cellules du parenchyme contenant chacune un cristal prismatique d'oxalate de calcium et des fragments de poches sécrétrices lysigènes ; des cellules parenchymateuses contenant des cristaux d'hespéridine qui se dissolvent dans une solution d'*hydroxyde de potassium R* à 20 g/l en donnant une couleur jaune.

C. Chromatographie sur couche mince (*2.2.27*).

Solution à examiner. A 1,0 g de drogue pulvérisée (710), ajoutez 10 ml de *méthanol R* et chauffez dans un bain-marie à 65 °C, sous agitation, pendant 5 min. Laissez refroidir et filtrez.

Solution témoin. Dissolvez 1,0 mg de *naringine R* et 1,0 mg d'*acide caféique R* dans 1 ml de *méthanol R*.

Plaque : *plaque au gel de silice pour CCM R*.

Phase mobile : *eau R, acide formique anhydre R, acétate d'éthyle R* (10:15:75 *V/V/V*).

Dépôt : 20 µl, en bandes.

Développement : sur un parcours de 10 cm.

Séchage : à l'air, puis chauffez à l'étuve à 110-120 °C pendant 5 min.

Détection : pulvérisez sur la plaque chaude une solution de *diphénylborate d'aminoéthanol R* à 10 g/l dans le *méthanol R*, puis une solution de *macrogol 400 R* à 50 g/l dans le *méthanol R*. Après 1 h au minimum, examinez en lumière ultraviolette à 365 nm.

Résultats : voir ci-dessous la séquence des bandes présentes dans les chromatogrammes obtenus avec la solution témoin et la solution à examiner. Par ailleurs, d'autres bandes de fluorescence sont présentes dans le chromatogramme obtenu avec la solution à examiner.

Haut de la plaque	
	Une bande de fluorescence bleu clair
	Une bande de fluorescence bleu clair
Acide caféique : une bande de fluorescence bleu clair	
	Une bande de fluorescence bleu clair
	Une bande de fluorescence bleu clair
Naringine : une bande de fluorescence vert foncé	Une bande de fluorescence vert foncé (naringine)
	Une bande de fluorescence rouge (néoériocitrine)
	Une bande de fluorescence orange
Solution témoin	**Solution à examiner**

ESSAI

Éléments étrangers (*2.8.2*) : la drogue satisfait à l'essai des éléments étrangers.

Teneur en eau (*2.2.13*) : au maximum 10,0 pour cent, déterminé par entraînement sur 20,0 g de drogue pulvérisée (355).

Cendres totales (*2.4.16*) : au maximum 7,0 pour cent.

Matières extractibles : au minimum 6,0 pour cent.

A 2,000 g de drogue pulvérisée (250), ajoutez un mélange de 3 ml d'*eau R* et de 7 ml d'*alcool R* et extrayez pendant 2 h en agitant fréquemment. Filtrez, évaporez à siccité 2,000 g de filtrat au bain marie et desséchez le résidu à l'étuve à 100-105 °C pendant 3 h. Laissez refroidir dans un dessicateur sur du *pentoxyde de diphosphore R*. Pesez. La masse du résidu n'est pas inférieure à 120 mg.

DOSAGE

Effectuez la détermination des huiles essentielles dans les drogues végétales (*2.8.12*). Utilisez 15,0 g de drogue réduite en poudre (710) immédiatement avant le dosage, un ballon à fond rond de 500 ml, et 200 ml d'*eau R* comme liquide d'entraînement. Introduisez 0,5 ml de *xylène R* dans le tube gradué. Distillez à un débit de 2-3 ml/min pendant 90 min.

01/2002:1810

ORANGER AMER (FLEUR D')

Aurantii amari flos

DÉFINITION

Fleur entière, non épanouie, séchée de *Citrus aurantium* L. ssp. *aurantium* (*C. aurantium* L. ssp. *amara* Engl.).

Teneur : au minimum 8,0 pour cent de flavonoïdes totaux, exprimés en naringine ($C_{27}H_{32}O_{14}$; M_r 580,5) (drogue desséchée).

CARACTÈRES

Caractères macroscopiques et microscopiques décrits aux identifications A et B.

IDENTIFICATION

A. Les fleurs d'oranger amer, en boutons, sont blanches ou blanc-jaune et peuvent atteindre une longueur de 25 mm. La corolle dialypétale est composée de 5 pétales épais, oblongs et concaves, ponctués de poches sécrétrices visibles à la loupe ; le calice gamosépale persistant, court et vert-jaune, est composé de 5 sépales ouverts, connés et formant une structure en étoile attachée au pédoncule vert-jaune dont la longueur est d'environ 5 mm à 10 mm. Les boutons floraux renferment au moins 20 étamines à anthères jaunes et à filets soudés à la base par groupes de 4 ou 5 ; l'ovaire supère, composé de 8 à 10 loges pluriovulées, est sphérique, de couleur noir-brun et entouré à la base par un disque hypogine annulaire et granuleux ; le style, épais et cylindrique, se termine par un stigmate capité.

B. Réduisez la fleur d'oranger amer en poudre (355). La poudre est jaune–brun. Examinez au microscope, en utilisant la *solution d'hydrate de chloral R*. La poudre présente de très nombreux grains de pollen sphériques, à exine finement ponctuée et à 3 à 5 pores germinatifs ; des fragments de l'épiderme des sépales avec des poils unicellulaires et de gros cristaux prismatiques d'oxalate de calcium dans le mésophylle sous-jacent ; des fragments de l'épiderme des pétales avec un cuticule aux stries bien visibles ; des fragments de larges poches sécrétrices schizolysigènes dont le diamètre peut atteindre 100 µm ; de nombreux stomates anomocytiques (*2.8.3*). Examinez au microscope en utilisant une solution d'*hydroxyde de potassium R* à 300 g/l. La poudre présente des cristaux jaunes d'hespéridine.

C. Examinez les chromatogrammes obtenus dans l'essai Fleur d'oranger doux.

Résultats : voir ci-dessous la séquence des bandes présentes dans les chromatogrammes obtenus avec la solution témoin et la solution à examiner.

Haut de la plaque

	Une bande de fluorescence jaune de faible intensité
	Une bande de fluorescence jaune de faible intensité
Hespéridine : une bande de fluorescence jaune-vert	Une bande de fluorescence jaune-vert (hespéridine)
Naringine : une bande de fluorescence jaune	Une bande de fluorescence jaune (naringine)
	Une bande de fluorescence rouge (néoériocitrine)
	Une bande de fluorescence jaune (diosmine et néodiosmine)
Solution témoin	**Solution à examiner**

ESSAI

Fleur d'oranger doux. Chromatographie sur couche mince (*2.2.27*).

Solution à examiner. A 0,5 g de drogue pulvérisée (355), ajoutez 5 ml de *méthanol R*. Chauffez en agitant à 40 °C pendant 10 min. Filtrez.

Solution témoin. Dissolvez 3,0 mg de *naringine R* et 3,0 mg d'*hespéridine R* dans 10 ml de *méthanol R*.

Plaque : *plaque au gel de silice pour CCM R*.

Phase mobile : *eau R, acide formique anhydre R, acétate d'éthyle R* (10:15:75 *V/V/V*).

Dépôt : 10 µl, en bandes.

Développement : sur un parcours de 10 cm.

Séchage : à l'air, puis chauffez à l'étuve à 110-120 °C, pendant 5 min.

Détection : pulvérisez, sur la plaque chaude, une solution de *diphénylborate d'aminoéthanol R* à 10 g/l dans du *méthanol R*, puis une solution de *macrogol 400 R* à 50 g/l dans du *méthanol R*. Après 1 h au minimum, examinez en lumière ultraviolette à 365 nm.

Résultats : le chromatogramme obtenu avec la solution à examiner présente une bande jaune semblable quant à sa position à la bande de la naringine dans le chromatogramme obtenu avec la solution témoin et immédiatement dessous, une bande rouge (néoériocitrine).

ESSAI

Eléments étrangers (*2.8.2*) : au maximum 2 pour cent.

Perte à la dessiccation (*2.2.32*) : au maximum 11,0 pour cent, déterminé sur 1,000 g de drogue pulvérisée (355).

Cendres totales (*2.4.16*) : au maximum 10,0 pour cent.

DOSAGE

Solution mère. A 0,175 g de drogue pulvérisée (355), ajoutez 95 ml d'*alcool à 50 pour cent V/V R*. Chauffez à reflux au bain-marie pendant 30 min. Laissez refroidir et filtrez sur un filtre de verre fritté. Rincez le filtre avec 5 ml d'*alcool à 50 pour cent V/V R*. Réunissez le filtrat et la solution de rinçage dans un ballon jaugé et complétez à 100,0 ml avec de l'*alcool à 50 pour cent V/V R*.

Solution à examiner. Dans un tube à essai (10 mm × 180 mm), introduisez 0,150 mg de *magnésium R* pulvérisé (250), un barreau aimanté de 25 mm de longueur et 2,00 ml de solution mère. Maintenez le tube vertical, centrifugez à 125 *g* et ajoutez goutte à goutte avec précaution, surtout au début, 2,0 ml d'*acide chlorhydrique R*, puis 6,0 ml d'*alcool à 50 pour cent V/V R*. Bouchez le tube, mélangez en agitant par retournement.

Solution de compensation. Dans un second tube à essai, introduisez 2,00 ml de solution mère et ajoutez goutte à goutte avec précaution, surtout au début, 2,0 ml d'*acide chlorhydrique R*, puis 6,0 ml d'*alcool à 50 pour cent V/V R*.

Après 10 min, mesurez l'absorbance (*2.2.25*) à 530 nm.

Calculez la teneur pour cent en flavonoïdes totaux, exprimés en naringine, à l'aide de l'expression :

$$\frac{A \times 9,8}{m}$$

en prenant 52 comme valeur de l'absorbance spécifique du produit de réaction de la naringine.

A = absorbance à 530 nm,

m = masse de la prise d'essai, en grammes.

01/2002:1033

ORCIPRÉNALINE (SULFATE D')

Orciprenalini sulfas

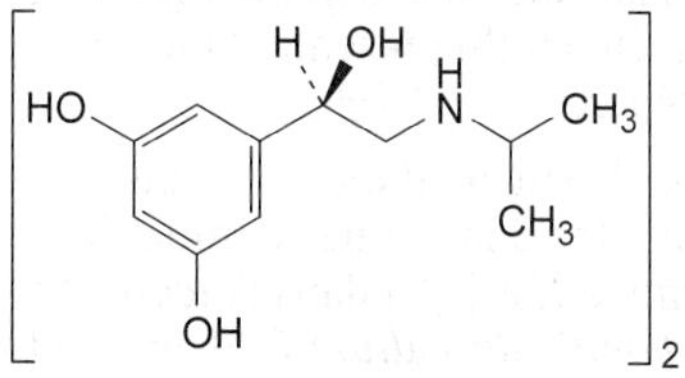

et énantiomère , H_2SO_4

$C_{22}H_{36}N_2O_{10}S$ M_r 520,6

DÉFINITION

Le sulfate d'orciprénaline contient au minimum 98,0 pour cent et au maximum l'équivalent de 102,0 pour cent de sulfate de di[(*RS*)-1-(3,5-dihydroxyphényl)-2-[(1-méthyléthyl)amino]éthanol], calculé par rapport à la substance anhydre et exempte de solvants.

CARACTÈRES

Poudre cristalline, blanche, peu hygroscopique, facilement soluble dans l'eau et dans l'alcool, pratiquement insoluble dans le chlorure de méthylène et dans l'éther.

IDENTIFICATION

Première identification : B, E.

Seconde identification : A, C, D, E.

A. Dissolvez 50,0 mg de sulfate d'orciprénaline dans une solution d'*acide chlorhydrique R* à 0,04 pour cent *V/V* et complétez à 50,0 ml avec la même solution acide. Prélevez 5,0 ml de solution et complétez à 50,0 ml avec une solution d'*acide chlorhydrique R* à 0,04 pour cent *V/V*. Examinée de 240 nm à 350 nm (*2.2.25*), la solution présente un maximum d'absorption à 278 nm. L'absorbance spécifique au maximum est de 68,5 à 76,0, calculée par rapport à la substance anhydre et exempte de solvants.

B. Examinez le sulfate d'orciprénaline par spectrophotométrie d'absorption dans l'infrarouge (*2.2.24*), en comparant avec le spectre obtenu avec le *sulfate d'orciprénaline SCR*. Examinez les substances sous forme de pastilles. Si les spectres obtenus présentent des différences, dissolvez, en chauffant, respectivement 50 mg de substance à examiner et 50 mg de substance de référence dans le volume minimum d'*eau R*. Ajoutez 10 ml d'*acétone R* et centrifugez. Séchez les précipités à 40 °C sous pression réduite pendant 3 h et enregistrez de nouveaux spectres à partir des résidus.

C. Opérez par chromatographie sur couche mince (*2.2.27*) en utilisant une plaque recouverte de *gel de silice G R*.

Solution à examiner. Dissolvez 10 mg de sulfate d'orciprénaline dans de l'*alcool R* et complétez à 10 ml avec le même solvant.

Solution témoin (a). Dissolvez 10 mg de *sulfate d'orciprénaline SCR* dans de l'*alcool R* et complétez à 10 ml avec le même solvant.

Solution témoin (b). Dissolvez 10 mg de *sulfate d'orciprénaline SCR* et 10 mg de *salbutamol SCR* dans de l'*alcool R* et complétez à 10 ml avec le même solvant.

Déposez séparément sur la plaque 2 µl de chaque solution. Développez sur un parcours de 15 cm avec un mélange de 1,5 volume d'*ammoniaque R*, de 10 volumes d'*eau R* et de 90 volumes de *méthanol exempt d'aldéhyde R*. Laissez sécher la plaque à l'air. Pulvérisez une solution de *permanganate de potassium R* à 10 g/l. La tache principale du chromatogramme obtenu avec la solution à examiner est semblable quant à sa position, sa coloration et ses dimensions à la tache principale du chromatogramme obtenu avec la solution témoin (a). L'identification n'est valable que si le chromatogramme obtenu avec la solution témoin (b) présente 2 taches principales nettement séparées.

D. Dissolvez 20 mg environ de sulfate d'orciprénaline dans 2 ml d'*alcool R*. Ajoutez 2 ml d'une solution de *dichloroquinonechlorimide R* à 1 g/l dans l'*alcool R* et 1 ml de *solution de carbonate de sodium R*. Il apparaît une coloration violette, qui vire au brun.

E. Le sulfate d'orciprénaline donne la réaction (a) des sulfates (*2.3.1*).

ESSAI

Solution S. Dissolvez 2,0 g de sulfate d'orciprénaline dans de l'*eau exempte de dioxyde de carbone R* et complétez à 20 ml avec le même solvant.

Aspect de la solution. La solution S est limpide (*2.2.1*) et incolore (*2.2.2, Procédé II*).

Détermination du pH (*2.2.3*). Le pH de la solution S est de 4,0 à 5,5.

Substances apparentées. Opérez par chromatographie sur couche mince (*2.2.27*) en utilisant une plaque recouverte de *gel de silice G R*.

Solution à examiner. Dissolvez 0,20 g de sulfate d'orciprénaline dans un mélange de 1 volume d'*eau R* et de 5 volumes de *méthanol R* et complétez à 10 ml avec le même mélange de solvants.

Solution témoin (a). Prélevez 1 ml de solution à examiner et complétez à 100 ml avec un mélange de 1 volume d'*eau R* et de 5 volumes de *méthanol R*.

Solution témoin (b). Prélevez 5 ml de solution témoin (a) et complétez à 10 ml avec un mélange de 1 volume d'*eau R* et de 5 volumes de *méthanol R*.

Solution témoin (c). Prélevez 5 ml de solution témoin (a) et complétez à 20 ml avec un mélange de 1 volume d'*eau R* et de 5 volumes de *méthanol R*.

Déposez séparément sur la plaque 10 µl de chaque solution. Développez sur un parcours de 15 cm avec un mélange de 4 volumes d'*ammoniaque concentrée R*, de 16 volumes d'*eau R*, de 30 volumes de *2-propanol R* et de 50 volumes d'*acétate d'éthyle R*. Laissez sécher la plaque à l'air. Exposez la plaque aux vapeurs d'iode. S'il apparaît d'autres taches que la tache principale dans le chromatogramme obtenu avec la solution à examiner, aucune d'entre elles n'est plus intense que la tache principale du chromatogramme obtenu avec la solution témoin (a) (1,0 pour cent) et une seule d'entre elles peut être plus intense que la tache principale du chromatogramme obtenu avec la solution témoin (b) (0,5 pour cent). L'essai n'est valable que si le chromatogramme obtenu avec la solution témoin (c) présente une tache nettement visible.

Méthanol et 2-propanol. Opérez par chromatographie en phase gazeuse (*2.2.28*) en utilisant l'*éthanol R1* comme étalon interne.

Solution d'étalon interne. Diluez 2 ml d'*éthanol R1* dans de l'*eau R* et complétez à 100 ml avec le même solvant. Prélevez 1 ml de solution et complétez à 10 ml avec de l'*eau R*.

Solution à examiner (a). Dissolvez 1,0 g de sulfate d'orciprénaline dans de l'*eau R* et complétez à 10,0 ml avec le même solvant.

Solution à examiner (b). Dissolvez 1,0 g de sulfate d'orciprénaline dans de l'*eau R*, ajoutez 1,0 ml de solution d'étalon interne et complétez à 10,0 ml avec de l'*eau R*.

Solution témoin. Diluez 1,0 ml de *méthanol R* et 3,0 ml de *2-propanol R* dans de l'*eau R* et complétez à 100,0 ml avec le même solvant. Prélevez 1,0 ml de solution et complétez à 10,0 ml avec de l'*eau R*. A 1,0 ml de cette solution, ajoutez 1,0 ml de solution d'étalon interne et complétez à 10,0 ml avec de l'*eau R*.

La chromatographie peut être réalisée en utilisant :

– une colonne de verre, d'une longueur de 2 m et d'un diamètre intérieur de 2 mm, remplie de *copolymère éthylvinylbenzène-divinylbenzène R* (150 µm à 180 µm),
– comme gaz vecteur, de l'*azote pour chromatographie R*, à un débit de 30 ml/min,
– un détecteur à ionisation de flamme,

en maintenant la température de la colonne à 140 °C, et celle de la chambre à injection et du détecteur à 180 °C.

Injectez 1 µl de chaque solution. Vérifiez que le chromatogramme obtenu avec la solution à examiner (a) ne présente pas de pic dont le temps de rétention est le même que celui de l'étalon interne. Calculez les teneurs pour cent *m/m* en méthanol et en 2-propanol en prenant comme masses volumiques respectivement 0,792 g/ml et 0,785 g/ml, à 20 °C.

Le sulfate d'orciprénaline ne contient pas plus de 0,1 pour cent *m/m* de méthanol et 0,3 pour cent *m/m* de 2-propanol.

Phénone. Dissolvez 0,50 g de sulfate d'orciprénaline dans une solution d'*acide chlorhydrique R* à 0,04 pour cent *V/V* et complétez à 25,0 ml avec la même solution acide. L'absorbance (*2.2.25*) de la solution, mesurée à 328 nm, n'est pas supérieure à 0,16 (0,1 pour cent).

Fer (*2.4.9*). Le résidu obtenu dans l'essai des cendres sulfuriques satisfait à l'essai limite du fer (20 ppm). Préparez le témoin avec la *solution à 2 ppm de fer (Fe) R*.

Métaux lourds. 1,0 g de sulfate d'orciprénaline satisfait à l'essai limite C des métaux lourds (20 ppm). Préparez le témoin avec 2 ml de *solution à 10 ppm de plomb (Pb) R*.

Teneur en eau (*2.5.12*). Déterminée par semi-microdosage sur 1,00 g de sulfate d'orciprénaline, la teneur en eau n'est pas supérieure à 2,0 pour cent.

Cendres sulfuriques (*2.4.14*). Déterminé sur 1,0 g de sulfate d'orciprénaline, le taux des cendres sulfuriques n'est pas supérieur à 0,1 pour cent.

DOSAGE

Dissolvez 0,400 g de sulfate d'orciprénaline dans 30 ml d'*acide acétique anhydre R*. Titrez par l'*acide perchlorique 0,1 M* en présence de 0,1 ml de *solution de violet cristallisé R*.

1 ml d'*acide perchlorique 0,1 M* correspond à 52,06 mg de $C_{22}H_{36}N_2O_{10}S$.

CONSERVATION

A l'abri de la lumière.

IMPURETÉS

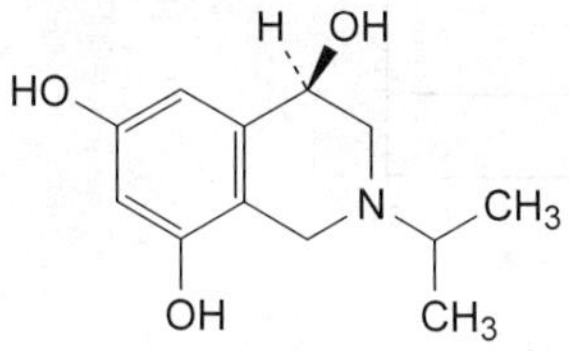

et énantiomère

A. 2-(1-méthyléthyl)-1,2,3,4-tétrahydroisoquinoléine-4,6,8-triol,

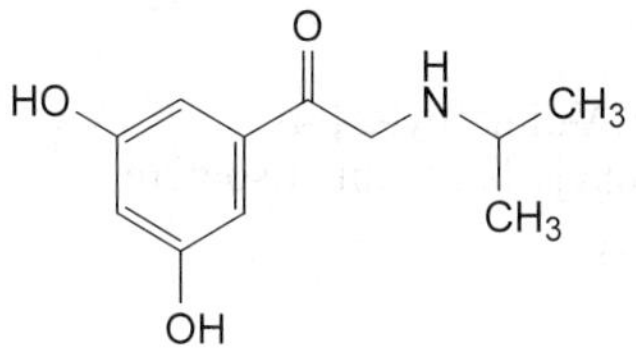

B. 1-(3,5-dihydroxyphényl)-2-[(1-méthyléthyl)amino]éthanone.

01/2002:1760

ORPHÉNADRINE (CHLORHYDRATE D')

Orphenadrini hydrochloridum

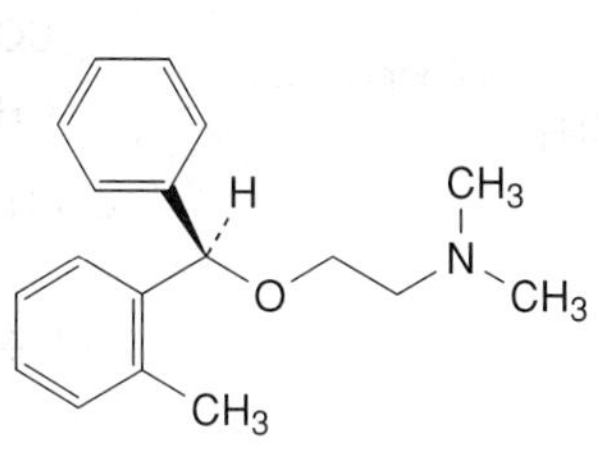

et énantiomère , HCl

$C_{18}H_{24}ClNO$ M_r 305,9

DÉFINITION

Chlorhydrate de (*RS*)-*N*,*N*-diméthyl-2-[(2-méthylphényl)phénylméthoxy]éthanamine.

Teneur : 98,5 pour cent à 101,0 pour cent (substance desséchée).

CARACTÈRES

Aspect : poudre cristalline blanche ou sensiblement blanche.

Solubilité : facilement soluble dans l'eau et dans l'alcool.

F : environ 160 °C.

IDENTIFICATION

A. Spectrophotométrie d'absorption dans l'infrarouge (*2.2.24*).

Préparation : pastilles.

Comparaison : *chlorhydrate d'orphénadrine SCR*.

B. Le chlorhydrate d'orphénadrine donne la réaction (a) des chlorures (*2.3.1*).

ESSAI

Aspect de la solution. La solution est limpide (*2.2.1*) et son absorbance (*2.2.25*) à 436 nm est au maximum de 0,050.

Dissolvez 0,70 g de chlorhydrate d'orphénadrine dans de l'*alcool R* et complétez à 10,0 ml avec le même solvant.

Substances apparentées. Chromatographie en phase gazeuse (*2.2.28*) : utilisez le procédé de normalisation.

Solution à examiner. Dissolvez 0,300 g de chlorhydrate d'orphénadrine dans de l'*eau R* et complétez à 50 ml avec le même solvant. Ajoutez 2 ml d'*ammoniaque concentrée R* et agitez 3 fois avec 10 ml de *toluène R*. Réunissez les phases supérieures, agitez avec du *sulfate de sodium anhydre R*, filtrez et évaporez le filtrat à l'aide d'un évaporateur rotatif, à une température ne dépassant pas 50 °C. Reprenez le résidu avec du *toluène R* et complétez à 20,0 ml avec le même solvant.

Solution témoin. Dissolvez 20 mg de *chlorhydrate d'orphénadrine SCR* et 20 mg d'*impureté E d'orphénadrine SCR* dans 20 ml d'*eau R*. Ajoutez 1 ml d'*ammoniaque concentrée R* et agitez 3 fois avec 5 ml de *toluène R*. Réunissez les phases supérieures, agitez avec du *sulfate de sodium anhydre R*, filtrez et évaporez le filtrat à l'aide d'un évaporateur rotatif, à une température ne dépassant pas 50 °C. Reprenez le résidu avec du *toluène R* et complétez à 20,0 ml avec le même solvant.

Colonne :

– *dimensions* : l = 60 m, Ø = 0,32 mm,
– *phase stationnaire* : *poly(diméthyl)(diphényl)siloxane R* (épaisseur du film 1,0 µm).

Gaz vecteur : *hélium pour chromatographie R*.

Débit : 1 ml/min.

Rapport de division : 1:25.

Température :

– *colonne* : 240 °C,
– *chambre à injection et détecteur* : 290 °C.

Détection : ionisation de flamme.

Injection : 2 µl.

Enregistrement : 1,3 fois le temps de rétention de l'orphénadrine.

Conformité du système : solution témoin :

– *résolution* : au minimum 1,5 entre les pics dus à l'orphénadrine et à l'impureté E.

Limites :

– *toute impureté* : au maximum 0,3 pour cent,
– *total* : au maximum 1,0 pour cent,
– *limite d'exclusion* : 0,02 pour cent.

Métaux lourds (*2.4.8*) : au maximum 10 ppm.

2,0 g de chlorhydrate d'orphénadrine satisfont à l'essai limite C. Préparez le témoin avec 2 ml de *solution à 10 ppm de plomb (Pb) R*.

Perte à la dessiccation (*2.2.32*) : au maximum 0,5 pour cent, déterminé à l'étuve à 100-105 °C pendant 3 h sur 1,000 g de chlorhydrate d'orphénadrine.

Cendres sulfuriques (*2.4.14*) : au maximum 0,1 pour cent, déterminé sur 1,0 g de chlorhydrate d'orphénadrine.

Stérilité (*2.6.1*). Le chlorhydrate d'orphénadrine destiné à la préparation de formes pharmaceutiques administrées par voie parentérale sans autre procédé approprié de stérilisation satisfait à l'essai de stérilité.

Le chromatogramme suivant est publié à titre d'information.

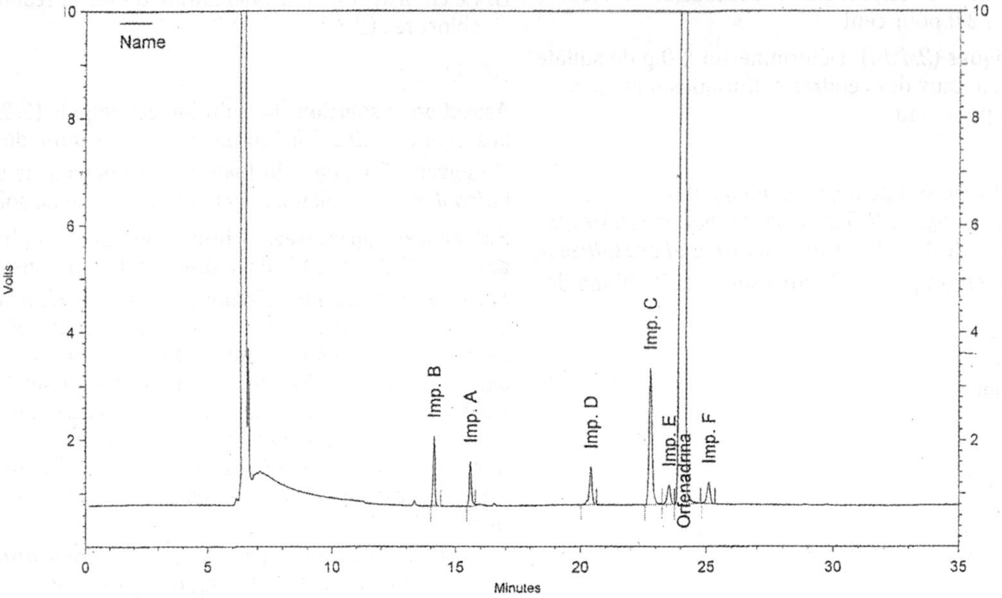

Figure 1760.-1. – *Chromatogramme pour l'essai des substances apparentées*

DOSAGE

Dissolvez 0,250 g de chlorhydrate d'orphénadrine dans 50 ml d'*anhydride acétique R*. Titrez par l'*acide perchlorique 0,1 M*. Déterminez le point de fin de titrage par potentiométrie (*2.2.20*).

1 ml d'*acide perchlorique 0,1 M* correspond à 30,59 mg de $C_{18}H_{24}ClNO$.

CONSERVATION

A l'abri de la lumière. Si la substance est stérile, elle est conservée en récipient stérile, étanche, à fermeture inviolable, à l'abri de la lumière.

ÉTIQUETAGE

L'étiquette indique, dans les cas appropriés, que la substance est stérile.

IMPURETÉS

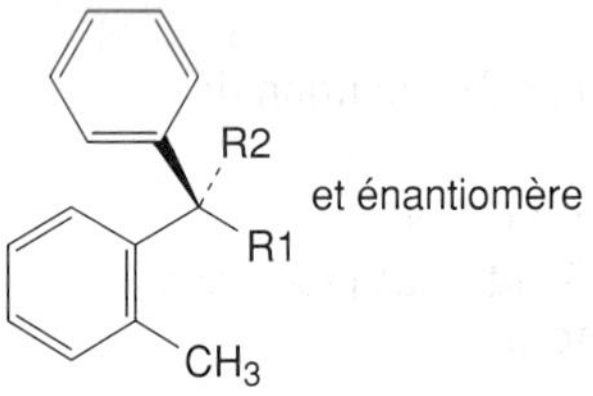

A. R1 = OH, R2 = H : (*RS*)-(2-méthylphényl)phénylméthanol (2-méthylbenzhydrol),

B. R1+ R2 = O : (2-méthylphényl)phénylméthanone (2-méthylbenzophénone),

C. R1 = O-CH_2-CH_2-NH_2, R2 = H : (*RS*)-2-[(2-méthylphényl)phénylméthoxy]éthanamine,

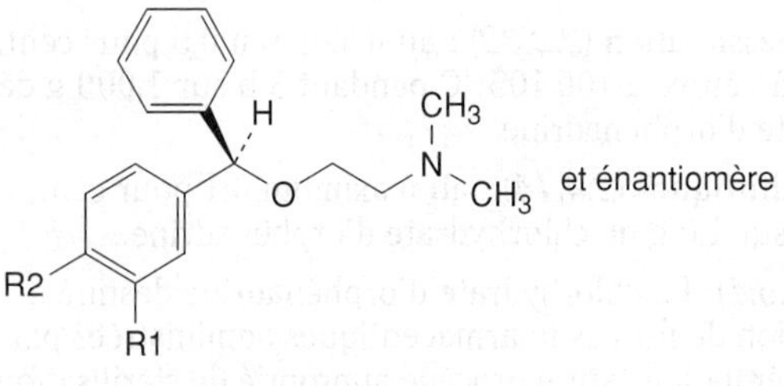

D. R1 = R2 = H : diphénhydramine,

E. R1 = CH_3, R2 = H : (*RS*)-*N,N*-diméthyl-2-[(3-méthylphényl)phénylméthoxy]éthanamine (isomère *méta*-méthylbenzyle),

F. R1 = H, R2 = CH_3 : (*RS*)-*N,N*-diméthyl-2-[(4-méthylphényl)phénylméthoxy]éthanamine (isomère *para*-méthylbenzyle).

01/2002:1759

ORPHÉNADRINE (CITRATE D')

Orphenadrini citras

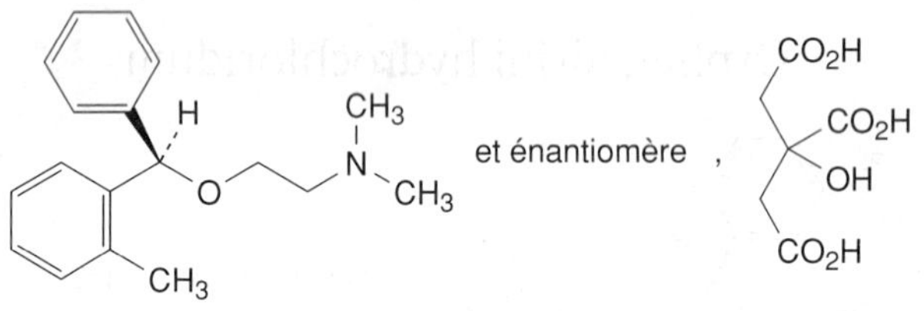

$C_{24}H_{31}NO_8$ M_r 461,5

DÉFINITION

Dihydrogéno(2-hydroxypropane-1,2,3-tricarboxylate) de (*RS*)-*N,N*-diméthyl-2-[(2-méthylphényl)phénylméthoxy]éthanamine.

Teneur : 98,5 pour cent à 101,0 pour cent (substance desséchée).

CARACTÈRES

Aspect : poudre cristalline blanche ou sensiblement blanche.

Solubilité : assez soluble dans l'eau, peu soluble dans l'alcool.

F : environ 137 °C.

IDENTIFICATION

Spectrophotométrie d'absorption dans l'infrarouge (*2.2.24*).

Préparation : pastilles.

Comparaison : *citrate d'orphénadrine SCR*.

ESSAI

Aspect de la solution. La solution est limpide (*2.2.1*) et son absorbance (*2.2.25*) à 436 nm est au maximum de 0,050.

Dissolvez 1,0 g de citrate d'orphénadrine dans une solution d'*acide chlorhydrique R* à 3,6 pour cent *V/V* dans l'*alcool R* et complétez à 10,0 ml avec la même solution acide.

Substances apparentées. Chromatographie en phase gazeuse (*2.2.28*) : utilisez le procédé de normalisation.

Solution à examiner. Dissolvez 0,500 g de citrate d'orphénadrine dans de l'*eau R* et complétez à 50 ml avec le même solvant. Ajoutez 2 ml d'*ammoniaque concentrée R* et agitez 3 fois avec 10 ml de *toluène R*. Réunissez les phases supérieures, agitez avec du *sulfate de sodium anhydre R*, filtrez et évaporez le filtrat à l'aide d'un évaporateur rotatif, à une température ne dépassant pas 50 °C. Reprenez le résidu avec du *toluène R* et complétez à 20,0 ml avec le même solvant.

Solution témoin. Dissolvez 30 mg de *citrate d'orphénadrine SCR* et 30 mg d'*impureté E d'orphénadrine SCR* dans 20 ml d'*eau R*. Ajoutez 1 ml d'*ammoniaque concentrée R* et agitez 3 fois avec 5 ml de *toluène R*. Réunissez les phases supérieures, agitez avec du *sulfate de sodium anhydre R*, filtrez et évaporez le filtrat à l'aide d'un évaporateur rotatif, à une température ne dépassant pas 50 °C. Reprenez le résidu avec du *toluène R* et complétez à 20,0 ml avec le même solvant.

Colonne :

- *dimensions* : *l* = 60 m, Ø = 0,32 mm,
- *phase stationnaire* : *poly(diméthyl)(diphényl)siloxane R* (épaisseur du film 1,0 µm).

Gaz vecteur : *hélium pour chromatographie R*.

Débit : 1 ml/min.

Rapport de division : 1:25.

Température :

- *colonne* : 240 °C,
- *chambre à injection et détecteur* : 290 °C.

Détection : ionisation de flamme.

Injection : 2 µl.

Enregistrement : 1,3 fois le temps de rétention de l'orphénadrine.

Conformité du système : solution témoin :

- *résolution* : au minimum 1,5 entre les pics dus à l'orphénadrine et à l'impureté E.

Limites :

- *toute impureté* : au maximum 0,3 pour cent,
- *total* : au maximum 1,0 pour cent,
- *limite d'exclusion* : 0,02 pour cent.

Métaux lourds (*2.4.8*) : au maximum 10 ppm.

2,0 g de citrate d'orphénadrine satisfont à l'essai limite C. Préparez le témoin avec 2 ml de *solution à 10 ppm de plomb (Pb) R*.

Perte à la dessiccation (*2.2.32*) : au maximum 0,5 pour cent, déterminé à l'étuve à 100-105 °C pendant 3 h sur 1,000 g de citrate d'orphénadrine.

Cendres sulfuriques (*2.4.14*) : au maximum 0,1 pour cent, déterminé sur 1,0 g de citrate d'orphénadrine.

Stérilité (*2.6.1*). Le citrate d'orphénadrine destiné à la préparation de formes pharmaceutiques administrées par voie parentérale sans autre procédé approprié de stérilisation satisfait à l'essai de stérilité.

DOSAGE

Dissolvez 0,350 g de citrate d'orphénadrine dans 50 ml d'*acide acétique anhydre R*. Titrez par l'*acide perchlorique 0,1 M*. Déterminez le point de fin de titrage par potentiométrie (*2.2.20*).

1 ml d'*acide perchlorique 0,1 M* correspond à 46,15 mg de $C_{24}H_{31}NO_8$.

CONSERVATION

A l'abri de la lumière. Si la substance est stérile, elle est conservée en récipient stérile, étanche, à fermeture inviolable, à l'abri de la lumière.

ÉTIQUETAGE

L'étiquette indique, dans les cas appropriés, que la substance est stérile.

Le chromatogramme suivant est publié à titre d'information.

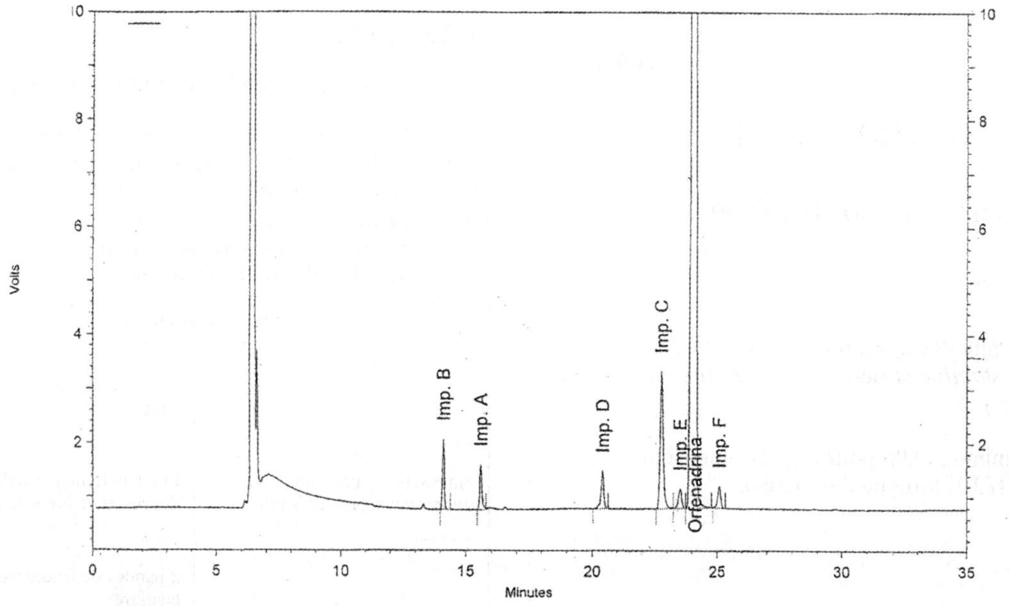

Figure 1759.-1. – *Chromatogramme pour l'essai des substances apparentées*

IMPURETÉS

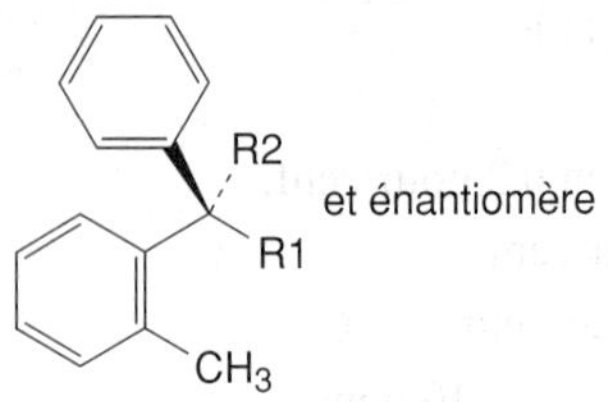

A. R1 = OH, R2 = H : (*RS*)-(2-méthylphényl)phénylméthanol (2-méthylbenzhydrol),

B. R1+ R2 = O : (2-méthylphényl)phénylméthanone (2-méthylbenzophénone),

C. R1 = O-CH_2-CH_2-NH_2, R2 = H : (*RS*)-2-[(2-méthylphényl)phénylméthoxy]éthanamine,

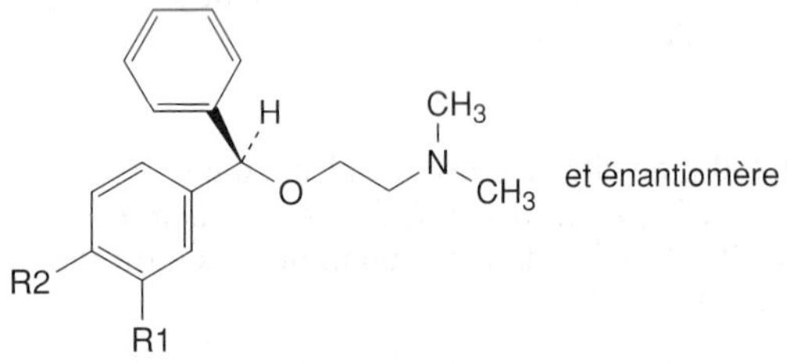

D. R1 = R2 = H : diphénhydramine,

E. R1 = CH_3, R2 = H : (*RS*)-*N,N*-diméthyl-2-[(3-méthylphényl)phénylméthoxy]éthanamine (isomère *méta*-méthylbenzyle),

F. R1 = H, R2 = CH_3 : (*RS*)-*N,N*-diméthyl-2-[(4-méthylphényl)phénylméthoxy]éthanamine (isomère *para*-méthylbenzyle).

01/2002:1229

ORTHOSIPHON

Orthosiphonis folium

DÉFINITION

Feuille et extrémité des tiges, séchées, fragmentées d'*Orthosiphon stamineus* Benth. (*O. aristatus* Miq. ; *O. spicatus* Bak.).

Teneur : au minimum 0,05 pour cent de sinensétine ($C_{20}H_{20}O_7$; M_r 372,4) (drogue desséchée).

CARACTÈRES

Caractères macroscopiques et microscopiques décrits aux identifications A et B.

IDENTIFICATION

A. La feuille d'orthosiphon est friable et peut atteindre 7,5 cm de long et 2,5 cm de large. Le pétiole est court. Le limbe est ovale à lancéolé, acuminé et, à la base, cunéiforme. La face abaxiale des feuilles est vert-gris clair et la face adaxiale est vert foncé à vert-brun. La nervation est pennée et présente peu de nervures secondaires. Examinées à la loupe (× 10) les nervures secondaires, après un parcours parallèle à la nervure principale, divergent selon un angle aigu. Le bord du limbe est irrégulièrement et grossièrement denté, parfois crénelé et légèrement recourbé du côté abaxial. Les pétioles sont minces, quadrangulaires, d'une longueur de 4 mm à 8 mm et, comme les nervures principales, le plus souvent violacés. Occasionnellement, des inflorescences en grappe, constituées de fleurs blanc-bleu à violet, pas encore épanouies, sont présentes.

B. Réduisez l'orthosiphon en poudre (355). La poudre est vert foncé. Examinez au microscope, en utilisant de la *solution d'hydrate de chloral R*. La poudre présente des fragments d'épiderme, à cellules à contours sinueux, portant des poils tecteurs, coniques unicellulaires ou bicellulaires et des poils articulés, unisériés, jusqu'à 450 µm de long, de 3 à 8 cellules à parois épaisses ponctuées ; des poils capités, à tête unicellulaire ou bicellulaire ; des poils sécréteurs, à pied unicellulaire et à tête généralement quadricellulaire ; des stomates du type diacytique (*2.8.3*), plus nombreux sur l'épiderme inférieur.

C. Chromatographie sur couche mince (*2.2.27*).

Solution à examiner. Agitez 1 g d'orthosiphon pulvérisé (710) avec 10 ml de *méthanol R* dans un bain-marie à 60 °C pendant 5 min. Filtrez la solution refroidie.

Solution témoin. Dissolvez 1 mg de *sinensétine R* dans du *méthanol R* et complétez à 20 ml avec le même solvant.

Plaque : *plaque au gel de silice pour CCM R.*

Phase mobile : *méthanol R, acétate d'éthyle R, toluène R* (5:40:55 *V/V/V*).

Dépôt : 10 µl, en bandes.

Développement : sur un parcours de 10 cm.

Séchage : à l'air.

Détection : examinez en lumière ultraviolette à 365 nm.

Résultats : voir ci-dessous la séquence des bandes présentes dans le chromatogramme obtenu avec la solution témoin et la solution à examiner. Par ailleurs, des bandes de fluorescence rouge sont présentes dans le tiers inférieur et près du front de solvant du chromatogramme obtenu avec la solution à examiner.

Haut de la plaque	
	1 ou 2 bandes de fluorescence bleue à bleu-violet plus ou moins intense
———	———
Sinensétine : une bande de fluorescence bleu clair intense	Une bande majeure de fluorescence bleue (sinensétine)
———	———
	2 bandes de fluorescence bleuâtre
Solution témoin	**Solution à examiner**

ESSAI

Eléments étrangers (*2.8.2*) : au maximum 5 pour cent de tiges d'un diamètre supérieur à 1 mm et au maximum 2 pour cent d'autres éléments étrangers.

Perte à la dessiccation (*2.2.32*) : au maximum 11,0 pour cent, déterminé à l'étuve à 100-105 °C pendant 2 h sur 1,000 g d'orthosiphon pulvérisé (355).

Cendres totales (*2.4.16*) : au maximum 12,5 pour cent.

DOSAGE

Chromatographie liquide (*2.2.29*).

Solution à examiner. Chauffez au bain-marie pendant 30 min, en agitant, 2,5 g d'orthosiphon pulvérisé (355) avec 100 ml de *chlorure de méthylène R*. Filtrez. Recueillez le filtrat et recommencez 2 fois sur le résidu de filtration, comme précédemment. Réunissez les filtrats. Evaporez le solvant sous pression réduite. Dissolvez le résidu dans 25,0 ml de phase mobile en utilisant un bain à ultrasons si nécessaire. Filtrez la solution sur un filtre de nitrate de cellulose d'une porosité de 0,45 µm.

Solution témoin. Dans une fiole jaugée de 100,0 ml, dissolvez 5 mg (m_2) de *sinensétine R* dans 25,0 ml de phase mobile et complétez à 100,0 ml avec la phase mobile.

Colonne :

– *dimensions* : l = 0,25 m, Ø = 4,6 mm,

– *phase stationnaire* : *gel de silice octadécylsilylé pour chromatographie R* (5 µm).

Phase mobile : *tétrahydrofurane R, acide acétique R, eau R, méthanol R* (5:8:42:45 *V/V/V/V*).

Débit : 0,5 ml/min.

Détection : spectrophotomètre à 258 nm.

Injection : 20 µl.

Calculez la teneur pour cent en sinensétine à l'aide de l'expression :

$$\frac{m_2 \times F_1 \times 25}{m_1 \times F_2}$$

F_1 = surface du pic de sinensétine dans le chromatogramme obtenu avec la solution à examiner,

F_2 = surface du pic de sinensétine dans le chromatogramme obtenu avec la solution témoin,

m_1 = masse de la prise d'essai d'orthosiphon, en grammes,

m_2 = masse de sinensétine dans la solution témoin, en grammes.

01/2002:0048

OUABAÏNE

Ouabainum

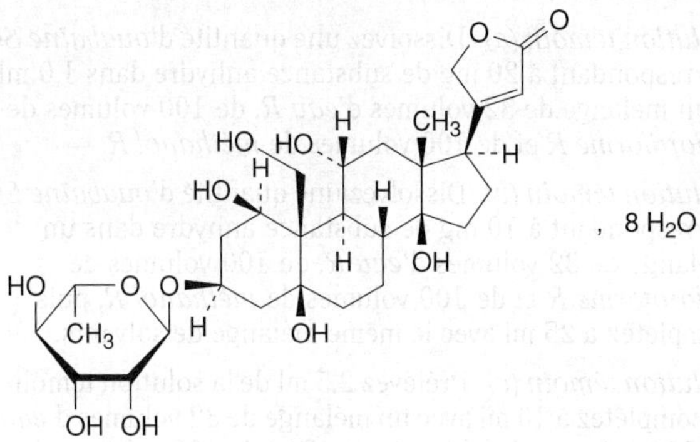

$C_{29}H_{44}O_{12}, 8H_2O$ M_r 729

DÉFINITION

L'ouabaïne contient au minimum 96,0 pour cent et au maximum l'équivalent de 104,0 pour cent de 3β-[(6-désoxy-α-L-mannopyranosyl)oxy]-1β,5,11α,14,19-pentahydroxy-5β,14β-card-20(22)-énolide, calculé par rapport à la substance anhydre.

CARACTÈRES

Poudre cristalline blanche ou cristaux incolores, assez solubles dans l'eau et dans l'éthanol, pratiquement insolubles dans l'acétate d'éthyle et dans l'éther.

IDENTIFICATION

A. Examinez les chromatogrammes obtenus dans l'essai des substances apparentées. La tache principale du chromatogramme obtenu avec la solution à examiner est semblable quant à sa position, sa coloration et ses dimensions à la tache du chromatogramme obtenu avec la solution témoin (a).

B. Dissolvez 2 mg à 3 mg d'ouabaïne dans 2 ml d'*acide sulfurique R*. Il se développe une coloration rose qui vire rapidement au rouge. La solution présente une fluorescence verte en lumière ultraviolette.

C. Dissolvez 1 mg environ d'ouabaïne dans 1 ml de *solution de dinitrobenzène R* et ajoutez 0,2 ml de *solution diluée d'hydroxyde de sodium R*. Il se développe une coloration bleu intense.

D. Dissolvez 0,1 g d'ouabaïne dans 5 ml d'une solution d'*acide sulfurique R* à 150 g/l et chauffez à ébullition pendant quelques minutes. La solution se colore en jaune et devient trouble. Filtrez. Au filtrat, ajoutez 5 ml d'une solution d'*hydroxyde de sodium R* à 120 g/l et 3 ml de *solution cupri-tartrique R*, puis chauffez. Il se forme un précipité rouge.

ESSAI

Solution S. Dissolvez 0,20 g d'ouabaïne dans 15 ml d'*eau R* en chauffant au bain-marie. Laissez refroidir et complétez à 20,0 ml avec le même solvant.

Aspect de la solution. La solution S est limpide (*2.2.1*) et incolore (*2.2.2, Procédé II*).

Pouvoir rotatoire spécifique (*2.2.7*). Déterminé avec la solution S et calculé par rapport à la substance anhydre, le pouvoir rotatoire spécifique est de – 30 à – 33.

Monographies L - P

Substances apparentées. Opérez par chromatographie sur couche mince (*2.2.27*) en utilisant une plaque recouverte de *gel de silice G R*.

Solution à examiner. Dissolvez une quantité d'ouabaïne correspondant à 20 mg de substance anhydre dans 1,0 ml d'un mélange de 32 volumes d'*eau R*, de 100 volumes de *chloroforme R* et de 100 volumes de *méthanol R*.

Solution témoin (a). Dissolvez une quantité d'*ouabaïne SCR* correspondant à 20 mg de substance anhydre dans 1,0 ml d'un mélange de 32 volumes d'*eau R*, de 100 volumes de *chloroforme R* et de 100 volumes de *méthanol R*.

Solution témoin (b). Dissolvez une quantité d'*ouabaïne SCR* correspondant à 10 mg de substance anhydre dans un mélange de 32 volumes d'*eau R*, de 100 volumes de *chloroforme R* et de 100 volumes de *méthanol R*, puis complétez à 25 ml avec le même mélange de solvants.

Solution témoin (c). Prélevez 2,5 ml de la solution témoin (b) et complétez à 10 ml avec un mélange de 32 volumes d'*eau R*, de 100 volumes de *chloroforme R* et de 100 volumes de *méthanol R*.

Déposez séparément sur la plaque 5 µl de chaque solution. Développez sur un parcours de 13 cm avec un mélange homogène de 4 volumes d'*eau R*, de 15 volumes de *diméthylsulfoxyde R*, de 15 volumes de *méthanol R* et de 70 volumes de *chloroforme R*. Desséchez immédiatement la plaque à 140 °C dans une étuve munie d'un ventilateur, pendant 30 min. Laissez refroidir, pulvérisez la *solution alcoolique d'acide sulfurique R*, puis chauffez à 140 °C pendant 15 min. S'il apparaît d'autres taches que la tache principale dans le chromatogramme obtenu avec la solution à examiner, aucune d'entre elles n'est plus intense que la tache du chromatogramme obtenu avec la solution témoin (b) (2,0 pour cent).

L'essai n'est valable que si la tache principale du chromatogramme obtenu avec la solution à examiner et la tache principale du chromatogramme obtenu avec la solution témoin (a) migrent sur une distance qui permet sans équivoque la séparation des taches secondaires. En outre, la tache du chromatogramme obtenu avec la solution témoin (c) doit être nettement visible.

Alcaloïdes et strophantine K. A 5,0 ml de la solution S, ajoutez 0,5 ml d'une solution d'*acide tannique R* à 100 g/l. Il ne se forme aucun précipité.

Teneur en eau (*2.5.12*). Déterminée par semi-microdosage sur 0,100 g d'ouabaïne, la teneur en eau est de 18,0 pour cent à 22,0 pour cent.

Cendres sulfuriques (*2.4.14*). Déterminé sur 1,0 g d'ouabaïne, le taux des cendres sulfuriques n'est pas supérieur à 0,1 pour cent.

DOSAGE

Dissolvez 40,0 mg d'ouabaïne dans de l'*alcool R* et complétez à 50,0 ml avec le même solvant. Prélevez 5,0 ml de la solution et complétez à 100,0 ml avec le même solvant. Préparez dans les mêmes conditions une solution témoin avec 40,0 mg d'*ouabaïne SCR*. A 5,0 ml de chaque solution, ajoutez 3,0 ml de *solution alcaline de picrate de sodium R*. Laissez reposer à l'abri d'une lumière vive pendant 30 min. Mesurez l'absorbance (*2.2.25*) des 2 solutions au maximum à 495 nm en utilisant comme liquide de compensation un mélange de 5,0 ml d'*alcool R* et de 3,0 ml de *solution alcaline de picrate de sodium R* préparé simultanément.

En tenant compte des absorbances mesurées et de la concentration des solutions, calculez la teneur en $C_{29}H_{44}O_{12}$ de la substance à examiner.

CONSERVATION

A l'abri de la lumière.

01/2002:0034

OUATE VISCOSE HYDROPHILE

Lanugo cellulosi absorbens

DÉFINITION

L'ouate viscose hydrophile est constituée par des fibres neuves, blanchies et soigneusement cardées de cellulose régénérée, obtenues par le procédé de viscose, additionnées ou non de dioxyde de titane, coupées à longueur régulière convenable et d'une masse linéique de 1,0 dtex à 8,9 dtex (dtex : masse de 10 000 m de fil, exprimée en grammes). L'ouate viscose ne contient aucune matière colorante compensatrice.

CARACTÈRES

L'ouate viscose hydrophile est blanche ou très faiblement jaunâtre et elle peut être brillante ou mate. Elle est douce au toucher.

IDENTIFICATION

A. Les fibres de viscose peuvent être pleines ou creuses ; les fibres creuses peuvent comporter un lumen continu ou divisé en compartiments. Les fibres ont une longueur moyenne de 25-80 mm. Examinées au microscope, à l'état sec, ou montées dans l'*alcool R* et dans l'*eau R*, elles présentent les caractères suivants : elles sont habituellement d'une largeur plus ou moins uniforme, elles comportent de nombreuses lignes parallèles longitudinales, réparties inégalement sur la largeur. Les sections extrêmes sont plus ou moins rectilignes. Les fibres mates contiennent de nombreuses particules granulées dont le diamètre moyen est voisin de 1 µm.

   Fibres pleines. La surface des fibres en coupe longitudinale peut être irrégulière et ondulée. Le diamètre des fibres, dont la section transversale est approximativement circulaire ou elliptique, est de 10-20 µm environ. Les fibres d'aspect aplati, en forme de rubans torsadés, ont une épaisseur de 4 µm environ et une largeur de 15-20 µm environ, la torsion du fil révélant d'abord l'axe principal et ensuite l'axe secondaire. D'autres fibres pleines dont les sections sont en forme d'« Y » présentent des protubérances dont l'axe principal a une longueur de 5-25 µm et l'axe secondaire a une largeur de 2-8 µm.

   Fibres creuses. Les fibres comportant un lumen creux continu ont un diamètre pouvant atteindre 30 µm environ et l'épaisseur de leur mince paroi est d'environ 5 µm. Le lumen d'une fibre montée dans l'*alcool R* et dans l'*eau R* est nettement révélé, dans de nombreuses fibres, par la présence de nombreuses bulles d'air emprisonnées.

   Fibres compartimentées. Le diamètre de ces fibres peut atteindre 80 µm ; les fibres sont creuses, le lumen central est divisé en plusieurs compartiments. Les compartiments individuels peuvent varier en dimensions mais leur longueur peut typiquement atteindre 60 µm environ et il peut y avoir plus d'un compartiment sur la largeur de chaque fibre. Des bulles d'air peuvent être emprisonnées dans certains compartiments lors du montage des fibres dans l'*alcool R* et dans l'*eau R*.

B. L'ouate viscose hydrophile, traitée par la *solution de chlorure de zinc iodée R*, se colore en violet.

C. A 0,1 g d'ouate viscose hydrophile, ajoutez 10 ml de *solution de chlorure de zinc-acide formique R*. Chauffez à 40 °C et laissez reposer, en agitant de temps en temps, pendant 2 h 30 min. L'ouate viscose est complètement dissoute, sauf pour la qualité mate dans laquelle le dioxyde de titane ne se dissout pas.

D. Dissolvez le résidu obtenu dans l'essai des cendres sulfuriques dans 5 ml d'*acide sulfurique R* en chauffant légèrement. Laissez refroidir et ajoutez 0,2 ml de *solution diluée de peroxyde d'hydrogène R*. La solution obtenue à partir de la qualité brillante ne présente aucun changement de coloration, alors que la solution obtenue à partir de la qualité mate se colore plus ou moins en jaune orangé suivant la teneur en dioxyde de titane.

ESSAI

Solution S. Dans un récipient approprié, introduisez 15,0 g d'ouate viscose hydrophile et ajoutez 150 ml d'*eau R*. Fermez le récipient et laissez macérer pendant 2 h. Décantez la solution et exprimez soigneusement l'ouate viscose avec une baguette de verre, puis mélangez. Prélevez 10 ml de solution pour l'essai des substances tensio-actives. Filtrez ensuite le reste de la solution.

Acidité ou alcalinité. A 25 ml de solution S, ajoutez 0,1 ml de *solution de phénolphtaléine R* et, à 25 autres millilitres, 0,05 ml de *solution de méthylorange R*. Aucune des solutions ne se colore en rose.

Fibres étrangères. Examinée au microscope, l'ouate viscose hydrophile présente uniquement des fibres de viscose ; toutefois, elle peut éventuellement présenter quelques fibres étrangères isolées.

Fluorescence. Examinez l'ouate viscose hydrophile en couche de 5 mm environ en lumière ultraviolette à 365 nm. L'ouate viscose hydrophile présente seulement une faible fluorescence violet-brun, mais elle ne présente pas, à l'exception de quelques fibres isolées, de fluorescence bleu intense.

Pouvoir d'absorption

Appareil. Utilisez un panier cylindrique, préalablement séché, constitué par des fils de cuivre d'un diamètre de 0,4 mm environ. Ce panier a une hauteur de 8,0 cm, un diamètre de 5,0 cm et des mailles d'une largeur de 1,5-2,0 cm. Sa masse est de 2,7 ± 0,3 g.

Temps d'immersion. Pesez le panier au centigramme près (m_1). Utilisez 5,00 g d'ouate viscose hydrophile au total, prélevés en quantités à peu près égales en 5 endroits différents de l'échantillon. Introduisez-les sans tasser dans le panier, puis pesez au centigramme près (m_2). Préparez un récipient d'un diamètre de 11-12 cm rempli d'eau à 20 °C environ sur une hauteur de 10 cm. Présentez le panier en position horizontale au-dessus de l'eau et laissez-le tomber d'une hauteur de 10 mm. Mesurez au chronomètre le temps qu'il met à s'enfoncer dans l'eau. Le temps d'immersion, exprimé par la moyenne des temps notés au cours de 3 essais, n'est pas supérieur à 10 s.

Absorption d'eau. Après avoir contrôlé le temps d'immersion, retirez le panier de l'eau, laissez-le égoutter en position horizontale au-dessus du récipient pendant exactement 30 s, puis déposez-le dans un récipient taré (m_3) et pesez au centigramme près (m_4). L'absorption, exprimée par la moyenne de 3 mesures, est de 18,0 g au minimum par gramme d'ouate viscose hydrophile. Calculez l'absorption d'eau par gramme d'ouate viscose hydrophile à l'aide de l'expression suivante :

$$\frac{m_4 - (m_2 + m_3)}{m_2 - m_1}$$

Substances solubles dans l'éther. Dans un appareil à épuisement, traitez à l'*éther R* 5,00 g d'ouate viscose hydrophile pendant 4 h à raison de 4 extractions au moins par heure. Evaporez le liquide éthéré et desséchez à 100-105 °C jusqu'à masse constante. Le taux des substances solubles dans l'éther n'est pas supérieur à 0,30 pour cent.

Colorants extractibles. Dans un percolateur étroit, épuisez lentement par l'*alcool R* 10,0 g d'ouate viscose hydrophile jusqu'à obtention de 50 ml de liquide. Ce dernier n'est pas plus fortement coloré (*2.2.2, Procédé II*) que la solution témoin J_5, JV_6 ou une solution témoin préparée comme suit : à 3,0 ml de solution primaire bleue, ajoutez 7,0 ml d'acide chlorhydrique (10 g/l de HCl). Prélevez 0,5 ml de cette solution et complétez à 10,0 ml avec de l'acide chlorhydrique (10 g/l de HCl).

Substances tensio-actives. Introduisez les 10 ml de la solution S, prélevés avant la filtration, dans une éprouvette graduée de 25 ml à bouchon rodé, dont le diamètre extérieur est de 20 mm et dont l'épaisseur de la paroi n'est pas supérieure à 1,5 mm, rincée au préalable 3 fois à l'*acide sulfurique R*, puis à l'*eau R*. Agitez énergiquement 30 fois en 10 s, laissez reposer pendant 1 min, puis répétez l'opération. Après 5 min, s'il apparaît de la mousse, elle ne doit pas recouvrir entièrement la surface du liquide.

Substances solubles dans l'eau. Chauffez à ébullition 5,00 g d'ouate viscose hydrophile dans 500 ml d'*eau R* pendant 30 min, en remuant fréquemment. Remplacez l'eau évaporée, puis décantez le liquide et exprimez soigneusement avec une baguette de verre. Mélangez le liquide recueilli. Filtrez à chaud et évaporez 400 ml du filtrat (correspondant aux 4/5 de la masse de l'échantillon prélevé) ; desséchez le résidu à 100-105 °C jusqu'à masse constante. Le taux des substances solubles dans l'eau n'est pas supérieur à 0,70 pour cent.

Sulfure d'hydrogène. A 10 ml de la solution S, ajoutez 1,9 ml d'*eau R*, 0,15 ml d'*acide acétique dilué R* et 1 ml de *solution d'acétate de plomb R*. Après 2 min, la solution n'est pas plus fortement colorée qu'une solution témoin préparée simultanément avec un mélange de 0,15 ml d'*acide acétique dilué R*, de 1,2 ml de *réactif au thioacétamide R*, de 1,7 ml de *solution à 10 ppm de plomb (Pb) R* et de 10 ml de solution S.

Perte à la dessiccation (*2.2.32*). Déterminée à l'étuve à 100-105 °C sur 5,000 g d'ouate viscose hydrophile, la perte à la dessiccation n'est pas supérieure à 13,0 pour cent.

Cendres sulfuriques (*2.4.14*). Dans un creuset préalablement chauffé, refroidi et taré, introduisez 5,00 g d'ouate viscose hydrophile. Chauffez prudemment à feu nu, puis avec précaution jusqu'au rouge sombre à 600 °C. Laissez refroidir, ajoutez quelques gouttes d'*acide sulfurique dilué R*, puis chauffez et incinérez jusqu'à ce que les particules noires aient disparu ; laissez refroidir, ajoutez quelques gouttes de *solution de carbonate d'ammonium R*, puis évaporez et incinérez prudemment. Laissez refroidir et pesez. Recommencez l'incinération par périodes de 5 min jusqu'à masse constante. Le taux des cendres sulfuriques n'est pas supérieur à 0,45 pour cent pour la qualité brillante et à 1,7 pour cent pour la qualité mate.

CONSERVATION

En emballage protecteur, dans un endroit sec.

01/2002:0778

OXAZÉPAM

Oxazepamum

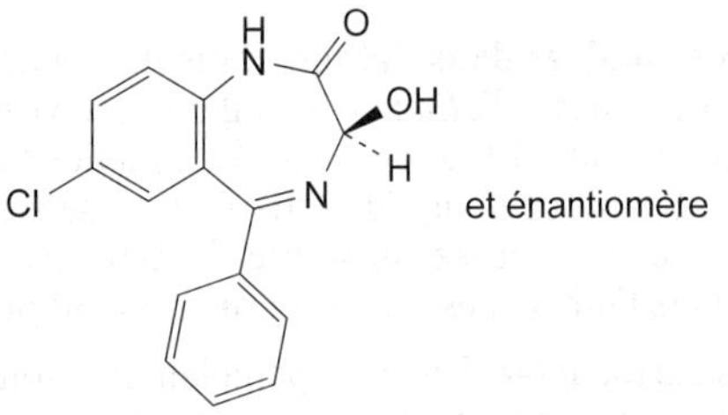

$C_{15}H_{11}ClN_2O_2$ M_r 286,7

DÉFINITION

L'oxazépam contient au minimum 98,5 pour cent et au maximum l'équivalent de 101,0 pour cent de (3*RS*)-7-chloro-3-hydroxy-5-phényl-1,3-dihydro-2*H*-1,4-benzodiazépin-2-one, calculé par rapport à la substance desséchée.

CARACTÈRES

Poudre cristalline, blanche ou sensiblement blanche, pratiquement insoluble dans l'eau, peu soluble dans l'alcool et dans le chlorure de méthylène.

IDENTIFICATION

Première identification : B, C.

Seconde identification : A, C, D.

A. *Préparez les solutions immédiatement avant l'emploi et protégez-les de la lumière.* Dissolvez 20,0 mg d'oxazépam dans de l'*alcool R* et complétez à 100,0 ml avec le même solvant. Prélevez 10,0 ml de solution et complétez à 50,0 ml avec de l'*alcool R* (solution A). Prélevez 10,0 ml de solution A et complétez à 100,0 ml avec de l'*alcool R* (solution B). Examinée de 300 nm à 350 nm (*2.2.25*), la solution A présente un maximum d'absorption à 316 nm. Examinée de 220 nm à 250 nm, la solution B présente un maximum d'absorption à 229 nm et l'absorbance spécifique au maximum est de 1 220 à 1 300.

B. Examinez l'oxazépam par spectrophotométrie d'absorption dans l'infrarouge (*2.2.24*), en comparant avec le spectre obtenu avec l'*oxazépam SCR*. Examinez les substances sous forme de pastilles.

C. Examinez les chromatogrammes obtenus dans l'essai des substances apparentées en lumière ultraviolette à 254 nm. La tache principale du chromatogramme obtenu avec la solution à examiner (b) est semblable quant à sa position et ses dimensions à la tache principale du chromatogramme obtenu avec la solution témoin (a).

D. Dissolvez 20 mg environ d'oxazépam dans un mélange de 5 ml d'*acide chlorhydrique R* et de 10 ml d'*eau R*. Chauffez à ébullition pendant 5 min et refroidissez. Ajoutez 2 ml d'une solution de *nitrite de sodium R* à 1 g/l. Laissez reposer pendant 1 min. Ajoutez 1 ml d'une solution d'*acide sulfamique R* à 5 g/l et mélangez. Laissez reposer pendant 1 min. Ajoutez 1 ml d'une solution de *dichlorhydrate de naphtyléthylènediamine R* à 1 g/l. Il se développe une coloration rouge.

ESSAI

Substances apparentées. *Effectuez l'essai à l'abri de la lumière.* Opérez par chromatographie sur couche mince (*2.2.27*) en utilisant une plaque recouverte d'un gel de silice approprié contenant un indicateur de fluorescence dont l'intensité est optimale à 254 nm. Avant l'emploi, lavez la plaque en développant sur un parcours de 17 cm au minimum avec du *méthanol R*. Laissez sécher la plaque à l'air, puis chauffez-la à 100-105 °C pendant 30 min.

Solution à examiner (a). Dissolvez 50 mg d'oxazépam dans de l'*acétone R* et complétez à 10 ml avec le même solvant.

Solution à examiner (b). Prélevez 2 ml de solution à examiner (a) et complétez à 10 ml avec de l'*acétone R*.

Solution témoin (a). Dissolvez 10 mg d'*oxazépam SCR* dans de l'*acétone R* et complétez à 10 ml avec le même solvant.

Solution témoin (b). Dissolvez 10 mg d'*oxazépam SCR* et 10 mg de *bromazépam SCR* dans de l'*acétone R* et complétez à 10 ml avec le même solvant.

Solution témoin (c). Prélevez 1 ml de solution à examiner (b) et complétez à 100 ml avec de l'*acétone R*.

Solution témoin (d). Prélevez 5 ml de solution témoin (c) et complétez à 10 ml avec de l'*acétone R*.

Déposez séparément sur la plaque 20 µl de chaque solution. Développez sur un parcours de 15 cm, dans le même sens que lors du développement préalable avec le *méthanol R*, avec un mélange de 10 volumes de *méthanol R* et de 100 volumes de *chlorure de méthylène R*. Laissez sécher la plaque à l'air. Examinez en lumière ultraviolette à 254 nm. S'il apparaît d'autres taches que la tache principale dans le chromatogramme obtenu avec la solution à examiner (a), aucune d'entre elles n'est plus intense que la tache du chromatogramme obtenu avec la solution témoin (c) (0,2 pour cent) et une seule d'entre elles peut être plus intense que la tache du chromatogramme obtenu avec la solution témoin (d) (0,1 pour cent). L'essai n'est valable que si le chromatogramme obtenu avec la solution témoin (b) présente 2 taches nettement séparées.

Perte à la dessiccation (*2.2.32*). Déterminée à l'étuve à 100-105 °C sous une pression ne dépassant pas 0,7 kPa sur 1,000 g d'oxazépam, la perte à la dessiccation n'est pas supérieure à 0,5 pour cent.

Cendres sulfuriques (*2.4.14*). Déterminé sur 1,0 g d'oxazépam, le taux des cendres sulfuriques n'est pas supérieur à 0,1 pour cent.

DOSAGE

Dissolvez 0,250 g d'oxazépam dans un mélange de 10 ml d'*acide acétique anhydre R* et de 90 ml d'*anhydride acétique R*. Titrez par l'*acide perchlorique 0,1 M*. Déterminez le point de fin de titrage par potentiométrie (*2.2.20*).

1 ml d'*acide perchlorique 0,1 M* correspond à 28,67 mg de $C_{15}H_{11}ClN_2O_2$.

CONSERVATION

A l'abri de la lumière.

01/2002:1458

OXFENDAZOLE POUR USAGE VÉTÉRINAIRE

Oxfendazolum ad usum veterinarium

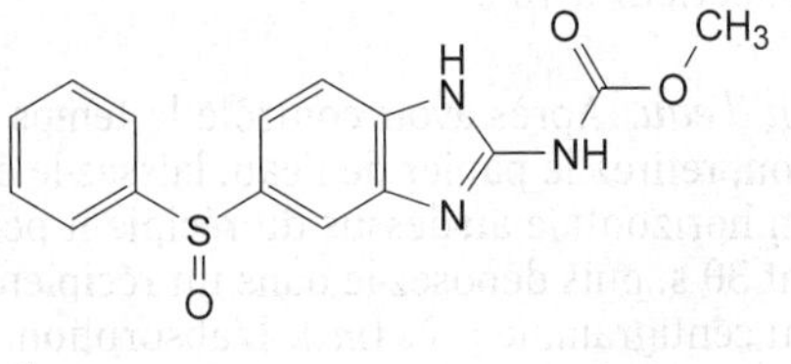

$C_{15}H_{13}N_3O_3S$ M_r 315,4

DÉFINITION

L'oxfendazole pour usage vétérinaire contient au minimum 98,0 pour cent et au maximum l'équivalent de 100,5 pour cent de [5-(phénylsulfinyl)-1*H*-benzimidazol-2-yl]carbamate de méthyle, calculé par rapport à la substance desséchée.

CARACTÈRES

Poudre blanche ou sensiblement blanche, pratiquement insoluble dans l'eau, peu soluble dans l'alcool et dans le chlorure de méthylène.

L'oxfendazole présente le phénomène du polymorphisme.

IDENTIFICATION

A. Examinez la substance à examiner par spectrophotométrie d'absorption dans l'infrarouge (*2.2.24*), en comparant avec le spectre obtenu avec l'*oxfendazole pour usage vétérinaire SCR*. Si les spectres obtenus présentent des différences, dissolvez respectivement la substance à examiner et la substance de référence dans de l'*alcool R*, puis évaporez à siccité. Enregistrez de nouveaux spectres à partir des résidus.

B. Examinez les chromatogrammes obtenus dans l'essai des substances apparentées. La tache principale du chromatogramme obtenu avec la solution à examiner (b) est semblable quant à sa position et ses dimensions à la tache principale du chromatogramme obtenu avec la solution témoin (a).

ESSAI

Substances apparentées. Opérez par chromatographie sur couche mince (*2.2.27*) en utilisant une *plaque au gel de silice* F_{254} *pour CCM R*.

Solution à examiner (a). Dissolvez 25 mg de substance à examiner dans un mélange de 1 volume d'*acide acétique glacial R* et de 4 volumes d'*acétate d'éthyle R* et complétez à 5 ml avec le même mélange de solvants.

Solution à examiner (b). Prélevez 1 ml de solution à examiner (a) et complétez à 100 ml avec un mélange de 1 volume d'*acide acétique glacial R* et de 4 volumes d'*acétate d'éthyle R*.

Solution témoin (a). Dissolvez 25 mg d'*oxfendazole pour usage vétérinaire SCR* dans un mélange de 1 volume d'*acide acétique glacial R* et de 4 volumes d'*acétate d'éthyle R* et complétez à 5 ml avec le même mélange de solvants. Prélevez 1 ml de solution et complétez à 100 ml avec un mélange de 1 volume d'*acide acétique glacial R* et de 4 volumes d'*acétate d'éthyle R*.

Solution témoin (b). Dissolvez 5 mg de *fenbendazole SCR* dans un mélange de 1 volume d'*acide acétique glacial R* et de 4 volumes d'*acétate d'éthyle R* et complétez à 100 ml avec le même mélange de solvants.

Solution témoin (c). A 5 ml de solution à examiner (b), ajoutez 10 ml de solution témoin (b).

Déposez séparément sur la plaque 20 µl de chaque solution. Développez sur un parcours de 15 cm avec un mélange de 5 volumes d'*acide acétique glacial R* et de 95 volumes d'*acétate d'éthyle R*. Laissez sécher la plaque à l'air. Examinez en lumière ultraviolette à 254 nm. S'il apparaît une tache correspondant au fenbendazole dans le chromatogramme obtenu avec la solution à examiner (a), elle n'est pas plus intense que la tache du chromatogramme obtenu avec la solution témoin (b) (1 pour cent). S'il apparaît d'autres taches que la tache principale et une tache correspondant au fenbendazole dans le chromatogramme obtenu avec la solution à examiner (a), aucune d'entre elles n'est plus intense que la tache du chromatogramme obtenu avec la solution témoin (a) (1 pour cent). L'essai n'est valable que si le chromatogramme obtenu avec la solution témoin (c) présente 2 taches principales nettement séparées.

Perte à la dessiccation (*2.2.32*). Déterminée à l'étuve à 100-105 °C sous une pression ne dépassant pas 0,7 kPa pendant 2 h sur 1,000 g de substance à examiner, la perte à la dessiccation n'est pas supérieure à 0,5 pour cent.

Cendres sulfuriques (*2.4.14*). Déterminé sur 1,0 g de substance à examiner, le taux des cendres sulfuriques n'est pas supérieur à 0,1 pour cent.

DOSAGE

Dissolvez 0,250 g de substance à examiner dans 3 ml d'*acide formique anhydre R*. Ajoutez 40 ml d'*acide acétique anhydre R*. Titrez par l'*acide perchlorique 0,1 M*. Déterminez le point de fin de titrage par potentiométrie (*2.2.20*).

1 ml d'*acide perchlorique 0,1 M* correspond à 31,54 mg de $C_{15}H_{13}N_3O_3S$.

CONSERVATION

A l'abri de la lumière.

IMPURETÉS

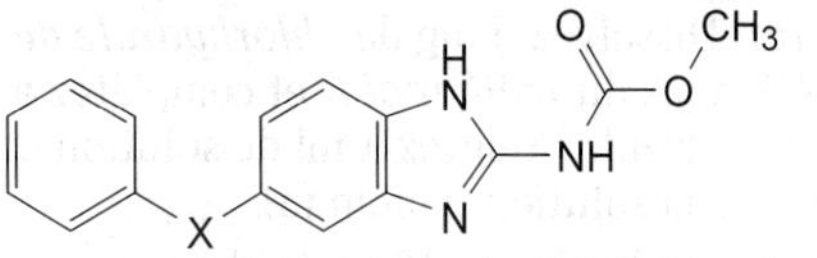

A. X = S : [5-(phénylsulfanyl)-1*H*-benzimidazol-2-yl]carbamate de méthyle (fenbendazole),

B. X = SO_2 : [5-(phénylsulfonyl)-1*H*-benzimidazol-2-yl]carbamate de méthyle.

01/2002:1353

OXOLINIQUE (ACIDE)

Acidum oxolinicum

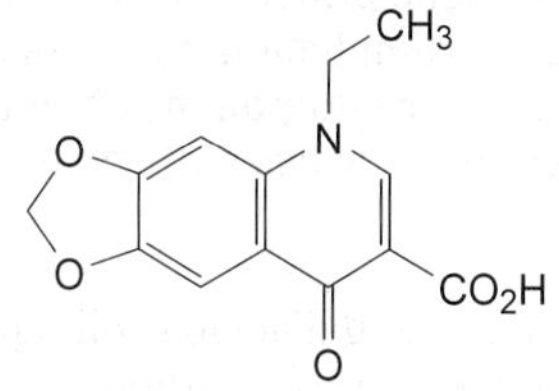

$C_{13}H_{11}NO_5$ M_r 261,2

DÉFINITION

L'acide oxolinique contient au minimum 98,0 pour cent et au maximum l'équivalent de 102,0 pour cent d'acide 5-éthyl-8-oxo-5,8-dihydro-1,3-dioxolo[4,5-*g*]quinoléine-7-carboxylique, calculé par rapport à la substance desséchée.

CARACTÈRES

Poudre cristalline, sensiblement blanche ou jaune pâle, pratiquement insoluble dans l'eau, très peu soluble dans le chlorure de méthylène, pratiquement insoluble dans l'alcool. L'acide oxolinique se dissout dans les solutions diluées d'hydroxydes alcalins.

IDENTIFICATION

Première identification : B.

Seconde identification : A, C.

Monographies L - P

A. Dissolvez 25,0 mg d'acide oxolinique dans 5 ml d'*hydroxyde de sodium 0,1 M*, en chauffant au bain-marie ; laissez refroidir et complétez à 100,0 ml avec du *méthanol R*. Prélevez 2,0 ml de solution et complétez à 100,0 ml avec de l'*acide chlorhydrique 0,1 M*. Examinée de 220 nm à 350 nm (*2.2.25*), la solution présente 3 maximums d'absorption, respectivement à 260 nm, 322 nm et 336 nm. Le rapport entre les absorbances mesurées aux maximums à 260 nm et à 336 nm est de 4,9 à 5,2.

B. Examinez l'acide oxolinique par spectrophotométrie d'absorption dans l'infrarouge (*2.2.24*), en comparant avec le spectre obtenu avec l'*acide oxolinique SCR*. Examinez les substances sous forme de pastilles.

C. Opérez par chromatographie sur couche mince (*2.2.27*) en utilisant une plaque recouverte d'un gel de silice approprié.

Solution à examiner. Dissolvez 10 mg d'acide oxolinique dans 3 ml de *solution diluée d'hydroxyde de sodium R* et complétez à 20 ml avec de l'*alcool R*.

Solution témoin (a). Dissolvez 10 mg d'*acide oxolinique SCR* dans 3 ml de *solution diluée d'hydroxyde de sodium R* et complétez à 20 ml avec de l'*alcool R*.

Solution témoin (b). Dissolvez 5 mg de *chlorhydrate de ciprofloxacine SCR* dans du *méthanol R* et complétez à 10 ml avec le même solvant. Prélevez 1 ml de solution et complétez à 2 ml avec la solution témoin (a).

Déposez séparément sur la plaque 10 µl de chaque solution. Déposez au fond d'une chambre à chromatographie un vase à précipiter contenant 50 ml d'*ammoniaque concentrée R*. Fermez la chambre et exposez la plaque aux vapeurs d'ammoniac pendant 15 min. Retirez la plaque, transférez-la dans une chambre à chromatographie et développez sur un parcours de 15 cm avec un mélange de 10 volumes d'*acétonitrile R*, de 20 volumes d'*ammoniaque concentrée R*, de 40 volumes de *méthanol R* et de 40 volumes de *chlorure de méthylène R*. Laissez sécher la plaque à l'air. Examinez en lumière ultraviolette à 254 nm. La tache principale du chromatogramme obtenu avec la solution à examiner est semblable quant à sa position, sa fluorescence et ses dimensions à la tache principale du chromatogramme obtenu avec la solution témoin (a). L'identification n'est valable que si le chromatogramme obtenu avec la solution témoin (b) présente 2 taches nettement séparées.

ESSAI

Solution S. Dissolvez 0,6 g d'acide oxolinique dans 20 ml d'une solution d'*hydroxyde de sodium R* à 40 g/l.

Aspect de la solution. La solution S est limpide (*2.2.1*) et n'est pas plus fortement colorée que la solution témoin B_7 (*2.2.2, Procédé II*).

Substances apparentées. Opérez par chromatographie sur couche mince (*2.2.27*) en utilisant une plaque recouverte d'une cellulose appropriée présentant une distribution étroite de la taille des particules.

Solution à examiner. Dissolvez 50 mg d'acide oxolinique dans 3 ml de *solution diluée d'hydroxyde de sodium R* et complétez à 10 ml avec de l'*alcool R*.

Solution témoin (*a*). Prélevez 1 ml de solution à examiner et complétez à 50,0 ml avec de l'*alcool R*. Prélevez 1,0 ml de cette solution et complétez à 5,0 ml avec de l'*alcool R*.

Solution témoin (*b*). Dissolvez 2 mg d'*impureté B d'acide oxolinique SCR* dans de l'*alcool R* et complétez à 10 ml avec le même solvant. Prélevez 0,5 ml de cette solution et complétez à 10 ml avec de l'*alcool R*.

Solution témoin (*c*). Dissolvez 5 mg d'acide oxolinique et 5 mg d'*impureté A d'acide oxolinique SCR* dans 2 ml de *solution diluée d'hydroxyde de sodium R* et complétez à 40 ml avec de l'*alcool R*.

Déposez séparément sur la plaque 5 µl de chaque solution, en portions suffisamment petites pour obtenir de petites taches. Développez sur un parcours de 6 cm (correspondant aux 2/3 de la hauteur de la plaque) avec un mélange de 15 volumes d'*ammoniaque R*, de 30 volumes d'*eau R* et de 55 volumes de *propanol R*. Laissez sécher la plaque à l'air et examinez en lumière ultraviolette à 254 nm. S'il apparaît une tache correspondant à l'impureté B d'acide oxolinique dans le chromatogramme obtenu avec la solution à examiner, elle n'est pas plus intense que la tache du chromatogramme obtenu avec la solution témoin (b) (0,2 pour cent). S'il apparaît d'autres taches que la tache principale et qu'une tache correspondant à l'impureté B d'acide oxolinique dans le chromatogramme obtenu avec la solution à examiner, aucune d'entre elles n'est plus intense que la tache du chromatogramme obtenu avec la solution témoin (a) (0,4 pour cent). L'essai n'est valable que si le chromatogramme obtenu avec la solution témoin (c) présente 2 taches principales nettement séparées.

Métaux lourds (*2.4.8*). 2,0 g d'acide oxolinique satisfont à l'essai limite D des métaux lourds (10 ppm). Préparez le témoin avec 2 ml de *solution à 10 ppm de plomb (Pb) R*.

Perte à la dessiccation (*2.2.32*). Déterminée à l'étuve à 100-105 °C sur 1,000 g d'acide oxolinique, la perte à la dessiccation n'est pas supérieure à 0,5 pour cent.

Cendres sulfuriques (*2.4.14*). Déterminé sur 1,0 g d'acide oxolinique, le taux des cendres sulfuriques n'est pas supérieur à 0,1 pour cent.

DOSAGE

Dissolvez 0,200 g d'acide oxolinique dans 150 ml de *diméthylformamide R*. Titrez par l'*hydroxyde de tétrabutylammonium 0,1 M*. Déterminez le point de fin de titrage par potentiométrie (*2.2.20*), en utilisant une électrode indicatrice de verre et une électrode de référence au calomel dont l'électrolyte est constitué par une solution saturée de *chlorure de potassium R* dans le *méthanol R*. Effectuez un titrage à blanc.

1 ml d'*hydroxyde de tétrabutylammonium 0,1 M* correspond à 26,12 mg de $C_{13}H_{11}NO_5$.

CONSERVATION

A l'abri de la lumière.

IMPURETÉS

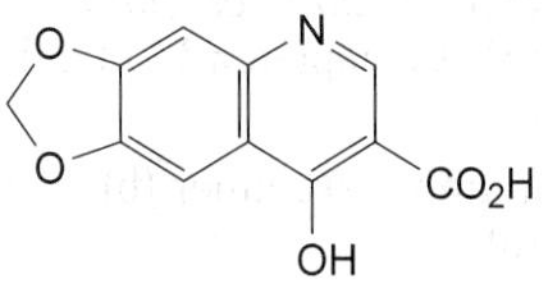

A. acide 8-hydroxy-1,3-dioxolo[4,5-*g*]quinoléine-7-carboxylique,

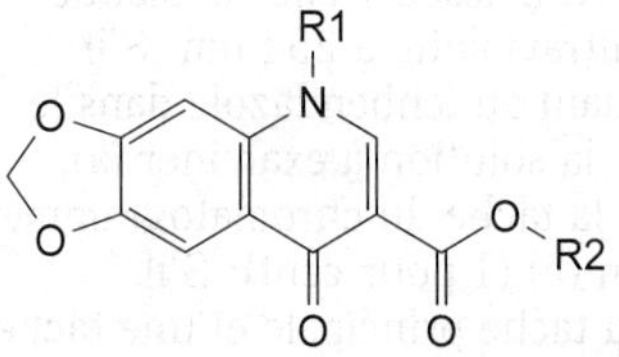

B. R1 = R2 = C_2H_5 : 5-éthyl-8-oxo-5,8-dihydro-1,3-dioxolo[4,5-*g*]quinoléine-7-carboxylate d'éthyle,

C. R1 = CH_3, R2 = H : acide 5-méthyl-8-oxo-5,8-dihydro-1,3-dioxolo[4,5-*g*]quinoléine-7-carboxylique.

01/2002:0628

OXPRÉNOLOL (CHLORHYDRATE D')

Oxprenololi hydrochloridum

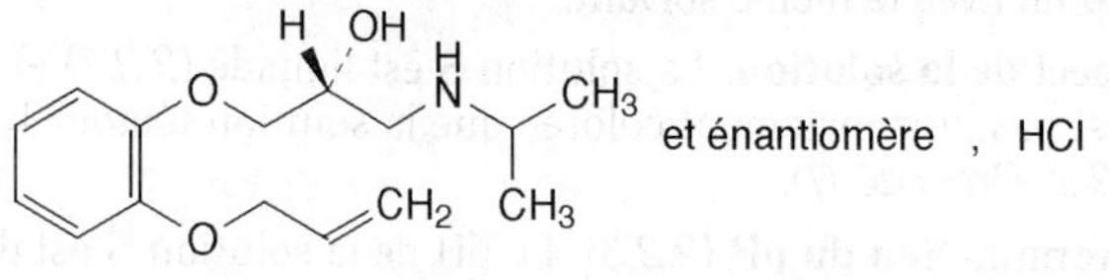

$C_{15}H_{24}ClNO_3$ M_r 301,8

DÉFINITION

Chlorhydrate de (2*RS*)-1-[(1-méthyléthyl)amino]-3-[2-(prop-2-énlyloxy)phénoxy]propan-2-ol.

Teneur : 98,5 pour cent à 101,5 pour cent (substance desséchée).

CARACTÈRES

Aspect : poudre cristalline, blanche ou sensiblement blanche.

Solubilité : très soluble dans l'eau, facilement soluble dans l'alcool.

IDENTIFICATION

Première identification : B, D.

Seconde identification : A, C, D.

A. Point de fusion (*2.2.14*) : 107 °C à 110 °C.

B. Spectrophotométrie d'absorption dans l'infrarouge (*2.2.24*).

Comparaison : *chlorhydrate d'oxprénolol SCR*.

Si les spectres obtenus à l'état solide présentent des différences, dissolvez respectivement la substance à examiner et la substance de référence dans de l'*acétate d'éthyle R*, évaporez à siccité et enregistrez de nouveaux spectres à partir des résidus.

C. Examinez les chromatogrammes obtenus dans l'essai des substances apparentées.

Résultats : la tache principale du chromatogramme obtenu avec la solution à examiner (b) est semblable quant à sa position, sa coloration et ses dimensions à la tache principale du chromatogramme obtenu avec la solution témoin (a).

D. Le chlorhydrate d'oxprénolol donne la réaction (a) des chlorures (*2.3.1*).

ESSAI

Solution S. Dissolvez 2,0 g de chlorhydrate d'oxprénolol dans de l'*eau exempte de dioxyde de carbone R* et complétez à 20 ml avec le même solvant.

Aspect de la solution. La solution S est limpide (*2.2.1*) et n'est pas plus fortement colorée que la solution témoin JV_6 (*2.2.2, Procédé II*).

pH (*2.2.3*) : 4,5 à 6,0 pour la solution S récemment préparée.

Substances apparentées. Chromatographie sur couche mince (*2.2.27*).

Solution à examiner (a). Dissolvez 0,10 g de chlorhydrate d'oxprénolol dans 2 ml d'un mélange de 1 volume de *méthanol R* et de 9 volumes de *chlorure de méthylène R*.

Solution à examiner (b). Prélevez 1 ml de solution à examiner (a) et complétez à 10 ml avec un mélange de 1 volume de *méthanol R* et de 9 volumes de *chlorure de méthylène R*.

Solution témoin (a). Dissolvez 10 mg de *chlorhydrate d'oxprénolol SCR* dans 2 ml d'un mélange de 1 volume de *méthanol R* et de 9 volumes de *chlorure de méthylène R*.

Solution témoin (b). Prélevez 0,4 ml de solution à examiner (a) et complétez à 100 ml avec un mélange de 1 volume de *méthanol R* et de 9 volumes de *chlorure de méthylène R*.

Solution témoin (c). Prélevez 5 ml de solution témoin (b) et complétez à 10 ml avec un mélange de 1 volume de *méthanol R* et de 9 volumes de *chlorure de méthylène R*.

Solution témoin (d). Dissolvez 5 mg de *chlorhydrate d'alprénolol SCR* dans 1 ml de solution témoin (a).

Plaque : *plaque au gel de silice G pour CCM R*.

Phase mobile : *ammoniaque concentrée R, méthanol R, chlorure de méthylène R* (2:12:88 *V/V/V*).

Dépôt : 2 µl ; laissez sécher les dépôts à l'air pendant 15 min.

Développement : sur un parcours de 13 cm.

Séchage : dans un courant d'air chaud pendant 10 min.

Détection : laissez refroidir et pulvérisez de la *solution d'aldéhyde anisique R*. Chauffez à 100-105 °C pendant 5-10 min. Examinez à la lumière du jour.

Conformité du système : l'essai n'est valable que si le chromatogramme obtenu avec la solution témoin (d) présente 2 taches nettement séparées.

Limites : dans le chromatogramme obtenu avec la solution à examiner (a) :

– *toute impureté* : s'il apparaît d'autres taches que la tache principale aucune d'entre elles n'est plus intense que la tache du chromatogramme obtenu avec la solution témoin (b) (0,4 pour cent) ; 1 seule d'entre elles peut être plus intense que la tache du chromatogramme obtenu avec la solution témoin (c) (0,2 pour cent).

Plomb : au maximum 5 ppm.

Spectrométrie d'absorption atomique (*2.2.23, Procédé II*).

Solution à examiner. Dissolvez 1,00 g de chlorhydrate d'oxprénolol dans de l'*eau R* et complétez à 25,0 ml avec le même solvant.

Solutions de référence. Préparez les solutions de référence à partir de, respectivement, 0,5 ml et 1,0 ml de la *solution à 10 ppm de plomb (Pb) R* et complétez à 25,0 ml avec de l'*eau R*.

Source : lampe à cathode creuse au plomb.

Longueur d'onde : 217,0 nm.

Perte à la dessiccation (*2.2.32*) : au maximum 0,5 pour cent, déterminé sous vide à 60 °C pendant 6 h sur 1,000 g de chlorhydrate d'oxprénolol.

Cendres sulfuriques (*2.4.14*) : au maximum 0,1 pour cent, déterminé sur 1,0 g de chlorhydrate d'oxprénolol.

DOSAGE

Dissolvez 0,250 g de chlorhydrate d'oxprénolol dans un mélange de 5,0 ml d'*acide chlorhydrique 0,01 M* et de 50 ml d'*alcool R*. Titrez par l'*hydroxyde de sodium 0,1 M* et tracez la courbe potentiométrique (*2.2.20*). Mesurez le volume d'*hydroxyde de sodium 0,1 M* utilisé entre les 2 points d'inflexion.

1 ml d'*hydroxyde de sodium 0,1 M* correspond à 30,18 mg de $C_{15}H_{24}ClNO_3$.

CONSERVATION

A l'abri de la lumière.

01/2002:1251

OXYBUPROCAÏNE (CHLORHYDRATE D')

Oxybuprocaini hydrochloridum

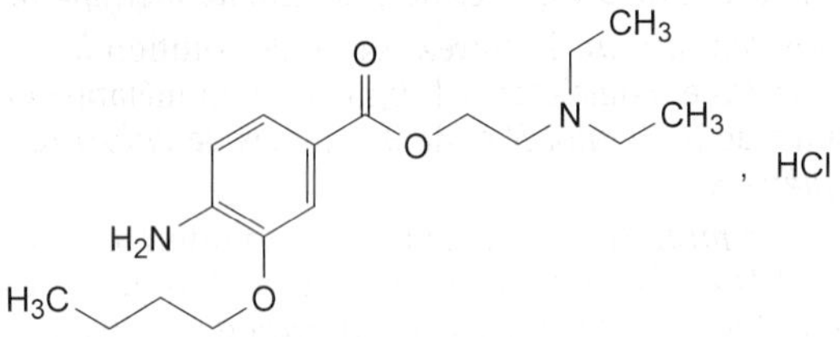

$C_{17}H_{29}ClN_2O_3$ M_r 344,9

DÉFINITION

Le chlorhydrate d'oxybuprocaïne contient au minimum 98,5 pour cent et au maximum l'équivalent de 101,5 pour cent de chlorhydrate de 4-amino-3-butoxybenzoate de 2-(diéthylamino)éthyle, calculé par rapport à la substance desséchée.

CARACTÈRES

Poudre cristalline blanche ou cristaux incolores, très solubles dans l'eau, facilement solubles dans l'alcool.

Le chlorhydrate d'oxybuprocaïne présente le phénomène du polymorphisme.

IDENTIFICATION

Première identification : B, D.

Seconde identification : A, C, D.

A. Le point de fusion (*2.2.14*) du chlorhydrate d'oxybuprocaïne est de 158 °C à 162 °C.

B. Examinez le chlorhydrate d'oxybuprocaïne par spectrophotométrie d'absorption dans l'infrarouge (*2.2.24*), en comparant avec le spectre obtenu avec le *chlorhydrate d'oxybuprocaïne SCR*. Examinez les substances sous forme de pastilles. Si les spectres obtenus présentent des différences, dissolvez respectivement la substance à examiner et la substance de référence dans du *méthanol R*, évaporez à siccité et enregistrez de nouveaux spectres à partir des résidus.

C. Opérez par chromatographie sur couche mince (*2.2.27*) en utilisant une plaque recouverte d'un gel de silice approprié contenant un indicateur de fluorescence dont l'intensité est optimale à 254 nm.

Solution à examiner. Dissolvez 40 mg de chlorhydrate d'oxybuprocaïne dans du *méthanol R* et complétez à 10 ml avec le même solvant.

Solution témoin (a). Dissolvez 40 mg de *chlorhydrate d'oxybuprocaïne SCR* dans du *méthanol R* et complétez à 10 ml avec le même solvant.

Solution témoin (b). Dissolvez 20 mg de *chlorhydrate de procaïne R* dans de la solution témoin (a) et complétez à 5 ml avec la même solution.

Déposez séparément sur la plaque 5 µl de chaque solution. Développez sur un parcours de 10 cm avec un mélange de 10 volumes d'*acide formique anhydre R*, de 15 volumes de *méthanol R*, de 15 volumes d'*eau R* et de 60 volumes d'*acétate d'éthyle R*. Faites sécher la plaque dans un courant d'air chaud pendant 10 min. Examinez en lumière ultraviolette à 254 nm. Pulvérisez de la *solution de diméthylaminobenzaldéhyde R7*. La tache principale du chromatogramme obtenu avec la solution à examiner est semblable quant à sa position, sa coloration et ses dimensions à la tache principale du chromatogramme obtenu avec la solution témoin (a). L'essai n'est valable que si le chromatogramme obtenu avec la solution témoin (b) présente 2 taches nettement séparées.

D. Prélevez 0,2 ml de solution S (voir Essai) et complétez à 2 ml avec de l'*eau R*. La solution donne la réaction (a) des chlorures (*2.3.1*).

ESSAI

Solution S. Dissolvez 5,0 g de chlorhydrate d'oxybuprocaïne dans de l'*eau exempte de dioxyde de carbone R* et complétez à 50 ml avec le même solvant.

Aspect de la solution. La solution S est limpide (*2.2.1*) et n'est pas plus fortement colorée que la solution témoin J_5 (*2.2.2, Procédé II*).

Détermination du pH (*2.2.3*). Le pH de la solution S est de 4,5 à 6,0.

Substances apparentées. Opérez par chromatographie liquide (*2.2.29*).

Solution tampon pH 2,5. A 950 ml d'*eau R*, ajoutez 6 ml de *solution d'acide perchlorique R* et 12 ml d'*acide phosphorique dilué R*. Ajustez à pH 2,5 avec une solution d'*hydroxyde de sodium R* à 40 g/l et complétez à 1000,0 ml avec de l'*eau R*.

Solution à examiner. Dissolvez 10,0 mg de chlorhydrate d'oxybuprocaïne dans la phase mobile et complétez à 25,0 ml avec la phase mobile.

Solution témoin (a). Prélevez 1,0 ml de solution à examiner et complétez à 20,0 ml avec la phase mobile. Prélevez 5,0 ml de solution et complétez à 100,0 ml avec la phase mobile.

Solution témoin (b). A 1,0 ml de solution à examiner, ajoutez 1 ml d'une solution d'*hydroxyde de sodium R* à 40 g/l et laissez reposer pendant 20 min. Ajoutez 1 ml d'*acide phosphorique dilué R* et complétez à 100,0 ml avec la phase mobile. Prélevez 25 ml de solution et complétez à 100,0 ml avec la phase mobile.

La chromatographie peut être réalisée en utilisant :

- une colonne d'acier inoxydable, d'une longueur de 0,15 m et d'un diamètre intérieur de 3,9 mm, remplie de *gel de silice octadécylsilylé pour chromatographie R1* (5 µm) présentant un diamètre de pores de 10 nm et un taux de carbone de 19 pour cent,
- comme phase mobile, à un débit de 1 ml/min, un mélange de 25 volumes d'*acétonitrile R* et de 75 volumes de solution tampon pH 2,5,
- comme détecteur, un spectrophotomètre réglé à 309 nm,

en maintenant la température de la colonne à 35 °C.

Lorsque les chromatogrammes sont enregistrés dans les conditions prescrites, le temps de rétention est de 9 min environ pour le chlorhydrate d'oxybuprocaïne. Ajustez la sensibilité du système de façon que la hauteur du pic principal du chromatogramme obtenu avec la solution témoin (a) représente au minimum 50 pour cent de l'échelle totale de l'enregistreur.

Injectez 20 µl de solution témoin (b). L'essai n'est valable que si la résolution entre les pics correspondant respectivement à l'oxybuprocaïne et à l'impureté B (produit d'hydrolyse) n'est pas inférieure à 12.

Injectez 20 µl de solution à examiner et 20 µl de solution témoin (a). Continuez la chromatographie pendant 4 fois le temps de rétention du pic principal. S'il apparaît d'autres pics que le pic principal dans le chromatogramme obtenu avec la solution à examiner, la surface d'aucun d'entre eux n'est supérieure à 0,4 fois celle du pic principal du chromatogramme obtenu avec la solution témoin (a) (0,1 pour cent) et la somme de leur surface n'est pas supérieure à la surface du pic principal du chromatogramme obtenu avec la solution témoin (a) (0,25 pour cent). Ne tenez pas compte d'un pic dû au solvant ni des pics dont la surface est inférieure à 0,05 fois la surface du pic principal du chromatogramme obtenu avec la solution témoin (a).

Métaux lourds (*2.4.8*). 12 ml de solution S satisfont à l'essai limite A des métaux lourds (10 ppm). Préparez le témoin avec la *solution à 1 ppm de plomb (Pb) R*.

Perte à la dessiccation (*2.2.32*). Déterminée à l'étuve à 100-105 °C sur 1,000 g de chlorhydrate d'oxybuprocaïne, la perte à la dessiccation n'est pas supérieure à 0,5 pour cent.

Cendres sulfuriques (*2.4.14*). Déterminé sur 1,0 g de chlorhydrate d'oxybuprocaïne, le taux des cendres sulfuriques n'est pas supérieur à 0,1 pour cent.

DOSAGE

Dissolvez 0,300 g de chlorhydrate d'oxybuprocaïne dans un mélange de 20 ml d'*acide acétique anhydre R* et de 20 ml d'*anhydride acétique R*. Titrez par l'*acide perchlorique 0,1 M*. Déterminez le point de fin de titrage par potentiométrie (*2.2.20*).

1 ml d'*acide perchlorique 0,1 M* correspond à 34,49 mg de $C_{17}H_{29}ClN_2O_3$.

CONSERVATION

A l'abri de la lumière.

IMPURETÉS

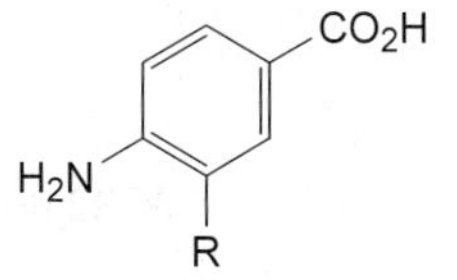

A. R = H : acide 4-aminobenzoïque,

B. R = O-CH_2-CH_2-CH_2-CH_3 : acide 4-amino-3-butoxybenzoïque,

C. R = OH : acide 4-amino-3-hydroxybenzoïque.

01/2002:1354

OXYBUTYNINE (CHLORHYDRATE D')

Oxybutynini hydrochloridum

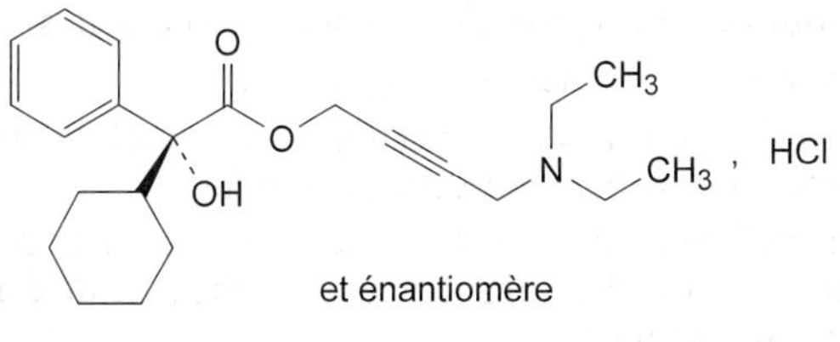

$C_{22}H_{32}ClNO_3$ M_r 394,0

DÉFINITION

Le chlorhydrate d'oxybutynine contient au minimum 99,0 pour cent et au maximum l'équivalent de 102,0 pour cent de chlorhydrate de (*RS*)-2-cyclohexyl-2-hydroxy-2-phénylacétate de 4-(diéthylamino)but-2-ynyle, calculé par rapport à la substance desséchée.

CARACTÈRES

Poudre cristalline, blanche à sensiblement blanche, facilement soluble dans l'eau et dans l'alcool, soluble dans l'acétone, peu soluble dans le cyclohexane.

IDENTIFICATION

Première identification : B, D.

Seconde identification : A, C, D.

A. Le point de fusion (*2.2.14*) du chlorhydrate d'oxybutynine est de 124 °C à 129 °C.

B. Examinez le chlorhydrate d'oxybutynine par spectrophotométrie d'absorption dans l'infrarouge (*2.2.24*), en comparant avec le spectre obtenu avec le *chlorhydrate d'oxybutynine SCR*. Examinez les substances sous forme de pastilles.

C. Opérez par chromatographie sur couche mince (*2.2.27*) en utilisant une *plaque au gel de silice pour CCM R*.
Solution à examiner. Dissolvez 50 mg de chlorhydrate d'oxybutynine dans de l'*alcool R* et complétez à 10 ml avec le même solvant.
Solution témoin. Dissolvez 10 mg de *chlorhydrate d'oxybutynine SCR* dans de l'*alcool R* et complétez à 2 ml avec le même solvant.
Déposez sur la plaque 5 µl de chaque solution. Développez sur un parcours de 15 cm avec du *méthanol R*. Laissez sécher la plaque à l'air. Exposez la plaque aux vapeurs d'iode pendant 30 min. La tache principale du chromatogramme obtenu avec la solution à examiner est semblable quant à sa position, sa coloration et ses dimensions à la tache principale du chromatogramme obtenu avec la solution témoin.

D. Le chlorhydrate d'oxybutynine donne la réaction (a) des chlorures (*2.3.1*).

ESSAI

Solution S. Dissolvez 2,00 g de chlorhydrate d'oxybutynine dans de l'*eau R* et complétez à 20,0 ml avec le même solvant.

Aspect de la solution. La solution S est limpide (*2.2.1*) et n'est pas plus fortement colorée que la solution témoin JB_5 (*2.2.2, Procédé II*).

Angle de rotation optique (*2.2.7*) : – 0,10° à + 0,10°, déterminé avec la solution S.

Substances apparentées. Opérez par chromatographie liquide (*2.2.29*).

Solution à examiner. Dissolvez 50,0 mg de chlorhydrate d'oxybutynine dans la phase mobile et complétez à 10,0 ml avec la phase mobile.

Solution témoin (a). Dissolvez 50,0 mg de *chlorhydrate d'oxybutynine SCR* et 50,0 mg d'*impureté A d'oxybutynine SCR* dans la phase mobile et complétez à 100,0 ml avec la phase mobile. Prélevez 10,0 ml de cette solution et complétez à 100,0 ml avec la phase mobile.

Solution témoin (b). Prélevez 1,0 ml de solution à examiner et complétez à 200,0 ml avec la phase mobile.

La chromatographie peut être réalisée en utilisant :

– une colonne d'acier inoxydable, d'une longueur de 0,15 m et d'un diamètre intérieur de 3,9 mm, remplie de *gel de silice octylsilylé pour chromatographie R2* (5 µm),

– comme phase mobile, à un débit de 1 ml/min, un mélange de 49 volumes d'une solution de *phosphate monopotassique R* à 3,4 g/l et de *phosphate dipotassique R* à 4,36 g/l, et de 51 volumes d'*acétonitrile R*,

– comme détecteur, un spectrophotomètre réglé à 210 nm.

Injectez 10 µl de solution témoin (a). Lorsque les chromatogrammes sont enregistrés dans les conditions prescrites, les temps de rétention sont de 15 min environ pour le chlorhydrate d'oxybutynine et de 24 min environ pour l'impureté A. Ajustez la sensibilité du système de façon que la hauteur des 2 pics du chromatogramme obtenu représente 20 pour cent au minimum de l'échelle totale de l'enregistreur. L'essai n'est valable que si, dans le chromatogramme obtenu avec la solution témoin (a), la résolution entre les pics correspondant respectivement au chlorhydrate d'oxybutynine et à l'impureté A n'est pas inférieure à 11,0.

Injectez 10 µl de solution à examiner, 10 µl de solution témoin (a) et 10 µl de solution témoin (b). Continuez la chromatographie pendant 2 fois le temps de rétention du pic principal. Dans le chromatogramme obtenu avec la solution à examiner, s'il apparaît un pic correspondant à l'impureté A, sa surface n'est pas supérieure à 1,5 fois celle du pic correspondant dans le chromatogramme obtenu avec la solution témoin (a) (1,5 pour cent), et s'il apparaît d'autres pics que le pic principal et un pic dû à l'impureté A, la somme de leur surface n'est pas supérieure à la surface du pic principal du chromatogramme obtenu avec la solution témoin (b) (0,5 pour cent). Ne tenez pas compte des pics dont la surface est inférieure à 0,05 fois la surface du pic principal du chromatogramme obtenu avec la solution témoin (b).

Métaux lourds (*2.4.8*). 12 ml de solution S satisfont à l'essai limite A des métaux lourds (20 ppm). Préparez le témoin avec 2 ml de *solution à 10 ppm de plomb (Pb) R*.

Perte à la dessiccation (*2.2.32*). Déterminée à l'étuve à 100-105 °C sur 1,000 g de chlorhydrate d'oxybutynine, la perte à la dessiccation n'est pas supérieure à 3,0 pour cent.

Cendres sulfuriques (*2.4.14*). Déterminé sur 1,0 g de chlorhydrate d'oxybutynine, le taux des cendres sulfuriques n'est pas supérieur à 0,1 pour cent.

DOSAGE

Dissolvez 0,300 g de chlorhydrate d'oxybutynine dans un mélange de 5,0 ml d'*acide chlorhydrique 0,01 M* et de 50 ml d'*alcool R*. Titrez par l'*hydroxyde de sodium 0,1 M* et tracez la courbe potentiométrique (*2.2.20*). Mesurez le volume d'*hydroxyde de sodium 0,1 M* utilisé entre les 2 points d'inflexion.

1 ml d'*hydroxyde de sodium 0,1 M* correspond à 39,4 mg de $C_{22}H_{32}ClNO_3$.

CONSERVATION

A l'abri de la lumière.

IMPURETÉS

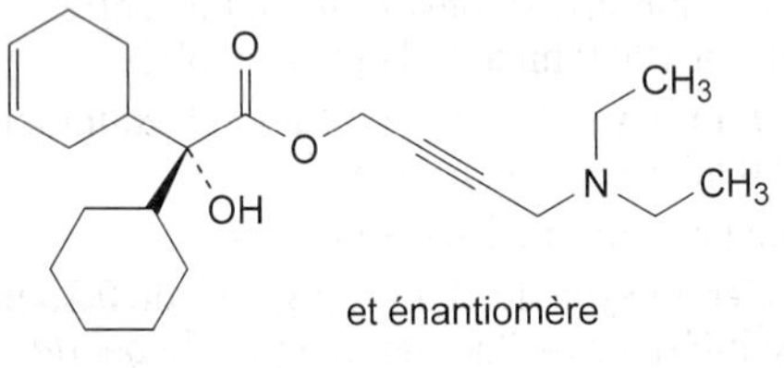

A. (*RS*)-2-(cyclohex-3-ényl)-2-cyclohexyl-2-hydroxyacétate de 4-(diéthylamino)but-2-ynyle,

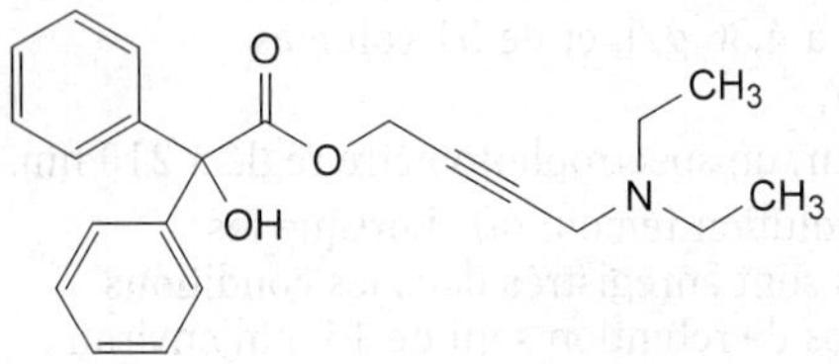

B. 2-hydroxy-2,2-diphénylacétate de 4-(diéthylamino)but-2-ynyle (analogue diphényle de l'oxybutynine),

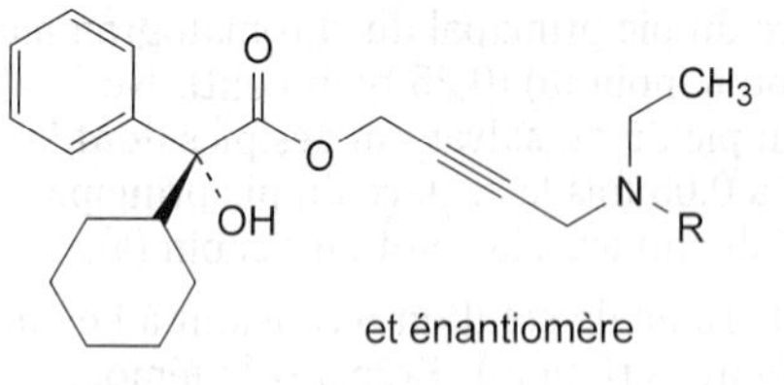

C. R = CH_3 : (*RS*)-2-cyclohexyl-2-hydroxy-2-phénylacétate de 4-(éthylméthylamino)but-2-ynyle (analogue méthyléthyle de l'oxybutynine),

E. R = CH_2-CH_2-CH_3 : (*RS*)-2-cyclohexyl-2-hydroxy-2-phénylacétate de 4-(éthylpropylamino)but-2-ynyle (analogue éthylpropyle de l'oxybutynine),

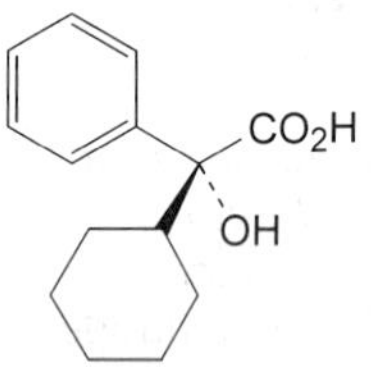

D. acide (*RS*)-2-cyclohexyl-2-hydroxy-2-phénylacétique (acide phénylcyclohexylglycolique).

01/2002:0417

OXYGÈNE

Oxygenium

O_2 M_r 32,00

DÉFINITION

L'oxygène contient au minimum 99,5 pour cent *V/V* de O_2.

Cette monographie s'applique à l'oxygène pour usage médicinal.

CARACTÈRES

Gaz incolore et inodore. A la température de 20 °C et sous une pression de 101 kPa, 1 volume d'oxygène se dissout dans 32 volumes environ d'eau.

PRODUCTION

Dioxyde de carbone. Déterminez la teneur en dioxyde de carbone à l'aide d'un analyseur infrarouge (*2.5.24*).

Gaz à examiner. La substance à examiner. Utilisez l'oxygène filtré pour éviter les phénomènes optiques parasites.

Gaz témoin (a). Utilisez de l'*oxygène R*.

Gaz témoin (b). Utilisez un mélange contenant 300 ppm *V/V* de *dioxyde de carbone R1* dans l'*azote R1*.

Etalonnez l'appareil et ajustez la sensibilité à l'aide des gaz témoins (a) et (b). Mesurez la teneur en dioxyde de carbone dans le gaz à examiner.

L'oxygène ne contient pas plus de 300 ppm *V/V* de dioxyde de carbone.

Monoxyde de carbone. Déterminez la teneur en monoxyde de carbone à l'aide d'un analyseur infrarouge (*2.5.25*).

Gaz à examiner. La substance à examiner. Utilisez l'oxygène filtré pour éviter les phénomènes optiques parasites.

Gaz témoin (a). Utilisez de l'*oxygène R*.

Gaz témoin (b). Utilisez un mélange contenant 5 ppm *V/V* de *monoxyde de carbone R* dans l'*azote R1*.

Etalonnez l'appareil et ajustez la sensibilité à l'aide des gaz témoins (a) et (b). Mesurez la teneur en monoxyde de carbone dans le gaz à examiner.

L'oxygène ne contient pas plus de 5 ppm *V/V* de monoxyde de carbone.

Teneur en eau. Déterminez la teneur en eau à l'aide d'un hygromètre électrolytique (*2.5.28*).

L'oxygène ne contient pas plus de 67 ppm *V/V* d'eau.

Dosage. Déterminez la teneur en oxygène à l'aide d'un analyseur paramagnétique (*2.5.27*).

IDENTIFICATION

Première identification : C.

Seconde identification : A, B.

A. Mettez un copeau de bois incandescent au contact de l'oxygène ; le bois s'enflamme.

B. Agitez de l'oxygène avec de la *solution alcaline de pyrogallol R*. L'oxygène est absorbé et il se développe une coloration brun foncé.

C. L'oxygène satisfait aux limites du dosage.

ESSAI

Dioxyde de carbone. Déterminée à l'aide du tube détecteur de dioxyde de carbone (*2.1.6*), la teneur en dioxyde de carbone n'est pas supérieure à 300 ppm *V/V*.

Monoxyde de carbone. Déterminée à l'aide du tube détecteur de monoxyde de carbone (*2.1.6*), la teneur en monoxyde de carbone n'est pas supérieure à 5 ppm *V/V*.

Vapeur d'eau. Déterminée à l'aide du tube détecteur de vapeur d'eau (*2.1.6*), la teneur en vapeur d'eau n'est pas supérieure à 67 ppm *V/V*.

CONSERVATION

Sous forme de gaz comprimé ou liquéfié, en récipients appropriés conformes aux prescriptions légales. Les robinets et les soupapes ne doivent être ni graissés, ni huilés.

IMPURETÉS

A. dioxyde de carbone,

B. monoxyde de carbone,

C. eau.

01/2002:0943

OXYMÉTAZOLINE (CHLORHYDRATE D')

Oxymetazolini hydrochloridum

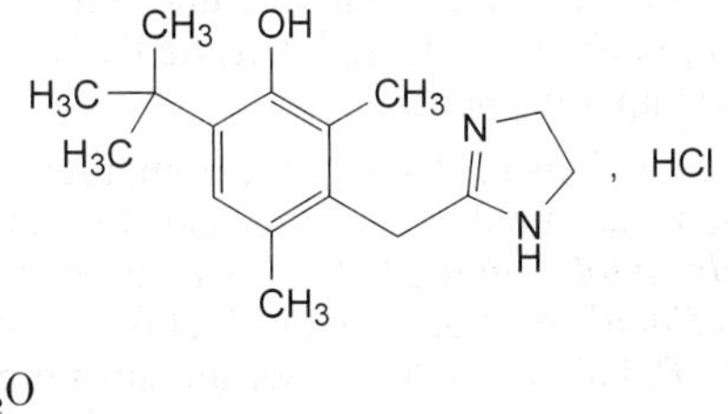

$C_{16}H_{25}ClN_2O$ M_r 296,8

DÉFINITION

Le chlorhydrate d'oxymétazoline contient au minimum 99,0 pour cent et au maximum l'équivalent de 101,0 pour cent de chlorhydrate de 3-[(4,5-dihydro-1*H*-imidazol-2-yl)méthyl]-6-(1,1-diméthyléthyl)-2,4-diméthylphénol, calculé par rapport à la substance desséchée.

CARACTÈRES

Poudre cristalline, blanche ou sensiblement blanche, facilement soluble dans l'eau et dans l'alcool, pratiquement insoluble dans l'éther.

IDENTIFICATION

Première identification : A, D.

Seconde identification : B, C, D.

A. Examinez par spectrophotométrie d'absorption dans l'infrarouge (*2.2.24*), en comparant avec le spectre obtenu avec le *chlorhydrate d'oxymétazoline SCR*.

B. Examinez les chromatogrammes obtenus dans l'essai des substances apparentées. La tache principale du chromatogramme obtenu avec la solution à examiner (b) est semblable quant à sa position, sa coloration et ses dimensions à la tache principale du chromatogramme obtenu avec la solution témoin (a).

C. Dissolvez 2 mg environ de chlorhydrate d'oxymétazoline dans 1 ml d'*eau R*, ajoutez 0,2 ml d'une solution de *nitroprussiate de sodium R* à 50 g/l et 0,2 ml de *solution diluée d'hydroxyde de sodium R*. Laissez reposer pendant 10 min. Ajoutez 2 ml de *solution de bicarbonate de sodium R*. Il se développe une coloration violette.

D. Le chlorhydrate d'oxymétazoline donne la réaction (a) des chlorures (*2.3.1*).

ESSAI

Solution S. Dissolvez 2,5 g de chlorhydrate d'oxymétazoline dans de l'*eau R* et complétez à 50 ml avec le même solvant.

Aspect de la solution. La solution S est limpide (*2.2.1*) et n'est pas plus fortement colorée que la solution témoin JB_7 (*2.2.2, Procédé II*).

Acidité ou alcalinité. Dissolvez 0,25 g de chlorhydrate d'oxymétazoline dans de l'*eau R* et complétez à 25 ml avec le même solvant. Ajoutez 0,1 ml de *solution de rouge de méthyle R* et 0,2 ml d'*acide chlorhydrique 0,01 M* ; la solution est colorée en rouge. Le virage de l'indicateur au jaune ne nécessite pas plus de 0,4 ml d'*hydroxyde de sodium 0,01 M*.

Substances apparentées. Opérez par chromatographie sur couche mince (*2.2.27*) en utilisant une plaque recouverte de *gel de silice G R*.

Solution à examiner (a). Dissolvez 0,40 g de chlorhydrate d'oxymétazoline dans un mélange à volumes égaux d'*acétate d'éthyle R* et de *méthanol R* et complétez à 10 ml avec le même mélange de solvants.

Solution à examiner (b). Prélevez 1 ml de solution à examiner (a) et complétez à 10 ml avec un mélange à volumes égaux d'*acétate d'éthyle R* et de *méthanol R*.

Solution témoin (a). Dissolvez 40 mg de *chlorhydrate d'oxymétazoline SCR* dans un mélange à volumes égaux d'*acétate d'éthyle R* et de *méthanol R* et complétez à 10 ml avec le même mélange de solvants.

Solution témoin (b). Prélevez 1 ml de solution à examiner (b) et complétez à 20 ml avec un mélange à volumes égaux d'*acétate d'éthyle R* et de *méthanol R*.

Solution témoin (c). Prélevez 1 ml de solution à examiner (b) et complétez à 40 ml avec un mélange à volumes égaux d'*acétate d'éthyle R* et de *méthanol R*.

Déposez séparément sur la plaque 5 µl de chaque solution. Développez sur un parcours de 15 cm avec un mélange de 6 volumes de *diéthylamine R*, de 15 volumes de *cyclohexane R* et de 79 volumes d'*éthanol R*. Séchez la plaque dans un courant d'air chaud pendant 5 min et laissez refroidir. Pulvérisez une solution récemment préparée de *ferricyanure de potassium R* à 5,0 g/l dans la *solution de chlorure ferrique R2*. Examinez à la lumière du jour. S'il apparaît d'autres taches que la tache principale dans le chromatogramme obtenu avec la solution à examiner (a), aucune d'entre elles n'est plus intense que la tache du chromatogramme obtenu avec la solution témoin (b)

(0,5 pour cent) et une seule d'entre elles peut être plus intense que la tache du chromatogramme obtenu avec la solution témoin (c) (0,25 pour cent).

Perte à la dessiccation (*2.2.32*). Déterminée à l'étuve à 100-105 °C sur 1,000 g de chlorhydrate d'oxymétazoline, la perte à la dessiccation n'est pas supérieure à 1,0 pour cent.

Cendres sulfuriques (*2.4.14*). Déterminé sur 1,0 g de chlorhydrate d'oxymétazoline, le taux des cendres sulfuriques n'est pas supérieur à 0,1 pour cent.

DOSAGE

Dissolvez 0,200 g de chlorhydrate d'oxymétazoline dans un mélange de 20 ml d'*acide acétique anhydre R* et de 20 ml d'*anhydride acétique R*. Titrez par l'*acide perchlorique 0,1 M*. Déterminez le point de fin de titrage par potentiométrie (*2.2.20*).

1 ml d'*acide perchlorique 0,1 M* correspond à 29,68 mg de $C_{16}H_{25}ClN_2O$.

IMPURETÉS

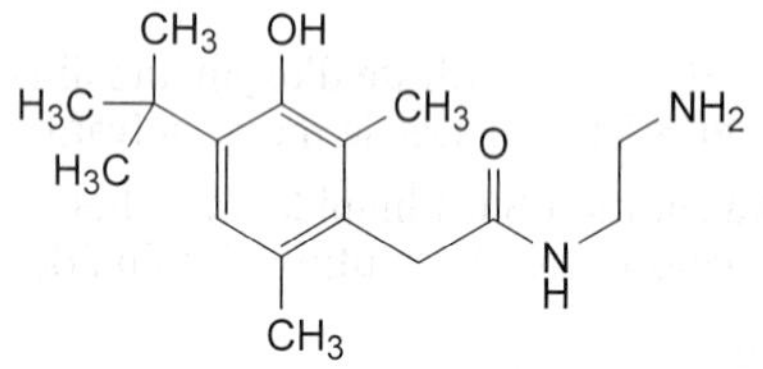

A. *N*-(2-aminoéthyl)-2-[4-(1,1-diméthyléthyl)-3-hydroxy-2,6-diméthylphényl]acétamide.

01/2002:0418

OXYPHENBUTAZONE

Oxyphenbutazonum

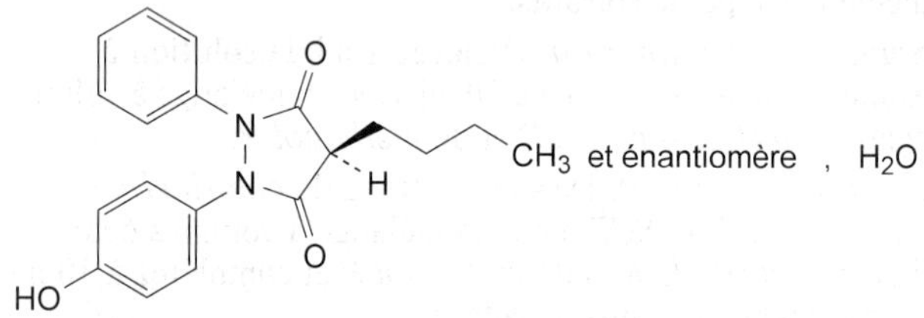

$C_{19}H_{20}N_2O_3,H_2O$ M_r 342,4

DÉFINITION

L'oxyphenbutazone contient au minimum 99,0 pour cent et au maximum l'équivalent de 101,0 pour cent de 4-butyl-1-(4-hydroxyphényl)-2-phénylpyrazolidine-3,5-dione, calculé par rapport à la substance anhydre.

CARACTÈRES

Poudre cristalline blanche, pratiquement insoluble dans l'eau, facilement soluble dans l'alcool, soluble dans l'éther. L'oxyphenbutazone se dissout dans les solutions diluées d'hydroxydes alcalins.

IDENTIFICATION

Première identification : B, C.

Seconde identification : A, C, D.

A. Dissolvez 10,0 mg d'oxyphenbutazone dans de l'*hydroxyde de sodium 0,01 M* et complétez à 100,0 ml avec le même solvant. Prélevez 10,0 ml de cette solution et complétez à 100,0 ml avec de l'*hydroxyde de sodium 0,01 M*. Examinée de 230 nm à 350 nm (*2.2.25*), la solution présente un maximum d'absorption à 254 nm. L'absorbance spécifique au maximum est de 710 à 770.

B. Examiner l'oxyphenbutazone par spectrophotométrie d'absorption dans l'infrarouge (*2.2.24*), en comparant avec le spectre obtenu avec l'*oxyphenbutazone SCR*. Examinez les substances en solution à 60 g/l dans le *chlorure de méthylène R*, en utilisant une cuve d'une épaisseur de 0,1 mm.

C. Dissolvez 20 mg environ d'oxyphenbutazone dans 2 ml d'*alcool R*. Ajoutez 2 ml d'une solution de *dichloroquinonechlorimide R* à 1 g/l dans l'*alcool R* et 1 ml de *solution de carbonate de sodium R*. Il apparaît une coloration vert intense.

D. A 0,1 g d'oxyphenbutazone, ajoutez 1 ml d'*acide acétique glacial R* et 2 ml d'*acide chlorhydrique R*. Chauffez à reflux pendant 30 min, puis refroidissez. Ajoutez 10 ml d'*eau R* et filtrez. Au filtrat, ajoutez 3 ml d'une solution de *nitrite de sodium R* à 7 g/l. Il se développe une coloration jaune. A 1 ml de cette solution, ajoutez une solution de 10 mg de β-*naphtol R* dans 5 ml de *solution de carbonate de sodium R*. Il se forme un précipité orangé à rouge orangé.

ESSAI

Solution S. A 0,50 g d'oxyphenbutazone, ajoutez un mélange de 8 ml d'une solution de *glycine R* à 75 g/l et de 12 ml d'*hydroxyde de sodium 1 M*. Agitez pendant 1 min, puis maintenez la solution à 25 °C pendant 60 min exactement et utilisez-la immédiatement.

Aspect de la solution. La solution S est limpide (*2.2.1*).

Absorbance (*2.2.25*). Mesurez l'absorbance de la solution S à 420 nm sous une épaisseur de 4 cm. L'absorbance n'est pas supérieure à 0,40.

Substances apparentées. Opérez par chromatographie sur couche mince (*2.2.27*) en utilisant une plaque recouverte de *gel de silice* HF_{254} *R*.

Solution à examiner. Dissolvez 0,1 g d'oxyphenbutazone dans une solution de *butylhydroxytoluène R* à 0,2 g/l dans de l'*éthanol R* et complétez à 5 ml avec la même solution de réactif. Préparez extemporanément.

Solution témoin. Prélevez 1,0 ml de solution à examiner et complétez à 200 ml avec une solution de *butylhydroxytoluène R* à 0,2 g/l dans de l'*éthanol R*. Préparez extemporanément.

Placez la plaque dans la chambre à chromatographie contenant la phase mobile constituée par une solution de *butylhydroxytoluène R* à 0,2 g/l dans un mélange de 20 volumes d'*acide acétique glacial R* et de 80 volumes de *chloroforme R*. Laissez migrer le solvant sur un parcours de 4 cm environ. Sortez la plaque, faites-la sécher dans un courant d'air froid pendant 1 min. Déposez immédiatement et séparément sur la plaque 5 µl de chaque solution en opérant sous courant d'*azote R*. Développez immédiatement sur un parcours de 10 cm avec la phase mobile indiquée ci-dessus. Faites sécher la plaque dans un courant d'air froid pendant 15 min. Examinez en lumière ultraviolette à 254 nm. S'il apparaît d'autres taches que la tache principale dans le chromatogramme obtenu avec la solution à examiner, aucune d'entre elles n'est plus intense que la tache du chromatogramme obtenu avec la solution témoin (0,5 pour cent).

Métaux lourds (*2.4.8*). 1,0 g d'oxyphenbutazone satisfait à l'essai limite C des métaux lourds (20 ppm). Préparez le témoin avec 2 ml de *solution à 10 ppm de plomb (Pb) R*.

Teneur en eau (*2.5.12*). Déterminée par semi-microdosage sur 0,500 g d'oxyphenbutazone, la teneur en eau est de 5,0 pour cent à 6,0 pour cent.

Cendres sulfuriques (*2.4.14*). Déterminé sur 1,0 g d'oxyphenbutazone, le taux des cendres sulfuriques n'est pas supérieur à 0,1 pour cent.

DOSAGE

Dissolvez 0,300 g d'oxyphenbutazone dans 25 ml d'*acétone R* et ajoutez 0,1 ml de *solution de bleu de bromothymol R1*. Titrez par l'*hydroxyde de sodium 0,1 M* jusqu'à coloration bleue persistant pendant 15 s. Effectuez un titrage à blanc.

1 ml d'*hydroxyde de sodium 0,1 M* correspond à 32,44 mg de $C_{19}H_{20}N_2O_3$.

CONSERVATION

A l'abri de la lumière.

01/2002:0199

OXYTÉTRACYCLINE

Oxytetracyclinum

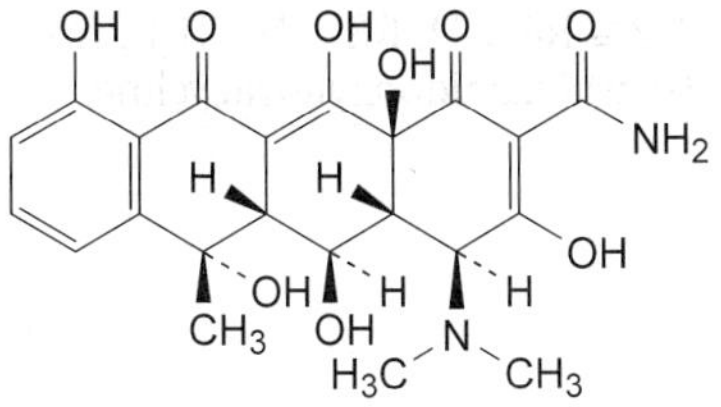

$C_{22}H_{24}N_2O_9$ M_r 460,4

DÉFINITION

L'oxytétracycline est le (4*S*,4a*R*,5*S*,5a*R*,6*S*,12a*S*)-4-(diméthylamino)-3,5,6,10,12,12a-hexahydroxy-6-méthyl-1,11-dioxo-1,4,4a,5,5a,6,11,12a-octahydrotétracène-2-carboxamide, substance élaborée par certaines souches de *Streptomyces rimosus* ou obtenue par tout autre moyen et contenant une quantité variable d'eau. Elle contient au minimum 95,0 pour cent et au maximum l'équivalent de 100,5 pour cent d'oxytétracycline, calculé par rapport à la substance anhydre.

CARACTÈRES

Poudre cristalline jaune, très peu soluble dans l'eau. L'oxytétracycline se dissout dans les solutions acides et alcalines diluées.

IDENTIFICATION

A. Opérez par chromatographie sur couche mince (*2.2.27*) en utilisant une plaque recouverte de *gel de silice H R*. Ajustez le pH d'une solution d'*édétate de sodium R* à 100 g/l à 7,0 avec de la *solution concentrée d'hydroxyde de sodium R* et pulvérisez la solution uniformément sur la plaque (environ 10 ml pour une plaque de 100 mm × 200 mm). Laissez sécher la plaque en position horizontale pendant au moins 1 h. Avant utilisation, séchez la plaque à l'étuve à 110 °C pendant 1 h.

   Solution à examiner. Dissolvez 5 mg d'oxytétracycline dans du *méthanol R* et complétez à 10 ml avec le même solvant.

   Solution témoin (a). Dissolvez 5 mg d'*oxytétracycline SCR* dans du *méthanol R* et complétez à 10 ml avec le même solvant.

   Solution témoin (b). Dissolvez 5 mg d'*oxytétracycline SCR* et 5 mg de *chlorhydrate de déméclocycline SCR* dans du *méthanol R* et complétez à 10 ml avec le même solvant.

   Déposez sur la plaque 1 µl de chaque solution. Développez sur un parcours de 15 cm avec un mélange de 6 volumes d'*eau R*, de 35 volumes de *méthanol R* et de 59 volumes de *chlorure de méthylène R*. Séchez la plaque dans un courant d'air et examinez en lumière ultraviolette à 365 nm. La tache principale du chromatogramme obtenu avec la solution à examiner est semblable quant à sa position, sa coloration et ses dimensions à la tache principale du chromatogramme obtenu avec la solution témoin (a). L'identification n'est valable que si le chromatogramme obtenu avec la solution témoin (b) présente 2 taches nettement séparées.

B. A environ 2 mg d'oxytétracycline, ajoutez 5 ml d'*acide sulfurique R*. Il se développe une coloration rouge intense. A 2,5 ml d'*eau R*, ajoutez la solution. La coloration vire au jaune.

C. Dissolvez environ 10 mg d'oxytétracycline dans un mélange de 1 ml d'*acide nitrique dilué R* et de 5 ml d'*eau R*. Agitez et ajoutez 1 ml de *solution de nitrate d'argent R2*. Si la solution présente une opalescence, celle-ci n'est pas plus prononcée que celle d'un mélange de 1 ml d'*acide nitrique dilué R*, de 5 ml d'une solution de *chlorure de potassium R* à 21 mg/l et de 1 ml de *solution de nitrate d'argent R2*.

ESSAI

Détermination du pH (*2.2.3*). Mettez en suspension 0,1 g d'oxytétracycline dans 10 ml d'*eau exempte de dioxyde de carbone R*. Le pH de la suspension est de 4,5 à 7,5.

Pouvoir rotatoire spécifique (*2.2.7*). Dissolvez 0,250 g d'oxytétracycline dans de l'*acide chlorhydrique 0,1 M* et complétez à 25,0 ml avec le même acide. Calculé par rapport à la substance anhydre, le pouvoir rotatoire spécifique est de – 203 à – 216.

Absorbance (*2.2.25*). Dissolvez 20,0 mg d'oxytétracycline dans de la *solution tampon pH 2,0 R* et complétez à 100,0 ml avec la même solution tampon. Prélevez 10,0 ml de solution et complétez à 100,0 ml avec la *solution tampon pH 2,0 R*. Déterminée à 353 nm et calculée par rapport à la substance anhydre, l'absorbance spécifique est de 290 à 310.

Impuretés absorbant la lumière. Dissolvez 20,0 mg d'oxytétracycline dans un mélange de 1 volume d'*acide chlorhydrique 1 M* et de 99 volumes de *méthanol R* et complétez à 10,0 ml avec le même mélange de solvants. Déterminée à 430 nm (*2.2.25*) et calculée par rapport à la substance anhydre, l'absorbance n'est pas supérieure à 0,25.

Dissolvez 0,100 g d'oxytétracycline dans un mélange de 1 volume d'*acide chlorhydrique 1 M* et de 99 volumes de *méthanol R* et complétez à 10,0 ml avec le même mélange de solvants. Déterminée à 490 nm et calculée par rapport à la substance anhydre, l'absorbance n'est pas supérieure à 0,20.

Effectuez les mesures dans l'heure qui suit la mise en solution.

Substances apparentées. Opérez par chromatographie liquide (*2.2.29*) comme indiqué sous Dosage. Injectez la solution à examiner et la solution témoin (e). S'il apparaît, dans le chromatogramme obtenu avec la solution à examiner, un pic correspondant à la 4-épioxytétracycline ou à la tétracycline, la surface d'aucun d'entre eux n'est supérieure à celle du pic correspondant dans le chromatogramme obtenu avec la solution témoin (e) (respectivement 0,5 pour cent et 2,0 pour cent). S'il apparaît, dans le chromatogramme obtenu avec la solution à examiner, des pics situés sur la traînée du pic principal, la surface d'aucun d'entre eux n'est supérieure à 4,0 fois la surface du pic correspondant à la 4-épioxytétracycline dans le chromatogramme obtenu avec la solution témoin (e) (2,0 pour cent).

Métaux lourds (*2.4.8*). 0,5 g d'oxytétracycline satisfait à l'essai limite C (50 ppm). Préparez le témoin avec 2,5 ml de *solution à 10 ppm de plomb (Pb) R*.

Teneur en eau (*2.5.12*). Déterminée par semi-microdosage sur 0,250 g d'oxytétracycline, la teneur en eau est de 6,0 pour cent à 9,0 pour cent.

Cendres sulfuriques (*2.4.14*). Déterminé sur 1,0 g d'oxytétracycline, le taux des cendres sulfuriques n'est pas supérieur à 0,5 pour cent.

DOSAGE

Opérez par chromatographie liquide (*2.2.29*).

Solution à examiner. Dissolvez 20,0 mg d'oxytétracycline dans de l'*acide chlorhydrique 0,01 M* et complétez à 25,0 ml avec le même acide.

Solution témoin (a). Dissolvez 20,0 mg d'*oxytétracycline SCR* dans de l'*acide chlorhydrique 0,01 M* et complétez à 25,0 ml avec le même acide.

Solution témoin (b). Dissolvez 20,0 mg de *4-épioxytétracycline SCR* dans de l'*acide chlorhydrique 0,01 M* et complétez à 25,0 ml avec le même acide.

Solution témoin (c). Dissolvez 20,0 mg de *chlorhydrate de tétracycline SCR* dans de l'*acide chlorhydrique 0,01 M* et complétez à 25,0 ml avec le même acide.

Solution témoin (d). Prélevez 1,5 ml de solution témoin (a), 1,0 ml de solution témoin (b) et 3,0 ml de solution témoin (c), mélangez et complétez à 25,0 ml avec de l'*acide chlorhydrique 0,01 M*.

Solution témoin (e). Prélevez 1,0 ml de solution témoin (b) et 4,0 ml de solution témoin (c), mélangez et complétez à 200,0 ml avec de l'*acide chlorhydrique 0,01 M*.

La chromatographie peut être réalisée en utilisant :

– une colonne d'une longueur de 0,25 m et d'un diamètre intérieur de 4,6 mm, remplie de *copolymère styrène-divinylbenzène R* (8 µm à 10 µm) et chauffée à 60 °C,

– comme phase mobile, à un débit de 1,0 ml/min, un mélange préparé comme suit : pesez 60,0 g de *2-méthyl-2-propanol R* et transvasez dans une fiole jaugée de 1000 ml à l'aide de 200 ml d'*eau R*. Ajoutez 60 ml de *solution tampon phosphate pH 7,5 (0,33 M) R*, 50 ml d'une solution d'*hydrogénosulfate de tétrabutylammonium R* à 10 g/l ajusté à 7,5 à l'aide de la *solution diluée d'hydroxyde de sodium R* et 10 ml d'une solution d'*édétate de sodium R* à 0,4 g/l dont le pH est ajusté à 7,5 avec de la *solution diluée d'hydroxyde de sodium R*. Complétez à 1000 ml avec de l'*eau R*,

– comme détecteur, un spectrophotomètre réglé à 254 nm,

– un injecteur à boucle fixe de 20 µl.

Injectez la solution témoin (d). Ajustez la sensibilité du détecteur de façon à obtenir des pics dont la hauteur représente au moins 50 pour cent de l'échelle totale de l'enregistreur. L'essai n'est valable que si :

– la résolution entre le premier pic (4-épioxytétracycline) et le deuxième (oxytétracycline) n'est pas inférieure à 4,0,

– la résolution entre le deuxième pic (oxytétracycline) et le troisième (tétracycline) n'est pas inférieure à 5,0.

Si nécessaire, adaptez la teneur de la phase mobile en 2-méthyl-2-propanol. Le facteur de symétrie du second pic n'est pas supérieur à 1,25. Injectez à 6 reprises la solution témoin (a). L'essai n'est valable que si l'écart type relatif de la surface du pic de l'oxytétracycline n'est pas supérieur à 1,0 pour cent. Si nécessaire, ajustez le réglage de l'intégrateur. Injectez en alternance la solution à examiner et la solution témoin (a).

Calculez la teneur pour cent d'oxytétracycline.

CONSERVATION

En récipient étanche, à l'abri de la lumière.

IMPURETÉS

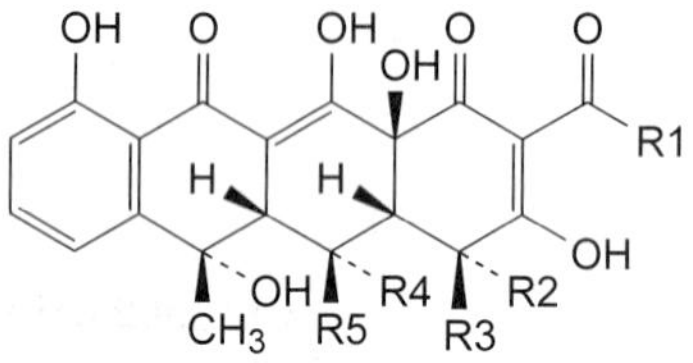

A. R1 = NH_2, R2 = $N(CH_3)_2$, R3 = R4 = H, R5 = OH : 4-épioxytétracycline,

B. R1 = NH_2, R2 = R4 = R5 = H, R3 = $N(CH_3)_2$: tétracycline,

C. R1 = CH_3, R2 = R4 = H, R3 = $N(CH_3)_2$, R5 = OH : 2-acétyl-2-décarboxamidooxytétracycline.

01/2002:0198

OXYTÉTRACYCLINE (CHLORHYDRATE D')

Oxytetracyclini hydrochloridum

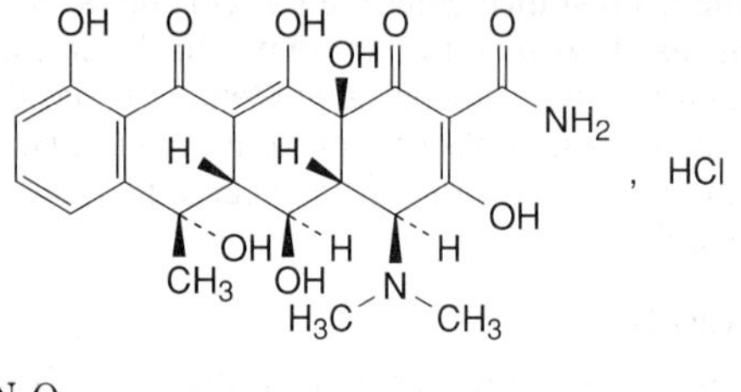

$C_{22}H_{25}ClN_2O_9$ M_r 496,9

DÉFINITION

Le chlorhydrate d'oxytétracycline est le chlorhydrate de (4*S*,4a*R*,5*S*,5a*R*,6*S*,12a*S*)-4-(diméthylamino)-3,5,6,10,12,12a-hexahydroxy-6-méthyl-1,11-dioxo-1,4,4a,5,5a,6,11,12a-octahydrotétracène-2-carboxamide, substance élaborée par certaines souches de *Streptomyces rimosus* ou obtenue par tout autre moyen. Il contient au minimum 95,0 pour cent et au maximum l'équivalent de 100,5 pour cent de chlorhydrate d'oxytétracycline, calculé par rapport à la substance anhydre.

CARACTÈRES

Poudre cristalline, jaune, hygroscopique, facilement soluble dans l'eau, assez soluble dans l'alcool. Au repos, les solutions aqueuses se troublent par précipitation d'oxytétracycline.

IDENTIFICATION

A. Opérez par chromatographie sur couche mince (*2.2.27*) en utilisant une plaque recouverte de *gel de silice H R*. Ajustez le pH d'une solution d'*édétate de sodium R* à 100 g/l à 7,0 avec de la *solution concentrée d'hydroxyde de sodium R* et pulvérisez la solution uniformément sur la plaque (10 ml environ pour une plaque de 100 mm × 200 mm). Laissez sécher la plaque en position horizontale pendant au moins 1 h. Avant l'utilisation, séchez la plaque à l'étuve à 110 °C pendant 1 h.

Solution à examiner. Dissolvez 5 mg de chlorhydrate d'oxytétracycline dans du *méthanol R* et complétez à 10 ml avec le même solvant.

Solution témoin (a). Dissolvez 5 mg de *chlorhydrate d'oxytétracycline SCR* dans du *méthanol R* et complétez à 10 ml avec le même solvant.

Solution témoin (b). Dissolvez 5 mg de *chlorhydrate d'oxytétracycline SCR* et 5 mg de *chlorhydrate de déméclocycline SCR* dans du *méthanol R* et complétez à 10 ml avec le même solvant.

Déposez séparément sur la plaque 1 µl de chaque solution. Développez sur un parcours de 15 cm avec un mélange de 6 volumes d'*eau R*, de 35 volumes de *méthanol R* et de 59 volumes de *chlorure de méthylène R*. Faites sécher la plaque dans un courant d'air et examinez en lumière ultraviolette à 365 nm. La tache principale du chromatogramme obtenu avec la solution à examiner est semblable quant à sa position, sa coloration et ses dimensions à la tache principale du chromatogramme obtenu avec la solution témoin (a). L'identification n'est valable que si le chromatogramme obtenu avec la solution témoin (b) présente 2 taches nettement séparées.

B. A 2 mg environ de chlorhydrate d'oxytétracycline, ajoutez 5 ml d'*acide sulfurique R*. Il se développe une coloration rouge intense. A 2,5 ml d'*eau R*, ajoutez la solution. La coloration vire au jaune.

C. Le chlorhydrate d'oxytétracycline donne la réaction (a) des chlorures (*2.3.1*).

ESSAI

Détermination du pH (*2.2.3*). Dissolvez 0,1 g de chlorhydrate d'oxytétracycline dans 10 ml d'*eau exempte de dioxyde de carbone R*. Le pH de la solution est de 2,3 à 2,9.

Pouvoir rotatoire spécifique (*2.2.7*). Dissolvez 0,250 g de chlorhydrate d'oxytétracycline dans de l'*acide chlorhydrique 0,1 M* et complétez à 25,0 ml avec le même acide. Calculé par rapport à la substance anhydre, le pouvoir rotatoire spécifique est de − 188 à − 200.

Absorbance (*2.2.25*). Dissolvez 20,0 mg de chlorhydrate d'oxytétracycline dans de la *solution tampon pH 2,0 R* et complétez à 100,0 ml avec la même solution tampon. Prélevez 10,0 ml de cette solution et complétez à 100,0 ml avec la *solution tampon pH 2,0 R*. Déterminée à 353 nm et calculée par rapport à la substance anhydre, l'absorbance spécifique est de 270 à 290.

Impuretés absorbant la lumière. Dissolvez 20,0 mg de chlorhydrate d'oxytétracycline dans un mélange de 1 volume d'*acide chlorhydrique 1 M* et de 99 volumes de *méthanol R* et complétez à 10,0 ml avec le même mélange de solvants. Déterminée à 430 nm (*2.2.25*) et calculée par rapport à la substance anhydre, l'absorbance n'est pas supérieure à 0,50.

Dissolvez 0,100 g de chlorhydrate d'oxytétracycline dans un mélange de 1 volume d'*acide chlorhydrique 1 M* et de 99 volumes de *méthanol R* et complétez à 10,0 ml avec le même mélange de solvants. Déterminée à 490 nm et calculée par rapport à la substance anhydre, l'absorbance n'est pas supérieure à 0,20.

Effectuez les mesures dans l'heure qui suit la mise en solution.

Substances apparentées. Opérez par chromatographie liquide (*2.2.29*) comme indiqué sous Dosage. Injectez la solution à examiner et la solution témoin (g). S'il apparaît, dans le chromatogramme obtenu avec la solution à examiner, des pics correspondant à la 4-épioxytétracycline et à la tétracycline, la surface d'aucun d'entre eux n'est supérieure à celle du pic correspondant dans le chromatogramme obtenu avec la solution témoin (g) (respectivement 0,5 pour cent et 2,0 pour cent). S'il apparaît, dans le chromatogramme obtenu avec la solution à examiner, des pics correspondant à l'α-apooxytétracycline et à la β-apooxytétracycline ou des pics situés entre ces 2 derniers, la somme de leur surface n'est pas supérieure à la surface du pic correspondant à la β-apooxytétracycline dans le chromatogramme obtenu avec la solution témoin (g) (2,0 pour cent). S'il apparaît, dans le chromatogramme obtenu avec la solution à examiner, des pics situés sur la traînée du pic principal, la surface d'aucun d'entre eux n'est supérieure à 4,0 fois celle du pic correspondant à la 4-épioxytétracycline dans le chromatogramme obtenu avec la solution témoin (g) (2,0 pour cent).

Métaux lourds (*2.4.8*). 0,5 g de chlorhydrate d'oxytétracycline satisfait à l'essai limite C des métaux lourds (50 ppm). Préparez le témoin avec 2,5 ml de *solution à 10 ppm de plomb (Pb) R*.

Teneur en eau (*2.5.12*). Déterminée par semi-microdosage sur 0,500 g de chlorhydrate d'oxytétracycline, la teneur en eau n'est pas supérieure à 2,0 pour cent.

Cendres sulfuriques (*2.4.14*). Déterminé sur 1,0 g de chlorhydrate d'oxytétracycline, le taux des cendres sulfuriques n'est pas supérieur à 0,5 pour cent.

Stérilité (*2.6.1*). Le chlorhydrate d'oxytétracycline destiné à la préparation de formes pharmaceutiques administrées par voie parentérale sans autre procédé approprié de stérilisation satisfait également à l'essai de stérilité.

Endotoxines bactériennes (*2.6.14*) : moins de 0,4 UI/mg, si le chlorhydrate d'oxytétracycline est destiné à la préparation de formes pharmaceutiques administrées par voie parentérale sans autre procédé approprié d'élimination des endotoxines bactériennes.

DOSAGE

Opérez par chromatographie liquide (*2.2.29*).

Solution à examiner. Dissolvez 20,0 mg de chlorhydrate d'oxytétracycline dans de l'*acide chlorhydrique 0,01 M* et complétez à 25,0 ml avec le même acide.

Solution témoin (a). Dissolvez 20,0 mg d'*oxytétracycline SCR* dans l'*acide chlorhydrique 0,01 M* et complétez à 25,0 ml avec le même acide.

Solution témoin (b). Dissolvez 20,0 mg de *4-épioxytétracycline SCR* dans de l'*acide chlorhydrique 0,01 M* et complétez à 25,0 ml avec le même acide.

Solution témoin (c). Dissolvez 20,0 mg de *chlorhydrate de tétracycline SCR* dans de l'*acide chlorhydrique 0,01 M* et complétez à 25,0 ml avec le même acide.

Solution témoin (d). Dissolvez 8,0 mg d'*α-apooxytétracycline SCR* dans 5 ml d'*hydroxyde de sodium 0,01 M* et complétez à 100,0 ml avec de l'*acide chlorhydrique 0,01 M*.

Monographies L - P

Solution témoin (e). Dissolvez 8,0 mg de *β-apooxytétracycline SCR* dans 5 ml d'*hydroxyde de sodium 0,01 M* et complétez à 100,0 ml avec de l'*acide chlorhydrique 0,01 M.*

Solution témoin (f). Prélevez 1,5 ml de solution témoin (a), 1,0 ml de solution témoin (b), 3,0 ml de solution témoin (c), 3,0 ml de solution témoin (d) et 3,0 ml de solution témoin (e), mélangez et complétez à 25,0 ml avec de l'*acide chlorhydrique 0,01 M.*

Solution témoin (g). Prélevez 1,0 ml de solution témoin (b), 4,0 ml de solution témoin (c) et 40,0 ml de solution témoin (e), mélangez et complétez à 200,0 ml avec de l'*acide chlorhydrique 0,01 M.*

La chromatographie peut être réalisée en utilisant :

- une colonne d'une longueur de 0,25 m et d'un diamètre intérieur de 4,6 mm, remplie de *copolymère styrène-divinylbenzène R* (8-10 µm) et chauffée à 60 °C,
- comme phase mobile, à un débit de 1,0 ml/min, un mélange préparé comme suit : pesez 30,0 g (pour la phase mobile A) ou 100,0 g (pour la phase mobile B) de *2-méthyl-2-propanol R* et transvasez respectivement dans une fiole jaugée de 1000 ml au moyen de 200 ml d'*eau R*. Ajoutez dans chaque fiole 60 ml de *solution tampon phosphate pH 7,5 (0,33M) R*, 50 ml d'une solution d'*hydrogénosulfate de tétrabutylammonium R* à 10 g/l ajusté à pH 7,5 avec de la *solution diluée d'hydroxyde de sodium R* et 10 ml d'une solution d'*édétate de sodium R* à 0,4 g/l ajusté à pH 7,5 avec de la *solution diluée d'hydroxyde de sodium R*. Complétez à 1000 ml avec de l'*eau R*,
- comme détecteur, un spectrophotomètre réglé à 254 nm,
- un injecteur à boucle fixe de 20 µl,
- une pompe à gradient d'élution.

Programmez une élution à gradient en une étape comme suit : éluez avec un mélange contenant 30 volumes de phase mobile B et 70 volumes de phase mobile A pendant 15 min. Eluez ensuite avec un mélange contenant 30 volumes de phase mobile A et 70 volumes de phase mobile B pendant 15 min. Equilibrez enfin à l'aide du premier mélange.

Injectez la solution témoin (f). Ajustez la sensibilité du système de façon que la hauteur des pics représente au moins la moitié de l'échelle totale de l'enregistreur. L'essai n'est valable que si :

- la résolution entre le premier pic (4-épioxytétracycline) et le deuxième (oxytétracycline) n'est pas inférieure à 4,0,
- la résolution entre le deuxième pic (oxytétracycline) et le troisième (tétracycline) n'est pas inférieure à 5,0,
- la résolution entre le quatrième pic (α-apooxytétracycline) et le cinquième (β-apooxytétracycline) n'est pas inférieure à 3,5.

Le facteur de symétrie pour le deuxième pic n'est pas supérieur à 1,25.

Si nécessaire, adaptez le rapport phase mobile A/phase mobile B utilisé pour produire l'élution à gradient en une étape. Si nécessaire, adaptez le programme horaire pour l'élution à gradient en une étape. Injectez à 6 reprises la solution témoin (a). L'essai n'est valable que si l'écart type relatif de la surface du pic de l'oxytétracycline n'est pas supérieur à 1,0 pour cent. Si nécessaire, ajustez le réglage de l'intégrateur. Injectez alternativement la solution à examiner et la solution témoin (a).

Calculez la teneur pour cent de chlorhydrate d'oxytétracycline en prenant 1 mg d'oxytétracycline comme équivalant à 1,079 mg de chlorhydrate d'oxytétracycline.

Monographies L - P

CONSERVATION

En récipient étanche, à l'abri de la lumière. Si la substance est stérile, elle est conservée en récipient étanche, stérile, à fermeture inviolable.

ÉTIQUETAGE

L'étiquette indique :

- dans les cas appropriés, que la substance est stérile,
- dans les cas appropriés, que la substance est exempte d'endotoxines bactériennes.

01/2002:0780

OXYTOCINE

Oxytocinum

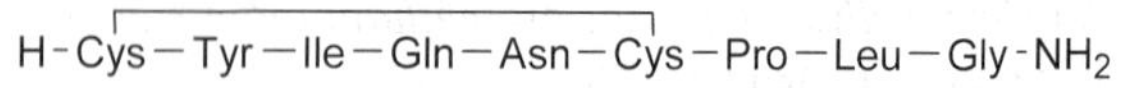

$C_{43}H_{66}N_{12}O_{12}S_2$ M_r 1007

DÉFINITION

L'oxytocine est un nonapeptide cyclique de même structure que l'hormone produite par le lobe postérieur de l'hypophyse qui stimule la contraction de l'utérus et l'éjection du lait chez les espèces sensibles de mammifères. Elle est obtenue par synthèse chimique et existe sous forme d'acétate. Elle se présente sous forme cryodesséchée. Elle contient au minimum 93,0 pour cent et au maximum l'équivalent de 102,0 pour cent du peptide $C_{43}H_{66}N_{12}O_{12}S_2$, calculé par rapport à la substance anhydre et exempte d'acide acétique.

Par convention, il a été établi, pour l'étiquetage des préparations d'oxytocine, que 1 mg de peptide oxytocine ($C_{43}H_{66}N_{12}O_{12}S_2$) correspond à 600 UI d'activité biologique.

CARACTÈRES

Poudre blanche ou sensiblement blanche, hygroscopique, très soluble dans l'eau et dans les solutions diluées d'acide acétique et d'éthanol.

IDENTIFICATION

Examinez les chromatogrammes obtenus dans le dosage. Le pic principal du chromatogramme obtenu avec la solution à examiner est semblable quant à son temps de rétention au pic principal du chromatogramme obtenu avec la solution témoin.

ESSAI

Détermination du pH (*2.2.3*). Dissolvez 0,200 g d'oxytocine dans de l'*eau exempte de dioxyde de carbone R* et complétez à 10,0 ml avec le même solvant. Le pH de la solution est de 3,0 à 6,0.

Acides aminés. Opérez au moyen d'un analyseur d'acides aminés. Etalonnez l'appareil avec un mélange en quantités équimolaires d'ammoniaque, de glycine et de la forme L des acides aminés suivants :

lysine	thréonine	alanine	leucine
histidine	sérine	valine	tyrosine
arginine	acide glutamique	méthionine	phénylalanine
acide aspartique	proline	isoleucine	

plus la moitié de la quantité équimolaire de L-cystine. Pour la validation de la méthode, utilisez un étalon interne approprié tel que la *DL-norleucine R*.

Solution à examiner. Dans un tube de verre dur rigoureusement propre, d'une longueur de 100 mm et d'un diamètre intérieur de 6 mm, introduisez 1,0 mg d'oxytocine. Ajoutez une quantité appropriée d'une solution d'*acide chlorhydrique R* à 50 pour cent *V/V*. Immergez le tube dans un mélange réfrigérant à température de – 5 °C, faites le vide dans le tube jusqu'à obtention d'une pression inférieure à 133 Pa, puis scellez. Chauffez à 110-115 °C pendant 16 h. Refroidissez le tube, puis ouvrez-le, transvasez son contenu dans un flacon de 10 ml à l'aide de 5 fois 0,2 ml d'*eau R* et évaporez à siccité sous pression réduite sur de l'*hydroxyde de potassium R*. Dissolvez le résidu dans de l'*eau R*, puis évaporez à siccité sous pression réduite sur de l'*hydroxyde de potassium R* ; répétez cette opération une fois. Reprenez le résidu par une solution tampon adaptée à l'analyseur d'acides aminés utilisé et complétez à un volume approprié avec la même solution tampon. Déposez un volume approprié dans l'analyseur d'acides aminés.

Exprimez la teneur de chacun des acides aminés en moles. Calculez la proportion relative des acides aminés en attribuant la valeur 1 à la somme divisée par 6 du nombre de moles d'acide aspartique, d'acide glutamique, de proline, de glycine, d'isoleucine et de leucine. Les valeurs obtenues se situent dans les limites suivantes : acide aspartique 0,95 à 1,05 ; acide glutamique 0,95 à 1,05 ; proline 0,95 à 1,05 ; glycine 0,95 à 1,05 ; leucine 0,90 à 1,10 ; isoleucine 0,90 à 1,10 ; tyrosine 0,7 à 1,05 ; hémi-cystine 1,4 à 2,1. Les autres acides aminés ne sont éventuellement présents qu'à l'état de traces.

Peptides apparentés. Opérez par chromatographie liquide (*2.2.29*), comme décrit sous Dosage.

Injectez 50 µl de solution à examiner. S'il apparaît d'autres pics que le pic principal dans le chromatogramme obtenu, la surface d'aucun d'entre eux n'est supérieure à 1,5 pour cent de la surface totale des pics, et la somme de leur surface n'est pas supérieure à 5 pour cent de la surface totale des pics. Ne tenez pas compte du pic dû au solvant ni des pics dont la surface est inférieure à 0,1 pour cent de celle du pic principal.

Acide acétique (*2.5.34*).

Solution à examiner. Dissolvez 15,0 mg d'oxytocine dans un mélange de 5 volumes de phase mobile B et de 95 volumes de phase mobile A et complétez à 10,0 ml avec le même mélange de solvants.

L'oxytocine contient de 6,0 pour cent à 10,0 pour cent d'acide acétique.

Teneur en eau (*2.5.12*). Déterminée par semi-microdosage sur 50 mg au moins d'oxytocine, la teneur en eau n'est pas supérieure à 5,0 pour cent.

Stérilité (*2.6.1*). L'oxytocine destinée à la préparation de formes pharmaceutiques administrées par voie parentérale sans autre procédé approprié de stérilisation satisfait également à l'essai de stérilité.

Endotoxines bactériennes (*2.6.14*) : moins de 300 UI/mg, si l'oxytocine est destinée à la préparation de formes pharmaceutiques administrées par voie parentérale sans autre procédé approprié d'élimination des endotoxines bactériennes.

DOSAGE

Opérez par chromatographie liquide (*2.2.29*).

Solution à examiner. Préparez une solution d'oxytocine à 0,25 mg/ml dans une solution de *phosphate monosodique R* à 15,6 g/l.

Solution témoin. Dissolvez le contenu d'une ampoule d'*oxytocine SCR* dans une solution de *phosphate monosodique R* à 15,6 g/l et complétez à 20,0 ml avec la même solution.

Solution pour essai de résolution. Dissolvez le contenu d'une ampoule de *mélange oxytocine/desmopressine pour validation SCR* dans 500 µl d'une solution de *phosphate monosodique R* à 15,6 g/l.

La chromatographie peut être réalisée en utilisant :

– une colonne d'acier inoxydable, d'une longueur de 0,12 m et d'un diamètre intérieur de 4,6 mm, remplie de *gel de silice octadécylsilylé pour chromatographie R* (5 µm),

– comme phase mobile, à un débit de 1 ml/min :

Phase mobile A. Solution de *phosphate monosodique R* à 15,6 g/l,

Phase mobile B. Mélangez 1 volume d'*acétonitrile pour chromatographie R* et 1 volume d'*eau R*,

Intervalle (min)	Phase mobile A (pour cent *V/V*)	Phase mobile B (pour cent *V/V*)	Commentaire
0 - 30	70 → 40	30 → 60	gradient linéaire
30 - 30,1	40 → 70	60 → 30	retour à la composition initiale
30,1 - 45	70	30	rééquilibrage

– comme détecteur, un spectrophotomètre réglé à 220 nm.

Equilibrez la colonne avec un mélange de 30 volumes de phase mobile B et de 70 volumes de phase mobile A.

Injectez 25 µl de solution pour essai de résolution. Lorsque les chromatogrammes sont enregistrés dans les conditions prescrites, les temps de rétention sont de 7,5 min environ pour l'oxytocine et de 10 min environ pour la desmopressine. L'essai n'est valable que si la résolution entre les pics correspondant à la desmopressine et à l'oxytocine n'est pas inférieure à 5,0.

Injectez 25 µl de solution à examiner et 25 µl de solution témoin.

Calculez la teneur en oxytocine ($C_{43}H_{66}N_{12}O_{12}S_2$) à partir de la surface des pics des chromatogrammes obtenus avec la solution à examiner et la solution témoin, et de la teneur déclarée en $C_{43}H_{66}N_{12}O_{12}S_2$ de l'*oxytocine SCR*.

CONSERVATION

En récipient étanche, à l'abri de la lumière, à une température de 2 °C à 8 °C. Si la substance est stérile, elle est conservée en récipient stérile, étanche, à fermeture inviolable.

ÉTIQUETAGE

L'étiquette indique :

– la teneur en peptide oxytocine ($C_{43}H_{66}N_{12}O_{12}S_2$),

– dans les cas appropriés, que la substance est stérile,

– dans les cas appropriés, que la substance est exempte d'endotoxines bactériennes.

01/2002:0779

OXYTOCINE (SOLUTION EN VRAC D')

Oxytocini solutio

DÉFINITION

La solution en vrac d'oxytocine est une solution d'oxytocine, un nonapeptide cyclique de même structure que l'hormone produite par le lobe postérieur de l'hypophyse qui stimule la contraction de l'utérus et l'éjection du lait chez les espèces sensibles de mammifères. Elle est obtenue par synthèse chimique et se présente sous la forme d'une solution en vrac

Monographies L - P

de concentration déclarée égale ou supérieure à 0,25 mg d'oxytocine par millilitre, dans un solvant pouvant être additionné d'un conservateur antimicrobien approprié. La solution en vrac d'oxytocine contient au minimum 95,0 pour cent et au maximum 105,0 pour cent de la quantité déclarée de peptide $C_{43}H_{66}N_{12}O_{12}S_2$ par millilitre(30).

CARACTÈRES

Liquide incolore limpide.

IDENTIFICATION

Examinez les chromatogrammes obtenus dans le dosage. Le pic principal du chromatogramme obtenu avec la solution à examiner est semblable quant à son temps de rétention au pic principal du chromatogramme obtenu avec la solution témoin.

ESSAI

Détermination du pH (*2.2.3*). Le pH de la solution en vrac d'oxytocine est de 3,0 à 5,0.

Acides aminés. Opérez au moyen d'un analyseur d'acides aminés. Etalonnez l'appareil avec un mélange en quantités équimolaires d'ammoniaque, de glycine et de la forme L des acides aminés suivants :

lysine	thréonine	alanine	leucine
histidine	sérine	valine	tyrosine
arginine	acide glutamique	méthionine	phénylalanine
acide aspartique	proline	isoleucine	

plus la moitié de la quantité équimolaire de L-cystine. Pour la validation de la méthode, utilisez un étalon interne approprié tel que la *DL-norleucine R*.

Solution à examiner. Dans un tube de verre dur rigoureusement propre, d'une longueur de 100 mm et d'un diamètre intérieur de 6 mm, introduisez un volume de solution en vrac d'oxytocine correspondant à 0,25 mg de peptide. Evaporez à siccité. Ajoutez une quantité appropriée d'une solution d'*acide chlorhydrique R* à 50 pour cent *V/V*. Immergez le tube dans un mélange réfrigérant à température de – 5 °C, faites le vide dans le tube jusqu'à obtention d'une pression inférieure à 133 Pa, puis scellez. Chauffez à 110-115 °C pendant 16 h. Refroidissez le tube, puis ouvrez-le, transvasez son contenu dans un flacon de 10 ml à l'aide de 5 fois 0,2 ml d'*eau R* et évaporez à siccité sous pression réduite sur de l'*hydroxyde de potassium R*. Reprenez le résidu dans de l'*eau R* puis évaporez à siccité sous pression réduite sur de l'*hydroxyde de potassium R* ; répétez cette opération une fois. Reprenez le résidu dans une solution tampon adaptée à l'analyseur d'acides aminés utilisé et complétez à un volume approprié avec la même solution tampon.

Déposez dans l'analyseur d'acides aminés un volume approprié de la solution à examiner, exactement mesuré, tel que la hauteur du pic obtenu pour l'acide aminé quantitativement prédominant représente la majeure partie de l'échelle totale de l'enregistreur.

Exprimez la teneur de chacun des acides aminés en moles. Calculez la proportion relative des acides aminés en attribuant la valeur 1 à la somme divisée par 6 du nombre de moles d'acide aspartique, d'acide glutamique, de proline, de glycine, d'isoleucine et de leucine. Les valeurs obtenues se situent dans les limites suivantes : acide aspartique 0,95 à 1,05 ; acide glutamique 0,95 à 1,05 ; proline 0,95 à 1,05 ; glycine 0,95 à 1,05 ; leucine 0,90 à 1,10 ; isoleucine 0,90 à 1,10 ; tyrosine 0,7 à 1,05 ; hémi-cystine 1,4 à 2,1. Les autres acides aminés ne sont éventuellement présents qu'à l'état de traces.

Peptides apparentés. Opérez par chromatographie liquide (*2.2.29*) comme décrit dans le dosage.

Injectez 50 µl de solution à examiner. S'il apparaît d'autres pics que le pic principal dans le chromatogramme obtenu, la surface d'aucun d'entre eux n'est supérieure à 1,5 pour cent de la surface totale des pics et la somme de leur surface n'est pas supérieure à 5 pour cent de la surface totale des pics.

Ne tenez pas compte des pics dus au solvant et au conservateur ni des pics dont la surface est inférieure à 0,1 pour cent de celle du pic principal.

Stérilité (*2.6.1*). La solution en vrac d'oxytocine destinée à la préparation de formes pharmaceutiques administrées par voie parentérale sans autre procédé approprié de stérilisation satisfait également à l'essai de stérilité.

Endotoxines bactériennes (*2.6.14*) : moins de 300 UI dans le volume qui contient 1 mg d'oxytocine, si la solution en vrac d'oxytocine est destinée à la préparation de formes pharmaceutiques administrées par voie parentérale sans autre procédé approprié d'élimination des endotoxines bactériennes.

DOSAGE

Opérez par chromatographie liquide (*2.2.29*).

Solution à examiner. Utilisez la solution en vrac d'oxytocine.

Solution témoin. Dissolvez le contenu d'une ampoule d'*oxytocine SCR* dans une solution de *phosphate monosodique R* à 15,6 g/l et complétez à 20,0 ml avec le même solvant.

Solution pour essai de résolution. Dissolvez le contenu d'une ampoule de *mélange oxytocine/desmopressine pour validation SCR* dans 500 µl d'une solution de *phosphate monosodique R* à 15,6 g/l.

La chromatographie peut être réalisée en utilisant :

– une colonne d'acier inoxydable, d'une longueur de 0,12 m et d'un diamètre intérieur de 4,6 mm, remplie de *gel de silice octadécylsilylé pour chromatographie R* (5 µm),

– comme phase mobile, à un débit de 1 ml/min :

Phase mobile A. Solution de *phosphate monosodique R* à 15,6 g/l,

Phase mobile B. Mélangez 1 volume d'*acétonitrile pour chromatographie R* et 1 volume d'*eau R*,

Intervalle (min)	Phase mobile A (pour cent *V/V*)	Phase mobile B (pour cent *V/V*)	Commentaire
0 - 30	70 → 40	30 → 60	gradient linéaire
30 - 30,1	40 → 70	60 → 30	retour aux conditions initiales
30,1 - 45	70	30	rééquilibrage

– comme détecteur, un spectrophotomètre réglé à 220 nm.

Equilibrez la colonne avec un mélange de 30 volumes de phase mobile B et de 70 volumes de phase mobile A.

Injectez 25 µl de solution pour essai de résolution. Lorsque les chromatogrammes sont enregistrés dans les conditions prescrites, les temps de rétention sont de 7,5 min environ pour l'oxytocine et de 10 min environ pour la desmopressine. L'essai n'est valable que si la résolution entre ces deux pics n'est pas inférieure à 5,0.

(30) 1 mg de peptide oxytocine ($C_{43}H_{66}N_{12}O_{12}S_2$) correspond à 600 UI.

Monographies L - P

Injectez 25 µl de solution témoin et 25 µl de solution à examiner. Calculez la teneur en oxytocine ($C_{43}H_{66}N_{12}O_{12}S_2$) à partir de la surface des pics des chromatogrammes obtenus et de la teneur déclarée en $C_{43}H_{66}N_{12}O_{12}S_2$ de l'*oxytocine SCR*.

CONSERVATION

A une température de 2 °C à 8 °C, à l'abri de la lumière. Si la substance est stérile, elle est conservée en récipient stérile, étanche, à fermeture inviolable.

ÉTIQUETAGE

L'étiquette indique :

- la teneur en peptide oxytocine, en milligrammes de $C_{43}H_{66}N_{12}O_{12}S_2$ par millilitre,
- dans les cas appropriés, que la préparation est stérile,
- dans les cas appropriés, que la préparation est exempte d'endotoxines bactériennes,
- le nom de tout conservateur antimicrobien ajouté.

P

01/2002:0350

PANCRÉAS (POUDRE DE)

Pancreatis pulvis

DÉFINITION

La poudre de pancréas est préparée à partir de pancréas de mammifères, frais ou congelé, et contient différentes enzymes possédant des activités protéolytique, lipolytique et amylolytique.

1 milligramme de poudre de pancréas contient au minimum 1,0 unité Pharmacopée Européenne (U. Ph. Eur.) d'activité protéolytique totale, 15 unités Pharmacopée Européenne d'activité lipolytique et 12 unités Pharmacopée Européenne d'activité amylolytique.

La poudre de pancréas est préparée de façon à limiter la contamination microbienne.

CARACTÈRES

Poudre amorphe, légèrement brune, partiellement soluble dans l'eau, pratiquement insoluble dans l'alcool et dans l'éther.

IDENTIFICATION

A. Triturez 0,5 g de poudre de pancréas avec 10 ml d'*eau R*. Ajustez le pH à 8 avec de l'*hydroxyde de sodium 0,1 M* en présence de 0,1 ml de *solution de rouge de crésol R*. Divisez la suspension en 2 parties égales (suspensions (a) et (b)). Chauffez la suspension (a) jusqu'à ébullition. A chacune des 2 suspensions, ajoutez quelques particules de *fibrine-rouge Congo R*, puis chauffez à 38-40 °C et maintenez à cette température pendant 1 h. La suspension (a) est incolore ou faiblement colorée en rose alors que la suspension (b) présente une coloration nettement plus rouge.

B. Triturez 0,25 g de poudre de pancréas avec 10 ml d'*eau R*. Ajustez le pH à 8 avec de l'*hydroxyde de sodium 0,1 M* en présence de 0,1 ml de *solution de rouge de crésol R*. Divisez la suspension en 2 parties égales (suspensions (a) et (b)). Chauffez la suspension (a) jusqu'à ébullition. Dissolvez 0,1 g d'*amidon soluble R* dans 100 ml d'*eau R* bouillante ; faites bouillir pendant 2 min ; refroidissez et complétez à 150 ml avec de l'*eau R*. Prélevez 75 ml de solution d'amidon et ajoutez la suspension (a). Aux 75 ml de solution d'amidon restants, ajoutez la suspension (b). Chauffez ces mélanges à 38-40 °C pendant 5 min. Ajoutez à 1 ml de chaque mélange 10 ml de *solution d'iode R2*. Le mélange obtenu à partir de la suspension (a) est coloré en bleu violacé intense alors que le mélange obtenu à partir de la suspension (b) présente la coloration de la solution d'iode.

ESSAI

Matières grasses. Dans un appareil à extraction, épuisez 1,0 g de poudre de pancréas par de l'*éther de pétrole R1* pendant 3 h. Evaporez le solvant et desséchez le résidu à 100-105 °C pendant 2 h. La masse du résidu n'est pas supérieure à 50 mg (5,0 pour cent).

Perte à la dessiccation (*2.2.32*). Déterminée par chauffage à 60 °C pendant 4 h sous une pression ne dépassant pas 670 Pa sur 0,50 g de poudre de pancréas, la perte à la dessiccation n'est pas supérieure à 5,0 pour cent.

Contamination microbienne. La poudre de pancréas satisfait à une limite du nombre de germes aérobies viables totaux de 10^4 microorganismes par gramme, déterminé par dénombrement sur plaques de gélose (*2.6.12*). La poudre de pancréas satisfait aux essais d'*Escherichia coli* et des salmonelles (*2.6.13*).

TITRAGE

Activité protéolytique totale. L'activité protéolytique totale de la poudre de pancréas est évaluée par détermination de la quantité de peptides non précipitables par une solution d'*acide trichloracétique R* à 50 g/l, libérée par minute à partir d'une solution de caséine servant de substrat. Cette quantité est comparée à la quantité de tels peptides libérée dans les mêmes conditions par la *poudre de pancréas-protéase PBR* à partir du même substrat.

Solution de caséine. Mettez en suspension dans 5 ml d'*eau R* une quantité de *caséine PBR* correspondant à 1,25 g de substance desséchée, la teneur en *eau R* étant déterminée au préalable par chauffage à 60 °C sous vide pendant 4 h. Ajoutez 10 ml d'*hydroxyde de sodium 0,1 M* et agitez pendant 1 min. Ajoutez 60 ml d'*eau R* et agitez à l'aide d'un agitateur magnétique jusqu'à ce que la solution soit pratiquement limpide. Ajustez le pH à 8,0 avec de l'*hydroxyde de sodium 0,1 M* ou de l'*acide chlorhydrique 0,1 M*. Complétez à 100,0 ml avec de l'*eau R*. La solution doit être utilisée le jour même de sa préparation.

Solution d'entérokinase. Dissolvez 50 mg d'*entérokinase PBR* dans de la *solution de chlorure de calcium 0,02 M R* et complétez à 50,0 ml avec le même solvant. La solution doit être utilisée le jour même de sa préparation.

Dans la préparation de la suspension à examiner et de la suspension de référence, effectuez toutes les opérations de mise en suspension et de dilution à une température de 0 °C à 4 °C.

Suspension à examiner. Triturez 0,100 g de poudre de pancréas pendant 5 min en ajoutant progressivement 25 ml de *solution de chlorure de calcium 0,02 M R*. Transvasez quantitativement dans un ballon jaugé et complétez à 100,0 ml avec la *solution de chlorure de calcium 0,02 M R*. Prélevez 10,0 ml de cette suspension et ajoutez 10,0 ml de solution d'entérokinase. Chauffez le mélange au bain-marie à 35 ± 0,5 °C pendant 15 min. Refroidissez, puis diluez avec la *solution tampon borate pH 7,5 R* refroidie à une température de 5 ± 3 °C de façon que la concentration finale, calculée sur la base de l'activité indiquée, soit d'environ 0,065 U. Ph. Eur. d'activité protéolytique totale par millilitre.

Suspension de référence. Préparez une suspension de *poudre de pancréas-protéase PBR* dans les mêmes conditions, mais sans ajouter la solution d'entérokinase, de façon que la concentration finale connue, calculée sur la base de l'activité indiquée, soit d'environ 0,065 U. Ph. Eur. par millilitre.

Utilisez une série de tubes à essai T, T_b, S_1, S_{1b}, S_2, S_{2b}, S_3, S_{3b}, à raison de 2 tubes pour chaque suspension. Ajoutez un seul tube B.

Ajoutez la *solution tampon borate pH 7,5 R* à raison de :

- 3,0 ml dans le tube B,
- 2,0 ml respectivement dans les tubes S_1 et S_{1b},
- 1,0 ml respectivement dans les tubes S_2, S_{2b}, T et T_b.

Ajoutez ensuite la suspension de référence à raison de :

- 1,0 ml respectivement dans les tubes S_1 et S_{1b},
- 2,0 ml respectivement dans les tubes S_2 et S_{2b},
- 3,0 ml respectivement dans les tubes S_3 et S_{3b}.

Ajoutez respectivement 2,0 ml de suspension à examiner dans les tubes T et T_b.

Monographies L - P

Aux contenus des tubes B, S_{1b}, S_{2b}, S_{3b} et T_b, ajoutez 5,0 ml d'une solution d'*acide trichloracétique R* à 50 g/l. Mélangez le contenu de chacun de ces tubes par agitation.

Plongez tous les tubes ainsi qu'une fiole contenant la solution de caséine dans un bain-marie à 35 ± 0,5 °C et placez une baguette de verre dans chacun des tubes. Lorsque l'équilibre thermique est atteint, ajoutez respectivement aux tubes B, S_{1b}, S_{2b}, S_{3b} et T_b, 2,0 ml de solution de caséine. Mélangez le contenu de chacun de ces tubes. Au temps zéro, ajoutez 2,0 ml de solution de caséine aux tubes S_1, puis à 30 s d'intervalle, successivement 2,0 ml de solution de caséine aux tubes S_2, S_3 et T en mélangeant immédiatement le contenu de chacun des tubes après chaque addition.

A chacun des tubes S_1, S_2, S_3 et T, 30 min exactement après addition de la solution de caséine et en respectant l'intervalle de 30 s, ajoutez 5,0 ml d'une solution d'*acide trichloracétique R* à 50 g/l. Mélangez immédiatement le contenu de chacun des tubes. Sortez les tubes du bain-marie et laissez-les reposer à température ambiante pendant 20 min.

Filtrez le contenu de chaque tube deux fois sur un même papier filtre approprié, lavé au préalable avec une solution d'*acide trichloracétique R* à 50 g/l, puis à l'*eau R* et séché.

Un papier filtre est approprié s'il satisfait à l'essai suivant : filtrez 5 ml d'une solution d'*acide trichloracétique R* à 50 g/l sur un disque de papier filtre blanc d'un diamètre de 7 cm. Mesurez l'absorbance (*2.2.25*) du filtrat à 275 nm en utilisant comme liquide de compensation la solution d'acide trichloracétique qui n'a pas été filtrée. L'absorbance est inférieure à 0,04.

La description schématique des opérations figure dans le tableau 0350.-1.

Tableau 0350.-1

	Tubes								
	S_1	S_{1b}	S_2	S_{2b}	S_3	S_{3b}	T	T_b	B
Solution tampon	2	2	1	1			1	1	3
Suspension de référence	1	1	2	2	3	3			
Suspension à examiner							2	2	
Solution d'acide trichloracétique		5		5		5		5	5
Mélangez		+		+		+		+	+
B.M. 35 °C	+	+	+	+	+	+	+	+	+
Solution de caséine		2		2		2		2	2
Mélangez		+		+		+		+	+
Solution de caséine	2		2		2		2		
Mélangez	+		+		+		+		
B.M. 35 °C 30 min	+	+	+	+	+	+	+	+	+
Solution d'acide trichloracétique	5		5		5		5		
Mélangez	+		+		+		+		
Température ambiante 20 min	+	+	+	+	+	+	+	+	+
Filtrez	+	+	+	+	+	+	+	+	+

Mesurez l'absorbance (*2.2.25*) de chaque filtrat à 275 nm en utilisant comme liquide de compensation le filtrat obtenu à partir du tube B. Corrigez la valeur moyenne de l'absorbance obtenue à partir des filtrats (tubes S_1, S_2 et S_3) en soustrayant les valeurs moyennes obtenues pour les témoins respectifs (tubes S_{1b}, S_{2b} et S_{3b}). Construisez la courbe d'étalonnage à partir de ces valeurs corrigées en fonction des volumes respectifs de la suspension de référence utilisés pour préparer chacune de ces dilutions.

Déterminez l'activité de la poudre de pancréas en portant sur la courbe d'étalonnage la valeur corrigée de l'absorbance obtenue à partir de la suspension à examiner (T – T_b) et en tenant compte des différents facteurs de dilution.

L'essai n'est valable que si les absorbances corrigées sont comprises entre 0,15 et 0,60.

Activité lipolytique. L'activité lipolytique de la poudre de pancréas est déterminée par comparaison de la vitesse à laquelle une suspension de la substance à examiner hydrolyse une émulsion d'huile d'olive servant de substrat avec la vitesse à laquelle une suspension de *poudre de pancréas-amylase et lipase PBR* hydrolyse le même substrat dans les mêmes conditions. *L'essai est effectué sous atmosphère d'azote.*

Emulsion-mère d'huile d'olive. Dans un vase cylindrique de 800 ml, de 9 cm de diamètre, introduisez 40 ml d'*huile d'olive R*, 330 ml de *solution de gomme arabique R* et 30 ml d'*eau R*. Placez un mélangeur électrique au fond du vase. Placez celui-ci dans un récipient contenant de l'*alcool R* et de la glace comme mélange réfrigérant. Emulsionnez à l'aide du mélangeur à une vitesse moyenne de 1000 tr/min à 2000 tr/min. Refroidissez jusqu'à une température de 5-10 °C. Augmentez la vitesse jusqu'à 8000 tr/min. Mélangez pendant 30 min en maintenant une température inférieure à 25 °C par addition continuelle de glace pilée dans le mélange réfrigérant (un mélange de chlorure de calcium et de glace pilée convient également). Conservez l'émulsion-mère au réfrigérateur et utilisez-la dans un délai de 14 jours. L'émulsion ne doit pas se séparer en 2 couches distinctes. Contrôlez au microscope le diamètre des globules de la suspension. 90 pour cent au moins de ceux-ci présentent un diamètre inférieur à 3 µm. Aucun d'entre eux ne doit présenter un diamètre supérieur à 10 µm. Agitez fortement avant de préparer l'émulsion d'huile d'olive qui servira de substrat.

Emulsion d'huile d'olive. Pour 10 déterminations, mélangez les solutions suivantes dans l'ordre indiqué : 100 ml d'émulsion-mère, 80 ml de *solution de tris(hydroxyméthyl)aminométhane R1*, 20 ml de solution extemporanée de *taurocholate de sodium PBR* à 80 g/l et 95 ml d'*eau R*. L'émulsion doit être utilisée le jour même de sa préparation.

Appareillage. Utilisez un vase à réaction de 50 ml environ muni :

- d'un dispositif permettant de maintenir la température à 37 ± 0,5 °C,
- d'un agitateur magnétique,
- d'un couvercle pourvu d'orifices pour le passage des électrodes, de l'extrémité de la burette, d'un tube d'adduction d'azote et pour l'introduction des réactifs.

Un appareil à titrage automatique ou manuel peut être utilisé ; dans le second cas, la burette est graduée en 0,005 ml et le pH-mètre est pourvu d'une échelle de lecture étalée et d'électrodes de verre-calomel. Après chaque essai, le vase à réaction est vidé par aspiration sous vide. Il est ensuite rincé à l'*eau R* à plusieurs reprises, l'eau de rinçage étant éliminée chaque fois par aspiration.

Suspension à examiner. Dans un petit mortier dont la température a été abaissée jusqu'à 0 °C à 4 °C, triturez soigneusement la prise d'essai de poudre de pancréas correspondant à environ 2500 U. Ph. Eur. d'activité lipolytique avec 1 ml de *solution tampon maléate pH 7,0 R* refroidie à basse température, servant de solvant des lipases, de façon à obtenir une très fine suspension. Diluez la suspension avec la *solution tampon maléate pH 7,0 R* refroidie à basse température et transvasez quantitativement dans un ballon jaugé, puis complétez à 100,0 ml avec la même solution tampon refroidie.

Maintenez le récipient contenant la solution à examiner dans de l'eau glacée pendant toute la durée du titrage.

Suspension de référence. Afin d'éviter l'absorption d'eau par condensation, attendez que la préparation de référence ait atteint la température ambiante avant d'ouvrir son récipient. Préparez la suspension de *poudre de pancréas-amylase et lipase PBR* dans les mêmes conditions avec une prise d'essai correspondant à environ 2500 U. Ph. Eur.

Effectuez immédiatement le titrage de la suspension à examiner et celui de la suspension de référence après la mise en suspension. Introduisez 29,5 ml d'émulsion d'huile d'olive dans le vase à réaction dont la température a été équilibrée à 37 ± 0,5 °C. Mettez en place les électrodes, l'agitateur et la burette dont la pointe plonge dans l'émulsion d'huile d'olive.

Recouvrez le vase à réaction de son couvercle et branchez l'appareil. Ajustez le pH à 9,2 en ajoutant prudemment et sous agitation de l'*hydroxyde de sodium 0,1 M*. Ajoutez à l'aide d'une pipette graduée à écoulement rapide un volume connu, voisin de 0,5 ml, de suspension de référence homogénéisée au préalable et déclenchez un chronomètre. Maintenez le pH à 9,0 en ajoutant de l'*hydroxyde de sodium 0,1 M*. Après 1 min exactement, notez le volume d'*hydroxyde de sodium 0,1 M* utilisé. Répétez encore 4 fois cette opération. Ne tenez pas compte de la première lecture et déterminez la moyenne des quatre autres (S_1). Effectuez encore 2 déterminations (S_2 et S_3) et calculez la moyenne des valeurs S_1, S_2 et S_3. Le volume d'*hydroxyde de sodium 0,1 M* utilisé doit être en moyenne de 0,12 ml par minute avec des limites de 0,08 ml à 0,16 ml.

Effectuez dans les mêmes conditions 3 déterminations avec la suspension à examiner (T_1, T_2 et T_3). Si le volume d'*hydroxyde de sodium 0,1 M* dépasse les limites de 0,08 ml à 0,16 ml par minute, recommencez le titrage en modifiant le volume de la suspension à examiner qui doit être toutefois compris entre 0,4 ml et 0,6 ml. Si tel n'est pas le cas, adaptez la prise d'essai de poudre de pancréas aux conditions de l'essai. Calculez la moyenne des valeurs T_1, T_2 et T_3. Calculez l'activité lipolytique de la poudre de pancréas exprimée en unités Ph. Eur. par milligramme à l'aide de l'expression :

$$\frac{n \times m_1}{n_1 \times m} \times A$$

n = volume moyen d'*hydroxyde de sodium 0,1 M* utilisé par minute dans le titrage de la suspension à examiner,

n_1 = volume moyen d'*hydroxyde de sodium 0,1 M* utilisé par minute dans le titrage de la suspension de référence,

m = masse en milligrammes de la poudre de pancréas,

m_1 = masse en milligrammes de la préparation de référence utilisée,

A = activité par milligramme de la *poudre de pancréas-amylase et lipase PBR* en unités Ph. Eur.

Activité amylolytique. L'activité amylolytique de la poudre de pancréas est déterminée par comparaison de la vitesse à laquelle une suspension de la substance à examiner hydrolyse la solution d'amidon servant de substrat à la vitesse à laquelle une suspension de *poudre de pancréas-amylase et lipase PBR* hydrolyse le même substrat dans les mêmes conditions.

Solution d'amidon. Mélangez avec 10 ml d'*eau R* une quantité d'*amidon PBR* correspondant à 2,0 g de substance desséchée, la teneur en eau étant déterminée au préalable par chauffage à 120 °C pendant 4 h. A 160 ml d'*eau R* bouillante, ajoutez la suspension d'amidon sous agitation constante. Rincez le récipient à plusieurs reprises avec chaque fois 10 ml d'*eau R* et ajoutez les eaux de lavage à la solution chaude d'amidon. Chauffez jusqu'à ébullition en agitant continuellement. Refroidissez à température ambiante et complétez à 200 ml avec de l'*eau R*. La solution doit être utilisée le jour même de sa préparation.

Suspension à examiner. Triturez la prise d'essai de la poudre de pancréas correspondant à environ 1500 U. Ph. Eur. d'activité amylolytique avec 60 ml de *solution tampon phosphate pH 6,8 R1* pendant 15 min. Transvasez quantitativement dans un ballon jaugé et complétez à 100,0 ml avec de la *solution tampon phosphate pH 6,8 R1*.

Suspension de référence. Préparez la suspension de *poudre de pancréas-amylase et lipase PBR* dans les mêmes conditions avec une prise d'essai correspondant à 1500 U. Ph. Eur. environ.

Dans un tube à essai d'une longueur de 200 mm et d'un diamètre de 22 mm, à bouchon rodé, introduisez 25,0 ml de solution d'amidon servant de substrat, 10,0 ml de *solution tampon phosphate pH 6,8 R1* et 1,0 ml d'une solution de *chlorure de sodium R* à 11,7 g/l. Bouchez, agitez et plongez le tube dans un bain-marie à 25,0 ± 0,1 °C. Lorsque l'équilibre thermique est atteint, ajoutez 1,0 ml de suspension à examiner et déclenchez un chronomètre. Mélangez le liquide et plongez le tube dans le bain-marie. Après 10 min exactement, ajoutez 2 ml d'*acide chlorhydrique 1 M*. Transvasez quantitativement le mélange dans une fiole conique de 300 ml à bouchon rodé. Sous agitation constante, ajoutez 10,0 ml d'*iode 0,05 M* et immédiatement après, 45 ml d'*hydroxyde de sodium 0,1 M*. Laissez reposer à l'abri de la lumière et à une température de 15-25 °C, pendant 15 min. Ajoutez 4 ml d'un mélange de 4 volumes d'*eau R* et de 1 volume d'*acide sulfurique R*. Titrez l'excès d'iode par le *thiosulfate de sodium 0,1 M* en utilisant une microburette. Répétez l'essai en ajoutant les 2 ml d'*acide chlorhydrique 1 M* avant d'introduire la suspension à examiner (essai à blanc). Effectuez le titrage de la suspension de référence dans les mêmes conditions.

Calculez l'activité amylolytique de la poudre de pancréas exprimée en unités Ph. Eur. par milligramme, à l'aide de l'expression :

$$\frac{(n' - n)\, m_1}{(n'_1 - n_1)\, m} \times A$$

Monographies L - P

n = nombre de millilitres de *thiosulfate de sodium 0,1 M* utilisés dans le titrage de la suspension à examiner,

n_1 = nombre de millilitres de *thiosulfate de sodium 0,1 M* utilisés dans le titrage de la suspension de référence,

n' = nombre de millilitres de *thiosulfate de sodium 0,1 M* utilisés dans l'essai à blanc de la suspension à examiner,

n'_1 = nombre de millilitres de *thiosulfate de sodium 0,1 M* utilisés dans le titrage de l'essai à blanc de la suspension de référence,

m = masse en milligrammes de poudre de pancréas,

m_1 = masse en milligrammes de la préparation de référence,

A = activité par milligramme de la *poudre de pancréas-amylase et lipase PBR* en unités Ph. Eur.

CONSERVATION

En récipient étanche, à une température de 2 °C à 8 °C.

01/2002:0681

PANCURONIUM (BROMURE DE)

Pancuronii bromidum

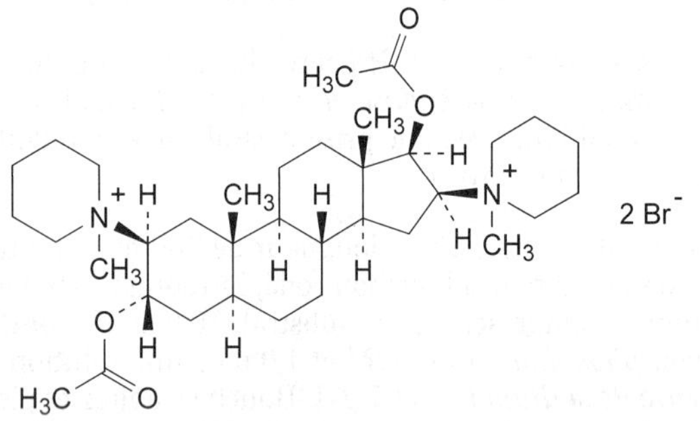

$C_{35}H_{60}Br_2N_2O_4$ M_r 733

DÉFINITION

Le bromure de pancuronium contient au minimum 98,0 pour cent et au maximum l'équivalent de 102,0 pour cent de dibromure de 1,1′-[3α,17β-bis(acétyloxy)-5α-androstane-2β,16β-diyl]bis(1-méthylpipéridinium), calculé par rapport à la substance anhydre.

CARACTÈRES

Poudre cristalline, blanche ou sensiblement blanche, hygroscopique, très soluble ou facilement soluble dans l'eau, facilement soluble dans l'alcool, pratiquement insoluble dans l'éther.

IDENTIFICATION

A. Examinez le bromure de pancuronium par spectrophotométrie d'absorption dans l'infrarouge (*2.2.24*), en comparant avec le spectre obtenu avec le *bromure de pancuronium SCR*.

B. Examinez les chromatogrammes obtenus dans l'essai des substances apparentées. La tache principale du chromatogramme obtenu avec la solution à examiner est semblable quant à sa position, sa coloration et ses dimensions à la tache principale du chromatogramme obtenu avec la solution témoin (a).

C. Le bromure de pancuronium donne la réaction (a) des bromures (*2.3.1*).

ESSAI

Aspect de la solution. Dissolvez 50 mg de bromure de pancuronium dans de l'*eau R* et complétez à 25 ml avec le même solvant. La solution est limpide (*2.2.1*) et incolore (*2.2.2, Procédé II*).

Pouvoir rotatoire spécifique (*2.2.7*). Dissolvez 0,75 g de bromure de pancuronium dans de l'*eau R* et complétez à 25,0 ml avec le même solvant. Calculé par rapport à la substance anhydre, le pouvoir rotatoire spécifique est de + 38 à + 42.

Substances apparentées. Opérez par chromatographie sur couche mince (*2.2.27*) en utilisant une plaque recouverte d'un gel de silice approprié.

Préparez les solutions extemporanément.

Solution à examiner. Dissolvez 50 mg de bromure de pancuronium dans du *chloroforme R* et complétez à 5 ml avec le même solvant.

Solution témoin (a). Dissolvez 50 mg de *bromure de pancuronium SCR* dans du *chloroforme R* et complétez à 5 ml avec le même solvant.

Solution témoin (b). Prélevez 0,1 ml de solution à examiner et complétez à 10 ml avec du *chloroforme R*.

Solution témoin (c). Dissolvez 5 mg de *bromure de dacuronium SCR* dans du *chloroforme R* et complétez à 25 ml avec le même solvant.

Solution témoin (d). Dissolvez 10 mg de *bromure de pancuronium SCR* dans 1 ml de solution témoin (c).

Déposez séparément sur la plaque 2 µl de chaque solution. Développez dans une chambre non tapissée et non saturée, sur un parcours de 12 cm, avec un mélange de 5 volumes d'une solution d'*iodure de sodium R* à 200 g/l, de 10 volumes d'*acétonitrile R* et de 85 volumes de *2-propanol R*. Faites sécher la plaque dans un courant d'air froid et pulvérisez une solution de *nitrite de sodium R* à 10 g/l dans du *méthanol R*. Laissez reposer pendant 2 min, puis pulvérisez de la *solution d'iodobismuthate de potassium R*. Séchez la plaque dans un courant d'air froid. S'il apparaît une tache correspondant au bromure de dacuronium dans le chromatogramme obtenu avec la solution à examiner, elle n'est pas plus intense que la tache principale du chromatogramme obtenu avec la solution témoin (c) (2,0 pour cent). S'il apparaît d'autres taches que la tache principale et la tache due au bromure de dacuronium dans le chromatogramme obtenu avec la solution à examiner, aucune d'entre elles n'est plus intense que la tache du chromatogramme obtenu avec la solution témoin (b) (1,0 pour cent).

L'essai n'est valable que si :

- le chromatogramme obtenu avec la solution témoin (d) présente 2 taches nettement séparées,
- le rapport des R_f du *bromure de dacuronium SCR* et du *bromure de pancuronium SCR* n'est pas inférieur à 1,2,
- le chromatogramme obtenu avec la solution témoin (b) présente une tache nettement visible.

Teneur en eau (*2.5.12*). Déterminée par semi-microdosage sur 0,300 g de bromure de pancuronium, la teneur en eau n'est pas supérieure à 8,0 pour cent.

Cendres sulfuriques (*2.4.14*). Déterminé sur 1,0 g de bromure de pancuronium, le taux des cendres sulfuriques n'est pas supérieur à 0,1 pour cent.

DOSAGE

Dissolvez 0,200 0 g de bromure de pancuronium dans 50 ml d'*anhydride acétique R*, en chauffant si nécessaire. Titrez par l'*acide perchlorique 0,1 M* en déterminant le point de fin de titrage par potentiométrie (*2.2.20*).

1 ml d'*acide perchlorique 0,1 M* correspond à 36,63 mg de $C_{35}H_{60}Br_2N_2O_4$.

CONSERVATION

En récipient étanche, à l'abri de la lumière.

01/2002:0102

PAPAVÉRINE (CHLORHYDRATE DE)

Papaverini hydrochloridum

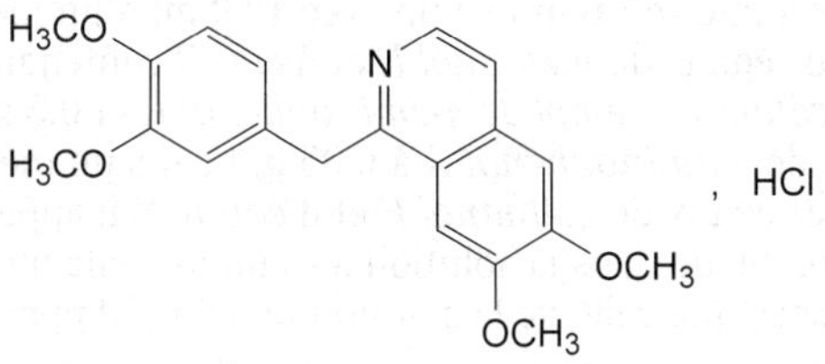

$C_{20}H_{22}ClNO_4$ M_r 375,9

DÉFINITION

Le chlorhydrate de papavérine contient au minimum 99,0 pour cent et au maximum l'équivalent de 101,0 pour cent de chlorhydrate de 1-(3,4-diméthoxybenzyl)-6,7-diméthoxyisoquinoléine, calculé par rapport à la substance desséchée.

CARACTÈRES

Poudre cristalline blanche ou sensiblement blanche ou cristaux blancs ou sensiblement blancs, assez solubles dans l'eau, peu solubles dans l'alcool.

IDENTIFICATION

A. Dissolvez 25 mg de chlorhydrate de papavérine dans de l'*acide chlorhydrique 0,01 M* et complétez à 100,0 ml avec le même acide. Prélevez 5,0 ml de solution et complétez à 250,0 ml avec de l'*acide chlorhydrique 0,01 M.* Examinée de 230 nm à 270 nm (*2.2.25*), la solution présente un maximum d'absorption à 250 nm. L'absorbance spécifique au maximum est de 1590 à 1670. Prélevez 10,0 ml de la première solution et complétez à 100,0 ml avec de l'*acide chlorhydrique 0,01 M.* Examinée de 270 nm à 350 nm, la solution présente 2 maximums d'absorption, l'un situé de 280 nm à 290 nm et l'autre de 303 nm à 313 nm. Les absorbances spécifiques aux maximums sont respectivement de 140 à 200 et de 200 à 250.

B. A 10 ml de solution S (voir Essai), ajoutez goutte à goutte de l'*ammoniaque R* et laissez reposer. Lavez et desséchez le précipité. Le point de fusion (*2.2.14*) est de 146 °C à 149 °C.

C. A 10 mg environ de chlorhydrate de papavérine, ajoutez 3 ml d'*anhydride acétique R*, puis prudemment, 0,15 ml d'*acide sulfurique R* et chauffez au bain-marie pendant 3 min à 4 min. Il se développe une coloration jaune à fluorescence verte.

D. Le chlorhydrate de papavérine donne la réaction (a) des chlorures (*2.3.1*).

ESSAI

Solution S. Dissolvez 0,4 g de chlorhydrate de papavérine dans de l'*eau exempte de dioxyde de carbone R*, en chauffant doucement si nécessaire, et complétez à 20 ml avec le même solvant.

Aspect de la solution. La solution S est limpide (*2.2.1*) et n'est pas plus fortement colorée que la solution témoin JV_6 (*2.2.2, Procédé II*).

Détermination du pH (*2.2.3*). Le pH de la solution S est de 3,0 à 4,0.

Substances facilement carbonisables. A 50 mg de chlorhydrate de papavérine, ajoutez 5 ml d'*acide sulfurique R*. Laissez reposer pendant 15 min. La solution n'est pas plus fortement colorée que la solution témoin R_4 ou J_4 (*2.2.2, Procédé I*).

Alcaloïdes étrangers. Opérez par chromatographie sur couche mince (*2.2.27*) en utilisant une *plaque au gel de silice* GF_{254} *pour CCM R*.

Solution à examiner. Dissolvez 0,5 g de chlorhydrate de papavérine dans du *chloroforme R* et complétez à 10 ml avec le même solvant.

Solution témoin. Dissolvez 50 mg de *codéine R* dans du *chloroforme R* et complétez à 100 ml avec le même solvant.

Déposez sur la plaque 10 µl de chaque solution. Développez sur un parcours de 15 cm avec un mélange de 10 volumes de *diéthylamine R*, de 20 volumes d'*acétate d'éthyle R* et de 70 volumes de *toluène R*. Chauffez la plaque jusqu'à évaporation complète de la diéthylamine. Examinez en lumière ultraviolette à 254 nm. S'il apparaît d'autres taches que la tache principale dans le chromatogramme obtenu avec la solution à examiner, aucune d'entre elles n'est plus intense que la tache du chromatogramme obtenu avec la solution témoin (1,0 pour cent). Ne tenez pas compte d'une tache au point de départ.

Perte à la dessiccation (*2.2.32*). Déterminée à l'étuve à 100-105 °C sur 1,000 g de chlorhydrate de papavérine, la perte à la dessiccation n'est pas supérieure à 1,0 pour cent.

Cendres sulfuriques (*2.4.14*). Déterminé sur le résidu de l'essai de perte à la dessiccation, le taux des cendres sulfuriques n'est pas supérieur à 0,1 pour cent.

DOSAGE

Dissolvez 0,300 g de chlorhydrate de papavérine dans un mélange de 5,0 ml d'*acide chlorhydrique 0,01 M* et de 50 ml d'*alcool R*. Titrez par l'*hydroxyde de sodium 0,1 M* et tracez la courbe potentiométrique (*2.2.20*). Mesurez le volume d'*hydroxyde de sodium 0,1 M* utilisé entre les 2 points d'inflexion.

1 ml d'*hydroxyde de sodium 0,1 M* correspond à 37,59 mg de $C_{20}H_{22}ClNO_4$.

01/2002:0049

PARACÉTAMOL

Paracetamolum

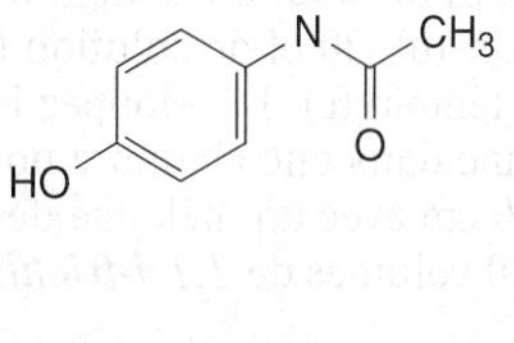

$C_8H_9NO_2$ M_r 151,2

Monographies L - P

DÉFINITION

Le paracétamol contient au minimum 99,0 pour cent et au maximum l'équivalent de 101,0 pour cent de *N*-(4-hydroxyphényl)acétamide, calculé par rapport à la substance desséchée.

CARACTÈRES

Poudre cristalline, blanche, assez soluble dans l'eau, facilement soluble dans l'alcool, très peu soluble dans le chlorure de méthylène et dans l'éther.

IDENTIFICATION

Première identification : A, C.

Seconde identification : A, B, D, E.

A. Le point de fusion (*2.2.14*) du paracétamol est de 168 °C à 172 °C.

B. Dissolvez 50 mg de paracétamol dans du *méthanol R* et complétez à 100,0 ml avec le même solvant. Prélevez 1,0 ml de solution, ajoutez 0,5 ml d'*acide chlorhydrique 0,1 M* et complétez à 100,0 ml avec du *méthanol R*. Protégez la solution d'une lumière vive et mesurez immédiatement l'absorbance (*2.2.25*) au maximum à 249 nm. L'absorbance spécifique à ce maximum est de 860 à 980.

C. Examinez le paracétamol par spectrophotométrie d'absorption dans l'infrarouge (*2.2.24*), en comparant avec le spectre obtenu avec le *paracétamol SCR*. Examinez les substances sous forme de pastilles.

D. Chauffez à ébullition 0,1 g de paracétamol avec 1 ml d'*acide chlorhydrique R* pendant 3 min. Ajoutez 10 ml d'*eau R* et refroidissez. Il ne se forme aucun précipité. Ajoutez 0,05 ml de *dichromate de potassium 0,0167 M*. Il se développe une coloration violette qui ne vire pas au rouge.

E. Le paracétamol donne la réaction de l'acétyle (*2.3.1*). Effectuez le chauffage sur une flamme nue.

ESSAI

Substances apparentées. Opérez par chromatographie sur couche mince (*2.2.27*) en utilisant une plaque recouverte de *gel de silice HF_{254} R*.

Solution à examiner (a). Dans un tube à centrifugation de verre ou de polytétrafluoroéthylène de 15 ml à bouchon rodé, introduisez 1,0 g de paracétamol finement pulvérisé. Ajoutez 5,0 ml d'*éther exempt de peroxydes R*, agitez au moyen d'un agitateur mécanique pendant 30 min et centrifugez pendant 15 min ou jusqu'à obtention d'un liquide surnageant limpide.

Solution à examiner (b). Dissolvez 0,10 g de paracétamol dans du *méthanol R* et complétez à 4,0 ml avec le même solvant.

Solution témoin (a). Dissolvez 50 mg de *chloracétanilide R* dans du *méthanol R* et complétez à 10,0 ml avec le même solvant. Prélevez 2,0 ml de solution et complétez à 100 ml avec du *méthanol R*.

Solution témoin (b). Prélevez 5,0 ml de solution témoin (a) et complétez à 8,0 ml avec du *méthanol R*.

Solution témoin (c). Dissolvez 0,25 g de *chloracétanilide R* et 0,1 g de paracétamol dans du *méthanol R* et complétez à 100 ml avec le même solvant.

Déposez séparément sur la plaque 200 µl de solution à examiner (a), 20 µl de solution témoin (a), 20 µl de solution à examiner (b), 20 µl de solution témoin (b) et 20 µl de solution témoin (c). Développez immédiatement le chromatogramme dans une chambre non saturée sur un parcours de 10 cm avec un mélange de 10 volumes de *méthanol R*, de 40 volumes de *1,1,1-trichloroéthane R* et de 50 volumes d'*éther isopropylique R*. Laissez sécher la plaque à l'air. Examinez en lumière ultraviolette à 254 nm. S'il apparaît une tache correspondant au chloracétanilide dans le chromatogramme obtenu avec la solution à examiner (a), elle n'est pas plus intense que la tache du chromatogramme obtenu avec la solution témoin (a) (0,005 pour cent). S'il apparaît d'autres taches que la tache principale et une tache correspondant au chloracétanilide dans le chromatogramme obtenu avec la solution à examiner (b), aucune d'entre elles n'est plus intense que la tache du chromatogramme obtenu avec la solution témoin (b) (0,25 pour cent). L'essai n'est valable que si le chromatogramme obtenu avec la solution témoin (c) présente 2 taches nettement séparées.

4-Aminophénol. Dissolvez 0,50 g de paracétamol dans un mélange à volumes égaux de *méthanol R* et d'*eau R* et complétez à 10,0 ml avec le même mélange de solvants. Ajoutez 0,2 ml d'une solution récemment préparée contenant 10 g/l de *nitroprussiate de sodium R* et 10 g/l de *carbonate de sodium anhydre R*, mélangez et laissez reposer pendant 30 min. Préparez simultanément et dans les mêmes conditions une solution témoin avec 10,0 ml d'un mélange à volumes égaux de *méthanol R* et d'*eau R* contenant 0,50 g de *paracétamol exempt de 4-aminophénol R* et 0,5 ml d'une solution de *4-aminophénol R* à 0,05 g/l dans un mélange à volumes égaux de *méthanol R* et d'*eau R*. S'il apparaît une coloration bleue dans la solution à examiner, elle n'est pas plus intense que celle de la solution témoin (50 ppm).

Métaux lourds (*2.4.8*). Dissolvez 1,0 g de paracétamol dans un mélange de 15 volumes d'*eau R* et de 85 volumes d'*acétone R*, puis complétez à 20 ml avec le même mélange de solvants. 12 ml de la solution satisfont à l'essai limite B des métaux lourds (20 ppm). Préparez le témoin avec la solution à 1 ppm de plomb (Pb) obtenue par dilution de la *solution à 100 ppm de plomb (Pb) R* avec le mélange d'*acétone R* et d'*eau R*.

Perte à la dessiccation (*2.2.32*). Déterminée à l'étuve à 100-105 °C sur 1,000 g de paracétamol, la perte à la dessiccation n'est pas supérieure à 0,5 pour cent.

Cendres sulfuriques (*2.4.14*). Déterminé sur 1,0 g de paracétamol, le taux des cendres sulfuriques n'est pas supérieur à 0,1 pour cent.

DOSAGE

Dissolvez 0,300 g de paracétamol dans un mélange de 10 ml d'*eau R* et de 30 ml d'*acide sulfurique dilué R*. Chauffez à reflux pendant 1 h et, après refroidissement, complétez à 100,0 ml avec de l'*eau R*. A 20,0 ml de solution, ajoutez 40 ml d'*eau R*, 40 g de glace, 15 ml d'*acide chlorhydrique dilué R* et 0,1 ml de *ferroïne R*. Titrez par la solution de *sulfate d'ammonium et de cérium 0,1 M* jusqu'à coloration jaune. Effectuez un titrage à blanc.

1 ml de *sulfate d'ammonium et de cérium 0,1 M* correspond à 7,56 mg de $C_8H_9NO_2$.

CONSERVATION

A l'abri de la lumière.

01/2002:0239

PARAFFINE LIQUIDE

Paraffinum liquidum

DÉFINITION

La paraffine liquide est un mélange purifié d'hydrocarbures saturés liquides obtenus à partir du pétrole.

CARACTÈRES

Liquide huileux, incolore, transparent, ne présentant pas de fluorescence à la lumière du jour, pratiquement insoluble dans l'eau, peu soluble dans l'alcool, miscible aux hydrocarbures.

IDENTIFICATION

Première identification : A, C.

Seconde identification : B, C.

A. Examinez la paraffine liquide par spectrophotométrie d'absorption dans l'infrarouge (*2.2.24*), en comparant avec le *spectre de référence de la paraffine solide de la Ph. Eur.*

B. Dans un tube à essai, portez à ébullition avec précaution 1 ml de paraffine liquide et 1 ml d'*hydroxyde de sodium 0,1 M*, en maintenant sous agitation pendant 30 s environ. Refroidissez à température ambiante ; les deux phases se séparent. A la phase aqueuse, ajoutez 0,1 ml de *solution de phénolphtaléine R*. La coloration de la solution vire au rouge.

C. La paraffine liquide satisfait à l'essai de viscosité (voir Essai).

ESSAI

Acidité ou alcalinité. A 10 ml de paraffine liquide, ajoutez 20 ml d'*eau R* bouillante et agitez vigoureusement pendant 1 min. Séparez la couche aqueuse et filtrez. A 10 ml du filtrat, ajoutez 0,1 ml de *solution de phénolphtaléine R*. La solution est incolore. Le virage de l'indicateur au rose ne nécessite pas plus de 0,1 ml d'*hydroxyde de sodium 0,1 M*.

Densité (*2.2.5*) : 0,827 à 0,890.

Viscosité (*2.2.9*) : 110 mPa·s à 230 mPa·s.

Hydrocarbures aromatiques polycycliques. *Utilisez des solvants pour spectrophotométrie.* Dans une ampoule à décantation de 125 ml dont les parties en verre rodé ne sont pas lubrifiées (bouchon, robinet), introduisez 25,0 ml de paraffine liquide. Ajoutez 25 ml d'*hexane R* préalablement lavé par agitation avec 2 fois le cinquième de son volume de *diméthylsulfoxyde R*. Mélangez et ajoutez 5,0 ml de *diméthylsulfoxyde R*. Agitez vigoureusement pendant 1 min. Laissez reposer jusqu'à formation de 2 couches limpides, puis transvasez la couche inférieure dans une deuxième ampoule à décantation. Ajoutez 2 ml d'*hexane R* et agitez vigoureusement. Laissez reposer jusqu'à formation de 2 couches limpides. Mesurez l'absorbance (*2.2.25*) de la couche inférieure entre 260 nm et 420 nm en utilisant comme liquide de compensation la couche inférieure limpide obtenue en agitant vigoureusement 5,0 ml de *diméthylsulfoxyde R* avec 25 ml d'*hexane R* pendant 1 min. Préparez une solution témoin de *naphtalène R* à 7,0 mg/l dans du *triméthylpentane R*. Mesurez l'absorbance de cette solution au maximum à 275 nm, en utilisant comme liquide de compensation le *triméthylpentane R*. A aucune longueur d'onde entre 260 nm et 420 nm, l'absorbance de la solution à examiner ne dépasse le tiers de l'absorbance de la solution témoin mesurée à 275 nm.

Substances facilement carbonisables. Utilisez un tube à essai d'une longueur de 125 mm environ et d'un diamètre intérieur de 18 mm environ avec 2 traits de graduation à 5 ml et à 10 ml, muni d'un bouchon de verre rodé et préalablement lavé au *mélange sulfochromique R*, puis rincé à l'*eau R* et séché. Introduisez 5 ml de paraffine liquide, puis 5 ml d'*acide sulfurique exempt d'azote R* à 95,0-95,5 pour cent *m/m* de H_2SO_4. Fermez le tube et agitez aussi vigoureusement que possible dans le sens de l'axe longitudinal pendant 5 s. Relâchez le bouchon et placez immédiatement le tube dans un bain-marie en évitant le contact du tube avec le fond ou les parois du bain, puis chauffez pendant 10 min. Après 2 min, 4 min, 6 min et 8 min, retirez le tube du bain et agitez aussi vigoureusement que possible dans le sens de l'axe longitudinal du tube pendant 5 s. Après les 10 min de chauffage, retirez le tube du bain et laissez reposer pendant 10 min. Centrifugez pendant 5 min à 2000 *g*. Transférez 4 ml de la couche supérieure dans un tube à essai propre. La solution n'est pas plus fortement colorée (*2.2.2, Procédé I*) que 4 ml d'un mélange de 0,6 ml de solution étalon B et de 9,4 ml d'*acide chlorhydrique R* à 10 g/l. La couche inférieure n'est pas plus fortement colorée (*2.2.2, Procédé I*) qu'une solution témoin constituée par un mélange de 0,5 ml de solution bleue primaire, de 1,5 ml de solution rouge primaire, de 3,0 ml de solution jaune primaire et de 2 ml d'une solution d'*acide chlorhydrique R* à 10 g/l.

Paraffines solides. Desséchez une quantité appropriée de paraffine liquide par chauffage à 100 °C pendant 2 h, puis refroidissez dans un dessiccateur sur *acide sulfurique R*. Transvasez la paraffine liquide dans un tube de verre d'un diamètre intérieur de 25 mm environ. Fermez le tube et plongez-le dans de l'eau glacée. Laissez reposer pendant 4 h. Le liquide est suffisamment limpide pour permettre de distinguer facilement une ligne noire d'une largeur de 0,5 mm, sur fond blanc, disposée verticalement derrière le tube.

CONSERVATION

A l'abri de la lumière.

01/2002:0240

PARAFFINE LIQUIDE LÉGÈRE

Paraffinum perliquidum

DÉFINITION

La paraffine liquide légère est un mélange purifié d'hydrocarbures saturés liquides.

CARACTÈRES

Liquide huileux, incolore, transparent, ne présentant pas de fluorescence à la lumière du jour, pratiquement insoluble dans l'eau, peu soluble dans l'alcool, miscible aux hydrocarbures.

IDENTIFICATION

Première identification : A, C.

Seconde identification : B, C.

A. Examinez la paraffine liquide légère par spectrophotométrie d'absorption dans l'infrarouge (*2.2.24*), en comparant avec le *spectre de référence de la paraffine solide de la Ph. Eur.*

B. Dans un tube à essai, portez à ébullition avec précaution 1 ml de paraffine liquide légère et 1 ml d'*hydroxyde de sodium 0,1 M*, en maintenant sous agitation pendant 30 s environ. Refroidissez à température ambiante ; les deux phases se séparent. A la phase aqueuse, ajoutez 0,1 ml de *solution de phénolphtaléine R*. La coloration de la solution vire au rouge.

C. La paraffine liquide légère satisfait à l'essai de viscosité (voir Essai).

ESSAI

Acidité ou alcalinité. A 10 ml de paraffine liquide légère, ajoutez 20 ml d'*eau R* bouillante et agitez vigoureusement pendant 1 min. Séparez la couche aqueuse et filtrez. A 10 ml du filtrat, ajoutez 0,1 ml de *solution de phénolphtaléine R*. La solution est incolore. Le virage de l'indicateur au rose ne nécessite pas plus de 0,1 ml d'*hydroxyde de sodium 0,1 M*.

Densité (*2.2.5*) : 0,810 à 0,875.

Viscosité (*2.2.9*) : 25 mPa·s à 80 mPa·s.

Hydrocarbures aromatiques polycycliques. *Utilisez des solvants pour spectrophotométrie.* Dans une ampoule à décantation de 125 ml dont les parties en verre rodé ne sont pas lubrifiées (bouchon, robinet), introduisez 25,0 ml de paraffine liquide légère. Ajoutez 25 ml d'*hexane R* préalablement lavé par agitation avec 2 fois le cinquième de son volume de *diméthylsulfoxyde R*. Mélangez et ajoutez 5,0 ml de *diméthylsulfoxyde R*. Agitez vigoureusement pendant 1 min. Laissez reposer jusqu'à formation de 2 couches limpides, puis transvasez la couche inférieure dans une deuxième ampoule à décantation. Ajoutez 2 ml d'*hexane R* et agitez vigoureusement. Laissez reposer jusqu'à formation de 2 couches limpides. Mesurez l'absorbance (*2.2.25*) de la couche inférieure entre 260 nm et 420 nm en utilisant comme liquide de compensation la couche inférieure limpide obtenue en agitant vigoureusement 5,0 ml de *diméthylsulfoxyde R* avec 25 ml d'*hexane R* pendant 1 min. Préparez une solution témoin de *naphtalène R* à 7,0 mg/l dans du *triméthylpentane R*. Mesurez l'absorbance de cette solution au maximum à 275 nm, en utilisant comme liquide de compensation le *triméthylpentane R*. A aucune longueur d'onde entre 260 nm et 420 nm, l'absorbance de la solution à examiner ne dépasse le tiers de l'absorbance de la solution témoin mesurée à 275 nm.

Substances facilement carbonisables. Utilisez un tube à essai d'une longueur de 125 mm environ et d'un diamètre intérieur de 18 mm environ avec 2 traits de graduation à 5 ml et à 10 ml, muni d'un bouchon de verre rodé et préalablement lavé au *mélange sulfochromique R*, puis rincé à l'*eau R* et séché. Introduisez 5 ml de paraffine liquide légère, puis 5 ml d'*acide sulfurique exempt d'azote R* à 95,0-95,5 pour cent *m/m* de H_2SO_4. Fermez le tube et agitez aussi vigoureusement que possible dans le sens de l'axe longitudinal pendant 5 s. Relâchez le bouchon et placez immédiatement le tube dans un bain-marie en évitant le contact du tube avec le fond ou les parois du bain, puis chauffez pendant 10 min. Après 2 min, 4 min, 6 min et 8 min, retirez le tube du bain et agitez aussi vigoureusement que possible dans le sens de l'axe longitudinal du tube pendant 5 s. Après les 10 min de chauffage, retirez le tube du bain et laissez reposer pendant 10 min. Centrifugez pendant 5 min à 2000 *g*. Transférez 4 ml de la couche supérieure dans un tube à essai propre. La solution n'est pas plus fortement colorée (*2.2.2, Procédé I*) que 4 ml d'un mélange de 0,6 ml de solution étalon B et de 9,4 ml d'*acide chlorhydrique R* à 10 g/l. La couche inférieure n'est pas plus fortement colorée (*2.2.2, Procédé I*) qu'une solution témoin constituée par un mélange de 0,5 ml de solution bleue primaire, de 1,5 ml de solution rouge primaire, de 3,0 ml de solution jaune primaire et de 2 ml d'une solution d'*acide chlorhydrique R* à 10 g/l.

Paraffines solides. Desséchez une quantité appropriée de paraffine liquide légère par chauffage à 100 °C pendant 2 h, puis refroidissez dans un dessiccateur sur *acide sulfurique R*. Transvasez la paraffine liquide légère dans un tube de verre d'un diamètre intérieur de 25 mm environ. Fermez le tube et plongez-le dans de l'eau glacée. Laissez reposer pendant 4 h. Le liquide est suffisamment limpide pour permettre de distinguer facilement une ligne noire d'une largeur de 0,5 mm, sur fond blanc, disposée verticalement derrière le tube.

CONSERVATION

A l'abri de la lumière.

01/2002:1034

PARAFFINE SOLIDE

Paraffinum solidum

DÉFINITION

La paraffine solide est un mélange purifié d'hydrocarbures saturés solides, généralement obtenus à partir du pétrole. La paraffine solide peut contenir un antioxygène approprié.

CARACTÈRES

Masse incolore à blanche, pratiquement insoluble dans l'eau, facilement soluble dans le chlorure de méthylène, pratiquement insoluble dans l'alcool. Examinée à la lumière du jour, la substance à l'état fondu ne présente pas de fluorescence.

IDENTIFICATION

Première identification : A, C.

Seconde identification : B, C.

A. Examinez la paraffine solide par spectrophotométrie d'absorption dans l'infrarouge (*2.2.24*), en comparant avec le *spectre de référence de la paraffine solide de la Ph. Eur.*

B. La paraffine solide satisfait à l'essai Acidité ou Alcalinité (voir Essai).

C. Le point de fusion (*2.2.16*) de la paraffine solide est de 50 °C à 61 °C.

ESSAI

Acidité ou alcalinité. A 15 g de paraffine solide, ajoutez 30 ml d'*eau R* bouillante et agitez vigoureusement pendant 1 min. Laissez refroidir et décanter. A 10 ml de la couche aqueuse, ajoutez 0,1 ml de *solution de phénolphtaléine R*. La solution est incolore. Le virage de l'indicateur au rouge ne nécessite pas plus de 1,0 ml d'*hydroxyde de sodium 0,01 M*. A 10 ml de la phase aqueuse, ajoutez 0,1 ml de *solution de rouge de méthyle R*. La solution est jaune. Le virage de l'indicateur au rouge ne nécessite pas plus de 0,5 ml d'*acide chlorhydrique 0,01 M*.

Hydrocarbures aromatiques polycycliques. *Utilisez des réactifs pour spectrophotométrie d'absorption dans l'ultraviolet.* Dissolvez 0,50 g de paraffine solide dans 25 ml d'*heptane R* et introduisez la solution dans une ampoule à décantation de 125 ml dont les parties en verre rodé (bouchon, robinet) ne sont pas lubrifiées. Ajoutez 5,0 ml de *diméthylsulfoxyde R*. Agitez vigoureusement pendant 1 min. Laissez reposer jusqu'à formation de 2 couches limpides, puis transvasez la couche inférieure dans une deuxième ampoule à décantation. Ajoutez 2 ml d'*heptane R* et agitez vigoureusement. Laissez reposer jusqu'à formation de 2 couches limpides. Prélevez la couche inférieure et mesurez son absorbance (*2.2.25*) entre 265 nm et 420 nm en utilisant comme liquide de compensation la couche inférieure limpide obtenue en agitant vigoureusement 5,0 ml de *diméthylsulfoxyde R* avec 25 ml d'*heptane R* pendant 1 min. Préparez une solution témoin de *naphtalène R* à 7,0 mg/l dans du *diméthylsulfoxyde R*. Mesurez l'absorbance de cette solution au maximum à 278 nm, en utilisant du *diméthylsulfoxyde R* comme liquide de compensation. A aucune longueur d'onde entre 265 nm et 420 nm, l'absorbance de la solution à examiner n'est supérieure au tiers de l'absorbance de la solution témoin mesurée à 278 nm.

Sulfates (*2.4.13*). Dans une ampoule à décantation de 50 ml à bouchon rodé, introduisez 2,0 g de paraffine solide fondue. Ajoutez 30 ml d'*eau distillée R* bouillante et agitez énergiquement pendant 1 min. Filtrez. 15 ml de filtrat satisfont à l'essai limite des sulfates (150 ppm).

CONSERVATION

A l'abri de la lumière.

ÉTIQUETAGE

L'étiquette indique dans les cas appropriés, le nom et la concentration de tout antioxygène ajouté.

01/2002:0351

PARALDÉHYDE

Paraldehydum

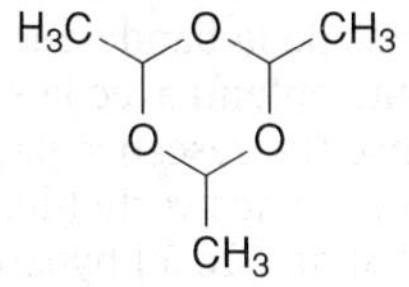

$C_6H_{12}O_3$ M_r 132,2

DÉFINITION

Le paraldéhyde est le 2,4,6-triméthyl-1,3,5-trioxane, trimère cyclique de l'acétaldéhyde. Il peut contenir une quantité appropriée d'un antioxygène.

CARACTÈRES

Liquide transparent et incolore ou légèrement jaune. A basse température, il se solidifie en formant une masse cristalline. Le paraldéhyde est soluble dans l'eau et moins soluble dans l'eau bouillante ; miscible à l'alcool, à l'éther et aux huiles essentielles.

IDENTIFICATION

A. La solution S (voir Essai) est limpide (*2.2.1*) et devient opalescente par chauffage.

B. A 5 ml de paraldéhyde, ajoutez 0,1 ml d'*acide sulfurique dilué R* et chauffez. Il se dégage de l'acétaldéhyde, reconnaissable à son odeur.

C. Dans un tube à essai, introduisez 5 ml de solution S et 5 ml de *solution ammoniacale de nitrate d'argent R*. Chauffez au bain-marie. Il se forme un miroir d'argent sur la paroi du tube.

ESSAI

Solution S. Dissolvez 20,0 ml de paraldéhyde dans de l'*eau exempte de dioxyde de carbone R* et complétez à 200,0 ml avec le même solvant.

Acidité. A 50,0 ml de solution S, ajoutez 0,05 ml de *solution de phénolphtaléine R*. Le virage de l'indicateur ne nécessite pas plus de 1,5 ml d'*hydroxyde de sodium 0,1 M*.

Densité (*2.2.5*) : 0,991 à 0,996.

Indice de réfraction (*2.2.6*) : 1,403 à 1,406.

Intervalle de distillation (*2.2.11*). 10 pour cent de paraldéhyde au maximum distille au-dessous de 123 °C et 95 pour cent au minimum distille au-dessous de 126 °C.

Point de solidification (*2.2.18*) : 10 °C à 13 °C.

Acétaldéhyde. Agitez 5,0 ml de paraldéhyde avec un mélange de 0,2 ml de *solution de méthylorange R*, de 5 ml d'*alcool à 60 pour cent V/V R* et de 5 ml de *solution alcoolique d'hydroxylamine R*. Titrez par l'*hydroxyde de sodium 0,5 M* jusqu'à coloration jaune. Le volume d'*hydroxyde de sodium 0,5 M* utilisé n'est pas supérieur à 0,8 ml.

Peroxydes. Dans une fiole à bouchon rodé, introduisez 50,0 ml de solution S. Ajoutez 5 ml d'*acide sulfurique dilué R* et 10 ml de *solution d'iodure de potassium R*. Bouchez la fiole. Laissez reposer à l'abri de la lumière pendant 15 min. Titrez par le *thiosulfate de sodium 0,1 M* en présence de 1 ml de *solution d'amidon R*. Laissez reposer pendant 5 min et, si nécessaire, complétez le titrage. Le volume de *thiosulfate de sodium 0,1 M* utilisé n'est pas supérieur à 2,0 ml.

Résidu non volatil. Dans une capsule à évaporation, tarée au préalable, chauffez au bain-marie 5,0 ml de paraldéhyde, puis desséchez à 105 °C pendant 1 h. La masse du résidu n'est pas supérieure à 3 mg (0,6 g/l).

CONSERVATION

En petit récipient bien rempli et étanche, à l'abri de la lumière et au frais. Si le paraldéhyde s'est solidifié, liquéfiez-en la totalité avant l'emploi.

ÉTIQUETAGE

L'étiquette indique le nom et la quantité de l'antioxygène éventuellement ajouté.

01/2002:1252

PARNAPARINE SODIQUE

Parnaparinum natricum

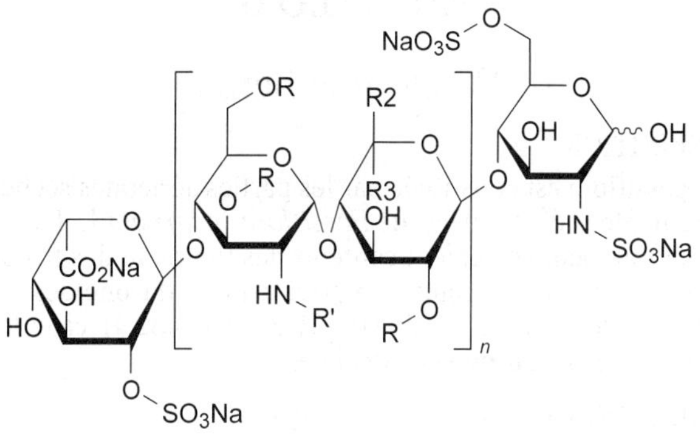

n = 1 à 21 , R = H ou SO_3Na , R' = SO_3Na ou $CO\text{-}CH_3$
R2 = H et R3 = CO_2Na ou R2 = CO_2Na et R3 = H

DÉFINITION

La parnaparine sodique est le sel sodique d'une héparine de basse masse moléculaire obtenue par dépolymérisation à catalyse radicalaire, au moyen de peroxyde d'hydrogène et d'un sel de cuivre, d'héparine de la muqueuse intestinale du bœuf ou du porc. La majorité des composants de la parnaparine sodique possèdent une structure acide 2-*O*-sulfo-α-L-idopyranosuronique à l'extrémité non réductrice de leur chaîne et une structure 2-*N*,6-*O*-disulfo-D-glucosamine à l'extrémité réductrice de leur chaîne.

La parnaparine sodique satisfait aux exigences de la monographie Héparines de basse masse moléculaire (0828) avec les modifications et essais complémentaires indiqués ci-dessous.

La masse moléculaire moyenne en masse est de 4000 à 6000, avec une valeur caractéristique de 5000 environ.

Le degré de sulfatation est de 2,0 à 2,6 par unité disaccharidique.

L'activité, calculée par rapport à la substance desséchée, n'est pas inférieure à 75 UI ni supérieure à 110 UI d'activité anti-facteur Xa par milligramme. Le rapport de l'activité anti-facteur Xa à l'activité anti-facteur IIa est de 1,5 à 3,0.

PRODUCTION

Les animaux à partir desquels la parnaparine sodique est obtenue répondent aux exigences de santé requises par les autorités compétentes pour les animaux destinés à la consommation humaine.

IDENTIFICATION

Effectuez l'identification C décrite dans la monographie *Héparines de basse masse moléculaire (0828)*. Les exigences suivantes s'appliquent.

La masse moléculaire moyenne en masse est de 4000 à 6000. Le pourcentage en masse des chaînes de masse moléculaire inférieure à 3000 n'est pas supérieur à 30 pour cent. Le pourcentage en masse des chaînes de masse moléculaire comprise entre 3000 et 8000 est de 50 pour cent à 60 pour cent.

ESSAI

Aspect de la solution. Dissolvez 1,5 g de parnaparine sodique dans 10 ml d'*eau R*. La solution est limpide (*2.2.1*) et n'est pas plus fortement colorée que la solution témoin J_5 (*2.2.2, Procédé II*).

Cuivre. Déterminée par spectrométrie d'absorption atomique (*2.2.23, Procédé I*) et calculée par rapport à la substance desséchée, la teneur en cuivre de la parnaparine sodique n'est pas supérieure à 10 ppm.

01/2002:1459

PASSIFLORE

Passiflorae herba

DÉFINITION

La passiflore est constituée par les parties aériennes séchées, fragmentées ou coupées, de *Passiflora incarnata* L. La passiflore peut également contenir des fleurs ou des fruits. Elle contient au minimum 1,5 pour cent de flavonoïdes totaux, exprimés en vitexine ($C_{21}H_{20}O_{10}$; M_r 432,4), calculé par rapport à la drogue desséchée.

CARACTÈRES

La passiflore présente les caractères macroscopiques et microscopiques décrits aux identifications A et B.

IDENTIFICATION

A. La tige, de couleur vert à gris-vert ou brunâtre, est ligneuse, creuse, striée longitudinalement, glabre ou très légèrement pubescente, d'un diamètre généralement inférieur à 8 mm. Les feuilles, vertes ou brun-vert, sont alternées, finement dentées et pubescentes, profondément divisées en 3 lobes aigus, dont le lobe central est le plus important. La nervure centrale est beaucoup plus saillante à la face inférieure. Le pétiole est velu et porte, au voisinage du limbe, 2 glandes nectarifères de couleur foncée. Les vrilles sont très nombreuses et prennent naissance à l'aisselle des feuilles ; elles sont fines, lisses, rondes et terminées en tire-bouchons. Si elles sont présentes, les fleurs radiées ont 3 petites bractées et une corolle de 5 pétales blancs allongés, accompagnés de plusieurs rangées d'appendices pétaloïdes filiformes. S'il est présent, le fruit, verdâtre à brunâtre, est aplati et ovale, il contient de nombreuses graines aplaties, jaune-brun, à surface ponctuée.

B. Réduisez la passiflore en poudre (355). La poudre est vert clair. Examinez au microscope en utilisant de la *solution d'hydrate de chloral R*. La poudre présente des fragments de l'épiderme de la feuille avec des stomates anomocytiques (*2.8.3*) et des parois sinueuses ; de nombreuses macles d'oxalate de calcium isolées ou alignées le long des nervures ; de nombreuses fibres, provenant des tiges, isolées ou groupées, accompagnées de vaisseaux ponctués et de trachéides ; des poils unisériés, avec 1 à 3 cellules à parois minces, droits ou légèrement arqués, terminés en pointe parfois recourbée en crochet. Si des fleurs sont présentes, la poudre présente également les épidermes à cellules papilleuses des pétales et des appendices et des grains de pollen avec une exine réticulée ; et si des fruits mûrs sont présents, des cellules, à tanin brun, disséminées et des fragments, jaune-brun, ponctués du tégument.

C. Examinez les chromatogrammes obtenus dans l'essai des autres espèces de *Passiflora*.

Le chromatogramme obtenu avec la solution à examiner présente en dessous de la bande due à la rutine dans le chromatogramme obtenu avec la solution témoin une bande d'intense fluorescence jaune et au-dessus une bande de fluorescence verte (diglycosylflavone), au-dessous de la bande due à l'hypéroside dans le chromatogramme obtenu avec la solution témoin une bande de fluorescence jaune (isoorientine) et au-dessus une bande de fluorescence verte (isovitexine), au-dessus de la bande due à l'hypéroside dans le chromatogramme obtenu avec la solution témoin une bande de fluorescence jaune-brun (orientine) surmontée d'une bande de fluorescence verte (vitéxine). Ces deux dernières bandes peuvent être absentes. D'autres bandes peuvent être présentes.

ESSAI

Eléments étrangers (*2.8.2*). La passiflore satisfait à l'essai des éléments étrangers.

Autres espèces de *Passiflora*. Opérez par chromatographie sur couche mince (*2.2.27*) en utilisant une *plaque au gel de silice pour CCM R*.

Solution à examiner. A 1,0 g de passiflore pulvérisée (355), ajoutez 5 ml de *méthanol R*. Chauffez à ébullition à reflux pendant 10 min. Laissez refroidir et filtrez.

Solution témoin. Dissolvez en chauffant 2,0 mg de *rutine R* et 2,0 mg d'*hypéroside R* dans 10 ml de *méthanol R*.

Déposez séparément sur la plaque, en bandes, 10 µl de chaque solution. Développez sur un parcours de 15 cm avec un mélange de 10 volumes d'*acide formique anhydre R*, 10 volumes d'*eau R*, 30 volumes de *méthyléthylcétone R* et 50 volumes d'*acétate d'éthyle R*. Laissez sécher la plaque à l'air. Pulvérisez une solution de *diphénylborate d'aminoéthanol R* à 10 g/l dans le *méthanol R*, puis une solution de *macrogol 400 R* à 50 g/l dans le *méthanol R*. Laissez sécher la plaque à l'air pendant 30 min. Examinez en lumière ultraviolette à 365 nm. Le chromatogramme obtenu avec la solution témoin présente dans son tiers inférieur une bande de fluorescence brun-jaune correspondant à la rutine et dans son tiers médian une bande de fluorescence brun-jaune correspondant à l'hypéroside.

Le chromatogramme obtenu avec la solution à examiner ne présente pas de bande intense de fluorescence jaune-vert ou jaune orangé située entre la bande correspondant aux diglycosylflavones et celle correspondant à l'isoorientine (*P. coerulea* et *P. edulis*).

Cendres totales (*2.4.16*). Le taux des cendres totales n'est pas supérieur à 13,0 pour cent.

Perte à la dessiccation (*2.2.32*). Déterminée à l'étuve à 100-105 °C pendant 2 h sur 1,000 g de passiflore pulvérisée (355), la perte à la dessiccation n'est pas supérieure à 10,0 pour cent.

DOSAGE

Solution mère. Dans un ballon à fond rond de 100 ml, introduisez 0,200 g de passiflore pulvérisée (250), ajoutez 40 ml d'*alcool à 60 pour cent V/V R*. Chauffez dans un bain-marie à 60 °C à reflux pendant 30 min en agitant régulièrement. Laissez refroidir et filtrez sur un tampon de coton hydrophile dans une fiole de 100 ml. Transférez le coton hydrophile avec le résidu dans le ballon à fond rond. Ajoutez 40 ml d'*alcool à 60 pour cent V/V R* et chauffez de nouveau dans un bain-marie à 60 °C à reflux pendant 10 min. Laissez refroidir et filtrez le mélange et le premier filtrat de la fiole de 100 ml sur un filtre en papier dans un ballon jaugé de 100 ml. Complétez à 100 ml avec le même solvant en rinçant la fiole et le ballon à fond rond, puis filtrez.

*Solution à examiner.*Dans un ballon, introduisez 5,0 ml de solution mère. Evaporez à siccité sous pression réduite et reprenez le résidu par 10 ml d'un mélange de 10 volumes de *méthanol R* et de 100 volumes d'*acide acétique glacial R*. Ajoutez 10 ml d'une solution à 25 g/l d'*acide borique R* et à 20 g/l d'acide oxalique dans l'*acide formique anhydre R* et complétez à 25,0 ml avec de l'*acide acétique anhydre R*.

Solution de compensation. Dans un second ballon, introduisez 5,0 ml de solution mère. Evaporez à siccité sous pression réduite et reprenez le résidu par 10 ml d'un mélange de 10 volumes de *méthanol R* et de 100 volumes d'*acide acétique glacial R*. Ajoutez 10 ml d'*acide formique anhydre R* et complétez à 25,0 ml avec de l'*acide acétique anhydre R*.

Après 30 min, mesurez l'absorbance (*2.2.25*) de la solution à examiner à 401 nm, par comparaison à la solution de compensation.

Calculez la teneur pour cent en flavonoïdes totaux, exprimés en vitexine, à l'aide de l'expression :

$$\frac{A \times 0,8}{m}$$

en prenant 628 comme valeur de l'absorbance spécifique.

A = absorbance de la solution à examiner à 401 nm,

m = masse de la prise d'essai, en grammes.

CONSERVATION

A l'abri de la lumière.

01/2002:1460

PÉFLOXACINE (MÉSILATE DE) DIHYDRATÉ

Pefloxacini mesilas dihydricus

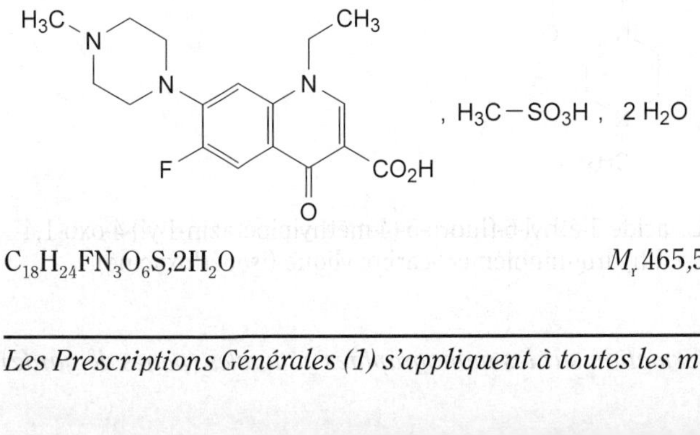

$C_{18}H_{24}FN_3O_6S,2H_2O$ M_r 465,5

DÉFINITION

Le mésilate de péfloxacine dihydraté contient au minimum 98,5 pour cent et au maximum l'équivalent de 101,5 pour cent de méthanesulfonate d'acide 1-éthyl-6-fluoro-7-(4-méthylpipérazin-1-yl)-4-oxo-1,4-dihydroquinoléine-3-carboxylique, calculé par rapport à la substance anhydre.

CARACTÈRES

Poudre fine, blanche à sensiblement blanche, facilement soluble dans l'eau, peu soluble dans l'alcool, très peu soluble dans le chlorure de méthylène.

IDENTIFICATION

A. Dissolvez séparément 0,1 g de substance à examiner et 0,1 g de *mésilate de péfloxacine dihydraté SCR* dans 10 ml d'*eau R* et ajoutez 5 ml d'*hydroxyde de sodium 1 M*. Ajustez le pH de la solution obtenue à 7,4 ± 0,1 avec l'*acide phosphorique R* et agitez avec 2 fois 30 ml de *chlorure de méthylène R*. Réunissez les phases organiques et séchez sur du *sulfate de sodium anhydre R*. Evaporez à siccité. Examinez les résidus par spectrophotométrie d'absorption dans l'infrarouge (*2.2.24*) et comparez les spectres obtenus. Examinez les résidus sous forme de pastilles à base de *bromure de potassium R*.

B. Opérez par chromatographie sur couche mince (*2.2.27*) en utilisant une *plaque au gel de silice pour CCM R*.

Solution à examiner. Dissolvez 40 mg de mésilate de péfloxacine dihydraté dans de l'*eau R* et complétez à 1 ml avec le même solvant.

Solution témoin. Dissolvez 60 mg d'*acide méthanesulfonique R* dans de l'*eau R* et complétez à 10 ml avec le même solvant.

Déposez sur la plaque 10 µl de chaque solution. Développez sur un parcours de 15 cm avec un mélange de 5 volumes d'*eau R*, de 10 volumes d'*ammoniaque R*, de 20 volumes de *butanol R* et de 65 volumes d'*acétone R*. Laissez sécher la plaque à l'air. Pulvérisez une solution de *pourpre de bromocrésol R* à 0,4 g/l dans l'*alcool à 50 pour cent V/V R*, ajustée à pH 10 avec de l'*hydroxyde de sodium 1 M*. La tache du chromatogramme obtenu avec la solution à examiner est semblable quant à sa position, sa coloration et ses dimensions à la tache du chromatogramme obtenu avec la solution témoin.

ESSAI

Solution S. Dissolvez 1,0 g de mésilate de péfloxacine dihydraté dans de l'*eau exempte de dioxyde de carbone R* et complétez à 10,0 ml avec le même solvant.

Aspect de la solution. Examinée dans l'heure suivant sa préparation, la solution S n'est pas plus fortement opalescente que la suspension témoin II (*2.2.1*) et n'est pas plus fortement colorée que la solution de degré 3 de la gamme des solutions témoins présentant la coloration la plus appropriée (*2.2.2, Procédé II*).

Détermination du pH (*2.2.3*). Prélevez 1 ml de solution S et complétez à 10 ml avec de l'*eau exempte de dioxyde de carbone R*. Le pH de cette solution est de 3,5 à 4,5.

Substances apparentées. Opérez par chromatographie liquide (*2.2.29*).

Solution à examiner. Dissolvez 20,0 mg de mésilate de péfloxacine dihydraté dans la phase mobile et complétez à 100,0 ml avec la phase mobile.

Solution témoin (a). Dissolvez 5,0 mg d'*impureté B de péfloxacine SCR* et 25,0 mg d'*impureté C de péfloxacine SCR* dans la phase mobile et complétez à 50,0 ml avec la phase mobile. Prélevez 1,0 ml de solution et complétez à 100,0 ml avec la phase mobile.

Solution témoin (b). Dissolvez 10,0 mg d'*impureté A de norfloxacine SCR* (correspondant à l'impureté F de péfloxacine) dans la phase mobile et complétez à 100,0 ml avec la phase mobile. Prélevez 1,0 ml de solution et complétez à 100,0 ml avec la phase mobile.

La chromatographie peut être réalisée en utilisant :

- une colonne d'acier inoxydable, d'une longueur de 0,15 m et d'un diamètre intérieur de 6 mm, remplie de *polymère vinylique octadécylsilylé pour chromatographie R* (5 µm),
- comme phase mobile à un débit de 1 ml/min, un mélange préparé comme suit : 30 volumes d'*acétonitrile R*, 70 volumes d'une solution contenant 2,70 g/l de *bromure de cétyltriméthylammonium R* et 6,18 g/l d'*acide borique R* (ajustée très précisement à pH 8,30 avec de l'*hydroxyde de sodium 1 M*), et 0,2 volume de *thiodiéthylèneglycol R*,
- comme détecteur, un spectrophotomètre réglé à 258 nm et à 273 nm.

Injectez 20 µl de solution témoin (a). Enregistrez le chromatogramme à 273 nm. L'essai n'est valable que si la résolution entre les pics correspondant respectivement à l'impureté B et à l'impureté C n'est pas inférieure à 1,5. Injectez 20 µl de solution à examiner et 20 µl de solution témoin (b). Enregistrez les chromatogrammes de la solution à examiner à 258 nm et à 273 nm pendant 4 fois le temps de rétention de la péfloxacine, soit 60 min environ. Enregistrez le chromatogramme de la solution témoin (b) à 258 nm. Lorsque les chromatogrammes sont enregistrés dans les conditions décrites, les temps de rétention relatifs sont indiqués dans le tableau :

Tableau 1460.-1

	Temps de rétention relatif approximatif	Facteur de correction
Impureté E	0,2	–
Impureté D	0,3	–
Impureté A	0,5	–
Impureté G	0,8	1,4
Péfloxacine	1	–
Impureté C	1,7	2,4
Impureté B	1,8	–
Impureté H	2,4	1,8
Impureté F	3,5	1,0

D'après le chromatogramme obtenu à 258 nm avec la solution à examiner, calculez la teneur pour cent en impuretés C, F, G et H à partir de la surface du pic principal du chromatogramme obtenu à 258 nm avec la solution témoin (b) (étalonnage externe) en tenant compte des facteurs de correction indiqués dans le tableau.

D'après le chromatogramme obtenu à 273 nm avec la solution à examiner, calculez la teneur pour cent en impuretés A, B, D et E et en impureté inconnue à partir de la surface des pics obtenus en utilisant le procédé de normalisation sans tenir compte des pics dont la surface est inférieure à 0,0005 fois la surface du pic principal du chromatogramme obtenu à 273 nm avec la solution à examiner.

La teneur d'aucune des impuretés n'est supérieure à 0,5 pour cent et 3 impuretés au plus ont une teneur comprise entre 0,2 pour cent et 0,5 pour cent. La somme des teneurs des impuretés n'est pas supérieure à 1,0 pour cent.

Métaux lourds (*2.4.8*). 0,250 g de mésilate de péfloxacine dihydraté satisfait à l'essai limite E des métaux lourds (10 ppm). Préparez le témoin avec 1,0 ml de *solution à 10 ppm de plomb (Pb) R*.

Teneur en eau (*2.5.12*). Déterminée par semi-microdosage sur 50,0 mg de mésilate de péfloxacine dihydraté dans un mélange de 10 volumes de *méthanol R* et de 50 volumes de *chlorure de méthylène R*, la teneur en eau est de 7,0 pour cent à 8,5 pour cent.

Cendres sulfuriques (*2.4.14*). Déterminé sur 1,0 g de mésilate de péfloxacine dihydraté, le taux des cendres sulfuriques n'est pas supérieur à 0,1 pour cent.

DOSAGE

Dissolvez 0,200 g de mésilate de péfloxacine dihydraté dans 15,0 ml d'*acide acétique anhydre R* et ajoutez 75,0 ml d'*anhydride acétique R*. Titrez par l'*acide perchlorique 0,1 M*. Déterminez le point de fin de titrage par potentiométrie (*2.2.20*).

1 ml d'*acide perchlorique 0,1 M* correspond à 21,48 mg de $C_{18}H_{24}FN_3O_6S$.

CONSERVATION

En récipient étanche, à l'abri de la lumière.

IMPURETÉS

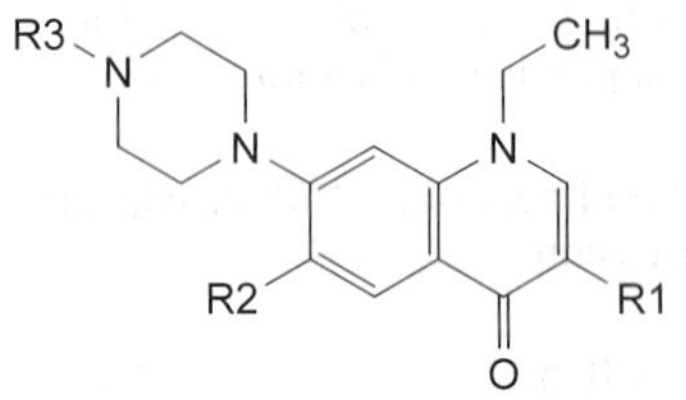

A. R1 = CO_2H, R2 = F, R3 = H : acide 1-éthyl-6-fluoro-4-oxo-7-(pipérazin-1-yl)-1,4-dihydroquinoléine-3-carboxylique (péfloxacine déméthylée ou norfloxacine),

B. R1 = CO_2H, R2 = Cl, R3 = CH_3 : acide 6-chloro-1-éthyl-7-(4-méthylpipérazin-1-yl)-4-oxo-1,4-dihydroquinoléine-3-carboxylique (homologue chloré de la péfloxacine),

E. R1 = H, R2 = F, R3 = CH_3 : 1-éthyl-6-fluoro-7-(4-méthylpipérazin-1-yl)quinoléine-4(1*H*)-one (péfloxacine décarboxylée),

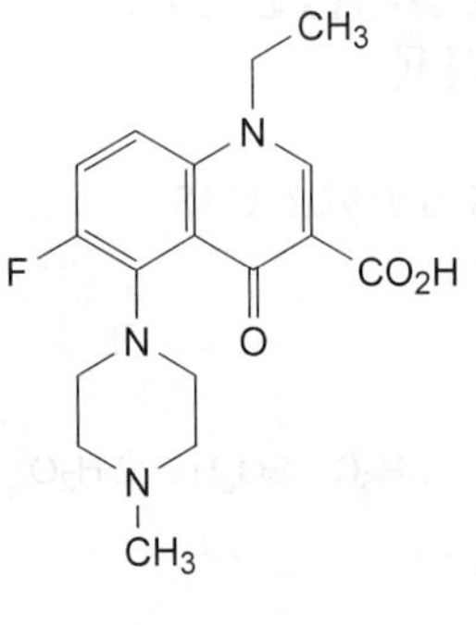

C. acide 1-éthyl-6-fluoro-5-(4-méthylpipérazin-1-yl)-4-oxo-1,4-dihydroquinoléine-3-carboxylique (isopéfloxacine),

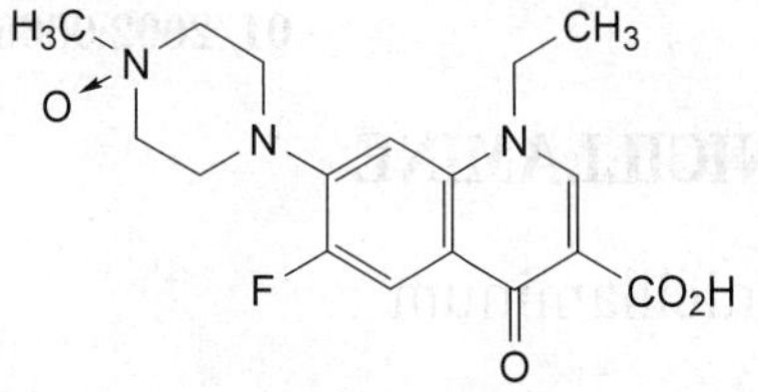

D. 1-oxyde de 4-(3-carboxy-1-éthyl-6-fluoro-4-oxo-1,4-dihydroquinoléin-7-yl)-1-méthylpipérazine (*N*-oxyde de péfloxacine),

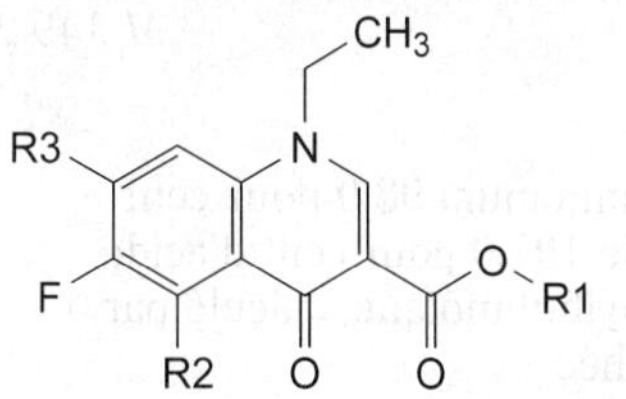

F. R1 = R2 = H, R3 = Cl : acide 7-chloro-1-éthyl-6-fluoro-4-oxo-1,4-dihydroquinoléine-3-carboxylique (acide *N*-éthyle) (*impureté A de norfloxacine*),

G. R1 = C_2H_5, R2 = H, R3 = Cl : 7-chloro-1-éthyl-6-fluoro-4-oxo-1,4-dihydroquinoléine-3-carboxylate d'éthyle (ester *N*-éthyle),

H. R1 = R3 = H, R2 = Cl : acide 5-chloro-1-éthyl-6-fluoro-4-oxo-1,4-dihydroquinoléine-3-carboxylique (acide iso-*N*-éthyle).

01/2002:1461

PENBUTOLOL (SULFATE DE)

Penbutololi sulfas

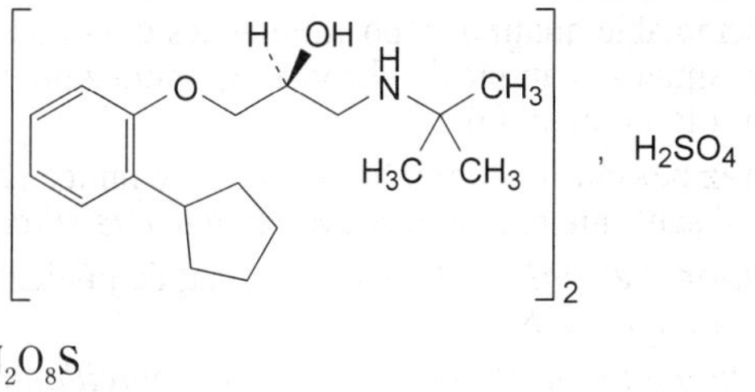

$C_{36}H_{60}N_2O_8S$ M_r 681

DÉFINITION

Le sulfate de penbutolol contient au minimum 99,0 pour cent et au maximum l'équivalent de 101,0 pour cent de sulfate de di[(2*S*)-1-(2-cyclopentylphénoxy)-3-[(1,1-diméthyléthyl)amino]propan-2-ol], calculé par rapport à la substance desséchée.

CARACTÈRES

Poudre cristalline, blanche ou sensiblement blanche, peu soluble dans l'eau, soluble dans le méthanol, pratiquement insoluble dans le cyclohexane.

IDENTIFICATION

Première identification : A, C, D.

Seconde identification : B, C, D.

A. Examinez le sulfate de penbutolol par spectrophotométrie d'absorption dans l'infrarouge (*2.2.24*), en comparant avec le spectre obtenu avec le *sulfate de penbutolol SCR*.

B. Opérez par chromatographie en couche mince (*2.2.27*) en utilisant une *plaque au gel de silice F_{254} pour CCM R*.

Solution à examiner. Dissolvez 40 mg de sulfate de penbutolol dans 1 ml de *méthanol R*.

Solution témoin. Dissolvez 40 mg de *sulfate de penbutolol SCR* dans 1 ml de *méthanol R*.

Déposez sur la plaque 5 µl de chaque solution. Développez sur un parcours de 15 cm avec un mélange de 10 volumes d'*acide acétique glacial R*, de 20 volumes d'*eau R*, de 35 volumes de *butanol R* et de 35 volumes d'*acétate d'éthyle R*. Laissez sécher la plaque à l'air et examinez en lumière ultraviolette à 254 nm. La tache principale du chromatogramme obtenu avec la solution à examiner est semblable quant à sa position et ses dimensions à la tache principale du chromatogramme obtenu avec la solution témoin.

C. Dissolvez 50 mg de sulfate de penbutolol dans un mélange de 5 ml d'*eau R* et de 1 ml d'*acide chlorhydrique 0,1 M*. La solution donne la réaction (a) des sulfates (*2.3.1*).

D. Le sulfate de penbutolol satisfait à l'essai du pouvoir rotatoire spécifique (voir Essai).

ESSAI

Solution S. Dissolvez 1,00 g de sulfate de penbutolol dans du *méthanol R* et complétez à 20,0 ml avec le même solvant.

Acidité ou alcalinité. A 4 ml de solution S ajoutez 4 ml d'*eau exempte de dioxyde de carbone R*. Ajoutez 0,1 ml de *solution de rouge de méthyle R* et 0,2 ml d'*hydroxyde de sodium 0,01 M*. La solution est colorée en jaune. Ajoutez 0,4 ml d'*acide chlorhydrique 0,01 M*. La solution est colorée en rouge.

Pouvoir rotatoire spécifique (*2.2.7*). Déterminé avec la solution S et calculé par rapport à la substance desséchée, le pouvoir rotatoire spécifique est de – 23 à – 25.

Substances apparentées. Opérez par chromatographie liquide (*2.2.29*).

Solution à examiner. Dissolvez 40,0 mg de sulfate de penbutolol dans un mélange de 40 volumes de phase mobile B et de 60 volumes de phase mobile A, puis complétez à 10,0 ml avec le même mélange de solvants.

Solution témoin (a). Dissolvez 4,0 mg de sulfate de penbutolol et 1,0 mg d'*impureté A de penbutolol SCR* dans 5,0 ml d'un mélange de 40 volumes de phase mobile B et de 60 volumes de phase mobile A.

Solution témoin (b). Prélevez 1,0 ml de solution à examiner et complétez à 200,0 ml avec un mélange de 40 volumes de phase mobile B et de 60 volumes de phase mobile A.

Solution témoin (c). Prélevez 1,0 ml de solution témoin (b) et complétez à 10,0 ml avec un mélange de 40 volumes de phase mobile B et de 60 volumes de phase mobile A.

Solution témoin (d). Dissolvez 5,0 mg d'*impureté A de penbutolol SCR* dans un mélange de 40 volumes de phase mobile B et de 60 volumes de phase mobile A, puis complétez à 50,0 ml avec le même mélange de solvants. Prélevez 2,0 ml de solution et complétez à 10,0 ml avec le même mélange de solvants.

La chromatographie peut être réalisée en utilisant :

– une colonne d'acier inoxydable, d'une longueur de 0,25 m et d'un diamètre intérieur de 4,6 mm remplie de *gel de silice octadécylsilylé pour chromatographie R* (5 µm),

– comme phase mobile, à un débit de 1,0 ml/min :

Phase mobile A. Mélangez 39 volumes d'*acétonitrile pour chromatographie R* et 61 volumes de *méthanol R*,

Phase mobile B. Dissolvez 11 g d'*heptanesulfonate de sodium R* dans 1000 ml d'*eau R*, ajoutez 5,0 ml de *triéthylamine R* et ajustez à pH 2,7 avec de l'*acide phosphorique R*,

Intervalle (min)	Phase mobile A (pour cent *V/V*)	Phase mobile B (pour cent *V/V*)	Commentaire
0 - 15	60	40	isocratique
15 - 35	60 → 80	40 → 20	gradient linéaire
35 - 36	80 → 60	20 → 40	gradient linéaire

– comme détecteur, un spectrophotomètre réglé à 270 nm.

Injectez 10 µl de solution témoin (b) et ajustez la sensibilité du système de façon que la hauteur du deuxième pic (penbutolol) représente au moins 20 pour cent de l'échelle totale de l'enregistreur. La résolution entre les 2 pics principaux ne doit pas être inférieure à 6,0.

Injectez 10 µl des autres solutions. Dans le chromatogramme obtenu avec la solution à examiner, s'il apparaît un pic correspondant à l'impureté A, sa surface n'est pas supérieure à celle du pic principal du chromatogramme obtenu avec la solution témoin (d) (0,5 pour cent). S'il apparaît d'autres pics que le pic principal et le pic correspondant à l'impureté A, la surface d'aucun d'entre eux n'est supérieure à celle du pic principal du chromatogramme obtenu avec la solution témoin (b) (0,5 pour cent). La somme de la surface de tous les pics, à l'exception du pic principal et du pic correspondant à l'impureté A, n'est pas supérieure à 2 fois la surface du pic principal du chromatogramme obtenu avec la solution témoin (b) (1 pour cent). Ne tenez pas compte des pics dont la surface est inférieure à celle du pic principal du chromatogramme obtenu avec la solution témoin (c).

Métaux lourds (*2.4.8*). 1,0 g de sulfate de penbutolol satisfait à l'essai limite F des métaux lourds (10 ppm). Préparez le témoin avec 1 ml de *solution à 10 ppm de plomb (Pb) R*.

Perte à la dessiccation (*2.2.32*). Déterminée à l'étuve à 100-105 °C, sur 1,000 g de sulfate de penbutolol, la perte à la dessiccation n'est pas supérieure à 0,5 pour cent.

Cendres sulfuriques (*2.4.14*). Déterminé sur 1,0 g de sulfate de penbutolol, le taux des cendres sulfuriques n'est pas supérieur à 0,1 pour cent.

Monographies L - P

DOSAGE

Dissolvez 0,500 g de sulfate de penbutolol dans 40 ml d'*acide acétique anhydre R*. Titrez par l'*acide perchlorique 0,1 M*. Déterminez le point de fin de titrage par potentiométrie (*2.2.20*).

1 ml d'*acide perchlorique 0,1 M* correspond à 68,10 mg de $C_{36}H_{60}N_2O_8S$.

CONSERVATION

A l'abri de la lumière.

IMPURETÉS

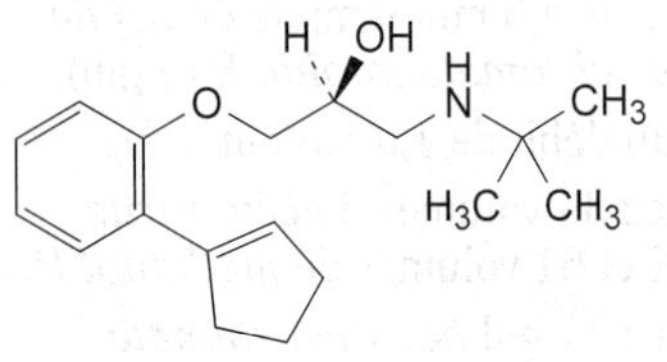

A. (2*S*)-1-[(2-cyclopent-1-ényl)phénoxy]-3-[(1,1-diméthyléthyl)amino]propan-2-ol.

01/2002:0566

PÉNICILLAMINE

Penicillaminum

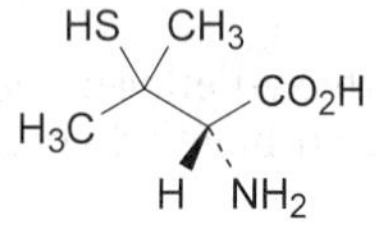

$C_5H_{11}NO_2S$ M_r 149,2

DÉFINITION

La pénicillamine contient au minimum 98,0 pour cent et au maximum l'équivalent de 101,0 pour cent d'acide (2*S*)-2-amino-3-méthyl-3-sulfanylbutanoïque, calculé par rapport à la substance desséchée.

CARACTÈRES

Poudre cristalline blanche ou sensiblement blanche, facilement soluble dans l'eau, peu soluble dans l'alcool, pratiquement insoluble dans l'éther.

IDENTIFICATION

Première identification : A, B, D.

Seconde identification : A, C, D.

A. Dissolvez 0,5 g de pénicillamine dans un mélange de 0,5 ml d'*acide chlorhydrique R* et de 4 ml d'*acétone R* chaude, refroidissez dans un bain d'eau glacée et amorcez la cristallisation en frottant la paroi du tube avec une baguette de verre. Il se forme un précipité blanc. Filtrez sous vide, lavez le précipité à l'*acétone R*, puis séchez-le par aspiration sous vide. Une solution à 10 g/l du précipité est dextrogyre.

B. Examinez les chromatogrammes obtenus dans l'essai du bisulfure de pénicillamine. Le pic principal du chromatogramme obtenu avec la solution à examiner est semblable quant à sa position et ses dimensions approximatives au pic du chromatogramme obtenu avec la solution témoin (a).

C. Opérez par chromatographie sur couche mince (*2.2.27*) en utilisant une plaque recouverte de *gel de silice G R*.

Solution à examiner. Dissolvez 10 mg de pénicillamine dans 4 ml d'*eau R*.

Solution témoin. Dissolvez 10 mg de *pénicillamine SCR* dans 4 ml d'*eau R*.

Déposez séparément sur la plaque 2 µl de chaque solution. Développez sur un parcours de 10 cm avec un mélange de 18 volumes d'*acide acétique glacial R*, de 18 volumes d'*eau R* et de 72 volumes de *butanol R*. Séchez la plaque à 100-105 °C pendant 5 min à 10 min. Exposez la plaque à des vapeurs d'iode pendant 5 min à 10 min. La tache principale du chromatogramme obtenu avec la solution à examiner est semblable quant à sa position, sa coloration et ses dimensions à la tache principale du chromatogramme obtenu avec la solution témoin.

D. Dissolvez 40 mg de pénicillamine dans 4 ml d'*eau R* et ajoutez 2 ml de *solution d'acide phosphotungstique R*. Laissez reposer pendant 5 min. Il se développe une coloration bleue.

ESSAI

Solution S. Dissolvez 2,5 g de pénicillamine dans de l'*eau exempte de dioxyde de carbone R* et complétez à 25 ml avec le même solvant.

Aspect de la solution. La solution S est limpide (*2.2.1*) et n'est pas plus fortement colorée que la solution de degré 6 de la gamme des solutions témoins présentant la coloration la plus appropriée (*2.2.2, Procédé II*).

Détermination du pH (*2.2.3*). Prélevez 1 ml de solution S et complétez à 10 ml avec de l'*eau exempte de dioxyde de carbone R*. Le pH de la solution est de 4,5 à 5,5.

Pouvoir rotatoire spécifique (*2.2.7*). Dissolvez 0,500 g de pénicillamine dans de l'*hydroxyde de sodium 1 M* et complétez à 10,0 ml avec la même solution alcaline. Calculé par rapport à la substance desséchée, le pouvoir rotatoire spécifique est de − 61,0 à − 65,0.

Bisulfure de pénicillamine. Opérez par chromatographie liquide (*2.2.29*).

Solution à examiner. Dissolvez 40 mg de pénicillamine dans la phase mobile et complétez à 10,0 ml avec la phase mobile.

Solution témoin (a). Dissolvez 40 mg de *pénicillamine SCR* dans la phase mobile et complétez à 10,0 ml avec la phase mobile.

Solution témoin (b). Dissolvez 20 mg de *bisulfure de pénicillamine SCR* dans la phase mobile et complétez à 50,0 ml avec la phase mobile. Prélevez 1,0 ml de solution et complétez à 10,0 ml avec la phase mobile.

La chromatographie peut être réalisée à l'aide de :

– une colonne d'acier inoxydable d'une longueur de 0,25 m et d'un diamètre intérieur de 5 mm, remplie de *gel de silice octylsilylé pour chromatographie R* (10 µm),
– comme phase mobile à un débit de 2,0 ml/min, une solution contenant 0,1 g/l d'*édétate de sodium R* et 2 g/l d'*acide méthanesulfonique R*,
– comme détecteur, un spectrophotomètre réglé à 220 nm.

S'il apparaît, dans le chromatogramme obtenu avec la solution à examiner un pic dû au bisulfure de pénicillamine, sa surface n'est pas supérieure à celle du pic correspondant dans le chromatogramme obtenu avec la solution témoin (b) (1 pour cent).

Substances absorbant dans l'ultraviolet. Dissolvez 0,100 g de pénicillamine dans de l'*eau R* et complétez à 50,0 ml avec le même solvant. Mesurée à 268 nm, l'absorbance (*2.2.25*) de la solution n'est pas supérieure à 0,07 (0,5 pour cent environ d'acide pénilloïque).

Métaux lourds (*2.4.8*). 12 ml de solution S satisfont à l'essai limite A des métaux lourds (20 ppm). Préparez le témoin avec la *solution à 2 ppm de plomb (Pb) R*.

Mercure. Déterminez la teneur en mercure par spectrophotométrie d'absorption atomique (*2.2.23, Procédé I*).

Solution à examiner. A 1,00 g de pénicillamine, ajoutez 10 ml d'*eau R* et 0,15 ml d'*acide perchlorique R* et agitez jusqu'à dissolution complète. Ajoutez 1,0 ml d'une solution de *pyrrolidinedithiocarbamate d'ammonium R* à 10 g/l, lavée 3 fois immédiatement avant l'emploi au moyen de quantités égales de *méthylisobutylcétone R*, mélangez, puis ajoutez 2,0 ml de *méthylisobutylcétone R* et agitez pendant 1 min. Complétez à 25,0 ml avec de l'*eau R* et laissez séparer les 2 phases. Utilisez la phase méthylisobutylcétonique.

Solutions de référence. Dissolvez dans la quantité minimale d'*acide chlorhydrique dilué R*, une quantité d'*oxyde mercurique R* correspondant à 0,108 g de HgO et complétez à 1000,0 ml avec de l'*eau R* (100 ppm Hg). Préparez les solutions de référence dans les mêmes conditions que la solution à examiner en utilisant des volumes appropriés d'une solution à 100 ppm de Hg.

Mesurez l'absorbance à 254 nm en utilisant une lampe à cathode creuse au mercure comme source de radiation et une flamme air-acétylène. Réglez l'instrument au zéro en utilisant la phase méthylisobutylcétonique obtenue d'après les indications données pour la préparation de la solution à examiner mais en omettant la pénicillamine.

La pénicillamine ne contient pas plus de 10 ppm de Hg.

Pénicilline. *Effectuez l'essai dans un local dont l'atmosphère est exempte de pénicilline et avec du matériel exclusivement réservé à cet usage. Stérilisez les instruments par chauffage dans une étuve à 180 °C pendant 3 h. Stérilisez les solutions tamponnées, avant usage, par chauffage à 121 °C pendant 20 min.*

Solution à examiner (a). Dissolvez 1,000 g de pénicillamine dans 8 ml de *solution tampon pH 2,5 R* et ajoutez 8 ml d'*éther R*. Agitez vigoureusement pendant 1 min. Prélevez la phase éthérée. Répétez l'extraction et réunissez les 2 phases éthérées. A la solution éthérée, ajoutez 8 ml de *solution tampon pH 2,5 R*. Agitez pendant 1 min, laissez décanter et prélevez quantitativement la phase supérieure en ayant soin d'éliminer complètement la phase aqueuse. *La pénicilline étant instable à pH 2,5, l'ensemble des opérations effectuées à ce pH ne doit pas dépasser 6 min à 7 min* ; ajoutez 8 ml de *solution tampon phosphate pH 6,0 R2* ; agitez pendant 5 min, laissez décanter, prélevez la phase aqueuse et vérifiez que le pH est de 6,0.

Solution à examiner (b). Prélevez 2 ml de solution à examiner (a), ajoutez 20 µl de *solution de pénicillinase R* et laissez incuber à 37 °C pendant 1 h.

Solution témoin (a). Dissolvez 5 mg de *benzylpénicilline sodique R* dans 500 ml de *solution tampon phosphate pH 6,0 R2*. Prélevez 0,25 ml de cette solution et complétez à 200,0 ml avec la *solution tampon pH 2,5 R*. Traitez 8 ml de cette solution selon les indications données pour la solution à examiner (a).

Solution témoin (b). Prélevez 2 ml de solution témoin (a), ajoutez 20 µl de *solution de pénicillinase R* et laissez incuber à 37 °C pendant 1 h.

Solution témoin (c). Préparez la solution en procédant comme indiqué pour la solution à examiner (a) mais en omettant d'ajouter la pénicillamine (blanc).

Liquéfiez le milieu nutritif approprié, par exemple le milieu décrit ci-dessous, puis ensemencez-le à une température appropriée à l'aide d'une culture de *Micrococcus flavus* ATCC 9341 à raison de 5×10^4 microorganismes par millilitre. Ces données peuvent être modifiées pour obtenir la sensibilité nécessaire et la formation de zones d'inhibition nettement délimitées d'un diamètre approprié. Versez immédiatement, en couche uniforme de 2 mm à 5 mm d'épaisseur, le milieu ensemencé dans 5 boîtes de Pétri d'un diamètre de 10 cm. Le milieu peut être constitué de 2 couches, la couche supérieure étant seule ensemencée. Conservez les boîtes dans des conditions telles qu'aucune croissance notable ou la mort du microorganisme d'essai n'intervienne avant leur utilisation et que la surface de la couche de gélose soit sèche au moment de l'emploi. Déposez à la surface de la gélose, à égale distance sur un cercle d'un rayon de 25 mm environ concentrique à la boîte de Pétri, 5 cylindres d'acier inoxydable d'un diamètre de 6 mm. Dans les cylindres de chaque boîte, distribuez 0,15 ml des solutions à examiner (a) et (b) et des solutions témoins (a), (b) et (c), à raison d'une solution par cylindre. Laissez incuber à 30 °C pendant 24 h au moins. Mesurez le diamètre des zones d'inhibition avec une précision de 0,1 mm au moins. L'essai n'est valable que si la solution témoin (a) donne une zone d'inhibition nette et que si les solutions témoins (b) et (c) n'en donnent aucune. Si la solution à examiner (a) donne une zone d'inhibition, celle-ci n'est due à la pénicilline que si la solution à examiner (b) ne donne aucune zone d'inhibition. Dans ce cas, le diamètre moyen des zones d'inhibition obtenues avec la solution à examiner (a) et mesuré dans les 5 boîtes de Pétri doit être inférieur au diamètre moyen des zones d'inhibition obtenues avec la solution témoin (a) et mesuré dans les mêmes conditions (0,1 ppm).

Milieu nutritif (pH 6,0)

Peptone	5 g
Extrait de levure	1,5 g
Extrait de viande	1,5 g
Chlorure de sodium	3,5 g
Gélose	15 g
Eau distillée R	1000 ml

Perte à la dessiccation (*2.2.32*). Déterminée à 60 °C sur du *pentoxyde de diphosphore R* sous une pression ne dépassant pas 670 Pa sur 1,000 g de pénicillamine, la perte à la dessiccation n'est pas supérieure à 0,5 pour cent.

Cendres sulfuriques (*2.4.14*). Déterminé sur 1,0 g de pénicillamine, le taux des cendres sulfuriques n'est pas supérieur à 0,1 pour cent.

DOSAGE

Dissolvez 0,1000 g de pénicillamine dans 30 ml d'*acide acétique anhydre R*. Titrez par l'*acide perchlorique 0,1 M*. Déterminez le point de fin de titrage par potentiométrie (*2.2.20*).

1 ml d'*acide perchlorique 0,1 M* correspond à 14,92 mg de $C_5H_{11}NO_2S$.

IMPURETÉS

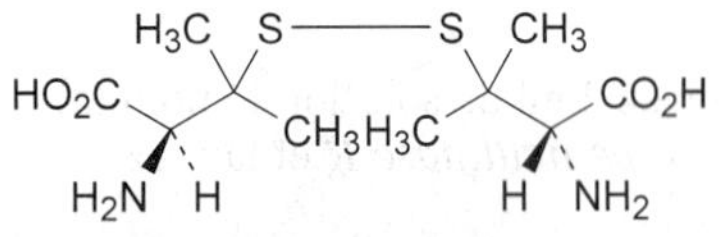

A. acide 3,3'-(disulfanediyl)bis[(2*S*)-2-amino-3-méthylbutanoïque] (bisulfure de pénicillamine),

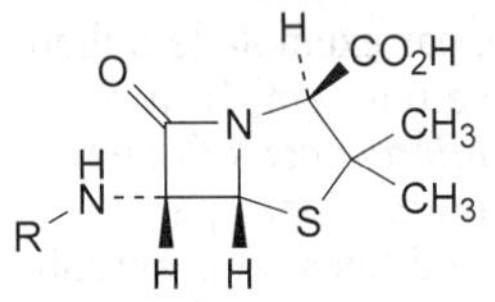

B. pénicilline.

01/2002:1855

PENSÉE SAUVAGE (PARTIES AÉRIENNES FLEURIES DE)

Violae herba cum floris

DÉFINITION

Parties aériennes fleuries séchées de *Viola arvensis* Murray et/ou de *Viola tricolor* L.

Teneur : au minimum 1,5 pour cent de flavonoïdes exprimés en violanthine ($C_{27}H_{30}O_{14}$; M_r 578,5) (drogue desséchée).

CARACTÈRES

Caractères macroscopiques et microscopiques décrits aux identifications A et B.

IDENTIFICATION

A. Les parties aériennes fleuries de pensée sauvage présentent une tige anguleuse et creuse avec des feuilles pétiolées, ovales et en forme de cœur à la base ou allongées obtuses, avec des stipules en forme de lyre, découpées en leur milieu. Les fleurs, longuement pédonculées, sont zygomorphes, à 5 sépales ovales, lancéolés, avec un appendice tourné vers l'extérieur et 5 pétales dont le pétale inférieur porte un éperon ; chez *Viola arvensis*, les pétales sont plus courts que le calice, l'inférieur de couleur crème, avec des lignes noires, les 4 supérieurs plus ou moins lavés de couleur crème ou bleu-violet ; chez *Viola tricolor*, les pétales, plus longs que le calice, sont violets plus ou moins teintés de jaune. L'androcée formé de 5 étamines est muni au sommet d'un appendice connectif membraneux avec 2 éperons. L'ovaire triloculaire a un style court et des stigmates globuleux. Les fruits, tricoques, sont formés de capsules de forme naviculaire, brun-jaune, mesurant de 5 mm à 10 mm de longueur. Les graines, piriformes, jaune clair, mesurant environ 1 mm de longueur, sont munies d'une caroncule.

B. Réduisez les parties aériennes fleuries de pensée sauvage en poudre (355). La poudre est verdâtre. Examinez au microscope en utilisant de la *solution d'hydrate de chloral R*. La poudre présente les caractères distinctifs suivants : des fragments d'épiderme de feuilles, vus de face, à cellules ondulées et des stomates anomocytiques (*2.8.3*) ; des poils tecteurs unicellulaires à base élargie et à extrémité effilée, à cuticule striée ; des poils sécréteurs, à tête pluricellulaire et à pied court pluricellulaire, situés sur le bord des dents des feuilles ; des macles d'oxalate de calcium parfois incluses dans le parenchyme ; des fragments de corolle à cellules épidermiques à parois ondulées, certains provenant du centre du pétale, portant des excroissances en forme de bouteille ou de flasques, d'autres provenant de la base des pétales, portant des poils tecteurs à paroi bosselée caractéristique d'environ 300 µm de long ; des grains de pollen sphériques ou polyédriques, de 60 µm à 80 µm de diamètre, à exine finement ponctuée, à 5 pores (*Viola arvensis*) ou à 4 pores (*Viola tricolor*) ; parfois des fragments de vaisseaux spiralés ou réticulés et des faisceaux de fibres provenant des tiges.

C. Chromatographie sur couche mince (*2.2.27*).

Solution à examiner. Chauffez dans un bain-marie à 65 °C, pendant 5 min, en agitant fréquemment, 2,0 g de drogue pulvérisée (355) dans 10 ml d'*alcool à 70 pour cent V/V R*. Refroidissez et filtrez.

Solution témoin. Dissolvez 2,5 mg de *rutine R* et 2,5 mg d'*hypéroside R* dans du *méthanol R* et complétez à 10 ml avec le même solvant.

Plaque : *plaque au gel de silice pour CCM R.*

Phase mobile : *acide formique anhydre R, acide acétique R, eau R, acétate d'éthyle R* (11:11:27:100 *V/V/V/V*).

Dépôt : 10 µl, en bandes.

Développement : sur un parcours de 12 cm.

Séchage : 100-105 °C.

Détection : pulvérisez une solution contenant 10 g/l de *diphénylborate d'aminoéthanol R* et 50 g/l de *macrogol 400 R* dans le *méthanol R*. Laissez sécher la plaque à l'air pendant 30 min. Examinez en lumière ultraviolette à 365 nm.

Résultats : voir ci-dessous la séquence des bandes présentes dans les chromatogrammes obtenus avec la solution témoin et la solution à examiner. Par ailleurs, d'autres bandes peuvent être présentes dans le chromatogramme obtenu avec la solution à examiner :

Haut de la plaque	
Hypéroside : une bande de fluorescence orange	Une bande de fluorescence orange
	Une bande d'intense fluorescence jaune-orangé
Rutine : une bande de fluorescence orange	Une bande de fluorescence orange (rutine)
	1 ou 2 bandes de fluorescence jaune
	Bandes de fluorescence jaune
Solution témoin	**Solution à examiner**

ESSAI

Eléments étrangers (*2.8.2*) : au maximum 3 pour cent.

Indice de gonflement (*2.8.4*) : au minimum 9, déterminé sur la drogue pulvérisée (355).

Perte à la dessiccation (*2.2.32*) : au maximum 12,0 pour cent, déterminé à l'étuve à 100-105 °C pendant 2 h sur 1,000 g de drogue pulvérisée (355).

Cendres totales (*2.4.16*) : au maximum 15,0 pour cent.

DOSAGE

Solution mère. Dans un flacon de 200 ml, introduisez 0,300 g de drogue pulvérisée (250) et ajoutez 40 ml d'*alcool à 60 pour cent V/V R*. Chauffez dans un bain-marie à 60 °C pendant 10 min, en agitant fréquemment. Laissez refroidir et filtrez sur un tampon de coton hydrophile en recueillant le filtrat dans une fiole jaugée de 100 ml. Transférez le coton hydrophile avec le résidu de la drogue dans le flacon de 200 ml, ajoutez 40 ml d'*alcool à 60 pour cent V/V R* et chauffez à nouveau dans un bain-marie à 60 °C pendant 10 min, en agitant fréquemment. Laissez refroidir et filtrez dans la même fiole jaugée de 100 ml. Rincez le flacon de 200 ml avec de l'*alcool à 60 pour cent V/V R* et filtrez puis transférez dans la même fiole jaugée de 100 ml. Complétez au volume avec de l'*alcool à 60 pour cent V/V R* et filtrez.

Solution à examiner. Introduisez 5,0 ml de solution mère dans un ballon à fond rond et évaporez à siccité sous pression réduite. Reprenez le résidu avec 8 ml d'un mélange de 10 volumes de *méthanol R* et de 100 volumes d'*acide acétique glacial R*, et transvasez dans une fiole jaugée de 25 ml. Rincez le ballon à fond rond avec 3 ml d'un mélange de 10 volumes de *méthanol R* et de 100 volumes d'*acide acétique glacial R* et versez dans la même fiole jaugée de 25 ml que précédemment. Ajoutez 10,0 ml d'une solution contenant 25,0 g/l d'*acide borique R* et 20,0 g/l d'*acide oxalique R* dans de l'*acide formique anhydre R* puis complétez à 25,0 ml avec de l'*acide acétique anhydre R*.

Liquide de compensation. Introduisez 5,0 ml de solution mère dans un ballon à fond rond et évaporez à siccité sous pression réduite. Reprenez le résidu dans 8 ml d'un mélange de 10 volumes de *méthanol R* et de 100 volumes d'*acide acétique glacial R* et transvasez dans une fiole jaugée de 25 ml. Rincez le ballon à fond rond avec 3 ml d'un mélange de 10 volumes de *méthanol R* et de 100 volumes d'*acide acétique glacial R* et versez dans la même fiole jaugée de 25 ml que précédemment. Ajoutez 10,0 ml d'*acide formique anhydre R* puis complétez à 25,0 ml avec de l'*acide acétique anhydre R*.

Après 30 min, mesurez l'absorbance (*2.2.25*) de la solution à examiner à 405 nm.

Calculez la teneur pour cent en flavonoïdes totaux, exprimés en violanthine, à l'aide de l'expression :

$$\frac{A \times 1,25}{m}$$

en prenant 400 comme valeur de l'absorbance spécifique de la violanthine.

A = absorbance mesurée à 405 nm,

m = masse de la prise d'essai, en grammes.

01/2002:1355

PENTAÉRYTHRITYLE (TÉTRANITRATE DE) DILUÉ

Pentaerythrityli tetranitras dilutus

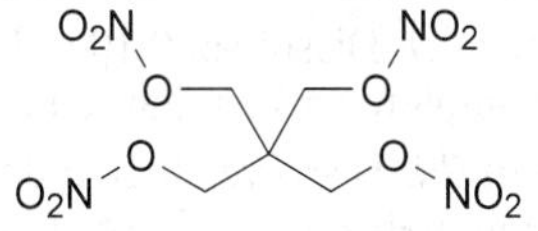

$C_5H_8N_4O_{12}$ M_r 316,1

DÉFINITION

Le tétranitrate de pentaérythrityle dilué est un mélange sec de tétranitrate de pentaérythrityle et de *Lactose monohydraté (0187)* ou de *Mannitol (0559).* Il contient au minimum 95,0 pour cent *m/m* et au maximum 105,0 pour cent *m/m* de la valeur déclarée en tétranitrate de 2,2-bis(hydroxyméthyl)propane-1,3-diol.

CARACTÈRES

Le tétranitrate de pentaérythrityle non dilué est une poudre blanche à faiblement jaunâtre, pratiquement insoluble dans l'eau, soluble dans l'acétone et peu soluble dans l'alcool.

La solubilité de la substance diluée est fonction du diluant et de sa concentration.

IDENTIFICATION

Première identification : A, B, D.

Seconde identification : A, C, D.

A. Le point de fusion (*2.2.14*) du résidu obtenu avec la substance à examiner dans l'identification B est de 138 °C à 142 °C.

B. Agitez respectivement une quantité de substance à examiner et une quantité de *tétranitrate de pentaérythrityle dilué SCR,* correspondant chacune à 25 mg de tétranitrate de pentaérythrityle, avec 10 ml d'*acétone R* pendant 5 min. Filtrez, évaporez à siccité à une température inférieure à 40 °C et desséchez le résidu sous une pression de 0,7 kPa sur du *pentoxyde de diphosphore R* pendant 16 h. Examinez le résidu obtenu avec la substance à examiner par spectrophotométrie d'absorption dans l'infrarouge (*2.2.24*), en comparant avec le spectre du résidu obtenu avec le *tétranitrate de pentaérythrityle dilué SCR.* Examinez les résidus sous forme de pastilles.

C. Opérez par chromatographie sur couche mince (*2.2.27*) en utilisant une *plaque au gel de silice G pour CCM R.*

Solution à examiner. Agitez une quantité de substance à examiner correspondant à 10 mg de tétranitrate de pentaérythrityle avec 10 ml d'*alcool R* pendant 5 min et filtrez.

Monographies L - P

Solution témoin. Agitez une quantité de *tétranitrate de pentaérythrityle dilué SCR* correspondant à 10 mg de tétranitrate de pentaérythrityle avec 10 ml d'*alcool R* pendant 5 min et filtrez.

Déposez séparément sur la plaque 10 µl de chaque solution. Développez sur un parcours de 15 cm avec un mélange de 20 volumes d'*acétate d'éthyle R* et de 80 volumes de *toluène R*. Faites sécher la plaque dans un courant d'air. Pulvérisez de la *solution amidonnée d'iodure de potassium R* récemment préparée. Exposez la plaque à la lumière ultraviolette à 254 nm pendant 15 min. Examinez à la lumière du jour. La tache principale du chromatogramme obtenu avec la solution à examiner est semblable quant à sa position, sa coloration et ses dimensions à la tache principale du chromatogramme obtenu avec la solution témoin.

D. Opérez par chromatographie sur couche mince (*2.2.27*) en utilisant une *plaque au gel de silice G pour CCM R*.

Solution à examiner. Agitez une quantité de substance à examiner correspondant à 0,10 g de lactose ou de mannitol avec 10 ml d'*eau R*. Filtrez si nécessaire.

Solution témoin (a). Dissolvez 0,10 g de *lactose R* dans de l'*eau R* et complétez à 10 ml avec le même solvant.

Solution témoin (b). Dissolvez 0,10 g de *mannitol R* dans de l'*eau R* et complétez à 10 ml avec le même solvant.

Solution témoin (c). Mélangez des volumes égaux des solutions témoins (a) et (b).

Déposez séparément sur la plaque 1 µl de chaque solution et séchez soigneusement les dépôts. Développez sur un parcours de 15 cm avec un mélange de 10 volumes d'*eau R*, de 15 volumes de *méthanol R*, de 25 volumes d'*acide acétique anhydre R* et de 50 volumes de *chlorure d'éthylène R*, mesurés avec précision, car un faible excès d'eau suffit à troubler la solution. Faites sécher la plaque dans un courant d'air chaud. Répétez immédiatement le développement en renouvelant la phase mobile. Faites sécher la plaque dans un courant d'air chaud. Pulvérisez de la *solution d'acide 4-aminobenzoïque R*. Séchez la plaque dans un courant d'air froid jusqu'à disparition de l'acétone. Chauffez la plaque à 100 °C pendant 15 min. Laissez refroidir et pulvérisez une solution de *periodate de sodium R* à 2 g/l. Séchez la plaque dans un courant d'air froid. Chauffez la plaque à 100 °C pendant 15 min. La tache principale du chromatogramme obtenu avec la solution à examiner est semblable quant à sa position, sa coloration et ses dimensions à la tache principale du chromatogramme obtenu avec la solution témoin (a) pour le lactose ou à la tache principale du chromatogramme obtenu avec la solution témoin (b) pour le mannitol. L'identification n'est valable que si le chromatogramme obtenu avec la solution témoin (c) présente 2 taches nettement séparées.

ESSAI

Nitrates inorganiques. Opérez par chromatographie sur couche mince (*2.2.27*), en utilisant une *plaque au gel de silice pour CCM R*.

Solution à examiner. Agitez une quantité de substance à examiner correspondant à 0,10 g de tétranitrate de pentaérythrityle avec 5 ml d'*alcool R* et filtrez.

Solution témoin. Dissolvez 10 mg de *nitrate de potassium R* dans 1 ml d'*eau R* et complétez à 100 ml avec de l'*alcool R*.

Déposez séparément sur la plaque 10 µl de chaque solution. Développez sur un parcours de 15 cm avec un mélange de 15 volumes d'*acide acétique glacial R*, de 30 volumes d'*acétone R* et de 60 volumes de *toluène R*. Faites sécher la plaque dans un courant d'air jusqu'à disparition complète des vapeurs d'acide acétique. Pulvérisez abondamment de la *solution amidonnée d'iodure de potassium R* récemment préparée. Exposez la plaque à la lumière ultraviolette à 254 nm pendant 15 min. Examinez à la lumière du jour. S'il apparaît une tache correspondant à l'ion nitrate dans le chromatogramme obtenu avec la solution à examiner, elle n'est pas plus intense que la tache du chromatogramme obtenu avec la solution témoin (0,5 pour cent, calculé en nitrate de potassium).

Substances apparentées. Opérez par chromatographie liquide (*2.2.29*) selon les indications du dosage.

Ajustez la sensibilité du système de façon que la hauteur du pic principal du chromatogramme obtenu avec la solution témoin (c) représente 20 pour cent au minimum de l'échelle totale de l'enregistreur.

L'essai n'est valable que si, dans le chromatogramme obtenu avec la solution témoin (e), la résolution entre les pics correspondant respectivement au trinitrate de glycéryle et au tétranitrate de pentaérythrityle n'est pas inférieure à 2,0.

Injectez 20 µl de solution à examiner (a) et 20 µl de solution témoin (c) et enregistrez le chromatogramme de la solution à examiner (a) pendant au moins 5 fois le temps de rétention du tétranitrate de pentaérythrityle. S'il apparaît d'autres pics que le pic principal dans le chromatogramme obtenu avec la solution à examiner (a), la surface d'aucun d'entre eux n'est supérieure à celle du pic principal du chromatogramme obtenu avec la solution témoin (c) (0,3 pour cent) et la somme de leur surface n'est pas supérieure à 2 fois la surface du pic principal du chromatogramme obtenu avec la solution témoin (c) (0,6 pour cent). Ne tenez pas compte des pics dont la surface est inférieure à 0,2 fois la surface du pic principal du chromatogramme obtenu avec la solution témoin (c).

DOSAGE

Opérez par chromatographie liquide (*2.2.29*).

Solution à examiner (a). Traitez aux ultrasons pendant 15 min une quantité de substance à examiner correspondant à 25,0 mg de tétranitrate de pentaérythrityle dans 20 ml de *méthanol R* et complétez à 25,0 ml avec la phase mobile. Filtrez à travers une membrane filtrante appropriée.

Solution à examiner (b). Prélevez 1,0 ml de solution à examiner (a) et complétez à 10,0 ml avec la phase mobile.

Solution témoin (a). Traitez aux ultrasons pendant 15 min une quantité de *tétranitrate de pentaérythrityle dilué SCR* correspondant à 25,0 mg de tétranitrate de pentaérythrityle avec 20 ml de *méthanol R* et complétez à 25,0 ml avec la phase mobile. Filtrez à travers une membrane filtrante appropriée.

Solution témoin (b). Prélevez 1,0 ml de solution témoin (a) et complétez à 10,0 ml avec la phase mobile.

Solution témoin (c). Prélevez 0,3 ml de solution témoin (b) et complétez à 10,0 ml avec la phase mobile.

Solution témoin (d). Traitez par ultrasons pendant 15 min une quantité de *solution de trinitrate de glycéryle SCR* correspondant à 20,0 mg de trinitrate de glycéryle avec 20 ml de *méthanol R* et complétez à 25,0 ml avec la phase mobile. Filtrez à travers une membrane filtrante appropriée. Prélevez 1,0 ml de filtrat et complétez à 10,0 ml avec la phase mobile.

Solution témoin (e). Prélevez 1 ml de solution témoin (b), ajoutez 1 ml de solution témoin (d) et complétez à 10 ml avec la phase mobile.

La chromatographie peut être réalisée en utilisant :

– une colonne d'acier inoxydable, d'une longueur de 0,25 m et d'un diamètre intérieur de 4,6 mm remplie de *gel de silice octadécylsilylé pour chromatographie R* (10 µm),

Monographies L - P

– comme phase mobile, à un débit de 2 ml/min, un mélange de 40 volumes d'*eau R* et de 60 volumes de *méthanol R*,
– comme détecteur, un spectrophotomètre réglé à 230 nm.

Lorsque les chromatogrammes sont enregistrés dans les conditions prescrites, le temps de rétention est de 8 min environ pour le tétranitrate de pentaérythrityle. Injectez 20 µl de solution témoin (b). Ajustez la sensibilité du système de façon que la hauteur du pic principal du chromatogramme obtenu représente 50 pour cent au minimum de l'échelle totale de l'enregistreur. Injectez 6 fois la solution témoin (b). Le dosage n'est valable que si l'écart type relatif de la surface du pic principal n'est pas supérieur à 2,0 pour cent. Injectez en alternance la solution à examiner (b) et la solution témoin (b).

CONSERVATION

A l'abri de la lumière et de la chaleur.

ÉTIQUETAGE

L'étiquette indique :

– la teneur en pour cent de tétranitrate de pentaérythrityle,
– la nature du diluant utilisé.

IMPURETÉS

A. nitrates inorganiques,

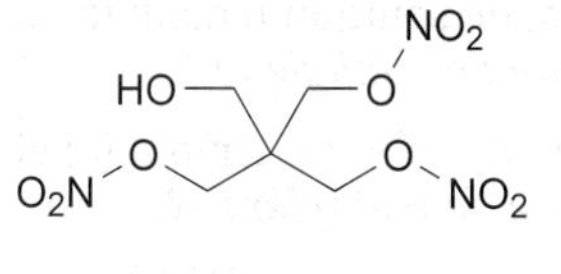

B. trinitrate de pentaérythrityle,

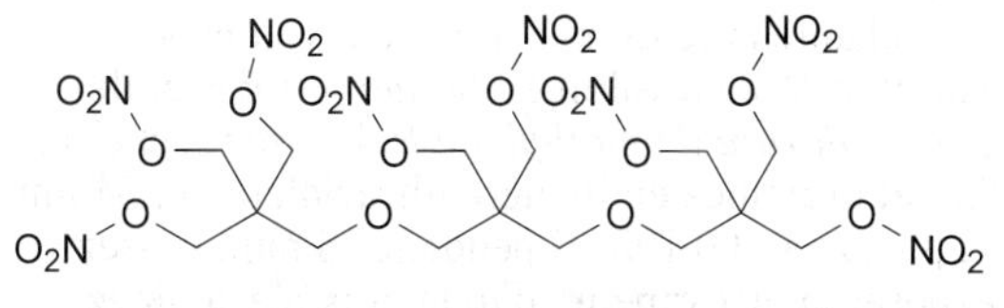

C. octanitrate de tripentaérythrityle,

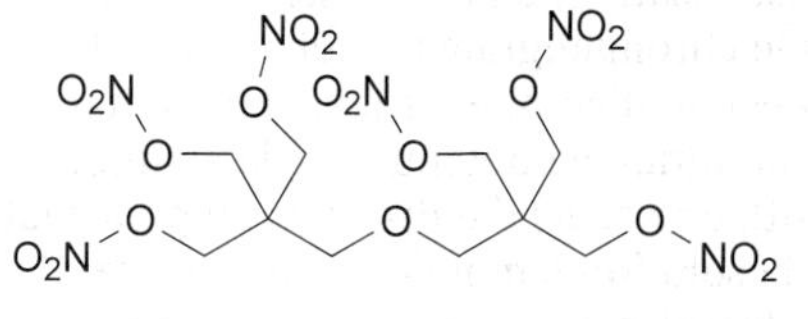

D. hexanitrate de dipentaérythrityle.

01/2002:1137

PENTAMIDINE (DIISÉTIONATE DE)

Pentamidini diisetionas

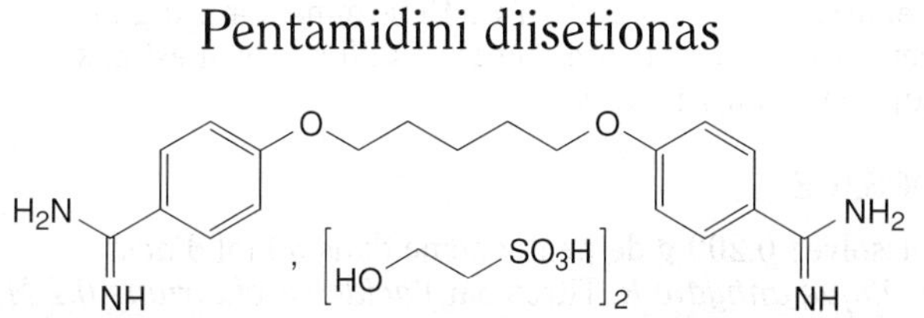

$C_{23}H_{36}N_4O_{10}S_2$ M_r 592,7

DÉFINITION

Di(2-hydroxyéthanesulfonate) de 4,4′-[pentane-1,5-diylbis(oxy)]dibenzamidine .

Teneur : 98,5 pour cent à 101,5 pour cent (substance desséchée).

CARACTÈRES

Aspect : poudre blanche ou sensiblement blanche ou cristaux incolores, hygroscopiques.

Solubilité : facilement soluble dans l'eau, assez soluble dans l'alcool, pratiquement insoluble dans le chlorure de méthylène.

IDENTIFICATION

A. Spectrophotométrie d'absorption dans l'infrarouge (*2.2.24*).
   Préparation : pastilles.
   Comparaison : *diisétionate de pentamidine SCR*.
B. Dissolvez environ 40 mg de diisétionate de pentamidine dans 5 ml d'*eau R* et ajoutez goutte à goutte en agitant 1 ml d'une solution de *chlorure de sodium R* à 10 g/l. Laissez reposer pendant 5 min. Le mélange reste limpide.
C. Effectuez une combustion dans l'oxygène (*2.5.10*) sur 0,15 g de diisétionate de pentamidine en utilisant 10 ml de *solution diluée de peroxyde d'hydrogène R* comme solution absorbante. La solution donne la réaction (a) des sulfates (*2.3.1*).

ESSAI

Aspect de la solution. La solution n'est pas plus fortement opalescente que la suspension témoin II (*2.2.1*) ni plus fortement colorée que la solution de degré 6 de la gamme des solutions témoins présentant la coloration la plus appropriée (*2.2.2, Procédé II*).

Dissolvez 2,0 g de diisétionate de pentamidine dans de l'*eau R* et complétez à 20 ml avec le même solvant.

pH (*2.2.3*) : 4,5 à 6,5.

Dissolvez 0,5 g de diisétionate de pentamidine dans de l'*eau exempte de dioxyde de carbone R* et complétez à 10 ml avec le même solvant.

Substances apparentées. Chromatographie liquide (*2.2.29*).

Solution à examiner. Dissolvez 0,100 g de diisétionate de pentamidine dans la phase mobile et complétez à 100,0 ml avec la phase mobile.

Solution témoin (a). Prélevez 2,0 ml de solution à examiner et complétez à 100,0 ml avec la phase mobile. Prélevez 1,0 ml de cette solution et complétez à 10,0 ml avec la phase mobile.

Solution témoin (b). A 0,1 g de diisétionate de pentamidine dans une fiole conique, ajoutez 40 ml d'*eau R* et des billes de verre. Ajustez à pH 10,5 avec de la *solution diluée d'hydroxyde de sodium R* et faites bouillir à reflux pendant 20 min. Refroidissez et complétez à 50 ml avec de l'*eau R*. Prélevez 1 ml de solution et complétez à 50 ml avec la phase mobile.

Colonne :

– *dimensions* : *l* = 0,25 m, Ø = 4,6 mm,
– *phase stationnaire* : *gel de silice octadécylsilylé pour chromatographie R* (5 µm).

Phase mobile : mélangez 65 volumes de *méthanol R* et 35 volumes d'une solution d'*acétate d'ammonium R* à 30 g/l, préalablement ajustée à pH 7,5 à l'aide de *triéthylamine R*.

Débit : 1 ml/min.

Détection : spectrophotomètre à 265 nm.

Injection : 10 µl.

Enregistrement : 3,5 fois le temps de rétention de la pentamidine.

Conformité du système : solution témoin (b) :

– le chromatogramme obtenu présente 2 pics principaux,
– *résolution* : au minimum 2,0 entre les 2 pics principaux.

Limites :

– *toute impureté* : au maximum la surface du pic principal du chromatogramme obtenu avec la solution témoin (a) (0,2 pour cent),
– *total* : au maximum 2 fois la surface du pic principal du chromatogramme obtenu avec la solution témoin (a) (0,4 pour cent),
– *limite d'exclusion* : 0,1 fois la surface du pic principal du chromatogramme obtenu avec la solution témoin (a) (0,02 pour cent).

Métaux lourds (*2.4.8*) : au maximum 20 ppm.

1,0 g de diisétionate de pentamidine satisfait à l'essai limite C. Préparez le témoin avec 2 ml de *solution à 10 ppm de plomb (Pb) R*.

Perte à la dessiccation (*2.2.32*) : au maximum 4,0 pour cent, déterminé à l'étuve à 100-105 °C sur 1,000 g de diisétionate de pentamidine.

Cendres sulfuriques (*2.4.14*) : au maximum 0,1 pour cent, déterminé sur 1,0 g de diisétionate de pentamidine.

DOSAGE

Dissolvez 0,250 g de diisétionate de pentamidine dans 50 ml de *diméthylformamide R*. Titrez par l'*hydroxyde de tétrabutylammonium 0,1 M*, sous un courant d'*azote R*, en présence de 0,25 ml de *solution de bleu de thymol R* jusqu'à virage de l'indicateur au bleu. Effectuez un titrage à blanc.

1 ml d'*hydroxyde de tétrabutylammonium 0,1 M* correspond à 29,63 mg de $C_{23}H_{36}N_4O_{10}S_2$.

CONSERVATION

En récipient étanche.

IMPURETÉS

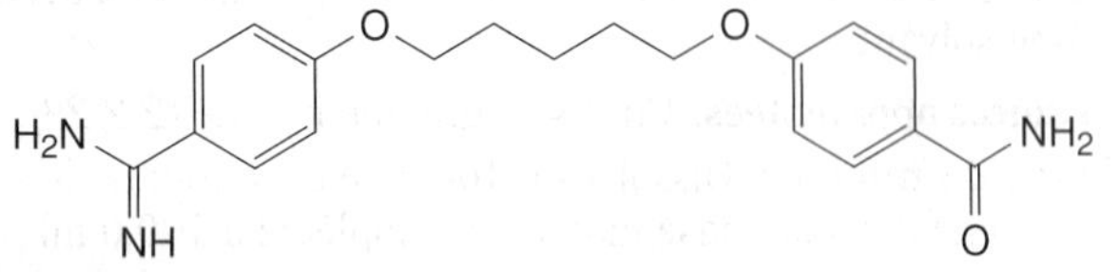

A. 4-[[5-(4-amidinophénoxy)pentyl]oxy]benzènecarboxamide.

Monographies L - P

01/2002:1462

PENTAZOCINE

Pentazocinum

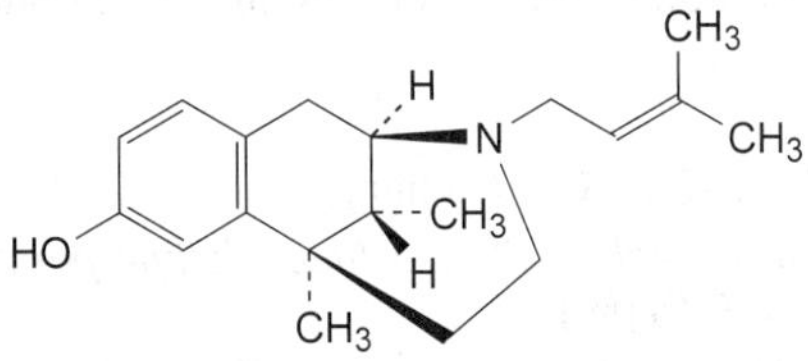

et énantiomère

$C_{19}H_{27}NO$ M_r 285,4

DÉFINITION

La pentazocine contient au minimum 99,0 pour cent et au maximum l'équivalent de 101,0 pour cent de (2*RS*,6*RS*,11*RS*)-6,11-diméthyl-3-(3-méthylbut-2-ényl)-1,2,3,4,5,6-hexahydro-2,6-méthano-3-benzazocin-8-ol, calculé par rapport à la substance desséchée.

CARACTÈRES

Poudre blanche ou sensiblement blanche, pratiquement insoluble dans l'eau, facilement soluble dans le chlorure de méthylène, soluble dans l'alcool.

La pentazocine présente le phénomène du polymorphisme.

IDENTIFICATION

Examinez la pentazocine par spectrophotométrie d'absorption dans l'infrarouge (*2.2.24*), en comparant avec le *spectre de référence de la pentazocine (forme A) de la Ph. Eur.*

ESSAI

Absorbance (*2.2.25*). Dissolvez 0,100 g de pentazocine dans un mélange de 20 ml d'*eau R* et de 1 ml d'*acide chlorhydrique 1 M*, et complétez à 100,0 ml avec de l'*eau R*. A 10,0 ml de solution, ajoutez 1 ml d'*acide chlorhydrique 1 M* et complétez à 100,0 ml avec de l'*eau R*. Déterminée au maximum à 278 nm et calculée par rapport à la substance desséchée, l'absorbance spécifique est de 0,67 à 0,71.

Substances apparentées. Opérez par chromatographie sur couche mince (*2.2.27*) en utilisant une *plaque au gel de silice F_{254} pour CCM R*.

Solution à examiner. Dissolvez 0,20 g de pentazocine dans du *chlorure de méthylène R* et complétez à 10 ml avec le même solvant.

Solution témoin (a). Prélevez 1 ml de solution à examiner et complétez à 100 ml avec du *chlorure de méthylène R*.

Solution témoin (b). Prélevez 5 ml de solution témoin (a) et complétez à 10 ml avec du *chlorure de méthylène R*.

Solution témoin (c). Prélevez 5 ml de solution témoin (a) et complétez à 20 ml avec du *chlorure de méthylène R*.

Déposez sur la plaque 10 µl de chaque solution. Développez sur un parcours correspondant aux deux tiers de la hauteur de la plaque avec un mélange de 3 volumes d'*isopropylamine R*, de 3 volumes de *méthanol R* et de 94 volumes de *chlorure de méthylène R*. Laissez sécher la plaque à l'air et examinez en lumière ultraviolette à 254 nm. Chauffez la plaque à 100-105 °C pendant 15 min, laissez refroidir, exposez-la aux vapeurs d'iode puis réexaminez en lumière ultraviolette à 254 nm. S'il apparaît (pour chaque méthode de visualisation) d'autres taches que la tache principale dans le chromatogramme obtenu avec la solution à examiner, aucune d'entre elles n'est plus intense que la tache du chromatogramme obtenu avec la solution témoin (a) (1 pour cent), une seule d'entre elles au plus peut être plus intense que la solution témoin (b) (0,5 pour cent) et au maximum 4 d'entre elles peuvent être plus intenses que la tache du chromatogramme obtenu avec la solution témoin (c) (0,25 pour cent).

Perte à la dessiccation (*2.2.32*). Déterminée à 60 °C sous une pression ne dépassant pas 0,7 kPa pendant 4 h sur 1,000 g de pentazocine, la perte à la dessiccation n'est pas supérieure à 0,5 pour cent.

Cendres sulfuriques (*2.4.14*). Déterminé sur 1,0 g de pentazocine, le taux des cendres sulfuriques n'est pas supérieur à 0,1 pour cent.

DOSAGE

Dissolvez 0,200 g de pentazocine dans 50 ml d'*acide acétique anhydre R*. Titrez par l'*acide perchlorique 0,1 M*. Déterminez le point de fin de titrage par potentiométrie (*2.2.20*).

1 ml d'*acide perchlorique 0,1 M* correspond à 28,54 mg de $C_{19}H_{27}NO$.

CONSERVATION

A l'abri de la lumière.

01/2002:1463

PENTAZOCINE (CHLORHYDRATE DE)

Pentazocini hydrochloridum

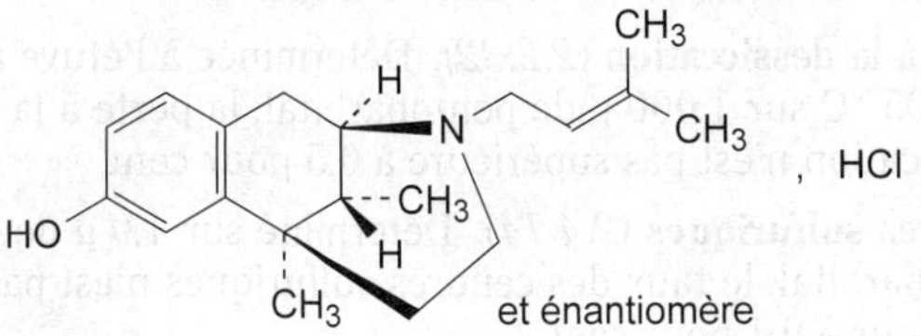

$C_{19}H_{28}ClNO$ M_r 321,9

DÉFINITION

Le chlorhydrate de pentazocine contient au minimum 99,0 et au maximum l'équivalent de 101,0 pour cent de chlorhydrate de (2*RS*,6*RS*,11*RS*)-6,11-diméthyl-3-(3-méthylbut-2-ényl)-1,2,3,4,5,6-hexahydro-2,6-méthano-3-benzazocin-8-ol, calculé par rapport à la substance desséchée.

CARACTÈRES

Poudre blanche ou sensiblement blanche, assez soluble dans l'eau, soluble dans l'alcool, assez soluble dans le chlorure de méthylène.

Le chlorhydrate de pentazocine présente le phénomène du polymorphisme.

IDENTIFICATION

A. Examinez le chlorhydrate de pentazocine par spectrophotométrie d'absorption dans l'infrarouge (*2.2.24*), en comparant avec le *spectre de référence du chlorhydrate de pentazocine de la Ph. Eur.*

B. Le chlorhydrate de pentazocine donne la réaction (a) des chlorures (*2.3.1*).

ESSAI

Détermination du pH (*2.2.3*). Dissolvez 0,1 g de chlorhydrate de pentazocine dans 10 ml d'*eau exempte de dioxyde de carbone R*. Le pH de la solution est de 4,0 à 6,0.

Absorbance (*2.2.25*). Dissolvez 0,100 g de chlorhydrate de pentazocine dans un mélange de 20 ml d'*eau R* et de 1 ml d'*acide chlorhydrique 1 M*, et complétez à 100,0 ml avec de l'*eau R*. A 10,0 ml de solution, ajoutez 1 ml d'*acide chlorhydrique 1 M* et complétez à 100,0 ml avec de l'*eau R*. Déterminée au maximum à 278 nm et calculée par rapport à la substance desséchée, l'absorbance spécifique est de 0,59 à 0,63.

Substances apparentées. Opérez par chromatographie sur couche mince (*2.2.27*) en utilisant une *plaque au gel de silice* F_{254} *pour CCM R*.

Solution à examiner. Dissolvez 0,20 g de chlorhydrate de pentazocine dans 3 ml de *méthanol R* et complétez à 10 ml avec du *chlorure de méthylène R*.

Solution témoin (a). Prélevez 1 ml de solution à examiner et complétez à 100 ml avec du *chlorure de méthylène R*.

Solution témoin (b). Prélevez 5 ml de solution témoin (a) et complétez à 10 ml avec du *chlorure de méthylène R*.

Solution témoin (c). Prélevez 5 ml de solution témoin (a) et complétez à 20 ml avec du *chlorure de méthylène R*.

Déposez sur la plaque 10 µl de chaque solution. Développez sur un parcours correspondant aux deux tiers de la hauteur de la plaque avec un mélange de 3 volumes d'*isopropylamine R*, de 3 volumes de *méthanol R* et de 94 volumes de *chlorure de méthylène R*. Laissez sécher la plaque à l'air et examinez en lumière ultraviolette à 254 nm. Chauffez la plaque à 100-105 °C pendant 15 min, laissez refroidir, exposez-la aux vapeurs d'iode puis réexaminez en lumière ultraviolette à 254 nm. S'il apparaît (pour chaque méthode de visualisation) d'autres taches que la tache principale dans le chromatogramme obtenu avec la solution à examiner, aucune d'entre elles n'est plus intense que la tache du chromatogramme obtenu avec la solution témoin (a) (1 pour cent), une seule d'entre elles au plus peut être plus intense que la tache du chromatogramme obtenu avec la solution témoin (b) (0,5 pour cent) et au maximum 4 d'entre elles peuvent être plus intenses que la tache du chromatogramme obtenu avec la solution témoin (c) (0,25 pour cent).

Perte à la dessiccation (*2.2.32*). Déterminée à 60 °C sous une pression ne dépassant pas 0,7 kPa pendant 4 h sur 1,000 g de chlorhydrate de pentazocine, la perte à la dessiccation n'est pas supérieure à 0,5 pour cent.

Cendres sulfuriques (*2.4.14*). Déterminé sur 1,0 g de chlorhydrate de pentazocine, le taux des cendres sulfuriques n'est pas supérieur à 0,1 pour cent.

DOSAGE

Dissolvez 0,250 g de chlorhydrate de pentazocine dans 50 ml d'*alcool R*. Ajoutez 5 ml d'*acide chlorhydrique 0,01 M*. Titrez par l'*hydroxyde de sodium 0,1 M* et tracez la courbe potentiométrique (*2.2.20*). Mesurez le volume d'*hydroxyde de sodium 0,1 M* utilisé entre les deux points d'inflexion.

1 ml d'*hydroxyde de sodium 0,1 M* correspond à 32,19 mg de $C_{19}H_{28}ClNO$.

CONSERVATION

A l'abri de la lumière.

01/2002:0200

PENTOBARBITAL

Pentobarbitalum

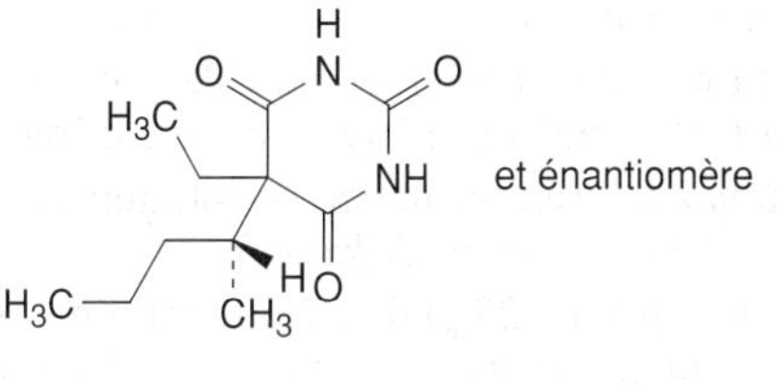

$C_{11}H_{18}N_2O_3$ M_r 226,3

DÉFINITION

Le pentobarbital contient au minimum 99,0 pour cent et au maximum l'équivalent de 101,0 pour cent de 5-éthyl-5-[(1*RS*)-1-méthylbutyl]pyrimidine-2,4,6(1*H*,3*H*,5*H*)-trione, calculé par rapport à la substance desséchée.

CARACTÈRES

Poudre cristalline blanche ou cristaux incolores, très peu solubles dans l'eau, facilement solubles dans l'éthanol et dans l'éther. Le pentobarbital donne des composés solubles dans l'eau avec les hydroxydes alcalins, les carbonates alcalins et l'ammoniaque.

IDENTIFICATION

A. Déterminez le point de fusion (*2.2.14*) du pentobarbital. Mélangez en proportions égales de la substance à examiner et du *pentobarbital SCR*, puis déterminez le point de fusion du mélange. La différence entre les 2 points de fusion observés vers 133 °C n'est pas supérieure à 2 °C.

Monographies L - P

B. Opérez par chromatographie sur couche mince (*2.2.27*) en utilisant une plaque recouverte de *gel de silice GF_{254} R*.
Solution à examiner. Dissolvez 0,1 g de pentobarbital dans de l'*alcool R* et complétez à 100 ml avec le même solvant.
Solution témoin. Dissolvez 0,1 g de *pentobarbital SCR* dans de l'*alcool R* et complétez à 100 ml avec le même solvant.
Déposez sur la plaque 10 µl de chaque solution. Mélangez 5 volumes d'*ammoniaque concentrée R*, 15 volumes d'*alcool R* et 80 volumes de *chloroforme R*. Utilisez la couche inférieure comme phase mobile. Développez sur un parcours de 18 cm. Examinez immédiatement en lumière ultraviolette à 254 nm. La tache principale du chromatogramme obtenu avec la solution à examiner est semblable quant à sa position et ses dimensions à la tache principale du chromatogramme obtenu avec la solution témoin.

C. A 10 mg environ de pentobarbital, ajoutez 10 mg environ de *vanilline R* et 2 ml d'*acide sulfurique R*. Mélangez et chauffez au bain-marie pendant 2 min. Il se développe une coloration brun rougeâtre. Refroidissez et ajoutez avec précaution 5 ml d'*éthanol R*. La coloration vire au violet, puis au bleu.

ESSAI

Aspect de la solution. Dissolvez 1,0 g de pentobarbital dans un mélange de 4 ml de *solution diluée d'hydroxyde de sodium R* et de 6 ml d'*eau R*. La solution est limpide (*2.2.1*) et n'est pas plus fortement colorée que la solution témoin J_6 (*2.2.2, Procédé II*).

Acidité. Chauffez à ébullition pendant 2 min 1,0 g de pentobarbital avec 50 ml d'*eau R*, puis laissez refroidir et filtrez. A 10 ml du filtrat, ajoutez 0,15 ml de *solution de rouge de méthyle R*. La solution est colorée en jaune orangé. Le virage de l'indicateur au jaune franc ne nécessite pas plus de 0,1 ml d'*hydroxyde de sodium 0,1 M*.

Substances apparentées. Opérez par chromatographie sur couche mince (*2.2.27*) en utilisant une plaque recouverte de *gel de silice GF_{254} R*.

Solution à examiner. Dissolvez 1,0 g de pentobarbital dans de l'*alcool R* et complétez à 100 ml avec le même solvant.

Solution témoin. Prélevez 0,5 ml de solution à examiner et complétez à 100 ml avec de l'*alcool R*.

Déposez sur la plaque 20 µl de chaque solution. Mélangez 5 volumes d'*ammoniaque concentrée R*, 15 volumes d'*alcool R* et 80 volumes de *chloroforme R*. Utilisez la couche inférieure comme phase mobile. Développez sur un parcours de 15 cm. Examinez immédiatement en lumière ultraviolette à 254 nm. Pulvérisez du *réactif à la diphénylcarbazone-mercurique R*. Laissez sécher la plaque à l'air. Pulvérisez de la *solution alcoolique d'hydroxyde de potassium R* préparée extemporanément et diluée 5 fois avec de l'*alcool exempt d'aldéhyde R*. Chauffez la plaque à 100-105 °C pendant 5 min et examinez immédiatement. Si, en lumière ultraviolette et après pulvérisation, il apparaît d'autres taches que la tache principale dans le chromatogramme obtenu avec la solution à examiner, aucune d'entre elles n'est plus intense que la tache du chromatogramme obtenu avec la solution témoin (0,5 pour cent).

Isomère. Dissolvez 0,3 g de pentobarbital dans 5 ml d'une solution de *carbonate de sodium anhydre R* à 50 g/l, en chauffant légèrement si nécessaire. Ajoutez une solution de 0,3 g de *chlorure de nitrobenzyle R* dans 10 ml d'*alcool R* et chauffez à reflux pendant 30 min. Refroidissez à 25 °C, filtrez et lavez le précipité avec 5 fois 5 ml d'*eau R*. Dans un petit ballon, chauffez à reflux le précipité avec 25 ml d'*alcool R* jusqu'à dissolution (10 min environ). Refroidissez à 25 °C et frottez, si nécessaire, la paroi du ballon avec une baguette de verre pour amorcer la cristallisation. Filtrez, lavez le précipité avec 2 fois 5 ml d'*eau R* et desséchez à l'étuve à 100-105 °C pendant 30 min. Le point de fusion (*2.2.14*) du précipité est de 136 °C à 148 °C.

Perte à la dessiccation (*2.2.32*). Déterminée à l'étuve à 100-105 °C sur 1,000 g de pentobarbital, la perte à la dessiccation n'est pas supérieure à 0,5 pour cent.

Cendres sulfuriques (*2.4.14*). Déterminé sur 1,0 g de pentobarbital, le taux des cendres sulfuriques n'est pas supérieur à 0,1 pour cent.

DOSAGE

Dissolvez 0,100 g de pentobarbital dans 5 ml de *pyridine R*. Ajoutez 0,5 ml de *solution de thymolphtaléine R* et 10 ml de *solution de nitrate d'argent dans la pyridine R*. Titrez par la *solution éthanolique d'hydroxyde de sodium 0,1 M* jusqu'à coloration bleu franc. Effectuez un titrage à blanc.

1 ml de *solution éthanolique d'hydroxyde de sodium 0,1 M* correspond à 11,31 mg de $C_{11}H_{18}N_2O_3$.

01/2002:0419

PENTOBARBITAL SODIQUE

Pentobarbitalum natricum

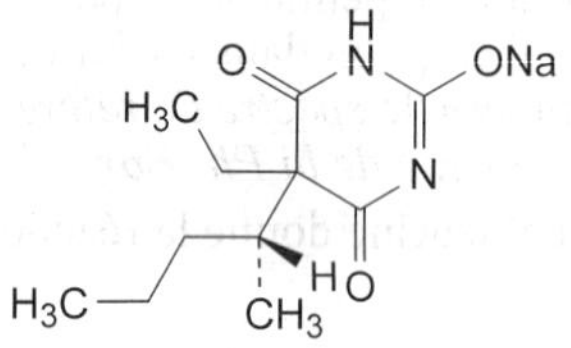

$C_{11}H_{17}N_2NaO_3$ M_r 248,3

DÉFINITION

Le pentobarbital sodique contient au minimum 99,0 pour cent et au maximum l'équivalent de 101,5 pour cent du dérivé sodique de la 5-éthyl-5-[(1*RS*)-1-méthylbutyl]pyrimidine-2,4,6(1*H*,3*H*,5*H*)-trione , calculé par rapport à la substance desséchée.

CARACTÈRES

Poudre cristalline blanche, hygroscopique, très soluble dans l'eau.

IDENTIFICATION

A. Dissolvez 1 g de pentobarbital sodique dans 10 ml d'*eau R* et ajoutez 5 ml d'*acide acétique dilué R*. Il se forme un précipité cristallin blanc. Filtrez, lavez le précipité à l'*eau R* et desséchez-le à 100-105 °C. Déterminez le point de fusion (*2.2.14*) du précipité. Mélangez en proportions égales le précipité et du *pentobarbital SCR*, puis déterminez le point de fusion du mélange. La différence entre les 2 points de fusion observés vers 131 °C n'est pas supérieure à 2 °C.

B. Opérez par chromatographie sur couche mince (*2.2.27*) en utilisant une *plaque au gel de silice GF_{254} pour CCM R*.
Solution à examiner. Dissolvez dans de l'*alcool R* 25 mg du précipité obtenu dans l'essai d'identification A et complétez à 25 ml avec le même solvant.
Solution témoin. Dissolvez 25 mg de *pentobarbital SCR* dans de l'*alcool R* et complétez à 25 ml avec le même solvant.

Déposez sur la plaque 10 µl de chaque solution. Mélangez 5 volumes d'*ammoniaque concentrée R*, 15 volumes d'*alcool R* et 80 volumes de *chloroforme R*. Utilisez la couche inférieure comme phase mobile. Développez sur un parcours de 18 cm. Examinez immédiatement en lumière ultraviolette à 254 nm. La tache principale du chromatogramme obtenu avec la solution à examiner est semblable quant à sa position et ses dimensions à la tache principale du chromatogramme obtenu avec la solution témoin.

C. A 10 mg environ de pentobarbital sodique, ajoutez 10 mg environ de *vanilline R* et 2 ml d'*acide sulfurique R*. Mélangez et chauffez au bain-marie pendant 2 min. Il se développe une coloration brun rougeâtre. Refroidissez et ajoutez avec précaution 5 ml d'*éthanol R*. La coloration vire au violet, puis au bleu.

D. Calcinez 1 g de pentobarbital sodique. Le résidu donne la réaction (a) du sodium (*2.3.1*).

ESSAI

Détermination du pH (*2.2.3*). Dissolvez 1,0 g de pentobarbital sodique dans de l'*eau exempte de dioxyde de carbone R* et complétez à 10 ml avec le même solvant. Le pH mesuré immédiatement après la préparation de la solution est de 9,6 à 11,0.

Substances apparentées. Opérez par chromatographie sur couche mince (*2.2.27*) en utilisant une *plaque au gel de silice* GF_{254} *pour CCM R*.

Solution à examiner. Dissolvez 0,2 g de pentobarbital sodique dans de l'*alcool R* et complétez à 10 ml avec le même solvant.

Solution témoin. Prélevez 0,5 ml de solution à examiner et complétez à 100 ml avec de l'*alcool R*.

Déposez sur la plaque 10 µl de chaque solution. Mélangez 5 volumes d'*ammoniaque concentrée R*, 15 volumes d'*alcool R* et 80 volumes de *chloroforme R*. Utilisez la couche inférieure comme phase mobile. Développez sur un parcours de 15 cm. Examinez immédiatement en lumière ultraviolette à 254 nm. S'il apparaît d'autres taches que la tache principale dans le chromatogramme obtenu avec la solution à examiner, aucune d'entre elles n'est plus intense que la tache du chromatogramme obtenu avec la solution témoin (0,5 pour cent). Pulvérisez du *réactif à la diphénylcarbazone-mercurique R*. Laissez sécher la plaque à l'air. Pulvérisez de la *solution alcoolique d'hydroxyde de potassium R* préparée extemporanément et diluée 5 fois avec de l'*alcool exempt d'aldéhyde R*. Chauffez la plaque à 100-105 °C pendant 5 min et examinez immédiatement à la lumière du jour. S'il apparaît d'autres taches que la tache principale du chromatogramme obtenu avec la solution à examiner, aucune d'entre elles n'est plus intense que la tache du chromatogramme obtenu avec la solution témoin (0,5 pour cent).

Pentobarbital libre. Dissolvez 2,00 g de pentobarbital sodique dans 75 ml de *diméthylformamide R* en chauffant doucement, si nécessaire. Titrez par le *méthanolate de sodium 0,1 M* en présence de 0,25 ml d'une solution de *bleu de thymol R* à 10 g/l dans le *diméthylformamide R* jusqu'à virage du vert olive au bleu. Effectuez un essai à blanc.

1 ml de *méthanolate de sodium 0,1 M* correspond à 22,63 mg de pentobarbital.

La teneur en pentobarbital libre n'est pas supérieure à 3,5 pour cent.

Isomère. Dissolvez 0,3 g de pentobarbital sodique dans 5 ml d'une solution de *carbonate de sodium anhydre R* à 50 g/l. Ajoutez une solution de 0,3 g de *chlorure de nitrobenzyle R* dans 10 ml d'*alcool R* et chauffez à reflux pendant 30 min. Refroidissez à 25 °C en frottant, si nécessaire, la paroi du récipient avec une baguette de verre pour amorcer la cristallisation. Filtrez et lavez le précipité avec 5 fois 5 ml d'*eau R*. Dans un petit ballon, chauffez à reflux le précipité avec 25 ml d'*alcool R* jusqu'à dissolution (10 min environ). Refroidissez à 25 °C et frottez, si nécessaire, la paroi du ballon avec une baguette de verre pour amorcer la cristallisation. Filtrez, lavez le précipité avec 2 fois 5 ml d'*eau R* et desséchez à l'étuve à 100-105 °C pendant 30 min. Le point de fusion (*2.2.14*) du précipité est de 136 °C à 148 °C.

Métaux lourds (*2.4.8*). Dissolvez 1,0 g de pentobarbital sodique dans de l'*eau R* et complétez à 10 ml avec le même solvant. A 9 ml de cette solution, ajoutez 3 ml d'*acide acétique dilué R* et 3 ml de *solution tampon pH 3,5 R*. Filtrez et complétez le filtrat à 18 ml avec de l'*eau R*. 12 ml de cette solution satisfont à l'essai limite A des métaux lourds (20 ppm). Remplacez dans l'essai de la substance à examiner la solution tampon par de l'*eau R* et préparez le témoin avec la *solution à 1 ppm de plomb (Pb) R*.

Perte à la dessiccation (*2.2.32*). Déterminée à l'étuve à 100-105 °C sur 1,00 g de pentobarbital sodique, la perte à la dessiccation n'est pas supérieure à 3,0 pour cent.

DOSAGE

Dissolvez 0,200 g de pentobarbital sodique dans 15 ml d'une solution de *nitrate d'argent R* à 127,5 g/l dans la *pyridine R*. Ajoutez 0,5 ml de *solution de thymolphtaléine R*. Titrez par la *solution éthanolique d'hydroxyde de sodium 0,1 M* jusqu'à coloration bleu franc. Effectuez un titrage à blanc.

1 ml de *solution éthanolique d'hydroxyde de sodium 0,1 M* correspond à 24,83 mg de $C_{11}H_{17}N_2NaO_3$.

CONSERVATION

En récipient étanche.

01/2002:0851

PENTOXIFYLLINE

Pentoxifyllinum

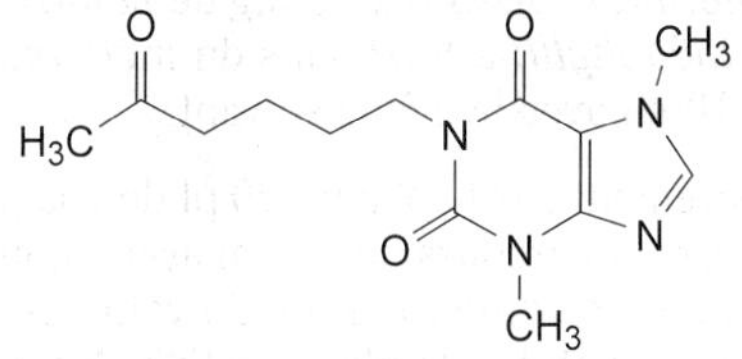

$C_{13}H_{18}N_4O_3$ M_r 278,3

DÉFINITION

La pentoxifylline contient au minimum 99,0 pour cent et au maximum l'équivalent de 101,0 pour cent de 3,7-dihydro-3,7-diméthyl-1-(5-oxohexyl)-1*H*-purine-2,6-dione, calculé par rapport à la substance desséchée.

CARACTÈRES

Poudre cristalline, blanche ou sensiblement blanche, soluble dans l'eau, facilement soluble dans le chlorure de méthylène, assez soluble dans l'alcool, très peu soluble dans l'éther.

IDENTIFICATION

Première identification : A, B.

Seconde identification : A, C, D.

A. Le point de fusion (*2.2.14*) de la pentoxifylline est de 103 °C à 107 °C.

Monographies L - P

B. Examinez la pentoxifylline par spectrophotométrie d'absorption dans l'infrarouge (*2.2.24*), en comparant avec le spectre obtenu avec la *pentoxifylline SCR*. Examinez les substances sous forme de pastilles.

C. Examinez les chromatogrammes obtenus dans l'essai des substances apparentées en lumière ultraviolette à 254 nm. La tache principale du chromatogramme obtenu avec la solution à examiner (b) est semblable quant à sa position et ses dimensions à la tache principale du chromatogramme obtenu avec la solution témoin (a).

D. La pentoxifylline donne la réaction des xanthines (*2.3.1*).

ESSAI

Solution S. Dissolvez 2,5 g de pentoxifylline dans de l'*eau exempte de dioxyde de carbone R* préparée à partir d'*eau distillée R*, et complétez à 50 ml avec le même solvant.

Aspect de la solution. Prélevez 4 ml de solution S et complétez à 10 ml avec de l'*eau R*. La solution est limpide (*2.2.1*) et n'est pas plus fortement colorée que la solution témoin J_7 (*2.2.2, Procédé II*).

Acidité. A 8 ml de solution S, ajoutez 12 ml d'*eau R* et 0,05 ml de *solution de bleu de bromothymol R1*. La solution est colorée en vert ou en jaune. Le virage de l'indicateur au bleu ne nécessite pas plus de 0,2 ml d'*hydroxyde de sodium 0,01 M*.

Substances apparentées. Opérez par chromatographie sur couche mince (*2.2.27*) en utilisant une plaque recouverte de *gel de silice* GF_{254} *R*.

Solution à examiner (a). Dissolvez 0,10 g de pentoxifylline dans du *méthanol R* et complétez à 5 ml avec le même solvant.

Solution à examiner (b). Prélevez 1 ml de solution à examiner (a) et complétez à 10 ml avec du *méthanol R*.

Solution témoin (a). Dissolvez 20 mg de *pentoxifylline SCR* dans du *méthanol R* et complétez à 10 ml avec le même solvant.

Solution témoin (b). Prélevez 1 ml de solution à examiner (b) et complétez à 50 ml avec du *méthanol R*.

Solution témoin (c). Dissolvez 20 mg de *pentoxifylline SCR* et 20 mg de *théophylline SCR* dans du *méthanol R* et complétez à 10 ml avec le même solvant.

Déposez séparément sur la plaque 20 µl de chaque solution. Développez sur un parcours de 10 cm avec un mélange de 15 volumes de *méthanol R* et de 85 volumes d'*acétate d'éthyle R*. Laissez sécher la plaque à l'air. Examinez en lumière ultraviolette à 254 nm. S'il apparaît d'autres taches que la tache principale dans le chromatogramme obtenu avec la solution à examiner (a), aucune d'entre elles n'est plus intense que la tache du chromatogramme obtenu avec la solution témoin (b) (0,2 pour cent). L'essai n'est valable que si le chromatogramme obtenu avec la solution témoin (c) présente 2 taches principales nettement séparées.

Chlorures (*2.4.4*). Dans une ampoule à décantation, introduisez 20 ml de solution S et agitez avec 2 fois 20 ml de *2-méthylpropan-1-ol R*. Prélevez 10 ml de la couche aqueuse et complétez à 15 ml avec de l'*eau R*. La solution satisfait à l'essai limite des chlorures (100 ppm).

Sulfates (*2.4.13*). 15 ml de solution S satisfont à l'essai limite des sulfates (200 ppm).

Métaux lourds (*2.4.8*). 2,0 g de pentoxifylline satisfont à l'essai limite C des métaux lourds (10 ppm). Préparez le témoin avec 2 ml de *solution à 10 ppm de plomb (Pb) R*.

Perte à la dessiccation (*2.2.32*). Déterminée à 60 °C sur du *pentoxyde de diphosphore R* sous une pression ne dépassant pas 700 Pa sur 1,000 g de pentoxifylline, la perte à la dessiccation n'est pas supérieure à 0,5 pour cent.

Cendres sulfuriques (*2.4.14*). Déterminé sur 1,0 g de pentoxifylline, le taux des cendres sulfuriques n'est pas supérieur à 0,1 pour cent.

DOSAGE

Dissolvez 0,200 g de pentoxifylline dans 5 ml d'*acide acétique anhydre R*. Ajoutez 20 ml d'*anhydride acétique R*. Titrez par l'*acide perchlorique 0,1 M*. Déterminez le point de fin de titrage par potentiométrie (*2.2.20*).

1 ml d'*acide perchlorique 0,1 M* correspond à 27,83 mg de $C_{13}H_{18}N_4O_3$.

CONSERVATION

A l'abri de la lumière.

IMPURETÉS

A. théobromine.

01/2002:1621

PENTOXYVÉRINE (HYDROGÉNOCITRATE DE)

Pentoxyverini hydrogenocitras

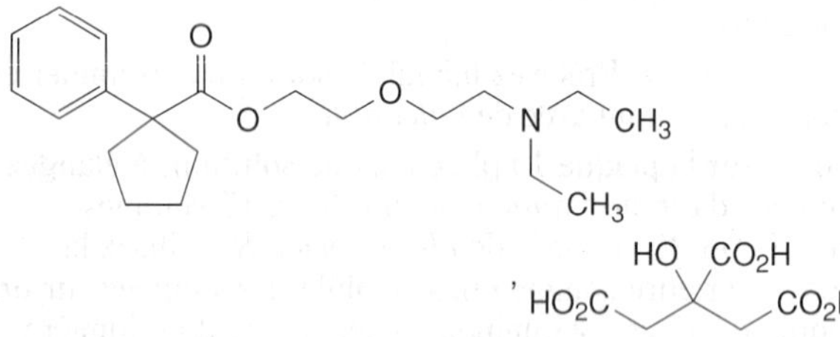

$C_{26}H_{39}NO_{10}$ M_r 525,6

DÉFINITION

Dihydrogéno-2-hydroxypropane-1,2,3-tricarboxylate de 1-phénylcyclopentanecarboxylate de 2-[2-(diéthylamino)éthoxy]éthyle.

Teneur : 98,5 pour cent à 101,0 pour cent (substance desséchée).

CARACTÈRES

Aspect : poudre cristalline blanche ou sensiblement blanche.

Solubilité : facilement soluble dans l'eau, très soluble dans l'acide acétique glacial, facilement soluble dans le méthanol, soluble dans l'alcool et dans le chlorure de méthylène.

F : environ 93 °C.

IDENTIFICATION

A. Spectrophotométrie d'absorption dans l'infrarouge (*2.2.24*).

Comparaison : *spectre de référence de l'hydrogénocitrate de pentoxyvérine de la Ph. Eur.*

B. Dissolvez 0,25 g d'hydrogénocitrate de pentoxyvérine dans 5 ml d'*eau R*. La solution donne la réaction des citrates (*2.3.1*).

ESSAI

Solution S. Dissolvez 5,0 g d'hydrogénocitrate de pentoxyvérine dans de l'*eau exempte de dioxyde de carbone R* et complétez à 50 ml avec le même solvant.

Monographies L - P

Aspect de la solution. La solution S est limpide (*2.2.1*) et n'est pas plus fortement colorée que la solution témoin J_6 (*2.2.2, Procédé II*).

pH (*2.2.3*) : 3,3 à 3,7 pour la solution S.

Substances apparentées. Chromatographie liquide (*2.2.29*).

Solution à examiner. Dissolvez 25,0 mg d'hydrogénocitrate de pentoxyvérine dans la phase mobile et complétez à 25,0 ml avec la phase mobile.

Solution témoin. Introduisez 5,0 mg d'*impureté A de pentoxyvérine SCR* et 5,0 mg d'*impureté B de pentoxyvérine SCR* dans une fiole conique, ajoutez 5,0 ml de solution à examiner et complétez à 100,0 ml avec la phase mobile. Prélevez 3,0 ml de solution et complétez à 50,0 ml avec la phase mobile.

Colonne :

- *dimensions* : l = 0,15 m, Ø = 3,9 mm,
- *phase stationnaire* : *gel de silice octylsilylé pour chromatographie R* (5 µm),
- *température* : 50 °C.

Phase mobile : mélangez 35 volumes d'*acétonitrile R* et 65 volumes d'une solution d'*heptanesulfonate de sodium R* à 0,15 pour cent (*m/V*) ajustée à pH 3,0 avec de l'*acide sulfurique dilué R*.

Débit : 1,0 ml/min.

Détection : spectrophotomètre à 205 nm.

Injection : 20 µl.

Enregistrement : 3 fois le temps de rétention de la pentoxyvérine.

Rétention relative par rapport à la pentoxyvérine (temps de retention = environ 6 min) : impureté B = environ 0,8 ; impureté A = environ 1,5.

Conformité du système : solution témoin :

- *résolution* : au minimum 5,0 entre les pics dus à la pentoxyvérine et à l'impureté A,
- *rapport signal/bruit* : au minimum 100 pour le pic dû à la pentoxyvérine,
- *facteur de symétrie* : au maximum 2,0 pour le pic dû à la pentoxyvérine.

Limites :

- *impureté A* : au maximum la surface du pic correspondant dans le chromatogramme obtenu avec la solution témoin (0,3 pour cent),
- *impureté B* : au maximum la surface du pic correspondant dans le chromatogramme obtenu avec la solution témoin (0,3 pour cent),
- *toute autre impureté* : au maximum un tiers de la surface du pic dû à la pentoxyvérine dans le chromatogramme obtenu avec la solution témoin (0,1 pour cent),
- *total des autres impuretés* : au maximum la surface du pic dû à la pentoxyvérine dans le chromatogramme obtenu avec la solution témoin (0,3 pour cent),
- *limite d'exclusion* : 0,1 fois la surface du pic dû à la pentoxyvérine dans le chromatogramme obtenu avec la solution témoin (0,03 pour cent). Ne tenez pas compte des pics dont le temps de rétention est inférieur ou égal à 2,5 min.

Perte à la dessiccation (*2.2.32*) : au maximum 0,5 pour cent, déterminé sous vide à 60 °C pendant 4 h sur 1,000 g d'hydrogénocitrate de pentoxyvérine.

Cendres sulfuriques (*2.4.14*) : au maximum 0,1 pour cent, déterminé sur 1,0 g d'hydrogénocitrate de pentoxyvérine.

DOSAGE

Dissolvez 0,400 g d'hydrogénocitrate de pentoxyvérine dans 70 ml d'*acide acétique anhydre R*. Titrez par l'*acide perchlorique 0,1 M*. Déterminez le point de fin de titrage par potentiométrie (*2.2.20*).

1 ml d'*acide perchlorique 0,1 M* correspond à 52,56 mg de $C_{26}H_{39}NO_{10}$.

CONSERVATION

A l'abri de la lumière.

IMPURETÉS

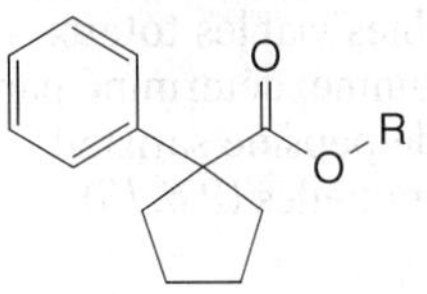

A. R = H : acide 1-phénylcyclopentanecarboxylique,

B. R = CH_2-CH_2-$N(CH_2$-$CH_3)_2$: 1-phénylcyclopentanecarboxylate de 2-(diéthylamino)éthyle (caramiphène).

01/2002:0682

PEPSINE (POUDRE DE)

Pepsini pulvis

DÉFINITION

La poudre de pepsine est préparée à partir de muqueuses gastriques d'origine porcine, bovine ou ovine. Elle contient des protéinases gastriques, actives en milieu acide (pH de 1 à 5). L'activité de la poudre de pepsine n'est pas inférieure à 0,5 U. Ph. Eur./mg, calculé par rapport à la substance desséchée.

PRODUCTION

Les animaux à partir desquels la poudre de pepsine est obtenue répondent aux exigences de santé requises par les autorités compétentes pour les animaux destinés à la consommation humaine.

Il doit être établi dans quelle mesure le procédé de production permet d'inactiver ou d'éliminer toute contamination par des virus ou d'autres agents infectieux.

CARACTÈRES

Poudre cristalline ou amorphe, blanche ou légèrement jaune, hygroscopique, soluble dans l'eau, pratiquement insoluble dans l'alcool. Les solutions aqueuses de poudre de pepsine peuvent être légèrement opalescentes et présenter une faible réaction acide.

IDENTIFICATION

Dans un mortier, pulvérisez 30 mg de *fibrine-bleu R*. Mettez en suspension dans 20 ml d'*acide chlorhydrique dilué R2*. Filtrez la suspension sur un filtre en papier. Lavez avec de l'*acide chlorhydrique dilué R2* jusqu'à obtention d'un filtrat incolore. Perforez le filtre et entraînez la *fibrine-bleu R* dans une fiole conique avec 20 ml d'*acide chlorhydrique dilué R2*. Agitez avant l'emploi. Dissolvez une quantité de poudre de pepsine correspondant au minimum à 20 U. Ph. Eur. dans 2 ml d'*acide chlorhydrique dilué R2* et ajustez le pH à 1,6 ± 0,1. Introduisez 1 ml de solution dans un tube à essai contenant 4 ml de la suspension de fibrine-bleu, mélangez et placez dans un bain-marie à 25 °C en agitant doucement. Préparez une solution à blanc simultanément et

Monographies L - P

de la même manière en utilisant 1 ml d'*eau R*. Après 15 min d'incubation, la solution à blanc est incolore et la solution à examiner est bleue.

ESSAI

Perte à la dessiccation (*2.2.32*). Déterminée par chauffage à 60 °C pendant 4 h sur du *pentoxyde de diphosphore R*, sous une pression ne dépassant pas 670 Pa sur 0,500 g de poudre de pepsine, la perte à la dessiccation n'est pas supérieure à 5,0 pour cent.

Contamination microbienne. La poudre de pepsine satisfait à une limite du nombre de germes aérobies viables totaux (*2.6.12*) de 10^4 microorganismes par gramme, déterminé par dénombrement sur plaque. La poudre de pepsine satisfait aux essais d'*Escherichia coli* et des salmonelles (*2.6.13*).

TITRAGE

L'activité de la poudre de pepsine est évaluée par détermination de la quantité de peptides non précipitables par la *solution d'acide trichloracétique R*, libérée par minute à partir d'un substrat de *solution d'hémoglobine R*. Cette quantité est comparée à la quantité des mêmes peptides libérée par la *poudre de pepsine PBR* à partir du même substrat dans les mêmes conditions. Les peptides sont dosés par le *réactif phosphomolybdotungstique R*.

Evitez d'agiter ou de faire mousser la solution à examiner et la solution de référence pendant leur préparation.

Solution à examiner. Immédiatement avant l'emploi, préparez une solution de la substance à examiner, supposée contenir 0,5 U. Ph. Eur./ml, dans de l'*acide chlorhydrique dilué R2*. Avant de compléter au volume, ajustez si nécessaire à pH 1,6 ± 0,1 avec de l'*acide chlorhydrique 1 M*.

Solution de référence. Moins de 15 min avant l'emploi, préparez une solution de *poudre de pepsine PBR* contenant 0,5 U. Ph. Eur./ml dans de l'*acide chlorhydrique dilué R2*. Avant de compléter au volume, ajustez si nécessaire à pH 1,6 ± 0,1 avec de l'*acide chlorhydrique 1 M*.

Préparez en double exemplaire une série de tubes T, T_b, S_1, S_{1b}, S_2, S_{2b}, S_3, S_{3b} et en simple exemplaire un tube B.

Introduisez dans les tubes de l'*acide chlorhydrique dilué R2* à raison de :

- 1,0 ml dans le tube B,
- 0,5 ml dans les tubes S_1 et S_{1b},
- 0,25 ml dans les tubes S_2, S_{2b}, T et T_b,

puis la solution de référence à raison de :

- 0,5 ml dans les tubes S_1 et S_{1b},
- 0,75 ml dans les tubes S_2 et S_{2b},
- 1,0 ml dans les tubes S_3 et S_{3b},

et enfin la solution à examiner à raison de 0,75 ml dans les tubes T et T_b.

Ajoutez 10,0 ml de *solution d'acide trichloracétique R* dans les tubes S_{1b},S_{2b},S_{3b}, T_b, B et mélangez en agitant.

Placez les tubes et la *solution d'hémoglobine R* dans un bain-marie à 25 ± 0,1 °C. Lorsque l'équilibre thermique est atteint, ajoutez 5,0 ml de *solution d'hémoglobine R* dans les tubes B, S_{1b}, S_{2b}, S_{3b}, T_b et mélangez.

Au temps zéro, ajoutez successivement, à intervalles de 30 s, 5,0 ml de *solution d'hémoglobine R* dans les tubes S_1, S_2, S_3 et T, en mélangeant immédiatement après chaque addition.

Dix minutes exactement après l'addition de *solution d'hémoglobine R*, arrêtez la réaction en ajoutant successivement, à intervalles de 30 s, 10,0 ml de *solution d'acide trichloracétique R* dans les tubes S_1, S_2, S_3 et T (l'emploi d'une pipette à écoulement rapide ou d'une pipette à souffler est recommandé). Mélangez.

Filtrez 2 fois le contenu de chaque tube (échantillons et blancs) sur un même papier filtre approprié, préalablement lavé avec une solution d'*acide trichloracétique R* à 50 g/l puis avec de l'*eau R* et séché. Eliminez les 5 premiers millilitres du filtrat. Introduisez séparément 3,0 ml de chaque filtrat dans des tubes contenant 20 ml d'*eau R*. Mélangez.

Un papier filtre est approprié s'il satisfait à l'essai suivant : filtrez 5 ml d'une solution d'*acide trichloracétique R* à 50 g/l sur un disque de papier filtre blanc d'un diamètre de 7 cm, puis mesurez l'absorbance (*2.2.25*) du filtrat à 275 nm en utilisant comme liquide de compensation de la solution d'*acide trichloracétique R* non filtrée ; l'absorbance est inférieure à 0,04.

A chaque tube, ajoutez 1,0 ml de *solution d'hydroxyde de sodium R*, puis 1,0 ml de *réactif phosphomolybdotungstique R*, en commençant par les blancs et en poursuivant par les échantillons de chaque série, dans un ordre défini.

Une représentation schématique de la séquence opératoire figure dans le tableau 0682.-1.

Après 15 min, mesurez l'absorbance (*2.2.25*) des solutions S_1, S_2, S_3, S_{1b}, S_{2b}, S_{3b} et T à 540 nm en utilisant comme liquide de compensation le filtrat obtenu à partir du tube B. Corrigez les absorbances moyennes obtenues pour les filtrats des tubes S_1, S_2 et S_3 en leur soustrayant respectivement les absorbances moyennes obtenues pour les filtrats des tubes S_{1b}, S_{2b} et S_{3b}.

Construisez une courbe d'étalonnage représentant l'absorbance corrigée en fonction du volume de solution de référence utilisé. Déterminez l'activité de la poudre de pepsine en lisant sur cette courbe d'étalonnage la valeur qui correspond à l'absorbance corrigée obtenue pour la solution à examiner ($T - T_b$) et en tenant compte des différents facteurs de dilution.

CONSERVATION

En récipient étanche, à l'abri de la lumière, à une température de 2 °C à 8 °C.

ÉTIQUETAGE

L'étiquette indique l'activité exprimée en unités Pharmacopée Européenne par milligramme.

Monographies L - P

Tableau 0682.-1

	Tubes								
	S_1	S_{1b}	S_2	S_{2b}	S_3	S_{3b}	T	T_b	B
Acide chlorhydrique dilué R2 (ml)	0,5	0,5	0,25	0,25			0,25	0,25	1,0
Solution de référence (ml)	0,5	0,5	0,75	0,75	1,0	1,0			
Solution à examiner (ml)							0,75	0,75	
Solution d'acide trichloracétique R (ml)		10,0		10,0		10,0		10,0	10,0
Mélanger		+		+		+		+	+
Bain-marie à 25 °C	+	+	+	+	+	+	+	+	
Solution d'hémoglobine R (ml)		5,0		5,0		5,0		5,0	5,0
Mélanger		+		+		+		+	+
Solution d'hémoglobine R (ml)	5,0		5,0		5,0		5,0		
Mélanger	+		+		+		+		
Bain-marie à 25 °C, 10 min	+	+	+	+	+	+	+		+
Solution d'acide trichloracétique R (ml)	10,0		10,0		10,0		100		
Mélanger	+		+		+		+		
Filtrer	+	+	+	+	+	+	+	+	+

01/2002:1555

PERGOLIDE (MÉSILATE DE)

Pergolidi mesilas

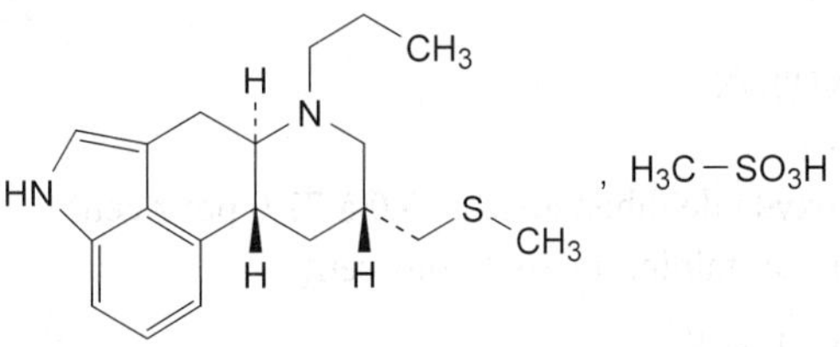

$C_{20}H_{30}N_2O_3S_2$ M_r 410,6

DÉFINITION

Le mésilate de pergolide contient au minimum 97,5 pour cent et au maximum l'équivalent de 102,0 pour cent de monométhanesulfonate de (6a*R*,9*R*,10a*R*)-9-[(méthylsulfanyl)méthyl]-7-propyl-4,6,6a,7,8,9,10,10a-octahydroindolo[4,3-*fg*]quinoléine, calculé par rapport à la substance desséchée.

CARACTÈRES

Poudre cristalline, blanche ou sensiblement blanche, peu soluble dans l'eau, assez soluble dans le méthanol, peu soluble dans l'alcool et dans le chlorure de méthylène, très peu soluble dans l'acétone.

IDENTIFICATION

A. Dissolvez 0,25 g de mésilate de pergolide dans du *diméthylformamide R* et complétez à 25,0 ml avec le même solvant. Calculé par rapport à la substance desséchée, le pouvoir rotatoire spécifique (*2.2.27*) est de − 17 à − 23.

B. Examinez le mésilate de pergolide par spectrophotométrie d'absorption dans l'infrarouge (*2.2.24*), en comparant avec le spectre obtenu avec le *mésilate de pergolide SCR*. Examinez les substances sous forme de pastilles.

ESSAI

Substances apparentées. Opérez par chromatographie liquide (*2.2.29*).

Solution à examiner. Dissolvez 30,0 mg de mésilate de pergolide dans du *méthanol R* et complétez à 10,0 ml avec le même solvant.

Solution témoin (a). Prélevez 1,0 ml de solution à examiner et complétez à 100,0 ml avec du *méthanol R*. Prélevez 1,0 ml de solution et complétez à 10,0 ml avec du *méthanol R*.

Solution témoin (b). Dissolvez 10 mg de *4,4'-diméthoxybenzophénone R* dans du *méthanol R* et complétez à 10 ml avec le même solvant. Prélevez 1 ml de solution, ajoutez 2 ml de solution à examiner et complétez à 100 ml avec du *méthanol R*. Prélevez 1 ml de solution et complétez à 10 ml avec du *méthanol R*.

La chromatographie peut être réalisée en utilisant :

– une colonne d'acier inoxydable, d'une longueur de 0,25 m et d'un diamètre intérieur de 4,6 mm, remplie de *gel de silice octadécylsilylé pour chromatographie, désactivé pour les bases R* (5 µm),

– comme phase mobile, à un débit de 1 ml/min :

Phase mobile A. Mélangez 5,0 ml de *morpholine pour chromatographie R* et 995 ml d'*eau R*, et ajustez le pH à 7,0 avec de l'*acide phosphorique R*. Utilisez dans les 24 h,

Phase mobile B. Préparez un mélange à volumes égaux d'*acétonitrile R*, de *méthanol R* et de *tétrahydrofurane R*,

Intervalle (min)	Phase mobile A (pour cent *V/V*)	Phase mobile B (pour cent *V/V*)	Commentaire
0 - 35	70 → 0	30 → 100	gradient linéaire
35 - 40	0 → 70	100 → 30	retour à la composition initiale
40 - 50	70	30	rééquilibrage

– comme détecteur, un spectrophotomètre réglé à 280 nm,

en maintenant la température de la colonne à 40 °C.

Ajustez la sensibilité du système de façon que la hauteur du pic principal du chromatogramme obtenu avec 20 µl de solution témoin (a) représente au moins 90 pour cent de l'échelle totale de l'enregistreur.

Injectez 20 µl de solution témoin (b). L'essai n'est valable que si, dans le chromatogramme obtenu, la résolution entre les pics correspondant respectivement à la 4,4'-diméthoxybenzophénone (premier pic) et au pergolide (deuxième pic) n'est pas inférieure à 2,0.

Monographies L - P

Injectez 20 µl de solution à examiner et 20 µl de solution témoin (a).

S'il apparaît d'autres pics que le pic principal dans le chromatogramme obtenu avec la solution à examiner, la surface d'aucun d'entre eux n'est supérieure à la surface du pic principal du chromatogramme obtenu avec la solution témoin (a) (0,1 pour cent) et la somme de leur surface n'est pas supérieure à 5 fois la surface du pic principal du chromatogramme obtenu avec la solution témoin (a) (0,5 pour cent). Ne tenez pas compte des pics dont la surface est inférieure à 0,2 fois la surface du pic principal du chromatogramme obtenu avec la solution témoin (a) (0,02 pour cent).

Perte à la dessiccation (*2.2.32*). Déterminée sous vide à 100-105 °C pendant 1 h sur 1,000 g de mésilate de pergolide, la perte à la dessiccation n'est pas supérieure à 0,5 pour cent.

Cendres sulfuriques (*2.4.14*). Déterminé sur 1,0 g de mésilate de pergolide, le taux des cendres sulfuriques n'est pas supérieur à 0,1 pour cent.

DOSAGE

Opérez par chromatographie liquide (*2.2.29*).

Solution A. Dissolvez 5,0 mg de *DL-méthionine R* dans 500 ml d'*acide chlorhydrique 0,01 M.* Ajoutez 500 ml de *méthanol R* et mélangez.

Solution à examiner. Dissolvez 65,0 mg de mésilate de pergolide dans la solution A et complétez à 100,0 ml avec la même solution. Prélevez 10,0 ml de solution et complétez à 100,0 ml avec la solution A.

Solution témoin. Dissolvez 65,0 mg de *mésilate de pergolide SCR* dans la solution A et complétez à 100,0 ml avec la même solution. Prélevez 10,0 ml de solution et complétez à 100,0 ml avec la solution A.

La chromatographie peut être réalisée en utilisant :

– une colonne d'acier inoxydable, d'une longueur de 0,25 m et d'un diamètre intérieur de 4,6 mm, remplie de *gel de silice octylsilylé pour chromatographie, désactivé pour les bases R* (5 µm),
– comme phase mobile, à un débit de 1 ml/min, un mélange de 1 volume d'*acétonitrile R*, de 1 volume de *méthanol R* et de 2 volumes d'un mélange préparé comme suit : dissolvez 2,0 g d'*octanesulfonate de sodium R* dans de l'*eau R*, ajoutez 1,0 ml d'*acide acétique anhydre R* et complétez à 1000 ml avec de l'*eau R*,
– comme détecteur, un spectrophotomètre réglé à 280 nm,

en maintenant la température de la colonne à 40 °C.

Injectez 20 µl de solution témoin. Lorsque le chromatogramme est enregistré dans les conditions prescrites, le temps de rétention du pergolide est de 9 min environ. Ajustez la sensibilité du système de façon que la hauteur du pic principal du chromatogramme obtenu avec la solution témoin représente au moins 50 pour cent de l'échelle totale de l'enregistreur.

Le dosage n'est valable que si le facteur de symétrie du pic correspondant au pergolide n'est pas supérieur à 1,5.

Injectez 20 µl de solution à examiner.

Calculez la teneur pour cent en $C_{20}H_{30}N_2O_3S_2$ à partir de la surface des pics et de la teneur déclarée du *mésilate de pergolide SCR*.

CONSERVATION

A l'abri de la lumière.

IMPURETÉS

Impuretés qualifiées : A.

Autres impuretés décelables : B.

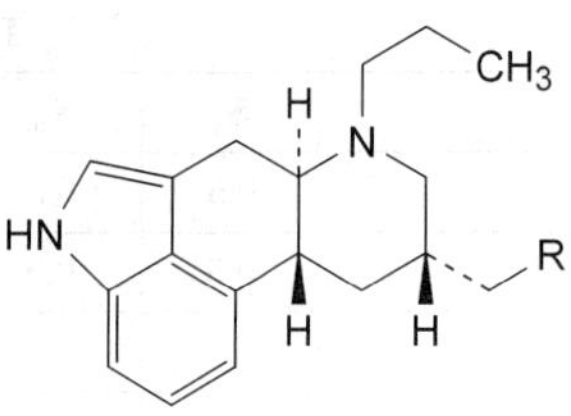

A. R = $SO\text{-}CH_3$: (6a*R*,9*R*,10a*R*)-9-[(méthylsulfinyl)méthyl]-7-propyl-4,6,6a,7,8,9,10,10a-octahydroindolo[4,3-*fg*]quinoléine (pergolide sulfoxyde),

B. R = $SO_2\text{-}CH_3$: (6a*R*,9*R*,10a*R*)-9-[(méthylsulfonyl)méthyl]-7-propyl-4,6,6a,7,8,9,10,10a-octahydroindolo[4,3-*fg*]quinoléine (pergolide sulfone).

01/2002:0704

PEROXYDE DE BENZOYLE HYDRATÉ

Benzoylis peroxidum cum aqua

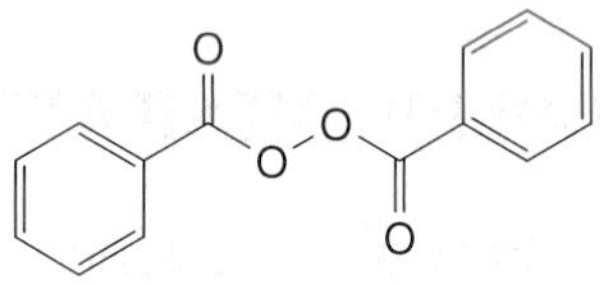

$C_{14}H_{10}O_4$ M_r 242,2

DÉFINITION

Teneur :

– peroxyde de dibenzoyle : 70,0 à 77,0 pour cent.
– eau : au minimum 20,0 pour cent.

CARACTÈRES

Aspect : poudre blanche, amorphe ou granuleuse.

Solubilité : pratiquement insoluble dans l'eau, soluble dans l'acétone, soluble dans le chlorure de méthylène avec séparation de l'eau, peu soluble dans l'alcool.

Exposé à l'air, le peroxyde de benzoyle hydraté perd rapidement de l'eau avec un risque d'explosion.

Homogénéisez soigneusement le peroxyde de benzoyle hydraté avant d'effectuer les essais suivants.

IDENTIFICATION

Première identification : B.

Seconde identification : A, C, D.

A. Dissolvez 80,0 mg de substance à examiner dans de l'*alcool R* et complétez à 100,0 ml avec le même solvant. Prélevez 10,0 ml de solution et complétez à 100,0 ml avec de l'*alcool R* (solution A). Prélevez 10,0 ml de solution A et complétez à 100,0 ml avec de l'*alcool R* (solution B). Examinée de 250 nm à 300 nm (*2.2.25*), la solution A présente un maximum d'absorption à 274 nm et un épaulement à environ 282 nm. Examinée de 220 nm à 250 nm, la solution B présente un maximum d'absorption à 235 nm. Le rapport entre l'absorbance mesurée au maximum à 235 nm (solution B) et celle mesurée au maximum à 274 nm (solution A) est de 1,17 à 1,21.

B. Spectrophotométrie d'absorption dans l'infrarouge (*2.2.24*).

Comparaison : spectre de référence du peroxyde de benzoyle hydraté de la Ph. Eur.

C. Dissolvez environ 25 mg de substance à examiner dans 2 ml d'*acétone R*. Ajoutez 1 ml d'une solution de *sulfate de diéthylphénylènediamine R* à 10 g/l et mélangez. Il se développe une coloration rouge qui devient rapidement plus foncée, puis vire au violet foncé dans les 5 min.

D. A 1 g de substance à examiner, ajoutez 5 ml d'*alcool R*, 5 ml de *solution diluée d'hydroxyde de sodium R* et 10 ml d'*eau R*. Faites bouillir à reflux pendant 20 min. Refroidissez. La solution donne la réaction (c) des benzoates (*2.3.1*).

ESSAI

Acidité. Dissolvez une quantité de substance à examiner contenant l'équivalent de 1,0 g de peroxyde de dibenzoyle dans 25 ml d'*acétone R*. Ajoutez 75 ml d'*eau R* et filtrez. Lavez le résidu avec 2 fois 10 ml d'*eau R*. Réunissez le filtrat et les eaux de lavage et ajoutez 0,25 ml de *solution de phénolphtaléine R1*. Le virage de l'indicateur ne nécessite pas plus de 1,25 ml d'*hydroxyde de sodium 0,1 M*. Effectuez un essai à blanc.

Substances apparentées. Chromatographie liquide (*2.2.29*). *Préparez les solutions immédiatement avant emploi.*

Solution à examiner. Dissolvez une quantité de substance à examiner contenant l'équivalent de 0,10 g de peroxyde de dibenzoyle dans de l'*acétonitrile R* et complétez à 50 ml avec le même solvant.

Solution témoin (a). Prélevez 1,0 ml de solution à examiner et complétez à 100,0 ml avec de l'*acétonitrile R*. Prélevez 1,0 ml de cette solution et complétez à 10,0 ml avec de l'*acétonitrile R*.

Solution témoin (b). Dissolvez 30,0 mg d'*acide benzoïque R* dans la phase mobile et complétez à 100,0 ml avec la phase mobile. Prélevez 1,0 ml de solution et complétez à 10,0 ml avec la phase mobile.

Solution témoin (c). Dissolvez 50,0 mg de *benzoate d'éthyle R* dans la phase mobile et complétez à 100,0 ml avec la phase mobile. Prélevez 1,0 ml de solution et complétez à 100,0 ml avec la phase mobile.

Solution témoin (d). Dissolvez 50,0 mg de *benzaldéhyde R* dans la phase mobile et complétez à 100,0 ml avec la phase mobile. Prélevez 1,0 ml de solution et complétez à 100,0 ml avec la phase mobile.

Solution témoin (e). Dissolvez 30,0 mg d'*acide benzoïque R* et 30,0 mg de *benzaldéhyde R* dans la phase mobile et complétez à 100,0 ml avec la phase mobile. Prélevez 1,0 ml de cette solution et complétez à 10,0 ml avec la phase mobile.

Colonne :

- *dimensions* : *l* = 0,25 m, Ø = 4,6 mm,
- *phase stationnaire* : *gel de silice octadécylsilylé pour chromatographie R* (10 µm).

Phase mobile : *acide acétique glacial R, acétonitrile R, eau R* (1:500:500 *V/V/V*).

Débit : 1 ml/min.

Détection : spectrophotomètre à 235 nm.

Injection : injecteur à boucle de 20 µl.

Enregistrement : 2 fois le temps de rétention du peroxyde de dibenzoyle.

Rétention relative par rapport au peroxyde de dibenzoyle (temps de rétention = environ 28,4 min) : impureté B = environ 0,15 ; impureté A = environ 0,2 ; impureté C = environ 0,4.

Conformité du système : solution témoin (e) :

- *résolution* : au minimum 6 entre les pics correspondant respectivement à l'acide benzoïque et au benzaldéhyde.

Limites :

- *impureté A* : au maximum la surface du pic principal du chromatogramme obtenu avec la solution témoin (d) (0,25 pour cent),
- *impureté B* : au maximum la surface du pic principal du chromatogramme obtenu avec la solution témoin (b) (1,5 pour cent),
- *impureté C* : au maximum la surface du pic principal du chromatogramme obtenu avec la solution témoin (c) (0,25 pour cent),
- *toute autre impureté* : au maximum la surface du pic principal du chromatogramme obtenu avec la solution témoin (a) (0,1 pour cent),
- *limite d'exclusion* : 0,2 fois la surface du pic principal du chromatogramme obtenu avec la solution témoin (a) (0,02 pour cent).

Chlorures (*2.4.4*) : au maximum 0,4 pour cent.

Dissolvez une quantité de substance à examiner contenant l'équivalent de 0,5 g de peroxyde de dibenzoyle dans 15 ml d'*acétone R*. Ajoutez, en agitant, 50 ml d'*acide nitrique 0,05 M*. Laissez reposer pendant 10 min et filtrez. Lavez le résidu avec 2 fois 10 ml d'*acide nitrique 0,05 M*. Réunissez le filtrat et les eaux de lavage et complétez à 100 ml avec de l'*acide nitrique 0,05 M*. Prélevez 2,5 ml de solution et complétez à 15,0 ml avec de l'*eau R*. La solution satisfait à l'essai limite des chlorures.

DOSAGE

Solution (a). Dissolvez extemporanément 2,500 g de substance à examiner dans 75 ml de *diméthylformamide R* et complétez à 100,0 ml avec le même solvant.

Peroxyde de dibenzoyle. A 5,0 ml de solution (a), ajoutez 20 ml d'*acétone R* et 3 ml d'une solution d'*iodure de potassium R* à 500 g/l et mélangez. Laissez reposer pendant 1 min. Titrez par le *thiosulfate de sodium 0,1 M* en présence de 1 ml de *solution d'amidon R* ajouté en fin de titrage. Effectuez un titrage à blanc.

1 ml de *thiosulfate de sodium 0,1 M* correspond à 12,11 mg de $C_{14}H_{10}O_4$.

Eau (*2.5.12*). Effectuez le semi-microdosage de l'eau sur 5,0 ml de solution (a). Utilisez comme solvant un mélange de 20,0 ml de *méthanol anhydre R* et de 3,0 ml d'une solution d'*iodure de potassium R* à 100 g/l dans le *diméthylformamide R*. Après l'addition de la solution (a), agitez pendant 5 min avant de titrer. Effectuez un essai à blanc.

Calculez la teneur pour cent en eau à l'aide de l'expression :

$$\frac{(n_1 - n_2) \times w \times 2}{m} + (p \times 0,0744)$$

n_1 = nombre de millilitres de *réactif iodosulfureux R* utilisés dans le dosage de la substance à examiner,

n_2 = nombre de millilitres de *réactif iodosulfureux R* utilisés dans l'essai à blanc,

w = équivalent en eau du *réactif iodosulfureux R*, en milligrammes d'eau par millilitre de réactif,

m = masse de la prise d'essai utilisée dans la préparation de la solution (a), en grammes,

p = teneur pour cent en peroxyde de dibenzoyle.

Monographies L - P

CONSERVATION

En récipient traité pour réduire le risque de décharge électrostatique et pourvu d'un dispositif permettant d'éliminer tout excès de pression interne, à une température de 2 °C à 8 °C, à l'abri de la lumière.

IMPURETÉS

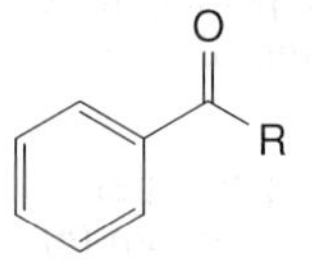

A. R = H : benzaldéhyde,

B. R = OH : acide benzoïque,

C. R = O-CH_2-CH_3 : benzoate d'éthyle.

01/2002:0629

PERPHÉNAZINE

Perphenazinum

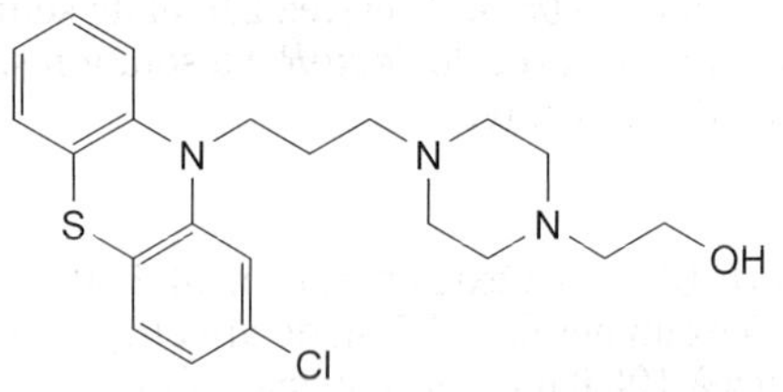

$C_{21}H_{26}ClN_3OS$ M_r 404,0

DÉFINITION

La perphénazine contient au minimum 99,0 pour cent et au maximum l'équivalent de 101,0 pour cent de 2-[4-[3-(2-chlorophénothiazin-10-yl)propyl]pipérazin-1-yl]éthanol, calculé par rapport à la substance desséchée.

CARACTÈRES

Poudre cristalline, blanche ou blanc-jaunâtre, pratiquement insoluble dans l'eau, facilement soluble dans le chlorure de méthylène, soluble dans l'alcool, assez soluble dans l'éther. La perphénazine se dissout dans les solutions diluées d'acide chlorhydrique.

IDENTIFICATION

Première identification : A, C.

Seconde identification : A, B, D.

A. Le point de fusion de la perphénazine (*2.2.14*) est de 96 °C à 100 °C.

B. Dissolvez 10 mg de perphénazine dans du *méthanol R* et complétez à 100 ml avec le même solvant. Prélevez 10 ml de solution et complétez à 100 ml avec du *méthanol R*. Examinée de 230 nm à 350 nm (*2.2.25*), la solution présente 2 maximums d'absorption à 257 nm et à 313 nm respectivement. Le rapport entre l'absorbance mesurée au maximum à 313 nm et celle mesurée au maximum à 257 nm est de 0,120 à 0,128.

C. Examinez la perphénazine par spectrophotométrie d'absorption dans l'infrarouge (*2.2.24*), en comparant avec le spectre obtenu avec la *perphénazine SCR*. Examinez les substances sous forme de pastilles.

D. Opérez par chromatographie sur couche mince (*2.2.27*) en utilisant une plaque recouverte de *kieselguhr G R*. Placez la plaque dans une chambre à chromatographie contenant une quantité suffisante d'une solution à 2,5 pour cent *V/V* de *phénoxyéthanol R* et à 7,5 pour cent *V/V* de *formamide R* dans de l'*acétone R* pour que la plaque plonge de 5 mm environ dans le liquide. Lorsque la ligne du front du mélange d'imprégnation a parcouru une distance de 17 cm au moins au-dessus du bord inférieur de la plaque, retirez la plaque et utilisez-la immédiatement pour la chromatographie. Effectuez le développement dans la même direction que l'imprégnation.

Solution à examiner. Dissolvez 20 mg de perphénazine dans du *chloroforme R* et complétez à 10 ml avec le même solvant.

Solution témoin. Dissolvez 20 mg de *perphénazine SCR* dans du *chloroforme R* et complétez à 10 ml avec le même solvant.

Déposez séparément sur la plaque 2 µl de chaque solution. Développez à l'obscurité sur un parcours de 15 cm avec un mélange de 2 volumes de *diéthylamine R* et de 100 volumes d'*éther de pétrole R*, saturé de phénoxyéthanol (ajoutez 6 à 8 volumes de *phénoxyéthanol R* au mélange de solvants jusqu'à obtention d'un trouble persistant après agitation ; décantez et utilisez le liquide surnageant même s'il est trouble). Exposez la plaque à la lumière ultraviolette à 365 nm et observez après quelques minutes. La tache principale du chromatogramme obtenu avec la solution à examiner est semblable quant à sa position, sa fluorescence et ses dimensions à la tache principale du chromatogramme obtenu avec la solution témoin. Séchez la plaque à 120 °C pendant 20 min. Laissez refroidir et pulvérisez une solution d'*acide sulfurique R* à 10 pour cent *V/V* dans de l'*alcool R*. La tache principale du chromatogramme obtenu avec la solution à examiner est semblable quant à sa coloration à la tache principale du chromatogramme obtenu avec la solution témoin.

ESSAI

Aspect de la solution. Dissolvez 0,20 g de perphénazine dans 10 ml de *méthanol R*. La solution est limpide (*2.2.1*).

Substances apparentées. Opérez par chromatographie sur couche mince (*2.2.27*) en utilisant une plaque recouverte de *gel de silice* GF_{254} *R*. Préparez les solutions extemporanément.

Solution à examiner. Dissolvez 0,1 g de perphénazine dans du *méthanol R* et complétez à 10 ml avec le même solvant.

Solution témoin. Prélevez 0,5 ml de solution à examiner et complétez à 100 ml avec du *méthanol R*.

Déposez séparément sur la plaque 10 µl de chaque solution. Développez sur un parcours de 15 cm avec un mélange de 1 volume d'*ammoniaque concentrée R*, de 14 volumes d'*eau R* et de 85 volumes de *butanol R*. Laissez sécher la plaque à l'air. Examinez en lumière ultraviolette à 254 nm. S'il apparaît d'autres taches que la tache principale dans le chromatogramme obtenu avec la solution à examiner, aucune d'entre elles n'est plus intense que la tache du chromatogramme obtenu avec la solution témoin (0,5 pour cent).

Perte à la dessiccation (*2.2.32*). Déterminée sous vide à 65 °C pendant 4 h sur 1,000 g de perphénazine, la perte à la dessiccation n'est pas supérieure à 0,5 pour cent.

Cendres sulfuriques (*2.4.14*). Déterminé sur 1,0 g de perphénazine, le taux des cendres sulfuriques n'est pas supérieur à 0,1 pour cent.

DOSAGE

Dissolvez 0,1500 g de perphénazine dans 25 ml d'*acide acétique anhydre R*. Titrez par l'*acide perchlorique 0,1 M*. Déterminez le point de fin de titrage par potentiométrie (*2.2.20*).

1 ml d'*acide perchlorique 0,1 M* correspond à 20,20 mg de $C_{21}H_{26}ClN_3OS$.

CONSERVATION

A l'abri de la lumière.

01/2002:0420

PÉTHIDINE (CHLORHYDRATE DE)

Pethidini hydrochloridum

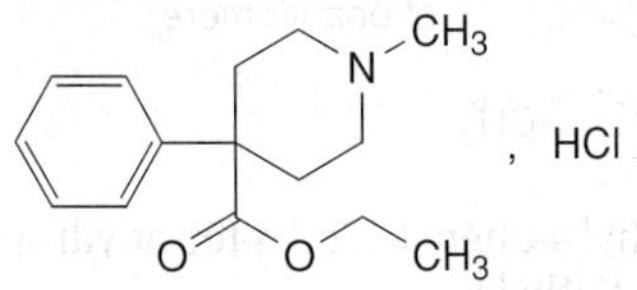

$C_{15}H_{22}ClNO_2$ M_r 283,8

DÉFINITION

Chlorhydrate de 1-méthyl-4-phénylpipéridine-4-carboxylate d'éthyle.

Teneur : 99,0 pour cent à 101,0 pour cent (substance desséchée).

PRODUCTION

Si le chlorhydrate de péthidine est destiné à la préparation de formes pharmaceutiques administrées par voie parentérale, le procédé de fabrication est validé pour démontrer que la teneur en impureté B n'est pas supérieure à 0,1 ppm.

CARACTÈRES

Aspect : poudre cristalline blanche.

Solubilité : très soluble dans l'eau, facilement soluble dans l'alcool.

IDENTIFICATION

Première identification : B, D.

Seconde identification : A, C, D.

A. Point de fusion (*2.2.14*) : 187 °C à 190 °C.

B. Spectrophotométrie d'absorption dans l'infrarouge (*2.2.24*).

Comparaison : spectre de référence du chlorhydrate de péthidine de la Ph. Eur.

C. Dissolvez 0,1 g de chlorhydrate de péthidine dans 10 ml d'*éthanol R*. Ajoutez 10 ml de *solution d'acide picrique R*. Il se forme un précipité cristallin. Lavez le précipité à l'*eau R* et desséchez-le à 100-105 °C. Le point de fusion (*2.2.14*) est de 186 °C à 193 °C. Mélangez en quantités égales le précipité et le chlorhydrate de péthidine. Le point de fusion du mélange est d'au moins 20 °C inférieur à celui du précipité.

D. A 5 ml de solution S (voir Essai), ajoutez 5 ml d'*eau R*. La solution donne la réaction (a) des chlorures (*2.3.1*).

ESSAI

Solution S. Dissolvez 0,5 g de chlorhydrate de péthidine dans de l'*eau exempte de dioxyde de carbone R* et complétez à 25 ml avec le même solvant.

Aspect de la solution. La solution S est limpide (*2.2.1*) et incolore (*2.2.2, Procédé II*).

Acidité ou alcalinité. A 10 ml de solution S, ajoutez 0,2 ml de *solution de rouge de méthyle R* et 0,2 ml d'*hydroxyde de sodium 0,01 M*. La solution est jaune. Ajoutez 0,3 ml d'*acide chlorhydrique 0,01 M*. La solution est rouge.

Impureté B : au maximum 10 ppm, si le chlorhydrate de péthidine est destiné à un usage non parentéral.

Chromatographie liquide (*2.2.29*).

Solution à examiner (a). Dissolvez 0,100 g de chlorhydrate de péthidine dans un mélange de 20 volumes d'*acétonitrile R* et de 80 volumes d'*eau R*, puis complétez à 25,0 ml avec le même mélange de solvants.

Solution à examiner (b). Dissolvez 0,125 g de chlorhydrate de péthidine dans un mélange de 20 volumes d'*acétonitrile R* et de 80 volumes d'*eau R*, puis complétez à 10,0 ml avec le même mélange de solvants.

Solution témoin (a). Prélevez 0,5 ml de solution à examiner (a) et complétez à 100,0 ml avec un mélange de 20 volumes d'*acétonitrile R* et de 80 volumes d'*eau R*.

Solution témoin (b). Dissolvez 10,0 mg d'*impureté A de péthidine SCR* dans un mélange de 20 volumes d'*acétonitrile R* et de 80 volumes d'*eau R*, puis complétez à 100,0 ml avec le même mélange de solvants.

Solution témoin (c). Dissolvez 12,5 mg de *1-méthyl-4-phényl-1,2,3,6-tétrahydropyridine R* dans un mélange de 20 volumes d'*acétonitrile R* et de 80 volumes d'*eau R*, puis complétez à 10,0 ml avec le même mélange de solvants. Prélevez 1,0 ml de solution et complétez à 100,0 ml avec un mélange de 20 volumes d'*acétonitrile R* et de 80 volumes d'*eau R*.

Solution témoin (d). Prélevez 5,0 ml de solution témoin (b) et 1,0 ml de solution témoin (c) et complétez à 100,0 ml avec un mélange de 20 volumes d'*acétonitrile R* et de 80 volumes d'*eau R*.

Colonne :

– *dimensions* : *l* = 0,25 m, Ø = 4,0 mm,

– *phase stationnaire* : *gel de silice octadécylsilylé post-greffé pour chromatographie R* (5 µm) à particules sphériques présentant une surface spécifique de 340 m²/g, un diamètre de pores de 10 nm et un taux de carbone de 19 pour cent.

Phase mobile :

– *phase mobile A* : mélangez à volumes égaux une solution de *perchlorate de sodium R* à 42,0 g/l et une solution d'*acide phosphorique R* à 11,6 g/l ; ajustez à pH 2,0 avec de la *triéthylamine R*,

– *phase mobile B* : *acétonitrile R*,

Intervalle (min)	Phase mobile A (pour cent *V/V*)	Phase mobile B (pour cent *V/V*)
0 - 15	80 → 75	20 → 25
15 - 31	75 → 55	25 → 45
31 - 40	55	45
40 - 41	55 → 80	45 → 20
41 - 50	80	20

Débit : 1,0 ml/min.

Détection : spectrophotomètre à 210 nm.

Injection : 50 µl ; injectez la solution à examiner (b) et la solution témoin (d).

Rétention relative par rapport à la péthidine (temps de rétention = environ 24 min) : impureté B = environ 0,66 ; impureté A = environ 0,68.

Conformité du système : solution témoin (d) :

Monographies L - P

- *rapport signal/bruit* : au minimum 10 pour le premier pic.
- *rapport pic/vallée* : au minimum 4, avec H_p = hauteur au-dessus de la ligne de base du pic dû à l'impureté B et H_v = hauteur au-dessus de la ligne de base du point le plus bas du tracé entre ce pic et celui dû à l'impureté A.

Limites :

- *impureté B* : au maximum la surface du pic correspondant dans le chromatogramme obtenu avec la solution témoin (d).

Substances apparentées. Chromatographie liquide (*2.2.29*) selon les indications de l'essai de l'impureté B.

Injection : 20 µl ; injectez la solution à examiner (a) et la solution témoin (a).

Limites :

- *toute impureté* : au maximum la surface du pic principal du chromatogramme obtenu avec la solution témoin (a) (0,5 pour cent),
- *total* : au maximum 2 fois la surface du pic principal du chromatogramme obtenu avec la solution témoin (a) (1,0 pour cent),
- *limite d'exclusion* : 0,1 fois la surface du pic principal du chromatogramme obtenu avec la solution témoin (a) (0,05 pour cent).

Perte à la dessiccation (*2.2.32*) : au maximum 0,5 pour cent, déterminé à l'étuve à 100-105 °C sur 1,000 g de chlorhydrate de péthidine.

Cendres sulfuriques (*2.4.14*) : au maximum 0,1 pour cent, déterminé sur 1,0 g de chlorhydrate de péthidine.

DOSAGE

Dissolvez 0,200 g de chlorhydrate de péthidine dans 30 ml d'*acide acétique anhydre R*. Ajoutez 5 ml de *solution d'acétate mercurique R*. Titrez par l'*acide perchlorique 0,1 M* en présence de 0,1 ml de *solution de violet cristallisé R* jusqu'à virage du bleu-violet au vert.

1 ml d'*acide perchlorique 0,1 M* correspond à 28,38 mg de $C_{15}H_{22}ClNO_2$.

CONSERVATION

En récipient étanche, à l'abri de la lumière.

ÉTIQUETAGE

L'étiquette indique dans les cas appropriés, que la substance convient à la préparation de formes pharmaceutiques administrées par voie parentérale.

IMPURETÉS

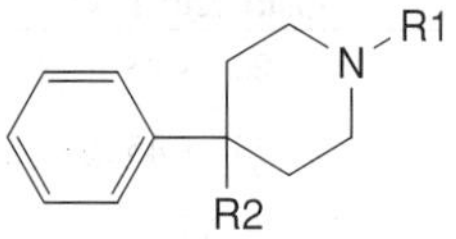

A. R1 = CH_3, R2 = H : 1-méthyl-4-phénylpipéridine (MPP),

C. R1 = CH_3, R2 = CO_2H : acide 1-méthyl-4-phénylpipéridine-4-carboxylique,

D. R1 = CH_3, R2 = CO_2-CH_3 : 1-méthyl-4-phénylpipéridine-4-carboxylate de méthyle,

E. R1 = H, R2 = CO_2-CH_2-CH_3 : 4-phénylpipéridine-4-carboxylate d'éthyle,

F. R1 = CH_2-C_6H_5, R2 = CO_2H : acide 1-benzyl-4-phénylpipéridine-4-carboxylique,

G. R1 = CH_3, R2 = CO_2-$CH(CH_3)_2$: 1-méthyl-4-phénylpipéridine-4-carboxylate de 1-méthyléthyle,

H. R1 = CH_2-C_6H_5, R2 = CO_2-CH_2-CH_3 : 1-benzyl-4-phénylpipéridine-4-carboxylate d'éthyle,

J. R1 = CH_2-CH_3, R2 = CO_2-CH_2-CH_3 : 1-éthyl-4-phénylpipéridine-4-carboxylate d'éthyle,

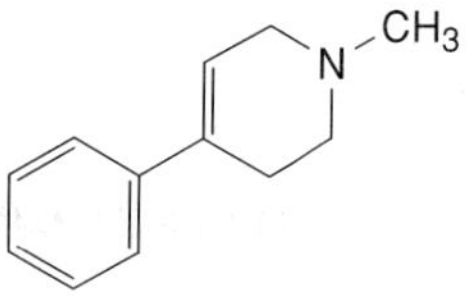

B. 1-méthyl-4-phényl-1,2,3,6-tétrahydropyridine (MPTP),

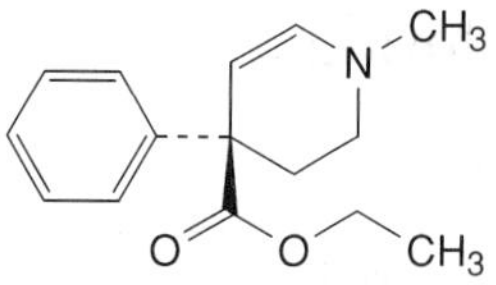

et énantiomère

I. (4*RS*)-1-méthyl-4-phényl-1,2,3,4-tétrahydropyridine-4-carboxylate d'éthyle.

01/2002:0421

PHÉNAZONE

Phenazonum

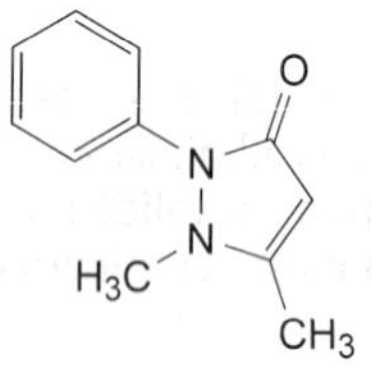

$C_{11}H_{12}N_2O$ M_r 188,2

DÉFINITION

La phénazone contient au minimum 99,0 pour cent et au maximum l'équivalent de 100,5 pour cent de 1,5-diméthyl-2-phényl-1,2-dihydro-3*H*-pyrazol-3-one, calculé par rapport à la substance desséchée.

CARACTÈRES

Poudre cristalline blanche ou sensiblement blanche ou cristaux incolores, très solubles dans l'eau, dans l'alcool et dans le chlorure de méthylène, assez solubles dans l'éther.

IDENTIFICATION

Première identification : A, B.

Seconde identification : A, C, D.

A. Le point de fusion (*2.2.14*) de la phénazone est de 109 °C à 113 °C.

B. Examinez la phénazone par spectrophotométrie d'absorption dans l'infrarouge (*2.2.24*), en comparant avec le spectre obtenu avec la *phénazone SCR*. Examinez les substances sous forme de pastilles à base de *bromure de potassium R*.

C. A 1 ml de solution S (voir Essai), ajoutez 4 ml d'*eau R*, 0,25 ml d'*acide sulfurique dilué R* et 1 ml de *solution de nitrite de sodium R*. Il se développe une coloration verte.

D. A 1 ml de solution S, ajoutez 4 ml d'*eau R* et 0,5 ml de *solution de chlorure ferrique R2*. Il se développe une coloration rouge qui disparaît par addition d'*acide sulfurique dilué R*.

ESSAI

Solution S. Dissolvez 2,5 g de phénazone dans de l'*eau exempte de dioxyde de carbone R* et complétez à 50 ml avec le même solvant.

Aspect de la solution. La solution S est limpide (*2.2.1*) et incolore (*2.2.2, Procédé II*).

Acidité ou alcalinité. A 10 ml de solution S, ajoutez 0,1 ml de *solution de phénolphtaléine R*. La solution est incolore. Ajoutez 0,2 ml d'*hydroxyde de sodium 0,01 M*. La solution est rouge. Ajoutez 0,25 ml de *solution de rouge de méthyle R* et 0,4 ml d'*acide chlorhydrique 0,01 M*. La solution est rouge ou rouge-jaune.

Chlorures (*2.4.4*). Prélevez 10 ml de solution S et complétez à 15 ml avec de l'*eau R*. La solution satisfait à l'essai limite des chlorures (100 ppm).

Sulfates (*2.4.13*). Dissolvez 1,5 g de phénazone dans de l'*eau distillée R* et complétez à 15 ml avec le même solvant. La solution satisfait à l'essai limite des sulfates (100 ppm).

Métaux lourds (*2.4.8*). 12 ml de solution S satisfont à l'essai limite A des métaux lourds (20 ppm). Préparez le témoin avec la *solution à 1 ppm de plomb (Pb) R*.

Perte à la dessiccation (*2.2.32*). Déterminée sous vide à 60 °C pendant 6 h sur 1,000 g de phénazone, la perte à la dessiccation n'est pas supérieure à 1,0 pour cent.

Cendres sulfuriques (*2.4.14*). Déterminé sur 1,0 g de phénazone, le taux des cendres sulfuriques n'est pas supérieur à 0,1 pour cent.

DOSAGE

Dissolvez 0,150 g de phénazone dans 20 ml d'*eau R*. Ajoutez 2 g d'*acétate de sodium R* et 25,0 ml d'*iode 0,05 M*. Laissez reposer à l'abri de la lumière pendant 30 min. Ajoutez 25 ml de *chlorure de méthylène R* et agitez jusqu'à dissolution du précipité. Titrez par le *thiosulfate de sodium 0,1 M* en présence de 1 ml de *solution d'amidon R* ajouté en fin de titrage. Effectuez un titrage à blanc.

1 ml d'*iode 0,05 M* correspond à 9,41 mg de $C_{11}H_{12}N_2O$.

CONSERVATION

A l'abri de la lumière.

01/2002:1357

PHÉNIRAMINE (MALÉATE DE)

Pheniramini maleas

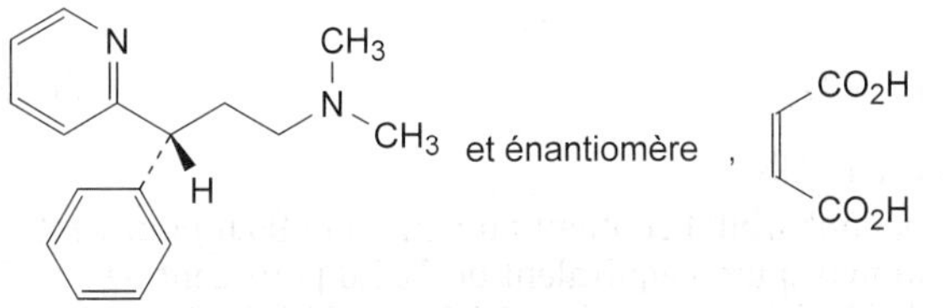

$C_{20}H_{24}N_2O_4$ M_r 356,4

DÉFINITION

Le maléate de phéniramine contient au minimum 98,0 pour cent et au maximum l'équivalent de 102,0 pour cent de (*Z*)-butènedioate de (3*RS*)-*N*,*N*-diméthyl-3-phényl-3-(pyridin-2-yl)propan-1-amine, calculé par rapport à la substance desséchée.

CARACTÈRES

Poudre cristalline, blanche, très soluble dans l'eau, facilement soluble dans l'alcool, dans le méthanol et dans le chlorure de méthylène.

IDENTIFICATION

Première identification : C, D.

Seconde identification : A, B, D.

A. Le point de fusion du maléate de phéniramine (*2.2.14*) est de 106 °C à 109 °C.

B. Dissolvez 40,0 mg de maléate de phéniramine dans de l'*acide chlorhydrique 0,1 M* et complétez à 100,0 ml avec le même acide. Prélevez 5,0 ml de solution et complétez à 50,0 ml avec de l'*acide chlorhydrique 0,1 M*. Examinée de 220 nm à 320 nm (*2.2.25*), la solution présente un épaulement à 261 nm et un maximum d'absorption à 265 nm. L'absorbance spécifique au maximum est de 200 à 220.

C. Examinez le maléate de phéniramine par spectrophotométrie d'absorption dans l'infrarouge (*2.2.24*), en comparant avec le spectre obtenu avec le *maléate de phéniramine SCR*. Examinez les substances sous forme de pastilles.

D. Opérez par chromatographie sur couche mince (*2.2.27*) en utilisant une plaque recouverte d'un gel de silice approprié contenant un indicateur de fluorescence dont l'intensité est optimale à 254 nm.

Solution à examiner. Dissolvez 0,10 g de maléate de phéniramine dans du *méthanol R* et complétez à 5,0 ml avec le même solvant.

Solution témoin (a). Dissolvez 65 mg d'*acide maléique R* dans du *méthanol R* et complétez à 10 ml avec le même solvant.

Solution témoin (b). Dissolvez 0,10 g de *maléate de phéniramine SCR* dans du *méthanol R* et complétez à 5,0 ml avec le même solvant.

Déposez sur la plaque 5 µl de chaque solution. Développez sur un parcours de 12 cm avec un mélange de 3 volumes d'*eau R*, de 7 volumes d'*acide formique anhydre R*, de 20 volumes de *méthanol R* et de 70 volumes d'*éther isopropylique R*. Examinez en lumière ultraviolette à 254 nm. Le chromatogramme obtenu avec la solution à examiner présente 2 taches nettement séparées. La tache supérieure est semblable quant à sa position et ses dimensions à la tache du chromatogramme obtenu avec la solution témoin (a). La tache inférieure est semblable quant à sa position et ses dimensions à la tache du chromatogramme obtenu avec la solution témoin (b).

ESSAI

Solution S. Dissolvez 2,0 g de maléate de phéniramine dans de l'*eau R* et complétez à 20 ml avec le même solvant.

Aspect de la solution. La solution S est limpide (*2.2.1*) et n'est pas plus fortement colorée que la solution témoin JB_6 (*2.2.2, Procédé II*).

Détermination du pH (*2.2.3*). Dissolvez 0,20 g de maléate de phéniramine dans 20,0 ml d'*eau exempte de dioxyde de carbone R*. Le pH de la solution est de 4,5 à 5,5.

Angle de rotation optique (*2.2.7*). Déterminé avec la solution S, l'angle de rotation optique est de – 0,10° à + 0,10°.

Substances apparentées. Opérez par chromatographie liquide (*2.2.29*).

Monographies L - P

Solution à examiner. Dissolvez 20,0 mg de maléate de phéniramine dans un mélange de 1 volume d'*acétonitrile R* et de 9 volumes de phase mobile A et complétez à 20,0 ml avec le même mélange de solvants.

Solution témoin (a). Dissolvez 10,0 mg de *2-benzylpyridine R* dans 10,0 ml de solution à examiner. Complétez à 100,0 ml avec un mélange de 1 volume d'*acétonitrile R* et de 9 volumes de phase mobile A.

Solution témoin (b). Prélevez 2,0 ml de solution à examiner et complétez à 100,0 ml avec un mélange de 1 volume d'*acétonitrile R* et de 9 volumes de phase mobile A. Prélevez 1,0 ml de cette solution et complétez à 10,0 ml avec un mélange de 1 volume d'*acétonitrile R* et de 9 volumes de phase mobile A.

La chromatographie peut être réalisée en utilisant :

- une colonne d'acier inoxydable, d'une longueur de 0,30 m et d'un diamètre intérieur de 3,9 mm, remplie de *gel de silice diméthyloctadécylsilylé pour chromatographie R* (10 µm),
- comme phase mobile, à un débit de 1 ml/min :

  Phase mobile A. Une solution d'*heptanesulfonate de sodium R* à 5,056 g/l ajustée à pH 2,5 avec de l'*acide phosphorique R*,

  Phase mobile B. Acétonitrile R,

Intervalle (min)	Phase mobile A (pour cent *V/V*)	Phase mobile B (pour cent *V/V*)	Commentaire
0	90	10	équilibrage
0 - 35	90 → 62	10 → 38	gradient linéaire
35 - 37	62 → 90	38 → 10	gradient linéaire

- comme détecteur, un spectrophotomètre réglé à 264 nm.

Injectez 20 µl de chaque solution. Ajustez la sensibilité du système de façon que la hauteur du pic principal du chromatogramme obtenu avec la solution témoin (b) représente au moins 50 pour cent de l'échelle totale de l'enregistreur.

L'essai n'est valable que si :

- le chromatogramme obtenu avec la solution témoin (a) présente 3 pics principaux (acide maléique, 2-benzylpyridine et phéniramine, par ordre d'élution),
- dans le chromatogramme obtenu avec la solution témoin (a), la résolution entre le pic correspondant à la 2-benzylpyridine et le pic correspondant à la phéniramine n'est pas inférieure à 8.

S'il apparaît, dans le chromatogramme obtenu avec la solution à examiner, d'autres pics que le pic principal et le pic correspondant à l'acide maléique, la surface d'aucun d'entre eux n'est supérieure à la surface du pic principal du chromatogramme obtenu avec la solution témoin (b) (0,2 pour cent) et la somme de leur surface n'est pas supérieure à 5 fois la surface du pic principal du chromatogramme obtenu avec la solution témoin (b) (1 pour cent). Ne tenez pas compte des pics dont la surface est inférieure à 0,5 fois la surface du pic principal du chromatogramme obtenu avec la solution témoin (b).

Métaux lourds (*2.4.8*). 1,0 g de maléate de phéniramine satisfait à l'essai limite C des métaux lourds (20 ppm). Préparez le témoin avec 2 ml de *solution à 10 ppm de plomb Pb R*.

Perte à la dessiccation (*2.2.32*). Déterminée à l'étuve à 60 °C sous vide pendant 3 h sur 1,000 g de maléate de phéniramine, la perte à la dessiccation n'est pas supérieure à 0,5 pour cent.

Cendres sulfuriques(*2.4.14*). Déterminé sur 1,0 g de maléate de phéniramine, le taux des cendres sulfuriques n'est pas supérieur à 0,1 pour cent.

DOSAGE

Dissolvez 0,260 g de maléate de phéniramine dans 50 ml d'*acide acétique anhydre R*. Titrez par l'*acide perchlorique 0,1 M*. Déterminez le point de fin de titrage par potentiométrie (*2.2.20*).

1 ml d'*acide perchlorique 0,1 M* correspond à 17,82 mg de $C_{20}H_{24}N_2O_4$.

CONSERVATION

A l'abri de la lumière.

IMPURETÉS

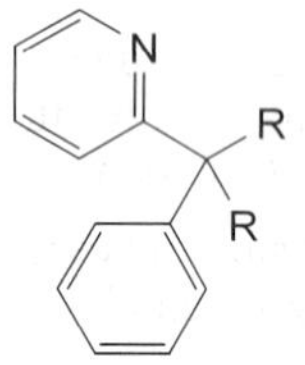

A. R = H : 2-benzylpyridine,

D. R = CH_2-CH_2-$N(CH_3)_2$: *N,N,N′,N′*-tétraméthyl-3-phényl-3-(pyridin-2-yl)pentane-1,5-diamine.

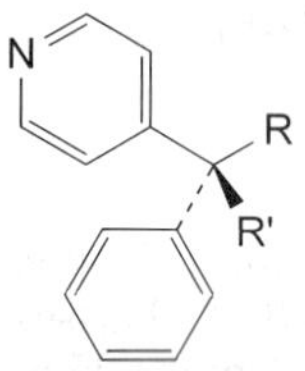

et énantiomère

B. R = R′ = H : 4-benzylpyridine,

C. R = CH_2-CH_2-$N(CH_3)_2$, R′ = H : (3*RS*)-*N,N*-dimethyl-3-phenyl-3-(pyridin-4-yl)propan-1-amine.

01/2002:0201

PHÉNOBARBITAL

Phenobarbitalum

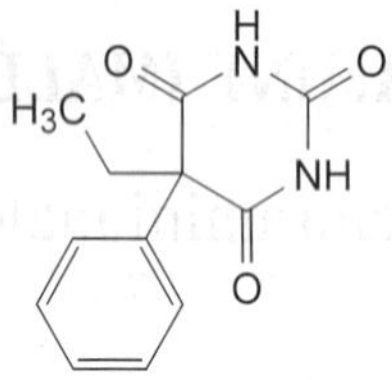

$C_{12}H_{12}N_2O_3$ M_r 232,2

DÉFINITION

Le phénobarbital contient au minimum 99,0 pour cent et au maximum l'équivalent de 101,0 pour cent de 5-éthyl-5-phénylpyrimidine-2,4,6(1*H*,3*H*,5*H*)-trione, calculé par rapport à la substance desséchée.

CARACTÈRES

Poudre cristalline blanche ou cristaux incolores, très peu solubles dans l'eau, facilement solubles dans l'alcool, solubles dans l'éther. Le phénobarbital donne des composés solubles dans l'eau avec les hydroxydes alcalins, les carbonates alcalins et l'ammoniaque.

IDENTIFICATION

Première identification : A, B.

Seconde identification : A, C, D.

A. Déterminez le point de fusion (*2.2.14*) du phénobarbital. Mélangez en proportions égales de la substance à examiner et du *phénobarbital SCR*, puis déterminez le point de fusion du mélange. La différence entre les 2 points de fusion observés vers 176 °C n'est pas supérieure à 2 °C.

B. Examinez le phénobarbital par spectrophotométrie d'absorption dans l'infrarouge (*2.2.24*), en comparant avec le spectre obtenu avec le *phénobarbital SCR*.

C. Opérez par chromatographie sur couche mince (*2.2.27*) en utilisant une plaque recouverte de *gel de silice* GF_{254} *R*.

Solution à examiner. Dissolvez 0,1 g de phénobarbital dans de l'*alcool R* et complétez à 100 ml avec le même solvant.

Solution témoin. Dissolvez 0,1 g de *phénobarbital SCR* dans de l'*alcool R* et complétez à 100 ml avec le même solvant.

Déposez séparément sur la plaque 10 µl de chaque solution. Mélangez 5 volumes d'*ammoniaque concentrée R*, 15 volumes d'*alcool R* et 80 volumes de *chloroforme R*. Utilisez la couche inférieure comme phase mobile. Développez sur un parcours de 18 cm. Examinez immédiatement en lumière ultraviolette à 254 nm. La tache principale du chromatogramme obtenu avec la solution à examiner est semblable quant à sa position et ses dimensions à la tache principale du chromatogramme obtenu avec la solution témoin.

D. Le phénobarbital donne la réaction des barbituriques non substitués à l'azote (*2.3.1*).

ESSAI

Aspect de la solution. Dissolvez 1,0 g de phénobarbital dans un mélange de 4 ml de *solution diluée d'hydroxyde de sodium R* et de 6 ml d'*eau R*. La solution est limpide (*2.2.1*) et n'est pas plus fortement colorée que la solution témoin J_6 (*2.2.2, Procédé II*).

Acidité. Chauffez à ébullition pendant 2 min 1,0 g de phénobarbital avec 50 ml d'*eau R*, puis laissez refroidir et filtrez. A 10 ml du filtrat, ajoutez 0,15 ml de *solution de rouge de méthyle R*. La solution est colorée en jaune orangé. Le virage de l'indicateur au jaune franc ne nécessite pas plus de 0,1 ml d'*hydroxyde de sodium 0,1 M*.

Substances apparentées. Opérez par chromatographie sur couche mince (*2.2.27*) en utilisant une plaque recouverte de *gel de silice* GF_{254} *R*.

Solution à examiner. Dissolvez 1,0 g de phénobarbital dans de l'*alcool R* et complétez à 100 ml avec le même solvant.

Solution témoin. Prélevez 0,5 ml de solution à examiner et complétez à 100 ml avec de l'*alcool R*.

Déposez séparément sur la plaque 20 µl de chaque solution. Mélangez 5 volumes d'*ammoniaque concentrée R*, 15 volumes d'*alcool R* et 80 volumes de *chloroforme R*. Utilisez la couche inférieure comme phase mobile. Développez sur un parcours de 15 cm. Examinez immédiatement en lumière ultraviolette à 254 nm. Pulvérisez du *réactif à la diphénylcarbazone-mercurique R*. Laissez sécher la plaque à l'air. Pulvérisez de la *solution alcoolique d'hydroxyde de potassium R* préparée extemporanément et diluée 5 fois avec de l'*alcool exempt d'aldéhyde R*. Chauffez la plaque à 100-105 °C pendant 5 min et examinez immédiatement. Si, en lumière ultraviolette et après pulvérisation, il apparaît d'autres taches que la tache principale dans le chromatogramme obtenu avec la solution à examiner, aucune d'entre elles n'est plus intense que la tache du chromatogramme obtenu avec la solution témoin (0,5 pour cent).

Perte à la dessiccation (*2.2.32*). Déterminée à l'étuve à 100-105 °C sur 1,00 g de phénobarbital, la perte à la dessiccation n'est pas supérieure à 0,5 pour cent.

Cendres sulfuriques (*2.4.14*). Déterminé sur 1,0 g de phénobarbital, le taux des cendres sulfuriques n'est pas supérieur à 0,1 pour cent.

DOSAGE

Dissolvez 0,100 g de phénobarbital dans 5 ml de *pyridine R*. Ajoutez 0,5 ml de *solution de thymolphtaléine R* et 10 ml de *solution de nitrate d'argent dans la pyridine R*. Titrez par la *solution éthanolique d'hydroxyde de sodium 0,1 M* jusqu'à coloration bleu franc. Effectuez un titrage à blanc.

1 ml de *solution éthanolique d'hydroxyde de sodium 0,1 M* correspond à 11,61 mg de $C_{12}H_{12}N_2O_3$.

01/2002:0630

PHÉNOBARBITAL SODIQUE

Phenobarbitalum natricum

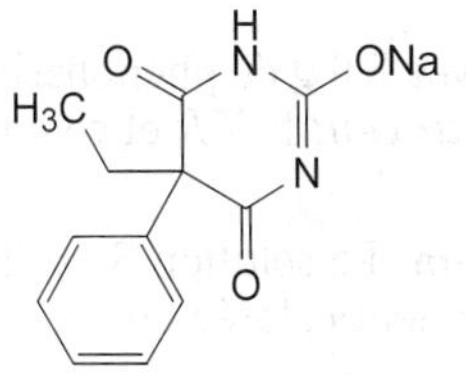

$C_{12}H_{11}N_2NaO_3$ M_r 254,2

DÉFINITION

Le phénobarbital sodique contient au minimum 99,0 pour cent et au maximum l'équivalent de 101,0 pour cent de dérivé sodique de 5-éthyl-5-phénylpyrimidine-2,4,6(1*H*,3*H*,5*H*)-trione, calculé par rapport à la substance desséchée.

CARACTÈRES

Poudre cristalline, blanche, hygroscopique, facilement soluble dans l'eau exempte de dioxyde de carbone (en laissant éventuellement une légère fraction insoluble), soluble dans l'alcool, pratiquement insoluble dans le chlorure de méthylène et dans l'éther.

IDENTIFICATION

Première identification : A, B, E.

Seconde identification : A, C, D, E.

A. Acidifiez 10 ml de solution S (voir Essai) avec de l'*acide chlorhydrique dilué R*. Agitez avec 20 ml d'*éther R*. Recueillez la couche éthérée. Lavez-la avec 10 ml d'*eau R*, puis desséchez-la sur du *sulfate de sodium anhydre R*. Filtrez et évaporez le filtrat à siccité. Desséchez le résidu à 100-105 °C. Déterminez le point de fusion (*2.2.14*) du résidu. Mélangez en proportions égales le résidu avec du *phénobarbital SCR*, puis déterminez le point de fusion du mélange. La différence entre les 2 points de fusion observés vers 176 °C n'est pas supérieure à 2 °C.

B. Examinez le résidu obtenu avec la substance à examiner dans l'identification A par spectrophotométrie d'absorption dans l'infrarouge (*2.2.24*), en comparant avec le spectre obtenu avec le *phénobarbital SCR*. Si les spectres obtenus à l'état solide présentent des différences, dissolvez séparément le résidu obtenu avec la substance à examiner et la substance de référence dans de l'*éthanol R*, évaporez à siccité et enregistrez de nouveaux spectres.

C. Opérez par chromatographie sur couche mince (*2.2.27*) en utilisant une plaque recouverte de *gel de silice* GF_{254} *R*.

Solution à examiner. Dissolvez 0,10 g de phénobarbital sodique dans de l'*alcool à 50 pour cent V/V R* et complétez à 100 ml avec le même solvant.

Solution témoin. Dissolvez 90 mg de *phénobarbital SCR* dans de l'*alcool à 50 pour cent V/V R* et complétez à 100 ml avec le même solvant.

Déposez séparément sur la plaque 10 µl de chaque solution. Mélangez 5 volumes d'*ammoniaque concentrée R*, 15 volumes d'*alcool R* et 80 volumes de *chloroforme R*. Utilisez la couche inférieure comme phase mobile. Développez sur un parcours de 18 cm. Examinez immédiatement en lumière ultraviolette à 254 nm. La tache principale du chromatogramme obtenu avec la solution à examiner est semblable quant à sa position et ses dimensions à la tache principale du chromatogramme obtenu avec la solution témoin.

D. Le phénobarbital sodique donne la réaction des barbituriques non substitués à l'azote (*2.3.1*).

E. Le phénobarbital sodique donne la réaction (a) du sodium (*2.3.1*).

ESSAI

Solution S. Dissolvez 5,0 g de phénobarbital sodique dans de l'*alcool à 50 pour cent V/V R* et complétez à 50 ml avec le même solvant.

Aspect de la solution. La solution S est limpide (*2.2.1*) et n'est pas plus fortement colorée que la solution témoin J_7 (*2.2.2, Procédé II*).

Détermination du pH (*2.2.3*). Dissolvez aussi complètement que possible 5,0 g de phénobarbital sodique dans de l'*eau exempte de dioxyde de carbone R* et complétez à 50 ml avec le même solvant. Le pH de la solution n'est pas supérieur à 10,2.

Substances apparentées. Opérez par chromatographie sur couche mince (*2.2.27*) en utilisant une plaque recouverte de *gel de silice* GF_{254} *R*.

Solution à examiner. Dissolvez 1,0 g de phénobarbital sodique dans de l'*alcool à 50 pour cent V/V R* et complétez à 100 ml avec le même solvant.

Solution témoin. Prélevez 0,5 ml de solution à examiner et complétez à 100 ml avec de l'*alcool à 50 pour cent V/V R*.

Déposez séparément sur la plaque 20 µl de chaque solution. Mélangez 5 volumes d'*ammoniaque concentrée R*, 15 volumes d'*alcool R* et 80 volumes de *chloroforme R*. Utilisez la couche inférieure comme phase mobile. Développez sur un parcours de 15 cm. Examinez immédiatement en lumière ultraviolette à 254 nm. Pulvérisez du *réactif à la diphénylcarbazone mercurique R*. Laissez sécher la plaque à l'air. Pulvérisez de la *solution alcoolique d'hydroxyde de potassium R* préparée extemporanément et diluée 5 fois avec de l'*alcool exempt d'aldéhyde R*. Chauffez la plaque à 100-105 °C pendant 5 min et examinez immédiatement. Si, en lumière ultraviolette et après pulvérisation, il apparaît d'autres taches que la tache principale dans le chromatogramme obtenu avec la solution à examiner, aucune d'entre elles n'est plus intense que la tache du chromatogramme obtenu avec la solution témoin (0,5 pour cent). Ne tenez pas compte de la tache au point de départ.

Perte à la dessiccation (*2.2.32*). Déterminée à l'étuve à 150 °C sur 0,500 g de phénobarbital sodique pendant 4 h, la perte à la dessiccation n'est pas supérieure à 7,0 pour cent.

DOSAGE

Dissolvez 0,150 g de phénobarbital sodique dans 2 ml d'*eau R* et ajoutez 8 ml d'*acide sulfurique 0,05 M*. Portez à ébullition puis refroidissez. Ajoutez 30 ml de *méthanol R* et agitez jusqu'à dissolution. Titrez par l'*hydroxyde de sodium 0,1 M*. Tracez la courbe potentiométrique (*2.2.20*). Après avoir dépassé le premier point d'inflexion, interrompez l'addition d'hydroxyde de sodium, ajoutez 10 ml de *pyridine R*, mélangez, puis continuez le titrage. Mesurez le volume d'*hydroxyde de sodium 0,1 M* utilisé entre les 2 points d'inflexion.

1 ml d'*hydroxyde de sodium 0,1 M* correspond à 25,42 mg de $C_{12}H_{11}N_2NaO_3$.

CONSERVATION

En récipient étanche.

01/2002:0631

PHÉNOL

Phenolum

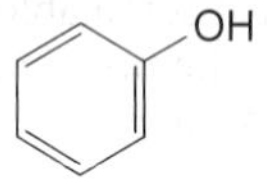

C_6H_6O M_r 94,1

DÉFINITION

Le phénol contient au minimum 99,0 pour cent et au maximum l'équivalent de 100,5 pour cent de C_6H_6O.

CARACTÈRES

Cristaux ou masses cristallines, incolores ou légèrement roses à légèrement jaunâtres, déliquescents, solubles dans l'eau, très solubles dans l'alcool, dans le chlorure de méthylène et dans le glycérol.

IDENTIFICATION

A. Dissolvez 0,5 g de phénol dans 2 ml d'*ammoniaque concentrée R*. La substance se dissout complètement. Complétez à 100 ml environ avec de l'*eau R*. A 2 ml de la solution diluée, ajoutez 0,05 ml de *solution concentrée d'hypochlorite de sodium R*. Il se développe une coloration bleue qui s'intensifie progressivement.

B. A 1 ml de solution S (voir Essai), ajoutez 10 ml d'*eau R* et 0,1 ml de *solution de chlorure ferrique R1*. Il apparaît une coloration violette qui disparaît par addition de 5 ml de *2-propanol R*.

C. A 1 ml de solution S, ajoutez 10 ml d'*eau R* et 1 ml d'*eau de brome R*. Il se forme un précipité jaune pâle.

ESSAI

Solution S. Dissolvez 1,0 g de phénol dans de l'*eau R* et complétez à 15 ml avec le même solvant.

Aspect de la solution. La solution S est limpide (*2.2.1*) et n'est pas plus fortement colorée que la solution témoin B_6 (*2.2.2, Procédé II*).

Acidité. A 2 ml de solution S, ajoutez 0,05 ml de *solution de méthylorange R*. La solution est colorée en jaune.

Monographies L - P

Point de solidification (*2.2.18*). Le point de solidification du phénol n'est pas inférieur à 39,5 °C.

Résidu à l'évaporation. Evaporez au bain-marie à siccité 5,000 g de phénol. Desséchez le résidu à 100-105 °C pendant 1h. Le résidu à l'évaporation n'est pas supérieur à 0,05 pour cent.

DOSAGE

Disolvez 2,000 g de phénol dans de l'*eau R* et complétez à 1000,0 ml avec le même solvant. Dans une fiole conique à bouchon rodé, introduisez 25,0 ml de solution. Ajoutez 50,0 ml de *bromure-bromate 0,0167 M* et 5 ml d'*acide chlorhydrique R*. Bouchez la fiole et laissez reposer en agitant de temps en temps pendant 30 min, puis laissez reposez pendant 15 min. Ajoutez 5 ml d'une solution d'*iodure de potassium R* à 200 g/l, agitez et titrez par le *thiosulfate de sodium 0,1 M* jusqu'à coloration jaune pâle. Ajoutez 0,5 ml de *solution d'amidon R* et 10 ml de *chloroforme R* et continuez le titrage en agitant énergiquement. Effectuez un titrage à blanc.

1 ml de *bromure-bromate 0,0167 M* correspond à 1,569 mg de C_6H_6O.

CONSERVATION

En récipient étanche, à l'abri de la lumière.

01/2002:1584

PHÉNOLPHTALÉINE

Phenolphtaleinum

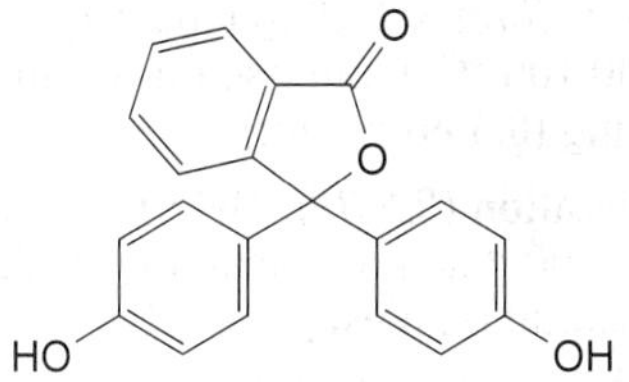

$C_{20}H_{14}O_4$ M_r 318,3

DÉFINITION

La phénolphtaléine contient au minimum 98,0 pour cent et au maximum l'équivalent de 101,0 pour cent de 3,3-bis(4-hydroxyphényl)isobenzofuran-1(3*H*)-one, calculé par rapport à la substance desséchée.

CARACTÈRES

Poudre blanche ou sensiblement blanche, pratiquement insoluble dans l'eau, soluble dans l'alcool.

La phénolphtaléine fond à une température voisine de 260 °C.

IDENTIFICATION

A. Dissolvez 25,0 mg de phénolphtaléine dans de l'*alcool R* et complétez à 100,0 ml avec le même solvant (solution A). Prélevez 2,0 ml de solution A, ajoutez 5,0 ml d'*acide chlorhydrique 1 M* et complétez à 50,0 ml avec de l'*alcool R* (solution A_1). Prélevez 10,0 ml de solution A, ajoutez 5,0 ml d'*acide chlorhydrique 1 M* et complétez à 50,0 ml avec de l'*alcool R* (solution A_2). Prélevez 2,0 ml de solution A, ajoutez 5,0 ml d'*hydroxyde de sodium 1 M* et complétez à 50,0 ml avec de l'*alcool R* (solution B). Examinée entre 220 nm et 250 nm (*2.2.25*), la solution A_1 présente un maximum d'absorption à 229 nm. L'absorbance spécifique à ce maximum de 229 nm est de 922 à 1018. Examinée entre 250 nm et 300 nm, la solution A_2 présente un maximum d'absorption à 276 nm. L'absorbance spécifique à ce maximum de 276 nm est de 142 à 158. Examinée entre 230 nm et 270 nm, la solution B présente un maximum d'absorption à 249 nm. L'absorbance spécifique à ce maximum de 249 nm est de 744 à 822.

B. Dissolvez 10 mg environ de phénolphtaléine dans de l'*alcool R*. Ajoutez 1 ml de *solution diluée d'hydroxyde de sodium R*. La solution est rouge. Ajoutez 5 ml d'*acide sulfurique dilué R*, la coloration disparaît.

ESSAI

Solution S. A 2,0 g de phénolphtaléine, ajoutez 40 ml d'*eau distillée R* et portez à ébullition. Refroidissez puis filtrez.

Aspect de la solution. Dissolvez 0,20 g de phénolphtaléine dans 5 ml d'*alcool R*. La solution est limpide (*2.2.1*) et n'est pas plus fortement colorée que la solution témoin J_7 (*2.2.2, Procédé II*).

Acidité ou alcalinité. A 10 ml de solution S, ajoutez 0,15 ml de *solution de bleu de bromothymol R1*. Ajoutez 0,05 ml d'*acide chlorhydrique 0,01 M*, la solution est jaune. Ajoutez 0,10 ml d'*hydroxyde de sodium 0,01 M*, la solution est bleue.

Substances apparentées. Opérez par chromatographie sur couche mince (*2.2.27*), en utilisant une *plaque au gel de silice F_{254} pour CCM R*.

Solution à examiner. Dissolvez 0,5 g de phénolphtaléine dans de l'*alcool R* et complétez à 10 ml avec le même solvant.

Solution témoin (a). Prélevez 1 ml de solution à examiner et complétez à 10 ml avec de l'*alcool R*. Prélevez 5 ml de solution et complétez à 100 ml avec de l'*alcool R*.

Solution témoin (b). Dissolvez 25 mg de *fluorène R* dans de l'*alcool R*, ajoutez 0,5 ml de solution à examiner et complétez à 10 ml avec de l'*alcool R*.

Déposez sur la plaque 5 µl de solution à examiner et 5 µl de chaque solution témoin. Développez sur un parcours correspondant aux deux tiers de la hauteur de la plaque, en utilisant un mélange de 50 volumes d'*acétone R* et de 50 volumes de *chlorure de méthylène R*. Laissez sécher la plaque à l'air. Examinez en lumière ultraviolette à 254 nm, puis examinez à nouveau après avoir exposé la plaque à des vapeurs d'ammoniaque. S'il apparaît, dans le chromatogramme obtenu avec la solution à examiner, d'autres taches que la tache principale, aucune d'entre elles n'est plus intense que la tache du chromatogramme obtenu avec la solution témoin (a) (0,5 pour cent). L'essai n'est valable que si le chromatogramme obtenu avec la solution témoin (b) présente 2 taches nettement séparées.

Chlorures (*2.4.4*). Prélevez 10 ml de solution S et complétez à 15 ml avec de l'*eau R*. La solution satisfait à l'essai limite des chlorures (100 ppm).

Sulfates (*2.4.13*). 15 ml de solution S satisfont à l'essai limite des sulfates (200 ppm).

Monographies L - P

Métaux lourds (*2.4.8*). Chauffez au bain-marie 3 g de phénolphtaléine et 50 ml d'*acide chlorhydrique dilué R* pendant 5 min, puis filtrez. Evaporez le filtrat à siccité presque complète et dissolvez le résidu dans 30 ml d'*eau R*. 12 ml de cette solution satisfont à l'essai limite A des métaux lourds (10 ppm). Préparez le témoin à l'aide de 10 ml de *solution à 1 ppm de plomb (Pb) R*.

Perte à la dessiccation (*2.2.32*). Déterminée à l'étuve à 100-105 °C sur 1,000 g de phénolphtaléine, la perte à la dessiccation n'est pas supérieure à 0,5 pour cent.

Cendres sulfuriques (*2.4.14*). Déterminé sur 1,0 g de phénolphtaléine, le taux des cendres sulfuriques n'est pas supérieur à 0,1 pour cent.

DOSAGE

Dissolvez 0,100 g de phénolphtaléine dans 5 ml de *diméthylformamide R*. Ajoutez 5 ml de *solution de carbonate de sodium R*, 10 ml de *solution de bicarbonate de sodium R*, 35 ml d'*eau R* et 50,0 ml d'*iode 0,05 M*. Ajoutez 10 ml de *chlorure de méthylène R* et 20 ml d'*acide sulfurique dilué R*. Titrez l'excès d'iode par le *thiosulfate de sodium 0,1 M*, en présence de 0,3 ml de *solution d'amidon R*, ajouté vers la fin du titrage. Effectuez un titrage à blanc.

1 ml d'*iode 0,05 M* correspond à 3,979 mg de $C_{20}H_{14}O_4$.

CONSERVATION

A l'abri de la lumière.

01/2002:0242

PHÉNOLSULFONEPHTALÉINE

Phenolsulfonphthaleinum

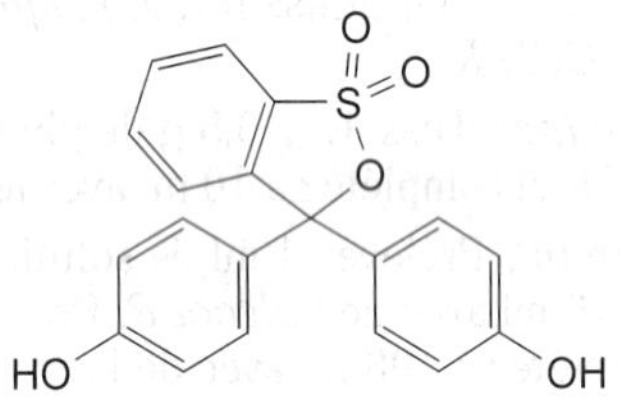

$C_{19}H_{14}O_5S$ M_r 354,4

DÉFINITION

La phénolsulfonephtaléine (rouge de phénol) contient au minimum 98,0 pour cent et au maximum l'équivalent de 102,0 pour cent de 1,1-dioxyde de 3,3-bis(4-hydroxyphényl)-3*H*-2,1-benzoxathiole, calculé par rapport à la substance desséchée.

CARACTÈRES

Poudre cristalline, rouge vif à rouge foncé, très peu soluble dans l'eau, peu soluble dans l'alcool.

IDENTIFICATION

A. Dissolvez 10 mg de phénolsulfonephtaléine dans une solution de *carbonate de sodium R* à 10 g/l et complétez à 200,0 ml avec la solution de carbonate de sodium. Prélevez 5,0 ml de la solution obtenue et complétez à 100,0 ml avec une solution de *carbonate de sodium R* à 10 g/l. Examinée de 400 nm à 630 nm (*2.2.25*), la solution présente un maximum d'absorption à 558 nm. L'absorbance spécifique au maximum est de 1900 à 2100.

B. Dissolvez 10 mg environ de phénolsulfonephtaléine dans 1 ml de *solution diluée d'hydroxyde de sodium R* et ajoutez 9 ml d'*eau R*. Il apparaît une coloration rouge foncé. A 5 ml de cette solution, ajoutez de l'*acide sulfurique dilué R* en léger excès. La coloration vire du rouge à l'orangé.

C. A 5 ml de solution préparée pour l'identification B, ajoutez 1 ml de *bromure-bromate 0,0167 M* et 1 ml d'*acide chlorhydrique dilué R*. Agitez et laissez reposer pendant 15 min. Alcalinisez par la *solution diluée d'hydroxyde de sodium R*. Il se développe une intense coloration bleu-violet.

ESSAI

Substances apparentées. Opérez par chromatographie sur couche mince (*2.2.27*) en utilisant une plaque recouverte de *gel de silice GF_{254} R*.

Solution à examiner. Dissolvez 0,1 g de phénolsulfonephtaléine dans de l'*hydroxyde de sodium 0,1 M* et complétez à 5 ml avec la même solution alcaline.

Solution témoin. Prélevez 0,5 ml de solution à examiner et complétez à 100 ml avec de l'*hydroxyde de sodium 0,1 M*.

Déposez séparément sur la plaque 10 µl de chaque solution. Développez sur un parcours de 15 cm avec un mélange de 25 volumes d'*acide acétique glacial R*, de 25 volumes d'*eau R* et de 100 volumes d'*alcool tert-pentylique R*. Laissez sécher la plaque à l'air jusqu'à évaporation complète du solvant, puis exposez-la aux vapeurs d'*ammoniaque concentrée R*. Examinez en lumière ultraviolette à 254 nm. Il peut apparaître une seule tache en plus de la tache principale dans le chromatogramme obtenu avec la solution à examiner, mais elle n'est pas plus intense que la tache du chromatogramme obtenu avec la solution témoin (0,5 pour cent).

Matière insoluble. A 1,0 g de phénolsulfonephtaléine finement pulvérisée, ajoutez 12 ml de *solution de bicarbonate de sodium R*. Laissez reposer pendant 1 h en agitant fréquemment, puis complétez à 100 ml avec de l'*eau R*. Laissez reposer pendant 15 h. Centrifugez à 2000-3000 *g* pendant 30 min. Décantez le liquide surnageant, lavez le résidu avec 25 ml d'une solution de *bicarbonate de sodium R* à 10 g/l, puis avec 25 ml d'*eau R*. Desséchez à 100-105 °C. La masse du résidu n'est pas supérieure à 5 mg (0,5 pour cent).

Perte à la dessiccation (*2.2.32*). Déterminée à l'étuve à 100-105 °C sur 1,00 g de phénolsulfonephtaléine pulvérisée, la perte à la dessiccation n'est pas supérieure à 1,0 pour cent.

Cendres sulfuriques (*2.4.14*). Déterminé sur 0,5 g de phénolsulfonephtaléine, le taux des cendres sulfuriques n'est pas supérieur à 0,2 pour cent.

DOSAGE

Dissolvez 0,900 g de phénolsulfonephtaléine dans 15 ml d'*hydroxyde de sodium 1 M* et complétez à 250,0 ml avec de l'*eau R*. Dans une fiole à bouchon rodé, introduisez 10,0 ml de cette solution, ajoutez 25 ml d'*acide acétique glacial R*, 20,0 ml de *bromate de potassium 0,0167 M*, 5 ml d'une solution de *bromure de potassium R* à 100 g/l et 5 ml d'*acide chlorhydrique R*. Laissez reposer à l'abri de la lumière pendant 15 min, puis ajoutez 10 ml d'une solution d'*iodure de potassium R* à 100 g/l. Titrez immédiatement par le *thiosulfate de sodium 0,1 M* en présence de 0,1 ml de *solution d'amidon R*.

1 ml de *bromate de potassium 0,0167 M* correspond à 4,43 mg de $C_{19}H_{14}O_5S$.

01/2002:0781

PHÉNOXYÉTHANOL

Phenoxyethanolum

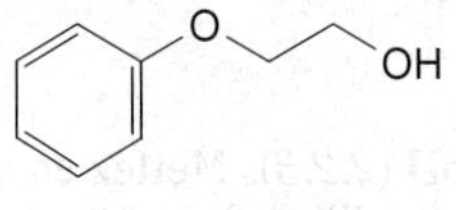

$C_8H_{10}O_2$ M_r 138,2

DÉFINITION

Le phénoxyéthanol contient au minimum 99,0 pour cent et au maximum l'équivalent de 100,5 pour cent *m/m* de 2-phénoxyéthanol.

CARACTÈRES

Liquide légèrement visqueux, incolore, peu soluble dans l'eau, miscible à l'acétone, à l'alcool et au glycérol, peu soluble dans l'huile d'arachide et dans l'huile d'olive.

IDENTIFICATION

Première identification : C.

Seconde identification : A, B, D.

A. L'indice de réfraction (*2.2.6*) est de 1,537 à 1,539.

B. Dissolvez 80,0 mg de phénoxyéthanol dans de l'*eau R* et complétez à 100,0 ml avec le même solvant. Prélevez 10,0 ml de solution et complétez à 100,0 ml avec de l'*eau R*. Examinée de 240 nm à 350 nm (*2.2.25*), la solution présente 2 maximums d'absorption respectivement à 269 nm et à 275 nm. Les absorbances spécifiques aux maximums sont respectivement de 95 à 105 et de 75 à 85.

C. Examinez le phénoxyéthanol par spectrophotométrie d'absorption dans l'infrarouge (*2.2.24*), en comparant avec le spectre obtenu avec le *phénoxyéthanol SCR*.

D. Agitez pendant 30 min 2 ml de phénoxyéthanol avec un mélange de 4 g de *permanganate de potassium R*, de 5,4 g de *carbonate de sodium R* et de 75 ml d'*eau R*. Ajoutez 25 g de *chlorure de sodium R* et agitez continuellement pendant 60 min. Filtrez et acidifiez par de l'*acide chlorhydrique R* jusqu'à pH 1,7 environ. Le point de fusion (*2.2.14*) du précipité, après recristallisation dans l'*eau R*, est de 96 °C à 99 °C.

ESSAI

Densité (*2.2.5*) : 1,105 à 1,110.

Substances apparentées. Opérez par chromatographie en phase gazeuse (*2.2.28*) en utilisant le *laurate de méthyle R* comme étalon interne.

Solution d'étalon interne. Dissolvez 1,25 g de *laurate de méthyle R* dans du *chlorure de méthylène R* et complétez à 25 ml avec le même solvant.

Solution à examiner (a). Dissolvez 5,0 g de phénoxyéthanol dans du *chlorure de méthylène R* et complétez à 10,0 ml avec le même solvant.

Solution à examiner (b). Dissolvez 5,0 g de phénoxyéthanol dans du *chlorure de méthylène R*, ajoutez 1,0 ml de solution d'étalon interne et complétez à 10,0 ml avec du *chlorure de méthylène R*.

Solution témoin. Prélevez 1,0 ml de solution à examiner (a), ajoutez 10,0 ml de solution d'étalon interne et complétez à 100,0 ml avec du *chlorure de méthylène R*.

La chromatographie peut être réalisée en utilisant :

– une colonne de verre d'une longueur de 1,5 m et d'un diamètre intérieur de 4 mm, remplie de *terre d'infusoires silanisée pour chromatographie en phase gazeuse R* (150 µm à 180 µm) imprégnée de 3 pour cent *m/m* de *polyméthylphénylsiloxane R*,

– comme gaz vecteur, de l'*azote pour chromatographie R*, à un débit de 30 ml/min,

– un détecteur à ionisation de flamme,

en maintenant la température de la colonne à 130 °C, et celle de la chambre à injection et du détecteur à 200 °C.

Injectez 1 µl de solution témoin. Ajustez la sensibilité du détecteur de façon que la hauteur des 2 pics, à part celui dû au solvant, représente 70 pour cent au minimum de l'échelle totale de l'enregistreur. Les substances sont éluées dans l'ordre suivant : phénoxyéthanol et laurate de méthyle. L'essai n'est valable que si la résolution entre les pics correspondant respectivement au phénoxyéthanol et au laurate de méthyle n'est pas inférieure à 12.

Injectez 1 µl de solution à examiner (a). Vérifiez que le chromatogramme obtenu ne présente pas de pic dont le temps de rétention soit le même que celui du pic correspondant à l'étalon interne.

Injectez séparément 1 µl de solution à examiner (b) et de solution témoin. Continuez la chromatographie pendant 5 fois le temps de rétention du phénoxyéthanol (qui est de 5 min environ). A partir du chromatogramme obtenu avec la solution témoin, calculez le rapport (*R*) entre la surface du pic dû au phénoxyéthanol et la surface du pic dû à l'étalon interne. S'il apparaît, dans le chromatogramme obtenu avec la solution à examiner (b), d'autres pics que le pic principal, le pic dû à l'étalon interne et le pic dû au solvant, calculez le rapport entre la somme de la surface de ces pics et la surface du pic dû à l'étalon interne : ce rapport n'est pas supérieur à *R* (1,0 pour cent).

Phénol. Dissolvez 1,00 g de phénoxyéthanol dans 50 ml de *chlorure de méthylène R*. Ajoutez 1 ml de *solution diluée d'hydroxyde de sodium R* et 10 ml d'*eau R*. Agitez. Lavez la couche supérieure avec 2 fois 20 ml de *chlorure de méthylène R* et complétez la couche supérieure à 100,0 ml avec de l'*eau R*. Mesurez l'absorbance de la solution au maximum à 287 nm. L'absorbance (*2.2.25*) n'est pas supérieure à 0,27 (0,1 pour cent).

DOSAGE

Dans une fiole à acétylation équipée d'un réfrigérant à air, introduisez 2,000 g de phénoxyéthanol. Ajoutez 10,0 ml de *solution d'anhydride acétique R1* récemment préparée. Chauffez au bain-marie pendant 45 min en agitant fréquemment. Refroidissez avant d'ajouter avec précaution 10 ml d'*eau R*, puis chauffez pendant encore 2 min. Refroidissez, ajoutez 10 ml de *butanol R* et agitez vigoureusement. Titrez l'excès d'acide acétique par l'*hydroxyde de sodium 1 M* en présence de 0,2 ml de *solution de phénolphtaléine R*. Effectuez un titrage à blanc. La différence entre les 2 titrages représente la quantité d'anhydride acétique nécessaire à l'acétylation de la substance à examiner.

1 ml d'*hydroxyde de sodium 1 M* correspond à 0,1382 g de $C_8H_{10}O_2$.

Monographies L - P

01/2002:0148

PHÉNOXYMÉTHYLPÉNICILLINE

Phenoxymethylpenicillinum

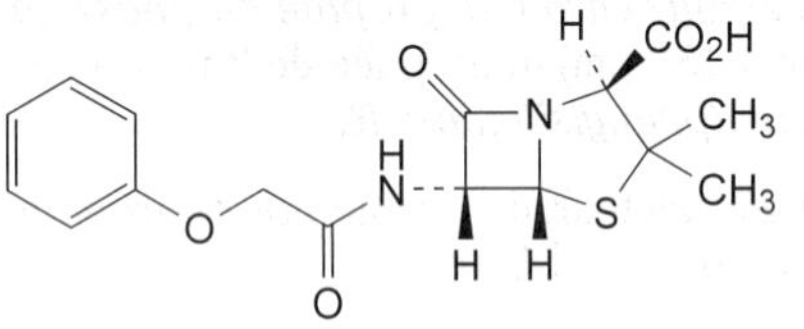

$C_{16}H_{18}N_2O_5S$ M_r 350,4

DÉFINITION

La phénoxyméthylpénicilline est l'acide (2*S*,5*R*,6*R*)-3,3-diméthyl-7-oxo-6-[(phénoxyacétyl)amino]-4-thia-1-azabicyclo[3.2.0]heptane-2-carboxylique, substance élaborée par certaines souches de *Penicillium notatum* ou par d'autres organismes apparentés, dans un milieu de culture additionné d'un précurseur approprié, ou obtenue par tout autre moyen. La somme des teneurs pour cent en phénoxyméthylpénicilline et en 4-hydroxyphénoxyméthylpénicilline n'est pas inférieure à 95,0 pour cent ni supérieure à l'équivalent de 100,5 pour cent, calculée par rapport à la substance anhydre.

CARACTÈRES

Poudre cristalline, blanche, légèrement hygroscopique, très peu soluble dans l'eau, soluble dans l'alcool.

IDENTIFICATION

Première identification : B.

Seconde identification : A, C, D.

A. La phénoxyméthylpénicilline satisfait à l'essai de détermination du pH (voir Essai).

B. Examinez la phénoxyméthylpénicilline par spectrophotométrie d'absorption dans l'infrarouge (*2.2.24*), en comparant avec le spectre obtenu avec la *phénoxyméthylpénicilline SCR*.

C. Opérez par chromatographie sur couche mince (*2.2.27*), en utilisant une plaque recouverte de *gel de silice silanisé H R*.

Solution à examiner. Dissolvez 25 mg de phénoxyméthylpénicilline dans 5 ml d'*acétone R*.

Solution témoin (a). Dissolvez 25 mg de *phénoxyméthylpénicilline SCR* dans 5 ml d'*acétone R*.

Solution témoin (b). Dissolvez 25 mg de *benzylpénicilline potassique SCR* et 25 mg de *phénoxyméthylpénicilline potassique SCR* dans 5 ml d'*eau R*.

Déposez sur la plaque 1 µl de chaque solution. Développez sur un parcours de 15 cm avec un mélange de 30 volumes d'*acétone R* et de 70 volumes d'une solution d'*acétate d'ammonium R* à 154 g/l ajustée à pH 5,0 avec de l'*acide acétique glacial R*. Laissez sécher la plaque à l'air et exposez-la à des vapeurs d'iode jusqu'à apparition des taches. Examinez à la lumière du jour. La tache principale du chromatogramme obtenu avec la solution à examiner est semblable quant à sa position, sa coloration et ses dimensions à la tache principale du chromatogramme obtenu avec la solution témoin (a). L'identification n'est valable que si le chromatogramme obtenu avec la solution témoin (b) présente 2 taches nettement séparées.

D. Dans un tube à essai d'une longueur de 150 mm et d'un diamètre de 15 mm environ, introduisez 2 mg environ de phénoxyméthylpénicilline. Humectez avec 0,05 ml d'*eau R*. Ajoutez 2 ml de *réactif à l'acide sulfurique et au formaldéhyde R*. Mélangez le contenu du tube en tournant ; la solution est brun-rouge. Placez le tube au bain-marie pendant 1 min. Il se développe une coloration brun-rouge foncé.

ESSAI

Détermination du pH (*2.2.3*). Mettez en suspension 50 mg de phénoxyméthylpénicilline dans 10 ml d'*eau exempte de dioxyde de carbone R*. Le pH de la solution est de 2,4 à 4,0.

Pouvoir rotatoire spécifique (*2.2.7*). Dissolvez 0,250 g de phénoxyméthylpénicilline dans du *butanol R* et complétez à 25,0 ml avec le même solvant. Calculé par rapport à la substance anhydre, le pouvoir rotatoire spécifique est de + 186 à + 200.

Substances apparentées. Opérez par chromatographie liquide (*2.2.29*) selon les indications du dosage. Injectez 20 µl de solution témoin (d) et effectuez l'élution isocratique avec la phase mobile choisie jusqu'à l'élution du pic de la phénoxyméthylpénicilline. Ajustez la sensibilité du système de façon à obtenir un pic dont le rapport signal/bruit n'est pas inférieur à 3. Injectez 20 µl de solution témoin (e). Injectez 20 µl de solution à examiner (b) et commencez l'élution isocratique. Immédiatement après l'élution du pic de la phénoxyméthylpénicilline, commencez le gradient linéaire d'élution suivant :

Intervalle (min)	Phase mobile A (pour cent *V/V*)	Phase mobile B (pour cent *V/V*)	Commentaire
0 - 20	60 → 0	40 → 100	gradient linéaire
20 - 35	0	100	isocratique
35 - 50	0 → 60	100 → 40	rééquilibrage

Injectez le mélange de dissolution et appliquez le même programme d'élution pour obtenir un blanc. S'il apparaît, dans le chromatogramme obtenu avec la solution à examiner (b), d'autres pics que le pic principal et un pic correspondant à la 4-hydroxyphénoxyméthylpénicilline, la surface d'aucun d'entre eux n'est supérieure à celle du pic principal du chromatogramme obtenu avec la solution témoin (e) (1 pour cent).

4-Hydroxyphénoxyméthylpénicilline. Opérez par chromatographie liquide (*2.2.29*) selon les indications du dosage. Calculée par rapport à la substance anhydre, la teneur en 4-hydroxyphénoxyméthylpénicilline n'est pas supérieure à 4,0 pour cent.

Teneur en eau (*2.5.12*). Déterminée par semi-microdosage sur 1,000 g de phénoxyméthylpénicilline, la teneur en eau n'est pas supérieure à 0,5 pour cent.

DOSAGE

Opérez par chromatographie liquide (*2.2.29*).

Mélange de dissolution. A 250 ml de *solution de phosphate monopotassique 0,2 M R*, ajoutez 500 ml d'*eau R* et ajustez à pH 6,5 avec une solution d'*hydroxyde de sodium R* à 8,4 g/l. Complétez à 1000 ml avec de l'*eau R*.

Solution à examiner (a). Dissolvez 50,0 mg de phénoxyméthylpénicilline dans le mélange de dissolution et complétez à 50,0 ml avec le même mélange.

Solution à examiner (b). Préparez immédiatement avant l'emploi. Dissolvez 80,0 mg de phénoxyméthylpénicilline dans le mélange de dissolution et complétez à 20,0 ml avec le même mélange.

Solution témoin (a). Dissolvez 55,0 mg de *phénoxyméthylpénicilline potassique SCR* dans le mélange de dissolution et complétez à 50,0 ml avec le même mélange.

Solution témoin (b). Dissolvez 20,0 mg de *4-hydroxyphénoxyméthylpénicilline SCR* dans le mélange de dissolution et complétez à 50,0 ml avec le même mélange. Prélevez 5,0 ml de cette solution et complétez à 100,0 ml avec le mélange de dissolution.

Solution témoin (c). Dissolvez 10 mg de *phénoxyméthylpénicilline potassique SCR* et 10 mg de *benzylpénicilline sodique SCR* dans le mélange de dissolution et complétez à 50 ml avec le même mélange.

Solution témoin (d). Prélevez 1,0 ml de solution témoin (a) et complétez à 20 ml avec le mélange de dissolution. Prélevez 1,0 ml de cette solution et complétez à 50 ml avec le mélange de dissolution.

Solution témoin (e). Prélevez 1,0 ml de solution témoin (a) et complétez à 25,0 ml avec le mélange de dissolution.

La chromatographie peut être réalisée en utilisant :

- une colonne d'une longueur de 0,25 m et d'un diamètre intérieur de 4,6 mm, remplie de *gel de silice octadécylsilylé pour chromatographie R* (5 µm),
- comme phase mobile à un débit de 1,0 ml/min :

  Phase mobile A. Mélangez 10 volumes de *solution tampon phosphate pH 3,5 R*, 30 volumes de *méthanol R* et 60 volumes d'*eau R*,

  Phase mobile B. Mélangez 10 volumes de *solution tampon phosphate pH 3,5 R*, 35 volumes d'*eau R* et 55 volumes de *méthanol R*,
- comme détecteur, un spectrophotomètre réglé à 254 nm.

Equilibrez la colonne avec une phase mobile dont le rapport A:B est de 60:40. Injectez 20 µl de solution témoin (c). L'essai n'est valable que si, dans le chromatogramme obtenu, la résolution entre les 2 pics principaux n'est pas inférieure à 6,0 (si nécessaire, ajustez le rapport A:B de la phase mobile) et le coefficient de distribution massique du second pic (phénoxyméthylpénicilline) est de 5,0 à 7,0. Injectez 6 fois la solution témoin (a). L'essai n'est valable que si l'écart type relatif de la surface du pic principal n'est pas supérieur à 1,0 pour cent. Injectez en alternance la solution à examiner (a) et les solutions témoins (a) et (b).

Calculez la teneur pour cent en phénoxyméthylpénicilline en multipliant par 0,902 la teneur pour cent en phénoxyméthylpénicilline potassique. Calculez la teneur pour cent en 4-hydroxyphénoxyméthylpénicilline.

CONSERVATION

En récipient étanche.

IMPURETÉS

A. benzylpénicilline,

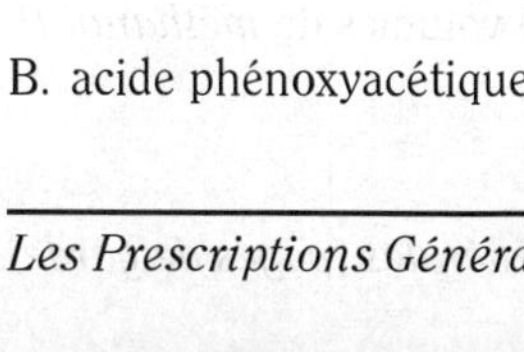

B. acide phénoxyacétique,

C. acide (2*S*,5*R*,6*R*)-6-amino-3,3-diméthyl-7-oxo-4-thia-1-azabicyclo[3.2.0]heptane-2-carboxylique (acide 6-aminopénicillanique),

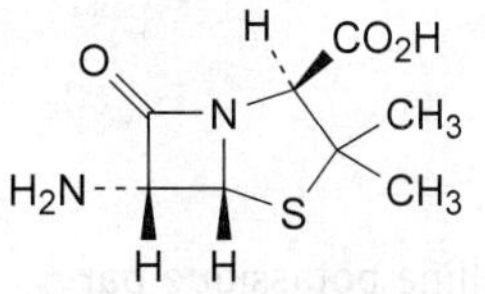

D. acide (2*S*,5*R*,6*R*)-3,3-diméthyl-7-oxo-6-[[2-(4-hydroxyphénoxy)acétyl]amino]-4-thia-1-azabicyclo[3.2.0]heptane-2-carboxylique (4-hydroxyphénoxyméthylpénicilline),

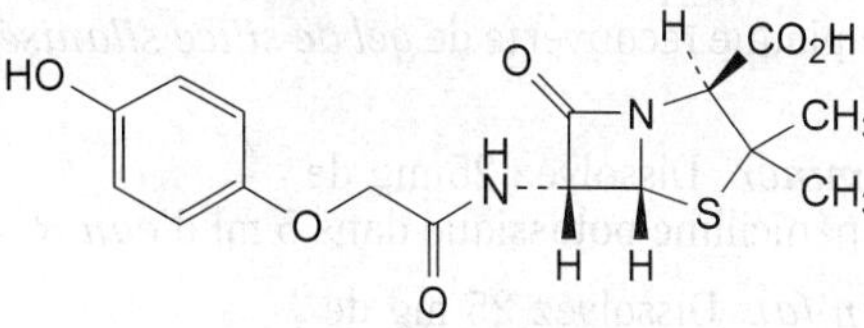

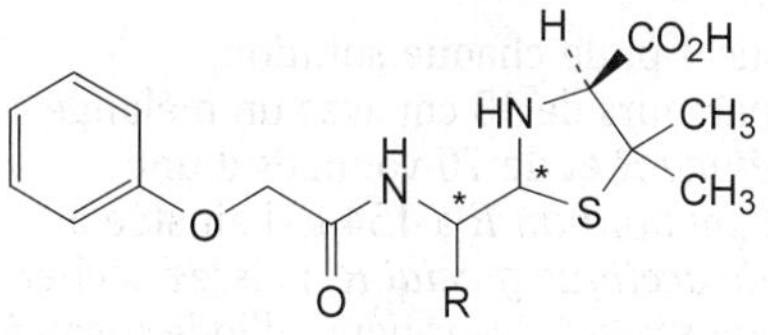

E. R = CO_2H : acide (4*S*)-2-[carboxy[(phénoxyacétyl)amino]méthyl]-5,5-diméthylthiazolidine-4-carboxylique (acides pénicilloïques de phénoxyméthylpénicilline),

F. R = H : acide (2*RS*,4*S*)-5,5-diméthyl-2-[[(phénoxyacétyl)amino]méthyl]thiazolidine-4-carboxylique (acides pénilloïques de phénoxyméthylpénicilline).

01/2002:0149

PHÉNOXYMÉTHYLPÉNICILLINE POTASSIQUE

Phenoxymethylpenicillinum kalicum

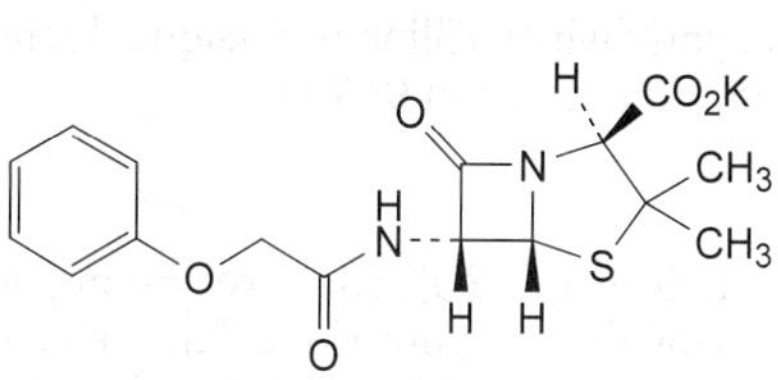

$C_{16}H_{17}KN_2O_5S$ M_r 388,5

DÉFINITION

La phénoxyméthylpénicilline potassique est le (2*S*,5*R*,6*R*)-3,3-diméthyl-7-oxo-6-[(phénoxyacétyl)amino]-4-thia-1-azabicyclo[3.2.0]heptane-2-carboxylate de potassium, substance élaborée par certaines souches de *Penicillium notatum* ou par d'autres organismes apparentés, dans un milieu de culture additionné d'un précurseur approprié, ou obtenue par tout autre moyen. La somme des teneurs pour cent en phénoxyméthylpénicilline potassique et en 4-hydroxyphénoxyméthylpénicilline potassique n'est pas inférieure à 95,0 pour cent ni supérieure à l'équivalent de 100,5 pour cent, calculée par rapport à la substance anhydre.

CARACTÈRES

Poudre cristalline, blanche, facilement soluble dans l'eau, pratiquement insoluble dans l'alcool.

IDENTIFICATION

Première identification : A, D.

Seconde identification : B, C, D.

A. Examinez la phénoxyméthylpénicilline potassique par spectrophotométrie d'absorption dans l'infrarouge (*2.2.24*), en comparant avec le spectre obtenu avec la *phénoxyméthylpénicilline potassique SCR*.

B. Opérez par chromatographie sur couche mince (*2.2.27*), en utilisant une plaque recouverte de *gel de silice silanisé H R*.

Solution à examiner. Dissolvez 25 mg de phénoxyméthylpénicilline potassique dans 5 ml d'*eau R*.

Solution témoin (a). Dissolvez 25 mg de *phénoxyméthylpénicilline potassique SCR* dans 5 ml d'*eau R*.

Solution témoin (b). Dissolvez 25 mg de *benzylpénicilline potassique SCR* et 25 mg de *phénoxyméthylpénicilline potassique SCR* dans 5 ml d'*eau R*.

Déposez sur la plaque 1 µl de chaque solution. Développez sur un parcours de 15 cm avec un mélange de 30 volumes d'*acétone R* et de 70 volumes d'une solution d'*acétate d'ammonium R* à 154 g/l ajustée à pH 5,0 avec de l'*acide acétique glacial R*. Laissez sécher la plaque à l'air et exposez-la à des vapeurs d'iode jusqu'à apparition des taches. Examinez à la lumière du jour. La tache principale du chromatogramme obtenu avec la solution à examiner est semblable quant à sa position, sa coloration et ses dimensions à la tache principale du chromatogramme obtenu avec la solution témoin (a). L'identification n'est valable que si le chromatogramme obtenu avec la solution témoin (b) présente 2 taches nettement séparées.

C. Dans un tube à essai d'une longueur de 150 mm et d'un diamètre de 15 mm environ, introduisez 2 mg environ de phénoxyméthylpénicilline potassique. Humectez avec 0,05 ml d'*eau R*. Ajoutez 2 ml de *réactif à l'acide sulfurique et au formaldéhyde R*. Mélangez le contenu du tube en tournant ; la solution est brun-rouge. Placez le tube au bain-marie pendant 1 min. Il se développe une coloration brun-rouge foncé.

D. La phénoxyméthylpénicilline potassique donne la réaction (a) du potassium (*2.3.1*).

ESSAI

Détermination du pH (*2.2.3*). Dissolvez 50 mg de phénoxyméthylpénicilline potassique dans de l'*eau exempte de dioxyde de carbone R* et complétez à 10 ml avec le même solvant. Le pH de la solution est de 5,5 à 7,5.

Pouvoir rotatoire spécifique (*2.2.7*). Dissolvez 0,250 g de phénoxyméthylpénicilline potassique dans de l'*eau exempte de dioxyde de carbone R* et complétez à 25,0 ml avec le même solvant. Calculé par rapport à la substance anhydre, le pouvoir rotatoire spécifique est de + 215 à + 230.

Substances apparentées. Opérez par chromatographie liquide (*2.2.29*) selon les indications du dosage. Injectez 20 µl de solution témoin (d) et effectuez l'élution isocratique avec la phase mobile choisie jusqu'à l'élution du pic de la phénoxyméthylpénicilline. Ajustez la sensibilité du système de façon à obtenir un pic dont le rapport signal/bruit n'est pas inférieur à 3. Injectez 20 µl de solution témoin (e). Injectez 20 µl de solution à examiner (b) et commencez l'élution isocratique. Immédiatement après l'élution du pic de la phénoxyméthylpénicilline, commencez le gradient linéaire suivant :

Intervalle (min)	Phase mobile A (pour cent V/V)	Phase mobile B (pour cent V/V)	Commentaire
0 - 20	60 → 0	40 → 100	gradient linéaire
20 - 35	0	100	isocratique
35 - 50	0 → 60	100 → 40	rééquilibrage

Injectez le mélange de dissolution et appliquez le même programme d'élution pour obtenir un blanc. S'il apparaît, dans le chromatogramme obtenu avec la solution à examiner (b), d'autres pics que le pic principal et un pic correspondant à la 4-hydroxyphénoxyméthylpénicilline, la surface d'aucun d'entre eux n'est supérieure à celle du pic principal du chromatogramme obtenu avec la solution témoin (e) (1 pour cent).

4-Hydroxyphénoxyméthylpénicilline potassique. Opérez par chromatographie liquide (*2.2.29*) selon les indications du dosage. Calculée par rapport à la substance anhydre, la teneur en 4-hydroxyphénoxyméthylpénicilline potassique n'est pas supérieure à 4,0 pour cent.

Teneur en eau (*2.5.12*). Déterminée par semi-microdosage sur 1,000 g de phénoxyméthylpénicilline potassique, la teneur en eau n'est pas supérieure à 1,0 pour cent.

DOSAGE

Opérez par chromatographie liquide (*2.2.29*).

Mélange de dissolution. A 250 ml de *solution de phosphate monopotassique 0,2 M R*, ajoutez 500 ml d'*eau R* et ajustez à pH 6,5 avec une solution d'*hydroxyde de sodium R* à 8,4 g/l. Complétez à 1000 ml avec de l'*eau R*.

Solution à examiner (a). Dissolvez 50,0 mg de phénoxyméthylpénicilline potassique dans le mélange de dissolution et complétez à 50,0 ml avec le même mélange.

Solution à examiner (b). Préparez immédiatement avant l'emploi. Dissolvez 80,0 mg de phénoxyméthylpénicilline potassique dans le mélange de dissolution et complétez à 20,0 ml avec le même mélange.

Solution témoin (a). Dissolvez 50,0 mg de *phénoxyméthylpénicilline potassique SCR* dans le mélange de dissolution et complétez à 50,0 ml avec le même mélange.

Solution témoin (b). Dissolvez 20,0 mg de *4-hydroxyphénoxyméthylpénicilline SCR* dans le mélange de dissolution et complétez à 50,0 ml avec le même mélange. Prélevez 5,0 ml de cette solution et complétez à 100,0 ml avec le mélange de dissolution.

Solution témoin (c). Dissolvez 10 mg de *phénoxyméthylpénicilline potassique SCR* et 10 mg de *benzylpénicilline sodique SCR* dans le mélange de dissolution et complétez à 50 ml avec le même mélange.

Solution témoin (d). Prélevez 1,0 ml de solution témoin (a) et complétez à 20 ml avec le mélange de dissolution. Prélevez 1,0 ml de cette solution et complétez à 50 ml avec le mélange de dissolution.

Solution témoin (e). Prélevez 1,0 ml de solution témoin (a) et complétez à 25,0 ml avec le mélange de dissolution.

La chromatographie peut être réalisée en utilisant :

- une colonne d'une longueur de 0,25 m et d'un diamètre intérieur de 4,6 mm, remplie de *gel de silice octadécylsilylé pour chromatographie R* (5 µm),
- comme phase mobile, à un débit de 1,0 ml/min :

  Phase mobile A. Mélangez 10 volumes de *solution tampon phosphate pH 3,5 R*, 30 volumes de *méthanol R* et 60 volumes d'*eau R*,

Monographies L - P

Phase mobile B. Mélangez 10 volumes de *solution tampon phosphate pH 3,5 R,* 35 volumes d'*eau R* et 55 volumes de *méthanol R,*

- comme détecteur, un spectrophotomètre réglé à 254 nm.

Equilibrez la colonne avec une phase mobile dont le rapport A:B est de 60:40. Injectez 20 µl de solution témoin (c). L'essai n'est valable que si, dans le chromatogramme obtenu, la résolution entre les 2 pics principaux n'est pas inférieure à 6,0 (si nécessaire, ajustez le rapport A:B de la phase mobile) et le coefficient de distribution massique du second pic (phénoxyméthylpénicilline) est de 5,0 à 7,0. Injectez 6 fois la solution témoin (a). L'essai n'est valable que si l'écart type relatif de la surface du pic principal n'est pas supérieur à 1,0 pour cent. Injectez en alternance la solution à examiner (a) et les solutions témoins (a) et (b).

Calculez la teneur pour cent en phénoxyméthylpénicilline potassique. Calculez la teneur pour cent en 4-hydroxyphénoxyméthylpénicilline potassique en multipliant par 1,104 la teneur pour cent en 4-hydroxyphénoxyméthylpénicilline.

IMPURETÉS

A. benzylpénicilline,

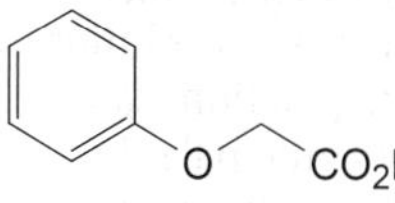

B. acide phénoxyacétique,

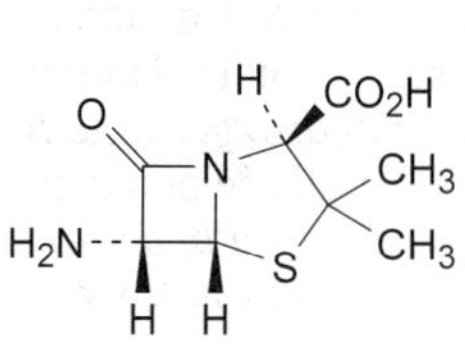

C. acide (2*S*,5*R*,6*R*)-6-amino-3,3-diméthyl-7-oxo-4-thia-1-azabicyclo[3.2.0]heptane-2-carboxylique (acide 6-aminopénicillanique),

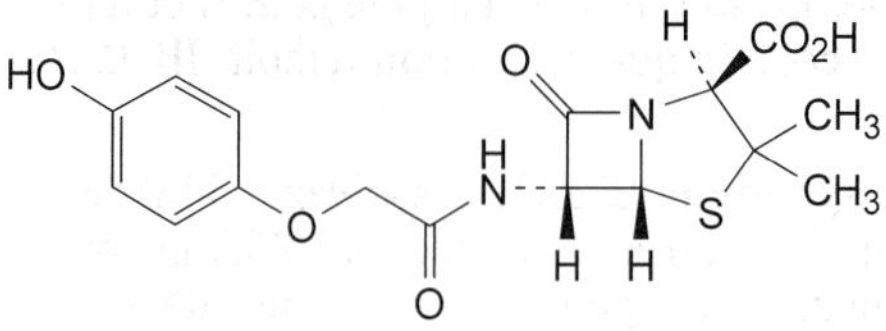

D. acide (2*S*,5*R*,6*R*)-3,3-diméthyl-7-oxo-6-[[2-(4-hydroxyphénoxy)acétyl]amino]-4-thia-1-azabicyclo[3.2.0]heptane-2-carboxylique (4-hydroxyphénoxyméthylpénicilline),

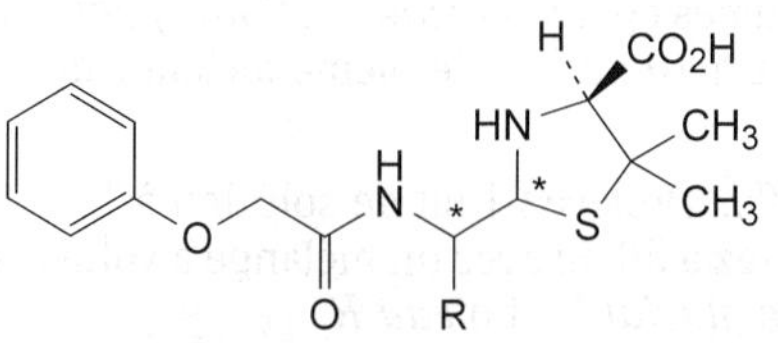

E. R = CO_2H : acide (4*S*)-2-[carboxy[(phénoxyacétyl)amino]méthyl]-5,5-diméthylthiazolidine-4-carboxylique (acides pénicilloïques de phénoxyméthylpénicilline),

F. R = H : acide (2*RS*,4*S*)-5,5-diméthyl-2-[[(phénoxyacétyl)amino]méthyl]thiazolidine-4-carboxylique (acides pénilloïques de phénoxyméthylpénicilline).

01/2002:1138

PHENTOLAMINE (MÉSILATE DE)

Phentolamini mesilas

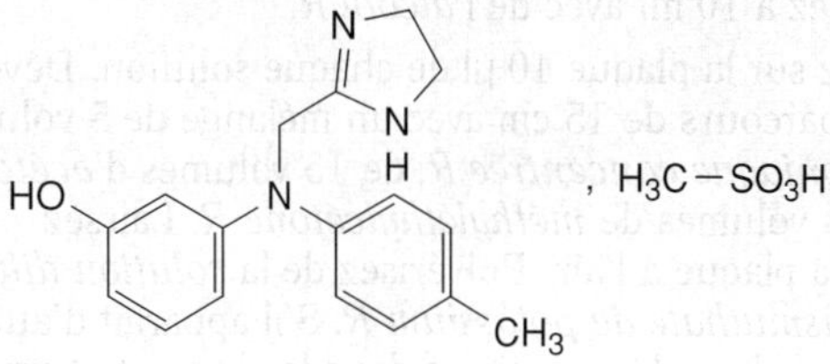

$C_{18}H_{23}N_3O_4S$ M_r 377,5

DÉFINITION

Le mésilate de phentolamine contient au minimum 98,0 pour cent et au maximum l'équivalent de 100,5 pour cent de méthanesulfonate de 3-[[(4,5-dihydro-1*H*-imidazol-2-yl)méthyl](4-méthylphényl)amino]phénol, calculé par rapport à la substance desséchée.

CARACTÈRES

Poudre cristalline blanche, légèrement hygroscopique, facilement soluble dans l'eau et dans l'alcool, pratiquement insoluble dans le chlorure de méthylène.

IDENTIFICATION

Première identification : C, E.

Seconde identification : A, B, D, E.

A. Le point de fusion (*2.2.14*) du mésilate de phentolamine est de 178 °C à 182 °C.

B. Dissolvez 60,0 mg de mésilate de phentolamine dans de l'*eau R* et complétez à 100,0 ml avec le même solvant. Prélevez 5,0 ml de solution et complétez à 100,0 ml avec de l'*eau R*. Examinée de 230 nm à 350 nm (*2.2.25*), la solution présente un maximum d'absorption à 278 nm. L'absorbance spécifique au maximum est de 220 à 245.

C. Examinez le mésilate de phentolamine par spectrophotométrie d'absorption dans l'infrarouge (*2.2.24*), en comparant avec le *spectre de référence du mésilate de phentolamine de la Ph. Eur.*

D. Dissolvez 0,5 g de mésilate de phentolamine dans un mélange de 5 ml d'*alcool R* et de 5 ml d'une solution d'*acide chlorhydrique R* à 10 g/l. Ajoutez 0,5 ml d'une solution de *vanadate d'ammonium R* à 5 g/l. Il se forme un précipité vert clair.

E. Mélangez 50 mg de mésilate de phentolamine avec 0,2 g d'*hydroxyde de sodium R*. Chauffez jusqu'à fusion du mélange et continuez de chauffer pendant quelques secondes. Laissez refroidir, ajoutez 0,5 ml d'*eau R* chaude, acidifiez avec de l'*acide chlorhydrique dilué R* et chauffez. Il se forme du dioxyde de soufre qui colore en bleu le *papier amidonné à l'iodate de potassium R* humide.

ESSAI

Acidité. Dissolvez 0,1 g de mésilate de phentolamine dans de l'*eau exempte de dioxyde carbone R* et complétez à 10 ml avec le même solvant. Ajoutez 0,1 ml de *solution de rouge de méthyle R*. Si la solution est rouge, le virage de l'indicateur au jaune ne nécessite pas plus de 0,05 ml d'*hydroxyde de sodium 0,1 M*.

Substances apparentées. Opérez par chromatographie sur couche mince (*2.2.27*) en utilisant une plaque recouverte de *gel de silice G R*.

Solution à examiner. Dissolvez 0,10 g de mésilate de phentolamine dans de l'*alcool R* et complétez à 5 ml avec le même solvant.

Solution témoin (a). Prélevez 0,5 ml de solution à examiner et complétez à 100 ml avec de l'*alcool R*.

Solution témoin (b). Prélevez 5 ml de solution témoin (a) et complétez à 10 ml avec de l'*alcool R*.

Déposez sur la plaque 10 µl de chaque solution. Développez sur un parcours de 15 cm avec un mélange de 5 volumes d'*ammoniaque concentrée R*, de 15 volumes d'*acétone R* et de 85 volumes de *méthyléthylcétone R*. Laissez sécher la plaque à l'air. Pulvérisez de la *solution diluée d'iodobismuthate de potassium R*. S'il apparaît d'autres taches que la tache principale dans le chromatogramme obtenu avec la solution à examiner, aucune d'entre elles n'est plus intense que la tache du chromatogramme obtenu avec la solution témoin (a) (0,5 pour cent) et une tache au plus peut être plus intense que la tache du chromatogramme obtenu avec la solution témoin (b) (0,25 pour cent).

Perte à la dessiccation (*2.2.32*). Déterminée à l'étuve à 100-105 °C sur 1,000 g de mésilate de phentolamine, la perte à la dessiccation n'est pas supérieure à 0,5 pour cent.

Cendres sulfuriques (*2.4.14*). Déterminé sur 1,0 g de mésilate de phentolamine, le taux des cendres sulfuriques n'est pas supérieur à 0,1 pour cent.

DOSAGE

Dissolvez 0,300 g de mésilate de phentolamine dans 100 ml de *2-propanol R1*. Titrez par l'*hydroxyde de tétrabutylammonium propanolique 0,1 M* sous un courant d'azote. Déterminez le point de fin de titrage par potentiométrie (*2.2.20*) en utilisant comme électrode indicatrice une électrode de verre et comme électrode de référence une électrode au calomel contenant une solution saturée de *chlorure de tétraméthylammonium R* dans du *2-propanol R1*. Effectuez un titrage à blanc.

1 ml d'*hydroxyde de tétrabutylammonium propanolique 0,1 M* correspond à 37,75 mg de $C_{18}H_{23}N_3O_4S$.

CONSERVATION

En récipient étanche, à l'abri de la lumière.

IMPURETÉS

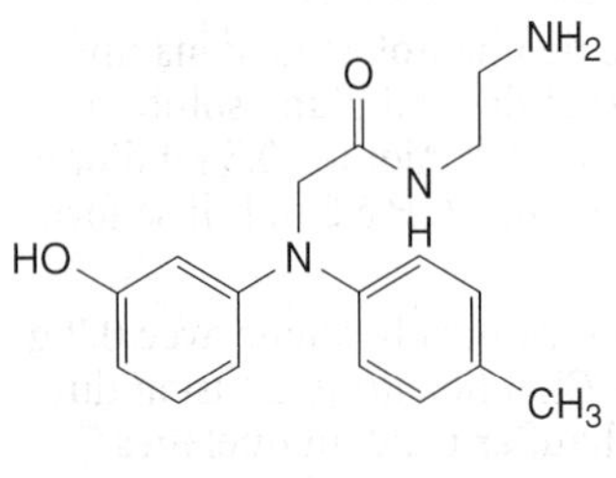

A. *N*-(2-aminoéthyl)-2-[(3-hydroxyphényl)(4-méthylphényl)amino]acétamide.

01/2002:0782

PHÉNYLALANINE

Phenylalaninum

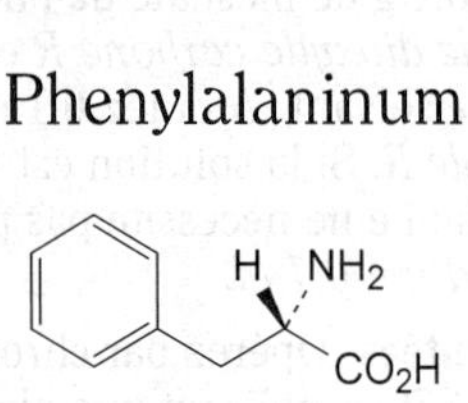

$C_9H_{11}NO_2$ M_r 165,2

DÉFINITION

La phénylalanine contient au minimum 98,5 pour cent et au maximum l'équivalent de 101,0 pour cent d'acide (*S*)-2-amino-3-phénylpropanoïque, calculé par rapport à la substance desséchée.

CARACTÈRES

Poudre cristalline, blanche ou sensiblement blanche, ou paillettes blanches brillantes, assez solubles dans l'eau, très peu solubles dans l'alcool, pratiquement insolubles dans l'éther. La phénylalanine se dissout dans les solutions diluées d'acides minéraux et d'hydroxydes alcalins.

IDENTIFICATION

Première identification : A, B.

Seconde identification : A, C, D.

A. La phénylalanine satisfait à l'essai du pouvoir rotatoire spécifique (voir Essai).

B. Examinez la phénylalanine par spectrophotométrie d'absorption dans l'infrarouge (*2.2.24*), en comparant avec le spectre obtenu avec la *phénylalanine SCR*. Examinez les substances sous forme de pastilles.

C. Examinez les chromatogrammes obtenus dans l'essai des substances décelables par la ninhydrine. La tache principale du chromatogramme obtenu avec la solution à examiner (b) est semblable quant à sa position, sa coloration et ses dimensions à la tache principale du chromatogramme obtenu avec la solution témoin (a).

D. A 10 mg environ de phénylalanine, ajoutez 0,5 g de *nitrate de potassium R* et 2 ml d'*acide sulfurique R*. Chauffez au bain-marie pendant 20 min. Laissez refroidir. Ajoutez 5 ml d'une solution de *chlorhydrate d'hydroxylamine R* à 50 g/l et laissez reposer dans de l'eau glacée pendant 10 min. Ajoutez 9 ml de *solution concentrée d'hydroxyde de sodium R*. Il se développe une coloration rouge-violet à brun-violet.

ESSAI

Aspect de la solution. Dissolvez 0,5 g de phénylalanine dans de l'*acide chlorhydrique 1 M* et complétez à 10 ml avec le même acide. La solution est limpide (*2.2.1*) et n'est pas plus fortement colorée que la solution témoin JB_6 (*2.2.2, Procédé II*).

Pouvoir rotatoire spécifique (*2.2.7*). Dissolvez 0,50 g de phénylalanine dans de l'*eau R* et complétez à 25,0 ml avec le même solvant. Calculé par rapport à la substance desséchée, le pouvoir rotatoire spécifique est de – 33,0 à – 35,5.

Substances décelables par la ninhydrine. Opérez par chromatographie sur couche mince (*2.2.27*) en utilisant une *plaque au gel de silice pour CCM R*.

Solution à examiner (a). Dissolvez 0,10 g de phénylalanine dans un mélange à volumes égaux d'*acide acétique glacial R* et d'*eau R* et complétez à 10 ml avec le même mélange de solvants.

Solution à examiner (b). Prélevez 1 ml de solution à examiner (a) et complétez à 50 ml avec un mélange à volumes égaux d'*acide acétique glacial R* et d'*eau R*.

Solution témoin (a). Dissolvez 10 mg de *phénylalanine SCR* dans un mélange à volumes égaux d'*acide acétique glacial R* et d'*eau R* et complétez à 50 ml avec le même mélange de solvants.

Solution témoin (b). Prélevez 5 ml de solution à examiner (b) et complétez à 20 ml avec un mélange à volumes égaux d'*acide acétique glacial R* et d'*eau R*.

Monographies L - P

Solution témoin (c). Dissolvez 10 mg de *phénylalanine SCR* et 10 mg de *tyrosine SCR* dans un mélange à volumes égaux d'*acide acétique glacial R* et d'*eau R* et complétez à 25 ml avec le même mélange de solvants.

Déposez séparément sur la plaque 5 µl de chaque solution. Développez sur un parcours de 15 cm avec un mélange de 20 volumes d'*acide acétique glacial R,* de 20 volumes d'*eau R* et de 60 volumes de *butanol R.* Laissez sécher la plaque à l'air. Pulvérisez la *solution de ninhydrine R.* Chauffez la plaque à 100-105 °C pendant 15 min. S'il apparaît d'autres taches que la tache principale dans le chromatogramme obtenu avec la solution à examiner (a), aucune d'entre elles n'est plus intense que la tache du chromatogramme obtenu avec la solution témoin (b) (0,5 pour cent). L'essai n'est valable que si le chromatogramme obtenu avec la solution témoin (c) présente 2 taches nettement séparées.

Chlorures (*2.4.4*). Dissolvez 0,25 g de phénylalanine dans 3 ml d'*acide nitrique dilué R* et complétez à 15 ml avec de l'*eau R.* La solution, sans addition ultérieure d'acide nitrique, satisfait à l'essai limite des chlorures (200 ppm).

Sulfates(*2.4.13*). Dissolvez 0,5 g de phénylalanine dans un mélange de 5 volumes d'*acide chlorhydrique dilué R* et de 25 volumes d'*eau distillée R* et complétez à 15 ml avec le même mélange de solvants. La solution satisfait à l'essai limite des sulfates (300 ppm).

Ammonium (*2.4.1*). 50 mg de phénylalanine satisfont à l'essai limite B de l'ammonium (200 ppm). Préparez le témoin avec 0,1 ml de *solution à 100 ppm d'ammonium (NH_4) R.*

Fer (*2.4.9*). Dans une ampoule à décantation, dissolvez 1,0 g de phénylalanine dans 10 ml d'*acide chlorhydrique dilué R.* Agitez avec 3 fois 10 ml de *méthylisobutylcétone R1* pendant 3 min chaque fois. Agitez les couches organiques réunies avec 10 ml d'*eau R* pendant 3 min. La couche aqueuse satisfait à l'essai limite du fer (10 ppm).

Métaux lourds (*2.4.8*). 2,0 g de phénylalanine satisfont à l'essai limite D des métaux lourds (10 ppm). Préparez le témoin avec 2 ml de *solution à 10 ppm de plomb (Pb) R.*

Perte à la dessiccation (*2.2.32*). Déterminée à l'étuve à 100-105 °C sur 1,000 g de phénylalanine, la perte à la dessiccation n'est pas supérieure à 0,5 pour cent.

Cendres sulfuriques (*2.4.14*). Déterminé sur 1,0 g de phénylalanine, le taux des cendres sulfuriques n'est pas supérieur à 0,1 pour cent.

DOSAGE

Dissolvez 0,100 g de phénylalanine dans 3 ml d'*acide formique anhydre R.* Ajoutez 30 ml d'*acide acétique anhydre R.* Titrez par l'*acide perchlorique 0,1 M* en présence de 0,1 ml de *solution de naphtolbenzéine R* jusqu'à virage du jaune au vert.

1 ml d'*acide perchlorique 0,1 M* correspond à 16,52 mg de $C_9H_{11}NO_2$.

CONSERVATION

A l'abri de la lumière.

01/2002:0422

PHÉNYLBUTAZONE

Phenylbutazonum

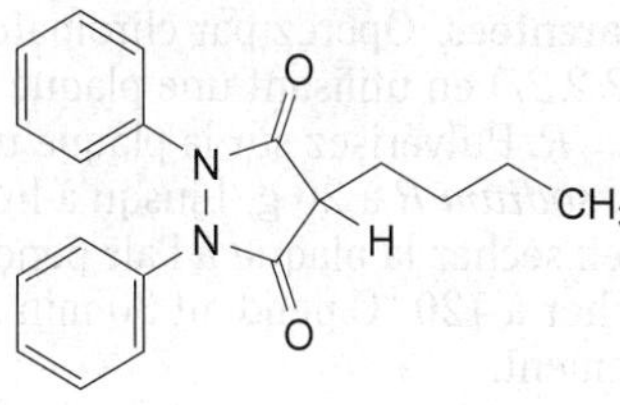

$C_{19}H_{20}N_2O_2$ M_r 308,4

DÉFINITION

La phénylbutazone contient au minimum 99,0 pour cent et au maximum l'équivalent de 101,0 pour cent de 4-butyl-1,2-diphénylpyrazolidine-3,5-dione, calculé par rapport à la substance desséchée.

CARACTÈRES

Poudre cristalline blanche ou sensiblement blanche, pratiquement insoluble dans l'eau, soluble dans l'éther, assez soluble dans l'alcool. La phénylbutazone se dissout dans les solutions alcalines.

IDENTIFICATION

Première identification : A, C.

Seconde identification : A, B, D.

A. Le point de fusion (*2.2.14*) de la phénylbutazone est de 104 °C à 107 °C.

B. Dissolvez 30,0 mg de phénylbutazone dans 25 ml de *méthanol R.* Ajoutez 50 ml d'*hydroxyde de sodium 1 M* et complétez à 100,0 ml avec de l'*eau R.* Prélevez 5,0 ml de cette solution et complétez à 250,0 ml avec de l'*eau R* Examinée de 240 nm à 350 nm (*2.2.25*), la solution présente un maximum d'absorption à 264 nm. L'absorbance spécifique au maximum est de 650 à 700. Utilisez comme liquide de compensation un mélange de 0,5 ml de *méthanol R,* de 1,0 ml d'*hydroxyde de sodium 1 M* et de 98,5 ml d'*eau R.*

C. Examinez la phénylbutazone par spectrophotométrie d'absorption dans l'infrarouge (*2.2.24*), en comparant avec le spectre obtenu avec la *phénylbutazone SCR.*

D. A 0,1 g de phénylbutazone, ajoutez 1 ml d'*acide acétique glacial R* et 2 ml d'*acide chlorhydrique R.* Chauffez à reflux pendant 30 min, puis refroidissez. Ajoutez 10 ml d'*eau R* et filtrez. Au filtrat, ajoutez 3 ml d'une solution de *nitrite de sodium R* à 7 g/l. Il se développe une coloration jaune. A 1 ml de cette solution, ajoutez une solution de 10 mg de β-*naphtol R* dans 5 ml de *solution de carbonate de sodium R.* Il se forme un précipité rouge-brun à rouge-violet.

ESSAI

Solution S. Dissolvez 1,0 g de phénylbutazone dans 20 ml de *solution diluée d'hydroxyde de sodium R* en agitant et maintenez la solution à 25 °C pendant 3 h.

Aspect de la solution. La solution S est limpide (*2.2.1*).

Acidité ou alcalinité. Chauffez à ébullition 1,0 g de phénylbutazone dans 50 ml d'*eau R.* Refroidissez en agitant en récipient fermé, puis filtrez. A 25 ml du filtrat, ajoutez 0,5 ml de *solution de phénolphtaléine R.* La solution est incolore. Le virage de l'indicateur ne nécessite pas plus de 0,5 ml d'*hydroxyde de sodium 0,01 M.* Après addition de

Monographies L - P

0,6 ml d'*acide chlorhydrique 0,01 M* et de 0,1 ml de *solution de rouge de méthyle R,* la solution est colorée en rouge ou en orangé.

Absorbance (*2.2.25*). Examinée à 420 nm sous une épaisseur de 4 cm, la solution S présente une absorbance qui n'est pas supérieure à 0,20.

Substances apparentées. Opérez par chromatographie sur couche mince (*2.2.27*) en utilisant une plaque recouverte de *gel de silice GF_{254} R*. Pulvérisez sur la plaque une solution de *métabisulfite de sodium R* à 20 g/l jusqu'à humidification complète. Laissez sécher la plaque à l'air pendant 15 min, puis faites-la sécher à 120 °C pendant 30 min ; utilisez-la après refroidissement.

Solution à examiner. Dissolvez 0,2 g de phénylbutazone dans une solution de *butylhydroxytoluène R* à 0,2 g/l dans un mélange à volumes égaux de *chloroforme R* et d'*éthanol R* et complétez à 5 ml avec le même mélange de solvants. Préparez extemporanément.

Solution témoin. Prélevez 1 ml de solution à examiner et complétez à 200 ml avec une solution de *butylhydroxytoluène R* à 0,2 g/l dans un mélange à volumes égaux de *chloroforme R* et d'*éthanol R*. Préparez extemporanément.

Déposez immédiatement et séparément sur la plaque 5 µl de chaque solution. Développez immédiatement sur un parcours de 10 cm avec un mélange de 10 volumes d'*acide acétique glacial R,* de 40 volumes de *cyclohexane R* et de 50 volumes de *chloroforme R*. Faites sécher la plaque dans un courant d'air chaud pendant 10 min. Examinez en lumière ultraviolette à 254 nm. S'il apparaît d'autres taches que la tache principale dans le chromatogramme obtenu avec la solution à examiner, aucune d'entre elles n'est plus intense que la tache du chromatogramme obtenu avec la solution témoin (0,5 pour cent).

Métaux lourds (*2.4.8*). 1,0 g de phénylbutazone satisfait à l'essai limite C des métaux lourds (20 ppm). Préparez le témoin avec 2 ml de *solution à 10 ppm de plomb (Pb) R*.

Perte à la dessiccation (*2.2.32*). Déterminée sous vide à 80 °C pendant 4 h sur 1,00 g de phénylbutazone, la perte à la dessiccation n'est pas supérieure à 0,2 pour cent.

Cendres sulfuriques (*2.4.14*). Déterminé sur 1,0 g de phénylbutazone, le taux des cendres sulfuriques n'est pas supérieur à 0,1 pour cent.

DOSAGE

Dissolvez 0,500 g de phénylbutazone dans 25 ml d'*acétone R* et ajoutez 0,5 ml de *solution de bleu de bromothymol R1*. Titrez par l'*hydroxyde de sodium 0,1 M* jusqu'à coloration bleue persistant pendant 15 s. Effectuez un titrage à blanc.

1 ml d'*hydroxyde de sodium 0,1 M* correspond à 30,84 mg de $C_{19}H_{20}N_2O_2$.

CONSERVATION

A l'abri de la lumière.

01/2002:1035

PHÉNYLÉPHRINE

Phenylephrinum

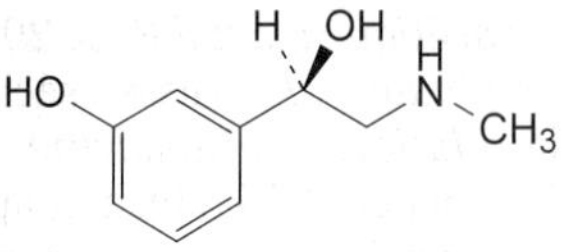

$C_9H_{13}NO_2$ M_r 167,2

DÉFINITION

La phényléphrine contient au minimum 99,0 pour cent et au maximum l'équivalent de 100,5 pour cent de (1*R*)-1-(3-hydroxyphényl)-2-(méthylamino)éthanol, calculé par rapport à la substance desséchée.

CARACTÈRES

Poudre cristalline, blanche ou sensiblement blanche, peu soluble dans l'eau, assez soluble dans le méthanol, peu soluble dans l'alcool. La phényléphrine se dissout dans les acides minéraux dilués et dans les solutions diluées d'hydroxydes alcalins.

La phényléphrine fond vers 174 °C.

IDENTIFICATION

Première identification : A, B.

Seconde identification : A, C, D.

A. La phényléphrine satisfait à l'essai du pouvoir rotatoire spécifique (voir Essai).

B. Examinez la phényléphrine par spectrophotométrie d'absorption dans l'infrarouge (*2.2.24*), en comparant avec le spectre obtenu avec la *phényléphrine SCR*.

C. Examinez les chromatogrammes obtenus dans l'essai des substances apparentées. La tache principale du chromatogramme obtenu avec la solution à examiner est semblable quant à sa position, sa coloration et ses dimensions à la tache principale du chromatogramme obtenu avec la solution témoin (a).

D. Dissolvez 10 mg environ de phényléphrine dans 1 ml d'*acide chlorhydrique 1 M* et ajoutez 0,05 ml de *solution de sulfate de cuivre R* et 1 ml d'une solution d'*hydroxyde de sodium R* à 200 g/l. Il se développe une coloration violette. Ajoutez 1 ml d'*éther R* et agitez. La couche supérieure reste incolore.

ESSAI

Aspect de la solution. Dissolvez 1 g de phényléphrine dans de l'*acide chlorhydrique 1 M* et complétez à 10 ml avec le même acide. La solution est limpide (*2.2.1*) et n'est pas plus fortement colorée que la solution témoin J_7 (*2.2.2, Procédé II*).

Pouvoir rotatoire spécifique (*2.2.7*). Dissolvez 1,250 g de phényléphrine dans de l'*acide chlorhydrique 1 M* et complétez à 25,0 ml avec le même acide. Calculé par rapport à la substance desséchée, le pouvoir rotatoire spécifique est de – 53 à – 57.

Absorbance. Dissolvez 0,50 g de phényléphrine dans de l'*acide chlorhydrique 0,1 M* et complétez à 200 ml avec le même solvant. Mesurez l'absorbance (*2.2.25*) de la solution à 315 nm, en utilisant de l'*acide chlorhydrique 0,1 M* comme liquide de compensation. L'absorbance n'est pas supérieure à 0,15 (0,4 pour cent calculé en impureté C).

Monographies L - P

Substances apparentées. Opérez par chromatographie sur couche mince (*2.2.27*) en utilisant une plaque recouverte de *gel de silice HF_{254} R*.

Mélange de solvants. Préparez un mélange à volumes égaux de *chlorure de méthylène R* et d'acide chlorhydrique méthanolique (*acide chlorhydrique R* dilué au dixième avec du *méthanol R*).

Solution à examiner. Dissolvez 0,1 g de phényléphrine dans le mélange de solvants et complétez à 5 ml avec le même mélange de solvants.

Solution témoin (a). Dissolvez 20 mg de *phényléphrine SCR* dans le mélange de solvants et complétez à 1 ml avec le même mélange de solvants.

Solution témoin (b). Prélevez 0,1 ml de solution à examiner et complétez à 20 ml avec le mélange de solvants.

Solution témoin (c). Prélevez 0,1 ml de solution à examiner et complétez à 50 ml avec le mélange de solvants.

Déposez séparément sur la plaque 10 µl de chaque solution. Développez sur un parcours de 15 cm avec un mélange de 0,5 volume d'*ammoniaque concentrée R*, de 25 volumes de *méthanol R* et de 70 volumes de *chlorure de méthylène R*. Faites sécher la plaque dans un courant d'air froid. Examinez en lumière ultraviolette à 254 nm. Pulvérisez une solution de *sel de rouge solide B R* à 1 g/l dans une solution de *carbonate de sodium R* à 50 g/l, puis observez à la lumière du jour. S'il apparaît d'autres taches que la tache principale dans le chromatogramme obtenu avec la solution à examiner, aucune d'entre elles n'est plus intense que la tache du chromatogramme obtenu avec la solution témoin (b) (0,5 pour cent) et 2 d'entre elles au plus peuvent être plus intenses que la tache du chromatogramme obtenu avec la solution témoin (c) (0,2 pour cent).

Perte à la dessiccation (*2.2.32*). Déterminée à l'étuve à 100-105 °C sur 1,000 g de phényléphrine, la perte à la dessiccation n'est pas supérieure à 0,5 pour cent.

Cendres sulfuriques (*2.4.14*). Déterminé sur 1,0 g de phényléphrine, le taux des cendres sulfuriques n'est pas supérieur à 0,1 pour cent.

DOSAGE

Dissolvez 0,150 g de phényléphrine dans 60 ml d'*acide acétique anhydre R*. Titrez par l'*acide perchlorique 0,1 M*. Déterminez le point de fin de titrage par potentiométrie (*2.2.20*).

1 ml d'*acide perchlorique 0,1 M* correspond à 16,72 mg de $C_9H_{13}NO_2$.

CONSERVATION

En récipient étanche, à l'abri de la lumière.

IMPURETÉS

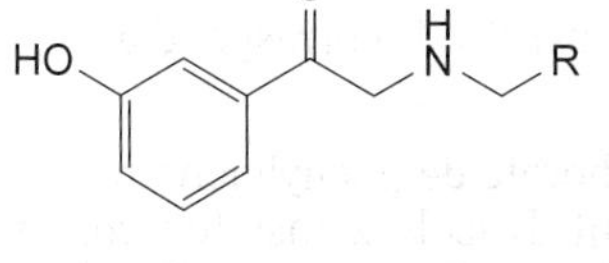

A. R = C_6H_5 : 2-(benzylamino)-1-(3-hydroxyphényl)éthanone,

C. R = H : 1-(3-hydroxyphényl)-2-(méthylamino)éthanone,

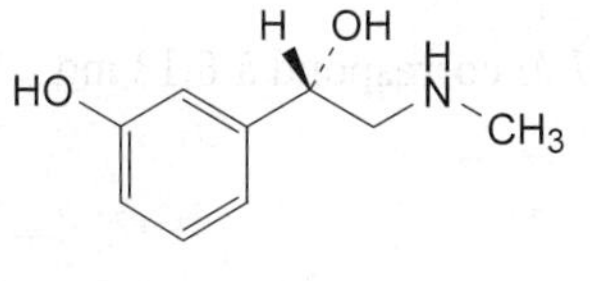

B. (1*S*)-1-(3-hydroxyphényl)-2-(méthylamino)éthanol.

01/2002:0632

PHÉNYLÉPHRINE (CHLORHYDRATE DE)

Phenylephrini hydrochloridum

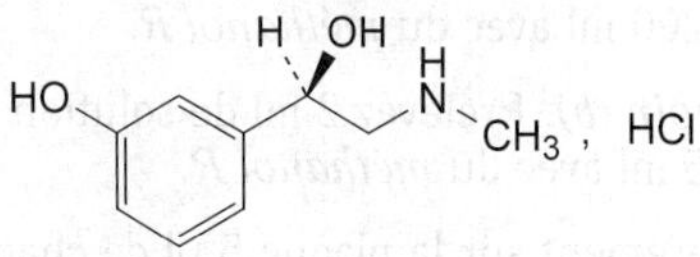

$C_9H_{14}ClNO_2$ M_r 203,7

DÉFINITION

Le chlorhydrate de phényléphrine contient au minimum 98,5 pour cent et au maximum l'équivalent de 101,0 pour cent de chlorhydrate de (1*R*)-1-(3-hydroxyphényl)-2-(méthylamino)éthanol, calculé par rapport à la substance desséchée.

CARACTÈRES

Poudre cristalline, blanche ou sensiblement blanche, facilement soluble dans l'eau et dans l'alcool.

Le chlorhydrate de phényléphrine fond vers 143 °C.

IDENTIFICATION

Première identification : A, B, E.

Seconde identification : A, C, D, E.

A. Le chlorhydrate de phényléphrine satisfait à l'essai du pouvoir rotatoire spécifique (voir Essai).

B. Examinez le chlorhydrate de phényléphrine par spectrophotométrie d'absorption dans l'infrarouge (*2.2.24*), en comparant avec le spectre obtenu avec le *chlorhydrate de phényléphrine SCR*. Examinez les substances sous forme de pastilles.

C. Dissolvez 0,3 g de chlorhydrate de phényléphrine dans 3 ml d'*eau R* et ajoutez 1 ml d'*ammoniaque diluée R1*. Amorcez la cristallisation en frottant la paroi du tube avec une baguette de verre, lavez les cristaux avec de l'*eau R* glacée et séchez-les à 105 °C pendant 2 h. Le point de fusion (*2.2.14*) des cristaux est de 171 °C à 176 °C.

D. Dissolvez 10 mg environ de chlorhydrate de phényléphrine dans 1 ml d'*eau R* et ajoutez 0,05 ml d'une solution de *sulfate de cuivre R* à 125 g/l et 1 ml d'une solution d'*hydroxyde de sodium R* à 200 g/l. Il apparaît une coloration violette. Ajoutez 1 ml d'*éther R* et agitez. La couche éthérée reste incolore.

E. Le chlorhydrate de phényléphrine donne la réaction (a) des chlorures (*2.3.1*).

ESSAI

Solution S. Dissolvez 2,00 g de chlorhydrate de phényléphrine dans de l'*eau exempte de dioxyde de carbone R* préparée à partir d'*eau distillée R* et complétez à 100,0 ml avec le même solvant.

Aspect de la solution. La solution S est limpide (*2.2.1*) et incolore (*2.2.2, Procédé II*).

Acidité ou alcalinité. A 10 ml de solution S, ajoutez 0,1 ml de *solution de rouge de méthyle R* et 0,2 ml d'*hydroxyde de sodium 0,01 M*. La solution est colorée en jaune. Le virage de l'indicateur au rouge ne nécessite pas plus de 0,4 ml d'*acide chlorhydrique 0,01 M*.

Pouvoir rotatoire spécifique (*2.2.7*). Déterminé sur la solution S et calculé par rapport à la substance desséchée, le pouvoir rotatoire spécifique est de – 43 à – 47.

Monographies L - P

Substances apparentées. Opérez par chromatographie sur couche mince (*2.2.27*) en utilisant une plaque recouverte de *gel de silice H R*.

Solution à examiner. Dissolvez 0,10 g de chlorhydrate de phényléphrine dans du *méthanol R* et complétez à 5 ml avec le même solvant.

Solution témoin (a). Prélevez 1 ml de solution à examiner et complétez à 200 ml avec du *méthanol R*.

Solution témoin (b). Prélevez 2 ml de solution témoin (a) et complétez à 5 ml avec du *méthanol R*.

Déposez séparément sur la plaque 5 µl de chaque solution. Développez sur un parcours de 15 cm avec un mélange de 5 volumes de *chloroforme R*, de 15 volumes d'*ammoniaque R* et de 80 volumes de *2-propanol R*. Faites sécher la plaque dans un courant d'air froid et pulvérisez de la *solution de ninhydrine R*. Chauffez la plaque à 100-105 °C pendant 5 min à 10 min. Examinez à la lumière du jour. S'il apparaît d'autres taches que la tache principale dans le chromatogramme obtenu avec la solution à examiner, aucune d'entre elle n'est plus intense que la tache du chromatogramme obtenu avec la solution témoin (a) (0,5 pour cent) et au plus deux d'entre elles peuvent être plus intenses que la tache du chromatogramme obtenu avec la solution témoin (b) (0,2 pour cent).

Cétones. Prélevez 10,0 ml de solution S et complétez à 50,0 ml avec de l'*acide chlorhydrique 0,01 M*. L'absorbance (*2.2.25*) mesurée à 310 nm n'est pas supérieure à 0,20. Utilisez de l'*acide chlorhydrique 0,01 M* comme liquide de compensation.

Sulfates (*2.4.13*). 15 ml de solution S satisfont à l'essai limite des sulfates (500 ppm).

Perte à la dessiccation (*2.2.32*). Déterminée à l'étuve à 100-105 °C sur 1,000 g de chlorhydrate de phényléphrine, la perte à la dessiccation n'est pas supérieure à 1,0 pour cent.

Cendres sulfuriques (*2.4.14*). Déterminé sur 1,0 g de chlorhydrate de phényléphrine, le taux des cendres sulfuriques n'est pas supérieur à 0,1 pour cent.

DOSAGE

Dissolvez 0,1500 g de chlorhydrate de phényléphrine dans un mélange de 0,5 ml d'*acide chlorhydrique 0,1 M* et de 80 ml d'*alcool R*. Titrez par la *solution éthanolique d'hydroxyde de sodium 0,1 M* et tracez la courbe potentiométrique (*2.2.20*). Mesurez le volume de *solution éthanolique d'hydroxyde de sodium 0,1 M* utilisé entre les 2 points d'inflexion.

1 ml de *solution éthanolique d'hydroxyde de sodium 0,1 M* correspond à 20,37 mg de $C_9H_{14}ClNO_2$.

01/2002:0103

PHÉNYLMERCURE (BORATE DE)

Phenylhydrargyri boras

DÉFINITION

Le borate de phénylmercure est un composé équimoléculaire d'orthoborate de phénylmercure et d'hydroxyde de phénylmercure ($C_{12}H_{13}BHg_2O_4$; M_r 633) ou de sa forme déshydratée (métaborate, $C_{12}H_{11}BHg_2O_3$; M_r 615) ou d'un mélange des 2 composés. Il contient au minimum 64,5 pour cent et au maximum 66,0 pour cent de Hg (A_r 200,6) et au minimum l'équivalent de 9,8 pour cent et au maximum l'équivalent de 10,3 pour cent de borates, exprimés en H_3BO_3, tous deux calculés par rapport à la substance desséchée.

CARACTÈRES

Poudre cristalline, blanche ou légèrement jaunâtre, ou cristaux incolores brillants, peu solubles dans l'eau et dans l'alcool.

IDENTIFICATION

A. Examinez par spectrophotométrie d'absorption dans l'infrarouge (*2.2.24*), en comparant avec le *spectre de référence du borate de phénylmercure de la Ph. Eur.* Examinez la substance sous forme de pastille.

B. A 2 ml de la solution S (voir Essai), ajoutez 8 ml d'*eau R* et 0,1 ml de *solution de sulfure de sodium R*. Il se forme un précipité blanc qui, par chauffage, noircit lentement.

C. Dissolvez 20 mg environ de borate de phénylmercure dans 2 ml de *méthanol R*. La solution est limpide et incolore. Enflammée, elle brûle en donnant une flamme bordée de vert.

ESSAI

Solution S. Dissolvez 0,25 g de borate de phénylmercure en le dispersant sur la surface de 25 ml d'*eau R* bouillante. Refroidissez et complétez à 25 ml avec de l'*eau R*.

Aspect de la solution. La solution S est limpide (*2.2.1*) et incolore (*2.2.2, Procédé II*).

Sels de mercure ionisé. A 10 ml de la solution S, ajoutez 2 ml de *solution d'iodure de potassium R* et 3 ml d'*acide chlorhydrique dilué R*, puis filtrez. Le filtrat est incolore. Lavez le précipité avec 3 ml d'*eau R*. Réunissez le filtrat et les eaux de lavage. Ajoutez 2 ml de *solution diluée d'hydroxyde de sodium R* et complétez à 20 ml avec de l'*eau R*. 12 ml de la solution satisfont à l'essai limite A des métaux lourds (*2.4.8*). Préparez le témoin avec un mélange de 2,5 ml de *solution à 2 ppm de plomb (Pb) R* et de 7,5 ml d'*eau R*.

Perte à la dessiccation (*2.2.32*). Déterminée par chauffage pendant 15 h (± 30 min) à l'étuve à 45 °C sur 0,50 g de borate de phénylmercure, la perte à la dessiccation n'est pas supérieure à 3,5 pour cent.

DOSAGE

Mercure. Dissolvez 0,300 g de borate de phénylmercure dans 100 ml d'*eau R* et ajoutez 3 ml d'*acide nitrique R*. Titrez par le *thiocyanate d'ammonium 0,1 M* en présence de 2 ml de *solution de sulfate ferrique et d'ammonium R2* jusqu'à coloration jaune-rouge persistante.

1 ml de *thiocyanate d'ammonium 0,1 M* correspond à 20,06 mg de Hg.

Borates. Dissolvez 0,600 g de borate de phénylmercure dans 25 ml d'*eau R* en chauffant. Dissolvez ensuite à chaud 10 g de *sorbitol R*, puis refroidissez. Titrez par l'*hydroxyde de sodium 0,1 M* en présence de 0,5 ml de *solution de phénolphtaléine R* jusqu'à coloration rose persistante. Effectuez un titrage à blanc.

1 ml d'*hydroxyde de sodium 0,1 M* correspond à 6,18 mg de H_3BO_3.

CONSERVATION

A l'abri de la lumière.

01/2002:0783

PHÉNYLMERCURE (NITRATE DE)

Phenylhydrargyri nitras

DÉFINITION

Le nitrate de phénylmercure est un mélange de nitrate de phénylmercure ($C_6H_5HgNO_3$; M_r 339,7) et d'hydroxyde de phénylmercure (C_6H_5HgOH ; M_r 294,7). Il contient au minimum 62,5 pour cent et au maximum 64,0 pour cent de Hg (A_r 200,6), calculé par rapport à la substance desséchée.

CARACTÈRES

Poudre blanche à jaune pâle, très peu soluble dans l'eau et dans l'alcool, peu soluble dans l'eau chaude. Le nitrate de phénylmercure se dissout dans le glycérol et dans les huiles grasses.

IDENTIFICATION

A. A 5 ml de solution S (voir Essai), ajoutez 8 ml d'*eau R* et 0,1 ml de *solution de sulfure de sodium R*. Il se forme un précipité blanc qui, par chauffage, noircit lentement.

B. A 1 ml d'une solution saturée de nitrate de phénylmercure, ajoutez 1 ml d'*acide chlorhydrique dilué R*. Il se forme un précipité blanc, floconneux.

C. A 5 ml de solution S, ajoutez 1 ml d'*acide chlorhydrique dilué R*, 2 ml de *chlorure de méthylène R* et 0,2 ml de *solution de dithizone R*. Agitez. La couche inférieure se colore en jaune orangé.

D. 10 mg environ de nitrate de phénylmercure donnent la réaction des nitrates (*2.3.1*).

ESSAI

Solution S. Chauffez à ébullition en agitant 0,1 g de nitrate de phénylmercure avec 45 ml d'*eau R*. Refroidissez, filtrez et complétez à 50 ml avec de l'*eau R*.

Aspect de la solution. La solution S est incolore (*2.2.2, Procédé II*).

Composés mercuriques inorganiques. A 10 ml de solution S, ajoutez 2 ml de *solution d'iodure de potassium R* et 3 ml d'*acide chlorhydrique dilué R*, puis filtrez. Le filtrat est incolore. Lavez le précipité avec 2 ml d'*eau R*. Réunissez le filtrat et les eaux de lavage. Ajoutez 2 ml de *solution diluée d'hydroxyde de sodium R* et complétez à 20 ml avec de l'*eau R*. 12 ml de solution satisfont à l'essai limite A des métaux lourds (0,1 pour cent) (*2.4.8*). Préparez le témoin avec la *solution à 1 ppm de plomb (Pb) R*.

Perte à la dessiccation (*2.2.32*). Déterminée sous vide pendant 24 h sur 1,000 g de nitrate de phénylmercure, la perte à la dessiccation n'est pas supérieure à 1,0 pour cent.

DOSAGE

Dissolvez 0,150 g de nitrate de phénylmercure dans un mélange de 10 ml d'*acide nitrique dilué R* et de 90 ml d'*eau R* en chauffant jusqu'à ébullition. Refroidissez à 15-20 °C. Titrez par le *thiocyanate d'ammonium 0,1 M* en présence de 2 ml de *solution de sulfate ferrique et d'ammonium R2* jusqu'à obtention d'une couleur jaune-rouge persistante. Effectuez un titrage à blanc.

1 ml de *thiocyanate d'ammonium 0,1 M* correspond à 20,06 mg de Hg.

CONSERVATION

A l'abri de la lumière.

01/2002:0683

PHÉNYLPROPANOLAMINE (CHLORHYDRATE DE)

Phenylpropanolamini hydrochloridum

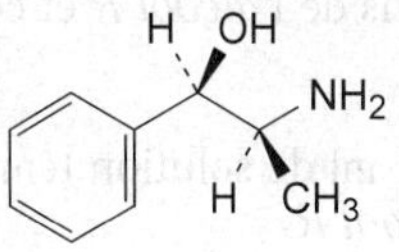

et énantiomère , HCl

$C_9H_{14}ClNO$ M_r 187,7

DÉFINITION

Le chlorhydrate de phénylpropanolamine contient au minimum 99,0 pour cent et au maximum l'équivalent de 101,5 pour cent de chlorhydrate de (1*RS*,2*SR*)-2-amino-1-phénylpropan-1-ol, calculé par rapport à la substance desséchée.

CARACTÈRES

Poudre cristalline, blanche ou sensiblement blanche, facilement soluble dans l'eau et dans l'alcool, pratiquement insoluble dans le chlorure de méthylène.

IDENTIFICATION

Première identification : B, E.

Seconde identification : A, C, D, E.

A. Le point de fusion (*2.2.14*) du chlorhydrate de phénylpropanolamine est de 194 °C à 197 °C.

B. Examinez le chlorhydrate de phénylpropanolamine par spectrophotométrie d'absorption dans l'infrarouge (*2.2.24*), en comparant avec le spectre obtenu avec le *chlorhydrate de phénylpropanolamine SCR*. Examinez les substances sous forme de pastilles, sans effectuer une nouvelle cristallisation.

C. Examinez les chromatogrammes obtenus dans l'essai des substances apparentées. La tache principale du chromatogramme obtenu avec la solution à examiner (b) est semblable quant à sa position, sa coloration et ses dimensions à la tache principale du chromatogramme obtenu avec la solution témoin (a).

D. Dissolvez 50 mg de chlorhydrate de phénylpropanolamine dans 5 ml d'*eau R*, ajoutez 0,2 ml de *solution de sulfate de cuivre R* et 0,3 ml de *solution diluée d'hydroxyde de sodium R*. Il se développe une coloration violette. Ajoutez 2 ml d'*éther R* et agitez. Il se forme un précipité violet entre les 2 couches.

E. Le chlorhydrate de phénylpropanolamine donne la réaction (a) des chlorures (*2.3.1*).

ESSAI

Solution S. Dissolvez 1,25 g de chlorhydrate de phénylpropanolamine dans de l'*eau R* et complétez à 25 ml avec le même solvant.

Aspect de la solution. La solution S est limpide (*2.2.1*) et incolore (*2.2.2, Procédé II*).

Acidité ou alcalinité. A 10 ml de solution S, ajoutez 0,1 ml de *solution de rouge de méthyle R* et 0,2 ml d'*hydroxyde de sodium 0,01 M*. La solution est colorée en jaune. Ajoutez 0,4 ml d'*acide chlorhydrique 0,01 M*. La solution est colorée en rouge.

Substances apparentées. Opérez par chromatographie sur couche mince (*2.2.27*) en utilisant une plaque recouverte de *gel de silice H R*.

Solution à examiner (a). Dissolvez 0,20 g de chlorhydrate de phénylpropanolamine dans de l'*alcool R* et complétez à 10 ml avec le même solvant.

Solution à examiner (b). Prélevez 1 ml de solution à examiner (a) et complétez à 10 ml avec de l'*alcool R*.

Solution témoin (a). Dissolvez 20 mg de *chlorhydrate de phénylpropanolamine SCR* dans de l'*alcool R* et complétez à 10 ml avec le même solvant.

Solution témoin (b). Prélevez 1 ml de solution témoin (a) et complétez à 10 ml avec de l'*alcool R*.

Solution témoin (c). Dissolvez 20 mg de *chlorhydrate de norpseudoéphédrine SCR* dans de l'*alcool R*, ajoutez 1 ml de solution à examiner (a) et complétez à 10 ml avec l'*alcool R*.

Solution témoin (d). Dissolvez 60 mg de *chlorure d'ammonium R* dans du *méthanol R* et complétez à 10 ml avec le même solvant.

Avant de déposer les solutions, pulvérisez la plaque avec une solution de *tétraborate de disodium R* à 20 g/l en utilisant 8 ml pour une plaque de 100 mm sur 200 mm et séchez dans un courant d'air froid pendant 30 min. Déposez séparément sur la plaque 10 µl de chaque solution en bandes de 10 mm sur 3 mm environ. Développez sur un parcours de 10 cm avec un mélange de 6 volumes d'*ammoniaque concentrée R*, de 24 volumes d'*alcool R* et de 70 volumes de *butanol R*. Séchez la plaque dans un courant d'air chaud jusqu'à évaporation complète des solvants et laissez refroidir. Pulvérisez une solution de *ninhydrine R* à 2 g/l dans l'*alcool R* et chauffez à 110 °C pendant 15 min. S'il apparaît d'autres taches que la tache principale et la tache correspondant au chlorure d'ammonium dans le chromatogramme obtenu avec la solution à examiner (a), aucune d'entre elles n'est plus intense que la tache du chromatogramme obtenu avec la solution témoin (b) (1,0 pour cent). L'essai n'est valable que si le chromatogramme obtenu avec la solution témoin (c) présente 2 taches nettement séparées.

Phénylpropanonamine. Dissolvez 1,0 g de chlorhydrate de phénylpropanolamine dans de l'*acide chlorhydrique 0,01 M* et complétez à 50,0 ml avec le même acide. Mesurez l'absorbance (*2.2.25*) de la solution à 283 nm. L'absorbance n'est pas supérieure à 0,10.

Métaux lourds (*2.4.8*). 12 ml de solution S satisfont à l'essai limite A des métaux lourds (20 ppm). Préparez le témoin avec la *solution à 1 ppm de plomb (Pb) R*.

Perte à la dessiccation (*2.2.32*). Déterminée à l'étuve à 100-105 °C sur 1,000 g de chlorhydrate de phénylpropanolamine, la perte à la dessiccation n'est pas supérieure à 0,5 pour cent.

Cendres sulfuriques (*2.4.14*). Déterminé sur 1,0 g de chlorhydrate de phénylpropanolamine, le taux des cendres sulfuriques n'est pas supérieur à 0,1 pour cent.

DOSAGE

Dissolvez 0,1500 g de chlorhydrate de phénylpropanolamine dans un mélange de 5 ml d'*acide chlorhydrique 0,01 M* et de 50 ml d'*alcool R*. Titrez par l'*hydroxyde de sodium 0,1 M*. Déterminez le point de fin de titrage par potentiométrie (*2.2.20*). Mesurez le volume d'*hydroxyde de sodium 0,1 M* utilisé entre les 2 points d'inflexion.

1 ml d'*hydroxyde de sodium 0,1 M* correspond à 18,77 mg de $C_9H_{14}ClNO$.

Monographies L - P

01/2002:1253

PHÉNYTOÏNE

Phenytoinum

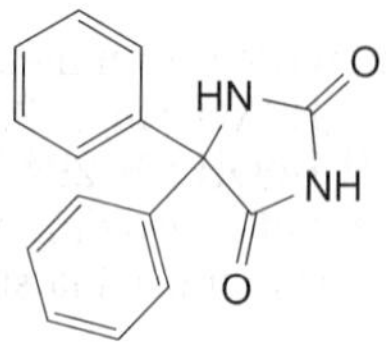

$C_{15}H_{12}N_2O_2$ M_r 252,3

DÉFINITION

La phénytoïne contient au minimum 99,0 pour cent et au maximum l'équivalent de 101,0 pour cent de 5,5-diphénylimidazolidine-2,4-dione, calculé par rapport à la substance desséchée.

CARACTÈRES

Poudre cristalline, blanche à sensiblement blanche, pratiquement insoluble dans l'eau, assez soluble dans l'alcool, très peu soluble dans le chlorure de méthylène. La phénytoïne se dissout dans les solutions diluées d'hydroxydes alcalins.

IDENTIFICATION

Première identification : A.

Seconde identification : B, C, D.

A. Examinez la phénytoïne par spectrophotométrie d'absorption dans l'infrarouge (*2.2.24*), en comparant avec le spectre obtenu avec la *phénytoïne SCR*.

B. Examinez les chromatogrammes obtenus dans l'essai des substances apparentées. La tache principale du chromatogramme obtenu avec la solution à examiner (b) est semblable quant à sa position et ses dimensions à la tache principale du chromatogramme obtenu avec la solution témoin (a).

C. Chauffez jusqu'à début d'ébullition 10 mg environ de phénytoïne avec 1 ml d'*eau R* et 0,05 ml d'*ammoniaque R*, puis ajoutez 0,05 ml d'une solution de *sulfate de cuivre R* à 50 g/l dans l'*ammoniaque diluée R2* et agitez. Il se forme un précipité cristallin rose.

D. La phénytoïne satisfait à l'essai des cendres sulfuriques (voir Essai).

ESSAI

Aspect de la solution. Dissolvez 1,0 g de phénytoïne dans un mélange de 5 ml d'*hydroxyde de sodium 1 M* et de 20 ml d'*eau R*. La solution est limpide (*2.2.1*) et n'est pas plus fortement colorée que la solution témoin JB_6 (*2.2.2, Procédé II*).

Acidité ou alcalinité. Chauffez à ébullition pendant 2 min 1,0 g de phénytoïne avec 45 ml d'*eau R*. Laissez refroidir et filtrez. Lavez le filtre avec de l'*eau exempte de dioxyde de carbone R* et complétez le filtrat et les eaux de lavage réunis à 50 ml avec le même solvant. A 10 ml de solution, ajoutez 0,15 ml de *solution de rouge de méthyle R*. Le virage de l'indicateur au rouge ne nécessite pas plus de 0,5 ml d'*acide chlorhydrique 0,01 M*. A 10 ml de solution, ajoutez 0,15 ml de *solution de bleu de bromothymol R1*. Le virage de l'indicateur au bleu ne nécessite pas plus de 0,5 ml d'*hydroxyde de sodium 0,01 M*.

Substances apparentées. Opérez par chromatographie sur couche mince (*2.2.27*) en utilisant une plaque recouverte d'un gel de silice approprié contenant un indicateur de fluorescence dont l'intensité est optimale à 254 nm. Avant emploi, lavez la plaque avec un mélange de 30 volumes de *dioxane R* et de 75 volumes d'*hexane R*. Laissez sécher la plaque à l'air.

Solution à examiner (a). Dissolvez 0,40 g de phénytoïne dans un mélange à volumes égaux d'*acétone R* et de *méthanol R* et complétez à 10 ml avec le même mélange de solvants.

Solution à examiner (b). Prélevez 1 ml de solution à examiner (a) et complétez à 20 ml avec un mélange à volumes égaux d'*acétone R* et de *méthanol R*.

Solution témoin (a). Dissolvez 20 mg de *phénytoïne SCR* dans un mélange à volumes égaux d'*acétone R* et de *méthanol R* et complétez à 10 ml avec le même mélange de solvants.

Solution témoin (b). Dissolvez 8 mg de *benzophénone R* dans un mélange à volumes égaux d'*acétone R* et de *méthanol R* et complétez à 100 ml avec le même mélange de solvants.

Solution témoin (c). Dissolvez 8 mg de *benzile R* dans un mélange à volumes égaux d'*acétone R* et de *méthanol R* et complétez à 100 ml avec le même mélange de solvants.

Solution témoin (d). Prélevez 1 ml de solution à examiner (a) et complétez à 100 ml avec un mélange à volumes égaux d'*acétone R* et de *méthanol R*.

Solution témoin (e). Mélangez 1 ml de solution témoin (b) et 1 ml de solution témoin (c).

Déposez séparément sur la plaque 10 µl de chaque solution. Faites sécher la plaque dans un courant d'air froid pendant 2 min. Développez sur un parcours de 15 cm avec un mélange de 30 volumes de *dioxane R* et de 75 volumes d'*hexane R*. Laissez sécher la plaque à l'air. Examinez en lumière ultraviolette à 254 nm. S'il apparaît une tache correspondant à la benzophénone dans le chromatogramme obtenu avec la solution à examiner (a), elle n'est pas plus intense que la tache du chromatogramme obtenu avec la solution témoin (b) (0,2 pour cent). S'il apparaît une tache correspondant au benzile dans le chromatogramme obtenu avec la solution à examiner (a), elle n'est pas plus intense que la tache du chromatogramme obtenu avec la solution témoin (c) (0,2 pour cent). S'il apparaît d'autres taches que la tache principale et des taches correspondant à la benzophénone et au benzile dans le chromatogramme obtenu avec la solution à examiner (a), aucune d'entre elles n'est plus intense que la tache du chromatogramme obtenu avec la solution témoin (d) (1 pour cent). L'essai n'est valable que si le chromatogramme obtenu avec la solution témoin (e) présente 2 taches principales nettement séparées.

Métaux lourds (*2.4.8*). 2,0 g de phénytoïne satisfont à l'essai limite C des métaux lourds (10 ppm). Préparez le témoin avec 2 ml de *solution à 10 ppm de plomb (Pb) R*.

Perte à la dessiccation (*2.2.32*). Déterminée à l'étuve à 100-105 °C sur 1,000 g de phénytoïne, la perte à la dessiccation n'est pas supérieure à 0,5 pour cent.

Cendres sulfuriques (*2.4.14*). Déterminé sur 1,0 g de phénytoïne, le taux des cendres sulfuriques n'est pas supérieur à 0,1 pour cent.

DOSAGE

Dissolvez 0,200 g de phénytoïne dans 50 ml de *diméthylformamide R*. Titrez par le *méthanolate de sodium 0,1 M*. Déterminez le point de fin de titrage par potentiométrie (*2.2.20*).

1 ml de *méthanolate de sodium 0,1 M* correspond à 25,23 mg de $C_{15}H_{12}N_2O_2$.

IMPURETÉS

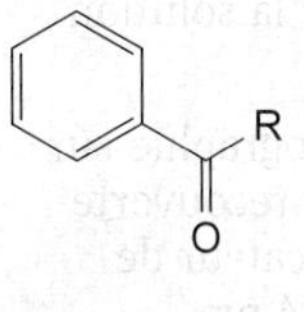

A. R = C_6H_5 : diphénylméthanone (benzophénone),

B. R = CO-C_6H_5 : diphényléthanedione (benzile).

01/2002:0521

PHÉNYTOÏNE SODIQUE

Phenytoinum natricum

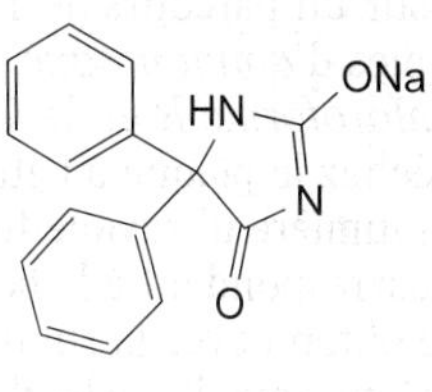

$C_{15}H_{11}N_2NaO_2$ M_r 274,3

DÉFINITION

La phénytoïne sodique contient au minimum 98,5 pour cent et au maximum l'équivalent de 100,5 pour cent de 4-oxo-5,5-diphényl-4,5-dihydro-1*H*-imidazol-2-olate de sodium, calculé par rapport à la substance anhydre.

CARACTÈRES

Poudre cristalline, blanche, assez hygroscopique, soluble dans l'eau et dans l'alcool, pratiquement insoluble dans le chlorure de méthylène et dans l'éther.

IDENTIFICATION

Première identification : A, C.

Seconde identification : B, C.

A. Dissolvez 0,1 g de phénytoïne sodique dans 20 ml d'*eau R*. Acidifiez par l'*acide chlorhydrique dilué R* et agitez avec 3 fois 30 ml de *chloroforme R*. Réunissez les couches chloroformiques. Lavez à l'*eau R* et évaporez à siccité. Séchez le résidu à 100-105 °C (résidu à examiner). Effectuez les mêmes opérations à partir de 0,1 g de *phénytoïne sodique SCR* (résidu témoin). Examinez les résidus par spectrophotométrie d'absorption dans l'infrarouge (*2.2.24*) et comparez les spectres. Examinez les résidus sous forme de pastilles de *bromure de potassium R*.

B. Chauffez jusqu'à début d'ébullition 10 mg environ de phénytoïne sodique avec 1 ml d'*eau R* et 0,05 ml d'*ammoniaque R*, puis ajoutez 0,05 ml d'une solution de *sulfate de cuivre R* à 50 g/l dans l'*ammoniaque diluée R2* et agitez. Il se forme un précipité cristallin, rose.

C. Calcinez 1 g de phénytoïne sodique. Refroidissez. Reprenez le résidu par 2 ml d'*eau R* et neutralisez la solution par l'*acide chlorhydrique R*. Filtrez et complétez le filtrat à 4 ml avec de l'*eau R*. 0,1 ml de cette solution donne la réaction (b) du sodium (*2.3.1*).

ESSAI

Aspect de la solution. Mettez 1,0 g de phénytoïne sodique en suspension dans 5 ml d'*eau R* et complétez à 20 ml avec de l'*hydroxyde de sodium 0,1 M*. La solution est limpide (*2.2.1*) et n'est pas plus fortement colorée que la solution témoin JB_6 (*2.2.2, Procédé II*).

Substances apparentées. Opérez par chromatographie sur couche mince (*2.2.27*) en utilisant une plaque recouverte d'un gel de silice approprié contenant un indicateur de fluorescence dont l'intensité est optimale à 254 nm.

Solution à examiner. Dissolvez 0,4 g de phénytoïne sodique dans du *méthanol R* et complétez à 10 ml avec le même solvant.

Solution témoin (a). Prélevez 1 ml de solution à examiner et complétez à 100 ml avec du *méthanol R*.

Solution témoin (b). Dissolvez 20 mg de *benzophénone R* dans du *méthanol R* et complétez à 100 ml avec le même solvant.

Déposez séparément sur la plaque 10 µl de chaque solution. Faites sécher la plaque dans un courant d'air froid pendant 2 min. Développez sur un parcours de 15 cm avec un mélange de 10 volumes d'*ammoniaque concentrée R*, de 45 volumes de *chloroforme R* et de 45 volumes de *2-propanol R*. Desséchez la plaque à l'étuve à 80 °C pendant 5 min. Examinez en lumière ultraviolette à 254 nm. S'il apparaît une tache correspondant à la benzophénone dans le chromatogramme obtenu avec la solution à examiner, elle n'est pas plus intense que la tache du chromatogramme obtenu avec la solution témoin (b) (0,5 pour cent). S'il apparaît d'autres taches que la tache principale et la tache correspondant à la benzophénone dans le chromatogramme obtenu avec la solution à examiner, aucune d'entre elles n'est plus intense que la tache du chromatogramme obtenu avec la solution témoin (a) (1,0 pour cent).

Phénytoïne libre. Dissolvez 0,30 g de phénytoïne sodique dans 10 ml d'un mélange à volumes égaux d'*eau R* et de *pyridine R*. Ajoutez 0,5 ml de *solution de phénolphtaléine R* et 3 ml de *solution de nitrate d'argent dans la pyridine R*. Le virage au rose de l'indicateur ne nécessite pas plus de 1,0 ml d'*hydroxyde de sodium 0,1 M*.

Métaux lourds (*2.4.8*). 2,0 g de phénytoïne sodique satisfont à l'essai limite C des métaux lourds (10 ppm). Préparez le témoin avec 2 ml de *solution à 10 ppm de plomb (Pb) R*.

Teneur en eau (*2.5.12*). Déterminée par semi-microdosage sur 1,000 g de phénytoïne sodique, la teneur en eau n'est pas supérieure à 3,0 pour cent.

DOSAGE

Mettez en suspension 0,180 g de phénytoïne sodique dans 2 ml d'*eau R*. Ajoutez 8,0 ml d'*acide sulfurique 0,05 M* et chauffez légèrement pendant 1 min. Ajoutez 30 ml de *méthanol R* et refroidissez. Titrez par l'*hydroxyde de sodium 0,1 M*. Tracez la courbe potentiométrique (*2.2.20*). Après avoir atteint le premier point d'inflexion, interrompez l'addition l'*hydroxyde de sodium 0,1 M*, ajoutez 5 ml de *solution de nitrate d'argent dans la pyridine R*, mélangez, puis continuez le titrage. Mesurez le volume d'*hydroxyde de sodium 0,1 M* utilisé entre les 2 points d'inflexion.

1 ml d'*hydroxyde de sodium 0,1 M* correspond à 27,43 mg de $C_{15}H_{11}N_2NaO_2$.

CONSERVATION

En récipient étanche.

01/2002:0522

PHOLCODINE

Pholcodinum

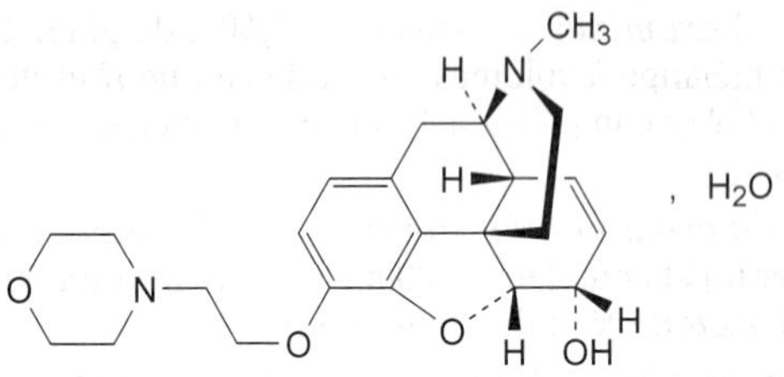

$C_{23}H_{30}N_2O_4,H_2O$ M_r 416,5

DÉFINITION

La pholcodine contient au minimum 98,5 pour cent et au maximum l'équivalent de 100,5 pour cent de 7,8-didéshydro-4,5α-époxy-17-méthyl-3-[2-(morpholin-4-yl)éthoxy]morphinan-6α-ol, calculé par rapport à la substance desséchée.

CARACTÈRES

Poudre cristalline, blanche ou sensiblement blanche ou cristaux incolores, assez solubles dans l'eau, facilement solubles dans l'acétone et dans l'alcool, peu solubles dans l'éther. La pholcodine se dissout dans les acides minéraux dilués.

IDENTIFICATION

Première identification : A.

Seconde identification : B, C.

A. Examinez la pholcodine par spectrophotométrie d'absorption dans l'infrarouge (*2.2.24*), en comparant avec le *spectre de référence de la pholcodine de la Ph. Eur.*

B. Dissolvez 0,100 g de pholcodine dans de l'*eau R* et complétez à 100,0 ml avec le même solvant. A 10,0 ml de cette solution, ajoutez 75 ml d'*eau R* et 10 ml d'*hydroxyde de sodium 1 M* et complétez à 100,0 ml avec de l'*eau R*. Examinée de 230 nm à 350 nm (*2.2.25*), la solution présente un maximum d'absorption à 284 nm. L'absorbance spécifique au maximum est de 36 à 38.

C. Dissolvez 50 mg de pholcodine dans 1 ml d'*acide sulfurique R* puis ajoutez 0,05 ml de *solution de molybdate d'ammonium R*. Il apparaît une coloration bleu clair qui vire au bleu foncé après un chauffage modéré. Ajoutez 0,05 ml d'*acide nitrique dilué R*. La coloration vire au rouge brunâtre.

ESSAI

Pouvoir rotatoire spécifique (*2.2.7*). Dissolvez 1,000 g de pholcodine dans de l'*alcool R* et complétez à 50,0 ml avec le même solvant. Calculé par rapport à la substance desséchée, le pouvoir rotatoire spécifique est de – 94 à – 98.

Substances apparentées. Opérez par chromatographie sur couche mince (*2.2.27*) en utilisant une plaque recouverte de *gel de silice G R*.

Solution à examiner. Dissolvez 0,25 g de pholcodine dans du *chloroforme R* et complétez à 10 ml avec le même solvant.

Solution témoin (a). Prélevez 0,5 ml de solution à examiner et complétez à 50 ml avec du *chloroforme R*.

Solution témoin (b). Prélevez 5 ml de solution témoin (a) et complétez à 10 ml avec du *chloroforme R*.

Monographies L - P

Déposez séparément sur la plaque 10 µl de chaque solution. Développez sur un parcours de 15 cm avec un mélange de 2,5 volumes d'*ammoniaque concentrée R*, de 32,5 volumes d'*acétone R*, de 35 volumes d'*alcool R* et de 35 volumes de *toluène R*. Faites sécher la plaque dans un courant d'air. Pulvérisez de la *solution diluée d'iodobismuthate de potassium R*. S'il apparaît d'autres taches que la tache principale dans le chromatogramme obtenu avec la solution à examiner, aucune d'entre elles n'est plus intense que la tache du chromatogramme obtenu avec la solution témoin (a) (1,0 pour cent) et une seule d'entre elles, située au-dessus de la tache principale, peut être plus intense que la tache du chromatogramme obtenu avec la solution témoin (b) (0,5 pour cent).

Morphine. Dissolvez 0,10 g de pholcodine dans de l'*acide chlorhydrique 0,1 M* et complétez à 5 ml avec le même acide. Ajoutez 2 ml d'une solution de *nitrite de sodium R* à 10 g/l. Laissez reposer pendant 15 min. Ajoutez 3 ml d'*ammoniaque diluée R1*. La solution n'est pas plus fortement colorée que la solution témoin B_4 (*2.2.2, Procédé II*) (0,13 pour cent environ de morphine).

Perte à la dessiccation (*2.2.32*). Déterminée à l'étuve à 100-105 °C sur 0,500 g de pholcodine, la perte à la dessiccation est de 3,9 pour cent à 4,5 pour cent.

Cendres sulfuriques (*2.4.14*). Déterminé sur 1,0 g de pholcodine, le taux des cendres sulfuriques n'est pas supérieur à 0,1 pour cent.

DOSAGE

Dissolvez 0,180 g de pholcodine dans 50 ml d'*acide acétique anhydre R* en chauffant légèrement. Titrez par l'*acide perchlorique 0,1 M*. Déterminez le point de fin de titrage par potentiométrie (*2.2.20*) au second point d'inflexion.

1 ml d'*acide perchlorique 0,1 M* correspond à 19,93 mg de $C_{23}H_{30}N_2O_4$.

01/2002:1003

PHOSPHATE DIPOTASSIQUE

Dikalii phosphas

K_2HPO_4 M_r 174,2

DÉFINITION

Le phosphate dipotassique contient au minimum 98,0 pour cent et au maximum l'équivalent de 101,0 pour cent de K_2HPO_4, calculé par rapport à la substance desséchée.

CARACTÈRES

Poudre blanche ou cristaux incolores, très hygroscopiques, très solubles dans l'eau, très peu solubles dans l'alcool.

IDENTIFICATION

A. La solution S (voir Essai) est faiblement alcaline (*2.2.4*).

B. La solution S donne la réaction (b) des phosphates (*2.3.1*).

C. La solution S donne la réaction (a) du potassium (*2.3.1*).

ESSAI

Solution S. Dissolvez 5,0 g de phosphate dipotassique dans de l'*eau distillée R* et complétez à 50 ml avec le même solvant.

Aspect de la solution. La solution S est limpide (*2.2.1*) et incolore (*2.2.2, Procédé II*).

Substances réductrices. Chauffez au bain-marie pendant 5 min, un mélange de 5 ml de solution S, de 5 ml d'*acide sulfurique dilué R* et de 0,25 ml de *permanganate de potassium 0,02 M*. La solution conserve une légère coloration rose.

Phosphate monopotassique. Compte tenu du nombre de millilitres d'*acide chlorhydrique 1 M* (10,0 ml) et d'*hydroxyde de sodium 1 M* (n_1 ml et n_2 ml) utilisés dans le dosage, le rapport

$$\frac{n_2 - 10}{10 - n_1}$$

n'est pas supérieur à 0,025 (2,5 pour cent).

Chlorures (*2.4.4*). A 2,5 ml de solution S, ajoutez 10 ml d'*acide nitrique dilué R* et complétez à 15 ml avec de l'*eau R*. La solution satisfait à l'essai limite des chlorures (200 ppm).

Sulfates (*2.4.13*). A 1,5 ml de solution S, ajoutez 2 ml d'*acide chlorhydrique dilué R* et complétez à 15 ml avec de l'*eau distillée R*. La solution satisfait à l'essai limite des sulfates (0,1 pour cent).

Arsenic (*2.4.2*). 5 ml de solution S satisfont à l'essai limite A de l'arsenic (2 ppm).

Fer (*2.4.9*). 10 ml de solution S satisfont à l'essai limite du fer (10 ppm).

Métaux lourds (*2.4.8*). Dissolvez 2,0 g de phosphate dipotassique dans 8 ml d'*eau R*. Acidifiez avec 6 ml environ d'*acide chlorhydrique dilué R* (pH 3 à 4), puis complétez à 20 ml avec de l'*eau R*. 12 ml de solution satisfont à l'essai limite A des métaux lourds (10 ppm). Préparez le témoin avec la *solution à 1 ppm de plomb (Pb) R*.

Sodium. Le phosphate dipotassique destiné à la préparation de formes pharmaceutiques administrées par voie parentérale satisfait également à l'essai du sodium. Déterminez la teneur en sodium par spectrométrie d'émission atomique (*2.2.22, Procédé I*).

Solution à examiner. Dissolvez 1,00 g de phosphate dipotassique dans de l'*eau R* et complétez à 100,0 ml avec le même solvant.

Solutions de référence. Préparez les solutions de référence à partir de la *solution à 200 ppm de sodium (Na) R*, diluée si nécessaire avec de l'*eau R*.

Mesurez l'intensité émise à 589 nm.

Le phosphate dipotassique ne contient pas plus de 0,1 pour cent de Na.

Perte à la dessiccation (*2.2.32*). Déterminée à l'étuve à 125-130 °C sur 1,000 g de phosphate dipotassique, la perte à la dessiccation n'est pas supérieure à 2,0 pour cent.

Stérilité (*2.6.1*). Le phosphate dipotassique destiné à la préparation de formes pharmaceutiques administrées par voie parentérale sans autre procédé approprié de stérilisation satisfait également à l'essai de stérilité.

Endotoxines bactériennes (*2.6.14*) : moins de 1,1 UI/mg, si le phosphate dipotassique est destiné à la préparation de formes pharmaceutiques administrées par voie parentérale sans autre procédé approprié d'élimination des endotoxines bactériennes.

DOSAGE

Dissolvez 0,800 g (*m*) de phosphate dipotassique dans 40 ml d'*eau exempte de dioxyde de carbone R* et ajoutez 10,0 ml d'*acide chlorhydrique 1 M*. Titrez par l'*hydroxyde de sodium 1 M* et tracez la courbe potentiométrique (*2.2.20*). Mesurez le volume d'*hydroxyde de sodium 1 M* utilisé au premier point d'inflexion (n_1 ml). Poursuivez le titrage jusqu'au second point d'inflexion (volume total nécessaire d'*hydroxyde de sodium 1 M*, n_2 ml).

Calculez la teneur pour cent de K_2HPO_4 à l'aide de l'expression :

$$\frac{1742\,(10 - n_1)}{m\,(100 - d)}$$

d = perte à la dessiccation en pour cent.

CONSERVATION

En récipient étanche.

ÉTIQUETAGE

L'étiquette indique :

- dans les cas appropriés, que la substance convient à la préparation de formes pharmaceutiques administrées par voie parentérale,
- dans les cas appropriés, que la substance est stérile,
- dans les cas appropriés, que la substance est exempte d'endotoxines bactériennes.

01/2002:1509

PHOSPHATE DISODIQUE ANHYDRE

Dinatrii phosphas anhydricus

Na_2HPO_4 M_r 142,0

DÉFINITION

Le phosphate disodique anhydre contient au minimum 98,0 pour cent et au maximum l'équivalent de 101,0 pour cent de Na_2HPO_4, calculé par rapport à la substance desséchée.

CARACTÈRES

Poudre blanche, hygroscopique, soluble dans l'eau, pratiquement insoluble dans l'alcool.

IDENTIFICATION

A. La solution S (voir Essai) est faiblement alcaline (*2.2.4*).

B. Le phosphate disodique anhydre satisfait à l'essai de perte à la dessiccation (voir Essai).

C. La solution S (voir Essai) donne les réactions des phosphates (*2.3.1*).

D. La solution S (voir Essai) donne les réactions du sodium (*2.3.1*).

ESSAI

Solution S. Dissolvez 5,0 g de phosphate disodique anhydre dans de l'*eau distillée R* et complétez à 100,0 ml avec le même solvant.

Aspect de la solution. La solution S est limpide (*2.2.1*) et incolore (*2.2.2, Procédé II*).

Substances réductrices. A 10 ml de solution S, ajoutez 5 ml d'*acide sulfurique dilué R* et 0,25 ml de *permanganate de potassium 0,02 M*. Chauffez au bain-marie pendant 5 min. La solution reste faiblement colorée en rouge.

Phosphate monosodique. Compte tenu du nombre de millilitres d'*acide chlorhydrique 1 M* (25 ml) et d'*hydroxyde de sodium 1 M* (n_1 ml et n_2 ml) utilisés dans le dosage, le rapport :

$$\frac{n_2 - 25}{25 - n_1}$$

n'est pas supérieur à 0,025.

Chlorures (*2.4.4*). Prélevez 5 ml de solution S et complétez à 15 ml avec de l'*acide nitrique dilué R*. La solution satisfait à l'essai limite des chlorures (200 ppm).

Sulfates (*2.4.13*). A 6 ml de solution S, ajoutez 2 ml d'*acide chlorhydrique dilué R* et complétez à 15 ml avec de l'*eau distillée R*. La solution satisfait à l'essai limite des sulfates (500 ppm).

Arsenic (*2.4.2*). 10 ml de solution S satisfont à l'essai limite A de l'arsenic (2 ppm).

Fer (*2.4.9*). 10 ml de solution S satisfont à l'essai limite du fer (20 ppm).

Métaux lourds (*2.4.8*). 12 ml de solution S satisfont à l'essai limite A des métaux lourds (10 ppm). Préparez le témoin avec 5 ml de *solution à 1 ppm de plomb (Pb) R* et 5 ml d'*eau R*.

Perte à la dessiccation (*2.2.32*). Déterminée à l'étuve à 100-105 °C pendant 4 h sur 1,000 g de phosphate disodique anhydre, la perte à la dessiccation n'est pas supérieure à 1,0 pour cent.

DOSAGE

Dissolvez 1,600 g (*m*) de phosphate disodique anhydre dans 25,0 ml d'*eau exempte de dioxyde de carbone R*. Ajoutez 25,0 ml d'*acide chlorhydrique 1 M*. Titrez par l'*hydroxyde de sodium 1 M* et tracez la courbe potentiométrique (*2.2.20*). Mesurez le volume d'*hydroxyde de sodium 1 M* utilisé au premier point d'inflexion (n_1 ml). Poursuivez le titrage jusqu'au second point d'inflexion (volume total nécessaire d'*hydroxyde de sodium 1 M*, n_2 ml).

Calculez le pourcentage de Na_2HPO_4 à l'aide de l'expression :

$$\frac{1420\,(25 - n_1)}{m\,(100 - d)}$$

d = perte à la dessiccation, exprimée en pourcentage.

CONSERVATION

En récipient étanche.

01/2002:0602

PHOSPHATE DISODIQUE DIHYDRATÉ

Dinatrii phosphas dihydricus

$Na_2HPO_4,2H_2O$ M_r 178,0

DÉFINITION

Le phosphate disodique dihydraté contient au minimum 98,0 pour cent et au maximum l'équivalent de 101,0 pour cent de Na_2HPO_4, calculé par rapport à la substance desséchée.

CARACTÈRES

Poudre blanche ou sensiblement blanche ou cristaux incolores, solubles dans l'eau, pratiquement insolubles dans l'alcool.

IDENTIFICATION

A. La solution S (voir Essai) est faiblement alcaline (*2.2.4*).

B. Le phosphate disodique dihydraté satisfait à l'essai de la perte à la dessiccation (voir Essai).

C. La solution S donne la réaction (b) des phosphates (*2.3.1*).

D. La solution S donne la réaction (a) du sodium (*2.3.1*).

ESSAI

Solution S. Dissolvez 5,0 g de phosphate disodique dihydraté dans de l'*eau distillée R* et complétez à 100 ml avec le même solvant.

Aspect de la solution. La solution S est limpide (*2.2.1*) et incolore (*2.2.2, Procédé II*).

Substances réductrices. Chauffez au bain-marie, pendant 5 min, un mélange de 5 ml de solution S, de 5 ml d'*acide sulfurique dilué R* et de 0,25 ml de *permanganate de potassium 0,02 M*. La solution conserve une légère coloration rouge.

Phosphate monosodique. Compte tenu du nombre de millilitres d'*acide chlorhydrique 1 M* (25 ml) et d'*hydroxyde de sodium 1 M* (n_1 ml et n_2 ml) utilisés dans le dosage, le rapport

$$\frac{n_2 - 25}{25 - n_1}$$

n'est pas supérieur à 0,025.

Chlorures (*2.4.4*). A 2,5 ml de solution S, ajoutez 10 ml d'*acide nitrique dilué R* et complétez à 15 ml avec de l'*eau R*. La solution satisfait à l'essai limite des chlorures (400 ppm).

Sulfates (*2.4.13*). A 3 ml de solution S, ajoutez 2 ml d'*acide chlorhydrique dilué R* et complétez à 15 ml avec de l'*eau distillée R*. La solution satisfait à l'essai limite des sulfates (0,1 pour cent).

Arsenic (*2.4.2*). 5 ml de solution S satisfont à l'essai limite A de l'arsenic (4 ppm).

Fer (*2.4.9*). Prélevez 5 ml de solution S et complétez à 10 ml avec de l'*eau R*. La solution satisfait à l'essai limite du fer (40 ppm).

Métaux lourds (*2.4.8*). 12 ml de solution S satisfont à l'essai limite A des métaux lourds (20 ppm). Préparez le témoin avec la *solution à 1 ppm de plomb (Pb) R*.

Perte à la dessiccation (*2.2.32*). Déterminée à l'étuve à 130 °C sur 1,000 g de phosphate disodique dihydraté, la perte à la dessiccation est de 19,5 pour cent à 21,0 pour cent.

DOSAGE

Dissolvez 2,000 g (m g) de phosphate disodique dihydraté dans 50 ml d'*eau R* et ajoutez 25,0 ml d'*acide chlorhydrique 1 M*. Titrez par l'*hydroxyde de sodium 1 M* et tracez la courbe potentiométrique (*2.2.20*). Mesurez le volume d'*hydroxyde de sodium 1 M* utilisé au premier point d'inflexion (n_1 ml). Poursuivez le titrage jusqu'au second point d'inflexion (volume total nécessaire d'*hydroxyde de sodium 1 M*, n_2 ml).

Calculez la teneur pour cent de Na_2HPO_4 à l'aide de l'expression :

$$\frac{1420\,(25 - n_1)}{m\,(100 - d)}$$

d = perte à la dessiccation en pour cent.

01/2002:0118

PHOSPHATE DISODIQUE DODÉCAHYDRATÉ

Dinatrii phosphas dodecahydricus

$Na_2HPO_4,12H_2O$ M_r 358,1

DÉFINITION

Le phosphate disodique dodécahydraté contient au minimum 98,0 pour cent et au maximum l'équivalent de 101,0 pour cent de Na_2HPO_4, calculé par rapport à la substance anhydre.

CARACTÈRES

Cristaux incolores, transparents, très efflorescents, très solubles dans l'eau, pratiquement insolubles dans l'alcool.

IDENTIFICATION

A. La solution S (voir Essai) donne les réactions des phosphates (*2.3.1*).

B. La solution S donne les réactions du sodium (*2.3.1*).

ESSAI

Solution S. Dissolvez 5,0 g de phosphate disodique dodécahydraté dans de l'*eau distillée R* et complétez à 50 ml avec le même solvant.

Aspect de la solution. La solution S est limpide (*2.2.1*) et incolore (*2.2.2, Procédé II*).

Substances réductrices. Chauffez au bain-marie pendant 5 min un mélange de 5 ml de solution S, de 5 ml d'*acide sulfurique dilué R* et de 0,25 ml de *permanganate de potassium 0,02 M*. La solution reste faiblement colorée en rouge.

Phosphate monosodique. Compte tenu du nombre de millilitres d'*acide chlorhydrique 1 M* (25 ml) et d'*hydroxyde de sodium 1 M* (n_1 ml et n_2 ml) utilisés dans le dosage, le rapport

$$\frac{n_2 - 25}{25 - n_1}$$

n'est pas supérieur à 0,025.

Chlorures (*2.4.4*). A 2,5 ml de solution S, ajoutez 10 ml d'*acide nitrique dilué R* et complétez à 15 ml avec de l'*eau R*. La solution satisfait à l'essai limite des chlorures (200 ppm).

Sulfates (*2.4.13*). A 3 ml de solution S, ajoutez 2 ml d'*acide chlorhydrique dilué R* et complétez à 15 ml avec de l'*eau distillée R*. La solution satisfait à l'essai limite des sulfates (500 ppm).

Arsenic (*2.4.2*). 5 ml de solution S satisfont à l'essai limite A de l'arsenic (2 ppm).

Fer (*2.4.9*). Prélevez 5 ml de solution S et complétez à 10 ml avec de l'*eau R*. La solution satisfait à l'essai limite du fer (20 ppm).

Métaux lourds (*2.4.8*). 12 ml de solution S satisfont à l'essai limite A des métaux lourds (10 ppm). Préparez le témoin avec la *solution à 1 ppm de plomb (Pb) R*.

Teneur en eau (*2.5.12*). Déterminée par semi-microdosage sur 50,0 mg de phosphate disodique dodécahydraté, la teneur en eau est de 57,0 pour cent à 61,0 pour cent. Utilisez comme solvant un mélange de 10 volumes de *méthanol anhydre R* et de 40 volumes de *formamide R*.

Monographies L - P

DOSAGE

Dissolvez 4,00 g (*m* g) de phosphate disodique dodécahydraté dans 25 ml d'*eau R*. Ajoutez 25,0 ml d'*acide chlorhydrique 1 M*. Titrez par l'*hydroxyde de sodium 1 M* et tracez la courbe potentiométrique (*2.2.20*). Mesurez le volume d'*hydroxyde de sodium 1 M* utilisé au premier point d'inflexion (n_1 ml). Poursuivez le titrage jusqu'au second point d'inflexion (volume total nécessaire d'*hydroxyde de sodium 1 M*, n_2 ml).

Calculez la teneur pour cent en Na_2HPO_4 à l'aide de l'expression :

$$\frac{1420\,(25 - n_1)}{m\,(100 - d)}$$

d = teneur en eau, exprimée en pourcentage.

01/2002:0920

PHOSPHATE MONOPOTASSIQUE

Kalii dihydrogenophosphas

KH_2PO_4 M_r 136,1

DÉFINITION

Le phosphate monopotassique contient au minimum 98,0 pour cent et au maximum l'équivalent de 100,5 pour cent de KH_2PO_4, calculé par rapport à la substance desséchée.

CARACTÈRES

Poudre cristalline blanche ou cristaux incolores, facilement solubles dans l'eau, pratiquement insolubles dans l'alcool.

IDENTIFICATION

A. La solution S (voir Essai) est faiblement acide (*2.2.4*).

B. La solution S donne la réaction (b) des phosphates (*2.3.1*).

C. 0,5 ml de solution S donne la réaction (b) du potassium (*2.3.1*).

ESSAI

Solution S. Dissolvez 10,0 g de phosphate monopotassique dans de l'*eau exempte de dioxyde de carbone R* préparée à partir d'*eau distillée R* et complétez à 100 ml avec le même solvant.

Aspect de la solution. La solution S est limpide (*2.2.1*) et incolore (*2.2.2, Procédé II*).

Détermination du pH (*2.2.3*). A 5 ml de solution S, ajoutez 5 ml d'*eau exempte de dioxyde de carbone R*. Le pH de la solution est de 4,2 à 4,5.

Substances réductrices. Ajoutez à 5 ml de solution S 5 ml d'*acide sulfurique dilué R* et 0,25 ml de *permanganate de potassium 0,02 M*. Chauffez au bain-marie pendant 5 min. La couleur du permanganate ne disparaît pas complètement.

Chlorures (*2.4.4*). Prélevez 2,5 ml de solution S et complétez à 15 ml avec de l'*eau R*. La solution satisfait à l'essai limite des chlorures (200 ppm).

Sulfates (*2.4.13*). Prélevez 5 ml de solution S, ajoutez 0,5 ml d'*acide chlorhydrique R* et complétez à 15 ml avec de l'*eau distillée R*. La solution satisfait à l'essai limite des sulfates (300 ppm).

Arsenic (*2.4.2*). 0,5 g de phosphate monopotassique satisfait à l'essai limite A de l'arsenic (2 ppm).

Fer (*2.4.9*). 10 ml de solution S satisfont à l'essai limite du fer (10 ppm).

Sodium. Le phosphate monopotassique destiné à la préparation de formes pharmaceutiques administrées par voie parentérale satisfait également à l'essai du sodium. Déterminez la teneur en sodium par spectrométrie d'émission atomique (*2.2.22, Procédé I*).

Solution à examiner. Dissolvez 1,00 g de phosphate monopotassique dans de l'*eau R* et complétez à 100,0 ml avec le même solvant.

Solutions de référence. Dissolvez dans de l'*eau R* 0,5084 g de *chlorure de sodium R*, desséché au préalable à 100-105 °C pendant 3 h, et complétez à 1000,0 ml avec le même solvant (200 µg de Na par millilitre). Diluez si nécessaire.

Mesurez l'intensité émise à 589 nm.

Le phosphate monopotassique ne contient pas plus de 0,1 pour cent de Na.

Métaux lourds (*2.4.8*). 12 ml de solution S satisfont à l'essai limite A des métaux lourds (10 ppm). Préparez le témoin avec la *solution à 1 ppm de plomb (Pb) R*.

Perte à la dessiccation (*2.2.32*). Déterminée à l'étuve à 125-130 °C sur 1,000 g de phosphate monopotassique, la perte à la dessiccation n'est pas supérieure à 2,0 pour cent.

DOSAGE

Dissolvez 1,000 g de phosphate monopotassique dans 50 ml d'*eau exempte de dioxyde de carbone R*. Titrez par l'*hydroxyde de sodium 1 M* exempt de carbonate. Déterminez le point de fin de titrage par potentiométrie (*2.2.20*).

1 ml d'*hydroxyde de sodium 1 M* correspond à 0,1361 g de KH_2PO_4.

ÉTIQUETAGE

L'étiquette indique :

– dans les cas appropriés, que la substance convient à la préparation de formes pharmaceutiques administrées par voie parentérale.

01/2002:0194

PHOSPHATE MONOSODIQUE DIHYDRATÉ

Natrii dihydrogenophosphas dihydricus

$NaH_2PO_4,2H_2O$ M_r 156,0

DÉFINITION

Le phosphate monosodique dihydraté contient au minimum 98,0 pour cent et au maximum l'équivalent de 100,5 pour cent de NaH_2PO_4, calculé par rapport à la substance desséchée.

CARACTÈRES

Poudre blanche ou cristaux incolores, très solubles dans l'eau, très peu solubles dans l'alcool.

IDENTIFICATION

A. La solution S (voir Essai) est faiblement acide (*2.2.4*).

B. La solution S donne les réactions des phosphates (*2.3.1*).

C. La solution S, neutralisée au préalable par une solution d'*hydroxyde de potassium R* à 100 g/l, donne la réaction (a) du sodium (*2.3.1*).

ESSAI

Solution S. Dissolvez 10,0 g de phosphate monosodique dihydraté dans de l'*eau exempte de dioxyde de carbone R* préparée à partir d'*eau distillée R* et complétez à 100 ml avec le même solvant.

Aspect de la solution. La solution S est limpide (*2.2.1*) et incolore (*2.2.2, Procédé II*).

Détermination du pH (*2.2.3*). A 5 ml de solution S, ajoutez 5 ml d'*eau exempte de dioxyde de carbone R*. Le pH de cette solution est de 4,2 à 4,5.

Substances réductrices. Chauffez au bain-marie pendant 5 min un mélange de 0,25 ml de *permanganate de potassium 0,02 M*, de 5 ml de solution S et de 5 ml d'*acide sulfurique dilué R*. La solution reste faiblement colorée en rouge.

Chlorures (*2.4.4*). Prélevez 2,5 ml de solution S et complétez à 15 ml avec de l'*eau R*. La solution satisfait à l'essai limite des chlorures (200 ppm).

Sulfates (*2.4.13*). Prélevez 5 ml de solution S, ajoutez 0,5 ml d'*acide chlorhydrique R* et complétez à 15 ml avec de l'*eau distillée R*. La solution satisfait à l'essai limite des sulfates (300 ppm).

Arsenic (*2.4.2*). 0,5 g de phosphate monosodique dihydraté satisfait à l'essai limite A de l'arsenic (2 ppm).

Fer (*2.4.9*). 10 ml de solution S satisfont à l'essai limite du fer (10 ppm).

Métaux lourds (*2.4.8*). 12 ml de solution S satisfont à l'essai limite A des métaux lourds (10 ppm). Préparez le témoin avec la *solution à 1 ppm de plomb (Pb) R*.

Perte à la dessiccation (*2.2.32*). Déterminée à l'étuve à 130 °C sur 0,50 g de phosphate monosodique dihydraté, la perte à la dessiccation est de 21,5 pour cent à 24,0 pour cent.

DOSAGE

Dissolvez 2,500 g de phosphate monosodique dihydraté dans 40 ml d'*eau R*. Titrez par l'*hydroxyde de sodium 1 M* exempt de carbonate. Déterminez le point de fin de titrage par potentiométrie (*2.2.20*).

1 ml d'*hydroxyde de sodium 1 M* correspond à 0,120 g de NaH_2PO_4.

01/2002:1052

PHOSPHATE TRICALCIQUE

Tricalcii phosphas

DÉFINITION

Le phosphate tricalcique est un mélange de phosphates de calcium. Il contient au minimum 35,0 pour cent et au maximum l'équivalent de 40,0 pour cent de Ca (A_r 40,08).

CARACTÈRES

Poudre blanche ou sensiblement blanche, pratiquement insoluble dans l'eau. Le phosphate tricalcique se dissout dans l'acide chlorhydrique dilué et dans l'acide nitrique dilué.

IDENTIFICATION

A. Dissolvez 0,1 g de phosphate tricalcique dans 5 ml d'une solution d'*acide nitrique R* à 25 pour cent *V/V*. La solution donne la réaction (b) des phosphates (*2.3.1*).

B. Le phosphate tricalcique donne la réaction (b) du calcium (*2.3.1*). Filtrez avant l'addition de la *solution de ferrocyanure de potassium R*.

C. Le phosphate tricalcique satisfait aux limites du dosage.

ESSAI

Solution S. Dissolvez 2,50 g de phosphate tricalcique dans 20 ml d'*acide chlorhydrique dilué R*. Si la solution n'est pas limpide, filtrez. Ajoutez, goutte à goutte, de l'*ammoniaque diluée R1* jusqu'à formation d'un précipité. Dissolvez le précipité en ajoutant de l'*acide chlorhydrique dilué R*, puis complétez à 50 ml avec de l'*eau distillée R*.

Chlorures (*2.4.4*). Dissolvez 0,22 g de phosphate tricalcique dans un mélange de 1 ml d'*acide nitrique R* et de 10 ml d'*eau R* et complétez à 100 ml avec de l'*eau R*. 15 ml de solution satisfont à l'essai limite des chlorures (0,15 pour cent).

Fluorures. Opérez par détermination potentiométrique de la concentration (*2.2.36, Procédé I*) en utilisant comme électrode indicatrice une électrode sélective de l'ion fluorure et comme électrode de référence une électrode argent-chlorure d'argent.

Solution à examiner. Dans une fiole jaugée de 50 ml, dissolvez 0,250 g de phosphate tricalcique dans de l'*acide chlorhydrique 0,1 M*, ajoutez 5,0 ml de *solution à 1 ppm de fluorure (F) R* et complétez à 50,0 ml avec de l'*acide chlorhydrique 0,1 M*. A 20,0 ml de solution, ajoutez 20,0 ml de *solution tampon pour ajustement de la force ionique totale R* et 3 ml d'une solution d'*acétate de sodium anhydre R* à 82 g/l. Ajustez à pH 5,2 avec de l'*ammoniaque R* et complétez à 50,0 ml avec de l'*eau distillée R*.

Solutions de référence. A respectivement 5,0 ml, 2,0 ml, 1,0 ml, 0,5 ml et 0,25 ml de *solution à 10 ppm de fluorure (F) R*, ajoutez 20,0 ml de *solution tampon pour ajustement de la force ionique totale R* et complétez à 50,0 ml avec de l'*eau distillée R*.

Effectuez les mesures sur 20,0 ml de chaque solution. Calculez la concentration en fluorures à l'aide de la droite d'étalonnage en tenant compte de l'ajout de fluorure à la solution à examiner.

Le phosphate tricalcique ne contient pas plus de 75 ppm de F.

Sulfates (*2.4.13*). Prélevez 1 ml de solution S et complétez à 25 ml avec de l'*eau distillée R*. 15 ml de solution satisfont à l'essai limite des sulfates (0,5 pour cent).

Arsenic (*2.4.2*). 5 ml de solution S satisfont à l'essai limite A de l'arsenic (4 ppm).

Fer (*2.4.9*). Prélevez 0,5 ml de solution S et complétez à 10 ml avec de l'*eau R*. La solution satisfait à l'essai limite du fer (400 ppm).

Métaux lourds (*2.4.8*). Prélevez 13 ml de solution S et complétez à 20 ml avec de l'*eau R*. 12 ml de solution satisfont à l'essai limite A des métaux lourds (30 ppm). Préparez le témoin avec la *solution à 1 ppm de plomb (Pb) R*.

Substances insolubles dans l'acide. Dissolvez 5,0 g de phosphate tricalcique dans un mélange de 10 ml d'*acide chlorhydrique R* et de 30 ml d'*eau R*. Filtrez, lavez le résidu avec de l'*eau R* et séchez à masse constante à 100-105 °C. La masse du résidu n'est pas supérieure à 10 mg (0,2 pour cent).

Perte à la calcination. Déterminée par chauffage à 800 °C pendant 30 min sur 1,000 g de phosphate tricalcique, la perte à la calcination n'est pas supérieure à 8,0 pour cent.

DOSAGE

Dissolvez 0,200 g de phosphate tricalcique dans un mélange de 1 ml d'*acide chlorhydrique R1* et de 5 ml d'*eau R*. Ajoutez 25,0 ml d'*édétate de sodium 0,1 M* et complétez à 200 ml avec de l'*eau R*. Ajustez le pH à 10 environ avec de l'*ammoniaque concentrée R*. Ajoutez 10 ml de *solution tampon chlorure d'ammonium pH 10,0 R* et quelques milligrammes de *mélange composé au mordant noir 11 R*. Titrez l'excès d'édétate de sodium par le *sulfate de zinc 0,1 M* jusqu'à virage de l'indicateur du bleu au violet.

1 ml d'*édétate de sodium 0,1 M* correspond à 4,008 mg de Ca.

01/2002:0004

PHOSPHORIQUE (ACIDE) CONCENTRÉ

Acidum phosphoricum concentratum

H_3PO_4 M_r 98,0

DÉFINITION

L'acide phosphorique concentré contient au minimum 84,0 pour cent *m/m* et au maximum 90,0 pour cent *m/m* de H_3PO_4.

CARACTÈRES

Liquide sirupeux, limpide et incolore, corrosif, miscible à l'eau et à l'alcool. Conservé à basse température, l'acide phosphorique concentré peut se solidifier en donnant une masse de cristaux incolores ne fondant pas au-dessous de 28 °C.

La densité est voisine de 1,7.

IDENTIFICATION

A. Diluez l'acide phosphorique concentré avec de l'*eau R*. La solution est fortement acide (*2.2.4*).

B. La solution S (voir Essai), neutralisée par la *solution diluée d'hydroxyde de sodium R*, donne les réactions des phosphates (*2.3.1*).

ESSAI

Solution S. Prélevez 10,0 g d'acide phosphorique concentré et complétez à 150 ml avec de l'*eau R*.

Aspect de la solution. La solution S est limpide (*2.2.1*) et incolore (*2.2.2, Procédé II*).

Substances précipitables par l'ammoniaque. A 10 ml de la solution S, ajoutez 8 ml d'*ammoniaque diluée R1*. Si la solution présente une opalescence, celle-ci n'est pas plus prononcée que celle d'un mélange de 10 ml de la solution S et de 8 ml d'*eau R*.

Acides hypophosphoreux et phosphoreux. A 5 ml de la solution S, ajoutez 2 ml de *solution de nitrate d'argent R2* et chauffez au bain-marie pendant 5 min. La solution ne présente aucun changement.

Chlorures (*2.4.4*). 15 ml de la solution S satisfont à l'essai limite des chlorures (50 ppm).

Sulfates (*2.4.13*). Prélevez 1,5 g d'acide phosphorique concentré et complétez à 15 ml avec de l'*eau distillée R*. La solution satisfait à l'essai limite des sulfates (100 ppm).

Arsenic (*2.4.2*). 7,5 ml de la solution S satisfont à l'essai limite A de l'arsenic (2 ppm).

Fer (*2.4.9*). Prélevez 3 ml de la solution S et complétez à 10 ml avec de l'*eau R*. La solution satisfait à l'essai limite du fer (50 ppm).

Métaux lourds (*2.4.8*). A 2,5 g d'acide phosphorique concentré, ajoutez 4 ml d'*ammoniaque diluée R1* et complétez à 25 ml avec de l'*eau R*. 12 ml de solution satisfont à l'essai limite A des métaux lourds (10 ppm). Préparez le témoin avec la *solution à 1 ppm de plomb (Pb) R*.

DOSAGE

A 1,000 g d'acide phosphorique concentré, ajoutez une solution de 10 g de *chlorure de sodium R* dans 30 ml d'*eau R*. Titrez par l'*hydroxyde de sodium 1 M* en présence de *solution de phénolphtaléine R*.

1 ml d'*hydroxyde de sodium 1 M* correspond à 49,00 mg de H_3PO_4.

CONSERVATION

En récipient de verre.

01/2002:0005

PHOSPHORIQUE (ACIDE) DILUÉ

Acidum phosphoricum dilutum

DÉFINITION

L'acide phosphorique dilué contient 9,5 pour cent *m/m* à 10,5 pour cent *m/m* de H_3PO_4 (M_r 98,0).

PRÉPARATION

A 115 g d'acide phosphorique concentré, ajoutez 885 g d'*eau R* et mélangez.

IDENTIFICATION

A. L'acide phosphorique dilué est fortement acide (*2.2.4*).

B. La solution S (voir Essai), neutralisée par la *solution diluée d'hydroxyde de sodium R*, donne les réactions des phosphates (*2.3.1*).

ESSAI

Solution S. Prélevez 86 g d'acide phosphorique dilué et complétez à 150 ml avec de l'*eau R*.

Aspect de la solution. La solution S est limpide (*2.2.1*) et incolore (*2.2.2, Procédé II*).

Substances précipitables par l'ammoniaque. A 10 ml de la solution S, ajoutez 8 ml d'*ammoniaque diluée R1*. Si la solution présente une opalescence, celle-ci n'est pas plus prononcée que celle d'un mélange de 10 ml de la solution S et de 8 ml d'*eau R*.

Acides hypophosphoreux et phosphoreux. A 5 ml de la solution S, ajoutez 2 ml de *solution de nitrate d'argent R2*. Chauffez au bain-marie pendant 5 min. La solution ne présente aucun changement.

Chlorures (*2.4.4*). 15 ml de la solution S satisfont à l'essai limite des chlorures (6 ppm).

Sulfates (*2.4.13*). 15 ml d'acide phosphorique dilué satisfont à l'essai limite des sulfates (10 ppm).

Arsenic (*2.4.2*). 7,5 ml de la solution S satisfont à l'essai limite A de l'arsenic (0,2 ppm).

Fer (*2.4.9*). Prélevez 3 ml de la solution S et complétez à 10 ml avec de l'*eau R*. La solution satisfait à l'essai limite du fer (6 ppm).

Métaux lourds (*2.4.8*). A 20 g d'acide phosphorique dilué, ajoutez 4 ml d'*ammoniaque diluée R1* et complétez à 25 ml avec de l'*eau R*. 12 ml de solution satisfont à l'essai limite A des métaux lourds (1 ppm). Préparez le témoin avec un mélange de 8 ml de *solution à 1 ppm de plomb (Pb) R* et de 2 ml d'*eau R*.

Monographies L - P

DOSAGE

A 8,60 g d'acide phosphorique dilué, ajoutez une solution de 10 g de *chlorure de sodium R* dans 30 ml d'*eau R*. Titrez par l'*hydroxyde de sodium 1 M* en présence de *solution de phénolphtaléine R*.

1 ml d'*hydroxyde de sodium 1 M* correspond à 49,00 mg de H_3PO_4.

01/2002:0352

PHTALYLSULFATHIAZOL

Phthalylsulfathiazolum

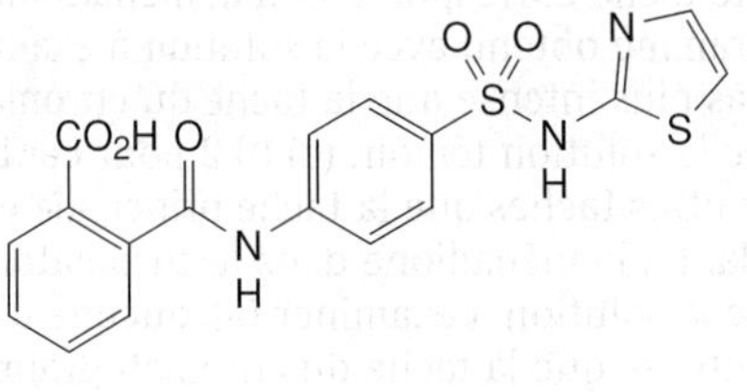

$C_{17}H_{13}N_3O_5S_2$ M_r 403,4

DÉFINITION

Le phtalylsulfathiazol contient au minimum 98,5 pour cent et au maximum l'équivalent de 101,5 pour cent d'acide 2-[[4-(thiazol-2-ylsulfamoyl)phényl]carbamoyl]benzoïque, calculé par rapport à la substance desséchée.

CARACTÈRES

Poudre cristalline blanche ou blanc jaunâtre, pratiquement insoluble dans l'eau et dans l'éther, facilement soluble dans le diméthylformamide, peu soluble dans l'acétone et dans l'alcool.

IDENTIFICATION

Première identification : A, B, E.

Seconde identification : B, C, D, E.

A. Examinez le phtalylsulfathiazol par spectrophotométrie d'absorption dans l'infrarouge (*2.2.24*), en comparant avec le spectre obtenu avec le *phtalylsulfathiazol SCR*.

B. A 1 g de phtalylsulfathiazol, ajoutez 8,5 ml de *solution diluée d'hydroxyde de sodium R*. Chauffez à reflux pendant 30 min. Laissez refroidir. Ajoutez 17,5 ml d'*acide chlorhydrique dilué R*. Agitez vigoureusement et filtrez. Neutralisez le filtrat en ajoutant de la *solution diluée d'hydroxyde de sodium R*. Filtrez et lavez le précipité à l'*eau R*. Faites-le cristalliser dans l'*eau R*, puis séchez les cristaux à 100-105 °C. Le point de fusion (*2.2.14*) est de 200 °C à 203 °C.

C. Dans un tube à essai, introduisez 0,1 g de phtalylsulfathiazol. Ajoutez 3 ml d'*acide sulfurique dilué R* et 0,5 g de *poudre de zinc R*. Il se dégage des vapeurs noircissant le *papier à l'acétate de plomb R*.

D. Chauffez au bain-marie 0,1 g de phtalylsulfathiazol avec 0,5 g de *résorcinol R* et 0,3 ml d'*acide sulfurique R* jusqu'à obtention d'un mélange homogène. Laissez refroidir, puis ajoutez 5 ml de *solution diluée d'hydroxyde de sodium R*. Prélevez 0,1 ml du mélange rouge-brun et complétez à 25 ml avec de l'*eau R*. Il apparaît une intense fluorescence verte qui disparaît par acidification.

E. Dissolvez 10 mg environ des cristaux obtenus dans l'identification B dans 200 ml d'*acide chlorhydrique 0,1 M*. 2 ml de cette solution donnent la réaction des amines primaires aromatiques (*2.3.1*) avec formation d'un précipité orangé.

ESSAI

Aspect de la solution. Dissolvez 1,0 g de phtalylsulfathiazol dans de l'*hydroxyde de sodium 1 M* et complétez à 20 ml avec la même solution alcaline. La solution est limpide (*2.2.1*) et n'est pas plus fortement colorée que la solution témoin JB_5 (*2.2.2, Procédé II*).

Acidité. A 2,0 g de phtalylsulfathiazol, ajoutez 20 ml d'*eau R*. Agitez sans interruption pendant 30 min, puis filtrez. A 10 ml de filtrat, ajoutez 0,1 ml de *solution de phénolphtaléine R*. Le virage de l'indicateur ne nécessite pas plus de 0,2 ml d'*hydroxyde de sodium 0,1 M*.

Sulfathiazol et autres amines primaires aromatiques. Dissolvez 5 mg de phtalylsulfathiazol dans un mélange de 3,5 ml d'*eau R*, de 6 ml d'*acide chlorhydrique dilué R* et de 25 ml d'*alcool R* refroidi à 15 °C au préalable. Refroidissez immédiatement la solution dans un bain d'eau glacée et ajoutez 1 ml d'une solution de *nitrite de sodium R* à 2,5 g/l. Laissez reposer pendant 3 min, puis ajoutez 2,5 ml d'une solution d'*acide sulfamique R* à 40 g/l. Laissez reposer pendant 5 min. Ajoutez ensuite 1 ml d'une solution de *dichlorhydrate de naphtyléthylènediamine R* à 4 g/l et complétez à 50 ml avec de l'*eau R*. Examinée à 550 nm, l'absorbance (*2.2.25*) n'est pas supérieure à celle d'une solution témoin préparée simultanément et dans les mêmes conditions avec un mélange de 1 ml d'une solution contenant dans 100 ml 10 mg de *sulfathiazol R* et 0,5 ml d'*acide chlorhydrique R*, de 2,5 ml d'*eau R*, de 6 ml d'*acide chlorhydrique dilué R* et de 25 ml d'*alcool R* (1,0 pour cent).

Métaux lourds (*2.4.8*). 1,0 g de phtalylsulfathiazol satisfait à l'essai limite C des métaux lourds (20 ppm). Préparez le témoin avec 2 ml de *solution à 10 ppm de plomb (Pb) R*.

Perte à la dessiccation (*2.2.32*). Déterminée à l'étuve à 100-105 °C sur 1,00 g de phtalylsulfathiazol, la perte à la dessiccation n'est pas supérieure à 2 pour cent.

Cendres sulfuriques (*2.4.14*). Déterminé sur 1,0 g de phtalylsulfathiazol, le taux des cendres sulfuriques n'est pas supérieur à 0,1 pour cent.

DOSAGE

Dissolvez 0,300 g de phtalylsulfathiazol dans 40 ml de *diméthylformamide R* et ajoutez 0,2 ml de *solution de thymolphtaléine R*. Titrez par l'*hydroxyde de sodium 0,1 M* jusqu'à virage au bleu. Effectuez un titrage à blanc.

1 ml d'*hydroxyde de sodium 0,1 M* correspond à 20,17 mg de $C_{17}H_{13}N_3O_5S_2$.

CONSERVATION

A l'abri de la lumière.

01/2002:1036

PHYTOMÉNADIONE

Phytomenadionum

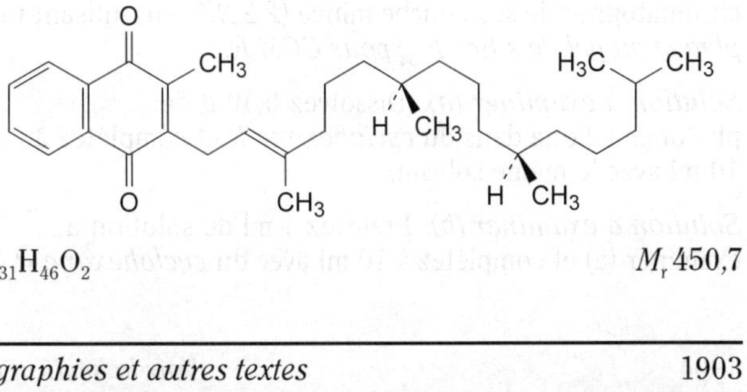

$C_{31}H_{46}O_2$ M_r 450,7

Monographies L - P

DÉFINITION

La phytoménadione est un mélange de 2-méthyl-3-[(2*E*)-(7*R*,11*R*)-3,7,11,15-tétraméthylhexadéc-2-ényl]naphtalène-1,4-dione (*trans*-phytoménadione), de 2-méthyl-3-[(2*Z*)-(7*R*,11*R*)-3,7,11,15-tétraméthylhexadéc-2-ényl]naphtalène-1,4-dione (*cis*-phytoménadione) et de 2,3-époxy-2-méthyl-3-[(2*E*)-(7*R*,11*R*)-3,7,11,15-tétraméthylhexadéc-2-ényl]-2,3-dihydronaphtalène-1,4-dione (*trans*-époxyphytoménadione). Elle contient au maximum 4,0 pour cent de *trans*-époxyphytoménadione et au minimum 75,0 pour cent de *trans*-phytoménadione. Le total des 3 composants est au minimum 97,0 pour cent et au maximum l'équivalent de 103,0 pour cent.

CARACTÈRES

Liquide huileux, limpide, visqueux, d'une intense coloration jaune, pratiquement insoluble dans l'eau, assez soluble dans l'alcool, miscible à l'éther et aux huiles grasses.

La phytoménadione se décompose par exposition à la lumière actinique.

L'indice de réfraction est voisin de 1,526.

IDENTIFICATION

Effectuez toutes les opérations aussi rapidement que possible, en évitant l'exposition à la lumière actinique.

A. Dissolvez 10,0 mg de phytoménadione dans du *triméthylpentane R* et complétez à 100,0 ml avec le même solvant. Examinée de 275 nm à 340 nm (*2.2.25*), la solution présente un maximum d'absorption à 327 nm et un minimum d'absorption à 285 nm. L'absorbance spécifique au maximum est de 67 à 73. Prélevez 10,0 ml de solution et complétez à 50,0 ml avec du *triméthylpentane R*. Examinée de 230 nm à 280 nm, la solution présente 4 maximums d'absorption respectivement à 243 nm, à 249 nm, à 261 nm et à 270 nm.

B. Examinez les chromatogrammes obtenus dans l'essai de la ménadione et autres substances apparentées. La tache principale du chromatogramme obtenu avec la solution à examiner (b) est semblable quant à sa position, sa coloration et ses dimensions à la tache principale du chromatogramme obtenu avec la solution témoin (a).

C. Dissolvez 50 mg de phytoménadione dans 10 ml de *méthanol R* et ajoutez 1 ml d'une solution d'*hydroxyde de potassium R* à 200 g/l dans du *méthanol R*. Il apparaît une coloration verte qui vire au rouge-violet après chauffage au bain-marie à 40 °C puis au brun-rouge après repos.

ESSAI

Aspect de la solution. Dissolvez 2,5 g de phytoménadione dans du *triméthylpentane R* et complétez à 25 ml avec le même solvant. La solution est limpide (*2.2.1*).

Indice d'acide (*2.5.1*). Déterminé sur 2,00 g de phytoménadione, l'indice d'acide n'est pas supérieur à 2,0.

Ménadione et autres substances apparentées. Opérez par chromatographie sur couche mince (*2.2.27*), en utilisant une *plaque au gel de silice* F_{254} *pour CCM R*.

Solution à examiner (a). Dissolvez 0,40 g de phytoménadione dans du *cyclohexane R* et complétez à 10 ml avec le même solvant.

Solution à examiner (b). Prélevez 1 ml de solution à examiner (a) et complétez à 10 ml avec du *cyclohexane R*.

Solution témoin (a). Dissolvez 40 mg de *phytoménadione SCR* dans du *cyclohexane R* et complétez à 10 ml avec le même solvant.

Solution témoin (b). Prélevez 1 ml de solution à examiner (b) et complétez à 20 ml avec du *cyclohexane R*.

Solution témoin (c). Dissolvez 4,0 mg de *ménadione R* dans du *cyclohexane R* et complétez à 50 ml avec le même solvant.

Déposez sur la plaque 10 µl de chaque solution. Développez sur un parcours de 15 cm avec un mélange de 20 volumes de *cyclohexane R* et de 80 volumes de *toluène R*. Laissez sécher la plaque à l'air pendant 5 min. Examinez en lumière ultraviolette à 254 nm, puis pulvérisez une solution d'*acide phosphomolybdique R* à 100 g/l dans l'*éthanol R* et chauffez à 120 °C pendant 5 min. Examinez à la lumière du jour. S'il apparaît une tache correspondant à la ménadione dans le chromatogramme obtenu avec la solution à examiner (a), elle n'est pas plus intense que la tache du chromatogramme obtenu avec la solution témoin (c) (0,2 pour cent). S'il apparaît d'autres taches que la tache principale et une tache correspondant à la ménadione dans le chromatogramme obtenu avec la solution à examiner (a), aucune d'entre elles n'est plus intense que la tache du chromatogramme obtenu avec la solution témoin (b) (0,5 pour cent). Ne tenez pas compte des taches situées en dessous de la tache principale et qui peuvent ne pas en être séparées nettement.

Cendres sulfuriques (*2.4.14*). Déterminé sur 1,0 g de phytoménadione, le taux des cendres sulfuriques n'est pas supérieur à 0,1 pour cent.

DOSAGE

Opérez par chromatographie liquide (*2.2.29*).

Solution à examiner. Dissolvez 15,0 mg de phytoménadione dans la phase mobile et complétez à 10,0 ml avec la phase mobile.

Solution témoin (a). Dissolvez 15,0 mg de *phytoménadione SCR* dans la phase mobile et complétez à 10,0 ml avec la phase mobile.

Solution témoin (b). Dissolvez 15,0 mg de *phytoménadione SCR* et 4,0 mg de *trans-époxyphytoménadione SCR* dans la phase mobile et complétez à 10,0 ml avec la phase mobile.

La chromatographie peut être réalisée en utilisant :

- une colonne d'acier inoxydable, d'une longueur de 0,25 m et d'un diamètre intérieur de 4,6 mm, remplie de *gel de silice pour chromatographie R* (5 µm) sphérique d'une porosité de 8 nm,
- comme phase mobile, à un débit de 0,4 ml/min, un mélange de 0,67 volume d'*octanol R*, de 3,3 volumes d'*éther isopropylique R* et de 1000 volumes d'*heptane R*,
- comme détecteur, un spectrophotomètre réglé à 254 nm,
- un injecteur à boucle de 20 µl.

Injectez la solution témoin (b). Ajustez la sensibilité du système de façon que la hauteur du pic principal représente 50 pour cent au minimum de l'échelle totale de l'enregistreur. Le dosage n'est valable que si l'ordre d'élution des pics est le suivant : *trans*-époxyphytoménadione, *cis*-phytoménadione et *trans*-phytoménadione. Injectez la solution témoin (a) à 6 reprises. Le dosage n'est valable que si l'écart type relatif de la surface du pic correspondant à l'isomère *trans* n'est pas supérieur à 1,0 pour cent et si la résolution entre les pics correspondant respectivement à la *trans*-phytoménadione et à la *cis*-phytoménadione n'est pas inférieure à 2,5. Injectez la solution à examiner et la solution témoin (a).

Monographies L - P

Calculez les teneurs pour cent en *trans*-phytoménadione, en *cis*-phytoménadione et en *trans*-époxyphytoménadione à l'aide des expressions :

$$trans\text{-phytoménadione} = \frac{m' \times A'_{trans} \times S_{trans}}{m \times S'_{trans}}$$

$$cis\text{-phytoménadione} = \frac{m' \times A'_{cis} \times S_{cis}}{m \times S'_{cis}}$$

$$trans\text{-époxyphytoménadione} = \frac{m' \times A'_{époxy} \times S_{époxy}}{m \times S'_{époxy}}$$

m' = masse de la prise d'essai de la substance de référence (mg) (solution témoin (a)),

m = masse de la prise d'essai de la substance à examiner (mg) (solution à examiner),

A'_{trans} = teneur (pour cent) de la *phytoménadione SCR* en *trans*-phytoménadione,

A'_{cis} = teneur (pour cent) de la *phytoménadione SCR* en *cis*-phytoménadione,

$A'_{époxy}$ = teneur (pour cent) de la *phytoménadione SCR* en *trans*-époxyphytoménadione,

S_{trans} = surface du pic correspondant à l'isomère *trans* dans le chromatogramme obtenu avec la solution à examiner,

S_{cis} = surface du pic correspondant à l'isomère *cis* dans le chromatogramme obtenu avec la solution à examiner,

$S_{époxy}$ = surface du pic correspondant à la *trans*-époxyphytoménadione dans le chromatogramme obtenu avec la solution à examiner,

S'_{trans} = surface du pic correspondant à l'isomère trans dans le chromatogramme obtenu avec la solution témoin (a),

S'_{cis} = surface du pic correspondant à l'isomère cis dans le chromatogramme obtenu avec la solution témoin (a),

$S'_{époxy}$ = surface du pic correspondant à la *trans*-époxyphytoménadione dans le chromatogramme obtenu avec la solution témoin (a).

CONSERVATION

A l'abri de la lumière.

IMPURETÉS

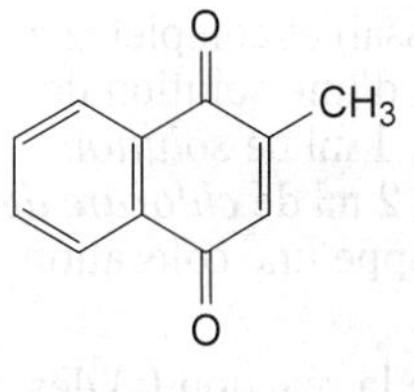

A. 2-méthylnaphtalène-1,4-dione (ménadione).

01/2002:1358

PICOTAMIDE (MONOHYDRATE DE)

Picotamidum monohydricum

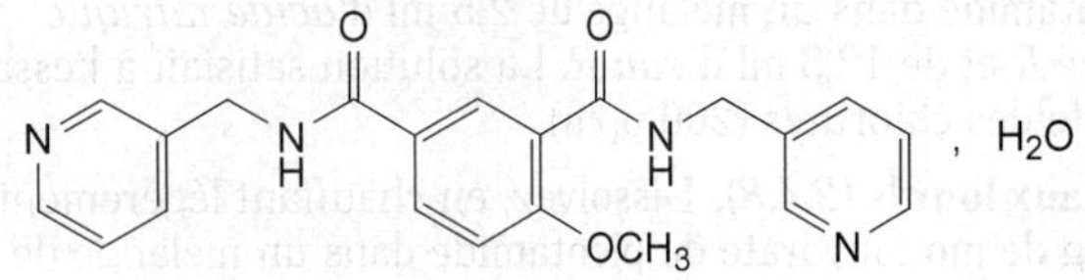

$C_{21}H_{20}N_4O_3,H_2O$ M_r 394,4

DÉFINITION

Le monohydrate de picotamide contient au minimum 98,0 pour cent et au maximum 101,0 pour cent de 4-méthoxy-*N*,*N'*-bis(pyridin-3-ylméthyl)benzène-1,3-dicarboxamide, calculé par rapport à la substance anhydre.

CARACTÈRES

Poudre cristalline blanche ou sensiblement blanche, peu soluble dans l'eau, soluble dans l'éthanol et dans le chlorure de méthylène. Le monohydrate de picotamide se dissout dans les solutions diluées d'acides minéraux.

Le monohydrate de picotamide présente le phénomène du polymorphisme.

IDENTIFICATION

Examinez le monohydrate de picotamide par spectrophotométrie d'absorption dans l'infrarouge (*2.2.24*), en comparant avec le spectre obtenu avec le *monohydrate de picotamide SCR*. Si les spectres obtenus à l'état solide présentent des différences, dissolvez respectivement la substance à examiner et la substance de référence dans de l'*acétone R*, évaporez à siccité et enregistrez de nouveaux spectres à partir des résidus.

ESSAI

Aspect de la solution. Dissolvez 2,5 g de monohydrate de picotamide dans du *méthanol R* et complétez à 50 ml avec le même solvant. La solution est limpide (*2.2.1*) et n'est pas plus fortement colorée que la solution témoin J_6 (*2.2.2, Procédé II*).

Substances apparentées. Opérez par chromatographie sur couche mince (*2.2.27*) en utilisant une *plaque au gel de silice* F_{254} *pour CCM R*.

Solution à examiner. Dissolvez 0,5 g de monohydrate de picotamide dans du *méthanol R* et complétez à 10 ml avec le même solvant.

Solution témoin (a). Prélevez 1 ml de solution à examiner et complétez à 10 ml avec du *méthanol R*. Prélevez 1 ml de solution et complétez à 20 ml avec du *méthanol R*.

Solution témoin (b). Prélevez 5 ml de solution témoin (a) et complétez à 10 ml avec du *méthanol R*.

Solution témoin (c). Dissolvez 0,5 g de monohydrate de picotamide et 5 mg d'*impureté A de picotamide SCR* dans du *méthanol R* et complétez à 10 ml avec le même solvant.

Déposez sur la plaque 5 µl de chaque solution. Développez sur un parcours de 15 cm avec un mélange de 0,8 volume d'*acide acétique glacial R*, de 1 volume d'*eau R*, de 2,5 volumes de *méthanol R* et de 8 volumes de *butanol R*. Laissez sécher la plaque à l'air puis examinez en lumière ultraviolette à 254 nm. S'il apparaît d'autres taches que la tache principale, dans le chromatogramme obtenu avec la solution à examiner, aucune d'entre elles n'est plus intense que la tache du chromatogramme obtenu avec la solution témoin (a) (0,5 pour cent) et une seule d'entre elles au plus

Monographies L - P

peut être plus intense que la tache du chromatogramme obtenu avec la solution témoin (b) (0,25 pour cent). L'essai n'est valable que si le chromatogramme obtenu avec la solution témoin (c) présente 2 taches principales nettement séparées.

Chlorures (*2.4.4*). Dissolvez 0,25 g de monohydrate de picotamide dans un mélange de 2,5 ml d'*acide nitrique dilué R* et de 12,5 ml d'*eau R*. La solution satisfait à l'essai limite des chlorures (200 ppm).

Métaux lourds (*2.4.8*). Dissolvez, en chauffant légèrement, 1,0 g de monohydrate de picotamide dans un mélange de 15 volumes d'*eau R* et de 85 volumes de *méthanol R*, puis complétez à 20 ml avec le même mélange de solvants. 12 ml de solution satisfont à l'essai limite B des métaux lourds (20 ppm). Préparez le témoin avec une solution à 1 ppm de Pb obtenue par dilution de la *solution à 100 ppm de plomb (Pb) R* avec un mélange de 15 volumes d'*eau R* et de 85 volumes de *méthanol R*.

Teneur en eau (*2.5.12*). Déterminée par semi-microdosage sur 0,300 g de monohydrate de picotamide, la teneur en eau est de 4,5 pour cent à 5,0 pour cent.

Cendres sulfuriques (*2.4.14*). Déterminé sur 1,0 g de monohydrate de picotamide, le taux des cendres sulfuriques n'est pas supérieur à 0,1 pour cent.

DOSAGE

Dissolvez 0,150 g de monohydrate de picotamide dans un mélange de 20 ml d'*acide acétique anhydre R* et de 20 ml d'*anhydride acétique R*. Titrez par l'*acide perchlorique 0,1 M*. Déterminez le point de fin de titrage par potentiométrie (*2.2.20*).

1 ml d'*acide perchlorique 0,1 M* correspond à 18,82 mg de $C_{21}H_{20}N_4O_3$.

IMPURETÉS

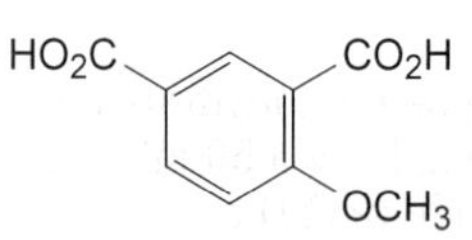

A. acide 4-méthoxybenzène-1,3-dicarboxylique,

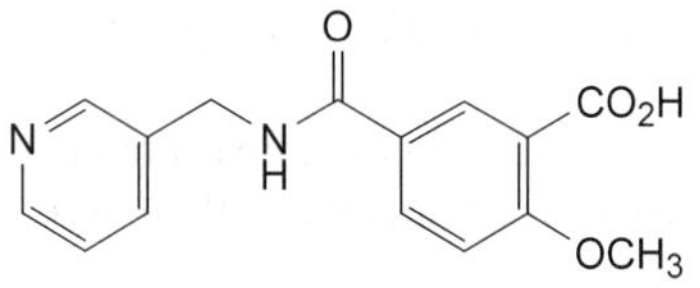

B. acide 2-méthoxy-5-[[(pyridin-3-ylméthyl)amino]carbonyl]benzoïque,

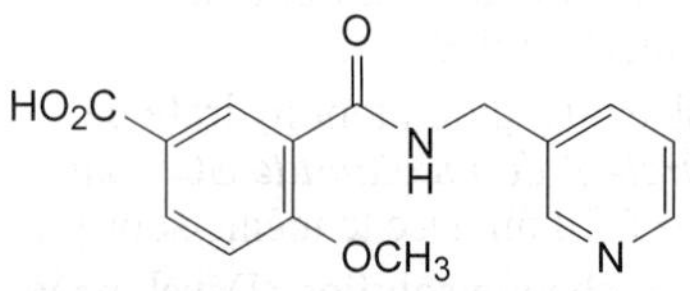

C. acide 4-méthoxy-3-[[(pyridin-3-ylméthyl)amino]carbonyl]benzoïque,

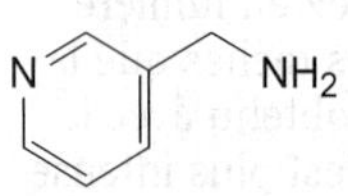

D. (pyridin-3-yl)méthanamine.

01/2002:0633

PILOCARPINE (CHLORHYDRATE DE)

Pilocarpini hydrochloridum

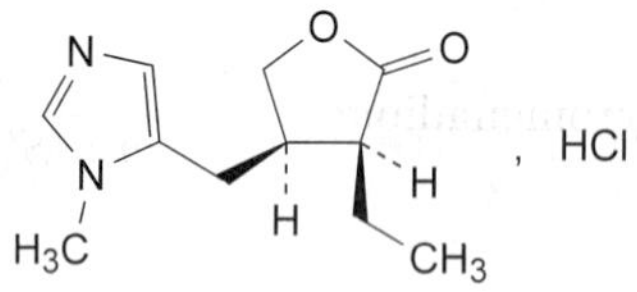

$C_{11}H_{17}ClN_2O_2$ M_r 244,7

DÉFINITION

Le chlorhydrate de pilocarpine contient au minimum 99,0 pour cent et au maximum l'équivalent de 101,0 pour cent de chlorhydrate de (3*S*,4*R*)-3-éthyl-4-[(1-méthyl-1*H*-imidazol-5-yl)méthyl]dihydrofuran-2(3*H*)-one, calculé par rapport à la substance desséchée.

CARACTÈRES

Poudre cristalline, blanche ou sensiblement blanche ou cristaux incolores, hygroscopiques, très solubles dans l'eau et dans l'alcool.

Le chlorhydrate de pilocarpine fond vers 203 °C.

IDENTIFICATION

Première identification : A, B, E.

Seconde identification : A, C, D, E.

A. Le chlorhydrate de pilocarpine satisfait à l'essai du pouvoir rotatoire spécifique (voir Essai).

B. Examinez le chlorhydrate de pilocarpine par spectrophotométrie d'absorption dans l'infrarouge (*2.2.24*), en comparant avec le spectre obtenu avec le *chlorhydrate de pilocarpine SCR*. Lorsque les substances sont examinées sous forme de pastilles, celles-ci sont réalisées à l'aide de *chlorure de potassium R*.

C. Opérez par chromatographie sur couche mince (*2.2.27*) en utilisant une *plaque au gel de silice G pour CCM R*.

Solution à examiner. Dissolvez 10 mg de chlorhydrate de pilocarpine dans du *méthanol R* et complétez à 2 ml avec le même solvant.

Solution témoin. Dissolvez 10 mg de *chlorhydrate de pilocarpine SCR* dans du *méthanol R* et complétez à 2 ml avec le même solvant.

Déposez sur la plaque 2 µl de chaque solution. Développez sur un parcours de 15 cm avec un mélange de 1 volume d'*ammoniaque concentrée R*, de 14 volumes de *méthanol R* et de 85 volumes de *chlorure de méthylène R*. Séchez la plaque à 100-105 °C pendant 10 min. Laissez refroidir et pulvérisez de la *solution diluée d'iodobismuthate de potassium R*. La tache principale du chromatogramme obtenu avec la solution à examiner est semblable quant à sa position, sa coloration et ses dimensions à la tache principale du chromatogramme obtenu avec la solution témoin.

D. Prélevez 0,2 ml de solution S (voir Essai) et complétez à 2 ml avec de l'*eau R*. Ajoutez 0,05 ml d'une solution de *dichromate de potassium R* à 50 g/l, 1 ml de *solution diluée de peroxyde d'hydrogène R* et 2 ml de *chlorure de méthylène R*, puis agitez. Il se développe une coloration violette dans la couche organique.

E. Le chlorhydrate de pilocarpine donne la réaction (a) des chlorures (*2.3.1*).

ESSAI

Solution S. Dissolvez 2,50 g de chlorhydrate de pilocarpine dans de l'*eau exempte de dioxyde de carbone R* et complétez à 50,0 ml avec le même solvant.

Aspect de la solution. La solution S est limpide (*2.2.1*) et n'est pas plus fortement colorée que la solution témoin J_7 (*2.2.2, Procédé II*).

Détermination du pH (*2.2.3*). Le pH de la solution S est de 3,5 à 4,5.

Pouvoir rotatoire spécifique (*2.2.7*). Déterminé sur la solution S et calculé par rapport à la substance desséchée, le pouvoir rotatoire spécifique est de + 89 à + 93.

Substances apparentées. Opérez par chromatographie liquide (*2.2.29*).

Solution à examiner. Dissolvez 0,100 g de chlorhydrate de pilocarpine dans de l'*eau R* et complétez à 100,0 ml avec le même solvant.

Solution témoin (a). Prélevez 5,0 ml de solution à examiner et complétez à 100,0 ml avec de l'*eau R*. Prélevez 2,0 ml de cette solution et complétez à 20,0 ml avec de l'*eau R*.

Solution témoin (b). Dissolvez 10,0 mg de *nitrate d'isopilocarpine SCR* dans de l'*eau R* et complétez à 10,0 ml avec le même solvant. Prélevez 1,0 ml de cette solution et complétez à 100,0 ml avec de l'*eau R*.

Solution témoin (c). Dissolvez 1,0 mg de *nitrate d'isopilocarpine SCR* dans 1,0 ml de solution à examiner et complétez à 20,0 ml avec de l'*eau R*.

Solution témoin (d). A 5 ml de solution à examiner, ajoutez 0,1 ml d'*ammoniaque R* et chauffez la solution à l'étuve à 90 °C pendant 30 minutes ; refroidissez et complétez à 25 ml avec de l'*eau R*. Prélevez 3 ml de cette solution et complétez à 25 ml avec de l'*eau R*. Il se forme principalement de l'acide pilocarpique.

La chromatographie peut être réalisée en utilisant :

- une colonne d'acier inoxydable d'une longueur de 0,15 m et d'un diamètre intérieur de 4,6 mm, remplie de *gel de silice octadécylsilylé pour chromatographie R1* (5 µm) présentant un diamètre de pores de 10 nm et un taux de carbone de 19 pour cent,
- comme phase mobile, à un débit de 1,2 ml/min, une solution préparée comme suit : mélangez 55 volumes de *méthanol R*, 60 volumes d'*acétonitrile R* et 885 volumes d'une solution de *dihydrogénophosphate de tétrabutylammonium R* à 0,679 g/l préalablement ajustée à pH 7,7 avec de l'*ammoniaque diluée R2*,
- comme détecteur, un spectrophotomètre réglé à 220 nm.

Injectez 20 µl de chaque solution. Continuez la chromatographie pendant deux fois le temps de rétention du principal composé (40 min environ). Lorsque les chromatogrammes sont enregistrés dans les conditions prescrites, l'ordre d'élution est le suivant : acide pilocarpique, acide isopilocarpique, isopilocarpine et pilocarpine. L'essai n'est valable que si la résolution entre les pics correspondant à l'isopilocarpine et à la pilocarpine dans le chromatogramme obtenu avec la solution témoin (c) n'est pas inférieure à 1,6. S'il apparaît, dans le chromatogramme obtenu avec la solution à examiner, un pic correspondant à l'isopilocarpine, sa surface n'est pas supérieure à celle du pic principal du chromatogramme obtenu avec la solution témoin (b) (1 pour cent). La somme de la surface des pics correspondant à l'isopilocarpine et à l'acide pilocarpique est inférieure à trois fois la surface du pic principal du chromatogramme obtenu avec la solution témoin (a) (1,5 pour cent). La somme de la surface de tous les pics, à l'exception du pic principal et des pics correspondant à l'isopilocarpine et à l'acide pilocarpique n'est pas supérieure à la surface du pic principal du chromatogramme obtenu avec la solution témoin (a) (0,5 pour cent). Ne tenez pas compte des pics dont la surface est inférieure à 0,4 fois la surface du pic principal du chromatogramme obtenu avec la solution témoin (a).

Fer (*2.4.9*). 10 ml de solution S satisfont à l'essai limite du fer (10 ppm). Préparez le témoin avec un mélange de 5 ml de *solution à 1 ppm de fer (Fe) R* et de 5 ml d'*eau R*.

Perte à la dessiccation (*2.2.32*). Déterminée à l'étuve à 100-105 °C sur 1,000 g de chlorhydrate de pilocarpine, la perte à la dessiccation n'est pas supérieure à 0,5 pour cent.

Cendres sulfuriques (*2.4.14*). Déterminé sur 1,0 g de chlorhydrate de pilocarpine, le taux des cendres sulfuriques n'est pas supérieur à 0,1 pour cent.

DOSAGE

Dissolvez 0,200 g de chlorhydrate de pilocarpine dans 50 ml d'*alcool R* et ajoutez 5 ml d'*acide chlorhydrique 0,01 M*. Titrez par l'*hydroxyde de sodium 0,1 M*. Déterminez le point de fin de titrage par potentiométrie (*2.2.20*). Mesurez le volume d'*hydroxyde de sodium 0,1 M* utilisé entre les 2 points d'inflexion.

1 ml d'*hydroxyde de sodium 0,1 M* correspond à 24,47 mg de $C_{11}H_{17}ClN_2O_2$.

CONSERVATION

En récipient étanche, à l'abri de la lumière.

IMPURETÉS

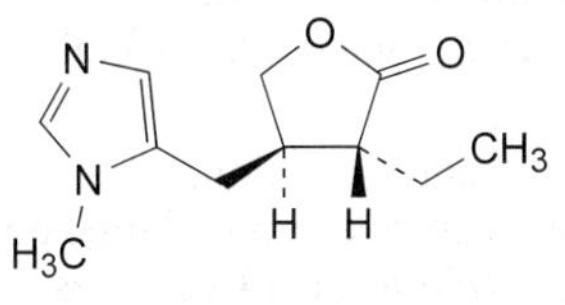

A. (3*R*,4*R*)-3-éthyl-4-[(1-méthyl-1*H*-imidazol-5-yl)méthyl]dihydrofuran-2(3*H*)-one (isopilocarpine),

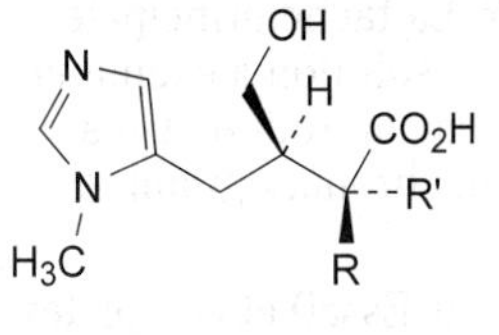

B. R = C_2H_5, R' = H : acide (2*S*,3*R*)-2-éthyl-3-(hydroxyméthyl)-4-(1-méthyl-1*H*-imidazol-5-yl)butanoïque (acide pilocarpique),

C. R = H, R' = C_2H_5 : acide (2*R*,3*R*)-2-éthyl-3-(hydroxyméthyl)-4-(1-méthyl-1*H*-imidazol-5-yl)butanoïque (acide isopilocarpique).

01/2002:0104

PILOCARPINE (NITRATE DE)

Pilocarpini nitras

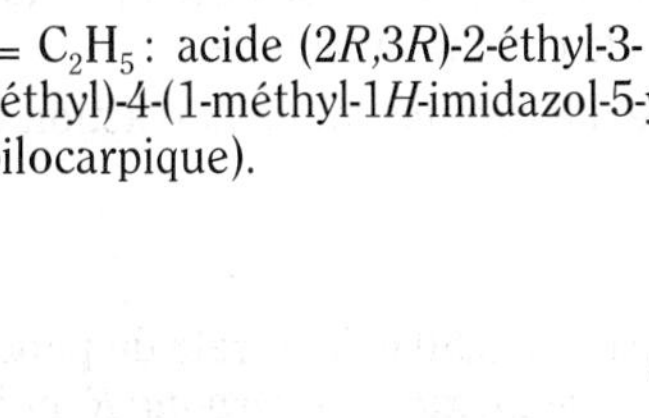

$C_{11}H_{17}N_3O_5$ M_r 271,3

Monographies L - P

DÉFINITION

Le nitrate de pilocarpine contient au minimum 98,5 pour cent et au maximum l'équivalent de 101,0 pour cent de nitrate de (3*S*,4*R*)-3-éthyl-4-[(1-méthyl-1*H*-imidazol-5-yl)méthyl]dihydrofuran-2(3*H*)-one, calculé par rapport à la substance desséchée.

CARACTÈRES

Poudre cristalline, blanche ou sensiblement blanche ou cristaux incolores, sensibles à la lumière, facilement solubles dans l'eau, assez solubles dans l'alcool, pratiquement insolubles dans l'éther.

Le nitrate de pilocarpine fond en se décomposant vers 174 °C.

IDENTIFICATION

Première identification : A, B, E.

Seconde identification : A, C, D, E.

A. Le nitrate de pilocarpine satisfait à l'essai du pouvoir rotatoire spécifique (voir Essai).

B. Examinez le nitrate de pilocarpine par spectrophotométrie d'absorption dans l'infrarouge (*2.2.24*), en comparant avec le spectre obtenu avec le *nitrate de pilocarpine SCR*.

C. Opérez par chromatographie sur couche mince (*2.2.27*) en utilisant une *plaque au gel de silice G pour CCM R*.

Solution à examiner. Dissolvez 10 mg de nitrate de pilocarpine dans de l'*eau R* et complétez à 10 ml avec le même solvant.

Solution témoin. Dissolvez 10 mg de *nitrate de pilocarpine SCR* dans de l'*eau R* et complétez à 10 ml avec le même solvant.

Déposez sur la plaque 10 µl de chaque solution. Développez sur un parcours de 15 cm avec un mélange de 1 volume d'*ammoniaque concentrée R*, de 14 volumes de *méthanol R* et de 85 volumes de *chlorure de méthylène R*. Desséchez la plaque à 100-105 °C pendant 10 min et laissez refroidir. Pulvérisez de la *solution d'iodobismuthate de potassium R*. La tache principale du chromatogramme obtenu avec la solution à examiner est semblable quant à sa position, sa coloration et ses dimensions à la tache principale du chromatogramme obtenu avec la solution témoin.

D. Prélevez 0,2 ml de la solution S (voir Essai) et complétez à 2 ml avec de l'*eau R*. Ajoutez 0,05 ml d'une solution de *dichromate de potassium R* à 50 g/l, 1 ml de *solution diluée de peroxyde d'hydrogène R* et 2 ml de *chlorure de méthylène R*, puis agitez. Il se développe une coloration violette dans la couche organique.

E. Le nitrate de pilocarpine donne la réaction des nitrates (*2.3.1*).

ESSAI

Solution S. Dissolvez 2,50 g de nitrate de pilocarpine dans de l'*eau exempte de dioxyde de carbone R*, puis complétez à 50,0 ml avec le même solvant. *Préparez extemporanément.*

Aspect de la solution. La solution S est limpide (*2.2.1*) et n'est pas plus fortement colorée que la solution témoin J_6 (*2.2.2, Procédé II*).

Détermination du pH (*2.2.3*). Le pH de la solution S est de 3,5 à 4,5.

Pouvoir rotatoire spécifique (*2.2.7*). Déterminé avec la solution S et calculé par rapport à la substance desséchée, le pouvoir rotatoire spécifique est de + 80 à + 83.

Substances apparentées. Opérez par chromatographie liquide (*2.2.29*).

Solution à examiner. Dissolvez 0,100 g de nitrate de pilocarpine dans de l'*eau R* et complétez à 100,0 ml avec le même solvant.

Solution témoin (a). Prélevez 5,0 ml de solution à examiner et complétez à 100,0 ml avec de l'*eau R*. Prélevez 2,0 ml de cette solution et complétez à 20,0 ml avec de l'*eau R*.

Solution témoin (b). Dissolvez 10,0 mg de *nitrate d'isopilocarpine SCR* dans de l'*eau R* et complétez à 10,0 ml avec le même solvant. Prélevez 1,0 ml de cette solution et complétez à 100,0 ml avec de l'*eau R*.

Solution témoin (c). Dissolvez 1,0 mg de *nitrate d'isopilocarpine SCR* dans 1,0 ml de solution à examiner et complétez à 20,0 ml avec de l'*eau R*.

Solution témoin (d). A 5 ml de solution à examiner, ajoutez 0,1 ml d'*ammoniaque R* et chauffez la solution à l'étuve à 90 °C pendant 30 min ; refroidissez et complétez à 25 ml avec de l'*eau R*. Prélevez 3 ml de cette solution et complétez à 25 ml avec de l'*eau R*. Il se forme principalement de l'acide pilocarpique.

La chromatographie peut être réalisée en utilisant :

– une colonne d'acier inoxydable d'une longueur de 0,15 m et d'un diamètre intérieur de 4,6 mm, remplie de *gel de silice octadécylsilylé pour chromatographie R1* (5 µm) présentant un diamètre de pores de 10 nm et un taux de carbone de 19 pour cent,
– comme phase mobile, à un débit de 1,2 ml/min, une solution préparée comme suit : mélangez 55 volumes de *méthanol R*, 60 volumes d'*acétonitrile R* et 885 volumes d'une solution de *dihydrogénophosphate de tétrabutylammonium R* à 0,679 g/l préalablement ajustée à pH 7,7 avec de l'*ammoniaque diluée R2*,
– comme détecteur, un spectrophotomètre réglé à 220 nm.

Injectez 20 µl de chaque solution. Continuez la chromatographie pendant 2 fois le temps de rétention du principal composé (40 min environ). Lorsque les chromatogrammes sont enregistrés dans les conditions prescrites, l'ordre d'élution est le suivant : acide pilocarpique, acide isopilocarpique, isopilocarpine et pilocarpine. L'essai n'est valable que si la résolution entre les pics correspondant à l'isopilocarpine et à la pilocarpine dans le chromatogramme obtenu avec la solution témoin (c) n'est pas inférieure à 1,6. S'il apparaît, dans le chromatogramme obtenu avec la solution à examiner, un pic correspondant à l'isopilocarpine, sa surface n'est pas supérieure à celle du pic principal du chromatogramme obtenu avec la solution témoin (b) (1 pour cent). La somme de la surface des pics correspondant à l'isopilocarpine et à l'acide pilocarpique n'est pas supérieure à trois fois la surface du pic principal du chromatogramme obtenu avec la solution témoin (a) (1,5 pour cent). La somme de la surface de tous les pics, à l'exception du pic principal et des pics correspondant à l'isopilocarpine et à l'acide pilocarpique n'est pas supérieure à la surface du pic principal du chromatogramme obtenu avec la solution témoin (a) (0,5 pour cent). Ne tenez pas compte des pics dont la surface est inférieure à 0,4 fois la surface du pic principal du chromatogramme obtenu avec la solution témoin (a) ni du pic correspondant au nitrate dont le temps de rétention relatif par rapport à la pilocarpine est de 0,3 environ.

Chlorures (*2.4.4*). 15 ml de solution S satisfont à l'essai limite des chlorures (70 ppm).

Fer (*2.4.9*). 10 ml de solution S satisfont à l'essai limite du fer (10 ppm). Préparez le témoin avec un mélange de 5 ml de *solution à 1 ppm de fer (Fe) R* et de 5 ml d'*eau R*.

Perte à la dessiccation (*2.2.32*). Déterminée à l'étuve à 100-105 °C sur 1,000 g de nitrate de pilocarpine, la perte à la dessiccation n'est pas supérieure à 0,5 pour cent.

Cendres sulfuriques (*2.4.14*). Déterminé sur 1,0 g de nitrate de pilocarpine, le taux des cendres sulfuriques n'est pas supérieur à 0,1 pour cent.

DOSAGE

Dissolvez 0,250 g de nitrate de pilocarpine dans 30 ml d'*acide acétique anhydre R*. Titrez par l'*acide perchlorique 0,1 M*. Déterminez le point de fin de titrage par potentiométrie (*2.2.20*).

1 ml d'*acide perchlorique 0,1 M* correspond à 27,13 mg de $C_{11}H_{17}N_3O_5$.

CONSERVATION

A l'abri de la lumière.

IMPURETÉS

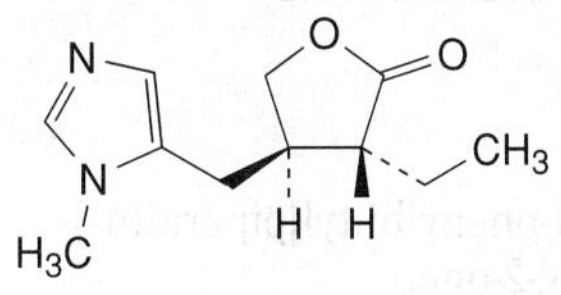

A. (3*R*,4*R*)-3-éthyl-4-[(1-méthyl-1*H*-imidazol-5-yl)méthyl]dihydrofuran-2(3*H*)-one (isopilocarpine),

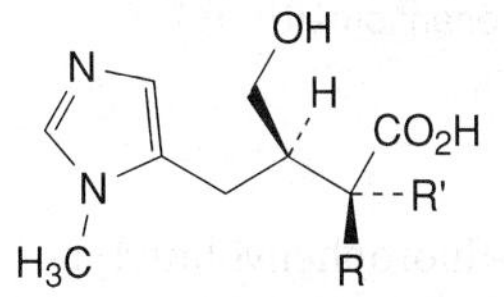

B. R = C_2H_5, R′ = H : acide (2*S*,3*R*)-2-éthyl-3-(hydroxyméthyl)-4-(1-méthyl-1*H*-imidazol-5-yl)butanoïque (acide pilocarpique),

C. R = H, R′ = C_2H_5 : acide (2*R*,3*R*)-2-éthyl-3-(hydroxyméthyl)-4-(1-méthyl-1*H*-imidazol-5-yl)butanoïque (acide isopilocarpique).

01/2002:1254

PIMOZIDE

Pimozidum

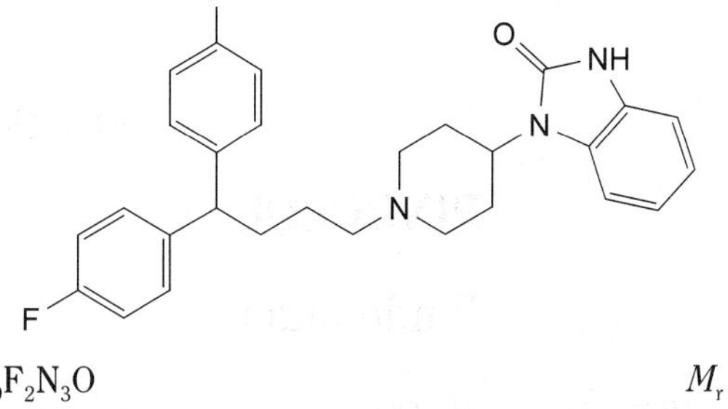

$C_{28}H_{29}F_2N_3O$ M_r 461,6

DÉFINITION

Le pimozide contient au minimum 99,0 pour cent et au maximum l'équivalent de 101,0 pour cent de 1-[1-[4,4-bis(4-fluorophényl)butyl]pipéridin-4-yl]-1,3-dihydro-2*H*-benzimidazol-2-one, calculé par rapport à la substance desséchée.

CARACTÈRES

Poudre blanche ou sensiblement blanche, pratiquement insoluble dans l'eau, soluble dans le chlorure de méthylène, assez soluble dans le méthanol, peu soluble dans l'alcool.

IDENTIFICATION

Première identification : B.

Seconde identification : A, C, D.

A. Le point de fusion (*2.2.14*) du pimozide est de 216 °C à 220 °C.

B. Examinez le pimozide par spectrophotométrie d'absorption dans l'infrarouge (*2.2.24*), en comparant avec le spectre obtenu avec le *pimozide SCR*. Examinez les substances sous forme de pastilles.

C. Examinez le pimozide par chromatographie sur couche mince (*2.2.27*) en utilisant une plaque recouverte d'un gel de silice approprié.

Solution à examiner. Dissolvez 30 mg de pimozide dans un mélange de 1 volume d'*acétone R* et de 9 volumes de *méthanol R* et complétez à 10 ml avec le même mélange de solvants.

Solution témoin (a). Dissolvez 30 mg de *pimozide SCR* dans un mélange de 1 volume d'*acétone R* et de 9 volumes de *méthanol R* et complétez à 10 ml avec le même mélange de solvants.

Solution témoin (b). Dissolvez 30 mg de *pimozide SCR* et 30 mg de *benpéridol SCR* dans un mélange de 1 volume d'*acétone R* et de 9 volumes de *méthanol R*, et complétez à 10 ml avec le même mélange de solvants.

Déposez séparément sur la plaque 10 µl de chaque solution. Développez sur un parcours de 15 cm avec un mélange de 1 volume d'*acétone R* et de 9 volumes de *méthanol R*. Laissez sécher la plaque dans un courant d'air chaud pendant 15 min, puis exposez-la aux vapeurs d'iode jusqu'à apparition des taches. La tache principale du chromatogramme obtenu avec la solution à examiner est semblable quant à sa position et ses dimensions à la tache principale du chromatogramme obtenu avec la solution témoin (a). L'identification n'est valable que si le chromatogramme obtenu avec la solution témoin (b) présente 2 taches nettement séparées.

D. Mélangez environ 5 mg de pimozide avec 45 mg d'*oxyde de magnésium lourd R* et calcinez dans un creuset jusqu'à obtention d'un résidu sensiblement blanc (moins de 5 min en général). Laissez refroidir, ajoutez 1 ml d'*eau R*, 0,05 ml de *solution de phénolphtaléine R1* et 1 ml environ d'*acide chlorhydrique dilué R* pour rendre la solution incolore. Filtrez. A un mélange récemment préparé de 0,1 ml de *solution d'alizarine S R* et de 0,1 ml de *solution de nitrate de zirconyle R*, ajoutez 1,0 ml du filtrat. Mélangez, laissez reposer pendant 5 min et comparez la couleur de la solution à celle d'un blanc préparé dans les mêmes conditions. La solution à examiner est colorée en jaune et la solution à blanc est colorée en rouge.

ESSAI

Aspect de la solution. Dissolvez 0,2 g de pimozide dans du *méthanol R* et complétez à 20 ml avec le même solvant. La solution est limpide (*2.2.1*) et n'est pas plus fortement colorée que la solution témoin J_7 (*2.2.2, Procédé II*).

Substances apparentées. Opérez par chromatographie liquide (*2.2.29*).

Solution à examiner. Dissolvez 0,10 g de pimozide dans du *méthanol R* et complétez à 10,0 ml avec le même solvant.

Solution témoin (a). Dissolvez 5,0 mg de *pimozide SCR* et 2,0 mg de *mébendazole SCR* dans du *méthanol R* et complétez à 100,0 ml avec le même solvant.

Solution témoin (b). Prélevez 5,0 ml de solution à examiner et complétez à 100,0 ml avec du *méthanol R*. Prélevez 1,0 ml de solution et complétez à 10,0 ml avec du *méthanol R*.

La chromatographie peut être réalisée en utilisant :

– une colonne d'acier inoxydable d'une longueur de 0,1 m et d'un diamètre intérieur de 4,6 mm remplie de *gel de silice octadécylsilylé pour chromatographie R* (3 µm),
– comme phase mobile, à un débit de 2,0 ml/min :

Phase mobile A. Une solution contenant 2,5 g/l d'*acétate d'ammonium R* et 8,5 g/l d'*hydrogénosulfate de tétrabutylammonium R,*

Phase mobile B. Acétonitrile R,

Intervalle (min)	Phase mobile A (pour cent *V/V*)	Phase mobile B (pour cent *V/V*)	Commentaire
0 - 10	80 → 70	20 → 30	gradient linéaire
10 - 15	70	30	élution isocratique
15 - 20	80	20	retour à la composition intiale
20 = 0	80	20	recommencez le gradient

– comme détecteur, un spectrophotomètre réglé à 280 nm.

Equilibrez la colonne pendant 10 min au minimum, à la composition initiale d'élution.

Ajustez la sensibilité du système de façon que la hauteur du pic principal du chromatogramme obtenu avec 10 µl de solution témoin (b) représente au moins 50 pour cent de l'échelle totale de l'enregistreur.

Injectez 10 µl de solution témoin (a). Lorsque le chromatogramme est enregistré dans les conditions prescrites, les temps de rétention sont de 7 min environ pour le mébendazole et de 8 min environ pour le pimozide. L'essai n'est valable que si la résolution entre les pics correspondant respectivement au mébendazole et au pimozide n'est pas inférieure à 5,0. Si nécessaire, ajustez la concentration d'acétonitrile dans la phase mobile ou ajustez la durée du gradient linéaire d'élution.

Injectez séparément 10 µl de *méthanol R* en guise de blanc, 10 µl de solution à examiner et 10 µl de solution témoin (b). S'il apparaît d'autres pics que le pic principal dans le chromatogramme obtenu avec la solution à examiner, la surface d'aucun d'entre eux n'est supérieure à celle du pic principal du chromatogramme obtenu avec la solution témoin (b) (0,5 pour cent) et la somme de leur surface n'est pas supérieure à 1,5 fois la surface du pic principal du chromatogramme obtenu avec la solution témoin (b) (0,75 pour cent). Ne tenez pas compte des pics obtenus avec le blanc ni de ceux dont la surface est inférieure à 0,1 fois la surface du pic principal du chromatogramme obtenu avec la solution témoin (b).

Perte à la dessiccation (*2.2.32*). Déterminée à l'étuve à 100-105 °C sur 1,000 g de pimozide, la perte à la dessiccation n'est pas supérieure à 0,5 pour cent.

Cendres sulfuriques (*2.4.14*). Déterminé sur 1,0 g de pimozide dans un creuset en platine, le taux des cendres sulfuriques n'est pas supérieur à 0,1 pour cent.

DOSAGE

Dissolvez 0,300 g de pimozide dans 50 ml d'un mélange de 1 volume d'*acide acétique anhydre R* et de 7 volumes de *méthyléthylcétone R*, puis titrez par l'*acide perchlorique 0,1 M* en présence de 0,2 ml de *solution de naphtolbenzéine R*.

1 ml d'*acide perchlorique 0,1 M* correspond à 46,16 mg de $C_{28}H_{29}F_2N_3O$.

CONSERVATION

A l'abri de la lumière.

IMPURETÉS

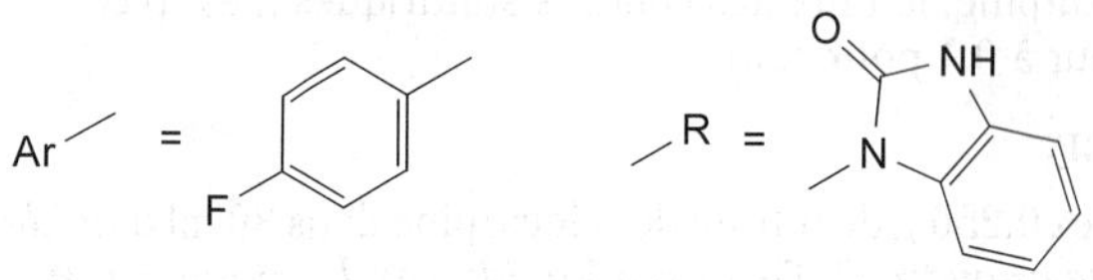

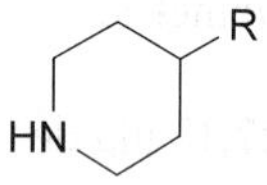

A. 1-(pipéridin-4-yl)-1,3-dihydro-2*H*-benzimidazol-2-one,

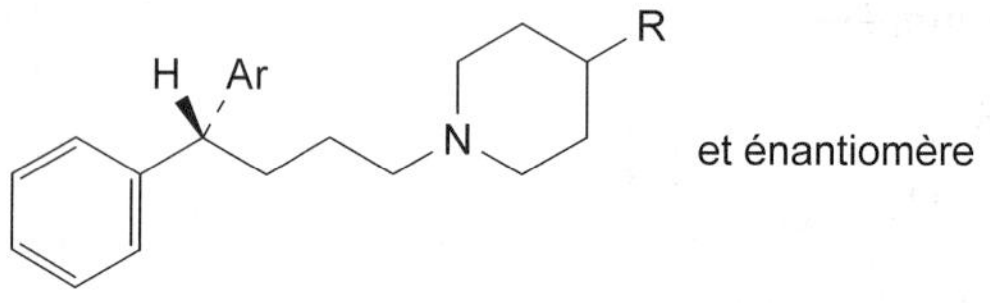

B. 1-[1-[(4*RS*)-4-(4-fluorophényl)-4-phénylbutyl]pipéridin-4-yl]-1,3-dihydro-2*H*-benzimidazol-2-one,

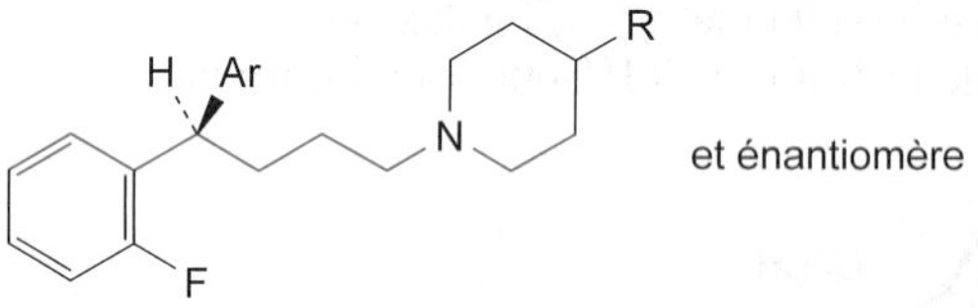

C. 1-[1-[(4*RS*)-4-(2-fluorophényl)-4-(4-fluorophényl)butyl]pipéridin-4-yl]-1,3-dihydro-2*H*-benzimidazol-2-one,

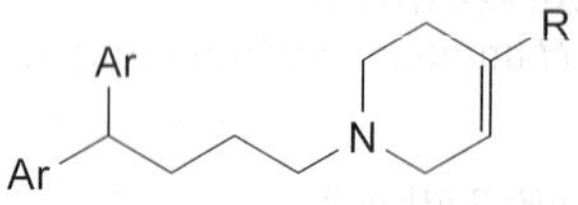

D. 1-[1-[4,4-bis(4-fluorophényl)butyl]-1,2,3,6-tétrahydropyridin-4-yl]-1,3-dihydro-2*H*-benzimidazol-2-one,

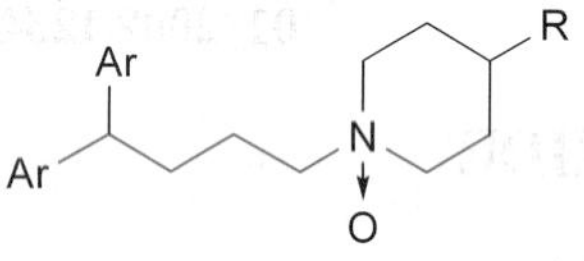

E. 1-[1-[4,4-bis(4-fluorophényl)butyl]pipéridin-4-yl 1-oxyde]-1,3-dihydro-2*H*-benzimidazol-2-one.

01/2002:0634

PINDOLOL

Pindololum

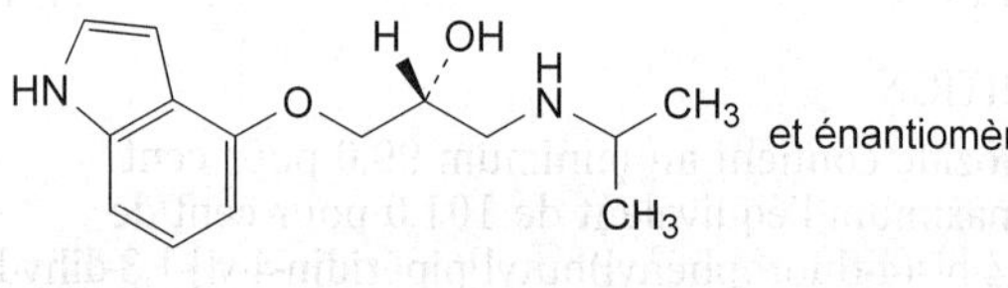

$C_{14}H_{20}N_2O_2$ M_r 248,3

DÉFINITION

Le pindolol contient au minimum 99,0 pour cent et au maximum l'équivalent de 101,0 pour cent de (2*RS*)-1-(1*H*-indol-4-yloxy)-3-[(1-méthyléthyl)amino]propan-2-ol, calculé par rapport à la substance desséchée.

CARACTÈRES

Poudre cristalline, blanche ou sensiblement blanche, pratiquement insoluble dans l'eau, peu soluble dans le méthanol. Le pindolol se dissout dans les solutions diluées d'acides minéraux.

IDENTIFICATION

Première identification : A, C.

Seconde identification : A, B, D.

A. Le point de fusion (*2.2.14*) du pindolol est de 169 °C à 174 °C.

B. Dissolvez 20,0 mg de pindolol dans une solution d'*acide chlorhydrique R* à 0,085 pour cent *V/V* dans le *méthanol R* et complétez à 100,0 ml avec la même solution. Prélevez 10,0 ml de solution et complétez à 100,0 ml avec une solution d'*acide chlorhydrique R* à 0,085 pour cent *V/V* dans le *méthanol R*. Examinée de 230 nm à 320 nm (*2.2.25*), la solution présente 2 maximums d'absorption respectivement à 264 nm et à 287 nm et un épaulement à 275 nm. L'absorbance spécifique au maximum à 264 nm est de 330 à 350 et celle au maximum à 287 nm est de 170 à 190.

C. Examinez par spectrophotométrie d'absorption infrarouge (*2.2.24*), en comparant avec le spectre obtenu avec le *pindolol SCR*.

D. Examinez à la lumière du jour la plaque A obtenue dans l'essai des substances apparentées. La tache principale du chromatogramme obtenu avec la solution à examiner (b) est semblable quant à sa position, sa coloration et ses dimensions à la tache principale du chromatogramme obtenu avec la solution témoin (a).

ESSAI

Aspect de la solution. Dissolvez 0,5 g de pindolol dans de l'*acide acétique dilué R* et complétez à 10 ml avec le même acide. La solution est limpide (*2.2.1*) et n'est pas plus fortement colorée que la solution témoin JB_5 ou B_5 (*2.2.2, Procédé II*).

Substances apparentées. Opérez par chromatographie sur couche mince (*2.2.27*) en utilisant une plaque recouverte de *gel de silice* GF_{254} *R*.

Effectuez toutes les opérations aussi rapidement que possible, à l'abri de la lumière.

Solution à examiner (a). Dissolvez 0,10 g de pindolol dans un mélange de 1 volume d'*acide acétique anhydre R* et de 99 volumes de *méthanol R* et complétez à 5 ml avec le même mélange de solvant. Préparez immédiatement avant l'emploi et déposez sur la plaque en dernier lieu.

Solution à examiner (b). Prélevez 1 ml de solution à examiner (a) et complétez à 10 ml avec un mélange de 1 volume d'*acide acétique anhydre R* et de 99 volumes de *méthanol R*.

Solution témoin (a). Dissolvez 20 mg de *pindolol SCR* dans un mélange de 1 volume d'*acide acétique anhydre R* et de 99 volumes de *méthanol R* et complétez à 10 ml avec le même mélange de solvants.

Solution témoin (b). Prélevez 1,5 ml de solution témoin (a) et complétez à 50 ml avec un mélange de 1 volume d'*acide acétique anhydre R* et de 99 volumes de *méthanol R*.

A. Déposez séparément sur la plaque 5 µl de chaque solution. Développez immédiatement sur un parcours de 10 cm avec un mélange fraîchement préparé de 4 volumes d'*ammoniaque concentrée R*, de 50 volumes d'*acétate d'éthyle R* et de 50 volumes de *méthanol R*. Séchez brièvement la plaque dans un courant d'air froid. Pulvérisez immédiatement une *solution de diméthylaminobenzaldéhyde R7* et chauffez à 50 °C pendant 20 min. S'il apparaît d'autres taches que la tache principale dans le chromatogramme obtenu avec la solution à examiner (a), aucune d'entre elles n'est plus intense que la tache du chromatogramme obtenu avec la solution témoin (b) (0,3 pour cent).

B. Déposez séparément sur la plaque 10 µl de chaque solution. Développez immédiatement sur un parcours de 10 cm avec un mélange fraîchement préparé de 4 volumes d'*ammoniaque concentrée R*, de 50 volumes d'*acétate d'éthyle R* et de 50 volumes de *méthanol R*. Séchez brièvement la plaque dans un courant d'air froid. Examinez immédiatement la plaque en lumière ultraviolette à 254 nm. S'il apparaît d'autres taches que la tache principale et les taches détectées sur la plaque A dans le chromatogramme obtenu avec la solution à examiner (a), aucune d'entre elles n'est plus intense que la tache du chromatogramme obtenu avec la solution témoin (b) (0,3 pour cent).

Métaux lourds (*2.4.8*). 1,0 g de pindolol satisfait à l'essai limite C des métaux lourds (20 ppm). Préparez le témoin avec 2 ml de *solution à 10 ppm de plomb (Pb) R*.

Perte à la dessiccation (*2.2.32*). Déterminée à l'étuve à 100-105 °C sur 1,000 g de pindolol, la perte à la dessiccation n'est pas supérieure à 0,5 pour cent.

Cendres sulfuriques (*2.4.14*). Déterminé sur 1,0 g de pindolol, le taux des cendres sulfuriques n'est pas supérieur à 0,1 pour cent.

DOSAGE

Dissolvez 0,200 g de pindolol dans 80 ml de *méthanol R*. Titrez par l'*acide chlorhydrique 0,1 M*. Déterminez le point de fin de titrage par potentiométrie (*2.2.20*).

1 ml d'*acide chlorhydrique 0,1 M* correspond à 24,83 mg de $C_{14}H_{20}N_2O_2$.

CONSERVATION

A l'abri de la lumière.

IMPURETÉS

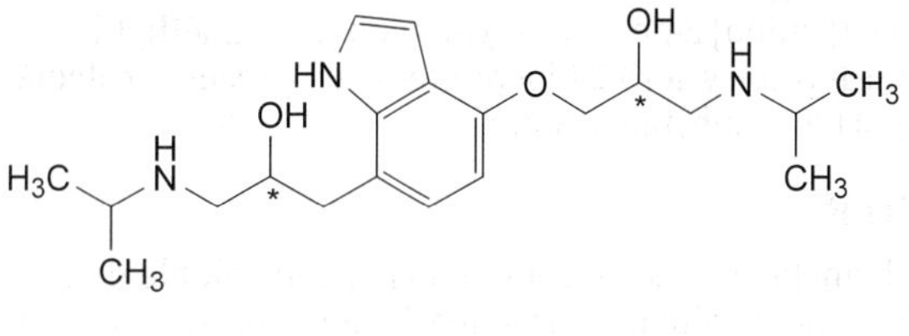

A. 1-[[7-[2-hydroxy-3-[(1-méthyléthyl)amino]propyl]-1*H*-indol-4-yl]oxy]-3-[(1-méthyléthyl)amino]propan-2-ol,

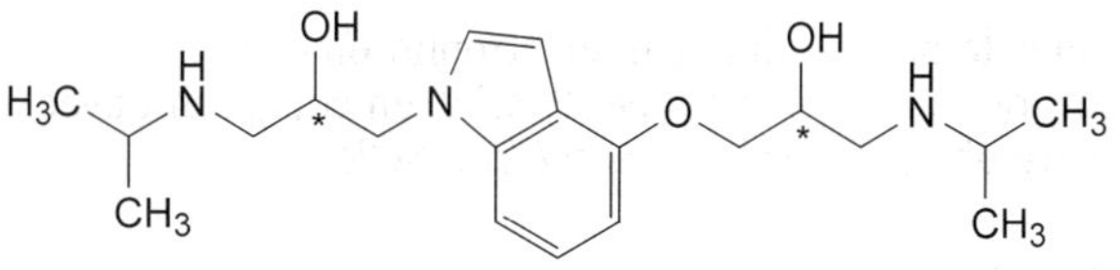

B. 1-[4-[2-hydroxy-3-[(1-méthyléthyl)amino]propoxy]-1*H*-indol-1-yl]-3-[(1-méthyléthyl)amino]propan-2-ol,

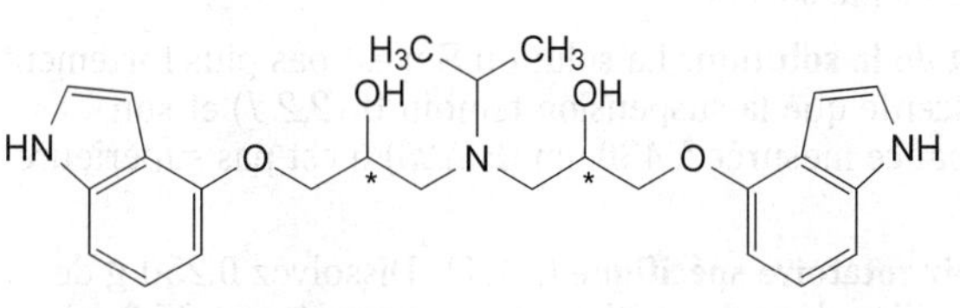

C. 1,1′-[(1-méthyléthyl)imino]bis[3-(1*H*-indol-4-yloxy)propan-2-ol],

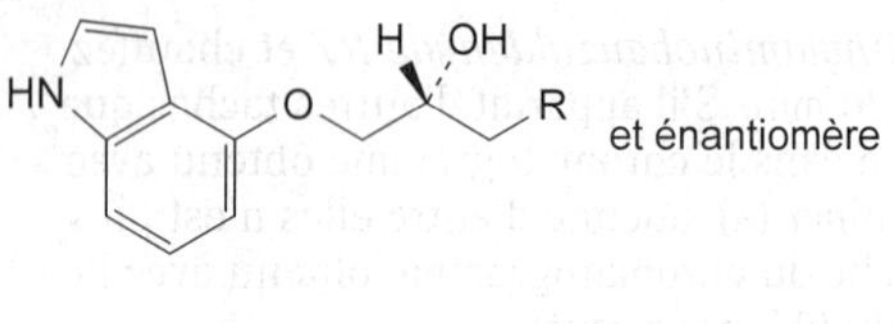

D. R = OH : (2*RS*)-3-(1*H*-indol-4-yloxy)propane-1,2-diol,

F. R = Cl : (2*RS*)-1-chloro-3-(1*H*-indol-4-yloxy)propan-2-ol,

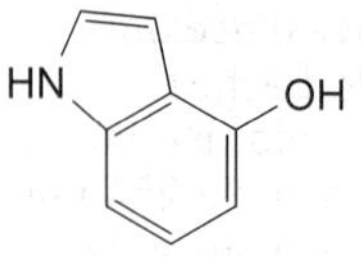

E. 1*H*-indol-4-ol.

01/2002:1169

PIPÉRACILLINE

Piperacillinum

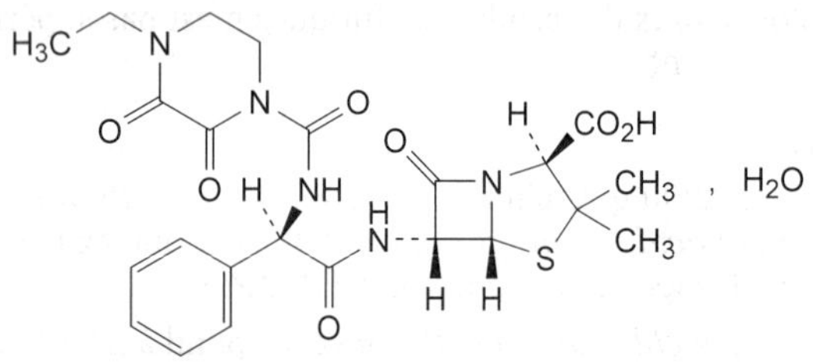

$C_{23}H_{27}N_5O_7S,H_2O$ M_r 535,6

DÉFINITION

La pipéracilline contient au minimum 96,0 pour cent et au maximum l'équivalent de 101,0 pour cent d'acide (2*S*,5*R*,6*R*)-6-[[(2*R*)-2-[[(4-éthyl-2,3-dioxopipérazin-1-yl)carbonyl]amino]-2-phénylacétyl]amino]-3,3-diméthyl-7-oxo-4-thia-1-azabicyclo[3.2.0]heptane-2-carboxylique, calculé par rapport à la substance anhydre.

CARACTÈRES

Poudre blanche à sensiblement blanche, peu soluble dans l'eau, facilement soluble dans le méthanol, peu soluble dans l'acétate d'éthyle.

IDENTIFICATION

Examinez la pipéracilline par spectrophotométrie d'absorption dans l'infrarouge (*2.2.24*), en comparant avec le spectre obtenu avec la *pipéracilline SCR*.

ESSAI

Solution S. Dissolvez 2,50 g de pipéracilline dans de la *solution de carbonate de sodium R* et complétez à 25 ml avec le même solvant.

Aspect de la solution. La solution S n'est pas plus fortement opalescente que la suspension témoin II (*2.2.1*) et son absorbance mesurée à 430 nm (*2.2.25*) n'est pas supérieure à 0,10.

Pouvoir rotatoire spécifique (*2.2.7*). Dissolvez 0,250 g de pipéracilline dans du *méthanol R* et complétez à 25,0 ml avec le même solvant. Calculé par rapport à la substance anhydre, le pouvoir rotatoire spécifique est de + 160 à + 170.

Substances apparentées. Opérez par chromatographie liquide (*2.2.29*) comme décrit sous Dosage. Injectez 20 µl de solution témoin (b) et effectuez l'élution isocratique avec la phase mobile choisie. Injectez 20 µl de solution à examiner (b) et commencez l'élution isocratique. Immédiatement après l'élution du pic correspondant à la pipéracilline, commencez le gradient linéaire suivant :

Intervalle (min)	Phase mobile A (pour cent *V/V*)	Phase mobile B (pour cent *V/V*)	Commentaire
0 - 30	88 → 0	12 → 100	gradient linéaire
30 - 45	0 → 88	100 → 12	rééquilibrage

S'il apparaît d'autres pics que le pic principal dans le chromatogramme obtenu avec la solution à examiner (b), la surface d'aucun d'entre eux n'est supérieure à 2 fois celle du pic principal du chromatogramme obtenu avec la solution témoin (b) (2 pour cent). Ne tenez pas compte des pics dus au solvant.

***N,N*-Diméthylaniline** (*2.4.26, Méthode A*). La pipéracilline ne contient pas plus de 20 ppm de *N,N*-diméthylaniline.

Métaux lourds (*2.4.8*). 1,0 g de pipéracilline satisfait à l'essai limite C des métaux lourds (20 ppm). Préparez le témoin avec 2 ml de *solution à 10 ppm de plomb (Pb) R*.

Teneur en eau (*2.5.12*). Déterminée par semi-microdosage sur 0,500 g de pipéracilline, la teneur en eau est de 2,0 pour cent à 4,0 pour cent.

DOSAGE

Opérez par chromatographie liquide (*2.2.29*).

Mélange de solvants. Mélangez 25 volumes d'*acétonitrile R* et 75 volumes d'une solution de *phosphate monosodique R* à 31,2 g/l.

Solution à examiner (a). Dissolvez 25,0 mg de pipéracilline dans le mélange de solvants et complétez à 50,0 ml avec le mélange de solvants.

Solution à examiner (b). Préparez la solution immédiatement avant l'emploi. Dissolvez 40,0 mg de pipéracilline dans le mélange de solvants et complétez à 20,0 ml avec le mélange de solvants.

Solution témoin (a). Dissolvez 25,0 mg de *pipéracilline SCR* dans le mélange de solvants et complétez à 50,0 ml avec le mélange de solvants.

Solution témoin (b). Prélevez 1,0 ml de solution témoin (a) et complétez à 25,0 ml avec le mélange de solvants.

Solution témoin (c). Dissolvez 10,0 mg de *pipéracilline SCR* et 10,0 mg d'*ampicilline anhydre SCR* dans le mélange de solvants et complétez à 50,0 ml avec le mélange de solvants.

Solution témoin (d). Prélevez 1,0 ml de solution témoin (a) et complétez à 100,0 ml avec le mélange de solvants. Prélevez 1,0 ml de cette solution et complétez à 50,0 ml avec le mélange de solvants.

La chromatographie peut être réalisée en utilisant :

– une colonne d'une longueur de 0,25 m et d'un diamètre intérieur de 4,6 mm, remplie de *gel de silice octadécylsilylé pour chromatographie R* (5 µm),
– comme phase mobile, à un débit de 1,0 ml/min, un mélange de 88 volumes de phase mobile A et de 12 volumes de phase mobile B :

  Phase mobile A. Mélangez 576 ml d'*eau R*, 200 ml d'une solution de *phosphate monosodique R* à 31,2 g/l et 24 ml d'une solution d'*hydroxyde de tétrabutylammonium R* à 80 g/l. Si nécessaire, ajustez à pH 5,5 avec de l'*acide phosphorique dilué R* ou de la *solution diluée d'hydroxyde de sodium R*, puis ajoutez 200 ml d'*acétonitrile R*.

Phase mobile B. Mélangez 126 ml d'*eau R*, 200 ml d'une solution de *phosphate monosodique R* à 31,2 g/l et 24 ml d'une solution d'*hydroxyde de tétrabutylammonium R* à 80 g/l. Si nécessaire ajustez à pH 5,5 avec de l'*acide phosphorique dilué R* ou de la *solution diluée d'hydroxyde de sodium R*, puis ajoutez 650 ml d'*acétonitrile R*.

– comme détecteur, un spectrophotomètre réglé à 220 nm.

Injectez 20 µl de solution témoin (c). L'essai n'est valable que si, dans le chromatogramme obtenu, la résolution entre les pics correspondant respectivement à l'ampicilline et à la pipéracilline n'est pas inférieure à 10 (si nécessaire, ajustez le rapport A:B de la phase mobile) et le coefficient de distribution massique pour le second pic (pipéracilline) est de 2,0 à 3,0. Injectez 20 µl de solution témoin (d). Ajustez le système de façon à obtenir un pic présentant un rapport signal/bruit au moins égal à 3. Injectez 6 fois la solution témoin (a). L'essai n'est valable que si l'écart type relatif de la surface du pic correspondant à la pipéracilline n'est pas supérieure à 1,0 pour cent. Injectez en alternance la solution à examiner (a) et la solution témoin (a).

IMPURETÉS

A. ampicilline,

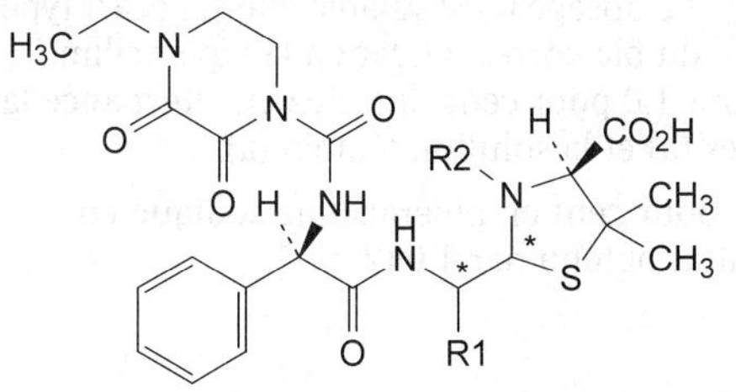

B. R1 = CO_2H, R2 = H : acide (4*S*)-2-[carboxy[[(2*R*)-2-[[(4-éthyl-2,3-dioxopipérazin-1-yl)carbonyl]amino]-2-phénylacétyl]amino]méthyl]-5,5-diméthylthiazolidine-4-carboxylique (acides pénicilloïques de la pipéracilline),

C. R1 = R2 = H : acide (2*RS*,4*S*)-2-[[[(2*R*)-2-[[(4-éthyl-2,3-dioxopipérazin-1-yl)carbonyl]amino]-2-phénylacétyl]amino]méthyl]-5,5-diméthylthiazolidine-4-carboxylique (acides pénilloïques de la pipéracilline),

F. R1 = CO_2H, R2 = CO-CH_3 : acide (4*S*)-3-acétyl-2-[carboxy[[(2*R*)-2-[[(4-éthyl-2,3-dioxopipérazin-1-yl)carbonyl]amino]-2-phénylacétyl]amino]méthyl]-5,5-diméthylthiazolidine-4-carboxylique (acides pénicilloïques de pipéracilline acétylés),

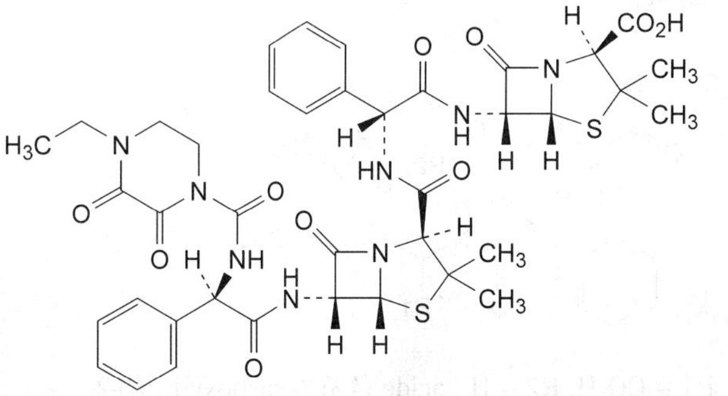

D. acide (2*S*,5*R*,6*R*)-6-[[(2*R*)-2-[[[(2*S*,5*R*,6*R*)-6-[[(2*R*)-2-[[(4-éthyl-2,3-dioxopipérazin-1-yl)carbonyl]amino]-2-phénylacétyl]amino]-3,3-diméthyl-7-oxo-4-thia-1-azabicyclo[3.2.0]hept-2-yl]carbonyl]amino]-2-phénylacétyl]amino]-3,3-diméthyl-7-oxo-4-thia-1-azabicyclo[3.2.0]heptane-2-carboxylique (pipéracillinylampicilline),

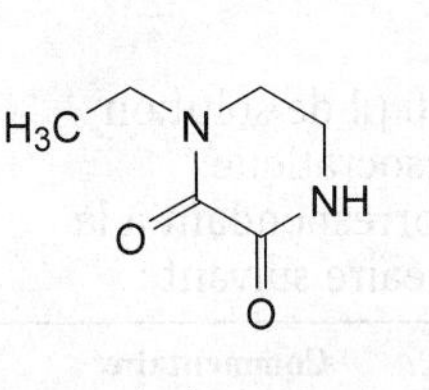

E. 1-éthylpipérazine-2,3-dione.

01/2002:1168

PIPÉRACILLINE SODIQUE

Piperacillinum natricum

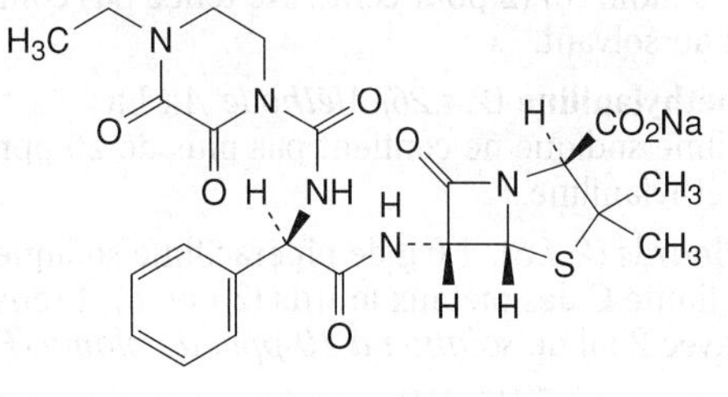

$C_{23}H_{26}N_5NaO_7S$ M_r 539,5

DÉFINITION

La pipéracilline sodique contient au minimum 95,0 pour cent et au maximum l'équivalent de 101,0 pour cent de (2*S*,5*R*,6*R*)-6-[[(2*R*)-2-[[(4-éthyl-2,3-dioxopipérazin-1-yl)carbonyl]amino]-2-phénylacétyl]amino]-3,3-diméthyl-7-oxo-4-thia-1-azabicyclo[3.2.0]heptane-2-carboxylate de sodium, calculé par rapport à la substance anhydre.

CARACTÈRES

Poudre blanche à sensiblement blanche, hygroscopique, facilement soluble dans l'eau et dans le méthanol, pratiquement insoluble dans l'acétate d'éthyle.

IDENTIFICATION

A. Dissolvez 0,250 g de pipéracilline sodique dans de l'*eau R*, ajoutez 0,5 ml d'*acide chlorhydrique dilué R* et 5 ml d'*acétate d'éthyle R* ; agitez et laissez reposer pendant 10 min dans de l'eau glacée. Filtrez les cristaux sous dépression, sur un petit filtre de verre fritté (40), lavez avec 5 ml d'*eau R* et 5 ml d'*acétate d'éthyle R* puis séchez à l'étuve à une température de 60 °C pendant 60 min. Examinez les cristaux par spectrophotométrie d'absorption dans l'infrarouge (*2.2.24*), en comparant avec le spectre obtenu avec la *pipéracilline SCR*.

B. La pipéracilline sodique donne la réaction (a) du sodium (*2.3.1*).

ESSAI

Solution S. Dissolvez 2,50 g de pipéracilline sodique dans de l'*eau exempte de dioxyde de carbone R* et complétez à 25 ml avec le même solvant.

Aspect de la solution. La solution S est limpide (*2.2.1*) et son absorbance mesurée à 430 nm (*2.2.25*), n'est pas supérieure à 0,10.

Détermination du pH (*2.2.3*). Le pH de la solution S est de 5,0 à 7,0.

Pouvoir rotatoire spécifique (*2.2.7*). Dissolvez 0,250 g de pipéracilline sodique dans de l'*eau R* et complétez à 25,0 ml avec le même solvant. Calculé par rapport à la substance anhydre, le pouvoir rotatoire spécifique est de + 175 à + 190.

Substances apparentées. Opérez par chromatographie liquide (*2.2.29*) comme décrit sous « Dosage ». Injectez 20 µl de solution témoin (b) et effectuez l'élution isocratique avec la phase mobile choisie. Injectez 20 µl de solution à examiner (b) et commencez l'élution isocratique. Immédiatement après l'élution du pic correspondant à la pipéracilline, commencez le gradient linéaire suivant :

Intervalle (min)	Phase mobile A (pour cent *V/V*)	Phase mobile B (pour cent *V/V*)	Commentaire
0 - 30	88 → 0	12 → 100	gradient linéaire
30 - 45	0 → 88	100 → 12	rééquilibrage

S'il apparaît d'autres pics que le pic principal dans le chromatogramme obtenu avec la solution à examiner (b), la surface d'aucun d'entre eux n'est supérieure à deux fois celle du pic principal du chromatogramme obtenu avec la solution témoin (b) (2 pour cent). Ne tenez pas compte des pics dus au solvant.

***N,N*-Diméthylaniline** (*2.4.26, Méthode A*). La pipéracilline sodique ne contient pas plus de 20 ppm de *N,N*-diméthylaniline.

Métaux lourds (*2.4.8*). 1,0 g de pipéracilline sodique satisfait à l'essai limite C des métaux lourds (20 ppm). Préparez le témoin avec 2 ml de *solution à 10 ppm de plomb (Pb) R*.

Teneur en eau (*2.5.12*). Déterminée par semi-microdosage sur 0,500 g de pipéracilline sodique, la teneur en eau n'est pas supérieure à 2,0 pour cent.

Stérilité (*2.6.1*). La pipéracilline sodique destinée à la préparation de formes pharmaceutiques administrées par voie parentérale sans autre procédé approprié de stérilisation, satisfait également à l'essai de stérilité.

Endotoxines bactériennes (*2.6.14*) : moins de 0,07 UI/mg, si la pipéracilline sodique est destinée à la préparation de formes pharmaceutiques administrées par voie parentérale sans autre procédé approprié d'élimination des endotoxines bactériennes.

DOSAGE

Opérez par chromatographie liquide (*2.2.29*).

Mélange de solvants. Mélangez 25 volumes d'*acétonitrile R* et 75 volumes d'une solution de *phosphate monosodique R* à 31,2 g/l.

Solution à examiner (a). Dissolvez 25,0 mg de pipéracilline sodique dans le mélange de solvants et complétez à 50,0 ml avec le mélange de solvants.

Solution à examiner (b). Préparez la solution immédiatement avant l'emploi. Dissolvez 40,0 mg de pipéracilline sodique dans le mélange de solvants et complétez à 20,0 ml avec le mélange de solvants.

Solution témoin (a). Dissolvez 25,0 mg de *pipéracilline SCR* dans le mélange de solvants et complétez à 50,0 ml avec le mélange de solvants.

Solution témoin (b). Prélevez 1,0 ml de solution témoin (a) et complétez à 25,0 ml avec le mélange de solvants.

Solution témoin (c). Dissolvez 10,0 mg de *pipéracilline SCR* et 10,0 mg d'*ampicilline anhydre SCR* dans le mélange de solvants et complétez à 50,0 ml avec le mélange de solvants.

Solution témoin (d). Prélevez 1,0 ml de solution témoin (a) et complétez à 100,0 ml avec le mélange de solvants. Prélevez 1,0 ml de cette solution et complétez à 50,0 ml avec le mélange de solvants.

La chromatographie peut être réalisée en utilisant :

- une colonne d'une longueur de 0,25 m et d'un diamètre intérieur de 4,6 mm, remplie de *gel de silice octadécylsilylé pour chromatographie R* (5 µm),
- comme phase mobile, à un débit de 1,0 ml/min, un mélange de 88 volumes de phase mobile A et de 12 volumes de phase mobile B :

  Phase mobile A. Mélangez 576 ml d'*eau R*, 200 ml d'une solution de *phosphate monosodique R* à 31,2 g/l et 24 ml d'une solution d'*hydroxyde de tétrabutylammonium R* à 80 g/l. Si nécessaire, ajustez à pH 5,5 avec de l'*acide phosphorique dilué R* ou de la *solution diluée d'hydroxyde de sodium R*, puis ajoutez 200 ml d'*acétonitrile R*,

  Phase mobile B. Mélangez 126 ml d'*eau R*, 200 ml d'une solution de *phosphate monosodique R* à 31,2 g/l et 24 ml d'une solution d'*hydroxyde de tétrabutylammonium R* à 80 g/l. Si nécessaire, ajustez à pH 5,5 avec de l'*acide phosphorique dilué R* ou de la *solution diluée d'hydroxyde de sodium R*, puis ajoutez 650 ml d'*acétonitrile R*,
- comme détecteur, un spectrophotomètre réglé à 220 nm.

Injectez 20 µl de solution témoin (c). L'essai n'est valable que si, dans le chromatogramme obtenu, la résolution entre les pics correspondant respectivement à l'ampicilline et à la pipéracilline n'est pas inférieure à 10 (si nécessaire ajustez le rapport A:B de la phase mobile) et le coefficient de distribution massique pour le second pic (pipéracilline) est de 2,0 à 3,0. Injectez 20 µl de solution témoin (d). Ajustez la sensibilité du système de façon à obtenir un pic présentant un rapport signal/bruit au moins égal à 3. Injectez 6 fois la solution témoin (a). Le dosage n'est valable que si l'écart type relatif de la surface du pic correspondant à la pipéracilline n'est pas supérieur à 1,0 pour cent. Injectez en alternance la solution à examiner (a) et la solution témoin (a).

Calculez la teneur pour cent en pipéracilline sodique en multipliant le résultat obtenu par 1,042.

CONSERVATION

En récipient étanche. Si la substance est stérile, elle est conservée en récipient stérile, étanche et à fermeture inviolable.

ÉTIQUETAGE

L'étiquette indique :

- dans les cas appropriés, que la substance est stérile,
- dans les cas appropriés, que la substance est exempte d'endotoxines bactériennes.

IMPURETÉS

Impuretés qualifiées : A, B, C, D, E, F, G.

Autres impuretés décelables : H.

A. ampicilline,

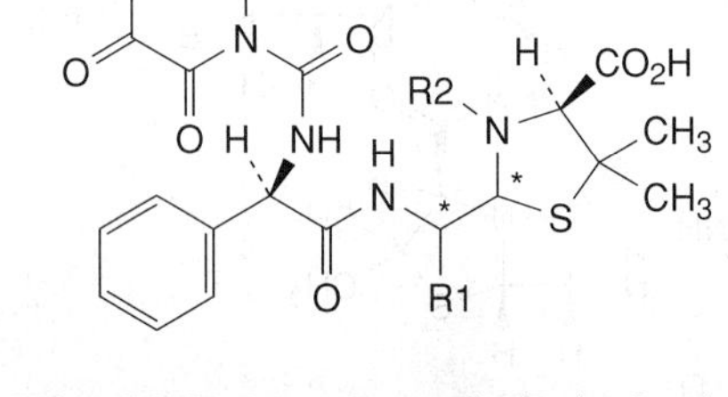

B. R1 = CO_2H, R2 = H : acide (4*S*)-2-[carboxy[[(2*R*)-2-[[(4-éthyl-2,3-dioxopipérazin-1-yl)carbonyl]amino]-2-phénylacétyl]amino]méthyl]-5,5-diméthylthiazolidine-4-carboxylique (acides pénicilloïques de la pipéracilline),

C. R1 = R2 = H : acide (2*RS*,4*S*)-2-[[(2*R*)-2-[[(4-éthyl-2,3-dioxopipérazin-1-yl)carbonyl]amino]-2-phénylacétyl]amino]méthyl]-5,5-diméthylthiazolidine-4-carboxylique (acides pénilloïques de la pipéracilline),

F. $R1 = CO_2H$, $R2 = CO\text{-}CH_3$: acide (4*S*)-3-acétyl-2-[carboxy[[(2*R*)-2-[[(4-éthyl-2,3-dioxopipérazin-1-yl)carbonyl]amino]-2-phénylacétyl]amino]méthyl]-5,5-diméthylthiazolidine-4-carboxylique (acides pénicilloïques de pipéracilline acétylés).

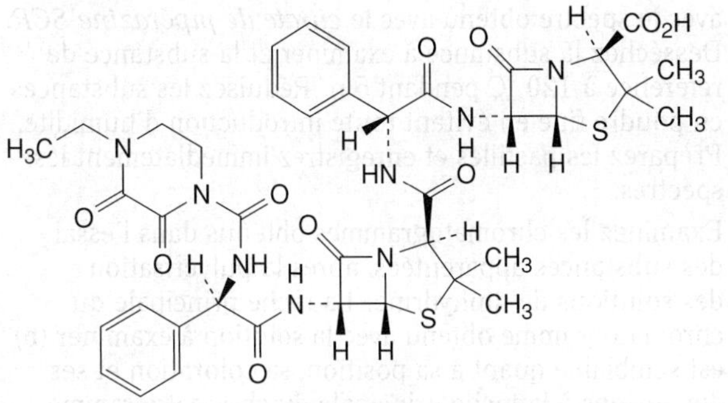

D. acide (2*S*,5*R*,6*R*)-6-[[(2*R*)-2-[[[(2*S*,5*R*,6*R*)-6-[[(2*R*)-2-[[(4-éthyl-2,3-dioxopipérazin-1-yl)carbonyl]amino]-2-phénylacétyl]amino]-3,3-diméthyl-7-oxo-4-thia-1-azabicyclo[3.2.0]hept-2-yl]carbonyl]amino]-2-phénylacétyl]amino]-3,3-diméthyl-7-oxo-4-thia-1-azabicyclo[3.2.0]heptane-2-carboxylique (pipéracillinylampicilline),

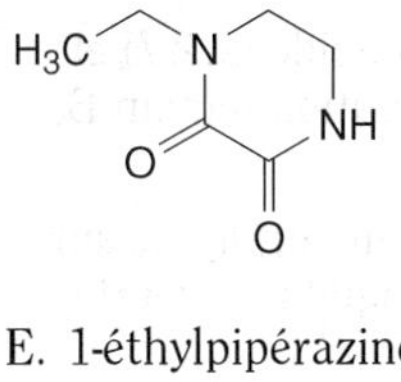

E. 1-éthylpipérazine-2,3-dione,

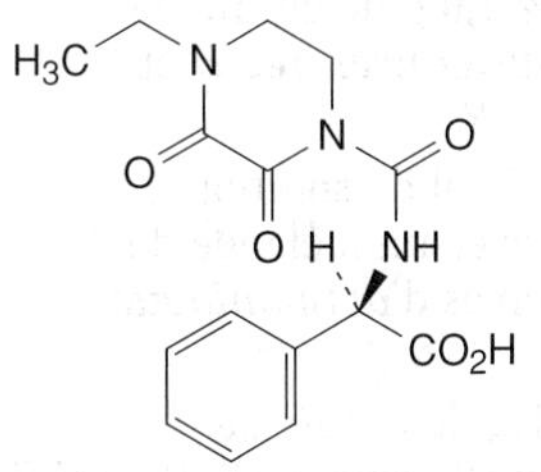

G. acide (2*R*)-2-[[(4-éthyl-2,3-dioxopipérazin-1-yl)carbonyl]amino]-2-phénylacétique,

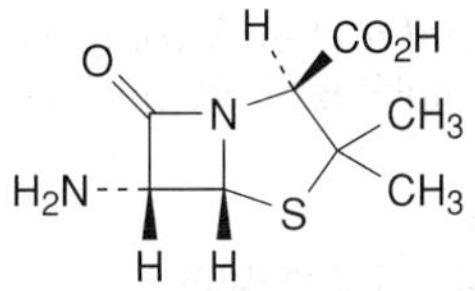

H. acide (2*S*,5*R*,6*R*)-6-amino-3,3-diméthyl-7-oxo-4-thia-1-azabicyclo[3.2.0]heptane-2-carboxylique (acide 6-aminopénicillamique).

01/2002:0423

PIPÉRAZINE (ADIPATE DE)

Piperazini adipas

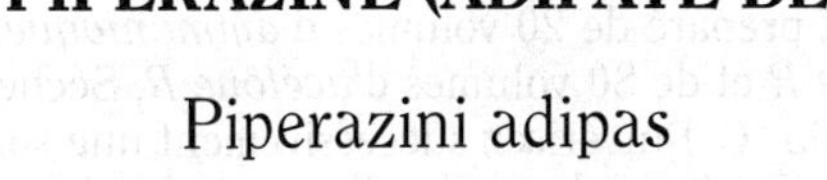

$C_{10}H_{20}N_2O_4$ M_r 232,3

DÉFINITION

L'adipate de pipérazine contient au minimum 98,0 pour cent et au maximum l'équivalent de 101,0 pour cent d'hexanedioate de pipérazine, calculé par rapport à la substance anhydre.

CARACTÈRES

Poudre cristalline blanche, soluble dans l'eau, pratiquement insoluble dans l'alcool.

L'adipate de pipérazine fond en se décomposant vers 250 °C.

IDENTIFICATION

Première identification : A.

Seconde identification : B, C.

A. Examinez l'adipate de pipérazine par spectrophotométrie d'absorption dans l'infrarouge (*2.2.24*), en comparant avec le spectre obtenu avec l'*adipate de pipérazine SCR*. Examinez les substances sous forme de pastilles.

B. Examinez les chromatogrammes obtenus dans l'essai des substances apparentées, après la pulvérisation des solutions de ninhydrine. La tache principale du chromatogramme obtenu avec la solution à examiner (b) est semblable quant à sa position, sa coloration et ses dimensions à la tache principale du chromatogramme obtenu avec la solution témoin (a).

C. A 10 ml de solution S (voir Essai), ajoutez 5 ml d'*acide chlorhydrique R* et agitez avec 3 fois 10 ml d'*éther R*. Réunissez les phases éthérées et évaporez à siccité. Lavez le résidu avec 5 ml d'*eau R* et desséchez à 100-105 °C. Le point de fusion (*2.2.14*) est de 150 °C à 154 °C.

ESSAI

Solution S. Dissolvez 2,5 g d'adipate de pipérazine dans de l'*eau R* et complétez à 50 ml avec le même solvant.

Aspect de la solution. La solution S est limpide (*2.2.1*) et n'est pas plus fortement colorée que la solution témoin B_8 (*2.2.2, Procédé II*).

Substances apparentées. Opérez par chromatographie sur couche mince (*2.2.27*) en utilisant une plaque recouverte d'un gel de silice approprié.

Solution à examiner (a). Dissolvez 1,0 g d'adipate de pipérazine dans 6 ml d'*ammoniaque concentrée R* et complétez à 10 ml avec de l'*éthanol R*.

Solution à examiner (b). Prélevez 1 ml de solution à examiner (a) et complétez à 10 ml avec un mélange de 2 volumes d'*éthanol R* et de 3 volumes d'*ammoniaque concentrée R*.

Solution témoin (a). Dissolvez 0,1 g d'*adipate de pipérazine SCR* dans un mélange de 2 volumes d'*éthanol R* et de 3 volumes d'*ammoniaque concentrée R*, puis complétez à 10 ml avec le même mélange de solvants.

Solution témoin (b). Dissolvez 25 mg d'*éthylènediamine R* dans un mélange de 2 volumes d'*éthanol R* et de 3 volumes d'*ammoniaque concentrée R*, puis complétez à 100 ml avec le même mélange de solvants.

Solution témoin (c). Dissolvez 25 mg de *triéthylènediamine R* dans un mélange de 2 volumes d'*éthanol R* et de 3 volumes d'*ammoniaque concentrée R*, puis complétez à 100 ml avec le même mélange de solvants.

Solution témoin (d). Dissolvez 12,5 mg de *triéthylènediamine R* dans 5,0 ml de solution à examiner (a), puis complétez à 50 ml avec un mélange de 2 volumes d'*éthanol R* et de 3 volumes d'*ammoniaque concentrée R*.

Déposez séparément sur la plaque 5 µl de chaque solution. Développez sur un parcours de 15 cm avec un mélange récemment préparé de 20 volumes d'*ammoniaque concentrée R* et de 80 volumes d'*acétone R*. Séchez la plaque à 105 °C. Pulvérisez successivement une solution de *ninhydrine R* à 3 g/l dans un mélange de 3 volumes d'*acide acétique anhydre R* et de 100 volumes de *butanol R*, puis une solution de *ninhydrine R* à 1,5 g/l dans l'*éthanol R*. Séchez la plaque à 105 °C pendant 10 min. S'il apparaît d'autres taches que la tache principale dans le chromatogramme obtenu avec la solution à examiner (a), aucune d'entre elles n'est plus intense que la tache du chromatogramme obtenu avec la solution témoin (b) (0,25 pour cent). Pulvérisez de l'*iode 0,05 M*. Laissez reposer pendant 10 min environ. S'il apparaît une tache correspondant à la triéthylènediamine dans le chromatogramme obtenu avec la solution à examiner (a), elle n'est pas plus intense que la tache du chromatogramme obtenu avec la solution témoin (c) (0,25 pour cent). L'essai n'est valable que si le chromatogramme obtenu avec la solution témoin (d) présente 2 taches nettement séparées. Ne tenez pas compte de taches situées sur la ligne de départ.

Métaux lourds (*2.4.8*). 12 ml de solution S satisfont à l'essai limite A des métaux lourds (20 ppm). Préparez le témoin avec la *solution à 1 ppm de plomb (Pb) R*.

Teneur en eau (*2.5.12*). Déterminée par semi-microdosage sur 1,00 g d'adipate de pipérazine, la teneur en eau n'est pas supérieure à 0,5 pour cent.

Cendres sulfuriques (*2.4.14*). Déterminé sur 1,0 g d'adipate de pipérazine, le taux des cendres sulfuriques n'est pas supérieur à 0,1 pour cent.

DOSAGE

Dissolvez en chauffant légèrement 0,100 g d'adipate de pipérazine dans 10 ml d'*acide acétique anhydre R* et complétez à 70 ml avec le même acide. Titrez par l'*acide perchlorique 0,1 M* en présence de 0,25 ml de *solution de naphtolbenzéine R* jusqu'à virage du jaune brunâtre au vert.

1 ml d'*acide perchlorique 0,1 M* correspond à 11,61 mg de $C_{10}H_{20}N_2O_4$.

01/2002:0424

PIPÉRAZINE (CITRATE DE)

Piperazini citras

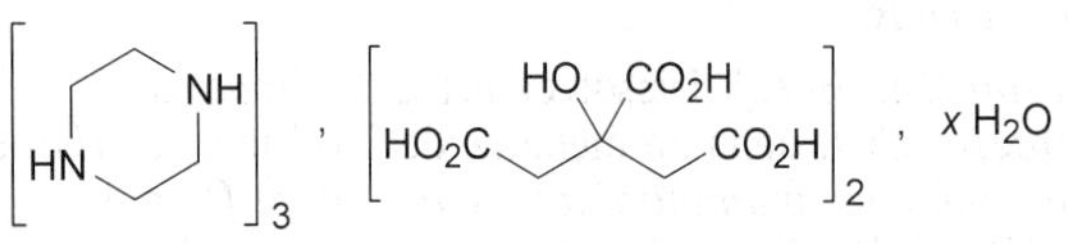

$C_{24}H_{46}N_6O_{14},xH_2O$ M_r 643 (substance anhydre)

DÉFINITION

Le citrate de pipérazine contient au minimum 98,0 pour cent et au maximum l'équivalent de 101,0 pour cent de bis(2-hydroxypropane-1,2,3-tricarboxylate) de tripipérazine, calculé par rapport à la substance anhydre. Le citrate de pipérazine contient une quantité variable d'eau.

CARACTÈRES

Poudre granuleuse blanche, facilement soluble dans l'eau, pratiquement insoluble dans l'alcool et dans l'éther.

Le citrate de pipérazine, desséché au préalable à 100-105 °C, fond vers 190 °C.

IDENTIFICATION

Première identification : A.

Seconde identification : B, C.

A. Examinez le citrate de pipérazine par spectrophotométrie d'absorption dans l'infrarouge (*2.2.24*), en comparant avec le spectre obtenu avec le *citrate de pipérazine SCR*. Desséchez la substance à examiner et la substance de référence à 120 °C pendant 5 h. Réduisez les substances en poudre fine en évitant toute introduction d'humidité. Préparez les pastilles et enregistrez immédiatement les spectres.

B. Examinez les chromatogrammes obtenus dans l'essai des substances apparentées, après la pulvérisation des solutions de ninhydrine. La tache principale du chromatogramme obtenu avec la solution à examiner (b) est semblable quant à sa position, sa coloration et ses dimensions à la tache principale du chromatogramme obtenu avec la solution témoin (a).

C. Dissolvez 0,5 g de citrate de pipérazine dans de l'*eau R* et complétez à 5 ml avec le même solvant. La solution donne la réaction des citrates (*2.3.1*).

ESSAI

Solution S. Dissolvez 1,25 g de citrate de pipérazine dans de l'*eau R* et complétez à 25 ml avec le même solvant.

Aspect de la solution. La solution S est limpide (*2.2.1*) et n'est pas plus fortement colorée que la solution témoin B_8 (*2.2.2, Procédé II*).

Substances apparentées. Opérez par chromatographie sur couche mince (*2.2.27*) en utilisant une plaque recouverte d'un gel de silice approprié.

Solution à examiner (a). Dissolvez 1,0 g de citrate de pipérazine dans 6 ml d'*ammoniaque concentrée R* et complétez à 10 ml avec de l'*éthanol R*.

Solution à examiner (b). Prélevez 1 ml de solution à examiner (a) et complétez à 10 ml avec un mélange de 2 volumes d'*éthanol R* et de 3 volumes d'*ammoniaque concentrée R*.

Solution témoin (a). Dissolvez 0,1 g de *citrate de pipérazine SCR* dans un mélange de 2 volumes d'*éthanol R* et de 3 volumes d'*ammoniaque concentrée R*, puis complétez à 10 ml avec le même mélange de solvants.

Solution témoin (b). Dissolvez 25 mg d'*éthylènediamine R* dans un mélange de 2 volumes d'*éthanol R* et de 3 volumes d'*ammoniaque concentrée R*, puis complétez à 100 ml avec le même mélange de solvants.

Solution témoin (c). Dissolvez 25 mg de *triéthylènediamine R* dans un mélange de 2 volumes d'*éthanol R* et de 3 volumes d'*ammoniaque concentrée R*, puis complétez à 100 ml avec le même mélange de solvants.

Solution témoin (d). Dissolvez 12,5 mg de *triéthylènediamine R* dans 5,0 ml de solution à examiner (a), puis complétez à 50 ml avec un mélange de 2 volumes d'*éthanol R* et de 3 volumes d'*ammoniaque concentrée R*.

Déposez séparément sur la plaque 5 µl de chaque solution. Développez sur un parcours de 15 cm avec un mélange récemment préparé de 20 volumes d'*ammoniaque concentrée R* et de 80 volumes d'*acétone R*. Séchez la plaque à 105 °C. Pulvérisez successivement une solution de *ninhydrine R* à 3 g/l dans un mélange de 3 volumes d'*acide acétique anhydre R* et de 100 volumes de *butanol R*, puis une solution de *ninhydrine R* à 1,5 g/l dans l'*éthanol R*. Séchez la plaque à 105 °C pendant 10 min. S'il apparaît d'autres taches que la tache principale dans le chromatogramme obtenu avec la solution à examiner (a), aucune d'entre elles n'est plus intense que la tache du chromatogramme obtenu avec la solution témoin (b) (0,25 pour cent). Pulvérisez de l'*iode 0,05 M*. Laissez reposer pendant 10 min environ. S'il apparaît une tache correspondant à la triéthylènediamine dans le chromatogramme obtenu avec la solution à examiner (a), elle n'est pas plus intense que la tache du chromatogramme obtenu avec la solution témoin (c) (0,25 pour cent). L'essai n'est valable que si le chromatogramme obtenu avec la solution témoin (d) présente 2 taches nettement séparées. Ne tenez pas compte de taches situées sur la ligne de départ.

Métaux lourds (*2.4.8*). 12 ml de solution S satisfont à l'essai limite A des métaux lourds (20 ppm). Préparez le témoin avec la *solution à 1 ppm de plomb (Pb) R*.

Teneur en eau (*2.5.12*). Déterminée par semi-microdosage sur 0,300 g de citrate de pipérazine, la teneur en eau est de 10,0 pour cent à 14,0 pour cent.

Cendres sulfuriques (*2.4.14*). Déterminé sur 1,0 g de citrate de pipérazine, le taux des cendres sulfuriques n'est pas supérieur à 0,1 pour cent.

DOSAGE

Dissolvez en chauffant légèrement 0,100 g de citrate de pipérazine dans 10 ml d'*acide acétique anhydre R* et complétez à 70 ml avec le même acide. Titrez par l'*acide perchlorique 0,1 M* en présence de 0,25 ml de *solution de naphtolbenzéine R* jusqu'à virage du jaune brunâtre au vert.

1 ml d'*acide perchlorique 0,1 M* correspond à 10,71 mg de $C_{24}H_{46}N_6O_{14}$.

01/2002:0425

PIPÉRAZINE (HYDRATE DE)

Piperazinum hydricum

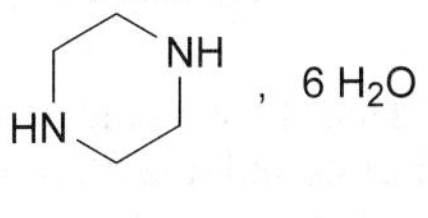

$C_4H_{10}N_2,6H_20$ M_r 194,2

DÉFINITION

L'hydrate de pipérazine contient au minimum 98,0 pour cent et au maximum l'équivalent de 101,0 pour cent de pipérazine hexahydratée.

CARACTÈRES

Cristaux incolores, déliquescents, facilement solubles dans l'eau et dans l'alcool, très peu solubles dans l'éther.

L'hydrate de pipérazine fond vers 43 °C.

IDENTIFICATION

Première identification : A.

Seconde identification : B, C.

A. Examinez l'hydrate de pipérazine par spectrophotométrie d'absorption dans l'infrarouge (*2.2.24*), en comparant avec le spectre obtenu avec l'*hydrate de pipérazine SCR*. Desséchez la substance à examiner et la substance de référence, sous vide, sur du *pentoxyde de diphosphore R*, pendant 48 h. Réduisez les substances en poudre fine en évitant toute introduction d'humidité. Préparez les pastilles et enregistrez immédiatement les spectres.

B. Examinez les chromatogrammes obtenus dans l'essai des substances apparentées après la pulvérisation des solutions de ninhydrine. La tache principale du chromatogramme obtenu avec la solution à examiner (b) est semblable quant à sa position, sa coloration et ses dimensions à la tache principale du chromatogramme obtenu avec la solution témoin (a).

C. Dissolvez 0,5 g d'hydrate de pipérazine dans 5 ml de *solution diluée d'hydroxyde de sodium R*. Ajoutez 0,2 ml de *chlorure de benzoyle R* et mélangez. Continuez à ajouter du *chlorure de benzoyle R* par fractions de 0,2 ml jusqu'à ce qu'il ne se forme plus de précipité. Filtrez et lavez le précipité avec 10 ml d'*eau R* ajoutés par petits volumes. Dissolvez le précipité dans 2 ml d'*alcool R* chaud et versez la solution dans 5 ml d'*eau R*. Laissez reposer pendant 4 h. Filtrez, lavez les cristaux à l'*eau R* et séchez à 100-105 °C. Le point de fusion (*2.2.14*) est de 191 °C à 196 °C.

ESSAI

Solution S. Dissolvez 1,0 g d'hydrate de pipérazine dans de l'*eau exempte de dioxyde de carbone R* et complétez à 20 ml avec le même solvant.

Aspect de la solution. La solution S est limpide (*2.2.1*) et n'est pas plus fortement colorée que la solution témoin B_8 (*2.2.2, Procédé II*).

Détermination du pH (*2.2.3*). Le pH de la solution S est de 10,5 à 12,0.

Substances apparentées. Opérez par chromatographie sur couche mince (*2.2.27*) en utilisant une plaque recouverte d'un gel de silice approprié.

Solution à examiner (a). Dissolvez 1,0 g d'hydrate de pipérazine dans 6 ml d'*ammoniaque concentrée R* et complétez à 10 ml avec de l'*éthanol R*.

Solution à examiner (b). Prélevez 1 ml de solution à examiner (a) et complétez à 10 ml avec un mélange de 2 volumes d'*éthanol R* et de 3 volumes d'*ammoniaque concentrée R*.

Solution témoin (a). Dissolvez 0,1 g d'*hydrate de pipérazine SCR* dans un mélange de 2 volumes d'*éthanol R* et de 3 volumes d'*ammoniaque concentrée R*, puis complétez à 10 ml avec le même mélange de solvants.

Solution témoin (b). Dissolvez 25 mg d'*éthylènediamine R* dans un mélange de 2 volumes d'*éthanol R* et de 3 volumes d'*ammoniaque concentrée R*, puis complétez à 100 ml avec le même mélange de solvants.

Solution témoin (c). Dissolvez 25 mg de *triéthylènediamine R* dans un mélange de 2 volumes d'*éthanol R* et de 3 volumes d'*ammoniaque concentrée R* et complétez à 100 ml avec le même mélange de solvants.

Solution témoin (d). Dissolvez 12,5 mg de *triéthylènediamine R* dans 5,0 ml de solution à examiner (a), puis complétez à 50 ml avec un mélange de 2 volumes d'*éthanol R* et de 3 volumes d'*ammoniaque concentrée R*.

Déposez séparément sur la plaque 5 µl de chaque solution. Développez sur un parcours de 15 cm avec un mélange récemment préparé de 20 volumes d'*ammoniaque concentrée R* et de 80 volumes d'*acétone R*. Séchez la plaque à 105 °C. Pulvérisez successivement une solution de *ninhydrine R* à 3 g/l dans un mélange de 3 volumes d'*acide acétique anhydre R* et de 100 volumes de *butanol R*, puis une solution de *ninhydrine R* à 1,5 g/l dans l'*éthanol R*. Séchez la plaque à 105 °C pendant 10 min. S'il apparaît d'autres taches que la tache principale dans le chromatogramme obtenu avec la solution à examiner (a), aucune d'entre

Monographies L - P

elles n'est plus intense que la tache du chromatogramme obtenu avec la solution témoin (b) (0,25 pour cent). Pulvérisez de l'*iode 0,05 M*. Laissez reposer pendant 10 min environ. S'il apparaît une tache correspondant à la triéthylènediamine dans le chromatogramme obtenu avec la solution à examiner (a), elle n'est pas plus intense que la tache du chromatogramme obtenu avec la solution témoin (c) (0,25 pour cent). L'essai n'est valable que si le chromatogramme obtenu avec la solution témoin (d) présente 2 taches nettement séparées.

Métaux lourds (*2.4.8*). 12 ml de solution S satisfont à l'essai limite A des métaux lourds (20 ppm). Préparez le témoin avec la *solution à 1 ppm de plomb (Pb) R*.

Cendres sulfuriques (*2.4.14*). Déterminé sur 1,0 g d'hydrate de pipérazine, le taux des cendres sulfuriques n'est pas supérieur à 0,1 pour cent.

DOSAGE

Dissolvez en chauffant légèrement 80,0 mg d'hydrate de pipérazine dans 10 ml d'*acide acétique anhydre R* et complétez à 70 ml avec le même acide. Titrez par l'*acide perchlorique 0,1 M* en présence de 0,25 ml de *solution de naphtolbenzéine R* jusqu'à virage du jaune brunâtre au vert.

1 ml d'*acide perchlorique 0,1 M* correspond à 9,705 mg de $C_4H_{10}N_2,6H_2O$.

CONSERVATION

En récipient étanche, à l'abri de la lumière.

01/2002:2001

PIRENZÉPINE (DICHLORHYDRATE DE) MONOHYDRATÉ

Pirenzepini dihydrochloridum monohydricum

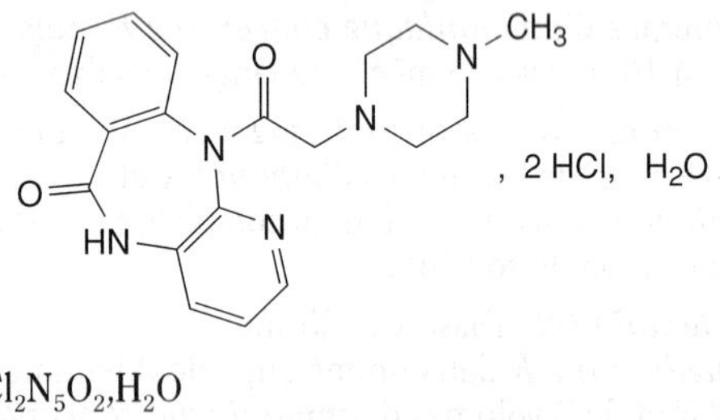

$C_{19}H_{23}Cl_2N_5O_2,H_2O$ M_r 442,3

DÉFINITION

Dichlorhydrate de 11-[(4-méthylpipérazin-1-yl)acétyl]-5,11-dihydro-6*H*-pyrido[2,3-*b*][1,4]benzodiazépin-6-one monohydraté.

Teneur : 98,0 pour cent à 102,0 pour cent (substance anhydre).

CARACTÈRES

Aspect : poudre cristalline blanche à jaunâtre.

Solubilité : facilement soluble dans l'eau, peu soluble dans le méthanol, très peu soluble dans l'éthanol, pratiquement insoluble dans le chlorure de méthylène.

IDENTIFICATION

Première identification : B, D.

Seconde identification : A, C, D.

A. Dissolvez 30,0 mg de substance à examiner dans du *méthanol R* et complétez à 100,0 ml avec le même solvant. Prélevez 10,0 ml de solution et complétez à 100,0 ml avec du *méthanol R*. Examinée de 240 nm à 360 nm (*2.2.25*), la solution présente un maximum d'absorption à 283 nm. L'absorbance spécifique au maximum est de 190 à 205 (substance anhydre).

B. Spectrophotométrie d'absorption dans l'infrarouge (*2.2.24*).

   Comparaison : dichlorhydrate de pirenzépine monohydraté SCR.

C. Examinez les chromatogrammes obtenus dans l'essai de l'impureté D.

   Résultats : la bande principale du chromatogramme obtenu avec la solution à examiner (b) est semblable quant à sa position, sa coloration et ses dimensions à la bande principale du chromatogramme obtenu avec la solution témoin (d).

D. A 0,2 ml de solution S (voir Essai), ajoutez 1,8 ml d'*eau R*. La solution donne la réaction (a) des chlorures (*2.3.1*).

ESSAI

Solution S. Dissolvez 2,5 g de substance à examiner dans de l'*eau exempte de dioxyde de carbone R* et complétez à 25 ml avec le même solvant.

Aspect de la solution. La solution S est limpide (*2.2.1*) et n'est pas plus fortement colorée que la solution témoin JV_5 (*2.2.2, Procédé II*).

pH (*2.2.3*) : 1,0 à 2,0 pour la solution S.

Impureté D. Chromatographie sur couche mince (*2.2.27*).

Solution à examiner (a). A 0,10 g de substance à examiner, ajoutez 0,1 ml d'*ammoniaque concentrée R*, puis complétez à 10 ml avec du *méthanol R*.

Solution à examiner (b). Prélevez 1 ml de solution à examiner (a) et complétez à 10 ml avec du *méthanol R*.

Solution témoin (a). A 0,1 g de *dichlorhydrate de pirenzépine monohydraté SCR*, ajoutez 0,1 ml d'*ammoniaque concentrée R*, puis complétez à 10 ml avec du *méthanol R*.

Solution témoin (b). Dissolvez 25 mg de *méthylpipérazine R* dans du *méthanol R* et complétez à 25 ml avec le même solvant. Prélevez 2,0 ml de solution et complétez à 100 ml avec du *méthanol R*.

Solution témoin (c). Prélevez 5 ml de solution à examiner (a) et complétez à 100 ml avec du *méthanol R*. Prélevez 4 ml de cette solution et complétez à 100 ml avec du *méthanol R*. Mélangez 1 ml de cette solution avec 1 ml de solution témoin (b).

Solution témoin (d). Prélevez 1 ml de solution témoin (a) et complétez à 10 ml avec du *méthanol R*.

Plaque : plaque au gel de silice pour CCM R.

Phase mobile : ammoniaque concentrée R, méthanol R, acétate d'éthyle R, toluène R (7:25:28:40 *V/V/V/V*).

Dépôt : 20 µl en bandes de 20 mm sur 2 mm.

Développement : sur les 2/3 de la plaque.

Séchage : à l'air.

Détection : exposez la plaque aux vapeurs d'iode jusqu'à ce que la bande du chromatogramme obtenu avec la solution témoin (b) soit clairement visible (au maximum 60 min).

Conformité du système : l'essai n'est valable que si le chromatogramme obtenu avec la solution témoin (c) présente 2 bandes clairement séparées.

Limites :

– *impureté D* : s'il apparaît une bande due à l'impureté D dans le chromatogramme obtenu avec la solution à examiner (a), elle n'est pas plus intense que la bande du chromatogramme obtenu avec la solution témoin (b) (0,2 pour cent).

Substances apparentées. Chromatographie liquide (*2.2.29*).

Solution à examiner. Dissolvez 0,30 g de substance à examiner dans de l'*eau R* et complétez à 10,0 ml avec le même solvant. A 1,0 ml de solution, ajoutez 5 ml de *méthanol R*, puis complétez à 10,0 ml avec la phase mobile A.

Solution témoin (a). Prélevez 2,0 ml de solution à examiner et complétez à 100,0 ml avec la phase mobile A. Prélevez 1,0 ml de cette solution et complétez à 10,0 ml avec la phase mobile A.

Solution témoin (b). Dissolvez 0,1 g de *1-phénylpipérazine R* dans du *méthanol R* et complétez à 10 ml avec le même solvant. Mélangez 1 ml de cette solution avec 1 ml de solution à examiner, puis ajoutez 5 ml de *méthanol R* et complétez à 10 ml avec la phase mobile A.

Colonne :

– *dimensions* : l = 0,125 m, Ø = 4,6 mm,
– *phase stationnaire* : *gel de silice octadécylsilylé pour chromatographie R* (5 µm).

Phase mobile :

– *phase mobile A* : dissolvez 2,0 g de *dodécylsulfate de sodium R* dans de l'*eau R*, ajustez à pH 3,2 avec de l'*acide acétique R* et complétez à 1000 ml avec de l'*eau R*,
– *phase mobile B* : *méthanol R*,
– *phase mobile C* : *acétonitrile R*,

Intervalle (min)	Phase mobile A (pour cent V/V)	Phase mobile B (pour cent V/V)	Phase mobile C (pour cent V/V)
0 - 15	55 → 25	30	15 → 45
15 - 18	25 → 20	30 → 0	45 → 80
18 - 20	20 → 55	0 → 30	80 → 15
20 - 25	55	30	15

Débit : 1 ml/min.

Détection : spectrophotomètre à 283 nm.

Injection : 10 µl.

Conformité du système : solution témoin (b) :

– *résolution* : au minimum 5,0 entre les pics dus à la pirenzépine et à la 1-phénylpipérazine.

Limites :

– *toute impureté* : au maximum la surface du pic principal du chromatogramme obtenu avec la solution témoin (a) (0,2 pour cent),
– *total* : au maximum 2,5 fois la surface du pic principal du chromatogramme obtenu avec la solution témoin (a) (0,5 pour cent),
– *limite d'exclusion* : 0,2 fois la surface du pic principal du chromatogramme obtenu avec la solution témoin (a) (0,04 pour cent).

Teneur en eau (*2.5.12*) : 3,5 pour cent à 5,0 pour cent, déterminé sur 0,250 g de substance à examiner.

Cendres sulfuriques (*2.4.14*) : au maximum 0,1 pour cent, déterminé sur 1,0 g de substance à examiner.

DOSAGE

Dissolvez 0,300 g de substance à examiner dans 50 ml d'*eau R*. Titrez par l'*hydroxyde de sodium 0,1 M* et tracez la courbe potentiométrique (*2.2.20*). Mesurez le volume d'*hydroxyde de sodium 0,1 M* utilisé au premier point d'inflection.

1 ml d'*hydroxyde de sodium 0,1 M* correspond à 42,43 mg de $C_{19}H_{23}Cl_2N_5O_2$.

CONSERVATION

A l'abri de la lumière.

IMPURETÉS

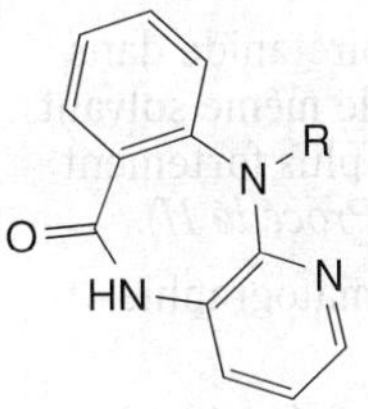

A. R = CO-CH_2-Cl : 11-(chloroacétyl)-5,11-dihydro-6*H*-pyrido[2,3-*b*][1,4]benzodiazépin-6-one,

B. R = H : 5,11-dihydro-6*H*-pyrido[2,3-*b*][1,4]benzodiazépin-6-one,

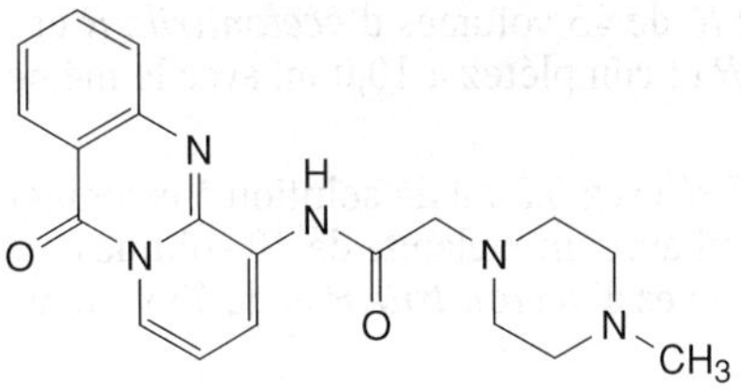

C. 6-[[(4-méthylpipérazin-1-yl)acétyl]amino]-11*H*-pyrido[2,1-*b*]quinazolin-11-one,

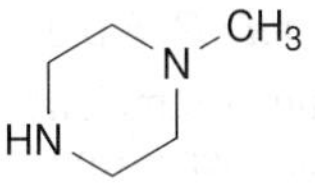

D. 1-méthylpipérazine.

01/2002:1556

PIRÉTANIDE

Piretanidum

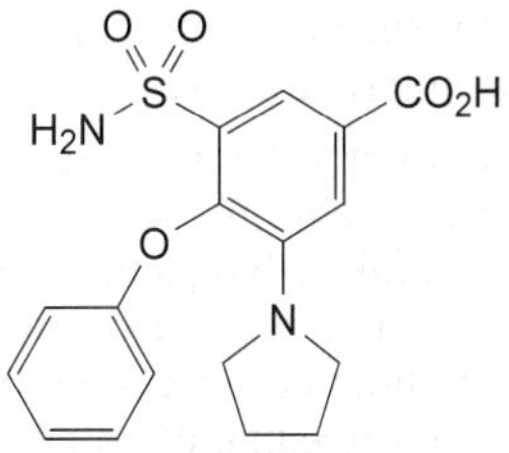

$C_{17}H_{18}N_2O_5S$ M_r 362,4

DÉFINITION

Le pirétanide contient au minimum 99,0 pour cent et au maximum l'équivalent de 101,0 pour cent d'acide 4-phénoxy-3-(pyrrolidin-1-yl)-5-sulfamoylbenzoïque, calculé par rapport à la substance desséchée.

CARACTÈRES

Poudre blanc-jaune à jaunâtre, très peu soluble dans l'eau, assez soluble dans l'éthanol.

Le pirétanide présente le phénomène du polymorphisme.

IDENTIFICATION

Examinez le pirétanide par spectrophotométrie d'absorption dans l'infrarouge (*2.2.24*), en comparant avec le spectre obtenu avec le *pirétanide SCR*. Examinez les substances sous forme de pastilles. Si les spectres obtenus présentent des différences, dissolvez respectivement la substance à examiner et la substance de référence dans de l'*acétone R*, évaporez à siccité et enregistrez de nouveaux spectres à partir des résidus.

ESSAI

Aspect de la solution. Dissolvez 0,1 g de pirétanide dans du *méthanol R* et complétez à 10 ml avec le même solvant. La solution est limpide (*2.2.1*) et n'est pas plus fortement colorée que la solution témoin JV_4 (*2.2.2, Procédé II*).

Substances apparentées. Opérez par chromatographie liquide (*2.2.29*).

Solution à examiner. Dissolvez 20 mg de pirétanide dans un mélange de 10 volumes d'*éthanol R*, de 45 volumes d'*acétonitrile R* et de 45 volumes d'*eau R* et complétez à 20,0 ml avec le même mélange de solvants.

Solution témoin (a). Dissolvez 10 mg de *pirétanide SCR* et 3 mg d'*impureté A de pirétanide SCR* dans un mélange de 10 volumes d'*éthanol R*, de 45 volumes d'*acétonitrile R* et de 45 volumes d'*eau R* et complétez à 10,0 ml avec le même mélange de solvants.

Solution témoin (b). Prélevez 0,3 ml de solution à examiner et complétez à 100,0 ml avec un mélange de 10 volumes d'*éthanol R*, de 45 volumes d'*acétonitrile R* et de 45 volumes d'*eau R*.

La chromatographie peut être réalisée en utilisant :

– une colonne d'acier inoxydable, d'une longueur de 0,125 m et d'un diamètre intérieur de 4 mm, remplie de *gel de silice octylsilylé pour chromatographie R* (5 µm),
– comme phase mobile, à un débit de 1 ml/min, un mélange de 35 volumes d'*acétonitrile R* et de 65 volumes d'une solution préparée de la façon suivante : ajoutez 1 ml d'*acide trifluoracétique R* à 500 ml d'*eau R*, puis ajoutez 1 ml de *triéthylamine R* à et complétez à 1000 ml avec de l'*eau R*,
– comme détecteur, un spectrophotomètre réglé à 232 nm.

Injectez 10 µl de solution témoin (a). Lorsque les chromatogrammes sont enregistrés dans les conditions prescrites, la rétention relative de l'impureté A est de 0,9 environ. L'essai n'est valable que si la résolution entre les pics correspondant respectivement à l'impureté A et au pirétanide n'est pas inférieure à 2.

Injectez 10 µl de solution à examiner et 10 µl de solution témoin (b). Continuez la chromatographie de la solution à examiner pendant 5 fois le temps de rétention du pic principal. S'il apparaît d'autres pics que le pic principal dans le chromatogramme obtenu avec la solution à examiner, la surface d'aucun d'entre eux n'est supérieure à celle du pic principal du chromatogramme obtenu avec la solution témoin (b) (0,3 pour cent) et la somme de leur surface n'est pas supérieure à 3,33 fois la surface du pic principal du chromatogramme obtenu avec la solution témoin (b) (1,0 pour cent). Ne tenez pas compte des pics dont la surface est inférieure à 0,1 fois la surface du pic principal du chromatogramme obtenu avec la solution témoin (b).

Métaux lourds (*2.4.8*). 2,0 g de pirétanide satisfont à l'essai limite C des métaux lourds (10 ppm). Préparez le témoin avec 2 ml de *solution à 10 ppm de plomb (Pb) R*.

Perte à la dessiccation (*2.2.32*). Déterminée à l'étuve à 100-105 °C pendant 4 h sur 1,000 g de pirétanide, la perte à la dessiccation n'est pas supérieure à 0,5 pour cent.

Cendres sulfuriques (*2.4.14*). Déterminé sur 1,0 g de pirétanide, le taux des cendres sulfuriques n'est pas supérieur à 0,1 pour cent.

DOSAGE

Dissolvez 0,300 g de pirétanide dans 25 ml d'*acide acétique anhydre R*. Titrez par l'*acide perchlorique 0,1 M* en déterminant le point de fin de titrage par potentiométrie (*2.2.20*).

1 ml d'*acide perchlorique 0,1 M* correspond à 36,24 mg de $C_{17}H_{18}N_2O_5S$.

CONSERVATION

A l'abri de la lumière.

IMPURETÉS

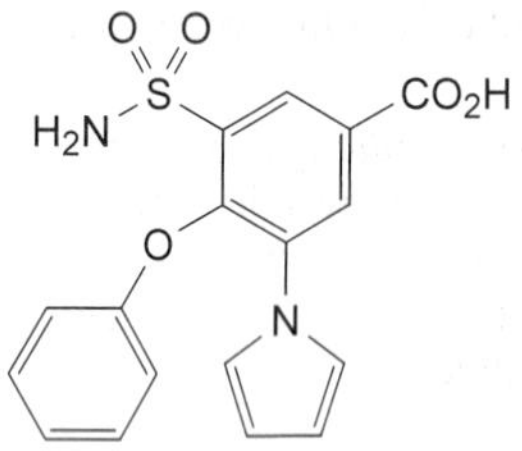

A. acide 4-phénoxy-3-(1*H*-pyrrol-1-yl)-5-sulfamoylbenzoïque,

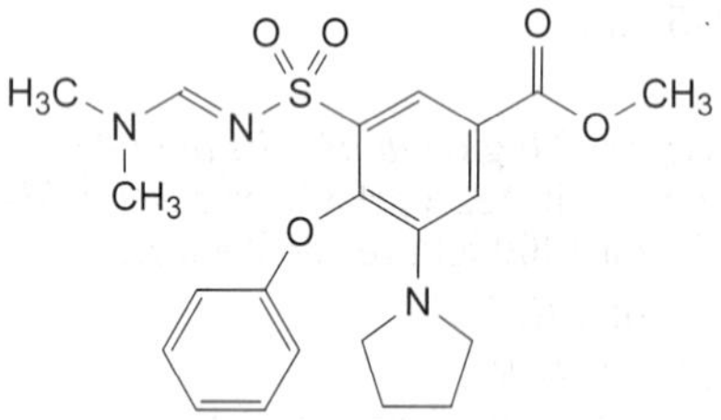

B. 3-[[(diméthylamino)méthylène]sulfamoyl]-4-phénoxy-5-(pyrrolidin-1-yl)benzoate de méthyle,

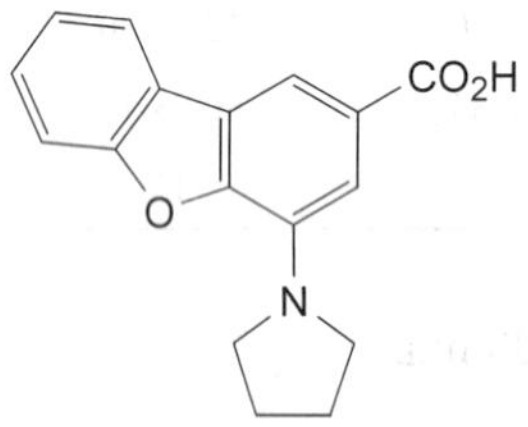

C. acide 4-(pyrrolidin-1-yl)dibenzo[*b,d*]furane-2-carboxylique.

01/2002:0944

PIROXICAM

Piroxicamum

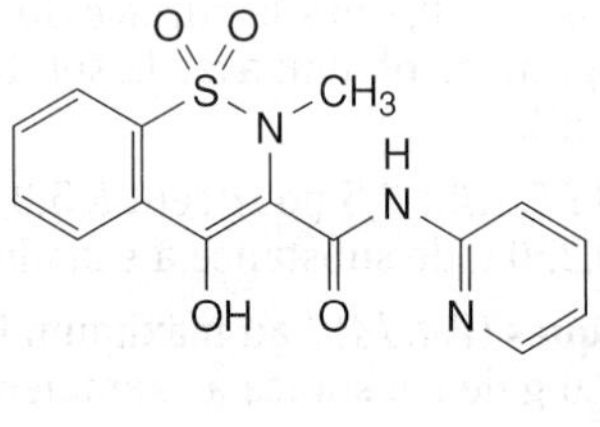

$C_{15}H_{13}N_3O_4S$ M_r 331,4

DÉFINITION

Le piroxicam contient au minimum 98,5 pour cent et au maximum l'équivalent de 101,0 pour cent de 1,1-dioxyde de 4-hydroxy-2-méthyl-*N*-(pyridin-2-yl)-2*H*-1,2-benzothiazine-3-carboxamide, calculé par rapport à la substance desséchée.

CARACTÈRES

Poudre cristalline, blanche ou légèrement jaune, pratiquement insoluble dans l'eau, soluble dans le chlorure de méthylène, peu soluble dans l'éthanol.

Le piroxicam présente le phénomène du polymorphisme.

IDENTIFICATION

Examinez le piroxicam par spectrophotométrie d'absorption dans l'infrarouge (*2.2.24*), en comparant avec le spectre obtenu avec le *piroxicam SCR*. Examinez les substances sous forme de pastilles à base de *bromure de potassium R*. Si les spectres obtenus à l'état solide présentent des différences, dissolvez respectivement la substance à examiner et la substance de référence dans un volume minimal de *chlorure de méthylène R* et évaporez au bain-marie à siccité. Enregistrez de nouveaux spectres à partir des résidus.

ESSAI

Substances apparentées. Opérez par chromatographie liquide (*2.2.29*).

Solution à examiner. Dissolvez 75 mg de piroxicam dans de l'*acétonitrile R* en chauffant légèrement si nécessaire et complétez à 50,0 ml avec le même solvant.

Solution témoin (a). Dissolvez 10 mg de *piroxicam pour conformité du système SCR* dans de l'*acétonitrile R* et complétez à 50,0 ml avec le même solvant.

Solution témoin (b). Prélevez 1,0 ml de solution à examiner et complétez à 10,0 ml avec de l'*acétonitrile R*. Prélevez 1,0 ml de cette solution et complétez à 50,0 ml avec de l'*acétonitrile R*.

La chromatographie peut être réalisée en utilisant :

- une colonne d'acier inoxydable, d'une longueur de 0,25 m et d'un diamètre intérieur de 4,6 mm, remplie de *gel de silice octadécylsilylé pour chromatographie, désactivé pour les bases R* (5 µm),
- comme phase mobile, à un débit de 1 ml/min, un mélange de 40 volumes d'*acétonitrile R* et de 60 volumes d'une solution de *phosphate monopotassique R* à 6,81 g/l ajustée à pH 3,0 avec de l'*acide phosphorique R*,
- comme détecteur, un spectrophotomètre réglé à 230 nm,

en maintenant la température de la colonne à 40 °C.

Injectez 20 µl de chaque solution et continuez la chromatographie pendant 5 fois le temps de rétention du piroxicam. L'essai n'est valable que si le chromatogramme obtenu avec la solution témoin (a) a un profil similaire au chromatogramme fourni avec le *piroxicam pour conformité du système SCR* et présente un pic dû à l'impureté B dont la rétention relative est d'environ 0,85 et le facteur de symétrie n'est pas supérieur à 1,5.

S'il apparaît, dans le chromatogramme obtenu avec la solution à examiner, d'autres pics que le pic principal, la surface d'aucun d'entre eux n'est supérieure à celle du pic principal du chromatogramme obtenu avec la solution témoin (b) (0,2 pour cent) et la somme de leur surface n'est pas supérieure à 2 fois la surface du pic principal du chromatogramme obtenu avec la solution témoin (b) (0,4 pour cent). Ne tenez pas compte des pics dont la surface est inférieure à 0,1 fois la surface du pic principal du chromatogramme obtenu avec la solution témoin (b).

Métaux lourds (*2.4.8*). 1,0 g de piroxicam satisfait à l'essai limite C (20 ppm). Préparez le témoin avec 2 ml de *solution à 10 ppm de plomb (Pb) R*.

Perte à la dessiccation (*2.2.32*). Déterminée par chauffage sous vide à 100-105 °C pendant 4 h sur 1,000 g de piroxicam, la perte à la dessiccation n'est pas supérieure à 0,5 pour cent.

Cendres sulfuriques (*2.4.14*). Déterminé sur 1,0 g de piroxicam, le taux des cendres sulfuriques n'est pas supérieur à 0,1 pour cent.

DOSAGE

Dissolvez 0,250 g de piroxicam dans 60 ml d'un mélange à volumes égaux d'*acide acétique anhydre R* et d'*anhydride acétique R*. Titrez par l'*acide perchlorique 0,1 M*. Déterminez le point de fin de titrage par potentiomérie (*2.2.20*).

1 ml d'*acide perchlorique 0,1 M* correspond à 33,14 mg de $C_{15}H_{13}N_3O_4S$.

CONSERVATION

En récipient étanche, à l'abri de la lumière.

IMPURETÉS

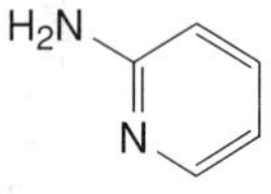

A. pyridin-2-amine,

Le chromatogramme suivant est publié à titre d'information.

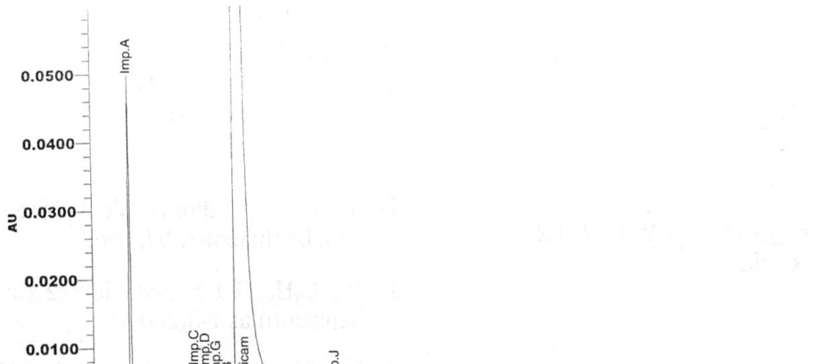

Figure 0944.-1. – *Echantillon de piroxicam dopé avec les impuretés communes aux 3 voies de synthèse et les impuretés de la voie méthyle.*

Le chromatogramme suivant est publié à titre d'information.

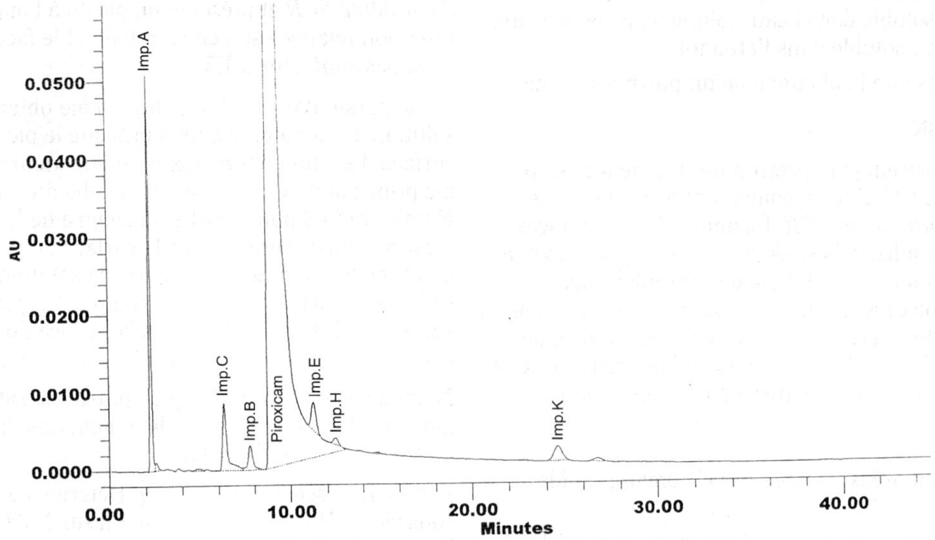

Figure 0944.-2. – *Echantillon de piroxicam dopé avec les impuretés communes aux 3 voies de synthèse et les impuretés de la voie éthyle.*

Le chromatogramme suivant est publié à titre d'information.

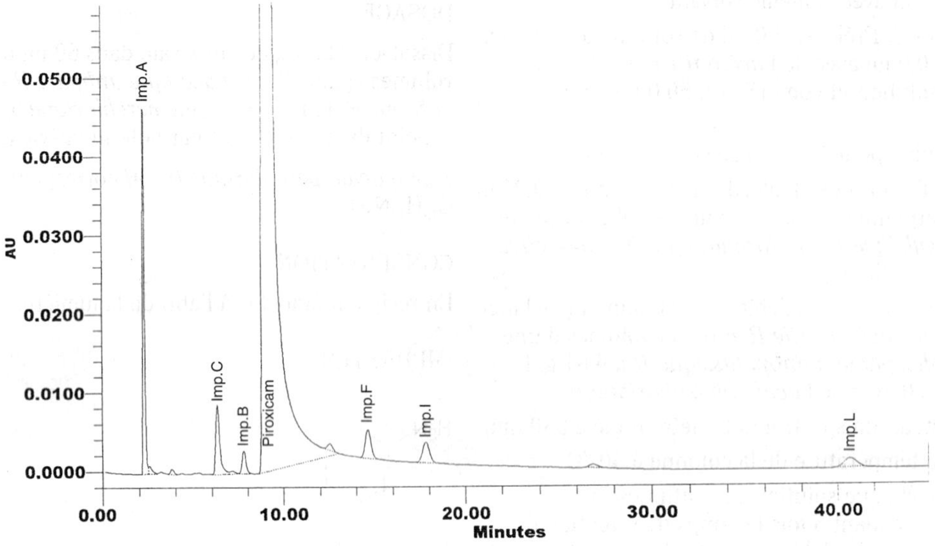

Figure 0944.-3. – *Echantillon de piroxicam dopé avec les impuretés communes aux 3 voies de synthèse et les impuretés de la voie isopropyle.*

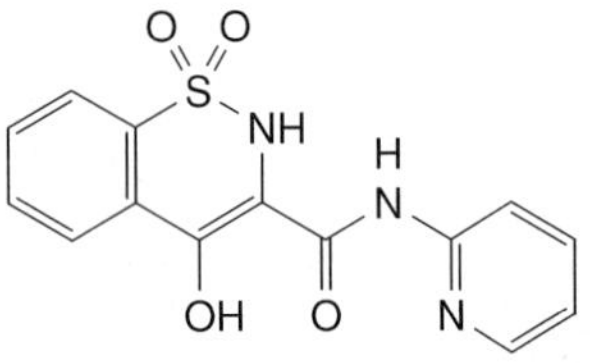

B. 1,1-dioxyde de 4-hydroxy-*N*-(pyridin-2-yl)-2*H*-1,2-benzothiazine-3-carboxamide,

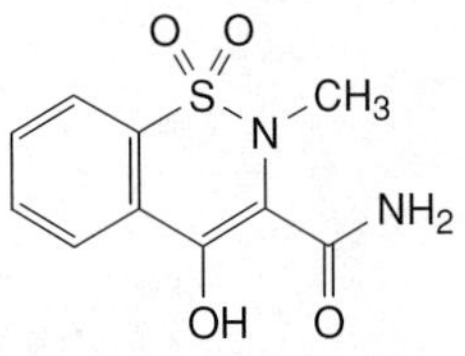

C. 1,1-dioxyde de 4-hydroxy-2-méthyl-2*H*-1,2-benzothiazine-3-carboxamide,

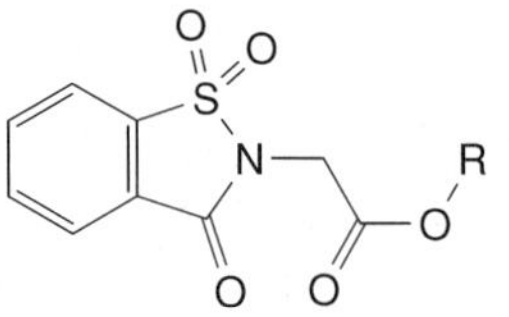

D. R = CH_3 : 1,1-dioxyde de 2-(2-méthoxy-2-oxoéthyl)-1,2-benzisothiazol-3(2*H*)-one,

E. R = C_2H_5 : 1,1-dioxyde de 2-(2-ethoxy-2-oxoethyl)-1,2-benzisothiazol-3(2*H*)-one,

F. R = $CH(CH_3)_2$: 1,1-dioxyde de 2-[2-(1-methylethoxy)-2-oxoethyl]-1,2-benzisothiazol-3(2*H*)-one,

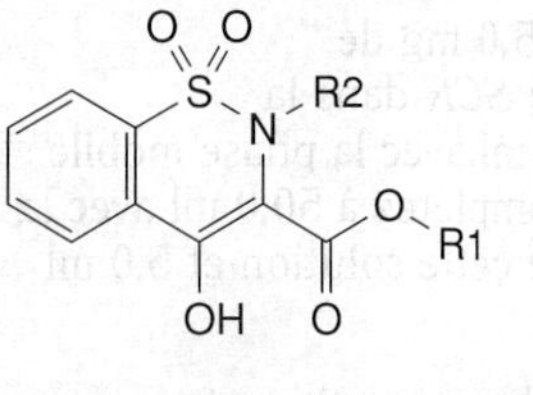

G. R1 = CH_3, R2 = H : 1,1-dioxyde de 4-hydroxy-2*H*-1,2-benzothiazine-3-carboxylate de méthyle,

H. R1 = C_2H_5, R2 = H : 1,1-dioxyde de 4-hydroxy-2*H*-1,2-benzothiazine-3-carboxylate d'éthyle,

I. R1 = $CH(CH_3)_2$, R2 = H : 1,1-dioxyde de 4-hydroxy-2*H*-1,2-benzothiazine-3-carboxylate de 1-méthyléthyle,

J. R1 = R2 = CH_3 : 1,1-dioxyde de 4-hydroxy-2-méthyl-2*H*-1,2-benzothiazine-3-carboxylate de méthyle,

K. R1 = C_2H_5, R2 = CH_3 : 1,1-dioxyde de 4-hydroxy-2-méthyl-2*H*-1,2-benzothiazine-3-carboxylate d'éthyle,

L. R1 = $CH(CH_3)_2$, R2 = CH_3 : 1,1-dioxyde de 4-hydroxy-2-méthyl-2*H*-1,2-benzothiazine-3-carboxylate de 1-méthyléthyle.

01/2002:0852

PIVAMPICILLINE

Pivampicillinum

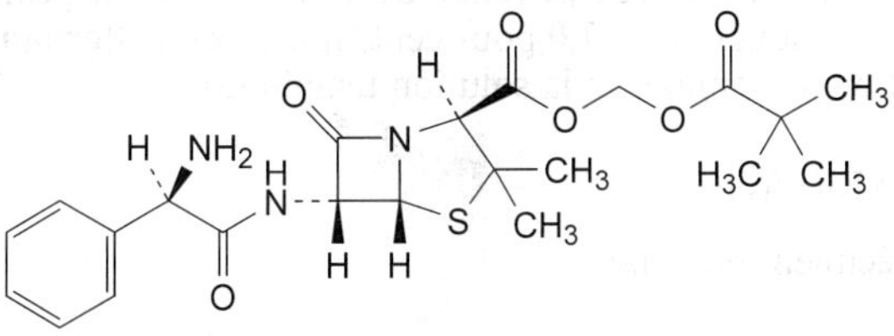

$C_{22}H_{29}N_3O_6S$ M_r 463,6

DÉFINITION

La pivampicilline contient au minimum 95,0 pour cent et au maximum l'équivalent de 101,0 pour cent de (2*S*,5*R*,6*R*)-6-[[(2*R*)-2-amino-2-phénylacétyl]amino]-3,3-diméthyl-7-oxo-4-thia-1-azabicyclo[3.2.0]heptane-2-carboxylate et 2,2-diméthylpropanoate de méthylène, calculé par rapport à la substance anhydre.

CARACTÈRES

Poudre cristalline, blanche à sensiblement blanche, pratiquement insoluble dans l'eau, facilement soluble dans le méthanol, soluble dans l'éthanol. La pivampicilline se dissout dans les acides dilués.

IDENTIFICATION

Première identification : A.

Seconde identification : B, C.

A. Examinez la pivampicilline par spectrophotométrie d'absorption dans l'infrarouge (*2.2.24*), en comparant avec le spectre obtenu avec la *pivampicilline SCR*.

B. Opérez par chromatographie sur couche mince (*2.2.27*) en utilisant une plaque recouverte de *gel de silice silanisé H R*.

Solution à examiner. Dissolvez 10 mg de pivampicilline dans 2 ml de *méthanol R*.

Solution témoin (a). Dissolvez 10 mg de *pivampicilline SCR* dans 2 ml de *méthanol R*.

Solution témoin (b). Dissolvez 10 mg de *chlorhydrate de bacampicilline SCR*, 10 mg de *pivampicilline SCR* et 10 mg de *chlorhydrate de talampicilline SCR* dans 2 ml de *méthanol R*.

Déposez sur la plaque 1 µl de chaque solution. Développez sur un parcours de 15 cm avec un mélange de 10 volumes d'une solution d'*acétate de sodium R* à 272 g/l ajustée à pH 5,0 avec de l'*acide acétique glacial R*, de 40 volumes d'*eau R* et de 50 volumes d'*alcool R*. Laissez sécher la plaque dans un courant d'air chaud, puis pulvérisez de la *solution de ninhydrine R1*. Chauffez la plaque à 60 °C pendant 10 min. La tache principale du chromatogramme obtenu avec la solution à examiner est semblable quant à sa position, sa coloration et ses dimensions à la tache principale du chromatogramme obtenu avec la solution témoin (a). L'identification n'est valable que si le chromatogramme obtenu avec la solution témoin (b) présente 3 taches nettement séparées.

C. Dans un tube à essai d'une longueur de 150 mm et d'un diamètre de 15 mm environ, introduisez 2 mg environ de pivampicilline. Humidifiez avec 0,05 ml d'*eau R* et ajoutez 2 ml de *réactif à l'acide sulfurique et au formaldéhyde R*. Mélangez le contenu du tube en tournant ; la solution est pratiquement incolore. Immergez le tube dans un bain-marie pendant 1 min. Il se développe une coloration jaune foncé.

ESSAI

Aspect de la solution. Dissolvez 50 mg de pivampicilline dans 12 ml d'*acide chlorhydrique 0,1 M*. La solution n'est pas plus opalescente que la suspension témoin II (*2.2.1*) ni plus fortement colorée que la solution témoin B_7 (*2.2.2, Procédé I*).

Pouvoir rotatoire spécifique (*2.2.7*). Dissolvez 0,100 g de pivampicilline dans 5,0 ml d'*alcool R* et complétez à 10,0 ml avec de l'*acide chlorhydrique 0,1 M*. Calculé par rapport à la substance anhydre, le pouvoir rotatoire spécifique est de + 208 à + 222.

Substances apparentées. Opérez par chromatographie liquide (*2.2.29*). *Préparez les solutions immédiatement avant l'emploi.*

Solution à examiner. Dissolvez 50,0 mg de pivampicilline dans 10,0 ml d'*acétonitrile R* et complétez à 20 ml avec une solution d'*acide phosphorique R* à 1 g/l.

Solution témoin. Prélevez 2,0 ml de solution à examiner et ajoutez 9,0 ml d'*acétonitrile R* et 9,0 ml d'une solution d'*acide phosphorique R* à 1 g/l.

La chromatographie peut être réalisée en utilisant :

– une colonne d'une longueur de 0,125 m et d'un diamètre intérieur de 4 mm, remplie de *gel de silice octylsilylé postgreffé pour chromatographie R*,

– comme phase mobile, à un débit de 1,5 ml/min :

Phase mobile A. Un mélange de 50 volumes d'une solution de *phosphate d'ammonium R* à 1,32 g/l, préalablement ajustée à pH 2,5 avec une solution d'*acide phosphorique R* à 100 g/l et de 50 volumes d'*acétonitrile R*,

Phase mobile B. Un mélange de 15 volumes d'une solution de *phosphate d'ammonium R* à 1,32 g/l, préalablement ajustée à pH 2,5 avec une solution d'*acide phosphorique R* à 100 g/l et de 85 volumes d'*acétonitrile R*,

Intervalle (min)	**Phase mobile A (pour cent *V/V*)**	**Phase mobile B (pour cent *V/V*)**	**Commentaire**
0 - 10	100	0	isocratique
10 - 12	0	100	isocratique
12 - 17	100	0	rééquilibrage

Monographies L - P

– comme détecteur, un spectrophotomètre réglé à 220 nm.

Injectez 50 µl de solution à examiner et 50 µl de solution témoin. L'essai n'est valable que si le rapport entre le coefficient de distribution massique du dimère de la pivampicilline, ayant un temps de rétention voisin de 5 min, et celui de la pivampicilline (pic principal) n'est pas inférieur à 12. S'il apparaît, dans le chromatogramme obtenu avec la solution à examiner, d'autres pics que le pic principal, la somme de leur surface n'est pas supérieure à 0,3 fois la surface du pic principal du chromatogramme obtenu avec la solution témoin (3 pour cent). Ne tenez pas compte des pics dûs au solvant, ni des pics dont la surface est inférieure à 0,01 fois la surface du pic principal du chromatogramme obtenu avec la solution témoin.

***N,N*-Diméthylaniline** (*2.4.26, Méthode B*). La pivampicilline ne contient pas plus de 20 ppm de *N,N*-diméthylaniline.

Triéthanolamine. Opérez par chromatographie sur couche mince (*2.2.27*) en utilisant une plaque recouverte de *gel de silice H R*.

Solution à examiner. Dissolvez 0,100 g de pivampicilline dans 1,0 ml d'un mélange de 1 volume d'*eau R* et de 9 volumes d'*acétonitrile R*.

Solution témoin. Dissolvez 5,0 mg de *triéthanolamine R* dans un mélange de 1 volume d'*eau R* et de 9 volumes d'*acétonitrile R* et complétez à 100 ml avec le même solvant.

Déposez séparément sur la plaque 10 µl de chaque solution. Développez sur un parcours de 12 cm avec un mélange de 5 volumes de *méthanol R*, de 15 volumes de *butanol R*, de 24 volumes de *solution tampon phosphate pH 5,8 R*, de 40 volumes d'*acide acétique glacial R* et de 80 volumes d'*acétate de butyle R*. Séchez la plaque à 110 °C pendant 10 min et laissez refroidir. Déposez au fond d'une chambre à chromatographie un vase à précipiter contenant un mélange de 1 volume d'*acide chlorhydrique R1*, de 1 volume d'*eau R* et de 2 volumes d'une solution de *permanganate de potassium R* à 15 g/l. Fermez la chambre et laissez reposer 15 min. Introduisez la plaque desséchée dans la chambre et fermez celle-ci. Laissez la plaque en contact avec les vapeurs de chlore pendant 15 min à 20 min. Sortez la plaque, laissez reposer à l'air libre pendant 2 min à 3 min et pulvérisez du *réactif au tétraméthyldiaminodiphénylméthane R*. S'il apparait, dans le chromatogramme obtenu avec la solution à examiner, une tache correspondant à la triéthanolamine, elle n'est pas plus intense que la tache du chromatogramme obtenu avec la solution témoin (0,05 pour cent).

Teneur en eau (*2.5.12*). Déterminée par semi-microdosage sur 0,30 g de pivampicilline, la teneur en eau n'est pas supérieure à 1,0 pour cent.

Cendres sulfuriques (*2.4.14*). Déterminé sur 1,0 g de pivampicilline, le taux des cendres sulfuriques n'est pas supérieur à 0,5 pour cent.

Monographies L - P

DOSAGE

Opérez par chromatographie liquide (*2.2.29*). *Utilisez les solutions dans les 2 h suivant la préparation.*

Solution à examiner. Dissolvez 50,0 mg de pivampicilline dans la phase mobile et complétez à 50,0 ml avec la phase mobile. Prélevez 10,0 ml de solution et complétez à 50,0 ml avec la phase mobile.

Solution témoin (a). Dissolvez 50,0 mg de *pivampicilline SCR* dans la phase mobile et complétez à 50,0 ml avec la phase mobile. Prélevez 10,0 ml de solution et complétez à 50,0 ml avec la phase mobile.

Solution témoin (b). Dissolvez 25,0 mg de *parahydroxybenzoate de propyle SCR* dans la phase mobile et complétez à 50,0 ml avec la phase mobile. Prélevez 10,0 ml de solution et complétez à 50,0 ml avec la phase mobile. Mélangez 5,0 ml de cette solution et 5,0 ml de solution témoin (a).

La chromatographie peut être réalisée en utilisant :

– une colonne d'acier inoxydable, d'une longueur de 0,125 m et d'un diamètre intérieur de 4 mm, remplie de *gel de silice octadécylsilylé pour chromatographie R* (5 µm),

– comme phase mobile, à un débit de 1,5 ml/min, un mélange de 40 volumes d'*acétonitrile R* et de 60 volumes d'une solution d'*acide phosphorique R* à 2,22 g/l ajustée à pH 2,5 avec de la *triéthylamine R*,

– comme détecteur, un spectrophotomètre réglé à 220 nm.

Injectez 20 µl de la solution témoin (b). Ajustez la sensibilité du système de façon que la hauteur des pics principaux du chromatogramme obtenu représente au moins 50 pour cent de l'échelle totale de l'enregistreur. L'essai n'est valable que si :

– la résolution entre le premier pic (pivampicilline) et le deuxième pic (parahydroxybenzoate de propyle) n'est pas inférieure à 5,0,

– le facteur de symétrie du pic correspondant à la pivampicilline n'est pas supérieur à 2,0,

Injectez 6 fois 20 µl de solution témoin (a). L'essai n'est valable que si l'écart type relatif de la surface du pic principal n'est pas supérieur à 1,0 pour cent. Injectez en alternance la solution à examiner et la solution témoin (a).

CONSERVATION

En récipient étanche.

IMPURETÉS

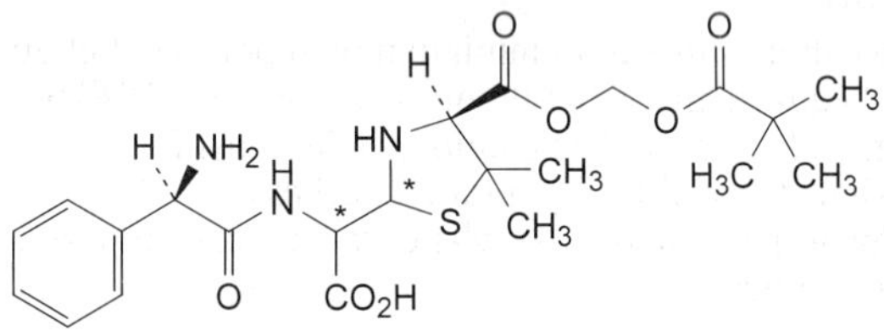

A. acide 2-[[(2*R*)-2-amino-2-phénylacétyl]amino]-2-[(4*S*)-4-[[[(2,2-diméthylpropanoyl)oxy]méthoxy]carbonyl]-5,5-diméthylthiazolidin-2-yl]acétique (acides pénicilloïques de pivampicilline),

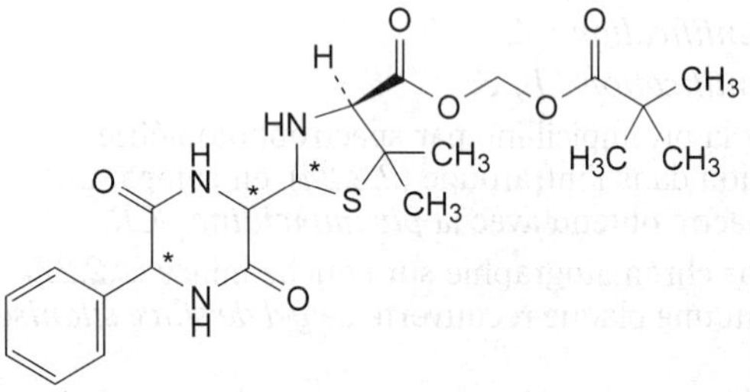

B. (4*S*)-5,5-diméthyl-2-(3,6-dioxo-5-phénylpipérazin-2-yl)thiazolidine-4-carboxylate et 2,2-diméthylpropanoate de méthylène (dicétopipérazines de pivampicilline),

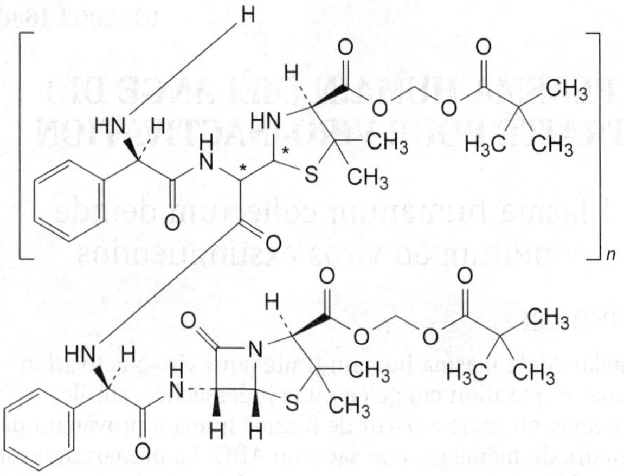

C. cooligomères de pivampicilline et d'acides pénicilloïques de pivampicilline.

01/2002:1359

PIVMÉCILLINAM (CHLORHYDRATE DE)

Pivmecillinami hydrochloridum

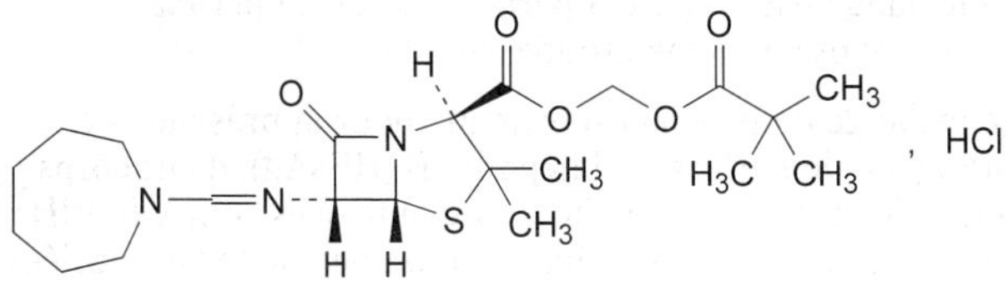

$C_{21}H_{34}ClN_3O_5S$ M_r 476,0

DÉFINITION

Le chlorhydrate de pivmécillinam contient au minimum 97,0 pour cent et au maximum l'équivalent de 101,5 pour cent de chlorhydrate de 2,2-diméthylpropanoate et (2*S*,5*R*,6*R*)-6-[[(hexahydro-1*H*-azépin-1-yl)méthylène]amino]-3,3-diméthyl-7-oxo-4-thia-1-azabicyclo[3.2.0]heptane-2-carboxylate de méthylène, calculé par rapport à la substance anhydre.

PRODUCTION

Le chlorhydrate de pivmécillinam obtenu selon un procédé pouvant laisser des résidus de diméthylaniline dans la substance et/ou obtenu par un procédé utilisant des matières premières ou des intermédiaires pouvant contenir des résidus de diméthylaniline, satisfait à l'essai suivant.

***N,N*-Diméthylaniline**. Opérez par chromatographie en phase gazeuse (*2.2.28*) en utilisant une méthode appropriée et validée. Le chlorhydrate de pivmécillinam ne contient pas plus de 20 ppm de diméthylaniline.

CARACTÈRES

Poudre cristalline blanche ou sensiblement blanche, facilement soluble dans l'eau, dans l'éthanol et dans le méthanol, peu soluble dans l'acétone.

IDENTIFICATION

A. Examinez le chlorhydrate de pivmécillinam par spectrophotométrie d'absorption dans l'infrarouge (*2.2.24*), en comparant avec le spectre obtenu avec le *chlorhydrate de pivmécillinam SCR*. Examinez les substances sous forme de pastilles.

B. Le chlorhydrate de pivmécillinam donne la réaction (a) des chlorures (*2.3.1*).

ESSAI

Aspect de la solution. Dissolvez 0,5 g de chlorhydrate de pivmécillinam dans de l'*eau R* et complétez à 10 ml avec le même solvant. La solution n'est pas plus opalescente que la suspension témoin II (*2.2.1*) et n'est pas plus fortement colorée que la solution témoin B_8 (*2.2.2, Procédé I*).

Détermination du pH (*2.2.3*). Dissolvez 1,0 g de chlorhydrate de pivmécillinam dans de l'*eau exempte de dioxyde de carbone R* et complétez à 10 ml avec le même solvant. Le pH de la solution est de 2,8 à 3,8.

Substances apparentées. Opérez par chromatographie liquide (*2.2.29*), selon les indications données sous Dosage. Injectez 20 µl de solution témoin (b). Ajustez la sensibilité du système de façon que la hauteur du pic principal du chromatogramme obtenu représente au moins 50 pour cent de l'échelle totale de l'enregistreur. Injectez 20 µl de solution à examiner (b) et continuez la chromatographie pendant trois fois le temps de rétention du pic principal. S'il apparaît d'autres pics que le pic principal dans le chromatogramme obtenu avec la solution à examiner (b), la surface d'aucun d'entre eux n'est supérieure à 1,5 fois celle du pic principal du chromatogramme obtenu avec la solution témoin (b) (1,5 pour cent) et la somme de leur surface n'est pas supérieure à 3 fois celle du pic principal du chromatogramme obtenu avec la solution témoin (b) (3 pour cent). Ne tenez pas compte des pics dont la surface est inférieure à 0,1 fois celle du pic principal du chromatogramme obtenu avec la solution témoin (b).

Métaux lourds (*2.4.8*). Dissolvez 1,0 g de chlorhydrate de pivmécillinam dans de l'*eau R* et complétez à 20 ml avec le même solvant. 12 ml de solution satisfont à l'essai limite A des métaux lourds (20 ppm). Préparez le témoin en utilisant la *solution à 1 ppm de plomb (Pb) R*.

Teneur en eau (*2.5.12*). Déterminée par semi-microdosage sur 1,00 g de chlorhydrate de pivmécillinam, la teneur en eau n'est pas supérieure à 0,5 pour cent.

Cendres sulfuriques (*2.4.14*). Déterminé sur 1,0 g de chlorhydrate de pivmécillinam, le taux des cendres sulfuriques n'est pas supérieur à 0,1 pour cent.

DOSAGE

Opérez par chromatographie liquide (*2.2.29*). *Préparez les solutions à examiner et les solutions témoins immédiatement avant l'emploi.*

Mélange de solvants. A 45 volumes d'*acétonitrile R* ajoutez 55 volumes d'une solution de *phosphate monopotassique R* à 13,5 g/l, préalablement ajustée à pH 3,0 avec de l'*acide phosphorique dilué R*.

Solution à examiner (a). Dissolvez 20,0 mg de chlorhydrate de pivmécillinam dans le mélange de solvants et complétez à 200,0 ml avec le même solvant.

Solution à examiner (b). Dissolvez 25,0 mg de chlorhydrate de pivmécillinam dans le mélange de solvants et complétez à 25,0 ml avec le même solvant.

Solution témoin (a). Dissolvez 20,0 mg de *chlorhydrate de pivmécillinam SCR* dans le mélange de solvants et complétez à 200,0 ml avec le même solvant.

Solution témoin (b). Prélevez 5,0 ml de solution témoin (a) et complétez à 50,0 ml avec le mélange de solvants.

Solution témoin (c). Dissolvez 5 mg de *chlorhydrate de pivmécillinam SCR* et 5 mg d'*impureté C de pivmécillinam SCR* dans le mélange de solvants et complétez à 50 ml avec le même solvant.

La chromatographie peut être réalisée en utilisant :

Monographies L - P

– une colonne d'acier inoxydable d'une longueur de 0,25 m et d'un diamètre intérieur de 4,0 mm remplie de *gel de silice octadécylsilylé pour chromatographie R* (5 µm),
– comme phase mobile, à un débit de 1,0 ml/min, un mélange préparé de la façon suivante : dissolvez 0,55 g d'*hydrogénosulfate de tétraéthylammonium R* et 1,0 g d'*hydrogénosulfate de tétraméthylammonium R* dans le mélange de solvants et complétez à 1000 ml avec le même solvant,
– comme détecteur, un spectrophotomètre réglé à 220 nm.

Injectez 20 µl de solution témoin (c). Ajustez la sensibilité du système de façon que la hauteur des 2 pics principaux du chromatogramme obtenu représente au moins 50 pour cent de l'échelle totale de l'enregistreur. L'essai n'est valable que si, dans le chromatogramme obtenu, la résolution entre le premier pic (pivmécillinam) et le second pic (impureté C) n'est pas inférieure à 3,5. Injectez six fois la solution témoin (a). L'essai n'est valable que si l'écart type relatif de la surface du pic du pivmécillinam n'est pas supérieur à 1,0 pour cent. Injectez en alternance la solution à examiner (a) et la solution témoin (a).

CONSERVATION

A l'abri de la lumière, à une température de 2 °C à 8 °C.

IMPURETÉS

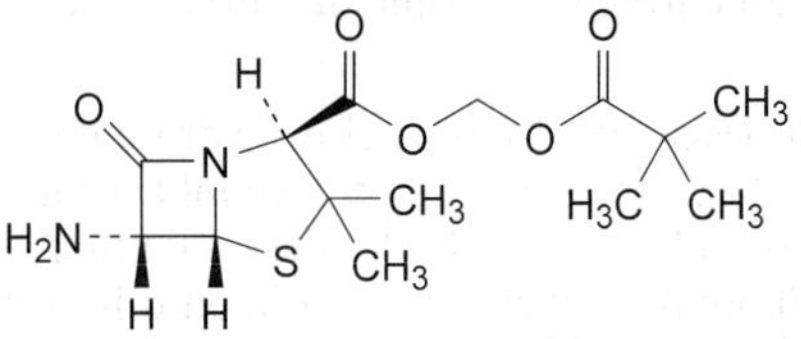

A. (2*S*,5*R*,6*R*)-6-amino-3,3-diméthyl-7-oxo-4-thia-1-azabicyclo[3.2.0]heptane-2-carboxylate et 2,2-diméthylpropanoate de méthylène (6-aminopénicillanate de pivaloyloxyméthyle),

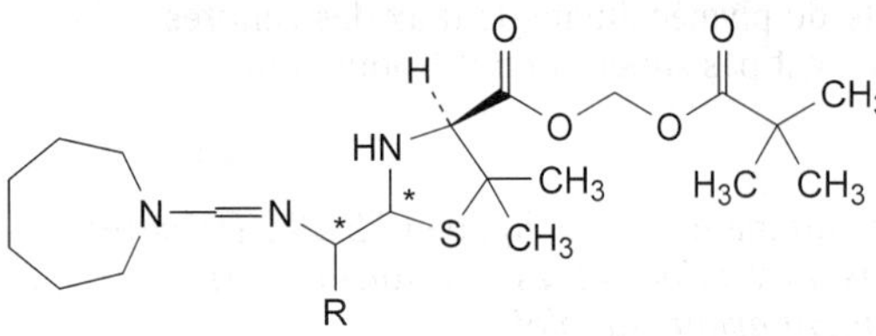

B. R = CO_2H : acide 2-[[(hexahydro-1*H*-azépin-1-yl)méthylène]amino]-2-[(4*S*)-4-[[[(2,2-diméthylpropanoyl)oxy]méthoxy]carbonyl]-5,5-diméthylthiazolidin-2-yl]acétique (acides pénicilloïques du pivmécillinam),

C. R = H : 2,2-diméthylpropanoate et (2*RS*,4*S*)-2-[[[(hexahydro-1*H*-azépin-1-yl)méthylène]amino]méthyl]-5,5-diméthylthiazolidine-4-carboxylate de méthylène,

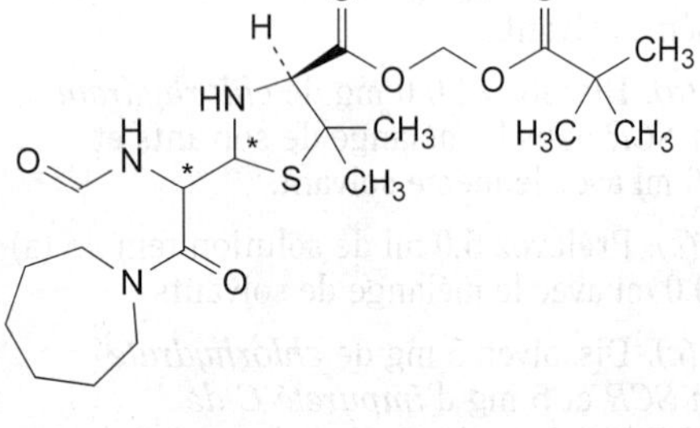

D. 2,2-diméthylpropanoate et (4*S*)-2-[1-(formylamino)-2-(hexahydro-1*H*-azépin-1-yl)-2-oxoéthyl]-5,5-diméthylthiazolidine-4-carboxylate de méthylène.

01/2002:1646

PLASMA HUMAIN (MÉLANGE DE) TRAITÉ POUR VIRO-INACTIVATION

Plasma humanum collectum deinde conditum ad viros exstinguendos

DÉFINITION

Le mélange de plasma humain traité pour viro-inactivation est une préparation congelée ou cryodesséchée, stérile, apyrogène, obtenue à partir de plasma humain provenant de donneurs du même groupe sanguin ABO. La préparation est décongelée ou reconstituée avant emploi pour donner une solution pour perfusion.

Le plasma humain utilisé satisfait aux exigences de la monographie *Plasma humain pour fractionnement (0853).*

PRODUCTION

Les unités de plasma destinées à la production sont congelées à une température inférieure ou égale à – 30 °C dans les 6 h suivant la séparation des cellules et dans tous les cas dans les 24 h suivant le prélèvement.

Le mélange est préparé à partir d'unités de plasma appartenant au même groupe sanguin ABO.

Le mélange de plasma est examiné pour la présence de l'antigène de surface de l'hépatite B (HBsAg), d'anticorps contre le virus de l'hépatite C et d'anticorps contre le VIH par des méthodes de sensibilité et de spécificité appropriées ; le mélange de plasma doit donner des résultats négatifs dans ces essais.

Une recherche de l'ARN du virus de l'hépatite C est effectuée sur le mélange de plasma par une technique validée d'amplification des acides nucléiques (*2.6.21*). L'essai comprend un témoin positif contenant 100 UI d'ARN du virus de l'hépatite C par millilitre et, pour la recherche d'éventuels inhibiteurs, un témoin interne préparé par addition d'un marqueur approprié à un échantillon du mélange de plasma. L'essai n'est pas valable si le témoin positif donne une réaction négative ou si le résultat obtenu avec le témoin interne indique la présence d'inhibiteurs. Le mélange satisfait à l'essai s'il donne une réaction négative pour la présence d'ARN du virus de l'hépatite C.

Le procédé de préparation utilisé comporte un risque aussi réduit que possible d'activation des facteurs de coagulation (pour limiter le pouvoir thrombogène potentiel) et comprend une ou plusieurs étapes dont la capacité à inactiver les agents infectieux connus a été démontrée. Si des substances sont utilisées aux fins d'inactivation virale en cours de production, la procédure de purification ultérieure fait l'objet d'une validation portant sur sa capacité à ramener la concentration de ces substances à un niveau approprié et à ne pas laisser subsister de résidus susceptibles de compromettre l'innocuité de la préparation pour les patients.

Une méthode type d'inactivation des virus à enveloppe est le procédé dit de solvant-détergent, qui consiste à traiter la préparation par un mélange de phosphate de tributyle et d'octoxinol 10 ; ces réactifs sont ensuite éliminés par extraction en phase huileuse ou par extraction en phase solide, de telle sorte que leur teneur résiduelle dans le produit final soit inférieure à 2 µg/ml pour le phosphate de tributyle et à 5 µg/ml pour l'octoxinol 10.

Il n'est pas ajouté de conservateur antimicrobien.

La solution est filtrée sur membrane antibactérienne, répartie dans les récipients définitifs sous conditions aseptiques, et immédiatement congelée. Elle peut ensuite être cryodesséchée.

Les récipients en plastique satisfont aux exigences sur les récipients stériles en matière plastique pour le sang humain et les produits du sang (*3.2.3*).

Les récipients en verre satisfont aux exigences sur les récipients de verre pour usage pharmaceutique (*3.2.1*).

CARACTÈRES

La préparation congelée se présente, après décongélation, comme un liquide limpide ou légèrement opalescent exempt de particules solides et gélatineuses. La préparation cryodesséchée se présente comme une poudre ou un solide friable, sensiblement blanc ou jaunâtre.

Reconstituez ou décongelez la préparation à examiner comme indiqué sur l'étiquette, immédiatement avant de procéder à l'identification, aux essais et au titrage.

IDENTIFICATION

A. Examinez la préparation par électrophorèse (*2.2.31*) en comparant avec du plasma humain normal. Les électrophorégrammes présentent les mêmes bandes.

B. Effectuez sur la préparation à examiner des essais de précipitation au moyen d'une gamme appropriée d'immunosérums spécifiques d'espèces. Il est recommandé d'effectuer l'essai avec des immunosérums spécifiques des protéines plasmatiques de toutes les espèces animales domestiques couramment utilisées pour la préparation de produits d'origine biologique dans le pays concerné. La préparation à examiner contient des protéines d'origine humaine et donne une réaction négative avec tous les immunosérums spécifiques des protéines plasmatiques d'autres espèces.

C. La préparation à examiner satisfait à l'essai des hémagglutinines anti-A et anti-B (voir Essai).

ESSAI

pH (*2.2.3*) : 6,5 à 7,6.

Osmolalité (*2.2.35*) : au minimum 240 mosmol/kg.

Protéines totales : au minimum 45 g/l.

Diluez la préparation à examiner à l'aide d'une solution de *chlorure de sodium R* à 9 g/l, pour obtenir une concentration en protéines d'environ 15 mg dans 2 ml. Dans un tube à centrifuger à fond rond, introduisez 2,0 ml de cette solution, puis ajoutez 2 ml d'une solution de *molybdate de sodium R* à 75 g/l et 2 ml d'un mélange de 1 volume d'*acide sulfurique exempt d'azote R* et de 30 volumes d'*eau R*. Agitez, centrifugez pendant 5 min, jetez le surnageant et laissez égoutter le tube renversé sur du papier filtre. Effectuez sur le culot un dosage de l'azote après minéralisation par l'acide sulfurique (*2.5.9*) et calculez la teneur en protéines en multipliant le résultat par 6,25.

Facteurs de coagulation activés (*2.6.22*). La préparation à examiner satisfait à l'essai des facteurs de coagulation activés. Effectuez l'essai avec 0,1 ml de la préparation à examiner à la place des dilutions 1 dans 10 et 1 dans 100. Le temps de coagulation mesuré pour la préparation à examiner n'est pas inférieur à 150 s.

Hémagglutinines anti-A et anti-B (*2.6.20*). La présence d'hémagglutinine anti-A ou anti-B correspond au groupe sanguin indiqué sur l'étiquette.

Anticorps contre le virus de l'hépatite A : au minimum 2 UI/ml, déterminé par une méthode immunochimique appropriée (*2.7.1*).

Anticorps anti-érythrocaires irréguliers. Examinée sans dilution par une épreuve à antiglobulines indirecte, la préparation à examiner ne présente pas de signes de présence d'anticorps anti-érythrocaires irréguliers.

Citrate : au maximum 25 mmol/l.

Chromatographie liquide (*2.2.29*).

Solution à examiner. Diluez la préparation à examiner avec un volume égal d'une solution de *chlorure de sodium R* à 9 g/l. Filtrez sur un filtre de porosité 0,45 µm.

Solution témoin. Dissolvez 0,300 g de *citrate de sodium R* dans de l'*eau R* et complétez à 100,0 ml avec le même solvant.

Colonne :

– *dimensions* : l = 0,3 m, Ø = 7,8 mm,

– *phase stationnaire* : *résine échangeuse de cations R* (9 µm).

Phase mobile : solution d'*acide sulfurique R* à 0,51 g/l.

Débit : 0,5 ml/min.

Détection : spectrophotomètre à 215 nm.

Equilibrage : 15 min.

Injection : 10 µl.

Temps de rétention : citrate = environ 10 min.

Calcium : au maximum 5,0 mmol/l.

Spectrométrie d'absorption atomique (*2.2.23, Procédé I*).

Source : lampe à cathode creuse au calcium, de préférence une largeur de fente spectrale de 0,5 nm.

Longueur d'onde : 622 nm.

Flamme : air-acétylène ou acétylène-propane.

Potassium : au maximum 5,0 mmol/l.

Spectrométrie d'émission atomique (*2.2.22, Procédé I*).

Longueur d'onde : 766,5 nm.

Sodium : au maximum 200 mmol/l.

Spectrométrie d'émission atomique (*2.2.22, Procédé I*).

Longueur d'onde : 589 nm.

Teneur en eau : pour le produit cryodesséché : déterminée par une méthode appropriée tel que le semi-microdosage de l'eau (*2.5.12*), la perte à la dessiccation (*2.2.32*) ou la spectrophotométrie dans le proche infrarouge (*2.2.40*), la teneur en eau est comprise dans les limites approuvées par l'Autorité compétente.

Stérilité (*2.6.1*). La préparation à examiner satisfait à l'essai de stérilité.

Pyrogènes (*2.6.8*). La préparation à examiner satisfait à l'essai des pyrogènes. Injectez à chaque lapin, par kilogramme de masse corporelle, 3 ml de préparation à examiner.

DOSAGE

Facteur VIII. Effectuez le dosage du facteur VIII de coagulation humain (*2.7.4*) en utilisant un plasma de référence étalonné par rapport à l'étalon international de facteur VIII de coagulation sanguine dans le plasma.

L'activité estimée n'est pas inférieure à 0,5 UI/ml. L'intervalle de confiance (P = 0,95) de l'activité estimée ne dépasse pas 80 pour cent à 120 pour cent.

Facteur V. Préparez, de préférence en double, 3 dilutions de raison 2, allant de 1 dans 10 à 1 dans 40, de la préparation à examiner dans de la *solution tampon imidazole pH 7,3 R*. Procédez comme suit pour chaque dilution : mélangez 0,1 ml de *substrat de plasma déficient en facteur V R*, 0,1 ml de la dilution à examiner, 0,1 ml de *thromboplastine R* et 0,1 ml d'une solution de *chlorure de calcium R* à 3,5 g/l, puis

Monographies L - P

enregistrez le temps de coagulation, c'est-à-dire l'intervalle de temps compris entre l'instant où est ajoutée la solution de chlorure de calcium et le premier signe de formation de fibrine, observé visuellement ou à l'aide d'un appareil approprié.

Déterminez de la même manière le temps de coagulation de 4 dilutions de raison 2 (allant de 1 dans 10 à 1 dans 80) de plasma humain normal dans la *solution tampon imidazole pH 7,3 R*. 1 unité de facteur V correspond à l'activité de 1 ml de plasma humain normal. Le plasma humain normal est préparé par mélange d'unités de plasma provenant de 30 donneurs au moins et conservé à une température inférieure ou égale à – 30 °C.

Vérifiez la validité du dosage et calculez l'activité de la préparation à examiner par les méthodes statistiques habituelles pour le modèle en lignes parallèles (par exemple, *5.3. Analyse statistique des résultats des dosages et essais biologiques*).

L'activité estimée n'est pas inférieure à 0,5 unité/ml. L'intervalle de confiance (P = 0,95) de l'activité estimée ne dépasse pas 80 pour cent à 120 pour cent.

ÉTIQUETAGE

L'étiquette indique :

– le groupe sanguin ABO,
– le procédé d'inactivation virale utilisé.

01/2002:0853

PLASMA HUMAIN POUR FRACTIONNEMENT

Plasma humanum ad separationem

DÉFINITION

Le plasma humain pour fractionnement est la fraction liquide du sang humain restant après séparation des éléments figurés du sang recueilli sur un anticoagulant, ou séparée par filtration continue ou centrifugation du sang rendu incoagulable (aphérèse) ; il est destiné à la préparation de produits plasmatiques.

PRODUCTION

DONNEURS

Seul peut être accepté un donneur soigneusement sélectionné et en bonne santé, reconnu, à la suite d'examens médicaux et d'essais de laboratoire sur son sang et après l'étude de ses antécédents, indemne d'agents décelables d'infections transmissibles par les produits plasmatiques. Des recommandations dans ce domaine sont formulées par le Conseil de l'Europe [*Recommandation N° (95) 15 pour la préparation, l'utilisation et l'assurance de qualité des composants sanguins*, ou une révision ultérieure] et par l'Union européenne [*Recommandation du Conseil du 29 juin 1998 concernant l'admissibilité des donneurs de sang et de plasma et le dépistage pratiqué sur les dons de sang dans la Communauté européenne* (98/463/CE)].

Immunisation des donneurs. L'immunisation de donneurs dans le but d'obtenir des immunoglobulines ayant des activités spécifiées peut être pratiquée lorsqu'il est impossible d'obtenir celles-ci en quantité et en qualité suffisantes à partir de donneurs naturellement immunisés. L'Organisation Mondiale de la Santé a formulé des recommandations qui concernent de telles immunisations (*Normes relatives au traitement, au contrôle de qualité du sang, de ses constituants et des dérivés du plasma*, Série de Rapports techniques de l'OMS, n° 840, 1994 ou une révision ultérieure).

Enregistrements. Les donneurs et les dons sont enregistrés de façon à pouvoir retrouver l'origine de toutes les unités composant un mélange de plasma, ainsi que les résultats des procédures d'acceptation et les essais de laboratoire correspondants, tout en assurant le degré voulu de confidentialité quant à l'identité du donneur.

Essais de laboratoire. Des essais de laboratoire sont effectués sur chaque don en vue du dépistage des marqueurs viraux suivants :

1. anticorps dirigés contre le virus de l'immunodéficience humaine 1 (anti-VIH-1),
2. anticorps dirigés contre le virus de l'immunodéficience humaine 2 (anti-VIH-2),
3. antigène de surface du virus de l'hépatite B (HBsAg),
4. anticorps dirigés contre le virus de l'hépatite C (anti-VHC).

Dans l'attente de l'achèvement de l'harmonisation des essais de laboratoire à effectuer, l'Autorité compétente peut exiger que l'essai des alanine-aminotransférases (ALAT) soit également effectué.

Les méthodes d'essai utilisées sont de sensibilité et de spécificité appropriées et sont conformes aux réglementations en vigueur. Si un don présente une réaction positive répétable à l'un de ces contrôles, il est exclu.

UNITÉS INDIVIDUELLES DE PLASMA

Le plasma est préparé par une méthode qui élimine, aussi complètement que possible, les cellules et les débris cellulaires. Que le plasma soit préparé à partir du sang total ou par plasmaphérèse, il est séparé des cellules par une méthode permettant d'éviter l'introduction de microorganismes. Aucun agent antibactérien, ni antifongique n'est ajouté. Les récipients satisfont aux exigences pour les récipients de verre (*3.2.1*) ou pour les récipients de matière plastique pour le sang et les produits du sang (*3.2.3*). Les récipients sont fermés de manière à exclure toute contamination.

Si 2 unités individuelles ou plus sont mélangées avant la congélation, les opérations sont effectuées soit au moyen de dispositifs de connexion stériles soit dans des conditions d'asepsie, et les récipients ne doivent jamais avoir été utilisés auparavant.

Lorsqu'il est obtenu par plasmaphérèse, le plasma est congelé par refroidissement rapide à – 30 °C ou à une température plus basse dès que possible et au plus tard dans les 24 h qui suivent le prélèvement.

Lorsqu'il est obtenu à partir de sang total, le plasma, destiné à l'extraction de protéines labiles dans le plasma, est séparé des éléments cellulaires et congelé par refroidissement rapide à – 30 °C ou à une température plus basse dès que possible et au plus tard dans les 24 h qui suivent le prélèvement.

Lorsqu'il est obtenu à partir de sang total, le plasma, destiné seulement à la production de protéines non labiles dans le plasma, est séparé des éléments cellulaires et congelé à – 20 °C ou à une température plus basse dès que possible et au plus tard dans les 72 h qui suivent le prélèvement.

Il n'est pas prévu d'effectuer sur chaque unité de plasma les déterminations des protéines totales et du facteur VIII indiquées ci-dessous. Ces essais sont donnés à titre de conseil dans le cadre des bonnes pratiques de fabrication, l'essai du facteur VIII étant applicable dans le cas du plasma destiné à la préparation de concentrés de protéines labiles.

La teneur en protéines totales d'une unité de plasma dépend de la teneur en protéines sériques du donneur et de la dilution inhérente au procédé de prélèvement. Lorsque le plasma provient d'un donneur approprié et que la proportion prévue de solution anticoagulante est utilisée, la teneur en protéines totales est conforme à la limite de 50 g/l. Si un volume de plasma ou de sang plus petit que prévu est prélevé sur la solution anticoagulante, le plasma qui en résulte peut néanmoins convenir au fractionnement. Le but des bonnes pratiques de fabrication est de satisfaire à l'exigence prescrite pour tous les dons normaux.

La conservation du facteur VIII dans le don dépend du procédé de prélèvement et de la manipulation ultérieure du sang et du plasma. En suivant les bonnes pratiques, il est habituellement possible d'atteindre 0,7 UI/ml mais une unité de plasma ayant une activité inférieure peut néanmoins convenir à la production de concentrés de facteurs de coagulation. Le but des bonnes pratiques de fabrication est de conserver autant que possible les protéines labiles.

Protéines totales. Effectuez l'essai sur le mélange d'au moins 10 unités de préparation à examiner. Diluez le mélange à l'aide d'une solution de *chlorure de sodium R* à 9 g/l, pour obtenir une solution contenant environ 15 mg de protéines dans 2 ml. Dans un tube à centrifugation à fond rond, introduisez 2,0 ml de cette solution. Ajoutez 2 ml d'une solution de *molybdate de sodium R* à 75 g/l et 2 ml d'un mélange de 1 volume d'*acide sulfurique exempt d'azote R* et de 30 volumes d'*eau R*. Agitez, centrifugez pendant 5 min, décantez le liquide surnageant et laissez égoutter le tube renversé sur du papier filtre. Effectuez le dosage de l'azote dans le culot, après minéralisation par l'acide sulfurique (*2.5.9*) et calculez la teneur en protéines en multipliant la quantité d'azote par 6,25. La teneur en protéines totales n'est pas inférieure à 50 g/l.

Facteur VIII. Effectuez l'essai sur le mélange d'au moins 10 unités de préparation à examiner. Décongelez les échantillons à examiner, si nécessaire, à 37 °C. Effectuez le dosage du facteur VIII (*2.7.4*) en utilisant un plasma de référence étalonné par rapport à l'étalon international de facteur VIII de coagulation sanguine dans le plasma. L'activité n'est pas inférieure à 0,7 UI/ml.

MÉLANGES DE PLASMA

Lors de la préparation de produits plasmatiques, le premier mélange homogène de plasma (par exemple, après la séparation du cryoprécipité) est examiné pour la présence de HBsAg, d'anticorps contre le virus de l'hépatite C et d'anticorps contre le VIH par des méthodes de sensibilité et de spécificité appropriées ; le mélange de plasma doit donner des résultats négatifs dans ces essais.

Une recherche d'ARN du virus de l'hépatite C est également effectuée sur le mélange de plasma, au moyen d'une technique validée d'amplification des acides nucléiques (*2.6.21*). L'essai doit comporter un témoin positif ayant 100 UI/ml d'ARN du virus de l'hépatite C et, pour déceler la présence éventuelle d'inhibiteurs, un témoin interne préparé par addition d'un marqueur approprié à un échantillon du mélange de plasma. L'essai n'est valable que si le témoin positif est réactif et si le résultat obtenu avec le témoin interne indique l'absence d'inhibiteurs. Le mélange de plasma satisfait à l'essai s'il est non réactif pour l'ARN du virus de l'hépatite C.

CARACTÈRES

Avant congélation, liquide limpide à légèrement trouble qui ne présente aucun signe visible d'hémolyse et dont la couleur peut varier du jaune pâle au vert.

CONSERVATION

Le plasma congelé est conservé à une température égale ou inférieure à – 20 °C ; si la température dépasse une fois au plus – 20 °C et ce pendant une période de 72 h au maximum, sans toutefois avoir jamais été supérieure à – 5 °C, le plasma peut néanmoins être utilisé pour le fractionnement.

ÉTIQUETAGE

L'étiquette permet d'assurer la traçabilité de chaque unité de plasma à partir d'un donneur spécifique.

01/2002:1464

POLOXAMÈRES

Poloxamera

DÉFINITION

Copolymères synthétiques formés d'oxyde d'éthylène et d'oxyde de propylène. Ils sont représentés par la formule générale suivante :

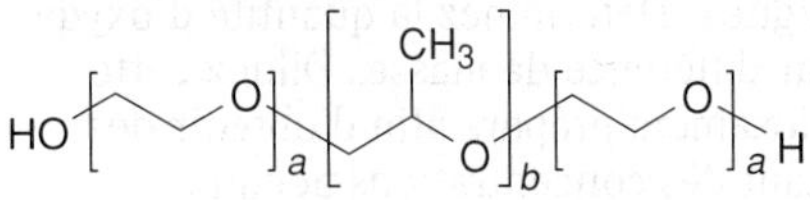

Type de poloxamère	Unités d'oxyde d'éthylène (a)	Unités d'oxyde de propylène (b)	Teneur en unités d'oxyéthylène (pour cent)	Masse moléculaire moyenne
124	10 - 15	18 - 23	44,8 - 48,6	2090 - 2360
188	75 - 85	25 - 30	79,9 - 83,7	7680 - 9510
237	60 - 68	35 - 40	70,5 - 74,3	6840 - 8830
338	137 - 146	42 - 47	81,4 - 84,9	12 700 - 17 400
407	95 - 105	54 - 60	71,5 - 74,9	9840 - 14 600

Les poloxamères peuvent contenir un antioxydant tel que le butylhydroxytoluène.

CARACTÈRES

Aspect : le poloxamère 124 est un liquide incolore ou sensiblement incolore ; les poloxamères 188, 237, 338 et 407 sont des poudres cireuses, des microbilles cireuses ou des paillettes cireuses, blanches ou sensiblement blanches.

Solubilité : très solubles dans l'eau et dans l'alcool, pratiquement insolubles dans l'éther de pétrole (50-70 °C).

F : environ 50 °C pour les poloxamères 188, 237, 338 et 407.

IDENTIFICATION

A. Spectrophotométrie d'absorption dans l'infrarouge (*2.2.24*).

Comparaison : *poloxamère SCR* approprié.

B. Les poloxamères satisfont à l'essai de masse moléculaire moyenne (voir Essai).

ESSAI

Solution S. Dissolvez 10,0 g de poloxamère dans de l'*eau exempte de dioxyde de carbone R* et complétez à 100 ml avec le même solvant.

Aspect de la solution. La solution S est limpide (*2.2.1*) et n'est pas plus fortement colorée que la solution témoin JB_7 (*2.2.2, Procédé II*).

pH (*2.2.3*) : 5,0 à 7,5 pour la solution S.

Oxyde d'éthylène, oxyde de propylène et dioxane résiduels. Chromatographie en phase gazeuse à espace de tête (*2.2.28*).

Préparation à examiner. Introduisez 0,100 g de poloxamère dans un flacon à espace de tête approprié.

Préparations de référence. Introduisez environ 100 g de poloxamère 124 dans un ballon à 4 cols approprié, muni d'un agitateur, d'un thermomètre, d'un tube d'arrivée de gaz, d'un piège à neige carbonique et d'une pompe à vide ; instaurez progressivement le vide dans le ballon jusqu'à une pression inférieure à 0,2 kPa, tout en veillant à éviter la formation d'une mousse trop abondante. Lorsque la mousse a régressé, faites passer un courant d'*azote R* dans le ballon en portant la pression à 2 kPa, puis chauffez le ballon à 130 °C en portant la pression à 12 kPa. Après 4 h, refroidissez le ballon à température ambiante, ramenez à la pression atmosphérique tout en maintenant le courant d'*azote R* et conservez la préparation sous *azote R*. Placez 50 g de cette préparation dans un flacon approprié et ajoutez des quantités adéquates d'*oxyde de propylène R* et de *dioxane R* en déterminant les quantités ajoutées par différence de masse. A ce mélange, ajoutez de l'*oxyde d'éthylène R* en procédant de la manière suivante : transvasez environ 5 ml d'*oxyde d'éthylène R* à une température de 2-5 °C dans un vase à précipiter refroidi dans la glace, puis transvaser une quantité appropriée dans le mélange de poloxamères avec une seringue pour chromatographie étanche et refroidie ; obturez le flacon et agitez. Déterminez la quantité d'oxyde d'éthylène ajoutée par différence de masse. Diluez cette substance avec le poloxamère préparé afin d'obtenir des préparations présentant des concentrations adéquates situées entre 1 ppm et 20 ppm d'oxyde d'éthylène, d'oxyde de propylène et de dioxane (par exemple 1 ppm, 5 ppm, 10 ppm et 20 ppm). Placez 0,100 g de chaque préparation dans un flacon à espace de tête approprié et obturez.

Colonne :

– *dimensions* : l = 50 m, Ø = 0,32 mm,
– *phase stationnaire* : *poly(diméthyl)(diphényl)siloxane R* (épaisseur du film 5 µm).

Gaz vecteur : *hélium pour chromatographie R*.

Débit : 0,8 ml/min.

Conditions d'espace de tête statique pouvant être utilisées :

– *température d'équilibrage* : 110 °C,
– *temps d'équilibrage* : 30 min.

Température :

	Intervalle (min)	Température °C
Colonne	0	70
	0 - 18	70 → 250
Chambre à injection		140
Décteur		250

Detection : ionisation de flamme.

Rétention relative par rapport à l'oxyde d'éthylène : oxyde de propylène = environ 1,3 ; dioxane = environ 3,1.

Conformité du système : préparation à examiner :

– *résolution* : au minimum 2,0 entre les pics dus à l'oxyde d'éthylène et à l'oxyde de propylène.

A partir des chromatogrammes obtenus avec les préparations de référence, établissez des courbes d'étalonnage séparées pour l'oxyde d'éthylène, l'oxyde de propylène et le dioxane en portant sur le graphique la surface des pics en fonction de la concentration en parties par million. Aucun point des graphiques ne s'écarte de la droite d'ajustement de plus de 10 pour cent. Déterminez la teneur en oxyde d'éthylène, en oxyde de propylène et en dioxane de la substance à examiner à partir de la surface des pics correspondants du chromatogramme obtenu avec la préparation à examiner et des 3 courbes d'étalonnage.

Limites :

– *oxyde d'éthylène* : au maximum 1 ppm,
– *oxyde de propylène* : au maximum 5 ppm,
– *dioxane* : au maximum 5 ppm.

Masse moléculaire moyenne. Placez 15 g (*m* g) de poloxamère dans un ballon à bouchon rodé de 250 ml, ajoutez 25,0 ml de *solution d'anhydride phtalique R* et quelques billes de verre. Agitez jusqu'à dissolution. Chauffez doucement à reflux pendant 1 h, laissez refroidir et ajoutez 2 fois 10 ml de *pyridine R* à travers le condensateur. Ajoutez 10 ml d'*eau R*, mélangez et laissez reposer pendant 10 min. Ajoutez 70,0 ml d'*hydroxyde de sodium 0,5 M* et 0,5 ml d'une solution de *phénolphtaléine R* à 10 g/l dans la *pyridine R*. Titrez par l'*hydroxyde de sodium 0,5 M* jusqu'à obtention d'une coloration rose pâle qui persiste pendant 15 s et enregistrez le volume d'hydroxyde de sodium utilisé (*S*). Effectuez un blanc en opérant de la même manière mais en omettant la substance à examiner. Enregistrez le volume d'hydroxyde de sodium utilisé (*B*).

Calculez la masse moléculaire moyenne à l'aide de l'expression :

$$\frac{4000m}{B-S}$$

Rapport oxypropylène:oxyéthylène. Spectrométrie de résonance magnétique nucléaire (*2.2.33*).

Utilisez une solution de poloxamère à 100 g/l dans du *chloroforme deutérié R*. Enregistrez la surface moyenne (A_1) du doublet dû aux groupes méthyle des unités oxypropylène qui apparaît à environ 1,08 ppm et la surface moyenne (A_2) de la bande composite située entre 3,2 ppm et 3,8 ppm due aux groupes CH_2O des unités oxyéthylène et oxypropylène et aux groupes CHO des unités oxypropylène par rapport à l'étalon de référence interne.

Calculez le pourcentage en masse d'oxyéthylène, dans la prise d'essai à l'aide de l'expression :

$$\frac{3300\alpha}{33\alpha + 58}$$

$$\text{où} \quad \alpha = \frac{A_2}{A_1} - 1$$

Teneur en eau (*2.5.12*) : au maximum 1,0 pour cent, déterminé sur 1,000 g de poloxamère.

Cendres totales (*2.4.16*) : au maximum 0,4 pour cent, déterminé sur 1,0 g de poloxamère.

CONSERVATION

En récipient étanche.

ÉTIQUETAGE

L'étiquette indique :

– le type de poloxamère,
– le nom et la concentration de tout antioxydant éventuellement ajouté.

01/2002:1962

POLY(ACÉTATE DE VINYLE)

Poly(vinyl acetas)

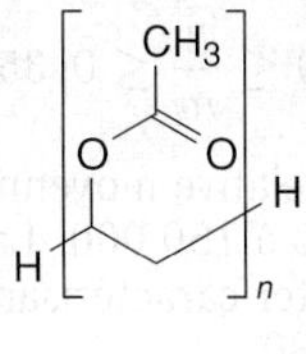

DÉFINITION

Le poly(acétate de vinyle) est un polymère thermoplastique obtenu par polymérisation de l'acétate de vinyle, en utilisant un initiateur approprié, sans solvant, ou avec de l'eau ou du 2-propanol. Dans leur grande majorité, les unités d'acétate sont liées aux atomes de carbones non voisins de la chaîne.

L'indice *n* est d'environ 100-17 000. La masse moléculaire se situe entre 10 000 et 1500 000. La viscosité est comprise entre 4 et 250 mPa·s. L'indice d'ester caractérisant le degré d'hydrolyse varie de 615 à 675.

CARACTÈRES

Aspect : poudre blanche ou perles ou granulés incolores.

Solubilité : insoluble dans l'eau, facilement soluble dans l'acétate d'éthyle, soluble dans l'alcool. Le poly(acétate de vinyle) est hygroscopique et gonfle dans l'eau.

Le poly(acétate de vinyle) se ramollit à une température supérieure à 40-50 °C.

IDENTIFICATION

A. Spectrophotométrie d'absorption dans l'infrarouge (*2.2.24*).

   Préparation : pastilles préparées comme suit : dissolvez environ 200 mg de substance dans 5 ml d'*acétone R,* versez 2 gouttes sur une pastille de *bromure de potassium R,* puis séchez afin d'évaporer le solvant.

   Le spectre obtenu présente des maximums d'absorption correspondant au poly(acétate de vinyle) à 1750 cm^{-1}, 1400 cm^{-1}, et 1020 cm^{-1}.

B. Le poly(acétate de vinyle) satisfait à l'essai de viscosité (voir Essai).

C. Saponifiez 0,500 g de poly(acétate de vinyle) dans un mélange de 25,0 ml d'*hydroxyde de potassium alcoolique 0,5 M* et de 25,0 ml d'*eau R* (*2.5.6*). La solution obtenue donne la réaction de l'acétate (*2.3.1*).

ESSAI

Solution S. Mettez en suspension 50,0 g de poly(acétate de vinyle) dans 100 ml d'*acétate d'éthyle R* dans une fiole en verre borosilicaté à col rodé. Chauffez à reflux en maintenant sous agitation constante pendant 30 min. Laissez refroidir. Filtrez à l'aide d'un filtre de verre fritté (n° 16) taré et lavez le résidu avec 50,0 ml d'*acétate d'éthyle R.* Recueillez le filtrat dans une fiole graduée de 250 ml. Complétez à 250 ml avec de l'*acétate d'éthyle R.*

Aspect de la solution. La solution S est limpide (*2.2.1*) et incolore (*2.2.2, Procédé I*).

Viscosité (*2.2.49*) : 85 pour cent à 115 pour cent de la viscosité indiquée sur l'étiquette.

Déterminez la viscosité de la solution S immédiatement après sa préparation, à l'aide d'un viscosimètre à chute de bille à 20 ± 0,1 °C.

Indice d'acide (*2.5.1*) : au maximum 2,0, déterminé sur 5,0 g de poly(acétate de vinyle) dissous dans 50 ml d'*alcool R* maintenus sous agitation pendant 3 h.

Indice d'ester (*2.5.2*) : 615 à 675.

Saponifiez 0,500 g de poly(acétate de vinyle) dans un mélange de 25,0 ml d'*hydroxyde de potassium alcoolique 0,5 M* et de 25,0 ml d'*eau R* (*2.5.6*).

Peroxydes résiduels : au maximum 100 ppm, calculé sous forme de peroxyde d'hydrogène.

Dans une fiole de verre borosilicaté à col rodé, introduisez 0,85 g de poly(acétate de vinyle). Ajoutez 10 ml d'*acétate d'éthyle R* et chauffez à reflux en maintenant sous agitation constante. Laissez refroidir. Remplacez l'air contenu dans le récipient par de l'*azote exempt d'oxygène R* et ajoutez une solution de 1 ml d'*acide acétique glacial R* et de 0,5 g d'*iodure de sodium R* dans 40 ml d'*eau R.* Mélangez soigneusement et laissez reposer à l'abri de la lumière pendant 20 min. Titrez par le *thiosulfate de sodium 0,005 M* jusqu'à disparition de la coloration jaune. Effectuez un titrage à blanc. La différence entre les volumes de titrage n'est pas supérieure à 1,0 ml.

Acétate de vinyle. Chromatographie gazeuse à espace de tête (*2.2.28*).

Solution témoin. Introduisez 15 ml de *diméthylformamide R* dans un flacon de 20 ml et ajoutez 45 µl d'*acétate de vinyle R* et 50,0 µl de *butanal R,* puis complétez avec du *diméthylformamide R.* Prélevez 1 ml de solution et complétez à 10 ml avec du *diméthylformamide R.*

Solution à examiner (a). Déposez 0,2000 g de poly(acétate de vinyle) dans un flacon de 20 ml et ajoutez 1,00 ml de *diméthylformamide R.* Obturez le flacon avec le bouchon et sertissez. Agitez en évitant que le liquide n'entre en contact avec le bouchon.

Solution à examiner (b). Déposez 0,2000 g de poly(acétate de vinyle) dans un flacon de 20 ml et ajoutez 1,00 ml de solution témoin. Obturez le flacon avec le bouchon et sertissez. Agitez en évitant que le liquide n'entre en contact avec le bouchon.

Colonne :

– *matériau* : silice fondue,
– *dimensions* : *l* = 25 m, Ø = 0,32 mm,
– *phase stationnaire* : *poly(diméthyl)(diphényl)(divinyl) siloxane R* (épaisseur du film 0,32 µm).

Gaz vecteur : *azote pour chromatographie R.*

Débit : 20 ml/min.

Conditions d'espace de tête statique pouvant être utilisées :

– *température d'équilibrage* : 60 °C,
– *temps d'équilibrage* : 20 min,
– *température de la ligne de transfert* : 120 °C,
– *gaz vecteur* : *azote pour chromatographie R.*

Température :

– *colonne* : 155 °C,
– *chambre à injection* : 120 °C,
– *détecteur* : 180 °C.

Détection : ionisation de flamme.

Injection : 1,6 ml de la phase gazeuse des solutions à examiner (a) et (b).

Conformité du système : solution à examiner (b) :

– *résolution* : au minimum 2,0 entre les pics dus à l'acétate de vinyle et au butanal.
– *rapport signal/bruit* : au minimum 5 pour le pic correspondant à l'acétate de vinyle.

Monographies L - P

Calculez la teneur pour cent en acétate de vinyle, à l'aide de l'expression :

$$\frac{V \times S_1 \times 0,931}{(m_1 S_2 - m_2 S_1) \times 2000}$$

S_1 = surface ou hauteur du pic dû à l'acétate de vinyle dans le chromatogramme obtenu avec la solution à examiner (a),

S_2 = surface ou hauteur du pic dû à l'acétate de vinyle dans le chromatogramme obtenu avec la solution à examiner (b),

m_1 = masse de la substance à examiner utilisée dans la préparation de la solution à examiner (a), en grammes,

m_2 = masse de la substance à examiner utilisée dans la préparation de la solution à examiner (b), en grammes,

0,931 = masse volumique de l'acétate de vinyle, en grammes par millilitre,

V = volume de l'acétate de vinyle utilisé dans la préparation de la solution de référence, en microlitres.

Limite :

– *acétate de vinyle* : au maximum 0,3 pour cent.

Métaux lourds (*2.4.8*) : au maximum 10 ppm.

1,0 g de substance à examiner satisfait à l'essai limite D. Préparez le témoin avec 1 ml de *solution à 10 ppm de plomb (Pb) R*.

Perte à la dessiccation (*2.2.32*) : au maximum 1,0 pour cent, déterminé à l'étuve à 100-105 °C sur 1,000 g de poly(acétate de vinyle).

Cendres sulfuriques (*2.4.14*) : au maximum 0,1 pour cent déterminé sur 1,0 g de poly(acétate de vinyle).

L'essai suivant peut être effectué pour mieux caractériser la subtance en fonction de la formulation envisagée. Il n'est pas d'application obligatoire.

Spectre d'absorption dans l'infrarouge (*2.2.24*). La détermination du spectre d'absorption et une comparaison à celui d'un échantillon approprié sont utiles pour garantir des propriétés fonctionnelles appropriées.

ÉTIQUETAGE

L'étiquette indique :

– la masse moléculaire relative nominale,

– la viscosité.

01/2002:1961

POLY(ALCOOL VINYLIQUE)

Poly(alcohol vinylicus)

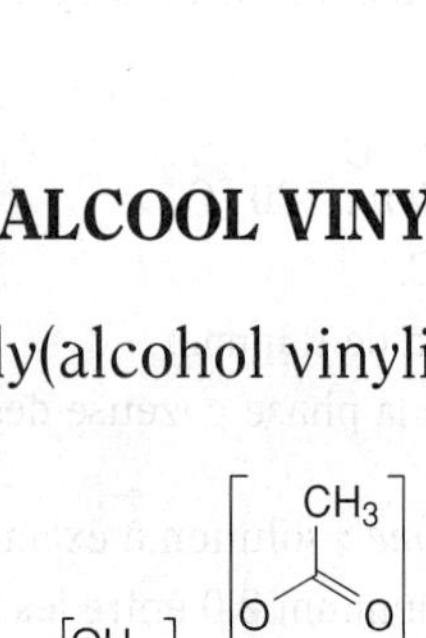

DÉFINITION

Le poly(alcool vinylique) est obtenu par polymérisation de l'acétate de vinyle, suivie d'une hydrolyse partielle ou presque complète du poly(acétate de vinyle) en présence de quantités catalytiques d'acides alcalins ou minéraux.

Les polymères satisfont aux indices suivants :

$$0 \leq \frac{n}{m} \leq 0,35$$

La masse moléculaire relative moyenne du poly(alcool vinylique) est de 20 000 à 150 000. La viscosité est de 3 à 70 mPa·s. L'indice d'ester caractérisant le degré d'hydrolyse n'est pas supérieur à 280.

CARACTÈRES

Aspect : poudre blanc-jaune ou granulés translucides.

Solubilité : soluble dans l'eau, peu soluble dans l'éthanol, pratiquement insoluble dans l'acétone.

Plusieurs types de poly(alcool vinylique) sont disponibles. Ils se différencient par le degré de polymérisation et le degré d'hydrolyse qui déterminent les propriétés physiques des différents types. Ces types sont caractérisés par la viscosité et l'indice d'ester de la substance.

IDENTIFICATION

A. Spectrophotométrie d'absorption dans l'infrarouge (*2.2.24*).

Préparation : pastilles ; dans certains cas, l'échantillon doit être broyé, après refroidissement si nécessaire, avant de préparer les pastilles.

Le spectre obtenu présente des maximums d'absorption correspondant au poly(alcool vinylique) à 2940 cm^{-1} et 2920 cm^{-1}.

B. Le poly(alcool vinylique) satisfait à l'essai de viscosité (voir Essai).

ESSAI

Solution S. Chauffez au bain-marie 250 ml d'*eau R* dans un ballon de verre borosilicaté à fond rond avec un mélangeur et fixé à un réfrigérant à reflux ; ajoutez 10,0 g de poly(alcool vinylique) et continuez à chauffer pendant 30 min en mélangeant continuellement. Retirez la fiole du bain-marie et continuez à mélanger jusqu'au retour de la solution à la température ambiante.

Aspect de la solution. La solution S est limpide (*2.2.1*) et n'est pas plus fortement colorée que la suspension témoin J_7 (*2.2.2, Procédé II*).

pH (*2.2.3*) : 4,5 à 6,5 pour la solution S.

Viscosité (*2.2.49*) : 85 pour cent à 115 pour cent de la valeur indiquée sur l'étiquette.

Déterminez la viscosité de la solution S, immédiatement après sa préparation, avec un viscosimètre à chute de bille, à 20 ± 0,1 °C.

Indice d'acide : au maximum 3,0.

A 50 ml de solution S, ajoutez 1 ml de *solution de phénolphtaléine R* et titrez par l'*hydroxyde de potassium 0,05 M* jusqu'à apparition d'une coloration rose persistant pendant 15 s. Calculez l'indice d'acide à l'aide de l'expression :

$$\frac{2,805V}{2}$$

V = volume d'*hydroxyde de potassium 0,05 M* utilisé, en millilitres.

Indice d'ester (*2.5.2*) : 90 pour cent à 110 pour cent de la valeur indiquée sur l'étiquette.

Saponifiez 1,00 g de poly(alcool vinylique) dans un mélange de 25,0 ml d'*hydroxyde de potassium alcoolique 0,5 M* et 25,0 ml d'*eau R* (*2.5.6*).

Métaux lourds (*2.4.8*) : au maximum 10 ppm.

1,0 g de poly(alcool vinylique) satisfait à l'essai limite D. Préparez le témoin avec 1 ml de la *solution à 10 ppm de plomb (Pb) R*.

Perte à la dessiccation (*2.2.32*) : au maximum 5,0 pour cent, déterminé à l'étuve à 100-105 °C pendant 3 h sur 1,000 g de poly(alcool vinylique).

Cendres sulfuriques (*2.4.14*) : au maximum 1,0 pour cent, déterminé sur 1,0 g de poly(alcool vinylique).

L'essai suivant peut être effectué pour mieux caractériser la substance en fonction de la formulation envisagée. Il n'est pas d'application obligatoire.

Spectre d'absorption dans l'infrarouge (*2.2.24*). La détermination du spectre d'absorption et une comparaison à celui d'un échantillon approprié sont utiles pour garantir des propriétés fonctionnelles appropriées. Les intensités des maximums d'absorption à 1720 cm^{-1} et 1260 cm^{-1} sont inversement proportionnelles au degré d'hydrolyse.

ÉTIQUETAGE

L'étiquette indique :

- la viscosité d'une solution à 40 g/l,
- l'indice d'ester.

01/2002:0733

POLYACRYLATE (DISPERSION DE) À 30 POUR CENT

Polyacrylatis dispersio 30 per centum

DÉFINITION

La dispersion de polyacrylate à 30 pour cent est constituée par une dispersion dans l'eau d'un copolymère d'acrylate d'éthyle et de méthacrylate de méthyle, ayant une masse moléculaire relative moyenne d'environ 800 000. La dispersion de polyacrylate à 30 pour cent peut contenir un agent émulsionnant approprié. Le résidu à l'évaporation de la dispersion de polyacrylate à 30 pour cent est de 28,5 pour cent *m/m* à 31,5 pour cent *m/m*.

CARACTÈRES

Liquide blanc, opaque, légèrement visqueux, miscible à l'eau, soluble dans l'acétone, dans l'éthanol et dans le 2-propanol.

IDENTIFICATION

Première identification : A.

Seconde identification : B, C, D, E.

A. Examinez la dispersion à examiner par spectrophotométrie d'absorption dans l'infrarouge (*2.2.24*), en comparant avec le *spectre de référence du polyacrylate de la Ph. Eur.*

B. Prélevez 1 g de dispersion à examiner et mélangez avec 5 ml d'*eau R*. Le mélange reste opaque. Prélevez 3 fois 1 g de dispersion à examiner et mélangez séparément avec 5 g d'*éthanol R*, 5 g d'*acétone R* et 5 g de *2-propanol R*. Chacune des solutions devient transparente.

C. A 1 g de dispersion à examiner, ajoutez 10 ml d'*hydroxyde de sodium 0,1 M*. Le mélange reste opaque.

D. La dispersion à examiner satisfait à l'essai de l'aspect du film (voir Essai).

E. Desséchez 4 g de dispersion à examiner dans une boîte de Pétri à l'étuve à 60 °C pendant 4 h. Placez le film transparent obtenu dans un petit tube à essai (100 mm × 12 mm). Chauffez sur une flamme et recueillez les vapeurs dans un second tube maintenu au-dessus de l'orifice du premier tube. Le condensat donne la réaction des esters (*2.3.1*).

ESSAI

Densité (*2.2.5*) : 1,037 à 1,047.

Viscosité apparente. Déterminez la viscosité apparente (*2.2.10*) de la dispersion à examiner à l'aide d'un viscosimètre à mobile tournant à 20 °C. A une vitesse de cisaillement de 10 s^{-1}, la viscosité apparente n'est pas supérieure à 50 mPa·s.

Aspect du film. Etalez 1 ml de dispersion à examiner sur une plaque de verre et laissez sécher. Il se forme un film transparent et élastique.

Particules. Passez 100,0 g de dispersion à examiner sur un tamis d'acier inoxydable (90) préalablement taré. Rincez avec de l'*eau R* jusqu'à obtention d'un filtrat limpide et séchez à 80 °C jusqu'à masse constante. La masse du résidu n'est pas supérieure à 0,500 g.

Monomères résiduels. Opérez par chromatographie liquide (*2.2.29*).

Solution à examiner. Dissolvez 1,00 g de dispersion à examiner dans du *tétrahydrofurane R* et complétez à 50,0 ml avec le même solvant. A 5,0 ml d'une solution de *perchlorate de sodium R* à 35 g/l, ajoutez 10,0 ml de la solution, goutte à goutte, en agitant continuellement. Centrifugez et filtrez le liquide surnageant limpide. Prélevez 5,0 ml et complétez à 10,0 ml avec de l'*eau R*.

Solution témoin. Dissolvez 10 mg d'*acrylate d'éthyle R* et 10 mg de *méthacrylate de méthyle R* dans du *tétrahydrofurane R* et complétez à 50,0 ml avec le même solvant. Prélevez 1,0 ml de solution et complétez à 100,0 ml avec du *tétrahydrofurane R*. A 10,0 ml de cette dernière solution, ajoutez 5,0 ml d'une solution de *perchlorate de sodium R* à 35 g/l et mélangez. Prélevez 5,0 ml du mélange et complétez à 10,0 ml avec de l'*eau R*.

La chromatographie peut être réalisée en utilisant :

- une colonne d'une longueur de 0,12 m et d'un diamètre intérieur de 4,6 mm, remplie de *gel de silice octadécylsilylé pour chromatographie R* (5 µm à 10 µm),
- comme phase mobile, à un débit de 2 ml/min, un mélange de 15 volumes d'*acétonitrile R* et de 85 volumes d'*eau R*,
- comme détecteur, un spectrophotomètre réglé à 205 nm.

Injectez séparément des volumes égaux (50 µl environ) de chaque solution.

Calculez la teneur pour cent en monomères, à partir de la surface des pics dans les chromatogrammes obtenus avec la solution à examiner et la solution témoin et de la concentration en monomères dans la solution témoin.

La teneur totale en monomères résiduels n'est pas supérieure à 100 ppm.

Métaux lourds (*2.4.8*). 1,0 g de dispersion à examiner satisfait à l'essai limite C des métaux lourds (20 ppm). Préparez le témoin avec 2 ml de *solution à 10 ppm de plomb (Pb) R*.

Cendres sulfuriques (*2.4.14*). Déterminé sur 1,0 g de dispersion à examiner, le taux des cendres sulfuriques n'est pas supérieur à 0,4 pour cent.

Contamination microbienne. La dispersion à examiner satisfait à une limite du nombre de germes aérobies viables totaux de 10^3 microorganismes par gramme, déterminée par dénombrement sur plaque de gélose (*2.6.12*).

DOSAGE

Desséchez 1,000 g de dispersion à examiner à 110 °C pendant 3 h et pesez la masse du résidu.

CONSERVATION

A une température de 5 °C à 25 °C, à l'abri du gel. Conservez la substance dans des conditions propres à minimiser la contamination microbienne.

ÉTIQUETAGE

L'étiquette indique, dans les cas appropriés, le nom et la concentration de tout agent émulsionnant ajouté.

01/2002:0202

POLYGALA (RACINE DE)

Polygalae radix

DÉFINITION

La racine de polygala est constituée par la racine et la souche séchée et généralement fragmentée de *Polygala senega* L. ou de certaines autres espèces apparentées ou d'un mélange de ces espèces de *Polygala*.

CARACTÈRES

La racine de polygala a une odeur faible et douceâtre, légèrement rance ou rappelant le salicylate de méthyle.

Pulvérisée, la racine de polygala est irritante et sternutatoire. Agitée avec de l'eau, la poudre donne une mousse abondante.

Elle présente les caractères macroscopiques et microscopiques décrits aux identifications A, B et C.

IDENTIFICATION

A. La souche est brun-gris et plus large que la racine ; elle forme une tête irrégulière constituée de nombreux restes de tiges et de bourgeons brun-pourpre serrés. La racine, dont la couleur va du jaune au brun, peut être simple ou multiple, parfois flexueuse, généralement tortueuse et sans racines secondaires sauf dans les variétés et espèces japonaises qui comportent de nombreuses radicelles fibreuses. Le diamètre, généralement de 1 mm à 8 mm au niveau du collet, diminue progressivement vers l'extrémité ; la surface, ridée longitudinalement et transversalement, présente souvent une crête plus ou moins distincte, décurrente en hélice étirée. La cassure est nette et fait apparaître une écorce jaunâtre d'épaisseur souvent inégale, entourant une plage centrale ligneuse plus claire, de forme tantôt circulaire tantôt irrégulière selon les espèces.

B. Examinez la racine de polygala au microscope en utilisant de la *solution d'hydrate de chloral R*. La coupe transversale de la racine présente un liège formé de plusieurs assises de cellules à parois minces et un phelloderme à cellules légèrement collenchymateuses contenant des gouttelettes d'huile ; le liber et le bois présentent habituellement une structure normale, surtout près du collet, mais dans la région d'une crête, celle-ci est formée par un développement plus important du liber ; parfois apparaissent d'autres structures secondaires anormales, formant 1 ou 2 grands rayons cunéiformes dans le liber et le bois, dont les cellules parenchymateuses contiennent des gouttelettes d'huile. Le bois habituellement central comprend des vaisseaux dont le diamètre atteint 60 µm et qui sont associés à de nombreuses trachéides à parois minces et quelques petites cellules de parenchyme ligneux.

C. Réduisez la racine de polygala en poudre (355). La poudre est brun clair. Examinez la poudre au microscope en utilisant de la *solution d'hydrate de chloral R*. La poudre présente les éléments suivants : des fragments longitudinaux de tissu lignifié, composé de nombreuses trachéides ponctuées et de vaisseaux un peu plus larges, avec de nombreuses ponctuations en partie aréolées, des cellules du parenchyme et du collenchyme, jaunâtres, contenant des gouttelettes d'huile, quelques lambeaux de liège, ainsi que des fragments de tissu épidermique, avec des stomates et des poils unicellulaires, provenant des bourgeons de la souche. La poudre ne contient ni cristaux ni cellules scléreuses.

D. Opérez par chromatographie sur couche mince (*2.2.27*) en utilisant une plaque recouverte de *gel de silice G R*.

Solution à examiner. A 1,0 g de drogue pulvérisée (355), ajoutez 10 ml d'*alcool à 70 pour cent V/V R*. Chauffez à reflux pendant 15 min, filtrez et laissez refroidir.

Solution témoin. Dissolvez 10 mg d'*aescine R* dans de l'*alcool à 70 pour cent V/V R* et complétez à 10 ml avec le même solvant.

Déposez sur la plaque, en bandes de 20 mm sur 3 mm, 10 µl de solution à examiner, 10 µl et 40 µl de solution témoin. Développez sur un parcours de 12 cm avec la phase supérieure d'un mélange de 10 volumes d'*acide acétique glacial R*, de 40 volumes d'*eau R* et de 50 volumes de *butanol R*. Séchez la plaque à 100-105 °C. Pulvérisez 10 ml environ de *solution d'aldéhyde anisique R* pour une plaque de 200 mm de côté et chauffez de nouveau à 100-105 °C jusqu'à apparition dans le chromatogramme obtenu avec la solution à examiner de bandes rouges dues aux saponosides. Le chromatogramme obtenu avec la solution à examiner présente dans ses parties inférieure et médiane 3 à 5 bandes rouges semblables quant à leur position aux bandes violet-gris correspondant à l'aescine dans les chromatogrammes obtenus avec la solution témoin. Pulvérisez 10 ml environ d'une solution d'*acide phosphomolybdique R* à 200 g/l dans de l'*éthanol R*. Chauffez à 100-105 °C jusqu'à ce que la coloration des bandes correspondant aux saponosides vire au bleu. L'intensité et la dimension des bandes du chromatogramme obtenu avec la solution à examiner sont comprises entre celles des 2 bandes correspondant à l'aescine dans les chromatogrammes obtenus respectivement avec 10 µl et 40 µl de solution témoin.

ESSAI

Eléments étrangers (*2.8.2*). La racine de polygala satisfait à l'essai des éléments étrangers.

Cendres totales (*2.4.16*). Le taux des cendres totales n'est pas supérieur à 6,0 pour cent.

Cendres insolubles dans l'acide chlorhydrique (*2.8.1*). Le taux des cendres insolubles dans l'acide chlorhydrique n'est pas supérieur à 3,0 pour cent.

CONSERVATION

A l'abri de la lumière et de l'humidité.

01/2002:0203

POLYMYXINE B (SULFATE DE)

Polymyxini B sulfas

DÉFINITION

Le sulfate de polymyxine B est un mélange de sulfates de polypeptides élaboré par certaines souches de *Bacillus polymyxa* ou obtenu par tout autre moyen. L'activité du sulfate de polymyxine B n'est pas inférieure à 6500 UI/mg, calculée par rapport à la substance desséchée.

CARACTÈRES

Poudre blanche ou sensiblement blanche, hygroscopique, soluble dans l'eau, peu soluble dans l'alcool.

IDENTIFICATION

A. Opérez par chromatographie sur couche mince (*2.2.27*) en utilisant une plaque recouverte de *gel de silice G R*.

Solution à examiner. Dissolvez 5 mg de sulfate de polymyxine B dans 1 ml d'un mélange à volumes égaux d'*acide chlorhydrique R* et d'*eau R*. Dans un tube scellé, chauffez à 135 °C pendant 5 h. Evaporez au bain-marie à siccité et continuez le chauffage jusqu'à évaporation complète de l'acide chlorhydrique. Dissolvez le résidu dans 0,5 ml d'*eau R*.

Solution témoin (a). Dissolvez 20 mg de *leucine R* dans de l'*eau R* et complétez à 10 ml avec le même solvant.

Solution témoin (b). Dissolvez 20 mg de *thréonine R* dans de l'*eau R* et complétez à 10 ml avec le même solvant.

Solution témoin (c). Dissolvez 20 mg de *phénylalanine R* dans de l'*eau R* et complétez à 10 ml avec le même solvant.

Solution témoin (d). Dissolvez 20 mg de *sérine R* dans de l'*eau R* et complétez à 10 ml avec le même solvant.

Effectuez les opérations suivantes à l'abri de la lumière. Déposez séparément sur la plaque en bandes d'une longueur de 10 mm 5 µl de chaque solution. Utilisez comme phase mobile un mélange de 25 parties d'*eau R* et de 75 parties de *phénol R*. Maintenez la plaque dans les vapeurs de la phase mobile sans la mettre en contact avec cette dernière, pendant au moins 12 h. Développez sur un parcours de 12 cm, en utilisant la même phase mobile. Séchez la plaque à 100-105 °C. Pulvérisez de la *solution de ninhydrine R1*. Chauffez à 110 °C pendant 5 min. Le chromatogramme obtenu avec la solution à examiner présente des bandes correspondant à celles des chromatogrammes obtenus avec les solutions témoins (a), (b) et (c). Il ne présente pas de bande visible correspondant à celle du chromatogramme obtenu avec la solution témoin (d). Le chromatogramme obtenu avec la solution à examiner présente en outre une bande d'un R_f très bas (acide 2,4-diaminobutyrique).

B. Dissolvez 2 mg environ de sulfate de polymyxine B dans 5 ml d'*eau R*. Ajoutez 5 ml d'une solution d'*hydroxyde de sodium R* à 100 g/l. Agitez et ajoutez, goutte à goutte, 0,25 ml d'une solution de *sulfate de cuivre R* à 10 g/l en agitant après chaque addition. Il se développe une coloration rouge-violet.

C. Le sulfate de polymyxine B donne la réaction (a) des sulfates (*2.3.1*).

ESSAI

Détermination du pH (*2.2.3*). Dissolvez 0,2 g de sulfate de polymyxine B dans de l'*eau exempte de dioxyde de carbone R* et complétez à 10 ml avec le même solvant. Le pH de la solution est de 5,0 à 7,0.

Pouvoir rotatoire spécifique (*2.2.7*). Dissolvez 0,50 g de sulfate de polymyxine B dans de l'*eau R* et complétez à 25,0 ml avec le même solvant. Calculé par rapport à la substance desséchée, le pouvoir rotatoire spécifique est de − 78 à − 90.

Phénylalanine. Dissolvez 0,375 g de sulfate de polymyxine B (*m* g) dans de l'*acide chlorhydrique 0,1 M* et complétez à 100,0 ml avec le même solvant. Mesurez les absorbances (*2.2.25*) aux maximums à 264 nm (A_{264}), à 258 nm (A_{258}) et à 252 nm (A_{252}) respectivement ainsi que les absorbances à 300 nm (A_{300}) et à 280 nm (A_{280}). Calculez la teneur pour cent en phénylalanine à l'aide de l'expression :

$$\frac{9,4787}{m}\left(A_{258} - 0,5A_{252} + 0,5A_{264} - 1,8A_{280} + 0,8A_{300}\right)$$

Calculée par rapport à la substance desséchée, la teneur en phénylalanine est de 9 pour cent à 12 pour cent.

Perte à la dessiccation (*2.2.32*). Déterminée à 60 °C sur du *pentoxyde de diphosphore R* sous une pression ne dépassant pas 670 Pa pendant 3 h, sur 1,00 g de sulfate de polymyxine B, la perte à la dessiccation n'est pas supérieure à 6,0 pour cent.

Cendres sulfuriques (*2.4.14*). Déterminé sur 1,0 g de sulfate de polymyxine B, le taux des cendres sulfuriques n'est pas supérieur à 0,75 pour cent.

Sulfate. Dissolvez 0,250 g de sulfate de polymyxine B dans 100 ml d'*eau R*. Ajustez à pH 11 avec de l'*ammoniaque concentrée R*. Ajoutez 10,0 ml de *chlorure de baryum 0,1 M* et 0,5 mg environ de *pourpre de phtaléine R*. Titrez par l'*édétate de sodium 0,1 M*, en ajoutant 50 ml d'*alcool R* dès le début du virage de l'indicateur. Continuez le titrage jusqu'à disparition de la coloration bleu violacé.

1 ml de *chlorure de baryum 0,1 M* correspond à 9,606 mg de sulfate (SO_4).

Le sulfate de polymyxine B contient au minimum 15,5 pour cent et au maximum 17,5 pour cent de sulfate (SO_4), calculé par rapport à la substance desséchée.

Stérilité (*2.6.1*). Le sulfate de polymyxine B destiné à la préparation de formes pharmaceutiques administrées par voie parentérale sans autre procédé approprié de stérilisation satisfait également à l'essai de stérilité.

Pyrogènes (*2.6.8*). Le sulfate de polymyxine B destiné à la préparation de formes pharmaceutiques administrées par voie parentérale sans autre procédé approprié d'élimination des pyrogènes satisfait également à l'essai des pyrogènes. Injectez à chaque lapin, par kilogramme de masse corporelle, 1 ml d'une solution contenant 1,5 mg de sulfate de polymyxine B par millilitre d'*eau pour préparations injectables R*.

TITRAGE

Effectuez le titrage microbiologique des antibiotiques (*2.7.2*). L'activité du sulfate de polymyxine B n'est pas inférieure à 6500 UI/mg, calculée par rapport à la substance desséchée.

CONSERVATION

En récipient étanche, à l'abri de la lumière. Si la substance est stérile, elle est conservée en récipient stérile, étanche, à fermeture inviolable.

ÉTIQUETAGE

L'étiquette indique :

– dans les cas appropriés, que la substance est stérile,
– dans les cas appropriés, que la substance est apyrogène.

01/2002:0426

POLYSORBATE 20

Polysorbatum 20

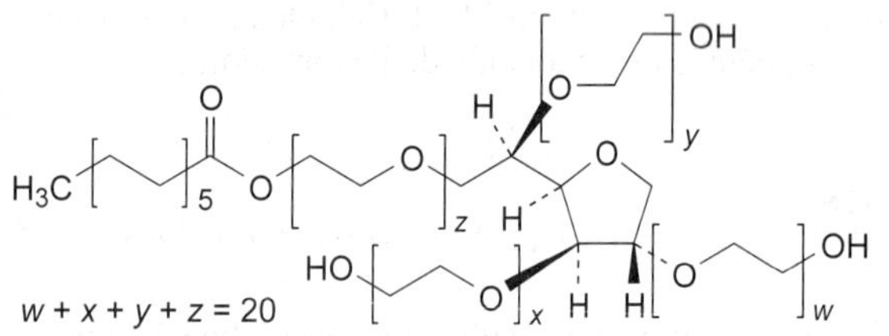

DÉFINITION

Le polysorbate 20 est un mélange d'esters d'acide laurique partiels de sorbitol et de ses anhydrides co-polymérisés avec 20 moles environ d'oxyde d'éthylène pour chaque mole de sorbitol et d'anhydrides de sorbitol. L'acide laurique utilisé pour l'estérification peut contenir d'autres acides gras.

CARACTÈRES

Liquide huileux jaunâtre ou jaune brunâtre, limpide ou faiblement opalescent, miscible à l'eau, à l'acétate d'éthyle, à l'éthanol et au méthanol, pratiquement insoluble dans les huiles grasses et dans la paraffine liquide.

La densité est voisine de 1,10.

IDENTIFICATION

A. Dissolvez 0,5 g de polysorbate 20 dans de l'*eau R* à 50 °C environ et complétez à 10 ml avec le même solvant. La solution produit une mousse abondante par agitation. Ajoutez 0,5 g de *chlorure de sodium R* et chauffez à ébullition. Il se forme un trouble qui disparaît au cours du refroidissement à 50 °C environ.

B. Chauffez à reflux au bain-marie 4 g de polysorbate 20 avec 40 ml d'une solution d'*hydroxyde de potassium R* à 50 g/l pendant 30 min. Laissez refroidir à 80 °C environ. Ajoutez 20 ml d'*acide nitrique dilué R* et faites bouillir à reflux pendant 10 min environ pour rompre l'émulsion qui s'est formée. L'acide gras se sépare à la surface sous forme de couche liquide huileuse. Laissez refroidir à température ambiante. Dans une ampoule à décantation, transvasez l'acide gras au moyen de 50 ml d'*éther de pétrole R* en évitant d'agiter fortement. Lavez la phase organique avec 3 fois 5 ml d'*eau R* et évaporez au bain-marie à siccité. Déterminé sur 0,30 g du résidu, l'indice d'acide (*2.5.1*) est de 245 à 300.

C. Dissolvez 0,1 g de polysorbate 20 dans 5 ml de *chloroforme R*. Ajoutez 0,1 g de *thiocyanate de potassium R* et 0,1 g de *nitrate de cobalt R*. Agitez à l'aide d'une baguette de verre. Il apparaît une coloration bleue dans la solution.

ESSAI

Indice d'acide (*2.5.1*). Dissolvez 5,0 g de polysorbate 20 dans 50 ml du mélange de solvants prescrit. L'indice d'acide n'est pas supérieur à 2,0.

Indice d'hydroxyle (*2.5.3*). Déterminé par le procédé A sur 2,0 g de polysorbate 20, l'indice d'hydroxyle est de 96 à 108.

Indice d'iode (*2.5.4*) : au maximum 5,0.

Indice de saponification (*2.5.6*). A 15,0 ml d'*hydroxyde de potassium alcoolique 0,5 M*, ajoutez 2,0 g de polysorbate 20. Diluez avant le titrage dans 50 ml d'*alcool R*. L'indice de saponification est de 40 à 50.

Impuretés réductrices. Dissolvez 2,00 g de polysorbate 20 dans 25 ml d'*eau R* chaude. Ajoutez 25 ml d'*acide sulfurique dilué R* et 0,1 ml de *ferroïne R*. Titrez, en agitant constamment, par le *nitrate d'ammonium et de cérium 0,01 M* jusqu'à virage du rouge au bleu verdâtre persistant pendant 30 s. Effectuez un essai à blanc. Le volume de *nitrate d'ammonium et de cérium 0,01 M* utilisé ne dépasse pas 2,0 ml.

Métaux lourds (*2.4.8*). 2,0 g de polysorbate 20 satisfont à l'essai limite C des métaux lourds (10 ppm). Préparez le témoin avec 2 ml de *solution à 10 ppm de plomb (Pb) R*.

Teneur en eau (*2.5.12*). Déterminée par semi-microdosage sur 1,00 g de polysorbate 20, la teneur en eau n'est pas supérieure à 3,0 pour cent.

Cendres sulfuriques. Dans un creuset de silice ou de platine, introduisez 2,00 g de polysorbate 20. Ajoutez 0,5 ml d'*acide sulfurique R* et chauffez au bain-marie pendant 2 h. Calcinez prudemment à basse température jusqu'à carbonisation complète. A la masse carbonisée, ajoutez 2 ml d'*acide nitrique R* et 0,25 ml d'*acide sulfurique R*, puis chauffez prudemment jusqu'à dégagement de vapeurs blanches. Calcinez à 600 °C jusqu'à disparition de toute particule noire et laissez refroidir. Pesez et répétez la calcination par périodes de 15 min jusqu'à masse constante. Le taux des cendres sulfuriques n'est pas supérieur à 0,2 pour cent.

CONSERVATION

En récipient étanche, à l'abri de la lumière.

01/2002:0427

POLYSORBATE 60

Polysorbatum 60

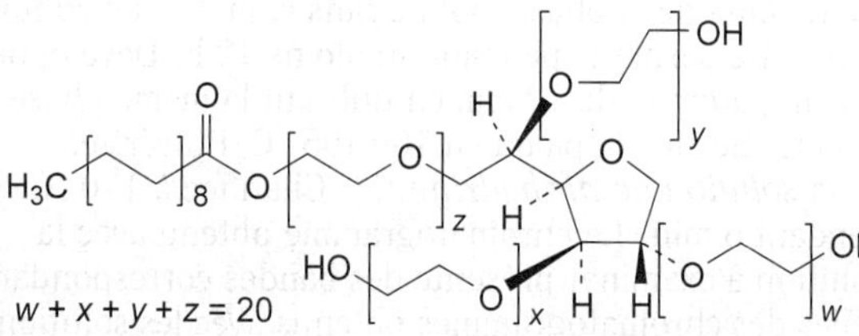

DÉFINITION

Le polysorbate 60 est un mélange d'esters d'acide stéarique partiels de sorbitol et de ses anhydrides co-polymérisés avec 20 moles environ d'oxyde d'éthylène pour chaque mole de sorbitol et d'anhydrides de sorbitol. L'acide stéarique utilisé pour l'estérification peut contenir d'autres acides gras, en particulier l'acide palmitique.

CARACTÈRES

Masse gélatineuse, brun-jaune qui devient un liquide limpide à une température supérieure à 25 °C, miscible à l'eau, à l'éthanol, à l'acétate d'éthyle et au méthanol, pratiquement insoluble dans les huiles grasses et dans la paraffine liquide. La densité est voisine de 1,10.

IDENTIFICATION

A. Dissolvez 0,5 g de polysorbate 60 dans de l'*eau R* à 50 °C environ et complétez à 10 ml avec le même solvant. La solution produit une mousse abondante par agitation. Ajoutez 0,5 g de *chlorure de sodium R* et chauffez à ébullition. Il se forme un trouble qui disparaît au cours du refroidissement à 50 °C environ.

B. A 4 g de polysorbate 60 ajoutez 40 ml d'une solution d'*hydroxyde de potassium R* à 50 g/l et chauffez à reflux pendant 60 min. Laissez refroidir à 80 °C environ. Ajoutez 20 ml d'*acide nitrique dilué R* et chauffez à reflux pendant 10 min environ pour rompre l'émulsion qui s'est formée. L'acide gras se sépare à la surface sous forme de couche liquide huileuse. Laissez refroidir à température ambiante. Dans une ampoule à décantation, transvasez l'acide gras au moyen de 100 ml d'*éther de pétrole R* en évitant d'agiter fortement. Lavez la phase organique avec 3 fois 10 ml d'*eau R* et évaporez au bain-marie à siccité. Séchez le résidu à l'étuve à 100-105 °C pendant 2 h pour éliminer les solvants résiduels. Déterminé sur 0,50 g du résidu, l'indice d'acide (*2.5.1*) est de 190 à 220.

C. Dissolvez 0,1 g de polysorbate 60 dans 5 ml de *chloroforme R*. Ajoutez 0,1 g de *thiocyanate de potassium R* et 0,1 g de *nitrate de cobalt R*. Agitez à l'aide d'une baguette de verre. Il apparaît une coloration bleue.

ESSAI

Indice d'acide (*2.5.1*). Dissolvez 5,0 g de polysorbate 60 dans 50 ml du mélange de solvants prescrit. L'indice d'acide n'est pas supérieur à 2,0.

Indice d'hydroxyle (*2.5.3, Procédé A*). Déterminé sur 2,0 g de polysorbate 60, l'indice d'hydroxyle est de 81 à 96.

Indice d'iode (*2.5.4*) : au maximum 5,0.

Indice de saponification (*2.5.6*). A 15,0 ml d'*hydroxyde de potassium alcoolique 0,5 M*, ajoutez 2,0 g de polysorbate 60. Diluez avant le titrage dans 50 ml d'*alcool R*. L'indice de saponification est de 45 à 55.

Impuretés réductrices. Dissolvez 2,00 g de polysorbate 60 dans 25 ml d'*eau R* chaude. Ajoutez 25 ml d'*acide sulfurique dilué R* et 0,1 ml de *ferroïne R*. Titrez, en agitant constamment, par le *nitrate d'ammonium et de cérium 0,01 M* jusqu'à virage du rouge au bleu-vert persistant pendant 30 s. Effectuez un essai à blanc. Le volume de *nitrate d'ammonium et de cérium 0,01 M* utilisé ne dépasse pas 2,0 ml.

Métaux lourds (*2.4.8*). 2,0 g de polysorbate 60 satisfont à l'essai limite C des métaux lourds (10 ppm). Préparez le témoin avec 2 ml de *solution à 10 ppm de plomb (Pb) R*.

Teneur en eau (*2.5.12*). Déterminée par semi-microdosage sur 1,00 g de polysorbate 60, la teneur en eau n'est pas supérieure à 3,0 pour cent.

Cendres sulfuriques. Dans un creuset de silice ou de platine, introduisez 2,00 g de polysorbate 60. Ajoutez 0,5 ml d'*acide sulfurique R* et chauffez au bain-marie pendant 2 h. Calcinez prudemment à basse température jusqu'à carbonisation complète. A la masse carbonisée, ajoutez 2 ml d'*acide nitrique R* et 0,25 ml d'*acide sulfurique R*, puis chauffez prudemment jusqu'à dégagement de vapeurs blanches. Calcinez à 600 °C jusqu'à disparition de toute particule noire et laissez refroidir. Pesez et répétez la calcination par périodes de 15 min jusqu'à masse constante. Le taux des cendres sulfuriques n'est pas supérieur à 0,2 pour cent.

CONSERVATION

En récipient étanche, à l'abri de la lumière.

01/2002:0428

POLYSORBATE 80

Polysorbatum 80

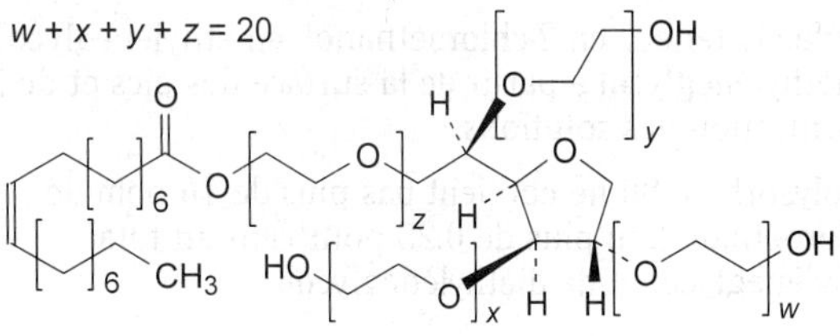

DÉFINITION

Le polysorbate 80 est un mélange d'esters partiels de divers acides gras principalement d'acide oléique, de sorbitol et de ses anhydrides, copolymérisés avec environ 20 moles d'oxyde d'éthylène par mole de sorbitol et d'anhydrides de sorbitol. La fraction d'acide gras peut être d'origine végétale ou animale. Elle contient au minimum 60,0 pour cent d'acide oléique et au minimum 90,0 pour cent et au maximum 110,0 pour cent de la teneur indiquée sur l'étiquette.

PRODUCTION

2-Chloroéthanol, éthylèneglycol et diéthylèneglycol. Opérez par chromatographie en phase gazeuse à espace de tête (*2.2.28*) en utilisant la méthode des ajouts dosés.

Solution à examiner. Dans un flacon de 20 ml, introduisez 50 mg de polysorbate 80 et ajoutez 2,0 µl de *2-propanol R*. Fermez immédiatement le flacon. Laissez reposer pendant 2 min environ, et dans tous les cas pas plus de 5 min.

Solution témoin. Dans un flacon de 20 ml, introduisez 50 mg de polysorbate 80 et ajoutez 2,0 µl d'une solution contenant, dans du *2-propanol R*, 0,25 mg/ml de *2-chloroéthanol R*, 31,25 mg/ml d'*éthylèneglycol R* et 31,25 mg/ml de *diéthylèneglycol R*. Fermez immédiatement le flacon. Laissez reposer pendant 2 min environ, et dans tous les cas pas plus de 5 min.

La chromatographie peut être réalisée en utilisant :

– un dispositif d'échantillonnage à espace de tête dynamique, monté à l'entrée du système chromatographique et constitué d'une précolonne d'acier inoxydable d'une longueur de 13,6 mm et d'un diamètre intérieur de 4 mm remplie de *copolymère éthylvinylbenzène-divinylbenzène R*, servant de piège, avec de l'*hélium pour chromatographie R* comme gaz vecteur, à un débit de 20 ml/min, puis comme gaz auxiliaire, à un débit de 20 ml/min ; placez séparément les flacons au bain-marie à 110 °C et commencez à purger 5 min plus tard au maximum, en maintenant la précolonne à 50 °C ; poursuivez la purge pendant 40 min, puis portez la température de la précolonne à 210 °C et injectez pendant 5 min dans le système chromatographique,

Monographies L - P

- une colonne de silice fondue d'une longueur de 30 m et d'un diamètre intérieur de 0,53 mm, dont la paroi intérieure est recouverte de *macrogol 20 000 pour chromatographie R* (épaisseur du film 1 µm),
- comme gaz vecteur, de l'*hélium pour chromatographie R*, à une vitesse linéaire de 60 cm/s,
- un détecteur à ionisation de flamme.

	Intervalle (min)	Température (°C)	Vitesse (°C/min)	Commentaire
	0 - 6	60		isotherme
Colonne	6 - 16	60 → 110	5	gradient linéaire
	16 - 31	110 → 230	8	gradient linéaire
	31 - 36	230		isotherme
Chambre à injection		150		
Détecteur		260		

Calculez la teneur en 2-chloroéthanol, en éthylèneglycol et en diéthylèneglycol à partir de la surface des pics et de la concentration des solutions.

Le polysorbate 80 ne contient pas plus de 10 ppm de 2-chloroéthanol, ni plus de 0,25 pour cent au total d'éthylèneglycol et de diéthylèneglycol.

CARACTÈRES

Liquide limpide, huileux, jaunâtre ou jaune-brun, miscible à l'eau, à l'éthanol, à l'acétate d'éthyle et au méthanol, pratiquement insoluble dans les huiles grasses et dans la paraffine liquide.

La densité du polysorbate 80 est voisine de 1,08. Sa viscosité à 25 °C est voisine de 400 mPa·s.

IDENTIFICATION

Première identification : B, C.

Seconde identification : A, D, E.

A. Dissolvez 0,5 g de polysorbate 80 dans de l'*eau R* à 50 °C environ et complétez à 10 ml avec le même solvant. La solution produit une mousse abondante par agitation. Ajoutez 0,5 g de *chlorure de sodium R* et chauffez à ébullition. Il se forme un trouble qui disparaît au cours du refroidissement à 50 °C environ.

B. Examinez le polysorbate 80 par spectrophotométrie d'absorption dans l'infrarouge (*2.2.24*) en comparant avec le *spectre de référence du polysorbate 80 de la Ph. Eur.* aux longueurs d'ondes suivantes : 720 cm^{-1}, 1110 cm^{-1}, 1250 cm^{-1}, 1300 cm^{-1}, 1350 cm^{-1}, 1640 cm^{-1}, 1740 cm^{-1}, 2850 cm^{-1}, 2920 cm^{-1} et 3480 cm^{-1}.

C. Le polysorbate 80 satisfait aux limites du dosage.

D. A 2 ml d'une solution de polysorbate 80 à 50 g/l, ajoutez 0,5 ml d'*eau de brome R*. Le mélange se décolore.

E. Dissolvez 0,1 g de polysorbate 80 dans 5 ml de *chlorure de méthylène R*. Ajoutez 0,1 g de *thiocyanate de potassium R* et 0,1 g de *nitrate de cobalt R*. Agitez à l'aide d'une baguette de verre. La solution devient bleue.

ESSAI

Indice d'acide (*2.5.1*). Dissolvez 5,0 g de polysorbate 80 dans 50 ml du mélange de solvants prescrit. L'indice d'acide n'est pas supérieur à 2,0.

Indice d'hydroxyle (*2.5.3, Procédé A*). Déterminé sur 2,0 g de polysorbate 80, l'indice d'hydroxyle est de 65 à 80.

Indice de peroxyde (*2.5.5*) : au maximum 10.

Indice de saponification (*2.5.6*). A 15,0 ml d'*hydroxyde de potassium alcoolique 0,5 M*, ajoutez 2,0 g de polysorbate 80. Diluez avant le titrage dans 50 ml d'*eau R*. L'indice de saponification est de 45 à 55.

Oxyde d'éthylène et dioxane (*2.4.25, Système A*). Le polysorbate 80 ne contient pas plus de 1 ppm d'oxyde d'éthylène ni plus de 10 ppm de dioxane. Lors de la détermination de la teneur en dioxane, appliquez un facteur de correction de 1/5 à la formule de calcul.

Métaux lourds (*2.4.8*). 2,0 g de polysorbate 80 satisfont à l'essai limite C des métaux lourds (10 ppm). Préparez le témoin avec 2 ml de *solution à 10 ppm de plomb (Pb) R*.

Teneur en eau (*2.5.12*). Déterminée par semi-microdosage sur 1,000 g de polysorbate 80, la teneur en eau n'est pas supérieure à 3,0 pour cent.

Cendres sulfuriques. Dans un creuset de silice ou de platine, introduisez 2,00 g de polysorbate 80. Ajoutez 0,5 ml d'*acide sulfurique R* et chauffez au bain-marie pendant 2 h. Calcinez prudemment à basse température jusqu'à carbonisation complète. A la masse carbonisée, ajoutez 2 ml d'*acide nitrique R* et 0,25 ml d'*acide sulfurique R*, puis chauffez prudemment jusqu'à dégagement de vapeurs blanches. Calcinez à 600 °C jusqu'à disparition de toute particule noire et laissez refroidir. Pesez et répétez la calcination par périodes de 15 min jusqu'à masse constante.

Le taux des cendres sulfuriques n'est pas supérieur à 0,25 pour cent.

Pyrogènes (*2.6.8*). Le polysorbate 80 destiné à la préparation de formes pharmaceutiques administrées par voie parentérale sans autre procédé approprié d'élimination des pyrogènes satisfait également à l'essai des pyrogènes. Injectez à chaque lapin, par kilogramme de masse corporelle, 5,0 ml d'une solution contenant 2 mg/ml de polysorbate 80 dans une solution de *chlorure de sodium R* à 9 g/l.

DOSAGE

Opérez par chromatographie en phase gazeuse (*2.2.28*).

Solution à examiner. Dans une fiole conique de 25 ml, dissolvez 0,10 g de polysorbate 80 dans 2 ml de *solution méthanolique d'hydroxyde de sodium R1* et chauffez à reflux pendant 30 min. Ajoutez par le réfrigérant 2,0 ml d'une solution de *trifluorure de bore R* à 140 g/l dans le *méthanol R* et chauffez pendant 30 min. Ajoutez par le réfrigérant 4 ml d'*heptane R* et chauffez pendant 5 min. Refroidissez et ajoutez 10,0 ml de *solution saturée de chlorure de sodium R*, agitez pendant 15 s environ et complétez avec de *solution saturée de chlorure de sodium R* de façon que le niveau de la couche supérieure atteigne le col du flacon. Prélevez 1 ml de la couche supérieure et desséchez sur du *sulfate de sodium anhydre R*.

Solution témoin. Dissolvez 0,02 g d'*oléate de méthyle R* dans de l'*heptane R* et complétez à 10 ml avec le même solvant. Prélevez 1 ml de solution et complétez à 50,0 ml avec de l'*heptane R*.

La chromatographie peut être réalisée en utilisant :

- une colonne de silice fondue d'une longueur de 30 m et d'un diamètre intérieur de 0,32 mm, dont la paroi intérieure est recouverte de *macrogol 20 000 pour chromatographie R* (épaisseur du film 0,5 µm),
- comme gaz vecteur, de l'*hélium pour chromatographie R*, à une vitesse linéaire de 50 cm/s,
- un détecteur à ionisation de flamme,

Monographies L - P

	Intervalle (min)	Température (°C)	Vitesse (°C/min)	Commentaire
	0 - 4	70		isotherme
Colonne	4 - 38	70 → 240	5	gradient linéaire
	38 - 53	240		isotherme
Chambre à injection		280		

Injectez 0,1 µl de solution à examiner et 0,1 µl de solution témoin. Le temps de rétention de l'ester méthylique de l'acide oléique est de 35 min environ. Continuez la chromatographie pendant 1,5 fois le temps de rétention du pic principal. Calculez la teneur pour cent en acide oléique à partir de la surface des pics du chromatogramme obtenu avec la solution à examiner, en utilisant le procédé de normalisation. Ne tenez pas compte des pics dont la surface est inférieure à celle du pic du chromatogramme obtenu avec la solution témoin (0,16 pour cent).

CONSERVATION

En récipient étanche, à l'abri de la lumière.

ÉTIQUETAGE

L'étiquette du récipient indique :

- la teneur en acide oléique dans la fraction acide gras,
- dans les cas appropriés, que la substance est apyrogène.

01/2002:1139

POTASSIUM (ACÉTATE DE)

Kalii acetas

$C_2H_3KO_2$ M_r 98,1

DÉFINITION

L'acétate de potassium contient au minimum 99,0 pour cent et au maximum l'équivalent de 101,0 pour cent de $C_2H_3KO_2$, calculé par rapport à la substance desséchée.

CARACTÈRES

Poudre cristalline blanche ou cristaux incolores, déliquescents, très solubles dans l'eau, facilement solubles dans l'alcool.

IDENTIFICATION

A. L'acétate de potassium donne la réaction (a) des acétates (*2.3.1*).

B. L'acétate de potassium donne la réaction (a) du potassium (*2.3.1*).

ESSAI

Solution S. Dissolvez 10,0 g d'acétate de potassium dans de l'*eau distillée R* et complétez à 100 ml avec le même solvant.

Aspect de la solution. La solution S est limpide (*2.2.1*) et incolore (*2.2.2, Procédé II*).

Détermination du pH (*2.2.3*). Dissolvez 1,0 g d'acétate de potassium dans de l'*eau exempte de dioxyde de carbone R* et complétez à 20 ml avec le même solvant. Le pH de la solution est de 7,5 à 9,0.

Substances réductrices. Prélevez 10 ml de solution S et complétez à 100 ml avec de l'*eau R*. Ajoutez 5 ml d'*acide sulfurique dilué R* et 0,5 ml d'une solution de *permanganate de potassium R* à 0,32 g/l. Mélangez et faites bouillir doucement pendant 5 min. La solution reste colorée en rose.

Chlorures (*2.4.4*). Prélevez 2,5 ml de solution S et complétez à 15 ml avec de l'*eau R*. La solution satisfait à l'essai limite des chlorures (200 ppm).

Sulfates (*2.4.13*). Prélevez 7,5 ml de solution S et complétez à 15 ml avec de l'*eau distillée R*. La solution satisfait à l'essai limite des sulfates (200 ppm).

Aluminium (*2.4.17*). L'acétate de potassium destiné à la préparation de solutions pour hémodialyse, hémofiltration ou dialyse péritonéale satisfait à l'essai de l'aluminium. Dissolvez 2,0 g d'acétate de potassium dans 50 ml d'*eau R* et ajoutez 5 ml de *solution tampon acétate pH 6,0 R*. La solution satisfait à l'essai limite de l'aluminium (1 ppm). Utilisez comme solution de référence un mélange de 1 ml de *solution à 2 ppm d'aluminium (Al) R*, de 5 ml de *solution tampon acétate pH 6,0 R* et de 49 ml d'*eau R* et comme solution à blanc un mélange de 5 ml de *solution tampon acétate pH 6,0 R* et de 50 ml d'*eau R*.

Fer (*2.4.9*). Prélevez 5 ml de solution S et complétez à 10 ml avec de l'*eau R*. La solution satisfait à l'essai limite du fer (20 ppm).

Métaux lourds (*2.4.8*). Dissolvez 5,0 g d'acétate de potassium dans de l'*eau R* et complétez à 20 ml avec le même solvant. 12 ml de solution satisfont à l'essai limite A des métaux lourds (4 ppm). Préparez le témoin avec la *solution à 1 ppm de plomb (Pb) R*.

Sodium. Déterminez la teneur en sodium par spectrométrie d'émission atomique (*2.2.22, Procédé II*).

Solution à examiner. Dissolvez 1,00 g d'acétate de potassium dans de l'*eau R* et complétez à 100,0 ml avec le même solvant.

Solutions de référence. Préparez les solutions de référence à partir de la *solution à 200 ppm de sodium (Na) R*, diluée si nécessaire avec de l'*eau R*.

Mesurez l'intensité émise à 589 nm. L'acétate de potassium ne contient pas plus de 0,5 pour cent de Na.

Perte à la dessiccation (*2.2.32*). Déterminée à l'étuve à 100-105 °C sur 1,000 g d'acétate de potassium, la perte à la dessiccation n'est pas supérieure à 3,0 pour cent.

DOSAGE

Dissolvez 80,0 mg d'acétate de potassium dans 20 ml d'*acide acétique anhydre R*. Titrez par l'*acide perchlorique 0,1 M* en présence de 0,2 ml de *solution de naphtolbenzéine R*. Effectuez un titrage à blanc.

1 ml d'*acide perchlorique 0,1 M* correspond à 9,81 mg de $C_2H_3KO_2$.

CONSERVATION

En récipient étanche.

01/2002:1141

POTASSIUM (BICARBONATE DE)

Kalii hydrogenocarbonas

$KHCO_3$ M_r 100,1

DÉFINITION

Le bicarbonate de potassium contient au minimum 99,0 pour cent et au maximum l'équivalent de 101,0 pour cent de $KHCO_3$.

Monographies L - P

CARACTÈRES

Poudre cristalline blanche ou cristaux incolores, facilement solubles dans l'eau, pratiquement insolubles dans l'alcool. Le bicarbonate de potassium, dissous ou non, se transforme progressivement, par chauffage, en carbonate de potassium.

IDENTIFICATION

A. A 5 ml de solution S (voir Essai), ajoutez 0,1 ml de *solution de phénolphtaléine R*. Il apparaît une coloration rose pâle. Chauffez ; il se produit un dégagement gazeux et la coloration vire au rouge.

B. Le bicarbonate de potassium donne la réaction des carbonates et bicarbonates (*2.3.1*).

C. 1 ml de solution S donne la réaction (b) du potassium (*2.3.1*).

ESSAI

Solution S. Dissolvez 5,0 g de bicarbonate de potassium dans 90 ml d'*eau exempte de dioxyde de carbone R* préparée à partir d'*eau distillée R* et complétez à 100 ml avec le même solvant.

Aspect de la solution. La solution S est limpide (*2.2.1*) et incolore (*2.2.2, Procédé II*).

Carbonates. Le pH (*2.2.3*) de la solution S récemment préparée n'est pas supérieur à 8,6.

Chlorures (*2.4.4*). Prélevez 7 ml de solution S et complétez à 15 ml avec de l'*acide nitrique dilué R*. La solution satisfait à l'essai limite des chlorures (150 ppm).

Sulfates (*2.4.13*). Prélevez 10 ml de solution S et complétez à 15 ml avec de l'*acide acétique R*. La solution satisfait à l'essai limite des sulfates (150 ppm). Préparez le témoin avec un mélange de 7,5 ml de *solution à 10 ppm de sulfate (SO_4) R* et de 7,5 ml d'*eau distillée R*.

Ammonium (*2.4.1*). Prélevez 10 ml de solution S et complétez à 15 ml avec de l'*eau R*. La solution satisfait à l'essai limite de l'ammonium (20 ppm). Préparez le témoin avec un mélange de 5 ml d'*eau R* et de 10 ml de *solution à 1 ppm d'ammonium (NH_4) R*.

Calcium (*2.4.3*). Prélevez 10 ml de solution S et complétez à 15 ml avec de l'*acide acétique R*. La solution satisfait à l'essai limite du calcium (100 ppm). Préparez le témoin avec un mélange de 5 ml de *solution à 10 ppm de calcium (Ca) R* et de 10 ml d'*eau distillée R*.

Fer (*2.4.9*). 10 ml de solution S satisfont à l'essai limite du fer (20 ppm).

Métaux lourds (*2.4.8*). Dissolvez 2,0 g de bicarbonate de potassium dans un mélange de 2 ml d'*acide chlorhydrique R* et de 18 ml d'*eau R*. 12 ml de solution satisfont à l'essai limite A des métaux lourds (10 ppm). Préparez le témoin avec la *solution à 1 ppm de plomb (Pb) R*.

Sodium. Déterminez la teneur en sodium par spectrométrie d'émission atomique (*2.2.22, Procédé II*).

Solution à examiner. Dissolvez 1,00 g de bicarbonate de potassium dans de l'*eau R* et complétez à 100,0 ml avec le même solvant.

Solutions de référence. Préparez les solutions de référence à partir de la *solution à 200 ppm de sodium (Na) R*, diluée si nécessaire avec de l'*eau R*.

Mesurez l'intensité émise à 589 nm. Le bicarbonate de potassium ne contient pas plus de 0,5 pour cent de Na.

DOSAGE

Dissolvez 0,800 g de bicarbonate de potassium dans 50 ml d'*eau exempte de dioxyde de carbone R*. Titrez par l'*acide chlorhydrique 1 M* en présence de 0,1 ml de *solution de méthylorange R* jusqu'au début du virage du jaune au rose-jaune. Chauffez alors prudemment à ébullition pendant au moins 2 min. La solution devient jaune. Refroidissez et titrez jusqu'à coloration rouge-jaune.

1 ml d'*acide chlorhydrique 1 M* correspond à 0,1001 g de $KHCO_3$.

01/2002:0184

POTASSIUM (BROMURE DE)

Kalii bromidum

KBr M_r 119,0

DÉFINITION

Le bromure de potassium contient au minimum 98,0 pour cent et au maximum l'équivalent de 100,5 pour cent de KBr, calculé par rapport à la substance desséchée.

CARACTÈRES

Poudre cristalline blanche ou cristaux incolores, facilement solubles dans l'eau et dans le glycérol, peu solubles dans l'alcool.

IDENTIFICATION

A. Le bromure de potassium donne les réactions des bromures (*2.3.1*).

B. La solution S (voir Essai) donne les réactions du potassium (*2.3.1*).

ESSAI

Solution S. Dissolvez 10,0 g de bromure de potassium dans de l'*eau exempte de dioxyde de carbone R* préparée à partir d'*eau distillée R* et complétez à 100 ml avec le même solvant.

Aspect de la solution. La solution S est limpide (*2.2.1*) et incolore (*2.2.2, Procédé II*).

Acidité ou alcalinité. A 10 ml de solution S, ajoutez 0,1 ml de *solution de bleu de bromothymol R1*. Le virage de l'indicateur ne nécessite pas plus de 0,5 ml d'*acide chlorhydrique 0,01 M* ou d'*hydroxyde de sodium 0,01 M*.

Bromates. A 10 ml de solution S, ajoutez 1 ml de *solution d'amidon R*, 0,1 ml d'une solution d'*iodure de potassium R* à 100 g/l et 0,25 ml d'*acide sulfurique 0,5 M*, puis laissez reposer à l'abri de la lumière pendant 5 min. Il ne se développe pas de coloration bleue ou violette.

Chlorures. Dans une fiole conique, dissolvez 1,000 g de bromure de potassium dans 20 ml d'*acide nitrique dilué R*. Ajoutez 5 ml de *solution concentrée de peroxyde d'hydrogène R* et chauffez au bain-marie jusqu'à décoloration complète de la solution. Lavez les parois de la fiole avec un peu d'*eau R* et chauffez au bain-marie pendant 15 min. Laissez refroidir, complétez à 50 ml avec de l'*eau R*, ajoutez 5,0 ml de *nitrate d'argent 0,1 M* et 1 ml de *phtalate de dibutyle R*, puis agitez. Titrez par le *thiocyanate d'ammonium 0,1 M* en présence de 5 ml de *solution de sulfate ferrique et d'ammonium R2*. Le titrage ne consomme pas plus de 1,7 ml de *nitrate d'argent 0,1 M* (0,6 pour cent). Notez le volume de *nitrate d'argent 0,1 M* utilisé (voir Dosage).

Iodures. A 5 ml de solution S, ajoutez 0,15 ml de *solution de chlorure ferrique R1* et 2 ml de *chloroforme R*, puis agitez. Laissez séparer. La couche chloroformique est incolore (*2.2.2, Procédé I*).

Sulfates (*2.4.13*). 15 ml de solution S satisfont à l'essai limite des sulfates (100 ppm).

Baryum. A 5 ml de solution S, ajoutez 5 ml d'*eau distillée R* et 1 ml d'*acide sulfurique dilué R*. Après 15 min, si la solution présente une opalescence, celle-ci n'est pas plus prononcée que celle d'un mélange de 5 ml de solution S et de 6 ml d'*eau distillée R*.

Fer (*2.4.9*). Prélevez 5 ml de solution S et complétez à 10 ml avec de l'*eau R*. La solution satisfait à l'essai limite du fer (20 ppm).

Magnésium et métaux alcalino-terreux (*2.4.7*). 10,0 g de bromure de potassium satisfont à l'essai limite du magnésium et des métaux alcalino-terreux. Le volume d'*édétate de sodium 0,01 M* utilisé n'est pas supérieur à 5,0 ml (200 ppm, calculés en Ca).

Métaux lourds (*2.4.8*). 12 ml de solution S satisfont à l'essai limite A des métaux lourds (10 ppm). Préparez le témoin avec la *solution à 1 ppm de plomb (Pb) R*.

Perte à la dessiccation (*2.2.32*). Déterminée à l'étuve à 100-105 °C sur 1,000 g de bromure de potassium pendant 3 h, la perte à la dessiccation n'est pas supérieure à 1,0 pour cent.

DOSAGE

Dissolvez 2,000 g de bromure de potassium dans de l'*eau R* et complétez à 100,0 ml avec le même solvant. Prélevez 10,0 ml de cette solution, ajoutez 50 ml d'*eau R*, 5 ml d'*acide nitrique dilué R*, 25,0 ml de *nitrate d'argent 0,1 M* et 2 ml de *phtalate de dibutyle R*, puis agitez. Titrez par le *thiocyanate d'ammonium 0,1 M* en présence de 2 ml de *solution de sulfate ferrique et d'ammonium R2*, en agitant énergiquement à l'approche du virage. Corrigez le résultat pour tenir compte du taux en chlorures déterminé dans l'essai des chlorures.

1 ml de *nitrate d'argent 0,1 M* correspond à 11,90 mg de KBr.

01/2002:1557

POTASSIUM (CARBONATE DE)

Kalii carbonas

K_2CO_3 M_r 138,2

DÉFINITION

Le carbonate de potassium contient au minimum 99,0 pour centet au maximum l'équivalent de 101,0 pour cent de K_2CO_3, calculé par rapport à la substance desséchée.

CARACTÈRES

Poudre granuleuse blanche, hygroscopique, facilement soluble dans l'eau, pratiquement insoluble dans l'alcool.

IDENTIFICATION

A. Dissolvez 1 g de carbonate de potassium dans 10 ml d'*eau R*. La solution est fortement alcaline (*2.2.4*).

B. 2 ml de la solution obtenue dans l'identification A donnent la réaction des carbonates et bicarbonates (*2.3.1*).

C. 1 ml de la solution obtenue dans l'identification A donne la réaction (b) du potassium (*2.3.1*).

ESSAI

Solution S. Dissolvez 10,0 g de carbonate de potassium dans 25 ml d'*eau distillée R*. Ajoutez lentement 14 ml d'*acide chlorhydrique R*. A la fin de l'effervescence, portez à ébullition pendant quelques minutes. Laissez refroidir, puis complétez à 50 ml avec de l'*eau distillée R*.

Aspect de la solution. La solution S n'est pas plus fortement opalescente que la suspension témoin II (*2.2.1*) et n'est pas plus fortement colorée que la solution témoin J_6 (*2.2.2, Procédé II*).

Chlorures (*2.4.4*). Dissolvez 0,50 g de carbonate de potassium dans 10 ml d'*eau R*. Ajoutez goutte à goutte avec précaution, 1 ml d'*acide nitrique R*. Portez à ébullition. Refroidissez, ajoutez 5 ml d'*acide nitrique dilué R* et complétez à 15 ml avec de l'*eau R*. La solution satisfait à l'essai limite des chlorures (100 ppm).

Sulfates (*2.4.13*). Prélevez 7,50 ml de solution S et complétez à 15 ml avec de l'*eau distillée R*. La solution satisfait à l'essai limite des sulfates (100 ppm).

Calcium (*2.4.3*). A 5 ml de solution S, ajoutez 1 ml d'*ammoniaque concentrée R*. Portez à ébullition. Refroidissez. Complétez à 15 ml avec de l'*eau distillée R*. La solution satisfait à l'essai limite du calcium (100 ppm).

Fer (*2.4.9*). Prélevez 5 ml de solution S et complétez à 10 ml avec de l'*eau R*. La solution satisfait à l'essai limite du fer (10 ppm).

Métaux lourds (*2.4.8*). Prélevez 10 ml de solution S et complétez à 20 ml avec de l'*eau R*. 12 ml de la solution satisfont à l'essai limite A des métaux lourds (20 ppm). Préparez le témoin avec la *solution à 2 ppm de plomb (Pb) R*.

Perte à la dessiccation (*2.2.32*). Déterminée à l'étuve à 120-125 °C pendant 5 h sur 0,300 g de carbonate de potassium, la perte à la dessiccation n'est pas supérieure à 5,0 pour cent.

DOSAGE

Dissolvez 0,500 g de carbonate de potassium dans 50 ml d'*eau exempte de dioxyde de carbone R*. Titrez par l'*acide chlorhydrique 1 M* et tracez la courbe potentiométrique (*2.2.20*). Mesurez le volume d'acide chlorhydrique utilisé au deuxième point d'inflexion.

1 ml d'*acide chlorhydrique 1 M* correspond à 69,1 mg de K_2CO_3.

CONSERVATION

En récipient étanche.

01/2002:0185

POTASSIUM (CHLORURE DE)

Kalii chloridum

KCl M_r 74,6

DÉFINITION

Le chlorure de potassium contient au minimum 99,0 pour cent et au maximum l'équivalent de 100,5 pour cent de KCl, calculé par rapport à la substance desséchée.

CARACTÈRES

Poudre cristalline blanche ou cristaux incolores, facilement solubles dans l'eau, pratiquement insolubles dans l'éthanol.

IDENTIFICATION

A. Le chlorure de potassium donne les réactions des chlorures (*2.3.1*).

B. La solution S (voir Essai) donne les réactions du potassium (*2.3.1*).

ESSAI

Solution S. Dissolvez 10,0 g de chlorure de potassium dans de l'*eau exempte de dioxyde de carbone R* préparée à partir d'*eau distillée R* et complétez à 100 ml avec le même solvant.

Aspect de la solution. La solution S est limpide (*2.2.1*) et incolore (*2.2.2, Procédé II*).

Acidité ou alcalinité. A 50 ml de solution S, ajoutez 0,1 ml de *solution de bleu de bromothymol R1*. Le virage de l'indicateur ne nécessite pas plus de 0,5 ml d'*acide chlorhydrique 0,01 M* ou d'*hydroxyde de sodium 0,01 M*.

Bromures. Prélevez 1,0 ml de solution S et complétez à 50 ml avec de l'*eau R*. A 5,0 ml de solution, ajoutez 2,0 ml de *solution de rouge de phénol R2* et 1,0 ml de *solution de chloramine R1* et mélangez immédiatement. Après 2 min exactement, ajoutez 0,15 ml de *thiosulfate de sodium 0,1 M*, mélangez et complétez à 10,0 ml avec de l'*eau R*. Mesurez l'absorbance de la solution (*2.2.25*) à 590 nm, en utilisant de l'*eau R* comme liquide de compensation. L'absorbance n'est pas supérieure à celle d'une solution préparée simultanément et dans les mêmes conditions en utilisant 5 ml d'une solution de *bromure de potassium R* à 3,0 mg/l (0,1 pour cent).

Iodures. Humectez, goutte à goutte, 5 g de chlorure de potassium avec un mélange récemment préparé de 0,15 ml de *solution de nitrite de sodium R*, de 2 ml d'*acide sulfurique 0,5 M*, de 25 ml de *solution d'amidon exempte d'iodure R* et de 25 ml d'*eau R*. Après 5 min, examinez à la lumière du jour. La substance ne présente pas de coloration bleue.

Sulfates (*2.4.13*). Prélevez 5 ml de solution S et complétez à 15 ml avec de l'*eau distillée R*. La solution satisfait à l'essai limite des sulfates (300 ppm).

Aluminium (*2.4.17*). Le chlorure de potassium destiné à la préparation de solutions pour hémodialyse satisfait également à l'essai de l'aluminium. Dissolvez 4 g de chlorure de potassium dans 100 ml d'*eau R* et ajoutez 10 ml de *solution tampon acétate pH 6,0 R*. La solution satisfait à l'essai limite de l'aluminium (1 ppm). Utilisez comme solution de référence un mélange de 2 ml de *solution à 2 ppm d'aluminium (Al) R*, de 10 ml de *solution tampon acétate pH 6,0 R* et de 98 ml d'*eau R* et comme solution à blanc un mélange de 10 ml de *solution tampon acétate pH 6,0 R* et de 100 ml d'*eau R*.

Baryum. A 5 ml de solution S, ajoutez 5 ml d'*eau distillée R* et 1 ml d'*acide sulfurique dilué R*. Après 15 min, si la solution présente une opalescence, celle-ci n'est pas plus prononcée que celle d'un mélange de 5 ml de solution S et de 6 ml d'*eau distillée R*.

Fer (*2.4.9*). Prélevez 5 ml de solution S et complétez à 10 ml avec de l'*eau R*. La solution satisfait à l'essai limite du fer (20 ppm).

Magnésium et métaux alcalino-terreux (*2.4.7*). 10,0 g de chlorure de potassium satisfont à l'essai limite du magnésium et des métaux alcalino-terreux. Le volume d'*édétate de sodium 0,01 M* utilisé n'est pas supérieur à 5,0 ml (200 ppm, calculés en Ca).

Métaux lourds (*2.4.8*). 12 ml de solution S satisfont à l'essai limite A des métaux lourds (10 ppm). Préparez le témoin avec la *solution à 1 ppm de plomb (Pb) R*.

Sodium. Le chlorure de potassium destiné à la préparation de formes pharmaceutiques administrées par voie parentérale ou à la préparation de solutions pour hémodialyse satisfait également à l'essai du sodium. Déterminez la teneur en sodium par spectrométrie d'émission atomique (*2.2.22*).

Solution à examiner. Dissolvez 1,00 g de chlorure de potassium dans de l'*eau R* et complétez à 100,0 ml avec le même solvant.

Solutions de référence. Dissolvez dans de l'*eau R* 0,5084 g de *chlorure de sodium R*, desséché au préalable à 100-105 °C pendant 3 h, et complétez à 1000,0 ml avec le même solvant (200 µg de Na par millilitre). Diluez si nécessaire.

Mesurez l'intensité émise à 589 nm.

Le chlorure de potassium ne contient pas plus de 0,1 pour cent de Na.

Perte à la dessiccation (*2.2.32*). Déterminée à l'étuve à 100-105 °C sur 1,000 g de chlorure de potassium pendant 3 h, la perte à la dessiccation n'est pas supérieure à 1,0 pour cent.

DOSAGE

Dissolvez 1,300 g de chlorure de potassium dans de l'*eau R* et complétez à 100,0 ml avec le même solvant. Prélevez 10,0 ml de solution, ajoutez 50 ml d'*eau R*, 5 ml d'*acide nitrique dilué R*, 25,0 ml de *nitrate d'argent 0,1 M* et 2 ml de *phtalate de dibutyle R*, puis agitez. Titrez par le *thiocyanate d'ammonium 0,1 M* en présence de 2 ml de *solution de sulfate ferrique et d'ammonium R2*, en agitant énergiquement à l'approche du virage.

1 ml de *nitrate d'argent 0,1 M* correspond à 7,46 mg de KCl.

ÉTIQUETAGE

L'étiquette indique :

- dans les cas appropriés, que la substance convient à la préparation de formes pharmaceutiques administrées par voie parentérale,
- dans les cas appropriés, que la substance convient à la préparation de solutions pour hémodialyse.

01/2002:0400

POTASSIUM (CITRATE DE)

Kalii citras

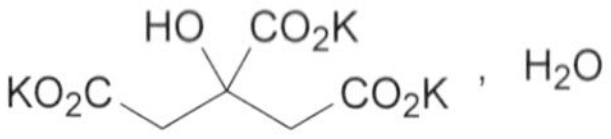

$C_6H_5K_3O_7,H_2O$ M_r 324,4

DÉFINITION

Le citrate de potassium contient au minimum 99,0 pour cent et au maximum l'équivalent de 101,0 pour cent de 2-hydroxypropane-1,2,3-tricarboxylate de tripotassium, calculé par rapport à la substance anhydre.

CARACTÈRES

Poudre granuleuse blanche ou cristaux transparents, hygroscopiques, très solubles dans l'eau, pratiquement insolubles dans l'alcool.

IDENTIFICATION

A. A 1 ml de solution S (voir Essai), ajoutez 4 ml d'*eau R*. La solution donne la réaction des citrates (*2.3.1*).

B. 0,5 ml de solution S donne la réaction (b) du potassium (*2.3.1*).

ESSAI

Solution S. Dissolvez 10,0 g de citrate de potassium dans de l'*eau exempte de dioxyde de carbone R* préparée à partir d'*eau distillée R* et complétez à 100 ml avec le même solvant.

Aspect de la solution. La solution S est limpide (*2.2.1*) et incolore (*2.2.2, Procédé II*).

Acidité ou alcalinité. A 10 ml de solution S, ajoutez 0,1 ml de *solution de phénolphtaléine R*. Le virage de l'indicateur ne nécessite pas plus de 0,2 ml d'*acide chlorhydrique 0,1 M* ou d'*hydroxyde de sodium 0,1 M*.

Substances facilement carbonisables. A 0,20 g de citrate de potassium pulvérisé, ajoutez 10 ml d'*acide sulfurique R*. Chauffez au bain-marie à 90 ± 1 °C pendant 60 min. Refroidissez rapidement. La solution n'est pas plus fortement colorée que la solution témoin J_2 ou JV_2 (*2.2.2, Procédé II*).

Chlorures (*2.4.4*). Prélevez 10 ml de solution S et complétez à 15 ml avec de l'*eau R*. La solution satisfait à l'essai limite des chlorures (50 ppm).

Oxalates. Dissolvez 0,50 g de citrate de potassium dans 4 ml d'*eau R*, puis ajoutez 3 ml d'*acide chlorhydrique R* et 1 g de *zinc R* en grenailles. Chauffez au bain-marie pendant 1 min. Laissez reposer pendant 2 min. Transvasez le liquide dans un tube à essai contenant 0,25 ml d'une solution de *chlorhydrate de phénylhydrazine R* à 10 g/l, puis chauffez à ébullition. Refroidissez rapidement, transvasez dans une éprouvette graduée, puis ajoutez un volume égal d'*acide chlorhydrique R* et 0,25 ml de *solution de ferricyanure de potassium R*. Agitez, puis laissez reposer pendant 30 min. La solution n'est pas plus fortement colorée en rose qu'une solution témoin préparée simultanément dans les mêmes conditions avec 4 ml d'une solution d'*acide oxalique R* à 0,05 g/l (300 ppm).

Sulfates (*2.4.13*). A 10 ml de solution S, ajoutez 2 ml d'*acide chlorhydrique R1* et complétez à 15 ml avec de l'*eau distillée R*. La solution satisfait à l'essai limite des sulfates (150 ppm).

Métaux lourds (*2.4.8*). 12 ml de solution S satisfont à l'essai limite A des métaux lourds (10 ppm). Préparez le témoin avec la *solution à 1 ppm de plomb (Pb) R*.

Sodium. Déterminez la teneur en sodium par spectrométrie d'émission atomique (*2.2.22, Procédé II*).

Solution à examiner. A 10 ml de solution S, ajoutez 1 ml d'*acide chlorhydrique dilué R* et complétez à 100 ml avec de l'*eau distillée R*.

Solutions de référence. Préparez les solutions de référence à partir d'une solution de *chlorure de sodium R* contenant 1 mg de Na par millilitre par dilution avec de l'*eau distillée R*.

Mesurez l'intensité émise à 589 nm. Le citrate de potassium ne contient pas plus de 0,3 pour cent de Na.

Teneur en eau (*2.5.12*). Déterminée par semi-microdosage sur 0,500 g de citrate de potassium, la teneur en eau est de 4,0 pour cent à 7,0 pour cent. Après avoir introduit la substance dans l'appareil, agitez pendant 15 min, puis titrez.

DOSAGE

Dissolvez 0,150 g de citrate de potassium dans 20 ml d'*acide acétique anhydre R*, en chauffant à 50 °C environ. Laissez refroidir. Titrez par l'*acide perchlorique 0,1 M* en présence de 0,25 ml de *solution de naphtolbenzéine R* jusqu'à virage au vert.

1 ml d'*acide perchlorique 0,1 M* correspond à 10,21 mg de $C_6H_5K_3O_7$.

CONSERVATION

En récipient étanche.

01/2002:1140

POTASSIUM (CLAVULANATE DE)

Kalii clavulanas

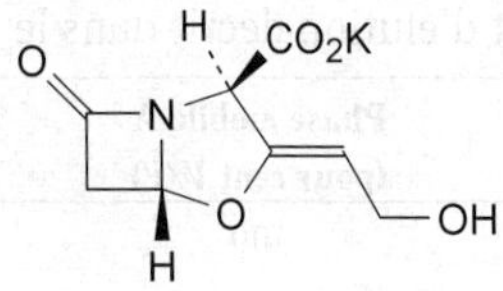

$C_8H_8KNO_5$ M_r 237,3

DÉFINITION

Le clavulanate de potassium est le sel potassique d'une substance élaborée par la croissance de certaines souches de *Streptomyces clavuligerus* ou obtenue par tout autre moyen. Il contient au minimum 96,5 pour cent et au maximum l'équivalent de 100,5 pour cent de (*Z*)-(2*R*,5*R*)-3-(2-hydroxyéthylidène)-7-oxo-4-oxa-1-azabicyclo[3.2.0]heptane-2-carboxylate de potassium, calculé par rapport à la substance anhydre.

CARACTÈRES

Poudre cristalline blanche à sensiblement blanche, hygroscopique, facilement soluble dans l'eau, peu soluble dans l'alcool, très peu soluble dans l'acétone.

IDENTIFICATION

A. Examinez le clavulanate de potassium par spectrophotométrie d'absorption dans l'infrarouge (*2.2.24*)en comparant avec le *spectre de référence du clavulanate de potassium de la Ph. Eur.*

B. Le clavulanate de potassium donne la réaction (b) du potassium (*2.3.1*).

ESSAI

Solution S. Dissolvez 0,400 g de clavulanate de potassium dans de l'*eau exempte de dioxyde de carbone R* et complétez à 20,0 ml avec le même solvant.

Détermination du pH (*2.2.3*). Prélevez 5 ml de solution S et complétez à 10 ml avec de l'*eau exempte de dioxyde de carbone R*. Le pH de la solution est de 5,5 à 7,5.

Pouvoir rotatoire spécifique (*2.2.7*). Déterminé avec la solution S et calculé par rapport à la substance anhydre, le pouvoir rotatoire spécifique est de + 53 à + 63.

Absorbance (*2.2.25*). Dissolvez 50,0 mg de clavulanate de potassium dans de la *solution tampon phosphate pH 7,0 (0,1 M) R* et complétez à 50,0 ml avec la même solution. Mesurez immédiatement l'absorbance de la solution à 278 nm. L'absorbance n'est pas supérieure à 0,40.

Substances apparentées. Opérez par chromatographie liquide (*2.2.29*). *Préparez les solutions immédiatement avant l'emploi.*

Solution à examiner. Dissolvez 0,250 g de clavulanate de potassium dans la phase mobile A et complétez à 25,0 ml avec la phase mobile A.

Solution témoin (a). Prélevez 1,0 ml de solution à examiner et complétez à 100,0 ml avec la phase mobile A.

Solution témoin (b). Dissolvez 10 mg de *clavulanate de lithium SCR* et 10 mg d'*amoxicilline trihydratée SCR* dans la phase mobile A et complétez à 100 ml avec la phase mobile A.

La chromatographie peut être réalisée en utilisant :

Monographies L - P

– une colonne d'acier inoxydable, d'une longueur de 0,25 m et d'un diamètre intérieur de 4,6 mm, remplie de *gel de silice octadécylsilylé pour chromatographie R* (5 µm),
– comme phase mobile, à un débit de 2 ml/min, un mélange d'une solution de *phosphate monosodique R* à 7,8 g/l, ajustée à pH 4,0 avec de l'*acide phosphorique dilué R* (phase mobile A), et de *méthanol R1* (phase mobile B), avec le gradient d'élution décrit dans le tableau :

Intervalle (min)	Phase mobile A (pour cent *V/V*)	Phase mobile B (pour cent *V/V*)
0 - 4	100	0
4 - 15	100 → 50	0 → 50
15 - 18	50	50

– comme détecteur, un spectrophotomètre réglé à 230 nm,

en maintenant la température de la colonne à 40 °C.

Injectez 20 µl de solution témoin (b). Ajustez la sensibilité du système de façon que la hauteur du premier pic (clavulanate) dans le chromatogramme obtenu, représente au moins 70 pour cent de l'échelle totale de l'enregistreur. L'essai n'est valable que si, dans le chromatogramme obtenu, la résolution entre le premier pic (clavulanate) et le second pic (amoxicilline) n'est pas inférieure à 10. Injectez 20 µl de solution à examiner et 20 µl de solution témoin (a). Continuez la chromatographie pendant 10 fois le temps de rétention du pic principal. S'il apparaît d'autres pics que le pic principal dans le chromatogramme obtenu avec la solution à examiner, la surface d'aucun d'entre eux n'est supérieure à celle du pic principal du chromatogramme obtenu avec la solution témoin (a) (1 pour cent) et la somme de leur surface n'est pas supérieure à 2 fois la surface du pic principal du chromatogramme obtenu avec la solution témoin (a) (2 pour cent). Ne tenez pas compte des pics dont la surface est inférieure à 0,02 fois celle du pic principal du chromatogramme obtenu avec la solution témoin (a).

1,1-diméthyléthylamine. Opérez par chromatographie en phase gazeuse (*2.2.28*).

Solution à examiner. Dissolvez 0,20 g de clavulanate de potassium dans 3,0 ml d'une solution d'*hydroxyde de sodium R* à 4 g/l et agitez avec 5,0 ml de *chlorure de méthylène R*. Utilisez la couche inférieure.

Solution témoin. Agitez 5,0 ml d'une solution de *1,1-diméthyléthylamine R* à 80 mg/l dans le *chlorure de méthylène R* avec 3,0 ml d'une solution d'*hydroxyde de sodium R* à 4 g/l. Utilisez la couche inférieure.

La chromatographie peut être réalisée en utilisant :

– une colonne d'acier inoxydable, d'une longueur de 4 m et d'un diamètre intérieur de 3 mm, remplie de *terre d'infusoires pour chromatographie en phase gazeuse R* (135 µm à 175 µm) imprégnée de 8 pour cent *m/m* de *macrogol 20 000 R* et de 2 pour cent *m/m* d'*hydroxyde de potassium R*,
– comme gaz vecteur, de l'*azote pour chromatographie R*, à un débit de 30 ml/min,
– un détecteur à ionisation de flamme,

en maintenant la température de la colonne à 60 °C, celle de la chambre à injection à 150 °C et celle du détecteur à 180 °C.

Le clavulanate de potassium ne contient pas plus de 0,2 pour cent de 1,1-diméthyléthylamine.

Clavam-2-carboxylate de potassium. Opérez par chromatographie liquide (*2.2.29*).

Solution à examiner. Dissolvez 1,00 g de clavulanate de potassium dans de l'*eau R* et complétez à 100,0 ml avec le même solvant.

Solution témoin. Préparez une solution contenant 1,9 µg/ml environ de *clavam-2-carboxylate de potassium SCR.*

La chromatographie peut être réalisée en utilisant :

– une colonne d'acier inoxydable, d'une longueur de 0,3 m et d'un diamètre intérieur de 4,6 mm, remplie de *gel de silice octadécylsilylé pour chromatographie R* (10 µm),
– comme phase mobile, à un débit de 0,5 ml/min, une solution de *phosphate monosodique R* à 15,6 g/l, ajustée à pH 4,0 avec de l'*acide phosphorique dilué R,*
– comme détecteur, un spectrophotomètre réglé à 210 nm.

Injectez 20 µl de solution de référence. Ajustez la sensibilité du système de façon à obtenir un pic mesurable présentant un temps de rétention de 11 min environ. Injectez 20 µl de solution à examiner. Calculez la teneur en clavam-2-carboxylate de potassium à partir des surfaces du pic principal du chromatogramme obtenu avec la solution témoin et d'un pic correspondant dans le chromatogramme obtenu avec la solution à examiner.

Le clavulanate de potassium ne contient pas plus de 0,01 pour cent de clavam-2-carboxylate de potassium.

Teneur en eau (*2.5.12*). Déterminée par semi-microdosage sur 1,000 g de clavulanate de potassium, la teneur en eau n'est pas supérieure à 0,5 pour cent.

Stérilité (*2.6.1*). Le clavulanate de potassium destiné à la préparation de formes pharmaceutiques administrées par voie parentérale sans autre procédé approprié de stérilisation satisfait également à l'essai de stérilité.

Endotoxines bactériennes (*2.6.14*) : moins de 0,03 UI/mg, si le clavulanate de potassium est destiné à la préparation de formes pharmaceutiques administrées par voie parentérale sans autre procédé approprié d'élimination des endotoxines bactériennes.

DOSAGE

Opérez par chromatographie liquide (*2.2.29*). *Préparez les solutions immédiatement avant l'emploi.*

Solution à examiner. Dissolvez 50,0 mg de clavulanate de potassium dans une solution d'*acétate de sodium R* à 4,1 g/l, préalablement ajustée à pH 6,0 avec de l'*acide acétique glacial R*, et complétez à 50,0 ml avec la même solution.

Solution témoin (a). Dissolvez 50,0 mg de *clavulanate de lithium SCR* dans une solution d'*acétate de sodium R* à 4,1 g/l, préalablement ajustée à pH 6,0 avec de l'*acide acétique glacial R*, et complétez à 50,0 ml avec la même solution.

Solution témoin (b). Dissolvez 50,0 mg de *clavulanate de lithium SCR* et 50,0 mg d'*amoxicilline trihydratée SCR* dans une solution d'*acétate de sodium R* à 4,1 g/l, préalablement ajustée à pH 6,0 avec de l'*acide acétique glacial R*, et complétez à 50,0 ml avec la même solution.

La chromatographie peut être réalisée en utilisant :

– une colonne d'acier inoxydable, d'une longueur de 0,3 m et d'un diamètre intérieur de 4,6 mm, remplie de *gel de silice octadécylsilylé pour chromatographie R* (10 µm),
– comme phase mobile, à un débit de 1 ml/min, un mélange de 5 volumes de *méthanol R1* et de 95 volumes d'une solution de *phosphate monosodique R* à 15 g/l préalablement ajustée à pH 4,0 avec de l'*acide phosphorique dilué R*,
– comme détecteur, un spectrophotomètre réglé à 230 nm.

Injectez 20 µl de solution témoin (b). Le dosage n'est valable que si, dans le chromatogramme obtenu, la résolution entre le premier pic (clavulanate) et le second pic (amoxicilline) n'est pas inférieure à 3,5 et si le facteur de symétrie du pic correspondant au clavulanate n'est pas supérieur à 1,5.

Injectez 6 fois la solution témoin (a). Le dosage n'est valable que si l'écart type relatif de la surface du pic du clavulanate n'est pas supérieur à 1,0 pour cent.

Injectez 20 µl de solution à examiner et de solution témoin (a).

1 mg de $C_8H_9NO_5$ correspond à 1,191 mg de $C_8H_8KNO_5$.

CONSERVATION

En récipient étanche. Si la substance est stérile, elle est conservée en récipient stérile, étanche, à fermeture inviolable.

ÉTIQUETAGE

L'étiquette indique :

- dans les cas appropriés, que la substance est stérile,
- dans les cas appropriés, que la substance est exempte d'endotoxines bactériennes.

IMPURETÉS

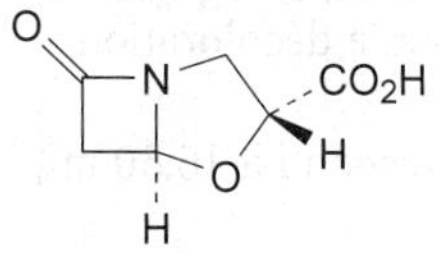

A. acide (3*R*,5*S*)-7-oxo-4-oxa-1-azabicyclo[3.2.0]heptane-3-carboxylique (acide clavam-2-carboxylique),

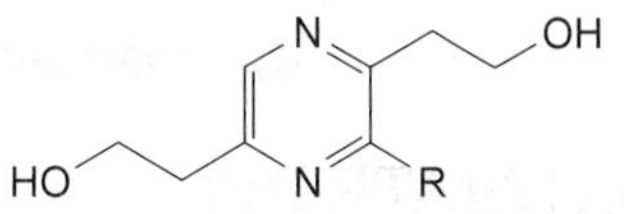

B. R = H : 2,2′-(pyrazine-2,5-diyl)diéthanol,

C. R = CH_2-CH_2-CO_2H : acide 3-[3,6-bis(2-hydroxyéthyl)pyrazin-2-yl]propanoïque,

D. R = CH_2-CH_3 : 2,2′-(3-éthylpyrazine-2,5-diyl)diéthanol,

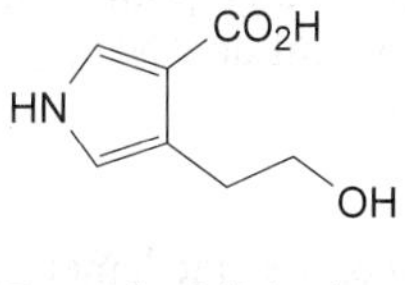

E. acide 4-(2-hydroxyéthyl)pyrrole-3-carboxylique.

01/2002:0840

POTASSIUM (HYDROXYDE DE)

Kalii hydroxidum

KOH M_r 56,11

DÉFINITION

L'hydroxyde de potassium contient au minimum 85,0 pour cent et au maximum l'équivalent de 100,5 pour cent d'alcali total, calculé en KOH.

CARACTÈRES

Masses blanches, dures, à structure cristalline, présentées sous forme de cylindres, de pastilles ou de morceaux de forme irrégulière, déliquescentes, hygroscopiques, absorbant le dioxyde de carbone, très solubles dans l'eau, facilement solubles dans l'alcool.

IDENTIFICATION

A. Dissolvez 0,1 g d'hydroxyde de potassium dans 10 ml d'*eau R* (cette solution est utilisée pour l'identification B). Prélevez 1 ml de solution et complétez à 100 ml avec de l'*eau R*. Le pH (*2.2.3*) de cette solution n'est pas inférieur à 10,5.

B. 1 ml de la première solution préparée au cours de l'identification A donne la réaction (b) du potassium (*2.3.1*).

ESSAI

Solution S1. Dissolvez 2,5 g d'hydroxyde de potassium dans 10 ml d'*eau R*. Ajoutez, avec précaution et en refroidissant, 2 ml d'*acide nitrique R* et complétez à 25 ml avec de l'*acide nitrique dilué R*.

Solution S2. Dissolvez 10 g d'hydroxyde de potassium dans 15 ml d'*eau distillée R*. Ajoutez, avec précaution et en refroidissant, 12 ml d'*acide chlorhydrique R* et complétez à 50 ml avec de l'*acide chlorhydrique dilué R*.

Aspect de la solution. Dissolvez 5 g d'hydroxyde de potassium dans de l'*eau exempte de dioxyde de carbone R* et complétez à 50 ml avec le même solvant. La solution est limpide (*2.2.1*) et incolore (*2.2.2, Procédé II*).

Carbonates. Déterminée selon les indications du dosage et calculée en K_2CO_3, la teneur en carbonates n'est pas supérieure à 2,0 pour cent.

Chlorures (*2.4.4*). Prélevez 10 ml de solution S1 et complétez à 15 ml avec de l'*eau R*. La solution satisfait à l'essai limite des chlorures (50 ppm).

Phosphates (*2.4.11*). Prélevez 5 ml de solution S1 et complétez à 100 ml avec de l'*eau R*. La solution satisfait à l'essai limite des phosphates (20 ppm).

Sulfates (*2.4.13*). 15 ml de solution S2 satisfont à l'essai limite des sulfates (50 ppm).

Aluminium (*2.4.17*). L'hydroxyde de potassium destiné à la préparation de solutions pour hémodialyse satisfait également à l'essai de l'aluminium. Dissolvez 20 g d'hydroxyde de potassium dans 100 ml d'*eau R* et ajoutez 10 ml de *solution tampon acétate pH 6,0 R*. La solution satisfait à l'essai limite de l'aluminium (0,2 ppm). Utilisez comme solution de référence un mélange de 2 ml de *solution à 2 ppm d'aluminium (Al) R*, de 10 ml de *solution tampon acétate pH 6,0 R* et de 98 ml d'*eau R* et comme solution à blanc un mélange de 10 ml de *solution tampon acétate pH 6,0 R* et de 100 ml d'*eau R*.

Fer (*2.4.9*). Prélevez 5 ml de solution S2 et complétez à 10 ml avec de l'*eau R*. La solution satisfait à l'essai limite du fer (10 ppm).

Sodium. Déterminez la teneur en sodium par spectrométrie d'absorption atomique (*2.2.23, Procédé II*).

Solution à examiner. Dissolvez 1,00 g d'hydroxyde de potassium dans 50 ml d'*eau R*, ajoutez 5 ml d'*acide sulfurique R* et complétez à 100,0 ml avec de l'*eau R*. Prélevez 1,0 ml de solution et complétez à 10,0 ml avec de l'*eau R*.

Solutions de référence. Préparez les solutions de référence à partir de la *solution à 200 ppm de sodium (Na) R*, diluée si nécessaire avec de l'*eau R*.

Mesurez l'absorbance à 589 nm en utilisant une lampe à cathode creuse au sodium comme source de radiation et une flamme air-acétylène.

L'hydroxyde de potassium ne contient pas plus de 1,0 pour cent de Na.

Métaux lourds (*2.4.8*). Prélevez 10 ml de solution S2 et complétez à 20 ml avec de l'*eau R*. 12 ml de solution satisfont à l'essai limite A des métaux lourds (10 ppm). Préparez le témoin avec la *solution à 1 ppm de plomb (Pb) R*.

DOSAGE

Dissolvez 2,000 g d'hydroxyde de potassium dans 25 ml d'*eau exempte de dioxyde de carbone R*. Ajoutez 25 ml de *solution de chlorure de baryum R1* récemment préparée et 0,3 ml de *solution de phénolphtaléine R*. Ajoutez lentement, tout en agitant, 25,0 ml d'*acide chlorhydrique 1 M* et continuez le titrage par l'*acide chlorhydrique 1 M* jusqu'à virage du rose à l'incolore. Ajoutez 0,3 ml de *solution de bleu de bromophénol R* et continuez le titrage par l'*acide chlorhydrique 1 M* jusqu'à virage du bleu-violet au jaune.

1 ml de l'*acide chlorhydrique 1 M* utilisé dans la seconde partie du titrage correspond à 69,11 mg de K_2CO_3.

1 ml de l'*acide chlorhydrique 1 M* utilisé dans les 2 titrages correspond à 56,11 mg d'alcali total, calculé en KOH.

CONSERVATION

En récipient étanche, en matière non métallique.

ÉTIQUETAGE

L'étiquette indique, dans les cas appropriés, que la substance convient à la préparation de solutions pour hémodialyse.

01/2002:0186

POTASSIUM (IODURE DE)

Kalii iodidum

KI 166,0

DÉFINITION

L'iodure de potassium contient au minimum 99,0 pour cent et au maximum l'équivalent de 100,5 pour cent de KI, calculé par rapport à la substance desséchée.

CARACTÈRES

Poudre blanche ou cristaux incolores, très solubles dans l'eau, facilement solubles dans le glycérol, solubles dans l'alcool.

IDENTIFICATION

A. La solution S (voir Essai) donne les réactions des iodures (*2.3.1*).

B. La solution S donne les réactions du potassium (*2.3.1*).

ESSAI

Solution S. Dissolvez 10,0 g d'iodure de potassium dans de l'*eau exempte de dioxyde de carbone R* préparée à partir d'*eau distillée R* et complétez à 100 ml avec le même solvant.

Aspect de la solution. La solution S est limpide (*2.2.1*) et incolore (*2.2.2, Procédé II*).

Alcalinité. A 12,5 ml de solution S, ajoutez 0,1 ml de *solution de bleu de bromothymol R1*. Le virage de l'indicateur ne nécessite pas plus de 0,5 ml d'*acide chlorhydrique 0,01 M*.

Iodates. A 10 ml de solution S, ajoutez 0,25 ml de *solution d'amidon exempte d'iodure R* et 0,2 ml d'*acide sulfurique dilué R*. Laissez reposer à l'abri de la lumière, pendant 2 min. Il ne se développe pas de coloration bleue.

Sulfates (*2.4.13*). Prélevez 10 ml de solution S et complétez à 15 ml avec de l'*eau distillée R*. La solution satisfait à l'essai limite des sulfates (150 ppm).

Thiosulfates. A 10 ml de solution S, ajoutez 0,1 ml de *solution d'amidon R* et 0,1 ml d'*iode 0,005 M*. Il apparaît une coloration bleue.

Fer (*2.4.9*). Prélevez 5 ml de solution S et complétez à 10 ml avec de l'*eau R*. La solution satisfait à l'essai limite du fer (20 ppm).

Métaux lourds (*2.4.8*). 12 ml de solution S satisfont à l'essai limite A des métaux lourds (10 ppm). Préparez le témoin avec la *solution à 1 ppm de plomb (Pb) R*.

Perte à la dessiccation (*2.2.32*). Déterminée à l'étuve à 100-105 °C pendant 3 h sur 1,00 g d'iodure de potassium pulvérisé au préalable, la perte à la dessiccation n'est pas supérieure à 1,0 pour cent.

DOSAGE

Dissolvez 1,500 g d'iodure de potassium dans de l'*eau R* et complétez à 100,0 ml avec le même solvant. Prélevez 20,0 ml de solution et ajoutez 40 ml d'*acide chlorhydrique R*. Titrez par l'*iodate de potassium 0,05 M* jusqu'à virage du rouge au jaune. Ajoutez 5 ml de *chloroforme R* et, en agitant énergiquement, continuez le titrage jusqu'à décoloration de la couche chloroformique.

1 ml d'*iodate de potassium 0,05 M* correspond à 16,60 mg de KI.

CONSERVATION

A l'abri de la lumière.

01/2002:1465

POTASSIUM (NITRATE DE)

Kalii nitras

KNO_3 M_r 101,1

DÉFINITION

Le nitrate de potassium contient au minimum 99,0 pour cent et au maximum l'équivalent de 101,0 pour cent de KNO_3, calculé par rapport à la substance desséchée.

CARACTÈRES

Poudre cristalline, blanche ou cristaux incolores, facilement solubles dans l'eau, très solubles dans l'eau bouillante, pratiquement insolubles dans l'alcool.

IDENTIFICATION

A. Le nitrate de potassium donne la réaction des nitrates (*2.3.1*).

B. La solution S (voir Essai) donne les réactions du potassium (*2.3.1*).

ESSAI

Solution S. Dissolvez 10,0 g de nitrate de potassium dans de l'*eau exempte de dioxyde de carbone R* préparée à partir d'*eau distillée R* et complétez à 100 ml avec le même solvant.

Aspect de la solution. La solution S est limpide (*2.2.1*) et incolore (*2.2.2, Procédé II*).

Acidité ou alcalinité. A 10 ml de solution S, ajoutez 0,05 ml de *solution de bleu de bromothymol R1*. Le virage de l'indicateur ne nécessite pas plus de 0,5 ml d'*acide chlorhydrique 0,01 M* ou d'*hydroxyde de sodium 0,01 M*.

Substances réductibles. A 10 ml de solution S, ajoutez 0,5 ml d'*acide sulfurique dilué R* et 2 ml de *solution amidonnée d'iodure de zinc R*. Il n'apparaît pas de coloration bleue pendant 2 min.

Chlorures (*2.4.4*). Le nitrate de potassium destiné à un usage ophtalmique satisfait à l'essai des chlorures. Dissolvez 2,5 g de nitrate de potassium dans de l'*eau R* et complétez à 15 ml avec le même solvant. La solution satisfait à l'essai limite des chlorures (20 ppm).

Sulfates (*2.4.13*). Prélevez 10 ml de solution S et complétez à 15 ml avec de l'*eau distillée R*. La solution satisfait à l'essai limite des sulfates (150 ppm).

Ammonium (*2.4.1*). 1 ml de solution S satisfait à l'essai limite (A) de l'ammonium (100 ppm). Le nitrate de potassium destiné à un usage ophtalmique ne contient pas plus de 50 ppm d'ammonium.

Calcium (*2.4.3*). Prélevez 10 ml de solution S et complétez à 15 ml avec de l'*eau distillée R*. La solution satisfait à l'essai limite du calcium (100 ppm). Le nitrate de potassium destiné à un usage ophtalmique ne contient pas plus de 50 ppm de calcium.

Fer (*2.4.9*). Prélevez 5 ml de solution S et complétez à 10 ml avec de l'*eau R*. La solution satisfait à l'essai limite du fer (20 ppm). Le nitrate de potassium destiné à un usage ophtalmique ne contient pas plus de 10 ppm de fer.

Sodium. Déterminez la teneur en sodium par spectrométrie d'émission atomique (*2.2.22, Procédé II*).

Solution à examiner. Dissolvez 1,00 g de nitrate de potassium dans de l'*eau R* et complétez à 100,0 ml avec le même solvant.

Solutions de référence. Préparez les solutions de référence à partir de la *solution à 200 ppm de sodium (Na) R*, diluée si nécessaire avec de l'*eau R*.

Mesurez l'intensité émise à 589 nm.

Le nitrate de potassium ne contient pas plus de 0,1 pour cent de Na.

Métaux lourds (*2.4.8*). 12 ml de solution S satisfont à l'essai limite A des métaux lourds (10 ppm). Préparez le témoin avec la *solution à 1 ppm de plomb (Pb) R*.

Perte à la dessiccation (*2.2.32*). Déterminée à l'étuve à 100-105 °C sur 1,000 g de nitrate de potassium, la perte à la dessiccation n'est pas supérieure à 0,5 pour cent.

DOSAGE

Préparez une colonne à chromatographie d'une longueur de 0,3 m et d'un diamètre intérieur de 10 mm remplie de *résine échangeuse de cations fortement acide R* recouverte d'*eau exempte de dioxyde de carbone R*. Maintenez une hauteur de 1 cm de liquide pendant toute la détermination. Faites couler 100 ml d'*acide chlorhydrique dilué R* à travers la colonne à raison de 5 ml/min environ. Lavez la colonne (robinet entièrement ouvert) avec de l'*eau exempte de dioxyde de carbone R* jusqu'à ce que la solution soit neutre au *papier tournesol bleu R*. Dans un vase à précipiter, dissolvez 0,200 g de nitrate de potassium dans 2 ml d'*eau exempte de dioxyde de carbone R*. Transvasez cette solution dans le réservoir de la colonne et faites couler la solution à raison de 3 ml/min environ en recueillant l'éluat. Lavez le vase à précipiter avec 10 ml d'*eau exempte de dioxyde de carbone R* et transvasez cette solution, avec le même débit, dans le réservoir de la colonne juste encore recouvert de liquide. Finalement lavez la colonne avec 200 ml d'*eau exempte de dioxyde de carbone R* (robinet entièrement ouvert) jusqu'à ce que la solution soit neutre au *papier tournesol bleu R*. Réunissez l'éluat et les liquides de lavage. Titrez par l'*hydroxyde de sodium 0,1 M* en présence de 1 ml de *solution de phénolphtaléine R*.

1 ml d'*hydroxyde de sodium 0,1 M* correspond à 10,11 mg de KNO_3.

ÉTIQUETAGE

L'étiquette indique :

– dans les cas appropriés, que la substance convient à la préparation de formes pharmaceutiques à usage ophtalmique.

01/2002:0121

POTASSIUM (PERMANGANATE DE)

Kalii permanganas

$KMnO_4$ M_r 158,0

DÉFINITION

Le permanganate de potassium contient au minimum 99,0 pour cent et au maximum l'équivalent de 100,5 pour cent de $KMnO_4$.

CARACTÈRES

Poudre granulée violet foncé ou noir brunâtre, ou cristaux violet foncé ou presque noirs, généralement dotés d'un éclat métallique, solubles dans l'eau froide et facilement solubles dans l'eau bouillante. Le permanganate de potassium se décompose au contact de certaines substances organiques.

IDENTIFICATION

A. Dissolvez 50 mg environ de permanganate de potassium dans 5 ml d'*eau R*. Ajoutez 1 ml d'*alcool R* et 0,3 ml de *solution diluée d'hydroxyde de sodium R*. Il se développe une coloration verte. Chauffez à ébullition. Il se forme un précipité brun foncé.

B. Filtrez le mélange obtenu dans l'identification A. Le filtrat donne la réaction (b) du potassium (*2.3.1*).

ESSAI

Solution S. Dissolvez 0,75 g de permanganate de potassium dans 25 ml d'*eau distillée R* et ajoutez 3 ml d'*alcool R*. Chauffez à ébullition pendant 2 min à 3 min. Refroidissez et complétez à 30 ml avec de l'*eau distillée R*, puis filtrez.

Aspect de la solution. La solution S est incolore (*2.2.2, Procédé II*).

Substances insolubles dans l'eau. Dissolvez en chauffant à ébullition 0,5 g de permanganate de potassium dans 50 ml d'*eau R*. Filtrez sur filtre de verre fritté (16) taré et lavez à l'*eau R* jusqu'à obtention d'un filtrat incolore. Recueillez le résidu sur le filtre et desséchez à l'étuve à 100-105 °C. La masse du résidu n'excède pas 5 mg (1,0 pour cent).

Chlorures (*2.4.4*). Prélevez 10 ml de la solution S et complétez à 15 ml avec de l'*eau R*. La solution satisfait à l'essai limite des chlorures (200 ppm).

Sulfates (*2.4.13*). Prélevez 12 ml de la solution S et complétez à 15 ml avec de l'*eau distillée R*. La solution satisfait à l'essai limite des sulfates (500 ppm).

DOSAGE

Dissolvez 0,300 g de permanganate de potassium dans de l'*eau R* et complétez à 100,0 ml avec le même solvant. Prélevez 20,0 ml de la solution, puis ajoutez 20 ml d'*eau R*, 1 g d'*iodure de potassium R* et 10 ml d'*acide chlorhydrique dilué R*. Titrez l'iode libéré par le *thiosulfate de sodium 0,1 M* en présence de 1 ml de *solution d'amidon R*.

1 ml de *thiosulfate de sodium 0,1 M* correspond à 3,160 mg de $KMnO_4$.

Monographies L - P

01/2002:0618

POTASSIUM (SORBATE DE)

Kalii sorbas

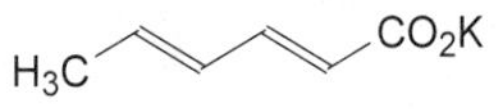

$C_6H_7KO_2$ M_r 150,2

DÉFINITION

Le sorbate de potassium contient au minimum 99,0 pour cent et au maximum l'équivalent de 101,0 pour cent de (*E*,*E*)-hexa-2,4-diénoate de potassium, calculé par rapport à la substance desséchée.

CARACTÈRES

Poudre ou granules, blancs ou sensiblement blancs, très solubles dans l'eau, peu solubles dans l'alcool.

IDENTIFICATION

Première identification : B, D.

Seconde identification : A, C, D.

A. Dissolvez 50,0 mg de sorbate de potassium dans de l'*eau R* et complétez à 250,0 ml avec le même solvant. Prélevez 2,0 ml de cette solution et complétez à 200,0 ml avec de l'*acide chlorhydrique 0,1 M*. Examinée de 230 nm à 350 nm (*2.2.25*), la solution présente un maximum d'absorption à 264 nm. L'absorbance spécifique au maximum est de 1650 à 1900.

B. Examinez le sorbate de potassium par spectrophotométrie d'absorption dans l'infrarouge (*2.2.24*), en comparant avec le spectre obtenu avec le *sorbate de potassium SCR*.

C. Dissolvez 1,0 g de sorbate de potassium dans 50 ml d'*eau R*, ajoutez 10 ml d'*acide chlorhydrique dilué R* et agitez. Filtrez le précipité cristallin, lavez-le avec de l'*eau R* et séchez-le sous vide en présence d'*acide sulfurique R* pendant 4 h. Le point de fusion (*2.2.14*) du résidu obtenu est de 132 °C à 136 °C.

D. Dissolvez 0,2 g de sorbate de potassium dans 2 ml d'*eau R* et ajoutez 2 ml d'*acide acétique dilué R*. Filtrez. La solution donne la réaction (b) du potassium (*2.3.1*).

ESSAI

Solution S. Dissolvez 2,5 g de sorbate de potassium dans de l'*eau exempte de dioxyde de carbone R* et complétez à 50 ml avec le même solvant.

Aspect de la solution. La solution S est limpide (*2.2.1*) et n'est pas plus fortement colorée que la solution témoin J_5 (*2.2.2, Procédé II*).

Acidité ou alcalinité. A 20 ml de solution S, ajoutez 0,1 ml de *solution de phénolphtaléine R*. Le virage de l'indicateur ne nécessite pas plus de 0,25 ml d'*hydroxyde de sodium 0,1 M* ou d'*acide chlorhydrique 0,1 M*.

Aldéhydes. Dissolvez 1,0 g de sorbate de potassium dans un mélange de 30 ml d'*eau R* et de 50 ml de *2-propanol R*, ajustez à pH 4 avec de l'*acide chlorhydrique 1 M* et complétez à 100 ml avec de l'*eau R*. Prélevez 10 ml de solution et ajoutez 1 ml de *solution de fuchsine décolorée R* ; laissez reposer pendant 30 min. La solution n'est pas plus fortement colorée qu'une solution témoin préparée simultanément en ajoutant 1 ml de *solution de fuchsine décolorée R* à un mélange de 1,5 ml de *solution à 100 ppm d'acétaldéhyde (C_2H_4O) R*, de 4 ml de *2-propanol R* et de 4,5 ml d'*eau R* (0,15 pour cent, calculé en C_2H_4O).

Métaux lourds (*2.4.8*). 2,0 g de sorbate de potassium satisfont à l'essai limite D des métaux lourds (10 ppm). Préparez le témoin avec 2 ml de *solution à 10 ppm de plomb (Pb) R*.

Perte à la dessiccation (*2.2.32*). Déterminée par chauffage à l'étuve à 100-105 °C pendant 3 h sur 1,000 g de sorbate de potassium, la perte à la dessiccation n'est pas supérieure à 1,0 pour cent.

DOSAGE

Dissolvez 0,120 g de sorbate de potassium dans 20 ml d'*acide acétique anhydre R*. Titrez par l'*acide perchlorique 0,1 M* en présence de 0,1 ml de *solution de violet cristallisé R* jusqu'à virage du violet au vert-bleu.

1 ml d'*acide perchlorique 0,1 M* correspond à 15,02 mg de $C_6H_7KO_2$.

CONSERVATION

A l'abri de la lumière.

01/2002:0685

POVIDONE

Povidonum

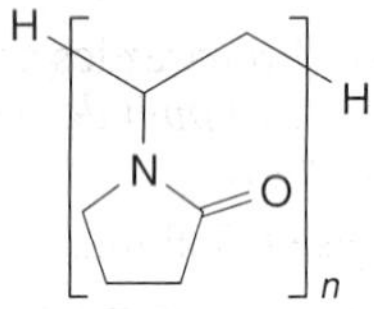

$(C_6H_9NO)_n$ M_r $(111,1)_n$

DÉFINITION

α-Hydro-ω-hydropoly[1-(2-oxopyrrolidin-1-yl)éthylène] ; consiste en polymères linéaires de la 1-éthénylpyrrolidin-2-one.

Teneur : 11,5 pour cent à 12,8 pour cent d'azote (N ; A_r 14,01) (substance anhydre).

Les différents types de povidone se caractérisent par leur viscosité en solution, exprimée par la constante *K*.

La constante *K* de la povidone est de 85,0 pour cent à 115,0 pour cent de la valeur nominale, lorsque celle-ci est inférieure ou égale à 15.

La constante *K* de la povidone est de 90,0 pour cent à 108,0 pour cent de la valeur nominale ou de la moyenne de l'intervalle nominal, lorsque celle-ci ou la valeur moyenne de l'intervalle nominal est supérieure à 15.

CARACTÈRES

Aspect : poudre ou paillettes, blanches ou blanc-jaune, hygroscopiques.

Solubilité : facilement soluble dans l'eau, dans l'alcool et dans le méthanol, peu soluble dans l'acétone.

IDENTIFICATION

Première identification : A, E.

Seconde identification : B, C, D, E.

A. Spectrophotométrie d'absorption dans l'infrarouge (*2.2.24*).

Préparation : séchez les deux substances à 105 °C pendant 6 h. Enregistrez le spectre avec 4 mg de povidone.

Comparaison : *povidone SCR*.

B. A 0,4 ml de solution S1 (voir Essai), ajoutez 10 ml d'*eau R*, 5 ml d'*acide chlorhydrique dilué R* et 2 ml de *solution de dichromate de potassium R*. Il se forme un précipité jaune orangé.

C. A 1 ml de solution S1, ajoutez 0,2 ml de *solution de diméthylaminobenzaldéhyde R1* et 0,1 ml d'*acide sulfurique R*. Il apparaît une coloration rose.

D. A 0,1 ml de solution S1, ajoutez 5 ml d'*eau R* et 0,2 ml d'*iode 0,05 M*. Il apparaît une coloration rouge.

E. La povidone est facilement soluble dans l'*eau R*.

ESSAI

Solution S. Dissolvez 1,0 g de povidone dans de l'*eau exempte de dioxyde de carbone R* et complétez à 20 ml avec le même solvant. Ajoutez la povidone à l'eau, par petites quantités, à l'aide d'un agitateur magnétique.

Solution S1. Dissolvez 2,5 g de povidone dans de l'*eau exempte de dioxyde de carbone R* et complétez à 25 ml avec le même solvant. Ajoutez la povidone à l'eau, par petites quantités, à l'aide d'un agitateur magnétique.

Aspect de la solution. La solution S est limpide (*2.2.1*) et n'est pas plus fortement colorée que la solution témoin B_6, JB_6 or R_6 (*2.2.2, Procédé II*).

pH (*2.2.3*) : 3,0 à 5,0 pour la solution S pour la povidone dont la constante *K* n'est pas supérieure à 30 ; 4,0 à 7,0 pour la solution S pour la povidone dont la constante *K* est supérieure à 30.

Aldéhydes : au maximum 500 ppm, exprimé en acétaldéhyde.

Solution à examiner. Dissolvez 1.0 g de povidone dans de la *solution tampon phosphate pH 9,0 R* et complétez à 100,0 ml avec le même solvant. Fermez hermétiquement le flacon et chauffez à 60 °C pendant 1 h. Laissez refroidir.

Solution témoin. Dissolvez 0,140 g de *trimère acétaldéhyde-ammoniaque trihydraté R* dans de l'*eau R* et complétez à 200,0 ml avec le même solvant. Prélevez 1,0 ml de solution et complétez à 100,0 ml avec la *solution tampon phosphate pH 9,0 R*.

Dans 3 cuves identiques pour spectrophotomètre, d'un trajet optique de 1 cm, introduisez respectivement 0,5 ml de solution à examiner, 0,5 ml de solution témoin et 0,5 ml d'*eau R* (blanc). A chaque cuve, ajoutez 2,5 ml de *solution tampon phosphate pH 9,0 R* et 0,2 ml de *solution de nicotinamide-adénine dinucléotide R*. Mélangez et fermez hermétiquement. Laissez reposer à 22 ± 2 °C pendant 2-3 min. Mesurez l'absorbance (*2.2.25*) de chaque solution à 340 nm en utilisant de l'*eau R* comme liquide de compensation. A chaque cuve, ajoutez 0,05 ml de *solution d'aldéhyde-déshydrogénase R*, mélangez et fermez hermétiquement. Laissez reposer à 22 ± 2 °C pendant 5 min. Mesurez l'absorbance de chaque solution à 340 nm en utilisant de l'*eau R* comme liquide de compensation. Calculez la teneur en acétaldéhyde à l'aide de l'expression :

$$\frac{(A_{t2} - A_{t1}) - (A_{b2} - A_{b1})}{(A_{s2} - A_{s1}) - (A_{b2} - A_{b1})} \times \frac{100\,000 \times C}{m}$$

A_{t1} = absorbance de la solution à examiner, avant l'ajout d'aldéhyde déshydrogénase,

A_{t2} = absorbance de la solution à examiner, après l'ajout d'aldéhyde déshydrogénase,

A_{S1} = absorbance de la solution témoin, avant l'ajout d'aldéhyde déshydrogénase,

A_{S2} = absorbance de la solution témoin, après l'ajout d'aldéhyde déshydrogénase,

A_{b1} = absorbance du blanc, avant l'ajout d'aldéhyde déshydrogénase,

A_{b2} = absorbance du blanc, après l'ajout d'aldéhyde déshydrogénase,

m = masse de povidone, en grammes, calculée par rapport à la substance anhydre,

C = concentration d'acétaldéhyde (mg/ml) dans la solution témoin, calculée à partir de la masse du trimère acétaldéhyde-ammoniaque trihydraté en appliquant le facteur 0,72.

Peroxydes : au maximum 400 ppm, exprimé en H_2O_2.

Dissolvez 2,0 g de povidone dans 50 ml d'*eau R*. A 25 ml de solution, ajoutez 2 ml de *réactif au trichlorure de titane-acide sulfurique R*. Laissez reposer pendant 30 min. Mesurez l'absorbance (*2.2.25*) de la solution à 405 nm, en utilisant comme liquide de compensation un mélange de 25 ml d'une solution de povidone à 40 g/l et de 2 ml d'une solution d'*acide sulfurique R* à 13 pour cent *V/V*. L'absorbance n'est pas supérieure à 0,35.

Hydrazine. Chromatographie sur couche mince (*2.2.27*).

Utilisez des solutions récemment préparées.

Solution à examiner. Dissolvez 2,5 g de povidone dans 25 ml d'*eau R*. Ajoutez 0,5 ml d'une solution de *salicylaldéhyde R* à 50 g/l dans du *méthanol R*. Mélangez et chauffez au bain-marie à 60 °C pendant 15 min. Laissez refroidir et agitez avec 2,0 ml de *toluène R* pendant 2 min. Centrifugez et utilisez la couche supérieure limpide.

Solution témoin. Dissolvez 9 mg de *salicylaldéhyde-azine R* dans du *toluène R* et complétez à 100 ml avec le même solvant. Prélevez 1 ml de solution et complétez à 10 ml avec du *toluène R*.

Plaque : *plaque au gel de silice silanisé H pour CCM R*.

Phase mobile : *eau R*, *méthanol R* (1:2 *V/V*).

Application : 10 µl.

Développement : sur un parcours de 15 cm.

Séchage : à l'air.

Détection : examinez en lumière ultraviolette à 365 nm.

Limites :

– *hydrazine* : s'il apparaît une tache correspondant à la salicylaldéhyde-azine dans le chromatogramme obtenu avec la solution à examiner, elle n'est pas plus intense que la tache du chromatogramme obtenu avec la solution témoin (1 ppm).

Impureté A. Chromatographie liquide (*2.2.29*).

Solution à examiner. Dissolvez 0,25 g de povidone dans la phase mobile et complétez à 10,0 ml avec la phase mobile.

Solution témoin (a). Dissolvez 50 mg de *1-vinylpyrrolidin-2-one R* dans du *méthanol R* et complétez à 100,0 ml avec le même solvant. Prélevez 1,0 ml de solution et complétez à 100,0 ml avec du *méthanol R*. Prélevez 5,0 ml de cette solution et complétez à 100,0 ml avec la phase mobile.

Solution témoin (b). Dissolvez 10 mg de *1-vinylpyrrolidin-2-one R* et 0,5 g d'*acétate de vinyle R* dans du *méthanol R* et complétez à 100,0 ml avec le même solvant. Prélevez 1,0 ml de solution et complétez à 100,0 ml avec la phase mobile.

Précolonne :

Monographies L - P

– *dimensions* : l = 0,025 m, Ø = 4 mm,
– *phase stationnaire* : *gel de silice octadécylsilylé pour chromatographie R* (5 µm).

Colonne :
– *dimensions* : l = 0,25 m, Ø = 4 mm,
– *phase stationnaire* : *gel de silice octadécylsilylé pour chromatographie R* (5 µm),
– *température* : 40 °C.

Phase mobile : *acétonitrile R, eau R* (20:80 *V/V*).

Débit : ajusté de façon que le temps de rétention du pic correspondant à l'impureté A soit d'environ 10 min.

Détection : spectrophotomètre à 235 nm.

Injection : 50 µl. Après chaque injection de solution à examiner, rincez la précolonne en y faisant passer la phase mobile à contre-courant, avec le même débit que celui utilisé dans l'essai, pendant 30 min.

Conformité du système :
– *résolution* : au minimum 2,0 entre les pics correspondant respectivement à l'impureté A et à l'acétate de vinyle dans le chromatogramme obtenu avec la solution témoin (b).
– *répétabilité* : écart type relatif au maximum de 2,0 pour cent après injection de la solution témoin (a) 5 fois.

Limites :
– *impureté A* : au maximum la surface du pic principal obtenu avec la solution témoin (a) (10 ppm).

Impureté B. Chromatographie liquide (*2.2.29*).

Solution à examiner. Dissolvez 100 mg de povidone dans de l'*eau R* et complétez à 50,0 ml avec le même solvant.

Solution témoin. Dissolvez 100 mg de *2-pyrrolidone R* dans de l'*eau R* et complétez à 100 ml avec le même solvant. Prélevez 3,0 ml de solution et complétez à 50,0 ml avec de l'*eau R*.

Précolonne :
– *dimensions* : l = 0,025 m, Ø = 4 mm,
– *phase stationnaire* : *gel de silice octadécylsilylé postgreffé pour chromatographie R* (5 µm).

Colonne :
– *dimensions* : l = 0,25 m, Ø = 4 mm,
– *phase stationnaire* : *gel de silice aminohexadécylsilylé pour chromatographie R* (5 µm) à particules sphériques,
– *température* : 30 °C.

Phase mobile : *eau R*, ajustée à pH 2,4 avec de l'*acide phosphorique R*.

Débit : 1 ml/min.

Détection : spectrophotomètre réglé à 205 nm. Un détecteur est placé entre la précolonne et la colonne analytique. Un deuxième détecteur est placé après la colonne analytique.

Injection : 10 µl. Lorsque l'impureté B a quitté la précolonne (après environ 1,2 min), faites passer la phase mobile directement de la pompe vers la colonne analytique. Lavez la précolonne à contre-courant avant la prochaine chromatographie.

Limites :
– *impureté B* : au maximum la surface du pic principal du chromatogramme obtenu avec la solution témoin (3,0 pour cent).

Métaux lourds (*2.4.8*) : au maximum 10 ppm.

2,0 g de povidone satisfont à l'essai limite D. Préparez le témoin avec 2,0 ml de *solution à 10 ppm de plomb (Pb) R*.

Teneur en eau (*2.5.12*) : au maximum 5,0 pour cent, déterminé sur 0,500 g de povidone.

Cendres sulfuriques (*2.4.14*) : au maximum 0,1 pour cent, déterminé sur 1,0 g de povidone.

Viscosité, exprimée en constante *K*. Si la valeur nominale de la constante *K* est égale ou inférieure à 18, utilisez une solution de povidone à 50 g/l. Si la valeur nominale de la constante *K* est supérieure à 18, utilisez une solution de povidone à 10 g/l. Si la valeur nominale de la constante *K* est supérieure à 95, utilisez une solution de povidone à 1,0 g/l. Laissez reposer pendant 1 h. Déterminez la viscosité (*2.2.9*) de la solution à 25 °C en utilisant le viscosimètre N° 1, le temps d'écoulement minimum étant de 100 s. Calculez la constante K à l'aide de l'expression :

$$\frac{1,5\log\eta - 1}{0,15 + 0,003c} + \frac{\sqrt{300c\log\eta + (c + 1,5c\log\eta)^2}}{0,15c + 0,003c^2}$$

c = concentration de la substance à examiner en g/100 ml, calculée par rapport à la substance desséchée,

η = viscosité de la solution, exprimée par rapport à celle de l'*eau R*.

DOSAGE

Dans un matras à minéralisation, introduisez 100,0 mg de povidone (*m* mg), ajoutez 5 g d'un mélange de 1 g de *sulfate de cuivre R*, 1 g de *dioxyde de titanium R* et 33 g de *sulfate dipotassique R*, ainsi que 3 billes de verre. Entraînez les parcelles solides adhérant au col du matras par lavage avec un peu d'*eau R*. Ajoutez 7 ml d'*acide sulfurique R* en le faisant couler le long des parois du matras puis mélangez par un mouvement circulaire. Obturez le matras de façon non hermétique, par exemple à l'aide d'une ampoule piriforme de verre soufflé, pour éviter une perte excessive d'acide sulfurique. Chauffez d'abord progressivement, puis augmentez la température jusqu'à forte ébullition avec condensation d'acide sulfurique sur le col du matras. Prenez les précautions nécessaires pour éviter de surchauffer la partie supérieure du matras. Continuez à chauffez pendant 45 min. Refroidissez, dissolvez la partie solide en ajoutant avec précaution 20 ml d'*eau R* au mélange puis refroidissez encore et transvasez dans un appareil à distiller par entraînement à la vapeur. A l'aide d'un entonnoir, ajoutez 30 ml de *solution concentrée d'hydroxyde de sodium R*, puis rincez soigneusement l'entonnoir avec 10 ml d'*eau R* et distillez immédiatement en faisant passer la vapeur dans le mélange. Recueillez environ 80-100 ml de distillat dans un mélange de 30 ml d'une solution d'*acide borique R* à 40 g/l, de 3 gouttes de *solution de vert de bromocrésol et de rouge de méthyle R* et d'un volume d'*eau R* suffisant pour que la partie terminale du réfrigérant plonge dans le mélange. Vers la fin de la distillation, abaissez le récipient collecteur pour que la partie terminale du réfrigérant soit au-dessus de la surface de la solution acide et lavez l'extrémité du réfrigérant avec un peu d'*eau R*. Titrez le distillat par l'*acide sulfurique 0,025 M* jusqu'à ce que la couleur de la solution passe du vert au violet-rouge gris pâle en passant par le bleu-gris pâle (n_1 ml d'*acide sulfurique 0,025 M*).

Renouvelez l'essai avec 100,0 mg de *glucose R* en remplacement de la povidone (n_2 ml d'*acide sulfurique 0,025 M*).

$$\textit{teneur pour cent en azote} = \frac{0,7004\,(n_1 - n_2)}{m} \times 100$$

CONSERVATION

En récipient étanche.

ÉTIQUETAGE

L'étiquette du récipient indique la valeur nominale de la constante *K*.

IMPURETÉS

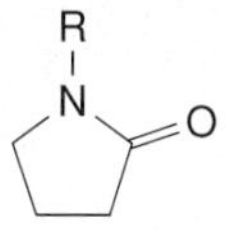

A. R = CH = CH_2 : 1-éthénylpyrrolidin-2-one (1-vinylpyrrolidin-2-one),

B. R = H : pyrrolidin-2-one (2-pyrrolidone).

01/2002:1142

POVIDONE IODÉE

Povidonum iodinatum

DÉFINITION

La povidone iodée est un complexe d'iode et de povidone. Elle contient au minimum 9,0 pour cent et au maximum 12,0 pour cent d'iode disponible, calculé par rapport à la substance desséchée.

PRODUCTION

La substance est produite à partir de povidone conforme à la monographie *Povidone (0685)*.

CARACTÈRES

Poudre amorphe brun-jaune à brun-rouge, soluble dans l'eau et dans l'alcool, pratiquement insoluble dans l'acétone.

IDENTIFICATION

A. Examinez la povidone iodée par spectrophotométrie d'absorption dans l'infrarouge (*2.2.24*), en comparant avec le *spectre de référence de la povidone iodée de la Ph. Eur.*

B. Dissolvez 10 mg de povidone iodée dans 10 ml d'*eau R* et ajoutez 1 ml de *solution d'amidon R*. Il se développe une intense coloration bleue.

C. Dissolvez 0,1 g de povidone iodée dans 5 ml d'*eau R* et ajoutez goutte à goutte une solution aqueuse de *sulfite de sodium R* à 10 g/l jusqu'à ce que la solution devienne incolore. Ajoutez 2 ml de *solution de dichromate de potassium R* et 1 ml d'*acide chlorhydrique R*. Il se forme un précipité brun clair.

ESSAI

Détermination du pH (*2.2.3*). Dissolvez 1,0 g de povidone iodée dans 10 ml d'*eau exempte de dioxyde de carbone R*. Le pH de la solution est de 1,5 à 5,0.

Iodures. Dissolvez 0,500 g de povidone iodée dans 100 ml d'*eau R*. Ajoutez du *métabisulfite de sodium R* jusqu'à disparition de la coloration de l'iode. Ajoutez 25,0 ml de *nitrate d'argent 0,1 M*, 10 ml d'*acide nitrique R* et 5 ml de *solution de sulfate ferrique et d'ammonium R2*. Titrez par le *thiocyanate d'ammonium 0,1 M*. Effectuez un titrage à blanc.

1 ml de *nitrate d'argent 0,1 M* correspond à 12,69 mg d'iode total. Pour obtenir la teneur pour cent en iodures, soustrayez de la teneur pour cent en iode total, calculée par rapport à la substance desséchée, la teneur pour cent en iode disponible déterminée sous Dosage.

La povidone iodée ne contient pas plus de 6,0 pour cent d'iodure, calculé par rapport à la substance desséchée.

Perte à la dessiccation (*2.2.32*). Déterminée à l'étuve à 100-105 °C pendant 3 h, sur 0,500 g de povidone iodée, la perte à la dessiccation n'est pas supérieure à 8,0 pour cent.

Cendres sulfuriques (*2.4.14*). Déterminé sur 1,0 g de povidone iodée, le taux des cendres sulfuriques n'est pas supérieur à 0,1 pour cent.

DOSAGE

Déposez 1,000 g de povidone iodée dans un flacon à bouchon rodé contenant 150 ml d'*eau R* et agitez par mouvements circulaires pendant 1 h. Ajoutez 0,1 ml d'*acide acétique dilué R* et titrez par le *thiosulfate de sodium 0,1 M* en présence de *solution d'amidon R*.

1 ml de *thiosulfate de sodium 0,1 M* correspond à 12,69 mg d'iode disponible.

CONSERVATION

A l'abri de la lumière.

01/2002:1466

PRAZÉPAM

Prazepamum

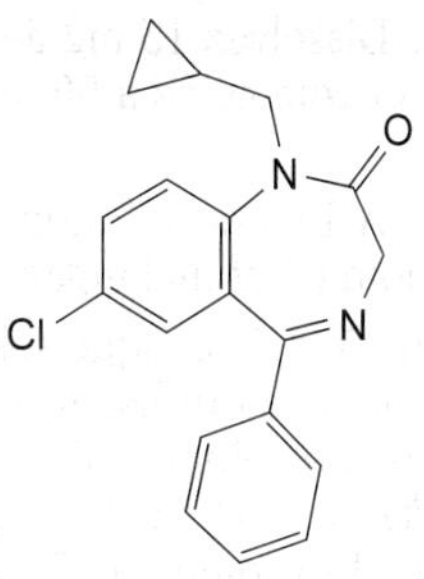

$C_{19}H_{17}ClN_2O$ M_r 324,8

DÉFINITION

Le prazépam contient au minimum 98,5 pour cent et au maximum l'équivalent de 101,0 pour cent de 7-chloro-1-(cyclopropylméthyl)-5-phényl-1,3-dihydro-2*H*-1,4-benzodiazépin-2-one, calculé par rapport à la substance desséchée.

CARACTÈRES

Poudre cristalline blanche ou sensiblement blanche, pratiquement insoluble dans l'eau, facilement soluble dans le chlorure de méthylène, assez soluble dans l'éthanol.

Le prazépam fond à environ 145 °C.

IDENTIFICATION

Première identification : B.

Seconde identification : A, C.

A. Dissolvez 30,0 mg de prazépam dans de l'*alcool R* et complétez à 100,0 ml avec le même solvant. Prélevez 20,0 ml et 2,0 ml de solution et complétez séparément à 100,0 ml (solution A et solution B respectivement) avec le même solvant. Examinée entre 300 nm et 350 nm (*2.2.25*), la solution A présente un maximum d'absorption à 312 nm. Examinée entre 210 nm et 300 nm, la solution B présente un maximum d'absorption à 228 nm et un point d'inflexion à 252 nm. L'absorbance spécifique au maximum à 228 nm est de 900 à 940. L'absorbance spécifique au maximum à 312 nm est de 59 à 63.

B. Examinez le prazépam par spectrophotométrie d'absorption dans l'infrarouge (*2.2.24*), en comparant avec le spectre obtenu avec le *prazépam SCR*.

C. Examinez les chromatogrammes obtenus dans l'essai des substances apparentées. La tache principale du chromatogramme obtenu avec la solution à examiner (b) est semblable quant à sa position, sa fluorescence à 365 nm et ses dimensions à la tache principale du chromatogramme obtenu avec la solution témoin (b).

ESSAI

Aspect de la solution. Dissolvez 0,25 g de prazépam dans de l'*alcool R* et complétez à 10 ml avec le même solvant. La solution est limpide (*2.2.1*) et incolore (*2.2.2, Procédé II*).

Substances apparentées. Opérez par chromatographie sur couche mince (*2.2.27*) en utilisant une plaque recouverte d'un gel de silice approprié contenant un indicateur de fluorescence dont l'intensité est optimale à 254 nm.

Solution à examiner (a). Dissolvez 0,50 g de prazépam dans de l'*acétone R* et complétez à 5 ml avec le même solvant.

Solution à examiner (b). Prélevez 1 ml de solution à examiner (a) et complétez à 100 ml avec de l'*acétone R*.

Solution témoin (a). Prélevez 1 ml de solution à examiner (b) et complétez à 10 ml avec de l'*acétone R*.

Solution témoin (b). Dissolvez 10 mg de *prazépam SCR* dans de l'*acétone R* et complétez à 10 ml avec le même solvant.

Solution témoin (c). Dissolvez 15 mg de *nordazépam SCR* dans de l'*acétone R* et complétez à 50 ml avec le même solvant.

Solution témoin (d). A 1 ml de solution témoin (a), ajoutez 1 ml de solution témoin (c) et mélangez.

Déposez sur la plaque 5 µl de chaque solution. Développez sur un parcours de 10 cm en utilisant un mélange récemment préparé de 50 volumes d'*acétate d'éthyle R* et de 50 volumes d'*heptane R*. Séchez la plaque à l'air et examinez en lumière ultraviolette à 254 nm et à 365 nm. S'il apparaît une tache correspondant à l'impureté A dans le chromatogramme obtenu avec la solution à examiner (a), elle n'est pas plus intense que la tache du chromatogramme obtenu avec la solution témoin (c) (0,3 pour cent). S'il apparaît d'autres taches que la tache principale et une tache due à l'impureté A dans le chromatogramme obtenu avec la solution à examiner (a), leur nombre n'est pas supérieur à 4 et aucune d'entre elles n'est plus intense que la tache du chromatogramme obtenu avec la solution témoin (a) (0,1 pour cent). L'essai n'est valable que si le chromatogramme obtenu avec la solution témoin (d) présente 2 taches nettement séparées.

Métaux lourds (*2.4.8*). 1,0 g de prazépam satisfait à l'essai limite C des métaux lourds (20 ppm). Préparez le témoin avec 2 ml de *solution à 10 ppm de plomb (Pb) R*.

Perte à la dessiccation (*2.2.32*). Déterminée à l'étuve à 100-105 °C sur 1,000 g de prazépam, la perte à la dessiccation n'est pas supérieure à 0,5 pour cent.

Cendres sulfuriques (*2.4.14*). Déterminé sur 1,0 g de prazépam, le taux des cendres sulfuriques n'est pas supérieur à 0,1 pour cent.

DOSAGE

Dissolvez 0,250 g de prazépam dans 25 ml d'*acide acétique anhydre R*. Titrez par l'*acide perchlorique 0,1 M*. Déterminez le point de fin de titrage par potentiométrie (*2.2.20*).

1 ml d'*acide perchlorique 0,1 M* correspond à 32,48 mg de $C_{19}H_{17}ClN_2O$.

CONSERVATION

A l'abri de la lumière.

IMPURETÉS

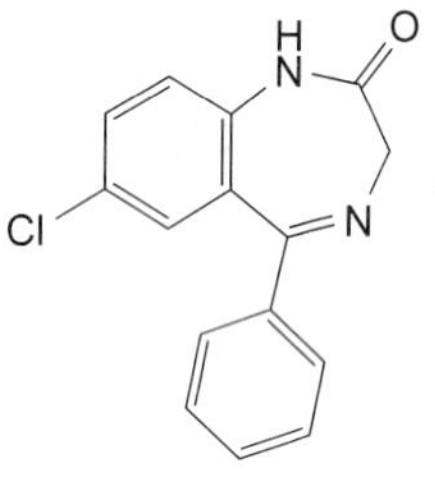

A. 7-chloro-5-phényl-1,3-dihydro-2*H*-1,4-benzodiazépin-2-one (nordazépam),

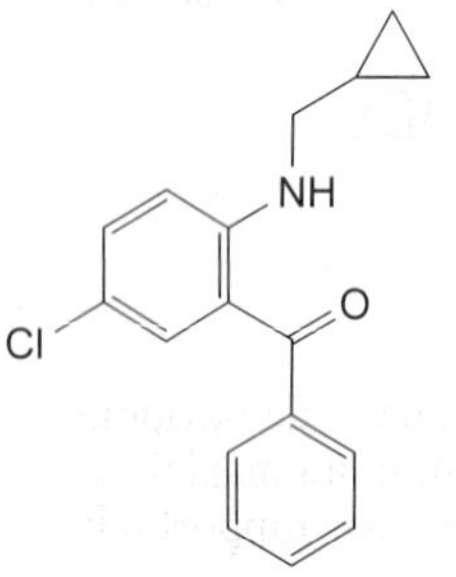

B. [5-chloro-2-[(cyclopropylméthyl)amino]phényl]phénylméthanone,

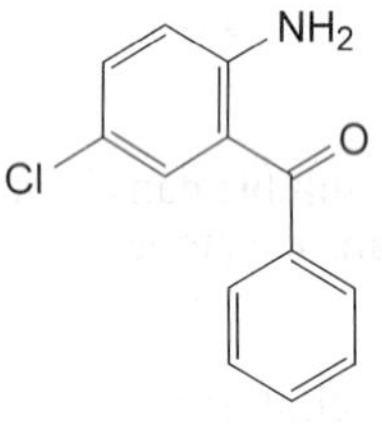

C. (2-amino-5-chlorophényl)phénylméthanone.

01/2002:0855

PRAZIQUANTEL

Praziquantelum

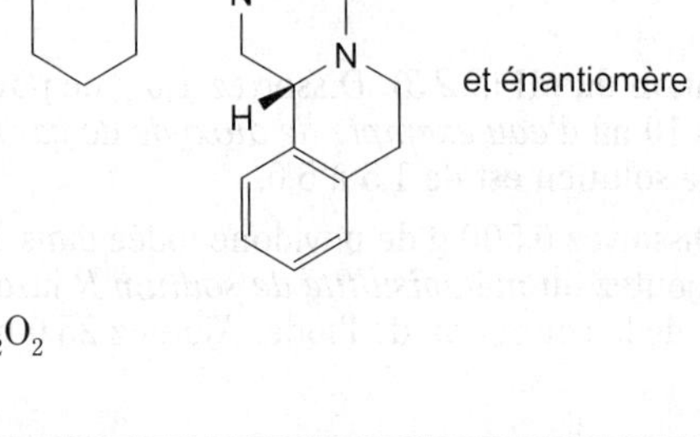

$C_{19}H_{24}N_2O_2$ M_r 312,4

DÉFINITION

Le praziquantel contient au minimum 98,0 pour cent et au maximum l'équivalent de 103,0 pour cent de (*RS*)-2-cyclohexylcarbonyl-1,2,3,6,7,11b-hexahydro-4*H*-pyrazino[2,1-*a*]isoquinoléin-4-one, calculé par rapport à la substance desséchée.

CARACTÈRES

Poudre cristalline, blanche ou sensiblement blanche, très peu soluble dans l'eau, facilement soluble dans l'alcool et dans le chlorure de méthylène.

IDENTIFICATION

Première identification : A, B.

Seconde identification : A, C.

A. Le point de fusion (*2.2.14*) du praziquantel est de 136 °C à 140 °C.

B. Examinez le praziquantel par spectrophotométrie d'absorption dans l'infrarouge (*2.2.24*), en comparant avec le spectre obtenu avec le *praziquantel SCR*. Examinez les substances sous forme de pastilles.

C. Opérez par chromatographie sur couche mince (*2.2.27*) en utilisant une plaque recouverte de *gel de silice G R*.

Solution à examiner. Dissolvez 50 mg de praziquantel dans de l'*alcool R* et complétez à 5 ml avec le même solvant.

Solution témoin (a). Dissolvez 50 mg de *praziquantel SCR* dans de l'*alcool R* et complétez à 5 ml avec le même solvant.

Solution témoin (b). Dissolvez 10 mg d'*impureté A de praziquantel SCR* dans de l'*alcool R* et complétez à 10 ml avec le même solvant. Prélevez 1 ml de cette solution et complétez à 2 ml avec la solution témoin (a).

Déposez séparément sur la plaque 10 µl de chaque solution. Développez dans une chambre non saturée sur un parcours de 15 cm avec un mélange de 15 volumes de *méthanol R* et de 85 volumes de *toluène R*. Laissez sécher la plaque à l'air. Exposez-la aux vapeurs d'iode pendant 20 min. Examinez à la lumière du jour. La tache principale du chromatogramme obtenu avec la solution à examiner est semblable quant à sa position, sa coloration et ses dimensions à la tache principale du chromatogramme obtenu avec la solution témoin (a). L'identification n'est valable que si le chromatogramme obtenu avec la solution témoin (b) présente 2 taches principales nettement séparées.

ESSAI

Aspect de la solution. Dissolvez 2 g de praziquantel dans de l'*alcool R* et complétez à 20 ml avec le même solvant. La solution est limpide (*2.2.1*) et n'est pas plus fortement colorée que la solution témoin JB_5 (*2.2.2, Procédé II*).

Substances apparentées. Opérez par chromatographie liquide (*2.2.29*).

Solution à examiner. Dissolvez 40 mg de praziquantel dans la phase mobile et complétez à 10,0 ml avec la phase mobile.

Solution témoin (a). Dissolvez 10 mg d'*impureté A de praziquantel SCR* et 10 mg de *praziquantel SCR* dans la phase mobile et complétez à 25,0 ml avec la phase mobile. Prélevez 1,0 ml de solution et complétez à 20,0 ml avec la phase mobile.

Solution témoin (b). Prélevez 1,0 ml de solution à examiner et complétez à 20,0 ml avec la phase mobile. Prélevez 5,0 ml de solution et complétez à 50,0 ml avec la phase mobile.

La chromatographie peut être réalisée en utilisant :

– une colonne d'acier inoxydable, d'une longueur de 0,25 m et d'un diamètre intérieur de 4 mm, remplie de *gel de silice octadécylsilylé pour chromatographie R* (5 µm),

– comme phase mobile, à un débit de 1 ml/min, un mélange de 45 volumes d'*acétonitrile R* et de 55 volumes d'*eau R*,

– comme détecteur, un spectrophotomètre réglé à 210 nm.

Injectez 20 µl de solution témoin (a). Ajustez la sensibilité du détecteur de façon que la hauteur des 2 pics principaux dans le chromatogramme obtenu représente au moins 50 pour cent de l'échelle totale de l'enregistreur. L'essai n'est valable que si la résolution entre les pics correspondant respectivement à l'impureté du praziquantel et au praziquantel n'est pas inférieure à 3.

Injectez séparément 20 µl de solution à examiner et 20 µl de solution témoin (b). S'il apparaît d'autres pics que le pic principal dans le chromatogramme obtenu avec la solution à examiner, la somme de leur surface n'est pas supérieure à celle du pic principal dans le chromatogramme obtenu avec la solution témoin (b) (0,5 pour cent) et un seul de ces pics peut présenter une surface supérieure à 0,4 fois celle du pic principal dans le chromatogramme obtenu avec la solution témoin (b) (0,2 pour cent). Ne tenez pas compte des pics dont la surface est inférieure à 0,05 fois la surface du pic principal dans le chromatogramme obtenu avec la solution témoin (b).

Métaux lourds (*2.4.8*). 2,0 g de praziquantel satisfont à l'essai limite C des métaux lourds (10 ppm). Préparez le témoin avec 2 ml de *solution à 10 ppm de plomb (Pb) R*.

Perte à la dessiccation (*2.2.32*). Déterminée à l'étuve à 50 °C sur du *pentoxyde de diphosphore R* sous une pression ne dépassant pas 700 Pa pendant 2 h sur 1,000 g de praziquantel, la perte à la dessiccation n'est pas supérieure à 0,5 pour cent.

Cendres sulfuriques (*2.4.14*). Déterminé sur 1,0 g de praziquantel, le taux des cendres sulfuriques n'est pas supérieur à 0,1 pour cent.

DOSAGE

Dissolvez 40,0 mg de praziquantel dans de l'*alcool R* et complétez à 100,0 ml avec le même solvant. Préparez dans les mêmes conditions une solution témoin avec 40,0 mg de *praziquantel SCR*. Mesurez l'absorbance (*2.2.25*) des 2 solutions au maximum à 265 nm.

En tenant compte des absorbances mesurées et de la concentration des solutions, calculez la teneur en $C_{19}H_{24}N_2O_2$.

CONSERVATION

A l'abri de la lumière.

IMPURETÉS

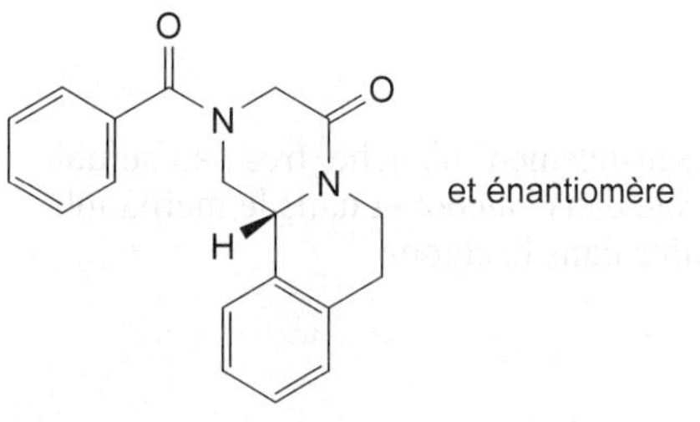

A. (*RS*)-2-benzoyl-1,2,3,6,7,11b-hexahydro-4*H*-pyrazino[2,1*a*]isoquinoléin-4-one,

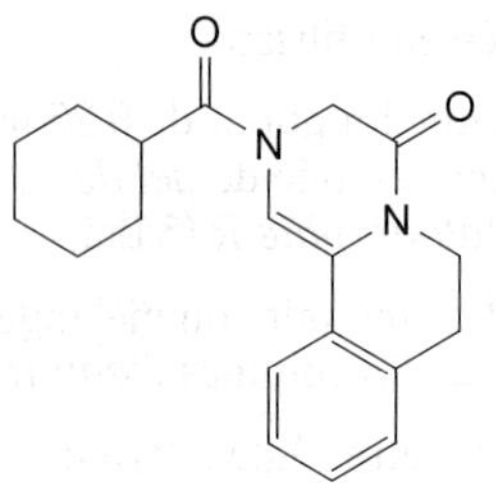

B. 2-cyclohexylcarbonyl-2,3,6,7-tétrahydro-4*H*-pyrazino[2,1-*a*]isoquinoléin-4-one,

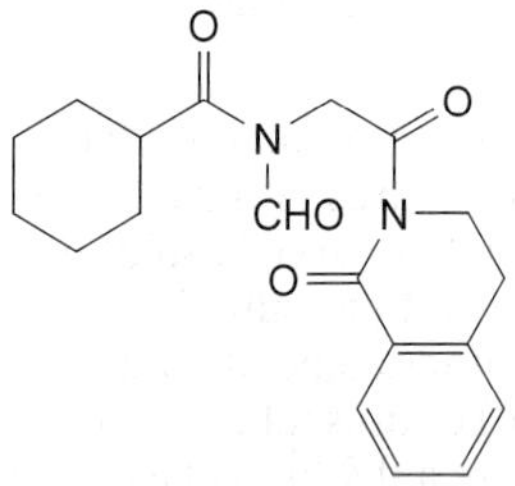

C. *N*-formyl-*N*-[2-oxo-2-(1-oxo-3,4-dihydroisoquinolin-2(1*H*)-yl)éthyl]cyclohexanecarboxamide.

01/2002:0856

PRAZOSINE (CHLORHYDRATE DE)

Prazosini hydrochloridum

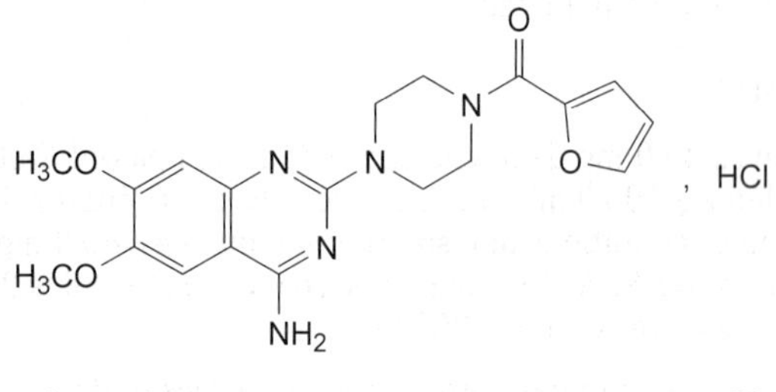

$C_{19}H_{22}ClN_5O_4$ M_r 419,9

DÉFINITION

Le chlorhydrate de prazosine contient au minimum 98,5 pour cent et au maximum l'équivalent de 101,0 pour cent de chlorhydrate de 1-(4-amino-6,7-diméthoxyquinazolin-2-yl)-4-(furan-2-ylcarbonyl)pipérazine, calculé par rapport à la substance anhydre.

CARACTÈRES

Poudre blanche ou sensiblement blanche, très peu soluble dans l'eau, peu soluble dans l'alcool et dans le méthanol, pratiquement insoluble dans l'acétone.

IDENTIFICATION

Première identification : B, D.

Seconde identification : A, C, D.

A. Dissolvez 50,0 mg de chlorhydrate de prazosine dans une solution d'*acide chlorhydrique R* à 0,1 pour cent *V/V* dans le *méthanol R* et complétez à 100,0 ml avec la même solution acide. Prélevez séparément 1,0 ml et 5,0 ml de solution et complétez à 100,0 ml avec une solution d'*acide chlorhydrique R* à 0,1 pour cent *V/V* dans le *méthanol R* (solution A et solution B respectivement). Examinée de 220 nm à 280 nm (*2.2.25*), la solution A présente un maximum d'absorption à 247 nm. L'absorbance spécifique à ce maximum est de 1 320 à 1 400. Examinée de 280 nm à 400 nm, la solution B présente 2 maximums d'absorption respectivement à 330 nm et à 343 nm. Les absorbances spécifiques aux maximums sont respectivement de 260 à 280 et de 240 à 265.

B. Examinez le chlorhydrate de prazosine par spectrophotométrie d'absorption dans l'infrarouge (*2.2.24*), en comparant avec le spectre obtenu avec le *chlorhydrate de prazosine SCR*. Examinez les substances sous forme de pastilles à base de *chlorure de potassium R*. Si les spectres obtenus présentent des différences, dissolvez respectivement 50 mg de substance à examiner et 50 mg de *chlorhydrate de prazosine SCR* dans un mélange de 10 ml d'*alcool R* et de 10 ml d'*eau R*. Ajoutez 2 ml de *solution diluée d'hydroxyde de sodium R* et agitez avec 2 fois 25 ml de *chlorure de méthylène R*. Evaporez les extraits organiques réunis et desséchez le résidu à 60 °C sous une pression ne dépassant pas 700 Pa. Enregistrez de nouveaux spectres à partir des résidus.

C. Examinez les chromatogrammes obtenus dans l'essai des substances apparentées en lumière ultraviolette à 254 nm. La tache principale du chromatogramme obtenu avec la solution à examiner (b) est semblable quant à sa position et ses dimensions à la tache principale du chromatogramme obtenu avec la solution témoin (a).

D. Dissolvez 2 mg environ de chlorhydrate de prazosine dans 2 ml d'*eau R*. La solution donne la réaction (a) des chlorures (*2.3.1*).

ESSAI

Substances apparentées. Opérez par chromatographie sur couche mince (*2.2.27*) en utilisant une plaque recouverte de *gel de silice GF_{254} R*.

Solution à examiner (a). Dissolvez 0,10 g de chlorhydrate de prazosine dans un mélange de 1 volume de *diéthylamine R*, de 10 volumes de *chlorure de méthylène R* et de 10 volumes de *méthanol R* et complétez à 10 ml avec le même mélange de solvants.

Solution à examiner (b). Prélevez 1 ml de solution à examiner (a) et complétez à 10 ml avec un mélange de 1 volume de *diéthylamine R*, de 10 volumes de *chlorure de méthylène R* et de 10 volumes de *méthanol R*.

Solution témoin (a). Dissolvez 10 mg de *chlorhydrate de prazosine SCR* dans un mélange de 1 volume de *diéthylamine R*, de 10 volumes de *chlorure de méthylène R* et de 10 volumes de *méthanol R* et complétez à 10 ml avec le même mélange de solvants.

Solution témoin (b). Prélevez 1 ml de solution à examiner (b) et complétez à 50 ml avec un mélange de 1 volume de *diéthylamine R*, de 10 volumes de *chlorure de méthylène R* et de 10 volumes de *méthanol R*.

Déposez séparément sur la plaque 10 µl de chaque solution. Développez sur un parcours de 15 cm avec un mélange de 5 volumes de *diéthylamine R* et de 95 volumes d'*acétate d'éthyle R*. Faites sécher la plaque dans un courant d'air chaud. Examinez en lumière ultraviolette à 254 nm. S'il apparaît d'autres taches que la tache principale dans le chromatogramme obtenu avec la solution à examiner (a), aucune d'entre elles n'est plus intense que la tache du chromatogramme obtenu avec la solution témoin (b) (0,2 pour cent).

Fer. Déterminez la teneur en fer par spectrométrie d'absorption atomique (*2.2.23, Procédé I*).

Solution à examiner. A 1,0 g de chlorhydrate de prazosine, ajoutez goutte à goutte 1,5 ml environ d'*acide nitrique R*. Après dispersion des vapeurs émises, chauffez au bain-marie et calcinez en augmentant progressivement la température de 150 °C à 1000 °C. Maintenez la température finale pendant une heure. Refroidissez, dissolvez le résidu dans 20 ml d'*acide chlorhydrique dilué R*, évaporez jusqu'à 5 ml environ et complétez à 25,0 ml avec de l'*acide chlorhydrique dilué R*.

Solutions de référence. Préparez les solutions de référence à partir de la *solution à 8 ppm de fer (Fe) R*, diluée avec la quantité nécessaire d'*eau R*.

Mesurez l'absorbance à 248 nm en utilisant une lampe à cathode creuse au fer comme source de radiation et une flamme air-acétylène.

Le chlorhydrate de prazosine ne contient pas plus de 100 ppm de Fe.

Nickel. Déterminez la teneur en nickel par spectrométrie d'absorption atomique (*2.2.23, Procédé I*).

Solution à examiner. Utilisez la solution à examiner préparée pour l'essai du fer.

Solutions de référence. Préparez les solutions de référence à partir de la *solution à 10 ppm de nickel (Ni) R*, diluée avec la quantité nécessaire d'*eau R*.

Mesurez l'absorbance à 232 nm en utilisant une lampe à cathode creuse au nickel comme source de radiation et une flamme air-acétylène.

Le chlorhydrate de prazosine ne contient pas plus de 50 ppm de Ni.

Teneur en eau (*2.5.12*). Déterminée par semi-microdosage sur 1,00 g de chlorhydrate de prazosine, la teneur en eau n'est pas supérieure à 0,5 pour cent. Utilisez comme solvant, un mélange à volumes égaux de *chlorure de méthylène R* et de *méthanol R*.

Cendres sulfuriques (*2.4.14*). Déterminé sur 1,0 g de chlorhydrate de prazosine, le taux des cendres sulfuriques n'est pas supérieur à 0,1 pour cent.

DOSAGE

Afin d'éviter un échauffement trop important du milieu réactionnel, mélangez soigneusement pendant le titrage et arrêtez le titrage immédiatement après le point de fin de titrage.

Dissolvez 0,350 g de chlorhydrate de prazosine dans un mélange de 20 ml d'*acide formique anhydre R* et de 30 ml d'*anhydride acétique R*. Titrez par l'*acide perchlorique 0,1 M*. Déterminez le point de fin de titrage par potentiométrie (*2.2.20*).

1 ml d'*acide perchlorique 0,1 M* correspond à 41,99 mg de $C_{19}H_{22}ClN_5O_4$.

CONSERVATION

A l'abri de la lumière.

IMPURETÉS

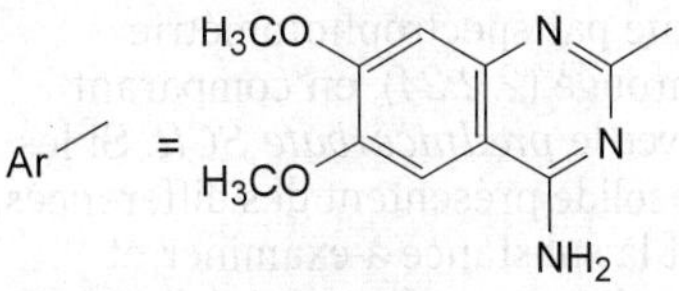

A. Ar-Cl : 2-chloro-6,7-diméthoxyquinazolin-4-amine,

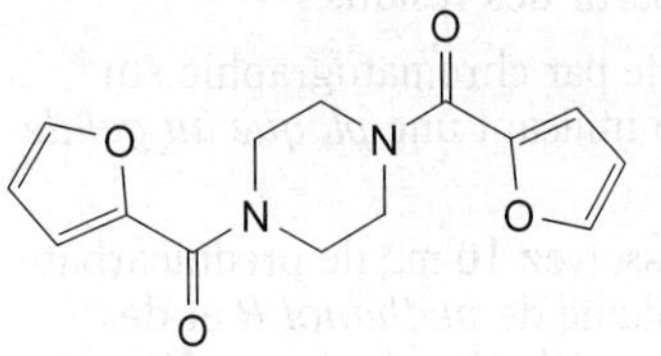

B. 1,4-bis(furan-2-ylcarbonyl)pipérazine,

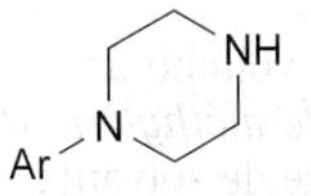

C. 6,7-diméthoxy-2-(pipérazin-1-yl)quinazolin-4-amine,

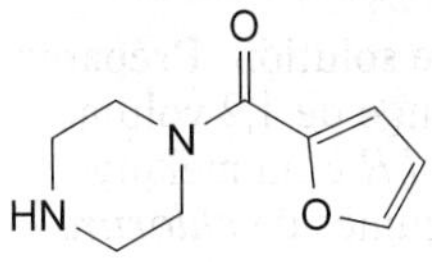

D. 1-(furan-2-ylcarbonyl)pipérazine,

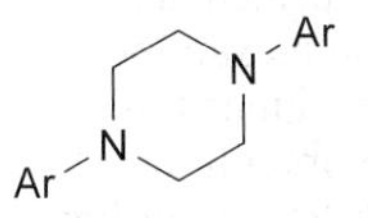

E. 2,2′-(pipérazin-1,4-diyl)bis(6,7-diméthoxyquinazolin-4-amine).

01/2002:1467

PREDNICARBATE

Prednicarbatum

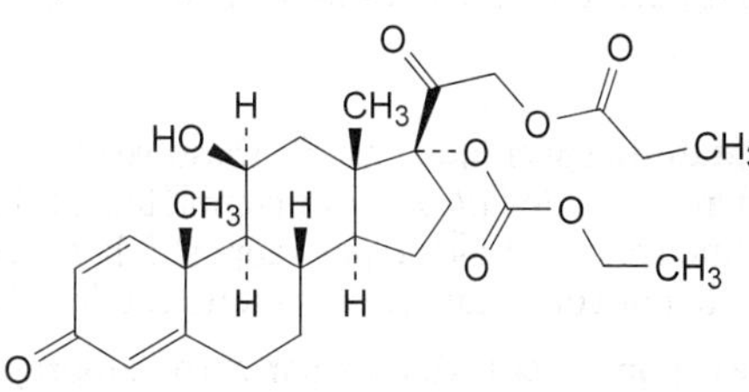

$C_{27}H_{36}O_8$ M_r 488,6

DÉFINITION

Le prednicarbate contient au minimum 97,0 pour cent et au maximum l'équivalent de 102,0 pour cent de 17-éthylcarbonate et 21-propanoate de 11β-hydroxy-3,20-dioxoprégna-1,4-diène-17,21-diyle, calculé par rapport à la substance desséchée.

CARACTÈRES

Poudre cristalline, blanche ou sensiblement blanche, pratiquement insoluble dans l'eau, facilement soluble dans l'alcool et dans l'acétone, assez soluble dans le propylèneglycol.

Le prednicarbate présente le phénomène du polymorphisme.

IDENTIFICATION

A. Examinez le prednicarbate par spectrophotométrie d'absorption dans l'infrarouge (*2.2.24*), en comparant avec le spectre obtenu avec le *prednicarbate SCR*. Si les spectres obtenus à l'état solide présentent des différences, dissolvez respectivement la substance à examiner et la substance de référence dans un volume minimum d'*alcool R*, évaporez à siccité au bain-marie et enregistrez de nouveaux spectres à partir des résidus.

B. Examinez le prednicarbate par chromatographie sur couche mince (*2.2.27*) en utilisant une *plaque au gel de silice F_{254} pour CCM R*.

Solution à examiner. Dissolvez 10 mg de prednicarbate dans un mélange de 1 volume de *méthanol R* et de 9 volumes de *chlorure de méthylène R* et complétez à 10 ml avec le même mélange de solvants.

Solution témoin (a). Dissolvez 10 mg de *prednicarbate SCR* dans un mélange de 1 volume de *méthanol R* et de 9 volumes de *chlorure de méthylène R* et complétez à 10 ml avec le même mélange de solvants.

Solution témoin (b). Dissolvez 5 mg d'*acétate de prednisolone SCR* dans 5 ml de solution témoin (a).

Déposez sur la plaque 5 µl de chaque solution. Préparez la phase mobile en ajoutant un mélange de 1,2 volume d'*eau R* et de 8 volumes de *méthanol R* à un mélange de 15 volumes d'*éther R* et de 77 volumes de *chlorure de méthylène R*. Développez sur un parcours de 15 cm. Laissez sécher la plaque à l'air. Examinez en lumière ultraviolette à 254 nm. La tache principale du chromatogramme obtenu avec la solution à examiner est semblable quant à sa position et à ses dimensions à la tache principale du chromatogramme obtenu avec la solution témoin (a). Pulvérisez de la *solution alcoolique d'acide sulfurique R*. Chauffez à 120 °C pendant 10 min ou jusqu'à apparition des taches. Laissez refroidir. Examinez à la lumière du jour et en lumière ultraviolette à 365 nm. La tache principale du chromatogramme obtenu avec la solution à examiner est semblable quant à sa position, sa coloration à la lumière du jour, sa fluorescence en lumière ultraviolette à 365 nm et ses dimensions, à la tache principale du chromatogramme obtenu avec la solution témoin (a). L'identification n'est valable que si le chromatogramme obtenu avec la solution témoin (b) présente 2 taches nettement séparées.

ESSAI

Pouvoir rotatoire spécifique (*2.2.7*). Dissolvez 0,250 g de prednicarbate dans de l'*alcool R* et complétez à 25,0 ml avec le même solvant. Calculé par rapport à la substance desséchée, le pouvoir rotatoire spécifique est de + 60 à + 66.

Substances apparentées. Opérez par chromatographie liquide (*2.2.29*) comme décrit sous Dosage.

Injectez 20 µl de solution témoin (a). Ajustez la sensibilité du système de façon que la hauteur des deux pics principaux du chromatogramme obtenu représente 50 pour cent environ de l'échelle totale de l'enregistreur. Lorsque les chromatogrammes sont enregistrés dans les conditions prescrites, les temps de rétention approximatifs sont de 17 min pour le prednicarbate et de 19 min pour l'impureté F. L'essai n'est valable que si la résolution entre les pics correspondant au prednicarbate et à l'impureté F n'est pas inférieure à 3,0. Si cette résolution ne peut être obtenue, ajustez la composition de la phase mobile.

Injectez 20 µl de solution à examiner et 20 µl de solution témoin (b). Continuez la chromatographie pendant deux fois le temps de rétention du pic principal. Dans le chromatogramme obtenu avec la solution à examiner, s'il apparaît un pic correspondant à l'impureté F, sa surface n'est pas supérieure à 2 fois la surface du pic principal du chromatogramme obtenu avec la solution témoin (b) (1 pour cent) ; s'il apparaît d'autres pics que le pic principal et un pic correspondant à l'impureté F, la surface d'aucun d'entre eux n'est supérieure à celle du pic principal du chromatogramme obtenu avec la solution témoin (b) (0,5 pour cent) ; la somme de la surface de tous les pics, à l'exception du pic principal, n'est pas supérieure à 4 fois la surface du pic principal du chromatogramme obtenu avec la solution témoin (b) (2 pour cent). Ne tenez pas compte des pics dont la surface est inférieure à 0,025 fois la surface du pic principal du chromatogramme obtenu avec la solution témoin (b).

Perte à la dessiccation (*2.2.32*). Déterminée à l'étuve à 100-105 °C sur 1,000 g de prednicarbate, la perte à la dessiccation n'est pas supérieure à 0,5 pour cent.

DOSAGE

Opérez par chromatographie liquide (*2.2.29*).

Préparez les solutions immédiatement avant l'emploi.

Solution à examiner. Dissolvez 30,0 mg de prednicarbate dans la phase mobile et complétez à 50,0 ml avec la phase mobile.

Solution témoin (a). Dissolvez 3 mg d'*impureté F de prednicarbate SCR* dans la phase mobile, ajoutez 5,0 ml de la solution à examiner et complétez à 100,0 ml avec la phase mobile. Prélevez 1,0 ml de cette solution et complétez à 10,0 ml avec la phase mobile.

Solution témoin (b). Prélevez 1,0 ml de la solution à examiner et complétez à 200,0 ml avec la phase mobile.

Solution témoin (c). Dissolvez 30,0 mg de *prednicarbate SCR* dans la phase mobile et complétez à 50,0 ml avec la phase mobile.

La chromatographie peut être réalisée en utilisant :

– une colonne d'acier inoxydable, d'une longueur de 0,125 m et d'un diamètre intérieur de 4 mm, remplie de *gel de silice octadécylsilylé pour chromatographie R* (5 µm),
– comme phase mobile, à un débit de 0,7 ml/min, un mélange de 5 volumes d'*acétonitrile R* et de 6 volumes d'*eau R*,
– comme détecteur, un spectrophotomètre réglé à 243 nm.

Injectez 20 µl de solution témoin (a). Lorsque les chromatogrammes sont enregistrés dans les conditions prescrites, les temps de rétention approximatifs sont de 17 min pour le prednicarbate et de 19 min pour l'impureté F. L'essai n'est valable que si la résolution entre les pics correspondant au prednicarbate et à l'impureté F n'est pas inférieure à 3,0. Si cette résolution ne peut être obtenue, ajustez la composition de la phase mobile.

Injectez 20 µl de solution témoin (c). Ajustez la sensibilité du système de façon que la hauteur du pic principal du chromatogramme obtenu représente au moins 50 pour cent de l'échelle totale de l'enregistreur.

Injectez 20 µl de la solution à examiner.

Calculez la teneur pour cent en prednicarbate.

CONSERVATION

A l'abri de la lumière.

IMPURETÉS

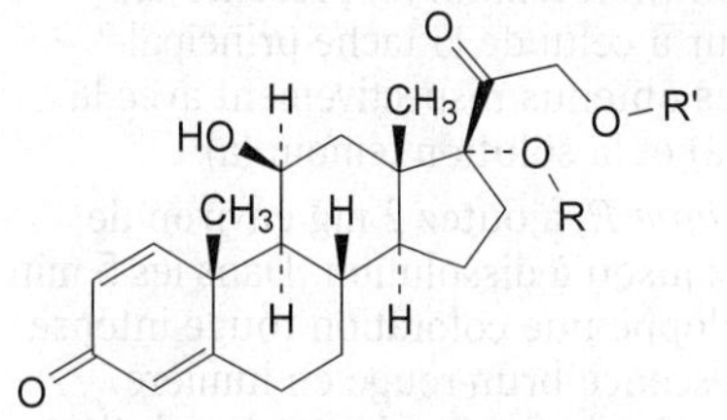

A. R = R′ = H : prednisolone,

B. R = CO-O-C_2H_5, R′ = H : 17-éthylcarbonate de prednisolone,

C. R = H, R′ = CO-C_2H_5 : 21-propanoate de prednisolone,

D. R = H, R′ = CO-O-C_2H_5 : 21-éthylcarbonate de prednisolone,

E. R = CO-O-C_2H_5, R′ = CO-CH_3 : 21-acétate 17-éthylcarbonate de prednisolone,

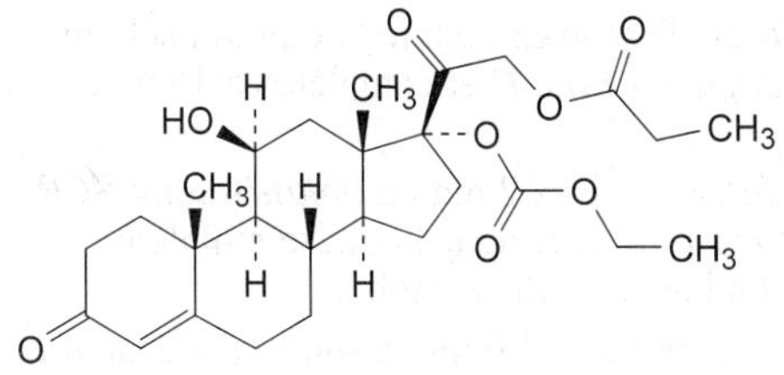

F. 17-éthylcarbonate 21-propanoate de 11β-hydroxy-3,20-dioxoprégn-4-ène-17,21-diyle (1,2-dihydroprednicarbate).

01/2002:0353

PREDNISOLONE

Prednisolonum

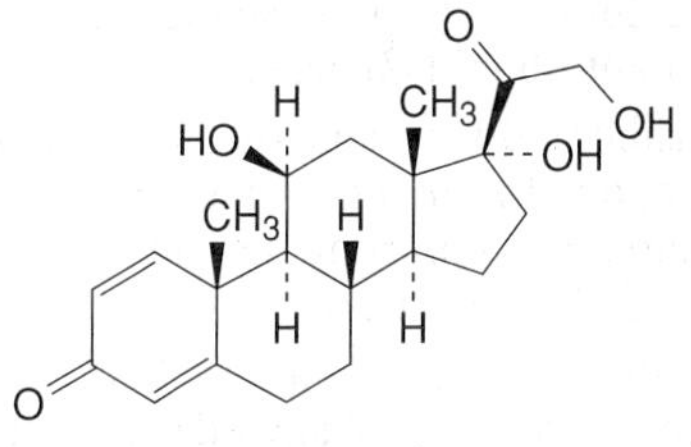

$C_{21}H_{28}O_5$ M_r 360,4

DÉFINITION

La prednisolone contient au minimum 97,0 pour cent et au maximum l'équivalent de 103,0 pour cent de 11β,17,21-trihydroxyprégna-1,4-diène-3,20-dione, calculé par rapport à la substance desséchée.

CARACTÈRES

Poudre cristalline, blanche à sensiblement blanche, hygroscopique, très peu soluble dans l'eau, soluble dans l'alcool et dans le méthanol, assez soluble dans l'acétone, peu soluble dans le chlorure de méthylène.

La prednisolone présente le phénomène du polymorphisme.

IDENTIFICATION

Première identification : A, B.

Seconde identification : C, D.

A. Examinez la prednisolone par spectrophotométrie d'absorption dans l'infrarouge (*2.2.24*), en comparant avec le spectre obtenu avec la *prednisolone SCR*. Si les spectres obtenus à l'état solide présentent des différences, dissolvez respectivement la substance à examiner et la substance de référence dans un volume minimal d'*acétone R* et évaporez à siccité au bain-marie. Enregistrez de nouveaux spectres à partir des résidus.

B. Opérez par chromatographie sur couche mince (*2.2.27*) en utilisant une plaque recouverte d'un gel de silice approprié contenant un indicateur de fluorescence dont l'intensité est optimale à 254 nm.

Solution à examiner. Dissolvez 10 mg de prednisolone dans un mélange de 1 volume de *méthanol R* et de 9 volumes de *chlorure de méthylène R,* puis complétez à 10 ml avec le même mélange de solvants.

Solution témoin (a). Dissolvez 20 mg de *prednisolone SCR* dans un mélange de 1 volume de *méthanol R* et de 9 volumes de *chlorure de méthylène R,* puis complétez à 20 ml avec le même mélange de solvants.

Solution témoin (b). Dissolvez 10 mg d'*hydrocortisone SCR* dans de la solution témoin (a) et complétez à 10 ml avec la solution témoin (a).

Déposez sur la plaque 5 µl de chaque solution. Préparez la phase mobile en ajoutant un mélange de 1,2 volume d'*eau R* et de 8 volumes de *méthanol R* à un mélange de 15 volumes d'*éther R* et de 77 volumes de *chlorure de méthylène R.* Développez sur un parcours de 15 cm. Effectuez un second développement sur un parcours de 15 cm avec un mélange de 5 volumes de *butanol R* saturé d'*eau R,* de 15 volumes de *toluène R* et de 80 volumes d'*éther R.* Laissez sécher la plaque à l'air. Examinez en lumière ultraviolette à 254 nm. La tache principale du chromatogramme obtenu avec la solution à examiner est semblable quant à sa position et ses dimensions à la tache principale du chromatogramme obtenu avec solution témoin (a). Pulvérisez de la *solution alcoolique d'acide sulfurique R.* Chauffez à 120 °C pendant 10 min ou jusqu'à apparition des taches et laissez refroidir. Examinez à la lumière du jour et en lumière ultraviolette à 365 nm. La tache principale du chromatogramme obtenu avec la solution à examiner est semblable quant à sa position, sa coloration à la lumière du jour, sa fluorescence en lumière ultraviolette à 365 nm et ses dimensions à la tache principale du chromatogramme obtenu avec la solution témoin (a). L'identification n'est valable que si le chromatogramme obtenu avec la solution témoin (b) présente 2 taches nettement séparées.

C. Opérez par chromatographie sur couche mince (*2.2.27*) en utilisant une plaque recouverte d'un gel de silice approprié contenant un indicateur de fluorescence dont l'intensité est optimale à 254 nm.

Solution à examiner (a). Dissolvez 25 mg de prednisolone dans du *méthanol R* et complétez à 5 ml avec le même solvant. Cette solution sert également à préparer la solution à examiner (b). Prélevez 2 ml de solution et complétez à 10 ml avec du *chlorure de méthylène R.*

Solution à examiner (b). Dans un tube de verre d'une longueur de 100 mm et d'un diamètre de 20 mm, à bouchon rodé ou muni d'un capuchon de polytétrafluoroéthylène, introduisez 0,4 ml de la solution obtenue au cours de la préparation de la solution à examiner (a). Evaporez le solvant sous un courant d'*azote R*, en chauffant doucement. Ajoutez 2 ml d'une solution d'*acide acétique glacial R* à 15 pour cent *V/V* et 50 mg de *bismuthate de sodium R*. Fermez le tube et placez la suspension dans un agitateur mécanique, à l'abri de la lumière, pendant 1 h. Ajoutez 2 ml d'une solution d'*acide acétique glacial R* à 15 pour cent *V/V* et filtrez la suspension dans une ampoule à décantation de 50 ml. Lavez le filtre avec 2 fois 5 ml d'*eau R*. Agitez le filtrat limpide avec 10 ml de *chlorure de méthylène R*. Lavez la couche organique avec 5 ml d'*hydroxyde de sodium 1 M*, puis avec 2 fois 5 ml d'*eau R*. Séchez sur du *sulfate de sodium anhydre R*.

Solution témoin (a). Dissolvez 25 mg de *prednisolone SCR* dans du *méthanol R* et complétez à 5 ml avec le même solvant. Cette solution sert aussi à préparer la solution témoin (b). Prélevez 2 ml de solution et complétez à 10 ml avec du *chlorure de méthylène R*.

Solution témoin (b). Dans un tube de verre d'une longueur de 100 mm et d'un diamètre de 20 mm, à bouchon rodé ou muni d'un capuchon de polytétrafluoroéthylène, introduisez 0,4 ml de la solution obtenue au cours de la préparation de la solution témoin (a). Evaporez le solvant sous un courant d'*azote R*, en chauffant doucement. Ajoutez 2 ml d'une solution d'*acide acétique glacial R* à 15 pour cent *V/V* et 50 mg de *bismuthate de sodium R*. Fermez le tube et placez la suspension dans un agitateur mécanique, à l'abri de la lumière, pendant 1 h. Ajoutez 2 ml d'une solution d'*acide acétique glacial R* à 15 pour cent *V/V* et filtrez la suspension dans une ampoule à décantation de 50 ml. Lavez le filtre avec 2 fois 5 ml d'*eau R*. Agitez le filtrat limpide avec 10 ml de *chlorure de méthylène R*. Lavez la couche organique avec 5 ml d'*hydroxyde de sodium 1 M*, puis avec 2 fois 5 ml d'*eau R*. Séchez sur du *sulfate de sodium anhydre R*.

Déposez sur la plaque 5 µl de solution à examiner (a), 5 µl de solution témoin (a), 10 µl de solution à examiner (b) et 10 µl de solution témoin (b), en déposant ces 2 dernières solutions par petites quantités afin d'obtenir de petites taches. Préparez la phase mobile en ajoutant un mélange de 1,2 volume d'*eau R* et de 8 volumes de *méthanol R* à un mélange de 15 volumes d'*éther R* et de 77 volumes de *chlorure de méthylène R*. Développez sur un parcours de 15 cm. Effectuez un second développement sur un parcours de 15 cm en utilisant un mélange de 5 volumes de *butanol R* saturé d'*eau R*, de 15 volumes de *toluène R* et de 80 volumes d'*éther R*. Laissez sécher la plaque à l'air. Examinez en lumière ultraviolette à 254 nm. La tache principale des chromatogrammes obtenus avec chacune des 2 solutions à examiner est semblable quant à sa position et ses dimensions à la tache principale des chromatogrammes obtenus avec les solutions témoins correspondantes. Pulvérisez de la *solution alcoolique d'acide sulfurique R*. Chauffez à 120 °C pendant 10 min, ou jusqu'à apparition des taches, et laissez refroidir. Examinez à la lumière du jour et en lumière ultraviolette à 365 nm. La tache principale des chromatogrammes obtenus avec chacune des 2 solutions à examiner est semblable quant à sa position, sa coloration à la lumière du jour, sa fluorescence en lumière ultraviolette à 365 nm et ses dimensions à la tache principale des chromatogrammes obtenus avec les solutions témoins correspondantes. La tache principale des chromatogrammes obtenus avec la solution à examiner (b) et la solution témoin (b) présente un R_f nettement supérieur à celui de la tache principale des chromatogrammes obtenus respectivement avec la solution à examiner (a) et la solution témoin (a).

D. A 2 ml d'*acide sulfurique R*, ajoutez 2 mg environ de prednisolone et agitez jusqu'à dissolution. Dans les 5 min qui suivent, il se développe une coloration rouge intense présentant une fluorescence brun-rouge en lumière ultraviolette à 365 nm. Après 5 min, ajoutez la solution à 10 ml d'*eau R* et mélangez. La coloration s'atténue, la fluorescence en lumière ultraviolette à 365 nm est jaune et il se forme un précipité gris floconneux.

ESSAI

Pouvoir rotatoire spécifique (*2.2.7*). Dissolvez 0,250 g de prednisolone dans du *dioxane R* et complétez à 25,0 ml avec le même solvant. Calculé par rapport à la substance desséchée, le pouvoir rotatoire spécifique est de + 96 à + 102.

Substances apparentées. Opérez par chromatographie liquide (*2.2.29*).

Solution à examiner. Dissolvez 25,0 mg de prednisolone dans 2 ml de *tétrahydrofurane R* et complétez à 10,0 ml avec de l'*eau R*.

Solution témoin (a). Dissolvez 2 mg de *prednisolone SCR* et 2 mg d'*hydrocortisone SCR* dans la phase mobile et complétez à 100,0 ml avec la phase mobile.

Solution témoin (b). Prélevez 1,0 ml de solution à examiner et complétez à 100,0 ml avec la phase mobile.

La chromatographie peut être réalisée en utilisant :

- une colonne d'acier inoxydable d'une longueur de 0,25 m et d'un diamètre intérieur de 4,6 mm, remplie de *gel de silice octadécylsilylé pour chromatographie, désactivé pour les bases, postgreffé R* (5 µm),
- comme phase mobile, à un débit de 1 ml/min, un mélange préparé comme suit : dans une fiole jaugée de 1000 ml, mélangez 220 ml de *tétrahydrofurane R* à 700 ml d'*eau R* et laissez le mélange s'équilibrer ; complétez à 1000 ml avec de l'*eau R* et mélangez à nouveau,
- comme détecteur, un spectrophotomètre réglé à 254 nm,

en maintenant la température de la colonne à 45 °C.

Equilibrez la colonne avec la phase mobile à un débit de 1 ml/min pendant 30 min environ.

Ajustez la sensibilité du système de façon que la hauteur du pic principal du chromatogramme obtenu avec 20 µl de la solution témoin (b) représente au moins 50 pour cent de l'échelle totale de l'enregistreur.

Injectez 20 µl de solution témoin (a). Lorsque les chromatogrammes sont enregistrés dans les conditions prescrites, les temps de rétention sont de 14 min environ pour la prednisolone et de 15,5 min environ pour l'hydrocortisone. L'essai n'est valable que si dans le chromatogramme obtenu avec la solution témoin (a) la résolution entre les pics correspondant respectivement à la prednisolone et à l'hydrocortisone n'est pas inférieure à 2,2 ; si nécessaire, ajustez la teneur de la phase mobile en *tétrahydrofurane R*.

Injectez séparément 20 µl du mélange de solvants de la solution à examiner en guise de blanc, 20 µl de solution à examiner et 20 µl de solution témoin (b). Continuez la chromatographie de la solution à examiner pendant 4,5 fois le temps de rétention du pic principal. S'il apparaît, dans le chromatogramme obtenu avec la solution à examiner, d'autres pics que le pic principal, la surface d'aucun d'entre eux n'est supérieure à celle du pic principal du chromatogramme obtenu avec la solution témoin (b)

Monographies L - P

(1 pour cent), un seul de ces pics peut présenter une surface supérieure à la moitié de celle du pic principal du chromatogramme obtenu avec la solution témoin (b) (0,5 pour cent) et la somme de leur surface n'est pas supérieure à 2,0 fois la surface du pic principal du chromatogramme obtenu avec la solution témoin (b) (2 pour cent). Ne tenez pas compte d'un pic dû au blanc ni des pics dont la surface est inférieure à 0,05 fois la surface du pic principal du chromatogramme obtenu avec la solution témoin (b).

Perte à la dessiccation (*2.2.32*). Déterminée à l'étuve à 100-105 °C sur 0,500 g de prednisolone, la perte à la dessiccation n'est pas supérieure à 1,0 pour cent.

DOSAGE

Dissolvez 0,100 g de prednisolone dans de l'*alcool R* et complétez à 100,0 ml avec le même solvant. Prélevez 2,0 ml de solution et complétez à 100,0 ml avec de l'*alcool R*. Mesurez l'absorbance (*2.2.25*) au maximum à 243,5 nm.

Calculez la teneur en $C_{21}H_{28}O_5$ en prenant 415 comme valeur de l'absorbance spécifique.

CONSERVATION

En récipient étanche, à l'abri de la lumière.

IMPURETÉS

A. hydrocortisone.

01/2002:0734

PREDNISOLONE (ACÉTATE DE)

Prednisoloni acetas

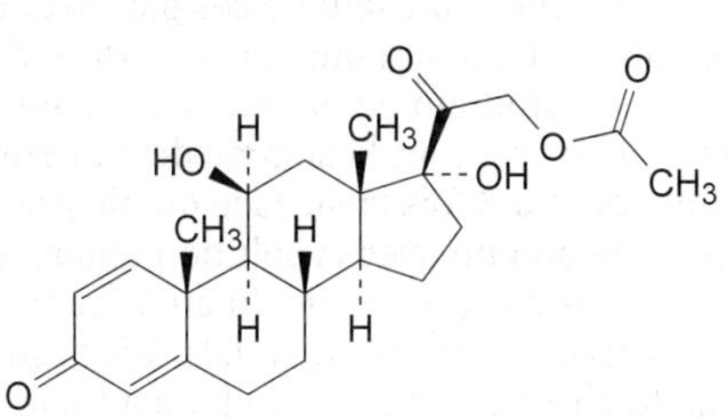

$C_{23}H_{30}O_6$ M_r 402,5

DÉFINITION

L'acétate de prednisolone contient au minimum 97,0 pour cent et au maximum l'équivalent de 103,0 pour cent d'acétate de 11β,17-dihydroxy-3,20-dioxoprégna-1,4-dién-21-yle, calculé par rapport à la substance desséchée.

CARACTÈRES

Poudre cristalline, blanche ou sensiblement blanche, pratiquement insoluble dans l'eau, peu soluble dans l'alcool et dans le chlorure de méthylène.

L'acétate de prednisolone fond en se décomposant vers 230 °C.

IDENTIFICATION

Première identification : A, B.

Seconde identification : C, D, E.

A. Examinez l'acétate de prednisolone par spectrophotométrie d'absorption dans l'infrarouge (*2.2.24*), en comparant avec le spectre obtenu avec l'*acétate de prednisolone SCR*. Examinez les substances sous forme de pastilles.

B. Opérez par chromatographie sur couche mince (*2.2.27*) en utilisant une plaque recouverte d'un gel de silice approprié contenant un indicateur de fluorescence dont l'intensité est optimale à 254 nm.

Solution à examiner. Dissolvez 10 mg d'acétate de prednisolone dans un mélange de 1 volume de *méthanol R* et de 9 volumes de *chlorure de méthylène R* et complétez à 10 ml avec le même mélange de solvants.

Solution témoin (a). Dissolvez 20 mg d'*acétate de prednisolone SCR* dans un mélange de 1 volume de *méthanol R* et de 9 volumes de *chlorure de méthylène R* et complétez à 20 ml avec le même mélange de solvants.

Solution témoin (b). Dissolvez 10 mg de *pivalate de prednisolone SCR* dans la solution témoin (a) et complétez à 10 ml avec la même solution.

Déposez séparément sur la plaque 5 µl de chaque solution. Préparez la phase mobile en ajoutant un mélange de 1,2 volume d'*eau R* et de 8 volumes de *méthanol R* à un mélange de 15 volumes d'*éther R* et de 77 volumes de *chlorure de méthylène R*. Développez sur un parcours de 15 cm. Laissez sécher la plaque à l'air. Examinez en lumière ultraviolette à 254 nm. La tache principale du chromatogramme obtenu avec la solution à examiner est semblable quant à sa position et ses dimensions à la tache principale du chromatogramme obtenu avec la solution témoin (a). Pulvérisez de la *solution alcoolique d'acide sulfurique R*. Chauffez à 120 °C pendant 10 min ou jusqu'à apparition des taches. Laissez refroidir. Examinez à la lumière du jour et en lumière ultraviolette à 365 nm. La tache principale du chromatogramme obtenu avec la solution à examiner est semblable quant à sa position, sa coloration à la lumière du jour, sa fluorescence en lumière ultraviolette à 365 nm et ses dimensions à la tache principale du chromatogramme obtenu avec la solution témoin (a). L'identification n'est valable que si le chromatogramme obtenu avec la solution témoin (b) présente 2 taches nettement séparées.

C. Opérez par chromatographie sur couche mince (*2.2.27*) en utilisant une plaque recouverte d'un gel de silice approprié contenant un indicateur de fluorescence dont l'intensité est optimale à 254 nm.

Solution à examiner (a). Dissolvez 25 mg d'acétate de prednisolone dans du *méthanol R* en chauffant doucement et complétez à 5 ml avec le même solvant. Cette solution sert aussi à préparer la solution à examiner (b). Prélevez 2 ml de solution et complétez à 10 ml avec du *chlorure de méthylène R*.

Solution à examiner (b). Dans un tube de verre de 15 ml à bouchon rodé ou muni d'un capuchon de polytétrafluoroéthylène, introduisez 2 ml de la solution obtenue lors de la préparation de la solution à examiner (a). Ajoutez 10 ml de *solution méthanolique saturée de bicarbonate de potassium R* et faites passer immédiatement un fort courant d'*azote R* à travers la solution pendant 5 min. Fermez le tube. Chauffez au bain-marie à 45 °C à l'abri de la lumière pendant 2 h 30 min. Laissez refroidir.

Solution témoin (a). Dissolvez 25 mg d'*acétate de prednisolone SCR* dans du *méthanol R* en chauffant doucement et complétez à 5 ml avec le même solvant. Cette solution sert aussi à préparer la solution témoin (b). Prélevez 2 ml de solution et complétez à 10 ml avec du *chlorure de méthylène R*.

Monographies L - P

Solution témoin (b). Dans un tube de verre de 15 ml à bouchon rodé ou muni d'un capuchon de polytétrafluoroéthylène, introduisez 2 ml de la solution obtenue pendant la préparation de la solution témoin (a). Ajoutez 10 ml de *solution méthanolique saturée de bicarbonate de potassium R* et faites passer immédiatement un fort courant d'*azote R* à travers la solution pendant 5 min. Fermez le tube. Chauffez au bain-marie à 45 °C à l'abri de la lumière pendant 2 h 30 min. Laissez refroidir.

Déposez séparément sur la plaque 5 µl de chaque solution. Préparez la phase mobile en ajoutant un mélange de 1,2 volume d'*eau R* et de 8 volumes de *méthanol R* à un mélange de 15 volumes d'*éther R* et de 77 volumes de *chlorure de méthylène R*. Développez sur un parcours de 15 cm. Laissez sécher la plaque à l'air et examinez en lumière ultraviolette à 254 nm. La tache principale des chromatogrammes obtenus avec les solutions à examiner est semblable quant à sa position et ses dimensions à la tache principale des chromatogrammes obtenus avec les solutions témoins correspondantes. Pulvérisez de la *solution alcoolique d'acide sulfurique R* et chauffez à 120 °C pendant 10 min ou jusqu'à apparition des taches. Laissez refroidir. Examinez la plaque à la lumière du jour et en lumière ultraviolette à 365 nm. La tache principale des chromatogrammes obtenus avec chacune des 2 solutions à examiner est semblable quant à sa position, sa coloration à la lumière du jour, sa fluorescence en lumière ultraviolette à 365 nm et ses dimensions, à la tache principale du chromatogramme obtenu avec la solution témoin correspondante. La tache principale des chromatogrammes obtenus avec la solution à examiner (b) et la solution témoin (b) présente un R_f nettement inférieur à celui de la tache principale des chromatogrammes obtenus respectivement avec la solution à examiner (a) et la solution témoin (a).

D. A 2 ml d'*acide sulfurique R*, ajoutez 2 mg environ d'acétate de prednisolone et agitez pour dissoudre. En 5 min, il se développe une intense coloration rouge présentant une fluorescence brun-rouge en lumière ultraviolette à 365 nm. Ajoutez la solution à 10 ml d'*eau R* et mélangez. La coloration s'atténue et la fluorescence en lumière ultraviolette à 365 nm est jaune-vert.

E. 10 mg environ d'acétate de prednisolone donnent la réaction de l'acétyle (*2.3.1*).

ESSAI

Pouvoir rotatoire spécifique (*2.2.7*). Dissolvez 0,250 g d'acétate de prednisolone dans du *dioxane R* et complétez à 25,0 ml avec le même solvant. Calculé par rapport à la substance desséchée, le pouvoir rotatoire spécifique est de + 112 à + 119.

Substances apparentées. Opérez par chromatographie liquide (*2.2.29*).

Solution à examiner. Dissolvez 25,0 mg d'acétate de prednisolone dans du *méthanol R* et complétez à 10,0 ml avec le même solvant.

Solution témoin (a). Dissolvez 2 mg d'*acétate de prednisolone SCR* et 2 mg d'*acétate d'hydrocortisone SCR* dans la phase mobile et complétez à 100,0 ml avec le même solvant.

Solution témoin (b). Prélevez 1,0 ml de solution à examiner et complétez à 100,0 ml avec la phase mobile.

La chromatographie peut être réalisée en utilisant :

- une colonne d'acier inoxydable, d'une longueur de 0,25 m et d'un diamètre intérieur de 4,6 mm, remplie de *gel de silice octadécylsilylé pour chromatographie, désactivé pour les bases, postgreffé R* (5 µm),
- comme phase mobile, à un débit de 1 ml/min, un mélange préparé comme suit : dans une fiole jaugée de 1000 ml mélangez 350 ml d'*acétonitrile R* et 600 ml d'*eau R* et laissez le mélange s'équilibrer. Complétez à 1000 ml avec de l'*eau R* et mélangez à nouveau,
- comme détecteur, un spectrophotomètre réglé à 254 nm.

Equilibrez la colonne avec la phase mobile, à un débit de 1 ml/min pendant 30 min environ.

Ajustez la sensibilité du système de façon que la hauteur du pic principal du chromatogramme obtenu avec 20 µl de solution témoin (b) représente 50 pour cent au minimum de l'échelle totale de l'enregistreur.

Injectez 20 µl de solution témoin (a). Lorsque les chromatogrammes sont enregistrés dans les conditions prescrites, les temps de rétention sont de 24 min environ pour l'acétate de prednisolone et de 26 min environ pour l'acétate d'hydrocortisone. L'essai n'est valable que si la résolution entre les pics correspondant respectivement à l'acétate de prednisolone et à l'acétate d'hydrocortisone n'est pas inférieure à 2,5 ; si nécessaire, ajustez légèrement la concentration de la phase mobile en acétonitrile.

Injectez séparément 20 µl de solution à examiner et 20 µl de solution témoin (b). Continuez la chromatographie pendant 2,5 fois le temps de rétention du pic principal du chromatogramme obtenu avec la solution à examiner. S'il apparaît d'autres pics que le pic principal dans le chromatogramme obtenu avec la solution à examiner, la surface d'aucun d'entre eux n'est supérieure à celle du pic principal du chromatogramme obtenu avec la solution témoin (b) (1 pour cent), un seul de ces pics peut présenter une surface supérieure à la moitié de la surface du pic principal du chromatogramme obtenu avec la solution témoin (b) (0,5 pour cent) et la somme de leur surface n'est pas supérieure à 2 fois la surface du pic principal du chromatogramme obtenu avec la solution témoin (b) (2 pour cent). Ne tenez pas compte du pic dû au solvant ni des pics dont la surface est inférieure à 0,05 fois la surface du pic principal du chromatogramme obtenu avec la solution témoin (b).

Perte à la dessiccation (*2.2.32*). Déterminée à l'étuve à 100-105 °C sur 1,000 g d'acétate de prednisolone, la perte à la dessiccation n'est pas supérieure à 0,5 pour cent.

DOSAGE

Dissolvez 0,100 g d'acétate de prednisolone dans de l'*alcool R* et complétez à 100,0 ml avec le même solvant. Prélevez 2,0 ml de cette solution et complétez à 100,0 ml avec de l'*alcool R*. Mesurez l'absorbance (*2.2.25*) au maximum à 243 nm.

Calculez la teneur en $C_{23}H_{30}O_6$ en prenant 370 comme valeur de l'absorbance spécifique.

CONSERVATION

A l'abri de la lumière.

IMPURETÉS

A. acétate d'hydrocortisone,

B. prednisolone.

01/2002:0735

PREDNISOLONE (PHOSPHATE SODIQUE DE)

Prednisoloni natrii phosphas

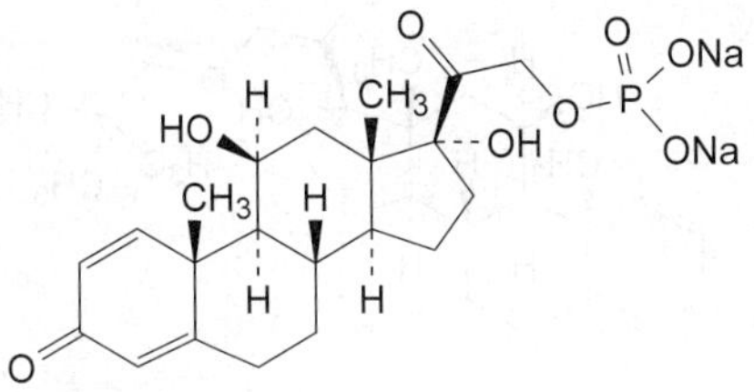

$C_{21}H_{27}Na_2O_8P$ M_r 484,4

DÉFINITION

Le phosphate sodique de prednisolone contient au minimum 96,0 pour cent et au maximum l'équivalent de 103,0 pour cent de phosphate de 11β,17-dihydroxy-3,20-dioxoprégna-1,4-dién-21-yle et de disodium, calculé par rapport à la substance anhydre.

CARACTÈRES

Poudre cristalline, blanche ou sensiblement blanche, hygroscopique, facilement soluble dans l'eau, très peu soluble dans l'alcool.

IDENTIFICATION

Première identification : B, C.

Seconde identification : A, C, D, E.

A. Dissolvez 10,0 mg de phosphate sodique de prednisolone dans 5 ml d'*eau R* et complétez à 100,0 ml avec de l'*éthanol R*. Dans un tube à bouchon rodé, introduisez 2,0 ml de la solution obtenue, ajoutez 10,0 ml de *solution sulfurique de phénylhydrazine R*, mélangez et chauffez au bain-marie à 60 °C pendant 20 min. Refroidissez immédiatement. Mesurée au maximum à 415 nm, l'absorbance (*2.2.25*) est de 0,10 à 0,20.

B. Examinez le phosphate sodique de prednisolone par spectrophotométrie d'absorption dans l'infrarouge (*2.2.24*), en comparant avec le spectre obtenu avec le *phosphate sodique de prednisolone SCR*. Si les spectres obtenus à l'état solide présentent des différences, dissolvez respectivement la substance à examiner et la substance de référence dans un volume minimal d'*alcool R*, évaporez au bain-marie à siccité et enregistrez de nouveaux spectres à partir des résidus obtenus.

C. Opérez par chromatographie sur couche mince (*2.2.27*) en utilisant une plaque recouverte d'un gel de silice approprié contenant un indicateur de fluorescence dont l'intensité est optimale à 254 nm.

Solution à examiner. Dissolvez 10 mg de phosphate sodique de prednisolone dans du *méthanol R* et complétez à 10 ml avec le même solvant.

Solution témoin (a). Dissolvez 10 mg de *phosphate sodique de prednisolone SCR* dans du *méthanol R* et complétez à 10 ml avec le même solvant.

Solution témoin (b). Dissolvez 10 mg de *phosphate sodique de dexaméthasone SCR* dans du *méthanol R* et complétez à 10 ml avec le même solvant. Prélevez 5 ml de solution et complétez à 10 ml avec la solution témoin (a).

Déposez séparément sur la plaque 5 µl de chaque solution. Développez sur un parcours de 15 cm avec un mélange de 20 volumes d'*acide acétique glacial R*, de 20 volumes d'*eau R* et de 60 volumes de *butanol R*. Laissez sécher la plaque à l'air et examinez en lumière ultraviolette à 254 nm. La tache principale du chromatogramme obtenu avec la solution à examiner est semblable quant à sa position et ses dimensions à la tache principale du chromatogramme obtenu avec la solution témoin (a). Pulvérisez de la *solution alcoolique d'acide sulfurique R*. Chauffez à 120 °C pendant 10 min ou jusqu'à apparition des taches. Laissez refroidir. Examinez à la lumière du jour et en lumière ultraviolette à 365 nm. La tache principale du chromatogramme obtenu avec la solution à examiner est semblable quant à sa position, sa coloration à la lumière du jour, sa fluorescence en lumière ultraviolette à 365 nm et ses dimensions à la tache principale du chromatogramme obtenu avec la solution témoin (a). L'identification n'est valable que si le chromatogramme obtenu avec la solution témoin (b) présente 2 taches qui peuvent toutefois n'être pas totalement séparées.

D. A 2 ml d'*acide sulfurique R*, ajoutez 2 mg environ de phosphate sodique de prednisolone et agitez pour dissoudre. En 5 minutes, il se développe une intense coloration rouge présentant une fluorescence brun-rouge en lumière ultraviolette à 365 nm. Ajoutez la solution à 10 ml d'*eau R* et mélangez. La coloration s'atténue et la fluorescence en lumière ultraviolette à 365 nm est jaune-vert.

E. A 40 mg environ de phosphate sodique de prednisolone, ajoutez 2 ml d'*acide sulfurique R* et chauffez doucement jusqu'à apparition de vapeurs blanches. Ajoutez, goutte à goutte, de l'*acide nitrique R* et continuez à chauffer jusqu'à ce que la solution soit presque incolore. Refroidissez. Ajoutez 2 ml d'*eau R*, chauffez jusqu'à nouvelle apparition de vapeurs blanches et refroidissez. Ajoutez 10 ml d'*eau R* et neutralisez au *papier tournesol rouge R* avec de l'*ammoniaque diluée R1*. La solution donne la réaction (a) du sodium (*2.3.1*) et la réaction (b) des phosphates (*2.3.1*).

ESSAI

Solution S. Dissolvez 1,0 g de phosphate sodique de prednisolone dans de l'*eau exempte de dioxyde de carbone R* et complétez à 20 ml avec le même solvant.

Aspect de la solution. La solution S est limpide (*2.2.1*) et n'est pas plus fortement colorée que la solution témoin B_7 (*2.2.2, Procédé II*).

Détermination du pH (*2.2.3*). Le pH de la solution S est de 7,5 à 9,0.

Pouvoir rotatoire spécifique (*2.2.7*). Dissolvez 0,250 g de phosphate sodique de prednisolone dans de l'*eau R* et complétez à 25,0 ml avec le même solvant. Calculé par rapport à la substance anhydre, le pouvoir rotatoire spécifique est de + 94 à + 100.

Substances apparentées. Opérez par chromatographie liquide (*2.2.29*).

Solution à examiner. Dissolvez 62,5 mg de phosphate sodique de prednisolone dans la phase mobile et complétez à 25,0 ml avec la phase mobile.

Solution témoin (a). Dissolvez 25 mg de *phosphate sodique de prednisolone SCR* et 25 mg de *prednisolone SCR* dans la phase mobile et complétez à 25,0 ml avec le même solvant. Prélevez 1,0 ml de solution et complétez à 25,0 ml avec la phase mobile.

Solution témoin (b). Prélevez 1,0 ml de solution à examiner et complétez à 50,0 ml avec la phase mobile.

La chromatographie peut être réalisée en utilisant :

Monographies L - P

- une colonne d'acier inoxydable, d'une longueur de 0,15 m et d'un diamètre intérieur de 4,6 mm, remplie de *gel de silice octadécylsilylé pour chromatographie R* (5 μm),
- comme phase mobile à un débit de 1 ml/min, un mélange préparé comme suit : dans une fiole conique de 250 ml, pesez 1,360 g de *phosphate monopotassique R* et 0,600 g d'*hexylamine R*. Mélangez et laissez reposer pendant 10 min, puis dissolvez dans 185 ml d'*eau R*. Ajoutez 65 ml d'*acétonitrile R*, mélangez et filtrez (diamètre des pores du filtre : 0,45 μm),
- comme détecteur, un spectrophotomètre réglé à 254 nm.

Injectez 20 μl de solution témoin (b). Ajustez la sensibilité du système de façon que la hauteur du pic principal du chromatogramme obtenu représente 70 pour cent à 90 pour cent de l'échelle totale de l'enregistreur.

Equilibrez la colonne avec la phase mobile, à un débit de 1 ml/min, pendant 30 min environ.

Injectez 20 μl de solution témoin (a). Lorsque les chromatogrammes sont enregistrés dans les conditions décrites ci-dessus, les temps de rétention sont de 6,5 min environ pour le phosphate sodique de prednisolone et de 8,5 min environ pour la prednisolone. L'essai n'est valable que si la résolution entre les pics correspondant respectivement au phosphate sodique de prednisolone et à la prednisolone n'est pas inférieure à 4,5 ; si cette résolution n'est pas obtenue, augmentez la concentration de l'*acétonitrile R* ou de l'*eau R* dans la phase mobile.

Injectez séparément 20 μl de solution à examiner et 20 μl de solution témoin (b). Enregistrez le chromatogramme pendant 3 fois le temps de rétention du pic principal. S'il apparaît dans le chromatogramme obtenu avec la solution à examiner d'autres pics que le pic principal, la surface d'aucun d'eux n'est supérieure à celle du pic principal du chromatogramme obtenu avec la solution témoin (b) (2 pour cent), un seul de ces pics peut présenter une surface supérieure à la moitié de la surface du pic principal du chromatogramme obtenu avec la solution témoin (b) (1 pour cent) et la somme de leur surface n'est pas supérieure à 1,5 fois la surface du pic principal du chromatogramme obtenu avec la solution témoin (b) (3 pour cent). Ne tenez pas compte du pic dû au solvant ni des pics dont la surface est inférieure à 0,025 fois la surface du pic principal du chromatogramme obtenu avec la solution témoin (b).

Phosphate inorganique. Dissolvez 50 mg de phosphate sodique de prednisolone dans de l'*eau R* et complétez à 100 ml avec le même solvant. A 10 ml de solution, ajoutez 5 ml de *réactif molybdovanadique R*, mélangez et laissez reposer pendant 5 min. Si la solution présente une coloration jaune, celle-ci n'est pas plus intense que celle d'un témoin préparé simultanément et de la même manière, en utilisant 10 ml de *solution à 5 ppm de phosphate (PO_4) R* (1 pour cent).

Teneur en eau (*2.5.12*). Déterminée par semi-microdosage sur 0,200 g de phosphate sodique de prednisolone, la teneur en eau n'est pas supérieure à 8,0 pour cent.

DOSAGE

Dissolvez 0,100 g de phosphate sodique de prednisolone dans de l'*eau R* et complétez à 100,0 ml avec le même solvant. Prélevez 5,0 ml de cette solution et complétez à 250,0 ml avec de l'*eau R*. Mesurez l'absorbance (*2.2.25*) au maximum à 247 nm.

Calculez la teneur en $C_{21}H_{27}Na_2O_8P$ en prenant 312 comme valeur de l'absorbance spécifique.

CONSERVATION

A l'abri de la lumière.

01/2002:0736

PREDNISOLONE (PIVALATE DE)

Prednisoloni pivalas

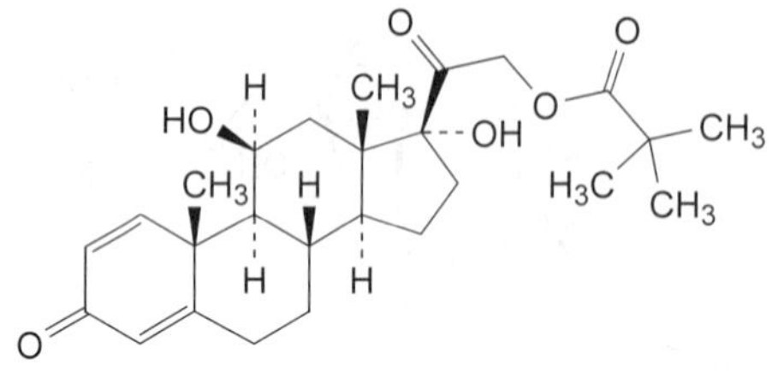

$C_{26}H_{36}O_6$ M_r 444,6

DÉFINITION

Le pivalate de prednisolone contient au minimum 97,0 pour cent et au maximum l'équivalent de 103,0 pour cent de 2,2-diméthylpropanoate de 11β,17-dihydroxy-3,20-dioxoprégna-1,4-dién-21-yle, calculé par rapport à la substance desséchée.

CARACTÈRES

Poudre cristalline, blanche ou sensiblement blanche, pratiquement insoluble dans l'eau, peu soluble dans l'alcool, soluble dans le chlorure de méthylène.

Le pivalate de prednisolone fond en se décomposant vers 229 °C.

IDENTIFICATION

Première identification : B, C.

Seconde identification : A, C, D.

A. Dissolvez 10,0 mg de pivalate de prednisolone dans de l'*éthanol R* et complétez à 100,0 ml avec le même solvant. Dans un tube à bouchon rodé, introduisez 2,0 ml de la solution obtenue, ajoutez 10,0 ml de *solution sulfurique de phénylhydrazine R*, mélangez et chauffez au bain-marie à 60 °C pendant 20 min. Refroidissez immédiatement. Mesurée au maximum à 415 nm, l'absorbance (*2.2.25*) est de 0,20 à 0,30.

B. Examinez le pivalate de prednisolone par spectrophotométrie d'absorption dans l'infrarouge (*2.2.24*), en comparant avec le spectre obtenu avec le *pivalate de prednisolone SCR*. Si les spectres obtenus à l'état solide présentent des différences, dissolvez respectivement la substance à examiner et la substance de référence dans un volume minimal d'*alcool R*, évaporez au bain-marie à siccité et enregistrez de nouveaux spectres à partir des résidus obtenus.

C. Opérez par chromatographie sur couche mince (*2.2.27*) en utilisant une plaque recouverte d'un gel de silice approprié contenant un indicateur de fluorescence dont l'intensité est optimale à 254 nm.

   Solution à examiner. Dissolvez 10 mg de pivalate de prednisolone dans un mélange de 1 volume de *méthanol R* et de 9 volumes de *chlorure de méthylène R* et complétez à 10 ml avec le même mélange de solvants.

   Solution témoin (a). Dissolvez 10 mg de *pivalate de prednisolone SCR* dans un mélange de 1 volume de *méthanol R* et de 9 volumes de *chlorure de méthylène R* et complétez à 10 ml avec le même mélange de solvants.

Solution témoin (b). Dissolvez 10 mg d'*acétate de prednisolone SCR* dans un mélange de 1 volume de *méthanol R* et de 9 volumes de *chlorure de méthylène R* et complétez à 10 ml avec le même mélange de solvants. Prélevez 5 ml de cette solution et complétez à 10 ml avec la solution témoin (a).

Déposez séparément sur la plaque 5 µl de chaque solution. Préparez la phase mobile en ajoutant un mélange de 1,2 volume d'*eau R* et de 8 volumes de *méthanol R* à un mélange de 15 volumes d'*éther R* et de 77 volumes de *chlorure de méthylène R*. Développez sur un parcours de 15 cm. Laissez sécher la plaque à l'air. Examinez en lumière ultraviolette à 254 nm. La tache principale du chromatogramme obtenu avec la solution à examiner est semblable quant à sa position et ses dimensions à la tache principale du chromatogramme obtenu avec la solution témoin (a). Pulvérisez de la *solution alcoolique d'acide sulfurique R*. Chauffez à 120 °C pendant 10 min ou jusqu'à apparition des taches. Laissez refroidir. Examinez à la lumière du jour et en lumière ultraviolette à 365 nm. La tache principale du chromatogramme obtenu avec la solution à examiner est semblable quant à sa position, sa coloration à la lumière du jour, sa fluorescence en lumière ultraviolette à 365 nm et ses dimensions à la tache principale du chromatogramme obtenu avec la solution témoin (a). L'identification n'est valable que si le chromatogramme obtenu avec la solution témoin (b) présente 2 taches nettement séparées.

D. A 2 ml d'*acide sulfurique R*, ajoutez 2 mg environ de pivalate de prednisolone et agitez pour dissoudre. En 5 min, il se développe une intense coloration rouge présentant une fluorescence brun-rouge en lumière ultraviolette à 365 nm. Ajoutez la solution à 10 ml d'*eau R* et mélangez. La coloration s'atténue et la fluorescence en lumière ultraviolette à 365 nm est jaune-vert.

ESSAI

Pouvoir rotatoire spécifique (*2.2.7*). Dissolvez 0,250 g de pivalate de prednisolone dans du *dioxane R* et complétez à 25,0 ml avec le même solvant. Calculé par rapport à la substance desséchée, le pouvoir rotatoire spécifique est de + 104 à + 112.

Substances apparentées. Opérez par chromatographie liquide (*2.2.29*).

Solution à examiner. Dissolvez 62,5 mg de pivalate de prednisolone dans 2 ml d'un mélange de 1 volume d'*eau R* et de 4 volumes de *tétrahydrofurane R* et complétez à 25,0 ml avec la phase mobile.

Solution témoin (a). Dissolvez 25 mg d'*acétate de prednisolone SCR*, 25 mg d'*acétate de cortisone SCR* et 25 mg de *pivalate de prednisolone SCR* dans 2 ml d'un mélange de 1 volume d'*eau R* et de 4 volumes de *tétrahydrofurane R* et complétez à 25,0 ml avec la phase mobile. Prélevez 1,0 ml de cette solution et complétez à 25,0 ml avec la phase mobile.

Solution témoin (b). Prélevez 1,0 ml de solution à examiner et complétez à 50,0 ml avec la phase mobile.

La chromatographie peut être réalisée en utilisant :

- une colonne d'acier inoxydable, d'une longueur de 0,15 m et d'un diamètre intérieur de 4,6 mm, remplie de *gel de silice octadécylsilylé pour chromatographie R* (5 µm),
- comme phase mobile, à un débit de 1 ml/min, un mélange préparé comme suit : mélangez avec soin 19 ml d'*acétate de butyle R1*, 37 ml de *tétrahydrofurane R*, 213 ml d'*éther monométhylique d'éthylèneglycol R*, puis ajoutez 231 ml d'*eau R*, mélangez, laissez s'équilibrer pendant 1 h et filtrez (diamètre des pores : 0,45 µm),
- comme détecteur, un spectrophotomètre réglé à 254 nm.

Ajustez la sensibilité du système de façon que la hauteur du pic principal du chromatogramme obtenu avec la solution témoin (b) représente 70 pour cent à 90 pour cent de l'échelle totale de l'enregistreur.

Equilibrez la colonne avec la phase mobile à un débit de 1 ml/min pendant 30 min environ.

Injectez 20 µl de solution témoin (a). Lorsque les chromatogrammes sont enregistrés dans les conditions décrites ci-dessus, les temps de rétention sont de 3,5 min environ pour l'acétate de prednisolone, de 4,5 min environ pour l'acétate de cortisone et de 13 min environ pour le pivalate de prednisolone. L'essai n'est valable que si la résolution entre les pics correspondant respectivement à l'acétate de prednisolone et à l'acétate de cortisone n'est pas inférieure à 2,5 ; si cette résolution n'est pas obtenue, ajustez la concentration en eau de la phase mobile.

Injectez séparément 20 µl de solution à examiner et 20 µl de solution témoin (b). Enregistrez le chromatogramme pendant 1,5 fois le temps de rétention du pic principal. S'il apparaît, dans le chromatogramme obtenu avec la solution à examiner, d'autres pics que le pic principal, la surface d'aucun d'entre eux n'est supérieure à celle du pic principal du chromatogramme obtenu avec la solution témoin (b) (2,0 pour cent) et un seul de ces pics peut présenter une surface supérieure à la moitié de la surface du pic principal du chromatogramme obtenu avec la solution témoin (b) (1,0 pour cent). La somme de la surface de tous les pics, à l'exception du pic principal dans le chromatogramme obtenu avec la solution à examiner n'est pas supérieure à 1,25 fois la surface du pic principal du chromatogramme obtenu avec la solution témoin (b) (2,5 pour cent). Ne tenez pas compte du pic dû au solvant ni des pics dont la surface est inférieure à 0,025 fois la surface du pic principal du chromatogramme obtenu avec la solution témoin (b).

Perte à la dessiccation (*2.2.32*). Déterminée à l'étuve à 100-105 °C sur 1,000 g de pivalate de prednisolone, la perte à la dessiccation n'est pas supérieure à 0,5 pour cent.

DOSAGE

Dissolvez 0,100 g de pivalate de prednisolone dans de l'*alcool R* et complétez à 100,0 ml avec le même solvant. Prélevez 5,0 ml de cette solution et complétez à 250,0 ml avec de l'*alcool R*. Mesurez l'absorbance (*2.2.25*) au maximum à 243 nm.

Calculez la teneur en $C_{26}H_{36}O_6$ en prenant 337 comme valeur de l'absorbance spécifique.

CONSERVATION

A l'abri de la lumière.

01/2002:0354

PREDNISONE

Prednisonum

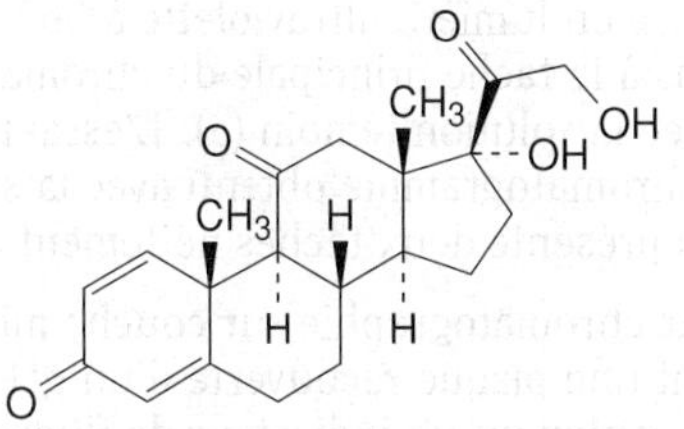

$C_{21}H_{26}O_5$ M_r 358,4

DÉFINITION

La prednisone contient au minimum 97,0 pour cent et au maximum l'équivalent de 103,0 pour cent de 17,21-dihydroxypregna-1,4-diène-3,11,20-trione, calculé par rapport à la substance desséchée.

CARACTÈRES

Poudre cristalline, blanche ou sensiblement blanche, pratiquement insoluble dans l'eau, peu soluble dans l'alcool et dans le chlorure de méthylène.

La prednisone présente le phénomène du polymorphisme.

IDENTIFICATION

Première identification : A, B.

Seconde identification : C, D.

A. Examinez la prednisone par spectrophotométrie d'absorption dans l'infrarouge (*2.2.24*), en comparant avec le spectre obtenu avec la *prednisone SCR*. Si les spectres obtenus à l'état solide présentent des différences, dissolvez respectivement la substance à examiner et la substance de référence dans un volume minimal d'*acétone R*, évaporez au bain-marie à siccité et enregistrez de nouveaux spectres à partir des résidus.

B. Opérez par chromatographie sur couche mince (*2.2.27*) en utilisant une plaque recouverte d'un gel de silice approprié contenant un indicateur de fluorescence dont l'intensité est optimale à 254 nm.

Solution à examiner. Dissolvez 10 mg de prednisone dans un mélange de 1 volume de *méthanol R* et de 9 volumes de *chlorure de méthylène R* puis complétez à 10 ml avec le même mélange de solvants.

Solution témoin (a). Dissolvez 20 mg de *prednisone SCR* dans un mélange de 1 volume de *méthanol R* et de 9 volumes de *chlorure de méthylène R* puis complétez à 20 ml avec le même mélange de solvants.

Solution témoin (b). Dissolvez 10 mg de *bétaméthasone SCR* dans la solution témoin (a) et complétez à 10 ml avec la même solution.

Déposez sur la plaque 5 µl de chaque solution. Préparez la phase mobile en ajoutant un mélange de 1,2 volume d'*eau R* et de 8 volumes de *méthanol R* à un mélange de 15 volumes d'*éther R* et de 77 volumes de *chlorure de méthylène R*. Développez sur un parcours de 15 cm. Laissez sécher la plaque à l'air. Examinez en lumière ultraviolette à 254 nm. La tache principale du chromatogramme obtenu avec la solution à examiner est semblable quant à sa position et ses dimensions à la tache principale du chromatogramme obtenus avec la solution témoin (a). Pulvérisez de la *solution alcoolique d'acide sulfurique R*. Chauffez à 120 °C pendant 10 min ou jusqu'à apparition des taches et laissez refroidir. Examinez à la lumière du jour et en lumière ultraviolette à 365 nm. La tache principale du chromatogramme obtenu avec la solution à examiner est semblable quant à sa position, sa coloration à la lumière du jour, sa fluorescence en lumière ultraviolette à 365 nm et ses dimensions à la tache principale du chromatogramme obtenu avec la solution témoin (a). L'essai n'est valable que si le chromatogramme obtenu avec la solution témoin (b) présente deux taches nettement séparées.

C. Opérez par chromatographie sur couche mince (*2.2.27*) en utilisant une plaque recouverte d'un gel de silice approprié contenant un indicateur de fluorescence dont l'intensité est optimale à 254 nm.

Solution à examiner (a). Dissolvez 25 mg de prednisone dans du *méthanol R* et complétez à 5 ml avec le même solvant. Cette solution sert aussi à préparer la solution à examiner (b). Prélevez 2 ml de cette solution et complétez à 10 ml avec du *chlorure de méthylène R*.

Solution à examiner (b). Dans un tube de verre d'une longueur de 100 mm et d'un diamètre de 20 mm, à bouchon rodé ou muni d'un capuchon de polytétrafluoroéthylène, introduisez 0,4 ml de la solution obtenue au cours de la préparation de la solution à examiner (a). Evaporez le solvant sous un courant d'*azote R*, en chauffant doucement. Ajoutez 2 ml d'une solution d'*acide acétique glacial R* à 15 pour cent *V/V* et 50 mg de *bismuthate de sodium R*. Fermez le tube et agitez la suspension dans un agitateur mécanique, à l'abri de la lumière, pendant 1 h. Ajoutez 2 ml d'une solution d'*acide acétique glacial R* à 15 pour cent *V/V* et filtrez la suspension dans une ampoule à décantation de 50 ml. Lavez le filtre avec 2 fois 5 ml d'*eau R*. Agitez le filtrat limpide avec 10 ml de *chlorure de méthylène R*. Lavez la couche organique avec 5 ml d'*hydroxyde de sodium 1 M*, puis avec 2 fois 5 ml d'*eau R*. Séchez sur du *sulfate de sodium anhydre R*.

Solution témoin (a). Dissolvez 25 mg de *prednisone SCR* dans du *méthanol R* et complétez à 5 ml avec le même solvant. Cette solution sert aussi à préparer la solution témoin (b). Prélevez 2 ml de cette solution et complétez à 10 ml avec du *chlorure de méthylène R*.

Solution témoin (b). Dans un tube de verre d'une longueur de 100 mm et d'un diamètre de 20 mm, à bouchon rodé ou muni d'un capuchon de polytétrafluoroéthylène, introduisez 0,4 ml de la solution obtenue au cours de la préparation de la solution témoin (a). Evaporez le solvant sous un courant d'*azote R*, en chauffant doucement. Ajoutez 2 ml d'une solution d'*acide acétique glacial R* à 15 pour cent *V/V* et 50 mg de *bismuthate de sodium R*. Fermez le tube et agitez la suspension dans un agitateur mécanique, à l'abri de la lumière, pendant 1 h. Ajoutez 2 ml d'une solution d'*acide acétique glacial R* à 15 pour cent *V/V* et filtrez la suspension dans une ampoule à décantation de 50 ml. Lavez le filtre avec 2 fois 5 ml d'*eau R*. Agitez le filtrat limpide avec 10 ml de *chlorure de méthylène R*. Lavez la couche organique avec 5 ml d'*hydroxyde de sodium 1 M*, puis avec 2 fois 5 ml d'*eau R*. Séchez sur du *sulfate de sodium anhydre R*.

Déposez sur la plaque 5 µl de solution à examiner (a), 5 µl de solution témoin (a), 50 µl de solution à examiner (b) et 50 µl de solution témoin (b), en déposant ces 2 dernières par petites quantités de façon à obtenir de petites taches. Préparez la phase mobile en ajoutant un mélange de 1,2 volume d'*eau R* et de 8 volumes de *méthanol R* à un mélange de 15 volumes d'*éther R* et de 77 volumes de *chlorure de méthylène R*. Développez sur un parcours de 15 cm. Laissez sécher la plaque à l'air. Examinez en lumière ultraviolette à 254 nm. La tache principale des chromatogrammes obtenus avec chacune des 2 solutions à examiner est semblable quant à sa position et ses dimensions à la tache principale du chromatogramme obtenu avec la solution témoin correspondante. Pulvérisez de la *solution alcoolique d'acide sulfurique R*. Chauffez à 120 °C pendant 10 min ou jusqu'à apparition des taches et laissez refroidir. Examinez à la lumière du jour et en lumière ultraviolette à 365 nm. La tache principale des chromatogrammes obtenus avec chacune des 2 solutions à examiner est semblable quant à sa position, sa coloration à la lumière du jour, sa fluorescence en lumière ultraviolette à 365 nm et ses dimensions à la tache principale du chromatogramme obtenu avec la solution témoin correspondante. La tache principale des chromatogrammes obtenus avec la solution à examiner (b) et la solution témoin (b) présente un R_f nettement plus élevé que celui de la tache principale des chromatogrammes obtenus avec respectivement, la solution à examiner (a) et la solution témoin (a).

D. A 2 ml d'*acide sulfurique R*, ajoutez 2 mg environ de prednisone et agitez pour dissoudre. En 5 min, il se développe une coloration jaune présentant une fluorescence bleue en lumière ultraviolette à 365 nm. Ajoutez la solution à 10 ml d'*eau R* et mélangez. La coloration s'atténue mais la fluorescence bleue en lumière ultraviolette persiste.

ESSAI

Pouvoir rotatoire spécifique (*2.2.7*). Dissolvez 0,125 g de prednisone dans du *dioxane R* et complétez à 25,0 ml avec le même solvant. Calculé par rapport à la substance desséchée le pouvoir rotatoire spécifique est de + 167 à + 175.

Substances apparentées. Opérez par chromatographie liquide (*2.2.29*).

Solution à examiner. Dissolvez 25,0 mg de prednisone dans du *méthanol R* et complétez à 10,0 ml avec le même solvant.

Solution témoin (a). Dissolvez 2 mg de *prednisone SCR* et 2 mg de *prednisolone SCR* dans du *méthanol R* et complétez à 100,0 ml avec le même solvant.

Solution témoin (b). Prélevez 1,0 ml de solution à examiner et complétez à 100,0 ml avec du *méthanol R.*

La chromatographie peut être réalisée en utilisant :

- une colonne d'acier inoxydable, d'une longueur de 0,25 m et d'un diamètre intérieur de 4,6 mm, remplie de *gel de silice octadécylsilylé pour chromatographie R* (5 µm),
- comme phases mobiles, à un débit de 2,5 ml/min, les mélanges suivants :

  Phase mobile A. Dans une fiole jaugée de 1000 ml, mélangez 100 ml d'*acétonitrile R*, 200 ml de *méthanol R* et 650 ml d'*eau R*. Laissez reposer le mélange puis complétez le volume à 1000 ml avec de l'*eau R* et mélangez à nouveau.

  Phase mobile B. Acétonitrile R.

Temps (min)	Phase mobile A pour cent *V/V*	Phase mobile B pour cent *V/V*	Commentaire
0	100	0	isocratique
25	100	0	début du gradient linéaire
40	40	60	fin de l'enregistrement du chromatogramme, passez 100 B
41	0	100	commencez le traitement avec B
46	0	100	fin du traitement, retour à 100 A
47	100	0	début de l'équilibrage avec A
52 = 0	100	0	fin de l'équilibrage, commencez le chromatogramme suivant

- comme détecteur, un spectrophotomètre réglé à 254 nm, en maintenant la température de la colonne à 45 °C.

Equilibrez la colonne pendant 30 min au minimum avec la phase mobile B à un débit de 2,5 ml/min puis, revenez à la phase mobile A pendant 5 min. Pour les chromatogrammes suivants appliquez les conditions décrites entre 40,0 min et 52,0 min. Ajustez la sensibilité du détecteur de façon que la hauteur du pic principal dans le chromatogramme obtenu avec 20 µl de solution témoin (b) représente au moins 50 pour cent de l'échelle totale de l'enregistreur.

Injectez 20 µl de solution témoin (a). Si les chromatogrammes sont enregistrés dans les conditions prescrites, les temps de rétention sont de 19 min environ pour la prednisone et de 23 min environ pour la prednisolone. L'essai n'est valable que si la résolution entre les pics correspondant respectivement à la prednisone et à la prednisolone n'est pas inférieure à 2,7. Si nécessaire, ajustez la teneur en acétonitrile dans la phase mobile A.

Injectez séparément 20 µl de *méthanol R* en guise de blanc, 20 µl de solution à examiner et 20 µl de solution témoin (b). S'il apparaît d'autres pics que le pic principal dans le chromatogramme obtenu avec la solution à examiner, la surface d'aucun d'entre eux n'est supérieure à 0,25 fois celle du pic principal du chromatogramme obtenu avec la solution témoin (b) (0,25 pour cent). La somme de la surface de tous les pics, à l'exception du pic principal, dans le chromatogramme obtenu avec la solution à examiner, n'est pas supérieure à 0,75 fois la surface du pic principal du chromatogramme obtenu avec la solution témoin (b) (0,75 pour cent). Ne tenez pas compte d'un pic dû au blanc ni des pics dont la surface est inférieure à 0,05 fois la surface du pic principal du chromatogramme obtenu avec la solution témoin (b).

Perte à la dessiccation (*2.2.32*). Déterminée à l'étuve à 100-105 °C sur 0,500 g de prednisone, la perte à la dessiccation n'est pas supérieure à 1,0 pour cent.

DOSAGE

Dissolvez 0,100 g de prednisone dans de l'*alcool R* et complétez à 100,0 ml avec le même solvant. Prélevez 2,0 ml de solution et complétez à 100,0 ml avec de l'*alcool R*. Mesurez l'absorbance (*2.2.25*) de la solution au maximum à 238 nm.

Calculez la teneur en $C_{21}H_{26}O_5$ en prenant 425 comme valeur de l'absorbance spécifique.

CONSERVATION

A l'abri de la lumière.

01/2002:1362

PRILOCAÏNE

Prilocainum

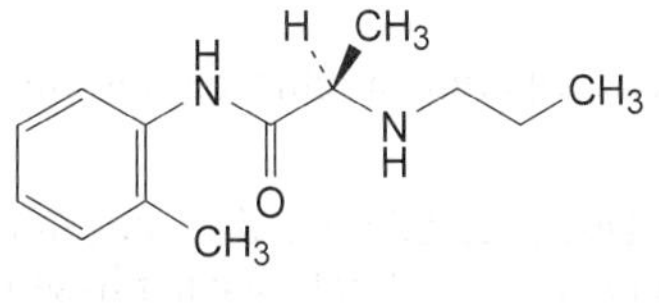

et énantiomère

$C_{13}H_{20}N_2O$ M_r 220,3

DÉFINITION

La prilocaïne contient au minimum 99,0 pour cent et au maximum l'équivalent de 101,0 pour cent de (*RS*)-*N*-(2-méthylphényl)-2-(propylamino)propanamide, calculé par rapport à la substance anhydre.

CARACTÈRES

Poudre cristalline, blanche ou sensiblement blanche, peu soluble dans l'eau, très soluble dans l'acétone et dans l'alcool.

IDENTIFICATION

Première identification : B.

Seconde identification : A, C.

A. Déterminé sans séchage préalable, le point de fusion (*2.2.14*) de la prilocaïne est de 36 °C à 39 °C.

B. Examinez la prilocaïne par spectrophotométrie d'absorption dans l'infrarouge (*2.2.24*), en comparant avec le spectre obtenu avec la *prilocaïne SCR*. Enregistrez les spectres à l'aide de pastilles préparées en déposant 50 µl d'une solution de substance à examiner ou de substance de référence à 30 g/l dans l'*éther R* sur une pastille de *bromure de potassium R* puis en évaporant le solvant.

C. Opérez par chromatographie sur couche mince (*2.2.27*), en utilisant une *plaque au gel de silice* GF_{254} *pour CCM R*.

Solution à examiner. Dissolvez 20,0 mg de prilocaïne dans de l'*alcool R* et complétez à 5 ml avec le même solvant.

Solution témoin (a). Dissolvez 20,0 mg de *prilocaïne SCR* dans de l'*alcool R* et complétez à 5 ml avec le même solvant.

Solution témoin (b). Dissolvez 20,0 mg de *prilocaïne SCR* et 20,0 mg de *lidocaïne SCR* dans de l'*alcool R* et complétez à 5 ml avec le même solvant.

Déposez sur la plaque 10 µl de chaque solution. Développez sur un parcours de 12 cm, avec un mélange de 1 volume d'*ammoniaque concentrée R*, de 5 volumes de *méthanol R* et de 100 volumes d'*éther R*. Laissez sécher la plaque à l'air et examinez en lumière ultraviolette à 254 nm. La tache principale du chromatogramme obtenu avec la solution à examiner est semblable quant à sa position et ses dimensions à la tache principale du chromatogramme obtenu avec la solution témoin (a). L'essai n'est valable que si le chromatogramme obtenu avec la solution témoin (b) présente 2 taches nettement séparées.

ESSAI

Solution S. Dissolvez 2,50 g de prilocaïne dans 15 ml d'*acide chlorhydrique dilué R* et complétez à 50,0 ml avec de l'*eau R*.

Aspect de la solution. La solution S est limpide (*2.2.1*) et incolore (*2.2.2, Procédé II*).

Angle de rotation optique (*2.2.7*). Déterminé avec la solution S, l'angle de rotation optique est de – 0,10° à + 0,10°.

Substances apparentées. Opérez par chromatographie liquide (*2.2.29*).

Solution à examiner. Dissolvez 25,0 mg de prilocaïne dans la phase mobile et complétez à 10,0 ml avec la phase mobile.

Solution témoin (a). Dissolvez 2,5 mg de prilocaïne et 3,0 mg d'*impureté E de prilocaïne SCR* dans la phase mobile et complétez à 100,0 ml avec la phase mobile. Prélevez 1,0 ml de cette solution et complétez à 10,0 ml avec la phase mobile.

Solution témoin (b). Prélevez 1,0 ml de solution à examiner et complétez à 100,0 ml avec la phase mobile. Prélevez 1,0 ml de cette solution et complétez à 10,0 ml avec la phase mobile.

La chromatographie peut être réalisée en utilisant :

- une colonne d'acier inoxydable d'une longueur de 0,125 m et d'un diamètre intérieur de 4,6 mm remplie de *gel de silice octadécylsilylé pour chromatographie R* (5 µm),
- comme phase mobile, à un débit de 1 ml/min, un mélange de 40 volumes d'*acétonitrile R* et de 60 volumes d'une solution préparée comme suit : dissolvez 0,180 g de *phosphate monosodique monohydraté R* et 2,89 g de *phosphate disodique dihydraté R* dans 1000 ml d'*eau R* (pH 8,0),
- comme détecteur, un spectrophotomètre réglé à 240 nm.

Injectez 20 µl de solution témoin (a). Ajustez la sensibilité du système de façon que la hauteur des 2 pics principaux du chromatogramme obtenu représente 20 pour cent au minimum de l'échelle totale de l'enregistreur. L'essai n'est valable que si la résolution entre les pics correspondant respectivement à l'impureté E et à la prilocaïne n'est pas inférieure à 3,0. Injectez 20 µl de solution à examiner et 20 µl de solution témoin (b). Continuez la chromatographie de la solution à examiner pendant 2 fois le temps de rétention de la prilocaïne, qui est de 7 min environ. S'il apparaît d'autres pics que le pic principal dans le chromatogramme obtenu avec la solution à examiner, la surface d'aucun d'entre eux n'est supérieure à 2 fois celle du pic principal du chromatogramme obtenu avec la solution témoin (b) (0,2 pour cent), un seul de ces pics peut présenter une surface supérieure à celle du pic principal du chromatogramme obtenu avec la solution témoin (b) (0,1 pour cent) et la somme de leur surface n'est pas supérieure à 5 fois la surface du pic principal du chromatogramme obtenu avec la solution témoin (b) (0,5 pour cent). Ne tenez pas compte des pics dont la surface est inférieure à 0,2 fois celle du pic principal du chromatogramme obtenu avec la solution témoin (b).

***o*-Toluidine**. *Utilisez des solutions récemment préparées.* Opérez par chromatographie liquide (*2.2.29*).

Solution à examiner. Dissolvez 0,100 g de prilocaïne dans la phase mobile et complétez à 10,0 ml avec la phase mobile.

Solution témoin. Dissolvez 10,0 mg de *chlorhydrate d'o-toluidine R* dans la phase mobile et complétez à 100,0 ml avec la phase mobile. Prélevez 1,0 ml de cette solution et complétez à 100,0 ml avec la phase mobile.

Réalisez la chromatographie selon les indications données sous Substances apparentées. Injectez 20 µl de solution témoin. Ajustez la sensibilité du système de façon que la hauteur du pic principal du chromatogramme obtenu représente 50 pour cent au minimum de l'échelle totale de l'enregistreur. Injectez 20 µl de solution à examiner. Continuez la chromatographie de la solution à examiner pendant 2 fois le temps de rétention de la prilocaïne. S'il apparaît, dans le chromatogramme obtenu avec la solution à examiner, un pic correspondant à l'*o*-toluidine, sa surface n'est pas supérieure à celle du pic correspondant dans le chromatogramme obtenu avec la solution témoin (100 ppm).

Métaux lourds (*2.4.8*). 1,0 g de prilocaïne satisfait à l'essai limite C des métaux lourds (20 ppm). Préparez le témoin avec 2 ml de *solution à 10 ppm de plomb (Pb) R*.

Teneur en eau (*2.5.12*). Déterminée par semi-microdosage sur 1,00 g de prilocaïne, la teneur en eau n'est pas supérieure à 0,5 pour cent.

Cendres sulfuriques (*2.4.14*). Déterminé sur 1,0 g de prilocaïne, le taux des cendres sulfuriques n'est pas supérieur à 0,1 pour cent.

DOSAGE

Dissolvez 0,400 g de prilocaïne dans 20 ml d'*acide acétique anhydre R*. Titrez par l'*acide perchlorique 0,1 M*. Déterminez le point de fin de titrage par potentiométrie (*2.2.20*).

1 ml d'*acide perchlorique 0,1 M* correspond à 22,03 mg de $C_{13}H_{20}N_2O$.

IMPURETÉS

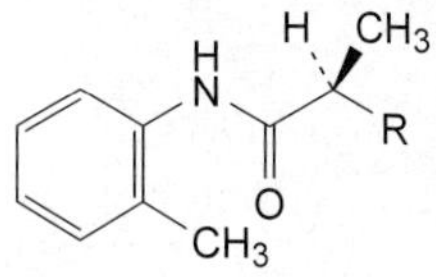

et énantiomère

A. R = Cl : (*RS*)-2-chloro-*N*-(2-méthylphényl)propanamide,

C. R = NH-C_2H_5 : (*RS*)-2-(éthylamino)-*N*-(2-méthylphényl)propanamide,

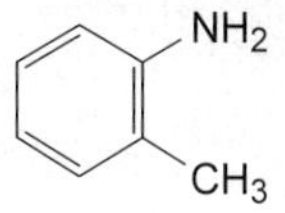

B. 2-méthylbenzènamine (*o*-toluidine),

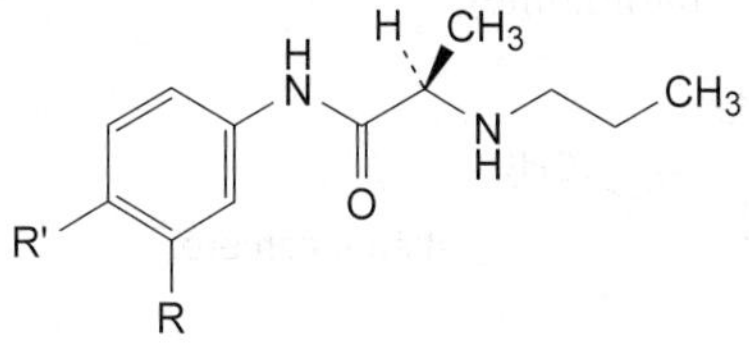

et énantiomère

D. R = CH_3, R′ = H : (*RS*)-*N*-(3-méthylphényl)-2-(propylamino)propanamide,

E. R = H, R′ = CH_3 : (*RS*)-*N*-(4-méthylphényl)-2-(propylamino)propanamide,

F. R = R′ = H : (*RS*)-*N*-phényl-2-(propylamino)propanamide.

01/2002:1363

PRILOCAÏNE (CHLORHYDRATE DE)

Prilocaini hydrochloridum

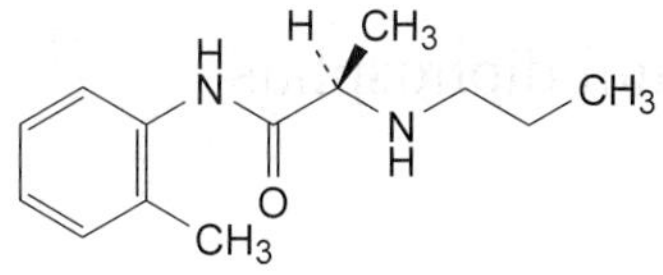

et énantiomère , HCl

$C_{13}H_{21}ClN_2O$ M_r 256,8

DÉFINITION

Le chlorhydrate de prilocaïne contient au minimum 99,0 pour cent et au maximum l'équivalent de 101,0 pour cent de chlorhydrate de (*RS*)-*N*-(2-méthylphényl)-2-(propylamino)propanamide, calculé par rapport à la substance desséchée.

CARACTÈRES

Poudre cristalline, blanche ou cristaux incolores, facilement solubles dans l'eau et dans l'alcool, très peu solubles dans l'acétone.

IDENTIFICATION

Première identification : B, D.

Seconde identification : A, C, D.

A. Le point de fusion (*2.2.14*) du chlorhydrate de prilocaïne est de 168 °C à 171 °C.

B. Examinez le chlorhydrate de prilocaïne par spectrophotométrie d'absorption dans l'infrarouge (*2.2.24*), en comparant avec le spectre obtenu avec le *chlorhydrate de prilocaïne SCR*. Examinez les substances sous forme de pastilles.

C. Opérez par chromatographie sur couche mince (*2.2.27*), en utilisant une *plaque au gel de silice GF_{254} pour CCM R*.
Solution à examiner. Dissolvez 20,0 mg de chlorhydrate de prilocaïne dans de l'*alcool R* et complétez à 5 ml avec le même solvant.
Solution témoin (a). Dissolvez 20,0 mg de *chlorhydrate de prilocaïne SCR* dans de l'*alcool R* et complétez à 5 ml avec le même solvant.
Solution témoin (b). Dissolvez 20,0 mg de *chlorhydrate de prilocaïne SCR* et 20,0 mg de *chlorhydrate de lidocaïne SCR* dans de l'*alcool R* et complétez à 5 ml avec le même solvant.
Déposez sur la plaque 10 µl de chaque solution. Développez sur un parcours de 12 cm, avec un mélange de 1 volume d'*ammoniaque concentrée R*, de 5 volumes de *méthanol R* et de 100 volumes d'*éther R*. Laissez sécher la plaque à l'air et examinez en lumière ultraviolette à 254 nm. La tache principale du chromatogramme obtenu avec la solution à examiner est semblable quant à sa position et ses dimensions à la tache principale du chromatogramme obtenu avec la solution témoin (a). L'essai n'est valable que si le chromatogramme obtenu avec la solution témoin (b) présente 2 taches nettement séparées.

D. Le chlorhydrate de prilocaïne donne la réaction (a) des chlorures (*2.3.1*).

ESSAI

Solution S. Dissolvez 2,50 g de chlorhydrate de prilocaïne dans de l'*eau exempte de dioxyde de carbone R* et complétez à 50,0 ml avec le même solvant.

Aspect de la solution. La solution S est limpide (*2.2.1*) et incolore (*2.2.2, Procédé II*).

Angle de rotation optique (*2.2.7*). Déterminé avec la solution S, l'angle de rotation optique est de – 0,10° à + 0,10°.

Acidité ou alcalinité. Prélevez 4 ml de solution S et complétez à 10 ml avec de l'*eau exempte de dioxyde de carbone R*. Ajoutez 0,1 ml de *solution de vert de bromocrésol R* et 0,40 ml d'*hydroxyde de sodium 0,01 M*. La solution se colore en bleu. Ajoutez 0,80 ml d'*acide chlorhydrique 0,01 M*. La solution se colore en jaune.

Substances apparentées. Opérez par chromatographie liquide (*2.2.29*).

Solution à examiner. Dissolvez 30,0 mg de chlorhydrate de prilocaïne dans la phase mobile et complétez à 10,0 ml avec la phase mobile.

Solution témoin (a). Dissolvez 3,0 mg de chlorhydrate de prilocaïne et 3,0 mg d'*impureté E de prilocaïne SCR* dans la phase mobile puis complétez à 100,0 ml avec la phase mobile. Prélevez 1,0 ml de cette solution et complétez à 10,0 ml avec la phase mobile.

Solution témoin (b). Prélevez 1,0 ml de solution à examiner et complétez à 100,0 ml avec la phase mobile. Prélevez 1,0 ml de cette solution et complétez à 10,0 ml avec la phase mobile.

La chromatographie peut être réalisée en utilisant :

– une colonne d'acier inoxydable d'une longueur de 0,125 m et d'un diamètre intérieur de 4,6 mm remplie de *gel de silice octadécylsilylé pour chromatographie R* (5 µm),

– comme phase mobile, à un débit de 1 ml/min, un mélange de 40 volumes d'*acétonitrile R* et de 60 volumes d'une solution préparée comme suit : dissolvez 0,180 g de *phosphate monosodique monohydraté R* et 2,89 g de *phosphate disodique dihydraté R* dans 1000 ml d'*eau R* (pH 8,0),

– comme détecteur, un spectrophotomètre réglé à 240 nm.

Injectez 20 µl de solution témoin (a). Ajustez la sensibilité du système de façon que la hauteur des 2 pics principaux du chromatogramme obtenu représente 20 pour cent au minimum de l'échelle totale de l'enregistreur. L'essai n'est valable que si la résolution entre les pics correspondant respectivement à l'impureté E et à la prilocaïne n'est pas inférieure à 3,0. Injectez 20 µl de solution à examiner et 20 µl de solution témoin (b). Continuez la chromatographie de la solution à examiner pendant 2 fois le temps de rétention de la prilocaïne, qui est de 7 min environ. S'il apparaît d'autres pics que le pic principal dans le chromatogramme obtenu avec la solution à examiner, la surface d'aucun d'entre eux n'est supérieure à 2 fois celle du pic principal du chromatogramme obtenu avec la solution témoin (b) (0,2 pour cent), un seul de ces pics peut présenter une surface supérieure à celle du pic principal du chromatogramme obtenu avec la solution témoin (b) (0,1 pour cent) et la somme de leur surface n'est pas supérieure à 5 fois la surface du pic principal du chromatogramme obtenu avec la solution témoin (b) (0,5 pour cent). Ne tenez pas compte des pics dont la surface est inférieure à 0,2 fois celle du pic principal du chromatogramme obtenu avec la solution témoin (b).

***o*-Toluidine**. *Utilisez des solutions récemment préparées.* Opérez par chromatographie liquide (*2.2.29*).

Solution à examiner. Dissolvez 0,100 g de chlorhydrate de prilocaïne dans la phase mobile et complétez à 10,0 ml avec la phase mobile.

Solution témoin. Dissolvez 10,0 mg de *chlorhydrate d'o-toluidine R* dans la phase mobile et complétez à 100,0 ml avec la phase mobile. Prélevez 1,0 ml de cette solution et complétez à 100,0 ml avec la phase mobile.

Réalisez la chromatographie selon les indications données sous Substances apparentées. Injectez 20 µl de solution témoin. Ajustez la sensibilité du système de façon que la hauteur du pic principal du chromatogramme obtenu représente 50 pour cent au minimum de l'échelle totale de l'enregistreur. Injectez 20 µl de solution à examiner. Continuez la chromatographie de la solution à examiner pendant 2 fois le temps de rétention de la prilocaïne. S'il apparaît, dans le chromatogramme obtenu avec la solution à examiner, un pic correspondant à l'*o*-toluidine, sa surface n'est pas supérieure à celle du pic correspondant dans le chromatogramme obtenu avec la solution témoin (100 ppm).

Métaux lourds (*2.4.8*). 1,0 g de chlorhydrate de prilocaïne satisfait à l'essai limite C des métaux lourds (20 ppm). Préparez le témoin avec 2 ml de *solution à 10 ppm de plomb (Pb) R*.

Perte à la dessiccation (*2.2.32*). Déterminée à l'étuve à 100-105 °C sur 1,000 g de chlorhydrate de prilocaïne, la perte à la dessiccation n'est pas supérieure à 0,5 pour cent.

Cendres sulfuriques (*2.4.14*). Déterminé sur 1,0 g de chlorhydrate de prilocaïne, le taux des cendres sulfuriques n'est pas supérieur à 0,1 pour cent.

DOSAGE

Dissolvez 0,400 g de chlorhydrate de prilocaïne dans un mélange de 5,0 ml d'*acide chlorhydrique 0,01 M* et de 50 ml d'*alcool R*. Titrez par l'*hydroxyde de sodium 0,1 M* et tracez la courbe potentiométrique (*2.2.20*). Mesurez le volume d'*hydroxyde de sodium 0,1 M* utilisé entre les 2 points d'inflexion.

1 ml d'*hydroxyde de sodium 0,1 M* correspond à 25,68 mg de $C_{13}H_{21}ClN_2O$.

IMPURETÉS

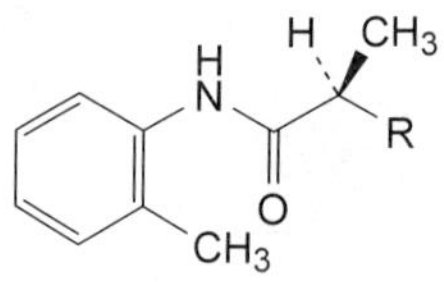

et énantiomère

A. R = Cl : (*RS*)-2-chloro-*N*-(2-méthylphényl)propanamide,

C. R = NH-C_2H_5 : (*RS*)-2-(éthylamino)-*N*-(2-méthylphényl)propanamide,

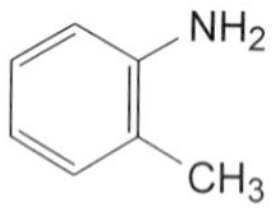

B. 2-méthylbenzènamine (*o*-toluidine),

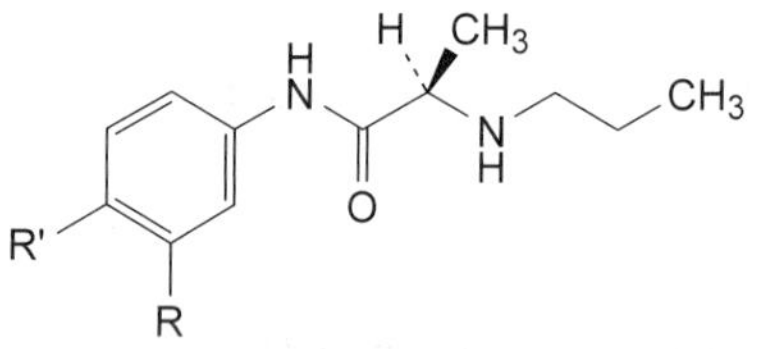

et énantiomère

D. R = CH_3, R′ = H : (*RS*)-*N*-(3-méthylphényl)-2-(propylamino)propanamide,

E. R = H, R′ = CH_3 : (*RS*)-*N*-(4-méthylphényl)-2-(propylamino)propanamide,

F. R = R′ = H : (*RS*)-*N*-phényl-2-(propylamino)propanamide.

01/2002:0635

PRIMAQUINE (DIPHOSPHATE DE)

Primaquini diphosphas

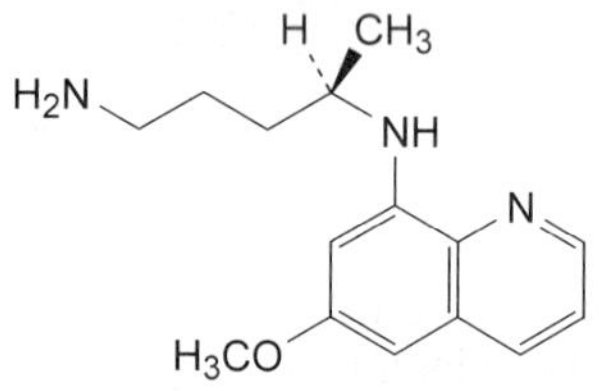

et énantiomère , 2 H_3PO_4

$C_{15}H_{27}N_3O_9P_2$ M_r 455,3

DÉFINITION

Le diphosphate de primaquine contient au minimum 98,5 pour cent et au maximum l'équivalent de 101,5 pour cent de bisphosphate de (4*RS*)-N^4-(6-méthoxyquinoléin-8-yl)pentane-1,4-diamine, calculé par rapport à la substance desséchée.

CARACTÈRES

Poudre cristalline, orangée, soluble dans l'eau, pratiquement insoluble dans l'alcool.

Le diphosphate de primaquine fond en se décomposant vers 200 °C.

IDENTIFICATION

Première identification : B, D.
Seconde identification : A, C, D.

A. Dissolvez 15 mg de diphosphate de primaquine dans de l'*acide chlorhydrique 0,01 M* et complétez à 100,0 ml avec le même acide. Examinée de 310 nm à 450 nm (*2.2.25*), la solution présente 2 maximums d'absorption respectivement à 332 nm et à 415 nm. Les absorbances spécifiques aux maximums sont respectivement de 45 à 52 et de 27 à 35. Prélevez 5,0 ml de solution et complétez à 50,0 ml avec de l'*acide chlorhydrique 0,01 M*. Examinée de 215 nm à 310 nm, cette solution présente 3 maximums d'absorption respectivement à 225 nm, à 265 nm et à 282 nm. Les absorbances spécifiques aux maximums sont respectivement de 495 à 515, de 335 à 350 et de 330 à 345.

B. Examinez le diphosphate de primaquine par spectrophotométrie d'absorption dans l'infrarouge (*2.2.24*), en comparant avec le spectre obtenu avec le *diphosphate de primaquine SCR*. Examinez les substances sous forme de pastilles préparées comme suit : dissolvez respectivement 0,1 g de substance à examiner et 0,1 g de substance de référence dans 5 ml d'*eau R* ; ajoutez 2 ml d'*ammoniaque diluée R2* et 5 ml de *chlorure de méthylène R*, puis agitez ; desséchez la couche chloroformique sur 0,5 g de *sulfate de sodium anhydre R* ; préparez une pastille à blanc avec 0,3 g environ de *bromure de potassium R* ; déposez goutte à goutte sur la pastille 0,1 ml de la couche chloroformique ; laissez évaporer le chloroforme entre les applications, puis séchez la pastille à 50 °C pendant 2 min.

C. Opérez par chromatographie sur couche mince (*2.2.27*) en utilisant une *plaque au gel de silice GF_{254} pour CCM R*.

Effectuez les opérations aussi rapidement que possible, à l'abri de la lumière. Préparez la solution à examiner et la solution témoin extemporanément.

Solution à examiner. Dissolvez 0,20 g de diphosphate de primaquine dans 5 ml d'*eau R* et complétez à 10 ml avec du *méthanol R*. Prélevez 1 ml de solution et complétez à 10 ml avec un mélange à volumes égaux de *méthanol R* et d'*eau R*.

Solution témoin. Dissolvez 20 mg de *diphosphate de primaquine SCR* dans 5 ml d'*eau R* et complétez à 10 ml avec du *méthanol R*.

Effectuez le prélavage de la plaque avec un mélange de 1 volume d'*ammoniaque concentrée R*, de 40 volumes de *méthanol R* et de 60 volumes de *chlorure de méthylène R*. Laissez sécher la plaque à l'air. Déposez sur la plaque 5 µl de chaque solution. Développez sur un parcours de 15 cm avec le mélange de solvants utilisé pour le prélavage. Laissez sécher la plaque à l'air. Examinez en lumière ultraviolette à 254 nm. La tache principale du chromatogramme obtenu avec la solution à examiner est semblable quant à sa position et ses dimensions à la tache principale du chromatogramme obtenu avec la solution témoin.

D. Dissolvez 50 mg de diphosphate de primaquine dans 5 ml d'*eau R*. Ajoutez 2 ml de *solution diluée d'hydroxyde de sodium R* et agitez avec 2 fois 5 ml de *chlorure de méthylène R*. La couche aqueuse, acidifiée par de l'*acide nitrique R*, donne la réaction (b) des phosphates (*2.3.1*).

ESSAI

Substances apparentées. Opérez par chromatographie liquide (*2.2.29*).

Solution à examiner. Dissolvez 50 mg de diphosphate de primaquine dans de l'*eau R* et complétez à 5,0 ml avec le même solvant. A 1,0 ml de solution, ajoutez 0,2 ml d'*ammoniaque concentrée R* et agitez avec 10,0 ml de phase mobile. Utilisez la couche inférieure limpide.

Solution témoin (a). Dissolvez 50 mg de *diphosphate de primaquine SCR* dans de l'*eau R* et complétez à 5,0 ml avec le même solvant. A 1,0 ml de solution, ajoutez 0,2 ml d'*ammoniaque concentrée R* et agitez avec 10,0 ml de phase mobile. Utilisez la couche inférieure limpide.

Solution témoin (b). Prélevez 3,0 ml de solution à examiner et complétez à 100,0 ml avec la phase mobile.

Solution témoin (c). Prélevez 1,0 ml de solution à examiner et complétez à 10,0 ml avec la phase mobile. Prélevez 1,0 ml de solution et complétez à 50,0 ml avec la phase mobile.

La chromatographie peut être réalisée en utilisant :

– une colonne d'une longueur de 0,2 m et d'un diamètre intérieur de 4,6 mm, remplie de *gel de silice pour chromatographie R* (10 µm),
– comme phase mobile à un débit de 3,0 ml/min, un mélange de 0,1 volume d'*ammoniaque concentrée R*, de 10 volumes de *méthanol R*, de 45 volumes de *chlorure de méthylène R* et de 45 volumes d'*hexane R*,
– comme détecteur, un spectrophotomètre réglé à 261 nm,
– un injecteur à boucle.

Injectez 20 µl de chaque solution. Continuez la chromatographie pendant au moins 2 fois le temps de rétention du pic correspondant à la primaquine. L'essai n'est valable que si :

– le chromatogramme obtenu avec la solution témoin (a) présente un pic secondaire immédiatement avant le pic principal dont la surface est de 6 pour cent environ de celle du pic principal et si la résolution entre ces 2 pics n'est pas inférieure à 2,0,
– le chromatogramme obtenu avec la solution témoin (c) présente un pic principal dont le rapport signal/bruit n'est pas inférieur à 5.

Si d'autres pics que le pic principal sont observés dans le chromatogramme obtenu avec la solution à examiner, la somme de leur surface n'est pas supérieure à la surface du pic principal du chromatogramme obtenu avec la solution témoin (b) (3,0 pour cent). Ne tenez pas compte du pic dû au solvant ni des pics dont la surface est inférieure à celle du pic principal du chromatogramme obtenu avec la solution témoin (c).

Perte à la dessiccation (*2.2.32*). Déterminée à l'étuve à 100-105 °C sur 1,000 g de diphosphate de primaquine, la perte à la dessiccation n'est pas supérieure à 0,5 pour cent.

DOSAGE

Dissolvez 0,2000 g de diphosphate de primaquine dans 40 ml d'*acide acétique anhydre R* en chauffant doucement. Refroidissez. Titrez par l'*acide perchlorique 0,1 M*. Déterminez le point de fin de titrage par potentiométrie (*2.2.20*).

1 ml d'*acide perchlorique 0,1 M* correspond à 22,77 mg de $C_{15}H_{27}N_3O_9P_2$.

CONSERVATION

A l'abri de la lumière.

01/2002:1364

PRIMEVÈRE (RACINE DE)

Primulae radix

DÉFINITION

La racine de primevère est constituée par la racine et le rhizome séchés, entiers ou fragmentés, de *Primula veris* L. ou de *P. elatior* (L.) Hill.

Monographies L - P

CARACTÈRES

La racine de primevère a une saveur âcre.

Elle présente les caractères macroscopiques et microscopiques décrits aux identifications A et B.

IDENTIFICATION

A. Le rhizome, brun-gris et grossièrement noueux, est rectiligne ou légèrement arqué, d'une longueur de 1 cm à 5 cm environ et d'une épaisseur de 2 mm à 4 mm environ. Il porte souvent, au niveau de la souche, des restes de tiges et de feuilles. De nombreuses racines cassantes, d'une épaisseur de 1 mm environ et d'une longueur de 6 cm à 8 cm en général sont attachées au rhizome. La racine de *P. elatior* est brun clair à brun-rouge, celle de *P. veris* jaune clair à blanc-jaune. La cassure est lisse.

B. Réduisez la racine de primevère en poudre (355). La poudre est brun-gris. Examinez au microscope en utilisant de la *solution d'hydrate de chloral R*. La poudre présente des fragments du parenchyme cortical de la racine ainsi que du parenchyme médullaire et du parenchyme cortical du rhizome, constitués de cellules arrondies à paroi épaissie et ponctuée ; des fragments brunâtres de tissus de revêtement portant des poils absorbants ; des vaisseaux réticulés. La présence de groupes de cellules scléreuses fortement ponctuées, vert-jaune, est caractéristique de *P. elatior*. Examinez au microscope en utilisant une solution de *glycérol R* à 50 pour cent *V/V*. La poudre présente des grains d'amidon isolés ou composés de forme et de dimension variées.

C. Utilisez les chromatogrammes obtenus dans l'essai de la racine de *Vincetoxicum hirundinaria medicus*. Pulvérisez de la *solution d'aldéhyde anisique R*. Chauffez à 100-105 °C pendant 5-10 min. Examinez à la lumière du jour. Le chromatogramme obtenu avec la solution témoin présente une bande principale violet-bleu (aescine), près de la limite des tiers inférieur et médian du chromatogramme. Le chromatogramme obtenu avec la solution à examiner présente une ou deux bandes violet sombre intense situées un peu au-dessous de la bande de l'aescine dans le chromatogramme obtenu avec la solution témoin. D'autres bandes violet pâle, jaunâtres ou vert-brun peuvent être visibles.

ESSAI

Eléments étrangers (*2.8.2*). La racine de primevère satisfait à l'essai des éléments étrangers.

Racine de Vincetoxicum hirundinaria medicus. Opérez par chromatographie sur couche mince (*2.2.27*) en utilisant une *plaque au gel de silice* F_{254} *pour CCM R*.

Solution à examiner. A 1,0 g de racine de primevère pulvérisée (500), ajoutez 10 ml d'*alcool à 70 pour cent V/V R* et chauffez à reflux pendant 15 min. Refroidissez et filtrez.

Solution témoin. Dissolvez 10 mg d'*aescine R* dans 1,0 ml d'*alcool à 70 pour cent V/V R*.

Déposez sur la plaque, en bandes, 20 µl de chaque solution. Développez sur un parcours de 12 cm avec la phase supérieure d'un mélange de 10 volumes d'*acide acétique glacial R*, de 40 volumes d'*eau R* et de 50 volumes de *butanol R*. Séchez la plaque à l'étuve à 100-105 °C. Examinez en lumière ultraviolette à 254 nm. Les chromatogrammes obtenus avec la solution témoin et la solution à examiner présentent une bande d'atténuation de fluorescence (aescine) près de la limite des tiers inférieur et médian des chromatogrammes. Repérez cette bande. Examinez en lumière ultraviolette à 365 nm. Le chromatogramme obtenu avec la solution à examiner ne présente pas de bandes de fluorescence bleu clair ou verdâtre au-dessous de la bande principale de l'aescine dans le chromatogramme obtenu avec la solution témoin.

Perte à la dessiccation (*2.2.32*). Déterminée à l'étuve à 100-105 °C pendant 2 h sur 1,000 g de racine de primevère pulvérisée (355), la perte à la dessiccation n'est pas supérieure à 10,0 pour cent.

Cendres totales (*2.4.16*). Le taux des cendres totales n'est pas supérieur à 9,0 pour cent.

Cendres insolubles dans l'acide chlorhydrique (*2.8.1*). Le taux des cendres insolubles dans l'acide chlorhydrique n'est pas supérieur à 3,0 pour cent.

CONSERVATION

A l'abri de la lumière.

01/2002:0584

PRIMIDONE

Primidonum

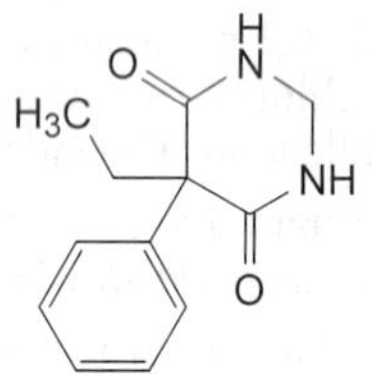

$C_{12}H_{14}N_2O_2$ M_r 218,3

DÉFINITION

La primidone contient au minimum 98,0 pour cent et au maximum l'équivalent de 102,0 pour cent de 5-éthyl-5-phényl-2,3-dihydropyrimidine-4,6(1*H*,5*H*)-dione, calculé par rapport à la substance desséchée.

CARACTÈRES

Poudre cristalline blanche ou sensiblement blanche, très peu soluble dans l'eau, peu soluble dans l'alcool, pratiquement insoluble dans l'éther.

IDENTIFICATION

Première identification : B.

Seconde identification : A, C, D.

A. Utilisez la solution de primidone prescrite pour le dosage. Examinée de 240 nm à 300 nm (*2.2.25*), la solution présente 3 maximums d'absorption, respectivement à 252 nm, à 257 nm et à 264 nm, et 2 minimums d'absorption, respectivement à 254 nm et à 261 nm. Le rapport de l'absorbance mesurée au maximum à 257 nm à celle mesurée au minimum à 261 nm est de 2,00 à 2,20. L'identification n'est valable que si, dans l'essai du pouvoir de résolution (*2.2.25*), le rapport des absorbances n'est pas inférieur à 2,0.

B. Examinez la primidone par spectrophotométrie d'absorption dans l'infrarouge (*2.2.24*), en comparant avec le spectre obtenu avec la *primidone SCR*. Examinez les substances sous forme de pastilles à base de *bromure de potassium R*.

C. Dissolvez 0,1 g de primidone dans 5 ml d'une solution du *sel sodique de l'acide chromotropique R* à 5 g/l dans un mélange de 4 volumes d'*eau R* et de 9 volumes d'*acide sulfurique R*. Chauffez la solution ; il se développe une coloration bleu-rose.

D. Mélangez 0,2 g de primidone et 0,2 g de *carbonate de sodium anhydre R*. Chauffez jusqu'à fusion. Il se dégage des vapeurs d'ammoniac identifiées par leur odeur et leur réaction alcaline (*2.2.4*).

ESSAI

Substances hydrosolubles absorbant en lumière ultraviolette. Chauffez au bain-marie pendant 30 min 2,0 g de primidone avec 50 ml d'*eau R* en agitant de temps en temps. Refroidissez la solution à 20 °C et filtrez. Lavez le filtre avec 10 ml d'*eau R* à 20 °C. Ajoutez l'eau de lavage au filtrat et complétez à 100,0 ml avec de l'*eau R*. Déterminée au maximum à 257 nm, l'absorbance (*2.2.25*) n'est pas supérieure à 0,35.

Métaux lourds (*2.4.8*). 2,0 g de primidone satisfont à l'essai limite D des métaux lourds (10 ppm). Préparez le témoin avec 2 ml de *solution à 10 ppm de plomb (Pb) R*.

Perte à la dessiccation (*2.2.32*). Déterminée à l'étuve à 100-105 °C pendant 2 h sur 1,000 g de primidone, la perte à la dessiccation n'est pas supérieure à 0,5 pour cent.

Cendres sulfuriques (*2.4.14*). Déterminé sur 1,0 g de primidone, le taux des cendres sulfuriques n'est pas supérieur à 0,1 pour cent.

DOSAGE

Dissolvez en chauffant 60,0 mg de primidone dans 70 ml d'*alcool R*, refroidissez et complétez à 100,0 ml avec le même solvant. Préparez dans les mêmes conditions une solution témoin avec 60,0 mg de *primidone SCR*. Mesurez l'absorbance (*2.2.25*) des deux solutions au maximum à 257 nm.

En tenant compte des absorbances mesurées et de la concentration des solutions, calculez la teneur de la substance à examiner en $C_{12}H_{14}N_2O_2$.

01/2002:0243

PROBÉNÉCIDE

Probenecidum

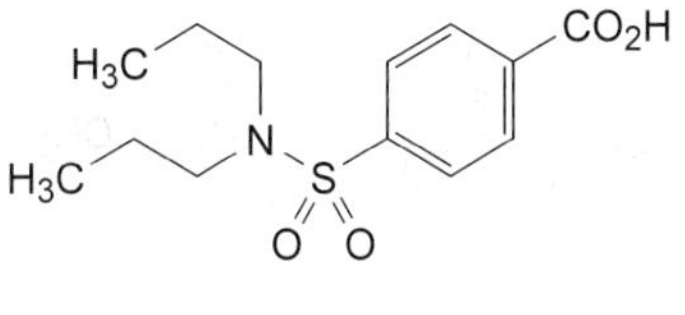

$C_{13}H_{19}NO_4S$ M_r 285,4

DÉFINITION

Le probénécide contient au minimum 99,0 pour cent et au maximum l'équivalent de 101,0 pour cent d'acide 4-(dipropylsulfamoyl)benzoïque, calculé par rapport à la substance desséchée.

CARACTÈRES

Poudre cristalline blanche ou pratiquement blanche, ou petits cristaux, pratiquement insolubles dans l'eau, solubles dans l'acétone, assez solubles dans l'éthanol, peu solubles dans l'éther.

IDENTIFICATION

Première identification : A, C.

Seconde identification : A, B, D.

A. Le point de fusion (*2.2.14*) du probénécide est de 197 °C à 202 °C.

B. Dissolvez 20 mg de probénécide dans un mélange de 1 volume d'*acide chlorhydrique 0,1 M* et de 9 volumes d'*alcool R*, puis complétez à 100,0 ml avec le même mélange de solvants. Prélevez 5,0 ml de cette solution et complétez à 100,0 ml avec un mélange de 1 volume d'*acide chlorhydrique 0,1 M* et de 9 volumes d'*alcool R*. Examinée de 220 nm à 350 nm (*2.2.25*), la solution présente 2 maximums d'absorption à 223 nm et à 248 nm respectivement. L'absorbance spécifique mesurée au maximum à 248 nm est de 310 à 350.

C. Examinez le probénécide par spectrophotométrie d'absorption dans l'infrarouge (*2.2.24*), en comparant avec le spectre obtenu avec le *probénécide SCR*.

D. Dissolvez 0,2 g de probénécide dans la quantité minimale d'*ammoniaque diluée R2* (0,6 ml environ). Ajoutez 3 ml de *solution de nitrate d'argent R2*. Il se forme un précipité blanc qui se dissout dans un excès d'ammoniaque.

ESSAI

Aspect de la solution. Dissolvez 1,0 g de probénécide dans de l'*hydroxyde de sodium 1 M* et complétez à 10 ml avec le même solvant. La solution est limpide (*2.2.1*) et n'est pas plus fortement colorée que la solution témoin J_6 (*2.2.2, Procédé II*).

Acidité. A 2,0 g de probénécide, ajoutez 100 ml d'*eau R*. Chauffez au bain-marie pendant 30 min. Rétablissez le volume initial avec de l'*eau R*, puis filtrez après refroidissement de la solution à température ambiante. A 50 ml du filtrat, ajoutez 0,1 ml de *solution de phénolphtaléine R*. Le virage de l'indicateur ne nécessite pas plus de 0,5 ml d'*hydroxyde de sodium 0,1 M*.

Substances apparentées. Opérez par chromatographie sur couche mince (*2.2.27*) en utilisant une plaque recouverte de *gel de silice* GF_{254} *R*.

Solution à examiner. Dissolvez 0,1 g de probénécide dans de l'*acétone R* et complétez à 10 ml avec le même solvant.

Solution témoin. Prélevez 0,5 ml de solution à examiner et complétez à 100 ml avec de l'*acétone R*.

Déposez séparément sur la plaque 20 µl de chaque solution. Développez sur un parcours de 15 cm avec un mélange de 10 volumes d'*acide acétique glacial R*, de 15 volumes de *chloroforme R*, de 20 volumes d'*éther isopropylique R* et de 55 volumes de *toluène R*. Laissez sécher la plaque à l'air. Examinez en lumière ultraviolette à 254 nm. S'il apparaît d'autres taches que la tache principale dans le chromatogramme obtenu avec la solution à examiner, aucune d'entre elles n'est plus intense que la tache du chromatogramme obtenu avec la solution témoin (0,5 pour cent).

Métaux lourds (*2.4.8*). 1,0 g de probénécide satisfait à l'essai limite C des métaux lourds (20 ppm). Préparez le témoin avec 2 ml de *solution à 10 ppm de plomb (Pb) R*.

Perte à la dessiccation (*2.2.32*). Déterminée à l'étuve à 100-105 °C sur 1,00 g de probénécide, la perte à la dessiccation n'est pas supérieure à 0,5 pour cent.

Cendres sulfuriques (*2.4.14*). Déterminé sur 1,0 g de probénécide, le taux des cendres sulfuriques n'est pas supérieur à 0,1 pour cent.

DOSAGE

Dissolvez 0,250 g de probénécide dans 50 ml d'*alcool R*, en agitant et en chauffant légèrement si nécessaire. Titrez par l'*hydroxyde de sodium 0,1 M*. Déterminez le point de fin de titrage par potentiométrie (*2.2.20*).

1 ml d'*hydroxyde de sodium 0,1 M* correspond à 28,54 mg de $C_{13}H_{19}NO_4S$.

Monographies L - P

01/2002:0567

PROCAÏNAMIDE (CHLORHYDRATE DE)

Procainamidi hydrochloridum

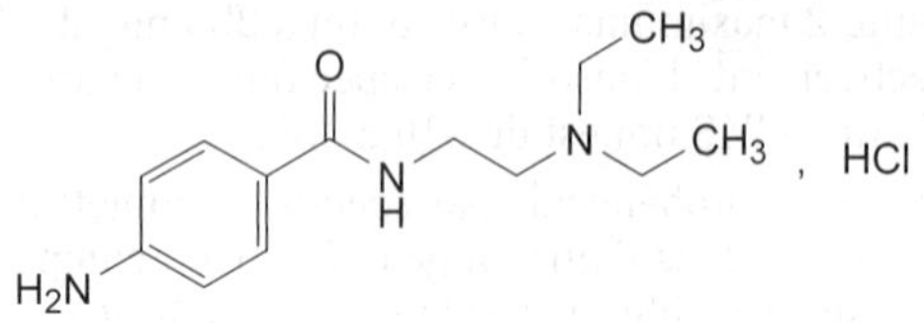

$C_{13}H_{22}ClN_3O$ M_r 271,8

DÉFINITION

Le chlorhydrate de procaïnamide contient au minimum 98,0 pour cent et au maximum l'équivalent de 101,0 pour cent de chlorhydrate de 4-amino-*N*-[2-(diéthylamino)éthyl]benzamide, calculé par rapport à la substance desséchée.

CARACTÈRES

Poudre cristalline blanche ou très légèrement jaune, hygroscopique, très soluble dans l'eau, facilement soluble dans l'alcool, peu soluble dans l'acétone, pratiquement insoluble dans l'éther.

IDENTIFICATION

Première identification : C, D.

Seconde identification : A, B, D, E.

A. Le point de fusion (*2.2.14*) du chlorhydrate de procaïnamide est de 166 °C à 170 °C.

B. Dissolvez 10,0 mg de chlorhydrate de procaïnamide dans de l'*hydroxyde de sodium 0,1 M* et complétez à 100,0 ml avec la même solution alcaline. Prélevez 10,0 ml de cette solution et complétez à 100,0 ml avec de l'*hydroxyde de sodium 0,1 M*. Examinée de 220 nm à 350 nm (*2.2.25*), la solution présente un maximum d'absorption à 273 nm. L'absorbance spécifique au maximum est de 580 à 610.

C. Examinez le chlorhydrate de procaïnamide par spectrophotométrie d'absorption dans l'infrarouge (*2.2.24*), en comparant avec le spectre obtenu avec le *chlorhydrate de procaïnamide SCR*.

D. Prélevez 1 ml de solution S et complétez à 5 ml avec de l'*eau R*. La solution donne la réaction (a) des chlorures (*2.3.1*).

E. A 1 ml de solution S (voir Essai), ajoutez 1 ml d'*eau R*. 1 ml de cette solution donne la réaction des amines primaires aromatiques (*2.3.1*).

ESSAI

Solution S. Dissolvez 2,5 g de chlorhydrate de procaïnamide dans de l'*eau exempte de dioxyde de carbone R* et complétez à 25 ml avec le même solvant.

Aspect de la solution. La solution S est limpide (*2.2.1*) et n'est pas plus fortement colorée que la solution témoin B_6 (*2.2.2, Procédé II*).

Détermination du pH (*2.2.3*). Le pH de la solution S est de 5,6 à 6,3.

Substances apparentées. Opérez par chromatographie sur couche mince (*2.2.27*) en utilisant une plaque recouverte de *gel de silice GF_{254} R*.

Solution à examiner. Dissolvez 0,10 g de chlorhydrate de procaïnamide dans de l'*alcool R* et complétez à 10 ml avec le même solvant.

Solution témoin. Prélevez 1 ml de solution à examiner et complétez à 200 ml avec de l'*alcool R*.

Déposez sur la plaque 5 µl de chaque solution. Développez sur un parcours de 12 cm avec un mélange de 15 volumes d'*acide acétique glacial R*, de 30 volumes d'*eau R* et de 60 volumes de *butanol R*. Faites sécher la plaque dans un courant d'air froid jusqu'à ce qu'elle paraisse sèche. Examinez en lumière ultraviolette à 254 nm. S'il apparaît d'autres taches que la tache principale dans le chromatogramme obtenu avec la solution à examiner, aucune d'entre elles n'est plus intense que la tache du chromatogramme obtenu avec la solution témoin (0,5 pour cent).

Métaux lourds (*2.4.8*). 1,0 g de chlorhydrate de procaïnamide satisfait à l'essai limite C des métaux lourds (20 ppm). Préparez le témoin avec 2 ml de *solution à 10 ppm de plomb (Pb) R*.

Perte à la dessiccation (*2.2.32*). Déterminée à l'étuve à 100-105 °C sur 1,000 g de chlorhydrate de procaïnamide, la perte à la dessiccation n'est pas supérieure à 0,5 pour cent.

Cendres sulfuriques (*2.4.14*). Déterminé sur 1,0 g de chlorhydrate de procaïnamide, le taux des cendres sulfuriques n'est pas supérieur à 0,1 pour cent.

DOSAGE

Dissolvez 0,2500 g de chlorhydrate de procaïnamide dans 50 ml d'*acide chlorhydrique dilué R*. Effectuez le dosage de l'azote aminé primaire aromatique (*2.5.8*).

1 ml de *nitrite de sodium 0,1 M* correspond à 27,18 mg de $C_{13}H_{22}ClN_3O$.

CONSERVATION

En récipient étanche, à l'abri de la lumière.

01/2002:0050

PROCAÏNE (CHLORHYDRATE DE)

Procaini hydrochloridum

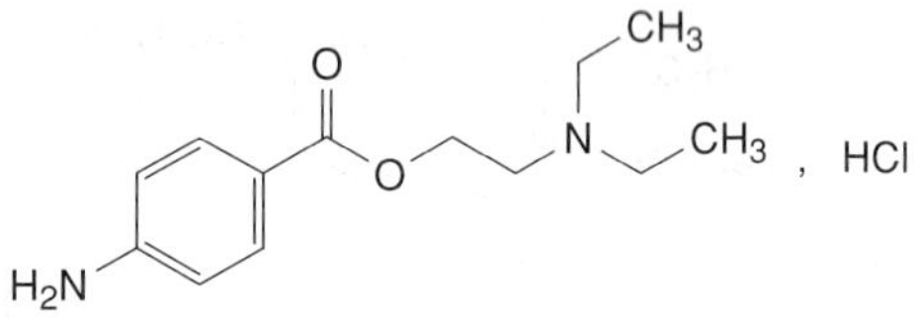

$C_{13}H_{21}ClN_2O_2$ M_r 272,8

DÉFINITION

Le chlorhydrate de procaïne contient au minimum 99,0 pour cent et au maximum l'équivalent de 101,0 pour cent de chlorhydrate de 4-aminobenzoate de 2-(diéthylamino)éthyle, calculé par rapport à la substance desséchée.

CARACTÈRES

Poudre cristalline blanche, ou cristaux incolores, très solubles dans l'eau, solubles dans l'alcool, pratiquement insolubles dans l'éther.

IDENTIFICATION

Première identification : A, B, E.

Seconde identification : A, C, D, E, F.

A. Le point de fusion (*2.2.14*) du chlorhydrate de procaïne est de 154 °C à 158 °C.

Monographies L - P

B. Examinez le chlorhydrate de procaïne par spectrophotométrie d'absorption dans l'infrarouge (*2.2.24*), en comparant avec le spectre obtenu avec le *chlorhydrate de procaïne SCR*.

C. A 5 mg environ de chlorhydrate de procaïne, ajoutez 0,5 ml d'*acide nitrique fumant R*. Evaporez au bain-marie. Laissez refroidir puis dissolvez le résidu dans 5 ml d'*acétone R*. Ajoutez 1 ml d'*hydroxyde de potassium alcoolique 0,1 M*. Il ne se développe qu'une coloration rouge brunâtre.

D. A 0,2 ml de la solution S (voir Essai), ajoutez 2 ml d'*eau R*, 0,5 ml d'*acide sulfurique dilué R* et agitez. Ajoutez 1 ml d'une solution de *permanganate de potassium R* à 1 g/l. La solution se décolore immédiatement.

E. Le chlorhydrate de procaïne donne la réaction (a) des chlorures (*2.3.1*).

F. Prélevez 1 ml de la solution S et complétez à 100 ml avec de l'*eau R*. 2 ml de cette solution donnent la réaction des amines primaires aromatiques (*2.3.1*).

ESSAI

Solution S. Dissolvez 2,5 g de chlorhydrate de procaïne dans de l'*eau exempte de dioxyde de carbone R* et complétez à 50 ml avec le même solvant.

Aspect de la solution. La solution S est limpide (*2.2.1*) et incolore (*2.2.2, Procédé II*).

Détermination du pH (*2.2.3*). Prélevez 4 ml de la solution S et complétez à 10 ml avec de l'*eau exempte de dioxyde de carbone R*. Le pH de la solution est de 5,0 à 6,5.

Substances apparentées. Opérez par chromatographie sur couche mince (*2.2.27*) en utilisant une plaque recouverte de *gel de silice* GF_{254} *R*.

Solution à examiner. Dissolvez 1,0 g de chlorhydrate de procaïne dans de l'*eau R* et complétez à 10 ml avec le même solvant.

Solution témoin. Dissolvez 50 mg d'*acide 4-aminobenzoïque R* dans de l'*eau R* et complétez à 100 ml avec le même solvant. Prélevez 1 ml de la solution et complétez à 10 ml avec de l'*eau R*.

Déposez séparément sur la plaque 5 µl de chaque solution. Développez sur un parcours de 10 cm avec un mélange de 4 volumes d'*acide acétique glacial R*, de 16 volumes d'*hexane R* et de 80 volumes d'*éther dibutylique R*. Séchez la plaque à 100-105 °C pendant 10 min. Examinez en lumière ultraviolette à 254 nm. S'il apparaît d'autres taches que la tache principale dans le chromatogramme obtenu avec la solution à examiner, aucune d'entre elles n'est plus intense que la tache du chromatogramme obtenu avec la solution témoin (0,05 pour cent). La tache principale du chromatogramme obtenu avec la solution à examiner demeure au point de départ.

Métaux lourds (*2.4.8*). Dissolvez 1,0 g de chlorhydrate de procaïne dans de l'*eau R* et complétez à 25,0 ml avec le même solvant. Procédez à la préfiltration. 10 ml du préfiltrat satisfont à l'essai limite E des métaux lourds (5 ppm). Préparez le témoin avec 2 ml de *solution à 1 ppm de plomb (Pb) R*.

Perte à la dessiccation (*2.2.32*). Déterminée à l'étuve à 100-105 °C sur 1,00 g de chlorhydrate de procaïne, la perte à la dessiccation n'est pas supérieure à 0,5 pour cent.

Cendres sulfuriques (*2.4.14*). Déterminé sur 1,0 g de chlorhydrate de procaïne, le taux des cendres sulfuriques n'est pas supérieur à 0,1 pour cent.

DOSAGE

Dissolvez 0,400 g de chlorhydrate de procaïne dans 50 ml d'*acide chlorhydrique dilué R*. Effectuez le dosage de l'azote aminé primaire aromatique (*2.5.8*).

1 ml de *nitrite de sodium 0,1 M* correspond à 27,28 mg de $C_{13}H_{21}ClN_2O_2$.

CONSERVATION

A l'abri de la lumière.

01/2002:0244

PROCHLORPÉRAZINE (MALÉATE DE)

Prochlorperazini maleas

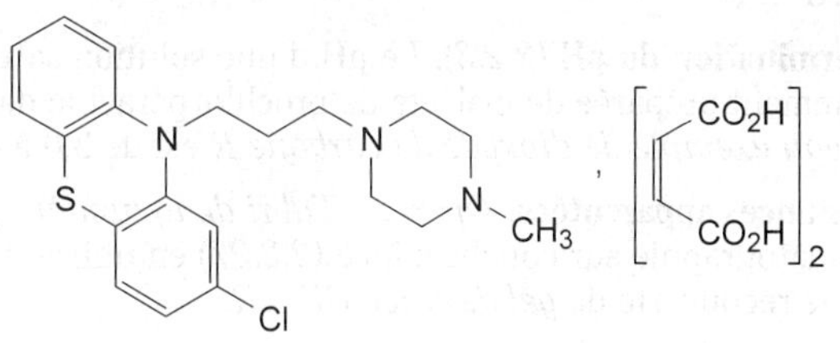

$C_{28}H_{32}ClN_3O_8S$ M_r 606

DÉFINITION

Le maléate de prochlorpérazine contient au minimum 98,0 pour cent et au maximum l'équivalent de 101,0 pour cent de bis[(*Z*)-hydrogénobutènedioate] de 2-chloro-10-[3-(4-méthylpipérazin-1-yl)propyl]-10*H*-phénothiazine, calculé par rapport à la substance désséchée.

CARACTÈRES

Poudre cristalline, blanche ou jaune pâle, très peu soluble dans l'eau et dans l'alcool, pratiquement insoluble dans l'éther.

IDENTIFICATION

Première identification : B, C, D.

Seconde identification : A, C, D.

A. *Opérez à l'abri de la lumière*. Dissolvez 50 mg de maléate de prochlorpérazine dans de l'*acide chlorhydrique 0,1 M* et complétez à 500,0 ml avec le même acide. Examinée immédiatement de 280 nm à 350 nm (*2.2.25*), la solution présente un maximum d'absorption à 305 nm. Prélevez 10,0 ml de cette solution et complétez à 100,0 ml avec de l'*acide chlorhydrique 0,1 M*. Examinée immédiatement de 230 nm à 280 nm, la solution présente un maximum d'absorption à 255 nm. L'absorbance spécifique à ce maximum est de 525 à 575.

B. Examinez le maléate de prochlorpérazine par spectrophotométrie d'absorption dans l'infrarouge (*2.2.24*), en comparant avec le spectre obtenu avec le *maléate de prochlorpérazine SCR*.

C. Le maléate de prochlorpérazine satisfait à l'identification des phénothiazines par chromatographie sur couche mince (*2.3.3*), compte tenu des modifications suivantes.

Solution à examiner. Dissolvez 20 mg de maléate de prochlorpérazine dans un mélange à volumes égaux de *chloroforme R* et de *méthanol R*, puis complétez à 20 ml avec le même mélange de solvants.

Solution témoin. Dissolvez 20 mg de *maléate de prochlorpérazine SCR* dans un mélange à volumes égaux de *chloroforme R* et de *méthanol R*, puis complétez à 20 ml avec le même mélange de solvants.

Déposez séparément sur la plaque 4 µl de chaque solution.

D. Triturez 0,2 g de maléate de prochlorpérazine avec 1 ml de *solution concentrée d'hydroxyde de sodium R* et 3 ml d'*eau R*. Agitez avec 3 fois 5 ml d'*éther R*. A 0,1 ml de la couche aqueuse, ajoutez une solution de 10 mg de *résorcinol R* dans 3 ml d'*acide sulfurique R*. Chauffez. au bain-marie pendant 15 min. Il ne se développe pas de coloration. Au reste de la couche aqueuse, ajoutez 2 ml de *solution de brome R*. Chauffez au bain-marie pendant 15 min. Chauffez ensuite à ébullition, puis refroidissez. A 0,1 ml de cette solution, ajoutez une solution de 10 mg de *résorcinol R* dans 3 ml d'*acide sulfurique R*. Chauffez au bain-marie pendant 15 min. Il se développe une coloration bleue.

ESSAI

Détermination du pH (*2.2.3*). Le pH d'une solution saturée récemment préparée de maléate de prochlorpérazine dans de l'*eau exempte de dioxyde de carbone R* est de 3,0 à 4,0.

Substances apparentées. *Opérez à l'abri de la lumière* par chromatographie sur couche mince (*2.2.27*) en utilisant une plaque recouverte de *gel de silice GF_{254} R*.

Solution à examiner. Dissolvez 0,2 g de maléate de prochlorpérazine dans un mélange de 5 volumes de *diéthylamine R* et de 95 volumes de *méthanol R*, puis complétez à 10 ml avec le même mélange de solvants. Préparez extemporanément.

Solution témoin. Prélevez 1 ml de solution à examiner et complétez à 200 ml avec un mélange de 5 volumes de *diéthylamine R* et de 95 volumes de *méthanol R*.

Déposez séparément sur la plaque 10 µl de chaque solution. Développez sur un parcours de 12 cm avec un mélange de 10 volumes d'*acétone R*, de 10 volumes de *diéthylamine R* et de 80 volumes de *cyclohexane R*. Laissez sécher la plaque à l'air. Examinez en lumière ultraviolette à 254 nm. S'il apparaît d'autres taches que la tache principale dans le chromatogramme obtenu avec la solution à examiner, aucune d'entre elles n'est plus intense que la tache du chromatogramme obtenu avec la solution témoin (0,5 pour cent). Ne tenez pas compte des taches éventuelles apparaissant aux points de départ.

Perte à la dessiccation (*2.2.32*). Déterminée à l'étuve à 100-105 °C sur 1,00 g de maléate de prochlorpérazine, la perte à la dessiccation n'est pas supérieure à 1,0 pour cent.

Cendres sulfuriques (*2.4.14*). Déterminé sur 1,0 g de maléate de prochlorpérazine, le taux des cendres sulfuriques n'est pas supérieur à 0,1 pour cent.

DOSAGE

Dissolvez 0,200 g de maléate de prochlorpérazine pulvérisé dans 50 ml d'*acide acétique anhydre R* en chauffant au bain-marie. Laissez refroidir à température ambiante. Titrez par l'*acide perchlorique 0,1 M*. Déterminez le point de fin de titrage par potentiométrie (*2.2.20*).

1 ml d'*acide perchlorique 0,1 M* correspond à 30,31 mg de $C_{28}H_{32}ClN_3O_8S$.

CONSERVATION

A l'abri de la lumière.

01/2002:0429

PROGESTÉRONE

Progesteronum

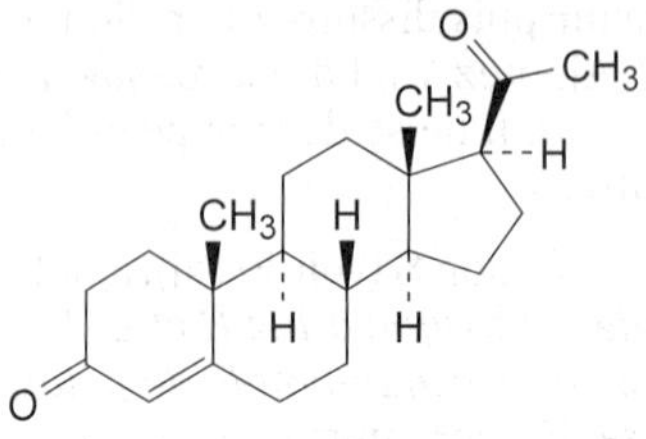

$C_{21}H_{30}O_2$ M_r 314,5

DÉFINITION

La progestérone contient au minimum 97,0 pour cent et au maximum l'équivalent de 103,0 pour cent de pregn-4-ène-3,20-dione, calculé par rapport à la substance desséchée.

CARACTÈRES

Poudre cristalline, blanche ou sensiblement blanche ou cristaux incolores, pratiquement insolubles dans l'eau, facilement solubles dans l'éthanol, assez solubles dans l'acétone, dans l'éther et dans les huiles grasses.

IDENTIFICATION

A. Le point de fusion (*2.2.14*) de la progestérone est de 128 °C à 132 °C.

B. Examinez la progestérone par spectrophotométrie d'absorption dans l'infrarouge (*2.2.24*), en comparant avec le spectre obtenu avec la *progestérone SCR*. Lorsqu'au cours de l'examen de la progestérone à l'état solide, le spectre de la substance à examiner et celui de la substance de référence présentent des différences, enregistrez de nouveaux spectres en utilisant des solutions à 50 g/l dans le *chloroforme R*.

C. Opérez par chromatographie sur couche mince (*2.2.27*) en utilisant une plaque recouverte d'un gel de silice approprié contenant un indicateur de fluorescence dont l'intensité est optimale à 254 nm.

Solution à examiner. Dissolvez 10 mg de progestérone dans un mélange de 1 volume de *méthanol R* et de 9 volumes de *chloroforme R* et complétez à 10 ml avec le même mélange de solvants.

Solution témoin. Dissolvez 10 mg de *progestérone SCR* dans un mélange de 1 volume de *méthanol R* et de 9 volumes de *chloroforme R* et complétez à 10 ml avec le même mélange de solvants.

Déposez séparément sur la plaque 5 µl de chaque solution. Développez sur un parcours de 15 cm avec un mélange de 33 volumes d'*acétate d'éthyle R* et de 66 volumes de *chloroforme R*. Laissez sécher la plaque à l'air. Examinez en lumière ultraviolette à 254 nm. La tache principale du chromatogramme obtenu avec la solution à examiner est semblable quant à sa position, sa coloration et ses dimensions à la tache principale du chromatogramme obtenu avec la solution témoin. Pulvérisez de la *solution alcoolique d'acide sulfurique R*, chauffez à 120 °C pendant 15 min et laissez refroidir. Examinez à la lumière du jour et en lumière ultraviolette à 365 nm. La tache principale du chromatogramme obtenu avec la solution à examiner est semblable quant à sa position, sa fluorescence en lumière ultraviolette à 365 nm et ses dimensions à la tache principale du chromatogramme obtenu avec la solution témoin.

Monographies L - P

ESSAI

Pouvoir rotatoire spécifique (*2.2.7*). Dissolvez 0,250 g de progestérone dans de l'*éthanol R* et complétez à 25,0 ml avec le même solvant. Calculé par rapport à la substance desséchée, le pouvoir rotatoire spécifique est de + 186 à + 194.

Substances apparentées. Opérez par chromatographie sur couche mince (*2.2.27*) en utilisant une plaque recouverte de *gel de silice G R*.

Solution à examiner. Dissolvez 0,10 g de progestérone dans un mélange de 1 volume de *méthanol R* et de 9 volumes de *chloroforme R*, puis complétez à 10 ml avec le même mélange de solvants.

Solution témoin. Prélevez 1 ml de solution à examiner et complétez à 100 ml avec un mélange de 1 volume de *méthanol R* et de 9 volumes de *chloroforme R*.

Déposez séparément sur la plaque 5 µl de chaque solution. Développez sur un parcours de 15 cm avec un mélange de 33 volumes d'*acétate d'éthyle R* et de 66 volumes de *chloroforme R*. Laissez sécher la plaque à l'air. Pulvérisez un mélange de 30 volumes d'*eau R* et de 70 volumes d'*acide sulfurique R*, saturé de *dichromate de potassium R*. Chauffez à 130 °C pendant 30 min et laissez refroidir. S'il apparaît d'autres taches que la tache principale dans le chromatogramme obtenu avec la solution à examiner, aucune d'entre elles n'est plus intense que la tache du chromatogramme obtenu avec la solution témoin (1,0 pour cent).

Perte à la dessiccation (*2.2.32*). Déterminée à l'étuve à 100-105 °C pendant 2 h sur 0,50 g de progestérone, la perte à la dessiccation n'est pas supérieure à 0,5 pour cent.

DOSAGE

Dissolvez 25,0 mg de progestérone dans de l'*alcool R* et complétez à 250,0 ml avec le même solvant. Prélevez 5,0 ml de cette solution et complétez à 50,0 ml avec de l'*alcool R*. Mesurez l'absorbance (*2.2.25*) au maximum à 241 nm.

Calculez la teneur en $C_{21}H_{30}O_2$ en prenant 535 comme valeur de l'absorbance spécifique.

CONSERVATION

A l'abri de la lumière.

01/2002:0785

PROLINE

Prolinum

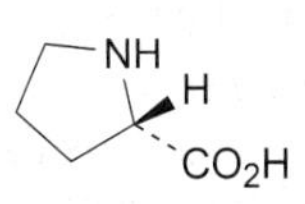

$C_5H_9NO_2$ M_r 115,1

DÉFINITION

La proline contient au minimum 98,5 pour cent et au maximum l'équivalent de 101,0 pour cent d'acide (*S*)-pyrrolidine-2-carboxylique, calculé par rapport à la substance desséchée.

CARACTÈRES

Poudre cristalline, blanche ou sensiblement blanche ou cristaux incolores, très solubles dans l'eau, facilement solubles dans l'alcool, pratiquement insolubles dans l'éther.

IDENTIFICATION

Première identification : A, B.

Seconde identification : A, C.

A. La proline satisfait à l'essai du pouvoir rotatoire spécifique (voir Essai).

B. Examinez la proline par spectrophotométrie d'absorption dans l'infrarouge (*2.2.24*), en comparant avec le spectre obtenu avec la *proline SCR*. Examinez les substances sous forme de pastilles.

C. Examinez les chromatogrammes obtenus dans l'essai des substances décelables par la ninhydrine. La tache principale du chromatogramme obtenu avec la solution à examiner (b) est semblable quant à sa position, sa coloration et ses dimensions à la tache principale du chromatogramme obtenu avec la solution témoin (a).

ESSAI

Solution S. Dissolvez 2,5 g de proline dans de l'*eau distillée R* et complétez à 50 ml avec le même solvant.

Aspect de la solution. La solution S est limpide (*2.2.1*) et incolore (*2.2.2, Procédé II*).

Pouvoir rotatoire spécifique (*2.2.7*). Dissolvez 1,00 g de proline dans de l'*eau R* et complétez à 25,0 ml avec le même solvant. Calculé par rapport à la substance desséchée, le pouvoir rotatoire spécifique est de – 84,0 à – 86,0.

Substances décelables par la ninhydrine. Opérez par chromatographie sur couche mince (*2.2.27*) en utilisant une *plaque au gel de silice pour CCM R*.

Solution à examiner (a). Dissolvez 0,10 g de proline dans de l'*acide chlorhydrique 0,1 M* et complétez à 10 ml avec le même acide.

Solution à examiner (b). Prélevez 1 ml de solution à examiner (a) et complétez à 50 ml avec de l'*eau R*.

Solution témoin (a). Dissolvez 10 mg de *proline SCR* dans de l'*acide chlorhydrique 0,1 M* et complétez à 50 ml avec le même acide.

Solution témoin (b). Prélevez 5 ml de solution à examiner (b) et complétez à 20 ml avec de l'*eau R*.

Solution témoin (c). Dissolvez 10 mg de *proline SCR* et 10 mg de *thréonine SCR* dans de l'*acide chlorhydrique 0,1 M* et complétez à 25 ml avec le même acide.

Déposez sur la plaque 5 µl de chaque solution. Laissez sécher la plaque à l'air. Développez sur un parcours de 15 cm avec un mélange de 20 volumes d'*acide acétique glacial R*, de 20 volumes d'*eau R* et de 60 volumes de *butanol R*. Laissez sécher la plaque à l'air. Pulvérisez de la *solution de ninhydrine R*. Chauffez la plaque à 100-105 °C pendant 15 min. S'il apparaît d'autres taches que la tache principale dans le chromatogramme obtenu avec la solution à examiner (a), aucune d'entre elles n'est plus intense que la tache du chromatogramme obtenu avec la solution témoin (b) (0,5 pour cent). L'essai n'est valable que si le chromatogramme obtenu avec la solution témoin (c) présente 2 taches nettement séparées.

Chlorures (*2.4.4*). Prélevez 5 ml de solution S et complétez à 15 ml avec de l'*eau R*. La solution satisfait à l'essai limite des chlorures (200 ppm).

Sulfates (*2.4.13*). Prélevez 10 ml de solution S et complétez à 15 ml avec de l'*eau distillée R*. La solution satisfait à l'essai limite des sulfates (300 ppm).

Ammonium (*2.4.1*). 50 mg de proline satisfont à l'essai limite B de l'ammonium (200 ppm). Préparez le témoin avec 0,1 ml de *solution à 100 ppm d'ammonium* (NH_4) *R*.

Fer (*2.4.9*). Dans une ampoule à décantation, dissolvez 1,0 g de proline dans 10 ml d'*acide chlorhydrique dilué R*. Agitez avec 3 fois 10 ml de *méthylisobutylcétone R1* pendant 3 min chaque fois. Agitez les couches organiques réunies avec 10 ml d'*eau R* pendant 3 min. La couche aqueuse satisfait à l'essai limite du fer (10 ppm).

Métaux lourds (*2.4.8*). Dissolvez 2,0 g de proline dans de l'*eau R* et complétez à 20 ml avec le même solvant. 12 ml de solution satisfont à l'essai limite A des métaux lourds (10 ppm). Préparez le témoin avec la *solution à 1 ppm de plomb (Pb) R*.

Perte à la dessiccation (*2.2.32*). Déterminée à l'étuve à 100-105 °C sur 1,000 g de proline, la perte à la dessiccation n'est pas supérieure à 0,5 pour cent.

Cendres sulfuriques (*2.4.14*). Déterminé sur 1,0 g de proline, le taux des cendres sulfuriques n'est pas supérieur à 0,l pour cent.

DOSAGE

Dissolvez 0,100 g de proline dans 3 ml d'*acide formique anhydre R*. Ajoutez 30 ml d'*acide acétique anhydre R*. Titrez par l'*acide perchlorique 0,1 M* en présence de 0,1 ml de *solution de naphtolbenzéine R* jusqu'à virage du jaune-brun au vert.

1 ml d'*acide perchlorique 0,1 M* correspond à 11,51 mg de $C_5H_9NO_2$.

CONSERVATION

A l'abri de la lumière.

01/2002:1365

PROMAZINE (CHLORHYDRATE DE)

Promazini hydrochloridum

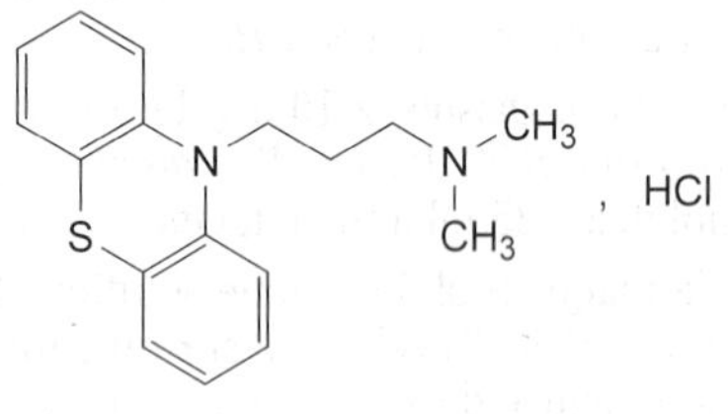

$C_{17}H_{21}ClN_2S$ M_r 320,9

DÉFINITION

Le chlorhydrate de promazine contient au minimum 99,0 pour cent et au maximum l'équivalent de 101,0 pour cent de chlorhydrate de 3-(10*H*-phénothiazin-10-yl)-*N*,*N*-diméthylpropan-1-amine, calculé par rapport à la substance desséchée.

CARACTÈRES

Poudre cristalline blanche ou sensiblement blanche, légèrement hygroscopique, très soluble dans l'eau, dans l'alcool et dans le chlorure de méthylène.

Le chlorhydrate de promazine fond vers 179 °C.

IDENTIFICATION

Première identification : A, B, D.

Seconde identification : B, C, D.

A. Examinez le chlorhydrate de promazine par spectrophotométrie d'absorption dans l'infrarouge (*2.2.24*), en comparant avec le spectre obtenu avec le *chlorhydrate de promazine SCR*.

B. Le chlorhydrate de promazine satisfait à l'identification des phénothiazines par chromatographie sur couche mince (*2.3.3*). Utilisez le *chlorhydrate de promazine SCR* pour préparer la solution témoin.

C. Dissolvez 5 mg environ de chlorhydrate de promazine dans 2 ml d'*acide sulfurique R* et laissez reposer pendant 5 min. Il se développe une coloration orange.

D. Le chlorhydrate de promazine donne la réaction (b) des chlorures (*2.3.1*).

ESSAI

Détermination du pH (*2.2.3*). Dissolvez 0,5 g de chlorhydrate de promazine dans de l'*eau exempte de dioxyde de carbone R* et complétez à 10 ml avec le même solvant. Le pH de la solution récemment préparée est de 4,2 à 5,2.

Substances apparentées. *Effectuez l'essai à l'abri d'une lumière vive et préparez les solutions extemporanément.*

Opérez par chromatographie sur couche mince (*2.2.27*) en utilisant une *plaque au gel de silice* F_{254} *pour CCM R*.

Solution à examiner. Dissolvez 0,10 g de chlorhydrate de promazine dans un mélange de 5 volumes de *diéthylamine R* et de 95 volumes de *méthanol R* et complétez à 10 ml avec le même mélange de solvants.

Solution témoin (a). Prélevez 1 ml de solution à examiner et complétez à 200 ml avec un mélange de 5 volumes de *diéthylamine R* et de 95 volumes de *méthanol R*.

Solution témoin (b). Dissolvez 10 mg de *chlorhydrate de chlorprothixène SCR* dans un mélange de 5 volumes de *diéthylamine R* et de 95 volumes de *méthanol R*, ajoutez 1 ml de solution à examiner et complétez à 10 ml avec le même mélange de solvants.

Déposez sur la plaque 10 µl de chaque solution. Développez sur un parcours de 15 cm avec un mélange de 10 volumes d'*acétone R*, de 10 volumes de *diéthylamine R* et de 80 volumes de *cyclohexane R*. Laissez sécher la plaque à l'air. Examinez en lumière ultraviolette à 254 nm. S'il apparaît d'autres taches que la tache principale dans le chromatogramme obtenu avec la solution à examiner, aucune d'entre elles n'est plus intense que la tache du chromatogramme obtenu avec la solution témoin (a) (0,5 pour cent). Ne tenez pas compte d'une tache éventuelle au point de départ. L'essai n'est valable que si le chromatogramme obtenu avec la solution témoin (b) présente 2 taches principales nettement séparées.

Perte à la dessiccation (*2.2.32*). Déterminée à l'étuve à 100-105 °C sur 1,000 g de chlorhydrate de promazine, la perte à la dessiccation n'est pas supérieure à 0,5 pour cent.

Cendres sulfuriques (*2.4.14*). Déterminé sur 1,0 g de chlorhydrate de promazine, le taux des cendres sulfuriques n'est pas supérieur à 0,1 pour cent.

DOSAGE

Dissolvez 0,250 g de chlorhydrate de promazine dans un mélange de 5,0 ml d'*acide chlorhydrique 0,01 M* et de 50 ml d'*alcool R*. Titrez par l'*hydroxyde de sodium 0,1 M* et déterminez le point de fin de titrage par potentiométrie (*2.2.20*). Mesurez le volume d'*hydroxyde de sodium 0,1 M* utilisé entre les 2 points d'inflexion.

1 ml d'*hydroxyde de sodium 0,1 M* correspond à 32,09 mg de $C_{17}H_{21}ClN_2S$.

CONSERVATION

A l'abri de la lumière.

IMPURETÉS

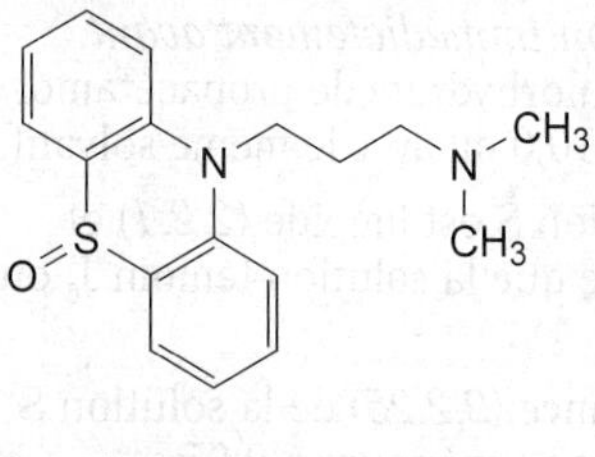

A. 3-(10*H*-phénothiazin-10-yl)-*N*,*N*-diméthylpropan-1-amine *S*-oxyde (promazine sulfoxyde).

01/2002:0524

PROMÉTHAZINE (CHLORHYDRATE DE)

Promethazini hydrochloridum

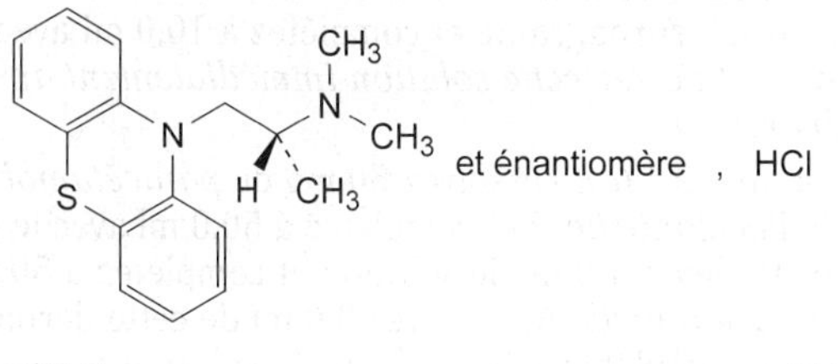

$C_{17}H_{21}ClN_2S$ M_r 320,9

DÉFINITION

Le chlorhydrate de prométhazine contient au minimum 99,0 pour cent et au maximum l'équivalent de 101,0 pour cent de chlorhydrate de (2*RS*)-*N*,*N*-diméthyl-1-(10*H*-phénothiazin-10-yl)propan-2-amine, calculé par rapport à la substance desséchée.

CARACTÈRES

Poudre cristalline, blanche à faiblement jaunâtre, très soluble dans l'eau, facilement soluble dans l'alcool et dans le chlorure de méthylène.

Le chlorhydrate de prométhazine fond en se décomposant vers 222 °C.

IDENTIFICATION

Première identification : A, B, D.

Seconde identification : B, C, D.

A. Examinez le chlorhydrate de prométhazine par spectrophotométrie d'absorption dans l'infrarouge (*2.2.24*), en comparant avec le spectre obtenu avec le *chlorhydrate de prométhazine SCR*.

B. Le chlorhydrate de prométhazine satisfait à l'identification des phénothiazines par chromatographie sur couche mince (*2.3.3*).

C. Dissolvez 0,1 g de chlorhydrate de prométhazine dans 3 ml d'*eau R*. Ajoutez, goutte à goutte, 1 ml d'*acide nitrique R*. Il se forme d'abord un précipité qui se dissout rapidement pour donner une solution rouge virant à l'orangé, puis au jaune. Chauffez à ébullition. La solution devient orangée et il se forme un précipité rouge-orangé.

D. Le chlorhydrate de prométhazine donne la réaction (b) des chlorures (*2.3.1*).

ESSAI

Détermination du pH (*2.2.3*). Dissolvez 1,0 g de chlorhydrate de prométhazine dans de l'*eau exempte de dioxyde de carbone R* et complétez à 10 ml avec le même solvant. Le pH, déterminé immédiatement après la préparation de la solution, est de 4,0 à 5,0.

Substances apparentées. *Effectuez l'essai à l'abri d'une lumière vive et préparez les solutions extemporanément.* Opérez par chromatographie sur couche mince (*2.2.27*) en utilisant une plaque recouverte d'un gel de silice approprié.

Solution à examiner. Dissolvez 0,20 g de chlorhydrate de prométhazine dans un mélange de 5 volumes de *diéthylamine R* et de 95 volumes de *méthanol R* et complétez à 10 ml avec le même mélange de solvants.

Solution témoin (a). Dissolvez 20 mg de *chlorhydrate d'isoprométhazine SCR* dans un mélange de 5 volumes de *diéthylamine R* et de 95 volumes de *méthanol R* et complétez à 100 ml avec le même mélange de solvants.

Solution témoin (b). Prélevez 0,5 ml de solution à examiner et complétez à 100 ml avec un mélange de 5 volumes de *diéthylamine R* et de 95 volumes de *méthanol R*.

Solution témoin (c). Prélevez 0,2 ml de solution à examiner et complétez à 100 ml avec un mélange de 5 volumes de *diéthylamine R* et de 95 volumes de *méthanol R*.

Déposez séparément sur la plaque 10 µl de solution à examiner et 10 µl de chaque solution témoin. Développez dans une chambre non saturée sur un parcours de 12 cm avec un mélange de 5 volumes de *diéthylamine R*, de 10 volumes d'*acétone R* et de 85 volumes de *cyclohexane R*. Laissez sécher la plaque à l'air. Examinez en lumière ultraviolette à 254 nm. Ne tenez pas compte d'une tache éventuelle au point de départ.

S'il apparaît une tache correspondant au chlorhydrate d'isoprométhazine dans le chromatogramme obtenu avec la solution à examiner, elle n'est pas plus intense que la tache du chromatogramme obtenu avec la solution témoin (a) (1 pour cent). S'il apparaît d'autres taches que la tache principale et la tache correspondant au chlorhydrate d'isoprométhazine dans le chromatogramme obtenu avec la solution à examiner, aucune d'entre elles n'est plus intense que la tache du chromatogramme obtenu avec la solution témoin (b) (0,5 pour cent) et 3 d'entre elles au plus peuvent être plus intenses que la tache du chromatogramme obtenu avec la solution témoin (c) (0,2 pour cent).

Métaux lourds (*2.4.8*). Dissolvez 1,0 g de chlorhydrate de prométhazine dans 5 ml d'*eau R*, ajoutez 5 ml d'*acétone R* et 5 ml de *solution tampon pH 3,5 R*. Procédez à la préfiltration. Le préfiltrat obtenu satisfait à l'essai limite E des métaux lourds (10 ppm). Préparez le témoin avec 5 ml de *solution à 2 ppm de plomb (Pb) R*.

Perte à la dessiccation (*2.2.32*). Déterminée à l'étuve à 100-105 °C sur 1,000 g de chlorhydrate de prométhazine, la perte à la dessiccation n'est pas supérieure à 0,5 pour cent.

Cendres sulfuriques (*2.4.14*). Déterminé sur 1,0 g de chlorhydrate de prométhazine, le taux des cendres sulfuriques n'est pas supérieur à 0,1 pour cent.

DOSAGE

Dissolvez 0,250 g de chlorhydrate de prométhazine dans un mélange de 5,0 ml d'*acide chlorhydrique 0,01 M* et de 50 ml d'*alcool R*. Titrez par l'*hydroxyde de sodium 0,1 M* et tracez la courbe potentiométrique (*2.2.20*). Mesurez le volume d'*hydroxyde de sodium 0,1 M* utilisé entre les 2 points d'inflexion.

1 ml d'*hydroxyde de sodium 0,1 M* correspond à 32,09 mg de $C_{17}H_{21}ClN_2S$.

CONSERVATION

A l'abri de la lumière.

IMPURETÉS

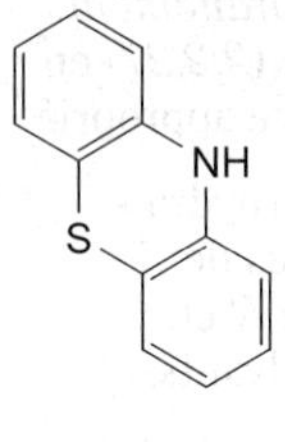

A. phénothiazine,

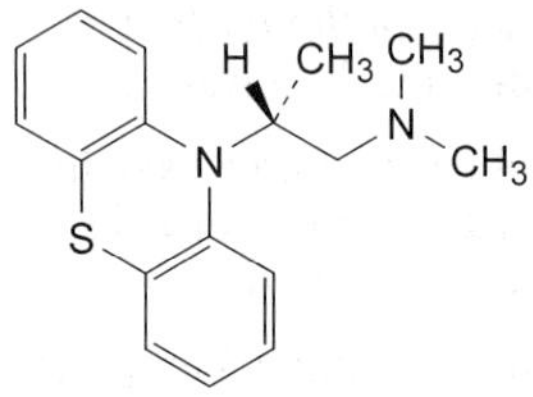

et énantiomère

B. (2*RS*)-*N*,*N*-diméthyl-2-(10*H*-phénothiazin-10-yl)propan-1-amine (isoprométhazine),

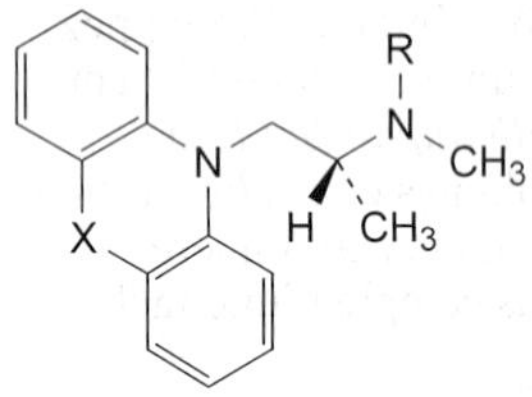

et énantiomère

C. R = H, X = S : (2*RS*)-*N*-méthyl-1-(10*H*-phénothiazin-10-yl)propan-2-amine,

D. R = CH_3, X = SO : (2*RS*)-*N*,*N*-diméthyl-1-(10*H*-phénothiazin-10-yl)propan-2-amine *S*-oxyde.

01/2002:1366

PROPACÉTAMOL (CHLORHYDRATE DE)

Propacetamoli hydrochloridum

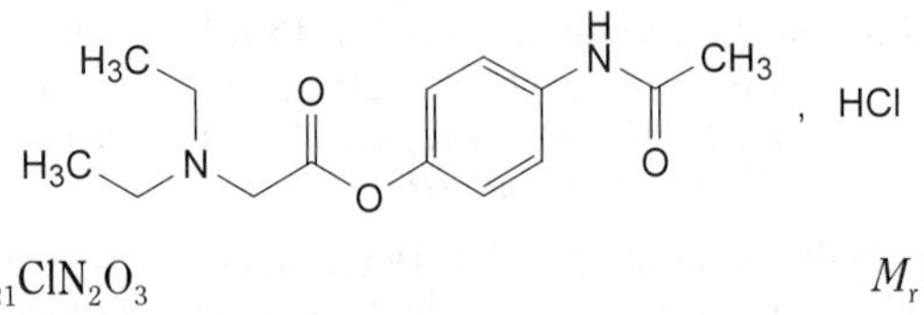

$C_{14}H_{21}ClN_2O_3$ M_r 300,8

DÉFINITION

Le chlorhydrate de propacétamol contient au minimum 98,0 pour cent et au maximum l'équivalent de 102,0 pour cent de chlorhydrate de (diéthylamino)acétate de 4-(acétylamino)phényle, calculé par rapport à la substance desséchée.

CARACTÈRES

Poudre cristalline, blanche ou sensiblement blanche, facilement soluble dans l'eau, peu soluble dans l'éthanol, pratiquement insoluble dans l'acétone.

IDENTIFICATION

A. Examinez le chlorhydrate de propacétamol par spectrophotométrie d'absorption dans l'infrarouge (*2.2.24*), en comparant avec le *spectre de référence du chlorhydrate de propacétamol de la Ph. Eur.*

B. Le chlorhydrate de propacétamol donne la réaction (a) des chlorures (*2.3.1*).

ESSAI

Solution S. *Préparez la solution immédiatement avant l'emploi.* Dissolvez 1,75 g de chlorhydrate de propacétamol dans de l'*eau R* et complétez à 10,0 ml avec le même solvant.

Aspect de la solution. La solution S est limpide (*2.2.1*) et n'est pas plus fortement colorée que la solution témoin J_6 ou JB_6 (*2.2.2, Procédé II*).

Absorbance. Mesurez l'absorbance (*2.2.25*) de la solution S à 390 nm. L'absorbance n'est pas supérieure à 0,05.

Substances apparentées. Opérez par chromatographie liquide (*2.2.29*).

Solution A. Dissolvez 2,16 g d'*octanesulfonate de sodium R* dans 900 ml d'*eau R* et complétez à 1000 ml avec le même solvant. Ajustez la solution à pH 3,0 avec de l'*acide acétique R*.

Solution à examiner. Mettez en suspension 1,00 g de chlorhydrate de propacétamol dans 10,0 ml d'*acétonitrile R*. Agitez pendant 10 min. Laissez décanter. Prélevez 3,0 ml de la solution surnageante et complétez à 10,0 ml avec la solution A. *Injectez cette solution immédiatement après sa préparation.*

Solution témoin (a). Dissolvez 50 mg de *paracétamol R* dans de l'*acétonitrile R* et complétez à 50,0 ml avec le même solvant. Prélevez 1,0 ml de solution et complétez à 50,0 ml avec de l'*acétonitrile R*. Prélevez 3,0 ml de cette dernière solution et complétez à 10,0 ml avec la solution A.

Solution témoin (b). Dissolvez 10 mg de *paracétamol R* et 0,100 g de *4-aminophénol R* dans de l'*acétonitrile R* et complétez à 50,0 ml avec le même solvant. Prélevez 1,0 ml de cette solution et complétez à 50,0 ml avec de l'*acétonitrile R*. Prélevez 3,0 ml de cette dernière solution et complétez à 10,0 ml avec la solution A.

La chromatographie peut être réalisée en utilisant :

- une colonne d'acier inoxydable, d'une longueur de 0,25 m et d'un diamètre intérieur de 4,6 mm, remplie de *gel de silice octadécylsilylé pour chromatographie R* (5 μm),
- comme phase mobile, à un débit de 1 ml/min, un mélange de 30 volumes d'*acétonitrile R* et de 70 volumes de solution A,
- comme détecteur, un spectrophotomètre réglé à 246 nm.

Injectez 20 μl de solution témoin (b). Le chromatogramme obtenu présente un pic correspondant au paracétamol (premier pic) et un pic correspondant au 4-aminophénol (second pic) dont le temps de rétention relatif calculé par rapport au paracétamol est de 1,6 environ. Ajustez la sensibilité du système de façon que la hauteur des 2 pics principaux représente au moins 20 pour cent de l'échelle totale de l'enregistreur.

Injectez 20 μl de la solution à examiner et 20 μl de solution témoin (a). Continuez la chromatographie de la solution à examiner pendant 2 fois le temps de rétention du pic principal. S'il apparaît, dans le chromatogramme obtenu avec la solution à examiner, un pic correspondant au paracétamol, sa surface n'est pas supérieure à celle du pic correspondant dans le chromatogramme obtenu avec la solution témoin (a) (200 ppm). S'il apparaît, dans le chromatogramme obtenu avec la solution à examiner, d'autres pics que le pic principal et un pic dû au paracétamol, la surface d'aucun d'entre eux n'est supérieure à 3,2 fois la surface du pic principal du chromatogramme obtenu avec la solution témoin (a) (0,1 pour cent en tenant compte du facteur de réponse du paracétamol égal à 1,6) et la somme de la surface de tous les pics, à l'exception du pic principal, n'est pas supérieure à 6,4 fois la surface du pic principal du chromatogramme obtenu avec la solution témoin (a) (0,2 pour cent en tenant compte du facteur de réponse du paracétamol égal à 1,6).

Ne tenez pas compte des pics dont la surface est inférieure à 0,01 fois la surface du pic principal du chromatogramme obtenu avec la solution témoin (a).

4-Aminophénol. Opérez par chromatographie sur couche mince (*2.2.27*) en utilisant une *plaque au gel de silice F_{254} pour CCM R*.

Solution à examiner. Mettez en suspension 4,00 g de chlorhydrate de propacétamol dans 8 ml d'*acétonitrile R*. Agitez pendant 30 min. Filtrez. Complétez à 10 ml avec de l'*acétonitrile R*.

Solution témoin (a). Dissolvez 25 mg de *4-aminophénol R* dans de l'*acétonitrile R* et complétez à 50 ml avec le même solvant. Prélevez 10 ml de solution et complétez à 50 ml avec de l'*acétonitrile R*.

Solution témoin (b). Prélevez 5 ml de solution témoin (a) et complétez à 50 ml avec de l'*acétonitrile R*.

Solution témoin (c). Prélevez 0,2 ml de solution témoin (a) et complétez à 5 ml avec la solution à examiner.

Déposez sur la plaque 50 µl de solution à examiner et 50 µl des solutions témoins (b) et (c). Développez sur un parcours de 15 cm avec un mélange de 3 volumes d'*acide formique anhydre R*, de 4 volumes d'*eau R*, de 30 volumes de *méthanol R* et de 64 volumes de *chlorure de méthylène R*. Laissez sécher la plaque à l'air. Examinez en lumière ultraviolette à 254 nm. Pulvérisez une solution de *diméthylaminobenzaldéhyde R* à 10 g/l dans de l'*alcool R*. La solution témoin (c) présente 2 taches : une tache visible en lumière ultraviolette correspondant au chlorhydrate de propacétamol et une tache jaune visible après révélation correspondant au 4-aminophénol. Il peut apparaître une tache supplémentaire visible en lumière ultraviolette correspondant au paracétamol. S'il apparaît, dans le chromatogramme obtenu avec la solution à examiner, une tache jaune correspondant à celle du 4-aminophénol et non visible en lumière ultraviolette, elle n'est pas plus intense que la tache du chromatogramme obtenu avec la solution témoin (b) (25 ppm). L'essai n'est valable que si le chromatogramme obtenu avec la solution témoin (c) présente 2 taches nettement séparées.

Méthanol. Opérez par chromatographie en phase gazeuse (*2.2.28*) en utilisant le *propanol R* comme étalon interne.

Solution d'étalon interne. Prélevez 2,0 ml de *propanol R* et complétez à 20,0 ml avec de l'*eau R*. Prélevez 1,0 ml de cette solution et complétez à 25,0 ml avec de l'*eau R*. Prélevez 1,0 ml de cette dernière solution et complétez à 25,0 ml avec de l'*eau R*.

Solution à examiner. Dissolvez 2,00 g de chlorhydrate de propacétamol dans de l'*eau R*, ajoutez 2,0 ml de solution d'étalon interne et complétez à 10,0 ml avec de l'*eau R*.

Solution témoin. Prélevez 0,8 ml de *méthanol R* et complétez à 50,0 ml avec de l'*eau R*. Prélevez 1,0 ml de cette solution et complétez à 25,0 ml avec de l'*eau R*. Prélevez 2,0 ml de cette solution, ajoutez 2,0 ml de solution d'étalon interne et complétez à 10,0 ml avec de l'*eau R*.

La chromatographie peut être réalisée en utilisant :

- une colonne de verre, d'une longueur de 2 m et d'un diamètre intérieur de 2 mm, remplie de tamis moléculaire au carbone imprégné de 0,2 pour cent de macrogol 1500,
- comme gaz vecteur, de l'*azote pour chromatographie R*,
- un détecteur à ionisation de flamme,

en utilisant la programmation de température suivante :

	Intervalle (min)	**Température (°C)**	**Vitesse (°C/min)**	**Commentaire**
Colonne	0 - 1,5	60	–	isotherme
	1,5 - 5,5	60 → 80	5	gradient linéaire
	5,5 - 15,5	80	–	isotherme
Chambre à injection		170		
Détecteur		220		

Injectez 2 µl de solution à examiner et 2 µl de solution témoin.

Calculez le rapport entre la surface du pic dû au méthanol et la surface du pic dû au propanol pour les deux chromatogrammes. Le rapport obtenu avec la solution à examiner n'est pas supérieur au rapport obtenu avec la solution témoin (500 ppm).

Métaux lourds (*2.4.8*). Dissolvez 2,0 g de chlorhydrate de propacétamol dans de l'*eau R* et complétez à 20 ml avec le même solvant. 12 ml de solution satisfont à l'essai limite A des métaux lourds (10 ppm). Préparez le témoin avec la *solution à 1 ppm de plomb (Pb) R*.

Perte à la dessiccation (*2.2.32*). Déterminée à l'étuve à 100-105 °C pendant 3 h sur 1,000 g de chlorhydrate de propacétamol, la perte à la dessiccation n'est pas supérieure à 0,5 pour cent.

Cendres sulfuriques (*2.4.14*). Déterminé sur 1,0 g de chlorhydrate de propacétamol, le taux des cendres sulfuriques n'est pas supérieur à 0,1 pour cent.

DOSAGE

Dissolvez 0,250 g de chlorhydrate de propacétamol dans un mélange de 25 ml d'*acide acétique anhydre R* et de 25 ml d'*anhydride acétique R*. Titrez par l'*acide perchlorique 0,1 M*. Déterminez le point de fin de titrage par potentiométrie (*2.2.20*).

1 ml d'*acide perchlorique 0,1 M* correspond à 30,08 mg de $C_{14}H_{21}ClN_2O_3$.

CONSERVATION

A l'abri de l'humidité.

IMPURETÉS

A. paracétamol,

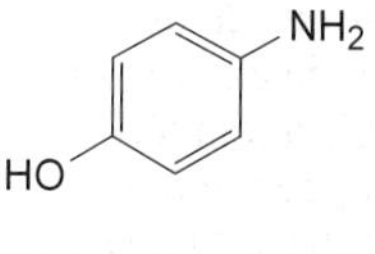

B. 4-aminophénol.

01/2002:0857

PROPANTHÉLINE (BROMURE DE)

Propanthelini bromidum

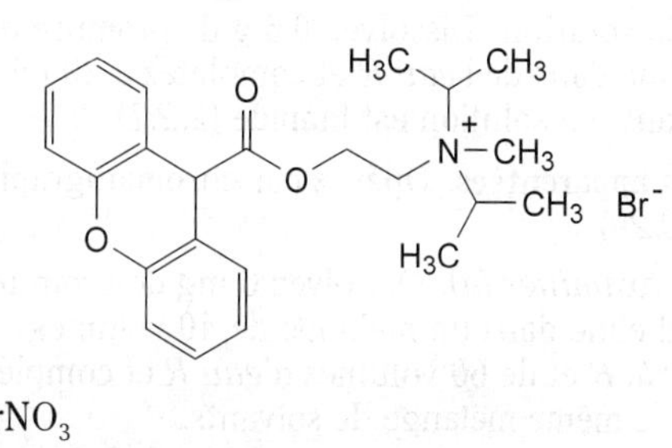

$C_{23}H_{30}BrNO_3$ M_r 448,4

Monographies L - P

DÉFINITION

Le bromure de propanthéline contient au minimum 98,5 pour cent et au maximum l'équivalent de 101,0 pour cent de bromure de *N*-méthyl-*N*,*N*-bis(1-méthyléthyl)-2-[(9*H*-xanthén-9-ylcarbonyl)oxy]éthanaminium, calculé par rapport à la substance desséchée.

CARACTÈRES

Poudre blanche ou blanc-jaune, légèrement hygroscopique, très soluble dans l'eau, dans l'alcool et dans le chlorure de méthylène.

IDENTIFICATION

A. Dissolvez 60 mg de bromure de propanthéline dans du *méthanol R* et complétez à 100,0 ml avec le même solvant. Prélevez 10,0 ml de solution et complétez à 100,0 ml avec du *méthanol R*. Examinée de 230 nm à 350 nm (*2.2.25*), la solution présente 2 maximums d'absorption respectivement à 246 nm et à 282 nm. Les absorbances spécifiques aux maximums sont respectivement de 115 à 125 et de 57 à 63.

B. Dissolvez 0,2 g de bromure de propanthéline dans 15 ml d'*eau R*, ajoutez 1 ml de *solution concentrée d'hydroxyde de sodium R*. Faites bouillir pendant 2 min et refroidissez légèrement. Ajoutez 7,5 ml d'*acide chlorhydrique dilué R*, puis filtrez. Lavez le résidu à l'*eau R*. Faites cristalliser dans l'*alcool à 50 pour cent V/V R*. Séchez à 100-105 °C pendant 1 h. Dissolvez 10 mg environ du résidu obtenu dans 5 ml d'*acide sulfurique R*. Il apparaît une coloration jaune vif, présentant une intense fluorescence vert-jaune en lumière ultraviolette à 365 nm.

C. Dans un ballon de 25 ml, dissolvez 50 mg de bromure de propanthéline dans 0,1 ml d'*eau R*. Ajoutez 1 ml de solution saturée de *permanganate de potassium R*. Adaptez au ballon une colonne à fractionnement et un réfrigérant. Le tube à dégagement doit plonger dans 1 ml d'*eau R* contenu dans un tube à essai placé dans un bain d'eau glacée. Distillez en maintenant une assez vive ébullition. Continuez à chauffer pendant 1 min après qu'un résidu sec s'est formé dans le ballon. Préparez une solution témoin en introduisant dans un tube à essai identique un volume d'*eau R* égal à celui du distillat. Maintenez les tubes dans un bain d'eau glacée. Dans chaque tube, ajoutez 0,5 ml d'une solution de *morpholine R* à 20 pour cent *V/V* et 0,5 ml d'une solution récemment préparée de *nitroprussiate de sodium R* à 50 g/l. Mélangez le contenu de chaque tube, laissez reposer à 0 °C pendant 5 min, puis à température ambiante pendant 3 min. Il ne se développe aucune coloration bleue. Ajoutez dans chaque tube 1 g de *sulfate d'ammonium R*, agitez et laissez reposer pendant 15 min. Il se développe une coloration stable, rose intense, dans la solution à examiner et une coloration jaune-brun dans la solution témoin.

D. Le bromure de propanthéline donne la réaction (a) des bromures (*2.3.1*).

ESSAI

Aspect de la solution. Dissolvez 0,6 g de bromure de propanthéline dans de l'*eau R* et complétez à 20 ml avec le même solvant. La solution est limpide (*2.2.1*).

Substances apparentées. Opérez par chromatographie liquide (*2.2.29*).

Solution à examiner (a). Dissolvez 6 mg de bromure de propanthéline dans un mélange de 40 volumes d'*acétonitrile R* et de 60 volumes d'*eau R* et complétez à 50 ml avec le même mélange de solvants.

Solution à examiner (b). Dissolvez 6 mg de bromure de propanthéline dans 30 ml d'un mélange de 40 volumes d'*acétonitrile R* et de 60 volumes d'*eau R*. Ajoutez 5 ml de solution témoin (b) et complétez à 50 ml avec un mélange de 40 volumes d'*acétonitrile R* et de 60 volumes d'*eau R*.

Solution à examiner (c). Dissolvez 6 mg de *xanthydrol R1* et 6 mg de bromure de propanthéline dans un mélange de 40 volumes d'*acétonitrile R* et de 60 volumes d'*eau R* et complétez à 50 ml avec le même mélange de solvants.

Solution témoin (a). Dissolvez 6 mg de *xanthydrol R1* dans un mélange de 40 volumes d'*acétonitrile R* et de 60 volumes d'*eau R* et complétez à 50 ml avec le même mélange de solvants.

Solution témoin (b). Prélevez 5 ml de solution témoin (a) et complétez à 50 ml avec 1 mélange de 40 volumes d'*acétonitrile R* et de 60 volumes d'*eau R*.

La chromatographie peut être réalisée en utilisant :

- une colonne d'acier inoxydable, d'une longueur de 0,25 m et d'un diamètre intérieur de 4,6 mm, remplie de *gel de silice octadécylsilylé pour chromatographie R* (5 µm),
- comme phase mobile, à un débit de 1 ml/min, un mélange à volumes égaux d'*acétonitrile R* et d'une solution contenant 28 g/l de *perchlorate de sodium R* et 11 g/l d'*acide phosphorique R*, ajustée à pH 3,8 à l'aide de *solution concentrée d'hydroxyde de sodium R*, puis d'*hydroxyde de sodium 0,1 M*,
- comme détecteur, un spectrophotomètre réglé à 206 nm,
- un injecteur à boucle.

Injectez 20 µl de solution à examiner (c). L'essai n'est valable que si la résolution entre les pics correspondant respectivement à la propanthéline et au xanthydrol n'est pas inférieure à 8,0. Injectez 20 µl de solution à examiner (a), 20 µl de solution témoin (a) et 20 µl de solution à examiner (b). Continuez la chromatographie pendant 2 fois le temps de rétention de la propanthéline. Dans le chromatogramme obtenu avec la solution à examiner (a), aucun pic ne correspond au pic principal du chromatogramme obtenu avec la solution témoin (a). S'il apparaît d'autres pics que le pic principal et un pic correspondant au xanthydrol dans le chromatogramme obtenu avec la solution à examiner (b), la surface d'aucun d'entre eux n'est supérieure à celle du pic correspondant au xanthydrol (1,0 pour cent) et un seul de ces pics présente une surface supérieure ou égale à la moitié de celle du pic du xanthydrol (0,5 pour cent). Ne tenez pas compte de pics dont le temps de rétention relatif par rapport à celui de la propanthéline est inférieur à 0,2 (pic du bromure).

Perte à la dessiccation (*2.2.32*). Déterminée à l'étuve à 100-105 °C sur 1,000 g de bromure de propanthéline, la perte à la dessiccation n'est pas supérieure à 1,0 pour cent.

Cendres sulfuriques (*2.4.14*). Déterminé sur 1,0 g de bromure de propanthéline, le taux des cendres sulfuriques n'est pas supérieur à 0,1 pour cent.

DOSAGE

Dissolvez 0,400 g de bromure de propanthéline dans 50 ml d'*anhydride acétique R*. Titrez par l'*acide perchlorique 0,1 M*. Déterminez le point de fin de titrage par potentiométrie (*2.2.20*).

1 ml d'*acide perchlorique 0,1 M* correspond à 44,84 mg de $C_{23}H_{30}BrNO_3$.

CONSERVATION

En récipient étanche.

01/2002:1558

PROPOFOL

Propofolum

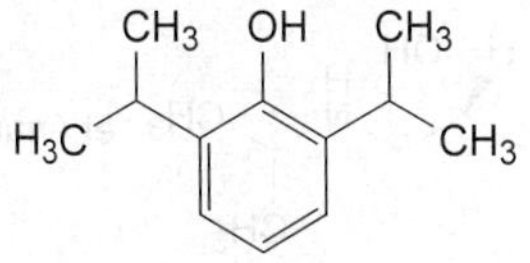

$C_{12}H_{18}O$ M_r 178,3

DÉFINITION

Le propofol contient au minimum 98,0 pour cent et au maximum l'équivalent de 102,0 pour cent de 2,6-bis(1-méthyléthyl)phénol.

CARACTÈRES

Liquide limpide, incolore à jaune très pâle, très peu soluble dans l'eau, miscible à l'hexane et au méthanol.

IDENTIFICATION

Examinez le propofol par spectrophotométrie d'absorption dans l'infrarouge (*2.2.24*), sous forme de mince pellicule entre deux plaques de bromure de potassium, en comparant avec le spectre obtenu avec le *propofol SCR*.

ESSAI

Indice de réfraction (*2.2.6*). L'indice de réfraction n'est pas inférieur à 1,5125 ni supérieur à 1,5145.

Impureté J. Opérez par chromatographie liquide (*2.2.29*).

Préparez les solutions immédiatement avant l'emploi à l'abri de la lumière.

Solution à examiner. Dissolvez 0,5 g de propofol dans de l'*hexane R* et complétez à 10,0 ml avec le même solvant.

Solution témoin. Dissolvez 5 µl d'*impureté J de propofol SCR* (correspondant à 5 mg) dans de l'*hexane R* et complétez à 50,0 ml avec le même solvant. Prélevez 5,0 ml de cette solution et complétez à 100,0 ml avec de l'*hexane R*.

La chromatographie indiquée dans l'essai des substances apparentées peut être utilisée ; il convient cependant d'analyser l'éluat de la colonne à 254 nm et non à 275 nm.

Injectez 20 µl de solution à examiner et 20 µl de solution témoin. Continuez la chromatographie pendant 6 fois le temps de rétention du pic correspondant au propofol. S'il apparaît, dans le chromatogramme obtenu avec la solution à examiner, un pic correspondant à l'impureté J, sa surface n'est pas supérieure à 5 fois celle du pic correspondant dans le chromatogramme obtenu avec la solution témoin (0,05 pour cent).

Substances apparentées. Opérez par chromatographie liquide (*2.2.29*) comme indiqué sous Dosage.

Injectez 10 µl de solution témoin (a) et continuez la chromatographie pendant 15 min. La résolution des deux pics principaux observés (impureté J et propofol, dont les temps de rétention approximatifs sont respectivement de 2,5 min et 3 min) n'est pas inférieure à 4,0.

Injectez 10 µl de solution témoin (b) et localisez les pics correspondant à l'impureté G (rétention relative par rapport au propofol d'environ 0,5) et à l'impureté E (rétention relative par rapport au propofol d'environ 5).

Injectez 10 µl de solution témoin (c) et ajustez la sensibilité du système de façon que la hauteur du pic correspondant au propofol représente au moins 50 pour cent de l'échelle totale de l'enregistreur.

Injectez séparément 10 µl de solution à examiner (a) et 10 µl de solution témoin (c). Enregistrez le chromatogramme de la solution à examiner (a) pendant 6 fois le temps de rétention du pic correspondant au propofol. S'il apparaît, dans le chromatogramme obtenu avec la solution à examiner (a) :

- un pic correspondant à l'impureté G, sa surface n'est pas supérieure à 0,4 fois celle du pic correspondant au propofol dans le chromatogramme obtenu avec la solution témoin (c) (0,2 pour cent en tenant compte d'un facteur de réponse de 0,2),
- un pic correspondant à l'impureté E, sa surface n'est pas supérieure à 0,4 fois celle du pic correspondant au propofol dans le chromatogramme obtenu avec la solution témoin (c) (0,01 pour cent en tenant compte d'un facteur de réponse de 4,0).

La surface de tout autre pic, à l'exception du pic correspondant au propofol et aux 2 impuretés, n'est pas supérieure à 0,5 fois celle du pic correspondant au propofol dans le chromatogramme obtenu avec la solution témoin (c) (0,05 pour cent). La somme de toutes les impuretés, y compris l'impureté G et l'impureté E, n'est pas supérieure à 0,3 pour cent. Ne tenez pas compte des pics dont la surface est inférieure à 0,25 fois la surface du pic correspondant au propofol dans le chromatogramme obtenu avec la solution témoin (c) (0,025 pour cent).

DOSAGE

Opérez par chromatographie liquide (*2.2.29*).

Solution à examiner (a). Dissolvez 1,00 g de propofol dans de l'*hexane R* et complétez à 10,0 ml avec le même solvant.

Solution à examiner (b). Dissolvez 0,240 g de propofol dans de l'*hexane R* et complétez à 100,0 ml avec le même solvant.

Solution témoin (a). Dissolvez 5 µl de propofol et 15 µl d'*impureté J de propofol SCR* dans de l'*hexane R* et complétez à 50,0 ml avec le même solvant.

Solution témoin (b). Prélevez 1,0 ml de *propofol pour conformité du système SCR* et complétez à 10,0 ml avec de l'*hexane R*.

Solution témoin (c). Prélevez 1,0 ml de solution à examiner (a) et complétez à 100,0 ml avec de l'*hexane R*. Prélevez 1,0 ml de cette solution et complétez à 10,0 ml avec de l'*hexane R*.

Solution témoin (d). Dissolvez 0,240 g de *propofol SCR* dans de l'*hexane R* et complétez à 100,0 ml avec le même solvant.

La chromatographie peut être réalisée en utilisant :

- une colonne d'acier inoxydable d'une longueur de 0,20 m et d'un diamètre intérieur de 5 mm remplie de *gel de silice pour chromatographie R* (5 µm),
- comme phase mobile, à un débit de 2,0 ml/min, un mélange de 1,0 volume d'*éthanol R*, de 7,5 volumes d'*acétonitrile R* et de 990 volumes d'*hexane R*,
- comme détecteur, un spectrophotomètre réglé à 275 nm.

Injectez 10 µl de solution à examiner (b) et 10 µl de solution témoin (d). Continuez la chromatographie pendant 5 fois le temps de rétention du pic dû au propofol.

CONSERVATION

A l'abri de la lumière, sous gaz inerte.

Monographies L - P

IMPURETÉS

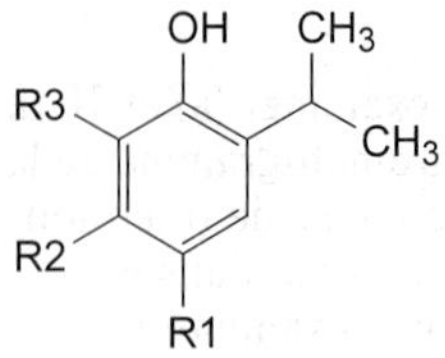

A. R1 = $CH(CH_3)_2$, R2 = R3 = H : 2,4-bis(1-méthyléthyl)phénol,

B. R1 = R2 = H, R3 = CCH_3=CH_2 : 2-(1-méthyléthényl)-6-(1-méthyléthyl)phénol,

C. R1 = R2 = R3 = H : 2-(1-méthyléthyl)phénol,

D. R1 = R3 = H, R2 = $CH(CH_3)_2$: 2,5-bis(1-méthyléthyl)phénol,

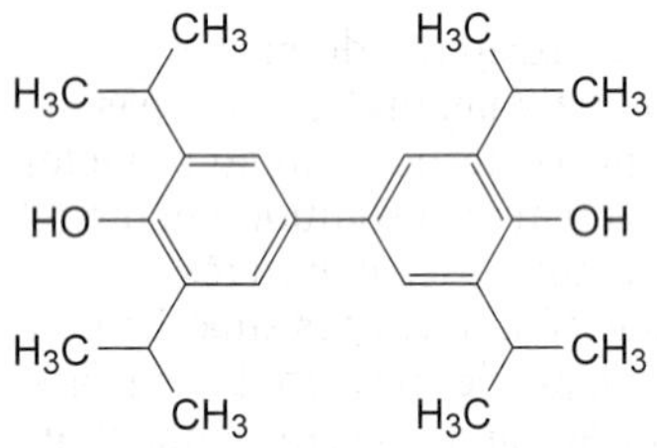

E. 3,3′,5,5′-tétrakis(1-méthyléthyl)biphényle-4,4′-diol,

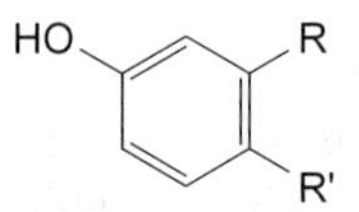

F. R = $CH(CH_3)_2$, R′ = H : 3-(1-méthyléthyl)phénol,

H. R = H, R′ = $CH(CH_3)_2$: 4-(1-méthyléthyl)phénol,

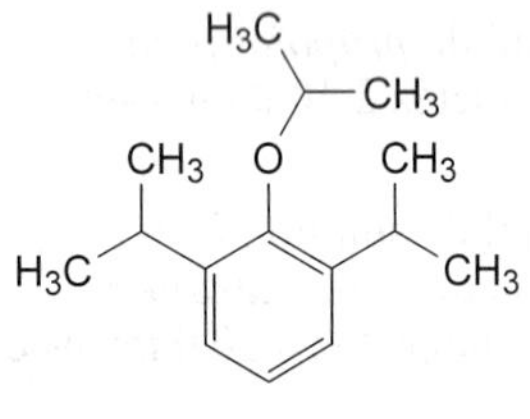

G. 2-(1-méthyléthoxy)-1,3-bis(1-méthyléthyl)benzène,

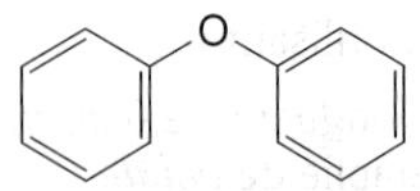

I. oxydibenzène,

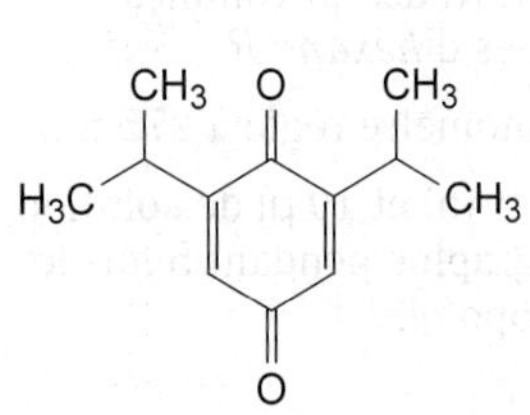

J. 2,6-bis(1-méthyléthyl)-1,4-benzoquinone.

01/2002:0568

PROPRANOLOL (CHLORHYDRATE DE)

Propranololi hydrochloridum

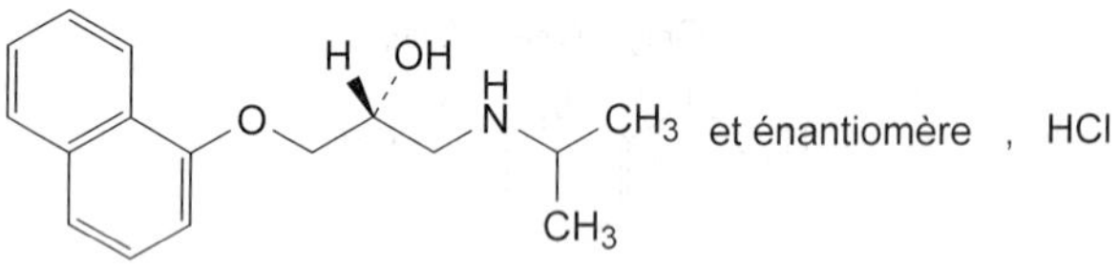

$C_{16}H_{22}ClNO_2$ M_r 295,8

DÉFINITION

Le chlorhydrate de propranolol contient au minimum 99,0 pour cent et au maximum l'équivalent de 101,0 pour cent de chlorhydrate de (2*RS*)-1-[(1-méthyléthyl)amino]-3-(naphtalén-1-yloxy)propan-2-ol, calculé par rapport à la substance desséchée.

CARACTÈRES

Poudre blanche ou sensiblement blanche, soluble dans l'eau et dans l'alcool.

IDENTIFICATION

Première identification : B, D.

Seconde identification : A, C, D.

A. Le point de fusion (*2.2.14*) du chlorhydrate de propranolol est de 163 °C à 166 °C.

B. Examinez le chlorhydrate de propranolol par spectrophotométrie d'absorption dans l'infrarouge (*2.2.24*), en comparant avec le spectre obtenu avec le *chlorhydrate de propranolol SCR*.

C. Opérez par chromatographie sur couche mince (*2.2.27*) en utilisant une plaque recouverte de *gel de silice G R*.

Solution à examiner. Dissolvez 10 mg de chlorhydrate de propranolol dans 1 ml de *méthanol R*.

Solution témoin. Dissolvez 10 mg de *chlorhydrate de propranolol SCR* dans 1 ml de *méthanol R*.

Déposez séparément sur la plaque 10 µl de chaque solution. Développez sur un parcours de 15 cm avec un mélange de 1 volume d'*ammoniaque concentrée R1* et de 99 volumes de *méthanol R*. Séchez la plaque à 100-105 °C. Pulvérisez de la *solution d'aldéhyde anisique R*. Chauffez la plaque à 100-105 °C jusqu'à obtention de l'intensité maximale de la coloration des taches (10-15 min). La tache principale du chromatogramme obtenu avec la solution à examiner est semblable quant à sa position, sa coloration et ses dimensions à la tache principale du chromatogramme obtenu avec la solution témoin.

D. Le chlorhydrate de propranolol donne la réaction (a) des chlorures (*2.3.1*).

ESSAI

Aspect de la solution. Dissolvez 2,0 g de chlorhydrate de propranolol dans du *méthanol R* et complétez à 20 ml avec le même solvant. La solution est limpide (*2.2.1*) et n'est pas plus fortement colorée que la solution de degré 6 de la gamme des solutions témoins présentant la coloration la plus appropriée (*2.2.2, Procédé II*).

Acidité ou alcalinité. Dissolvez 0,20 g de chlorhydrate de propranolol dans de l'*eau exempte de dioxyde de carbone R* et complétez à 20 ml avec le même solvant. Ajoutez 0,2 ml de *solution de rouge de méthyle R* et 0,2 ml d'*acide* *chlorhydrique 0,01 M* ; la solution est colorée en rouge. Ajoutez 0,4 ml d'*hydroxyde de sodium 0,01 M* ; la solution est colorée en jaune.

Substances apparentées. Opérez par chromatographie liquide (*2.2.29*).

Solution à examiner. Dissolvez 20,0 mg de chlorhydrate de propranolol dans la phase mobile et complétez à 10,0 ml avec la phase mobile.

Solution témoin (a). Dissolvez 10,0 mg de *chlorhydrate de propranolol pour essai de validité SCR* dans la phase mobile et complétez à 10,0 ml avec la phase mobile.

Solution témoin (b). Prélevez 2,0 ml de solution à examiner et complétez à 100,0 ml avec la phase mobile. Prélevez 1,0 ml de cette solution et complétez à 10,0 ml avec la phase mobile.

La chromatographie peut être réalisée en utilisant :

– une colonne d'acier inoxydable d'une longueur de 0,25 m et d'un diamètre intérieur de 4,6 mm, remplie de *gel de silice octadécylsilylé pour chromatographie R* (5 µm),

– comme phase mobile à un débit de 1,8 ml/min un mélange préparé comme suit : mélangez 1,6 g de *laurilsulfate de sodium R* et 0,31 g de *dihydrogénophosphate de tétrabutylammonium R* dans un mélange de 1 ml d'*acide sulfurique R,* de 450 ml d'*eau R* et de 550 ml d'*acétonitrile R*. Ajustez à pH 3,3 par addition de *solution diluée d'hydroxyde de sodium R,*

– comme détecteur, un spectrophotomètre réglé à 292 nm,

Equilibrez la colonne pendant 30 min au minimum.

Injectez 20 µl de solution témoin (a). Lorsque le chromatogramme est enregistré dans les conditions prescrites, les critères d'aspect et d'acceptation spécifiés dans la notice accompagnant le chromatogramme du *chlorhydrate de propranolol pour essai de validité SCR* sont réunis.

Injectez 20 µl de solution témoin (b). Ajustez la sensibilité du système de façon que la hauteur du pic principal du chromatogramme obtenu représente 50 pour cent au minimum de l'échelle totale de l'enregistreur.

Injectez 20 µl solution à examiner. Continuez la chromatographie pendant 5 fois le temps de rétention du pic principal. S'il apparaît dans le chromatogramme obtenu avec la solution à examiner, d'autres pics que le pic principal, la surface d'aucun d'entre eux n'est supérieure à la moitié de la surface du pic principal du chromatogramme obtenu avec la solution témoin (b) (0,1 pour cent) et la somme de leur surface n'est pas supérieure à 2 fois la surface du pic du chromatogramme obtenu avec la solution témoin (b) (0,4 pour cent).

Métaux lourds (*2.4.8*). Dissolvez 1,0 g de chlorhydrate de propranolol dans un mélange de 15 volumes d'*eau R* et de 85 volumes de *méthanol R,* puis complétez à 20 ml avec le même mélange de solvants. 12 ml de cette solution satisfont à l'essai limite B des métaux lourds (20 ppm). Préparez le témoin avec une solution à 1 ppm de plomb (Pb) obtenue par dilution de la *solution à 100 ppm de plomb (Pb) R* avec le mélange de 15 volumes d'*eau R* et de 85 volumes de *méthanol R*.

Perte à la dessiccation (*2.2.32*). Déterminée à l'étuve à 100-105 °C sur 1,000 g de chlorhydrate de propranolol, la perte à la dessiccation n'est pas supérieure à 0,5 pour cent.

Cendres sulfuriques (*2.4.14*). Déterminé sur 1,0 g de chlorhydrate de propranolol, le taux des cendres sulfuriques n'est pas supérieur à 0,1 pour cent.

DOSAGE

Dissolvez 0,250 g de chlorhydrate de propranolol dans 25 ml d'*alcool R*. Titrez par l'*hydroxyde de sodium 0,1 M*. Déterminez le point de fin de titrage par potentiométrie (*2.2.20*).

1 ml d'*hydroxyde de sodium 0,1 M* correspond à 29,58 mg de $C_{16}H_{22}ClNO_2$.

IMPURETÉS

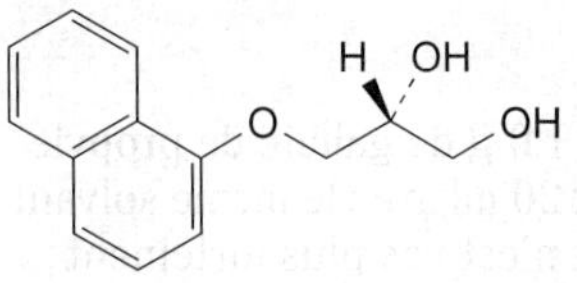

A. 3-(naphtalén-1-yloxy)propane-1,2-diol (dérivé diol),

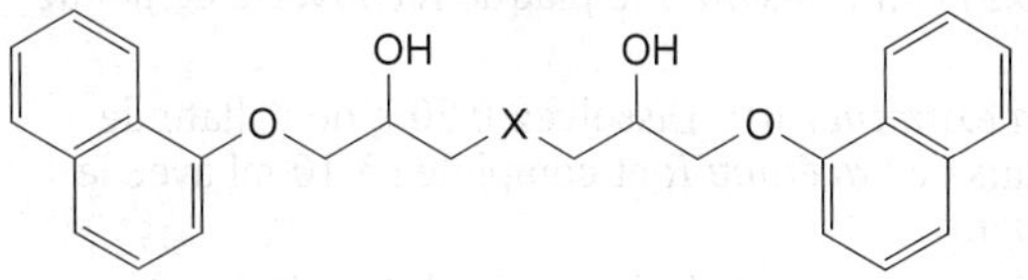

B. X = N-CH$(CH_3)_2$: 1,1′(naphtalén-1-yloxy)propan-2-ol] (dérivé amine tertiaire),

C. X = O : 1,1′-oxybis[3-(naphtalén-1-yloxy)propan-2-ol] (dérivé bis-éther).

01/2002:1039

PROPYLE (GALLATE DE)

Propylis gallas

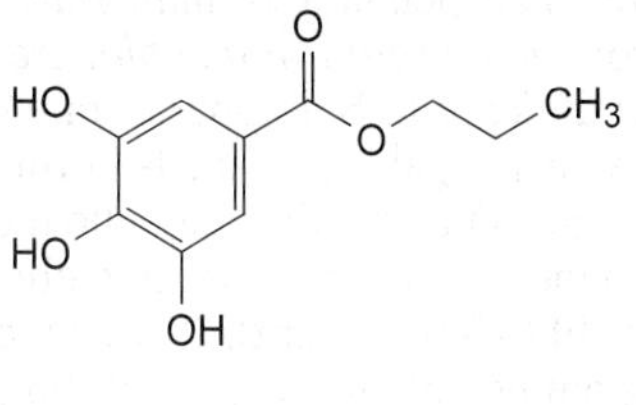

$C_{10}H_{12}O_5$ M_r 212,2

DÉFINITION

Le gallate de propyle contient au minimum 97,0 pour cent et au maximum l'équivalent de 102,0 pour cent de 3,4,5-trihydroxybenzoate de propyle, calculé par rapport à la substance desséchée.

CARACTÈRES

Poudre cristalline blanche ou sensiblement blanche, très peu soluble dans l'eau, facilement soluble dans l'alcool et dans l'éther. Le gallate de propyle se dissout dans les solutions diluées d'hydroxydes alcalins.

IDENTIFICATION

Première identification : B.

Seconde identification : A, C, D.

A. Le point de fusion (*2.2.14*) du gallate de propyle est de 148 °C à 151 °C.

B. Examinez le gallate de propyle par spectrophotométrie d'absorption dans l'infrarouge (*2.2.24*), en comparant avec le spectre obtenu avec le *gallate de propyle SCR*.

C. Examinez les chromatogrammes obtenus dans l'essai de l'acide gallique. La tache principale du chromatogramme obtenu avec la solution à examiner (b) est semblable quant à sa position, sa coloration et ses dimensions à la tache principale du chromatogramme obtenu avec la solution témoin (a).

D. Dissolvez, en chauffant à 70 °C environ, 10 mg environ de gallate de propyle dans 10 ml d'*eau R*. Refroidissez et ajoutez 1 ml de *solution de sous-nitrate de bismuth R*. Il se forme un précipité jaune vif.

ESSAI

Aspect de la solution. Dissolvez 1,0 g de gallate de propyle dans de l'*alcool R* et complétez à 20 ml avec le même solvant. La solution est limpide (*2.2.1*) et n'est pas plus fortement colorée que la solution témoin JB_5 (*2.2.2, Procédé II*).

Acide gallique. Opérez par chromatographie sur couche mince (*2.2.27*) en utilisant une plaque recouverte de *gel de silice G R*.

Solution à examiner (a). Dissolvez 0,20 g de gallate de propyle dans de l'*acétone R* et complétez à 10 ml avec le même solvant.

Solution à examiner (b). Prélevez 1 ml de solution à examiner (a) et complétez à 20 ml avec de l'*acétone R*.

Solution témoin (a). Dissolvez 10 mg de *gallate de propyle SCR* dans de l'*acétone R* et complétez à 10 ml avec le même solvant.

Solution témoin (b). Dissolvez 20 mg d'*acide gallique R* dans de l'*acétone R* et complétez à 20 ml avec le même solvant. Prélevez 1 ml de solution et complétez à 10 ml avec de l'*acétone R*.

Solution témoin (c). Prélevez 0,5 ml de solution à examiner (b) et complétez à 5 ml avec la solution témoin (b).

Déposez séparément sur la plaque 5 µl de chaque solution. Développez sur un parcours de 8 cm avec un mélange de 10 volumes d'*acide formique anhydre R*, de 40 volumes de *formiate d'éthyle R* et de 50 volumes de *toluène R*. Laissez sécher la plaque à l'air pendant 10 min. Pulvérisez un mélange de 1 volume de *solution de chlorure ferrique R1* et de 9 volumes d'*alcool R*. S'il apparaît une tache correspondant à l'acide gallique dans le chromatogramme obtenu avec la solution à examiner (a), elle n'est pas plus intense que la tache du chromatogramme obtenue avec la solution témoin (b) (0,5 pour cent). L'essai n'est valable que si le chromatogramme obtenu avec la solution témoin (c) présente 2 taches principales nettement séparées.

Chlore total. Mélangez 0,5 g de gallate de propyle avec 2 g de *carbonate de calcium R1*. Séchez et calcinez à 700 °C. Reprenez le résidu par 20 ml d'*acide nitrique dilué R* et complétez à 30 ml avec de l'*eau R*. 15 ml de solution, sans addition ultérieure d'*acide nitrique dilué R*, satisfont à l'essai limite des chlorures (*2.4.4*) (200 ppm).

Chlorures (*2.4.4*). A 1,65 g de gallate de propyle, ajoutez 50 ml d'*eau R*. Agitez pendant 5 min. Filtrez. 15 ml du filtrat satisfont à l'essai limite des chlorures (100 ppm).

Zinc. Déterminez la teneur en zinc par spectrométrie d'absorption atomique (*2.2.23, Procédé II*).

Solution à examiner. A 2,5 ml de la solution obtenue dans l'essai des métaux lourds, ajoutez 2,5 ml d'*eau R*.

Solutions de référence. Préparez les solutions de référence à partir de la *solution à 10 ppm de zinc (Zn) R*, diluée si nécessaire avec de l'*eau R*.

Mesurez l'absorbance à 213,9 nm en utilisant une lampe à cathode creuse au zinc comme source de radiation et une flamme air-acétylène.

Le gallate de propyle ne contient pas plus de 25 ppm de Zn.

Métaux lourds (*2.4.8*). 2,0 g de gallate de propyle satisfont à l'essai limite C des métaux lourds (10 ppm). Préparez le témoin avec 2 ml de *solution à 10 ppm de plomb (Pb) R*.

Perte à la dessiccation (*2.2.32*). Déterminée à l'étuve à 100-105 °C sur 1,000 g de gallate de propyle, la perte à la dessiccation n'est pas supérieure à 0,5 pour cent.

Cendres sulfuriques (*2.4.14*). Déterminé sur 1,0 g de gallate de propyle, le taux des cendres sulfuriques n'est pas supérieur à 0,1 pour cent.

DOSAGE

Dissolvez 0,400 g de gallate de propyle dans 150 ml d'*eau R* chauffée à 70 °C environ. Chauffez à ébullition. Ajoutez, en agitant constamment, 50,0 ml de *solution de sous-nitrate de bismuth R*. Refroidissez et transvasez quantitativement le mélange dans un ballon jaugé de 250,0 ml. Complétez au volume avec une solution d'*acide nitrique R* à 0,5 pour cent *V/V*. Filtrez et rejetez les 20 premiers millilitres de filtrat. Effectuez le dosage du bismuth par complexométrie (*2.5.11*) sur 100,0 ml du filtrat (n_1 ml). Effectuez un titrage à blanc (n_2 ml). La différence ($n_2 - n_1$) ml des volumes d'*édétate de sodium 0,1 M* utilisés correspond à la masse de $C_{10}H_{12}O_5$ contenue dans le volume utilisé.

1 ml d'*édétate de sodium 0,1 M* correspond à 21,22 mg de $C_{10}H_{12}O_5$.

CONSERVATION

A l'abri de la lumière.

IMPURETÉS

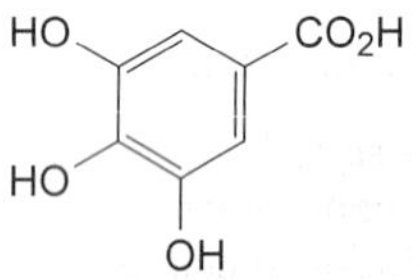

A. acide gallique (acide 3,4,5-trihydroxybenzoïque).

01/2002:0431

PROPYLE (PARAHYDROXYBENZOATE DE)

Propylis parahydroxybenzoas

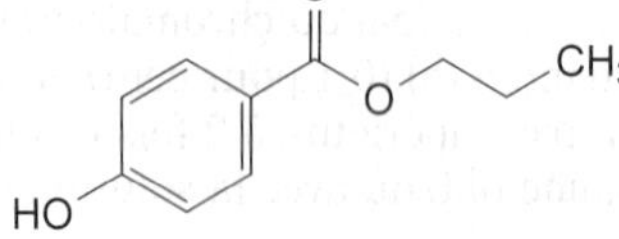

$C_{10}H_{12}O_3$ M_r 180,2

DÉFINITION

Le parahydroxybenzoate de propyle contient au minimum 99,0 pour cent et au maximum l'équivalent de 100,5 pour cent de 4-hydroxybenzoate de propyle.

CARACTÈRES

Poudre cristalline, blanche, très peu soluble dans l'eau, facilement soluble dans l'alcool et dans le méthanol.

IDENTIFICATION

Première identification : A, B.

Seconde identification : A, C, D.

A. Le point de fusion (*2.2.14*) du parahydroxybenzoate de propyle est de 96 °C à 99 °C.

B. Examinez le parahydroxybenzoate de propyle par spectrophotométrie d'absorption dans l'infrarouge (*2.2.24*), en comparant avec le spectre obtenu avec le *parahydroxybenzoate de propyle SCR*.

C. Examinez les chromatogrammes obtenus dans l'essai des substances apparentées. La tache principale du chromatogramme obtenu avec la solution à examiner (b) est semblable quant à sa position et ses dimensions à la tache principale du chromatogramme obtenu avec la solution témoin (b).

D. Dans un tube à essai, ajoutez à 10 mg environ de parahydroxybenzoate de propyle 1 ml de *solution de carbonate de sodium R*. Chauffez à ébullition pendant 30 s puis refroidissez (solution a). Dans un autre tube à essai identique, ajoutez à 10 mg environ de parahydroxybenzoate de propyle 1 ml de *solution de carbonate de sodium R* ; la substance se dissout partiellement (solution b). A la solution (a) et à la solution (b), ajoutez simultanément 5 ml de *solution d'aminopyrazolone R* et 1 ml de *solution de ferricyanure de potassium R*. Mélangez. La coloration obtenue avec la solution (b) est jaune à brun orangé. La coloration obtenue avec la solution (a) est orangée à rouge ; elle est nettement plus intense que la coloration similaire éventuellement obtenue avec la solution (b).

ESSAI

Solution S. Dissolvez 1,0 g de parahydroxybenzoate de propyle dans de l'*alcool R* et complétez à 10 ml avec le même solvant.

Aspect de la solution. La solution S est limpide (*2.2.1*) et n'est pas plus fortement colorée que la solution témoin JB_6 (*2.2.2, Procédé II*).

Acidité. A 2 ml de solution S, ajoutez 3 ml d'*alcool R*, 5 ml d'*eau exempte de dioxyde de carbone R* et 0,1 ml de *solution de vert de bromocrésol R*. Le virage de l'indicateur au bleu ne nécessite pas plus de 0,1 ml d'*hydroxyde de sodium 0,1 M*.

Substances apparentées. Opérez par chromatographie sur couche mince (*2.2.27*) en utilisant une plaque recouverte d'un gel de silice octadécylsilylé approprié contenant un indicateur de fluorescence dont l'intensité est optimale à 254 nm.

Solution à examiner (a). Dissolvez 0,10 g de parahydroxybenzoate de propyle dans de l'*acétone R* et complétez à 10 ml avec le même solvant.

Solution à examiner (b). Prélevez 1 ml de solution à examiner (a) et complétez à 10 ml avec de l'*acétone R*.

Solution témoin (a). Prélevez 0,5 ml de solution à examiner (a) et complétez à 100 ml avec de l'*acétone R*.

Solution témoin (b). Dissolvez 10 mg de *parahydroxybenzoate de propyle SCR* dans de l'*acétone R* et complétez à 10 ml avec le même solvant.

Solution témoin (c). Dissolvez 10 mg de *parahydroxybenzoate d'éthyle SCR* dans 1 ml de solution à examiner (a) et complétez à 10 ml avec de l'*acétone R*.

Déposez sur la plaque 2 µl de chaque solution. Développez sur un parcours de 15 cm avec un mélange de 1 volume d'*acide acétique glacial R*, de 30 volumes d'*eau R* et de 70 volumes de *méthanol R*. Laissez sécher la plaque à l'air. Examinez en lumière ultraviolette à 254 nm. S'il apparaît d'autres taches que la tache principale dans le chromatogramme obtenu avec la solution à examiner (a), aucune d'entre elles n'est plus intense que la tache du chromatogramme obtenu avec la solution témoin (a) (0,5 pour cent). L'essai n'est valable que si le chromatogramme obtenu avec la solution témoin (c) présente 2 taches principales nettement séparées.

Cendres sulfuriques (*2.4.14*). Déterminé sur 1,0 g de parahydroxybenzoate de propyle, le taux des cendres sulfuriques n'est pas supérieur à 0,1 pour cent.

DOSAGE

Dans une fiole à bouchon rodé munie d'un réfrigérant à reflux, introduisez 2,000 g de parahydroxybenzoate de propyle et ajoutez 40,0 ml d'*hydroxyde de sodium 1 M*. Chauffez doucement à reflux pendant 1 h. Refroidissez à température ambiante et rincez le réfrigérant avec de l'*eau R*. Titrez l'excès d'hydroxyde de sodium par l'*acide sulfurique 0,5 M* en poursuivant le titrage jusqu'au deuxième point d'inflexion. Déterminez le point de fin de titrage par potentiométrie (*2.2.20*). Effectuez un titrage à blanc.

1 ml d'*hydroxyde de sodium 1 M* correspond à 180,2 mg de $C_{10}H_{12}O_3$.

IMPURETÉS

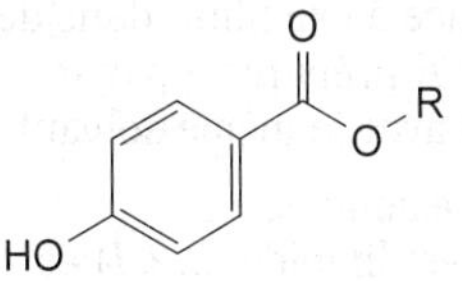

A. R = H : acide 4-hydroxybenzoïque,

B. R = CH_3 : 4-hydroxybenzoate de méthyle,

C. R = CH_2-CH_3 : 4-hydroxybenzoate d'éthyle,

D. R = CH_2-CH_2-CH_2-CH_3 : 4-hydroxybenzoate de butyle.

01/2002:1263

PROPYLE (PARAHYDROXYBENZOATE DE) SODIQUE

Propylis parahydroxybenzoas natricum

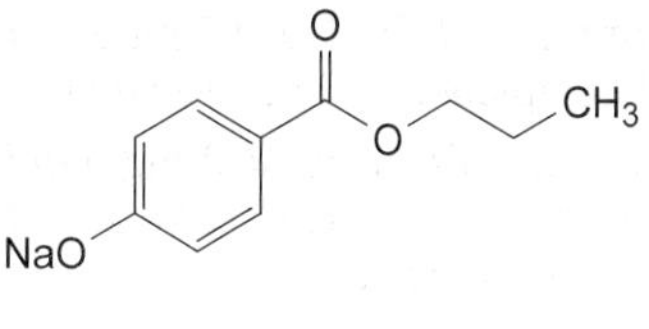

$C_{10}H_{11}NaO_3$ M_r 202,2

DÉFINITION

Le parahydroxybenzoate de propyle sodique contient au minimum 99,0 pour cent et au maximum l'équivalent de 104,0 pour cent de 4-(propoxycarbonyl)phénolate de sodium, calculé par rapport à la substance anhydre.

CARACTÈRES

Poudre cristalline, blanche, facilement soluble dans l'eau, assez soluble dans l'alcool, pratiquement insoluble dans le chlorure de méthylène.

IDENTIFICATION

Première identification : A, B, E.

Seconde identification : A, C, D, E.

A. Dissolvez 0,5 g de substance à examiner dans 50 ml d'*eau R*. Ajoutez immédiatement 5 ml d'*acide chlorhydrique R1*. Filtrez et lavez le précipité avec de l'*eau R*. Séchez à 80 °C sous vide pendant 2 h. Le point de fusion (*2.2.14*) du précipité obtenu est de 96 °C à 99 °C.

B. Examinez le précipité obtenu dans l'identification A par spectrophotométrie d'absorption dans l'infrarouge (*2.2.24*), en comparant avec le spectre obtenu avec le *parahydroxybenzoate de propyle SCR*.

C. Examinez les chromatogrammes obtenus dans l'essai des substances apparentées. La tache principale du chromatogramme obtenu avec la solution à examiner (b) est semblable quant à sa position et ses dimensions à la tache principale du chromatogramme obtenu avec la solution témoin (c).

D. Dans un tube à essai, ajoutez à 10 mg environ de substance à examiner 1 ml de *solution de carbonate de sodium R*. Chauffez à ébullition pendant 30 s, puis refroidissez. Ajoutez 5 ml de *solution d'aminopyrazolone R* et 1 ml de *solution de ferricyanure de potassium R*. Mélangez. Il se développe une coloration orangée à rouge.

E. A 1 ml de solution S (voir Essai) ajoutez 1 ml d'*eau R*. La solution donne la réaction (a) du sodium (*2.3.1*).

ESSAI

Solution S. Dissolvez 5,0 g de substance à examiner dans de l'*eau exempte de dioxyde de carbone R* préparée à partir d'*eau distillée R* et complétez à 50 ml avec le même solvant.

Aspect de la solution. La solution S, examinée immédiatement après sa préparation, est limpide (*2.2.1*) et n'est pas plus fortement colorée que la solution témoin JB_6 (*2.2.2, Procédé II*).

Détermination du pH (*2.2.3*). Prélevez 1 ml de solution S et complétez à 100 ml avec de l'*eau exempte de dioxyde de carbone R*. Le pH de la solution est de 9,5 à 10,5.

Substances apparentées. Opérez par chromatographie sur couche mince (*2.2.27*) en utilisant une plaque recouverte d'un gel de silice octadécylsilylé approprié contenant un indicateur de fluorescence dont l'intensité est optimale à 254 nm.

Solution à examiner (a). Dissolvez 0,100 g de substance à examiner dans 10 ml d'*eau R*. Ajoutez immédiatement 2 ml d'*acide chlorhydrique R* et agitez avec 50 ml d'*éther R*. Evaporez à siccité la couche supérieure et reprenez le résidu par 10 ml d'*acétone R*.

Solution à examiner (b). Prélevez 1 ml de solution à examiner (a) et complétez à 10 ml avec de l'*acétone R*.

Solution témoin (a). Dissolvez 34,3 mg d'*acide 4-hydroxybenzoïque R* dans de l'*acétone R* et complétez à 100 ml avec le même solvant.

Solution témoin (b). Prélevez 0,5 ml de solution à examiner (a) et complétez à 100 ml avec de l'*acétone R*.

Solution témoin (c). Dissolvez 10 mg de *parahydroxybenzoate de propyle SCR* dans de l'*acétone R* et complétez à 10 ml avec le même solvant.

Solution témoin (d). Dissolvez 10 mg de *parahydroxybenzoate d'éthyle SCR* dans 1 ml de solution à examiner (a) et complétez à 10 ml avec de l'*acétone R*.

Déposez séparément sur la plaque 5 µl de chaque solution. Développez sur un parcours de 15 cm avec un mélange de 1 volume d'*acide acétique glacial R*, de 30 volumes d'*eau R* et de 70 volumes de *méthanol R*. Laissez sécher la plaque à l'air. Examinez en lumière ultraviolette à 254 nm. S'il apparaît, dans le chromatogramme obtenu avec la solution à examiner (a), une tache correspondant au 4-hydroxybenzoate de sodium, elle n'est pas plus intense que la tache du chromatogramme obtenu avec la solution témoin (a) (4 pour cent) ; s'il apparaît d'autres taches que la tache principale et la tache correspondant au 4-hydroxybenzoate de sodium, aucune d'entre elles n'est plus intense que la tache du chromatogramme obtenu avec la solution témoin (b) (0,5 pour cent). L'essai n'est valable que si le chromatogramme obtenu avec la solution témoin (d) présente 2 taches principales nettement séparées.

Chlorures (*2.4.4*). Prélevez 10 ml de solution S, ajoutez 30 ml d'*eau R*, 1 ml d'*acide nitrique R* et complétez à 50 ml avec de l'*eau R*. Agitez, puis filtrez. Prélevez 10 ml de filtrat et complétez à 15 ml avec de l'*eau R*. La solution satisfait à l'essai limite des chlorures (350 ppm). Préparez le témoin avec 14 ml de *solution à 5 ppm de chlorure (Cl) R* additionnés de 1 ml d'*eau R*.

Sulfates (*2.4.13*). Prélevez 25 ml de solution S, ajoutez 5 ml d'*eau distillée R*, 10 ml d'*acide chlorhydrique R* et complétez à 50 ml avec de l'*eau distillée R*. Agitez, puis filtrez. Prélevez 10 ml de filtrat et complétez à 15 ml avec de l'*eau distillée R*. La solution satisfait à l'essai limite des sulfates (300 ppm).

Métaux lourds (*2.4.8*). 2,0 g de substance à examiner satisfont à l'essai limite C des métaux lourds (10 ppm). Préparez le témoin avec 2 ml de *solution à 10 ppm de plomb (Pb) R*.

Teneur en eau (*2.5.12*). Déterminée par semi-microdosage sur 0,500 g de substance à examiner, la teneur en eau n'est pas supérieure à 5,0 pour cent.

DOSAGE

Dissolvez 0,150 g de substance à examiner dans 50 ml d'*acide acétique anhydre R*. Titrez par l'*acide perchlorique 0,1 M*. Déterminez le point de fin de titrage par potentiométrie (*2.2.20*).

1 ml d'*acide perchlorique 0,1 M* correspond à 20,22 mg de $C_{10}H_{11}NaO_3$.

IMPURETÉS

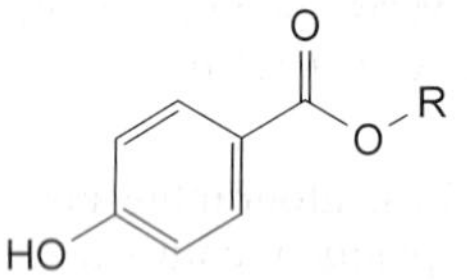

A. R = H : acide 4-hydroxybenzoïque,

B. R = CH_3 : 4-hydroxybenzoate de méthyle,

C. R = CH_2-CH_3 : 4-hydroxybenzoate d'éthyle,

D. R = CH_2-CH_2-CH_2-CH_3 : 4-hydroxybenzoate de butyle.

01/2002:0430

PROPYLÈNEGLYCOL

Propylenglycolum

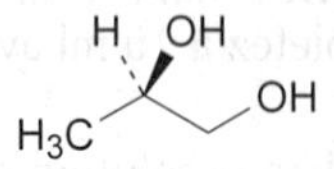

$C_3H_8O_2$ M_r 76,1

DÉFINITION

Le propylèneglycol est le (*RS*)-propane-1,2-diol.

CARACTÈRES

Liquide visqueux, limpide, incolore, hygroscopique, miscible à l'eau et à l'alcool.

IDENTIFICATION

A. Le propylèneglycol satisfait à l'essai de la densité (voir Essai).

B. Le propylèneglycol satisfait à l'essai de l'indice de réfraction (voir Essai).

C. Le point d'ébullition (*2.2.12*) du propylèneglycol est de 184 °C à 189 °C.

D. Mélangez 0,5 ml de propylèneglycol et 5 ml de *pyridine R*, puis ajoutez 2 g de *chlorure de nitrobenzoyle R* finement pulvérisé. Chauffez à ébullition pendant 1 min et versez le liquide dans 15 ml d'*eau R* froide en agitant. Filtrez et lavez le précipité avec 20 ml de solution saturée de *bicarbonate de sodium R*, puis à l'*eau R*. Séchez et reprenez le résidu par de l'*alcool à 80 pour cent V/V R* en chauffant à ébullition. Filtrez à chaud. Laissez refroidir ; il se forme des cristaux qui, après dessiccation à 100-105 °C, présentent un point de fusion (*2.2.14*) de 123 °C à 128 °C.

ESSAI

Aspect de la substance. Le propylèneglycol est limpide (*2.2.1*) et incolore (*2.2.2, Procédé II*).

Densité (*2.2.5*) : 1,035 à 1,040.

Indice de réfraction (*2.2.6*) : 1,431 à 1,433.

Acidité. A 10 ml de propylèneglycol, ajoutez 40 ml d'*eau R* et 0,1 ml de *solution de bleu de bromothymol R1*. La solution est colorée en jaune verdâtre. Le virage au bleu de l'indicateur ne nécessite pas plus de 0,05 ml d'*hydroxyde de sodium 0,1 M*.

Substances oxydantes. Dans un ballon à bouchon rodé, introduisez 10 ml de propylèneglycol, 5 ml d'*eau R*, 2 ml de *solution d'iodure de potassium R* et 2 ml d'*acide sulfurique dilué R*. Laissez reposer à l'abri de la lumière pendant 15 min. Titrez par le *thiosulfate de sodium 0,05 M* en présence de 1 ml de *solution d'amidon R*. Le volume de *thiosulfate de sodium 0,05 M* utilisé n'est pas supérieur à 0,2 ml.

Substances réductrices. Chauffez au bain-marie à 60 °C pendant 5 min un mélange de 1 ml de propylèneglycol et de 1 ml d'*ammoniaque diluée R1*. La solution n'est pas colorée en jaune. Ajoutez immédiatement 0,15 ml de *nitrate d'argent 0,1 M* et laissez reposer pendant 5 min. La solution ne présente aucune modification.

Métaux lourds (*2.4.8*). Mélangez 4 ml de propylèneglycol et 16 ml d'*eau R*. 12 ml de cette solution satisfont à l'essai limite A des métaux lourds (5 ppm *m/V*). Préparez le témoin avec la *solution de 1 ppm de plomb (Pb) R*.

Teneur en eau (*2.5.12*). Déterminée par semi-microdosage sur 5,00 g de propylèneglycol, la teneur en eau n'est pas supérieure à 0,2 pour cent.

Cendres sulfuriques. Chauffez 50 g de propylèneglycol, laissez enflammer et calcinez. Refroidissez, humectez le résidu avec de l'*acide sulfurique R* et calcinez. Répétez les opérations. La masse du résidu n'est pas supérieure à 5 mg (0,01 pour cent).

CONSERVATION

En récipient étanche.

01/2002:1469

PROPYLÈNEGLYCOL (MONOPALMITOSTÉARATE DE)

Propylenglycoli monopalmitostearas

DÉFINITION

Mélange de monoesters et diesters de propylèneglycol et des acides stéarique et palmitique, obtenu par condensation du propylèneglycol avec l'acide stéarique 50 d'origine végétale ou animale (voir *Acide stéarique (1474)*).

Teneur : au minimum 50,0 pour cent de monoesters.

CARACTÈRES

Aspect : solide cireux, blanc ou pratiquement blanc.

Solubilité : pratiquement insoluble dans l'eau, soluble dans l'acétone et dans l'alcool chaud.

IDENTIFICATION

A. Le monopalmitostéarate de propylèneglycol satisfait à l'essai du point de fusion (voir Essai).

B. Le monopalmitostéarate de propylèneglycol satisfait à l'essai de la composition en acides gras (voir Essai).

C. Le monopalmitostéarate de propylèneglycol satisfait au dosage (teneur en monoesters).

ESSAI

Point de fusion (*2.2.15*) : 33 °C à 40 °C.

Indice d'acide (*2.5.1*) : au maximum 4,0, déterminé sur 10,0 g de monopalmitostéarate de propylèneglycol.

Indice d'iode (*2.5.4*) : au maximum 3,0.

Indice de saponification (*2.5.6*) : 170 à 185, déterminé sur 2,0 g de monopalmitostéarate de propylèneglycol.

Composition en acides gras (*2.4.22, Procédé A*). La composition en acides gras constitutifs de la substance est la suivante :

- *acide stéarique* : 40,0 pour cent à 60,0 pour cent,
- *somme des teneurs en acides palmitique et stéarique* : au minimum 90,0 pour cent.

Propylèneglycol libre : au maximum 5,0 pour cent, en opérant selon les indications du dosage.

Cendres totales (*2.4.16*) : au maximum 0,1 pour cent, déterminé sur 1,0 g de monopalmitostéarate de propylèneglycol.

DOSAGE

Chromatographie d'exclusion (*2.2.30*).

Solution à examiner. Pesez 0,2 g environ (*m*), à 0,1 mg près, de monopalmitostéarate de propylèneglycol dans un flacon de 15 ml. Ajoutez 5,0 ml de *tétrahydrofurane R* et agitez jusqu'à dissolution. Chauffez doucement, si nécessaire. Pesez à nouveau le flacon et calculez la masse totale du solvant et de la substance (*M*).

Solutions témoins. Dans 4 flacons de 15 ml, pesez, à 0,1 mg près, 2,5 mg, 5,0 mg, 10,0 mg et 20,0 mg environ de *propylèneglycol R*. Ajoutez 5,0 ml de *tétrahydrofurane R* et agitez jusqu'à dissolution. Pesez à nouveau les flacons et calculez la concentration en propylèneglycol en milligrammes par gramme dans chaque solution témoin.

Colonne :

- *dimensions* : l = 0,6 m, Ø = 7 mm,

Monographies L - P

– *phase stationnaire* : *copolymère styrène-divinylbenzène R* (diamètre des particules 5 µm et dimensions des pores 10 nm).

Phase mobile : *tétrahydrofurane R*.

Débit : 1 ml/min.

Détection : un réfractomètre différentiel.

Injection : 40 µl.

Rétention relative par rapport au propylèneglycol : diesters = environ 0,78 et monoesters = environ 0,84.

Limites :

– *propylèneglycol libre* : à partir de la courbe d'étalonnage obtenue avec les solutions témoins, déterminez la concentration C en milligrammes par gramme dans la solution à examiner et calculez la teneur pour cent dans la substance à examiner à l'aide de l'expression suivante :

$$\frac{C \times M}{m \times 10}$$

– *monoesters* : calculez la teneur pour cent en monoesters à l'aide de l'expression suivante :

$$\frac{A}{A+B} \times (100 - D)$$

A = surface du pic dû aux monoesters,

B = surface du pic dû aux diesters,

D = teneur pour cent en propylèneglycol libre + teneur pour cent en acides gras libres déterminée à l'aide de l'expression :

$$\frac{I_A \times 270}{56,1}$$

I_A = indice d'acide

CONSERVATION

A l'abri de la lumière.

01/2002:0525

PROPYLTHIOURACILE

Propylthiouracilum

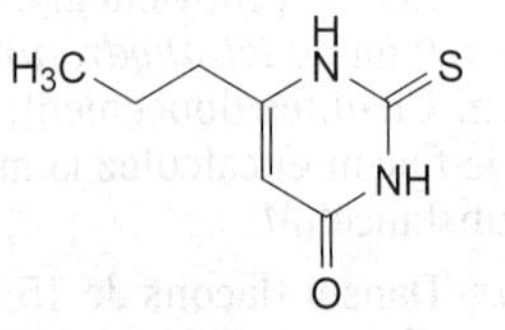

$C_7H_{10}N_2OS$ M_r 170,2

DÉFINITION

Le propylthiouracile contient au minimum 98,0 pour cent et au maximum l'équivalent de 100,5 pour cent de 2,3-dihydro-6-propyl-2-thioxopyrimidin-4(1*H*)-one, calculé par rapport à la substance desséchée.

CARACTÈRES

Poudre cristalline blanche ou sensiblement blanche ou cristaux, très peu solubles dans l'eau, assez solubles dans l'alcool, très peu solubles dans l'éther. Le propylthiouracile se dissout dans les solutions d'hydroxydes alcalins.

IDENTIFICATION

Première identification : A, B.

Seconde identification : A, C, D.

A. Le point de fusion (*2.2.14*) du propylthiouracile est de 217 °C à 221 °C.

B. Examinez le propylthiouracile par spectrophotométrie d'absorption dans l'infrarouge (*2.2.24*), en comparant avec le spectre obtenu avec le *propylthiouracile SCR*. Examinez sous forme de pastilles préparées à partir de 1 mg de substance pour 0,3 g de *bromure de potassium R*.

C. Examinez les chromatogrammes obtenus dans l'essai Impureté A et substances apparentées en lumière ultraviolette à 254 nm avant d'exposer la plaque aux vapeurs d'iode. La tache principale du chromatogramme obtenu avec la solution à examiner (b) est semblable quant à sa position et ses dimensions à la tache principale du chromatogramme obtenu avec la solution témoin (a).

D. A 20 mg environ de propylthiouracile, ajoutez 8 ml d'*eau de brome R* et agitez pendant quelques minutes. Portez à ébullition jusqu'à décoloration, laissez refroidir et filtrez. Au filtrat, ajoutez 2 ml de *solution de chlorure de baryum R1*. Il se forme un précipité blanc. Ajoutez 5 ml de *solution diluée d'hydroxyde de sodium R*. Le précipité ne se colore pas en violet.

ESSAI

Impureté A et substances apparentées. Opérez par chromatographie sur couche mince (*2.2.27*) en utilisant une *plaque au gel de silice GF_{254} pour CCM R*.

Solution à examiner (a). Dissolvez 0,1 g de propylthiouracile dans du *méthanol R* et complétez à 10 ml avec le même solvant.

Solution à examiner (b). Prélevez 1 ml de solution à examiner (a) et complétez à 10 ml avec du *méthanol R*.

Solution témoin (a). Dissolvez 10 mg de *propylthiouracile SCR* dans du *méthanol R* et complétez à 10 ml avec le même solvant.

Solution témoin (b). Dissolvez 50 mg de *thiourée R* dans du *méthanol R* et diluez à 100 ml avec le même solvant. Prélevez 1 ml de cette solution et complétez à 100 ml avec du *méthanol R*.

Solution témoin (c). Prélevez 1 ml de solution à examiner (a) et complétez à 100 ml avec du *méthanol R*.

Déposez séparément sur la plaque 10 µl de chaque solution. Développez sur un parcours de 15 cm avec un mélange de 0,1 volume d'*acide acétique glacial R*, de 6 volumes de *2-propanol R* et de 50 volumes de *chloroforme R*. Laissez sécher la plaque à l'air. Examinez en lumière ultraviolette à 254 nm, puis exposez la plaque à des vapeurs d'iode pendant 10 min. S'il apparaît une tache correspondant à l'impureté A dans le chromatogramme obtenu avec la solution à examiner (a), elle n'est pas plus intense que la tache du chromatogramme obtenu avec la solution témoin (b) (0,05 pour cent). S'il apparaît d'autres taches que la tache principale et que la tache correspondant à l'impureté A dans le chromatogramme obtenu avec la solution à examiner (a), aucune d'entre elles n'est plus intense que la tache du chromatogramme obtenu avec la solution témoin (c) (1,0 pour cent).

Métaux lourds (*2.4.8*). 1,0 g de propylthiouracile satisfait à l'essai limite F des métaux lourds (20 ppm). Préparez le témoin avec 2 ml de *solution étalon à 10 ppm de plomb (Pb) R*.

Perte à la dessiccation (*2.2.32*). Déterminée à l'étuve à 100-105 °C sur 1,000 g de propylthiouracile, la perte à la dessiccation n'est pas supérieure à 0,5 pour cent.

Cendres sulfuriques (*2.4.14*). Déterminé sur 1,0 g de propylthiouracile, le taux des cendres sulfuriques n'est pas supérieur à 0,1 pour cent.

DOSAGE

A 0,300 g de propylthiouracile, ajoutez 30 ml d'*eau R* et 30,0 ml d'*hydroxyde de sodium 0,1 M*. Chauffez à ébullition en agitant jusqu'à dissolution complète. Ajoutez 50 ml de *nitrate d'argent 0,1 M* en agitant, faites bouillir doucement pendant 5 min et refroidissez. Titrez par l'*hydroxyde de sodium 0,1 M*. Déterminez le point de fin de titrage par potentiométrie (*2.2.20*). Le volume d'*hydroxyde de sodium 0,1 M* utilisé est égal à la somme du volume initialement ajouté et du volume utilisé dans le titrage final.

1 ml d'*hydroxyde de sodium 0,1 M* correspond à 8,511 mg de $C_7H_{10}N_2OS$.

CONSERVATION

A l'abri de la lumière.

IMPURETÉS

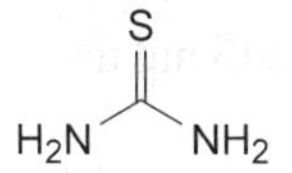

A. thiourée.

01/2002:0636

PROPYPHÉNAZONE

Propyphenazonum

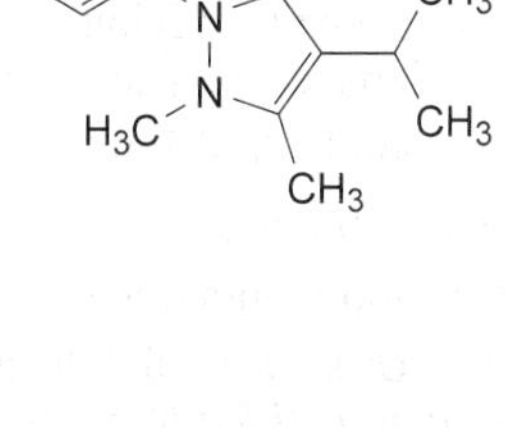

$C_{14}H_{18}N_2O$ M_r 230,3

DÉFINITION

La propyphénazone contient au minimum 99,0 pour cent et au maximum l'équivalent de 101,0 pour cent de 1,5-diméthyl-4-(1-méthyléthyl)-2-phényl-1,2-dihydro-3*H*-pyrazol-3-one, calculé par rapport à la substance desséchée.

CARACTÈRES

Poudre cristalline, blanche à faiblement jaunâtre, peu soluble dans l'eau, facilement soluble dans l'alcool et dans le chlorure de méthylène, soluble dans l'éther.

IDENTIFICATION

Première identification : A, B.

Seconde identification : A, C, D.

A. Le point de fusion (*2.2.14*) de la propyphénazone est de 102 °C à 106 °C.

B. Examinez la propyphénazone par spectrophotométrie d'absorption dans l'infrarouge (*2.2.24*), en comparant avec le spectre obtenu avec la *propyphénazone SCR*. Examinez les substances sous forme de pastilles.

C. Examinez les chromatogrammes obtenus dans l'essai des substances apparentées. La tache principale du chromatogramme obtenu avec la solution à examiner (b) est semblable quant à sa position, sa coloration et ses dimensions à la tache principale du chromatogramme obtenu avec la solution témoin (a).

D. A 1 ml de solution S (voir Essai), ajoutez 0,1 ml de *solution de chlorure ferrique R1*. Il apparaît une coloration rouge-brun qui vire au jaune par addition de 1 ml d'*acide chlorhydrique dilué R*.

ESSAI

Solution S. Dissolvez 2 g de propyphénazone dans un mélange à volumes égaux d'*alcool R* et d'*eau exempte de dioxyde de carbone R* et complétez à 50 ml avec le même mélange de solvants.

Aspect de la solution. La solution S est limpide (*2.2.1*) et incolore (*2.2.2, Procédé II*).

Acidité ou alcalinité. A 10 ml de solution S, ajoutez 0,1 ml de *solution de phénolphtaléine R*. La solution est incolore. Ajoutez 0,2 ml d'*hydroxyde de sodium 0,01 M*. La solution est colorée en rose. Ajoutez 0,4 ml d'*acide chlorhydrique 0,01 M*. La solution se décolore, puis vire à l'orange ou au rouge par addition de 0,2 ml de *solution de rouge de méthyle R*.

Substances apparentées. Opérez par chromatographie sur couche mince (*2.2.27*) en utilisant une plaque recouverte de *gel de silice* HF_{254} *R*.

Solution à examiner (a). Dissolvez 0,40 g de propyphénazone dans du *méthanol R* et complétez à 5 ml avec le même solvant.

Solution à examiner (b). Prélevez 1 ml de solution à examiner (a) et complétez à 5 ml avec du *méthanol R*.

Solution témoin (a). Dissolvez 80 mg de *propyphénazone SCR* dans du *méthanol R* et complétez à 5 ml avec le même solvant.

Solution témoin (b). Prélevez 1 ml de solution à examiner (b) et complétez à 100 ml avec du *méthanol R*.

Déposez séparément sur la plaque 5 µl de chaque solution. Développez sur un parcours de 15 cm avec un mélange de 10 volumes de *butanol R*, de 45 volumes d'*acétate d'éthyle R* et de 45 volumes de *cyclohexane R*. Faites sécher la plaque dans un courant d'air chaud pendant 15 min. Examinez en lumière ultraviolette à 254 nm. S'il apparaît d'autres taches que la tache principale dans le chromatogramme obtenu avec la solution à examiner (a), aucune d'entre elles n'est plus intense que la tache du chromatogramme obtenu avec la solution témoin (b) (0,2 pour cent). Pulvérisez un mélange à volumes égaux de *solution de ferricyanure de potassium R* et de *solution de chlorure ferrique R1*. S'il apparaît d'autres taches que la tache principale dans le chromatogramme obtenu avec la solution à examiner (a), aucune d'entre elles n'est plus intense que la tache du chromatogramme obtenu avec la solution témoin (b) (0,2 pour cent).

Métaux lourds (*2.4.8*). 1,0 g de propyphénazone satisfait à l'essai limite C des métaux lourds (10 ppm). Préparez le témoin avec 1 ml de *solution à 10 ppm de plomb (Pb) R*.

Perte à la dessiccation (*2.2.32*). Déterminée sous vide à 60 °C pendant 4 h sur 1,000 g de propyphénazone, la perte à la dessiccation n'est pas supérieure à 0,5 pour cent.

Cendres sulfuriques (*2.4.14*). Déterminé sur 0,5 g de propyphénazone, le taux des cendres sulfuriques n'est pas supérieur à 0,1 pour cent.

DOSAGE

Dissolvez 0,2000 g de propyphénazone dans 10 ml d'*acide acétique anhydre R* et ajoutez 75 ml de *chlorure d'éthylène R*. Titrez par l'*acide perchlorique 0,1 M* et déterminez le point de fin de titrage par potentiométrie (*2.2.20*).

1 ml d'*acide perchlorique 0,1 M* correspond à 23,03 mg de $C_{14}H_{18}N_2O$.

CONSERVATION

A l'abri de la lumière.

01/2002:0686

PROTAMINE (CHLORHYDRATE DE)

Protamini hydrochloridum

DÉFINITION

Le chlorhydrate de protamine est le chlorhydrate de peptides basiques extraits du sperme ou de la laitance de poisson, provenant plus particulièrement d'espèces de la famille des *Salmonidae* et des *Clupeidae*. En solution, il se lie à l'héparine en inhibant son activité anticoagulante et en entraînant sa précipitation dans les conditions du titrage. 1 mg de chlorhydrate de protamine, calculé par rapport à la substance desséchée, précipite une quantité d'héparine correspondant au minimum à 100 UI.

PRODUCTION

Le chlorhydrate de protamine est préparé dans des conditions visant à réduire le risque de contamination microbienne.

Le procédé de production fait l'objet d'une validation permettant de démontrer que le produit satisferait à l'essai suivant s'il lui était appliqué :

Toxicité anormale (*2.6.9*). Injectez à chaque souris 0,5 mg de chlorhydrate de protamine dissous dans 0,5 ml d'*eau pour préparations injectables R*.

CARACTÈRES

Aspect : poudre blanche ou sensiblement blanche, hygroscopique.

Solubilité : soluble dans l'eau, pratiquement insoluble dans l'alcool.

IDENTIFICATION

A. Pouvoir rotatoire spécifique (*2.2.7*) : – 40 to – 60 (substance desséchée).

Dissolvez 1,000 g de chlorhydrate de protamine dans de l'*acide chlorhydrique 0,1 M* et complétez à 100,0 ml avec le même solvant.

B. Le chlorhydrate de protamine donne un précipité dans les conditions du titrage.

C. A 0,5 ml de solution S (voir Essai), ajoutez 4,5 ml d'*eau R*, 1,0 ml d'une solution d'*hydroxyde de sodium R* à 100 g/l et 1,0 ml d'une solution d'*α-naphtol R* à 0,2 g/l. Mélangez et refroidissez à 5 °C. Ajoutez 0,5 ml de *solution d'hypobromite de sodium R*. Il apparaît une intense coloration rouge.

D. Chauffez 2 ml de solution S dans un bain-marie à 60 °C. Ajoutez 0,1 ml de *solution de sulfate mercurique R*. Mélangez. Il ne se forme pas de précipité. Refroidissez dans de l'eau glacée. Il se forme un précipité.

E. Le chlorhydrate de protamine donne la réaction (a) des chlorures (*2.3.1*).

ESSAI

Solution S. Dissolvez 0,50 g de chlorhydrate de protamine dans de l'*eau R* et complétez à 25,0 ml avec le même solvant.

Aspect de la solution. La solution n'est pas plus fortement opalescente que la suspension témoin II (*2.2.1*) et n'est pas plus fortement colorée que la solution témoin JB_6 or J_6 (*2.2.2, Procédé II*).

A 2,5 ml de solution S, ajoutez 7,5 ml d'*eau R*.

Absorbance (*2.2.25*) : au maximum 0,1 à toutes les longueurs d'onde entre 260 nm et 280 nm.

Prélevez 2,5 ml de solution S et complétez à 5,0 ml avec de l'*eau R*.

Chlorure : 12,3 pour cent à 19,0 pour cent (substance desséchée).

Dissolvez 0,400 g de chlorhydrate de protamine dans 50 ml d'*eau R*. Ajoutez 5 ml d'*acide nitrique dilué R*, 25,0 ml de *nitrate d'argent 0,1 M* et 2 ml de *phtalate de dibutyle R*, puis agitez. Titrez par le *thiocyanate d'ammonium 0,1 M* en présence de 2 ml de *solution de sulfate ferrique et d'ammonium R2*, en agitant énergiquement à l'approche du virage.

1 ml de *nitrate d'argent 0,1 M* correspond à 3,545 mg de chlorure (Cl).

Sulfates : au maximum 4,0 pour cent (substance desséchée).

Dissolvez 0,500 g de chlorhydrate de protamine dans 200 ml d'*eau distillée R*, ajoutez 5,0 ml d'*acide chlorhydrique dilué R* et chauffez à ébullition. Ajoutez, goutte à goutte, 10 ml d'une solution chaude de *chlorure de baryum R* à 100 g/l, en agitant à l'aide d'une baguette de verre. Couvrez d'un verre de montre et laissez reposer au bain-marie pendant 2 h de façon à obtenir un précipité granuleux de sulfate de baryum. Au liquide surnageant limpide, ajoutez 0,1 ml d'une solution de *chlorure de baryum R* à 100 g/l. S'il apparaît un trouble, répétez la précipitation. Dans un creuset de porcelaine préalablement calciné et taré, transférez quantitativement le précipité et lavez-le avec de l'*eau distillée R* chaude jusqu'à ce que l'addition de *solution de nitrate d'argent R1* au filtrat n'entraîne plus l'apparition d'une opalescence. Calcinez le précipité à 600 °C pendant 1 h. Laissez refroidir dans un dessiccateur et pesez.

1 mg de résidu correspond à 0,412 mg de sulfate (SO_4).

Baryum : au maximum 10 ppm.

Spectrométrie d'absorption atomique (*2.2.23, Procédé I*).

Solution à examiner. Dissolvez 1,0 g de chlorhydrate de protamine dans de l'*eau distillée R*, ajoutez 1 ml d'une solution de *chlorure de césium R* à 250 g/l et 0,2 ml d'*acide chlorhydrique R*, puis complétez à 20,0 ml avec de l'*eau distillée R*.

Solution témoin. Prélevez 1,0 ml de *solution à 50 ppm de baryum (Ba) R*, ajoutez 5 ml d'une solution de *chlorure de césium R* à 250 g/l et 1 ml d'*acide chlorhydrique R*, puis complétez à 100,0 ml avec de l'*eau distillée R*.

Source : lampe à cathode creuse au baryum.

Longueur d'onde : 553,3 nm.

Flamme : air-acétylène-oxyde nitreux d'une composition appropriée.

Fer (*2.4.9*) : au maximum 10 ppm.

Dissolvez en chauffant 1,0 g de chlorhydrate de protamine dans de l'*eau R* et complétez à 10 ml avec le même solvant.

Mercure : au maximum 10 ppm.

Dans une fiole conique à bouchon rodé de 250 ml, introduisez 2,0 g de chlorhydrate de protamine. Ajoutez 20 ml d'un mélange à volumes égaux d'*acide nitrique R* et d'*acide sulfurique R*. Chauffez à reflux pendant 1 h, puis refroidissez. Diluez avec précaution dans de l'*eau R* et chauffez à ébullition jusqu'à disparition des vapeurs nitreuses. Refroidissez la solution et complétez avec précaution à 200,0 ml avec de l'*eau R*, puis mélangez et filtrez. Dans une ampoule à décantation, transvasez 50,0 ml de filtrat et agitez successivement avec de petits volumes de *chloroforme R* jusqu'à ce que la dernière quantité de *chloroforme R* ajouté reste incolore (rejetez chaque fois la couche chloroformique). A la couche aqueuse, ajoutez 25 ml d'*acide sulfurique dilué R*, 115 ml d'*eau R* et 10 ml d'une solution de *chlorhydrate d'hydroxylamine R* à 200 g/l. Titrez par la *solution de dithizone R2* en agitant 20 fois le mélange après chaque addition de solution titrante. Vers la fin du titrage, décantez la couche chloroformique et rejetez-la. Titrez jusqu'à coloration vert-bleu. Calculez la quantité de mercure dans le chlorhydrate de protamine en prenant comme équivalent le nombre de microgrammes de mercure par millilitre de solution titrante, obtenu dans la détermination du titre de la *solution de dithizone R2*.

Azote : 23,0 pour cent à 27,0 pour cent (substance desséchée).

Déterminez la teneur en azote après minéralisation par l'acide sulfurique (*2.5.9*) sur 10,0 mg de chlorhydrate de protamine en chauffant pendant 3-4 h.

Métaux lourds (*2.4.8*) : au maximum 20 ppm.

1,0 g de chlorhydrate de protamine satisfait à l'essai limite D. Préparez le témoin avec 2 ml de *solution à 10 ppm de plomb (Pb) R*.

Perte à la dessiccation (*2.2.32*) : au maximum 5,0 pour cent, déterminé à l'étuve à 100-105 °C pendant 3 h sur 1,000 g de chlorhydrate de protamine.

Stérilité (*2.6.1*). Le chlorhydrate de protamine destiné à la préparation de formes pharmaceutiques administrées par voie parentérale sans autre procédé approprié de stérilisation satisfait également à l'essai de stérilité.

Endotoxines bactériennes (*2.6.14*) : moins de 7,0 UI/mg, si le chlorhydrate de protamine est destiné à la préparation de formes pharmaceutiques administrées par voie parentérale sans autre procédé approprié d'élimination des endotoxines bactériennes.

DOSAGE

Solution à examiner (a). Dissolvez 15,0 mg de chlorhydrate de protamine dans de l'*eau R* et complétez à 100,0 ml avec le même solvant.

Solution à examiner (b). Prélevez 2,0 ml de solution à examiner (a) et complétez à 3,0 ml avec de l'*eau R*.

Solution à examiner (c). Prélevez 1,0 ml de solution à examiner (a) et complétez à 3,0 ml avec de l'*eau R*.

Utilisez comme solution titrante de l'*héparine sodique PBR* diluée 6 fois avec de l'*eau R* ; prélevez, par exemple, 1,7 ml d'*héparine sodique PBR* et complétez à 10,0 ml avec de l'*eau R*. Effectuez en double le titrage de chaque solution à examiner. Dans la cuve d'un colorimètre approprié, introduisez un volume exactement mesuré de la solution à titrer, par exemple, 1,5 ml. Placez la cuve dans l'appareil et choisissez une longueur d'onde appropriée dans la région du visible (aucune n'est critique). Titrez en ajoutant de petits volumes de solution titrante jusqu'à ce qu'une augmentation nette de l'absorbance soit observée et notez le volume total de solution titrante utilisé.

Procédez à 3 essais indépendants. Calculez, pour chaque titrage individuel, le nombre d'Unités Internationales d'héparine correspondant au volume de solution titrante ajouté au point de fin de titrage, par milligramme de chlorhydrate de protamine. L'activité du chlorhydrate de protamine est égale à la moyenne des 18 titrages effectués. Vérifiez la linéarité des réponses à l'aide des méthodes statistiques habituelles. Calculez les 3 écarts types correspondant aux résultats obtenus avec chacune des 3 solutions à examiner. Calculez les 3 écarts types correspondant aux résultats obtenus lors de chacun des 3 essais indépendants. L'essai n'est valable que si chacun des 6 écarts types est inférieur à 5 pour cent de la moyenne.

CONSERVATION

En récipient étanche, à fermeture inviolable. Si la substance est stérile, elle est conservée en récipient stérile, étanche, à fermeture inviolable.

ÉTIQUETAGE

L'étiquette indique :

– dans les cas appropriés, que la substance est stérile,
– dans les cas appropriés, que la substance est exempte d'endotoxines bactériennes.

01/2002:0569

PROTAMINE (SULFATE DE)

Protamini sulfas

DÉFINITION

Le sulfate de protamine est le sulfate de peptides basiques extraits du sperme ou de la laitance de poisson, provenant plus particulièrement d'espèces de la famille des *Salmonidae* et *Clupeidae*. En solution, il se lie à l'héparine en inhibant son activité anticoagulante et en entraînant sa précipitation dans les conditions du titrage. 1 mg de sulfate de protamine, calculé par rapport à la substance desséchée, précipite une quantité d'héparine correspondant au minimum à 100 UI.

PRODUCTION

Le sulfate de protamine est préparé dans des conditions visant à réduire le risque de contamination microbienne.

Le procédé de production fait l'objet d'une validation permettant de démontrer que le produit satisferait à l'essai suivant s'il lui était appliqué :

Toxicité anormale (*2.6.9*). Injectez à chaque souris 0,5 mg de sulfate de protamine dissous dans 0,5 ml d'*eau pour préparations injectables R*.

CARACTÈRES

Aspect : poudre blanche ou sensiblement blanche, hygroscopique.

Solubilité : assez soluble dans l'eau, pratiquement insoluble dans l'alcool.

IDENTIFICATION

A. Pouvoir rotatoire spécifique (*2.2.7*) : – 65 à – 85 (substance desséchée).

Dissolvez 1,000 g de sulfate de protamine dans de l'*acide chlorhydrique 0,1 M* et complétez à 100,0 ml avec le même acide.

B. Le sulfate de protamine donne un précipité dans les conditions du titrage.

C. A 0,5 ml de solution S (voir Essai), ajoutez 4,5 ml d'*eau R*, 1,0 ml d'une solution d'*hydroxyde de sodium R* à 100 g/l et 1,0 ml d'une solution d'*α-naphtol R* à 0,2 g/l. Mélangez et refroidissez à 5 °C. Ajoutez 0,5 ml de *solution d'hypobromite de sodium R*. Il apparaît une intense coloration rouge.

D. Chauffez 2 ml de solution S dans un bain-marie à 60 °C. Ajoutez 0,1 ml de *solution de sulfate mercurique R*. Mélangez. Il ne se forme pas de précipité. Après refroidissement dans de l'eau glacée, il se forme un précipité.

E. Le sulfate de protamine donne la réaction (a) des sulfates (*2.3.1*).

ESSAI

Solution S. Dissolvez 0,20 g de sulfate de protamine dans de l'*eau R* et complétez à 10,0 ml avec le même solvant.

Aspect de la solution. La solution n'est pas plus fortement opalescente que la suspension témoin II (*2.2.1*) et n'est pas plus fortement colorée que la solution témoin JB_6 ou J_6 (*2.2.2, Procédé II*).

A 2,5 ml de solution S, ajoutez 7,5 ml d'*eau R*.

Absorbance (*2.2.25*) : au maximum 0,1 à toutes les longueurs d'onde entre 260 nm et 280 nm.

Prélevez 2,5 ml de solution S et complétez à 5,0 ml avec de l'*eau R*.

Sulfate : 16 pour cent à 24 pour cent (substance desséchée).

Dans un vase à précipiter, dissolvez 0,150 g de sulfate de protamine dans 15 ml d'*eau distillée R*. Ajoutez 5 ml d'*acide chlorhydrique dilué R*. Chauffez à ébullition et ajoutez lentement 10 ml d'une solution de *chlorure de baryum R* à 100 g/l, en maintenant l'ébullition. Couvrez le vase à précipiter et laissez reposer au bain-marie pendant 1 h. Filtrez. Lavez le précipité à plusieurs reprises à l'aide de petits volumes d'*eau R* chaude. Séchez et incinérez à 600 °C jusqu'à masse constante.

1,0 g de résidu correspond à 0,4117 g de sulfate (SO_4).

Fer (*2.4.9*) : au maximum 10 ppm.

Dissolvez en chauffant 1,0 g de sulfate de protamine dans de l'*eau R* et complétez à 10 ml avec le même solvant.

Mercure : au maximum 10 ppm.

Dans une fiole conique de 250 ml à bouchon rodé, introduisez 2,0 g de sulfate de protamine. Ajoutez 20 ml d'un mélange à volumes égaux d'*acide nitrique R* et d'*acide sulfurique R*. Chauffez à reflux pendant 1 h, puis refroidissez. Diluez avec précaution dans de l'*eau R* et chauffez à ébullition jusqu'à disparition des vapeurs nitreuses. Refroidissez la solution et complétez avec précaution à 200,0 ml avec de l'*eau R*, puis mélangez et filtrez. Dans une ampoule à décantation, transvasez 50,0 ml de filtrat et agitez successivement avec de petits volumes de *chloroforme R* jusqu'à ce que la dernière quantité de *chloroforme R* ajouté reste incolore (rejetez chaque fois la couche chloroformique). A la couche aqueuse, ajoutez 25 ml d'*acide sulfurique dilué R*, 115 ml d'*eau R* et 10 ml d'une solution de *chlorhydrate d'hydroxylamine R* à 200 g/l. Titrez par la *solution de dithizone R2* en agitant 20 fois le mélange après chaque addition de solution titrante. Vers la fin du titrage, laissez séparer la couche chloroformique et rejetez-la. Titrez jusqu'à coloration vert-bleu. Calculez la quantité de mercure dans le sulfate de protamine en prenant comme équivalent le nombre de microgrammes de mercure par millilitre de solution titrante, obtenu dans la détermination du titre de la *solution de dithizone R2*.

Azote : 21,0 pour cent à 26,0 pour cent (substance desséchée).

Déterminez la teneur en azote après minéralisation par l'acide sulfurique (*2.5.9*) sur 10,0 mg de sulfate de protamine en chauffant pendant 3-4 h.

Métaux lourds (*2.4.8*) : au maximum 20 ppm.

1,0 g de sulfate de protamine satisfait à l'essai limite D. Préparez le témoin avec 2 ml de *solution à 10 ppm de plomb (Pb) R*.

Perte à la dessiccation (*2.2.32*) : au maximum 5,0 pour cent, déterminé à l'étuve à 100-105 °C pendant 3 h sur 1,000 g de sulfate de protamine.

Stérilité (*2.6.1*). Le sulfate de protamine destiné à la préparation de formes pharmaceutiques administrées par voie parentérale sans autre procédé approprié de stérilisation satisfait également à l'essai de stérilité.

Endotoxines bactériennes (*2.6.14*) : moins de 7,0 UI/mg, si le sulfate de protamine est destiné à la préparation de formes pharmaceutiques administrées par voie parentérale sans autre procédé approprié d'élimination des endotoxines bactériennes.

TITRAGE

Solution à examiner (a). Dissolvez 15,0 mg de sulfate de protamine dans de l'*eau R* et complétez à 100,0 ml avec le même solvant.

Solution à examiner (b). Prélevez 2,0 ml de solution à examiner (a) et complétez à 3,0 ml avec de l'*eau R*.

Solution à examiner (c). Prélevez 1,0 ml de solution à examiner (a) et complétez à 3,0 ml avec de l'*eau R*.

Utilisez comme solution titrante de l'*héparine sodique PBR* diluée 6 fois dans de l'*eau R* ; prélevez par exemple 1,7 ml d'*héparine sodique PBR* et complétez à 10,0 ml avec de l'*eau R*. Effectuez en double le titrage de chaque solution à examiner. Dans la cuve d'un colorimètre approprié, introduisez un volume exactement mesuré de la solution à titrer, par exemple 1,5 ml. Placez la cuve dans l'appareil et choisissez une longueur d'onde appropriée dans la région du visible (aucune n'est critique). Titrez en ajoutant de petits volumes de solution titrante jusqu'à ce qu'une augmentation nette de l'absorbance soit observée et notez le volume total de solution titrante utilisé.

Procédez à 3 essais indépendants. Calculez, pour chaque titrage individuel, le nombre d'Unités Internationales d'héparine correspondant au volume de solution titrante ajouté au point de fin de titrage, par milligramme de sulfate de protamine. L'activité du sulfate de protamine est égale à la moyenne des 18 titrages effectués. Vérifiez la linéarité des réponses à l'aide des méthodes statistiques habituelles. Calculez les 3 écarts types correspondant aux résultats obtenus avec chacune des 3 solutions à examiner. Calculez les 3 écarts types correspondant aux résultats obtenus lors de chacun des 3 essais indépendants. L'essai n'est valable que si chacun des 6 écarts types est inférieur à 5 pour cent de la moyenne.

CONSERVATION

En récipient étanche, à fermeture inviolable. Si la substance est stérile, elle est conservée en récipient stérile, étanche, à fermeture inviolable.

ÉTIQUETAGE

L'étiquette indique :

– dans les cas appropriés, que la substance est stérile,
– dans les cas appropriés, que la substance est exempte d'endotoxines bactériennes.

01/2002:1144

PROTIRÉLINE

Protirelinum

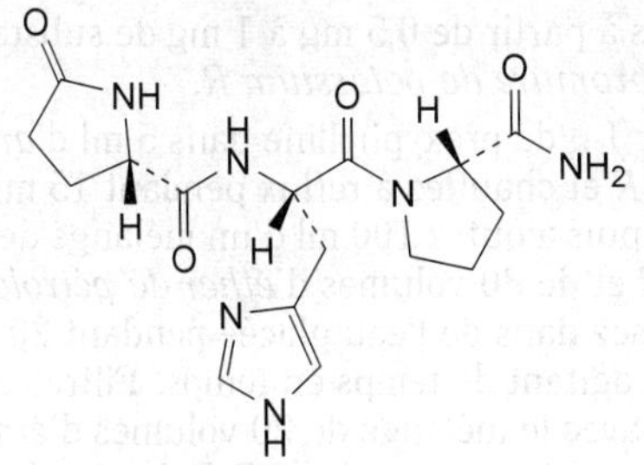

$C_{16}H_{22}N_6O_4$ M_r 362,4

DÉFINITION

La protiréline est un tripeptide de synthèse ayant la même séquence d'acides aminés que la neurohormone hypothalamique naturelle, qui stimule la synthèse et la libération de la thyrotropine. Elle contient au minimum 97,0 pour cent et au maximum l'équivalent de 102,0 pour cent de 5-oxo-L-prolyl-L-histidyl-L-prolinamide, calculé par rapport à la substance anhydre et exempte d'acide acétique.

CARACTÈRES

Poudre blanche à blanc-jaune, hygroscopique, très soluble dans l'eau, facilement soluble dans le méthanol.

IDENTIFICATION

A. Examinez la protiréline par spectrophotométrie d'absorption dans l'infrarouge (*2.2.24*), en comparant avec le spectre obtenu avec la *protiréline SCR*.

B. Examinez les chromatogrammes obtenus dans le dosage. Le pic principal du chromatogramme obtenu avec la solution à examiner est semblable quant à son temps de rétention et ses dimensions au pic principal du chromatogramme obtenu avec la solution témoin.

ESSAI

Aspect de la solution. Une solution de protiréline à 10 g/l est limpide (*2.2.1*) et n'est pas plus fortement colorée que la solution témoin J_5 (*2.2.2, Procédé II*).

Pouvoir rotatoire spécifique (*2.2.7*). Dissolvez 10 mg de protiréline dans 1,0 ml d'*eau R*. Calculé par rapport à la substance anhydre et exempte d'acide acétique, le pouvoir rotatoire spécifique est de − 62 à − 70.

Peptides apparentés. Opérez par chromatographie liquide (*2.2.29*) selon les indications du dosage.

Solution à examiner. Dissolvez 5,0 mg de protiréline dans la phase mobile A et complétez à 5,0 ml avec la même phase mobile.

Solution témoin (a). Dissolvez le contenu d'un flacon de *D-His-protiréline SCR* dans un volume approprié de phase mobile A, de façon à obtenir une concentration de 1 mg/ml. Préparez un mélange à volumes égaux de cette solution et de la solution à examiner.

Solution témoin (b). Prélevez 0,2 ml de solution à examiner et complétez à 10,0 ml avec la phase mobile A.

Injectez 10 µl de solution témoin (a). A l'aide du chromatogramme de référence joint à la *D-His-protiréline SCR*, identifiez les pics de la D-His-protiréline et de la protiréline. L'essai n'est valable que si, dans le chromatogramme obtenu avec la solution témoin (a), la résolution entre les pics correspondant respectivement à la protiréline et à la D-His-protiréline n'est pas inférieure à 2,5 et si le facteur de symétrie du pic de la protiréline est de 0,9 à 1,2. Si nécessaire, ajustez la composition initiale de la phase mobile ou la programmation du gradient d'élution.

Injectez 10 µl de solution témoin (b). Ajustez la sensibilité du système de façon que la hauteur du pic principal du chromatogramme obtenu avec la solution témoin (b) représente au moins 50 pour cent de l'échelle totale.

Injectez 10 µl de solution à examiner et continuez la chromatographie pendant 40 min environ. S'il apparaît, dans le chromatogramme obtenu avec la solution à examiner, d'autres pics que le pic principal, la surface d'aucun d'entre eux n'est supérieure à celle du pic principal du chromatogramme obtenu avec la solution témoin (b) (2 pour cent) et la somme de leur surface n'est pas supérieure à 1,5 fois la surface du pic principal du chromatogramme obtenu avec la solution témoin (b) (3 pour cent). Ne tenez pas compte des pics dus au solvant ni des pics dont la surface est inférieure à 0,05 fois la surface du pic principal dans le chromatogramme obtenu avec la solution témoin (b) (0,1 pour cent).

Acide acétique (*2.5.34*).

Solution à examiner. Dissolvez 40,0 mg de protiréline dans un mélange de 5 volumes de phase mobile B et de 95 volumes de phase mobile A et complétez à 10,0 ml avec le même mélange de solvants.

La protiréline ne contient pas plus de 2,0 pour cent d'acide acétique.

Teneur en eau (*2.5.12*). Déterminée par semi-microdosage sur 0,200 g de protiréline, la teneur en eau n'est pas supérieure à 7,0 pour cent.

Stérilité (*2.6.1*). La protiréline destinée à la préparation de formes pharmaceutiques administrées par voie parentérale sans autre procédé approprié de stérilisation satisfait également à l'essai de stérilité.

Endotoxines bactériennes (*2.6.14*) : moins de 0,7 UI/mg, si la protiréline est destinée à la préparation de formes pharmaceutiques administrées par voie parentérale sans autre procédé approprié d'élimination des endotoxines bactériennes.

DOSAGE

Opérez par chromatographie liquide (*2.2.29*).

Solution à examiner. Dissolvez 5,0 mg de protiréline dans la phase mobile A et complétez à 5,0 ml avec la même phase mobile.

Solution témoin. Dissolvez le contenu d'un flacon de *protiréline SCR* dans la phase mobile A. Prélevez un volume approprié de cette solution et complétez avec la même phase mobile de façon à obtenir une concentration finale de 1,0 mg/ml.

La chromatographie peut être réalisée en utilisant :

– une colonne d'acier inoxydable, d'une longueur de 0,25 m et d'un diamètre intérieur de 4,0 mm, remplie de *gel de silice octadécylsilylé pour chromatographie R* (5 µm) d'une porosité de 12 nm,

– comme phase mobile, à un débit de 1 ml/min :

Phase mobile A. Un mélange de 100 ml d'*acétonitrile pour chromatographie R*, de 1900 ml d'*eau R* et de 2,0 g d'*octanesulfonate de sodium R*, contenant 2,5 ml/l de *solution d'hydroxyde de tétraéthylammonium R* ; ajustez le pH de la solution à 3,5 avec de l'*acide phosphorique R*,

Monographies L - P

Phase mobile B. Un mélange de 300 ml d'*acétonitrile pour chromatographie R*, de 1700 ml d'*eau R* et de 2,0 g d'*octanesulfonate de sodium R*, contenant 2,5 ml/l de *solution d'hydroxyde de tétraéthylammonium R* ; ajustez le pH de la solution à 3,5 avec de l'*acide phosphorique R*,

Intervalle (min)	Phase mobile A (pour cent *V/V*)	Phase mobile B (pour cent *V/V*)
0 - 30	74 → 41	26 → 59
30 - 35	41 → 74	59 → 26
35 - 50	74	26

– comme détecteur, un spectrophotomètre réglé à 210 nm.

Equilibrez la colonne avec un mélange de 74 volumes de phase mobile A et de 26 volumes de phase mobile B.

Injectez 10 µl de solution à examiner et 10 µl de solution témoin et continuez la chromatographie pendant 40 min environ.

Calculez la teneur en protiréline ($C_{16}H_{22}N_6O_4$) de la substance à examiner à partir de la surface des pics des chromatogrammes obtenus avec la solution à examiner et la solution témoin, et de la teneur déclarée en $C_{16}H_{22}N_6O_4$ de la *protiréline SCR*.

CONSERVATION

En récipient étanche, à l'abri de la lumière et à une température de 2 °C à 8 °C. Si la substance est stérile, elle est conservée en récipient stérile, étanche, à fermeture inviolable.

ÉTIQUETAGE

L'étiquette indique :

– la masse de peptide contenu dans le récipient,
– dans les cas appropriés, que la substance est exempte d'endotoxines bactériennes,
– dans les cas appropriés, que la substance est stérile.

Monographies L - P

01/2002:0526

PROXYPHYLLINE

Proxyphyllinum

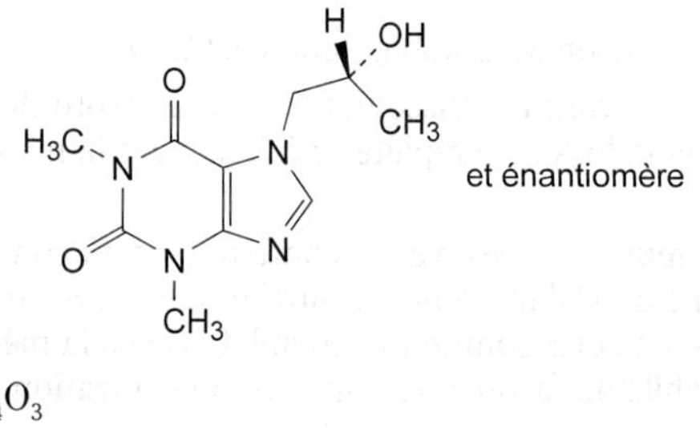

$C_{10}H_{14}N_4O_3$ M_r 238,2

DÉFINITION

La proxyphylline contient au minimum 98,5 pour cent et au maximum l'équivalent de 101,0 pour cent de 7-[(2*RS*)-2-hydroxypropyl]-1,3-diméthyl-3,7-dihydro-1*H*-purine-2,6-dione, calculé par rapport à la substance desséchée.

CARACTÈRES

Poudre cristalline blanche, très soluble dans l'eau, soluble dans l'alcool.

IDENTIFICATION

Première identification : B, C.

Seconde identification : A, C, D.

A. Le point de fusion (*2.2.14*) de la proxyphylline est de 134 °C à 136 °C.

B. Examinez la proxyphylline par spectrophotométrie d'absorption dans l'infrarouge (*2.2.24*), en comparant avec le spectre obtenu avec la *proxyphylline SCR*. Examinez les substances sous forme de pastilles préparées à partir de 0,5 mg à 1 mg de substance pour 0,3 g de *bromure de potassium R*.

C. Dissolvez 1 g de proxyphylline dans 5 ml d'*anhydride acétique R* et chauffez à reflux pendant 15 min. Laissez refroidir, puis ajoutez 100 ml d'un mélange de 20 volumes d'*éther R* et de 80 volumes d'*éther de pétrole R*. Refroidissez dans de l'eau glacée pendant 20 min au moins en agitant de temps en temps. Filtrez et lavez le précipité avec le mélange de 20 volumes d'*éther R* et de 80 volumes d'*éther de pétrole R*. Laissez cristalliser dans l'*alcool R* et séchez les cristaux sous vide. Le point de fusion (*2.2.14*) des cristaux est de 87 °C à 92 °C.

D. La proxyphylline donne la réaction des xanthines (*2.3.1*).

ESSAI

Solution S. Dissolvez 2,5 g de proxyphylline dans de l'*eau exempte de dioxyde de carbone R* et complétez à 50 ml avec le même solvant.

Aspect de la solution. La solution S est limpide (*2.2.1*) et incolore (*2.2.2, Procédé II*).

Acidité ou alcalinité. A 10 ml de solution S, ajoutez 0,25 ml de *solution de bleu de bromothymol R1*. La solution est colorée en jaune ou en vert. Le virage au bleu de l'indicateur ne nécessite pas plus de 0,4 ml d'*hydroxyde de sodium 0,01 M*.

Substances apparentées. Opérez par chromatographie sur couche mince (*2.2.27*) en utilisant une plaque recouverte de *gel de silice* HF_{254} *R*.

Solution à examiner. Dissolvez 0,3 g de proxyphylline dans un mélange de 20 volumes d'*eau R* et de 30 volumes de *méthanol R* et complétez à 10 ml avec le même mélange de solvants. Préparez extemporanément.

Solution témoin (a). Prélevez 1 ml de solution à examiner et complétez à 100 ml avec du *méthanol R*.

Solution témoin (b). Prélevez 0,2 ml de solution à examiner et complétez à 100 ml avec du *méthanol R*.

Solution témoin (c). Dissolvez 10 mg de *théophylline R* dans du *méthanol R*, ajoutez 0,3 ml de solution à examiner et complétez à 10 ml avec du *méthanol R*.

Déposez sur la plaque 10 µl de chaque solution. Développez sur un parcours de 15 cm avec un mélange de 1 volume d'*ammoniaque concentrée R*, de 10 volumes d'*éthanol R* et de 90 volumes de *chloroforme R*. Laissez sécher la plaque à l'air. Examinez en lumière ultraviolette à 254 nm. S'il apparaît d'autres taches que la tache principale dans le chromatogramme obtenu avec la solution à examiner, aucune d'entre elles n'est plus intense que la tache du chromatogramme obtenu avec la solution témoin (a) (1 pour cent) et une seule d'entre elles peut être plus intense que la tache du chromatogramme obtenu avec la solution témoin (b) (0,2 pour cent). L'essai n'est valable que si le chromatogramme obtenu avec la solution témoin (c) présente 2 taches nettement séparées.

Chlorures (*2.4.4*). Prélevez 2,5 ml de solution S et complétez à 15 ml avec de l'*eau R*. La solution satisfait à l'essai limite des chlorures (400 ppm).

Métaux lourds (*2.4.8*). 12 ml de solution S satisfont à l'essai limite A des métaux lourds (20 ppm). Préparez le témoin avec la *solution à 1 ppm de plomb (Pb) R*.

Perte à la dessiccation (*2.2.32*). Déterminée à l'étuve à 100-105 °C sur 1,000 g de proxyphylline, la perte à la dessiccation n'est pas supérieure à 0,5 pour cent.

Cendres sulfuriques (*2.4.14*). Déterminé sur 1,0 g de proxyphylline, le taux des cendres sulfuriques n'est pas supérieur à 0,1 pour cent.

DOSAGE

Afin d'éviter un échauffement trop important du milieu réactionnel, mélangez soigneusement pendant le titrage et arrêtez le titrage immédiatement après le point de fin de titrage.

Dissolvez 0,200 g de proxyphylline dans 3,0 ml d'*acide formique anhydre R* et ajoutez 50,0 ml d'*anhydride acétique R*. Titrez par l'*acide perchlorique 0,1 M*. Déterminez le point de fin de titrage par potentiométrie (*2.2.20*).

1 ml d'*acide perchlorique 0,1 M* correspond à 23,82 mg de $C_{10}H_{14}N_4O_3$.

CONSERVATION

A l'abri de la lumière.

01/2002:1367

PSEUDOÉPHÉDRINE (CHLORHYDRATE DE)

Pseudoephedrini hydrochloridum

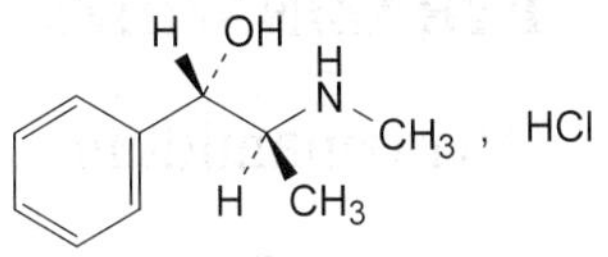

$C_{10}H_{16}ClNO$ M_r 201,7

DÉFINITION

Le chlorhydrate de pseudoéphédrine contient au minimum 99,0 pour cent et au maximum l'équivalent de 101,0 pour cent de chlorhydrate de (1*S*,2*S*)-2-(méthylamino)-1-phénylpropan-1-ol, calculé par rapport à la substance desséchée.

CARACTÈRES

Poudre cristalline blanche ou cristaux incolores, facilement solubles dans l'eau et dans l'alcool, assez solubles dans le chlorure de méthylène.

Le chlorhydrate de pseudoéphédrine fond vers 184 °C.

IDENTIFICATION

Première identification : A, B, D.

Seconde identification : A, C, D.

A. Le chlorhydrate de pseudoéphédrine satisfait à l'essai du pouvoir rotatoire spécifique (voir Essai).

B. Examinez le chlorhydrate de pseudoéphédrine par spectrophotométrie d'absorption dans l'infrarouge (*2.2.24*), en comparant avec le spectre obtenu avec le *chlorhydrate de pseudoéphédrine SCR*. Examinez les substances sous forme de pastilles.

C. Opérez par chromatographie sur couche mince (*2.2.27*),en utilisant une plaque recouverte d'un gel de silice approprié.

Solution à examiner. Dissolvez 20 mg de chlorhydrate de pseudoéphédrine dans du *méthanol R* et complétez à 10 ml avec le même solvant.

Solution témoin (a). Dissolvez 20 mg de *chlorhydrate de pseudoéphédrine SCR* dans du *méthanol R* et complétez à 10 ml avec le même solvant.

Solution témoin (b). Dissolvez 10 mg de *chlorhydrate d'éphédrine SCR* dans la solution témoin (a) et complétez à 5 ml avec la même solution.

Déposez sur la plaque 10 µl de chaque solution. Développez sur un parcours de 15 cm avec un mélange de 5 volumes de *chlorure de méthylène R*, de 15 volumes d'*ammoniaque concentrée R* et de 80 volumes de *2-propanol R*. Laissez sécher la plaque à l'air. Pulvérisez de la *solution de ninhydrine R* et chauffez à 110 °C pendant 5 min. La tache principale du chromatogramme obtenu avec la solution à examiner est semblable quant à sa position, sa coloration et ses dimensions à la tache principale du chromatogramme obtenu avec la solution témoin (a). L'identification n'est valable que si le chromatogramme obtenu avec la solution témoin (b) présente 2 taches nettement séparées.

D. La solution S (voir Essai) donne la réaction (a) des chlorures (*2.3.1*).

ESSAI

Solution S. Dissolvez 1,25 g de chlorhydrate de pseudoéphédrine dans de l'*eau exempte de dioxyde de carbone R* et complétez à 25,0 ml avec le même solvant.

Aspect de la solution. La solution S est limpide (*2.2.1*) et incolore (*2.2.2, Procédé II*).

Acidité ou alcalinité. Prélevez 2 ml de solution S et complétez à 10 ml avec de l'*eau exempte de dioxyde de carbone R*. Ajoutez 0,1 ml de *solution de rouge de méthyle R* et 0,1 ml d'*hydroxyde de sodium 0,01 M* ; la solution est colorée en jaune. Ajoutez 0,2 ml d'*acide chlorhydrique 0,01 M* ; la solution est colorée en rouge.

Pouvoir rotatoire spécifique (*2.2.7*). Déterminé avec la solution S et calculé par rapport à la substance desséchée, le pouvoir rotatoire spécifique est de + 61,0 à + 62,5.

Substances apparentées. Opérez par chromatographie liquide (*2.2.29*).

Solution à examiner. Dissolvez 50,0 mg de chlorhydrate de pseudoéphédrine dans la phase mobile et complétez à 25,0 ml avec la phase mobile.

Solution témoin (a). Dissolvez 20,0 mg de *chlorhydrate d'éphédrine SCR* dans la phase mobile et complétez à 20,0 ml avec la phase mobile. Prélevez 1,0 ml de solution et complétez à 50,0 ml avec la phase mobile.

Solution témoin (b). Prélevez 1,0 ml de solution à examiner et complétez à 200,0 ml avec la phase mobile.

Solution témoin (c). Dissolvez 10 mg de *chlorhydrate d'éphédrine SCR* dans 5 ml de solution à examiner et complétez à 100 ml avec la phase mobile.

La chromatographie peut être réalisée en utilisant :

– une colonne d'acier inoxydable, d'une longueur de 0,25 m et d'un diamètre intérieur de 4,6 mm, remplie de *gel de silice phénylsilylé pour chromatographie R* (5 µm),
– comme phase mobile, à un débit de 1 ml/min, un mélange de 6 volumes de *méthanol R* et de 94 volumes d'une solution d'*acétate d'ammonium R* à 11,6 g/l ajustée à pH 4,0 avec de l'*acide acétique glacial R*,
– comme détecteur, un spectrophotomètre réglé à 257 nm.

Injectez 20 µl de solution témoin (c). Ajustez la sensibilité du système de façon que la hauteur des 2 pics du chromatogramme obtenu représente 50 pour cent au minimum de l'échelle totale de l'enregistreur. L'essai n'est valable que si la résolution entre les pics correspondant respectivement à l'éphédrine et à la pseudoéphédrine n'est pas inférieure à 2,0. Si nécessaire réduisez la teneur en méthanol dans la phase mobile. Injectez 20 µl de solution à examiner, 20 µl de solution témoin (a) et 20 µl de solution témoin (b). Continuez la chromatographie de la solution à examiner pendant 1,5 fois le temps de rétention de la pseudoéphédrine. S'il apparaît, dans le chromatogramme obtenu avec la solution à examiner, un pic correspondant à l'éphédrine, sa surface n'est pas supérieure à celle du pic principal du chromatogramme obtenu avec la solution témoin (a) (1 pour cent). S'il apparaît d'autres pics que le pic principal et un pic dû à l'éphédrine dans le chromatogramme obtenu avec la solution à examiner, la surface d'aucun d'entre eux n'est supérieure à celle du pic principal du chromatogramme obtenu avec la solution témoin (b) (0,5 pour cent) et la somme de leur surface n'est pas supérieure à 2 fois la surface du pic principal du chromatogramme obtenu avec la solution témoin (b) (1 pour cent). Ne tenez pas compte des pics dont la surface est inférieure à 0,1 fois celle du pic principal du chromatogramme obtenu avec la solution témoin (b).

Perte à la dessiccation (*2.2.32*). Déterminée à l'étuve à 100-105 °C sur 1,000 g de chlorhydrate de pseudoéphédrine, la perte à la dessiccation n'est pas supérieure à 0,5 pour cent.

Cendres sulfuriques (*2.4.14*). Déterminé sur 1,0 g de chlorhydrate de pseudoéphédrine, le taux des cendres sulfuriques n'est pas supérieur à 0,1 pour cent.

DOSAGE

Dissolvez 0,170 g de chlorhydrate de pseudoéphédrine dans 30 ml d'*alcool R* et ajoutez 5,0 ml d'*acide chlorhydrique 0,01 M*. Titrez par l'*hydroxyde de sodium 0,1 M* et tracez la courbe potentiométrique (*2.2.20*). Mesurez le volume d'*hydroxyde de sodium 0,1 M* utilisé entre les 2 points d'inflexion.

1 ml d'*hydroxyde de sodium 0,1 M* correspond à 20,17 mg de $C_{10}H_{16}ClNO$.

CONSERVATION

A l'abri de la lumière.

IMPURETÉS

A. éphédrine.

01/2002:0858

PSYLLIUM (GRAINE DE)

Psyllii semen

DÉFINITION

La graine de psyllium est constituée par les graines mûres, entières et sèches de *Plantago afra* L. (*Plantago psyllium* L.) ou de *Plantago indica* L. (*Plantago arenaria* Waldstein et Kitaibel).

CARACTÈRES

La graine de psyllium possède une saveur douceâtre.

Elle présente les caractères macroscopiques décrits sous Identification.

IDENTIFICATION

Les graines de *P. afra*, dont la couleur va du brun clair au brun-noir sans être jamais franchement noire, sont lisses, luisantes, de forme elliptique oblongue. Elles ont une longueur de 2 mm à 3 mm et une largeur de 0,8 mm à 1,0 mm et sont élargies à une extrémité. Vers le milieu de la face dorsale, elles présentent un léger renflement longitudinal plus clair. Sur la face ventrale, elles sont creusées d'un sillon linéaire présentant en son milieu une tache de couleur plus claire correspondant au hile, et limitées par des bords relevés en forme de bourrelet.

Les graines de *P. indica* sont sensiblement identiques à celles de *P. afra*, un peu moins luisantes ; elles ont une longueur de 2 mm à 3 mm et un diamètre de 1,5 mm au maximum.

ESSAI

Indice de gonflement (*2.8.4*). L'indice de gonflement n'est pas inférieur à 10.

Eléments étrangers (*2.8.2*). Déterminé sur 10,0 g de graines de psyllium, le taux des éléments étrangers, y compris les graines non mûres, verdâtres, n'est pas supérieur à 1,0 pour cent. La graine de psyllium ne contient pas de graines présentant une tache centrale sombre sur le sillon (*Plantago lanceolata* L. et *P. major* L.) ni de graines présentant extérieurement des surfaces gris-brun ou rosâtres (*P. ovata* Forssk. et *P. sempervirens* Crantz).

Perte à la dessiccation (*2.2.32*). Déterminée à l'étuve à 100-105 °C pendant 2 h sur 1,000 g de graines de psyllium, la perte à la dessiccation n'est pas supérieure à 14,0 pour cent.

Cendres totales (*2.4.16*). Le taux des cendres totales n'est pas supérieur à 4,0 pour cent.

CONSERVATION

A l'abri de la lumière et de l'humidité.

01/2002:0859

PYRAZINAMIDE

Pyrazinamidum

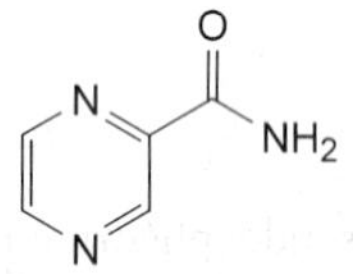

$C_5H_5N_3O$ M_r 123,1

DÉFINITION

Le pyrazinamide contient au minimum 99,0 pour cent et au maximum l'équivalent de 100,5 pour cent de pyrazine-2-carboxamide, calculé par rapport à la substance anhydre.

CARACTÈRES

Poudre cristalline, blanche, assez soluble dans l'eau, peu soluble dans l'alcool et dans le chlorure de méthylène, très peu soluble dans l'éther.

IDENTIFICATION

Première identification : C.

Seconde identification : A, B, D.

A. Le point de fusion (*2.2.14*) du pyrazinamide est de 188 °C à 191 °C.

B. Dissolvez 50,0 mg de pyrazinamide dans de l'*eau R* et complétez à 100,0 ml avec le même solvant (solution (a)). Prélevez 1,0 ml de solution (a) et complétez à 10,0 ml avec de l'*eau R*. Examinée de 290 nm à 350 nm (*2.2.25*), la solution présente un maximum d'absorption à 310 nm. Prélevez 2,0 ml de solution (a) et complétez à 100,0 ml avec de l'*eau R*. Examinée de 230 nm à 290 nm, la solution présente un maximum d'absorption à 268 nm. L'absorbance spécifique au maximum est de 640 à 680.

C. Examinez le pyrazinamide par spectrophotométrie d'absorption dans l'infrarouge (*2.2.24*), en comparant avec le spectre obtenu avec le *pyrazinamide SCR*. Examinez les substances sous forme de pastilles. Si les spectres obtenus présentent des différences, dissolvez respectivement la substance à examiner et la substance de référence dans de l'*alcool R*, évaporez à siccité et enregistrez de nouveaux spectres à partir des résidus.

D. Dissolvez 0,1 g de pyrazinamide dans 5 ml d'*eau R*. Ajoutez 1 ml de *solution de sulfate ferreux R2*. La solution devient orange. Ajoutez 1 ml de *solution diluée d'hydroxyde de sodium R*. La coloration de la solution vire au bleu foncé.

ESSAI

Solution S. Dissolvez 0,5 g de pyrazinamide dans de l'*eau exempte de dioxyde de carbone R* et complétez à 50 ml avec le même solvant.

Aspect de la solution. La solution S est limpide (*2.2.1*) et incolore (*2.2.2, Procédé II*).

Acidité ou alcalinité. A 25 ml de solution S, ajoutez 0,05 ml de *solution de phénolphtaléine R1* et 0,2 ml d'*hydroxyde de sodium 0,01 M* ; la solution est colorée en rouge. Ajoutez 1,0 ml d'*acide chlorhydrique 0,01 M* ; la solution est incolore. Ajoutez 0,15 ml de *solution de rouge de méthyle R* ; la solution est colorée en rouge.

Substances apparentées. Opérez par chromatographie sur couche mince (*2.2.27*) en utilisant une plaque recouverte de *gel de silice GF_{254} R*.

Solution à examiner. Dissolvez 0,1 g de pyrazinamide dans un mélange de 1 volume de *méthanol R* et de 9 volumes de *chlorure de méthylène R* et complétez à 10 ml avec le même mélange de solvants.

Solution témoin (a). Prélevez 1 ml de solution à examiner et complétez à 50 ml avec un mélange de 1 volume de *méthanol R* et de 9 volumes de *chlorure de méthylène R*. Prélevez 1 ml de solution et complétez à 10 ml avec un mélange de 1 volume de *méthanol R* et de 9 volumes de *chlorure de méthylène R*.

Solution témoin (b). Dissolvez 10 mg d'*acide nicotinique SCR* dans un mélange de 1 volume de *méthanol R* et de 9 volumes de *chlorure de méthylène R*. Ajoutez 1 ml de solution à examiner et complétez à 10 ml avec un mélange de 1 volume de *méthanol R* et de 9 volumes de *chlorure de méthylène R*.

Déposez séparément sur la plaque 20 µl de chaque solution. Développez sur un parcours de 10 cm avec un mélange de 20 volumes d'*acide acétique glacial R*, de 20 volumes d'*eau R* et de 60 volumes de *butanol R*. Laissez sécher la plaque à l'air. Examinez immédiatement en lumière ultraviolette à 254 nm. S'il apparaît d'autres taches que la tache principale dans le chromatogramme obtenu avec la solution à examiner, aucune d'entre elles n'est plus intense que la tache du chromatogramme obtenu avec la solution témoin (a) (0,2 pour cent). L'essai n'est valable que si le chromatogramme obtenu avec la solution témoin (b) présente 2 taches principales nettement séparées.

Métaux lourds (*2.4.8*). 1,0 g de pyrazinamide satisfait à l'essai C des métaux lourds (10 ppm). Préparez le témoin avec 1 ml de *solution à 10 ppm de plomb (Pb) R*.

Teneur en eau (*2.5.12*). Déterminée par semi-microdosage sur 2,00 g de pyrazinamide, la teneur en eau n'est pas supérieure à 0,5 pour cent.

Cendres sulfuriques (*2.4.14*). Déterminé sur 1,0 g de pyrazinamide, le taux des cendres sulfuriques n'est pas supérieur à 0,1 pour cent.

DOSAGE

Dissolvez 0,100 g de pyrazinamide dans 50 ml d'*anhydride acétique R*. Titrez par l'*acide perchlorique 0,1 M*. Déterminez le point de fin de titrage par potentiométrie (*2.2.20*).

1 ml d'*acide perchlorique 0,1 M* correspond à 12,31 mg de $C_5H_5N_3O$.

IMPURETÉS

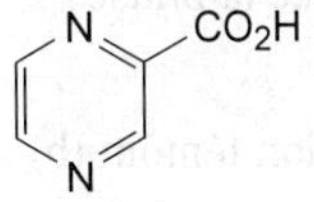

A. acide pyrazine-2-carboxylique.

01/2002:1255

PYRIDOSTIGMINE (BROMURE DE)

Pyridostigmini bromidum

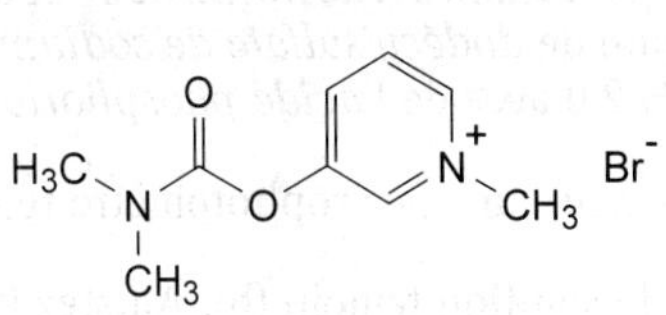

$C_9H_{13}BrN_2O_2$ M_r 261,1

DÉFINITION

Le bromure de pyridostigmine contient au minimum 98,5 pour cent et au maximum l'équivalent de 101,0 pour cent de bromure de 3-(diméthylcarbamoyloxy)-1-méthylpyridinium, calculé par rapport à la substance desséchée.

CARACTÈRES

Poudre cristalline déliquescente, blanche ou sensiblement blanche, très soluble dans l'eau et dans l'alcool, pratiquement insoluble dans l'éther.

IDENTIFICATION

A. Examinez le bromure de pyridostigmine par spectrophotométrie d'absorption dans l'infrarouge (*2.2.24*), en comparant avec le spectre obtenu avec le *bromure de pyridostigmine SCR*.

B. Le bromure de pyridostigmine donne la réaction (a) des bromures (*2.3.1*).

ESSAI

Solution S. Dissolvez 1,0 g de bromure de pyridostigmine dans de l'*eau exempte de dioxyde de carbone R* et complétez à 100 ml avec le même solvant.

Aspect de la solution. La solution S est limpide (*2.2.1*) et incolore (*2.2.2, Procédé II*).

Acidité ou alcalinité. A 40 ml de solution S ajoutez quelques gouttes de *solution de rouge de méthyle R*. A 20 ml de cette solution, ajoutez 0,2 ml d'*hydroxyde de sodium 0,02 M*. La solution est colorée en jaune. Aux 20 ml restants, ajoutez 0,2 ml d'*acide chlorhydrique 0,02 M*. La solution est colorée en rouge.

Substances apparentées. Opérez par chromatographie liquide (*2.2.29*).

Solution à examiner. Dissolvez 50 mg de bromure de pyridostigmine dans la phase mobile chauffée à 40 °C environ. Laissez refroidir et complétez à 50,0 ml avec la phase mobile.

Solution témoin (a). Dissolvez 4 mg d'*impureté A de pyridostigmine SCR* et 4 mg de *bromure de pyridostigmine SCR* dans la phase mobile et complétez à 100,0 ml avec la phase mobile. Prélevez 5,0 ml de solution et complétez à 100,0 ml avec la phase mobile.

Solution témoin (b). Prélevez 1,0 ml de solution à examiner et complétez à 100,0 ml avec la phase mobile. Prélevez 10,0 ml de solution et complétez à 50,0 ml avec la phase mobile.

Solution témoin (c). Prélevez 5,0 ml de solution témoin (b) et complétez à 20,0 ml avec la phase mobile.

La chromatographie peut être réalisée en utilisant :

- une colonne d'acier inoxydable d'une longueur de 0,25 m et d'un diamètre intérieur de 4,0 mm remplie de *gel de silice octadécylsilylé pour chromatographie, désactivé pour les bases R* (5 µm à 10 µm),
- comme phase mobile, à un débit de 1,1 ml/min, un mélange de 30 volumes d'*acétonitrile R* et de 70 volumes d'une solution de *dodécylsulfate de sodium R* à 4,33 g/l ajustée à pH 2,0 avec de l'*acide phosphorique R,*
- comme détecteur, un spectrophotomètre réglé à 220 nm.

Injectez 20 µl de solution témoin (b). Ajustez la sensibilité du système de façon que la hauteur du pic principal du chromatogramme obtenu représente 50 pour cent au moins de l'échelle totale de l'enregistreur. Injectez 20 µl de solution témoin (a). L'essai n'est valable que si, dans le chromatogramme obtenu, la résolution entre les pics correspondant respectivement à la pyridostigmine et à l'impureté A de pyridostigmine n'est pas inférieure à 1,5. Injectez séparément 20 µl de solution à examiner, 20 µl de solution témoin (b) et 20 µl de solution témoin (c). Continuez la chromatographie pendant 2 fois le temps de rétention de la pyridostigmine. S'il apparaît, dans le chromatogramme obtenu avec la solution à examiner, d'autres pics que le pic principal, la surface d'aucun d'entre eux n'est supérieure à 2 fois la surface du pic principal du chromatogramme obtenu avec la solution témoin (b) (0,4 pour cent), un seul de ces pics peut présenter une surface supérieure à celle du pic principal du chromatogramme obtenu avec la solution témoin (b) (0,2 pour cent), un seul autre pic peut présenter une surface supérieure à la moitié de celle du pic principal du chromatogramme obtenu avec la solution témoin (b) (0,1 pour cent) et la somme de leur surface n'est pas supérieure à 2,5 fois la surface du pic principal du chromatogramme obtenu avec la solution témoin (b) (0,5 pour cent). Ne tenez pas compte des pics dus au solvant ni des pics dont la surface est inférieure à celle du pic du chromatogramme obtenu avec la solution témoin (c).

Métaux lourds (*2.4.8*). 1,0 g de bromure de pyridostigmine satisfait à l'essai limite C des métaux lourds (20 ppm). Préparez le témoin en utilisant 2 ml de *solution à 10 ppm de plomb (Pb) R*.

Perte à la dessiccation (*2.2.32*). Déterminée à l'étuve à 100-105 °C sur 1,000 g de bromure de pyridostigmine, la perte à la dessiccation n'est pas supérieure à 0,5 pour cent.

Cendres sulfuriques (*2.4.14*). Déterminé sur 1,0 g de bromure de pyridostigmine, le taux des cendres sulfuriques n'est pas supérieur à 0,1 pour cent.

Stérilité (*2.6.1*). Le bromure de pyridostigmine destiné à la préparation de formes pharmaceutiques administrées par voie parentérale sans autre procédé approprié de stérilisation satisfait également à l'essai de stérilité.

DOSAGE

Dissolvez 0,230 g de bromure de pyridostigmine dans 10 ml d'*acide acétique anhydre R*. Ajoutez 40 ml d'*anhydride acétique R*. Titrez par l'*acide perchlorique 0,1 M*. Déterminez le point de fin de titrage par potentiométrie (*2.2.20*).

1 ml d'*acide perchlorique 0,1 M* correspond à 26,11 mg de $C_9H_{13}BrN_2O_2$.

CONSERVATION

En récipient étanche à l'abri de la lumière. Si la substance est stérile, elle est conservée en récipient stérile, étanche, à fermeture inviolable, à l'abri de la lumière.

ÉTIQUETAGE

L'étiquette indique dans les cas appropriés, que la substance est stérile.

IMPURETÉS

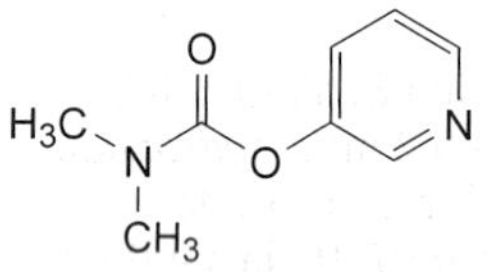

A. diméthylcarbamate de pyridin-3-yle,

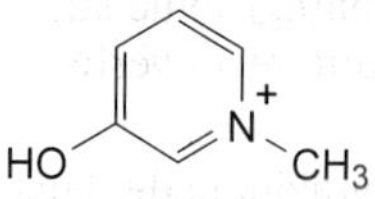

B. 3-hydroxy-1-méthylpyridinium.

01/2002:0245

PYRIDOXINE (CHLORHYDRATE DE)

Pyridoxini hydrochloridum

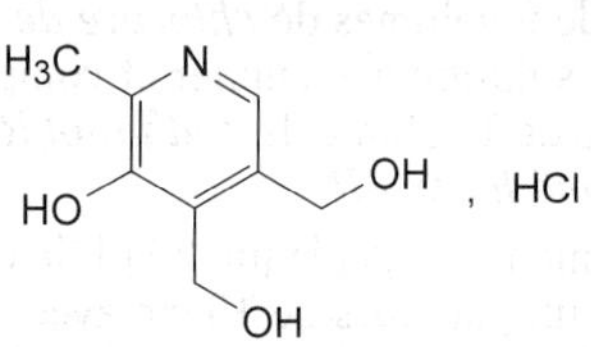

$C_8H_{12}ClNO_3$ M_r 205,6

DÉFINITION

Le chlorhydrate de pyridoxine contient au minimum 99,0 pour cent et au maximum l'équivalent de 101,0 pour cent de chlorhydrate de (5-hydroxy-6-méthylpyridine-3,4-diyl)diméthanol, calculé par rapport à la substance desséchée.

CARACTÈRES

Poudre cristalline, blanche ou sensiblement blanche, facilement soluble dans l'eau, peu soluble dans l'alcool.

Le chlorhydrate de pyridoxine fond en se décomposant vers 205 °C.

IDENTIFICATION

Première identification : B, D.

Seconde identification : A, C, D.

A. Prélevez 1,0 ml de solution S (voir Essai) et complétez à 50,0 ml avec de l'*acide chlorhydrique 0,1 M* (solution (a)). Prélevez 1,0 ml de solution (a) et complétez à 100,0 ml avec de l'*acide chlorhydrique 0,1 M*. Examinée de 250 nm à 350 nm (*2.2.25*), la solution présente un maximum d'absorption de 288 nm à 296 nm. L'absorbance spécifique au maximum est de 425 à 445. Prélevez 1,0 ml de solution (a) et complétez à 100,0 ml avec un mélange à volumes égaux de *solution de phosphate monopotassique 0,025 M* et de *solution de phosphate disodique 0,025 M* (*2.2.3*). Examinée de 220 nm à 350 nm, la solution présente 2 maximums d'absorption, respectivement de 248 nm à 256 nm et de 320 nm à 327 nm. Les absorbances spécifiques aux maximums sont respectivement de 175 à 195 et de 345 à 365.

B. Examinez le chlorhydrate de pyridoxine par spectrophotométrie d'absorption dans l'infrarouge (*2.2.24*), en comparant avec le spectre obtenu avec le *chlorhydrate de pyridoxine SCR*.

C. Examinez les chromatogrammes obtenus dans l'essai des substances apparentées. La tache principale du chromatogramme obtenu avec la solution à examiner (b) est semblable quant à sa position, sa coloration et ses dimensions à la tache principale du chromatogramme obtenu avec la solution témoin (a)

D. La solution S donne la réaction (a) des chlorures (*2.3.1*).

ESSAI

Solution S. Dissolvez 2,50 g de chlorhydrate de pyridoxine dans de l'*eau exempte de dioxyde de carbone R* et complétez à 50,0 ml avec le même solvant.

Aspect de la solution. La solution S est limpide (*2.2.1*) et n'est pas plus fortement colorée que la solution témoin J_7 (*2.2.2, Procédé II*).

Détermination du pH (*2.2.3*). Le pH de la solution S est de 2,4 à 3,0.

Substances apparentées. Opérez par chromatographie sur couche mince (*2.2.27*) en utilisant une *plaque au gel de silice G pour CCM R*.

Solution à examiner (a). Dissolvez 1,0 g de chlorhydrate de pyridoxine dans de l'*eau R* et complétez à 10 ml avec le même solvant.

Solution à examiner (b). Prélevez 1 ml de solution à examiner (a) et complétez à 10 ml avec de l'*eau R*.

Solution témoin (a). Dissolvez 0,10 g de *chlorhydrate de pyridoxine SCR* dans de l'*eau R* et complétez à 10 ml avec le même solvant.

Solution témoin (b). Prélevez 2,5 ml de solution à examiner (a) et complétez à 100 ml avec de l'*eau R*. Prélevez 1 ml de solution et complétez à 10 ml avec de l'*eau R*.

Déposez sur la plaque 2 µl de chaque solution. Dans une chambre non saturée, développez sur un parcours de 15 cm avec un mélange de 9 volumes d'*ammoniaque concentrée R*, de 13 volumes de *chlorure de méthylène R*, de 13 volumes de *tétrahydrofurane R* et de 65 volumes d'*acétone R*. Laissez sécher la plaque à l'air. Pulvérisez une solution de *carbonate de sodium R* à 50 g/l dans un mélange de 30 volumes d'*alcool R* et de 70 volumes d'*eau R*. Faites sécher la plaque dans un courant d'air. Pulvérisez une solution de *dichloroquinonechlorimide R* à 1 g/l dans l'*alcool R*. Examinez immédiatement les chromatogrammes. S'il apparaît d'autres taches que la tache principale dans le chromatogramme obtenu avec la solution à examiner (a), aucune d'entre elles n'est plus intense que la tache du chromatogramme obtenu avec la solution témoin (b) (0,25 pour cent). Ne tenez pas compte de taches éventuelles aux points de départ.

Métaux lourds (*2.4.8*). 12 ml de solution S satisfont à l'essai limite A des métaux lourds (20 ppm). Préparez le témoin avec la *solution à 1 ppm de plomb (Pb) R*.

Perte à la dessiccation (*2.2.32*). Déterminée à l'étuve à 100-105 °C sur 1,000 g de chlorhydrate de pyridoxine, la perte à la dessiccation n'est pas supérieure à 0,5 pour cent.

Cendres sulfuriques (*2.4.14*). Déterminé sur 1,0 g de chlorhydrate de pyridoxine, le taux des cendres sulfuriques n'est pas supérieur à 0,1 pour cent.

DOSAGE

Dissolvez 0,150 g de chlorhydrate de pyridoxine dans un mélange de 5,0 ml d'*acide chlorhydrique 0,01 M* et de 50 ml d'*alcool R*. Titrez par l'*hydroxyde de sodium 0,1 M* et tracez la courbe potentiométrique (*2.2.20*). Mesurez le volume d'*hydroxyde de sodium 0,1 M* utilisé entre les 2 points d'inflexion.

1 ml d'*hydroxyde de sodium 0,1 M* correspond à 20,56 mg de $C_8H_{12}ClNO_3$.

CONSERVATION

A l'abri de la lumière.

01/2002:0288

PYRIMÉTHAMINE

Pyrimethaminum

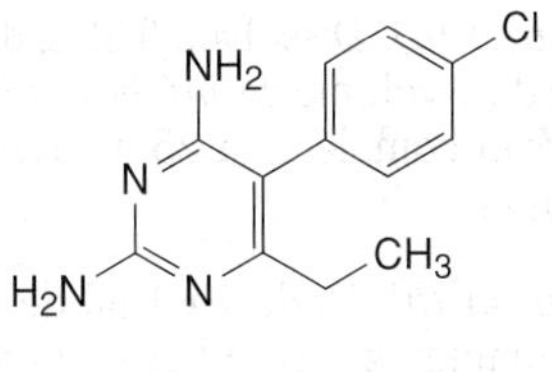

$C_{12}H_{13}ClN_4$ M_r 248,7

DÉFINITION

La pyriméthamine contient au minimum 99,0 pour cent et au maximum l'équivalent de 101,0 pour cent de 5-(4-chlorophényl)-6-éthylpyrimidine-2,4-diamine, calculé par rapport à la substance desséchée.

CARACTÈRES

Poudre cristalline, sensiblement blanche ou cristaux incolores, pratiquement insolubles dans l'eau, peu solubles dans l'alcool, très peu solubles dans l'éther.

IDENTIFICATION

Première identification : C.

Seconde identification : A, B, D.

A. Le point de fusion (*2.2.14*) de la pyriméthamine est de 239 °C à 243 °C.

B. Dissolvez 0,14 g de pyriméthamine dans de l'*éthanol R* et complétez à 100,0 ml avec le même solvant. Prélevez 10,0 ml de solution et complétez à 100,0 ml avec de l'*acide chlorhydrique 0,1 M*. Prélevez 10,0 ml de cette solution et complétez à 100,0 ml avec de l'*acide chlorhydrique 0,1 M*. Examinée de 250 nm à 300 nm (*2.2.25*), la solution présente un maximum d'absorption à 272 nm et un minimum d'absorption à 261 nm. L'absorbance spécifique au maximum est de 310 à 330.

C. Examinez la pyriméthamine par spectrophotométrie d'absorption dans l'infrarouge (*2.2.24*), en comparant avec le spectre obtenu avec la *pyriméthamine SCR*.

D. Examinez les chromatogrammes obtenus dans l'essai des substances apparentées en lumière ultraviolette à 254 nm. La tache principale du chromatogramme obtenu avec la solution à examiner (b) est semblable quant à sa position et ses dimensions à la tache principale du chromatogramme obtenu avec la solution témoin (a).

ESSAI

Solution S. Agitez 1,0 g de pyriméthamine avec 50 ml d'*eau distillée R* pendant 2 min et filtrez.

Aspect de la solution. *Préparez la solution immédiatement avant l'emploi.* Dissolvez 0,25 g de pyriméthamine dans un mélange de 1 volume de *méthanol R* et de 3 volumes de *chlorure de méthylène R*, puis complétez à 10 ml avec le même mélange de solvants. La solution est limpide (*2.2.1*) et n'est pas plus fortement colorée que la solution témoin JB_6 (*2.2.2, Procédé II*).

Acidité ou alcalinité. A 10 ml de solution S, ajoutez 0,05 ml de *solution de phénolphtaléine R1*. La solution est incolore. Le virage au rose de l'indicateur ne nécessite pas plus de 0,2 ml d'*hydroxyde de sodium 0,01 M*. Après addition de 0,4 ml d'*acide chlorhydrique 0,01 M* et de 0,05 ml de *solution de rouge de méthyle R*, la solution est rouge ou orangée.

Substances apparentées. Opérez par chromatographie sur couche mince (*2.2.27*) en utilisant une plaque recouverte de *gel de silice* GF_{254} *R*.

Préparez les solutions immédiatement avant l'emploi.

Solution à examiner (a). Dissolvez 0,25 g de pyriméthamine dans un mélange de 1 volume de *méthanol R* et de 9 volumes de *chloroforme R* et complétez à 25 ml avec le même mélange de solvants.

Solution à examiner (b). Prélevez 1 ml de solution à examiner (a) et complétez à 10 ml avec un mélange de 1 volume de *méthanol R* et de 9 volumes de *chloroforme R*.

Solution témoin (a). Dissolvez 0,1 g de *pyriméthamine SCR* dans un mélange de 1 volume de *méthanol R* et de 9 volumes de *chloroforme R* et complétez à 100 ml avec le même mélange de solvants.

Solution témoin (b). Prélevez 2,5 ml de solution à examiner (a) et complétez à 100 ml avec un mélange de 1 volume de *méthanol R* et de 9 volumes de *chloroforme R*. Prélevez 1 ml de cette solution et complétez à 10 ml avec un mélange de 1 volume de *méthanol R* et de 9 volumes de *chloroforme R*.

Déposez sur la plaque 20 µl de chaque solution. Développez sur un parcours de 10 cm avec un mélange de 4 volumes de *chloroforme R*, de 8 volumes de *propanol R*, de 12 volumes d'*acide acétique glacial R* et de 76 volumes de *toluène R*. Laissez sécher la plaque à l'air. Examinez en lumière ultraviolette à 254 nm. S'il apparaît d'autres taches que la tache principale dans le chromatogramme obtenu avec la solution à examiner (a), aucune d'entre elles n'est plus intense que la tache du chromatogramme obtenu avec la solution témoin (b) (0,25 pour cent).

Sulfates (*2.4.13*). 15 ml de solution S satisfont à l'essai limite des sulfates (80 ppm). Préparez le témoin avec un mélange de 2,5 ml de *solution à 10 ppm de sulfate* (SO_4) *R* et de 12,5 ml d'*eau distillée R*.

Perte à la dessiccation (*2.2.32*). Déterminée à l'étuve à 100-105 °C pendant 4 h sur 0,50 g de pyriméthamine, la perte à la dessiccation n'est pas supérieure à 0,5 pour cent.

Cendres sulfuriques (*2.4.14*). Déterminé sur 1,0 g de pyriméthamine, le taux des cendres sulfuriques n'est pas supérieur à 0,1 pour cent.

DOSAGE

Dissolvez 0,200 g de pyriméthamine dans 25 ml d'*acide acétique anhydre R* en chauffant doucement, puis refroidissez. Titrez par l'*acide perchlorique 0,1 M*. Déterminez le point de fin de titrage par potentiométrie (*2.2.20*).

1 ml d'*acide perchlorique 0,1 M* correspond à 24,87 mg de $C_{12}H_{13}ClN_4$.

CONSERVATION

A l'abri de la lumière.

Q

01/2002:0017

QUINIDINE (SULFATE DE)

Chinidini sulfas

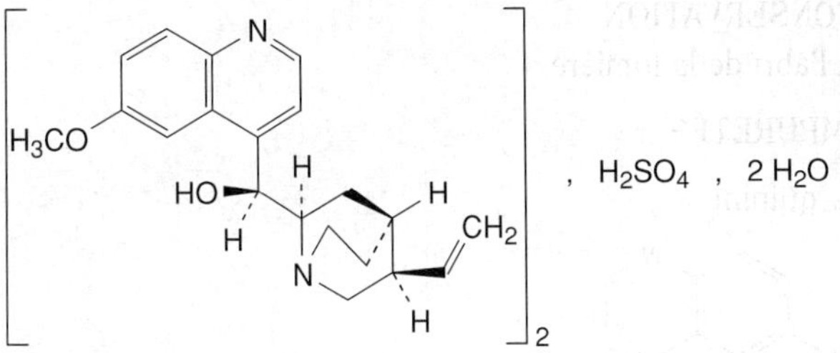

$C_{40}H_{50}N_4O_8S,2H_2O$ M_r 783

DÉFINITION

Le sulfate de quinidine contient au minimum 99,0 pour cent et au maximum l'équivalent de 101,0 pour cent de monosulfate d'alcaloïdes, calculé en sulfate de bis[(*S*)-[(2*R*,4*S*,5*R*)-5-éthényl-1-azabicyclo[2.2.2]oct-2-yl](6-méthoxyquinoléin-4-yl)méthanol] par rapport à la substance desséchée.

CARACTÈRES

Poudre cristalline, blanche ou sensiblement blanche, ou fines aiguilles soyeuses, incolores, peu solubles dans l'eau, solubles dans l'eau bouillante et dans l'alcool, pratiquement insolubles dans l'acétone.

IDENTIFICATION

A. Opérez par chromatographie sur couche mince (*2.2.27*) en utilisant une *plaque au gel de silice G pour CCM R*.

Solution à examiner. Dissolvez 0,10 g de sulfate de quinidine dans du *méthanol R* et complétez à 10 ml avec le même solvant.

Solution témoin. Dissolvez 0,10 g de *sulfate de quinidine SCR* dans du *méthanol R* et complétez à 10 ml avec le même solvant.

Déposez sur la plaque 5 µl de chaque solution. Développez sur un parcours de 15 cm avec un mélange de 10 volumes de *diéthylamine R*, de 24 volumes d'*éther R* et de 40 volumes de *toluène R*. Séchez la plaque dans un courant d'air pendant 15 min et répétez le développement. Séchez la plaque à 105 °C pendant 30 min et laissez refroidir. Pulvérisez du *réactif à l'iodoplatinate R*. La tache principale du chromatogramme obtenu avec la solution à examiner est semblable quant à sa position, sa coloration et ses dimensions à la tache principale du chromatogramme obtenu avec la solution témoin.

B. Dissolvez 5 mg environ de sulfate de quinidine dans 5 ml d'*eau R*. Ajoutez 0,2 ml d'*eau de brome R* et 1 ml d'*ammoniaque diluée R2*. Il se développe une coloration verte.

C. Dissolvez 0,1 g de sulfate de quinidine dans 3 ml d'*acide sulfurique dilué R* et complétez à 100 ml avec de l'*eau R*. Lors de l'examen en lumière ultraviolette à 366 nm, il apparaît une intense fluorescence bleue qui disparaît presque complètement par addition de 1 ml d'*acide chlorhydrique R*.

D. Dissolvez 50 mg environ de sulfate de quinidine dans 5 ml d'*eau R* chaude. A la solution refroidie, ajoutez 1 ml de *solution de nitrate d'argent R1* et agitez avec une baguette de verre. Après quelques minutes, il se forme un précipité blanc, soluble dans l'*acide nitrique dilué R*.

E. Le sulfate de quinidine donne la réaction (a) des sulfates (*2.3.1*).

F. Le sulfate de quinidine satisfait à l'essai de détermination du pH.

ESSAI

Solution S. Dissolvez 0,500 g de sulfate de quinidine dans de l'*acide chlorhydrique 0,1 M* et complétez à 25,0 ml avec le même acide.

Aspect de la solution. La solution S est limpide (*2.2.1*) et n'est pas plus fortement colorée que la solution témoin JV_6 (*2.2.2, Procédé II*).

Détermination du pH (*2.2.3*). Dissolvez 0,10 g de sulfate de quinidine dans de l'*eau exempte de dioxyde de carbone R* et complétez à 10 ml avec le même solvant. Le pH de la solution est de 6,0 à 6,8.

Pouvoir rotatoire spécifique (*2.2.7*). Déterminé avec la solution S et calculé par rapport à la substance desséchée, le pouvoir rotatoire spécifique est de + 275 à + 290.

Autres alcaloïdes du quinquina. Opérez par chromatographie liquide (*2.2.29*).

Solution à examiner. Dissolvez 20 mg de sulfate de quinidine dans 5 ml de phase mobile, en chauffant doucement si nécessaire, et complétez à 10 ml avec la phase mobile.

Solution témoin (a). Dissolvez 20 mg de *sulfate de quinine SCR* dans 5 ml de phase mobile, en chauffant doucement si nécessaire, et complétez à 10 ml avec la phase mobile.

Solution témoin (b). Dissolvez 20 mg de *sulfate de quinidine SCR* dans 5 ml de phase mobile, en chauffant doucement si nécessaire, et complétez à 10 ml avec la phase mobile.

Solution témoin (c). A 1 ml de solution témoin (a), ajoutez 1 ml de solution témoin (b).

Solution témoin (d). Prélevez 1,0 ml de solution témoin (a) et complétez à 10,0 ml avec la phase mobile. Prélevez 1,0 ml de cette solution et complétez à 50,0 ml avec la phase mobile.

Solution témoin (e). Dissolvez 10 mg de *thiourée R* dans la phase mobile et complétez à 10 ml avec la phase mobile.

La chromatographie peut être réalisée en utilisant :

- une colonne d'acier inoxydable, d'une longueur de 0,15 m à 0,25 m et d'un diamètre intérieur de 4,6 mm, remplie de *gel de silice octadécylsilylé pour chromatographie R* (5 µm ou 10 µm),
- comme phase mobile, à un débit de 1,5 ml/min, un mélange préparé comme suit : dissolvez 6,8 g de *phosphate monopotassique R* et 3,0 g d'*hexylamine R* dans 700 ml d'*eau R*. Ajustez à pH 2,8 par addition d'*acide phosphorique dilué R*. Ajoutez 60 ml d'*acétonitrile R* et complétez à 1000 ml avec de l'*eau R*,
- comme détecteur, un spectrophotomètre réglé à 250 nm pour l'injection de la solution témoin (e) et à 316 nm pour celle des autres solutions.

Injectez 10 µl de solution témoin (b) et 10 µl de solution témoin (e). Si nécessaire, ajustez la concentration de la phase mobile en acétonitrile de façon que, dans le chromatogramme obtenu avec la solution témoin (b), le coefficient de distribution massique du pic correspondant à la quinidine soit de 3,5 à 4,5, $t_{R'}$ étant calculé à partir du pic correspondant à la thiourée dans le chromatogramme obtenu avec la solution témoin (e).

Injectez 10 µl des solutions témoins (a), (b), (c) et (d). Le chromatogramme obtenu avec la solution témoin (a) présente un pic principal correspondant à la quinine et un pic correspondant à la dihydroquinine dont le temps de rétention relatif à la quinine est de 1,4 environ. Le chromatogramme obtenu avec la solution témoin (b) présente un pic principal correspondant à la quinidine et un pic correspondant à la dihydroquinidine dont le temps de rétention relatif à la quinidine est de 1,5 environ. Le chromatogramme obtenu avec la solution témoin (c) présente 4 pics correspondant à la quinidine, à la quinine, à la dihydroquinidine et à la dihydroquinine, qui sont identifiés par comparaison des temps de rétention avec ceux des pics correspondants des chromatogrammes obtenus avec les solutions témoins (a) et (b).

L'essai n'est valable que si :

- dans le chromatogramme obtenu avec la solution témoin (c), la résolution entre les pics correspondant à la quinine et à la quinidine n'est pas inférieure à 3,0 et la résolution entre les pics correspondant à la dihydroquinidine et à la quinine n'est pas inférieure à 2,0,
- le chromatogramme obtenu avec la solution témoin (d) présente un pic principal dont le rapport signal-bruit n'est pas inférieur à 4.

Injectez 10 µl de solution à examiner. Enregistrez les chromatogrammes pendant 2,5 fois le temps de rétention du pic principal. Calculez la teneur pour cent des substances apparentées à partir des surfaces des pics dans le chromatogramme obtenu avec la solution à examiner en utilisant le procédé de normalisation sans tenir compte des pics dont la surface est inférieure à celle du pic du chromatogramme obtenu avec la solution témoin (d). La teneur en dihydroquinidine n'est pas supérieure à 15 pour cent, la teneur en toute substance apparentée éluée avant la quinidine n'est pas supérieure à 5 pour cent et la teneur en toute autre substance apparentée n'est pas supérieure à 2,5 pour cent.

Bore. *Evitez dans toute la mesure du possible d'utiliser un appareillage de verre.*

Solution à examiner. Dissolvez 1,00 g de sulfate de quinidine dans un mélange de 0,5 ml d'*acide chlorhydrique R* et de 4,0 ml d'*eau R*.

Solution témoin. Dissolvez 0,572 g d'*acide borique R* dans de l'*eau R* et complétez à 1000,0 ml avec le même solvant. Prélevez 5,0 ml de solution et complétez à 100,0 ml avec de l'*eau R*. A 1,0 ml de cette solution, ajoutez 3,0 ml d'*eau R* et 0,5 ml d'*acide chlorhydrique R*.

Solution à blanc. Ajoutez 0,5 ml d'*acide chlorhydrique R* à 4,0 ml d'*eau R*.

Ajoutez 3,0 ml d'une solution de *2-éthylhexane-1,3-diol R* à 100 g/l dans du *chlorure de méthylène R* à la solution à examiner, à la solution témoin et à la solution à blanc, puis agitez pendant 1 min. Laissez reposer pendant 6 min. A 1,0 ml de la couche inférieure, ajoutez 2,0 ml d'une solution de *curcumine R* à 3,75 g/l dans de l'*acide acétique anhydre R* et 0,3 ml d'*acide sulfurique R*. Mélangez, puis ajoutez 20 min plus tard, 25,0 ml d'*alcool R*. Mélangez à nouveau. La couleur de la solution à blanc est jaune. S'il apparaît dans la solution à examiner une coloration rouge, elle n'est pas plus intense que celle de la solution témoin (5 ppm de B).

Perte à la dessiccation (*2.2.32*). Déterminée à l'étuve à 130 °C sur 1,000 g de sulfate de quinidine, la perte à la dessiccation est de 3,0 pour cent à 5,0 pour cent.

Cendres sulfuriques (*2.4.14*). Déterminé sur 1,0 g de sulfate de quinidine, le taux des cendres sulfuriques n'est pas supérieur à 0,1 pour cent.

DOSAGE

Dissolvez 0,200 g de sulfate de quinidine dans 20 ml d'*anhydride acétique R*. Titrez par l'*acide perchlorique 0,1 M* en présence de 0,15 ml de *solution de naphtolbenzéine R*.

1 ml d'*acide perchlorique 0,1 M* correspond à 24,90 mg de $C_{40}H_{50}N_4O_8S$.

CONSERVATION

A l'abri de la lumière.

IMPURETÉS

A. quinine,

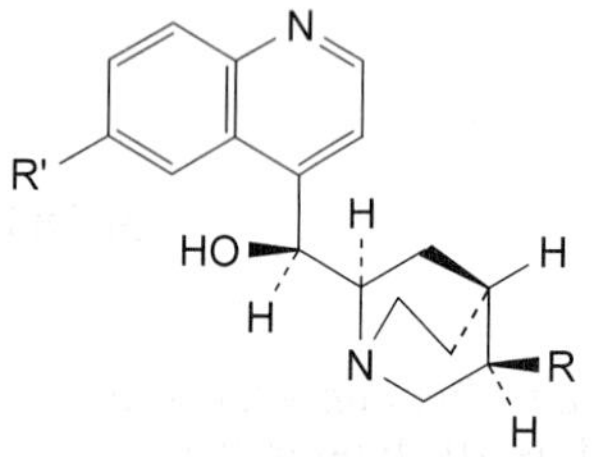

B. R = CH = CH_2, R' = H : (*S*)-[(2*R*,4*S*,5*R*)-5-éthényl-1-azabicyclo[2.2.2]oct-2-yl](quinoléin-4-yl)méthanol (cinchonine),

C. R = C_2H_5, R' = OCH_3 : (*S*)-[(2*R*,4*S*,5*R*)-5-éthyl-1-azabicyclo[2.2.2]oct-2-yl](6-méthoxyquinoléin-4-yl)méthanol (dihydroquinidine).

01/2002:0018

QUININE (CHLORHYDRATE DE)

Chinini hydrochloridum

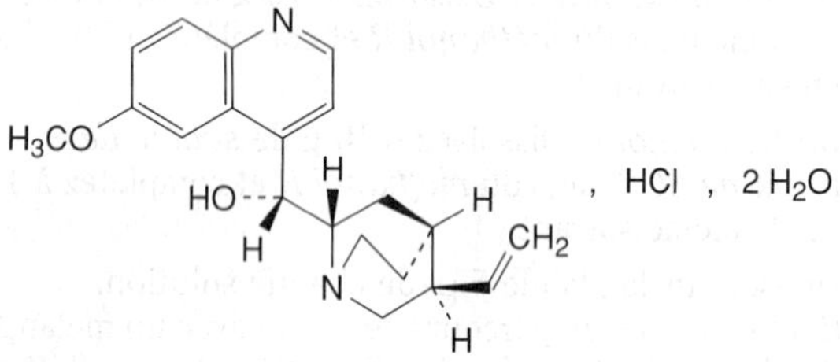

$C_{20}H_{25}ClN_2O_2,2H_2O$ M_r 396,9

DÉFINITION

Le chlorhydrate de quinine contient au minimum 99,0 pour cent et au maximum l'équivalent de 101,0 pour cent de monochlorhydrate d'alcaloïdes, calculé en chlorhydrate de (*R*)-[(2*S*,4*S*,5*R*)-5-éthényl-1-azabicyclo[2.2.2]oct-2-yl](6-méthoxyquinoléin-4-yl)méthanol par rapport à la substance desséchée.

CARACTÈRES

Aiguilles fines, soyeuses, souvent groupées en houppes, incolores, solubles dans l'eau, facilement solubles dans l'alcool.

IDENTIFICATION

A. Opérez par chromatographie sur couche mince (*2.2.27*) en utilisant une *plaque au gel de silice G pour CCM R*.

Solution à examiner. Dissolvez 0,10 g de chlorhydrate de quinine dans du *méthanol R* et complétez à 10 ml avec le même solvant.

Solution témoin. Dissolvez 0,10 g de *sulfate de quinine SCR* dans du *méthanol R* et complétez à 10 ml avec le même solvant.

Déposez sur la plaque 5 µl de chaque solution. Développez sur un parcours de 15 cm avec un mélange de 10 volumes de *diéthylamine R*, de 24 volumes d'*éther R* et de 40 volumes de *toluène R*. Séchez la plaque dans un courant d'air pendant 15 min et répétez le développement. Séchez la plaque à 105 °C pendant 30 min et laissez refroidir. Pulvérisez du *réactif à l'iodoplatinate R*. La tache principale du chromatogramme obtenu avec la solution à examiner est semblable quant à sa position, sa coloration et ses dimensions à la tache principale du chromatogramme obtenu avec la solution témoin.

B. Dissolvez 10 mg environ de chlorhydrate de quinine dans de l'*eau R* et complétez à 10 ml avec le même solvant. A 5 ml de solution, ajoutez 0,2 ml d'*eau de brome R* et 1 ml d'*ammoniaque diluée R2*. Il se développe une coloration verte.

C. Dissolvez 0,1 g de chlorhydrate de quinine dans 3 ml d'*acide sulfurique dilué R* et complétez à 100 ml avec de l'*eau R*. Lors de l'examen en lumière ultraviolette à 366 nm, il apparaît une intense fluorescence bleue qui disparaît presque complètement par addition de 1 ml d'*acide chlorhydrique R*.

D. Le chlorhydrate de quinine donne les réactions des chlorures (*2.3.1*).

E. Le chlorhydrate de quinine satisfait à l'essai de détermination du pH.

ESSAI

Solution S. Dissolvez 1,0 g de chlorhydrate de quinine dans de l'*eau exempte de dioxyde de carbone R* préparée à partir d'*eau distillée R* et complétez à 50 ml avec le même solvant.

Aspect de la solution. La solution S est limpide (*2.2.1*) et n'est pas plus fortement colorée que la solution témoin J_6 (*2.2.2, Procédé II*).

Détermination du pH (*2.2.3*). Prélevez 10 ml de solution S et complétez à 20 ml avec de l'*eau exempte de dioxyde de carbone R*. Le pH de la solution est de 6,0 à 6,8.

Pouvoir rotatoire spécifique (*2.2.7*). Dissolvez 0,500 g de chlorhydrate de quinine dans de l'*acide chlorhydrique 0,1 M* et complétez à 25,0 ml avec le même acide. Calculé par rapport à la substance desséchée, le pouvoir rotatoire spécifique est de – 245 à – 258.

Autres alcaloïdes du quinquina. Opérez par chromatographie liquide (*2.2.29*).

Solution à examiner. Dissolvez 20 mg de chlorhydrate de quinine dans 5 ml de phase mobile, en chauffant doucement si nécessaire, et complétez à 10 ml avec la phase mobile.

Solution témoin (a). Dissolvez 20 mg de *sulfate de quinine SCR* dans 5 ml de phase mobile, en chauffant doucement si nécessaire, et complétez à 10 ml avec la phase mobile.

Solution témoin (b). Dissolvez 20 mg de *sulfate de quinidine SCR* dans 5 ml de phase mobile, en chauffant doucement si nécessaire, et complétez à 10 ml avec la phase mobile.

Solution témoin (c). A 1 ml de solution témoin (a), ajoutez 1 ml de solution témoin (b).

Solution témoin (d). Prélevez 1,0 ml de solution témoin (a) et complétez à 10,0 ml avec la phase mobile. Prélevez 1,0 ml de cette solution et complétez à 50,0 ml avec la phase mobile.

Solution témoin (e). Dissolvez 10 mg de *thiourée R* dans la phase mobile et complétez à 10 ml avec la phase mobile.

La chromatographie peut être réalisée en utilisant :

– une colonne d'acier inoxydable d'une longueur de 0,15 m à 0,25 m et d'un diamètre intérieur de 4,6 mm, remplie de *gel de silice octadécylsilylé pour chromatographie R* (5 µm ou 10 µm),
– comme phase mobile à un débit de 1,5 ml/min, un mélange préparé comme suit : dissolvez 6,8 g de *phosphate monopotassique R* et 3,0 g d'*hexylamine R* dans 700 ml d'*eau R*. Ajustez à pH 2,8 par addition d'*acide phosphorique dilué R*. Ajoutez 60 ml d'*acétonitrile R* et complétez à 1000 ml avec de l'*eau R*,
– comme détecteur, un spectrophotomètre réglé à 250 nm pour l'injection de la solution témoin (e) et à 316 nm pour celles des autres solutions.

Injectez 10 µl de solution témoin (b) et 10 µl de solution témoin (e). Si nécessaire, ajustez la concentration de la phase mobile en acétonitrile de façon que, dans le chromatogramme obtenu avec la solution témoin (b), le coefficient de distribution massique du pic correspondant à la quinidine soit de 3,5 à 4,5, $t_{R'}$ étant calculé à partir du pic correspondant à la thiourée dans le chromatogramme obtenu avec la solution témoin (e).

Injectez 10 µl des solutions témoins (a), (b), (c) et (d). Le chromatogramme obtenu avec la solution témoin (a) présente un pic principal correspondant à la quinine et un pic correspondant à la dihydroquinine dont le temps de rétention relatif à la quinine est de 1,4 environ. Le chromatogramme obtenu avec la solution témoin (b) présente un pic principal correspondant à la quinidine et un pic correspondant à la dihydroquinidine dont le temps de rétention relatif à la quinidine est de 1,5 environ. Le chromatogramme obtenu avec la solution témoin (c) présente 4 pics correspondant à la quinidine, à la quinine, à la dihydroquinidine et à la dihydroquinine qui sont identifiés par comparaison des temps de rétention avec ceux des pics correspondants des chromatogrammes obtenus avec les solutions témoins (a) et (b).

L'essai n'est valable que si :

– dans le chromatogramme obtenu avec la solution témoin (c), la résolution entre les pics correspondant à la quinine et à la quinidine n'est pas inférieure à 3,0 et la résolution entre les pics correspondant à la dihydroquinidine et à la quinine n'est pas inférieure à 2,0,
– le chromatogramme obtenu avec la solution témoin (d) présente un pic principal dont le rapport signal/bruit n'est pas inférieur à 4.

Injectez 10 µl de solution à examiner. Enregistrez les chromatogrammes pendant 2,5 fois le temps de rétention du pic principal. Calculez la teneur pour cent des substances apparentées à partir des surfaces des pics du chromatogramme obtenu avec la solution à examiner en utilisant le procédé de normalisation sans tenir compte des pics dont la surface est inférieure à celle du pic du chromatogramme obtenu avec la solution témoin (d). La teneur en dihydroquinine n'est pas supérieure à 10 pour cent, la teneur en toute substance apparentée éluée avant la quinine n'est pas supérieure à 5 pour cent et la teneur en toute autre substance apparentée n'est pas supérieure à 2,5 pour cent.

Sulfates (*2.4.13*). 15 ml de solution S satisfont à l'essai limite des sulfates (500 ppm).

Baryum. A 15 ml de solution S, ajoutez 1 ml d'*acide sulfurique dilué R*. Après 15 min au moins, si la solution présente une opalescence, celle-ci n'est pas plus prononcée que celle d'un mélange de 15 ml de solution S et de 1 ml d'*eau distillée R*.

Monographies Q - Z

Perte à la dessiccation (*2.2.32*). Déterminée à l'étuve à 100-105 °C sur 1,000 g de chlorhydrate de quinine, la perte à la dessiccation est de 6,0 pour cent à 10,0 pour cent.

Cendres sulfuriques (*2.4.14*). Déterminé sur 1,0 g de chlorhydrate de quinine, le taux des cendres sulfuriques n'est pas supérieur à 0,1 pour cent.

DOSAGE

Dissolvez 0,250 g de chlorhydrate de quinine dans 50 ml d'*alcool R* et ajoutez 5,0 ml d'*acide chlorhydrique 0,01 M*. Titrez par l'*hydroxyde de sodium 0,1 M* et tracez la courbe potentiométrique (*2.2.20*). Mesurez le volume d'*hydroxyde de sodium 0,1 M* utilisé entre les 2 points d'inflexion.

1 ml d'*hydroxyde de sodium 0,1 M* correspond à 36,09 mg de $C_{20}H_{25}ClN_2O_2$.

CONSERVATION

A l'abri de la lumière.

IMPURETÉS

A. quinidine,

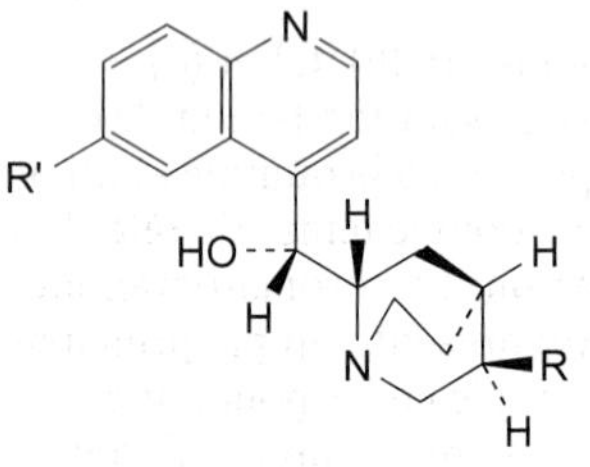

B. R = CH = CH_2, R′ = H : (*R*)-[(2*S*,4*S*,5*R*)-5-éthényl-1-azabicyclo[2.2.2]oct-2-yl](quinoléin-4-yl)méthanol (cinchonidine),

C. R = C_2H_5, R′ = OCH_3 : (*R*)-[(2*S*,4*S*,5*R*)-5-éthyl-1-azabicyclo[2.2.2]oct-2-yl](6-méthoxyquinoléin-4-yl)méthanol (dihydroquinine).

01/2002:0019

QUININE (SULFATE DE)

Chinini sulfas

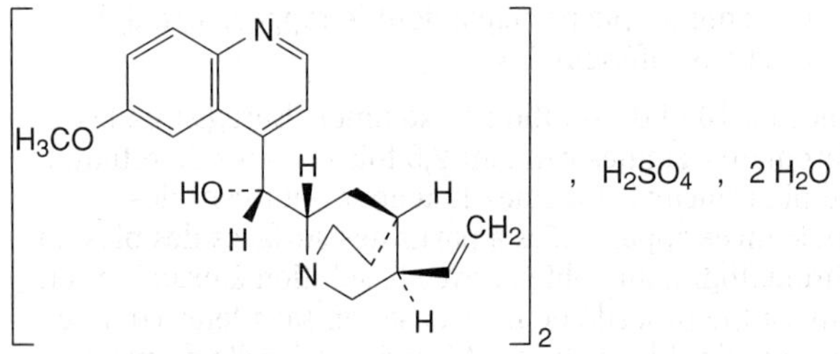

$C_{40}H_{50}N_4O_8S,2H_2O$ M_r 783

DÉFINITION

Le sulfate de quinine contient au minimum 99,0 pour cent et au maximum l'équivalent de 101,0 pour cent de monosulfate d'alcaloïdes, calculé en sulfate de bis[(*R*)-[(2*S*,4*S*,5*R*)-5-éthényl-1-azabicyclo[2.2.2]oct-2-yl](6-méthoxyquinoléin-4-yl)méthanol] par rapport à la substance desséchée.

CARACTÈRES

Poudre cristalline, blanche ou sensiblement blanche ou fines aiguilles incolores, peu solubles dans l'eau, assez solubles dans l'eau bouillante et dans l'alcool.

IDENTIFICATION

A. Opérez par chromatographie sur couche mince (*2.2.27*), en utilisant une *plaque au gel de silice G pour CCM R*.

Solution à examiner. Dissolvez 0,10 g de sulfate de quinine dans du *méthanol R* et complétez à 10 ml avec le même solvant.

Solution témoin. Dissolvez 0,10 g de *sulfate de quinine SCR* dans du *méthanol R* et complétez à 10 ml avec le même solvant.

Déposez sur la plaque 5 µl de chaque solution. Développez sur un parcours de 15 cm avec un mélange de 10 volumes de *diéthylamine R*, de 24 volumes d'*éther R* et de 40 volumes de *toluène R*. Séchez la plaque dans un courant d'air pendant 15 min et répétez le développement. Séchez la plaque à 105 °C pendant 30 min et laissez refroidir. Pulvérisez du *réactif à l'iodoplatinate R*. La tache principale du chromatogramme obtenu avec la solution à examiner est semblable quant à sa position, sa coloration et ses dimensions à la tache principale du chromatogramme obtenu avec la solution témoin.

B. Dissolvez 5 mg environ de sulfate de quinine dans 5 ml d'*eau R*. Ajoutez 0,2 ml d'*eau de brome R* et 1 ml d'*ammoniaque diluée R2*. Il se développe une coloration verte.

C. Dissolvez 0,1 g de sulfate de quinine dans 3 ml d'*acide sulfurique dilué R* et complétez à 100 ml avec de l'*eau R*. Lors de l'examen en lumière ultraviolette à 366 nm, il apparaît une intense fluorescence bleue qui disparaît presque complètement par addition de 1 ml d'*acide chlorhydrique R*.

D. Dissolvez 45 mg environ de sulfate de quinine dans 5 ml d'*acide chlorhydrique dilué R*. La solution donne la réaction (a) des sulfates (*2.3.1*).

E. Le sulfate de quinine satisfait à l'essai de détermination du pH.

ESSAI

Solution S. Dissolvez 0,500 g de sulfate de quinine dans de l'*acide chlorhydrique 0,1 M* et complétez à 25,0 ml avec le même acide.

Aspect de la solution. La solution S est limpide (*2.2.1*) et n'est pas plus fortement colorée que la solution témoin JV_6 (*2.2.2, Procédé II*).

Détermination du pH (*2.2.3*). Le pH d'une suspension de sulfate de quinine à 10 g/l dans l'*eau R* est de 5,7 à 6,6.

Pouvoir rotatoire spécifique (*2.2.7*). Déterminé avec la solution S et calculé par rapport à la substance desséchée, le pouvoir rotatoire spécifique est de − 237 à − 245.

Autres alcaloïdes du quinquina. Opérez par chromatographie liquide (*2.2.29*).

Solution à examiner. Dissolvez 20 mg de sulfate de quinine dans 5 ml de phase mobile, en chauffant doucement si nécessaire, et complétez à 10 ml avec la phase mobile.

Solution témoin (a). Dissolvez 20 mg de *sulfate de quinine SCR* dans 5 ml de phase mobile, en chauffant doucement si nécessaire, et complétez à 10 ml avec la phase mobile.

Solution témoin (b). Dissolvez 20 mg de *sulfate de quinidine SCR* dans 5 ml de phase mobile, en chauffant doucement si nécessaire, et complétez à 10 ml avec la phase mobile.

Solution témoin (c). A 1 ml de solution témoin (a), ajoutez 1 ml de solution témoin (b).

A_{348c} = absorbance mesurée à 348 nm avec la solution témoin renfermant la cinchonine, rapportée à la concentration de 1 mg/1000 ml,

A_{348q} = absorbance mesurée à 348 nm avec la solution témoin renfermant la quinine, rapportée à la concentration de 1 mg/1000 ml.

Calculez la teneur en alcaloïdes totaux ($x + y$) et la teneur relative en alcaloïdes du type quinine à l'aide de l'expression :

$$\frac{100x}{x + y}$$

CONSERVATION

A l'abri de la lumière et de l'humidité.

R

01/2002:1368

RAMIPRIL

Ramiprilum

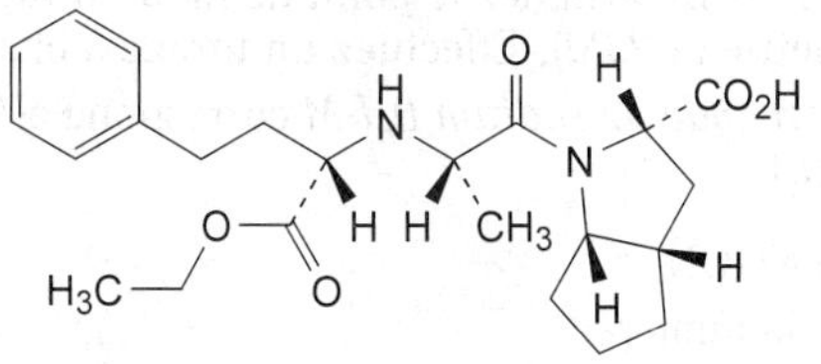

$C_{23}H_{32}N_2O_5$ M_r 416,5

DÉFINITION

Le ramipril contient au minimum 98,0 pour cent et au maximum l'équivalent de 101,0 pour cent d'acide (2*S*,3a*S*,6a*S*)-1-[(*S*)-2-[[(*S*)-1-(éthoxycarbonyl)-3-phénylpropyl]amino]propanoyl]octahydrocyclopenta[*b*]pyrrole-2-carboxylique, calculé par rapport à la substance desséchée.

CARACTÈRES

Poudre cristalline, blanche ou sensiblement blanche, assez soluble dans l'eau, facilement soluble dans le méthanol.

IDENTIFICATION

A. Le ramipril satisfait à l'essai du pouvoir rotatoire spécifique (voir Essai).

B. Examinez le ramipril par spectrophotométrie d'absorption dans l'infrarouge (*2.2.24*), en comparant avec le spectre obtenu avec le *ramipril SCR*.

ESSAI

Aspect de la solution. Dissolvez 0,1 g de ramipril dans du *méthanol R* et complétez à 10 ml avec le même solvant. La solution est limpide (*2.2.1*) et incolore (*2.2.2, Procédé II*).

Pouvoir rotatoire spécifique (*2.2.7*). Dissolvez 0,250 g de ramipril dans un mélange de 14 volumes d'*acide chlorhydrique R1* et de 86 volumes de *méthanol R* et complétez à 25,0 ml avec le même mélange de solvants. Calculé par rapport à la substance desséchée, le pouvoir rotatoire spécifique est de + 32,0 à + 38,0.

Substances apparentées. Opérez par chromatographie liquide (*2.2.29*).

Solution à examiner. Dissolvez 20,0 mg de ramipril dans la phase mobile A et complétez à 20,0 ml avec la même phase mobile.

Solution témoin (a). Dissolvez 5 mg d'*impureté A de ramipril SCR*, 5 mg d'*impureté B de ramipril SCR*, 5 mg d'*impureté C de ramipril SCR* et 5 mg d'*impureté D de ramipril SCR* dans 5 ml de solution à examiner et complétez à 10 ml avec la phase mobile B.

Solution témoin (b). Prélevez 5,0 ml de solution à examiner et complétez à 100,0 ml avec la phase mobile B. Prélevez 5,0 ml de cette solution et complétez à 50,0 ml avec la phase mobile B.

Solution témoin (c). Prélevez 1,0 ml de solution témoin (b) et complétez à 10,0 ml avec la phase mobile B.

La chromatographie peut être réalisée en utilisant :

- une colonne d'acier inoxydable d'une longueur de 0,25 m et d'un diamètre intérieur de 4,0 mm, remplie de *gel de silice octadécylsilylé pour chromatographie R* (3 µm),
- comme phase mobile, à un débit de 1,0 ml/min :

Phase mobile A. Dissolvez 2,0 g de *perchlorate de sodium R* dans un mélange de 0,5 ml de *triéthylamine R* et de 800 ml d'*eau R*. Ajustez à pH 3,6 avec de l'*acide phosphorique R* et ajoutez 200 ml d'*acétonitrile R*,

Phase mobile B. Dissolvez 2,0 g de *perchlorate de sodium R* dans un mélange de 0,5 ml de *triéthylamine R* et de 300 ml d'*eau R*. Ajustez à pH 2,6 avec de l'*acide phosphorique R* et ajoutez 700 ml d'*acétonitrile R*,

Intervalle (min)	Phase mobile A (pour cent *V/V*)	Phase mobile B (pour cent *V/V*)	Commentaire
0 - 6	90	10	isocratique
6 - 7	90 → 75	10 → 25	gradient linéaire
7 - 20	75 → 65	25 → 35	gradient linéaire
20 - 30	65 → 25	35 → 75	gradient linéaire
30 - 40	25	75	isocratique
40 - 45	25 → 90	75 → 10	gradient linéaire
45 - 55	90	10	rééquilibrage

- comme détecteur, un spectrophotomètre réglé à 210 nm,

en maintenant la température de la colonne à 65 °C.

Equilibrez la colonne avec un mélange de 90 pour cent de phase mobile A et de 10 pour cent de phase mobile B pendant au moins 35 min. Si une ligne de base appropriée ne peut être obtenue, utilisez une autre qualité de triéthylamine.

Injectez 10 µl de solution témoin (c). Ajustez la sensibilité du système de façon que le chromatogramme obtenu présente un pic visible. Injectez 10 µl de solution témoin (a), 10 µl de solution témoin (b) et 10 µl de solution à examiner. L'essai n'est valable que si :

- dans le chromatogramme obtenu avec la solution témoin (a), la résolution entre les pics correspondant à l'impureté A de ramipril et au ramipril n'est pas inférieure à 3,0,
- dans le chromatogramme obtenu avec la solution témoin (c), le pic principal présente un rapport signal/bruit qui n'est pas inférieur à 3,
- dans le chromatogramme obtenu avec la solution à examiner, le facteur de symétrie du pic principal est de 0,8 à 2,0.

Lorsque les chromatogrammes sont enregistrés dans les conditions prescrites, les temps de rétention sont de : impureté A de ramipril 14 min environ, ramipril 18 min environ, impureté B de ramipril 22 min environ, toluène 24 min environ, impureté C de ramipril 26 min environ et impureté D de ramipril 28 min environ.

S'il apparaît, dans le chromatogramme obtenu avec la solution à examiner, un pic correspondant à l'impureté C de ramipril, corrigez sa surface en la multipliant par le facteur de correction 2,4.

S'il apparaît dans le chromatogramme obtenu avec la solution à examiner :

- des pics correspondant respectivement à l'impureté A, à l'impureté B, à l'impureté C ou à l'impureté D, la surface d'aucun d'entre eux n'est supérieure à la surface du pic principal du chromatogramme obtenu avec la solution témoin (b) (0,5 pour cent),
- d'autres pics que le pic principal et des pics correspondant aux impuretés A, B, C et D, la surface d'aucun d'entre eux n'est supérieure à 0,2 fois la surface du pic principal du chromatogramme obtenu avec la solution témoin (b) (0,1 pour cent).

Dans le chromatogramme obtenu avec la solution à examiner, la somme de la surface de tous les pics, à l'exception du pic principal, n'est pas supérieure à 2 fois la surface du

Monographies Q - Z

pic principal du chromatogramme obtenu avec la solution témoin (b) (1 pour cent). Ne tenez pas compte des pics dont la surface est inférieure à celle du pic principal du chromatogramme obtenu avec la solution témoin (c).

Le chromatogramme suivant est publié à titre d'information.

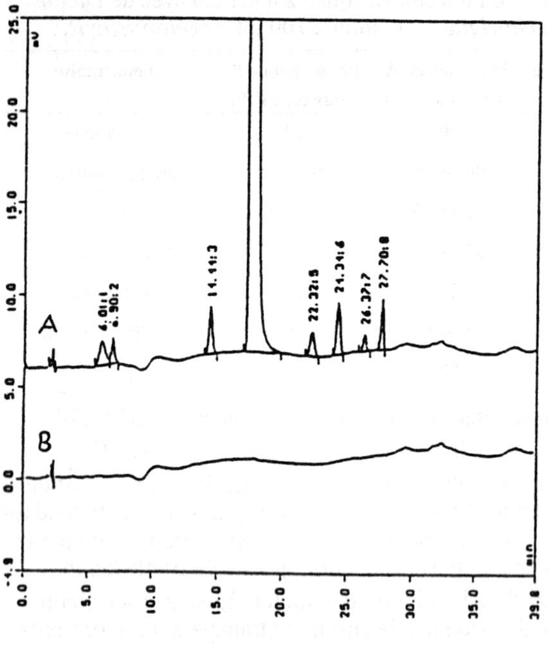

Temps de rétention (min)

1. impureté E de ramipril : 6,01	5. impureté B de ramipril : 22,32
2. impureté F de ramipril : 6,90	6. toluène (impureté G) : 24,34
3. impureté A de ramipril : 14,44	7. impureté C de ramipril : 26,37
4. ramipril : 17,50	8. impureté D de ramipril : 27,70

A. chromatogramme type d'une solution à examiner dopée avec les impuretés citées ci-dessus

B. chromatogramme d'une solution à blanc

Figure 1368.-1. – *Chromatogramme type pour l'essai des substances apparentées du ramipril*

Palladium. Opérez par spectrométrie d'absorption atomique (*2.2.23, Procédé I*).

Solution à examiner. Dissolvez 0,200 g de ramipril dans un mélange de 0,3 volume d'*acide nitrique R* et de 99,7 volumes d'*eau R* et complétez à 100,0 ml avec le même mélange de solvants.

Solutions de référence. Utilisez des solutions contenant 0,02 µg, 0,03 µg et 0,05 µg de palladium par millilitre, récemment préparées par dilution de la *solution à 0,5 ppm de palladium (Pd) R* avec un mélange de 0,3 volume d'*acide nitrique R* et de 99,7 volumes d'*eau R*.

Solution de modificateur. Dissolvez 0,150 g de *nitrate de magnésium R* dans un mélange de 0,3 volume d'*acide nitrique R* et de 99,7 volumes d'*eau R* et complétez à 100,0 ml avec le même mélange de solvants.

Injectez séparément 20 µl de solution à examiner, 20 µl de solution témoin et 10 µl de solution de modificateur. Mesurez l'absorbance à 247,6 nm en utilisant une lampe à cathode creuse au palladium comme source de radiation, une bande de transmission de 1 nm de préférence et un tube de graphite.

Le ramipril ne contient pas plus de 20 ppm de Pd.

Perte à la dessiccation (*2.2.32*). Déterminée à l'étuve sous vide poussé à 60 °C pendant 4 h sur 1,000 g de ramipril, la perte à la dessiccation n'est pas supérieure à 0,2 pour cent.

Cendres sulfuriques (*2.4.14*). Déterminé sur 1,0 g de ramipril, le taux des cendres sulfuriques n'est pas supérieur à 0,1 pour cent.

DOSAGE

Dissolvez 0,300 g de ramipril dans 25 ml de *méthanol R* et ajoutez 25 ml d'*eau R*. Titrez par l'*hydroxyde de sodium 0,1 M*. Déterminez le point de fin de titrage par potentiométrie (*2.2.20*). Effectuez un titrage à blanc.

1 ml d'*hydroxyde de sodium 0,1 M* correspond à 41,65 mg de $C_{23}H_{32}N_2O_5$.

CONSERVATION

A l'abri de la lumière.

IMPURETÉS

Impuretés qualifiées

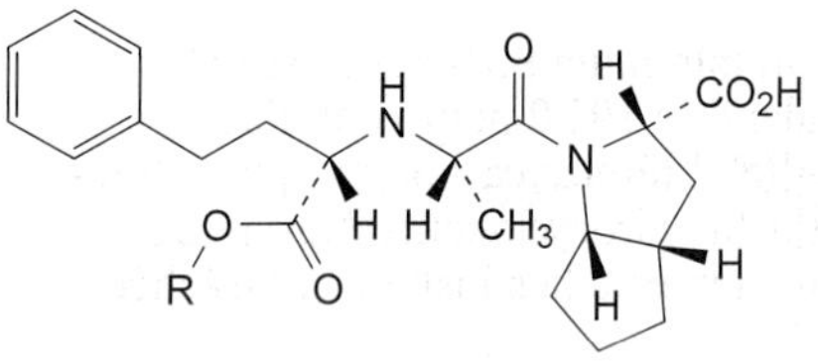

A. R = CH_3 : acide (2*S*,3a*S*,6a*S*)-1-[(*S*)-2-[[(*S*)-1-(méthoxycarbonyl)-3-phénylpropyl]amino]propanoyl]octahydrocyclopenta[*b*]pyrrole-2-carboxylique (ester méthylique de ramipril),

B. R = $CH(CH_3)_2$: acide (2*S*,3a*S*,6a*S*)-1-[(*S*)-2-[[(*S*)-1-[(1-méthyléthoxy)carbonyl]-3-phénylpropyl]amino]propanoyl]octahydrocyclopenta[*b*]pyrrole-2-carboxylique (ester isopropylique de ramipril),

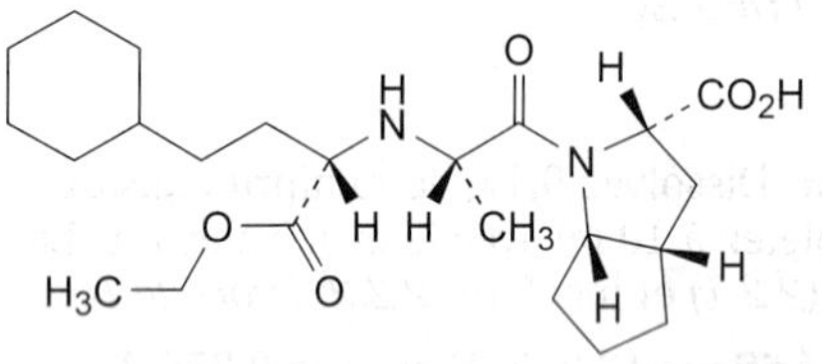

C. acide (2*S*,3a*S*,6a*S*)1-[(*S*)-2-[[(*S*)-3-cyclohexyl-1-(éthoxycarbonyl)propyl]amino]propanoyl]octahydrocyclopenta[*b*]pyrrole-2-carboxylique (hexahydroramipril),

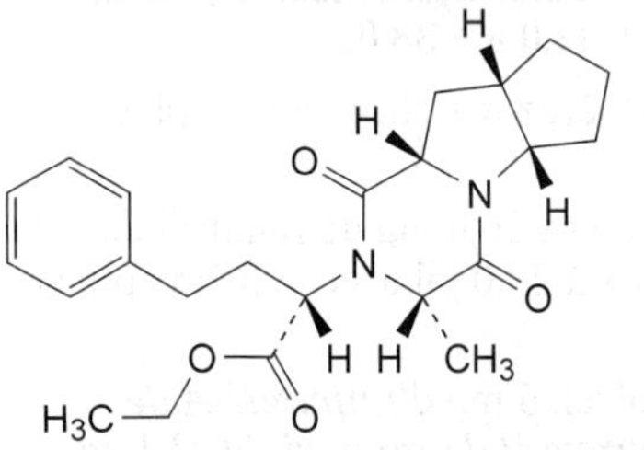

D. (2*S*)-2-[(3*S*,5a*S*,8a*S*,9a*S*)-3-méthyl-1,4-dioxodécahydro-2*H*-cyclopenta[4,5]pyrrolo[1,2-*a*]pyrazin-2-yl]-4-phénylbutanoate d'éthyle (ramipril-dicétopipérazine),

Autres impuretés décelables

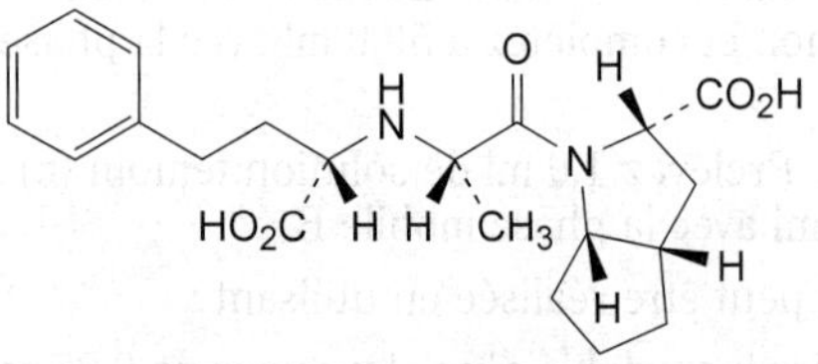

E. acide (2*S*,3a*S*,6a*S*)-1-[(*S*)-2-[[(*S*)-1-carboxy-3-phénylpropyl]amino]propanoyl]octahydrocyclopenta[*b*]pyrrole-2-carboxylique (ramipril diacide),

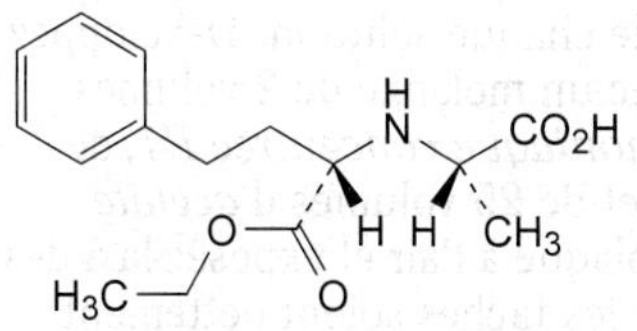

F. acide (*S*)-2-[[(*S*)-1-(éthoxycarbonyl)-3-phénylpropyl]amino]propanoïque,

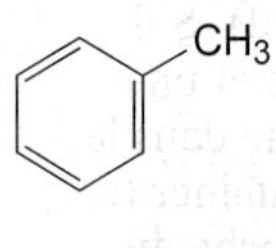

G. toluène,

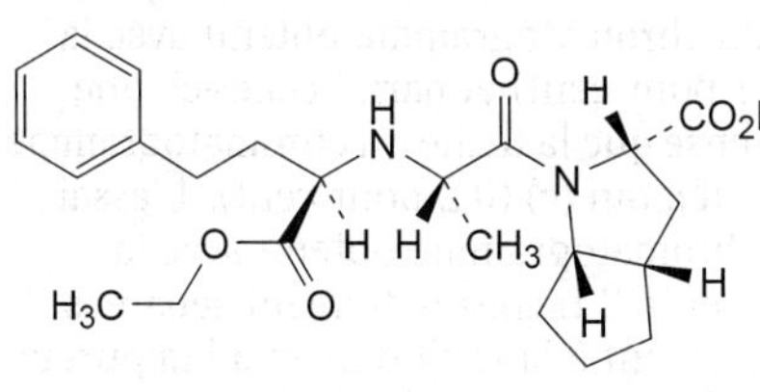

H. acide (2*S*,3a*S*,6a*S*)-1-[(*R*)-2-[[(*S*)-1-(éthoxycarbonyl)-3-phénylpropyl]amino]propanoyl]octahydrocyclopenta[*b*]pyrrole-2-carboxylique (isomère (*R*,*S*-*S*,*S*,*S*) de ramipril),

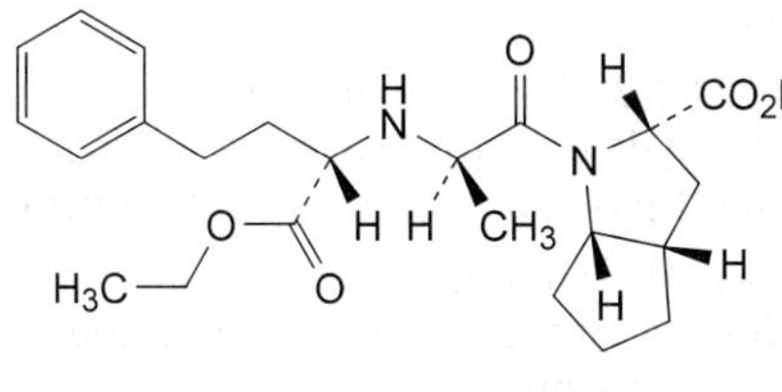

I. acide (2*S*,3a*S*,6a*S*)-1-[(*S*)-2-[[(*R*)-1-(éthoxycarbonyl)-3-phénylpropyl]amino]propanoyl]octahydrocyclopenta[*b*]pyrrole-2-carboxylique (isomère (*S*,*R*-*S*,*S*,*S*) de ramipril),

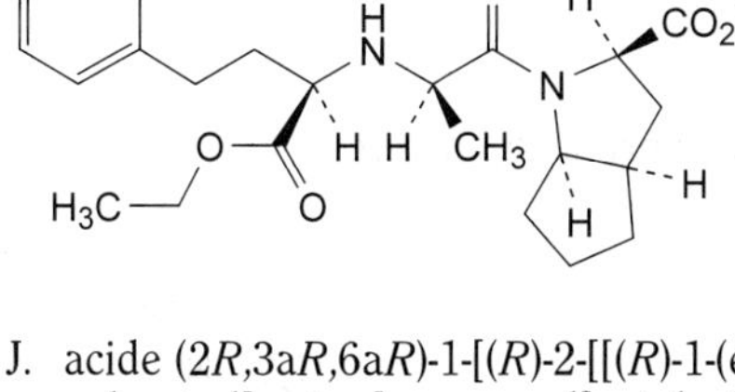

J. acide (2*R*,3a*R*,6a*R*)-1-[(*R*)-2-[[(*R*)-1-(éthoxycarbonyl)-3-phénylpropyl]amino]propanoyl]octahydrocyclopenta[*b*]pyrrole-2-carboxylique (isomère (*R*,*R*-*R*,*R*,*R*) de ramipril),

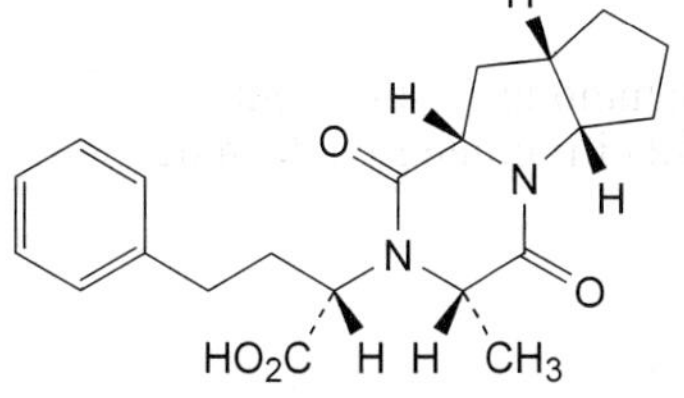

K. acide (2*S*)-2-[(3*S*,5a*S*,8a*S*,9a*S*)-3-méthyl-1,4-dioxodécahydro-2*H*-cyclopenta[4,5]pyrrolo[1,2-*a*]pyrazin-2-yl]-4-phénylbutanoïque (ramipril-dicétopipérazine acide),

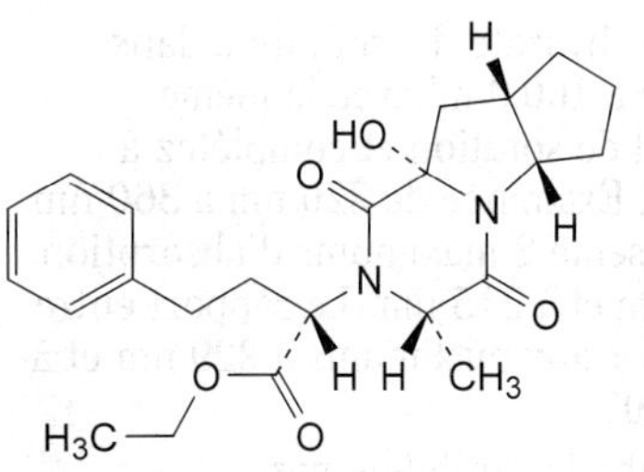

L. (2*S*)-2-[(3*S*,5a*S*,8a*S*,9a*S*)-9a-hydroxy-3-méthyl-1,4-dioxodécahydro-2*H*-cyclopenta[4,5]pyrrolo[1,2-*a*]pyrazin-2-yl]-4-phénylbutanoate d'éthyle (ramipril-hydroxydicétopipérazine),

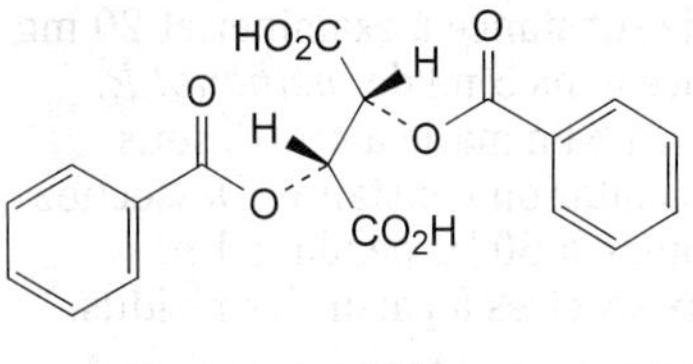

M. acide (2*R*,3*R*)-2,3-di(benzoyloxy)butanedioïque (acide dibenzoyltartrique),

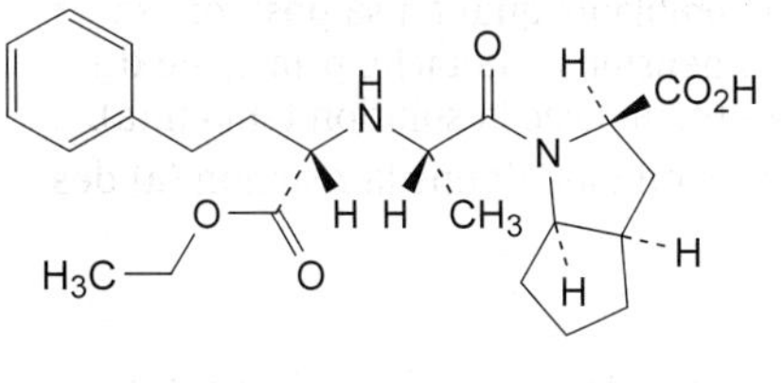

N. acide (2*R*,3a*R*,6a*R*)-1-[(*S*)-2-[[(*S*)-1-(éthoxycarbonyl)-3-phénylpropyl]amino]propanoyl]octahydrocyclopenta[*b*]pyrrole-2-carboxylique (isomère (*S*,*S*-*R*,*R*,*R*) de ramipril).

01/2002:0946

RANITIDINE (CHLORHYDRATE DE)

Ranitidini hydrochloridum

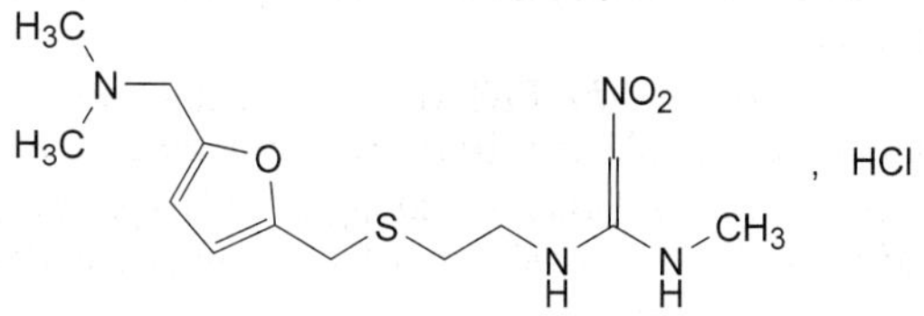

$C_{13}H_{23}ClN_4O_3S$ *M*r 350,9

DÉFINITION

Le chlorhydrate de ranitidine contient au minimum 98,5 pour cent et au maximum l'équivalent de 101,0 pour cent de chlorhydrate de *N*-[2-[[[5-[(diméthylamino)méthyl]furan-2-yl]méthyl]sulfanyl]éthyl]-*N'*-méthyl-2-nitroéthène-1,1-diamine, calculé par rapport à la substance desséchée.

CARACTÈRES

Poudre cristalline, blanche ou jaune pâle, facilement soluble dans l'eau et dans le méthanol, assez soluble dans l'éthanol, très peu soluble dans le chlorure de méthylène. La ranitidine présente le phénomène du polymorphisme.

IDENTIFICATION

Première identification : B, D.

Seconde identification : A, C, D.

A. Dissolvez 10 mg de chlorhydrate de ranitidine dans de l'*eau R* et complétez à 100,0 ml avec le même solvant. Prélevez 5,0 ml de solution et complétez à 50,0 ml avec de l'*eau R*. Examinée de 220 nm à 360 nm (*2.2.25*), la solution présente 2 maximums d'absorption respectivement à 229 nm et à 315 nm. Le rapport entre les absorbances mesurées aux maximums à 229 nm et à 315 nm est de 1,01 à 1,07.

B. Examinez le chlorhydrate de ranitidine par spectrophotométrie d'absorption dans l'infrarouge (*2.2.24*), en comparant avec le spectre obtenu avec le *chlorhydrate de ranitidine SCR*. Examinez les substances sous forme de pâte à base de *paraffine liquide R*. Si les spectres obtenus présentent des différences, dissolvez respectivement 20 mg de substance à examiner et 20 mg de substance de référence dans 5 ml de *méthanol R*. Evaporez à siccité dans un bain-marie à 40 °C, sous pression réduite et sous agitation constante. Desséchez les résidus sous vide poussé à 60 °C pendant 1 h. Enregistrez de nouveaux spectres à partir des résidus.

C. Examinez les chromatogrammes obtenus dans l'essai des substances apparentées (voir Essai). La tache principale du chromatogramme obtenu avec la solution à examiner (b) est semblable quant à sa position, sa coloration et ses dimensions à la tache principale du chromatogramme obtenu avec la solution témoin (a).

D. Le chlorhydrate de ranitidine donne la réaction (a) des chlorures (*2.3.1*).

ESSAI

Solution S. Dissolvez 1,0 g de chlorhydrate de ranitidine dans de l'*eau exempte de dioxyde de carbone R* et complétez à 100,0 ml avec le même solvant.

Aspect de la solution. La solution S est limpide (*2.2.1*) et n'est pas plus fortement colorée que la solution témoin JB_5 (*2.2.2, Procédé II*).

Détermination du pH (*2.2.3*). Le pH de la solution S est de 4,5 à 6,0.

Substances apparentées. Opérez par chromatographie sur couche mince (*2.2.27*) en utilisant une plaque recouverte de *gel de silice G R*.

Solution à examiner (a). Dissolvez 0,50 g de chlorhydrate de ranitidine dans du *méthanol R* et complétez à 25 ml avec le même solvant.

Solution à examiner (b). Prélevez 1 ml de solution à examiner (a) et complétez à 10 ml avec du *méthanol R*.

Solution témoin (a). Dissolvez 20 mg de *chlorhydrate de ranitidine SCR* dans du *méthanol R* et complétez à 10 ml avec le même solvant.

Solution témoin (b). Prélevez 3,0 ml de solution à examiner (b) et complétez à 100 ml avec du *méthanol R*.

Solution témoin (c). Prélevez 2,0 ml de solution à examiner (b) et complétez à 100 ml avec du *méthanol R*.

Solution témoin (d). Prélevez 1,0 ml de solution à examiner (b) et complétez à 100 ml avec du *méthanol R*.

Solution témoin (e). Prélevez 0,5 ml de solution à examiner (b) et complétez à 100 ml avec du *méthanol R*.

Solution témoin (f). Dissolvez 10 mg d'*impureté A de ranitidine SCR* dans du *méthanol R* et complétez à 100 ml avec le même solvant.

Solution témoin (g). Dissolvez 10 mg d'*impureté B de ranitidine SCR* dans du *méthanol R* et complétez à 10 ml avec le même solvant.

Solution témoin (h). Dissolvez 10 mg d'*impureté B de ranitidine SCR* dans la solution à examiner (a) et complétez à 10 ml avec la même solution.

Déposez sur la plaque 10 µl de chaque solution. Développez sur un parcours de 15 cm avec un mélange de 2 volumes d'*eau R*, de 4 volumes d'*ammoniaque concentrée R1*, de 15 volumes de *2-propanol R* et de 25 volumes d'*acétate d'éthyle R*. Laissez sécher la plaque à l'air et exposez-la à des vapeurs d'iode jusqu'à ce que les taches soient nettement visibles. Examinez à la lumière du jour. S'il apparaît une tache correspondant à l'impureté A de ranitidine dans le chromatogramme obtenu avec la solution à examiner (a), elle n'est pas plus intense que la tache du chromatogramme obtenu avec la solution témoin (f) (0,5 pour cent). S'il apparaît d'autres taches que la tache principale et une tache correspondant à l'impureté A de ranitidine dans le chromatogramme obtenu avec la solution à examiner (a), aucune d'entre elles n'est plus intense que la tache du chromatogramme obtenu avec la solution témoin (b) (0,3 pour cent) ; 3 d'entre elles au plus peuvent être plus intenses que la tache du chromatogramme obtenu avec la solution témoin (d) (0,1 pour cent) et parmi celles-ci, une tache peut être plus intense que la tache du chromatogramme obtenu avec la solution témoin (c) (0,2 pour cent). L'essai n'est valable que si le chromatogramme obtenu avec la solution témoin (h) présente 2 taches nettement séparées correspondant respectivement à la ranitidine et à l'impureté B de ranitidine (dont le R_f est obtenu à l'aide de la solution témoin (g)), et si la tache du chromatogramme obtenu avec la solution témoin (e) est nettement visible.

Métaux lourds (*2.4.8*). 1,0 g de chlorhydrate de ranitidine satisfait à l'essai limite C des métaux lourds (20 ppm). Préparez le témoin en utilisant 2 ml de *solution témoin à 10 ppm de plomb (Pb) R*.

Perte à la dessiccation (*2.2.32*). Déterminée sous vide poussé, à 60 °C, sur 1,000 g de chlorhydrate de ranitidine, la perte à la dessiccation n'est pas supérieure à 0,75 pour cent.

Cendres sulfuriques (*2.4.14*). Déterminé sur 1,0 g de chlorhydrate de ranitidine, le taux des cendres sulfuriques n'est pas supérieur à 0,1 pour cent.

DOSAGE

Dissolvez 0,280 g de chlorhydrate de ranitidine dans 35 ml d'*eau R*. Titrez par l'*hydroxyde de sodium 0,1 M*. Déterminez le point de fin de titrage par potentiométrie (*2.2.20*).

1 ml d'*hydroxyde de sodium 0,1 M* correspond à 35,09 mg de $C_{13}H_{23}ClN_4O_3S$.

CONSERVATION

En récipient étanche, à l'abri de la lumière.

IMPURETÉS

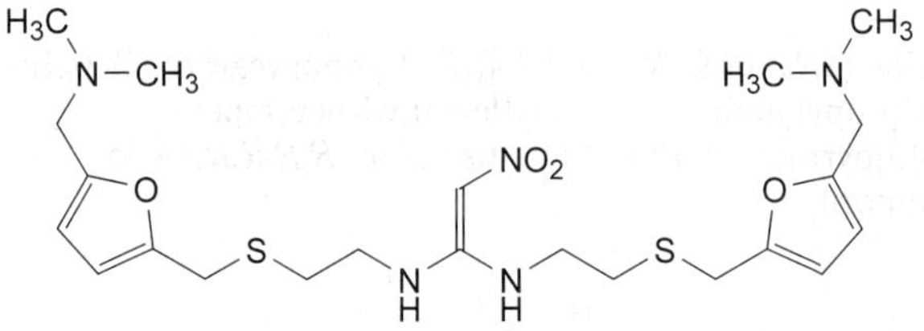

A. *N,N'*-bis[2-[[[5-[(diméthylamino)méthyl]furan-2-yl]méthyl]sulfanyl]éthyl]-2-nitroéthène-1,1-diamine,

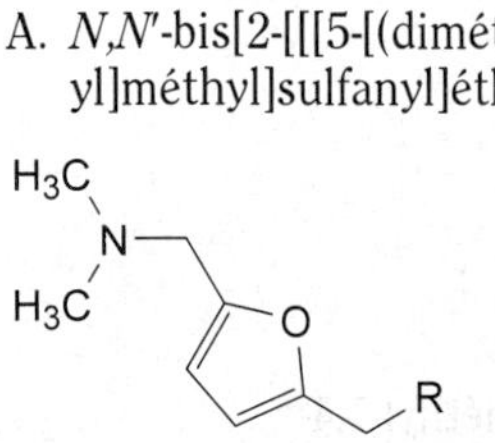

B. R = $S\text{-}CH_2\text{-}CH_2\text{-}NH_2$: 2-[[[5-[(diméthylamino)méthyl]furan-2-yl]méthyl]sulfanyl]éthanamine,

D. R = $S-CH_2-CH_2-NH-CO-CH_2-NO_2$: *N*-[2-[[[5-[(diméthylamino)méthyl]furan-2-yl]méthyl]sulfanyl]éthyl]-2-nitroacétamide,

F. R = OH : [5-[(diméthylamino)méthyl]furan-2-yl]méthanol,

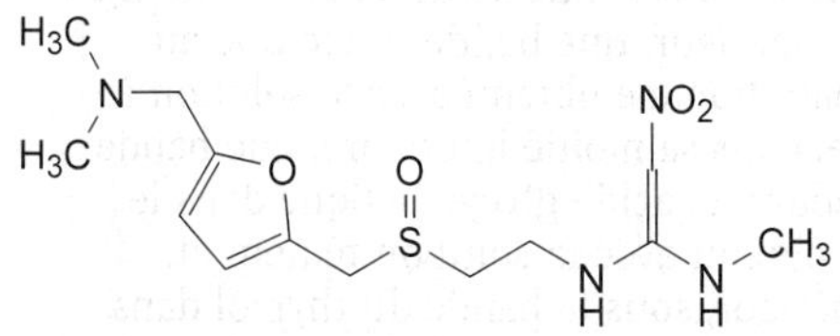

C. *N*-[2-[[[5-[(diméthylamino)méthyl]furan-2-yl]méthyl]sulfinyl]éthyl]-*N'*-méthyl-2-nitroéthène-1,1-diamine,

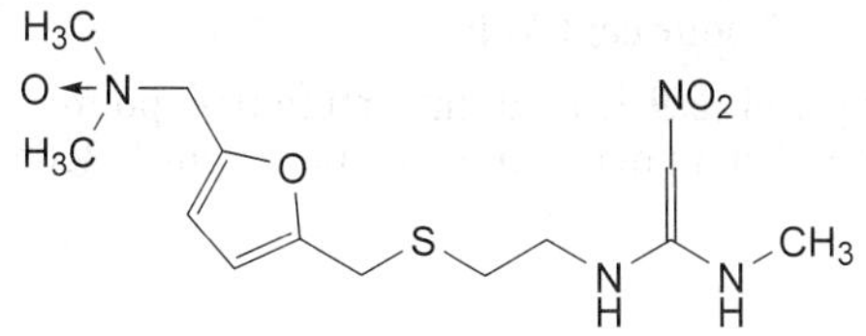

E. *N*-oxyde de *N*,*N*-diméthyl[5-[[[2-[[1-(méthylamino)-2-nitroéthényl]amino]éthyl]sulfanyl]méthyl]furan-2-yl]méthanamine,

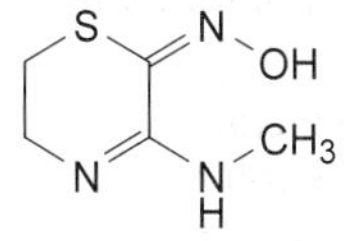

G. 3-(méthylamino)-5,6-dihydro-2*H*-1,4-thiazin-2-one oxime,

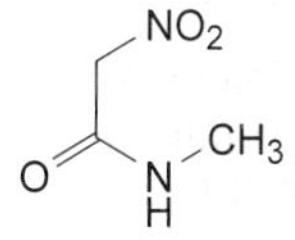

H. *N*-méthyl-2-nitroacétamide.

01/2002:0289

RATANHIA (RACINE DE)

Ratanhiae radix

DÉFINITION

La racine de ratanhia, connue sous le nom de Ratanhia du Pérou, est constituée par les organes souterrains séchés, généralement fragmentés, de *Krameria triandra* Ruiz et Pavon. Elle contient au minimum 5,0 pour cent de tanins exprimés en pyrogallol ($C_6H_6O_3$; M_r 126,1), calculé par rapport à la drogue desséchée.

CARACTÈRES

Elle présente les caractères macroscopiques et microscopiques décrits aux identifications A et B.

IDENTIFICATION

A. La racine principale, brun-rouge foncé, est épaisse et noueuse à son extrémité supérieure (collet). Les racines secondaires, de la même couleur, sont presque droites ou un peu sinueuses. L'écorce est rugueuse à écailleuse sur les parties âgées, lisse avec de nettes fissures transversales sur les parties jeunes ; elle se sépare facilement du bois. La cassure de l'écorce est fibreuse et celle du bois esquilleuse. La surface lisse d'une coupe transversale présente une écorce rouge-brun foncé dont l'épaisseur atteint le tiers environ du rayon. Le bois est dense, d'un brun-rouge pâle, finement poreux, avec de nombreux rayons médullaires fins. Au centre, le cœur du bois est souvent plus foncé.

B. Réduisez la racine de ratanhia en poudre (355). La poudre est rouge-brun. Examinez au microscope en utilisant de la *solution d'hydrate de chloral R*. La poudre présente des cellules du suber contenant des phlobaphènes de couleur brun foncé ; des fragments de fibres libériennes, non lignifiées, généralement d'un diamètre de 12 µm à 30 µm, avec des parois modérément épaissies ; des cellules de parenchyme libérien en files, contenant des prismes ou des microcristaux d'oxalate de calcium ; des fragments de vaisseaux généralement d'un diamètre de 20 µm à 60 µm à ponctuations aréolées ; des fragments de trachéides atteignant une largeur de 20 µm avec des ponctuations en fente. Examinez au microscope en utilisant une solution de *glycérol R* à 50 pour cent *V/V*. La poudre présente des grains d'amidon arrondis, simples ou composés de 2 à 4 éléments, le diamètre d'un grain élémentaire pouvant atteindre jusqu'à 30 µm. Quelques-uns de ces grains se trouvent dans les cellules des rayons médullaires et dans les cellules du parenchyme.

C. Opérez par chromatographie sur couche mince (*2.2.27*) en utilisant une *plaque au gel de silice pour CCM R*.

Solution à examiner. A 1,0 g de racine de ratanhia pulvérisée (355), ajoutez 10 ml d'un mélange de 3 volumes d'*eau R* et de 7 volumes d'*alcool R*, puis agitez pendant 10 min et filtrez. Ajoutez au filtrat 10 ml d'*éther de pétrole R* et agitez. Séparez la phase éthérée, ajoutez 2 g de *sulfate de sodium anhydre R*, agitez et filtrez. Evaporez le filtrat à siccité. Reprenez le résidu avec 0,5 ml de *méthanol R*.

Solution témoin. Dissolvez 5,0 mg de *rouge Soudan G R* dans 10 ml de *méthanol R*.

Déposez sur la plaque, en bandes, 10 µl de chaque solution. Développez sur un parcours de 15 cm avec un mélange de 2 volumes d'*acétate d'éthyle R* et de 98 volumes de *toluène R*. Laissez sécher la plaque à l'air. Pulvérisez une solution de *sel de bleu solide B R* à 5 g/l. Laissez sécher la plaque à l'air. Pulvérisez de la *solution éthanolique d'hydroxyde de sodium 0,1 M*. Examinez à la lumière du jour. Le chromatogramme obtenu avec la solution témoin présente une bande rouge dans son tiers inférieur (rouge Soudan G). Le chromatogramme obtenu avec la solution à examiner présente une bande violette (phénol I du ratanhia) semblable quant à sa position à la bande due au rouge Soudan G dans le chromatogramme obtenu avec la solution témoin et au-dessous, successivement, une bande brunâtre (phénol II du ratanhia), puis une bande gris-bleu (phénol III du ratanhia). D'autres bandes peuvent également être présentes.

ESSAI

Eléments étrangers (*2.8.2*). La racine de ratanhia ne contient pas plus de 2 pour cent d'éléments étrangers et de 5 pour cent de fragments du collet et de racines d'un diamètre supérieur à 25 mm. Les racines privées d'écorce peuvent être présentes en très faible quantité.

Perte à la dessiccation (*2.2.32*). Déterminée à l'étuve à 100-105 °C sur 1,000 g de racine de ratanhia pulvérisée (355), la perte à la dessiccation n'est pas supérieure à 12,0 pour cent.

Cendres totales (*2.4.16*). Le taux des cendres totales n'est pas supérieur à 5,5 pour cent.

DOSAGE

Effectuez la détermination des tanins dans les drogues végétales (*2.8.14*). Utilisez 0,750 g de racine de ratanhia pulvérisée (180).

CONSERVATION

A l'abri de la lumière.

01/2002:1536

RÉGLISSE (EXTRAIT FLUIDE ÉTHANOLIQUE TITRÉ DE)

Liquiritiae extractum fluidum ethanolicum normatum

DÉFINITION

L'extrait fluide éthanolique titré de réglisse est produit à partir de *Racine de réglisse (0277)*. Il contient au minimum 3,0 pour cent et au maximum 5,0 pour cent d'acide glycyrrhizique ($C_{42}H_{62}O_{16}$; M_r 823).

PRODUCTION

L'extrait fluide éthanolique titré de réglisse est produit à partir de la drogue et d'alcool à 70 pour cent *V/V*, par une méthode appropriée pour la préparation des extraits fluides.

CARACTÈRES

Liquide limpide, brun foncé, à faible odeur caractéristique et à saveur sucrée.

IDENTIFICATION

Opérez par chromatographie sur couche mince (*2.2.27*) en utilisant une *plaque au gel de silice* F_{254} *pour CCM R*.

Solution à examiner. Dans un ballon à fond rond de 50 ml, introduisez 1,0 g d'extrait à examiner, ajoutez 16,0 ml d'*eau R* et 4,0 ml d'*acide chlorhydrique R1*, puis chauffez à reflux au bain-marie pendant 30 min. Laissez refroidir et filtrez. Faites sécher le filtre et le ballon à 105 °C pendant 60 min. Placez le filtre dans le ballon, ajoutez 20 ml d'*éther R* et chauffez à reflux dans un bain-marie à 40 °C pendant 5 min. Laissez refroidir, puis filtrez et évaporez le filtrat à siccité. Dissolvez le résidu dans 5,0 ml d'*éther R*.

Solution témoin. Dissolvez 5,0 mg d'*acide glycyrrhétique R* et 5,0 mg de *thymol R* dans 5 ml d'*éther R*.

Déposez sur la plaque, en bandes, 10 µl de chaque solution. Développez sur un parcours de 15 cm avec un mélange de 1 volume d'*ammoniaque concentrée R*, de 9 volumes d'*eau R*, de 25 volumes d'*alcool R* et de 65 volumes d'*acétate d'éthyle R*. Laissez sécher la plaque à l'air pendant 5 min. Examinez en lumière ultraviolette à 254 nm. Les chromatogrammes obtenus avec la solution à examiner et la solution témoin présentent, dans leur moitié inférieure, une bande d'atténuation de fluorescence due à l'acide glycyrrhétique. Pulvérisez de la *solution d'aldéhyde anisique R*. Chauffez à 100-105 °C pendant 5-10 min, puis examinez à la lumière du jour. Le chromatogramme obtenu avec la solution témoin présente, dans sa moitié inférieure, une bande violette due à l'acide glycyrrhétique et, dans son tiers supérieur, une bande rouge due au thymol. Le chromatogramme obtenu avec la solution à examiner présente, dans sa moitié inférieure, une bande violette correspondant à l'acide glycyrrhétique dans le chromatogramme obtenu avec la solution témoin et, dans son tiers supérieur, sous la bande du thymol dans le chromatogramme obtenu avec la solution témoin, une bande jaune due à l'isoliquiritigénine. D'autres bandes sont également présentes.

ESSAI

Teneur en éthanol (*2.9.10*). La teneur en éthanol est de 52 pour cent *V/V* à 65 pour cent *V/V*.

Méthanol et 2-propanol (*2.9.11*) : au maximum 0,05 pour cent *V/V* de méthanol et au maximum 0,05 pour cent *V/V* de 2–propanol.

DOSAGE

Opérez par chromatographie liquide (*2.2.29*).

Solution à examiner. Prélevez 1,000 g d'extrait à examiner et complétez à 100 ml avec un mélange de 8 volumes d'*ammoniaque diluée R1* et de 92 volumes d'*eau R*. Centrifugez, puis prélevez 2,0 ml du surnageant et complétez à 100,0 ml avec un mélange de 8 volumes d'*ammoniaque diluée R1* et de 92 volumes d'*eau R*.

Solution mère. Dissolvez 0,130 g de *glycyrrhizate de monoammonium SCR* dans un mélange de 8 volumes d'*ammoniaque diluée R1* et de 92 volumes d'*eau R*, puis complétez à 100,0 ml avec le même mélange de solvants.

Solution témoin (a). Prélevez 5,0 ml de solution mère et complétez à 100,0 ml avec un mélange de 8 volumes d'*ammoniaque diluée R1* et de 92 volumes d'*eau R*.

Solution témoin (b). Prélevez 10,0 ml de solution mère et complétez à 100,0 ml avec un mélange de 8 volumes d'*ammoniaque diluée R1* et de 92 volumes d'*eau R*.

Solution témoin (c). Prélevez 15,0 ml de solution mère et complétez à 100,0 ml avec un mélange de 8 volumes d'*ammoniaque diluée R1* et de 92 volumes d'*eau R*.

La chromatographie peut être réalisée en utilisant :

– une colonne d'acier inoxydable, d'une longueur de 0,10 m et d'un diamètre intérieur de 4 mm, remplie de *gel de silice octadécylsilylé pour chromatographie R* (5 µm),
– comme phase mobile, à un débit de 1,5 ml/min, un mélange de 6 volumes d'*acide acétique R*, de 30 volumes d'*acétonitrile R* et de 64 volumes d'*eau R*,
– comme détecteur, un spectrophotomètre réglé à 254 nm.

Injectez 10 µl de solution témoin (c) et ajustez la sensibilité du système de façon que la hauteur des pics représente au moins 50 pour cent de l'échelle totale de l'enregistreur. Injectez les solutions témoins et déterminez la surface des pics.

Tracez une courbe d'étalonnage en portant en abscisse la concentration des solutions témoins (en g/100 ml) et en ordonnée la surface des pics correspondants.

Injectez 10 µl de solution à examiner. A l'aide des temps de rétention et de la surface des pics déterminés à partir des chromatogrammes obtenus avec les solutions témoins, localisez et intégrez le pic dû à l'acide glycyrrhizique dans le chromatogramme obtenu avec la solution à examiner.

Monographies Q - Z

Calculez la teneur pour cent en acide glycyrrhizique à l'aide de l'expression :

$$A \times \frac{5}{m} \times B \times \frac{822}{840}$$

A = teneur en glycyrrhizate de monoammonium dans la solution à examiner, déterminée à partir de la courbe d'étalonnage, en g/100 ml,

B = teneur pour cent déclarée du *glycyrrhizate de monoammonium SCR,*

m = masse d'extrait, en grammes,

822 = masse moléculaire de l'acide glycyrrhizique,

840 = masse moléculaire du glycyrrhizate de monoammonium (sans eau de cristallisation).

CONSERVATION

A l'abri de la lumière.

01/2002:0277

RÉGLISSE (RACINE DE)

Liquiritiae radix

DÉFINITION

La racine de réglisse est constituée par la racine et les stolons séchés, entiers ou coupés, mondés ou non, de *Glycyrrhiza glabra* L. Elle contient au minimum 4,0 pour cent d'acide glycyrrhizique ($C_{42}H_{62}O_{16}$; M_r 823), calculé par rapport à la drogue desséchée.

CARACTÈRES

Elle présente les caractères macroscopiques et microscopiques décrits aux identifications A et B.

IDENTIFICATION

A. La racine est peu ramifiée. L'écorce, dont la couleur va du gris-brun au brun, striée longitudinalement, porte des traces de racines latérales ; les stolons cylindriques ont un diamètre de 1 cm à 2 cm et ils présentent le même aspect extérieur que les racines, mais peuvent occasionnellement comporter des petits bourgeons. La cassure de la racine et des stolons est grenue et fibreuse. Le suber est mince, l'écorce interne est épaisse, jaune clair et striée radialement. Le cylindre ligneux jaune est compact, à structure rayonnée. La moelle centrale, présente dans le stolon, est absente dans la racine. La partie externe de l'écorce est absente de la racine mondée.

B. Réduisez la racine de réglisse en poudre (355). La poudre est jaune clair à faiblement grisâtre. Examinez au microscope en utilisant de la *solution d'hydrate de chloral R*. La poudre présente des fragments de fibres, jaunes, à parois épaisses, d'une longueur de 700 µm à 1 200 µm et d'une largeur de 10 µm à 20 µm, à lumen punctiforme, souvent accompagnées de files de cellules cristallifères contenant des prismes d'oxalate de calcium, d'une longueur de 10 µm à 35 µm et d'une largeur de 2 µm à 5 µm ; les parois de vaisseaux sont jaunes, d'une épaisseur de 5 µm à 10 µm, lignifiées avec de nombreuses ponctuations aréolées avec fente ; des fragments de suber composé de cellules à parois minces et de prismes isolés d'oxalate de calcium ainsi que des fragments de parenchyme ; les fragments de suber sont absents de la racine mondée. Examinez au microscope en utilisant un mélange à volumes égaux de *glycérol R* et d'*eau R*. La poudre présente de nombreux grains d'amidon simples, arrondis ou ovales, d'un diamètre de 2 µm à 20 µm.

C. Opérez par chromatographie sur couche mince (*2.2.27*) en utilisant une plaque recouverte d'un gel de silice approprié contenant un indicateur de fluorescence dont l'intensité est optimale à 254 nm.

Solution à examiner. Dans un ballon à fond rond de 50 ml, introduisez 0,50 g de racine de réglisse pulvérisée (180), ajoutez 16,0 ml d'*eau R* et 4,0 ml d'*acide chlorhydrique R1*, puis chauffez à reflux au bain-marie pendant 30 min. Refroidissez et filtrez. Faites sécher le filtre et le ballon à 105 °C pendant 60 min. Placez le filtre dans le ballon, ajoutez 20,0 ml d'*éther R* et chauffez à reflux dans un bain-marie à 40 °C pendant 5 min. Refroidissez, puis filtrez et évaporez le filtrat à siccité. Dissolvez le résidu dans 5,0 ml d'*éther R.*

Solution témoin. Dissolvez 5,0 mg d'*acide glycyrrhétique R* et 5,0 mg de *thymol R* dans 5,0 ml d'*éther R.*

Déposez séparément sur la plaque, en bandes, 10 µl de chaque solution. Développez sur un parcours de 15 cm avec un mélange de 1 volume d'*ammoniaque concentrée R,* de 9 volumes d'*eau R,* de 25 volumes d'*alcool R* et de 65 volumes d'*acétate d'éthyle R.* Laissez sécher la plaque à l'air pendant 5 min. Examinez en lumière ultraviolette à 254 nm. Les chromatogrammes obtenus avec la solution à examiner et la solution témoin présentent dans leur moitié inférieure une bande d'atténuation de fluorescence due à l'acide glycyrrhétique. Pulvérisez de la *solution d'aldéhyde anisique R,* puis chauffez à 100-105 °C pendant 5 min à 10 min. Examinez à la lumière du jour. Le chromatogramme obtenu avec la solution témoin présente, dans sa moitié inférieure, une bande violette correspondant à l'acide glycyrrhétique et, dans son tiers supérieur, une bande rouge correspondant au thymol. Le chromatogramme obtenu avec la solution à examiner présente dans sa moitié inférieure une bande violette correspondant à la bande de l'acide glycyrrhétique dans le chromatogramme obtenu avec la solution témoin et dans le tiers supérieur, sous la bande du thymol dans le chromatogramme obtenu avec la solution témoin, une bande jaune due à l'isoliquiridigénine. D'autres bandes peuvent être présentes.

ESSAI

Perte à la dessiccation (*2.2.32*). Déterminée à l'étuve à 100-105 °C pendant 2 h sur 1,000 g de drogue pulvérisée (355), la perte à la dessiccation n'est pas supérieure à 10,0 pour cent.

Cendres totales (*2.4.16*). Le taux des cendres totales n'est pas supérieur à 10,0 pour cent pour la drogue non mondée ni à 6,0 pour cent pour la drogue mondée.

Cendres insolubles dans l'acide chlorhydrique (*2.8.1*). Le taux des cendres insolubles dans l'acide chlorhydrique n'est pas supérieur à 2,0 pour cent pour la drogue non mondée ni à 0,5 pour cent pour la drogue mondée.

DOSAGE

Opérez par chromatographie liquide (*2.2.29*).

Solution à examiner. Dans une fiole conique à col rodé de 150 ml, introduisez 1,000 g de racine de réglisse pulvérisée (180), puis ajoutez 100,0 ml d'une solution d'*ammoniaque R* à 8 g/l et placez dans un bain à ultrasons pendant 30 min. Prélevez une partie de la solution, centrifugez, puis prélevez 1,0 ml du surnageant et complétez à 5,0 ml avec une solution d'*ammoniaque R* à 8 g/l. Filtrez à travers un filtre (0,45 µm).

Solution mère. Dissolvez 0,130 g de *glycyrrhizate de monoammonium SCR* dans une solution d'*ammoniaque R* à 8 g/l et complétez à 100,0 ml avec le même solvant.

Solution témoin (a). Prélevez 5,0 ml de solution mère et complétez à 100,0 ml avec une solution d'*ammoniaque R* à 8 g/l.

Solution témoin (b). Prélevez 10,0 ml de solution mère et complétez à 100,0 ml avec une solution d'*ammoniaque R* à 8 g/l.

Solution témoin (c). Prélevez 15,0 ml de solution mère et complétez à 100,0 ml avec une solution d'*ammoniaque R* à 8 g/l.

La chromatographie peut être réalisée en utilisant :

- une colonne d'acier inoxydable, d'une longueur de 0,10 m et d'un diamètre intérieur de 4 mm, remplie de *gel de silice octadécylsilylé pour chromatographie R* (5 µm),
- comme phase mobile, à un débit de 1,5 ml/min, un mélange de 6 volumes d'*acide acétique R*, de 30 volumes d'*acétonitrile R* et de 64 volumes d'*eau R*,
- comme détecteur, un spectrophotomètre réglé à 254 nm,
- un injecteur à boucle de 10 µl.

Injectez la solution témoin (c) et ajustez la sensibilité du système de façon que la hauteur des pics représente 50 pour cent au minimum de l'échelle totale de l'enregistreur.

Injectez les solutions témoins et déterminez la surface des pics.

Tracez une courbe d'étalonnage en portant en abscisse la concentration des solutions témoins (en g/100 ml) et en ordonnée les surfaces de pics correspondantes.

Injectez la solution à examiner. A l'aide des temps de rétention et des surfaces des pics déterminés à partir des chromatogrammes obtenus avec les solutions témoins, localisez et intégrez le pic dû à l'acide glycyrrhizique dans le chromatogramme obtenu avec la solution à examiner.

Calculez la teneur pour cent en acide glycyrrhizique à l'aide de l'expression :

$$A \times \frac{5}{m} \times B \times \frac{822}{840}$$

A = teneur en glycyrrhizate de monoammonium de la solution à examiner, déterminée à partir de la courbe d'étalonnage, en g/100 ml,

B = teneur pour cent déclarée du *glycyrrhizate de monoammonium SCR*,

m = masse de la prise d'essai, en grammes,

822 = masse moléculaire de l'acide glycyrrhizique,

840 = masse moléculaire du glycyrrhizate de monoammonium (sans eau de cristallisation).

CONSERVATION

A l'abri de la lumière.

ÉTIQUETAGE

L'étiquette indique si la drogue est mondée ou non.

01/2002:0528

RÉSERPINE

Reserpinum

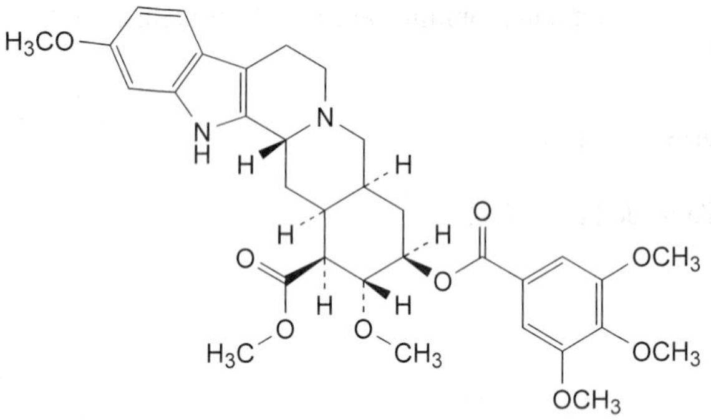

$C_{33}H_{40}N_2O_9$ M_r 609

DÉFINITION

La réserpine contient au minimum 99,0 pour cent et au maximum l'équivalent de 101,0 pour cent d'alcaloïdes totaux, au minimum 98,0 pour cent et au maximum l'équivalent de 102,0 pour cent de 11,17α-diméthoxy-18β-[(3,4,5-triméthoxybenzoyl)oxy]-3β,20α-yohimbane-16β-carboxylate de méthyle, les pourcentages étant calculés par rapport à la substance desséchée.

CARACTÈRES

Poudre cristalline ou petits cristaux blancs ou sensiblement jaunâtres, dont la teinte devient lentement plus foncée par exposition à la lumière, pratiquement insolubles dans l'eau et dans l'éther, très peu solubles dans l'alcool.

IDENTIFICATION

Première identification : B.

Seconde identification : A, C, D, E.

A. Dissolvez 20,0 mg de réserpine dans du *chloroforme R* et complétez à 10,0 ml avec le même solvant. Prélevez 1,0 ml de cette solution et complétez à 100,0 ml avec de l'*alcool R*. Examinée immédiatement de 230 nm à 350 nm (*2.2.25*), la solution présente un maximum d'absorption à 268 nm. L'absorbance spécifique au maximum est de 265 à 285. Dans l'intervalle de 288 nm à 295 nm, le spectre présente un minimum d'absorption peu prononcé suivi d'un épaulement ou d'un faible maximum d'absorption. Dans cet intervalle, l'absorbance spécifique est de 170 environ.

B. Examinez la réserpine par spectrophotométrie d'absorption dans l'infrarouge (*2.2.24*), en comparant avec le spectre obtenu avec la *réserpine SCR*. Examinez les substances sous forme de pastilles.

C. A 1 mg environ de réserpine, ajoutez 0,1 ml d'une solution de *molybdate de sodium R* à 1 g/l dans l'*acide sulfurique R*. Il apparaît une coloration jaune qui vire au bleu en 2 min.

D. A 1 mg environ de réserpine, ajoutez 0,2 ml d'une solution récemment préparée de *vanilline R* à 10 g/l dans l'*acide chlorhydrique R*. Il se développe une coloration rose en 2 min.

E. Mélangez 0,5 mg environ de réserpine avec 5 mg de *diméthylaminobenzaldéhyde R* et 0,2 ml d'*acide acétique glacial R*. Ajoutez 0,2 ml d'*acide sulfurique R*. Il apparaît une coloration verte. Ajoutez 1 ml d'*acide acétique glacial R*. La coloration vire au rouge.

ESSAI

Pouvoir rotatoire spécifique (*2.2.7*). *Effectuez la mesure immédiatement après la préparation de la solution*. Dissolvez 0,250 g de réserpine dans du *chloroforme R* et complétez à 25,0 ml avec le même solvant. Calculé par rapport à la substance desséchée, le pouvoir rotatoire spécifique est de – 116 à – 128.

Produits d'oxydation. Dissolvez 20 mg de réserpine dans de l'*acide acétique glacial R* et complétez à 100,0 ml avec le même acide. Mesurez immédiatement l'absorbance (*2.2.25*) à 388 nm. L'absorbance au maximum n'est pas supérieure à 0,10.

Perte à la dessiccation (*2.2.32*). Déterminée à 60 °C sous une pression ne dépassant pas 667 Pa sur du *pentoxyde de diphosphore R* pendant 3 h sur 0,500 g de réserpine, la perte à la dessiccation n'est pas supérieure à 0,5 pour cent.

Cendres sulfuriques (*2.4.14*). Déterminé sur 0,5 g de réserpine, le taux des cendres sulfuriques n'est pas supérieur à 0,1 pour cent.

DOSAGE

Alcaloïdes totaux. Dissolvez 0,500 g de réserpine dans un mélange de 6 ml d'*anhydride acétique R* et de 40 ml d'*acide acétique anhydre R*. Titrez par l'*acide perchlorique 0,1 M*. Déterminez le point de fin de titrage par potentiométrie (*2.2.20*).

1 ml d'*acide perchlorique 0,1 M* correspond à 60,9 mg d'alcaloïdes totaux.

Réserpine. *Opérez à l'abri de la lumière*. Humectez 25,0 mg de réserpine avec 2 ml d'*alcool R*, ajoutez 2 ml d'*acide sulfurique 0,25 M* et 10 ml d'*alcool R*. Chauffez doucement jusqu'à dissolution complète. Refroidissez et complétez à 100,0 ml avec de l'*alcool R*. Prélevez 5,0 ml de solution et complétez à 50,0 ml avec de l'*alcool R*. Préparez dans les mêmes conditions une solution témoin avec 25,0 mg de *réserpine SCR*. Dans 2 tubes à essai de grandes dimensions, introduisez respectivement 10,0 ml de chacune des 2 solutions. A chaque tube à essai, ajoutez 2,0 ml d'*acide sulfurique 0,25 M* et 2,0 ml d'une solution récemment préparée de *nitrite de sodium R* à 3 g/l. Mélangez et chauffez au bain-marie à 55 °C pendant 35 min, puis refroidissez. Ajoutez 1,0 ml d'une solution récemment préparée d'*acide sulfamique R* à 50 g/l et complétez à 25,0 ml avec de l'*alcool R*. Mesurez l'absorbance (*2.2.25*) de chaque solution au maximum à 388 nm en utilisant comme liquide de compensation 10,0 ml de la même solution préparée simultanément et dans les mêmes conditions sans addition de nitrite de sodium.

En tenant compte des absorbances et de la concentration des solutions, calculez la teneur de la substance à examiner en $C_{33}H_{40}N_2O_9$.

CONSERVATION

A l'abri de la lumière.

01/2002:0290

RÉSORCINOL

Resorcinolum

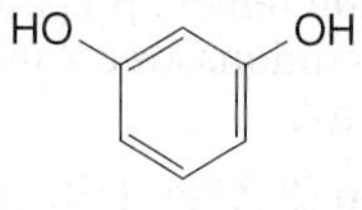

$C_6H_6O_2$ M_r 110,1

DÉFINITION

Le résorcinol contient au minimum 98,5 pour cent et au maximum l'équivalent de 101,0 pour cent de benzène-1,3-diol, calculé par rapport à la substance desséchée.

CARACTÈRES

Poudre cristalline ou cristaux incolores ou faiblement gris rosé virant au rouge quand ils sont exposés à l'air et à la lumière, très solubles dans l'eau et dans l'alcool, facilement solubles dans l'éther.

IDENTIFICATION

A. Le point de fusion (*2.2.14*) du résorcinol est de 109 °C à 112 °C.

B. Dissolvez 0,1 g de résorcinol dans 1 ml d'*eau R*. Ajoutez 1 ml de *solution concentrée d'hydroxyde de sodium R* et 0,1 ml de *chloroforme R*. Chauffez, puis laissez refroidir. Il se développe une coloration rouge cramoisi intense qui vire au jaune pâle par addition d'*acide chlorhydrique R* en léger excès.

C. Mélangez intimement 10 mg environ de résorcinol avec 10 mg environ de *phtalate acide de potassium R*, tous deux finement pulvérisés. Chauffez à feu nu jusqu'à apparition d'une coloration jaune orangé. Après refroidissement, ajoutez 1 ml de *solution diluée d'hydroxyde de sodium R* et 10 ml d'*eau R*. Agitez jusqu'à dissolution. La solution présente une intense fluorescence verte.

ESSAI

Solution S. Dissolvez 2,5 g de résorcinol dans de l'*eau exempte de dioxyde de carbone R* et complétez à 25 ml avec le même solvant.

Aspect de la solution. La solution S est limpide (*2.2.1*) et n'est pas plus fortement colorée que la solution témoin B_5 ou R_5 (*2.2.2, Procédé II*) même après un chauffage de 5 min au bain-marie.

Acidité ou alcalinité. A 10 ml de solution S, ajoutez 0,05 ml de *solution de bleu de bromophénol R2*. Le virage de l'indicateur ne nécessite pas plus de 0,05 ml d'*acide chlorhydrique 0,1 M* ou d'*hydroxyde de sodium 0,1 M*.

Substances apparentées. Opérez par chromatographie sur couche mince (*2.2.27*) en utilisant une plaque recouverte de *gel de silice G R*.

Solution à examiner. Dissolvez 0,5 g de résorcinol dans du *méthanol R* et complétez à 10 ml avec le même solvant.

Solution témoin. Prélevez 0,1 ml de solution à examiner et complétez à 20 ml avec du *méthanol R*.

Déposez séparément sur la plaque 2 µl de chaque solution. Développez sur un parcours de 15 cm avec un mélange de 40 volumes d'*acétate d'éthyle R* et de 60 volumes d'*hexane R*. Laissez sécher la plaque à l'air pendant 15 min, puis exposez-la à des vapeurs d'iode. S'il apparaît d'autres taches que la tache principale dans le chromatogramme

Monographies Q - Z

obtenu avec la solution à examiner, aucune d'entre elles n'est plus intense que la tache du chromatogramme obtenu avec la solution témoin (0,5 pour cent).

Pyrocatéchol. A 2 ml de solution S, ajoutez 1 ml de *solution de molybdate d'ammonium R2* et mélangez. S'il se développe une coloration jaune, elle n'est pas plus intense que celle d'une solution témoin préparée simultanément et dans les mêmes conditions avec 2 ml d'une solution de *pyrocatéchol R* à 0,1 g/l.

Perte à la dessiccation (*2.2.32*). Déterminée dans un dessiccateur pendant 4 h sur 1,00 g de résorcinol pulvérisé, la perte à la dessiccation n'est pas supérieure à 1,0 pour cent.

Cendres sulfuriques (*2.4.14*). Déterminé sur 1,0 g de résorcinol, le taux des cendres sulfuriques n'est pas supérieur à 0,1 pour cent.

DOSAGE

Dissolvez 0,500 g de résorcinol dans de l'*eau R* et complétez à 250,0 ml avec le même solvant. Dans un ballon à bouchon rodé, introduisez 25,0 ml de cette solution, 1,0 g de *bromure de potassium R*, 50,0 ml de *bromate de potassium 0,0167 M*, 15 ml de *chloroforme R* et 15,0 ml d'*acide chlorhydrique R1*. Bouchez le ballon, agitez et laissez reposer à l'obscurité pendant 15 min, en agitant de temps en temps. Ajoutez 10 ml d'une solution d'*iodure de potassium R* à 100 g/l. Agitez énergiquement, puis laissez reposer pendant 5 min. Titrez par le *thiosulfate de sodium 0,1 M* en présence de 1 ml de *solution d'amidon R*.

1 ml de *bromate de potassium 0,0167 M* correspond à 1,835 mg de $C_6H_6O_2$.

CONSERVATION

A l'abri de la lumière.

Monographies Q - Z

01/2002:0291

RHUBARBE

Rhei radix

DÉFINITION

La rhubarbe est constituée par les organes souterrains entiers ou coupés, séchés de *Rheum palmatum* L. ou de *Rheum officinale* Baillon ou des hybrides des 2 espèces ou d'un mélange. Les organes souterrains sont souvent divisés ; ils sont dépourvus des éléments de tige et de la presque totalité de la partie corticale comportant de petites racines. La rhubarbe contient au minimum 2,2 pour cent de dérivés hydroxyanthracéniques, exprimés en rhéine ($C_{15}H_8O_6$, M_r 284,2), calculé par rapport à la drogue desséchée.

CARACTÈRES

La rhubarbe a une odeur caractéristique, aromatique.

Elle présente les caractères macroscopiques et microscopiques décrits aux identifications A et B.

IDENTIFICATION

A. La rhubarbe a un aspect variable : morceaux discoïdes dont le diamètre peut atteindre jusqu'à 10 cm et l'épaisseur 1 cm à 5 cm ; morceaux cylindriques, ovales ou morceaux plan-convexes. La surface de teinte rosâtre, est généralement recouverte d'une couche de poudre jaune-brun. Elle présente, surtout après avoir été humectée, des lignes plus foncées qui s'entrecroisent. Ces structures confèrent à la drogue un aspect marbré. La cassure est granuleuse. La section transversale du rhizome comporte, à l'extérieur, une zone étroite de lignes radiales rouge-brun. Ces rayons médullaires sont croisés perpendiculairement par un anneau cambial foncé. L'intérieur de cette zone présente un anneau de petites formations étoilées de faisceaux vasculaires anormaux. La racine présente une structure plus radiale.

B. Réduisez la rhubarbe en poudre (355). La poudre est orange à jaune-brun. Examinez au microscope en utilisant de la *solution d'hydrate de chloral R*. La poudre présente les éléments suivants : de grosses macles d'oxalate de calcium pouvant mesurer plus de 100 µm et leurs fragments ; des vaisseaux réticulés non lignifiés pouvant atteindre jusqu'à 175 µm ; de nombreux groupes de cellules arrondies ou polygonales, à parois minces, du parenchyme. La poudre ne présente aucune fibre ni cellules scléreuses.

Examinez au microscope en utilisant une solution de *glycérol R* à 50 pour cent *V/V*. La poudre présente des grains d'amidon arrondis, simples et des grains composés de 2 à 4 éléments avec un hile étoilé.

C. Opérez par chromatographie sur couche mince (*2.2.27*) en utilisant une plaque recouverte de gel de silice approprié.

Solution à examiner. Chauffez dans un bain-marie pendant 15 min 50 mg de rhubarbe pulvérisée (180) avec un mélange de 1 ml d'*acide chlorhydrique R* et de 30 ml d'*eau R*. Laissez refroidir, agitez le liquide avec 25 ml d'*éther R*. Séchez la solution éthérée sur du *sulfate de sodium anhydre R*, puis filtrez. Evaporez la solution éthérée à siccité, puis dissolvez le résidu dans 0,5 ml d'*éther R*.

Solution témoin. Dissolvez 5 mg d'*émodine R* dans 5 ml d'*éther R*.

Déposez séparément sur la plaque, en bandes, 20 µl de chaque solution. Développez sur un parcours de 10 cm avec un mélange de 1 volume d'*acide formique anhydre R*, de 25 volumes d'*acétate d'éthyle R* et de 75 volumes d'*éther de pétrole R*. Laissez sécher la plaque à l'air. Examinez les chromatogrammes en lumière ultraviolette à 365 nm. Le chromatogramme obtenu avec la solution témoin présente en son milieu une bande de fluorescence orange (émodine). Le chromatogramme obtenu avec la solution à examiner présente : une bande due à l'émodine ; au-dessus de la bande due à l'émodine, 2 bandes de même fluorescence (physcione et chrysophanol par ordre de R_f croissant) et en-dessous de la bande due à l'émodine, également 2 bandes de même fluorescence (rhéine et aloe-émodine par ordre de R_f décroissant). Pulvérisez une solution d'*hydroxyde de potassium R* à 100 g/l dans le *méthanol R*. Toutes les bandes se colorent en rouge à violet.

D. A 50 mg environ de rhubarbe pulvérisée (180), ajoutez 25 ml d'*acide chlorhydrique dilué R* et chauffez au bain-marie pendant 15 min. Laissez refroidir, agitez la solution avec 20 ml d'*éther R* et rejetez la phase aqueuse. Agitez l'éther avec 10 ml d'*ammoniaque diluée R1*. Il se développe une coloration rouge à violet dans la phase aqueuse.

ESSAI

Rheum rhaponticum. Opérez par chromatographie sur couche mince (*2.2.27*) en utilisant une plaque recouverte de *gel de silice G R.*

Solution à examiner. Chauffez à reflux à ébullition pendant 5 min 0,2 g de rhubarbe pulvérisée (180) avec 2 ml de *méthanol R.* Laissez refroidir et filtrez. Utilisez le filtrat comme solution à examiner.

Solution témoin. Dissolvez 10 mg de *rhaponticoside R* dans 10 ml de *méthanol R.*

Déposez séparément sur la plaque, en bandes de 20 mm sur 3 mm au maximum, 20 µl de chaque solution. Développez sur un parcours de 12 cm avec un mélange de 20 volumes de *méthanol R* et de 80 volumes de *chlorure de méthylène R.* Laissez sécher la plaque à l'air. Pulvérisez de la *solution d'acide phosphomolybdique R.* Le chromatogramme obtenu avec la solution à examiner ne présente pas de bande bleue correspondant à celle du rhaponticoside qui se trouve dans le chromatogramme obtenu avec la solution témoin, près du point de dépôt.

Eléments étrangers (*2.8.2*). La rhubarbe satisfait à l'essai des éléments étrangers.

Perte à la dessiccation (*2.2.32*). Déterminée à l'étuve à 100-105 °C sur 1,000 g de rhubarbe pulvérisée (180), la perte à la dessiccation n'est pas supérieure à 12,0 pour cent.

Cendres totales (*2.4.16*). Le taux des cendres totales n'est pas supérieur à 12,0 pour cent.

Cendres insolubles dans l'acide chlorhydrique (*2.8.1*). Le taux des cendres insolubles dans l'acide chlorhydrique n'est pas supérieur à 2,0 pour cent.

DOSAGE

Effectuez le dosage à l'abri d'une lumière vive.

Dans un ballon de 100 ml, introduisez 0,100 g de rhubarbe pulvérisée (180). Ajoutez 30,0 ml d'*eau R*, mélangez et pesez. Placez le ballon dans un bain-marie et chauffez à reflux pendant 15 min. Laissez refroidir, ajoutez 50 mg de *bicarbonate de sodium R,* pesez et rétablissez la masse avec de l'*eau R.* Centrifugez et introduisez 10,0 ml du liquide dans un ballon de 100 ml à col rodé. Ajoutez 20 ml de *solution de chlorure ferrique R1* et mélangez. Chauffez à reflux au bain-marie pendant 20 min. Ajoutez 1 ml d'*acide chlorhydrique R* et continuez à chauffer pendant 20 min en agitant fréquemment. Refroidissez, transvasez le mélange dans une ampoule à décantation et agitez avec 3 fois 25 ml d'*éther R* précédemment utilisé pour rincer le ballon. Réunissez les phases éthérées et lavez avec 2 fois 15 ml d'*eau R.* Filtrez les solutions éthérées sur un tampon de coton hydrophile dans une fiole jaugée et complétez à 100,0 ml avec de l'*éther R.* Prélevez 10,0 ml et évaporez-les avec précaution au bain-marie à siccité et dissolvez le résidu dans 10,0 ml d'une solution d'*acétate de magnésium R* à 5 g/l dans le *méthanol R.* Mesurez l'absorbance (*2.2.25*) à 515 nm, en utilisant du *méthanol R* comme liquide de compensation.

Calculez la teneur pour cent en dérivés hydroxy-anthracéniques exprimés en rhéine à l'aide de l'expression :

$$\frac{A \times 0,64}{m}$$

en prenant 468 comme valeur de l'absorbance spécifique due à la rhéine, calculée par rapport à l'absorbance spécifique de la barbaloïne.

A = absorbance à 515 nm,

m = masse de la prise d'essai, en grammes.

CONSERVATION

A l'abri de la lumière.

01/2002:0292

RIBOFLAVINE

Riboflavinum

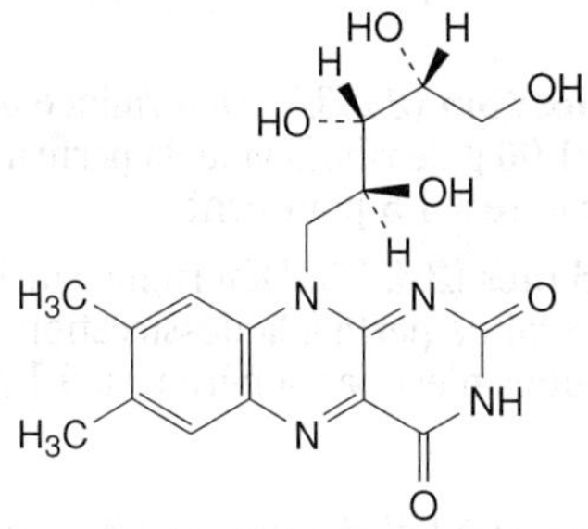

$C_{17}H_{20}N_4O_6$ M_r 376,4

DÉFINITION

La riboflavine contient au minimum 98,0 pour cent et au maximum l'équivalent de 101,0 pour cent de 7,8-diméthyl-10-[(2*S*,3*S*,4*R*)-2,3,4,5-tétrahydroxypentyl]benzo[*g*]ptéridine-2,4(3*H*,10*H*)-dione, calculé par rapport à la substance desséchée.

CARACTÈRES

Poudre cristalline, jaune ou jaune orangé, très peu soluble dans l'eau, pratiquement insoluble dans l'alcool et dans l'éther. La riboflavine est plus soluble dans une solution de chlorure de sodium à 9 g/l que dans l'eau. Les solutions s'altèrent à la lumière, en particulier si elles sont alcalines.

IDENTIFICATION

Première identification : B.

Seconde identification : A, C.

A. La riboflavine satisfait à l'essai du pouvoir rotatoire spécifique (voir Essai).

B. Examinez la riboflavine par spectrophotométrie d'absorption dans l'infrarouge (*2.2.24*), en comparant avec le spectre obtenu avec la *riboflavine SCR.*

C. Dissolvez 1 mg environ de riboflavine dans 100 ml d'*eau R.* La solution présente par transparence une coloration jaune-vert pâle et, par réflexion, une fluorescence intense vert-jaune disparaissant par addition d'acides minéraux ou d'alcalis.

ESSAI

Acidité ou alcalinité. Chauffez à ébullition pendant 2 min 0,5 g de riboflavine dans 25 ml d'*eau R.* Laissez refroidir et filtrez. A 10 ml du filtrat, ajoutez 0,05 ml de *solution de phénolphtaléine R1* et 0,4 ml d'*hydroxyde de sodium 0,01 M.* La solution est orangée. Ajoutez 0,5 ml d'*acide chlorhydrique 0,01 M.* La solution est jaune. Après addition de 0,15 ml de *solution de rouge de méthyle R,* la solution vire à l'orangé.

Pouvoir rotatoire spécifique (*2.2.7*). Dissolvez 50,0 mg de riboflavine dans de l'*hydroxyde de sodium 0,05 M* exempt de carbonate et complétez à 10,0 ml avec la même solution alcaline. Mesurez le pouvoir rotatoire 30 min au maximum après la mise en solution. Calculé par rapport à la substance desséchée, le pouvoir rotatoire spécifique est de – 115 à – 135.

Absorbance (*2.2.25*). Diluez au demi avec de l'*eau R* la solution finale préparée pour le dosage. La dilution présente 4 maximums d'absorption respectivement à 223 nm, à 267 nm, à 373 nm et à 444 nm. Le rapport entre les absorbances mesurées aux maximums à 373 nm et à 267 nm est de 0,31 à 0,33 et le rapport entre les absorbances mesurées aux maximums à 444 nm et à 267 nm est de 0,36 à 0,39.

Lumiflavine. Agitez 25 mg de riboflavine avec 10 ml de *chloroforme R* pendant 5 min et filtrez. Le filtrat n'est pas plus fortement coloré que la solution témoin JB_6 (*2.2.2, Procédé II*).

Perte à la dessiccation (*2.2.32*). Déterminée à l'étuve à 100-105 °C sur 1,00 g de riboflavine, la perte à la dessiccation n'est pas supérieure à 1,5 pour cent.

Cendres sulfuriques (*2.4.14*). Déterminé sur le résidu obtenu dans l'essai de perte à la dessiccation, le taux des cendres sulfuriques n'est pas supérieur à 0,1 pour cent.

DOSAGE

Effectuez le dosage à l'abri d'une lumière vive. Dans une fiole jaugée en verre brun de 500 ml, mettez en suspension 65,0 mg de riboflavine dans 5 ml d'*eau R* de façon à mouiller complètement l'échantillon. Dissolvez-le ensuite dans 5 ml de *solution diluée d'hydroxyde de sodium R*. Dès que la dissolution est complète, ajoutez 100 ml d'*eau R*, 2,5 ml d'*acide acétique glacial R* et complétez à 500,0 ml avec de l'*eau R*. Dans une fiole jaugée en verre brun de 200 ml, introduisez 20,0 ml de cette solution, 3,5 ml d'une solution d'*acétate de sodium R* à 14 g/l, puis complétez à 200,0 ml avec de l'*eau R*. Mesurez l'absorbance (*2.2.25*) au maximum d'absorption à 444 nm.

Calculez la teneur en $C_{17}H_{20}N_4O_6$ en prenant 328 comme valeur de l'absorbance spécifique.

CONSERVATION

En récipient étanche, à l'abri de la lumière.

01/2002:0786

RIBOFLAVINE (PHOSPHATE SODIQUE DE)

Riboflavini natrii phosphas

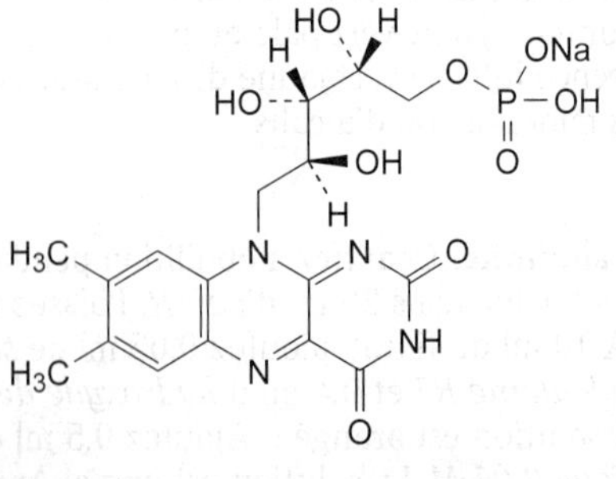

$C_{17}H_{20}N_4NaO_9P$ M_r 478,3

DÉFINITION

Le phosphate sodique de riboflavine est un mélange contenant le 5'-(hydrogénophosphate sodique) de riboflavine comme composant principal ainsi que d'autres monophosphates sodiques de riboflavine. Le phosphate sodique de riboflavine contient au minimum 73,0 pour cent et au maximum 79,0 pour cent de riboflavine ($C_{17}H_{20}N_4O_6$; M_r 376,4), calculé par rapport à la substance desséchée. Le phosphate sodique de riboflavine contient une quantité variable d'eau.

CARACTÈRES

Poudre cristalline, jaune à jaune-orangé, hygroscopique, soluble dans l'eau, très peu soluble dans l'alcool, pratiquement insoluble dans l'éther.

IDENTIFICATION

A. Dissolvez 50,0 mg de substance à examiner dans la *solution tampon phosphate pH 7,0 R* et complétez à 100,0 ml avec la même solution tampon. Prélevez 2,0 ml de solution et complétez à 100,0 ml avec la *solution tampon phosphate pH 7,0 R*. Examinée de 230 nm à 350 nm (*2.2.25*), la solution présente un maximum d'absorption à 266 nm. L'absorbance spécifique au maximum est de 580 à 640.

B. Examinez les chromatogrammes obtenus dans l'essai des substances apparentées. Le pic principal du chromatogramme obtenu avec la solution à examiner est semblable quant à sa position et à ses dimensions approximatives au pic principal du chromatogramme obtenu avec la solution témoin (b).

C. Dissolvez 10 mg environ de substance à examiner dans de la *solution diluée d'hydroxyde de sodium R* et complétez à 100 ml avec la même solution. Exposez 1 ml de la solution obtenue à la lumière ultraviolette à 254 nm pendant 5 min. Ajoutez une quantité suffisante d'*acide acétique R* pour rendre la solution acide au *papier tournesol bleu R* et agitez la solution avec 2 ml de *chlorure de méthylène R*. La couche inférieure présente une fluorescence jaune.

D. A 0,5 g de substance à examiner, ajoutez 10 ml d'*acide nitrique R*. Evaporez au bain-marie à siccité, calcinez le résidu jusqu'à obtention d'un résidu blanc. Dissolvez le résidu dans 5 ml d'*eau R* et filtrez. Le filtrat donne la réaction (a) du sodium et la réaction (b) des phosphates (*2.3.1*).

ESSAI

Détermination du pH (*2.2.3*). Dissolvez 0,5 g de substance à examiner dans de l'*eau exempte de dioxyde de carbone R* et complétez à 50 ml avec le même solvant. Le pH de la solution est de 5,0 à 6,5.

Pouvoir rotatoire spécifique (*2.2.7*). Dissolvez 0,300 g de substance à examiner dans 18,2 ml d'*acide chlorhydrique R1* et complétez à 25,0 ml avec de l'*eau R*. Calculé par rapport à la substance desséchée, le pouvoir rotatoire spécifique est de + 38,0 à + 43,0.

Lumiflavine. Agitez 35 mg environ de substance à examiner avec 10 ml de *chlorure de méthylène R* pendant 5 min. Filtrez. Le filtrat n'est pas plus fortement coloré que la solution témoin JB_6 (*2.2.2, Procédé II*).

Substances apparentées. Opérez par chromatographie liquide (*2.2.29*). *Effectuez l'essai à l'abri de la lumière actinique.*

Solution à examiner. Dissolvez 0,100 g de substance à examiner dans 50 ml d'*eau R* et complétez à 100,0 ml avec la phase mobile. Prélevez 8,0 ml de solution et complétez à 50,0 ml avec la phase mobile.

Solution témoin (a). Dissolvez 60 mg de *riboflavine SCR* dans 1 ml d'*acide chlorhydrique R* et complétez à 250,0 ml avec de l'*eau R*. Prélevez 4,0 ml de solution et complétez à 100,0 ml avec la phase mobile.

Solution témoin (b). Dissolvez 0,100 g de *phosphate sodique de riboflavine SCR* dans 50 ml d'*eau R* et complétez à 100,0 ml avec la phase mobile. Prélevez 8,0 ml de solution et complétez à 50,0 ml avec la phase mobile.

La chromatographie peut être réalisée en utilisant :

- une colonne d'acier inoxydable, d'une longueur de 0,25 m et d'un diamètre intérieur de 4,6 mm, remplie de *gel de silice octadécylsilylé pour chromatographie R* (5 µm),
- comme phase mobile, à un débit de 2 ml/min, un mélange de 150 volumes de *méthanol R* et de 850 volumes d'une solution de *phosphate monopotassique R* à 7,35 g/l,
- comme détecteur, un spectrophotomètre réglé à 266 nm.

Lorsque les chromatogrammes sont enregistrés dans les conditions prescrites, le temps de rétention est de 20 min environ pour le 5′-monophosphate de riboflavine et les temps de rétention relatifs sont de 0,2 environ pour le 3′,4′-diphosphate de riboflavine, de 0,3 environ pour le 3′,5′-diphosphate de riboflavine, de 0,5 environ pour le 4′,5′-diphosphate de riboflavine, de 0,7 environ pour le 3′-monophosphate de riboflavine, de 0,9 environ pour le 4′-monophosphate de riboflavine, de 1 pour le 5′-monophosphate de riboflavine et de 2 environ pour la riboflavine.

Injectez 100 µl de solution témoin (a). Ajustez la sensibilité du système de façon que la hauteur du pic principal du chromatogramme obtenu représente au moins 50 pour cent de l'échelle totale de l'enregistreur. Injectez 100 µl de solution témoin (b). Continuez la chromatographie jusqu'à ce que le pic correspondant à la riboflavine puisse être clairement évalué. L'essai n'est valable que si dans le chromatogramme obtenu avec la solution témoin (b), la résolution entre les pics correspondant respectivement au 4′-monophosphate de riboflavine et au 5′-monophosphate de riboflavine n'est pas inférieure à 1,5.

Injectez 100 µl de solution à examiner, 100 µl de solution témoin (a) et 100 µl de solution témoin (b). Calculez la teneur pour cent en riboflavine libre et la teneur pour cent en riboflavine sous forme de diphosphates de riboflavine à partir de la surface des pics du chromatogramme obtenu avec la solution à examiner et à partir de la quantité de riboflavine libre contenue dans la solution témoin (a). La teneur en riboflavine libre n'est pas supérieure à 6,0 pour cent et la teneur en riboflavine sous forme de diphosphates de riboflavine n'est pas supérieure à 6,0 pour cent, ces deux teneurs étant calculées par rapport à la substance desséchée.

Phosphate inorganique. Dissolvez 0,10 g de substance à examiner dans de l'*eau R* et complétez à 100 ml avec le même solvant. Prélevez 5 ml de solution, ajoutez 10 ml d'*eau R*, 5 ml de *solution tampon sulfate de cuivre pH 4,0 R*, 2 ml d'une solution de *molybdate d'ammonium R* à 30 g/l, 1 ml d'une solution récemment préparée contenant 20 g/l de *sulfate de 4-méthylaminophénol R* et 50 g/l de *métabisulfite de sodium R*, et 1 ml d'une solution d'*acide perchlorique R* à 3 pour cent *V/V*. Complétez à 25,0 ml avec de l'*eau R*. Mesurez dans les 15 min qui suivent sa préparation l'absorbance de la solution à 800 nm (*2.2.25*), en utilisant comme liquide de compensation une solution préparée de la même manière mais en omettant la substance à examiner. L'absorbance n'est pas supérieure à celle d'une solution préparée de la façon suivante : à 15 ml de *solution à 5 ppm de phosphate (PO_4) R*, ajoutez 5 ml de *solution tampon sulfate de cuivre pH 4,0 R*, 2 ml d'une solution de *molybdate d'ammonium R* à 30 g/l, 1 ml d'une solution récemment préparée contenant 20 g/l de *sulfate de 4-méthylaminophénol R* et 50 g/l de *métabisulfite de sodium R*, et 1 ml d'une solution d'*acide perchlorique R* à 3 pour cent *V/V* ; complétez à 25,0 ml avec de l'*eau R* (1,5 pour cent).

Métaux lourds (*2.4.8*). Dans un creuset de silice, introduisez 2,0 g de substance à examiner. Ajoutez goutte à goutte 2 ml d'*acide nitrique R*, puis 0,25 ml d'*acide sulfurique R*. Chauffez avec précaution jusqu'à apparition de vapeurs blanches et calcinez. Refroidissez. Reprenez le résidu avec 2 fois 2 ml d'*acide chlorhydrique R* et évaporez le mélange à siccité. Dissolvez le résidu dans 2 ml d'*acide acétique dilué R* et complétez à 20 ml avec de l'*eau R*. 12 ml de cette solution satisfont à l'essai limite A des métaux lourds (10 ppm). Préparez le témoin avec 10 ml de *solution à 1 ppm de plomb (Pb) R*.

Perte à la dessiccation (*2.2.32*). Déterminée à l'étuve à 100-105 °C sous une pression ne dépassant pas 0,7 kPa pendant 5 h sur 1,000 g de substance à examiner, la perte à la dessiccation n'est pas supérieure à 8,0 pour cent.

DOSAGE

Effectuez le dosage à l'abri de la lumière. Dissolvez 0,100 g de substance à examiner dans 150 ml d'*eau R*, ajoutez 2 ml d'*acide acétique glacial R* et complétez à 1000,0 ml avec de l'*eau R*. A 10,0 ml de solution, ajoutez 3,5 ml d'une solution d'*acétate de sodium R* à 14 g/l et complétez à 50,0 ml avec de l'*eau R*. Mesurez l'absorbance (*2.2.25*) au maximum à 444 nm.

Calculez la teneur en $C_{17}H_{20}N_4O_6$ en prenant 328 comme valeur de l'absorbance spécifique.

CONSERVATION

En récipient étanche, à l'abri de la lumière.

IMPURETÉS

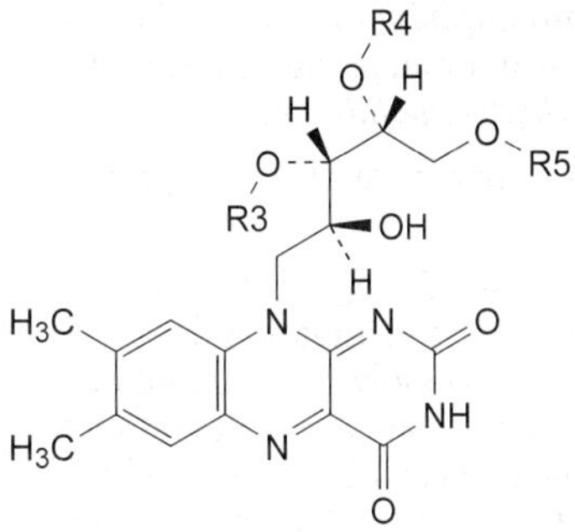

A. R3 = R4 = PO_3H_2, R5 = H : 3′,4′-diphosphate de riboflavine,

B. R3 = R5 = PO_3H_2, R4 = H : 3′,5′-diphosphate de riboflavine,

C. R3 = H, R4 = R5 = PO_3H_2 : 4′,5′-diphosphate de riboflavine,

D. R3 = R4 = R5 = H : riboflavine,

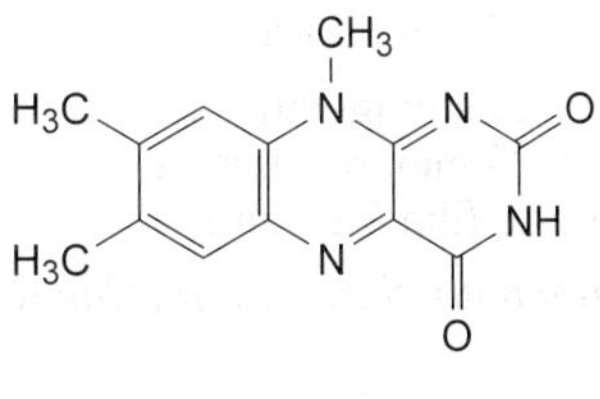

E. 7,8,10-triméthylbenzo[*g*]ptéridine-2,4(3*H*,10*H*)-dione (lumiflavine).

01/2002:1497

RICIN (HUILE DE) HYDROGÉNÉE

Ricini oleum hydrogenatum

DÉFINITION

L'huile de ricin hydrogénée est l'huile obtenue par hydrogénation de l'*Huile de ricin vierge (0051).*
Elle contient principalement le triglycéride de l'acide 12-hydroxystéarique.

CARACTÈRES

Poudre fine sensiblement blanche à jaune pâle ou masses ou paillettes sensiblement blanches à jaune pâle, pratiquement insolubles dans l'eau, facilement solubles dans le chlorure de méthylène, peu solubles dans l'éther de pétrole et très peu solubles dans l'éthanol.

IDENTIFICATION

A. Point de fusion (*2.2.14*) : 83 °C à 88 °C.

B. L'huile de ricin hydrogénée satisfait à l'essai de l'indice d'hydroxyle (voir Essai).

C. L'huile de ricin hydrogénée satisfait à l'essai de composition en acides gras (voir Essai).

ESSAI

Indice d'acide (*2.5.1*). Déterminé sur 10,0 g d'huile de ricin hydrogénée dissous dans 75 ml d'*alcool R* chaud, l'indice d'acide n'est pas supérieur à 4,0.

Indice d'hydroxyle (*2.5.3, Procédé A*) : 145 à 165. Effectuez le dosage sur une solution chaude.

Indice d'iode (*2.5.4*) : au maximum 5,0.

Impuretés alcalines. Dissolvez 1,0 g d'huile de ricin hydrogénée, en chauffant doucement, dans un mélange de 1,5 ml d'*alcool R* et de 3 ml de *toluène R*. Ajoutez 0,05 ml d'une solution de *bleu de bromophénol R* à 0,4 g/l dans l'*alcool R*. Le virage de l'indicateur au jaune ne nécessite pas plus de 0,2 ml d'*acide chlorhydrique 0,01 M*.

Composition en acides gras. Opérez par chromatographie en phase gazeuse (*2.2.28*).

Solution à examiner. Introduisez 75 mg d'huile de ricin hydrogénée dans un tube à centrifugation de 10 ml muni d'un bouchon à vis. Dissolvez dans 2 ml de *(1,1-diméthyléthyl)méthyléther R1* en agitant et chauffez doucement (50-60 °C). Ajoutez à la solution encore chaude 1 ml d'une solution de *sodium R* à 12 g/l dans le *méthanol anhydre R*, préparée avec les précautions nécessaires et agitez vigoureusement pendant au moins 5 min. Ajoutez 5 ml d'*eau distillée R* et agitez vigoureusement pendant environ 30 s. Centrifugez pendant 15 min à 1500 *g*. Utilisez la couche supérieure.

Solution témoin. Dissolvez 50 mg de *12-hydroxystéarate de méthyle SCR* et 50 mg de *stéarate de méthyle SCR* dans 10,0 ml de *(1,1-diméthyléthyl)méthyléther R1*.

La chromatographie peut être réalisée en utilisant :

- une colonne de silice fondue, d'une longueur de 30 m et d'un diamètre intérieur de 0,25 mm, recouverte de *macrogol 20 000 R* (épaisseur du film 0,25 µm),
- comme gaz vecteur, de l'*hélium pour chromatographie R*, à un débit de 0,9 ml/min,
- un détecteur à ionisation de flamme,
- un injecteur de type diviseur (1:100),

en maintenant la température de la colonne à 215 °C pendant 55 min et en maintenant la température de la chambre à injection et celle du détecteur à 250 °C.

Injectez 1 µl de chaque solution.

L'essai n'est pas valable que si les critères de conformité indiqués dans la méthode générale (*2.4.22, Procédé A*) sont satisfaits.

Calculez la teneur de chaque acide gras à l'aide de l'expression :

$$A_{x,s,c} / \sum A_{x,s,c} \times 100 \text{ pour cent } m/m$$

$A_{x,s,c}$ = surface corrigée du pic correspondant à un acide gras donné obtenu avec la solution à examiner :

$$A_{x,s,c} = A_{x,s} \times R_c$$

R_c = facteur de correction relatif pour les pics correspondant au 12-hydroxystéarate de méthyle et au 9,10-dihydroxystéarate de méthyle :

$$R_c = \frac{m_{1,r} \times A_{2,r}}{A_{1,r} \times m_{2,r}}$$

R_c = 1 pour les pics correspondant aux autres pics d'acides gras spécifiés ou non spécifiés,

$m_{1,r}$ = masse de 12-hydroxystéarate de méthyle dans la solution témoin,

$m_{2,r}$ = masse de stéarate de méthyle dans la solution témoin,

$A_{1,r}$ = surface du pic correspondant au 12-hydroxystéarate de méthyle dans le chromatogramme obtenu avec la solution témoin,

$A_{2,r}$ = surface du pic correspondant au stéarate de méthyle dans le chromatogramme obtenu avec la solution témoin,

$A_{x,s}$ = surface des pics correspondant aux esters méthyliques d'acides gras spécifiés ou non spécifiés.

Le mélange des acides gras constitutifs de l'huile de ricin hydrogénée est composé de :

- acide palmitique : au maximum 2,0 pour cent,
- acide stéarique : 7,0 pour cent à 14,0 pour cent,
- acide arachidique : au maximum 0,5 pour cent,
- acide 12-oxostéarique (longueur de chaîne équivalente sur le macrogol 20 000 : 22,7) : au maximum 5,0 pour cent,
- acide 12-hydroxystéarique (longueur de chaîne équivalente sur le macrogol 20 000 : 23,9) : 78,0 pour cent à 91,0 pour cent,
- acide 9,10-dihydroxystéarique (longueur de chaîne équivalente sur le macrogol 20 000 : 25,8) : 0,3 pour cent à 0,7 pour cent,
- tout autre acide gras : au maximum 3,0 pour cent.

Nickel (*2.4.27*). L'huile de ricin hydrogénée ne contient pas plus de 1 ppm de Ni.

CONSERVATION

En récipient bien rempli.

IMPURETÉS

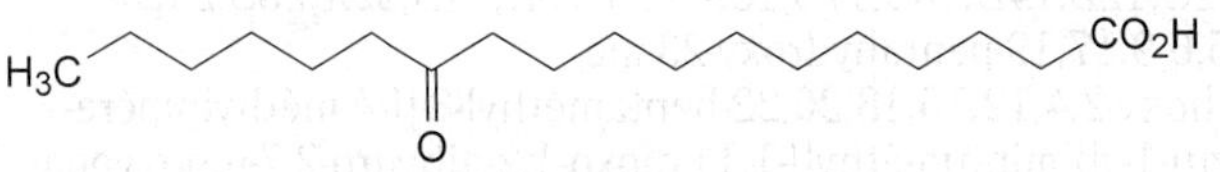

A. acide 12-oxostéarique.

01/2002:0051

RICIN (HUILE DE) VIERGE

Ricini oleum virginale

DÉFINITION

L'huile de ricin vierge est l'huile grasse obtenue à partir de graines de *Ricinus communis* L. par pression à froid. Un antioxydant approprié peut être ajouté.

CARACTÈRES

Liquide limpide, visqueux, sensiblement incolore à faiblement jaune, hygroscopique, peu soluble dans l'éther de pétrole, miscible à l'alcool et à l'acide acétique glacial.

L'indice de réfraction est de 1,479 environ et la densité de 0,958 environ.

IDENTIFICATION

Première identification : D.

Seconde identification : A, B, C.

A. L'huile de ricin vierge satisfait à l'essai de l'angle de rotation optique (voir Essai).

B. L'huile de ricin vierge satisfait à l'essai de l'indice d'hydroxyle (voir Essai).

C. L'huile de ricin vierge satisfait à l'essai de l'indice d'iode (voir Essai).

D. L'huile de ricin vierge satisfait à l'essai de composition en acides gras (voir Essai).

ESSAI

Angle de rotation optique (*2.2.7*) : + 3,5° à + 6,0°.

Absorbance (*2.2.25*). A 1,0 g d'huile de ricin vierge, ajoutez de l'*alcool R* et complétez à 100,0 ml avec le même solvant. La solution présente un maximum d'absorption à 269 nm. Déterminée à ce maximum, l'absorbance spécifique n'est pas supérieure à 1,5.

Indice d'acide (*2.5.1*). Dissolvez 5,0 g d'huile de ricin vierge dans 25 ml du mélange de solvants prescrit. L'indice d'acide n'est pas supérieur à 2,0.

Indice d'hydroxyle (*2.5.3, Procédé A*) : au minimum 150.

Indice d'iode (*2.5.4*) : 82 à 90.

Indice de peroxyde (*2.5.5*) : au maximum 10,0.

Insaponifiable (*2.5.7*). Déterminé sur 5,0 g d'huile de ricin vierge, le taux de l'insaponifiable n'est pas supérieur à 0,8 pour cent.

Composition en acides gras. Opérez par chromatographie en phase gazeuse (*2.2.28*).

Solution à examiner. Introduisez 75 mg de substance à examiner dans un tube à centrifugation de 10 ml muni d'un bouchon à vis. Dissolvez dans 2 ml de *(1,1-diméthyléthyl)méthyléther R1* en agitant et chauffez doucement (50-60 °C). Ajoutez à la solution encore chaude 1 ml d'une solution de *sodium R* à 12 g/l dans le *méthanol anhydre R*, préparée avec les précautions nécessaires et agitez vigoureusement pendant 5 min environ. Ajoutez 5 ml d'*eau distillée R* et agitez vigoureusement pendant 30 s environ. Centrifugez pendant 15 min à 1500 *g*. Utilisez la couche supérieure.

Solution témoin. Dissolvez 50 mg de *ricinoléate de méthyle SCR* et 50 mg de *stéarate de méthyle SCR* dans 10,0 ml de *(1,1-diméthyléthyl)méthyléther R1.*

La chromatographie peut être réalisée en utilisant :

– une colonne de silice fondue, d'une longueur de 30 m et d'un diamètre intérieur de 0,25 mm, recouverte de *macrogol 20 000 R* (épaisseur du film 0,25 µm),

– comme gaz vecteur, de l'*hélium pour chromatographie R*, à un débit de 0,9 ml/min,

– un détecteur à ionisation de flamme,

– un injecteur de type diviseur (1:100),

en maintenant la température de la colonne à 215 °C pendant 55 min et en maintenant la température de la chambre à injection et celle du détecteur à 250 °C.

Injectez 1 µl de chaque solution.

L'essai n'est valable que si les critères de conformité indiqués dans la méthode générale (*2.4.22, Procédé A*) sont satisfaits.

Calculez la teneur de chaque acide gras à l'aide de l'expression :

$$A_{x,s,c}/\sum A_{x,s,c} \times 100 \text{ pour cent } m/m$$

$A_{x,s,c}$ = surface corrigée du pic correspondant à un acide gras donné obtenu avec la solution à examiner :

$$A_{x,s,c} = A_{x,s} \times R_c$$

R_c = facteur de correction relatif :

$$R_c = \frac{m_{1,r} \times A_{2,r}}{A_{1,r} \times m_{2,r}}$$

pour les pics correspondant au ricinoléate de méthyle et au 9,10-dihydroxystéarate de méthyle.

R_c = 1 pour les pics correspondant aux autres pics d'acides gras spécifiés ou non spécifiés,

$m_{1,r}$ = masse de ricinoléate de méthyle dans la solution témoin,

$m_{2,r}$ = masse de stéarate de méthyle dans la solution témoin,

$A_{1,r}$ = surface du pic correspondant au ricinoléate de méthyle dans le chromatogramme obtenu avec la solution témoin,

$A_{2,r}$ = surface du pic correspondant au stéarate de méthyle dans le chromatogramme obtenu avec la solution témoin,

$A_{x,s}$ = surface des pics correspondant aux esters méthyliques d'acides gras spécifiés ou non spécifiés.

Le mélange des acides gras constitutifs de l'huile de ricin vierge est composé de :

- acide palmitique : au maximum 2,0 pour cent,
- acide stéarique : au maximum 2,5 pour cent,
- acide oléique et isomères (C18:1 longueur de chaîne équivalente sur le macrogol 20 000 : 18,3) : 2,5 pour cent à 6,0 pour cent,
- acide linoléique (C18:2 longueur de chaîne équivalente sur le macrogol 20 000 : 18,8) : 2,5 pour cent à 7,0 pour cent,
- acide linolénique (C18:3 longueur de chaîne équivalente sur le macrogol 20 000 : 19,2) : au maximum 1,0 pour cent,
- acide eicosénoïque (C20:1 longueur de chaîne équivalente sur le macrogol 20 000 : 20,2) : au maximum 1,0 pour cent,
- acide ricinoléique (longueur de chaîne équivalente sur le macrogol 20 000 : 23,9) : 85,0 pour cent à 92,0 pour cent,
- acide 9,10-dihydroxystéarique (longueur de chaîne équivalente sur le macrogol 20 000 : 25,8) : 0,3 pour cent à 0,7 pour cent,
- tout autre acide gras : au maximum 1,0 pour cent.

Teneur en eau (*2.5.12*). Déterminée par semi-microdosage sur 5,0 g d'huile de ricin vierge, la teneur en eau n'est pas supérieure à 0,3 pour cent.

CONSERVATION

En récipient bien rempli, à l'abri de la lumière et à une température ne dépassant pas 25 °C.

ÉTIQUETAGE

L'étiquette indique le nom et la concentration de tout antioxydant éventuellement ajouté.

01/2002:0052

RIFAMPICINE

Rifampicinum

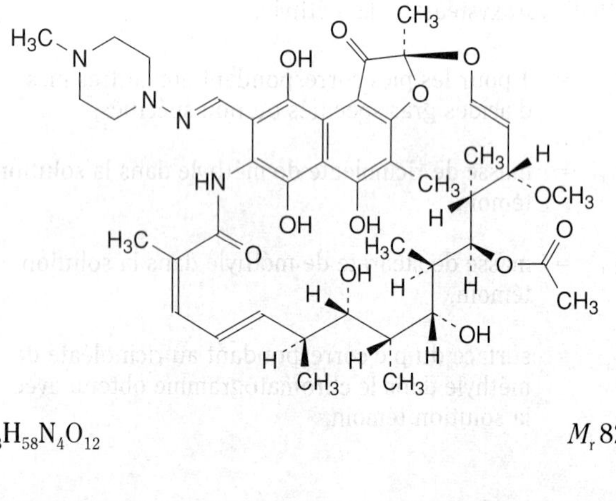

$C_{43}H_{58}N_4O_{12}$ M_r 823

DÉFINITION

La rifampicine est l'acétate de (2*S*,12*Z*,14*E*,16*S*,17*S*,18*R*,19*R*,20*R*,21*S*,22*R*,23*S*,24*E*)-5,6,9,17,19-pentahydroxy-23-méthoxy-2,4,12,16,18,20,22-heptaméthyl-8-[[(4-méthylpipérazin-1-yl)imino]méthyl]-1,11-dioxo-1,2-dihydro-2,7-(époxypentadéca[1,11,13]triénimino)naphto[2,1-*b*]furan-21-yle, un antibiotique hémi-synthétique dérivé de la rifamycine SV. Elle contient au minimum 97,0 pour cent et au maximum l'équivalent de 102,0 pour cent de $C_{43}H_{58}N_4O_{12}$, calculé par rapport à la substance desséchée.

CARACTÈRES

Poudre cristalline, brun-rouge à rouge-brun, peu soluble dans l'eau, soluble dans le méthanol, peu soluble dans l'acétone, dans l'alcool et dans l'éther.

IDENTIFICATION

A. Dissolvez 50 mg de rifampicine dans 50 ml de *méthanol R*. Prélevez 1 ml de cette solution et complétez à 50 ml avec la *solution tampon phosphate pH 7,4 R*. Examinée de 220 nm à 500 nm, la solution présente 4 maximums d'absorption (*2.2.25*) à 237 nm, 254 nm, 334 nm et 475 nm. Le rapport entre l'absorbance mesurée à 334 nm et celle mesurée à 475 nm est voisin de 1,75.

B. Examinez la rifampicine par spectrophotométrie d'absorption dans l'infrarouge (*2.2.24*), en comparant avec le spectre obtenu avec la *rifampicine SCR*. Examinez les substances sous forme de pâte à base de *paraffine liquide R*.

C. Mettez 25 mg environ de rifampicine en suspension dans 25 ml d'*eau R*, agitez pendant 5 min et filtrez. A 5 ml du filtrat, ajoutez 1 ml d'une solution de *persulfate d'ammonium R* à 100 g/l dans la *solution tampon phosphate pH 7,4 R* et agitez pendant quelques minutes. La solution vire du jaune orangé au rouge-violet sans formation de précipité.

ESSAI

Détermination du pH (*2.2.3*). Le pH d'une suspension de rifampicine à 10 g/l dans de l'*eau exempte de dioxyde de carbone R* est de 4,5 à 6,5.

Substances apparentées. Opérez par chromatographie liquide (*2.2.29*).

Préparez la solution à examiner et la solution témoin immédiatement avant utilisation.

Mélange de solvants. A 10 volumes d'une solution d'*acide citrique R* à 210,1 g/l, ajoutez 23 volumes d'une solution de *phosphate monopotassique R* à 136,1 g/l, 77 volumes d'une solution de *phosphate dipotassique R* à 174,2 g/l, 250 volumes d'*acétonitrile R* et 640 volumes d'*eau R*.

Solution à examiner. Dissolvez 20,0 mg de rifampicine dans de l'*acétonitrile R* et complétez à 10,0 ml avec le même solvant. Prélevez 5,0 ml de solution et complétez à 50,0 ml avec le mélange de solvants.

Solution témoin. Dissolvez 20,0 mg de *rifampicine quinone SCR* dans de l'*acétonitrile R* et complétez à 100,0 ml avec le même solvant. A 1,0 ml de cette solution ajoutez 1,0 ml de la solution à examiner et complétez à 100,0 ml avec le mélange de solvants.

La chromatographie peut être réalisée en utilisant :

- une colonne d'acier inoxydable, d'une longueur de 0,12 m et d'un diamètre intérieur de 4,6 mm, remplie de *gel de silice octylsilylé pour chromatographie R* (5 µm),

Monographies Q - Z

– comme phase mobile, à un débit de 1,5 ml/min, un mélange de 35 volumes d'*acétonitrile R* et de 65 volumes d'une solution contenant 0,1 pour cent *V/V* d'*acide phosphorique R*, 1,9 g/l de *perchlorate de sodium R*, 5,9 g/l d'*acide citrique R* et 20,9 g/l de *phosphate monopotassique R*,

– comme détecteur, un spectrophotomètre réglé à 254 nm,

– un injecteur à boucle de 20 µl.

Injectez la solution témoin. Ajustez la sensibilité du système de façon que la hauteur des 2 pics principaux représente la moitié au moins de l'échelle totale de l'enregistreur. L'essai n'est valable que si la résolution entre les 2 pics principaux n'est pas inférieure à 4,0. Si nécessaire, ajustez la concentration de l'acétonitrile dans la phase mobile. Injectez la solution à examiner et continuez la chromatographie pendant 2 fois au moins le temps de rétention de la rifampicine. Dans le chromatogramme obtenu avec la solution à examiner, la surface du pic dû à la rifampicine quinone n'est pas supérieure à 1,5 fois la surface du pic correspondant dans le chromatogramme obtenu avec la solution témoin (1,5 pour cent). S'il apparaît d'autres pics que le pic principal et le pic dû à la rifampicine quinone, la surface d'aucun d'entre eux n'est supérieure à celle due au pic de la rifampicine dans le chromatogramme obtenu avec la solution témoin (1,0 pour cent) et la somme de leur surface n'est pas supérieure à 3,5 fois la surface du pic correspondant à la rifampicine dans le chromatogramme obtenu avec la solution témoin (3,5 pour cent). Ne tenez pas compte d'un pic dû au solvant ni des pics dont la surface est inférieure à 0,05 fois la surface du pic correspondant à la rifampicine dans le chromatogramme obtenu avec la solution témoin.

Métaux lourds (*2.4.8*). 1,0 g de rifampicine satisfait à l'essai limite C des métaux lourds (20 ppm). Préparez le témoin avec 2 ml de *solution à 10 ppm de plomb (Pb) R*.

Perte à la dessiccation (*2.2.32*). Déterminée à 80 °C sous une pression ne dépassant pas 670 Pa pendant 4 h, sur 1,000 g de rifampicine, la perte à la dessiccation n'est pas supérieure à 1,0 pour cent.

Cendres sulfuriques (*2.4.14*). Déterminé sur 2,0 g de rifampicine, le taux des cendres sulfuriques n'est pas supérieur à 0,1 pour cent.

DOSAGE

Dissolvez 0,100 g de rifampicine dans du *méthanol R* et complétez à 100,0 ml avec le même solvant. Prélevez 2,0 ml de cette solution et complétez à 100,0 ml avec la *solution tampon phosphate pH 7,4 R*. Mesurez l'absorbance (*2.2.25*) au maximum à 475 nm en utilisant comme liquide de compensation la *solution tampon phosphate pH 7,4 R*.

Calculez la teneur en $C_{43}H_{58}N_4O_{12}$ en prenant 187 comme valeur de l'absorbance spécifique.

CONSERVATION

En récipient étanche, sous azote, à l'abri de la lumière à une température ne dépassant pas 25 °C.

IMPURETÉS

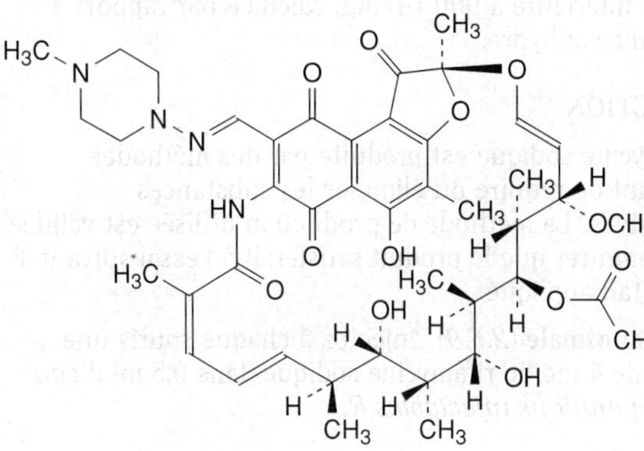

A. rifampicine quinone,

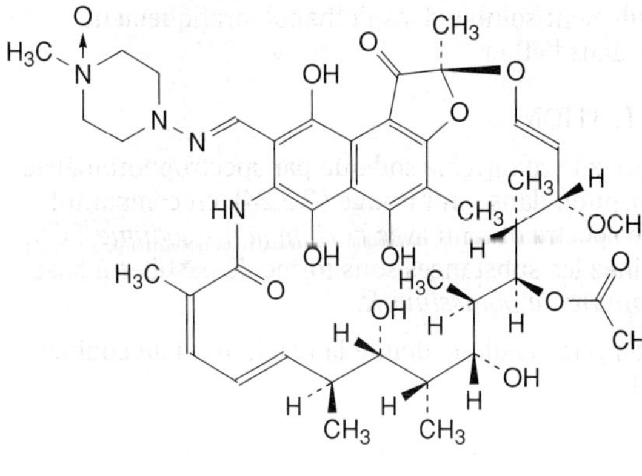

B. rifampicine *N*-oxyde.

01/2002:0432

RIFAMYCINE SODIQUE

Rifamycinum natricum

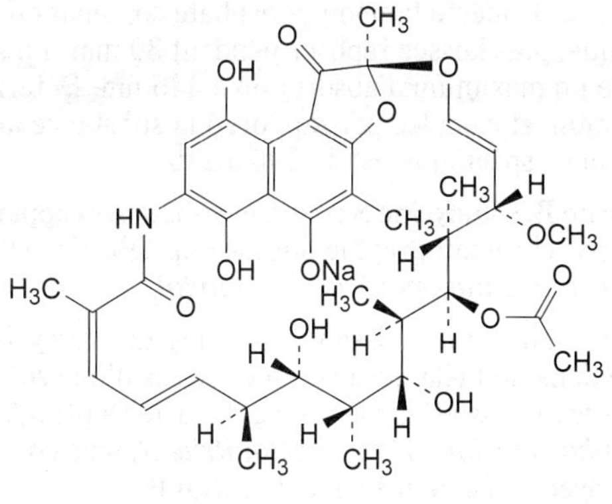

$C_{37}H_{46}NNaO_{12}$ M_r 720

DÉFINITION

La rifamycine sodique, (2*S*,12*Z*,14*E*,16*S*,17*S*,18*R*,19*R*,20*R*,21*S*,22*R*,23*S*,24*E*)-21-(acétyloxy)-6,9,17,19-tétrahydroxy-23-méthoxy-2,4,12,16,18,20,22-heptaméthyl-1,11-dioxo-1,2-dihydro-2,7-(époxypentadéca[1,11,13]triénimino)naphtho[2,1-*b*]furan-5-olate de sodium, est le sel monosodique de la rifamycine SV, substance obtenue par transformation chimique de la rifamycine B, elle-même élaborée par certaines souches de *Amycolatopsis mediterranei*. La rifamycine SV peut être également produite directement à partir de certains mutants de

Monographies Q - Z

A. mediterranei. L'activité de la rifamycine sodique n'est pas inférieure à 900 UI/mg, calculée par rapport à la substance anhydre.

PRODUCTION

La rifamycine sodique est produite par des méthodes permettant de réduire ou éliminer les substances hypotensives. La méthode de production utilisée est validée pour démontrer que le produit satisferait à l'essai suivant si celui-ci était appliqué.

Toxicité anormale (*2.6.9*). Injectez à chaque souris une solution de 4 mg de rifamycine sodique dans 0,5 ml d'*eau pour préparations injectables R*.

CARACTÈRES

Poudre fine ou légèrement granulée, rouge, soluble dans l'eau, facilement soluble dans l'éthanol, pratiquement insoluble dans l'éther.

IDENTIFICATION

A. Examinez la rifamycine sodique par spectrophotométrie d'absorption dans l'infrarouge (*2.2.24*), en comparant avec le spectre obtenu avec la *rifamycine sodique SCR*. Examinez les substances sous forme de pastilles à base de *bromure de potassium R*.

B. La rifamycine sodique donne la réaction (a) du sodium (*2.3.1*).

ESSAI

Détermination du pH (*2.2.3*). Dissolvez 0,5 g de rifamycine sodique dans de l'*eau exempte de dioxyde de carbone R* et complétez à 10 ml avec le même solvant. Le pH de la solution est de 6,5 à 8,0.

Absorbance (*2.2.25*). Dissolvez 20,0 mg de rifamycine sodique dans 5 ml de *méthanol R* et complétez à 100,0 ml avec de la *solution tampon phosphate pH 7,0 R1* récemment préparée à laquelle a été ajouté, immédiatement avant l'emploi, de l'*acide ascorbique R* à une concentration de 1 g/l. Prélevez 5,0 ml de cette solution et complétez à 50,0 ml avec le même tampon phosphate contenant de l'acide ascorbique, puis laissez reposer pendant 30 min. La solution présente un maximum d'absorption à 445 nm. Déterminée à ce maximum et calculée par rapport à la substance anhydre, l'absorbance spécifique est de 190 à 210.

Rifamycine B, rifamycine S et autres substances apparentées. Opérez par chromatographie liquide (*2.2.29*). *Préparez les solutions immédiatement avant l'emploi.*

Solution à examiner. Dissolvez 50,0 mg de rifamycine sodique dans un mélange à volumes égaux d'une solution de *phosphate monosodique R* à 3,9 g/l ajustée à pH 3,0 avec de l'*acide phosphorique R* et d'*acétonitrile R*, puis complétez à 50,0 ml avec le même mélange de solvants.

Solution témoin (a). Dissolvez 10,0 mg de *rifamycine B SCR* et 40,0 mg de *rifamycine S SCR* dans un mélange à volumes égaux d'une solution de *phosphate monosodique R* à 3,9 g/l ajustée à pH 3,0 avec de l'*acide phosphorique R* et d'*acétonitrile R*, puis complétez à 200,0 ml avec le même mélange de solvants. Prélevez 5,0 ml de solution et complétez à 50,0 ml avec le même mélange de solvants.

Solution témoin (b). Dissolvez 25 mg de rifamycine sodique et 8 mg de *rifamycine S SCR* dans un mélange à volumes égaux d'une solution de *phosphate monosodique R* à 3,9 g/l ajustée à pH 3,0 avec de l'*acide phosphorique R* et d'*acétonitrile R*, puis complétez à 250,0 ml avec le même mélange de solvants.

La chromatographie peut être réalisée en utilisant :

– une colonne d'acier inoxydable d'une longueur de 0,25 m et d'un diamètre intérieur de 4,6 mm remplie de *gel de silice octadécylsilylé pour chromatographie R* (5 µm),
– comme phase mobile, à un débit de 1 ml/min, les solutions suivantes, préparées et maintenues à une température d'au moins 20 °C :

Phase mobile A. Mélangez 10 volumes d'*acétonitrile R* et 90 volumes d'une solution de *phosphate monosodique R* à 3,9 g/l, ajustée à pH 7,5 avec de la *solution diluée d'hydroxyde de sodium R*,

Phase mobile B. Mélangez 70 volumes d'*acétonitrile R* et 30 volumes d'une solution de *phosphate monosodique R* à 3,9 g/l, ajustée à pH 7,5 avec de la *solution diluée d'hydroxyde de sodium R*,

Intervalle (min)	Phase mobile A (pour cent *V/V*)	Phase mobile B (pour cent *V/V*)	Commentaire
0 - 40	80 → 20	20 → 80	gradient linéaire
40 - 45	20	80	isocratique
45 - 47	20 → 80	80 → 20	gradient linéaire
47 - 55	80	20	rééquilibrage

– comme détecteur, un spectrophotomètre réglé à 254 nm,
– un injecteur à boucle de 20 µl.

Injectez la solution témoin (a). Lorsque le chromatogramme est enregistré dans les conditions décrites, l'ordre d'élution est le suivant : rifamycine B, rifamycine SV, rifamycine S. Injectez la solution témoin (b). Ajustez la sensibilité du système de façon que la hauteur du pic correspondant à la rifamycine S dans le chromatogramme obtenu, représente au moins 50 pour cent de l'échelle totale de l'enregistreur. L'essai n'est valable que si la résolution entre les pics correspondant respectivement à la rifamycine SV et à la rifamycine S n'est pas inférieure à 5,0. Injectez la solution à examiner et la solution témoin (a). S'il apparaît, dans le chromatogramme obtenu avec la solution à examiner, un pic correspondant à la rifamycine B, sa surface n'est pas supérieure à celle du pic correspondant dans le chromatogramme obtenu avec la solution témoin (a) (0,5 pour cent) ; s'il apparaît un pic correspondant à la rifamycine S, sa surface n'est pas supérieure à celle du pic correspondant dans le chromatogramme obtenu avec la solution témoin (a) (2 pour cent). S'il apparaît, dans le chromatogramme obtenu avec la solution à examiner, d'autres pics que le pic principal et des pics correspondant à la rifamycine B et à la rifamycine S, la somme de leur surface n'est pas supérieure à la surface du pic correspondant à la rifamycine S dans le chromatogramme obtenu avec la solution témoin (a) (2 pour cent). Ne tenez pas compte des pics dont la surface est inférieure à 0,05 fois la surface du pic correspondant à la rifamycine S dans le chromatogramme obtenu avec la solution témoin (a).

Métaux lourds (*2.4.8*). 2,0 g de rifamycine sodique satisfont à l'essai limite C des métaux lourds (10 ppm). Préparez le témoin avec 2 ml de *solution à 10 ppm de plomb (Pb) R*.

Teneur en eau (*2.5.12*). Déterminée par semi-microdosage sur 0,200 g de rifamycine sodique, la teneur en eau est de 12,0 pour cent à 17,0 pour cent.

Stérilité (*2.6.1*). La rifamycine sodique destinée à la préparation de formes pharmaceutiques administrées par voie parentérale sans autre procédé approprié de stérilisation satisfait également à l'essai de stérilité.

Endotoxines bactériennes (*2.6.14*) : moins de 0,50 UI/mg, si la rifamycine sodique est destinée à la préparation de formes pharmaceutiques administrées par voie parentérale sans autre procédé approprié d'élimination des endotoxines bactériennes.

TITRAGE

Effectuez le titrage microbiologique des antibiotiques (*2.7.2*).

CONSERVATION

En récipient étanche, à l'abri de la lumière, à une température de 2 °C à 8 °C. Si la substance est stérile elle est conservée en récipient stérile, étanche, à fermeture inviolable.

ÉTIQUETAGE

L'étiquette indique :

- dans les cas appropriés, que la substance est stérile,
- dans les cas appropriés, que la substance est exempte d'endotoxines bactériennes.

IMPURETÉS

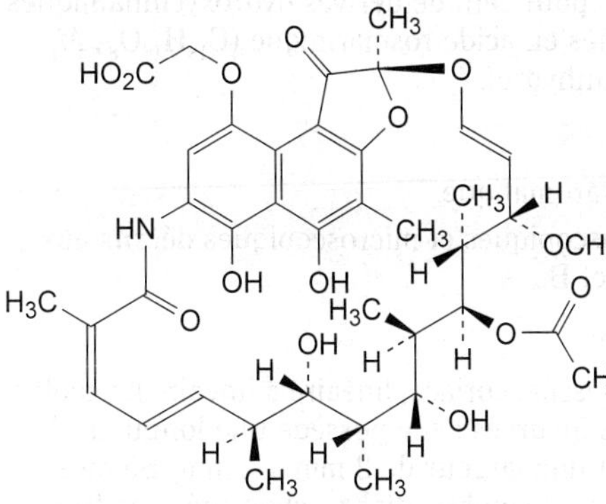

A. rifamycine B,

et l'épimère en C*

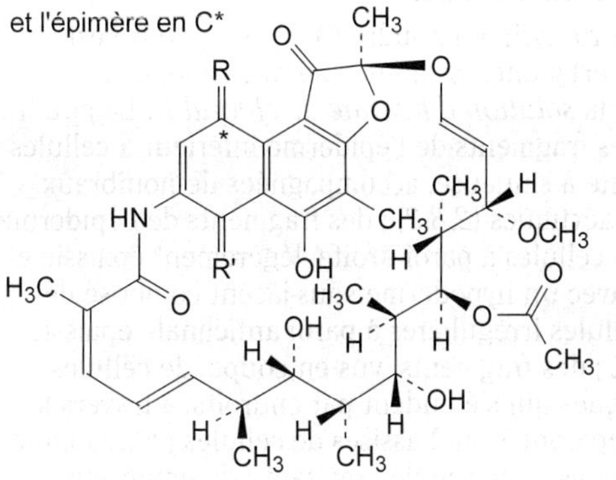

B. R = R′ = =O : rifamycine S,

C. -R- = -O-CO-CH_2-O-, R′ = =O : rifamycine O.

01/2002:1559

RISPÉRIDONE

Risperidonum

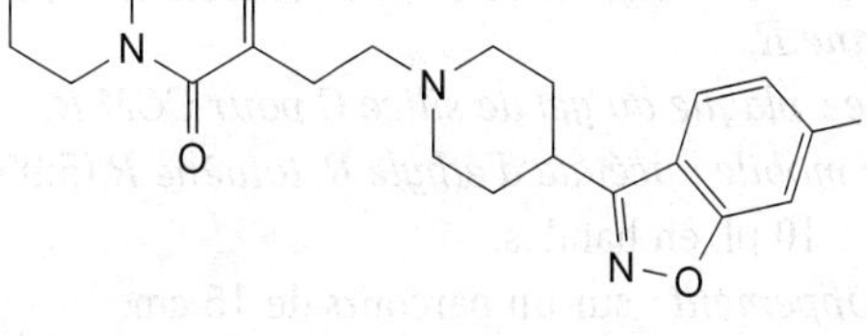

$C_{23}H_{27}FN_4O_2$ M_r 410,5

DÉFINITION

La rispéridone contient au minimum 99,0 pour cent et au maximum l'équivalent de 101,0 pour cent de 3-[2-[4-(6-fluoro-1,2-benzisoxazol-3-yl)pipéridin-1-yl]éthyl]-2-méthyl-6,7,8,9-tétrahydro-4*H*-pyrido[1,2-*a*]pyrimidin-4-one, calculé par rapport à la substance desséchée.

CARACTÈRES

Poudre blanche ou sensiblement blanche, pratiquement insoluble dans l'eau, facilement soluble dans le chlorure de méthylène, assez soluble dans l'alcool. La rispéridone se dissout dans les solutions acides diluées.

La rispéridone présente le phénomène du polymorphisme.

IDENTIFICATION

Examinez la rispéridone par spectrophotométrie d'absorption dans l'infrarouge (*2.2.24*), en comparant avec le spectre obtenu avec la *rispéridone SCR*. Examinez les substances sous forme de pastilles. Si les spectres obtenus présentent des différences, dissolvez respectivement la substance à examiner et la substance de référence dans un volume minimal d'*acétone R*, évaporez à siccité et enregistrez de nouveaux spectres à partir des résidus.

ESSAI

Aspect de la solution. Dissolvez 0,1 g de rispéridone dans une solution d'*acide tartrique R* à 7,5 g/l et complétez à 100 ml avec la même solution acide. La solution est limpide (*2.2.1*) et incolore (*2.2.2,Procédé II*).

Substances apparentées. Opérez par chromatographie liquide (*2.2.29*).

Solution à examiner. Dissolvez 0,10 g de rispéridone dans du *méthanol R* et complétez à 10,0 ml avec le même solvant.

Solution témoin (a). Dissolvez 5,0 mg de *rispéridone SCR* et 5,0 mg d'*halopéridol SCR* dans du *méthanol R* et complétez à 250,0 ml avec le même solvant.

Solution témoin (b). Prélevez 1,0 ml de solution à examiner et complétez à 100,0 ml avec du *méthanol R*. Prélevez 5,0 ml de solution et complétez à 25,0 ml avec du *méthanol R*.

La chromatographie peut être réalisée en utilisant :

- une colonne d'acier inoxydable, d'une longueur de 0,10 m et d'un diamètre intérieur de 4,6 mm, remplie de *gel de silice octadécylsilylé pour chromatographie, désactivé pour les bases R* (3 µm),
- comme phase mobile, à un débit de 1,5 ml/min :

  Phase mobile A. Solution d'*acétate d'ammonium R* à 5 g/l,

  Phase mobile B. Méthanol R,

Intervalle (min)	Phase mobile A (pour cent *V/V*)	Phase mobile B (pour cent *V/V*)	Commentaire
0 - 15	70 → 30	30 → 70	gradient linéaire
15 - 20	30	70	isocratique
20 - 21	30 → 70	70 → 30	retour à la composition initiale
21 - 25	70	30	rééquilibrage
25 = 0	70	30	restart gradient

- comme détecteur, un spectrophotomètre réglé à 260 nm.

Equilibrez la colonne avec la composition initiale de l'éluant à un débit de 1 ml/min pendant au moins 10 min.

Injectez 10 µl de solution témoin (a). Ajustez la sensibilité du système de façon que la hauteur des 2 pics du chromatogramme obtenu représente au moins 50 pour cent de l'échelle totale de l'enregistreur. Lorsque le chromatogramme est enregistré dans les conditions prescrites, les temps de rétention sont de 10,5 min environ pour la rispéridone et de 11 min environ pour l'halopéridol. L'essai n'est valable que si, dans le chromatogramme obtenu, la résolution entre les pics correspondant respectivement à la rispéridone et à l'halopéridol n'est pas inférieure à 3,0. Si nécessaire, ajustez la concentration en méthanol dans la phase mobile ou la programmation du gradient linéaire.

Injectez 10 µl de *méthanol R* comme blanc, 10 µl de solution à examiner et 10 µl de solution témoin (b). S'il apparaît d'autres pics que le pic principal dans le chromatogramme obtenu avec la solution à examiner, la surface d'aucun d'entre eux n'est supérieure à celle du pic principal du chromatogramme obtenu avec la solution témoin (b) (0,2 pour cent) et la somme de leur surface n'est pas supérieure à 1,5 fois la surface du pic principal du chromatogramme obtenu avec la solution témoin (b) (0,3 pour cent). Ne tenez pas compte des pics dus au blanc ni de ceux dont la surface est inférieure à 0,25 fois la surface du pic principal du chromatogramme obtenu avec la solution témoin (b).

Perte à la dessiccation (*2.2.32*). Déterminée à l'étuve à 100-105 °C pendant 4 h sur 1,000 g de rispéridone, la perte à la dessiccation n'est pas supérieure à 0,5 pour cent.

Cendres sulfuriques (*2.4.14*). Déterminé sur 1,0 g de rispéridone dans un creuset en platine, le taux des cendres sulfuriques n'est pas supérieur à 0,1 pour cent.

DOSAGE

Dissolvez 0,160 g de rispéridone dans 70 ml d'un mélange de 1 volume d'*acide acétique anhydre R* et de 7 volumes de *méthyléthylcétone R*. Titrez par l'*acide perchlorique 0,1 M*. Déterminez le point de fin de titrage par potentiométrie (*2.2.20*).

1 ml d'*acide perchlorique 0,1 M* correspond à 20,53 mg de $C_{23}H_{27}FN_4O_2$.

CONSERVATION

A l'abri de la lumière.

IMPURETÉS

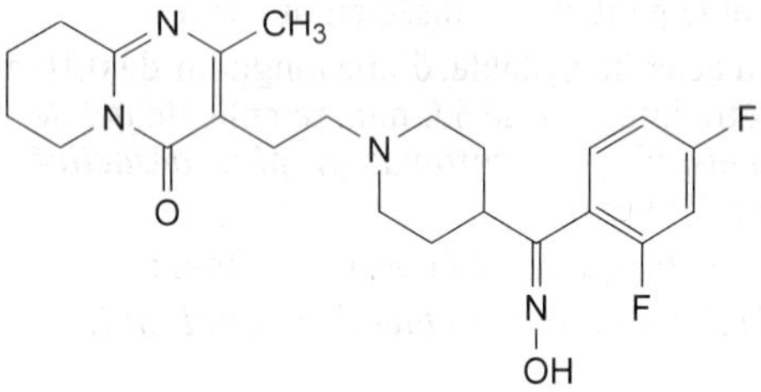

A. (*E*)-(2,4-difluorophényl)[1-[2-(2-méthyl-4-oxo-6,7,8,9-tétrahydro-4*H*-pyrido[1,2-a]pyrimidin-3-yl)éthyl]pipéridin-4-yl]méthanone-oxime,

B. (*Z*)-(2,4-difluorophényl)[1-[2-(2-méthyl-4-oxo-6,7,8,9-tétrahydro-4*H*-pyrido[1,2-a]pyrimidin-3-yl)éthyl]pipéridin-4-yl]méthanone-oxime,

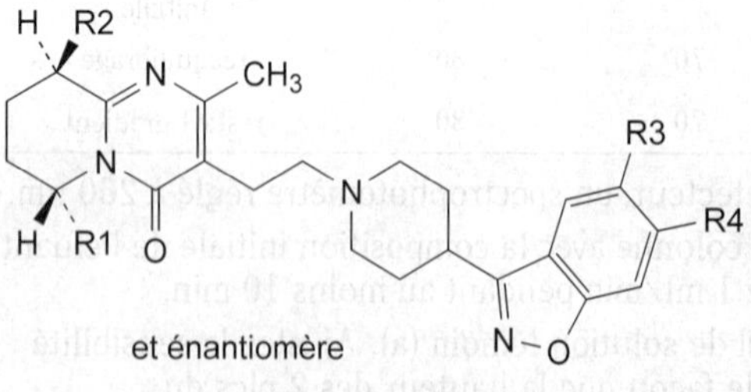

C. R1 = R3 = H, R2 = OH, R4 = F : (9*RS*)-3-[2-[4-(6-fluoro-1,2-benzisoxazol-3-yl)pipéridin-1-yl]éthyl]-9-hydroxy-2-méthyl-6,7,8,9-tétrahydro-4*H*-pyrido[1,2-*a*]pyrimidin-4-one,

D. R1 = R2 = R4 = H, R3 = F : 3-[2-[4-(5-fluoro-1,2-benzisoxazol-3-yl)pipéridin-1-yl]éthyl]-2-méthyl-6,7,8,9-tétrahydro-4*H*-pyrido[1,2-*a*]pyrimidin-4-one,

E. R1 = CH_3, R2 = R3 = H, R4 = F : (6*RS*)-3-[2-[4-(6-fluoro-1,2-benzisoxazol-3-yl)pipéridin-1-yl]éthyl]-2,6-diméthyl-6,7,8,9-tétrahydro-4*H*-pyrido[1,2-*a*]pyrimidin-4-one.

01/2002:1560

ROMARIN

Rosmarini folium

DÉFINITION

Feuille entière séchée de *Rosmarinus officinalis* L.

Teneur :

- au minimum 12 ml/kg d'huile essentielle (drogue anhydre),
- au minimum 3 pour cent de dérivés hydroxycinnamiques totaux, exprimés en acide rosmarinique ($C_{18}H_{16}O_8$; M_r 360) (drogue anhydre).

CARACTÈRES

Odeur fortement aromatique.

Caractères macroscopiques et microscopiques décrits aux identifications A et B.

IDENTIFICATION

A. La feuille est sessile, coriace, linéaire à linéaire-lancéolée, avec des bords incurvés ; elle possède une longueur de 1 cm à 4 cm et une largeur de 2 mm à 4 mm. Sa face supérieure est vert sombre, glabre, chagrinée ; sa face inférieure vert-gris et fortement tomenteuse, avec une nervure médiane saillante.

B. Réduisez le romarin en poudre (355). La poudre est vert-gris à vert-jaune. Examinez au microscope en utilisant de la *solution d'hydrate de chloral R*. La poudre présente des fragments de l'épiderme inférieur à cellules à paroi droite à sinueuse, accompagnées de nombreux stomates diacytiques (*2.8.3*) ; des fragments de l'épiderme supérieur à cellules à paroi droite, légèrement épaissie et ponctuée, avec un hypoderme sous-jacent composé de grandes cellules irrégulières à paroi anticlinale épaissie en chapelet ; des fragments, vus en coupe, de cellules hypodermiques qui s'étendent par endroits, à travers le limbe, en séparant 1 ou 2 assises de cellules palissadiques en larges zones en forme de croissant ; de nombreux poils tecteurs pluricellulaires, pour la plupart ramifiés de l'épiderme inférieur et de rares poils tecteurs coniques de l'épiderme supérieur ; des poils glanduleux de 2 types, la majorité à court pied unicellulaire et tête composée de 8 cellules en rosace, d'autres, moins nombreux, à pied unicellulaire et tête sphérique monocellulaire ou bicellulaire.

C. Chromatographie sur couche mince (*2.2.27*).

Solution à examiner. Dissolvez 20 µl d'huile essentielle obtenue au cours du dosage dans 1 ml d'*hexane R*.

Solution témoin. Dissolvez 5 mg de *bornéol R*, 5 mg d'*acétate de bornyle R* et 10 µl de *cinéole R* dans 1 ml d'*hexane R*.

Plaque : *plaque au gel de silice G pour CCM R.*

Phase mobile : *acétate d'éthyle R, toluène R* (5:95 *V/V).*

Dépôt : 10 µl, en bandes.

Développement : sur un parcours de 15 cm.

Séchage : à l'air.

Détection : pulvérisez de la *solution d'anisaldéhyde R*. Chauffez à 100-105 °C pendant 10 min. Examinez à la lumière du jour.

Résultats : voir ci-dessous la séquence des bandes présentes dans les chromatogrammes obtenus avec la solution témoin et la solution à examiner.

Haut de la plaque	
	Une bande rouge
Acétate de bornyle : une bande brun-jaune	Une bande brun-jaune de faible intensité
	Une bande colorée de faible intensité
Cinéole : une bande violette	Une bande violette
	Des bandes colorées de faible intensité
Bornéol : une bande brun-violet	Une bande brun-violet
	Une bande colorée de faible intensité
Solution témoin	**Solution à examiner**

D. Chromatographie sur couche mince (*2.2.27*).

Solution à examiner. Broyez 1,0 g de romarin dans 10 ml de *méthanol R* et filtrez.

Solution témoin. Dissolvez 5,0 mg d'*acide rosmarinique R* et 1,0 mg d'*acide caféique R* dans 10 ml de *méthanol R*.

Plaque : *plaque au gel de silice pour CCM R*.

Phase mobile : *acide formique anhydre R, acétone R, chlorure de méthylène R* (8,5:25:85 *V/V/V*).

Dépôt : 10 µl de solution à examiner et 20 µl de solution témoin, en bandes.

Développement : sur un parcours de 8 cm.

Séchage : à l'air.

Détection : examinez en lumière ultraviolette à 365 nm.

Résultats : voir ci-dessous la séquence des bandes présentes dans les chromatogrammes obtenus avec la solution témoin et la solution à examiner.

Haut de la plaque	
	Une bande de fluorescence rose
Acide caféique : une bande de fluorescence bleu clair	Une bande de fluorescence bleue de faible intensité
Acide rosmarinique : une bande de fluorescence bleu clair	Une bande de fluorescence bleu clair intense
Solution témoin	**Solution à examiner**

ESSAI

Eléments étrangers (*2.8.2*) : au maximum 5 pour cent de tiges et au maximum 2 pour cent d'autres éléments étrangers.

Teneur en eau (*2.2.13*) : au maximum 100 ml/kg, déterminé sur 20,0 g de romarin pulvérisé (355).

Cendres totales (*2.4.16*) : au maximum 9,0 pour cent.

DOSAGE

Dérivés hydroxycinnamiques totaux

Solution mère. A 0,200 g de romarin pulvérisé (355), ajoutez 80 ml d'*alcool à 50 pour cent V/V R*. Chauffez à reflux au bain-marie pendant 30 min. Laissez refroidir et filtrez. Rincez le filtre avec 10 ml d'*alcool à 50 pour cent V/V R*. Réunissez le filtrat et la solution de rinçage dans un ballon jaugé et complétez à 100,0 ml avec de l'*alcool à 50 pour cent V/V R*.

Solution à examiner. A 1,0 ml de solution mère, ajoutez 2 ml d'*acide chlorhydrique 0,5 M*, 2 ml d'une solution préparée en dissolvant 10 g de *nitrite de sodium R* et 10 g de *molybdate de sodium R* dans 100 ml d'*eau R*, puis 2 ml de *solution diluée d'hydroxyde de sodium R* et complétez à 10,0 ml avec de l'*eau R* ; mélangez.

Solution de compensation. Prélevez 1,0 ml de solution mère et complétez à 10,0 ml avec de l'*eau R*.

Mesurez immédiatement l'absorbance (*2.2.25*) de la solution à examiner à 505 nm.

Calculez la teneur pour cent en dérivés hydroxycinnamiques totaux, exprimés en acide rosmarinique, à l'aide de l'expression :

$$\frac{A \times 2,5}{m}$$

en prenant 400 comme valeur de l'absorbance spécifique de l'acide rosmarinique.

A = absorbance de la solution à examiner à 505 nm,

m = masse de la prise d'essai, en grammes.

Huile essentielle (*2.8.12*). Utilisez 25,0 g de romarin contusé, un ballon de 1000 ml et 300 ml d'*eau R* comme liquide d'entraînement. Distillez à un débit de 2-3 ml/min pendant 3 h.

01/2002:1146

ROXITHROMYCINE

Roxithromycinum

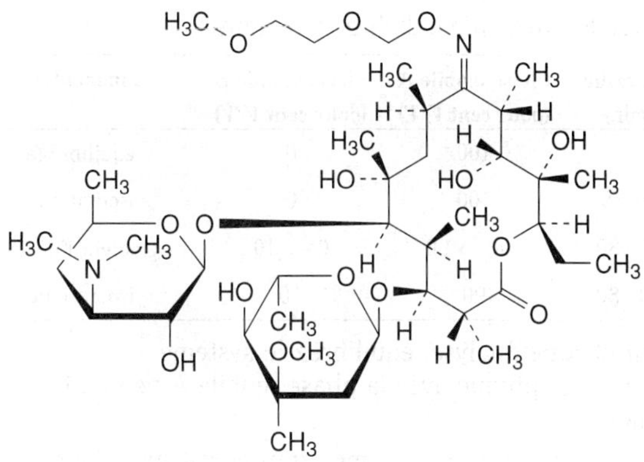

$C_{41}H_{76}N_2O_{15}$ M_r 837

DÉFINITION

La roxithromycine contient au minimum 97,0 pour cent et au maximum l'équivalent de 101,0 pour cent de (3*R*,4*S*,5*S*,6*R*,7*R*,9*R*,11*S*,12*R*,13*S*,14*R*)-4-[(2,6-didésoxy-3-*C*-méthyl-3-*O*-méthyl-α-L-*ribo*-hexopyranosyl)oxy]-14-éthyl-7,12,13-trihydroxy-10-[(*E*)-[(2-méthoxyéthoxy)méthoxy]imino]-3,5,7,9,11,13-hexaméthyl-6-[[3,4,6-tridésoxy-3-(diméthylamino)-β-D-*xylo*hexopyranosyl]oxy]oxacyclotétradécan-2-one, calculé par rapport à la substance anhydre et exempte de solvants.

CARACTÈRES

Poudre cristalline blanche, très peu soluble dans l'eau, facilement soluble dans l'acétone, dans l'alcool et dans le chlorure de méthylène. La roxithromycine est peu soluble dans l'acide chlorhydrique dilué.

La roxithromycine présente le phénomène du polymorphisme.

IDENTIFICATION

A. Examinez la roxithromycine par spectrophotométrie d'absorption dans l'infrarouge (*2.2.24*), en comparant avec le spectre obtenu avec la *roxithromycine SCR*. Si les spectres obtenus présentent des différences, enregistrez de nouveaux spectres en utilisant des solutions à 90 g/l dans le *chlorure de méthylène R*.

B. Examinez les chromatogrammes obtenus dans le dosage. Le pic principal du chromatogramme obtenu avec la solution à examiner (b) est semblable quant à son temps de rétention et ses dimensions approximatifs au pic principal du chromatogramme obtenu avec la solution témoin (a).

ESSAI

Aspect de la solution. Dissolvez 0,2 g de roxithromycine dans du *méthanol R* et complétez à 20 ml avec le même solvant. La solution est limpide (*2.2.1*) et incolore (*2.2.2, Procédé II*).

Pouvoir rotatoire spécifique (*2.2.7*). Dissolvez 0,500 g de roxithromycine dans de l'*acétone R* et complétez à 50,0 ml avec le même solvant. Calculé par rapport à la substance anhydre et exempte de solvants, le pouvoir rotatoire spécifique est de – 93 à – 96.

Substances apparentées. Opérez par chromatographie liquide (*2.2.29*) selon les indications du dosage, en utilisant :

– comme phase mobile, à un débit de 1,0 ml/min, les solutions suivantes :

Phase mobile A. A 510 ml d'*eau R*, ajoutez 200 ml d'une solution de *dihydrogénophosphate d'ammonium R* à 170 g/l. Ajustez à pH 5,3 avec de la *solution diluée d'hydroxyde de sodium R* et ajoutez 315 ml d'*acétonitrile R*,

Phase mobile B. Un mélange de 300 volumes d'*eau R* et de 700 volumes d'*acétonitrile R*,

avec le programme d'élution suivant :

Intervalle (min)	Phase mobile A (pour cent *V/V*)	Phase mobile B (pour cent *V/V*)	Commentaire
	100	0	équilibrage
0 - 38	100	0	isocratique
38 - 39	100 → 90	0 → 10	gradient linéaire
39 - 80	90	10	isocratique

Avant chaque analyse, équilibrez le système chromatographique avec la phase mobile A pendant 20 min.

Lorsque les chromatogrammes sont enregistrés dans les conditions prescrites, les temps de rétention sont de 15 min à 17 min pour la *N*-déméthylroxithromycine (impureté F de roxithromycine) et de 20 min à 22 min pour la roxithromycine. Injectez 20 µl de solution témoin (c). L'essai n'est valable que si, dans le chromatogramme obtenu avec la solution témoin (c), la résolution entre les pics correspondant respectivement à la *N*-déméthylroxithromycine et à la roxithromycine n'est pas inférieure à 6,0 et le facteur de symétrie du pic dû à la roxithromycine n'est pas supérieur à 1,5. Si nécessaire, ajustez le débit de la phase mobile.

Injectez 20 µl de solution à examiner (a) et 20 µl de solution témoin (b). S'il apparait d'autres pics que le pic principal dans le chromatogramme obtenu avec la solution à examiner (a), la surface d'aucun d'entre eux n'est supérieure à celle du pic principal du chromatogramme obtenu avec la solution témoin (b) (0,5 pour cent) et la somme de leur surface n'est pas supérieure à 6 fois la surface du pic principal du chromatogramme obtenu avec la solution témoin (b) (3 pour cent). Ne tenez pas compte des pics dont la surface est inférieure à 0,1 fois la surface du pic principal du chromatogramme obtenu avec la solution témoin (b). Lors de l'utilisation de la phase mobile B, ne tenez pas compte pour le calcul des substances apparentées, d'un pic élué, avec un temps de rétention relatif de 3 par rapport au pic de roxithromycine et correspondant au toluène.

Ethanol et toluène (*2.4.24*). La teneur en éthanol n'est pas supérieure à 0,2 pour cent et la teneur en toluène n'est pas supérieure à 0,1 pour cent.

Métaux lourds (*2.4.8*). Dissolvez 2,0 g de roxithromycine dans un mélange de 15 volumes d'*eau R* et de 85 volumes d'*acétone R* et complétez à 20 ml avec le même mélange de solvants. 12 ml de solution satisfont à l'essai limite B (10 ppm). Préparez le témoin avec une solution à 1 ppm de plomb (Pb) obtenue par dilution de la *solution à 100 ppm de plomb (Pb) R* avec un mélange de 15 volumes d'*eau R* et de 85 volumes d'*acétone R*.

Teneur en eau (*2.5.12*). Déterminée par semi-microdosage sur 0,200 g de roxithromycine, la teneur en eau n'est pas supérieure à 3,0 pour cent.

Cendres sulfuriques (*2.4.14*). Déterminé sur 1,0 g de roxithromycine, le taux des cendres sulfuriques n'est pas supérieur à 0,1 pour cent.

DOSAGE

Opérez par chromatographie liquide (*2.2.29*).

Solution à examiner (a). Dissolvez 40,0 mg de roxithromycine dans la phase mobile A et complétez à 10,0 ml avec la phase mobile A.

Solution à examiner (b). Prélevez 5,0 ml de solution à examiner (a) et complétez à 10,0 ml avec la phase mobile A.

Solution témoin (a). Dissolvez 20,0 mg de *roxithromycine SCR* dans la phase mobile A et complétez à 10,0 ml avec la phase mobile A.

Solution témoin (b). Prélevez 1,0 ml de solution témoin (a) et complétez à 100,0 ml avec la phase mobile A.

Solution témoin (c). Dissolvez 5,0 mg de *roxithromycine SCR* et 5,0 mg de *N-déméthylroxithromycine SCR* dans la phase mobile A et complétez à 50,0 ml avec la phase mobile A.

La chromatographie peut être réalisée en utilisant :

– une colonne d'acier inoxydable d'une longueur de 0,25 m et d'un diamètre intérieur de 4,6 mm, remplie de *gel de silice octadécylsilylé pour chromatographie R* (5 µm),

– comme phase mobile, à un débit de 1,5 ml/min, un mélange préparé comme suit : à 510 ml d'*eau R*, ajoutez 200 ml d'une solution de *dihydrogénophosphate d'ammonium R* à 170 g/l. Ajustez à pH 5,3 avec de la *solution diluée d'hydroxyde de sodium R* et ajoutez 315 ml d'*acétonitrile R*,

– comme détecteur, un spectrophotomètre réglé à 205 nm.

Lorsque les chromatogrammes sont enregistrés dans les conditions prescrites, les temps de rétention sont de 7 min à 10 min pour la *N*-déméthylroxithromycine et de 10 min à 13 min pour la roxithromycine. Injectez 20 µl de solution témoin (c). Le dosage n'est valable que si, dans le chromatogramme obtenu avec la solution témoin (c), la résolution entre les pics correspondant respectivement à la *N*-déméthylroxithromycine et à la roxithromycine n'est pas inférieure à 6,0 et si le facteur de symétrie du pic dû à la roxithromycine n'est pas supérieur à 1,5. Si nécessaire, ajustez le débit de la phase mobile. Injectez en alternance la solution à examiner (b) et la solution témoin (a).

CONSERVATION

En récipient étanche.

IMPURETÉS

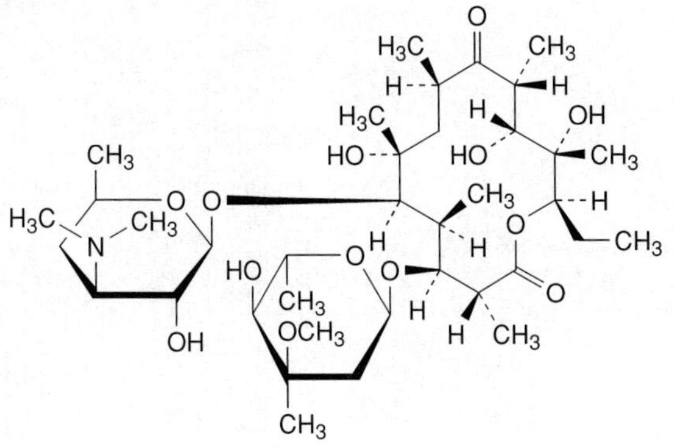

A. érythromycine A,

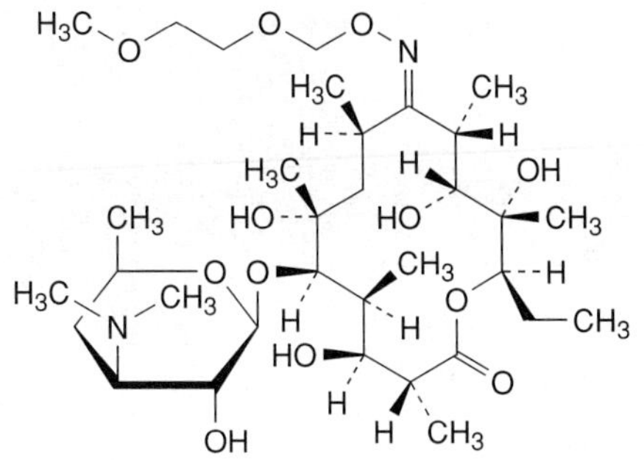

B. 10-(*E*)-[*O*[-(2-méthoxyéthoxy)méthyl]oxime] de 4-*O*-dé(2,6-didésoxy-3-*C*-méthyl-3-*O*-méthyl-α-*ribo*-hexopyranosyl)érythromycine,

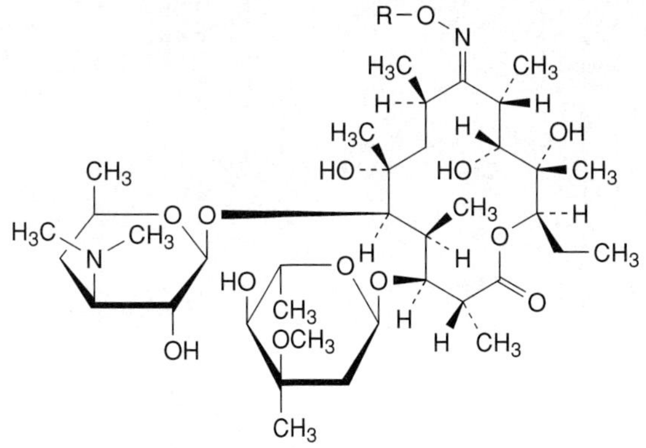

C. R = H : 10-(*E*)-oxime d'érythromycine,

G. R = CH_2-O-CH_2-O-CH_2-CH_2-OCH_3 : 10-(*E*)-[*O*-[[(2-méthoxyéthoxy)méthoxy]méthyl]oxime] d'érythromycine,

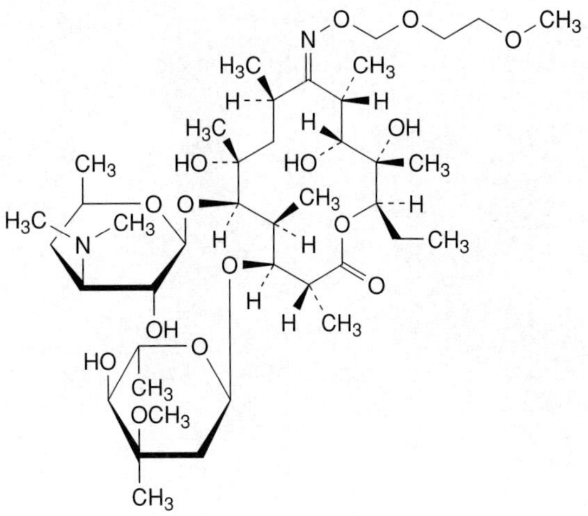

D. 10-(*Z*)-[[(2-méthoxyéthoxy)méthyl]oxime] d'érythromycine,

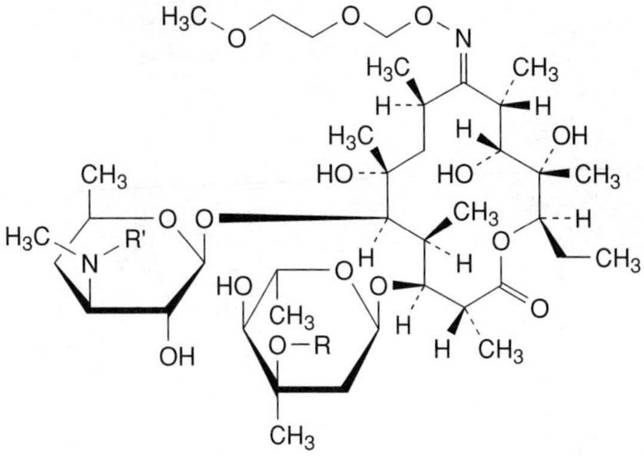

E. R = H, R′ = CH_3 : 10-(*E*)-[*O*-[(2-méthoxyéthoxy)méthyl]oxime] de 3-*O*-déméthylérythromycine (roxithromycine C),

F. R = CH_3, R′ = H : 10-(*E*)-[[*O*-(2-méthoxyéthoxy)méthyl]oxime] de *N*-déméthylérythromycine,

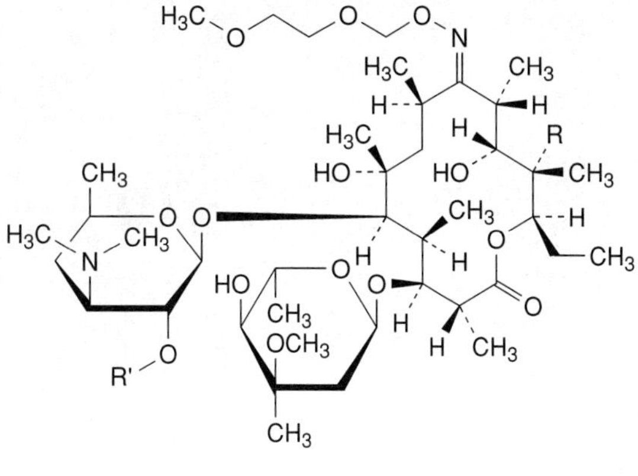

H. R = R′ = H : 10-(*E*)-[*O*-[(2-méthoxyéthoxy)méthyl]oxime] de 13-désoxyérythromycine (roxithromycine B),

I. R = OH, R′ = CH_2-O-CH_2-CH_2-OCH_3 : 10-(*E*)-[*O*-[(2-méthoxyéthoxy)méthyl]oxime] de 2-*O*-[(2-méthoxyéthoxy)méthyl]érythromycine.

S

01/2002:0947

SACCHARINE

Saccharinum

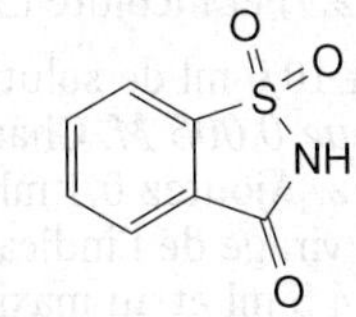

$C_7H_5NO_3S$ M_r 183,2

DÉFINITION

1,1-Dioxyde de 1,2-benzisothiazol-3(2*H*)-one.

Teneur : 98,0 pour cent à 101,0 pour cent (substance desséchée).

CARACTÈRES

Aspect : poudre cristalline blanche ou cristaux incolores.

Solubilité : assez soluble dans l'eau bouillante et dans l'alcool, peu soluble dans l'eau froide. La saccharine se dissout dans les solutions diluées d'hydroxydes et de carbonates alcalins.

IDENTIFICATION

Première identification : C.

Seconde identification : A, B, D, E.

A. Une solution saturée de saccharine, préparée à froid, colore en rouge le *papier tournesol bleu R*.

B. Point de fusion (*2.2.14*) : 226 °C à 230 °C.

C. Spectrophotométrie d'absorption dans l'infrarouge (*2.2.24*).

Préparation : pastilles.

Comparaison : *saccharine SCR*.

D. Mélangez environ 10 mg de saccharine avec environ 10 mg de *résorcinol R*. Ajoutez 0,25 ml d'*acide sulfurique R* et chauffez le mélange à feu nu avec précaution jusqu'à coloration vert foncé. Laissez refroidir. Ajoutez 10 ml d'*eau R* et de la *solution diluée d'hydroxyde de sodium R* jusqu'à réaction alcaline. Il se développe une intense fluorescence verte.

E. A 0,2 g de saccharine, ajoutez 1,5 ml de *solution diluée d'hydroxyde de sodium R*. Evaporez à siccité et chauffez avec précaution jusqu'à fusion en évitant la carbonisation. Laissez refroidir. Dissolvez la masse dans environ 5 ml d'*eau R*. Ajoutez de l'*acide chlorhydrique dilué R* jusqu'à réaction faiblement acide et filtrez, si nécessaire. Au filtrat, ajoutez 0,2 ml de *solution de chlorure ferrique R2*. Il se développe une coloration violette.

ESSAI

Solution S. Dissolvez 5,0 g de saccharine dans 20 ml d'une solution d'*acétate de sodium R* à 200 g/l et complétez à 25 ml avec la même solution.

Aspect de la solution. La solution S est limpide (*2.2.1*) et incolore (*2.2.2, Procédé II*).

***o*- et *p*-Toluènesulfonamide**. Chromatographie en phase gazeuse (*2.2.28*).

Solution d'étalon interne. Dissolvez 25 mg de *caféine R* dans du *chlorure de méthylène R* et complétez à 100 ml avec le même solvant.

Solution à examiner. Mettez en suspension 10,0 g de saccharine dans 20 ml d'*eau R* et ajoutez 5 ml à 6 ml de *solution concentrée d'hydroxyde de sodium R* pour dissoudre. Si nécessaire, ajustez la solution à pH 7-8 avec de l'*hydroxyde de sodium 1 M* ou de l'*acide chlorhydrique 1 M*, puis complétez à 50 ml avec de l'*eau R*. Agitez la solution avec 4 fois 50 ml de *chlorure de méthylène R*. Réunissez les couches inférieures, séchez-les sur du *sulfate de sodium anhydre R* et filtrez. Lavez le filtre et le sulfate de sodium avec 10 ml de *chlorure de méthylène R*. Réunissez la solution et les liquides de lavage et évaporez-les presque à siccité au bain-marie, à une température ne dépassant pas 40 °C. Transférez quantitativement le résidu dans un tube approprié de 10 ml à l'aide d'une petite quantité de *chlorure de méthylène R*. Evaporez la solution à siccité sous un courant d'azote et dissolvez le résidu dans 1,0 ml de solution d'étalon interne.

Solution à blanc. Evaporez à siccité dans un bain-marie, à une température ne dépassant pas 40 °C, 200 ml de *chlorure de méthylène R*. Dissolvez le résidu dans 1 ml de *chlorure de méthylène R*.

Solution témoin. Dissolvez 20,0 mg d'*o-toluènesulfonamide R* et 20,0 mg de *p-toluènesulfonamide R* dans du *chlorure de méthylène R* et complétez à 100,0 ml avec le même solvant. Prélevez 5,0 ml de solution et complétez à 50,0 ml avec du *chlorure de méthylène R*. Evaporez à siccité 5,0 ml de la solution obtenue sous un courant d'azote et dissolvez le résidu dans 1,0 ml de solution d'étalon interne.

Colonne :

- *matériau* : silice fondue,
- *dimensions* : l = 10 m, Ø = 0,53 mm,
- *phase stationnaire* : *polyméthylphénylsiloxane R* (épaisseur du film 2 µm),

Gaz vecteur : *azote pour chromatographie R*.

Débit : 10 ml/min.

Rapport de division : 1:2.

Température :

- *colonne* : 180 °C,
- *chambre à injection et détecteur* : 250 °C.

Détection : ionisation de flamme.

Injection : 1 µl.

Ordre d'élution : *o*-toluènesulfonamide, *p*-toluènesulfonamide, caféine.

Conformité du système : solution témoin :

- *résolution* : au minimum 1,5 entre les pics dus à l'*o*-toluènesulfonamide et au *p*-toluènesulfonamide.

Limites :

- *o-toluènesulfonamide* : le rapport de sa surface à celle de l'étalon interne n'est pas supérieur au rapport correspondant dans le chromatogramme obtenu avec la solution témoin (10 ppm),
- *p-toluènesulfonamide* : le rapport de sa surface à celle de l'étalon interne n'est pas supérieur au rapport correspondant dans le chromatogramme obtenu avec la solution témoin (10 ppm).

Métaux lourds (*2.4.8*) : au maximum 20 ppm.

Prélevez 10 ml de solution S et complétez à 20 ml avec de l'*eau R*. 12 ml de solution satisfont à l'essai limite A. Préparez le témoin avec la *solution à 2 ppm de plomb (Pb) R*.

Perte à la dessiccation (*2.2.32*) : au maximum 1,0 pour cent, déterminé à l'étuve à 100-105 °C pendant 4 h sur 1,000 g de saccharine.

Cendres sulfuriques (*2.4.14*) : au maximum 0,1 pour cent, déterminé sur 1,0 g de saccharine.

DOSAGE

Dissolvez 0,150 g de saccharine en chauffant légèrement si nécessaire dans 25 ml d'*alcool R* et ajoutez 25 ml d'*eau R*. Titrez par l'*hydroxyde de sodium 0,1 M* en présence de 0,25 ml de *solution de phénolphtaléine R1*. Effectuez un titrage à blanc.

1 ml d'*hydroxyde de sodium 0,1 M* correspond à 18,32 mg de $C_7H_5NO_3S$.

01/2002:0787

SACCHARINE SODIQUE

Saccharinum natricum

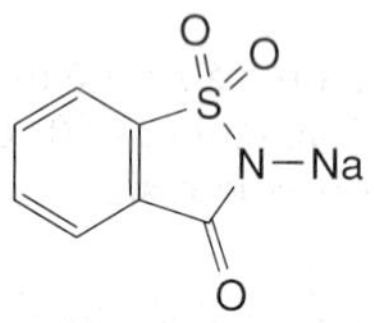

$C_7H_4NN_aO_3S$ M_r 205,2

DÉFINITION

1,1-Dioxyde de 2-sodio-1,2-benzisothiazol-3(2*H*)-one.

Teneur : 99,0 pour cent à 101,0 pour cent (substance anhydre). La saccharine sodique peut contenir une quantité variable d'eau.

CARACTÈRES

Aspect : poudre cristalline blanche ou cristaux incolores, efflorescents à l'air sec.

Solubilité : facilement soluble dans l'eau, assez soluble dans l'alcool.

IDENTIFICATION

Première identification : B, E.

Seconde identification : A, C, D, E.

A. A 5 ml de solution S (voir Essai), ajoutez 3 ml d'*acide chlorhydrique dilué R*. Il se forme un précipité blanc. Filtrez, lavez le précipité à l'*eau R*, puis desséchez-le à 100-105 °C. Le point de fusion (*2.2.14*) est de 226 °C à 230 °C.

B. Spectrophotométrie d'absorption dans l'infrarouge (*2.2.24*).

   Préparation : pastilles. Séchez les substances à 100-105 °C avant l'emploi.

   Comparaison : *saccharine sodique SCR*.

C. Mélangez environ 10 mg de saccharine sodique avec environ 10 mg de *résorcinol R*. Ajoutez 0,25 ml d'*acide sulfurique R* et chauffez le mélange à feu nu avec précaution jusqu'à coloration vert foncé. Laissez refroidir. Ajoutez 10 ml d'*eau R* et de la *solution diluée d'hydroxyde de sodium R* jusqu'à réaction alcaline. Il se développe une intense fluorescence verte.

D. A 0,2 g de saccharine sodique, ajoutez 1,5 ml de *solution diluée d'hydroxyde de sodium R*. Evaporez à siccité et chauffez avec précaution jusqu'à fusion en évitant la carbonisation. Laissez refroidir. Dissolvez la masse dans environ 5 ml d'*eau R*. Ajoutez de l'*acide chlorhydrique dilué R* jusqu'à réaction faiblement acide et filtrez si nécessaire. Au filtrat, ajoutez 0,2 ml de *solution de chlorure ferrique R2*. Il se développe une coloration violette.

E. 0,5 ml de solution S donne la réaction (b) du sodium (*2.3.1*).

ESSAI

Solution S. Dissolvez 5,0 g de saccharine sodique dans de l'*eau exempte de dioxyde de carbone R* et complétez à 50,0 ml avec le même solvant.

Aspect de la solution. Dissolvez 5,0 g de saccharine sodique dans 25 ml d'*eau exempte de dioxyde de carbone R*. La solution est limpide (*2.2.1*) et incolore (*2.2.2, Procédé II*).

Acidité ou alcalinité. A 10,0 ml de solution S, ajoutez 5,0 ml d'*acide sulfurique 0,005 M*. Chauffez à ébullition et refroidissez. Ajoutez 0,1 ml de *solution de phénolphtaléine R*. Le virage de l'indicateur au rose nécessite au minimum 4,5 ml et au maximum 5,5 ml d'*hydroxyde de sodium 0,01 M*.

***o*- et *p*-Toluènesulfonamide**. Chromatographie en phase gazeuse (*2.2.28*).

Solution d'étalon interne. Dissolvez 25 mg de *caféine R* dans du *chlorure de méthylène R* et complétez à 100 ml avec le même solvant.

Solution à examiner. Dissolvez 10,0 g de saccharine sodique dans 50 ml d'*eau R*. Si nécessaire, ajustez la solution à pH 7 à 8 avec de l'*hydroxyde de sodium 1 M* ou de l'*acide chlorhydrique 1 M*. Agitez la solution avec 4 fois 50 ml de *chlorure de méthylène R*. Réunissez les couches inférieures, séchez-les sur du *sulfate de sodium anhydre R* et filtrez. Lavez le filtre et le sulfate de sodium avec 10 ml de *chlorure de méthylène R*. Réunissez la solution et les liquides de lavage et évaporez-les presque à siccité dans un bain-marie, à une température ne dépassant pas 40 °C. Transférez quantitativement le résidu dans un tube approprié de 10 ml à l'aide d'une petite quantité de *chlorure de méthylène R*. Evaporez la solution à siccité sous un courant d'azote et dissolvez le résidu dans 1,0 ml de solution d'étalon interne.

Solution à blanc. Evaporez à siccité dans un bain-marie, à une température ne dépassant pas 40 °C, 200 ml de *chlorure de méthylène R*. Dissolvez le résidu dans 1 ml de *chlorure de méthylène R*.

Solution témoin. Dissolvez 20,0 mg de *o-toluènesulfonamide R* et 20,0 mg de *p-toluènesulfonamide R* dans du *chlorure de méthylène R* et complétez à 100,0 ml avec le même solvant. Prélevez 5,0 ml de solution et complétez à 50,0 ml avec du *chlorure de méthylène R*. Evaporez à siccité 5,0 ml de la solution obtenue sous un courant d'azote et reprenez le résidu par 1,0 ml de solution d'étalon interne.

Colonne :

– *matériau* : silice fondue,
– *dimensions* : l = 10 m, Ø = 0,53 mm,
– *phase stationnaire* : *polyméthylphénylsiloxane R* (épaisseur du film 2 µm),

Gaz vecteur : *azote pour chromatographie R*.

Débit : 10 ml/min.

Rapport de division : 1:2.

Température :

– *colonne* : 180 °C,
– *chambre à injection et détecteur* : 250 °C.

Détection : ionisation de flamme.

Injection : 1 µl.

Ordre d'élution : *o*-toluènesulfonamide, *p*-toluènesulfonamide, caféine.

Conformité du système : solution témoin :

– *résolution* : au minimum 1,5 entre les pics dus à l'*o*-toluènesulfonamide et au *p*-toluènesulfonamide.

Limites :

– *o-toluènesulfonamide* : le rapport de sa surface à celle de l'étalon interne n'est pas supérieur au rapport correspondant dans le chromatogramme obtenu avec la solution témoin (10 ppm),
– *p-toluènesulfonamide* : le rapport de sa surface à celle de l'étalon interne n'est pas supérieur au rapport correspondant dans le chromatogramme obtenu avec la solution témoin (10 ppm).

Métaux lourds (*2.4.8*) : maximum 20 ppm.

12 ml de solution S satisfont à l'essai limite A. Préparez le témoin avec la *solution à 2 ppm de plomb (Pb) R*.

Teneur en eau (*2.5.12*) : au maximum 15,0 pour cent, déterminé sur 0,200 g de saccharine sodique.

DOSAGE

Dissolvez 0,150 g de saccharine sodique dans 50 ml d'*acide acétique anhydre R* en chauffant légèrement si nécessaire. Titrez par l'*acide perchlorique 0,1 M* et déterminez le point de fin de titrage par potentiométrie (*2.2.20*).

1 ml d'*acide perchlorique 0,1 M* correspond à 20,52 mg de $C_7H_4NNaO_3S$.

CONSERVATION

En récipient étanche.

01/2002:0204

SACCHAROSE

Saccharum

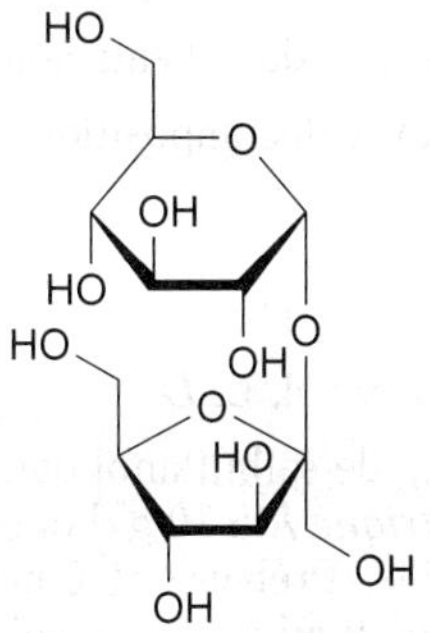

$C_{12}H_{22}O_{11}$ M_r 342,3

DÉFINITION

Le saccharose est le α-D-glucopyranoside de β-D-fructofuranosyle. Le saccharose ne contient aucun additif.

CARACTÈRES

Poudre cristalline blanche ou cristaux secs et luisants, incolores ou blancs, très solubles dans l'eau, peu solubles dans l'alcool, pratiquement insolubles dans l'éthanol.

IDENTIFICATION

Première identification : A.

Seconde identification : B, C.

A. Examinez le saccharose par spectrophotométrie d'absorption dans l'infrarouge (*2.2.24*), en comparant avec le spectre obtenu avec le *saccharose SCR*.

B. Opérez par chromatographie sur couche mince (*2.2.27*) en utilisant une plaque recouverte de *gel de silice G R*.

Solution à examiner. Dissolvez 10 mg de saccharose dans un mélange de 2 volumes d'*eau R* et de 3 volumes de *méthanol R*, puis complétez à 20 ml avec le même mélange de solvants.

Solution témoin (a). Dissolvez 10 mg de *saccharose SCR* dans un mélange de 2 volumes d'*eau R* et de 3 volumes de *méthanol R*, puis complétez à 20 ml avec le même mélange de solvants.

Solution témoin (b). Dissolvez 10 mg respectivement de *fructose SCR*, de *glucose SCR*, de *lactose SCR* et de *saccharose SCR* dans un mélange de 2 volumes d'*eau R* et de 3 volumes de *méthanol R*, puis complétez à 20 ml avec le même mélange de solvants.

Déposez séparément sur la plaque 2 µl de chaque solution et séchez soigneusement les dépôts. Développez sur un parcours de 15 cm avec un mélange de 10 volumes d'*eau R*, de 15 volumes de *méthanol R*, de 25 volumes d'*acide acétique anhydre R* et de 50 volumes de *chlorure d'éthylène R* mesurés avec précision, car un faible excès d'eau suffit à rendre trouble la solution. Faites sécher la plaque dans un courant d'air chaud. Répétez immédiatement le développement en renouvelant la phase mobile. Faites sécher la plaque dans un courant d'air chaud. Pulvérisez uniformément une solution de 0,5 g de *thymol R* dans un mélange de 5 ml d'*acide sulfurique R* et de 95 ml d'*alcool R*. Chauffez à 130 °C pendant 10 min. La tache principale du chromatogramme obtenu avec la solution à examiner est semblable quant à sa position, sa coloration et ses dimensions à la tache principale du chromatogramme obtenu avec la solution témoin (a). L'identification n'est valable que si le chromatogramme obtenu avec la solution témoin (b) présente 4 taches nettement séparées.

C. Prélevez 1 ml de solution S (voir Essai) et complétez à 100 ml avec de l'*eau R*. A 5 ml de solution, ajoutez 0,15 ml de *solution de sulfate de cuivre R* récemment préparée et 2 ml de *solution diluée d'hydroxyde de sodium R* récemment préparée. La solution est bleue et limpide même après chauffage à ébullition. A la solution chaude, ajoutez 4 ml d'*acide chlorhydrique dilué R* et chauffez à ébullition pendant 1 min. Ajoutez 4 ml de *solution diluée d'hydroxyde de sodium R*. Il se forme immédiatement un précipité orangé.

ESSAI

Solution S. Dissolvez 50,0 g de saccharose dans de l'*eau exempte de dioxyde de carbone R* préparée à partir d'*eau distillée R* et complétez à 100 ml avec le même solvant.

Aspect de la solution. La solution S est limpide (*2.2.1*) et n'est pas plus fortement colorée que la solution témoin J_6 (*2.2.2, Procédé II*).

Acidité ou alcalinité. A 10 ml de solution S, ajoutez 0,3 ml de *solution de phénolphtaléine R*. La solution est incolore. Le virage au rose de l'indicateur ne nécessite pas plus de 0,3 ml d'*hydroxyde de sodium 0,01 M*.

Conductivité (*2.2.38*). Dissolvez 31,3 g de saccharose dans de l'*eau exempte de dioxyde de carbone R* préparée à partir d'*eau distillée R* et complétez à 100,0 ml avec le même solvant. Mesurez la conductivité de la solution (C_1) et celle de l'eau utilisée pour préparer la solution (C_2) tout en maintenant doucement sous agitation magnétique. Les valeurs obtenues ne varient pas de plus de 1 pour cent en 30 s. Calculez la conductivité de la solution de saccharose à l'aide de l'expression :

$$C_1 - 0,35C_2$$

La conductivité n'est pas supérieure à 35 µS·cm^{-1}.

Monographies Q - Z

Pouvoir rotatoire spécifique (*2.2.7*). Dissolvez 26,0 g de saccharose dans de l'*eau R* et complétez à 100,0 ml avec le même solvant. Le pouvoir rotatoire spécifique est de + 66,3 à + 67,0.

Dextrines. Le saccharose destiné à la préparation de formes pharmaceutiques administrées par voie parentérale en grands volumes satisfait également à l'essai des dextrines. A 2 ml de solution S, ajoutez 8 ml d'*eau R,* 0,05 ml d'*acide chlorhydrique dilué R* et 0,05 ml d'*iode 0,05 M*. La solution reste jaune.

Glucose et sucre inverti. Dans un tube à essai d'une longueur de 150 mm environ et d'un diamètre de 16 mm environ, introduisez 5 ml de solution S, 5 ml d'*eau R,* 1,0 ml d'*hydroxyde de sodium 1 M* et 1,0 ml d'une solution de *bleu de méthylène R* à 1 g/l. Mélangez les solutions et placez le tube dans un bain-marie. Après 2 min exactement, sortez le tube du bain-marie et observez immédiatement la solution à examiner. La coloration bleue n'a pas disparu complètement (0,04 pour cent). Ne tenez pas compte de la coloration bleue à l'interface air/solution.

Sulfites. Dissolvez 5,0 g de saccharose dans 40 ml d'*eau R,* ajoutez 2,0 ml d'*hydroxyde de sodium 0,1 M* et complétez à 50,0 ml avec de l'*eau R*. A 10,0 ml de cette solution, ajoutez 1 ml d'*acide chlorhydrique 3 M,* puis 2,0 ml de *solution de fuchsine décolorée R1* et 2,0 ml d'une solution de *formaldéhyde R* à 0,5 pour cent *V/V*. Laissez reposer pendant 30 min et mesurez l'absorbance (*2.2.25*) au maximum à 583 nm. Préparez comme suit la solution témoin : dissolvez 76 mg de *métabisulfite de sodium R* dans de l'*eau R* et complétez à 50,0 ml avec le même solvant ; prélevez 5,0 ml de cette solution et complétez à 100,0 ml avec de l'*eau R* ; à 3,0 ml de cette solution, ajoutez 4,0 ml d'*hydroxyde de sodium 0,1 M* et complétez à 100,0 ml avec de l'*eau R*. Prélevez immédiatement 10,0 ml de cette dernière solution, ajoutez 1 ml d'*acide chlorhydrique 3 M,* puis 2,0 ml de *solution de fuchsine décolorée R1* et 2,0 ml d'une solution de *formaldéhyde R* à 0,5 pour cent *V/V*. Laissez reposer pendant 30 min, puis mesurez l'absorbance au maximum à 583 nm. Dans les 2 mesures, utilisez comme liquide de compensation une solution préparée dans les mêmes conditions à partir de 10,0 ml d'*eau R*. L'absorbance de la solution à examiner n'est pas supérieure à celle de la solution témoin (15 ppm exprimés en SO_2). L'essai n'est valable que si la solution témoin est nettement colorée en rouge-violet.

Monographies Q - Z

Plomb. Opérez par spectrométrie d'absorption atomique (*2.2.23, Procédé II*) en utilisant un spectromètre muni d'un four en graphite.

Solution à examiner. Dissolvez 50 mg de saccharose dans 0,5 ml d'*acide nitrique exempt de plomb R* dans une bombe à digestion, gainée de polyfluorocarbone et chauffez à 150 °C pendant 5 h. Laissez refroidir et complétez à 5,0 ml avec de l'*eau R*.

Mesurez l'absorbance à 283,3 nm en maintenant la température du four à 110 °C pour le séchage, à 600 °C pour la calcination et à 2100 °C pour l'atomisation.

Le saccharose ne contient pas plus de 0,5 ppm de plomb.

Perte à la dessiccation (*2.2.32*). Déterminée par chauffage à l'étuve à 105 °C pendant 3 h sur 2,000 g de saccharose, la perte à la dessiccation n'est pas supérieure à 0,1 pour cent.

Endotoxines bactériennes (*2.6.14*) : moins de 0,25 UI/mg, si le saccharose est destiné à la préparation de formes pharmaceutiques administrées par voie parentérale en grands volumes sans autre procédé approprié d'élimination des endotoxines bactériennes.

ÉTIQUETAGE

L'étiquette indique, dans les cas appropriés, que la substance convient à la préparation de formes pharmaceutiques administrées par voie parentérale en grands volumes.

01/2002:0529

SALBUTAMOL

Salbutamolum

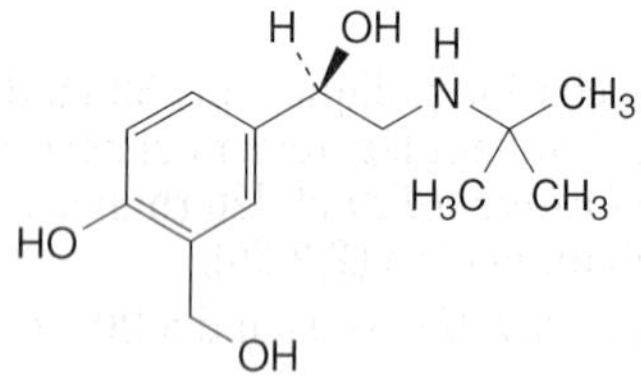

et énantiomère

$C_{13}H_{21}NO_3$ M_r 239,3

DÉFINITION

(1*RS*)-2-[(1,1-Diméthyléthyl)amino]-1-[4-hydroxy-3-(hydroxyméthyl)phényl]éthanol.

Teneur : 98,0 pour cent à 101,0 pour cent (substance desséchée).

CARACTÈRES

Aspect : poudre cristalline, blanche ou sensiblement blanche.

Solubilité : assez soluble dans l'eau, soluble dans l'alcool.

F : environ 155 °C, avec décomposition.

IDENTIFICATION

Première identification : B.

Seconde identification : A, C, D.

A. Dissolvez 80,0 mg de salbutamol dans une solution d'*acide chlorhydrique R* à 10 g/l et complétez à 100,0 ml avec le même acide. Prélevez 10,0 ml de solution et complétez à 100,0 ml avec une solution d'*acide chlorhydrique R* à 10 g/l. Examinée de 230 nm à 350 nm (*2.2.25*), la solution présente un maximum d'absorption à 276 nm. L'absorbance spécifique au maximum est de 66 à 75.

B. Spectrophotométrie d'absorption dans l'infrarouge (*2.2.24*).

Comparaison : *salbutamol SCR.*

C. Chromatographie sur couche mince (*2.2.27*).

Solution à examiner. Dissolvez 10 mg de salbutamol dans du *méthanol R* et complétez à 50 ml avec le même solvant.

Solution témoin. Dissolvez 10 mg de *salbutamol SCR* dans du *méthanol R* et complétez à 50 ml avec le même solvant.

Plaque : *plaque au gel de silice pour CCM R.*

Phase mobile : *ammoniaque concentrée R, eau R, acétate d'éthyle R, 2-propanol R, méthylisobutylcétone R* (3:18:35:45:50 *V/V/V/V/V*).

Dépôt : 5 µl.

Développement : sur un parcours de 18 cm.

Séchage : à l'air.

Détection : pulvérisez une solution de *chlorhydrate de méthylbenzothiazolone-hydrazone R* à 1 g/l dans une solution de *méthanol R* à 90 pour cent *V/V*, puis une *solution de ferricyanure de potassium R* à 20 g/l dans un mélange de 1 volume d'*ammoniaque concentrée R1* et de 3 volumes d'*eau R*. Pulvérisez à nouveau la solution de *chlorhydrate de méthylbenzothiazolone-hydrazone R* à 1 g/l dans une solution de *méthanol R* à 90 pour cent *V/V*.

Résultats : la tache principale du chromatogramme obtenu avec la solution à examiner est semblable quant à sa position, sa coloration et ses dimensions à la tache principale du chromatogramme obtenu avec la solution témoin.

D. Dissolvez environ 10 mg de salbutamol dans 50 ml d'une solution de *tétraborate de disodium R* à 20 g/l. Ajoutez 1 ml d'une solution d'*aminopyrazolone R* à 30 g/l, 10 ml de *chlorure de méthylène R* et 10 ml d'une solution de *ferricyanure de potassium R* à 20 g/l. Agitez et laissez reposer. Il se développe une coloration rouge orangé dans la couche de chlorure de méthylène.

ESSAI

Solution S. Dissolvez 0,50 g de salbutamol dans du *méthanol R* et complétez à 25,0 ml avec le même solvant.

Aspect de la solution. La solution S est limpide (*2.2.1*) et n'est pas plus fortement colorée que la solution témoin JB_5 (*2.2.2, Procédé II*).

Angle de rotation optique (*2.2.7*) : – 0,10° à + 0,10°, déterminé avec la solution S.

Substances apparentées. Chromatographie liquide (*2.2.29*).

Solution à examiner. Dissolvez 0,100 g de salbutamol dans la phase mobile et complétez à 50,0 ml avec la phase mobile.

Solution témoin. Dissolvez 2,0 mg de *salbutamol SCR*, 2,0 mg d'*impureté B de salbutamol SCR*, 3,0 mg d'*impureté D de salbutamol SCR*, 3,0 mg d'*impureté F de salbutamol SCR*, 3,0 mg d'*impureté G de salbutamol SCR* et 3,0 mg d'*impureté I de salbutamol SCR* dans la phase mobile et complétez à 10,0 ml avec la phase mobile. Prélevez 2,0 ml de solution et complétez à 100,0 ml avec la phase mobile.

Colonne :

- *dimensions* : *l* = 0,15 m, Ø = 3,9 mm,
- *phase stationnaire* : *gel de silice octylsilylé postgreffé pour chromatographie R* (5 µm) à particules sphériques présentant une surface spécifique de 335 m^2/g, un diamètre de pores de 10 nm et un taux de carbone de 11,7 pour cent.

Phase mobile : mélangez 22 volumes d'*acétonitrile R* et 78 volumes d'une solution contenant 2,87 g/l d'*heptanesulfonate de sodium R* et 2,5 g/l de *phosphate monopotassique R*, ajustée à pH 3,65 avec de l'*acide phosphorique dilué R*.

Débit : 1 ml/min.

Détection : spectrophotomètre à 220 nm.

Injection : 20 µl.

Enregistrement : 25 fois le temps de rétention du salbutamol.

Rétention relative par rapport au salbutamol (temps de rétention = environ 1,9 min) : impureté B = environ 1,3 ; impureté A = environ 1,7 ; impureté C = environ 2,0 ; impureté D = environ 2,7 ; impureté H = environ 3,0 ; impureté E = environ 3,1 ; impureté G = environ 4,1 ; impureté F = environ 6,2 ; impureté I = environ 23,2.

Conformité du système : solution témoin :

- *résolution* : au minimum 3,0 entre les pics dus au salbutamol et à l'impureté B.

Limites :

- *impureté D* : au maximum la surface du pic correspondant dans le chromatogramme obtenu avec la solution témoin (0,3 pour cent),
- *impureté F* : au maximum la surface du pic correspondant dans le chromatogramme obtenu avec la solution témoin (0,3 pour cent),
- *impureté G* : au maximum la surface du pic correspondant dans le chromatogramme obtenu avec la solution témoin (0,3 pour cent),
- *impureté I* : au maximum la surface du pic correspondant dans le chromatogramme obtenu avec la solution témoin (0,3 pour cent),
- *toute autre impureté* : au maximum 1,5 fois la surface du pic dû au salbutamol dans le chromatogramme obtenu avec la solution témoin (0,3 pour cent),
- *total* : au maximum 1,0 pour cent,
- *limite d'exclusion* : 0,05 pour cent.

Impurity J : au maximum 0,2 pour cent.

Dissolvez 50,0 mg de salbutamol dans une solution d'*acide chlorhydrique R* à 1 g/l et complétez à 25,0 ml avec le même solvant. Mesurez l'absorbance (*2.2.25*) de la solution à 310 nm. L'absorbance n'est pas supérieure à 0,10.

Bore : au maximum 50 ppm.

Solution à examiner. A 50 mg de salbutamol, ajoutez 5 ml d'une solution contenant 13 g/l de *carbonate de sodium anhydre R* et 17 g/l de *carbonate de potassium R*. Evaporez à siccité au bain-marie et séchez à 120 °C. Calcinez rapidement le résidu jusqu'à destruction de la substance organique, laissez refroidir et ajoutez 0,5 ml d'*eau R* et 3,0 ml d'une solution récemment préparée de *curcumine R* à 1,25 g/l dans l'*acide acétique glacial R*. Chauffez légèrement pour dissoudre. Laissez refroidir et ajoutez 3,0 ml d'un mélange préparé en ajoutant lentement et en agitant 5 ml d'*acide sulfurique R* à 5 ml d'*acide acétique glacial R*. Mélangez et laissez reposer pendant 30 min. Complétez à 100,0 ml avec de l'*alcool R*. Filtrez et utilisez le filtrat.

Solution témoin. Dissolvez 0,572 g d'*acide borique R* dans 1000,0 ml d'*eau R*. Prélevez 1,0 ml de solution et complétez à 100,0 ml avec de l'*eau R*. A 2,5 ml de solution, ajoutez 5 ml d'une solution contenant 13 g/l de *carbonate de sodium anhydre R* et 17 g/l de *carbonate de potassium R* et procédez selon les indications données pour la solution à examiner.

Mesurez l'absorbance (*2.2.25*) de la solution à examiner et celle de la solution témoin au maximum à environ 555 nm. L'absorbance de la solution à examiner n'est pas supérieure à celle de la solution témoin.

Perte à la dessiccation (*2.2.32*) : au maximum 0,5 pour cent, déterminé à l'étuve à 100-105 °C sur 1,000 g de salbutamol.

Cendres sulfuriques (*2.4.14*) : au maximum 0,1 pour cent, déterminé sur 1,0 g de salbutamol.

DOSAGE

Dissolvez 0,200 g de salbutamol dans 30 ml d'*acide acétique anhydre R*. Titrez par l'*acide perchlorique 0,1 M*. Déterminez le point de fin de titrage par potentiométrie (*2.2.20*).

1 ml d'*acide perchlorique 0,1 M* correspond à 23,93 mg de $C_{13}H_{21}NO_3$.

CONSERVATION

A l'abri de la lumière.

Monographies Q-Z

Le chromatogramme suivant est publié à titre d'information.

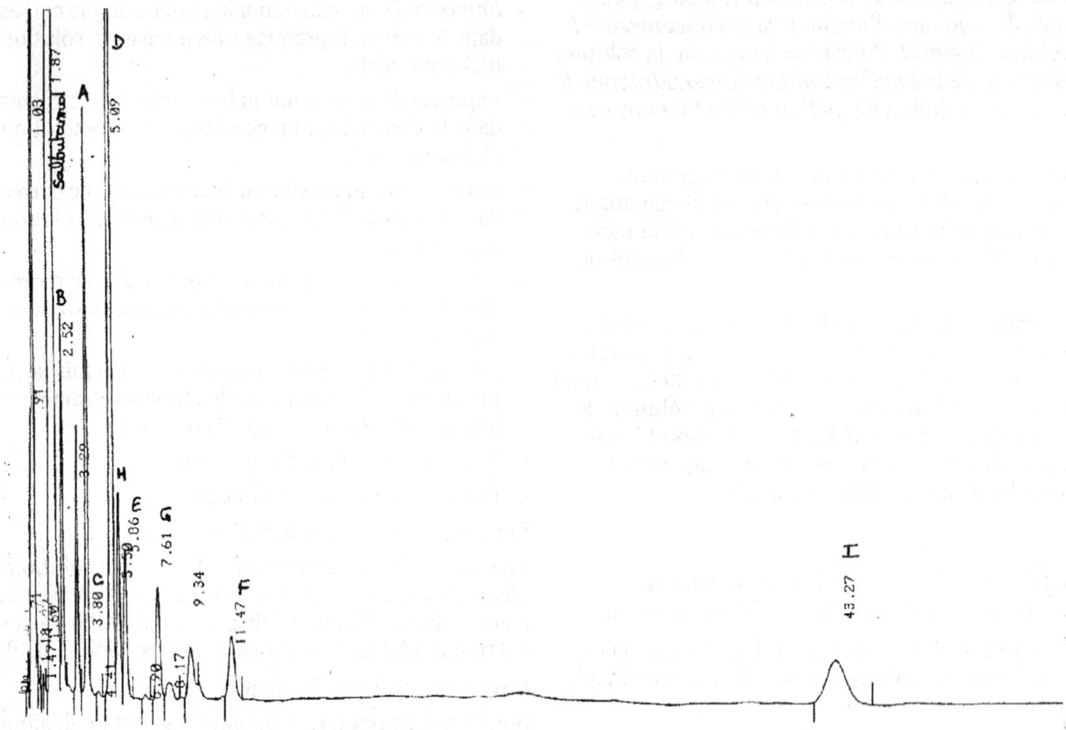

Figure 0529.-1. – *Chromatogramme pour l'essai des substances apparentées*

IMPURETÉS

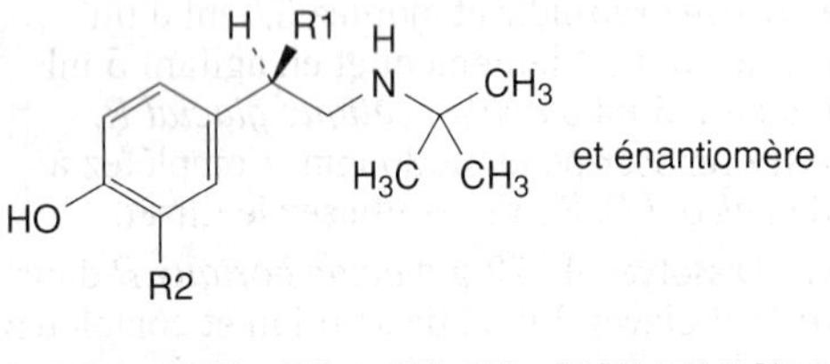

A. R1 = OCH_3, R2 = CH_2OH : [5-[(1*RS*)-2-[(1,1-diméthyléthyl)amino]-1-méthoxyéthyl]-2-hydroxyphényl]méthanol,

B. R1 = OH, R2 = H : (1*RS*)-2-[(1,1-diméthyléthyl)amino]-1-(4-hydroxyphényl)éthanol,

C. R1 = OH, R2 = CH_3 : (1*RS*)-2-[(1,1-diméthyléthyl)amino]-1-(4-hydroxy-3-méthylphényl)éthanol,

D. R1 = OH, R2 = CHO : 5-[(1*RS*)-2-[(1,1-diméthyléthyl)amino]-1-hydroxyéthyl]-2-hydroxybenzaldéhyde,

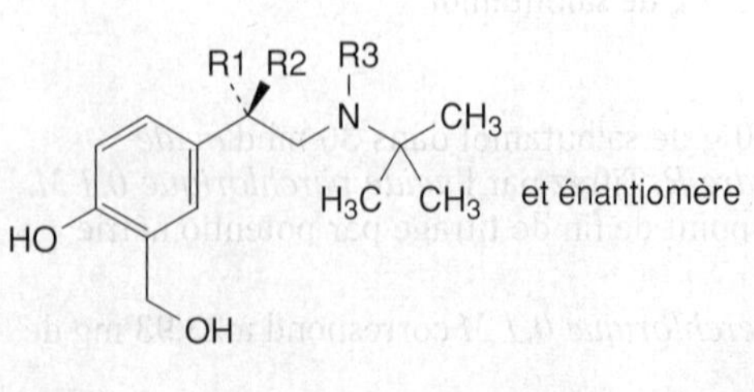

E. R1 = H, R2 = OH, R3 = CH_2-C_6H_5 : (1*RS*)-2-[benzyl(1,1-diméthyléthyl)amino]-1-[4-hydroxy-3-(hydroxyméthyl)phényl]éthanol,

G. R1+R2 = O, R3 = CH_2-C_6H_5 : 2-[benzyl(1,1-diméthyléthyl)amino]-1-[4-hydroxy-3-(hydroxyméthyl)phényl]éthanone,

J. R1+R2 = O, R3 = H : 2-[(1,1-diméthyléthyl)amino]-1-[4-hydroxy-3-(hydroxyméthyl)phényl]éthanone (salbutamone),

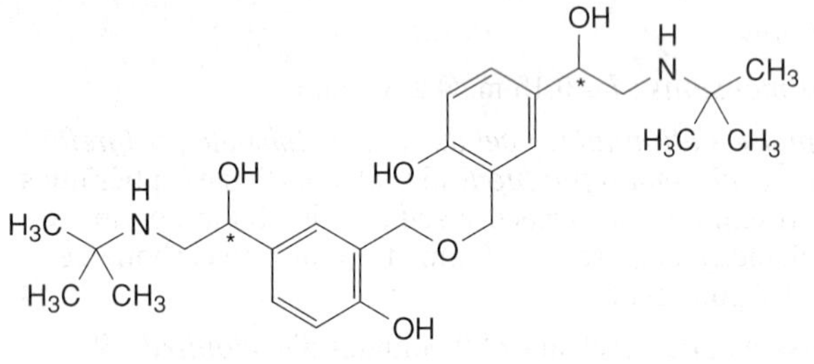

F. 1,1′-[oxybis[méthylène(4-hydroxy-1,3-phénylène)]]bis[2-[(1,1-diméthyléthyl)amino]éthanol],

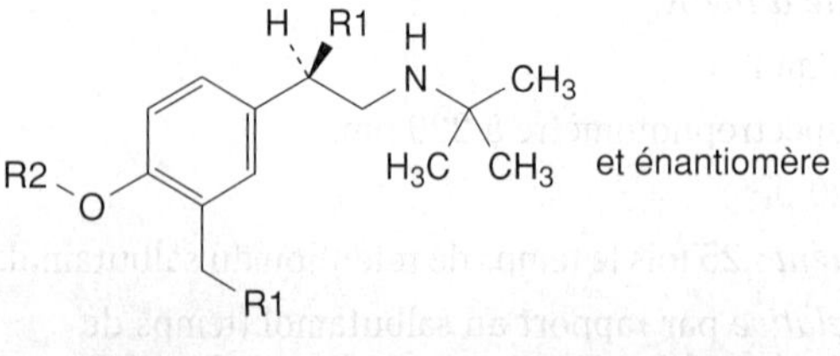

H. R1 = R2 = H : 4-[2-[(1,1-diméthyléthyl)amino]éthyl]-2-méthylphénol,

I. R1 = OH, R2 = CH_2-C_6H_5 : (1*RS*)-2-[(1,1-diméthyléthyl)amino]-1-[3-(hydroxyméthyl)-4-benzyloxyphényl]éthanol.

01/2002:0687

SALBUTAMOL (SULFATE DE)

Salbutamoli sulfas

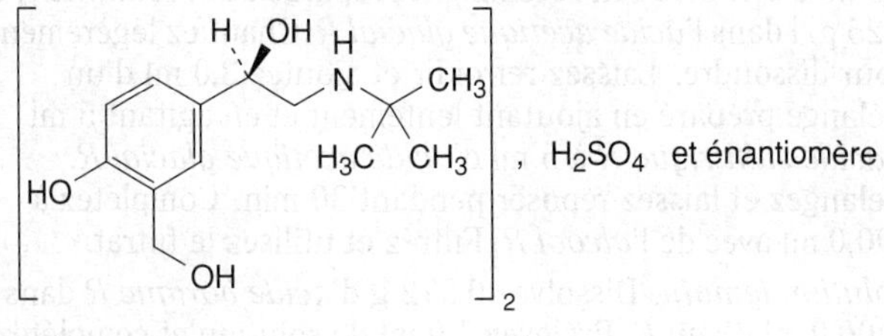

$C_{26}H_{44}N_2O_{10}S$ M_r 576,7

DÉFINITION

Sulfate de bis[(1*RS*)-2-[(1,1-diméthyléthyl)amino]-1-[4-hydroxy-3-(hydroxyméthyl)phényl]éthanol].

Teneur : 98,0 pour cent à 101,0 pour cent (substance desséchée).

CARACTÈRES

Aspect : poudre cristalline, blanche ou sensiblement blanche.

Solubilité : facilement soluble dans l'eau, peu soluble dans l'alcool, très peu soluble dans le chlorure de méthylène.

IDENTIFICATION

Première identification : B, E.

Seconde identification : A, C, D, E.

A. Dissolvez 80,0 mg de sulfate de salbutamol dans une solution d'*acide chlorhydrique R* à 10 g/l et complétez à 100,0 ml avec le même acide. Prélevez 10,0 ml de solution et complétez à 100,0 ml avec une solution d'*acide chlorhydrique R* à 10 g/l. Examinée de 230 nm à 350 nm (*2.2.25*), la solution présente un maximum d'absorption à 276 nm. L'absorbance spécifique au maximum est de 55 à 64.

B. Spectrophotométrie d'absorption dans l'infrarouge (*2.2.24*).

Préparation : pastilles de *bromure de potassium R.*

Comparaison : *sulfate de salbutamol SCR.*

C. Chromatographie sur couche mince (*2.2.27*).

Solution à examiner. Dissolvez 12 mg de sulfate de salbutamol dans de l'*eau R* et complétez à 10 ml avec le même solvant.

Solution témoin. Dissolvez 12 mg de *sulfate de salbutamol SCR* dans de l'*eau R* et complétez à 10 ml avec le même solvant.

Plaque : *plaque au gel de silice pour CCM R.*

Phase mobile : *ammoniaque concentrée R, eau R, acétate d'éthyle R, 2-propanol R, méthylisobutylcétone R* (3:18:35:45:50 *V/V/V/V/V*).

Dépôt : 1 µl.

Développement : sur un parcours de 18 cm.

Séchage : à l'air.

Détection : pulvérisez une solution de *chlorhydrate de méthylbenzothiazolone-hydrazone R* à 1 g/l dans une solution de *méthanol R* à 90 pour cent *V/V*, puis une *solution de ferricyanure de potassium R* à 20 g/l dans un mélange de 1 volume d'*ammoniaque concentrée R1* et de 3 volumes d'*eau R.* Pulvérisez à nouveau la solution de *chlorhydrate de méthylbenzothiazolone-hydrazone R* à 1 g/l dans une solution de *méthanol R* à 90 pour cent *V/V.*

Résultats : la tache principale du chromatogramme obtenu avec la solution à examiner est semblable quant à sa position, sa coloration et ses dimensions à la tache principale du chromatogramme obtenu avec la solution témoin.

D. Dissolvez environ 10 mg de sulfate de salbutamol dans 50 ml d'une solution de *tétraborate de disodium R* à 20 g/l. Ajoutez 1 ml d'une solution d'*aminopyrazolone R* à 30 g/l, 10 ml de *chlorure de méthylène R* et 10 ml d'une solution de *ferricyanure de potassium R* à 20 g/l. Agitez et laissez reposer. Il se développe une coloration rouge orangé dans la couche de chlorure de méthylène.

E. Le sulfate de salbutamol donne la réaction (a) des sulfates (*2.3.1*).

ESSAI

Solution S. Dissolvez 0,250 g de sulfate de salbutamol dans de l'*eau exempte de dioxyde de carbone R* et complétez à 25,0 ml avec le même solvant.

Aspect de la solution. La solution S est limpide (*2.2.1*) et n'est pas plus fortement colorée que la solution témoin JB_6 (*2.2.2, Procédé II*).

Angle de rotation optique (*2.2.7*) : – 0,10° à + 0,10°, déterminé avec la solution S.

Acidité ou alcalinité. A 10 ml de solution S, ajoutez 0,15 ml de *solution de rouge de méthyle R* et 0,2 ml d'*hydroxyde de sodium 0,01 M.* La solution est jaune. Le virage de l'indicateur au rouge ne nécessite pas plus de 0,4 ml d'*acide chlorhydrique 0,01 M.*

Substances apparentées. Chromatographie liquide (*2.2.29*).

Solution à examiner. Dissolvez 0,100 g de sulfate de salbutamol dans la phase mobile et complétez à 50,0 ml avec la phase mobile.

Solution témoin. Dissolvez 2,4 mg de *sulfate de salbutamol SCR,* 2,0 mg d'*impureté B de salbutamol SCR,* 3,0 mg d'*impureté D de salbutamol SCR,* 3,0 mg d'*impureté F de salbutamol SCR,* 3,0 mg d'*impureté G de salbutamol SCR* et 3,0 mg d'*impureté I de salbutamol SCR* dans la phase mobile et complétez à 10,0 ml avec la phase mobile. Prélevez 2,0 ml de solution et complétez à 100,0 ml avec la phase mobile.

Colonne :

- *dimensions* : l = 0,15 m, Ø = 3,9 mm,
- *phase stationnaire* : *gel de silice octylsilylé postgreffé pour chromatographie R* (5 µm) à particules sphériques présentant une surface spécifique de 335 m^2/g, un diamètre de pores de 10 nm et un taux de carbone de 11,7 pour cent.

Phase mobile : mélangez 22 volumes d'*acétonitrile R* et 78 volumes d'une solution contenant 2,87 g/l d'*heptanesulfonate de sodium R* et 2,5 g/l de *phosphate monopotassique R,* ajustée à pH 3,65 avec de l'*acide phosphorique dilué R.*

Débit : 1 ml/min.

Détection : spectrophotomètre à 220 nm.

Injection : 20 µl.

Enregistrement : 25 fois le temps de rétention du salbutamol.

Rétention relative par rapport au salbutamol (temps de rétention = environ 1,9 min) : impureté B = environ 1,3 ; impureté A = environ 1,7 ; impureté C = environ 2,0 ; impureté D = environ 2,7 ; impureté H = environ 3,0 ; impureté E = environ 3,1 ; impureté G = environ 4,1 ; impureté F = environ 6,2 ; impureté I = environ 23,2.

Conformité du système : solution témoin :

Monographies Q - Z

- *résolution* : au minimum 3,0 entre les pics dus au salbutamol et à l'impureté B.

Limites :

- *impureté D* : au maximum la surface du pic correspondant dans le chromatogramme obtenu avec la solution témoin (0,3 pour cent),
- *impureté F* : au maximum la surface du pic correspondant dans le chromatogramme obtenu avec la solution témoin (0,3 pour cent),
- *impureté G* : au maximum la surface du pic correspondant dans le chromatogramme obtenu avec la solution témoin (0,3 pour cent),
- *impureté I* : au maximum la surface du pic correspondant dans le chromatogramme obtenu avec la solution témoin (0,3 pour cent),
- *toute autre impureté* : au maximum 1,5 fois la surface du pic dû au salbutamol dans le chromatogramme obtenu avec la solution témoin (0,3 pour cent),
- *total* : au maximum 1,0 pour cent,
- *limite d'exclusion* : 0,05 pour cent.

Impurité J : au maximum 0,2 pour cent.

Dissolvez 60,0 mg de sulfate de salbutamol dans une solution d'*acide chlorhydrique R* à 1 g/l et complétez à 25,0 ml avec le même solvant. Mesurez l'absorbance (*2.2.25*) de la solution à 310 nm. L'absorbance n'est pas supérieure à 0,10.

Bore : au maximum 50 ppm.

Solution à examiner. A 50 mg de sulfate de salbutamol, ajoutez 5 ml d'une solution contenant 13 g/l de *carbonate de sodium anhydre R* et 17 g/l de *carbonate de potassium R*. Evaporez à siccité au bain-marie et séchez à 120 °C. Calcinez rapidement le résidu jusqu'à destruction de la substance organique, laissez refroidir et ajoutez 0,5 ml d'*eau R* et 3,0 ml d'une solution récemment préparée de *curcumine R* à 1,25 g/l dans l'*acide acétique glacial R*. Chauffez légèrement pour dissoudre. Laissez refroidir et ajoutez 3,0 ml d'un mélange préparé en ajoutant lentement et en agitant 5 ml d'*acide sulfurique R* à 5 ml d'*acide acétique glacial R*. Mélangez et laissez reposer pendant 30 min. Complétez à 100,0 ml avec de l'*alcool R*. Filtrez et utilisez le filtrat.

Solution témoin. Dissolvez 0,572 g d'*acide borique R* dans 1000,0 ml d'*eau R*. Prélevez 1,0 ml de solution et complétez à 100,0 ml avec de l'*eau R*. A 2,5 ml de solution, ajoutez 5 ml d'une solution contenant 13 g/l de *carbonate de sodium anhydre R* et 17 g/l de *carbonate de potassium R* et procédez selon les indications données pour la solution à examiner.

Mesurez l'absorbance (*2.2.25*) de la solution à examiner et celle de la solution témoin au maximum à environ 555 nm. L'absorbance de la solution à examiner n'est pas supérieure à celle de la solution témoin.

Perte à la dessiccation (*2.2.32*) : au maximum 0,5 pour cent, déterminé à l'étuve à 100-105 °C sur 1,000 g de sulfate de salbutamol.

Cendres sulfuriques (*2.4.14*) : au maximum 0,1 pour cent, déterminé sur 1,0 g de sulfate de salbutamol.

DOSAGE

Dissolvez 0,400 g de sulfate de salbutamol dans 5 ml d'*acide formique anhydre R* et ajoutez 35 ml d'*acide acétique anhydre R*. Titrez par l'*acide perchlorique 0,1 M*. Déterminez le point de fin de titrage par potentiométrie (*2.2.20*).

Le chromatogramme suivant est publié à titre d'information.

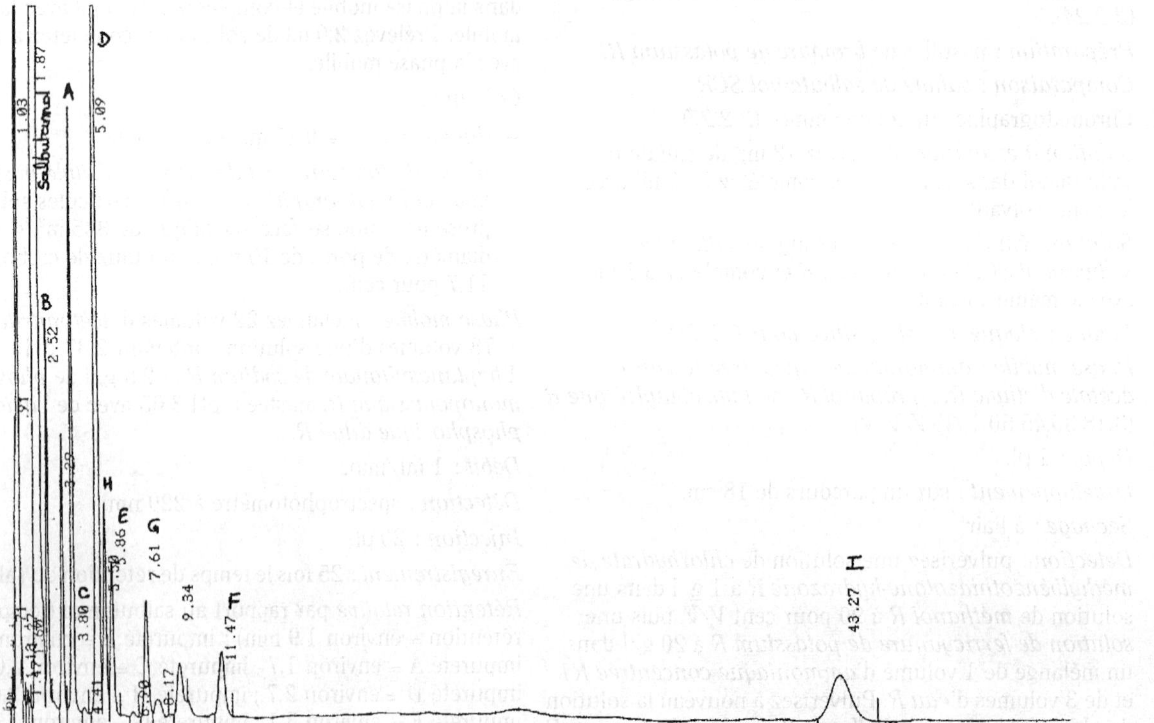

Figure 0687.-1. – *Chromatogramme pour l'essai des substances apparentées*

1 ml d'*acide perchlorique 0,1 M* correspond à 57,67 mg de $C_{26}H_{44}N_2O_{10}S$.

CONSERVATION

A l'abri de la lumière.

IMPURETÉS

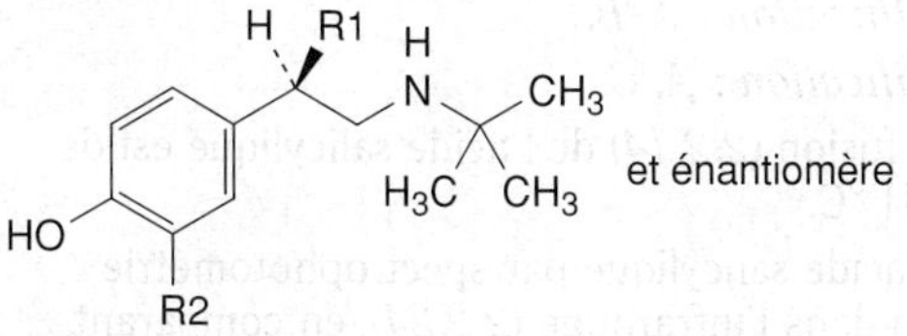

A. R1 = OCH_3, R2 = CH_2OH : [5-[(1*RS*)-2-[(1,1-diméthyléthyl)amino]-1-méthoxyéthyl]-2-hydroxyphényl]méthanol,

B. R1 = OH, R2 = H : (1*RS*)-2-[(1,1-diméthyléthyl)amino]-1-(4-hydroxyphényl)éthanol,

C. R1 = OH, R2 = CH_3 : (1*RS*)-2-[(1,1-diméthyléthyl)amino]-1-(4-hydroxy-3-méthylphényl)éthanol,

D. R1 = OH, R2 = CHO : 5-[(1*RS*)-2-[(1,1-diméthyléthyl)amino]-1-hydroxyéthyl]-2-hydroxybenzaldéhyde,

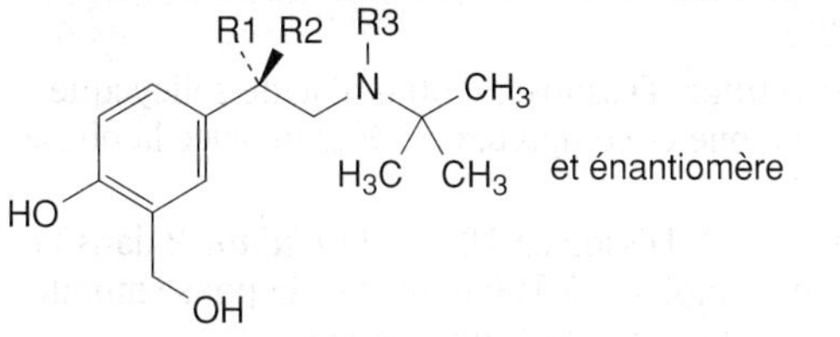

E. R1 = H, R2 = OH, R3 = CH_2-C_6H_5 : (1*RS*)-2-[benzyl(1,1-diméthyléthyl)amino]-1-[4-hydroxy-3-(hydroxyméthyl)phényl]éthanol,

G. R1+R2 = O, R3 = CH_2-C_6H_5 : 2-[benzyl(1,1-diméthyléthyl)amino]-1-[4-hydroxy-3-(hydroxyméthyl)phényl]éthanone,

J. R1+R2 = O, R3 = H : 2-[(1,1-diméthyléthyl)amino]-1-[4-hydroxy-3-(hydroxyméthyl)phényl]éthanone (salbutamone),

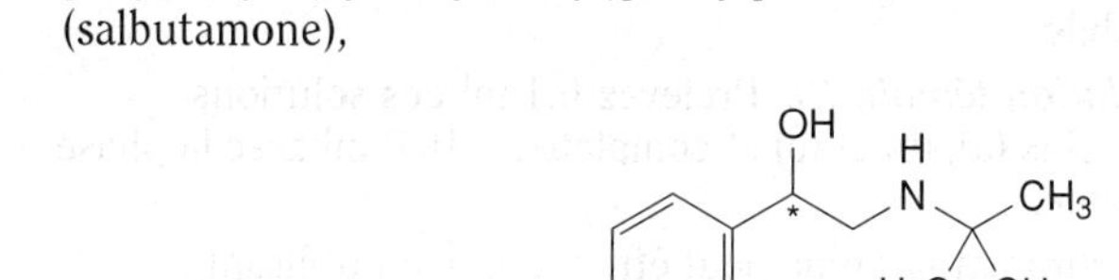

F. 1,1′-[oxybis[méthylène(4-hydroxy-1,3-phénylène)]]bis[2-[(1,1-diméthyléthyl)amino]éthanol],

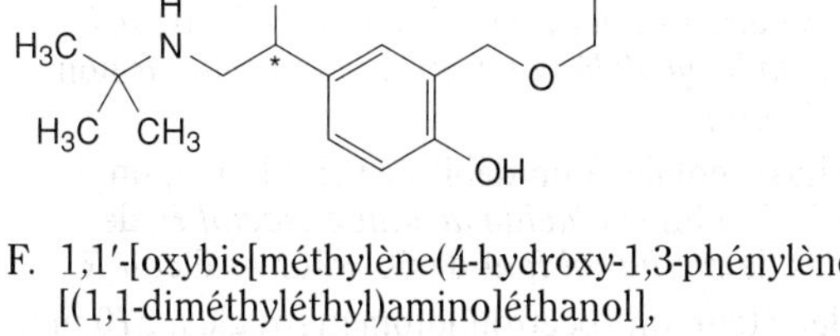

H. R1 = R2 = H : 4-[2-[(1,1-diméthyléthyl)amino]éthyl]-2-méthylphénol,

I. R1 = OH, R2 = CH_2-C_6H_5 : (1*RS*)-2-[(1,1-diméthyléthyl)amino]-1-[3-(hydroxyméthyl)-4-benzyloxyphényl]éthanol.

01/2002:1537

SALICAIRE

Lythri herba

DÉFINITION

La salicaire est constituée par la sommité fleurie séchée, entière ou coupée, de *Lythrum salicaria* L. Elle contient au minimum 5,0 pour cent de tanins, exprimés en pyrogallol ($C_6H_6O_3$; M_r 126,1) et calculés par rapport à la drogue desséchée.

CARACTÈRES

La salicaire présente les caractères macroscopiques et microscopiques décrits aux identifications A et B.

IDENTIFICATION

A. La salicaire présente des tiges rigides, quadrangulaires, ramifiées vers le haut, vert-brun, pubescentes, ridées longitudinalement. Les feuilles sont opposées, décussées, rarement verticillées par 3 et parfois alternes au niveau de l'inflorescence qui forme un long épi terminal. La feuille est sessile, lancéolée et cordiforme à la base, d'environ 5 cm à 15 cm de long sur 1 cm à 2,5 cm de large, pubescente à la face inférieure ; les nervures secondaires s'anastomosent en feston au bord du limbe. Les fleurs ont un calice, gamosépale, persistant, pubescent, tubuleux, de 4 mm à 8 mm de long, formé de 6 sépales surmontés de 6 petites dents triangulaires alternant avec 6 grandes dents aiguës au moins aussi longues que la moitié du tube ; une corolle, dialypétale, formée de 6 pétales de couleur rose violacé, chacun élargi au sommet, avec un bord onduleux et se rétrécissant à la base. L'androcée est constitué de 2 verticilles de 6 étamines (un verticille à étamines courtes et à peine exertes, et un verticille à étamines longues dépassant largement la corolle). Le fruit, s'il est formé, est une petite capsule incluse dans le calice persistant.

B. Réduisez la salicaire en poudre (355). La poudre est jaune-vert. Examinez au microscope en utilisant de la *solution d'hydrate de chloral R*. La poudre présente des poils tecteurs, unicellulaires ou bicellulaires, unisériés, à paroi épaisse, finement ponctuée, provenant de l'épiderme inférieur de la feuille et de la tige, de nombreux poils tecteurs du calice, unisériés, unicellulaires ou bicellulaires, à paroi mince et finement ponctuée ; des fragments de pétales, rose violacé, transparents ; de nombreuses macles d'oxalate de calcium ; des grains de pollen à 3 pores, à exine peu épaisse et légèrement granuleuse ; des fragments d'épiderme supérieur à grandes cellules polygonales et à parois sinueuses ; des fragments d'épiderme inférieur à cellules polygonales plus petites et des stomates anomocytiques (*2.8.3*).

C. Opérez par chromatographie sur couche mince (*2.2.27*) en utilisant une *plaque au gel de silice pour CCM R*.

Solution à examiner. A 1,0 g de salicaire pulvérisée (355), ajoutez 10 ml de *méthanol R* et chauffez dans un bain-marie à 65 °C pendant 5 min en agitant fréquemment. Refroidissez et filtrez. Complétez le filtrat à 10 ml avec du *méthanol R*.

Solution témoin. Dissolvez 0,5 mg d'*acide chlorogénique R*, 1 mg d'*hypéroside R*, 1 mg de *rutine R* et 1 mg de *vitexine R* dans 10 ml de *méthanol R*.

Déposez sur la plaque, en bandes, 10 µl de chaque solution. Développez sur un parcours de 15 cm avec un mélange de 7,5 volumes d'*acide acétique anhydre R*, de 7,5 volumes d'*acide formique anhydre R*, de 18 volumes d'*eau R* et de 67 volumes d'*acétate d'éthyle R*. Séchez la plaque à 100-105 °C. Pulvérisez sur la plaque encore chaude une solution de *diphénylborate d'aminoéthanol R* à 10 g/l dans du *méthanol R*. Pulvérisez ensuite la plaque avec une solution de *macrogol 400 R* à 50 g/l dans du *méthanol R*. Laissez sécher la plaque à l'air pendant 30 min. Examinez en lumière ultraviolette à 365 nm. Le chromatogramme obtenu avec la solution témoin présente, dans le tiers inférieur, une bande de fluorescence brun-jaune (rutine) et, dans le tiers médian, une bande de fluorescence bleu clair (acide chlorogénique), au-dessus de laquelle sont présentes une bande de fluorescence brun-jaune (hypéroside) et une bande de fluorescence verte (vitexine). Le chromatogramme obtenu avec la solution à examiner présente une bande de fluorescence vert vif située légèrement au-dessus de la bande de la rutine du chromatogramme obtenu avec la solution témoin, une bande de fluorescence jaune semblable, quant à sa position, à la bande de l'acide chlorogénique du chromatogramme obtenu avec la solution témoin, une bande de fluorescence jaune semblable, quant à sa position, à la bande de l'hypéroside du chromatogramme obtenu avec la solution témoin et une bande de fluorescence vert vif correspondant à la bande de la vitexine du chromatogramme obtenu avec la solution témoin.

ESSAI

Eléments étrangers (*2.8.2*). La salicaire satisfait à l'essai des éléments étrangers.

Perte à la dessiccation (*2.2.32*). Déterminée à l'étuve à 100-105 °C sur 1,000 g de salicaire pulvérisée (355), la perte à la dessiccation n'est pas supérieure à 12,0 pour cent.

Cendres totales (*2.4.16*). Le taux des cendres totales n'est pas supérieur à 7,0 pour cent.

DOSAGE

Effectuez la détermination des tanins dans les drogues végétales (*2.8.14*). Utilisez 0,750 g de salicaire pulvérisée (180).

CONSERVATION

A l'abri de la lumière.

01/2002:0366

SALICYLIQUE (ACIDE)

Acidum salicylicum

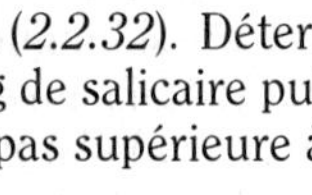

$C_7H_6O_3$ M_r 138,1

DÉFINITION

L'acide salicylique contient au minimum 99,0 pour cent et au maximum l'équivalent de 100,5 pour cent d'acide 2-hydroxybenzènecarboxylique, calculé par rapport à la substance desséchée.

CARACTÈRES

Poudre cristalline blanche ou cristaux aciculaires blancs ou incolores, peu solubles dans l'eau, facilement solubles dans l'alcool et dans l'éther, assez solubles dans le chlorure de méthylène.

IDENTIFICATION

Première identification : A, B.

Seconde identification : A, C.

A. Le point de fusion (*2.2.14*) de l'acide salicylique est de 158 °C à 161 °C.

B. Examinez l'acide salicylique par spectrophotométrie d'absorption dans l'infrarouge (*2.2.24*), en comparant avec le spectre obtenu avec l'*acide salicylique SCR*.

C. Dissolvez 30 mg environ d'acide salicylique dans 5 ml d'*hydroxyde de sodium 0,05 M*. Neutralisez si nécessaire et complétez à 20 ml avec de l'*eau R*. 1 ml de cette solution donne la réaction (a) des salicylates (*2.3.1*).

ESSAI

Solution S. Dissolvez 2,5 g d'acide salicylique dans 50 ml d'*eau distillée R* bouillante, refroidissez et filtrez.

Aspect de la solution. Dissolvez 1 g d'acide salicylique dans 10 ml d'*alcool R*. La solution est limpide (*2.2.1*) et incolore (*2.2.2, Procédé II*).

Substances apparentées. Opérez par chromatographie liquide (*2.2.29*).

Solution à examiner. Dissolvez 0,50 g d'acide salicylique dans la phase mobile et complétez à 100,0 ml avec la phase mobile.

Solution témoin (a). Dissolvez 10 mg de *phénol R* dans la phase mobile et complétez à 100,0 ml avec la phase mobile.

Solution témoin (b). Dissolvez 25 mg d'*acide 4-hydroxyisophtalique R* dans la phase mobile et complétez à 100,0 ml avec la phase mobile.

Solution témoin (c). Dissolvez 50 mg d'*acide 4-hydroxybenzoïque R* dans la phase mobile et complétez à 100,0 ml avec la phase mobile.

Solution témoin (d). Prélevez 1,0 ml de solution témoin (a) et complétez à 10,0 ml avec la phase mobile.

Solution témoin (e). Prélevez 1,0 ml des solutions témoins (a), (b) et (c) et complétez à 10,0 ml avec la phase mobile.

Solution témoin (f). Prélevez 0,1 ml des solutions témoins (a), (b) et (c) et complétez à 10,0 ml avec la phase mobile.

La chromatographie peut être réalisée en utilisant :

– une colonne d'acier inoxydable d'une longueur de 0,15 m et d'un diamètre intérieur de 4,6 mm, remplie de *gel de silice octadécylsilylé pour chromatographie R* non désactivé (5 µm),
– comme phase mobile, à un débit de 0,5 ml/min, un mélange de 1 volume d'*acide acétique glacial R*, de 40 volumes de *méthanol R* et de 60 volumes d'*eau R*,
– comme détecteur, un spectrophotomètre réglé à 270 nm.

Injectez 10 µl des solutions témoins (d) et (e). Lorsque les chromatogrammes sont enregistrés dans les conditions prescrites, les temps de rétention relatifs, par rapport au phénol sont de 0,70 environ pour l'acide 4-hydroxybenzoïque et de 0,90 environ pour l'acide 4-hydroxyisophtalique. Ajustez la sensibilité du système de façon que la hauteur du pic principal du chromatogramme obtenu avec la solution témoin (f) représente au moins 70 pour cent de l'échelle totale de l'enregistreur. L'essai n'est valable que si dans le chromatogramme obtenu avec la solution témoin (e), le troisième pic correspond au pic du phénol obtenu dans le chromatogramme de la solution témoin (d) et si la résolution entre les pics correspondant respectivement à l'acide 4-hydroxyisophtalique et au phénol n'est pas inférieure à 1,0. Si la résolution n'est pas obtenue, ajustez la quantité d'acide acétique de la phase mobile.

Injectez 10 µl de solution à examiner et 10 µl de solution témoin (f). S'il apparaît, dans le chromatogramme obtenu avec la solution à examiner, des pics correspondants respectivement à l'acide 4-hydroxybenzoïque, à l'acide 4-hydroxyisophtalique et au phénol, leur surface n'est pas supérieure à celle des pics correspondants dans le chromatogramme obtenu avec la solution témoin (f) (0,1 pour cent pour l'acide 4-hydroxybenzoïque, 0,05 pour cent l'acide 4-hydroxyisophtalique et 0,02 pour cent le phénol).

S'il apparaît, dans le chromatogramme obtenu avec la solution à examiner, d'autres pics que le pic principal et les pics correspondant respectivement à l'acide 4-hydroxybenzoïque, à l'acide 4-hydroxyisophtalique et au phénol, la surface d'aucun d'entre eux n'est supérieure à celle du pic correspondant à l'acide 4-hydroxyisophtalique dans le chromatogramme obtenu avec la solution témoin (f) (0,05 pour cent). La somme de la surface de tous les pics, à l'exception du pic principal, dans le chromatogramme obtenu avec la solution à examiner, n'est pas supérieure à 2 fois la surface du pic correspondant à l'acide 4-hydroxybenzoïque dans le chromatogramme obtenu avec la solution témoin (f) (0,2 pour cent).

Ne tenez pas compte des pics dont la surface est inférieure à 0,01 fois la surface du pic principal dans le chromatogramme obtenu avec la solution témoin (f).

Chlorures (*2.4.4*). Prélevez 10 ml de solution S et complétez à 15 ml avec de l'*eau R*. La solution satisfait à l'essai limite des chlorures (100 ppm).

Sulfates. Dissolvez 1,0 g d'acide salicylique dans 5 ml de *diméthylformamide R* et ajoutez 4 ml d'*eau R*. Mélangez soigneusement. Ajoutez 0,2 ml d'*acide chlorhydrique dilué R* et 0,5 ml d'une solution de *chlorure de baryum R* à 25 pour cent *m/m*. Après 15 min, si la solution présente une opalescence, celle-ci n'est pas plus fortement prononcée que celle d'un témoin préparé comme suit : à 2 ml de *solution à 100 ppm de sulfate* (SO_4) *R*, ajoutez 0,2 ml d'*acide chlorhydrique dilué R*, 0,5 ml d'une solution de *chlorure de baryum R* à 25 pour cent *m/m*, 3 ml d'*eau R* et 5 ml de *diméthylformamide R* (200 ppm).

Métaux lourds (*2.4.8*). Dissolvez 2,0 g d'acide salicylique dans 15 ml d'*alcool R* et ajoutez 5 ml d'*eau R*. 12 ml de solution satisfont à l'essai limite B des métaux lourds (20 ppm). Préparez le témoin avec une solution à 2 ppm de plomb (Pb) obtenue par dilution de la *solution à 100 ppm de plomb (Pb) R* dans un mélange de 5 volumes d'*eau R* et de 15 volumes d'*alcool R*.

Perte à la dessiccation (*2.2.32*). Déterminée dans un dessiccateur sur 1,000 g d'acide salicylique, la perte à la dessiccation n'est pas supérieure à 0,5 pour cent.

Cendres sulfuriques (*2.4.14*). Déterminé sur 2,0 g d'acide salicylique, le taux des cendres sulfuriques n'est pas supérieur à 0,1 pour cent.

DOSAGE

Dissolvez 0,120 g d'acide salicylique dans 30 ml d'*alcool R*. Ajoutez 20 ml d'*eau R*. Titrez par l'*hydroxyde de sodium 0,1 M* en présence de 0,1 ml de *solution de rouge de phénol R*.

1 ml d'*hydroxyde de sodium 0,1 M* correspond à 13,81 mg de $C_7H_6O_3$.

CONSERVATION

A l'abri de la lumière.

IMPURETÉS

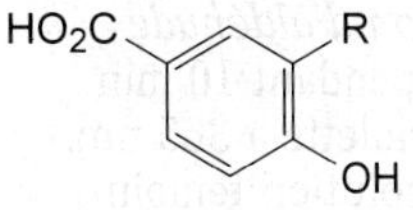

A. R = H : acide 4-hydroxybenzoïque,

B. R = CO_2H : acide 4-hydroxyisophtalique,

C. phénol.

01/2002:1370

SAUGE OFFICINALE (FEUILLE DE)

Salviae officinalis folium

DÉFINITION

La feuille de sauge officinale est constituée par la feuille séchée, entière ou fragmentée, de *Salvia officinalis* L. La drogue entière contient au minimum 15 ml/kg et la drogue fragmentée au minimum 10 ml/kg d'huile essentielle, les deux teneurs étant calculées par rapport à la drogue anhydre.

CARACTÈRES

L'huile essentielle de feuille de sauge officinale est riche en thuyone.

La feuille de sauge officinale présente les caractères macroscopiques et microscopiques décrits aux identifications A et B.

IDENTIFICATION

A. Le limbe de la feuille de sauge officinale entière a une longueur de 2 cm à 10 cm environ et une largeur de 1 cm à 2 cm environ. Il est oblongue-ovale à elliptique. Le bord est finement crénelé à lisse, l'extrémité arrondie ou subaiguë et la base, rétrécie au niveau du pétiole, arrondie ou cordée. La face supérieure est gris-vert et finement granuleuse, la face inférieure est blanche, pubescente et présente un réseau dense de petites nervures proéminentes.

B. Réduisez la feuille de sauge officinale en poudre (355). La poudre est gris clair à vert-brun. Examinez au microscope en utilisant de la *solution d'hydrate de chloral R*. La poudre présente de très nombreux poils articulés et recourbés, constitués de cellules étroites et allongées et d'une cellule de base très épaisse, ainsi que des fragments de ces poils ; des fragments d'épiderme supérieur à cellules ponctuées, plus ou moins polygonales ; des fragments d'épiderme inférieur à cellules sinueuses et nombreux stomates diacytiques (*2.8.3*) ; quelques rares poils sécréteurs isolés à tête unicellulaire ou bicellulaire et à pédicelle composé de 1 à 4 cellules ; des poils glandulaires abondants à pédicelle unicellulaire et à tête composée de 8 cellules rayonnantes, avec une cuticule commune saillante.

C. Opérez par chromatographie sur couche mince (*2.2.27*) en utilisant une plaque recouverte d'un gel de silice approprié.

Solution à examiner. Agitez pendant 5 min 0,30 g de feuille de sauge officinale récemment pulvérisée (355) avec 5,0 ml d'*éther R*, puis filtrez sur 2 g de *sulfate de sodium anhydre R*.

Solution témoin. Dissolvez 5 µl de *thuyone R* et 2 µl de *cinéole R* dans 20,0 ml d'*éther R*.

Déposez séparément sur la plaque, en bandes, 20 µl de chaque solution. Développez sur un parcours de 15 cm avec un mélange de 5 volumes d'*acétate d'éthyle R* et de 95 volumes de *toluène R*. Laissez sécher la plaque à l'air. Pulvérisez de la *solution d'aldéhyde anisique R* et chauffez à 100-105 °C pendant 10 min. Examinez la plaque en lumière ultraviolette à 365 nm. Le chromatogramme obtenu avec la solution témoin présente une bande de fluorescence intense (cinéole) dans son tiers inférieur et une bande de fluorescence rouge (thuyone) dans son tiers médian. Le chromatogramme obtenu avec la solution à examiner présente une bande de fluorescence intense correspondant au cinéole, ainsi qu'une bande de fluorescence rouge correspondant à la thuyone, de dimensions et d'intensité approximativement égales à celles des bandes du chromatogramme obtenu avec la solution témoin. D'autres bandes sont présentes.

ESSAI

Eléments étrangers (*2.8.2*). La feuille de sauge officinale ne contient pas plus de 3 pour cent de tiges ni plus de 2 pour cent d'autres éléments étrangers.

Teneur en eau (*2.2.13*). Déterminée par entraînement sur 20,0 g de feuille de sauge officinale, la teneur en eau n'est pas supérieure à 100 ml/kg.

Cendres totales (*2.4.16*). Le taux des cendres totales n'est pas supérieur à 10,0 pour cent.

DOSAGE

Effectuez la détermination des huiles essentielles dans les drogues végétales (*2.8.12*). Utilisez 20,0 g de feuille de sauge officinale, si nécessaire fragmentée juste avant la détermination, un ballon de 500 ml et 250 ml d'*eau R* comme liquide d'entraînement. Ajoutez 0,5 ml de *xylène R* dans le tube gradué. Distillez à un débit de 2 ml/min à 3 ml/min pendant 2 h.

CONSERVATION

A l'abri de la lumière.

01/2002:1561

SAUGE TRILOBÉE (FEUILLE DE)

Salviae trilobae folium

DÉFINITION

La feuille de sauge trilobée est constituée par la feuille séchée, entière ou fragmentée, de *Salvia fructicosa* Mill. (*S. triloba* L. fil). La drogue entière contient au minimum 18 ml/kg d'huile essentielle et la drogue fragmentée au minimum 12 ml/kg d'huile essentielle, les deux teneurs étant calculées par rapport à la drogue anhydre.

CARACTÈRES

La feuille de sauge trilobée exhale, lorsqu'elle est broyée, une odeur épicée rappelant celle de l'huile d'eucalyptus.

Elle présente les caractères macroscopiques et microscopiques décrits aux identifications A et B.

IDENTIFICATION

A. Le limbe de la feuille entière a une longueur de 8 mm à 50 mm environ et une largeur de 4 mm à 20 mm environ. Sa forme est oblongue-ovale à lancéolée. Le bord est finement crénelé et ondulé, mais indistinct en raison de la forte pubescence des deux faces. La base est obtuse et présente parfois un ou deux lobes plus ou moins développés. Les deux faces sont tomenteuses, avec une pubescence grise sur la face supérieure et une forte pubescence blanche sur la face inférieure. La nervation est indistincte. Le pétiole tomenteux, à forte pubescence blanche, a un diamètre de 1 mm environ.

B. Réduisez la feuille de sauge trilobée en poudre (355). La poudre est vert-gris et tomenteuse. Examinez au microscope en utilisant de la *solution d'hydrate de chloral R*. La poudre présente de très nombreux poils tecteurs ou glanduleux, entiers ou fragmentés, disséminés et fixés à des fragments de l'épiderme. Les poils tecteurs sont articulés, unisériés, à paroi épaisse et pointe émoussée ; ceux de l'épiderme supérieur sont droits, ceux de l'épiderme inférieur tortueux, plus longs et plus denses. Certains des poils glanduleux comportent une tête unicellulaire ou bicellulaire et un pédicelle composé de 1 à 4 cellules, mais la majorité possèdent un court pédicelle unicellulaire et une tête constituée de 8 cellules rayonnantes à cuticule commune saillante. L'épiderme supérieur présente des cellules ponctuées à épaississement en chapelet, plus ou moins polygonales, avec quelques stomates de type diacytique (*2.8.3*) ; l'épiderme inférieur présente des cellules à paroi sinueuse à onduleuse et de nombreux stomates de type diacytique.

C. Examinez le chromatogramme obtenu dans l'essai de la thuyone. Le chromatogramme obtenu avec la solution à examiner présente une bande bleue correspondant au cinéole, de dimensions et d'intensité au moins égales à celle de la bande du chromatogramme obtenu avec la solution témoin. D'autres bandes sont présentes.

ESSAI

Thuyone. Opérez par chromatographie sur couche mince (*2.2.27*), en utilisant une *plaque au gel de silice pour CCM R*.

Solution à examiner. Agitez 0,3 g de drogue fraîchement pulvérisée (355) avec 5,0 ml d'*éthanol R* pendant 5 min.

Solution témoin. Dissolvez 20 µl de *thuyone R* et 25 µl de *cinéole R* dans 20 ml d'*éthanol R*.

Déposez sur la plaque, en bandes, 20 µl de chaque solution. Développez sur un parcours de 15 cm avec un mélange de 5 volumes d'*acétate d'éthyle R* et de 95 volumes de *toluène R*. Laissez sécher la plaque à l'air. Pulvérisez une solution d'*acide phosphomolybdique R* à 200 g/l dans de l'*éthanol R* et chauffez à 100-105 °C pendant 10 min. Examinez à la lumière du jour. Le chromatogramme obtenu avec la solution témoin présente une bande bleue (cinéole) dans sa partie médiane et une bande bleu-rose (thuyone) dans sa partie supérieure. Le chromatogramme obtenu avec la solution à examiner ne présente pas, ou seulement très faiblement, de bande bleu-rose correspondant à la thuyone.

Eléments étrangers (*2.8.2*). La feuille de sauge trilobée ne contient pas plus de 8 pour cent de tiges et pas plus de 2 pour cent d'autres éléments étrangers.

Teneur en eau (*2.2.13*). Déterminée par entraînement sur 20,0 g de feuille de sauge trilobée, la teneur en eau n'est pas supérieure à 100 ml/kg.

Cendres totales (*2.4.16*). Le taux de cendres totales n'est pas supérieur à 10,0 pour cent.

DOSAGE

Effectuez la détermination des huiles essentielles dans les drogues végétales (*2.8.12*). Utilisez 20,0 g de drogue, si nécessaire fragmentée juste avant la détermination, un ballon de 500 ml et 250 ml *d'eau R* comme liquide d'entraînement. Ajoutez 0,50 ml de *xylène R* dans le tube gradué. Distillez à un débit de 2 ml/min à 3 ml/min pendant 2 h.

CONSERVATION

A l'abri de la lumière.

01/2002:1583

SAULE (ÉCORCE DE)

Salicis cortex

DÉFINITION

L'écorce de saule est constituée par l'écorce séchée entière ou fragmentée des jeunes rameaux, ou par les morceaux entiers séchés des ramules de l'année de diverses espèces du genre *Salix* dont *S. purpurea* L., *S. daphnoides* Vill. et *S. fragilis* L. Elle contient au minimum 1,5 pour cent de dérivés salicylés totaux, exprimés en salicine ($C_{13}H_{18}O_7$; M_r 286,3) et calculés par rapport à la drogue desséchée.

CARACTÈRES

L'écorce de saule a une saveur amère marquée.

Elle présente les caractères macroscopiques et microscopiques décrits aux identifications A et B.

IDENTIFICATION

A. L'écorce de saule se présente sous la forme de pièces flexibles, allongées, tuyautées ou courbées, d'une épaisseur de 1 mm à 2 mm. La face externe, jaune-vert à gris-brun, est lisse ou légèrement ridée longitudinalement. La face interne est lisse ou finement striée longitudinalement et, selon les espèces, blanche, jaune pâle ou brun-rouge. La cassure est courte dans la partie externe et grossièrement fibreuse à l'intérieur. Le diamètre des ramules de l'année n'est pas supérieur à 10 mm. Le bois est blanc ou jaune pâle.

B. Réduisez l'écorce de saule en poudre (355). La poudre est jaune pâle, jaune-vert ou brun clair. Examinez au microscope en utilisant de la *solution d'hydrate de chloral R*. La poudre présente : des faisceaux de fibres étroites à paroi très épaisse, d'une longueur pouvant atteindre 600 µm, entourées de files de cellules cristallifères contenant des prismes d'oxalate de calcium ; des cellules parenchymateuses de l'écorce, à paroi épaissie et ponctuée en chapelet bien marqué, contenant de grandes macles d'oxalate de calcium ; des rayons médullaires unisériés ; des cellules du liège, épaissies et subéreuses. Des fragments de collenchyme brunâtre provenant des bourgeons peuvent également être présents. Les ramules présentent en outre des fragments de fibres et vaisseaux lignifiés provenant du xylème.

C. Opérez par chromatographie sur couche mince (*2.2.27*) en utilisant une *plaque au gel de silice pour CCM R*.

Solution à examiner (a). A 1,0 g d'écorce de saule pulvérisée (500), ajoutez 20 ml de *méthanol R*. Chauffez dans un bain-marie à 50 °C environ pendant 10 min, en agitant fréquemment. Laissez refroidir et filtrer.

Solution à examiner (b). A 5,0 ml de solution à examiner (a), ajoutez 1,0 ml d'une solution de *carbonate de sodium anhydre R* à 50 g/l. Chauffez dans un bain-marie à 60 °C environ pendant 10 min. Laissez refroidir et filtrez si nécessaire.

Solution témoin. Dissolvez 2,0 mg de *salicine R* dans 1,0 ml de *méthanol R*.

Déposez sur la plaque, en bandes, 20 µl de chaque solution. Développez sur un parcours de 15 cm avec un mélange de 8 volumes d'*eau R*, de 15 volumes de *méthanol R* et de 77 volumes d'*acétate d'éthyle R*. Laissez sécher la plaque à l'air, puis pulvérisez un mélange de 5 volumes d'*acide sulfurique R* et de 95 volumes de *méthanol R*. Chauffez à 100-105 °C pendant 5 min. Examinez à la lumière du jour. Le chromatogramme obtenu avec la solution témoin présente, dans son tiers médian, une bande violet-rouge (salicine). Dans le chromatogramme obtenu avec la solution à examiner (a), la bande due à la salicine n'apparaît qu'avec une intensité faible à moyenne. Dans le chromatogramme obtenu avec la solution à examiner (b), la bande due à la salicine est nettement plus intense et elle est surmontée d'une ou deux faibles bandes violet-rouge (salicortine ou 2'-*O*-acétylsalicortine, plus éventuellement trémulacine). Les deux chromatogrammes peuvent également présenter d'autres bandes de couleur bleue, jaune ou brune.

ESSAI

Eléments étrangers (*2.8.2*). L'écorce de saule ne contient pas plus de 3 pour cent de ramules d'un diamètre supérieur à 10 mm, et pas plus de 2 pour cent d'autres éléments étrangers.

Perte à la dessiccation (*2.2.32*). Déterminée à l'étuve à 100-105 °C pendant 2 h sur 1,000 g de drogue pulvérisée (355), la perte à la dessiccation n'est pas supérieure à 11 pour cent.

Cendres totales (*2.4.16*). Le taux des cendres totales n'est pas supérieur à 10 pour cent.

DOSAGE

Opérez par chromatographie liquide (*2.2.29*) en utilisant le *résorcinol R* comme étalon interne.

Solution d'étalon interne. Dissolvez 50 mg de *résorcinol R* dans 10 ml de *méthanol R*.

Solution à examiner. A 0,5 g d'écorce de saule pulvérisée (355), ajoutez 50 ml de *méthanol R* et chauffez à reflux pendant 30 min. Laissez refroidir. Filtrez. Reprenez le résidu avec 50 ml de *méthanol R*. Traitez comme précédemment. Réunissez les filtrats et évaporez sous pression réduite. Reprenez le résidu par 5,0 ml de *méthanol R*, ajoutez 5,0 ml d'*hydroxyde de sodium 0,1 M* et chauffez à reflux pendant 1 h environ dans un bain-marie à approximativement 60 °C, en agitant fréquemment. Après refroidissement, ajoutez 0,5 ml d'*acide chlorhydrique 1 M*, et complétez à 20,0 ml avec un mélange de 50 volumes de *méthanol R* et de 50 volumes d'*eau R*. A 10,0 ml de cette solution, ajoutez 1,0 ml de solution d'étalon interne. Filtrez à travers une membrane filtrante.

Solution témoin (a). Dissolvez 18,5 mg de *salicine R* dans 10,0 ml d'un mélange de 20 volumes d'*eau R* et de 80 volumes de *méthanol R* et ajoutez 1,0 ml de solution d'étalon interne.

Solution témoin (b). Dissolvez 1,0 mg de *picéine R* dans 1,0 ml de solution témoin (a).

La chromatographie peut être réalisée en utilisant :

– une colonne d'acier inoxydable, d'une longueur de 0,10 m et d'un diamètre intérieur de 3 mm ou 4 mm, remplie de *gel de silice octadécylsilylé pour chromatographie R* (3 µm),

Le chromatogramme suivant est publié à titre d'information.

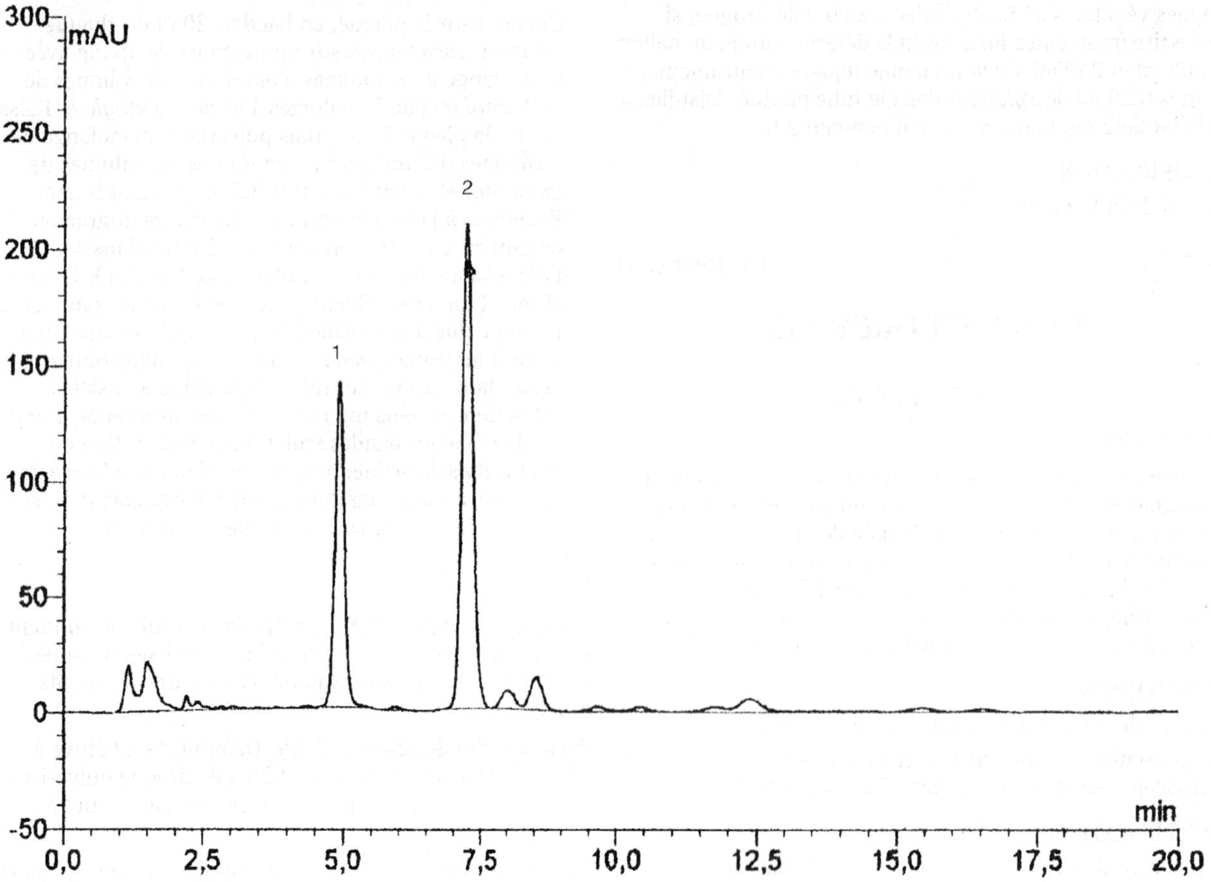

1. salicine
2. résorcinol

Figure 1583.-1. – *Chromatogramme des dérivés salicyliques de l'écorce de saule avec le résorcinol comme étalon interne*

– comme phase mobile, à un débit de 1,0 ml/min, un mélange de 1,8 volume de *tétrahydrofurane R* et de 98,2 volumes d'*eau R*, contenant 0,5 pour cent *V/V* d'*acide phosphorique R*,
– comme détecteur, un spectrophotomètre réglé à 270 nm,
– un injecteur à boucle.

Injectez 10 µl de solution témoin (b). Le dosage n'est valable que si la résolution entre les pics correspondant à la salicine et la picéine et entre les pics correspondant à la picéine et au résorcinol n'est pas inférieure à 1,5.

Injectez 5 fois 10 µl de la solution témoin (a).

Injectez 3 fois 10 µl de solution à examiner. Continuez la chromatographie pendant 4 fois le temps de rétention du pic correspondant à la salicine.

Calculez la teneur pour cent en dérivés salicylés totaux, exprimés en salicine, à l'aide de l'expression :

$$\frac{S_1 \times S_4 \times m_2 \times p \times 2}{S_2 \times S_3 \times m_1}$$

S_1 = surface du pic dû à la salicine dans le chromatogramme obtenu avec la solution à examiner,

S_2 = surface du pic dû au résorcinol dans le chromatogramme obtenu avec la solution à examiner,

S_3 = surface du pic dû à la salicine dans le chromatogramme obtenu avec la solution témoin (a),

S_4 = surface du pic dû au résorcinol dans le chromatogramme obtenu avec la solution témoin (a),

m_1 = prise d'essai d'écorce de saule utilisée pour préparer la solution à examiner, en milligrammes,

m_2 = prise d'essai de salicine utilisée pour préparer la solution témoin (a), en milligrammes,

p = teneur pour cent en salicine dans la substance de référence.

CONSERVATION

A l'abri de la lumière.

Monographies Q - Z

01/2002:0106

SCOPOLAMINE (BROMHYDRATE DE)

Scopolamini hydrobromidum
Hyoscini hydrobromidum

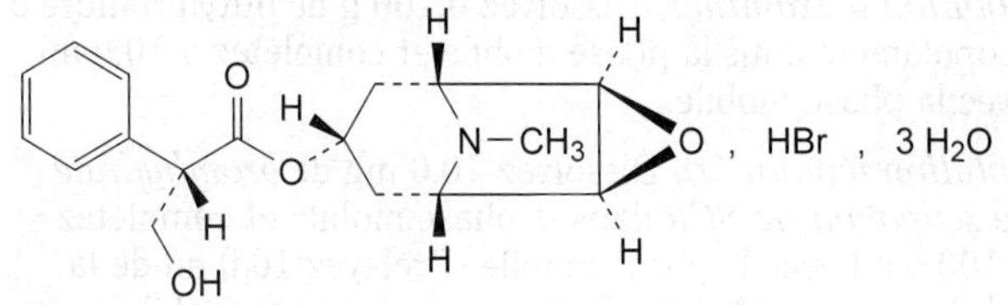

$C_{17}H_{22}BrNO_4,3H_2O$ M_r 438,3

DÉFINITION

Le bromhydrate de scopolamine (bromhydrate d'hyoscine) contient au minimum 99,0 pour cent et au maximum l'équivalent de 101,0 pour cent de bromhydrate de (2*S*)-3-hydroxy-2-phénylpropanoate de (1*R*,2*R*,4*S*,5*S*,7*s*)-9-méthyl-3-oxa-9-azatricyclo[3.3.1.$0^{2,4}$]non-7-yle, calculé par rapport à la substance anhydre.

CARACTÈRES

Poudre cristalline blanche ou cristaux incolores, efflorescents, facilement solubles dans l'eau, solubles dans l'alcool.

Le bromhydrate de scopolamine, desséché sous vide pendant 24 h, puis à 100-105 °C pendant 2 h, fond en se décomposant vers 197 °C.

IDENTIFICATION

Première identification : B, E.

Seconde identification : A, C, D, E.

A. Le bromhydrate de scopolamine satisfait à l'essai du pouvoir rotatoire spécifique (voir Essai).

B. Examinez le bromhydrate de scopolamine par spectrophotométrie d'absorption dans l'infrarouge (*2.2.24*), en comparant avec le spectre obtenu avec le *bromhydrate de scopolamine SCR*. Si les spectres enregistrés à l'état solide pour la substance à examiner et la substance de référence présentent des différences, dissolvez 3 mg de la substance à examiner dans 1 ml d'*alcool R* et évaporez la solution à siccité au bain-marie. Dissolvez le résidu dans 0,5 ml de *chlorure de méthylène R* et ajoutez 0,2 g de *bromure de potassium R* et 15 ml d'*éther R*. Laissez reposer le mélange pendant 5 min en agitant fréquemment. Décantez le solvant. Séchez le résidu au bain-marie jusqu'à évaporation complète des solvants ; préparez une pastille à partir du résidu et desséchez-la à 100-105 °C pendant 3 h. Répétez les opérations décrites ci-dessus avec le *bromhydrate de scopolamine SCR* et enregistrez les spectres.

C. Dissolvez 50 mg environ de bromhydrate de scopolamine dans 5 ml d'*eau R*. Ajoutez 5 ml de *solution d'acide picrique R*, goutte à goutte et en agitant. Recueillez le précipité, lavez à l'*eau R* et desséchez à 100-105 °C pendant 2 h. Le point de fusion (*2.2.14*) est de 188 °C à 193 °C.

D. A 1 mg environ de bromhydrate de scopolamine, ajoutez 0,2 ml d'*acide nitrique fumant R* et évaporez au bain-marie à siccité. Dissolvez le résidu dans 2 ml d'*acétone R* et ajoutez 0,1 ml d'une solution d'*hydroxyde de potassium R* à 30 g/l dans le *méthanol R*. Il se développe une coloration violette.

E. Le bromhydrate de scopolamine donne les réactions des bromures (*2.3.1*).

ESSAI

Solution S. Dissolvez 2,50 g de bromhydrate de scopolamine dans de l'*eau exempte de dioxyde de carbone R* et complétez à 50,0 ml avec le même solvant.

Détermination du pH (*2.2.3*). Le pH de la solution S est de 4,0 à 5,5.

Pouvoir rotatoire spécifique (*2.2.7*). Déterminé avec la solution S et calculé par rapport à la substance anhydre, le pouvoir rotatoire spécifique est de – 24 à – 27.

Alcaloïdes étrangers et produits de décomposition. Opérez par chromatographie sur couche mince (*2.2.27*) en utilisant une *plaque au gel de silice G pour CCM R*.

Solution à examiner. Dissolvez 0,2 g de bromhydrate de scopolamine dans du *méthanol R* et complétez à 10 ml avec le même solvant.

Solution témoin (a). Prélevez 1 ml de solution à examiner et complétez à 100 ml avec du *méthanol R*.

Solution témoin (b). Prélevez 5 ml de solution témoin (a) et complétez à 10 ml avec du *méthanol R*.

Déposez sur la plaque 10 µl de chaque solution. Développez sur un parcours de 10 cm avec un mélange de 2 volumes d'*ammoniaque concentrée R*, de 10 volumes de *méthanol R*, de 30 volumes d'*acétone R* et de 50 volumes de *chloroforme R*. Desséchez la plaque à 100-105 °C pendant 15 min. Laissez refroidir. Pulvérisez la *solution diluée d'iodobismuthate de potassium R* jusqu'à apparition des taches. S'il apparaît d'autres taches que la tache principale dans le chromatogramme obtenu avec la solution à examiner, aucune d'entre elles n'est plus intense que la tache du chromatogramme obtenu avec la solution témoin (a) (1,0 pour cent) et une seule d'entre elles peut être plus intense que la tache du chromatogramme obtenu avec la solution témoin (b) (0,5 pour cent). Ne tenez pas compte des taches jaunes qui peuvent apparaître aux points de départ.

Aposcopolamine. Dissolvez 0,10 g de bromhydrate de scopolamine dans de l'*acide chlorhydrique 0,01 M* et complétez à 100,0 ml avec le même acide. Mesurez l'absorbance (*2.2.25*) à 245 nm. Calculée par rapport à la substance anhydre, l'absorbance spécifique n'est pas supérieure à 3,6 (0,5 pour cent environ).

Teneur en eau (*2.5.12*). Déterminée par semi-microdosage sur 0,20 g de bromhydrate de scopolamine, la teneur en eau est de 10,0 pour cent à 13,0 pour cent.

Cendres sulfuriques (*2.4.14*). Déterminé sur 1,0 g de bromhydrate de scopolamine, le taux des cendres sulfuriques n'est pas supérieur à 0,1 pour cent.

DOSAGE

Dissolvez 0,300 g de bromhydrate de scopolamine dans un mélange de 5,0 ml d'*acide chlorhydrique 0,01 M* et de 50 ml d'*alcool R*. Titrez par l'*hydroxyde de sodium 0,1 M* et tracez la courbe potentiométrique (*2.2.20*). Mesurez le volume d'*hydroxyde de sodium 0,1 M* utilisé entre les 2 points d'inflexion.

1 ml d'*hydroxyde de sodium 0,1 M* correspond à 38,43 mg de $C_{17}H_{22}BrNO_4$.

CONSERVATION

En récipient étanche et bien rempli, de faible capacité, à l'abri de la lumière, à une température ne dépassant pas 15 °C.

Monographies Q - Z

01/2002:0737

SCOPOLAMINE (BUTYLBROMURE DE)

Hyoscini butylbromidum scopolamini butylbromidum

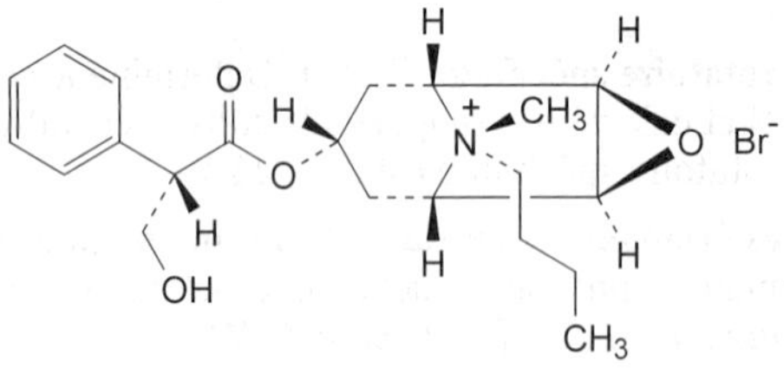

$C_{21}H_{30}BrNO_4$ M_r 440,4

DÉFINITION

Le butylbromure de scopolamine (butylbromure d'hyoscine) contient au minimum 98,0 pour cent et au maximum l'équivalent de 101,0 pour cent de bromure de (1*R*,2*R*,4*S*,5*S*,7*s*,9*r*)-9-butyl-7-[[(2*S*)-3-hydroxy-2-phénylpropanoyl]oxy]-9-méthyl-3-oxa-9-azoniatricyclo[3.3.1.0^{2,4}]nonane, calculé par rapport à la substance desséchée.

CARACTÈRES

Poudre cristalline, blanche ou sensiblement blanche, facilement soluble dans l'eau et dans le chlorure de méthylène, assez soluble dans l'éthanol.

IDENTIFICATION

Première identification : A, C, F.

Seconde identification : A, B, D, E, F.

A. Le butylbromure de scopolamine satisfait à l'essai du pouvoir rotatoire spécifique (voir Essai).

B. Le point de fusion (*2.2.14*) du butylbromure de scopolamine est de 139 °C à 141 °C.

C. Examinez le butylbromure de scopolamine par spectrophotométrie d'absorption dans l'infrarouge (*2.2.24*), en comparant avec le spectre obtenu avec le *butylbromure de scopolamine SCR*.

D. A 1 mg environ de butylbromure de scopolamine, ajoutez 0,2 ml d'*acide nitrique R* et évaporez à siccité au bain-marie. Dissolvez le résidu dans 2 ml d'*acétone R* et ajoutez 0,1 ml d'une solution d'*hydroxyde de potassium R* à 30 g/l dans le *méthanol R*. Il se développe une coloration violette.

E. A 5 ml de solution S (voir Essai), ajoutez 2 ml de *solution diluée d'hydroxyde de sodium R*. Il ne se forme pas de précipité.

F. Le butylbromure de scopolamine donne la réaction (a) des bromures (*2.3.1*).

ESSAI

Solution S. Dissolvez 1,25 g de butylbromure de scopolamine dans de l'*eau exempte de dioxyde de carbone R* et complétez à 25,0 ml avec le même solvant.

Aspect de la solution. La solution S est limpide (*2.2.1*) et incolore (*2.2.2, Procédé II*).

Détermination du pH (*2.2.3*). Le pH de la solution S est de 5,5 à 6,5.

Pouvoir rotatoire spécifique (*2.2.7*). Déterminé sur la solution S et calculé par rapport à la substance desséchée, le pouvoir rotatoire spécifique est de – 18 à – 20.

Scopolamine et autres substances apparentées. Opérez par chromatographie liquide (*2.2.29*).

Solution à examiner. Dissolvez 0,100 g de butylbromure de scopolamine dans la phase mobile et complétez à 10,0 ml avec la phase mobile.

Solution témoin (a). Dissolvez 10,0 mg de *bromhydrate de scopolamine SCR* dans la phase mobile et complétez à 100,0 ml avec la phase mobile. Prélevez 10,0 ml de la solution et complétez à 50,0 ml avec la phase mobile.

Solution témoin (b). Prélevez 5,0 ml de solution témoin (a) et complétez à 10,0 ml avec la phase mobile.

Solution témoin (c). A 10 ml de solution témoin (a), ajoutez 20 µl de solution à examiner.

La chromatographie peut être réalisée en utilisant :

– une colonne d'acier inoxydable, d'une longueur de 0,25 m et d'un diamètre intérieur de 4,6 mm, remplie de *gel de silice octylsilylé pour chromatographie R* (10 µm),

– comme phase mobile, à un débit de 2 ml/min, une solution de 2,0 g de *laurilsulfate de sodium R* dans un mélange de 370 ml d'*acide chlorhydrique 0,001 M* et de 680 ml de *méthanol R*,

– comme détecteur, un spectrophotomètre réglé à 210 nm.

Injectez 20 µl de solution témoin (c). L'essai n'est valable que si, dans le chromatogramme obtenu avec la solution témoin (c), la résolution entre les pics correspondant respectivement à la scopolamine et à la butylscopolamine n'est pas inférieure à 5.

Injectez séparément 20 µl de chaque solution. Enregistrez les chromatogrammes pendant 2 fois le temps de rétention du pic principal. S'il apparaît, dans le chromatogramme obtenu avec la solution à examiner, un pic correspondant à la scopolamine, sa surface n'est pas supérieure à celle du pic principal du chromatogramme obtenu avec la solution témoin (b) (0,1 pour cent). S'il apparaît, dans le chromatogramme obtenu avec la solution à examiner, d'autres pics que le pic principal et le pic correspondant à la scopolamine, la surface d'aucun d'entre eux n'est supérieure à celle du pic principal du chromatogramme obtenu avec la solution témoin (a) (0,2 pour cent). Ne tenez pas compte du pic dû à l'ion bromure qui apparaît à proximité du pic dû au solvant.

Perte à la dessiccation (*2.2.32*). Déterminée à l'étuve à 100-105 °C sur 0,500 g de butylbromure de scopolamine, la perte à la dessiccation n'est pas supérieure à 2,5 pour cent.

Cendres sulfuriques (*2.4.14*). Déterminé sur 0,5 g de butylbromure de scopolamine, le taux des cendres sulfuriques n'est pas supérieur à 0,1 pour cent.

DOSAGE

Dissolvez 0,400 g de butylbromure de scopolamine dans 50 ml d'*eau R*. Titrez par le *nitrate d'argent 0,1 M* et déterminez le point de fin de titrage par potentiométrie (*2.2.20*), en utilisant une électrode indicatrice d'argent et une électrode argent-chlorure d'argent comme électrode de référence.

1 ml de *nitrate d'argent 0,1 M* correspond à 44,04 mg de $C_{21}H_{30}BrNO_4$.

01/2002:1260

SÉLÉGILINE (CHLORHYDRATE DE)

Selegilini hydrochloridum

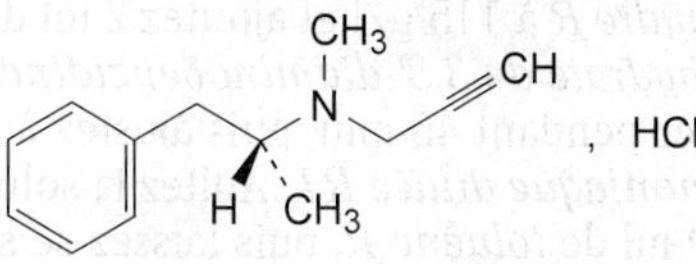

$C_{13}H_{18}ClN$ M_r 223,7

DÉFINITION

Le chlorhydrate de sélégiline contient au minimum 99,0 pour cent et au maximum l'équivalent de 101,0 pour cent de chlorhydrate de *N*-méthyl-*N*-[(1*R*)-1-méthyl-2-phényléthyl]prop-2-yn-1-amine, calculé par rapport à la substance desséchée.

CARACTÈRES

Poudre cristalline, blanche ou sensiblement blanche, facilement soluble dans l'eau et dans le méthanol, peu soluble dans l'acétone.

Le chlorhydrate de sélégiline fond vers 143 °C.

IDENTIFICATION

A. Dissolvez 2,000 g de chlorhydrate de sélégiline dans de l'*eau exempte de dioxyde de carbone R* et complétez à 20,0 ml avec le même solvant. Calculé par rapport à la substance desséchée, le pouvoir rotatoire spécifique (*2.2.7*) est de − 10,0 à − 12,0.

B. Examinez par spectrophotométrie d'absorption dans l'infrarouge (*2.2.24*), en comparant avec le spectre obtenu avec le *chlorhydrate de sélégiline SCR*. Examinez les substances sous forme de pastilles à base de *chlorure de potassium R*.

C. Le chlorhydrate de sélégiline donne la réaction (a) des chlorures (*2.3.1*).

ESSAI

Détermination du pH (*2.2.3*). Dissolvez 0,20 g de chlorhydrate de sélégiline dans de l'*eau exempte de dioxyde de carbone R*, puis complétez à 10 ml avec le même solvant. Le pH de la solution est de 3,5 à 4,5.

Substances apparentées. Opérez par chromatographie liquide (*2.2.29*).

Solution à examiner. Dissolvez 20 mg de chlorhydrate de sélégiline dans la phase mobile et complétez à 10,0 ml avec la phase mobile.

Solution témoin (a). Dissolvez 50,0 mg de *chlorhydrate de sélégiline SCR* et 10,0 mg de *parahydroxybenzoate de butyle R* dans la phase mobile et complétez à 50,0 ml avec la phase mobile. Prélevez 1,0 ml de solution et complétez à 20,0 ml avec la phase mobile.

Solution témoin (b). Prélevez 1,0 ml de solution à examiner et complétez à 10,0 ml avec la phase mobile. Prélevez 1,0 ml de solution et complétez à 50,0 ml avec la phase mobile.

La chromatographie peut être réalisée en utilisant :

– une colonne d'acier inoxydable d'une longueur de 0,25 m et d'un diamètre intérieur de 4,6 mm, remplie de *gel de silice octylsilylé pour chromatographie R* (5 µm),

– comme phase mobile, à un débit de 1 ml/min, un mélange préparé comme suit : prélevez 500 ml d'*acétonitrile R* et complétez à 1000,0 ml avec une solution tampon acétate de butylammonium pH 6,5 préparée en dissolvant 4 ml de *butylamine R* dans 900 ml d'*eau R*, en ajustant la solution à pH 6,5 avec de l'*acide acétique R* et en complétant à 1000,0 ml avec de l'*eau R*,

– comme détecteur, un spectrophotomètre réglé à 215 nm.

Injectez 20 µl de solution témoin (a). L'essai n'est valable que si, dans le chromatogramme obtenu avec la solution témoin (a), la résolution entre les pics correspondant respectivement à la sélégiline et au parahydroxybenzoate de butyle n'est pas inférieure à 3. Injectez 20 µl de solution à examiner et 20 µl de solution témoin (b). Continuez la chromatographie pendant 1,7 fois le temps de rétention de la sélégiline. S'il apparaît d'autres pics que le pic principal dans le chromatogramme obtenu avec la solution à examiner, la surface d'aucun d'entre eux n'est supérieure à celle du pic du chromatogramme obtenu avec la solution témoin (b) (0,2 pour cent) et la somme de leur surface n'est pas supérieure à 2,5 fois la surface du pic principal du chromatogramme obtenu avec la solution témoin (b) (0,5 pour cent). Ne tenez pas compte d'un pic dû aux chlorures ni des pics dont la surface est inférieure à 0,1 fois la surface du pic principal du chromatogramme obtenu avec la solution témoin (b) (0,02 pour cent).

(S)-Sélégiline. Opérez par chromatographie liquide (*2.2.29*).

Solution à examiner. Dissolvez 20,0 mg de chlorhydrate de sélégiline dans un mélange de 1 ml de *2-propanol R* et de 10 µl de *butylamine R* et complétez à 10,0 ml avec la phase mobile.

Solution témoin (a). Dissolvez 8,0 mg de *chlorhydrate de (RS)-sélégiline SCR* dans un mélange de 1 ml de *2-propanol R* et de 10 µl de *butylamine R* et complétez à 10,0 ml avec la phase mobile.

Solution témoin (b). Prélevez 0,5 ml de solution témoin (a) et complétez à 20,0 ml avec la phase mobile.

La chromatographie peut être réalisée en utilisant :

– une colonne d'acier inoxydable, d'une longueur de 0,25 m et d'un diamètre intérieur de 4,6 mm, remplie de *gel de silice OD pour séparation des composés chiraux R*,

– comme phase mobile, à un débit de 1 ml/min, un mélange de 0,2 volume de *2-propanol R* et de 99,8 volumes de *cyclohexane R*,

– comme détecteur, un spectrophotomètre réglé à 220 nm.

Injectez séparément 20 µl de chaque solution. Lorsque les chromatogrammes sont enregistrés dans les conditions décrites, le temps de rétention de la (*S*)-sélégiline est de 10 min environ. Ajustez la sensibilité du système de façon que la hauteur des pics du chromatogramme obtenu avec la solution témoin (b) représente 10 pour cent environ de l'échelle totale de l'enregistreur. L'essai n'est valable que si, dans le chromatogramme obtenu avec la solution témoin (a), la résolution entre les pics correspondant respectivement à la (*S*)-sélégiline et à la (*R*)-sélégiline n'est pas inférieure à 1,5. Si nécessaire, ajustez la concentration en 2-propanol de la phase mobile. S'il apparaît, dans le chromatogramme obtenu avec la solution à examiner, un pic correspondant à la (*S*)-sélégiline, sa surface n'est pas supérieure à la surface du pic correspondant dans le chromatogramme obtenu avec la solution témoin (b) (0,5 pour cent).

Perte à la dessiccation (*2.2.32*). Déterminée à 60 °C sous une pression ne dépassant pas 0,5 kPa sur 1,000 g de chlorhydrate de sélégiline, la perte à la dessiccation n'est pas supérieure à 0,5 pour cent.

Monographies Q - Z

Cendres sulfuriques (*2.4.14*). Déterminé sur 1,0 g de chlorhydrate de sélégiline, le taux des cendres sulfuriques n'est pas supérieur à 0,1 pour cent.

DOSAGE

Dissolvez 0,180 g de chlorhydrate de sélégiline dans 50 ml d'*anhydride acétique R*. Titrez par l'*acide perchlorique 0,1 M*. Déterminez le point de fin de titrage par potentiométrie (*2.2.20*).

1 ml d'*acide perchlorique 0,1 M* correspond à 22,37 mg de $C_{13}H_{18}ClN$.

CONSERVATION

A l'abri de la lumière.

IMPURETÉS

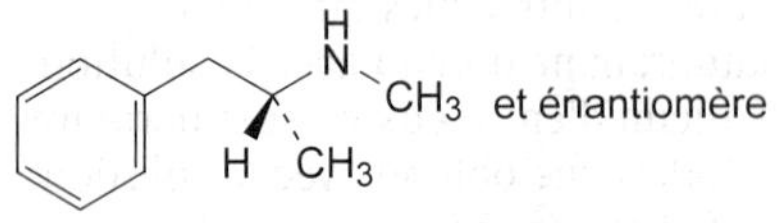

A. (2*RS*)-*N*-méthyl-1-phénylpropan-2-amine [(*RS*)-métamphétamine],

B. (2*R*)-1-phénylpropan-2-amine (amphétamine),

C. (1*RS*,2*SR*)-2-amino-1-phénylpropan-1-ol (phénylpropanolamine),

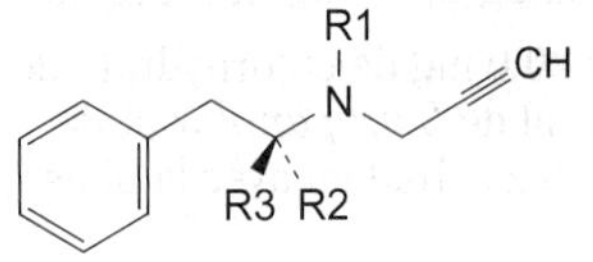

D. R1 = R3 = H, R2 = CH_3 : *N*-[(1*R*)-1-méthyl-2-phényléthyl]prop-2-yn-1-amine (déméthylsélégiline),

E. R1 = R3 = CH_3, R2 = H : *N*-méthyl-*N*-[(1*S*)-1-méthyl-2-phényléthyl]prop-2-yn-1-amine [(*S*)-sélégiline].

01/2002:1147

SÉLÉNIUM (DISULFURE DE)

Selenii disulfidum

SeS_2 M_r 143,1

DÉFINITION

Le disulfure de sélénium contient au minimum 52,0 pour cent et au maximum 55,5 pour cent de sélénium (Se).

CARACTÈRES

Poudre orangé vif à brun-rouge, pratiquement insoluble dans l'eau.

IDENTIFICATION

A. Faites bouillir doucement 50 mg environ de disulfure de sélénium avec 5 ml d'*acide nitrique R* pendant 30 min. Complétez à 50 ml avec de l'*eau R* et filtrez. A 5 ml du filtrat, ajoutez 10 ml d'*eau R* et 5 g d'*urée R*. Chauffez à ébullition, refroidissez et ajoutez 1,5 ml de *solution d'iodure de potassium R*. Il apparaît une coloration jaune à orangé qui fonce rapidement au repos. Cette solution sert à l'identification B.

B. Laissez reposer la solution colorée obtenue dans l'identification A pendant 10 min puis filtrez à travers du *kieselguhr pour chromatographie R*. 5 ml du filtrat donnent la réaction (a) des sulfates (*2.3.1*).

ESSAI

Composés solubles du sélénium. A 10 g de disulfure de sélénium, ajoutez 100 ml d'*eau R* et mélangez bien. Laissez reposer pendant 1 h en agitant fréquemment, puis filtrez. A 10 ml du filtrat, ajoutez 2 ml d'une solution d'*acide formique anhydre R* à 115 g/l et complétez à 50 ml avec de l'*eau R*. Ajustez à pH 2,0-3,0 avec une solution d'*acide formique anhydre R* à 115 g/l et ajoutez 2 ml d'une solution de *tétrachlorhydrate de 3,3'-diaminobenzidine R* à 5 g/l. Laissez reposer pendant 45 min, puis ajustez à pH 6,0-7,0 avec de l'*ammoniaque diluée R1*. Agitez la solution pendant 1 min avec 10 ml de *toluène R*, puis laissez se séparer les phases. L'absorbance (*2.2.25*) de la couche supérieure, mesurée à 420 nm, n'est pas supérieure à celle d'une solution témoin préparée simultanément et dans les mêmes conditions à partir de « ajoutez 2 ml d'une solution d'*acide formique anhydre R* à 115 g/l » et en utilisant 5 ml d'une *solution à 1 ppm de sélénium (Se) R* (5 ppm, calculé en sélénium).

DOSAGE

A 0,100 g de sulfure de sélénium, ajoutez 25 ml d'*acide nitrique fumant R*, puis chauffez au bain-marie pendant 1 h. Un petit résidu insoluble peut persister. Refroidissez et complétez à 100,0 ml avec de l'*eau R*. A 25,0 ml de solution, ajoutez 50 ml d'*eau R* et 5 g d'*urée R* et chauffez à ébullition. Refroidissez et ajoutez 7 ml de *solution d'iodure de potassium R*. Titrez immédiatement par le *thiosulfate de sodium 0,1 M* en présence de 3 ml de *solution d'amidon R*. Effectuez un titrage à blanc.

1 ml de *thiosulfate de sodium 0,1 M* correspond à 1,974 mg de Se.

01/2002:0207

SÉNÉ DE KHARTOUM OU D'ALEXANDRIE (FRUIT DE)

Sennae fructus acutifoliae

DÉFINITION

Le fruit de séné de Khartoum ou d'Alexandrie est constitué par les fruits séchés de *Cassia senna* L. (*C. acutifolia* Delile). Il contient au minimum 3,4 pour cent d'hétérosides hydroxyanthracéniques, calculés en sennoside B ($C_{42}H_{38}O_{20}$; M_r 863) par rapport à la drogue desséchée.

CARACTÈRES

Le fruit de séné de Khartoum ou d'Alexandrie a une odeur faible.

Il présente les caractères macroscopiques et microscopiques décrits aux identifications A et B.

IDENTIFICATION

A. Le fruit de séné de Khartoum ou d'Alexandrie est constitué par des gousses aplaties, réniformes, dont la couleur va du vert au brun-vert avec des zones brunes aux emplacements correspondant aux graines, généralement d'une longueur de 40 mm à 50 mm et d'une largeur de 20 mm au minimum. Une des extrémités se termine en pointe stylaire, l'autre en court pédoncule. Les gousses renferment 6 à 7 graines aplaties, obovées, dont la couleur va du vert au brun clair. Le tégument présente un réseau de rides proéminentes.

B. Réduisez le fruit de séné de Khartoum ou d'Alexandrie en poudre (355). La poudre est brune. Examinez au microscope en utilisant de la *solution d'hydrate de chloral R*. La poudre présente les éléments suivants : l'épicarpe à cellules polygonales, occasionnellement à stomates de type anomocytique ou paracytique (*2.8.3*), de rares poils coniques verruqueux, des fibres, entrecroisées sur 2 plans, accompagnées d'une assise de cellules contenant des prismes d'oxalate de calcium, des cellules palissadiques caractéristiques de la graine et des cellules stratifiées de l'albumen, des macles et des prismes d'oxalate de calcium.

C. Opérez par chromatographie sur couche mince (*2.2.27*) en utilisant une plaque recouverte de *gel de silice G R*.

Solution à examiner. Chauffez à ébullition 0,5 g de fruit de séné pulvérisé (180) avec 5 ml d'un mélange à volumes égaux d'*alcool R* et d'*eau R*. Centrifugez. Utilisez le liquide surnageant.

Solution témoin. Dissolvez 10 mg d'*extrait de séné SCR* dans 1 ml d'un mélange à volumes égaux d'*alcool R* et d'*eau R* (il persiste un faible résidu).

Déposez sur la plaque, en bandes de 20 mm sur 2 mm, 10 µl de chaque solution. Développez sur un parcours de 10 cm avec un mélange de 1 volume d'*acide acétique glacial R*, de 30 volumes d'*eau R*, de 40 volumes d'*acétate d'éthyle R* et de 40 volumes de *propanol R*. Laissez sécher la plaque à l'air. Pulvérisez une solution d'*acide nitrique R* à 20 pour cent *V/V* et chauffez à 120 °C pendant 10 min. Laissez refroidir. Pulvérisez une solution d'*hydroxyde de potassium R* à 50 g/l dans l'*alcool à 50 pour cent V/V R* jusqu'à apparition des bandes. Les bandes principales du chromatogramme obtenu avec la solution à examiner sont semblables quant à leur position (sennosides B, A, D et C par ordre croissant de R_f), leur coloration et leurs dimensions aux bandes principales du chromatogramme obtenu avec la solution témoin. Entre les bandes correspondant aux sennosides D et C, une bande rouge correspondant au rhéine-8-glucoside peut être visible. Les bandes correspondant aux sennosides D et C sont peu visibles dans le chromatogramme obtenu avec la solution à examiner.

D. Dans une fiole conique, introduisez 25 mg environ de fruit de séné pulvérisé (180), puis ajoutez 50 ml d'*eau R* et 2 ml d'*acide chlorhydrique R*. Chauffez dans un bain-marie pendant 15 min. Refroidissez et agitez avec 40 ml d'*éther R*. Séparez la couche éthérée, séchez-la sur du *sulfate de sodium anhydre R*, puis évaporez-en 5 ml à siccité. Au résidu refroidi, ajoutez 5 ml d'*ammoniaque diluée R1*. Il se développe une coloration jaune ou orangée. Chauffez au bain-marie pendant 2 min. Il se développe une coloration violet-rouge.

ESSAI

Eléments étrangers (*2.8.2*). Le fruit de séné de Khartoum ou d'Alexandrie ne contient pas plus de 1 pour cent d'éléments étrangers.

Perte à la dessiccation (*2.2.32*). Déterminée à l'étuve à 100-105 °C pendant 2 h sur 1,000 g de drogue pulvérisée (355), la perte à la dessiccation n'est pas supérieure à 12,0 pour cent.

Cendres totales (*2.4.16*). Le taux des cendres totales n'est pas supérieur à 9,0 pour cent.

Cendres insolubles dans l'acide chlorhydrique (*2.8.1*). Le taux des cendres insolubles dans l'acide chlorhydrique n'est pas supérieur à 2,0 pour cent.

DOSAGE

Effectuez le dosage à l'abri d'une lumière vive.

Dans un ballon de 100 ml, introduisez 0,150 g de fruit de séné pulvérisé (180). Ajoutez 30,0 ml d'*eau R*, mélangez et pesez. Placez le ballon dans un bain-marie et chauffez à reflux pendant 15 min. Laissez refroidir, pesez et rétablissez la masse avec de l'*eau R*. Centrifugez. Dans une ampoule à décantation de 150 ml, introduisez 20,0 ml du liquide surnageant et ajoutez 0,1 ml d'*acide chlorhydrique dilué R*. Agitez avec 3 fois 15 ml de *chloroforme R*. Laissez décanter et éliminez la couche chloroformique. Ajoutez 0,10 g de *bicarbonate de sodium R* et agitez pendant 3 min. Centrifugez et introduisez 10,0 ml du liquide surnageant dans un ballon de 100 ml à fond rond et à col rodé. Ajoutez 20 ml de *solution de chlorure ferrique R1* et mélangez. Placez le ballon dans un bain-marie de façon que le niveau de l'eau soit au-dessus de celui du liquide dans le ballon et chauffez à reflux pendant 20 min. Ajoutez 1 ml d'*acide chlorhydrique R*, prolongez le chauffage pendant 20 min en agitant fréquemment jusqu'à dissolution du précipité et refroidissez. Dans une ampoule à décantation, introduisez le mélange. Agitez avec 3 fois 25 ml d'*éther R* utilisé au préalable pour rincer le ballon. Réunissez les 3 solutions éthérées et lavez avec 2 fois 15 ml d'*eau R*. Dans un ballon jaugé, introduisez la couche éthérée et complétez à 100,0 ml avec de l'*éther R*. Evaporez soigneusement à siccité 10,0 ml de solution éthérée et dissolvez le résidu dans 10,0 ml d'une solution d'*acétate de magnésium R* à 5 g/l dans du *méthanol R*. Mesurez l'absorbance (*2.2.25*) à 515 nm en utilisant du *méthanol R* comme liquide de compensation.

Calculez la teneur pour cent en sennoside B à l'aide de l'expression :

$$\frac{A \times 1,25}{m}$$

en prenant 240 comme valeur de l'absorbance spécifique.

A = absorbance à 515 nm,

m = masse de la prise d'essai en grammes.

CONSERVATION

A l'abri de la lumière et de l'humidité.

01/2002:0208

SÉNÉ DE L'INDE OU DE TINNEVELLY (FRUIT DE)

Sennae fructus angustifoliae

DÉFINITION

Le fruit de séné de l'Inde ou de Tinnevelly est constitué par les fruits séchés de *Cassia angustifolia* Vahl. Il contient au minimum 2,2 pour cent d'hétérosides hydroxyanthracéniques, calculés en sennoside B ($C_{42}H_{38}O_{20}$; M_r 863) par rapport à la drogue desséchée.

CARACTÈRES

Le fruit de séné de l'Inde ou de Tinnevelly a une odeur faible.

Il présente les caractères macroscopiques et microscopiques décrits aux identifications A et B.

Monographies Q - Z

IDENTIFICATION

A. Le fruit de séné de l'Inde ou de Tinnevelly est constitué par des gousses aplaties, légèrement réniformes, dont la couleur va du brun-jaune au brun avec des zones brun foncé aux emplacements correspondant aux graines, généralement d'une longueur de 35 mm à 60 mm et d'une largeur de 14 mm à 18 mm. Une des extrémités se termine en pointe stylaire, l'autre en court pédoncule. Les gousses renferment 5 à 8 graines aplaties, obovées, dont la couleur va du vert au brun clair. Le tégument présente un réseau discontinu de rides transversales et sinueuses.

B. Réduisez le fruit de séné de l'Inde ou de Tinnevelly en poudre (355). La poudre est brune. Examinez au microscope en utilisant de la *solution d'hydrate de chloral R*. La poudre présente les éléments suivants : l'épicarpe à cellules polygonales, occasionnellement à stomates du type anomocytique ou paracytique (*2.8.3*), de rares poils coniques verruqueux, des fibres, entrecroisées sur 2 plans, accompagnées d'une assise de cellules contenant des prismes d'oxalate de calcium, des cellules palissadiques caractéristiques de la graine et des cellules stratifiées de l'albumen, des macles et des prismes d'oxalate de calcium.

C. Opérez par chromatographie sur couche mince (*2.2.27*) en utilisant une plaque recouverte de *gel de silice G R*.

Solution à examiner. Chauffez à ébullition 0,5 g de fruit de séné pulvérisé (180) avec 5 ml d'un mélange à volumes égaux d'*alcool R* et d'*eau R*. Centrifugez. Utilisez le liquide surnageant.

Solution témoin. Dissolvez 10 mg d'*extrait de séné SCR* dans 1 ml d'un mélange à volumes égaux d'*alcool R* et d'*eau R* (il persiste un faible résidu).

Déposez sur la plaque, en bandes de 20 mm sur 2 mm, 10 µl de chaque solution. Développez sur un parcours de 10 cm avec un mélange de 1 volume d'*acide acétique glacial R*, de 30 volumes d'*eau R*, de 40 volumes d'*acétate d'éthyle R* et de 40 volumes de *propanol R*. Laissez sécher la plaque à l'air. Pulvérisez de l'*acide nitrique R* à 20 pour cent *V/V* et chauffez à 120 °C pendant 10 min. Laissez refroidir. Pulvérisez une solution d'*hydroxyde de potassium R* à 50 g/l dans l'*alcool à 50 pour cent V/V R* jusqu'à apparition des bandes. Les bandes principales du chromatogramme obtenu avec la solution à examiner sont semblables quant à leur position (sennosides B, A, D et C par ordre croissant de R_f), leur coloration et leurs dimensions aux bandes principales du chromatogramme obtenu avec la solution témoin. Entre les bandes correspondant aux sennosides D et C, une bande rouge correspondant au rhéine-8-glucoside peut être visible. Les bandes correspondant aux sennosides D et C sont peu visibles dans le chromatogramme obtenu avec la solution à examiner.

D. Dans une fiole conique, introduisez 25 mg environ de fruit de séné pulvérisé (180), puis ajoutez 50 ml d'*eau R* et 2 ml d'*acide chlorhydrique R*. Chauffez dans un bain-marie pendant 15 min. Refroidissez et agitez avec 40 ml d'*éther R*. Séparez la couche éthérée, séchez-la sur du *sulfate de sodium anhydre R*, puis évaporez-en 5 ml à siccité. Au résidu refroidi, ajoutez 5 ml d'*ammoniaque diluée R1*. Il se développe une coloration jaune ou orangée. Chauffez au bain-marie pendant 2 min. Il se développe une coloration violet-rouge.

ESSAI

Eléments étrangers (*2.8.2*). Le fruit de séné de l'Inde ou de Tinnevelly ne contient pas plus de 1 pour cent d'éléments étrangers.

Perte à la dessiccation (*2.2.32*). Déterminée à l'étuve à 100-105 °C pendant 2 h sur 1,000 g de drogue pulvérisée (355), la perte à la dessiccation n'est pas supérieure à 12,0 pour cent.

Cendres totales (*2.4.16*). Le taux des cendres totales n'est pas supérieur à 9,0 pour cent.

Cendres insolubles dans l'acide chlorhydrique (*2.8.1*). Le taux des cendres insolubles dans l'acide chlorhydrique n'est pas supérieur à 2,0 pour cent.

DOSAGE

Effectuez le dosage à l'abri d'une lumière vive.

Dans un ballon de 100 ml, introduisez 0,150 g de fruit de séné pulvérisé (180). Ajoutez 30,0 ml d'*eau R*, mélangez et pesez. Placez le ballon dans un bain-marie et chauffez à reflux pendant 15 min. Laissez refroidir, pesez et rétablissez la masse avec de l'*eau R*. Centrifugez. Dans une ampoule à décantation de 150 ml, introduisez 20,0 ml du liquide surnageant et ajoutez 0,1 ml d'*acide chlorhydrique dilué R*. Agitez avec 3 fois 15 ml de *chloroforme R*. Laissez décanter et éliminez la couche chloroformique. Ajoutez 0,10 g de *bicarbonate de sodium R* et agitez pendant 3 min. Centrifugez et introduisez 10,0 ml du liquide surnageant dans un ballon de 100 ml à fond rond et à col rodé. Ajoutez 20 ml de *solution de chlorure ferrique R1* et mélangez. Placez le ballon dans un bain-marie de façon que le niveau de l'eau soit au-dessus de celui du liquide dans le ballon et chauffez à reflux pendant 20 min. Ajoutez 1 ml d'*acide chlorhydrique R*, prolongez le chauffage pendant 20 min en agitant fréquemment jusqu'à dissolution du précipité et refroidissez. Dans une ampoule à décantation, introduisez le mélange. Agitez avec 3 fois 25 ml d'*éther R* utilisé au préalable pour rincer le ballon. Réunissez les 3 solutions éthérées et lavez avec 2 fois 15 ml d'*eau R*. Dans un ballon jaugé, introduisez la couche éthérée et complétez à 100,0 ml avec de l'*éther R*. Evaporez soigneusement à siccité 10,0 ml de solution éthérée et dissolvez le résidu dans 10,0 ml d'une solution d'*acétate de magnésium R* à 5 g/l dans du *méthanol R*. Mesurez l'absorbance (*2.2.25*) à 515 nm en utilisant du *méthanol R* comme liquide de compensation.

Calculez la teneur pour cent en sennoside B à l'aide de l'expression :

$$\frac{A \times 1,25}{m}$$

en prenant 240 comme valeur de l'absorbance spécifique.

A = absorbance à 515 nm,

m = masse de la prise d'essai en grammes.

CONSERVATION

A l'abri de la lumière et de l'humidité.

01/2002:0206

SÉNÉ (FEUILLE DE)

Sennae folium

DÉFINITION

La feuille de séné est constituée par les folioles séchées de *Cassia senna* L. (*C. acutifolia* Delile), connu sous le nom de séné d'Alexandrie ou de Khartoum ou de *Cassia angustifolia* Vahl, connu sous le nom de séné de l'Inde ou de Tinnevelly, ou par un mélange des 2 espèces. Elle contient au minimum

Monographies Q - Z

2,5 pour cent d'hétérosides hydroxyanthracéniques, calculés en sennoside B ($C_{42}H_{38}O_{20}$; M_r 863) par rapport à la drogue desséchée.

CARACTÈRES

La feuille de séné a une odeur faible mais caractéristique.

Elle présente les caractères macroscopiques et microscopiques décrits aux identifications A et B.

IDENTIFICATION

A. *C. senna.* Les folioles, dont la couleur va du vert-gris au vert-brun, sont minces, fragiles, lancéolées, mucronées, asymétriques à la base, généralement d'une longueur de 15 mm à 40 mm et d'une largeur de 5 mm à 15 mm, la plus grande largeur étant située un peu plus bas que le milieu. Le limbe légèrement ondulé présente 2 faces finement pubescentes portant des poils fins et courts et une nervation pennée, visible surtout à la face abaxiale. Les nervures latérales faisant avec la médiane un angle voisin de 60°, sont anastomosées en une nervure marginale.

Indice stomatique (*2.8.3*) : 10-12,5-15.

C. angustifolia. Les folioles, dont la couleur va du vert-jaune au vert-brun, sont lancéolées, allongées, légèrement asymétriques à la base, généralement d'une longueur de 20 mm à 50 mm et d'une largeur de 7 mm à 20 mm dans leur partie médiane. Les 2 faces lisses sont fréquemment marquées par des lignes transversales ou obliques et portent un petit nombre de poils courts.

Indice stomatique (*2.8.3*) : 14-17,5-20.

B. Réduisez la feuille de séné en poudre (355). La poudre est vert clair à jaune-vert. Examinez au microscope en utilisant de la *solution d'hydrate de chloral R*. La poudre présente les éléments suivants : des cellules épidermiques polygonales à stomates de type paracytique (*2.8.3*), des poils unicellulaires, coniques, à paroi verruqueuse, isolés ou fixés sur des fragments d'épiderme, des fibres accompagnées de cristaux prismatiques d'oxalate de calcium disposés en file, des macles isolées ou localisées dans les fragments de parenchyme.

C. Opérez par chromatographie sur couche mince (*2.2.27*) en utilisant une plaque recouverte de *gel de silice G R*.

Solution à examiner. Chauffez à ébullition 0,5 g de feuille de séné pulvérisée (180) avec 5 ml d'un mélange à volumes égaux d'*alcool R* et d'*eau R*. Centrifugez. Utilisez le liquide surnageant.

Solution témoin. Dissolvez 10 mg d'*extrait de séné SCR* dans 1 ml d'un mélange à volumes égaux d'*alcool R* et d'*eau R* (il persiste un faible résidu).

Déposez sur la plaque, en bandes de 20 mm sur 2 mm, 10 µl de chaque solution. Développez sur un parcours de 10 cm avec un mélange de 1 volume d'*acide acétique glacial R*, de 30 volumes d'*eau R*, de 40 volumes d'*acétate d'éthyle R* et de 40 volumes de *propanol R*. Laissez sécher la plaque à l'air. Pulvérisez une solution d'*acide nitrique R* à 20 pour cent *V/V* et chauffez à 120 °C pendant 10 min. Laissez refroidir. Pulvérisez une solution d'*hydroxyde de potassium R* à 50 g/l dans l'*alcool à 50 pour cent V/V R* jusqu'à apparition des bandes. Les bandes principales du chromatogramme obtenu avec la solution à examiner sont semblables quant à leur position (sennosides B, A, D et C par ordre croissant de R_f, leur coloration et leurs dimensions aux bandes principales du chromatogramme obtenu avec la solution témoin. Entre les bandes correspondant aux sennosides D et C, une bande rouge correspondant au rhéine-8-glucoside peut être visible.

D. Dans une fiole conique, introduisez 25 mg environ de feuille de séné pulvérisée (180), puis ajoutez 50 ml d'*eau R* et 2 ml d'*acide chlorhydrique R*. Chauffez dans un bain-marie pendant 15 min. Refroidissez et agitez avec 40 ml d'*éther R*. Séparez la couche éthérée, séchez-la sur du *sulfate de sodium anhydre R*, puis évaporez-en 5 ml à siccité. Au résidu refroidi, ajoutez 5 ml d'*ammoniaque diluée R1*. Il se développe une coloration jaune ou orangée. Chauffez au bain-marie pendant 2 min. Il se développe une coloration violet-rouge.

ESSAI

Eléments étrangers (*2.8.2*). La feuille de séné ne contient pas plus de 3 pour cent de parties étrangères ni plus de 1 pour cent de matières étrangères.

Perte à la dessiccation (*2.2.32*). Déterminée à l'étuve à 100-105 °C pendant 2 h sur 1,000 g de drogue pulvérisée (355), la perte à la dessiccation n'est pas supérieure à 12,0 pour cent.

Cendres totales (*2.4.16*). Le taux des cendres totales n'est pas supérieur à 12,0 pour cent.

Cendres insolubles dans l'acide chlorhydrique (*2.8.1*). Le taux des cendres insolubles dans l'acide chlorhydrique n'est pas supérieur à 2,5 pour cent.

DOSAGE

Effectuez le dosage à l'abri d'une lumière vive.

Dans un ballon de 100 ml, introduisez 0,150 g de feuille de séné pulvérisée (180). Ajoutez 30,0 ml d'*eau R*, mélangez et pesez. Placez le ballon dans un bain-marie et chauffez à reflux pendant 15 min. Laissez refroidir, pesez et rétablissez la masse avec de l'*eau R*. Centrifugez. Dans une ampoule à décantation de 150 ml, introduisez 20,0 ml du liquide surnageant et ajoutez 0,1 ml d'*acide chlorhydrique dilué R*. Agitez avec 3 fois 15 ml de *chloroforme R*. Laissez décanter et éliminez la couche chloroformique. Ajoutez 0,10 g de *bicarbonate de sodium R* et agitez pendant 3 min. Centrifugez et introduisez 10,0 ml du liquide surnageant dans un ballon de 100 ml à fond rond et à col rodé. Ajoutez 20 ml de *solution de chlorure ferrique R1* et mélangez. Placez le ballon dans un bain-marie de façon que le niveau de l'eau soit au-dessus de celui du liquide dans le ballon et chauffez à reflux pendant 20 min. Ajoutez 1 ml d'*acide chlorhydrique R*, prolongez le chauffage pendant 20 min en agitant fréquemment jusqu'à dissolution du précipité et refroidissez. Dans une ampoule à décantation, introduisez le mélange. Agitez avec 3 fois 25 ml d'*éther R* utilisé au préalable pour rincer le ballon. Réunissez les 3 solutions éthérées et lavez avec 2 fois 15 ml d'*eau R*. Dans un ballon jaugé, introduisez la couche éthérée et complétez à 100,0 ml avec de l'*éther R*. Evaporez soigneusement à siccité 10,0 ml de solution éthérée et dissolvez le résidu dans 10,0 ml d'une solution d'*acétate de magnésium R* à 5 g/l dans du *méthanol R*. Mesurez l'absorbance (*2.2.25*) à 515 nm en utilisant du *méthanol R* comme liquide de compensation.

Calculez la teneur pour cent en sennoside B à l'aide de l'expression :

$$\frac{A \times 1,25}{m}$$

en prenant 240 comme valeur de l'absorbance spécifique.

A = absorbance à 515 nm,

m = masse de la prise d'essai, en grammes.

CONSERVATION

A l'abri de la lumière et de l'humidité.

Monographies Q - Z

01/2002:1261

SÉNÉ (FEUILLE DE), EXTRAIT SEC TITRÉ DE

Sennae folii extractum siccum normatum

DÉFINITION

L'extrait sec titré de feuille de séné est produit à partir de *Feuille de séné (0206)*. Il contient au minimum 5,5 pour cent et au maximum 8,0 pour cent d'hétérosides hydroxyanthracéniques, exprimés en sennoside B ($C_{42}H_{38}O_{20}$; M_r 863) et calculés par rapport à l'extrait desséché.

La teneur mesurée ne s'écarte pas de plus de 10 pour cent de la valeur indiquée sur l'étiquette.

PRODUCTION

L'extrait est produit à partir de la drogue et d'éthanol à 50 à 80 pour cent *V/V* par une méthode appropriée.

CARACTÈRES

Poudre brunâtre à brune.

IDENTIFICATION

A. Opérez par chromatographie sur couche mince (*2.2.27*) en utilisant une plaque recouverte d'un gel de silice approprié.

Solution à examiner. A 0,1 g d'extrait, ajoutez 5 ml d'un mélange à volumes égaux d'*alcool R* et d'*eau R* et portez à ébullition. Refroidissez et centrifugez. Utilisez le liquide surnageant.

Solution témoin. Dissolvez 10 mg d'*extrait de séné SCR* dans 1 ml d'un mélange à volumes égaux d'*alcool R* et d'*eau R* (il subsiste un léger résidu).

Déposez séparément sur la plaque, en bandes, 10 µl de chaque solution. Développez sur un parcours de 10 cm avec un mélange de 1 volume d'*acide acétique glacial R*, de 30 volumes d'*eau R*, de 40 volumes d'*acétate d'éthyle R* et de 40 volumes de *1-propanol R*. Laissez sécher la plaque à l'air. Pulvérisez une solution d'*acide nitrique R* à 20 pour cent *V/V* puis chauffez à 120 °C pendant 10 min. Laissez refroidir. Pulvérisez une solution d'*hydroxyde de potassium R* à 50 g/l dans de l'*alcool à 50 pour cent V/V R* jusqu'à apparition des bandes. Les bandes principales du chromatogramme obtenu avec la solution à examiner sont semblables quant à leur position, leur coloration et leur dimensions aux bandes principales du chromatogramme obtenu avec la solution témoin. Les chromatogrammes présentent dans leur tiers inférieur une bande brune marquée correspondant au sennoside B et, au-dessus, une bande jaune suivie d'une autre bande brune marquée correspondant au sennoside A. Ils présentent en outre dans leur moitié supérieure, par ordre de R_f croissant, une bande brun-rouge prononcée et une bande brun orangé, puis une faible bande rose et 2 bandes jaunes. Près du front du solvant apparait une bande rose foncé, qui peut être suivie de plusieurs bandes faiblement colorées.

B. Placez 25 mg environ d'extrait dans une fiole conique et ajoutez 50 ml d'*eau R* et 2 ml d'*acide chlorhydrique R*. Chauffez dans un bain-marie pendant 15 min, refroidissez et agitez avec 40 ml d'*éther R*. Séparez la phase éthérée, séchez-la sur du *sulfate de sodium anhydre R*, puis prélevez-en 5 ml et évaporez à siccité. Au résidu refroidi, ajoutez 5 ml d'*ammoniaque diluée R1*. Il se développe une coloration jaune ou orangée. Chauffez au bain-marie pendant 2 min. Il se développe une coloration violet-rouge.

ESSAI

Perte à la dessiccation (*2.8.17*) : au maximum 5,0 pour cent.

Contamination microbienne. L'extrait satisfait à une limite du nombre de germes aérobies viables totaux de 10^4 microorganismes par gramme, dont 10^2 moisissures et levures par gramme, déterminés par dénombrement sur plaques de gélose (*2.6.12*). Il satisfait aux essais d'*Escherichia coli* et des salmonelles (*2.6.13*).

DOSAGE

Effectuez le dosage à l'abri d'une lumière vive.

Dans un ballon de 100 ml, introduisez 0,150 g d'extrait à examiner, dispersez dans de l'*eau R* et complétez à 100,0 ml avec le même solvant. Filtrez la solution et jetez les 10 premiers millilitres de filtrat. Transvasez 20,0 ml de filtrat dans une ampoule à décanter de 150 ml. Ajoutez 0,1 ml d'*acide chlorhydrique dilué R*, puis agitez avec 3 fois 15 ml d'*éther R*. Laissez séparer les phases et jetez la phase éthérée. Ajoutez 0,10 g de *bicarbonate de sodium R* à la phase aqueuse et agitez pendant 3 min. Centrifugez et transvasez 10,0 ml du liquide surnageant dans un ballon à fond rond et à col rodé de 100 ml. Ajoutez 20 ml de *solution de chlorure ferrique R1* et mélangez. Placez le ballon dans un bain-marie et chauffez à reflux pendant 20 min en veillant à ce que le niveau de l'eau reste constamment supérieur à celui du liquide contenu dans le ballon. Ajoutez 3 ml d'*acide chlorhydrique R* et continuez à chauffer pendant 30 min, en agitant fréquemment, jusqu'à dissolution du précipité. Refroidissez, transvasez le mélange dans une ampoule à décantation et agitez avec 3 fois 25 ml d'*éther R* préalablement utilisé pour rincer le ballon. Réunissez les solutions éthérées et lavez avec 2 fois 15 ml d'*eau R*. Transvasez les phases éthérées dans une fiole jaugée et complétez à 100,0 ml avec de l'*éther R*. Prélevez 10,0 ml de cette solution et évaporez à siccité avec précaution, puis dissolvez le résidu dans 10,0 ml d'une solution d'*acétate de magnésium R* à 5,0 g/l dans le *méthanol R*. Mesurez l'absorbance (*2.2.25*) à 515 nm en utilisant du *méthanol R* comme liquide de compensation.

Calculez la teneur pour cent en hétérosides hydroxyanthracéniques, exprimés en sennoside B, à l'aide de l'expression :

$$\frac{A \times 4,167}{m}$$

en prenant 240 comme valeur de l'absorbance spécifique du sennoside B,

A = absorbance à 515 nm,

m = masse de la prise d'essai, en grammes.

CONSERVATION

En récipient étanche, à l'abri de la lumière.

ÉTIQUETAGE

L'étiquette indique la teneur en hétérosides hydroxyanthracéniques.

01/2002:0788

SÉRINE

Serinum

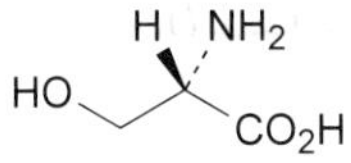

$C_3H_7NO_3$ M_r 105,1

DÉFINITION

La sérine contient au minimum 98,5 pour cent et au maximum l'équivalent de 101,0 pour cent d'acide (*S*)-2-amino-3-hydroxypropanoïque, calculé par rapport à la substance desséchée.

CARACTÈRES

Poudre cristalline, blanche ou sensiblement blanche ou cristaux incolores, facilement solubles dans l'eau, pratiquement insolubles dans l'alcool et dans l'éther.

IDENTIFICATION

Première identification : A, B.

Seconde identification : A, C, D.

A. La sérine satisfait à l'essai du pouvoir rotatoire spécifique (voir Essai).

B. Examinez la sérine par spectrophotométrie d'absorption dans l'infrarouge (*2.2.24*), en comparant avec le spectre obtenu avec la *sérine SCR*. Examinez les substances sous forme de pastilles.

C. Examinez les chromatogrammes obtenus dans l'essai des substances décelables par la ninhydrine. La tache principale du chromatogramme obtenu avec la solution à examiner (b) est semblable quant à sa position, sa coloration et ses dimensions à la tache principale du chromatogramme obtenu avec la solution témoin (a).

D. Dans un tube à essai, ajoutez à 1 ml d'une solution de sérine à 10 g/l, 5 ml d'une solution de *periodate de sodium R* à 20 g/l. Chauffez au bain-marie et recueillez le gaz qui se forme sur de la laine de verre imbibée d'*eau R* qui bouche l'orifice du tube à essai. Chauffez pendant 5 min. Tansférez la laine de verre dans un tube à essai contenant 1 ml d'une solution du *sel sodique d'acide chromotropique R* à 15 g/l et 3 ml d'*acide sulfurique R*. Chauffez au bain-marie pendant 10 min. Il se développe une coloration rouge-violet.

ESSAI

Solution S. Dissolvez 2,5 g de sérine dans de l'*eau distillée R* et complétez à 50 ml avec le même solvant.

Aspect de la solution. La solution S est limpide (*2.2.1*) et n'est pas plus fortement colorée que la solution témoin JB_6 (*2.2.2, Procédé II*).

Pouvoir rotatoire spécifique (*2.2.7*). Dissolvez 2,50 g de sérine dans de l'*acide chlorhydrique dilué R* et complétez à 25,0 ml avec le même acide. Calculé par rapport à la substance desséchée, le pouvoir rotatoire spécifique est de + 14,0 à + 16,0.

Substances décelables par la ninhydrine. Opérez par chromatographie sur couche mince (*2.2.27*) en utilisant une *plaque au gel de silice pour CCM R*.

Solution à examiner (a). Dissolvez 0,10 g de sérine dans de l'*acide chlorhydrique 0,1 M* et complétez à 10 ml avec le même acide.

Solution à examiner (b). Prélevez 1 ml de solution à examiner (a) et complétez à 50 ml avec de l'*eau R*.

Solution témoin (a). Dissolvez 10 mg de *sérine SCR* dans de l'*acide chlorhydrique 0,1 M* et complétez à 50 ml avec le même acide.

Solution témoin (b). Prélevez 5 ml de solution à examiner (b) et complétez à 20 ml avec de l'*eau R*.

Solution témoin (c). Dissolvez 10 mg de *méthionine SCR* et 10 mg de *sérine SCR* dans de l'*acide chlorhydrique 0,1 M* et complétez à 25 ml avec le même acide.

Déposez sur la plaque 5 µl de chaque solution. Développez sur un parcours de 15 cm avec un mélange de 20 volumes d'*acide acétique glacial R*, de 20 volumes d'*eau R* et de 60 volumes de *butanol R*. Laissez sécher la plaque à l'air. Pulvérisez la *solution de ninhydrine R*. Chauffez la plaque à 100-105 °C pendant 15 min. S'il apparaît d'autres taches que la tache principale dans le chromatogramme obtenu avec la solution à examiner (a), aucune d'entres elles n'est plus intense que la tache du chromatogramme obtenu avec la solution témoin (b) (0,5 pour cent). L'essai n'est valable que si le chromatogramme obtenu avec la solution témoin (c) présente 2 taches nettement séparées.

Chlorures (*2.4.4*). Prélevez 5 ml de solution S et complétez à 15 ml avec de l'*eau R*. La solution satisfait à l'essai limite des chlorures (200 ppm).

Sulfates (*2.4.13*). Prélevez 10 ml de solution S et complétez à 15 ml avec de l'*eau distillée R*. La solution satisfait à l'essai limite des sulfates (300 ppm).

Ammonium (*2.4.1*). 50 mg de sérine satisfont à l'essai limite B de l'ammonium (200 ppm). Préparez le témoin avec 0,1 ml de *solution à 100 ppm d'ammonium (NH_4) R*.

Fer (*2.4.9*). Dans une ampoule à décantation, dissolvez 1,0 g de sérine dans 10 ml d'*acide chlorhydrique dilué R*. Agitez avec 3 fois 10 ml de *méthylisobutylcétone R1* pendant 3 min chaque fois. Agitez les couches organiques réunies avec 10 ml d'*eau R* pendant 3 min. La couche aqueuse satisfait à l'essai limite du fer (10 ppm).

Métaux lourds (*2.4.8*). Dissolvez 2,0 g de sérine dans de l'*eau R* et complétez à 20 ml avec le même solvant. 12 ml de solution satisfont à l'essai limite A des métaux lourds (10 ppm). Préparez le témoin avec la *solution à 1 ppm de plomb (Pb) R*.

Perte à la dessiccation (*2.2.32*). Déterminée à l'étuve à 100-105 °C sur 1,000 g de sérine, la perte à la dessiccation n'est pas supérieure à 0,5 pour cent.

Cendres sulfuriques (*2.4.14*). Déterminé sur 1,0 g de sérine, le taux des cendres sulfuriques n'est pas supérieur à 0,1 pour cent.

DOSAGE

Dissolvez 0,100 g de sérine dans 3 ml d'*acide formique anhydre R*. Ajoutez 30 ml d'*acide acétique anhydre R*. Titrez par l'*acide perchlorique 0,1 M* en présence de 0,1 ml de *solution de naphtolbenzéine R* jusqu'à virage du jaune-brun au vert.

1 ml d'*acide perchlorique 0,1 M* correspond à 10,51 mg de $C_3H_7NO_3$.

CONSERVATION

A l'abri de la lumière.

Le chromatogramme suivant est publié à titre d'information.

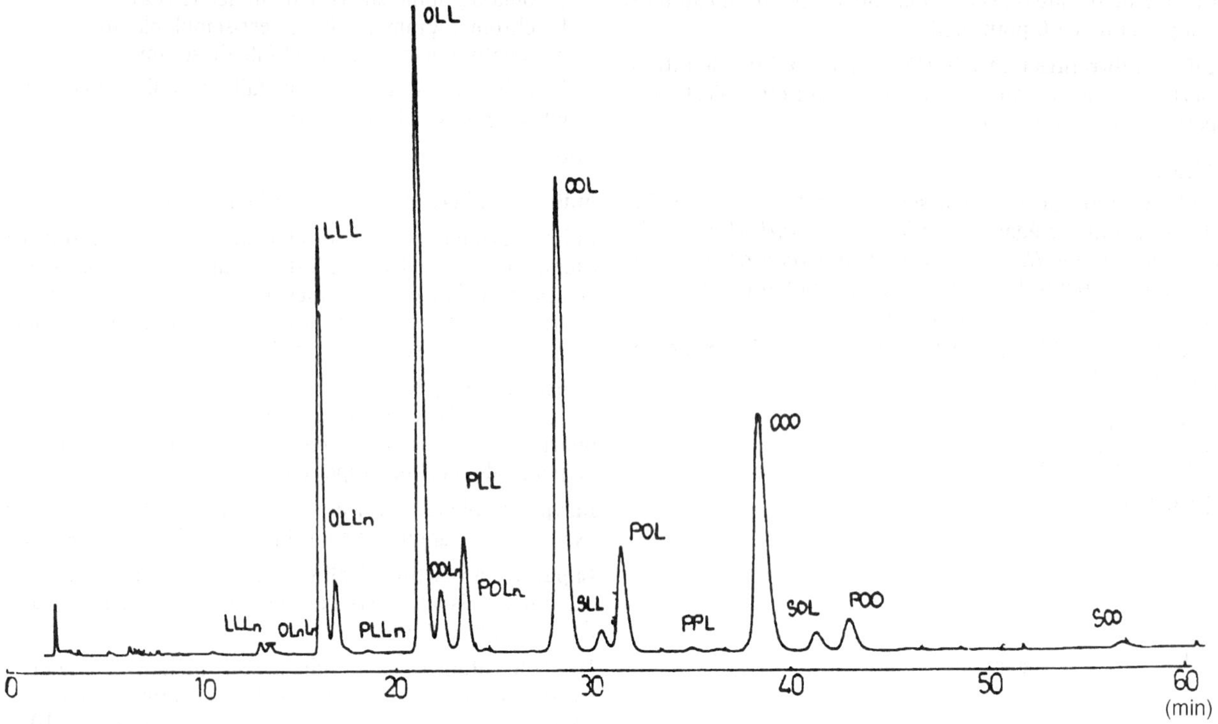

Figure 0433.-1. – *Chromatogramme type de la composition en triglycérides de l'huile de sésame*

Teneur en eau (*2.5.12*). La teneur en eau de l'huile de sésame raffinée destinée à la préparation de formes pharmaceutiques administrées par voie parentérale n'est pas supérieure à 0,05 pour cent. Déterminez par semi-microdosage sur 5,0 g.

CONSERVATION

En récipient étanche, bien rempli, à l'abri de la lumière.

L'huile de sésame destinée à la préparation de formes pharmaceutiques administrées par voie parentérale est conservée sous gaz inerte en récipient étanche.

Le contenu d'un récipient entamé est utilisé rapidement. Toute quantité non utilisée est protégée par une atmosphère de gaz inerte.

ÉTIQUETAGE

L'étiquette indique :

– si l'huile est obtenue par pression mécanique ou par extraction,
– dans les cas appropriés, le nom et la quantité de l'antioxydant ajouté,
– dans les cas appropriés, que la substance convient à la préparation de formes pharmaceutiques administrées par voie parentérale,
– dans les cas appropriés, le nom du gaz inerte utilisé.

01/2002:0434

SILICE COLLOÏDALE ANHYDRE

Silica colloidalis anhydrica

SiO_2 M_r 60,1

DÉFINITION

La silice colloïdale anhydre contient au minimum 99,0 pour cent et au maximum l'équivalent de 100,5 pour cent de SiO_2, déterminé sur la substance calcinée.

CARACTÈRES

Poudre amorphe, légère, fine, blanche, constituée de particules d'une taille voisine de 15 nm, pratiquement insoluble dans l'eau et dans les acides minéraux, à l'exception de l'acide fluorhydrique. La silice colloïdale anhydre se dissout dans les solutions chaudes d'hydroxydes alcalins.

IDENTIFICATION

20 mg environ de silice colloïdale anhydre donnent la réaction des silicates (*2.3.1*).

ESSAI

Détermination du pH (*2.2.3*). Mettez en suspension 1,0 g de silice colloïdale anhydre dans 30 ml d'*eau exempte de dioxyde de carbone R*. Le pH de la suspension est de 3,5 à 5,5.

Chlorures (*2.4.4*). A 1,0 g de silice colloïdale anhydre, ajoutez un mélange de 20 ml d'*acide nitrique dilué R* et de 30 ml d'*eau R*. Chauffez au bain-marie en agitant fréquemment pendant 15 min. Complétez, si nécessaire,à 50 ml avec de l'*eau R*, puis filtrez. Prélevez 10 ml du filtrat refroidi et complétez à 15 ml avec de l'*eau R*. La solution satisfait à l'essai limite des chlorures (250 ppm).

Métaux lourds (*2.4.8*). A 2,5 g de silice colloïdale anhydre, ajoutez une quantité d'*eau R* suffisante pour obtenir une pâte semi-fluide. Desséchez à 140 °C. Lorsque la masse desséchée est blanche, divisez-la avec une baguette de verre. Ajoutez 25 ml d'*acide chlorhydrique 1 M* et faites bouillir doucement en agitant fréquemment avec une baguette de verre pendant 5 min. Centrifugez pendant 20 min et filtrez le liquide surnageant sur une membrane filtrante. Au culot de centrifugation, ajoutez 3 ml d'*acide chlorhydrique dilué R* et 9 ml d'*eau R*, puis chauffez à l'ébullition. Centrifugez pendant 20 min ; filtrez le liquide surnageant sur la même membrane filtrante. Lavez le résidu avec de petites quantités d'*eau R*. Réunissez les filtrats et les eaux de lavage et complétez à 50 ml avec de l'*eau R*. A 20 ml de cette solution, ajoutez 50 mg d'*acide ascorbique R* et 1 ml d'*ammoniaque concentrée R*. Neutralisez par l'*ammoniaque diluée R2* et complétez à 25 ml avec de l'*eau R*. 12 ml de solution satisfont à l'essai limite A des métaux lourds (25 ppm). Préparez le témoin avec la *solution à 1 ppm de plomb (Pb) R*.

Perte à la calcination. Déterminée à 900 °C sur 0,200 g de silice colloïdale anhydre pendant 2 h, la perte à la calcination n'est pas supérieure à 5,0 pour cent. Opérez dans une capsule en platine et laissez refroidir au dessiccateur avant de peser.

DOSAGE

Au résidu obtenu dans l'essai de perte à la calcination, ajoutez 0,2 ml d'*acide sulfurique R* et une quantité suffisante d'*alcool R* pour humecter complètement le résidu. Ajoutez 6 ml d'*acide fluorhydrique R*. Evaporez à siccité sur une plaque chauffante à 95-105 °C en prenant soin d'éviter la projection de particules. Lavez la paroi de la capsule avec 6 ml d'*acide fluorhydrique R* et évaporez à siccité. Calcinez à 900 °C, laissez refroidir au dessiccateur et pesez.

La différence entre la masse du résidu final et la masse du résidu obtenu dans l'essai de perte à la calcination correspond à la masse de SiO_2 dans la prise d'essai.

01/2002:0738

SILICE COLLOÏDALE HYDRATÉE

Silica colloidalis hydrica

DÉFINITION

La silice colloïdale hydratée contient au minimum 98,0 pour cent et au maximum l'équivalent de 100,5 pour cent de SiO_2 (M_r 60,1), déterminé sur la substance calcinée.

CARACTÈRES

Poudre amorphe, légère, fine, blanche ou sensiblement blanche, pratiquement insoluble dans l'eau et dans les acides minéraux, à l'exception de l'acide fluorhydrique. La silice colloïdale hydratée se dissout dans les solutions chaudes d'hydroxydes alcalins.

IDENTIFICATION

A. 20 mg environ de silice colloïdale hydratée donnent la réaction des silicates (*2.3.1*).

B. Chauffée à l'étuve à 100-105 °C pendant 2 h, la silice colloïdale hydratée présente une perte de masse supérieure à 3 pour cent.

ESSAI

Solution S. A 2,5 g de silice colloïdale hydratée, ajoutez 50 ml d'*acide chlorhydrique R* et mélangez. Chauffez au bain-marie pendant 30 min. Agitez de temps à autre. Conservez le volume initial en ajoutant de l'*acide chlorhydrique dilué R*. Evaporez à siccité. Ajoutez au résidu un mélange de 8 ml d'*acide chlorhydrique dilué R* et de 24 ml d'*eau R*. Chauffez à ébullition et filtrez sous pression réduite sur un filtre en verre fritté (16). Lavez le résidu sur le filtre avec un mélange chaud de 3 ml d'*acide chlorhydrique dilué R* et de 9 ml d'*eau R*. Lavez avec de petites quantités d'*eau R*, réunissez les eaux de lavage et le filtrat et complétez à 50 ml avec de l'*eau R*.

Détermination du pH (*2.2.3*). Mettez en suspension 1,0 g de silice colloïdale hydratée dans 30 ml d'une solution de *chlorure de potassium R* à 75 g/l. Le pH de la suspension est de 4,0 à 7,0.

Pouvoir d'absorption d'eau. Triturez dans un mortier 5 g de silice colloïdale hydratée avec 5 ml d'*eau R* ajoutés goutte à goutte. Le mélange reste pulvérulent.

Substances solubles dans l'acide chlorhydrique. Evaporez à siccité 10,0 ml de solution S dans une capsule de platine et desséchez à 100-105 °C jusqu'à masse constante. La masse du résidu n'est pas supérieure à 10 mg (2,0 pour cent).

Chlorures (*2.4.4*). Chauffez au bain-marie 0,5 g de silice colloïdale hydratée avec 50 ml d'*eau R* pendant 15 min. Complétez à 100 ml avec de l'*eau R* et centrifugez à 1500 *g* pendant 5 min. Prélevez 10 ml de liquide surnageant et complétez à 15 ml avec de l'*eau R*. La solution satisfait à l'essai limite des chlorures (0,1 pour cent).

Sulfates (*2.4.13*). Prélevez 2 ml de solution S et complétez à 100 ml avec de l'*eau distillée R*. 15 ml de solution satisfont à l'essai limite des sulfates (1 pour cent).

Fer (*2.4.9*). A 2 ml de solution S, ajoutez 28 ml d'*eau R*. 10 ml de solution satisfont à l'essai limite du fer (300 ppm).

Métaux lourds (*2.4.8*). A 20 ml de solution S, ajoutez 50 mg de *chlorhydrate d'hydroxylamine R* et 1 ml d'*ammoniaque concentrée R*. Ajustez à pH 3,5 en utilisant de l'*ammoniaque diluée R2* en suivant l'évolution du pH par potentiométrie. Complétez à 25 ml avec de l'*eau R*. 12 ml de solution satisfont à l'essai limite A des métaux lourds (25 ppm). Préparez le témoin avec la *solution à 1 ppm de plomb (Pb) R*.

Perte à la calcination. Dans un creuset de platine, introduisez 0,200 g de silice colloïdale hydratée. Chauffez à 100-105 °C pendant 1 h, puis à 900 °C pendant 2 h. La perte à la calcination n'est pas supérieure à 20,0 pour cent.

DOSAGE

Au résidu obtenu dans l'essai de perte à la calcination, ajoutez 0,2 ml d'*acide sulfurique R* et une quantité suffisante d'*alcool R* pour humecter complètement le résidu. Ajoutez 6 ml d'*acide fluorhydrique R* et évaporez à siccité à une température de 95-105 °C en prenant soin d'éviter la projection de particules. Lavez les parois de la capsule avec 6 ml d'*acide fluorhydrique R* et évaporez de nouveau à siccité. Calcinez à 900 °C, laissez refroidir au dessiccateur et pesez.

La différence entre la masse du résidu final et la masse du résidu obtenu dans l'essai de perte à la calcination correspond à la masse de SiO_2 dans la prise d'essai.

01/2002:1562

SILICE POUR USAGE DENTAIRE

Silica ad usum dentalem

DÉFINITION

La silice pour usage dentaire est une silice amorphe (hydrolysée à la flamme, en gel ou précipitée). Elle contient au minimum 94,0 pour cent et au maximum l'équivalent de 100,5 pour cent de SiO_2 calculé par rapport à la substance calcinée.

CARACTÈRES

Poudre amorphe, légère, fine, blanche ou sensiblement blanche, pratiquement insoluble dans l'eau et dans les acides minéraux. La substance à examiner se dissout dans l'acide fluorhydrique et dans les solutions chaudes d'hydroxydes alcalins.

IDENTIFICATION

20 mg environ de substance à examiner donnent la réaction des silicates (*2.3.1*).

ESSAI

Solution S. A 2,5 g de substance à examiner, ajoutez 50 ml d'*acide chlorhydrique R* et mélangez. Chauffez au bain-marie pendant 30 min. Agitez de temps à autre, évaporez à siccité. Ajoutez au résidu un mélange de 8 ml d'*acide chlorhydrique dilué R* et de 24 ml d'*eau R*. Chauffez à ébullition et filtrez sous pression réduite sur un filtre en verre fritté (16). Lavez le résidu sur le filtre avec un mélange chaud de 3 ml d'*acide chlorhydrique dilué R* et de 9 ml d'*eau R*. Lavez avec de petites quantités d'*eau R*, réunissez les eaux de lavage et le filtrat et complétez à 50 ml avec de l'*eau R*.

pH (*2.2.3*). Mettez en suspension 5 g de substance à examiner dans un mélange de 5 ml d'une solution de *chlorure de potassium R* à 7,46 g/l et 90 ml d'*eau exempte de dioxyde de carbone R*. Le pH de la suspension est de 3,2 à 8,9.

Chlorures. Opérez par chromatographie liquide (*2.2.29*) comme décrit sous Sulfates.

Injectez 25 μl de solution à examiner et 25 μl de solution témoin. S'il apparaît dans le chromatogramme obtenu avec la solution à examiner un pic dû au chlorure, sa surface n'est pas supérieure à celle du pic correspondant dans le chromatogramme obtenu avec la solution témoin (0,3 pour cent).

Sulfates. Opérez par chromatographie liquide (*2.2.29*).

Solution à examiner. A 0,625 g de substance à examiner, ajoutez 30 ml d'*eau R*. Chauffez à ébullition pendant 2 h. Laissez refroidir et transférez quantitativement dans une fiole jaugée de 50 ml. Complétez à 50,0 ml avec de l'*eau R*. Prélevez 5,0 ml de surnageant, complétez à 50,0 ml avec de l'*eau R* et filtrez sur une membrane filtrante (diamètre nominal des pores 0,45 μm).

Solution témoin. Dissolvez 0,50 g de *sulfate de sodium anhydre R* et 0,062 g de *chlorure de sodium R* dans de l'*eau R* et complétez à 1000,0 ml avec de l'*eau R*. Prélevez 5,0 ml de solution et complétez à 50,0 ml avec de l'*eau R*.

La chromatographie peut être réalisée en utilisant :

- une colonne non métallique, d'une longueur de 0,25 m et d'un diamètre intérieur de 4,6 mm, remplie d'une résine échangeuse d'anions appropriée (30 μm à 50 μm),
- comme phase mobile, à un débit de 1,2 ml/min, une solution préparée comme suit : dissolvez 0,508 g de *carbonate de sodium R* et 0,05 g de *bicarbonate de sodium R* dans de l'*eau R* et complétez à 1000 ml avec le même solvant,
- un détecteur conductimétrique,
- un injecteur à boucle.

Injectez 25 μl de solution à examiner et 25 μl de solution témoin. Lorsque les chromatogrammes sont enregistrés dans les conditions prescrites, les temps de rétention sont de 8 min environ pour le sulfate et de 4 min environ pour le chlorure.

S'il apparaît dans le chromatogramme obtenu avec la solution à examiner un pic correspondant au sulfate, sa surface n'est pas supérieure à celle du pic correspondant dans le chromatogramme obtenu avec la solution témoin (4,0 pour cent de sulfate calculé en sulfate de sodium).

Fer (*2.4.9*). Prélevez 2 ml de solution S et complétez à 40 ml avec de l'*eau R*. 10 ml de solution satisfont à l'essai limite du fer (400 ppm).

Métaux lourds (*2.4.8*). A 20 ml de solution S, ajoutez 50 mg de *chlorhydrate d'hydroxylamine R* et 1 ml d'*ammoniaque concentrée R*. Ajustez à pH 3,5 en utilisant de l'*ammoniaque diluée R2* en suivant l'évolution du pH par potentiométrie. Complétez à 25 ml avec de l'*eau R*. 12 ml de solution satisfont à l'essai limite A des métaux lourds (25 ppm). Préparez le témoin avec la *solution à 1 ppm de plomb (Pb) R*.

Perte à la calcination. Dans un creuset de platine, introduisez 0,200 g de substance à examiner. Chauffez à 100-105 °C pendant 1 h, puis à 1000 °C pendant 2 h. La perte à la calcination n'est pas supérieure à 25,0 pour cent.

DOSAGE

Au résidu obtenu dans l'essai de perte à la calcination, ajoutez 0,2 ml d'*acide sulfurique R* et une quantité suffisante d'*alcool R* pour humecter complètement le résidu. Ajoutez 6 ml d'*acide fluorhydrique R* et évaporez à siccité à une température de 95-105 °C en prenant soin d'éviter la projection de particules. Lavez les parois du creuset avec 6 ml d'*acide fluorhydrique R* et évaporez de nouveau à siccité. Calcinez à 900 °C, laissez refroidir au dessiccateur et pesez. La différence entre la masse du résidu final et la masse du résidu obtenu dans l'essai de perte à la calcination correspond à la masse de SiO_2 dans la prise d'essai.

01/2002:1470

SIMÉTICONE

Simeticonum

DÉFINITION

La siméticone est préparée par incorporation de 4 pour cent à 7 pour cent de silice dans du poly(diméthylsiloxane) avec un degré de polymérisation situé entre 20 et 400. La siméticone contient 90,5 pour cent à 99,0 pour cent de poly(diméthylsiloxane).

PRODUCTION

Le poly(diméthylsiloxane) est obtenu par hydrolyse et polycondensation de dichlorodiméthylsilane et de chlorotriméthylsilane ; la silice est modifiée en surface par l'incorporation de groupes méthylsilylés.

CARACTÈRES

Liquide visqueux, blanc-gris, opalescent, pratiquement insoluble dans l'eau et dans le méthanol, très peu soluble à pratiquement insoluble dans l'éthanol, miscible en partie à l'acétate d'éthyle, au chlorure de méthylène, à la méthyléthylcétone et au toluène.

IDENTIFICATION

A. Examinez la siméticone par spectrophotométrie d'absorption dans l'infrarouge (*2.2.24*) comme décrit sous Dosage. Les maximums d'absorption suivants sont observés : 2964 cm^{-1}, 2905 cm^{-1}, 1412 cm^{-1}, 1260 cm^{-1} et 1020 cm^{-1}. Le spectre obtenu est, de plus, identique au spectre de la substance sélectionnée pour l'échantillon type. Examinez les substances sous forme de pellicules minces entre 2 plaques de *chlorure de sodium R*.

B. Dans un tube à essai, chauffez 0,5 g de siméticone sur une petite flamme jusqu'à l'apparition de fumées blanches. Renversez ce premier tube à essai sur un deuxième contenant 1 ml d'une solution de *sel sodique d'acide chromotropique R* à 1 g/l dans l'*acide sulfurique R* de façon que les fumées atteignent la solution. Agitez le deuxième tube pendant environ 10 s, puis chauffez-le au bain-marie pendant 5 min. La solution présente une coloration violette.

C. Le résidu obtenu dans l'essai de silice figurant sous dosage donne la réaction des silicates (*2.3.1*).

l'acide chlorhydrique, ajoutez 10 ml d'une solution de *sulfamate d'ammonium R* à 20 g/l. Laissez reposer pendant 5 min en agitant fréquemment et ajoutez 0,15 ml d'une solution d'α-*naphtol R* à 100 g/l dans de l'*alcool R*. Agitez et laissez reposer pendant 5 min. Ajoutez 3,5 ml de *solution tampon pH 10,9 R*, mélangez et complétez à 50,0 ml avec de l'*eau R*. Après 20 min au plus, l'absorbance (*2.2.25*) de la solution mesurée à 485 nm n'est pas supérieure à 0,30. Utilisez comme liquide de compensation une solution préparée simultanément et de la même manière sans addition d'amidotrizoate de sodium.

Iode libre et iodures. Dissolvez 1,0 g d'amidotrizoate de sodium dans de l'*eau distillée R* et complétez à 10 ml avec le même solvant. Ajoutez goutte à goutte de l'*acide nitrique dilué R* jusqu'à précipitation complète de l'acide amidotrizoïque et de nouveau 3 ml d'*acide nitrique dilué R*. Filtrez, lavez le précipité avec 5 ml d'*eau R* en réunissant les eaux de lavage et le filtrat. Ajoutez à la solution obtenue 1 ml de *solution concentrée de peroxyde d'hydrogène R* et 1 ml de *chlorure de méthylène R*. Agitez et séparez la couche inférieure. Celle-ci n'est pas plus fortement colorée qu'une solution témoin préparée simultanément et de la même manière en mélangeant 5 ml de *solution à 10 ppm d'iodure (I) R*, 3 ml d'*acide nitrique dilué R* et 15 ml d'*eau R* (50 ppm).

Métaux lourds (*2.4.8*). Prélevez 4 ml de solution S et complétez à 20 ml avec de l'*eau R*. 12 ml de solution satisfont à l'essai limite A des métaux lourds (20 ppm). Préparez le témoin avec la *solution à 2 ppm de plomb (Pb) R*.

Teneur en eau (*2.5.12*). Déterminée par semi-microdosage sur 0,400 g d'amidotrizoate de sodium, la teneur en eau n'est pas supérieure à 11,0 pour cent.

DOSAGE

Dans un ballon à fond rond de 250 ml, introduisez 0,150 g d'amidotrizoate de sodium. Ajoutez 5 ml de *solution concentrée d'hydroxyde de sodium R*, 20 ml d'*eau R*, 1 g de *poudre de zinc R* et quelques billes de verre. Chauffez à reflux et portez à ébullition pendant 30 min. Laissez refroidir et rincez le réfrigérant avec 20 ml d'*eau R*, en recueillant les liquides de rinçage dans le ballon. Filtrez sur un filtre de verre fritté et lavez le filtre à plusieurs reprises avec de l'*eau R*. Rassemblez le filtrat et les eaux de lavage, ajoutez 40 ml d'*acide sulfurique dilué R* et titrez immédiatement par le *nitrate d'argent 0,1 M*. Déterminez le point de fin de titrage par potentiométrie (*2.2.20*), en utilisant un système d'électrodes approprié, par exemple le système argent-sulfate mercureux.

1 ml de *nitrate d'argent 0,1 M* correspond à 21,20 mg de $C_{11}H_8I_3N_2NaO_4$.

CONSERVATION

A l'abri de la lumière.

IMPURETÉS

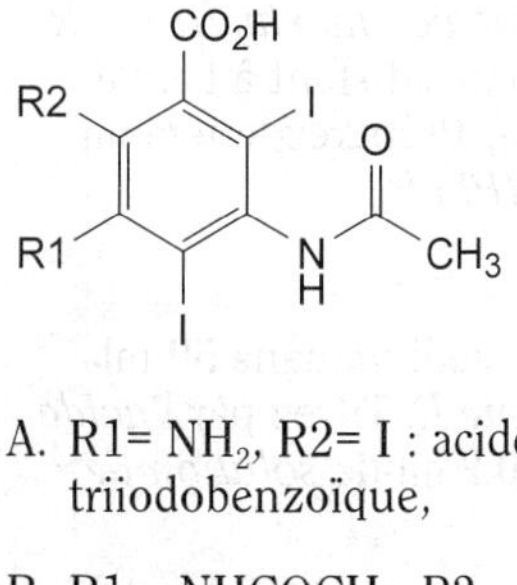

A. R1= NH_2, R2= I : acide 3-acétylamino-5-amino-2,4,6-triiodobenzoïque,

B. R1 = $NHCOCH_3$, R2 = H : acide 3,5-bis(acétylamino)-2,4-diiodobenzoïque.

01/2002:0123

SODIUM (BENZOATE DE)

Natrii benzoas

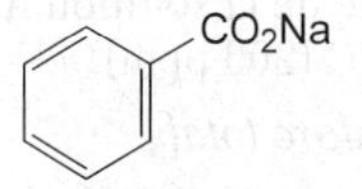

$C_7H_5NaO_2$ M_r 144,1

DÉFINITION

Le benzoate de sodium contient au minimum 99,0 pour cent et au maximum l'équivalent de 100,5 pour cent de benzènecarboxylate de sodium, calculé par rapport à la substance desséchée.

CARACTÈRES

Poudre cristalline ou granulée blanche, ou paillettes, légèrement hygroscopiques, facilement solubles dans l'eau, assez solubles dans l'alcool à 90 pour cent *V/V*.

IDENTIFICATION

A. Le benzoate de sodium donne les réactions (b) et (c) des benzoates (*2.3.1*).

B. Le benzoate de sodium donne les réactions du sodium (*2.3.1*).

ESSAI

Solution S. Dissolvez 10,0 g de benzoate de sodium dans de l'*eau exempte de dioxyde de carbone R* et complétez à 100 ml avec le même solvant.

Aspect de la solution. La solution S est limpide (*2.2.1*) et n'est pas plus fortement colorée que la solution témoin J_6 (*2.2.2, Procédé II*).

Acidité ou alcalinité. A 10 ml de la solution S, ajoutez 10 ml d'*eau exempte de dioxyde de carbone R* et 0,2 ml de *solution de phénolphtaléine R*. Le virage de l'indicateur ne nécessite pas plus de 0,2 ml d'*hydroxyde de sodium 0,1 M* ou d'*acide chlorhydrique 0,1 M*.

Composés halogénés. *La verrerie de laboratoire utilisée dans cet essai doit être exempte de chlorures et être nettoyée par trempage dans une solution d'acide nitrique R à 500 g/l pendant une nuit, puis rincée avec de l'eau R et conservée remplie d'eau R. La verrerie de laboratoire utilisée dans cet essai devrait être destinée uniquement à cet usage.*

A 20,0 ml de la solution S, ajoutez 5 ml d'*eau R* et complétez à 50,0 ml avec de l'*alcool R* (solution à examiner).

Détermination du chlore ionisé. Dans 3 fioles jaugées de 25 ml, préparez les solutions suivantes.

Solution (a). A 4,0 ml de la solution à examiner, ajoutez 3 ml de *solution diluée d'hydroxyde de sodium R* et 3 ml d'*alcool R*. Cette solution sert à préparer la solution A.

Solution (b). A 3 ml de *solution diluée d'hydroxyde de sodium R*, ajoutez 2 ml d'*eau R* et 5 ml d'*alcool R*. Cette solution sert à préparer la solution B.

Solution (c). A 4,0 ml de *solution à 8 ppm de chlorure (Cl) R*, ajoutez 6,0 ml d'*eau R*. Cette solution sert à préparer la solution C.

Dans une quatrième fiole jaugée de 25 ml, introduisez 10 ml d'*eau R*. Dans chaque fiole, ajoutez 5 ml de *solution de sulfate ferrique et d'ammonium R5*. Mélangez, puis ajoutez goutte à goutte et en agitant 2 ml d'*acide nitrique R* et 5 ml de *solution de thiocyanate mercurique R*, puis mélangez. Complétez le contenu de chaque fiole à 25,0 ml avec de l'*eau R* et maintenez les solutions au bain-marie à 20 °C pendant 15 min. Mesurez à 460 nm sous une épaisseur de 2 cm l'absorbance (*2.2.25*) de la solution A en utilisant, comme liquide de compensation, la solution B et l'absorbance de la solution C en utilisant, comme liquide de compensation, la solution obtenue à partir des 10 ml d'*eau R*. L'absorbance de la solution A n'est pas supérieure à celle de la solution C (200 ppm).

Détermination du chlore total

Solution (a). Prélevez 10,0 ml de la solution à examiner, ajoutez 7,5 ml de *solution diluée d'hydroxyde de sodium R* et 0,125 g d'*alliage nickel-aluminium R*, puis chauffez au bain-marie pendant 10 min. Laissez refroidir à température ambiante, filtrez dans une fiole jaugée de 25 ml. Lavez le filtre avec 3 fois 2 ml d'*alcool R* (il peut se former un précipité qui disparaît lors de l'acidification). Au filtrat, ajoutez les liquides de lavage et complétez à 25,0 ml avec de l'*eau R*. Cette solution sert à préparer la solution A.

Solution (b). Préparez dans les mêmes conditions une solution semblable en remplaçant la solution à examiner par un mélange de 5 ml d'*alcool R* et de 5 ml d'*eau R*. Cette solution sert à préparer la solution B.

Solution (c). A 6,0 ml de *solution à 8 ppm de chlorure (Cl) R*, ajoutez 4,0 ml d'*eau R*. Cette solution sert à préparer la solution C.

Dans 4 fioles jaugées de 25 ml, introduisez respectivement 10 ml de la solution (a), 10 ml de la solution (b), 10 ml de la solution (c) et 10 ml d'*eau R*. Dans chaque fiole, ajoutez 5 ml de *solution de sulfate ferrique et d'ammonium R5*, mélangez, puis ajoutez goutte à goutte et en agitant 2 ml d'*acide nitrique R* et 5 ml de *solution de thiocyanate mercurique R*, puis mélangez. Complétez le contenu de chaque fiole à 25,0 ml avec de l'*eau R* et maintenez les solutions au bain-marie à 20 °C pendant 15 min. Mesurez à 460 nm sous une épaisseur de 2 cm l'absorbance (*2.2.25*) de la solution A en utilisant, comme liquide de compensation, la solution B et l'absorbance de la solution C en utilisant, comme liquide de compensation, la solution obtenue à partir des 10 ml d'*eau R*. L'absorbance de la solution A n'est pas supérieure à celle de la solution C (300 ppm).

Métaux lourds (*2.4.8*). 2,0 g de benzoate de sodium satisfont à l'essai limite C des métaux lourds (10 ppm). Préparez le témoin avec 2 ml de *solution à 10 ppm de plomb (Pb) R*.

Perte à la dessiccation (*2.2.32*). Déterminée à l'étuve à 100-105 °C sur 1,00 g de benzoate de sodium, la perte à la dessiccation n'est pas supérieure à 2,0 pour cent.

DOSAGE

Dissolvez 0,250 g de benzoate de sodium dans 20 ml d'*acide acétique anhydre R*, en chauffant si nécessaire à 50 °C, puis refroidissez la solution. Titrez par l'*acide perchlorique 0,1 M* en présence de 0,05 ml de *solution de naphtolbenzéine R* jusqu'à virage au vert.

1 ml d'*acide perchlorique 0,1 M* correspond à 14,41 mg de $C_7H_5NaO_2$.

01/2002:0195

SODIUM (BICARBONATE DE)

Natrii hydrogenocarbonas

$NaHCO_3$ M_r 84,0

DÉFINITION

Le bicarbonate de sodium contient au minimum 99,0 pour cent et au maximum l'équivalent de 101,0 pour cent de $NaHCO_3$.

CARACTÈRES

Poudre cristalline, blanche, soluble dans l'eau, pratiquement insoluble dans l'alcool. Le bicarbonate de sodium, dissous ou non, se transforme progressivement, par chauffage, en carbonate de sodium.

IDENTIFICATION

A. A 5 ml de solution S (voir Essai), ajoutez 0,1 ml de *solution de phénolphtaléine R*. Il apparaît une coloration rose pâle. Chauffez ; il se produit un dégagement gazeux et la coloration vire au rouge.

B. Le bicarbonate de sodium donne la réaction des carbonates et bicarbonates (*2.3.1*).

C. La solution S donne la réaction (a) du sodium (*2.3.1*).

ESSAI

Solution S. Dissolvez 5,0 g de bicarbonate de sodium dans 90 ml d'*eau exempte de dioxyde de carbone R* et complétez à 100,0 ml avec le même solvant.

Aspect de la solution. La solution S est limpide (*2.2.1*) et incolore (*2.2.2, Procédé II*).

Carbonates. Le pH (*2.2.3*) de la solution S récemment préparée n'est pas supérieur à 8,6.

Chlorures (*2.4.4*). A 7 ml de solution S, ajoutez 2 ml d'*acide nitrique R* et complétez à 15 ml avec de l'*eau R*. La solution satisfait à l'essai limite des chlorures (150 ppm).

Sulfates (*2.4.13*). A une suspension de 1,0 g de bicarbonate de sodium dans 10 ml d'*eau distillée R*, ajoutez de l'*acide chlorhydrique R* jusqu'à neutralité et 1 ml environ en excès. Complétez à 15 ml avec de l'*eau distillée R*. La solution satisfait à l'essai limite des sulfates (150 ppm).

Ammonium (*2.4.1*). Prélevez 10 ml de solution S et complétez à 15 ml avec de l'*eau R*. La solution satisfait à l'essai limite de l'ammonium (20 ppm). Préparez le témoin avec un mélange de 5 ml d'*eau R* et de 10 ml de *solution à 1 ppm d'ammonium* (NH_4) *R*.

Arsenic (*2.4.2*). 0,5 g de bicarbonate de sodium satisfait à l'essai limite A de l'arsenic (2 ppm).

Calcium (*2.4.3*). A une suspension de 1,0 g de bicarbonate de sodium dans 10 ml d'*eau distillée R*, ajoutez de l'*acide chlorhydrique R* jusqu'à neutralité et complétez à 15 ml avec de l'*eau distillée R*. La solution satisfait à l'essai limite du calcium (100 ppm).

Fer (*2.4.9*). Dissolvez 0,5 g de bicarbonate de sodium dans 5 ml d'*acide chlorhydrique dilué R* et complétez à 10 ml avec de l'*eau R*. La solution satisfait à l'essai limite du fer (20 ppm).

Métaux lourds (*2.4.8*). Dissolvez 2,0 g de bicarbonate de sodium dans un mélange de 2 ml d'*acide chlorhydrique R* et de 18 ml d'*eau R*. 12 ml de solution satisfont à l'essai limite A des métaux lourds (10 ppm). Préparez le témoin avec la *solution à 1 ppm de plomb (Pb) R*.

DOSAGE

Dissolvez 1,500 g de bicarbonate de sodium dans 50 ml d'*eau exempte de dioxyde de carbone R*. Titrez par l'*acide chlorhydrique 1 M* en présence de 0,2 ml de *solution de méthylorange R*.

1 ml d'*acide chlorhydrique 1 M* correspond à 84,0 mg de $NaHCO_3$.

01/2002:0190

SODIUM (BROMURE DE)

Natrii bromidum

NaBr M_r 102,9

DÉFINITION

Le bromure de sodium contient au minimum 98,0 pour cent et au maximum l'équivalent de 100,5 pour cent de NaBr, calculé par rapport à la substance desséchée.

CARACTÈRES

Poudre blanche et granuleuse ou petits cristaux incolores, transparents ou opaques, légèrement hygroscopiques, facilement solubles dans l'eau, solubles dans l'alcool.

IDENTIFICATION

A. Le bromure de sodium donne les réactions des bromures (*2.3.1*).

B. La solution S (voir Essai) donne les réactions du sodium (*2.3.1*).

ESSAI

Solution S. Dissolvez 10,0 g de bromure de sodium dans de l'*eau exempte de dioxyde de carbone R* préparée à partir d'*eau distillée R* et complétez à 100 ml avec le même solvant.

Aspect de la solution. La solution S est limpide (*2.2.1*) et incolore (*2.2.2, Procédé II*).

Acidité ou alcalinité. A 10 ml de solution S, ajoutez 0,1 ml de *solution de bleu de bromothymol R1*. Le virage de l'indicateur ne nécessite pas plus de 0,5 ml d'*acide chlorhydrique 0,01 M* ou d'*hydroxyde de sodium 0,01 M*.

Bromates. A 10 ml de solution S, ajoutez 1 ml de *solution d'amidon R*, 0,1 ml de solution d'*iodure de potassium R* à 100 g/l et 0,25 ml d'*acide sulfurique 0,5 M*, puis laissez reposer à l'abri de la lumière pendant 5 min. Il ne se développe pas de coloration bleue ou violette.

Chlorures. Dans une fiole conique, dissolvez 1,000 g de bromure de sodium dans 20 ml d'*acide nitrique dilué R*. Ajoutez 5 ml de *solution concentrée de peroxyde d'hydrogène R* et chauffez au bain-marie jusqu'à décoloration complète de la solution. Lavez les parois de la fiole avec un peu d'*eau R* et chauffez au bain-marie pendant 15 min. Laissez refroidir, complétez à 50 ml avec de l'*eau R*, ajoutez 5,0 ml de *nitrate d'argent 0,1 M* et 1 ml de *phtalate de dibutyle R*, puis agitez. Titrez par le *thiocyanate d'ammonium 0,1 M* en présence de 5 ml de *solution de sulfate ferrique et d'ammonium R2*. Le titrage ne consomme pas plus de 1,7 ml de *nitrate d'argent 0,1 M* (0,6 pour cent). Notez le volume de *nitrate d'argent 0,1 M* utilisé (voir Dosage).

Iodures. A 5 ml de solution S, ajoutez 0,15 ml de *solution de chlorure ferrique R1* et 2 ml de *chloroforme R*, puis agitez. Laissez séparer. La couche chloroformique est incolore (*2.2.2, Procédé I*).

Sulfates (*2.4.13*). 15 ml de solution S satisfont à l'essai limite des sulfates (100 ppm).

Baryum. A 5 ml de solution S, ajoutez 5 ml d'*eau distillée R* et 1 ml d'*acide sulfurique dilué R*. Après 15 min, si la solution présente une opalescence, celle-ci n'est pas plus prononcée que celle d'un mélange de 5 ml de solution S et de 6 ml d'*eau distillée R*.

Fer (*2.4.9*). Prélevez 5 ml de solution S et complétez à 10 ml avec de l'*eau R*. La solution satisfait à l'essai limite du fer (20 ppm).

Magnésium et métaux alcalino-terreux (*2.4.7*). 10,0 g de bromure de sodium satisfont à l'essai limite du magnésium et des métaux alcalino-terreux. Le volume d'*édétate de sodium 0,01 M* utilisé n'est pas supérieur à 5,0 ml (200 ppm, calculés en Ca).

Métaux lourds (*2.4.8*). 12 ml de solution S satisfont à l'essai limite A des métaux lourds (10 ppm). Préparez le témoin avec la *solution à 1 ppm de plomb (Pb) R*.

Perte à la dessiccation (*2.2.32*). Déterminée à l'étuve à 100-105 °C sur 1,00 g de bromure de sodium pendant 3 h, la perte à la dessiccation n'est pas supérieure à 3,0 pour cent.

DOSAGE

Dissolvez 2,000 g de bromure de sodium dans de l'*eau R* et complétez à 100,0 ml avec le même solvant. Prélevez 10,0 ml de cette solution, ajoutez 50 ml d'*eau R*, 5 ml d'*acide nitrique dilué R*, 25,0 ml de *nitrate d'argent 0,1 M* et 2 ml de *phtalate de dibutyle R*, puis agitez. Titrez par le *thiocyanate d'ammonium 0,1 M* en présence de 2 ml de *solution de sulfate ferrique et d'ammonium R2*, en agitant énergiquement à l'approche du virage. Corrigez le résultat pour tenir compte du taux en chlorures déterminé dans l'essai des chlorures.

1 ml de *nitrate d'argent 0,1 M* correspond à 10,29 mg de NaBr.

01/2002:0231

SODIUM (CALCIUM ÉDÉTATE DE)

Natrii calcii edetas

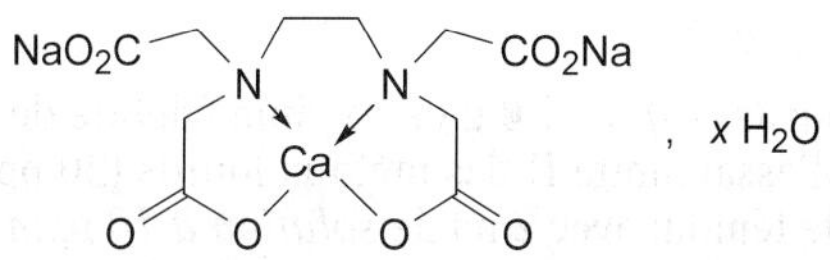

$C_{10}H_{12}CaN_2Na_2O_8,xH_2O$ M_r 374,3 (substance anhydre)

DÉFINITION

Le calcium édétate de sodium contient au minimum 98,0 pour cent et au maximum l'équivalent de 102,0 pour cent de [(éthylènedinitrilo)tétraacétato]calciate(2-) de disodium, calculé par rapport à la substance anhydre. Le calcium édétate de sodium contient une quantité variable d'eau de cristallisation.

CARACTÈRES

Poudre blanche ou sensiblement blanche, hygroscopique, facilement soluble dans l'eau, pratiquement insoluble dans l'alcool et dans l'éther.

IDENTIFICATION

A. Examinez le calcium édétate de sodium par spectrophotométrie d'absorption dans l'infrarouge (*2.2.24*), en comparant avec le spectre obtenu avec le *calcium édétate de sodium SCR*. Examinez les substances sous forme de pastilles.

B. Dissolvez 2 g de calcium édétate de sodium dans 10 ml d'*eau R*. Ajoutez 6 ml de *solution de nitrate de plomb R*, agitez, puis ajoutez 3 ml de *solution d'iodure de potassium R*. Il ne se forme aucun précipité jaune. Alcalinisez la solution au *papier tournesol rouge R* avec de l'*ammoniaque diluée R2* et ajoutez 3 ml de *solution d'oxalate d'ammonium R*. Il se forme un précipité blanc.

Monographies Q - Z

C. Dissolvez 0,5 g de calcium édétate de sodium dans 10 ml d'*eau R*. Alcalinisez la solution au *papier tournesol rouge R* avec de l'*ammoniaque diluée R2* et ajoutez 3 ml de *solution d'oxalate d'ammonium R*. Il se forme au plus un léger précipité.

D. Calcinez le calcium édétate de sodium. Le résidu donne les réactions du calcium (*2.3.1*).

E. Le résidu obtenu dans l'identification D donne les réactions du sodium (*2.3.1*).

ESSAI

Solution S. Dissolvez 5,0 g de calcium édétate de sodium dans de l'*eau R* et complétez à 100 ml avec le même solvant.

Aspect de la solution. La solution S est limpide (*2.2.1*) et incolore (*2.2.2, Procédé II*).

Détermination du pH (*2.2.3*). Dissolvez 5,0 g de calcium édétate de sodium dans de l'*eau exempte de dioxyde de carbone R* et complétez à 25 ml avec le même solvant. Le pH de la solution est de 6,5 à 8,0.

Edétate disodique. Dissolvez 5,0 g de calcium édétate de sodium dans 250 ml d'*eau R*. Ajoutez 10 ml de *solution tampon chlorure d'ammonium pH 10,0 R* et 50 mg environ de *mélange composé au mordant noir 11 R*. Le virage au violet de l'indicateur ne nécessite pas plus de 1,5 ml de *chlorure de magnésium 0,1 M* (1,0 pour cent).

Chlorures (*2.4.4*). A 20 ml de solution S, ajoutez 30 ml d'*acide nitrique dilué R*. Laissez reposer pendant 30 min, puis filtrez. Prélevez 2,5 ml du filtrat et complétez à 15 ml avec de l'*eau R*. La solution satisfait à l'essai limite des chlorures (0,1 pour cent).

Fer (*2.4.9*). Prélevez 2,5 ml de solution S et complétez à 10 ml avec de l'*eau R*. La solution satisfait à l'essai limite du fer (80 ppm). A la solution à examiner et au témoin, ajoutez 0,25 g de *chlorure de calcium R* avant l'addition d'*acide thioglycolique R*.

Métaux lourds (*2.4.8*). 1,0 g de calcium édétate de sodium satisfait à l'essai limite D des métaux lourds (20 ppm). Préparez le témoin avec 2 ml de *solution à 10 ppm de plomb (Pb) R*.

Teneur en eau (*2.5.12*). Déterminée par semi-microdosage (Procédé B) sur 0,100 g de calcium édétate de sodium, la teneur en eau est de 5,0 pour cent à 13,0 pour cent.

DOSAGE

Dissolvez 0,500 g de calcium édétate de sodium dans de l'*eau R* et complétez à 300 ml avec le même solvant. Ajoutez 2 g d'*hexaméthylènetétramine R* et 2 ml d'*acide chlorhydrique dilué R*. Titrez par le *nitrate de plomb 0,1 M* en présence de 50 mg environ de *mélange composé au xylénolorange R*.

1 ml de *nitrate de plomb 0,1 M* correspond à 37,43 mg de $C_{10}H_{12}CaN_2Na_2O_8$.

01/2002:1471

SODIUM (CAPRYLATE DE)

Natrii caprylas

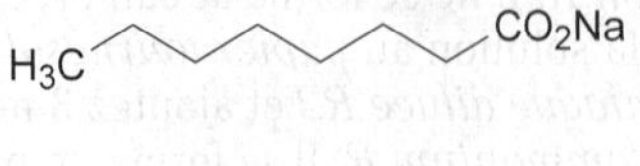

$C_8H_{15}NaO_2$ M_r 166,2

DÉFINITION

Le caprylate de sodium contient au minimum 99,0 pour cent et au maximum l'équivalent de 101,0 pour cent d'octanoate de sodium, calculé par rapport à la substance anhydre.

CARACTÈRES

Poudre cristalline, blanche, très soluble ou facilement soluble dans l'eau, facilement soluble dans l'acide acétique, assez soluble dans l'alcool, pratiquement insoluble dans l'acétone.

IDENTIFICATION

A. Examinez les chromatogrammes obtenus dans l'essai des substances apparentées. Le pic principal du chromatogramme obtenu avec la solution à examiner est semblable quant à son temps de rétention et ses dimensions approximatifs au pic principal du chromatogramme obtenu avec la solution témoin (a).

B. A 0,2 ml de solution S (voir Essai), ajoutez 0,3 ml d'*eau R*. La solution donne la réaction (b) du sodium (*2.3.1*).

ESSAI

Solution S. Dissolvez 2,5 g de caprylate de sodium dans de l'*eau exempte de dioxyde de carbone R* et complétez à 25 ml avec le même solvant.

Aspect de la solution. La solution S est limpide (*2.2.1*) et incolore (*2.2.2, Procédé II*).

Détermination du pH (*2.2.3*). Le pH de la solution S est de 8,0 à 10,5.

Substances apparentées. Opérez par chromatographie en phase gazeuse (*2.2.28*).

Solution à examiner. Dissolvez 0,116 g de caprylate de sodium dans de l'*eau R* et complétez à 5 ml avec le même solvant. Ajoutez 1 ml d'une solution d'*acide sulfurique R* à 2,8 pour cent *V/V* et agitez avec 10 ml d'*acétate d'éthyle R*. Séparez la couche supérieure et séchez-la sur du *sulfate de sodium anhydre R*.

Solution témoin (a). Dissolvez 0,10 g d'*acide caprylique SCR* dans de l'*acétate d'éthyle R* et complétez à 10 ml avec le même solvant.

Solution témoin (b). Prélevez 1 ml de solution à examiner et complétez à 100 ml avec de l'*acétate d'éthyle R*. Prélevez 5 ml de solution et complétez à 50 ml avec de l'*acétate d'éthyle R*.

La chromatographie peut être réalisée en utilisant :

– une colonne de silice fondue, d'une longueur de 30 m et d'un diamètre intérieur de 0,25 mm, à paroi intérieure recouverte de *2-nitrotéréphtalate de macrogol 20 000 R* (épaisseur du film 0,25 µm),

– comme gaz vecteur, de l'*hélium pour chromatographie R* à un débit de 1,5 ml/min,

– un détecteur à ionisation de flamme,

– un rapport de division de 1:100,

en utilisant la programmation de température suivante :

	Intervalle (min)	**Température (°C)**	**Vitesse (°C/min)**	**Commentaire**
Colonne	0 - 1	100		isotherme
	1 - 25	100 → 220	5	gradient linéaire
	25 - 35	220		isotherme
Chambre à injection		250		
Détecteur		250		

Injectez 1 µl de solution témoin (b). L'essai n'est valable que si le chromatogramme obtenu présente un pic principal dont le rapport signal/bruit n'est pas inférieur à 5.

Injectez 1 µl de solution à examiner et 1 µl de solution témoin (a). Calculez la teneur pour cent en substances apparentées à partir de la surface des pics du chromatogramme obtenu avec la solution à examiner en utilisant le procédé de normalisation, sans tenir compte des pics dont la surface est inférieure à 0,5 fois celle du pic du chromatogramme obtenu avec la solution témoin (b) ni du pic dû au solvant. Aucune substance apparentée ne présente de teneur supérieure à 0,3 pour cent et la teneur totale en substances apparentées n'est pas supérieure à 0,5 pour cent.

Métaux lourds (*2.4.8*). Dissolvez 2,0 g de caprylate de sodium dans de l'*acide acétique glacial R* et complétez à 10 ml avec le même acide. Ajoutez 10 ml d'*alcool R*. 12 ml de solution satisfont à l'essai limite B des métaux lourds (10 ppm). Préparez le témoin avec 1 ml de *solution à 10 ppm de plomb (Pb) R* et 9 ml d'un mélange à volumes égaux d'*acide acétique glacial R* et d'*alcool R*.

Teneur en eau (*2.5.12*). Déterminée par semi-microdosage sur 1,000 g de caprylate de sodium, la teneur en eau n'est pas supérieure à 3,0 pour cent.

DOSAGE

Dissolvez 0,150 g de caprylate de sodium dans 50 ml d'*acide acétique anhydre R*. Titrez par l'*acide perchlorique 0,1 M*. Déterminez le point de fin de titrage par potentiométrie (*2.2.20*).

1 ml d'*acide perchlorique 0,1 M* correspond à 16,62 mg de $C_8H_{15}NaO_2$.

IMPURETÉS

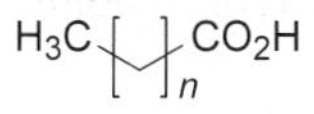

A. $n = 4$: acide hexanoïque,

B. $n = 5$: acide heptanoïque,

C. $n = 7$: acide nonanoïque,

D. $n = 8$: acide décanoïque,

E. acide valproïque,

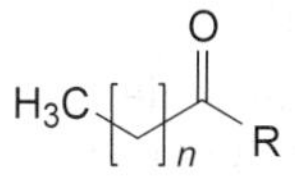

F. R = OCH_3, $n = 6$: octanoate de méthyle,

G. R = OC_2H_5, $n = 6$: octanoate d'éthyle,

H. R = OCH_3, $n = 8$: décanoate de méthyle,

I. R = CH_3, n = 8 : undécan-2-one,

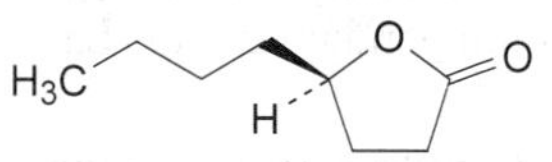

et énantiomère

J. (*RS*)-5-butyltétrahydrofuran-2-one (lactone de l'acide γ-hydroxyoctanoïque).

01/2002:0773

SODIUM (CARBONATE DE) ANHYDRE

Natrii carbonas anhydricus

Na_2CO_3 M_r 106,0

DÉFINITION

Le carbonate de sodium anhydre contient au minimum 99,5 pour cent et au maximum l'équivalent de 100,5 pour cent de Na_2CO_3, calculé par rapport à la substance desséchée.

CARACTÈRES

Poudre blanche ou sensiblement blanche, légèrement granuleuse, hygroscopique, facilement soluble dans l'eau, pratiquement insoluble dans l'alcool.

IDENTIFICATION

A. Dissolvez 1 g de carbonate de sodium anhydre dans de l'*eau R* et complétez à 10 ml avec le même solvant. La solution est fortement alcaline (*2.2.4*).

B. La solution préparée au cours de l'identification A donne la réaction des carbonates (*2.3.1*).

C. La solution préparée au cours de l'identification A donne la réaction (a) du sodium (*2.3.1*).

D. Le carbonate de sodium anhydre satisfait à l'essai de perte à la dessiccation (voir Essai).

ESSAI

Solution S. Dissolvez 2,0 g de carbonate de sodium anhydre en l'ajoutant peu à peu à un mélange de 5 ml d'*acide chlorhydrique R* et de 25 ml d'*eau distillée R*. Chauffez à ébullition et refroidissez. Neutralisez la solution par une *solution diluée d'hydroxyde de sodium R*, puis complétez à 50 ml avec de l'*eau distillée R*.

Aspect de la solution. Dissolvez 2,0 g de carbonate de sodium anhydre dans 10 ml d'*eau R*. La solution est limpide (*2.2.1*) et n'est pas plus fortement colorée que la solution témoin J_6 (*2.2.2, Procédé I*).

Hydroxydes alcalins et bicarbonates. Dissolvez 0,4 g de carbonate de sodium anhydre dans 20 ml d'*eau R*. Ajoutez 20 ml de *solution de chlorure de baryum R1* et filtrez. A 10 ml du filtrat, ajoutez 0,1 ml de *solution de phénolphtaléine R*. La solution ne se colore pas en rouge. Chauffez le reste du filtrat à ébullition pendant 2 min. La solution reste limpide (*2.2.1*).

Chlorures (*2.4.4*). Dissolvez 0,4 g de carbonate de sodium anhydre dans de l'*eau R*, ajoutez 4 ml d'*acide nitrique dilué R* et complétez à 15 ml avec de l'*eau R*. La solution satisfait à l'essai limite des chlorures (125 ppm).

Sulfates (*2.4.13*). 15 ml de solution S satisfont à l'essai limite des sulfates (250 ppm).

Arsenic (*2.4.2*). 5 ml de solution S satisfont à l'essai limite A de l'arsenic (5 ppm).

Fer (*2.4.9*). Prélevez 5 ml de solution S et complétez à 10 ml avec de l'*eau R*. La solution satisfait à l'essai limite du fer (50 ppm).

Métaux lourds (*2.4.8*). 12 ml de solution S satisfont à l'essai limite A des métaux lourds (50 ppm). Préparez le témoin avec la *solution à 2 ppm de plomb (Pb) R*.

Perte à la dessiccation (*2.2.32*). Déterminée à 300 °C sur 1,000 g de carbonate de sodium anhydre, la perte à la dessiccation n'est pas supérieure à 1,0 pour cent.

DOSAGE

Dissolvez 1,000 g de carbonate de sodium anhydre dans 25 ml d'*eau R*. Titrez par l'*acide chlorhydrique 1 M* en présence de 0,2 ml de *solution de méthylorange R* jusqu'à virage du jaune au rouge.

1 ml d'*acide chlorhydrique 1 M* correspond à 52,99 mg de Na_2CO_3.

CONSERVATION

En récipient étanche.

01/2002:0191

SODIUM (CARBONATE DE) DÉCAHYDRATÉ

Natrii carbonas decahydricus

$Na_2CO_3,10H_2O$ M_r 286,1

DÉFINITION

Le carbonate de sodium décahydraté contient au minimum 36,7 pour cent et au maximum l'équivalent de 40,0 pour cent de Na_2CO_3.

CARACTÈRES

Poudre cristalline blanche ou cristaux incolores, transparents et efflorescents, facilement solubles dans l'eau, pratiquement insolubles dans l'alcool.

IDENTIFICATION

A. Dissolvez 1 g de carbonate de sodium décahydraté dans de l'*eau R* et complétez à 10 ml avec le même solvant. La solution est fortement alcaline (*2.2.4*).

B. La solution préparée au cours de l'identification A donne la réaction des carbonates (*2.3.1*).

C. La solution préparée au cours de l'identification A donne les réactions du sodium (*2.3.1*).

ESSAI

Solution S. Dissolvez 5,0 g de carbonate de sodium décahydraté en l'ajoutant peu à peu à un mélange de 5 ml d'*acide chlorhydrique R* et de 25 ml d'*eau distillée R*. Portez à ébullition et refroidissez. Neutralisez la solution en ajoutant de la *solution diluée d'hydroxyde de sodium R*, puis complétez à 50 ml avec de l'*eau distillée R*.

Aspect de la solution. Dissolvez 4,0 g de carbonate de sodium décahydraté dans 10 ml d'*eau R*. La solution est limpide (*2.2.1*) et n'est pas plus fortement colorée que la solution témoin J_6 (*2.2.2, Procédé I*).

Hydroxydes alcalins et bicarbonates. Dissolvez 1,0 g de carbonate de sodium décahydraté dans 20 ml d'*eau R*. Ajoutez 20 ml de *solution de chlorure de baryum R1* et filtrez. A 10 ml du filtrat, ajoutez 0,1 ml de *solution de phénolphtaléine R*. La solution ne se colore pas en rouge. Chauffez le reste du filtrat à ébullition pendant 2 min. La solution reste limpide (*2.2.1*).

Chlorures (*2.4.4*). Dissolvez 1,0 g de carbonate de sodium décahydraté dans de l'*eau R*, ajoutez 4 ml d'*acide nitrique dilué R* et complétez à 15 ml avec de l'*eau R*. La solution satisfait à l'essai limite des chlorures (50 ppm).

Sulfates (*2.4.13*). 15 ml de solution S satisfont à l'essai limite des sulfates (100 ppm)

Arsenic (*2.4.2*). 5 ml de solution S satisfont à l'essai limite A de l'arsenic (2 ppm).

Fer (*2.4.9*). Prélevez 5 ml de solution S et complétez à 10 ml avec de l'*eau R*. La solution satisfait à l'essai limite du fer (20 ppm).

Métaux lourds (*2.4.8*). 12 ml de solution S satisfont à l'essai limite A des métaux lourds (20 ppm). Préparez le témoin avec la *solution à 2 ppm de plomb (Pb) R*.

DOSAGE

Dissolvez 2,000 g de carbonate de sodium décahydraté dans 25 ml d'*eau R*. Titrez par l'*acide chlorhydrique 1 M* en présence de 0,2 ml de *solution de méthylorange R*.

1 ml d'*acide chlorhydrique 1 M* correspond à 52,99 mg de Na_2CO_3.

CONSERVATION

En récipient étanche.

01/2002:0192

SODIUM (CARBONATE DE) MONOHYDRATÉ

Natrii carbonas monohydricus

Na_2CO_3,H_2O M_r 124,0

DÉFINITION

Le carbonate de sodium monohydraté contient au minimum 83,0 pour cent et au maximum l'équivalent de 87,5 pour cent de Na_2CO_3.

CARACTÈRES

Poudre cristalline blanche ou cristaux incolores, facilement solubles dans l'eau, pratiquement insolubles dans l'alcool.

IDENTIFICATION

A. Dissolvez 1 g de carbonate de sodium monohydraté dans de l'*eau R* et complétez à 10 ml avec le même solvant. La solution est fortement alcaline (*2.2.4*).

B. La solution préparée au cours de l'identification A donne la réaction des carbonates (*2.3.1*).

C. La solution préparée au cours de l'identification A donne les réactions du sodium (*2.3.1*).

ESSAI

Solution S. Dissolvez 2,0 g de carbonate de sodium monohydraté en l'ajoutant peu à peu à un mélange de 5 ml d'*acide chlorhydrique R* et de 25 ml d'*eau distillée R*. Portez à ébullition et refroidissez. Neutralisez la solution en ajoutant de la *solution diluée d'hydroxyde de sodium R*, puis complétez à 50 ml avec de l'*eau distillée R*.

Aspect de la solution. Dissolvez 2,0 g de carbonate de sodium monohydraté dans 10 ml d'*eau R*. La solution est limpide (*2.2.1*) et n'est pas plus fortement colorée que la solution témoin J_6 (*2.2.2, Procédé I*).

Hydroxydes alcalins et bicarbonates. Dissolvez 0,4 g de carbonate de sodium monohydraté dans 20 ml d'*eau R*. Ajoutez 20 ml de *solution de chlorure de baryum R1* et filtrez. A 10 ml du filtrat, ajoutez 0,1 ml de *solution de phénolphtaléine R*. La solution ne se colore pas en rouge. Chauffez le reste du filtrat à ébullition pendant 2 min. La solution reste limpide (*2.2.1*).

Chlorures (*2.4.4*). Dissolvez 0,4 g de carbonate de sodium monohydraté dans de l'*eau R*, ajoutez 4 ml d'*acide nitrique dilué R* et complétez à 15 ml avec de l'*eau R*. La solution satisfait à l'essai limite des chlorures (125 ppm).

Sulfates (*2.4.13*). 15 ml de solution S satisfont à l'essai limite des sulfates (250 ppm).

Arsenic (*2.4.2*). 5 ml de solution S satisfont à l'essai limite A de l'arsenic (5 ppm).

Fer (*2.4.9*). Prélevez 5 ml de solution S et complétez à 10 ml avec de l'*eau R*. La solution satisfait à l'essai limite du fer (50 ppm).

Métaux lourds (*2.4.8*). 12 ml de solution S satisfont à l'essai limite A des métaux lourds (50 ppm). Préparez le témoin avec la *solution à 2 ppm de plomb (Pb) R*.

DOSAGE

Dissolvez 1,000 g de carbonate de sodium monohydraté dans 25 ml d'*eau R*. Titrez par l'*acide chlorhydrique 1 M* en présence de 0,2 ml de *solution de méthylorange R*.

1 ml d'*acide chlorhydrique 1 M* correspond à 52,99 mg de Na_2CO_3.

CONSERVATION

En récipient étanche.

01/2002:0193

SODIUM (CHLORURE DE)

Natrii chloridum

NaCl M_r 58,44

DÉFINITION

Le chlorure de sodium contient au minimum 99,0 pour cent et au maximum l'équivalent de 100,5 pour cent de NaCl, calculé par rapport à la substance desséchée.

CARACTÈRES

Poudre cristalline blanche ou cristaux incolores ou perles blanches, facilement solubles dans l'eau, pratiquement insolubles dans l'éthanol.

IDENTIFICATION

A. Le chlorure de sodium donne les réactions des chlorures (*2.3.1*).

B. Le chlorure de sodium donne les réactions du sodium (*2.3.1*).

ESSAI

Si le chlorure de sodium est sous forme de perles, concassez grossièrement ces perles pour effectuer les essais.

Solution S. Dissolvez 20,0 g de chlorure de sodium dans de l'*eau exempte de dioxyde de carbone R* préparée à partir d'*eau distillée R* et complétez à 100,0 ml avec le même solvant.

Aspect de la solution. La solution S est limpide (*2.2.1*) et incolore (*2.2.2, Procédé II*).

Acidité ou alcalinité. A 20 ml de solution S, ajoutez 0,1 ml de *solution de bleu de bromothymol R1*. Le virage de l'indicateur ne nécessite pas plus de 0,5 ml d'*acide chlorhydrique 0,01 M* ou d'*hydroxyde de sodium 0,01 M*.

Bromures. A 1,0 ml de solution S, ajoutez 4,0 ml d'*eau R*, 2,0 ml de solution de *rouge de phénol R2* et 1,0 ml de solution de *chloramine R* à 0,1 g/l et mélangez immédiatement. Après exactement 2 min, ajoutez 0,15 ml de *thiosulfate de sodium 0,1 M*, mélangez et complétez à 10,0 ml avec de l'*eau R*. L'absorbance (*2.2.25*) de la solution, mesurée à 590 nm, n'est pas supérieure à celle d'une solution préparée simultanément et dans les mêmes conditions en utilisant 5,0 ml d'une solution de *bromure de potassium R* à 3,0 mg/l (50 ppm). Utilisez l'*eau R* comme liquide de compensation.

Ferrocyanures. Dissolvez 2,0 g de chlorure de sodium dans 6 ml d'*eau R*. Ajoutez 0,5 ml d'un mélange de 5 ml d'une solution de *sulfate ferrique et d'ammonium R* à 10 g/l dans une solution d'*acide sulfurique R* à 2,5 g/l et de 95 ml d'une solution de *sulfate ferreux R* à 10 g/l. Il ne se développe pas de coloration bleue dans les 10 min qui suivent.

Iodures. Humectez, goutte à goutte, 5 g de chlorure de sodium avec un mélange récemment préparé de 0,15 ml de *solution de nitrite de sodium R*, de 2 ml d'*acide sulfurique 0,5 M*, de 25 ml de *solution d'amidon exempte d'iodure R* et de 25 ml d'*eau R*. Après 5 min, examinez à la lumière du jour. La substance ne présente pas de coloration bleue.

Nitrites. A 10 ml de solution S, ajoutez 10 ml d'*eau R*. Mesurez l'absorbance (*2.2.25*) de la solution à 354 nm. L'absorbance de la solution n'est pas supérieure à 0,01.

Phosphates (*2.4.11*). Prélevez 2 ml de solution S et complétez à 100 ml avec de l'*eau R*. La solution satisfait à l'essai limite des phosphates (25 ppm).

Sulfates (*2.4.13*). Prélevez 7,5 ml de solution S et complétez à 30 ml avec de l'*eau distillée R*. 15 ml de solution satisfont à l'essai limite des sulfates (200 ppm).

Aluminium (*2.4.17*). Le chlorure de sodium destiné à la préparation de solutions pour hémodialyse, hémofiltration ou dialyse péritonéale satisfait à l'essai de l'aluminium. Dissolvez 20,0 g de chlorure de sodium dans 100 ml d'*eau R* et ajoutez 10 ml de *solution tampon acétate pH 6,0 R*. La solution satisfait à l'essai limite de l'aluminium (0,2 ppm). Utilisez comme solution de référence un mélange de 2 ml de *solution à 2 ppm d'aluminium (Al) R*, de 10 ml de *solution tampon acétate pH 6,0 R* et de 98 ml d'*eau R* et comme solution à blanc un mélange de 10 ml de *solution tampon acétate pH 6,0 R* et de 100 ml d'*eau R*.

Arsenic (*2.4.2*). 5 ml de solution S satisfont à l'essai limite A de l'arsenic (1 ppm).

Baryum. A 5 ml de solution S, ajoutez 5 ml d'*eau distillée R* et 2 ml d'*acide sulfurique dilué R*. Après 2 h, si la solution présente une opalescence, celle-ci n'est pas plus prononcée que celle d'un mélange de 5 ml de solution S et de 7 ml d'*eau distillée R*.

Fer (*2.4.9*). 10 ml de solution S satisfont à l'essai limite du fer (2 ppm). Préparez le témoin avec un mélange de 4 ml de *solution à 1 ppm de fer (Fe) R* et 6 ml d'*eau R*.

Magnésium et métaux alcalino-terreux (*2.4.7*). 10,0 g de chlorure de sodium satisfont à l'essai limite du magnésium et des métaux alcalino-terreux. Le volume d'*édétate de sodium 0,01 M* utilisé n'est pas supérieur à 2,5 ml (100 ppm, calculés en Ca).

Potassium. Le chlorure de sodium destiné à la préparation de formes pharmaceutiques administrées par voie parentérale ou à la préparation de solutions pour hémodialyse, hémofiltration ou dialyse péritonéale ne contient pas plus de 500 ppm de K, déterminé par spectrométrie d'émission atomique (*2.2.22, Procédé I*).

Solution à examiner. Dissolvez 1,00 g de chlorure de sodium dans de l'*eau R* et complétez à 100,0 ml avec le même solvant.

Solutions de référence. Dissolvez dans de l'*eau R* 1,144 g de *chlorure de potassium R*, desséché au préalable à 100-105 °C pendant 3 h, et complétez à 1000,0 ml avec le même solvant (600 µg de K par millilitre). Diluez si nécessaire.

Mesurez l'intensité émise à 766,5 nm.

Métaux lourds (*2.4.8*). 12 ml de solution S satisfont à l'essai limite A des métaux lourds (5 ppm). Préparez le témoin avec la *solution à 1 ppm de plomb (Pb) R*.

Perte à la dessiccation (*2.2.32*). Déterminée à l'étuve à 100-105 °C pendant 2 h sur 1,000 g de chlorure de sodium, la perte à la dessiccation n'est pas supérieure à 0,5 pour cent.

Endotoxines bactériennes (*2.6.14*) : moins de 5 UI/g, si le chlorure de sodium est destiné à la préparation de formes pharmaceutiques administrées par voie parentérale sans autre procédé approprié d'élimination des endotoxines bactériennes.

DOSAGE

Dissolvez 1,000 g de chlorure de sodium dans de l'*eau R* et complétez à 100 ml avec le même solvant. Prélevez 10,0 ml de solution, ajoutez 50 ml d'*eau R*, 5 ml d'*acide nitrique dilué R*, 25,0 ml de *nitrate d'argent 0,1 M* et 2 ml de *phtalate de dibutyle R*, puis agitez. Titrez par le *thiocyanate d'ammonium 0,1 M* en présence de 2 ml de *solution de sulfate ferrique et d'ammonium R2*, en agitant énergiquement à l'approche du virage.

1 ml de *nitrate d'argent 0,1 M* correspond à 5,844 mg de NaCl.

ÉTIQUETAGE

L'étiquette indique :

- dans les cas appropriés, que la substance convient à la préparation de formes pharmaceutiques administrées par voie parentérale,
- dans les cas appropriés, que la substance est exempte d'endotoxines bactériennes,
- dans les cas appropriés, que la substance convient à la préparation de solutions pour hémodialyse, hémofiltration ou dialyse péritonéale.

01/2002:0412

SODIUM (CITRATE DE)

Natrii citras

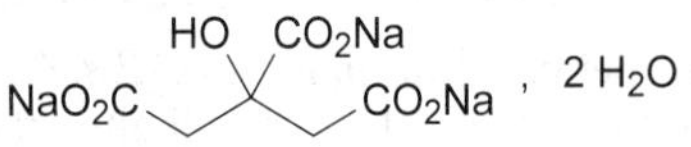

$C_6H_5Na_3O_7,2H_2O$ M_r 294,1

DÉFINITION

Le citrate de sodium contient au minimum 99,0 pour cent et au maximum l'équivalent de 101,0 pour cent de 2-hydroxypropane-1,2,3-tricarboxylate de trisodium, calculé par rapport à la substance anhydre.

CARACTÈRES

Poudre cristalline blanche ou cristaux granulés blancs, légèrement déliquescents à l'air humide, facilement solubles dans l'eau, pratiquement insolubles dans l'alcool.

IDENTIFICATION

A. A 1 ml de solution S (voir Essai), ajoutez 4 ml d'*eau R*. La solution donne la réaction des citrates (*2.3.1*).

B. 1 ml de solution S donne la réaction (a) du sodium (*2.3.1*).

ESSAI

Solution S. Dissolvez 10,0 g de citrate de sodium dans de l'*eau exempte de dioxyde de carbone R* préparée à partir d'*eau distillée R* et complétez à 100 ml avec le même solvant.

Aspect de la solution. La solution S est limpide (*2.2.1*) et incolore (*2.2.2, Procédé II*).

Acidité ou alcalinité. A 10 ml de solution S, ajoutez 0,1 ml de *solution de phénolphtaléine R*. Le virage de l'indicateur ne nécessite pas plus de 0,2 ml d'*acide chlorhydrique 0,1 M* ou d'*hydroxyde de sodium 0,1 M*.

Substances facilement carbonisables. A 0,20 g de citrate de sodium pulvérisé, ajoutez 10 ml d'*acide sulfurique R*. Chauffez au bain-marie à 90 ± 1 °C pendant 60 min. Refroidissez rapidement. La solution n'est pas plus fortement colorée que la solution témoin J_2 ou JV_2 (*2.2.2, Procédé II*).

Chlorures (*2.4.4*). Prélevez 10 ml de solution S et complétez à 15 ml avec de l'*eau R*. La solution satisfait à l'essai limite des chlorures (50 ppm).

Oxalates. Dissolvez 0,50 g de citrate de sodium dans 4 ml d'*eau R* et ajoutez 3 ml d'*acide chlorhydrique R* et 1 g de *zinc R* granulé. Chauffez au bain-marie pendant 1 min. Laissez reposer pendant 2 min. Décantez le liquide dans un tube à essai contenant 0,25 ml d'une solution de *chlorhydrate de phénylhydrazine R* à 10 g/l, puis chauffez à ébullition. Refroidissez rapidement, transvasez dans une éprouvette graduée et ajoutez un volume égal d'*acide chlorhydrique R* et 0,25 ml de *solution de ferricyanure de potassium R*. Agitez, puis laissez reposer pendant 30 min. La solution n'est pas plus fortement colorée en rose qu'une solution témoin préparée simultanément dans les mêmes conditions avec 4 ml d'une solution d'*acide oxalique R* à 50 mg/l (300 ppm).

Sulfates (*2.4.13*). A 10 ml de solution S, ajoutez 2 ml d'*acide chlorhydrique R1* et complétez à 15 ml avec de l'*eau distillée R*. La solution satisfait à l'essai limite des sulfates (150 ppm).

Métaux lourds (*2.4.8*). 12 ml de solution S satisfont à l'essai limite A des métaux lourds (10 ppm). Préparez le témoin avec la *solution à 1 ppm de plomb (Pb) R*.

Teneur en eau (*2.5.12*). Déterminée par semi-microdosage sur 0,300 g de citrate de sodium, la teneur en eau est de 11,0 pour cent à 13,0 pour cent. Après avoir introduit la substance dans l'appareil, agitez pendant 15 min avant le titrage.

Pyrogènes (*2.6.8*). Si le citrate de sodium est destiné à la préparation de formes pharmaceutiques administrées par voie parentérale en volumes importants, l'Autorité compétente peut exiger qu'il satisfasse à l'essai des pyrogènes. Injectez à chaque lapin, par kilogramme de masse corporelle, 10 ml d'une solution extemporanée contenant, par millilitre d'*eau pour préparations injectables R*, 10,0 mg de citrate de sodium et 7,5 mg de *chlorure de calcium R* exempt de pyrogènes.

DOSAGE

Dissolvez 0,150 g de citrate de sodium dans 20 ml d'*acide acétique anhydre R*, en chauffant à 50 °C environ. Laissez refroidir. Titrez par l'*acide perchlorique 0,1 M* en présence de 0,25 ml de *solution de naphtolbenzéine R* jusqu'à virage au vert.

1 ml d'*acide perchlorique 0,1 M* correspond à 8,602 mg de $C_6H_5Na_3O_7$.

CONSERVATION

En récipient étanche.

01/2002:0562

SODIUM (CROMOGLICATE DE)

Natrii cromoglicas

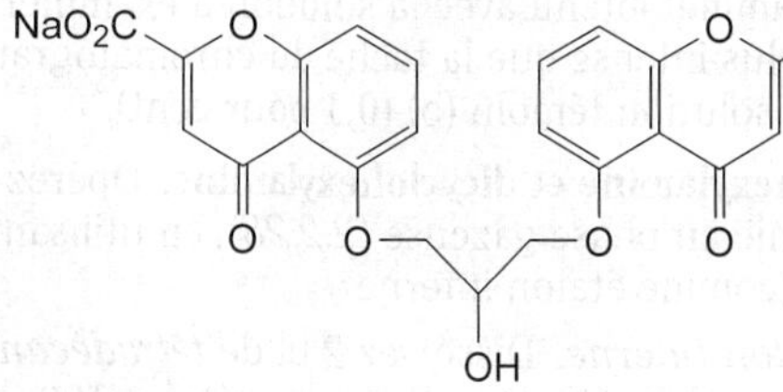

$C_{23}H_{14}Na_2O_{11}$ M_r 512,3

DÉFINITION

Le cromoglicate de sodium contient au minimum 98,0 pour cent et au maximum l'équivalent de 101,0 pour cent de 5,5'-[(2-hydroxypropane-1,3-diyl)bis(oxy)]bis(4-oxo-4*H*-1-benzopyran-2-carboxylate) de disodium, calculé par rapport à la substance desséchée.

CARACTÈRES

Poudre cristalline blanche ou sensiblement blanche, hygroscopique, soluble dans l'eau, pratiquement insoluble dans l'alcool et dans l'éther.

IDENTIFICATION

Première identification : B, D.

Seconde identification : A, C, D.

A. Dissolvez 10,0 mg de cromoglicate de sodium dans de la *solution tampon phosphate pH 7,4 R* et complétez à 100,0 ml avec la même solution tampon. Prélevez 10,0 ml de solution et complétez à 100,0 ml avec la *solution tampon phosphate pH 7,4 R*. Examinée de 230 nm à 350 nm (*2.2.25*), la solution présente 2 maximums d'absorption respectivement à 239 nm et à 327 nm. Le rapport entre les absorbances mesurées aux maximums à 327 nm et à 239 nm est de 0,25 à 0,30.

B. Examinez le cromoglicate de sodium par spectrophotométrie d'absorption dans l'infrarouge (*2.2.24*), en comparant avec le spectre obtenu avec le *cromoglicate de sodium SCR*. Examinez les substances sous forme de pastilles.

C. Dissolvez 5 mg environ de cromoglicate de sodium dans 0,5 ml de *méthanol R* et ajoutez 3 ml d'une solution d'*aminopyrazolone R* à 5 g/l dans du *méthanol R* contenant 1 pour cent *V/V* d'*acide chlorhydrique R*. Laissez reposer pendant 5 min. Il se développe une coloration jaune intense.

D. Le cromoglicate de sodium donne la réaction (a) du sodium (*2.3.1*).

ESSAI

Solution S. Dissolvez 0,5 g de cromoglicate de sodium dans de l'*eau exempte de dioxyde de carbone R* et complétez à 25 ml avec le même solvant.

Aspect de la solution. La solution S n'est pas plus fortement opalescente que la suspension témoin II (*2.2.1*) et n'est pas plus fortement colorée que la solution témoin JB_5 (*2.2.2, Procédé II*).

Acidité ou alcalinité. A 10 ml de solution S, ajoutez 0,1 ml de *solution de phénolphtaléine R*. La solution est incolore. Ajoutez 0,2 ml d'*hydroxyde de sodium 0,01 M*, la solution est colorée en rose. Ajoutez 0,4 ml d'*acide chlorhydrique 0,01 M*. La solution se décolore, puis vire au rouge par addition de 0,25 ml de *solution de rouge de méthyle R*.

Substances apparentées. Opérez par chromatographie sur couche mince (*2.2.27*) en utilisant une plaque recouverte de *gel de silice GF_{254} R*.

Solution à examiner. Dissolvez 0,2 g de cromoglicate de sodium dans un mélange de 1 volume d'*acétone R*, de 4 volumes de *tétrahydrofurane R* et de 6 volumes d'*eau R* et complétez à 10 ml avec le même mélange de solvants.

Solution témoin. Dissolvez 10 mg de *1,3-bis(2-acétyl-3-hydroxyphénoxy)-2-propanol SCR* dans du *chloroforme R* et complétez à 100 ml avec le même solvant.

Déposez séparément sur la plaque 5 µl de chaque solution. Développez sur un parcours de 10 cm avec un mélange de 5 volumes d'*acide acétique glacial R*, de 50 volumes d'*acétate d'éthyle R* et de 50 volumes de *toluène R*. Laissez sécher la plaque à l'air. Examinez en lumière ultraviolette à 254 nm. S'il apparaît d'autres taches que la tache principale située au point de départ dans le chromatogramme obtenu avec la solution à examiner, aucune d'entre elles n'est plus intense que la tache du chromatogramme obtenu avec la solution témoin (0,5 pour cent).

Oxalates. Dissolvez 0,10 g de cromoglicate de sodium dans 20 ml d'*eau R*. Ajoutez 5,0 ml de *solution de salicylate de fer R* et complétez à 50,0 ml avec de l'*eau R*. Mesurez l'absorbance de la solution (*2.2.25*) à 480 nm. L'absorbance n'est pas inférieure à celle d'une solution témoin préparée dans les mêmes conditions avec 0,35 mg d'*acide oxalique R* au lieu de cromoglicate de sodium.

Métaux lourds (*2.4.8*). 1,0 g de cromoglicate de sodium satisfait à l'essai limite C des métaux lourds (20 ppm). Préparez le témoin avec 2 ml de *solution à 10 ppm de plomb (Pb) R*.

Perte à la dessiccation (*2.2.32*). Déterminée à 100-105 °C sous une pression de 300 Pa à 600 Pa en présence de *pentoxyde de disphosphore R* sur 1,000 g de cromoglicate de sodium, la perte à la dessiccation n'est pas supérieure à 10,0 pour cent.

DOSAGE

Dissolvez en chauffant 0,200 g de cromoglicate de sodium dans un mélange de 5 ml de *2-propanol R* et de 25 ml d'*éthylèneglycol R*. Refroidissez et ajoutez 30 ml de *dioxane R*. Titrez par l'*acide perchlorique 0,1 M*. Déterminez le point de fin de titrage par potentiométrie (*2.2.20*).

1 ml d'*acide perchlorique 0,1 M* correspond à 25,62 mg de $C_{23}H_{14}Na_2O_{11}$.

CONSERVATION

En récipient étanche, à l'abri de la lumière.

01/2002:0774

SODIUM (CYCLAMATE DE)

Natrii cyclamas

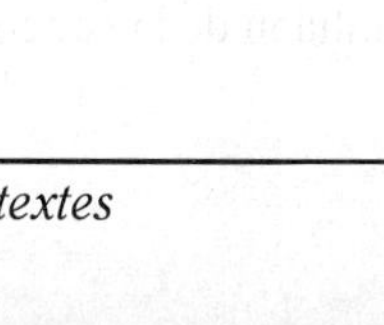

$C_6H_{12}NNaO_3S$ M_r 201,2

DÉFINITION

Le cyclamate de sodium contient au minimum 98,5 pour cent et au maximum l'équivalent de 101,0 pour cent de *N*-cyclohexylsulfamate de sodium, calculé par rapport à la substance desséchée.

CARACTÈRES

Poudre cristalline, blanche, ou cristaux incolores, facilement solubles dans l'eau, peu solubles dans l'alcool.

IDENTIFICATION

Première identification : A, E.

Seconde identification : B, C, D, E.

A. Examinez le cyclamate de sodium par spectrophotométrie d'absorption dans l'infrarouge (*2.2.24*), en comparant avec le spectre obtenu avec le *cyclamate de sodium SCR*.

B. Examinez les chromatogrammes obtenus dans l'essai de l'acide sulfamique. La tache principale du chromatogramme obtenu avec la solution à examiner (b) est semblable quant à sa position, sa coloration et ses dimensions à la tache principale du chromatogramme obtenu avec la solution témoin (a).

C. A 1 ml de solution S (voir Essai), ajoutez 1 ml d'*eau R* et 2 ml de *solution de nitrate d'argent R1*, puis agitez. Il se forme un précipité cristallin blanc.

D. A 1 ml de solution S, ajoutez 5 ml d'*eau R*, 2 ml d'*acide chlorhydrique dilué R* et 4 ml de *solution de chlorure de baryum R1*. Mélangez. La solution est limpide. Ajoutez 2 ml de *solution de nitrite de sodium R*. Il se forme un précipité blanc volumineux, avec dégagement de gaz.

E. A 1 ml de solution S, ajoutez 1 ml d'*eau R*. La solution donne la réaction (a) du sodium (*2.3.1*).

ESSAI

Solution S. Dissolvez 5 g de cyclamate de sodium dans de l'*eau exempte de dioxyde de carbone R* préparée à partir d'*eau distillée R* et complétez à 50 ml avec le même solvant.

Aspect de la solution. La solution S est limpide (*2.2.1*) et incolore (*2.2.2, Procédé II*).

Détermination du pH (*2.2.3*). Le pH de la solution S est de 5,5 à 7,5.

Absorbance (*2.2.25*). L'absorbance de la solution S, mesurée à 270 nm, n'est pas supérieure à 0,10.

Acide sulfamique. Opérez par chromatographie sur couche mince (*2.2.27*) en utilisant une *plaque au gel de silice G pour CCM R*.

Solution à examiner (a). Utilisez la solution S.

Solution à examiner (b). Prélevez 1 ml de solution à examiner (a) et complétez à 10 ml avec de l'*eau R*.

Solution témoin (a). Dissolvez 0,10 g de *cyclamate de sodium SCR* dans de l'*eau R* et complétez à 10 ml avec le même solvant.

Solution témoin (b). Dissolvez 10 mg d'*acide sulfamique R* dans de l'*eau R* et complétez à 100 ml avec le même solvant.

Déposez sur la plaque 2 µl de chaque solution. Développez sur un parcours de 12 cm avec un mélange de 10 volumes d'*ammoniaque concentrée R*, 10 volumes d'*eau R*, de 20 volumes d'*acétate d'éthyle R* et de 70 volumes de *propanol R*. Séchez la plaque dans un courant d'air chaud, puis chauffez-la à 105 °C pendant 5 min. Pulvérisez la plaque encore chaude avec de la *solution concentrée d'hypochlorite de sodium R* diluée à une teneur de 5 g/l en chlore actif. Exposez la plaque à un courant d'air froid jusqu'à ce qu'un échantillon de la couche de gel de silice située au-dessous des points d'application ne présente plus qu'une très faible coloration bleue par addition d'une goutte de *solution amidonnée d'iodure de potassium R*. Evitez une exposition prolongée à l'air froid. Pulvérisez de la *solution amidonnée d'iodure de potassium R* et examinez les chromatogrammes dans les 5 min qui suivent. S'il apparaît une tache correspondant à l'acide sulfamique dans le chromatogramme obtenu avec la solution à examiner (a), elle n'est pas plus intense que la tache du chromatogramme obtenu avec la solution témoin (b) (0,1 pour cent).

Aniline, cyclohexylamine et dicyclohexylamine. Opérez par chromatographie en phase gazeuse (*2.2.28*), en utilisant le *tétradécane R* comme étalon interne.

Solution d'étalon interne. Dissolvez 2 µl de *tétradécane R* dans du *chlorure de méthylène R* et complétez à 100 ml avec le même solvant.

Solution à examiner. Dissolvez 2,00 g de cyclamate de sodium dans 20 ml d'*eau R*, ajoutez 0,5 ml de *solution concentrée d'hydroxyde de sodium R*, puis agitez avec 30 ml de *toluène R*. Prélevez 20 ml de la couche supérieure, puis agitez avec 4 ml d'un mélange à volumes égaux d'*acide acétique dilué R* et d'*eau R*. Prélevez la couche inférieure, ajoutez 0,5 ml de *solution concentrée d'hydroxyde de sodium R* et 0,5 ml de solution d'étalon interne. Agitez et utilisez la couche inférieure pour la chromatographie immédiatement après séparation.

Solution témoin. Dissolvez 10,0 mg (environ 12 µl) de *cyclohexylamine R*, 1,0 mg (environ 1,1 µl) de *dicyclohexylamine R* et 1,0 mg (environ 1 µl) d'*aniline R* dans de l'*eau R*, puis complétez à 1000 ml avec le même solvant. Prélevez 10,0 ml de cette solution et complétez à 100,0 ml avec de l'*eau R* (solution A). A 20,0 ml de solution A, ajoutez 0,5 ml de *solution concentrée d'hydroxyde de sodium R*, puis extrayez avec 30 ml de *toluène R*. Prélevez 20 ml de la couche supérieure, puis agitez avec 4 ml d'un mélange à volumes égaux d'*acide acétique dilué R* et d'*eau R*. Prélevez la couche inférieure, ajoutez 0,5 ml de *solution concentrée d'hydroxyde de sodium R* et 0,5 ml de solution d'étalon interne. Agitez et utilisez la couche inférieure pour la chromatographie immédiatement après séparation.

La chromatographie peut être réalisée en utilisant :

– une colonne de silice fondue, d'une longueur de 25 m et d'un diamètre intérieur de 0,32 mm, recouverte de *poly(diméthyl)(diphényl)siloxane R* (0,51 µm),
– comme gaz vecteur, de l'*hélium pour chromatographie R*, à un débit de 1,8 ml/min,
– un détecteur à ionisation de flamme,
– un injecteur avec division à un débit de 20 ml/min,

en utilisant la programmation de température suivante :

	Intervalle (min)	Température (°C)	Vitesse (°C/min)	Commentaire
Colonne	0 - 1	85	-	isotherme
	1 - 9	85 → 150	8	gradient linéaire
	9 - 13	150		isotherme
Chambre à injection		250		
Détecteur		270		

Injectez 1,5 µl de chaque solution. Lorsque les chromatogrammes sont enregistrés dans les conditions décrites, les temps de rétention relatifs calculés par rapport à la cyclohexylamine (2,3 min environ) sont les suivants : 1,4 environ pour l'aniline, 4,3 environ pour le tétradécane et 4,5 environ pour la dicyclohexylamine.

Le cyclamate de sodium ne contient pas plus de 1 ppm d'aniline, 10 ppm de cyclohexylamine et 1 ppm de dicyclohexylamine.

Sulfates (*2.4.13*). Prélevez 1,5 ml de solution S et complétez à 15 ml avec de l'*eau distillée R*. La solution satisfait à l'essai limite des sulfates (0,1 pour cent).

Métaux lourds (*2.4.8*). 12 ml de solution S satisfont à l'essai limite A des métaux lourds (10 ppm). Préparez le témoin avec la *solution à 1 ppm de plomb (Pb) R*.

Perte à la dessiccation (*2.2.32*). Déterminée à l'étuve à 100-105 °C pendant 4 h sur 1,000 g de cyclamate de sodium, la perte à la dessiccation n'est pas supérieure à 1,0 pour cent.

DOSAGE

Dissolvez sans chauffer 0,150 g de cyclamate de sodium dans 60 ml d'*acide acétique anhydre R*. Titrez par l'*acide perchlorique 0,1 M*. Déterminez le point de fin de titrage par potentiométrie (*2.2.20*).

1 ml d'*acide perchlorique 0,1 M* correspond à 20,12 mg de $C_6H_{12}NNaO_3S$.

IMPURETÉS

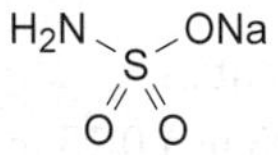

A. acide sulfamique,

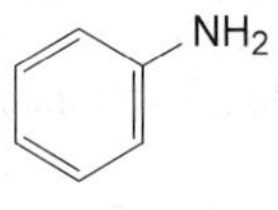

B. aniline (phénylamine),

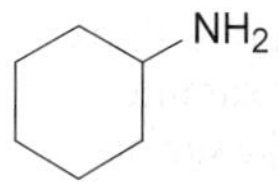

C. cyclohexanamine,

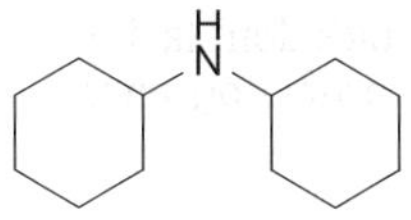

D. *N*-cyclohexylcyclohexanamine.

01/2002:0514

SODIUM (FLUORURE DE)

Natrii fluoridum

NaF M_r 41,99

DÉFINITION

Le fluorure de sodium contient au minimum 98,5 pour cent et au maximum l'équivalent de 100,5 pour cent de NaF, calculé par rapport à la substance desséchée.

CARACTÈRES

Poudre blanche ou cristaux incolores, solubles dans l'eau, pratiquement insolubles dans l'alcool.

IDENTIFICATION

A. A 2 ml de solution S (voir Essai), ajoutez 0,5 ml de *solution de chlorure de calcium R*. Il se forme un précipité blanc gélatineux qui se dissout par addition de 5 ml de *solution de chlorure ferrique R1*.

B. A 4 mg environ de fluorure de sodium, ajoutez un mélange de 0,1 ml de *solution d'alizarine S R* et de 0,1 ml de *solution de nitrate de zirconyle R*. Agitez. La coloration vire du rouge au jaune.

C. La solution S donne la réaction (a) du sodium (*2.3.1*).

ESSAI

Solution S. Dissolvez sans chauffer 2,5 g de fluorure de sodium dans de l'*eau exempte de dioxyde de carbone R* et complétez à 100 ml avec le même solvant.

Aspect de la solution. La solution S est limpide (*2.2.1*) et incolore (*2.2.2, Procédé II*).

Acidité ou alcalinité. Dissolvez 2,5 g de *nitrate de potassium R* dans 40 ml de solution S et complétez à 50 ml avec de l'*eau exempte de dioxyde de carbone R*. Refroidissez à 0 °C et ajoutez 0,2 ml de *solution de phénolphtaléine R*. Si la solution est incolore, le virage de l'indicateur au rouge, persistant au moins pendant 15 s, ne nécessite pas plus de 1,0 ml d'*hydroxyde de sodium 0,1 M*. Si la solution est colorée en rouge, le virage de l'indicateur ne nécessite pas plus de 0,25 ml d'*acide chlorhydrique 0,1 M*.

Chlorures (*2.4.4*). Prélevez 10 ml de solution S et complétez à 15 ml avec de l'*eau R*. La solution satisfait à l'essai limite des chlorures (200 ppm).

Fluorosilicates. Chauffez à ébullition la solution neutralisée obtenue dans l'essai de l'acidité ou alcalinité et titrez à chaud. Le virage de l'indicateur au rouge ne nécessite pas plus de 0,75 ml d'*hydroxyde de sodium 0,1 M*.

Sulfates (*2.4.13*). Dissolvez 0,25 g de fluorure de sodium dans 10 ml d'une solution saturée d'*acide borique R* dans de l'*eau distillée R*. Ajoutez 5 ml d'*eau distillée R* et 0,6 ml d'*acide chlorhydrique R1*. La solution satisfait à l'essai limite des sulfates (200 ppm). Préparez le témoin avec un mélange de 0,6 ml d'*acide chlorhydrique R1*, de 5 ml de *solution à 10 ppm de sulfate (SO_4) R* et de 10 ml d'une solution saturée d'*acide borique R* dans de l'*eau distillée R*.

Perte à la dessiccation (*2.2.32*). Déterminée à l'étuve à 130 °C pendant 3 h sur 1,000 g de fluorure de sodium, la perte à la dessiccation n'est pas supérieure à 0,5 pour cent.

DOSAGE

Dissolvez en chauffant dans un mélange de 5 ml d'*anhydride acétique R* et de 20 ml d'*acide acétique anhydre R*, 80,0 mg de fluorure de sodium. Refroidissez et ajoutez 20 ml de *dioxane R*. Titrez par l'*acide perchlorique 0,1 M* en présence de 0,1 ml de *solution de violet cristallisé R* jusqu'à virage au vert. Effectuez un titrage à blanc.

1 ml d'*acide perchlorique 0,1 M* correspond à 4,199 mg de NaF.

01/2002:0848

SODIUM (FUSIDATE DE)

Natrii fusidas

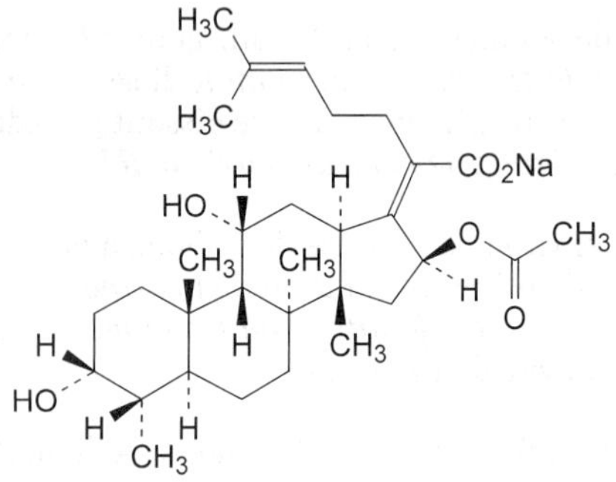

$C_{31}H_{47}NaO_6$ M_r 538,7

DÉFINITION

Le fusidate de sodium est le (*Z*)-*ent*-16α-(acétyloxy)-3β,11β-dihydroxy-4β,8,14-triméthyl-18-nor-5β,10α-cholesta-17(20),24-dién-21-oate de sodium, substance antimicrobienne obtenue par culture de certaines souches de *Fusidium coccineum* ou par tout autre moyen. Il contient au minimum 97,5 pour cent et au maximum l'équivalent de 101,0 pour cent de $C_{31}H_{47}NaO_6$, calculé par rapport à la substance anhydre.

CARACTÈRES

Poudre cristalline, blanche ou sensiblement blanche, légèrement hygroscopique, facilement soluble dans l'eau et dans l'alcool.

IDENTIFICATION

A. Examinez le fusidate de sodium par spectrophotométrie d'absorption dans l'infrarouge (*2.2.24*). Dissolvez 0,1 g de fusidate de sodium dans 5 ml d'*eau R*, ajoutez 5 ml de *chloroforme R* et 0,1 ml d'*acide phosphorique dilué R*. Agitez vigoureusement pendant 1 min, laissez séparer et filtrez la phase inférieure sur du coton absorbant recouvert de *sulfate de sodium anhydre R*. Répétez l'extraction avec 2 fois 5 ml de *chloroforme R* et évaporez à siccité les extraits combinés sous pression réduite. Séchez le résidu sur du *pentoxyde de diphosphore R* sous pression réduite pendant 2 h et dissolvez-le dans 1 ml de *chloroforme R*. Comparez le spectre obtenu avec cette solution avec le *spectre de référence de l'acide fusidique de la Ph. Eur.*

B. Opérez par chromatographie sur couche mince (*2.2.27*) en utilisant une plaque recouverte de *gel de silice HF_{254} R*.

Solution à examiner. Dissolvez 20 mg de fusidate de sodium dans du *méthanol R* et complétez à 10 ml avec le même solvant.

Solution témoin. Dissolvez 24 mg de *fusidate de diéthanolamine SCR* dans du *méthanol R* et complétez à 10 ml avec le même solvant.

Déposez sur la plaque 10 µl de chaque solution. Développez sur un parcours de 15 cm avec un mélange de 2,5 volumes de *méthanol R*, de 10 volumes d'*acide acétique glacial R*, de 10 volumes de *cyclohexane R* et de 80 volumes de *chloroforme R*. Faites sécher la plaque dans un courant d'air chaud. Examinez en lumière ultraviolette à 254 nm. La tache principale du chromatogramme obtenu avec la solution à examiner est semblable quant à sa position et ses dimensions à la tache principale du chromatogramme obtenu avec la solution témoin.

C. Calcinez 1 g de fusidate de sodium. Le résidu donne la réaction (a) du sodium (*2.3.1*).

ESSAI

Aspect de la solution. Dissolvez 1,5 g de fusidate de sodium dans 10 ml d'*eau R*. La solution n'est pas plus fortement colorée que la solution témoin B_6 (*2.2.2, Procédé II*).

Détermination du pH (*2.2.3*). Dissolvez 0,125 g de fusidate de sodium dans 10 ml d'*eau exempte de dioxyde de carbone R*. Le pH de la solution est de 7,5 à 9,0.

Substances apparentées. Opérez par chromatographie liquide (*2.2.29*).

Solution à examiner. Dissolvez 50 mg de fusidate de sodium dans la phase mobile et complétez à 10,0 ml avec la phase mobile.

Solution témoin (a). Dissolvez 5 mg d'*acide 3-cétofusidique SCR* dans 5 ml de phase mobile. Prélevez 1,0 ml de cette solution, ajoutez 0,20 ml de solution à examiner et complétez à 20,0 ml avec la phase mobile.

Solution témoin (b). Prélevez 20 µl de solution à examiner et complétez à 100,0 ml avec la phase mobile.

La chromatographie peut être réalisée en utilisant :

- une colonne d'acier, d'une longueur de 0,125 m à 0,15 m et d'un diamètre intérieur de 4 mm à 5 mm, remplie de *gel de silice octadécylsilylé pour chromatographie R* (5 µm),
- comme phase mobile, à un débit de 2 ml/min, un mélange de 10 volumes de *méthanol R*, de 20 volumes d'une solution d'*acide phosphorique R* à 10 g/l, de 20 volumes d'*eau R* et de 50 volumes d'*acétonitrile R*,
- comme détecteur, un spectrophotomètre réglé à 235 nm,
- un injecteur à boucle de 20 µl.

Continuez la chromatographie pendant au moins 3,5 fois le temps de rétention du pic principal. S'il apparaît, dans le chromatogramme obtenu avec la solution à examiner, d'autres pics que le pic principal, la somme de la surface de tous les pics, à l'exception du pic principal et du pic dû au solvant, n'est pas supérieure à 2 fois la surface du pic correspondant au fusidate de sodium dans le chromatogramme obtenu avec la solution témoin (a) (2,0 pour cent). Ne tenez pas compte des pics dont la surface est inférieure à celle du pic principal du chromatogramme obtenu avec la solution témoin (b).

L'essai n'est valable que si :

- dans le chromatogramme obtenu avec la solution témoin (a), la résolution entre les pics correspondant respectivement à l'acide 3-cétofusidique et au fusidate de sodium n'est pas inférieure à 2,5,
- le chromatogramme obtenu avec la solution témoin (b) présente un pic principal dont le rapport signal-bruit n'est pas inférieur à 3.

Teneur en eau (*2.5.12*). Déterminée par semi-microdosage sur 0,50 g de fusidate de sodium, la teneur en eau n'est pas supérieure à 2,0 pour cent.

DOSAGE

Dissolvez 0,500 g de fusidate de sodium dans 30 ml d'*eau R*, ajoutez 40 ml d'*alcool R*. Titrez par l'*acide chlorhydrique 0,1 M*. Déterminez le point de fin de titrage par potentiométrie (*2.2.20*).

1 ml d'*acide chlorhydrique 0,1 M* correspond à 53,87 mg de $C_{31}H_{47}NaO_6$.

Solution témoin (d). Prélevez 1,0 ml de solution témoin (a) et complétez à 10,0 ml avec la phase mobile. Prélevez 1,0 ml de cette solution et complétez à 50,0 ml avec la phase mobile.

Solution témoin (e). Dissolvez 10 mg de *thiourée R* dans la phase mobile et complétez à 10 ml avec la phase mobile.

La chromatographie peut être réalisée en utilisant :

- une colonne d'acier inoxydable d'une longueur de 0,15 m à 0,25 m et d'un diamètre intérieur de 4,6 mm, remplie de *gel de silice octadécylsilylé pour chromatographie R* (5 µm ou 10 µm),
- comme phase mobile à un débit de 1,5 ml/min, un mélange préparé comme suit : dissolvez 6,8 g de *phosphate monopotassique R* et 3,0 g d'*hexylamine R* dans 700 ml d'*eau R*. Ajustez à pH 2,8 par addition d'*acide phosphorique dilué R*. Ajoutez 60 ml d'*acétonitrile R* et complétez à 1000 ml avec de l'*eau R*,
- comme détecteur, un spectrophotomètre réglé à 250 nm pour l'injection de la solution témoin (e) et à 316 nm pour celles des autres solutions.

Injectez 10 µl de solution témoin (b) et 10 µl de solution témoin (e). Si nécessaire, ajustez la concentration de la phase mobile en acétonitrile de façon que, dans le chromatogramme obtenu avec la solution témoin (b), le coefficient de distribution massique du pic correspondant à la quinidine soit de 3,5 à 4,5, $t_{R'}$ étant calculé à partir du pic correspondant à la thiourée dans le chromatogramme obtenu avec la solution témoin (e).

Injectez 10 µl des solutions témoins (a), (b), (c) et (d). Le chromatogramme obtenu avec la solution témoin (a) présente un pic principal correspondant à la quinine et un pic correspondant à la dihydroquinine dont le temps de rétention relatif à la quinine est de 1,4 environ. Le chromatogramme obtenu avec la solution témoin (b) présente un pic principal correspondant à la quinidine et un pic correspondant à la dihydroquinidine dont le temps de rétention relatif à la quinidine est de 1,5 environ. Le chromatogramme obtenu avec la solution témoin (c) présente 4 pics correspondant à la quinidine, à la quinine, à la dihydroquinidine et à la dihydroquinine, qui sont identifiés par comparaison des temps de rétention avec ceux des pics correspondants des chromatogrammes obtenus avec les solutions témoins (a) et (b).

L'essai n'est valable que si :

- dans le chromatogramme obtenu avec la solution témoin (c), la résolution entre les pics correspondant à la quinine et à la quinidine n'est pas inférieure à 3,0 et la résolution entre les pics correspondant à la dihydroquinidine et à la quinine n'est pas inférieure à 2,0,
- le chromatogramme obtenu avec la solution témoin (d) présente un pic principal dont le rapport signal/bruit n'est pas inférieur à 4.

Injectez 10 µl de solution à examiner. Enregistrez les chromatogrammes pendant 2,5 fois le temps de rétention du pic principal. Calculez la teneur pour cent des substances apparentées à partir des surfaces des pics du chromatogramme obtenu avec la solution à examiner en utilisant le procédé de normalisation sans tenir compte des pics dont la surface est inférieure à celle du pic du chromatogramme obtenu avec la solution témoin (d). La teneur en dihydroquinine n'est pas supérieure à 10 pour cent, la teneur en toute substance apparentée éluée avant la quinine n'est pas supérieure à 5 pour cent et la teneur en toute autre substance apparentée n'est pas supérieure à 2,5 pour cent.

Perte à la dessiccation (*2.2.32*). Déterminée à l'étuve à 100-105 °C sur 1,000 g de sulfate de quinine, la perte à la dessiccation est de 3,0 pour cent à 5,0 pour cent.

Cendres sulfuriques (*2.4.14*). Déterminé sur 1,0 g de sulfate de quinine, le taux des cendres sulfuriques n'est pas supérieur à 0,1 pour cent.

DOSAGE

Dissolvez 0,300 g de sulfate de quinine dans un mélange de 10 ml de *chloroforme R* et de 20 ml d'*anhydride acétique R*. Titrez par l'*acide perchlorique 0,1 M*. Déterminez le point de fin de titrage par potentiométrie (*2.2.20*).

1 ml d'*acide perchlorique 0,1 M* correspond à 24,90 mg de $C_{40}H_{50}N_4O_8S$.

CONSERVATION

A l'abri de la lumière.

IMPURETÉS

A. quinidine,

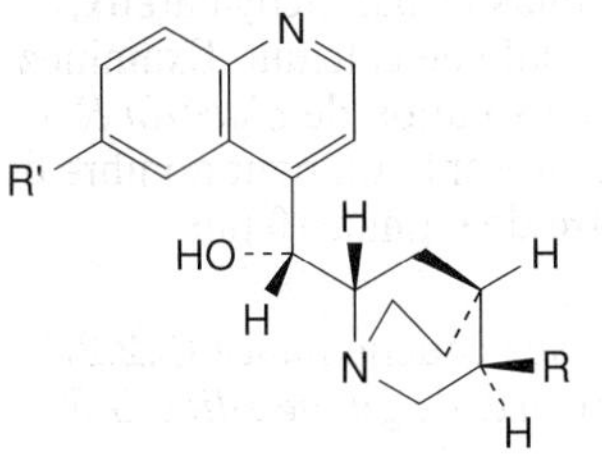

B. R = $CH{=}CH_2$, R' = H : (*R*)-[(2*S*,4*S*,5*R*)-5-éthényl-1-azabicyclo[2.2.2]oct-2-yl](quinoléin-4-yl)méthanol (cinchonidine),

C. R = C_2H_5, R' = OCH_3 : (*R*)-[(2*S*,4*S*,5*R*)-5-éthyl-1-azabicyclo[2.2.2]oct-2-yl](6-méthoxyquinoléin-4-yl)méthanol (dihydroquinine).

01/2002:0174

QUINQUINA

Cinchonae cortex

DÉFINITION

Le quinquina est constitué par l'écorce desséchée de *Cinchona pubescens* Vahl (*Cinchona succirubra* Pavon) ou de ses variétés ou de ses hybrides. Il contient au minimum 6,5 pour cent d'alcaloïdes totaux dont 30 pour cent au moins et 60 pour cent au plus sont constitués par des alcaloïdes du type de la quinine.

CARACTÈRES

Le quinquina a une faible odeur caractéristique, une saveur extrêmement amère et quelque peu astringente.

Il présente les caractères macroscopiques et microscopiques décrits aux identifications A et B.

IDENTIFICATION

A. L'écorce de tige et des branches se présente en fragments tuyautés ou courbés d'une épaisseur de 2 mm à 6 mm ; la surface externe est terne, gris brun ou grise et fréquemment garnie de lichens ; elle est habituellement rugueuse et fissurée transversalement, sillonnée ou ridée et fissurée longitudinalement ; certaines variétés présentent une exfoliation de l'écorce externe ; la surface interne qui est striée, est brun rouge foncé ; la cassure est courte dans les couches extérieures et fibreuse dans les couches intérieures. L'écorce de la racine se présente en fragments irrégulièrement rainurés, courbés ou tordus; la surface externe est quelque peu écailleuse; la surface interne est plus ou moins striée; les surfaces externe et interne sont de même couleur que celle de la surface intérieure de l'écorce de tige correspondante; la cassure est fibreuse.

B. Réduisez le quinquina en poudre (355). La poudre est brun-rouge. Examinez au microscope en utilisant de la *solution d'hydrate de chloral R*. La poudre présente les éléments suivants : des cellules de suber à parois minces, remplies de masses brun-rouge ; des fibres libériennes striées, jaunes, fusiformes, à parois très épaisses, à lumen irrégulier, pouvant atteindre un diamètre de 90 µm et une longueur de 1300 µm, avec des canalicules très visibles et infundibiliformes ; des idioblastes parenchymateux, remplis de microprismes d'oxalate de calcium. Examinez au microscope en utilisant une solution de *glycérol R* à 50 pour cent *V/V*. La poudre présente un petit nombre de grains d'amidon d'un diamètre de 6 µm à 10 µm.

C. Opérez par chromatographie sur couche mince (*2.2.27*) en utilisant une plaque recouverte de *gel de silice G R*.

Solution à examiner. Dans un tube à essai contenant 0,10 g de quinquina pulvérisé (180), ajoutez 0,1 ml d'*ammoniaque concentrée R* et 5 ml de *chloroforme R*. Agitez énergiquement à plusieurs reprises pendant 30 min, puis filtrez. Evaporez le filtrat au bain-marie à siccité et dissolvez le résidu dans 1 ml d'*alcool R*.

Solution témoin. Dissolvez 17,5 mg de *quinine R*, 0,5 mg de *quinidine R*, 10 mg de *cinchonine R* et 10 mg de *cinchonidine R* dans 5 ml d'*alcool R*.

Déposez séparément sur la plaque à 2 cm de distance 1 µl et 2 µl de chaque solution. Développez sur un parcours de 15 cm avec un mélange de 10 volumes de *diéthylamine R* et de 90 volumes de *chloroforme R*. Séchez la plaque à 100–105 °C jusqu'à évaporation complète de la diéthylamine (environ 10 min). Laissez refroidir la plaque. Pulvérisez de l'*acide formique anhydre R*. Examinez la plaque en lumière ultraviolette à 365 nm. Les taches correspondant à la quinine et à la quinidine présentent une nette fluorescence bleue. Pulvérisez ensuite du *réactif à l'iodoplatinate R*. Les chromatogrammes obtenus avec la solution témoin présentent 3 taches violettes, virant au gris-violet, dont les R_f sont respectivement de 0,2 à 0,3 (quinine), de 0,3 à 0,4 (quinidine) et de 0,4 à 0,5 (cinchonine) et une tache bleu foncé intense d'un R_f légèrement inférieur à celui de la quinidine (cinchonidine). Les taches des chromatogrammes obtenus avec la solution à examiner sont semblables quant à leur position, leur coloration et leur intensité aux taches des chromatogrammes obtenus avec le même volume de solution témoin.

D. Dans un tube à essai, chauffez avec précaution à feu nu 0,5 g de quinquina pulvérisé (180). Des gouttes rouge sang se condensent sur les parois du tube. Laissez refroidir et recueillez les gouttes de liquide dans 10 ml d'*alcool à 70 pour cent V/V R*. Examinée en lumière ultraviolette à 365 nm, la solution présente une fluorescence bleue.

ESSAI

Eléments étrangers (*2.8.2*). Le quinquina satisfait à l'essai des éléments étrangers.

Cendres totales (*2.4.16*). Le taux des cendres totales n'est pas supérieur à 6,0 pour cent.

Cendres insolubles dans l'acide chlorhydrique (*2.8.1*). Le taux des cendres insolubles dans l'acide chlorhydrique n'est pas supérieur à 1,0 pour cent.

DOSAGE

Dans une fiole conique de 250 ml, ajoutez à 1,000 g de quinquina pulvérisé (180), 10 ml d'*eau R* et 7 ml d'*acide chlorhydrique dilué R* et mélangez. Chauffez dans un bain-marie pendant 30 min, laissez refroidir et ajoutez 25 ml de *chloroforme R*, 50 ml d'*éther R* et 5 ml d'une solution d'*hydroxyde de sodium R* à 200 g/l. Agitez le mélange fréquemment pendant 30 min, ajoutez 3 g de *gomme adragante R* pulvérisée et agitez jusqu'à ce que le mélange soit limpide. Filtrez sur un tampon de coton absorbant, puis rincez la fiole et le coton avec 5 fois 20 ml d'un mélange de 1 volume de *chloroforme R* et de 2 volumes d'*éther R*. Réunissez le filtrat et les liquides de rinçage, évaporez à siccité et dissolvez le résidu dans 10,0 ml d'*éthanol R*. Prélevez 5,0 ml de solution, évaporez à siccité et reprenez le résidu par l'*acide chlorhydrique 0,1 M*. Complétez à 1000,0 ml avec de l'*acide chlorhydrique 0,1 M*.

Préparez 2 solutions témoins en dissolvant respectivement 30,0 mg de *quinine R* et 30,0 mg de *cinchonine R* dans de l'*acide chlorhydrique 0,1 M* et complétez à 1000,0 ml avec le même acide. Mesurez l'absorbance (*2.2.25*) des 3 solutions à 316 nm et à 348 nm.

Calculez la teneur pour cent en alcaloïdes à l'aide des équations :

$$x = \frac{[A_{316} \times A_{348c}] - [A_{316c} \times A_{348}]}{[A_{316q} \times A_{348c}] - [A_{316c} \times A_{348q}]} \times \frac{100}{m} \times \frac{2}{1000}$$

$$y = \frac{[A_{316} \times A_{348q}] - [A_{316q} \times A_{348}]}{[A_{316c} \times A_{348q}] - [A_{316q} \times A_{348c}]} \times \frac{100}{m} \times \frac{2}{1000}$$

x = teneur pour cent en alcaloïdes du type quinine,

y = teneur pour cent en alcaloïdes du type cinchonine,

m = masse de la prise d'essai, en grammes,

A_{316} = absorbance mesurée à 316 nm avec la solution à examiner,

A_{348} = absorbance mesurée à 348 nm avec la solution à examiner,

A_{316c} = absorbance mesurée à 316 nm avec la solution témoin renfermant la cinchonine, rapportée à la concentration de 1 mg/1000 ml,

A_{316q} = absorbance mesurée à 316 nm avec la solution témoin renfermant la quinine, rapportée à la concentration de 1 mg/1000 ml,

CONSERVATION

En récipient étanche, à l'abri de la lumière, à une température de 2 °C à 8 °C.

01/2002:1472

SODIUM (HYALURONATE DE)

Natrii hyaluronas

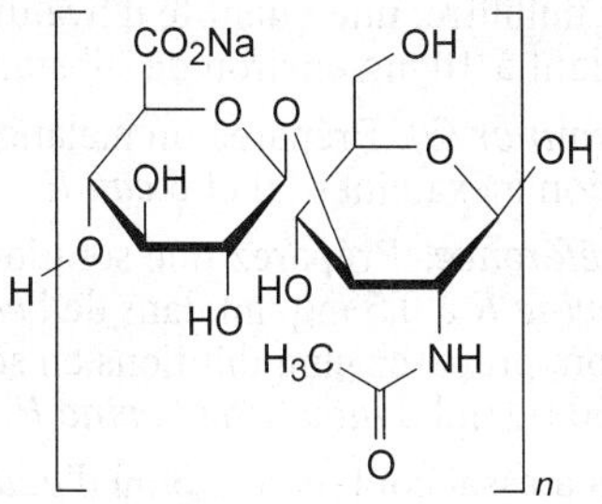

$(C_{14}H_{20}NNaO_{11})_n$

DÉFINITION

L'hyaluronate de sodium est le sel sodique de l'acide hyaluronique, un glycosaminoglycane composé d'unités disaccharidiques formées d'acide D-glucuronique et de *N*-acétyl-D-glucosamine. Il contient au minimum 95,0 pour cent et au maximum l'équivalent de 105,0 pour cent d'hyaluronate de sodium, calculé par rapport à la substance desséchée. Sa viscosité intrinsèque n'est pas inférieure à 90 pour cent ni supérieure à 120 pour cent de la valeur indiquée sur l'étiquette.

PRODUCTION

L'hyaluronate de sodium est soit extrait de la crête de coq soit obtenu par fermentation au moyen de bactéries du genre *Streptococcus*, groupes Lancefield A et C. Il est produit par des méthodes visant à limiter ou éliminer la présence d'agents infectieux. Lorsque la production est effectuée par fermentation au moyen de bactéries gram-positives, il doit être démontré que le procédé utilisé permet de limiter ou d'éliminer les composants de la paroi cellulaire à caractère pyrogène ou inflammatoire.

CARACTÈRES

Poudre blanche ou sensiblement blanche, très hygroscopique, ou agrégat fibreux, assez soluble à soluble dans l'eau, pratiquement insoluble dans l'acétone, dans l'éthanol et dans l'éther.

IDENTIFICATION

A. Examinez l'hyaluronate de sodium par spectrophotométrie d'absorption dans l'infrarouge (*2.2.24*), en comparant avec le *spectre de référence de l'hyaluronate de sodium de la Ph. Eur.*

B. L'hyaluronate de sodium donne la réaction (a) du sodium (*2.3.1*).

ESSAI

Solution S. Pesez une quantité d'hyaluronate de sodium équivalant à 0,10 g de substance desséchée et ajoutez 30,0 ml d'une solution de *chlorure de sodium R* à 9 g/l. Placez sous agitation modérée jusqu'à dissolution (12 h environ).

Aspect de la solution. La solution S est limpide (*2.2.1*). L'absorbance (*2.2.25*) de la solution S à 600 nm n'est pas supérieure à 0,01.

Détermination du pH (*2.2.3*). Dissolvez de l'hyaluronate de sodium dans de l'*eau exempte de dioxyde de carbone R* de façon à obtenir une solution contenant, par millilitre, l'équivalent de 5 mg de substance desséchée. Le pH de la solution est de 5,0 à 8,5.

Viscosité intrinsèque. *L'hyaluronate de sodium est très hygroscopique et doit être protégé de l'humidité au cours de la pesée.*

Solution tampon (chlorure de sodium (0,15 M) dans de la solution tampon phosphate (0,01 M), pH 7,0). Dissolvez 0,78 g de *phosphate monosodique R* et 4,50 g de *chlorure de sodium R* dans de l'*eau R* et complétez à 500,0 ml avec le même solvant (solution A). Dissolvez 1,79 g de *phosphate disodique R* et 4,50 g de *chlorure de sodium R* dans de l'*eau R* et complétez à 500,0 ml avec le même solvant (solution B). Mélangez les solutions A et B jusqu'à obtention d'un pH de 7,0. Filtrez sur verre fritté (4).

Solution à examiner (a) (teneur c_1 en hyaluronate de sodium). Pesez 0,200 g (m_{0p}) d'hyaluronate de sodium (*NOTE : cette valeur n'est qu'indicative et doit être ajustée après la première mesure de viscosité de la solution à examiner (a)*) et complétez avec 50,0 g (m_{0s}) de solution tampon à 4 °C. Homogénéisez en plaçant sous agitation à 4 °C pendant 24 h. Pesez 5,00 g (m_{1p}) de solution et complétez avec 100,0 g (m_{1s}) de solution tampon à 25 °C. Homogénéisez en plaçant sous agitation pendant 20 min. Filtrez sur verre fritté (100) et jetez les 10 premiers millilitres de filtrat.

Solution à examiner (b) (teneur c_2 en hyaluronate de sodium). Pesez 30,0 g (m_{2p}) de solution à examiner (a) et complétez avec 10,0 g (m_{2s}) de solution tampon à 25 °C. Homogénéisez en plaçant sous agitation pendant 20 min. Filtrez sur verre fritté (100) et jetez les 10 premiers millilitres de filtrat.

Solution à examiner (c) (teneur c_3 en hyaluronate de sodium). Pesez 20,0 g (m_{3p}) de solution à examiner (a) et complétez avec 20,0 g (m_{3s}) de solution tampon à 25 °C. Homogénéisez en plaçant sous agitation pendant 20 min. Filtrez sur verre fritté (100) et jetez les 10 premiers millilitres de filtrat.

Solution à examiner (d) (teneur c_4 en hyaluronate de sodium). Pesez 10,0 g (m_{4p}) de solution à examiner (a) et complétez avec 30,0 g (m_{4s}) de solution tampon à 25 °C. Homogénéisez en plaçant sous agitation pendant 20 min. Filtrez sur verre fritté (100) et jetez les 10 premiers millilitres de filtrat.

Déterminez le temps d'écoulement (*2.2.9*) de la solution tampon (t_0) et des quatre solutions à examiner (t_1, t_2, t_3 et t_4), à 25,00 ± 0,03 °C, en utilisant un viscosimètre à niveau suspendu approprié (spécifications : constante viscosimétrique de 0,005 mm²/s² environ, plage de viscosité cinématique de 1 à 5 mm²/s, diamètre interieur du tube*R* de 0,53 mm, volume du réservoir *C* de 5,6 ml, diamètre intérieur du tube *N* de 2,8 mm à 3,2 mm), possédant un capillaire à extrémité inférieure en forme d'entonnoir. Utilisez le même viscosimètre pour toutes les mesures et effectuez chaque mesure en triple. L'essai n'est valable que si les résultats obtenus ne diffèrent pas de la moyenne de plus de 0,35 pour cent et si le temps d'écoulement t_1 est compris entre 1,6 fois et 1,8 fois t_0. Si tel n'est pas le cas, ajustez la valeur de m_{0p} et répétez l'essai.

Calcul des viscosités relatives

Les solutions d'hyaluronate de sodium et le solvant étant de densité sensiblement égale, il est possible de calculer les viscosités relatives η_{ri} (soit η_{r1}, η_{r2}, η_{r3} et η_{r4}) à partir du rapport entre les temps d'écoulement t_i respectivement obtenus pour chacune des solutions (soit t_1, t_2, t_3 et t_4) et le temps d'écoulement t_0 obtenu pour le solvant, en appliquant une correction d'énergie cinétique liée au capillaire (B = 30 800 s^3), à l'aide de l'expression :

$$\eta_{ri} = \frac{t_i - \frac{B}{t_i^2}}{t_0 - \frac{B}{t_0^2}}$$

Calcul des concentrations

Calcul de la concentration c_1 (exprimée en kg/m³) de l'hyaluronate de sodium dans la solution à examiner (a)

$$c_1 = m_{0p} \times \frac{x}{100} \times \frac{100 - h}{100} \times \frac{1}{m_{0p} + m_{0s}} \times \frac{m_{1p}}{m_{1p} + m_{1s}} \times \rho_{25}$$

x = teneur pour cent en hyaluronate de sodium déterminée dans le dosage,

h = perte à la dessiccation exprimée en pour cent,

ρ_{25} = 1005 kg/m³ (masse volumique de la solution à examiner à 25 °C).

Calcul des autres concentrations

$$c_2 = c_1 \times \frac{m_{2p}}{m_{2s} + m_{2p}}$$

$$c_3 = c_1 \times \frac{m_{3p}}{m_{3s} + m_{3p}}$$

$$c_4 = c_1 \times \frac{m_{4p}}{m_{4s} + m_{4p}}$$

Calcul de la viscosité intrinsèque

La viscosité intrinsèque η est calculée à partir de la droite de régression établie par la méthode des moindres carrés suivant l'équation de Martin :

$$\log\left(\frac{\eta_r - 1}{c}\right) = \log[\eta] + k[\eta]c$$

L'antilogarithme décimal de l'ordonnée à l'origine est la viscosité intrinsèque, exprimée en m³/kg.

Glycosaminoglycanes sulfatés. *Si l'hyaluronate de sodium est obtenu par extraction à partir de crête de coq, il satisfait à l'exigence suivante. Pour des raisons de sécurité, la manipulation de l'acide perchlorique à température élevée exige des précautions appropriées.*

Solution à examiner. Dans un tube à essai de 150 mm de longeur et d'un diamètre intérieur de 16 mm, introduisez une quantité d'hyaluronate de sodium équivalant à 50,0 mg de substance desséchée et dissolvez dans 1,0 ml d'*acide perchlorique R*.

Solution témoin. Dissolvez 0,149 g de *sulfate de sodium R* dans de l'*eau R* et complétez à 100,0 ml avec le même solvant. Prélevez 10,0 ml de solution et complétez à 100,0 ml avec de l'*eau R*. Transférez 1,0 ml de cette solution dans un tube à essai de 150 mm de longeur et d'un diamètre intérieur de 16 mm et évaporez dans un bloc chauffant à 90-95 °C, puis dissolvez le résidu dans 1,0 ml d'*acide perchlorique R*.

Bouchez tous les tubes avec de la laine de verre. Placez-les dans un bloc chauffant ou un bain d'huile de silicone maintenu à 180 °C, et chauffez jusqu'à obtention de solutions incolores limpides (12 h environ). Sortez les tubes et refroidissez-les à température ambiante. Ajoutez dans chaque tube 3,0 ml d'une solution de *chlorure de baryum R* à 33,3 g/l, bouchez et agitez énergiquement. Laissez reposer pendant 30 min, puis agitez à nouveau chaque tube et mesurez l'absorbance (*2.2.25*) à 660 nm, par comparaison à de l'*eau R*.

L'absorbance de la solution à examiner n'est pas supérieure à l'absorbance de la solution témoin (1 pour cent).

Acides nucléiques. L'absorbance (*2.2.25*) de la solution S à 260 nm n'est pas supérieure à 0,5.

Protéines.

Solution à examiner (a). Dissolvez de l'hyaluronate de sodium dans de l'*eau R* de façon à obtenir une solution contenant, par millilitre, une quantité d'hyaluronate de sodium équivalant à 10 mg environ de substance desséchée.

Solution à examiner (b). Préparez un mélange à volumes égaux de solution à examiner (a) et d'*eau R*.

Solutions de référence. Préparez une solution mère d'*albumine bovine R* à 0,5 mg/ml dans de l'*eau R*. A partir de cette solution, préparez cinq dilutions en série contenant de 5 µg/ml à 50 µg/ml d'*albumine bovine R*.

Dans des tubes à essai contenant 2,5 ml d'*eau R* (blanc), ajoutez 2,5 ml de *solution cupri-tartrique R3* récemment préparée, puis 2,5 ml de solution à examiner (a), de solution à examiner (b) ou d'une des solutions de référence, en homogénéisant après chaque addition. Après 10 min environ, ajoutez dans chaque tube 0,50 ml d'un mélange à volumes égaux d'*eau R* et de *réactif phosphomolybdotungstique R* préparé extemporanément, en homogénéisant après chaque addition. Après 30 min, mesurez l'absorbance (*2.2.25*) de chaque solution à 750 nm par comparaison au blanc. A partir de la courbe d'étalonnage obtenue avec les cinq solutions de référence, calculez la teneur en protéines des solutions à examiner.

L'hyaluronate de sodium ne contient pas plus de 0,3 pour cent de protéines. S'il est destiné à la préparation de formes pharmaceutiques administrées par voie parentérale, la concentration maximale admise en protéines est de 0,1 pour cent.

Chlorures (*2.4.4*). Dissolvez 67 mg d'hyaluronate de sodium dans 100 ml d'*eau R*. 15 ml de la solution satisfont à l'essai limite des chlorures (0,5 pour cent).

Fer. Déterminez la teneur en fer par spectrométrie d'absorption atomique (*2.2.23, Procédé II*).

Solution à examiner. Dissolvez une quantité d'hyaluronate de sodium équivalant à 0,25 g de substance desséchée dans 1 ml d'*acide nitrique R*, en chauffant au bain-marie. Refroidissez et complétez à 10,0 ml avec de l'*eau R*.

Solutions de référence. Préparez deux solutions de référence de la même manière que la solution à examiner, mais en ajoutant respectivement 1,0 ml et 2,0 ml de *solution à 10 ppm de fer (Fe) R* après dissolution de l'hyaluronate de sodium.

Mesurez l'absorbance à 248,3 nm en utilisant une lampe à cathode creuse au fer comme source de radiation, une largeur de fente spectrale de 0,2 nm et une flamme air-acétylène.

L'hyaluronate de sodium ne contient pas plus de 80 ppm de Fe.

Perte à la dessiccation (*2.2.32*). Déterminée à l'étuve à 100-110 °C sur du *pentoxyde de diphosphore R* pendant 6 h sur 0,500 g d'hyaluronate de sodium, la perte à la dessiccation n'est pas supérieure à 20,0 pour cent.

Contamination microbienne. L'hyaluronate de sodium satisfait à une limite du nombre de germes aérobies viables totaux (*2.6.12*) de 10^2 microorganismes par gramme. Effectuez l'essai sur 1 g d'hyaluronate de sodium.

Stérilité (*2.6.1*). L'hyaluronate de sodium destiné à la préparation de formes pharmaceutiques stériles sans autre procédé approprié de stérilisation satisfait également à l'essai de stérilité.

Endotoxines bactériennes (*2.6.14*). Si l'hyaluronate de sodium est destiné à la préparation de formes pharmaceutiques administrées par voie parentérale sans autre procédé approprié d'élimination des endotoxines bactériennes, il contient moins de 0,5 UI/mg. Si l'hyaluronate de sodium est destiné à la préparation de formes pharmaceutiques administrées par voie intra-oculaire ou intra-articulaire sans autre procédé approprié d'élimination des endotoxines bactériennes, il contient moins de 0,05 UI/mg.

DOSAGE

Déterminez la teneur en acide glucuronique après réaction avec le carbazol comme décrit ci-dessous.

Réactif A. Dissolvez 0,95 g de *tétraborate de disodium R* dans 100,0 ml d'*acide sulfurique R*.

Réactif B. Dissolvez 0,125 g de *carbazol R* dans 100,0 ml d'*éthanol R*.

Solution à examiner. Préparez cette solution en triple. Dissolvez 0,170 g d'hyaluronate de sodium dans de l'*eau R* et complétez à 100,0 g avec le même solvant. Prélevez 10,0 g de solution et complétez à 200,0 g avec de l'*eau R*.

Solution mère de référence. Dissolvez dans de l'*eau R* 0,100 g d'*acide D-glucuronique R*, préalablement desséché à masse constante sous vide sur du *pentoxyde de diphosphore R* (*2.2.32*), et complétez à 100,0 g avec le même solvant.

Solutions de référence. Préparez 5 dilutions de la solution mère de référence, de teneur en *acide D-glucuronique R* allant de 6,5 µg/g à 65 µg/g.

Placez dans de l'eau glacée 25 tubes à essai numérotés de 1 à 25. Introduisez dans des tubes séparés, à raison de 3 tubes par solution, 1,0 ml des 5 solutions de référence (tubes 1 à 15) et 1,0 ml des 3 solutions à examiner (tubes 16 à 24) ; dans le tube 25, placez 1,0 ml d'*eau R* (blanc). Ajoutez dans chaque tube 5,0 ml de réactif A récemment préparé. Fermez hermétiquement les tubes avec des capuchons de plastique, agitez, et placez au bain-marie pendant 15 min exactement. Refroidissez dans de l'eau glacée, puis ajoutez dans chaque tube 0,20 ml de réactif B. Refermez les tubes, agitez et placez à nouveau au bain-marie pendant 15 min exactement. Refroidissez à température ambiante et mesurez l'absorbance (*2.2.25*) des solutions à 530 nm, par comparaison au blanc.

A partir de la courbe d'étalonnage obtenue avec la moyenne des valeurs de l'absorbance lues pour chacune des solutions de référence, calculez la moyenne des teneurs en acide D-glucuronique des solutions à examiner.

Calculez la teneur pour cent en hyaluronate de sodium à l'aide de l'expression :

$$\frac{c_g}{c_s} \times Z \times \frac{100}{100 - h} \times \frac{401,3}{194,1}$$

c_g = moyenne des concentrations d'acide D-glucuronique dans les solutions à examiner, en milligrammes par gramme,

c_s = moyenne des concentrations de substance à examiner dans les solutions à examiner, en milligrammes par gramme,

Z = teneur pour cent (déterminée) en $C_6H_{10}O_7$ de l'*acide D-glucuronique R*,

h = perte à la dessiccation exprimée en pour cent,

401,3 = masse moléculaire relative d'une unité disaccharidique,

194,1 = masse moléculaire relative de l'acide glucuronique.

CONSERVATION

En récipient étanche, à l'abri de la lumière et de l'humidité. Si la substance est stérile, elle est conservée en récipient stérile, étanche, à fermeture inviolable.

ÉTIQUETAGE

L'étiquette indique :

- la viscosité intrinsèque,
- l'origine de la substance,
- l'utilisation prévue de la substance,
- dans les cas appropriés, que la substance est stérile,
- dans les cas appropriés, que la substance est appropriée à l'administration par voie parentérale à l'exclusion de la voie intra-articulaire,
- dans les cas appropriés, que la substance est appropriée à l'administration par voie parentérale y compris la voie intra-articulaire,
- dans les cas appropriés, que la substance est appropriée à l'administration par voie intra-oculaire.

01/2002:0677

SODIUM (HYDROXYDE DE)

Natrii hydroxidum

NaOH M_r 40,00

DÉFINITION

L'hydroxyde de sodium contient au minimum 97,0 pour cent et au maximum l'équivalent de 100,5 pour cent d'alcali total, calculé en NaOH.

CARACTÈRES

Masses blanches à structure cristalline, présentées sous forme de pastilles, de cylindres ou de plaques, déliquescentes, absorbant facilement le dioxyde de carbone, très solubles dans l'eau, facilement solubles dans l'alcool.

IDENTIFICATION

A. Dissolvez 0,1 g d'hydroxyde de sodium dans 10 ml d'*eau R*. Prélevez 1 ml de solution et complétez à 100 ml avec de l'*eau R*. Le pH (*2.2.3*) de cette dernière solution n'est pas inférieur à 11,0.

B. 2 ml de solution S (voir Essai) donnent la réaction (a) du sodium (*2.3.1*).

ESSAI

Solution S. *Effectuez l'opération décrite ci-dessous avec précaution.* Dissolvez 5,0 g d'hydroxyde de sodium dans 12 ml d'*eau distillée R*. Ajoutez 17 ml d'*acide chlorhydrique R1*, neutralisez à pH 7 avec de l'*acide chlorhydrique 1 M* et complétez à 50 ml avec de l'*eau distillée R*.

Aspect de la solution. Dissolvez 1,0 g d'hydroxyde de sodium dans 10 ml d'*eau R*. La solution est limpide (*2.2.1*) et incolore (*2.2.2, Procédé II*).

Carbonates. Déterminée conformément au dosage et calculée en Na_2CO_3, la teneur en carbonates n'est pas supérieure à 2,0 pour cent.

Chlorures (*2.4.4*). Dissolvez 1,0 g d'hydroxyde de sodium dans 5 ml d'*eau R* et acidifiez la solution avec 4 ml environ d'*acide nitrique R*. Complétez à 15 ml avec de l'*eau R*. La solution, sans addition ultérieure d'*acide nitrique dilué R*, satisfait à l'essai limite des chlorures (50 ppm).

Sulfates (*2.4.13*). Dissolvez 3,0 g d'hydroxyde de sodium dans 6 ml d'*eau distillée R* et neutralisez à pH 7 avec de l'*acide chlorhydrique R* (7,5 ml environ). Complétez à 15 ml avec de l'*eau distillée R*. La solution satisfait à l'essai limite des sulfates (50 ppm).

Fer (*2.4.9*). 10 ml de solution S satisfont à l'essai limite du fer (10 ppm).

Métaux lourds (*2.4.8*). 12 ml de solution S satisfont à l'essai limite A des métaux lourds (20 ppm). Préparez le témoin avec la *solution à 2 ppm de plomb (Pb) R*.

DOSAGE

Dissolvez 2,000 g d'hydroxyde de sodium dans 80 ml environ d'*eau exempte de dioxyde de carbone R*. Titrez par l'*acide chlorhydrique 1 M* en présence de 0,3 ml de *solution de phénolphtaléine R*. Ajoutez ensuite 0,3 ml de *solution de méthylorange R* et continuez le titrage par l'*acide chlorhydrique 1 M*.

1 ml de l'*acide chlorhydrique 1 M* utilisé dans la seconde partie du titrage correspond à 0,106 0 g de Na_2CO_3.

1 ml de l'*acide chlorhydrique 1 M* utilisé dans les 2 titrages correspond à 40,00 mg d'alcali total, calculé en NaOH.

CONSERVATION

En récipient étanche, en matière non métallique.

01/2002:0196

SODIUM (IODURE DE)

Natrii iodidum

NaI M_r 149,9

DÉFINITION

L'iodure de sodium contient au minimum 99,0 pour cent et au maximum l'équivalent de 100,5 pour cent de NaI, calculé par rapport à la substance desséchée.

CARACTÈRES

Poudre cristalline blanche ou cristaux incolores, hygroscopiques, très solubles dans l'eau, facilement solubles dans l'alcool.

IDENTIFICATION

A. La solution S (voir Essai) donne les réactions des iodures (*2.3.1*).

B. La solution S donne les réactions du sodium (*2.3.1*).

ESSAI

Solution S. Dissolvez 10,0 g d'iodure de sodium dans de l'*eau exempte de dioxyde de carbone R* préparée à partir d'*eau distillée R* et complétez à 100 ml avec le même solvant.

Aspect de la solution. La solution S est limpide (*2.2.1*) et incolore (*2.2.2, Procédé II*).

Alcalinité. A 12,5 ml de solution S, ajoutez 0,1 ml de *solution de bleu de bromothymol R1*. Le virage de l'indicateur ne nécessite pas plus de 0,7 ml d'*acide chlorhydrique 0,01 M*.

Iodates. A 10 ml de solution S, ajoutez 0,25 ml de *solution d'amidon exempte d'iodure R* et 0,2 ml d'*acide sulfurique dilué R*. Laissez reposer à l'abri de la lumière pendant 2 min. Il ne se développe pas de coloration bleue.

Sulfates (*2.4.13*). Prélevez 10 ml de solution S et complétez à 15 ml avec de l'*eau distillée R*. La solution satisfait à l'essai limite des sulfates (150 ppm).

Thiosulfates. A 10 ml de solution S, ajoutez 0,1 ml de *solution d'amidon R* et 0,1 ml d'*iode 0,005 M*. Il apparaît une coloration bleue.

Fer (*2.4.9*). Prélevez 5 ml de solution S et complétez à 10 ml avec de l'*eau R*. La solution satisfait à l'essai limite du fer (20 ppm).

Métaux lourds (*2.4.8*). 12 ml de solution S satisfont à l'essai limite A des métaux lourds (10 ppm). Préparez le témoin avec la *solution à 1 ppm de plomb (Pb) R*.

Perte à la dessiccation (*2.2.32*). Déterminée à l'étuve à 100-105 °C sur 1,00 g d'iodure de sodium pendant 3 h, la perte à la dessiccation n'est pas supérieure à 3,0 pour cent.

DOSAGE

Dissolvez 1,300 g d'iodure de sodium dans de l'*eau R* et complétez à 100,0 ml avec le même solvant. Prélevez 20,0 ml de cette solution et ajoutez 40 ml d'*acide chlorhydrique R*. Titrez par l'*iodate de potassium 0,05 M* jusqu'à virage du rouge au jaune. Ajoutez 5 ml de *chloroforme R* et, en agitant énergiquement, continuez le titrage jusqu'à décoloration de la couche chloroformique.

1 ml d'*iodate de potassium 0,05 M* correspond à 14,99 mg de NaI.

CONSERVATION

A l'abri de la lumière.

01/2002:1151

SODIUM (LACTATE DE) SOLUTION DE

Natrii lactatis solutio

DÉFINITION

Solution d'un mélange des énantiomères de 2-hydroxypropanoate de sodium en proportions approximativement équivalentes.

Teneur : au minimum 50,0 pour cent *m/m* de 2-hydroxypropanoate de sodium ($C_3H_5NaO_3$; M_r 112,1) et 96,0 pour cent à 104,0 pour cent de la quantité de lactate de sodium déclarée sur l'étiquette.

CARACTÈRES

Aspect : liquide légèrement sirupeux, limpide, incolore.

Solubilité : miscible à l'eau et à l'alcool.

IDENTIFICATION

A. A 0,1 ml de solution de lactate de sodium, ajoutez 10 ml d'*eau R*. 5 ml de solution donnent la réaction des lactates (*2.3.1*).

B. La solution de lactate de sodium donne la réaction (a) du sodium (*2.3.1*).

ESSAI

Solution S. Prélevez une quantité de solution de lactate de sodium correspondant à 40,0 g de lactate de sodium et complétez à 200 ml avec de l'*eau distillée R*.

Aspect de la solution. La solution de lactate de sodium est limpide (*2.2.1*) et n'est pas plus fortement colorée que la solution témoin JB_7 (*2.2.2, Procédé II*).

pH (*2.2.3*) : 6,5 à 9,0 pour la solution de lactate de sodium.

Sucres réducteurs et saccharose. A 5 ml de solution de lactate de sodium, ajoutez 2 ml de *solution diluée d'hydroxyde de sodium R* et 0,2 ml de *solution de sulfate de cuivre R*. La solution est bleue et limpide, même après chauffage à ébullition. Ajoutez à la solution chaude 4 ml d'*acide chlorhydrique R*. Chauffez à ébullition pendant 1 min. Ajoutez 6 ml de *solution concentrée d'hydroxyde de sodium R* et portez de nouveau à ébullition. La solution est bleue et limpide.

Méthanol. Chromatographie en phase gazeuse (*2.4.24*).

Limite :

– *méthanol* : au maximum 50 ppm, calculé par rapport au lactate de sodium, si la solution de lactate de sodium est destinée à la préparation de formes pharmaceutiques administrées par voie parentérale ou de solutions pour dialyse, hémodialyse ou hémofiltration.

Chlorures (*2.4.4*) : au maximum 50 ppm exprimé par rapport au lactate de sodium.

Prélevez 5 ml de solution S et complétez à 15 ml avec de l'*eau R*. La solution satisfait à l'essai limite des chlorures.

Oxalates et phosphates. A 1 ml de solution de lactate de sodium, ajoutez 15 ml d'*alcool R* et 2 ml de *solution de chlorure de calcium R*. Chauffez à 75 °C pendant 5 min. Si la solution présente une opalescence, celle-ci n'est pas plus prononcée que celle d'une solution témoin préparée simultanément et dans les mêmes conditions avec un mélange de 1 ml de solution de lactate de sodium, de 15 ml d'*alcool R* et de 2 ml d'*eau R*.

Sulfates (*2.4.13*) : au maximum 100 ppm exprimé par rapport au lactate de sodium.

A 7,5 ml de solution S, ajoutez 1,9 ml d'*acide chlorhydrique R1* et complétez à 15 ml avec de l'*eau distillée R*. La solution satisfait à l'essai limite des sulfates sans ajouter 0,5 ml d'*acide acétique R*. Acidifiez la solution témoin avec 0,05 ml d'*acide chlorhydrique R1* au lieu de 0,5 ml d'*acide acétique R*.

Aluminium : au maximum 0,1 ppm, si la solution de lactate de sodium est destinée à la préparation de formes pharmaceutiques administrées par voie parentérale ou de solutions pour dialyse, hémodialyse ou hémofiltration.

Spectrométrie d'absorption atomique (*2.2.23, Procédé I*).

Pour la préparation des solutions utilisez un matériel exempt d'aluminium ou qui n'est pas susceptible de céder de l'aluminium dans les conditions d'utilisation (verre, polyéthylène, etc.).

Solution de modificateur. Dissolvez 100,0 g de *nitrate d'ammonium R* dans un mélange de 50 ml d'*eau R* et de 4 ml d'*acide nitrique R* et complétez à 200 ml avec de l'*eau R*.

Solution à blanc. Prélevez 2,0 ml de solution de modificateur et complétez à 25,0 ml avec de l'*eau R*.

Solution à examiner. A 1,25 g de solution de lactate de sodium, ajoutez 2,0 ml de solution de modificateur et complétez à 25,0 ml avec de l'*eau R*.

Solutions de référence. Préparez extemporanément les solutions de référence (0,010 ppm à 0,050 ppm d'aluminium) à partir de la *solution à 200 ppm d'aluminium (Al) R*.

Source : lampe à cathode creuse à l'aluminium.

Longueur d'onde : 309,3 nm.

Dispositif d'atomisation : four en graphite.

Gaz vecteur : *argon R*.

Conditions : l'appareil est équipé d'un système de correction d'absorption non spécifique. Chauffez le four à 120 °C pendant une durée en secondes égale au nombre de microlitres de solution introduits dans l'appareil, puis à 1000 °C pendant 30 s et, enfin, à 2700 °C pendant 6 s.

Baryum. A 10 ml de solution S, ajoutez 10 ml de *solution de sulfate de calcium R*. Laissez reposer pendant 30 min. Si la solution présente une opalescence (*2.2.1*), celle-ci n'est pas plus prononcée que celle d'une solution témoin préparée simultanément et dans les mêmes conditions avec un mélange de 10 ml de solution S et de 10 ml d'*eau distillée R*.

Fer (*2.4.9*) : au maximum 10 ppm exprimé par rapport au lactate de sodium.

Prélevez 5 ml de solution S et complétez à 10 ml avec de l'*eau R*. La solution satisfait à l'essai limite du fer.

Métaux lourds (*2.4.8*) : au maximum 10 ppm exprimé par rapport au lactate de sodium.

12 ml de solution S satisfont à l'essai limite A. Préparez le témoin avec la *solution à 2 ppm de plomb (Pb) R*.

Endotoxines bactériennes (*2.6.14*) : moins de 5 UI/g, si la solution de lactate de sodium est destinée à la préparation de formes pharmaceutiques administrées par voie parentérale sans autre procédé approprié d'élimination des endotoxines bactériennes.

DOSAGE

Dissolvez une quantité de solution de lactate de sodium correspondant à 75,0 mg de lactate de sodium dans un mélange de 10 ml d'*acide acétique glacial R* et de 20 ml d'*anhydride acétique R*. Laissez reposer pendant 15 min. Titrez par l'*acide perchlorique 0,1 M* en présence de 1 ml de *solution de naphtolbenzéine R*.

1 ml d'*acide perchlorique 0,1 M* correspond à 11,21 mg de $C_3H_5NaO_3$.

ÉTIQUETAGE

L'étiquette indique :

– dans les cas appropriés, que la substance convient à la préparation de solutions pour dialyse, hémodialyse et hémofiltration,
– dans les cas appropriés, que la substance convient à la préparation de formes pharmaceutiques administrées par voie parentérale,
– la teneur déclarée en lactate de sodium.

01/2002:2033

SODIUM ((*S*)-LACTATE DE), SOLUTION DE

Natrii (*S*)-lactatis solutio

DÉFINITION

Teneur : au minimum 50,0 pour cent *m/m* de (*S*)-2-hydroxypropanoate de sodium ($C_3H_5NaO_3$; M_r 112,1) et 96,0 pour cent à 104,0 pour cent de la quantité de lactate de sodium déclarée sur l'étiquette, dont au minimum 95,0 pour cent sous forme d'énantiomère (*S*).

CARACTÈRES

Aspect : liquide légèrement sirupeux, limpide, incolore.

Solubilité : miscible à l'eau et à l'alcool.

IDENTIFICATION

A. A 0,1 ml de solution de (*S*)-lactate de sodium, ajoutez 10 ml d'*eau R*. 5 ml de solution donnent la réaction des lactates (*2.3.1*).

B. La solution de (*S*)-lactate de sodium donne la réaction (a) du sodium (*2.3.1*).

C. La solution de (*S*)-lactate de sodium satisfait aux limites du dosage.

ESSAI

Solution S. Prélevez une quantité de solution de (*S*)-lactate de sodium correspondant à 40,0 g de lactate de sodium et complétez à 200 ml avec de l'*eau distillée R*.

Aspect de la solution. La solution de (*S*)-lactate de sodium est limpide (*2.2.1*) et n'est pas plus fortement colorée que la solution témoin JB_7 (*2.2.2, Procédé II*).

pH (*2.2.3*) : 6,5 à 9,0 pour la solution de (*S*)-lactate de sodium

Sucres réducteurs et saccharose. A 5 ml de solution de (*S*)-lactate de sodium, ajoutez 2 ml de *solution diluée d'hydroxyde de sodium R* et 0,2 ml de *solution de sulfate de cuivre R*. La solution est bleue et limpide, même après chauffage à ébullition. Ajoutez à la solution chaude 4 ml d'*acide chlorhydrique R*. Chauffez à ébullition pendant 1 min. Ajoutez 6 ml de *solution concentrée d'hydroxyde de sodium R* et portez de nouveau à ébullition. La solution est bleue et limpide.

Méthanol. Chromatographie en phase gazeuse (*2.4.24*).

Limite :

– *méthanol* : au maximum 50 ppm, calculé par rapport au lactate de sodium, si la solution de (*S*)-lactate de sodium est destinée à la préparation de formes pharmaceutiques administrées par voie parentérale ou de solutions pour dialyse, hémodialyse ou hémofiltration.

Chlorures (*2.4.4*) : au maximum 50 ppm exprimé par rapport au lactate de sodium.

Prélevez 5 ml de solution S et complétez à 15 ml avec de l'*eau R*. La solution satisfait à l'essai limite des chlorures.

Oxalates et phosphates. A 1 ml de solution de (*S*)-lactate de sodium, ajoutez 15 ml d'*alcool R* et 2 ml de *solution de chlorure de calcium R*. Chauffez à 75 °C pendant 5 min. Si la solution présente une opalescence, celle-ci n'est pas plus prononcée que celle d'une solution témoin préparée simultanément et dans les mêmes conditions avec un mélange de 1 ml de solution de (*S*)-lactate de sodium, de 15 ml d'*alcool R* et de 2 ml d'*eau R*.

Sulfates (*2.4.13*) : au maximum 100 ppm exprimé par rapport au lactate de sodium.

Prélevez 7,5 ml de solution S, ajoutez 1,9 ml d'*acide chlorhydrique R1* et complétez à 15 ml avec de l'*eau distillée R*. La solution satisfait à l'essai limite des sulfates sans ajouter 0,5 ml d'*acide acétique R*. Acidifiez la solution témoin avec 0,05 ml d'*acide chlorhydrique R1* au lieu de 0,5 ml d'*acide acétique R*.

Aluminium : au maximum 0,1 ppm, si la solution de (*S*)-lactate de sodium est destinée à la préparation de formes pharmaceutiques administrées par voie parentérale ou de solutions pour dialyse, hémodialyse ou hémofiltration.

Spectrométrie d'absorption atomique (*2.2.23, Procédé I*). Pour la préparation des solutions, utilisez un matériel exempt d'aluminium ou qui n'est pas susceptible de céder de l'aluminium dans les conditions d'utilisation (verre, polyéthylène, etc.).

Solution de modificateur. Dissolvez 100,0 g de *nitrate d'ammonium R* dans un mélange de 50 ml d'*eau R* et de 4 ml d'*acide nitrique R* et complétez à 200 ml avec de l'*eau R*.

Solution à blanc. Prélevez 2,0 ml de solution de modificateur et complétez à 25,0 ml avec de l'*eau R*.

Solution à examiner. A 1,25 g de solution de (*S*)-lactate de sodium, ajoutez 2,0 ml de solution de modificateur et complétez à 25,0 ml avec de l'*eau R*.

Solutions de référence. Préparez extemporanément les solutions de référence (0,010 ppm à 0,050 ppm d'aluminium) à partir de la *solution à 200 ppm d'aluminium (Al) R*.

Source : lampe à cathode creuse à l'aluminium.

Longueur d'onde : 309,3 nm.

Dispositif d'atomisation : four en graphite.

Gaz vecteur : *argon R*.

Conditions : l'appareil est équipé d'un système de correction d'absorption non spécifique. Chauffez le four à 120 °C pendant une durée en secondes égale au nombre de microlitres de solution introduits dans l'appareil, puis à 1000 °C pendant 30 s et, enfin, à 2700 °C pendant 6 s.

Baryum. A 10 ml de solution S, ajoutez 10 ml de *solution de sulfate de calcium R*. Laissez reposer pendant 30 min. Si la solution présente une opalescence (*2.2.1*), celle-ci n'est pas plus prononcée que celle d'une solution témoin préparée simultanément et dans les mêmes conditions avec un mélange de 10 ml de solution S et de 10 ml d'*eau distillée R*.

Fer (*2.4.9*) : au maximum 10 ppm exprimé par rapport au lactate de sodium.

Prélevez 5 ml de solution S et complétez à 10 ml avec de l'*eau R*. La solution satisfait à l'essai limite du fer.

Métaux lourds (*2.4.8*) : au maximum 10 ppm exprimé par rapport au lactate de sodium.

12 ml de solution S satisfont à l'essai limite A. Préparez le témoin avec la *solution à 2 ppm de plomb (Pb) R*.

Endotoxines bactériennes (*2.6.14*) : moins de 5 UI/g, si la solution de (*S*)-lactate de sodium est destinée à la préparation de formes pharmaceutiques administrées par voie parentérale sans autre procédé approprié d'élimination des endotoxines bactériennes.

DOSAGE

Dissolvez une quantité de solution de (*S*)-lactate de sodium correspondant à 75,0 mg de lactate de sodium dans un mélange de 10 ml d'*acide acétique glacial R* et de 20 ml d'*anhydride acétique R*. Laissez reposer pendant 15 min. Titrez par l'*acide perchlorique 0,1 M* en présence de 1 ml de *solution de naphtolbenzéine R*.

1 ml d'*acide perchlorique 0,1 M* correspond à 11,21 mg de $C_3H_5NaO_3$.

Enantiomère (S).

Introduisez une quantité de solution de (*S*)-lactate de sodium équivalente à 2,50 g de lactate de sodium dans une fiole jaugée de 50 ml. Ajoutez 30 ml environ d'*eau R* et 5,0 g de *molybdate d'ammonium R*, dissolvez, puis complétez à

50,0 ml avec de l'*eau R*. Mesurez l'angle de rotation optique (*2.2.7*). Calculez la teneur pour cent en énantiomère (*S*) utilisant l'expression :

$$50 + \left(24,04 \times \alpha \times \frac{5,0}{m} \times \frac{50}{c}\right)$$

α = angle de rotation optique (valeur absolue),

m = masse de la prise d'essai, en grammes,

c = teneur pour cent en $C_3H_5NaO_3$ dans la substance à examiner.

Les complexe formé avec le (*S*)-lactate de sodium est lévogyre dans ces conditions d'essai.

ÉTIQUETAGE

L'étiquette indique :

- dans les cas appropriés, que la substance convient à la préparation de solutions pour dialyse, hémodialyse et hémofiltration,
- dans les cas appropriés, que la substance convient à la préparation de formes pharmaceutiques administrées par voie parentérale,
- la teneur déclarée en lactate de sodium.

01/2002:0098

SODIUM (LAURILSULFATE DE)

Natrii laurilsulfas

DÉFINITION

Le laurilsulfate de sodium est un mélange d'alkylsulfates de sodium constitués principalement par le dodécylsulfate de sodium, $C_{12}H_{25}NaO_4S$ (M_r 288,4). Il contient au minimum 85,0 pour cent d'alkylsulfates de sodium, calculés en $C_{12}H_{25}NaO_4S$.

CARACTÈRES

Poudre ou cristaux, blancs ou jaune pâle, facilement solubles dans l'eau en formant une solution opalescente, partiellement solubles dans l'alcool.

IDENTIFICATION

A. Dissolvez 0,1 g de laurilsulfate de sodium dans 10 ml d'*eau R* et agitez. Il se forme une mousse abondante.

B. Mélangez 0,1 ml de la solution obtenue dans l'identification A avec 0,1 ml d'une solution de *bleu de méthylène R* à 1 g/l et 2 ml d'*acide sulfurique dilué R*. Ajoutez 2 ml de *chlorure de méthylène R* et agitez. Il se développe une intense coloration bleue dans la phase de chlorure de méthylène.

C. Mélangez 10 mg environ de laurilsulfate de sodium avec 10 ml d'*éthanol R*. Chauffez au bain-marie à ébullition en agitant fréquemment. Filtrez immédiatement et évaporez l'éthanol. Dissolvez le résidu dans 8 ml d'*eau R*, ajoutez 3 ml d'*acide chlorhydrique dilué R* et évaporez la solution à la moitié de son volume, puis laissez refroidir. Séparez par filtration les alcools gras solidifiés. Au filtrat, ajoutez 1 ml de *solution de chlorure de baryum R1*. Il se forme un précipité cristallin blanc.

D. Calcinez 0,5 g de laurilsulfate de sodium. Le résidu donne la réaction (a) du sodium (*2.3.1*).

ESSAI

Alcalinité. Dissolvez 1,0 g de laurilsulfate de sodium dans 100 ml d'*eau exempte de dioxyde de carbone R* et ajoutez 0,1 ml de *solution de rouge de phénol R*. Le virage de l'indicateur ne nécessite pas plus de 0,5 ml d'*acide chlorhydrique 0,1 M*.

Alcools non estérifiés. Dissolvez 10 g de laurilsulfate de sodium dans 100 ml d'*eau R*, ajoutez 100 ml d'*alcool R* et agitez la solution avec 3 fois 50 ml de *pentane R*, en ajoutant du *chlorure de sodium R* si nécessaire pour faciliter la séparation en 2 phases. Réunissez les phases organiques et lavez avec 3 fois 50 ml d'*eau R*, séchez la solution organique sur du *sulfate de sodium anhydre R*, filtrez et évaporez au bain-marie jusqu'à évaporation complète du solvant. Chauffez le résidu à 105 °C pendant 15 min et refroidissez. La masse du résidu n'est pas supérieure à 0,4 g (4 pour cent).

Chlorure de sodium et sulfate de sodium.

Chlorure de sodium. Dissolvez 5,00 g de laurilsulfate de sodium dans 50 ml d'*eau R*. Ajoutez, goutte à goutte, de l'*acide nitrique dilué R* jusqu'à ce que la solution soit neutre au *papier tournesol bleu R*. Ajoutez 2 ml de *solution de chromate de potassium R* et titrez par le *nitrate d'argent 0,1 M*.

1 ml de *nitrate d'argent 0,1 M* correspond à 5,844 mg de NaCl.

Sulfate de sodium. Dissolvez 0,500 g de laurilsulfate de sodium dans 20 ml d'*eau R*, en chauffant doucement si nécessaire et ajoutez 1 ml d'une solution de *dithizone R1* à 0,5 g/l dans de l'*acétone R*. Si la solution est colorée en rouge, ajoutez goutte à goutte de l'*acide nitrique 1 M* jusqu'à virage au vert-bleu. Ajoutez 2,0 ml de *solution d'acide dichloracétique R* et 80 ml d'*acétone R*. Titrez par le *nitrate de plomb 0,01 M* jusqu'à obtention d'une coloration rouge-violet ou rouge-orangé persistante. Effectuez un tirage à blanc.

1 ml de *nitrate de plomb 0,01 M* correspond à 1,420 mg de Na_2SO_4.

La teneur globale en NaCl et en Na_2SO_4 n'est pas supérieure à 8,0 pour cent.

DOSAGE

Dissolvez 1,15 g de laurilsulfate de sodium dans de l'*eau R*, en chauffant si nécessaire, et complétez à 1000,0 ml avec le même solvant. Prélevez 20,0 ml de solution, puis ajoutez 15 ml de *chloroforme R* et 10 ml d'*indicateur mixte au bromure de dimidium-bleu sulfan R*. Titrez par le *chlorure de benzéthonium 0,004 M*, en agitant énergiquement et en laissant les phases se séparer avant chaque addition, jusqu'à disparition de la coloration rose de la phase chloroformique et apparition d'une coloration bleu-gris.

1 ml de *chlorure de benzéthonium 0,004 M* correspond à 1,154 mg d'alkylsulfates de sodium, calculés en $C_{12}H_{25}NaO_4S$.

01/2002:0849

SODIUM (MÉTABISULFITE DE)

Natrii metabisulfis

$Na_2S_2O_5$ M_r 190,1

DÉFINITION

Le métabisulfite de sodium (disulfite de sodium) contient au minimum 95,0 pour cent et au maximum l'équivalent de 100,5 pour cent de $Na_2S_2O_5$.

Monographies Q - Z

CARACTÈRES

Poudre cristalline blanche ou sensiblement blanche ou cristaux incolores, facilement solubles dans l'eau, peu solubles dans l'alcool.

IDENTIFICATION

A. La solution S (voir Essai) satisfait à l'essai de détermination du pH (voir Essai).

B. A 0,4 ml de *solution d'iodure de potassium iodée R*, ajoutez 8 ml d'*eau distillée R* et 1 ml de solution S diluée au dixième avec de l'*eau distillée R*. La solution est incolore et donne la réaction (a) des sulfates (*2.3.1*).

C. La solution S donne la réaction (a) du sodium (*2.3.1*).

ESSAI

Solution S. Dissolvez 5,0 g de métabisulfite de sodium dans de l'*eau exempte de dioxyde de carbone R* préparée à partir d'*eau distillée R* et complétez à 100 ml avec le même solvant.

Aspect de la solution. La solution S est limpide (*2.2.1*) et incolore (*2.2.2, Procédé II*).

Détermination du pH (*2.2.3*). Le pH de la solution S est de 3,5 à 5,0.

Thiosulfates. A 5 ml de solution S, ajoutez 5 ml d'*acide chlorhydrique dilué R*. La solution reste limpide (*2.2.1*) pendant 15 min au moins.

Arsenic (*2.4.2*). Dans une capsule, mélangez 0,20 g de métabisulfite de sodium et 2 ml d'*eau R*. Ajoutez, goutte à goutte, 1,5 ml d'*acide nitrique R*. Evaporez le mélange au bain-marie à siccité. Chauffez ensuite à la flamme jusqu'à ce qu'il n'y ait plus de dégagement de vapeurs. Reprenez le résidu par 25 ml d'*eau R*. La solution satisfait à l'essai limite A de l'arsenic (5 ppm).

Fer (*2.4.9*). 10 ml de solution S satisfont à l'essai limite du fer (20 ppm).

Métaux lourds (*2.4.8*). Dans un creuset de silice, introduisez 40 ml de solution S. Ajoutez 10 ml d'*acide chlorhydrique R* et évaporez à siccité. Dissolvez le résidu dans 19 ml d'*eau R* et ajoutez 1 ml d'une solution de *fluorure de sodium R* à 40 g/l. 12 ml de solution satisfont à l'essai limite A des métaux lourds (20 ppm). Préparez le témoin avec la *solution à 2 ppm de plomb (Pb) R*.

DOSAGE

Dissolvez 0,200 g de métabisulfite de sodium dans 50,0 ml d'*iode 0,05 M*. Ajoutez 5 ml d'*acide chlorhydrique dilué R*. Titrez par le *thiosulfate de sodium 0,1 M* en présence de 1 ml de *solution d'amidon R* ajouté en fin de titrage.

1 ml d'*iode 0,05 M* correspond à 4,753 mg de $Na_2S_2O_5$.

CONSERVATION

A l'abri de la lumière.

01/2002:1565

SODIUM (MOLYBDATE DE) DIHYDRATÉ

Natrii molybdas dihydricus

$Na_2MoO_4,2H_2O$ M_r 241,9

DÉFINITION

Le molybdate de sodium dihydraté contient au minimum 98,0 pour cent et au maximum l'équivalent de 100,5 pour cent de Na_2MoO_4, calculé par rapport à la substance desséchée.

CARACTÈRES

Poudre blanche ou cristaux incolores, facilement solubles dans l'eau.

IDENTIFICATION

A. La substance à examiner satisfait à l'essai de perte à la dessiccation (voir Essai).

B. Dissolvez 0,2 g de substance à examiner dans 5 ml d'un mélange à volumes égaux d'*acide nitrique R* et d'*eau R*, et ajoutez 0,1 g de *chlorure d'ammonium R*. Ajoutez 0,3 ml de *solution de phosphate disodique R* et chauffez lentement à 50-60 °C. Il se forme un précipité jaune.

C. Dissolvez 0,15 g de substance à examiner dans 2 ml d'*eau R*, la solution donne la réaction (a) du sodium (*2.3.1*).

ESSAI

Solution S. Dissolvez 10,0 g de substance à examiner dans de l'*eau R* et complétez à 50 ml avec le même solvant.

Aspect de la solution. La solution S est limpide (*2.2.1*) et incolore (*2.2.2, Procédé II*).

Chlorures. A 10 ml d'un mélange à volumes égaux d'*acide nitrique R* et d'*eau R*, ajoutez en agitant 10 ml de solution S. Ajoutez 1 ml de *nitrate d'argent 0,1 M*. Si la solution présente une opalescence, celle-ci n'est pas plus prononcée après 5 min que celle d'une solution témoin préparée simultanément et de la même manière avec 2 ml de *solution à 50 ppm de chlorure (Cl) R* (50 ppm).

Phosphates. Dissolvez, en chauffant, 2,0 g de substance à examiner dans 13 ml d'*eau R*. Dans la solution encore chaude, dissolvez 8,0 g de *nitrate d'ammonium R1*. Ajoutez cette solution à 27 ml d'un mélange à volumes égaux d'*acide nitrique R* et d'*eau R*. Si la solution présente une coloration jaune ou une opalescence, celle-ci n'est pas plus prononcée dans les 3 h que celle d'une solution témoin préparée simultanément comme suit : dissolvez 1,0 g de substance à examiner dans 12 ml d'*eau R* et ajoutez 1 ml de *solution à 200 ppm de phosphate (PO_4) R* (200 ppm).

Ammonium (*2.4.1*). 0,10 g de substance à examiner satisfait à l'essai limite B de l'ammonium (10 ppm). Préparez le témoin avec 1 ml de *solution à 1 ppm d'ammonium (NH_4) R*.

Métaux lourds. A 10 ml de solution S, ajoutez 2 ml d'*eau R*, 6 ml d'une solution d'*hydroxyde de sodium R* à 168 g/l et 2 ml d'*ammoniaque concentrée R* (solution A). A 0,5 ml de *réactif au thioacétamide R*, ajoutez un mélange de 15 ml de solution A et de 5 ml d'*eau R*. Si la solution présente une coloration, celle-ci n'est pas plus prononcée après 2 min que celle d'une solution témoin préparée simultanément comme suit : à 0,5 ml de *réactif au thioacétamide R* ajoutez un mélange de 5 ml de solution A, de 1 ml de *solution à 10 ppm de plomb (Pb) R* et de 14 ml d'*eau R* (10 ppm).

Perte à la dessiccation (*2.2.32*). Déterminée à l'étuve à 140 °C pendant 3 h sur 1,000 g de substance à examiner, la perte à la dessiccation est de 14,0 pour cent à 16,0 pour cent.

DOSAGE

Dissolvez 0,100 g de substance à examiner dans 30 ml d'*eau R*, ajoutez 0,5 g d'*hexaméthylènetétramine R* et 0,1 ml d'une solution d'*acide nitrique R* à 250 g/l. Chauffez à 60 °C. Titrez par le *nitrate de plomb 0,05 M* en présence du *sel monosodique de 4-(2-pyridylazo)résorcinol R*.

1 ml de *nitrate de plomb 0,05 M* correspond à 10,30 mg de Na_2MoO_4.

01/2002:1996

SODIUM (NITRITE DE)

Natrii nitris

$NaNO_2$ M_r 69,0

DÉFINITION

Teneur : 98,5 pour cent à 100,5 pour cent (substance desséchée).

CARACTÈRES

Aspect : cristaux ou masse incolores, ou bâtonnets jaunâtres, hygroscopiques.

Solubilité : facilement soluble dans l'eau, soluble dans l'alcool.

IDENTIFICATION

A. Prélevez 1 ml de solution S1 (voir Essai) et complétez à 25 ml avec de l'*eau R*. A 0,1 ml de cette solution, ajoutez 1 ml de *solution d'acide sulfanilique R1*. Laissez reposer pendant 2-3 min, puis ajoutez 1 ml de *solution de β-naphtol R* et 1 ml de *solution diluée d'hydroxyde de sodium R*. Il se développe une coloration rouge intense.

B. A 1 ml de la solution préparée pour l'identification A, ajoutez 3 ml d'une solution de *phénazone R* à 20 g/l et 0,4 ml d'*acide sulfurique dilué R*. Il se développe une coloration vert intense.

C. A 0,15 ml de solution S1, ajoutez 0,35 ml d'*eau R*. La solution donne la réaction (b) du sodium (*2.3.1*).

ESSAI

Solution S1. Dissolvez 2,5 g de nitrite de sodium dans de l'*eau exempte de dioxyde de carbone R* et complétez à 50 ml avec le même solvant.

Solution S2. Dissolvez 3 g de nitrite de sodium dans de l'*eau distillée R*. Ajoutez avec précaution 10 ml d'*acide nitrique R* et évaporez à siccité. Dissolvez le résidu dans 10 ml d'*eau distillée R*, neutralisez par la *solution diluée d'hydroxyde de sodium R* et complétez à 30 ml avec de l'*eau distillée R*.

Aspect de la solution. La solution S1 est limpide (*2.2.1*) et n'est pas plus fortement colorée que la solution témoin B_6 (*2.2.2, Procédé II*).

Acidité ou alcalinité. A 10 ml de solution S1, ajoutez 0,05 ml de *solution de rouge de phénol R*, puis 0,1 ml d'*hydroxyde de sodium 0,01 M*. La solution est rouge. Ajoutez 0,3 ml d'*acide chlorhydrique 0,01 M*. La solution est jaune.

Chlorures (*2.4.4*) : au maximum 50 ppm.

Prélevez 10 ml de solution S2 et complétez à 15 ml avec de l'*eau R*. La solution satisfait à l'essai limite des chlorures.

Sulfates (*2.4.13*) : au maximum 200 ppm.

Prélevez 7,5 ml de solution S2 et complétez à 15 ml avec de l'*eau distillée R*. La solution satisfait à l'essai limite des sulfates.

Métaux lourds (*2.4.8*) : au maximum 20 ppm.

Prélevez 10 ml de solution S2 et complétez à 20 ml avec de l'*eau R*. 12 ml de cette solution satisfont à l'essai limite A. Préparez le témoin avec la *solution à 1 ppm de plomb (Pb) R*.

Perte à la dessiccation (*2.2.32*) : au maximum 1,0 pour cent, déterminé sous vide sur 1,000 g de nitrite de sodium.

DOSAGE

Dissolvez 0,400 g de nitrite de sodium dans 100,0 ml d'*eau R*. Introduisez 20,0 ml de solution dans une fiole conique contenant 30,0 ml de *sulfate de cérium 0,1 M*, en agitant sans interruption et en maintenant la pointe de la pipette sous la surface du liquide. Bouchez immédiatement la fiole et laissez reposer pendant 2 min. Ajoutez 10 ml d'une solution d'*iodure de potassium R* à 200 g/l et 2 ml de *solution d'amidon R*.

Tout en maintenant sous agitation constante, titrez par le *thiosulfate de sodium 0,1 M* jusqu'à disparition de la coloration bleue. Effectuez un titrage à blanc.

1 ml de *sulfate de cérium 0,1 M* correspond à 3,45 mg de $NaNO_2$.

CONSERVATION

En récipient étanche.

01/2002:0565

SODIUM (NITROPRUSSIATE DE)

Natrii nitroprussias

$Na_2[Fe(CN)_5NO],2H_2O$ M_r 298,0

DÉFINITION

Le nitroprussiate de sodium contient au minimum 99,0 pour cent et au maximum l'équivalent de 100,5 pour cent de pentacyanonitrosylferrate (III) de sodium, calculé par rapport à la substance anhydre.

CARACTÈRES

Poudre ou cristaux brun-rouge, facilement solubles dans l'eau, peu solubles dans l'alcool.

IDENTIFICATION

A. Dissolvez 0,700 g de nitroprussiate de sodium dans de l'*eau R* et complétez à 100,0 ml avec le même solvant. Examinée de 350 nm à 600 nm (*2.2.25*) immédiatement après dissolution, la solution présente un maximum d'absorption à 395 nm, un épaulement vers 510 nm et un minimum d'absorption à 370 nm. L'absorbance spécifique au maximum est de 0,65 à 0,80.

B. Dissolvez 20 mg environ de nitroprussiate de sodium dans 2 ml d'*eau R* et ajoutez 0,1 ml de *solution de sulfure de sodium R*. Il apparaît une intense coloration rouge violet.

C. Dissolvez 50 mg de nitroprussiate de sodium dans 1 ml d'*eau R*. Acidifiez la solution par addition d'*acide chlorhydrique R*. Une goutte de solution dans une flamme oxydante produit une coloration jaune persistante.

ESSAI

Matières insolubles. Dissolvez 10 g de nitroprussiate de sodium dans 50 ml d'*eau R* sans chauffer. Laisser reposer pendant 30 min et filtrez sur un filtre de verre fritté (16). Lavez le filtre à l'*eau R* froide jusqu'à ce que le filtrat soit incolore. Desséchez le résidu sur le filtre à 105 °C. La masse du résidu n'est pas supérieure à 1 mg (100 ppm).

Chlorures (*2.4.4*). Dans un creuset de métal (Nickel), mélangez 1,0 g de nitroprussiate de sodium avec 8 ml d'une solution d'*hydroxyde de sodium R* à 200 g/l. Chauffez doucement et évaporez avec précaution à siccité sur une petite flamme. Chauffez jusqu'au rouge sombre pendant 30 min. Laissez refroidir et reprenez le résidu solide avec successivement 3 fois 8 ml d'*acide sulfurique dilué R*. Filtrez les fractions acides sur un papier filtre et collectez les

Monographies Q - Z

filtrats. Acidifiez le filtrat au *papier tournesol R* en ajoutant si nécessaire quelques gouttes d'*acide sulfurique dilué R*. Lavez le creuset et le papier filtre avec 3 fois 10 ml d'*eau R*, ajoutez les eaux de lavage à la solution d'acide sulfurique et complétez à 60 ml avec de l'*eau R*. 15 ml de solution satisfont à l'essai limite des chlorures (200 ppm).

Ferricyanures. Dissolvez 1,25 g de nitroprussiate de sodium dans la *solution tampon acétate pH 4,6 R* et complétez à 50,0 ml avec la même solution tampon. Utilisez 3 ballons jaugés de 50 ml (*A, B, C*). Dans le ballon *B*, introduisez 1,0 ml de *solution à 50 ppm de ferricyanure* $[Fe(CN)_6]$ *R*. Dans les ballons *A* et *B*, introduisez 1 ml d'une solution de *sulfate ferreux et d'ammonium R* à 5 g/l. Dans chacun des 3 ballons, ajoutez 10,0 ml de la solution de nitroprussiate de sodium et complétez le contenu de chaque ballon à 50,0 ml avec de l'*eau R*. Laissez reposer pendant 30 min. Mesurez l'absorbance (*2.2.25*) de la solution *A* à 720 nm en utilisant la solution *C* comme liquide de compensation et mesurez l'absorbance de la solution *B* à la même longueur d'onde en utilisant la solution *A* comme liquide de compensation. L'absorbance de la solution *A* n'est pas supérieure à celle de la solution *B* (200 ppm).

Ferrocyanures. Dissolvez 4,0 g de nitroprussiate de sodium dans de l'*eau R* et complétez à 100,0 ml avec le même solvant. Utilisez 3 ballons jaugés de 50 ml (*A, B, C*). Dans le ballon *B*, introduisez 2,0 ml de *solution à 100 ppm de ferrocyanure* $[Fe(CN)_6]$ *R*. Dans les ballons *A* et *B*, introduisez 1 ml de *solution de chlorure ferrique R2*. Dans chacun des 3 ballons, ajoutez 25,0 ml de la solution de nitroprussiate de sodium et complétez le contenu de chaque ballon à 50,0 ml avec de l'*eau R*. Laissez reposer pendant 30 min. Mesurez l'absorbance (*2.2.25*) de la solution *A* à 695 nm en utilisant la solution *C* comme liquide de compensation et mesurez l'absorbance de la solution *B* à la même longueur d'onde en utilisant la solution *A* comme liquide de compensation. L'absorbance de la solution *A* n'est pas supérieure à celle de la solution *B* (200 ppm).

Sulfates. Pour la préparation et la dilution des solutions, utilisez de l'*eau distillée R*.

Solution à examiner. Dissolvez 3,6 g de nitroprussiate de sodium dans 120 ml d'eau. Ajoutez, tout en mélangeant, 4 ml de *solution à 10 ppm de sulfate* (SO_4) *R* et 20 ml d'une solution de *chlorure de cuivre R* à 250 g/l et complétez à 150,0 ml avec de l'eau. Laissez reposer pendant 16 h et filtrez ou centrifugez jusqu'à obtention d'une solution bleu clair limpide.

Solution témoin. A 40 ml de *solution à 10 ppm de sulfate* (SO_4) *R*, ajoutez 80 ml d'eau, 12 ml à 13 ml d'une solution de *chlorure de cuivre R* à 250 g/l et complétez à 150,0 ml avec de l'eau. Le volume de la solution de chlorure de cuivre utilisé est tel qu'il permet d'obtenir une coloration comparable à celle de la solution à examiner.

Laissez reposer les solutions. Filtrez chacune d'elles et rejetez les premiers 25 ml. A 100 ml de chaque filtrat, ajoutez 0,5 ml d'*acide acétique R* et mélangez. Ajoutez 2 ml d'une solution de *chlorure de baryum R* à 250 g/l et mélangez de nouveau. Si la solution à examiner présente une opalescence, celle-ci n'est pas plus prononcée que celle de la solution témoin (100 ppm).

Teneur en eau (*2.5.12*). Déterminée par semi-microdosage sur 0,250 g de nitroprussiate de sodium, la teneur en eau est de 9,0 pour cent à 15,0 pour cent.

DOSAGE

Dissolvez 0,250 g de nitroprussiate de sodium dans 100 ml d'*eau R* et ajoutez 0,1 ml d'*acide sulfurique dilué R*. Titrez par le *nitrate d'argent 0,1 M*. Déterminez le point de fin de titrage par potentiométrie (*2.2.20*) en utilisant un système d'électrodes argent-sulfate mercureux.

1 ml de *nitrate d'argent 0,1 M* correspond à 13,10 mg de $Na_2[Fe(CN)_5NO]$.

CONSERVATION

A l'abri de la lumière.

01/2002:1997

SODIUM (PERBORATE DE) HYDRATÉ

Natrii perboras hydricus

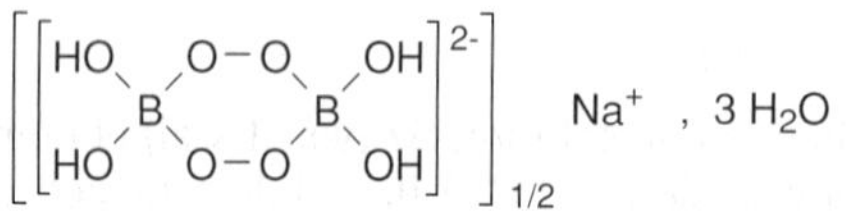

$NaBO_3,4H_2O$ ou $NaBO_2,H_2O_2,3H_2O$ M_r 153,9

DÉFINITION

Teneur : 96,0 pour cent à 103,0 pour cent.

CARACTÈRES

Aspect : cristaux prismatiques incolores ou poudre blanche, stable sous sa forme cristalline.

Solubilité : assez soluble dans l'eau, avec une lente décomposition. Le perborate de sodium hydraté se dissout dans les solutions diluées d'acides minéraux.

IDENTIFICATION

A. Mélangez 1 ml d'une solution saturée de perborate de sodium hydraté avec un mélange de 1 ml d'*acide sulfurique dilué R* et 0,2 ml d'une solution de *dichromate de potassium R* à 70 g/l. Agitez avec 2 ml d'*éther R* et laissez reposer. Il apparaît une coloration bleue dans la phase éthérée.

B. Le mélange obtenu en traitant environ 100 mg de perborate de sodium hydraté par 0,1 ml d'*acide sulfurique R* et 5 ml de *méthanol R* brûle avec une flamme verdâtre lorsqu'il est enflammé.

C. Le perborate de sodium hydraté donne la réaction (a) du sodium (*2.3.1*).

ESSAI

Chlorures (*2.4.4*) : au maximum 330 ppm.

Dissolvez 0,15 g de perborate de sodium hydraté dans 15 ml d'*eau R*. La solution satisfait à l'essai limite des chlorures.

Sulfates (*2.4.13*) : au maximum 1,2 pour cent.

Dissolvez 0,13 g de perborate de sodium hydraté dans 150 ml d'*eau distillée R*. 15 ml de solution satisfont à l'essai limite des sulfates.

Fer (*2.4.9*) : au maximum 20 ppm.

Dissolvez 2,5 g de perborate de sodium hydraté dans 10 ml d'*acide chlorhydrique dilué R*, en chauffant, puis évaporez à siccité en maintenant sous agitation et dissolvez le résidu dans 25 ml d'*eau R* chaude. Prélevez 5 ml de la solution obtenue et complétez à 10 ml avec de l'*eau R*. La solution satisfait à l'essai limite du fer.

Métaux lourds (*2.4.8*) : au maximum 10 ppm.

12 ml de la solution obtenue dans l'essai du fer satisfont à l'essai limite A. Préparez le témoin avec la *solution à 1 ppm de plomb (Pb) R*.

DOSAGE

Dissolvez 0,300 g de perborate de sodium hydraté dans 50,0 ml d'*eau R*. Prélevez 10,0 ml de solution et complétez à 50 ml avec de l'*eau R*. Ajoutez 10 ml d'*acide sulfurique dilué R* et titrez par le *permanganate de potassium 0,02 M*.

1 ml de *permanganate de potassium 0,02 M* correspond à 7,693 mg de NaH_8BO_7.

CONSERVATION

En récipient étanche.

01/2002:1031

SODIUM (PICOSULFATE DE)

Natrii picosulfas

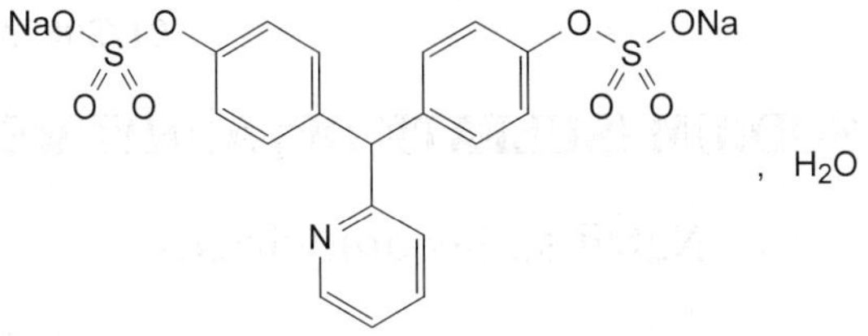

$C_{18}H_{13}NNa_2O_8S_2,H_2O$ M_r 499,4

DÉFINITION

Le picosulfate de sodium contient au minimum 98,5 pour cent et au maximum l'équivalent de 100,5 pour cent de bis(sulfate sodique) de 4,4'-[(pyridin-2-yl)méthylène]bisphényle, calculé par rapport à la substance anhydre.

CARACTÈRES

Poudre cristalline, blanche ou sensiblement blanche, facilement soluble dans l'eau, peu soluble dans l'alcool, pratiquement insoluble dans l'éther.

IDENTIFICATION

Première identification : A, E.

Seconde identification : B, C, D, E.

A. Examinez le picosulfate de sodium par spectrophotométrie d'absorption dans l'infrarouge (*2.2.24*), en comparant avec le spectre obtenu avec le *picosulfate de sodium SCR*. Examinez les substances sous forme de pastilles.

B. Examinez les chromatogrammes obtenus dans l'essai des substances apparentées en lumière ultraviolette à 254 nm. La tache principale du chromatogramme obtenu avec la solution à examiner (b) est semblable quant à sa position et ses dimensions à la tache principale du chromatogramme obtenu avec la solution témoin (a).

C. A 5 ml de solution S (voir Essai), ajoutez 1 ml d'*acide chlorhydrique dilué R* et chauffez à ébullition. Ajoutez 1 ml de *solution de chlorure de baryum R1*. Il se forme un précipité blanc.

D. A 10 mg environ de picosulfate de sodium, ajoutez 3 ml d'*acide sulfurique R* et 0,1 ml de *solution de dichromate de potassium R1*. Il se développe une coloration violette.

E. La solution S donne la réaction (a) du sodium (*2.3.1*).

ESSAI

Solution S. Dissolvez 2,5 g de picosulfate de sodium dans de l'*eau distillée R* et complétez à 50 ml avec le même solvant.

Aspect de la solution. La solution S est limpide (*2.2.1*) et n'est pas plus fortement colorée que la solution témoin JV_7 (*2.2.2, Procédé II*).

Acidité ou alcalinité. A 10 ml de solution S, ajoutez 0,05 ml de *solution de phénolphtaléine R*. La solution est incolore. Le virage de l'indicateur au rose ne nécessite pas plus de 0,25 ml d'*hydroxyde de sodium 0,01 M*.

Substances apparentées. Opérez par chromatographie sur couche mince (*2.2.27*) en utilisant une plaque recouverte de *gel de silice* GF_{254} *R*.

Solution à examiner (a). Dissolvez 0,20 g de picosulfate de sodium dans du *méthanol R* et complétez à 5 ml avec le même solvant.

Solution à examiner (b). Prélevez 1 ml de solution à examiner (a) et complétez à 10 ml avec du *méthanol R*.

Solution témoin (a). Dissolvez 20 mg de *picosulfate de sodium SCR* dans du *méthanol R* et complétez à 5 ml avec le même solvant.

Solution témoin (b). Prélevez 2 ml de solution à examiner (b) et complétez à 100 ml avec du *méthanol R*.

Solution témoin (c). Dissolvez 0,20 g de picosulfate de sodium dans 2 ml d'une solution d'*acide chlorhydrique R* à 103 g/l. Chauffez rapidement à ébullition et faites bouillir pendant 10 s. Refroidissez dans de l'eau glacée et complétez à 10 ml avec du *méthanol R*.

Déposez sur la plaque 5 µl de chaque solution. Développez sur un parcours de 10 cm avec un mélange de 2,5 volumes d'*acide formique anhydre R*, de 12,5 volumes d'*eau R*, de 25 volumes de *méthanol R* et de 60 volumes d'*acétate d'éthyle R*. Faites séchez la plaque dans un courant d'air chaud pendant 15 min. Examinez en lumière ultraviolette à 254 nm. Pulvérisez une solution à 200 g/l d'*acide chlorhydrique R* dans du *méthanol R* et chauffez à 110 °C pendant 10 min. Pulvérisez sur la plaque chaude une solution récemment préparée contenant 50 g/l de *chlorure ferrique R* et 1 g/l de *ferricyanure de potassium R*. Examinez la plaque humide. S'il apparaît d'autres taches que la tache principale dans le chromatogramme obtenu avec la solution à examiner (a), aucune d'entre elles n'est plus intense que la tache du chromatogramme obtenu avec la solution témoin (b) (0,2 pour cent). L'essai n'est valable que si le chromatogramme obtenu avec la solution témoin (c) présente 3 taches nettement séparées. Une quatrième tache peut être présente sur la ligne de départ.

Chlorures (*2.4.4*). Prélevez 5 ml de solution S et complétez à 15 ml avec de l'*eau R*. La solution satisfait à l'essai limite des chlorures (200 ppm).

Sulfates (*2.4.13*). Prélevez 7,5 ml de solution S et complétez à 15 ml avec de l'*eau distillée R*. La solution satisfait à l'essai limite des sulfates (400 ppm).

Métaux lourds (*2.4.8*). 12 ml de solution S satisfont à l'essai limite A des métaux lourds (20 ppm). Préparez le témoin avec 10 ml de *solution à 1 ppm de plomb (Pb) R*.

Teneur en eau (*2.5.12*). Déterminée par semi-microdosage sur 0,500 g de picosulfate de sodium, la teneur en eau est de 3,0 pour cent à 5,0 pour cent.

DOSAGE

Dissolvez 0,400 g de picosulfate de sodium dans 80 ml de *méthanol R*. Titrez par l'*acide perchlorique 0,1 M*. Déterminez le point de fin de titrage par potentiométrie (*2.2.20*).

1 ml d'*acide perchlorique 0,1 M* correspond à 48,14 mg de $C_{18}H_{13}NNa_2O_8S_2$.

Monographies Q - Z

IMPURETÉS

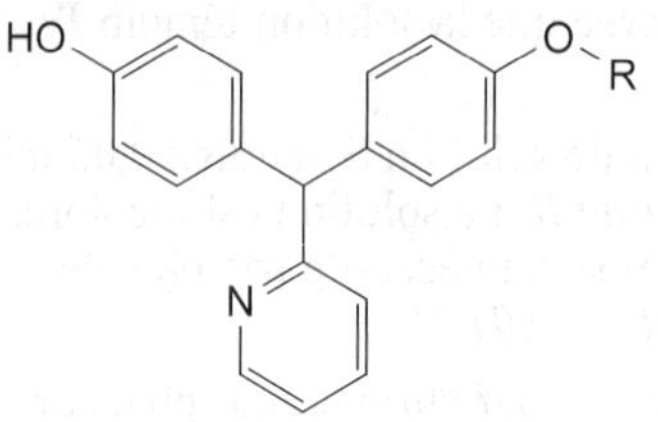

A. R = SO_3Na : sulfate de sodium de 4-[(pyridin-2-yl)(4-hydroxyphényl)méthyl]phényle,

B. R = H : 4,4′-[(pyridin-2-yl)méthylène]bisphénol.

01/2002:0413

SODIUM (SALICYLATE DE)

Natrii salicylas

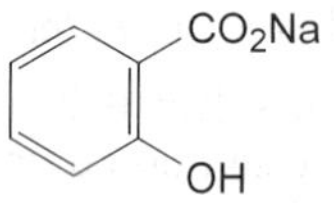

$C_7H_5NaO_3$ M_r 160,1

DÉFINITION

Le salicylate de sodium contient au minimum 99,0 pour cent et au maximum l'équivalent de 101,0 pour cent de 2-hydroxybenzènecarboxylate de sodium, calculé par rapport à la substance desséchée.

CARACTÈRES

Poudre cristalline blanche ou petits cristaux incolores, ou paillettes brillantes, facilement solubles dans l'eau, assez solubles dans l'alcool.

IDENTIFICATION

Première identification : A, C.

Seconde identification : B, C.

A. Examinez le salicylate de sodium par spectrophotométrie d'absorption dans l'infrarouge (*2.2.24*), en comparant avec le spectre obtenu avec le *salicylate de sodium SCR*.

B. La solution S (voir Essai) donne les réactions des salicylates (*2.3.1*).

C. Le salicylate de sodium donne la réaction (b) du sodium (*2.3.1*).

ESSAI

Solution S. Dissolvez 5,0 g de salicylate de sodium dans de l'*eau exempte de dioxyde de carbone R* préparée à partir d'*eau distillée R* et complétez à 50 ml avec le même solvant.

Aspect de la solution. La solution S est limpide (*2.2.1*) et n'est pas plus fortement colorée que la solution témoin JB_6 (*2.2.2, Procédé II*).

Acidité. A 20 ml de solution S, ajoutez 0,1 ml de *solution de rouge de phénol R*. La solution est colorée en jaune. Le virage au rouge-violet de l'indicateur ne nécessite pas plus de 2,0 ml d'*hydroxyde de sodium 0,01 M*.

Chlorures (*2.4.4*). A 5 ml de solution S, ajoutez 5 ml d'*eau R* et 10 ml d'*acide nitrique dilué R*, puis filtrez. Prélevez 10 ml du filtrat et complétez à 15 ml avec de l'*eau R*. Cette solution satisfait à l'essai limite des chlorures (200 ppm).

Sulfates (*2.4.13*). Prélevez 2,5 ml de solution S et complétez à 15 ml avec de l'*eau distillée R*. La solution satisfait à l'essai limite des sulfates (600 ppm).

Métaux lourds (*2.4.8*). Dissolvez 1,6 g de salicylate de sodium dans 16 ml d'un mélange de 5 volumes d'*eau R* et de 10 volumes d'*alcool R*. 12 ml de cette solution satisfont à l'essai limite B des métaux lourds (20 ppm). Préparez le témoin avec une solution à 2 ppm de plomb (Pb) obtenue par dilution de la *solution à 100 ppm de plomb (Pb) R* dans un mélange de 5 volumes d'*eau R* et de 10 volumes d'*alcool R*.

Perte à la dessiccation (*2.2.32*). Déterminée à l'étuve à 100-105 °C sur 1,00 g de salicylate de sodium, la perte à la dessiccation n'est pas supérieure à 0,5 pour cent.

DOSAGE

Dissolvez 0,130 g de salicylate de sodium dans 30 ml d'*acide acétique anhydre R*. Titrez par l'*acide perchlorique 0,1 M*. Déterminez le point de fin de titrage par potentiométrie (*2.2.20*).

1 ml d'*acide perchlorique 0,1 M* correspond à 16,01 mg de $C_7H_5NaO_3$.

CONSERVATION

En récipient étanche, à l'abri de la lumière.

01/2002:0099

SODIUM (SULFATE DE) ANHYDRE

Natrii sulfas anhydricus

Na_2SO_4 M_r 142,0

DÉFINITION

Le sulfate de sodium anhydre contient au minimum 99,0 pour cent et au maximum l'équivalent de 100,5 pour cent de Na_2SO_4, calculé par rapport à la substance desséchée.

CARACTÈRES

Poudre blanche, hygroscopique, facilement soluble dans l'eau.

IDENTIFICATION

A. Le sulfate de sodium anhydre donne les réactions des sulfates (*2.3.1*).

B. Le sulfate de sodium anhydre donne les réactions du sodium (*2.3.1*).

ESSAI

Solution S. Dissolvez 2,2 g de sulfate de sodium anhydre dans de l'*eau distillée R* et complétez à 100 ml avec le même solvant.

Aspect de la solution. La solution S est limpide (*2.2.1*) et incolore (*2.2.2, Procédé II*).

Acidité ou alcalinité. A 10 ml de la solution S, ajoutez 0,1 ml de *solution de bleu de bromothymol R1*. Le virage de l'indicateur ne nécessite pas plus de 0,5 ml d'*acide chlorhydrique 0,01 M* ou d'*hydroxyde de sodium 0,01 M*.

Chlorures (*2.4.4*). Prélevez 5 ml de la solution S et complétez à 15 ml avec de l'*eau R*. La solution satisfait à l'essai limite des chlorures (450 ppm).

Arsenic (*2.4.2*). 10 ml de la solution S satisfont à l'essai limite A de l'arsenic (5 ppm).

Calcium (*2.4.3*). Prélevez 10 ml de la solution S et complétez à 15 ml avec de l'*eau distillée R*. La solution satisfait à l'essai limite du calcium (450 ppm).

Fer (*2.4.9*). Prélevez 5 ml de la solution S et complétez à 10 ml avec de l'*eau R*. La solution satisfait à l'essai limite du fer (90 ppm).

Magnésium. A 10 ml de la solution S, ajoutez 1 ml de *glycérol à 85 pour cent R*, 0,15 ml de *solution de jaune titane R*, 0,25 ml de *solution d'oxalate d'ammonium R* et 5 ml de *solution diluée d'hydroxyde de sodium R*, puis agitez. La solution n'est pas plus fortement colorée en rose qu'une solution témoin préparée simultanément et dans les mêmes conditions avec un mélange de 5 ml de *solution à 10 ppm de magnésium (Mg) R* et de 5 ml d'*eau R* (200 ppm).

Métaux lourds (*2.4.8*). 12 ml de la solution S satisfont à l'essai limite A des métaux lourds (45 ppm). Préparez le témoin avec la *solution à 1 ppm de plomb (Pb) R*.

Perte à la dessiccation (*2.2.32*). Déterminée à l'étuve à 130 °C sur 1,00 g de sulfate de sodium anhydre, la perte à la dessiccation n'est pas supérieure à 5,0 pour cent.

DOSAGE

Dissolvez 1,30 g de sulfate de sodium anhydre dans 50 ml d'*eau R* et faites passer la solution à travers une colonne de *résine échangeuse d'ions fortement acide R* à un débit d'environ 4 ml/min. Lavez avec de l'*eau R* (300 ml environ) jusqu'à ce que la neutralisation de 50 ml ne nécessite pas plus de 0,05 ml d'*hydroxyde de sodium 0,1 M*. Titrez l'éluat par l'*hydroxyde de sodium 1 M* en présence de 0,1 ml de *solution de méthylorange R*.

1 ml d'*hydroxyde de sodium 1 M* correspond à 71,0 mg de Na_2SO_4.

01/2002:0100

SODIUM (SULFATE DE) DÉCAHYDRATÉ

Natrii sulfas decahydricus

$Na_2SO_4,10H_2O$ M_r 322,2

DÉFINITION

Le sulfate de sodium décahydraté contient au minimum 99,0 pour cent et au maximum l'équivalent de 100,5 pour cent de Na_2SO_4, calculé par rapport à la substance desséchée.

CARACTÈRES

Poudre cristalline blanche ou cristaux transparents incolores, facilement solubles dans l'eau, pratiquement insolubles dans l'alcool. Le sulfate de sodium se dissout partiellement à 33 °C environ dans son eau de cristallisation.

IDENTIFICATION

A. Le sulfate de sodium décahydraté donne les réactions des sulfates (*2.3.1*).

B. Le sulfate de sodium décahydraté donne les réactions du sodium (*2.3.1*).

ESSAI

Solution S. Dissolvez 5,0 g de sulfate de sodium décahydraté dans de l'*eau distillée R* et complétez à 100 ml avec le même solvant.

Aspect de la solution. La solution S est limpide (*2.2.1*) et incolore (*2.2.2, Procédé II*).

Acidité ou alcalinité. A 10 ml de la solution S, ajoutez 0,1 ml de *solution de bleu de bromothymol R1*. Le virage de l'indicateur ne nécessite pas plus de 0,5 ml d'*acide chlorhydrique 0,01 M* ou d'*hydroxyde de sodium 0,01 M*.

Chlorures (*2.4.4*). Prélevez 5 ml de la solution S et complétez à 15 ml avec de l'*eau R*. La solution satisfait à l'essai limite des chlorures (200 ppm).

Arsenic (*2.4.2*). 10 ml de la solution S satisfont à l'essai limite A de l'arsenic (2 ppm).

Calcium (*2.4.3*). Prélevez 10 ml de la solution S et complétez à 15 ml avec de l'*eau distillée R*. La solution satisfait à l'essai limite du calcium (200 ppm).

Fer (*2.4.9*). Prélevez 5 ml de la solution S et complétez à 10 ml avec de l'*eau R*. La solution satisfait à l'essai limite du fer (40 ppm).

Magnésium. A 10 ml de la solution S, ajoutez 1 ml de *glycérol à 85 pour cent R*, 0,15 ml de *solution de jaune titane R*, 0,25 ml de *solution d'oxalate d'ammonium R* et 5 ml de *solution diluée d'hydroxyde de sodium R*, puis agitez. La solution n'est pas plus fortement colorée en rose qu'une solution témoin préparée simultanément et dans les mêmes conditions avec un mélange de 5 ml de *solution à 10 ppm de magnésium (Mg) R* et de 5 ml d'*eau R* (100 ppm).

Métaux lourds (*2.4.8*). 12 ml de la solution S satisfont à l'essai limite A des métaux lourds (20 ppm). Préparez le témoin avec la *solution à 1 ppm de plomb (Pb) R*.

Perte à la dessiccation (*2.2.32*). Déterminée à 30 °C pendant 1 h, puis à 130 °C sur 1,00 g de sulfate de sodium décahydraté, la perte à la dessiccation est de 52,0 pour cent à 57,0 pour cent.

DOSAGE

Dissolvez 3,00 g de sulfate de sodium décahydraté dans 50 ml d'*eau R* et faites passer la solution à travers une colonne de *résine échangeuse d'ions fortement acide R* à un débit d'environ 4 ml/min. Lavez avec de l'*eau R* (300 ml environ) jusqu'à ce que la neutralisation de 50 ml ne nécessite pas plus de 0,05 ml d'*hydroxyde de sodium 0,1 M*. Titrez l'éluat par l'*hydroxyde de sodium 1 M* en présence de 0,1 ml de *solution de méthylorange R*.

1 ml d'*hydroxyde de sodium 1 M* correspond à 71,0 mg de Na_2SO_4.

01/2002:0775

SODIUM (SULFITE DE) ANHYDRE

Natrii sulfis anhydricus

Na_2SO_3 M_r 126,0

DÉFINITION

Le sulfite de sodium anhydre contient au minimum 95,0 pour cent et au maximum l'équivalent de 100,5 pour cent de Na_2SO_3.

CARACTÈRES

Poudre blanche, facilement soluble dans l'eau, très peu soluble dans l'alcool.

IDENTIFICATION

A. La solution S (voir Essai) est faiblement alcaline (*2.2.4*).

B. A 5 ml de solution S, ajoutez 0,5 ml d'*iode 0,05 M*. La solution est incolore et donne la réaction (a) des sulfates (*2.3.1*).

C. La solution S donne la réaction (a) du sodium (*2.3.1*).

D. Le sulfite de sodium anhydre satisfait au dosage.

ESSAI

Solution S. Dissolvez 5 g de sulfite de sodium anhydre dans de l'*eau R* et complétez à 100 ml avec le même solvant.

Solution S1. A 10,0 g de sulfite de sodium anhydre, ajoutez 25 ml d'*eau R*. Agitez pour en dissoudre la plus grande partie, puis ajoutez progressivement et avec précaution 15 ml d'*acide chlorhydrique R*. Chauffez à ébullition. Refroidissez, puis complétez à 100,0 ml avec de l'*eau R*.

Monographies Q - Z

Aspect de la solution. La solution S est limpide (*2.2.1*) et incolore (*2.2.2, Procédé I*).

Thiosulfates. A 2,00 g de sulfite de sodium anhydre, ajoutez 100 ml d'*eau R*. Agitez, puis ajoutez 10 ml de *solution de formaldéhyde R* et 10 ml d'*acide acétique R*. Laissez reposer pendant 5 min. Titrez par l'*iode 0,05 M* en présence de 0,5 ml de *solution d'amidon R*. Effectuez un essai à blanc. La différence entre les volumes utilisés pour les 2 titrages n'est pas supérieure à 0,15 ml (0,1 pour cent).

Fer (*2.4.9*). 10 ml de solution S1 satisfont à l'essai limite du fer (10 ppm).

Sélénium. A 3,0 g de sulfite de sodium anhydre, ajoutez 10 ml de *solution de formaldéhyde R*, puis progressivement et avec précaution 2 ml d'*acide chlorhydrique R*. Chauffez au bain-marie pendant 20 min. Si une coloration rose se développe, elle n'est pas plus intense que celle d'une solution témoin préparée simultanément et dans les mêmes conditions avec 1,0 g de sulfite de sodium anhydre additionné de 0,2 ml de *solution à 100 ppm de sélénium (Se) R* (10 ppm).

Zinc. Déterminez la teneur en zinc par spectrométrie d'absorption atomique (*2.2.23, Procédé I*).

Solution à examiner. Prélevez 2,0 ml de solution S1 et complétez à 10,0 ml avec de l'*eau R*.

Solutions de référence. Préparez les solutions de référence à partir de la *solution à 100 ppm de zinc (Zn) R*, diluée si nécessaire avec de l'*eau R*.

Mesurez l'absorbance à 213,9 nm en utilisant une lampe à cathode creuse au zinc comme source de radiation et une flamme air-acétylène.

Le sulfite de sodium anhydre ne contient pas plus de 25 ppm de Zn.

Métaux lourds (*2.4.8*). 12 ml de solution S1 satisfont à l'essai limite A des métaux lourds (10 ppm). Préparez le témoin avec la *solution à 1 ppm de plomb (Pb) R*.

DOSAGE

Dans une fiole conique de 500 ml contenant 50,0 ml d'*iode 0,05 M*, introduisez 0,250 g de sulfite de sodium anhydre. Agitez jusqu'à dissolution complète et titrez l'excès d'iode par le *thiosulfate de sodium 0,1 M* en présence de 1 ml de *solution d'amidon R*. Effectuez un titrage à blanc.

1 ml d'*iode 0,05 M* correspond à 6,30 mg de Na_2SO_3

CONSERVATION

En récipient étanche.

01/2002:0776

SODIUM (SULFITE DE) HEPTAHYDRATÉ

Natrii sulfis heptahydricus

$Na_2SO_3,7H_2O$ M_r 252,2

DÉFINITION

Le sulfite de sodium heptahydraté contient au minimum 48,0 pour cent et au maximum l'équivalent de 52,5 pour cent de Na_2SO_3.

CARACTÈRES

Cristaux incolores, facilement solubles dans l'eau, très peu solubles dans l'alcool.

IDENTIFICATION

A. La solution S (voir Essai) est faiblement alcaline (*2.2.4*).

B. A 5 ml de solution S, ajoutez 0,5 ml d'*iode 0,05 M*. La solution est incolore et donne la réaction (a) des sulfates (*2.3.1*).

C. La solution S donne la réaction (a) du sodium (*2.3.1*).

D. Le sulfite de sodium heptahydraté satisfait au dosage.

ESSAI

Solution S. Dissolvez 10 g de sulfite de sodium heptahydraté dans de l'*eau R* et complétez à 100 ml avec le même solvant.

Solution S1. A 20,0 g de sulfite de sodium heptahydraté, ajoutez 25 ml d'*eau R*. Agitez pour en dissoudre la plus grande partie, puis ajoutez progressivement et avec précaution 15 ml d'*acide chlorhydrique R*. Chauffez à ébullition. Refroidissez, puis complétez à 100,0 ml avec de l'*eau R*.

Aspect de la solution. La solution S est limpide (*2.2.1*) et incolore (*2.2.2, Procédé I*).

Thiosulfates. A 4,00 g de sulfite de sodium heptahydraté, ajoutez 100 ml d'*eau R*. Agitez, puis ajoutez 10 ml de *solution de formaldéhyde R* et 10 ml d'*acide acétique R*. Laissez reposer pendant 5 min. Titrez par l'*iode 0,05 M* en présence de 0,5 ml de *solution d'amidon R*. Effectuez un essai à blanc. La différence entre les volumes utilisés pour les 2 titrages n'est pas supérieure à 0,15 ml (0,05 pour cent).

Fer (*2.4.9*). 10 ml de solution S1 satisfont à l'essai limite du fer (5 ppm).

Sélénium. A 6,0 g de sulfite de sodium heptahydraté, ajoutez 10 ml de *solution de formaldéhyde R*, puis progressivement et avec précaution 2 ml d'*acide chlorhydrique R*. Chauffez au bain-marie pendant 20 min. Si une coloration rose se développe, elle n'est pas plus intense que celle d'une solution témoin préparée simultanément et dans les mêmes conditions avec 2,0 g de sulfite de sodium heptahydraté additionnés de 0,2 ml de *solution à 100 ppm de sélénium (Se) R* (5 ppm).

Zinc. Déterminez la teneur en zinc par spectrométrie d'absorption atomique (*2.2.23, Procédé I*).

Solution à examiner. Prélevez 2,0 ml de solution S1 et complétez à 10,0 ml avec de l'*eau R*.

Solutions de référence. Préparez les solutions de référence à partir de la *solution à 100 ppm de zinc (Zn) R*, diluée si nécessaire avec de l'*eau R*.

Mesurez l'absorbance à 213,9 nm en utilisant une lampe à cathode creuse au zinc comme source de radiation et une flamme air-acétylène.

Le sulfite de sodium heptahydraté ne contient pas plus de 12 ppm de Zn.

Métaux lourds (*2.4.8*). 12 ml de solution S1 satisfont à l'essai limite A des métaux lourds (5 ppm). Préparez le témoin avec la *solution à 1 ppm de plomb (Pb) R*.

DOSAGE

Dans une fiole conique de 500 ml contenant 50,0 ml d'*iode 0,05 M*, introduisez 0,500 g de sulfite de sodium heptahydraté. Agitez jusqu'à dissolution complète et titrez l'excès d'iode par le *thiosulfate de sodium 0,1 M* en présence de 1 ml de *solution d'amidon R*. Effectuez un titrage à blanc.

1 ml d'*iode 0,05 M* correspond à 6,30 mg de Na_2SO_3.

01/2002:0414

SODIUM (THIOSULFATE DE)

Natrii thiosulfas

$Na_2S_2O_3,5H_2O$ M_r 248,2

DÉFINITION

Le thiosulfate de sodium contient au minimum 99,0 pour cent et au maximum l'équivalent de 101,0 pour cent de $Na_2S_2O_3,5H_2O$.

CARACTÈRES

Cristaux transparents, incolores, efflorescents à l'air sec, très solubles dans l'eau, pratiquement insolubles dans l'alcool. Le thiosulfate de sodium se dissout dans son eau de cristallisation à 49 °C environ.

IDENTIFICATION

A. Le thiosulfate de sodium décolore la *solution d'iodure de potassium iodée R*.

B. A 0,5 ml de solution S (voir Essai), ajoutez 0,5 ml d'*eau R* et 2 ml de *solution de nitrate d'argent R2*. Il se forme un précipité blanc qui devient rapidement jaunâtre, puis noir.

C. A 2,5 ml de solution S, ajoutez 2,5 ml d'*eau R* et 1 ml d'*acide chlorhydrique R*. Il se forme un précipité de soufre et il se dégage un gaz qui colore en bleu le *papier amidonné à l'iodate de potassium R*.

D. 1 ml de solution S donne la réaction (a) du sodium (*2.3.1*).

ESSAI

Solution S. Dissolvez 10,0 g de thiosulfate de sodium dans de l'*eau exempte de dioxyde de carbone R* préparée à partir d'*eau distillée R* et complétez à 100 ml avec le même solvant.

Aspect de la solution. La solution S est limpide (*2.2.1*) et incolore (*2.2.2, Procédé II*).

Détermination du pH (*2.2.3*). Le pH de la solution S est de 6,0 à 8,4.

Sulfates et sulfites. Prélevez 2,5 ml de solution S et complétez à 10 ml avec de l'*eau distillée R*. A 3 ml de cette solution, ajoutez d'abord 2 ml de *solution d'iodure de potassium iodée R*, puis continuez l'addition du réactif, goutte à goutte, jusqu'à obtention d'une très légère teinte jaune persistante ; complétez à 15 ml avec de l'*eau distillée R*. La solution satisfait à l'essai limite des sulfates (*2.4.13*) (0,2 pour cent).

Sulfures. A 10 ml de solution S, ajoutez 0,05 ml de solution récemment préparée de *nitroprussiate de sodium R* à 50 g/l. Il n'apparaît pas de coloration violette.

Métaux lourds. A 10 ml de solution S, ajoutez 0,05 ml de *solution de sulfure de sodium R*. Si, après 2 min, il se développe une coloration brune, celle-ci n'est pas plus intense que celle d'un témoin préparé simultanément dans les mêmes conditions avec 10 ml de *solution à 1 ppm de plomb (Pb) R* (10 ppm).

DOSAGE

Dissolvez 0,500 g de thiosulfate de sodium dans 20 ml d'*eau R*. Titrez par l'*iode 0,05 M* en présence de 1 ml de *solution d'amidon R* ajouté en fin de titrage.

1 ml d'*iode 0,05 M* correspond à 24,82 mg de $Na_2S_2O_3,5H_2O$.

CONSERVATION

En récipient étanche.

01/2002:0678

SODIUM (VALPROATE DE)

Natrii valproas

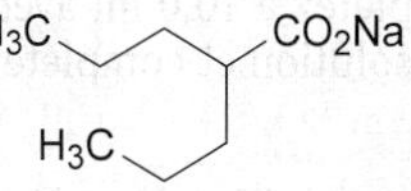

$C_8H_{15}NaO_2$ M_r 166,2

DÉFINITION

Le valproate de sodium contient au minimum 98,5 pour cent et au maximum l'équivalent de 101,0 pour cent de 2-propylpentanoate de sodium, calculé par rapport à la substance desséchée.

CARACTÈRES

Poudre cristalline, blanche ou sensiblement blanche, hygroscopique, très soluble dans l'eau, peu soluble à facilement soluble dans l'alcool.

IDENTIFICATION

A. Examinez par spectrophotométrie d'absorption dans l'infrarouge (*2.2.24*), en comparant avec le spectre obtenu avec le *valproate de sodium SCR*. Lorsqu'au cours de l'examen du valproate de sodium à l'état solide, le spectre de la substance à examiner et celui de la substance de référence présentent des différences, enregistrez de nouveaux spectres à l'aide de pastilles préparées comme suit : versez 50 µl d'une solution de valproate de sodium à 100 g/l dans du *méthanol R* sur une pastille de *bromure de potassium R* et faites évaporer le solvant sous vide. Utilisez les pastilles immédiatement.

B. Examinez les chromatogrammes obtenus dans l'essai des substances apparentées. Le pic principal du chromatogramme obtenu avec la solution à examiner (b) est semblable quant à son temps de rétention au pic principal du chromatogramme obtenu avec la solution témoin (b).

C. 2 ml de solution S (voir Essai) donnent la réaction (a) du sodium (*2.3.1*).

ESSAI

Solution S. Dans une ampoule à décantation, dissolvez 1,25 g de valproate de sodium dans 20 ml d'*eau distillée R*, ajoutez 5 ml d'*acide nitrique dilué R* et agitez. Laissez reposer le mélange pendant 12 h. Utilisez la couche inférieure.

Aspect de la solution. Dissolvez 2,0 g de valproate de sodium dans de l'*eau R* et complétez à 10 ml avec le même solvant. La solution n'est pas plus fortement opalescente que la suspension témoin II (*2.2.1*) ni plus fortement colorée que la solution témoin J_6 (*2.2.2, Procédé II*).

Acidité ou alcalinité. Dissolvez 1,0 g de valproate de sodium dans 10 ml d'*eau R*. Ajoutez 0,1 ml de *solution de phénolphtaléine R*. Le virage de l'indicateur ne nécessite pas plus de 0,75 ml d'*acide chlorhydrique 0,1 M* ou d'*hydroxyde de sodium 0,1 M*.

Substances apparentées. Opérez par chromatographie en phase gazeuse (*2.2.28*) en utilisant l'*acide butyrique R* comme étalon interne.

Solution d'étalon interne. Dissolvez 10 mg d'*acide butyrique R* dans de l'*heptane R* et complétez à 200 ml avec le même solvant.

Monographies Q - Z

Solution à examiner (a). Dissolvez 0,500 g de valproate de sodium dans 10 ml d'*eau R*. Ajoutez 5 ml d'*acide sulfurique dilué R* et agitez 3 fois avec 20 ml d'*heptane R*. Recueillez les phases supérieures, ajoutez 10,0 ml de solution d'étalon interne, agitez avec du *sulfate de sodium anhydre R*, filtrez et évaporez le filtrat à l'aide d'un évaporateur rotatif et à une température ne dépassant pas 30 °C. Reprenez le résidu avec l'*heptane R* et complétez à 10,0 ml avec le même solvant. Prélevez 1,0 ml de solution et complétez à 10,0 ml avec de l'*heptane R*.

Solution à examiner (b). Dissolvez 40 mg de valproate de sodium dans 100 ml d'*eau R*. Prélevez 10 ml de solution, ajoutez 0,5 ml d'*acide sulfurique dilué R* et agitez 3 fois avec 5 ml d'*heptane R*. Agitez avec du *sulfate de sodium anhydre R*, filtrez, puis évaporez le filtrat à un volume de 10 ml environ à l'aide d'un évaporateur rotatif et à une température ne dépassant pas 30 °C.

Solution témoin (a). Dissolvez 20 mg d'*acide 2-(1-méthyléthyl)pentanoïque SCR* dans 5,0 ml de solution à examiner (b) et complétez à 10 ml avec de l'*heptane R*. Prélevez 1 ml de solution et complétez à 10 ml avec de l'*heptane R*.

Solution témoin (b). Préparez selon les indications données pour la solution à examiner (b) en utilisant du *valproate de sodium SCR* au lieu de la substance à examiner.

La chromatographie peut être réalisée en utilisant :

- une colonne semi-capillaire de silice fondue d'une longueur de 30 m et d'un diamètre intérieur de 0,53 mm, recouverte de *2-nitrotéréphtalate de macrogol 20 000 R* (épaisseur du film 0,5 µm),
- comme gaz vecteur, de l'*hélium pour chromatographie R*, à un débit de 8 ml/min,
- un détecteur à ionisation de flamme,

en utilisant la programmation de température suivante :

	Intervalle (min)	Température (°C)	Vitesse (°C/min)	Commentaire
Colonne	0 - 10	130	-	isotherme
	10 - 30	130 → 190	3	gradient linéaire
Chambre à injection		220		
Détecteur		220		

Injectez 1 µl de chaque solution. Ajustez la sensibilité du système de façon à ce que la hauteur du pic du à l'étalon interne représente au moins 20 pour cent de l'échelle totale de l'enregistreur. L'essai n'est valable que si, dans le chromatogramme obtenu avec la solution témoin (a), la résolution entre les pics correspondant respectivement à l'acide 2-(1-méthyléthyl)pentanoïque et à l'acide valproïque n'est pas inférieure à 3,0. S'il apparaît dans le chromatogramme obtenu avec la solution à examiner (a) d'autres pics que le pic principal, la somme de leur surface n'est pas supérieure à 3 fois la surface du pic dû à l'étalon interne (0,3 pour cent) et la surface d'aucun d'entre eux n'est supérieure à celle du pic dû à l'étalon interne (0,1 pour cent). Ne tenez pas compte des pics dont la surface est inférieure à 0,1 fois la surface du pic dû à l'étalon interne.

Chlorures (*2.4.4*). A 5 ml de solution S, ajoutez 10 ml d'*eau R*. La solution satisfait à l'essai limite des chlorures (200 ppm).

Sulfates (*2.4.13*). La solution S satisfait à l'essai limite des sulfates (200 ppm).

Métaux lourds (*2.4.8*). 1,0 g de valproate de sodium satisfait à l'essai limite C des métaux lourds (20 ppm). Préparez le témoin en utilisant 2 ml de *solution à 10 ppm de plomb (Pb) R*.

Perte à la dessiccation (*2.2.32*). Déterminée à l'étuve à 100-105 °C sur 1,000 g de valproate de sodium, la perte à la dessiccation n'est pas supérieure à 2,0 pour cent.

DOSAGE

Dissolvez 0,1500 g de valproate de sodium dans 25 ml d'*acide acétique anhydre R*. Titrez par l'*acide perchlorique 0,1 M*. Déterminez le point de fin de titrage par potentiométrie (*2.2.20*).

1 ml d'*acide perchlorique 0,1 M* correspond à 16,62 mg de $C_8H_{15}NaO_2$.

CONSERVATION

En récipient étanche.

IMPURETÉS

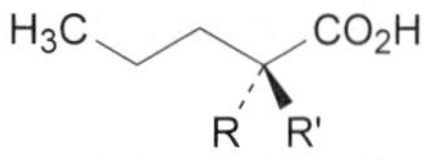

et énantiomère

A. R = R' = H : acide pentanoïque (acide valérique),

B. R = H, R' = CH_2-CH_3 : acide (2*RS*)-2-éthylpentanoïque,

C. R = H, R' = $CH(CH_3)_2$: acide (2*RS*)-2-(1-méthyléthyl)pentanoïque,

D. R = R' = CH_2-CH_2-CH_3 : acide 2,2-dipropylpentanoïque,

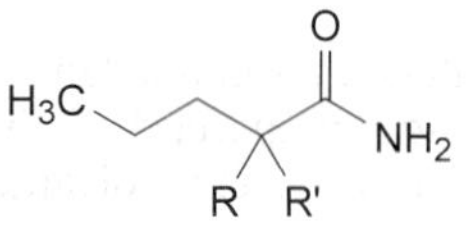

E. R = R' = H : pentanamide (valéramide),

F. R = H, R' = CH_2-CH_2-CH_3 : 2-propylpentanamide,

G. R = R' = CH_2-CH_2-CH_3 : 2,2-dipropylpentanamide,

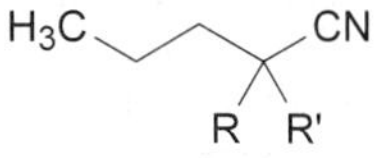

H. R = R' = H : pentanenitrile (valéronitrile),

I. R = H, R' = CH_2-CH_2-CH_3 : 2-propylpentanenitrile,

J. R = R' = CH_2-CH_2-CH_3 : 2,2-dipropylpentanenitrile.

01/2002:1265

SOJA (HUILE DE) HYDROGÉNÉE

Soiae oleum hydrogenatum

DÉFINITION

L'huile de soja hydrogénée est obtenue par purification, blanchiment, hydrogénation et désodorisation de l'huile provenant des graines de *Glycine soja* Sieb. et Zucc. et *Glycine max* (L.) Merr. (*G. hispida* (Moench) Maxim.). L'huile de soja hydrogénée se compose principalement de triglycérides d'acides palmitique et stéarique.

CARACTÈRES

Masse ou poudre blanche qui fond en donnant un liquide limpide et jaune pâle lorsqu'elle est chauffée, pratiquement insoluble dans l'eau, facilement soluble dans le chlorure de méthylène, dans l'éther de pétrole (éb. : 65-70 °C) après chauffage et dans le toluène, très peu soluble dans l'alcool.

IDENTIFICATION

A. L'huile de soja hydrogénée satisfait à l'essai du point de fusion (voir Essai).

B. L'huile de soja hydrogénée satisfait à l'essai de composition en acides gras (voir Essai).

ESSAI

Point de fusion (*2.2.15*) : 66 °C à 72 °C.

Indice d'acide (*2.5.1*). Déterminé sur 10,0 g d'huile de soja hydrogénée, l'indice d'acide n'est pas supérieur à 0,5. Dissolvez la substance à examiner dans 50 ml d'un mélange chaud et à volumes égaux d'*alcool R* et de *toluène R*, préalablement neutralisé par de l'*hydroxyde de potassium 0,1 M* en présence de 0,5 ml de *solution de phénolphtaléine R1*. Titrez la solution immédiatement alors qu'elle est encore chaude.

Indice de peroxyde (*2.5.5*) : au maximum 5,0.

Insaponifiable (*2.5.7*). Déterminé sur 5,0 g d'huile de soja hydrogénée, l'insaponifiable n'est pas supérieur à 1,0 pour cent.

Impuretés à réaction alcaline dans les huiles grasses (*2.4.19*). Dissolvez, en chauffant doucement, 2,0 g d'huile de soja hydrogénée dans un mélange de 1,5 ml d'*alcool R* et de 3 ml de *toluène R*. Ajoutez 0,05 ml d'une solution de *bleu de bromophénol R* à 0,4 g/l dans l'*alcool R*. Le virage de l'indicateur au jaune ne nécessite pas plus de 0,4 ml d'*acide chlorhydrique 0,01 M*.

Composition en acides gras (*2.4.22, Procédé A*). La chromatographie peut être réalisée en utilisant :

- une colonne de silice fondue, d'une longueur de 25 m et d'un diamètre intérieur de 0,25 mm, dont la paroi intérieure est recouverte de *poly(cyanopropyl)siloxane R* (épaisseur du film 0,2 µm),
- comme gaz vecteur, de l'*hélium pour chromatographie R*, à un débit de 0,65 ml/min,
- un détecteur à ionisation de flamme,
- un injecteur avec division (1:100),

en maintenant la température de la colonne à 180 °C pendant 20 min, celle de la chambre à injection et celle du détecteur à 250 °C.

Le mélange des acides gras constitutifs de l'huile de soja hydrogénée est composé de :

- au maximum 0,1 pour cent d'acides gras saturés de longueur de chaîne inférieure à C_{14},
- au maximum 0,5 pour cent d'acide myristique,
- 9,0 pour cent à 16,0 pour cent d'acide palmitique,
- 79,0 pour cent à 89,0 pour cent d'acide stéarique,
- au maximum 4,0 pour cent d'acide oléique et d'isomères ($C_{18:1}$ longueur de chaîne équivalente sur le poly(cyanopropyl)siloxane 18,5 à 18,8),
- au maximum 1,0 pour cent d'acide linoléique et d'isomères ($C_{18:2}$ longueur de chaîne équivalente sur le poly(cyanopropyl)siloxane 19,4 à 19,8),
- au maximum 0,2 pour cent d'acide linolénique et d'isomères ($C_{18:3}$ longueur de chaîne équivalente sur le poly(cyanopropyl)siloxane 20,3 à 20,7),
- au maximum 1,0 pour cent d'acide arachidique,
- au maximum 1,0 pour cent d'acide béhénique.

Nickel. Déterminez la teneur en nickel par spectrométrie d'absorption atomique (*2.2.23, Procédé II*).

Solution à examiner. Dans un creuset de platine ou de silice préalablement taré après calcination, introduisez 5,0 g d'huile de soja hydrogénée. Chauffez avec précaution et introduisez dans la substance une mèche constituée par un toron de papier filtre sans cendres. Enflammez la mèche. Lorsque la substance brûle d'elle-même, arrêtez le chauffage. Après combustion, calcinez au four à moufle à 600 °C environ. Continuez l'incinération jusqu'à obtention de cendres blanches. Après refroidissement, reprenez le résidu par 2 fois 2 ml d'*acide chlorhydrique dilué R* et transvasez dans une fiole jaugée de 25 ml. Ajoutez 0,3 ml d'*acide nitrique R*, puis complétez à 25,0 ml avec de l'*eau R*.

Solutions de référence. Préparez 3 solutions de référence en ajoutant respectivement 1,0 ml, 2,0 ml et 4,0 ml de la *solution à 0,2 ppm de nickel (Ni) R* à 2,0 ml de solution à examiner, puis en complétant à 10,0 ml avec de l'*eau R*.

Mesurez l'absorbance à 232 nm en utilisant une lampe à cathode creuse au nickel comme source de radiation, un four de graphite comme dispositif d'atomisation et de l'*argon R* comme gaz vecteur.

L'huile de soja hydrogénée ne contient pas plus de 1 ppm de Ni.

Teneur en eau (*2.5.12*). Déterminée par semi-microdosage sur 1,000 g d'huile de soja hydrogénée, la teneur en eau n'est pas supérieure à 0,3 pour cent.

CONSERVATION

A l'abri de la lumière.

01/2002:1473

SOJA (HUILE DE) RAFFINÉE

Soiae oleum raffinatum

DÉFINITION

L'huile de soja raffinée est l'huile grasse obtenue à partir de graines de *Glycine soja* Sieb. et Zucc. et de *Glycine max* (L.) Merr. (*G. hispida* (Moench) Maxim.) par extraction suivie d'un raffinage. L'huile de soja raffinée peut contenir un antioxydant approprié.

CARACTÈRES

Liquide limpide, jaune pâle, miscible à l'éther de pétrole (50-70 °C), pratiquement insoluble dans l'alcool.

La densité est voisine de 0,922 et l'indice de réfraction est voisin de 1,475.

IDENTIFICATION

Effectuez l'identification des huiles grasses par chromatographie sur couche mince (*2.3.2*). Le chromatogramme obtenu est semblable au chromatogramme type de l'huile de soja.

ESSAI

Indice d'acide (*2.5.1*). Déterminé sur 10,0 g d'huile de soja raffinée, l'indice d'acide n'est pas supérieur à 0,5.

Indice de peroxyde (*2.5.5, Procédé A*) : au maximum 10,0. Si l'huile de soja raffinée est destinée à la préparation de formes pharmaceutiques administrées par voie parentérale, l'indice de peroxyde n'est pas supérieur à 5,0.

Insaponifiable (*2.5.7*). Déterminé sur 5,0 g d'huile de soja raffinée, l'insaponifiable n'est pas supérieur à 1,5 pour cent.

Impuretés à réaction alcaline (*2.4.19*). L'huile de soja raffinée satisfait à l'essai des impuretés à réaction alcaline dans les huiles grasses.

Composition en acides gras (*2.4.22, Procédé A*). Le mélange des acides gras constitutifs de l'huile de soja raffinée est composé de :

- acides gras saturés de longueur de chaîne inférieure à C_{14} : au maximum 0,1 pour cent,
- acide myristique : au maximum 0,2 pour cent,
- acide palmitique : 9,0 pour cent à 13,0 pour cent,
- acide palmitoléique (longueur de chaîne équivalente sur l'adipate de polyéthylèneglycol 16,3) : au maximum 0,3 pour cent,
- acide stéarique : 3,0 pour cent à 5,0 pour cent,
- acide oléique (longueur de chaîne équivalente sur l'adipate de polyéthylèneglycol 18,3) : 17,0 pour cent à 30,0 pour cent,
- acide linoléique (longueur de chaîne équivalente sur l'adipate de polyéthylèneglycol 18,9) : 48,0 pour cent à 58,0 pour cent,
- acide linolénique (longueur de chaîne équivalente sur l'adipate de polyéthylèneglycol 19,7) : 5,0 pour cent à 11,0 pour cent,
- acide arachidique : au maximum 1,0 pour cent,
- acide eicosénoïque (longueur de chaîne équivalente sur l'adipate de polyéthylèneglycol 20,3) : au maximum 1,0 pour cent,
- acide béhénique : au maximum 1,0 pour cent.

Brassicastérol (*2.4.23*). La fraction stérolique d'huile de soja raffinée contient au maximum 0,3 pour cent de brassicastérol.

Teneur en eau (*2.5.32*). L'huile de soja raffinée destinée à la préparation de formes pharmaceutiques administrées par voie parentérale satisfait à l'essai de teneur en eau. Déterminée sur 5,00 g d'huile de soja raffinée par méthode coulométrique, la teneur en eau n'est pas supérieure à 0,1 pour cent. Utilisez comme solvant un mélange à volumes égaux de *décanol R* et de *méthanol anhydre R*.

CONSERVATION

En récipient bien rempli, à l'abri de la lumière et à une température n'excédant pas 25 °C.

ÉTIQUETAGE

L'étiquette indique :

- dans les cas appropriés, que la substance convient à la préparation de formes pharmaceutiques administrées par voie parentérale,
- le nom et la concentration de tout antioxydant éventuellement ajouté.

01/2002:1892

SOLIDAGE

Solidaginis herba

DÉFINITION

Parties aériennes fleuries, séchées, entières ou fragmentées, de *Solidago gigantea* Ait, ou de *S. canadensis* L. ou de leurs variétés ou hybrides et/ou d'un mélange de ces espèces.

Teneur : au minimum 2,5 pour cent de flavonoïdes, exprimés en hypéroside ($C_{21}H_{10}O_{12}$; M_r 464,4) (drogue desséchée).

CARACTÈRES

Caractères macroscopiques et microscopiques décrits aux identifications A et B.

IDENTIFICATION

A. Les tiges sont jaune-vert ou brun-vert, prenant par endroit une coloration rougeâtre, arrondies, creusées de sillons plus ou moins apparents ; glabres et lisses dans leur partie inférieure, elles deviennent légèrement à fortement pubescentes dans leur partie supérieure. Elles sont solides et possèdent une moelle blanchâtre.

Les feuilles sont vertes, sessiles, lancéolées, à marge découpée, d'une longueur de 8 cm à 12 cm et d'une largeur d'environ 1 cm à 3 cm ; la face supérieure est verte et plus ou moins glabre ; la face inférieure est vert-gris et pubescente notamment sur les nervures. L'inflorescence est constituée de grappes unilatérales, recourbées, formant un panicule pyramidal à l'extrémité de la tige.

Chaque capitule a un involucre formé de bractées vert-jaune imbriquées, linéaires à lancéolées, entouré d'un seul rang de fleurs ligulées jaunes de même longueur que l'involucre ; de fleurs tubulées jaunes, à structure radiale, aussi longues, voire plus, que les fleurs ligulées ; un ovaire infère brunâtre surmonté d'un pappus blanc à poils soyeux.

B. Réduisez la drogue en poudre (355). La poudre est vert-gris. Examinez au microscope en utilisant de la *solution d'hydrate de chloral R*. La poudre présente des soies des pappus, entières ou brisées, constituées de poils plurisériés à cellules allongées dont les extrémités se détachent de la surface en formant des projections pointues sur toute la longueur ; des fragments du mésophylle contenant des faisceaux vasculaires accompagnés de cellules sécrétrices ; des fragments de l'épiderme foliaire à cellules sinueuses à ondulées et des stomates de type anomocytique (*2.8.3*) ; des poils tecteurs unisériés à 5 ou 6 cellules, parfois en forme de cravache avec une cellule terminale à paroi plus épaisse ; des fragments du style à papilles longues et minces ; des fragments de la tige, avec des vaisseaux réticulés et spiralés ; des grains de pollen à 3 pores germinatifs et exine échinulée ; nombreux poils en fouets, quelques rares poils doubles isolés provenant de l'ovaire, absence de poils multicellulaires dont la cellule terminale peut être coudée à angle droit.

C. Chromatographie sur couche mince (*2.2.27*), selon les indications de l'essai *Solidago virgaurea* avec les modifications suivantes.

Détection : pulvérisez une solution de *diphénylborate d'aminoéthanol R* à 10 g/l dans le *méthanol R*, puis une solution de *macrogol 400 R* à 50 g/l dans le *méthanol R*. Laissez reposer pendant 30 min. Examinez en lumière ultraviolette à 365 nm.

Résultats : voir ci-dessous la séquence des bandes présentes dans les chromatogrammes obtenus avec la solution témoin et la solution à examiner. Par ailleurs, d'autres bandes fluorescentes peuvent être présentes dans le chromatogramme obtenu avec la solution à examiner.

Haut de la plaque	
Acide caféque : une bande de fluorescence bleu clair	
	Une bande de fluorescence vert-bleu
Quercitrine : une bande de fluorescence brun-jaune	Une bande de faible ou intense fluorescence brun-jaune
	Une bande de fluorescence brun-jaune plus ou moins intense
Acide chlorogénique : une bande de fluorescence bleu clair	Une bande de fluorescence bleu clair et/ou une bande de fluorescence jaune
Rutine : une bande de fluorescence orange	Une bande de faible ou intense fluorescence brun-jaune
Solution témoin	**Solution à examiner**

ESSAI

Eléments étrangers (*2.8.2*) : au maximum 5 pour cent d'éléments brunâtres et au maximum 2 pour cent d'autres éléments étrangers.

Solidago virgaurea. Chromatographie sur couche mince (*2.2.27*).

Solution à examiner. A 0,75 g de solidage pulvérisé (355), ajoutez 5 ml de *méthanol R* et chauffez à reflux au bain-marie pendant 10 min. Refroidissez et filtrez.

Solution témoin. Dissolvez 1,0 mg d'*acide chlorogénique R*, 1,0 mg d'*acide caféique R*, 2,5 mg de *quercitrine R* et 2,5 mg de *rutine R* dans 10 ml de *méthanol R*.

Plaque : *plaque au gel de silice pour CCM R*.

Phase mobile : *acide formique anhydre R, eau R, méthyléthylcétone R, acétate d'éthyle R* (6:6:18:30 *V/V/V/V*).

Dépôt : 20 µl de la solution à examiner et 10 µl de la solution témoin, en bandes.

Développement : sur un parcours de 10 cm.

Séchage : 100-105 °C.

Détection : pulvérisez de la *solution d'aldéhyde anisique R* et chauffez à 100-105 °C pendant 10 min. Examinez en lumière ultraviolette à 365 nm.

Résultats : les chromatogrammes obtenus avec la solution témoin et la solution à examiner présentent une bande de fluorescence vert-gris dans le tiers inférieur (rutine). Le chromatogramme obtenu avec la solution à examiner ne présente pas de bande gris foncé à brun foncé (leiocarposide) en dessous de la bande de la rutine.

Perte à la dessiccation (*2.2.32*) : au maximum 10 pour cent, déterminé à l'étuve à 100-105 °C sur 0,500 g de solidage pulvérisé (355) pendant 2 h.

Cendres totales (*2.4.16*) : au maximum 7,0 pour cent.

Cendres insolubles dans l'acide chlorhydrique (*2.8.1*) : au maximum 1,0 pour cent.

DOSAGE

Solution mère. Dans un ballon à fond rond de 100 ml, introduisez 0,200 g de solidage pulvérisé (250), puis ajoutez 1 ml d'une solution d'*hexaméthylènetétramine R* à 5 g/l, 20 ml d'*acétone R* et 2 ml d'*acide chlorhydrique R1*. Chauffez à reflux au bain-marie pendant 30 min. Filtrez le liquide à travers un peu de coton hydrophile, en recueillant le filtrat dans un flacon de 100 ml. Ajoutez le coton hydrophile au résidu contenu dans le ballon à fond rond, et extrayez 2 fois avec 20 ml d'*acétone R*, en chauffant chaque fois à reflux pendant 10 min. Après refroidissement, filtrez les extraits acétoniques réunis sur un filtre en papier en recueillant le filtrat dans une fiole jaugée. Rincez le flacon et le filtre en papier et complétez à 100,0 ml avec de l'*acétone R*. Placez 20,0 ml de cette solution dans une ampoule à décanter, ajoutez 20 ml d'*eau R* et agitez le mélange 1 fois avec 15 ml, puis 3 fois avec 10 ml d'*acétate d'éthyle R*. Réunissez les extraits à l'acétate d'éthyle dans une ampoule à décanter, lavez avec 2 fois 50 ml d'*eau R*, puis filtrez sur 10 g de *sulfate de sodium anhydre R* en recueillant le filtrat dans une fiole jaugée. Complétez à 50,0 ml avec de l'*acétate d'éthyle R* en rinçant l'ampoule et le sulfate de sodium.

Solution à examiner. A 10,0 ml de solution mère, ajoutez 1,0 ml de *réactif au chlorure d'aluminium R* et complétez à 25,0 ml avec une solution d'*acide acétique glacial R* à 5 pour cent *V/V* dans le *méthanol R*.

Solution de compensation. Prélevez 10,0 ml de solution mère et complétez à 25,0 ml avec une solution d'*acide acétique glacial R* à 5 pour cent *V/V* dans le *méthanol R*.

Après 30 min, mesurez l'absorbance (*2.2.25*) de la solution à examiner à 425 nm par rapport à la solution de compensation.

Calculez la teneur pour cent en flavonoïdes, exprimés en hypéroside, à l'aide de l'expression :

$$\frac{A \times 1,25}{m}$$

en prenant 500 comme valeur de l'absorbance spécifique de l'hypéroside.

A = absorbance mesurée à 425 nm,

m = masse de la prise d'essai, en grammes.

01/2002:0209

SOLUTIONS ANTICOAGULANTES ET DE CONSERVATION DU SANG HUMAIN

Solutiones anticoagulantes et sanguinem humanum conservantes

DÉFINITION

Les solutions anticoagulantes et de conservation du sang humain sont des solutions stériles et apyrogènes, préparées à partir d'eau pour préparations injectables, filtrées, réparties dans les récipients finals et stérilisées. Elles contiennent au minimum 95,0 pour cent et au maximum 105,0 pour cent des teneurs en citrate de sodium ($C_6H_5Na_3O_7,2H_2O$), en glucose monohydraté ($C_6H_{12}O_6,H_2O$) ou en glucose anhydre ($C_6H_{12}O_6$) et en phosphate monosodique dihydraté ($NaH_2PO_4,2H_2O$) indiquées dans les formules décrites ci-dessous. Elles contiennent au minimum 90,0 pour cent et au maximum 110,0 pour cent de la teneur en acide citrique monohydraté ($C_6H_8O_7,H_2O$) ou en acide citrique anhydre ($C_6H_8O_7$) indiquée dans les formules décrites ci-dessous. Sous réserve de l'autorisation de l'Autorité compétente, d'autres substances, telles que des agents de conservation des érythrocytes, peuvent être ajoutées à la solution à la condition que leur nom et leur concentration soient indiqués sur l'étiquette.

Les solutions anticoagulantes et de conservation du sang humain sont présentées en récipients étanches à fermeture inviolable, en verre (*3.2.1*) ou en matière plastique (*3.2.3*).

Solutions anticoagulantes et de conservation acide - citratée - glucosée (ACD)

	A	B
Citrate de sodium (0412)	22,0 g	13,2 g
Acide citrique monohydraté (0456)	8,0 g	4,8 g
ou *Acide citrique anhydre (0455)*	7,3 g	4,4 g
*Glucose monohydraté (0178)**	24,5 g	14,7 g
ou *Glucose anhydre (0177)**	22,3 g	13,4 g
Eau pour préparations injectables (0169) q.s.p.	1000,0 ml	1000,0 ml
Volume utilisé en prévision de 100 ml de sang	15,0 ml	25,0 ml

*L'Autorité compétente peut exiger que le glucose anhydre et le glucose monohydraté satisfassent à l'essai des pyrogènes indiqué respectivement dans les monographies *Glucose anhydre (0177)* et *Glucose monohydraté (0178)*.

CARACTÈRES

Solution incolore ou de faible coloration jaune, limpide et pratiquement exempte de particules.

IDENTIFICATION

A. Opérez par chromatographie sur couche mince (*2.2.27*) en utilisant une plaque recouverte de *gel de silice G R*.

Solution à examiner. Prélevez 2 ml de solution de formule A ou 3 ml de solution de formule B et complétez à 100 ml avec un mélange de 2 volumes d'*eau R* et de 3 volumes de *méthanol R*.

Solution témoin (a). Dissolvez 10 mg de *glucose SCR* dans un mélange de 2 volumes d'*eau R* et de 3 volumes de *méthanol R*, puis complétez à 20 ml avec le même mélange de solvants.

Solution témoin (b). Dissolvez 10 mg respectivement de *glucose SCR*, de *fructose SCR*, de *lactose SCR* et de *saccharose SCR* dans un mélange de 2 volumes d'*eau R* et de 3 volumes de *méthanol R*, puis complétez à 20 ml avec le même mélange de solvants.

Déposez séparément sur la plaque 2 µl de chaque solution et séchez soigneusement les dépôts. Développez sur un parcours de 15 cm avec un mélange de 10 volumes d'*eau R*, de 15 volumes de *méthanol R*, de 25 volumes d'*acide acétique anhydre R* et de 50 volumes de *chlorure d'éthylène R*. Les volumes des solvants doivent être mesurés avec précision car un faible excès d'eau suffit à rendre trouble la solution. Faites sécher la plaque dans un courant d'air chaud. Répétez immédiatement le développement en renouvelant la phase mobile. Faites sécher la plaque dans un courant d'air chaud. Pulvérisez uniformément une solution de 0,5 g de *thymol R* dans un mélange de 5 ml d'*acide sulfurique R* et de 95 ml d'*alcool R*. Chauffez à 130 °C pendant 10 min. La tache principale du chromatogramme obtenu avec la solution à examiner est semblable quant à sa position, sa coloration et ses dimensions à la tache principale du chromatogramme obtenu avec la solution témoin (a). L'essai n'est valable que si le chromatogramme obtenu avec la solution témoin (b) présente 4 taches nettement séparées.

B. A 2 ml de solution à examiner, ajoutez 5 ml de *solution cupri-citrique R*. Chauffez à ébullition. Il se forme un précipité orangé et le liquide surnageant est coloré en jaune.

C. A 2 ml de solution de formule A, ajoutez 3 ml d'*eau R* ou à 4 ml de solution de formule B, ajoutez 1 ml d'*eau R*. La solution donne la réaction des citrates (*2.3.1*).

D. 0,5 ml de solution à examiner donne la réaction (b) du sodium (*2.3.1*).

ESSAI

Détermination du pH (*2.2.3*). Le pH de la solution à examiner est de 4,7 à 5,3.

Hydroxyméthylfurfural. A 2,0 ml de solution à examiner, ajoutez 5,0 ml d'une solution de *p-toluidine R* à 100 g/l dans le *2-propanol R* contenant 10 pour cent *V/V* d'*acide acétique glacial R*, puis 1,0 ml d'une solution d'*acide barbiturique R* à 5 g/l. L'absorbance (*2.2.25*) de la solution, déterminée à 550 nm après un repos de 2 min à 3 min, n'est pas supérieure à celle d'un témoin préparé simultanément dans les mêmes conditions avec 2,0 ml d'une solution contenant 5 ppm d'*hydroxyméthylfurfural R* pour les solutions de formule A ou 3 ppm d'*hydroxyméthylfurfural R* pour les solutions de formule B.

Stérilité (*2.6.1*). La solution à examiner satisfait à l'essai de stérilité.

Pyrogènes (*2.6.8*). La solution à examiner satisfait à l'essai des pyrogènes. Diluez dans une solution apyrogène de *chlorure de sodium R* à 9 g/l pour obtenir une concentration en citrate de sodium de 5 g/l environ. Injectez à chaque lapin, par kilogramme de masse corporelle, 10 ml de solution diluée.

DOSAGE

Acide citrique. Titrez 10,0 ml de solution de formule A ou 20,0 ml de solution de formule B par l'*hydroxyde de sodium 0,2 M*, en présence de 0,1 ml de *solution de phénolphtaléine R1*, jusqu'à virage au rose.

1 ml d'*hydroxyde de sodium 0,2 M* correspond à 14,01 mg de $C_6H_8O_7,H_2O$ ou à 12,81 mg de $C_6H_8O_7$.

Citrate de sodium. Préparez une colonne à chromatographie d'une longueur de 0,10 m et d'un diamètre intérieur de 10 mm remplie de *résine échangeuse d'ions fortement acide R* (300 µm à 840 µm). Maintenez une hauteur de 1 cm de liquide au-dessus de la résine pendant toute la détermination. Lavez la colonne avec 50 ml d'*eau R* désionisée à un débit de 12-14 ml/min. Dans un vase à précipité, introduisez 10,0 ml de solution de formule A ou 15,0 ml de solution de formule B et complétez à 40 ml avec de l'*eau R* désionisée. Transvasez cette solution dans le réservoir de la colonne, en lavant le vase à précipité à 3 reprises avec quelques millilitres d'*eau R* désionisée. Faites couler la solution à travers la colonne à raison de 12-14 ml/min, en recueillant l'éluat. Lavez la colonne 2 fois avec 30 ml et une fois avec 50 ml d'*eau R* désionisée. La colonne peut être utilisée pour 3 déterminations successives avant d'être régénérée à l'aide de 3 fois son volume d'*acide chlorhydrique dilué R*. Réunissez l'éluat et les liquides de lavage (150 ml environ). Titrez par l'*hydroxyde de sodium 0,2 M* en présence de 0,1 ml de *solution de phénolphtaléine R1*.

Monographies Q - Z

Calculez la teneur en citrate de sodium en grammes par litre à l'aide des expressions suivantes :

pour la solution de formule A : $1,961n - 1,40C$

ou $1,961n - 1,53C'$

pour la solution de formule B : $1,307n - 1,40C$

ou $1,307n - 1,53C'$

n = nombre de millilitres d'*hydroxyde de sodium 0,2 M* utilisés,

C = teneur en acide citrique monohydraté, exprimée en grammes par litre et déterminée comme prescrit ci-dessus,

C' = teneur en acide citrique anhydre, exprimée en grammes par litre et déterminée comme prescrit ci-dessus.

Sucres réducteurs. Diluez 5,0 ml de solution de formule A ou 10,0 ml de solution de formule B dans de l'*eau R* et complétez à 100,0 ml avec le même solvant.

Dans une fiole conique de 250 ml à col rodé, introduisez 25,0 ml de cette solution et 25,0 ml de *solution cupri-citrique R1*. Ajoutez plusieurs morceaux de pierre poreuse et adaptez un réfrigérant à reflux. Portez à ébullition en 2 min et maintenez-la pendant 10 min exactement. Refroidissez, ajoutez 3 g d'*iodure de potassium R* dissous dans 3 ml d'*eau R* et, avec précaution et par petits volumes, 25 ml d'une solution d'*acide sulfurique R* à 25 pour cent *m/m*. Titrez par le *thiosulfate de sodium 0,1 M* en présence de 0,5 ml de *solution d'amidon R*, ajouté en fin du titrage (n_1 ml). Effectuez un titrage à blanc dans les mêmes conditions en utilisant 25,0 ml d'*eau R* (n_2 ml).

Calculez la teneur en sucres réducteurs exprimée en glucose anhydre ou en glucose monohydraté, selon le cas, à l'aide du tableau 0209.-1.

Tableau 0209.-1

Volume de *thiosulfate sodium 0,1 M* utilisé ($n_2 - n_1$) (ml)	Glucose anhydre en milli-grammes	Glucose mono-hydraté en milligrammes
8	19,8	21,6
9	22,4	24,5
10	25,0	27,2
11	27,6	30,2
12	30,3	33,1
13	33,0	36,1
14	35,7	39,0
15	38,3	42,1
16	41,3	45,2

CONSERVATION

En récipient étanche à fermeture inviolable, à l'abri de la lumière.

ÉTIQUETAGE

L'étiquette indique notamment :

- la composition et le volume de la solution,
- la quantité maximale de sang à collecter dans le récipient.

Solution anticoagulante et de conservation citratée - phosphatée - glucosée (CPD)

Citrate de sodium (0412)	26,3 g
Acide citrique monohydraté (0456)	3,27 g
ou *acide citrique anhydre (0455)*	2,99 g
*Glucose monohydraté (0178)**	25,5 g
ou *glucose anhydre (0177)**	23,2 g
Phosphate monosodique dihydraté (0194)	2,51 g
Eau pour préparations injectables (0169) q.s.p.	1000,0 ml

Volume utilisé en prévision de 100 ml de sang 14,0 ml

*L'Autorité compétente peut exiger que le glucose anhydre et le glucose monohydraté satisfassent à l'essai des pyrogènes indiqué respectivement dans les monographies *Glucose anhydre (0177)* et *Glucose monohydraté (0178)*.

CARACTÈRES

Solution incolore ou de faible coloration jaune, limpide et pratiquement exempte de particules.

IDENTIFICATION

A. Opérez par chromatographie sur couche mince (*2.2.27*) en utililisant une plaque recouverte de *gel de silice G R*.

Solution à examiner. Prélevez 2 ml de solution à examiner et complétez à 100 ml avec un mélange de 2 volumes d'*eau R* et de 3 volumes de *méthanol R*.

Solution témoin (a). Dissolvez 10 mg de *glucose SCR* dans un mélange de 2 volumes d'*eau R* et de 3 volumes de *méthanol R*, puis complétez à 20 ml avec le même mélange de solvants.

Solution témoin (b). Dissolvez 10 mg respectivement de *glucose SCR*, de *fructose SCR*, de *lactose SCR* et de *saccharose SCR* dans un mélange de 2 volumes d'*eau R* et de 3 volumes de *méthanol R*, puis complétez à 20 ml avec le même mélange de solvants.

Déposez séparément sur la plaque 2 µl de chaque solution et séchez soigneusement les dépôts. Développez sur un parcours de 15 cm avec un mélange de 10 volumes d'*eau R*, de 15 volumes de *méthanol R*, de 25 volumes d'*acide acétique anhydre R* et de 50 volumes de *chlorure d'éthylène R*. Les volumes des solvants doivent être mesurés avec précision car un faible excès d'eau suffit à rendre trouble la solution. Faites sécher la plaque dans un courant d'air chaud. Répétez immédiatement le développement en renouvelant la phase mobile. Faites sécher la plaque dans un courant d'air chaud. Pulvérisez uniformément une solution de 0,5 g de *thymol R* dans un mélange de 5 ml d'*acide sulfurique R* et de 95 ml d'*alcool R*. Chauffez à 130 °C pendant 10 min. La tache principale du chromatogramme obtenu avec la solution à examiner est semblable quant à sa position, sa coloration et ses dimensions à la tache principale du chromatogramme obtenu avec la solution témoin (a). L'essai n'est valable que si le chromatogramme obtenu avec la solution témoin (b) présente 4 taches nettement séparées.

B. A 2 ml de solution à examiner, ajoutez 5 ml de *solution cupri-citrique R*. Chauffez à ébullition. Il se forme un précipité orangé et le liquide surnageant est coloré en jaune.

C. A 2 ml de solution à examiner, ajoutez 3 ml d'*eau R*. La solution donne la réaction des citrates (*2.3.1*).

D. 1 ml de solution à examiner donne la réaction (b) des phosphates (*2.3.1*).

E. 0,5 ml de solution à examiner donne la réaction (b) du sodium (*2.3.1*).

ESSAI

Détermination du pH (*2.2.3*). Le pH de la solution à examiner est de 5,3 à 5,9.

Hydroxyméthylfurfural. A 2,0 ml de solution à examiner, ajoutez 5,0 ml d'une solution de *p-toluidine R* à 100 g/l dans le *2-propanol R* contenant 10 pour cent *V/V* d'*acide acétique glacial R*, puis 1,0 ml d'une solution d'*acide barbiturique R* à 5 g/l. L'absorbance (*2.2.25*) de la solution, déterminée à 550 nm après un repos de 2 min à 3 min, n'est pas supérieure à celle d'un témoin préparé simultanément dans les mêmes conditions avec 2,0 ml d'une solution contenant 5 ppm d'*hydroxyméthylfurfural R*.

Stérilité (*2.6.1*). La solution à examiner satisfait à l'essai de stérilité.

Pyrogènes (*2.6.8*). La solution à examiner satisfait à l'essai des pyrogènes. Diluez dans une solution apyrogène de *chlorure de sodium R* à 9 g/l pour obtenir une concentration en citrate de sodium de 5 g/l environ. Injectez à chaque lapin, par kilogramme de masse corporelle, 10 ml de solution diluée.

DOSAGE

Phosphate monosodique. Prélevez 10,0 ml de solution à examiner et complétez à 100,0 ml avec de l'*eau R*. A 10,0 ml de cette solution, ajoutez 10,0 ml de *réactif nitro-molybdovanadique R*. Mélangez et laissez reposer à 20-25 °C pendant 30 min. Préparez simultanément dans les mêmes conditions une solution témoin avec 10,0 ml d'une solution de *phosphate monopotassique R* à 0,219 g/l. Mesurez l'absorbance (*2.2.25*) des 2 solutions à 450 nm en utilisant comme liquide de compensation une solution préparée dans les mêmes conditions avec 10 ml d'*eau R*.

Calculez la teneur (*P*) en phosphate monosodique dihydraté en grammes par litre à l'aide de l'expression :

$$\frac{11,46 \times C \times A_1}{A_2}$$

C = concentration de la solution témoin en *phosphate monopotassique R*, exprimée en grammes par litre,

A_1 = absorbance de la solution à examiner,

A_2 = absorbance de la solution témoin.

Acide citrique. Titrez 20,0 ml de solution à examiner par l'*hydroxyde de sodium 0,2 M* en présence de 0,1 ml de *solution de phénolphtaléine R1*. Calculez la teneur en acide citrique monohydraté en grammes par litre (*C*), ou la teneur en acide citrique anhydre en grammes par litre (*C'*) à l'aide des expressions :

$$C = 0,7005n - 0,4490P$$

$$C' = 0,6404n - 0,4105P$$

n = nombre de millilitres d'*hydroxyde de sodium 0,2 M* utilisés,

P = teneur en phosphate monosodique dihydraté, exprimée en grammes par litre et déterminée comme prescrit ci-dessus.

Citrate de sodium. Préparez une colonne à chromatographie d'une longueur de 0,10 m et d'un diamètre intérieur de 10 mm, remplie de *résine échangeuse d'ions fortement acide R* (300 µm à 840 µm). Maintenez une hauteur de 1 cm de liquide au-dessus de la résine pendant toute la détermination. Lavez la colonne avec 50 ml d'*eau R* désionisée à un débit de 12-14 ml/min. Dans un vase à précipité, introduisez 10,0 ml de solution à examiner et complétez à 40 ml avec de l'*eau R* désionisée. Transvasez cette solution dans le réservoir de la colonne, en lavant le vase à précipité à 3 reprises avec quelques millilitres d'*eau R* désionisée. Faites couler la solution à travers la colonne à raison de 12-14 ml/min par minute, en recueillant l'éluat. Lavez la colonne 2 fois avec 30 ml et une fois avec 50 ml d'*eau R* désionisée. La colonne peut être utilisée pour 3 déterminations successives avant d'être régénérée à l'aide de 3 fois son volume d'*acide chlorhydrique dilué R*. Réunissez l'éluat et les liquides de lavage (150 ml environ). Titrez par l'*hydroxyde de sodium 0,2 M* en présence de 0,1 ml de *solution de phénolphtaléine R1*.

Calculez la teneur en citrate de sodium en grammes par litre à l'aide des expressions :

$$1,961n - 1,257P - 1,40C$$

$$1,961n - 1,257P - 1,53C'$$

n = nombre de millilitres d'*hydroxyde de sodium 0,2 M*,

P = teneur en phosphate monosodique dihydraté, exprimée en grammes par litre et déterminée comme prescrit ci-dessus,

C = teneur en acide citrique monohydraté, exprimée en grammes par litre et déterminée comme prescrit ci-dessus,

C' = teneur en acide citrique anhydre, exprimée en grammes par litre et déterminée comme prescrit ci-dessus.

Sucres réducteurs. Diluez 5,0 ml de solution à examiner dans de l'*eau R* et complétez à 100,0 ml avec le même solvant. Dans une fiole conique de 250 ml à col rodé, introduisez 25,0 ml de cette solution et 25,0 ml de *solution cupri-citrique R1*. Ajoutez plusieurs morceaux de pierre poreuse et adaptez un réfrigérant à reflux. Portez à ébullition en 2 min et maintenez-la pendant 10 min exactement. Refroidissez, ajoutez 3 g d'*iodure de potassium R* dissous dans 3 ml d'*eau R* et, avec précaution et par petits volumes, 25 ml d'une solution d'*acide sulfurique R* à 25 pour cent *m/m*. Titrez par le *thiosulfate de sodium 0,1 M* en

Monographies Q - Z

présence de 0,5 ml de *solution d'amidon R,* ajouté en fin du titrage (n_1 ml). Effectuez un titrage à blanc dans les mêmes conditions en utilisant 25,0 ml d'*eau R* (n_2 ml).

Calculez la teneur en sucres réducteurs exprimée en glucose anhydre ou en glucose monohydraté, selon le cas, à l'aide du tableau 0209.-1.

CONSERVATION

En récipient étanche à fermeture inviolable, à l'abri de la lumière.

ÉTIQUETAGE

L'étiquette indique notamment :

- la composition et le volume de la solution,
- la quantité maximale de sang à collecter dans le récipient.

01/2002:1167

SOLUTIONS CONCENTRÉES POUR HÉMODIALYSE (EAU POUR DILUTION DES)

Aqua ad dilutionem solutionium concentratarum ad haemodialysim

La présente monographie est publiée à titre d'information.

Les méthodes analytiques décrites et les limites proposées sont destinées à valider le procédé d'obtention d'eau.

DÉFINITION

L'eau pour dilution des solutions concentrées pour hémodialyse est obtenue à partir d'eau potable par distillation, par osmose inverse, par échange d'ions ou par tout autre procédé approprié. Les conditions de préparation, de transfert et de conservation permettent de limiter le risque de contamination chimique et microbienne.

Lorsque de l'eau obtenue par l'une des méthodes décrites ci-dessus n'est pas disponible, de l'eau potable peut être utilisée pour les dialyses à domicile. Dans ce cas, il convient de tenir compte de sa composition chimique, qui varie considérablement d'une localité à l'autre, et de procéder aux ajustements nécessaires de la teneur en ions pour que la composition finale de la solution diluée corresponde à l'usage prévu.

Il convient également de prendre en considération la présence éventuelle de résidus provenant du traitement de l'eau (par exemple chloramines) et d'hydrocarbures halogénés volatils.

Les méthodes suivantes peuvent être utilisées pour surveiller la qualité de l'eau pour dilution des solutions concentrées pour hémodialyse, pour déterminer la composition chimique ou détecter la présence de contaminants éventuels, avec les limites qu'il est suggéré de respecter.

CARACTÈRES

Liquide limpide, incolore et insipide.

ESSAI

Acidité ou alcalinité. A 10 ml d'eau à examiner récemment bouillie et refroidie dans un ballon de verre borosilicaté, ajoutez 0,05 ml de *solution de rouge de méthyle R*. La solution n'est pas colorée en rouge. A 10 ml d'eau à examiner, ajoutez 0,1 ml de *solution de bleu de bromothymol R1*. La solution n'est pas colorée en bleu.

Substances oxydables. Chauffez à ébullition pendant 5 min un mélange de 100 ml d'eau à examiner, de 10 ml d'*acide sulfurique dilué R* et de 0,1 ml de *permanganate de potassium 0,02 M*. La solution reste légèrement colorée en rose.

Chlore total disponible. Dans un tube à essai (*A*) de 125 ml, introduisez successivement 5 ml de *solution tampon pH 6,5 R*, 5 ml de *solution de sulfate de diéthylphénylènediamine R* et 1 g d'*iodure de potassium R*. Dans un second tube à essai (*B*) de 125 ml, introduisez 5 ml de *solution tampon pH 6,5 R* et 5 ml de *solution de sulfate de diéthylphénylènediamine R*. Aussi simultanément que possible, ajoutez dans le tube *A* 100 ml d'eau à examiner et dans le tube *B* une solution témoin préparée de la façon suivante : à 1 ml d'une solution d'*iodate de potassium R* à 10 mg/l, ajoutez 1 g d'*iodure de potassium R* et 1 ml d'*acide sulfurique dilué R* ; laissez reposer pendant 1 min, puis ajoutez 1 ml de *solution diluée d'hydroxyde de sodium R* et complétez à 100 ml avec de l'*eau R*. Le mélange obtenu avec l'eau à examiner n'est pas plus fortement coloré que le mélange obtenu avec la solution témoin (0,1 ppm).

Chlorures (*2.4.4.*). Prélevez 1 ml d'eau à examiner et complétez à 15 ml avec de l'*eau R*. La solution satisfait à l'essai limite des chlorures (50 ppm).

Fluorures. A 50 ml d'eau à examiner, ajoutez successivement et en mélangeant après chaque addition, 10 ml de *solution tampon succinate pH 4,6 R*, 10 ml de *solution d'acide aminométhylalizarinediacétique R*, 5 ml d'une solution de *nitrate de lanthane R* à 0,4 g/l et 20 ml d'*acétone R*. Complétez à 100 ml avec de l'*eau R*. Laissez reposer à l'obscurité pendant 1 h. La solution n'est pas plus fortement colorée qu'un témoin préparé simultanément et dans les mêmes conditions, à partir d'un mélange de 1 ml de *solution à 10 ppm de fluorure (F) R* et de 49 ml d'*eau R* (0,2 ppm).

Nitrates. Prélevez 2 ml d'eau à examiner et complétez à 100 ml avec de l'*eau exempte de nitrate R*. Dans un tube à essai placé dans de l'eau glacée, introduisez 5 ml de cette solution, 0,4 ml d'une solution de *chlorure de potassium R* à 100 g/l et 0,1 ml de *solution de diphénylamine R*, puis goutte à goutte et en agitant, 5 ml d'*acide sulfurique R*. Placez le tube au bain-marie à 50 °C. Après 15 min, s'il apparaît une coloration bleue, celle-ci n'est pas plus intense que celle d'un témoin préparé simultanément et dans les mêmes conditions à partir d'un mélange de 0,1 ml de *solution à 2 ppm de nitrate* (NO_3) *R* et de 4,9 ml d'*eau exempte de nitrate R* (2 ppm).

Sulfates (*2.4.13*). Prélevez 3 ml d'eau à examiner et complétez à 15 ml avec de l'*eau distillée R*. La solution satisfait à l'essai limite des sulfates (50 ppm).

Aluminium (*2.4.17*). A 400 ml d'eau à examiner, ajoutez 10 ml de *solution tampon acétate pH 6,0 R* et 100 ml d'*eau R*. La solution satisfait à l'essai limite de l'aluminium (10 µg/l). Utilisez comme solution de référence un mélange de 2 ml de *solution à 2 ppm d'aluminium (Al) R*, de 10 ml de *solution tampon acétate pH 6,0 R* et de 98 ml d'*eau R* et comme solution à blanc un mélange de 10 ml de *solution tampon acétate pH 6,0 R* et de 100 ml d'*eau R*.

Ammonium. Placez 20 ml d'eau à examiner dans un tube dont le fond est transparent et plat, ajoutez 1 ml de *solution alcaline de tétraiodomercurate de potassium R*. Après 5 min, la solution n'est pas plus fortement colorée qu'une solution témoin préparée simultanément et dans les mêmes conditions, à partir d'un mélange de 4 ml de *solution à 1 ppm d'ammoniaque* (NH_4) *R* et de 16 ml d'*eau exempte d'ammonium R* (0,2 ppm). Examinez les solutions dans l'axe vertical du tube.

Monographies Q - Z

Calcium. Déterminez la teneur en calcium par spectrométrie d'absorption atomique (*2.2.23, Procédé I*).

Solution à examiner. Utilisez l'eau à examiner.

Solutions de référence. Préparez les solutions de référence (1 ppm à 5 ppm) à partir de la *solution à 400 ppm de calcium (Ca) R*.

Mesurez l'absorbance à 422,7 nm en utilisant une lampe à cathode creuse au calcium comme source de radiation et une flamme oxydante air-acétylène.

L'eau à examiner ne contient pas plus de 2 ppm de Ca.

Magnésium. Déterminez la teneur en magnésium par spectrométrie d'absorption atomique (*2.2.23, Procédé I*).

Solution à examiner. Prélevez 10 ml d'eau à examiner et complétez à 100 ml avec de l'*eau distillée R*.

Solutions de référence. Préparez les solutions de référence (0,1 ppm à 0,5 ppm) à partir de la *solution à 100 ppm de magnésium (Mg) R*.

Mesurez l'absorbance à 285,2 nm en utilisant une lampe à cathode creuse au magnésium comme source de radiation et une flamme oxydante air-acétylène.

L'eau à examiner ne contient pas plus de 2 ppm de Mg.

Mercure. Déterminez la teneur en mercure par spectrométrie d'absorption atomique (*2.2.23, Procédé I*).

Solution à examiner. Lors du prélèvement, ajoutez 5 ml d'*acide nitrique R* par litre d'eau à examiner. Dans un récipient en verre boro-silicaté de 50 ml à bouchon rodé, introduisez 20 ml d'eau à examiner et ajoutez 1 ml d'*acide nitrique dilué R*. Agitez. Ajoutez 0,3 ml d'*eau de brome R1*. Bouchez. Agitez, puis chauffez le récipient bouché à 45 °C pendant 4 h. Laissez refroidir. Si la solution n'est pas colorée en jaune, ajoutez 0,3 ml d'*eau de brome R1* et chauffez de nouveau à 45 °C pendant 4 h. Ajoutez 0,5 ml d'une solution de *chlorhydrate d'hydroxylamine R* à 10 g/l récemment préparée. Agitez et laissez reposer pendant 20 min.

Solutions de référence. Préparez les solutions de référence en traitant comme il est indiqué ci-dessus pour l'eau à examiner, des solutions (0,0005 ppm à 0,002 ppm de mercure) obtenues extemporanément par dilution de la *solution à 1000 ppm de mercure (Hg) R* avec une solution d'*acide nitrique dilué R* à 5 pour cent *V/V*.

A une prise d'essai d'un volume approprié à l'appareillage utilisé, ajoutez une quantité de *solution de chlorure stanneux R2* correspondant au 1/5 de ce volume. Ajoutez immédiatement le système d'entraînement du mercure sous forme de vapeurs. Attendez 20 s, puis faites passer un courant d'*azote R*, comme gaz vecteur.

Mesurez l'absorbance à 253,7 nm en utilisant une lampe à cathode creuse au mercure ou une lampe à décharge comme source de radiation et, comme dispositif d'atomisation, un système sans flamme permettant d'entraîner le mercure sous forme de vapeurs froides.

L'eau à examiner ne contient pas plus de 0,001 ppm de Hg.

Métaux lourds (*2.4.8*). Dans une capsule de verre, chauffez au bain-marie 200 ml d'eau à examiner jusqu'à réduction du volume à 20 ml. 12 ml de la solution satisfont à l'essai limite A des métaux lourds (0,1 ppm). Préparez le témoin avec la *solution à 1 ppm de plomb (Pb) R*.

Potassium. Déterminez la teneur en potassium par spectrométrie d'émission atomique (*2.2.22, Procédé I*).

Solution à examiner (a). Prélevez 50,0 ml d'eau à examiner et complétez à 100 ml avec de l'*eau distillée R*. Effectuez une première détermination sur cette solution. Si la teneur en potassium est supérieure à 0,75 mg par litre, diluez au préalable l'eau à examiner avec de l'*eau distillée R*.

Solution à examiner (b). Prélevez 50,0 ml d'eau à examiner, ou si nécessaire, d'eau à examiner diluée comme il est prévu pour la préparation de la solution à examiner (a). Ajoutez 1,25 ml de *solution à 20 ppm de potassium (K) R* et complétez à 100,0 ml avec de l'*eau distillée R*.

Solutions de référence. Préparez les solutions de référence (0 ppm ; 0,25 ppm ; 0,50 ppm ; 0,75 ppm ; 1 ppm) à partir de la *solution à 20 ppm de potassium (K) R*.

Mesurez l'intensité émise à 766,5 nm.

Calculez la teneur en potassium de l'eau en parties par million à l'aide de l'expression :

$$\frac{p \times n_1 \times 0,5}{n_2 - n_1}$$

p = facteur de dilution utilisé pour la préparation de la solution à examiner (a),

n_1 = valeur mesurée avec la solution à examiner (a),

n_2 = valeur mesurée avec de la solution à examiner (b).

L'eau à examiner ne contient pas plus de 2 ppm de K.

Sodium. Déterminez la teneur en sodium par spectrométrie d'émission atomique (*2.2.22, Procédé I*).

Solution à examiner. Utilisez l'eau à examiner. Si la teneur en sodium est supérieure à 10 mg par litre, diluez avec de l'*eau distillée R* afin d'obtenir une concentration adaptée à l'appareillage utilisé.

Solutions de référence. Préparez les solutions de référence (0 ppm ; 2,5 ppm ; 5,0 ppm ; 7,5 ppm ; 10 ppm) à partir de la *solution à 200 ppm de sodium (Na) R*.

Mesurez l'intensité émise à 589 nm.

L'eau à examiner ne contient pas plus de 50 ppm de Na.

Zinc. Déterminez la teneur en zinc par spectrométrie d'absorption atomique (*2.2.23, Procédé I*). Utilisez un matériel de prélèvement et d'analyse exempt de zinc ou qui n'est pas susceptible de céder du zinc dans les conditions d'utilisation.

Solution à examiner. Utilisez l'eau à examiner.

Solutions de référence. Préparez les solutions de référence (de 0,05 ppm à 0,15 ppm de zinc) à partir de la *solution à 100 ppm de zinc (Zn) R*.

Mesurez l'absorbance à 213,9 nm en utilisant une lampe à cathode creuse au zinc comme source de radiation et une flamme oxydante air-acétylène.

L'eau à examiner ne contient pas plus de 0,1 ppm de Zn.

Contamination microbienne. L'eau à examiner satisfait à une limite du nombre de germes aérobies viables totaux (*2.6.12*) de 10^2 microorganismes par millilitre, déterminé par dénombrement sur plaques de gélose.

Endotoxines bactériennes (*2.6.14*) : moins de 0,25 UI/ml.

01/2002:1264

SOLUTIONS POUR CONSERVATION D'ORGANES

Solutiones ad conservationem partium corporis

DÉFINITION

Les solutions pour conservation d'organes sont des préparations aqueuses, stériles, utilisées pour la conservation, la protection et/ou la perfusion d'organes de mammifères notamment destinés à la transplantation.

Elles contiennent des électrolytes, habituellement à une concentration proche de la composition électrolytique intracellulaire.

Elles peuvent contenir des hydrates de carbone (tel que glucose ou mannitol), des acides aminés, des agents complexant le calcium (tel que citrate ou phosphate), des hydrocolloïdes (tel qu'amidon ou dérivés de la gélatine) ainsi que d'autres excipients destinés, par exemple, à rendre la préparation isotonique au sang, à ajuster ou stabiliser le pH ou à empêcher la dégradation des composants ; ces excipients ne nuisent pas à l'action recherchée de la préparation et, aux concentrations choisies, n'ont pas d'effet toxique et ne provoquent pas d'irritation locale notable. Les solutions pour conservation d'organes peuvent également contenir des principes actifs ; ceux-ci peuvent également leur être ajoutés juste avant l'emploi.

Examinées dans des conditions appropriées de visibilité, les solutions pour conservation d'organes sont limpides et pratiquement exemptes de particules.

Les solutions pour conservation d'organes peuvent également se présenter sous la forme de solutions concentrées à diluer immédiatement avant l'emploi à un volume prescrit avec un liquide prescrit. Une fois diluées, ces solutions satisfont aux exigences s'appliquant aux solutions pour conservation d'organes.

Les solutions pour conservation d'organes sont refroidies avant l'emploi à une température inférieure à la température ambiante (normalement 2-6 °C) afin d'abaisser la température de l'organe et de ralentir son métabolisme.

Dans les cas appropriés, les récipients destinés aux solutions pour conservation d'organes satisfont aux exigences relatives aux *Matériaux utilisés dans la fabrication des récipients* (*3.1* et sous-chapitres) et aux *Récipients* (*3.2* et sous-chapitres). Les solutions pour conservation d'organes sont conditionnées en récipients de verre (*3.2.1*) ou dans d'autres récipients tels que des récipients de matière plastique (*3.2.2* et *3.2.8*). L'étanchéité de ces récipients est assurée par des moyens appropriés. Les fermetures assurent l'étanchéité, empêchent la pénétration de microorganismes et de tout autre contaminant et permettent habituellement, sans être déplacées, le prélèvement de tout ou partie du contenu. La matière plastique ou l'élastomère constituant cette fermeture présente une résistance et une élasticité adaptées à la pénétration d'une aiguille, en entraînant aussi peu que possible de particules.

PRODUCTION

Les solutions pour conservation d'organes sont préparées à partir de produits et par des méthodes propres à assurer leur stérilité et à empêcher l'introduction de contaminants et la croissance de microorganismes ; des recommandations sont fournies à cet égard dans le texte *Méthodes de préparation des produits stériles* (*5.1.1*).

Sauf exception justifiée et autorisée, les solutions pour conservation d'organes sont préparées à partir d'*eau pour préparations injectables R* et elles ne contiennent pas de conservateurs antimicrobiens.

ESSAI

Détermination du pH (*2.2.3*). *Effectuez l'essai à température ambiante.* Le pH de la solution est de 5,0 à 8,0.

Osmolalité (*2.2.35*). L'osmolalité de la solution est de 250 mosmol/kg à 380 mosmol/kg.

Hydroxyméthylfurfural. Si la solution contient du glucose, elle satisfait à l'essai suivant. Prélevez un volume de préparation à examiner contenant l'équivalent de 25 mg de glucose. Ajoutez 5,0 ml d'une solution de *p-toluidine R* à 100 g/l dans du *2-propanol R* contenant 10 pour cent *V/V* d'*acide acétique glacial R*, puis 1,0 ml d'une solution d'*acide barbiturique R* à 5 g/l. Laissez reposer le mélange pendant 2-3 min, puis mesurez l'absorbance (*2.2.25*) à 550 nm. L'absorbance n'est pas supérieure à celle d'un témoin préparé simultanément et de la même manière en remplaçant la préparation à examiner par un volume identique d'une solution contenant 10 µg d'*hydroxyméthylfurfural R*.

Contamination particulaire. Effectuez l'essai des particules non visibles (*2.9.19*) sur 50 ml de préparation à examiner. La solution contient au maximum, par millilitre, 50 particules de diamètre supérieur à 10 µm et 5 particules de diamètre supérieur à 25 µm.

Les produits dont l'étiquette indique qu'ils sont à utiliser avec un filtre terminal sont exemptés de ces exigences.

Stérilité (*2.6.1*). La solution satisfait à l'essai de stérilité.

Endotoxines bactériennes (*2.6.14*) : moins de 0,5 UI/ml.

Pyrogènes (*2.6.8*). Les solutions auxquelles aucune méthode validée de détection des endotoxines bactériennes ne peut être appliquée satisfont à l'essai des pyrogènes. Sauf exception justifiée et autorisée, injectez à chaque lapin 10 ml de solution par kilogramme de masse corporelle.

ÉTIQUETAGE

L'étiquette indique :

- que la solution ne doit pas être utilisée en injection,
- la formule de la solution pour conservation d'organes, exprimée en grammes par litre et en millimoles par litre,
- le volume nominal de solution pour conservation d'organes contenu dans le récipient,
- l'osmolalité, exprimée en milliosmoles par kilogramme,
- que les quantités non utilisées de la solution prête à l'emploi, de la solution concentrée ou de la solution diluée ne peuvent être employées,
- les conditions de conservation,
- dans les cas appropriés, que la solution est à utiliser avec un filtre terminal.

Dans le cas d'une solution concentrée, l'étiquette indique en outre :

- que la solution doit être diluée immédiatement avant l'emploi en utilisant un liquide approprié.

01/2002:0862

SOLUTIONS POUR DIALYSE PÉRITONÉALE

Solutiones ad peritonealem dialysim

DÉFINITION

Les solutions pour dialyse péritonéale sont des préparations pour usage intrapéritonéal contenant des électrolytes, à des concentrations voisines de celle du plasma. Ces solutions contiennent du glucose à des concentrations variables ou d'autres agents osmotiques appropriés.

Les solutions pour dialyse péritonéale sont conditionnées en :

- récipients, en matière plastique, rigides ou semi-rigides,
- récipients en matière plastique souples, munis d'un dispositif spécial de connexion. Ces récipients sont généralement remplis à un volume inférieur à leur capacité nominale et sont contenus dans des enveloppes protectrices fermées,
- récipients en verre.

Les récipients et fermetures satisfont aux exigences des récipients pour usage parentéral (*3.2.1* et *3.2.2*).

Plusieurs formulations sont utilisées. La concentration des composants par litre de solution se situe généralement dans les limites suivantes :

Tableau 0862.-1

	Expression en mmol	Expression en mEq
Sodium	125 - 150	125 - 150
Potassium	0 - 4,5	0 - 4,5
Calcium	0 - 2,5	0 - 5,0
Magnésium	0,25 - 1,5	0,50 - 3,0
Acétates, lactates ou bicarbonates	30 - 60	30 - 60
Chlorures	90 - 120	90 - 120
Glucose	25 - 250	

Lorsque la formulation comprend du bicarbonate, la solution de bicarbonate de sodium est contenue dans un récipient ou compartiment séparé et mélangée à la solution électrolytique juste avant l'emploi.

Sauf exception justifiée et autorisée, aucun antioxydant tel que les sels de métabisulfites n'est ajouté aux solutions.

IDENTIFICATION

Selon sa composition, la préparation à examiner donne les réactions d'identité suivantes (*2.3.1*) :

- potassium : réaction (b) ;
- calcium : réaction (a) ;
- sodium : réaction (b) ;
- chlorures : réaction (a) ;
- acétates : à 5 ml de préparation à examiner, ajoutez 1 ml d'*acide chlorhydrique R* dans un tube à essai muni d'un bouchon et d'un tube coudé ; recueillez par chauffage quelques millilitres de distillat. Sur le distillat, effectuez la réaction (b) des acétates ;
- lactates, bicarbonates : effectuez l'identification en même temps que le dosage ;
- magnésium : à 0,1 ml de *solution de jaune titane R*, ajoutez 10 ml d'*eau R*, 2 ml de préparation à examiner et 1 ml d'*hydroxyde de sodium 1 M*. Il apparaît une coloration rose ;
- glucose : à 5 ml de préparation à examiner, ajoutez 2 ml de *solution diluée d'hydroxyde de sodium R* et 0,05 ml de *solution de sulfate de cuivre R*. La solution est bleue et limpide. Chauffez à ébullition ; il se forme un abondant précipité rouge.

ESSAI

Aspect de la solution. La préparation à examiner est limpide (*2.2.1*) et n'est pas plus fortement colorée que la solution témoin J_4 (*2.2.2, Procédé I*).

Détermination du pH (*2.2.3*). Le pH de la préparation à examiner est de 5,0 à 6,5. Si la solution contient du bicarbonate, le pH est de 6,5 à 8,0.

Hydroxyméthylfurfural. Prélevez un volume de préparation à examiner équivalant à 25 mg de glucose, ajoutez 5,0 ml d'une solution de *p-toluidine R* à 100 g/l dans le *2-propanol R* contenant 10 pour cent *V/V* d'*acide acétique glacial R*, puis 1,0 ml d'une solution d'*acide barbiturique R* à 5 g/l. L'absorbance (*2.2.25*) de la solution, déterminée à 550 nm après un repos de 2 min à 3 min, n'est pas supérieure à celle d'un témoin préparé simultanément dans les mêmes conditions avec une solution contenant 10 µg d'*hydroxyméthylfurfural R* dans le même volume que celui de la solution à examiner. Si la solution contient du bicarbonate, utilisez comme témoin une solution contenant 20 µg d'*hydroxyméthylfurfural R*.

Aluminium (*2.4.17*). Prélevez 400 ml de préparation à examiner, ajustez à pH 6,0 et ajoutez 10 ml de *solution tampon acétate pH 6,0 R*. La solution satisfait à l'essai limite de l'aluminium (15 µg/l). Utilisez comme solution de référence un mélange de 3 ml de *solution à 2 ppm d'aluminium (Al) R*, de 10 ml de *solution tampon acétate pH 6,0 R* et de 9 ml d'*eau R* et comme solution à blanc un mélange de 10 ml de *solution tampon acétate pH 6,0 R* et de 10 ml d'*eau R*.

Contamination particulaire. Effectuez l'essai des particules non visibles (*2.9.19*) sur 50 ml de préparation à examiner.

Tableau 0862.-2

Particules supérieures à	10 µm	25 µm
Nombre limite de particules par millilitre	25	3

Volume extractible (*2.9.17*). La préparation à examiner satisfait à l'essai décrit pour les préparations injectables pour perfusion.

Stérilité (*2.6.1*). La préparation à examiner satisfait à l'essai de stérilité.

Endotoxines bactériennes (*2.6.14*) : moins de 0,25 UI/ml.

Pyrogènes (*2.6.8*). Les solutions pour lesquelles un essai validé des endotoxines bactériennes ne peut être effectué, satisfont à l'essai des pyrogènes. Injectez à chaque lapin, par kilogramme de masse corporelle, 10 ml de préparation à examiner.

DOSAGE

Sodium. Effectuez le dosage du sodium par spectrométrie d'absorption atomique (*2.2.23, Procédé II*).

Solution à examiner. Diluez, si nécessaire, avec de l'*eau R*, la préparation à examiner afin d'obtenir une dilution adaptée à l'appareil utilisé.

Solutions de référence. Préparez les solutions de référence à partir de la *solution à 200 ppm de sodium (Na) R*.

Mesurez l'absorbance à 589,0 nm en utilisant une lampe à cathode creuse au sodium comme source de radiation et une flamme air-propane ou air-acétylène.

La solution pour dialyse péritonéale contient au minimum 97,5 pour cent et au maximum 102,5 pour cent de la teneur en sodium (Na) indiquée sur l'étiquette.

Potassium. Effectuez le dosage du potassium par spectrométrie d'absorption atomique (*2.2.23, Procédé I*).

Solution à examiner. Diluez, si nécessaire, avec de l'*eau R*, la préparation à examiner afin d'obtenir une dilution adaptée à l'appareil utilisé. A 100 ml de solution, ajoutez 10 ml d'une solution de *chlorure de sodium R* à 22 g/l.

Solutions de référence. Préparez les solutions de référence à partir de la *solution à 100 ppm de potassium (K) R*. A 100 ml de chaque solution de référence, ajoutez 10 ml d'une solution de *chlorure de sodium R* à 22 g/l.

Mesurez l'absorbance à 766,5 nm en utilisant une lampe à cathode creuse au potassium comme source de radiation et une flamme air-propane ou air-acétylène.

La solution pour dialyse péritonéale contient au minimum 95,0 pour cent et au maximum 105,0 pour cent de la teneur en potassium (K) indiquée sur l'étiquette.

Calcium. Effectuez le dosage du calcium par spectrométrie d'absorption atomique (*2.2.23, Procédé I*).

Solution à examiner. Diluez, si nécessaire, avec de l'*eau R*, la préparation à examiner afin d'obtenir une dilution adaptée à l'appareil utilisé.

Solutions de référence. Préparez les solutions de référence à partir de la *solution à 400 ppm de calcium (Ca) R*.

Mesurez l'absorbance à 422,7 nm en utilisant une lampe à cathode creuse au calcium comme source de radiation et une flamme air-propane ou air-acétylène.

La solution pour dialyse péritonéale contient au minimum 95,0 pour cent et au maximum 105,0 pour cent de la teneur en calcium (Ca) indiquée sur l'étiquette.

Magnésium. Effectuez le dosage du magnésium par spectrométrie d'absorption atomique (*2.2.23, Procédé I*).

Solution à examiner. Diluez, si nécessaire, avec de l'*eau R*, la préparation à examiner afin d'obtenir une dilution adaptée à l'appareil utilisé.

Solutions de référence. Préparez les solutions de référence à partir de la *solution à 100 ppm de magnésium (Mg) R*.

Mesurez l'absorbance à 285,2 nm en utilisant une lampe à cathode creuse au magnésium comme source de radiation et une flamme air-propane ou air-acétylène.

La solution pour dialyse péritonéale contient au minimum 95,0 pour cent et au maximum 105,0 pour cent de la teneur en magnésium (Mg) indiquée sur l'étiquette.

Chlorures totaux. Prélevez un volume exactement mesuré de préparation à examiner correspondant à 60 mg environ de chlorures et complétez à 50 ml avec de l'*eau R*. Ajoutez 5 ml d'*acide nitrique dilué R*, 25,0 ml de *nitrate d'argent 0,1 M* et 2 ml de *phtalate de dibutyle R*, puis agitez. Titrez par le *thiocyanate d'ammonium 0,1 M* en présence de 2 ml de *solution de sulfate ferrique et d'ammonium R2* jusqu'à coloration jaune-rouge.

1 ml de *nitrate d'argent 0,1 M* correspond à 3,545 mg de Cl.

La solution pour dialyse péritonéale contient au minimum 95,0 pour cent et au maximum 105,0 pour cent de la teneur en chlorures (Cl) indiquée sur l'étiquette.

Acétates. Prélevez un volume de préparation à examiner correspondant à 0,7 mmol environ d'acétates et ajoutez 10,0 ml d'*acide chlorhydrique 0,1 M*. Titrez par l'*hydroxyde de sodium 0,1 M* et tracez la courbe potentiométrique (*2.2.20*). Mesurez le volume d'*hydroxyde de sodium 0,1 M* utilisé entre les 2 points d'inflexion.

1 ml d'*hydroxyde de sodium 0,1 M* correspond à 0,1 mmol d'acétates.

La solution pour dialyse péritonéale contient au minimum 95,0 pour cent et au maximum 105,0 pour cent de la teneur en acétates indiquée sur l'étiquette.

Lactates. Prélevez un volume de préparation à examiner correspondant à 0,7 mmol environ de lactates et ajoutez 10,0 ml d'*acide chlorhydrique 0,1 M*. Ajoutez 50 ml d'*acétonitrile R*. Titrez par l'*hydroxyde de sodium 0,1 M* et tracez la courbe potentiométrique (*2.2.20*). Mesurez le volume d'*hydroxyde de sodium 0,1 M* utilisé entre les 2 points d'inflexion.

1 ml d'*hydroxyde de sodium 0,1 M* correspond à 0,1 mmol de lactates.

La solution pour dialyse péritonéale contient au minimum 95,0 pour cent et au maximum 105,0 pour cent de la teneur en lactates indiquée sur l'étiquette.

Bicarbonate de sodium. Prélevez un volume de préparation à examiner correspondant à 0,1 g environ de bicarbonate de sodium. Titrez par l'*acide chlorhydrique 0,1 M*. Déterminez le point de fin de titrage par potentiométrie (*2.2.20*).

1 ml d'*acide chlorhydrique 0,1 M* correspond à 8,40 mg de $NaHCO_3$.

La préparation à examiner contient au minimum 95,0 pour cent et au maximum 105,0 pour cent de la teneur en bicarbonate de sodium indiquée sur l'étiquette.

Lactates et bicarbonates. Opérez par chromatographie liquide (*2.2.29*).

Solution à examiner. Utilisez la préparation à examiner.

Solutions de référence. Dans 100 ml d'*eau pour chromatographie R*, dissolvez des quantités exactement pesées de lactate et de bicarbonate de façon à obtenir des concentrations voisines de 90 pour cent, 100 pour cent et 110 pour cent des teneurs indiquées sur l'étiquette.

La chromatographie peut être réalisée en utilisant :

– une colonne d'une longueur de 0,30 m et d'un diamètre intérieur de 7,8 mm, remplie de *résine échangeuse de cations R* (9 µm),
– comme phase mobile, à un débit de 0,6 ml/min, de l'*acide sulfurique 0,005 M* préalablement dégazé à l'*hélium R*,
– comme détecteur, un réfractomètre différentiel,

en maintenant la température de la colonne à 85 °C.

Injectez en double 20 µl de solution à examiner et 20 µl de chaque solution de référence. Lorsque les chromatogrammes sont enregistrés dans les conditions décrites, les pics sont élués dans l'ordre suivant : lactates, puis bicarbonates.

Déterminez la teneur en lactates et en bicarbonates de la solution à examiner par interpolation de la surface du pic, pour les lactates, et de la hauteur du pic, pour les bicarbonates, à partir de la droite de régression linéaire établie avec les solutions de référence.

La préparation à examiner contient au minimum 95,0 pour cent et au maximum 105,0 pour cent de la teneur en lactates ou bicarbonates indiquée sur l'étiquette.

Sucres réducteurs (exprimés en glucose anhydre). Dans une fiole conique de 250 ml à col rodé, introduisez un volume de préparation à examiner correspondant à 25 mg de glucose, puis 25,0 ml de *solution cupri-citrique R*. Ajoutez quelques fragments de pierre ponce. Fixez un réfrigérant à reflux. Portez à ébullition en 2 min et maintenez à ébullition pendant 10 min exactement. Refroidissez et ajoutez 3 g d'*iodure de potassium R* dissous dans 3 ml d'*eau R*, puis avec précaution et par petites quantités, 25 ml d'une solution d'*acide sulfurique R* à 25 pour cent *m/m*. Titrez

Monographies Q - Z

par le *thiosulfate de sodium 0,1 M* en présence de *solution d'amidon R* ajoutée en fin de titrage. Effectuez un titrage à blanc dans les mêmes conditions en utilisant 25,0 ml d'*eau R*.

Calculez la teneur en sucres réducteurs exprimée en glucose anhydre ($C_6H_{12}O_6$) à l'aide du tableau 0862.-3.

Tableau 0862.-3

Volume de thiosulfate de sodium 0,1 M (ml)	Glucose anhydre (mg)
8	19,8
9	22,4
10	25,0
11	27,6
12	30,3
13	33,0
14	35,7
15	38,5
16	41,3

La solution pour dialyse péritonéale contient au minimum 95,0 pour cent et au maximum 105,0 pour cent de la teneur en glucose indiquée sur l'étiquette.

CONSERVATION

Ne pas conserver à une température inférieure à 4 °C.

ÉTIQUETAGE

L'étiquette indique :

- la formule de la solution pour dialyse péritonéale, exprimée en grammes par litre et en millimoles par litre,
- l'osmolarité calculée, exprimée en milliosmoles par litre,
- le volume nominal de la solution pour dialyse péritonéale dans le récipient,
- que la solution est exempte d'endotoxines bactériennes ou, dans les cas appropriés, qu'elle est apyrogène,
- les conditions de conservation,
- que la solution n'est pas à utiliser en perfusion intraveineuse,
- que les quantités non utilisées sont à jeter.

Monographies Q - Z

01/2002:0128

SOLUTIONS POUR HÉMODIALYSE

Solutiones ad haemodialysim

DÉFINITION

Les solutions pour hémodialyse sont des solutions d'électrolytes à des concentrations voisines de celle du plasma. Le glucose peut entrer dans la formulation.

En raison des grands volumes utilisés, les solutions pour hémodialyse sont généralement préparées par dilution d'une solution concentrée avec de l'eau de qualité appropriée (voir *Eau pour dilution des solutions concentrées pour hémodialyse (1167)*), par exemple à l'aide d'un dispositif automatique de dosage.

Solutions concentrées pour hémodialyse

Les solutions concentrées pour hémodialyse sont préparées et conservées avec des matières premières et des techniques qui permettent d'obtenir des solutions dont l'éventuelle contamination microbienne est aussi faible que possible. Dans certaines circonstances, il peut s'avérer nécessaire d'utiliser des solutions stériles.

Au cours de la dilution et de l'emploi de ces solutions, des précautions sont prises pour éviter la contamination microbienne. Les solutions diluées sont utilisées immédiatement après leur préparation.

Les solutions concentrées pour hémodialyse sont conditionnées en :

- récipients en matière plastique, rigides, semi-rigides ou souples,
- récipients en verre.

Trois types de solutions concentrées sont utilisées :

1. Solutions concentrées avec acétates ou lactates

Plusieurs formulations de solutions concentrées sont utilisées. Les concentrations des composants dans les solutions concentrées sont telles que, après dilution au volume indiqué, les concentrations des composants par litre se situent généralement dans les limites suivantes :

Tableau 0128.-1

	Expression en mmol	Expression en mEq
Sodium	130 - 145	130 - 145
Potassium	0 - 3,0	0 - 3,0
Calcium	0 - 2,0	0 - 4,0
Magnésium	0 - 1,2	0 - 2,4
Acétates ou lactates	32 - 45	32 - 45
Chlorures	90 - 120	90 - 120
Glucose	0 - 12,0	

Les solutions concentrées avec acétates ou lactates sont diluées avant l'emploi.

2. Solutions concentrées acides

Plusieurs formulations de solutions concentrées sont utilisées. Les concentrations des composants dans les solutions concentrées sont telles que, après dilution au volume indiqué et avant neutralisation par le bicarbonate de sodium, les concentrations des composants par litre se situent généralement dans les limites suivantes :

Tableau 0128.-2

	Expression en mmol	Expression en mEq
Sodium	80 - 110	80 - 110
Potassium	0 - 3,0	0 - 3,0
Calcium	0 - 2,0	0 - 4,0
Magnésium	0 - 1,2	0 - 2,4
Acide acétique	2,5 - 10	2,5 - 10
Chlorures	90 - 120	90 - 120
Glucose	0 - 12,0	

Du bicarbonate de sodium est ajouté immédiatement avant l'emploi jusqu'à une concentration finale maximale de 45 mmol/l. La solution concentrée de bicarbonate de sodium est fournie dans un récipient séparé. Les solutions concentrées acides et les solutions concentrées de bicarbonate de sodium sont diluées et mélangées immédiatement avant l'emploi à l'aide d'un dispositif approprié. Il est également possible d'utiliser du bicarbonate de sodium solide pour préparer la solution.

3. Solutions concentrées sans tampon

Plusieurs formulations de solutions concentrées sans tampon sont utilisées. Les concentrations des composants dans les solutions concentrées sont telles que, après dilution au volume indiqué, les concentrations des composants par litre se situent généralement dans les limites suivantes :

Tableau 0128.-3

	Expression en mmol	Expression en mEq
Sodium	130 - 145	130 - 145
Potassium	0 - 3,0	0 - 3,0
Calcium	0 - 2,0	0 - 4,0
Magnésium	0 - 1,2	0 - 2,4
Chlorures	130 - 155	130 - 155
Glucose	0 - 12,0	

Les solutions concentrées sans tampon sont utilisées en conjonction avec l'administration par voie parentérale de solutions de bicarbonate appropriées.

IDENTIFICATION

Selon sa composition, la préparation à examiner donne les réactions d'identité suivantes (*2.3.1*) :

- potassium : réaction (b) ;
- calcium : réaction (a) ;
- sodium : réaction (b) ;
- chlorures : réaction (a) ;
- lactates ;
- carbonates et bicarbonates ;
- acétates :

  si la solution ne contient pas de glucose, utilisez la réaction (b),

  si la solution contient du glucose, utilisez la méthode suivante : à 5 ml de préparation à examiner, ajoutez 1 ml d'*acide chlorhydrique R* dans un tube à essai muni d'un bouchon et d'un tube coudé ; recueillez par chauffage quelques millilitres de distillat. Sur le distillat, effectuez la réaction (b) des acétates ;
- magnésium : à 0,1 ml de *solution de jaune titane R*, ajoutez 10 ml d'*eau R*, 2 ml de préparation à examiner et 1 ml d'*hydroxyde de sodium 1 M*. Il apparaît une coloration rose ;
- glucose : à 5 ml de préparation à examiner, ajoutez 2 ml de *solution diluée d'hydroxyde de sodium R* et 0,05 ml de *solution de sulfate de cuivre R*. La solution est bleue et limpide. Chauffez à ébullition : il se forme un abondant précipité rouge.

ESSAI

Aspect de la solution. La préparation à examiner est limpide (*2.2.1*). Si elle ne contient pas de glucose, elle est incolore (*2.2.2, Procédé I*) ; si elle contient du glucose, elle n'est pas plus fortement colorée que la solution témoin J_7 (*2.2.2, Procédé I*).

Aluminium (*2.4.17*). Prélevez 20 ml de préparation à examiner, ajustez à pH 6,0 et ajoutez 10 ml de *solution tampon acétate pH 6,0 R*. La solution satisfait à l'essai limite de l'aluminium (0,1 mg/l). Utilisez comme solution de référence un mélange de 1 ml de *solution à 2 ppm d'aluminium (Al) R*, de 10 ml de *solution tampon acétate pH 6,0 R* et de 9 ml d'*eau R* et comme solution à blanc un mélange de 10 ml de *solution tampon acétate pH 6,0 R* et de 10 ml d'*eau R*.

Volume extractible (*2.9.17*). Le volume mesuré n'est pas inférieur au volume nominal indiqué sur l'étiquette.

Stérilité (*2.6.1*). Si l'étiquette indique que la solution concentrée pour hémodialyse est stérile, celle-ci satisfait également à l'essai de stérilité.

Endotoxines bactériennes (*2.6.14*) : moins de 0,5 UI par millilitre de solution diluée pour l'emploi.

Pyrogènes (*2.6.8*). Les solutions pour lesquelles un essai validé des endotoxines bactériennes ne peut être effectué, satisfont à l'essai des pyrogènes. Diluez la préparation à examiner avec de l'*eau pour préparations injectables R* jusqu'à la concentration prescrite pour l'emploi. Injectez à chaque lapin, par kilogramme de masse corporelle, 10 ml de solution.

DOSAGE

Déterminez la densité relative (2.2.5) de la solution concentrée et calculez les teneurs respectives en grammes par litre et en millimoles par litre.

Sodium. Effectuez le dosage du sodium par spectrométrie d'absorption atomique (*2.2.23, Procédé II*).

Solution à examiner. Diluez avec de l'*eau R* une quantité exactement pesée de la préparation à examiner afin d'obtenir une dilution adaptée à l'appareil utilisé.

Solutions de référence. Préparez les solutions de référence à partir de la *solution à 200 ppm de sodium (Na) R*.

Mesurez l'absorbance à 589,0 nm en utilisant une lampe à cathode creuse au sodium comme source de radiation et une flamme air-propane ou air-acétylène.

La solution concentrée pour hémodialyse contient au minimum 97,5 pour cent et au maximum 102,5 pour cent de la teneur en sodium (Na) indiquée sur l'étiquette.

Potassium. Effectuez le dosage du potassium par spectrométrie d'absorption atomique (*2.2.23, Procédé I*).

Solution à examiner. Diluez avec de l'*eau R* une quantité exactement pesée de la préparation à exami ner afin d'obtenir une dilution adaptée à l'appareil utilisé. A 100 ml de solution diluée, ajoutez 10 ml d'une solution de *chlorure de sodium R* à 22 g/l.

Solutions de référence. Préparez les solutions de référence à partir de la *solution à 100 ppm de potassium (K) R*. A 100 ml de chaque solution de référence, ajoutez 10 ml d'une solution de *chlorure de sodium R* à 22 g/l.

Mesurez l'absorbance à 766,5 nm en utilisant une lampe à cathode creuse au potassium comme source de radiation et une flamme air-propane ou air-acétylène.

La solution concentrée pour hémodialyse contient au minimum 95,0 pour cent et au maximum 105,0 pour cent de la teneur en potassium (K) indiquée sur l'étiquette.

Calcium. Effectuez le dosage du calcium par spectrométrie d'absorption atomique (*2.2.23, Procédé I*).

Solution à examiner. Diluez avec de l'*eau R* une quantité exactement pesée de la préparation à examiner afin d'obtenir une dilution adaptée à l'appareil utilisé.

Solutions de référence. Préparez les solutions de référence à partir de la *solution à 400 ppm de calcium (Ca) R*.

Mesurez l'absorbance à 422,7 nm en utilisant une lampe à cathode creuse au calcium comme source de radiation et une flamme air-propane ou air-acétylène.

La solution concentrée pour hémodialyse contient au minimum 95,0 pour cent et au maximum 105,0 pour cent de la teneur en calcium (Ca) indiquée sur l'étiquette.

Magnésium. Effectuez le dosage du magnésium par spectrométrie d'absorption atomique (*2.2.23, Procédé I*).

Solution à examiner. Diluez avec de l'*eau R* une quantité exactement pesée de la préparation à examiner afin d'obtenir une dilution adaptée à l'appareil utilisé.

Solutions de référence. Préparez les solutions de référence à partir de la *solution à 100 ppm de magnésium (Mg) R*.

Mesurez l'absorbance à 285,2 nm en utilisant une lampe à cathode creuse au magnésium comme source de radiation et une flamme air-propane ou air-acétylène.

La solution concentrée pour hémodialyse contient au minimum 95,0 pour cent et au maximum 105,0 pour cent de la teneur en magnésium (Mg) indiquée sur l'étiquette.

Chlorures totaux. Prélevez un volume exactement mesuré de préparation à examiner correspondant à 60 mg environ de chlorures et complétez à 50 ml avec de l'*eau R*. Ajoutez 5 ml d'*acide nitrique dilué R*, 25,0 ml de *nitrate d'argent 0,1 M* et 2 ml de *phtalate de dibutyle R*, puis agitez. Titrez par le *thiocyanate d'ammonium 0,1 M* en présence de 2 ml de *solution de sulfate ferrique et d'ammonium R2* jusqu'à coloration jaune-rouge.

1 ml de *nitrate d'argent 0,1 M* correspond à 3,545 mg de Cl.

La solution concentrée pour hémodialyse contient au minimum 95,0 pour cent et au maximum 105,0 pour cent de la teneur en chlorures (Cl) indiquée sur l'étiquette.

Acétates. Prélevez un volume de préparation à examiner correspondant à 0,7 mmol environ d'acétates et ajoutez 10,0 ml d'*acide chlorhydrique 0,1 M*. Titrez par l'*hydroxyde de sodium 0,1 M* et tracez la courbe potentiométrique (*2.2.20*). Mesurez le volume d'*hydroxyde de sodium 0,1 M* utilisé entre les 2 points d'inflexion.

1 ml d'*hydroxyde de sodium 0,1 M* correspond à 0,1 mmol d'acétates.

La solution concentrée pour hémodialyse contient au minimum 95,0 pour cent et au maximum 105,0 pour cent de la teneur en acétates indiquée sur l'étiquette.

Lactates. Prélevez un volume de préparation à examiner correspondant à 0,7 mmol environ de lactates et ajoutez 10,0 ml d'*acide chlorhydrique 0,1 M*. Puis, ajoutez 50 ml d'*acétonitrile R*. Titrez par l'*hydroxyde de sodium 0,1 M* et tracez la courbe potentiométrique (*2.2.20*). Mesurez le volume d'*hydroxyde de sodium 0,1 M* utilisé entre les 2 points d'inflexion.

1 ml d'*hydroxyde de sodium 0,1 M* correspond à 0,1 mmol de lactates.

La solution concentrée pour hémodialyse contient au minimum 95,0 pour cent et au maximum 105,0 pour cent de la teneur en lactates indiquée sur l'étiquette.

Bicarbonate de sodium. Prélevez un volume de préparation à examiner correspondant à 0,1 g environ de bicarbonate de sodium. Titrez par l'*acide chlorhydrique 0,1 M*. Déterminez le point de fin de titrage par potentiométrie (*2.2.20*).

1 ml d'*acide chlorhydrique 0,1 M* correspond à 8,40 mg de $NaHCO_3$.

La solution concentrée pour hémodialyse contient au minimum 95,0 pour cent et au maximum 105,0 pour cent de la teneur en bicarbonate de sodium indiquée sur l'étiquette.

Sucres réducteurs (exprimés en glucose anhydre). Dans une fiole conique de 250 ml à col rodé, introduisez un volume de préparation à examiner correspondant à 25 mg de glucose, puis ajoutez 25,0 ml de *solution cupri-citrique R*. Ajoutez quelques grains de pierre ponce. Fixez un réfrigérant à reflux. Portez à ébullition en 2 min et maintenez à ébullition pendant 10 min exactement. Refroidissez et ajoutez 3 g d'*iodure de potassium R* dissous dans 3 ml d'*eau R* puis, avec précaution et par petites quantités, 25 ml d'une solution d'*acide sulfurique R* à 25 pour cent *m/m*. Titrez par le *thiosulfate de sodium 0,1 M* en présence de *solution d'amidon R* ajoutée en fin de titrage. Effectuez un titrage à blanc dans les mêmes conditions en utilisant 25,0 ml d'*eau R*.

Calculez la teneur en sucres réducteurs exprimée en glucose anhydre ($C_6H_{12}O_6$) à l'aide du tableau 0128.-4 :

Tableau 0128.-4

Volume de *thiosulfate de sodium 0,1 M* (ml)	Glucose anhydre (mg)
8	19,8
9	22,4
10	25,0
11	27,6
12	30,3
13	33,0
14	35,7
15	38,5
16	41,3

La solution concentrée pour hémodialyse contient au minimum 95,0 pour cent et au maximum 105,0 pour cent de la teneur en glucose indiquée sur l'étiquette.

CONSERVATION

Ne pas conserver à une température inférieure à 4 °C.

ÉTIQUETAGE

L'étiquette indique :

- la formule de la solution concentrée pour hémodialyse, exprimée en grammes par litre et en millimoles par litre,
- le volume nominal de la solution concentrée pour hémodialyse dans le récipient,
- dans les cas appropriés, que la solution concentrée est stérile,
- les conditions de conservation,
- que la solution concentrée est à diluer au moment de l'emploi,
- le taux de dilution à pratiquer,
- que le volume à utiliser est à mesurer exactement,
- la formule ionique de la solution diluée prête à l'emploi en millimoles par litre,
- que les quantités non utilisées sont à jeter,
- dans les cas appropriés, que du bicarbonate de sodium est à ajouter avant l'emploi.

01/2002:0861

SOLUTIONS POUR HÉMOFILTRATION ET POUR HÉMODIAFILTRATION

Solutiones ad haemocolaturam haemodiacolaturamque

DÉFINITION

Les solutions pour hémofiltration et pour hémodiafiltration sont des préparations pour usage parentéral contenant des électrolytes à des concentrations voisines de celle du plasma. Le glucose peut entrer dans la formulation.

Les solutions pour hémofiltration et pour hémodiafiltration sont conditionnées en :

- récipients en matière plastique, rigides ou semi-rigides,
- récipients en matière plastique souples, contenus dans des enveloppes protectrices fermées,
- récipients en verre.

Les récipients et fermetures satisfont aux exigences des récipients pour usage parentéral (*3.2. Récipients*).

En hémofiltration et hémodiafiltration, les formulations suivantes sont utilisées. Les concentrations des composants par litre de solution se situent généralement dans les limites suivantes :

Tableau 0861.-1

	Expression en mmol	Expression en mEq
Sodium	125 - 150	125 - 150
Potassium	0 - 4,5	0 - 4,5
Calcium	1,0 - 2,5	2,0 - 5,0
Magnésium	0,25 - 1,5	0,50 - 3,0
Acétates, lactates ou bicarbonates	30 - 60	30 - 60
Chlorures	90 - 120	90 - 120
Glucose	0 - 25	

Lorsque la formulation comprend du bicarbonate, la solution de bicarbonate de sodium est contenue dans un récipient ou compartiment séparé et mélangée à la solution électrolytique juste avant l'emploi.

En hémofiltration et en hémodiafiltration, les formulations suivantes peuvent également être utilisées.

Tableau 0861.-2

	Expression en mmol	Expression en mEq
Sodium	130 - 167	130 - 167
Potassium	0 - 4,0	0 - 4,0
Bicarbonates	20 - 167	20 - 167
Chlorures	0 - 147	0 - 147

Aucun antioxydant tel que des métabisulfites n'est ajouté aux solutions.

IDENTIFICATION

Selon sa composition, la préparation à examiner donne les réactions d'identité suivantes (*2.3.1*) :

- potassium : réaction (b) ;
- calcium : réaction (a) ;
- sodium : réaction (b) ;
- chlorures : réaction (a) ;
- acétates :

  si la solution ne contient pas de glucose, utilisez la réaction (b),

  si la solution contient du glucose, utilisez la méthode suivante : à 5 ml de préparation à examiner, ajoutez 1 ml d'*acide chlorhydrique R* dans un tube à essai muni d'un bouchon et d'un tube coudé ; recueillez par chauffage quelques millilitres de distillat. Sur le distillat, effectuez la réaction (b) des acétates,
- lactates ;
- carbonates et bicarbonates ;
- magnésium : à 0,1 ml de *solution de jaune titane R*, ajoutez 10 ml d'*eau R*, 2 ml de préparation à examiner et 1 ml d'*hydroxyde de sodium 1 M*. Il apparaît une coloration rose ;
- glucose : à 5 ml de préparation à examiner, ajoutez 2 ml de *solution diluée d'hydroxyde de sodium R* et 0,05 ml de *solution de sulfate de cuivre R*. La solution est bleue et limpide. Chauffez à ébullition ; il se forme un abondant précipité rouge.

ESSAI

Aspect de la solution. La préparation à examiner est limpide (*2.2.1*). Si elle ne contient pas de glucose, elle est incolore (*2.2.2, Procédé I*) ; si elle contient du glucose, elle n'est pas plus fortement colorée que la solution témoin J_7 (*2.2.2, Procédé I*).

Détermination du pH (*2.2.3*). Le pH de la préparation à examiner est de 5,0 à 7,5. Si la solution contient du glucose, le pH est de 4,5 à 6,5. Si la solution contient du bicarbonate, le pH est de 7,0 à 8,5.

Hydroxyméthylfurfural. Prélevez un volume de préparation à examiner équivalent à 25 mg de glucose, ajoutez 5,0 ml d'une solution de *p-toluidine R* à 100 g/l dans le *2-propanol R* contenant 10 pour cent *V/V* d'*acide acétique glacial R*, puis 1,0 ml d'une solution d'*acide barbiturique R* à 5 g/l. L'absorbance (*2.2.25*) de la solution, déterminée à 550 nm après un repos de 2 min à 3 min, n'est pas supérieure à celle d'un témoin préparé simultanément dans les mêmes conditions avec une solution contenant 10 µg d'*hydroxyméthylfurfural R* dans le même volume que celui de la solution à examiner. Si la solution contient du bicarbonate, utilisez comme témoin une solution contenant 20 µg d'*hydroxyméthylfurfural R*.

Aluminium (*2.4.17*). Prélevez 200 ml de préparation à examiner, ajustez à pH 6,0 et ajoutez 10 ml de *solution tampon acétate pH 6,0 R*. La solution satisfait à l'essai limite de l'aluminium (10 µg/l). Utilisez comme solution de référence un mélange de 1 ml de *solution à 2 ppm d'aluminium (Al) R*, de 10 ml de *solution tampon acétate pH 6,0 R* et de 9 ml d'*eau R* et comme solution à blanc un mélange de 10 ml de *solution tampon acétate pH 6,0 R* et de 10 ml d'*eau R*.

Contamination particulaire. Effectuez l'essai des particules non visibles (*2.9.19*) sur 50 ml de préparation à examiner.

Tableau 0861.-3

Particules supérieures à	10 µm	25 µm
Nombre limite de particules par millilitre	25	3

Volume extractible (*2.9.17*). La préparation à examiner satisfait à l'essai décrit pour les préparations injectables pour perfusion.

Stérilité (*2.6.1*). La préparation à examiner satisfait à l'essai de stérilité.

Endotoxines bactériennes (*2.6.14*) : moins de 0,25 UI/ml.

Monographies Q - Z

Pyrogènes (*2.6.8*). Les solutions pour lesquelles un essai validé des endotoxines bactériennes ne peut être effectué, satisfont à l'essai des pyrogènes. Injectez à chaque lapin, par kilogramme de masse corporelle, 10 ml de préparation à examiner.

DOSAGE

Sodium. Effectuez le dosage du sodium par spectrométrie d'absorption atomique (*2.2.23, Procédé II*).

Solution à examiner. Diluez, si nécessaire, avec de l'*eau R*, la préparation à examiner afin d'obtenir une dilution adaptée à l'appareil utilisé.

Solutions de référence. Préparez les solutions de référence à partir de la *solution à 200 ppm de sodium (Na) R*.

Mesurez l'absorbance à 589,0 nm en utilisant une lampe à cathode creuse au sodium comme source de radiation et une flamme air-propane ou air-acétylène.

La solution pour hémofiltration et pour hémodiafiltration contient au minimum 97,5 pour cent et au maximum 102,5 pour cent de la teneur en sodium (Na) indiquée sur l'étiquette.

Potassium. Effectuez le dosage du potassium par spectrométrie d'absorption atomique (*2.2.23, Procédé I*).

Solution à examiner. Diluez, si nécessaire, avec de l'*eau R*, la préparation à examiner afin d'obtenir une dilution adaptée à l'appareil utilisé. A 100 ml de solution, ajoutez 10 ml d'une solution de *chlorure de sodium R* à 22 g/l.

Solutions de référence. Préparez les solutions de référence à partir de la *solution à 100 ppm de potassium (K) R*. A 100 ml de chaque solution de référence, ajoutez 10 ml d'une solution de *chlorure de sodium R* à 22 g/l.

Mesurez l'absorbance à 766,5 nm en utilisant une lampe à cathode creuse au potassium comme source de radiation et une flamme air-propane ou air-acétylène.

La solution pour hémofiltration et pour hémodiafiltration contient au minimum 95,0 pour cent et au maximum 105,0 pour cent de la teneur en potassium (K) indiquée sur l'étiquette.

Calcium. Effectuez le dosage du calcium par spectrométrie d'absorption atomique (*2.2.23, Procédé I*).

Solution à examiner. Diluez, si nécessaire, avec de l'*eau R*, la préparation à examiner afin d'obtenir une dilution adaptée à l'appareil utilisé.

Solutions de référence. Préparez les solutions de référence à partir de la *solution à 400 ppm de calcium (Ca) R*.

Mesurez l'absorbance à 422,7 nm en utilisant une lampe à cathode creuse au calcium comme source de radiation et une flamme air-propane ou air-acétylène.

La solution pour hémofiltration et pour hémodiafiltration contient au minimum 95,0 pour cent et au maximum 105,0 pour cent de la teneur en calcium (Ca) indiquée sur l'étiquette.

Magnésium. Effectuez le dosage du magnésium par spectrométrie d'absorption atomique (*2.2.23, Procédé I*).

Solution à examiner. Diluez, si nécessaire, avec de l'*eau R*, la préparation à examiner afin d'obtenir une dilution adaptée à l'appareil utilisé.

Solutions de référence. Préparez les solutions de référence à partir de la *solution à 100 ppm de magnésium (Mg) R*.

Mesurez l'absorbance à 285,2 nm en utilisant une lampe à cathode creuse au magnésium comme source de radiation et une flamme air-propane ou air-acétylène.

La solution pour hémofiltration et pour hémodiafiltration contient au minimum 95,0 pour cent et au maximum 105,0 pour cent de la teneur en magnésium (Mg) indiquée sur l'étiquette.

Chlorures totaux. Prélevez un volume exactement mesuré de préparation à examiner correspondant à 60 mg environ de chlorures et complétez à 50 ml avec de l'*eau R*. Ajoutez 5 ml d'*acide nitrique dilué R*, 25,0 ml de *nitrate d'argent 0,1 M* et 2 ml de *phtalate de dibutyle R*, puis agitez. Titrez par le *thiocyanate d'ammonium 0,1 M* en présence de 2 ml de *solution de sulfate ferrique et d'ammonium R2* jusqu'à coloration jaune-rouge.

1 ml de *nitrate d'argent 0,1 M* correspond à 3,545 mg de Cl.

La solution pour hémofiltration et pour hémodiafiltration contient au minimum 95,0 pour cent et au maximum 105,0 pour cent de la teneur en chlorures (Cl) indiquée sur l'étiquette.

Acétates. Prélevez un volume de préparation à examiner correspondant à 0,7 mmol environ d'acétates et ajoutez 10,0 ml d'*acide chlorhydrique 0,1 M*. Titrez par l'*hydroxyde de sodium 0,1 M* et tracez la courbe potentiométrique (*2.2.20*). Mesurez le volume d'*hydroxyde de sodium 0,1 M* utilisé entre les 2 points d'inflexion.

1 ml d'*hydroxyde de sodium 0,1 M* correspond à 0,1 mmol d'acétates.

La solution pour hémofiltration et pour hémodiafiltration contient au minimum 95,0 pour cent et au maximum 105,0 pour cent de la teneur en acétates indiquée sur l'étiquette.

Lactates. Prélevez un volume de préparation à examiner correspondant à 0,7 mmol environ de lactates et ajoutez 10,0 ml d'*acide chlorhydrique 0,1 M*. Ajoutez 50 ml d'*acétonitrile R*. Titrez par l'*hydroxyde de sodium 0,1 M* et tracez la courbe potentiométrique (*2.2.20*). Mesurez le volume d'*hydroxyde de sodium 0,1 M* utilisé entre les 2 points d'inflexion.

1 ml d'*hydroxyde de sodium 0,1 M* correspond à 0,1 mmol de lactates.

La solution pour hémofiltration et pour hémodiafiltration contient au minimum 95,0 pour cent et au maximum 105,0 pour cent de la teneur en lactates indiquée sur l'étiquette.

Bicarbonate de sodium. Prélevez un volume de préparation à examiner correspondant à 0,1 g environ de bicarbonate de sodium. Titrez par l'*acide chlorhydrique 0,1 M*. Déterminez le point de fin de titrage par potentiométrie (*2.2.20*).

1 ml d'*acide chlorhydrique 0,1 M* correspond à 8,40 mg de $NaHCO_3$.

La solution pour hémofiltration et pour hémodiafiltration contient au minimum 95,0 pour cent et au maximum 105,0 pour cent de la teneur en bicarbonate de sodium indiquée sur l'étiquette.

Lactates et bicarbonates. Opérez par chromatographie liquide (*2.2.29*).

Solution à examiner. Utilisez la préparation à examiner.

Solutions de référence. Dans 100 ml d'*eau pour chromatographie R*, dissolvez des quantités exactement pesées de lactate et de bicarbonate de façon à obtenir des concentrations voisines de 90 pour cent, 100 pour cent et 110 pour cent des teneurs indiquées sur l'étiquette.

La chromatographie peut être réalisée en utilisant :

– une colonne d'une longueur de 0,30 m et d'un diamètre intérieur de 7,8 mm, remplie de *résine échangeuse de cations R* (9 µm),

Monographies Q - Z

– comme phase mobile, à un débit de 0,6 ml/min, de l'*acide sulfurique 0,005 M* préalablement dégazé à l'*hélium R,*

– comme détecteur, un réfractomètre différentiel,

en maintenant la température de la colonne à 85 °C.

Injectez en double 20 µl de solution à examiner et 20 µl de chaque solution de référence. Lorsque les chromatogrammes sont enregistrés dans les conditions décrites, les pics sont élués dans l'ordre suivant : lactates, puis bicarbonates.

Déterminez la teneur en lactates et en bicarbonates de la solution à examiner par interpolation de la surface du pic, pour les lactates, et de la hauteur du pic, pour les bicarbonates, à partir de la droite de régression linéaire établie avec les solutions de référence.

La solution pour hémofiltration et pour hémodiafiltration contient au minimum 95,0 pour cent et au maximum 105,0 pour cent de la teneur en lactates ou bicarbonates indiquée sur l'étiquette.

Sucres réducteurs (exprimés en glucose anhydre). Dans une fiole conique de 250 ml à col rodé, introduisez un volume de préparation à examiner correspondant à 25 mg de glucose, puis 25,0 ml de *solution cupri-citrique R*. Ajoutez quelques grains de pierre ponce. Fixez un réfrigérant à reflux. Portez à ébullition en 2 min et maintenez à ébullition pendant 10 min exactement. Refroidissez et ajoutez 3 g d'*iodure de potassium R* dissous dans 3 ml d'*eau R*, puis avec précaution et par petites quantités, 25 ml d'une solution d'*acide sulfurique R* à 25 pour cent *m/m*. Titrez par le *thiosulfate de sodium 0,1 M* en présence de *solution d'amidon R* ajoutée en fin de titrage. Effectuez un titrage à blanc dans les mêmes conditions en utilisant 25,0 ml d'*eau R*.

Calculez la teneur en sucres réducteurs exprimée en glucose anhydre ($C_6H_{12}O_6$) à l'aide du tableau 0861.-4 :

Tableau 0861.-4

Volume de thiosulfate de sodium 0,1 M (ml)	Glucose anhydre (mg)
8	19,8
9	22,4
10	25,0
11	27,6
12	30,3
13	33,0
14	35,7
15	38,5
16	41,3

La solution pour hémofiltration et pour hémodiafiltration contient au minimum 95,0 pour cent et au maximum 105,0 pour cent de la teneur en glucose indiquée sur l'étiquette.

CONSERVATION

Ne pas conserver à une température inférieure à 4 °C.

ÉTIQUETAGE

L'étiquette indique :

– la formule de la solution pour hémofiltration ou hémodiafiltration, exprimée en grammes par litre et en millimoles par litre,

– l'osmolarité calculée, exprimée en milliosmoles par litre,

– le volume nominal de la solution pour hémofiltration ou hémodiafiltration dans le récipient,

– que la solution est exempte d'endotoxines bactériennes ou, dans les cas appropriés, qu'elle est apyrogène,

– les conditions de conservation,

– que les quantités non utilisées sont à jeter.

01/2002:0949

SOMATOSTATINE

Somatostatinum

H-Ala-Gly-Cys-Lys-Asn-Phe-Phe-Trp-Lys-Thr-Phe-Thr-Ser-Cys-OH

$C_{76}H_{104}N_{18}O_{19}S_2$ M_r 1638

DÉFINITION

La somatostatine est un tétradécapeptide cyclique ayant la structure de l'hormone hypothalamique qui inhibe la libération de l'hormone de croissance humaine. Elle est obtenue par synthèse chimique et contient une quantité variable d'acide acétique. La préparation est présentée sous forme cryodesséchée.

Teneur : 95,0 pour cent à 103,0 pour cent de somatostatine (substance anhydre et exempte d'acide acétique).

CARACTÈRES

Aspect : poudre blanche, amorphe.

Solubilité : facilement soluble dans l'eau et dans l'acide acétique, pratiquement insoluble dans le chlorure de méthylène.

IDENTIFICATION

A. Chromatographie sur couche mince (*2.2.27*).

Solution à examiner. Dissolvez 1,0 mg de somatostatine dans 1,0 ml d'*eau R*.

Solution témoin. Dissolvez le contenu d'un flacon de *somatostatine SCR* dans de l'*eau R* et diluez avec le même solvant de façon à obtenir une concentration finale de 1 mg/ml.

Plaque : *plaque au gel de silice pour CCM R.*

Phase mobile : *acide acétique glacial R, pyridine R, eau R, butanol R* (10:15:20:45 *V/V/V/V*).

Dépôt : 20 µl.

Développement : sur un parcours de 15 cm.

Séchage : dans un courant d'air chaud.

Détection : pulvérisez une solution de *ninhydrine R* à 1 g/l et chauffez la plaque à l'étuve à 110 °C pendant environ 5 min.

Résultats : la tache principale du chromatogramme obtenu avec la solution à examiner est semblable quant à sa position, sa coloration et ses dimensions à la tache principale du chromatogramme obtenu avec la solution témoin.

B. Examinez les chromatogrammes obtenus dans le dosage.

Résultats : le pic principal du chromatogramme obtenu avec la solution à examiner est semblable quant à son temps de rétention au pic principal du chromatogramme obtenu avec la solution témoin.

ESSAI

Pouvoir rotatoire spécique (*2.2.7*) : – 37 to – 47 (substance anhydre et exempte d'acide acétique).

Dissolvez 2,0 mg de somatostatine dans 1,0 ml d'une solution d'*acide acétique glacial R* à 1 pour cent *V/V*.

Absorbance (*2.2.25*) : au maximum 0,20 à 280 nm (calculée par rapport à la teneur en peptide déterminée dans le dosage).

Dissolvez 5,0 mg de somatostatine dans une solution de *chlorure de sodium R* à 9 g/l et complétez à 100,0 ml avec le même solvant.

Acides aminés. Opérez au moyen d'un analyseur d'acides aminés. Etalonnez l'appareil avec un mélange en quantités équimolaires d'ammoniaque, de glycine et de la forme L des acides aminés suivants :

Lysine	Thréonine	Alanine	Leucine
Histidine	Sérine	Valine	Tyrosine
Arginine	Acide glutamique	Méthionine	Phénylalanine
Acide aspartique	Proline	Isoleucine	

plus la moitié de la quantité équimolaire de L-cystine. Pour la validation de la méthode, utilisez un étalon interne approprié tel que la *DL-norleucine R*.

Solution à examiner. Dans un tube de verre dur rigoureusement propre, d'une longueur de 100 mm et d'un diamètre intérieur de 6 mm, introduisez 1,0 mg de somatostatine. Ajoutez une quantité appropriée d'une solution d'*acide chlorhydrique R* à 50 pour cent *V/V*. Immergez le tube dans un mélange réfrigérant à une température de – 5 °C, faites le vide dans le tube jusqu'à obtention d'une pression inférieure à 133 Pa, puis scellez. Chauffez à 110-115 °C pendant 16 h. Refroidissez le tube, puis ouvrez-le, transvasez son contenu dans un flacon de 10 ml à l'aide de 5 fois 0,2 ml d'*eau R* et évaporez à siccité sous pression réduite sur de l'*hydroxyde de potassium R*. Dissolvez le résidu dans de l'*eau R*, puis évaporez à siccité sous pression réduite sur de l'*hydroxyde de potassium R*, puis répétez une fois ces opérations. Reprenez le résidu par une solution tampon adaptée à l'analyseur d'acides aminés utilisé et complétez à un volume approprié avec la même solution tampon.

Déposez un volume approprié dans l'analyseur d'acides aminés.

Exprimez en moles la teneur de chaque acide aminé. Calculez les proportions relatives des acides aminés en admettant que, divisée par 8, la somme du nombre de moles d'acide aspartique, d'alanine, de lysine, de glycine et de phénylalanine, est égale à 1. Les proportions des acides aminés présents se situent dans les limites suivantes : acide aspartique de 0,95 à 1,05 ; glycine de 0,95 à 1,05 ; alanine de 0,95 à 1,05 ; phénylalanine de 2,85 à 3,15 ; sérine de 0,7 à 1,05 ; thréonine de 1,4 à 2,1 ; hémi-cystine de 1,4 à 2,1 ; lysine de 1,9 à 2,1. D'autres acides aminés ne sont éventuellement présents qu'à l'état de traces.

Peptides apparentés. Chromatographie liquide (*2.2.29*) : utilisez le procédé de normalisation.

Solution à examiner. Dissolvez 5,0 mg de somatostatine dans de l'*eau R* et complétez à 10,0 ml avec le même solvant.

Colonne :

- *dimensions* : *l* = 0,05 m, Ø = 4,6 mm,
- *phase stationnaire* : *gel de silice octadécylsilylé pour chromatographie R* (5 µm).

Phase mobile :

- *phase mobile A* : diluez 11 ml d'*acide phosphorique R* dans de l'*eau R*, ajustez à pH 2,3 avec de la *triéthylamine R* et complétez à 1000 ml avec de l'*eau R*,
- *phase mobile B* : *acétonitrile pour chromatographie R*,

Intervalle (min)	Phase mobile A (pour cent *V/V*)	Phase mobile B (pour cent *V/V*)
0 - 18	79 → 60	21 → 40
18 - 20	60	40
20 - 21	60 → 79	40 → 21
21 - 26	79	21

Débit : 1,5 ml/min.

Détection : spectrophotomètre à 215 nm.

Injection : 25 µl.

Limites :

- *toute impureté* : au maximum 1 pour cent,
- *total* : au maximum 2 pour cent,
- *limite d'exclusion* : 0,03 pour cent.

Acide acétique (*2.5.34*) : 3,0 pour cent à 15,0 pour cent.

Solution à examiner. Dissolvez 7,0 mg de somatostatine dans un mélange de 5 volumes de phase mobile B et 95 volumes de phase mobile A et complétez à 10,0 ml avec le même mélange de solvants.

Teneur en eau (*2.5.12*) : au maximum 8,0 pour cent, déterminé sur 10,0 mg de somatostatine.

Stérilité (*2.6.1*). La somatostatine destinée à la préparation de formes pharmaceutiques administrées par voie parentérale sans autre procédé approprié de stérilisation satisfait également à l'essai de stérilité.

Endotoxines bactériennes (*2.6.14*) : moins de 10 UI/mg, si la somatostatine est destinée à la préparation de formes pharmaceutiques administrées par voie parentérale sans autre procédé approprié d'élimination des endotoxines bactériennes.

DOSAGE

Chromatographie liquide (*2.2.29*).

Solution à examiner. Dissolvez 5,0 mg de somatostatine dans l'*eau R* et complétez à 10,0 ml avec le même solvant.

Solution témoin. Dissolvez le contenu d'un flacon de *somatostatine SCR* dans de l'*eau R* et diluez avec le même solvant de façon à obtenir une concentration finale de 0,5 mg/ml.

Colonne :

- *dimensions* : *l* = 0,05 m, Ø = 4,6 mm,
- *phase stationnaire* : *gel de silice octadécylsilylé pour chromatographie R* (5 µm).

Phase mobile : mélangez 25 volumes de phase mobile B et 75 volumes de phase mobile A,

- *phase mobile A* : diluez 11 ml d'*acide phosphorique R* dans de l'*eau R*, ajustez à pH 2,3 avec de la *triéthylamine R* et complétez à 1000 ml avec de l'*eau R*,
- *phase mobile B* : *acétonitrile pour chromatographie R*.

Débit : 1,5 ml/min.

Détection : spectrophotomètre à 215 nm.

Injection : 25 µl.

Enregistrement : 15 min.

Calculez la teneur en somatostatine ($C_{76}H_{104}N_{18}O_{19}S_2$) en utilisant les chromatogrammes obtenus avec la solution à examiner et la solution témoin, et la teneur déclarée en $C_{76}H_{104}N_{18}O_{19}S_2$ de la *somatostatine SCR*.

CONSERVATION

En récipient étanche, à l'abri de la lumière, à une température de 2 °C à 8 °C. Si la substance est stérile, elle est conservée en récipient stérile, étanche, à fermeture inviolable.

ÉTIQUETAGE

L'étiquette indique :

- dans les cas appropriés, que la substance est stérile,
- dans les cas appropriés, que la substance est exempte d'endotoxines bactériennes.

01/2002:0951

SOMATROPINE

Somatropinum

$C_{990}H_{1528}N_{262}O_{300}S_7$ M_r 22 125

DÉFINITION

La somatropine est une protéine de même structure (191 résidus acides aminés) que le principal constituant de l'hormone de croissance produite par l'hypophyse humaine. Calculée par rapport à la substance anhydre, sa teneur en somatropine ($C_{990}H_{1528}N_{262}O_{300}S_7$) n'est pas inférieure à 91,0 pour cent ni supérieure à l'équivalent de 105,0 pour cent[(31)].

PRODUCTION

La somatropine est produite par la méthode dite de l'ADN recombinant (ADNr). Pendant la phase de développement du produit, il doit être démontré, par une méthode de titrage biologique validée, fondée sur la stimulation de la croissance et ayant été approuvée par l'Autorité compétente, que le procédé de fabrication employé donne un produit dont l'activité biologique n'est pas inférieure à 2,5 UI/mg.

La somatropine satisfait également aux exigences suivantes.

Protéines issues de la cellule hôte. La limite est approuvée par l'Autorité compétente.

ADN issu de la cellule hôte et du vecteur. La limite est approuvée par l'Autorité compétente.

CARACTÈRES

Poudre blanche ou sensiblement blanche.

IDENTIFICATION

A. Examinez les électrophorégrammes obtenus dans l'essai de distribution des isoformes. La bande principale de l'électrophorégramme obtenu avec la solution à examiner (a) est semblable quant à sa position à la bande principale de l'électrophorégramme obtenu avec la solution témoin (a).

B. Examinez les chromatogrammes obtenus dans l'essai des protéines apparentées. Le pic principal du chromatogramme obtenu avec la solution à examiner est semblable quant à son temps de rétention au pic principal du chromatogramme obtenu avec la solution témoin.

C. Procédez à une cartographie peptidique.

Solution à examiner. Dissolvez la somatropine dans de la *solution tampon tris-chlorhydrate pH 7,5 (0,05 M) R* de façon à obtenir une solution contenant 2,0 mg/ml de somatropine, et transvasez 1,0 ml environ de cette solution dans un tube constitué d'un matériau approprié, par exemple du polypropylène. Préparez une solution de *trypsine pour cartographie peptidique R* à 1 mg/ml dans de la *solution tampon tris-chlorhydrate pH 7,5 (0,05 M) R*, puis ajoutez 30 µl de cette solution à la solution de la substance à examiner. Fermez le tube et placez-le dans un bain-marie à 37 °C pendant 4 h, puis sortez-le du bain-marie et stoppez immédiatement la réaction, par exemple par congélation. Si l'analyse est effectuée immédiatement au moyen d'un injecteur automatique, maintenez la température à 2-8 °C.

Solution témoin. Préparez la solution témoin au même moment et de la même manière que la solution à examiner, mais en utilisant de la *somatropine SCR* au lieu de la substance à examiner.

Opérez par chromatographie liquide (*2.2.29*).

La chromatographie peut être réalisée en utilisant :

- une colonne d'acier inoxydable, d'une longueur de 0,25 m et d'un diamètre intérieur de 4,6 mm, remplie de *gel de silice octylsilylé pour chromatographie R* (5-10 µm),
- comme phase mobile, à un débit de 1 ml/min :

Phase mobile A. Complétez 1 ml d'*acide trifluoracétique R* à 1000 ml avec de l'*eau R*,

Phase mobile B. A 100 ml d'*eau R*, ajoutez 1 ml d'*acide trifluoracétique R*, puis complétez à 1000 ml avec de l'*acétonitrile pour chromatographie R*,

avec le programme d'élution décrit dans le tableau ci-dessous (si nécessaire le programme d'élution ou la température de la colonne peuvent être modifiés pour améliorer la séparation des produits d'hydrolyse) :

Intervalle (min)	**Phase mobile A (pour cent *V/V*)**	**Phase mobile B (pour cent *V/V*)**
0 - 20	100 → 80	0 → 20
20 - 40	80 → 75	20 → 25
40 - 65	75 → 50	25 → 50
65 - 70	50 → 20	50 → 80
70 - 71	20 → 100	80 → 0
71 - 85	100	0

- comme détecteur, un spectrophotomètre réglé à 214 nm,

en maintenant la température de la colonne à 30 °C.

Equilibrez la colonne avec la phase mobile A pendant 15 min au moins. Effectuez un passage à blanc selon le gradient d'élution décrit ci-dessus.

Injectez 100 µl de solution à examiner et 100 µl de solution témoin. L'identification n'est valable que si les chromatogrammes obtenus avec les 2 solutions sont qualitativement semblables au *chromatogramme de référence de l'hydrolysat de somatropine de la Ph. Eur.* Le profil du chromatogramme obtenu avec la solution à examiner correspond à celui du chromatogramme obtenu avec la solution témoin.

(31) 1 mg de somatropine anhydre ($C_{990}H_{1528}N_{262}O_{300}S_7$) correspond à 3,0 UI d'activité biologique.

D. Examinez les chromatogrammes obtenus dans le dosage. Le pic principal du chromatogramme obtenu avec la solution à examiner est semblable quant à son temps de rétention au pic principal du chromatogramme obtenu avec la solution témoin.

ESSAI

Protéines apparentées. Opérez par chromatographie liquide (*2.2.29*).

Solution à examiner. Dissolvez la somatropine dans de la *solution tampon tris-chlorhydrate pH 7,5 (0,05 M) R* de façon à obtenir une solution contenant 2,0 mg/ml de somatropine.

Solution témoin. Dissolvez de la *somatropine SCR* dans de la *solution tampon tris-chlorhydrate pH 7,5 (0,05 M) R* de façon à obtenir une solution contenant 2,0 mg/ml de somatropine.

Solution pour essai de résolution (mélange somatropine / désamido-somatropine). Dissolvez de la *somatropine SCR* dans de la *solution tampon tris-chlorhydrate pH 7,5 (0,05 M) R* de façon à obtenir une solution contenant 2,0 mg/ml de somatropine. Filtrez sur un filtre stérile ou ajoutez de l'*azide de sodium R* jusqu'à une concentration de 0,1 mg/ml, puis laissez reposer à température ambiante pendant 24 h.

Conservez les solutions à 2-8 °C et utilisez-les dans les 24 h. Si un injecteur automatique est utilisé, maintenez-le à une température de 2-8 °C.

La chromatographie peut être réalisée en utilisant :

- une colonne d'acier inoxydable, d'une longueur de 0,25 m et d'un diamètre intérieur de 4,6 mm, remplie d'un gel de silice butylsilylé approprié, ayant subi un cycle de post-greffage, d'une granulométrie de 5 µm et d'une porosité de 30 nm ; une colonne de saturation remplie de gel de silice est placée entre la pompe et l'injecteur,
- comme phase mobile, à un débit de 0,5 ml/min, un mélange de 29 volumes de *propanol R* et de 71 volumes de *solution tampon tris-chlorhydrate pH 7,5 (0,05 M) R*,
- comme détecteur, un spectrophotomètre réglé à 220 nm,

en maintenant la température de la colonne à 45 °C.

Avant emploi, rincez la colonne avec 200 ml à 500 ml d'une solution d'*acide trifluoracétique R* à 0,1 pour cent *V/V* dans une solution d'*acétonitrile R* à 50 pour cent *V/V*. Répétez cette opération, si nécessaire, afin d'optimiser les performances de la colonne.

Injectez 20 µl de solution témoin. Ajustez si nécessaire la teneur en *propanol R* de la phase mobile pour que le temps de rétention du pic principal soit de 33 min environ.

Injectez 20 µl de solution pour essai de résolution. La désamido-somatropine apparaît sous la forme d'un petit pic dont le temps de rétention relatif, par rapport au pic principal, est de 0,85 environ. L'essai n'est valable que si la résolution entre les pics correspondant respectivement à la somatropine et à la désamido-somatropine n'est pas inférieure à 1,0 et le facteur de symétrie du pic de la somatropine est de 0,9 à 1,8.

Injectez 20 µl de solution à examiner. S'il apparaît d'autres pics que le pic principal dans le chromatogramme obtenu, la somme de leur surface n'est pas supérieure à 6,0 pour cent de la surface totale des pics. Ne tenez pas compte des pics dus au solvant.

Dimère et substances apparentées de masse moléculaire supérieure. Opérez par chromatographie d'exclusion (*2.2.30*), selon les indications du dosage.

Injectez 20 µl de solution à examiner. S'il apparaît, dans le chromatogramme obtenu, des pics de temps de rétention inférieur à celui du pic principal, la somme de leur surface n'est pas supérieure à 4,0 pour cent de la surface totale des pics. Ne tenez pas compte des pics dus au solvant.

Distribution des isoformes. Examinez par focalisation isoélectrique.

Solution à examiner (a). Dissolvez la somatropine dans de la *solution tampon phosphate pH 7,0 (0,025 M) R* de façon à obtenir une solution contenant 2,0 mg/ml de somatropine.

Solution à examiner (b). A 1,9 ml de *solution tampon phosphate pH 7,0 (0,025 M) R*, ajoutez 0,1 ml de solution à examiner (a).

Solution témoin (a). Dissolvez de la *somatropine SCR* dans de la *solution tampon phosphate pH 7,0 (0,025 M) R* de façon à obtenir une solution contenant 2,0 mg/ml de somatropine.

Solution témoin (b). Utilisez une solution d'étalonnage des points isoélectriques couvrant un intervalle de pH de 2,5 à 6,5, préparée suivant les instructions du fabricant.

Utilisez l'appareil suivant les instructions du fabricant. La focalisation isoélectrique peut être réalisée à l'aide de plaques de gel prêtes à l'emploi de 245 mm × 110 mm × 1 mm, couvrant un intervalle de pH de 4,0 à 6,5. Déposez sur la plaque 15 µl de chaque solution. Utilisez comme solution anodique une solution d'*acide glutamique R* à 14,7 g/l dans de l'acide phosphorique (50 g/l H_3PO_4), et comme solution cathodique une solution de β-*alanine R* à 89,1 g/l. Ajustez les conditions opératoires à 2000 V et 25 mA.

Laissez la focalisation se dérouler pendant 2,5 h sous tension constante et à une puissance ne dépassant pas 25 W. Immergez la plaque pendant 30 min dans une solution contenant 115 g/l d'*acide trichloracétique R* et 34,5 g/l d'*acide sulfosalicylique R*, puis pendant 5 min dans un mélange de 8 volumes d'*acide acétique R*, de 25 volumes d'*éthanol R* et de 67 volumes d'*eau R* désionisée (solution de décoloration). Placez la plaque pendant 10 min dans une solution de *bleu acide 83 R* à 1,15 g/l dans la solution de décoloration, chauffée à 60 °C, puis replongez-la dans la solution de décoloration jusqu'à élimination de l'excès de colorant.

L'essai n'est valable que si la distribution des bandes de l'électrophorégramme obtenu avec la solution témoin (b) est conforme aux indications du fabricant. L'électrophorégramme obtenu avec la solution témoin (a) présente une bande principale au point isoélectrique 5 environ, et une bande secondaire légèrement plus acide au point isoélectrique 4,8 environ. Dans l'électrophorégramme obtenu avec la solution à examiner (a), aucune des bandes, à l'exception de la bande principale, n'est plus intense que la bande principale de l'électrophorégramme obtenu avec la solution à examiner (b) (5 pour cent).

Teneur en eau (*2.5.32*). Déterminée par microdosage, la teneur en eau n'est pas supérieure à 10,0 pour cent.

Stérilité (*2.6.1*). La somatropine destinée à la préparation de formes pharmaceutiques administrées par voie parentérale sans autre procédé approprié de stérilisation satisfait également à l'essai de stérilité.

Endotoxines bactériennes (*2.6.14*) : moins de 5 UI/mg, si la somatropine est destinée à la préparation de formes pharmaceutiques administrées par voie parentérale sans autre procédé approprié d'élimination des endotoxines bactériennes.

DOSAGE

Opérez par chromatographie d'exclusion (*2.2.30*).

Solution à examiner. Dissolvez la somatropine dans de la *solution tampon phosphate pH 7,0 (0,025 M) R,* de façon à obtenir une concentration de 1,0 mg/ml.

Solution témoin. Dissolvez le contenu d'une ampoule de *somatropine SCR* dans de la *solution tampon phosphate pH 7,0 (0,025 M) R,* puis complétez avec le même solvant de façon à obtenir une concentration de 1,0 mg/ml.

Solution pour essai de résolution. Placez une ampoule de *somatropine SCR* à l'étuve à 50 °C pendant une durée (de manière générale, 12 à 24 h) suffisante pour obtenir 1 à 2 pour cent de dimère. Dissolvez son contenu dans de la *solution tampon phosphate pH 7,0 (0,025 M) R,* puis complétez avec le même solvant de façon à obtenir une concentration finale de 1,0 mg/ml.

La chromatographie peut être réalisée en utilisant :

- une colonne d'acier inoxydable, d'une longueur de 0,30 m et d'un diamètre intérieur de 7,8 mm, remplie de *gel de silice hydrophile pour chromatographie R* de qualité appropriée au fractionnement des protéines globulaires de masse moléculaire comprise entre 5000 et 150 000,
- comme phase mobile, à un débit de 0,6 ml/min, un mélange (filtré et dégazé) de 3 volumes de *2-propanol R* et de 97 volumes de *solution tampon phosphate pH 7,0 (0,063 M) R,*
- comme détecteur, un spectrophotomètre réglé à 214 nm.

Injectez 20 µl de solution pour essai de résolution. Dans le chromatogramme obtenu, le temps de rétention du pic principal est de 12-17 min environ et le temps de rétention relatif (par rapport au pic principal) des pics correspondant au dimère de la somatropine et aux protéines de masse moléculaire supérieure est respectivement de 0,90 et de 0,65. La résolution, définie comme le rapport entre la hauteur au-dessus de la ligne de base de la vallée séparant les pics du dimère et du monomère et la hauteur du pic du dimère, n'est pas supérieure à 0,4.

Injectez 20 µl de solution à examiner et 20 µl de solution témoin.

Calculez la teneur en somatropine ($C_{990}H_{1528}N_{262}O_{300}S_7$) à partir de la surface des pics des chromatogrammes obtenus avec la solution à examiner et la solution témoin et de la teneur déclarée en $C_{990}H_{1528}N_{262}O_{300}S_7$ de la *somatropine SCR*.

CONSERVATION

En récipient étanche, à une température de 2 °C à 8 °C. Si la substance est stérile, elle est conservée en récipient stérile, étanche, à fermeture inviolable.

ÉTIQUETAGE

L'étiquette indique :

- dans les cas appropriés, que la substance est stérile,
- dans les cas appropriés, que la substance est exempte d'endotoxines bactériennes.

01/2002:0952

SOMATROPINE POUR PRÉPARATION INJECTABLE

Somatropinum ad iniectabilium

DÉFINITION

La somatropine pour préparation injectable est une préparation cryodesséchée, stérile, contenant une protéine de même structure (191 résidus acides aminés) que le principal constituant de l'hormone de croissance produite par l'hypophyse humaine. Sa teneur en somatropine ($C_{990}H_{1528}N_{262}O_{300}S_7$) n'est pas inférieure à 89,0 pour cent ni supérieure à 105,0 pour cent de la valeur indiquée sur l'étiquette[(32)]. La somatropine pour préparation injectable satisfait aux exigences des monographies *Préparations parentérales (0520).*

PRODUCTION

La somatropine pour préparation injectable est préparée soit à partir de *Somatropine (0951)* ou de *Solution en vrac de somatropine (0950),* soit par la méthode dite de l'ADN recombinant (ADNr) sans passage par le stade de vrac solide ou liquide. Dans ce dernier cas, il doit être démontré pendant la phase de développement du produit, par une méthode de titrage biologique validée, fondée sur la stimulation de la croissance et ayant été approuvée par l'Autorité compétente, que le procédé de fabrication employé donne un produit dont l'activité biologique n'est pas inférieure à 2,5 UI/mg. La préparation purifiée, à laquelle peuvent être ajoutés des tampons et des stabilisants, est filtrée à travers un filtre anti-bactérien, répartie dans des conditions aseptiques en récipients stériles de verre de type I (*3.2.1*), puis cryodesséchée. Les récipients sont immédiatement scellés par mesure de protection contre les contaminations microbiennes et l'humidité.

La somatropine pour préparation injectable satisfait également aux exigences suivantes.

Protéines issues de la cellule hôte. La limite est approuvée par l'Autorité compétente.

ADN issu de la cellule hôte et du vecteur. La limite est approuvée par l'Autorité compétente.

Lorsque la somatropine pour préparation injectable est préparée à partir de Somatropine (0951) ou de Solution en vrac de somatropine (0950), le fabricant peut être dispensé de reconfirmer la conformité à l'essai des protéines issues de la cellule hôte, à l'essai de l'ADN issu de la cellule hôte et du vecteur et à l'identification C lors de la production ultérieure de la somatropine pour préparation injectable.

CARACTÈRES

Poudre blanche ou sensiblement blanche.

IDENTIFICATION

A. Examinez les électrophorégrammes obtenus dans l'essai de distribution des isoformes. La bande principale de l'électrophorégramme obtenu avec la solution à examiner (a) est semblable quant à sa position à la bande principale de l'électrophorégramme obtenu avec la solution témoin (a).

(32) 1 mg de somatropine anhydre ($C_{990}H_{1528}N_{262}O_{300}S_7$) correspond à 3,0 UI d'activité biologique.

Monographies Q - Z

B. Examinez les chromatogrammes obtenus dans l'essai des protéines apparentées. Le pic principal du chromatogramme obtenu avec la solution à examiner est semblable quant à son temps de rétention au pic principal du chromatogramme obtenu avec la solution témoin.

C. Procédez à une cartographie peptidique.

Solution à examiner. Dissolvez la substance à examiner dans de la *solution tampon tris-chlorhydrate pH 7,5 (0,05 M) R* de façon à obtenir une solution contenant 2,0 mg/ml de somatropine, et transvasez 1,0 ml environ de cette solution dans un tube constitué d'un matériau approprié, par exemple du polypropylène. Préparez une solution de *trypsine pour cartographie peptidique R* à 1 mg/ml dans de la *solution tampon tris-chlorhydrate pH 7,5 (0,05 M) R,* puis ajoutez 30 µl de cette solution à la solution de la substance à examiner. Fermez le tube et placez-le dans un bain-marie à 37 °C pendant 4 h, puis sortez-le du bain-marie et stoppez immédiatement la réaction, par exemple par congélation. Si l'analyse est effectuée immédiatement au moyen d'un injecteur automatique, maintenez la température à 2-8 °C.

Solution témoin. Préparez la solution témoin au même moment et de la même manière que la solution à examiner, mais en utilisant de la *somatropine SCR* au lieu de la substance à examiner.

Opérez par chromatographie liquide (*2.2.29*).

La chromatographie peut être réalisée en utilisant :

- une colonne d'acier inoxydable, d'une longueur de 0,25 m et d'un diamètre intérieur de 4,6 mm, remplie de *gel de silice octylsilylé pour chromatographie R* (5-10 µm),
- comme phase mobile, à un débit de 1 ml/min :

Phase mobile A. Complétez 1 ml d'*acide trifluoracétique R* à 1000 ml avec de l'*eau R,*

Phase mobile B. A 100 ml d'*eau R,* ajoutez 1 ml d'*acide trifluoracétique R,* puis complétez à 1000 ml avec de l'*acétonitrile pour chromatographie R,*

avec le programme d'élution décrit dans le tableau ci-dessous (si nécessaire le programme d'élution ou la température de la colonne peuvent être modifiés pour améliorer la séparation des produits d'hydrolyse) :

Intervalle (min)	Phase mobile A (pour cent *V/V*)	Phase mobile B (pour cent *V/V*)
0 - 20	100 → 80	0 → 20
20 - 40	80 → 75	20 → 25
40 - 65	75 → 50	25 → 50
65 - 70	50 → 20	50 → 80
70 - 71	20 → 100	80 → 0
71 - 85	100	0

- comme détecteur, un spectrophotomètre réglé à 214 nm,

en maintenant la température de la colonne à 30 °C.

Equilibrez la colonne avec la phase mobile A pendant 15 min au moins. Effectuez un passage à blanc selon le gradient d'élution décrit ci-dessus.

Injectez 100 µl de solution à examiner et 100 µl de solution témoin. L'identification n'est valable que si les chromatogrammes obtenus avec les 2 solutions sont qualitativement semblables au *chromatogramme de référence de l'hydrolysat de somatropine de la Ph. Eur.* Le profil du chromatogramme obtenu avec la solution à examiner correspond à celui du chromatogramme obtenu avec la solution témoin.

D. Examinez les chromatogrammes obtenus dans le dosage. Le pic principal du chromatogramme obtenu avec la solution à examiner est semblable quant à son temps de rétention au pic principal du chromatogramme obtenu avec la solution témoin.

ESSAI

Protéines apparentées. Opérez par chromatographie liquide (*2.2.29*).

Solution à examiner. Dissolvez la substance à examiner dans de la *solution tampon tris-chlorhydrate pH 7,5 (0,05 M) R* de façon à obtenir une solution contenant 2,0 mg/ml de somatropine.

Solution témoin. Dissolvez de la *somatropine SCR* dans de la *solution tampon tris-chlorhydrate pH 7,5 (0,05 M) R* de façon à obtenir une solution contenant 2,0 mg/ml de somatropine.

Solution pour essai de résolution (mélange somatropine / désamido-somatropine). Dissolvez de la *somatropine SCR* dans de la *solution tampon tris-chlorhydrate pH 7,5 (0,05 M) R* de façon à obtenir une solution contenant 2,0 mg/ml de somatropine. Filtrez sur un filtre stérile ou ajoutez de l'*azide de sodium R* jusqu'à une concentration de 0,1 mg/ml, puis laissez reposer à température ambiante pendant 24 h.

Conservez les solutions à 2-8 °C et utilisez-les dans les 24 h. Si un injecteur automatique est utilisé, maintenez-le à une température de 2-8 °C.

La chromatographie peut être réalisée en utilisant :

- une colonne d'acier inoxydable, d'une longueur de 0,25 m et d'un diamètre intérieur de 4,6 mm, remplie d'un gel de silice butylsilylé approprié, ayant subi un cycle de post-greffage, d'une granulométrie de 5 µm et d'une porosité de 30 nm ; une colonne de saturation remplie de gel de silice est placée entre la pompe et l'injecteur,
- comme phase mobile, à un débit de 0,5 ml/min un mélange de 29 volumes de *propanol R* et de 71 volumes de *solution tampon tris-chlorhydrate pH 7,5 (0,05 M) R,*
- comme détecteur, un spectrophotomètre réglé à 220 nm,

en maintenant la température de la colonne à 45 °C.

Avant emploi, rincez la colonne avec 200 ml à 500 ml d'une solution d'*acide trifluoracétique R* à 0,1 pour cent *V/V* dans une solution d'*acétonitrile R* à 50 pour cent *V/V.* Répétez cette opération, si nécessaire, afin d'optimiser les performances de la colonne.

Injectez 20 µl de solution témoin. Ajustez si nécessaire la teneur en *propanol R* de la phase mobile pour que le temps de rétention du pic principal soit de 33 min environ.

Injectez 20 µl de solution pour essai de résolution. La désamido-somatropine apparaît sous la forme d'un petit pic dont le temps de rétention relatif, par rapport au pic principal, est de 0,85 environ. L'essai n'est valable que si la résolution entre les pics correspondant respectivement à la somatropine et à la désamido-somatropine n'est pas inférieure à 1,0 et si le facteur de symétrie du pic de la somatropine est de 0,9 à 1,8.

Injectez 20 µl de solution à examiner. S'il apparaît d'autres pics que le pic principal dans le chromatogramme obtenu, la somme de leur surface n'est pas supérieure à 13 pour cent de la surface totale des pics. Ne tenez pas compte des pics dus au solvant.

Dimère et substances apparentées de masse moléculaire supérieure. Opérez par chromatographie d'exclusion (*2.2.30*), selon les indications du dosage.

Injectez 20 µl de solution à examiner. S'il apparaît, dans le chromatogramme obtenu, des pics de temps de rétention inférieur à celui du pic principal, la somme de leur surface n'est pas supérieure à 6,0 pour cent de la surface totale des pics. Ne tenez pas compte des pics dus au solvant.

Distribution des isoformes. Examinez par focalisation isoélectrique.

Solution à examiner (a). Dissolvez la substance à examiner dans de la *solution tampon phosphate pH 7,0 (0,025 M) R* de façon à obtenir une solution contenant 2,0 mg/ml de somatropine.

Solution à examiner (b). A 1,5 ml de *solution tampon phosphate pH 7,0 (0,025 M) R*, ajoutez 0,1 ml de solution à examiner (a).

Solution témoin (a). Dissolvez de la *somatropine SCR* dans de la *solution tampon phosphate pH 7,0 (0,025 M) R* de façon à obtenir une solution contenant 2,0 mg/ml de somatropine.

Solution témoin (b). Utilisez une solution d'étalonnage des points isoélectriques couvrant un intervalle de pH de 2,5 à 6,5, préparée suivant les instructions du fabricant.

Utilisez l'appareil suivant les instructions du fabricant. La focalisation isoélectrique peut être réalisée à l'aide de plaques de gel prêtes à l'emploi de 245 mm × 110 mm × 1 mm, couvrant un intervalle de pH de 4,0 à 6,5. Déposez sur la plaque 15 µl de chaque solution. Utilisez comme solution anodique une solution d'*acide glutamique R* à 14,7 g/l dans de l'acide phosphorique (50 g/l H_3PO_4), et comme solution cathodique une solution de β-*alanine R* à 89,1 g/l. Ajustez les conditions opératoires à 2000 V et 25 mA.

Laissez la focalisation se dérouler pendant 2,5 h sous tension constante et à une puissance ne dépassant pas 25 W. Immergez la plaque pendant 30 min dans une solution contenant 115 g/l d'*acide trichloracétique R* et 34,5 g/l d'*acide sulfosalicylique R*, puis pendant 5 min dans un mélange de 8 volumes d'*acide acétique R*, de 25 volumes d'*éthanol R* et de 67 volumes d'*eau R* désionisée (solution de décoloration). Placez la plaque pendant 10 min dans une solution de *bleu acide 83 R* à 1,15 g/l dans la solution de décoloration, chauffée à 60 °C, puis replongez-la dans la solution de décoloration jusqu'à élimination de l'excès de colorant.

L'essai n'est valable que si la distribution des bandes de l'électrophorégramme obtenu avec la solution témoin (b) est conforme aux indications du fabricant. L'électrophorégramme obtenu avec la solution témoin (a) présente une bande principale au point isoélectrique 5 environ, et une bande secondaire légèrement plus acide au point isoélectrique 4,8 environ. Dans l'électrophorégramme obtenu avec la solution à examiner (a), aucune des bandes, à l'exception de la bande principale, n'est plus intense que la bande principale de l'électrophorégramme obtenu avec la solution à examiner (b) (6,25 pour cent).

Teneur en eau (*2.5.32*). Déterminée par microdosage, la teneur en eau n'est pas supérieure à 3,0 pour cent, sauf exception justifiée et autorisée.

Endotoxines bactériennes (*2.6.14*) : moins de 5 UI/mg.

DOSAGE

Opérez par chromatographie d'exclusion (*2.2.30*).

Solution à examiner. Dissolvez la substance à examiner dans de la *solution tampon phosphate pH 7,0 (0,025 M) R*, de façon à obtenir une solution contenant 1,0 mg/ml de somatropine.

Solution témoin. Dissolvez le contenu d'une ampoule de *somatropine SCR* dans de la *solution tampon phosphate pH 7,0 (0,025 M) R*, puis complétez avec le même solvant de façon à obtenir une concentration de 1,0 mg/ml.

Solution pour essai de résolution. Placez une ampoule de *somatropine SCR* à l'étuve à 50 °C pendant une durée (de manière générale, 12 à 24 h) suffisante pour obtenir 1 à 2 pour cent de dimère. Dissolvez son contenu dans de la *solution tampon phosphate pH 7,0 (0,025 M) R*, puis complétez avec le même solvant de façon à obtenir une concentration finale de 1,0 mg/ml.

La chromatographie peut être réalisée en utilisant :

- une colonne d'acier inoxydable, d'une longueur de 0,30 m et d'un diamètre intérieur de 7,8 mm, remplie de *gel de silice hydrophile pour chromatographie R* de qualité appropriée au fractionnement des protéines globulaires de masse moléculaire comprise entre 5000 et 150 000,
- comme phase mobile, à un débit de 0,6 ml/min, un mélange (filtré et dégazé) de 3 volumes de *2-propanol R* et de 97 volumes de *solution tampon phosphate pH 7,0 (0,063 M) R*,
- comme détecteur, un spectrophotomètre réglé à 214 nm.

Injectez 20 µl de solution pour essai de résolution. Dans le chromatogramme obtenu, le temps de rétention du pic principal est de 12-17 min environ et le temps de rétention relatif (par rapport au pic principal) des pics correspondant au dimère de la somatropine et aux protéines de masse moléculaire supérieure est respectivement de 0,90 et de 0,65. La résolution, définie comme le rapport entre la hauteur au-dessus de la ligne de base de la vallée séparant les pics du dimère et du monomère et la hauteur du pic du dimère, n'est pas supérieure à 0,4.

Injectez 20 µl de solution à examiner et 20 µl de solution témoin.

Calculez la teneur en somatropine ($C_{990}H_{1528}N_{262}O_{300}S_7$) à partir de la surface des pics des chromatogrammes obtenus avec la solution à examiner et la solution témoin et de la teneur déclarée en $C_{990}H_{1528}N_{262}O_{300}S_7$ de la *somatropine SCR*.

CONSERVATION

En récipient stérile, étanche, à fermeture inviolable, à une température de 2 °C à 8 °C.

ÉTIQUETAGE

L'étiquette indique :

- la quantité de somatropine contenue dans le récipient, en milligrammes,
- la nature et le volume du solvant à utiliser pour reconstituer la préparation,
- la durée et les conditions de conservation de la préparation reconstituée,
- le nom et la quantité de toute substance ajoutée,
- la température de conservation,
- que la préparation ne doit pas être agitée pendant la reconstitution.

01/2002:0950

SOMATROPINE (SOLUTION EN VRAC DE)

Somatropini solutio ad praeparationem

DÉFINITION

La solution en vrac de somatropine est une solution contenant une protéine de même structure (191 résidus acides aminés) que le principal constituant de l'hormone de croissance produite par l'hypophyse humaine. Elle peut contenir des sels tampons et d'autres excipients. Sa teneur en somatropine ($C_{990}H_{1528}N_{262}O_{300}S_7$) n'est pas inférieure à 91,0 pour cent ni supérieure à 105,0 pour cent de la valeur indiquée sur l'étiquette(33).

PRODUCTION

La solution en vrac de somatropine est produite par la méthode dite de l'ADN recombinant (ADNr). Pendant la phase de développement du produit, il doit être démontré, par une méthode de titrage biologique validée, fondée sur la stimulation de la croissance et ayant été approuvée par l'Autorité compétente, que le procédé de fabrication employé donne un produit dont l'activité biologique n'est pas inférieure à 2,5 UI/mg.

La solution en vrac de somatropine satisfait également aux exigences suivantes.

Protéines issues de la cellule hôte. La limite est approuvée par l'Autorité compétente.

ADN issu de la cellule hôte et du vecteur. La limite est approuvée par l'Autorité compétente.

CARACTÈRES

Liquide incolore, limpide ou légèrement trouble.

IDENTIFICATION

A. Examinez les électrophorégrammes obtenus dans l'essai de distribution des isoformes. La bande principale de l'électrophorégramme obtenu avec la solution à examiner (a) est semblable quant à sa position à la bande principale de l'électrophorégramme obtenu avec la solution témoin (a).

B. Examinez les chromatogrammes obtenus dans l'essai des protéines apparentées. Le pic principal du chromatogramme obtenu avec la solution à examiner est semblable quant à son temps de rétention au pic principal du chromatogramme obtenu avec la solution témoin.

C. Procédez à une cartographie peptidique.

Solution à examiner. Diluez la préparation à examiner avec de la *solution tampon tris-chlorhydrate pH 7,5 (0,05 M) R* de façon à obtenir une solution contenant 2,0 mg/ml de somatropine, et transvasez 1,0 ml environ de cette solution dans un tube constitué d'un matériau approprié, par exemple du polypropylène. Préparez une solution de *trypsine pour cartographie peptidique R* à 1 mg/ml dans de la *solution tampon tris-chlorhydrate pH 7,5 (0,05 M) R*, puis ajoutez 30 µl de cette solution à la solution de la substance à examiner. Fermez le tube et placez-le dans un bain-marie à 37 °C pendant 4 h, puis sortez-le du bain-marie et stoppez immédiatement la réaction, par exemple par congélation. Si l'analyse est effectuée immédiatement au moyen d'un injecteur automatique, maintenez la température à 2-8 °C.

Note : S'il est impossible d'obtenir une concentration en somatropine de 2 mg/ml, on peut procéder à une hydrolyse équivalente en gardant la relation µg de trypsine par mg de somatropine.

Solution témoin. Dissolvez de la *somatropine SCR* dans de la *solution tampon tris-chlorhydrate pH 7,5 (0,05 M) R* de façon à obtenir une solution contenant 2,0 mg de somatropine par millilitre. Traitez cette solution de la même manière et au même moment que la solution à examiner.

Opérez par chromatographie liquide (*2.2.29*).

La chromatographie peut être réalisée en utilisant :

– une colonne d'acier inoxydable, d'une longueur de 0,25 m et d'un diamètre intérieur de 4,6 mm, remplie de *gel de silice octylsilylé pour chromatographie R* (5-10 µm),

– comme phase mobile, à un débit de 1 ml/min :

Phase mobile A. Complétez 1 ml d'*acide trifluoracétique R* à 1000 ml avec de l'*eau R*,

Phase mobile B. A 100 ml d'*eau R*, ajoutez 1 ml d'*acide trifluoracétique R*, puis complétez à 1000 ml avec de l'*acétonitrile pour chromatographie R*,

avec le programme d'élution décrit dans le tableau ci-dessous (si nécessaire le programme d'élution ou la température de la colonne peuvent être modifiés pour améliorer la séparation des produits d'hydrolyse) :

Intervalle (min)	**Phase mobile A (pour cent *V/V*)**	**Phase mobile B (pour cent *V/V*)**
0 - 20	100 → 80	0 → 20
20 - 40	80 → 75	20 → 25
40 - 65	75 → 50	25 → 50
65 - 70	50 → 20	50 → 80
70 - 71	20 → 100	80 → 0
71 - 85	100	0

– comme détecteur, un spectrophotomètre réglé à 214 nm,

en maintenant la température de la colonne à 30 °C.

Equilibrez la colonne avec la phase mobile A pendant 15 min au moins. Effectuez un passage à blanc selon le gradient d'élution décrit ci-dessus.

Injectez 100 µl de solution à examiner et 100 µl de solution témoin. L'identification n'est valable que si les chromatogrammes obtenus avec les 2 solutions sont qualitativement semblables au *chromatogramme de référence de l'hydrolysat de somatropine de la Ph.Eur.* Le profil du chromatogramme obtenu avec la solution à examiner correspond à celui du chromatogramme obtenu avec la solution témoin.

D. Examinez les chromatogrammes obtenus dans le dosage. Le pic principal du chromatogramme obtenu avec la solution à examiner est semblable quant à son temps de rétention au pic principal du chromatogramme obtenu avec la solution témoin.

ESSAI

Protéines apparentées. Opérez par chromatographie liquide (*2.2.29*).

(33) 1 mg de somatropine anhydre ($C_{990}H_{1528}N_{262}O_{300}S_7$) correspond à 3,0 UI d'activité biologique.

Solution à examiner. Diluez la préparation à examiner avec de la *solution tampon tris-chlorhydrate pH 7,5 (0,05 M) R* de façon à obtenir une solution contenant 2,0 mg/ml de somatropine. La solution peut être préparée à plus faible concentration, mais dans ce cas ajustez le volume injecté en conséquence.

Solution témoin. Dissolvez de la *somatropine SCR* dans de la *solution tampon tris-chlorhydrate pH 7,5 (0,05 M) R* de façon à obtenir une solution contenant 2,0 mg/ml de somatropine.

Solution pour essai de résolution (mélange somatropine / désamido-somatropine). Dissolvez de la *somatropine SCR* dans de la *solution tampon tris-chlorhydrate pH 7,5 (0,05 M) R* de façon à obtenir une solution contenant 2,0 mg/ml de somatropine. Filtrez sur un filtre stérile ou ajoutez de l'*azide de sodium R* jusqu'à une concentration de 0,1 mg/ml, puis laissez reposer à température ambiante pendant 24 h.

Conservez les solutions à 2-8 °C et utilisez-les dans les 24 h. Si un injecteur automatique est utilisé, maintenez-le à une température de 2-8 °C.

La chromatographie peut être réalisée en utilisant :

- une colonne d'acier inoxydable, d'une longueur de 0,25 m et d'un diamètre intérieur de 4,6 mm, remplie d'un gel de silice butylsilylé approprié, ayant subi un cycle de post-greffage, d'une granulométrie de 5 µm et d'une porosité de 30 nm ; une colonne de saturation remplie de gel de silice est placée entre la pompe et l'injecteur,
- comme phase mobile, à un débit de 0,5 ml/min, un mélange de 29 volumes de *propanol R* et de 71 volumes de *solution tampon tris-chlorhydrate pH 7,5 (0,05 M) R*,
- comme détecteur, un spectrophotomètre réglé à 220 nm,

en maintenant la température de la colonne à 45 °C.

Avant emploi, rincez la colonne avec 200 ml à 500 ml d'une solution d'*acide trifluoracétique R* à 0,1 pour cent *V/V* dans une solution d'*acétonitrile R* à 50 pour cent *V/V*. Répétez cette opération, si nécessaire, afin d'optimiser les performances de la colonne.

Injectez 20 µl de solution témoin. Ajustez si nécessaire la teneur en *propanol R* de la phase mobile pour que le temps de rétention du pic principal soit de 33 min environ.

Injectez 20 µl de solution pour essai de résolution. La désamido-somatropine apparaît sous la forme d'un petit pic dont le temps de rétention relatif, par rapport au pic principal, est de 0,85 environ. L'essai n'est valable que si la résolution entre les pics correspondant respectivement à la somatropine et à la désamido-somatropine n'est pas inférieure à 1,0 et si le facteur de symétrie du pic de la somatropine est de 0,9 à 1,8.

Injectez 20 µl de solution à examiner. S'il apparaît d'autres pics que le pic principal dans le chromatogramme obtenu, la somme de leur surface n'est pas supérieure à 6,0 pour cent de la surface totale des pics. Ne tenez pas compte des pics dus au solvant.

Dimère et substances apparentées de masse moléculaire supérieure. Opérez par chromatographie d'exclusion (*2.2.30*), selon les indications du dosage.

Injectez 20 µl de solution à examiner. S'il apparaît, dans le chromatogramme obtenu, des pics de temps de rétention inférieur à celui du pic principal, la somme de leur surface n'est pas supérieure à 4,0 pour cent de la surface totale des pics. Ne tenez pas compte des pics dus au solvant.

Distribution des isoformes. Examinez par focalisation isoélectrique.

Solution à examiner (a). Diluez la préparation à examiner avec de la *solution tampon phosphate pH 7,0 (0,025 M) R* de façon à obtenir une solution contenant 2,0 mg/ml de somatropine.

Solution à examiner (b). A 1,9 ml de *solution tampon phosphate pH 7,0 (0,025 M) R*, ajoutez 0,1 ml de solution à examiner (a).

Solution témoin (a). Dissolvez de la *somatropine SCR* dans de la *solution tampon phosphate pH 7,0 (0,025 M) R* de façon à obtenir une solution contenant 2,0 mg/ml de somatropine.

Solution témoin (b). Utilisez une solution d'étalonnage des points isoélectriques couvrant un intervalle de pH de 2,5 à 6,5, préparée suivant les instructions du fabricant.

Utilisez l'appareil suivant les instructions du fabricant. La focalisation isoélectrique peut être réalisée à l'aide de plaques de gel prêtes à l'emploi de 245 mm × 110 mm × 1 mm, couvrant un intervalle de pH de 4,0 à 6,5. Déposez sur la plaque 15 µl de chaque solution. Utilisez comme solution anodique une solution d'*acide glutamique R* à 14,7 g/l dans de l'acide phosphorique (50 g/l H_3PO_4), et comme solution cathodique une solution de β-*alanine R* à 89,1 g/l. Ajustez les conditions opératoires à 2000 V et 25 mA.

Laissez la focalisation se dérouler pendant 2,5 h sous tension constante et à une puissance ne dépassant pas 25 W. Immergez la plaque pendant 30 min dans une solution contenant 115 g/l d'*acide trichloracétique R* et 34,5 g/l d'*acide sulfosalicylique R*, puis pendant 5 min dans un mélange de 8 volumes d'*acide acétique R*, de 25 volumes d'*éthanol R* et de 67 volumes d'*eau R* désionisée (solution de décoloration). Placez la plaque pendant 10 min dans une solution de *bleu acide 83 R* à 1,15 g/l dans la solution de décoloration chauffée à 60 °C, puis replongez-la dans la solution de décoloration jusqu'à élimination de l'excès de colorant.

L'essai n'est valable que si la distribution des bandes de l'électrophorégramme obtenu avec la solution témoin (b) est conforme aux indications du fabricant. L'électrophorégramme obtenu avec la solution témoin (a) présente une bande principale au point isoélectrique 5 environ, et une bande secondaire légèrement plus acide au point isoélectrique 4,8 environ. Dans l'électrophorégramme obtenu avec la solution à examiner (a), aucune des bandes, à l'exception de la bande principale, n'est plus intense que la bande principale de l'électrophorégramme obtenu avec la solution à examiner (b) (5 pour cent).

Stérilité (*2.6.1*). La solution en vrac de somatropine destinée à la préparation de formes pharmaceutiques administrées par voie parentérale sans autre procédé approprié de stérilisation satisfait également à l'essai de stérilité.

Endotoxines bactériennes (*2.6.14*) : moins de 5 UI dans le volume qui contient 1 mg de somatropine, si la solution en vrac de somatropine est destinée à la préparation de formes pharmaceutiques administrées par voie parentérale sans autre procédé approprié d'élimination des endotoxines bactériennes.

DOSAGE

Opérez par chromatographie d'exclusion (*2.2.30*).

Solution à examiner. Diluez la préparation à examiner avec de la *solution tampon phosphate pH 7,0 (0,025 M) R*, de façon à obtenir une solution contenant 1,0 mg/ml de somatropine.

Solution témoin. Dissolvez le contenu d'une ampoule de *somatropine SCR* dans de la *solution tampon phosphate pH 7,0 (0,025 M) R*, puis complétez avec le même solvant de façon à obtenir une concentration de 1,0 mg/ml.

Monographies Q - Z

Solution pour essai de résolution. Placez une ampoule de *somatropine SCR* à l'étuve à 50 °C pendant une durée (de manière générale, de 12 h à 24 h) suffisante pour obtenir 1 à 2 pour cent de dimère. Dissolvez son contenu dans de la *solution tampon phosphate pH 7,0 (0,025 M) R*, puis complétez avec le même solvant de façon à obtenir une concentration finale de 1,0 mg/ml.

La chromatographie peut être réalisée en utilisant :

- une colonne d'acier inoxydable, d'une longueur de 0,30 m et d'un diamètre intérieur de 7,8 mm, remplie de *gel de silice hydrophile pour chromatographie R* de qualité appropriée au fractionnement des protéines globulaires de masse moléculaire comprise entre 5000 et 150 000,
- comme phase mobile, à un débit de 0,6 ml/min, un mélange (filtré et dégazé) de 3 volumes de *2-propanol R* et de 97 volumes de *solution tampon phosphate pH 7,0 (0,063 M) R*,
- comme détecteur, un spectrophotomètre réglé à 214 nm.

Injectez 20 µl de solution pour essai de résolution. Dans le chromatogramme obtenu, le temps de rétention du pic principal est de 12-17 min environ et le temps de rétention relatif (par rapport au pic principal) des pics correspondant au dimère de la somatropine et aux protéines de masse moléculaire supérieure est respectivement de 0,90 et de 0,65. La résolution, définie comme le rapport entre la hauteur au-dessus de la ligne de base de la vallée séparant les pics du dimère et du monomère et la hauteur du pic du dimère, n'est pas supérieure à 0,4.

Injectez 20 µl de solution à examiner et 20 µl de solution témoin.

Calculez la teneur en somatropine ($C_{990}H_{1528}N_{262}O_{300}S_7$) à partir de la surface des pics des chromatogrammes obtenus avec la solution à examiner et la solution témoin et de la teneur déclarée en $C_{990}H_{1528}N_{262}O_{300}S_7$ de la *somatropine SCR*.

CONSERVATION

En récipient étanche, à une température de – 20 °C. La congélation-décongélation répétée est à éviter. Si la solution est stérile, elle est conservée en récipient stérile, étanche, à fermeture inviolable.

ÉTIQUETAGE

L'étiquette indique :

- la teneur en somatropine, en milligrammes par millilitre,
- le nom et la concentration des excipients éventuellement utilisés,
- dans les cas appropriés, que la solution est stérile,
- dans les cas appropriés, que la solution est exempte d'endotoxines bactériennes.

01/2002:0592

SORBIQUE (ACIDE)

Acidum sorbicum

$C_6H_8O_2$ M_r 112,1

DÉFINITION

L'acide sorbique contient au minimum 99,0 pour cent et au maximum l'équivalent de 101,0 pour cent d'acide (*E,E*)-hexa-2,4-diénoïque, calculé par rapport à la substance anhydre.

CARACTÈRES

Poudre cristalline, blanche ou sensiblement blanche, peu soluble dans l'eau, facilement soluble dans l'alcool et dans l'éther.

IDENTIFICATION

Première identification : A, C.

Seconde identification : A, B, D.

A. Le point de fusion (*2.2.14*) de l'acide sorbique est de 132 °C à 136 °C.

B. Dissolvez 50,0 mg d'acide sorbique dans de l'*eau R* et complétez à 250,0 ml avec le même solvant. Prélevez 2,0 ml de cette solution et complétez à 200,0 ml avec de l'*acide chlorhydrique 0,1 M*. Examinée de 230 nm à 350 nm (*2.2.25*), la solution présente un maximum d'absorption à 264 nm. L'absorbance spécifique au maximum est de 2150 à 2550.

C. Examinez l'acide sorbique par spectrophotométrie d'absorption dans l'infrarouge (*2.2.24*), en comparant avec le spectre obtenu avec l'*acide sorbique SCR*.

D. Dissolvez 0,2 g d'acide sorbique dans 2 ml d'*alcool R* et ajoutez 0,2 ml d'*eau de brome R*. La solution se décolore.

ESSAI

Solution S. Dissolvez 1,25 g d'acide sorbique dans de l'*alcool R* et complétez à 25 ml avec le même solvant.

Aspect de la solution. La solution S est limpide (*2.2.1*) et incolore (*2.2.2, Procédé II*).

Aldéhydes. Dissolvez 1,0 g d'acide sorbique dans un mélange de 30 ml d'*eau R* et de 50 ml de *2-propanol R*, ajustez la solution à pH 4 avec de l'*acide chlorhydrique 0,1 M* ou de l'*hydroxyde de sodium 0,1 M* et complétez à 100 ml avec de l'*eau R*. Prélevez 10 ml de solution et ajoutez 1 ml de *solution de fuchsine décolorée R* ; laissez reposer pendant 30 min. La solution n'est pas plus fortement colorée qu'une solution témoin préparée simultanément en ajoutant 1 ml de *solution de fuchsine décolorée R* à un mélange de 1,5 ml de *solution à 100 ppm d'acétaldéhyde (C_2H_4O) R*, de 4 ml de *2-propanol R* et de 4,5 ml d'*eau R* (0,15 pour cent, calculé en C_2H_4O).

Métaux lourds (*2.4.8*). 12 ml de solution S satisfont à l'essai limite B des métaux lourds (10 ppm). Préparez le témoin avec un mélange de 5 ml de *solution à 1 ppm de plomb (Pb) R* et de 5 ml d'*alcool R*.

Teneur en eau (*2.5.12*). Déterminée par semi-microdosage sur 2,000 g d'acide sorbique, la teneur en eau n'est pas supérieure à 1,0 pour cent.

Cendres sulfuriques (*2.4.14*). Déterminé sur 1,0 g d'acide sorbique, le taux des cendres sulfuriques n'est pas supérieur à 0,2 pour cent.

DOSAGE

Dissolvez 0,1000 g d'acide sorbique dans 20 ml d'*alcool R*. Titrez par l'*hydroxyde de sodium 0,1 M* en présence de 0,2 ml de *solution de phénolphtaléine R* jusqu'à virage au rose.

1 ml d'*hydroxyde de sodium 0,1 M* correspond à 11,21 mg de $C_6H_8O_2$.

CONSERVATION

A l'abri de la lumière.

01/2002:1040

SORBITAN (LAURATE DE)

Sorbitani lauras

DÉFINITION

Mélange principalement obtenu par estérification partielle du sorbitol et de ses mono- et di-anhydrides par l'acide laurique.

CARACTÈRES

Aspect : liquide jaune-brun, visqueux.

Solubilité : pratiquement insoluble mais dispersible dans l'eau, miscible à l'alcool.

Densité : environ 0,98.

IDENTIFICATION

A. Le laurate de sorbitan satisfait à l'essai de l'indice d'hydroxyle (voir Essai).

B. Le laurate de sorbitan satisfait à l'essai de l'indice d'iode (voir Essai).

C. Le laurate de sorbitan satisfait à l'essai de composition en acides gras (voir Essai).

ESSAI

Indice d'acide (*2.5.1*) : au maximum 7,0, déterminé sur 5,0 g de laurate de sorbitan.

Indice d'hydroxyle (*2.5.3, Procédé A*) : 330 à 358.

Indice d'iode (*2.5.4*) : au maximum 10.

Indice de peroxyde (*2.5.5*) : au maximum 5,0.

Indice de saponification (*2.5.6*) : 158 à 170.

Effectuez la saponification pendant 1 h.

Composition en acides gras. Chromatographie en phase gazeuse (*2.4.22, Procédé C*).

Préparez la solution témoin (a) d'après les indications des tableaux 2.4.22.-1 et 2.4.22.-2.

Composition en acides gras constitutifs du laurate de sorbitan :

- *acide caproïque* : au maximum 1,0 pour cent,
- *acide caprylique* : au maximum 10,0 pour cent,
- *acide caprique* : au maximum 10,0 pour cent,
- *acide laurique* : 40,0 pour cent à 60,0 pour cent,
- *acide myristique* : 14,0 pour cent à 25,0 pour cent,
- *acide palmitique* : 7,0 pour cent à 15,0 pour cent,
- *acide stéarique* : au maximum 7,0 pour cent,
- *acide oléique* : au maximum 11,0 pour cent,
- *acide linoléique* : au maximum 3,0 pour cent.

Métaux lourds (*2.4.8*) : au maximum 10 ppm.

2,0 g de laurate de sorbitan satisfont à l'essai limite D. Préparez le témoin avec 2 ml de *solution à 10 ppm de plomb (Pb) R*.

Teneur en eau (*2.5.12*) : au maximum 1,5 pour cent, déterminé sur 1,00 g de laurate de sorbitan.

Cendres totales (*2.4.16*) : au maximum 0,5 pour cent.

CONSERVATION

A l'abri de la lumière.

01/2002:1041

SORBITAN (OLÉATE DE)

Sorbitani oleas

DÉFINITION

Mélange principalement obtenu par estérification partielle du sorbitol et de ses mono- et di-anhydrides par l'acide oléique.

CARACTÈRES

Aspect : liquide jaune-brun, visqueux.

Solubilité : pratiquement insoluble mais dispersible dans l'eau, soluble dans les huiles grasses en produisant une solution trouble, miscible à l'alcool.

Densité : environ 0,99.

IDENTIFICATION

A. L'oléate de sorbitan satisfait à l'essai de l'indice d'hydroxyle (voir Essai).

B. L'oléate de sorbitan satisfait à l'essai de l'indice d'iode (voir Essai).

C. L'oléate de sorbitan satisfait à l'essai de composition en acides gras (voir Essai).

ESSAI

Indice d'acide (*2.5.1*) : au maximum 8,0, déterminé sur 5,0 g d'oléate de sorbitan.

Indice d'hydroxyle (*2.5.3, Procédé A*) : 190 à 210, déterminé sur 2,0 g d'oléate de sorbitan.

Indice d'iode (*2.5.4*) : 62 à 76.

Indice de peroxyde (*2.5.5*) : au maximum 10,0.

Indice de saponification (*2.5.6*) : 145 à 160.

Effectuez la saponification pendant 1 h.

Composition en acides gras. Chromatographie en phase gazeuse (*2.4.22, Procédé C*).

Composition en acides gras constitutifs de l'oléate de sorbitan :

- *acide myristique* : au maximum 5,0 pour cent,
- *acide palmitique* : au maximum 16,0 pour cent,
- *acide palmitoléique* : au maximum 8,0 pour cent,
- *acide stéarique* : au maximum 6,0 pour cent,
- *acide oléique* : 65,0 pour cent à 88,0 pour cent,
- *acide linoléique* : au maximum 18,0 pour cent,
- *acide linolénique* : au maximum 4,0 pour cent,
- *acides gras de longueur de chaîne supérieure à* C_{18} : au maximum 4,0 pour cent.

Métaux lourds (*2.4.8*) : au maximum 10 ppm.

2,0 g d'oléate de sorbitan satisfont à l'essai limite D. Préparez le témoin avec 2 ml de *solution à 10 ppm de plomb (Pb) R*.

Teneur en eau (*2.5.12*) : au maximum 1,5 pour cent, déterminé sur 1,00 g d'oléate de sorbitan.

Cendres totales (*2.4.16*) : au maximum 0,5 pour cent.

CONSERVATION

A l'abri de la lumière.

Monographies Q - Z

01/2002:1042

SORBITAN (PALMITATE DE)

Sorbitani palmitas

DÉFINITION

Mélange principalement obtenu par estérification partielle du sorbitol et de ses mono- et di-anhydrides par l'acide palmitique.

CARACTÈRES

Aspect : poudre jaune à jaunâtre, paillettes cireuses ou masses solides.

Solubilité : pratiquement insoluble dans l'eau, soluble dans les huiles grasses, peu soluble dans l'alcool.

IDENTIFICATION

A. Point de fusion (*2.2.15*) : 44 °C à 51 °C.
Introduisez la substance à examiner fondue dans les tubes capillaires et laissez reposer à une température inférieure à 10 °C pendant 24 h.

B. Le palmitate de sorbitan satisfait à l'essai de l'indice d'hydroxyle (voir Essai).

C. Le palmitate de sorbitan satisfait à l'essai de composition en acides gras (voir Essai).

ESSAI

Indice d'acide (*2.5.1*) : au maximum 8,0, déterminé sur 5,0 g de palmitate de sorbitan.

Indice d'hydroxyle (*2.5.3, Procédé A*) : 270 à 305.

Indice de peroxyde (*2.5.5*) : au maximum 5,0.

Indice de saponification (*2.5.6*) : 140 à 155.

Effectuez la saponification pendant 1 h.

Composition en acides gras. Chromatographie en phase gazeuse (*2.4.22, Procédé C*).

Composition en acide gras constitutifs du palmitate de sorbitan :

– *acide palmitique* : au minimum 92,0 pour cent,
– *acide stéarique* : au maximum 6,0 pour cent.

Métaux lourds (*2.4.8*) : au maximum 10 ppm.

2,0 g de palmitate de sorbitan satisfont à l'essai limite D. Préparez le témoin avec 2 ml de *solution à 10 ppm de plomb (Pb) R*.

Teneur en eau (*2.5.12*) : au maximum 1,5 pour cent, déterminé sur 1,00 g de palmitate de sorbitan.

Cendres totales (*2.4.16*) : au maximum 0,5 pour cent.

CONSERVATION

A l'abri de la lumière.

01/2002:1043

SORBITAN (STÉARATE DE)

Sorbitani stearas

DÉFINITION

Mélange principalement obtenu par estérification partielle du sorbitol et de ses mono- et di-anhydrides par l'*Acide stéarique 50 (1474)* ou l'*Acide stéarique 70 (1474)*.

CARACTÈRES

Aspect : solide jaune pâle, cireux.

Solubilité : pratiquement insoluble mais dispersible dans l'eau, peu soluble dans l'alcool.

IDENTIFICATION

A. Point de fusion (*2.2.15*) : 50 °C à 60 °C.
Introduisez la substance à examiner fondue dans les tubes capillaires et laissez reposer à une température inférieure à 10 °C pendant 24 h.

B. Le stéarate de sorbitan satisfait à l'essai de l'indice d'hydroxyle (voir Essai).

C. Le stéarate de sorbitan satisfait à l'essai de composition en acides gras (voir Essai).

ESSAI

Indice d'acide (*2.5.1*) : au maximum 10,0, déterminé sur 5,0 g de stéarate de sorbitan.

Indice d'hydroxyle (*2.5.3, Procédé A*) : 235 à 260.

Indice de peroxyde (*2.5.5*) : au maximum 5,0.

Indice de saponification (*2.5.6*) : 147 à 157.

Effectuez la saponification pendant 1 h.

Composition en acides gras. Chromatographie en phase gazeuse (*2.4.22, Procédé C*).

Composition en acides gras constitutifs du stéarate de sorbitan :

	Type d'acide gras utilisé	Composition en acides gras
Stéarate de sorbitan (type I)	Acide stéarique 50	*Acide stéarique* : 40,0 pour cent à 60,0 pour cent, *Somme des teneurs en acides palmitique et stéarique* : au minimum 90,0 pour cent.
Stéarate de sorbitan (type II)	Acide stéarique 70	*Acide stéarique* : 60,0 pour cent à 80,0 pour cent, *Somme des teneurs en acides palmitique et stéarique* : au minimum 90,0 pour cent.

Métaux lourds (*2.4.8*) : au maximum 10 ppm.

2,0 g de stéarate de sorbitan satisfont à l'essai limite D. Préparez le témoin avec 2 ml de *solution à 10 ppm de plomb (Pb) R*.

Teneur en eau (*2.5.12*) : au maximum 1,5 pour cent, déterminé sur 1,00 g de stéarate de sorbitan.

Cendres totales (*2.4.16*) : au maximum 0,5 pour cent.

CONSERVATION

A l'abri de la lumière.

ÉTIQUETAGE

L'étiquette indique le type de stéarate de sorbitan.

01/2002:1044

SORBITAN (TRIOLÉATE DE)

Sorbitani trioleas

DÉFINITION

Mélange principalement obtenu par estérification partielle du sorbitol et de son mono-anhydride par l'acide oléique.

CARACTÈRES

Aspect : solide jaune pâle à faiblement jaunâtre ou brun, qui devient un liquide jaune-brun, huileux et visqueux à environ 25 °C.

Monographies Q - Z

Solubilité : pratiquement insoluble mais dispersible dans l'eau, soluble dans les huiles grasses, peu soluble dans l'alcool.

Densité : environ 0,98.

IDENTIFICATION

A. Le trioléate de sorbitan satisfait à l'essai de l'indice d'hydroxyle (voir Essai).

B. Le trioléate de sorbitan satisfait à l'essai de l'indice d'iode (voir Essai).

C. Le trioléate de sorbitan satisfait à l'essai de composition en acides gras (voir Essai).

ESSAI

Indice d'acide (*2.5.1*) : au maximum 16,0, déterminé sur 5,0 g de trioléate de sorbitan.

Indice d'hydroxyle (*2.5.3, Procédé A*) : 55 à 75.

Indice d'iode (*2.5.4*) : 76 à 90.

Indice de peroxyde (*2.5.5*) : au maximum 10,0.

Indice de saponification (*2.5.6*) : 170 à 190.
Effectuez la saponification pendant 1 h.

Composition en acides gras. Chromatographie en phase gazeuse (*2.4.22, Procédé C*).

Composition en acides gras constitutifs du trioléate de sorbitan :

- *acide myristique* : au maximum 5,0 pour cent,
- *acide palmitique* : au maximum 16,0 pour cent,
- *acide palmitoléique* : au maximum 8,0 pour cent
- *acide stéarique* : au maximum 6,0 pour cent,
- *acide oléique* : 65,0 pour cent à 88,0 pour cent
- *acide linoléique* : au maximum 18,0 pour cent,
- *acide linolénique* : au maximum 4,0 pour cent,
- *acides gras de longueur de chaîne supérieure à* C_{18} : au maximum 4,0 pour cent.

Métaux lourds (*2.4.8*) : au maximum 10 ppm.

2,0 g de trioléate de sorbitan satisfont à l'essai limite D. Préparez le témoin avec 2 ml de *solution à 10 ppm de plomb (Pb) R*.

Teneur en eau (*2.5.12*) : au maximum 1,5 pour cent, déterminé sur 1,00 g de trioléate de sorbitan.

Cendres totales (*2.4.16*) : au maximum 0,5 pour cent.

CONSERVATION

A l'abri de la lumière.

01/2002:0435

SORBITOL

Sorbitolum

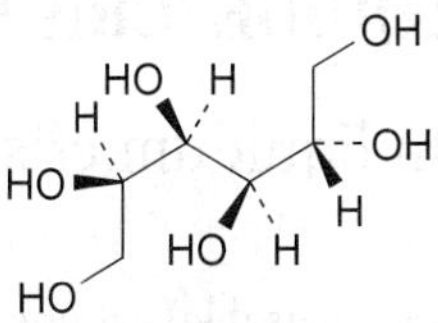

$C_6H_{14}O_6$ M_r 182,2

DÉFINITION

Le sorbitol contient au minimum 97,0 pour cent et au maximum l'équivalent de 102,0 pour cent de D-glucitol (D-sorbitol), calculé par rapport à la substance anhydre.

CARACTÈRES

Poudre cristalline, blanche ou sensiblement blanche, très soluble dans l'eau, pratiquement insoluble dans l'alcool.

Le sorbitol présente le phénomène du polymorphisme.

IDENTIFICATION

Première identification : A.

Seconde identification : B, C, D.

A. Examinez le sorbitol par spectrophotométrie d'absorption dans l'infrarouge (*2.2.24*), en comparant avec le spectre obtenu avec le *sorbitol SCR*. Examinez les substances sous forme de pastilles. Si les spectres obtenus présentent des différences, dissolvez respectivement la substance à examiner et la substance de référence dans de l'*eau R*, évaporez à siccité et enregistrez de nouveaux spectres à partir des résidus.

B. Dissolvez 0,5 g de sorbitol en chauffant dans un mélange de 0,5 ml de *pyridine R* et de 5 ml d'*anhydride acétique R*. Après 10 min, versez le mélange dans 25 ml d'*eau R* et laissez-le reposer dans de l'eau glacée pendant 2 h. Recueillez le précipité, faites cristalliser dans un peu d'*alcool R* et séchez sous vide. Le point de fusion (*2.2.14*) des cristaux est de 98 °C à 104 °C.

C. Opérez par chromatographie sur couche mince (*2.2.27*) en utilisant une *plaque au gel de silice G pour CCM R*.

Solution à examiner. Dissolvez 25 mg de sorbitol dans de l'*eau R* et complétez à 10 ml avec le même solvant.

Solution témoin (a). Dissolvez 25 mg de *sorbitol SCR* dans de l'*eau R* et complétez à 10 ml avec le même solvant.

Solution témoin (b). Dissolvez 25 mg de *mannitol SCR* et 25 mg de *sorbitol SCR* dans de l'*eau R* et complétez à 10 ml avec le même solvant.

Déposez sur la plaque 2 µl de chaque solution. Développez sur un parcours de 17 cm avec un mélange de 10 volumes d'*eau R*, de 20 volumes d'*acétate d'éthyle R* et de 70 volumes de *propanol R*. Laissez sécher la plaque à l'air et pulvérisez de la *solution d'acide 4-aminobenzoïque R*. Séchez la plaque dans un courant d'air froid jusqu'à disparition de l'acétone. Chauffez la plaque à 100 °C pendant 15 min. Laissez refroidir et pulvérisez une solution de *periodate de sodium R* à 2 g/l. Séchez la plaque dans un courant d'air froid. Chauffez la plaque à 100 °C pendant 15 min. La tache principale du chromatogramme obtenu avec la solution à examiner est semblable quant à sa position, sa coloration et ses dimensions à la tache principale du chromatogramme obtenu avec la solution témoin (a). L'identification n'est valable que si le chromatogramme obtenu avec la solution témoin (b) présente 2 taches nettement séparées.

D. Dissolvez 5,00 g de sorbitol et 6,4 g de *tétraborate de disodium R* dans 40 ml d'*eau R*. Laissez reposer pendant 1 h, en agitant de temps en temps, puis complétez à 50,0 ml avec de l'*eau R*. Filtrez si nécessaire. Calculé par rapport à la substance anhydre, le pouvoir rotatoire spécifique (*2.2.7*) est de + 4,0 à + 7,0.

ESSAI

Aspect de la solution. Dissolvez 5 g de sorbitol dans de l'*eau R* et complétez à 50 ml avec le même solvant. La solution est limpide (*2.2.1*) et incolore (*2.2.2, Procédé II*).

Conductivité (*2.2.38*). Dissolvez 20,0 g de sorbitol dans de l'*eau exempte de dioxyde de carbone R* préparée à partir d'*eau distillée R* et complétez à 100,0 ml avec le même solvant. La conductivité de la solution mesurée sous agitation magnétique douce n'est pas supérieure à 20 $\mu S.cm^{-1}$.

Monographies Q - Z

Sucres réducteurs. Dissolvez 5,0 g de sorbitol dans 6 ml d'*eau R* en chauffant légèrement. Refroidissez et ajoutez 20 ml de *solution cupri-citrique R* et quelques billes de verre. Chauffez de façon à assurer l'ébullition en 4 min. Maintenez l'ébullition pendant 3 min. Refroidissez rapidement et ajoutez 100 ml d'une solution d'*acide acétique glacial R* à 2,4 pour cent *V/V* et 20,0 ml d'*iode 0,025 M*. Ajoutez, sans cesser d'agiter, 25 ml d'un mélange de 6 volumes d'*acide chlorhydrique R* et de 94 volumes d'*eau R*. Lorsque le précipité est dissous, titrez l'excès d'iode par le *thiosulfate de sodium 0,05 M* en présence de 1 ml de *solution d'amidon R*, ajouté vers la fin du titrage. La quantité de *thiosulfate de sodium 0,05 M* utilisée n'est pas inférieure à 12,8 ml (0,2 pour cent, exprimé en équivalent glucose).

Substances apparentées. Opérez par chromatographie liquide (*2.2.29*) comme décrit sous Dosage. Injectez 20 µl de solution témoin (b). Ajustez la sensibilité du système de façon que la hauteur du pic dû au sorbitol représente 50 pour cent au moins de l'échelle totale de l'enregistreur. Injectez 20 µl de solution à examiner et 20 µl de solution témoin (c) et continuez la chromatographie pendant 2 fois le temps de rétention du sorbitol. S'il apparaît, dans le chromatogramme obtenu avec la solution à examiner, d'autres pics que le pic principal, la surface d'aucun d'entre eux n'est supérieure à la surface du pic principal dans le chromatogramme obtenu avec la solution témoin (b) (2 pour cent), et la somme de leur surface n'est pas supérieure à 1,5 fois la surface du pic principal du chromatogramme obtenu avec la solution témoin (b) (3 pour cent). Ne tenez pas compte des pics dont la surface est inférieure à la surface du pic principal du chromatogramme obtenu avec la solution témoin (c) (0,1 pour cent).

Plomb (*2.4.10*). Le sorbitol satisfait à l'essai limite du plomb dans les sucres (0,5 ppm).

Nickel (*2.4.15*). Le sorbitol satisfait à l'essai limite du nickel dans les polyols (1 ppm). Dissolvez le sorbitol dans 150,0 ml du mélange de solvants prescrit.

Teneur en eau (*2.5.12*). Déterminée par semi-microdosage sur 1,00 g de sorbitol, la teneur en eau n'est pas supérieure à 1,5 pour cent.

Contamination microbienne. Le sorbitol destiné à la préparation de formes pharmaceutiques administrées par voie parentérale satisfait à une limite du nombre de germes aérobies viables totaux (*2.6.12*) de 10^2 bactéries par gramme et de 10^2 moisissures et levures par gramme, déterminé par dénombrement sur plaque. Le sorbitol satisfait aux essais d'*Escherichia coli* et des salmonelles (*2.6.13*).

Endotoxines bactériennes (*2.6.14*). Si le sorbitol est destiné à la préparation de formes pharmaceutiques administrées par voie parentérale sans autre procédé approprié d'élimination des endotoxines bactériennes, il contient moins de 4 UI/g pour les formes pharmaceutiques administrées par voie parentérale dont la concentration en sorbitol est inférieure à 100 g/l, et moins de 2,5 UI/g pour les formes pharmaceutiques administrées par voie parentérale dont la concentration en sorbitol est supérieure ou égale à 100 g/l.

DOSAGE

Opérez par chromatographie liquide (*2.2.29*).

Solution à examiner. Dissolvez 5,0 g de sorbitol dans 20 ml d'*eau R* et complétez à 100,0 ml avec le même solvant.

Solution témoin (a). Dissolvez 0,50 g de *sorbitol SCR* dans 2 ml d'*eau R* et complétez à 10,0 ml avec le même solvant.

Solution témoin (b). Prélevez 2,0 ml de solution à examiner et complétez à 100,0 ml avec de l'*eau R*.

Solution témoin (c). Prélevez 5,0 ml de solution témoin (b) et complétez à 100,0 ml avec de l'*eau R*.

Solution témoin (d). Dissolvez 0,5 g de *sorbitol R* et 0,5 g de *mannitol R* dans 5 ml d'*eau R* et complétez à 10,0 ml avec le même solvant.

La chromatographie peut être réalisée en utilisant :

- une colonne d'acier inoxydable d'une longueur de 0,3 m et d'un diamètre intérieur de 7,8 mm, remplie de *résine échangeuse de cations, forte, sous forme calcique R* (9 µm) et maintenue à une température de 85 °C ± 1 °C,
- comme phase mobile, à un débit de 0,5 ml/min, de l'*eau R* dégazée,
- comme détecteur, un réfractomètre maintenu à température constante.

Injectez 20 µl de solution témoin (d). Continuez la chromatographie pendant 3 fois le temps de rétention du sorbitol.

Lorsque les chromatogrammes sont enregistrés dans les conditions décrites, le temps de rétention du sorbitol est de 27 min environ et la rétention relative par rapport au sorbitol est de 0,6 environ pour le maltitol, de 0,8 environ pour le mannitol et de 1,1 environ pour l'iditol. L'essai n'est valable que si la résolution entre les pics dus au sorbitol et au mannitol n'est pas inférieure à 2 dans le chromatogramme obtenu avec la solution témoin (d).

Injectez 20 µl de solution à examiner et 20 µl de solution témoin (a). Continuez la chromatographie pendant 2 fois le temps de rétention du sorbitol.

Calculez la teneur pour cent en D-sorbitol à partir de la surface des pics et de la teneur déclarée en *sorbitol SCR*.

ÉTIQUETAGE

L'étiquette indique :

- dans les cas appropriés, la teneur maximale en endotoxines bactériennes,
- dans les cas appropriés, que la substance convient à la préparation de formes pharmaceutiques administrées par voie parentérale.

IMPURETÉS

A. mannitol,

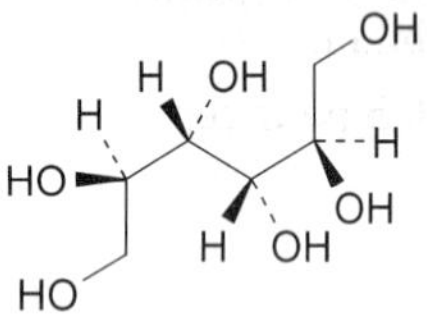

B. iditol,

C. maltitol.

01/2002:0436

SORBITOL LIQUIDE (CRISTALLISABLE)

Sorbitolum liquidum cristallisabile

DÉFINITION

Le sorbitol liquide (cristallisable) est une solution aqueuse d'un amidon partiellement hydrolysé, puis hydrogéné, contenant au minimum 68,0 pour cent *m/m* et au maximum 72,0 pour cent *m/m* de substance anhydre. Il contient au minimum 92,0 pour cent et au maximum l'équivalent de 101,0 pour cent de D-glucitol (D-sorbitol, $C_6H_{14}O_6$), calculé par rapport à la substance anhydre.

CARACTÈRES

Liquide sirupeux, limpide et incolore, miscible à l'eau.

IDENTIFICATION

Première identification : A, B, E.

Seconde identification : B, C, D, E.

A. Examinez les chromatogrammes obtenus dans le dosage. Le pic principal du chromatogramme obtenu avec la solution à examiner est semblable quant à son temps de rétention au pic principal du chromatogramme obtenu avec la solution témoin (a).

B. A 7,0 g de substance à examiner, ajoutez 40 ml d'*eau R* et 6,4 g de *tétraborate de disodium R*. Laissez reposer pendant 1 h en agitant de temps en temps, puis complétez à 50,0 ml avec de l'*eau R*. Filtrez si nécessaire. Mesurez l'angle de rotation (*2.2.7*). Il est de 0° à + 1,5°.

C. Desséchez 1 g de substance à examiner sous vide à 80 °C. Dissolvez 0,5 g du résidu en chauffant dans un mélange de 0,5 ml de *pyridine R* et de 5 ml d'*anhydride acétique R*. Après 10 min, versez le mélange dans 25 ml d'*eau R* et laissez-le reposer dans de l'eau glacée pendant 2 h. Recueillez le précipité, faites cristalliser dans un peu d'*alcool R* et séchez sous vide. Le point de fusion (*2.2.14*) des cristaux est de 98 °C à 104 °C.

D. Opérez par chromatographie sur couche mince (*2.2.27*) en utilisant une *plaque au gel de silice G pour CCM R*.

Solution à examiner. Prélevez 70 mg de substance à examiner et complétez à 20 ml avec de l'*eau R*.

Solution témoin (a). Dissolvez 25 mg de *sorbitol SCR* dans de l'*eau R* et complétez à 10 ml avec le même solvant.

Solution témoin (b). Dissolvez 5 mg de *mannitol SCR* et 50 mg de *sorbitol SCR* dans de l'*eau R* et complétez à 10 ml avec le même solvant.

Déposez sur la plaque 2 µl de chaque solution. Développez sur un parcours de 17 cm avec un mélange de 10 volumes d'*eau R*, de 20 volumes d'*acétate d'éthyle R* et de 70 volumes de *propanol R*. Laissez sécher la plaque à l'air et pulvérisez une *solution d'acide 4-aminobenzoïque R*. Séchez la plaque dans un courant d'air froid jusqu'à disparition de l'acétone. Chauffez la plaque à 100 °C pendant 15 min. Laissez refroidir et pulvérisez une solution de *periodate de sodium R* à 2 g/l. Séchez la plaque dans un courant d'air froid. Chauffez la plaque à 100 °C pendant 15 min. La tache principale du chromatogramme obtenu avec la solution à examiner est semblable quant à sa position, sa coloration et ses dimensions à la tache principale du chromatogramme obtenu avec la solution témoin (a). L'identification n'est valable que si le chromatogramme obtenu avec la solution témoin (b) présente 2 taches nettement séparées.

E. Le sorbitol liquide (cristallisable) est un liquide sirupeux et limpide à une température de 25 °C.

ESSAI

Aspect de la solution. Prélevez 7,0 g de substance à examiner et complétez à 50 ml avec de l'*eau R*. La solution est limpide (*2.2.1*) et incolore (*2.2.2, Procédé II*).

Conductivité (*2.2.38*). Mesurée sur le sorbitol liquide (cristallisable) non dilué tout en maintenant doucement sous agitation magnétique, la conductivité n'est pas supérieure à 10 $\mu S{\cdot}cm^{-1}$.

Sucres réducteurs. A 5,0 g de substance à examiner, ajoutez 6 ml d'*eau R*, 20 ml de *solution cupri-citrique R* et quelques billes de verre. Chauffez de façon à assurer l'ébullition en 4 min. Maintenez l'ébullition pendant 3 min. Refroidissez rapidement et ajoutez 100 ml d'une solution d'*acide acétique glacial R* à 2,4 pour cent *V/V* et 20,0 ml d'*iode 0,025 M*. Ajoutez, sans cesser d'agiter, 25 ml d'un mélange de 6 volumes d'*acide chlorhydrique R* et de 94 volumes d'*eau R*. Lorsque le précipité est dissous, titrez l'excès d'iode par le *thiosulfate de sodium 0,05 M* en présence de 1 ml de *solution d'amidon R* ajouté vers la fin du titrage. La quantité de *thiosulfate de sodium 0,05 M* utilisée n'est pas inférieure à 12,8 ml (0,2 pour cent, exprimé en équivalent glucose).

Plomb (*2.4.10*). La substance à examiner satisfait à l'essai limite du plomb dans les sucres (0,5 ppm).

Nickel (*2.4.15*). La substance à examiner satisfait à l'essai limite du nickel dans les polyols (1 ppm).

Teneur en eau (*2.5.12*). Déterminée par semi-microdosage sur 0,1 g de substance à examiner, la teneur en eau est de 28,0 pour cent à 32,0 pour cent *m/m*.

DOSAGE

Opérez par chromatographie liquide (*2.2.29*).

Solution à examiner. Mélangez 1,00 g de substance à examiner avec 20 ml d'*eau R* et complétez à 50,0 ml avec le même solvant.

Solution témoin (a). Dissolvez 65,0 mg de *sorbitol SCR* dans 2 ml d'*eau R* et complétez à 5,0 ml avec le même solvant.

Solution témoin (b). Dissolvez 65 mg de *mannitol SCR* et 65 mg de *sorbitol SCR* dans 2 ml d'*eau R* et complétez à 5,0 ml avec le même solvant.

La chromatographie peut être réalisée en utilisant :

- une colonne d'acier inoxydable d'une longueur de 0,3 m et d'un diamètre intérieur de 7,8 mm, remplie de *résine échangeuse de cations, forte, sous forme calcique R* (9 µm) et maintenue à une température de 85 ± 1 °C,
- comme phase mobile, à un débit de 0,5 ml/min, de l'*eau R* dégazée,
- comme détecteur, un réfractomètre maintenu à température constante.

Injectez 20 µl de solution témoin (b). Continuez la chromatographie pendant 3 fois le temps de rétention du sorbitol.

Lorsque le chromatogramme est enregistré dans les conditions décrites, le temps de rétention du sorbitol est de 27 min environ et la rétention relative du mannitol par rapport au sorbitol est de 0,8 environ. L'essai n'est valable que si la résolution entre les pics dus au sorbitol et au mannitol n'est pas inférieure à 2 dans le chromatogramme obtenu avec la solution témoin (b).

Injectez 20 µl de solution à examiner et 20 µl de solution témoin (a). Continuez la chromatographie pendant 3 fois le temps de rétention du sorbitol.

Calculez la teneur pour cent en D-sorbitol à partir de la surface des pics et de la teneur déclarée en *sorbitol SCR*.

01/2002:0437

SORBITOL LIQUIDE (NON CRISTALLISABLE)

Sorbitolum liquidum non cristallisabile

DÉFINITION

Le sorbitol liquide (non cristallisable) est une solution aqueuse d'un amidon partiellement hydrolysé, puis hydrogéné, contenant au minimum 68,0 pour cent *m/m* et au maximum 72,0 pour cent *m/m* de substance anhydre.

Il contient au minimum 72,0 pour cent et au maximum l'équivalent de 92,0 pour cent de D-glucitol (D-sorbitol, $C_6H_{14}O_6$), calculé par rapport à la substance anhydre.

CARACTÈRES

Liquide sirupeux, limpide et incolore, miscible à l'eau.

IDENTIFICATION

Première identification : A, B, E.

Seconde identification : B, C, D, E.

A. Examinez les chromatogrammes obtenus dans le dosage. Le pic principal du chromatogramme obtenu avec la solution à examiner est semblable quant à son temps de rétention au pic principal du chromatogramme obtenu avec la solution témoin (a).

B. A 7,0 g de substance à examiner, ajoutez 40 ml d'*eau R* et 6,4 g de *tétraborate de disodium R*. Laissez reposer pendant 1 h en agitant de temps en temps, puis complétez à 50,0 ml avec de l'*eau R*. Filtrez si nécessaire. Mesurez l'angle de rotation (*2.2.7*). Il est de + 1,5° à + 3,5°.

C. Desséchez 1 g de substance à examiner sous vide à 80 °C. Dissolvez 0,5 g du résidu en chauffant dans un mélange de 0,5 ml de *pyridine R* et de 5 ml d'*anhydride acétique R*. Après 10 min, versez le mélange dans 25 ml d'*eau R* et laissez-le reposer dans de l'eau glacée pendant 2 h. Recueillez le précipité, faites cristalliser dans un peu d'*alcool R* et séchez sous vide. Le point de fusion (*2.2.14*) des cristaux est de 98 °C à 104 °C.

D. Opérez par chromatographie sur couche mince (*2.2.27*) en utilisant une *plaque au gel de silice G pour CCM R*.

Solution à examiner. Prélevez 70 mg de substance à examiner et complétez à 20 ml avec de l'*eau R*.

Solution témoin (a). Dissolvez 25 mg de *sorbitol SCR* dans de l'*eau R* et complétez à 10 ml avec même solvant.

Solution témoin (b). Dissolvez 5 mg de *mannitol SCR* et 50 mg de *sorbitol SCR* dans de l'*eau R* et complétez à 10 ml avec le même solvant.

Déposez sur la plaque 2 µl de chaque solution. Développez sur un parcours de 17 cm avec un mélange de 10 volumes d'*eau R*, de 20 volumes d'*acétate d'éthyle R* et de 70 volumes de *propanol R*. Laissez sécher la plaque à l'air et pulvérisez une *solution d'acide 4-aminobenzoïque R*. Séchez la plaque dans un courant d'air froid jusqu'à disparition de l'acétone. Chauffez la plaque à 100 °C pendant 15 min. Laissez refroidir et pulvérisez une solution de *periodate de sodium R* à 2 g/l. Séchez la plaque dans un courant d'air froid. Chauffez la plaque à 100 °C pendant 15 min. La tache principale du chromatogramme obtenu avec la solution à examiner est semblable quant à sa position, sa coloration et ses dimensions à la tache principale du chromatogramme obtenu avec la solution témoin (a). L'identification n'est valable que si le chromatogramme obtenu avec la solution témoin (b) présente 2 taches nettement séparées.

E. Le sorbitol liquide (non cristallisable) est un liquide sirupeux et limpide à une température de 25 °C.

ESSAI

Aspect de la solution. Prélevez 7,0 g de substance à examiner et complétez à 50 ml avec de l'*eau R*. La solution est limpide (*2.2.1*) et incolore (*2.2.2, Procédé II*).

Conductivité (*2.2.38*). Mesurée sur le sorbitol liquide (non cristallisable) non dilué tout en maintenant doucement sous agitation magnétique, la conductivité n'est pas supérieure à 10 µS·cm^{-1}.

Sucres réducteurs. A 5,0 g de substance à examiner, ajoutez 6 ml d'*eau R*, 20 ml de *solution cupri-citrique R* et quelques billes de verre. Chauffez de façon à assurer l'ébullition en 4 min. Maintenez l'ébullition pendant 3 min. Refroidissez rapidement et ajoutez 100 ml d'une solution d'*acide acétique glacial R* à 2,4 pour cent *V/V* et 20,0 ml d'*iode 0,025 M*. Ajoutez, sans cesser d'agiter, 25 ml d'un mélange de 6 volumes d'*acide chlorhydrique R* et de 94 volumes d'*eau R*. Lorsque le précipité est dissous, titrez l'excès d'iode par le *thiosulfate de sodium 0,05 M* en présence de 1 ml de *solution d'amidon R* ajouté vers la fin du titrage. La quantité de *thiosulfate de sodium 0,05 M* utilisée n'est pas inférieure à 12,8 ml (0,2 pour cent, exprimé en équivalent glucose).

Sucres réducteurs après hydrolyse. A 6,0 g de substance à examiner, ajoutez 35 ml d'*eau R*, 40 ml d'*acide chlorhydrique 1 M* et quelques billes de verre. Chauffez à reflux pendant 4 h. Refroidissez, puis neutralisez avec de la *solution diluée d'hydroxyde de sodium R* en présence de 0,2 ml de *solution de bleu de bromothymol R1*. Refroidissez et complétez à 100,0 ml avec de l'*eau R*. A 3,0 ml de cette solution, ajoutez 5 ml d'*eau R*, 20 ml de *solution cupri-citrique R* et quelques billes de verre. Chauffez de façon à assurer l'ébullition en 4 min. Maintenez l'ébullition pendant 3 min. Refroidissez rapidement et ajoutez 100 ml d'une solution d'*acide acétique glacial R* à 2,4 pour cent *V/V* et 20,0 ml d'*iode 0,025 M*. Ajoutez, sans cesser d'agiter, 25 ml d'un mélange de 6 volumes d'*acide chlorhydrique R* et de 94 volumes d'*eau R*. Lorsque le précipité est dissous, titrez l'excès d'iode par le *thiosulfate de sodium 0,05 M* en présence de 1 ml de *solution d'amidon R* ajouté vers la fin du titrage. La quantité de *thiosulfate de sodium 0,05 M* utilisée n'est pas inférieure à 8,0 ml (9,3 pour cent, exprimé en équivalent glucose).

Plomb (*2.4.10*). La substance à examiner satisfait à l'essai limite du plomb dans les sucres (0,5 ppm).

Nickel (*2.4.15*). La substance à examiner satisfait à l'essai limite du nickel dans les polyols (1 ppm).

Teneur en eau (*2.5.12*). Déterminée par semi-microdosage sur 0,1 g de substance à examiner, la teneur en eau n'est pas inférieure à 28,0 pour cent ni supérieure à 32,0 pour cent *m/m*.

DOSAGE

Opérez par chromatographie liquide (*2.2.29*).

Solution à examiner. Mélangez 1,00 g de substance à examiner avec 20 ml d'*eau R* et complétez à 50,0 ml avec le même solvant.

Solution témoin (a). Dissolvez 55,0 mg de *sorbitol SCR* dans 2 ml d'*eau R* et complétez à 5,0 ml avec le même solvant.

Solution témoin (b). Dissolvez 55 mg de *mannitol SCR* et 55 mg de *sorbitol SCR* dans 2 ml d'*eau R* et complétez à 5,0 ml avec le même solvant.

La chromatographie peut être réalisée en utilisant :

- une colonne d'acier inoxydable d'une longueur de 0,3 m et d'un diamètre intérieur de 7,8 mm, remplie de *résine échangeuse de cations, forte, sous forme calcique R* (9 µm) et maintenue à une température de 85 ± 1 °C,
- comme phase mobile, à un débit de 0,5 ml/min, de l'*eau R* dégazée,
- comme détecteur, un réfractomètre maintenu à température constante.

Injectez 20 µl de solution témoin (b). Continuez la chromatographie pendant 3 fois le temps de rétention du sorbitol.

Lorsque le chromatogramme est enregistré dans les conditions décrites, le temps de rétention du sorbitol est de 27 min environ et la rétention relative du mannitol par rapport au sorbitol est de 0,8 environ. L'essai n'est valable que si la résolution entre les pics dus au sorbitol et au mannitol n'est pas inférieure à 2 dans le chromatogramme obtenu avec la solution témoin (b).

Injectez 20 µl de solution à examiner et 20 µl de solution témoin (a). Continuez la chromatographie pendant 3 fois le temps de rétention du sorbitol.

Calculez la teneur pour cent en D-sorbitol à partir des surfaces des pics et de la teneur déclarée en *sorbitol SCR*.

01/2002:2004

SOTALOL (CHLORHYDRATE DE)

Sotaloli hydrochloridum

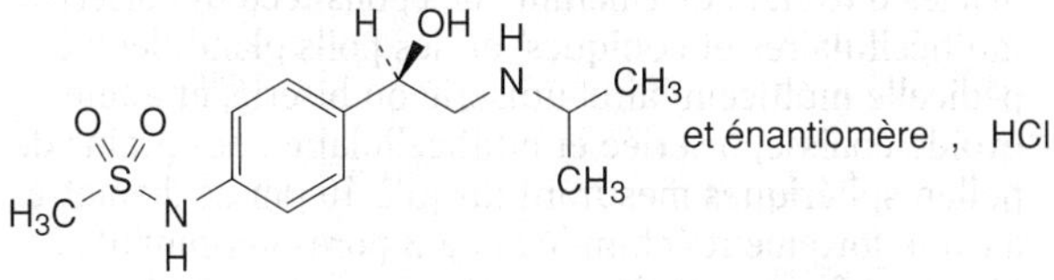

$C_{12}H_{21}ClN_2O_3S$ M_r 308,8

DÉFINITION

Chlorhydrate de *N*-[4-[(1*RS*)-1-hydroxy-2-[(1-méthyléthyl)amino]éthyl]phényl]méthanesulfonamide.

Teneur : 99,0 pour cent à 101,0 pour cent (substance desséchée).

CARACTÈRES

Aspect : poudre blanche ou sensiblement blanche.

Solubilité : facilement soluble dans l'eau, soluble dans l'alcool, pratiquement insoluble dans le chlorure de méthylène.

IDENTIFICATION

A. Spectrophotométrie d'absorption dans l'infrarouge (*2.2.24*).

Comparaison : *chlorhydrate de sotalol SCR*.

B. Le chlorhydrate de sotalol donne la réaction (a) des chlorures (*2.3.1*).

ESSAI

Solution S. Dissolvez 5,0 g de chlorhydrate de sotalol dans de l'*eau exempte de dioxyde de carbone R* et complétez à 50,0 ml avec le même solvant.

Aspect de la solution. La solution S n'est pas plus fortement opalescente que la suspension témoin III (*2.2.1*) et n'est pas plus fortement colorée que la solution témoin J_6 (*2.2.2, Procédé II*).

pH (*2.2.3*) : 4,0 à 5,0.

Prélevez 5,0 ml de solution S et complétez à 10,0 ml avec de l'*eau exempte de dioxyde de carbone R*.

Angle de rotation optique (*2.2.7*) : − 0,10° à + 0,10°.

Prélevez 25,0 ml de solution S et complétez à 50,0 ml avec de l'*eau R*.

Substances apparentées. Chromatographie liquide (*2.2.29*).

Solution à examiner. Dissolvez 20,0 mg de chlorhydrate de sotalol dans la phase mobile et complétez à 10,0 ml avec la phase mobile.

Solution témoin (a). Prélevez 1,0 ml de solution à examiner et complétez à 100,0 ml avec la phase mobile. Prélevez 3,0 ml de cette solution et complétez à 10,0 ml avec la phase mobile.

Solution témoin (b). Dissolvez 8,0 mg d'*impureté B de sotalol SCR* dans la phase mobile et complétez à 10,0 ml avec la phase mobile.

Solution témoin (c). Prélevez 1,0 ml de solution témoin (b) et complétez à 100,0 ml avec la phase mobile.

Solution témoin (d). A 0,75 ml de solution témoin (b), ajoutez 1,5 ml de solution à examiner et complétez à 100,0 ml avec la phase mobile.

Colonne :

- *dimensions* : *l* = 0,25 m, Ø = 4,6 mm,
- *phase stationnaire* : *gel de silice octadécylsilylé pour chromatographie R* (5 µm).

Phase mobile : dissolvez 2 g d'*octanesulfonate de sodium R* dans 790 ml d'*eau R* ; ajustez à pH 3,0 avec de l'*acide phosphorique R* et ajoutez 210 ml d'*acétonitrile R*.

Débit : 1 ml/min.

Détection : spectrophotomètre à 228 nm.

Injection : 10 µl ; injectez la solution à examiner et les solutions témoins (a), (c) et (d).

Enregistrement : 2,5 fois le temps de rétention du sotalol.

Conformité du système : solution témoin (d) :

- *résolution* : au minimum 4,0 entre les pics dus au sotalol et à l'impureté B.

Limites :

- *impureté B* : au maximum 0,25 fois la surface du pic principal du chromatogramme obtenu avec la solution témoin (c) (0,1 pour cent),
- *toute autre impureté* : au maximum la surface du pic principal du chromatogramme obtenu avec la solution témoin (a) (0,3 pour cent), et 1 seul au plus de ces pics présente une surface supérieure à 0,3 fois celle du pic principal du chromatogramme obtenu avec la solution témoin (a) (0,1 pour cent),
- *total des autres impuretés* : au maximum 1,65 fois la surface du pic principal du chromatogramme obtenu avec la solution témoin (a) (0,5 pour cent),
- *limite d'exclusion* : 0,17 fois la surface du pic principal du chromatogramme obtenu avec la solution témoin (a) (0,05 pour cent).

Palladium : au maximum 0,5 ppm.

Spectrométrie d'absorption atomique (*2.2.23, Procédé I*).

Solution à examiner. Dissolvez 1,00 g de chlorhydrate de sotalol dans un mélange de 0,25 volume d'*acide nitrique R*, de 0,75 volume d'*acide chlorhydrique R* et de 99,0 volumes d'*eau R*, et complétez à 20,0 ml avec le même mélange de solvants.

Solutions de référence. Utilisez des solutions contenant 0,02 µg, 0,03 µg et 0,05 µg de palladium par millilitre, récemment préparées par dilution de la *solution à 0,5 ppm de palladium (Pd) R* avec un mélange de 0,25 volume d'*acide nitrique R*, de 0,75 volumes d'*acide chlorhydrique R* et de 99,0 volumes d'*eau R*.

Source : lampe à cathode creuse au palladium.

Longueur d'onde : 247,6 nm.

Utilisez un tube de graphite.

Métaux lourds (*2.4.8*) : au maximum 20 ppm.

A 10 ml de solution S, ajoutez 10 ml d'*eau R*. 12 ml de la solution satisfont à l'essai limite A. Préparez le témoin avec la *solution à 1 ppm de plomb (Pb) R*.

Perte à la dessiccation (*2.2.32*) : au maximum 0,5 pour cent, déterminé à l'étuve à 100-105 °C sur 1,000 g de chlorhydrate de sotalol.

Cendres sulfuriques (*2.4.14*) : au maximum 0,1 pour cent, déterminé sur 1,0 g de chlorhydrate de sotalol.

DOSAGE

Afin d'éviter toute surchauffe pendant le titrage, mélangez soigneusement pendant toute l'opération et arrêtez immédiatement le titrage lorsque le point de fin de titrage est atteint.

Dissolvez 0,250 g de chlorhydrate de sotalol dans 10 ml d'*acide formique anhydre R,* si nécessaire à l'aide d'ultrasons. Ajoutez 40 ml d'*anhydride acétique R* et titrez immédiatement par l'*acide perchlorique 0,1 M.* Déterminez le point de fin de titrage par potentiométrie (*2.2.20*).

1 ml d'*acide perchlorique 0,1 M* correspond à 30,88 mg de $C_{12}H_{21}ClN_2O_3S$.

CONSERVATION

A l'abri de la lumière.

IMPURETÉS

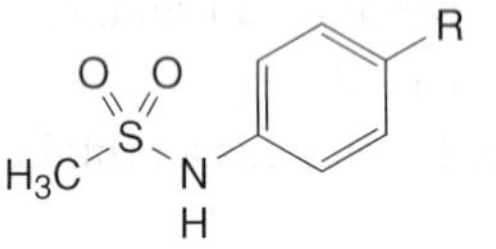

A. R = CH_2-CH_2-NH-CH(CH_3)$_2$: *N*-[4-[2-[(1-méthyléthyl)amino]éthyl]phényl]méthanesulfonamide,

B. R = CO-CH_2-NH-CH(CH_3)$_2$: *N*-[4-[[(1-méthyléthyl)amino]acétyl]phényl]méthanesulfonamide,

C. R = CHO : *N*-(4-formylphényl)méthanesulfonamide,

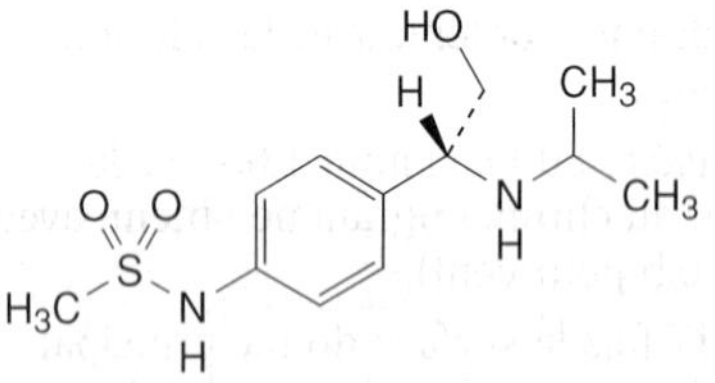

et énantiomère

D. *N*-[4-[(1*RS*)-2-hydroxy-1-[(1-méthyléthyl)amino]éthyl]phényl]méthanesulfonamide.

01/2002:1297

SOUCI

Calendulae flos

DÉFINITION

Le souci est constitué par la fleur entièrement épanouie, détachée du réceptacle et séchée, entière ou coupée, des formes cultivées à fleurs doubles de *Calendula officinalis* L. Il contient au minimum 0,4 pour cent de flavonoïdes, exprimés en hypéroside ($C_{21}H_{20}O_{12}$; M_r 464,4), calculé par rapport à la drogue desséchée.

CARACTÈRES

Le souci présente les caractères macroscopiques et microscopiques décrits aux identifications A et B.

IDENTIFICATION

A. Les fleurs ligulées se composent d'un ligule jaune à jaune orangé à 3 dents, d'une largeur de 3 mm à 5 mm environ et 7 mm environ au niveau médian, prolongeant un tube velu plus ou moins falciforme, brun-jaune à brun orangé, dont émerge le style à stigmate bifide, avec parfois un ovaire brun-jaune à brun orangé plus ou moins recourbé. Les fleurs tubulées, toujours présentes, ont une longueur de 5 mm environ et se composent d'une corolle jaune, rouge orangé ou violet-rouge à 5 lobes et d'un tube brun-jaune ou brun orangé, velu à la base, avec en général un ovaire brun-jaune à brun orangé plus ou moins recourbé.

B. Réduisez le souci en poudre (355). La poudre est brun-jaune. Examinez au microscope en utilisant de la *solution d'hydrate de chloral R.* La poudre présente des fragments de corolles contenant des gouttelettes huileuses de couleur jaune clair, certains avec des stomates anomocytiques (*2.8.3*) d'assez grande taille, d'autres contenant des prismes et de très petites macles d'oxalate de calcium ; des poils tecteurs bisériés, multicellulaires et coniques, et des poils glanduleux à pédicelle multicellulaire, unisérié ou bisérié, et à tête ovoïde épaisse, bisériée et multicellulaire ; des grains de pollen sphériques mesurant jusqu'à 40 µm de diamètre, à exine fortement échinulée et à 3 pores germinatifs ; quelques fragments de stigmates à courtes papilles bulbeuses.

C. Opérez par chromatographie sur couche mince (*2.2.27*) en utilisant une plaque recouverte d'un gel de silice approprié.

Solution à examiner. Agitez 1,0 g de souci pulvérisé (500) avec 10 ml de *méthanol R.* Chauffez au bain-marie à reflux pendant 10 min. Après refroidissement, filtrez la solution.

Solution témoin. Dissolvez 1,0 mg d'*acide caféique R,* 1,0 mg d'*acide chlorogénique R* et 2,5 mg de *rutine R* dans 10 ml de *méthanol R.*

Déposez sur la plaque, en bandes, 20 µl de la solution à examiner et 10 µl de la solution témoin. Développez sur un parcours de 10 cm avec un mélange de 10 volumes d'*acide formique anhydre R,* de 10 volumes d'*eau R* et de 80 volumes d'*acétate d'éthyle R.* Laissez sécher la plaque à 100-105 °C et pulvérisez sur la plaque encore chaude une solution de *diphénylborate d'aminoéthanol R* à 10 g/l dans du *méthanol R.* Pulvérisez ensuite une solution de *macrogol 400 R* à 50 g/l dans du *méthanol R.* Laissez sécher la plaque à l'air pendant 30 min. Examinez en lumière ultraviolette à 365 nm. Le chromatogramme obtenu avec la solution témoin présente, dans sa partie inférieure une bande de fluorescence brun-jaune (rutine), dans sa partie médiane une bande de fluorescence bleu clair (acide chlorogénique) et dans sa partie supérieure une bande de fluorescence bleu clair (acide caféique). Le chromatogramme obtenu avec la solution à examiner présente une bande de fluorescence brun-jaune semblable quant à sa position à la bande due à la rutine dans le chromatogramme obtenu avec la solution témoin, en dessous et directement au-dessus de cette bande, il présente une bande de fluorescence vert-jaune et une bande de fluorescence bleu clair correspondant à la bande due à l'acide chlorogénique dans le chromatogramme obtenu avec la solution témoin. Au-dessus de cette bande, il présente une bande de fluorescence vert-jaune et une bande de fluorescence bleu clair juste au-dessous de la bande due à l'acide caféique dans le chromatogramme obtenu avec la solution témoin. D'autres bandes sont visibles.

ESSAI

Eléments étrangers (*2.8.2*). Le taux des bractées n'est pas supérieur à 5 pour cent et le taux des autres éléments étrangers n'est pas supérieur à 2 pour cent.

Perte à la dessiccation (*2.2.32*). Déterminée à l'étuve à 100-105 °C pendant 2 h sur 1,000 g de souci pulvérisé (500), la perte à la dessiccation n'est pas supérieure à 12,0 pour cent.

Cendres totales (*2.4.16*). Le taux des cendres totales n'est pas supérieur à 10,0 pour cent.

DOSAGE

Solution-mère. Placez 0,800 g de souci pulvérisé (500) dans un ballon à fond rond de 100 ml. Ajoutez 1 ml d'une solution d'*hexaméthylènetétramine R* à 5 g/l, 20 ml d'*acétone R* et 7 ml d'*acide chlorhydrique R1.* Chauffez à ébullition à reflux pendant 30 min. Filtrez le mélange sur un peu de coton hydrophile dans une fiole de 100 ml. Dans le ballon à fond rond, chauffez à ébullition à reflux le résidu et le coton hydrophile à 2 reprises pendant 10 min chaque fois avec 20 ml d'*acétone R*. Après refroidissement à la température ambiante, filtrez la solution sur un peu de coton hydrophile, puis filtrez la solution d'acétone sur un filtre de papier dans une fiole jaugée et complétez à 100,0 ml avec de l'*acétone R* en rinçant le ballon et le filtre. Transvasez 20,0 ml de cette solution dans une ampoule à décantation, ajoutez 20 ml d'*eau R* et agitez 1 fois avec 15 ml et 3 fois avec 10 ml d'*acétate d'éthyle R*. Réunissez les extraits d'acétate d'éthyle dans une ampoule à décantation et lavez-les avec 2 fois 50 ml d'*eau R,* filtrez les extraits sur 10 g de *sulfate de sodium anhydre R* dans une fiole jaugée de 50 ml et complétez à 50,0 ml avec de l'*acétate d'éthyle R.*

Solution à examiner. A 10,0 ml de solution mère, ajoutez 1 ml de *réactif au chlorure d'aluminium R* et complétez à 25,0 ml avec une solution d'*acide acétique glacial R* à 5 pour cent *V/V* dans du *méthanol R.*

Solution de compensation. Prélevez 10,0 ml de solution mère et complétez à 25,0 ml avec une solution d'*acide acétique glacial R* à 5 pour cent *V/V* dans du *méthanol R.*

Après 30 min, mesurez l'absorbance (*2.2.25*) de la solution à examiner à 425 nm par rapport à la solution de compensation.

Calculez la teneur pour cent en flavonoïdes, exprimés en hypéroside, à l'aide de l'expression :

$$\frac{A \times 1,25}{m}$$

en prenant 500 comme valeur de l'absorbance spécifique de l'hypéroside,

A = absorbance à 425 nm,

m = masse de la prise d'essai de souci, en grammes.

CONSERVATION

A l'abri de la lumière.

01/2002:0953

SOUFRE POUR USAGE EXTERNE

Sulfur ad usum externum

S A_r 32,07

DÉFINITION

Le soufre contient au minimum 99,0 pour cent et au maximum l'équivalent de 101,0 pour cent de S.

CARACTÈRES

Poudre jaune, pratiquement insoluble dans l'eau, soluble dans le sulfure de carbone, peu soluble dans les huiles végétales. La taille de la majorité des particules n'est pas supérieure à 20 µm et celle de la presque totalité des particules n'est pas supérieure à 40 µm.

Le soufre fond vers 120 °C.

IDENTIFICATION

A. Chauffé en présence d'air, le soufre brûle avec une flamme bleue, en dégageant du dioxyde de soufre qui colore en rouge le *papier tournesol bleu R* humecté.

B. Chauffez jusqu'à décoloration 0,1 g de soufre avec 0,5 ml d'*eau de brome R*. Ajoutez 5 ml d'*eau R* et filtrez. La solution donne la réaction (a) des sulfates (*2.3.1*).

ESSAI

Solution S. A 5 g de soufre, ajoutez 50 ml d'*eau exempte de dioxyde de carbone R* préparée à partir d'*eau distillée R.* Laissez en contact pendant 30 min en agitant fréquemment, puis filtrez.

Aspect de la solution. La solution S est incolore (*2.2.2, Procédé II*).

Odeur (*2.3.4*). Le soufre ne présente pas d'odeur perceptible de sulfure d'hydrogène.

Acidité ou alcalinité. A 5 ml de solution S, ajoutez 0,1 ml de *solution de phénolphtaléine R1.* La solution est incolore. Ajoutez 0,2 ml d'*hydroxyde de sodium 0,01 M.* La solution est colorée en rouge. Ajoutez 0,3 ml d'*acide chlorhydrique 0,01 M.* La solution est incolore. Ajoutez 0,15 ml de *solution de rouge de méthyle R.* La solution est colorée en rouge-orange.

Chlorures (*2.4.4*). Prélevez 5 ml de solution S et complétez à 15 ml avec de l'*eau R.* La solution satisfait à l'essai limite des chlorures (100 ppm).

Sulfates (*2.4.13*). 15 ml de solution S satisfont à l'essai limite des sulfates (100 ppm).

Sulfures. A 10 ml de solution S, ajoutez 2 ml de *solution tampon pH 3,5 R* et 1 ml d'une solution récemment préparée de *nitrate de plomb R* à 1,6 g/l dans de l'*eau exempte de dioxyde de carbone R*. Agitez. Après 1 min, si la solution présente une coloration, celle-ci n'est pas plus prononcée que celle d'une solution témoin préparée simultanément avec 1 ml de *solution à 10 ppm de plomb (Pb) R*, 9 ml d'*eau exempte de dioxyde de carbone R,* 2 ml de *solution tampon pH 3,5 R* et 1,2 ml de *réactif au thioacétamide R.*

Cendres sulfuriques (*2.4.14*). Déterminé sur 1,0 g de soufre, le taux des cendres sulfuriques n'est pas supérieur à 0,2 pour cent.

DOSAGE

Effectuez la combustion dans l'oxygène (*2.5.10*) dans une fiole conique de 1000 ml avec 60,0 mg de soufre. Faites absorber les produits de combustion dans un mélange de 5 ml de *solution diluée de peroxyde d'hydrogène R* et de 10 ml d'*eau R*. Chauffez à ébullition, maintenez à faible ébullition pendant 2 min, puis refroidissez. Titrez par l'*hydroxyde de sodium 0,1 M* en présence de 0,2 ml de *solution de phénolphtaléine R* jusqu'à virage de l'incolore au rouge. Effectuez un titrage à blanc dans les mêmes conditions.

Monographies Q - Z

1 ml d'*hydroxyde de sodium 0,1 M* correspond à 1,603 mg de S.

CONSERVATION

A l'abri de la lumière.

01/2002:1152

SPECTINOMYCINE (CHLORHYDRATE DE)

Spectinomycini hydrochloridum

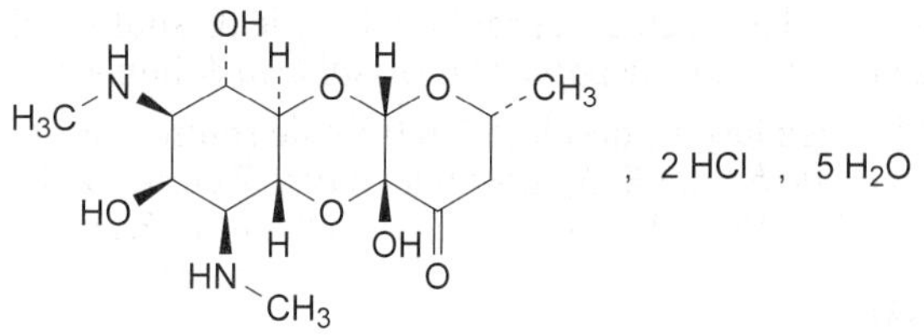

$C_{14}H_{26}Cl_2N_2O_7,5H_2O$ M_r 495,4

DÉFINITION

Le chlorhydrate de spectinomycine est le pentahydrate du dichlorhydrate du dichlorhydrate de (2*R*,4a*R*,5a*R*,6*S*,7*S*,8*R*,9*S*,9a*R*,10a*S*)-4a,7,9-trihydroxy-2-méthyl-6,8-bis(méthylamino)décahydro-4*H*-pyrano[2,3-*b*][1,4]benzodioxin-4-one, une substance antimicrobienne produite par le *Streptomyces spectabilis* ou par tout autre moyen. Il contient au minimum 95,0 pour cent et au maximum l'équivalent de 100,5 pour cent de $C_{14}H_{26}Cl_2N_2O_7$, calculé par rapport à la substance anhydre.

CARACTÈRES

Poudre blanche ou sensiblement blanche, peu hygroscopique, facilement soluble dans l'eau, très peu soluble dans l'alcool, pratiquement insoluble dans l'éther.

IDENTIFICATION

A. Examinez le chlorhydrate de spectinomycine par spectrophotométrie d'absorption dans l'infrarouge (*2.2.24*), en comparant avec le spectre obtenu avec le *chlorhydrate de spectinomycine SCR*.

B. Prélevez 1,0 ml de solution S (voir Essai) et complétez à 10 ml avec de l'*eau R*. La solution donne la réaction (a) des chlorures (*2.3.1*).

ESSAI

Solution S. Dissolvez 2,0 g de chlorhydrate de spectinomycine dans de l'*eau exempte de dioxyde de carbone R* et complétez à 20,0 ml avec le même solvant.

Aspect de la solution. Prélevez 2,0 ml de solution S et complétez à 20,0 ml avec de l'*eau R*. La solution est limpide (*2.2.1*) et incolore (*2.2.2, Procédé II*).

Détermination du pH (*2.2.3*). Le pH de la solution S est de 3,8 à 5,6.

Pouvoir rotatoire spécifique (*2.2.7*). Déterminé avec la solution S dans les 20 min suivant la préparation de la solution et calculé par rapport à la substance anhydre, le pouvoir rotatoire spécifique est de + 15 à + 21.

Substances apparentées. Opérez par chromatographie sur couche mince (*2.2.27*) en utilisant une plaque recouverte de *gel de silice G R*.

Solution à examiner. Prélevez 2,0 ml de solution S et complétez à 10 ml avec de l'*eau R*.

Solution témoin. Prélevez 1,0 ml de solution à examiner et complétez à 100 ml avec de l'*eau R*.

Déposez séparément sur la plaque 10 µl de chaque solution. Développez sur un parcours de 12 cm avec un mélange de 5 volumes d'*acide acétique glacial R*, de 5 volumes de *pyridine R*, de 40 volumes d'*eau R* et de 50 volumes de *propanol R*. Séchez la plaque dans un courant d'air chaud et pulvérisez une solution de *permanganate de potassium R* à 50 g/l. Laissez reposer la plaque pendant 2 min à 3 min. S'il apparaît d'autres taches que la tache principale dans le chromatogramme obtenu avec la solution à examiner, aucune d'entre elles n'est plus intense que la tache du chromatogramme obtenu avec la solution témoin (1,0 pour cent).

Teneur en eau (*2.5.12*). Déterminée par semi-microdosage sur 0,200 g de chlorhydrate de spectinomycine, la teneur en eau est de 16,0 à 20,0 pour cent.

Cendres sulfuriques (*2.4.14*). Déterminé sur 1,000 g de chlorhydrate de spectinomycine, le taux des cendres sulfuriques n'est pas supérieur à 1,0 pour cent.

Stérilité (*2.6.1*). Le chlorhydrate de spectinomycine destiné à la préparation de formes pharmaceutiques administrées par voie parentérale sans autre procédé approprié de stérilisation satisfait également à l'essai de stérilité.

Endotoxines bactériennes (*2.6.14*) : moins de 0,09 UI/mg, si le chlorhydrate de spectinomycine est destiné à la préparation de formes pharmaceutiques administrées par voie parentérale sans autre procédé approprié d'élimination des endotoxines bactériennes. Préparez les solutions en utilisant une solution de *bicarbonate de sodium R* à 0,42 pour cent *m/m*.

DOSAGE

Opérez par chromatographie en phase gazeuse (*2.2.28*) en utilisant la *phénazone R* comme étalon interne.

Solution d'étalon interne. Dissolvez 0,150 g de *phénazone R* dans du *diméthylformamide R* et complétez à 100 ml avec le même solvant.

Laissez reposer les solutions à examiner et la solution témoin pendant 1 h. Effectuez le dosage immédiatement après.

Solution à examiner (a). Dans une fiole jaugée contenant 60,0 mg de chlorhydrate de spectinomycine ajoutez 10 ml de *diméthylformamide R* et 2,0 ml d'*hexaméthyldisilazane R*. Agitez pour dissoudre et complétez à 20,0 ml avec du *diméthylformamide R*.

Solution à examiner (b). Dans une fiole jaugée contenant 60,0 mg de chlorhydrate de spectinomycine, ajoutez 10,0 ml de solution d'étalon interne et 2,0 ml d'*hexaméthyldisilazane R*. Agitez pour dissoudre et complétez à 20,0 ml avec du *diméthylformamide R*.

Solution témoin. Dans une fiole jaugée contenant 60,0 mg de *chlorhydrate de spectinomycine SCR*, ajoutez 10,0 ml de solution d'étalon interne et 2,0 ml d'*hexaméthyldisilazane R*. Agitez pour dissoudre et complétez à 20,0 ml avec du *diméthylformamide R*.

La chromatographie peut être réalisée en utilisant :

- une colonne de verre d'une longueur de 1,5 m et d'un diamètre intérieur de 4 mm, remplie de *terre d'infusoires silanisée pour chromatographie en phase gazeuse R* (125 µm à 150 µm) imprégnée de 3 pour cent *m/m* de *polyphénylméthylsiloxane R*,
- comme gaz vecteur, de l'*azote pour chromatographie R* à un débit de 45 ml/min,
- un détecteur à ionisation de flamme,
- un intégrateur électronique,

en maintenant la colonne à une température de 200 °C et celle de la chambre à injection et du détecteur entre 200 °C et 230 °C. Injectez les volumes choisis des solutions à examiner. Le dosage n'est valable que si dans le chromatogramme obtenu avec la solution à examiner (b), la résolution entre le pic principal et le pic correspondant à l'étalon interne n'est pas inférieure à 8,0. Injectez alternativement la solution à examiner (b) et la solution témoin.

Calculez la teneur pour cent de spectinomycine.

CONSERVATION

En récipient étanche, à une température ne dépassant pas 30 °C. Si la substance est stérile, elle est conservée en récipient stérile, étanche, à fermeture inviolable.

ÉTIQUETAGE

L'étiquette indique :

– dans les cas appropriés, que la substance est stérile,

– dans les cas appropriés, que la substance est exempte d'endotoxines bactériennes.

IMPURETÉS

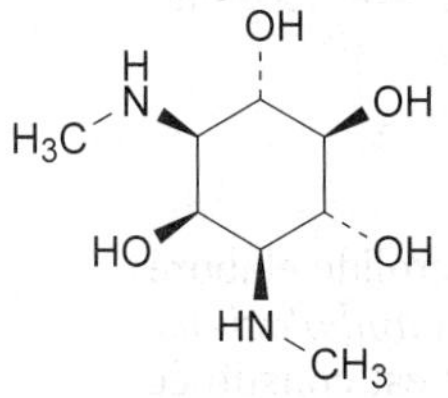

A. 1,3-didésoxy-1,3-bis(méthylamino)-*myo*-inositol (actinamine),

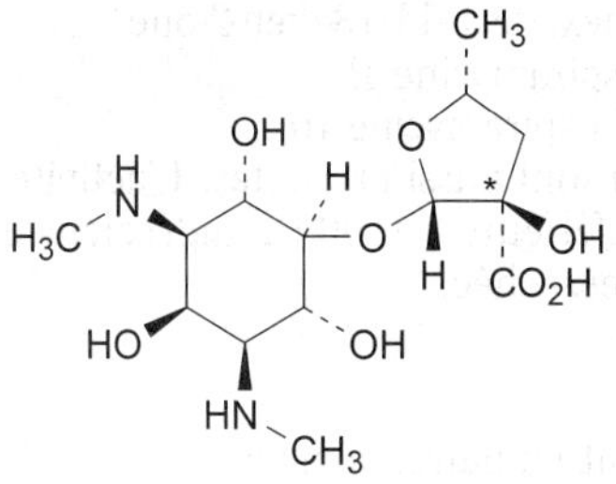

B. acide (2*S*,3*RS*,5*R*)-3-hydroxy-5-méthyl-2-[[(1*r*,2*R*,3*S*,4*r*,5*R*,6*S*)-2,4,6-trihydroxy-3,5-bis(méthylamino)cyclohexyl]oxy]tétrahyrofuran-3-carboxylique (acide actinospectinoïque),

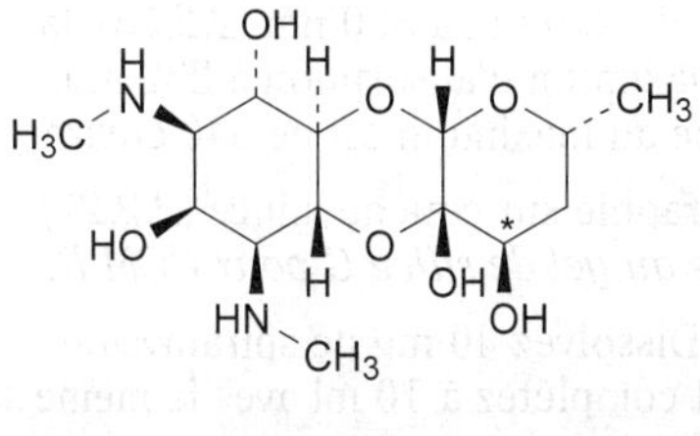

C. (2*R*,4*RS*,4a*S*,5a*R*,6*S*,7*S*,8*R*,9*S*,9a*R*,10a*S*)-2-méthyl-6,8-bis(méthylamino)décahydro-2*H*-pyrano[2,3-*b*][1,4]benzodioxine-4,4a,7,9-tétrol (dihydrospectinomycines),

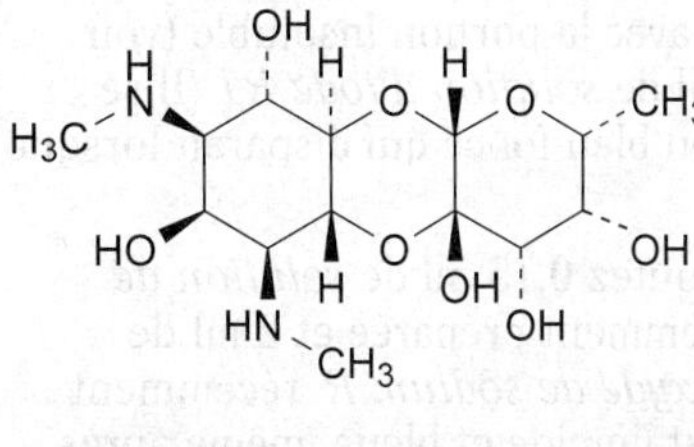

D. (2*R*,3*R*,4*S*,4a*S*,5a*R*,6*S*,7*S*,8*R*,9*S*,9a*R*,10a*S*)-2-méthyl-6,8-bis(méthylamino)décahydro-2*H*-pyrano[2,3-*b*][1,4]benzodioxine-3,4,4a,7,9-pentol (dihydroxyspectinomycine).

01/2002:1570

SPHÈRES DE SUCRE

Sacchari spheri

DÉFINITION

Les sphères de sucre contiennent au maximum 92 pour cent de saccharose, calculé par rapport à la base desséchée. La partie restante est composée d'amidon de maïs et peut contenir des hydrolysats d'amidon et des colorants. Le diamètre des sphères de sucre est généralement compris entre 200 µm et 2000 µm, et les limites supérieure et inférieure de la taille des sphères de sucre sont indiquées sur l'étiquette.

IDENTIFICATION

A. Opérez par chromatographie sur couche mince (*2.2.27*) en utilisant une *plaque au gel de silice G pour CCM R*.

Solution à examiner. Mélangez 2 ml de solution S (voir Essai) à 3 ml de *méthanol R* et complétez à 20 ml avec un mélange de 2 volumes d'*eau R* et de 3 volumes de *méthanol R*.

Solution témoin (a). Dissolvez 10 mg de *saccharose SCR* dans un mélange de 2 volumes d'*eau R* et de 3 volumes de *méthanol R*, et complétez à 20 ml avec le même mélange de solvants.

Solution témoin (b). Dissolvez 10 mg de *fructose SCR*, 10 mg de *glucose SCR*, 10 mg de *lactose SCR* et 10 mg de *saccharose SCR* dans un mélange de 2 volumes d'*eau R* et de 3 volumes de *méthanol R*, et complétez à 20 ml avec le même mélange de solvants.

Déposez sur la plaque 2 µl de chaque solution et séchez soigneusement les dépôts. Développez sur un parcours de 15 cm avec un mélange de 10 volumes d'*eau R*, de 15 volumes de *méthanol R*, de 25 volumes d'*acide acétique anhydre R* et de 50 volumes de *chlorure d'éthylène R*, mesurés avec précision car un faible excès d'eau suffit à rendre trouble la solution. Séchez la plaque dans un courant d'air chaud. Répétez le développement immédiatement après avoir renouvelé la phase mobile. Séchez la plaque dans un courant d'air chaud et pulvérisez uniformément une solution de *thymol R* à 5 g/l dans un mélange de 5 volumes d'*acide sulfurique R* et de 95 volumes d'*alcool R*. Chauffez à 130 °C pendant 10 min. La tache principale du chromatogramme obtenu avec la solution à examiner est semblable quant à sa position, sa coloration et ses dimensions à la tache principale du chromatogramme obtenu avec la solution témoin (a). L'essai n'est valable que si le chromatogramme obtenu avec la solution témoin (b) présente 4 taches nettement séparées.

B. Dans une pâte obtenue avec la portion insoluble (voir Dosage), ajoutez 0,05 ml de *solution d'iode R1*. Il se développe une coloration bleu foncé qui disparaît lorsque la solution est chauffée.

C. A 5 ml de solution S, ajoutez 0,15 ml de *solution de sulfate de cuivre R*, récemment préparée et 2 ml de *solution diluée d'hydroxyde de sodium R*, récemment préparée. La solution est limpide et bleue, même après ébullition. A la solution chaude, ajoutez 4 ml d'*acide chlorhydrique dilué R* et chauffez à ébullition pendant 1 min. Ajoutez 4 ml de *solution diluée d'hydroxyde de sodium R*. Il se forme immédiatement un précipité orange.

ESSAI

Solution S. Introduisez 0,5 g de sphères de sucre dans une fiole jaugée de 100 ml, ajoutez 80 ml d'*eau R* et agitez jusqu'à dissolution complète du saccharose. Complétez à 100,0 ml avec de l'*eau R*. Filtrez sous vide pour obtenir une solution limpide.

Granulométrie (*2.9.12*) : au minimum 90 pour cent (*m/m*) des sphères de sucre se situent entre les limites supérieure et inférieure de la taille des sphères de sucre indiquées sur l'étiquette.

Métaux lourds (*2.4.8*). 2,0 g de sphères de sucre satisfont à l'essai limite C des métaux lourds (5 ppm). Préparez le témoin avec 1,0 ml de *solution à 10 ppm de plomb (Pb) R*.

Perte à la dessiccation (*2.2.32*). Déterminée à l'étuve à 100-105 °C pendant 4 h sur 1,000 g de sphères de sucre, la perte à la dessiccation n'est pas supérieure à 5,0 pour cent.

Cendres sulfuriques (*2.4.14*). Déterminé sur 2 g de sphères de sucre, le taux des cendres sulfuriques n'est pas supérieur à 0,2 pour cent.

Contamination microbienne. Les sphères de sucre satisfont à une limite du nombre de germes viables totaux (*2.6.12*) de 10^3 bactéries et 10^2 moisissures par gramme, déterminée par dénombrement sur plaque. Elles satisfont également aux essais d'*Escherichia coli* et des salmonelles (*2.6.13*).

DOSAGE

Teneur en saccharose

Pesez 10,000 g de sphères de sucre moulues, déposez-les dans une fiole jaugée de 100 ml et complétez à 100,0 ml avec de l'*eau R*. Agitez et transvasez. Filtrez sous vide pour obtenir une solution limpide (la portion insoluble est utilisée pour l'essai d'identification B). Mesurez l'angle de rotation optique (*2.2.7*) et calculez la teneur en saccharose à l'aide de l'expression :

$$\frac{10^6 \times \alpha}{66,5 \times l \times m \times (100 - H)}$$

α = angle de rotation,

l = longueur du tube du polarimètre, en décimètres,

m = masse exacte de la prise d'essai, en grammes,

H = perte à la dessiccation.

ÉTIQUETAGE

L'étiquette indique :

– les limites inférieure et supérieure de la taille des sphères de sucre,

– tout colorant ajouté,

– tout hydrolysat d'amidon ajouté.

01/2002:0293

SPIRAMYCINE

Spiramycinum

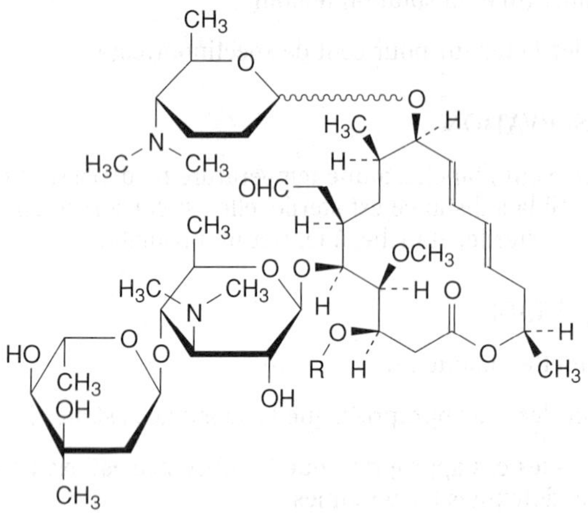

Spiramycine I	R = H	$C_{43}H_{74}N_2O_{14}$
Spiramycine II	R = CO-CH₃	$C_{45}H_{76}N_2O_{15}$
Spiramycine III	R = CO-CH₂-CH₃	$C_{46}H_{78}N_2O_{15}$

$C_{43}H_{74}N_2O_{14}$

DÉFINITION

La spiramycine est un antibiotique macrolide élaboré par certaines souches de *Streptomyces ambofaciens* ou obtenue par tout autre moyen. Elle est constituée principalement de (4*R*,5*S*,6*S*,7*R*,9*R*,10*R*,11*E*,13*E*,16*R*)-6-[[3,6-didésoxy-4-*O*-(2,6-didésoxy-3-*C*-méthyl-α-L-*ribo*-hexopyranosyl)-3-(diméthylamino)-β-D-glucopyranosyl]oxy]-4-hydroxy-5-méthoxy-9,16-diméthyl-7-(2-oxoéthyl)-10-[[2,3,4,6-tétradésoxy-4-(diméthylamino)-D-*érythro*-hexopyranosyl]oxy]oxacyclohexadéca-11,13-dién-2-one (spiramycine I, M_r 843). La spiramycine II (4-*O*-acétylspiramycine I) et la spiramycine III (4-*O*-propanoylspiramycine I) sont aussi présentes. L'activité de la spiramycine n'est pas inférieure à 4100 UI/mg, calculée par rapport à la substance desséchée.

CARACTÈRES

Poudre blanche ou faiblement jaunâtre, faiblement hygroscopique, peu soluble dans l'eau, facilement soluble dans l'acétone, dans l'alcool et dans le méthanol.

IDENTIFICATION

A. Dissolvez 0,10 g de spiramycine dans du *méthanol R* et complétez à 100,0 ml avec le même solvant. Prélevez 1,0 ml de solution et complétez à 100,0 ml avec du *méthanol R*. Examinée de 220 nm à 350 nm (*2.2.25*), la solution présente un maximum d'absorption à 232 nm. L'absorbance spécifique au maximum est de 340 environ.

B. Opérez par chromatographie sur couche mince (*2.2.27*) en utilisant une *plaque au gel de silice G pour CCM R*.

Solution à examiner. Dissolvez 40 mg de spiramycine dans du *méthanol R* et complétez à 10 ml avec le même solvant.

Solution témoin (a). Dissolvez 40 mg de *spiramycine SCR* dans du *méthanol R* et complétez à 10 ml avec le même solvant.

Solution témoin (b). Dissolvez 40 mg d'*érythromycine A SCR* dans du *méthanol R* et complétez à 10 ml avec le même solvant.

Déposez sur la plaque 5 µl de chaque solution. Développez sur un parcours de 15 cm avec la couche supérieure d'un mélange de 4 volumes de *2-propanol R*, de 8 volumes d'une solution d'*acétate d'ammonium R* à 150 g/l, ajustée au préalable à pH 9,6 par addition de *solution concentrée d'hydroxyde de sodium R*, et de 9 volumes d'*acétate d'éthyle R*. Laissez sécher la plaque à l'air. Pulvérisez de la *solution d'aldéhyde anisique R1* et chauffez la plaque à 110 °C pendant 5 min. La tache principale du chromatogramme obtenu avec la solution à examiner est semblable quant à sa position, sa coloration et ses dimensions à la tache principale du chromatogramme obtenu avec la solution témoin (a). S'il apparaît, en plus de la tache principale dans le chromatogramme obtenu avec la solution à examiner, une ou deux autres taches dont le R_f est légèrement supérieur à celui de la tache principale, elles sont semblables quant à leur position et leur coloration aux taches secondaires du chromatogramme obtenu avec la solution témoin (a) mais diffèrent des taches du chromatogramme obtenu avec la solution témoin (b).

C. Dissolvez 0,5 g de spiramycine dans 10 ml d'*acide sulfurique 0,05 M* et ajoutez 25 ml d'*eau R*. Ajustez le pH à 8 environ avec de l'*hydroxyde de sodium 0,1 M* et complétez à 50 ml avec de l'*eau R*. A 5 ml de cette solution, ajoutez 2 ml d'un mélange de 1 volume d'*eau R* et de 2 volumes d'*acide sulfurique R*. Il se développe une coloration brune.

ESSAI

Détermination du pH (*2.2.3*). Dissolvez 0,5 g de spiramycine dans 5 ml de *méthanol R* et complétez à 100 ml avec de l'*eau exempte de dioxyde de carbone R*. Le pH de la solution est de 8,5 à 10,5.

Pouvoir rotatoire spécifique (*2.2.7*). Dissolvez 1,00 g de spiramycine dans une solution d'*acide acétique dilué R* à 10 pour cent *V/V* et complétez à 50,0 ml avec la même solution acide. Calculé par rapport à la substance desséchée, le pouvoir rotatoire spécifique est de – 80 à – 85.

Composition. Opérez par chromatographie liquide (*2.2.29*) comme décrit dans l'essai des substances apparentées.

Injectez 6 fois la solution témoin (a). L'essai n'est valable que si l'écart type relatif de la surface du pic de la spiramycine I n'est pas supérieur à 1,0 pour cent. Injectez en alternance la solution à examiner et la solution témoin (a). Continuez la chromatographie de la solution à examiner pendant 3 fois le temps de rétention de la spiramycine I. Calculez les teneurs pour cent en spiramycine I, spiramycine II et spiramycine III.

La teneur en spiramycine I n'est pas inférieure à 80,0 pour cent, la teneur en spiramycine II n'est pas supérieure à 5,0 pour cent, la teneur en spiramycine III n'est pas supérieure à 10,0 pour cent et la somme des teneurs en spiramycine I, spiramycine II et spiramycine III n'est pas inférieure à 90,0 pour cent, calculées par rapport à la substance desséchée.

Substances apparentées. Opérez par chromatographie liquide (*2.2.29*). *Préparez les solutions immédiatement avant l'emploi.*

Solution à examiner. Dissolvez 25,0 mg de spiramycine dans un mélange de 3 volumes d'*acétonitrile R* et de 7 volumes d'*eau R* et complétez à 100,0 ml avec le même mélange de solvants.

Solution témoin (a). Dissolvez 25,0 mg de *spiramycine SCR* dans un mélange de 3 volumes d'*acétonitrile R* et de 7 volumes d'*eau R* et complétez à 100,0 ml avec le même mélange de solvants.

Solution témoin (b). Prélevez 2,0 ml de solution témoin (a) et complétez à 100,0 ml avec un mélange de 3 volumes d'*acétonitrile R* et de 7 volumes d'*eau R*.

Solution témoin (c). Prélevez 5,0 ml de solution témoin (a) et complétez à 100,0 ml avec un mélange de 3 volumes d'*acétonitrile R* et de 7 volumes d'*eau R*.

Solution témoin (d). Dissolvez 5 mg de *spiramycine SCR* dans 25 ml de phase mobile, puis chauffez dans un bain-marie à 60 °C pendant 30 min.

La chromatographie peut être réalisée en utilisant :

- une colonne d'acier inoxydable d'une longueur de 0,25 m et d'un diamètre intérieur de 4,6 mm, remplie de *gel de silice octylsilylé pour chromatographie R* (5 µm) à particules sphériques présentant une surface spécifique de 350 m^2/g et un diamètre de pores de 10 nm,
- comme phase mobile, à un débit de 0,8 ml/min, un mélange de 30 volumes d'*acétonitrile R* et de 70 volumes de *solution tampon pH 2,2 R* contenant 9,3 g/l de *perchlorate de sodium R*,
- comme détecteur, un spectrophotomètre réglé à 232 nm.

Injectez 20 µl de solution témoin (b). Ajustez la sensibilité du système de façon que la hauteur du pic principal du chromatogramme obtenu représente 50 pour cent au moins de l'échelle totale de l'enregistreur. Injectez 20 µl de solution témoin (c) et 20 µl de solution témoin (d). L'essai n'est valable que si :

- dans le chromatogramme obtenu avec la solution témoin (c), il n'apparaît pas de pic présentant un temps de rétention relatif à la spiramycine I de 1,1 environ,
- dans le chromatogramme obtenu avec la solution témoin (d), la résolution entre l'impureté A (éluant en premier) et la spiramycine I (éluant entre 13 min et 17 min) n'est pas inférieure à 6,3. Si nécessaire, ajustez la concentration en acétonitrile de la phase mobile, en l'augmentant pour diminuer les temps de rétention ou en la réduisant pour augmenter les temps de rétention. Injectez 20 µl de solution à examiner et 20 µl de solution témoin (b). Continuez la chromatographie de la solution à examiner pendant 3 fois le temps de rétention de la spiramycine I. S'il apparaît, dans le chromatogramme obtenu avec la solution à examiner, d'autres pics que les pics correspondant à la spiramycine I, à la spiramycine II et à la spiramycine III, la surface d'aucun d'entre eux n'est supérieure à la surface du pic principal du chromatogramme obtenu avec la solution témoin (b) (2 pour cent). Ne tenez pas compte des pics dont la surface est inférieure à 0,05 fois la surface du pic principal du chromatogramme obtenu avec la solution témoin (b).

Métaux lourds (*2.4.8*). 1,0 g de spiramycine satisfait à l'essai limite C (20 ppm). Préparez le témoin avec 2 ml de *solution à 10 ppm de plomb (Pb) R*.

Perte à la dessiccation (*2.2.32*). Déterminée à 80 °C pendant 6 h sur du *pentoxyde de diphosphore R* sous une pression ne dépassant pas 670 Pa sur 0,50 g de spiramycine, la perte à la dessiccation n'est pas supérieure à 3,5 pour cent.

Cendres sulfuriques (*2.4.14*). Déterminé sur 1,0 g de spiramycine, le taux des cendres sulfuriques n'est pas supérieur à 0,1 pour cent.

TITRAGE

Effectuez le titrage microbiologique des antibiotiques (*2.7.2*).

Monographies Q - Z

Le chromatogramme suivant est donné à titre d'information.

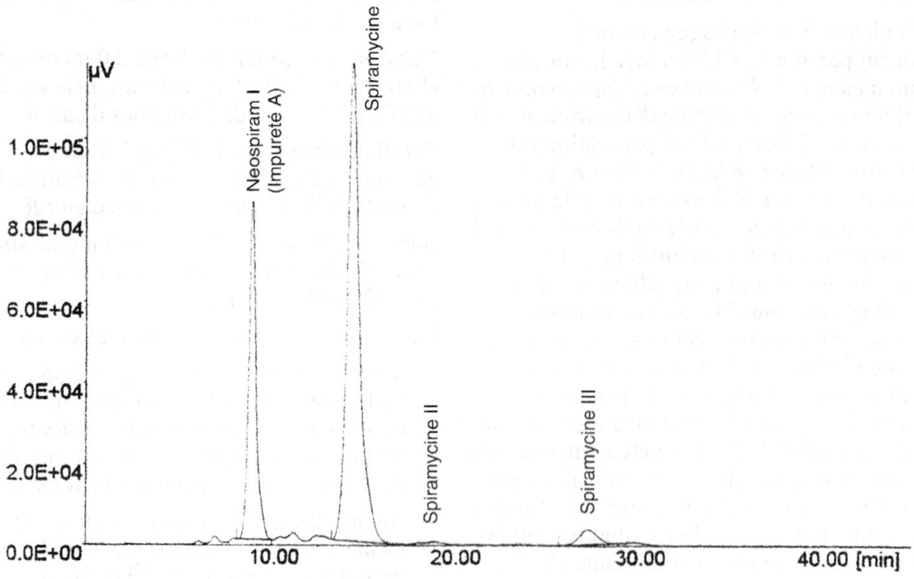

Figure 0293-1.- Chromatogramme de la spiramycine

CONSERVATION

En récipient étanche.

IMPURETÉS

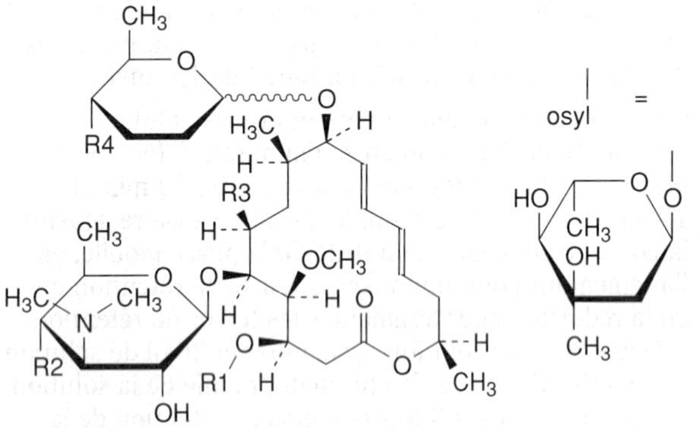

A. R1 = H, R2 = OH, R3 = CH_2-CHO, R4 = $N(CH_3)_2$: (4*R*,5*S*,6*S*,7*R*,9*R*,10*R*,11*E*,13*E*,16*R*)-6-[[3,6-didésoxy-3-(diméthylamino)-β-D-glucopyranosyl]oxy]-4-hydroxy-5-méthoxy-9,16-diméthyl-7-(2-oxoéthyl)-10-[[2,3,4,6-tétradésoxy-4-(diméthylamino)-D-*érythro*-hexopyranosyl]oxy]oxacyclohexadéca-11,13-dién-2-one (néospiramycine I),

B. R1 = H, R2 = osyl, R3 = CH_2-CH_2OH, R4 = $N(CH_3)_2$: (4*R*,5*S*,6*S*,7*R*,9*R*,10*R*,11*E*,13*E*,16*R*)-6-[[3,6-didésoxy-4-*O*-(2,6-didésoxy-3-*C*-méthyl-α-L-*ribo*-hexopyranosyl)-3-(diméthylamino)-β-D-glucopyranosyl]oxy]-4-hydroxy-7-(2-hydroxyéthyl)-5-méthoxy-9,16-diméthyl-10-[[2,3,4,6-tétradésoxy-4-(diméthylamino)-D-*érythro*-hexopyranosyl]oxy]oxacyclohexadéca-11,13-dién-2-one,

C. R1 = H, R2 = osyl, R3 = CH_2-CH_2-CHO, R4 = $N(CH_3)_2$: (4*R*,5*S*,6*S*,7*S*,9*R*,10*R*,11*E*,13*E*,16*R*)-6-[[3,6-didésoxy-4-*O*-(2,6-didésoxy-3-*C*-méthyl-α-L-*ribo*-hexopyranosyl)-3-(diméthylamino)-β-D-glucopyranosyl]oxy]-4-hydroxy-5-méthoxy-9,16-diméthyl-7-(2-oxopropyl)-10-[[2,3,4,6-tétradésoxy-4-(diméthylamino)-D-*érythro*-hexopyranosyl]oxy]oxacyclohexadéca-11,13-dién-2-one,

D. R1 = H, R2 = osyl, R3 = CH_2-CHO, R4 = OH : (4*R*,5*S*,6*S*,7*R*,9*R*,10*R*,11*E*,13*E*,16*R*)-6-[[3,6-didésoxy-4-*O*-(2,6-didésoxy-3-*C*-méthyl-α-L-*ribo*-hexopyranosyl)-3-(diméthylamino)-β-D-glucopyranosyl]oxy]-4-hydroxy-5-méthoxy-9,16-diméthyl-7-(2-oxoéthyl)-10-[(2,3,6-tridésoxy-D-*érythro*-hexopyranosyl)oxy]oxacyclohexadéca-11,13-dién-2-one,

E. R1 = H, R2 = osyl, R3 = CH_2-CH_3, R4 = $N(CH_3)_2$: (4*R*,5*S*,6*S*,7*S*,9*R*,10*R*,11*E*,13*E*,16*R*)-6-[[3,6-didésoxy-4-*O*-(2,6-didésoxy-3-*C*-méthyl-α-L-*ribo*-hexopyranosyl)-3-(diméthylamino)-β-D-glucopyranosyl]oxy]-7-éthyl-4-hydroxy-5-méthoxy-9,16-diméthyl-10-[[2,3,4,6-tétradésoxy-4-(diméthylamino)-D-*érythro*-hexopyranosyl]oxy]oxacyclohexadéca-11,13-dién-2-one,

G. R1 = CO-CH_3, R2 = OH, R3 = CH_2-CHO, R4 = $N(CH_3)_2$: acétate de (4*R*,5*S*,6*S*,7*R*,9*R*,10*R*,11*E*,13*E*,16*R*)-6-[[3,6-didésoxy-3-(diméthylamino)-β-D-glucopyranosyl]oxy]-5-méthoxy-9,16-diméthyl-2-oxo-7-(2-oxoéthyl)-10-[[2,3,4,6-tétradésoxy-4-(diméthylamino)-D-*érythro*-hexopyranosyl]oxy]oxacyclohexadéca-11,13-dién-4-yle (néospiramycine II),

H. R1 = CO-C_2H_5, R2 = OH, R3 = CH_2-CHO, R4 = $N(CH_3)_2$: propanoate de (4*R*,5*S*,6*S*,7*R*,9*R*,10*R*,11*E*,13*E*,16*R*)-6-[[3,6-didésoxy-3-(diméthylamino)-β-D-glucopyranosyl]oxy]-5-méthoxy-9,16-diméthyl-2-oxo-7-(2-oxoéthyl)-10-[[2,3,4,6-tétradésoxy-4-(diméthylamino)-D-*érythro*-hexopyranosyl]oxy]oxacyclohexadéca-11,13-dién-4-yle (néospiramycine III),

F. dimère de spiramycine.

01/2002:0688

SPIRONOLACTONE

Spironolactonum

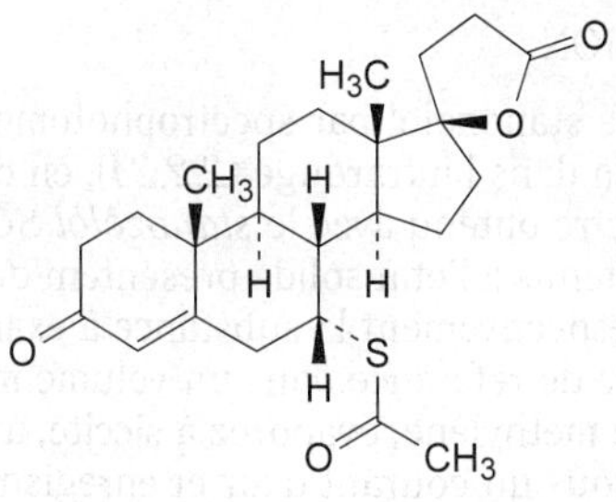

$C_{24}H_{32}O_4S$ M_r 416,6

DÉFINITION

La spironolactone contient au minimum 97,0 pour cent et au maximum l'équivalent de 102,0 pour cent d'acide 7α-(acétylsulfanyl)-3′,4′-dihydrospiro[androst-4-ène-17,2′(5′*H*)-furan]-3,5′-dione, calculé par rapport à la substance desséchée.

CARACTÈRES

Poudre blanche ou blanc-jaune, pratiquement insoluble dans l'eau, soluble dans l'alcool, peu soluble dans l'éther. La spironolactone présente le phénomène de polymorphisme.

IDENTIFICATION

Première identification : A, C.

Seconde identification : B, C.

A. Examinez la spironolactone par spectrophotométrie d'absorption dans l'infrarouge (*2.2.24*), en comparant avec le spectre obtenu avec la *spironolactone SCR*. Examinez les substances sous forme de solutions à 50 g/l dans le *chloroforme R*.

B. Opérez par chromatographie sur couche mince (*2.2.27*) en utilisant une plaque recouverte de *gel de silice* GF_{254} *R*.

Solution à examiner. Dissolvez 20 mg de spironolactone dans du *chlorure de méthylène R* et complétez à 10 ml avec le même solvant.

Solution témoin. Dissolvez 20 mg de *spironolactone SCR* dans du *chlorure de méthylène R* et complétez à 10 ml avec le même solvant.

Déposez séparément sur la plaque 5 µl de chaque solution. Développez sur un parcours de 15 cm avec un mélange de 1 volume d'*eau R*, de 24 volumes de *cyclohexane R* et de 75 volumes d'*acétate d'éthyle R*. Laissez sécher la plaque à l'air et examinez en lumière ultraviolette à 254 nm. La tache principale du chromatogramme obtenu avec la solution à examiner est semblable quant à sa position et ses dimensions à la tache principale du chromatogramme obtenu avec la solution témoin.

C. Agitez 10 mg environ de spironolactone avec 2 ml d'une solution d'*acide sulfurique R* à 50 pour cent *V/V*. Il apparaît une coloration orange accompagnée d'une fluorescence vert-jaune. Chauffez modérément la solution ; la coloration vire au rouge foncé et il se dégage du sulfure d'hydrogène qui noircit le *papier à l'acétate de plomb R*. Ajoutez la solution à 10 ml d'*eau R* ; la solution est colorée en jaune-vert et il se forme une opalescence ou un précipité.

ESSAI

Pouvoir rotatoire spécifique (*2.2.7*). Dissolvez 0,100 g de spironolactone dans du *chloroforme R* et complétez à 10,0 ml avec le même solvant. Calculé par rapport à la substance desséchée, le pouvoir rotatoire spécifique est de – 33 à – 37.

Substances apparentées. Opérez par chromatographie liquide (*2.2.29*).

Solution à examiner. Dissolvez 62,5 mg de spironolactone dans 2,5 ml de *tétrahydrofurane R* et complétez à 25,0 ml avec la phase mobile.

Solution témoin (a). Prélevez 1,0 ml de solution à examiner et complétez à 100,0 ml avec la phase mobile.

Solution témoin (b). Dissolvez 25,0 mg de *canrénone SCR* dans 1 ml de *tétrahydrofurane R* et complétez à 10,0 ml avec la phase mobile.

Solution témoin (c). Prélevez 1,0 ml de solution témoin (b) et complétez à 100,0 ml avec la phase mobile.

Solution témoin (d). Mélangez 1 ml de solution à examiner et 1 ml de solution témoin (b) et complétez à 100 ml avec la phase mobile.

Solution témoin (e). Prélevez 0,50 ml de solution témoin (a) et complétez à 10,0 ml avec la phase mobile.

La chromatographie peut être réalisée à l'aide de :

– une colonne d'acier inoxydable d'une longueur de 0,15 m et d'un diamètre intérieur de 4,6 mm, remplie de *gel de silice octylsilylé pour chromatographie R* (5 µm),
– comme phase mobile, à un débit de 1,8 ml/min, un mélange de 8 volumes d'*acétonitrile R*, de 18 volumes de *tétrahydrofurane R* et de 74 volumes d'*eau R*,
– un spectrophotomètre à longueur d'onde variable, capable d'opérer à 254 nm et à 283 nm, comme détecteur.

Injectez séparément 20 µl de solution à examiner, 20 µl de solution témoin (a), 20 µl de solution témoin (d) et 20 µl de solution témoin (e) et enregistrez les chromatogrammes avec le détecteur réglé à 254 nm. Continuez la chromatographie pendant 2 fois le temps de rétention du pic correspondant à la spironolactone. Dans le chromatogramme obtenu avec la solution à examiner, la somme des surfaces de tous les pics, à l'exception des pics dus à la spironolactone et à la canrénone, n'est pas supérieure à la surface du pic correspondant à la spironolactone dans le chromatogramme obtenu avec la solution témoin (a) (1,0 pour cent). Ne tenez pas compte des pics dont la surface est inférieure à celle du pic principal du chromatogramme obtenu avec la solution témoin (e) (0,05 pour cent). Injectez séparément 20 µl de solution à examiner et 20 µl de solution témoin (c) et enregistrez les chromatogrammes avec le détecteur réglé à 283 nm. Dans le chromatogramme obtenu avec la solution à examiner, la surface du pic dû à la canrénone n'est pas supérieure à la surface du pic correspondant dans le chromatogramme obtenu avec la solution témoin (c) (1,0 pour cent). Calculez la teneur pour cent de la canrénone trouvée lors de l'enregistrement à 283 nm et la teneur pour cent des autres substances apparentées trouvées lors de l'enregistrement à 254 nm. La quantité totale des substances apparentées n'est pas supérieure à 1,0 pour cent.

L'essai n'est valable que si :

– dans le chromatogramme obtenu avec la solution témoin (d), la résolution entre les pics correspondant respectivement à la canrénone et à la spironolactone est supérieure à 1,4,
– le chromatogramme obtenu avec la solution témoin (e) présente un pic principal dont le rapport signal/bruit n'est pas inférieur à 6.

Composés mercapto libres. Agitez 2,0 g de spironolactone avec 20 ml d'*eau R* pendant 1 min et filtrez. A 10 ml du filtrat, ajoutez 0,05 ml d'*iode 0,01 M* et 0,1 ml de *solution d'amidon R* et mélangez. Il se développe une coloration bleue.

Chrome. Dans un creuset de platine, mélangez 0,20 g de spironolactone avec 1 g de *carbonate de potassium R* et 0,3 g de *nitrate de potassium R*, chauffez modérément jusqu'à fusion et calcinez à 600-650 °C jusqu'à élimination du carbone. Refroidissez, dissolvez le résidu aussi complètement que possible dans 10 ml d'*eau R* en chauffant doucement, filtrez et complétez à 20 ml avec de l'*eau R*. A 10 ml de cette solution, ajoutez 0,5 g d'*urée R* et ajoutez une solution d'*acide sulfurique R* à 14 pour cent *V/V* jusqu'à début d'acidité. Lorsque l'effervescence disparaît, ajoutez encore 1 ml de la solution d'acide sulfurique, complétez à 20 ml avec de l'*eau R* et ajoutez 0,5 ml de *solution de diphénylcarbazide R*. La solution n'est pas plus fortement colorée qu'une solution témoin préparée comme suit : ajoutez 1 ml d'une solution d'*acide sulfurique R* à 14 pour cent *V/V* à 0,50 ml d'une solution fraîchement préparée de *dichromate de potassium R* à 28,3 mg/l, complétez à 20 ml avec de l'*eau R* et ajoutez 0,5 ml de *solution de diphénylcarbazide R* (50 ppm).

Perte à la dessiccation (*2.2.32*). Déterminée à l'étuve à 100-105 °C pendant 3 h sur 1,000 g de spironolactone, la perte à la dessiccation n'est pas supérieure à 0,5 pour cent.

Cendres sulfuriques (*2.4.14*). Déterminé sur 1,0 g de spironolactone, le taux des cendres sulfuriques n'est pas supérieur à 0,1 pour cent.

DOSAGE

Dissolvez 50,0 mg de spironolactone dans du *méthanol R* et complétez à 250,0 ml avec le même solvant. Prélevez 5,0 ml de cette solution et complétez à 100,0 ml avec du *méthanol R*. Mesurez l'absorbance (*2.2.25*) de la solution obtenue au maximum à 238 nm.

Calculez la teneur en $C_{24}H_{32}O_4S$ en prenant 470 comme valeur de l'absorbance spécifique.

CONSERVATION

A l'abri de la lumière.

Monographies Q - Z

01/2002:1568

STANOZOLOL

Stanozololum

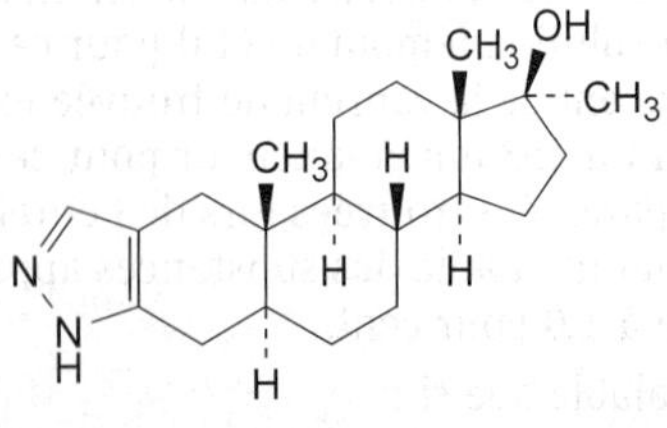

$C_{21}H_{32}N_2O$ M_r 328,5

DÉFINITION

Le stanozolol contient au minimum 98,5 pour cent et au maximum l'équivalent de 101,0 pour cent de 17-méthyl-2'*H*-5α-androst-2-éno[3,2-*c*]pyrazol-17β-ol, calculé par rapport à la substance desséchée.

CARACTÈRES

Poudre cristalline, blanche ou sensiblement blanche, hygroscopique, pratiquement insoluble dans l'eau, soluble dans le diméthylformamide, peu soluble dans l'alcool, très peu soluble dans le chlorure de méthylène.

Le stanozolol présente le phénomène du polymorphisme.

IDENTIFICATION

A. Examinez le stanozolol par spectrophotométrie d'absorption dans l'infrarouge (*2.2.24*), en comparant avec le spectre obtenu avec le *stanozolol SCR*. Si les spectres obtenus à l'état solide présentent des différences, dissolvez respectivement la substance à examiner et la substance de référence dans un volume minimal de chlorure de méthylène, évaporez à siccité, à température ambiante, sous un courant d'air et enregistrez de nouveaux spectres à partir des résidus.

B. Examinez les chromatogrammes obtenus dans l'essai des substances apparentées. La tache principale du chromatogramme obtenu avec la solution à examiner (b) est semblable quant à sa position, sa coloration et ses dimensions à la tache principale du chromatogramme obtenu avec la solution témoin (c).

ESSAI

Pouvoir rotatoire spécifique (*2.2.7*). Dissolvez 0,10 g de stanozolol dans du *chloroforme R* et complétez à 10,0 ml avec le même solvant. Le pouvoir rotatoire spécifique est de + 34 à + 40, calculé par rapport à la substance desséchée.

Substances apparentées. Opérez par chromatographie sur couche mince (*2.2.27*) en utilisant une *plaque au gel de silice F_{254} pour CCM R*.

Solution à examiner (a). Dissolvez 0,10 g de stanozolol dans un mélange de 1 volume de *méthanol R* et de 9 volumes de *chlorure de méthylène R*, puis complétez à 5 ml avec le même mélange de solvants.

Solution à examiner (b). Prélevez 1 ml de solution à examiner (a) et complétez à 10 ml avec un mélange de 1 volume de *méthanol R* et de 9 volumes de *chlorure de méthylène R*.

Solution témoin (a). Prélevez 1,0 ml de solution à examiner (a) et complétez à 200 ml avec un mélange de 1 volume de *méthanol R* et de 9 volumes de *chlorure de méthylène R*.

Solution témoin (b). Dissolvez 5 mg de l'*impureté A de stanozolol SCR* dans la solution témoin (a) et complétez à 50 ml avec la même solution.

Solution témoin (c). Dissolvez 10 mg de *stanozolol SCR* dans un mélange de 1 volume de *méthanol R* et de 9 volumes de *chlorure de méthylène R* et complétez à 5 ml avec le même mélange de solvants.

Déposez sur la plaque 5 µl de chaque solution. Développez sur un parcours correspondant aux deux tiers de la hauteur de la plaque avec un mélange de 10 volumes de *méthanol R* et de 90 volumes de *chlorure de méthylène R*. Laissez sécher la plaque à l'air. Pulvérisez de la *solution alcoolique d'acide sulfurique R* et chauffez à 105 °C pendant 15 min. Examinez en lumière ultraviolette à 365 nm. S'il apparaît, dans le chromatogramme obtenu avec la solution à examiner (a), des taches secondaires, aucune d'entre elles n'est plus intense que la tache du chromatogramme obtenu avec la solution témoin (a) (0,5 pour cent). L'essai n'est valable que si le chromatogramme obtenu avec la solution témoin (b) présente 2 taches nettement séparées.

Perte à la dessiccation (*2.2.32*). Déterminée à 100 °C sous une pression ne dépassant pas 0,7 kPa sur 1,000 g de stanozolol, la perte à la dessiccation n'est pas supérieure à 1,0 pour cent.

DOSAGE

Dissolvez 0,250 g de stanozolol dans 50 ml d'*acide acétique anhydre R*. Titrez par l'*acide perchlorique 0,1 M*. Déterminez le point de fin de titrage par potentiométrie (*2.2.20*).

1 ml d'*acide perchlorique 0,1 M* correspond à 32,85 mg de $C_{21}H_{32}N_2O$.

CONSERVATION

En récipient étanche, à l'abri de la lumière.

IMPURETÉS

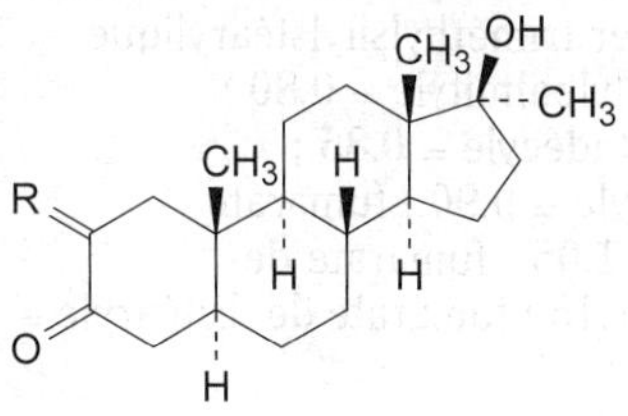

A. R = H_2 : 17β-hydroxy-17-méthyl-5α-androstan-3-one (mestanolone),

B. R = CH-OH : 17β-hydroxy-2-(hydroxyméthylène)-17-méthyl-5α-androstan-3-one (oxymétholone).

01/2002:1474

STÉARIQUE (ACIDE)

Acidum stearicum

DÉFINITION

L'acide stéarique est obtenu à partir de graisses ou d'huiles d'origine végétale ou animale. C'est un mélange constitué principalement d'acide stéarique ($C_{18}H_{36}O_2$; M_r 284,5) et d'acide palmitique ($C_{16}H_{32}O_2$; M_r 256,4). Il contient différentes quantités nominales de $C_{18}H_{36}O_2$; l'acide stéarique 50 en contient 40,0 pour cent à 60,0 pour cent, l'acide stéarique 70 en contient 60,0 pour cent à 80,0 pour cent et l'acide stéarique 95 en contient au minimum 90,0 pour cent. La somme des teneurs en $C_{18}H_{36}O_2$ et en $C_{16}H_{32}O_2$ n'est pas inférieure à 90,0 pour cent pour l'acide stéarique 50 et l'acide stéarique 70 et n'est pas inférieure à 96,0 pour cent pour l'acide stéarique 95.

CARACTÈRES

Cristaux blancs, floconneux et cireux, masses solides blanches ou blanc-jaune, insolubles dans l'eau, solubles dans l'alcool et dans l'éther de pétrole (50-70 °C).

IDENTIFICATION

A. L'acide stéarique satisfait à l'essai du point de solidification (voir Essai).

B. Déterminé sur 0,1 g d'acide stéarique, l'indice d'acide (*2.5.1*) est de 194 à 212.

C. Examinez les chromatogrammes obtenus dans le dosage. Les pics principaux du chromatogramme obtenu avec la solution à examiner sont semblables quant à leurs temps de rétention aux pics principaux du chromatogramme obtenu avec la solution témoin.

ESSAI

Aspect de la substance. Chauffez l'acide stéarique à 75 °C environ. Le liquide obtenu n'est pas plus fortement coloré que la solution témoin J_7 ou JB_7 (*2.2.2, Procédé I*).

Acidité. Faites fondre 5,0 g d'acide stéarique, agitez pendant 2 min avec 10 ml d'*eau exempte de dioxyde de carbone R* chaude, refroidissez lentement et filtrez. Au filtrat ajoutez 0,05 ml de *solution de méthylorange R*. Il ne se développe pas de coloration rouge.

Indice d'iode (*2.5.4*). Voir tableau 1474.-1.

Point de solidification (*2.2.18*). Voir tableau 1474.-1.

Tableau 1474.-1.

Teneur nominale (pour cent) en $C_{18}H_{36}O_2$	Indice d'iode	Point de solidification
50	au maximum 4,0	53 °C - 59 °C
70	au maximum 4,0	57 °C - 64 °C
95	au maximum 1,5	64 °C - 69 °C

Nickel (*2.4.27*). Déterminée par la méthode Nickel dans les huiles végétales hydrogénées, la teneur en nickel n'est pas supérieure à 1 ppm.

DOSAGE

Opérez par chromatographie en phase gazeuse (*2.2.28*).

Solution à examiner. Dans une fiole conique munie d'un réfrigérant à reflux, dissolvez 0,100 g d'acide stéarique dans 5 ml de *solution méthanolique de trifluorure de bore R*. Chauffez à reflux pendant 10 min. Ajoutez 4,0 ml d'*heptane R* à travers le réfrigérant et chauffez à nouveau à reflux pendant 10 min. Laissez refroidir. Ajoutez 20 ml de *solution saturée de chlorure de sodium R*. Agitez et laissez séparer les phases. Prélevez 2 ml environ de la phase organique et desséchez-la sur 0,2 g de *sulfate de sodium anhydre R*. Prélevez 1,0 ml de cette solution et complétez à 100,0 ml avec de l'*heptane R*.

Solution témoin. Préparez la solution témoin selon les indications données pour la solution à examiner, en utilisant 50,0 mg d'*acide palmitique SCR* et 50,0 mg d'*acide stéarique SCR* au lieu de la substance à examiner.

La chromatographie peut être réalisée en utilisant :

– une colonne de silice fondue d'une longueur de 30 m et d'un diamètre intérieur de 0,32 mm, recouverte de *macrogol 20 000 R* (épaisseur du film 0,5 μm),

– comme gaz vecteur, de l'*hélium pour chromatographie R* à un débit de 2,4 ml/min,

– un détecteur à ionisation de flamme,

en utilisant la programmation de température suivante :

	Intervalle (min)	Température (°C)	Vitesse (°C/min)	Commentaire
Colonne	0 - 2	70		isotherme
	2 - 36	70 → 240	5	gradient linéaire
	36 - 41	240		isotherme
Chambre à injection		220		
Détecteur		260		

Injectez 1 μl de solution témoin. Lorsque les chromatogrammes sont enregistrés dans les conditions décrites, le temps de rétention du palmitate de méthyle par rapport au stéarate de méthyle est de 0,88 environ. L'essai n'est valable que si dans le chromatogramme obtenu, la résolution entre les pics correspondant au stéarate de méthyle et au palmitate de méthyle n'est pas inférieure à 5,0.

Injectez 1 µl de solution à examiner. Calculez la teneur pour cent en acide stéarique et en acide palmitique à partir de la surface des pics du chromatogramme obtenu avec la solution à examiner en appliquant le procédé dit de normalisation sans tenir compte du pic dû au solvant.

ÉTIQUETAGE

L'étiquette indique la teneur nominale pour cent en acide stéarique ($C_{18}H_{36}O_2$).

01/2002:1567

STÉARYLE (FUMARATE DE) SODIQUE

Natrii stearylis fumaras

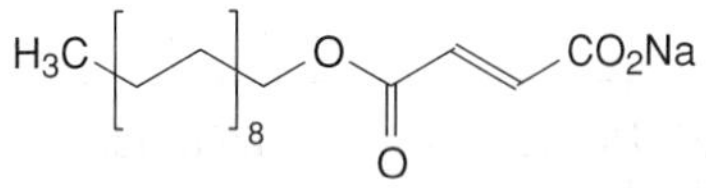

$C_{22}H_{39}NaO_4$ M_r 390,5

DÉFINITION

(*E*)-Butènedioate de sodium et d'octadécyle.

Teneur : 99,0 pour cent à 101,5 pour cent (substance anhydre).

CARACTÈRES

Aspect : poudre fine, blanche ou sensiblement blanche, contenant des agrégats de particules plates de forme circulaire.

Solubilité : pratiquement insoluble dans l'eau, peu soluble dans le méthanol, pratiquement insoluble dans l'acétone et dans l'éthanol.

IDENTIFICATION

Spectrophotométrie d'absorption dans l'infrarouge (*2.2.24*).

Comparaison : *fumarate de stéaryle sodique SCR*.

ESSAI

Substances apparentées. Chromatographie en phase gazeuse (*2.2.28*) : utilisez le procédé de normalisation.

Solution de silylation. A 2 ml de *N,O-bis(triméthylsilyl)trifluoroacétamide R*, ajoutez 0,02 ml de *chlorotriméthylsilane R* et mélangez.

Solution à examiner. Introduisez 15,0 mg de fumarate de stéaryle sodique dans un flacon équipé d'un bouchon à vis et ajoutez 1 ml de solution de silylation. Fermez le flacon et chauffez à environ 70 °C pendant 1 h. Après la réaction, il reste un précipité dans le flacon ; filtrez la solution sur un filtre en nylon (taille des pores 0,45 µm).

Solution témoin. Introduisez 1,0 mg de *maléate de stéaryle sodique SCR* et 1,0 mg de *fumarate de stéaryle sodique SCR* dans un flacon équipé d'un bouchon à vis et ajoutez 1 ml de solution de silylation. Fermez le flacon et chauffez à environ 70 °C pendant 1 h.

Colonne :

- *matériau* : silice fondue,
- *dimensions* : l = 15 m, Ø = 0,53 mm,
- *phase stationnaire* : *poly(diméthyl)siloxane R* (épaisseur du film 0,15 µm).

Gaz vecteur : *hélium pour chromatographie R*.

Débit : 2 ml/min.

Rapport de division : 1:25.

Température :

	Intervalle (min)	Température (°C)
Colonne	0 - 1	180
	1 - 21	180 → 320
	21 - 26	320
Chambre à injection		250
Détecteur		320

Détection : ionisation de flamme.

Injection : 2 µl.

Rétention relative par rapport au fumarate de triméthylsilylstéaryle (temps de rétention = environ 9 min) : alcool stéarylique = 0,30 ; éther triméthylsilylstéarylique = 0,35 ; fumarate de triméthylsilylpalmityle = 0,80 ; fumarate de triméthylsilylheptadécyle = 0,85 ; maléate de triméthylsilylstéaryle = 0,90 ; fumarate de triméthylsilylnonadécyle = 1,05 ; fumarate de triméthylsilyléicos-11-ényle = 1,15 ; fumarate de distéaryle = 2,25.

Conformité du système :

- *résolution* : au minimum 1,5 entre les pics du chromatogramme obtenu avec la solution témoin.

Limites :

- *toute impureté* : au maximum 0,5 pour cent,
- *total* : au maximum 5,0 pour cent.

Teneur en eau (*2.5.12*) : au maximum 5,0 pour cent, déterminé sur 0,250 g de fumarate de stéaryle sodique.

DOSAGE

Dissolvez 0,250 g de fumarate de stéaryle sodique, exactement pesé, dans 10 ml de *chlorure de méthylène R* et ajoutez 30 ml d'*acide acétique anhydre R*. Titrez par l'*acide perchlorique 0,1 M*. Déterminez le point de fin de titrage par potentiométrie (*2.2.20*).

1 ml d'*acide perchlorique 0,1 M* correspond à 39,05 mg de $C_{22}H_{39}NaO_4$.

01/2002:0753

STÉARYLIQUE (ALCOOL)

Alcohol stearylicus

DÉFINITION

L'alcool stéarylique est un mélange d'alcools solides. Il contient au minimum 95,0 pour cent d'octadécanol ($C_{18}H_{38}O$; M_r 270,5).

CARACTÈRES

Paillettes blanches, onctueuses, granules ou masses, pratiquement insolubles dans l'eau, solubles dans l'alcool, facilement solubles dans l'éther ; l'alcool stéarylique fondu est miscible à la graisse de laine fondue, aux huiles grasses et à la paraffine liquide.

IDENTIFICATION

Examinez les chromatogrammes obtenus dans le dosage. Le pic principal du chromatogramme obtenu avec la solution à examiner est semblable quant à son temps de rétention et ses dimensions approximatives au pic principal du chromatogramme obtenu avec la solution témoin (a).

Monographies Q - Z

ESSAI

Aspect de la solution. Dissolvez 0,50 g d'alcool stéarylique dans 20 ml d'*alcool R* chauffé à ébullition. Laissez refroidir. La solution est limpide (*2.2.1*) et n'est pas plus fortement colorée que la solution témoin B_6 (*2.2.2, Procédé II*).

Point de fusion (*2.2.14*) : 57 °C à 60 °C.

Indice d'acide (*2.5.1*) : au maximum 1,0.

Indice d'hydroxyle (*2.5.3, Procédé A*) : 197 à 217.

Indice d'iode (*2.5.4*). Dissolvez 2,00 g d'alcool stéarylique dans 25 ml de *chloroforme R*, en chauffant si nécessaire. L'indice d'iode n'est pas supérieur à 2,0.

Indice de saponification (*2.5.6*). Déterminé sur 10,0 g d'alcool stéarylique, l'indice de saponification n'est pas supérieur à 2,0.

DOSAGE

Opérez par chromatographie en phase gazeuse (*2.2.28*).

Solution à examiner. Dissolvez 0,100 g d'alcool stéarylique dans de l'*éthanol R* et complétez à 10,0 ml avec le même solvant.

Solution témoin (a). Dissolvez 0,100 g d'*alcool stéarylique SCR* dans de l'*éthanol R* et complétez à 10,0 ml avec le même solvant.

Solution témoin (b). Dissolvez 5 mg d'*alcool cétylique SCR* dans 4,5 ml de solution témoin (a) et complétez à 5,0 ml avec de l'*éthanol R*.

La chromatographie peut être réalisée en utilisant :

- une colonne d'acier inoxydable d'une longueur de 2 m et d'un diamètre intérieur de 2 mm, remplie de *terre d'infusoires pour chromatographie en phase gazeuse R* imprégnée de 10 pour cent *m/m* de *poly(diméthyl)siloxane R*,
- comme gaz vecteur, de l'*azote pour chromatographie R*, à un débit de 30 ml par minute,
- un détecteur à ionisation de flamme,

en maintenant la température de la colonne à 220 °C, celle de la chambre à injection à 275 °C et celle du détecteur à 250 °C. Injectez 2 µl de solution témoin (b). Le dosage n'est valable que si dans le chromatogramme obtenu, la résolution entre les pics correspondant respectivement à l'alcool cétylique et à l'alcool stéarylique n'est pas inférieure à 4,0. Injectez 2 µl de solution à examiner et 2 µl de solution témoin (a) et calculez la teneur pour cent en octadécanol de la substance à examiner par le procédé de normalisation.

01/2002:0246

STRAMOINE (FEUILLE DE)

Stramonii folium

DÉFINITION

La feuille de stramoine est constituée par les feuilles seules ou les feuilles mêlées de sommités florifères et, parfois fructifères, séchées de *Datura stramonium* L. et de ses variétés. Elle contient au minimum 0,25 pour cent d'alcaloïdes totaux, calculés en hyoscyamine ($C_{17}H_{23}NO_3$; M_r 289,4) par rapport à la drogue desséchée à 100-105 °C. Les alcaloïdes sont principalement constitués d'hyoscyamine associée à une petite quantité de scopolamine (hyoscine).

CARACTÈRES

La feuille de stramoine a une odeur désagréable.

Elle présente les caractères macroscopiques et microscopiques décrits aux identifications A et B.

IDENTIFICATION

A. Les feuilles, dont la couleur va du vert-brun sombre au vert-gris foncé, sont brièvement pétiolées, minces et fragiles, souvent froissées et tordues par la dessiccation et présentent des lobes dentés. Le limbe ovale ou ovale triangulaire a un apex acuminé et est souvent asymétrique à la base. Les feuilles jeunes sont pubescentes au niveau des nervures alors que les feuilles âgées sont pratiquement glabres. Les tiges, dont la couleur va du vert au vert-pourpre, sont minces, courbées et tordues, ridées longitudinalement et parfois transversalement, elles sont souvent ramifiées et portent, à l'aisselle des rameaux, une fleur solitaire ou un fruit immature. Les fleurs, courtement pédonculées, sont formées d'un calice gamosépale à 5 lobes et d'une corolle infundibiliforme blanc-brun ou pourprée. Le fruit est une capsule généralement recouverte de nombreuses aspérités courtes et raides ; les semences sont brunes à noires avec un tégument finement réticulé.

B. Réduisez la feuille de stramoine en poudre (355). La poudre est vert-gris. Examinez au microscope en utilisant de la *solution d'hydrate de chloral R*. La poudre présente les éléments suivants : des fragments du limbe comportant des cellules épidermiques aux parois anticlinales légèrement sinueuses et à la cuticule lisse ; des stomates anisocytiques et anomocytiques (*2.8.3*) plus fréquents sur l'épiderme inférieur ; des poils tecteurs coniques, unisériés composés de 3 à 5 cellules aux parois verruqueuses ; des poils glanduleux courts et claviformes dont la tête est formée de 2 à 7 cellules ; un mésophylle bifacial qui comporte une seule assise de cellules palissadiques et un parenchyme lacuneux contenant des macles d'oxalate de calcium ; des vaisseaux annelés et spiralés. La feuille pulvérisée peut également présenter : des fibres et des vaisseaux réticulés provenant de la tige ; des grains de pollen subsphériques généralement d'un diamètre de 60 µm à 80 µm environ présentant 3 pores germinatifs et une exine pratiquement lisse ; des fragments de corolle à épiderme papilleux ; des fragments de semences contenant des scléréides tégumentaires à parois épaisses, sinueuses, de couleur brun-jaune ; de rares prismes et microcristaux cunéiformes d'oxalate de calcium.

C. Examinez les chromatogrammes obtenus dans l'essai Chromatographie. Les bandes principales du chromatogramme obtenu avec la solution à examiner sont semblables quant à leur position, leur coloration et leurs dimensions aux bandes principales des chromatogrammes obtenus respectivement avec le même volume de la solution témoin.

D. Agitez 1 g de feuille de stramoine pulvérisée (180) avec 10 ml d'*acide sulfurique 0,05 M* pendant 2 min et filtrez. Au filtrat, ajoutez 1 ml d'*ammoniaque concentrée R* et 5 ml d'*eau R*. Agitez avec 15 ml d'*éther exempt de peroxydes R* avec précaution pour éviter la formation d'émulsion. Séchez la phase éthérée sur du *sulfate de sodium anhydre R*. Filtrez dans une capsule de porcelaine, puis évaporez le solvant. Ajoutez 0,5 ml d'*acide nitrique R*, puis évaporez au bain-marie à siccité. Ajoutez 10 ml d'*acétone R* et, goutte à goutte, une solution d'*hydroxyde de potassium R* à 30 g/l dans l'*alcool R*. Il se développe une intense coloration violette.

ESSAI

Chromatographie. Opérez par chromatographie sur couche mince (*2.2.27*) en utilisant une plaque recouverte de *gel de silice G R*.

Solution à examiner. A 1,0 g de drogue pulvérisée (180), ajoutez 10 ml d'*acide sulfurique 0,05 M*, agitez pendant 15 min et filtrez. Lavez le filtre avec de l'*acide sulfurique 0,05 M* jusqu'à obtention de 25 ml de filtrat. Au filtrat, ajoutez 1 ml d'*ammoniaque concentrée R* et agitez avec 2 fois 10 ml d'*éther exempt de peroxydes R*. Séparez par centrifugation si nécessaire. Réunissez les couches éthérées et séchez-les sur du *sulfate de sodium anhydre R*, filtrez et évaporez la solution au bain-marie à siccité. Dissolvez le résidu dans 0,5 ml de *méthanol R*.

Solution témoin. Dissolvez 50 mg de *sulfate d'hyoscyamine R* dans 9 ml de *méthanol R*. Dissolvez 15 mg de *bromhydrate de scopolamine R* dans 10 ml de *méthanol R*. Mélangez 3,8 ml de la solution de sulfate d'hyoscyamine et 4,2 ml de la solution de bromhydrate de scopolamine et complétez à 10 ml avec du *méthanol R*.

Déposez séparément sur la plaque, en bandes de 20 mm sur 3 mm, à 1 cm de distance, 10 µl et 20 µl de chaque solution. Développez sur un parcours de 10 cm avec un mélange de 3 volumes d'*ammoniaque concentrée R*, de 7 volumes d'*eau R* et de 90 volumes d'*acétone R*. Séchez la plaque à 100-105 °C pendant 15 min, puis laissez refroidir et pulvérisez 10 ml environ de *solution d'iodobismuthate de potassium R2* pour une plaque de 200 mm de côté, jusqu'à apparition de bandes orangées ou brunes sur fond jaune. Les bandes des chromatogrammes obtenus avec la solution à examiner sont semblables quant à leur position (hyoscyamine dans le tiers inférieur, scopolamine dans le tiers supérieur des chromatogrammes) et leur coloration à celles des chromatogrammes obtenus avec la solution témoin. La dimension des bandes des chromatogrammes obtenus avec la solution à examiner n'est pas inférieure à celle des bandes correspondantes dans le chromatogramme obtenu avec le même volume de solution témoin. De faibles bandes secondaires peuvent apparaître en particulier au centre du chromatogramme obtenu avec 20 µl de solution à examiner ou près du point de départ dans le chromatogramme obtenu avec 10 µl de solution à examiner. Pulvérisez de la *solution de nitrite de sodium R* jusqu'à ce que la couche devienne transparente. Examinez après 15 min. La coloration des bandes correspondant à l'hyoscyamine dans les chromatogrammes obtenus avec la solution témoin et dans les chromatogrammes obtenus avec la solution à examiner vire du brun au brun-rouge mais non au bleu-gris (atropine) et les bandes secondaires éventuelles disparaissent.

Eléments étrangers (*2.8.2*). La feuille de stramoine ne contient pas plus de 3 pour cent de tiges d'un diamètre supérieur à 5 mm.

Cendres totales (*2.4.16*). Le taux des cendres totales n'est pas supérieur à 20,0 pour cent.

Cendres insolubles dans l'acide chlorhydrique (*2.8.1*). Le taux des cendres insolubles dans l'acide chlorhydrique n'est pas supérieur à 4,0 pour cent.

DOSAGE

Prélevez 50 g environ de feuille de stramoine et pulvérisez-les complètement (180). Sur la poudre ainsi obtenue, déterminez la perte à la dessiccation et la teneur en alcaloïdes totaux.

a) Effectuez la perte à la dessiccation (*2.2.32*) par chauffage à l'étuve à 100-105 °C sur 2,000 g de drogue pulvérisée.

b) Imbibez 10,0 g de drogue pulvérisée avec un mélange de 5 ml d'*ammoniaque R*, de 10 ml d'*alcool R* et de 30 ml d'*éther exempt de peroxydes R* et mélangez soigneusement. Introduisez le mélange dans un percolateur approprié, éventuellement à l'aide du mélange extracteur. Laissez macérer pendant 4 h et lixiviez avec un mélange de 1 volume de *chloroforme R* et de 3 volumes d'*éther exempt de peroxydes R* jusqu'à extraction complète des alcaloïdes. Evaporez à siccité quelques millilitres s'écoulant du percolateur. Reprenez le résidu par l'*acide sulfurique 0,25 M* et vérifiez l'absence d'alcaloïdes avec de la *solution de tétraiodomercurate de potassium R*. Réduisez le volume du percolat à 50 ml environ par distillation au bain-marie, puis introduisez-les dans une ampoule à décantation en rinçant avec de l'*éther exempt de peroxydes R*. Au liquide obtenu, ajoutez 2,1 fois au moins son volume d'*éther exempt de peroxydes R*, de façon à obtenir une phase de densité nettement inférieure à celle de l'eau. Agitez avec au moins 3 fois 20 ml d'*acide sulfurique 0,25 M*, séparez les 2 phases par centrifugation si nécessaire, puis versez les fractions acides dans une deuxième ampoule à décantation. Alcalinisez par l'*ammoniaque R* les solutions acides et agitez avec 3 fois 30 ml de *chloroforme R*. Réunissez les phases chloroformiques ; ajoutez 4 g de *sulfate de sodium anhydre R* et laissez en contact pendant 30 min en agitant de temps en temps. Recueillez le chloroforme et lavez le sulfate de sodium anhydre avec 3 fois 10 ml de *chloroforme R*. Réunissez les fractions chloroformiques, évaporez à siccité au bain-marie et desséchez à l'étuve à 100-105 °C pendant 15 min. Dissolvez le résidu dans quelques millilitres de *chloroforme R*, ajoutez 20,0 ml d'*acide sulfurique 0,01 M* et éliminez le chloroforme par évaporation au bain-marie. Titrez l'excès d'acide par l'*hydroxyde de sodium 0,02 M* en présence d'*indicateur mixte au rouge de méthyle R*.

Calculez la teneur pour cent en alcaloïdes totaux, exprimés en hyoscyamine, à l'aide de l'expression :

$$\frac{57,88\,(20 - n)}{(100 - d)\,m}$$

d = perte à la dessiccation, exprimée en pour cent,

n = nombre de millilitres d'*hydroxyde de sodium 0,02 M* utilisés,

m = masse de la prise d'essai, en grammes.

CONSERVATION

A l'abri de la lumière et de l'humidité.

01/2002:0247

STRAMOINE (POUDRE TITRÉE DE)

Stramonii pulvis normatus

DÉFINITION

La poudre titrée de stramoine est obtenue à partir de la feuille de stramoine pulvérisée (180), ajustée, si nécessaire, au titre de 0,23 pour cent à 0,27 pour cent d'alcaloïdes totaux avec du lactose en poudre ou une poudre de feuille de stramoine à faible teneur en alcaloïdes totaux ; ce titre est calculé en hyoscyamine ($C_{17}H_{23}NO_3$; M_r 289,4), par rapport à la drogue desséchée.

CARACTÈRES

Poudre vert-gris à odeur désagréable.

IDENTIFICATION

A. Examinez au microscope en utilisant de la *solution d'hydrate de chloral R*. La poudre présente les éléments suivants : des fragments du limbe comportant des cellules épidermiques aux parois anticlinales légèrement sinueuses et à la cuticule lisse ; des stomates anisocytiques et anomocytiques (*2.8.3*) plus fréquents sur l'épiderme inférieur ; des poils tecteurs coniques, unisériés composés de 3 à 5 cellules aux parois verruqueuses ; des poils glanduleux courts et claviformes dont la tête est formée de 2 à 7 cellules ; un mésophylle bifacial qui comporte une seule assise de cellules palissadiques et un parenchyme lacuneux contenant des macles d'oxalate de calcium ; des vaisseaux annelés et spiralés. La feuille pulvérisée peut également présenter : des fibres et des vaisseaux réticulés provenant de la tige ; des grains de pollen subsphériques généralement d'un diamètre de 60 µm à 80 µm environ présentant 3 pores germinatifs et une exine pratiquement lisse ; des fragments de corolle à épiderme papilleux ; des fragments de semences contenant des scléréides tégumentaires à parois épaisses, sinueuses, de couleur brun-jaune ; de rares prismes et microcristaux cunéiformes d'oxalate de calcium. Examinée dans le *glycérol à 85 pour cent R*, la poudre titrée de stramoine peut présenter des cristaux de lactose.

B. Examinez les chromatogrammes obtenus dans l'essai Chromatographie. Les bandes principales du chromatogramme obtenu avec la solution à examiner sont semblables quant à leur position, leur coloration et leurs dimensions aux bandes principales des chromatogrammes obtenus respectivement avec le même volume de la solution témoin.

C. Agitez 1 g de poudre titrée de stramoine avec 10 ml d'*acide sulfurique 0,05 M* pendant 2 min et filtrez. Au filtrat, ajoutez 1 ml d'*ammoniaque concentrée R* et 5 ml d'*eau R*. Agitez avec 15 ml d'*éther exempt de peroxydes R* avec précaution pour éviter la formation d'émulsion. Séchez la phase éthérée sur du *sulfate de sodium anhydre R*. Filtrez dans une capsule de porcelaine, puis évaporez le solvant. Ajoutez 0,5 ml d'*acide nitrique R*, puis évaporez au bain-marie à siccité. Ajoutez 10 ml d'*acétone R* et, goutte à goutte, une solution d'*hydroxyde de potassium R* à 30 g/l dans l'*alcool R*. Il se développe une intense coloration violette.

ESSAI

Chromatographie. Opérez par chromatographie sur couche mince (*2.2.27*) en utilisant une plaque recouverte de *gel de silice G R*.

Solution à examiner. A 1,0 g de poudre titrée de stramoine, ajoutez 10 ml d'*acide sulfurique 0,05 M*, agitez pendant 15 min et filtrez. Lavez le filtre avec de l'*acide sulfurique 0,05 M* jusqu'à obtention de 25 ml de filtrat. Au filtrat, ajoutez 1 ml d'*ammoniaque concentrée R* et agitez avec 2 fois 10 ml d'*éther exempt de peroxydes R*. Séparez par centrifugation si nécessaire. Réunissez les couches éthérées et séchez-les sur du *sulfate de sodium anhydre R*, filtrez et évaporez la solution au bain-marie à siccité. Dissolvez le résidu dans 0,5 ml de *méthanol R*.

Solution témoin. Dissolvez 50 mg de *sulfate d'hyoscyamine R* dans 9 ml de *méthanol R*. Dissolvez 15 mg de *bromhydrate de scopolamine R* dans 10 ml de *méthanol R*. Mélangez 3,8 ml de la solution de sulfate d'hyoscyamine et 4,2 ml de la solution de bromhydrate de scopolamine et complétez à 10 ml avec du *méthanol R*.

Déposez séparément sur la plaque, en bandes de 20 mm sur 3 mm, à 1 cm de distance, 10 µl et 20 µl de chaque solution. Développez sur un parcours de 10 cm avec un mélange de 3 volumes d'*ammoniaque concentrée R*, de 7 volumes d'*eau R* et de 90 volumes d'*acétone R*. Séchez la plaque à 100-105 °C pendant 15 min, puis laissez refroidir et pulvérisez 10 ml environ de *solution d'iodobismuthate de potassium R2* pour une plaque de 200 mm de côté, jusqu'à apparition de bandes orangées ou brunes sur fond jaune. Les bandes des chromatogrammes obtenus avec la solution à examiner sont semblables quant à leur position (hyoscyamine dans le tiers inférieur, scopolamine dans le tiers supérieur des chromatogrammes) et leur coloration à celles des chromatogrammes obtenus avec la solution témoin. La dimension des bandes des chromatogrammes obtenus avec la solution à examiner n'est pas inférieure à celle des bandes correspondantes dans le chromatogramme obtenu avec le même volume de solution témoin. De faibles bandes secondaires peuvent apparaître en particulier au centre du chromatogramme obtenu avec 20 µl de solution à examiner ou près du point de départ dans le chromatogramme obtenu avec 10 µl de solution à examiner. Pulvérisez de la *solution de nitrite de sodium R* jusqu'à ce que la couche devienne transparente. Examinez après 15 min. La coloration des bandes correspondant à l'hyoscyamine dans les chromatogrammes obtenus avec la solution témoin et dans les chromatogrammes obtenus avec la solution à examiner vire du brun au brun-rouge mais non au bleu-gris (atropine) et les bandes secondaires éventuelles disparaissent.

Perte à la dessiccation (*2.2.32*). Déterminée à l'étuve à 100-105 °C sur 1,000 g de poudre titrée de stramoine, la perte à la dessiccation n'est pas supérieure à 5,0 pour cent.

Cendres totales (*2.4.16*). Le taux des cendres totales n'est pas supérieur à 20,0 pour cent.

Cendres insolubles dans l'acide chlorhydrique (*2.8.1*). Le taux des cendres insolubles dans l'acide chlorhydrique n'est pas supérieur à 4,0 pour cent.

DOSAGE

a) Effectuez la perte à la dessiccation (*2.2.32*) par chauffage à l'étuve à 100-105 °C sur 2,000 g de poudre titrée de stramoine.

b) Imbibez 10,0 g de poudre titrée de stramoine avec un mélange de 5 ml d'*ammoniaque R*, de 10 ml d'*alcool R* et de 30 ml d'*éther exempt de peroxydes R* et mélangez soigneusement. Introduisez le mélange dans un percolateur approprié, éventuellement à l'aide du mélange extracteur. Laissez macérer pendant 4 h et lixiviez avec un mélange de 1 volume de *chloroforme R* et de 3 volumes d'*éther exempt de peroxydes R* jusqu'à extraction complète des alcaloïdes. Evaporez à siccité quelques millilitres s'écoulant du percolateur. Reprenez le résidu par l'*acide sulfurique 0,25 M* et vérifiez l'absence d'alcaloïdes avec de la *solution de tétraiodomercurate de potassium R*. Réduisez le volume du percolat à 50 ml environ par distillation au bain-marie, puis introduisez-les dans une ampoule à décantation en rinçant avec de l'*éther exempt de peroxydes R*. Au liquide obtenu, ajoutez 2,1 fois au moins son volume d'*éther exempt de peroxydes R*, de façon à obtenir une phase de densité nettement inférieure à celle de l'eau. Agitez avec au moins 3 fois 20 ml d'*acide sulfurique 0,25 M*, séparez les 2 phases par centrifugation si nécessaire, puis versez les fractions acides dans une deuxième ampoule à décantation. Alcalinisez par l'*ammoniaque R* les solutions acides et agitez avec 3 fois 30 ml de *chloroforme R*. Réunissez les phases chloroformiques ; ajoutez 4 g de *sulfate de sodium anhydre R* et laissez en contact pendant 30 min en agitant de temps en temps. Recueillez le chloroforme et lavez le sulfate de sodium anhydre avec 3 fois 10 ml de *chloroforme R*. Réunissez les fractions chloroformiques, évaporez à siccité au bain-marie et desséchez à l'étuve à 100-105 °C pendant

15 min. Dissolvez le résidu dans quelques millilitres de *chloroforme R*, ajoutez 20,0 ml d'*acide sulfurique 0,01 M* et éliminez le chloroforme par évaporation au bain-marie. Titrez l'excès d'acide par l'*hydroxyde de sodium 0,02 M* en présence d'*indicateur mixte au rouge de méthyle R*.

Calculez la teneur pour cent en alcaloïdes totaux, exprimés en hyoscyamine, à l'aide de l'expression :

$$\frac{57,88\,(20 - n)}{(100 - d)\,m}$$

d = perte à la dessiccation, exprimée en pour cent,

n = nombre de millilitres d'*hydroxyde de sodium 0,02 M* utilisés,

m = masse de la prise d'essai, en grammes.

CONSERVATION

En récipient étanche, à l'abri de la lumière.

01/2002:0356

STREPTOKINASE

Streptokinasum

DÉFINITION

La streptokinase est une préparation d'une protéine obtenue à partir de filtrats d'une culture de certaines souches de streptocoque hémolytique du groupe C ; la streptokinase a la propriété de s'associer au plasminogène humain pour former un activateur du plasminogène.

La streptokinase est purifiée jusqu'à obtention d'un produit titrant au minimum 600 UI d'activité streptokinase par microgramme d'azote avant d'être additionnée éventuellement d'un stabilisant ou d'un vecteur. La streptokinase contient habituellement un tampon et peut être stabilisée à l'aide de substances appropriées telles que l'albumine humaine.

CARACTÈRES

Poudre blanche ou solide friable blanc, hygroscopique, facilement soluble dans l'eau.

IDENTIFICATION

A. Dans un tube à hémolyse placé dans un bain-marie à 37 °C, introduisez 0,5 ml de plasma humain (ou de lapin ou de chien) citraté, 0,1 ml d'une solution de streptokinase dans la *solution tampon phosphate pH 7,2 R* correspondant à 10 000 UI d'activité streptokinase par millilitre et 0,1 ml d'une solution de *thrombine humaine R* dans la *solution tampon phosphate pH 7,2 R* correspondant à 20 UI/ml. Agitez immédiatement. Il se forme un caillot qui est lysé en moins de 30 min. Procédez de façon identique avec du plasma de bœuf citraté. Le caillot formé n'est pas lysé dans les 60 min qui suivent.

B. Dissolvez 0,6 g de gélose dans 50,0 ml de *solution tampon barbital pH 8,6 R1* en chauffant jusqu'à obtention d'une solution limpide. Préparez des plaques de verre de 50 mm de côté (verres de diapositives) exemptes de toute trace de matières grasses. Déposez sur chacune d'elles, à l'aide d'une pipette, 4 ml de la solution de gélose décrite ci-dessus. Maintenez les plaques horizontalement. Laissez refroidir. Percez au centre de la couche de gélose une cavité d'un diamètre de 6 mm et un nombre approprié de cavités allant jusqu'à 6 situées à une distance de 11 mm de la cavité centrale. A l'aide d'une canule reliée à une pompe à vide, aspirez la gélose résiduelle dans les cavités. Utilisez des pipettes graduées en microlitres et déposez dans la cavité centrale 80 µl environ de sérum antistreptokinase de chèvre ou de lapin, correspondant à 10 000 unités d'activité antistreptokinase par millilitre et dans chaque cavité environnante 80 µl environ d'une solution de streptokinase correspondant à 125 000 UI d'activité streptokinase par millilitre. Laissez reposer les plaques dans une chambre humide pendant 24 h, puis examinez-les. Il apparaît un seul arc de précipitation bien défini et localisé entre le point d'application du sérum et celui de chaque dépôt de solution à examiner.

ESSAI

Détermination du pH (*2.2.3*). Dissolvez la streptokinase dans de l'*eau exempte de dioxyde de carbone R*, de façon à obtenir une solution dont l'activité streptokinase est de 5000 UI/ml. Le pH de la solution est de 6,8 à 7,5.

Streptodornase.

Solution à examiner. Dissolvez la streptokinase dans de la *solution tampon imidazole pH 6,5 R* de façon à obtenir une solution dont l'activité streptokinase est de 150 000 UI/ml.

Solution de référence. Dissolvez une quantité d'une préparation de référence, étalonnée en Unités Internationales par rapport à l'étalon international de streptodornase dans la *solution tampon imidazole pH 6,5 R* pour obtenir une solution dont l'activité streptodornase est de 20 UI/ml. La correspondance entre l'Unité Internationale et l'étalon international est indiquée par l'Organisation Mondiale de la Santé.

Utilisez 8 tubes à centrifugation et numérotez-les. Déposez dans chacun d'eux 0,5 ml de solution de *désoxyribonucléate de sodium R* à 1 g/l dans la *solution tampon imidazole pH 6,5 R*. Dans les tubes n°1 et n°2, ajoutez respectivement 0,25 ml de *solution tampon imidazole pH 6,5 R*, 0,25 ml de solution à examiner et, immédiatement après, 3,0 ml d'acide perchlorique à 25 g/l de $HClO_4$. Mélangez, puis centrifugez à 3000 *g* environ pendant 5 min. Mesurez les absorbances (*2.2.25*) des liquides surnageants à 260 nm, en utilisant comme liquide de compensation un mélange de 1,0 ml de *solution tampon imidazole pH 6,5 R* et de 3,0 ml d'acide perchlorique à 25 g/l de $HClO_4$ (absorbances A_1 et A_2). Dans chacun des 6 autres tubes (n°3 au n°8), introduisez respectivement et dans l'ordre suivant 0,25 ml, 0,25 ml, 0,125 ml, 0,125 ml, 0 ml et 0 ml de *solution tampon imidazole pH 6,5 R*. Ajoutez ensuite dans chacun de ces tubes 0,25 ml de solution à examiner et respectivement 0 ml, 0 ml, 0,125 ml, 0,125 ml, 0,25 ml et 0,25 ml de solution de référence. Agitez chaque tube, puis faites incuber à 37 °C pendant 15 min. Dans chaque tube, ajoutez 3,0 ml d'acide perchlorique à 25 g/l de $HClO_4$, mélangez, puis centrifugez. Mesurez les absorbances (*2.2.25*) des liquides surnageants à 260 nm en utilisant le liquide de compensation décrit ci-dessus (absorbances A_3 à A_8).

Monographies Q - Z

$$(A_3 + A_4) - (A_1 + A_2) < \frac{(A_5 + A_6 + A_7 + A_8)}{2} - (A_3 + A_4)$$

(correspondant au maximum à une activité streptodornase de 10 UI par 100 000 UI d'activité streptokinase).

Streptolysine. Dans un tube à hémolyse, dissolvez une quantité de streptokinase correspondant à 500 000 UI d'activité streptokinase dans 0,5 ml d'un mélange de 1 volume de *solution tampon phosphate pH 7,2 R* et de 9 volumes d'une solution de *chlorure de sodium R* à 9 g/l. Ajoutez 0,4 ml d'une solution de *thioglycolate de sodium R* à 23 g/l. Faites incuber dans un bain-marie à 37 °C pendant 10 min. Ajoutez 0,1 ml d'une solution d'une préparation de référence de sérum humain de streptolysine O dont l'activité est de 5 UI/ml. Faites incuber à 37 °C pendant 5 min. Ajoutez 1 ml de *suspension d'érythrocytes de lapin R*. Faites incuber à 37 °C pendant 30 min. Centrifugez à 1000 *g* environ. Préparez dans les mêmes conditions un tube à hémolyse dans lequel la solution de streptokinase est remplacée par 0,5 ml d'un mélange de 1 volume de *solution tampon phosphate pH 7,2 R* et de 9 volumes d'une solution de *chlorure de sodium R* à 9 g/l. Prélevez les liquides surnageants et mesurez leur absorbance (*2.2.25*) à 550 nm. La valeur obtenue à partir de la solution à examiner n'est pas supérieure de plus de 50 pour cent à la valeur obtenue à partir de la solution témoin.

Perte à la dessiccation (*2.2.32*). Déterminée sur du *pentoxyde de diphosphore R* sous une pression ne dépassant pas 2,7 Pa pendant 24 h, la perte à la dessiccation de la streptokinase n'est pas supérieure à 4,0 pour cent.

Stérilité (*2.6.1*). La streptokinase destinée à la préparation de formes pharmaceutiques administrées par voie parentérale sans autre procédé approprié de stérilisation satisfait à l'essai de stérilité.

Pyrogènes (*2.6.8*). La streptokinase destinée à la préparation de formes pharmaceutiques administrées par voie parentérale sans autre procédé approprié d'élimination des pyrogènes satisfait à l'essai des pyrogènes. Administrez à chaque lapin, par kilogramme de masse corporelle, une quantité de streptokinase correspondant à 20 000 UI d'activité streptokinase. Dissolvez la prise d'essai dans 1 ml au plus d'*eau pour préparations injectables R*.

Toxicité anormale (*2.6.9*). La streptokinase destinée à l'administration par voie parentérale satisfait à l'essai de toxicité anormale. Injectez à chaque souris une quantité de streptokinase, correspondant à 50 000 UI d'activité streptokinase, dissoute dans 0,5 ml d'*eau pour préparations injectables R*. La durée de l'injection est de 15 s à 20 s.

TITRAGE

L'activité de la streptokinase est évaluée, dans des conditions données, par comparaison de sa capacité à activer le plasminogène pour former de la plasmine avec la capacité identique d'une préparation de référence de streptokinase étalonnée en Unités Internationales ; la quantité de plasmine formée est déterminée par la mesure du temps de lyse d'un caillot de fibrine, dans des conditions données.

L'Unité Internationale correspond à l'activité streptokinase d'une quantité donnée de l'étalon international constitué par de la streptokinase cryodesséchée avec du lactose. La correspondance entre l'Unité Internationale et l'étalon international est indiquée par l'Organisation Mondiale de la Santé.

Sauf indication contraire, toutes les solutions et dilutions utilisées dans le titrage sont préparées avec la solution tampon phosphate pH 7,2 R contenant 30 g/l d'albumine bovine R.

Solution à examiner. Préparez une solution de streptokinase de façon à obtenir une activité streptokinase présumée de 1000 UI/ml.

Solution témoin. Préparez une solution d'une préparation de référence de façon à obtenir une activité streptokinase de 1000 UI/ml.

La solution à examiner et la solution témoin peuvent être conservées dans de l'eau glacée pendant 6 h au maximum.

Préparez une série de 3 dilutions de la solution témoin en progression géométrique de raison 1,5 en veillant à ce que le temps de lyse le plus long soit inférieur à 20 min. Préparez une série analogue de 3 dilutions de la solution à examiner. Les dilutions peuvent être conservées dans de l'eau glacée pendant 1 h au maximum.

Utilisez 24 tubes à essai d'un diamètre de 8 mm. Placez ces tubes dans de l'eau glacée après les avoir étiquetés T_1, T_2, T_3 pour les dilutions de la solution à examiner et S_1, S_2, S_3 pour les dilutions de la solution témoin à raison de 4 tubes par dilution. Dans chacun des tubes, introduisez 0,2 ml de la dilution correspondante, 0,2 ml de *solution tampon phosphate pH 7,2 R* contenant 30 g/l d'*albumine bovine R* et 0,1 ml d'une solution de *thrombine humaine R* correspondant à 20 UI/ml. Placez les tubes dans un bain-marie à 37 °C et laissez-les reposer pendant 2 min pour atteindre la stabilité thermique. Au fond du premier tube, introduisez 0,5 ml d'une solution d'*euglobulines humaines R* à 10 g/l à l'aide d'une pipette automatique de façon à mélanger le contenu du tube. A 5 s d'intervalle, introduisez successivement dans les tubes suivants 0,5 ml d'une solution d'*euglobulines humaines R* à 10 g/l. A l'aide d'un chronomètre, mesurez en secondes et pour chaque tube, la durée entre l'addition de la solution d'euglobulines humaines et la lyse du caillot formé.

Transformez, en logarithmes, les temps de lyse et calculez l'activité de la préparation à examiner par rapport à celle de la préparation de référence par les méthodes statistiques habituelles.

L'activité mesurée n'est pas inférieure à 90 pour cent ni supérieure à 111 pour cent de l'activité indiquée. Les limites de confiance ($P = 0,95$) ne sont pas inférieures à 80 pour cent ni supérieures à 125 pour cent de l'activité indiquée.

CONSERVATION

En récipient scellé, à l'abri de la lumière. Si la préparation est stérile, elle est conservée en récipient stérile, étanche, à fermeture inviolable.

ÉTIQUETAGE

L'étiquette indique :

- le nombre d'Unités Internationales d'activité streptokinase par milligramme calculé par rapport à la préparation desséchée,
- le nom et la quantité de toute substance ajoutée,
- dans les cas appropriés, que la substance est stérile,
- dans les cas appropriés, que la substance est exempte de pyrogènes,
- dans les cas appropriés, que la substance convient à la préparation de formes pharmaceutiques administrées par voie parentérale.

01/2002:0053

STREPTOMYCINE (SULFATE DE)

Streptomycini sulfas

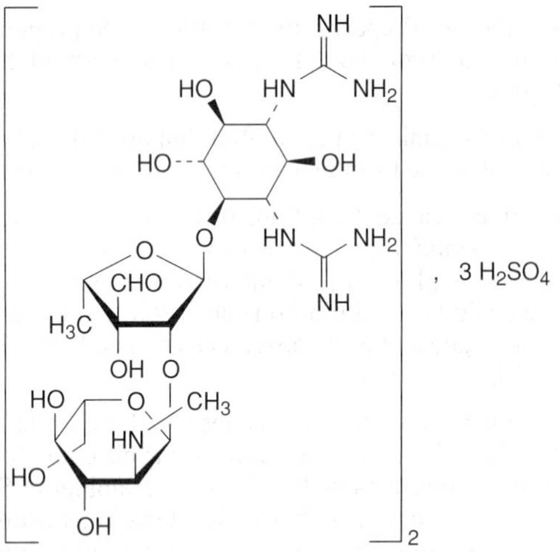

$C_{42}H_{84}N_{14}O_{36}S_3$ M_r 1 457

DÉFINITION

Le sulfate de streptomycine, trisulfate de bis[*N,N'*-bis(aminoiminométhyl)-4-*O*-[5-désoxy-2-*O*-[2-désoxy-2-(méthylamino)-α-L-glucopyranosyl]-3-*C*-formyl-α-L-lyxofuranosyl]-D-streptamine], est le sulfate d'une substance élaborée par certaines souches de *Streptomyces griseus* ou obtenue par tout autre moyen. Des stabilisants peuvent être ajoutés. L'activité du sulfate de streptomycine n'est pas inférieure à 720 UI/mg, calculée par rapport à la substance desséchée.

PRODUCTION

Le sulfate de streptomycine est produit par des méthodes permettant d'éliminer ou de réduire les substances hypotensives. La méthode de production utilisée est validée pour démontrer que le produit satisferait à l'essai suivant si celui-ci lui était appliqué :

Toxicité anormale (*2.6.9*). Injectez à chaque souris 1 mg de sulfate de streptomycine dissous dans 0,5 ml d'*eau pour préparations injectables R*.

CARACTÈRES

Poudre blanche ou sensiblement blanche, hygroscopique, très soluble dans l'eau, pratiquement insoluble dans l'éthanol et dans l'éther.

IDENTIFICATION

A. Opérez par chromatographie sur couche mince (*2.2.27*) en utilisant une plaque recouverte d'une couche d'enduit de 0,75 mm d'épaisseur préparé comme suit : mélangez, en agitant modérément pendant 1 h, 0,3 g de *carbomère R* avec 240 ml d'*eau R* ; sans cesser d'agiter, neutralisez à pH 7 par addition progressive de *solution diluée d'hydroxyde de sodium R*, puis ajoutez 30 g de *gel de silice H R*.

Chauffez la plaque à 110 °C pendant 1 h, laissez refroidir et utilisez immédiatement.

Solution à examiner. Dissolvez 10 mg de sulfate de streptomycine dans de l'*eau R* et complétez à 10 ml avec le même solvant.

Solution témoin (a). Dissolvez 10 mg de *sulfate de streptomycine SCR* dans de l'*eau R* et complétez à 10 ml avec le même solvant.

Solution témoin (b). Dissolvez 10 mg de *monosulfate de kanamycine SCR*, 10 mg de *sulfate de néomycine SCR* et 10 mg de *sulfate de streptomycine SCR* dans de l'*eau R* et complétez à 10 ml avec le même solvant.

Déposez séparément sur la plaque 10 µl de chaque solution. Développez sur un parcours de 12 cm avec une solution de *phosphate monopotassique R* à 70 g/l. Faites sécher la plaque dans un courant d'air chaud. Pulvérisez un mélange à volumes égaux d'une solution de *1,3-dihydroxynaphtalène R* à 2 g/l dans l'*alcool R* et d'une solution d'*acide sulfurique R* à 460 g/l. Chauffez à 150 °C pendant 5 min à 10 min. La tache principale du chromatogramme obtenu avec la solution à examiner est semblable quant à sa position, sa coloration et ses dimensions à celle du chromatogramme obtenu avec la solution témoin (a). L'essai n'est valable que si le chromatogramme obtenu avec la solution témoin (b) présente 3 taches nettement séparées.

B. Dissolvez 5 mg à 10 mg de sulfate de streptomycine dans 4 ml d'*eau R* et ajoutez 1 ml d'*hydroxyde de sodium 1 M*. Chauffez dans un bain-marie pendant 4 min. Ajoutez un faible excès d'*acide chlorhydrique dilué R* et 0,1 ml de *solution de chlorure ferrique R1*. Il se développe une coloration violette.

C. Dissolvez 0,1 g de sulfate de streptomycine dans 2 ml d'*eau R*, ajoutez 1 ml de *solution d'α-naphtol R* et 2 ml d'un mélange à volumes égaux de *solution concentrée d'hypochlorite de sodium R* et d'*eau R*. Il se développe une coloration rouge.

D. Dissolvez 10 mg environ de sulfate de streptomycine dans 5 ml d'*eau R*, ajoutez 1 ml d'*acide chlorhydrique 1 M* et chauffez dans un bain-marie pendant 2 min. Ajoutez 2 ml d'une solution d'*α-naphtol R* à 5 g/l dans l'*hydroxyde de sodium 1 M*. Chauffez dans un bain-marie pendant 1 min. Il se développe une faible coloration jaune.

E. Le sulfate de streptomycine donne les réactions des sulfates (*2.3.1*).

ESSAI

Solution S. Dissolvez 2,5 g de sulfate de streptomycine dans de l'*eau exempte de dioxyde de carbone R* et complétez à 10 ml avec le même solvant.

Aspect de la solution. La solution S n'est pas plus fortement colorée que la solution de degré 3 de la gamme des solutions témoins présentant la coloration la plus appropriée (*2.2.2, Procédé II*). Laissez reposer à l'abri de la lumière, à une température de 20 °C environ pendant 24 h. La solution S n'est pas plus fortement opalescente que la suspension témoin II (*2.2.1*).

Détermination du pH (*2.2.3*). Le pH de la solution S est de 4,5 à 7,0.

Méthanol. Opérez par chromatographie en phase gazeuse (*2.2.28*).

Solution à examiner. Dissolvez 1,00 g de sulfate de streptomycine dans de l'*eau R* et complétez à 25,0 ml avec le même solvant.

Solution témoin. Mélangez 12,0 mg de *méthanol R* avec de l'*eau R* et complétez à 100 ml avec le même solvant.

La chromatographie peut être réalisée en utilisant :

– une colonne d'une longueur de 1,5 m à 2,0 m et d'un diamètre intérieur de 2 mm à 4 mm remplie de *copolymère éthylvinylbenzène-divinylbenzène R* (150 µm à 180 µm),

– comme gaz vecteur, de l'*azote pour chromatographie R* à un débit constant de 30 ml à 40 ml par minute,
– un détecteur à ionisation de flamme,

en maintenant la colonne à une température constante comprise entre 120 °C et 140 °C et la chambre à injection et le détecteur à une température d'au moins 50 °C plus élevée que celle de la colonne.

Injectez la solution à examiner et la solution témoin. Dans le chromatogramme obtenu avec la solution à examiner, la surface du pic correspondant au méthanol n'est pas supérieure à celle du pic du chromatogramme obtenu avec la solution témoin (0,3 pour cent).

Streptomycine B. Opérez par chromatographie sur couche mince (*2.2.27*) en utilisant une plaque recouverte de *gel de silice G R*.

Solution à examiner. Dissolvez 0,2 g de sulfate de streptomycine dans un mélange récemment préparé de 3 volumes d'*acide sulfurique R* et de 97 volumes de *méthanol R*, puis complétez à 5 ml avec le même mélange de solvants. Chauffez à reflux pendant 1 h, refroidissez, puis rincez et complétez à 20 ml avec du *méthanol R* (solution à 10 g/l).

Solution témoin. Dissolvez 36 mg de *mannose R* dans un mélange récemment préparé de 3 volumes d'*acide sulfurique R* et de 97 volumes de *méthanol R*, puis complétez à 5 ml avec le même mélange de solvants. Chauffez à reflux pendant 1 h, refroidissez, rincez et complétez à 50 ml avec du *méthanol R*. Prélevez 5 ml de cette solution et complétez à 50 ml avec du *méthanol R* (solution à 0,3 g/l, exprimé en streptomycine B et 1 mg de *mannose R* correspondant à 4,13 mg de streptomycine B).

Déposez séparément sur la plaque 10 µl de chaque solution. Développez sur un parcours de 13 cm à 15 cm avec un mélange de 25 volumes d'*acide acétique glacial R*, de 25 volumes de *méthanol R* et de 50 volumes de *toluène R*. Laissez sécher la plaque à l'air. Pulvérisez un mélange à volumes égaux, préparé extemporanément, d'une solution de *1,3-dihydroxynaphtalène R* à 2 g/l dans l'*alcool R* et d'*acide sulfurique R* à 20 pour cent *V/V*. Chauffez à 110 °C pendant 5 min. S'il apparaît une tache correspondant à la streptomycine B dans le chromatogramme obtenu avec la solution à examiner, elle n'est pas plus intense que la tache du chromatogramme obtenu avec la solution témoin (3,0 pour cent).

Perte à la dessiccation (*2.2.32*). Déterminée sous une pression ne dépassant pas 0,1 kPa à 60 °C sur du *pentoxyde de diphosphore R* pendant 24 h sur 1,000 g de sulfate de streptomycine, la perte à la dessiccation n'est pas supérieure à 7,0 pour cent.

Cendres sulfuriques (*2.4.14*). Déterminé sur 1,000 g de sulfate de streptomycine, le taux des cendres sulfuriques n'est pas supérieur à 1,0 pour cent.

Sulfate. Dissolvez 0,250 g de sulfate de streptomycine dans 100 ml d'*eau R*. Ajustez le pH à 11 avec de l'*ammoniaque concentrée R*. Ajoutez 10,0 ml de *chlorure de baryum 0,1 M* et 0,5 mg environ de *pourpre de phtaléine R*. Titrez par l'*édétate de sodium 0,1 M* en ajoutant 50 ml d'*alcool R* au moment où la coloration de la solution commence à changer. Continuez le titrage jusqu'à disparition de la coloration bleu violet.

1 ml de *chlorure de baryum 0,1 M* correspond à 9,606 mg de sulfate (SO_4).

Le sulfate de streptomycine contient au minimum 18,0 pour cent et au maximum 21,5 pour cent de sulfate (SO_4), calculé par rapport à la substance desséchée.

Essai colorimétrique. Desséchez au préalable le sulfate de streptomycine à examiner et le *sulfate de streptomycine SCR* sous une pression ne dépassant pas 0,1 kPa à 60 °C sur du *pentoxyde de diphosphore R* pendant 24 h. Dissolvez dans de l'*eau R* 0,100 g de sulfate de streptomycine desséché et complétez à 100,0 ml avec le même solvant. Préparez simultanément et dans les mêmes conditions une solution témoin avec 0,100 g de *sulfate de streptomycine SCR* desséché. Dans 2 fioles jaugées, introduisez respectivement 5,0 ml de chaque solution. Dans une troisième fiole identique, introduisez 5 ml d'*eau R*. Dans chaque fiole, ajoutez 5,0 ml d'*hydroxyde de sodium 0,2 M* et chauffez au bain-marie pendant 10 min exactement. Refroidissez dans la glace pendant 5 min exactement, ajoutez 3 ml d'une solution de *sulfate ferrique et d'ammonium R* à 15 g/l dans l'*acide sulfurique 0,5 M*, complétez à 25,0 ml avec de l'*eau R* et mélangez. Vingt minutes exactement après l'addition de la solution de sulfate ferrique et d'ammonium, mesurez l'absorbance (*2.2.25*) de la solution à examiner et celle de la solution témoin au maximum à 525 nm sous une épaisseur de 2 cm, en utilisant comme liquide de compensation la solution préparée à partir des 5 ml d'*eau R*. L'absorbance mesurée avec la solution à examiner n'est pas inférieure à 90,0 pour cent de la valeur de l'absorbance mesurée avec la solution témoin.

Stérilité (*2.6.1*). Le sulfate de streptomycine destiné à la préparation de formes pharmaceutiques administrées par voie parentérale sans autre procédé approprié de stérilisation satisfait également à l'essai de stérilité.

Endotoxines bactériennes (*2.6.14*) : moins de 0,25 UI/mg, si le sulfate de streptomycine est destiné à la préparation de formes pharmaceutiques administrées par voie parentérale sans autre procédé approprié d'élimination des endotoxines bactériennes.

TITRAGE

Effectuez le titrage microbiologique des antibiotiques (*2.7.2*).

CONSERVATION

En récipient étanche. Si la substance est stérile, elle est conservée en récipient stérile, étanche, à fermeture inviolable.

ÉTIQUETAGE

L'étiquette indique :

– dans les cas appropriés, le nom et la quantité de tout stabilisant ajouté,
– dans les cas appropriés, que la substance est stérile,
– dans les cas appropriés, que la substance est exempte d'endotoxines bactériennes.

01/2002:0357

SUCCINYLSULFATHIAZOL

Succinylsulfathiazolum

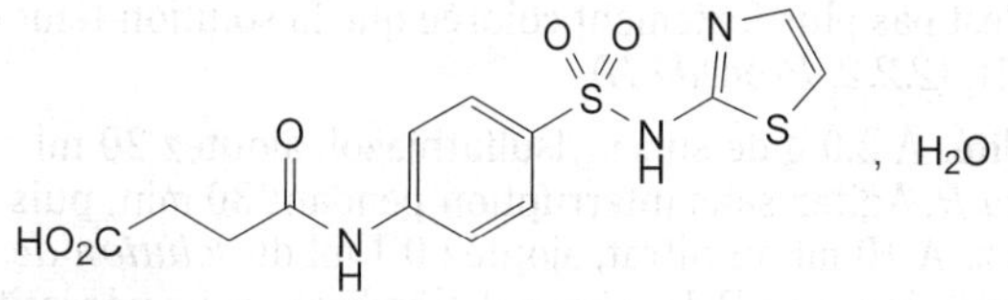

$C_{13}H_{13}N_3O_5S_2,H_2O$ M_r 373,4

DÉFINITION

Le succinylsulfathiazol contient au minimum 99,0 pour cent et au maximum l'équivalent de 101,0 pour cent d'acide 4-oxo-4-[[4-(thiazol-2-ylsulfamoyl)phényl]amino]butanoïque, calculé par rapport à la substance desséchée.

CARACTÈRES

Poudre cristalline blanche ou blanc jaunâtre, très peu soluble dans l'eau, peu soluble dans l'acétone et dans l'alcool, pratiquement insoluble dans l'éther. Le succinylsulfathiazol se dissout dans les solutions d'hydroxydes ou de carbonates alcalins.

IDENTIFICATION

Première identification : A, D.

Seconde identification : B, C, D, E.

A. Examinez le succinylsulfathiazol par spectrophotométrie d'absorption dans l'infrarouge (*2.2.24*), en comparant avec le spectre obtenu avec le *succinylsulfathiazol SCR*. Lorsqu'au cours de l'examen du succinylsulfathiazol à l'état solide le spectre de la substance à examiner et celui de la substance de référence présentent des différences, dissolvez respectivement la substance à examiner et la substance de référence dans de l'*eau R* chaude. Faites cristalliser, séchez soigneusement les cristaux entre 2 feuilles de papier filtre et préparez de nouvelles pastilles.

B. Chauffez à ébullition 2 g de succinylsulfathiazol avec 10 ml d'*eau R* et 10 ml de *solution concentrée d'hydroxyde de sodium R* pendant 10 min, puis refroidissez. Ajustez le pH à 3,0 avec de l'*acide chlorhydrique R1*. Refroidissez. Ajustez le pH à 7,0 avec de la *solution de bicarbonate de sodium R*. Filtrez. Lavez le précipité à l'*eau R*, puis séchez-le à 100-105 °C. Le point de fusion (*2.2.14*) est de 196 °C à 204 °C. Introduisez le capillaire contenant le précipité dans le bain à une température de 190 °C.

C. Dans un tube à essai, chauffez sur une petite flamme 0,1 g de succinylsulfathiazol. Il se dégage des vapeurs noircissant le *papier à l'acétate de plomb R*.

D. Dans un tube à essai de verre borosilicaté de 30 ml environ, introduisez 0,1 g de succinylsulfathiazol, 0,5 g d'*hydroquinone R* et 1 ml d'*acide sulfurique R*. Plongez le tube dans un bain de glycérol chauffé à 135 °C et laissez-le séjourner pendant 10 min en agitant en début de chauffage afin d'obtenir une phase liquide homogène. Laissez refroidir et plongez dans un bain d'eau glacée. Ajoutez avec précaution et en agitant 15 ml d'*eau R*. Ajoutez 5 ml de *toluène R* et agitez pendant 5 s à 10 s. Laissez reposer pendant 2 min en favorisant la séparation des phases à l'aide d'un agitateur. La phase toluénique supérieure est colorée en rose intense.

E. Dissolvez 10 mg environ du précipité obtenu dans l'identification B dans 200 ml d'*acide chlorhydrique 0,1 M*. 2 ml de cette solution donnent la réaction des amines primaires aromatiques (*2.3.1*) avec formation d'un précipité orangé.

ESSAI

Aspect de la solution. Dissolvez 1,0 g de succinylsulfathiazol dans un mélange de 5 ml de *solution diluée d'hydroxyde de sodium R* et de 15 ml d'*eau R*. La solution est limpide (*2.2.1*) et n'est pas plus fortement colorée que la solution témoin J_4 ou JB_4 (*2.2.2, Procédé II*).

Acidité. A 2,0 g de succinylsulfathiazol, ajoutez 20 ml d'*eau R*. Agitez sans interruption pendant 30 min, puis filtrez. A 10 ml du filtrat, ajoutez 0,1 ml de *solution de phénolphtaléine R*. Le virage de l'indicateur ne nécessite pas plus de 2 ml d'*hydroxyde de sodium 0,1 M*.

Sulfathiazol et autres amines primaires aromatiques. Dissolvez 20 mg de succinylsulfathiazol dans un mélange de 3,5 ml d'*eau R*, de 6 ml d'*acide chlorhydrique dilué R* et de 25 ml d'*alcool R* refroidi à 15 °C au préalable. Refroidissez immédiatement la solution dans un bain d'eau glacée et ajoutez 1 ml d'une solution de *nitrite de sodium R* à 2,5 g/l. Laissez reposer pendant 3 min, puis ajoutez 2,5 ml d'une solution d'*acide sulfamique R* à 40 g/l. Laissez reposer pendant 5 min. Ajoutez ensuite 1 ml d'une solution de *dichlorhydrate de naphtyléthylènediamine R* à 4 g/l et complétez à 50 ml avec de l'*eau R*. Déterminée à 550 nm, l'absorbance (*2.2.25*) n'est pas supérieure à celle d'une solution témoin préparée simultanément et dans les mêmes conditions avec un mélange de 1,5 ml d'une solution contenant 10 mg de *sulfathiazol R* et 0,5 ml d'*acide chlorhydrique R* dans 100 ml, de 2 ml d'*eau R*, de 6 ml d'*acide chlorhydrique dilué R* et de 25 ml d'*alcool R*.

Métaux lourds (*2.4.8*). 1,0 g de succinylsulfathiazol satisfait à l'essai limite D des métaux lourds (20 ppm). Préparez le témoin avec 2 ml de *solution à 10 ppm de plomb (Pb) R*.

Perte à la dessiccation (*2.2.32*). Déterminée à l'étuve à 100-105 °C sur 1,00 g de succinylsulfathiazol, la perte à la dessiccation est de 4,0 pour cent à 5,5 pour cent.

Cendres sulfuriques (*2.4.14*). Déterminé sur 1,0 g de succinylsulfathiazol, le taux des cendres sulfuriques n'est pas supérieur à 0,1 pour cent.

DOSAGE

Dissolvez 0,300 g de succinylsulfathiazol dans 100 ml d'un mélange de 1 volume d'*acide chlorhydrique R* et de 2 volumes d'*eau R*. Chauffez à reflux pendant 1 h. Effectuez le dosage de l'azote aminé primaire aromatique (*2.5.8*) en déterminant le terme de la réaction par électrométrie.

1 ml de *nitrite de sodium 0,1 M* correspond à 35,54 mg de $C_{13}H_{13}N_3O_5S_2$

CONSERVATION

A l'abri de la lumière.

01/2002:1569

SUFENTANIL

Sufentanilum

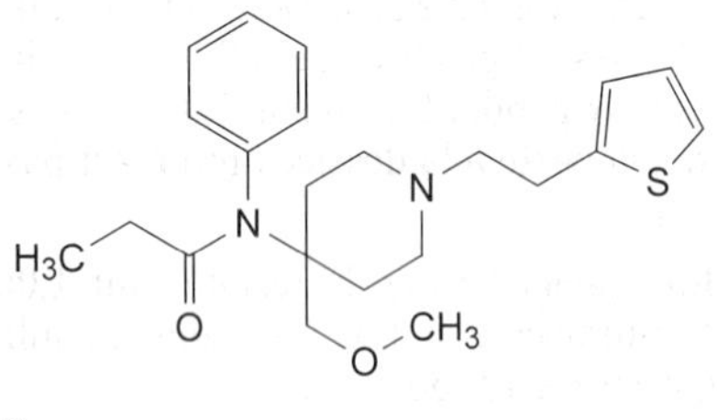

$C_{22}H_{30}N_2O_2S$ M_r 386,6

DÉFINITION

Le sufentanil contient au minimum 99,0 pour cent et au maximum l'équivalent de 101,0 pour cent de *N*-[4-(méthoxyméthyl)-1-[2-(thiophén-2-yl)éthyl]pipéridin-4-yl]-*N*-phénylpropanamide, calculé par rapport à la substance desséchée.

CARACTÈRES

Poudre blanche ou sensiblement blanche, pratiquement insoluble dans l'eau, facilement soluble dans l'alcool et dans le méthanol.

Le sufentanil fond vers 98 °C.

Monographies Q - Z

IDENTIFICATION

Examinez le sufentanil par spectrophotométrie d'absorption dans l'infrarouge (*2.2.24*), en comparant avec le *spectre de référence du sufentanil de la Ph. Eur.*

ESSAI

Aspect de la solution. Dissolvez 0,10 g de sufentanil dans du *méthanol R* et complétez à 20 ml avec le même solvant. La solution est limpide (*2.2.1*) et incolore (*2.2.2, Procédé II*).

Substances apparentées. Opérez par chromatographie liquide (*2.2.29*).

Solution à examiner. Dissolvez 0,100 g de sufentanil dans du *méthanol R* et complétez à 10,0 ml avec le même solvant.

Solution témoin (a). Pour la préparation *in situ* du produit de dégradation (impureté E de sufentanil), dissolvez 10 mg de sufentanil dans 10,0 ml d'*acide chlorhydrique dilué R*. Chauffez à reflux au bain-marie pendant 4 h. Ajoutez 10,0 ml de *solution diluée d'hydroxyde de sodium R*. Evaporez à siccité au bain-marie. Refroidissez et reprenez le résidu dans 10 ml de *méthanol R*. Filtrez.

Solution témoin (b). Prélevez 1,0 ml de solution à examiner et complétez à 100,0 ml avec du *méthanol R*. Prélevez 5,0 ml de solution et complétez à 20,0 ml avec du *méthanol R*.

La chromatographie peut être réalisée en utilisant :

– une colonne d'acier inoxydable, d'une longueur de 0,1 m et d'un diamètre intérieur de 4,6 mm, remplie de *gel de silice octadécylsilylé pour chromatographie R* (3 µm),
– comme phase mobile, à un débit de 1,5 ml/min :

Phase mobile A. Solution de *carbonate d'ammonium R* à 5 g/l dans un mélange de 10 volumes de *tétrahydrofurane R* et de 90 volumes d'*eau R*,

Phase mobile B. *Acétonitrile R*,

Intervalle (min)	Phase mobile A (pour cent *V/V*)	Phase mobile B (pour cent *V/V*)	Commentaire
0 - 15	90 → 40	10 → 60	gradient linéaire
15 - 20	40	60	isocratique
20 - 21	40 → 90	60 → 10	retour à la composition initiale
21 - 25	90	10	rééquilibrage

– comme détecteur, un spectrophotomètre réglé à 220 nm.

Equilibrez la colonne pendant 30 min au moins avec de l'*acétonitrile R*, puis avec la composition initiale pendant 5 min au moins.

Injectez 10 µl de solution témoin (b). Ajustez la sensibilité du système de façon que la hauteur du pic principal du chromatogramme obtenu représente au moins 50 pour cent de l'échelle totale de l'enregistreur.

Injectez 10 µl de solution témoin (a). Lorsque le chromatogramme est enregistré dans les conditions décrites, les temps de rétention sont de 12 min environ pour l'impureté E et de 13 min environ pour le sufentanil. L'essai n'est valable que si la résolution entre les pics correspondant respectivement au sufentanil et à l'impureté E n'est pas inférieure à 4,0. Si nécessaire, ajustez la concentration en acétonitrile de la phase mobile ou la durée du gradient linéaire d'élution.

Injectez 10 µl de *méthanol R* comme blanc, 10 µl de solution à examiner et 10 µl de solution témoin (b). S'il apparaît, dans le chromatogramme obtenu avec la solution à examiner, d'autres pics que le pic principal, la surface d'aucun d'entre eux n'est supérieure à celle du pic principal du chromatogramme obtenu avec la solution témoin (b) (0,25 pour cent) et la somme de leur surface n'est pas supérieure à 2 fois la surface du pic principal du chromatogramme obtenu avec la solution témoin (b) (0,5 pour cent). Ne tenez pas compte d'un pic dû au blanc ni des pics dont la surface est inférieure à 0,2 fois la surface du pic principal du chromatogramme obtenu avec la solution témoin (b) (0,05 pour cent).

Perte à la dessiccation (*2.2.32*). Déterminée sous vide à 60 °C pendant 2 h sur 1,000 g de sufentanil, la perte à la dessiccation n'est pas supérieure à 0,5 pour cent.

DOSAGE

Dissolvez 0,300 g de sufentanil dans 50 ml d'un mélange de 1 volume d'*acide acétique anhydre R* et de 7 volumes de *méthyléthylcétone R*. Titrez par l'*acide perchlorique 0,1 M* en présence de 0,2 ml de *solution de naphtolbenzéine R*.

1 ml d'*acide perchlorique 0,1 M* correspond à 38,66 mg de $C_{22}H_{30}N_2O_2S$.

CONSERVATION

A l'abri de la lumière.

IMPURETÉS

Impuretés qualifiées : D, F, H.

Autres impuretés décelables : A, B, C, E, G, I.

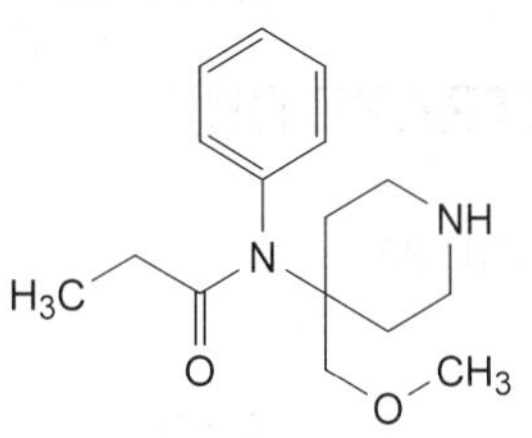

A. *N*-[4-(méthoxyméthyl)pipéridin-4-yl]-*N*-phénylpropanamide,

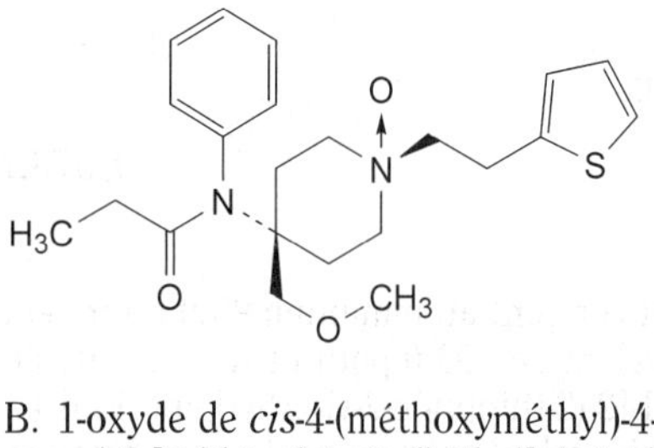

B. 1-oxyde de *cis*-4-(méthoxyméthyl)-4-(phénylpropanoylamino)-1-[2-(thiophén-2-yl)éthyl]pipéridine,

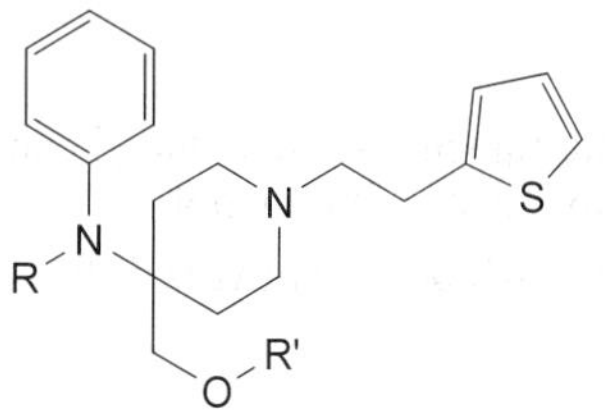

C. R = R′ = H : [4-(phénylamino)-1-[2-(thiophén-2-yl)éthyl]pipéridin-4-yl]méthanol,

D. R = CO-CH_3, R′ = CH_3 : *N*-[4-(méthoxyméthyl)-1-[2-(thiophén-2-yl)éthyl]pipéridin-4-yl]-*N*-phénylacétamide,

E. R = H, R′ = CH_3 : 4-(méthoxyméthyl)-*N*-phényl-1-[2-(thiophén-2-yl)éthyl]pipéridin-4-amine,

G. R = R′ = CO-CH_2-CH_3 : propanoate de [4-(phénylpropanoylamino)-1-[2-(thiophén-2-yl)éthyl]pipéridin-4-yl]méthyle,

H. R = CO-CH_2-CH_2-CH_3, R′ = CH_3 : *N*-[4-(méthoxyméthyl)-1-[2-(thiophén-2-yl)éthyl]pipéridin-4-yl]-*N*-phénylbutanamide,

Monographies Q - Z

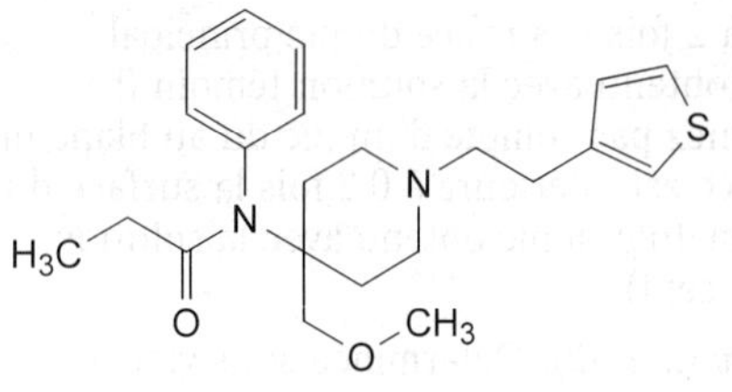

F. *N*-[4-(méthoxyméthyl)-1-[2-(thiophén-3-yl)éthyl]pipéridin-4-yl]-*N*-phénylpropanamide,

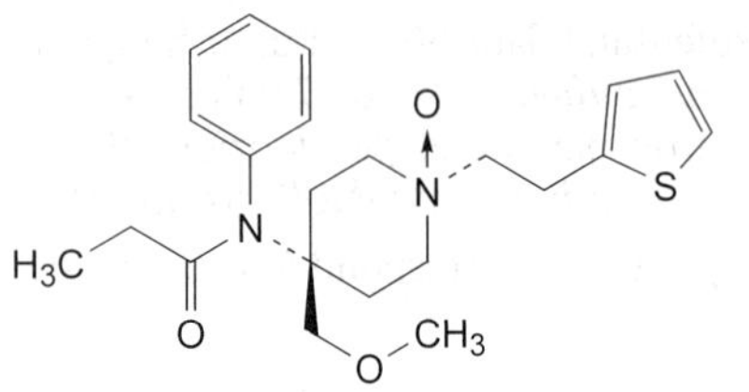

I. 1-oxyde de *trans*-4-(méthoxyméthyl)-4-(phénylpropanoylamino)-1-[2-(thiophén-2-yl)éthyl]pipéridine.

01/2002:1269

SUFENTANIL (CITRATE DE)

Sufentanili citras

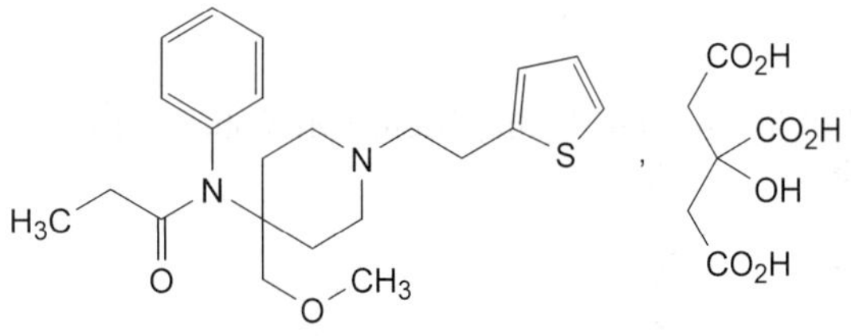

$C_{28}H_{38}N_2O_9S$ M_r 578,7

DÉFINITION

Le citrate de sufentanil contient au minimum 99,0 pour cent et au maximum l'équivalent de 101,0 pour cent de citrate de *N*-[4-(méthoxyméthyl)-1-[2-(2-thiophén-2-yl)éthyl]pipéridin-4-yl]-*N*-phénylpropanamide, calculé par rapport à la substance desséchée.

CARACTÈRES

Poudre blanche ou sensiblement blanche, soluble dans l'eau et dans l'alcool, facilement soluble dans le méthanol.

Le citrate de sufentanil fond en se décomposant vers 140 °C.

IDENTIFICATION

Examinez le citrate de sufentanil par spectrophotométrie d'absorption dans l'infrarouge (*2.2.24*), en comparant avec le *spectre de référence du citrate de sufentanil de la Ph. Eur.*

ESSAI

Aspect de la solution. Dissolvez 0,2 g de citrate de sufentanil dans de l'*eau R* et complétez à 20 ml avec le même solvant. La solution est limpide (*2.2.1*) et incolore (*2.2.2, Procédé II*).

Substances apparentées. Opérez par chromatographie liquide (*2.2.29*).

Solution à examiner. Dissolvez 0,100 g de citrate de sufentanil dans du *méthanol R* et complétez à 10,0 ml avec le même solvant.

Solution témoin (a). Pour la préparation *in situ* du produit de dégradation (impureté E de sufentanil), dissolvez 10 mg de citrate de sufentanil dans 10,0 ml d'*acide chlorhydrique dilué R*. Chauffez à reflux au bain-marie pendant 4 h. Ajoutez 10,0 ml de *solution diluée d'hydroxyde de sodium R*. Evaporez à siccité au bain-marie. Refroidissez et reprenez le résidu dans 10 ml de *méthanol R*. Filtrez.

Solution témoin (b). Prélevez 5,0 ml de solution à examiner et complétez à 100,0 ml avec du *méthanol R*. Prélevez 1,0 ml de solution et complétez à 10,0 ml avec du *méthanol R*.

La chromatographie peut être réalisée en utilisant :

- une colonne d'acier inoxydable, d'une longueur de 0,1 m et d'un diamètre intérieur de 4,6 mm, remplie de *gel de silice octadécylsilylé pour chromatographie R* (3 µm),
- comme phase mobile, à un débit de 1,5 ml/min, les mélanges suivants :

  Phase mobile A. Une solution de *carbonate d'ammonium R* à 5 g/l dans un mélange de 10 volumes de *tétrahydrofurane R* et de 90 volumes d'*eau R*,

  Phase mobile B. Acétonitrile R,

Intervalle (min)	Phase mobile A (pour cent *V/V*)	Phase mobile B (pour cent *V/V*)	Commentaire
0 - 15	90 → 40	10 → 60	gradient linéaire
15 - 20	40	60	élution isocratique
20 - 25	90	10	retour à la composition initiale
20 = 0	90	10	recommencez le gradient

- comme détecteur, un spectrophotomètre réglé à 220 nm.

Equilibrez la colonne pendant 30 min au moins avec de l'*acétonitrile R*, puis avec la composition initiale pendant 5 min au moins.

Ajustez la sensibilité du système de façon que la hauteur du pic principal du chromatogramme obtenu avec 10 µl de solution témoin (b) représente au moins 50 pour cent de l'échelle totale de l'enregistreur.

Injectez 10 µl de solution témoin (a). Lorsque les chromatogrammes sont enregistrés dans les conditions prescrites, les temps de rétention sont de 12 min environ pour l'impureté E de sufentanilet de 13 min environ pour le sufentanil. L'essai n'est valable que si la résolution entre les pics correspondant respectivement au sufentanil et à l'impureté E de sufentanil n'est pas inférieure à 4,0. Si nécessaire, ajustez la concentration en acétonitrile de la phase mobile ou ajustez la durée du gradient linéaire d'élution.

Injectez séparément 10 µl de *méthanol R* comme blanc, 10 µl de solution à examiner et 10 µl de solution témoin (b). S'il apparaît, dans le chromatogramme obtenu avec la solution à examiner, d'autres pics que le pic principal, la surface d'aucun d'entre eux n'est supérieure à celle du pic principal du chromatogramme obtenu avec la solution témoin (b) (0,5 pour cent) et la somme de leur surface n'est pas supérieure à 2 fois la surface du pic principal du chromatogramme obtenu avec la solution témoin (b) (1 pour cent). Ne tenez pas compte d'un pic dû au blanc, des pics dont le temps de rétention relatif par rapport au pic principal est inférieur ou égal à 0,05 ni des pics dont la surface est inférieure à 0,1 fois la surface du pic principal du chromatogramme obtenu avec la solution témoin (b).

Perte à la dessiccation (*2.2.32*). Déterminée sous vide à 60 °C sur 1,000 g de citrate de sufentanil, la perte à la dessiccation n'est pas supérieure à 0,5 pour cent.

DOSAGE

Dissolvez 0,400 g de citrate de sufentanil dans 50 ml d'un mélange de 1 volume d'*acide acétique anhydre R* et de 7 volumes de *méthyléthylcétone R*. Titrez par l'*acide perchlorique 0,1 M* en présence de 0,2 ml de *solution de naphtolbenzéine R*.

1 ml d'*acide perchlorique 0,1 M* correspond à 57,87 mg de $C_{28}H_{38}N_2O_9S$.

CONSERVATION

A l'abri de la lumière.

IMPURETÉS

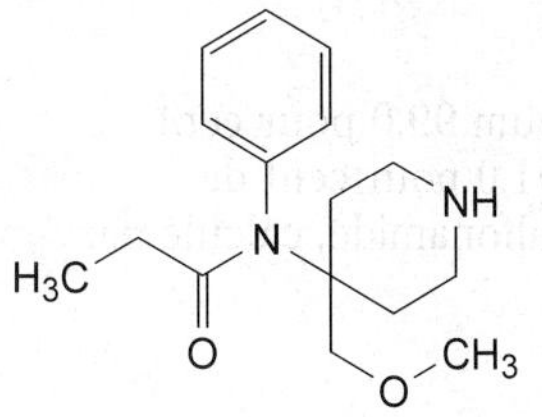

A. *N*-[4-(méthoxyméthyl)pipéridin-4-yl]-*N*-phénylpropanamide,

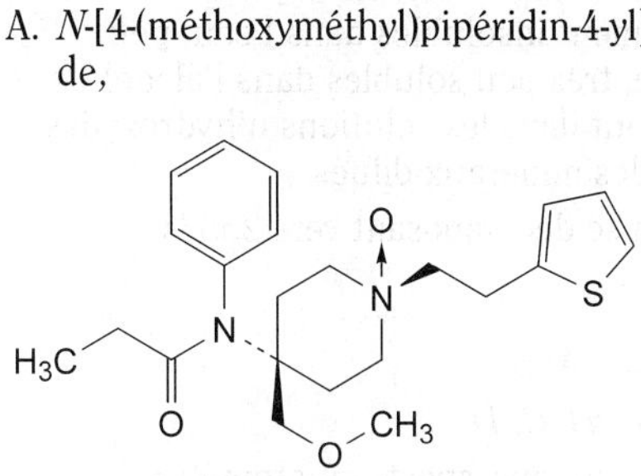

B. 1-oxyde de *cis*-4-(méthoxyméthyl)-4-(phénylpropanoylamino)-1-[2-(thiophén-2-yl)éthyl]pipéridine,

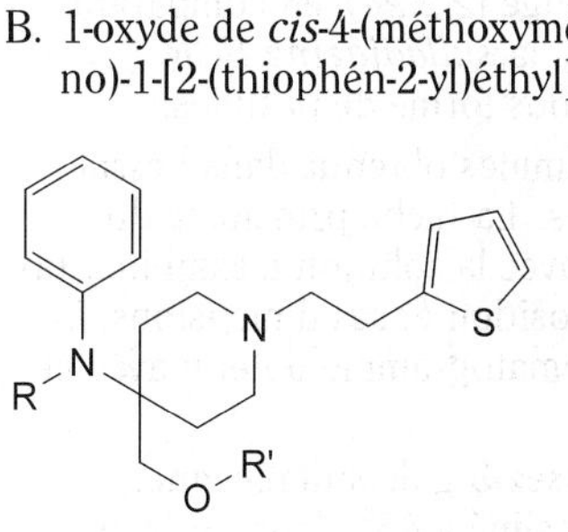

C. R = R′ = H : [4-(phénylamino)-1-[2-(thiophén-2-y)éthyl]pipéridin-4-yl]méthanol,

D. R = CO-CH_3, R′ = CH_3 : *N*-[4-(méthoxyméthyl)-1-[2-(thiophén-2-yl)éthyl]pipéridin-4-yl]-*N*-phénylacétamide,

E. R = H, R′ = CH_3 : 4-(méthoxyméthyl)-*N*-phényl-1-[2-(thiophén-2-yl)éthyl]pipéridin-4-amine,

G. R = R′ = CO-CH_2-CH_3 : propanoate de [4-(phénylpropanoylamino)-1-[2-(thiophén-2-yl)éthyl]pipéridin-4-yl]méthyle,

H. R = CO-CH_2-CH_2-CH_3, R′ = CH_3 : *N*-[4-(méthoxyméthyl)-1-[2-(thiophén-2-yl)éthyl]pipéridin-4-yl]-*N*-phénylbutanamide,

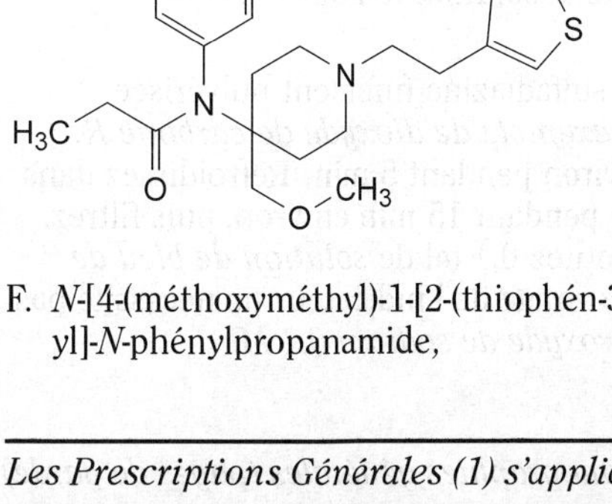

F. *N*-[4-(méthoxyméthyl)-1-[2-(thiophén-3-yl)éthyl]pipéridin-4-yl]-*N*-phénylpropanamide,

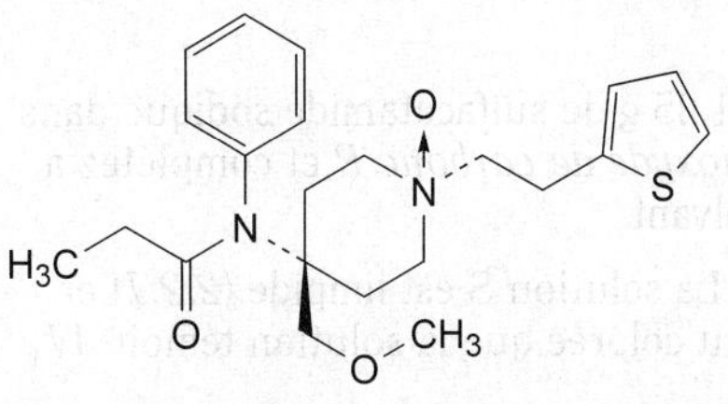

I. 1-oxyde de *trans*-4-(méthoxyméthyl)-4-(phénylpropanoylamino)-1-[2-(thiophén-2-yl)éthyl]pipéridine.

01/2002:0107

SULFACÉTAMIDE SODIQUE

Sulfacetamidum natricum

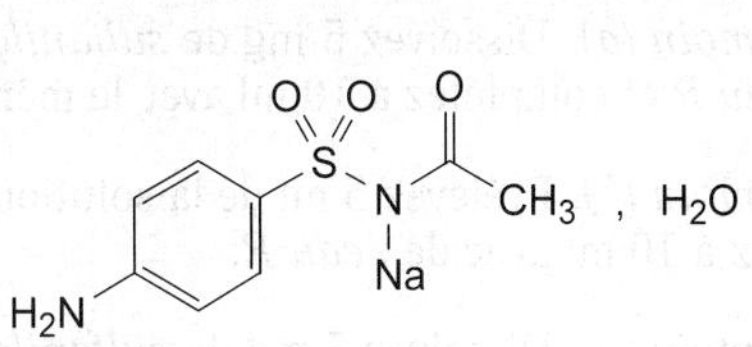

$C_8H_9N_2NaO_3S,H_2O$ M_r 254,2

DÉFINITION

Le sulfacétamide sodique contient au minimum 99,0 pour cent et au maximum l'équivalent de 101,0 pour cent du dérivé sodique de *N*-[(4-aminophényl)sulfonyl]acétamide, calculé par rapport à la substance anhydre.

CARACTÈRES

Poudre cristalline blanche ou blanc jaunâtre, facilement soluble dans l'eau, peu soluble dans l'éthanol, pratiquement insoluble dans l'éther.

IDENTIFICATION

Première identification : B, F.

Seconde identification : A, C, D, E, F.

A. Dissolvez 0,1 g de sulfacétamide sodique dans la *solution tampon phosphate pH 7,0 R* et complétez à 100,0 ml avec la même solution tampon. Prélevez 1,0 ml de la solution et complétez à 100,0 ml avec la *solution tampon phosphate pH 7,0 R*. Examinée de 230 nm à 350 nm (*2.2.25*), la solution présente un maximum d'absorption à 255 nm. Calculée par rapport à la substance anhydre, l'absorbance spécifique au maximum est de 660 à 720.

B. Examinez le sulfacétamide sodique par spectrophotométrie d'absorption dans l'infrarouge (*2.2.24*), en comparant avec le spectre obtenu avec le *sulfacétamide sodique SCR*.

C. Dissolvez 1 g de sulfacétamide sodique dans 10 ml d'*eau R*. Ajoutez 6 ml d'*acide acétique dilué R* et filtrez. Lavez le précipité avec un minimum d'*eau R*, puis desséchez-le à 100-105 °C pendant 4 h. Le point de fusion (*2.2.14*) du précipité est de 181 °C à 185 °C.

D. Dissolvez 0,1 g du précipité obtenu dans l'identification C dans 5 ml d'*alcool R*. Ajoutez 0,2 ml d'*acide sulfurique R* et chauffez. Il se dégage une odeur d'acétate d'éthyle.

E. Dissolvez 1 mg environ du précipité obtenu dans l'identification C dans 1 ml d'*eau R* en chauffant. La solution donne la réaction des amines primaires aromatiques (*2.3.1*) avec formation d'un précipité rouge orangé.

F. La solution S (voir Essai) donne les réactions du sodium (*2.3.1*).

ESSAI

Solution S. Dissolvez 1,25 g de sulfacétamide sodique dans de l'*eau exempte de dioxyde de carbone R* et complétez à 25 ml avec le même solvant.

Aspect de la solution. La solution S est limpide (*2.2.1*) et n'est pas plus fortement colorée que la solution témoin JV_4 (*2.2.2, Procédé II*).

Détermination du pH (*2.2.3*). Le pH de la solution S est de 8,0 à 9,5.

Substances apparentées. Opérez par chromatographie sur couche mince (*2.2.27*) en utilisant une plaque recouverte de *gel de silice HF_{254} R*.

Solution à examiner. Dissolvez 1,5 g de sulfacétamide sodique dans de l'*eau R* et complétez à 15 ml avec le même solvant.

Solution témoin (a). Dissolvez 5 mg de *sulfanilamide R* dans de l'*eau R* et complétez à 10 ml avec le même solvant.

Solution témoin (b). Prélevez 5 ml de la solution témoin (a) et complétez à 10 ml avec de l'*eau R*.

Solution témoin (c). Dissolvez 5 mg de *sulfanilamide R* dans 10 ml de solution à examiner.

Déposez sur la plaque 5 µl de chaque solution. Développez sur un parcours de 15 cm avec un mélange de 10 volumes d'*ammoniaque concentrée R*, de 25 volumes d'*eau R*, de 25 volumes d'*éthanol R* et de 50 volumes de *butanol R*. Laissez sécher la plaque à l'air. Pulvérisez de la *solution de diméthylaminobenzaldéhyde R2*. S'il apparaît d'autres taches que la tache principale dans le chromatogramme obtenu avec la solution à examiner, aucune d'entre elles n'est plus intense que la tache du chromatogramme obtenu avec la solution témoin (a) (0,5 pour cent) et une seule d'entre elles peut être plus intense que la tache du chromatogramme obtenu avec la solution témoin (b) (0,25 pour cent). L'essai n'est valable que si le chromatogramme obtenu avec la solution témoin (c) présente 2 taches nettement séparées.

Sulfates (*2.4.13*). Dissolvez 2,5 g de sulfacétamide sodique dans de l'*eau distillée R* et complétez à 25 ml avec le même solvant. Ajoutez 25 ml d'*acide acétique dilué R*, agitez pendant 30 min et filtrez. 15 ml du filtrat satisfont à l'essai limite des sulfates (200 ppm).

Métaux lourds (*2.4.8*). 12 ml du filtrat obtenu dans l'essai des sulfates satisfont à l'essai limite A des métaux lourds (20 ppm). Préparez le témoin avec la *solution à 1 ppm de plomb (Pb) R*.

Teneur en eau (*2.5.12*). Déterminée par semi-microdosage sur 0,200 g de sulfacétamide sodique, la teneur en eau est de 6,0 pour cent à 8,0 pour cent.

DOSAGE

Dissolvez 0,500 g de sulfacétamide sodique dans un mélange de 50 ml d'*eau R* et de 20 ml d'*acide chlorhydrique dilué R*. Refroidissez la solution dans un bain d'eau glacée. Effectuez le dosage de l'azote aminé primaire aromatique (*2.5.8*). Déterminez le terme de la réaction par électrométrie.

1 ml de *nitrite de sodium 0,1 M* correspond à 23,62 mg de $C_8H_9N_2NaO_3S$.

CONSERVATION

A l'abri de la lumière.

01/2002:0294

SULFADIAZINE

Sulfadiazinum

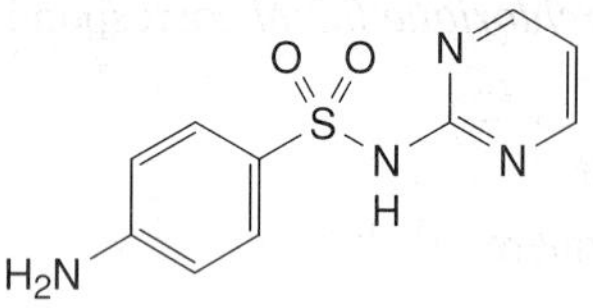

$C_{10}H_{10}N_4O_2S$ M_r 250,3

DÉFINITION

La sulfadiazine contient au minimum 99,0 pour cent et au maximum l'équivalent de 101,0 pour cent de 4-amino-*N*-pyrimidin-2-ylbenzènesulfonamide, calculé par rapport à la substance desséchée.

CARACTÈRES

Poudre cristalline ou cristaux blancs, blanc jaunâtre ou blanc rosâtre, pratiquement insolubles dans l'eau, peu solubles dans l'acétone, très peu solubles dans l'alcool. La sulfadiazine se dissout dans les solutions d'hydroxydes alcalins et dans les acides minéraux dilués.

La sulfadiazine fond en se décomposant vers 255 °C.

IDENTIFICATION

Première identification : A, B.

Seconde identification : B, C, D.

A. Examinez la sulfadiazine par spectrophotométrie d'absorption dans l'infrarouge (*2.2.24*), en comparant avec le spectre obtenu avec la *sulfadiazine SCR*. Examinez les substances sous forme de pastilles.

B. Examinez les chromatogrammes obtenus dans l'essai des substances apparentées. La tache principale du chromatogramme obtenu avec la solution à examiner (a) est semblable quant à sa position et ses dimensions, à la tache principale du chromatogramme obtenu avec la solution témoin (a).

C. Dans un tube sec, introduisez 3 g de sulfadiazine. Plongez le fond du tube, incliné à 45°, dans un bain d'huile de silicone et chauffez vers 270 °C. La substance se décompose et, par sublimation, il se forme un dépôt blanc ou blanc jaunâtre qui, après cristallisation dans le *toluène R* et dessiccation à 100 °C, présente un point de fusion (*2.2.14*) de 123 °C à 127 °C.

D. Dissolvez 5 mg environ de sulfadiazine dans 10 ml d'*acide chlorhydrique 1 M*. Prélevez 1 ml de cette solution et complétez à 10 ml avec de l'*eau R*. La solution, sans addition ultérieure d'acide, donne la réaction des amines primaires aromatiques (*2.3.1*).

ESSAI

Aspect de la solution. Dissolvez 0,8 g de sulfadiazine dans un mélange de 5 ml de *solution d'hydroxyde de sodium diluée R* et de 5 ml d'*eau R*. La solution n'est pas plus fortement colorée que la solution témoin J_5, JB_5 ou JV_5 (*2.2.2, Procédé II*).

Acidité. A 1,25 g de sulfadiazine finement pulvérisée, ajoutez 25 ml d'*eau exempte de dioxyde de carbone R*. Chauffez à 70 °C environ pendant 5 min. Refroidissez dans un bain d'eau glacée pendant 15 min environ, puis filtrez. A 20 ml du filtrat, ajoutez 0,1 ml de *solution de bleu de bromothymol R1*. Le virage de l'indicateur ne nécessite pas plus de 0,2 ml d'*hydroxyde de sodium 0,1 M*.

Monographies Q - Z

Substances apparentées. Opérez par chromatographie sur couche mince (*2.2.27*) en utilisant une plaque recouverte de *gel de silice GF_{254} R*.

Solution à examiner (a). Dissolvez 20 mg de sulfadiazine dans 3 ml d'un mélange de 2 volumes d'*ammoniaque concentrée R* et de 48 volumes de *méthanol R*, puis complétez à 5,0 ml avec le même mélange de solvants.

Solution à examiner (b). Dissolvez 0,10 g de sulfadiazine dans 0,5 ml d'*ammoniaque concentrée R* et complétez à 5,0 ml avec du *méthanol R*. Si la solution n'est pas limpide, chauffez doucement jusqu'à dissolution complète.

Solution témoin (a). Dissolvez 20 mg de *sulfadiazine SCR* dans 3 ml d'un mélange de 2 volumes d'*ammoniaque concentrée R* et de 48 volumes de *méthanol R*, puis complétez à 5,0 ml avec le même mélange de solvants.

Solution témoin (b). Prélevez 1,25 ml de solution à examiner (a) et complétez à 50 ml avec un mélange de 2 volumes d'*ammoniaque concentrée R* et de 48 volumes de *méthanol R*.

Déposez sur la plaque 5 µl de chaque solution. Développez sur un parcours de 15 cm avec un mélange de 3 volumes d'*ammoniaque diluée R1*, de 5 volumes d'*eau R*, de 40 volumes de *nitrométhane R* et de 50 volumes de *dioxane R*. Séchez la plaque à 100-105 °C. Examinez en lumière ultraviolette à 254 nm. S'il apparaît d'autres taches que la tache principale dans le chromatogramme obtenu avec la solution à examiner (b), aucune d'entre elles n'est plus intense que la tache du chromatogramme obtenu avec la solution témoin (b) (0,5 pour cent).

Métaux lourds (*2.4.8*). 1,0 g de sulfadiazine satisfait à l'essai limite D des métaux lourds (20 ppm). Préparez le témoin avec 2 ml de *solution à 10 ppm de plomb (Pb) R*.

Perte à la dessiccation (*2.2.32*). Déterminée à l'étuve à 100-105 °C sur 1,00 g de sulfadiazine, la perte à la dessiccation n'est pas supérieure à 0,5 pour cent.

Cendres sulfuriques (*2.4.14*). Déterminé sur 1,0 g de sulfadiazine, le taux des cendres sulfuriques n'est pas supérieur à 0,1 pour cent.

DOSAGE

Dissolvez 0,200 g de sulfadiazine dans un mélange de 20 ml d'*acide chlorhydrique dilué R* et de 50 ml d'*eau R*, puis laissez refroidir la solution dans de l'eau glacée. Effectuez le dosage de l'azote aminé primaire aromatique (*2.5.8*) en déterminant le terme de la réaction par électrométrie.

1 ml de *nitrite de sodium 0,1 M* correspond à 25,03 mg de $C_{10}H_{10}N_4O_2S$.

CONSERVATION

A l'abri de la lumière.

01/2002:0295

SULFADIMIDINE

Sulfadimidinum

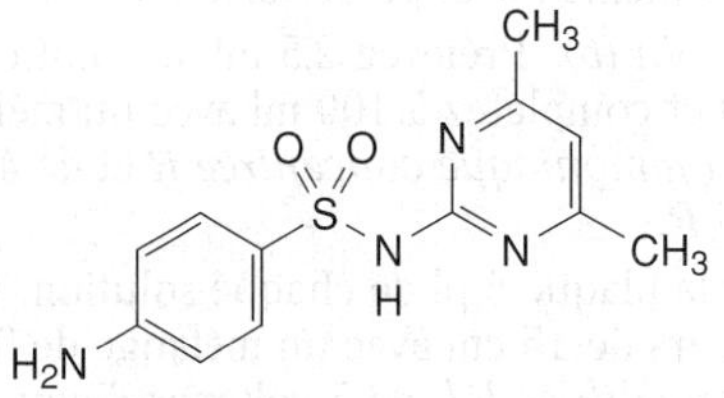

$C_{12}H_{14}N_4O_2S$ M_r 278,3

DÉFINITION

La sulfadimidine contient au minimum 99,0 pour cent et au maximum l'équivalent de 101,0 pour cent de 4-amino-*N*-(4,6-diméthylpyrimidin-2-yl)benzènesulfonamide, calculé par rapport à la substance desséchée.

CARACTÈRES

Poudre ou cristaux blancs ou sensiblement blancs, très peu solubles dans l'eau et dans l'éther, solubles dans l'acétone, peu solubles dans l'alcool. La sulfadimidine se dissout dans les solutions d'hydroxydes alcalins et dans les acides minéraux dilués.

La sulfadimidine fond en se décomposant vers 197 °C.

IDENTIFICATION

Première identification : A, B.

Seconde identification : B, C, D.

A. Examinez la sulfadimidine par spectrophotométrie d'absorption dans l'infrarouge (*2.2.24*), en comparant avec le spectre obtenu avec la *sulfadimidine SCR*. Examinez les substances sous forme de pastilles.

B. Examinez les chromatogrammes obtenus dans l'essai des substances apparentées. La tache principale du chromatogramme obtenu avec la solution à examiner (a) est semblable quant à sa position et ses dimensions, à la tache principale du chromatogramme obtenu avec la solution témoin (a).

C. Dans un tube sec, introduisez 3 g de sulfadimidine. Plongez le fond du tube, incliné à 45°, dans un bain d'huile de silicone et chauffez vers 270 °C. La substance se décompose et, par sublimation, il se forme un dépôt blanc ou blanc jaunâtre qui, après cristallisation dans le *toluène R* et dessiccation à 100 °C, présente un point de fusion (*2.2.14*) de 150 °C à 154 °C.

D. Dissolvez 5 mg environ de sulfadimidine dans 10 ml d'*acide chlorhydrique 1 M*. Prélevez 1 ml de cette solution et complétez à 10 ml avec de l'*eau R*. La solution, sans addition ultérieure d'acide, donne la réaction des amines primaires aromatiques (*2.3.1*).

ESSAI

Aspect de la solution. Dissolvez 0,5 g de sulfadimidine dans un mélange de 5 ml de *solution d'hydroxyde de sodium diluée R* et de 5 ml d'*eau R*. La solution n'est pas plus fortement colorée que la solution témoin J_5, JB_5 ou JV_5 (*2.2.2, Procédé II*).

Acidité. A 1,25 g de sulfadimidine finement pulvérisée, ajoutez 25 ml d'*eau exempte de dioxyde de carbone R*. Chauffez à 70 °C environ pendant 5 min. Refroidissez dans un bain d'eau glacée pendant 15 min environ, puis filtrez. A 20 ml du filtrat, ajoutez 0,1 ml de *solution de bleu de bromothymol R1*. Le virage de l'indicateur ne nécessite pas plus de 0,2 ml d'*hydroxyde de sodium 0,1 M*.

Substances apparentées. Opérez par chromatographie sur couche mince (*2.2.27*) en utilisant une plaque recouverte de *gel de silice GF_{254} R*.

Solution à examiner (a). Dissolvez 20 mg de sulfadimidine dans 3 ml d'un mélange de 2 volumes d'*ammoniaque concentrée R* et de 48 volumes de *méthanol R*, puis complétez à 5,0 ml avec le même mélange de solvants.

Solution à examiner (b). Dissolvez 0,10 g de sulfadimidine dans 0,5 ml d'*ammoniaque concentrée R* et complétez à 5,0 ml avec du *méthanol R*. Si la solution n'est pas limpide, chauffez doucement jusqu'à dissolution complète.

Monographies Q - Z

Solution témoin (a). Dissolvez 20 mg de *sulfadimidine SCR* dans 3 ml d'un mélange de 2 volumes d'*ammoniaque concentrée R* et de 48 volumes de *méthanol R*, puis complétez à 5,0 ml avec le même mélange de solvants.

Solution témoin (b). Prélevez 1,25 ml de solution à examiner (a) et complétez à 50 ml avec un mélange de 2 volumes d'*ammoniaque concentrée R* et de 48 volumes de *méthanol R*.

Déposez sur la plaque 5 µl de chaque solution. Développez sur un parcours de 15 cm avec un mélange de 3 volumes d'*ammoniaque diluée R1*, de 5 volumes d'*eau R*, de 40 volumes de *nitrométhane R* et de 50 volumes de *dioxane R*. Séchez la plaque à 100-105 °C. Examinez en lumière ultraviolette à 254 nm. S'il apparaît d'autres taches que la tache principale dans le chromatogramme obtenu avec la solution à examiner (b), aucune d'entre elles n'est plus intense que la tache du chromatogramme obtenu avec la solution témoin (b) (0,5 pour cent).

Métaux lourds (*2.4.8*). 1,0 g de sulfadimidine satisfait à l'essai limite D des métaux lourds (20 ppm). Préparez le témoin avec 2 ml de *solution à 10 ppm de plomb (Pb) R*.

Perte à la dessiccation (*2.2.32*). Déterminée à l'étuve à 100-105 °C sur 1,00 g de sulfadimidine, la perte à la dessiccation n'est pas supérieure à 0,5 pour cent.

Cendres sulfuriques (*2.4.14*). Déterminé sur 1,0 g de sulfadimidine, le taux des cendres sulfuriques n'est pas supérieur à 0,1 pour cent.

DOSAGE

Dissolvez 0,250 g de sulfadimidine dans un mélange de 20 ml d'*acide chlorhydrique dilué R* et de 50 ml d'*eau R*, puis laissez refroidir la solution dans de l'eau glacée. Effectuez le dosage de l'azote aminé primaire aromatique (*2.5.8*) en déterminant le terme de la réaction par électrométrie.

1 ml de *nitrite de sodium 0,1 M* correspond à 27,83 mg de $C_{12}H_{14}N_4O_2S$.

CONSERVATION

A l'abri de la lumière.

Monographies Q - Z

01/2002:0740

SULFADOXINE

Sulfadoxinum

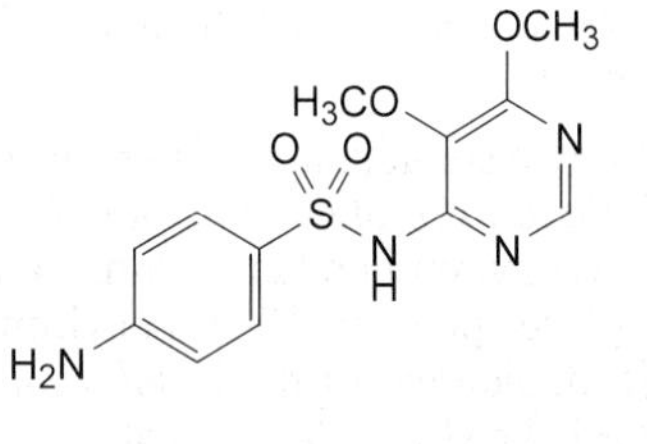

$C_{12}H_{14}N_4O_4S$ M_r 310,3

DÉFINITION

La sulfadoxine contient au minimum 99,0 pour cent et au maximum l'équivalent de 101,0 pour cent de 4-amino-*N*-(5,6-diméthoxypyrimidin-4-yl)benzènesulfonamide, calculé par rapport à la substance desséchée.

CARACTÈRES

Poudre cristalline ou cristaux, blancs ou blanc-jaune, très peu solubles dans l'eau, peu solubles dans l'alcool et dans le méthanol, pratiquement insolubles dans l'éther. La sulfadoxine se dissout dans les solutions d'hydroxydes alcalins et dans les acides minéraux dilués.

La sulfadoxine fond en se décomposant vers 198 °C.

IDENTIFICATION

Première identification : A, C.

Seconde identification : B, C, D.

A. Examinez la sulfadoxine par spectrophotométrie d'absorption dans l'infrarouge (*2.2.24*), en comparant avec le spectre obtenu avec la *sulfadoxine SCR*. Examinez les substances sous forme de pastilles.

B. Examinez les chromatogrammes obtenus dans l'essai des substances apparentées. La tache principale du chromatogramme obtenu avec la solution à examiner (b) est semblable quant à sa position et ses dimensions à la tache principale du chromatogramme obtenu avec la solution témoin (a).

C. Dissolvez 0,5 g de sulfadoxine dans 1 ml d'une solution d'*acide sulfurique R* à 40 pour cent *V/V* et chauffez doucement. Continuez le chauffage jusqu'à l'apparition d'un précipité cristallin (2 min environ). Laissez refroidir. Ajoutez 10 ml de *solution diluée d'hydroxyde de sodium R*. Refroidissez à nouveau. Agitez la solution pendant 5 min avec 25 ml d'*éther R*. Séparez la couche éthérée, séchez-la sur du *sulfate de sodium anhydre R* et filtrez. Évaporez l'éther au bain-marie. Le point de fusion du résidu (*2.2.14*) est de 80 °C à 82 °C ou de 90 °C à 92 °C.

D. Dissolvez 5 mg environ de sulfadoxine dans 10 ml d'*acide chlorhydrique 1 M*. Prélevez 1 ml de solution et complétez à 10 ml avec de l'*eau R*. La solution, sans acidification ultérieure, donne la réaction des amines primaires aromatiques (*2.3.1*).

ESSAI

Aspect de la solution. Dissolvez 1,0 g de sulfadoxine dans un mélange de 5 ml de *solution diluée d'hydroxyde de sodium R* et de 5 ml d'*eau R*. La solution n'est pas plus fortement colorée que la solution témoin J_5, JB_5 ou JV_5 (*2.2.2, Procédé II*).

Acidité. A 1,25 g de sulfadoxine finement pulvérisée, ajoutez 25 ml d'*eau exempte de dioxyde de carbone R*. Chauffez à 70 °C pendant 5 min. Refroidissez dans un bain d'eau glacée pendant 15 min environ, puis filtrez. A 20 ml du filtrat, ajoutez 0,1 ml de *solution de bleu de bromothymol R1*. Le virage de l'indicateur ne nécessite pas plus de 0,2 ml d'*hydroxyde de sodium 0,1 M*.

Substances apparentées. Opérez par chromatographie sur couche mince (*2.2.27*) en utilisant une plaque recouverte de *gel de silice GF_{254} R*.

Solution à examiner (a). Dissolvez 0,10 g de sulfadoxine dans 3 ml d'un mélange de 2 volumes d'*ammoniaque concentrée R* et de 48 volumes de *méthanol R* et complétez à 5 ml avec le même mélange de solvants.

Solution à examiner (b). Prélevez 1 ml de solution à examiner (a) et complétez à 5 ml avec un mélange de 2 volumes d'*ammoniaque concentrée R* et de 48 volumes de *méthanol R*.

Solution témoin (a). Dissolvez 20 mg de *sulfadoxine SCR* dans 3 ml d'un mélange de 2 volumes d'*ammoniaque concentrée R* et de 48 volumes de *méthanol R* et complétez à 5 ml avec le même mélange de solvants.

Solution témoin (b). Prélevez 2,5 ml de solution à examiner (b) et complétez à 100 ml avec un mélange de 2 volumes d'*ammoniaque concentrée R* et de 48 volumes de *méthanol R*.

Déposez sur la plaque 5 µl de chaque solution. Développez sur un parcours de 15 cm avec un mélange de 3 volumes d'*ammoniaque diluée R1*, de 5 volumes d'*eau R*, de 40 volumes de *nitrométhane R* et de 50 volumes de *dioxane R*. Séchez la plaque à 100-105 °C. Examinez en lumière ultraviolette à 254 nm. S'il apparaît d'autres taches que la tache principale dans le chromatogramme obtenu avec la solution à examiner (a), aucune d'entre elles n'est plus intense que la tache du chromatogramme obtenu avec la solution témoin (b) (0,5 pour cent).

Métaux lourds (*2.4.8*). 1,0 g de sulfadoxine satisfait à l'essai limite D des métaux lourds (20 ppm). Préparez le témoin avec 2 ml de *solution à 10 ppm de plomb (Pb) R*.

Perte à la dessiccation (*2.2.32*). Déterminée à l'étuve à 100-105 °C sur 1,000 g de sulfadoxine, la perte à la dessiccation n'est pas supérieure à 0,5 pour cent.

Cendres sulfuriques (*2.4.14*). Déterminé sur 1,0 g de sulfadoxine, le taux des cendres sulfuriques n'est pas supérieur à 0,1 pour cent.

DOSAGE

Effectuez le dosage de l'azote aminé primaire aromatique (*2.5.8*) sur 0,250 g de sulfadoxine. Déterminez le terme de la réaction par électrométrie.

1 ml de *nitrite de sodium 0,1 M* correspond à 31,03 mg de $C_{12}H_{14}N_4O_4S$.

CONSERVATION

A l'abri de la lumière.

01/2002:0741

SULFAFURAZOL

Sulfafurazolum

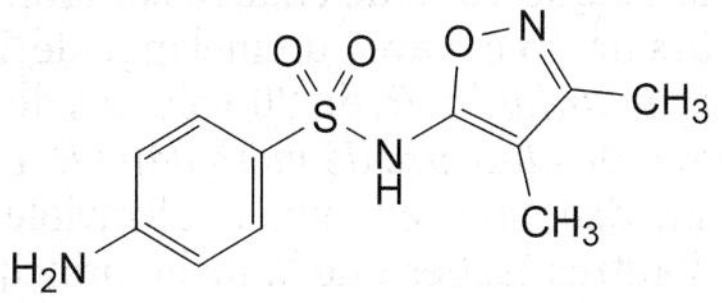

$C_{11}H_{13}N_3O_3S$ M_r 267,3

DÉFINITION

Le sulfafurazol contient au minimum 99,0 pour cent et au maximum l'équivalent de 101,0 pour cent de 4-amino-*N*-(3,4-diméthylisoxazol-5-yl)benzènesulfonamide, calculé par rapport à la substance desséchée.

CARACTÈRES

Poudre cristalline ou cristaux blancs ou blanc-jaune, pratiquement insolubles dans l'eau, assez solubles dans l'alcool, peu solubles dans le chlorure de méthylène et dans l'éther. Le sulfafurazol se dissout dans les solutions d'hydroxydes alcalins et dans les acides minéraux dilués.

Le sulfafurazol fond en se décomposant vers 197 °C.

IDENTIFICATION

Première identification : A, C.

Seconde identification : B, C, D.

A. Examinez le sulfafurazol par spectrophotométrie d'absorption dans l'infrarouge (*2.2.24*), en comparant avec le spectre obtenu avec le *sulfafurazol SCR*. Examinez les substances sous forme de pastilles.

B. Examinez les chromatogrammes obtenus dans l'essai des substances apparentées. La tache principale du chromatogramme obtenu avec la solution à examiner (b) est semblable quant à sa position et ses dimensions à la tache principale du chromatogramme obtenu avec la solution témoin (a).

C. A 0,5 g de sulfafurazol, ajoutez 1 ml d'une solution d'*acide sulfurique R* à 40 pour cent *V/V* et chauffez sur une petite flamme pour dissoudre. Continuez à chauffer jusqu'à l'apparition d'un précipité cristallin (2 min environ). Laissez refroidir. Ajoutez 10 ml de *solution diluée d'hydroxyde de sodium R*. Refroidissez. Agitez la solution avec 25 ml d'*éther R* pendant 5 min. Séparez la couche éthérée et séchez-la sur du *sulfate de sodium anhydre R*. Filtrez et évaporez le solvant en chauffant au bain-marie. Le point de fusion du résidu (*2.2.14*) est de 119 °C à 123 °C.

D. Dissolvez 5 mg environ de sulfafurazol dans 10 ml d'*acide chlorhydrique 1 M*. Prélevez 1 ml de solution et complétez à 10 ml avec de l'*eau R*. La solution, sans addition ultérieure d'acide, donne la réaction des amines primaires aromatiques (*2.3.1*).

ESSAI

Aspect de la solution. Dissolvez 0,4 g de sulfafurazol dans un mélange de 5 ml de *solution diluée d'hydroxyde de sodium R* et de 5 ml d'*eau R*, en chauffant légèrement si nécessaire. La solution n'est pas plus fortement colorée que la solution témoin J_6, JB_6 ou JV_6 (*2.2.2, Procédé II*).

Acidité. A 1,25 g de sulfafurazol finement pulvérisé, ajoutez 25 ml d'*eau exempte de dioxyde de carbone R*. Chauffez à 70 °C pendant 5 min. Refroidissez dans de l'eau glacée pendant 15 min environ, puis filtrez. A 20 ml du filtrat, ajoutez 0,1 ml de *solution de bleu de bromothymol R1*. Le virage de l'indicateur ne nécessite pas plus de 0,2 ml d'*hydroxyde de sodium 0,1 M*.

Substances apparentées. Opérez par chromatographie sur couche mince (*2.2.27*) en utilisant une plaque recouverte de *gel de silice* GF_{254} *R*.

Solution à examiner (a). Dissolvez 0,10 g de sulfafurazol dans 3 ml d'un mélange de 2 volumes d'*ammoniaque concentrée R* et de 48 volumes de *méthanol R*, puis complétez à 5 ml avec le même mélange de solvants.

Solution à examiner (b). Prélevez 1 ml de solution à examiner (a) et complétez à 5 ml avec un mélange de 2 volumes d'*ammoniaque concentrée R* et de 48 volumes de *méthanol R*.

Solution témoin (a). Dissolvez 20 mg de *sulfafurazol SCR* dans 3 ml d'un mélange de 2 volumes d'*ammoniaque concentrée R* et de 48 volumes de *méthanol R*, puis complétez à 5 ml avec le même mélange de solvants.

Solution témoin (b). Prélevez 1,25 ml de solution à examiner (b) et complétez à 50 ml avec un mélange de 2 volumes d'*ammoniaque concentrée R* et de 48 volumes de *méthanol R*.

Déposez sur la plaque 5 µl de chaque solution. Développez sur un parcours de 15 cm avec un mélange de 1 volume d'*ammoniaque concentrée R*, de 25 volumes de *méthanol R* et de 75 volumes de *chlorure de méthylène R*. Séchez la plaque à 100-105 °C. Examinez en lumière ultraviolette à 254 nm. S'il apparaît d'autres taches que la tache principale dans le chromatogramme obtenu avec la solution à examiner (a), aucune d'entre elles n'est plus intense que la tache du chromatogramme obtenu avec la solution témoin (b) (0,5 pour cent).

Métaux lourds (*2.4.8*). 1,0 g de sulfafurazol satisfait à l'essai limite D des métaux lourds (20 ppm). Préparez le témoin avec 2 ml de *solution à 10 ppm de plomb (Pb) R*.

Perte à la dessiccation (*2.2.32*). Déterminée à l'étuve à 100-105 °C sur 1,000 g de sulfafurazol, la perte à la dessiccation n'est pas supérieure à 0,5 pour cent.

Monographies Q - Z

Cendres sulfuriques (*2.4.14*). Déterminé sur 1,0 g de sulfafurazol, le taux des cendres sulfuriques n'est pas supérieur à 0,1 pour cent.

DOSAGE

Dissolvez 0,200 g de sulfafurazol dans 50 ml d'*acétone R*. Titrez par l'*hydroxyde de tétrabutylammonium 0,1 M* en présence d'une solution de *bleu de thymol R* à 4 g/l dans le *méthanol R*.

1 ml d'*hydroxyde de tétrabutylammonium 0,1 M* correspond à 26,73 mg de $C_{11}H_{13}N_3O_3S$.

CONSERVATION

A l'abri de la lumière.

01/2002:1476

SULFAGUANIDINE

Sulfaguanidinum

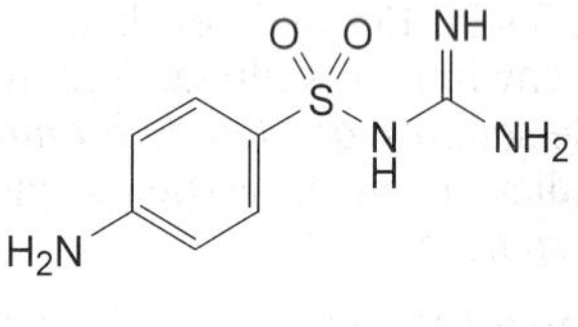

$C_7H_{10}N_4O_2S$ M_r 214,3

DÉFINITION

La sulfaguanidine contient au minimum 99,0 pour cent et au maximum l'équivalent de 101,0 pour cent de (4-aminophénylsulfonyl)guanidine, calculé par rapport à la substance desséchée.

CARACTÈRES

Poudre cristalline fine, blanche ou sensiblement blanche, très peu soluble dans l'eau, peu soluble dans l'acétone, très peu soluble dans l'alcool, pratiquement insoluble dans le chlorure de méthylène. La sulfaguanidine se dissout dans les solutions diluées d'acides minéraux.

IDENTIFICATION

Première identification : A, B.

Seconde identification : A, C, D, E.

A. Le point de fusion (*2.2.14*) de la sulfaguanidine préalablement desséchée est de 189 °C à 193 °C.

B. Examinez la sulfaguanidine par spectrophotométrie d'absorption dans l'infrarouge (*2.2.24*), en comparant avec le spectre obtenu avec la *sulfaguanidine SCR*.

C. Examinez les chromatogrammes obtenus dans l'essai des substances apparentées. La tache principale du chromatogramme obtenu avec la solution à examiner (b) est semblable quant à sa position et ses dimensions à la tache principale du chromatogramme obtenu avec la solution témoin (a).

D. Mettez 5 mg environ de sulfaguanidine en suspension dans 10 ml d'*acide chlorhydrique 1 M*. Prélevez 1 ml de solution et complétez à 10 ml avec de l'*eau R*. La solution, sans autre addition d'acide, donne la réaction des amines primaires aromatiques (*2.3.1*).

E. Dissolvez 0,1 g de sulfaguanidine dans 2 ml d'*eau R* et ajoutez 1 ml de *solution d'α-naphtol R* et 2 ml d'un mélange à volumes égaux d'*eau R* et de *solution concentrée d'hypochlorite de sodium R*. Il se développe une coloration rouge.

ESSAI

Solution S. A 2,5 g de sulfaguanidine, ajoutez 40 ml d'*eau exempte de dioxyde de carbone R*. Chauffez à 70 °C environ pendant 5 min. Refroidissez en agitant dans un bain d'eau glacée pendant 15 min environ, filtrez et complétez à 50 ml avec de l'*eau exempte de dioxyde de carbone R*.

Acidité. A 20 ml de solution S, ajoutez 0,1 ml de *solution de bleu de bromothymol R1*. Le virage de l'indicateur ne nécessite pas plus de 0,2 ml d'*hydroxyde de sodium 0,1 M*.

Substances apparentées. Opérez par chromatographie sur couche mince (*2.2.27*) en utilisant une *plaque au gel de silice GF_{254} pour CCM R*.

Solution à examiner (a). Dissolvez 50 mg de sulfaguanidine dans de l'*acétone R* et complétez à 5 ml avec le même solvant.

Solution à examiner (b). Prélevez 2 ml de solution à examiner (a) et complétez à 10 ml avec de l'*acétone R*.

Solution témoin (a). Dissolvez 10 mg de *sulfaguanidine SCR* dans de l'*acétone R* et complétez à 5 ml avec le même solvant.

Solution témoin (b). Prélevez 5 ml de la solution à examiner (b) et complétez à 200 ml avec de l'*acétone R*.

Solution témoin (c). Prélevez 5 ml de solution témoin (b) et complétez à 10 ml avec de l'*acétone R*.

Solution témoin (d). Dissolvez 10 mg de *sulfanilamide R* dans la solution à examiner (b) et complétez à 5 ml avec la même solution.

Déposez sur la plaque 10 µl de chaque solution. Développez sur un parcours de 15 cm avec un mélange de 10 volumes d'*acide formique anhydre R*, de 20 volumes de *méthanol R* et de 70 volumes de *chlorure de méthylène R*. Laissez sécher la plaque à l'air. Examinez en lumière ultraviolette à 254 nm. S'il apparaît d'autres taches que la tache principale dans le chromatogramme obtenu avec la solution à examiner (a), aucune d'entre elles n'est plus intense que la tache du chromatogramme obtenu avec la solution témoin (b) (0,5 pour cent) et une seule d'entre elles peut être plus intense que la tache du chromatogramme obtenu avec la solution témoin (c) (0,25 pour cent). L'essai n'est valable que si le chromatogramme obtenu avec la solution témoin (d) présente 2 taches principales nettement séparées.

Métaux lourds (*2.4.8*). 12 ml de solution S satisfont à l'essai limite F des métaux lourds (20 ppm). Préparez le témoin avec la *solution à 1 ppm de plomb (Pb) R*.

Perte à la dessiccation (*2.2.32*). Déterminée àl'étuve à 100-105 °C sur 1,000 g de sulfaguanidine, la perte à la dessiccation n'est pas supérieure à 8,0 pour cent.

Cendres sulfuriques (*2.4.14*). Déterminé sur 1,0 g de sulfaguanidine, le taux des cendres sulfuriques n'est pas supérieur à 0,1 pour cent.

DOSAGE

Dissolvez 0,175 g de sulfaguanidine dans 50 ml d'*acide chlorhydrique dilué R* et laissez refroidir la solution dans de l'eau glacée. Effectuez le dosage de l'azote aminé primaire aromatique (*2.5.8*). Déterminez le point de fin de titrage par électrométrie.

1 ml de *nitrite de sodium 0,1 M* correspond à 21,42 mg de $C_7H_{10}N_4O_2S$.

CONSERVATION

A l'abri de la lumière.

IMPURETÉS

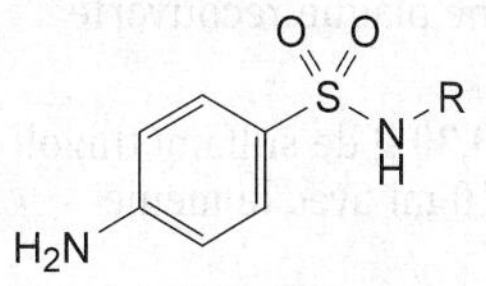

A. R = H : 4-aminobenzènesulfonamide (sulfanilamide),

B. R = $CO\text{-}NH_2$: *N*-[(4-aminophényl)sulfonyl]urée (sulfacarbamide).

01/2002:0358

SULFAMÉRAZINE

Sulfamerazinum

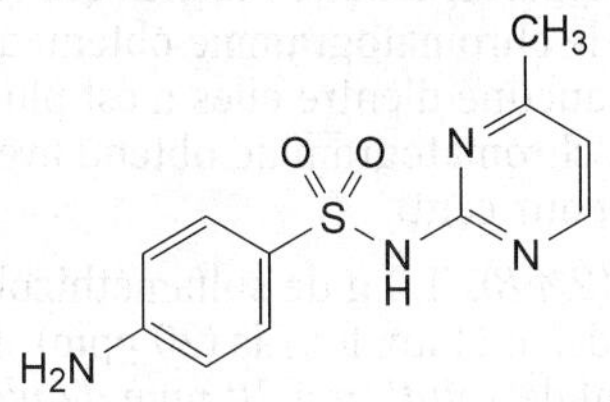

$C_{11}H_{12}N_4O_2S$ M_r 264,3

DÉFINITION

La sulfamérazine contient au minimum 99,0 pour cent et au maximum l'équivalent de 101,0 pour cent de 4-amino-*N*-(4-méthyl-2-pyrimidinyl)benzènesulfonamide, calculé par rapport à la substance desséchée.

CARACTÈRES

Poudre cristalline ou cristaux blancs, blanc-jaune ou blanc-rose, très peu solubles dans l'eau, assez solubles dans l'acétone, peu solubles dans l'alcool, très peu solubles dans le chlorure de méthylène. La sulfamérazine se dissout dans les solutions d'hydroxydes alcalins et dans les acides minéraux dilués.

La sulfamérazine fond en se décomposant vers 235 °C.

IDENTIFICATION

Première identification : A, B.

Seconde identification : B, C, D.

A. Examinez la sulfamérazine par spectrophotométrie d'absorption dans l'infrarouge (*2.2.24*), en comparant avec le spectre obtenu avec la *sulfamérazine SCR*. Examinez les substances sous forme de pastilles.

B. Examinez les chromatogrammes obtenus dans l'essai des substances apparentées. La tache principale du chromatogramme obtenu avec la solution à examiner (b) est semblable quant à sa position, sa coloration et ses dimensions à la tache principale du chromatogramme obtenu avec la solution témoin (a).

C. Dans un tube sec, introduisez 3 g de sulfamérazine. Plongez le fond du tube incliné à 45° environ, dans un bain d'huile de silicone et chauffez à 270 °C environ. La substance se décompose en formant par sublimation un dépôt blanc ou blanc-jaune qui, après cristallisation dans le *toluène R* et dessiccation à 100 °C, présente un point de fusion (*2.2.14*) de 157 °C à 161 °C.

D. Dissolvez 20 mg environ de sulfamérazine dans 0,5 ml d'*acide chlorhydrique dilué R* et ajoutez 1 ml d'*eau R*. La solution donne, sans autre addition d'acide, la réaction des amines primaires aromatiques (*2.3.1*).

ESSAI

Aspect de la solution. Dissolvez 0,8 g de sulfamérazine dans un mélange de 5 ml de *solution diluée d'hydroxyde de sodium R* et de 5 ml d'*eau R*. La solution n'est pas plus fortement colorée que la solution témoin J_4, JB_4 ou JV_4 (*2.2.2, Procédé II*).

Acidité. Chauffez à 70 °C environ pendant 5 min, 1,25 g de sulfamérazine finement pulvérisée dans 40 ml d'*eau exempte de dioxyde de carbone R*. Refroidissez dans un bain d'eau glacée pendant 15 min environ, puis filtrez. A 20 ml du filtrat, ajoutez 0,1 ml de *solution de bleu de bromothymol R1*. Le virage de l'indicateur ne nécessite pas plus de 0,2 ml d'*hydroxyde de sodium 0,1 M*.

Substances apparentées. Opérez par chromatographie sur couche mince (*2.2.27*) en utilisant une plaque recouverte de *gel de silice GF_{254} R*.

Solution à examiner (a). Dissolvez 0,10 g de sulfamérazine dans 3 ml d'un mélange de 2 volumes d'*ammoniaque concentrée R* et de 48 volumes de *méthanol R*, puis complétez à 5 ml avec le même mélange de solvants.

Solution à examiner (b). Prélevez 1 ml de solution à examiner (a) et complétez à 10 ml avec un mélange de 2 volumes d'*ammoniaque concentrée R* et de 48 volumes de *méthanol R*.

Solution témoin (a). Dissolvez 10 mg de *sulfamérazine SCR* dans 3 ml d'un mélange de 2 volumes d'*ammoniaque concentrée R* et de 48 volumes de *méthanol R*, puis complétez à 5 ml avec le même mélange de solvants.

Solution témoin (b). Prélevez 2,5 ml de solution à examiner (b) et complétez à 50 ml avec un mélange de 2 volumes d'*ammoniaque concentrée R* et de 48 volumes de *méthanol R*.

Déposez sur la plaque 5 µl de chaque solution. Développez sur un parcours de 15 cm avec un mélange de 3 volumes d'*ammoniaque diluée R1*, de 5 volumes d'*eau R*, de 40 volumes de *nitrométhane R* et de 50 volumes de *dioxane R*. Desséchez la plaque à 100-105 °C. Examinez en lumière ultraviolette à 254 nm. S'il apparaît d'autres taches que la tache principale dans le chromatogramme obtenu avec la solution à examiner (a), aucune d'entre elles n'est plus intense que la tache du chromatogramme obtenu avec la solution témoin (b) (0,5 pour cent).

Métaux lourds (*2.4.8*). 1,0 g de sulfamérazine satisfait à l'essai limite C des métaux lourds (20 ppm). Préparez le témoin avec 2 ml de *solution témoin à 10 ppm de plomb (Pb) R*.

Perte à la dessiccation (*2.2.32*). Déterminée à l'étuve à 100-105 °C sur 1,000 g de sulfamérazine, la perte à la dessiccation n'est pas supérieure à 0,5 pour cent.

Cendres sulfuriques (*2.4.14*). Déterminé sur 1,0 g de sulfamérazine, le taux des cendres sulfuriques n'est pas supérieur à 0,1 pour cent.

DOSAGE

Dissolvez 0,2500 g de sulfamérazine dans un mélange de 20 ml d'*acide chlorhydrique dilué R* et de 50 ml d'*eau R*, puis refroidissez la solution dans de l'eau glacée. Effectuez le dosage de l'azote aminé primaire aromatique (*2.5.8*) en déterminant le terme de la réaction par électrométrie.

1 ml de *nitrite de sodium 0,1 M* correspond à 26,43 mg de $C_{11}H_{12}N_4O_2S$.

CONSERVATION

A l'abri de la lumière.

Monographies Q - Z

01/2002:0637

SULFAMÉTHIZOL

Sulfamethizolum

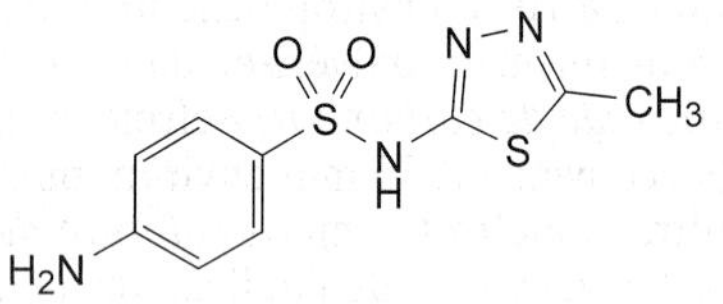

$C_9H_{10}N_4O_2S_2$ M_r 270,3

DÉFINITION

Le sulfaméthizol contient au minimum 99,0 pour cent et au maximum l'équivalent de 101,0 pour cent de 4-amino-*N*-(5-méthyl-1,3,4-thiadiazole-2-yl)benzènesulfonamide, calculé par rapport à la substance desséchée.

CARACTÈRES

Poudre cristalline ou cristaux, blancs ou blanc-jaune, très peu solubles dans l'eau, solubles dans l'acétone, assez solubles dans l'alcool, très peu solubles dans l'éther. Le sulfaméthizol se dissout dans les solutions diluées d'hydroxydes alcalins et dans les acides minéraux dilués.

Le sulfaméthizol fond vers 210 °C.

IDENTIFICATION

Première identification : A, B.

Seconde identification : B, C, D.

A. Examinez le sulfaméthizol par spectrophotométrie d'absorption dans l'infrarouge (*2.2.24*), en comparant avec le spectre obtenu avec le *sulfaméthizol SCR*. Examinez les substances sous forme de pastilles.

B. Examinez les chromatogrammes obtenus dans l'essai des substances apparentées. La tache principale du chromatogramme obtenu avec la solution à examiner (b) est semblable quant à sa position et ses dimensions à la tache principale du chromatogramme obtenu avec la solution témoin (a).

C. Dissolvez 50 mg de sulfaméthizol dans 4 ml de *méthanol R* et ajoutez 0,2 ml d'une solution d'*acétate de cuivre R* à 40 g/l. Il se forme un précipité vert-jaune floconneux qui se colore ensuite en vert foncé.

D. Dissolvez 5 mg environ de sulfaméthizol dans de l'*acide chlorhydrique 1 M* et complétez à 10 ml avec le même acide. Prélevez 1 ml de solution et complétez à 10 ml avec de l'*eau R*. La solution, sans acidification ultérieure, donne la réaction des amines primaires aromatiques (*2.3.1*).

ESSAI

Aspect de la solution. Dissolvez 1,0 g de sulfaméthizol dans un mélange de 5 ml de *solution diluée d'hydroxyde de sodium R* et de 5 ml d'*eau R*. La solution n'est pas plus fortement colorée que la solution témoin J_5, JB_5 ou JV_5 (*2.2.2, Procédé II*).

Acidité. A 1,25 g de sulfaméthizol, ajoutez 25 ml d'*eau exempte de dioxyde de carbone R*. Chauffez à 70 °C environ pendant 5 min. Refroidissez dans de l'eau glacée pendant 15 min environ, puis filtrez. A 20 ml du filtrat, ajoutez 0,1 ml de *solution de bleu de bromothymol R1*. Le virage de l'indicateur ne nécessite pas plus de 0,5 ml d'*hydroxyde de sodium 0,1 M*.

Substances apparentées. Opérez par chromatographie sur couche mince (*2.2.27*) en utilisant une plaque recouverte de *gel de silice* GF_{254} *R*.

Solution à examiner (a). Dissolvez 0,30 g de sulfaméthizol dans de l'*acétone R* et complétez à 10 ml avec le même solvant.

Solution à examiner (b). Prélevez 1 ml de solution à examiner (a) et complétez à 10 ml avec de l'*acétone R*.

Solution témoin (a). Dissolvez 30 mg de *sulfaméthizol SCR* dans de l'*acétone R* et complétez à 10 ml avec le même solvant.

Solution témoin (b). Prélevez 1 ml de solution à examiner (b) et complétez à 20 ml avec de l'*acétone R*.

Déposez sur la plaque 2 µl de chaque solution. Développez sur un parcours de 15 cm avec un mélange de 15 volumes de *méthanol R* et de 80 volumes de *chloroforme R*. Séchez la plaque à 100-105 °C. Examinez en lumière ultraviolette à 254 nm. S'il apparaît d'autres taches que la tache principale dans le chromatogramme obtenu avec la solution à examiner (a), aucune d'entre elles n'est plus intense que la tache du chromatogramme obtenu avec la solution témoin (b) (0,5 pour cent).

Métaux lourds (*2.4.8*). 1,0 g de sulfaméthizol satisfait à l'essai limite D des métaux lourds (20 ppm). Préparez le témoin avec 2 ml de *solution à 10 ppm de plomb (Pb) R*.

Perte à la dessiccation (*2.2.32*). Déterminée à l'étuve à 100-105 °C sur 1,000 g de sulfaméthizol, la perte à la dessiccation n'est pas supérieure à 0,5 pour cent.

Cendres sulfuriques (*2.4.14*). Déterminé sur 1,0 g de sulfaméthizol, le taux des cendres sulfuriques n'est pas supérieur à 0,1 pour cent.

DOSAGE

Effectuez le dosage de l'azote primaire aromatique (*2.5.8*) sur 0,2500 g de sulfaméthizol. Déterminez le point de fin de titrage par électrométrie.

1 ml de *nitrite de sodium 0,1 M* correspond à 27,03 mg de $C_9H_{10}N_4O_2S_2$.

CONSERVATION

A l'abri de la lumière.

01/2002:0108

SULFAMÉTHOXAZOLE

Sulfamethoxazolum

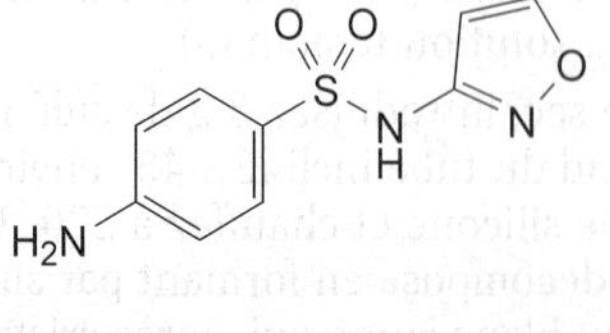

$C_{10}H_{11}N_3O_3S$ M_r 253,3

DÉFINITION

Le sulfaméthoxazole contient au minimum 99,0 pour cent et au maximum l'équivalent de 101,0 pour cent de 4-amino-*N*-(5-méthyl-3-isoxazolyl)benzènesulfonamide, calculé par rapport à la substance desséchée.

Monographies Q - Z

CARACTÈRES

Poudre cristalline, blanche ou sensiblement blanche, pratiquement insoluble dans l'eau, facilement soluble dans l'acétone, assez soluble dans l'alcool, peu soluble dans l'éther. Le sulfaméthoxazole se dissout dans les solutions diluées d'hydroxyde de sodium.

IDENTIFICATION

Première identification : A, B.

Seconde identification : A, C, D.

A. Le point de fusion (*2.2.14*) du sulfaméthoxazole est de 169 °C à 172 °C.

B. Examinez le sulfaméthoxazole par spectrophotométrie d'absorption dans l'infrarouge (*2.2.24*), en comparant avec le spectre obtenu avec le *sulfaméthoxazole SCR*.

C. Examinez les chromatogrammes obtenus dans l'essai des substances apparentées. La tache principale du chromatogramme obtenu avec la solution à examiner (b) est semblable quant à sa position et ses dimensions à la tache principale du chromatogramme obtenu avec la solution témoin (a).

D. Dissolvez 5 mg environ de sulfaméthoxazole dans 10 ml d'*acide chlorhydrique 1 M*. Prélevez 1 ml de solution et complétez à 10 ml avec de l'*eau R*. La solution, sans addition ultérieure d'acide, donne la réaction des amines primaires aromatiques (*2.3.1*).

ESSAI

Aspect de la solution. Dissolvez 1,0 g de sulfaméthoxazole dans un mélange de 5 ml de *solution diluée d'hydroxyde de sodium R* et de 5 ml d'*eau R*. La solution n'est pas plus fortement colorée que la solution témoin J_5, JB_5 ou JV_5 (*2.2.2, Procédé II*).

Acidité. A 1,25 g de sulfaméthoxazole finement pulvérisé, ajoutez 25 ml d'*eau R*. Chauffez à 70 °C pendant 5 min. Refroidissez dans de l'eau glacée pendant 15 min environ et filtrez. A 20 ml du filtrat, ajoutez 0,1 ml de *solution de bleu de bromothymol R1*. Le virage de l'indicateur ne nécessite pas plus de 0,3 ml d'*hydroxyde de sodium 0,1 M*.

Substances apparentées. Opérez par chromatographie sur couche mince (*2.2.27*) en utilisant une plaque recouverte de *gel de silice* GF_{254} *R*.

Solution à examiner (a). Dissolvez 0,10 g de sulfaméthoxazole dans 3 ml d'un mélange de 2 volumes d'*ammoniaque concentrée R* et de 48 volumes de *méthanol R* et complétez à 5 ml avec le même mélange de solvants.

Solution à examiner (b). Prélevez 1 ml de solution à examiner (a) et complétez à 5 ml avec un mélange de 2 volumes d'*ammoniaque concentrée R* et de 48 volumes de *méthanol R*.

Solution témoin (a). Dissolvez 20 mg de *sulfaméthoxazole SCR* dans 3 ml d'un mélange de 2 volumes d'*ammoniaque concentrée R* et de 48 volumes de *méthanol R* et complétez à 5 ml avec le même mélange de solvants.

Solution témoin (b). Prélevez 1,25 ml de solution à examiner (b) et complétez à 50 ml avec un mélange de 2 volumes d'*ammoniaque concentrée R* et de 48 volumes de *méthanol R*.

Déposez séparément sur la plaque 5 µl de chaque solution. Développez sur un parcours de 15 cm avec un mélange de 3 volumes d'*ammoniaque diluée R1*, de 5 volumes d'*eau R*, de 40 volumes de *nitrométhane R* et de 50 volumes de *dioxane R*. Séchez la plaque à 100-105 °C. Examinez en lumière ultraviolette à 254 nm. S'il apparaît d'autres taches que la tache principale dans le chromatogramme obtenu avec la solution à examiner (a), aucune d'entre elles n'est plus intense que la tache du chromatogramme obtenu avec la solution témoin (b) (0,5 pour cent).

Métaux lourds (*2.4.8*). 1,0 g de sulfaméthoxazole satisfait à l'essai limite D des métaux lourds (20 ppm). Préparez le témoin avec 2 ml de *solution à 10 ppm de plomb (Pb) R*.

Perte à la dessiccation (*2.2.32*). Déterminée à l'étuve à 100-105 °C sur 1,000 g de sulfaméthoxazole, la perte à la dessiccation n'est pas supérieure à 0,5 pour cent.

Cendres sulfuriques (*2.4.14*). Déterminé sur 1,0 g de sulfaméthoxazole, le taux des cendres sulfuriques n'est pas supérieur à 0,1 pour cent.

DOSAGE

Effectuez le dosage de l'azote aminé primaire aromatique (*2.5.8*) sur 0,2000 g de sulfaméthoxazole. Déterminez le terme de la réaction par électrométrie.

1 ml de *nitrite de sodium 0,1 M* correspond à 25,33 mg de $C_{10}H_{11}N_3O_3S$.

CONSERVATION

A l'abri de la lumière.

01/2002:0638

SULFAMÉTHOXYPYRIDAZINE POUR USAGE VÉTÉRINAIRE

Sulfamethoxypyridazinum ad usum veterinarium

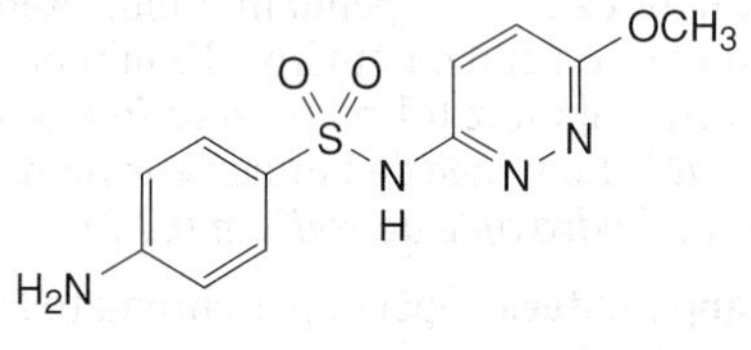

$C_{11}H_{12}N_4O_3S$ M_r 280,3

DÉFINITION

La sulfaméthoxypyridazine pour usage vétérinaire contient au minimum 99,0 pour cent et au maximum l'équivalent de 101,0 pour cent de 4-amino-*N*-(6-méthoxypyridazin-3-yl)benzènesulfonamide, calculé par rapport à la substance desséchée.

CARACTÈRES

Poudre cristalline, blanche ou légèrement jaunâtre, se colorant lentement à la lumière, pratiquement insoluble dans l'eau, assez soluble dans l'acétone, peu soluble dans l'alcool, très peu soluble dans le chlorure de méthylène. La sulfaméthoxypyridazine pour usage vétérinaire se dissout dans les solutions d'hydroxydes alcalins et dans les acides minéraux dilués.

La sulfaméthoxypyridazine pour usage vétérinaire fond en se décomposant vers 180 °C.

IDENTIFICATION

Première identification : A, B.

Seconde identification : B, C, D.

A. Examinez la substance à examiner par spectrophotométrie d'absorption dans l'infrarouge (*2.2.24*), en comparant avec le spectre obtenu avec la *sulfaméthoxypyridazine SCR*. Examinez les substances sous forme de pastilles.

Monographies Q - Z

B. Examinez les chromatogrammes obtenus dans l'essai des substances apparentées. La tache principale du chromatogramme obtenu avec la solution à examiner (b) est semblable quant à sa position et ses dimensions à la tache principale du chromatogramme obtenu avec la solution témoin (a).

C. Dissolvez 0,5 g de substance à examiner dans 1 ml d'une solution d'*acide sulfurique R* à 40 pour cent *V/V* et chauffez doucement. Continuez le chauffage jusqu'à l'apparition d'un précipité cristallin (environ 2 min). Refroidissez, ajoutez 10 ml de *solution diluée d'hydroxyde de sodium R* et refroidissez de nouveau. Agitez la solution avec 25 ml d'*éther R* pendant 5 min. Séparez la couche éthérée, séchez-la sur du *sulfate de sodium anhydre R* et filtrez. Evaporez l'éther au bain-marie. Le résidu huileux obtenu devient cristallin en refroidissant ; si nécessaire, frottez la paroi du récipient avec une baguette de verre. Le point de fusion (*2.2.14*) du résidu est de 102 °C à 106 °C.

D. Dissolvez environ 5 mg de substance à examiner dans 10 ml d'*acide chlorhydrique 1 M*. Prélevez 1 ml de solution et complétez à 10 ml avec de l'*eau R*. La solution, sans addition ultérieure d'acide, donne la réaction des amines primaires aromatiques (*2.3.1*).

ESSAI

Aspect de la solution. Dissolvez 1,0 g de substance à examiner dans un mélange de 10 ml d'*hydroxyde de sodium 1 M* et de 15 ml d'*eau R*. La solution est limpide (*2.2.1*) et n'est pas plus fortement colorée que la solution témoin J_4 ou JB_4 (*2.2.2, Procédé II*).

Acidité. A 1,25 g de substance à examiner finement pulvérisée, ajoutez 25 ml d'*eau exempte de dioxyde de carbone R*. Chauffez à 70 °C pendant 5 min. Refroidissez dans de l'eau glacée pendant environ 15 min et filtrez. A 20 ml du filtrat, ajoutez 0,1 ml de *solution de bleu de bromothymol R1*. Le virage de l'indicateur ne nécessite pas plus de 0,5 ml d'*hydroxyde de sodium 0,1 M*.

Substances apparentées. Opérez par chromatographie sur couche mince (*2.2.27*) en utilisant une *plaque au gel de silice GF_{254} pour CCM R*.

Solution à examiner (a). Dissolvez 0,10 g de substance à examiner dans de l'*acétone R* et complétez à 5 ml avec le même solvant.

Solution à examiner (b). Prélevez 1 ml de solution à examiner (a) et complétez à 10 ml avec de l'*acétone R*.

Solution témoin (a). Dissolvez 20 mg de *sulfaméthoxypyridazine SCR* dans de l'*acétone R* et complétez à 10 ml avec le même solvant.

Solution témoin (b). Prélevez 2,5 ml de solution à examiner (b) et complétez à 50 ml avec de l'*acétone R*.

Déposez séparément sur la plaque 5 µl de chaque solution. Développez sur un parcours de 15 cm avec un mélange de 1 volume d'*ammoniaque diluée R1*, de 9 volumes d'*eau R*, de 30 volumes de *2-propanol R* et de 50 volumes d'*acétate d'éthyle R*. Séchez la plaque à 100-105 °C. Examinez en lumière ultraviolette à 254 nm. S'il apparaît d'autres taches que la tache principale dans le chromatogramme obtenu avec la solution à examiner (a), aucune d'entre elles n'est plus intense que la tache du chromatogramme obtenu avec la solution témoin (b) (0,5 pour cent).

Métaux lourds (*2.4.8*). 1,0 g de substance à examiner satisfait à l'essai limite D des métaux lourds (20 ppm). Préparez le témoin avec 2 ml de *solution à 10 ppm de plomb (Pb) R*.

Perte à la dessiccation (*2.2.32*). Déterminée à l'étuve à 100-105 °C sur 1,000 g de substance à examiner, la perte à la dessiccation n'est pas supérieure à 0,5 pour cent.

Cendres sulfuriques (*2.4.14*). Déterminé sur 1,0 g de substance à examiner, le taux des cendres sulfuriques n'est pas supérieur à 0,1 pour cent.

DOSAGE

Effectuez le dosage de l'azote aminé primaire aromatique (*2.5.8*) sur 0,2500 g de substance à examiner. Déterminez le terme de la réaction par électrométrie.

1 ml de *nitrite de sodium 0,1 M* correspond à 28,03 mg de $C_{11}H_{12}N_4O_3S$.

CONSERVATION

A l'abri de la lumière.

01/2002:1571

SULFANILAMIDE

Sulfanilamidum

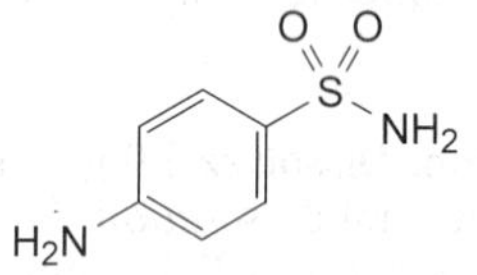

$C_6H_8N_2O_2S$ M_r 172,2

DÉFINITION

Le sulfanilamide contient au minimum 99,0 pour cent et au maximum l'équivalent de 101,0 pour cent de 4-aminobenzènesulfonamide, calculé par rapport à la substance desséchée.

CARACTÈRES

Poudre fine ou cristaux, blancs à blanc-jaune, peu solubles dans l'eau, facilement solubles dans l'acétone, assez solubles dans l'alcool, pratiquement insolubles dans le chlorure de méthylène. Le sulfanilamide se dissout dans les solutions d'hydroxydes alcalins et dans les acides minéraux dilués.

IDENTIFICATION

Première identification : B.

Seconde identification : A, C, D.

A. Le point de fusion (*2.2.14*) du sulfanilamide est de 164,5 °C à 166,0 °C.

B. Examinez le sulfanilamide par spectrophotométrie d'absorption dans l'infrarouge (*2.2.24*), en comparant avec le spectre obtenu avec le *sulfanilamide SCR*. Examinez les substances sous forme de pastilles.

C. Examinez les chromatogrammes obtenus dans l'essai des substances apparentées. La tache principale du chromatogramme obtenu avec la solution à examiner (a) est semblable quant à sa position et ses dimensions, à la tache principale du chromatogramme obtenu avec la solution témoin (a).

D. Dissolvez environ 5 mg de sulfanilamide dans 10 ml d'*acide chlorhydrique 1 M*. Prélevez 1 ml de solution et complétez à 10 ml avec de l'*eau R*. La solution, sans addition ultérieure d'acide, donne la réaction des amines primaires aromatiques (*2.3.1*).

Monographies Q - Z

ESSAI

Solution S. A 2,5 g de sulfanilamide, ajoutez 50 ml d'*eau exempte de dioxyde de carbone R*. Chauffez à 70 °C environ pendant 5 min. Refroidissez en agitant dans un bain d'eau glacée pendant 15 min environ. Filtrez.

Acidité. A 20 ml de solution S, ajoutez 0,1 ml de solution de *bleu de bromothymol R1*. Le virage de l'indicateur ne nécessite pas plus de 0,2 ml d'*hydroxyde de sodium 0,1 M*.

Substances apparentées. Opérez par chromatographie sur couche mince (*2.2.27*) en utilisant une *plaque au gel de silice F_{254} pour CCM R*.

Solution à examiner (a). Dissolvez 20 mg de sulfanilamide dans 3 ml d'un mélange de 2 volumes d'*ammoniaque concentrée R* et de 48 volumes de *méthanol R*, et complétez à 5 ml avec le même mélange de solvants.

Solution à examiner (b). Dissolvez 0,10 g de sulfanilamide dans 0,5 ml d'*ammoniaque concentrée R* et complétez à 5 ml avec du *méthanol R*. Si la solution n'est pas limpide, chauffez doucement jusqu'à dissolution complète.

Solution témoin (a). Dissolvez 20 mg de *sulfanilamide SCR* dans 3 ml d'un mélange de 2 volumes d'*ammoniaque concentrée R* et de 48 volumes de *méthanol R*, et complétez à 5 ml avec le même mélange de solvants.

Solution témoin (b). Prélevez 1,25 ml de solution à examiner (a) et complétez à 50 ml avec un mélange de 2 volumes d'*ammoniaque concentrée R* et de 48 volumes de *méthanol R*.

Solution témoin (c). Dissolvez 20 mg de sulfanilamide et 20 mg de *sulfamérazine SCR* dans 3 ml d'un mélange de 2 volumes d'*ammoniaque concentrée R* et de 48 volumes de *méthanol R*, et complétez à 5 ml avec le même mélange de solvants.

Déposez sur la plaque 5 µl de chaque solution. Développez sur un parcours correspondant aux deux tiers de la hauteur de la plaque avec un mélange de 3 volumes d'*ammoniaque diluée R1*, de 5 volumes d'*eau R*, de 40 volumes de *nitrométhane R* et de 50 volumes de *dioxane R*. Séchez la plaque à 100-105 °C. Examinez en lumière ultraviolette à 254 nm. S'il apparaît d'autres taches que la tache principale dans le chromatogramme obtenu avec la solution à examiner (b), aucune d'entre elles n'est plus intense que la tache du chromatogramme obtenu avec la solution témoin (b) (0,5 pour cent). L'essai n'est valable que si le chromatogramme obtenu avec la solution témoin (c) présente 2 taches principales nettement séparées.

Métaux lourds (*2.4.8*). 12 ml de solution S satisfont à l'essai limite A des métaux lourds (20 ppm). Préparez le témoin avec la *solution à 1 ppm de plomb (Pb) R*.

Perte à la dessiccation (*2.2.32*). Déterminée à l'étuve à 100-105 °C sur 1,000 g de sulfanilamide, la perte à la dessiccation n'est pas supérieure à 0,5 pour cent.

Cendres sulfuriques (*2.4.14*). Déterminé sur 1,0 g de sulfanilamide, le taux des cendres sulfuriques n'est pas supérieur à 0,1 pour cent.

DOSAGE

Effectuez le dosage de l'azote aminé primaire aromatique (*2.5.8*) sur 0,140 g de sulfanilamide. Déterminez le terme de la réaction par électrométrie.

1 ml de *nitrite de sodium 0,1 M* correspond à 17,22 mg de $C_6H_8N_2O_2S$.

CONSERVATION

A l'abri de la lumière.

01/2002:0863

SULFASALAZINE

Sulfasalazinum

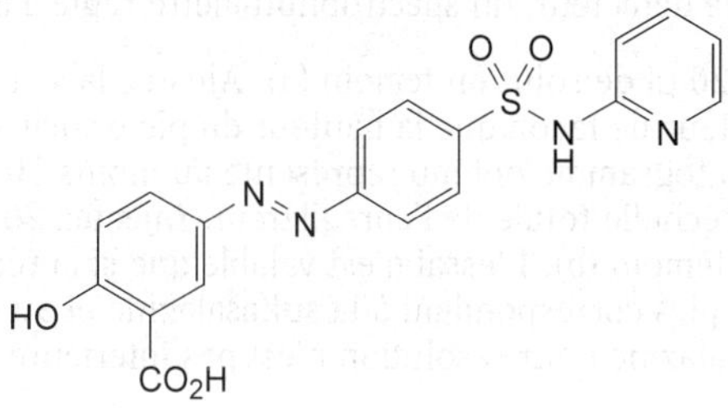

$C_{18}H_{14}N_4O_5S$ M_r 398,4

DÉFINITION

La sulfasalazine contient au minimum 97,0 pour cent et au maximum l'équivalent de 101,5 pour cent d'acide 2-hydroxy-5-[2-[4-(pyridin-2-ylsulfamoyl)phényl]diazényl]benzoïque, calculé par rapport à la substance desséchée.

CARACTÈRES

Poudre fine, jaune brillant ou jaune-brun, pratiquement insoluble dans l'eau, très peu soluble dans l'alcool, pratiquement insoluble dans le chlorure de méthylène. La sulfasalazine se dissout dans les solutions diluées d'hydroxydes alcalins.

IDENTIFICATION

Examinez la sulfasalazine par spectrophotométrie d'absorption dans l'infrarouge (*2.2.24*), en comparant avec le spectre obtenu avec la *sulfasalazine SCR*. Examinez les substances sous forme de pastilles.

ESSAI

Substances apparentées. Opérez par chromatographie liquide (*2.2.29*).

Solution à examiner. Dissolvez 25,0 mg de sulfasalazine dans de l'*ammoniaque diluée R3* et complétez à 25,0 ml avec le même solvant.

Solution témoin (a). Prélevez 1,0 ml de solution à examiner et complétez à 100,0 ml avec de l'*ammoniaque diluée R3*.

Solution témoin (b). Dissolvez 1,0 mg de *dérivé de sulfasalazine pour résolution SCR* dans 10,0 ml de solution témoin (a). Prélevez 1,0 ml de cette solution et complétez à 10,0 ml avec la solution témoin (a).

La chromatographie peut être réalisée en utilisant :

- une colonne d'acier inoxydable d'une longueur de 0,25 m long et d'un diamètre intérieur de 4,6 mm, remplie de *gel de silice octadécylsilylé pour chromatographie R* (5 µm),
- comme phase mobile, à un débit de 1 ml/min :

  Phase mobile A. Dans une fiole jaugée de 1000 ml, dissolvez 1,13 g de *phosphate monosodique R* et 2,5 g d'*acétate de sodium R* dans 900 ml d'*eau R*. Ajustez à pH 4,8 avec de l'*acide acétique glacial R* et complétez à 1000 ml avec de l'*eau R*,

  Phase mobile B. Mélangez 1 volume de phase mobile A et 4 volumes de *méthanol R*,

Intervalle (min)	Phase mobile A (pour cent *V/V*)	Phase mobile B (pour cent *V/V*)	Commentaire
0 - 15	60 → 45	40 → 55	gradient linéaire
15 - 25	45	55	isocratique
25 - 60	45 → 0	55 → 100	gradient linéaire
60 - 65	0	100	isocratique
65 - 67	0 → 60	100 → 40	retour à la composition initiale
67 - 77	60	40	rééquilibrage

– comme détecteur, un spectrophotomètre réglé à 320 nm.

Injectez 20 µl de solution témoin (a). Ajustez la sensibilité du détecteur de façon que la hauteur du pic principal dans le chromatogramme obtenu représente au moins 50 pour cent de l'échelle totale de l'enregistreur. Injectez 20 µl de solution témoin (b). L'essai n'est valable que si la résolution entre les pics correspondant à la sulfasalazine et au dérivé de sulfasalazine pour résolution n'est pas inférieure à 3,0.

Injectez 20 µl de solution à examiner et 20 µl de solution témoin (a). Lorsque les chromatogrammes sont enregistrés dans les conditions prescrites, les temps de rétention approximatifs relatifs à la sulfasalazine sont les suivants :

impureté A	2,00
impureté B	1,85
impureté C	0,80
impureté D	1,90
impureté E	1,63
impureté F	0,85
impureté G	1,39
impureté H	0,16
impureté I	0,28

S'il apparaît d'autres pics que le pic principal dans le chromatogramme obtenu avec la solution à examiner, la surface d'aucun d'entre eux n'est supérieure à celle du pic principal du chromatogramme obtenu avec la solution témoin (a) (1 pour cent) et la somme de leur surface n'est pas supérieure à 4 fois la surface du pic principal du chromatogramme obtenu avec la solution témoin (a) (4 pour cent). Ne tenez pas compte des pics dont le temps de rétention est inférieur à 6 min (qui correspondent à l'acide salicylique et à la sulfapyridine) et de ceux dont la surface est inférieure à 0,05 fois la surface du pic principal du chromatogramme obtenu avec la solution témoin (a).

Acide salicylique et sulfapyridine. Opérez par chromatographie liquide (*2.2.29*).

Solution à examiner. Dissolvez 25,0 mg de sulfasalazine dans de l'*ammoniaque diluée R3* et complétez à 25,0 ml avec le même solvant.

Solution témoin (a). Dissolvez 5,0 mg d'*acide salicylique R* et 5,0 mg de *sulfapyridine SCR* dans de l'*ammoniaque diluée R3* et complétez à 10,0 ml avec le même solvant.

Solution témoin (b). Prélevez 2,0 ml de *solution témoin (a)* et complétez à 100,0 ml avec de l'*ammoniaque diluée R3.*

La chromatographie peut être réalisée en utilisant :

– une colonne d'acier inoxydable d'une longueur de 0,25 m et d'un diamètre intérieur de 4,6 mm, remplie de *gel de silice octadécylsilylé pour chromatographie R* (5 µm),

– comme phase mobile, à un débit de 1 ml/min un mélange de 70 volumes de phase mobile A (décrite dans l'essai des substances apparentées) et de 30 volumes de phase mobile B (décrite dans l'essai des substances apparentées),

– comme détecteur, un spectrophotomètre réglé à 300 nm.

Injectez 20 µl de solution témoin (b). Ajustez la sensibilité du système de façon que la hauteur des pics principaux du chromatogramme obtenu représente au moins 50 pour cent de l'échelle totale de l'enregistreur. Lorsque le chromatogramme est enregistré dans les conditions prescrites, les temps de rétention sont de 6 min environ pour l'acide salicylique et de 7 min environ pour la sulfapyridine. L'essai n'est valable que si la résolution entre les pics correspondant à l'acide salicylique et à la sulfapyridine n'est pas inférieure à 2.

Injectez 20 µl de solution à examiner et 20 µl de solution témoin (b). Continuez la chromatographie pendant 10 min. Dans le chromatogramme obtenu avec la solution à examiner, la surface du pic correspondant à l'acide salicylique n'est pas supérieure à 0,5 fois la surface du premier pic du chromatogramme obtenu avec la solution témoin (b) (0,5 pour cent) et le pic correspondant à la sulfapyridine n'est pas supérieur à 0,5 fois la surface du second pic du chromatogramme obtenu avec la solution témoin (b) (0,5 pour cent). Ne tenez pas compte des pics dont la surface est inférieure à 0,05 fois la surface du pic principal du chromatogramme obtenu avec la solution témoin (b).

Chlorures (*2.4.4*). A 1,25 g de sulfasalazine, ajoutez 50 ml d'*eau distillée R.* Chauffez à 70 °C environ pendant 5 min. Refroidissez et filtrez. A 20 ml du filtrat, ajoutez 1 ml d'*acide nitrique R,* laissez reposer pendant 5 min et filtrez jusqu'à obtention d'une solution limpide. 15 ml du filtrat satisfont à l'essai limite des chlorures (140 ppm).

Sulfates (*2.4.13*). A 20 ml du filtrat préparé dans l'essai des chlorures, ajoutez 1 ml d'*acide chlorhydrique dilué R,* laissez reposer pendant 5 min et filtrez. 15 ml du filtrat satisfont à l'essai limite des sulfates (400 ppm).

Métaux lourds (*2.4.8*). 2,0 g de sulfasalazine satisfont à l'essai limite D des métaux lourds (10 ppm). Préparez le témoin en utilisant 2 ml de *solution à 10 ppm de plomb (Pb) R.*

Perte à la dessiccation (*2.2.32*). Déterminée à l'étuve à 100-105 °C pendant 2 h sur 1,000 g de sulfasalazine, la perte à la dessiccation n'est pas supérieure à 1,0 pour cent.

Cendres sulfuriques (*2.4.14*). Déterminé sur 1,0 g de sulfasalazine, le taux des cendres sulfuriques n'est pas supérieur à 0,5 pour cent.

DOSAGE

Dissolvez 0,150 g de sulfasalazine dans de l'*hydroxyde de sodium 0,1 M* et complétez à 100,0 ml avec le même solvant. Transférez 5,0 ml de solution dans une fiole jaugée de 1000 ml contenant environ 750 ml d'*eau R.* Ajoutez 20,0 ml d'*acide acétique 0,1 M* et complétez à 1000,0 ml avec de l'*eau R.* Préparez simultanément et dans les mêmes conditions une solution témoin avec 0,150 g de *sulfasalazine SCR.* Mesurez l'absorbance (*2.2.25*) des 2 solutions au maximum à 359 nm.

Calculez la teneur en $C_{18}H_{14}N_4O_5S$ à partir des absorbances mesurées et de la concentration des solutions.

CONSERVATION

A l'abri de la lumière.

IMPURETÉS

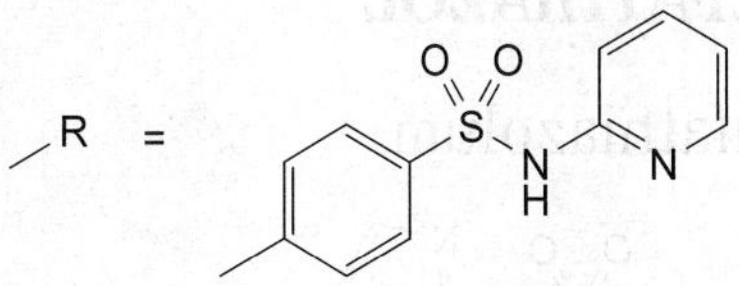

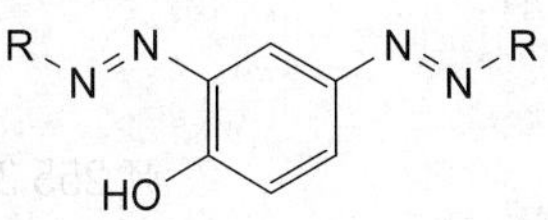

A. 4,4′-[(4-hydroxy-1,3-phénylène)bis(diazènediyl)]bis[*N*-(pyridin-2-yl)benzènesulfonamide],

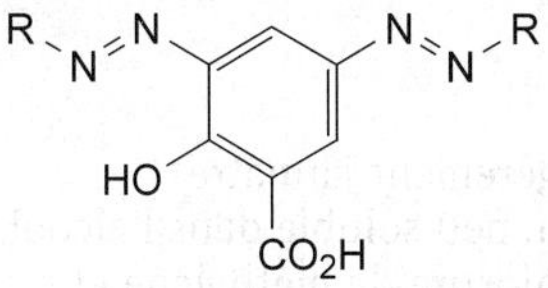

B. acide 2-hydroxy-3,5-bis[2-[4-(pyridin-2-ylsulfamoyl)phényl]diazényl]benzoïque,

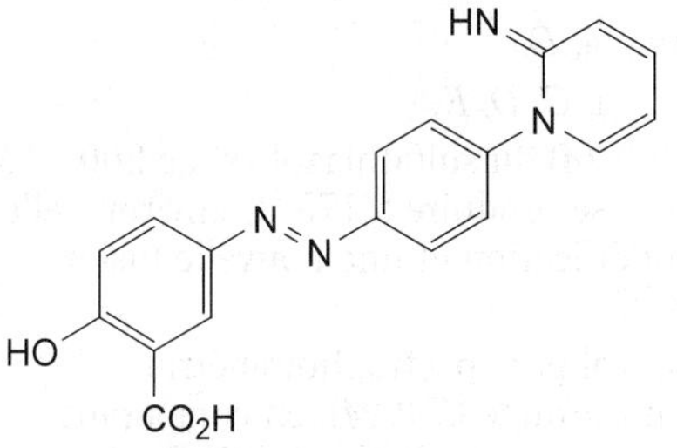

C. acide 2-hydroxy-5-[2-[4-(2-iminopyridin-1(2*H*)-yl)phényl]diazényl]benzoïque,

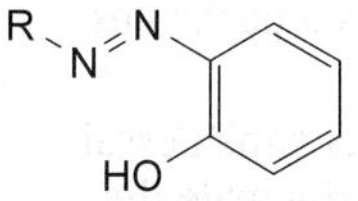

D. 4-[2-(2-hydroxyphényl)diazényl]-*N*-(pyridin-2-yl)benzènesulfonamide,

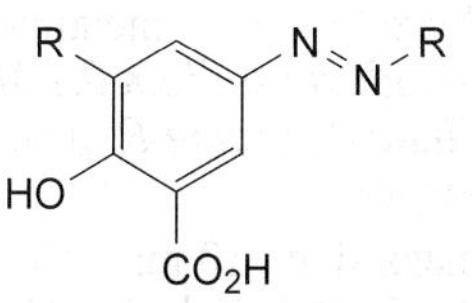

E. acide 2-hydroxy-4′-(pyridin-2-ylsulfamoyl)-5-[2-[4-(pyridin-2-ylsulfamoyl)phényl]diazényl]biphényle-3-carboxylique,

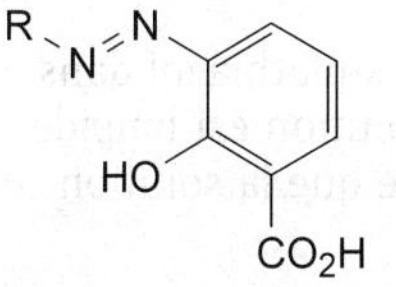

F. acide 2-hydroxy-3-[2-[4-(pyridin-2-ylsulfamoyl)phényl]diazényl]benzoïque,

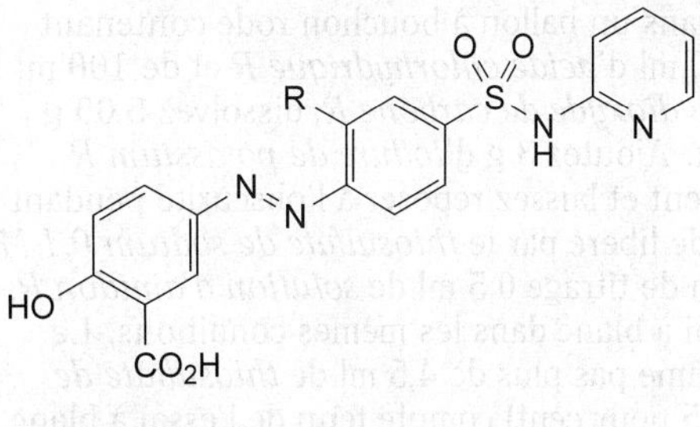

G. acide 5-[2-[4′,5-bis(pyridin-2-ylsulfamoyl)biphényl-2-yl]diazényl]-2-hydroxybenzoïque,

H. acide salicylique,

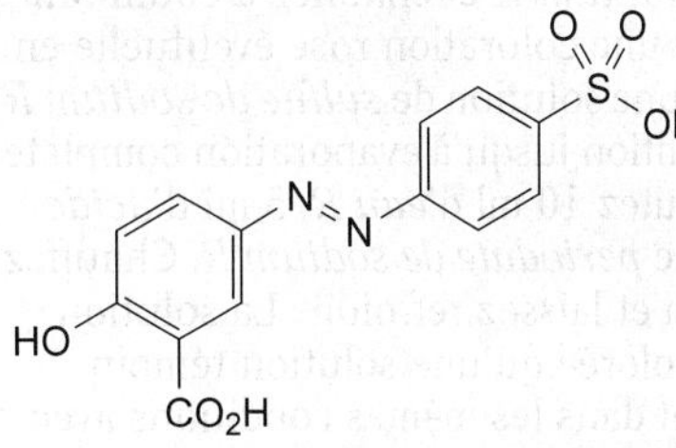

I. acide 2-hydroxy-5-[2-(4-sulfophényl)diazényl]benzoïque.

01/2002:0083

SULFATE FERREUX

Ferrosi sulfas

$FeSO_4,7H_2O$ M_r 278,0

DÉFINITION

Le sulfate ferreux contient au minimum 98,0 pour cent et au maximum l'équivalent de 105,0 pour cent de $FeSO_4,7H_2O$.

CARACTÈRES

Poudre cristalline vert clair ou cristaux vert bleuâtre, efflorescents à l'air, facilement solubles dans l'eau, très solubles dans l'eau bouillante, pratiquement insolubles dans l'alcool. Le sulfate ferreux s'oxyde à l'air humide en se colorant en brun.

IDENTIFICATION

A. Le sulfate ferreux donne les réactions des sulfates (*2.3.1*).

B. Le sulfate ferreux donne la réaction (a) du fer (*2.3.1*).

ESSAI

Solution S. Dissolvez 2,5 g de sulfate ferreux dans de l'*eau exempte de dioxyde de carbone R*, ajoutez 0,5 ml d'*acide sulfurique dilué R* et complétez à 50 ml avec de l'*eau R*.

Aspect de la solution. La solution S n'est pas plus fortement opalescente que la suspension témoin II (*2.2.1*).

Détermination du pH (*2.2.3*). Dissolvez 0,5 g de sulfate ferreux dans de l'*eau exempte de dioxyde de carbone R* et complétez à 10 ml avec le même solvant. Le pH de la solution est de 3,0 à 4,0.

Chlorures (*2.4.4*). Prélevez 3,3 ml de la solution S, complétez à 10 ml avec de l'*eau R* et ajoutez 5 ml d'*acide nitrique dilué R*. La solution satisfait à l'essai limite des chlorures (300 ppm). Préparez le témoin dans les mêmes conditions en utilisant un mélange de 10 ml de *solution à 5 ppm de chlorure (Cl) R* et de 5 ml d'*acide nitrique dilué R*. Utilisez dans cet essai 0,15 ml de *solution de nitrate d'argent R2*.

Ions ferriques. Dans un ballon à bouchon rodé contenant un mélange de 10 ml d'*acide chlorhydrique R* et de 100 ml d'*eau exempte de dioxyde de carbone R*, dissolvez 5,00 g de sulfate ferreux. Ajoutez 3 g d'*iodure de potassium R*, bouchez le récipient et laissez reposer à l'obscurité pendant 5 min. Titrez l'iode libéré par le *thiosulfate de sodium 0,1 M* en ajoutant en fin de titrage 0,5 ml de *solution d'amidon R*. Effectuez un essai à blanc dans les mêmes conditions. Le titrage ne consomme pas plus de 4,5 ml de *thiosulfate de sodium 0,1 M* (0,5 pour cent) compte tenu de l'essai à blanc.

Manganèse. Dissolvez 1,0 g de sulfate ferreux dans 40 ml d'*eau R*, ajoutez 10 ml d'*acide nitrique R* et chauffez à ébullition jusqu'à dégagement de vapeurs rouges. Ajoutez 0,5 g de *persulfate d'ammonium R* et chauffez à ébullition pendant 10 min. Eliminez une coloration rose éventuelle en ajoutant, goutte à goutte, une solution de *sulfite de sodium R* à 50 g/l et chauffez à ébullition jusqu'à évaporation complète du dioxyde de soufre. Ajoutez 10 ml d'*eau R*, 5 ml d'*acide phosphorique R* et 0,5 g de *periodate de sodium R*. Chauffez à ébullition pendant 1 min et laissez refroidir. La solution n'est pas plus fortement colorée qu'une solution témoin préparée simultanément et dans les mêmes conditions avec 1,0 ml de *permanganate de potassium 0,02 M* additionné des mêmes quantités de réactifs (0,1 pour cent).

Zinc. A 5 ml de la solution (a) obtenue dans l'essai des métaux lourds, ajoutez 1 ml de *solution de ferrocyanure de potassium R* et complétez à 13 ml avec de l'*eau R*. Après 5 min, si la solution à examiner présente une opalescence, celle-ci n'est pas plus prononcée que celle d'une solution témoin préparée simultanément avec un mélange de 10 ml de *solution à 10 ppm de zinc (Zn) R*, de 2 ml d'*acide chlorhydrique R1* et de 1 ml de *solution de ferrocyanure de potassium R* (500 ppm).

Métaux lourds (*2.4.8*). Dissolvez 1,0 g de sulfate ferreux dans 10 ml d'*acide chlorhydrique R1*. Ajoutez 2 ml de *solution concentrée de peroxyde d'hydrogène R*, puis chauffez à ébullition jusqu'à réduction du volume à 5 ml. Laissez refroidir, complétez à 20 ml avec de l'*acide chlorhydrique R1* et versez la solution dans une ampoule à décantation. Agitez 3 fois pendant 3 min chaque fois avec 20 ml de méthylisobutylcétone saturée d'acide chlorhydrique (préparée en agitant 100 ml de *méthylisobutylcétone R* récemment distillée avec 1 ml d'*acide chlorhydrique R1*). Laissez reposer, séparez la phase aqueuse et réduisez le volume de moitié en chauffant à ébullition. Laissez refroidir et complétez à 25 ml avec de l'*eau R* (solution A). Neutralisez 10 ml de la solution A au *papier tournesol rouge R* avec de l'*ammoniaque diluée R1* et complétez à 20 ml avec de l'*eau R*. 12 ml de la solution satisfont à l'essai limite A des métaux lourds (50 ppm). Préparez le témoin avec la *solution à 1 ppm de plomb (Pb) R*.

DOSAGE

Dissolvez 2,5 g de *bicarbonate de sodium R* dans un mélange de 150 ml d'*eau R* et de 10 ml d'*acide sulfurique R*. Dès la fin de l'effervescence, dissolvez en agitant doucement 0,500 g de sulfate ferreux. Titrez par le *nitrate d'ammonium et de cérium 0,1 M* en présence de 0,1 ml de *ferroïne R* jusqu'à disparition de la coloration rouge.

1 ml de *nitrate d'ammonium et de cérium 0,1 M* correspond à 27,80 mg de $FeSO_4,7H_2O$.

Monographies Q - Z

01/2002:0742

SULFATHIAZOL

Sulfathiazolum

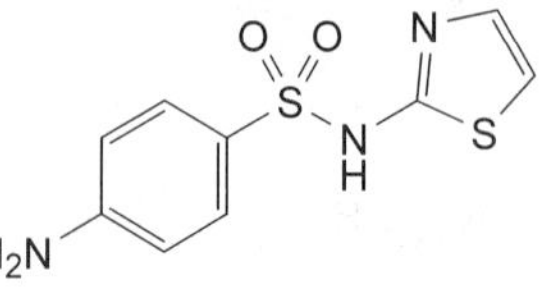

$C_9H_9N_3O_2S_2$ M_r 255,3

DÉFINITION

Le sulfathiazol contient au minimum 99,0 pour cent et au maximum l'équivalent de 101,0 pour cent de 4-amino-*N*-(thiazol-2-yl)benzènesulfonamide, calculé par rapport à la substance desséchée.

CARACTÈRES

Poudre cristalline, blanche ou légèrement jaunâtre, pratiquement insoluble dans l'eau, peu soluble dans l'alcool, pratiquement insoluble dans le chlorure de méthylène et dans l'éther. Le sulfathiazol se dissout dans les solutions diluées d'hydroxydes alcalins et dans les acides minéraux dilués.

IDENTIFICATION

Première identification : A, B.

Seconde identification : A, C, D, E.

A. Le point de fusion (*2.2.14*) du sulfathiazol est de 200 °C à 203 °C. La fusion peut se produire à 175 °C environ ; elle est suivie par une solidification et une nouvelle fusion entre 200 °C et 203 °C.

B. Examinez le sulfathiazol par spectrophotométrie d'absorption dans l'infrarouge (*2.2.24*), en comparant avec le spectre obtenu avec le *sulfathiazol SCR*. Examinez les substances sous forme de pastilles. Si les spectres obtenus présentent des différences, dissolvez respectivement la substance à examiner et la substance de référence dans de l'*alcool R*, évaporez à siccité sous vide et enregistrez de nouveaux spectres à partir des résidus obtenus.

C. Examinez les chromatogrammes obtenus dans l'essai des substances apparentées. La tache principale du chromatogramme obtenu avec la solution à examiner (b) est semblable quant à sa position, sa coloration et ses dimensions à la tache principale du chromatogramme obtenu avec la solution témoin (a).

D. Dissolvez 10 mg environ de sulfathiazol dans un mélange de 10 ml d'*eau R* et de 2 ml d'*hydroxyde de sodium 0,1 M* et ajoutez 0,5 ml de *solution de sulfate de cuivre R*. Il se forme un précipité bleu-gris ou pourpre.

E. Dissolvez 5 mg environ de sulfathiazol dans 10 ml d'*acide chlorhydrique 1 M*. Prélevez 1 ml de solution et complétez à 10 ml avec de l'*eau R*. La solution donne, sans addition ultérieure d'acide, la réaction des amines primaires aromatiques (*2.3.1*).

ESSAI

Aspect de la solution. Dissolvez 1,0 g de sulfathiazol dans 10 ml d'*hydroxyde de sodium 1 M*. La solution est limpide (*2.2.1*) et n'est pas plus fortement colorée que la solution témoin JV_4 (*2.2.2, Procédé II*).

Acidité. A 1,0 g de sulfathiazol, ajoutez 50 ml d'*eau exempte de dioxyde de carbone R*. Chauffez à 70 °C pendant 5 min. Refroidissez rapidement à 20 °C et filtrez. A 25 ml du filtrat, ajoutez 0,1 ml de *solution de bleu de bromothymol R1*. Le virage de l'indicateur ne nécessite pas plus de 0,1 ml d'*hydroxyde de sodium 0,1 M*.

Substances apparentées. Opérez par chromatographie sur couche mince (*2.2.27*) en utilisant une plaque recouverte de *gel de silice H R*.

Solution à examiner (a). Dissolvez 0,10 g de sulfathiazol dans un mélange de 1 volume d'*ammoniaque concentrée R* et de 9 volumes d'*alcool R* et complétez à 10 ml avec le même mélange de solvants.

Solution à examiner (b). Prélevez 1 ml de solution à examiner (a) et complétez à 5 ml avec un mélange de 1 volume d'*ammoniaque concentrée R* et de 9 volumes d'*alcool R*.

Solution témoin (a). Dissolvez 20 mg de *sulfathiazol SCR* dans un mélange de 1 volume d'*ammoniaque concentrée R* et de 9 volumes d'*alcool R* et complétez à 10 ml avec le même mélange de solvants.

Solution témoin (b). Dissolvez 50 mg de *sulfanilamide R* dans un mélange de 1 volume d'*ammoniaque concentrée R* et de 9 volumes d'*alcool R* et complétez à 100 ml avec le même mélange de solvants. Prélevez 1 ml de cette solution et complétez à 10 ml avec le même mélange de solvants.

Déposez sur la plaque 10 µl de chaque solution. Développez sur un parcours de 15 cm avec un mélange de 18 volumes d'*ammoniaque R* et de 90 volumes de *butanol R*. Séchez la plaque à 100-105 °C pendant 10 min. Pulvérisez une solution de *diméthylaminobenzaldéhyde R* à 1 g/l dans de l'*alcool R* contenant 1 pour cent *V/V* d'*acide chlorhydrique R*. S'il apparaît d'autres taches que la tache principale dans le chromatogramme obtenu avec la solution à examiner (a), aucune d'entre elles n'est plus intense que la tache du chromatogramme obtenu avec la solution témoin (b) (0,5 pour cent).

Métaux lourds (*2.4.8*). 1,0 g de sulfathiazol satisfait à l'essai limite C des métaux lourds (20 ppm). Préparez le témoin avec 2 ml de *solution à 10 ppm de plomb (Pb) R*.

Perte à la dessiccation (*2.2.32*). Déterminée à l'étuve à 100-105 °C sur 1,000 g de sulfathiazol, la perte à la dessiccation n'est pas supérieure à 0,5 pour cent.

Cendres sulfuriques (*2.4.14*). Déterminé sur 1,0 g de sulfathiazol, le taux des cendres sulfuriques n'est pas supérieur à 0,1 pour cent.

DOSAGE

Effectuez le dosage de l'azote aminé primaire aromatique (*2.5.8*) sur 0,200 g de sulfathiazol. Déterminez le point de fin de titrage par électrométrie.

1 ml de *nitrite de sodium 0,1 M* correspond à 25,53 mg de $C_9H_9N_3O_2S_2$.

CONSERVATION

A l'abri de la lumière.

01/2002:0790

SULFINPYRAZONE

Sulfinpyrazonum

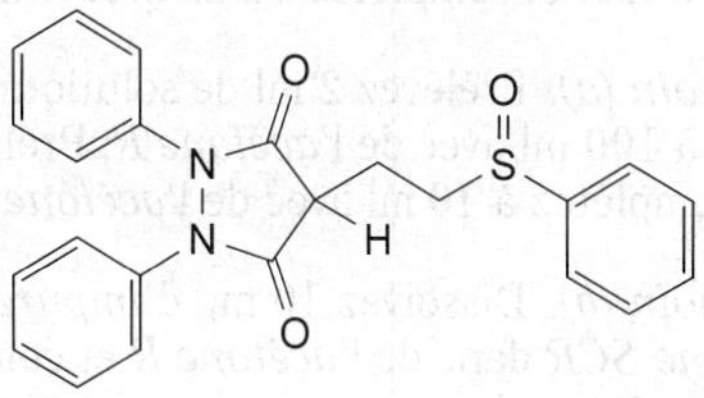

$C_{23}H_{20}N_2O_3S$ M_r 404,5

DÉFINITION

La sulfinpyrazone contient au minimum 99,0 pour cent et au maximum l'équivalent de 101,0 pour cent de 1,2-diphényl-4-[2-(phénylsulfinyl)éthyl]pyrazolidine-3,5-dione, calculé par rapport à la substance desséchée.

CARACTÈRES

Poudre blanche ou sensiblement blanche, très peu soluble dans l'eau, assez soluble dans l'alcool, peu soluble dans l'éther. La sulfinpyrazone se dissout dans les solutions diluées d'hydroxydes alcalins.

IDENTIFICATION

Première identification : A, C.

Seconde identification : A, B, D.

A. Le point de fusion (*2.2.16*) de la sulfinpyrazone est de 131 °C à 135 °C.

B. Dissolvez 30,0 mg de sulfinpyrazone dans de l'*hydroxyde de sodium 0,01 M* et complétez à 100,0 ml avec la même solution alcaline. Prélevez 1,0 ml de cette solution et complétez à 20,0 ml avec de l'*hydroxyde de sodium 0,01 M*. Examinée de 230 nm à 350 nm (*2.2.25*), la solution présente un maximum d'absorption à 260 nm. L'absorbance spécifique au maximum est de 530 à 580.

C. Examinez la sulfinpyrazone par spectrophotométrie d'absorption dans l'infrarouge (*2.2.24*), en comparant avec le spectre obtenu avec la *sulfinpyrazone SCR*. Examinez les substances sous forme de pastilles.

D. Dissolvez 10 mg environ de sulfinpyrazone dans 3 ml d'*acétone R* et ajoutez un mélange de 0,2 ml de *solution de chlorure ferrique R2* et de 3 ml d'*eau R*. Il se développe une coloration rouge à violet.

ESSAI

Aspect de la solution dans l'acétone. Dissolvez 1,25 g de sulfinpyrazone dans de l'*acétone R* et complétez à 25 ml avec le même solvant. La solution est limpide (*2.2.1*). L'absorbance (*2.2.25*) de la solution, mesurée à 420 nm sous une épaisseur de 4 cm, n'est pas supérieure à 0,10.

Aspect de la solution dans l'hydroxyde de sodium 1 M. Dissolvez 1,25 g de sulfinpyrazone, en chauffant légèrement si nécessaire, dans 25 ml d'*hydroxyde de sodium 1 M*. La solution est limpide (*2.2.1*). L'absorbance (*2.2.25*) de la solution, mesurée à 420 nm sous une épaisseur de 4 cm, n'est pas supérieure à 0,15.

Substances apparentées. Opérez par chromatographie sur couche mince (*2.2.27*) en utilisant une plaque recouverte d'un gel de silice approprié contenant un indicateur de fluorescence dont l'intensité est optimale à 254 nm. Exposez la plaque, dans une cuve, à des vapeurs d'*acide acétique*

Monographies Q - Z

glacial R. Après 10 min, retirez la plaque et chauffez-la à 60 °C pendant 40 min. Refroidissez-la et soumettez-la à un courant d'azote pendant 10 min.

Préparez les solutions immédiatement avant l'emploi.

Solution à examiner. Dissolvez 0,25 g de sulfinpyrazone dans de l'*acétone R* et complétez à 5 ml avec le même solvant.

Solution témoin (a). Prélevez 2 ml de solution à examiner et complétez à 100 ml avec de l'*acétone R*. Prélevez 1 ml de solution et complétez à 10 ml avec de l'*acétone R*.

Solution témoin (b). Dissolvez 10 mg d'*impureté A de sulfinpyrazone SCR* dans de l'*acétone R* et complétez à 10 ml avec le même solvant.

Solution témoin (c). Prélevez 5 ml de solution témoin (b) et complétez à 10 ml avec de l'*acétone R*.

Solution témoin (d). Dissolvez 10 mg d'*impureté B de sulfinpyrazone SCR* dans de l'*acétone R* et complétez à 10 ml avec le même solvant.

Solution témoin (e). Prélevez 5 ml de solution témoin (d) et complétez à 10 ml avec de l'*acétone R*.

Déposez sur la plaque, sous atmosphère d'azote, 2 µl de chaque solution. Développez sur un parcours de 15 cm avec un mélange de 20 volumes d'*acide acétique glacial R* et de 80 volumes de *chloroforme R*. Laissez sécher la plaque à l'air. Examinez en lumière ultraviolette à 254 nm. S'il apparaît dans le chromatogramme obtenu avec la solution à examiner des taches correspondant à l'impureté A de sulfinpyrazone et à l'impureté B de sulfinpyrazone, elles ne sont pas plus intenses que les taches des chromatogrammes obtenus respectivement avec les solutions témoins (b) (2,0 pour cent) et (d) (2,0 pour cent), et une seule d'entre elles au plus peut être plus intense que la tache correspondante dans le chromatogramme obtenu avec la solution témoin (c) (1,0 pour cent) ou (e) (1,0 pour cent). S'il apparaît dans le chromatogramme obtenu avec la solution à examiner d'autres taches que la tache principale et les deux taches citées ci-dessus, aucune d'entre elles n'est plus intense que la tache du chromatogramme obtenu avec la solution témoin (a) (0,2 pour cent).

Métaux lourds (*2.4.8*). 1,0 g de sulfinpyrazone satisfait à l'essai limite C des métaux lourds (10 ppm). Préparez le témoin avec 1 ml de *solution à 10 ppm de plomb (Pb) R*.

Perte à la dessiccation (*2.2.32*). Déterminée à l'étuve à 100-105 °C sur 1,000 g de sulfinpyrazone, la perte à la dessiccation n'est pas supérieure à 0,5 pour cent.

Cendres sulfuriques (*2.4.14*). Déterminé sur 1,0 g de sulfinpyrazone, le taux des cendres sulfuriques n'est pas supérieur à 0,1 pour cent.

DOSAGE

Dissolvez 0,300 g de sulfinpyrazone dans 25 ml d'*acétone R*. Titrez par l'*hydroxyde de sodium 0,1 M* en présence de 0,5 ml de *solution de bleu de bromothymol R1* jusqu'à virage du jaune au bleu.

1 ml d'*hydroxyde de sodium 0,1 M* correspond à 40,45 mg de $C_{23}H_{20}N_2O_3S$.

CONSERVATION

A l'abri de la lumière.

IMPURETÉS

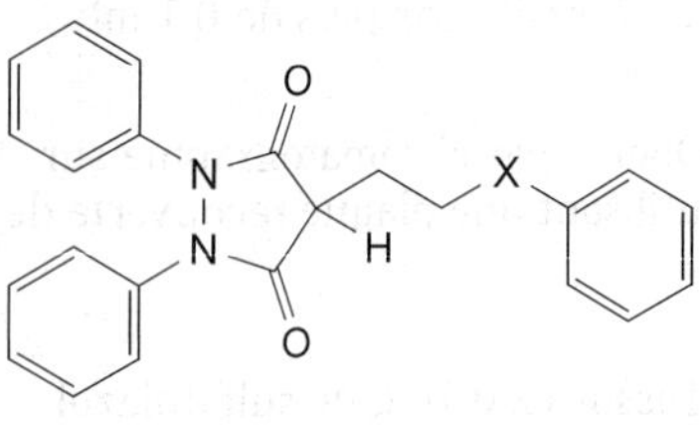

A. X = SO_2 : 1,2-diphényl-4-[2-(phénylsulfonyl)éthyl]pyrazolidine-3,5-dione,

B. X = S : 1,2-diphényl-4-[2-(phénylsulfanyl)éthyl]pyrazolidine-3,5-dione.

01/2002:0639

SULFISOMIDINE

Sulfisomidinum

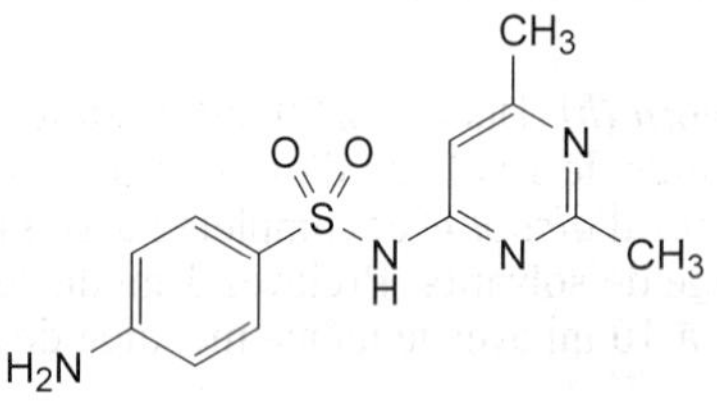

$C_{12}H_{14}N_4O_2S$ M_r 278,3

DÉFINITION

La sulfisomidine contient au minimum 99,0 pour cent et au maximum l'équivalent de 101,0 pour cent de 4-amino *N*-(2,6-diméthylpyrimidin-4-yl)benzènesulfonamide, calculé par rapport à la substance desséchée.

CARACTÈRES

Poudre cristalline ou cristaux, blancs ou blanc-jaune, très peu solubles dans l'eau, peu solubles dans l'acétone et dans l'alcool. La sulfisomidine se dissout dans les solutions diluées d'hydroxydes alcalins et dans les acides minéraux dilués.

La sulfisomidine fond en se décomposant vers 240 °C.

IDENTIFICATION

Première identification : A, B.

Seconde identification : B, C, D.

A. Examinez la sulfisomidine par spectrophotométrie d'absorption dans l'infrarouge (*2.2.24*), en comparant avec le spectre obtenu avec la *sulfisomidine SCR*. Examinez les substances sous forme de pastilles.

B. Examinez les chromatogrammes obtenus dans l'essai des substances apparentées. La tache principale du chromatogramme obtenu avec la solution à examiner (b) est semblable quant à sa position et ses dimensions à la tache principale du chromatogramme obtenu avec la solution témoin (a).

C. Dissolvez en chauffant 50 mg de sulfisomidine dans 4 ml de *méthanol R*. Refroidissez et filtrez. Ajoutez au filtrat 0,2 ml d'une solution d'*acétate de cuivre R* à 40 g/l. La solution se colore en vert-jaune.

D. Dissolvez 5 mg environ de sulfisomidine dans 10 ml d'*acide chlorhydrique 1 M*. Prélevez 1 ml de cette solution et complétez à 10 ml avec de l'*eau R*. La solution, sans acidification ultérieure, donne la réaction des amines primaires aromatiques (*2.3.1*).

ESSAI

Aspect de la solution. Dissolvez 1,0 g de sulfisomidine dans un mélange de 5 ml de *solution diluée d'hydroxyde de sodium R* et de 5 ml d'*eau R*. La solution n'est pas plus fortement colorée que la solution témoin J_5, JB_5 ou JV_5 (*2.2.2, Procédé II*).

Acidité. A 1,25 g de sulfisomidine finement pulvérisée, ajoutez 25 ml d'*eau exempte de dioxyde de carbone R*. Chauffez à 70 °C pendant 5 min. Refroidissez dans de l'eau glacée pendant 15 min environ et filtrez. A 20 ml du filtrat, ajoutez 0,1 ml de *solution de bleu de bromothymol R1*. Le virage de l'indicateur ne nécessite pas plus de 0,2 ml d'*hydroxyde de sodium 0,1 M*.

Substances apparentées. Opérez par chromatographie sur couche mince (*2.2.27*) en utilisant une plaque recouverte de *gel de silice GF_{254} R*.

Solution à examiner (a). Dissolvez 0,10 g de sulfisomidine dans 3 ml d'un mélange de 2 volumes d'*ammoniaque concentrée R* et de 48 volumes de *méthanol R* et complétez à 5 ml avec le même mélange de solvants.

Solution à examiner (b). Prélevez 1 ml de solution à examiner (a) et complétez à 5 ml avec un mélange de 2 volumes d'*ammoniaque concentrée R* et de 48 volumes de *méthanol R*.

Solution témoin (a). Dissolvez 20 mg de *sulfisomidine SCR* dans 3 ml d'un mélange de 2 volumes d'*ammoniaque concentrée R* et de 48 volumes de *méthanol R* et compléter à 5 ml avec le même mélange de solvants.

Solution témoin (b). Prélevez 1,25 ml de solution à examiner (b) et complétez à 50 ml avec un mélange de 2 volumes d'*ammoniaque concentrée R* et de 48 volumes de *méthanol R*.

Déposez sur la plaque 5 µl de chaque solution. Développez sur un parcours de 15 cm avec un mélange de 3 volumes d'*ammoniaque diluée R1*, de 5 volumes d'*eau R*, de 40 volumes de *nitrométhane R* et de 50 volumes de *dioxane R*. Séchez la plaque à 100-105 °C. Examinez en lumière ultraviolette à 254 nm. S'il apparaît d'autres taches que la tache principale dans le chromatogramme obtenu avec la solution à examiner (a), aucune d'entre elles n'est plus intense que la tache du chromatogramme obtenu avec la solution témoin (b) (0,5 pour cent).

Métaux lourds (*2.4.8*). 1,0 g de sulfisomidine satisfait à l'essai limite D des métaux lourds (20 ppm). Préparez le témoin avec 2 ml de *solution à 10 ppm de plomb (Pb) R*.

Perte à la dessiccation (*2.2.32*). Déterminée à l'étuve à 100-105 °C sur 1,000 g de sulfisomidine, la perte à la dessiccation n'est pas supérieure à 0,5 pour cent.

Cendres sulfuriques (*2.4.14*). Déterminé sur 1,0 g de sulfisomidine, le taux des cendres sulfuriques n'est pas supérieur à 0,1 pour cent.

DOSAGE

Effectuez le dosage de l'azote aminé primaire aromatique (*2.5.8*) sur 0,2500 g de sulfisomidine. Déterminez le point de fin de titrage par électrométrie.

1 ml de *nitrite de sodium 0,1 M* correspond à 27,83 mg de $C_{12}H_{14}N_4O_2S$.

CONSERVATION

A l'abri de la lumière.

01/2002:1572

SULFURIQUE (ACIDE)

Acidum sulfuricum

H_2SO_4 M_r 98,1

DÉFINITION

L'acide sulfurique contient au minimum 95,0 pour cent *m/m* et au maximum 100,5 pour cent *m/m* de H_2SO_4.

CARACTÈRES

Liquide huileux, incolore, très hygroscopique, miscible à l'eau et à l'alcool, avec fort échauffement.

La densité est d'environ 1,84.

IDENTIFICATION

A. Ajoutez avec précaution 1 ml d'acide sulfurique à 100 ml d'*eau R*. La solution est fortement acide (*2.2.4*).

B. La solution obtenue dans l'identification A donne la réaction (a) des sulfates (*2.3.1*).

ESSAI

Aspect de la solution. Versez avec précaution et en refroidissant 5 ml d'acide sulfurique dans 30 ml d'*eau R* et complétez à 50 ml avec le même solvant. La solution est limpide (*2.2.1*) et incolore (*2.2.2, Procédé II*).

Chlorures (*2.4.4*). Mélangez avec précaution et en refroidissant 3,3 g d'acide sulfurique avec 30 ml d'*eau R*. Neutralisez avec de l'*ammoniaque R* et complétez à 50 ml avec de l'*eau R*. 15 ml de solution satisfont à l'essai limite des chlorures (50 ppm).

Nitrates. Ajoutez 5 ml d'acide sulfurique à 5 ml d'*eau R*. Refroidissez à température ambiante, ajoutez 0,5 ml de *solution de carmin d'indigo R*. La coloration bleue persiste pendant 1 min au moins.

Arsenic (*2.4.2*). Mélangez en refroidissant 1 g d'acide sulfurique avec 20 ml d'*eau R* et complétez à 25 ml avec le même solvant. La solution satisfait à l'essai limite A de l'arsenic (1 ppm).

Fer (*2.4.9*). Evaporez avec précaution 10,0 g d'acide sulfurique, puis calcinez au rouge sombre. Dissolvez, en chauffant légèrement, le résidu de calcination dans 1 ml d'*acide chlorhydrique dilué R* et complétez à 25 ml avec de l'*eau R*. Prélevez 1 ml de solution et complétez à 10 ml avec de l'*eau R*. La solution satisfait à l'essai limite du fer (25 ppm).

Métaux lourds (*2.4.8*). 4,0 g d'acide sulfurique satisfont à l'essai limite F des métaux lourds (5 ppm). Préparez le témoin avec 2 ml de *solution à 10 ppm de plomb (Pb) R*.

DOSAGE

Pesez exactement une fiole à bouchon rodé contenant 30 ml d'*eau R*. Introduisez 0,2 ml d'acide sulfurique, refroidissez et pesez à nouveau. Titrez par l'*hydroxyde de sodium 1 M*. Déterminez le point de fin de titrage par potentiométrie (*2.2.20*).

1 ml d'*hydroxyde de sodium 1 M* correspond à 49,04 mg de H_2SO_4.

CONSERVATION

En récipient étanche.

01/2002:0864

SULINDAC

Sulindacum

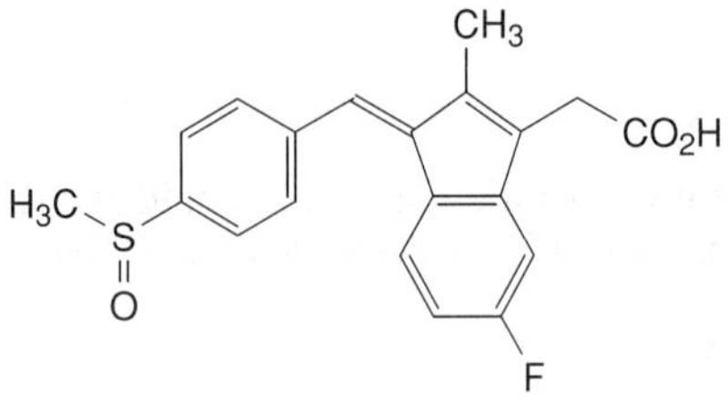

$C_{20}H_{17}FO_3S$ M_r 356,4

DÉFINITION

Le sulindac contient au minimum 99,0 pour cent et au maximum l'équivalent de 101,0 pour cent d'acide (*Z*)-[5-fluoro-2-méthyl-1-[4-(méthylsulfinyl)benzylidène]-1*H*-indén-3-yl]acétique, calculé par rapport à la substance desséchée.

CARACTÈRES

Poudre cristalline jaune, très peu soluble dans l'eau, soluble dans le chlorure de méthylène, assez soluble dans l'alcool. Le sulindac se dissout dans les solutions diluées d'hydroxydes alcalins.

Le sulindac présente le phénomène du polymorphisme.

IDENTIFICATION

Première identification : C.

Seconde identification : A, B, D, E.

A. Le point de fusion (*2.2.14*) du sulindac est de 182 °C à 186 °C.

B. Dissolvez 50 mg de sulindac dans une solution d'*acide chlorhydrique R* à 0,3 pour cent *V/V* dans le *méthanol R* et complétez à 100 ml avec la même solution acide. Prélevez 2 ml de solution et complétez à 50 ml avec une solution d'*acide chlorhydrique R* à 0,3 pour cent *V/V* dans le *méthanol R*. Examinée de 230 nm à 350 nm (*2.2.25*), la solution présente 2 maximums d'absorption respectivement à 284 nm et à 327 nm et un épaulement à environ 258 nm. Le rapport entre les absorbances mesurées aux maximums à 284 nm et à 327 nm est de 1,10 à 1,20.

C. Examinez le sulindac par spectrophotométrie d'absorption dans l'infrarouge (*2.2.24*), en comparant avec le spectre obtenu avec le *sulindac SCR*. Examinez les substances sous forme de pastilles. Si les spectres obtenus à l'état solide présentent des différences, dissolvez respectivement la substance à examiner et la substance de référence dans un volume minimal de *méthanol R* chaud, évaporez à siccité et enregistrez de nouveaux spectres à partir des résidus.

D. Opérez par chromatographie sur couche mince (*2.2.27*) en utilisant une plaque recouverte de *gel de silice* GF_{254} *R*.

Solution à examiner. Dissolvez 10 mg de sulindac dans du *chlorure de méthylène R* et complétez à 10 ml avec le même solvant.

Solution témoin (a). Dissolvez 10 mg de *sulindac SCR* dans du *chlorure de méthylène R* et complétez à 10 ml avec le même solvant.

Solution témoin (b). Dissolvez 10 mg de *diflunisal SCR* dans du *chlorure de méthylène R* et complétez à 10 ml avec le même solvant. Prélevez 1 ml de solution et complétez à 2 ml avec la solution témoin (a).

Déposez sur la plaque 5 µl de chaque solution. Développez sur un parcours de 15 cm avec un mélange de 1 volume d'*acide acétique glacial R*, de 49 volumes de *chlorure de méthylène R* et de 50 volumes d'*acétone R*. Faites sécher la plaque dans un courant d'air chaud. Examinez en lumière ultraviolette à 254 nm. La tache principale du chromatogramme obtenu avec la solution à examiner est semblable quant à sa position et ses dimensions à la tache principale du chromatogramme obtenu avec la solution témoin (a). L'identification n'est valable que si le chromatogramme obtenu avec la solution témoin (b) présente 2 taches principales nettement séparées.

E. Mélangez environ 5 mg de sulindac et 45 mg d'*oxyde de magnésium lourd R* et calcinez dans un creuset jusqu'à obtention d'un résidu pratiquement blanc (normalement moins de 5 min). Laissez refroidir, ajoutez 1 ml d'*eau R*, 0,05 ml de *solution de phénolphtaléine R1* et environ 1 ml d'*acide chlorhydrique dilué R* pour rendre la solution incolore. Filtrez. A un mélange récemment préparé de 0,1 ml de *solution d'alizarine S R* et de 0,1 ml de *solution de nitrate de zirconyle R*, ajoutez 1,0 ml du filtrat. Mélangez, laissez reposer pendant 5 min et comparez la coloration de la solution par rapport à un blanc préparé de la même manière. La solution à examiner est colorée en jaune et la solution à blanc est colorée en rouge.

ESSAI

Substances apparentées. Opérez par chromatographie liquide (*2.2.29*).

Solution à examiner. Dissolvez 0,10 g de sulindac dans la phase mobile et complétez à 50,0 ml avec la phase mobile.

Solution témoin (a). Prélevez 1,0 ml de solution à examiner et complétez à 100,0 ml avec la phase mobile. Prélevez 5,0 ml de solution et complétez à 10,0 ml avec la phase mobile.

Solution témoin (b). Dissolvez 20,0 mg de *sulindac SCR* (qui a une teneur déclarée en isomère *E*) dans la phase mobile et complétez à 10,0 ml avec la phase mobile.

La chromatographie peut être réalisée en utilisant :

- une colonne d'acier inoxydable, d'une longueur de 0,25 m et d'un diamètre intérieur de 4,6 mm, remplie de *gel de silice pour chromatographie R* (10 µm),
- comme phase mobile, à un débit de 2 ml/min, un mélange de 1 volume d'*acide acétique glacial R*, de 4 volumes d'*alcool R*, de 100 volumes d'*acétate d'éthyle R* et de 400 volumes de *chloroforme exempt d'éthanol R*,
- comme détecteur, un spectrophotomètre réglé à 280 nm.

Injectez 20 µl de solution témoin (a). Ajustez la sensibilité du système de façon que la hauteur du pic principal dans le chromatogramme obtenu représente 50 pour cent au minimum de l'échelle totale de l'enregistreur. Injectez 20 µl de solution témoin (b). Continuez la chromatographie pendant 2 fois le temps de rétention du pic principal. Le chromatogramme obtenu présente un pic principal correspondant au sulindac et un pic correspondant à l'isomère *E* dont le temps de rétention relatif, calculé par rapport au sulindac, est d'environ 1,75.

Injectez 20 µl de solution à examiner, 20 µl de solution témoin (a) et 20 µl de solution témoin (b). Déterminez la teneur pour cent en isomère *E* en utilisant les chromatogrammes obtenus avec la solution à examiner et la solution témoin (b) et en tenant compte de la teneur déclarée de cet isomère dans le *sulindac SCR*. S'il apparaît d'autres pics que le pic principal dans le chromatogramme obtenu avec la solution à examiner, la surface d'aucun d'entre eux n'est supérieure à celle du pic principal du chromatogramme obtenu avec la solution témoin (a) (0,5 pour cent). La somme de la surface de tous les pics, à l'exception du pic principal, dans le chromatogramme obtenu avec la solution à examiner, n'est pas supérieure à 2 fois la surface du pic principal du chromatogramme obtenu avec la solution témoin (a) (1 pour cent).

Métaux lourds (*2.4.8*). 2,0 g de sulindac satisfont à l'essai limite D (10 ppm). Préparez le témoin avec 2 ml de *solution à 10 ppm de plomb (Pb) R*.

Perte à la dessiccation (*2.2.32*). Déterminée à l'étuve à 100-105 °C sous une pression ne dépassant pas 700 Pa sur 1,000 g de sulindac, la perte à la dessiccation n'est pas supérieure à 0,5 pour cent.

Cendres sulfuriques (*2.4.14*). Déterminé sur 1,0 g de sulindac, le taux des cendres sulfuriques n'est pas supérieur à 0,1 pour cent.

DOSAGE

Dissolvez 0,300 g de sulindac dans 50 ml de *méthanol R*. Titrez par l'*hydroxyde de sodium 0,1 M*. Déterminez le point de fin de titrage par potentiométrie (*2.2.20*).

1 ml d'*hydroxyde de sodium 0,1 M* correspond à 35,64 mg de $C_{20}H_{17}FO_3S$.

CONSERVATION

A l'abri de la lumière.

IMPURETÉS

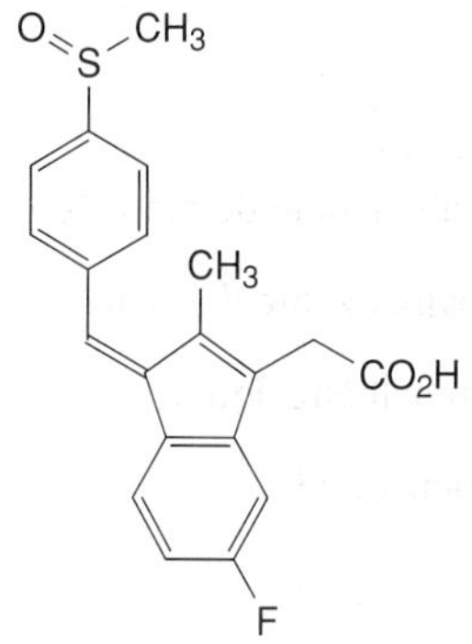

A. acide (*E*)-[5-fluoro-2-méthyl-1-[4-(méthylsulfinyl)benzylidène]-1*H*-indén-3-yl]acétique,

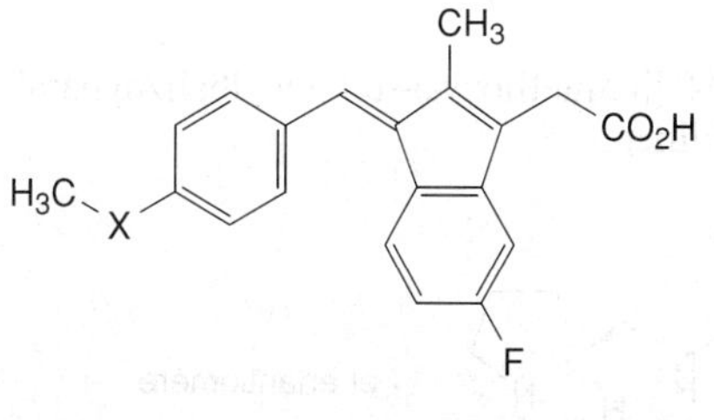

B. X = SO_2 : acide (*Z*)-[5-fluoro-2-méthyl-1-[4-(méthylsulfonyl)benzylidène]-1*H*-indén-3-yl]acétique,

C. X = S : acide (*Z*)-[5-fluoro-2-méthyl-1-[4-(méthylsulfanyl)benzylidène]-1*H*-indén-3-yl]acétique.

01/2002:1045

SULPIRIDE

Sulpiridum

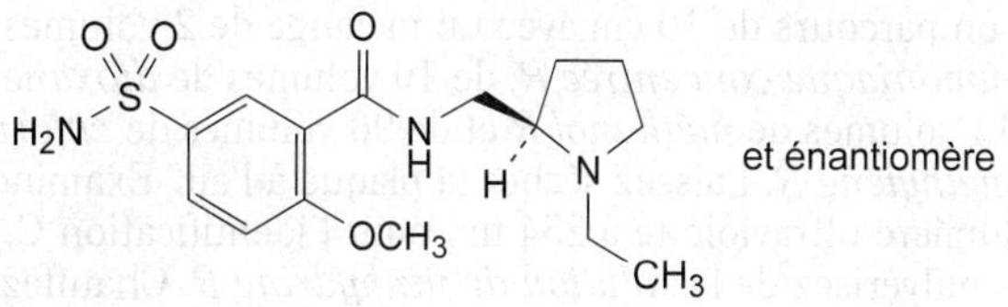

$C_{15}H_{23}N_3O_4S$ M_r 341,4

DÉFINITION

Le sulpiride contient au minimum 98,5 pour cent et au maximum l'équivalent de 101,0 pour cent de (*RS*)-*N*-[(1-éthylpyrrolidin-2-yl)méthyl]-2-méthoxy-5-sulfamoylbenzamide, calculé par rapport à la substance desséchée.

CARACTÈRES

Poudre cristalline, blanche ou sensiblement blanche, pratiquement insoluble dans l'eau, assez soluble dans le méthanol, peu soluble dans l'alcool et dans le chlorure de méthylène. Le sulpiride se dissout dans les solutions diluées d'acides minéraux et d'hydroxydes alcalins.

IDENTIFICATION

Première identification : A, B.

Seconde identification : A, C, D.

A. Le point de fusion (*2.2.14*) du sulpiride est de 177 °C à 181 °C.

B. Examinez le sulpiride par spectrophotométrie d'absorption dans l'infrarouge (*2.2.24*), en comparant avec le spectre obtenu avec le *sulpiride SCR*. Examinez les substances sous forme de pastilles.

C. Examinez les chromatogrammes obtenus dans l'essai A des substances apparentées (voir Essai) en lumière ultraviolette à 254 nm. La tache principale du chromatogramme obtenu avec la solution à examiner (b) est semblable quant à sa position et ses dimensions à la tache principale du chromatogramme obtenu avec la solution témoin (a).

D. Dans une capsule de porcelaine, introduisez 1 mg environ de sulpiride. Ajoutez 0,5 ml d'*acide sulfurique R* et 0,05 ml de *solution de formaldéhyde R*. Examinée en lumière ultraviolette à 365 nm, la solution présente une fluorescence bleue.

ESSAI

Aspect de la solution. Dissolvez 1,0 g de sulpiride dans de l'*acide acétique dilué R* et complétez à 10 ml avec le même acide. La solution est limpide (*2.2.1*) et n'est pas plus fortement colorée que la solution témoin J_6 (*2.2.2, Procédé I*).

Substances apparentées

A. Opérez par chromatographie sur couche mince (*2.2.27*) en utilisant une plaque recouverte de *gel de silice HF_{254} R*.

Solution à examiner (a). Dissolvez 0,20 g de sulpiride dans du *méthanol R* et complétez à 10 ml avec le même solvant.

Solution à examiner (b). Prélevez 1 ml de solution à examiner (a) et complétez à 10 ml avec du *méthanol R*.

Solution témoin (a). Dissolvez 20 mg de *sulpiride SCR* dans du *méthanol R* et complétez à 10 ml avec le même solvant.

Monographies Q - Z

Solution témoin (b). Dissolvez 5 mg d'*impureté A de sulpiride SCR* dans du *méthanol R* et complétez à 25 ml avec le même solvant.

Solution témoin (c). Prélevez 1,0 ml de solution témoin (b) et complétez à 10 ml avec du *méthanol R*.

Déposez sur la plaque 10 µl de chaque solution. Développez sur un parcours de 10 cm avec un mélange de 2 volumes d'*ammoniaque concentrée R*, de 10 volumes de *dioxane R*, de 14 volumes de *méthanol R* et de 90 volumes de *chlorure de méthylène R*. Laissez sécher la plaque à l'air. Examinez en lumière ultraviolette à 254 nm pour l'identification C, puis pulvérisez de la *solution de ninhydrine R*. Chauffez à 100-105 °C pendant 15 min. Examinez à la lumière du jour. S'il apparaît, dans le chromatogramme obtenu avec la solution à examiner (a) une tache correspondant à la tache principale du chromatogramme obtenu avec la solution témoin (b), elle n'est pas plus intense que la tache du chromatogramme obtenu avec la solution témoin (c) (0,1 pour cent).

B. Opérez par chromatographie liquide (*2.2.29*).

Solution à examiner. Dissolvez 0,100 g de sulpiride dans la phase mobile et complétez à 100,0 ml avec la phase mobile.

Solution témoin (a). Prélevez 3,0 ml de solution à examiner et complétez à 100,0 ml avec la phase mobile. Prélevez 1,0 ml de solution et complétez à 10,0 ml avec la phase mobile.

Solution témoin (b). Dissolvez 10 mg de *sulpiride SCR* et 10 mg d'*impureté B de sulpiride SCR* dans la phase mobile et complétez à 100,0 ml avec la phase mobile.

La chromatographie peut être réalisée en utilisant :

– une colonne d'une longueur de 0,25 m et d'un diamètre intérieur de 4,6 mm, remplie de *gel de silice octylsilylé pour chromatographie R* en microparticules sphériques (5 µm),
– comme phase mobile, à un débit de 1,5 ml/min, un mélange de 10 volumes d'*acétonitrile R*, de 10 volumes de *méthanol R* et de 80 volumes d'une solution contenant 6,8 g/l de *phosphate monopotassique R* et 1 g/l d'*octanesulfonate de sodium R*, ajustée à pH 3,3 à l'aide d'*acide phosphorique R*,
– comme détecteur, un spectrophotomètre réglé à 240 nm,
– un injecteur à boucle.

Ajustez la sensibilité du système de façon que la hauteur du pic principal du chromatogramme obtenu avec la solution témoin (a) représente au moins 5 pour cent au minimum de l'échelle totale de l'enregistreur. Injectez 10 µl de solution témoin (b). L'essai n'est valable que si, dans le chromatogramme obtenu, la résolution entre les 2 pics principaux n'est pas inférieure à 2,5. Injectez séparément 10 µl de solution à examiner et 10 µl de solution témoin (a). Continuez la chromatographie pendant 2,5 fois le temps de rétention du sulpiride. S'il apparaît d'autres pics que le pic principal dans le chromatogramme obtenu avec la solution à examiner, la somme de leur surface n'est pas supérieure à la surface du pic du chromatogramme obtenu avec la solution témoin (a) (0,3 pour cent).

Chlorures (*2.4.4*). Agitez 1,0 g de sulpiride avec 20 ml d'*eau R*. Filtrez sur verre fritté (40). A 10 ml du filtrat, ajoutez 5 ml d'*eau R*. La solution satisfait à l'essai limite des chlorures (100 ppm).

Fer (*2.4.9*). Dans un creuset de silice, calcinez 1,0 g de sulpiride. Reprenez le résidu avec 1 ml d'*acide chlorhydrique 1 M*, 3 ml d'*eau R* et 0,1 ml d'*acide nitrique R*. Chauffez au bain-marie pendant quelques minutes. Transvasez dans un tube à essai. Rincez le creuset avec 4 ml d'*eau R*. Réunissez les liquides et complétez à 10 ml avec de l'*eau R*. La solution satisfait à l'essai limite du fer (10 ppm).

Métaux lourds (*2.4.8*). 1,0 g de sulpiride satisfait à l'essai limite C des métaux lourds (10 ppm). Préparez le témoin avec 1 ml de *solution à 10 ppm de plomb (Pb) R*.

Perte à la dessiccation (*2.2.32*). Déterminée à l'étuve à 100-105 °C sur 1,000 g de sulpiride, la perte à la dessiccation n'est pas supérieure à 0,5 pour cent.

Cendres sulfuriques (*2.4.14*). Déterminé sur 1,0 g de sulpiride, le taux des cendres sulfuriques n'est pas supérieur à 0,1 pour cent.

DOSAGE

Dissolvez 0,250 g de sulpiride dans 80 ml d'*acide acétique anhydre R*. Titrez par l'*acide perchlorique 0,1 M* en déterminant le point de fin de titrage par potentiométrie (*2.2.20*).

1 ml d'*acide perchlorique 0,1 M* correspond à 34,14 mg de $C_{15}H_{23}N_3O_4S$.

IMPURETÉS

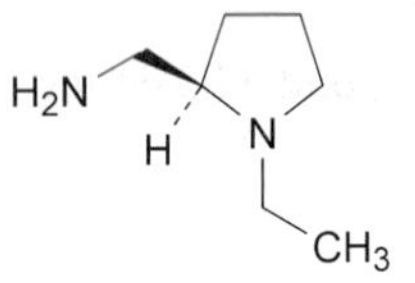

et énantiomère

A. [(2*RS*)-1-éthylpyrrolidin-2-yl]méthanamine,

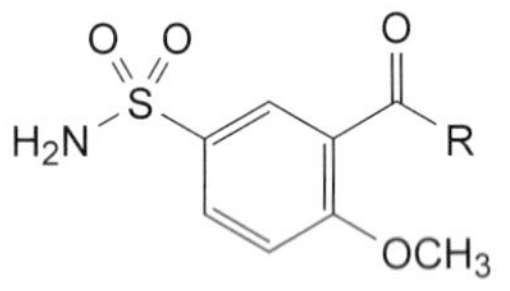

B. R = O-CH_3 : 2-méthoxy-5-sulfamoylbenzoate de méthyle,

C. R = O-C_2H_5 : 2-méthoxy-5-sulfamoylbenzoate d'éthyle,

D. R = OH : acide 2-méthoxy-5-sulfamoylbenzoïque,

E. R = NH_2 : 2-méthoxy-5-sulfamoylbenzamide,

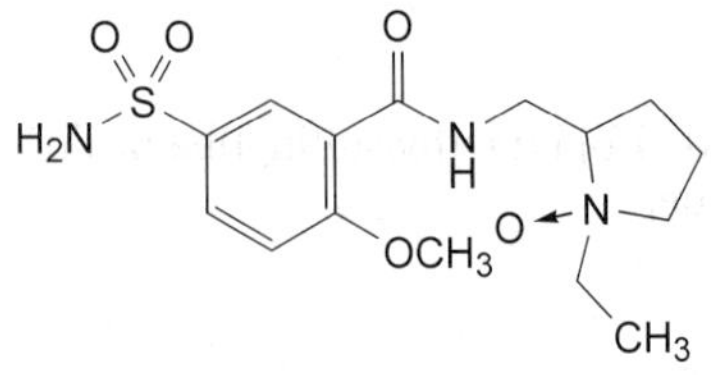

F. 1-oxyde de 1-éthyl-2-[[(2-méthoxy-5-sulfamoylbenzoyl)amino]méthyl]pyrrolidine,

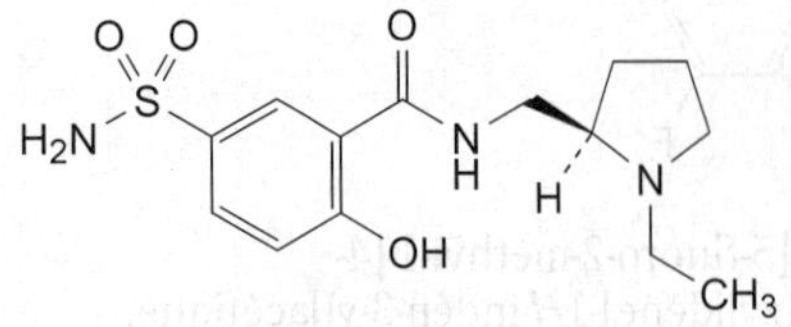

et énantiomère

G. (*RS*)-*N*-[(1-éthylpyrrolidin-2-yl)méthyl]-2-hydroxy-5-sulfamoylbenzamide.

01/2002:1573

SUMATRIPTAN (SUCCINATE DE)

Sumatriptani succinas

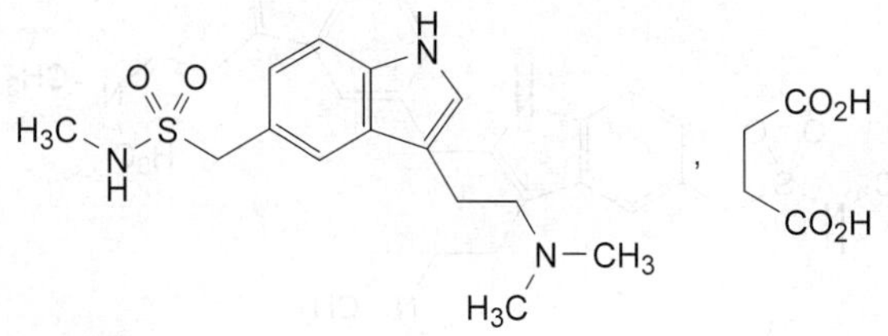

$C_{18}H_{27}N_3O_6S$ M_r 413,5

DÉFINITION

Le succinate de sumatriptan contient au minimum 97,5 pour cent et au maximum l'équivalent de 102,0 pour cent d'hydrogénobutanedioate de [3-[2-(diméthylamino)éthyl]-1*H*-indol-5-yl]-*N*-méthylméthanesulfonamide, calculé par rapport à la substance anhydre.

CARACTÈRES

Poudre blanche ou sensiblement blanche, facilement soluble dans l'eau, assez soluble dans le méthanol, pratiquement insoluble dans le chlorure de méthylène.

IDENTIFICATION

Examinez l'hydrogénosuccinate de sumatriptan par spectrophotométrie d'absorption dans l'infrarouge (*2.2.24*), en comparant avec le spectre obtenu avec le *succinate de sumatriptan SCR*. Examinez les substances préparées sous forme de pastilles.

ESSAI

Solution S. Dissolvez 1,0 g de succinate de sumatriptan dans l'*eau exempte de dioxyde de carbone R* et complétez à 25,0 ml avec le même solvant.

Absorbance (*2.2.25*). L'absorbance de la solution S mesurée à 440 nm n'est pas supérieure à 0,10.

Détermination du pH (*2.2.3*). Prélevez 2,5 ml de la solution S et complétez à 10 ml avec de l'*eau exempte de dioxyde de carbone R*. Le pH de la solution est de 4,5 à 5,3.

Substances apparentées

A. Opérez par chromatographie liquide (*2.2.29*).

Solution à examiner. Dissolvez 30,0 mg de succinate de sumatriptan dans la phase mobile et complétez à 10,0 ml avec la phase mobile.

Solution témoin (a). Dissolvez 2 mg d'*impureté A de sumatriptan SCR* dans la phase mobile, ajoutez 1 ml de solution à examiner et complétez à 100 ml avec la phase mobile. Prélevez 1 ml de solution et complétez à 10 ml avec la phase mobile.

Solution témoin (b). Prélevez 1,0 ml de solution à examiner et complétez à 100,0 ml avec la phase mobile. Prélevez 1,0 ml de solution et complétez à 10,0 ml avec la phase mobile.

Solution témoin (c). Dissolvez 3 mg de *sumatriptan pour conformité du système SCR* dans la phase mobile et complétez à 1 ml avec la phase mobile.

La chromatographie peut être réalisée en utilisant :

- une colonne d'acier inoxydable, d'une longueur de 0,25 m et d'un diamètre intérieur de 4,6 mm, remplie de *gel de silice pour chromatographie R* (5 µm),
- comme phase mobile, à un débit de 2,0 ml/min, un mélange de 10 volumes d'une solution d'*acétate d'ammonium R* à 771 g/l et de 90 volumes de *méthanol R*,
- comme détecteur, un spectrophotomètre réglé à 282 nm.

Injectez 20 µl de solution témoin (b). Ajustez la sensibilité du système de façon que la hauteur du pic principal représente au moins 20 pour cent de l'échelle totale de l'enregistreur.

Injectez 20 µl de la solution témoin (c). Le chromatogramme obtenu est semblable au chromatogramme fourni avec le *sumatriptan pour conformité du système SCR*.

Injectez 20 µl de solution témoin (a). L'essai n'est valable que si, dans le chromatogramme obtenu, la résolution entre les pics correspondant au sumatriptan (temps de rétention = environ 3 min) et à l'impureté A (rétention relative = environ 2,5) n'est pas inférieure à 1,5.

Injectez 20 µl de solution à examiner. Continuez la chromatographie pendant 5 fois le temps de rétention du pic principal. S'il apparaît, dans le chromatogramme obtenu avec la solution à examiner : un pic correspondant à l'impureté A, sa surface n'est pas supérieure à 6 fois celle du pic principal du chromatogramme obtenu avec la solution témoin (b) (0,6 pour cent) ; un pic correspondant à l'impureté H (rétention relative = environ 3,5), sa surface n'est pas supérieure à 3 fois celle du pic principal du chromatogramme obtenu avec la solution témoin (b) (0,3 pour cent). La surface de tout autre pic, à l'exception du pic principal et des pics dus aux impuretés A et H, n'est pas supérieure à celle du pic principal du chromatogramme obtenu avec la solution témoin (b) (0,1 pour cent). La somme de la surface de tous les pics, à l'exception du pic principal, n'est pas supérieure à 9 fois la surface du pic principal du chromatogramme obtenu avec la solution témoin (b) (0,9 pour cent). Ne tenez pas compte des pics dont la surface est inférieure à 0,5 fois la surface du pic principal du chromatogramme obtenu avec la solution témoin (b) (0,05 pour cent).

B. Opérez par chromatographie liquide (*2.2.29*), comme décrit sous Dosage.

Solution à examiner. Dissolvez 30,0 mg de succinate de sumatriptan dans la phase mobile et complétez à 10,0 ml avec la phase mobile.

Solution témoin (a). Dissolvez 2 mg d'*impureté C de sumatriptan SCR* dans la phase mobile, ajoutez 1 ml de solution à examiner et complétez à 100 ml avec la phase mobile. Prélevez 1 ml de solution et complétez à 10 ml avec la phase mobile.

Solution témoin (b). Prélevez 1,0 ml de solution à examiner et complétez à 100,0 ml avec la phase mobile. Prélevez 1,0 ml de solution et complétez à 10,0 ml avec la phase mobile.

Solution témoin (c). Dissolvez 30 mg de *mélange d'impuretés de sumatriptan SCR* dans la phase mobile et complétez à 10 ml avec la phase mobile.

Injectez 10 µl de solution témoin (b). Ajustez la sensibilité du système de façon que la hauteur du pic principal représente au moins 50 pour cent de l'échelle totale de l'enregistreur. Déterminez le temps de rétention pour le sumatriptan.

Injectez 10 µl de solution témoin (a). L'essai n'est valable que si, dans le chromatogramme obtenu, la résolution entre les pics correspondant respectivement au sumatriptan et à l'impureté C n'est pas inférieure à 1,5.

Injectez 10 µl de solution témoin (c). Le chromatogramme obtenu présente 5 pics principaux. La surface du pic dû à l'impureté E est environ égale à 2 fois celle du pic correspondant à l'impureté B, l'impureté C ou l'impureté D (le temps de rétention de l'impureté E peut varier en fonction de la colonne utilisée). La rétention relative par rapport au sumatriptan est d'environ 0,6 pour l'impureté B, 0,9 pour

Monographies Q - Z

l'impureté C et 0,3 pour l'impureté D. Déterminez le temps de rétention de l'impureté E, de l'impureté B, de l'impureté C et de l'impureté D.

Injectez 10 µl de solution à examiner. Continuez la chromatographie pendant 4 fois le temps de rétention du pic principal. S'il apparaît, dans le chromatogramme obtenu avec la solution à examiner des pics correspondant à l'impureté B, à l'impureté C ou à l'impureté D, la surface d'aucun d'entre eux n'est supérieure à 5 fois celle du pic principal du chromatogramme obtenu avec la solution témoin (b) (0,5 pour cent). La surface du pic dû à l'impureté E ou la surface de tout autre pic, à l'exception du pic principal et des pics dus à l'impureté B, à l'impureté C ou à l'impureté D, n'est pas supérieure à celle du pic principal du chromatogramme obtenu avec la solution témoin (b) (0,1 pour cent). La somme de la surface de tous les pics, à l'exception du pic principal, n'est pas supérieure à 6 fois la surface du pic principal du chromatogramme obtenu avec la solution témoin (b) (0,6 pour cent). Ne tenez pas compte des pics dont la surface est inférieure à 0,5 fois la surface du pic principal du chromatogramme obtenu avec la solution témoin (b) (0,05 pour cent).

Teneur en eau (*2.5.12*). Déterminée par semi-microdosage sur 0,500 g de succinate de sumatriptan, la teneur en eau n'est pas supérieure à 1,0 pour cent.

Cendres sulfuriques (*2.4.14*). Déterminé sur 1,0 g de succinate de sumatriptan, le taux des cendres sulfuriques n'est pas supérieur à 0,1 pour cent.

DOSAGE

Opérez par chromatographie liquide (*2.2.29*).

Solution A. Dissolvez 2,925 g de *phosphate monosodique R* dans 600 ml d'*eau R*, ajustez à pH 6,5 avec de la *solution concentrée d'hydroxyde de sodium R*, complétez à 750 ml avec de l'*eau R*, ajoutez 250 ml d'*acétonitrile R* et mélangez.

Solution à examiner. Dissolvez 15,0 mg de succinate de sumatriptan dans la solution A et complétez à 100,0 ml avec la solution A.

Solution témoin (a). Dissolvez 15,0 mg de *succinate de sumatriptan SCR* dans la solution A et complétez à 100,0 ml avec la solution A.

Solution témoin (b). Dissolvez 3 mg d'*impureté C de sumatriptan SCR* dans la solution A, ajoutez 40 ml de la solution témoin (a) et complétez à 100 ml avec la solution A.

La chromatographie peut être réalisée en utilisant :

- une colonne d'acier inoxydable, d'une longueur de 0,25 m long et d'un diamètre intérieur de 4 mm, remplie de *gel de silice octadécylsilylé pour chromatographie R* (5 µm),
- comme phase mobile, à un débit de 1,5 ml/min, un mélange de 25 volumes d'*acétonitrile R* et de 75 volumes d'une solution préparée comme suit : dissolvez 0,970 g de *dibutylamine R*, 0,735 g d'*acide phosphorique R* et 2,93 g de *phosphate monosodique R* dans 750 ml d'*eau R*, ajustez à pH 6,5 avec de la *solution concentrée d'hydroxyde de sodium R* et complétez à 1000 ml avec de l'*eau R*,
- comme détecteur, un spectrophotomètre réglé à 282 nm.

Injectez 10 µl de solution témoin (a). Ajustez la sensibilité du système de façon que la hauteur du pic principal représente au moins 50 pour cent de l'échelle totale de l'enregistreur. Injectez la solution témoin (b). Le dosage n'est valable que si, dans le chromatogramme obtenu, la résolution entre les pics correspondant respectivement au sumatriptan et à l'impureté C n'est pas inférieure à 1,5. Injectez 10 µl de solution à examiner et 10 µl de solution témoin (a). Calculez la teneur pour cent en succinate de sumatriptan.

CONSERVATION

A l'abri de la lumière.

IMPURETÉS

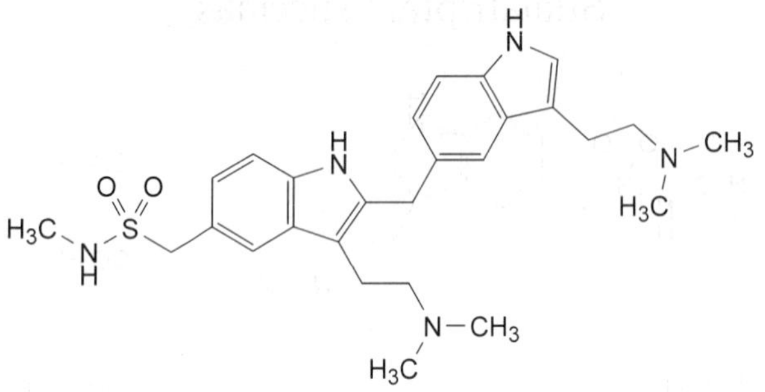

A. [3-[2-(diméthylamino)éthyl]-2-[[3-[2-(diméthylamino)éthyl]-1*H*-indol-5-yl]méthyl]-1*H*-indol-5-yl]-*N*-méthylméthanesulfonamide,

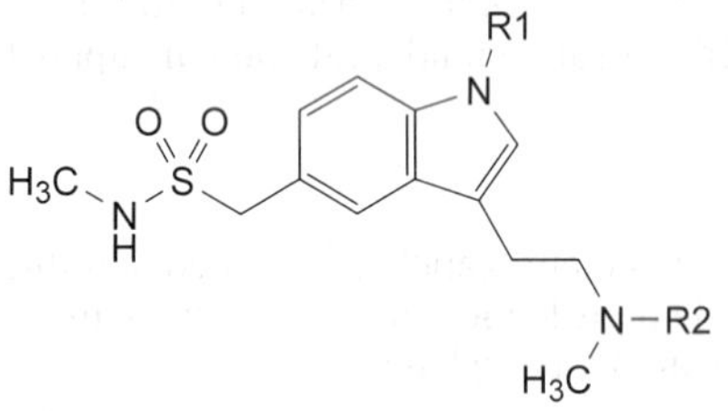

B. R1 = R2 = H : *N*-méthyl[3-[2-(méthylamino)éthyl]-1*H*-indol-5-yl]méthanesulfonamide,

C. R1 = CH_2-OH, R2 = CH_3 : [3-[2-(diméthylamino)éthyl]-1-(hydroxyméthyl)-1*H*-indol-5-yl]-*N*-méthylméthanesulfonamide,

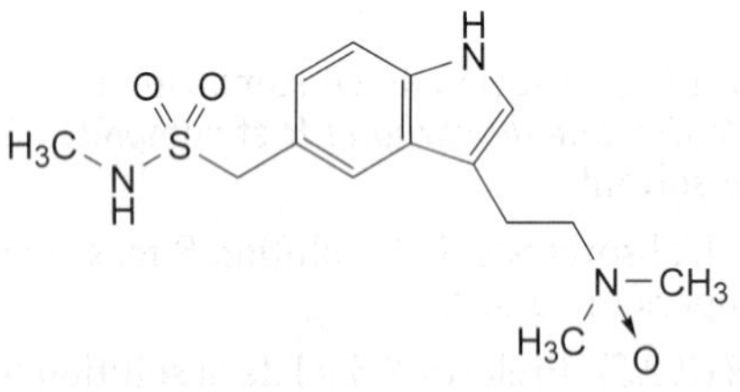

D. *N*-oxyde de *N,N*-diméthyl-2-[5-[(méthylsulfamoyl)méthyl]-1*H*-indol-3-yl]éthanamine,

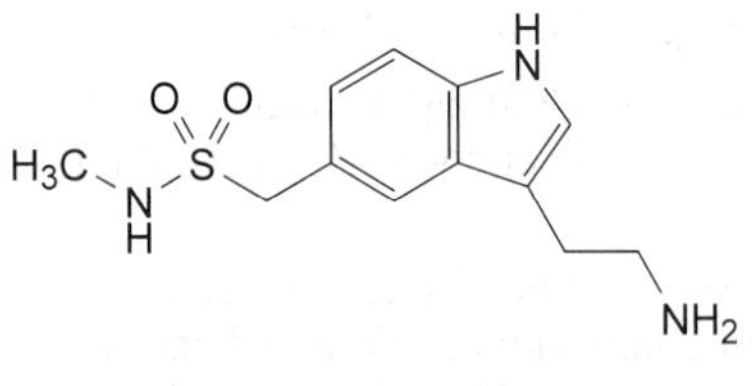

E. [3-(2-aminoéthyl)-1*H*-indol-5-yl]-*N*-méthylméthanesulfonamide,

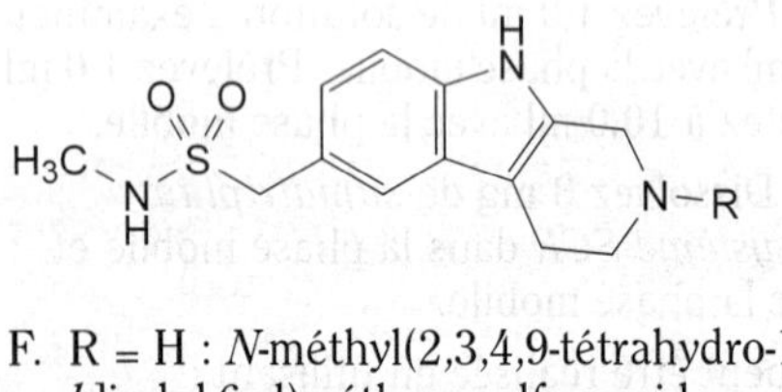

F. R = H : *N*-méthyl(2,3,4,9-tétrahydro-1*H*-pyrido[3,4-*b*]indol-6-yl)méthanesulfonamide,

G. R = CH_3 : *N*-méthyl(2-méthyl-2,3,4,9-tétrahydro-1*H*-pyrido[3,4-*b*]indol-6-yl)méthanesulfonamide,

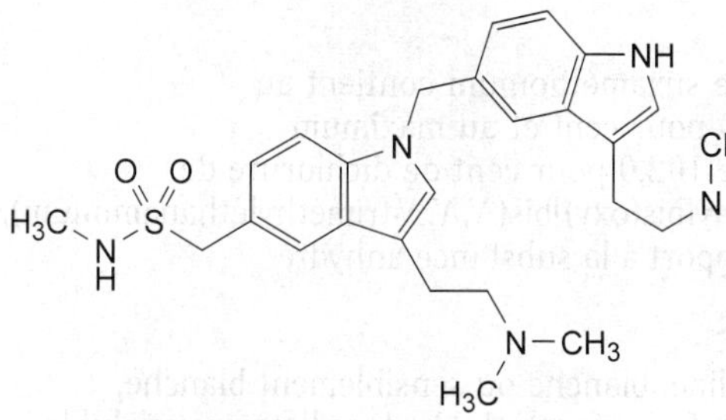

H. [3-[2-(diméthylamino)éthyl]-1-[[3-[2-(diméthylamino)éthyl]-1*H*-indol-5-yl]méthyl]-1*H*-indol-5-yl]-*N*-méthylméthanesulfonamide.

01/2002:1217

SUREAU (FLEUR DE)

Sambuci flos

DÉFINITION

La fleur de sureau est constituée par la fleur séchée de *Sambucus nigra* L. Elle contient au minimum 0,80 pour cent de flavonoïdes, exprimés en isoquercitroside ($C_{21}H_{20}O_{12}$; M_r 464,4), calculé par rapport à la drogue desséchée.

CARACTÈRES

La fleur de sureau présente les caractères macroscopiques et microscopiques décrits aux identifications A et B.

IDENTIFICATION

A. La fleur de sureau, d'un diamètre de 5 mm environ, est munie de 3 petites bractées (loupe) et peut posséder un pédoncule. Le calice à 5 dents est petit ; la corolle est jaune clair, à 5 pétales largement ovales, soudés à leur base en un tube. Les filets des 5 étamines, jaunes, sont alternés avec les pétales. La corolle se présente souvent isolée ou attachée aux étamines auxquelles elle est soudée par la base. L'ovaire est infère, à 3 loges ; il est surmonté d'un style court, à 3 stigmates obtus.

B. Réduisez la fleur de sureau en poudre (355). La poudre est jaune-vert. Examinez au microscope en utilisant de la *solution d'hydrate de chloral R*. La poudre présente de nombreux grains de pollen sphériques, parfois ellipsoïdaux, d'un diamètre de 30 µm environ, à 3 pores germinatifs et exine très finement ponctuée ; des cellules épidermiques du calice à cuticule striée et parfois des dents marginales unicellulaires, de la région basale ; des fragments de corolle contenant de nombreux globules de petite taille d'huile volatile, dont certains provenant de l'épiderme supérieur possèdent des parois légèrement épaissies en chapelet et une cuticule striée ; des cellules du mésophylle des pétales et des sépales, avec des idioblastes contenant de nombreux cristaux en sable d'oxalate de calcium.

C. Examinez en lumière ultraviolette à 365 nm les chromatogrammes obtenus dans l'essai « *Sambucus ebulus* ». Le chromatogramme obtenu avec la solution à examiner présente une bande de fluorescence bleu clair intense correspondant à l'acide chlorogénique, une bande de fluorescence orangée correspondant à la rutine, et une bande de fluorescence orangée correspondant à l'isoquercitrine, qui se situe un peu au-dessus de la bande de fluorescence correspondant à l'hypéroside dans le chromatogramme obtenu avec la solution témoin. Il présente en outre une bande de fluorescence bleu-vert se situant un peu au-dessous de la bande correspondant à l'acide caféique dans le chromatogramme obtenu avec la solution témoin. Il peut également présenter d'autres bandes de faible fluorescence. A la lumière du jour, seules apparaissent clairement sur le chromatogramme obtenu avec la solution à examiner les bandes orangées correspondant respectivement à la rutine et à l'isoquercitroside.

ESSAI

Eléments étrangers (*2.8.2*). Déterminé sur 10 g de fleur de sureau, le taux des fragments de pédicules grossiers et d'autres éléments étrangers n'est pas supérieur à 8 pour cent. Le taux des fleurs de couleur altérée, brune, n'est pas supérieur à 15 pour cent.

Sambucus ebulus L. Opérez par chromatographie sur couche mince (*2.2.27*) en utilisant une plaque recouverte d'un gel de silice approprié.

Solution à examiner. A 0,5 g de fleur de sureau pulvérisée (355), ajoutez 10 ml de *méthanol R*. Chauffez dans un bain-marie à 65 °C pendant 5 min, en agitant fréquemment. Laissez refroidir et filtrez. Complétez le filtrat à 10 ml avec du *méthanol R*.

Solution témoin. Dissolvez 1 mg d'*acide chlorogénique R*, 1 mg d'*acide caféique R*, 2,5 mg d'*hypéroside R* et 2,5 mg de *rutine R* dans 10 ml de *méthanol R*.

Déposez séparément sur la plaque, en bandes, 10 µl de chaque solution. Développez sur un parcours de 15 cm avec un mélange de 10 volumes d'*acide formique anhydre R*, de 10 volumes d'*eau R*, de 30 volumes de *méthyléthylcétone R* et de 50 volumes d'*acétate d'éthyle R*. Chauffez la plaque à 100-105 °C. Pulvérisez sur la plaque encore chaude une solution de *diphénylborate d'aminoéthanol R* à 10 g/l dans le *méthanol R*. Pulvérisez ensuite une solution de *macrogol 400 R* à 50 g/l dans le *méthanol R*. Laissez sécher la plaque à l'air pendant 30 min. Examinez en lumière ultraviolette à 365 nm. Le chromatogramme obtenu avec la solution témoin présente, dans sa moitié inférieure et par ordre de R_f croissant, une bande de fluorescence orangée (rutine), une bande de fluorescence bleu clair (acide chlorogénique) et une bande de fluorescence jaune-orange à brun-orange (hypéroside) et, dans son tiers supérieur, une bande de fluorescence bleu-vert (acide caféique). Le chromatogramme obtenu avec la solution à examiner ne présente pas de bande rose située au-dessous de la bande due à la rutine dans le chromatogramme obtenu avec la solution témoin.

Perte à la dessiccation (*2.2.32*). Déterminée à l'étuve à 100-105 °C pendant 2 h sur 1,000 g de fleur de sureau pulvérisée (355), la perte à la dessiccation n'est pas supérieure à 10,0 pour cent.

Monographies Q - Z

Cendres totales (*2.4.16*). Le taux des cendres totales n'est pas supérieur à 10,0 pour cent.

DOSAGE

Solution mère. Dans un ballon à fond rond de 100 ml, introduisez 0,600 g de fleur de sureau pulvérisée (355), puis ajoutez 1 ml d'une solution d'*hexaméthylènetétramine R* à 5 g/l, 20 ml d'*acétone R* et 2 ml d'*acide chlorhydrique R1*. Chauffez à reflux pendant 30 min. Filtrez le liquide à travers un tampon de coton hydrophile en recueillant le filtrat dans une fiole. Ajoutez le coton hydrophile au résidu contenu dans le ballon à fond rond, et extrayez avec 2 fois 20 ml d'*acétone R*, en chauffant chaque fois à reflux pendant 10 min. Laissez refroidir, puis filtrez à travers un tampon de coton hydrophile en recueillant le filtrat dans la fiole. Après refroidissement, filtrez les extraits à l'acétone réunis à travers un filtre en papier dans une fiole jaugée, puis complétez à 100,0 ml avec de l'*acétone R* en rinçant la fiole et le filtre en papier. Placez 20,0 ml de cette solution dans une ampoule à décantation, ajoutez 20 ml d'*eau R* et agitez le mélange avec 1 fois 15 ml, puis 3 fois 10 ml d'*acétate d'éthyle R*. Réunissez les extraits à l'acétate d'éthyle dans une ampoule à décantation, lavez avec 2 fois 50 ml d'*eau R*, puis filtrez sur 10 g de *sulfate de sodium anhydre R* en recueillant le filtrat dans une fiole jaugée. Complétez à 50,0 ml avec de l'*acétate d'éthyle R*.

Solution à examiner. A 10,0 ml de solution mère, ajoutez 1 ml de *réactif au chlorure d'aluminium R* et complétez à 25,0 ml avec une solution d'*acide acétique glacial R* à 5 pour cent *V/V* dans du *méthanol R*.

Solution de compensation. Prélevez 10,0 ml de solution mère et complétez à 25,0 ml avec une solution d'*acide acétique glacial R* à 5 pour cent *V/V* dans du *méthanol R*.

Après 30 min, mesurez l'absorbance (*2.2.25*) de la solution à examiner à 425 nm, par comparaison à la solution de compensation. Calculez la teneur pour cent en flavonoïdes, exprimés en isoquercitroside, à l'aide de l'expression :

$$\frac{A \times 1,25}{m}$$

en prenant 500 comme valeur de l'absorbance spécifique de l'isoquercitroside.

A = absorbance à 425 nm,

m = masse de la prise d'essai en grammes.

CONSERVATION

A l'abri de la lumière.

01/2002:0248

SUXAMÉTHONIUM (CHLORURE DE)

Suxamethonii chloridum

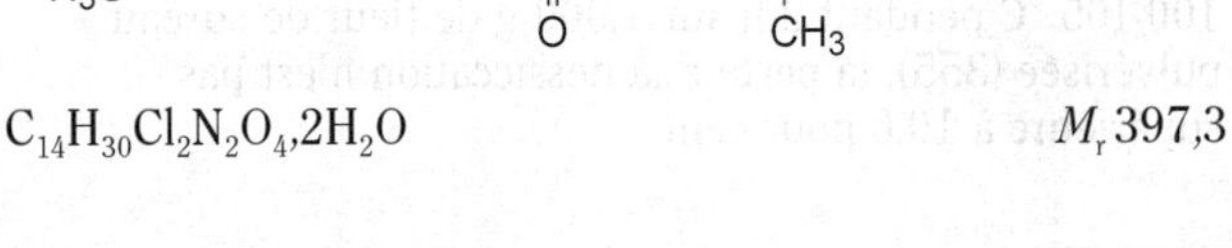

$C_{14}H_{30}Cl_2N_2O_4,2H_2O$ M_r 397,3

DÉFINITION

Le chlorure de suxaméthonium contient au minimum 98,0 pour cent et au maximum l'équivalent de 102,0 pour cent de dichlorure de 2,2′-[butanedioylbis(oxy)]bis(*N,N,N*-triméthyléthanaminium), calculé par rapport à la substance anhydre.

CARACTÈRES

Poudre cristalline, blanche ou sensiblement blanche, hygroscopique, facilement soluble dans l'eau, peu soluble dans l'alcool.

Le chlorure de suxaméthonium fond vers 160 °C sans avoir subi de dessiccation préalable.

IDENTIFICATION

Première identification : A, D.

Seconde identification : B, C, D.

A. Examinez le chlorure de suxaméthonium par spectrophotométrie d'absorption dans l'infrarouge (*2.2.24*), en comparant avec le spectre obtenu avec le *chlorure de suxaméthonium SCR*. Examinez les substances sous forme de pastilles.

B. A 1 ml de solution S (voir Essai), ajoutez 9 ml d'*eau R*, 10 ml d'*acide sulfurique dilué R* et 30 ml de *solution de reineckate d'ammonium R*. Il se forme un précipité rose. Laissez reposer pendant 30 min. Filtrez et lavez à l'*eau R*, à l'*alcool R*, puis à l'*éther R* et desséchez à 80 °C. Le point de fusion (*2.2.14*) du précipité est de 180 °C à 185 °C.

C. Dissolvez 25 mg environ de chlorure de suxaméthonium dans 1 ml d'*eau R*. Ajoutez 0,1 ml d'une solution de *chlorure de cobalt R* à 10 g/l et 0,1 ml de *solution de ferrocyanure de potassium R*. Il apparaît une coloration verte.

D. 20 mg environ de chlorure de suxaméthonium donnent la réaction (a) des chlorures (*2.3.1*).

ESSAI

Solution S. Dissolvez 1,0 g de chlorure de suxaméthonium dans de l'*eau exempte de dioxyde de carbone R* et complétez à 20 ml avec le même solvant.

Aspect de la solution. La solution S est limpide (*2.2.1*). Prélevez 4 ml de solution S et complétez à 10 ml avec de l'*eau R*. La solution est incolore (*2.2.2, Procédé II*).

Détermination du pH (*2.2.3*). Prélevez 1 ml de solution S et complétez à 10 ml avec de l'*eau exempte de dioxyde de carbone R*. Le pH de cette solution est de 4,0 à 5,0.

Chlorure de choline. Opérez par chromatographie sur couche mince (*2.2.27*) en utilisant une plaque recouverte de *cellulose pour chromatographie R1*.

Solution à examiner. Dissolvez 0,4 g de chlorure de suxaméthonium dans du *méthanol R* et complétez à 10 ml avec le même solvant.

Solution témoin. Dissolvez 0,4 g de *chlorure de suxaméthonium SCR* et 2 mg de *chlorure de choline R* dans du *méthanol R*, puis complétez à 10 ml avec le même solvant.

Déposez sur la plaque 5 µl de chaque solution. Préparez comme suit la phase mobile : agitez 10 volumes d'*acide formique anhydre R*, 40 volumes d'*eau R* et 50 volumes de *butanol R*, pendant 10 min ; laissez reposer le mélange et utilisez la couche supérieure. Développez sur un parcours de 15 cm. Faites sécher la plaque dans un courant d'air. Pulvérisez de la *solution d'iodobismuthate de potassium R*. S'il apparaît d'autres taches que la tache principale dans le chromatogramme obtenu avec la solution à examiner, aucune d'entre elles n'est plus intense que la tache correspondant au chlorure de choline dans le chromatogramme obtenu avec la solution témoin (0,5 pour cent). L'essai n'est valable que si le chromatogramme obtenu avec la solution témoin présente 2 taches nettement séparées.

Teneur en eau (*2.5.12*). Déterminée par semi-microdosage sur 0,30 g de chlorure de suxaméthonium, la teneur en eau est de 8,0 pour cent à 10,0 pour cent.

Cendres sulfuriques (*2.4.14*). Déterminé sur 1,0 g de chlorure de suxaméthonium, le taux des cendres sulfuriques n'est pas supérieur à 0,1 pour cent.

DOSAGE

Dissolvez 0,150 g de chlorure de suxaméthonium dans 50 ml d'*anhydride acétique R*. Titrez par l'*acide perchlorique 0,1 M*. Déterminez le point de fin de titrage par potentiométrie (*2.2.20*).

1 ml d'*acide perchlorique 0,1 M* correspond à 18,07 mg de $C_{14}H_{30}Cl_2N_2O_4$.

CONSERVATION

En récipient étanche, à l'abri de la lumière.

01/2002:1574

SUXIBUZONE

Suxibuzonum

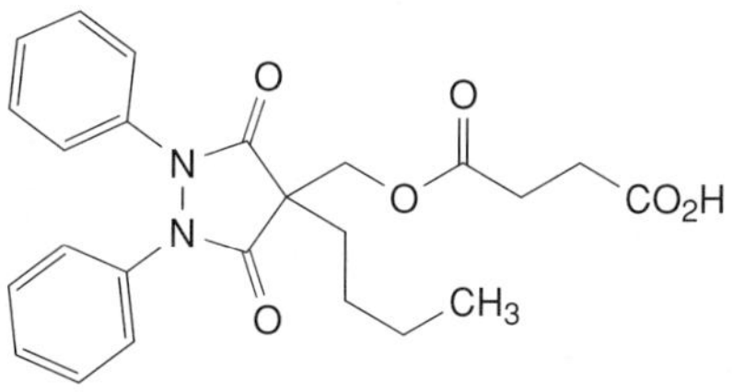

$C_{24}H_{26}N_2O_6$ M_r 438,5

DÉFINITION

Acide 4-[(4-butyl-3,5-dioxo-1,2-diphénylpyrazolidin-4-yl)méthoxy]-4-oxobutanoïque.

Teneur : 99,0 pour cent à 101,0 pour cent (substance desséchée).

CARACTÈRES

Aspect : poudre cristalline, blanche.

Solubilité : pratiquement insoluble dans l'eau, facilement soluble dans l'acétone, soluble dans l'alcool, pratiquement insoluble dans le cyclohexane.

IDENTIFICATION

Spectrophotométrie d'absorption dans l'infrarouge (*2.2.24*).

Comparaison : *suxibuzone SCR*.

ESSAI

Aspect de la solution. La solution est limpide (*2.2.1*) et incolore (*2.2.2, Procédé II*).

Dissolvez 1 g de suxibuzone dans de l'*éthanol R* et complétez à 20 ml avec le même solvant.

Substances apparentées. Chromatographie liquide (*2.2.29*).

Solution à examiner. Dissolvez 0,10 g de suxibuzone dans de l'*acétonitrile R* et complétez à 25,0 ml avec le même solvant.

Solution témoin (a). Dissolvez 2,8 mg de *phénylbutazone SCR* (impureté A de suxibuzone), 2,8 mg d'*impureté B de suxibuzone SCR* et 2,8 mg d'*impureté C de suxibuzone SCR* dans de l'*acétonitrile R* et complétez à 10,0 ml avec le même solvant. Prélevez 1,0 ml de solution et complétez à 10,0 ml avec de l'*acétonitrile R*.

Solution témoin (b). Dissolvez 4 mg de *phénylbutazone SCR* (impureté A de suxibuzone) dans l'*acétonitrile R* et complétez à 100,0 ml avec le même solvant. Prélevez 1,0 ml de solution et complétez à 10,0 ml avec de l'*acétonitrile R*.

Solution témoin (c). Dissolvez 10 mg de *phénylbutazone SCR* (impureté A de suxibuzone) dans de l'*acétonitrile R* et complétez à 25,0 ml avec le même solvant. Mélangez 10,0 ml de cette solution et 1,0 ml de solution à examiner, puis complétez à 25,0 ml avec de l'*acétonitrile R*.

Colonne :

– *dimensions* : l = 0,125 m, Ø = 4,0 mm,
– *phase stationnaire* : *gel de silice octadécylsilylé pour chromatographie R* (5 µm).

Phase mobile : mélangez 44 volumes d'*acétonitrile R* et 56 volumes d'une solution préparée comme suit : dissolvez 6,7 g d'*acide citrique R* et 2,4 g de *tris(hydroxyméthyl)aminométhane R* dans 950 ml d'*eau R*, ajustez à pH 3,0 avec de l'*acide citrique R* et complétez à 1000 ml avec de l'*eau R*.

Débit : 1 ml/min.

Détection : spectrophotomètre à 250 nm.

Injection : 10 µl.

Rétention relative par rapport à la suxibuzone (temps de rétention = environ 7 min) : impureté C = 0,7 ; impureté A = 1,4 ; impureté B = 3,3.

Conformité du système : solution témoin (c) :

– *résolution* : au minimum 2,0 entre les pics dus à la suxibuzone et à l'impureté A.

Limites :

– *impureté A* : au maximum la surface du pic correspondant dans le chromatogramme obtenu avec la solution témoin (a) (0,7 pour cent),
– *impureté B* : au maximum la surface du pic correspondant dans le chromatogramme obtenu avec la solution témoin (a) (0,7 pour cent),
– *impureté C* : au maximum la surface du pic correspondant dans le chromatogramme obtenu avec la solution témoin (a) (0,7 pour cent),
– *toute autre impureté* : au maximum la surface du pic principal du chromatogramme obtenu avec la solution témoin (b) (0,1 pour cent),
– *total* : au maximum 10 fois la surface du pic principal du chromatogramme obtenu avec la solution témoin (b) (1,0 pour cent),
– *limite d'exclusion* : 0,1 fois la surface du pic dû à l'impureté A dans le chromatogramme obtenu avec la solution témoin (a) (0,07 pour cent).

Métaux lourds (*2.4.8*) : au maximum 10 ppm.

2,0 g de suxibuzone satisfont à l'essai limite C. Préparez le témoin avec 2 ml de *solution à 10 ppm de plomb (Pb) R*.

Perte à la dessiccation (*2.2.32*) : au maximum 0,5 pour cent, déterminé à l'étuve sous vide à 60 °C sur 1,000 g de suxibuzone.

Cendres sulfuriques (*2.4.14*) : au maximum 0,1 pour cent, déterminé sur 1,0 g de suxibuzone.

DOSAGE

Dissolvez 0,400 g de suxibuzone dans de l'*éthanol R* préalablement neutralisé et complétez à 10 ml avec le même solvant. Titrez par l'*hydroxyde de sodium 0,1 M* et tracez la courbe potentiométrique (*2.2.20*).

1 ml d'*hydroxyde de sodium 0,1 M* correspond à 43,85 mg de $C_{24}H_{26}N_2O_6$.

CONSERVATION

A l'abri de la lumière.

IMPURETÉS

A. phénylbutazone,

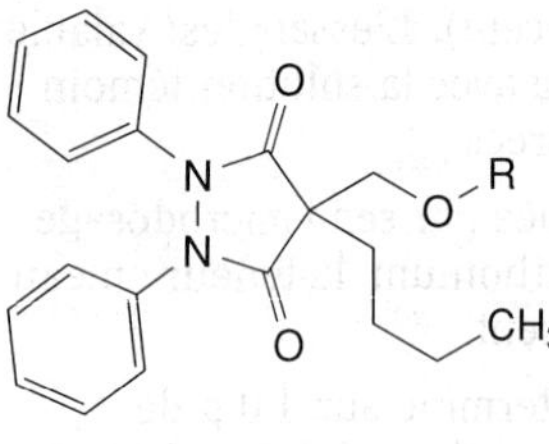

B. R = $CO\text{-}CH_2\text{-}CH_2\text{-}CO\text{-}O\text{-}CH_2\text{-}CH_3$: butanedioate de (4-butyl-3,5-dioxo-1,2-diphénylpyrazolidin-4-yl)méthyle et d'éthyle,

C. R = H : 4-butyl-4-(hydroxyméthyl)-1,2-diphényl-1,2-dihydro-4*H*-pyrazole-3,5-dione.

T

01/2002:0438

TALC

Talcum

DÉFINITION

Le talc est un silicate de magnésium hydraté, naturel, sélectionné et pulvérisé. La formule chimique du talc pur est : [$Mg_3Si_4O_{10}(OH)_2$; M_r 379,3]. Il peut contenir des quantités variables de minéraux associés parmi lesquels les chlorites (silicates d'aluminium et de magnésium hydratés), la magnésite (carbonate de magnésium), la calcite (carbonate de calcium) et la dolomite (carbonate de calcium et de magnésium) prédominent.

PRODUCTION

Le talc obtenu à partir de gisements connus pour contenir des substances associées à l'amiante, ne convient pas à un usage pharmaceutique. Le producteur est tenu de vérifier que le talc est exempt d'amiante (recherche d'amphiboles et de serpentines). La présence d'amphiboles et de serpentines peut être recherchée par spectrophotométrie d'absorption dans l'infrarouge ou par diffraction des rayons X (voir A et B). En cas de détection, les critères morphologiques spécifiques de l'amiante sont recherchés par une méthode de microscopie optique appropriée, permettant de déterminer s'il s'agit de variétés amiantifères : chrysotile ou trémolite amiante, comme décrit ci-dessous.

A. Examinez le talc par spectrophotométrie d'absorption dans l'infrarouge (*2.2.24*). Examinez entre 740 cm^{-1} et 760 cm^{-1} en utilisant l'expansion d'échelle ; une bande d'absorption à 758 ± 1 cm^{-1} peut indiquer la présence de trémolite ou de chlorite. La présence de cette bande d'absorption après calcination de la substance à 850 °C pendant 30 min au moins, indique la présence de trémolite. Examinez entre 600 cm^{-1} et 650 cm^{-1} en utilisant l'expansion d'échelle ; la présence de bandes d'absorption ou d'épaulements peut indiquer la présence de serpentines. Examinez la substance sous forme de pastille à base de *bromure de potassium R*.

B. Examinez le talc par diffraction des rayons X en utilisant les conditions suivantes :

– radiation : Cu Kα monochrome, 40 kV, 24 mA à 30 mA,
– fente incidente : 1°,
– fente de détection : 0,2°,
– vitesse de balayage du goniomètre : 1/10° 2θ/min,
– domaine de balayage : de 10° à 13° 2θ et de 24° à 26° 2θ,
– échantillon non orienté.

Déposez l'échantillon à examiner sur le porte-échantillon, tassez et aplanissez sa surface avec une lame de verre polie.

Enregistrez les diffractogrammes.

La présence d'amphiboles est décelée par un pic de diffraction à 10,5 ± 0,1° 2θ et la présence de serpentines par des pics de diffraction à 24,3 ± 0,1° 2θ et à 12,1 ± 0,1° 2θ.

Si par l'une ou l'autre des 2 méthodes, la présence d'amphiboles ou de serpentines est détectée, examinez le talc par une méthode de microscopie optique appropriée en vue de déterminer la présence d'amiante.

Examinez au microscope optique. La présence d'amiante est démontrée si les 2 critères suivants sont réunis :
– des rapports de longueur sur largeur de 20/1 à 100/1 ou plus pour les fibres plus longues que 5 µm,
– la faculté de se diviser en fibrilles très fines,

et si 2 ou plus des 4 critères suivants sont réunis :
– des fibres parallèles se présentant en faisceaux,
– des faisceaux de fibres présentant des extrémités effilochées,
– des fibres en forme de fines aiguilles,
– des fibres individuelles emmêlées ou des fibres flexueuses.

CARACTÈRES

Poudre légère, homogène, blanche ou sensiblement blanche, onctueuse (non abrasive), pratiquement insoluble dans l'eau, dans l'alcool et dans les solutions diluées d'acides et d'hydroxydes alcalins.

IDENTIFICATION

Première identification : A.

Seconde identification : B, C.

A. Examinez le talc par spectrophotométrie d'absorption dans l'infrarouge (*2.2.24*). Le spectre présente des bandes d'absorption à 3677 ± 2 cm^{-1}, à 1018 ± 2 cm^{-1} et à 669 ± 2 cm^{-1}. Examinez la substance sous forme de pastille à base de *bromure de potassium R*.

B. Dans un creuset de platine, faites fondre un mélange de 0,2 g de *carbonate de sodium anhydre R* et de 2,0 g de *carbonate de potassium R*. A la masse fondue, ajoutez 0,1 g de talc et chauffez jusqu'à fusion complète du mélange. Laissez refroidir et transférez la masse fondue dans un vase à précipiter à l'aide de 50 ml d'*eau R* chaude. Ajoutez de l'*acide chlorhydrique R* jusqu'à ce qu'il n'y ait plus d'effervescence. Ajoutez 10 ml d'*acide chlorhydrique R* et évaporez à siccité au bain-marie. Laissez refroidir, ajoutez 20 ml d'*eau R*, chauffez à ébullition et filtrez. (Le résidu sert à l'identification C). A 5 ml du filtrat, ajoutez 1 ml d'*ammoniaque R* et 1 ml de *solution de chlorure d'ammonium R*. Filtrez et ajoutez au filtrat 1 ml de *solution de phosphate disodique R*. Il se forme un précipité cristallin blanc.

C. Le résidu obtenu dans l'identification B donne la réaction des silicates (*2.3.1*).

ESSAI

Solution S1. Dans une fiole conique munie d'un réfrigérant à reflux, introduisez 10,0 g de talc, ajoutez progressivement tout en maintenant sous agitation, 50 ml d'*acide chlorhydrique 0,5 M* et chauffez au bain-marie pendant 30 min. Laissez refroidir. Transférez le mélange dans un vase à précipiter et laissez déposer la matière non dissoute. Filtrez le liquide surnageant sur un filtre papier à filtration moyenne dans une fiole jaugée de 100 ml tout en retenant autant que possible le résidu non soluble dans le vase à précipiter. Lavez le résidu et le vase à précipiter avec 3 fois 10 ml d'*eau R* chaude. Lavez le filtre avec 15 ml d'*eau R* chaude, laissez refroidir le filtrat et complétez à 100,0 ml avec le même solvant.

Solution S2. Dans une capsule en polytétrafluoroéthylène de 100 ml, introduisez 0,5 g de talc. Ajoutez 5 ml d'*acide chlorhydrique R*, 5 ml d'*acide nitrique exempt de plomb R* et 5 ml d'*acide perchlorique R*. Agitez doucement, puis ajoutez 35 ml d'*acide fluorhydrique R* et faites évaporer lentement à siccité sur une plaque chauffante. Au résidu, ajoutez 5 ml d'*acide chlorhydrique R*, couvrez la capsule avec un verre de montre, chauffez à ébullition et laissez

Monographies Q - Z

refroidir. Rincez le verre de montre et la capsule avec de l'*eau R*. Transvasez dans une fiole jaugée. Lavez la capsule avec de l'*eau R* et complétez à 50,0 ml avec le même solvant.

Détermination du pH (*2.2.3*). Le pH du filtrat obtenu dans l'essai des substances solubles dans l'eau est de 7,0 à 9,0. Lisez le pH 1 min après l'introduction de l'électrode.

Substances solubles dans l'eau. A 10,0 g de talc, ajoutez 50 ml d'*eau exempte de dioxyde de carbone R*, portez à ébullition et maintenez à ébullition sous reflux pendant 30 min. Laissez refroidir, filtrez sur un filtre papier à filtration moyenne et complétez à 50,0 ml avec de l'*eau exempte de dioxyde de carbone R*. Prélevez 25,0 ml du filtrat, évaporez à siccité et séchez à 105 °C pendant 1 h. La masse du résidu n'est pas supérieure à 10 mg (0,2 pour cent).

Aluminium. Déterminez la teneur en aluminium total par spectrométrie d'absorption atomique (*2.2.23, Procédé I*).

Solution à examiner. Prélevez 5,0 ml de solution S2, ajoutez 10 ml d'une solution de *chlorure de césium R* à 25,34 g/l, 10,0 ml d'*acide chlorhydrique R* et complétez à 100,0 ml avec de l'*eau R*.

Solutions de référence. Dans 4 fioles jaugées identiques contenant chacune 10,0 ml d'*acide chlorhydrique R* et 10 ml d'une solution de *chlorure de césium R* à 25,34 g/l, introduisez respectivement 5,0 ml, 10,0 ml, 15,0 ml et 20,0 ml de *solution à 100 ppm d'aluminium (Al) R* et complétez à 100,0 ml avec de l'*eau R*.

Mesurez l'absorbance à 309,3 nm en utilisant une lampe à cathode creuse à l'aluminium comme source de radiation et une flamme protoxyde d'azote-acétylène.

Le talc ne contient pas plus de 2,0 pour cent d'Al.

Calcium. Déterminez la teneur en calcium total par spectrométrie d'absorption atomique (*2.2.23, Procédé I*).

Solution à examiner. Prélevez 5,0 ml de solution S2, ajoutez 10,0 ml d'*acide chlorhydrique R*, 10 ml de *solution de chlorure de lanthane R* et complétez à 100,0 ml avec de l'*eau R*.

Solutions de référence. Dans 4 fioles jaugées identiques contenant chacune 10,0 ml d'*acide chlorhydrique R* et 10 ml de *solution de chlorure de lanthane R*, introduisez respectivement 1,0 ml, 2,0 ml, 3,0 ml et 4,0 ml de *solution à 100 ppm de calcium (Ca) R1* et complétez à 100,0 ml avec de l'*eau R*.

Mesurez l'absorbance à 422,7 nm en utilisant une lampe à cathode creuse au calcium comme source de radiation et une flamme protoxyde d'azote-acétylène.

Le talc ne contient pas plus de 0,9 pour cent de Ca.

Fer. Déterminez la teneur en fer par spectrométrie d'absorption atomique (*2.2.23, Procédé I*).

Solution à examiner. Prélevez 2,5 ml de solution S1, ajoutez 50,0 ml d'*acide chlorhydrique 0,5 M* et complétez à 100,0 ml avec de l'*eau R*.

Solutions de référence. Dans 4 fioles jaugées identiques contenant chacune 50,0 ml d'*acide chlorhydrique 0,5 M*, introduisez 2,0 ml, 2,5 ml, 3,0 ml et 4,0 ml de *solution à 250 ppm de fer (Fe) R* et complétez à 100,0 ml avec de l'*eau R*.

Mesurez l'absorbance à 248,3 nm en utilisant une lampe à cathode creuse au fer comme source de radiation et une flamme air-acétylène. Effectuez une correction à l'aide d'une lampe au deutérium.

Le talc ne contient pas plus de 0,25 pour cent de Fe.

Plomb. Déterminez la teneur en plomb par spectrométrie d'absorption atomique (*2.2.23, Procédé I*).

Solution à examiner. Utilisez la solution S1.

Solutions de référence. Dans 4 fioles jaugées identiques contenant chacune 50,0 ml d'*acide chlorhydrique 0,5 M*, introduisez respectivement 5,0 ml, 7,5 ml, 10,0 ml et 12,5 ml de *solution à 10 ppm de plomb (Pb) R1* et complétez à 100,0 ml avec de l'*eau R*.

Mesurez l'absorbance à 217,0 nm en utilisant une lampe à cathode creuse au plomb comme source de radiation et une flamme air-acétylène.

Le talc ne contient pas plus de 10 ppm de Pb.

Magnésium. Déterminez la teneur en magnésium total par spectrométrie d'absorption atomique (*2.2.23, Procédé I*).

Solution à examiner. Prélevez 0,5 ml de solution S2 et complétez à 100,0 ml avec de l'*eau R*. Prélevez 4,0 ml de solution, ajoutez 10,0 ml d'*acide chlorhydrique R* et 10 ml de *solution de chlorure de lanthane R* et complétez à 100,0 ml avec de l'*eau R*.

Solutions de référence. Dans 4 fioles jaugées identiques contenant chacune 10,0 ml d'*acide chlorhydrique R* et 10 ml de *solution de chlorure de lanthane R*, introduisez respectivement 2,5 ml, 3,0 ml, 4,0 ml et 5,0 ml de *solution à 10 ppm de magnésium (Mg) R1* et complétez à 100,0 ml avec de l'*eau R*.

Mesurez l'absorbance à 285,2 nm en utilisant une lampe à cathode creuse au magnésium comme source de radiation et une flamme air-acétylène.

Le talc contient au minimum 17,0 pour cent et au maximum 19,5 pour cent de Mg.

Perte à la calcination. Déterminée par chauffage à masse constante à 1050-1100 °C sur 1,00 g de talc, la perte à la calcination n'est pas supérieure à 7,0 pour cent.

Contamination microbienne. Si le talc est destiné à une administration par voie locale, il satisfait à une limite du nombre de germes aérobies viables totaux (*2.6.12*) de 10^2 bactéries, moisissures et levures par gramme.

Si le talc est destiné à une administration par voie orale, il satisfait à une limite du nombre de germes aérobies viables totaux (*2.6.12*) de 10^3 bactéries et 10^2 moisissures et levures par gramme.

ÉTIQUETAGE

L'étiquette indique, dans les cas appropriés, que la substance est destinée à une administration par voie orale ou locale.

01/2002:1046

TAMOXIFÈNE (CITRATE DE)

Tamoxifeni citras

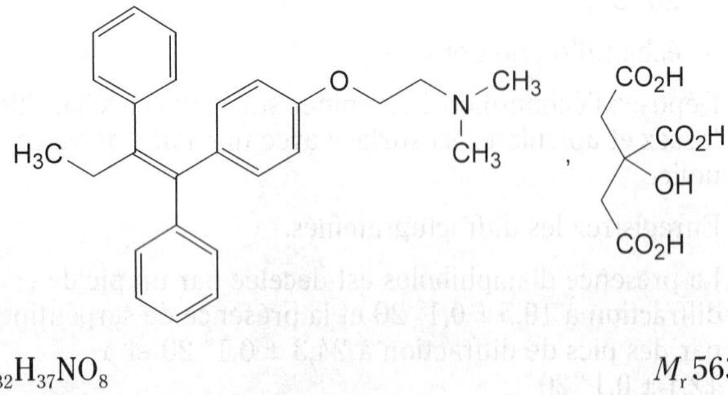

$C_{32}H_{37}NO_8$ M_r 563,6

DÉFINITION

Le citrate de tamoxifène contient au minimum 99,0 pour cent et au maximum l'équivalent de 101,0 pour cent de citrate de dihydrogéno-2-hydroxypropane-1,2,3-tricarboxylate de 2-[4-[(*Z*)-1,2-diphénylbut-1-ényl]phénoxy]-*N,N*-diméthyléthanamine, calculé par rapport à la substance desséchée.

CARACTÈRES

Poudre cristalline, blanche ou sensiblement blanche, peu soluble dans l'eau, soluble dans le méthanol, peu soluble dans l'acétone.

Le citrate de tamoxifène présente le phénomène de polymorphisme.

IDENTIFICATION

Première identification : B.

Seconde identification : A, C, D.

A. Dissolvez 20 mg de citrate de tamoxifène dans du *méthanol R* et complétez à 50,0 ml avec le même solvant. Prélevez 5,0 ml de solution et complétez à 100,0 ml avec du *méthanol R*. Examinée de 220 nm à 350 nm (*2.2.25*), la solution présente 2 maximums d'absorption respectivement à 237 nm et à 275 nm. Le rapport entre les absorbances mesurées aux maximums à 237 nm et à 275 nm est de 1,45 à 1,65.

B. Examinez le citrate de tamoxifène par spectrophotométrie d'absorption dans l'infrarouge (*2.2.24*), en comparant avec le spectre obtenu avec le *citrate de tamoxifène SCR*. Examinez les substances sous forme de pastilles. Si les spectres obtenus à l'état solide présentent des différences, dissolvez respectivement la substance à examiner et la substance de référence dans de l'*acétone R*, évaporez à siccité et enregistrez de nouveaux spectres à partir des résidus.

C. Opérez par chromatographie sur couche mince (*2.2.27*) en utilisant une plaque recouverte d'un gel de silice approprié contenant un indicateur de fluorescence dont l'intensité est optimale à 254 nm.

Solution à examiner. Dissolvez 10 mg de citrate de tamoxifène dans du *méthanol R* et complétez à 10 ml avec le même solvant.

Solution témoin (a). Dissolvez 10 mg de *citrate de tamoxifène SCR* dans du *méthanol R* et complétez à 10 ml avec le même solvant.

Solution témoin (b). Dissolvez 10 mg de *citrate de tamoxifène SCR* et 10 mg de *citrate de clomifène SCR* dans du *méthanol R* et complétez à 10 ml avec le même solvant.

Déposez séparément sur la plaque 5 µl de chaque solution. Développez sur un parcours de 15 cm avec un mélange de 10 volumes de *triéthylamine R* et de 90 volumes de *toluène R*. Laissez sécher la plaque à l'air. Examinez en lumière ultraviolette à 254 nm. La tache principale du chromatogramme obtenu avec la solution à examiner est semblable quant à sa position et ses dimensions à la tache principale du chromatogramme obtenu avec la solution témoin (a). L'identification n'est valable que si le chromatogramme obtenu avec la solution témoin (b) présente 2 taches nettement séparées.

D. Dissolvez en agitant 10 mg environ de citrate de tamoxifène dans 4 ml de *pyridine R* et ajoutez 2 ml d'*anhydride acétique R*. Il apparaît une coloration jaune. Chauffez au bain-marie pendant 2 min ; il apparaît une coloration rose à rouge.

ESSAI

Isomère *E* et substances apparentées. Opérez par chromatographie liquide (*2.2.29*). *Préparez les solutions immédiatement avant l'emploi et gardez-les à l'abri de la lumière.*

Solution à examiner. Dissolvez 15,0 mg de citrate de tamoxifène dans la phase mobile et complétez à 10,0 ml avec la phase mobile.

Solution témoin (a). Dissolvez 15,0 mg de *citrate de tamoxifène pour essai de validité SCR* dans la phase mobile et complétez à 10,0 ml avec la phase mobile.

Solution témoin (b). Prélevez 1,0 ml de solution à examiner et complétez à 100,0 ml avec la phase mobile.

La chromatographie peut être réalisée en utilisant :

- une colonne d'acier inoxydable, d'une longueur de 0,25 m et d'un diamètre intérieur de 4,6 mm, remplie de *gel de silice octadécylsilylé pour chromatographie R* (5 µm),
- comme phase mobile, à un débit de 1,2 ml/min, un mélange de 40 volumes d'*acétonitrile R* et de 60 volumes d'*eau R* contenant 0,9 g/l de *phosphate monosodique R* et 4,8 g/l de *N,N-diméthyloctylamine R* ; ajustez à pH 3,0 avec de l'*acide phosphorique R*,
- comme détecteur, un spectrophotomètre réglé à 240 nm.

Equilibrez la colonne avec la phase mobile, à un débit de 1,2 ml/min, pendant 30 min environ.

Ajustez la sensibilité du système de façon que la hauteur du pic dû à l'isomère *E* dans le chromatogramme obtenu avec 10 µl de solution témoin (a) représente au moins 40 pour cent de l'échelle totale de l'enregistreur. L'essai n'est valable que si le chromatogramme obtenu est semblable au chromatogramme type fourni avec le *citrate de tamoxifène pour essai de validité SCR* pour les aspects suivants : la résolution entre les pics correspondant respectivement à l'isomère *E* et à l'impureté F de tamoxifène n'est pas inférieure à 3 et le pic correspondant à l'impureté F de tamoxifène est séparé du pic suivant (composant principal) jusqu'à la ligne de base.

Injectez séparément 10 µl de solution à examiner et 10 µl de solution témoin (b). Continuez la chromatographie pendant 2 fois le temps de rétention du pic dû au tamoxifène. S'il apparaît d'autres pics que le pic principal dans le chromatogramme obtenu avec la solution à examiner, la surface d'aucun d'entre eux n'est supérieure à 0,3 fois la surface du pic principal du chromatogramme obtenu avec la solution témoin (b) (0,3 pour cent) et la somme de la surface de tous les pics, à l'exception du pic principal et d'un pic correspondant à l'isomère *E*, n'est pas supérieure à 0,5 fois la surface du pic principal du chromatogramme obtenu avec la solution témoin (b) (0,5 pour cent). Ne tenez pas compte des pics dont le temps de rétention est inférieur à 2,5 min ni des pics dont la surface est inférieure à 0,05 fois la surface du pic principal du chromatogramme obtenu avec la solution témoin (b) (0,05 pour cent).

Perte à la dessiccation (*2.2.32*). Déterminée sous vide à 65 °C pendant 4 h sur 1,000 g de citrate de tamoxifène, la perte à la dessiccation n'est pas supérieure à 0,5 pour cent.

Cendres sulfuriques (*2.4.14*). Déterminé sur 1,0 g de citrate de tamoxifène, le taux des cendres sulfuriques n'est pas supérieur à 0,1 pour cent.

DOSAGE

Dissolvez 0,400 g de citrate de tamoxifène dans 75 ml d'*acide acétique anhydre R*. Titrez par l'*acide perchlorique 0,1 M* en présence de 0,1 ml de *solution de naphtolbenzéine R*.

1 ml d'*acide perchlorique 0,1 M* correspond à 56,36 mg de $C_{32}H_{37}NO_8$.

Monographies Q - Z

IMPURETÉS

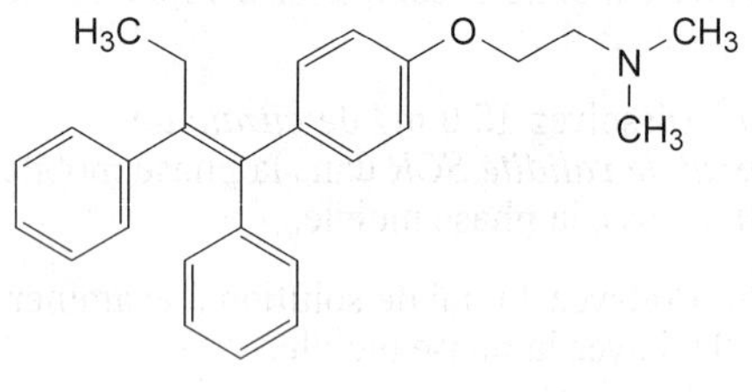

A. 2-[4-[(*E*)-1,2-diphénylbut-1-ényl]phénoxy]-*N*,*N*-diméthyléthanamine,

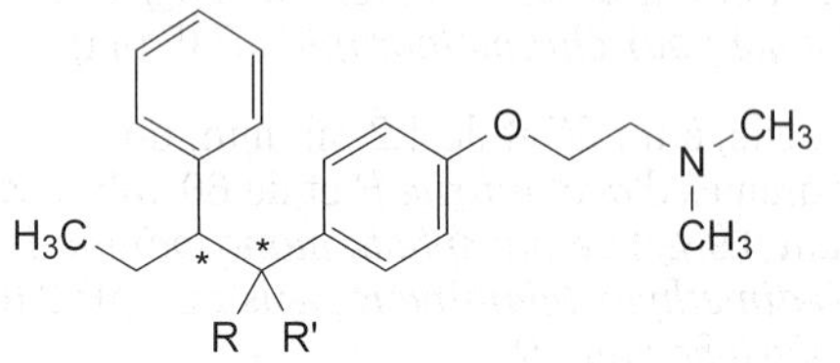

B. R = OH, R′ = C_6H_5 : 1-[4-[2-(diméthylamino)éthoxy]phényl]-1,2-diphénylbutan-1-ol,

G. R + R′ = O : (2*RS*)-1-[4-[2-(diméthylamino)éthoxy]phényl]-2-phénylbutan-1-one,

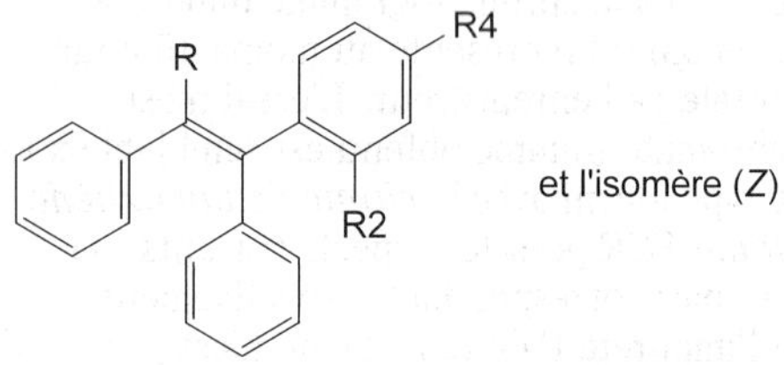

C. R = R2 = H, R4 = O-CH_2-CH_2-N$(CH_3)_2$: 2-[4-[(*EZ*)-1,2-diphényléthényl]phénoxy]-*N*,*N*-diméthyléthanamine,

D. R = CH_3, R2 = H, R4 = O-CH_2-CH_2-N$(CH_3)_2$: 2-[4-[(*EZ*)-1,2-diphénylprop-1-ényl]phénoxy]-*N*,*N*-diméthyléthanamine,

E. R = C_2H_5, R2 = O-CH_2-CH_2-N$(CH_3)_2$, R4 = H : 2-[2-[(*EZ*)-1,2-diphénylbut-1-ényl]phénoxy]-*N*,*N*-diméthyléthanamine,

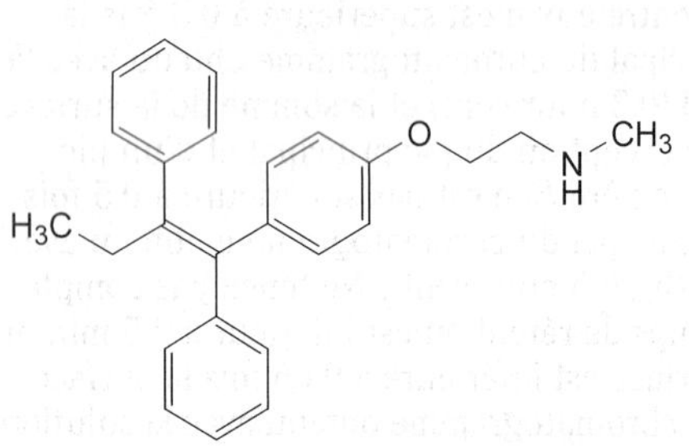

F. 2-[4-[(*Z*)-1,2-diphénylbut-1-ényl]phénoxy]-*N*-méthyléthanamine.

01/2002:1477

TANNIQUE (ACIDE)

Tanninum

DÉFINITION

L'acide tannique est un mélange d'esters du glucose avec de l'acide gallique et de l'acide 3-galloylgallique.

CARACTÈRES

Poudre légère, amorphe, blanc-jaune à faiblement brunâtre ou paillettes brillantes, très solubles dans l'eau, facilement solubles dans l'acétone, dans l'alcool et dans le glycérol à 85 pour cent, pratiquement insolubles dans le chlorure de méthylène.

IDENTIFICATION

A. Prélevez 0,1 ml de solution S (voir Essai) et complétez à 5 ml avec de l'*eau R*. Ajoutez 0,1 ml de *solution de chlorure ferrique R1*. Il apparaît une coloration bleu-noir qui vire au vert par addition de 1 ml d'*acide sulfurique dilué R*.

B. A 1 ml de solution S, ajoutez 3 ml d'une solution de *gélatine R* à 1 g/l. Le mélange se trouble et il se forme un précipité floconneux.

C. Prélevez 0,1 ml de solution S et complétez à 5 ml avec de l'*eau R*. Ajoutez 0,3 ml de *solution d'hydroxyde de baryum R*. Il se forme un précipité bleu-vert.

ESSAI

Solution S. Dissolvez 4,0 g d'acide tannique dans de l'*eau exempte de dioxyde de carbone R* et complétez à 20 ml avec le même solvant.

Aspect de la solution. La solution S n'est pas plus fortement opalescente que la suspension témoin II (*2.2.1*).

Dextrines, gomme, sels, sucres. A 2 ml de solution S, ajoutez 2 ml d'*alcool R*. La solution est limpide. Ajoutez 1 ml d'*éther R*. La solution reste limpide pendant 10 min au moins.

Résines. A 5 ml de solution S, ajoutez 5 ml d'*eau R*. Le mélange reste limpide pendant 15 min au moins (*2.2.1*).

Perte à la dessiccation (*2.2.32*). Déterminée à l'étuve à 100-105 °C sur 0,200 g d'acide tannique, la perte à la dessiccation n'est pas supérieure à 12,0 pour cent.

Cendres sulfuriques (*2.4.14*). Déterminé sur 1,0 g d'acide tannique, le taux des cendres sulfuriques n'est pas supérieur à 0,1 pour cent.

CONSERVATION

A l'abri de la lumière.

01/2002:0460

TARTRIQUE (ACIDE)

Acidum tartaricum

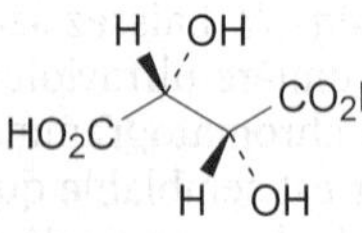

$C_4H_6O_6$ M_r 150,1

DÉFINITION

L'acide tartrique contient au minimum 99,5 pour cent et au maximum l'équivalent de 101,0 pour cent d'acide (2*R*,3*R*)-2,3-dihydroxybutanedioïque, calculé par rapport à la substance desséchée.

CARACTÈRES

Poudre cristalline blanche ou sensiblement blanche, ou cristaux incolores, très solubles dans l'eau, facilement solubles dans l'alcool.

IDENTIFICATION

A. La solution S (voir Essai) est fortement acide (*2.2.4*).

B. L'acide tartrique donne les réactions des tartrates (*2.3.1*).

ESSAI

Solution S. Dissolvez 5,0 g d'acide tartrique dans de l'*eau distillée R* et complétez à 50 ml avec le même solvant.

Aspect de la solution. La solution S est limpide (*2.2.1*) et n'est pas plus fortement colorée que la solution témoin J_6 (*2.2.2, Procédé II*).

Pouvoir rotatoire spécifique (*2.2.7*). Dissolvez 5,00 g d'acide tartrique dans de l'*eau R* et complétez à 25,0 ml avec le même solvant. Le pouvoir rotatoire spécifique est de + 12,0 à + 12,8.

Acide oxalique. Dissolvez 0,80 g d'acide tartrique dans 4 ml d'*eau R*. Ajoutez 3 ml d'*acide chlorhydrique R* et 1 g de *zinc R* en grenailles, puis chauffez à ébullition pendant 1 min et laissez reposer pendant 2 min. Dans un tube à essai contenant 0,25 ml d'une solution de *chlorhydrate de phénylhydrazine R* à 10 g/l, décantez le liquide et chauffez à ébullition. Refroidissez rapidement, transvasez dans une éprouvette graduée et ajoutez un volume égal d'*acide chlorhydrique R* et 0,25 ml d'une solution de *ferricyanure de potassium R* à 50 g/l. Agitez et laissez reposer pendant 30 min. La solution n'est pas plus fortement colorée en rose qu'une solution témoin préparée simultanément et dans les mêmes conditions avec 4 ml d'une solution d'*acide oxalique R* à 0,1 g/l (350 ppm, calculés en acide oxalique anhydre).

Chlorures (*2.4.4*). Prélevez 5 ml de solution S et complétez à 15 ml avec de l'*eau R*. La solution satisfait à l'essai limite des chlorures (100 ppm).

Sulfates (*2.4.13*). Prélevez 10 ml de solution S et complétez à 15 ml avec de l'*eau distillée R*. La solution satisfait à l'essai limite des sulfates (150 ppm).

Calcium (*2.4.3*). A 5 ml de solution S, ajoutez 10 ml d'une solution d'*acétate de sodium R* à 50 g/l dans de l'*eau distillée R*. La solution satisfait à l'essai limite du calcium (200 ppm).

Métaux lourds (*2.4.8*). 2,0 g d'acide tartrique satisfont à l'essai limite C des métaux lourds (10 ppm). Préparez le témoin avec 2 ml de *solution à 10 ppm de plomb (Pb) R*.

Perte à la dessiccation (*2.2.32*). Déterminée à l'étuve à 100-105 °C sur 1,000 g d'acide tartrique, la perte à la dessiccation n'est pas supérieure à 0,2 pour cent.

Cendres sulfuriques (*2.4.14*). Déterminé sur 1,0 g d'acide tartrique, le taux des cendres sulfuriques n'est pas supérieur à 0,1 pour cent.

DOSAGE

Dissolvez 0,650 g d'acide tartrique dans 25 ml d'*eau R*. Titrez par l'*hydroxyde de sodium 1 M* en présence de 0,5 ml de *solution de phénolphtaléine R* jusqu'à coloration rose.

1 ml d'*hydroxyde de sodium 1 M* correspond à 75,05 mg de $C_4H_6O_6$.

01/2002:0954

TÉMAZÉPAM

Temazepamum

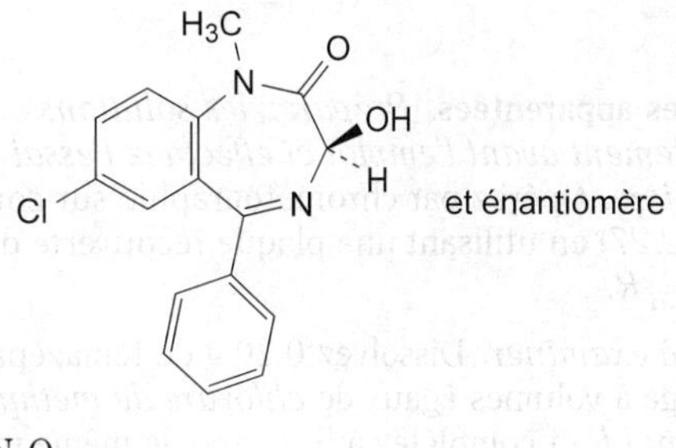

$C_{16}H_{13}ClN_2O_2$ M_r 300,7

DÉFINITION

Le témazépam contient au minimum 99,0 pour cent et au maximum l'équivalent de 101,0 pour cent de (*RS*)-7-chloro-2,3-dihydro-3-hydroxy-1-méthyl-5-phényl-1*H*-1,4-benzodiazépin-2-one, calculé par rapport à la substance desséchée.

CARACTÈRES

Poudre cristalline, blanche ou sensiblement blanche, pratiquement insoluble dans l'eau, facilement soluble dans le chlorure de méthylène, assez soluble dans l'alcool.

IDENTIFICATION

Première identification : C.

Seconde identification : A, B, D.

A. Le point de fusion (*2.2.14*) du témazépam est de 157 °C à 160 °C.

B. *Préparez les solutions immédiatement avant l'emploi et effectuez l'essai à l'abri de la lumière.* Dissolvez 40,0 mg de témazépam dans de l'*alcool R* et complétez à 100,0 ml avec le même solvant. Prélevez 1,0 ml de solution et complétez à 50,0 ml avec de l'*alcool R*. Examinée de 220 nm à 350 nm (*2.2.25*), la solution présente un maximum d'absorption à 230 nm, un épaulement vers 250 nm et peut présenter un large maximum d'absorption à 315 nm environ et une petite inflexion à 275 nm. L'absorbance spécifique au maximum à 230 nm est de 1040 à 1140.

C. Examinez le témazépam par spectrophotométrie d'absorption dans l'infrarouge (*2.2.24*), en comparant avec le spectre obtenu avec le *témazépam SCR*. Examinez les substances sous forme de pastilles.

D. Opérez par chromatographie sur couche mince (*2.2.27*) en utilisant une plaque recouverte d'un gel de silice approprié contenant un indicateur de fluorescence dont l'intensité est optimale à 254 nm.

Solution à examiner. Dissolvez 10 mg de témazépam dans de l'*alcool R* et complétez à 10 ml avec le même solvant.

Solution témoin (a). Dissolvez 10 mg de *témazépam SCR* dans de l'*alcool R* et complétez à 10 ml avec le même solvant.

Solution témoin (b). Dissolvez 10 mg de *témazépam SCR* et 10 mg de *flunitrazépam SCR* dans de l'*alcool R* et complétez à 10 ml avec le même solvant.

Déposez sur la plaque 5 µl de chaque solution. Développez sur un parcours de 15 cm avec un mélange de 10 volumes de *diéthylamine R* et de 90 volumes d'*éther R*. Faites sécher la plaque dans un courant d'air. Examinez en lumière ultraviolette à 254 nm. La tache principale

Monographies Q - Z

du chromatogramme obtenu avec la solution à examiner est semblable quant à sa position et ses dimensions à la tache principale du chromatogramme obtenu avec la solution témoin (a). L'identification n'est valable que si le chromatogamme obtenu avec la solution témoin (b) présente 2 taches principales nettement séparées.

ESSAI

Substances apparentées. *Préparez les solutions immédiatement avant l'emploi et effectuez l'essai à l'abri de la lumière*. Opérez par chromatographie sur couche mince (*2.2.27*) en utilisant une plaque recouverte de *gel de silice GF_{254} R*.

Solution à examiner. Dissolvez 0,20 g de témazépam dans un mélange à volumes égaux de *chlorure de méthylène R* et de *méthanol R* et complétez à 5 ml avec le même mélange de solvants.

Solution témoin (a). Prélevez 0,5 ml de solution à examiner et complétez à 100 ml avec un mélange à volumes égaux de *chlorure de méthylène R* et de *méthanol R*.

Solution témoin (b). Prélevez 2 ml de solution témoin (a) et complétez à 5 ml avec un mélange à volumes égaux de *chlorure de méthylène R* et de *méthanol R*.

Déposez sur la plaque 5 µl de chaque solution. Développez sur un parcours de 15 cm avec un mélange de 2 volumes de *méthanol R* et de 98 volumes de *chlorure de méthylène R*. Laissez sécher la plaque à l'air. Examinez en lumière ultraviolette à 254 nm. S'il apparaît d'autres taches que la tache principale dans le chromatogramme obtenu avec la solution à examiner, aucune d'entre elles n'est plus intense que la tache du chromatogramme obtenu avec la solution témoin (a) (0,5 pour cent) et une seule d'entre elles peut être plus intense que la tache du chromatogramme obtenu avec la solution témoin (b) (0,2 pour cent).

Perte à la dessiccation (*2.2.32*). Déterminée à l'étuve à 100-105 °C pendant 4 h sur 1,000 g de témazépam, la perte à la dessiccation n'est pas supérieure à 0,5 pour cent.

Cendres sulfuriques (*2.4.14*). Déterminé sur 1,0 g de témazépam, le taux des cendres sulfuriques n'est pas supérieur à 0,1 pour cent.

DOSAGE

Dissolvez 0,250 g de témazépam dans 50 ml de *nitroéthane R*. Titrez par l'*acide perchlorique 0,1 M*. Déterminez le point de fin de titrage par potentiométrie (*2.2.20*).

1 ml d'*acide perchlorique 0,1 M* correspond à 30,07 mg de $C_{16}H_{13}ClN_2O_2$.

CONSERVATION

A l'abri de la lumière.

IMPURETÉS

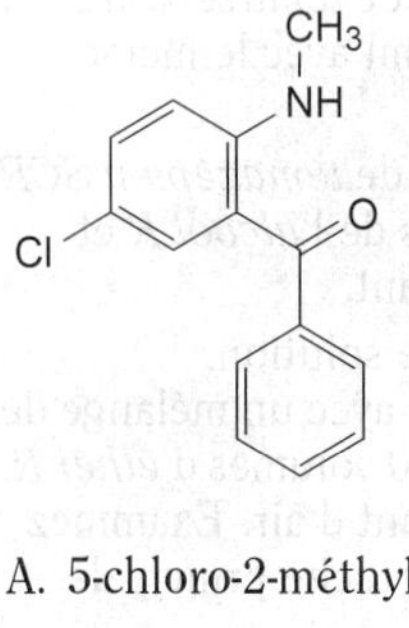

A. 5-chloro-2-méthylaminobenzophénone.

Monographies Q - Z

01/2002:1441

TEMOE LAWACQ

Curcumae xanthorrhizae rhizoma

DÉFINITION

Le temoe lawacq est constitué par le rhizome coupé en tranches et séché de *Curcuma xanthorrhiza* Roxb. (*C. xanthorrhiza* D. Dietrich). Il contient au minimum 50 ml/kg d'huile essentielle et au minimum 1,0 pour cent de dérivés du dicinnamoylméthane exprimés en curcumine ($C_{21}H_{20}O_6$; M_r 368,4), les deux teneurs étant calculées par rapport à la drogue anhydre.

CARACTÈRES

Le temoe lawacq a une odeur aromatique.

Il présente les caractères macroscopiques et microscopiques décrits aux identifications A et B.

IDENTIFICATION

A. Le temoe lawacq se présente en tranches, jaune orangé à brun-jaune ou brun-gris, généralement pelées, d'une épaisseur de 1,5 mm à 6 mm et d'un diamètre de 15 mm à 50 mm pouvant dans de rares cas atteindre 70 mm. Des fragments de suber gris-brun sont parfois présents. La section transversale est jaune, avec un centre plus clair présentant des taches sombres. La cassure est courte et finement grenue.

B. Réduisez le temoe lawacq en poudre (355). La poudre est brun-rouge. Examinez au microscope en utilisant de la *solution d'hydrate de chloral R*. La poudre présente des fragments de parenchyme incolore contenant des cellules sécrétrices jaune orangé à brun-jaune ; des fragments de vaisseaux, notamment réticulés ; de rares fragments de suber et d'épiderme ainsi que des fragments de poils unicellulaires acuminés à paroi épaisse. Examinez au microscope en utilisant une solution de *glycérol R* à 50 pour cent *V/V*. La poudre présente de nombreux grains d'amidon stratifiés, de forme ovale à irrégulière d'une longueur de 30 µm à 50 µm environ et d'une largeur de 10 µm à 30 µm environ, avec un hile excentré et des stries concentré prononcées.

C. Opérez par chromatographie sur couche mince, comme décrit dans l'essai de *Curcuma domestica* jusqu'aux mots « Laissez sécher la plaque à l'air ». Pulvérisez une solution récemment préparée de *dichloroquinonechlorimide R* à 0,4 g/l dans le *2-propanol R*. Exposez la plaque aux vapeurs d'ammoniac jusqu'à virage au violet-bleu de la bande du thymol. Le chromatogramme obtenu avec la solution témoin présente à peu près à mi-hauteur une bande violet-bleu (thymol) et dans la partie inférieure une bande jaune (fluorescéine). Le chromatogramme obtenu avec la solution à examiner présente une bande bleue (xanthorrhizol) légèrement au-dessus de la bande due au thymol dans le chromatogramme obtenu avec la solution témoin, et deux bandes brun-jaune à brunes (curcumine et déméthoxycurcumine) entre les bandes dues au thymol et à la fluorescéine dans le chromatogramme obtenu avec la solution témoin.

ESSAI

Eléments étrangers (*2.8.2*). Le curcuma satisfait à l'essai des éléments étrangers.

Curcuma domestica. Opérez par chromatographie sur couche mince (*2.2.27*) en utilisant une *plaque au gel de silice pour CCM R*.

Solution à examiner. Agitez 0,5 g de temoe lawacq récemment pulvérisé (500) avec 5 ml de *méthanol R* pendant 30 min, puis filtrez.

Solution témoin. Dissolvez 5 mg de *fluorescéine R* et 10 mg de *thymol R* dans 10 ml de *méthanol R.*

Déposez séparément sur la plaque, en bandes, 10 µl de chaque solution. Développez sur un parcours de 10 cm avec un mélange de 20 volumes d'*acide acétique glacial R* et de 80 volumes de *toluène R.* Laissez sécher la plaque à l'air. Pulvérisez un mélange de 1 volume d'*acide sulfurique R* et de 9 volumes d'*anhydride acétique R.* Examinez en lumière ultraviolette à 365 nm. Le chromatogramme obtenu avec la solution à examiner ne présente pas de bande de fluorescence rouge-jaune (bisdéméthoxycurcumine) légèrement au-dessus de la bande de fluorescence bleu-vert due à la fluorescéine dans le chromatogramme obtenu avec la solution témoin.

Teneur en eau (*2.2.13*). Déterminée par entraînement sur 20,0 g de temoe lawacq pulvérisé (500), la teneur en eau n'est pas supérieure à 120 ml/kg.

Cendres totales (*2.4.16*). Le taux des cendres totales n'est pas supérieur à 8,0 pour cent.

DOSAGE

Huile essentielle. Effectuez la détermination des huiles essentielles dans les drogues végétales (*2.8.12*). Utilisez un ballon à fond rond de 500 ml, 200 ml d'*eau R* comme liquide d'entraînement et 0,5 ml de *xylène R* dans le tube gradué. Réduisez le temoe lawacq en poudre (500) et procédez immédiatement à la détermination sur 5,0 g de poudre. Distillez à un débit de 3 ml/min à 4 ml/min pendant 3 h.

Dérivés du dicinnamoylméthane. A 0,100 g de curcuma pulvérisé (180), ajoutez 60 ml d'*acide acétique glacial R* et chauffez dans un bain-marie à 90 °C pendant 60 min. Ajoutez 2,0 g d'*acide borique R* et 2,0 g d'*acide oxalique R* et chauffez dans un bain-marie à 90 °C pendant 10 min. Laissez refroidir, complétez à 100,0 ml avec de l'*acide acétique glacial R* et agitez. Prélevez 5,0 ml du surnageant limpide et complétez à 50,0 ml avec de l'*acide acétique glacial R.* Mesurez l'absorbance (*2.2.25*) à 530 nm en utilisant l'*acide acétique glacial R* comme liquide de compensation.

Calculez la teneur pour cent en dérivés du dicinnamoylméthane, exprimés en curcumine, à l'aide de l'expression :

$$\frac{A \times 0,426}{m}$$

en prenant 2350 comme valeur de l'absorbance spécifique.

A = absorbance à 530 nm,

m = masse de la prise d'essai, en grammes.

CONSERVATION

A l'abri de la lumière.

01/2002:1156

TÉNOXICAM

Tenoxicamum

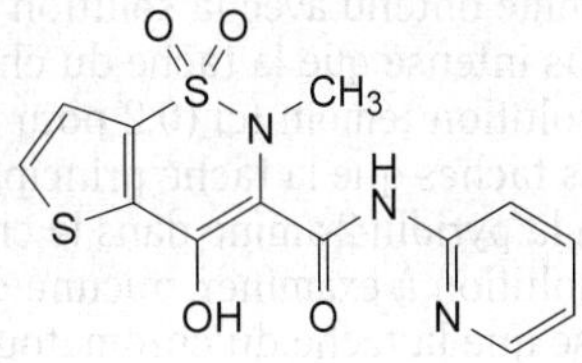

$C_{13}H_{11}N_3O_4S_2$ M_r 337,4

DÉFINITION

Le ténoxicam contient au minimum 99,0 pour cent et au maximum l'équivalent de 101,0 pour cent de 1,1-dioxyde de 4-hydroxy-2-méthyl-*N*-(pyridin-2-yl)-2*H*-thiéno[2,3-*e*]1,2-thiazine-3-carboxamide, calculé par rapport à la substance anhydre.

CARACTÈRES

Poudre cristalline, jaune, pratiquement insoluble dans l'eau, assez soluble dans le chlorure de méthylène, très peu soluble dans l'éthanol. Le ténoxicam se dissout dans les solutions acides et dans les solutions d'alcalis.

Le ténoxicam présente le phénomène du polymorphisme.

IDENTIFICATION

Examinez le ténoxicam par spectrophotométrie d'absorption dans l'infrarouge (*2.2.24*), en comparant avec le spectre obtenu avec le *ténoxicam SCR.* Si les spectres obtenus à l'état solide présentent des différences, dissolvez respectivement la substance à examiner et la substance de référence dans un volume minimal de *chlorure de méthylène R,* évaporez au bain-marie à siccité et enregistrez des nouveaux spectres à partir des résidus obtenus.

ESSAI

Aspect de la solution. Dissolvez 0,10 g de ténoxicam dans 20 ml de *chlorure de méthylène R.* La solution est limpide (*2.2.1*).

Substances apparentées. Opérez par chromatographie sur couche mince (*2.2.27*) en utilisant une plaque recouverte de *gel de silice* GF_{254} *R.*

Solution à examiner. Dissolvez 0,4 g de ténoxicam dans un mélange de 4 volumes d'*ammoniaque concentrée R* et de 96 volumes de *méthanol R* et complétez à 5 ml avec le même mélange de solvants.

Solution témoin (a). Prélevez 1 ml de solution à examiner et complétez à 20 ml avec un mélange de 4 volumes d'*ammoniaque concentrée R* et de 96 volumes de *méthanol R.* Prélevez 1 ml de cette solution et complétez à 20 ml avec le même mélange de solvants.

Solution témoin (b). Dissolvez 20 mg de *ténoxicam SCR* et 20 mg d'*acide salicylique SCR* dans un mélange de 4 volumes d'*ammoniaque concentrée R* et de 96 volumes de *méthanol R* et complétez à 5 ml avec le même mélange de solvants.

Solution témoin (c). Dissolvez 20 mg de *pyridin-2-amine R* dans un mélange de 4 volumes d'*ammoniaque concentrée R* et de 96 volumes de *méthanol R* et complétez à 5 ml avec le même mélange de solvants. Prélevez 2 ml de solution et complétez à 50 ml avec le même mélange de solvants.

Monographies Q - Z

Déposez séparément sur la plaque 10 µl de chaque solution. Développez sur un parcours de 15 cm avec un mélange de 5 volumes d'*acide formique anhydre R*, de 5 volumes de *méthanol R*, de 20 volumes d'*acétone R* et de 70 volumes de *chlorure de méthylène R*. Laissez sécher la plaque à l'air. Examinez en lumière ultraviolette à 254 nm. S'il apparaît une tache correspondant à la pyridin-2-amine dans le chromatogramme obtenu avec la solution à examiner, elle n'est pas plus intense que la tache du chromatogramme obtenu avec la solution témoin (c) (0,2 pour cent). S'il apparaît d'autres taches que la tache principale et une tache correspondant à la pyridin-2-amine dans le chromatogramme obtenu avec la solution à examiner, aucune d'entre elles n'est plus intense que la tache du chromatogramme obtenu avec la solution témoin (a) (0,25 pour cent). L'essai n'est valable que si le chromatogramme obtenu avec la solution témoin (b) présente 2 taches nettement séparées.

Métaux lourds (*2.4.8*). 0,5 g de ténoxicam satisfait à l'essai limite C des métaux lourds (20 ppm). Préparez le témoin avec 5 ml de *solution à 2 ppm de plomb (Pb) R*.

Teneur en eau (*2.5.12*). Déterminée par semi-microdosage sur 1,000 g de ténoxicam, la teneur en eau n'est pas supérieure à 0,5 pour cent.

Cendres sulfuriques (*2.4.14*). Déterminé sur 1,0 g de ténoxicam, le taux des cendres sulfuriques n'est pas supérieur à 0,1 pour cent.

DOSAGE

Dissolvez 0,250 g de ténoxicam dans 5 ml d'*acide formique anhydre R*. Ajoutez 70 ml d'*acide acétique anhydre R*. Titrez par l'*acide perchlorique 0,1 M*. Déterminez le point de fin de titrage par potentiométrie (*2.2.20*).

1 ml d'*acide perchlorique 0,1 M* correspond à 33,74 mg de $C_{13}H_{11}N_3O_4S_2$.

CONSERVATION

A l'abri de la lumière.

IMPURETÉS

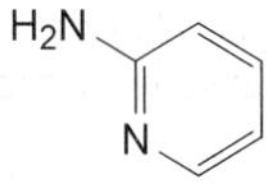

A. pyridin-2-amine,

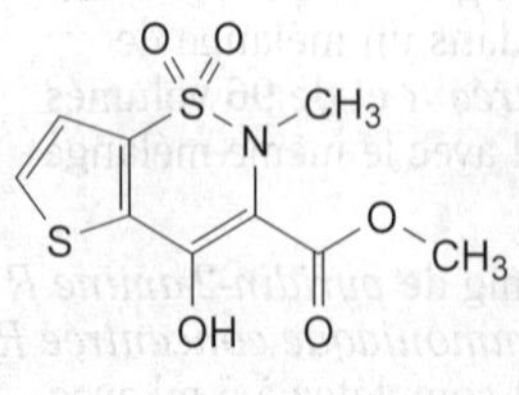

B. 1,1-dioxyde de 4-hydroxy-2-méthyl-2*H*-thiéno[2,3-*e*]1,2-thiazine-3-carboxylate de méthyle.

01/2002:0690

TERBUTALINE (SULFATE DE)

Terbutalini sulfas

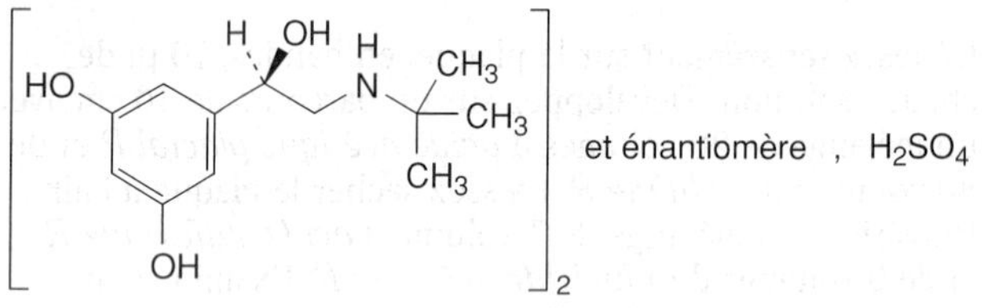

$C_{24}H_{40}N_2O_{10}S$ M_r 548,7

DÉFINITION

Le sulfate de terbutaline contient au minimum 98,0 pour cent et au maximum l'équivalent de 101,0 pour cent de sulfate de bis[(1*RS*)-1-(3,5-dihydroxyphényl)-2-[(1,1-diméthyléthyl)amino]éthanol], calculé par rapport à la substance desséchée.

CARACTÈRES

Poudre cristalline, blanche ou sensiblement blanche, facilement soluble dans l'eau, peu soluble dans l'alcool.

Le sulfate de terbutaline présente le phénomène du polymorphisme.

IDENTIFICATION

A. Examinez le sulfate de terbutaline par spectrophotométrie d'absorption dans l'infrarouge (*2.2.24*), en comparant avec le spectre obtenu avec le *sulfate de terbutaline SCR*. Si les spectres obtenus à l'état solide présentent des différences, dissolvez respectivement la substance à examiner et la substance de référence dans du *méthanol exempt d'aldéhyde R*, évaporez à siccité et enregistrez de nouveaux spectres à partir des résidus.

B. 5 ml de solution S (voir Essai) donnent la réaction (a) des sulfates (*2.3.1*).

ESSAI

Solution S. Dissolvez 1,0 g de sulfate de terbutaline dans de l'*eau exempte de dioxyde de carbone R* et complétez à 50 ml avec le même solvant.

Aspect de la solution. La solution S est limpide (*2.2.1*). Déterminée à 400 nm sous une épaisseur de 2 cm, l'absorbance (*2.2.25*) de la solution S n'est pas supérieure à 0,11.

Acidité. A 10 ml de solution S, ajoutez 0,05 ml de *solution de rouge de méthyle R*. Le virage au jaune de l'indicateur ne nécessite pas plus de 1,2 ml d'*hydroxyde de sodium 0,01 M*.

Angle de rotation optique (*2.2.7*). Déterminé avec la solution S, l'angle de rotation optique est de – 0.10° à + 0.10°.

Substances apparentées. Opérez par chromatographie liquide (*2.2.29*).

Solution à examiner. Dissolvez 75,0 mg de sulfate de terbutaline dans la phase mobile et complétez à 50,0 ml avec la phase mobile.

Solution témoin (a). Dissolvez 7,5 mg d'*impureté C de terbutaline SCR* et 22,5 mg de *sulfate de terbutaline SCR* dans la phase mobile et complétez à 50,0 ml avec la phase mobile. Prélevez 1,0 ml de solution et complétez à 100,0 ml avec la phase mobile.

Solution témoin (b). Prélevez 1,0 ml de solution à examiner et complétez à 50,0 ml avec la phase mobile. Prélevez 2,0 ml de solution et complétez à 20,0 ml avec la phase mobile.

La chromatographie peut être réalisée en utilisant :

– une colonne d'acier inoxydable, d'une longueur de 0,15 m et d'un diamètre intérieur de 4,6 mm, remplie de *gel de silice octadécylsilylé pour chromatographie, désactivé pour les bases R* (5 µm),

– comme phase mobile, à un débit de 1,0 ml/min, une solution préparée comme suit : dissolvez 4,23 g d'*hexanesulfonate de sodium R* dans 770 ml d'une solution de formiate d'ammonium 0,050 M préparée comme suit : dissolvez 3,15 g de *formiate d'ammonium R* dans environ 980 ml d'*eau R*, ajustez à pH 3,0 en ajoutant environ 8 ml d'*acide formique anhydre R*, et complétez à 1000 ml avec de l'*eau R*, puis ajoutez 230 ml de *méthanol R*,

– comme détecteur, un spectrophotomètre réglé à 276 nm.

Ajustez la sensibilité du système de façon que la hauteur du pic principal du chromatogramme obtenu avec la solution témoin (b) représente au moins 50 pour cent de l'échelle totale de l'enregistreur.

Injectez 20 µl de solution témoin (a). Lorsque les chromatogrammes sont enregistrés dans les conditions prescrites, les temps de rétention sont d'environ 9 min pour l'impureté C et d'environ 11 min pour le sulfate de terbutaline. L'essai n'est valable que si la résolution entre les 2 pics correspondant au sulfate de terbutaline et à l'impureté C n'est pas inférieure à 2,0. Si nécessaire, ajustez la composition de la phase mobile. Pour augmenter le temps de rétention, diminuez la teneur en méthanol.

Injectez 20 µl de la solution à examiner, 20 µl de la solution témoin (a) et 20 µl de la solution témoin (b). Continuez la chromatographie pendant 6 fois le temps de rétention du sulfate de terbutaline. S'il apparaît, dans le chromatogramme obtenu avec la solution à examiner, un pic correspondant à l'impureté C, sa surface n'est pas supérieure à 2 fois celle du pic correspondant dans le chromatogramme obtenu avec la solution témoin (a) (0,2 pour cent) ; s'il apparaît d'autres pics que le pic principal, la surface d'aucun d'entre eux n'est supérieure à celle du pic principal du chromatogramme obtenu avec la solution témoin (b) (0,2 pour cent) ; s'il apparaît d'autres pics que le pic principal et le pic correspondant à l'impureté C, la somme de leur surface n'est pas supérieure à 2 fois la surface du pic principal du chromatogramme obtenu avec la solution témoin (b) (0,4 pour cent). Ne tenez pas compte des pics dus à la phase mobile ni des pics dont la surface est inférieure à 0,1 fois celle du pic principal du chromatogramme obtenu avec la solution témoin (b).

Perte à la dessiccation (*2.2.32*). Déterminée à l'étuve à 100-105 °C pendant 3 h sur 1,000 g de sulfate de terbutaline, la perte à la dessiccation n'est pas supérieure à 0,5 pour cent.

DOSAGE

Dissolvez en chauffant 0,400 g de sulfate de terbutaline dans 70 ml d'*acide acétique anhydre R*. Titrez par l'*acide perchlorique 0,1 M*. Déterminez le point de fin de titrage par potentiométrie (*2.2.20*).

1 ml d'*acide perchlorique 0,1 M* correspond à 54,87 mg de $C_{24}H_{40}N_2O_{10}S$.

IMPURETÉS

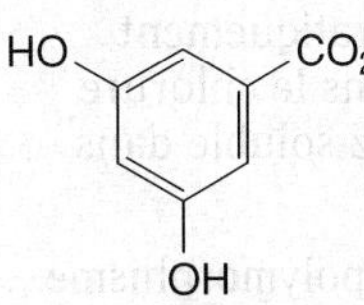

A. acide 3,5-dihydroxybenzoïque (acide α-résorcylique),

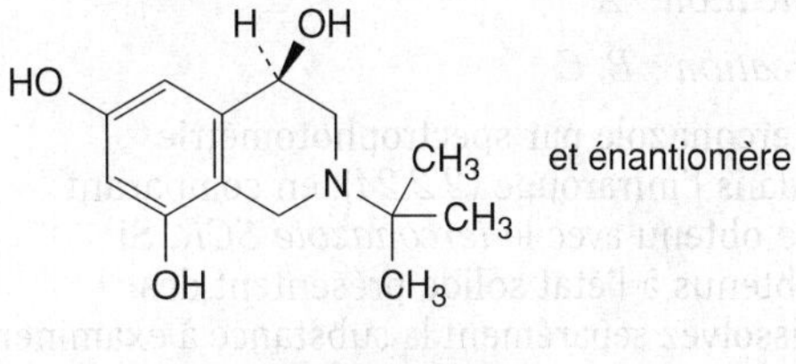

B. (4*RS*)-2-(1,1-diméthyléthyl)-1,2,3,4-tétrahydroisoquinoléine-4,6,8-triol,

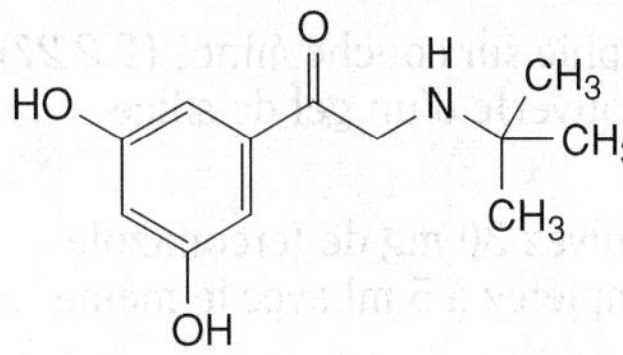

C. 1-(3,5-dihydroxyphényl)-2-[(1,1-diméthyléthyl)amino]éthanone,

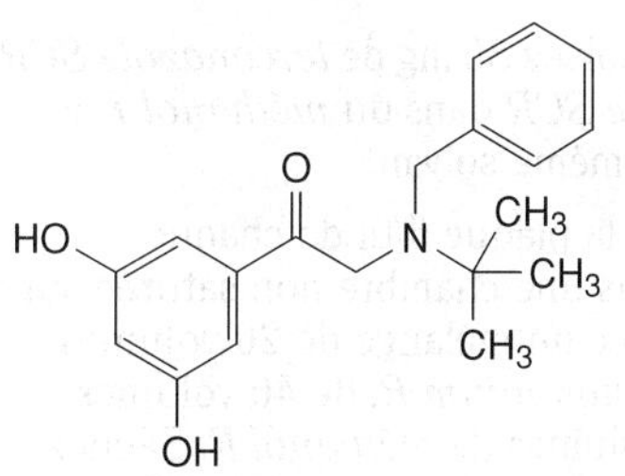

D. 2-[benzyl-(1,1-diméthyléthyl)amino]-1-(3,5-dihydroxyphényl)éthanone.

01/2002:1270

TERCONAZOLE

Terconazolum

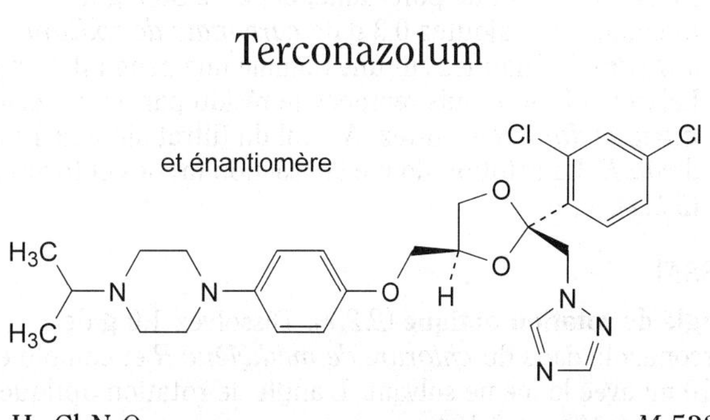

$C_{26}H_{31}Cl_2N_5O_3$ M_r 532,5

DÉFINITION

Le terconazole contient au minimum 99,0 pour cent et au maximum l'équivalent de 101,0 pour cent de 1-[4-[[(2*RS*,4*SR*)-2-(2,4-dichlorophényl)-2-[(1*H*-1,2,4-triazol-1-yl)méthyl]-1,3-dioxolan-4-yl]méthoxy]phényl]-4-(1-méthyléthyl)pipérazine, calculé par rapport à la substance desséchée.

Monographies Q - Z

CARACTÈRES

Poudre blanche à sensiblement blanche, pratiquement insoluble dans l'eau, facilement soluble dans le chlorure de méthylène, soluble dans l'acétone, assez soluble dans l'alcool.

Le terconazole présente le phénomène du polymorphisme.

IDENTIFICATION

Première identification : A.

Seconde identification : B, C.

A. Examinez le terconazole par spectrophotométrie d'absorption dans l'infrarouge (*2.2.24*), en comparant avec le spectre obtenu avec le *terconazole SCR*. Si les spectres obtenus à l'état solide présentent des différences, dissolvez séparément la substance à examiner et la substance de référence dans un volume minimal d'*acétone R*, évaporez à siccité dans un courant d'air et enregistrez de nouveaux spectres à partir des résidus.

B. Examinez par chromatographie sur couche mince (*2.2.27*) en utilisant une plaque recouverte d'un gel de silice octadécylsilylé approprié.

Solution à examiner. Dissolvez 30 mg de terconazole dans du *méthanol R* et complétez à 5 ml avec le même solvant.

Solution témoin (a). Dissolvez 30 mg de *terconazole SCR* dans du *méthanol R* et complétez à 5 ml avec le même solvant.

Solution témoin (b). Dissolvez 30 mg de *terconazole SCR* et 30 mg de *kétoconazole SCR* dans du *méthanol R* et complétez à 5 ml avec le même solvant.

Déposez séparément sur la plaque 5 µl de chaque solution. Développez dans une chambre non saturée sur un parcours de 10 cm avec un mélange de 20 volumes de *solution d'acétate d'ammonium R*, de 40 volumes de *dioxane R* et de 40 volumes de *méthanol R*. Séchez la plaque dans un courant d'air chaud pendant 15 min puis exposez-la aux vapeurs d'iode jusqu'à apparition des taches. Examinez à la lumière du jour. La tache principale du chromatogramme obtenu avec la solution à examiner est semblable quant à sa position, sa coloration et ses dimensions à la tache principale du chromatogramme obtenu avec la solution témoin (a). L'essai n'est valable que si le chromatogramme obtenu avec la solution témoin (b) présente 2 taches nettement séparées.

C. Dans un creuset de porcelaine, déposez 30 mg de terconazole et ajoutez 0,3 g de *carbonate de sodium anhydre R*. Chauffez sur une flamme nue pendant 10 min. Laissez refroidir, puis reprenez le résidu par 5 ml d'*acide nitrique dilué R* et filtrez. A 1 ml du filtrat ajoutez 1 ml d'*eau R*. La solution donne la réaction (a) des chlorures (*2.3.1*).

ESSAI

Angle de rotation optique (*2.2.7*). Dissolvez 1,0 g de terconazole dans du *chlorure de méthylène R* et complétez à 10 ml avec le même solvant. L'angle de rotation optique est de – 0,10° à + 0,10°.

Substances apparentées. Opérez par chromatographie liquide (*2.2.29*).

Solution à examiner. Dissolvez 0,100 g de terconazole dans du *méthanol R* et complétez à 10,0 ml avec le même solvant.

Solution témoin (a). Dissolvez 2,5 mg de *terconazole SCR* et 2,0 mg de *kétoconazole SCR* dans du *méthanol R* et complétez à 100,0 ml avec le même solvant.

Solution témoin (b). Prélevez 1,0 ml de solution à examiner et complétez à 100,0 ml avec du *méthanol R*. Prélevez 5,0 ml de cette solution et complétez à 20,0 ml avec du *méthanol R*.

La chromatographie peut être réalisée en utilisant :

- une colonne d'acier inoxydable d'une longueur de 0,1 m et d'un diamètre intérieur de 4,6 mm remplie de *gel de silice octadécylsilylé pour chromatographie, désactivé pour les bases R* (3 µm),
- comme phase mobile, à un débit de 2 ml/min :

  Phase mobile A. Une solution d'*hydrogénosulfate de tétrabutylammonium R* à 3,4 g/l,

  Phase mobile B. Acétonitrile R,

Intervalle (min)	Phase mobile A (pour cent *V/V*)	Phase mobile B (pour cent *V/V*)	Commentaire
0 - 10	95 → 50	5 → 50	gradient linéaire
10 - 15	50	50	élution isocratique
15 - 20	95	5	retour à la composition intiale
20 = 0	95	5	recommencez le gradient

- comme détecteur, un spectrophotomètre réglé à 220 nm.

Equilibrez la colonne pendant 30 min au moins avec l'*acétonitrile R*, puis revenez à la composition initiale pendant 5 min au moins.

Ajustez la sensibilité du système de façon que la hauteur du pic principal du chromatogramme obtenu avec 10 µl de solution témoin (b) représente 50 pour cent au minimum de l'échelle totale de l'enregistreur.

Injectez 10 µl de solution témoin (a). Lorsque les chromatogrammes sont enregistrés dans les conditions prescrites, les temps de rétention sont de 6 min environ pour le kétoconazole et de 7,5 min environ pour le terconazole. L'essai n'est valable que si la résolution entre les pics correspondant respectivement au kétoconazole et au terconazole n'est pas inférieure à 13. Si nécessaire, ajustez la concentration en acétonitrile de la phase mobile ou la programmation du gradient linéaire.

Injectez séparément 10 µl de *méthanol R* en guise de blanc, 10 µl de solution à examiner et 10 µl de solution témoin (b). S'il apparaît, dans le chromatogramme obtenu avec la solution à examiner, d'autres pics que le pic principal, la surface d'aucun d'entre eux n'est supérieure à celle du pic principal du chromatogramme obtenu avec la solution témoin (b) (0,25 pour cent) et la somme de leur surface n'est pas supérieure à 2 fois la surface du pic principal du chromatogramme obtenu avec la solution témoin (b) (0,5 pour cent). Ne tenez pas compte d'un pic dû au blanc ni des pics dont la surface est inférieure à 0,2 fois la surface du pic principal du chromatogramme obtenu avec la solution témoin (b).

Perte à la dessiccation (*2.2.32*). Déterminée à l'étuve à 100-105 °C sur 1,000 g de terconazole, la perte à la dessiccation n'est pas supérieure à 0,5 pour cent.

Cendres sulfuriques (*2.4.14*). Déterminé sur 1,0 g de terconazole, le taux des cendres sulfuriques n'est pas supérieur à 0,1 pour cent.

DOSAGE

Dissolvez 0,150 g de terconazole dans 70 ml d'un mélange de 1 volume d'*acide acétique anhydre R* et de 7 volumes de *méthyléthylcétone R*, puis titrez par l'*acide perchlorique 0,1 M*. Déterminez le point de fin de titrage au second point d'inflexion (*2.2.20*).

1 ml d'*acide perchlorique 0,1 M* correspond à 17,75 mg de $C_{26}H_{31}Cl_2N_5O_3$.

CONSERVATION

A l'abri de la lumière.

IMPURETÉS

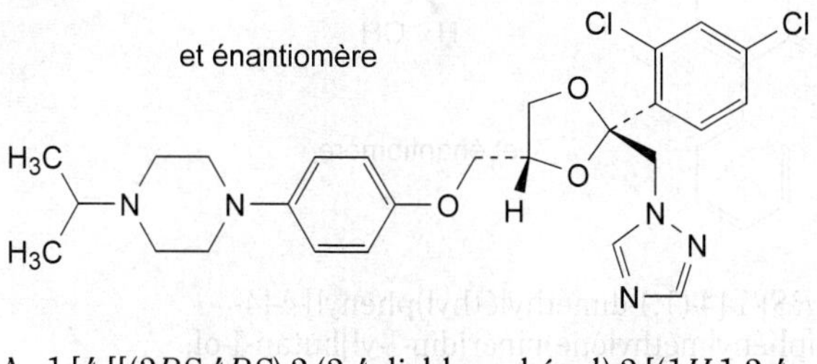

A. 1-[4-[[(2*RS*,4*RS*)-2-(2,4-dichlorophényl)-2-[(1*H*-1,2,4-triazol-1-yl)méthyl]-1,3-dioxolan-4-yl]méthoxy]phényl]-4-(1-méthyléthyl)pipérazine,

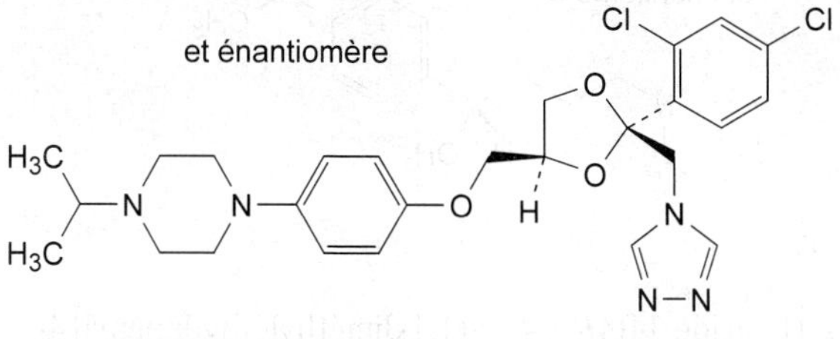

B. 1-[4-[[(2*RS*,4*SR*)-2-(2,4-dichlorophényl)-2-[(4*H*-1,2,4-triazol-4-yl)méthyl]-1,3-dioxolan-4-yl]méthoxy]phényl]-4-(1-méthyléthyl)pipérazine.

01/2002:0955

TERFÉNADINE

Terfenadinum

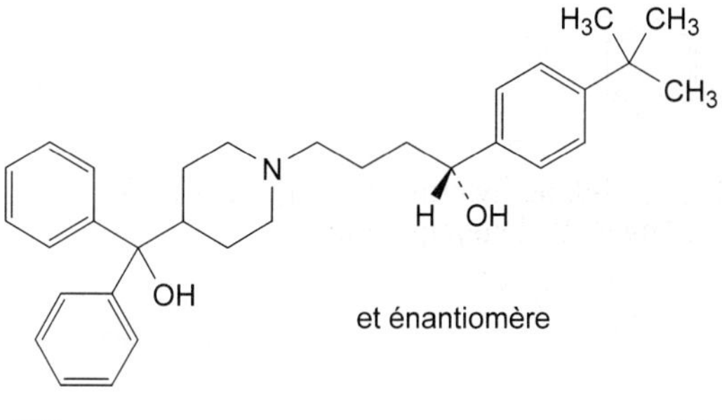

$C_{32}H_{41}NO_2$ M_r 471,7

DÉFINITION

La terfénadine contient au minimum 98,5 pour cent et au maximum l'équivalent de 101,0 pour cent de (1*RS*)-1-[4-(1,1-diméthyléthyl)phényl]-4-[4-(hydroxydiphénylméthyl)pipéridin-1-yl]butan-1-ol, calculé par rapport à la substance desséchée.

CARACTÈRES

Poudre cristalline, blanche, très peu soluble dans l'eau et dans l'acide chlorhydrique dilué, facilement soluble dans le chlorure de méthylène, soluble dans le méthanol.

La terfénadine présente le phénomène du polymorphisme.

IDENTIFICATION

Première identification : C.

Seconde identification : A, B, D.

A. Le point de fusion (*2.2.14*) de la terfénadine est de 146 °C à 152 °C.

B. Dissolvez 50,0 mg de terfénadine dans du *méthanol R* et complétez à 100,0 ml avec le même solvant. Examinée de 230 nm à 350 nm (*2.2.25*), la solution présente un maximum d'absorption à 259 nm et des épaulements respectivement à 253 nm et à 270 nm. L'absorbance spécifique au maximum est de 13,5 à 14,9.

C. Examinez la terfénadine par spectrophotométrie d'absorption dans l'infrarouge (*2.2.24*), en comparant avec le spectre obtenu avec la *terfénadine SCR*.

D. Opérez par chromatographie sur couche mince (*2.2.27*) en utilisant une plaque recouverte de *gel de silice* HF_{254} *R*.

Solution à examiner. Dissolvez 50 mg de terfénadine dans du *chlorure de méthylène R* et complétez à 10 ml avec le même solvant.

Solution témoin. Dissolvez 50 mg de *terfénadine SCR* dans du *chlorure de méthylène R* et complétez à 10 ml avec le même solvant.

Déposez sur la plaque 10 µl de chaque solution. Développez sur un parcours de 15 cm avec un mélange de 10 volumes de *méthanol R* et de 90 volumes de *chlorure de méthylène R*. Laissez sécher la plaque à l'air et examinez en lumière ultraviolette à 254 nm. La tache principale du chromatogramme obtenu avec la solution à examiner est semblable quant à sa position et ses dimensions à la tache principale du chromatogramme obtenu avec la solution témoin.

ESSAI

Substances apparentées. Opérez par chromatographie liquide (*2.2.29*).

Solution à examiner. Dissolvez 15 mg de terfénadine dans la phase mobile et complétez à 10,0 ml avec la phase mobile.

Solution témoin (a). Prélevez 1,0 ml de solution à examiner et complétez à 10,0 ml avec la phase mobile. Prélevez 1,0 ml de solution et complétez à 20,0 ml avec la phase mobile.

Solution témoin (b). Dissolvez 15 mg d'*impureté A de terfénadine SCR* dans la phase mobile et complétez à 10,0 ml avec la phase mobile. A 5,0 ml de solution, ajoutez 5,0 ml de solution à examiner et complétez à 50,0 ml avec la phase mobile.

Solution témoin (c). Prélevez 10,0 ml de solution témoin (a) et complétez à 25,0 ml avec la phase mobile.

Solution témoin (d). Dissolvez 1 g d'*iodure de potassium R* dans la phase mobile et complétez à 100 ml avec la phase mobile.

La chromatographie peut être réalisée en utilisant :

- une colonne d'acier inoxydable, d'une longueur de 0,25 m et d'un diamètre intérieur de 4,6 mm, remplie de *gel de silice octylsilylé pour chromatographie R* (5 µm),
- comme phase mobile à un débit de 1 ml/min un mélange préparé comme suit : prélevez 600 ml d'*acétonitrile R*, et complétez à 1 litre avec la *solution tampon phosphate de diéthylammonium pH 6,0 R*,
- comme détecteur, un spectrophotomètre réglé à 217 nm,
- un injecteur à boucle.

Injectez 20 µl de chaque solution. Continuez la chromatographie pendant 5 fois le temps de rétention de la terfénadine. L'essai n'est valable que si, dans le chromatogramme obtenu avec la solution témoin (b), la résolution entre les pics correspondant respectivement à la terfénadine et à l'impureté A de terfénadine est supérieure à 5,0 et si le coefficient de distribution massique du pic correspondant à la terfénadine est supérieur à 2,0. Déterminez le coefficient de distribution massique, en utilisant de l'*iodure de potassium R* comme composé non retenu. S'il apparaît, dans le chromatogramme obtenu avec la solution à examiner, d'autres pics que le pic principal, la surface d'aucun d'entre eux n'est supérieure à celle du pic du chromatogramme obtenu avec la solution témoin (c) (0,2 pour cent) et la somme de leur surface n'est pas supérieure à la surface du pic du chromatogramme obtenu avec la solution témoin (a) (0,5 pour cent). Ne tenez pas compte des pics dont la surface est inférieure à 0,025 fois celle du pic du chromatogramme obtenu avec la solution témoin (c).

Perte à la dessiccation (*2.2.32*). Déterminée sous une pression ne dépassant pas 0,5 kPa à 60 °C sur 1,000 g de terfénadine, la perte à la dessiccation n'est pas supérieure à 0,5 pour cent.

Cendres sulfuriques (*2.4.14*). Déterminé sur 1,0 g de terfénadine, le taux des cendres sulfuriques n'est pas supérieur à 0,1 pour cent.

DOSAGE

Dissolvez 0,400 g de terfénadine dans 50 ml d'*acide acétique anhydre R*. Titrez par l'*acide perchlorique 0,1 M*. Déterminez le point de fin de titrage par potentiométrie (*2.2.20*).

1 ml d'*acide perchlorique 0,1 M* correspond à 47,17 mg de $C_{32}H_{41}NO_2$.

CONSERVATION

A l'abri de la lumière.

IMPURETÉS

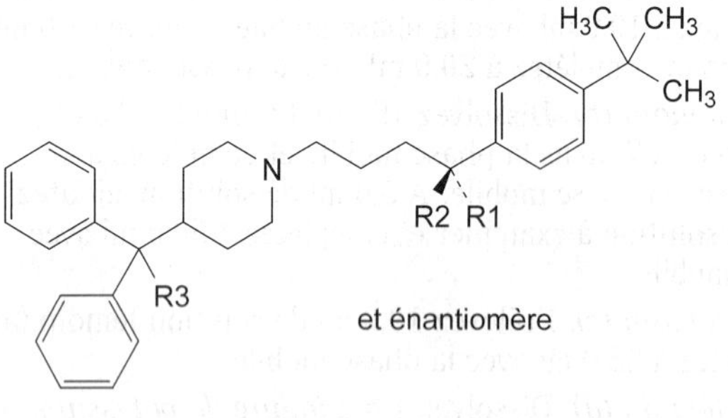

A. R1 + R2 = O, R3 = OH : 1-[4-(1,1-diméthyléthyl)phényl]-4-[4-(hydroxydiphénylméthyl)pipéridin-1-yl]butan-1-one,

B. R1 = OH, R2 = R3 = H : (1*RS*)-1-[4-(1,1-diméthyléthyl)phényl]-4-[4-(diphénylméthyl)pipéridin-1-yl]butan-1-ol,

H. R1 = R2 = H, R3 = OH : [1-[4-[4-(1,1-diméthyléthyl)phényl]butyl]pipéridin-4-yl]diphénylméthanol,

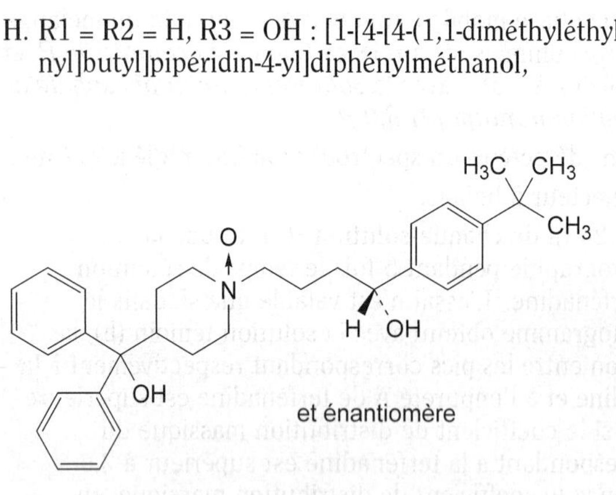

C. 1-oxyde de 1-[(4*RS*)-4-[4-(1,1-diméthyléthyl)phényl]-4-hydroxybutyl]-4-(hydroxydiphénylméthyl)pipéridine,

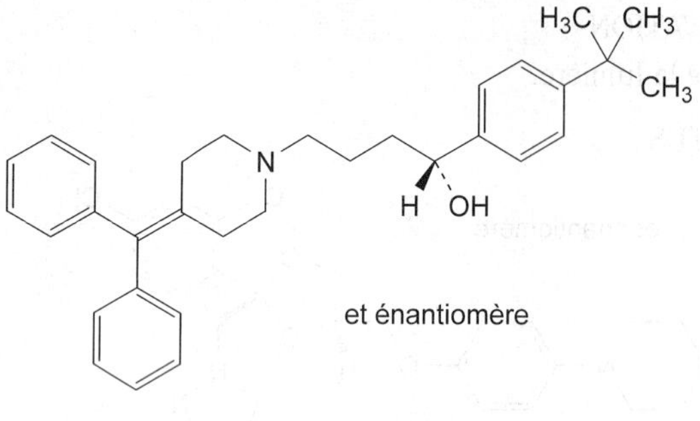

D. (1*RS*)-1-[4-(1,1-diméthyléthyl)phényl]-4-[4-(diphénylméthylène)pipéridin-1-yl]butan-1-ol,

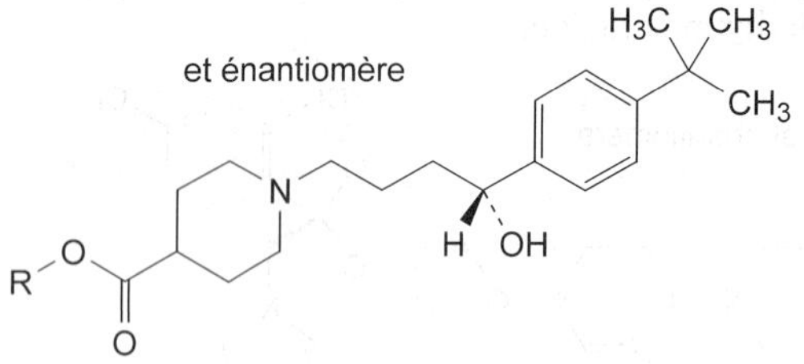

E. R = H : acide 1-[(4*RS*)-4-[4-(1,1-diméthyléthyl)phényl]-4-hydroxybutyl]pipéridine-4-carboxylique,

J. R = C_2H_5 : 1-[(4*RS*)-4-[4-(1,1-diméthyléthyl)phényl]-4-hydroxybutyl]pipéridine-4-carboxylate d'éthyle,

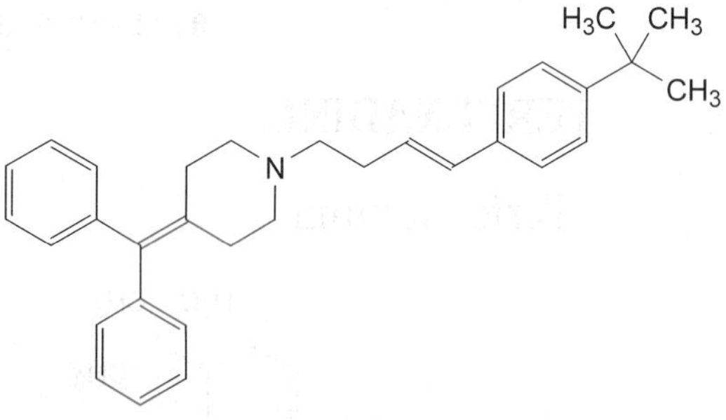

F. 1-[4-[4-(1,1-diméthyléthyl)phényl]but-3-ényl]-4-(diphénylméthylène)pipéridine,

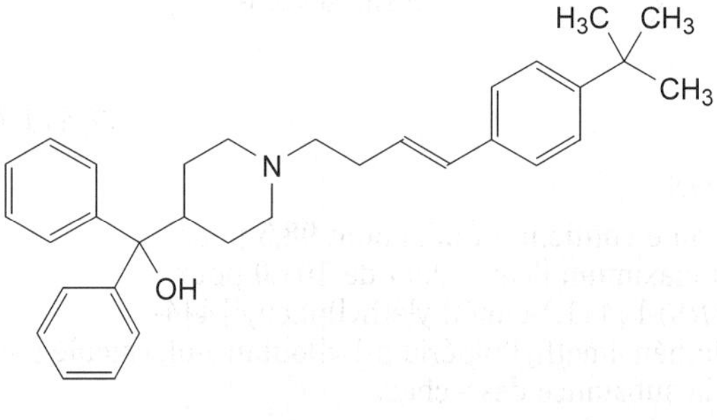

G. [1-[4-[4-(1,1-diméthyléthyl)phényl]but-3-ényl]pipéridin-4-yl]diphénylméthanol,

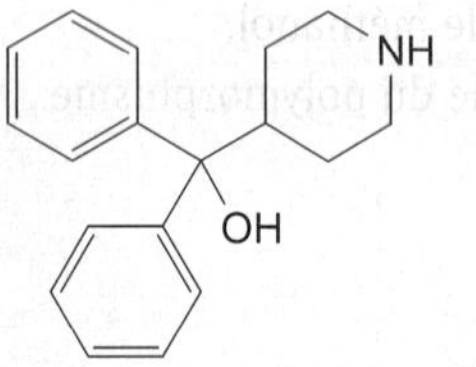

I. diphényl(pipéridin-4-yl)méthanol.

01/2002:1373

TESTOSTÉRONE

Testosteronum

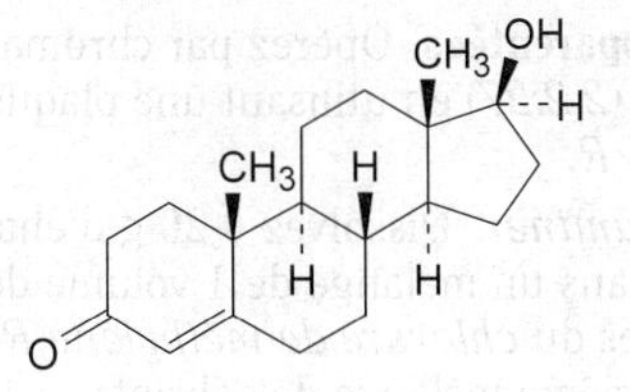

$C_{19}H_{28}O_2$ M_r 288,4

DÉFINITION

La testostérone contient au minimum 97,0 pour cent et au maximum l'équivalent de 103,0 pour cent de 17β-hydroxyandrost-4-én-3-one, calculé par rapport à la substance desséchée.

CARACTÈRES

Poudre cristalline blanche ou cristaux incolores à blanc-jaune, pratiquement insolubles dans l'eau, facilement solubles dans l'alcool et dans le chlorure de méthylène, pratiquement insolubles dans les huiles grasses.

La testostérone fond vers 155 °C.

IDENTIFICATION

A. Examinez la testostérone par spectrophotométrie d'absorption dans l'infrarouge (*2.2.24*), en comparant avec le spectre obtenu avec la *testostérone SCR*.

B. Examinez les chromatogrammes obtenus dans l'essai des substances apparentées. La tache principale du chromatogramme obtenu avec la solution à examiner (b) est semblable quant à sa position et ses dimensions à la tache principale du chromatogramme obtenu avec la solution témoin (b).

ESSAI

Pouvoir rotatoire spécifique (*2.2.7*). Dissolvez 0,250 g de testostérone dans de l'*éthanol R* et complétez à 25,0 ml avec le même solvant. Calculé par rapport à la substance desséchée, le pouvoir rotatoire spécifique est de + 106 à + 114.

Substances apparentées. Opérez par chromatographie sur couche mince (*2.2.27*) en utilisant une *plaque au gel de silice F_{254} pour CCM R*.

Solution à examiner (a). Dissolvez 0,25 g de testostérone dans du *chlorure de méthylène R* et complétez à 10 ml avec le même solvant.

Solution à examiner (b). Prélevez 1 ml de solution à examiner (a) et complétez à 10 ml avec du *chlorure de méthylène R*.

Solution témoin (a). Prélevez 1 ml de solution à examiner (a) et complétez à 100 ml avec du *chlorure de méthylène R*.

Solution témoin (b). Dissolvez 12,5 mg de *testostérone SCR* dans du *chlorure de méthylène R* et complétez à 5 ml avec le même solvant.

Solution témoin (c). Dissolvez 10 mg d'*impureté A de testostérone SCR* dans du *chlorure de méthylène R* et complétez à 10 ml avec le même solvant. Prélevez 1 ml de cette solution et complétez à 5 ml avec la solution à examiner (a).

Déposez sur la plaque 5 µl de chaque solution. Développez sur un parcours de 15 cm avec un mélange à volumes égaux d'*acétate d'éthyle R* et de *toluène R*. Laissez sécher la plaque à l'air. Examinez en lumière ultraviolette à 254 nm. S'il apparaît d'autres taches que la tache principale dans le chromatogramme obtenu avec la solution à examiner (a), aucune d'entre elles n'est plus intense que la tache principale du chromatogramme obtenu avec la solution témoin (a) (1 pour cent). L'essai n'est valable que si le chromatogramme obtenu avec la solution témoin (c) présente 2 taches nettement séparées.

Perte à la dessiccation (*2.2.32*). Déterminée à l'étuve à 100-105 °C pendant 2 h sur 0,500 g de testostérone, la perte à la dessiccation n'est pas supérieure à 1,0 pour cent.

DOSAGE

Dissolvez 50,0 mg de testostérone dans de l'*alcool R* et complétez à 100,0 ml avec le même solvant. Prélevez 2,0 ml de cette solution et complétez à 100,0 ml avec de l'*alcool R*. Mesurez l'absorbance (*2.2.25*) au maximum à 241 nm.

Calculez la teneur en $C_{19}H_{28}O_2$ en prenant 569 comme valeur de l'absorbance spécifique.

CONSERVATION

A l'abri de la lumière.

IMPURETÉS

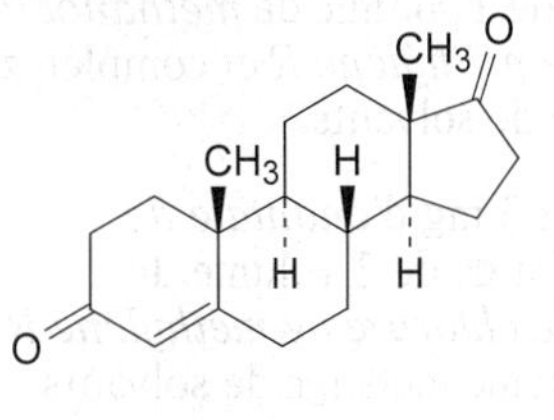

A. androst-4-ène-3,17-dione (androstènedione),

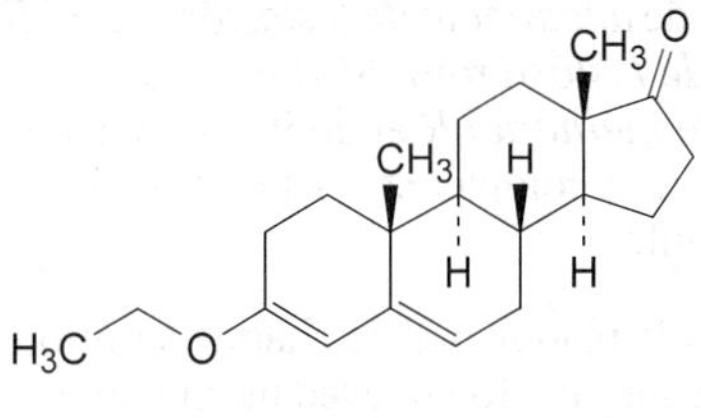

B. 3-éthoxyandrosta-3,5-dién-17-one (énoléther d'androstènedione).

01/2002:1048

TESTOSTÉRONE (ÉNANTATE DE)

Testosteroni enantas

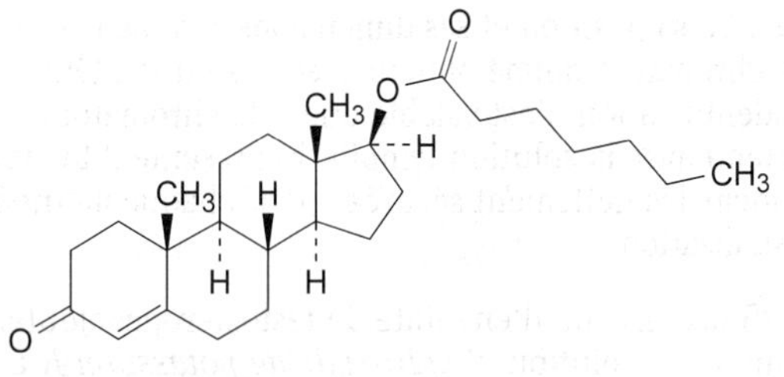

$C_{26}H_{40}O_3$ M_r 400,6

DÉFINITION

L'énantate de testostérone contient au minimum 97,0 pour cent et au maximum l'équivalent de 103,0 pour cent d'heptanoate de 3-oxoandrost-4-én-17β-yle, calculé par rapport à la substance desséchée.

CARACTÈRES

Poudre cristalline, blanche ou blanc-jaune, pratiquement insoluble dans l'eau, très soluble dans l'éthanol et dans l'éther, facilement soluble dans les huiles grasses.

IDENTIFICATION

Première identification : B.

Seconde identification : A, C, D.

A. Le point de fusion (*2.2.14*) de l'énantate de testostérone est de 34 °C à 39 °C.

B. Examinez l'énantate de testostérone par spectrophotométrie d'absorption dans l'infrarouge (*2.2.24*), en comparant avec le spectre obtenu avec l'*énantate de testostérone SCR*.

C. Opérez par chromatographie sur couche mince (*2.2.27*) en utilisant une plaque recouverte d'un gel de silice octadécylsilylé approprié contenant un indicateur de fluorescence dont l'intensité est optimale à 254 nm.

Solution à examiner. Dissolvez 5 mg d'énantate de testostérone dans un mélange de 1 volume de *méthanol R* et de 9 volumes de *chlorure de méthylène R* et complétez à 10 ml avec le même mélange de solvants.

Solution témoin (a). Dissolvez 5 mg d'*énantate de testostérone SCR* dans un mélange de 1 volume de *méthanol R* et de 9 volumes de *chlorure de méthylène R* et complétez à 10 ml avec le même mélange de solvants.

Solution témoin (b). Dissolvez 5 mg d'*énantate de testostérone SCR*, 5 mg de *décanoate de testostérone SCR* et 5 mg d'*isocaproate de testostérone SCR* dans un mélange de 1 volume de *méthanol R* et de 9 volumes de *chlorure de méthylène R* et complétez à 10 ml avec le même mélange de solvants.

Déposez séparément sur la plaque 5 µl de chaque solution. Développez sur un parcours de 15 cm avec un mélange de 20 volumes d'*eau R*, de 40 volumes d'*acétonitrile R* et de 60 volumes de *2-propanol R*. Laissez sécher la plaque à l'air, puis chauffez-la à 100 °C pendant 10 min. Laissez refroidir. Examinez en lumière ultraviolette à 254 nm. La tache principale du chromatogramme obtenu avec la solution à examiner est semblable quant à sa position et ses dimensions à la tache principale du chromatogramme obtenu avec la solution témoin (a). Pulvérisez de la *solution alcoolique d'acide sulfurique R*. Chauffez à 120 °C pendant 10 min et laissez refroidir. Examinez à la lumière du jour. La tache principale du chromatogramme obtenu avec la solution à examiner est verte et semblable quant à sa position et ses dimensions à la tache principale du chromatogramme obtenu avec la solution témoin (a). L'identification n'est valable que si le chromatogramme obtenu avec la solution témoin (b) présente 3 taches principales nettement séparées pour chaque méthode de visualisation.

D. A 25 mg environ d'énantate de testostérone, ajoutez 2 ml d'une solution d'*hydroxyde de potassium R* à 10 g/l dans le *méthanol R*. Chauffez à reflux pendant 1 h. Refroidissez. Ajoutez 10 ml d'*eau R* et acidifiez par l'*acide chlorhydrique dilué R* jusqu'à virage au rouge du *papier tournesol bleu R*. Filtrez et lavez le précipité avec une petite quantité d'*eau R*. Séchez le résidu à 60 °C sous une pression ne dépassant pas 0,7 kPa pendant 3 h. Le point de fusion (*2.2.14*) du résidu est de 150 °C à 153 °C.

ESSAI

Pouvoir rotatoire spécifique (*2.2.7*). Dissolvez 0,250 g d'énantate de testostérone dans du *dioxane R* et complétez à 25,0 ml avec le même solvant. Calculé par rapport à la substance desséchée, le pouvoir rotatoire spécifique est de + 77 à + 82.

Substances apparentées. Opérez par chromatographie sur couche mince (*2.2.27*) en utilisant une plaque recouverte de *gel de silice G R*.

Solution à examiner. Dissolvez 0,20 g d'énantate de testostérone dans un mélange de 1 volume de *méthanol R* et de 9 volumes du *chlorure de méthylène R* et complétez à 10 ml avec le même mélange de solvants.

Solution témoin (a). Prélevez 1 ml de solution à examiner et complétez à 100 ml avec un mélange de 1 volume de *méthanol R* et de 9 volumes de *chlorure de méthylène R*.

Solution témoin (b). Dissolvez 20 mg de *propionate de testostérone SCR* dans un mélange de 1 volume de *méthanol R* et de 9 volumes de *chlorure de méthylène R*, ajoutez 1 ml de solution à examiner et complétez à 100 ml avec le même mélange de solvants.

Déposez séparément sur la plaque 5 µl de chaque solution. Développez sur un parcours de 15 cm avec un mélange de 20 volumes d'*acétate d'éthyle R* et de 80 volumes de *toluène R*. Laissez sécher la plaque à l'air. Pulvérisez de la *solution alcoolique d'acide sulfurique R* et chauffez à 120 °C pendant 10 min. S'il apparaît d'autres taches que la tache principale dans le chromatogramme obtenu avec la solution à examiner, aucune d'entre elles n'est plus intense que la tache principale du chromatogramme obtenu avec la solution témoin (a) (1,0 pour cent). L'essai n'est valable que si le chromatogramme obtenu avec la solution témoin (b) présente 2 taches principales nettement séparées.

Caproate de testostérone. Opérez par chromatographie liquide (*2.2.29*).

Solution à examiner. Dissolvez 50,0 mg d'énantate de testostérone dans la phase mobile et complétez à 50,0 ml avec la phase mobile.

Solution témoin (a). Dissolvez 10,0 mg de *caproate de testostérone SCR* dans la phase mobile et complétez à 20,0 ml avec la phase mobile. Prélevez 1,0 ml de solution et complétez à 50,0 ml avec la phase mobile.

Solution témoin (b). Prélevez 1,0 ml de solution à examiner et complétez à 100,0 ml avec la phase mobile. A 1 ml de cette solution, ajoutez 1 ml de solution témoin (a).

La chromatographie peut être réalisée en utilisant :

- une colonne d'acier inoxydable, d'une longueur de 0,12 m et d'un diamètre intérieur de 4 mm, remplie de *gel de silice octadécylsilylé pour chromatographie R* (5 µm),
- comme phase mobile, à un débit de 1,0 ml/min, un mélange de 30 volumes d'*eau R* et de 70 volumes d'*acétonitrile R*,
- comme détecteur, un spectrophotomètre réglé à 240 nm.

Injectez 20 µl de solution témoin (b). Ajustez la sensibilité du système de façon que la hauteur des 2 pics dans le chromatogramme obtenu avec la solution témoin (b) représente au moins 50 pour cent de l'échelle totale de l'enregistreur. L'essai n'est valable que si, dans le chromatogramme obtenu, le pic correspondant au caproate de testostérone présente un temps de rétention relatif de 0,7 environ par rapport au deuxième pic qui correspond à l'énantate de testostérone.

Injectez 20 µl de solution à examiner et 20 µl de solution témoin (a). S'il apparaît, dans le chromatogramme obtenu avec la solution à examiner, un pic correspondant au caproate de testostérone, sa surface n'est pas supérieure à celle du pic du chromatogramme obtenu avec la solution témoin (a) (1,0 pour cent).

Acide heptanoïque. Dissolvez 0,50 g d'énantate de testostérone dans 10 ml d'*alcool R* préalablement neutralisé en présence de *solution de bleu de bromothymol R3*. Titrez immédiatement par l'*hydroxyde de sodium 0,01 M*. Le virage de l'indicateur au bleu ne nécessite pas plus de 0,6 ml d'*hydroxyde de sodium 0,01 M* (0,16 pour cent).

Perte à la dessiccation (*2.2.32*). Déterminée dans un dessiccateur sur du *pentoxyde de diphosphore R* sous une pression ne dépassant pas 0,7 kPa sur 1,000 g d'énantate de testostérone, la perte à la dessiccation n'est pas supérieure à 0,5 pour cent.

DOSAGE

Dissolvez 50,0 mg d'énantate de testostérone dans de l'*éthanol R* et complétez à 100,0 ml avec le même solvant. Prélevez 2,0 ml de solution et complétez à 100,0 ml avec de l'*éthanol R*. Mesurez l'absorbance (*2.2.25*) au maximum à 241 nm.

Calculez la teneur en $C_{26}H_{40}O_3$ en prenant 422 comme valeur de l'absorbance spécifique.

CONSERVATION

A l'abri de la lumière et à une température de 2 °C à 8 °C.

IMPURETÉS

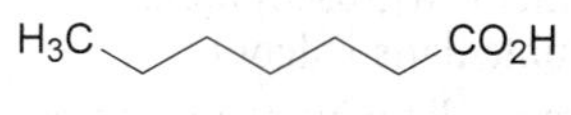

A. acide heptanoïque,

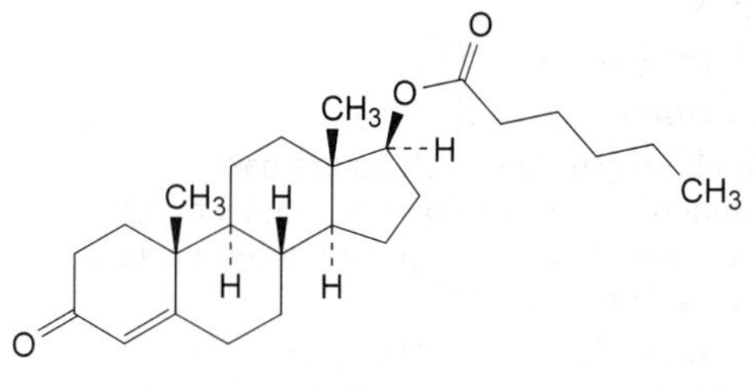

B. hexanoate de 3-oxoandrost-4-én-17β-yle (caproate de testostérone),

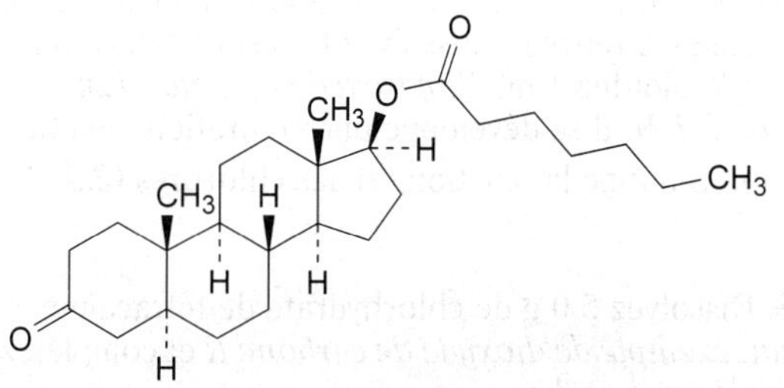

C. heptanoate de 3-oxo-5α-androstan-17β-yle,

D. 17β-hydroxyandrost-4-én-3-one (testostérone).

01/2002:0297

TESTOSTÉRONE (PROPIONATE DE)

Testosteroni propionas

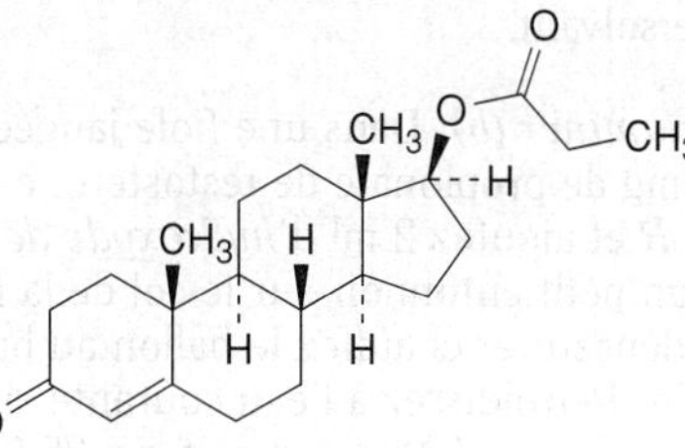

$C_{22}H_{32}O_3$ M_r 344,5

DÉFINITION

Le propionate de testostérone contient au minimum 97,0 pour cent et au maximum l'équivalent de 103,0 pour cent de propanoate de 3-oxoandrost-4-én-17β-yle, calculé par rapport à la substance desséchée.

CARACTÈRES

Poudre blanche ou sensiblement blanche ou cristaux incolores, pratiquement insolubles dans l'eau, facilement solubles dans l'acétone, dans l'alcool et dans le méthanol, solubles dans les huiles grasses.

IDENTIFICATION

Première identification : B.

Seconde identification : A, C.

A. Le point de fusion (*2.2.14*) du propionate de testostérone est de 119 °C à 123 °C.

B. Examinez le propionate de testostérone par spectrophotométrie d'absorption dans l'infrarouge (*2.2.24*), en comparant avec le spectre obtenu avec le *propionate de testostérone SCR*.

C. Examinez les chromatogrammes obtenus dans l'essai des substances apparentées en lumière ultraviolette à 254 nm. La tache principale des chromatogrammes obtenus respectivement avec la solution à examiner (b) et la solution à examiner (c) est semblable quant à sa position et ses dimensions à la tache principale du chromatogramme obtenu avec la solution témoin correspondante. Pulvérisez ensuite de la *solution alcoolique d'acide sulfurique R*. Chauffez à 120 °C pendant 15 min et laissez refroidir. Examinez les chromatogrammes à la lumière du jour et en lumière ultraviolette à 365 nm. La tache principale des chromatogrammes obtenus respectivement avec la solution à examiner (b) et la solution à examiner (c) est semblable quant à sa position, sa coloration à la lumière du jour, sa fluorescence en lumière ultraviolette à 365 nm et ses dimensions à la tache principale du chromatogramme obtenu avec la solution témoin correspondante. La tache principale des chromatogrammes obtenus avec la solution à examiner (b) et la solution témoin (b) présente un R_f nettement inférieur à celui de la tache principale des chromatogrammes obtenus avec la solution à examiner (c) et la solution témoin (c).

ESSAI

Pouvoir rotatoire spécifique (*2.2.7*). Dissolvez 0,250 g de propionate de testostérone dans de l'*éthanol R* et complétez à 25,0 ml avec le même solvant. Calculé par rapport à la substance desséchée, le pouvoir rotatoire spécifique est de + 83 à + 90.

Substances apparentées. Opérez par chromatographie sur couche mince (*2.2.27*) en utilisant une plaque recouverte d'un gel de silice approprié contenant un indicateur de fluorescence dont l'intensité est optimale à 254 nm.

Solution à examiner (a). Dissolvez 0,25 g de propionate de testostérone dans du *chloroforme R* et complétez à 5,0 ml avec le même solvant.

Solution à examiner (b). Dans une fiole jaugée de 25 ml, dissolvez 50 mg de propionate de testostérone dans 6 ml de *méthanol R* et ajoutez 2 ml d'*hydroxyde de sodium 1 M*. Placez un petit entonnoir sur le col de la fiole en guise de condenseur et chauffez le ballon au bain-marie pendant 5 min. Refroidissez à l'eau courante, ajoutez 2,0 ml d'*acide chlorhydrique 1 M* et complétez à 25,0 ml avec du *méthanol R*.

Solution à examiner (c). Prélevez 1,0 ml de solution à examiner (a) et complétez à 25,0 ml avec du *chloroforme R*.

Solution témoin (a). Prélevez 1,0 ml de solution à examiner (a) et complétez à 10,0 ml avec du *chloroforme R*. Prélevez 1,0 ml de cette solution et complétez à 10,0 ml avec du *chloroforme R*.

Solution témoin (b). Dans une fiole jaugée de 25 ml, dissolvez 50 mg de *propionate de testostérone SCR* dans 6 ml de *méthanol R* et ajoutez 2 ml d'*hydroxyde de sodium 1 M*. Placez un petit entonnoir sur le col de la fiole en guise de condenseur et chauffez le ballon au bain-marie pendant 5 min. Refroidissez à l'eau courante, ajoutez 2,0 ml d'*acide chlorhydrique 1 M* et complétez à 25,0 ml avec du *méthanol R*.

Solution témoin (c). Dissolvez 20 mg de *propionate de testostérone SCR* dans du *chloroforme R* et complétez à 10,0 ml avec le même solvant.

Solution témoin (d). Dissolvez 10 mg d'*acétate de testostérone SCR* dans du *chloroforme R* et complétez à 10,0 ml avec le même solvant.

Solution témoin (e). Prélevez 5,0 ml de solution témoin (d), ajoutez 1,0 ml de la solution à examiner (a) et complétez à 15,0 ml avec du *chloroforme R*.

Déposez séparément sur la plaque 5 µl des solutions à examiner (b) et (c), 5 µl des solutions témoins (b) et (c), 2 µl de solution à examiner (a) et 2 µl des solutions témoins (a), (d) et (e). Développez sur un parcours de 15 cm avec un mélange de 1 volume d'*acide acétique anhydre R*, de 30 volumes d'*éther de pétrole R* et de 70 volumes d'*acétate de butyle R*. Laissez sécher la plaque à l'air. Examinez en lumière ultraviolette à 254 nm. S'il apparait une tache correspondant à l'acétate de testostérone dans le chromatogramme obtenu avec la solution à examiner (a), elle n'est pas plus intense que la tache du chromatogramme obtenu avec la solution témoin (d) (2,0 pour cent). S'il apparaît d'autres taches que la tache principale et que la tache correspondant à l'acétate de testostérone dans le chromatogramme obtenu avec la solution à examiner (a), aucune d'entre elles n'est plus intense que la tache du chromatogramme obtenu avec la solution témoin (a) (1,0 pour cent). L'essai n'est valable que si le chromatogramme obtenu avec la solution témoin (e) présente 2 taches nettement séparées.

Perte à la dessiccation (*2.2.32*). Déterminée à l'étuve à 100-105 °C pendant 2 h sur 0,50 g de propionate de testostérone, la perte à la dessiccation n'est pas supérieure à 0,5 pour cent.

DOSAGE

Dissolvez 25,0 mg de propionate de testostérone dans de l'*éthanol R* et complétez à 250,0 ml avec le même solvant. Prélevez 10,0 ml de cette solution et complétez à 100,0 ml avec de l'*éthanol R*. Mesurez l'absorbance (*2.2.25*) au maximum d'absorption à 241 nm.

Calculez la teneur en $C_{22}H_{32}O_3$ en prenant 490 comme valeur de l'absorbance spécifique.

CONSERVATION

A l'abri de la lumière.

01/2002:0057

TÉTRACAÏNE (CHLORHYDRATE DE)

Tetracaini hydrochloridum

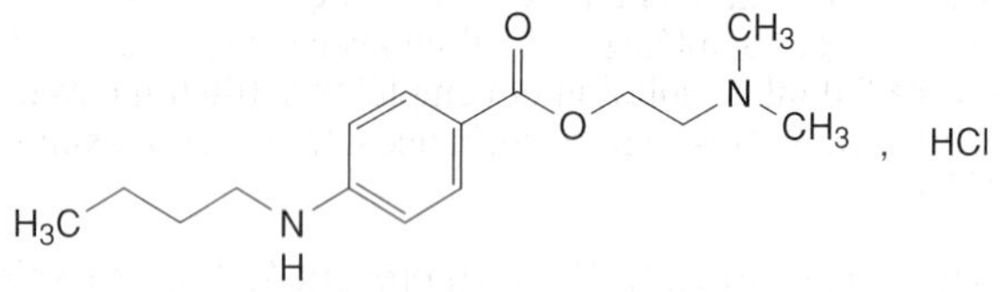

$C_{15}H_{25}ClN_2O_2$ M_r 300,8

DÉFINITION

Le chlorhydrate de tétracaïne contient au minimum 99,0 pour cent et au maximum l'équivalent de 101,0 pour cent de chlorhydrate de 4-(butylamino)benzoate de 2-(diméthylamino)éthyle, calculé par rapport à la substance desséchée.

CARACTÈRES

Poudre cristalline blanche, faiblement hygroscopique, facilement soluble dans l'eau, soluble dans l'alcool.

La substance fond à 148 °C environ ; elle peut se présenter sous 2 autres formes cristallines qui fondent respectivement vers 134 °C et 139 °C, le mélange de ces formes fondant de 134 °C à 147 °C.

IDENTIFICATION

Première identification : A, B, D.

Seconde identification : B, C, D.

A. Examinez le chlorhydrate de tétracaïne par spectrophotométrie d'absorption dans l'infrarouge (*2.2.24*), en comparant avec le spectre obtenu avec le *chlorhydrate de tétracaïne SCR*.

B. A 10 ml de solution S (voir Essai), ajoutez 1 ml de *solution de thiocyanate d'ammonium R*. Il se forme un précipité cristallin blanc. Laissez cristalliser dans l'*eau R* et desséchez à 80 °C pendant 2 h. Le point de fusion (*2.2.14*) du précipité est voisin de 131 °C.

C. A 5 mg environ de chlorhydrate de tétracaïne, ajoutez 0,5 ml d'*acide nitrique fumant R*. Evaporez au bain-marie à siccité. Laissez refroidir, dissolvez le résidu dans 5 ml d'*acétone R*, ajoutez 1 ml d'*hydroxyde de potassium alcoolique 0,1 M*. Il se développe une coloration violette.

D. La solution S donne la réaction (a) des chlorures (*2.3.1*).

ESSAI

Solution S. Dissolvez 5,0 g de chlorhydrate de tétracaïne dans de l'*eau exempte de dioxyde de carbone R* et complétez à 50 ml avec le même solvant.

Aspect de la solution. Prélevez 2 ml de la solution S et complétez à 10 ml avec de l'*eau R*. La solution est limpide (*2.2.1*) et incolore (*2.2.2, Procédé II*).

Monographies Q - Z

Détermination du pH (*2.2.3*). Prélevez 1 ml de la solution S et complétez à 10 ml avec de l'*eau exempte de dioxyde de carbone R*. Le pH de la solution est de 4,5 à 6,5.

Substances apparentées. Opérez par chromatographie sur couche mince (*2.2.27*) en utilisant une *plaque au gel de silice* GF_{254} *pour CCM R*. Effectuez un prédéveloppement sur un parcours de 12 cm avec un mélange de 4 volumes d'*acide acétique glacial R*, de 16 volumes d'*hexane R* et de 80 volumes d'*éther dibutylique R*. Retirez la plaque et séchez-la dans un courant d'air chaud pendant quelques minutes. Laissez refroidir avant d'utiliser la plaque.

Solution à examiner. Dissolvez 1,0 g de chlorhydrate de tétracaïne dans de l'*eau R* et complétez à 10 ml avec le même solvant.

Solution témoin. Dissolvez 50 mg d'*acide 4-aminobenzoïque R* dans de l'*eau R* et complétez à 100 ml avec le même solvant. Prélevez 1 ml de la solution et complétez à 10 ml avec de l'*eau R*.

Déposez sur la plaque 5 µl de chaque solution. Développez sur un parcours de 10 cm avec un mélange de 4 volumes d'*acide acétique glacial R*, de 16 volumes d'*hexane R* et de 80 volumes d'*éther dibutylique R*. Séchez la plaque à 100-105 °C pendant 10 min. Examinez en lumière ultraviolette à 254 nm. S'il apparaît d'autres taches que la tache principale dans le chromatogramme obtenu avec la solution à examiner, aucune d'entre elles n'est plus intense que la tache du chromatogramme obtenu avec la solution témoin (0,05 pour cent). La tache principale du chromatogramme obtenu avec la solution à examiner demeure au point de départ.

Métaux lourds (*2.4.8*). 12 ml de la solution S satisfont à l'essai limite A des métaux lourds (10 ppm). Préparez le témoin avec la *solution à 1 ppm de plomb (Pb) R*.

Perte à la dessiccation (*2.2.32*). Déterminée à l'étuve à 100-105 °C sur 1,000 g de chlorhydrate de tétracaïne, la perte à la dessiccation n'est pas supérieure à 1,0 pour cent.

Cendres sulfuriques (*2.4.14*). Déterminé sur 1,0 g de chlorhydrate de tétracaïne, le taux des cendres sulfuriques n'est pas supérieur à 0,1 pour cent.

DOSAGE

Dissolvez 0,250 g de chlorhydrate de tétracaïne dans 50 ml d'*alcool R* et ajoutez 5,0 ml d'*acide chlorhydrique 0,01 M*. Titrez par l'*hydroxyde de sodium 0,1 M* et tracez la courbe potentiométrique (*2.2.20*). Mesurez le volume d'*hydroxyde de sodium 0,1 M* utilisé entre les 2 points d'inflexion.

1 ml d'*hydroxyde de sodium 0,1 M* correspond à 30,08 mg de $C_{15}H_{25}ClN_2O_2$.

CONSERVATION

A l'abri de la lumière.

01/2002:0644

TÉTRACOSACTIDE

Tetracosactidum

H-Ser–Tyr–Ser–Met–Glu–His–Phe–Arg–Trp–Gly–
Lys–Pro–Val–Gly–Lys–Lys–Arg–Arg–Pro–Val–
Lys–Val–Tyr–Pro-OH

$C_{136}H_{210}N_{40}O_{31}S$ M_r 2 933

DÉFINITION

Le tétracosactide est l'acétate, contenant de l'eau, d'un tétracosapeptide de synthèse dont la séquence des acides aminés est identique à celle des 24 premiers résidus de la corticotropine humaine. Le tétracosactide accroît la sécrétion des hormones corticoïdes par les surrénales. L'activité est au minimum de 800 Unités Internationales par milligramme, calculée par rapport à la substance anhydre exempte d'acide acétique.

CARACTÈRES

Poudre amorphe, blanche ou jaune, assez soluble dans l'eau.

IDENTIFICATION

A. Le tétracosactide accroît la sécrétion de corticostérone de glandes surrénales isolées du rat dans les conditions indiquées sous Titrage.

B. Examinez par électrophorèse (*2.2.31*) et par chromatographie sur couche mince (*2.2.27*) de façon à réaliser une séparation bidimensionnelle. Utilisez 2 plaques recouvertes de *cellulose pour chromatographie R1*.

Solution à examiner. Dissolvez 1 mg de tétracosactide dans 0,2 ml d'une solution d'*acétate d'ammonium R* à 15,4 g/l dont le pH a été ajusté à 8,2 par de l'*ammoniaque diluée R2*. Ajoutez 10 µl d'une solution de *trypsine R* à 2 g/l, maintenez la température du mélange à 37-38 °C pendant 40 min, chauffez au bain-marie pendant 3 min et ajoutez 5 µl d'*acide acétique glacial R*. Laissez évaporer à siccité à 40 °C sous une pression ne dépassant pas 3 kPa, séchez le résidu vitreux à 40 °C pendant 1 h et dissolvez-le dans 0,1 ml d'*acide acétique glacial R*. Cryodesséchez la solution, dissolvez le résidu dans 0,1 ml d'*eau R* et cryodesséchez à nouveau. Séchez le résidu final à 45 °C pendant 1 h sous une pression ne dépassant pas 3 kPa et dissolvez dans 50 µl d'*eau R*.

Solution témoin. Préparez simultanément et de la même manière que la solution à examiner en utilisant du *tétracosactide SCR* au lieu de la substance à examiner.

Pulvérisez sur les plaques la solution d'électrolytes qui est constituée par une solution contenant 0,2 pour cent *V/V* d'*acide acétique glacial R* et 0,2 pour cent *V/V* de *pyridine R*. Reliez les plaques aux compartiments appropriés d'un appareil à électrophorèse à l'aide de languettes de papier filtre recouvrant les plaques sur une largeur de 1,5 cm environ. Fermez le couvercle de l'appareil et laissez reposer pendant 30 min. Déposez les solutions du côté anodique. Déposez sur la première plaque, à 2,5 cm environ de 2 bords adjacents, 4 µl de solution à examiner. Déposez sur la seconde plaque, dans une position identique, 4 µl de solution témoin. Procédez à l'électrophorèse, sous une tension de 280 V pour une plaque de 200 mm de côté, pendant 90 min. Laissez sécher les plaques à l'air pendant 30 min, puis séchez-les dans un courant d'air à 30 °C pendant 30 min. Effectuez une deuxième séparation sur chaque plaque par chromatographie sur couche mince, dans une direction perpendiculaire à celle de l'électrophorèse. Développez sur un parcours de 15 cm avec un mélange de 8 volumes d'*acide acétique glacial R*, de 24 volumes de *pyridine R*, de 30 volumes d'*eau R* et de 38 volumes de *butanol R*. Faites sécher les plaques dans un courant d'air. Pulvérisez de la *solution de ninhydrine R1*. Les taches principales du chromatogramme obtenu avec la solution à examiner sont semblables quant à leur position à celles du chromatogramme obtenu avec la solution témoin mais leur intensité peut varier.

ESSAI

Pouvoir rotatoire spécifique (*2.2.7*). Dissolvez 10,0 mg de tétracosactide dans 1,0 ml d'un mélange de 1 volume d'*acide acétique glacial R* et de 99 volumes d'*eau R*. Calculé par rapport à la substance anhydre exempte d'acide acétique, le pouvoir rotatoire spécifique est de – 99 à – 109.

Absorbance (*2.2.25*). Dissolvez 1,0 mg de tétracosactide dans de l'*acide chlorhydrique 0,1 M* et complétez à 5,0 ml avec le même acide. Examinée de 240 nm à 280 nm, la solution présente un maximum d'absorption à 276 nm. Calculée par rapport à la substance anhydre exempte d'acide acétique, l'absorbance au maximum est de 0,51 à 0,61. Le rapport entre l'absorbance mesurée au maximum à 276 nm et celle mesurée à 248 nm est de 2,4 à 2,9.

Acides aminés. Opérez au moyen d'un analyseur d'acides aminés. Etalonnez l'appareil avec un mélange en quantités équimolaires d'ammoniaque, de glycine et de la forme l des acides aminés suivants :

Lysine	Thréonine	Alanine	Leucine
Histidine	Sérine	Valine	Tyrosine
Arginine	Acide glutamique	Méthionine	Phénylalanine
Acide aspartique	Proline	Isoleucine	

plus la moitié de la quantité équimolaire de L-cystine. Pour la validation de la méthode, utilisez un étalon interne approprié tel que la *DL-norleucine R*.

Solution à examiner. Dans un tube de verre dur rigoureusement propre, d'une longueur de 100 mm et d'un diamètre intérieur de 6 mm, introduisez 1,0 mg de tétracosactide. Ajoutez une quantité appropriée d'une solution d'*acide chlorhydrique R* à 50 pour cent *V/V*. Immergez le tube dans un mélange réfrigérant à température de – 5 °C, faites le vide dans le tube jusqu'à obtention d'une pression inférieure à 133 Pa, puis scellez. Chauffez à 110-115 °C pendant 16 h. Refroidissez le tube, puis ouvrez-le, transvasez son contenu dans un flacon de 10 ml à l'aide de 5 fois 0,2 ml d'*eau R* et évaporez à siccité sous pression réduite sur de l'*hydroxyde de potassium R*. Dissolvez le résidu dans de l'*eau R* et évaporez à siccité sous pression réduite sur de l'*hydroxyde de potassium R*, puis répétez ces opérations une fois. Reprenez le résidu par une solution tampon adaptée à l'analyseur d'acides aminés utilisé et complétez à un volume approprié avec la même solution tampon. Déposez un volume approprié dans l'analyseur d'acides aminés.

Exprimez en moles la teneur de chacun des acides aminés. Calculez les proportions relatives des acides aminés en admettant que la proportion en valine est égale à 3. Les proportions des acides aminés présents se situent dans les limites suivantes : lysine 3,5 à 4,7 ; histidine 0,9 à 1,1 ; arginine 2,7 à 3,3 ; sérine 1,1 à 2,2 ; acide glutamique 0,9 à 1,1 ; proline 2,5 à 3,5 ; glycine 1,8 à 2,2 ; méthionine 0,9 à 1,1 ; tyrosine 1,7 à 2,2 ; phénylalanine 0,9 à 1,1. D'autres acides aminés ne sont éventuellement présents qu'à l'état de traces, à l'exception de tryptophane.

Peptides apparentés

A. Opérez par chromatographie liquide (*2.2.29*) en utilisant des solvants dégazés.

Solution à examiner. Dissolvez 1,0 mg de tétracosactide dans 1 ml d'*eau R*.

Solution témoin (a). Dissolvez 1,0 mg de tétracosactide dans 1 ml d'une solution d'*acide acétique glacial R* à 1 pour cent *V/V* et ajoutez 50 µl d'un mélange de 1 volume de *solution concentrée de peroxyde d'hydrogène R* et de 999 volumes d'*eau R*. Laissez reposer pendant 2 h.

Solution témoin (b). Dissolvez 1,0 mg de *tétracosactide SCR* dans 1 ml d'*eau R*.

La chromatographie peut être réalisée en utilisant :

- une colonne d'acier inoxydable d'une longueur de 0,25 m et d'un diamètre intérieur de 4,6 mm, remplie de *gel de silice octadécylsilylé pour chromatographie R* (10 µm),
- comme phase mobile, à un débit de 2,0 ml/min, un mélange de 365 ml d'*acétonitrile R*, de 10,0 ml d'*acide acétique glacial R* et de 10,0 g de *sulfate d'ammonium R* complété à 2000 ml avec de l'*eau R*,
- comme détecteur, un spectrophotomètre réglé à 280 nm.

Injectez 20 µl de chaque solution en veillant à ce que la seringue utilisée pour injecter la solution à examiner soit exempte de traces de peroxyde. Le chromatogramme obtenu avec la solution témoin (a) présente un pic dû au tétracosactide correspondant au pic principal du chromatogramme obtenu avec la solution à examiner et un pic dont le temps de rétention est plus court, dû au sulfoxyde de tétracosactide, dont la surface est beaucoup plus importante que le pic correspondant dans le chromatogramme obtenu avec la solution à examiner. L'essai n'est valable que si, dans le chromatogramme obtenu avec la solution témoin (a), la résolution entre les pics dus au tétracosactide et au sulfoxyde de tétracosactide n'est pas inférieure à 7. Dans le chromatogramme obtenu avec la solution à examiner, la surface du pic dû au sulfoxyde de tétracosactide n'est pas supérieure à 4 pour cent de la somme de la surface de tous les pics, sans tenir compte des pics éventuels dus au solvant et à la phase mobile.

B. Opérez par chromatographie sur couche mince (*2.2.27*) en utilisant une plaque recouverte de *cellulose pour chromatographie R*.

Solution à examiner. Dissolvez 3,0 mg de tétracosactide dans 1,5 ml d'un mélange à volumes égaux d'*acide acétique dilué R* et d'*eau R*.

Solution témoin (a). Prélevez 0,5 ml de solution à examiner et complétez à 10 ml avec un mélange à volumes égaux d'*acide acétique dilué R* et d'*eau R*.

Solution témoin (b). Prélevez 5 ml de solution témoin (a) et complétez à 10 ml avec un mélange à volumes égaux d'*acide acétique dilué R* et d'*eau R*.

Solution témoin (c). A 0,5 ml de solution à examiner, ajoutez 50 µl d'un mélange de 1 volume de *solution concentrée de peroxyde d'hydrogène R* et de 999 volumes d'*eau R*. Laissez reposer pendant 2 h.

Déposez sur la plaque, en bandes d'environ 1 cm de largeur, 10 µl de chaque solution. Développez sur un parcours de 15 cm avec un mélange de 4 volumes d'*acide acétique glacial R*, de 24 volumes de *pyridine R*, de 30 volumes d'*eau R* et de 42 volumes de *butanol R*. Séchez la plaque dans un courant d'air. Pulvérisez de la *solution de ninhydrine R1*. Dans le chromatogramme obtenu avec la solution témoin (c), il apparaît une bande d'intensité réduite correspondant à la bande principale du chromatogramme obtenu avec la solution à examiner et une bande plus intense correspondant au sulfoxyde de tétracosactide de R_f moins élevé. S'il apparaît d'autres bandes que la bande principale et une bande éventuelle correspondant au sulfoxyde de tétracosactide dans le chromatogramme obtenu avec la solution à examiner, aucune d'entre elles n'est plus intense que la bande du chromatogramme obtenu avec la solution témoin (a) (5,0 pour cent) et une seule d'entre elles peut être plus intense que la bande du chromatogramme obtenu avec la solution témoin (b) (2,5 pour cent).

Peptide. Examinez les chromatogrammes obtenus dans l'essai A des peptides apparentés. Calculez la teneur pour cent en $C_{136}H_{210}N_{40}O_{31}S$ à partir de la surface ou de la hauteur des pics des chromatogrammes obtenus avec la solution à examiner et la solution témoin (b) respectivement et de la teneur déclarée en $C_{136}H_{210}N_{40}O_{31}S$ du *tétracosactide SCR*.

Le tétracosactide contient au moins 85,0 pour cent de peptide exprimé en $C_{136}H_{210}N_{40}O_{31}S$, calculé par rapport à la substance anhydre et exempte d'acide acétique.

Acide acétique (*2.5.34*).

Solution à examiner. Dissolvez 10,0 mg de tétracosactide dans un mélange de 5 volumes de phase mobile B et de 95 volumes de phase mobile A et complétez à 10,0 ml avec le même mélange de solvants.

La tétracosactide contient de 8,0 pour cent à 13,0 pour cent d'acide acétique.

Teneur en eau (*2.5.12*). Déterminée par semi-microdosage sur 80,0 mg de tétracosactide, la teneur en eau est de 5,0 pour cent à 16,0 pour cent.

TITRAGE

L'activité du tétracosactide est évaluée par comparaison, dans des conditions données, de sa capacité d'augmenter la quantité de corticostérone produite par les cellules surrénales isolées de rat à celle de la préparation internationale de référence de tétracosactide ou d'une préparation de référence étalonnée en Unités Internationales.

L'Unité Internationale correspond à l'activité d'une quantité donnée de la préparation internationale de référence qui est constituée par un mélange de tétracosactide de synthèse avec du mannitol. La correspondance entre l'unité internationale et la préparation internationale de référence est indiquée par l'Organisation Mondiale de la Santé.

L'activité mesurée n'est pas inférieure à 80 pour cent ni supérieure à 125 pour cent de l'activité indiquée sur l'étiquette. Les limites de confiance (P = 0,95) de l'activité mesurée ne sont pas inférieures à 64 pour cent ni supérieures à 156 pour cent de l'activité indiquée sur l'étiquette.

Utilisez un appareillage de verre siliconé et bien rincé à l'*eau R* avant l'emploi. Sacrifiez par exsanguination 4 rats mâles pesant chacun de 200 g à 400 g, prélevez les surrénales et éliminez soigneusement tous les tissus adipeux adhérents. Immergez les glandes dans la solution B maintenue à 4 °C, découpez chacune d'elles en 4 morceaux égaux et transférez dans un agitateur en plastique approprié (voir figure 0644.-1) contenant 5 ml de solution C maintenue à 37 °C. Dispersez les cellules surrénales en agitant le mélange à 500 tr/min. Après 20 min, prélevez le liquide surnageant et refroidissez à 4 °C. Ajoutez 5 ml de solution C, puis répétez l'opération de dispersion. Répétez 3 fois toute l'opération. Réunissez les 5 liquides surnageants et centrifugez à 4 °C dans des tubes à essai en polyéthylène pendant 30 min après une accélération lente à 100 *g*. Mettez en suspension les culots obtenus dans 8 ml de solution D et centrifugez à 100 *g* pendant 30 min. Remettez le résidu en suspension dans 8 ml de solution D et filtrez le mélange sur un filtre de nylon à pores de 100 µm. Recueillez le filtrat dans une fiole en polyéthylène et ajoutez une quantité appropriée de solution D (un volume total de 65 ml à 105 ml a été jugé satisfaisant) ; maintenez la suspension obtenue à 4 °C.

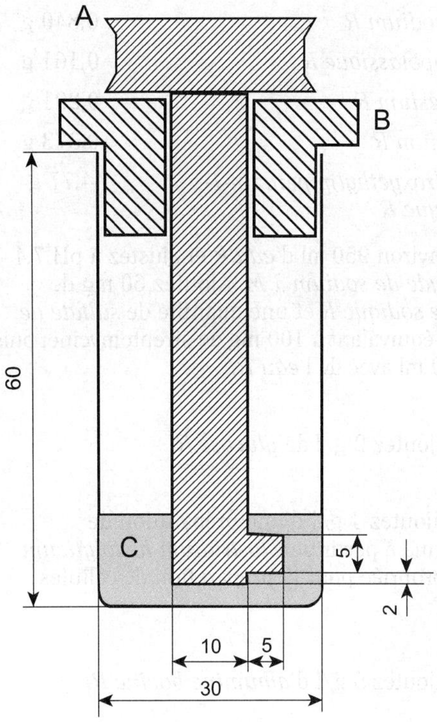

A – poulie et raquette d'agitation,

B – palier,

C – milieu d'incubation.

Figure 0644.-1. – *Appareil agitateur*
Dimensions en millimètres

Préparez 4 dilutions indépendantes en progression géométrique de raison 2, à partir des concentrations appropriées de la substance à examiner et de la préparation étalon dans la solution E. Placez séparément 0,1 ml de chaque dilution dans des tubes à essai en polystyrène. A chaque tube, ajoutez 1,0 ml de la suspension cellulaire préparée ci-dessus. Placez les tubes en incubation à 37 °C pendant 2 h, puis refroidissez à 4 °C. Transférez séparément 1 ml du contenu de chaque tube dans un tube en verre contenant 1,4 ml de *chlorure de méthylène R*, agitez pendant 10 s dans un mélangeur à vortex et centrifugez pendant 5 min à 3000 *g*. En veillant à éviter tout entraînement de la phase aqueuse, transférez séparément 1 ml de chacune des couches de chlorure de méthylène dans un tube en verre contenant 0,6 ml d'un mélange de 15 volumes d'*alcool R* et de 35 volumes d'*acide sulfurique R*. Agitez le mélange pendant 10 s dans un mélangeur à vortex et séparez par centrifugation pendant 5 min à 1500 *g*. Après avoir laissé reposer chaque tube pendant 30 min, examinez par fluorimétrie (*2.2.21*) en irradiant la couche inférieure dans le tube à extraction en verre à une longueur d'onde appropriée telle que 436 nm ou 470 nm. Mesurez la fluorescence, au maximum entre 530 nm et 545 nm. Si les solutions ne sont pas transférées dans des cuvettes de mesure spectrophotométrique, les tubes en verre utilisés doivent être choisis pour donner des valeurs de fluorescence de corticostérone étalon qui ne diffèrent pas entre elles de plus de 5 pour cent. Calculez le résultat du titrage par les méthodes statistiques habituelles en utilisant la partie linéaire de la courbe log dose-réponse.

Solution A

Chlorure de sodium R	6,60 g
Chlorure de potassium R	0,353 g

Bicarbonate de sodium R	0,840 g
Phosphate monopotassique R	0,161 g
Sulfate de magnésium R	0,291 g
Chlorure de calcium R	0,373 g
Acide 2-[4-(2-hydroxyéthyl)pipérazin-1-yl]éthanesulfonique R	4,77 g

Dissolvez dans environ 950 ml d'*eau R* et ajustez à pH 7,4 avec de l'*hydroxyde de sodium 1 M*. Ajoutez 60 mg de *benzylpénicilline sodique R* et une quantité de *sulfate de streptomycine R* équivalant à 100 mg de streptomycine, puis complétez à 1000 ml avec de l'*eau R*.

Solution B

A la solution A, ajoutez 2 g/l de *glucose R*.

Solution C

A la solution B, ajoutez 1 g/l d'une préparation de collagénase obtenue à partir de *Clostridium histolyticum* d'une qualité appropriée pour la préparation de cellules dispersées.

Solution D

A la solution B, ajoutez 5 g/l d'*albumine bovine R*.

Solution E

Une solution stérile de *chlorure de sodium R* à 9 g/l contenant 1 g/l d'*albumine bovine R* et ajustée à pH 2,0 avec l'*acide chlorhydrique 1 M*.

CONSERVATION

Sous atmosphère d'azote, à l'abri de la lumière et à une température de 2 °C à 8 °C.

ÉTIQUETAGE

L'étiquette indique :

– l'activité, en Unités Internationales par milligramme,
– la quantité de peptide dans chaque récipient,
– les conditions de conservation.

01/2002:0211

TÉTRACYCLINE

Tetracyclinum

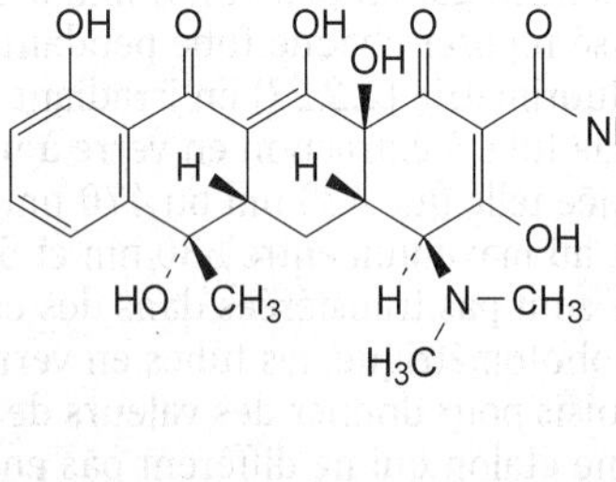

$C_{22}H_{24}N_2O_8$ M_r 444,4

DÉFINITION

La tétracycline contient au minimum 88,0 pour cent et au maximum l'équivalent de 100,5 pour cent de (4*S*,4a*S*,5a*S*,6*S*,12a*S*)-4-(diméthylamino)-3,6,10,12,12a-pentahydroxy-6-méthyl-1,11-dioxo-1,4,4a,5,5a,6,11,12a-octahydrotétracène-2-carboxamide, calculé par rapport à la substance desséchée.

CARACTÈRES

Poudre cristalline, jaune, très peu soluble dans l'eau, soluble dans l'alcool et dans le méthanol, assez soluble dans l'acétone, pratiquement insoluble dans l'éther. La tétracycline se dissout dans les solutions acides et alcalines diluées.

IDENTIFICATION

A. Opérez par chromatographie sur couche mince (*2.2.27*) en utilisant une plaque recouverte de *gel de silice H R*. Pulvérisez uniformément sur la plaque (10 ml environ pour une plaque de 100 mm × 200 mm) une solution d'*édétate de sodium R* à 100 g/l, préalablement ajustée à pH 8,0 à l'aide de *solution concentrée d'hydroxyde de sodium R*. Laissez sécher la plaque en position horizontale pendant au moins 1 h. Avant utilisation, séchez la plaque à l'étuve à 110 °C pendant 1 h.

Solution à examiner. Dissolvez 5 mg de tétracycline dans du *méthanol R* et complétez à 10 ml avec le même solvant.

Solution témoin (a). Dissolvez 5 mg de *chlorhydrate de tétracycline SCR* dans du *méthanol R* et complétez à 10 ml avec le même solvant.

Solution témoin (b). Dissolvez 5 mg de *chlorhydrate de tétracycline SCR*, 5 mg de *chlorhydrate de chlortétracycline SCR* et 5 mg d'*hyclate de doxycycline SCR* dans du *méthanol R* et complétez à 10 ml avec le même solvant.

Déposez sur la plaque 1 µl de chaque solution. Développez sur un parcours de 15 cm avec un mélange de 6 volumes d'*eau R*, de 35 volumes de *méthanol R* et de 59 volumes de *chlorure de méthylène R*. Faites sécher la plaque dans un courant d'air. Examinez en lumière ultraviolette à 365 nm. La tache principale du chromatogramme obtenu avec la solution à examiner est semblable quant à sa position, sa coloration et ses dimensions à la tache principale du chromatogramme obtenu avec la solution témoin (a). L'identification n'est valable que si le chromatogramme obtenu avec la solution témoin (b) présente 3 taches nettement séparées.

B. A 2 mg environ de tétracycline, ajoutez 5 ml d'*acide sulfurique R*. Il se développe une coloration rouge-violet. A 2,5 ml d'*eau R*, ajoutez la solution. La coloration vire au jaune.

C. Dissolvez 10 mg environ de tétracycline dans un mélange de 1 ml d'*acide nitrique dilué R* et de 5 ml d'*eau R*. Agitez et ajoutez 1 ml de *solution de nitrate d'argent R2*. Si la solution présente une opalescence, celle-ci n'est pas plus prononcée que celle d'un mélange de 1 ml d'*acide nitrique dilué R*, de 5 ml d'*eau R* et de 1 ml de *solution de nitrate d'argent R2*.

ESSAI

Détermination du pH (*2.2.3*). Mettez en suspension 0,1 g de tétracycline dans 10 ml d'*eau exempte de dioxyde de carbone R*. Le pH de la suspension est de 3,5 à 6,0.

Pouvoir rotatoire spécifique (*2.2.7*). Dissolvez 0,250 g de tétracycline dans de l'*acide chlorhydrique 0,1 M* et complétez à 50,0 ml avec le même acide. Calculé par rapport à la substance desséchée, le pouvoir rotatoire spécifique est de − 260 à − 280.

Substances apparentées. Opérez par chromatographie liquide (*2.2.29*), selon les prescriptions du dosage. Injectez la solution témoin (g). L'essai n'est valable que si le chromatogramme obtenu présente un pic correspondant à l'anhydrotétracycline dont le rapport signal/bruit n'est pas inférieur à 3. Injectez la solution à examiner et la solution témoin (f). S'il apparaît, dans le chromatogramme obtenu avec la solution à examiner, des pics correspondant à la 4-épitétracycline, à la 4-épianhydrotétracycline ou à l'anhydrotétracycline, la surface d'aucun d'entre eux n'est supérieure à celle du pic correspondant dans le chromatogramme obtenu avec la solution témoin (f) (respectivement 5,0 pour cent, 0,5 pour cent et 1,0 pour cent). S'il apparaît, dans le chromatogramme obtenu avec la solution à examiner, des pics situés sur la traînée du pic principal, la surface d'aucun d'entre eux n'est supérieure à 0,4 fois celle du pic correspondant à la 4-épitétracycline dans le chromatogramme obtenu avec la solution témoin (f) (2,0 pour cent).

Métaux lourds (*2.4.8*). 0,5 g de tétracycline satisfait à l'essai limite C des métaux lourds (50 ppm). Préparez le témoin avec 2,5 ml de *solution à 10 ppm de plomb (Pb) R*.

Perte à la dessiccation (*2.2.32*). Déterminée à l'étuve à 100-105 °C sur 1,000 g de tétracycline, la perte à la dessiccation n'est pas supérieure à 13,0 pour cent.

Cendres sulfuriques (*2.4.14*). Déterminé sur 1,0 g de tétracycline, le taux des cendres sulfuriques n'est pas supérieur à 0,5 pour cent.

DOSAGE

Opérez par chromatographie liquide (*2.2.29*).

Solution à examiner. Dissolvez 25,0 mg de tétracycline dans de l'*acide chlorhydrique 0,01 M* et complétez à 25,0 ml avec le même acide.

Solution témoin (a). Dissolvez 25,0 mg de *chlorhydrate de tétracycline SCR* dans de l'*acide chlorhydrique 0,01 M* et complétez à 25,0 ml avec le même acide.

Solution témoin (b). Dissolvez 12,5 mg de *chlorhydrate de 4-épitétracycline SCR* dans de l'*acide chlorhydrique 0,01 M* et complétez à 50,0 ml avec le même acide.

Solution témoin (c). Dissolvez 10,0 mg de *chlorhydrate d'anhydrotétracycline SCR* dans de l'*acide chlorhydrique 0,01 M* et complétez à 100,0 ml avec le même acide.

Solution témoin (d). Dissolvez 10,0 mg de *chlorhydrate de 4-épianhydrotétracycline SCR* dans de l'*acide chlorhydrique 0,01 M* et complétez à 50,0 ml avec le même acide.

Solution témoin (e). Mélangez 1,0 ml de solution témoin (a), 2,0 ml de solution témoin (b) et 5,0 ml de solution témoin (d) et complétez à 25,0 ml avec de l'*acide chlorhydrique 0,01 M.*

Solution témoin (f). Mélangez 40,0 ml de solution témoin (b), 20,0 ml de solution témoin (c) et 5,0 ml de solution témoin (d) et complétez à 200,0 ml avec de l'*acide chlorhydrique 0,01 M.*

Solution témoin (g). Prélevez 1,0 ml de solution témoin (c) et complétez à 50,0 ml avec de l'*acide chlorhydrique 0,01 M.*

La chromatographie peut être réalisée en utilisant :

- une colonne d'une longueur de 0,25 m et d'un diamètre intérieur de 4,6 mm, remplie de *copolymère styrène-divinylbenzène R* (8 µm à 10 µm),
- comme phase mobile, à un débit de 1,0 ml/min, un mélange préparé comme suit : pesez 80,0 g de *2-méthyl-2-propanol R* et transvasez dans une fiole jaugée de 1000 ml au moyen de 200 ml d'*eau R*. Ajoutez 100 ml d'une solution de *phosphate dipotassique R* à 35 g/l ajustée à pH 9,0 avec de l'*acide phosphorique dilué R*, 200 ml d'une solution d'*hydrogénosulfate de tétrabutylammonium R* à 10 g/l ajustée à pH 9,0 avec de la *solution diluée d'hydroxyde de sodium R* et 10 ml d'une solution d'*édétate de sodium R* à 40 g/l ajustée à pH 9,0 avec de la *solution diluée d'hydroxyde de sodium R*. Complétez à 1000,0 ml avec de l'*eau R*,
- comme détecteur, un spectrophotomètre réglé à 254 nm,
- un injecteur à boucle fixe de 20 µl,

en maintenant la température de la colonne à 60 °C. Injectez la solution témoin (e). Ajustez la sensibilité du système de façon que la hauteur des pics représente 50 pour cent au minimum de l'échelle totale de l'enregistreur. Le dosage n'est valable que si :

- la résolution entre le premier pic (4-épitétracycline) et le deuxième pic (tétracycline) n'est pas inférieure à 2,5 et
- la résolution entre le deuxième pic et le troisième pic (4-épianhydrotétracycline) n'est pas inférieure à 8,0.

Si nécessaire, ajustez la concentration en 2-méthyl-2-propanol de la phase mobile. Le dosage n'est valable que si le facteur de symétrie du deuxième pic n'est pas supérieur à 1,25. Injectez à 6 reprises la solution témoin (a). Le dosage n'est valable que si l'écart type relatif de la surface du pic de la tétracycline n'est pas supérieur à 1,0 pour cent. Si nécessaire, ajustez le réglage de l'intégrateur. Injectez alternativement la solution à examiner et la solution témoin (a).

Calculez la teneur pour cent en tétracycline.

CONSERVATION

A l'abri de la lumière.

IMPURETÉS

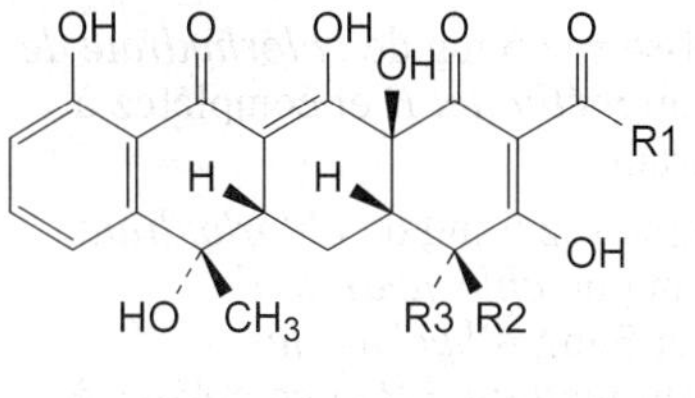

A. R1 = NH_2, R2 = H, R3 = $N(CH_3)_2$: 4-épitétracycline,

B. R1 = CH_3, R2 = $N(CH_3)_2$, R3 = H : 2-acétyl-2-décarboxamidotétracycline,

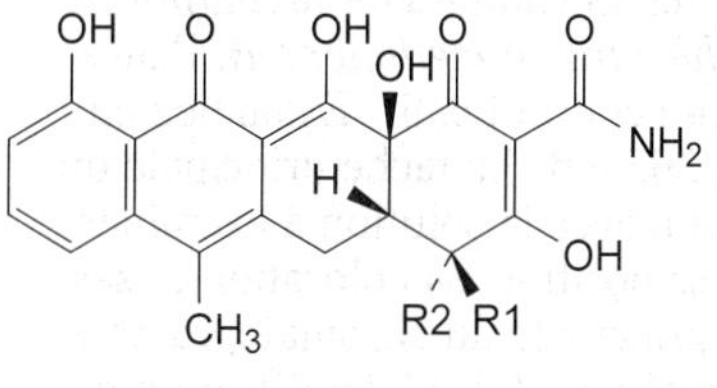

C. R1 = $N(CH_3)_2$, R2 = H : anhydrotétracycline,

D. R1 = H, R2 = $N(CH_3)_2$: 4-épianhydrotétracycline.

01/2002:0210

TÉTRACYCLINE (CHLORHYDRATE DE)

Tetracyclini hydrochloridum

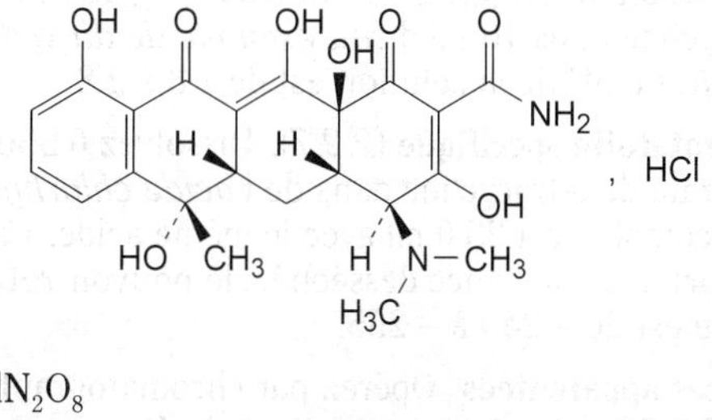

$C_{22}H_{25}ClN_2O_8$ M_r 480,9

DÉFINITION

Le chlorhydrate de tétracycline contient au minimun 95,0 pour cent et au maximum l'équivalent de 100,5 pour cent de chlorhydrate de (4*S*,4a*S*,5a*S*,6*S*,12a*S*)-4-(diméthylamino)-

3,6,10,12,12a-pentahydroxy-6-méthyl-1,11-dioxo-1,4,4a,5,5a,6,11,12a-octahydrotétracène-2-carboxamide, calculé par rapport à la substance desséchée.

CARACTÈRES

Poudre cristalline, jaune, soluble dans l'eau, peu soluble dans l'alcool, pratiquement insoluble dans l'acétone et dans l'éther. Le chlorhydrate de tétracycline se dissout dans les solutions diluées d'hydroxydes et de carbonates alcalins. Au repos, les solutions aqueuses se troublent par précipitation de tétracycline.

IDENTIFICATION

A. Opérez par chromatographie sur couche mince (*2.2.27*) en utilisant une plaque recouverte de *gel de silice H R*. Pulvérisez uniformément sur la plaque (10 ml environ pour une plaque de 100 mm × 200 mm) une solution d'*édétate de sodium R* à 100 g/l, préalablement ajustée à pH 8,0 à l'aide de *solution concentrée d'hydroxyde de sodium R*. Laissez sécher la plaque en position horizontale pendant au moins 1 h. Avant utilisation, séchez la plaque à l'étuve à 110 °C pendant 1 h.

   Solution à examiner. Dissolvez 5 mg de chlorhydrate de tétracycline dans du *méthanol R* et complétez à 10 ml avec le même solvant.

   Solution témoin (a). Dissolvez 5 mg de *chlorhydrate de tétracycline SCR* dans du *méthanol R* et complétez à 10 ml avec le même solvant.

   Solution témoin (b). Dissolvez 5 mg de *chlorhydrate de tétracycline SCR*, 5 mg de *chlorhydrate de chlortétracycline SCR* et 5 mg d'*hyclate de doxycycline SCR* dans du *méthanol R* et complétez à 10 ml avec le même solvant.

   Déposez sur la plaque 1 µl de chaque solution. Développez sur un parcours de 15 cm avec un mélange de 6 volumes d'*eau R*, de 35 volumes de *méthanol R* et de 59 volumes de *chlorure de méthylène R*. Faites sécher la plaque dans un courant d'air. Examinez en lumière ultraviolette à 365 nm. La tache principale du chromatogramme obtenu avec la solution à examiner est semblable quant à sa position, sa coloration et ses dimensions à la tache principale du chromatogramme obtenu avec la solution témoin (a). L'identification n'est valable que si le chromatogramme obtenu avec la solution témoin (b) présente 3 taches nettement séparées.

B. A 2 mg environ de chlorhydrate de tétracycline, ajoutez 5 ml d'*acide sulfurique R*. Il se développe une coloration rouge-violet. A 2,5 ml d'*eau R*, ajoutez la solution. La coloration vire au jaune.

C. Le chlorhydrate de tétracycline donne la réaction (a) des chlorures (*2.3.1*).

ESSAI

Détermination du pH (*2.2.3*). Dissolvez 0,1 g de chlorhydrate de tétracycline dans 10 ml d'*eau exempte de dioxyde de carbone R*. Le pH de la solution est de 1,8 à 2,8.

Pouvoir rotatoire spécifique (*2.2.7*). Dissolvez 0,250 g de chlorhydrate de tétracycline dans de l'*acide chlorhydrique 0,1 M* et complétez à 25,0 ml avec le même acide. Calculé par rapport à la substance desséchée, le pouvoir rotatoire spécifique est de – 240 à – 255.

Substances apparentées. Opérez par chromatographie liquide (*2.2.29*) selon les prescriptions du Dosage. Injectez la solution témoin (g). L'essai n'est valable que si le chromatogramme obtenu présente un pic correspondant à l'anhydrotétracycline dont le rapport signal/bruit n'est pas inférieur à 3. Injectez la solution à examiner et la solution témoin (f). S'il apparaît, dans le chromatogramme obtenu avec la solution à examiner, des pics correspondant à la 4-épitétracycline, à la 4-épianhydrotétracycline ou à l'anhydrotétracycline, la surface d'aucun d'entre eux n'est supérieure à celle du pic correspondant dans le chromatogramme obtenu avec la solution témoin (f) (respectivement 3,0 pour cent, 0,5 pour cent et 0,5 pour cent). S'il apparaît, dans le chromatogramme obtenu avec la solution à examiner, des pics situés sur la traînée du pic principal, la surface d'aucun d'entre eux n'est supérieure à 0,5 fois celle du pic correspondant à la 4-épitétracycline dans le chromatogramme obtenu avec la solution témoin (f) (1,5 pour cent).

Métaux lourds (*2.4.8*). 0,5 g de chlorhydrate de tétracycline satisfait à l'essai limite C des métaux lourds (50 ppm). Préparez le témoin avec 2,5 ml de *solution à 10 ppm de plomb (Pb) R*.

Perte à la dessiccation (*2.2.32*). Déterminée à 60 °C sur du *pentoxyde de diphosphore R* sous une pression ne dépassant pas 670 Pa pendant 3 h sur 1,000 g de chlorhydrate de tétracycline, la perte à la dessiccation n'est pas supérieure à 2,0 pour cent.

Cendres sulfuriques (*2.4.14*). Déterminé sur 1,0 g de chlorhydrate de tétracycline, le taux des cendres sulfuriques n'est pas supérieur à 0,5 pour cent.

Stérilité (*2.6.1*). Le chlorhydrate de tétracycline destiné à la préparation de formes pharmaceutiques administrées par voie parentérale sans autre procédé approprié de stérilisation satisfait également à l'essai de stérilité.

Endotoxines bactériennes (*2.6.14*) : moins de 0,5 UI/mg, si le chlorhydrate de tétracycline est destiné à la préparation de formes pharmaceutiques administrées par voie parentérale sans autre procédé approprié d'élimination des endotoxines bactériennes.

DOSAGE

Opérez par chromatographie liquide (*2.2.29*).

Solution à examiner. Dissolvez 25,0 mg chlorhydrate de tétracycline dans de l'*acide chlorhydrique 0,01 M* et complétez à 25,0 ml avec le même acide.

Solution témoin (a). Dissolvez 25,0 mg de *chlorhydrate de tétracycline SCR* dans de l'*acide chlorhydrique 0,01 M* et complétez à 25,0 ml avec le même acide.

Solution témoin (b). Dissolvez 15,0 mg de *chlorhydrate de 4-épitétracycline SCR* dans de l'*acide chlorhydrique 0,01 M* et complétez à 50,0 ml avec le même acide.

Solution témoin (c). Dissolvez 10,0 mg de *chlorhydrate d'anhydrotétracycline SCR* dans de l'*acide chlorhydrique 0,01 M* et complétez à 100,0 ml avec le même acide.

Solution témoin (d). Dissolvez 10,0 mg de *chlorhydrate de 4-épianhydrotétracycline SCR* dans de l'*acide chlorhydrique 0,01 M* et complétez à 50,0 ml avec le même acide.

Solution témoin (e). Mélangez 1,0 ml de solution témoin (a), 2,0 ml de solution témoin (b) et 5,0 ml de solution témoin (d) et complétez à 25,0 ml avec de l'*acide chlorhydrique 0,01 M*.

Solution témoin (f). Mélangez 20,0 ml de solution témoin (b), 10,0 ml de solution témoin (c) et 5,0 ml de solution témoin (d) et complétez à 200,0 ml avec de l'*acide chlorhydrique 0,01 M*.

Solution témoin (g). Prélevez 1,0 ml de solution témoin (c) et complétez à 50,0 ml avec de l'*acide chlorhydrique 0,01 M*.

La chromatographie peut être réalisée en utilisant :

– une colonne d'une longueur de 0,25 m et d'un diamètre intérieur de 4,6 mm, remplie de *copolymère styrène-divinylbenzène R* (8 µm à 10 µm),

Monographies Q - Z

– comme phase mobile, à un débit de 1,0 ml/min, un mélange préparé comme suit : pesez 80,0 g de *2-méthyl-2-propanol R* et transvasez dans une fiole jaugée de 1000 ml au moyen de 200 ml d'*eau R*. Ajoutez 100 ml d'une solution de *phosphate dipotassique R* à 35 g/l ajustée à pH 9,0 avec de l'*acide phosphorique dilué R*, 200 ml d'une solution d'*hydrogénosulfate de tétrabutylammonium R* à 10 g/l ajustée à pH 9,0 avec de la *solution diluée d'hydroxyde de sodium R* et 10 ml d'une solution d'*édétate de sodium R* à 40 g/l ajustée à pH 9,0 avec de la *solution diluée d'hydroxyde de sodium R*. Complétez à 1000,0 ml avec de l'*eau R*,
– comme détecteur, un spectrophotomètre réglé à 254 nm,
– un injecteur à boucle fixe de 20 µl,

en maintenant la température de la colonne à 60 °C. Injectez la solution témoin (e). Ajustez la sensibilité du système de façon que la hauteur des pics représente au moins 50 pour cent de l'échelle totale de l'enregistreur. Le dosage n'est valable que si :

– la résolution entre le premier pic (4-épitétracycline) et le deuxième pic (tétracycline) n'est pas inférieure à 2,5 et
– la résolution entre le deuxième pic et le troisième pic (4-épianhydrotétracycline) n'est pas inférieure à 8,0.

Si nécessaire, ajustez la concentration en 2-méthyl-2-propanol de la phase mobile. Le dosage n'est valable que si le facteur de symétrie du deuxième pic n'est pas supérieur à 1,25. Injectez à 6 reprises la solution témoin (a). Le dosage n'est valable que si l'écart type relatif de la surface du pic de la tétracycline n'est pas supérieur à 1,0 pour cent. Si nécessaire, ajustez le réglage de l'intégrateur. Injectez alternativement la solution à examiner et la solution témoin (a).

Calculez la teneur pour cent en chlorhydrate de tétracycline.

CONSERVATION

En récipient étanche, à l'abri de la lumière. Si la substance est stérile, elle est conservée en récipient étanche, stérile, à fermeture inviolable.

ÉTIQUETAGE

L'étiquette indique :

– dans les cas appropriés, que la substance est stérile,
– dans les cas appropriés, que la substance est exempte d'endotoxines bactériennes.

IMPURETÉS

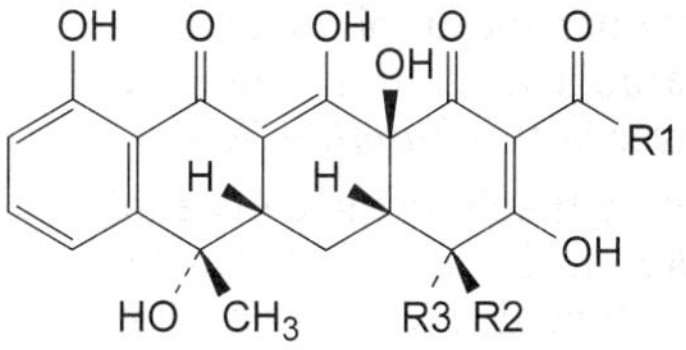

A. R1 = NH_2, R2 = H, R3 = $N(CH_3)_2$: 4-épitétracycline,

B. R1 = CH_3, R2 = $N(CH_3)_2$, R3 = H : 2-acétyl-2-décarboxamidotétracycline,

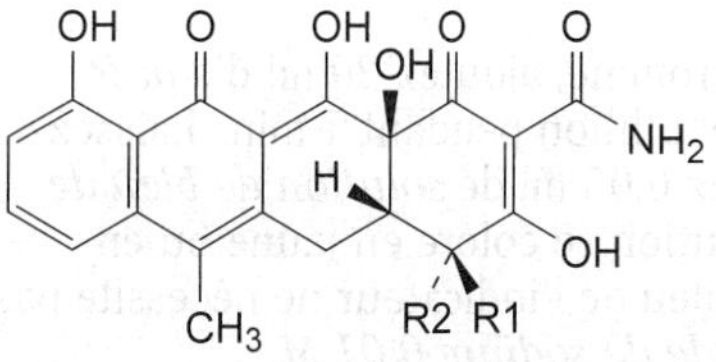

C. R1 = $N(CH_3)_2$, R2 = H : anhydrotétracycline,

D. R1 = H, R2 = $N(CH_3)_2$: 4-épianhydrotétracycline.

01/2002:1738

TÉTRAZÉPAM

Tetrazepamum

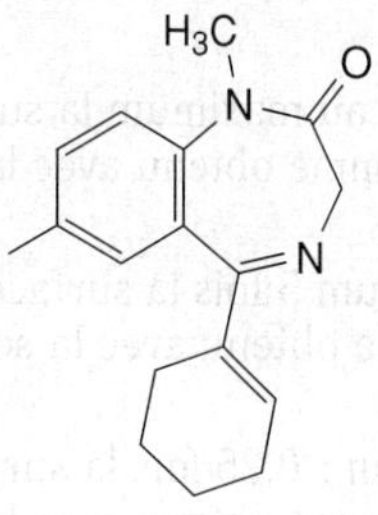

$C_{16}H_{17}ClN_2O$ M_r 288,8

DÉFINITION

7-Chloro-5-(cyclohex-1-ényl)-1-méthyl-1,3-dihydro-2*H*-1,4-benzodiazépin-2-one.

Teneur : 99,0 pour cent à 101,0 pour cent (substance desséchée).

CARACTÈRES

Aspect : poudre cristalline jaune pâle ou jaune.

Solubilité : pratiquement insoluble dans l'eau, facilement soluble dans le chlorure de méthylène, soluble dans l'acétonitrile.

IDENTIFICATION

Spectrophotométrie d'absorption dans l'infrarouge (*2.2.24*).

Comparaison : *spectre de référence du tétrazépam de la Ph. Eur.*

ESSAI

Substances apparentées. Chromatographie liquide (*2.2.29*).

Solution à examiner. Dissolvez 25,0 mg de tétrazépam dans de l'*acétonitrile R* et complétez à 25,0 ml avec le même solvant.

Solution témoin (a). Dissolvez 5,0 mg de tétrazépam et 5,0 mg d'*impureté C de tétrazépam SCR* dans de l'*acétonitrile R* et complétez à 10,0 ml avec le même solvant. Prélevez 1,0 ml de solution et complétez à 10,0 ml avec de l'*acétonitrile R*.

Solution témoin (b). Prélevez 1,0 ml de solution à examiner et complétez à 50,0 ml avec de l'*acétonitrile R*. Prélevez 1,0 ml de cette solution et complétez à 10,0 ml avec de l'*acétonitrile R*.

Colonne :

– *dimensions* : *l* = 0,25 m, Ø = 4,6 mm,
– *phase stationnaire* : *gel de silice octadécylsilylé pour chromatographie R* (5 µm) .

Phase mobile :

– *phase mobile A* : mélangez 40 volumes d'*acétonitrile R* et 60 volumes d'une solution de *phosphate monopotassique R* à 3,4 g/l,
– *phase mobile B* : *acétonitrile R*,

Intervalle (min)	Phase mobile A (pour cent *V/V*)	Phase mobile B (pour cent *V/V*)
0 - 35	100	0
35 - 40	100 → 55	0 → 45
40 - 50	55	45
50 - 60	55 → 100	45 → 0

Monographies Q - Z

Débit : 1,5 ml/min.

Détection : spectrophotomètre à 229 nm.

Injection : 20 µl.

Conformité du système : solution témoin (a) :

- *résolution* : au minimum 2,0 entre les pics dus au tétrazépam et à l'impureté C.

Limites :

- *toute impureté* : au maximum la surface du pic principal du chromatogramme obtenu avec la solution témoin (b) (0,2 pour cent),
- *total* : au maximum 5 fois la surface du pic principal du chromatogramme obtenu avec la solution témoin (b) (1,0 pour cent),
- *limite d'exclusion* : 0,25 fois la surface du pic principal du chromatogramme obtenu avec la solution témoin (b) (0,05 pour cent).

Chlorures (*2.4.4*) : au maximum 100 ppm.

Dissolvez 0,750 g de tétrazépam dans 10 ml de *chlorure de méthylène R* et ajoutez 15 ml d'*eau R*. Agitez, puis laissez reposer jusqu'à séparation des phases. Prélevez 10 ml de la phase aqueuse et complétez à 15 ml avec de l'*eau R*. La solution obtenue satisfait à l'essai limite des chlorures.

Perte à la dessiccation (*2.2.32*) : au maximum 0,5 pour cent, déterminé à l'étuve à 100-105 °C sur 1,000 g de tétrazépam.

Cendres sulfuriques (*2.4.14*) : au maximum 0,1 pour cent, déterminé sur 1,0 g de tétrazépam.

DOSAGE

Dissolvez 0,230 g de tétrazépam dans 50,0 ml d'*acide acétique anhydre R*. Titrez par l'*acide perchlorique 0,1 M*. Déterminez le point de fin de titrage par potentiométrie (*2.2.20*).

1 ml d'*acide perchlorique 0,1 M* correspond à 28,88 mg de $C_{16}H_{17}ClN_2O$.

CONSERVATION

A l'abri de la lumière.

IMPURETÉS

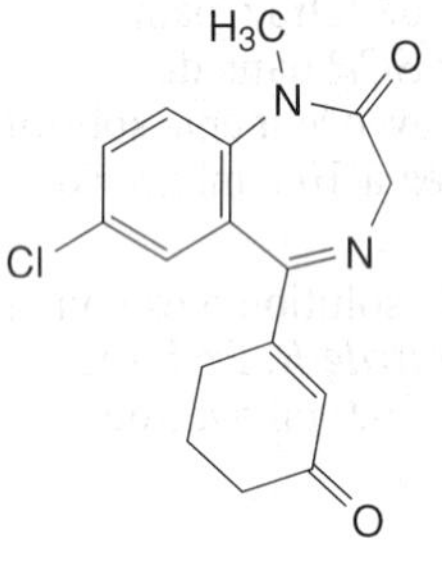

A. 7-chloro-5-(3-oxocyclohex-1-ényl)-1-méthyl-1,3-dihydro-2*H*-1,4-benzodiazépin-2-one,

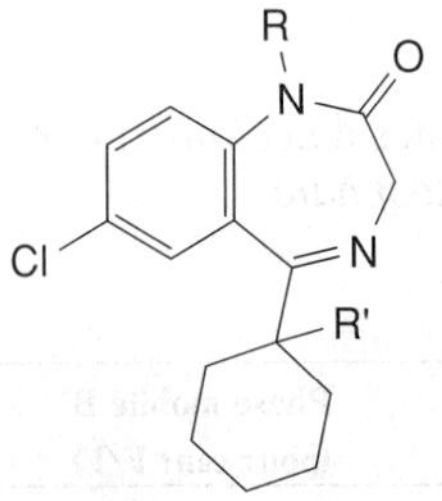

B. R = R′ = H : 7-chloro-5-cyclohexyl-1,3-dihydro-2*H*-1,4-benzodiazépin-2-one,

C. R = CH_3, R′ = H : 7-chloro-5-cyclohexyl-1-méthyl-1,3-dihydro-2*H*-1,4-benzodiazépin-2-one,

D. R = CH_3, R′ = Cl : 7-chloro-5-(1-chlorocyclohexyl)-1-méthyl-1,3-dihydro-2*H*-1,4-benzodiazépin-2-one,

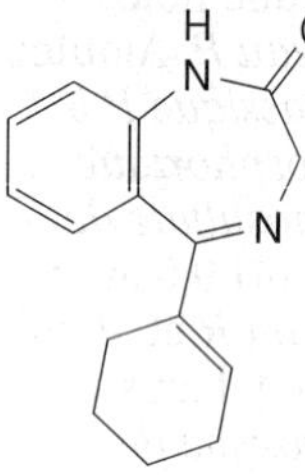

E. 5-(cyclohex-1-ényl)-1,3-dihydro-2*H*-1,4-benzodiazépin-2-one.

01/2002:0298

THÉOBROMINE

Theobrominum

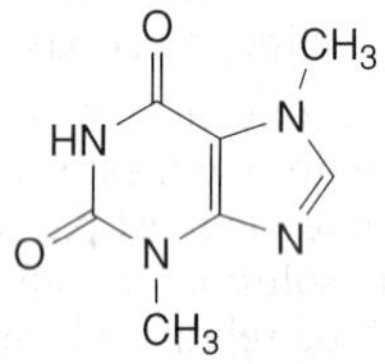

$C_7H_8N_4O_2$ M_r 180,2

DÉFINITION

La théobromine contient au minimum 99,0 pour cent et au maximum l'équivalent de 101,0 pour cent de 3,7-diméthyl-3,7-dihydro-1*H*-purine-2,6-dione, calculé par rapport à la substance desséchée.

CARACTÈRES

Poudre blanche, très peu soluble dans l'eau et dans l'éthanol, peu soluble dans l'ammoniaque, pratiquement insoluble dans l'éther. La théobromine se dissout dans les solutions diluées d'hydroxydes alcalins et dans les acides minéraux.

IDENTIFICATION

Première identification : A, C.

Seconde identification : B, C.

A. Examinez la théobromine par spectrophotométrie d'absorption dans l'infrarouge (*2.2.24*), en comparant avec le spectre obtenu avec la *théobromine SCR*.

B. Dissolvez 20 mg environ de théobromine dans 2 ml d'*ammoniaque diluée R1* en chauffant légèrement, puis refroidissez. Ajoutez 2 ml de *solution de nitrate d'argent R2*. La solution reste limpide. Chauffez à ébullition pendant quelques minutes. Il se forme un précipité cristallin blanc.

C. La théobromine donne la réaction des xanthines (*2.3.1*).

ESSAI

Acidité. A 0,4 g de théobromine, ajoutez 20 ml d'*eau R* bouillante et chauffez à ébullition pendant 1 min. Laissez refroidir et filtrez. Ajoutez 0,05 ml de *solution de bleu de bromothymol R1*. La solution se colore en jaune ou en jaune-vert. Le virage au bleu de l'indicateur ne nécessite pas plus de 0,2 ml d'*hydroxyde de sodium 0,01 M*.

Substances apparentées. Opérez par chromatographie sur couche mince (*2.2.27*) en utilisant une plaque recouverte de *gel de silice GF_{254} R*.

Monographies Q - Z

Solution à examiner. A 0,2 g de théobromine finement pulvérisée, ajoutez 10 ml d'un mélange de 4 volumes de *méthanol R* et de 6 volumes de *chloroforme R.* Chauffez à reflux au bain-marie pendant 15 min, en agitant de temps en temps. Refroidissez et filtrez.

Solution témoin. Dissolvez 5 mg de *théobromine SCR* dans un mélange de 4 volumes de *méthanol R* et de 6 volumes de *chloroforme R,* puis complétez à 50 ml avec le même mélange de solvants.

Déposez séparément sur la plaque 10 µl de chaque solution. Développez sur un parcours de 15 cm avec un mélange de 10 volumes d'*ammoniaque concentrée R,* de 30 volumes d'*acétone R,* de 30 volumes de *chloroforme R* et de 40 volumes de *butanol R.* Laissez sécher la plaque à l'air. Examinez en lumière ultraviolette à 254 nm. S'il apparaît d'autres taches que la tache principale dans le chromatogramme obtenu avec la solution à examiner, aucune d'entre elles n'est plus intense que la tache du chromatogramme obtenu avec la solution témoin (0,5 pour cent).

Métaux lourds (*2.4.8*). 1,0 g de théobromine satisfait à l'essai limite C des métaux lourds (20 ppm). Préparez le témoin avec 2 ml de *solution à 10 ppm de plomb (Pb) R.*

Perte à la dessiccation (*2.2.32*). Déterminée à l'étuve à 100-105 °C sur 1,000 g de théobromine, la perte à la dessiccation n'est pas supérieure à 0,5 pour cent.

Cendres sulfuriques (*2.4.14*). Déterminé sur 1,0 g de théobromine, le taux des cendres sulfuriques n'est pas supérieur à 0,1 pour cent.

DOSAGE

Dissolvez 0,150 g de théobromine dans 125 ml d'*eau R* bouillante. Laissez refroidir jusqu'à 50-60 °C et ajoutez 25 ml de *nitrate d'argent 0,1 M.* Titrez par l'*hydroxyde de sodium 0,1 M* en présence de 1 ml de *solution de phénolphtaléine R* jusqu'à virage au rose.

1 ml d'*hydroxyde de sodium 0,1 M* correspond à 18,02 mg de $C_7H_8N_4O_2$.

01/2002:0299

THÉOPHYLLINE

Theophyllinum

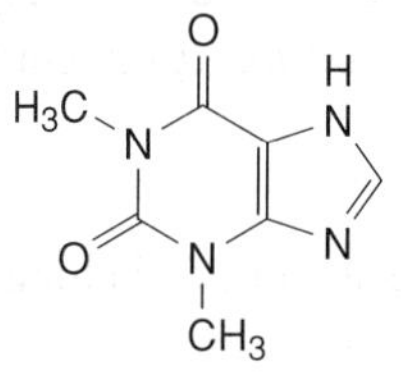

$C_7H_8N_4O_2$ M_r 180,2

DÉFINITION

La théophylline contient au minimum 99,0 pour cent et au maximum l'équivalent de 101,0 pour cent de 1,3-diméthyl-3,7-dihydro-1*H*-purine-2,6-dione, calculé par rapport à la substance desséchée.

CARACTÈRES

Poudre cristalline blanche, peu soluble dans l'eau, assez soluble dans l'éthanol. La théophylline se dissout dans les solutions d'hydroxydes alcalins, dans l'ammoniaque et dans les acides minéraux.

IDENTIFICATION

Première identification : A, B, D.

Seconde identification : A, C, D, E.

A. Le point de fusion (*2.2.14*) de la théophylline, déterminé sur la substance desséchée au préalable à 100-105 °C, est de 270 °C à 274 °C.

B. Examinez la théophylline par spectrophotométrie d'absorption dans l'infrarouge (*2.2.24*), en comparant avec le spectre obtenu avec la *théophylline SCR.*

C. Chauffez 10 mg de théophylline avec 1,0 ml d'une solution à 360 g/l d'*hydroxyde de potassium R* au bain-marie à 90 °C pendant 3 min, puis ajoutez 1,0 ml de *solution d'acide sulfanilique diazoté R.* Une coloration rouge se développe lentement. Effectuez un essai à blanc.

D. La théophylline satisfait à l'essai de perte à la dessiccation (voir Essai).

E. La théophylline donne la réaction des xanthines (*2.3.1*).

ESSAI

Solution S. Dissolvez à chaud 0,5 g de théophylline dans de l'*eau exempte de dioxyde de carbone R.* Refroidissez et complétez à 75 ml avec le même solvant.

Aspect de la solution. La solution S est limpide (*2.2.1*) et incolore (*2.2.2, Procédé II*).

Acidité. A 50 ml de solution S, ajoutez 0,1 ml de *solution de rouge de méthyle R.* La solution se colore en rouge. Le virage au jaune de l'indicateur ne nécessite pas plus de 1,0 ml d'*hydroxyde de sodium 0,01 M.*

Substances apparentées. Opérez par chromatographie sur couche mince (*2.2.27*) en utilisant une plaque recouverte d'un gel de silice approprié contenant un indicateur de fluorescence ayant une intensité optimale à 254 nm.

Solution à examiner. Dissolvez 0,2 g de théophylline dans un mélange de 4 volumes de *méthanol R* et de 6 volumes de *chloroforme R,* puis complétez à 10 ml avec le même mélange de solvants.

Solution témoin. Prélevez 0,5 ml de solution à examiner et complétez à 100 ml avec un mélange de 4 volumes de *méthanol R* et de 6 volumes de *chloroforme R.*

Déposez sur la plaque 10 µl de chaque solution. Développez sur un parcours de 15 cm avec un mélange de 10 volumes d'*ammoniaque concentrée R,* de 30 volumes d'*acétone R,* de 30 volumes de *chloroforme R* et de 40 volumes de *butanol R.* Laissez sécher la plaque à l'air. Examinez en lumière ultraviolette à 254 nm. S'il apparaît d'autres taches que la tache principale dans le chromatogramme obtenu avec la solution à examiner, aucune d'entre elles n'est plus intense que la tache du chromatogramme obtenu avec la solution témoin (0,5 pour cent).

Métaux lourds (*2.4.8*). 1,0 g de théophylline satisfait à l'essai limite C des métaux lourds (20 ppm). Préparez le témoin avec 2 ml de *solution à 10 ppm de plomb (Pb) R.*

Perte à la dessiccation (*2.2.32*). Déterminée à l'étuve à 100-105 °C sur 1,00 g de théophylline, la perte à la dessiccation n'est pas supérieure à 0,5 pour cent.

Cendres sulfuriques (*2.4.14*). Déterminé sur 1,0 g de théophylline, le taux des cendres sulfuriques n'est pas supérieur à 0,1 pour cent.

DOSAGE

Dissolvez 0,150 g de théophylline dans 100 ml d'*eau R.* Ajoutez 20 ml de *nitrate d'argent 0,1 M* et agitez. Titrez par l'*hydroxyde de sodium 0,1 M* en présence de 1 ml de *solution de bleu de bromothymol R1.*

Monographies Q - Z

1 ml d'*hydroxyde de sodium 0,1 M* correspond à 18,02 mg de $C_7H_8N_4O_2$.

01/2002:0300

THÉOPHYLLINE-ÉTHYLÈNEDIAMINE

Theophyllinum et ethylenediaminum

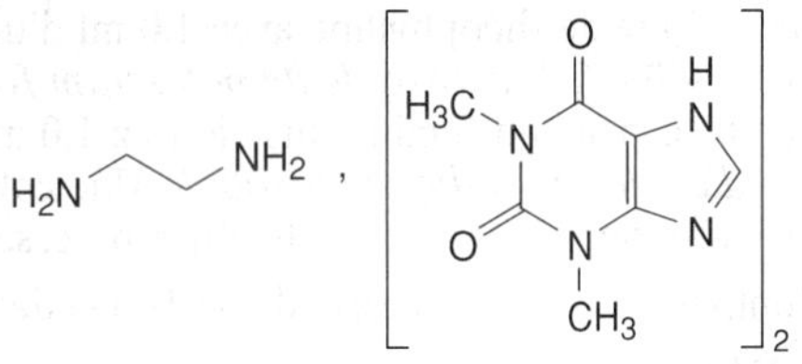

$C_{16}H_{24}N_{10}O_4$ M_r 420,4

DÉFINITION

La théophylline-éthylènediamine contient au minimum 84,0 pour cent et au maximum l'équivalent de 87,4 pour cent de théophylline ($C_7H_8N_4O_2$; M_r 180,2), au minimum 13,5 pour cent et au maximum l'équivalent de 15,0 pour cent d'éthylènediamine ($C_2H_8N_2$; M_r 60,1), les 2 teneurs étant calculées par rapport à la substance anhydre.

CARACTÈRES

Poudre blanche ou faiblement jaunâtre, parfois granulée, facilement soluble dans l'eau (la solution se trouble par absorption de dioxyde de carbone), pratiquement insoluble dans l'éthanol.

IDENTIFICATION

Première identification : B, C, E.

Seconde identification : A, C, D, E, F.

Dissolvez 1,0 g de théophylline-éthylènediamine dans 10 ml d'*eau R*. Ajoutez, goutte à goutte et en agitant, 2 ml d'*acide chlorhydrique dilué R*. Recueillez le précipité sur un filtre. Le précipité sert aux identifications A, B, D et F, le filtrat à l'identification C.

A. Le point de fusion (*2.2.14*) du précipité, lavé à l'*eau R* et desséché à 100-105 °C, est de 270 °C à 274 °C.

B. Examinez le précipité, lavé à l'*eau R* et desséché à 100-105 °C, par spectrophotométrie d'absorption dans l'infrarouge (*2.2.24*), en comparant avec le spectre obtenu avec la *théophylline SCR*.

C. Au filtrat, ajoutez 0,2 ml de *chlorure de benzoyle R*, alcalinisez avec de la *solution diluée d'hydroxyde de sodium R* et agitez fortement. Recueillez le précipité sur un filtre, lavez avec 10 ml d'*eau R*, dissolvez dans 5 ml d'*alcool R* chaud et ajoutez 5 ml d'*eau R*. Il se forme un précipité. Lavé et desséché à 100-105 °C, le précipité présente un point de fusion (*2.2.14*) de 248 °C à 252 °C.

D. Chauffez 10 mg environ du précipité avec 1,0 ml d'une solution à 360 g/l d'*hydroxyde de potassium R* au bain-marie à 90 °C pendant 3 min, puis ajoutez 1,0 ml de *solution d'acide sulfanilique diazoté R*. Une coloration rouge se développe lentement. Effectuez un essai à blanc.

E. La théophylline-éthylènediamine satisfait à l'essai de teneur en eau (voir Essai).

F. Le précipité donne la réaction des xanthines (*2.3.1*).

ESSAI

Aspect de la solution. Dissolvez en chauffant légèrement 0,5 g de théophylline-éthylènediamine dans 10 ml d'*eau exempte de dioxyde de carbone R*. La solution n'est pas plus fortement opalescente que la suspension témoin II (*2.2.1*) et n'est pas plus fortement colorée que la solution témoin JV_6 (*2.2.2, Procédé II*).

Substances apparentées. Opérez par chromatographie sur couche mince (*2.2.27*) en utilisant une plaque recouverte d'un gel de silice approprié contenant un indicateur de fluorescence dont l'intensité est optimale à 254 nm.

Solution à examiner. Dissolvez en chauffant 0,2 g de théophylline-éthylènediamine dans 2 ml d'*eau R* et complétez à 10 ml avec du *méthanol R*.

Solution témoin. Prélevez 0,5 ml de solution à examiner et complétez à 100 ml avec du *méthanol R*.

Déposez sur la plaque 10 µl de chaque solution. Développez sur un parcours de 15 cm avec un mélange de 10 volumes d'*ammoniaque concentrée R*, de 30 volumes d'*acétone R*, de 30 volumes de *chloroforme R* et de 40 volumes de *butanol R*. Laissez sécher la plaque à l'air. Examinez en lumière ultraviolette à 254 nm. S'il apparaît d'autres taches que la tache principale dans le chromatogramme obtenu avec la solution à examiner, aucune d'entre elles n'est plus intense que la tache du chromatogramme obtenu avec la solution témoin (0,5 pour cent).

Métaux lourds (*2.4.8*). 1,0 g de théophylline-éthylènediamine satisfait à l'essai limite C des métaux lourds (20 ppm). Préparez le témoin avec 2 ml de *solution à 10 ppm de plomb (Pb) R*.

Teneur en eau (*2.5.12*). Déterminée par semi-microdosage sur 2,00 g de théophylline-éthylènediamine dissous dans 20 ml de *pyridine anhydre R*, la teneur en eau n'est pas supérieure à 1,5 pour cent.

Cendres sulfuriques (*2.4.14*). Déterminé sur 1,0 g de théophylline-éthylènediamine, le taux des cendres sulfuriques n'est pas supérieur à 0,1 pour cent.

DOSAGE

Ethylènediamine. Dissolvez 0,250 g de théophylline-éthylènediamine dans 30 ml d'*eau R*. Titrez par l'*acide chlorhydrique 0,1 M* en présence de 0,1 ml de *solution de vert de bromocrésol R* jusqu'à virage au vert.

1 ml d'*acide chlorhydrique 0,1 M* correspond à 3,005 mg de $C_2H_8N_2$.

Théophylline. Chauffez à l'étuve à 135 °C jusqu'à masse constante 0,200 g de théophylline-éthylènediamine. Dissolvez le résidu en chauffant dans 100 ml d'*eau R* et laissez refroidir. Ajoutez 20 ml de *nitrate d'argent 0,1 M* et agitez. Titrez par l'*hydroxyde de sodium 0,1 M* en présence de 1 ml de *solution de bleu de bromothymol R1*.

1 ml d'*hydroxyde de sodium 0,1 M* correspond à 18,02 mg de $C_7H_8N_4O_2$.

CONSERVATION

En récipient étanche, à l'abri de la lumière.

01/2002:0301

THÉOPHYLLINE-ÉTHYLÈNEDIAMINE HYDRATÉE

Theophyllinum et ethylenediaminum hydricum

DÉFINITION

La théophylline-éthylènediamine hydratée contient au minimum 84,0 pour cent et au maximum l'équivalent de 87,4 pour cent de théophylline ($C_7H_8N_4O_2$, M_r 180,2), au minimum 13,5 pour cent et au maximum l'équivalent de 15,0 pour cent d'éthylènediamine ($C_2H_8N_2$, M_r 60,1), les 2 teneurs étant calculées par rapport à la substance anhydre.

CARACTÈRES

Poudre blanche ou faiblement jaunâtre, parfois granulée, facilement soluble dans l'eau (la solution se trouble par absorption de dioxyde de carbone), pratiquement insoluble dans l'éthanol.

IDENTIFICATION

Première identification : B, C, E.

Seconde identification : A, C, D, E, F.

Dissolvez 1,0 g de théophylline-éthylènediamine hydratée dans 10 ml d'*eau R*. Ajoutez, goutte à goutte et en agitant, 2 ml d'*acide chlorhydrique dilué R*. Recueillez le précipité sur un filtre. Le précipité sert aux identifications A, B, D et F, le filtrat à l'identification C.

A. Le point de fusion (*2.2.14*) du précipité, lavé à l'*eau R* et desséché à 100-105 °C, est de 270 °C à 274 °C.

B. Examinez le précipité, lavé à l'*eau R* et desséché à 100-105 °C, par spectrophotométrie d'absorption dans l'infrarouge (*2.2.24*), en comparant avec le spectre obtenu avec la *théophylline SCR*.

C. Au filtrat, ajoutez 0,2 ml de *chlorure de benzoyle R*, alcalinisez avec de la *solution diluée d'hydroxyde de sodium R* et agitez fortement. Recueillez le précipité sur un filtre, lavez avec 10 ml d'*eau R*, dissolvez dans 5 ml d'*alcool R* chaud et ajoutez 5 ml d'*eau R*. Il se forme un précipité. Lavé et desséché à 100-105 °C, le précipité présente un point de fusion (*2.2.14*) de 248 °C à 252 °C.

D. Chauffez 10 mg environ du précipité avec 1,0 ml d'une solution à 360 g/l d'*hydroxyde de potassium R* au bain-marie à 90 °C pendant 3 min, puis ajoutez 1,0 ml de *solution d'acide sulfanilique diazoté R*. Une coloration rouge se développe lentement. Effectuez un essai à blanc.

E. La teneur en eau (voir Essai) est de 3,0 pour cent à 8,0 pour cent.

F. Le précipité donne la réaction des xanthines (*2.3.1*).

ESSAI

Aspect de la solution. Dissolvez en chauffant légèrement 0,5 g de théophylline-éthylènediamine hydratée dans 10 ml d'*eau exempte de dioxyde de carbone R*. La solution n'est pas plus fortement opalescente que la suspension témoin II (*2.2.1*) et n'est pas plus fortement colorée que la solution témoin JV_6 (*2.2.2, Procédé II*).

Substances apparentées. Opérez par chromatographie sur couche mince (*2.2.27*) en utilisant une plaque recouverte d'un gel de silice approprié contenant un indicateur de fluorescence dont l'intensité est optimale à 254 nm.

Solution à examiner. Dissolvez en chauffant 0,2 g de théophylline-éthylènediamine hydratée dans 2 ml d'*eau R* et complétez à 10 ml avec du *méthanol R*.

Solution témoin. Prélevez 0,5 ml de solution à examiner et complétez à 100 ml avec du *méthanol R*.

Déposez séparément sur la plaque 10 µl de chaque solution. Développez sur un parcours de 15 cm avec un mélange de 10 volumes d'*ammoniaque concentrée R*, de 30 volumes d'*acétone R*, de 30 volumes de *chloroforme R* et de 40 volumes de *butanol R*. Laissez sécher la plaque à l'air. Examinez en lumière ultraviolette à 254 nm. S'il apparaît d'autres taches que la tache principale dans le chromatogramme obtenu avec la solution à examiner, aucune d'entre elles n'est plus intense que la tache du chromatogramme obtenu avec la solution témoin (0,5 pour cent).

Métaux lourds (*2.4.8*). 1,0 g de théophylline-éthylènediamine hydratée satisfait à l'essai limite C des métaux lourds (20 ppm). Préparez le témoin avec 2 ml de *solution à 10 ppm de plomb (Pb) R*.

Teneur en eau (*2.5.12*). Déterminée par semi-microdosage sur 0,50 g de théophylline-éthylènediamine hydratée dissous dans 20 ml de *pyridine R*, la teneur en eau est de 3,0 pour cent à 8,0 pour cent.

Cendres sulfuriques (*2.4.14*). Déterminé sur 1,0 g de théophylline-éthylènediamine hydratée, le taux des cendres sulfuriques n'est pas supérieur à 0,1 pour cent.

DOSAGE

Ethylènediamine. Dissolvez 0,250 g de théophylline-éthylènediamine hydratée dans 30 ml d'*eau R*. Titrez par l'*acide chlorhydrique 0,1 M* en présence de 0,1 ml de *solution de vert de bromocrésol R* jusqu'à virage au vert.

1 ml d'*acide chlorhydrique 0,1 M* correspond à 3,005 mg de $C_2H_8N_2$.

Théophylline. Chauffez à l'étuve à 135 °C jusqu'à masse constante 0,200 g de théophylline-éthylènediamine hydratée. Dissolvez le résidu en chauffant dans 100 ml d'*eau R* et laissez refroidir. Ajoutez 20 ml de *nitrate d'argent 0,1 M* et agitez. Titrez par l'*hydroxyde de sodium 0,1 M* en présence de 1 ml de *solution de bleu de bromothymol R1*.

1 ml d'*hydroxyde de sodium 0,1 M* correspond à 18,02 mg de $C_7H_8N_4O_2$.

CONSERVATION

En récipient étanche et bien rempli, à l'abri de la lumière.

01/2002:0302

THÉOPHYLLINE MONOHYDRATÉE

Theophyllinum monohydricum

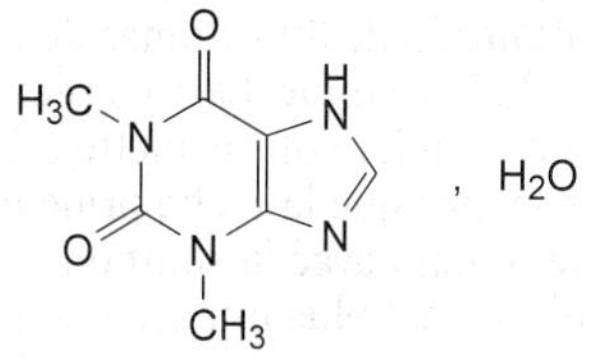

$C_7H_8N_4O_2,H_2O$ M_r 198,2

DÉFINITION

La théophylline monohydratée contient au minimum 99,0 pour cent et au maximum l'équivalent de 101,0 pour cent de 1,3-diméthyl-3,7-dihydro-1*H*-purine-2,6-dione, calculé par rapport à la substance anhydre.

CARACTÈRES

Poudre cristalline blanche, peu soluble dans l'eau, assez soluble dans l'éthanol. La théophylline monohydratée se dissout dans les solutions d'hydroxydes alcalins, dans l'ammoniaque et dans les acides minéraux.

IDENTIFICATION

Première identification : A, B, D.

Seconde identification : A, C, D, E.

A. Le point de fusion (*2.2.14*) de la théophylline monohydratée, déterminé sur la substance desséchée au préalable à 100-105 °C, est de 270 °C à 274 °C.

B. Examinez la théophylline monohydratée, préalablement desséchée à 100-105 °C, par spectrophotométrie d'absorption dans l'infrarouge (*2.2.24*), en comparant avec le spectre obtenu avec la *théophylline SCR*.

C. Chauffez 10 mg de théophylline monohydratée avec 1,0 ml d'une solution à 360 g/l d'*hydroxyde de potassium R* au bain-marie à 90 °C pendant 3 min, puis ajoutez 1,0 ml de *solution d'acide sulfanilique diazoté R*. Une coloration rouge se développe lentement. Effectuez un essai à blanc.

D. La théophylline monohydratée satisfait à l'essai de teneur en eau (voir Essai).

E. La théophylline monohydratée donne la réaction des xanthines (*2.3.1*).

ESSAI

Solution S. Dissolvez à chaud 0,5 g de théophylline monohydratée dans de l'*eau exempte de dioxyde de carbone R*. Refroidissez et complétez à 75 ml avec le même solvant.

Aspect de la solution. La solution S est limpide (*2.2.1*) et incolore (*2.2.2, Procédé II*).

Acidité. A 50 ml de solution S, ajoutez 0,1 ml de *solution de rouge de méthyle R*. La solution se colore en rouge. Le virage au jaune de l'indicateur ne nécessite pas plus de 1,0 ml d'*hydroxyde de sodium 0,01 M*.

Substances apparentées. Opérez par chromatographie sur couche mince (*2.2.27*) en utilisant une plaque recouverte d'un gel de silice approprié contenant un indicateur de fluorescence ayant une intensité optimale à 254 nm.

Solution à examiner. Dissolvez 0,2 g de théophylline monohydratée dans un mélange de 4 volumes de *méthanol R* et de 6 volumes de *chloroforme R*, puis complétez à 10 ml avec le même mélange de solvants.

Solution témoin. Prélevez 0,5 ml de solution à examiner et complétez à 100 ml avec un mélange de 4 volumes de *méthanol R* et de 6 volumes de *chloroforme R*.

Déposez séparément sur la plaque 10 µl de chaque solution. Développez sur un parcours de 15 cm avec un mélange de 10 volumes d'*ammoniaque concentrée R*, de 30 volumes d'*acétone R*, de 30 volumes de *chloroforme R* et de 40 volumes de *butanol R*. Laissez sécher la plaque à l'air. Examinez en lumière ultraviolette à 254 nm. S'il apparaît d'autres taches que la tache principale dans le chromatogramme obtenu avec la solution à examiner, aucune d'entre elles n'est plus intense que la tache du chromatogramme obtenu avec la solution témoin (0,5 pour cent).

Métaux lourds (*2.4.8*). 1,0 g de théophylline monohydratée satisfait à l'essai limite C des métaux lourds (20 ppm). Préparez le témoin avec 2 ml de *solution à 10 ppm de plomb (Pb) R*.

Teneur en eau (*2.5.12*). Déterminée par semi-microdosage sur 1,00 g de théophylline monohydratée, la teneur en eau est de 8,0 pour cent à 9,5 pour cent.

Cendres sulfuriques (*2.4.14*). Déterminé sur 1,0 g de théophylline monohydratée, le taux des cendres sulfuriques n'est pas supérieur à 0,1 pour cent.

DOSAGE

Dissolvez 0,160 g de théophylline monohydratée dans 100 ml d'*eau R*. Ajoutez 20 ml de *nitrate d'argent 0,1 M* et agitez. Titrez par l'*hydroxyde de sodium 0,1 M* en présence de 1 ml de *solution de bleu de bromothymol R1*.

1 ml d'*hydroxyde de sodium 0,1 M* correspond à 18,02 mg de $C_7H_8N_4O_2$.

01/2002:0303

THIAMINE (CHLORHYDRATE DE)

Thiamini hydrochloridum

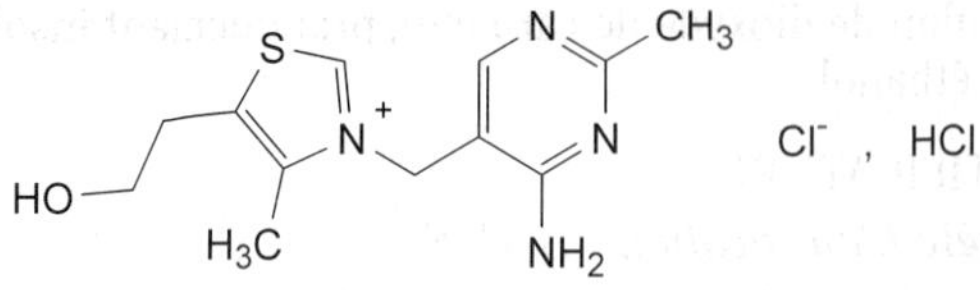

$C_{12}H_{18}Cl_2N_4OS$ M_r 337,3

DÉFINITION

Le chlorhydrate de thiamine contient au minimum 98,5 pour cent et au maximum l'équivalent de 101,5 pour cent de chlorhydrate de chlorure de 3-[(4-amino-2-méthylpyrimidin-5-yl)méthyl]-5-(2-hydroxyéthyl)-4-méthylthiazolium, calculé par rapport à la substance anhydre.

CARACTÈRES

Poudre cristalline blanche ou sensiblement blanche ou cristaux incolores, facilement solubles dans l'eau, solubles dans le glycérol, peu solubles dans l'alcool.

IDENTIFICATION

Première identification : A, C.

Seconde identification : B, C.

A. Examinez le chlorhydrate de thiamine par spectrophotométrie d'absorption dans l'infrarouge (*2.2.24*), en comparant avec le spectre obtenu avec le *chlorhydrate de thiamine SCR*. Si les spectres obtenus présentent des différences, dissolvez respectivement la substance à examiner et la substance de référence dans de l'*eau R*. Evaporez à siccité et enregistrez de nouveaux spectres à partir des résidus.

B. Dissolvez 20 mg environ de chlorhydrate de thiamine dans 10 ml d'*eau R*. Ajoutez 1 ml d'*acide acétique dilué R* et 1,6 ml d'*hydroxyde de sodium 1 M*. Chauffez au bain-marie pendant 30 min et laissez refroidir. Ajoutez 5 ml de *solution diluée d'hydroxyde de sodium R*, 10 ml de *solution de ferricyanure de potassium R*, 10 ml de *butanol R* et agitez énergiquement pendant 2 min. Dans la couche alcoolique, il se développe une fluorescence bleu clair intense, particulièrement en lumière ultraviolette à 365 nm. Répétez l'essai avec 0,9 ml d'*hydroxyde de sodium 1 M* et 0,2 g de *sulfite de sodium R* remplaçant les 1,6 ml d'*hydroxyde de sodium 1 M*. Pratiquement aucune fluorescence n'est observée.

C. Le chlorhydrate de thiamine donne la réaction (a) des chlorures (*2.3.1*).

ESSAI

Solution S. Dissolvez 2,5 g de chlorhydrate de thiamine dans de l'*eau exempte de dioxyde de carbone R* préparée à partir d'*eau distillée R* et complétez à 25 ml avec le même solvant.

Aspect de la solution. Prélevez 2,5 ml de solution S et complétez à 5 ml avec de l'*eau R*. La solution est limpide (*2.2.1*) et n'est pas plus fortement colorée que la solution témoin J_7 ou JV_7 (*2.2.2, Procédé II*).

Détermination du pH (*2.2.3*). Prélevez 2,5 ml de solution S et complétez à 10 ml avec de l'*eau exempte de dioxyde de carbone R*. Le pH de la solution est de 2,7 à 3,3.

Nitrates. A 0,4 ml de solution S, ajoutez 1,6 ml d'*eau R*, 2 ml d'*acide sulfurique R* et refroidissez. Déposez à la surface du liquide 2 ml de solution de *sulfate ferreux R* à

Monographies Q - Z

80 g/l préparée extemporanément avec de l'*eau exempte de dioxyde de carbone R*. Il ne se forme pas d'anneau brun à l'interface des 2 couches.

Sulfates (*2.4.13*). Prélevez 5 ml de solution S et complétez à 15 ml avec de l'*eau distillée R*. La solution satisfait à l'essai limite des sulfates (300 ppm).

Métaux lourds (*2.4.8*). 12 ml de solution S satisfont à l'essai limite A des métaux lourds (20 ppm). Préparez le témoin avec la *solution à 2 ppm de plomb (Pb) R*.

Teneur en eau (*2.5.12*). Déterminée par semi-microdosage sur 0,40 g de chlorhydrate de thiamine, la teneur en eau n'est pas supérieure à 5,0 pour cent.

Cendres sulfuriques (*2.4.14*). Déterminé sur 1,0 g de chlorhydrate de thiamine, le taux des cendres sulfuriques n'est pas supérieur à 0,1 pour cent.

DOSAGE

Dissolvez 0,150 g de chlorhydrate de thiamine dans un mélange de 5,0 ml d'*acide chlorhydrique 0,01 M* et de 50 ml d'*alcool R*. Titrez par l'*hydroxyde de sodium 0,1 M* et tracez la courbe potentiométrique (*2.2.20*). Mesurez le volume d'*hydroxyde de sodium 0,1 M* utilisé entre les 2 points d'inflexion.

1 ml d'*hydroxyde de sodium 0,1 M* correspond à 16,86 mg de $C_{12}H_{18}Cl_2N_4OS$.

CONSERVATION

En récipient non métallique, à l'abri de la lumière.

01/2002:0531

THIAMINE (NITRATE DE)

Thiamini nitras

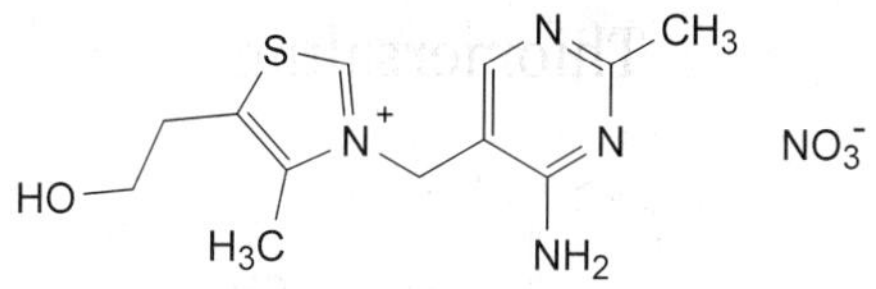

$C_{12}H_{17}N_5O_4S$ M_r 327,4

DÉFINITION

Le nitrate de thiamine contient au minimum 98,0 pour cent et au maximum l'équivalent de 102,0 pour cent de nitrate de 3-[(4-amino-2-méthylpyrimidin-5-yl)méthyl]-5-(2-hydroxyéthyl)-4-méthylthiazolium, calculé par rapport à la substance desséchée.

CARACTÈRES

Poudre cristalline blanche ou sensiblement blanche ou petits cristaux incolores, assez solubles dans l'eau, peu solubles dans l'alcool et dans le méthanol, facilement solubles dans l'eau bouillante.

IDENTIFICATION

Première identification : A, C.

Seconde identification : B, C.

A. Examinez le nitrate de thiamine par spectrophotométrie d'absorption dans l'infrarouge (*2.2.24*), en comparant avec le spectre obtenu avec le *nitrate de thiamine SCR*.

B. Dissolvez 20 mg environ de nitrate de thiamine dans 10 ml d'*eau R*. Ajoutez 1 ml d'*acide acétique dilué R* et 1,6 ml d'*hydroxyde de sodium 1 M*. Chauffez au bain-marie pendant 30 min et laissez refroidir. Ajoutez 5 ml de *solution diluée d'hydroxyde de sodium R*, 10 ml de *solution de ferricyanure de potassium R* et 10 ml de *butanol R*. Agitez énergiquement pendant 2 min. Examinez en lumière ultraviolette à 365 nm. Il se développe une fluorescence bleu clair intense dans la couche alcoolique supérieure. Répétez l'essai en utilisant 0,9 ml d'*hydroxyde de sodium 1 M* et 0,2 g de *sulfite de sodium R* au lieu de 1,6 ml d'*hydroxyde de sodium 1 M*. Il ne se développe pratiquement pas de fluorescence.

C. 5 mg environ de nitrate de thiamine donnent la réaction des nitrates (*2.3.1*).

ESSAI

Solution S. Dissolvez 1,0 g de nitrate de thiamine dans de l'*eau exempte de dioxyde de carbone R* et complétez à 50 ml avec le même solvant.

Aspect de la solution. La solution S est limpide (*2.2.1*) et n'est pas plus fortement colorée que la solution témoin J_7 (*2.2.2, Procédé II*).

Détermination du pH (*2.2.3*). Le pH de la solution S est de 6,8 à 7,6.

Chlorures (*2.4.4*). Prélevez 8,3 ml de solution S et complétez à 15 ml avec de l'*eau R*. La solution satisfait à l'essai limite des chlorures (300 ppm).

Métaux lourds (*2.4.8*). 1,0 g de nitrate de thiamine satisfait à l'essai limite D des métaux lourds (20 ppm). Préparez le témoin avec 2 ml de *solution à 10 ppm de plomb (Pb) R*.

Perte à la dessiccation (*2.2.32*). Déterminée à l'étuve à 105 °C sur 1,000 g de nitrate de thiamine, la perte à la dessiccation n'est pas supérieure à 1,0 pour cent.

Cendres sulfuriques (*2.4.14*). Déterminé sur 1,0 g de nitrate de thiamine, le taux des cendres sulfuriques n'est pas supérieur à 0,1 pour cent.

DOSAGE

Dissolvez 0,140 g de nitrate de thiamine dans 5 ml d'*acide formique anhydre R*, puis ajoutez 70 ml d'*acide acétique anhydre R*. Titrez par l'*acide perchlorique 0,1 M*. Déterminez le point de fin de titrage par potentiométrie (*2.2.20*). Effectuez un titrage à blanc.

1 ml d'*acide perchlorique 0,1 M* correspond à 16,37 mg de $C_{12}H_{17}N_5O_4S$.

CONSERVATION

En récipient non métallique, à l'abri de la lumière.

01/2002:0109

THIAMPHÉNICOL

Thiamphenicolum

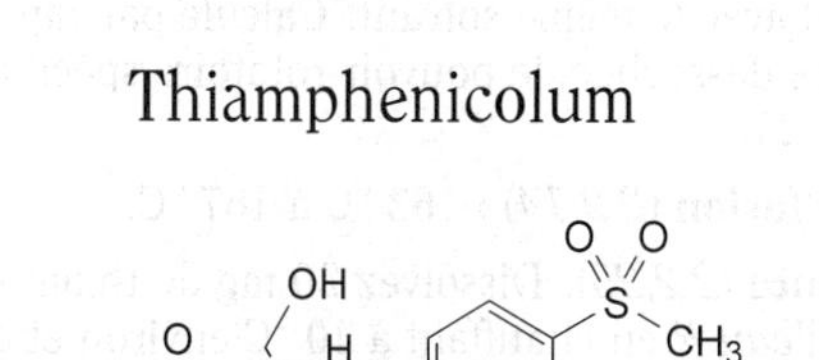

$C_{12}H_{15}Cl_2NO_5S$ M_r 356,2

DÉFINITION

Le thiamphénicol contient au minimum 98,0 pour cent et au maximum l'équivalent de 100,5 pour cent de 2,2-dichloro-*N*-[(1*R*,2*R*)-2-hydroxy-1-(hydroxyméthyl-2-[4-(méthylsulfonyl)phényl]éthyl]acétamide, calculé par rapport à la substance desséchée.

CARACTÈRES

Poudre fine, cristalline, blanche à blanc jaunâtre, ou cristaux, peu solubles dans l'eau, dans l'éther et dans l'acétate d'éthyle, très solubles dans le diméthylacétamide, facilement solubles dans l'acétonitrile et dans le diméthylformamide, solubles dans le méthanol, assez solubles dans l'acétone et dans l'éthanol.

La solution dans l'éthanol est dextrogyre et la solution dans le diméthylformamide est lévogyre.

IDENTIFICATION

A. Examinez le thiamphénicol par spectrophotométrie d'absorption dans l'infrarouge (*2.2.24*), en comparant avec le spectre obtenu avec le *thiamphénicol SCR*. Examinez les substances, après les avoir desséchées préalablement à 100-105 °C pendant 2 h, sous forme de pastilles à base de *bromure de potassium R*.

B. Opérez par chromatographie sur couche mince (*2.2.27*) en utilisant une plaque recouverte de *gel de silice* GF_{254} *R*.
Solution à examiner. Dissolvez 0,1 g de thiamphénicol dans du *méthanol R* et complétez à 10 ml avec le même solvant.
Solution témoin. Dissolvez 0,1 g de *thiamphénicol SCR* dans du *méthanol R* et complétez à 10 ml avec le même solvant.
Déposez séparément sur la plaque 5 µl de chaque solution. Développez sur un parcours de 10 cm avec un mélange de 3 volumes de *méthanol R* et de 97 volumes d'*acétate d'éthyle R*. Laissez sécher la plaque à l'air. Examinez en lumière ultraviolette à 254 nm. La tache principale du chromatogramme obtenu avec la solution à examiner est semblable quant à sa position et ses dimensions à celle du chromatogramme obtenu avec la solution témoin.

C. Dans un creuset de porcelaine, introduisez 50 mg de thiamphénicol et ajoutez 0,5 g de *carbonate de sodium anhydre R*. Chauffez à feu nu pendant 10 min. Laissez refroidir et reprenez le résidu par 5 ml d'*acide nitrique dilué R*. Filtrez. A 1 ml du filtrat, ajoutez 1 ml d'*eau R*. La solution donne la réaction (a) des chlorures (*2.3.1*).

ESSAI

Acidité ou alcalinité. Agitez 0,1 g de thiamphénicol avec 20 ml d'*eau exempte de dioxyde de carbone R*, puis ajoutez 0,1 ml de *solution de bleu de bromothymol R1*. Le virage de l'indicateur ne nécessite pas plus de 0,1 ml d'*acide chlorhydrique 0,02 M* ou d'*hydroxyde de sodium 0,02 M*.

Pouvoir rotatoire spécifique (*2.2.7*). Dissolvez 1,25 g de thiamphénicol dans du *diméthylformamide R* et complétez à 25,0 ml avec le même solvant. Calculé par rapport à la substance desséchée, le pouvoir rotatoire spécifique est de – 21 à – 24.

Point de fusion (*2.2.14*) : 163 °C à 167 °C.

Absorbance (*2.2.25*). Dissolvez 20 mg de thiamphénicol dans de l'*eau R* en chauffant à 40 °C environ et complétez à 100,0 ml avec le même solvant. Examinée de 240 nm à 300 nm, la solution présente 2 maximums d'absorption à 266 nm et à 273 nm. Les absorbances spécifiques mesurées à ces maximums sont respectivement de 25 à 28 et de 21,5 à 23,5. Prélevez 2,5 ml de la solution et complétez à 50,0 ml avec de l'*eau R*. Examinée de 200 nm à 240 nm, la solution présente un maximum d'absorption à 224 nm. L'absorbance spécifique mesurée à ce maximum est de 370 à 400.

Chlorures (*2.4.4*). Agitez 0,5 g de thiamphénicol avec 30 ml d'*eau R* pendant 5 min et filtrez. 15 ml du filtrat satisfont à l'essai limite des chlorures (200 ppm).

Métaux lourds (*2.4.8*). 1,0 g de thiamphénicol satisfait à l'essai limite C des métaux lourds (10 ppm). Préparez le témoin en utilisant 1 ml de *solution à 10 ppm de plomb (Pb) R*.

Perte à la dessiccation (*2.2.32*). Déterminée à l'étuve à 100-105 °C sur 1,000 g de thiamphénicol, la perte à la dessiccation n'est pas supérieure à 1,0 pour cent.

Cendres sulfuriques (*2.4.14*). Déterminé sur 2,0 g de thiamphénicol, le taux des cendres sulfuriques n'est pas supérieur à 0,1 pour cent.

DOSAGE

Dissolvez 0,300 g de thiamphénicol dans 30 ml d'*alcool R*. Ajoutez 20 ml d'une solution d'*hydroxyde de potassium R* à 500 g/l, mélangez et chauffez à reflux pendant 4 h. Refroidissez, ajoutez 100 ml d'*eau R*, puis neutralisez avec de l'*acide nitrique dilué R*. Ajoutez 5 ml d'*acide nitrique dilué R* en excès. Titrez par le *nitrate d'argent 0,1 M*. Déterminez le point de fin de titrage par potentiométrie (*2.2.20*) en utilisant une électrode indicatrice d'argent et une électrode de comparaison de sulfate mercureux ou toute autre électrode appropriée. Effectuez un essai à blanc.

1 ml de *nitrate d'argent 0,1 M* correspond à 17,81 mg de $C_{12}H_{15}Cl_2NO_5S$.

CONSERVATION

En récipient étanche, à l'abri de la lumière.

01/2002:1625

THIOMERSAL

Thiomersalum

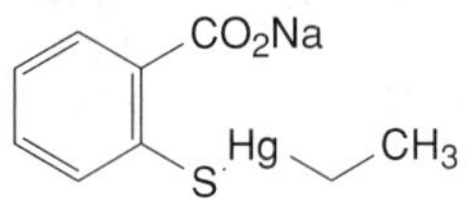

$C_9H_9HgNaO_2S$ M_r 404,8

DÉFINITION

Éthyl[2-sulfanylbenzoato(2-)-*O*,*S*]mercurate(1-) de sodium.

Teneur : 97,0 pour cent à 101,0 pour cent (substance desséchée).

CARACTÈRES

Aspect : poudre cristalline, blanche ou sensiblement blanche.

Solubilité : facilement soluble dans l'eau, assez soluble ou soluble dans l'alcool, pratiquement insoluble dans le chlorure de méthylène.

IDENTIFICATION

Première identification : B, D.

Seconde identification : A, C, D.

A. Point de fusion du dérivé (*2.2.14*) : 103 °C à 108 °C.
Dissolvez 0,5 g de thiomersal dans de l'*eau R* et complétez à 10 ml avec le même solvant. Ajoutez 2 ml d'*acide chlorhydrique dilué R*. Il se forme un précipité blanc.

Lavez le précipité avec de l'*eau R* et desséchez-le sur du *pentoxyde de diphosphore R* sous une pression ne dépassant pas 0,7 kPa.

B. Spectrophotométrie d'absorption dans l'infrarouge (*2.2.24*).

Comparaison : thiomersal SCR.

C. Effectuez une combustion dans l'oxygène (*2.5.10*) sur 50 mg de thiomersal en utilisant comme solution absorbante un mélange de 1 ml de *solution concentrée de peroxyde d'hydrogène R* et de 50 ml d'*eau R*. Ajoutez à la solution 5 ml d'*acide nitrique dilué R*. 0,1 ml de cette solution donne la réaction (a) du mercure (*2.3.1*). Ajoutez au reste de la solution 10 ml d'*acide chlorhydrique dilué R*, puis filtrez. 5 ml du filtrat, sans addition supplémentaire d'acide, donnent la réaction (a) des sulfates (*2.3.1*).

D. La solution S (voir Essai) donne la réaction (a) du sodium (*2.3.1*).

ESSAI

Solution S. Dissolvez 2,0 g de thiomersal dans de l'*eau exempte de dioxyde de carbone R* et complétez à 25 ml avec le même solvant.

Aspect de la solution. La solution S n'est pas plus fortement opalescente que la suspension témoin II (*2.2.1*) et n'est pas plus fortement colorée que la solution témoin B_6 (*2.2.2, Procédé II*).

pH (*2.2.3*) : 6,0 à 8,0 pour la solution S.

Composés inorganiques du mercure : au maximum 0,70 pour cent.

Protégez les solutions de la lumière pendant l'essai.

Solution à examiner. Dissolvez 25 mg de thiomersal dans de l'*eau R* et complétez à 25,0 ml avec le même solvant.

Solution témoin. Dissolvez 95,0 mg de *chlorure mercurique R* dans de l'*eau R* et complétez à 50,0 ml avec le même solvant. Prélevez 1,0 ml de solution et complétez à 20,0 ml avec de l'*eau R*.

Préparation à examiner, préparation témoin et préparations à blanc. Etiquetez 5 fioles jaugées de 10 ml A, B, C, D et E. Introduisez 5 ml de solution à examiner dans les fioles A, B, C et D. Dans les fioles C et D, ajoutez 0,5 ml de solution témoin. Complétez le contenu des fioles A et C à 10 ml avec de l'*eau R* (préparations à blanc A et C). Complétez le contenu des fioles B et D à 10 ml avec une solution récemment préparée d'*iodure de potassium R* à 332 g/l (préparation à examiner B, préparation témoin D). Dans la fiole E, introduisez 5 ml d'une solution d'*iodure de potassium R* à 332 g/l et complétez à 10 ml avec de l'*eau R* (préparation à blanc E). Mesurez l'absorbance (*2.2.25*) de chaque solution (A_a, A_b, A_c, A_d, A_e) à 323 nm en utilisant de l'*eau R* comme liquide de compensation.

Calculez la teneur en composés inorganiques du mercure, exprimée en Hg, à l'aide de l'expression :

$$\frac{(A_{\mathrm{b}} - A_{\mathrm{a}} - A_{\mathrm{e}}) \times m_{\mathrm{R}} \times 0,1847}{(A_{\mathrm{d}} - A_{\mathrm{c}} - A_{\mathrm{b}} + A_{\mathrm{a}}) \times m_{\mathrm{T}}}$$

m_R = masse du chlorure mercurique dans la solution témoin en milligrammes,

m_T = masse de la substance à examiner en milligrammes.

Perte à la dessiccation (*2.2.32*) : au maximum 0,5 pour cent, déterminé dans un dessiccateur sur du *pentoxyde de diphosphore R* sous une pression ne dépassant pas 0,7 kPa pendant 24 h sur 1,000 g de thiomersal.

DOSAGE

Introduisez 0,5 g de thiomersal dans un matras à minéralisation de 100 ml, ajoutez 5 ml d'*acide sulfurique R* et chauffez doucement jusqu'à carbonisation. Continuez de chauffer et ajoutez goutte à goutte de la *solution concentrée de peroxyde d'hydrogène R* jusqu'à décoloration du mélange. Complétez avec de l'*eau R*, évaporez jusqu'à apparition d'un léger dégagement de vapeurs, complétez à 10 ml avec de l'*eau R*, refroidissez et titrez par le *thiocyanate d'ammonium 0,1 M* en présence de *solution de sulfate ferrique et d'ammonium R2*.

1 ml de *thiocyanate d'ammonium 0,1 M* correspond à 20,24 mg de $C_9H_9HgNaO_2S$.

CONSERVATION

A l'abri de la lumière.

01/2002:0212

THIOPENTAL ET CARBONATE SODIQUES

Thiopentalum natricum et natrii carbonas

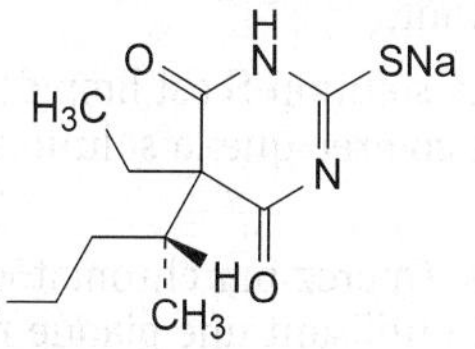

et énantiomère

DÉFINITION

Le thiopental et carbonate sodiques est un mélange de 5-éthyl-5-[(1*RS*)-1-méthylbutyl]-2-thioxo-2,3-dihydropyrimidine-4,6(1*H*,5*H*)-dione sodique ($C_{11}H_{17}N_2NaO_2S$; M_r 264,3) et de carbonate de sodium anhydre, contenant l'équivalent de 84,0 pour cent au minimum et de 87,0 pour cent au maximum de thiopental et au minimum 10,2 pour cent et au maximum 11,2 pour cent de Na, tous deux calculés par rapport à la substance desséchée.

CARACTÈRES

Poudre blanc jaunâtre, hygroscopique, facilement soluble dans l'eau, partiellement soluble dans l'éthanol, pratiquement insoluble dans l'éther.

IDENTIFICATION

Première identification : A, B, E.

Seconde identification : A, C, D, E.

A. Acidifiez 10 ml de solution S (voir Essai) avec de l'*acide chlorhydrique dilué R*. Il se produit une effervescence. Agitez avec 20 ml d'*éther R*. Recueillez la couche éthérée. Lavez-la avec 10 ml d'*eau R*, puis desséchez-la sur du *sulfate de sodium anhydre R*. Filtrez et évaporez le filtrat à siccité. Desséchez le résidu à 100-105 °C (résidu à examiner). Déterminez le point de fusion (*2.2.14*) du résidu à examiner. Mélangez en proportions égales ce résidu à du *thiopental SCR*, puis déterminez le point de fusion du mélange. La différence entre les 2 points de fusion observés vers 160 °C n'est pas supérieure à 2 °C.

B. Examinez le résidu obtenu dans l'identification A à partir de la substance à examiner par spectrophotométrie d'absorption dans l'infrarouge (*2.2.24*), en comparant avec le spectre obtenu avec le *thiopental SCR*.

C. Opérez par chromatographie sur couche mince (*2.2.27*) en utilisant une plaque recouverte de *gel de silice* GF_{254} *R*.

Solution à examiner. Dissolvez 0,1 g de substance à examiner dans de l'*eau R* et complétez à 100 ml avec le même solvant.

Solution témoin. Dissolvez 85 mg de *thiopental SCR* dans 10 ml de *solution diluée d'hydroxyde de sodium R* et complétez à 100 ml avec de l'*eau R*.

Déposez séparément sur la plaque 10 µl de chaque solution. Mélangez 5 volumes d'*ammoniaque concentrée R*, 15 volumes d'*alcool R* et 80 volumes de *chloroforme R*. Utilisez la couche inférieure comme phase mobile. Développez sur un parcours de 18 cm. Examinez immédiatement en lumière ultraviolette à 254 nm. La tache principale du chromatogramme obtenu avec la solution à examiner est semblable quant à sa position et ses dimensions à la tache principale du chromatogramme obtenu avec la solution témoin.

D. La substance à examiner donne la réaction des barbituriques non substitués à l'azote (*2.3.1*).

E. La substance à examiner donne la réaction (a) du sodium (*2.3.1*).

ESSAI

Solution S. Dissolvez 5,0 g de substance à examiner dans de l'*eau exempte de dioxyde de carbone R* et complétez à 50 ml avec le même solvant.

Aspect de la solution. La solution S est limpide (*2.2.1*) et n'est pas plus fortement colorée que la solution témoin JV_3 (*2.2.2, Procédé II*).

Substances apparentées. Opérez par chromatographie sur couche mince (*2.2.27*) en utilisant une plaque recouverte de *gel de silice* GF_{254} *R*.

Solution à examiner. Dissolvez 1,0 g de substance à examiner dans de l'*eau R* et complétez à 100 ml avec le même solvant sans tenir compte d'un faible résidu éventuel.

Solution témoin. Prélevez 0,5 ml de solution à examiner et complétez à 100 ml avec de l'*eau R*.

Déposez séparément sur la plaque 20 µl de chaque solution. Mélangez 5 volumes d'*ammoniaque concentrée R*, 15 volumes d'*alcool R* et 80 volumes de *chloroforme R*. Utilisez la couche inférieure comme phase mobile. Développez sur un parcours de 15 cm. Examinez immédiatement en lumière ultraviolette à 254 nm. S'il apparaît d'autres taches que la tache principale dans le chromatogramme obtenu avec la solution à examiner, aucune d'entre elles n'est plus intense que la tache du chromatogramme obtenu avec la solution témoin (0,5 pour cent). Ne tenez pas compte de la tache au point de départ.

Chlorures (*2.4.4*). A 5 ml de solution S, ajoutez 35 ml d'*eau R* et 10 ml d'*acide nitrique dilué R*. Agitez avec 3 fois 25 ml d'*éther R*, puis rejetez la phase éthérée. Chauffez la phase aqueuse au bain-marie pour chasser l'éther. 15 ml de solution satisfont à l'essai limite des chlorures (330 ppm).

Perte à la dessiccation (*2.2.32*). Déterminée sous vide par chauffage de 4 h à 100 °C sur 0,50 g de substance à examiner, la perte à la dessiccation n'est pas supérieure à 2,5 pour cent.

DOSAGE

Sodium. Dissolvez 0,400 g de substance à examiner dans 30 ml d'*eau R*. Titrez par l'*acide chlorhydrique 0,1 M* en présence de 0,1 ml de *solution de rouge de méthyle R* jusqu'à virage au rouge. Faites bouillir doucement pendant 2 min. Laissez refroidir et, si nécessaire, continuez le titrage par l'*acide chlorhydrique 0,1 M* jusqu'à réapparition de la coloration rouge.

1 ml d'*acide chlorhydrique 0,1 M* correspond à 2,299 mg de Na.

Thiopental. Dissolvez 0,150 g de substance à examiner dans 5 ml d'*eau R*. Ajoutez 2 ml d'*acide sulfurique dilué R* et agitez avec 4 fois 10 ml de *chloroforme R*. Réunissez les phases chloroformiques et filtrez. Evaporez le filtrat au bain-marie à siccité. Dissolvez le résidu dans 30 ml de *diméthylformamide R*, neutralisé au préalable. Ajoutez 0,1 ml d'une solution de *bleu de thymol R* à 2 g/l dans le *méthanol R*. Titrez immédiatement par du *méthanolate de lithium 0,1 M* jusqu'à virage au bleu. Effectuez le titrage à l'abri du dioxyde de carbone de l'air.

1 ml de *méthanolate de lithium 0,1 M* correspond à 24,23 mg de $C_{11}H_{18}N_2O_2S$.

CONSERVATION

En récipient étanche, à l'abri de la lumière.

01/2002:0586

THIORIDAZINE (CHLORHYDRATE DE)

Thioridazini hydrochloridum

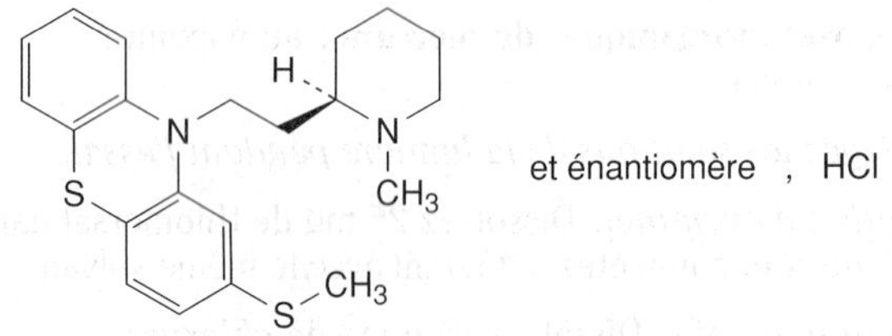

$C_{21}H_{27}ClN_2S_2$ M_r 407,0

DÉFINITION

Le chlorhydrate de thioridazine contient au minimum 99,0 pour cent et au maximum l'équivalent de 101,0 pour cent de chlorhydrate de 10-[2-[(2*RS*)-1-méthylpipéridin-2-yl]éthyl]-2-(méthylsulfanyl)-10*H*-phénothiazine, calculé par rapport à la substance desséchée.

CARACTÈRES

Poudre cristalline blanche ou sensiblement blanche, facilement soluble dans l'eau et dans le méthanol, soluble dans l'alcool, pratiquement insoluble dans l'éther.

IDENTIFICATION

Première identification : A, C.

Seconde identification : B, C.

A. Examinez le chlorhydrate de thioridazine par spectrophotométrie d'absorption dans l'infrarouge (*2.2.24*), en comparant avec le spectre obtenu avec le *chlorhydrate de thioridazine SCR*.

B. Le chlorhydrate de thioridazine satisfait à l'identification des phénothiazines par chromatographie sur couche mince (*2.3.3*).

C. 0,2 g de chlorhydrate de thioridazine donne la réaction (b) des chlorures (*2.3.1*).

ESSAI

Effectuez toutes les opérations à l'abri de la lumière.

Monographies Q - Z

Aspect de la solution. Dissolvez 1,0 g de chlorhydrate de thioridazine dans du *méthanol R* et complétez à 20 ml avec le même solvant. La solution est limpide (*2.2.1*) et n'est pas plus fortement colorée que la solution de degré 6 de la gamme des solutions témoins présentant la coloration la plus appropriée (*2.2.2, Procédé II*).

Détermination du pH (*2.2.3*). Dissolvez 0,20 g de chlorhydrate de thioridazine dans 20 ml d'*eau exempte de dioxyde de carbone R*. Le pH de la solution est de 4,2 à 5,2.

Substances apparentées. Opérez par chromatographie sur couche mince (*2.2.27*) en utilisant une plaque recouverte de *gel de silice G R*.

Effectuez toutes les opérations aussi rapidement que possible, à l'abri de la lumière. Déposez la solution à examiner en dernier lieu.

Solution à examiner. Dissolvez 0,2 g de chlorhydrate de thioridazine dans un mélange de 2 volumes d'*ammoniaque concentrée R* et de 98 volumes de *méthanol R,* puis complétez à 10 ml avec le même mélange de solvants.

Solution témoin (a). Prélevez 2 ml de solution à examiner et complétez à 100 ml avec un mélange de 2 volumes d'*ammoniaque concentrée R* et de 98 volumes de *méthanol R*. Prélevez 10 ml de solution et complétez à 100 ml avec un mélange de 2 volumes d'*ammoniaque concentrée R* et de 98 volumes de *méthanol R*.

Solution témoin (b). Prélevez 1 ml de solution à examiner et complétez à 100 ml avec un mélange de 2 volumes d'*ammoniaque concentrée R* et de 98 volumes de *méthanol R*. Prélevez 10 ml de solution et complétez à 100 ml avec un mélange de 2 volumes d'*ammoniaque concentrée R* et de 98 volumes de *méthanol R*.

Déposez séparément sur la plaque 5 µl de chaque solution. Développez sur un parcours de 15 cm avec un mélange de 1 volume d'*ammoniaque concentrée R,* de 25 volumes de *2-propanol R* et de 74 volumes de *chloroforme R*. Laissez sécher la plaque à l'air. Pulvérisez d'abord un mélange récemment préparé de 1 volume de *solution d'iodobismuthate de potassium R* et de 10 volumes d'*acide acétique dilué R* et pulvérisez ensuite de la *solution diluée de peroxyde d'hydrogène R* récemment préparée. Recouvrez immédiatement la plaque avec une plaque de verre de même dimension. S'il apparaît d'autres taches que la tache principale dans le chromatogramme obtenu avec la solution à examiner, aucune d'entre elles n'est plus intense que la tache du chromatogramme obtenu avec la solution témoin (a) (0,2 pour cent) et seules deux d'entre elles peuvent être plus intenses que la tache du chromatogramme obtenu avec la solution témoin (b) (0,1 pour cent). L'essai n'est valable que si la tache du chromatogramme obtenu avec la solution témoin (b) est nettement visible.

Métaux lourds (*2.4.8*). 1,0 g de chlorhydrate de thioridazine satisfait à l'essai limite C des métaux lourds (20 ppm). Préparez le témoin avec 2 ml de *solution à 10 ppm de plomb (Pb) R*.

Perte à la dessiccation (*2.2.32*). Déterminée à l'étuve à 100-105 °C pendant 4 h sur 1,000 g de chlorhydrate de thioridazine, la perte à la dessiccation n'est pas supérieure à 0,5 pour cent.

Cendres sulfuriques (*2.4.14*). Déterminé sur 1,0 g de chlorhydrate de thioridazine, le taux des cendres sulfuriques n'est pas supérieur à 0,1 pour cent.

DOSAGE

Dissolvez 0,300 g de chlorhydrate de thioridazine dans un mélange de 10 ml d'*acide acétique anhydre R* et de 60 ml d'*anhydride acétique R*. Titrez par l'*acide perchlorique 0,1 M* et déterminez le point de fin de titrage par potentiométrie (*2.2.20*).

1 ml d'*acide perchlorique 0,1 M* correspond à 40,70 mg de $C_{21}H_{27}ClN_2S_2$.

CONSERVATION

A l'abri de la lumière.

01/2002:1049

THRÉONINE

Threoninum

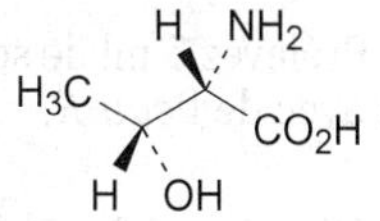

$C_4H_9NO_3$ — M_r 119,1

DÉFINITION

La thréonine contient au minimum 99,0 pour cent et au maximum l'équivalent de 101,0 pour cent d'acide (2*S*,3*R*)-2-amino-3-hydroxybutanoïque, calculé par rapport à la substance desséchée.

CARACTÈRES

Poudre cristalline blanche ou cristaux incolores, solubles dans l'eau, pratiquement insolubles dans l'alcool et dans l'éther.

IDENTIFICATION

Première identification : A, B.

Seconde identification : A, C, D.

A. La thréonine satisfait à l'essai du pouvoir rotatoire spécifique (voir Essai).

B. Examinez la thréonine par spectrophotométrie d'absorption dans l'infrarouge (*2.2.24*), en comparant avec le spectre obtenu avec la *thréonine SCR*. Examinez les substances sous forme de pastilles.

C. Examinez les chromatogrammes obtenus dans l'essai des substances décelables par la ninhydrine. La tache principale du chromatogramme obtenu avec la solution à examiner (b) est semblable quant à sa position, sa coloration et ses dimensions à la tache principale du chromatogramme obtenu avec la solution témoin (a).

D. Mélangez 1 ml d'une solution de thréonine à 2 g/l avec 1 ml d'une solution de *periodate de sodium R* à 20 g/l. Ajoutez 0,2 ml de *pipéridine R* et 0,1 ml d'une solution de *nitroprussiate de sodium R* à 25 g/l. Il se développe une coloration bleue qui vire au jaune après quelques minutes.

ESSAI

Solution S. Dissolvez 2,5 g de thréonine dans de l'*eau exempte de dioxyde de carbone R* et complétez à 100 ml avec le même solvant.

Aspect de la solution. La solution S est limpide (*2.2.1*) et incolore (*2.2.2, Procédé II*).

Détermination du pH (*2.2.3*). Le pH de la solution S est de 5,0 à 6,5.

Monographies Q - Z

Pouvoir rotatoire spécifique (*2.2.7*). Dissolvez 1,50 g de thréonine dans de l'*eau R* et complétez à 25,0 ml avec le même solvant. Calculé par rapport à la substance desséchée, le pouvoir rotatoire spécifique est de – 27,6 à – 29,0.

Substances décelables par la ninhydrine. Opérez par chromatographie sur couche mince (*2.2.27*) en utilisant une *plaque au gel de silice pour CCM R*.

Solution à examiner (a). Dissolvez 0,10 g de thréonine dans de l'*acide chlorhydrique dilué R* et complétez à 10 ml avec le même acide.

Solution à examiner (b). Prélevez 1 ml de solution à examiner (a) et complétez à 50 ml avec de l'*eau R*.

Solution témoin (a). Dissolvez 10 mg de *thréonine SCR* dans une solution d'*acide chlorhydrique R* à 1 pour cent *V/V* et complétez à 50 ml avec la même solution acide.

Solution témoin (b). Prélevez 5 ml de solution à examiner (b) et complétez à 20 ml avec de l'*eau R*.

Solution témoin (c). Dissolvez 10 mg de *thréonine SCR* et 10 mg de *proline SCR* dans une solution d'*acide chlorhydrique R* à 1 pour cent *V/V* et complétez à 25 ml avec la même solution acide.

Déposez sur la plaque 5 µl de chaque solution. Laissez sécher la plaque à l'air. Développez sur un parcours de 15 cm avec un mélange de 20 volumes d'*acide acétique glacial R*, de 20 volumes d'*eau R* et de 60 volumes de *butanol R*. Laissez sécher la plaque à l'air. Pulvérisez de la *solution de ninhydrine R* et chauffez la plaque à 100-105 °C pendant 15 min. S'il apparaît d'autres taches que la tache principale dans le chromatogramme obtenu avec la solution à examiner (a), aucune d'entre elles n'est plus intense que la tache du chromatogramme obtenu avec la solution témoin (b) (0,5 pour cent). L'essai n'est valable que si le chromatogramme obtenu avec la solution témoin (c) présente 2 taches nettement séparées.

Chlorures (*2.4.4*). Prélevez 10 ml de solution S et complétez à 15 ml avec de l'*eau R*. La solution satisfait à l'essai limite des chlorures (200 ppm).

Sulfates (*2.4.13*). Dissolvez 0,5 g de thréonine dans de l'*eau distillée R* et complétez à 15 ml avec le même solvant. La solution satisfait à l'essai limite des sulfates (300 ppm).

Ammonium (*2.4.1*). 0,10 g de thréonine satisfait à l'essai limite B de l'ammonium (200 ppm). Préparez le témoin avec 0,2 ml de *solution à 100 ppm d'ammonium (NH_4) R*.

Fer (*2.4.9*). Dans une ampoule à décantation, dissolvez 1,0 g de thréonine dans 10 ml d'*acide chlorhydrique dilué R*. Agitez avec 3 fois 10 ml de *méthylisobutylcétone R1* pendant 3 min chaque fois. Agitez les couches organiques réunies avec 10 ml d'*eau R* pendant 3 min. La couche aqueuse satisfait à l'essai limite du fer (10 ppm).

Métaux lourds (*2.4.8*). 2,0 g de thréonine satisfont à l'essai limite C des métaux lourds (10 ppm). Préparez le témoin avec 2 ml de *solution à 10 ppm de plomb (Pb) R*.

Perte à la dessiccation (*2.2.32*). Déterminée à l'étuve à 100-105 °C sur 1,000 g de thréonine, la perte à la dessiccation n'est pas supérieure à 0,5 pour cent.

Cendres sulfuriques (*2.4.14*). Déterminé sur 1,0 g de thréonine, le taux des cendres sulfuriques n'est pas supérieur à 0,1 pour cent.

DOSAGE

Dissolvez 0,100 g de thréonine dans 5 ml d'*acide formique anhydre R*. Ajoutez 30 ml d'*acide acétique anhydre R*. Titrez par l'*acide perchlorique 0,1 M*. Déterminez le point de fin de titrage par potentiométrie (*2.2.20*).

1 ml d'*acide perchlorique 0,1 M* correspond à 11,91 mg de $C_4H_9NO_3$.

CONSERVATION

A l'abri de la lumière.

01/2002:0865

THYM

Thymi herba

DÉFINITION

Le thym est constitué par les feuilles et les fleurs, entières, détachées des tiges préalablement séchées de *Thymus vulgaris* L. ou de *Thymus zygis* L., ou par un mélange de ces 2 espèces. Il contient au minimum 12 ml/kg d'huile essentielle et au minimum 0,5 pour cent *m/m* de phénols volatils, exprimés en thymol ($C_{10}H_{14}O$; M_r 150,2), les deux teneurs étant calculées par rapport à la drogue anhydre.

CARACTÈRES

Le thym a une forte odeur aromatique, rappelant le thymol.

Il présente les caractères macroscopiques et microscopiques décrits aux identifications A et B.

IDENTIFICATION

A. La feuille de *Thymus vulgaris* a généralement une longueur de 4 mm à 12 mm et une largeur de 3 mm au maximum ; elle est sessile ou très brièvement pétiolée. Le limbe est coriace, entier, lancéolé à ovale, recouvert sur les 2 faces d'un indument gris à gris-vert ; le bord est fortement enroulé vers la face abaxiale. La nervure médiane est déprimée à la face adaxiale et très proéminente à la face abaxiale. Le calice est vert, souvent parsemé de violet, tubuleux ; il comporte à son extrémité 2 lèvres dont la supérieure est recourbée et se termine en 3 lobes, et dont l'inférieure, plus longue, a 2 dents ciliées. Le tube du calice, après floraison, est obturé par une couronne de poils longs et raides. La corolle, environ 2 fois plus longue que le calice, est le plus souvent brunâtre à l'état desséché, et faiblement bilabiée.

La feuille de *Thymus zygis* a généralement une longueur de 1,7 mm à 6,5 mm et une largeur de 0,4 mm à 1,2 mm ; elle est aciculée à linéaire-lancéolée et ses bords sont fortement enroulés vers la face abaxiale. Le limbe est concolore, vert à gris-vert, avec une nervure médiane colorée parfois en violet ; ses bords, en particulier au niveau de la partie basale, sont garnis de longs poils blancs. Les fleurs desséchées sont très semblables à celles de *Thymus vulgaris*.

Monographies Q - Z

B. Réduisez le thym en poudre (355). La poudre des 2 espèces est vert-gris à brun-vert. Examinez au microscope en utilisant de la *solution d'hydrate de chloral R*. Les épidermes des feuilles présentent des cellules à parois anticlinales sinueuses, à épaississements en forme de chapelet et des stomates de type diacytique (*2.8.3*) ; de nombreux poils sécréteurs composés de 12 cellules sécrétrices dont la cuticule commune est soulevée par la sécrétion et affecte la forme d'une vésicule globuleuse à ovoïde ; des poils glanduleux à pédicelle unicellulaire et à tête globuleuse à ovoïde ; des poils tecteurs de l'épiderme adaxial, communs aux 2 espèces, à paroi verruqueuse, en forme de dents pointues ; des poils tecteurs verruqueux de l'épiderme abaxial, de plusieurs types : unicellulaires dressés ou légèrement incurvés et bicellulaires ou tricellulaires, articulés, le plus souvent coudés (*Thymus vulgaris*) ; des poils bicellulaires ou tricellulaires, plus ou moins dressés (*Thymus zygis*). Les fragments du calice sont recouverts par de nombreux poils articulés, unisériés, formés de 5 ou 6 cellules, à parois faiblement striées. Les fragments de la corolle portent de nombreux poils tecteurs unisériés, souvent collabés et des poils sécréteurs composés généralement de 12 cellules. Les grains de pollen, relativement rares, sont sphériques, lisses, à 6 pores germinatifs en fente et mesurent 35 µm environ de diamètre. La poudre de *Thymus zygis* contient, en outre, de nombreux faisceaux épais de fibres provenant des nervures principales et des fragments de tiges.

C. Opérez par chromatographie sur couche mince (*2.2.27*) en utilisant une plaque recouverte d'un gel de silice approprié contenant un indicateur de fluorescence dont l'intensité est maximale à 254 nm.

Solution à examiner. A 1,0 g de thym pulvérisé (355), ajoutez 5 ml de *chlorure de méthylène R* et agitez pendant 3 min. Filtrez sur 2 g environ de *sulfate de sodium anhydre R*. Utilisez le filtrat comme solution à examiner.

Solution témoin. Dissolvez 5 mg de *thymol R* et 10 µl de *carvacrol R* dans 10 ml de *chlorure de méthylène R*.

Déposez séparément sur la plaque, en bandes, 20 µl de chaque solution. Développez 2 fois sur un parcours de 12 cm avec du *chlorure de méthylène R*. Laissez sécher la plaque à l'air. Examinez en lumière ultraviolette à 254 nm. Marquez les zones d'atténuation de fluorescence. Les chromatogrammes obtenus avec la solution témoin et avec la solution à examiner présentent en leur milieu une bande d'atténuation de fluorescence due au thymol. Le chromatogramme obtenu avec la solution à examiner présente, un peu au-dessus de la bande due au thymol, une autre bande d'atténuation de fluorescence, beaucoup plus marquée et quelques bandes d'atténuation de fluorescence dans le tiers inférieur du chromatogramme. Pulvérisez 10 ml de *solution d'aldéhyde anisique R* pour une plaque de 200 mm de côté. Chauffez la plaque à 100-105 °C pendant 10 min. Le chromatogramme obtenu avec la solution témoin présente en son milieu une bande rose-brun correspondant au thymol et, immédiatement au-dessous, une bande violet clair correspondant au carvacrol. Le chromatogramme obtenu avec la solution à examiner présente en son milieu ces 2 bandes plus ou moins prononcées, en fonction de l'espèce examinée. Entre ces bandes et la ligne de départ, 4 bandes d'intensité similaire sont visibles ; par ordre décroissant de la valeur R_f ces bandes sont : rose, violet (cinéole et linalol), brun-gris (bornéol) et bleu-violet. Près du front du solvant, une bande intense rouge-violet à violet-gris est visible. D'autres bandes, proches de la ligne de départ, sont également visibles.

ESSAI

Eléments étrangers (*2.8.2*). Le thym ne contient pas plus de 10 pour cent de tiges dont le diamètre ne dépasse pas 1 mm et dont la longueur ne dépasse pas 15 mm. Des feuilles portant de longs poils à leur base et faiblement pubescentes aux autres parties, ne sont pas présentes (*Thymus serpyllum* L.).

Teneur en eau (*2.2.13*). Déterminée par entraînement sur 20,0 g de thym pulvérisé (355), la teneur en eau n'est pas supérieure à 100 ml/kg.

Cendres totales (*2.4.16*). Le taux des cendres totales n'est pas supérieur à 15,0 pour cent.

Cendres insolubles dans l'acide chlorhydrique (*2.8.1*). Le taux des cendres insolubles dans l'acide chlorhydrique n'est pas supérieur à 3,0 pour cent.

DOSAGE

Huile essentielle. Effectuez la détermination des huiles essentielles dans les drogues végétales (*2.8.12*). Utilisez 30,0 g de thym, un ballon de 1000 ml et 400 ml d'*eau R* comme liquide d'entraînement. Distillez à un débit de 2 ml/min à 3 ml/min pendant 2 h, sans *xylène R* dans le tube gradué.

Phénols. En prenant soin de transférer le moins possible d'eau, transvasez l'huile essentielle obtenue lors du dosage des huiles essentielles dans un ballon jaugé de 50 ml à l'aide de petites quantités d'*alcool à 90 pour cent V/V R* en rinçant le tube gradué de l'appareil et complétez à 50,0 ml avec le même solvant. A 5,0 ml de solution, ajoutez 40 ml d'*alcool à 90 pour cent V/V R* et complétez à 100,0 ml avec de l'*eau R*. Placez 5,0 ml de cette solution dans une ampoule à décantation et ajoutez 45 ml d'*eau R*, 0,5 ml d'*ammoniaque diluée R2* et 1 ml d'une solution d'*aminopyrazolone R* à 20 g/l. Mélangez et ajoutez 4 ml d'une solution récemment préparée de *ferricyanure de potassium R* à 20 g/l et mélangez à nouveau. Laissez reposer pendant 5 min, ajoutez 25 ml de *chlorure de méthylène R* et agitez. Séparez la couche de chlorure de méthylène et filtrez sur un tampon de coton, imbibé de *chlorure de méthylène R*, dans un ballon jaugé de 100 ml. Agitez la couche aqueuse avec 2 fois 25 ml de *chlorure de méthylène R* et avec 10 ml de *chlorure de méthylène R*. Filtrez les couches de chlorure de méthylène sur le tampon de coton, rincez le tampon avec du *chlorure de méthylène R* et complétez à 100,0 ml avec le même solvant. Mesurez l'absorbance (*2.2.25*) à 450 nm en utilisant le *chlorure de méthylène R* comme liquide de compensation.

Calculez la teneur pour cent en phénols, exprimée en thymol, en prenant 805 comme absorbance spécifique.

CONSERVATION

A l'abri de la lumière et de l'humidité.

01/2002:1374

THYM (HUILE ESSENTIELLE DE)

Thymi aetheroleum

DÉFINITION

L'huile essentielle de thym est obtenue par entraînement à la vapeur d'eau des parties aériennes fleuries fraîches de *Thymus vulgaris* L., de *T. zygis* Loefl. ex L. ou d'un mélange des 2 espèces.

CARACTÈRES

Liquide mobile, limpide, de couleur jaune à brun-rouge très foncé et d'odeur caractéristique, aromatique, épicée, rappelant celle du thymol, miscible à l'éthanol, à l'éther et à l'éther de pétrole.

IDENTIFICATION

Première identification : B.

Seconde identification : A.

A. Opérez par chromatographie sur couche mince (*2.2.27*) en utilisant une plaque recouverte d'un gel de silice approprié.

   Solution à examiner. Dissolvez 0,2 g d'huile essentielle de thym dans du *pentane R* et complétez à 10 ml avec le même solvant.

   Solution témoin. Dissolvez 0,15 g de *thymol R*, 25 µl de *terpinén-4-ol R* et 40 µl de *linalol R* dans du *pentane R* et complétez à 10 ml avec le même solvant.

   Déposez séparément sur la plaque, en bandes, 20 µl de chaque solution. Développez sur un parcours de 15 cm avec un mélange de 5 volumes d'*acétate d'éthyle R* et de 95 volumes de *toluène R*. Laissez sécher la plaque à l'air. Pulvérisez de la *solution d'aldéhyde anisique R*. Chauffez la plaque à 100-105 °C pendant 5 min à 10 min tout en l'observant. Examinez les chromatogrammes à la lumière du jour. Le chromatogramme obtenu avec la solution à examiner présente trois bandes semblables quant à leur position et leur coloration à celles du chromatogramme obtenu avec la solution témoin : une bande violette correspondant au terpinén-4-ol, une bande violette correspondant au linalol et une bande rose-brun correspondant au thymol et immédiatement dessous, une bande violet pâle correspondant au carvacrol. Le chromatogramme obtenu avec la solution à examiner présente également une bande importante, violette, au front du solvant (hydrocarbures).

B. Examinez les chromatogrammes obtenus dans l'essai du profil chromatographique. Les pics principaux du chromatogramme obtenu avec la solution à examiner sont semblables, quant à leur temps de rétention, aux pics du chromatogramme obtenu avec la solution témoin.

ESSAI

Densité (*2.2.5*) : 0,915 à 0,935.

Indice de réfraction (*2.2.6*) : 1,490 à 1,505.

Profil chromatographique. Opérez par chromatographie en phase gazeuse (*2.2.28*).

Solution à examiner. Huile essentielle de thym à examiner.

Solution témoin. Dissolvez 0,15 g de *β-myrcène R*, 0,1 g de *γ-terpinène R*, 0,1 g de *p-cymène R*, 0,1 g de *linalol R*, 0,2 g de *terpinén-4-ol R*, 0,2 g de *thymol R* et 0,05 g de *carvacrol R* dans 5 ml d'*hexane R*.

La chromatographie peut être réalisée en utilisant :

- une colonne de silice fondue, d'une longueur de 25 m à 60 m et d'un diamètre intérieur de 0,3 mm environ, recouverte de *macrogol 20 000 R*,
- comme gaz vecteur, de l'*hélium pour chromatographie R*,
- un détecteur à ionisation de flamme,
- un rapport de division 1:100,

en maintenant la température de la colonne à 60 °C pendant 15 min, puis en l'augmentant de 3 °C par min jusqu'à 180 °C et en la maintenant à 180 °C ; en maintenant la température de la chambre à injection à 200 °C environ et celle du détecteur à 220 °C.

Injectez 0,2 µl environ de solution témoin. Lorsque les chromatogrammes sont enregistrés dans les conditions prescrites, les constituants éluent dans l'ordre donné pour la préparation de la solution témoin. Notez les temps de rétention de ces substances.

L'essai n'est valable que si :

- le nombre de plateaux théoriques calculé sur le pic du *p*-cymène à 80 °C n'est pas inférieur à 30 000,
- la résolution entre les pics correspondant respectivement au thymol et au carvacrol n'est pas inférieure à 1,5.

Injectez 0,2 µl environ de solution à examiner. A l'aide des temps de rétention déterminés avec le chromatogramme obtenu avec la solution témoin, localisez sur le chromatogramme obtenu avec la solution à examiner, les composants de la solution témoin. Ne tenez pas compte du pic dû à l'hexane.

Déterminez la teneur pour cent de ces composants par le procédé de normalisation. Ces teneurs sont comprises entre les valeurs suivantes :

- β-myrcène : 1,0 pour cent à 3,0 pour cent
- γ-terpinène : 5,0 pour cent à 10,0 pour cent
- *p*-cymène : 15,0 pour cent à 28,0 pour cent
- linalol : 4,0 pour cent à 6,5 pour cent
- terpinén-4-ol : 0,2 pour cent à 2,5 pour cent
- thymol : 36,0 pour cent à 55,0 pour cent
- carvacrol : 1,0 pour cent à 4,0 pour cent

CONSERVATION

En récipient étanche et bien rempli, à l'abri de la lumière et de la chaleur.

Le chromatogramme suivant est publié à titre d'information.

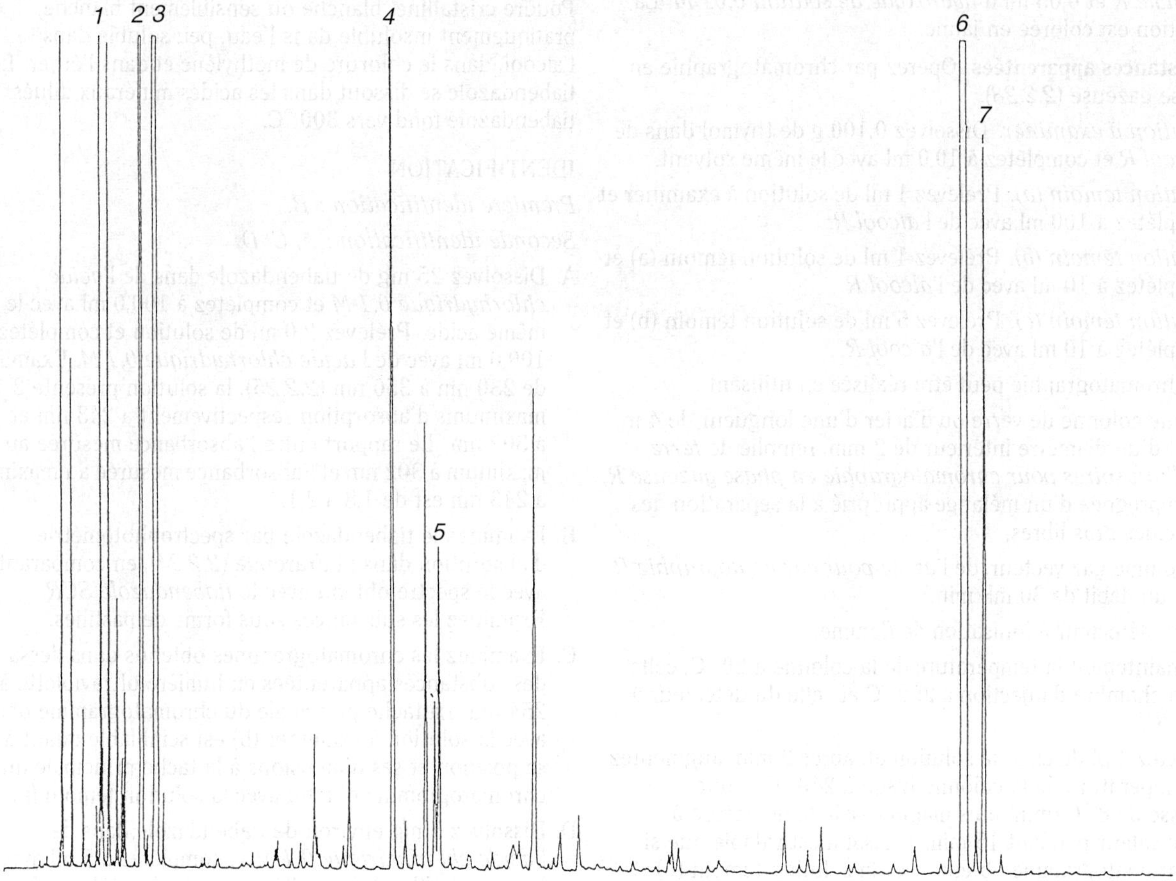

1. β-myrcène
2. γ-terpinène
3. *p*-cymène
4. linalol
5. terpinén-4-ol
6. thymol
7. carvacrol

Figure 1374.-1. – *Chromatogramme type de l'huile essentielle de thym (essai du profil chromatographique)*

01/2002:0791

THYMOL

Thymolum

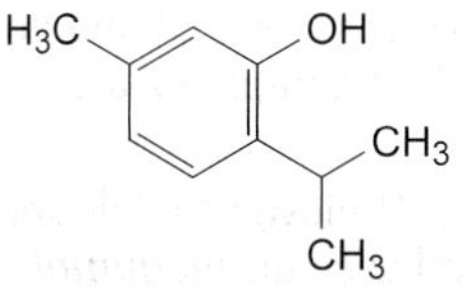

$C_{10}H_{14}O$ M_r 150,2

DÉFINITION

Le thymol est le 5-méthyl-2-(méthyléthyl)phénol.

CARACTÈRES

Cristaux incolores, très peu solubles dans l'eau, très solubles dans l'alcool et dans l'éther, facilement solubles dans les huiles essentielles et dans les huiles grasses, assez solubles dans le glycérol. Le thymol se dissout dans les solutions diluées d'hydroxydes alcalins.

IDENTIFICATION

Première identification : B.

Seconde identification : A, C, D.

A. Le point de fusion (*2.2.14*) du thymol est de 48 °C à 52 °C.

B. Examinez le thymol par spectrophotométrie d'absorption dans l'infrarouge (*2.2.24*), en comparant avec le spectre obtenu avec le *thymol SCR*.

C. Dissolvez en chauffant 0,2 g de thymol dans 2 ml de *solution diluée d'hydroxyde de sodium R*. Ajoutez 0,2 ml de *chloroforme R* et chauffez au bain-marie. Il se développe une coloration violette.

D. Dissolvez 2 mg environ de thymol dans 1 ml d'*acide acétique anhydre R*. Ajoutez 0,15 ml d'*acide sulfurique R* et 0,05 ml d'*acide nitrique R*. Il se développe une coloration vert-bleu.

ESSAI

Aspect de la solution. Dissolvez 1,0 g de thymol dans 10 ml de *solution diluée d'hydroxyde de sodium R*. La solution n'est pas plus fortement opalescente que la suspension témoin IV (*2.2.1*) et elle n'est pas plus fortement colorée que la solution témoin R_6 (*2.2.2, Procédé II*).

Acidité. Dans une fiole conique de 100 ml à bouchon rodé, introduisez 1,0 g de thymol et 20 ml d'*eau R*. Chauffez à ébullition jusqu'à dissolution complète, refroidissez, bouchez la fiole et agitez vigoureusement pendant 1 min. Ajoutez quelques cristaux de thymol pour amorcer la cristallisation, agitez de nouveau vigoureusement pendant 1 min et filtrez.

Monographies Q - Z

A 5 ml du filtrat, ajoutez 0,05 ml de *solution de rouge de méthyle R* et 0,05 ml d'*hydroxyde de sodium 0,01 M*. La solution est colorée en jaune.

Substances apparentées. Opérez par chromatographie en phase gazeuse (*2.2.28*).

Solution à examiner. Dissolvez 0,100 g de thymol dans de l'*alcool R* et complétez à 10,0 ml avec le même solvant.

Solution témoin (a). Prélevez 1 ml de solution à examiner et complétez à 100 ml avec de l'*alcool R*.

Solution témoin (b). Prélevez 1 ml de solution témoin (a) et complétez à 10 ml avec de l'*alcool R*.

Solution témoin (c). Prélevez 5 ml de solution témoin (b) et complétez à 10 ml avec de l'*alcool R*.

La chromatographie peut être réalisée en utilisant :

– une colonne de verre ou d'acier d'une longueur de 4 m et d'un diamètre intérieur de 2 mm, remplie de *terre d'infusoires pour chromatographie en phase gazeuse R*, imprégnée d'un mélange approprié à la séparation des acides gras libres,
– comme gaz vecteur, de l'*azote pour chromatographie R*, à un débit de 30 ml/min,
– un détecteur à ionisation de flamme,

en maintenant la température de la colonne à 80 °C, celle de la chambre d'injection à 250 °C et celle du détecteur à 300 °C.

Injectez 1 µl de chaque solution et, après 2 min, augmentez la température de la colonne jusqu'à 240 °C, à une vitesse de 8 °C/min, puis maintenez la température à cette valeur pendant 15 min. L'essai n'est valable que si le chromatogramme obtenu avec la solution témoin (b) présente un pic dont le rapport signal/bruit n'est pas inférieur à 5. S'il apparaît d'autres pics que le pic principal dans le chromatogramme obtenu avec la solution à examiner, la somme de leur surface n'est pas supérieure à la surface du pic principal du chromatogramme obtenu avec la solution témoin (a) (1,0 pour cent). Ne tenez pas compte des pics dont la surface est inférieure à celle du pic principal du chromatogramme obtenu avec la solution témoin (c).

Résidu à l'évaporation. Evaporez au bain-marie 2,00 g de thymol, puis chauffez à l'étuve à 100-105 °C pendant 1 h. La masse du résidu n'est pas supérieure à 1,0 mg (0,05 pour cent).

CONSERVATION

A l'abri de la lumière.

01/2002:0866

TIABENDAZOLE

Tiabendazolum

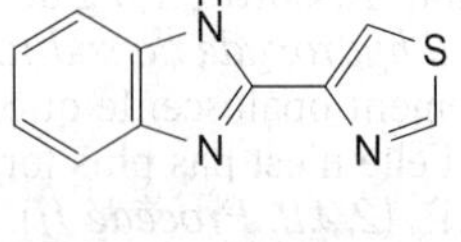

$C_{10}H_7N_3S$ M_r 201,2

DÉFINITION

Le tiabendazole contient au minimum 98,0 pour cent et au maximum l'équivalent de 101,0 pour cent de 2-(thiazol-4-yl)-1*H*-benzimidazole, calculé par rapport à la substance anhydre.

CARACTÈRES

Poudre cristalline, blanche ou sensiblement blanche, pratiquement insoluble dans l'eau, peu soluble dans l'alcool, dans le chlorure de méthylène et dans l'éther. Le tiabendazole se dissout dans les acides minéraux dilués. Le tiabendazole fond vers 300 °C.

IDENTIFICATION

Première identification : B.

Seconde identification : A, C, D.

A. Dissolvez 25 mg de tiabendazole dans de l'*acide chlorhydrique 0,1 M* et complétez à 100,0 ml avec le même acide. Prélevez 2,0 ml de solution et complétez à 100,0 ml avec de l'*acide chlorhydrique 0,1 M*. Examinée de 230 nm à 350 nm (*2.2.25*), la solution présente 2 maximums d'absorption respectivement à 243 nm et à 302 nm. Le rapport entre l'absorbance mesurée au maximum à 302 nm et l'absorbance mesurée au maximum à 243 nm est de 1,8 à 2,1.

B. Examinez le tiabendazole par spectrophotométrie d'absorption dans l'infrarouge (*2.2.24*), en comparant avec le spectre obtenu avec le *tiabendazole SCR*. Examinez les substances sous forme de pastilles.

C. Examinez les chromatogrammes obtenus dans l'essai des substances apparentées en lumière ultraviolette à 254 nm. La tache principale du chromatogramme obtenu avec la solution à examiner (b) est semblable quant à sa position et ses dimensions à la tache principale du chromatogramme obtenu avec la solution témoin (a).

D. Dissolvez 5 mg environ de tiabendazole dans de l'*acide chlorhydrique 0,1 M* et complétez à 5 ml avec le même acide. Ajoutez 3 mg de *dichlorhydrate de p-phénylènediamine R* et agitez jusqu'à dissolution. Ajoutez 0,1 g de *poudre de zinc R*, mélangez, laissez reposer pendant 2 min et ajoutez 5 ml de *solution de sulfate ferrique et d'ammonium R2*. Il se développe une coloration violet-bleu.

ESSAI

Substances apparentées. Opérez par chromatographie sur couche mince (*2.2.27*) en utilisant une plaque recouverte de *gel de silice HF_{254} R*.

Solution à examiner (a). Dissolvez 0,10 g de tiabendazole dans du *méthanol R* et complétez à 10 ml avec le même solvant.

Solution à examiner (b). Prélevez 2 ml de solution à examiner (a) et complétez à 20 ml avec du *méthanol R*.

Solution témoin (a). Dissolvez 20 mg de *tiabendazole SCR* dans du *méthanol R* et complétez à 20 ml avec le même solvant.

Solution témoin (b). Prélevez 1 ml de solution à examiner (b) et complétez à 10 ml avec du *méthanol R*.

Solution témoin (c). Prélevez 1 ml de solution à examiner (b) et complétez à 25 ml avec du *méthanol R*.

Déposez séparément sur la plaque 20 µl de chaque solution. Développez sur un parcours de 15 cm avec un mélange de 2,5 volumes d'*eau R*, de 10 volumes d'*acétone R*, de 25 volumes d'*acide acétique glacial R* et de 62,5 volumes de *toluène R*. Laissez sécher la plaque à l'air. Examinez en lumière ultraviolette à 254 nm. S'il apparaît d'autres taches que la tache principale dans le chromatogramme obtenu avec la solution à examiner (a), aucune d'entre elles n'est plus intense que la tache du chromatogramme obtenu avec la solution témoin (b) (1,0 pour cent) et une seule d'entre elles peut être plus intense que la tache du chromatogramme obtenu avec la solution témoin (c) (0,4 pour cent).

***o*-Phénylènediamine**. Dans une fiole à bouchon rodé, introduisez 5,0 g de tiabendazole. Ajoutez 25 ml d'un mélange de 1 volume de *méthanol R* et de 2 volumes d'*eau R*. Agitez pendant 3 min. Filtrez sous vide sur verre fritté (16). A 10 ml de filtrat, ajoutez 0,5 ml d'*acide chlorhydrique R* et 0,5 ml d'*acétylacétone R* et agitez jusqu'à obtention d'une solution limpide. La solution n'est pas plus fortement colorée que la solution témoin R_7 (*2.2.2, Procédé I*) (10 ppm).

Métaux lourds (*2.4.8*). 1,0 g de tiabendazole satisfait à l'essai limite D des métaux lourds (20 ppm). Préparez le témoin avec 2 ml de *solution à 10 ppm de plomb (Pb) R*.

Teneur en eau (*2.5.12*). Déterminée par semi-microdosage sur 1,00 g de tiabendazole, la teneur en eau n'est pas supérieure à 0,5 pour cent.

Cendres sulfuriques (*2.4.14*). Déterminé sur 1,0 g de tiabendazole, le taux des cendres sulfuriques n'est pas supérieur à 0,2 pour cent.

DOSAGE

Dissolvez 0,150 g de tiabendazole dans 30 ml d'*acide acétique anhydre R*. Titrez par l'*acide perchlorique 0,1 M*. Déterminez le point de fin de titrage par potentiométrie (*2.2.20*).

1 ml d'*acide perchlorique 0,1 M* correspond à 20,12 mg de $C_{10}H_7N_3S$.

CONSERVATION

A l'abri de la lumière.

IMPURETÉS

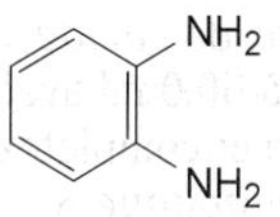

A. benzène-1,2-diamine.

01/2002:1575

TIAPRIDE (CHLORHYDRATE DE)

Tiapridi hydrochloridum

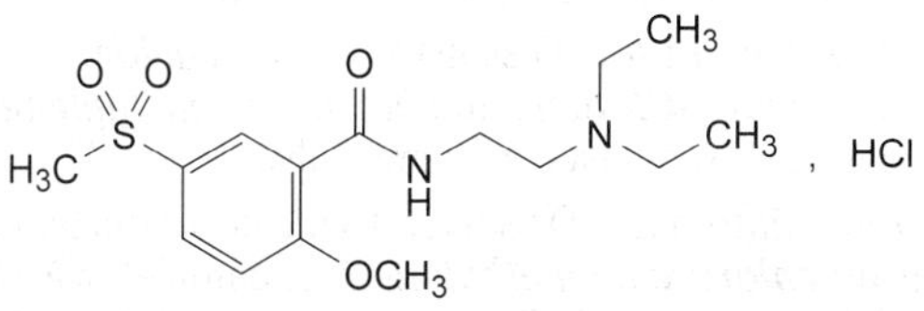

$C_{15}H_{25}ClN_2O_4S$ M_r 364,9

DÉFINITION

Le chlorhydrate de tiapride contient au minimum 98,5 pour cent et au maximum l'équivalent de 101,0 pour cent de chlorhydrate de *N*-[2-(diéthylamino)éthyl]-2-méthoxy-5-(méthylsulfonyl)benzamide, calculé par rapport à la substance desséchée.

CARACTÈRES

Poudre cristalline, blanche ou sensiblement blanche, très soluble dans l'eau, soluble dans le méthanol, peu soluble dans l'éthanol.

IDENTIFICATION

A. Examinez le chlorhydrate de tiapride par spectrophotométrie d'absorption dans l'infrarouge (*2.2.24*), en comparant avec le spectre obtenu avec le *chlorhydrate de tiapride SCR*. Examinez les substances sous forme de pastilles.

B. La solution S (voir Essai) donne la réaction (a) des chlorures (*2.3.1*).

ESSAI

Solution S. Dissolvez 2,5 g de chlorhydrate de tiapride dans de l'*eau exempte de dioxyde de carbone R* et complétez à 50,0 ml avec le même solvant.

Aspect de la solution. La solution S est limpide (*2.2.1*). L'absorbance (*2.2.25*) de la solution S, mesurée à 450 nm, n'est pas supérieure à 0,030.

Détermination du pH (*2.2.3*). Le pH de la solution S est de 4,0 à 6,0.

Impureté C. Opérez par chromatographie sur couche mince (*2.2.27*) en utilisant une *plaque au gel de silice G pour CCM R*.

Solution à examiner. Dissolvez 0,400 g de chlorhydrate de tiapride dans du *méthanol R* et complétez à 10 ml avec le même solvant.

Solution témoin. Dissolvez 20,0 mg d'*impureté E de métoclopramide SCR* (impureté C de tiapride) dans du *méthanol R* et complétez à 50 ml avec le même solvant. Prélevez 2,0 ml de cette solution et complétez à 20 ml avec du *méthanol R*.

Déposez sur la plaque 10 µl de solution à examiner et 10 µl de solution témoin. Développez sur un parcours de 12 cm avec un mélange de 2 volumes d'*ammoniaque concentrée R*, de 10 volumes de *dioxane R*, de 14 volumes de *méthanol R* et de 90 volumes de *chlorure de méthylène R*. Laissez sécher la plaque à l'air. Pulvérisez la plaque avec une solution de *ninhydrine R* à 2 g/l dans du *butanol R*. Chauffez à 100 °C pendant 15 min. S'il apparaît une tache correspondant à l'impureté C dans le chromatogramme obtenu avec la solution à examiner, elle n'est pas plus intense que celle du chromatogramme obtenu avec la solution témoin (0,1 pour cent).

Substances apparentées. Opérez par chromatographie liquide (*2.2.29*).

Solution à examiner. Dissolvez 0,100 g de chlorhydrate de tiapride dans la phase mobile et complétez à 100,0 ml avec la phase mobile.

Solution témoin (a). Prélevez 1,0 ml de solution à examiner et complétez à 10,0 ml avec la phase mobile. Prélevez 1,0 ml de cette solution et complétez à 100,0 ml avec la phase mobile.

Solution témoin (b). Dissolvez 5,0 mg de *chlorhydrate de tiapride SCR* et 5,0 mg de *tiapride N-oxyde SCR* dans la phase mobile et complétez à 100,0 ml avec la phase mobile.

La chromatographie peut être réalisée en utilisant :

– une colonne d'acier inoxydable, d'une longueur de 0,25 m et d'un diamètre intérieur de 4,6 mm, remplie de *gel de silice octylsilylé pour chromatographie R* (5 µm),
– comme phase mobile, à un débit de 1,5 ml/min, une solution préparée comme suit : dissolvez 5,44 g de *phosphate monopotassique R* et 0,08 g d'*octanesulfonate de sodium R* dans 780 ml d'*eau R*, ajustez à pH 2,7 avec de l'*acide phosphorique R* et complétez à 800 ml avec de l'*eau R* ; ajoutez 150 ml de *méthanol R* et 50 ml d'*acétonitrile R* et mélangez,
– comme détecteur, un spectrophotomètre réglé à 240 nm,

en maintenant la température de la colonne à 40 °C.

Injectez 10 µl de solution témoin (b). L'essai n'est valable que si la résolution entre les pics du tiapride (temps de rétention : 9 min environ) et du tiapride *N*-oxyde (temps de rétention : 13 min environ) n'est pas inférieure à 4,0.

Injectez 10 µl de solution à examiner. Continuez la chromatographie pendant 3 fois le temps de rétention du tiapride. S'il apparaît, dans le chromatogramme obtenu avec la solution à examiner, d'autres pics que le pic principal, la surface d'aucun d'entre eux n'est supérieure à la surface du pic principal du chromatogramme obtenu avec la solution témoin (a) (0,1 pour cent) et la somme de leur surface n'est pas supérieure à 3 fois la surface du pic principal du chromatogramme obtenu avec la solution témoin (a) (0,3 pour cent). Ne tenez pas compte des pics dont la surface est inférieure à la moitié de la surface du pic principal du chromatogramme obtenu avec la solution témoin (a) (0,05 pour cent).

Métaux lourds (*2.4.8*). 1,0 g de chlorhydrate de tiapride satisfait à l'essai limite A des métaux lourds (20 ppm). Préparez le témoin avec la *solution à 2 ppm de plomb (Pb) R*.

Perte à la dessiccation (*2.2.32*). Déterminée à l'étuve à 100-105 °C sur 1,000 g de chlorhydrate de tiapride, la perte à la dessiccation n'est pas supérieure à 0,5 pour cent.

Cendres sulfuriques (*2.4.14*). Déterminé sur 1,0 g de chlorhydrate de tiapride, le taux des cendres sulfuriques n'est pas supérieur à 0,1 pour cent.

DOSAGE

Dissolvez 0,300 g de chlorhydrate de tiapride dans 20 ml d'*acide acétique anhydre R* et ajoutez à 20 ml d'*anhydride acétique R*. Titrez par de l'*acide perchlorique 0,1 M*. Déterminez le point de fin de titrage par potentiométrie (*2.2.20*).

1 ml d'*acide perchlorique 0,1 M* correspond à 36,49 mg de $C_{15}H_{25}ClN_2O_4S$.

IMPURETÉS

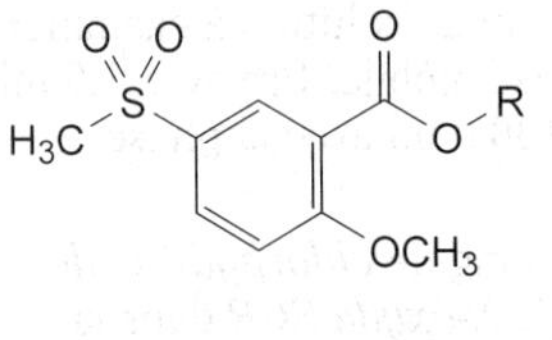

A. R = CH_3 : 2-méthoxy-5-(méthylsulfonyl)benzoate de méthyle,

B. R = H : acide 2-méthoxy-5-(méthylsulfonyl)benzoïque,

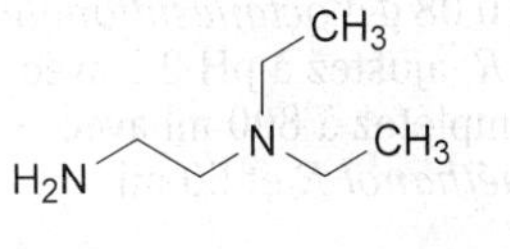

C. *N,N*-diéthyléthane-1,2-diamine.

01/2002:1157

TIAPROFÉNIQUE (ACIDE)

Acidum tiaprofenicum

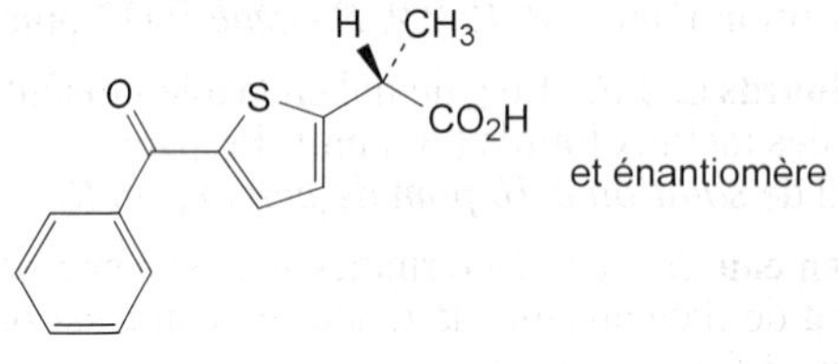

$C_{14}H_{12}O_3S$ M_r 260,3

DÉFINITION

L'acide tiaprofénique contient au minimum 99,0 pour cent et au maximum l'équivalent de 101,0 pour cent d'acide (2*RS*)-2-(5-benzoylthiophén-2-yl)propanoïque, calculé par rapport à la substance desséchée.

CARACTÈRES

Poudre cristalline, blanche ou sensiblement blanche, pratiquement insoluble dans l'eau, facilement soluble dans l'acétone, dans l'alcool et dans le chlorure de méthylène.

IDENTIFICATION

Première identification : C.

Seconde identification : A, B, D.

A. Le point de fusion (*2.2.14*) de l'acide tiaprofénique est de 95 °C à 99 °C.

B. Dissolvez 25,0 mg d'acide tiaprofénique dans de l'*acide chlorhydrique éthanolique R* et complétez à 50,0 ml avec le même solvant. Prélevez 1,0 ml de solution et complétez à 50,0 ml avec de l'*acide chlorhydrique éthanolique R*. Examinée de 220 nm à 350 nm (*2.2.25*), la solution présente un épaulement à 262 nm et un maximum d'absorption à 305 nm. L'absorbance spécifique au maximum est de 550 à 590.

C. Examinez l'acide tiaprofénique par spectrophotométrie d'absorption dans l'infrarouge (*2.2.24*), en comparant avec le spectre obtenu avec l'*acide tiaprofénique SCR*.

D. Opérez par chromatographie sur couche mince (*2.2.27*) en utilisant une *plaque au gel de silice F_{254} pour CCM R*.

Solution à examiner. Dissolvez 10 mg d'acide tiaprofénique dans du *chlorure de méthylène R* et complétez à 10 ml avec le même solvant.

Solution témoin (a). Dissolvez 10 mg d'*acide tiaprofénique SCR* dans du *chlorure de méthylène R* et complétez à 10 ml avec le même solvant.

Solution témoin (b). Dissolvez 10 mg de *kétoprofène SCR* dans du *chlorure de méthylène R* et complétez à 10 ml avec le même solvant. Prélevez 1 ml de solution et complétez à 2 ml avec la solution témoin (a).

Déposez sur la plaque 10 µl de chaque solution. Développez sur un parcours de 15 cm avec un mélange de 1 volume d'*acide acétique R*, de 20 volumes de *chlorure de méthylène R* et de 80 volumes d'*acétone R*. Laissez sécher la plaque à l'air. Examinez en lumière ultraviolette à 254 nm. La tache principale du chromatogramme obtenu avec la solution à examiner est semblable quant à sa position et ses dimensions à la tache principale du chromatogramme obtenu avec la solution témoin (a). L'identification n'est valable que si le chromatogramme obtenu avec la solution témoin (b) présente 2 taches principales nettement séparées.

ESSAI

Aspect de la solution. Dissolvez 2,0 g d'acide tiaprofénique dans de l'*alcool R* et complétez à 20 ml avec le même solvant. La solution est limpide (*2.2.1*) et n'est pas plus fortement colorée que la solution témoin J_6 (*2.2.2, Procédé II*).

Angle de rotation optique (*2.2.7*). Dissolvez 0,50 g d'acide tiaprofénique dans de l'*acétate d'éthyle R* et complétez à 10,0 ml avec le même solvant. L'angle de rotation optique est de – 0,10° à + 0,10°.

Substances apparentées. Opérez par chromatographie liquide (*2.2.29*).

Solution à examiner. Dissolvez 20,0 mg d'acide tiaprofénique dans la phase mobile et complétez à 20,0 ml avec la phase mobile.

Solution témoin (a). Prélevez 1,0 ml de solution à examiner et complétez à 50,0 ml avec la phase mobile. Prélevez 1,0 ml de solution et complétez à 10,0 ml avec la phase mobile.

Solution témoin (b). Prélevez 5,0 ml de solution témoin (a) et complétez à 10,0 ml avec la phase mobile.

Solution témoin (c). Dissolvez 10,0 mg d'*impureté C d'acide tiaprofénique SCR* dans la phase mobile et complétez à 100,0 ml avec la phase mobile. Prélevez 1,0 ml de solution et complétez à 50,0 ml avec la phase mobile.

Solution témoin (d). Prélevez 1,0 ml de solution témoin (a) et complétez à 2,0 ml avec la solution témoin (c).

La chromatographie peut être réalisée en utilisant :

- une colonne d'acier inoxydable, d'une longueur de 0,25 m et d'un diamètre intérieur de 4,6 mm, remplie de *gel de silice pour chromatographie R* (5 µm),
- comme phase mobile, à un débit de 1 ml/min, un mélange de 0,25 volume d'*eau R*, de 20 volumes d'*acide acétique glacial R*, de 500 volumes d'*hexane R* et de 500 volumes de *chlorure de méthylène R*. Ajoutez l'eau à l'acide acétique, puis l'hexane et le chlorure de méthylène. Traitez le mélange aux ultrasons pendant 2 min. Ne dégazez pas avec de l'hélium en cours d'essai,
- comme détecteur, un spectrophotomètre réglé à 250 nm.

Injectez 20 µl de solution témoin (d). Lorsque les chromatogrammes sont enregistrés dans les conditions prescrites, les temps de rétention relatifs par rapport à l'acide tiaprofénique sont de 0,19 pour l'impureté A, de 0,43 pour l'impureté B et de 0,86 pour l'impureté C.

Ajustez la sensibilité du système de façon que les hauteurs des pics principaux dans le chromatogramme obtenu avec la solution témoin (d) représentent au moins 50 pour cent de l'échelle totale de l'enregistreur. L'essai n'est valable que si, dans le chromatogramme obtenu, la résolution entre les pics correspondant à l'acide tiaprofénique et à l'impureté C de l'acide tiaprofénique n'est pas inférieure à 3,0.

Injectez 20 µl de solution à examiner, 20 µl de solution témoin (a), 20 µl de solution témoin (b) et 20 µl de solution témoin (c). Continuez la chromatographie de la solution à examiner pendant 2 fois le temps de rétention de l'acide tiaprofénique. S'il apparaît, dans le chromatogramme obtenu avec la solution à examiner, un pic correspondant à l'impureté C, sa surface n'est pas supérieure à la surface du pic correspondant dans le chromatogramme obtenu avec la solution témoin (c) (0,2 pour cent). S'il apparaît, dans le chromatogramme obtenu avec la solution à examiner, d'autres pics que le pic principal et un pic correspondant à l'impureté C, leur surface n'est pas supérieure à la surface du pic principal dans le chromatogramme obtenu avec la solution témoin (b) (0,1 pour cent). La somme de la surface de tous les pics, à l'exception du pic principal et du pic correspondant à l'impureté C, dans le chromatogramme obtenu avec la solution à examiner, n'est pas supérieure à 1,5 fois la surface du pic principal dans le chromatogramme obtenu avec la solution témoin (a) (0,3 pour cent). Ne tenez pas compte des pics dont la surface est inférieure à la moitié de la surface du pic principal dans le chromatogramme obtenu avec la solution témoin (b).

Métaux lourds (*2.4.8*). 2,0 g d'acide tiaprofénique satisfont à l'essai limite C des métaux lourds (10 ppm). Préparez le témoin avec 2 ml de *solution à 10 ppm de plomb (Pb) R*.

Perte à la dessiccation (*2.2.32*). Déterminée à l'étuve à 60 °C sous une pression ne dépassant pas 0,7 kPa pendant 3 h sur 1,000 g d'acide tiaprofénique, la perte à la dessiccation n'est pas supérieure à 0,5 pour cent.

Cendres sulfuriques (*2.4.14*). Déterminé sur 1,0 g d'acide tiaprofénique, le taux des cendres sulfuriques n'est pas supérieur à 0,1 pour cent.

DOSAGE

Dissolvez 0,250 g d'acide tiaprofénique dans 25 ml d'*alcool R*. Ajoutez 25 ml d'*eau R*. Titrez par l'*hydroxyde de sodium 0,1 M* en présence de 0,5 ml de *solution de phénolphtaléine R*.

1 ml d'*hydroxyde de sodium 0,1 M* correspond à 26,03 mg de $C_{14}H_{12}O_3S$.

CONSERVATION

A l'abri de la lumière.

IMPURETÉS

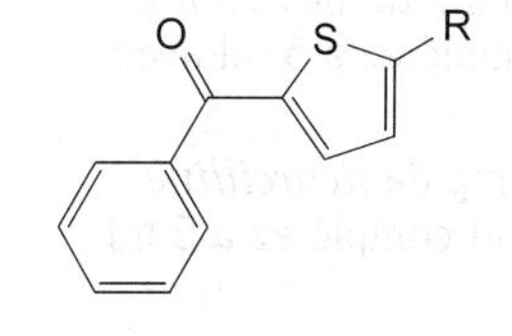

A. R = C_2H_5 : (5-éthylthiophén-2-yl)phénylméthanone,

B. R = $CO\text{-}CH_3$: 1-(5-benzoylthiophén-2-yl)éthanone,

F. R = Br : (5-bromothiophén-2-yl)phénylméthanone,

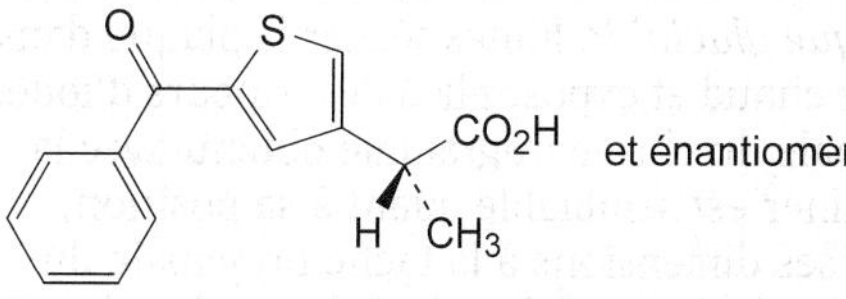

C. acide (2*RS*)-2-(5-benzoylthiophén-3-yl)propanoïque,

D. acide benzoïque,

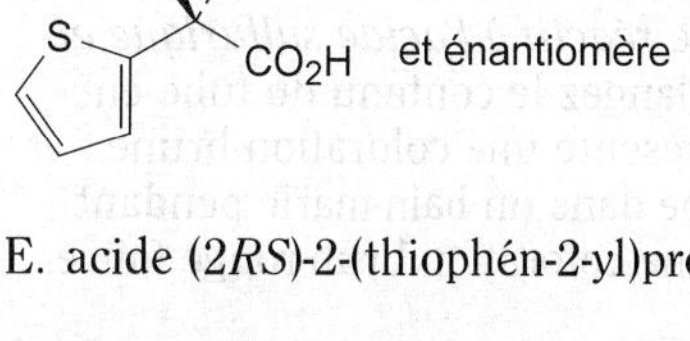

E. acide (2*RS*)-2-(thiophén-2-yl)propanoïque.

01/2002:0956

TICARCILLINE SODIQUE

Ticarcillinum natricum

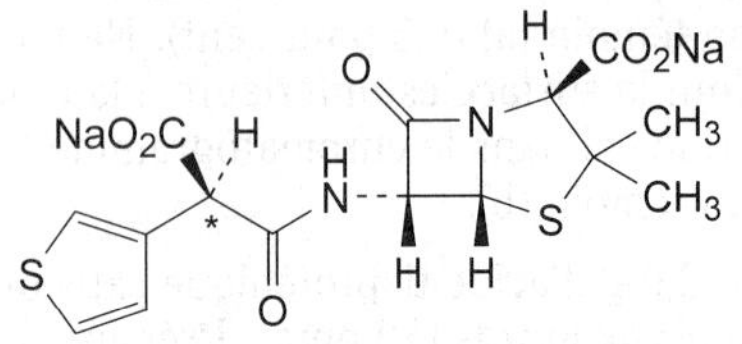

et l'épimère en C*

$C_{15}H_{14}N_2Na_2O_6S_2$ M_r 428,4

DÉFINITION

La ticarcilline sodique contient au minimum 89,0 pour cent et au maximum l'équivalent de 100,5 pour cent de (2*S*,5*R*,6*R*)-6-[[(2*RS*)-2-carboxylato-2-(thiophén-3-yl)acétyl]amino]-3,3-diméthyl-7-oxo-4-thia-1-azabicyclo[3.2.0]heptane-2-carboxylate de disodium, calculé par rapport à la substance anhydre.

CARACTÈRES

Poudre blanche à faiblement jaunâtre, hygroscopique, facilement soluble dans l'eau, soluble dans le méthanol, pratiquement insoluble dans l'éther.

IDENTIFICATION

Première identification : A, D.

Seconde identification : B, C, D.

A. Examinez la ticarcilline sodique par spectrophotométrie d'absorption dans l'infrarouge (*2.2.24*), en comparant avec le spectre obtenu avec la *ticarcilline sodique SCR*.

B. Opérez par chromatographie sur couche mince (*2.2.27*) en utilisant une plaque recouverte de *gel de silice silanisé H R*.

Solution à examiner. Dissolvez 25 mg de ticarcilline sodique dans du *méthanol R* et complétez à 5 ml avec le même solvant.

Solution témoin (a). Dissolvez 25 mg de *ticarcilline sodique SCR* dans du *méthanol R* et complétez à 5 ml avec le même solvant.

Solution témoin (b). Dissolvez 25 mg de *carbénicilline sodique SCR* et 25 mg de *ticarcilline sodique SCR* dans du *méthanol R* et complétez à 5 ml avec le même solvant.

Déposez sur la plaque 1 µl de chaque solution. Développez sur un parcours de 12 cm avec un mélange de 10 volumes d'*acétone R* et de 90 volumes d'une solution d'*acétate d'ammonium R* à 154 g/l ajustée à pH 5,0 avec de l'*acide acétique glacial R*. Faites sécher la plaque dans un courant d'air chaud et exposez-la à des vapeurs d'iode. La tache principale du chromatogramme obtenu avec la solution à examiner est semblable quant à sa position, sa coloration et ses dimensions à la tache principale du chromatogramme obtenu avec la solution témoin (a). L'identification n'est valable que si le chromatogramme obtenu avec la solution témoin (b) présente 2 taches nettement séparées.

C. Dans un tube à essai d'une longueur de 15 cm et d'un diamètre de 15 mm environ, introduisez 2 mg environ de ticarcilline sodique, puis humectez avec 0,05 ml d'*eau R*. Ajoutez 2 ml de *réactif à l'acide sulfurique et au formaldéhyde R*. Mélangez le contenu du tube en tournant ; la solution présente une coloration brune. Immergez ensuite le tube dans un bain-marie pendant 1 min. Il se développe une coloration brun-rouge foncé.

D. La ticarcilline sodique donne la réaction (a) du sodium (*2.3.1*).

ESSAI

Solution S. Dissolvez 2,50 g de ticarcilline sodique dans de l'*eau exempte de dioxyde de carbone R* et complétez à 50 ml avec le même solvant.

Aspect de la solution. La solution S est limpide (*2.2.1*) et n'est pas plus fortement colorée que la solution témoin J_5 (*2.2.2, Procédé II*).

Détermination du pH (*2.2.3*). Le pH de la solution S est de 5,5 à 7,5.

Pouvoir rotatoire spécifique (*2.2.7*). Dissolvez 0,250 g de ticarcilline sodique dans de l'*eau R* et complétez à 25,0 ml avec le même solvant. Calculé par rapport à la substance anhydre, le pouvoir rotatoire spécifique est de + 172 à + 187.

Substances apparentées. Opérez par chromatographie liquide (*2.2.29*).

Solution à examiner. Dissolvez 25,0 mg de ticarcilline sodique dans la phase mobile A et complétez à 25,0 ml avec la même phase mobile.

Solution témoin (a). Dissolvez 20,0 mg d'*impureté A de ticarcilline SCR* dans la phase mobile A et complétez à 100,0 ml avec la même phase mobile. Prélevez 5,0 ml de solution et complétez à 50,0 ml avec la phase mobile A.

Solution témoin (b). Prélevez 1 ml de solution à examiner et complétez à 50 ml avec la phase mobile A.

La chromatographie peut être réalisée en utilisant :

– une colonne d'acier inoxydable d'une longueur de 0,25 m et d'un diamètre intérieur de 4 mm remplie de *gel de silice octadécylsilylé pour chromatographie R* (5 µm),

– comme phase mobile, à un débit de 1,0 ml/min :

Phase mobile A. Une solution de *phosphate d'ammonium R* à 1,3 g/l, ajustée à pH 7,0 avec de l'*acide phosphorique R*,

Phase mobile B. Un mélange à volumes égaux de phase mobile A et de *méthanol R*,

Intervalle (min)	Phase mobile A (pour cent *V/V*)	Phase mobile B (pour cent *V/V*)	Commentaire
0 - 30	100 → 30	0 → 70	gradient linéaire
30 - 40	30	70	isocratique
40 - 45	100	0	équilibrage

– comme détecteur, un spectrophotomètre réglé à 220 nm.

Injectez 20 µl de solution témoin (b). Ajustez la sensibilité du système de façon que la hauteur des 2 pics principaux représente au moins 50 pour cent de l'échelle totale de l'enregistreur. L'essai n'est valable que si la résolution entre les 2 pics principaux (diastereoisomères) n'est pas inférieure à 2,0. Injectez 20 µl de solution à examiner et 20 µl de solution témoin (a). S'il apparaît dans le chromatogramme obtenu avec la solution à examiner, un pic correspondant à l'impureté A de ticarcilline, sa surface n'est pas supérieure à 2 fois la surface du pic principal du chromatogramme obtenu avec la solution témoin (a) (4 pour cent). S'il apparaît d'autres pics que les 2 pics principaux et un pic dû à l'impureté A de ticarcilline, leur surface n'est pas supérieure à 1,25 fois la surface du pic principal du chromatogramme obtenu avec la solution témoin (a) (2,5 pour cent).

***N,N*-Diméthylaniline** (*2.4.26, Méthode B*). La ticarcilline sodique ne contient pas plus de 20 ppm de *N,N*-diméthylaniline.

Acide 2-éthylhexanoïque (*2.4.28*). La ticarcilline sodique ne contient pas plus de 0,5 pour cent *m/m* d'acide 2-éthylhexanoïque.

Monographies Q - Z

Teneur en eau (*2.5.12*). Déterminée par semi-microdosage sur 0,150 g de ticarcilline sodique, la teneur en eau n'est pas supérieure à 5,5 pour cent.

Stérilité (*2.6.1*). La ticarcilline sodique destinée à la préparation de formes pharmaceutiques administrées par voie parentérale sans autre procédé approprié de stérilisation satisfait également à l'essai de stérilité.

Endotoxines bactériennes (*2.6.14*) : moins de 0,05 UI/mg, si la ticarcilline sodique est destinée à la préparation de formes pharmaceutiques administrées par voie parentérale sans autre procédé approprié d'élimination des endotoxines bactériennes.

DOSAGE

Opérez par chromatographie liquide (*2.2.29*).

Solution à examiner. Dissolvez 50,0 mg de ticarcilline sodique dans la phase mobile et complétez à 100,0 ml avec le même solvant. Prélevez 10,0 ml de solution et complétez à 50,0 ml avec la phase mobile.

Solution témoin. Dissolvez 50,0 mg de *ticarcilline sodique SCR* dans la phase mobile et complétez à 100,0 ml avec le même solvant. Prélevez 10,0 ml de solution et complétez à 50,0 ml avec la phase mobile.

La chromatographie peut être réalisée en utilisant :

– une colonne d'acier inoxydable d'une longueur de 0,25 m et d'un diamètre intérieur de 4 mm remplie de *gel de silice octadécylsilylé pour chromatographie R* (5 µm),
– comme phase mobile à un débit de 1 ml/min, un mélange de 20 volumes de *méthanol R* et de 80 volumes d'une solution de *phosphate d'ammonium R* à 1,3 g/l ajustée à pH 7,0 avec de l'*acide phosphorique R*,
– comme détecteur, un spectrophotomètre réglé à 220 nm.

Injectez 20 µl de solution témoin. Ajustez la sensibilité du système de façon que la hauteur des 2 pics principaux dans le chromatogramme obtenu représente au moins 50 pour cent de l'échelle totale de l'enregistreur. L'essai n'est valable que si la résolution entre les 2 pics principaux n'est pas inférieure à 2,5. Injectez 6 fois la solution témoin. Le dosage n'est valable que si l'écart type relatif de la surface des 2 pics de la ticarcilline n'est pas supérieur à 1,0 pour cent. Injectez en alternance la solution à examiner et la solution témoin.

Calculez la teneur pour cent en ticarcilline sodique, à partir de la somme de la surface des 2 pics.

CONSERVATION

En récipient étanche, à une température de 2 °C à 8 °C. Si la substance est stérile, elle est conservée en récipient stérile, étanche, à fermeture inviolable.

ÉTIQUETAGE

L'étiquette indique :

– dans les cas appropriés, que la substance est stérile,
– dans les cas appropriés, que la substance est exempte d'endotoxines bactériennes.

IMPURETÉS

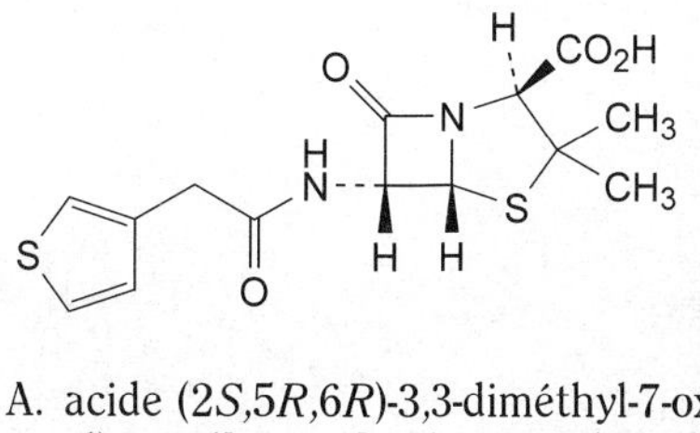

A. acide (2*S*,5*R*,6*R*)-3,3-diméthyl-7-oxo-6-[[(thiophén-3-yl)acétyl]amino]-4-thia-1-azabicyclo[3.2.0]heptane-2-carboxylique (décarboxyticarcilline),

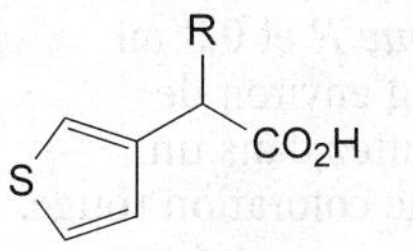

B. R = H : acide (thiophén-3-yl)acétique,

C. R = CO_2H : acide 2-(thiophén-3-yl)propanedioïque (acide 3-thiénylmalonique),

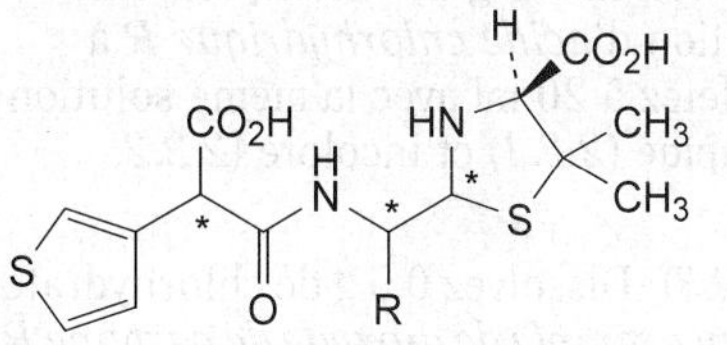

D. R = CO_2H : acide (4*S*)-2-[carboxy[[2-carboxy-2-(thiophén-3-yl)acétyl]amino]méthyl]-5,5-diméthylthiazolidine-4-carboxylique (acides pénicilloïques de ticarcilline),

E. R = H : acide (4*S*)-2-[[[2-carboxy-2-(thiophén-3-yl)acétyl]amino]méthyl]-5,5-diméthylthiazolidine-4-carboxylique (acides pénilloïques de ticarcilline).

01/2002:1050

TICLOPIDINE (CHLORHYDRATE DE)

Ticlopidini hydrochloridum

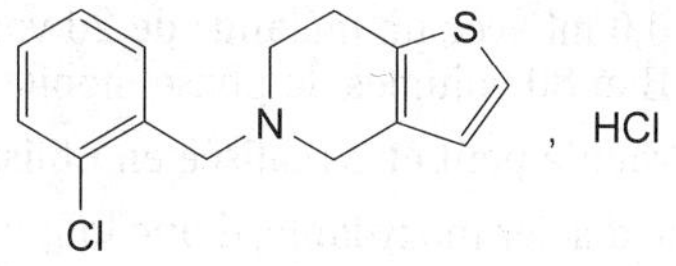

$C_{14}H_{15}Cl_2NS$ M_r 300,2

DÉFINITION

Le chlorhydrate de ticlopidine contient au minimum 99,0 pour cent et au maximum l'équivalent de 101,0 pour cent de chlorhydrate de 5-(2-chlorobenzyl)-4,5,6,7-tétrahydrothiéno[3,2-*c*]pyridine, calculé par rapport à la substance anhydre.

CARACTÈRES

Poudre cristalline, blanche à sensiblement blanche, assez soluble dans l'eau et dans l'éthanol, très peu soluble dans l'acétate d'éthyle.

IDENTIFICATION

Première identification : B, D.

Seconde identification : A, C, D.

A. Dissolvez 40 mg de chlorhydrate de ticlopidine dans de l'*eau R* et complétez à 100,0 ml avec le même solvant (solution A). Prélevez 5,0 ml de solution A et complétez à 100,0 ml avec de l'*eau R* (solution B). Examinée de 200 nm à 350 nm (*2.2.25*), la solution B présente 2 maximums d'absorption respectivement à 214 nm et à 232 nm. Examinée de 250 à 350 nm, la solution A présente 2 maximums d'absorption respectivement à 268 nm et à 275 nm. Le rapport entre l'absorbance mesurée au maximum à 268 nm et l'absorbance mesurée au maximum à 275 nm est de 1,1 à 1,2.

B. Examinez le chlorhydrate de ticlopidine par spectrophotométrie d'absorption dans l'infrarouge (*2.2.24*), en comparant avec le spectre obtenu avec le *chlorhydrate de ticlopidine SCR*. Examinez les substances sous forme de pastilles.

C. Mélangez 6 mg environ d'*acide citrique R* et 0,3 ml d'*anhydride acétique R*. Ajoutez 5 mg environ de chlorhydrate de ticlopidine, puis chauffez dans un bain-marie à 80 °C. Il se développe une coloration rouge.

D. 20 mg environ de chlorhydrate de ticlopidine donnent la réaction (a) des chlorures (*2.3.1*).

ESSAI

Aspect de la solution. Dissolvez 0,5 g de chlorhydrate de ticlopidine dans une solution d'*acide chlorhydrique R* à 1 pour cent *V/V* et complétez à 20 ml avec la même solution acide. La solution est limpide (*2.2.1*) et incolore (*2.2.2, Procédé II*).

Détermination du pH (*2.2.3*). Dissolvez 0,5 g de chlorhydrate de ticlopidine dans de l'*eau exempte de dioxyde de carbone R* et complétez à 20 ml avec le même solvant. Le pH de la solution est de 3,5 à 4,0.

Substances apparentées. Opérez par chromatographie liquide (*2.2.29*).

Solution à examiner. Dissolvez 0,250 g de chlorhydrate de ticlopidine dans un mélange de 20 volumes de phase mobile B et de 80 volumes de phase mobile A ; complétez à 50,0 ml avec le même mélange de solvants.

Solution témoin. Dissolvez 5,0 mg d'*impureté F de ticlopidine SCR* dans un mélange de 20 volumes de phase mobile B et de 80 volumes de phase mobile A. Ajoutez 1,00 ml de solution à examiner et complétez à 100,0 ml avec un mélange de 20 volumes de phase mobile B et 80 volumes de phase mobile A. Prélevez 1,0 ml de cette solution et complétez à 10,0 ml avec un mélange de 20 volumes de phase mobile B et 80 volumes de phase mobile A.

La chromatographie peut être réalisée en utilisant :

- une colonne d'acier inoxydable, d'une longueur de 0,15 m et d'un diamètre intérieur de 4,6 mm, remplie de *gel de silice octadécylsilylé pour chromatographie, désactivé pour les bases R* (5 µm),
- comme phase mobile, à un débit de 1,3 ml/min :

  Phase mobile A. Solution de *pentanesulfonate de sodium monohydraté R* à 0,95 g/l, ajustée à pH 3,4 avec une solution d'*acide phosphorique R* à 50 pour cent *V/V*,

  Phase mobile B. Méthanol R,

Intervalle (min)	Phase mobile A (pour cent *V/V*)	Phase mobile B (pour cent *V/V*)	Commentaire
0 - 45	80 → 20	20 → 80	gradient linéaire
45 - 50	20	80	isocratique
50 - 55	20 → 80	80 → 20	gradient linéaire

- comme détecteur, un spectrophotomètre réglé à 220 nm,

en maintenant la température de la colonne à 40 °C.

Injectez 10 µl d'un mélange de 20 volumes de phase mobile B et de 80 volumes de phase mobile A (blanc). Injectez 10 µl de solution témoin. Lorsque le chromatogramme est enregistré dans les conditions décrites, le temps de rétention de la ticlopidine est de 15 min environ (voir figure 1050.-1).

Ajustez la sensibilité du système de façon que la hauteur du pic correspondant à la ticlopidine dans le chromatogramme obtenu avec la solution témoin représente au moins 5 pour cent de l'échelle totale de l'enregistreur. L'essai n'est valable que si dans le chromatogramme obtenu avec la solution témoin :

- la résolution entre les pics dus à la ticlopidine et à l'impureté F n'est pas inférieure à 2,0 (adaptez le pH de la phase mobile A si nécessaire),
- le pic dû à la ticlopidine présente un rapport signal/bruit au moins égal à 50.

Injectez 10 µl de la solution à examiner et 10 µl de solution témoin. La surface du pic correspondant à l'impureté F dans le chromatogramme obtenu avec la solution à examiner n'est pas supérieure à la moitié de la surface du pic correspondant dans le chromatogramme obtenu avec la solution témoin (0,05 pour cent) ; s'il apparaît d'autres pics que le pic principal et celui dû à l'impureté F, la surface d'aucun d'entre eux n'est supérieure à la moitié de la surface du pic correspondant à la ticlopidine dans le chromatogramme obtenu avec la solution témoin (0,05 pour cent). La somme de la surface de tous les pics, à l'exception du pic principal, n'est pas supérieure à la surface du pic correspondant à la ticlopidine dans le chromatogramme obtenu avec la solution témoin (0,1 pour cent). Ne tenez pas compte des pics dont la surface est inférieure à 0,1 fois la surface du pic correspondant à la ticlopidine dans le chromatogramme obtenu avec la solution témoin.

Formaldéhyde. Dissolvez 0,200 g de chlorhydrate de ticlopidine dans 4,0 ml d'*eau R*. Ajoutez 0,4 ml de *solution diluée d'hydroxyde de sodium R*. Centrifugez. Filtrez la phase surnageante sur un coton préalablement imprégné d'*eau R*, puis complétez à 5,0 ml avec de l'*eau R*. Transvasez dans un tube à essai. Ajoutez 5,0 ml de *réactif à l'acétylacétone R1*. Maintenez le tube dans un bain-marie à 40 °C pendant 40 min. La solution à examiner n'est pas plus fortement colorée qu'une solution témoin préparée simultanément et de la même manière avec 5,0 ml d'une solution à 0,8 ppm de formaldéhyde (CH_2O) obtenue par dilution de la *solution à 5 ppm de formaldéhyde* (CH_2O) *R* dans de l'*eau R* (20 ppm). Examinez les solutions dans l'axe vertical des tubes.

Métaux lourds (*2.4.8*). Dissolvez 2,0 g de chlorhydrate de ticlopidine dans une solution de *méthanol R* à 85 pour cent *V/V* et complétez à 20,0 ml avec le même solvant. 12 ml de solution satisfont à l'essai limite B des métaux lourds (10 ppm). Préparez le témoin avec 10 ml de *solution à 1 ppm de plomb (Pb) R*.

Teneur en eau (*2.5.12*). Déterminée par semi-microdosage sur 0,500 g de chlorhydrate de ticlopidine, la teneur en eau n'est pas supérieure à 0,5 pour cent.

Cendres sulfuriques (*2.4.14*). Déterminé sur 1,0 g de chlorhydrate de ticlopidine, le taux des cendres sulfuriques n'est pas supérieur à 0,1 pour cent.

DOSAGE

Dissolvez 0,150 g de chlorhydrate de ticlopidine dans 15 ml d'*acide acétique anhydre R*, puis ajoutez 35 ml d'*anhydride acétique R*. Titrez par l'*acide perchlorique 0,1 M*. Déterminez le point de fin de titrage par potentiométrie (*2.2.20*).

1 ml d'*acide perchlorique 0,1 M* correspond à 30,02 mg de $C_{14}H_{15}Cl_2NS$.

IMPURETÉS

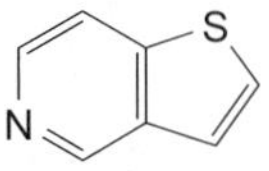

A. thiéno[3,2-*c*]pyridine,

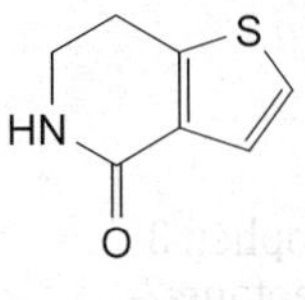

B. 6,7-dihydrothiéno[3,2-*c*]pyridin-4(5*H*)-one,

d'aminoéthanol R à 10 g/l dans du *méthanol R*. Pulvérisez ensuite sur la plaque une solution de *macrogol 400 R* à 50 g/l dans du *méthanol R*. Laissez sécher la plaque pendant 30 min environ et examinez en lumière ultraviolette à 365 nm. Le chromatogramme obtenu avec la solution témoin présente, dans l'ordre croissant de R_f, des bandes de rutine et d'hypéroside de fluorescence orange-jaune à orange-brun et la bande de l'acide caféique de fluorescence bleu-vert. Dans le chromatogramme obtenu avec la solution à examiner, la bande principale de fluorescence jaune-brun à orange est située très légèrement au-dessus de la bande de l'hypéroside dans le chromatogramme obtenu avec la solution témoin. A la lumière du jour, cette bande est également la bande principale. Au niveau du R_f de la rutine se trouve une bande de fluorescence jaune-brun. En dessous de cette bande, 2 bandes de fluorescence jaune peuvent être présentes. Entre les bandes de rutine et d'hypéroside, des bandes de fluorescence orange et jaune sont visibles. Entre les bandes d'hypéroside et d'acide caféique, jusqu'à 5 bandes de fluorescence jaune à orange sont présentes. Immédiatement au-dessous de la bande d'acide caféique, se situe une bande de fluorescence bleue.

ESSAI

Eléments étrangers (*2.8.2*). Déterminé sur 30 g de fleur de tilleul, le taux des éléments étrangers n'est pas supérieur à 2 pour cent. La fleur de tilleul ne contient pas d'inflorescences dont la face abaxiale de la bractée porte des poils tecteurs en étoile, formés de 5 à 8 éléments, dont la corolle paraît être double à la suite d'une transformation de 5 étamines en staminodes ayant la forme de pétales, et dont le stigmate n'est ni lobé ni fendu. Des fleurs hexamères ne sont présentes qu'occasionnellement (*Tilia americana* L., *Tilia tomentosa* Moench).

Perte à la dessiccation (*2.2.32*). Déterminée à l'étuve à 100-105 °C pendant 2 h sur 1,000 g de drogue pulvérisée (355), la perte à la dessiccation n'est pas supérieure à 12,0 pour cent.

Cendres totales (*2.4.16*). Le taux des cendres totales n'est pas supérieur à 8,0 pour cent.

CONSERVATION

A l'abri de la lumière.

01/2002:0572

TIMOLOL (MALÉATE DE)

Timololi maleas

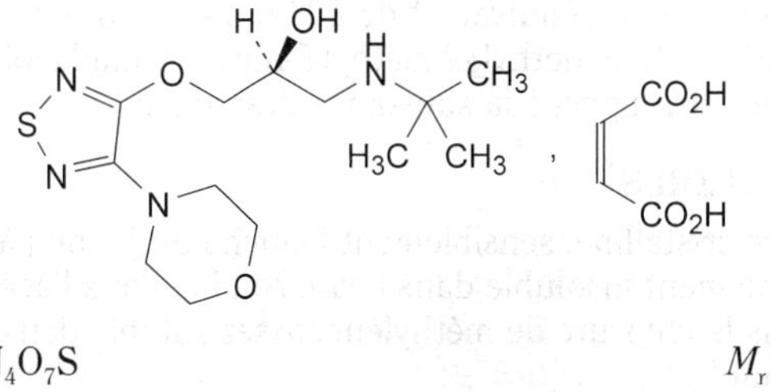

$C_{17}H_{28}N_4O_7S$ M_r 432,5

DÉFINITION

Le maléate de timolol contient au minimum 98,5 pour cent et au maximum l'équivalent de 101,0 pour cent de (*Z*)-butènedioate de (2*S*)-1-[(1,1-diméthyléthyl)amino]-3-[[4-(morpholin-4-yl)-1,2,5-thiadiazol-3-yl]oxy]propan-2-ol, calculé par rapport à la substance desséchée.

CARACTÈRES

Poudre cristalline, blanche ou sensiblement blanche ou cristaux incolores, solubles dans l'eau et dans l'alcool, pratiquement insolubles dans l'éther.

Le maléate de timolol fond en se décomposant vers 199 °C.

IDENTIFICATION

Première identification : A, B.

Seconde identification : A, C, D.

A. Dissolvez 1,000 g de maléate de timolol dans de l'*acide chlorhydrique 1 M* et complétez à 10,0 ml avec le même acide. Le pouvoir rotatoire spécifique (*2.2.7*) est de – 5,7 à – 6,2.

B. Examinez le maléate de timolol par spectrophotométrie d'absorption dans l'infrarouge (*2.2.24*), en comparant avec le spectre obtenu avec le *maléate de timolol SCR*.

C. Examinez les chromatogrammes obtenus dans l'essai des substances apparentées après exposition aux vapeurs d'iode. La tache principale du chromatogramme obtenu avec la solution à examiner (b) est semblable quant à sa position, sa coloration et ses dimensions à la tache principale du chromatogramme obtenu avec la solution témoin (a).

D. Triturez 0,1 g de maléate de timolol avec un mélange de 1 ml de *solution diluée d'hydroxyde de sodium R* et de 3 ml d'*eau R*. Agitez avec 3 fois 5 ml d'*éther R*. A 0,1 ml de la couche aqueuse, ajoutez une solution de 10 mg de *résorcinol R* dans 3 ml d'*acide sulfurique R*. Chauffez au bain-marie pendant 15 min. Il ne se développe aucune coloration rouge-violet. Neutralisez le volume restant de la couche aqueuse avec de l'*acide sulfurique dilué R* et ajoutez 1 ml d'*eau de brome R*. Chauffez au bain-marie pendant 15 min, puis chauffez à ébullition et refroidissez. A 0,2 ml de cette solution, ajoutez une solution de 10 mg de *résorcinol R* dans 3 ml d'*acide sulfurique R*. Chauffez au bain-marie pendant 15 min. Il se développe une coloration rouge-violet. Ajoutez 0,2 ml d'une solution de *bromure de potassium R* à 100 g/l, puis chauffez au bain-marie pendant 5 min. La coloration vire au bleu-violet.

ESSAI

Solution S. Dissolvez 0,5 g de maléate de timolol dans de l'*eau exempte de dioxyde de carbone R* et complétez à 25 ml avec le même solvant.

Aspect de la solution. La solution S est limpide (*2.2.1*) et n'est pas plus fortement colorée que la solution témoin B_8 (*2.2.2, Procédé II*).

Détermination du pH (*2.2.3*). Le pH de la solution S est de 3,8 à 4,3.

Pureté énantiomérique. Opérez par chromatographie liquide (*2.2.29*). *Effectuez l'essai à l'abri de la lumière actinique.*

Solution à examiner. Dissolvez 30,0 mg de maléate de timolol dans un mélange de 1 volume de *chlorure de méthylène R* et de 3 volumes de *2-propanol R*, puis complétez à 10,0 ml avec le même mélange de solvants.

Solution témoin (a). Dissolvez 30 mg de *maléate de timolol SCR* dans un mélange de 1 volume de *chlorure de méthylène R* et de 3 volumes de *2-propanol R*, puis complétez à 10 ml avec le même mélange de solvants.

Solution témoin (b). Dissolvez 15,0 mg de *maléate de (R)-timolol SCR* dans un mélange de 1 volume de *chlorure de méthylène R* et de 3 volumes de *2-propanol R*, puis complétez à 10,0 ml avec le même mélange de solvants. Prélevez 1,0 ml de solution et complétez à 50,0 ml avec un mélange de 1 volume de *chlorure de méthylène R* et de 3 volumes de *2-propanol R*.

Solution témoin (c). Prélevez 1 ml de solution témoin (a) et complétez à 100 ml avec un mélange de 1 volume de *chlorure de méthylène R* et de 3 volumes de *2-propanol R*. Mélangez 1 ml de cette solution et 1 ml de solution témoin (b).

La chromatographie peut être réalisée en utilisant :

– une colonne d'acier inoxydable d'une longueur de 0,25 m et d'un diamètre intérieur de 4,6 mm, remplie de *gel de silice OD pour séparation des composés chiraux R* (5 µm),
– comme phase mobile, à un débit de 1 ml/min, un mélange de 2 ml de *diéthylamine R*, de 40 ml de *2-propanol R* et de 960 ml d'*hexane R*,
– comme détecteur, un spectrophotomètre réglé à 297 nm.

Dans ces conditions, le pic correspondant à l'isomère (*R*) apparaît en premier.

Injectez 5 µl de solution témoin (b). Ajustez la sensibilité du système de façon que la hauteur du pic principal du chromatogramme obtenu représente 50 pour cent au moins de l'échelle totale de l'enregistreur. Injectez 5 µl de chaque solution. L'essai n'est valable que si, dans le chromatogramme obtenu avec la solution témoin (c), la résolution entre les pics correspondant à l'énantiomère (*R*) et à l'énantiomère (*S*) n'est pas inférieure à 4,0 et si les temps de rétention des pics principaux (correspondant à l'énantiomère (*S*)) dans les chromatogrammes obtenus avec la solution à examiner et la solution témoin (a) sont identiques. S'il apparaît, dans le chromatogramme obtenu avec la solution à examiner, un pic correspondant à l'énantiomère (*R*), sa surface n'est pas supérieure à celle du pic principal du chromatogramme obtenu avec la solution témoin (b) (1 pour cent).

Substances apparentées. Opérez par chromatographie sur couche mince (*2.2.27*) en utilisant une *plaque au gel de silice GF_{254} pour CCM R*.

Solution à examiner (a). Dissolvez 0,50 g de maléate de timolol dans du *méthanol R* et complétez à 10 ml avec le même solvant.

Solution à examiner (b). Prélevez 1 ml de solution à examiner (a) et complétez à 50 ml avec du *méthanol R*.

Solution témoin (a). Dissolvez 10 mg de *maléate de timolol SCR* dans du *méthanol R* et complétez à 10 ml avec le même solvant.

Solution témoin (b). Prélevez 10 ml de solution à examiner (b) et complétez à 50 ml avec du *méthanol R*.

Déposez sur la plaque 10 µl de chaque solution. Développez sur un parcours de 15 cm avec un mélange de 1 volume d'*ammoniaque concentrée R*, de 20 volumes de *méthanol R* et de 80 volumes de *chlorure de méthylène R*. Laissez sécher la plaque à l'air. Examinez en lumière ultraviolette à 254 nm. S'il apparaît d'autres taches que la tache principale dans le chromatogramme obtenu avec la solution à examiner (a), aucune d'entre elles n'est plus intense que la tache du chromatogramme obtenu avec la solution témoin (b) (0,4 pour cent). Ne tenez pas compte d'une tache au point de départ. Exposez la plaque à des vapeurs d'iode pendant 2 h. S'il apparaît d'autres taches que la tache principale dans le chromatogramme obtenu avec la solution à examiner (a), aucune d'entre elles n'est plus intense que la tache du chromatogramme obtenu avec la solution témoin (b) (0,4 pour cent). Ne tenez pas compte d'une tache au point de départ.

Perte à la dessiccation (*2.2.32*). Déterminée à l'étuve à 100-105 °C sur 1,000 g de maléate de timolol, la perte à la dessiccation n'est pas supérieure à 0,5 pour cent.

Cendres sulfuriques (*2.4.14*). Déterminé sur 1,0 g de maléate de timolol, le taux des cendres sulfuriques n'est pas supérieur à 0,1 pour cent.

DOSAGE

Dissolvez 0,350 g de maléate de timolol dans 60 ml d'*acide acétique anhydre R*. Titrez par l'*acide perchlorique 0,1 M*. Déterminez le point de fin de titrage par potentiométrie (*2.2.20*).

1 ml d'*acide perchlorique 0,1 M* correspond à 43,25 mg de $C_{17}H_{28}N_4O_7S$.

CONSERVATION

A l'abri de la lumière.

IMPURETÉS

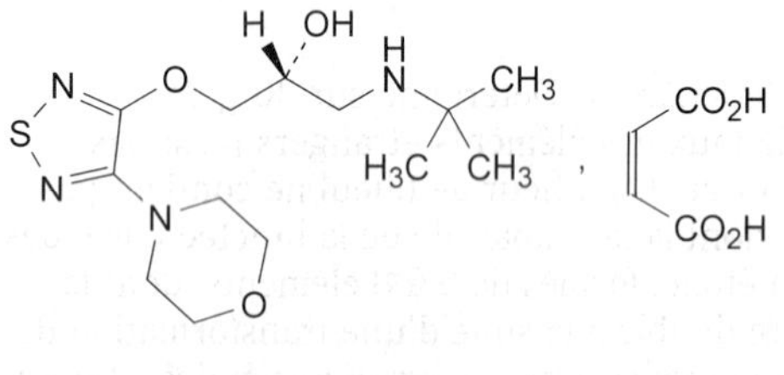

A. (*Z*)-butènedioate de (2*R*)-1-[(1,1-diméthyléthyl)amino]-3-[[4-(morpholin-4-yl)-1,2,5-thiadiazol-3-yl]oxy]propan-2-ol.

01/2002:1051

TINIDAZOLE

Tinidazolum

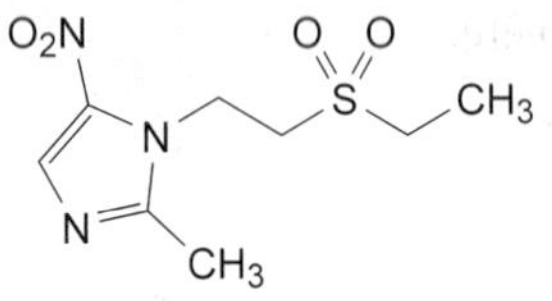

$C_8H_{13}N_3O_4S$ M_r 247,3

DÉFINITION

Le tinidazole contient au minimum 98,0 pour cent et au maximum l'équivalent de 101,0 pour cent de 1-[2-(éthylsulfonyl)éthyl]-2-méthyl-5-nitro-1*H*-imidazole, calculé par rapport à la substance desséchée.

CARACTÈRES

Poudre cristalline, sensiblement blanche ou jaune pâle, pratiquement insoluble dans l'eau, soluble dans l'acétone et dans le chlorure de méthylène, assez soluble dans le méthanol.

IDENTIFICATION

Première identification : A, C.

Seconde identification : A, B, D, E.

A. Le point de fusion (*2.2.14*) du tinidazole est de 125 °C à 128 °C.

B. Dissolvez 10,0 mg de tinidazole dans du *méthanol R* et complétez à 100,0 ml avec le même solvant. Prélevez 1,0 ml de solution et complétez à 10,0 ml avec du *méthanol R*. Examinée de 220 nm à 350 nm (*2.2.25*), la solution présente un maximum d'absorption à 310 nm. L'absorbance spécifique au maximum est de 340 à 360.

C. Examinez le tinidazole par spectrophotométrie d'absorption dans l'infrarouge (*2.2.24*), en comparant avec le spectre obtenu avec le *tinidazole SCR*. Examinez les substances sous forme de pastilles.

D. Examinez les chromatogrammes obtenus dans l'essai des substances apparentées. La tache principale du chromatogramme obtenu avec la solution à examiner (b) est semblable quant à sa position et ses dimensions à la tache principale du chromatogramme obtenu avec la solution témoin (a).

E. A 10 mg environ de tinidazole, ajoutez 10 mg environ de *poudre de zinc R*, 0,3 ml d'*acide chlorhydrique R* et 1 ml d'*eau R*. Chauffez dans un bain-marie pendant 5 min. Refroidissez. La solution donne la réaction des amines primaires aromatiques (*2.3.1*).

ESSAI

Aspect de la solution. Dissolvez 1,0 g de tinidazole dans de l'*acétone R* et complétez à 20 ml avec le même solvant. La solution est limpide (*2.2.1*) et n'est pas plus fortement colorée que la solution témoin J_5 (*2.2.2, Procédé II*).

Substances apparentées. Opérez par chromatographie sur couche mince (*2.2.27*) en utilisant une plaque recouverte de *gel de silice* GF_{254} *R*.

Solution à examiner (a). Dissolvez 0,20 g de tinidazole dans du *méthanol R* à l'aide d'ultrasons et complétez à 10 ml avec le même solvant.

Solution à examiner (b). Prélevez 1 ml de solution à examiner (a) et complétez à 10 ml avec du *méthanol R*.

Solution témoin (a). Dissolvez 20 mg de *tinidazole SCR* dans du *méthanol R* et complétez à 10 ml avec le même solvant.

Solution témoin (b). Prélevez 1 ml de solution à examiner (b) et complétez à 20 ml avec du *méthanol R*.

Solution témoin (c). Prélevez 4 ml de solution témoin (b) et complétez à 10 ml avec du *méthanol R*.

Solution témoin (d). Dissolvez 10 mg de *2-méthyl-5-nitroimidazole R* (impureté A) dans du *méthanol R* et complétez à 100 ml avec le même solvant.

Solution témoin (e). Dissolvez 10 mg d'*impureté B de tinidazole SCR* dans du *méthanol R* et complétez à 100 ml avec le même solvant.

Chauffez la plaque à 110 °C pendant 1 h et laissez refroidir. Déposez séparément sur la plaque 10 µl de chaque solution. Développez sur un parcours de 15 cm avec un mélange de 25 volumes de *butanol R* et de 75 volumes d'*acétate d'éthyle R*. Laissez sécher la plaque à l'air. Examinez en lumière ultraviolette à 254 nm. S'il apparaît des taches correspondant respectivement à l'impureté A et à l'impureté B de tinidazole dans le chromatogramme obtenu avec la solution à examiner (a), elles ne sont pas plus intenses que les taches correspondantes des chromatogrammes obtenus respectivement avec les solutions témoins (d) et (e) (0,5 pour cent). S'il apparaît d'autres taches que la tache principale et des taches correspondant respectivement à l'impureté A et à l'impureté B de tinidazole dans le chromatogramme obtenu avec la solution à examiner (a), aucune d'entre elles n'est plus intense que la tache du chromatogramme obtenu avec la solution témoin (b) (0,5 pour cent) et une seule d'entre elles est plus intense que la tache du chromatogramme obtenu avec la solution témoin (c) (0,2 pour cent).

Métaux lourds (*2.4.8*). 1,0 g de tinidazole satisfait à l'essai limite D des métaux lourds (20 ppm). Préparez le témoin avec 2 ml de *solution à 10 ppm de plomb (Pb) R*.

Perte à la dessiccation (*2.2.32*). Déterminée à l'étuve à 100-105 °C sur 1,000 g de tinidazole, la perte à la dessiccation n'est pas supérieure à 0,5 pour cent.

Cendres sulfuriques (*2.4.14*). Déterminé sur 1,0 g de tinidazole, le taux des cendres sulfuriques n'est pas supérieur à 0,1 pour cent.

DOSAGE

Dissolvez 0,150 g de tinidazole dans 25 ml d'*acide acétique anhydre R*. Titrez par l'*acide perchlorique 0,1 M*. Déterminez le point de fin de titrage par potentiométrie (*2.2.20*).

1 ml d'*acide perchlorique 0,1 M* correspond à 24,73 mg de $C_8H_{13}N_3O_4S$.

CONSERVATION

A l'abri de la lumière.

IMPURETÉS

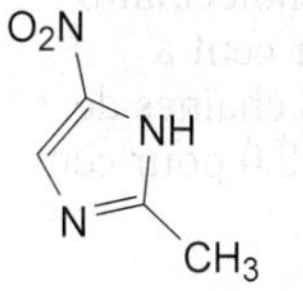

A. 2-méthyl-5-nitro-1*H*-imidazole,

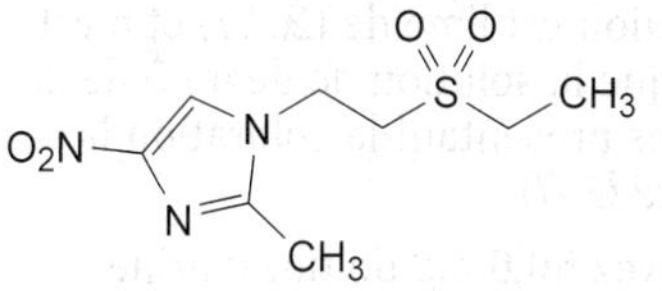

B. 1-[2-(éthylsulfonyl)éthyl]-2-méthyl-4-nitro-1*H*-imidazole

01/2002:1271

TINZAPARINE SODIQUE

Tinzaparinum natricum

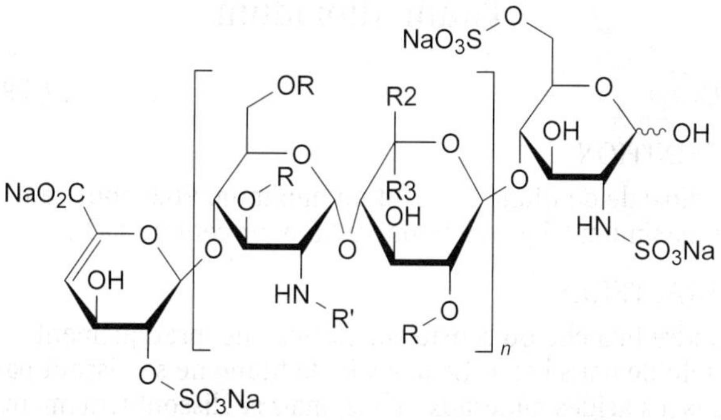

n = 1 à 25 , R = H ou SO_3Na , R' = H ou SO_3Na ou $CO\text{-}CH_3$
R2 = H et R3 = CO_2Na ou R2 = CO_2Na et R3 = H

DÉFINITION

La tinzaparine sodique est le sel sodique d'une héparine de basse masse moléculaire obtenue par dépolymérisation enzymatique contrôlée, au moyen de l'héparinase de *Flavobacterium heparinum*, d'héparine de la muqueuse intestinale du porc. La majorité des composants de la tinzaparine sodique possèdent une structure acide 2-*O*-sulfo-4-ènepyranosuronique à l'extrémité non réductrice de leur chaîne et une structure 2-*N*,6-*O*-disulfo-D-glucosamine à l'extrémité réductrice de leur chaîne.

La tinzaparine sodique satisfait aux exigences de la monographie Héparines de basse masse moléculaire (0828) avec les modifications et essais complémentaires indiqués ci-dessous.

La masse moléculaire moyenne en masse est de 5500 à 7500, avec une valeur caractéristique de 6500 environ.

Le degré de sulfatation est de 1,8 à 2,5 par unité disaccharidique.

L'activité, calculée par rapport à la substance desséchée, n'est pas inférieure à 70 UI ni supérieure à 120 UI d'activité anti-facteur Xa par milligramme. Le rapport de l'activité anti-facteur Xa à l'activité anti-facteur IIa est de 1,5 à 2,5.

IDENTIFICATION

Effectuez l'identification C décrite dans la monographie *Héparines de basse masse moléculaire (0828)*. Les exigences suivantes s'appliquent.

La masse moléculaire moyenne en masse est de 5500 à 7500. Le pourcentage en masse des chaînes de masse moléculaire inférieure à 2000 n'est pas supérieur à 10,0 pour cent. Le pourcentage en masse des chaînes de masse moléculaire comprise entre 2000 et 8000 est de 60,0 pour cent à 72,0 pour cent. Le pourcentage en masse des chaînes de masse moléculaire supérieure à 8000 est de 22,0 pour cent à 36,0 pour cent.

ESSAI

Aspect de la solution. Dissolvez 1,0 g de tinzaparine sodique dans 10 ml d'*eau R*. La solution est limpide (*2.2.1*) et n'est pas plus fortement colorée que la solution de degré 5 de la gamme des solutions témoins présentant la coloration la plus appropriée (*2.2.2, Procédé II*).

Absorbance (*2.2.25*). Dissolvez 50,0 mg de tinzaparine sodique dans 100 ml d'*acide chlorhydrique 0,01 M*. Calculée par rapport à la substance desséchée, l'absorbance spécifique à 231 nm est de 8,0 à 12,5.

01/2002:0150

TITANE (DIOXYDE DE)

Titanii dioxidum

TiO_2 M_r 79,9

DÉFINITION

Le dioxyde de titane contient au minimum 98,0 pour cent et au maximum l'équivalent de 100,5 pour cent de TiO_2.

CARACTÈRES

Poudre blanche ou sensiblement blanche, pratiquement insoluble dans l'eau. Le dioxyde de titane ne se dissout pas dans les acides minéraux dilués, mais se dissout lentement à chaud dans l'acide sulfurique concentré.

IDENTIFICATION

A. Fortement chauffé, le dioxyde de titane présente une coloration jaune pâle qui disparaît par refroidissement.

B. A 5 ml de la solution S2 (voir Essai), ajoutez 0,1 ml de *solution concentrée de peroxyde d'hydrogène R*. Il apparaît une coloration rouge orangé.

C. A 5 ml de la solution S2, ajoutez 0,5 g de *zinc R* en grenailles. Après 45 min, le mélange présente une coloration bleu-violet.

ESSAI

Solution S1. Agitez 20,0 g de dioxyde de titane avec 30 ml d'*acide chlorhydrique R* pendant 1 min. Ajoutez 100 ml d'*eau distillée R* et chauffez le mélange à ébullition. Filtrez à chaud sur un filtre durci jusqu'à obtention d'un filtrat limpide. Lavez le filtre avec 60 ml d'*eau distillée R*. Réunissez le filtrat et les eaux de lavage, puis complétez à 200 ml avec de l'*eau distillée R*.

Solution S2. Dans un matras à minéralisation de 300 ml, introduisez 0,500 g (*m* g) de dioxyde de titane et 5 g de *sulfate de sodium anhydre R*. Ajoutez 10 ml d'*eau R* et agitez. Ajoutez 10 ml d'*acide sulfurique R*. Chauffez intensément à ébullition, en prenant les précautions d'usage, jusqu'à obtention d'une solution limpide. Refroidissez et ajoutez lentement un mélange refroidi de 30 ml d'*eau R* et de 10 ml d'*acide sulfurique R*. Refroidissez à nouveau et complétez à 100,0 ml avec de l'*eau R*.

Aspect de la solution. La solution S2 n'est pas plus fortement opalescente que la suspension témoin II (*2.2.1*) et elle est incolore (*2.2.2, Procédé II*).

Acidité ou alcalinité. Agitez 5,0 g de dioxyde de titane avec 50 ml d'*eau exempte de dioxyde de carbone R* pendant 5 min. Centrifugez ou filtrez pour obtenir une solution limpide. A 10 ml de cette solution, ajoutez 0,1 ml de *solution de bleu de bromothymol R1*. Le virage de l'indicateur ne nécessite pas plus de 1,0 ml d'*acide chlorhydrique 0,01 M* ou d'*hydroxyde de sodium 0,01 M*.

Substances solubles dans l'eau. Chauffez à ébullition pendant 5 min 10,0 g de dioxyde de titane avec une solution de 0,5 g de *sulfate d'ammonium R* dans 150 ml d'*eau R*. Refroidissez et complétez à 200 ml avec de l'*eau R*. Filtrez jusqu'à obtention d'une solution limpide. Dans une capsule tarée, évaporez 100 ml du filtrat, puis calcinez. La masse du résidu n'excède pas 25 mg (0,5 pour cent).

Antimoine. A 10 ml de la solution S2, ajoutez 10 ml d'*acide chlorhydrique R* et 10 ml d'*eau R*. Refroidissez à 20 °C si nécessaire et ajoutez 0,15 ml de *solution de nitrite de sodium R*. Laissez reposer pendant 5 min. Ajoutez 5 ml d'une solution de *chlorhydrate d'hydroxylamine R* à 10 g/l et 10 ml d'une solution récemment préparée de *rhodamine B R* à 0,1 g/l. Mélangez soigneusement après chaque addition. Agitez vigoureusement avec 10,0 ml de *toluène R* pendant 1 min. Laissez séparer les couches et centrifugez pendant 2 min, si nécessaire. Recueillez la phase toluénique. Celle-ci n'est pas plus fortement colorée en rose que la phase toluénique servant de témoin. Celle-ci est préparée simultanément dans les mêmes conditions avec un mélange de 5,0 ml d'une *solution à 1 ppm d'antimoine (Sb) R*, de 10 ml d'*acide chlorhydrique R* et de 15 ml d'une solution contenant 0,5 g de *sulfate de sodium anhydre R* et 2 ml d'*acide sulfurique R* remplaçant le mélange de 10 ml de la solution S2, de 10 ml d'*acide chlorhydrique R* et de 10 ml d'*eau R* (100 ppm).

Arsenic (*2.4.2*). Dans un ballon de 250 ml, comportant un thermomètre, un entonnoir avec robinet et un tube de sortie de vapeurs relié à une fiole contenant 30 ml d'*eau R*, introduisez 0,50 g de dioxyde de titane. Ajoutez 50 ml d'*eau R*, 0,5 g de *sulfate d'hydrazine R*, 0,5 g de *bromure de potassium R* et 20 g de *chlorure de sodium R*. Ajoutez goutte à goutte, par l'entonnoir à robinet, 25 ml d'*acide sulfurique R*. Chauffez en maintenant la température du liquide à 110-115 °C pendant 20 min et recueillez les vapeurs dans la fiole contenant 30 ml d'*eau R*. Complétez à 50 ml avec de l'*eau R*. 20 ml de solution satisfont à l'essai limite A de l'arsenic (5 ppm).

Monographies Q - Z

Baryum. A 10 ml de la solution S1, ajoutez 1 ml d'*acide sulfurique dilué R.* Après 30 min, si la solution présente une opalescence, celle-ci n'est pas plus prononcée que celle d'un mélange de 10 ml de la solution S1 et de 1 ml d'*eau distillée R.*

Fer. A 8 ml de la solution S2, ajoutez 4 ml d'*eau R.* Mélangez et ajoutez 0,05 ml d'*eau de brome R.* Laissez reposer pendant 5 min, puis chassez l'excès de brome à l'aide d'un courant d'air. Ajoutez 3 ml de *solution de thiocyanate de potassium R.* La solution n'est pas plus fortement colorée qu'une solution témoin préparée simultanément dans les mêmes conditions avec un mélange de 4 ml de *solution à 2 ppm de fer (Fe) R* et de 8 ml d'une solution d'*acide sulfurique R* à 200 g/l (200 ppm).

Métaux lourds (*2.4.8*). Prélevez 10 ml de la solution S1 et complétez à 20 ml avec de l'*eau R.* 12 ml de solution satisfont à l'essai limite A des métaux lourds (20 ppm). Préparez le témoin avec la *solution à 1 ppm de plomb (Pb) R.*

DOSAGE

A 300 g de *zinc R* en grenailles (710), ajoutez 300 ml d'une solution de *nitrate mercurique R* à 20 g/l et 2 ml d'*acide nitrique R.* Agitez pendant 10 min, puis lavez à l'*eau R.* Introduisez le zinc amalgamé dans un tube de verre d'une longueur de 400 mm environ et d'un diamètre de 20 mm environ, muni d'un robinet et d'une plaque filtrante. Faites passer dans la colonne 100 ml d'*acide sulfurique dilué R,* puis 100 ml d'*eau R* en laissant toujours l'amalgame recouvert de liquide. Faites passer lentement et successivement dans la colonne, à un débit d'environ 3 ml/min, un mélange de 100 ml d'*acide sulfurique dilué R* et de 100 ml d'*eau R,* puis 100 ml d'*eau R.* Recueillez les éluats dans une fiole conique de 500 ml contenant 50,0 ml d'une solution de *sulfate ferrique et d'ammonium R* à 150 g/l dans un mélange de 1 volume d'*acide sulfurique R* et de 3 volumes d'*eau R.* Ajoutez 0,1 ml de *ferroïne R* et titrez immédiatement par le *nitrate d'ammonium et de cérium 0,1 M* jusqu'à coloration verdâtre (n_1 ml). Faites passer lentement et successivement dans la colonne, à un débit d'environ 3 ml/min, un mélange de 50 ml d'*acide sulfurique dilué R* et de 50 ml d'*eau R,* 20,0 ml de la solution S2, un mélange de 50 ml d'*acide sulfurique dilué R* et de 50 ml d'*eau R,* puis 100 ml d'*eau R.* Recueillez les éluats dans une fiole conique de 500 ml contenant 50,0 ml d'une solution de *sulfate ferrique et d'ammonium R* à 150 g/l dans un mélange de 1 volume d'*acide sulfurique R* et de 3 volumes d'*eau R.* Rincez à l'*eau R* l'extrémité inférieure de la colonne, ajoutez 0,1 ml de *ferroïne R* et titrez immédiatement par le *nitrate d'ammonium et de cérium 0,1 M* jusqu'à coloration verdâtre (n_2 ml).

Calculez la teneur pour cent en TiO_2 à l'aide de l'expression :

$$\frac{3,99 \times (n_2 - n_1)}{m}$$

m = masse en grammes de dioxyde de titane utilisé pour la préparation de la solution S2.

01/2002:0645

TOBRAMYCINE

Tobramycinum

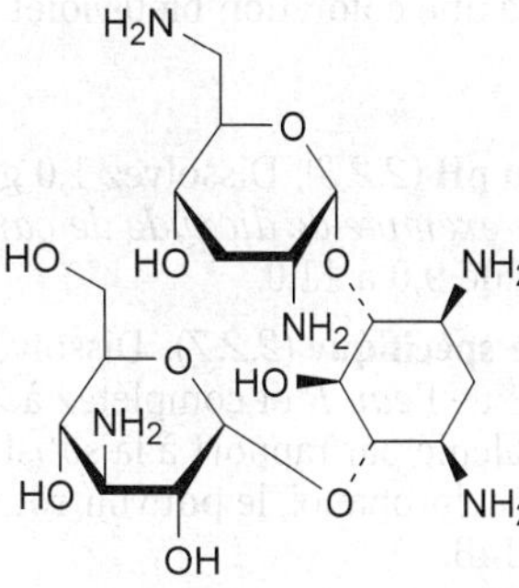

$C_{18}H_{37}N_5O_9$ M_r 467,5

DÉFINITION

La tobramycine est l'4-*O*-(3-amino-3-déoxy-α-D-glucopyranosyl)-2-désoxy-6-*O*-(2,6-diamino-2,3,6-tridésoxy-α-D-*ribo*-hexopyranosyl)-L-streptamine, substance antimicrobienne produite par *Streptomyces tenebrarius* ou obtenue par tout autre moyen. L'activité de la tobramycine n'est pas inférieure à 930 UI/mg, calculée par rapport à la substance anhydre et exempte de 2-méthylpropanol.

PRODUCTION

La tobramycine est produite par des méthodes permettant d'éliminer ou de réduire la présence de substances hypotensives.

CARACTÈRES

Poudre blanche à sensiblement blanche, facilement soluble dans l'eau, très peu soluble dans l'alcool, pratiquement insoluble dans l'éther.

IDENTIFICATION

Première identification : A.

Seconde identification : B, C.

A. Le spectre de résonance magnétique nucléaire (*2.2.33*) d'une solution de tobramycine à 100 g/l dans de l'*oxyde de deutérium R* est similaire à celui d'une solution identique de *tobramycine SCR.*

B. Opérez par chromatographie sur couche mince (*2.2.27*) en utilisant une plaque recouverte de *gel de silice H R.*

Solution à examiner. Dissolvez 20 mg de tobramycine dans de l'*eau R* et complétez à 5 ml avec le même solvant.

Solution témoin (a). Dissolvez 20 mg de *tobramycine SCR* dans de l'*eau R* et complétez à 5 ml avec le même solvant.

Solution témoin (b). Dissolvez 4 mg de *sulfate de néomycine SCR* et 4 mg de *monosulfate de kanamycine SCR* dans 1 ml de solution témoin (a).

Déposez séparément sur la plaque 5 µl de chaque solution. Développez sur un parcours de 15 cm en utilisant un mélange de 10 volumes de *chloroforme R,* de 20 volumes d'*ammoniaque concentrée R* et de 30 volumes de *méthanol R.* Séchez la plaque dans un courant d'air chaud. Pulvérisez un mélange à volumes égaux d'une solution de *1,3-dihydroxynaphtalène R* à 2 g/l dans l'*alcool R* et d'une solution d'*acide sulfurique R* à 460 g/l. Chauffez à 105 °C pendant 5-10 min. La tache principale du chromatogramme obtenu avec la solution à examiner est semblable quant à sa position, sa coloration et ses dimensions à la tache principale du chromatogramme obtenu avec la solution témoin (a).

Monographies Q - Z

L'identification n'est valable que si le chromatogramme obtenu avec la solution témoin (b) présente 3 taches intenses et nettement séparées.

C. Dissolvez 5 mg environ de tobramycine dans 5 ml d'*eau R*. Ajoutez 5 ml d'une solution de *ninhydrine R* à 1 g/l dans l'*alcool R* et chauffez dans un bain-marie pendant 3 min. Il se développe une coloration bleu-violet.

ESSAI

Détermination du pH (*2.2.3*). Dissolvez 1,0 g de tobramycine dans 10 ml d'*eau exempte de dioxyde de carbone R*. Le pH de la solution est de 9,0 à 11,0.

Pouvoir rotatoire spécifique (*2.2.7*). Dissolvez 1,00 g de tobramycine dans de l'*eau R* et complétez à 25,0 ml avec le même solvant. Calculé par rapport à la substance anhydre et exempte de 2-méthylpropanol, le pouvoir rotatoire spécifique est de + 138 à + 148.

Substances apparentées. Opérez par chromatographie sur couche mince (*2.2.27*) en utilisant une plaque recouverte de *gel de silice H R*.

Solution à examiner. Dissolvez 80 mg de tobramycine dans un mélange de 1 volume d'*ammoniaque diluée R2* et de 99 volumes d'*eau R* et complétez à 10 ml avec le même mélange de solvants.

Solution témoin. Prélevez 1 ml de solution à examiner et complétez à 100 ml avec un mélange de 1 volume d'*ammoniaque diluée R2* et de 99 volumes d'*eau R*.

Déposez séparément sur la plaque 5 µl de chaque solution. Développez sur un parcours de 15 cm en utilisant un mélange à volumes égaux d'*alcool R*, d'*ammoniaque concentrée R* et de *méthyléthylcétone R*. Laissez sécher la plaque à l'air. Chauffez à 110 °C pendant 10 min, puis pulvérisez sur la plaque encore chaude de la *solution concentrée d'hypochlorite de sodium R* diluée extemporanément avec de l'*eau R* de façon à contenir 0,5 pour cent de chlore actif. Séchez la plaque dans un courant d'air froid jusqu'à ce que le dépôt d'une goutte de *solution amidonnée d'iodure de potassium R* déposée sous la ligne de départ en un endroit traité par pulvérisation ne donne tout au plus qu'une coloration bleue très pâle ; évitez de prolonger l'exposition de la plaque à l'air froid. Pulvérisez sur la plaque de la *solution amidonnée d'iodure de potassium R*. S'il apparaît d'autres taches que la tache principale dans le chromatogramme obtenu avec la solution à examiner, aucune d'entre elles n'est plus intense que la tache principale du chromatogramme obtenu avec la solution témoin (1,0 pour cent).

2-Méthylpropanol. Opérez par chromatographie en phase gazeuse (*2.2.28*) en utilisant le *propanol R* comme étalon interne.

Solution d'étalon interne. Prélevez 2,0 ml de *propanol R* et complétez à 500,0 ml avec de l'*eau R*.

Solution à examiner (a). Dissolvez 0,10 g de tobramycine dans 1,0 ml d'*eau R*.

Solution à examiner (b). Dissolvez 0,20 g de tobramycine dans 1,0 ml de solution d'étalon interne et ajoutez 1,0 ml d'*eau R*.

Solution témoin. A 0,500 g de *2-méthylpropanol R*, ajoutez 1,0 ml de *propanol R* et complétez à 500,0 ml avec de l'*eau R*.

La chromatographie peut être réalisée en utilisant :

– une colonne d'une longueur de 1,5 m et d'un diamètre intérieur de 4 mm, remplie de *copolymère éthylvinylbenzène-divinylbenzène R* (150 µm à 180 µm),
– comme gaz vecteur, de l'*azote pour chromatographie R*,
– un détecteur à ionisation de flamme,

en maintenant la température de la colonne à 165 °C. Injectez le volume choisi des solutions à examiner et de la solution témoin.

La teneur en 2-méthylpropanol n'est pas supérieure à 1,0 pour cent *m/m*.

Teneur en eau (*2.5.12*). Déterminée par semi-microdosage sur 0,300 g de tobramycine, la teneur en eau n'est pas supérieure à 8,0 pour cent.

Cendres sulfuriques (*2.4.14*). Déterminé sur 1,0 g de tobramycine, le taux des cendres sulfuriques n'est pas supérieur à 0,3 pour cent.

Stérilité (*2.6.1*). La tobramycine destinée à la préparation de formes pharmaceutiques administrées par voie parentérale ou ophtalmique sans autre procédé approprié de stérilisation satisfait également à l'essai de stérilité.

Endotoxines bactériennes (*2.6.14*) : moins de 2,0 UI/mg, si la tobramycine est destinée à la préparation de formes pharmaceutiques administrées par voie parentérale sans autre procédé approprié d'élimination des endotoxines bactériennes.

TITRAGE

Effectuez le titrage microbiologique des antibiotiques (*2.7.2*).

CONSERVATION

A une température ne dépassant pas 25 °C. Si la substance est stérile, elle est conservée en récipient stérile, à fermeture inviolable.

ÉTIQUETAGE

L'étiquette indique :

– dans les cas appropriés, que la substance est stérile,
– dans les cas appropriés, que la substance est exempte d'endotoxines bactériennes.

01/2002:0691

α-TOCOPHÉROL (CONCENTRAT D'ACÉTATE D'), FORME PULVÉRULENTE

α-Tocopheroli acetatis pulvis

DÉFINITION

Le concentrat d'acétate d'α-tocophérol - forme pulvérulente - est obtenu soit par dispersion fine d'*Acétate d'α-tocophérol (0439)* dans un vecteur approprié de qualité convenable (par exemple gélatine, gomme arabique, hydrates de carbone, protéines lactiques, seuls ou mélangés), soit par adsorption d'*Acétate d'α-tocophérol (0439)* sur de l'acide silicique de qualité appropriée.

La teneur déclarée de l'acétate d'α-tocophérol n'est pas inférieure à 25 g par 100 g de concentrat. La préparation contient au minimum 90,0 pour cent et au maximum 115,0 pour cent de la teneur indiquée sur l'étiquette.

CARACTÈRES

Petites particules, sensiblement blanches à jaunâtres ou brun-clair qui peuvent, suivant leur formule, ou être pratiquement insolubles, ou gonfler ou se disperser dans l'eau.

IDENTIFICATION

Opérez par chromatographie sur couche mince (*2.2.27*) en utilisant une plaque recouverte de *gel de silice* HF_{254} *R*.

Monographies Q - Z

Solution à examiner. A une quantité de concentrat correspondant à 50 mg d'acétate d'α-tocophérol, ajoutez 5 ml d'*acide chlorhydrique 0,01 M* et mélangez à 60 °C par ultrasons. Ajoutez 5 ml d'*éthanol R* et 10 ml de *cyclohexane R*. Agitez pendant 1 min et centrifugez pendant 5 min. Utilisez la couche supérieure.

Solution témoin. Dissolvez 50 mg d'*acétate d'α-tocophérol SCR* dans du *cyclohexane R* et complétez à 10 ml avec le même solvant.

Déposez séparément sur la plaque 10 µl de chaque solution. Développez sur un parcours de 15 cm en utilisant un mélange de 20 volumes d'*éther R* et de 80 volumes de *cyclohexane R*. Faites sécher la plaque dans un courant d'air. Examinez en lumière ultraviolette à 254 nm. La tache principale du chromatogramme obtenu avec la solution à examiner est semblable quant à sa position et ses dimensions à la tache principale du chromatogramme obtenu avec la solution témoin.

DOSAGE

Opérez par chromatographie en phase gazeuse (*2.2.28*) en utilisant le *dotriacontane R* comme étalon interne.

Solution d'étalon interne. Dissolvez 0,20 g de *dotriacontane R* dans de l'*hexane R* et complétez à 100,0 ml avec le même solvant.

Solution à examiner. Dans une fiole conique de 250 ml, introduisez une quantité exactement pesée de concentrat correspondant à environ 0,100 g d'acétate d'α-tocophérol. Ajoutez 20 ml d'*acide chlorhydrique 1 M* et mélangez à 70 °C par ultrasons pendant 20 min. Ajoutez 50 ml d'*éthanol R* et 50,0 ml de solution d'étalon interne. Mélangez vigoureusement pendant 30 min. Laissez séparer et utilisez la couche supérieure.

Solution témoin. Dissolvez 0,100 g d'*acétate d'α-tocophérol SCR* dans de la solution d'étalon interne et complétez à 50,0 ml avec la même solution.

La chromatographie peut être réalisée en utilisant :

- une colonne de verre silanisé d'une longueur de 2,0 m à 3,0 m et d'un diamètre intérieur de 2,2 mm à 4,0 mm, remplie de *terre d'infusoires silanisée pour chromatographie en phase gazeuse R* (125 µm à 150 µm ou 150 µm à 180 µm), silanisée par le diméthyldichlorosilane et imprégnée de 1 pour cent *m/m* à 5 pour cent *m/m* de *poly(diméthyl)siloxane R* ; la colonne est obturée aux 2 extrémités par un bouchon de laine de verre silanisée,
- comme gaz vecteur, de l'*azote pour chromatographie R*, à un débit de 25-90 ml/min,
- un détecteur à ionisation de flamme,

en maintenant la colonne à une température constante entre 245 °C et 280 °C, la chambre à injection et le détecteur à une température constante entre 270 °C et 320 °C. Ajustez la température de la colonne et le débit du gaz de façon à obtenir la résolution exigée.

Effectuez les injections au sommet de la colonne ou dans une chambre à injection, de préférence en verre, à l'aide d'un injecteur automatique ou à défaut en employant une autre technique d'injection reproductible. Mesurez les surfaces des pics à l'aide d'un intégrateur électronique.

Résolution. Injectez 1 µl de solution témoin. Répétez l'opération jusqu'à ce que le facteur de réponse (FR) tel que défini ci-dessous soit constant (± 2 pour cent). La résolution (R_s) entre le pic correspondant au dotriacontane et celui correspondant à l'acétate d'α-tocophérol est au minimum de 1,4.

Vérification d'interférence. Dans une fiole conique de 250 ml, introduisez une quantité exactement pesée de préparation correspondant à 0,100 g environ d'acétate d'α-tocophérol. Ajoutez 20 ml d'*acide chlorhydrique 1 M* et mélangez à 70 °C par ultrasons pendant 20 min. Ajoutez 50 ml d'*éthanol R* et 50 ml d'*hexane R* et mélangez vigoureusement pendant 30 min. Laissez séparer. Injectez 1 µl de la couche supérieure en appliquant une atténuation telle que la hauteur du pic correspondant à l'acétate d'α-tocophérol soit supérieure à 50 pour cent de la réponse maximale de l'enregistreur. Pendant l'enregistrement, modifiez l'atténuation de façon que s'il apparaît un pic dont la valeur t_R est la même que celle du pic correspondant au dotriacontane, il soit enregistré avec une sensibilité supérieure de 8 fois au moins à celle avec laquelle le pic d'acétate d'α-tocophérol a été enregistré. Si un pic d'au moins 5 mm de hauteur (pour une largeur de papier de 250 mm) a la même valeur t_R que le pic correspondant au dotriacontane, utilisez la surface du pic corrigé $S'_{D(corr.)}$ pour le calcul final.

$$S'_{D(corr.)} = S'_D - \frac{S_I \times S'_T}{f \times S_{TI}}$$

S'_D = surface du pic correspondant à l'étalon interne dans le chromatogramme obtenu avec la solution à examiner,

S_I = surface du pic ayant la même valeur t_R que le pic correspondant à l'étalon interne dans le chromatogramme obtenu dans l'essai de vérification d'interférence,

S'_T = surface du pic correspondant à l'acétate d'α-tocophérol dans le chromatogramme obtenu avec la solution à examiner,

S_{TI} = surface du pic correspondant à l'acétate d'α-tocophérol dans l'essai de vérification d'interférence,

f = facteur par lequel l'atténuation a été modifiée.

Injectez 1 µl de solution témoin et enregistrez le chromatogramme en choisissant une atténuation telle que le pic correspondant à l'acétate d'α-tocophérol donne une réponse supérieure à 50 pour cent de la réponse maximale de l'enregistreur. Mesurez les surfaces des pics correspondant à l'acétate d'α-tocophérol (S_T) et au dotrioacontane (S_D), puis déterminez le facteur de réponse (FR) comme décrit ci-dessous. Injectez de la même façon 1 µl de solution à examiner et mesurez les surfaces des pics correspondant à l'acétate d'α-tocophérol (S'_T) et au dotriacontane (S'_D).

Déterminez le facteur de réponse (FR) de l'acétate d'α-tocophérol en mesurant les surfaces des pics correspondant à l'acétate d'α-tocophérol et au dotriacontane dans le chromatogramme obtenu avec la solution témoin, à l'aide de l'expression :

$$\frac{S_{\mathrm{D}} \times m_{\mathrm{T}}}{S_{\mathrm{T}} \times m_{\mathrm{D}}}$$

Calculez la teneur pour cent en acétate d'α-tocophérol dans la substance à examiner à l'aide de l'expression :

$$\frac{100 \times S'_{\mathrm{T}} \times m_{\mathrm{D}} \times \mathrm{FR}}{S'_{\mathrm{D(corr.)}} \times m}$$

S_{D} = surface du pic correspondant à l'étalon interne dans le chromatogramme obtenu avec la solution témoin,

$S'_{\mathrm{D(corr.)}}$ = surface corrigée du pic correspondant à l'étalon interne dans le chromatogramme obtenu avec la solution à examiner,

S_{T} = surface du pic correspondant à l'*acétate d'α-tocophérol SCR* dans le chromatogramme obtenu avec la solution témoin,

S'_{T} = surface du pic correspondant à l'acétate d'α-tocophérol dans le chromatogramme obtenu avec la solution à examiner,

m_{D} = masse de l'étalon interne dans la solution à examiner et dans la solution témoin, en milligrammes,

m_{T} = masse de l'*acétate d'α-tocophérol SCR* dans la solution témoin, en milligrammes,

m = masse de l'acétate d'α-tocophérol dans la solution à examiner, en milligrammes.

CONSERVATION

En récipient étanche, bien rempli, à l'abri de la lumière.

ÉTIQUETAGE

L'étiquette indique la teneur en acétate d'α-tocophérol, exprimée en grammes par 100 g de concentrat.

01/2002:0692

α-TOCOPHÉROL

α-Tocopherolum

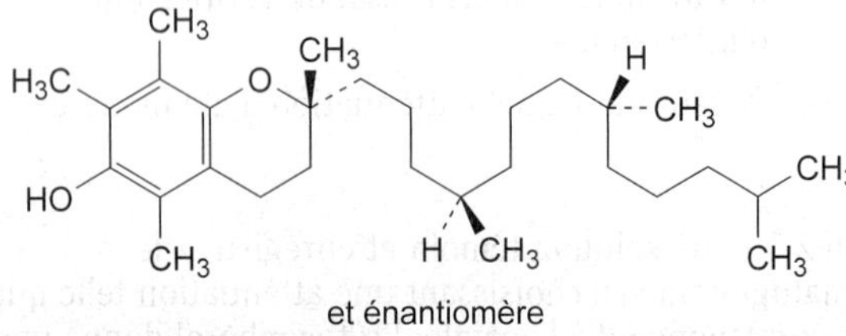

et énantiomère

$C_{29}H_{50}O_2$ M_r 430,7

DÉFINITION

L'α-tocophérol contient au minimum 96,0 pour cent et au maximum l'équivalent de 102,0 pour cent de (2*RS*)-2,5,7,8-tétraméthyl-2-[(4*RS*,8*RS*)-4,8,12-triméthyltridécyl]-3,4-dihydro-2*H*-1-benzopyran-6-ol.

CARACTÈRES

Liquide huileux limpide, incolore ou brun-jaune, visqueux, pratiquement insoluble dans l'eau, facilement soluble dans l'acétone, dans l'éthanol, dans l'éther, dans le chlorure de méthylène et dans les huiles grasses.

IDENTIFICATION

Première identification : B, D.

Seconde identification : A, C, D.

A. L'α-tocophérol satisfait à l'essai de l'absorbance (voir Essai).

B. Examinez l'α-tocophérol par spectrophotométrie d'absorption dans l'infrarouge (*2.2.24*), en comparant avec le spectre obtenu avec l'*α-tocophérol SCR*.

C. Opérez par chromatographie sur couche mince (*2.2.27*) en utilisant une plaque recouverte de *gel de silice* HF_{254} *R*.

Solution à examiner. Dissolvez 10 mg d'α-tocophérol dans 2 ml de *cyclohexane R*.

Solution témoin. Dissolvez 10 mg d'*α-tocophérol SCR* dans 2 ml de *cyclohexane R*.

Déposez séparément sur la plaque 10 µl de chaque solution. Développez sur un parcours de 15 cm avec un mélange de 20 volumes d'*éther R* et de 80 volumes de *cyclohexane R*. Faites sécher la plaque dans un courant d'air. Examinez en lumière ultraviolette à 254 nm. La tache principale du chromatogramme obtenu avec la solution à examiner est semblable quant à sa position et ses dimensions à la tache principale du chromatogramme obtenu avec la solution témoin. Pulvérisez la plaque avec un mélange de 10 volumes d'*acide chlorhydrique R*, de 40 volumes d'une solution de *chlorure ferrique R* à 2,5 g/l dans de l'*alcool R* et de 40 volumes d'une solution de *chlorhydrate de phénanthroline R* à 10 g/l dans de l'*alcool R*. Les taches principales se colorent en orange après 1 h à 2 h.

D. L'α-tocophérol satisfait à l'essai de l'angle de rotation optique (voir Essai).

ESSAI

Angle de rotation optique (*2.2.7*). Dissolvez 2,50 g d'α-tocophérol dans de l'*éthanol R* et complétez à 25,0 ml avec le même solvant. L'angle de rotation optique est de − 0,01° à + 0,01°.

Absorbance (*2.2.25*). Dissolvez 0,100 g d'α-tocophérol dans de l'*éthanol R* et complétez à 100,0 ml avec le même solvant (solution a). Prélevez 10,0 ml de solution (a) et complétez à 100,0 ml avec de l'*éthanol R* (solution b). Mesurez l'absorbance de la solution (b) au maximum à 292 nm et celle de la solution (a) au minimum à 255 nm. Déterminée au maximum, l'absorbance spécifique est de 72,0 à 76,0 ; déterminée au minimum, elle est de 6,0 à 8,0.

Indice d'acide (*2.5.1*). Déterminé sur 2,00 g d'α-tocophérol, l'indice d'acide n'est pas supérieur à 2.

Métaux lourds (*2.4.8*). 0,50 g d'α-tocophérol satisfait à l'essai limite D des métaux lourds (20 ppm). Préparez le témoin avec 1 ml de *solution à 10 ppm de plomb (Pb) R*.

Cendres sulfuriques (*2.4.14*). Déterminé sur 1,0 g d'α-tocophérol, le taux des cendres sulfuriques n'est pas supérieur à 0,1 pour cent. Utilisez de l'*acide sulfurique R* au lieu d'*acide sulfurique dilué R*.

DOSAGE

Opérez par chromatographie en phase gazeuse (*2.2.28*) en utilisant le *dotriacontane R* comme étalon interne.

Solution d'étalon interne. Dissolvez 0,20 g de *dotriacontane R* dans de l'*hexane R* et complétez à 100,0 ml avec le même solvant.

Solution à examiner. Dissolvez 0,100 g d'α-tocophérol dans de la solution d'étalon interne et complétez à 50,0 ml avec la même solution.

Solution témoin. Dissolvez 0,100 g d'*α-tocophérol SCR* dans de la solution d'étalon interne et complétez à 50,0 ml avec la même solution.

La chromatographie peut être réalisée en utilisant :

- une colonne de verre silanisé d'une longueur de 2,0 m à 3,0 m et d'un diamètre intérieur de 2,2 mm à 4,0 mm, remplie de *terre d'infusoires silanisée pour chromatographie en phase gazeuse R* (125 µm à 150 µm ou 150 µm à 180 µm), imprégnée de 1 pour cent *m/m* à 5 pour cent *m/m* de *poly(diméthyl)siloxane R* ; la colonne est obturée aux 2 extrémités par un bouchon de laine de verre silanisée,
- comme gaz vecteur, de l'*azote pour chromatographie R*, à un débit de 25 ml/min à 90 ml/min,
- un détecteur à ionisation de flamme,

en maintenant la colonne à une température constante comprise entre 245 °C et 280 °C, la chambre à injection et le détecteur à une température constante comprise entre 270 °C et 320 °C. Ajustez la température de la colonne et le débit du gaz de façon à obtenir la résolution exigée.

Effectuez les injections au sommet de la colonne ou dans une chambre à injection, de préférence en verre, à l'aide d'un injecteur automatique ou à défaut en employant une autre technique d'injection reproductible. Mesurez la surface des pics à l'aide d'un intégrateur électronique.

Résolution. Injectez 1 µl de solution témoin. Répétez l'opération jusqu'à ce que le facteur de réponse (FR) défini ci-dessous soit constant à ± 2 pour cent près. La résolution (R_S) entre le pic correspondant au dotriacontane et celui correspondant à l'α-tocophérol n'est pas inférieure à 2,6.

Essai d'interférence. Dissolvez 0,100 g d'α-tocophérol dans de l'*hexane R* et complétez à 50,0 ml avec le même solvant. Injectez 1 µl de cette solution et enregistrez le chromatogramme en choisissant une atténuation telle que la hauteur du pic correspondant à l'α-tocophérol soit supérieure à 50 pour cent de la réponse maximale de l'enregistreur. Pendant l'enregistrement, modifiez l'atténuation de façon que s'il apparaît un pic dont la valeur t_R est la même que celle du pic correspondant au dotriacontane, il soit enregistré avec une sensibilité supérieure de 8 fois au moins à celle avec laquelle le pic d'α-tocophérol a été enregistré. Si un pic d'au moins 5 mm de hauteur (pour une largeur de papier de 250 mm) a la même valeur t_R que le pic correspondant au dotriacontane, utilisez la surface corrigée du pic $S'_{D(corr)}$ pour le calcul final.

$$S'_{\mathrm{D(corr)}} = S'_{\mathrm{D}} - \frac{S_{\mathrm{I}} \times S'_{\mathrm{T}}}{f \times S_{\mathrm{TI}}}$$

S'_D = surface du pic correspondant à l'étalon interne dans le chromatogramme obtenu avec la solution à examiner,

S_I = surface du pic ayant la même valeur t_R que le pic correspondant à l'étalon interne dans le chromatogramme obtenu dans l'essai de vérification d'interférence,

S'_T = surface du pic correspondant à l'α-tocophérol dans le chromatogramme obtenu avec la solution à examiner,

S_{TI} = surface du pic correspondant à l'α-tocophérol dans l'essai de vérification d'interférence,

f = facteur par lequel l'atténuation a été modifiée.

Injectez 1 µl de solution témoin et enregistrez le chromatogramme en choisissant une atténuation telle que le pic correspondant à l'α-tocophérol donne une réponse supérieure à 50 pour cent de la réponse maximale de l'enregistreur. Mesurez les surfaces des pics correspondant à l'α-tocophérol (S_T) et au dotriacontane (S_D), puis déterminez le facteur de réponse (FR) comme prescrit ci-dessous.

Injectez de la même façon 1 µl de solution à examiner et mesurez les surfaces des pics correspondant à l'α-tocophérol (S'_T) et au dotriacontane (S'_D).

Déterminez le facteur de réponse (FR) de l'α-tocophérol dans le chromatogramme obtenu avec la solution témoin en mesurant les surfaces des pics correspondant à l'α-tocophérol et au dotriacontane, à l'aide de l'expression :

$$\frac{S_{\mathrm{D}} \times m_{\mathrm{T}}}{S_{\mathrm{T}} \times m_{\mathrm{D}}}$$

Calculez la teneur pour cent en α-tocophérol à l'aide de l'expression :

$$\frac{100\,(S'_{\mathrm{T}} \times m_{\mathrm{D}} \times \mathrm{FR})}{S'_{\mathrm{D(corr)}} \times m}$$

S_D = surface du pic correspondant à l'étalon interne dans le chromatogramme obtenu avec la solution témoin,

$S'_{D(corr)}$ = surface corrigée du pic correspondant à l'étalon interne dans le chromatogramme obtenu avec la solution à examiner,

S_T = surface du pic correspondant à l'*α-tocophérol SCR* dans le chromatogramme obtenu avec la solution témoin,

S'_T = surface du pic correspondant à l'α-tocophérol dans le chromatogramme obtenu avec la solution à examiner,

m_D = masse de l'étalon interne dans la solution à examiner et dans la solution témoin, en milligrammes,

m_T = masse de l'*α-tocophérol SCR* dans la solution témoin, en milligrammes,

m = masse de l'α-tocophérol dans la solution à examiner, en milligrammes.

CONSERVATION

En récipient étanche, sous gaz inerte, à l'abri de la lumière.

01/2002:1256

RRR-α-TOCOPHÉROL

RRR-α-Tocopherolum

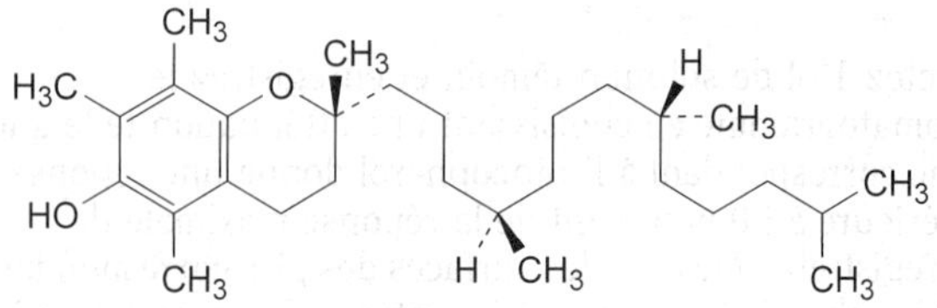

$C_{29}H_{50}O_2$ M_r 430,7

DÉFINITION

Le *RRR*-α-tocophérol contient au minimum 96,0 pour cent et au maximum l'équivalent de 102,0 pour cent de (2*R*)-2,5,7,8-tétraméthyl-2-[(4*R*,8*R*)-4,8,12-triméthyltridécyl]-3,4-dihydro-2*H*-1-benzopyran-6-ol.

CARACTÈRES

Liquide limpide, huileux et visqueux, incolore ou brun-jaune, pratiquement insoluble dans l'eau, facilement soluble dans l'acétone, dans l'éthanol, dans le chlorure de méthylène et dans les huiles grasses.

IDENTIFICATION

Première identification : B, D.

Seconde identification : A, C, D.

A. Le *RRR*-α-tocophérol satisfait à l'essai de l'absorbance (voir Essai).

B. Examinez le *RRR*-α-tocophérol par spectrophotométrie d'absorption dans l'infrarouge (*2.2.24*), en comparant avec le spectre obtenu avec l'*α-tocophérol SCR*.

C. Opérez par chromatographie sur couche mince (*2.2.27*) en utilisant une *plaque au gel de silice* F_{254} *pour CCM R*.

Solution à examiner. Dissolvez 10 mg de *RRR*-α-tocophérol dans 2 ml de *cyclohexane R*.

Solution témoin. Dissolvez 10 mg d'*α-tocophérol SCR* dans 2 ml de *cyclohexane R*.

Déposez séparément sur la plaque 10 µl de chaque solution. Développez sur un parcours de 15 cm avec un mélange de 20 volumes d'*éther R* et de 80 volumes de *cyclohexane R*. Sécher la plaque dans un courant d'air et examinez en lumière ultraviolette à 254 nm. La tache principale du chromatogramme obtenu avec la solution à examiner est semblable quant à sa position et ses dimensions à la tache principale du chromatogramme obtenu avec la solution témoin. Pulvérisez un mélange de 10 volumes d'*acide chlorhydrique R*, de 40 volumes d'une solution de *chlorure ferrique R* à 2,5 g/l dans de l'*alcool R* et de 40 volumes d'une solution de *chlorhydrate de phénanthroline R* à 10 g/l dans de l'*alcool R*. Après 1 h à 2 h les taches principales sont oranges.

D. Le *RRR*-α-tocophérol est dextrogyre (*2.2.7*).

Dissolvez 1,0 g de *RRR*-α-tocophérol dans 50 ml d'*éther R*. Ajoutez à cette solution 20 ml d'une solution de *ferricyanure de potassium R* à 100 g/l dans une solution d'*hydroxyde de sodium R* à 8 g/l et maintenez sous agitation pendant 3 min. Lavez la solution éthérée avec 4 fois 50 ml d'*eau R*, puis éliminez les eaux de lavage et séchez la couche éthérée sur du *sulfate de sodium anhydre R*. Evaporez l'éther au bain-marie sous pression réduite ou sous atmosphère d'azote jusqu'à obtention de quelques millilitres, puis terminez l'évaporation en éliminant les dernières traces d'éther sans chauffer. Dissolvez immédiatement le résidu dans 5,0 ml de *triméthylpentane R*, puis déterminez l'angle de rotation optique.

Calculez le pouvoir rotatoire spécifique de la substance dans la solution à examiner, *c* étant le nombre de grammes de *RRR*-α-tocophérol dans 1000 ml de solution.

Le pouvoir rotatoire spécifique après oxydation (forme quinone) n'est pas inférieur à + 24.

ESSAI

Absorbance (*2.2.25*). Dissolvez 0,100 g de *RRR*-α-tocophérol dans de l'*éthanol R* et complétez à 100 ml avec le même solvant (solution A). Prélevez 10,0 ml de solution A et complétez à 100,0 ml avec de l'*éthanol R* (solution B). Mesurez l'absorbance de la solution B au maximum à 292 nm et l'absorbance de la solution A au minimum à 255 nm. Les absorbances spécifiques au maximum et au minimum sont respectivement de 72,0 à 76,0 et de 5,5 à 8,0.

Indice d'acide (*2.5.1*). Déterminé sur 2,00 g de *RRR*-α-tocophérol, l'indice d'acide n'est pas supérieur à 2,0.

Métaux lourds (*2.4.8*). 0,50 g de *RRR*-α-tocophérol satisfait à l'essai limite D des métaux lourds (20 ppm). Préparez le témoin avec 1 ml de *solution à 10 ppm de plomb (Pb) R*.

Cendres sulfuriques (*2.4.14*). Déterminé sur 1,0 g de *RRR*-α-tocophérol, le taux des cendres sulfuriques n'est pas supérieur à 0,1 pour cent. Utilisez de l'*acide sulfurique R* au lieu de l'*acide sulfurique dilué R*.

DOSAGE

Opérez par chromatographie gazeuse (*2.2.28*), en utilisant du *dotriacontane R* comme étalon interne.

Solution d'étalon interne. Dissolvez 0,300 g de *dotriacontane R* dans de l'*hexane R* et complétez à 100,0 ml avec le même solvant.

Solution à examiner. Dissolvez 0,100 g de *RRR*-α-tocophérol dans 10,0 ml de solution d'étalon interne, complétez à 50,0 ml avec de l'*hexane R* et mélangez.

Solution témoin. Dissolvez 0,100 g d'*α-tocophérol SCR* dans 10,0 ml de solution d'étalon interne, complétez à 50,0 ml avec de l'*hexane R* et mélangez.

La chromatographie peut être effectuée en utilisant :

- une colonne de silice fondue, d'une longueur de 15 m et d'un diamètre intérieur de 0,32 mm, enduite d'une couche de *poly(diméthyl)siloxane R* de 0,25 µm,
- comme gaz vecteur, de l'*hélium pour chromatographie R* à un débit de 3 ml/min à 6 ml/min,
- un détecteur à ionisation de flamme,

en maintenant la température de la chambre d'injection à 300 °C et celle du détecteur à 330 °C. Ajustez le rapport de division entre 1 à 10 et 1 à 20. Réglez la température de la colonne à 200 °C, puis augmentez-la de 5 °C par minute jusqu'à 250 °C et maintenez-la à 250 °C pendant 10 min.

Effectuez l'injection directement sur la colonne ou via une chambre à injection munie d'un insert de verre en utilisant un injecteur automatique ou une autre méthode d'injection reproductible. Mesurez la surface des pics par intégration électronique. L'essai n'est valable que si, dans le chromatogramme obtenu avec la solution témoin, la résolution entre les pics correspondant respectivement au dotriacontane et à l'α-tocophérol n'est pas inférieure à 9,0.

Monographies Q - Z

Essai d'interférence. Dissolvez 0,100 g de *RRR*-α-tocophérol dans de l'*hexane R* et complétez à 50,0 ml avec le même solvant. Injectez 1 µl de cette solution et enregistrez le chromatogramme. S'il apparaît un pic qui présente la même valeur t_R que celle du dotriacontane, déterminez la surface relative de ce pic par rapport à celle du pic de l'α-tocophérol. Si la surface relative du pic est supérieure à 0,5 pour cent, utilisez la formule de la surface corrigée du pic $S'_{D(corr)}$ pour le calcul final.

$$S'_{\mathrm{D(corr)}} = S'_{\mathrm{D}} - \frac{S_{\mathrm{I}} \times S'_{\mathrm{T}}}{S_{\mathrm{TI}}}$$

S'_D = surface du pic correspondant à l'étalon interne dans le chromatogramme obtenu avec la solution à examiner,

S_I = surface du pic interférant (qui présente la même valeur t_R que celle de l'étalon interne) dans le chromatogramme obtenu avec l'essai d'interférence,

S'_T = surface du pic correspondant à l'α-tocophérol dans le chromatogramme obtenu avec la solution à examiner,

S_{TI} = surface du pic correspondant à l'α-tocophérol dans le chromatogramme obtenu avec l'essai d'interférence.

Après établissement de la validation du système, injectez 1 µl de solution témoin et enregistrez le chromatogramme. Mesurez les surfaces des pics correspondant à l'α-tocophérol (S_T) et au dotriacontane (S_D) puis déterminez le facteur de réponse (FR) comme décrit ci-dessous.

Déterminez le facteur de réponse (FR) de l'α-tocophérol dans le chromatogramme obtenu avec la solution témoin à partir de la surface des pics correspondant à l'α-tocophérol et du pic correspondant au dotriacontane à l'aide de l'expression :

$$\mathrm{FR} = \frac{S_{\mathrm{D}} \times m_{\mathrm{T}}}{S_{\mathrm{T}} \times m_{\mathrm{D}}}$$

Injectez 1 µl de solution à examiner en procédant de la même façon. Mesurez la surface des pics correspondant à l'α-tocophérol (S'_T) et au dotriacontane (S'_D).

Calculez la teneur pour cent de *RRR*-α-tocophérol à l'aide de l'expression :

$$\frac{100\,(S'_{\mathrm{T}} \times m_{\mathrm{D}} \times \mathrm{FR})}{S'_{\mathrm{D(corr)}} \times m}$$

S_D = surface du pic correspondant à l'étalon interne dans le chromatogramme obtenu avec la solution témoin,

$S'_{D(corr)}$ = surface corrigée du pic correspondant à l'étalon interne dans le chromatogramme obtenu avec la solution à examiner,

S_T = surface du pic correspondant à l'*α-tocophérol SCR* dans le chromatogramme obtenu avec la solution témoin,

S'_T = surface du pic correspondant à l'α-tocophérol dans le chromatogramme obtenu avec la solution à examiner,

m_D = masse de l'étalon interne dans la solution à examiner et dans la solution témoin, en milligrammes,

m_T = masse de l'*α-tocophérol SCR* dans la solution témoin, en milligrammes,

m = masse du *RRR*-α-tocophérol dans la solution à examiner, en milligrammes.

CONSERVATION

En récipient étanche, sous gaz inerte, à l'abri de la lumière.

01/2002:0439

α-TOCOPHÉRYLE (ACÉTATE D')

α-Tocopherylis acetas

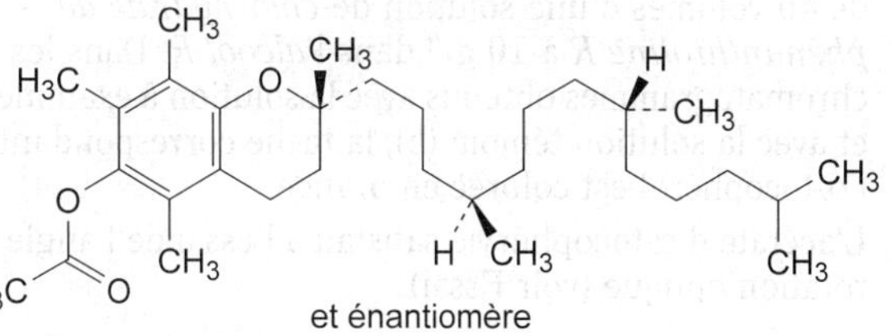

et énantiomère

$C_{31}H_{52}O_3$ M_r 472,7

DÉFINITION

L'acétate d'α-tocophéryle contient au minimum 96,0 pour cent et au maximum l'équivalent de 102,0 pour cent d'acétate de (2*RS*)-2,5,7,8-tétraméthyl-2-[(4*RS*,8*RS*)-4,8,12-triméthyltridécyl]-3,4-dihydro-2*H*-1-benzopyran-6-ol.

CARACTÈRES

Liquide huileux, limpide, légèrement jaune-vert, visqueux, pratiquement insoluble dans l'eau, facilement soluble dans l'acétone, dans l'éthanol, dans l'éther et dans les huiles grasses, soluble dans l'alcool.

IDENTIFICATION

Première identification : B, D.

Seconde identification : A, C, D.

A. Dissolvez 10 mg d'acétate d'α-tocophéryle dans de l'*éthanol R* et complétez à 100 ml avec le même solvant. Examinée de 230 nm à 350 nm (*2.2.25*), la solution présente un maximum d'absorption à 284 nm, un épaulement à 278 nm et un minimum à 254 nm.

B. Examinez l'acétate d'α-tocophéryle par spectrophotométrie d'absorption dans l'infrarouge (*2.2.24*), en comparant avec le spectre obtenu avec l'*acétate d'α-tocophéryle SCR*.

C. Opérez par chromatographie sur couche mince (*2.2.27*) en utilisant une plaque recouverte de *gel de silice* HF_{254} *R*.

Solution à examiner (a). Dissolvez 10 mg environ d'acétate d'α-tocophéryle dans 2 ml de *cyclohexane R*.

Solution à examiner (b). Dans un tube à essai à bouchon rodé, dissolvez 10 mg environ d'acétate d'α-tocophéryle dans 2 ml d'*acide sulfurique alcoolique 2,5 M R* et chauffez au bain-marie pendant 5 min. Refroidissez et ajoutez 2 ml d'*eau R* et 2 ml de *cyclohexane R*. Agitez pendant 1 min. Utilisez la couche supérieure.

Solution témoin (a). Dissolvez 10 mg environ d'*acétate d'α-tocophéryle SCR* dans 2 ml de *cyclohexane R*.

Solution témoin (b). Procédez selon les indications données pour la solution à examiner (b), mais en utilisant l'*acétate d'α-tocophéryle SCR* au lieu de la substance à examiner.

Déposez séparément sur la plaque 10 µl de chaque solution. Développez sur un parcours de 15 cm en utilisant un mélange de 20 volumes d'*éther R* et de 80 volumes de *cyclohexane R*. Faites sécher la plaque dans un courant d'air. Examinez en lumière ultraviolette à 254 nm. La tache principale du chromatogramme obtenu avec la solution à examiner (a) est semblable quant à sa position et ses dimensions à la tache principale du chromatogramme obtenu avec la solution témoin (a). Il apparaît deux taches dans les chromatogrammes obtenus avec la solution à examiner (b) et la solution témoin (b) : la tache de R_f supérieur, due à l'acétate d'α-tocophéryle, correspond à la tache du chromatogramme obtenu avec la solution témoin (a) ; la tache de R_f inférieur correspond à l'α-tocophérol. Pulvérisez un mélange de 10 volumes d'*acide chlorhydrique R*, de 40 volumes d'une solution de *chlorure ferrique R* à 2,5 g/l dans l'*alcool R* et de 40 volumes d'une solution de *chlorhydrate de phénanthroline R* à 10 g/l dans l'*alcool R*. Dans les chromatogrammes obtenus avec la solution à examiner (b) et avec la solution témoin (b), la tache correspondant à l'α-tocophérol est colorée en orange.

D. L'acétate d'α-tocophéryle satisfait à l'essai de l'angle de rotation optique (voir Essai).

ESSAI

Angle de rotation optique (*2.2.7*). Dissolvez 2,50 g d'acétate d'α-tocophéryle dans de l'*éthanol R* et complétez à 25,0 ml avec le même solvant. L'angle de rotation optique est de − 0,01° à + 0,01°.

Absorbance (*2.2.25*). Dissolvez 0,150 g d'acétate d'α-tocophéryle dans de l'*éthanol R* et complétez à 100,0 ml avec le même solvant. Prélevez 10,0 ml de cette solution et complétez à 100,0 ml avec de l'*éthanol R* (solution a). Prélevez 20,0 ml de la solution initiale et complétez à 50,0 ml avec de l'*éthanol R* (solution b). Mesurez l'absorbance de la solution (a) au maximum à 284 nm et celle de la solution (b) au minimum à 254 nm. Déterminée au maximum, l'absorbance spécifique est de 42,0 à 45,0 ; déterminée au minimum, elle est de 7,0 à 9,0.

Indice d'acide (*2.5.1*). Déterminé sur 2,00 g d'acétate d'α-tocophéryle, l'indice d'acide n'est pas supérieur à 2,0.

Tocophérol libre. Dissolvez 0,500 g d'acétate d'α-tocophéryle dans 100 ml d'*acide sulfurique alcoolique 0,25 M R* et ajoutez 20 ml d'*eau R*. Titrez, en présence de 0,1 ml d'une solution de *diphénylamine R* à 2,5 g/l dans l'*acide sulfurique R*, par le *sulfate d'ammonium et de cérium 0,01 M*, jusqu'à coloration bleue persistant pendant 5 s au moins. Effectuez un titrage à blanc.

1 ml de *sulfate d'ammonium et de cérium 0,01 M* correspond à 2,154 mg de tocophérol.

L'acétate d'α-tocophéryle contient au maximum 1,0 pour cent de tocophérol libre.

Métaux lourds (*2.4.8*). 0,5 g d'acétate d'α-tocophéryle satisfait à l'essai limite D des métaux lourds (20 ppm). Préparez le témoin avec 1 ml de *solution à 10 ppm de plomb (Pb) R*.

Cendres sulfuriques (*2.4.14*). Déterminé sur 1,0 g d'acétate d'α-tocophéryle, le taux des cendres sulfuriques n'est pas supérieur à 0,1 pour cent.

DOSAGE

Opérez par chromatographie en phase gazeuse (*2.2.28*) en utilisant le *dotriacontane R* comme étalon interne.

Solution d'étalon interne. Dissolvez 1,0 g de *dotriacontane R* dans de l'*hexane R* et complétez à 100,0 ml avec le même solvant.

Solution à examiner. Dissolvez 0,100 g d'acétate d'α-tocophéryle dans 10,0 ml de solution d'étalon interne, complétez à 50,0 ml avec de l'*hexane R* et mélangez.

Solution témoin. Dissolvez 0,100 g d'*acétate d'α-tocophéryle SCR* dans 10,0 ml de solution d'étalon interne, complétez à 50,0 ml avec de l'*hexane R* et mélangez.

La chromatographie peut être réalisée en utilisant :

- une colonne de verre silanisé d'une longueur de 2,0 m à 3,0 m et d'un diamètre intérieur de 2,2 mm à 4,0 mm, remplie de *terre d'infusoires silanisée pour chromatographie en phase gazeuse R* (125 µm à 150 µm ou 150 µm à 180 µm), imprégnée de 1 pour cent *m/m* à 5 pour cent *m/m* de *poly(diméthyl)siloxane R* ; la colonne est obturée aux 2 extrémités par un bouchon de laine de verre silanisée,
- comme gaz vecteur, de l'*azote pour chromatographie R* à un débit de 25 ml/min à 90 ml/min,
- un détecteur à ionisation de flamme,

en maintenant la colonne à une température constante comprise entre 245 °C et 280 °C, et la chambre à injection et le détecteur, à une température constante comprise entre 270 °C et 320 °C. Ajustez la température de la colonne et le débit du gaz de façon à obtenir la résolution exigée.

Effectuez les injections au sommet de la colonne ou dans la chambre à injection en verre, de préférence à l'aide d'un injecteur automatique ou à défaut, en employant une autre technique d'injection reproductible. Mesurez les surfaces des pics à l'aide d'un intégrateur électronique.

Résolution. Injectez 1 µl de solution témoin. Répétez l'opération jusqu'à ce que le facteur de réponse (FR) défini ci-dessous soit constant à ± 2 pour cent près. La résolution (R_S) doit être supérieure à 1,4.

Essai d'interférence. Dissolvez 0,100 g d'acétate d'α-tocophéryle dans de l'*hexane R* et complétez à 50,0 ml avec le même solvant. Injectez 1 µl de cette solution en appliquant une atténuation telle que la hauteur du pic correspondant à l'acétate d'α-tocophéryle soit supérieure à 50 pour cent de la réponse maximale de l'enregistreur. Pendant l'enregistrement, modifiez l'atténuation de façon que s'il apparaît un pic dont la valeur t_R est la même que celle du pic correspondant au dotriacontane, il soit enregistré avec une sensibilité supérieure de 8 fois au moins à celle avec laquelle le pic d'acétate d'α-tocophéryle a été enregistré. Si un pic d'au moins 5 mm de hauteur (pour une largeur de papier de 250 mm) a la même valeur t_R que le pic correspondant au dotriacontane, utilisez la surface corrigée du pic $S'_{D(corr)}$ si nécessaire pour le calcul final.

$$S'_{D(corr)} = S'_D - \frac{S_I \times S'_T}{f \times S_{TI}}$$

S'_D = surface du pic correspondant à l'étalon interne dans le chromatogramme obtenu avec la solution à examiner,

S_I = surface du pic ayant la même valeur t_R que le pic correspondant à l'étalon interne dans le chromatogramme obtenu dans l'essai d'interférence,

S'_T = surface du pic correspondant à l'acétate d'α-tocophéryle dans le chromatogramme obtenu avec la solution à examiner,

S_{TI} = surface du pic correspondant à l'acétate d'α-tocophéryle dans l'essai d'interférence,

f = facteur par lequel l'atténuation a été modifiée.

Après avoir vérifié la résolution de la colonne, injectez 1 µl de solution témoin et enregistrez le chromatogramme en choisissant une atténuation telle que le pic correspondant à l'acétate d'α-tocophéryle donne une réponse supérieure à 50 pour cent de la réponse maximale de l'enregistreur. Mesurez les surfaces des pics correspondant à l'acétate d'α-tocophéryle (S_T) et au dotriacontane (S_D), puis déterminez le facteur de réponse (FR). Injectez de la même façon 1 µl de solution à examiner et mesurez les surfaces des pics correspondant à l'acétate d'α-tocophéryle (S'_T) et au dotriacontane (S'_D).

Déterminez le facteur de réponse (FR) de l'acétate d'α-tocophéryle dans le chromatogramme obtenu avec la solution témoin en mesurant les surfaces des pics correspondant à l'acétate d'α-tocophéryle et au dotriacontane, à l'aide de l'expression :

$$\frac{S_D \times m_T}{S_T \times m_D}$$

Calculez la teneur pour cent en acétate d'α-tocophéryle dans la substance à examiner à l'aide de l'expression :

$$\frac{100\,(S'_T \times m_D \times \mathrm{FR})}{S'_{D(corr)} \times m}$$

S_D = surface du pic correspondant à l'étalon interne dans le chromatogramme obtenu avec la solution témoin,

$S'_{D(corr)}$ = surface corrigée du pic correspondant à l'étalon interne dans le chromatogramme obtenu avec la solution à examiner,

S_T = surface du pic correspondant à l'*acétate d'α-tocophéryle SCR* dans le chromatogramme obtenu avec la solution témoin,

S'_T = surface du pic correspondant à l'acétate d'α-tocophéryle dans le chromatogramme obtenu avec la solution à examiner,

m_D = masse de l'étalon interne dans la solution à examiner et dans la solution témoin, en milligrammes,

m_T = masse de l'*acétate d'α-tocophéryle SCR* dans la solution témoin, en milligrammes,

m = masse de l'acétate d'α-tocophéryle dans la solution à examiner, en milligrammes.

CONSERVATION

A l'abri de la lumière.

01/2002:1257

RRR-α-TOCOPHÉRYLE (ACÉTATE DE)

RRR-α-Tocopherylis acetas

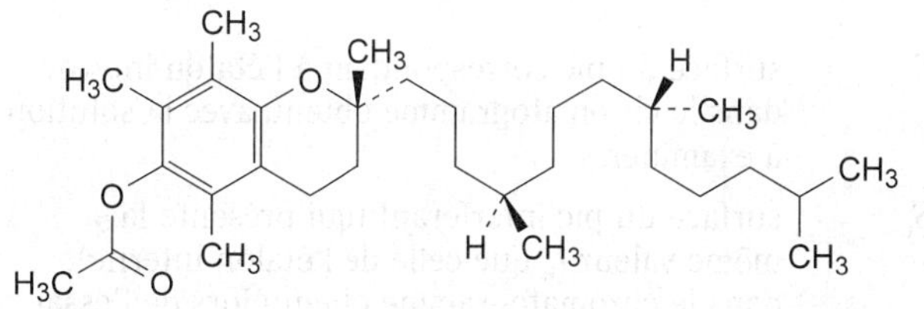

$C_{31}H_{52}O_3$ M_r 472,7

DÉFINITION

L'acétate de *RRR*-α-Tocophéryle contient au minimum 96,0 pour cent et au maximum l'équivalent de 102,0 pour cent d'acétate de (2*R*)-2,5,7,8-tétraméthyl-2-[(4*R*,8*R*)-4,8,12-triméthyltridécyl]-3,4-dihydro-2*H*-1-benzopyran-6-yle.

CARACTÈRES

Liquide limpide huileux et visqueux, d'un jaune-vert pâle, pratiquement insoluble dans l'eau, facilement soluble dans l'acétone, dans l'éthanol et dans les huiles grasses, soluble dans l'alcool.

IDENTIFICATION

Première identification : B, D.

Seconde identification : A, C, D.

A. L'acétate de *RRR*-α-tocophéryle satisfait à l'essai de l'absorbance (voir Essai).

B. Examinez l'acétate de *RRR*-α-tocophéryle par spectrophotométrie d'absorption dans l'infrarouge (*2.2.24*), en comparant avec le spectre obtenu avec l'*acétate d'α-tocophéryle SCR*.

C. Opérez par chromatographie sur couche mince (*2.2.27*) en utilisant une *plaque au gel de silice F_{254} pour CCM R*.

Solution à examiner (a). Dissolvez 10 mg d'acétate de *RRR*-α-tocophéryle dans 2 ml de *cyclohexane R*.

Solution à examiner (b). Dans un tube à essai à bouchon rodé, dissolvez 10 mg d'acétate de *RRR*-α-tocophéryle dans 2 ml d'*acide sulfurique alcoolique 2,5 M R*. Chauffez au bain-marie pendant 5 min. Refroidissez et ajoutez 2 ml d'*eau R* et 2 ml de *cyclohexane R*. Agitez pendant 1 min. Utilisez la couche supérieure.

Solution témoin (a). Dissolvez 10 mg d'*acétate d'α-tocophéryle SCR* dans 2 ml de *cyclohexane R*.

Solution témoin (b). Préparez une solution selon les indications données pour la solution à examiner (b) en utilisant de l'*acétate d'α-tocophéryle SCR* au lieu de la substance à examiner.

Déposez séparément sur la plaque 10 µl de chaque solution. Développez sur un parcours de 15 cm avec un mélange de 20 volumes d'*éther R* et de 80 volumes de *cyclohexane R*. Sécher la plaque dans un courant d'air et examinez en lumière ultraviolette à 254 nm. La tache principale du chromatogramme obtenu avec la solution à examiner (a) est semblable quant à sa position et ses dimensions à la tache principale du chromatogramme obtenu avec la solution témoin (a). Les chromatogrammes obtenus avec la solution à examiner (b) et la solution témoin (b) présentent deux taches : la tache de R_f le plus élevé est due à l'acétate d'α-tocophéryle et correspond à celle du chromatogramme obtenu avec la solution témoin (a) ; la tache de R_f le plus faible est due à l'α-tocophérol. Pulvérisez un mélange de 10 volumes d'*acide chlorhydrique R*, de 40 volumes d'une solution de *chlorure ferrique R* à 2,5 g/l dans l'*alcool R* et de 40 volumes d'une solution de *chlorhydrate de phénanthroline R* à 10 g/l dans l'*alcool R*. Dans les chromatogrammes obtenus avec la solution à examiner (b) et la solution témoin (b), la tache correspondant à l'α-tocophérol est orange.

D. Le *RRR*-α-tocophérol obtenu après saponification est dextrogyre (*2.2.7*).

Effectuez l'essai à l'abri de la lumière actinique. Déposez 1,0 g d'acétate de *RRR*-α-tocophéryle dans un ballon à fond rond de 250 ml à bouchon rodé et dissolvez dans 30 ml d'*éthanol R*. Chauffez à reflux pendant 3 min. Lorsque la solution est en ébullition, ajoutez, par l'intermédiaire du réfrigérant, 20 ml de *solution alcoolique d'hydroxyde de potassium 2 M R*. Continuez le chauffage à reflux pendant 20 min et sans refroidir, ajoutez goutte à goutte 4,0 ml d'*acide chlorhydrique R* via le réfrigérant. Refroidissez, rincez le réfrigérant avec 10 ml d'*éthanol R*, puis transférez le contenu de la fiole dans une ampoule à décantation de 500 ml. Rincez la fiole avec 4 fois 25 ml d'*eau R* et 4 fois 25 ml d'*éther R*, puis ajoutez les liquides de rinçage dans l'ampoule à décantation. Agitez fortement pendant 2 min, laissez les couches se séparer, puis recueillez chacune des 2 couches dans une ampoule à décantation. Agitez la couche aqueuse avec 2 fois 50 ml d'*éther R* et ajoutez ces couches à la couche éthérée principale. Lavez les couches éthérées combinées avec 4 fois 100 ml d'*eau R*, puis éliminez les eaux de lavages.

A la solution d'éther, ajoutez 40 ml d'une solution de *ferricyanure de potassium R* à 100 g/l dans une solution d'*hydroxyde de sodium R* à 8 g/l et agitez pendant 3 min. Lavez la solution éthérée avec 4 fois 50 ml d'*eau R*, puis éliminez les eaux de lavage et séchez la couche éthérée sur du *sulfate de sodium anhydre R*. Evaporez l'éther au bain-marie sous pression réduite ou sous atmosphère d'azote jusqu'à obtention de quelques millilitres, puis complétez l'évaporation en éliminant les dernières traces d'éther sans application de chaleur. Dissolvez immédiatement le résidu dans 25,0 ml de *triméthylpentane R*, puis déterminez l'angle de rotation optique.

Calculez le pouvoir rotatoire spécifique de la substance dans la solution à examiner, *c* étant le nombre de grammes équivalant au *RRR*-α-tocophérol (facteur 0,911) dans 1000 ml de solution. Le pouvoir rotatoire spécifique après oxydation (forme quinone) n'est pas inférieur à + 24.

ESSAI

Absorbance (*2.2.25*). Dissolvez 0,150 g d'acétate de *RRR*-α-tocophéryle dans de l'*éthanol R* et complétez à 100 ml avec le même solvant. Prélevez 10,0 ml de la solution et complétez à 100,0 ml avec de l'*éthanol R* (solution A). Prélevez 20,0 ml de la solution initiale et complétez à 50,0 ml avec de l'*éthanol R* (solution B). Mesurez l'absorbance de la solution A au maximum à 284 nm et l'absorbance de la solution B au minimum à 254 nm. Les absorbances spécifiques au maximum et au minimum sont respectivement de 42,0 à 45,0 et de 7,0 à 9,0.

Indice d'acide (*2.5.1*). Déterminé sur 2,00 g d'acétate de *RRR*-α-tocophéryle, l'indice d'acide n'est pas supérieur à 2,0.

Tocophérol libre. Dissolvez 0,500 g d'acétate de *RRR*-α-tocophéryle dans 100 ml d'*acide sulfurique alcoolique 0,25 M R*. Ajoutez 20 ml d'*eau R* et 0,1 ml d'une solution de *diphénylamine R* à 2,5 g/l dans l'*acide sulfurique R*. Titrez par le *sulfate d'ammonium et de cérium 0,01 M* jusqu'à ce qu'il se développe une coloration bleue qui persiste pendant au moins 5 s. Effectuez un titrage à blanc.

1 ml de *sulfate d'ammonium et de cérium 0,01 M* correspond à 2,154 mg de tocophérol libre.

L'acétate de *RRR*-α-tocophéryle ne contient pas plus de 1,0 pour cent de tocophérol libre.

Métaux lourds (*2.4.8*). 0,5 g d'acétate de *RRR*-α-tocophéryle satisfait à l'essai limite D des métaux lourds (20 ppm). Préparez le témoin avec 1 ml de *solution à 10 ppm de plomb (Pb) R*.

Cendres sulfuriques (*2.4.14*). Déterminé sur 1,0 g d'acétate de *RRR*-α-tocophéryle, le taux des cendres sulfuriques n'est pas supérieur à 0,1 pour cent. Utilisez de l'*acide sulfurique R* au lieu de l'*acide sulfurique dilué R*.

DOSAGE

Opérez par chromatographie gazeuse (*2.2.28*), en utilisant du *dotriacontane R* comme étalon interne.

Solution d'étalon interne. Dissolvez 0,300 g de *dotriacontane R* dans de l'*hexane R* et complétez à 100,0 ml avec le même solvant.

Solution à examiner. Dissolvez 0,100 g d'acétate de *RRR*-α-tocophéryle dans 10,0 ml de solution d'étalon interne, complétez à 50,0 ml avec de l'*hexane R* et mélangez.

Solution témoin. Dissolvez 0,100 g d'*acétate d'α-tocophéryle SCR* dans 10,0 ml de solution d'étalon interne, complétez à 50,0 ml avec de l'*hexane R* et mélangez.

La chromatographie peut être effectuée en utilisant :

- une colonne de silice fondue, d'une longueur de 15 m et d'un diamètre intérieur de 0,32 mm, enduite d'une couche de *poly(diméthyl)siloxane R* de 0,25 µm,
- comme gaz vecteur, de l'*hélium pour chromatographie R* à un débit de 3 ml/min à 6 ml/min,
- un détecteur à ionisation de flamme,

en maintenant la température de la chambre d'injection à 300 °C et celle du détecteur à 330 °C. Ajustez le rapport de division entre 1 à 10 et 1 à 20. Réglez la température de la colonne à 200 °C, puis augmentez-la de 5 °C par minute jusqu'à 250 °C et maintenez-la à 250 °C pendant 10 min.

Effectuez l'injection directement sur la colonne ou via une chambre à injection munie d'un insert de verre en utilisant un injecteur automatique ou une autre méthode d'injection reproductible. Mesurez la surface des pics par intégration électronique. L'essai n'est valable que si, dans le chromatogramme obtenu avec la solution témoin, la résolution entre les pics correspondant respectivement au dotriacontane et à l'acétate d'α-tocophéryle n'est pas inférieure à 4,0.

Essai d'interférence. Dissolvez 0,100 g d'acétate de *RRR*-α-tocophéryle dans de l'*hexane R* et complétez à 50,0 ml avec le même solvant. Injectez 1 µl de cette solution et enregistrez le chromatogramme. S'il apparaît un pic qui présente la même valeur t_R que celle du dotriacontane, déterminez la surface relative de ce pic par rapport à celle du pic de l'acétate d'α-tocophéryle. Si la surface relative du pic est supérieure à 0,5 pour cent, utilisez la formule de la surface corrigée du pic $S'_{D(corr)}$ pour le calcul final.

$$S'_{D(corr)} = S'_D - \frac{S_I \times S'_T}{S_{TI}}$$

S'_D = surface du pic correspondant à l'étalon interne dans le chromatogramme obtenu avec la solution à examiner,

S_I = surface du pic interférant (qui présente la même valeur t_R que celle de l'étalon interne) dans le chromatogramme obtenu lors de l'essai d'interférence,

S'_T = surface du pic correspondant à l'acétate d'α-tocophéryle dans le chromatogramme obtenu avec la solution à examiner,

S_{TI} = surface du pic correspondant à l'acétate d'α-tocophéryle dans le chromatogramme obtenu avec l'essai d'interférence.

Après établissement de la validation du système, injectez 1 µl de solution témoin et enregistrez le chromatogramme. Mesurez les surfaces des pics correspondant à l'acétate d'α-tocophéryle (S_T) et au dotriacontane (S_D), puis déterminez le facteur de réponse (FR) comme décrit ci-dessous.

Déterminez le facteur de réponse (FR) de l'acétate d'α-tocophéryle dans le chromatogramme obtenu avec la solution témoin à partir des surfaces des pics correspondant à l'acétate d'α-tocophéryle et au dotriacontane, à l'aide de l'expression :

$$FR = \frac{S_D \times m_T}{S_T \times m_D}$$

Injectez 1 µl de solution à examiner en procédant de la même façon. Mesurez la surface des pics correspondant à l'acétate d'α-tocophéryle (S'_T) et au dotriacontane (S'_D).

Calculez la teneur pour cent d'acétate de *RRR*-α-tocophéryle à l'aide de l'expression :

$$\frac{100\,(S'_T \times m_D \times FR)}{S'_{D(corr)} \times m}$$

S_D = surface du pic correspondant à l'étalon interne dans le chromatogramme obtenu avec la solution témoin,

$S'_{D(corr)}$ = surface corrigée du pic correspondant à l'étalon interne dans le chromatogramme obtenu avec la solution à examiner,

S_T = surface du pic correspondant à l'*acétate d'α-tocophéryle SCR* dans le chromatogramme obtenu avec la solution témoin,

S'_T = surface du pic correspondant à l'acétate d'α-tocophéryle dans le chromatogramme obtenu avec la solution à examiner,

m_D = masse de l'étalon interne dans la solution à examiner et dans la solution témoin, en milligrammes,

m_T = masse de l'*acétate d'α-tocophéryle SCR* dans la solution témoin, en milligrammes,

m = masse de l'acétate de *RRR*-α-tocophéryle dans la solution à examiner, en milligrammes.

CONSERVATION

A l'abri de la lumière.

01/2002:1258

DL-α-TOCOPHÉRYLE (HYDROGÉNOSUCCINATE DE)

DL-α-Tocopherylis hydrogenosuccinas

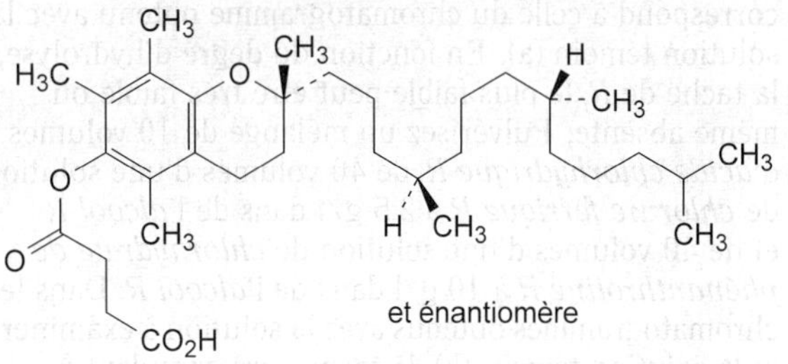

$C_{33}H_{54}O_5$ M_r 530,8

DÉFINITION

L'hydrogénosuccinate de DL-α-tocophéryle contient au minimum 96,0 pour cent et au maximum l'équivalent de 102,0 pour cent d'hydrogénosuccinate de (2*RS*)-2,5,7,8-tétraméthyl-2-[(4*RS*,8*RS*)-4,8,12-triméthyltridécyl]-3,4-dihydro-2*H*-1-benzopyran-6-yle.

CARACTÈRES

Poudre cristalline blanche ou sensiblement blanche, pratiquement insoluble dans l'eau, soluble dans l'acétone, dans l'éthanol et dans l'éther, très soluble dans le chlorure de méthylène.

IDENTIFICATION

Première identification : B, D.

Seconde identification : A, C, D.

A. L'hydrogénosuccinate de DL-α-tocophéryle satisfait à l'essai de l'absorbance (voir Essai).

B. Examinez l'hydrogénosuccinate de DL-α-tocophéryle par spectrophotométrie d'absorption dans l'infrarouge (*2.2.24*), en comparant avec le spectre obtenu avec l'*hydrogénosuccinate de RRR-α-tocophéryle SCR*.

C. Opérez par chromatographie sur couche mince (*2.2.27*), en utilisant une plaque recouverte de *gel de silice HF_{254} R*.

Solution à examiner (a). Dissolvez 10 mg d'hydrogénosuccinate de DL-α-tocophéryle dans 2 ml de *cyclohexane R*.

Solution à examiner (b). Dans un tube à essai à bouchon rodé, dissolvez 10 mg d'hydrogénosuccinate de DL-α-tocophéryle dans 2 ml d'*acide sulfurique alcoolique 2,5 M R*. Chauffez au bain-marie pendant 5 min. Refroidissez et ajoutez 2 ml d'*eau R* et 2 ml de *cyclohexane R*. Agitez pendant 1 min. Utilisez la couche supérieure.

Solution témoin (a). Dissolvez 10 mg d'*hydrogénosuccinate de RRR-α-tocophéryle SCR* dans 2 ml de *cyclohexane R*.

Solution témoin (b). Préparez une solution selon les indications données pour la solution à examiner (b) en utilisant l'*hydrogénosuccinate de RRR-α-tocophéryle SCR* au lieu de la substance à examiner.

Déposez sur la plaque 10 µl de chaque solution. Développez sur un parcours de 15 cm avec un mélange de 0,2 ml d'*acide acétique glacial R*, de 20 volumes d'*éther R* et de 80 volumes de *cyclohexane R*. Séchez la plaque dans un courant d'air et examinez en lumière ultraviolette à 254 nm. La tache principale du

Monographies Q - Z

chromatogramme obtenu avec la solution à examiner (a) est semblable quant à sa position et ses dimensions à la tache principale du chromatogramme obtenu avec la solution témoin (a). Les chromatogrammes obtenus avec la solution à examiner (b) et la solution témoin (b) présentent deux taches : la tache de R_f le plus élevé est due à l'α-tocophérol et la tache de R_f le plus faible est due à l'hydrogénosuccinate de DL-α-tocophéryle et correspond à celle du chromatogramme obtenu avec la solution témoin (a). En fonction du degré d'hydrolyse, la tache de R_f le plus faible peut être très faible ou même absente. Pulvérisez un mélange de 10 volumes d'*acide chlorhydrique R*, de 40 volumes d'une solution de *chlorure ferrique R* à 2,5 g/l dans de l'*alcool R* et de 40 volumes d'une solution de *chlorhydrate de phénanthroline R* à 10 g/l dans de l'*alcool R*. Dans les chromatogrammes obtenus avec la solution à examiner (b) et la solution témoin (b), la tache correspondant à l'α-tocophérol est orange.

D. L'hydrogénosuccinate de DL-α-tocophéryle satisfait à l'essai de l'angle de rotation optique (voir Essai).

ESSAI

Angle de rotation optique (*2.2.7*). Dissolvez 2,50 g d'hydrogénosuccinate de DL-α-tocophéryle dans de l'*éthanol R* et complétez à 25,0 ml avec le même solvant. L'angle de rotation optique est de – 0,01° à + 0,01°.

Absorbance (*2.2.25*). Dissolvez 0,150 g d'hydrogénosuccinate de DL-α-tocophéryle dans de l'*éthanol R* et complétez à 100 ml avec le même solvant. Prélevez 10,0 ml de la solution et complétez à 100,0 ml avec de l'*éthanol R* (solution a). Prélevez 20,0 ml de la solution initiale et complétez à 50,0 ml avec de l'*éthanol R* (solution b). Mesurez l'absorbance de la solution (a) au maximum à 284 nm et l'absorbance de la solution (b) au minimum à 254 nm. Les absorbances spécifiques au maximum et au minimum sont respectivement de 35 à 38 et de 6,0 à 8,0.

Indice d'acide (*2.5.1*). Déterminé sur 1,00 g d'hydrogénosuccinate de DL-α-tocophéryle, l'indice d'acide est de 101 à 108.

Tocophérol libre. Dissolvez 0,500 g d'hydrogénosuccinate de DL-α-tocophéryle dans 100 ml d'*acide sulfurique alcoolique 0,25 M R*. Ajoutez 20 ml d'*eau R* et 0,1 ml d'une solution de *diphénylamine R* à 2,5 g/l dans de l'*acide sulfurique R*. Titrez par le *sulfate d'ammonium et de cérium 0,01 M* jusqu'à ce qu'il se développe une coloration bleue qui persiste pendant au moins 5 s. Effectuez un titrage à blanc.

1 ml de *sulfate d'ammonium et de cérium 0,01 M* correspond à 2,154 mg de tocophérol libre.

L'hydrogénosuccinate de DL-α-tocophéryle ne contient pas plus de 1,0 pour cent de tocophérol libre.

Métaux lourds (*2.4.8*). 0,50 g d'hydrogénosuccinate de DL-α-tocophéryle satisfait à l'essai limite D des métaux lourds (20 ppm). Préparez le témoin avec 1 ml de *solution à 10 ppm de plomb (Pb) R*.

Cendres sulfuriques (*2.4.14*). Déterminé sur 1,0 g d'hydrogénosuccinate de DL-α-tocophéryle, le taux des cendres sulfuriques n'est pas supérieur à 0,1 pour cent. Utilisez de l'*acide sulfurique R* au lieu de l'*acide sulfurique dilué R*.

DOSAGE

Opérez par chromatographie en phase gazeuse (*2.2.28*), en utilisant du *dotriacontane R* comme étalon interne.

Solution d'étalon interne. Dissolvez 0,300 g de *dotriacontane R* dans de l'*hexane R* et complétez à 100,0 ml avec le même solvant.

Solution à examiner. Dans une fiole de 20 ml, pesez 30,0 mg d'hydrogénosuccinate de DL-α-tocophéryle. A l'aide d'une pipette, introduisez dans cette fiole 2,0 ml de *méthanol R*, 1,0 ml de *diméthoxypropane R* et 0,1 ml d'*acide chlorhydrique R*. Fermez la fiole de manière étanche et traitez l'échantillon aux ultrasons. Laissez reposer à l'obscurité pendant 1 h (± 5 min). Retirez l'échantillon de l'obscurité et déposez-le dans un bain de vapeur sous atmosphère d'azote pendant 10 min. A l'aide d'une pipette introduisez 10,0 ml de solution d'étalon interne dans la fiole et mélangez énergiquement jusqu'à obtention d'une solution.

Solution témoin. Dans une fiole de 20 ml, pesez 30,0 mg d'*hydrogénosuccinate de RRR-α-tocophéryle SCR*. A l'aide d'une pipette, introduisez dans cette fiole 2,0 ml de *méthanol R*, 1,0 ml de *diméthoxypropane R* et 0,1 ml d'*acide chlorhydrique R*. Fermez la fiole de manière étanche et traitez la solution témoin aux ultrasons. Laissez reposer à l'obscurité pendant 1 h (± 5 min). Retirez l'échantillon de l'obscurité et déposez-le dans un bain de vapeur sous atmosphère d'azote pendant 10 min. A l'aide d'une pipette introduisez 10,0 ml de solution d'étalon interne dans la fiole et mélangez énergiquement jusqu'à obtention d'une solution.

La chromatographie peut être effectuée en utilisant :

- une colonne de silice fondue d'une longueur de 15 m et d'un diamètre intérieur de 0,32 mm, enduite d'une couche de *poly(diméthyl)siloxane R* de 0,25 µm,
- comme gaz vecteur, de l'*hélium pour chromatographie R* à un débit de 3 ml/min à 6 ml/min,
- un détecteur à ionisation de flamme,

en maintenant la température de la chambre d'injection à 300 °C et celle du détecteur à 330 °C. Ajustez le rapport de division entre 1 à 10 et 1 à 20. Réglez la température de la colonne à 200 °C, puis augmentez-la de 5 °C par minute jusqu'à 250 °C et maintenez-la à 250 °C pendant 10 min.

Effectuez l'injection directement sur la colonne ou via une chambre à injection munie d'un insert de verre en utilisant un injecteur automatique ou une autre méthode d'injection reproductible. Mesurez la surface des pics par intégration électronique. L'essai n'est valable que si, dans le chromatogramme obtenu avec la solution témoin, la résolution entre les pics correspondant respectivement au dotriacontane et à l'hydrogénosuccinate d'α-tocophéryle n'est pas inférieure à 12,0.

Essai d'interférence. Dissolvez 0,100 g d'hydrogénosuccinate de DL-α-tocophéryle dans de l'*hexane R* et complétez à 50,0 ml avec le même solvant. Injectez 1 µl de cette solution et enregistrez le chromatogramme. S'il apparaît un pic qui présente la même valeur t_R que celle du dotriacontane, déterminez la surface relative de ce pic par rapport à celle de l'hydrogénosuccinate de DL-α-tocophéryle. Si la surface relative du pic est supérieure à 0,5 pour cent, utilisez la formule de la surface corrigée du pic $S'_{D(corr)}$ pour le calcul final.

$$S'_{D(corr)} = S'_D - \frac{S_I \times S'_T}{S_{TI}}$$

S'_D = surface du pic correspondant à l'étalon interne dans le chromatogramme obtenu avec la solution à examiner,

S_I = surface du pic interférant (qui présente la même valeur t_R que celle de l'étalon interne) dans le chromatogramme obtenu lors de l'essai d'interférence,

Monographies Q - Z

S'_T = surface du pic correspondant à l'hydrogénosuccinate d'α-tocophéryle dans le chromatogramme obtenu avec la solution à examiner,

S_{TI} = surface du pic correspondant à l'hydrogénosuccinate d'α-tocophéryle dans le chromatogramme obtenu lors de l'essai d'interférence.

Après établissement de la validation du système, injectez 1 µl de solution témoin et enregistrez le chromatogramme. Mesurez les surfaces des pics correspondant à l'hydrogénosuccinate d'α-tocophéryle (S_T) et au dotriacontane (S_D) puis déterminez le facteur de réponse (FR) comme décrit ci-dessous.

Déterminez le facteur de réponse (FR) de l'hydrogénosuccinate d'α-tocophéryle dans le chromatogramme obtenu avec la solution témoin à partir des surfaces des pics correspondant à l'hydrogénosuccinate d'α-tocophéryle et au dotriacontane, à l'aide de l'expression :

$$\mathrm{FR} = \frac{S_D \times m_T}{S_T \times m_D}$$

Injectez 1 µl de solution à examiner en procédant de la même façon. Mesurez la surface des pics correspondant à l'hydrogénosuccinate d'α-tocophéryle (S'_T) et au dotriacontane (S'_D).

Calculez la teneur pour cent d'hydrogénosuccinate d'α-tocophéryle en appliquant l'expression :

$$\frac{100\,(S'_T \times m_D \times \mathrm{FR})}{S'_{D(corr)} \times m}$$

S_D = surface du pic correspondant à l'étalon interne dans le chromatogramme obtenu avec la solution témoin,

$S'_{D(corr)}$ = surface corrigée du pic correspondant à l'étalon interne dans le chromatogramme obtenu avec la solution à examiner,

S_T = surface du pic correspondant à l'*hydrogénosuccinate de RRR-α-tocophéryle SCR* dans le chromatogramme obtenu avec la solution témoin,

S'_T = surface du pic correspondant à l'hydrogénosuccinate de DL-α-tocophéryle dans le chromatogramme obtenu avec la solution à examiner,

m_D = masse de l'étalon interne dans la solution à examiner et dans la solution témoin, en milligrammes,

m_T = masse de l'*hydrogénosuccinate de RRR-α-tocophéryle SCR* dans la solution témoin, en milligrammes,

m = masse de l'hydrogénosuccinate de DL-α-tocophéryle dans la solution à examiner, en milligrammes.

CONSERVATION

A l'abri de la lumière.

01/2002:1259

RRR-α-TOCOPHÉRYLE (HYDROGÉNOSUCCINATE DE)

RRR-α-Tocopherylis hydrogenosuccinas

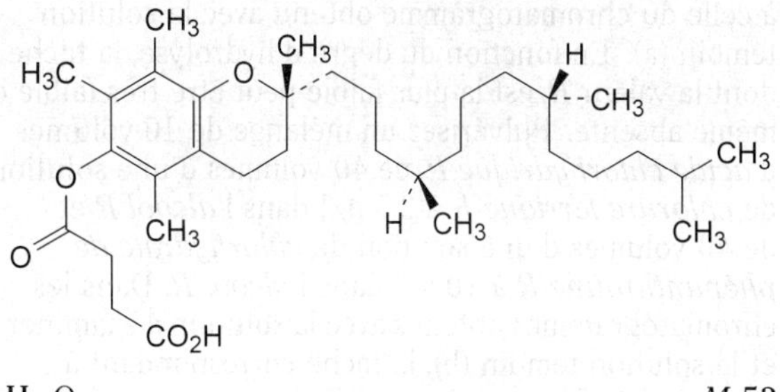

$C_{33}H_{54}O_5$ M_r 530,8

DÉFINITION

L'hydrogénosuccinate de *RRR*-α-tocophéryle contient au minimum 96,0 pour cent et au maximum l'équivalent de 102,0 pour cent d'hydrogénosuccinate de (2*R*)-2,5,7,8-tétraméthyl-2-[(4*R*,8*R*)-4,8,12-triméthyltridécyl]-3,4-dihydro-2*H*-1-benzopyran-6-yle.

CARACTÈRES

Poudre cristalline blanche ou sensiblement blanche, pratiquement insoluble dans l'eau, soluble dans l'acétone, dans l'éthanol et dans l'éther, très soluble dans le chlorure de méthylène.

IDENTIFICATION

Première identification : B, D.

Seconde identification : A, C, D.

A. L'hydrogénosuccinate de *RRR*-α-tocophéryle satisfait à l'essai de l'absorbance (voir Essai).

B. Examinez l'hydrogénosuccinate de *RRR*-α-tocophéryle par spectrophotométrie d'absorption dans l'infrarouge (*2.2.24*), en comparant avec le spectre obtenu avec l'*hydrogénosuccinate de RRR-α-tocophéryle SCR*.

C. Opérez par chromatographie sur couche mince (*2.2.27*), en utilisant une plaque recouverte de *gel de silice* HF_{254} *R*.

Solution à examiner (a). Dissolvez 10 mg d'hydrogénosuccinate de *RRR*-α-tocophéryle dans 2 ml de *cyclohexane R*.

Solution à examiner (b). Dans un tube à essai à bouchon rodé, dissolvez 10 mg d'hydrogénosuccinate de *RRR*-α-tocophéryle dans 2 ml d'*acide sulfurique alcoolique 2,5 M R*. Chauffez au bain-marie pendant 5 min. Refroidissez et ajoutez 2 ml d'*eau R* et 2 ml de *cyclohexane R*. Agitez pendant 1 min. Utilisez la couche supérieure.

Solution témoin (a). Dissolvez 10 mg d'*hydrogénosuccinate de RRR-α-tocophéryle SCR* dans 2 ml de *cyclohexane R*.

Solution témoin (b). Préparez une solution selon les indications données pour la solution à examiner (b) en utilisant de l'*hydrogénosuccinate de RRR-α-tocophéryle SCR* au lieu de la substance à examiner.

Déposez séparément sur la plaque 10 µl de chaque solution. Développez sur un parcours de 15 cm avec un mélange de 0,2 ml d'*acide acétique glacial R*, de 20 volumes d'*éther R* et de 80 volumes de *cyclohexane R*. Séchez la plaque dans un courant d'air et examinez en lumière ultraviolette à 254 nm. La tache principale du

Monographies Q - Z

chromatogramme obtenu avec la solution à examiner (a) est semblable quant à sa position et ses dimensions à la tache principale du chromatogramme obtenu avec la solution témoin (a). Les chromatogrammes obtenus avec la solution à examiner (b) et la solution témoin (b) présentent 2 taches : la tache de R_f le plus élevé est due à l'α-tocophérol et la tache de R_f le plus faible est due à l'hydrogénosuccinate d'α-tocophéryle et correspond à celle du chromatogramme obtenu avec la solution témoin (a). En fonction du degré d'hydrolyse, la tache dont la valeur R_f est la plus faible peut être très faible ou même absente. Pulvérisez un mélange de 10 volumes d'*acide chlorhydrique R*, de 40 volumes d'une solution de *chlorure ferrique R* à 2,5 g/l dans l'*alcool R* et de 40 volumes d'une solution de *chlorhydrate de phénanthroline R* à 10 g/l dans l'*alcool R*. Dans les chromatogrammes obtenus avec la solution à examiner (b) et la solution témoin (b), la tache correspondant à l'α-tocophérol est orange.

D. Le *RRR*-α-tocophérol obtenu après saponification est dextrogyre (*2.2.7*).

Effectuez l'essai à l'abri de la lumière actinique. Déposez 1,0 g d'hydrogénosuccinate de *RRR*-α-tocophéryle dans un ballon à fond rond de 250 ml à bouchon rodé et dissolvez dans 30 ml d'*éthanol R*. Chauffez à reflux pendant 3 min. Lorsque la solution est en ébullition, ajoutez, par l'intermédiaire du réfrigérant, 20 ml de *solution alcoolique d'hydroxyde de potassium 2 M R*. Continuez le chauffage à reflux pendant 20 min et sans refroidir, ajoutez goutte à goutte 4,0 ml d'*acide chlorhydrique R* via le réfrigérant. Refroidissez, rincez le réfrigérant avec 10 ml d'*éthanol R*, puis transférez le contenu de la fiole dans une ampoule à décantation de 500 ml, rincez la fiole avec 4 fois 25 ml d'*eau R* et 4 fois 25 ml d'*éther R*, puis ajoutez les liquides de rinçage dans l'ampoule à décantation. Agitez fortement pendant 2 min, laissez les couches se séparer puis recueillez les 2 couches, chacune dans une ampoule à décantation. Agitez la couche aqueuse avec 2 fois 50 ml d'*éther R* et ajoutez ces couches à la couche éthérée principale. Lavez les couches éthérées combinées avec 4 fois 100 ml d'*eau R*, puis éliminez les eaux de lavages.

A la solution d'éther ajoutez 40 ml d'une solution de *ferricyanure de potassium R* à 100 g/l dans une solution d'*hydroxyde de sodium R* à 8 g/l et agitez pendant 3 min. Lavez la solution éthérée avec 4 fois 50 ml d'*eau R*, puis éliminez les eaux de lavage et séchez la couche éthérée sur du *sulfate de sodium anhydre R*. Evaporez l'éther au bain-marie sous pression réduite ou sous atmosphère d'azote jusqu'à obtention de quelques millilitres, puis complétez l'évaporation en éliminant les dernières traces d'éther sans application de chaleur. Dissolvez immédiatement le résidu dans 25,0 ml de *triméthylpentane R*, puis déterminez l'angle de rotation optique.

Calculez le pouvoir rotatoire spécifique de la substance dans la solution à examiner, *c* étant le nombre de grammes équivalant à l'α-tocophérol (facteur 0,811) dans 1000 ml de solution. Le pouvoir rotatoire spécifique après oxydation (forme quinone) n'est pas inférieur à + 24.

ESSAI

Absorbance (*2.2.25*). Dissolvez 0,150 g d'hydrogénosuccinate de *RRR*-α-tocophéryle dans de l'*éthanol R* et complétez à 100 ml avec le même solvant. Prélevez 10,0 ml de la solution et complétez à 100,0 ml avec de l'*éthanol R* (solution a). Prélevez 20,0 ml de la solution initiale et complétez à 50,0 ml avec de l'*éthanol R* (solution b). Mesurez l'absorbance de la solution (a) au maximum à 284 nm et l'absorbance de la solution (b) au minimum à 254 nm. Les absorbances spécifiques au maximum et au minimum sont respectivement de 35 à 38 et de 6,0 à 8,0.

Indice d'acide (*2.5.1*). Déterminé sur 1,00 g d'hydrogénosuccinate de *RRR*-α-tocophéryle, l'indice d'acide est de 101 à 108.

Tocophérol libre. Dissolvez 0,500 g d'hydrogénosuccinate de *RRR*-α-tocophéryle dans 100 ml d'*acide sulfurique alcoolique 0,25 M R*. Ajoutez 20 ml d'*eau R* et 0,1 ml d'une solution de *diphénylamine R* à 2,5 g/l dans de l'*acide sulfurique R*. Titrez par le *sulfate d'ammonium et de cérium 0,01 M* jusqu'à ce qu'il se développe une coloration bleue qui persiste pendant au moins 5 s. Effectuez un titrage à blanc.

1 ml de *sulfate d'ammonium et de cérium 0,01 M* correspond à 2,154 mg de tocophérol libre.

L'hydrogénosuccinate de *RRR*-α-tocophéryle ne contient pas plus de 1,0 pour cent de tocophérol libre.

Métaux lourds (*2.4.8*). 0,50 g d'hydrogénosuccinate de *RRR*-α-tocophéryle satisfait à l'essai limite D des métaux lourds (20 ppm). Préparez le témoin avec 1 ml de *solution à 10 ppm de plomb (Pb) R*.

Cendres sulfuriques (*2.4.14*). Déterminé sur 1,0 g d'hydrogénosuccinate de *RRR*-α-tocophéryle, le taux des cendres sulfuriques n'est pas supérieur à 0,1 pour cent. Utilisez de l'*acide sulfurique R* au lieu de l'*acide sulfurique dilué R*.

DOSAGE

Opérez par chromatographie en phase gazeuse (*2.2.28*), en utilisant du *dotriacontane R* comme étalon interne.

Solution d'étalon interne. Dissolvez 0,300 g de *dotriacontane R* dans de l'*hexane R* et complétez à 100,0 ml avec le même solvant.

Solution à examiner. Dans une fiole de 20 ml, pesez 30,0 mg d'hydrogénosuccinate de *RRR*-α-tocophéryle. A l'aide d'une pipette, introduisez dans cette fiole 2,0 ml de *méthanol R*, 1,0 ml de *diméthoxypropane R* et 0,1 ml d'*acide chlorhydrique R*. Fermez la fiole de manière étanche et traitez l'échantillon aux ultrasons. Laissez reposer à l'obscurité pendant 1 h (± 5 min). Retirez l'échantillon de l'obscurité et déposez-le dans un bain de vapeur sous atmosphère d'azote pendant 10 min. A l'aide d'une pipette introduisez 10,0 ml de solution d'étalon interne dans la fiole et mélangez énergiquement jusqu'à obtention d'une solution.

Solution témoin. Dans une fiole de 20 ml, pesez 30,0 mg d'*hydrogénosuccinate de RRR-α-tocophéryle SCR*. A l'aide d'une pipette, introduisez dans cette fiole 2,0 ml de *méthanol R*, 1,0 ml de *diméthoxypropane R* et 0,1 ml d'*acide chlorhydrique R*. Fermez la fiole de manière étanche et traitez la solution témoin aux ultrasons. Laissez reposer à l'obscurité pendant 1 h (± 5 min). Retirez l'échantillon de l'obscurité et déposez-le dans un bain de vapeur sous atmosphère d'azote pendant 10 min. A l'aide d'une pipette introduisez 10,0 ml de solution d'étalon interne dans la fiole et mélangez énergiquement jusqu'à obtention d'une solution.

La chromatographie peut être effectuée en utilisant :

- une colonne de silice fondue d'une longueur de 15 m et d'un diamètre intérieur de 0,32 mm, recouverte d'une couche de *poly(diméthyl)siloxane R* de 0,25 µm,
- comme gaz vecteur, de l'*hélium pour chromatographie R* à un débit de 3 ml/min à 6 ml/min,
- un détecteur à ionisation de flamme,

en maintenant la température de la chambre d'injection à 300 °C et celle du détecteur à 330 °C. Ajustez le rapport de division entre 1 à 10 et 1 à 20. Réglez la température de la colonne à 200 °C, puis augmentez-la de 5 °C par minute jusqu'à 250 °C et maintenez-la à 250 °C pendant 10 min.

Effectuez l'injection directement sur la colonne ou via une chambre à injection munie d'un insert de verre en utilisant un injecteur automatique ou une autre méthode d'injection reproductible. Mesurez la surface des pics par intégration électronique. L'essai n'est valable que si, dans le chromatogramme obtenu avec la solution témoin, la résolution entre les pics correspondant respectivement au dotriacontane et à l'hydrogénosuccinate d'α-tocophéryle n'est pas inférieure à 12,0.

Essai d'interférence. Dissolvez 0,100 g d'hydrogénosuccinate de *RRR*-α-tocophéryle dans de l'*hexane R* et complétez à 50,0 ml avec le même solvant. Injectez 1 µl de cette solution et enregistrez le chromatogramme. S'il apparaît un pic qui présente la même valeur t_R que celle du dotriacontane, déterminez la surface relative de ce pic par rapport à celle du pic de l'hydrogénosuccinate d'α-tocophéryle. Si la surface relative du pic est supérieure à 0,5 pour cent, utilisez la formule de la surface corrigée du pic $S'_{D(corr)}$ pour le calcul final.

$$S'_{\mathrm{D(corr)}} = S'_{\mathrm{D}} - \frac{S_{\mathrm{I}} \times S'_{\mathrm{T}}}{S_{\mathrm{TI}}}$$

S'_D = surface du pic correspondant à l'étalon interne dans le chromatogramme obtenu avec la solution à examiner,

S_I = surface du pic interférant (qui présente la même valeur t_R que celle de l'étalon interne) dans le chromatogramme obtenu lors de l'essai d'interférence,

S'_T = surface du pic correspondant à l'hydrogénosuccinate d'α-tocophéryle dans le chromatogramme obtenu avec la solution à examiner,

S_{TI} = surface du pic correspondant à l'hydrogénosuccinate d'α-tocophéryle dans le chromatogramme obtenu lors de l'essai d'interférence.

Après établissement de la validation du système, injectez 1 µl de solution témoin et enregistrez le chromatogramme. Mesurez la surface des pics correspondant à l'hydrogénosuccinate d'α-tocophéryle (S_T) et au dotriacontane (S_D), puis déterminez le facteur de réponse (FR) comme décrit ci-dessous.

Déterminez le facteur de réponse (FR) de l'hydrogénosuccinate d'α-tocophéryle dans le chromatogramme obtenu avec la solution témoin à partir des surfaces des pics correspondant à l'hydrogénosuccinate d'α-tocophéryle et au dotriacontane à l'aide de l'expression :

$$\mathrm{FR} = \frac{S_{\mathrm{D}} \times m_{\mathrm{T}}}{S_{\mathrm{T}} \times m_{\mathrm{D}}}$$

Injectez 1 µl de solution à examiner en procédant de la même façon. Mesurez la surface des pics correspondant à l'hydrogénosuccinate d'α-tocophéryle (S'_T) et au dotriacontane (S'_D).

Calculez la teneur pour cent d'hydrogénosuccinate d'α-tocophéryle à l'aide de l'expression :

$$\frac{100\,(S'_{\mathrm{T}} \times m_{\mathrm{D}} \times \mathrm{FR})}{S'_{\mathrm{D(corr)}} \times m}$$

S_D = surface du pic correspondant à l'étalon interne dans le chromatogramme obtenu avec la solution témoin,

$S'_{D(corr)}$ = surface corrigée du pic correspondant à l'étalon interne dans le chromatogramme obtenu avec la solution à examiner,

S_T = surface du pic correspondant à l'*hydrogénosuccinate de RRR-α-tocophéryle SCR* dans le chromatogramme obtenu avec la solution témoin,

S'_T = surface du pic correspondant à l'hydrogénosuccinate d'α-tocophéryle dans le chromatogramme obtenu avec la solution à examiner,

m_D = masse de l'étalon interne dans la solution à examiner et dans la solution témoin, en milligrammes,

m_T = masse de l'*hydrogénosuccinate de RRR-α-tocophéryle SCR* dans la solution témoin, en milligrammes,

m = masse de l'hydrogénosuccinate de *RRR*-α-tocophéryle dans la solution à examiner, en milligrammes.

CONSERVATION

A l'abri de la lumière.

01/2002:0304

TOLBUTAMIDE

Tolbutamidum

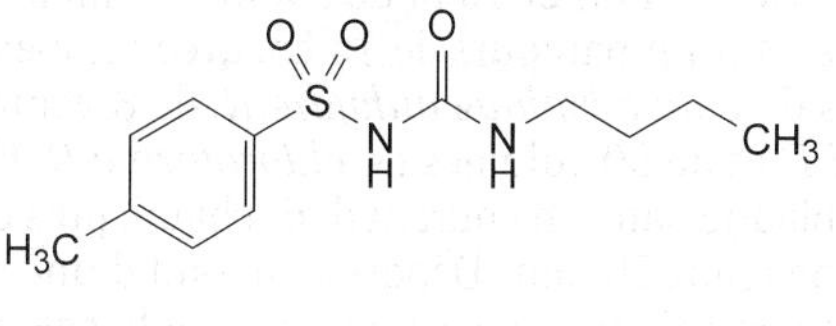

$C_{12}H_{18}N_2O_3S$ M_r 270,3

DÉFINITION

Le tolbutamide contient au minimum 99,0 pour cent et au maximum l'équivalent de 101,0 pour cent de 1-butyl-3-[(4-méthylphényl)sulfonyl]urée, calculé par rapport à la substance desséchée.

CARACTÈRES

Poudre cristalline, blanche, pratiquement insoluble dans l'eau, soluble dans l'acétone et dans l'alcool, peu soluble dans l'éther. Le tolbutamide se dissout dans les solutions diluées d'hydroxydes alcalins.

IDENTIFICATION

Première identification : A, C.

Seconde identification : A, B, D.

A. Le point de fusion (*2.2.14*) du tolbutamide est de 126 °C à 130 °C.

B. Dissolvez 25,0 mg de tolbutamide dans du *méthanol R* et complétez à 100,0 ml avec le même solvant. Examinée de 245 nm à 300 nm (*2.2.25*), la solution présente 3 maximums d'absorption respectivement à 258 nm, à 263 nm et à 275 nm, et un épaulement à 268 nm. Prélevez 10,0 ml de solution et complétez à 250,0 ml avec du *méthanol R*. Examinée de 220 nm à 235 nm, la solution présente un seul maximum d'absorption à 228 nm. L'absorbance spécifique à ce maximum est de 480 à 520.

C. Examinez le tolbutamide par spectrophotométrie d'absorption dans l'infrarouge (*2.2.24*), en comparant avec le spectre obtenu avec le *tolbutamide SCR*.

D. Chauffez à reflux 0,2 g de tolbutamide dans 8 ml d'une solution d'*acide sulfurique R* à 500 g/l pendant 30 min. Laissez refroidir. Recueillez les cristaux dans de l'*eau R* chaude et laissez cristalliser à nouveau. Desséchez à 100-105 °C. Le point de fusion (*2.2.14*) des cristaux est de 135 °C à 140 °C.

ESSAI

Aspect de la solution. Dissolvez 0,2 g de tolbutamide dans 5 ml de *solution diluée d'hydroxyde de sodium R* et ajoutez 5 ml d'*eau R*. La solution est limpide (*2.2.1*) et incolore (*2.2.2, Procédé II*).

Détermination du pH (*2.2.3*). Chauffez à 70 °C pendant 5 min 2,0 g de tolbutamide dans 50 ml d'*eau exempte de dioxyde de carbone R*. Refroidissez rapidement et filtrez. Le pH du filtrat est de 4,5 à 5,5.

Substances apparentées. Opérez par chromatographie sur couche mince (*2.2.27*) en utilisant une plaque recouverte de *gel de silice G R*.

Solution à examiner. Dissolvez 0,50 g de tolbutamide dans de l'*acétone R* et complétez à 10 ml avec le même solvant.

Solution témoin (a). Dissolvez 15 mg de *toluènesulfonamide R* dans de l'*acétone R* et complétez à 100 ml avec le même solvant.

Solution témoin (b). A 5 ml de solution à examiner, ajoutez 5 ml de solution témoin (a).

Déposez sur la plaque 5 µl de solution à examiner, 5 µl de solution témoin (a) et 10 µl de solution témoin (b). Développez sur un parcours de 15 cm avec un mélange de 2 volumes d'*acide formique anhydre R*, de 8 volumes de *méthanol R* et de 90 volumes de *chloroforme R*. Faites sécher la plaque dans un courant d'air chaud, puis chauffez-la à 110 °C pendant 10 min. Déposez au fond d'une chambre à chromatographie une cuve contenant de la solution de *permanganate de potassium R* à 50 g/l et ajoutez à cette solution le même volume d'*acide chlorhydrique R*. Introduisez la plaque encore chaude dans la chambre et fermez celle-ci. Laissez la plaque en contact avec les vapeurs de chlore pendant 2 min. Retirez la plaque et exposez-la à un courant d'air froid jusqu'à ce que l'excès de réactif soit éliminé et qu'un échantillon de la couche de gel de silice située au-dessous des points d'application ne présente qu'une très faible coloration bleue par addition d'une goutte de *solution amidonnée d'iodure de potassium R*. Evitez une exposition prolongée à l'air froid. Pulvérisez de la *solution amidonnée d'iodure de potassium R* et laissez reposer pendant 5 min. S'il apparaît d'autres taches que la tache principale dans le chromatogramme obtenu avec la solution à examiner, aucune d'entre elles n'est plus intense que la tache du chromatogramme obtenu avec la solution témoin (a) (0,3 pour cent). L'essai n'est valable que si le chromatogramme obtenu avec la solution témoin (b) présente 2 taches nettement séparées.

Métaux lourds (*2.4.8*). Dissolvez 1,0 g de tolbutamide dans un mélange de 15 volumes d'*eau R* et de 85 volumes d'*acétone R*, puis complétez à 20 ml avec le même mélange de solvants. 12 ml de cette solution satisfont à l'essai limite B des métaux lourds (20 ppm). Préparez le témoin avec la solution à 1 ppm de plomb (Pb) obtenue par dilution de la *solution à 100 ppm de plomb (Pb) R* dans un mélange de 15 volumes d'*eau R* et de 85 volumes d'*acétone R*.

Perte à la dessiccation (*2.2.32*). Déterminée à l'étuve à 100-105 °C sur 1,000 g de tolbutamide, la perte à la dessiccation n'est pas supérieure à 0,5 pour cent.

Cendres sulfuriques (*2.4.14*). Déterminé sur 1,0 g de tolbutamide, le taux des cendres sulfuriques n'est pas supérieur à 0,1 pour cent.

DOSAGE

Dissolvez 0,2500 g de tolbutamide dans un mélange de 20 ml d'*eau R* et de 40 ml d'*alcool R*. Titrez par l'*hydroxyde de sodium 0,1 M* en présence de 1 ml de *solution de phénolphtaléine R*.

1 ml d'*hydroxyde de sodium 0,1 M* correspond à 27,03 mg de $C_{12}H_{18}N_2O_3S$.

01/2002:1158

TOLNAFTATE

Tolnaftatum

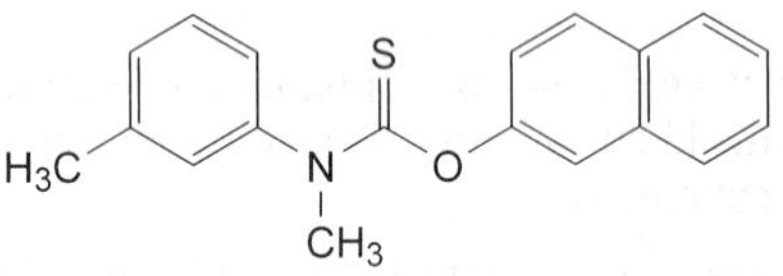

$C_{19}H_{17}NOS$ M_r 307,4

DÉFINITION

Le tolnaftate contient au minimum 97,0 pour cent et au maximum l'équivalent de 103,0 pour cent de méthyl(3-méthylphényl)thiocarbamate de *O*-naphtalén-2-yle, calculé par rapport à la substance desséchée.

CARACTÈRES

Poudre blanche ou blanc-jaune, pratiquement insoluble dans l'eau, facilement soluble dans l'acétone et dans le chlorure de méthylène, assez soluble dans l'éther, très peu soluble dans l'alcool.

IDENTIFICATION

Première identification : B.

Seconde identification : A, C, D.

A. Le point de fusion (*2.2.14*) du tolnaftate est de 109 °C à 112 °C.

B. Examinez le tolnaftate par spectrophotométrie d'absorption dans l'infrarouge (*2.2.24*), en comparant avec le spectre obtenu avec le *tolnaftate SCR*. Examinez les substances sous forme de pastilles.

C. Examinez les chromatogrammes obtenus dans l'essai des substances apparentées. La tache principale du chromatogramme obtenu avec la solution à examiner (b) est semblable quant à sa position et ses dimensions à la tache principale du chromatogramme obtenu avec la solution témoin (a).

D. Mélangez 1 mg environ de tolnaftate avec 0,5 ml d'*acide sulfurique R*. Ajoutez 0,05 ml de *solution de formaldéhyde R*. Il se développe une coloration bleu-vert.

Monographies Q - Z

ESSAI

Aspect de la solution. Dissolvez 0,5 g de tolnaftate dans 10 ml d'*acétone R*. La solution est limpide (*2.2.1*) et n'est pas plus fortement colorée que la solution témoin J_6 (*2.2.2, Procédé II*).

Substances apparentées. Opérez par chromatographie sur couche mince (*2.2.27*) en utilisant une plaque recouverte de *gel de silice GF_{254} R*.

Solution à examiner (a). Dissolvez 0,10 g de tolnaftate dans de l'*acétone R* et complétez à 2 ml avec le même solvant.

Solution à examiner (b). Prélevez 0,5 ml de solution à examiner (a) et complétez à 10 ml avec de l'*acétone R*.

Solution témoin (a). Dissolvez 25 mg de *tolnaftate SCR* dans de l'*acétone R* et complétez à 10 ml avec le même solvant.

Solution témoin (b). Prélevez 1 ml de solution à examiner (b) et complétez à 10 ml avec de l'*acétone R*.

Solution témoin (c). Dissolvez 50 mg de *β-naphtol R* dans 1 ml de solution à examiner (a) et complétez à 10 ml avec de l'*acétone R*.

Déposez séparément sur la plaque 5 µl de chaque solution. Développez sur un parcours de 12 cm avec du *toluène R*. Laissez sécher la plaque à l'air. Examinez en lumière ultraviolette à 254 nm. S'il apparaît d'autres taches que la tache principale dans le chromatogramme obtenu avec la solution à examiner (a), aucune d'entre elles n'est plus intense que la tache du chromatogramme obtenu avec la solution témoin (b) (0,5 pour cent). L'essai n'est valable que si le chromatogramme obtenu avec la solution témoin (c) présente 2 taches nettement séparées.

Perte à la dessiccation (*2.2.32*). Déterminée à 60 °C sous une pression ne dépassant pas 0,7 kPa pendant 3 h sur 1,000 g de tolnaftate, la perte à la dessiccation n'est pas supérieure à 0,5 pour cent.

Cendres sulfuriques (*2.4.14*). Déterminé sur 1,0 g de tolnaftate, le taux des cendres sulfuriques n'est pas supérieur à 0,1 pour cent.

DOSAGE

Dissolvez 50,0 mg de tolnaftate dans du *méthanol R* et complétez à 250,0 ml avec le même solvant. Prélevez 2,0 ml de solution et complétez à 50,0 ml avec du *méthanol R*. Mesurez l'absorbance (*2.2.25*) au maximum à 257 nm.

Calculez la teneur en $C_{19}H_{17}NOS$ en prenant 720 comme valeur de l'absorbance spécifique.

CONSERVATION

A l'abri de la lumière.

IMPURETÉS

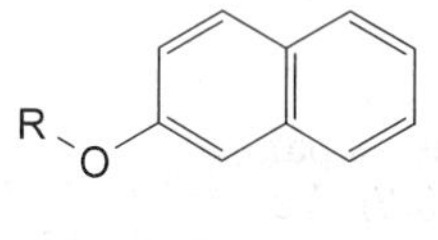

A. R = H : naphtalén-2-ol (β-naphtol),

C. R = CS-Cl : chlorothioformiate de *O*-naphtalén-2-yle,

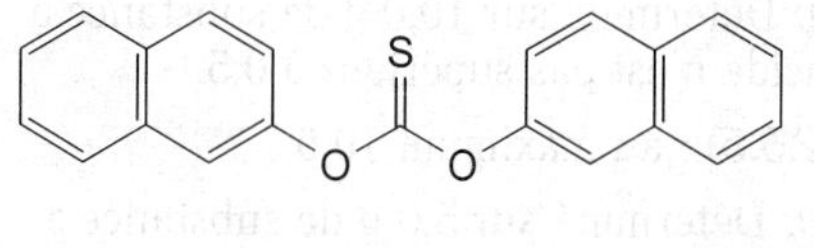

B. thiocarbonate de *O,O*-dinaphthalén-2-yle,

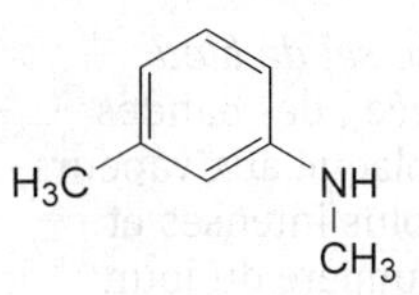

D. *N*,3-diméthylaniline.

01/2002:1478

TORMENTILLE

Tormentillae rhizoma

DÉFINITION

Rhizome séché, entier ou fragmenté, dépourvu de racines, de *Potentilla erecta* (L.) Raeusch. (*P. tormentilla* Stokes).

Teneur : au minimum 7 pour cent de tanins, exprimés en pyrogallol ($C_6H_6O_3$; M_r 126,1) (drogue desséchée).

CARACTÈRES

Caractères macroscopiques et microscopiques décrits aux identifications A et B.

IDENTIFICATION

A. Le rhizome est cylindrique et fusiforme, d'aspect très irrégulier, formant souvent des sortes de tubercules noueux, tortueux ; il a une longueur atteignant 10 cm et une épaisseur de 1 cm à 2 cm ; il est très dur et peu ramifié. Sa surface, brune à brun-rouge, est rugueuse et porte des restes de racines ; elle présente de profondes cicatrices transversales, blanchâtres, correspondant aux tiges. L'extrémité du rhizome peut porter des restes de nombreuses tiges aériennes. La cassure, rouge sombre à jaune-brun, est courte et granuleuse.

B. Réduisez la tormentille en poudre (355). La poudre est brun-rouge. Examinez au microscope en utilisant de la *solution d'hydrate de chloral R*. La poudre présente les éléments suivants : des macles d'oxalate de calcium en dents de scie grossières, d'un diamètre atteignant 60 µm ; des fragments de parenchyme composé de cellules à paroi mince contenant des tanins brun-rouge ; des groupes de vaisseaux étroits à ponctuation aréolée et pores latéraux ; des cellules parenchymateuses polygonales à paroi épaisse et ponctuée ; des groupes et fragments de fibres sclérenchymateuses à paroi épaisse ; parfois des fragments de suber à cellules rectangulaires aplaties, brunes, à paroi mince. Examinez au microscope en utilisant une solution de *glycérol R* à 50 pour cent *V/V*. La poudre présente des grains d'amidon sphériques ou elliptiques, d'une longueur atteignant environ 20 µm.

C. Chromatographie sur couche mince (*2.2.27*).

Solution à examiner. A 0,5 g de tormentille pulvérisée (355), ajoutez 10 ml d'*eau R*, agitez pendant 10 min, puis filtrez. Agitez le filtrat avec 2 fois 10 ml d'*acétate d'éthyle R*, réunissez les phases supérieures et filtrez sur 6 g de *sulfate de sodium anhydre R*. Evaporez le filtrat à siccité sous pression réduite et reprenez le résidu par 1,0 ml d'*acétate d'éthyle R*.

Solution témoin. Dissolvez 1,0 mg de *catéchine R* dans 1,0 ml de *méthanol R*.

Plaque : *plaque au gel de silice pour CCM R*.

Phase mobile : *acide acétique glacial R, éther R, hexane R, acétate d'éthyle R* (20:20:20:40 *V/V/V/V*).

Dépôt : 10 µl, en bandes.

Développement : sur un parcours de 10 cm.

Séchage : à l'air pendant 10-15 min.

Monographies Q - Z

Détection : pulvérisez une solution de *sel de bleu solide B R* à 5 g/l, récemment préparée ; des bandes rougeâtres apparaissent. Exposez la plaque aux vapeurs d'ammoniac ; les bandes deviennent plus intenses et virent au brun-rouge. Examinez à la lumière du jour.

Résultats : voir ci-dessous la séquence des bandes présentes dans les chromatogrammes obtenus avec la solution témoin et la solution à examiner. Par ailleurs, d'autres bandes moins intenses sont présentes dans le chromatogramme obtenu avec la solution à examiner.

Haut de la plaque	
Catéchine : une bande brun-rouge intense	Une bande brun-rouge plus intense (catéchine)
	Une bande de plus faible intensité
	Une bande intense
	Des bandes de plus faible intensité
Solution témoin	**Solution à examiner**

ESSAI

Eléments étrangers (*2.8.2*) : au maximum 3 pour cent de racines, de tiges et de rhizomes présentant une cassure noire et au maximum 2 pour cent d'autres éléments étrangers.

Perte à la dessiccation (*2.8.32*) : au maximum 12,0 pour cent, déterminé à l'étuve à 100-105 °C pendant 2 h sur 1,000 g de tormentille pulvérisée (355).

Cendres totales (*2.4.16*) : au maximum 5,0 pour cent.

DOSAGE

Effectuez la détermination des tanins dans les drogues végétales (*2.8.14*). Utilisez 0,500 g de tormentille pulvérisée (180).

01/2002:1895

TORMENTILLE (TEINTURE DE)

Tormentillae tinctura

DÉFINITION

Teinture produite à partir de *Tormentille (1478)*.

Teneur : au minimum 1,5 pour cent *m/m* de tanins, exprimés en pyrogallol ($C_6H_6O_3$; M_r 126,1).

PRODUCTION

La teinture est produite à partir de 1 partie de drogue fragmentée et de 5 parties d'éthanol à 70 pour cent *V/V* par une méthode appropriée.

CARACTÈRES

Liquide rouge ou brun-rouge.

IDENTIFICATION

Chromatographie sur couche mince (*2.2.27*).

Solution à examiner. Mélangez 1,0 ml de teinture de tormentille avec 1,0 ml d'*alcool à 70 pour cent V/V R.*

Solution témoin. Dissolvez 1,0 mg de *catéchine R* dans 1,0 ml de *méthanol R.*

Plaque : *plaque au gel de silice pour CCM R.*

Phase mobile : *éther R, acide acétique glacial R, hexane R, acétate d'éthyle R* (20:20:20:40 *V/V/V/V*).

Dépôt : 10 µl, en bandes.

Développement : sur un parcours de 10 cm.

Séchage : à l'air pendant 10-15 min.

Détection : pulvérisez avec une solution récemment préparée de *sel de bleu solide B R* à 5 g/l. Des bandes rougeâtres apparaissent. Exposez la plaque à des vapeurs d'ammoniac, les bandes deviennent plus intenses et virent au brun-rouge. Examinez à la lumière du jour.

Résultats : voir ci-dessous la séquence des bandes présentes dans les chromatogrammes obtenus avec la solution témoin et la solution à examiner.

Haut de la plaque	
_______	_______
Catéchine : une bande intense	Une bande intense (catéchine)
_______	_______
	Une bande de plus faible intensité
	Une bande intense
	Des bandes de plus faible intensité
Solution témoin	**Solution à examiner**

ESSAI

Teneur en éthanol (*2.9.10*) : 64 pour cent *V/V* à 69 pour cent *V/V*.

Méthanol et 2-propanol (*2.9.11*) : au maximum 0,05 pour cent *V/V* de méthanol et au maximum 0,05 pour cent *V/V* de 2-propanol.

DOSAGE

Effectuez la détermination des tanins dans les drogues végétales (*2.8.14*). Utilisez 2,50 g de teinture de tormentille.

01/2002:1371

TOURNESOL (HUILE DE) RAFFINÉE

Helianthi annui oleum raffinatum

DÉFINITION

L'huile de tournesol raffinée est l'huile grasse obtenue à partir de graines de *Helianthus annuus* C. par pression mécanique ou par extraction, suivies d'un raffinage. Un antioxydant approprié peut être ajouté.

CARACTÈRES

Liquide limpide, jaune clair, pratiquement insoluble dans l'eau et dans l'alcool, miscible à l'éther de pétrole (Eb : 40-60 °C).

La densité est de 0,921 environ et l'indice de réfraction est de 1,474 environ.

IDENTIFICATION

Effectuez l'identification des huiles grasses par chromatographie sur couche mince (*2.3.2*). Le chromatogramme obtenu est semblable au chromatogramme type de l'huile de tournesol.

ESSAI

Indice d'acide (*2.5.1*). Déterminé sur 10,0 g de substance à examiner, l'indice d'acide n'est pas supérieur à 0,5.

Indice de peroxyde (*2.5.5*) : au maximum 10,0.

Insaponifiable (*2.5.7*). Déterminé sur 5,0 g de substance à examiner, l'insaponifiable n'est pas supérieur à 1,5 pour cent.

Impuretés à réaction alcaline (*2.4.19*). L'huile de tournesol raffinée satisfait à l'essai des impuretés à réaction alcaline dans les huiles grasses.

Composition en acides gras (*2.4.22, Procédé A*). Le mélange des acides gras constitutifs de l'huile de tournesol raffinée est composé de :

- acide palmitique : 4,0 pour cent à 9,0 pour cent,
- acide stéarique : 1,0 pour cent à 7,0 pour cent,
- acide oléique : 14,0 pour cent à 40,0 pour cent,
- acide linoléique : 48,0 pour cent à 74,0 pour cent.

CONSERVATION

En récipient étanche et bien rempli, à l'abri de la lumière.

ÉTIQUETAGE

L'étiquette indique :

- le nom et la concentration de tout antioxydant éventuellement ajouté,
- si l'huile est obtenue par pression mécanique ou par extraction.

01/2002:1597

TRAMAZOLINE (CHLORHYDRATE DE) MONOHYDRATÉ

Tramazolini hydrochloridum monohydricum

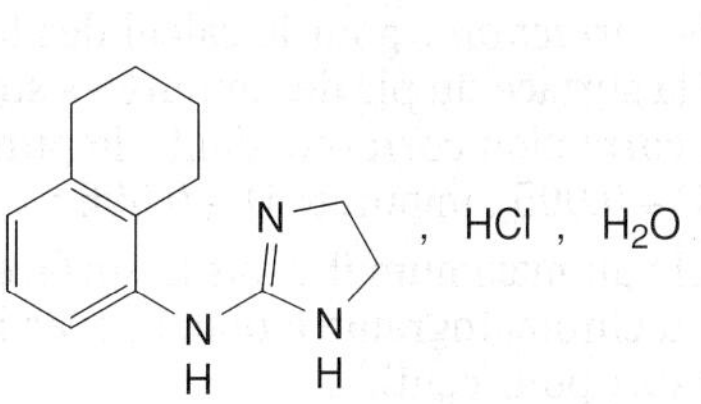

$C_{13}H_{18}ClN_3,H_2O$ M_r 269,8

DÉFINITION

Chlorhydrate de *N*-(5,6,7,8-tétrahydronaphtalén-1-yl)-4,5-dihydro-1*H*-imidazol-2-amine.

Teneur : 98,5 pour cent à 101,5 pour cent (substance anhydre).

CARACTÈRES

Aspect : poudre cristalline, blanche ou sensiblement blanche.

Solubilité : soluble dans l'eau et dans l'alcool.

IDENTIFICATION

A. Spectrophotométrie d'absorption dans l'infrarouge (*2.2.24*).

   Comparaison : *chlorhydrate de tramazoline monohydraté SCR.*

B. Le chlorhydrate de tramazoline monohydraté donne la réaction (a) des chlorures (*2.3.1*).

ESSAI

Solution S. Dissolvez 2,5 g de chlorhydrate de tramazoline monohydraté dans de l'*eau exempte de dioxyde de carbone R* et complétez à 50 ml avec le même solvant.

Aspect de la solution. La solution S est limpide (*2.2.1*) et n'est pas plus fortement colorée que la solution témoin J_6 (*2.2.2, Procédé II*).

pH (*2.2.3*) : 4,9 à 6,3 pour la solution S.

Substances apparentées. Chromatographie liquide (*2.2.29*).

Solution à examiner. Dissolvez 50,0 mg de chlorhydrate de tramazoline monohydraté dans un mélange de 50 volumes d'*acétonitrile R* et de 50 volumes d'*eau R*, puis complétez à 50,0 ml avec le même mélange de solvants.

Solution témoin (a). Dissolvez 10 mg d'*impureté A de tramazoline SCR* et 10 mg d'*impureté B de tramazoline SCR* dans 10 ml d'un mélange de 50 volumes d'*acétonitrile R* et de 50 volumes d'*eau R*, puis ajoutez 10 ml de solution à examiner.

Solution témoin (b). Prélevez 0,2 ml de solution témoin (a) et complétez à 100 ml avec un mélange de 50 volumes d'*acétonitrile R* et de 50 volumes d'*eau R*.

Colonne :

- *dimensions* : *l* = 0,125 m, Ø = 4 mm,
- *phase stationnaire* : *gel de silice octadécylsilylé pour chromatographie R* (5 µm).

Phase mobile : solution de *dodécylsulfate de sodium R* à 2,0 g/l dans un mélange de 6 volumes de *2-propanol R*, de 42 volumes d'*acétonitrile R* et de 52 volumes d'*eau R*.

Débit : 1,2 ml/min.

Détection : spectrophotomètre à 215 nm.

Injection : 5 µl.

Enregistrement : 3 fois le temps de rétention de la tramazoline.

Rétention relative par rapport à la tramazoline (temps de rétention = environ 6,5 min) : impureté A = environ 0,71 ; impureté B = environ 0,86.

Conformité du système : solution témoin (a) :

- le chromatogramme obtenu présente 3 pics nettement séparés,
- *résolution* : au minimum 1,5 entre les pics dus à la tramazoline et à l'impureté B.

Limites :

- *impureté A* : au maximum 3 fois la surface du pic correspondant dans le chromatogramme obtenu avec la solution témoin (b) (0,3 pour cent),
- *impureté B* : au maximum 3 fois la surface du pic correspondant dans le chromatogramme obtenu avec la solution témoin (b) (0,3 pour cent),
- *toute autre impureté* : au maximum la surface du pic dû à l'impureté B dans le chromatogramme obtenu avec la solution témoin (b) (0,1 pour cent),
- *total des autres impuretés* : au maximum 2 fois la surface du pic dû à l'impureté B dans le chromatogramme obtenu avec la solution témoin (b) (0,2 pour cent),
- *limite d'exclusion* : 0,2 fois la surface du pic dû à l'impureté B dans le chromatogramme obtenu avec la solution témoin (b) (0,02 pour cent).

Teneur en eau (*2.5.12*) : 6,2 pour cent à 7,2 pour cent, déterminé sur 0,500 g de chlorhydrate de tramazoline monohydraté.

Cendres sulfuriques (*2.4.14*) : au maximum 0,1 pour cent, déterminé sur 1,0 g de chlorhydrate de tramazoline monohydraté.

DOSAGE

Dissolvez 2,000 g de chlorhydrate de tramazoline monohydraté dans un mélange de 5 ml d'*acide chlorhydrique 0,1 M* et de 75 ml d'*alcool R*. Titrez par l'*hydroxyde de sodium 1 M*. Déterminez le point de fin de titrage par potentiométrie (*2.2.20*). Mesurez le volume d'*hydroxyde de sodium 1 M* utilisé entre les 2 points d'inflexion.

Monographies Q - Z

1 ml d'*hydroxyde de sodium 1 M* correspond à 251,8 mg de $C_{13}H_{18}ClN_3$.

IMPURETÉS

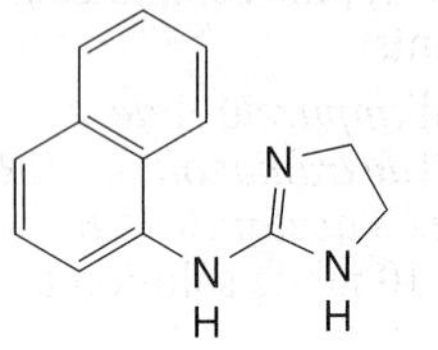

A. *N*-(naphtalén-1-yl)-4,5-dihydro-1*H*-imidazol-2-amine,

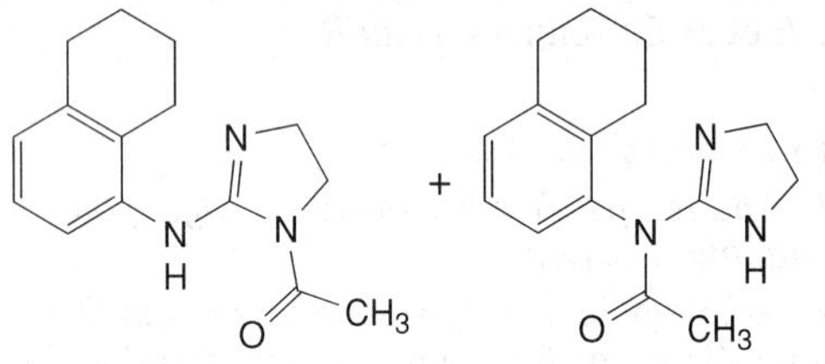

B. mélange de 1-acétyl-2-[(5,6,7,8-tétrahydronaphthalén-1-yl)amino]-4,5-dihydro-1*H*-imidazole et de *N*-(4,5-dihydro-1*H*-imidazol-2-yl)-*N*-(5,6,7,8-tétrahydronaphthalén-1-yl)acétamide.

01/2002:0875

TRANEXAMIQUE (ACIDE)

Acidum tranexamicum

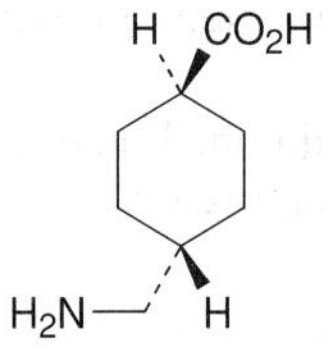

$C_8H_{15}NO_2$ M_r 157,2

DÉFINITION

Acide *trans*-4-(aminométhyl)cyclohexanecarboxylique.

Teneur : 99,0 pour cent à 101,0 pour cent (substance desséchée).

CARACTÈRES

Aspect : poudre cristalline, blanche.

Solubilité : facilement soluble dans l'eau et dans l'acide acétique glacial, pratiquement insoluble dans l'acétone et dans l'alcool.

IDENTIFICATION

Spectrophotométrie d'absorption dans l'infrarouge (*2.2.24*).

Préparation : pastilles.

Comparaison : *acide tranexamique SCR*.

ESSAI

pH (*2.2.3*) : 7,0 à 8,0.

Dissolvez 2,5 g d'acide tranexamique dans de l'*eau exempte de dioxyde de carbone R* et complétez à 50 ml avec le même solvant.

Substances apparentées. Chromatographie liquide (*2.2.29*).

Solution à examiner. Dissolvez 0,20 g d'acide tranexamique dans de l'*eau R* et complétez à 20,0 ml avec le même solvant.

Solution témoin (a). Prélevez 5,0 ml de solution à examiner et complétez à 100,0 ml avec de l'*eau R*. Prélevez 1,0 ml de solution et complétez à 10,0 ml avec de l'*eau R*.

Solution témoin (b). Dissolvez 5 mg d'*impureté C d'acide tranexamique SCR* dans de l'*eau R* et complétez à 50,0 ml avec le même solvant. A 1,0 ml de cette solution, ajoutez 1,0 ml de solution à examiner et complétez à 50,0 ml avec de l'*eau R*.

Colonne :

- *dimensions* : *l* = 0,25 m, Ø = 4,6 mm ou *l* = 0,25 m, Ø = 6,0 mm,
- *phase stationnaire* : *gel de silice octadécylsilylé pour chromatographie R* (5 µm).

Phase mobile : dissolvez 11,0 g de *phosphate monosodique anhydre R* dans 500 ml d'*eau R*, ajoutez 5 ml de *triéthylamine R* et 1,4 g de *laurilsulfate de sodium R*. Ajustez à pH 2,5 avec de l'*acide phosphorique dilué R* et complétez à 600 ml avec de l'*eau R*. Ajoutez 400 ml de *méthanol R*, puis mélangez.

Débit : 0,9 ml/min.

Détection : spectrophotomètre à 220 nm.

Injection : 20 µl.

Enregistrement : 3 fois le temps de rétention de l'acide tranexamique.

Rétention relative par rapport à l'acide tranexamique (temps de rétention = environ 13 min) : impureté C = environ 1,1 ; impureté D = environ 1,3 ; impureté B = environ 1,5 ; impureté A = environ 2,1.

Conformité du système : solution témoin (b) :

- *résolution* : au minimum 2,0 entre les pics dus à l'acide tranexamique et à l'impureté C.

Limites :

- *facteurs de correction* : pour le calcul des teneurs, multipliez la surface du pic des impuretés suivantes par le facteur de correction correspondant : impureté B = 1,2 ; impureté C = 0,005 ; impureté D = 0,006 ;
- *impureté A* : au maximum 0,2 fois la surface du pic principal du chromatogramme obtenu avec la solution témoin (a) (0,1 pour cent),
- *impureté B* : au maximum 0,4 fois la surface du pic principal du chromatogramme obtenu avec la solution témoin (a) (0,2 pour cent),
- *toute autre impureté* : au maximum 0,2 fois la surface du pic principal du chromatogramme obtenu avec la solution témoin (a) (0,1 pour cent),
- *total des autres impuretés* : au maximum 0,4 fois la surface du pic principal du chromatogramme obtenu avec la solution témoin (a) (0,2 pour cent),
- *limite d'exclusion* : 0,05 fois la surface du pic principal du chromatogramme obtenu avec la solution témoin (a) (0,025 pour cent).

Halogénures exprimés en chlorures (*2.4.4*) : au maximum 140 ppm.

Dissolvez 1,2 g d'acide tranexamique dans de l'*eau R* et complétez à 50 ml avec le même solvant. 15 ml de cette solution satisfont à l'essai limite des chlorures.

Métaux lourds (*2.4.8*) : au maximum 10 ppm.

Dissolvez 2,0 g d'acide tranexamique dans de l'*eau R* et complétez à 20 ml avec le même solvant. 12 ml de cette solution satisfont à l'essai limite A. Préparez le témoin avec la *solution à 1 ppm de plomb (Pb) R*.

Perte à la dessiccation (*2.2.32*) : au maximum 0,5 pour cent, déterminé à l'étuve à 100-105 °C pendant 2 h sur 1,000 g d'acide tranexamique.

Cendres sulfuriques (*2.4.14*) : au maximum 0,1 pour cent, déterminé sur 1,0 g d'acide tranexamique.

DOSAGE

Dissolvez 0,140 g d'acide tranexamique dans 20 ml d'*acide acétique anhydre R*. Titrez par l'*acide perchlorique 0,1 M*. Déterminez le point de fin de titrage par potentiométrie (*2.2.20*).

1 ml d'*acide perchlorique 0,1 M* correspond à 15,72 mg de $C_8H_{15}NO_2$.

IMPURETÉS

Impuretés qualifiées : A, B.

Autres impuretés décelables : C, D.

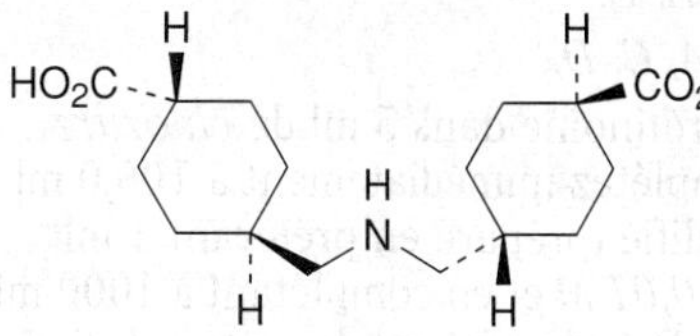

A. acide *trans,trans*-4,4′-(iminodiméthylène)di(cyclohexanecarboxylique),

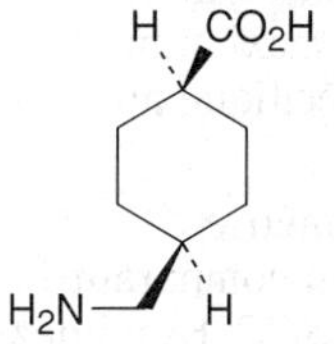

B. acide *cis*-4-(aminométhyl)cyclohexanecarboxylique,

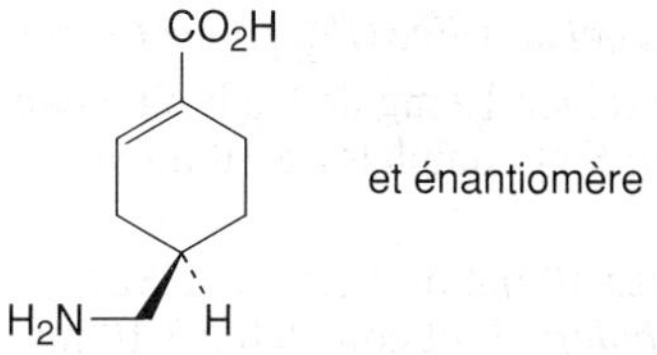

C. acide (*RS*)-4-(aminométhyl)cyclohex-1-ènecarboxylique,

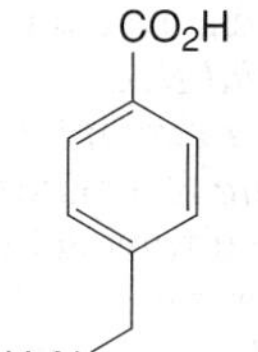

D. acide 4-aminométhylbenzoïque.

01/2002:1576

TRAPIDIL

Trapidilum

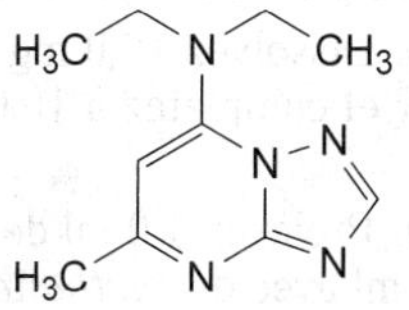

$C_{10}H_{15}N_5$ M_r 205,3

DÉFINITION

N,N-Diéthyl-5-méthyl-[1,2,4]triazolo[1,5-*a*]pyrimidin-7-amine.

Teneur : 99,0 pour cent à 101,0 pour cent (substance desséchée).

CARACTÈRES

Aspect : poudre cristalline, blanche ou sensiblement blanche.

Solubilité : facilement soluble dans l'eau, soluble dans l'éthanol et dans le chlorure de méthylène.

F : environ 102 °C.

IDENTIFICATION

Spectrophotométrie d'absorption dans l'infrarouge (*2.2.24*).

Comparaison : *trapidil SCR*.

ESSAI

Solution S. Dissolvez 2,0 g de trapidil dans de l'*eau exempte de dioxyde de carbone R* et complétez à 100 ml avec le même solvant.

Aspect de la solution. La solution S est limpide (*2.2.1*) et incolore (*2.2.2, Procédé II*).

Acidité ou alcalinité. A 10 ml de solution S, ajoutez 0,2 ml de *solution de rouge de méthyle R* et 0,2 ml d'*acide chlorhydrique 0,01 M* ; la solution est rouge. Ajoutez 0,4 ml d'*hydroxyde de sodium 0,01 M* ; la solution est jaune.

Substances apparentées. Chromatographie liquide (*2.2.29*).

Solution à examiner. Dissolvez 20,0 mg de trapidil dans la phase mobile et complétez à 10,0 ml avec la phase mobile.

Solution témoin (a). Dissolvez 5,0 mg d'*impureté A de trapidil SCR* dans la phase mobile et complétez à 50,0 ml avec la phase mobile. Prélevez 1,0 ml de solution et complétez à 50,0 ml avec la phase mobile.

Solution témoin (b). Dissolvez 5,0 mg d'*impureté B de trapidil SCR* dans la phase mobile et complétez à 50,0 ml avec la phase mobile. Prélevez 1,0 ml de solution et complétez à 50,0 ml avec la phase mobile.

Solution témoin (c). Mélangez des volumes égaux de la solution témoin (a) et de la solution témoin (b).

Colonne :

- *dimensions* : l = 0,125 m, Ø = 4,0 mm,
- *phase stationnaire* : *gel de silice octadécylsilylé pour chromatographie, désactivé pour les bases R* (5 µm),

Phase mobile : mélangez 50 ml de *méthanol R*, 75 ml d'*acétonitrile R* et 800 ml d'une solution de *phosphate monopotassique R* à 1,7 g/l ajustée à pH 2,45 avec de l'*acide phosphorique R* ; complétez à 1000 ml avec de l'*eau R*.

Débit : 1,0 ml/min.

Détection : spectrophotomètre à 205 nm.

Injection : 10 µl.

Enregistrement : 3 fois le temps de rétention du trapidil.

Conformité du système :

- *résolution* : au minimum 4,0 entre les pics dus à l'impureté A et à l'impureté B dans le chromatogramme obtenu avec la solution témoin (c).

Limites :

- *impureté A* : au maximum la surface du pic principal du chromatogramme obtenu avec la solution témoin (a) (0,1 pour cent),
- *impureté B* : au maximum la surface du pic principal du chromatogramme obtenu avec la solution témoin (b) (0,1 pour cent),
- *toute autre impureté* : au maximum la surface du pic principal du chromatogramme obtenu avec la solution témoin (a) (0,1 pour cent),
- *total* : au maximum 5 fois la surface du pic principal du chromatogramme obtenu avec la solution témoin (a) (0,5 pour cent),

- *limite d'exclusion* : 0,1 fois la surface du pic principal du chromatogramme obtenu avec la solution témoin (a) (0,01 pour cent).

Chlorures (*2.4.4*) : au maximum 100 ppm.

Dissolvez 0,25 g de trapidil dans 10 ml d'*eau R* et complétez à 15 ml avec de l'*eau R*. La solution satisfait à l'essai limite des chlorures. Préparez le témoin avec 5 ml de *solution à 5 ppm de chlorure (Cl) R*.

Ammonium (*2.4.1*) : au maximum 20 ppm.

0,50 g de trapidil satisfait à l'essai limite A. Préparez le témoin en utilisant 0,1 ml de *solution à 100 ppm d'ammonium* (NH_4) *R*.

Métaux lourds (*2.4.8*) : au maximum 10 ppm.

Dissolvez 2,0 g de trapidil dans 20 ml d'*eau R*. 12 ml de solution satisfont à l'essai limite A. Préparez le témoin en utilisant 1 ml de *solution à 10 ppm de plomb (Pb) R*.

Perte à la dessiccation (*2.2.32*) : au maximum 0,5 pour cent, déterminé sous vide à 60 °C pendant 3 h sur 1,000 g de trapidil.

Cendres sulfuriques (*2.4.14*) : au maximum 0,1 pour cent, déterminé sur 1,0 g de trapidil.

DOSAGE

Dissolvez 0,180 g de trapidil dans 50 ml d'*acide acétique anhydre R*. Titrez par l'*acide perchlorique 0,1 M*. Déterminez le point de fin de titrage par potentiométrie (*2.2.20*).

1 ml d'*acide perchlorique 0,1 M* correspond à 20,53 mg de $C_{10}H_{15}N_5$.

CONSERVATION

A l'abri de la lumière.

IMPURETÉS

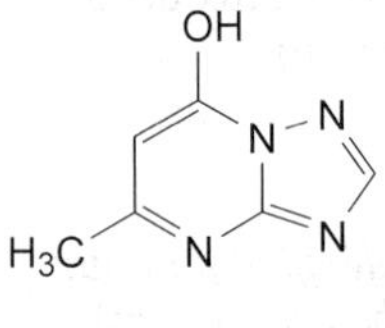

A. 5-méthyl-[1,2,4]triazolo[1,5-*a*]pyrimidin-7-ol,

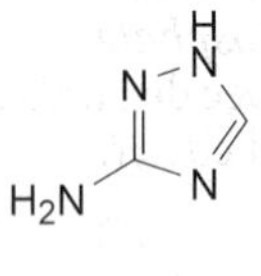

B. 1,2,4-triazol-3-amine.

01/2002:0693

TRÉTINOÏNE

Tretinoinum

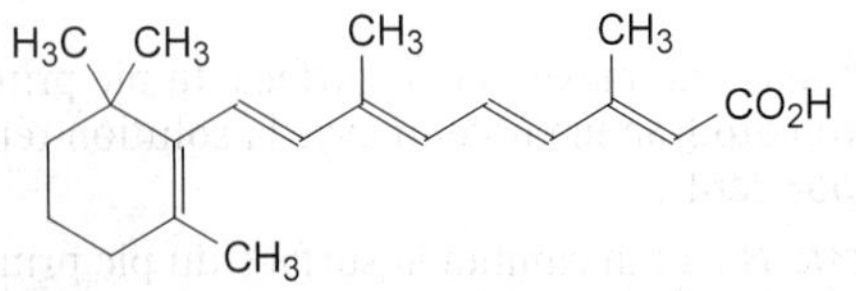

$C_{20}H_{28}O_2$ M_r 300,4

DÉFINITION

La trétinoïne contient au minimum 98,0 pour cent et au maximum l'équivalent de 102,0 pour cent d'acide (2*E*,4*E*,6*E*,8*E*)-3,7-diméthyl-9-(2,6,6-triméthylcyclohex-1-ényl)nona-2,4,6,8-tétraénoïque, calculé par rapport à la substance desséchée.

CARACTÈRES

Poudre cristalline, jaune à orange pâle, pratiquement insoluble dans l'eau, soluble dans le chlorure de méthylène, peu soluble dans l'alcool. La trétinoïne est sensible à l'air, à la chaleur et à la lumière, surtout en solution.

La trétinoïne fond en se décomposant vers 182 °C.

Effectuez toutes les opérations aussi rapidement que possible en évitant toute exposition à la lumière actinique ; utilisez des solutions récemment préparées.

IDENTIFICATION

Première identification : A, B.

Seconde identification : A, C, D.

A. Dissolvez 75,0 mg de trétinoïne dans 5 ml de *chlorure de méthylène R* et complétez immédiatement à 100,0 ml avec du 2-propanol acidifié (préparé en prélevant 1 ml d'*acide chlorhydrique 0,01 M* et en complétant à 1000 ml avec du *2-propanol R*). Prélevez 5,0 ml de cette solution et complétez à 100,0 ml avec du 2-propanol acidifié. Prélevez 5,0 ml de cette solution et complétez à 50,0 ml avec du 2-propanol acidifié. Examinée de 300 nm à 400 nm (*2.2.25*), la solution présente un maximum d'absorption à 353 nm. L'absorbance spécifique au maximum est de 1455 à 1545.

B. Examinez la trétinoïne par spectrophotométrie d'absorption dans l'infrarouge (*2.2.24*), en comparant avec le spectre obtenu avec la *trétinoïne SCR*. Examinez les substances sous forme de pastilles.

C. Opérez par chromatographie sur couche mince (*2.2.27*) en utilisant une *plaque au gel de silice* GF_{254} *pour CCM R*.

   Solution à examiner. Dissolvez 10 mg de trétinoïne dans du *chlorure de méthylène R* et complétez à 10 ml avec le même solvant.

   Solution témoin. Dissolvez 10 mg de *trétinoïne SCR* dans du *chlorure de méthylène R* et complétez à 10 ml avec le même solvant.

   Déposez séparément sur la plaque 5 µl de chaque solution. Développez sur un parcours de 15 cm avec un mélange de 2 volumes d'*acide acétique glacial R*, de 4 volumes d'*acétone R*, de 40 volumes d'*éther exempt de peroxydes R* et de 54 volumes de *cyclohexane R*. Laissez sécher la plaque à l'air. Examinez en lumière ultraviolette à 254 nm. La tache principale du chromatogramme obtenu avec la solution à examiner est semblable quant à sa position et ses dimensions à la tache principale du chromatogramme obtenu avec la solution témoin.

D. Dissolvez 5 mg environ de trétinoïne dans 2 ml de *solution de trichlorure d'antimoine R*. Il se développe une coloration rouge intense qui vire au violet.

ESSAI

Substances apparentées. Opérez par chromatographie liquide (*2.2.29*).

Solution à examiner. Dissolvez 0,100 g de trétinoïne dans du *méthanol R* et complétez à 50,0 ml avec le même solvant.

Solution témoin (a). Dissolvez 10,0 mg d'*isotrétinoïne SCR* dans du *méthanol R* et complétez à 10,0 ml avec le même solvant.

Solution témoin (b). Prélevez 1,0 ml de solution témoin (a) et complétez à 25,0 ml avec du *méthanol R*.

Solution témoin (c). Mélangez 1,0 ml de solution témoin (a) avec 0,5 ml de solution à examiner et complétez à 25,0 ml avec du *méthanol R*.

Solution témoin (d). Prélevez 0,5 ml de solution à examiner et complétez à 100,0 ml avec du *méthanol R*.

La chromatographie peut être réalisée en utilisant :

Monographies Q - Z

– une colonne d'acier inoxydable, d'une longueur de 0,15 m et d'un diamètre intérieur de 4,6 mm, remplie de *gel de silice octadécylsilylé pour chromatographie R* (3 µm),
– comme phase mobile, à un débit de 1,0 ml/min, un mélange de 5 volumes d'*acide acétique glacial R,* de 225 volumes d'*eau R* et de 770 volumes de *méthanol R,*
– comme détecteur, un spectrophotomètre réglé à 355 nm.

Injectez séparément 10 µl des solutions témoins (b), (c) et (d) et de la solution à examiner. Ajustez la sensibilité du détecteur de façon que la hauteur du pic principal du chromatogramme obtenu avec la solution témoin (b) représente environ 70 pour cent de l'échelle totale de l'enregistreur. L'essai n'est valable que si la résolution entre l'isotrétinoïne et la trétinoïne dans le chromatogramme obtenu avec la solution témoin (c) est au minimum de 2,0. S'il apparaît, dans le chromatogramme obtenu avec la solution à examiner, un pic correspondant à l'isotrétinoïne, sa surface n'est pas supérieure à la surface du pic principal du chromatogramme obtenu avec la solution témoin (b) (2,0 pour cent). S'il apparaît, dans le chromatogramme obtenu avec la solution à examiner, d'autres pics que le pic principal et un pic dû à l'isotrétinoïne, la somme de leur surface n'est pas supérieure à celle du pic principal dans le chromatogramme obtenu avec la solution témoin (d) (0,5 pour cent).

Métaux lourds (*2.4.8*). 0,5 g de trétinoïne satisfait à l'essai limite D des métaux lourds (20 ppm). Préparez le témoin avec 1 ml de *solution à 10 ppm de plomb (Pb) R*.

Perte à la dessiccation (*2.2.32*). Déterminée à l'étuve à 100-105 °C sur 1,000 g de trétinoïne, la perte à la dessiccation n'est pas supérieure à 0,5 pour cent.

Cendres sulfuriques (*2.4.14*). Déterminé sur 1,0 g de trétinoïne, le taux des cendres sulfuriques n'est pas supérieur à 0,1 pour cent.

DOSAGE

Dissolvez 0,200 g de trétinoïne dans 70 ml d'*acétone R.* Titrez par l'*hydroxyde de tétrabutylammonium 0,1 M.* Déterminez le point de fin de titrage par potentiométrie (*2.2.20*).

1 ml d'*hydroxyde de tétrabutylammonium 0,1 M* correspond à 30,04 mg de $C_{20}H_{28}O_2$.

CONSERVATION

En récipient étanche, à l'abri de la lumière, à une température ne dépassant pas 25 °C.

Il est recommandé d'utiliser rapidement le contenu d'un récipient entamé et de protéger toute quantité non utilisée par une atmosphère de gaz inerte.

IMPURETÉS

A. isotrétinoïne,

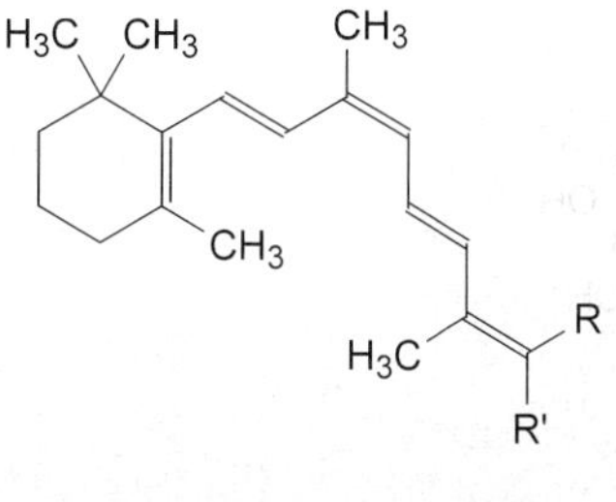

B. R = CO_2H, R' = H : acide (2*Z*,4*E*,6*Z*,8*E*)-3,7-diméthyl-9-(2,6,6-triméthylcyclohex-1-ényl)nona-2,4,6,8-tétraénoïque (acide 9,13-di-*cis*-rétinoïque),

D. R = H, R' = CO_2H : acide (2*E*,4*E*,6*Z*,8*E*)-3,7-diméthyl-9-(2,6,6-triméthylcyclohex-1-ényl)nona-2,4,6,8-tétraénoïque (acide 9-*cis*-rétinoïque),

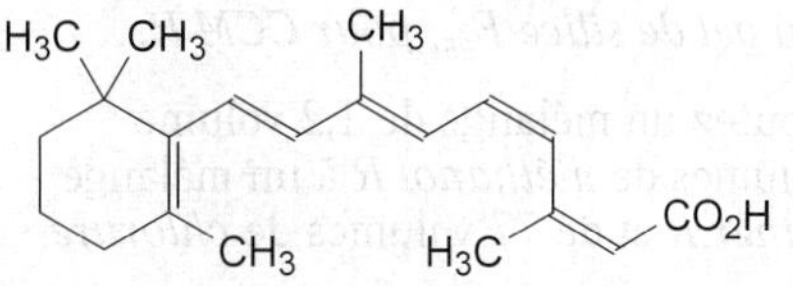

C. acide (2*Z*,4*Z*,6*E*,8*E*)-3,7-diméthyl-9-(2,6,6-triméthylcyclohex-1-ényl)nona-2,4,6,8-tétraénoïque (acide 11,13-di-*cis*-rétinoïque),

E. produits d'oxydation de la trétinoïne.

01/2002:1376

TRIAMCINOLONE

Triamcinolonum

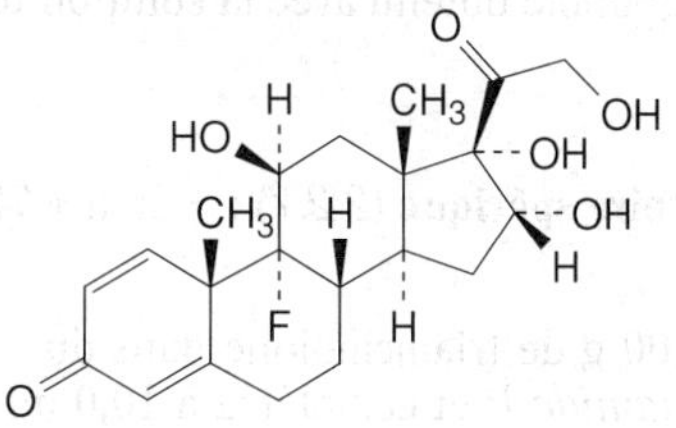

$C_{21}H_{27}FO_6$ M_r 394,4

DÉFINITION

9-Fluoro-11β,16α,17,21-tétrahydroxyprégna-1,4-diène-3,20-dione.

Teneur : 97,0 pour cent à 103,0 pour cent (substance anhydre).

CARACTÈRES

Aspect : poudre cristalline, blanche ou sensiblement blanche.

Solubilité : pratiquement insoluble dans l'eau, peu soluble dans le méthanol, pratiquement insoluble dans le chlorure de méthylène.

La triamcinolone présente le phénomène du polymorphisme.

IDENTIFICATION

A. Spectrophotométrie d'absorption dans l'infrarouge (*2.2.24*).

Comparaison : *triamcinolone SCR.*

Si les spectres obtenus présentent des différences, dissolvez respectivement la substance à examiner et la substance de référence dans du *méthanol R,* évaporez à siccité, séchez les résidus à 60 °C sous une pression ne dépassant pas 0,7 kPa et enregistrez de nouveaux spectres à partir des résidus.

B. Chromatographie sur couche mince (*2.2.27*).

Préparez les solutions immédiatement avant l'emploi. Protégez-les de la lumière. Examinez la plaque en lumière ultraviolette immédiatement après le développement.

Solution à examiner. Dissolvez 10 mg de triamcinolone dans du *méthanol R* et complétez à 10 ml avec le même solvant.

Solution témoin (a). Dissolvez 20 mg de *triamcinolone SCR* dans du *méthanol R* et complétez à 20 ml avec le même solvant.

Monographies Q - Z

Solution témoin (b). Dissolvez 10 mg de *dexaméthasone SCR* dans la solution témoin (a) et complétez à 10 ml avec la même solution.

Plaque : *plaque au gel de silice F_{254} pour CCM R.*

Phase mobile : ajoutez un mélange de 1,2 volume d'*eau R* et de 8 volumes de *méthanol R* à un mélange de 15 volumes d'*éther R* et de 77 volumes de *chlorure de méthylène R.*

Dépôt : 5 µl.

Développement : sur un parcours de 15 cm.

Séchage : à l'air.

Détection : examinez en lumière ultraviolette à 254 nm.

Conformité du système : le chromatogramme obtenu avec la solution témoin (b) présente 2 taches nettement séparées.

Résultats : la tache principale du chromatogramme obtenu avec la solution à examiner est semblable quant à sa position et ses dimensions à la tache principale du chromatogramme obtenu avec la solution témoin (a).

ESSAI

Pouvoir rotatoire spécique (*2.2.7*) : + 65 à + 72 (substance anhydre).

Dissolvez 0,100 g de triamcinolone dans du *diméthylformamide R* et complétez à 10,0 ml avec le même solvant.

Substances apparentées. Chromatographie liquide (*2.2.29*).

Préparez les solutions immédiatement avant l'emploi. Protégez-les de la lumière.

Solution à examiner. Dissolvez 25,0 mg de triamcinolone dans un mélange à volumes égaux de *méthanol R* et d'*eau R* et complétez à 10,0 ml avec le même mélange de solvants.

Solution témoin (a). Dissolvez 2 mg de *triamcinolone SCR* et 2 mg d'*impureté C de triamcinolone SCR* dans un mélange à volumes égaux de *méthanol R* et d'*eau R,* puis complétez à 100,0 ml avec le même mélange de solvants.

Solution témoin (b). Prélevez 1,0 ml de solution à examiner et complétez à 100,0 ml avec un mélange à volumes égaux de *méthanol R* et d'*eau R.*

Blanc : *méthanol R.*

Colonne :

– *dimensions* : *l* = 0,25 m, Ø = 4,6 mm,

– *phase stationnaire* : *gel de silice octadécylsilylé pour chromatographie, désactivé pour les bases, post-greffé R* (5 µm).

Phase mobile : un mélange préparé comme suit : dans un flacon jaugé de 1000 ml, mélangez 525 ml de *méthanol R* et 400 ml d'eau R ; laissez s'équilibrer, puis complétez à 1000 ml avec de l'*eau R* et mélangez à nouveau.

Débit : 1 ml/min.

Détection : spectrophotomètre à 238 nm.

Injection : 20 µl.

Enregistrement : 4,5 fois le temps de rétention de la triamcinolone.

Temps de rétention : triamcinolone = environ 11 min.

Conformité du système : solution témoin (a) :

– *résolution* : au minimum 1,8 entre les pics dus à la triamcinolone et à l'impureté C.

Limites :

– *toute impureté* : au maximum la surface du pic principal du chromatogramme obtenu avec la solution témoin (b) (1 pour cent), et 2 au plus de ces pics présentent une surface supérieure à la moitié de celle du pic principal du chromatogramme obtenu avec la solution témoin (b) (0,5 pour cent),

– *total* : au maximum 2 fois la surface du pic principal du chromatogramme obtenu avec la solution témoin (b) (2 pour cent),

– *limite d'exclusion* : 0,05 fois la surface du pic principal du chromatogramme obtenu avec la solution témoin (b) (0,05 pour cent).

Teneur en eau (*2.5.12*) : au maximum 1,0 pour cent, déterminé sur 0,500 g de triamcinolone.

DOSAGE

Préparez les solutions immédiatement avant l'emploi. Protégez-les de la lumière.

Dissolvez 50,0 mg de triamcinolone dans de l'*alcool R* et complétez à 50,0 ml avec le même solvant. Prélevez 2,0 ml de solution et complétez à 100,0 ml avec de l'*alcool R.* Mesurez l'absorbance (*2.2.25*) au maximum à 238 nm.

Calculez la teneur en $C_{21}H_{27}FO_6$ en prenant 389 comme valeur de l'absorbance spécifique.

CONSERVATION

A l'abri de la lumière.

IMPURETÉS

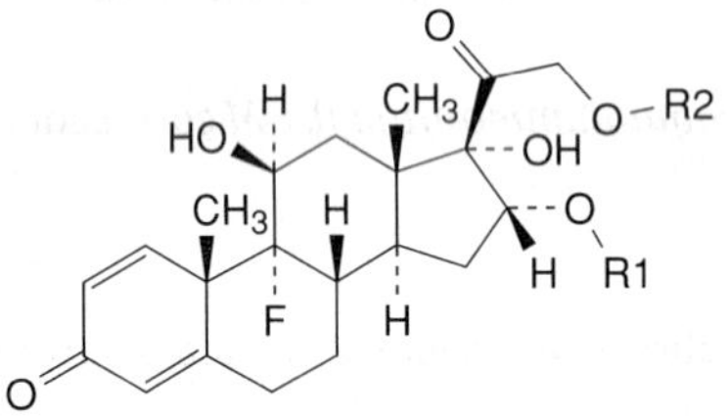

A. R1 = R2 = CO-CH_3 : diacétate de 9-fluoro-11β,17-dihydroxy-3,20-dioxoprégna-1,4-diène-16α,21-diyle (16,21-diacétate de triamcinolone),

B. R1 = H, R2 = CO-CH_3 : acétate de 9-fluoro-11β,16α,17-trihydroxy-3,20-dioxoprégna-1,4-dién-21-yle (21-acétate de triamcinolone),

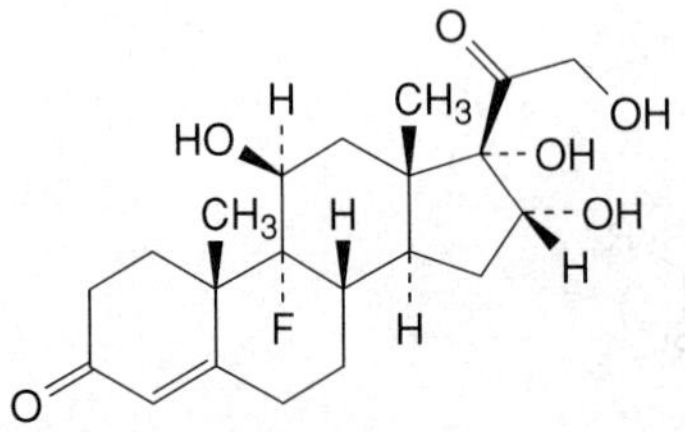

C. 9-fluoro-11β,16α,17,21-tétrahydroxyprégn-4-ène-3,20-dione (prétriamcinolone).

Monographies Q - Z

01/2002:0533

TRIAMCINOLONE (ACÉTONIDE DE)

Triamcinoloni acetonidum

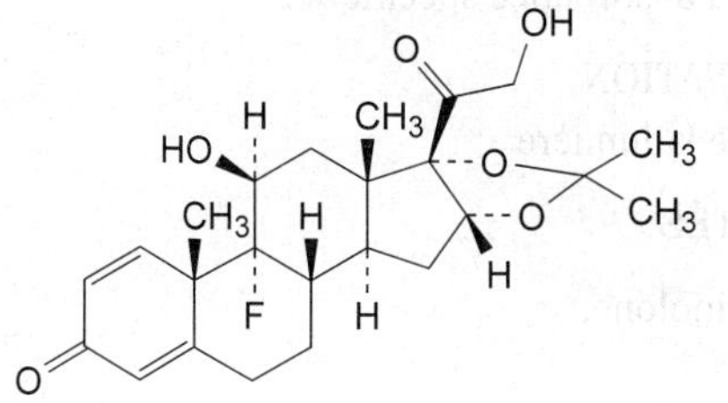

$C_{24}H_{31}FO_6$ M_r 434,5

DÉFINITION

L'acétonide de triamcinolone contient au minimum 97,0 pour cent et au maximum l'équivalent de 103,0 pour cent de 9-fluoro-11β,21-dihydroxy-16α,17-(1-méthyléthylidènedioxy)prégna-1,4-diène-3,20-dione, calculé par rapport à la substance anhydre.

CARACTÈRES

Poudre cristalline, blanche ou sensiblement blanche, pratiquement insoluble dans l'eau, assez soluble dans l'alcool, très peu soluble dans l'éther.

L'acétonide de triamcinolone présente le phénomène du polymorphisme.

IDENTIFICATION

Première identification : A, B.

Seconde identification : C, D.

A. Examinez l'acétonide de triamcinolone par spectrophotométrie d'absorption dans l'infrarouge (*2.2.24*), en comparant avec le spectre obtenu avec l'*acétonide de triamcinolone SCR*. Si les spectres obtenus à l'état solide présentent des différences, dissolvez respectivement la substance à examiner et la substance de référence dans un volume minimal de *méthanol R* et évaporez à siccité. Préparez des pastilles à base d'un sel halogéné ou une pâte à base de *paraffine liquide R*, puis enregistrez de nouveaux spectres.

B. Opérez par chromatographie sur couche mince (*2.2.27*) en utilisant une plaque recouverte d'un gel de silice approprié contentant un indicateur de fluorescence dont l'intensité est optimale à 254 nm.

Préparez les solutions immédiatement avant l'emploi. Protégez-les de la lumière. Examinez la plaque en lumière ultraviolette immédiatement après le développement.

Solution à examiner. Dissolvez 10 mg d'acétonide de triamcinolone dans du *méthanol R* et complétez à 10 ml avec le même solvant.

Solution témoin (a). Dissolvez 20 mg d'*acétonide de triamcinolone SCR* dans du *méthanol R* et complétez à 20 ml avec le même solvant.

Solution témoin (b). Dissolvez 10 mg d'*hexacétonide de triamcinolone SCR* dans la solution témoin (a) et complétez à 10 ml avec la même solution.

Déposez sur la plaque 5 µl de chaque solution. Préparez la phase mobile en ajoutant un mélange de 1,2 volume d'*eau R* et de 8 volumes de *méthanol R* à un mélange de 15 volumes d'*éther R* et de 77 volumes de *chlorure de méthylène R*. Développez sur un parcours de 15 cm. Laissez sécher la plaque à l'air. Examinez en lumière ultraviolette à 254 nm. La tache principale du chromatogramme obtenu avec la solution à examiner est semblable quant à sa position et ses dimensions à la tache principale du chromatogramme obtenu avec la solution témoin (a). L'identification n'est valable que si le chromatogramme obtenu avec la solution témoin (b) présente 2 taches nettement séparées.

C. Opérez par chromatographie sur couche mince (*2.2.27*) en utilisant une plaque recouverte d'un gel de silice approprié contenant un indicateur de fluorescence dont l'intensité est optimale à 254 nm.

Préparez les solutions immédiatement avant l'emploi. Protégez-les de la lumière. Examinez la plaque en lumière ultraviolette immédiatement après le développement.

Solution à examiner (a). Dissolvez 10 mg d'acétonide de triamcinolone dans du *méthanol R* et complétez à 10 ml avec le même solvant.

Solution à examiner (b). Dans une ampoule à décantation, dissolvez 10 mg d'acétonide de triamcinolone dans 1,5 ml d'*acide acétique glacial R*, ajoutez 0,5 ml d'une solution de *trioxyde de chrome R* à 20 g/l et laissez reposer pendant 60 min. Ajoutez 5 ml d'*eau R* et 2 ml de *chlorure de méthylène R*. Agitez vigoureusement pendant 2 min, puis laissez reposer jusqu'à séparation des couches. Utilisez la couche inférieure.

Solution témoin (a). Dissolvez 10 mg d'*acétonide de triamcinolone SCR* dans du *méthanol R* et complétez à 10 ml avec le même solvant.

Solution témoin (b). Dans une ampoule à décantation, dissolvez 10 mg d'*acétonide de triamcinolone SCR* dans 1,5 ml d'*acide acétique glacial R*, ajoutez 0,5 ml d'une solution de *trioxyde de chrome R* à 20 g/l et laissez reposer pendant 60 min. Ajoutez 5 ml d'*eau R* et 2 ml de *chlorure de méthylène R*. Agitez vigoureusement pendant 2 min, puis laissez reposer jusqu'à séparation des couches. Utilisez la couche inférieure.

Déposez séparément sur la plaque 5 µl de chaque solution. Préparez la phase mobile en ajoutant un mélange de 1,2 volume d'*eau R* et de 8 volumes de *méthanol R* à un mélange de 15 volumes d'*éther R* et de 77 volumes de *chlorure de méthylène R*. Développez sur un parcours de 15 cm. Laissez sécher la plaque à l'air. Examinez en lumière ultraviolette à 254 nm. La tache principale des chromatogrammes obtenus avec chacune des 2 solutions à examiner est semblable quant à sa position et ses dimensions à la tache principale du chromatogramme obtenu avec la solution témoin correspondante. La tache principale des chromatogrammes obtenus avec la solution à examiner (b) et la solution témoin (b) présente un R_f nettement supérieur à celui de la tache principale des chromatogrammes obtenus avec la solution à examiner (a) et la solution témoin (a).

D. Mélangez 5 mg environ d'acétonide de triamcinolone à 45 mg d'*oxyde de magnésium lourd R* et calcinez dans un creuset jusqu'à obtention d'un résidu sensiblement blanc (moins de 5 min en général). Laissez refroidir, ajoutez 1 ml d'*eau R*, 0,05 ml de *solution de phénolphtaléine R1* et 1 ml environ d'*acide chlorhydrique dilué R* pour rendre la solution incolore. Filtrez. A un mélange récemment préparé de 0,1 ml de *solution d'alizarine S R* et de 0,1 ml de *solution de nitrate de zirconyle R*, ajoutez 1,0 ml du filtrat. Mélangez, laissez reposer pendant 5 min et comparez la couleur de la solution à celle d'un blanc préparé dans les mêmes conditions. La solution à examiner est colorée en jaune et la solution à blanc est colorée en rouge.

Monographies Q - Z

ESSAI

Pouvoir rotatoire spécifique (*2.2.7*). Dissolvez 0,100 g d'acétonide de triamcinolone dans du *dioxane R* et complétez à 10,0 ml avec le même solvant. Calculé par rapport à la substance anhydre, le pouvoir rotatoire spécifique est de + 100 à + 107.

Substances apparentées. Opérez par chromatographie liquide (*2.2.29*). *Effectuez l'essai à l'abri de la lumière.*

Solution à examiner. Dissolvez 25,0 mg d'acétonide de triamcinolone dans 7 ml de *méthanol R* et complétez à 10,0 ml avec de l'*eau R*.

Solution témoin (a). Dissolvez 2 mg d'*acétonide de triamcinolone SCR* et 2 mg de *triamcinolone R* dans la phase mobile et complétez à 100,0 ml avec la phase mobile.

Solution témoin (b). Prélevez 1,0 ml de solution à examiner et complétez à 100,0 ml avec la phase mobile.

La chromatographie peut être réalisée en utilisant :

- une colonne d'acier inoxydable, d'une longueur de 0,25 m et d'un diamètre intérieur de 4,6 mm, remplie de *gel de silice octadécylsilylé pour chromatographie R* (5 µm),
- comme phase mobile, à un débit de 1,5 ml/min, un mélange préparé comme suit : dans une fiole jaugée de 1000 ml, mélangez 525 ml de *méthanol R* avec 400 ml d'*eau R*. Laissez reposer, puis complétez à 1000 ml avec de l'*eau R* et mélangez à nouveau,
- comme détecteur, un spectrophotomètre réglé à 254 nm.

Equilibrez la colonne avec la phase mobile à un débit de 1,5 ml/min pendant 10 min environ.

Ajustez la sensibilité du système de façon que la hauteur du pic principal du chromatogramme obtenu avec 20 µl de la solution témoin (b) représente au moins 50 pour cent de l'échelle totale de l'enregistreur.

Injectez 20 µl de solution témoin (a). Lorsque les chromatogrammes sont enregistrés dans les conditions prescrites, les temps de rétention sont de 5 min environ pour le triamcinolone et de 17 min environ pour l'acétonide de triamcinolone. L'essai n'est valable que si la résolution entre les pics correspondant respectivement au triamcinolone et à l'acétonide de triamcinolone n'est pas inférieure à 15 ; si nécessaire, ajustez la concentration en méthanol de la phase mobile.

Injectez séparément 20 µl de solution à examiner et 20 µl de solution témoin (b). Continuez la chromatographie pendant 3,5 fois le temps de rétention du pic principal dans le chromatogramme obtenu avec la solution à examiner. S'il apparaît d'autres pics que le pic principal dans le chromatogramme obtenu avec la solution à examiner, la surface d'aucun d'entre eux n'est supérieure à 0,25 fois celle du pic principal du chromatogramme obtenu avec la solution témoin (b) (0,25 pour cent) et la somme de leur surface n'est pas supérieure à la moitié de la surface du pic principal du chromatogramme obtenu avec la solution témoin (b) (0,5 pour cent). Ne tenez pas compte des pics dus au solvant ni des pics dont la surface est inférieure à 0,05 fois la surface du pic principal du chromatogramme obtenu avec la solution témoin (b).

Teneur en eau (*2.5.12*). Déterminée par semi-microdosage sur 0,500 g d'acétonide de triamcinolone, la teneur en eau n'est pas supérieure à 2,0 pour cent.

DOSAGE

Effectuez le dosage en maintenant les solutions à l'abri de la lumière.

Dissolvez 50,0 mg d'acétonide de triamcinolone dans de l'*alcool R* et complétez à 50,0 ml avec le même solvant. Prélevez 2,0 ml de solution et complétez à 100,0 ml avec de l'*alcool R*. Mesurez l'absorbance (*2.2.25*) au maximum à 238,5 nm.

Calculez la teneur en $C_{24}H_{31}FO_6$ en prenant 355 comme valeur de l'absorbance spécifique.

CONSERVATION

A l'abri de la lumière.

IMPURETÉS

A. triamcinolone.

01/2002:0867

TRIAMCINOLONE (HEXACÉTONIDE DE)

Triamcinoloni hexacetonidum

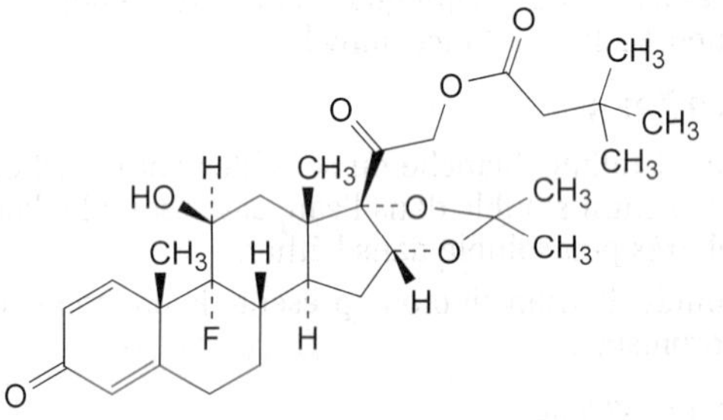

$C_{30}H_{41}FO_7$ M_r 532,6

DÉFINITION

L'hexacétonide de triamcinolone contient au minimum 97,0 pour cent et au maximum l'équivalent de 103,0 pour cent de 3,3-diméthylbutanoate de 9-fluoro-11β-hydroxy-16α,17-(1-méthyléthylidènedioxy)-3,20-dioxoprégna-1,4-dién-21-yle, calculé par rapport à la substance anhydre.

CARACTÈRES

Poudre cristalline, blanche ou sensiblement blanche, pratiquement insoluble dans l'eau, assez soluble dans l'éthanol et dans le méthanol.

IDENTIFICATION

A. Examinez l'hexacétonide de triamcinolone par spectrophotométrie d'absorption dans l'infrarouge (*2.2.24*), en comparant avec le spectre obtenu avec l'*hexacétonide de triamcinolone SCR*.

B. Opérez par chromatographie sur couche mince (*2.2.27*) en utilisant une plaque recouverte d'un gel de silice approprié contenant un indicateur de fluorescence dont l'intensité est optimale à 254 nm.

Préparez les solutions immédiatement avant l'emploi. Protégez-les de la lumière. Examinez la plaque en lumière ultraviolette immédiatement après le développement.

Solution à examiner. Dissolvez 10 mg d'hexacétonide de triamcinolone dans du *méthanol R* et complétez à 10 ml avec le même solvant.

Solution témoin (a). Dissolvez 20 mg d'*hexacétonide de triamcinolone SCR* dans du *méthanol R* et complétez à 20 ml avec le même solvant.

Solution témoin (b). Dissolvez 10 mg d'*acétonide de triamcinolone SCR* dans de la solution témoin (a) et complétez à 10 ml avec la même solution.

Déposez séparément sur la plaque 5 µl de chaque solution. Préparez la phase mobile en ajoutant un mélange de 1,2 volume d'*eau R* et de 8 volumes de *méthanol R* à un mélange de 15 volumes d'*éther R* et de 77 volumes de *chlorure de méthylène R*. Développez sur un parcours de 15 cm. Laissez sécher la plaque à l'air. Examinez en lumière ultraviolette à 254 nm. La tache principale du chromatogramme obtenu avec la solution à examiner est semblable quant à sa position et ses dimensions à la tache principale du chromatogramme obtenu avec la solution témoin (a). L'identification n'est valable que si le chromatogramme obtenu avec la solution témoin (b) présente 2 taches nettement séparées.

ESSAI

Pouvoir rotatoire spécifique (*2.2.7*). Dissolvez 0,100 g d'hexacétonide de triamcinolone dans du *chlorure de méthylène R* et complétez à 10,0 ml avec le même solvant. Calculé par rapport à la substance anhydre, le pouvoir rotatoire spécifique est de + 92 à + 98.

Substances apparentées. Opérez par chromatographie liquide (*2.2.29*). *Effectuez l'essai à l'abri de la lumière.*

Solution à examiner. Dissolvez 25,0 mg d'hexacétonide de triamcinolone dans du *méthanol R* et complétez à 10,0 ml avec le même solvant.

Solution témoin (a). Dissolvez 2 mg d'*hexacétonide de triamcinolone SCR* et 2 mg d'*acétonide de triamcinolone SCR* dans la phase mobile et complétez à 100,0 ml avec la phase mobile.

Solution témoin (b). Prélevez 1,0 ml de solution à examiner et complétez à 100,0 ml avec la phase mobile.

La chromatographie peut être réalisée en utilisant :

– une colonne d'acier inoxydable, d'une longueur de 0,25 m et d'un diamètre intérieur de 4,6 mm, remplie de *gel de silice octadécylsilylé pour chromatographie R* (5 µm),
– comme phase mobile, à un débit de 2 ml/min, un mélange préparé comme suit : dans une fiole jaugée de 1000 ml, mélangez 750 ml de *méthanol R* avec 200 ml d'*eau R*. Laissez reposer puis complétez à 1000 ml avec de l'*eau R* et mélangez à nouveau,
– comme détecteur, un spectrophotomètre réglé à 254 nm.

Equilibrez la colonne avec la phase mobile à un débit de 2 ml/min pendant 10 min environ.

Ajustez la sensibilité du système de façon que la hauteur du pic principal du chromatogramme obtenu avec 20 µl de la solution témoin (b) représente au moins 50 pour cent de l'échelle totale de l'enregistreur.

Injectez 20 µl de solution témoin (a). Lorsque les chromatogrammes sont enregistrés dans les conditions prescrites, les temps de rétention sont de 3 min environ pour l'acétonide de triamcinolone et de 12 min environ pour l'hexacétonide de triamcinolone. L'essai n'est valable que si la résolution entre les pics correspondant respectivement à l'hexacétonide de triamcinolone et à l'acétonide de triamcinolone n'est pas inférieure à 20,0 ; si nécessaire, ajustez la concentration en méthanol de la phase mobile.

Injectez séparément 20 µl de solution à examiner et 20 µl de solution témoin (b). Continuez la chromatographie pendant 3 fois le temps de rétention du pic principal dans le chromatogramme obtenu avec la solution à examiner. S'il apparaît d'autres pics que le pic principal dans le chromatogramme obtenu avec la solution à examiner, la surface d'aucun d'entre eux n'est supérieure à la moitié de celle du pic principal du chromatogramme obtenu avec la solution témoin (b) (0,5 pour cent) et la somme de leur surface n'est pas supérieure à la surface du pic principal du chromatogramme obtenu avec la solution témoin (b) (1 pour cent). Ne tenez pas compte des pics dus au solvant ni des pics dont la surface est inférieure à 0,05 fois la surface du pic principal du chromatogramme obtenu avec la solution témoin (b).

Teneur en eau (*2.5.12*). Déterminée par semi-microdosage sur 0,50 g d'hexacétonide de triamcinolone, la teneur en eau n'est pas supérieure à 2,0 pour cent.

DOSAGE

Dissolvez 50,0 mg d'hexacétonide de triamcinolone dans de l'*alcool R* et complétez à 50,0 ml avec le même solvant. Prélevez 2,0 ml de solution et complétez à 100,0 ml avec de l'*alcool R*. Mesurez l'absorbance (*2.2.25*) au maximum à 238 nm. Calculez la teneur en $C_{30}H_{41}FO_7$ en prenant 291 comme valeur de l'absorbance spécifique.

CONSERVATION

A l'abri de la lumière.

IMPURETÉS

A. acétonide de triamcinolone.

01/2002:0058

TRIAMTÉRÈNE

Triamterenum

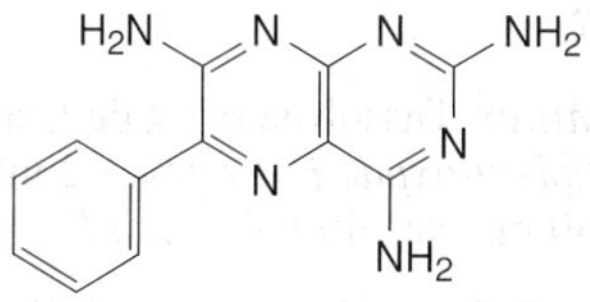

$C_{12}H_{11}N_7$ M_r 253,3

DÉFINITION

Le triamtérène contient au minimum 99,0 pour cent et au maximum l'équivalent de 101,0 pour cent de 6-phénylptéridine-2,4,7-triamine calculé par rapport à la substance desséchée.

CARACTÈRES

Poudre jaune cristalline, très peu soluble dans l'eau et dans l'alcool, pratiquement insoluble dans l'éther.

IDENTIFICATION

A. Dissolvez 0,1 g de triamtérène dans une solution d'*acide chlorhydrique 1 M* à 10 pour cent *V/V* dans l'*éthanol R* et complétez à 100 ml avec le même mélange acide. Prélevez 1 ml de cette solution et complétez à 100 ml avec une solution d'*acide chlorhydrique 1 M* à 10 pour cent *V/V* dans l'*éthanol R*. Examinée de 255 nm à 380 nm, la solution présente 2 maximums d'absorption (*2.2.25*) à 262 nm et à 360 nm et un épaulement à 285 nm.

B. Examinées en lumière ultraviolette à 365 nm, les solutions acides de triamtérène, et en particulier une solution à 1 g/l dans l'*acide formique anhydre R*, présentent une intense fluorescence bleue.

ESSAI

Acidité. Chauffez à ébullition 1,0 g de triamtérène avec 20 ml d'*eau R* pendant 5 min, refroidissez, filtrez, puis lavez le filtre avec 3 fois 10 ml d'*eau R*. Réunissez le filtrat et les eaux de lavage, ajoutez 0,3 ml de *solution de phénolphtaléine R*. Le virage de l'indicateur ne nécessite pas plus de 1,5 ml d'*hydroxyde de sodium 0,01 M*.

Nitrosotriaminopyrimidine. Opérez par chromatographie sur couche mince (*2.2.27*) en utilisant une plaque recouverte de *gel de silice HF_{254} R*.

Solution à examiner. Dissolvez 0,2 g de triamtérène dans 5 ml d'*acide formique anhydre R*, en agitant avec une baguette de verre si nécessaire. Préparez extemporanément.

Solution témoin. Dissolvez 4 mg de *nitrosotriaminopyrimidine SCR* dans de l'*acide formique anhydre R* et complétez à 100 ml avec le même acide.

Déposez séparément sur la plaque, en bandes de 1,5 cm de longueur, 20 µl de chaque solution en 2 dépôts de 10 µl chacun et en séchant dans un courant d'air entre chaque application. Développez sur un parcours de 5 cm avec de l'*éther R*. Laissez sécher la plaque à l'air. Développez à nouveau sur un parcours de 10 cm avec un mélange de 10 volumes d'*acide acétique glacial R*, de 10 volumes de *méthanol R* et de 80 volumes d'*acétate d'éthyle R*, ce mélange contenant 0,5 g/l de *fluorescéinate de sodium R*. Faites sécher la plaque dans un courant d'air et exposez-la aux vapeurs d'ammoniaque pendant quelques secondes. Examinez en lumière ultraviolette à 254 nm et à 365 nm. S'il apparaît une bande correspondant à la nitrosotriaminopyrimidine dans le chromatogramme obtenu avec la solution à examiner, elle n'est pas plus intense que la bande du chromatogramme obtenu avec la solution témoin (0,1 pour cent).

Substances apparentées. Opérez par chromatographie sur couche mince (*2.2.27*) en utilisant une plaque recouverte de *gel de silice G R*.

Solution à examiner. Dissolvez 0,1 g de triamtérène dans 20 ml de *diméthylsulfoxyde R*. Prélevez 2 ml de la solution et complétez à 50 ml avec du *méthanol R*.

Solution témoin. Prélevez 1 ml de la solution à examiner et complétez à 200 ml avec du *méthanol R*.

Déposez séparément sur la plaque 5 µl de chaque solution. Développez sur un parcours de 15 cm avec un mélange de 10 volumes d'*ammoniaque concentrée R1*, de 10 volumes de *méthanol R* et de 90 volumes d'*acétate d'éthyle R*. Laissez sécher la plaque à l'air jusqu'à évaporation complète des solvants. Examinez en lumière ultraviolette à 365 nm. S'il apparaît d'autres taches que la tache principale dans le chromatogramme obtenu avec la solution à examiner, aucune d'entre elles n'est plus intense que la tache du chromatogramme obtenu avec la solution témoin (0,5 pour cent).

Perte à la dessiccation (*2.2.32*). Déterminée à l'étuve à 100-105 °C sur 1,00 g de triamtérène, la perte à la dessiccation n'est pas supérieure à 1,0 pour cent.

Cendres sulfuriques (*2.4.14*). Déterminé sur 1,0 g de triamtérène, le taux des cendres sulfuriques n'est pas supérieur à 0,1 pour cent.

DOSAGE

Dissolvez 0,150 g de triamtérène dans 5 ml d'*acide formique anhydre R* et ajoutez 100 ml d'*acide acétique anhydre R*. Titrez par l'*acide perchlorique 0,1 M*. Déterminez le point de fin de titrage par potentiométrie (*2.2.20*).

1 ml d'*acide perchlorique 0,1 M* correspond à 25,33 mg de $C_{12}H_{11}N_7$.

CONSERVATION

A l'abri de la lumière.

01/2002:1967

TRICHLORACÉTIQUE (ACIDE)

Acidum trichloraceticum

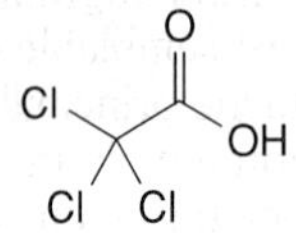

$C_2HCl_3O_2$ M_r 163,4

DÉFINITION

Acide 2,2,2-trichloracétique.

Teneur : 98,0 pour cent à 100,5 pour cent.

CARACTÈRES

Aspect : masse cristalline, blanche, ou cristaux incolores, très déliquescents.

Solubilité : très soluble dans l'eau, dans l'alcool et dans le chlorure de méthylène.

IDENTIFICATION

Première identification : A.

Seconde identification : B, C.

A. Spectrophotométrie d'absorption dans l'infrarouge (*2.2.24*).
   Comparaison : spectre de référence de l'acide trichloracétique de la Ph. Eur.

B. A 0,5 ml de solution S (voir Essai), ajoutez 2 ml de *pyridine R* et 5 ml de *solution concentrée d'hydroxyde de sodium R*. Agitez énergiquement et chauffez dans un bain-marie à 60-70 °C pendant 5 min. La phase supérieure présente une coloration rouge intense.

C. La solution S est fortement acide (*2.2.4*).

ESSAI

Solution S. Dissolvez 2,5 g d'acide trichloracétique dans de l'*eau R* et complétez à 25 ml avec le même solvant.

Aspect de la solution. La solution S est limpide (*2.2.1*) et n'est pas plus fortement colorée que la solution témoin JB_7 (*2.2.2, Procédé II*).

Chlorures (*2.4.4*) : au maximum 100 ppm.

Prélevez 5 ml de solution S et complétez à 15 ml avec de l'*eau R*. La solution satisfait à l'essai limite des chlorures.

Cendres sulfuriques (*2.4.14*) : au maximum 0,1 pour cent, déterminé sur 1,0 g d'acide trichloracétique.

DOSAGE

Dissolvez 0,150 g d'acide trichloracétique dans 20 ml d'*eau R*. Titrez par l'*hydroxyde de sodium 0,1 M*. Déterminez le point de fin de titrage par potentiométrie (*2.2.20*).

1 ml d'*hydroxyde de sodium 0,1 M* correspond à 16,34 mg de $C_2HCl_3O_2$.

CONSERVATION

En récipient étanche.

Monographies Q - Z

01/2002:1479

TRIÉTHYLE (CITRATE DE)

Triethylis citras

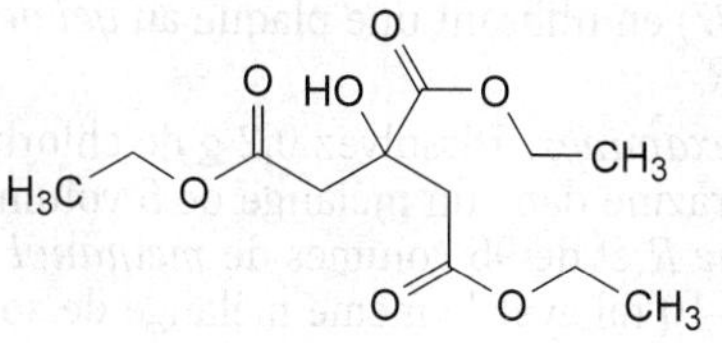

$C_{12}H_{20}O_7$ M_r 276,3

DÉFINITION

Le citrate de triéthyle contient au minimum 98,5 pour cent et au maximum l'équivalent de 101,0 pour cent de 2-hydroxypropane-1,2,3-tricarboxylate de triéthyle, calculé par rapport à la substance anhydre.

CARACTÈRES

Liquide limpide, visqueux, incolore ou pratiquement incolore, hygroscopique, soluble dans l'eau, miscible à l'alcool et à l'éther, peu soluble dans les huiles grasses.

IDENTIFICATION

Première identification : A, B.

Seconde identification : A, C, D.

A. Le citrate de triéthyle satisfait à l'essai de l'indice de réfraction (voir Essai).

B. Examinez le citrate de triéthyle par spectrophotométrie d'absorption dans l'infrarouge (*2.2.24*), en comparant avec le *spectre de référence du citrate de triéthyle de la Ph. Eur.*

C. Le citrate de triéthyle donne la réaction des esters (*2.3.1*).

D. A 0,5 ml de citrate de triéthyle, ajoutez 5 ml d'*alcool R* et 4 ml de *solution diluée d'hydroxyde de sodium R*. Chauffez à reflux pendant 10 min environ. 2 ml de solution donnent la réaction des citrates (*2.3.1*).

ESSAI

Aspect de la substance. Le citrate de triéthyle est limpide (*2.2.1*) et n'est pas plus fortement coloré que la solution témoin BJ_6 (*2.2.2, Procédé II*).

Acidité. Diluez 10 g de citrate de triéthyle avec 10 ml d'*alcool R* préalablement neutralisé, ajoutez 0,5 ml de *solution de bleu de bromothymol R2*. Le virage au bleu de l'indicateur ne nécessite pas plus de 0,3 ml d'*hydroxyde de sodium 0,1 M*.

Indice de réfraction (*2.2.6*) : 1,440 à 1,446.

Substances apparentées. Opérez par chromatographie en phase gazeuse (*2.2.28*).

Solution à examiner. Dissolvez 1,0 ml de citrate de triéthyle dans du *chlorure de méthylène R* et complétez à 50,0 ml avec le même solvant.

Solution témoin (a). Dissolvez 1,0 ml de citrate de triéthyle et 0,5 ml de *tridécanoate de méthyle R* dans du *chlorure de méthylène R* et complétez à 50,0 ml avec le même solvant.

La chromatographie peut être réalisée en utilisant :

– une colonne de silice fondue, d'une longueur de 30 m et d'un diamètre intérieur de 0,32 mm, dont la paroi intérieure est recouverte d'un film de *poly(diméthyl)siloxane R* (5 µm),
– comme gaz vecteur, de l'*hélium pour chromatographie R*, avec un rapport de division de 1:50 environ et une vitesse linéaire de 26 cm/s environ,
– un détecteur à ionisation de flamme,

en maintenant la température de la colonne à 200 °C, celle de la chambre à injection et celle du détecteur à 220 °C.

Injectez 1,0 µl de chaque solution. Continuez la chromatographie pendant 2 fois le temps de rétention du citrate de triéthyle, qui est de 13,6 min environ.

L'essai n'est valable que si, dans le chromatogramme obtenu avec la solution témoin (a), la résolution entre les pics correspondant respectivement au citrate de triéthyle et au tridécanoate de méthyle n'est pas inférieure à 1,5.

Calculez la teneur pour cent en substances apparentées à partir de la surface des pics du chromatogramme obtenu avec la solution à examiner en utilisant le procédé de normalisation sans tenir compte des pics dont la surface est inférieure à 0,04 pour cent de la surface du pic principal. Aucune substance apparentée ne présente de teneur supérieure à 0,2 pour cent et la somme des substances apparentées n'est pas supérieure à 0,5 pour cent.

Métaux lourds (*2.4.8*). Dissolvez 4,0 g de citrate de triéthyle dans 8 ml d'*alcool R* et complétez à 20 ml avec de l'*eau R*. 12 ml de solution satisfont à l'essai limite B des métaux lourds (5 ppm). Préparez le témoin avec une solution à 1 ppm de plomb (Pb)obtenue par dilution de la *solution à 100 ppm de plomb (Pb) R* avec un mélange à volumes égaux d'*alcool R* et d'*eau R*.

Teneur en eau (*2.5.12*). Déterminée par semi-microdosage sur 1,000 g de citrate de triéthyle, la teneur en eau n'est pas supérieure à 0,25 pour cent.

Cendres sulfuriques (*2.4.14*). Déterminé sur 1,0 g de citrate de triéthyle, le taux des cendres sulfuriques n'est pas supérieur à 0,1 pour cent.

DOSAGE

Dans une fiole de verre borosilicaté de 250 ml munie d'un réfrigérant à reflux, introduisez 1,500 g de citrate de triéthyle. Ajoutez 25 ml de *2-propanol R*, 50 ml d'*eau R*, 25,0 ml d'*hydroxyde de sodium 1 M* et quelques billes de verre. Chauffez à reflux pendant 1 h. Laissez refroidir. Ajoutez 1 ml de *solution de phénolphtaléine R1* et titrez par l'*acide chlorhydrique 1 M*. Effectuez un titrage à blanc dans les mêmes conditions.

1 ml d'*hydroxyde de sodium 1 M* correspond à 92,1 mg de $C_{12}H_{20}O_7$.

CONSERVATION

En récipient étanche.

IMPURETÉS

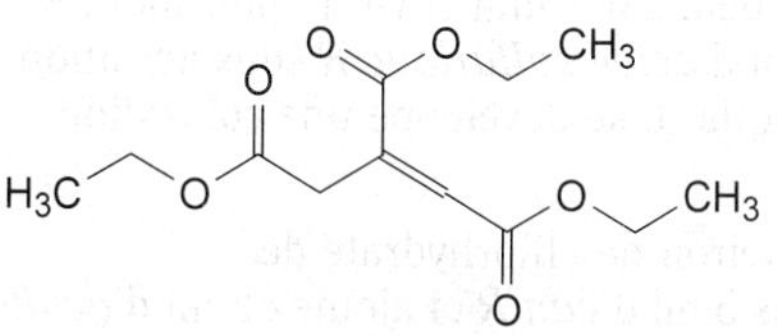

A. propène-1,2,3-tricarboxylate de triéthyle (aconitate de triéthyle).

01/2002:0059

TRIFLUOPÉRAZINE (CHLORHYDRATE DE)

Trifluoperazini hydrochloridum

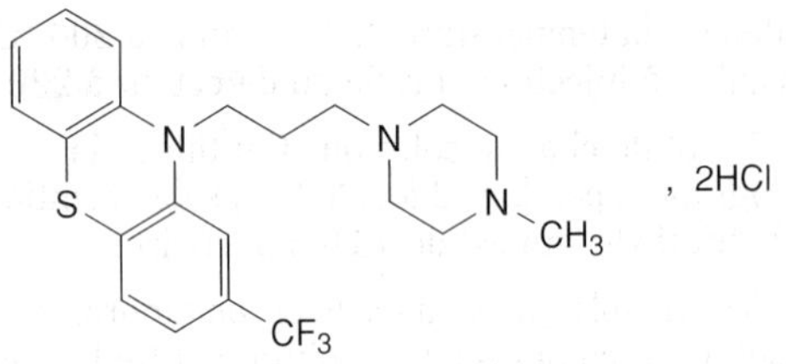

$C_{21}H_{26}Cl_2F_3N_3S$ M_r 480,4

DÉFINITION

Le chlorhydrate de trifluopérazine contient au minimum 99,0 pour cent et au maximum l'équivalent de 101,0 pour cent de dichlorhydrate de 10-[3-(4-méthylpipérazin-1-yl)propyl]-2-(trifluorométhyl)-10*H*-phénothiazine, calculé par rapport à la substance desséchée.

CARACTÈRES

Poudre cristalline, blanche à jaune pâle, hygroscopique, facilement soluble dans l'eau, soluble dans l'alcool.

Le chlorhydrate de trifluopérazine fond en se décomposant vers 242 °C.

IDENTIFICATION

A. *Préparez les solutions à l'abri d'une lumière vive et effectuez les mesures immédiatement.* Dissolvez 50 mg de chlorhydrate de trifluopérazine dans de l'*acide chlorhydrique 0,1 M* et complétez à 500 ml avec le même acide. Examinée de 280 nm à 350 nm, la solution présente un maximum d'absorption (*2.2.25*) à 305 nm. Prélevez 5 ml de la solution et complétez à 100 ml avec de l'*acide chlorhydrique 0,1 M*. Examinée de 230 nm à 280 nm, cette solution présente un maximum d'absorption à 255 nm. L'absorbance spécifique à ce maximum est de 650 environ.

B. Le chlorhydrate de trifluopérazine satisfait à l'identification des phénothiazines par chromatographie sur couche mince (*2.3.3*).

C. Dans une ampoule à décantation de 100 ml, introduisez 0,25 g de chlorhydrate de trifluopérazine. Ajoutez 5 ml d'*eau R* et 2 ml de *solution diluée d'hydroxyde de sodium R*. Agitez énergiquement avec 20 ml d'*éther R*. Lavez la phase éthérée avec 5 ml d'*eau R*, ajoutez 0,15 g d'*acide maléique R* et évaporez l'éther. Laissez cristalliser le résidu dans 30 ml d'*alcool R*, puis séchez les cristaux. Le dérivé obtenu fond (*2.2.14*) vers 192 °C.

D. Dissolvez 0,5 mg environ de chlorhydrate de trifluopérazine dans 1 ml d'*eau R*. Ajoutez 0,1 ml d'*eau de brome R*, agitez pendant 1 min environ, puis ajoutez goutte à goutte 1 ml d'*acide sulfurique R* sous agitation constante et énergique. Il se développe une coloration rouge.

E. Dissolvez 50 mg environ de chlorhydrate de trifluopérazine dans 5 ml d'*eau R* et ajoutez 2 ml d'*acide nitrique R*. Il se développe une coloration rouge foncé qui vire au jaune pâle. La solution donne la réaction (a) des chlorures (*2.3.1*).

ESSAI

Détermination du pH (*2.2.3*). Dissolvez 2,0 g de chlorhydrate de trifluopérazine dans de l'*eau exempte de dioxyde de carbone R* et complétez à 20 ml avec le même solvant. Le pH de la solution est de 1,6 à 2,5.

Substances apparentées. *Effectuez l'essai à l'abri d'une lumière vive.* Opérez par chromatographie sur couche mince (*2.2.27*) en utilisant une plaque au *gel de silice GF_{254} pour CCM R*.

Solution à examiner. Dissolvez 0,2 g de chlorhydrate de trifluopérazine dans un mélange de 5 volumes de *diéthylamine R* et de 95 volumes de *méthanol R*, puis complétez à 10 ml avec le même mélange de solvants. Préparez extemporanément.

Solution témoin. Prélevez 1 ml de solution à examiner et complétez à 200 ml avec un mélange de 5 volumes de *diéthylamine R* et de 95 volumes de *méthanol R*.

Déposez sur la plaque 10 µl de chaque solution. Développez sur un parcours de 12 cm avec un mélange de 10 volumes d'*acétone R*, de 10 volumes de *diéthylamine R* et de 80 volumes de *cyclohexane R*. Laissez sécher la plaque à l'air. Examinez en lumière ultraviolette à 254 nm. S'il apparaît d'autres taches que la tache principale dans le chromatogramme obtenu avec la solution à examiner, aucune d'entre elles n'est plus intense que la tache du chromatogramme obtenu avec la solution témoin (0,5 pour cent).

Perte à la dessiccation (*2.2.32*). Déterminée à l'étuve à 100-105 °C sur 1,000 g de chlorhydrate de trifluopérazine, la perte à la dessiccation n'est pas supérieure à 1,5 pour cent.

Cendres sulfuriques (*2.4.14*). Déterminé sur 1,0 g de chlorhydrate de trifluopérazine, le taux des cendres sulfuriques n'est pas supérieur à 0,1 pour cent.

DOSAGE

Dissolvez 0,200 g de chlorhydrate de trifluopérazine dans 50 ml d'*alcool R* et ajoutez 5,0 ml d'*acide chlorhydrique 0,01 M*. Titrez par l'*hydroxyde de sodium 0,1 M* et tracez la courbe potentiométrique (*2.2.20*). Mesurez le volume d'*hydroxyde de sodium 0,1 M* utilisé entre les 2 points d'inflexion.

1 ml d'*hydroxyde de sodium 0,1 M* correspond à 24,02 mg de $C_{21}H_{26}Cl_2F_3N_3S$.

CONSERVATION

En récipient étanche, à l'abri de la lumière.

01/2002:1377

TRIFLUSAL

Triflusalum

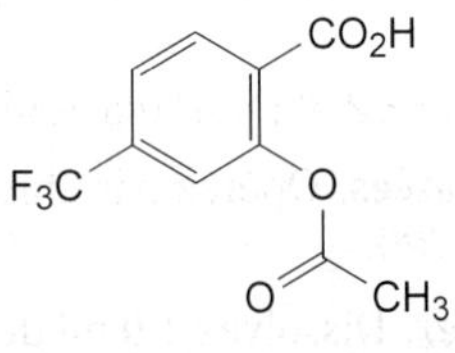

$C_{10}H_7F_3O_4$ M_r 248,2

DÉFINITION

Le triflusal contient au minimum 98,5 pour cent et au maximum l'équivalent de 101,5 pour cent d'acide 2-(acétyloxy)-4-(trifluorométhyl)benzoïque, calculé par rapport à la substance desséchée.

CARACTÈRES

Poudre cristalline, blanche ou sensiblement blanche, pratiquement insoluble dans l'eau, très soluble dans l'éthanol, facilement soluble dans le chlorure de méthylène.

Le triflusal fond en se décomposant vers 118 °C.

IDENTIFICATION

Première identification : B, D.

Seconde identification : A, C, D.

A. Dissolvez 50,0 mg de triflusal dans de l'*éthanol R* et complétez à 100,0 ml avec le même solvant. Prélevez 1,0 ml de cette solution et complétez à 20,0 ml avec de l'*éthanol R*. Examinée de 220 nm à 300 nm (*2.2.25*), la solution préparée immédiatement avant utilisation présente 2 maximums d'absorption respectivement à 223 nm et à 278 nm. Les absorbances spécifiques aux maximums sont respectivement de 63 à 73 et de 350 à 370.

B. Examinez par spectrophotométrie d'absorption dans l'infrarouge (*2.2.24*), en comparant avec le spectre obtenu avec le *triflusal SCR*. Examinez les substances sous forme de pastilles.

C. A 0,2 g de triflusal, ajoutez 2,0 ml de *solution diluée d'hydroxyde de sodium R*. Chauffez à ébullition et maintenez l'ébullition pendant 15 min. Laissez refroidir et ajoutez 25,0 ml d'*acide sulfurique dilué R*. Il se forme un précipité cristallin. Filtrez, lavez le précipité à l'*eau R* et séchez à 100-105 °C. Le point de fusion des cristaux (*2.2.14*) est de 176 °C à 178 °C.

D. Mélangez 5 mg environ de triflusal à 45 mg d'*oxyde de magnésium lourd R* et enflammez dans un creuset jusqu'à obtention d'un résidu pratiquement blanc (généralement moins de 5 min). Laissez refroidir, ajoutez 1 ml d'*eau R*, 0,05 ml de *solution de phénolphtaléine R1* et 1 ml environ d'*acide chlorhydrique dilué R* pour rendre la solution incolore. Filtrez et, à 1,0 ml de filtrat, ajoutez un mélange récemment préparé de 0,1 ml de *solution d'alizarine S R* et de 0,1 ml de *solution de nitrate de zirconyle R*. Mélangez et laissez reposer pendant 5 min. Comparez la couleur de la solution obtenue avec celle d'une solution à blanc préparée de la même façon. La solution à examiner est colorée en jaune et la solution à blanc est colorée en rouge.

ESSAI

Aspect de la solution. Dissolvez 1,0 g de triflusal dans de l'*alcool R* et complétez à 20 ml avec le même solvant. La solution est limpide (*2.2.1*) et n'est pas plus fortement colorée que la solution témoin B_7 (*2.2.2, Procédé II*).

Acide 2-acétoxytéréphtalique. Opérez par chromatographie liquide (*2.2.29*).

Solution à examiner. Dissolvez 0,10 g de triflusal dans la phase mobile et complétez à 25,0 ml avec la phase mobile.

Solution témoin. Dissolvez 40,0 mg d'*impureté A de triflusal SCR* dans la phase mobile et complétez à 100,0 ml avec la phase mobile. Prélevez 1,0 ml de cette solution et complétez à 100,0 ml avec la phase mobile.

La chromatographie peut être réalisée en utilisant :

– une colonne d'acier inoxydable, d'une longueur de 0,25 m et d'un diamètre intérieur de 4,6 mm, remplie de *gel de silice aminopropylsilylé pour chromatographie R* (5 µm),

– comme phase mobile, à un débit de 1,2 ml/min, un mélange de 25 volumes de *solution tampon phosphate pH 4,5 (0,05 M) R* et de 75 volumes d'*acétonitrile R*,

– comme détecteur, un spectrophotomètre réglé à 250 nm.

Injectez 20 µl de solution à examiner et 20 µl de solution témoin. Lorsque les chromatogrammes sont enregistrés dans les conditions prescrites, le temps de rétention du triflusal est de 2,4 min environ et le temps de rétention relatif de l'acide 2-acétoxytéréphtalique (impureté A) calculé par rapport au triflusal est de 5 environ. Continuez la chromatographie pendant 20 min. Dans le chromatogramme obtenu avec la solution à examiner, la surface du pic correspondant à l'acide 2-acétoxytéréphtalique n'est pas supérieure à la surface du pic principal du chromatogramme obtenu avec la solution témoin (0,1 pour cent).

Acide 4-(trifluorométhyl)salicylique. Dissolvez 0,10 g de triflusal dans 15 ml d'*alcool R*. Ajoutez 15 ml d'*eau R* froide et 0,5 ml d'une solution à 5 g/l de *sulfate ferrique et d'ammonium R*. Laissez reposer pendant 1 min. La solution n'est pas plus fortement colorée (*2.2.2, Procédé II*) qu'une solution témoin préparée de la façon suivante : dissolvez 10,0 mg d'*impureté B de triflusal SCR* dans 100 ml d'*alcool R*. A 3 ml de solution, ajoutez 0,1 ml d'*acide acétique glacial R*, 0,5 ml d'une solution à 5 g/l de *sulfate ferrique et d'ammonium R*, 12 ml d'*alcool R* et 15 ml d'*eau R* (0,3 pour cent).

Métaux lourds (*2.4.8*). Dissolvez 2,0 g de triflusal dans 9 ml d'*alcool R* et complétez à 20 ml avec de l'*eau R*. 12 ml de la solution satisfont à l'essai limite B des métaux lourds (10 ppm). Préparez le témoin avec une solution à 1 ppm de plomb (Pb) obtenue par dilution de la *solution à 100 ppm de plomb (Pb) R* avec un mélange de 6 volumes d'*eau R* et de 9 volumes d'*alcool R*.

Perte à la dessiccation (*2.2.32*). Déterminée dans un dessiccateur sous vide sur du *pentoxyde de diphosphore R* sur 1,000 g de triflusal, la perte à la dessiccation n'est pas supérieure à 0,5 pour cent.

Cendres sulfuriques (*2.4.14*). Déterminé dans un creuset de platine sur 1,0 g de triflusal, le taux des cendres sulfuriques n'est pas supérieur à 0,1 pour cent.

DOSAGE

Dissolvez 0,200 g de triflusal dans 50,0 ml d'*éthanol R*. Titrez par l'*hydroxyde de sodium 0,1 M*. Déterminez le point de fin de titrage par potentiométrie (*2.2.20*).

1 ml d'*hydroxyde de sodium 0,1 M* correspond à 24,82 mg de $C_{10}H_7F_3O_4$.

CONSERVATION

En récipient étanche, à une température ne dépassant pas 25 °C.

IMPURETÉS

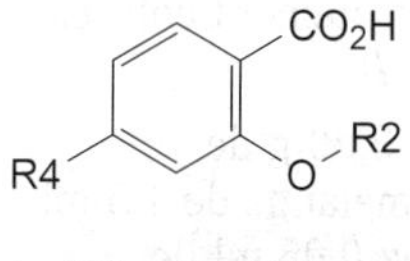

A. R2 = CO-CH_3, R4 = CO_2H : acide 2-(acétyloxy)benzène-1,4-dicarboxylique (acide 2-acétoxytéréphtalique),

B. R2 = OH, R4 = CF_3 : acide 2-hydroxy-4-(trifluorométhyl)benzoïque (acide 4-(trifluorométhyl)salicylique).

01/2002:0868

TRIGLYCÉRIDES À CHAÎNE MOYENNE

Triglycerida saturata media

DÉFINITION

Les triglycérides à chaîne moyenne sont fabriqués à partir de l'huile extraite de la fraction dure et séchée de l'albumen du *Cocos nucifera* L. ou de l'huile extraite de l'albumen séché de l'*Elaeis guineensis* Jacq. Ils se composent d'un mélange de triglycérides d'acides gras saturés, principalement de l'acide caprylique ($C_8H_{16}O_2$) et de l'acide caprique ($C_{10}H_{20}O_2$). Ils contiennent au minimum 95 pour cent d'acides gras saturés à 8 et 10 atomes de carbone.

CARACTÈRES

Liquide huileux, incolore à légèrement jaunâtre, pratiquement insoluble dans l'eau, miscible à l'alcool, au chlorure de méthylène, à l'éther de pétrole et aux huiles grasses.

IDENTIFICATION

Première identification : B, C.

Seconde identification : A, D.

A. Chauffez à reflux pendant 30 min 3,0 g de triglycérides à chaîne moyenne avec 50 ml d'un mélange à volumes égaux d'*alcool R* et de *solution alcoolique d'hydroxyde de potassium 2 M R*. Conservez 10 ml du mélange pour l'identification D. Prélevez 40 ml du mélange, ajoutez 30 ml d'*eau R*, évaporez l'alcool et acidifiez la solution chaude avec 25 ml d'*acide chlorhydrique dilué R*. Après refroidissement, agitez avec 50 ml d'*éther exempt de peroxydes R*. Lavez la couche éthérée avec 3 fois 10 ml de *solution de chlorure de sodium R*, séchez sur du *sulfate de sodium anhydre R* et filtrez. Evaporez l'éther et déterminez l'indice d'acide (*2.5.1*) sur 0,300 g de résidu. L'indice d'acide est de 350 à 390.

B. Les triglycérides à chaîne moyenne satisfont à l'essai de l'indice de saponification (voir Essai).

C. Les triglycérides à chaîne moyenne satisfont à l'essai de composition en acides gras (voir Essai).

D. Evaporez à siccité, au bain-marie, 10 ml du mélange alcoolique obtenu dans l'identification A. Transférez le résidu dans un tube à essai, ajoutez 0,3 ml d'*acide sulfurique R* et fermez le tube à essai à l'aide d'un bouchon traversé par un tube de verre en U, dont l'extrémité plonge dans 3 ml d'une solution de *tryptophane R* à 10 g/l dans un mélange à volumes égaux d'*acide sulfurique R* et d'*eau R*. Chauffez le tube à essai dans un bain d'huile de silicone à 180 °C pendant 10 min et recueillez les vapeurs dégagées dans le réactif au tryptophane. Chauffez le réactif au tryptophane au bain-marie pendant 1 min. Il se développe une coloration violette.

ESSAI

Aspect de la substance. Les triglycérides à chaîne moyenne sont limpides (*2.2.1*) et ne sont pas plus fortement colorés que la solution témoin J_3 (*2.2.2, Procédé I*).

Impuretés à réaction alcaline. Dissolvez 2,00 g de triglycérides à chaîne moyenne dans un mélange de 1,5 ml d'*alcool R* et de 3,0 ml d'*éther R*. Ajoutez 0,05 ml de *solution de bleu de bromophénol R*. Le virage au jaune de l'indicateur ne nécessite pas plus de 0,15 ml d'*acide chlorhydrique 0,01 M*.

Densité (*2.2.5*) : 0,93 à 0,96.

Indice de réfraction (*2.2.6*) : 1,440 à 1,452.

Viscosité (*2.2.9*) : 25 mPa·s à 33 mPa·s.

Indice d'acide (*2.5.1*) : au maximum 0,2.

Indice d'hydroxyle (*2.5.3, Procédé A*) : au maximum 10.

Indice d'iode (*2.5.4*) : au maximum 1,0.

Indice de peroxyde (*2.5.5, Procédé A*) : au maximum 1,0.

Indice de saponification (*2.5.6*). Déterminé sur 1,000 g de triglycérides à chaîne moyenne, l'indice de saponification est de 310 à 360.

Insaponifiable (*2.5.7*). Déterminé sur 5,0 g de triglycérides à chaîne moyenne, l'insaponifiable n'est pas supérieur à 0,5 pour cent.

Composition en acides gras (*2.4.22, Procédé C*).

La chromatographie peut être réalisée en utilisant :

– une colonne de silice fondue, d'une longueur de 30 m et d'un diamètre intérieur de 0,32 mm, recouverte d'un film de *macrogol 20 000 R* d'une épaisseur de 0,5 µm,
– comme gaz vecteur, de l'*hélium pour chromatographie R*, à un débit de 1,3 ml/min,
– un détecteur à ionisation de flamme,
– un injecteur de type diviseur (1:100),

en utilisant la programmation de température suivante :

	Intervalle (min)	Température (°C)	Vitesse (°C/min)	Commentaire
Colonne	0 - 1	70		isotherme
	1 - 35	70 → 240	5	gradient linéaire
	35 - 50	240		isotherme
Chambre à injection		250		
Détecteur		250		

Le mélange des acides gras constitutifs des triglycéries à chaîne moyenne est composé de :

– acide caproïque : au maximum 2,0 pour cent,
– acide caprylique : 50,0 pour cent à 80,0 pour cent,
– acide caprique : 20,0 pour cent à 50,0 pour cent,
– acide laurique : au maximum 3,0 pour cent,
– acide myristique : au maximum 1,0 pour cent.

Métaux lourds (*2.4.8*). Les triglycérides à chaîne moyenne destinés à un usage autre que la nutrition parentérale satisfont à l'essai suivant. 2,0 g de triglycérides à chaîne moyenne satisfont à l'essai limite D des métaux lourds (10 ppm). Préparez le témoin avec 2 ml de *solution à 10 ppm de plomb (Pb) R*.

Teneur en eau (*2.5.12*). Déterminée par semi-microdosage sur 10,00 g de triglycérides à chaîne moyenne, la teneur en eau n'est pas supérieure à 0,2 pour cent.

Cendres totales (*2.4.16*). Déterminé sur 2,0 g de triglycérides à chaîne moyenne, le taux des cendres totales n'est pas supérieur à 0,1 pour cent.

Chrome. Déterminez la teneur en chrome par spectrométrie d'absorption atomique (*2.2.23, Procédé II*).

Solution à examiner. Dissolvez 2,0 g de triglycérides à chaîne moyenne dans de la *diisobutylcétone R* et complétez à 10,0 ml avec le même solvant.

Solutions de référence. Préparez 3 solutions de référence en dissolvant 2,0 g de triglycérides à chaîne moyenne dans un volume minimal de *diisobutylcétone R* et en ajoutant respectivement 0,5 ml, 1,0 ml et 2,0 ml de *solution à 0,1 ppm de chrome (Cr) R*, puis en complétant à 10,0 ml avec de la *diisobutylcétone R*.

Monographies Q - Z

Mesurez l'absorbance à 357,8 nm en utilisant une lampe à cathode creuse au chrome comme source de radiation, un four de graphite comme dispositif d'atomisation et de l'*argon R* comme gaz vecteur.

Les triglycérides à chaîne moyenne destinés à être utilisés en nutrition parentérale ne contiennent pas plus de 0,05 ppm de Cr.

Cuivre. Déterminez la teneur en cuivre par spectrométrie d'absorption atomique (*2.2.23, Procédé II*).

Solution à examiner. Dissolvez 2,0 g de triglycérides à chaîne moyenne dans de la *diisobutylcétone R* et complétez à 10,0 ml avec le même solvant.

Solutions de référence. Préparez 3 solutions de référence en dissolvant 2,0 g de triglycérides à chaîne moyenne dans un volume minimal de *diisobutylcétone R* et en ajoutant respectivement 1,0 ml, 2,0 ml et 4,0 ml de *solution à 0,1 ppm de cuivre (Cu) R*, puis en complétant à 10,0 ml avec de la *diisobutylcétone R*.

Mesurez l'absorbance à 324,7 nm en utilisant une lampe à cathode creuse au cuivre comme source de radiation, un four de graphite comme dispositif d'atomisation et de l'*argon R* comme gaz vecteur.

Les triglycérides à chaîne moyenne destinés à être utilisés en nutrition parentérale ne contiennent pas plus de 0,1 ppm de Cu.

Plomb. Déterminez la teneur en plomb par spectrométrie d'absorption atomique (*2.2.23, Procédé II*).

Solution à examiner. Dissolvez 2,0 g de triglycérides à chaîne moyenne dans de la *diisobutylcétone R* et complétez à 10,0 ml avec le même solvant.

Solutions de référence. Préparez 3 solutions de référence en dissolvant 2,0 g de triglycérides à chaîne moyenne dans un volume minimal de *diisobutylcétone R* et en ajoutant respectivement 1,0 ml, 2,0 ml et 4,0 ml de *solution à 0,1 ppm de plomb (Pb) R*, puis en complétant à 10,0 ml avec de la *diisobutylcétone R*.

Mesurez l'absorbance à 283,3 nm en utilisant une lampe à cathode creuse au plomb comme source de radiation, un four de graphite revêtu intérieurement de carbure de palladium comme dispositif d'atomisation et de l'*argon R* comme gaz vecteur. Effectuez la calcination à une température inférieure à 800 °C, en présence d'oxygène.

Les triglycérides à chaîne moyenne destinés à être utilisés en nutrition parentérale ne contiennent pas plus de 0,1 ppm de Pb.

Nickel. Déterminez la teneur en nickel par spectrométrie d'absorption atomique (*2.2.23, Procédé II*).

Solution à examiner. Dissolvez 2,0 g de triglycérides à chaîne moyenne dans de la *diisobutylcétone R* et complétez à 10,0 ml avec le même solvant.

Solutions de référence. Préparez 3 solutions de référence en dissolvant 2,0 g de triglycérides à chaîne moyenne dans un volume minimal de *diisobutylcétone R* et en ajoutant respectivement 1,0 ml, 2,0 ml et 4,0 ml de *solution à 0,1 ppm de nickel (Ni) R*, puis en complétant à 10,0 ml avec de la *diisobutylcétone R*.

Mesurez l'absorbance à 232 nm en utilisant une lampe à cathode creuse au nickel comme source de radiation, un four de graphite comme dispositif d'atomisation et de l'*argon R* comme gaz vecteur.

Les triglycérides à chaîne moyenne destinés à être utilisés en nutrition parentérale ne contiennent pas plus de 0,1 ppm de Ni.

Etain. Déterminez la teneur en étain par spectrométrie d'absorption atomique (*2.2.23, Procédé II*).

Solution à examiner. Dissolvez 2,0 g de triglycérides à chaîne moyenne dans de la *diisobutylcétone R* et complétez à 10,0 ml avec le même solvant.

Solutions de référence. Préparez 3 solutions de référence en dissolvant 2,0 g de triglycérides à chaîne moyenne dans un volume minimal de *diisobutylcétone R* et en ajoutant respectivement 1,0 ml, 2,0 ml et 4,0 ml de *solution à 0,1 ppm d'étain (Sn) R*, puis en complétant à 10,0 ml avec de la *diisobutylcétone R*.

Mesurez l'absorbance à 286,3 nm en utilisant une lampe à cathode creuse à l'étain comme source de radiation, un four de graphite revêtu intérieurement de carbure de palladium comme dispositif d'atomisation et de l'*argon R* comme gaz vecteur.

Les triglycérides à chaîne moyenne destinés à être utilisés en nutrition parentérale ne contiennent pas plus de 0,1 ppm de Sn.

CONSERVATION

En récipient bien rempli, à l'abri de la lumière.

ÉTIQUETAGE

L'étiquette indique, dans les cas appropriés, que la substance convient à l'utilisation en nutritionparentérale.

01/2002:1626

TRIHEXYPHÉNIDYLE (CHLORHYDRATE DE)

Trihexyphenidyli hydrochloridum

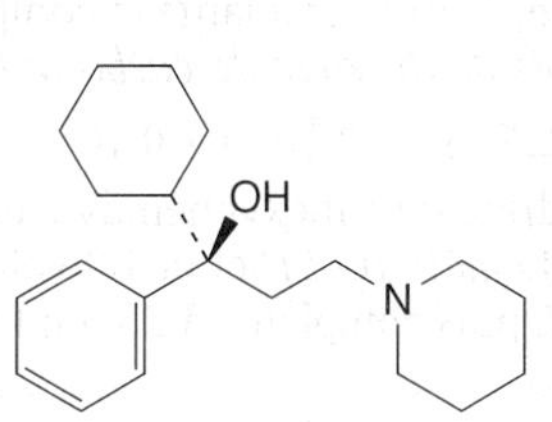

, HCl et énantiomère

$C_{20}H_{32}ClNO$ M_r 337,9

DÉFINITION

Chlorhydrate de (1*RS*)-1-cyclohexyl-1-phényl-3-(pipéridin-1-yl)propan-1-ol.

Teneur : 99,0 pour cent à 101,0 pour cent (substance desséchée).

CARACTÈRES

Aspect : poudre cristalline, blanche.

Solubilité : peu soluble dans l'eau, assez soluble dans l'alcool et dans le chlorure de méthylène.

F : environ 250 °C, avec décomposition.

IDENTIFICATION

Première identification : *A, D*.

Seconde identification : *B, C, D*.

A. Spectrophotométrie d'absorption dans l'infrarouge (*2.2.24*).

   Comparaison : *chlorhydrate de trihexyphénidyle SCR*.

B. Chromatographie sur couche mince (*2.2.27*).

   Solution à examiner. Dissolvez 25 mg de chlorhydrate de trihexyphénidyle dans un mélange de 20 volumes de *méthanol R* et de 80 volumes de *chlorure de méthylène R* et complétez à 10 ml avec le même mélange de solvants.

Monographies Q - Z

Solution témoin. Dissolvez 25 mg de *chlorhydrate de trihexyphénidyle SCR* dans un mélange de 20 volumes de *méthanol R* et de 80 volumes de *chlorure de méthylène R* et complétez à 10 ml avec le même mélange de solvants.

Plaque : *plaque au gel de silice G pour CCM R.*

Phase mobile : *diéthylamine R, hexane R* (5:95 *V/V*).

Dépôt : 5 µl.

Développement : sur les 2/3 de la plaque.

Séchage : à l'air.

Détection : pulvérisez une solution d'*acide chloroplatinique R* à 0,1 g/l dans de l'*acide chlorhydrique R* contenant 0,4 pour cent *V/V* d'*acide iodhydrique R.*

Résultats : la tache principale du chromatogramme obtenu avec la solution à examiner est semblable quant à sa position, sa coloration et ses dimensions à la tache principale du chromatogramme obtenu avec la solution témoin.

C. Dissolvez 0,5 g de chlorhydrate de trihexyphénidyle dans 5 ml de *méthanol R* chaud et ajoutez de la *solution d'hydroxyde de sodium R* jusqu'à ce que la solution soit tout juste alcaline au *papier tournesol rouge R.* Il se forme un précipité. Après recristallisation dans du *méthanol R*, le point de fusion (*2.2.14*) du précipité est d'environ 113 °C à 115 °C.

D. Le chlorhydrate de trihexyphénidyle donne la réaction (a) des chlorures (*2.3.1*).

ESSAI

pH (*2.2.3*) : 5,2 à 6,2.

Dissolvez, en chauffant, 0,5 g de chlorhydrate de trihexyphénidyle dans 25 ml d'*eau exempte de dioxyde de carbone R.* Refroidissez à température ambiante et complétez à 50 ml avec de l'*eau exempte de dioxyde de carbone R.*

Angle de rotation optique (*2.2.7*) : – 0.10° à + 0.10°.

Dissolvez 1,25 g de chlorhydrate de trihexyphénidyle dans un mélange de 20 volumes de *méthanol R* et de 80 volumes de *chlorure de méthylène R*, puis complétez à 25,0 ml avec le même mélange de solvants.

Substances apparentées. Chromatographie liquide (*2.2.29*).

Solution à examiner. Dissolvez 20,0 mg de chlorhydrate de trihexyphénidyle dans la phase mobile et complétez à 10,0 ml avec la phase mobile.

Solution témoin (a). Prélevez 1,0 ml de solution à examiner et complétez à 200,0 ml avec la phase mobile. Prélevez 10,0 ml et complétez à 50,0 ml avec la phase mobile.

Solution témoin (b). Dissolvez 10,0 mg d'*impureté A de trihexyphénidyle SCR* dans la phase mobile et complétez à 10,0 ml avec la phase mobile.

Solution témoin (c). Prélevez 1,0 ml de solution témoin (b) et complétez à 100,0 ml avec la phase mobile.

Solution témoin (d). A 1 ml de solution témoin (b), ajoutez 1 ml de solution à examiner et complétez à 100 ml avec la phase mobile.

Colonne :

– *dimensions* : *l* = 0,15 m, Ø = 4,6 mm,
– *phase stationnaire* : *gel de silice octadécylsilylé pour chromatographie R* (5 µm).

Phase mobile : mélangez 200 ml d'*eau R* et 0,2 ml de *triéthylamine R.* Ajustez à pH 4,0 avec de l'*acide phosphorique R* et ajoutez 800 ml d'*acétonitrile R.*

Débit : 1,0 ml/min.

Détection : spectrophotomètre à 210 nm.

Injection : 20 µl.

Enregistrement : 3 fois le temps de rétention du trihexyphénidyle.

Conformité du système : solution témoin (d) :

– *résolution* : au minimum 4,0 entre les pics dus au chlorhydrate de trihexyphénidyle et à l'impureté A.

Limites :

– *impureté A* : au maximum la surface du pic principal du chromatogramme obtenu avec la solution témoin (c) (0,5 pour cent),
– *toute autre impureté* : au maximum la surface du pic principal du chromatogramme obtenu avec la solution témoin (a) (0,1 pour cent),
– *total* : au maximum 0,5 pour cent,
– *limite d'exclusion* : 0,2 fois la surface du pic principal du chromatogramme obtenu avec la solution témoin (a) (0,02 pour cent).

Perte à la dessiccation (*2.2.32*) : au maximum 0,5 pour cent, déterminé à l'étuve à 100-105 °C sur 1,000 g de chlorhydrate de trihexyphénidyle.

Cendres sulfuriques (*2.4.14*) : au maximum 0,1 pour cent, déterminé sur 1,0 g de chlorhydrate de trihexyphénidyle.

DOSAGE

Dissolvez 0,250 g de chlorhydrate de trihexyphénidyle dans 50 ml d'*alcool R* et ajoutez 5,0 ml d'*acide chlorhydrique 0,01 M.* Titrez par l'*hydroxyde de sodium 0,1 M* et tracez la courbe potentiométrique (*2.2.20*). Mesurez le volume d'*hydroxyde de sodium 0,1 M* utilisé entre les 2 points d'inflexion.

1 ml d'*hydroxyde de sodium 0,1 M* correspond à 33,79 mg de $C_{20}H_{32}ClNO$.

IMPURETÉS

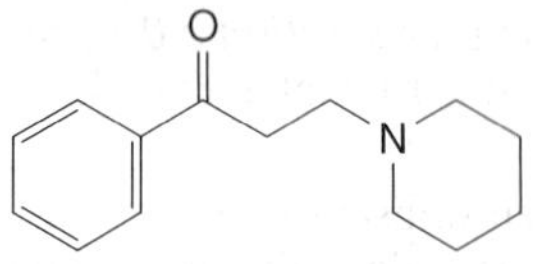

A. 1-phényl-3-(pipéridin-1-yl)propan-1-one.

01/2002:1741

TRIMÉTAZIDINE (DICHLORHYDRATE DE)

Trimetazidini dihydrochloridum

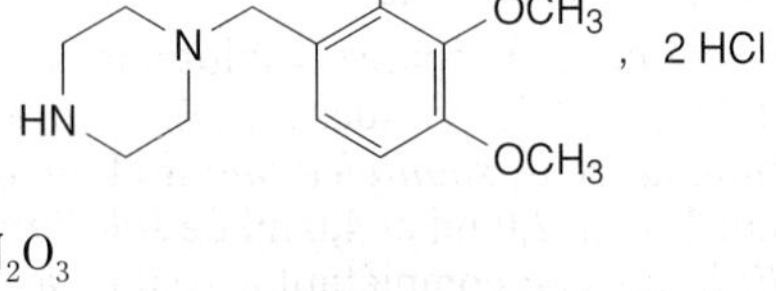

$C_{14}H_{24}Cl_2N_2O_3$ M_r 339,3

DÉFINITION

Dichlorhydrate de 1-(2,3,4-triméthoxybenzyl)pipérazine.

Teneur : 98,5 pour cent à 101,5 pour cent (substance desséchée).

CARACTÈRES

Aspect : poudre cristalline blanche ou sensiblement blanche, légèrement hygroscopique.

Solubilité : facilement soluble dans l'eau, assez soluble dans l'alcool.

Monographies Q - Z

IDENTIFICATION

A. Spectrophotométrie d'absorption dans l'infrarouge (*2.2.24*).

Comparaison : *spectre de référence du dichlorhydrate de trimétazidine de la Ph. Eur.*

B. Dissolvez 25 mg de dichlorhydrate de trimétazidine dans 5 ml d'*eau R*. 2 ml de solution donnent la réaction (a) des chlorures (*2.3.1*).

ESSAI

Aspect de la solution. La solution est limpide (*2.2.1*) et n'est pas plus fortement colorée que la solution témoin JB_6 (*2.2.2, Procédé II*).

Dissolvez 1,0 g de dichlorhydrate de trimétazidine dans de l'*eau R* et complétez à 10 ml avec le même solvant.

Substances apparentées. Chromatographie liquide (*2.2.29*).

Solution à examiner. Dissolvez 0,200 g de dichlorhydrate de trimétazidine dans de l'*eau R* et complétez à 50,0 ml avec le même solvant.

Solution témoin (a). Dissolvez 20,0 mg de *trimétazidine pour conformité du système SCR* dans de l'*eau R* et complétez à 5,0 ml avec le même solvant.

Solution témoin (b). Prélevez 2,0 ml de solution à examiner et complétez à 100,0 ml avec de l'*eau R*. Prélevez 5,0 ml de cette solution et complétez à 100,0 ml avec de l'*eau R*.

Solution témoin (c). Prélevez 25,0 ml de solution témoin (b) et complétez à 50,0 ml avec de l'*eau R*.

Colonne :

– *dimensions* : l = 0,15 m, Ø = 4,6 mm,
– *phase stationnaire* : *gel de silice octadécylsilylé pour chromatographie R* (5 µm) à particules sphériques présentant un diamètre de pores de 10 nm,
– *température* : 30 °C.

Phase mobile :

– *phase mobile A* : mélangez 357 volumes de *méthanol R* et 643 volumes d'une solution d'*heptanesulfonate de sodium R* à 2,87 g/l ajustée à pH 3,0 avec de l'*acide phosphorique dilué R*,
– *phase mobile B* : *méthanol R*,

Intervalle (min)	Phase mobile A (pour cent *V/V*)	Phase mobile B (pour cent *V/V*)
0 - 50	95 → 75	5 → 25
50 - 52	75 → 95	25 → 5

Débit : 1,2 ml/min.

Détection : spectrophotomètre à 240 nm.

Equilibrage : au moins 1 h avec la phase mobile à la composition initiale.

Injection : 10 µl.

Rétention relative par rapport à la trimétazidine (temps de rétention = environ 25 min) : impureté D = environ 0,2 ; impureté C = environ 0,4 ; impureté A = environ 0,9 ; impureté E = environ 0,95 ; impureté F = environ 1,4 ; impureté B = environ 1,8.

Conformité du système :

– *rapport pic/vallée* : au minimum 3 avec H_p = hauteur au-dessus de la ligne de base du pic dû à l'impureté E, et H_v = hauteur au-dessus de la ligne de base du point le plus bas du tracé entre ce pic et le pic principal du chromatogramme obtenu avec la solution témoin (a),
– *rapport signal/bruit* : au minimum 10 pour le pic principal du chromatogramme obtenu avec la solution témoin (c).

Limites :

– *facteurs de correction* : pour le calcul des teneurs, multipliez la surface du pic des impuretés suivantes par le facteur de correction correspondant : impureté B = 0,55 ; impureté C = 0,37 ; impureté F = 0,71,
– *toute impureté* : au maximum la surface du pic principal du chromatogramme obtenu avec la solution témoin (b) (0,1 pour cent),
– *total* : au maximum 2 fois la surface du pic principal du chromatogramme obtenu avec la solution témoin (b) (0,2 pour cent),
– *limite d'exclusion* : la surface du pic principal du chromatogramme obtenu avec la solution témoin (c) (0,05 pour cent).

Impureté G. Chromatographie sur couche mince (*2.2.27*).

Solution à examiner. Dissolvez 0,10 g de dichlorhydrate de trimétazidine dans du *méthanol R* et complétez à 10 ml avec le même solvant.

Solution témoin. Dissolvez 22,6 mg d'*hydrate de pipérazine R* dans du *méthanol R* et complétez à 100 ml avec le même solvant. Prélevez 10 ml de solution et complétez à 100 ml avec du *méthanol R*.

Plaque : *plaque au gel de silice pour CCM R*.

Phase mobile : *ammoniaque concentrée R*, *alcool R* (20:80 *V/V*).

Dépôt : 10 µl.

Développement : sur les 2/3 de la plaque.

Séchage : à 100-105 °C pendant 30 min.

Détection : pulvérisez du *réactif à l'iodoplatinate R*.

Limites :

– *impureté G* : s'il apparaît une tache correspondant à l'impureté G, elle n'est pas plus intense que la tache du chromatogramme obtenu avec la solution témoin (0,1 pour cent, exprimé en pipérazine anhydre).

Perte à la dessiccation (*2.2.32*) : au maximum 2,5 pour cent, déterminé à l'étuve à 100-105 °C sur du *pentoxyde de diphosphore R* sous une pression ne dépassant pas 15 kPa sur 1,000 g de dichlorhydrate de trimétazidine.

Cendres sulfuriques (*2.4.14*) : au maximum 0,1 pour cent, déterminé sur 1,0 g de dichlorhydrate de trimétazidine.

DOSAGE

Dissolvez 0,120 g de dichlorhydrate de trimétazidine dans 50,0 ml d'*eau R*. Ajoutez 1 ml d'*acide nitrique R* et titrez par le *nitrate d'argent 0,1 M*. Déterminez le point de fin de titrage par potentiométrie (*2.2.20*).

1 ml de *nitrate d'argent 0,1 M* correspond à 16,96 mg de $C_{14}H_{24}Cl_2N_2O_3$.

CONSERVATION

En récipient étanche.

IMPURETÉS

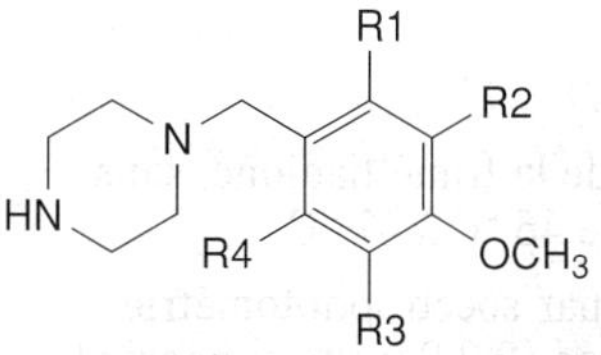

A. R1 = R4 = H, R2 = R3 = OCH_3 : 1-(3,4,5-triméthoxybenzyl)pipérazine,

E. R1 = R3 = OCH_3, R2 = R4 = H : 1-(2,4,5-triméthoxybenzyl)pipérazine,

Monographies Q - Z

F. R1 = R4 = OCH_3, R2 = R3 = H : 1-(2,4,6-triméthoxybenzyl)pipérazine,

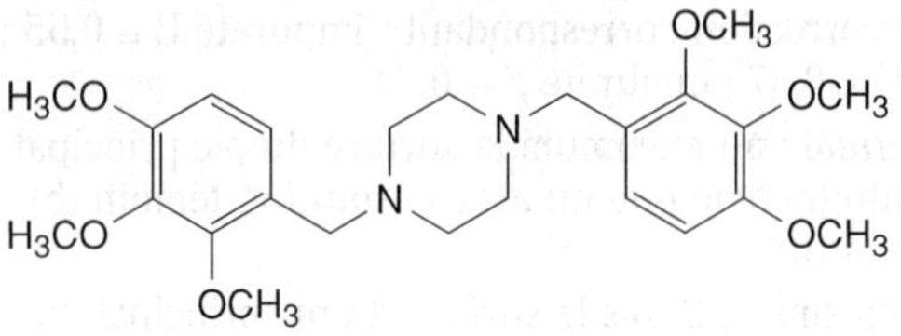

B. 1,4-bis(2,3,4-triméthoxybenzyl)pipérazine,

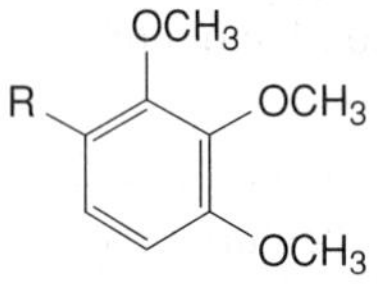

C. R = CHO : 2,3,4-triméthoxybenzaldéhyde,

D. R = CH_2OH : (2,3,4-triméthoxyphényl)méthanol,

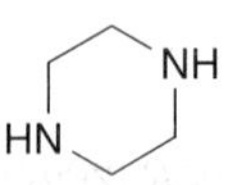

G. R = pipérazine.

01/2002:0440

TRIMÉTHADIONE

Trimethadionum

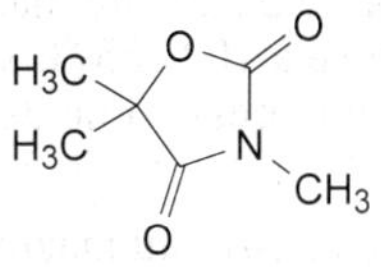

$C_6H_9NO_3$ M_r 143,1

DÉFINITION

La triméthadione contient au minimum 98,0 pour cent et au maximum l'équivalent de 102,0 pour cent de 3,5,5-triméthyloxazolidine-2,4-dione, calculé par rapport à la substance desséchée.

CARACTÈRES

Cristaux incolores ou pratiquement incolores, solubles dans l'eau, très solubles dans l'alcool et dans l'éther.

IDENTIFICATION

Première identification : B.

Seconde identification : A, C, D.

A. Le point de fusion (*2.2.14*) de la triméthadione, sans dessiccation préalable, est de 45 °C à 47 °C.

B. Examinez la triméthadione par spectrophotométrie d'absorption dans l'infrarouge (*2.2.24*), en comparant avec le spectre obtenu avec la *triméthadione SCR*. Examinez les substances sous forme de pastilles préparées respectivement avec 3 mg de substance à examiner et 3 mg de substance de référence dans 0,4 g de *bromure de potassium R*.

C. A 2 ml de solution S (voir Essai), ajoutez 1 ml de *solution d'hydroxyde de baryum R*. Il se forme un précipité blanc qui se dissout par addition de 1 ml d'*acide chlorhydrique dilué R*.

D. Dissolvez 0,3 g de triméthadione dans un mélange de 5 ml de *solution alcoolique d'hydroxyde de potassium R* et de 5 ml d'*alcool R*. Laissez reposer la solution pendant 10 min. Ajoutez 0,05 ml de *solution de phénolphtaléine R1*, puis neutralisez exactement avec de l'*acide chlorhydrique R*. Evaporez sur un bain-marie à siccité et reprenez le résidu par 4 fois 5 ml d'*éther R*. Réunissez les liquides éthérés, filtrez, puis évaporez à siccité. Laissez cristalliser le résidu dans 5 ml de *toluène R* et séchez les cristaux. Ils présentent un point de fusion (*2.2.14*) voisin de 80 °C.

ESSAI

Solution S. Dissolvez 2,0 g de triméthadione dans de l'*eau exempte de dioxyde de carbone R* et complétez à 40 ml avec le même solvant.

Aspect de la solution. La solution S est limpide (*2.2.1*) et incolore (*2.2.2, Procédé II*).

Acidité ou alcalinité. A 10 ml de solution S, ajoutez 0,1 ml de *solution de rouge de méthyle R*. Le virage de l'indicateur ne nécessite pas plus de 0,1 ml d'*acide chlorhydrique 0,01 M* ou d'*hydroxyde de sodium 0,01 M*.

Métaux lourds (*2.4.8*). 12 ml de solution S satisfont à l'essai limite A des métaux lourds (20 ppm). Préparez le témoin avec la *solution à 1 ppm de plomb (Pb) R*.

Perte à la dessiccation (*2.2.32*). Déterminée au dessiccateur sur du *gel de silice anhydre R* pendant 6 h sur 1,00 g de triméthadione, la perte à la dessiccation n'est pas supérieure à 0,5 pour cent.

Cendres sulfuriques (*2.4.14*). Déterminé sur 1,0 g de triméthadione, le taux des cendres sulfuriques n'est pas supérieur à 0,1 pour cent.

DOSAGE

Opérez par chromatographie en phase gazeuse (*2.2.28*) en utilisant le *décanol R* comme étalon interne.

Solution d'étalon interne. Dissolvez 0,125 g de *décanol R* dans de l'*éthanol R* et complétez à 25 ml avec le même solvant.

Solution à examiner. Dissolvez 0,100 g de triméthadione dans de la solution d'étalon interne et complétez à 10,0 ml avec la même solution.

Solution témoin. Dissolvez 0,100 g de *triméthadione SCR* dans de la solution d'étalon interne et complétez à 10,0 ml avec la même solution.

La chromatographie peut être réalisée en utilisant :

- une colonne en acier inoxydable d'une longueur de 0,75 m et d'un diamètre intérieur de 3 mm remplie de *copolymère styrène-divinylbenzène R* (125-150 µm),
- comme gaz vecteur, de l'*azote pour chromatographie R*, à un débit de 20 ml/min,
- un détecteur à ionisation de flamme.

Maintenez la température de la colonne à 210 °C, celle de la chambre à injection à 240 °C et celle du détecteur à 270 °C. Injectez 1 µl de chaque solution.

CONSERVATION

A l'abri de la lumière.

01/2002:0060

TRIMÉTHOPRIME

Trimethoprimum

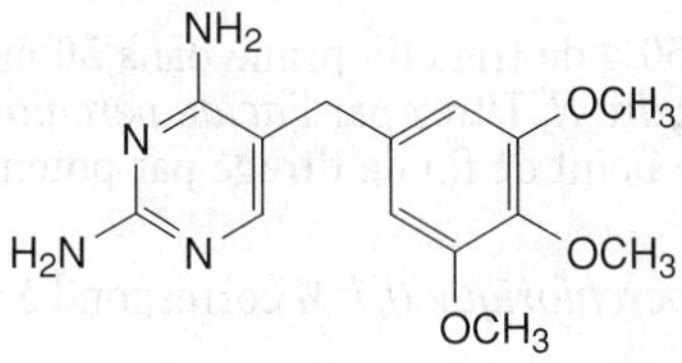

$C_{14}H_{18}N_4O_3$ M_r 290,3

DÉFINITION

5-(3,4,5-Triméthoxybenzyl)pyrimidine-2,4-diamine.

Teneur : 98,5 pour cent à 101,0 pour cent (substance desséchée).

CARACTÈRES

Aspect : poudre blanche ou blanc-jaune.

Solubilité : très peu soluble dans l'eau, peu soluble dans l'alcool.

IDENTIFICATION

Première identification : C.

Seconde identification : A, B, D.

A. Point de fusion (*2.2.14*) : 199 °C à 203 °C.

B. Dissolvez 20 mg environ de triméthoprime dans de l'*hydroxyde de sodium 0,1 M* et complétez à 100,0 ml avec le même solvant. Prélevez 1,0 ml de solution et complétez à 10,0 ml avec de l'*hydroxyde de sodium 0,1 M*. Examinée de 230 nm à 350 nm (*2.2.25*), la solution présente un maximum d'absorption à 287 nm. L'absorbance spécifique au maximum est de 240 à 250.

C. Spectrophotométrie d'absorption dans l'infrarouge (*2.2.24*).

Préparation : pastilles.

Comparaison : *triméthoprime SCR*.

D. Dissolvez, en chauffant si nécessaire, 25 mg environ de triméthoprime dans 5 ml d'*acide sulfurique 0,005 M* et ajoutez 2 ml d'une solution de *permanganate de potassium R* à 16 g/l dans l'*hydroxyde de sodium 0,1 M*. Chauffez à ébullition ; à la solution chaude, ajoutez 0,4 ml de *formaldéhyde R* et mélangez. Ajoutez 1 ml d'*acide sulfurique 0,5 M*, mélangez et chauffez à nouveau à ébullition. Refroidissez et filtrez. Au filtrat, ajoutez 2 ml de *chlorure de méthylène R* et agitez vigoureusement. Examinée en lumière ultraviolette à 365 nm, la couche organique présente une fluorescence verte.

ESSAI

Aspect de la solution. La solution n'est pas plus fortement colorée que la solution témoin JB_7 (*2.2.2, Procédé II*).

Dissolvez 0,5 g de triméthoprime dans 10 ml d'un mélange de 1 volume d'*eau R*, de 4,5 volumes de *méthanol R* et 5 volumes de *chlorure de méthylène R*.

Substances apparentées.

A. Chromatographie liquide (*2.2.29*).

Solution à examiner. Dissolvez 25,0 mg de triméthoprime dans la phase mobile et complétez à 25,0 ml avec la phase mobile.

Solution témoin (a). Prélevez 1,0 ml de solution à examiner et complétez à 200,0 ml avec la phase mobile.

Solution témoin (b). Dissolvez 5,0 mg de *triméthoprime SCR* et 2,5 mg d'*impureté E de triméthoprime SCR* dans la phase mobile et complétez à 100,0 ml avec la phase mobile. Prélevez 1,0 ml de solution et complétez à 10,0 ml avec la phase mobile.

Colonne :

- *dimensions* : *l* = 0,250 m, Ø = 4,0 mm,
- *phase stationnaire* : *gel de silice octadécylsilylé pour chromatographie désactivé pour les bases R* (5 µm).

Phase mobile : mélangez 30 volumes de *méthanol R* et 70 volumes d'une solution de *perchlorate de sodium R* à 1,4 g/l ajustée à pH 3,6 avec de l'*acide phosphorique R*.

Débit : 1,3 ml/min.

Détection : spectrophotomètre à 280 nm.

Injection : injecteur à boucle de 20 µl.

Enregistrement : 11 fois le temps de rétention du triméthoprime.

Rétention relative par rapport au triméthoprime (temps de rétention = environ 5 min) : impureté C = environ 0,8 ; impureté E = environ 0,9 ; impureté A = environ 1,5 ; impureté D = environ 2,0 ; impureté G = environ 2,1 ; impureté B = environ 2,3 ; impureté J = environ 2,7 ; impureté F = environ 4,0.

Conformité du système : solution témoin (b) :

- *résolution* : au minimum 2,5 entre les pics.

Limites :

- *facteurs de correction* : pour le calcul des teneurs, multipliez la surface du pic des impuretés suivantes par le facteur de correction correspondant : impureté B = 0,43 ; impureté E = 0,53 ; impureté J = 0,66,
- *toute impureté* : au maximum 0,2 fois la surface du pic principal du chromatogramme obtenu avec la solution témoin (a) (0,1 pour cent),
- *total* : au maximum 0,4 fois la surface du pic principal du chromatogramme obtenu avec la solution témoin (a) (0,2 pour cent),
- *limite d'exclusion* : 0,04 fois la surface du pic principal du chromatogramme obtenu avec la solution témoin (a) (0,02 pour cent) ; ne tenez pas compte d'un pic correspondant à l'impureté H (rétention relative = environ 10,3).

B. Chromatographie liquide (*2.2.29*).

Solution à examiner. Dissolvez 25,0 mg de triméthoprime dans la phase mobile et complétez à 25,0 ml avec la phase mobile.

Solution témoin (a). Prélevez 1,0 ml de solution à examiner et complétez à 200,0 ml avec la phase mobile.

Solution témoin (b). Dissolvez 5,0 mg de *triméthoprime SCR* et 5,0 mg d'*impureté B de triméthoprime SCR* dans la phase mobile et complétez à 100,0 ml avec la phase mobile.

Colonne :

- *dimensions* : *l* = 0,250 m, Ø = 4,6 mm,
- *phase stationnaire* : *gel de silice nitrilé pour chromatographie R* (5 µm) d'une surface spécifique de 350 m^2/g et d'un diamètre de pores de 10 nm.

Phase mobile : dissolvez 1,14 g d'*hexanesulfonate de sodium R* dans 600 ml d'une solution de *phosphate monopotassique R* à 13,6 g/l ; ajustez à pH 3,1 avec de l'*acide phosphorique R* et mélangez avec 400 volumes de *méthanol R*.

Débit : 0,8 ml/min.

Détection : spectrophotomètre à 280 nm.

Injection : injecteur à boucle de 20 µl.

Monographies Q - Z

Enregistrement : 6 fois le temps de rétention du triméthoprime.

Rétention relative par rapport au triméthoprime (temps de rétention = environ 4 min) : impureté H = environ 1,8 ; impureté I = environ 4,9.

Conformité du système : solution témoin (b) :

- *résolution* : au minimum 2,0 entre les pics.

Limites :

- *facteurs de correction* : pour le calcul des teneurs, multipliez la surface du pic des impuretés suivantes par le facteur de correction correspondant : impureté H = 0,50 ; impureté I = 0,28,
- *toute impureté* : au maximum 0,2 fois la surface du pic principal du chromatogramme obtenu avec la solution témoin (a) (0,1 pour cent),
- *total* : au maximum 0,4 fois la surface du pic principal du chromatogramme obtenu avec la solution témoin (a) (0,2 pour cent),
- *limite d'exclusion* : 0,04 fois la surface du pic principal du chromatogramme obtenu avec la solution témoin (a) (0,02 pour cent) ; ne tenez pas compte d'un pic dû à l'impureté B (rétention relative = environ 1,3).

Impureté K Chromatographie en phase gazeuse (*2.2.28*).

Solution à examiner. Dissolvez 0,500 g de triméthoprime dans 35,0 ml de *solution tampon citrate pH 5,0 R*, ajoutez 10,0 ml de *(1,1-diméthyléthyl)méthyléther R*, agitez soigneusement et centrifugez pendant 10 min. Utilisez la couche supérieure.

Solution témoin. Prélevez 5,0 ml d'*acide chlorhydrique concentré R* et complétez à 50,0 ml avec de l'*eau R*. Ajoutez 12,5 mg d'*aniline R* et agitez soigneusement (solution A). A 35,0 ml de *solution tampon citrate pH 5,0 R*, ajoutez 10,0 µl de solution A et 10,0 ml de *(1,1-diméthyléthyl)méthyléther R*, agitez soigneusement et centrifugez pendant 10 min. Utilisez la couche supérieure.

Colonne :

- *matériau* : silice fondue,
- *dimensions* : *l* = 30 m, Ø = 0,53 mm,
- *phase stationnaire* : *poly(diméthyl)siloxane R* (épaisseur du film 3 µm).

Gaz vecteur : *hélium pour chromatographie R*.

Débit : 12 ml/min.

Température :

- *colonne* : 80 °C,
- *chambre à injection* : 230 °C,
- *détecteur* : 270 °C.

Détection : détecteur de type azote-phosphore.

Injection : 3 µl.

Enregistrement : 15 min.

Conformité du système : solution témoin :

- *répétabilité* : écart type relatif au maximum de 5,0 pour cent après 6 injections.

Limites :

- *impureté K* : au maximum la surface du pic correspondant dans le chromatogramme obtenu avec la solution témoin (5 ppm).

Métaux lourds (*2.4.8*) : au maximum 20 ppm.

1,0 g de triméthoprime satisfait à l'essai limite C. Préparez le témoin avec 2 ml de *solution à 10 ppm de plomb (Pb) R*.

Perte à la dessiccation (*2.2.32*) : au maximum 1,0 pour cent, déterminé à l'étuve à 100-105 °C sur 1,000 g de triméthoprime.

Cendres sulfuriques (*2.4.14*) : au maximum 0,1 pour cent, déterminé sur 1,0 g de triméthoprime.

DOSAGE

Dissolvez 0,250 g de triméthoprime dans 50 ml d'*acide acétique anhydre R*. Titrez par l'*acide perchlorique 0,1 M*. Déterminez le point de fin de titrage par potentiométrie (*2.2.20*).

1 ml d'*acide perchlorique 0,1 M* correspond à 29,03 mg de $C_{14}H_{18}N_4O_3$.

IMPURETÉS

Par chromatographie liquide A : A, B, C, D, E, F, G, H, J.

Par chromatographie liquide B : B, H, I.

Par chromatographie en phase gazeuse : K.

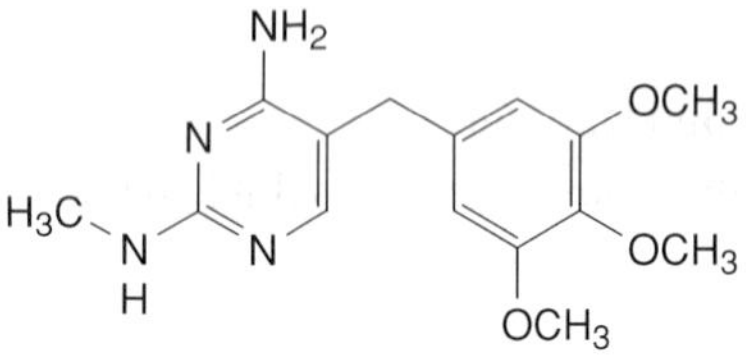

A. N^2-méthyl-5-(3,4,5-triméthoxybenzyl)pyrimidine-2,4-diamine,

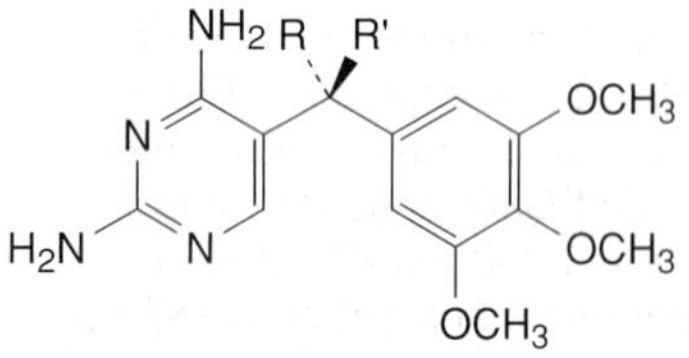

et énantiomère

B. R + R′ = O : (2,4-diaminopyrimidin-5-yl)(3,4,5-triméthoxyphényl)méthanone,

C. R = OH, R′ = H : (*RS*)-(2,4-diaminopyrimidin-5-yl)(3,4,5-triméthoxyphényl)méthanol,

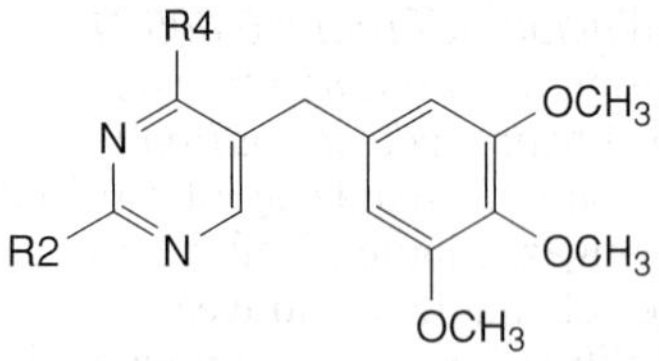

D. R2 = NH_2, R4 = OH : 2-amino-5-(3,4,5-triméthoxybenzyl)pyrimidin-4-ol,

E. R2 = OH, R4 = NH_2 : 4-amino-5-(3,4,5-triméthoxybenzyl)pyrimidin-2-ol,

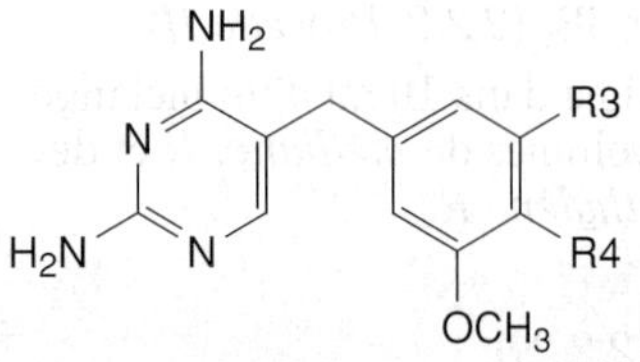

F. R3 = Br, R4 = OCH_3 : 5-(3-bromo-4,5-diméthoxybenzyl)pyrimidine-2,4-diamine,

G. R3 = OCH_3, R4 = OC_2H_5 : 5-(4-éthoxy-3,5-diméthoxybenzyl)pyrimidine-2,4-diamine,

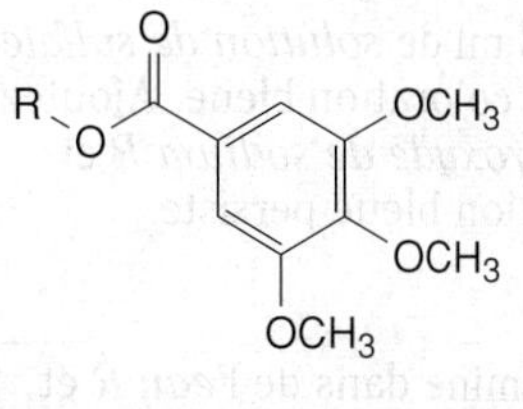

H. R = CH_3 : 3,4,5-triméthoxybenzoate de méthyle,

J. R = H : acide 3,4,5-triméthoxybenzoïque,

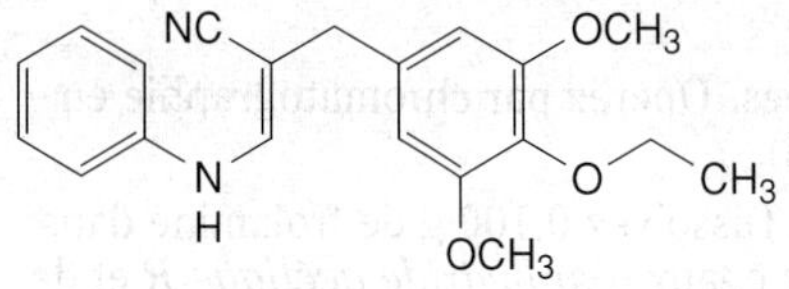

I. 3-(phénylamino)-2-(3,4,5-triméthoxybenzyl)prop-2-ènenitrile,

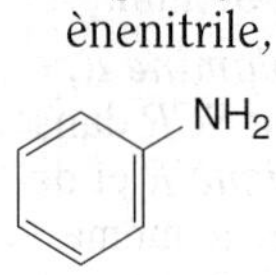

K. aniline.

01/2002:0534

TRIMIPRAMINE (MALÉATE DE)

Trimipramini maleas

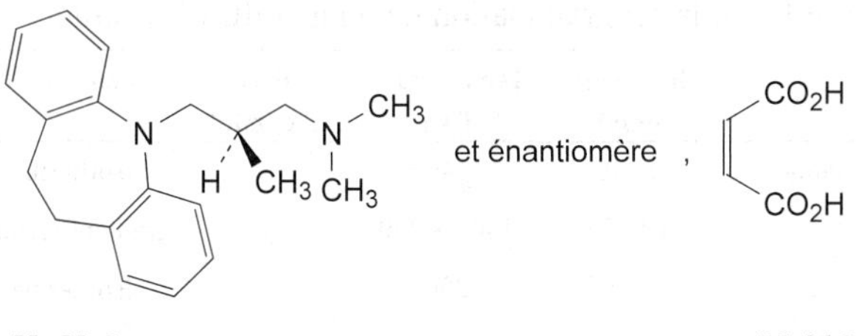

$C_{24}H_{30}N_2O_4$ M_r 410,5

DÉFINITION

Le maléate de trimipramine contient au minimum 98,0 pour cent et au maximum l'équivalent de 101,0 pour cent de maléate de (*Z*)-but-2-ènedioate de (2*RS*)-3-(10,11-dihydro-5*H*-dibenzo[*b,f*]azépin-5-yl)-*N,N*,2-triméthylpropan-1-amine, calculé par rapport à la substance desséchée.

CARACTÈRES

Poudre cristalline, blanche ou sensiblement blanche, peu soluble dans l'eau et dans l'alcool, pratiquement insoluble dans l'éther.

IDENTIFICATION

Première identification : A, C.

Seconde identification : A, B, D, E.

A. Le point de fusion (*2.2.14*) du maléate de trimipramine est de 140 °C à 144 °C.

B. Dissolvez 40,0 mg de maléate de trimipramine dans de l'*acide chlorhydrique 0,01 M* et complétez à 100,0 ml avec le même acide. Prélevez 5,0 ml de cette solution et complétez à 100,0 ml avec de l'*acide chlorhydrique 0,01 M*. Examinée de 230 nm à 350 nm (*2.2.25*), la solution présente un maximum d'absorption à 250 nm et un épaulement à 270 nm. Déterminée au maximum, l'absorbance spécifique est de 205 à 235.

C. Examinez le maléate de trimipramine par spectrophotométrie d'absorption dans l'infrarouge (*2.2.24*), en comparant avec le spectre obtenu avec le *maléate de trimipramine SCR*.

D. Examinez les chromatogrammes obtenus dans l'essai des substances apparentées. La tache principale du chromatogramme obtenu avec la solution à examiner (b) est semblable quant à sa position, sa coloration et ses dimensions à la tache principale du chromatogramme obtenu avec la solution témoin (a).

E. Opérez par chromatographie sur couche mince (*2.2.27*) en utilisant une plaque recouverte de *gel de silice GF_{254} R*.

Solution à examiner. Dissolvez 0,20 g de maléate de trimipramine dans du *méthanol R* et complétez à 10 ml avec le même solvant.

Solution témoin. Dissolvez 56 mg d'*acide maléique R* dans du *méthanol R* et complétez à 10 ml avec le même solvant.

Déposez sur la plaque, en bandes de 10 mm, 5 µl de chaque solution. Développez sur un parcours de 12 cm avec un mélange de 3 volumes d'*eau R*, de 7 volumes d'*acide formique anhydre R* et de 90 volumes d'*éther isopropylique R*. Faites sécher la plaque dans un courant d'air pendant quelques minutes, puis desséchez-la à 120 °C pendant 10 min. Examinez en lumière ultraviolette à 254 nm. Le chromatogramme obtenu avec la solution à examiner présente 2 bandes ; la première reste sur la ligne de départ et la seconde est semblable quant à sa position et ses dimensions à la bande principale du chromatogramme obtenu avec la solution témoin.

ESSAI

Aspect de la solution. Dissolvez 2,5 g de maléate de trimipramine dans du *chloroforme R* et complétez à 25 ml avec le même solvant. La solution n'est pas plus fortement colorée que la solution témoin JB_5 (*2.2.2, Procédé II*).

Substances apparentées. Opérez par chromatographie sur couche mince (*2.2.27*) en utilisant une plaque recouverte de *gel de silice G R*.

Solution à examiner (a). Dissolvez 0,50 g de maléate de trimipramine dans du *méthanol R* et complétez à 10 ml avec le même solvant. Préparez extemporanément.

Solution à examiner (b). Prélevez 1 ml de solution à examiner (a) et complétez à 20 ml avec du *méthanol R*.

Solution témoin (a). Dissolvez 25 mg de *maléate de trimipramine SCR* dans du *méthanol R* et complétez à 10 ml avec le même solvant. Préparez extemporanément.

Solution témoin (b). Prélevez 1 ml de solution témoin (a) et complétez à 10 ml avec du *méthanol R*.

Solution témoin (c). Prélevez 1 ml de solution témoin (a) et complétez à 25 ml avec du *méthanol R*.

Solution témoin (d). Dissolvez 10 mg d'*iminodibenzyle R* dans du *méthanol R* et complétez à 100 ml avec le même solvant. Préparez extemporanément.

Déposez sur la plaque 5 µl de chaque solution. Développez sur un parcours de 15 cm avec un mélange de 0,7 volume d'*ammoniaque concentrée R*, de 10 volumes d'*éthanol R* et de 90 volumes de *toluène R*. Laissez sécher la plaque à l'air pendant 15 min. Pulvérisez une solution de *dichromate de potassium R* à 5 g/l dans un mélange de 1 volume d'*acide sulfurique R* et de 4 volumes d'*eau R*. Examinez la plaque immédiatement. S'il apparaît une tache correspondant à l'iminodibenzyle dans le chromatogramme obtenu avec la solution à examiner (a), elle n'est pas plus intense que la tache du chromatogramme obtenu avec la solution témoin (d) (0,2 pour cent). S'il apparaît d'autres taches que la tache principale et que la tache correspondant à l'iminodibenzyle dans le chromatogramme obtenu avec la solution à examiner (a), aucune d'entre elles n'est plus intense que la tache du chromatogramme obtenu avec la solution témoin (b) (0,5 pour cent) et au maximum 3 d'entre elles peuvent être plus intenses que la tache du chromatogramme obtenu avec la solution témoin (c) (0,2 pour cent). Ne tenez pas compte d'une tache au point de départ.

Métaux lourds (*2.4.8*). 2,0 g de maléate de trimipramine satisfont à l'essai limite C des métaux lourds (20 ppm). Préparez le témoin avec 4 ml de *solution à 10 ppm de plomb (Pb) R*.

Perte à la dessiccation (*2.2.32*). Déterminée à l'étuve à 100-105 °C sur 1,000 g de maléate de trimipramine, la perte à la dessiccation n'est pas supérieure à 0,5 pour cent.

Cendres sulfuriques (*2.4.14*). Déterminé sur 1,0 g de maléate de trimipramine, le taux des cendres sulfuriques n'est pas supérieur à 0,1 pour cent.

DOSAGE

Dissolvez 0,3500 g de maléate de trimipramine dans 50 ml d'*acide acétique anhydre R*. Titrez par l'*acide perchlorique 0,1 M*. Déterminez le point de fin de titrage par potentiométrie (*2.2.20*).

1 ml d'*acide perchlorique 0,1 M* correspond à 41,05 mg de $C_{24}H_{30}N_2O_4$.

CONSERVATION

A l'abri de la lumière.

01/2002:1577

TROLAMINE

Trolaminum

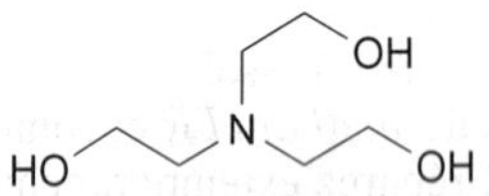

$C_6H_{15}NO_3$ M_r 149,2

DÉFINITION

La trolamine contient au minimum 99,0 pour cent *m/m* et au maximum l'équivalent de 103,0 pour cent *m/m* de bases totales, calculées en 2,2′,2″-nitrilotriéthanol par rapport à la substance anhydre.

CARACTÈRES

Liquide limpide, visqueux, incolore à légèrement jaunâtre, très hygroscopique, miscible à l'eau et à l'alcool, soluble dans le chlorure de méthylène, peu soluble dans l'éther.

IDENTIFICATION

Première identification : B, C.

Seconde identification : A, B, D.

A. La densité (*2.2.5*) est de 1,120 à 1,130.

B. L'indice de réfraction (*2.2.6*) est de 1,482 à 1,485.

C. Examinez les chromatogrammes obtenus dans l'essai des substances apparentées. Le pic principal du chromatogramme obtenu avec la solution à examiner est semblable quant à son temps de rétention et ses dimensions au pic principal du chromatogramme obtenu avec la solution témoin.

D. A 1 ml de trolamine, ajoutez 0,3 ml de *solution de sulfate de cuivre R*. Il se développe une coloration bleue. Ajoutez 2,5 ml de *solution diluée d'hydroxyde de sodium R* et chauffez à ébullition. La coloration bleue persiste.

ESSAI

Solution S. Dissolvez 12 g de trolamine dans de l'*eau R* et complétez à 20 ml avec le même solvant.

Aspect de la solution. La solution S est limpide (*2.2.1*) et n'est pas plus fortement colorée que la solution témoin B_6 (*2.2.2, Procédé II*).

Substances apparentées. Opérez par chromatographie en phase gazeuse (*2.2.28*).

Solution à examiner. Dissolvez 0,100 g de trolamine dans un mélange à volumes égaux d'*anhydride acétique R* et de *pyridine anhydre R* et complétez à 10,0 ml avec le même mélange de solvants. Chauffez à 50 °C pendant 30 min.

Solution témoin. Dissolvez 50 mg de *diéthanolamine R*, 5 mg d'*éthanolamine R* et 0,400 g de *trolamine SCR* dans un mélange à volumes égaux d'*anhydride acétique R* et de *pyridine anhydre R* et complétez à 50,0 ml avec le même mélange de solvants. Chauffez à 50 °C pendant 30 min.

La chromatographie peut être réalisée en utilisant :

- une colonne d'une longueur de 2 m et d'un diamètre intérieur de 2,2 mm, remplie de *terre d'infusoires silanisée pour chromatographie en phase gazeuse R* imprégnée de 5 pour cent *m/m* de *poly[(cyanopropyl)(méthyl)][(phényl)(méthyl)]siloxane R*,
- comme gaz vecteur, de l'*hélium pour chromatographie R*, à un débit de 35 ml/min,
- un détecteur à ionisation de flamme,

en utilisant la programmation de température suivante :

	Intervalle (min)	Température (°C)	Vitesse (°C/min)	Commentaire
Colonne	0 - 10	140		isotherme
	10 - 40	140 → 200	2	gradient linéaire
	40 - 45	200		isotherme
Chambre à injection		250		
Détecteur		250		

Injectez 1 µl de solution à examiner et 1 µl de solution témoin. Les temps de rétention approximatifs sont de 7 min pour l'éthanolamine, de 19 min pour la trolamine et de 23 min pour la diéthanolamine.

Calculez la teneur pour cent des substances apparentées à partir de la surface des pics du chromatogramme obtenu avec la solution à examiner en utilisant le procédé de normalisation sans tenir compte de tout pic dû au solvant. La teneur en éthanolamine n'est pas supérieure à 0,2 pour cent ; la teneur en diéthanolamine n'est pas supérieure à 1,0 pour cent ; la teneur totale de toutes les autres substances apparentées n'est pas supérieure à 0,5 pour cent. L'essai n'est valable que si le chromatogramme obtenu avec la solution témoin présente 3 pics nettement séparés.

***N*-Nitrosodiéthanolamine**. Opérez par chromatographie en phase gazeuse (*2.2.28*).

Effectuez l'essai sous une hotte ventilée, portez des gants et des lunettes de sécurité.

Solution à examiner. Dans un appareil à distiller approprié, mélangez 100,0 g de trolamine avec 100,0 ml d'*éthylèneglycol R* et distillez doucement 10,0 ml sous vide sous une pression ne dépassant pas 1,3 kPa. Redistillez 1 ml de ce distillat.

Solution témoin. Prélevez 25,0 mg de *N-nitrosodiéthanolamine R* et complétez à 100,0 ml avec de l'*éthylèneglycol R*. Prélevez 5,0 ml de solution et complétez à 50,0 ml avec de l'*éthylèneglycol R*. Prélevez 5,0 ml de solution et complétez à 50,0 ml avec de l'*éthylèneglycol R*.

La chromatographie peut être réalisée en utilisant :

- une colonne de silice fondue d'une longueur de 30 m et d'un diamètre intérieur de 0,25 mm, à paroi intérieure recouverte d'un film de *macrogol 20 000 R* (épaisseur du film 0,25 µm),
- comme gaz vecteur, de l'*hélium pour chromatographie R*, à un débit de 0,75 ml/min et un rapport de division de 1:15,
- comme détecteur, un spectromètre de masse réglé à 72 m/e,

en utilisant la programmation de température suivante :

	Intervalle (min)	Température (°C)	Vitesse (°C/min)	Commentaire
Colonne	0 - 2	180		isotherme
	2 - 8	180 → 240	10	
	8 - 25	240		
Chambre à injection		240		
Détecteur		240		

Injectez 3 µl de solution à examiner et 3 µl de solution témoin. S'il apparaît un pic correspondant à la *N*-nitrosodiéthanolamine (temps de rétention de 20 min environ) dans le chromatogramme obtenu avec la solution à examiner, sa surface n'est pas supérieure à celle du pic correspondant dans le chromatogramme obtenu avec la solution témoin.

La trolamine ne contient pas plus de 25 ppb de *N*-nitrosodiéthanolamine.

Métaux lourds (*2.4.8*). Prélevez 5 ml de solution S et complétez à 30 ml avec de l'*eau R*. La solution satisfait à l'essai limite A des métaux lourds (10 ppm). Préparez le témoin avec la *solution à 1 ppm de plomb (Pb) R*.

Teneur en eau (*2.5.12*). Déterminé par semi-microdosage sur 1,000 g de trolamine, la teneur en eau n'est pas supérieure à 1,0 pour cent. Débouchez la fiole de titrage, introduisez la substance à examiner directement dans le solvant préalablement titré et rebouchez immédiatement.

Cendres sulfuriques (*2.4.14*). Déterminé sur 1,0 g de trolamine, le taux des cendres sulfuriques n'est pas supérieur à 0,1 pour cent. Omettez le chauffage initial au bain-marie.

DOSAGE

Dissolvez 1,200 g de trolamine dans 75 ml d'*eau exempte de dioxyde de carbone R*. Titrez par l'*acide chlorhydrique 1 M* en présence de 0,3 ml de *solution de rouge de méthyle R*.

1 ml d'*acide chlorhydrique 1 M* correspond à 149,2 mg de $C_6H_{15}NO_3$.

CONSERVATION

En récipient étanche, à l'abri de la lumière.

IMPURETÉS

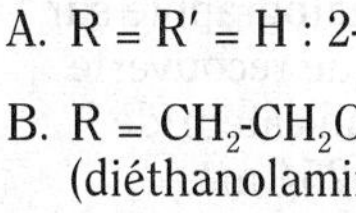

A. R = R′ = H : 2-aminoéthanol (éthanolamine),

B. R = CH_2-CH_2OH, R′ = H : 2,2′-iminodiéthanol (diéthanolamine),

C. R = CH_2-CH_2OH, R′ = NO : 2,2′-(nitrosoimino)diéthanol (N-nitrosodiéthanolamine).

01/2002:1053

TROMÉTAMOL

Trometamolum

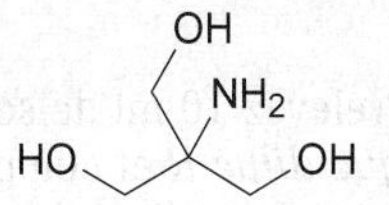

$C_4H_{11}NO_3$ M_r 121,1

DÉFINITION

Le trométamol contient au minimum 99,0 pour cent et au maximum l'équivalent de 100,5 pour cent d'aminométhylidynetri(méthanol), calculé par rapport à la substance desséchée.

CARACTÈRES

Poudre cristalline blanche ou cristaux incolores, facilement solubles dans l'eau, assez solubles dans l'alcool, très peu solubles dans l'acétate d'éthyle.

IDENTIFICATION

Première identification : B, C.

Seconde identification : A, B, D.

A. La solution S (voir Essai) est fortement alcaline (*2.2.4*).

B. Le point de fusion (*2.2.14*) du trométamol est de 168 °C à 174 °C.

C. Examinez le trométamol par spectrophotométrie d'absorption dans l'infrarouge (*2.2.24*), en comparant avec le spectre obtenu avec le *trométamol SCR*.

D. Examinez les chromatogrammes obtenus dans l'essai des substances apparentées. La tache principale du chromatogramme obtenu avec la solution à examiner (b) est semblable quant à sa position, sa coloration et ses dimensions à la tache principale du chromatogramme obtenu avec la solution témoin (a).

ESSAI

Solution S. Dissolvez 2,5 g de trométamol dans de l'*eau exempte de dioxyde de carbone R* et complétez à 50 ml avec le même solvant.

Aspect de la solution. La solution S est limpide (*2.2.1*) et incolore (*2.2.2, Procédé II*).

Détermination du pH (*2.2.3*). Le pH de la solution S, récemment préparée, est de 10,0 à 11,5.

Substances apparentées. Opérez par chromatographie sur couche mince (*2.2.27*) en utilisant une plaque recouverte de *gel de silice G R*. Lavez la plaque avec du *méthanol R* avant de déposer les solutions.

Solution à examiner (a). Dissolvez en chauffant 0,20 g de trométamol dans 1 ml d'*eau R* et complétez à 10 ml avec du *méthanol R*.

Solution à examiner (b). Prélevez 1 ml de solution à examiner (a) et complétez à 10 ml avec du *méthanol R*.

Solution témoin (a). Dissolvez 20 mg de *trométamol SCR* dans du *méthanol R* et complétez à 10 ml avec le même solvant.

Solution témoin (b). Prélevez 1 ml de solution à examiner (a) et complétez à 100 ml avec du *méthanol R*.

Déposez sur la plaque 10 µl de chaque solution. Développez sur un parcours de 10 cm avec un mélange de 10 volumes d'*ammoniaque diluée R1* et de 90 volumes de *2-propanol R*. Séchez la plaque à 100-105 °C. Pulvérisez une solution de *permanganate de potassium R* à 5 g/l dans une solution de *carbonate de sodium R* à 10 g/l. Examinez à la lumière du jour, 10 min environ après la pulvérisation. S'il apparaît d'autres taches que la tache principale dans le chromatogramme obtenu avec la solution à examiner (a), aucune d'entre elles n'est plus intense que la tache du chromatogramme obtenu avec la solution témoin (b) (1,0 pour cent).

Chlorures (*2.4.4*). Prélevez 10 ml de solution S, ajoutez 2,5 ml d'*acide nitrique dilué R* et complétez à 15 ml avec de l'*eau R*. La solution satisfait à l'essai limite des chlorures (100 ppm).

Fer (*2.4.9*). Dissolvez 1,0 g de trométamol dans de l'*eau R* et complétez à 10 ml avec le même solvant. La solution satisfait à l'essai limite du fer (10 ppm).

Métaux lourds (*2.4.8*). Dissolvez 2,0 g de trométamol dans 10 ml d'*eau R*. Neutralisez la solution avec de l'*acide chlorhydrique R1*, puis complétez à 20 ml avec de l'*eau R*. 12 ml de solution satisfont à l'essai limite A des métaux lourds (10 ppm). Préparez le témoin avec la *solution à 1 ppm de plomb (Pb) R*.

Perte à la dessiccation (*2.2.32*). Déterminée à l'étuve à 100-105 °C sur 1,000 g de trométamol, la perte à la dessiccation n'est pas supérieure à 0,5 pour cent.

Cendres sulfuriques (*2.4.14*). Déterminé sur 1,0 g de trométamol, le taux des cendres sulfuriques n'est pas supérieur à 0,1 pour cent.

Stérilité (*2.6.1*). Le trométamol destiné à la préparation de formes pharmaceutiques administrées par voie parentérale sans autre procédé approprié de stérilisation satisfait également à l'essai de stérilité.

Endotoxines bactériennes (*2.6.14*) : moins de 0,03 UI/mg, si le trométamol est destiné à la préparation de formes pharmaceutiques administrées par voie parentérale sans autre procédé approprié d'élimination des endotoxines bactériennes.

DOSAGE

Dissolvez 0,100 g de trométamol dans 20 ml d'*eau R*. Titrez par l'*acide chlorhydrique 0,1 M* en présence de 0,2 ml de *solution de rouge de méthyle R* jusqu'à virage du jaune au rouge.

1 ml d'*acide chlorhydrique 0,1 M* correspond à 12,11 mg de $C_4H_{11}NO_3$.

ÉTIQUETAGE

L'étiquette indique :

– dans les cas appropriés, que la substance est stérile,

– dans les cas appropriés, que la substance est exempte d'endotoxines bactériennes.

IMPURETÉS

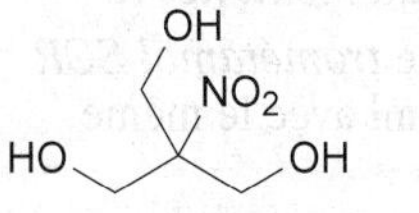

A. nitrométhylidynetri(méthanol).

01/2002:1159

TROPICAMIDE

Tropicamidum

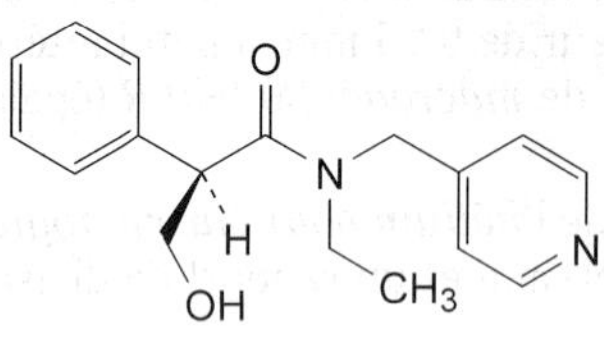

$C_{17}H_{20}N_2O_2$ M_r 284,4

DÉFINITION

Le tropicamide contient au minimum 99,0 pour cent et au maximum l'équivalent de 101,0 pour cent de (2*RS*)-*N*-éthyl-3-hydroxy-2-phényl-*N*-(pyridin-4-ylméthyl)propanamide, calculé par rapport à la substance desséchée.

CARACTÈRES

Poudre cristalline, blanche ou sensiblement blanche, peu soluble dans l'eau, facilement soluble dans l'alcool et dans le chlorure de méthylène.

IDENTIFICATION

Première identification : C.

Seconde identification : A, B, D, E.

A. Le point de fusion (*2.2.14*) du tropicamide est de 95 °C à 98 °C.

B. Dissolvez 20,0 mg de tropicamide dans de l'*acide chlorhydrique 0,1 M* et complétez à 50,0 ml avec le même acide. Prélevez 2,0 ml de solution et complétez à 20,0 ml avec de l'*acide chlorhydrique 0,1 M*. Examinée de 230 nm à 350 nm (*2.2.25*), la solution présente un maximum d'absorption à 254 nm. L'absorbance spécifique au maximum est de 170 à 190.

C. Examinez le tropicamide par spectrophotométrie d'absorption dans l'infrarouge (*2.2.24*), en comparant avec le spectre obtenu avec le *tropicamide SCR*. Examinez les substances sous forme de pastilles.

D. Examinez les chromatogrammes obtenus dans l'essai des substances apparentées. La tache principale du chromatogramme obtenu avec la solution à examiner (b) est semblable quant à sa position et ses dimensions à la tache du chromatogramme obtenu avec la solution témoin (a).

E. Dissolvez 5 mg environ de tropicamide dans 3 ml d'un mélange de 9 ml d'*anhydride acétique R*, de 1 ml d'*acide acétique R* et de 0,1 g d'*acide citrique R*. Chauffez au bain-marie pendant 5 à 10 min. Il apparaît une coloration jaune-rouge.

ESSAI

Aspect de la solution. Dissolvez 0,1 g de tropicamide dans de l'*alcool R* et complétez à 10 ml avec le même solvant. La solution est limpide (*2.2.1*) et incolore (*2.2.2, Procédé II*).

Angle de rotation optique (*2.2.7*). Dissolvez 2,5 g de tropicamide dans de l'*éthanol R* et complétez à 25,0 ml avec le même solvant. L'angle de rotation optique est de – 0,1° à + 0,1°.

Substances apparentées. Opérez par chromatographie sur couche mince (*2.2.27*) en utilisant une plaque recouverte d'un gel de silice approprié contenant un indicateur de fluorescence dont l'intensité est optimale à 254 nm.

Solution à examiner (a). Dissolvez 0,10 g de tropicamide dans du *chlorure de méthylène R* et complétez à 5 ml avec le même solvant.

Solution à examiner (b). Prélevez 1 ml de solution à examiner (a) et complétez à 20 ml avec du *chlorure de méthylène R.*

Solution témoin (a). Dissolvez 10 mg de *tropicamide SCR* dans du *chlorure de méthylène R* et complétez à 10 ml avec le même solvant.

Solution témoin (b). Prélevez 1 ml de solution à examiner (b) et complétez à 10 ml avec du *chlorure de méthylène R.*

Solution témoin (c). Prélevez 2 ml de solution témoin (b) et complétez à 5 ml avec du *chlorure de méthylène R.*

Solution témoin (d). Dissolvez 20 mg de *4-[(éthylamino)méthyl]pyridine R* dans du *chlorure de méthylène R* et complétez à 20 ml avec le même solvant. Prélevez 1 ml de solution et 1 ml de solution témoin (a) et complétez à 10 ml avec du *chlorure de méthylène R.*

Déposez séparément sur la plaque 10 µl de chaque solution. Développez sur un parcours de 15 cm avec un mélange de 0,5 volume d'*ammoniaque concentrée R,* de 5 volumes de *méthanol R* et de 95 volumes de *chlorure de méthylène R.* Laissez sécher la plaque à l'air. Examinez en lumière ultraviolette à 254 nm. S'il apparaît d'autres taches que la tache principale dans le chromatogramme obtenu avec la solution à examiner (a), aucune d'entre elles n'est plus intense que la tache du chromatogramme obtenu avec la solution témoin (b) (0,5 pour cent) et une seule d'entre elles peut être plus intense que la tache du chromatogramme obtenu avec la solution témoin (c) (0,2 pour cent). L'essai n'est valable que si le chromatogramme obtenu avec la solution témoin (d) présente 2 taches nettement séparées.

Acide tropique. A 10,0 mg de tropicamide, ajoutez 5 mg de *tétraborate de sodium R* et 0,35 ml d'une solution récemment préparée de *diméthylaminobenzaldéhyde R* à 100 g/l dans un mélange de 1 volume d'*eau R* et de 9 volumes d'*acide sulfurique R.* Chauffez au bain-marie pendant 3 min. Refroidissez dans de l'eau glacée, puis ajoutez 5 ml d'*anhydride acétique R* ; il ne se développe aucune coloration rouge-violette (0,05 pour cent).

Chlorures (*2.4.4*). Dissolvez en chauffant, 1,0 g de tropicamide dans 8 ml d'*acide acétique R,* refroidissez et complétez à 10 ml avec le même acide. Prélevez 5 ml de solution et complétez à 15 ml avec de l'*eau R.* La solution satisfait à l'essai limite des chlorures (100 ppm).

Perte à la dessiccation (*2.2.32*). Déterminée à l'étuve à 80 °C sous une pression ne dépassant pas 0,7 kPa pendant 4 h sur 1,000 g de tropicamide, la perte à la dessiccation n'est pas supérieure à 0,5 pour cent.

Cendres sulfuriques (*2.2.14*). Déterminé sur 1,0 g de tropicamide, le taux des cendres sulfuriques n'est pas supérieur à 0,1 pour cent.

DOSAGE

Dissolvez 0,200 g de tropicamide dans 50 ml d'*acide acétique anhydre R.* Titrez par l'*acide perchlorique 0,1 M* en présence de 0,2 ml de *solution de naphtolbenzéine R* jusqu'à virage de l'orange au vert.

1 ml d'*acide perchlorique 0,1 M* correspond à 28,44 mg de $C_{17}H_{20}N_2O_2$.

CONSERVATION

A l'abri de la lumière.

IMPURETÉS

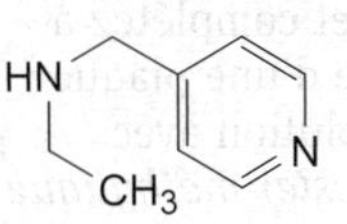

A. *N*-(pyridin-4-ylméthyl)éthanamine,

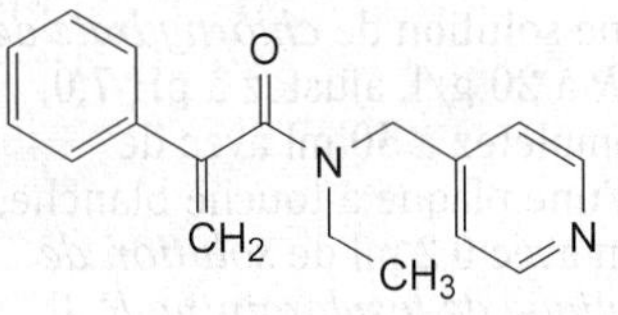

B. *N*-éthyl-2-phényl-*N*-(pyridin-4-ylméthyl)propénamide,

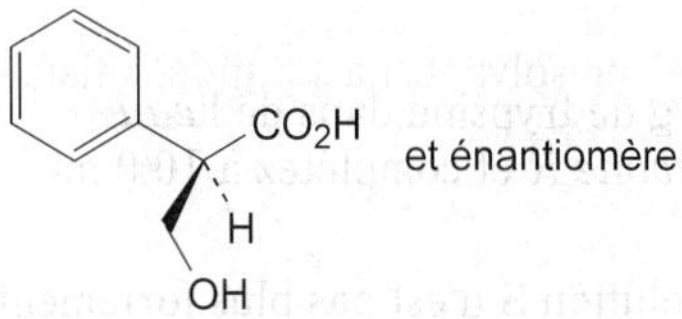

C. acide (2*RS*)-3-hydroxy-2-phénylpropanoïque (acide tropique).

01/2002:0694

TRYPSINE

Trypsinum

DÉFINITION

La trypsine est une enzyme protéolytique obtenue par activation du trypsinogène extrait du pancréas de mammifères sains. Son activité n'est pas inférieure à 0,5 microkatals par milligramme, calculé par rapport à la substance desséchée. En solution, l'activité enzymatique est optimale à pH 8 ; à pH 3, l'activité enzymatique est inhibée de façon réversible, mais c'est à ce pH que la trypsine est le plus stable.

PRODUCTION

Les animaux à partir desquels la trypsine est obtenue répondent aux exigences de santé requises par les autorités compétentes pour les animaux destinés à la consommation humaine.

Il doit être établi dans quelle mesure le procédé de production permet d'inactiver ou d'éliminer toute contamination par des virus ou d'autres agents infectieux.

Le procédé de production fait l'objet d'une validation permettant de démontrer que le produit satisferait à l'essai suivant s'il lui était appliqué :

Histamine (*2.6.10*). Opérez sur une solution de trypsine à 10 g/l dans de la *solution tampon borate pH 8,0 (0,0015 M) R,* inactivée par chauffage au bain-marie pendant 30 min. Effectuez les dilutions avec une solution de *chlorure de sodium R* à 9 g/l. La trypsine contient au maximum 1 µg d'histamine base pour 0,2 microkatal d'activité trypsine.

CARACTÈRES

Poudre cristalline ou amorphe, blanche ou sensiblement blanche, assez soluble dans l'eau. Sous forme amorphe, la trypsine est hygroscopique.

IDENTIFICATION

A. Prélevez 1 ml de solution S (voir Essai) et complétez à 100 ml avec de l'*eau R.* Dans une cupule d'une plaque à touche blanche, mélangez 0,1 ml de solution avec 0,2 ml de *solution de chlorhydrate de l'ester méthylique de tosylarginine R.* Il se développe une coloration violet-rouge dans les 3 min qui suivent.

B. Prélevez 0,5 ml de solution S et complétez à 5 ml avec de l'*eau R.* Ajoutez 0,1 ml d'une solution de *chlorhydrate de tosyl-lysyl-chlorométhane R* à 20 g/l, ajustez à pH 7,0, agitez pendant 2 h, puis complétez à 50 ml avec de l'*eau R.* Dans une cupule d'une plaque à touche blanche, mélangez 0,1 ml de solution avec 0,2 ml de *solution de chlorhydrate d'ester méthylique de tosylarginine R.* Il ne se développe pas de coloration violet-rouge dans les 3 min qui suivent.

ESSAI

Solution S. Dissolvez 0,10 g de trypsine dans de l'*eau exempte de dioxyde de carbone R* et complétez à 10,0 ml avec le même solvant.

Aspect de la solution. La solution S n'est pas plus fortement opalescente que la suspension témoin III (*2.2.1*).

Détermination du pH (*2.2.3*). Le pH de la solution S est de 3,0 à 6,0.

Absorbance (*2.2.25*). Dissolvez 30,0 mg de trypsine dans de l'*acide chlorhydrique 0,001 M* et complétez à 100,0 ml avec le même acide. La solution présente un maximum d'absorption à 280 nm et un minimum à 250 nm. Déterminée au maximum, l'absorbance spécifique est de 13,5 à 16,5 et déterminée au minimum, elle n'est pas supérieure à 7,0.

Chymotrypsine. A 1,8 ml de *solution tampon pH 8,0 R,* ajoutez 7,4 ml d'*eau R* et 0,5 ml d'*ester éthylique d'acétyltyrosine 0,2 M R.* En agitant la solution, ajoutez 0,3 ml de solution S et déclenchez un chronomètre. Après 5 min exactement, mesurez le pH (*2.2.3*) (solution à examiner). Préparez une solution témoin dans les mêmes conditions en remplaçant la solution S par 0,3 ml de solution de *chymotrypsine PBR* à 0,5 g/l et mesurez le pH (*2.2.3*) 5 min exactement après l'addition de la chymotrypsine. Le pH de la solution à examiner est supérieur à celui de la solution témoin.

Perte à la dessiccation (*2.2.32*). Déterminée à 60 °C sous une pression ne dépassant pas 670 Pa pendant 2 h sur 0,500 g de trypsine, la perte à la dessiccation n'est pas supérieure à 5,0 pour cent.

Contamination microbienne. La trypsine satisfait à une limite du nombre de germes aérobies viables totaux (*2.6.12*) de 10^4 microorganismes par gramme, déterminé par dénombrement sur plaque de gélose. La trypsine satisfait aux essais d'*Escherichia coli* et des salmonelles (*2.6.13*).

TITRAGE

L'activité de la trypsine est déterminée par comparaison de la vitesse avec laquelle elle hydrolyse le *chlorhydrate de l'ester éthylique de benzoylarginine R* et de la vitesse avec laquelle la *trypsine PBR* hydrolyse le même substrat dans les mêmes conditions.

Appareillage. Utilisez un vase à réaction de 30 ml environ muni :

- d'un dispositif permettant de maintenir la température à 25,0 ± 0,1 °C,
- d'un agitateur, par exemple un agitateur magnétique,
- d'un couvercle pourvu d'orifices pour le passage des électrodes, de l'extrémité d'une burette, d'un tube d'adduction d'azote et pour l'introduction des réactifs.

Un appareil à titrage automatique ou manuel peut être utilisé ; dans le second cas, la burette est graduée en 0,005 ml et le pH-mètre est pourvu d'une échelle de lecture étendue et d'électrodes de verre-calomel.

Solution à examiner. Dissolvez une quantité appropriée de trypsine dans de l'*acide chlorhydrique 0,001 M* et complétez à 25,0 ml avec le même acide de façon à obtenir une solution contenant 700 nanokatals environ par millilitre.

Solution de référence. Dissolvez 25,0 mg de *trypsine PBR* dans de l'*acide chlorhydrique 0,001 M* et complétez à 25,0 ml avec le même acide.

Conservez les 2 solutions à une température de 0 °C à 5 °C. Ramenez 1 ml de chaque solution à une température de 25 °C environ en 15 min et utilisez pour chaque titrage 50 µl de chacune d'elles. Effectuez l'essai sous atmosphère d'azote. Dans le vase à réaction, introduisez, sans cesser d'agiter, 10,0 ml de *solution tampon borate pH 8,0 (0,0015 M) R* et 1,0 ml de solution de *chlorhydrate d'ester éthylique de benzoylarginine R* à 6,86 g/l préparée récemment. Lorsque l'équilibre thermique (25,0 ± 0,1 °C) est atteint (en 5 min environ), ajustez exactement à pH 8,0 en ajoutant de l'*hydroxyde de sodium 0,1 M.* Ajoutez 50 µl de solution à examiner et déclenchez un chronomètre. Maintenez à pH 8,0 par addition d'*hydroxyde de sodium 0,1 M.* En ayant soin de laisser l'extrémité de la microburette immergée dans la solution, notez les volumes ajoutés toutes les 30 s. Suivez la réaction pendant 8 min. Déterminez le volume d'*hydroxyde de sodium 0,1 M* utilisé par seconde. Opérez dans les mêmes conditions avec la solution de référence et déterminez le volume d'*hydroxyde de sodium 0,1 M* utilisé par seconde. Calculez l'activité de la trypsine en microkatals par milligramme à l'aide de l'expression :

$$\frac{m' \times V}{m \times V'} \times A$$

m = masse de la substance à examiner, en milligrammes,

m' = masse de la *trypsine PBR,* en milligrammes,

V = volume d'*hydroxyde de sodium 0,1 M* utilisé par seconde par la solution à examiner,

V' = volume d'*hydroxyde de sodium 0,1 M* utilisé par seconde par la solution de référence,

A = activité de la *trypsine PBR,* en microkatals par milligramme.

CONSERVATION

En récipient étanche, à l'abri de la lumière, à une température de 2 °C à 8 °C.

ÉTIQUETAGE

L'étiquette indique l'activité en microkatals par milligramme.

01/2002:1272

TRYPTOPHANE

Tryptophanum

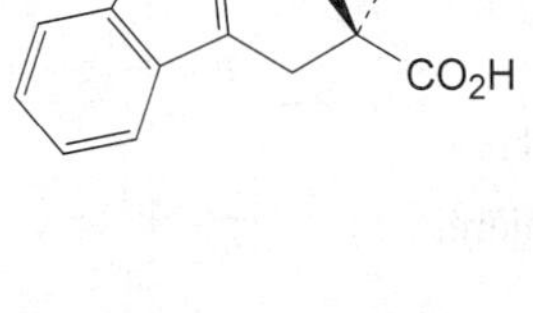

$C_{11}H_{12}N_2O_2$ M_r 204,2

DÉFINITION

Le tryptophane contient au minimum 98,5 pour cent et au maximum l'équivalent de 101,0 pour cent d'acide (*S*)-2-amino-3-(1*H*-indol-3-yl)propanoïque, calculé par rapport à la substance desséchée.

CARACTÈRES

Poudre cristalline ou amorphe, blanche ou sensiblement blanche, assez soluble dans l'eau, peu soluble dans l'alcool, pratiquement insoluble dans l'éther. Le tryptophane se dissout dans les solutions diluées d'acides minéraux et d'hydroxydes alcalins.

IDENTIFICATION

Première identification : A, B.

Seconde identification : A, C, D.

A. Le tryptophane satisfait à l'essai « Pouvoir rotatoire spécifique » (voir Essai).

B. Examinez le tryptophane par spectrophotométrie d'absorption dans l'infrarouge (*2.2.24*), en comparant avec le spectre obtenu avec le *tryptophane SCR*. Examinez les substances sous forme de pastilles.

C. Examinez les chromatogrammes obtenus dans l'essai des substances décelables par la ninhydrine. La tache principale du chromatogramme obtenu avec la solution à examiner (b) est semblable quant à sa position, sa coloration et ses dimensions à la tache principale du chromatogramme obtenu avec la solution témoin (a).

D. Dissolvez 20 mg environ de tryptophane dans 10 ml d'*eau R*. Ajoutez 5 ml de *solution de diméthylaminobenzaldéhyde R6* et 2 ml d'*acide chlorhydrique R1*. Chauffez au bain-marie. Il se développe une coloration bleu-pourpre.

ESSAI

Aspect de la solution. Dissolvez 0,1 g de tryptophane dans une solution d'*acide chlorhydrique 1 M* et complétez à 10 ml avec le même acide. La solution est limpide (*2.2.1*) et n'est pas plus fortement colorée que la solution témoin JB_6 (*2.2.2, Procédé II*).

Pouvoir rotatoire spécifique (*2.2.7*). Dissolvez, en chauffant au bain-marie si nécessaire, 0,25 g de tryptophane dans de l'*eau R* et complétez à 25,0 ml avec le même solvant. Calculé par rapport à la substance desséchée, le pouvoir rotatoire spécifique est de – 30,0 à – 33,0.

Substances décelables par la ninhydrine. Opérez par chromatographie sur couche mince (*2.2.27*) en utilisant une *plaque au gel de silice pour CCM R*.

Solution à examiner (a). Dissolvez 0,10 g de tryptophane dans un mélange à volumes égaux d'*acide acétique glacial R* et d'*eau R* et complétez à 10 ml avec le même mélange de solvants.

Solution à examiner (b). Prélevez 1 ml de solution à examiner (a) et complétez à 50 ml avec un mélange à volumes égaux d'*acide acétique glacial R* et d'*eau R*.

Solution témoin (a). Dissolvez 10 mg de *tryptophane SCR* dans un mélange à volumes égaux d'*acide acétique glacial R* et d'*eau R* et complétez à 50 ml avec le même mélange de solvants.

Solution témoin (b). Prélevez 5 ml de solution à examiner (b) et complétez à 20 ml avec un mélange à volumes égaux d'*acide acétique glacial R* et d'*eau R*.

Solution témoin (c). Dissolvez 10 mg de *tryptophane SCR* et 10 mg de *tyrosine SCR* dans un mélange à volumes égaux d'*acide acétique glacial R* et d'*eau R* et complétez à 25 ml avec le même mélange de solvants.

Déposez sur la plaque 5 µl de chaque solution. Développez sur un parcours de 15 cm avec un mélange de 20 volumes d'*acide acétique glacial R*, de 20 volumes d'*eau R* et de 60 volumes de *butanol R*. Laissez sécher la plaque à l'air. Pulvérisez de la *solution de ninhydrine R*. Chauffez la plaque à 100-105 °C pendant 15 min. S'il apparaît d'autres taches que la tache principale dans le chromatogramme obtenu avec la solution à examiner (a), aucune d'entre elles n'est plus intense que la tache du chromatogramme obtenu avec la solution témoin (b) (0,5 pour cent). L'essai n'est valable que si le chromatogramme obtenu avec la solution témoin (c) présente 2 taches nettement séparées.

1,1'-Ethylidènebistryptophane et autres substances apparentées. Opérez par chromatographie liquide (*2.2.29*).

Solution tampon pH 2,3. Dissolvez 3,90 g de *phosphate monosodique R* dans 1000 ml d'*eau R*. Ajoutez environ 700 ml d'une solution à 2,9 g/l d'*acide phosphorique R* et ajustez à pH 2,3 avec la même solution acide.

Préparez les solutions immédiatement avant l'emploi.

Solution standard. Dissolvez 10,0 mg de *N-acétyltryptophane R* dans un mélange de 10 volumes d'*acétonitrile R* et de 90 volumes d'*eau R* et complétez à 100,0 ml avec le même mélange de solvants. Prélevez 2,0 ml de solution et complétez à 100,0 ml avec le même mélange de solvants.

Solution à examiner (a). Dissolvez 0,10 g de tryptophane dans un mélange de 10 volumes d'*acétonitrile R* et de 90 volumes d'*eau R* et complétez à 10,0 ml avec le même mélange de solvants.

Solution à examiner (b). Dissolvez 0,10 g de tryptophane dans la solution standard et complétez à 10,0 ml avec la même solution.

Solution témoin (a). Dissolvez 1,0 mg de *1,1'-éthylidènebistryptophane SCR* dans un mélange de 10 volumes d'*acétonitrile R* et de 90 volumes d'*eau R* et complétez à 100,0 ml avec le même mélange de solvants.

Solution témoin (b). Prélevez 10,0 ml de solution témoin (a) et complétez à 50,0 ml avec la solution standard.

Solution témoin (c). Prélevez 10,0 ml de solution témoin (a) et complétez à 50,0 ml avec un mélange de 10 volumes d'*acétonitrile R* et de 90 volumes d'*eau R*.

Solution témoin (d). Dissolvez 0,10 g de tryptophane dans de la solution témoin (c) et complétez à 10,0 ml avec la même solution.

Solution témoin (e). Prélevez 1,0 ml de solution témoin (c) et complétez à 10,0 ml avec un mélange de 10 volumes d'*acétonitrile R* et de 90 volumes d'*eau R*.

La chromatographie peut être réalisée en utilisant :

– une colonne d'acier inoxydable, d'une longueur de 0,25 m et d'un diamètre intérieur de 4,6 mm, remplie de *gel de silice octadécylsilylé pour chromatographie R* (5 µm),

– comme phase mobile, à un débit de 0,7 ml/min :

  Phase mobile A. Un mélange de 115 volumes d'*acétonitrile R* et de 885 volumes de solution tampon pH 2,3,

  Phase mobile B. Un mélange de 350 volumes d'*acétonitrile R* et de 650 volumes de solution tampon pH 2,3,

– avec le programme d'élution suivant :

Monographies Q - Z

Intervalle (min)	Phase mobile A (pour cent *V/V*)	Phase mobile B (pour cent *V/V*)	Commentaire
0 - 10	100	0	isocratique
10 - 45	100 → 0	0 → 100	gradient linéaire
45 - 65	0	100	isocratique
65 - 66	0 → 100	100 → 0	gradient linéaire
66 - 80	100	0	rééquilibrage

– comme détecteur, un spectrophotomètre réglé à 220 nm,

en maintenant la température de la colonne à 40 °C.

Injectez 20 µl de solution témoin (b), 20 µl de solution témoin (d) et 20 µl de solution témoin (e).

Lorsque les chromatogrammes sont enregistrés dans les conditions prescrites, les temps de rétention sont de 8 min environ pour le tryptophane, de 29 min environ pour le *N*-acétyltryptophane et de 34 min environ pour le 1,1′-éthylidènebistryptophane. Ajustez la sensibilité du système de façon que la hauteur du pic correspondant au *N*-acétyltryptophane dans le chromatogramme obtenu avec la solution témoin (b) représente 50 pour cent au minimum de l'échelle totale de l'enregistreur.

L'essai n'est valable que si :

– dans le chromatogramme obtenu avec la solution témoin (b), la résolution entre les pics correspondant respectivement au *N*-acétyltryptophane et au 1,1′-éthylidènebistryptophane n'est pas inférieure à 8,0. Si nécessaire, ajustez la durée de l'élution avec la phase mobile A. Une augmentation allonge les temps de rétention et conduit à une meilleure résolution,

– le chromatogramme obtenu avec la solution témoin (e) présente un pic principal dont le rapport signal/bruit n'est pas inférieur à 15.

Injectez 20 µl de solution à examiner (a) et 20 µl de solution à examiner (b). Vérifiez que le chromatogramme obtenu avec la solution à examiner (a) ne présente pas de pic ayant le même temps de rétention que le *N*-acétyltryptophane (auquel cas corrigez l'aire du pic correspondant au *N*-acétyltryptophane). S'il apparaît, dans le chromatogramme obtenu avec la solution à examiner (b), un pic correspondant au 1,1′-éthylidènebistryptophane, sa surface n'est pas supérieure à 0,5 fois celle du pic principal du chromatogramme obtenu avec la solution témoin (e) (10 ppm). La somme de la surface de tous les pics ayant un temps de rétention inférieur à celui du tryptophane n'est pas supérieure à 0,6 fois celle du pic correspondant au *N*-acétyltryptophane dans le chromatogramme obtenu avec la solution témoin (b) (100 ppm). La somme de la surface de tous les pics, à l'exception du pic correspondant au *N*-acétyltryptophane, ayant un temps de rétention supérieur à celui du tryptophane et jusqu'à 1,8 fois le temps de rétention du pic correspondant au *N*-acétyltryptophane, n'est pas supérieure à 1,9 fois celle du pic correspondant au *N*-acétyltryptophane dans le chromatogramme obtenu avec la solution témoin (b) (300 ppm). Ne tenez pas compte d'un pic dû au solvant ni des pics dont la surface est inférieure à 0,02 fois la surface du pic correspondant au *N*-acétyltryptophane dans le chromatogramme obtenu avec la solution témoin (b).

Chlorures(*2.4.4*). Dissolvez 0,25 g de tryptophane dans 3 ml d'*acide nitrique dilué R* et complétez à 15 ml avec de l'*eau R*. La solution, sans addition ultérieure d'acide nitrique, satisfait à l'essai limite des chlorures (200 ppm).

Sulfates(*2.4.13*). Dissolvez 0,5 g de tryptophane dans un mélange de 5 volumes d'*acide chlorhydrique dilué R* et de 25 volumes d'*eau distillée R* et complétez à 15 ml avec le même mélange de solvants. La solution satisfait à l'essai limite des sulfates (300 ppm).

Ammonium (*2.4.1*). 0,10 g de tryptophane satisfait à l'essai limite B de l'ammonium (200 ppm). Préparez le témoin avec 0,2 ml de *solution à 100 ppm d'ammonium* (NH_4) *R*.

Fer (*2.4.9*). Dans une ampoule à décantation, dissolvez 0,50 g de tryptophane dans 10 ml d'*acide chlorhydrique dilué R*. Agitez avec 3 fois 10 ml de *méthylisobutylcétone R1* pendant 3 min chaque fois. Agitez les couches organiques réunies avec 10 ml d'*eau R* pendant 3 min. La couche aqueuse satisfait à l'essai limite du fer (20 ppm).

Métaux lourds (*2.4.8*). 2,0 g de tryptophane satisfont à l'essai limite D des métaux lourds (10 ppm). Préparez le témoin avec 2 ml de *solution à 10 ppm de plomb (Pb) R*.

Perte à la dessiccation (*2.2.32*). Déterminée à l'étuve à 100-105 °C sur 1,000 g de tryptophane, la perte à la dessiccation n'est pas supérieure à 0,5 pour cent.

Cendres sulfuriques (*2.4.14*). Déterminé sur 1,0 g de tryptophane, le taux des cendres sulfuriques n'est pas supérieur à 0,1 pour cent.

DOSAGE

Dissolvez 0,150 g de tryptophane dans 3 ml d'*acide formique anhydre R* et ajoutez 30 ml d'*acide acétique anhydre R*. Titrez par l'*acide perchlorique 0,1 M* en présence de 0,1 ml de *solution de naphtolbenzéine R*.

1 ml d'*acide perchlorique 0,1 M* correspond à 20,42 mg de $C_{11}H_{12}N_2O_2$.

CONSERVATION

A l'abri de la lumière.

IMPURETÉS

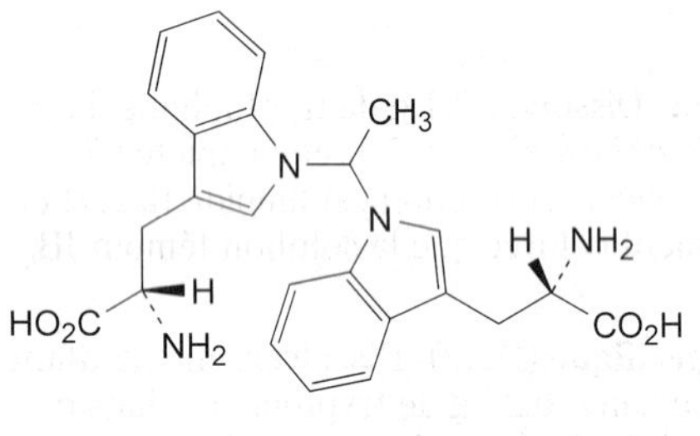

A. acide 3,3′-[éthylidènebis(1*H*-indole-1,3-diyl)]bis[(2*S*)-2-aminopropanoïque] (1,1′-éthylidènebistryptophane),

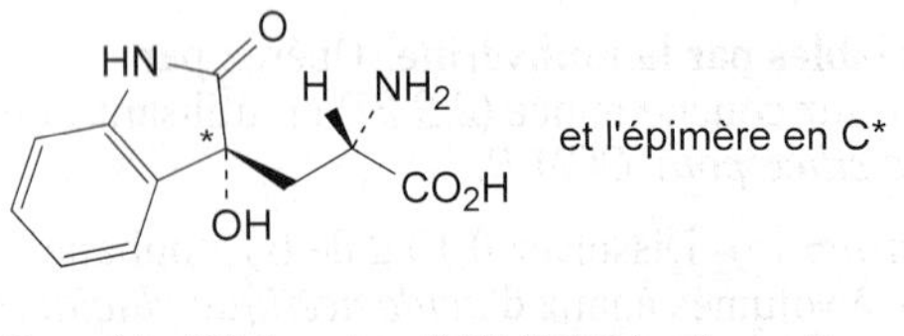

B. acide (*S*)-2-amino-3-[(3*RS*)-3-hydroxy-2-oxo-2,3-dihydro-1*H*-indol-3-yl]propanoïque (dioxyindolylalanine),

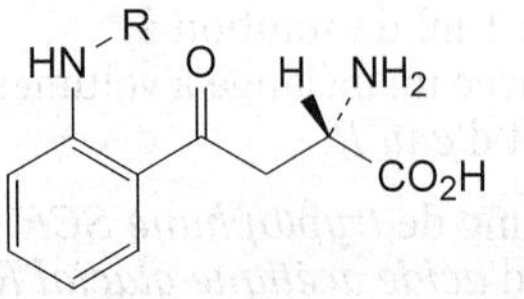

C. R = H : acide (*S*)-2-amino-4-(2-aminophényl)-4-oxobutanoïque (kynurénine),

E. R = CHO : acide (*S*)-2-amino-4-[2-(formylamino)phényl]-4-oxobutanoïque (*N*-formylkynurénine),

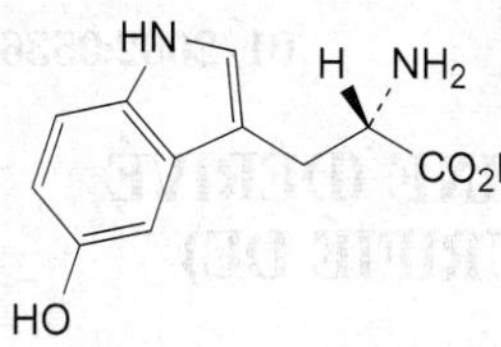

D. acide (*S*)-2-amino-3-(5-hydroxy-1*H*-indol-3-yl)propanoïque (5-hydroxytryptophane),

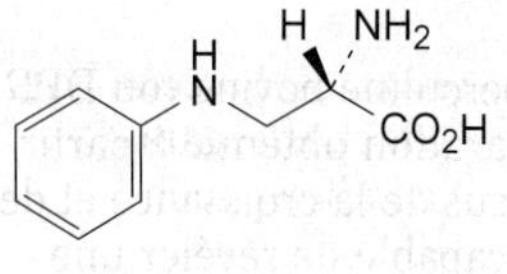

F. acide (*S*)-2-amino-3-(phénylamino)propanoïque (3-phénylaminoalanine),

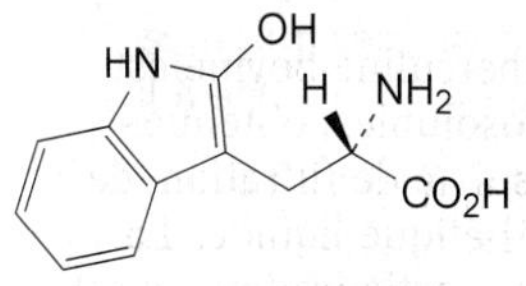

G. acide (*S*)-2-amino-3-(2-hydroxy-1*H*-indol-3-yl)propanoïque (2-hydroxytryptophane),

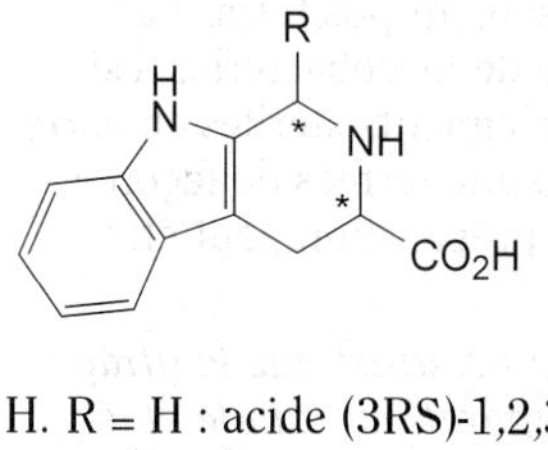

H. R = H : acide (3RS)-1,2,3,4-tétrahydro-9H-β-carboline-3-carboxylique,

I. R = CH_3 : acide 1-méthyl-1,2,3,4-tétrahydro-9*H*-β-carboline-3-carboxylique,

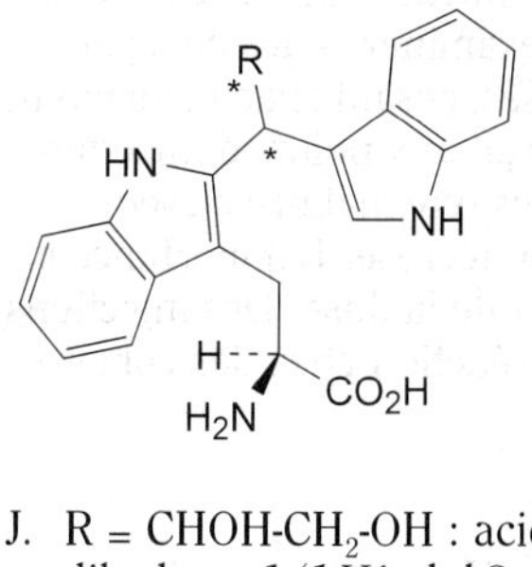

J. R = CHOH-CH_2-OH : acide (*S*)-2-amino-3-[2-[2,3-dihydroxy-1-(1*H*-indol-3-yl)propyl]-1*H*-indol-3-yl]propanoïque,

K. R = H : acide (*S*)-2-amino-3-[2-(1*H*-indol-3-ylméthyl)-1*H*-indol-3-yl]propanoïque,

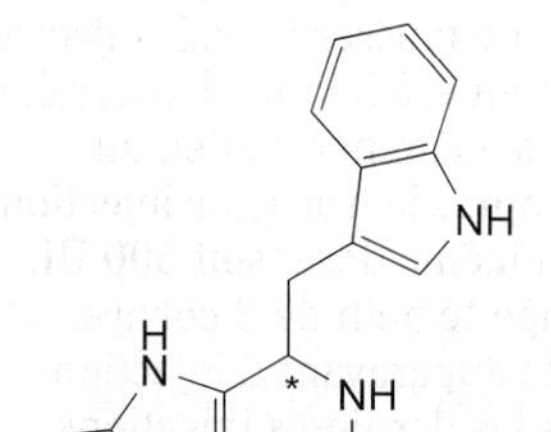

L. acide 1-(1*H*-indol-3-ylméthyl)-1,2,3,4-tétrahydro-9*H*-β-carboline-3-carboxylique.

01/2002:0535

TUBERCULINE AVIAIRE (DÉRIVÉ PROTÉINIQUE PURIFIÉ DE)

Tuberculini aviarii derivatum proteinosum purificatum

DÉFINITION

Le dérivé protéinique purifié de tuberculine aviaire (ou DPP de tuberculine aviaire) est une préparation obtenue à partir de produits traités par la chaleur, issus de la croissance et de la lyse de *Mycobacterium avium*, et capable de révéler une hypersensibilité retardée chez les animaux sensibilisés aux microorganismes de la même espèce.

PRODUCTION

Le dérivé protéinique purifié de tuberculine aviaire est préparé à partir des fractions hydrosolubles obtenues par extraction à la vapeur fluente, suivie de filtration, de cultures de *M. avium* en milieu synthétique liquide. La fraction active du filtrat, en majeure partie protéique, est isolée par précipitation, lavée et remise en solution. La préparation peut être additionnée d'un agent antimicrobien tel que le phénol ou autre substance qui ne provoque pas l'apparition de réactions faussement positives. La préparation finale stérile, exempte de mycobactéries, est répartie aseptiquement dans des récipients stériles en verre à fermeture inviolable qui sont ensuite fermés de façon à prévenir toute contamination. La préparation peut être cryodesséchée.

L'identification et les essais suivants, y compris le titrage de l'activité, s'appliquent à la préparation liquide et à la préparation cryodesséchée reconstituée d'après les indications figurant sur l'étiquette.

IDENTIFICATION

Injectez en divers points, par voie intradermique, des doses progressives de la préparation à examiner à des cobayes albinos, convenablement sensibilisés, pesant chacun 250 g au moins. Après 24 h à 28 h, il apparaît aux points d'injection une réaction sous forme d'enflures œdémateuses avec érythème qui peut aller jusqu'à la nécrose. L'importance et la gravité des réactions dépendent de la dose. Des injections similaires ne provoquent aucune réaction chez des cobayes non sensibilisés.

ESSAI

Détermination du pH (*2.2.3*). Le pH de la préparation à examiner est de 6,5 à 7,5.

Phénol (*2.5.15*). Si la préparation à examiner contient du phénol, sa concentration n'est pas supérieure à 5 g/l.

Sensibilisation. Utilisez un groupe de 3 cobayes qui n'ont subi aucun traitement susceptible de fausser l'essai. Injectez à chacun d'eux, par voie intradermique, à 5 jours d'intervalle, 3 fois une dose de la préparation à examiner contenant 500 UI dans 0,1 ml. 15 à 21 jours après la troisième injection, injectez par voie intradermique la même dose, soit 500 UI aux mêmes animaux et à un groupe témoin de 3 cobayes de même masse qui n'ont pas subi auparavant d'injection de tuberculine. 24 h à 28 h après les dernières injections, les réactions des 2 groupes ne présentent pas de différences significatives.

Toxicité. Utilisez 2 cobayes pesant chacun 250 g au moins, qui n'ont subi aucun traitement susceptible de fausser l'essai. Injectez par voie sous-cutanée à chacun d'eux 0,5 ml de la préparation à examiner. Mettez les animaux en observation pendant 7 jours. Il ne se produit aucune réaction anormale pendant la période d'observation.

Stérilité. La préparation à examiner satisfait à l'essai de stérilité prescrit dans la monographie *Vaccins pour usage vétérinaire (0062)*.

ACTIVITÉ

L'activité du dérivé protéinique purifié de tuberculine aviaire est évaluée sur des cobayes sensibilisés par comparaison des réactions produites par une injection intradermique d'une série de dilutions de la préparation à examiner et des réactions produites par des concentrations connues d'une préparation de référence de dérivé protéinique purifié de tuberculine aviaire étalonnée en Unités Internationales.

L'Unité Internationale correspond à l'activité d'une quantité donnée de l'étalon international. La correspondance entre l'Unité Internationale et l'étalon international est indiquée par l'Organisation Mondiale de la Santé.

Sensibilisez 9 cobayes albinos au moins, pesant chacun de 400 g à 600 g, par une injection intramusculaire profonde d'une dose appropriée de *M. avium* vivant ou inactivé. Quatre semaines au moins après la sensibilisation des cobayes, rasez les flancs des animaux sur une surface permettant d'effectuer 4 injections au maximum, de chaque côté. Préparez les dilutions de la préparation à examiner et de la préparation de référence à l'aide d'un soluté tampon salin phosphate isotonique (pH 6,5-7,5), contenant 0,005 g/l de *polysorbate 80 R*. Utilisez au moins 3 doses de la préparation de référence et 3 doses de la préparation à examiner. Etablissez les doses de façon que le diamètre des lésions produites ne soit ni inférieur à 8 mm, ni supérieur à 25 mm. Répartissez les dilutions au hasard sous forme de carré latin. Injectez chaque dose par voie intradermique sous un volume constant de 0,1 ml ou 0,2 ml. Mesurez les diamètres des lésions après 24 h à 28 h et calculez le résultat de l'essai par les méthodes statistiques habituelles sur la base de la proportionnalité directe du diamètre des lésions au logarithme de la concentration des tuberculines.

L'essai n'est significatif que si les limites de confiance (P = 0,95) ne sont pas inférieures à 50 pour cent ni supérieures à 200 pour cent de l'activité mesurée. L'activité mesurée est au minimum de 75 pour cent et au maximum de 133 pour cent de l'activité indiquée. L'activité indiquée est au minimum de 20 000 UI/ml.

CONSERVATION

A l'abri de la lumière, à une température de 5 ± 3 °C.

ÉTIQUETAGE

L'étiquette indique :

– le nombre d'Unités Internationales par millilitre,
– le nom et la quantité des substances éventuellement ajoutées,
– dans le cas de la préparation cryodesséchée :
– le nom et le volume du liquide à ajouter,
– la mention « à utiliser immédiatement après reconstitution ».

01/2002:0536

TUBERCULINE BOVINE (DÉRIVÉ PROTÉINIQUE PURIFIÉ DE)

Tuberculini bovini derivatum proteinosum purificatum

DÉFINITION

Le dérivé protéinique purifié de tuberculine bovine (ou DPP de tuberculine bovine) est une préparation obtenue à partir de produits traités par la chaleur, issus de la croissance et de la lyse de *Mycobacterium bovis*, et capable de révéler une hypersensibilité retardée chez les animaux sensibilisés aux microorganismes de la même espèce.

PRODUCTION

Le dérivé protéinique purifié de tuberculine bovine est préparé à partir des fractions hydrosolubles, obtenues par extraction à la vapeur fluente suivie de filtration, de cultures de *M. bovis* en milieu synthétique liquide. La fraction active du filtrat, en majeure partie protéique, est isolée par précipitation, lavée et remise en solution. La préparation peut être additionnée d'un agent antimicrobien tel que le phénol ou une autre substance qui ne provoque pas l'apparition de réactions faussement positives. La préparation finale stérile, exempte de mycobactéries, est répartie aseptiquement dans des récipients stériles en verre à fermeture inviolable qui sont ensuite fermés de façon à prévenir toute contamination. La préparation peut être cryodesséchée.

L'identification et les essais suivants, ainsi que le titrage de l'activité, s'appliquent à la préparation liquide et à la préparation cryodesséchée reconstituée d'après les indications figurant sur l'étiquette.

IDENTIFICATION

Injectez en divers points, par voie intradermique, des doses progressives de la préparation à examiner, à des cobayes albinos convenablement sensibilisés, pesant chacun au moins 250 g. Après 24 h à 28 h, il apparaît aux points d'injection une réaction sous forme d'enflures œdémateuses avec érythème qui peut aller jusqu'à la nécrose. L'importance et la gravité des réactions dépendent de la dose. Des injections similaires ne provoquent aucune réaction chez des cobayes non sensibilisés.

ESSAI

Détermination du pH (*2.2.3*). Le pH de la préparation à examiner est de 6,5 à 7,5.

Phénol (*2.5.15*). Si la préparation à examiner contient du phénol, sa concentration n'est pas supérieure à 5 g/l.

Sensibilisation. Utilisez un groupe de 3 cobayes qui n'ont subi aucun traitement susceptible de fausser l'essai. Injectez à chacun d'eux, par voie intradermique, à 5 jours d'intervalle, 3 fois une dose de la préparation à examiner contenant 500 UI dans 0,1 ml. 15 à 21 jours après la troisième injection, injectez par voie intradermique la même dose, soit 500 UI, aux mêmes animaux et à un groupe témoin de 3 cobayes de même masse qui n'ont pas subi auparavant d'injection de tuberculine. 24 h à 28 h après les dernières injections, les réactions des 2 groupes ne présentent pas de différences significatives.

Toxicité. Utilisez 2 cobayes pesant chacun au moins 250 g, qui n'ont subi aucun traitement susceptible de fausser l'essai. Injectez à chacun d'eux, par voie sous-cutanée, 0,5 ml de la préparation à examiner. Mettez les animaux en observation pendant 7 jours. Il ne se produit aucune réaction anormale pendant la période d'observation.

Stérilité. La préparation à examiner satisfait à l'essai de stérilité prescrit dans la monographie *Vaccins pour usage vétérinaire (0062).*

ACTIVITÉ

L'activité du dérivé protéinique purifié de tuberculine bovine est évaluée sur des cobayes sensibilisés par comparaison des réactions produites par une injection intradermique d'une série de dilutions de la préparation à examiner et des réactions produites par des concentrations connues d'une préparation de référence étalonnée en Unités Internationales.

Sensibilisez au moins 9 cobayes albinos, pesant chacun de 400 g à 600 g, par une injection intramusculaire profonde de 0,0001 mg de masse humide de*M. bovis* vivant provenant de la souche AN5 mis en suspension dans 0,5 ml de solution de *chlorure de sodium R* à 9 g/l. Au moins 4 semaines après la sensibilisation des cobayes, rasez les flancs des animaux sur une surface permettant d'effectuer au maximum 4 injections, de chaque côté. Préparez les dilutions de la préparation à examiner et de la préparation de référence à l'aide d'un soluté tampon salin phosphate isotonique (pH 6,5-7,5) contenant 0,005 g/l de *polysorbate 80 R*. Utilisez au moins 3 doses de la préparation de référence et 3 doses de la préparation à examiner. Etablissez les doses de façon que le diamètre des lésions produites ne soit ni inférieur à 8 mm, ni supérieur à 25 mm. Répartissez les dilutions au hasard sous forme de carré latin. Injectez chaque dose par voie intradermique sous un volume constant de 0,1 ml ou 0,2 ml. Mesurez les diamètres des lésions après 24 h à 28 h et calculez le résultat de l'essai, par les méthodes statistiques habituelles, sur la base de la proportionnalité directe du diamètre des lésions au logarithme de la concentration des tuberculines.

L'essai n'est significatif que si les limites de confiance (P = 0,95) ne sont pas inférieures à 50 pour cent ni supérieures à 200 pour cent de l'activité mesurée. L'activité mesurée est au minimum de 66 pour cent et au maximum de 150 pour cent de l'activité indiquée. L'activité indiquée est au minimum de 20 000 UI/ml.

CONSERVATION

A l'abri de la lumière, à une température de 5 ± 3 °C.

ÉTIQUETAGE

L'étiquette indique :

- le nombre d'Unités Internationales par millilitre.
- le nom et la quantité des substances éventuellement ajoutées,
- dans le cas de la préparation cryodesséchée :
  - le nom et le volume du liquide à ajouter,
  - la mention « à utiliser immédiatement après reconstitution ».

01/2002:0151

TUBERCULINE (DÉRIVÉ PROTÉINIQUE PURIFIÉ DE) POUR USAGE HUMAIN

Tuberculini derivatum proteinosum purificatum ad usum humanum

DÉFINITION

Le dérivé protéinique purifié (DPP) de tuberculine pour usage humain est une préparation obtenue par précipitation à partir de produits chauffés de la culture et de la lyse de *Mycobacterium bovis* ou de *Mycobacterium tuberculosis*, capable de révéler une hypersensibilité retardée chez un animal sensibilisé par des microorganismes de la même espèce.

Le DPP de tuberculine est un liquide incolore ou jaune pâle ; la préparation diluée peut être une poudre cryodesséchée qui après dissolution donne un liquide incolore ou jaune pâle.

PRODUCTION

DISPOSITIONS GÉNÉRALES

Le DPP de tuberculine est produit selon un système de lot de semence. Il doit être établi que le procédé de production utilisé donne de façon constante du DPP de tuberculine d'activité et d'innocuité acceptables pour l'homme. Un lot de DPP de tuberculine, étalonné en Unités Internationales par la méthode A décrite sous Activité et pour lequel on dispose d'informations cliniques adéquates relatives à son activité chez l'homme, est réservé comme préparation de référence.

L'Unité Internationale est définie comme l'activité d'une quantité donnée de l'étalon international. La correspondance entre l'Unité Internationale et l'étalon international est indiquée par l'Organisation Mondiale de la Santé.

LOTS DE SEMENCE

L'identité des souches de mycobactéries utilisées doit être attestée par des documents indiquant notamment leur origine et les manipulations qu'elles ont subies par la suite.

Les lots de semence de travail utilisés pour ensemencer les milieux de production servant à la préparation de récoltes concentrées ne doivent pas être éloignés du lot de semence primaire par plus de 4 subcultures.

Seuls des lots de semence qui satisfont aux essais ci-après peuvent être utilisés pour la multiplication.

Identification. L'espèce à laquelle appartiennent les mycobactéries constituant le lot de semence primaire et les lots de semence de travail est identifiée.

Contamination bactérienne et fongique. Effectuez l'essai de stérilité (*2.6.1*) en utilisant 10 ml pour chaque milieu. Abstraction faite de la présence de mycobactéries, le lot de semence de travail satisfait à l'essai de stérilité.

MULTIPLICATION ET RÉCOLTE

Les bactéries sont cultivées dans un milieu liquide synthétique. La croissance doit être typique pour la souche. La culture est inactivée par un procédé approprié, tel qu'un passage à l'autoclave (121 °C pendant au moins 30 min) ou dans un courant de vapeur à une température égale ou supérieure à 100 °C pendant au moins 1 h puis filtrée. La fraction active du filtrat, qui se compose principalement de protéines, est isolée par précipitation, lavée et remise en solution. La préparation obtenue ne contient pas de mycobactéries. Il doit être démontré que la récolte concentrée satisfait à l'essai des mycobactéries (*2.6.2*) avant toute addition d'un conservateur antimicrobien ou d'une autre substance susceptible d'interférer dans l'essai. Du phénol (5 g/l), ou un autre conservateur antimicrobien approprié non susceptible de provoquer de fausses réactions positives, peut être ajouté. Un stabilisateur approprié destiné à empêcher l'adsorption sur les surfaces de verre ou de plastique peut également être ajouté. La récolte concentrée peut être cryodesséchée. Il n'y a pas d'adjonction de phénol dans le cas des préparations devant être cryodesséchées.

Seule une récolte concentrée qui satisfait aux essais ci-après peut être utilisée dans la préparation du vrac final.

Conservateur antimicrobien. Déterminez, s'il y a lieu, la teneur en conservateur antimicrobien par une méthode chimique ou physico-chimique appropriée. La valeur obtenue n'est pas inférieure à 85 pour cent ni supérieure à 115 pour cent de la teneur voulue. Si du phénol a été ajouté à la préparation, sa concentration n'est pas supérieure à 5 g/l (*2.5.15*).

Sensibilisation. Procédez selon les indications données sous Essai.

Stérilité (*2.6.1*). La récolte concentrée, reconstituée si nécessaire, satisfait à l'essai de stérilité. Utilisez 10 ml de préparation pour chaque milieu.

Activité. Procédez selon les indications données sous Activité.

VRAC FINAL

La récolte concentrée est diluée dans des conditions d'asepsie, après reconstitution si nécessaire.

Seul un vrac final qui satisfait à l'essai ci-après peut être utilisé pour préparer le lot final.

Stérilité (*2.6.1*). Le vrac final satisfait à l'essai de stérilité. Utilisez 10 ml de préparation pour chaque milieu.

LOT FINAL

Le vrac final est réparti dans des conditions d'asepsie en récipients stériles, qui sont ensuite fermés de façon à éviter tout risque de contamination. Il peut être cryodesséché.

Seul peut être libéré pour emploi un lot final qui satisfait à l'ensemble des essais spécifiés ci-après sous Identification, Essai et Activité.

Les essais suivants peuvent ne pas être effectués sur le lot final s'ils ont déjà été effectués au stade indiqué :

- mycobactéries vivantes : récolte concentrée,
- sensibilisation : récolte concentrée,
- toxicité : récolte concentrée ou vrac final,
- conservateur antimicrobien : vrac final.

IDENTIFICATION

Injectez par voie intradermique des doses croissantes de la préparation à examiner à des cobayes sains de couleur blanche ou claire spécifiquement sensibilisés (par exemple, comme il est décrit sous Activité). Une réaction allant de l'érythème à la nécrose est observée au point d'injection. L'injection des mêmes doses à des cobayes non sensibilisés n'induit pas de réaction. L'essai d'activité peut également servir d'identification.

ESSAI

Le DPP de tuberculine à usage humain sous forme concentrée (≥ 100 000 UI/ml) satisfait à l'ensemble des essais spécifiés ci-dessous. Le produit dilué satisfait aux essais de détermination du pH, de conservateur antimicrobien et de stérilité.

Détermination du pH (*2.2.3*). Le pH de la préparation, reconstituée si nécessaire comme indiqué sur l'étiquette, est de 6,5 à 7,5.

Toxicité. Injectez par voie sous-cutanée 50 000 UI de DPP de tuberculine à chacun de 2 cobayes sains pesant de 250 g à 350 g et n'ayant subi aucun traitement susceptible d'interférer dans l'essai. Mettez les animaux en observation pendant 7 jours. Aucun effet indésirable n'est observé.

Sensibilisation. Utilisez 3 cobayes n'ayant subi aucun traitement susceptible d'interférer dans l'essai. A 3 reprises et à intervalles de 5 jours, injectez à chacun d'eux par voie intradermique une dose de la préparation à examiner d'environ 500 UI dans un volume de 0,1 ml. 2 à 3 semaines après la 3e injection, administrez par voie intradermique la même dose à ces animaux et à un groupe de 3 cobayes témoins de même masse n'ayant subi auparavant aucune injection de tuberculine. Après 24 h à 72 h, il n'est observé aucune différence sensible entre les réactions des 2 groupes d'animaux.

Conservateur antimicrobien. Déterminez, s'il y a lieu, la teneur en conservateur antimicrobien par une méthode chimique ou physico-chimique appropriée. La valeur obtenue n'est pas inférieure à la valeur établie comme seuil d'efficacité ni supérieure à 115 pour cent de la teneur indiquée sur l'étiquette. Si du phénol a été ajouté à la préparation, sa concentration n'est pas supérieure à 5 g/l (*2.5.15*).

Mycobactéries vivantes (*2.6.2*). Le DPP de tuberculine satisfait à l'essai des mycobactéries.

Stérilité (*2.6.1*). Le DPP de tuberculine satisfait à l'essai de stérilité.

ACTIVITÉ

Utilisez la méthode A ou, pour les préparations qui contiennent 1 UI ou 2 UI, utilisez la méthode B.

MÉTHODE A

L'activité du DPP de tuberculine est évaluée par comparaison des réactions respectivement produites, chez des cobayes sensibilisés, par l'injection intradermique de doses croissantes de la préparation à examiner et de doses connues de la préparation de référence.

Avec des mycobactéries inactivées par chauffage et desséchées provenant d'une souche du même type que celle utilisée pour la préparation à examiner, préparez une suspension contenant une quantité appropriée (0,1 mg/ml à 0,4 mg/ml) de mycobactéries dans une huile minérale, additionnée ou non d'un agent émulsionnant. Sensibilisez au moins 6 cobayes de couleur claire et d'un poids minimum de 300 g, en injectant à chacun d'eux, par voie intramusculaire ou intradermique, un volume total d'environ 0,5 ml de cette suspension, si nécessaire réparti en plusieurs points. Avant d'effectuer l'épreuve, attendez pendant la période de temps nécessaire pour une sensibilisation optimale qui est généralement de 4 à 8 semaines. Epilez les flancs des animaux de façon à pouvoir effectuer au moins 3 injections sur chaque côté, avec un maximum de 12 points d'injection par animal. Préparez des dilutions de la préparation à examiner et de la préparation de référence à l'aide d'une solution saline isotonique tamponnée au phosphate (pH 6,5 à 7,5) contenant 50 mg/l de *polysorbate 80 R*. Si la préparation à examiner est cryodesséchée et ne contient pas de stabilisateur, reconstituez-la avec la solution décrite ci-dessus. Utilisez au minimum 3 doses différentes de la préparation de référence et 3 doses différentes de la préparation à examiner. La dose la plus forte utilisée dans chaque cas est environ 10 fois supérieure à la dose la moins forte. Choisissez les doses de telle sorte que le diamètre des lésions induites soit compris entre 8 mm et 25 mm. Pour un essai donné, l'ordre d'injection des différentes doses aux différents points est choisi au hasard selon un carré latin.

Administrez toutes les doses par voie intradermique dans un volume constant de 0,1 ml ou 0,2 ml. Mesurez le diamètre des lésions 24 h à 48 h plus tard et déterminez le résultat de l'essai par les méthodes statistiques habituelles, en supposant le diamètre des lésions directement proportionnel au logarithme de la concentration de la préparation.

L'activité estimée est au minimum de 80 pour cent et au maximum de 125 pour cent de l'activité déclarée. Les limites de confiance ($P = 0,95$) ne sont pas inférieures à 64 pour cent ni supérieures à 156 pour cent de l'activité déclarée.

MÉTHODE B

L'activité du DPP de tuberculine est évaluée par comparaison des réactions respectivement produites, chez des cobayes sensibilisés, par l'injection intradermique de la préparation à examiner et de doses connues de la préparation de référence.

Avec des mycobactéries inactivées par chauffage et desséchées provenant d'une souche de la même espèce que celle utilisée pour la préparation à examiner, préparez une suspension contenant une quantité appropriée (0,1 mg/ml à 0,4 mg/ml) de mycobactéries dans une huile minérale, additionnée ou non d'un agent émulsionnant. Sensibilisez au moins 6 cobayes de couleur claire et d'un poids minimum de 300 g, en injectant à chacun d'eux, par voie intramusculaire ou intradermique, un volume total d'environ 0,5 ml de cette suspension, si nécessaire réparti en plusieurs points. Avant d'effectuer l'épreuve, attendez pendant la période de temps nécessaire pour une sensibilisation optimale qui est généralement de 4 à 8 semaines. Epilez les flancs des animaux de façon à pouvoir effectuer 3 injections au moins sur chaque côté, avec un maximum de 12 points d'injection par animal. Préparez des dilutions de la préparation de référence à l'aide d'une solution saline isotonique tamponnée au phosphate (pH 6,5 à 7,5) contenant 50 mg/l de *polysorbate 80 R*. Utilisez au minimum 3 doses différentes de la préparation de référence. La dose la plus forte utilisée est environ 10 fois supérieure à la dose la moins forte et la dose médiane est à peu près égale à la dose de la préparation à examiner. Pour un essai donné, l'ordre d'injection des différentes doses aux différents points est choisi au hasard selon un carré latin. Administrez la préparation à examiner et les dilutions de la préparation de référence par voie intradermique dans un volume constant de 0,1 ml ou 0,2 ml. Mesurez le diamètre des lésions 24 h à 48 h plus tard et déterminez le résultat de l'essai par les méthodes statistiques habituelles, en supposant l'aire de surface des lésions directement proportionnelle au logarithme de la concentration de la préparation. (Cette relation s'applique dans le cas de ce dosage mais pas nécessairement dans d'autres conditions d'essai.)

L'activité estimée est au minimum de 80 pour cent et au maximum de 125 pour cent de l'activité déclarée. Les limites de confiance ($P = 0,95$) ne sont pas inférieures à 64 pour cent ni supérieures à 156 pour cent de l'activité déclarée.

CONSERVATION

A l'abri de la lumière.

ÉTIQUETAGE

L'étiquette indique :

- le nombre d'Unités Internationales par récipient,
- l'espèce ou les espèces de mycobactéries utilisées pour préparer le produit,
- le nom et la quantité de tout agent antimicrobien ou de toute autre substance ajoutés à la préparation,
- la date de péremption,
- pour les produits cryodesséchés, que le produit doit être reconstitué avec la solution fournie par le fabricant,
- dans les cas appropriés, que le dérivé protéinique purifié de tuberculine ne doit pas être injecté sous sa forme concentrée, mais sous forme de dilutions contenant au maximum 100 UI par dose.

Si l'emballage ne contient pas de notice indiquant que l'inhalation du dérivé protéinique purifié de tuberculine concentré peut avoir des effets toxiques, l'étiquette du récipient doit porter cet avertissement et indiquer que la poudre est à manipuler avec précaution.

01/2002:0152

TUBERCULINE (VIEILLE) POUR USAGE HUMAIN

Tuberculinum pristinum ad usum humanum

DÉFINITION

La vieille tuberculine pour usage humain est un filtrat, concentré par chauffage, contenant les produits solubles de la culture et de la lyse d'une ou de plusieurs souches de *Mycobacterium bovis* ou de *Mycobacterium tuberculosis*, capable de révéler une hypersensibilité retardée chez un animal sensibilisé par des microorganismes de la même espèce.

La vieille tuberculine pour usage humain sous forme concentrée est un liquide transparent, visqueux, jaune à brun.

PRODUCTION

DISPOSITIONS GÉNÉRALES

La vieille tuberculine est préparée selon un système de lot de semence. Il doit être établi que le procédé utilisé donne de façon constante de la vieille tuberculine d'activité et d'innocuité acceptables pour l'homme. Un lot de vieille tuberculine, étalonné en Unités Internationales par la méthode décrite sous Activité et pour lequel on dispose d'informations cliniques adéquates relatives à son activité chez l'homme, est réservé comme préparation de référence.

L'Unité Internationale est définie comme l'activité d'une quantité donnée de l'étalon international. La correspondance entre l'Unité Internationale et l'étalon international est indiquée par l'Organisation Mondiale de la Santé.

LOTS DE SEMENCE

L'identité des souches de mycobactéries utilisées doit être attestée par des documents indiquant notamment leur origine et les manipulations qu'elles ont subies par la suite.

Les lots de semence de travail utilisés pour ensemencer les milieux de production servant à la préparation de récoltes concentrées ne doivent pas être éloignés du lot de semence primaire par plus de 4 subcultures.

Seuls des lots de semence qui satisfont aux essais ci-après peuvent être utilisés pour la multiplication.

Identification. L'espèce à laquelle appartiennent les mycobactéries constituant le lot de semence primaire et les lots de semence de travail est identifiée.

Contamination bactérienne et fongique. Effectuez l'essai de stérilité (*2.6.1*) en utilisant 10 ml pour chaque milieu. Abstraction faite de la présence de mycobactéries, le lot de semence de travail satisfait à l'essai de stérilité.

MULTIPLICATION ET RÉCOLTE

Les bactéries sont cultivées dans un milieu liquide, qui peut être un bouillon glycérolé ou un milieu synthétique. La croissance doit être typique pour la souche. La culture est inactivée par un procédé approprié, tel qu'un passage à l'autoclave (121 °C pendant au moins 30 min) ou dans un courant de vapeur à une température égale ou supérieure à 100 °C pendant au moins 1 h. Le milieu liquide, dont les microorganismes peuvent ou non avoir été séparés par filtration, est concentré par évaporation, généralement jusqu'au dixième de son volume initial. La préparation obtenue ne contient pas de mycobactéries vivantes. Il doit être démontré que la récolte concentrée satisfait à l'essai des mycobactéries (*2.6.2*) avant toute addition d'un conservateur antimicrobien ou d'une autre substance susceptible d'interférer dans l'essai. Du phénol (5 g/l), ou un autre conservateur antimicrobien approprié non susceptible de provoquer de fausses réactions positives, peut être ajouté.

Seule une récolte concentrée qui satisfait aux essais ci-après peut être utilisée dans la préparation du vrac final.

Détermination du pH (*2.2.3*). Le pH de la récolte concentrée est de 6,5 à 8.

Glycérol. Dans les cas appropriés, déterminez la teneur en glycérol de la récolte concentrée. La teneur se situe dans les limites approuvées pour le produit particulier.

Conservateur antimicrobien. Déterminez, s'il y a lieu, la teneur en conservateur antimicrobien par une méthode chimique ou physico-chimique appropriée. La valeur obtenue n'est pas inférieure à 85 pour cent ni supérieure à 115 pour cent de la teneur voulue. Si du phénol a été ajouté à la préparation, sa concentration n'est pas supérieure à 5 g/l (*2.5.15*).

Sensibilisation. Procédez selon les indications données sous Essai.

Stérilité (*2.6.1*). La récolte concentrée satisfait à l'essai de stérilité. Utilisez 10 ml de préparation pour chaque milieu.

Activité. Procédez selon les indications données sous Activité.

VRAC FINAL

La récolte concentrée est diluée dans des conditions aseptiques.

Seul un vrac final qui satisfait à l'essai ci-après peut être utilisé pour préparer le lot final.

Stérilité (*2.6.1*). Le vrac final satisfait à l'essai de stérilité. Utilisez 10 ml de préparation pour chaque milieu.

LOT FINAL

Le vrac final est réparti dans des conditions d'asepsie en récipients stériles, qui sont ensuite fermés de façon à éviter tout risque de contamination.

Seul peut être libéré pour emploi un lot final qui satisfait à l'ensemble des essais spécifiés ci-après sous Identification, Essai et Activité.

Les essais suivants peuvent ne pas être effectués sur le lot final s'ils ont déjà été effectués au stade indiqué :

- mycobactéries vivantes : récolte concentrée,
- sensibilisation : récolte concentrée,
- toxicité : récolte concentrée ou vrac final,
- conservateur antimicrobien : vrac final.

IDENTIFICATION

Injectez par voie intradermique des doses croissantes de la préparation à examiner à des cobayes sains de couleur blanche ou claire spécifiquement sensibilisés (par exemple, comme il est décrit sous Activité). Une réaction allant de l'érythème à la nécrose est observée au point d'injection. L'injection des mêmes doses à des cobayes non sensibilisés n'induit pas de réaction. L'essai d'activité peut également servir d'identification.

ESSAI

La vieille tuberculine à usage humain sous forme concentrée (≥ 100 000 UI/ml) satisfait à l'ensemble des essais spécifiés ci-dessous. Le produit dilué satisfait aux essais de conservateur antimicrobien et de stérilité.

Toxicité. Utilisez 2 cobayes sains pesant de 250 g à 350 g et n'ayant subi aucun traitement susceptible d'interférer dans l'essai. Injectez par voie sous-cutanée une quantité de vieille tuberculine équivalant à 50 000 UI à chacun d'eux. Mettez les animaux en observation pendant 7 jours. Aucun effet indésirable n'est observé.

Sensibilisation. Utilisez 3 cobayes n'ayant subi aucun traitement susceptible d'interférer dans l'essai. A 3 reprises et à intervalles de 5 jours, injectez à chacun d'eux par voie intradermique une dose de la préparation à examiner d'environ 500 UI dans un volume de 0,1 ml. 2 à 3 semaines après la 3e injection, administrez par voie intradermique la même dose à ces animaux et à un groupe de 3 cobayes témoins de même masse n'ayant subi auparavant aucune injection de tuberculine. Après 24 h à 72 h, il n'est observé aucune différence sensible entre les réactions des 2 groupes d'animaux.

Conservateur antimicrobien. Déterminez, s'il y a lieu, la teneur en conservateur antimicrobien par une méthode chimique ou physico-chimique appropriée. La valeur obtenue n'est pas inférieure à la valeur établie comme seuil d'efficacité ni supérieure à 115 pour cent de la teneur indiquée sur l'étiquette. Si du phénol a été ajouté à la préparation, sa concentration n'est pas supérieure à 5 g/l (*2.5.15*).

Mycobactéries vivantes (*2.6.2*). La vieille tuberculine satisfait à l'essai des mycobactéries.

Stérilité (*2.6.1*). La vieille tuberculine satisfait à l'essai de stérilité.

ACTIVITÉ

L'activité de la vieille tuberculine est évaluée par comparaison des réactions respectivement produites, chez des cobayes sensibilisés, par l'injection intradermique de doses croissantes de la préparation à examiner et de doses connues de la préparation de référence.

Avec des mycobactéries inactivées par chauffage et desséchées provenant d'une souche de la même espèce que celle utilisée pour la préparation à examiner, préparez une suspension contenant une quantité appropriée (0,1 mg à 0,4 mg/ml) de mycobactéries dans une huile minérale, additionnée ou non d'un agent émulsionnant. Sensibilisez au moins 6 cobayes de couleur claire et d'un poids minimum de 300 g, en injectant à chacun d'eux, par voie intramusculaire ou intradermique, un volume total d'environ 0,5 ml de cette suspension, si nécessaire réparti en plusieurs points. Avant d'effectuer l'épreuve, attendez pendant la période de temps nécessaire pour une sensibilisation optimale qui est généralement de 4 à 8 semaines. Epilez les flancs des animaux de façon à pouvoir effectuer 3 injections au moins sur chaque côté, avec un maximum de 12 points d'injection par animal. Utilisez au minimum 3 doses différentes de la préparation de référence et 3 doses différentes de la préparation à examiner. La dose la plus forte utilisée dans chaque cas est environ 10 fois supérieure à la dose la moins forte. Choisissez les doses de telle sorte que le diamètre des lésions induites soit compris entre 8 mm et 25 mm. Pour un essai donné, l'ordre d'injection des différentes doses aux différents points est choisi au hasard selon un carré latin. Administrez toutes les doses par voie intradermique dans un volume constant de 0,1 ml ou 0,2 ml. Mesurez le diamètre des lésions 24 h à 48 h plus tard et déterminez le résultat de l'essai par les méthodes statistiques habituelles, en supposant le diamètre des lésions directement proportionnel au logarithme de la concentration de la préparation.

L'activité estimée est au minimum de 80 pour cent et au maximum de 125 pour cent de l'activité déclarée. Les limites de confiance (P = 0,95) ne sont pas inférieures à 64 pour cent ni supérieures à 156 pour cent de l'activité déclarée.

CONSERVATION

A l'abri de la lumière.

ÉTIQUETAGE

L'étiquette indique :

- le nombre d'Unités Internationales par millilitre,
- l'espèce ou les espèces de mycobactéries utilisées pour préparer le produit,
- le nom et la quantité de tout agent antimicrobien ou de toute autre substance ajoutés à la préparation,
- la date de péremption,
- dans les cas appropriés, que la vieille tuberculine ne doit pas être injectée sous sa forme concentrée, mais sous forme de dilutions contenant au maximum 100 UI par dose.

01/2002:0305

TUBOCURARINE (CHLORURE DE)

Tubocurarini chloridum

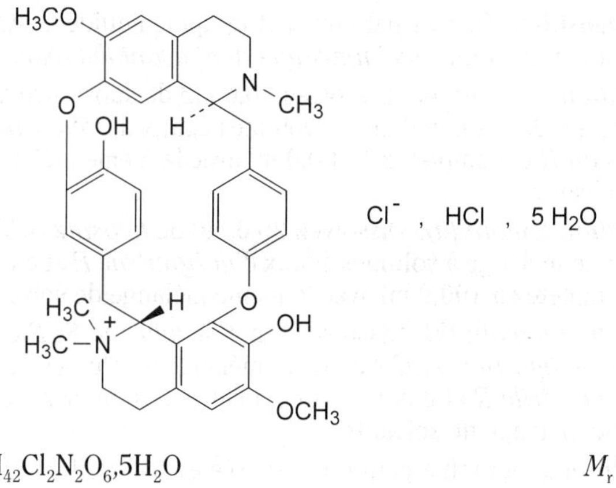

$C_{37}H_{42}Cl_2N_2O_6,5H_2O$ M_r 772

DÉFINITION

Le chlorure de tubocurarine contient au minimum 98,0 pour cent et au maximum l'équivalent de 102,0 pour cent de chlorhydrate de chlorure de (3a*R*,16a*S*)-8,23-dihydroxy-24,29-diméthoxy-3,3,16-triméthyl-2,3,3a,4,15,16,16a,17-octahydro-1*H*-11,13:18,21-diéthéno-5,9-méthéno-14*H*-pyrido[3′,2′:14,15][1,11]dioxacycloicoséno[2,3,4-*ij*]isoquinoléinium, calculé par rapport à la substance anhydre.

CARACTÈRES

Poudre cristalline, blanche ou légèrement jaunâtre, soluble dans l'eau et dans l'alcool, pratiquement insoluble dans l'acétone et dans l'éther. Le chlorure de tubocurarine se dissout dans les solutions d'hydroxydes alcalins.

Le chlorure de tubocurarine fond en se décomposant vers 270 °C.

IDENTIFICATION

Première identification : B, E.

Seconde identification : A, C, D, E, F.

A. Dissolvez 50,0 mg de chlorure de tubocurarine dans de l'*eau R* et complétez à 1000,0 ml avec le même solvant. Examinée de 230 nm à 350 nm (*2.2.25*), la solution présente un maximum d'absorption à 280 nm et un minimum à 255 nm. Calculée par rapport à la substance anhydre, l'absorbance spécifique au maximum est de 113 à 123.

B. Examinez le chlorure de tubocurarine par spectrophotométrie d'absorption dans l'infrarouge (*2.2.24*), en comparant avec le spectre obtenu avec le *chlorure de tubocurarine SCR*.

C. Dissolvez 25 mg environ de chlorure de tubocurarine dans 1 ml d'*eau R*. Ajoutez 0,2 ml de *solution de chlorure ferrique R2*. Chauffez au bain-marie pendant 1 min. La solution est colorée en vert. Effectuez un essai à blanc ; après chauffage au bain-marie, la coloration est brune.

D. A 1 ml de solution S (voir Essai), ajoutez 1 ml de *solution nitrique de mercure R*. Il se développe lentement une coloration rouge.

E. Le chlorure de tubocurarine donne la réaction (a) des chlorures (*2.3.1*).

F. Le chlorure de tubocurarine donne la réaction des alcaloïdes (*2.3.1*).

ESSAI

Solution S. Dissolvez 0,25 g de chlorure de tubocurarine dans de l'*eau exempte de dioxyde de carbone R* et complétez à 25,0 ml avec le même solvant.

Aspect de la solution. La solution S est limpide (*2.2.1*) et n'est pas plus fortement colorée que la solution témoin J_6 (*2.2.2, Procédé II*).

Détermination du pH (*2.2.3*). Le pH de la solution S est de 4,0 à 6,0.

Pouvoir rotatoire spécifique (*2.2.7*). Déterminé avec la solution S 3 h après sa préparation et calculé par rapport à la substance anhydre, le pouvoir rotatoire spécifique est de + 210 à + 222.

Substances solubles dans le chloroforme. Dissolvez 0,25 g de chlorure de tubocurarine dans 150 ml d'*eau R*. Ajoutez 5 ml d'une solution saturée de *bicarbonate de sodium R* et agitez le mélange avec 3 fois 20 ml de *chloroforme R*. Réunissez les couches chloroformiques et lavez avec 10 ml d'*eau R*. Filtrez dans un récipient taré. Lavez le filtre avec 2 fois 5 ml de *chloroforme R*. Au filtrat, ajoutez les liquides de lavage. Evaporez à siccité au bain-marie, puis desséchez à 100-105 °C pendant 1 h. La masse du résidu n'est pas supérieure à 5 mg. Le résidu ne se dissout pas dans 10 ml d'*eau R*, mais se dissout après addition de 1 ml d'*acide chlorhydrique dilué R*.

Substances apparentées. Opérez par chromatographie sur couche mince (*2.2.27*) en utilisant une plaque recouverte de *gel de silice G R*.

Solution à examiner. Dissolvez 0,25 g de chlorure de tubocurarine dans de l'*eau R* et complétez à 10 ml avec le même solvant.

Solution témoin (a). Prélevez 1,5 ml de solution à examiner et complétez à 100 ml avec de l'*eau R*.

Solution témoin (b). Prélevez 5 ml de solution témoin (a) et complétez à 10 ml avec de l'*eau R*.

Déposez sur la plaque 5 µl de chaque solution. Développez dans une chambre non saturée sur un parcours de 15 cm avec la couche inférieure d'un mélange à volumes égaux de *chloroforme R*, de *méthanol R* et d'une solution d'*acide trichloracétique R* à 125 g/l. Faites sécher la plaque dans un courant d'air froid. Pulvérisez un mélange extemporané de 1 volume d'*eau R*, de 1 volume de *solution de ferricyanure*

Monographies Q - Z

de potassium R et de 2 volumes de *solution de chlorure ferrique R1*. S'il apparaît d'autres taches que la tache principale dans le chromatogramme obtenu avec la solution à examiner, aucune d'entre elles n'est plus intense que la tache du chromatogramme obtenu avec la solution témoin (a) (1,5 pour cent) et une seule d'entre elles peut être plus intense que la tache du chromatogramme obtenu avec la solution témoin (b) (0,75 pour cent).

Teneur en eau (*2.5.12*). Déterminée par semi-microdosage sur 0,30 g de chlorure de tubocurarine, la teneur en eau est de 9,0 pour cent à 12,0 pour cent.

Cendres sulfuriques (*2.4.14*). Déterminé sur 0,2 g de chlorure de tubocurarine, le taux des cendres sulfuriques n'est pas supérieur à 0,25 pour cent.

DOSAGE

Dissolvez 25,0 mg de chlorure de tubocurarine dans de l'*eau R* et complétez à 500,0 ml avec le même solvant. Préparez dans les mêmes conditions une solution témoin avec 25,0 mg de *chlorure de tubocurarine SCR*. Mesurez l'absorbance (*2.2.25*) des 2 solutions au maximum d'absorption à 280 nm. En tenant compte des absorbances mesurées et de la concentration des solutions, calculez la teneur en $C_{37}H_{42}Cl_2N_2O_6$ de la substance à examiner par rapport à la teneur indiquée, en substance anhydre, du *chlorure de tubocurarine SCR*.

CONSERVATION

En récipient étanche.

01/2002:1273

TYLOSINE POUR USAGE VÉTÉRINAIRE

Tylosinum ad usum veterinarium

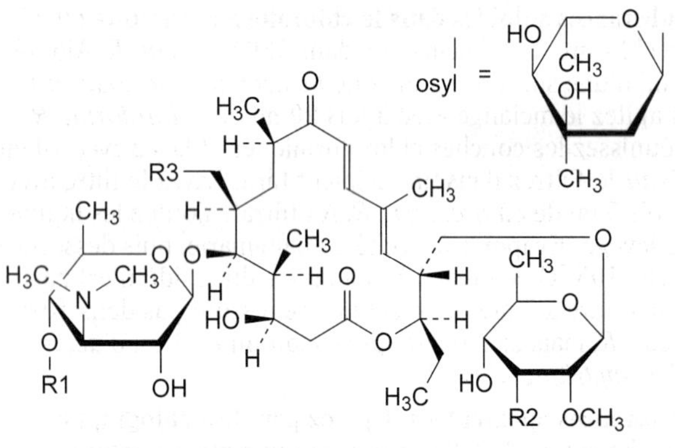

Nom	Formule brute	R1	R2	R3
tylosine A	$C_{46}H_{77}NO_{17}$	osyl	OCH_3	CHO
tylosine B	$C_{39}H_{65}NO_{14}$	H	OCH_3	CHO
tylosine C	$C_{45}H_{75}NO_{17}$	osyl	OH	CHO
tylosine D	$C_{46}H_{79}NO_{17}$	osyl	OCH_3	CH_2OH

DÉFINITION

La tylosine pour usage vétérinaire est un mélange d'antibiotiques macrolides élaboré par une souche de *Streptomyces fradiae* ou produit par tout autre moyen. Le principal composant de ce mélange est le (4*R*,5*S*,6*S*,7*R*,9*R*,11*E*,13*E*,15*R*,16*R*)-15-[[(6-désoxy-2,3-di-*O*-méthyl-β-D-allopyranosyl)oxy]méthyl]-6-[[3,6-didésoxy-4-*O*-(2,6-didésoxy-3-*C*-méthyl-α-L-*ribo*-hexopyranosyl)-3-(diméthylamino)-β-D-glucopyranosyl]oxy]-16-éthyl-4-hydroxy-5,9,13-triméthyl-7-(2-oxoéthyl)oxacyclohexadéca-11,13-diène-2,10-dione (tylosine A, M_r 916). Les tylosine B (desmycosine, M_r 772), tylosine C (macrocine, M_r 902) et tylosine D (rélomycine, M_r 918) peuvent également être présentes ; elles contribuent à l'activité de la substance à examiner, qui n'est pas inférieure à 900 UI/mg, calculée par rapport à la substance desséchée.

CARACTÈRES

Poudre sensiblement blanche à légèrement jaune, peu soluble dans l'eau, facilement soluble dans l'éthanol et dans le chlorure de méthylène. La substance à examiner se dissout dans les solutions diluées d'acides minéraux.

IDENTIFICATION

A. Examinez la substance à examiner par spectrophotométrie d'absorption dans l'infrarouge (*2.2.24*), en comparant avec le spectre obtenu avec la *tylosine SCR*.

B. Examinez les chromatogrammes obtenus dans l'essai de composition. Le pic principal du chromatogramme obtenu avec la solution à examiner est semblable quant à son temps de rétention et ses dimensions au pic principal du chromatogramme obtenu avec la solution témoin (a).

C. Dissolvez 30 mg environ de substance à examiner dans un mélange de 0,15 ml d'*eau R*, de 2,5 ml d'*anhydride acétique R* et de 7,5 ml de *pyridine R*. Laissez reposer 10 min environ. Il ne se développe pas de coloration verte.

ESSAI

Détermination du pH (*2.2.3*). Mettez en suspension 0,25 g de substance à examiner dans 10 ml d'*eau exempte de dioxyde de carbone R*. Le pH de la suspension est de 8,5 à 10,5.

Composition. Opérez par chromatographie liquide (*2.2.29*). *Préparez les solutions immédiatement avant l'emploi.*

Solution à examiner. Dissolvez 20,0 mg de substance à examiner dans un mélange à volumes égaux d'*acétonitrile R* et d'*eau R* et complétez à 100,0 ml avec le même mélange de solvants.

Solution témoin (a). Dissolvez 20,0 mg de *tylosine SCR* dans un mélange à volumes égaux d'*acétonitrile R* et d'*eau R* et complétez à 100,0 ml avec le même mélange de solvants.

Solution témoin (b). Dissolvez 2 mg de *tylosine SCR* et 2 mg de *tylosine D SCR* dans un mélange à volumes égaux d'*acétonitrile R* et d'*eau R* et complétez à 10 ml avec le même mélange de solvants.

La chromatographie peut être réalisée en utilisant :

– une colonne d'acier inoxydable, d'une longueur de 0,20 m et d'un diamètre intérieur de 4,6 mm, remplie de *gel de silice octadécylsilylé pour chromatographie R* (5 µm),
– comme phase mobile, à un débit de 1,0 ml/min, un mélange de 40 volumes d'*acétonitrile R* et de 60 volumes d'une solution de *perchlorate de sodium R* à 200 g/l préalablement ajustée à pH 2,5 avec de l'*acide chlorhydrique 1 M*,
– comme détecteur, un spectrophotomètre réglé à 290 nm,

en maintenant la température de la colonne à 35 °C.

Injectez 20 µl de solution témoin (b). Lorsque les chromatogrammes sont enregistrés dans les conditions prescrites, le temps de rétention est 12 min environ pour la tylosine A. L'essai n'est valable que si, dans le chromatogramme obtenu, la résolution entre les pics correspondant respectivement à la tylosine A et à la tylosine D n'est pas inférieure à 2,0. Injectez 20 µl de solution à examiner et 20 µl de solution témoin (a). Calculez la teneur pour cent des constituants à partir de la surface des pics du chromatogramme obtenu avec la solution à examiner en utilisant le procédé de normalisation.

La teneur en tylosine A n'est pas inférieure à 80,0 pour cent et la somme des teneurs en tylosine A, tylosine B, tylosine C et tylosine D n'est pas inférieure à 95,0 pour cent.

Tyramine. Dans une fiole jaugée de 25,0 ml, dissolvez 50,0 mg de substance à examiner dans 5,0 ml d'une solution d'*acide phosphorique R* à 3,4 g/l. Ajoutez 1,0 ml de *pyridine R* et 2,0 ml d'une solution saturée de *ninhydrine R* (40 g/l environ). Fermez la fiole en couvrant l'ouverture avec du papier d'aluminium et chauffez dans un bain-marie à 85 °C pendant 30 min. Refroidissez rapidement la solution, puis complétez à 25,0 ml avec de l'*eau R*. Mélangez. Mesurez immédiatement l'absorbance (*2.2.25*) de la solution à 570 nm, en utilisant une solution à blanc comme liquide de compensation. L'absorbance n'est pas supérieure à celle d'un témoin préparé simultanément et de la même manière avec 5,0 ml d'une solution de *tyramine R* à 35 mg/l dans une solution d'*acide phosphorique R* à 3,4 g/l (0,35 pour cent). Si la tylosine pour usage vétérinaire est destinée à la préparation de formes pharmaceutiques administrées par voie parentérale, l'absorbance n'est pas supérieure à celle d'un témoin préparé simultanément et de la même manière avec 5,0 ml d'une solution de *tyramine R* à 15 mg/l dans une solution d'*acide phosphorique R* à 3,4 g/l (0,15 pour cent).

Perte à la dessiccation (*2.2.32*). Déterminée à l'étuve à 60 °C sous une pression ne dépassant pas 0,7 kPa pendant 3 h sur 1,000 g de substance à examiner, la perte à la dessiccation n'est pas supérieure à 5,0 pour cent.

Cendres sulfuriques (*2.4.14*). Déterminé sur 1,0 g de substance à examiner, le taux des cendres sulfuriques n'est pas supérieur à 3,0 pour cent.

TITRAGE

Effectuez le titrage microbiologique des antibiotiques (*2.7.2*). Utilisez la *tylosine SCR* comme substance de référence.

CONSERVATION

A l'abri de la lumière.

IMPURETÉS

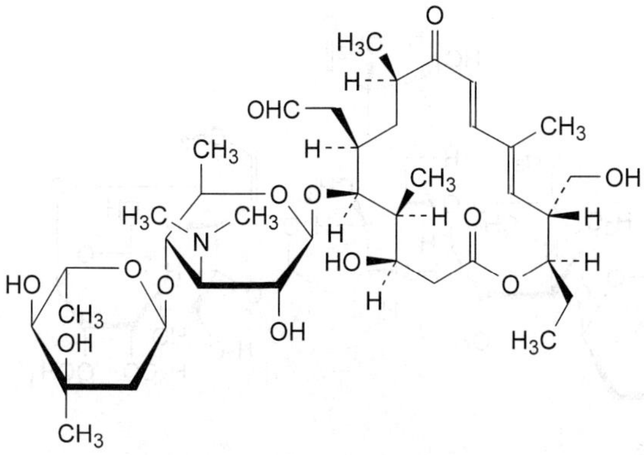

A. desmycinosyltylosine,

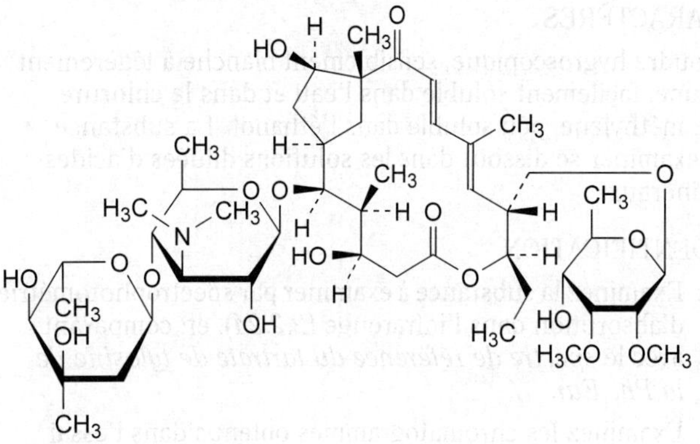

B. tylosine A aldol.

01/2002:1274

TYLOSINE (TARTRATE DE) POUR USAGE VÉTÉRINAIRE

Tylosini tartras ad usum veterinarium

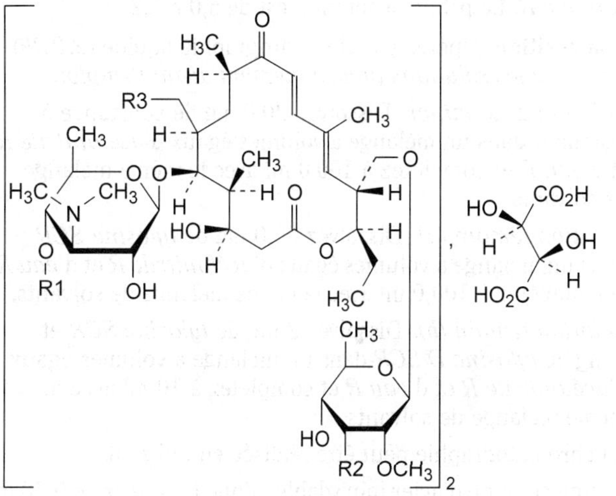

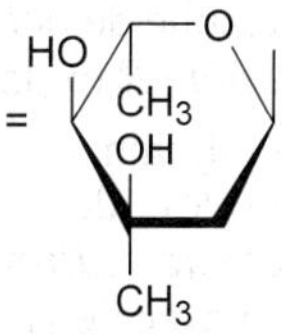

osyl =

Tylosine	Form. brute	R1	R2	R3
A	$C_{46}H_{77}NO_{17}$	osyl	OCH_3	CHO
B	$C_{39}H_{65}NO_{14}$	H	OCH_3	CHO
C	$C_{45}H_{75}NO_{17}$	osyl	OH	CHO
D	$C_{46}H_{79}NO_{17}$	osyl	OCH_3	CH_2OH

DÉFINITION

Le tartrate de tylosine pour usage vétérinaire est le tartrate d'un mélange d'antibiotiques macrolides élaboré par une souche de *Streptomyces fradiae* ou produit par tout autre moyen. Le principal composant de ce mélange est le (4*R*,5*S*,6*S*,7*R*,9*R*,11*E*,13*E*,15*R*,16*R*)-15-[[(6-désoxy-2,3-di-*O*-méthyl-β-D-allopyranosyl)oxy]méthyl]-6-[[3,6-didésoxy-4-*O*-(2,6-didésoxy-3-*C*-méthyl-α-L-*ribo*-hexopyranosyl)-3-(diméthylamino)-β-D-glucopyranosyl]oxy]-16-éthyl-4-hydroxy-5,9,13-triméthyl-7-(2-oxoéthyl)oxacyclohexadéca-11,13-diène-2,10-dione (tylosine A, M_r du tartrate 1982). Les tylosine B (desmycosine, M_r du tartrate 1694), tylosine C (macrocine, M_r du tartrate 1954) et tylosine D (rélomycine, M_r du tartrate 1986) peuvent également être présentes ; elles contribuent à l'activité de la substance à examiner qui n'est pas inférieure à 800 UI/mg, calculée par rapport à la substance desséchée.

Monographies Q - Z

CARACTÈRES

Poudre hygroscopique, sensiblement blanche à légèrement jaune, facilement soluble dans l'eau et dans le chlorure de méthylène, peu soluble dans l'éthanol. La substance à examiner se dissout dans les solutions diluées d'acides minéraux.

IDENTIFICATION

A. Examinez la substance à examiner par spectrophotométrie d'absorption dans l'infrarouge (*2.2.24*), en comparant avec le *spectre de référence du tartrate de tylosine de la Ph. Eur.*

B. Examinez les chromatogrammes obtenus dans l'essai de composition. Le pic principal du chromatogramme obtenu avec la solution à examiner est semblable quant à son temps de rétention et ses dimensions au pic principal du chromatogramme obtenu avec la solution témoin (a).

C. Dissolvez 30 mg environ de substance à examiner dans un mélange de 0,15 ml d'*eau R*, de 2,5 ml d'*anhydride acétique R* et de 7,5 ml de *pyridine R*. Laissez reposer pendant 10 min environ. Il se développe une coloration verte.

ESSAI

Détermination du pH (*2.2.3*). Dissolvez 0,25 g de substance à examiner dans 10 ml d'*eau exempte de dioxyde de carbone R*. Le pH de la solution est de 5,0 à 7,2.

Composition. Opérez par chromatographie liquide (*2.2.29*). *Préparez les solutions immédiatement avant l'emploi.*

Solution à examiner. Dissolvez 20,0 mg de substance à examiner dans un mélange à volumes égaux d'*acétonitrile R* et d'*eau R* et complétez à 100,0 ml avec le même mélange de solvants.

Solution témoin (a). Dissolvez 20,0 mg de *tylosine SCR* dans un mélange à volumes égaux d'*acétonitrile R* et d'*eau R* et complétez à 100,0 ml avec le même mélange de solvants.

Solution témoin (b). Dissolvez 2 mg de *tylosine SCR* et 2 mg de *tylosine D SCR* dans un mélange à volumes égaux d'*acétonitrile R* et d'*eau R* et complétez à 10 ml avec le même mélange de solvants.

La chromatographie peut être réalisée en utilisant :

– une colonne d'acier inoxydable, d'une longueur de 0,20 m et d'un diamètre intérieur de 4,6 mm, remplie de *gel de silice octadécylsilylé pour chromatographie R* (5 µm),

– comme phase mobile, à un débit de 1,0 ml/min, un mélange de 40 volumes d'*acétonitrile R* et de 60 volumes d'une solution de *perchlorate de sodium R* à 200 g/l préalablement ajustée à pH 2,5 avec de l'*acide chlorhydrique 1 M*,

– comme détecteur, un spectrophotomètre réglé à 290 nm,

en maintenant la température de la colonne à 35 °C.

Injectez 20 µl de solution témoin (b). Lorsque les chromatogrammes sont enregistrés dans les conditions prescrites, le temps de rétention est 12 min environ pour la tylosine A. L'essai n'est valable que si, dans le chromatogramme obtenu, la résolution entre les pics correspondant respectivement à la tylosine A et à la tylosine D n'est pas inférieure à 2,0. Injectez 20 µl de solution à examiner et 20 µl de solution témoin (a). Calculez la teneur pour cent des constituants à partir de la surface des pics du chromatogramme obtenu avec la solution à examiner en utilisant le procédé de normalisation.

La teneur en tylosine A n'est pas inférieure à 80,0 pour cent et la somme des teneurs en tylosine A, tylosine B, tylosine C et tylosine D n'est pas inférieure à 95,0 pour cent.

Tyramine. Dans une fiole jaugée de 25,0 ml, dissolvez 50,0 mg de substance à examiner dans 5,0 ml d'une solution d'*acide phosphorique R* à 3,4 g/l. Ajoutez 1,0 ml de *pyridine R* et 2,0 ml d'une solution saturée de *ninhydrine R* (40 g/l environ). Fermez la fiole en couvrant l'ouverture avec du papier d'aluminium et chauffez dans un bain-marie à 85 °C pendant 30 min. Refroidissez rapidement la solution, puis complétez à 25,0 ml avec de l'*eau R*. Mélangez. Mesurez immédiatement l'absorbance (*2.2.25*) de la solution à 570 nm, en utilisant une solution à blanc comme liquide de compensation. L'absorbance n'est pas supérieure à celle d'un témoin préparé simultanément et de la même manière avec 5,0 ml d'une solution de *tyramine R* à 35 mg/l dans une solution d'*acide phosphorique R* à 3,4 g/l (0,35 pour cent). Si le tartrate de tylosine pour usage vétérinaire est destiné à la préparation de formes pharmaceutiques administrées par voie parentérale, l'absorbance n'est pas supérieure à celle d'un témoin préparé simultanément et de la même manière avec 5,0 ml d'une solution de *tyramine R* à 15 mg/l dans une solution d'*acide phosphorique R* à 3,4 g/l (0,15 pour cent).

Perte à la dessiccation (*2.2.32*). Déterminée à l'étuve à 60 °C sous une pression ne dépassant pas 0,7 kPa pendant 3 h sur 1,000 g de substance à examiner, la perte à la dessiccation n'est pas supérieure à 4,5 pour cent.

Cendres sulfuriques (*2.4.14*). Déterminé sur 1,0 g de substance à examiner, le taux des cendres sulfuriques n'est pas supérieur à 2,5 pour cent.

TITRAGE

Effectuez le titrage microbiologique des antibiotiques (*2.7.2*). Utilisez la *tylosine SCR* comme substance de référence.

CONSERVATION

En récipient étanche, à l'abri de la lumière.

IMPURETÉS

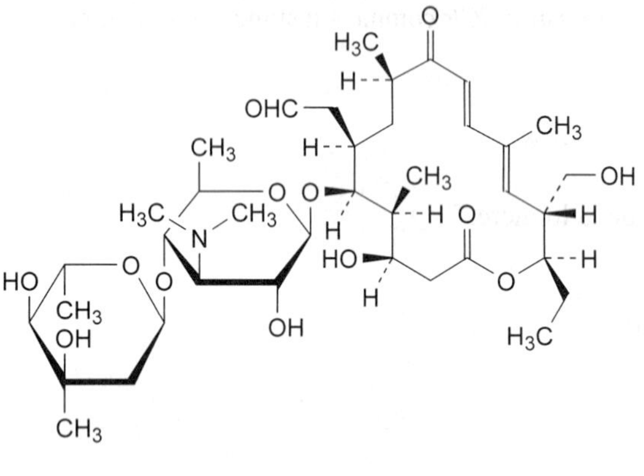

A. desmycinosyltylosine,

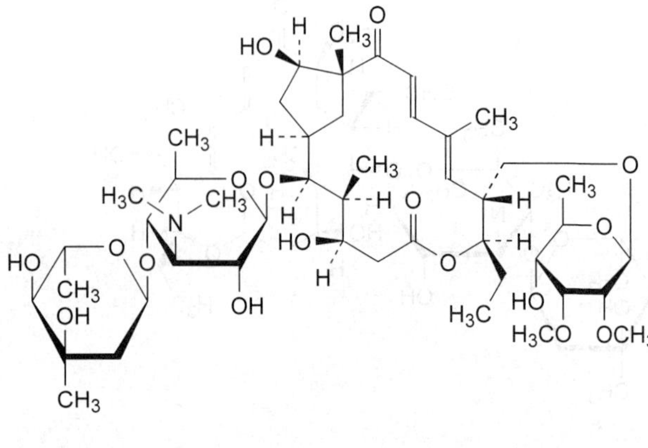

B. tylosine A aldol.

01/2002:1161

TYROSINE

Tyrosinum

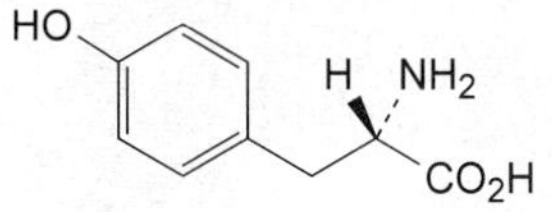

$C_9H_{11}NO_3$ M_r 181,2

DÉFINITION

La tyrosine contient au minimum 99,0 pour cent et au maximum l'équivalent de 101,0 pour cent d'acide (*S*)-2-amino-3-(4-hydroxyphényl)propanoïque, calculé par rapport à la substance desséchée.

CARACTÈRES

Poudre cristalline blanche ou cristaux incolores, très peu soluble dans l'eau, pratiquement insoluble dans l'alcool. La tyrosine se dissout dans les solutions diluées d'hydroxydes alcalins et dans les acides minéraux dilués.

IDENTIFICATION

Première identification : A, B.

Seconde identification : A, C, D, E.

A. La tyrosine satisfait à l'essai du pouvoir rotatoire spécifique (voir Essai).

B. Examinez la tyrosine par spectrophotométrie d'absorption dans l'infrarouge (*2.2.24*), en comparant avec le spectre obtenu avec la *tyrosine SCR*. Examinez les substances sous forme de pastilles.

C. Examinez les chromatogrammes obtenus dans l'essai des substances décelables par la ninhydrine. La tache principale du chromatogramme obtenu avec la solution à examiner (b) est semblable quant à sa position, sa coloration et ses dimensions à la tache principale du chromatogramme obtenu avec la solution témoin (a).

D. A 50 mg environ de tyrosine, ajoutez 1 ml d'*acide nitrique dilué R*. Il se développe une coloration rouge foncé dans les 15 min.

E. Dissolvez 30 mg environ de tyrosine dans 2 ml de *solution diluée d'hydroxyde de sodium R*. Ajoutez 3 ml d'un mélange extemporané à volumes égaux d'une solution de *nitrite de sodium R* à 100 g/l et d'une solution de 0,5 g d'*acide sulfanilique R* dans un mélange de 6 ml d'*acide chlorhydrique R1* et de 94 ml d'*eau R*. Il apparaît une coloration rouge-orange.

ESSAI

Aspect de la solution. Dissolvez 0,5 g de tyrosine dans de l'*acide chlorhydrique dilué R* et complétez à 20 ml avec le même acide. La solution est limpide (*2.2.1*) et n'est pas plus fortement colorée que la solution témoin J_7 (*2.2.2, Procédé II*).

Pouvoir rotatoire spécifique (*2.2.7*). Dissolvez 1,25 g de tyrosine dans un mélange à volumes égaux d'*acide chlorhydrique dilué R* et d'*eau R* et complétez à 25,0 ml avec le même mélange de solvants. Calculé par rapport à la substance desséchée, le pouvoir rotatoire spécifique est de – 11,0 à – 12,3.

Substances décelables par la ninhydrine. Opérez par chromatographie sur couche mince (*2.2.27*) en utilisant une *plaque au gel de silice pour CCM R*.

Solution à examiner (a). Dissolvez 0,10 g de tyrosine dans de l'*ammoniaque diluée R2* et complétez à 10 ml avec le même solvant.

Solution à examiner (b). Prélevez 1 ml de solution à examiner (a) et complétez à 50 ml avec de l'*eau R*.

Solution témoin (a). Dissolvez 10 mg de *tyrosine SCR* dans 1 ml d'*ammoniaque diluée R2* et complétez à 50 ml avec de l'*eau R*.

Solution témoin (b). Prélevez 5 ml de solution à examiner (b) et complétez à 20 ml avec de l'*eau R*.

Solution témoin (c). Dissolvez 10 mg de *tyrosine SCR* et 10 mg de *phénylalanine SCR* dans 1 ml d'*ammoniaque diluée R2* et complétez à 25 ml avec de l'*eau R*.

Déposez sur la plaque 5 µl de chaque solution. Développez sur un parcours de 15 cm avec un mélange de 30 volumes d'*ammoniaque concentrée R1* et de 70 volumes de *propanol R*. Laissez sécher la plaque à l'air. Pulvérisez de la *solution de ninhydrine R*. Chauffez la plaque à 100-105 °C pendant 15 min. S'il apparaît d'autres taches que la tache principale dans le chromatogramme obtenu avec la solution à examiner (a), aucune d'entre elles n'est plus intense que la tache du chromatogramme obtenu avec la solution témoin (b) (0,5 pour cent). L'essai n'est valable que si le chromatogramme obtenu avec la solution témoin (c) présente 2 taches nettement séparées.

Chlorures (*2.4.4*). Dissolvez 0,25 g de tyrosine dans 3 ml d'*acide nitrique dilué R* et complétez à 15 ml avec de l'*eau R*. La solution, sans addition ultérieure d'acide nitrique, satisfait à l'essai limite des chlorures (200 ppm).

Sulfates (*2.4.13*). Dissolvez en chauffant doucement 0,5 g de tyrosine dans 5 ml d'*acide chlorhydrique dilué R* et complétez à 15 ml avec de l'*eau distillée R*. La solution satisfait à l'essai limite des sulfates (300 ppm).

Ammonium (*2.4.1*). 0,10 g de tyrosine satisfait à l'essai limite B de l'ammonium (200 ppm). Préparez le témoin avec 0,2 ml de *solution à 100 ppm d'ammonium (NH_4) R*. Remplacez l'*oxyde de magnésium lourd R* par 2,0 ml de *solution concentrée d'hydroxyde de sodium R*.

Fer (*2.4.9*). Dans une ampoule à décantation, dissolvez 1,0 g de tyrosine dans 10 ml d'*acide chlorhydrique dilué R*. Agitez avec 3 fois 10 ml de *méthylisobutylcétone R1* pendant 3 min chaque fois. Agitez les couches organiques réunies avec 10 ml d'*eau R* pendant 3 min. La couche aqueuse satisfait à l'essai limite du fer (10 ppm).

Métaux lourds (*2.4.8*). 2,0 g de tyrosine satisfont à l'essai limite C des métaux lourds (10 ppm). Préparez le témoin avec 2 ml de *solution à 10 ppm de plomb (Pb) R*.

Perte à la dessiccation (*2.2.32*). Déterminée à l'étuve à 100-105 °C sur 1,000 g de tyrosine, la perte à la dessiccation n'est pas supérieure à 0,5 pour cent.

Cendres sulfuriques (*2.4.14*). Déterminé sur 1,0 g de tyrosine, le taux des cendres sulfuriques n'est pas supérieur à 0,1 pour cent.

DOSAGE

Dissolvez 0,150 g de tyrosine dans 5 ml d'*acide formique anhydre R*. Ajoutez 30 ml d'*acide acétique anhydre R*. Titrez par l'*acide perchlorique 0,1 M*. Déterminez le point de fin de titrage par potentiométrie (*2.2.20*).

1 ml d'*acide perchlorique 0,1 M* correspond à 18,12 mg de $C_9H_{11}NO_3$.

CONSERVATION

A l'abri de la lumière.

U

01/2002:1578

UBIDÉCARÉNONE

Ubidecarenonum

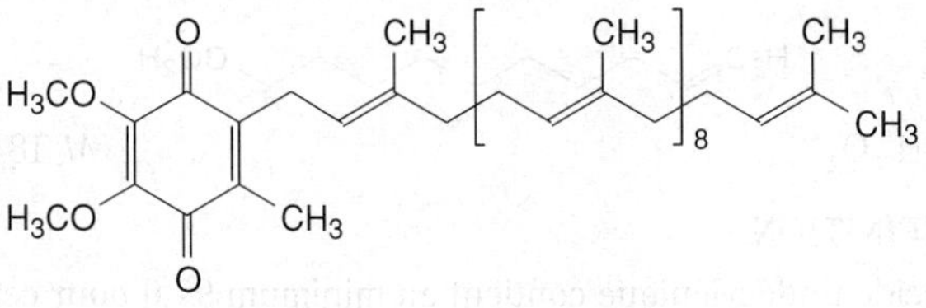

$C_{59}H_{90}O_4$ M_r 863

DÉFINITION

L'ubidécarénone contient au minimum 97,0 pour cent et au maximum l'équivalent de 103,0 pour cent de 2-[(tout-*E*)-3,7,11,15,19,23,27,31,35,39-décaméthyltétraconta-2,6,10,14,18,22,26,30,34,38-décaényl]-5,6-diméthoxy-3-méthylbenzène-1,4-dione.

CARACTÈRES

Poudre cristalline jaune ou orangé, pratiquement insoluble dans l'eau, soluble dans l'acétone, très peu soluble dans l'éthanol.

Exposée à la lumière, l'ubidécarénone se décompose et fonce graduellement.

L'ubidécarénone fond vers 48 °C.

Effectuez toutes les opérations en évitant l'exposition à la lumière.

IDENTIFICATION

A. Examinez l'ubidécarénone par spectrophotométrie d'absorption dans l'infrarouge (*2.2.24*),en comparant avec le spectre obtenu avec l'*ubidécarénone SCR*. Examinez les substances sous forme de pastilles à base de *bromure de potassium R*.

B. Examinez les chromatogrammes obtenus dans l'essai des substances apparentées. Le pic principal du chromatogramme obtenu avec la solution à examiner est semblable quant à son temps de rétention au pic principal du chromatogramme obtenu avec la solution témoin (a).

ESSAI

Substances apparentées. Opérez par chromatographie liquide (*2.2.29*).

Solution à examiner. Dissolvez 25,0 mg d'ubidécarénone dans 25,0 ml d'*éthanol R,* en chauffant à environ 50 °C pendant 2 min. Laissez refroidir.

Solution témoin (a). Dissolvez 5 mg d'*ubidécarénone SCR* dans 5 ml d'*éthanol R,* en chauffant à environ 50 °C pendant 2 min. Laissez refroidir.

Solution témoin (b). Dissolvez 2 mg d'*impureté D d'ubidécarénone SCR* dans 2 ml de solution à examiner, en chauffant à environ 50 °C pendant 2 min. Laissez refroidir. Prélevez 1 ml de solution et complétez à 50 ml avec de l'*éthanol R*.

Solution témoin (c). Prélevez 1,0 ml de solution à examiner et complétez à 100,0 ml avec de l'*éthanol R*.

La chromatographie peut être réalisée en utilisant :

– une colonne d'acier inoxydable, d'une longueur de 0,15 m et d'un diamètre intérieur de 4,6 mm, remplie de *gel de silice octadécylsilylé pour chromatographie R* (5 µm),
– comme phase mobile, à un débit de 2 ml/min, un mélange de 20 volumes d'*éthanol R* et de 80 volumes de *méthanol R2,*
– comme détecteur, un spectrophotomètre réglé à 275 nm.

Ajustez la sensibilité du système de façon que la hauteur du pic principal du chromatogramme obtenu avec 10 µl de solution témoin (c) représente au moins 30 pour cent de l'échelle totale de l'enregistreur.

Injectez 10 µl de solution témoin (b). Lorsque le chromatogramme est enregistré dans les conditions décrites, les temps de rétention sont de 8 min environ pour l'impureté D et de 12 min environ pour l'ubidécarénone. L'essai n'est valable que si la résolution entre les pics correspondant respectivement à l'impureté D et à l'ubidécarénone n'est pas inférieure à 6,5.

Injectez 10 µl de solution à examiner et 10 µl de solution témoin (c). Continuez la chromatographie de la solution à examiner pendant 2 fois le temps de rétention de l'ubidécarénone. S'il apparaît, dans le chromatogramme obtenu avec la solution à examiner, d'autres pics que le pic principal, la surface d'aucun d'entre eux n'est supérieure à 0,5 fois la surface du pic principal du chromatogramme obtenu avec la solution témoin (c) (0,5 pour cent) et la somme de leur surface n'est pas supérieure à la surface du pic principal du chromatogramme obtenu avec la solution témoin (c) (1,0 pour cent). Ne tenez pas compte des pics dont la surface est inférieure à 0,05 fois la surface du pic principal du chromatogramme obtenu avec la solution témoin (c) (0,05 pour cent).

Impureté F. Opérez par chromatographie liquide (*2.2.29*).

Solution à examiner. Dissolvez 25,0 mg d'ubidécarénone dans 25,0 ml d'*hexane R.*

Solution témoin (a). Dissolvez 10,0 mg d'*ubidécarénone pour conformité du système SCR* dans 10,0 ml d'*hexane R.*

Solution témoin (b). Prélevez 1 ml de solution à examiner et complétez à 100,0 ml avec de l'*hexane R.*

La chromatographie peut être réalisée en utilisant :

– une colonne d'acier inoxydable, d'une longueur de 0,25 m et d'un diamètre intérieur de 4,0 mm remplie de *gel de silice pour chromatographie R* (7 µm),
– comme phase mobile, à un débit de 2 ml/min, un mélange de 3 volumes d'*acétate d'éthyle R* et de 97 volumes d'*hexane R,*
– comme détecteur, un spectrophotomètre réglé à 275 nm.

Injectez 20 µl de solution témoin (b). Ajustez la sensibilité du système de façon que la hauteur du pic principal du chromatogramme obtenu avec la solution témoin (b) représente au moins 50 pour cent de l'échelle totale de l'enregistreur.

Injectez 20 µl de solution témoin (a). Lorsque le chromatogramme est enregistré dans les conditions décrites, les temps de rétention sont d'environ 8,5 min pour l'impureté F et d'environ 10 min pour l'ubidécarénone. L'essai n'est valable que si le tracé revient à la ligne de base entre les pics correspondant respectivement à l'impureté F et à l'ubidécarénone.

Injectez 20 µl de solution à examiner. S'il apparaît, dans le chromatogramme obtenu avec la solution à examiner, un pic correspondant à l'impureté F, sa surface n'est pas supérieure à 0,1 fois celle du pic principal du chromatogramme obtenu avec la solution témoin (b) (0,1 pour cent).

Cendres sulfuriques (*2.4.14*). Déterminé sur 1,0 g d'ubidécarénone, le taux des cendres sulfuriques n'est pas supérieur à 0,1 pour cent.

DOSAGE

Dissolvez 50,0 mg d'ubidécarénone dans 1,0 ml d'*hexane R* et complétez à 50,0 ml avec de l'*éthanol R*. Prélevez 2,0 ml de solution et complétez à 50,0 ml avec de l'*éthanol R*.

Monographies Q-Z

Mesurez l'absorbance (*2.2.25*) au maximum à 275 nm. Calculez la teneur en $C_{59}H_{90}O_4$ en prenant 169 comme valeur de l'absorbance spécifique.

CONSERVATION

En récipient étanche, à l'abri de la lumière.

IMPURETÉS

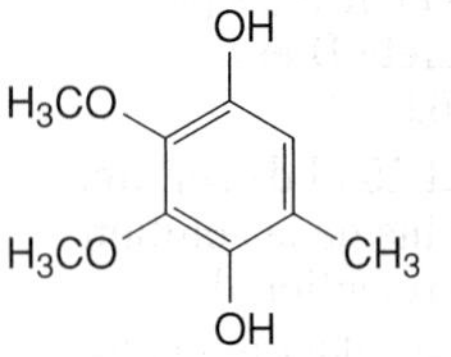

A. 2,3-diméthoxy-5-méthylbenzène-1,4-diol,

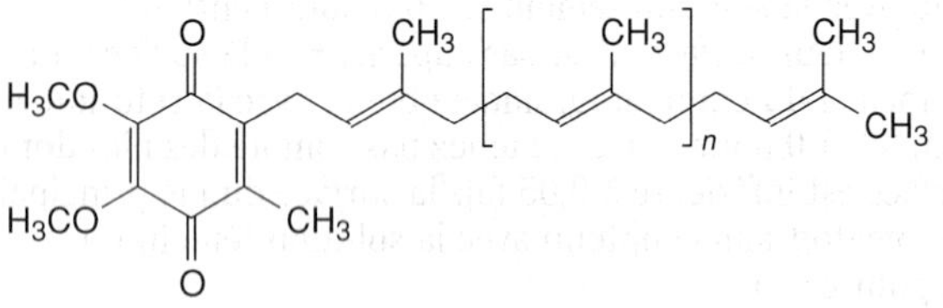

B. *n* = 5 : 2-[(tout-*E*)-3,7,11,15,19,23,27-heptaméthyloctadocosa-2,6,10,14,18,22,26-heptaényl]-5,6-diméthoxy-3-méthylbenzène-1,4-dione (ubiquinone-7),

C. *n* = 6 : 5,6-diméthoxy-3-méthyl-2-[(tout-*E*)-3,7,11,15,19,23,27,31-octaméthyldotriaconta-2,6,10,14,18,22,26,30-octaényl]benzène-1,4-dione (ubiquinone-8),

D. *n* = 7 : 5,6-diméthoxy-3-méthyl-2-[(tout-*E*)-3,7,11,15,19,23,27,31,35-nonaméthylhexatriaconta-2,6,10,14,18,22,26,30,34-nonaényl]benzène-1,4-dione (ubiquinone-9),

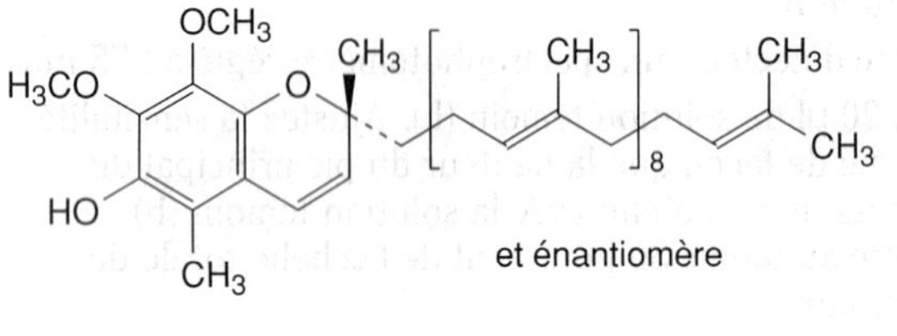

E. (2*RS*)-7,8-diméthoxy-2,5-diméthyl-2-[(tout-*E*)-4,8,12,16,20,24,28,32,36-nonaméthylheptatriaconta-3,7,11,15,19,23,27,31,35-nonaényl]-2*H*-1-benzopyran-6-ol (ubicroménol),

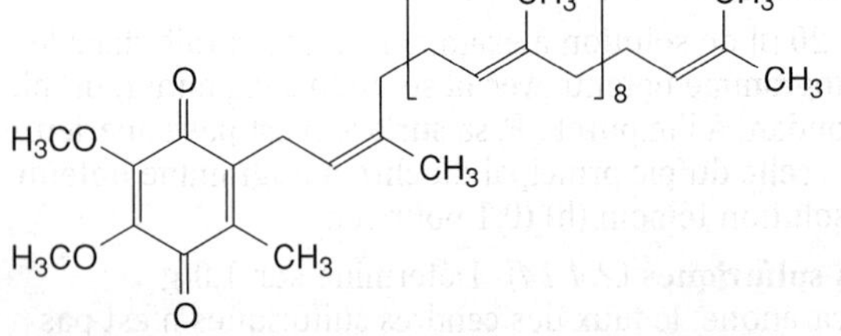

F. 2-[(2*Z*,6*E*,10*E*,14*E*,18*E*,22*E*,26*E*,30*E*,34*E*,38*E*)-3,7,11,15,19,23,27,31,35,39-décaméthyl-2,6,10,14,18,22,26,30,34,38-tétracontadécaényl]-5,6-diméthoxy-3-méthylbenzène-1,4-dione (isomère (*Z*) de l'ubidécarénone).

01/2002:0461

UNDÉCYLÉNIQUE (ACIDE)

Acidum undecylenicum

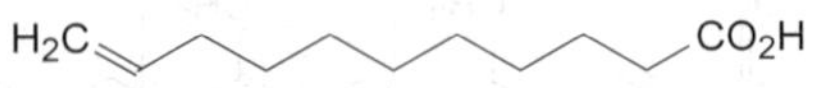

$C_{11}H_{20}O_2$ — M_r 184,3

DÉFINITION

L'acide undécylénique contient au minimum 97,0 pour cent et au maximum l'équivalent de 102,0 pour cent d'acide undéc-10-énoïque.

CARACTÈRES

Masse cristalline blanche ou jaune très pâle ou liquide incolore ou jaune pâle, pratiquement insoluble dans l'eau, facilement soluble dans l'alcool, dans l'éther, dans les huiles grasses et dans les huiles essentielles.

IDENTIFICATION

A. Déterminé à 25 ± 0,5 °C, l'indice de réfraction (*2.2.6*) est de 1,447 à 1,450.

B. Le point de solidification (*2.2.18*) de l'acide undécylénique est de 21 °C à 24 °C.

C. Chauffez à reflux pendant 10 min 2,0 g d'acide undécylénique dans 2 ml d'*aniline R* récemment distillée. Laissez refroidir et ajoutez 30 ml d'*éther R*. Agitez la solution avec 3 fois 20 ml d'*acide chlorhydrique dilué R*, puis avec 20 ml d'*eau R*. Evaporez la couche organique au bain-marie à siccité. Faites cristalliser le résidu à 2 reprises dans l'*alcool à 70 pour cent V/V R* et séchez les cristaux sous vide pendant 3 h. Le point de fusion (*2.2.14*) est de 66 °C à 68 °C.

D. Dissolvez 0,1 g d'acide undécylénique dans un mélange de 2 ml d'*acide sulfurique dilué R* et de 5 ml d'*acide acétique glacial R*. Ajoutez, goutte à goutte, 0,25 ml de *solution de permanganate de potassium R*. La solution de permanganate de potassium se décolore.

ESSAI

Indice de peroxyde (*2.5.5*) : au maximum 10.

Graisses, huiles minérales. A 1,0 g d'acide undécylénique, ajoutez 5 ml de *solution de carbonate de sodium R* et 25 ml d'*eau R*. Chauffez à ébullition pendant 3 min. La solution chaude n'est pas plus fortement opalescente que la suspension témoin II (*2.2.1*).

Acides hydrosolubles. Agitez pendant 2 min 1,0 g d'acide undécylénique avec 20 ml d'*eau R* chauffée à 35-45 °C. Refroidissez et filtrez la couche aqueuse sur un filtre mouillé. A 10 ml du filtrat, ajoutez 0,1 ml de *solution de phénolphtaléine R*. Le virage de l'indicateur ne nécessite pas plus de 0,1 ml d'*hydroxyde de sodium 0,1 M*.

Cendres sulfuriques (*2.4.14*). Déterminé sur 0,50 g d'acide undécylénique, le taux des cendres sulfuriques n'est pas supérieur à 0,1 pour cent.

Degré d'insaturation. Dissolvez 85,0 mg d'acide undécylénique dans un mélange de 5 ml d'*acide chlorhydrique dilué R* et de 30 ml d'*acide acétique glacial R*. Titrez par le *bromure-bromate 0,0167 M* en présence de 0,05 ml de *solution de carmin d'indigo R1* ajouté en fin de titrage, jusqu'à virage du bleu au jaune. Le titrage nécessite au moins 8,9 ml et au plus 9,4 ml de *bromure-bromate 0,0167 M*. Effectuez un titrage à blanc.

DOSAGE

Dissolvez 0,750 g d'acide undécylénique dans 10 ml d'*alcool R*. Titrez par l'*hydroxyde de sodium 0,5 M* en présence de 0,1 ml de *solution de phénolphtaléine R* jusqu'à coloration rose.

1 ml d'*hydroxyde de sodium 0,5 M* correspond à 92,14 mg de $C_{11}H_{20}O_2$.

CONSERVATION

En récipient non métallique, à l'abri de la lumière et au frais.

01/2002:0743

URÉE

Ureum

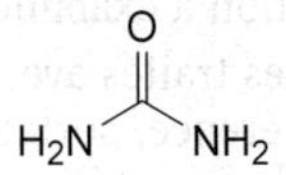

CH_4N_2O M_r 60,1

DÉFINITION

L'urée contient au minimum 99,0 pour cent et au maximum l'équivalent de 101,0 pour cent carbamide (CH_4N_2O), calculé par rapport à la substance desséchée.

CARACTÈRES

Poudre cristalline, blanche ou cristaux transparents, légèrement hygroscopiques, très solubles dans l'eau, solubles dans l'alcool, pratiquement insolubles dans le chlorure de méthylène.

IDENTIFICATION

Première identification : A, B.

Seconde identification : A, C, D.

A. Le point de fusion (*2.2.14*) de l'urée est de 132 °C à 135 °C.

B. Examinez l'urée par spectrophotométrie d'absorption dans l'infrarouge (*2.2.24*), en comparant avec le spectre obtenu avec l'*urée SCR*. Examinez les substances sous forme de pastilles.

C. Dissolvez 0,1 g d'urée dans 1 ml d'*eau R*. Ajoutez 1 ml d'*acide nitrique R*. Il se forme un précipité cristallin blanc.

D. Chauffez 0,5 g d'urée dans un tube à essai jusqu'à liquéfaction et opalescence du liquide obtenu. Refroidissez, puis dissolvez dans un mélange de 10 ml d'*eau R* et de 1 ml de *solution diluée d'hydroxyde de sodium R*. Ajoutez 0,05 ml de *solution de sulfate de cuivre R*. Il apparaît une coloration violet-rouge.

ESSAI

Solution S. Dissolvez 10 g d'urée dans de l'*eau R* et complétez à 50 ml avec le même solvant.

Aspect de la solution. A 2,5 ml de solution S, ajoutez 7,5 ml d'*eau R*. La solution est limpide (*2.2.1*) et incolore (*2.2.2, Procédé II*).

Alcalinité. A 2,5 ml de solution S, ajoutez 7,5 ml d'*eau R*, 0,1 ml de *solution de rouge de méthyle R* et 0,4 ml d'*acide chlorhydrique 0,01 M*. La solution présente une coloration rouge à orangé.

Biuret. A 10 ml de solution S, ajoutez 5 ml d'*eau R*, 0,5 ml d'une solution de *sulfate de cuivre R* à 5 g/l et 0,5 ml de *solution concentrée d'hydroxyde de sodium R*. Laissez reposer pendant 5 min. S'il se développe une coloration violet-rouge, elle n'est pas plus intense que celle d'une solution témoin préparée simultanément et dans les mêmes conditions avec 10 ml d'une solution de *biuret R* à 0,2 g/l (0,1 pour cent).

Ammonium (*2.4.1*). 0,1 ml de solution S satisfait à l'essai limite de l'ammonium (500 ppm).

Métaux lourds (*2.4.8*). Prélevez 10 ml de solution S et complétez à 20 ml avec de l'*eau R*. 12 ml de solution satisfont à l'essai limite A des métaux lourds (10 ppm). Préparez le témoin avec la *solution à 1 ppm de plomb (Pb) R*.

Perte à la dessiccation (*2.2.32*). Déterminée à l'étuve à 100-105 °C pendant 1 h sur 1,000 g d'urée, la perte à la dessiccation n'est pas supérieure à 1,0 pour cent.

Cendres sulfuriques (*2.4.14*). Déterminé sur 1,0 g d'urée, le taux des cendres sulfuriques n'est pas supérieur à 0,1 pour cent.

DOSAGE

Dissolvez 0,500 g d'urée dans une solution d'*acide sulfurique R* à 10 pour cent *V/V* et complétez à 100,0 ml avec le même acide. Introduisez 5,0 ml de cette solution dans un flacon à combustion à long col. Ajoutez 10 ml d'*acide sulfurique R* et chauffez légèrement jusqu'à ce que se termine le dégagement gazeux. Portez doucement à ébullition pendant 10 min, refroidissez et ajoutez avec précaution 40 ml d'*eau R*, refroidissez à nouveau et placez dans un appareil d'entraînement à la vapeur. Ajoutez 50 ml de *solution concentrée d'hydroxyde de sodium R* et distillez immédiatement en faisant passer la vapeur à travers le mélange. Distillez pendant 1 h en recueillant 50 ml environ de distillat dans 40 ml d'une solution d'*acide borique R* à 40 g/l. Titrez par l'*acide chlorhydrique 0,1 M* en présence de 0,25 ml d'*indicateur mixte au rouge de méthyle R*. Effectuez un titrage à blanc.

1 ml d'*acide chlorhydrique 0,1 M* correspond à 3,003 mg de CH_4N_2O.

01/2002:0958

UROFOLLITROPINE

Urofollitropinum

DÉFINITION

L'urofollitropine est une préparation sèche contenant des gonadotropines ménopausiques obtenues à partir de l'urine de femmes ménopausées. Elle possède une activité folliculo-stimulante et ne possède pas ou pratiquement pas d'activité lutéinisante. L'activité de l'urofollitropine est au minimum de 90 Unités Internationales d'hormone folliculo-stimulante (hFSH) par milligramme. Le rapport entre le nombre d'unités d'hormone lutéinisante stimulatrice des cellules interstitielles [hLH(ICSH)] et le nombre d'unités d'hormone folliculo-stimulante n'est pas supérieur à 1/60.

PRODUCTION

L'urofollitropine peut être préparée par un procédé approprié de fractionnement comprenant une chromatographie d'immunoaffinité. L'urofollitropine est préparée dans des conditions destinées à limiter la contamination microbienne. Il convient de démontrer que le procédé de fabrication permet de réduire, par des méthodes validées appropriées, toute contamination virale telle que celle du virus de l'hépatite ou du VIH.

CARACTÈRES

Aspect : poudre sensiblement blanche ou faiblement jaunâtre.

Solubilité : soluble dans l'eau.

IDENTIFICATION

L'urofollitropine provoque l'hypertrophie des ovaires chez les rates impubères lorsqu'elle est injectée selon les indications du titrage.

ESSAI

Antigènes de virus de l'hépatite. Examinez l'urofollitropine par une technique immunochimique de sensibilité appropriée (*2.7.1*). Aucun antigène de virus de l'hépatite n'est décelé.

Antigène du VIH. Examinez l'urofollitropine par une technique immunochimique de sensibilité appropriée (*2.7.1*). L'antigène du VIH n'est pas décelé.

Activité lutéinisante résiduelle. Les Unités Internationales d'activité FSH et LH correspondent respectivement à l'activité FSH et à l'activité LH de quantités données de l'étalon international d'hormone folliculo-stimulante et d'hormone lutéinisante (hormone de stimulation des cellules interstitielles) humaines, qui est constitué par un mélange d'extrait cryodesséché d'urine de femmes ménopausées et de lactose. La correspondance entre les Unités Internationales et l'étalon international est indiquée par l'Organisation Mondiale de la Santé. Utilisez des rates impubères âgées d'environ 21 jours en veillant à ce que la différence de masse entre l'animal le plus lourd et l'animal le plus léger ne dépasse pas 10 g. Répartissez les rates au hasard en 4 groupes égaux d'au moins 6 animaux. Si des nichées de 4 sont disponibles, placez au hasard une rate de chaque nichée dans chaque groupe en ayant soin de marquer l'origine de l'animal.

A chacune des rates, administrez par voie sous-cutanée, dans 0,5 ml de *solution saline tamponnée phosphate-albumine pH 7,2 R*, 50 UI de *gonadotropine sérique R* le premier jour et 25 UI de *gonadotropine chorionique R* le quatrième jour.

Choisissez 3 doses de la préparation de référence telles que la plus faible produise une certaine diminution de la teneur en acide ascorbique ovarien chez toutes les rates et que la plus forte ne produise pas la diminution maximale de la teneur en acide ascorbique ovarien chez la totalité des rates. Utilisez des doses en progression géométrique. Il est possible, en première approximation, d'essayer des doses globales de 0,5 UI, 1,0 UI et 2,0 UI, mais les doses à utiliser dépendent de la sensibilité des animaux.

Choisissez une dose de la préparation à examiner dont l'activité folliculo-stimulante (hFSH) attendue soit de 60 *X* UI, *X* étant le nombre d' UI d'activité lutéinisante (hLH) contenues dans la dose médiane de la préparation de référence.

Dissolvez respectivement les quantités totales de la préparation à examiner et de la préparation de référence dans 1,0 ml de *solution saline tamponnée phosphate-albumine pH 7,2 R*. Administrez-les par voie intraveineuse caudale aux différents groupes de rates, 6 jours après l'injection de gonadotropine chorionique. Exactement 4 h après l'injection, sacrifiez les rates et prélevez leurs ovaires. Eliminez éventuellement les liquides et tissus étrangers et pesez les ovaires immédiatement.

Traitez séparément les 2 ovaires combinés de chaque rate comme suit : broyez et homogénéisez dans les 2 min, dans une solution récemment préparée d'*acide métaphosphorique R* à 25 g/l, à une température de 4 °C et complétez à 7 ml avec la même solution. Laissez reposer pendant 30 min à 4 °C, puis centrifugez à la même température à 2500 *g*, et filtrez si nécessaire le liquide surnageant à travers un filtre de 0,22 µm.

Préparez extemporanément un mélange de 2 ml d'une solution d'*acétate de sodium R* à 45,3 g/l ajustée à pH 7 avec de l'*acide acétique R*, de 3 ml d'*eau R* et de 2 ml de *solution étalon de dichlorophénolindophénol R*. Mélangez 2 ml de cette solution avec 2 ml du liquide surnageant limpide. 30 s après avoir mélangé, mesurez l'absorbance (*2.2.25*) de la solution au maximum à environ 520 nm. Utilisez comme témoin, une solution d'une teneur connue en *acide L-ascorbique SCR* dans une solution d'*acide métaphosphorique R* à 25 g/l, traité de la même façon.

Calculez la quantité d'acide ascorbique à partir de la droite d'étalonnage de l'acide ascorbique obtenue, et exprimez-la en milligrammes pour 0,1 g d'ovaire pour obtenir la teneur en acide ascorbique des ovaires. Calculez la moyenne et la variance des teneurs obtenues pour chacune des rates traitées avec la préparation à examiner.

Pour chacun des groupes traités avec des doses différentes de la préparation de référence, portez sur un graphique la teneur moyenne en acide ascorbique des ovaires en fonction du logarithme de la dose injectée et effectuez une analyse de régression de la teneur en acide ascorbique par rapport au logarithme de la dose, par les méthodes d'analyse usuelles (moindres carrés).

L'essai n'est valable que si :

- la pente *b* de la droite de régression est significative à un niveau de probabilité de 5 pour cent,
- pour les groupes traités par la préparation de référence la somme des carrés due à la régression linéaire est égale ou supérieure à 95 pour cent de la somme des carrés de la teneur en acide ascorbique,
- la variance de la teneur en acide ascorbique au sein du groupe traité par la préparation à examiner ne présente pas de différence significative à un niveau de probabilité de 5 pour cent, par rapport à la variance de la teneur en acide ascorbique au sein des groupes traités par la préparation de référence.

La teneur en acide ascorbique moyenne des ovaires des rates traitées avec la préparation à examiner n'est pas significativement plus basse, à un niveau de probabilité de 5 pour cent, que la teneur en acide ascorbique attendue (calculée d'après l'équation de régression) des ovaires des rates traitées avec la dose médiane de la préparation de référence.

Teneur en eau (*2.5.32*) : au maximum 5,0 pour cent.

Stérilité (*2.6.1*). L'urofollitropine destinée à la préparation de formes pharmaceutiques administrées par voie parentérale sans autre procédé approprié de stérilisation satisfait également à l'essai de stérilité.

Endotoxines bactériennes (*2.6.14, Méthode C*) : moins de 0,40 UI par UI d'urofollitropine, si l'urofollitropine est destinée à la préparation de formes pharmaceutiques administrées par voie parentérale sans autre procédé approprié d'élimination des endotoxines bactériennes.

TITRAGE

L'activité folliculo-stimulante de l'urofollitropine est évaluée par comparaison, dans des conditions données, de sa capacité d'induire une hypertrophie de la masse des ovaires de rates impubères traitées par la gonadotropine chorionique et de la capacité de l'étalon international d'hormone humaine folliculo-stimulante et d'hormone humaine lutéinisante, obtenues à partir d'urine ou d'une préparation de référence titrée en Unités Internationales, d'induire un même effet. Les Unités Internationales, de FSH et de LH correspondent aux activités de quantités données de l'étalon international d'hormone humaine folliculo-stimulante et d'hormone humaine lutéinisante stimulatrice des cellules intersticielles, constitué par un mélange d'extrait cryodesséché d'urine de femmes ménopausées et de lactose. La correspondance entre les Unités Internationales et l'étalon international est indiquée par l'Organisation Mondiale de la Santé.

Utilisez des rates impubères provenant de la même souche et agées de 19 à 28 jours en veillant à ce que la différence d'âge ne dépasse pas 3 jours et à ce que la différence de masse entre l'animal le plus lourd et l'animal le plus léger ne dépasse pas 10 g. Répartissez les rates au hasard en 6 groupes égaux d'au moins 5 animaux. Si des nichées de 6 sont disponibles, placez une rate de chaque nichée dans chaque groupe en ayant soin de marquer l'origine de l'animal.

Choisissez 3 doses de la préparation de référence et 3 doses de la préparation à examiner telles que la plus petite d'entre elles produise une réponse positive chez quelques-unes des rates et que la plus forte ne produise pas la réponse maximale chez l'ensemble des rates. Utilisez des doses en progression géométrique. Dans un essai préliminaire, essayez des doses totales de 1,5 UI, 3,0 UI et 6,0 UI ; les doses à retenir dépendent de la sensibilité des animaux utilisés, qui peut varier considérablement.

Dissolvez respectivement les quantités totales de la préparation à examiner et de la préparation de référence correspondant aux doses journalières à utiliser, sous un volume d'environ 0,5 ml par dose journalière dans la *solution saline tamponnée phosphate-albumine pH 7,2 R* contenant au minimum 14 UI de gonadotropine chorionique par dose journalière afin d'assurer une réaction lutéinisante complète des ovaires. Ajoutez une substance antimicrobienne appropriée telle que le phénol à une concentration de 4 g/l ou le thiomersal à une concentration de 0,02 g/l. Conservez les solutions à 5 ± 3 °C.

Administrez par voie sous-cutanée, à chaque rate, la dose journalière attribuée à son groupe. Répétez l'injection de chaque dose 24 h et 48 h après la première injection. Environ 24 h après la dernière injection, sacrifiez les rates et prélevez les ovaires. Eliminez les liquides et les tissus étrangers annexes éventuels et pesez immédiatement les 2 ovaires de chaque rate. Calculez les résultats par les méthodes statistiques habituelles sur la base de la masse combinée des 2 ovaires de chaque rate. (Un titrage plus précis peut être réalisé par l'introduction d'une correction appropriée à la masse de l'organe en question par rapport à la masse corporelle de l'animal dont il a été retiré ; une analyse de covariance peut être effectuée).

L'activité mesurée n'est pas inférieure à 80 pour cent ni supérieure à 125 pour cent de l'activité indiquée. Les limites de confiance de l'activité mesurée (P = 0,95) ne sont pas inférieures à 64 pour cent ni supérieures à 156 pour cent de l'activité indiquée.

CONSERVATION

En récipient étanche, à l'abri de la lumière et à une température de 2 °C à 8 °C. Si la substance est stérile, elle est conservée en récipient stérile, étanche et à fermeture inviolable.

ÉTIQUETAGE

L'étiquette indique :

- l'activité exprimée en Unités Internationales d'hormone folliculo-stimulante contenues dans chaque récipient,
- l'activité exprimée en Unités Internationales d'hormone folliculo-stimulante par milligramme,
- dans les cas appropriés, que la substance est stérile,
- dans les cas appropriés, que la substance est exempte d'endotoxines bactériennes.

01/2002:0695

UROKINASE

Urokinasum

DÉFINITION

L'urokinase est une enzyme, obtenue à partir d'urine humaine, qui active le plasminogène. L'urokinase est un mélange de deux formes moléculaires, l'une (MME) de masse moléculaire élevée (M_r 54 000) et l'autre (MMF) de masse moléculaire faible (M_r 33 000), avec une prédominance de la forme de masse moléculaire élevée. L'urokinase contient au minimum 70 000 Unités Internationales par milligramme de protéine.

PRODUCTION

L'urokinase est produite dans des conditions destinées à réduire ou éliminer la contamination microbienne et virale et le taux de substances vaso-actives. En particulier, des mesures appropriées, telles qu'un chauffage de la substance, en solution à 60 °C pendant 10 h, sont prises pour inactiver les virus.

CARACTÈRES

Poudre amorphe, blanche ou sensiblement blanche, soluble dans l'eau.

IDENTIFICATION

A. Dans 2 tubes à hémolyse placés dans un bain-marie à 37 °C, introduisez séparément 0,5 ml de plasma humain citraté et 0,5 ml de plasma bovin citraté. Ajoutez dans chacun des tubes 0,1 ml d'une solution d'urokinase dans la *solution tampon phosphate pH 7,4 R* correspondant à 1000 UI/ml et 0,1 ml d'une *solution de thrombine humaine R* dans la *solution tampon phosphate pH 7,4 R* correspondant à 20 UI/ml. Agitez immédiatement. Observez dans chacun des tubes la formation d'un caillot qui est lysé dans les 30 min qui suivent.

B. Effectuez une identification à l'aide d'une méthode d'immunodiffusion appropriée.

ESSAI

Aspect de la solution. Dissolvez 10 mg d'urokinase dans 10 ml d'*eau R*. La solution est limpide (*2.2.1*) et incolore (*2.2.2, Procédé II*).

Antigène de surface de l'hépatite B. Examinez l'urokinase par une technique de sensibilité appropriée telle qu'un essai radioimmunologique. L'antigène de surface de l'hépatite B n'est pas décelé.

Agents thromboplastiques

Solutions à examiner. Dissolvez des quantités appropriées d'urokinase dans la *solution tampon barbital pH 7,4 R* de façon à obtenir des solutions contenant 5000 UI/ml, 2500 UI/ml, 1250 UI/ml, 625 UI/ml et 312 UI/ml.

Dans une série de 6 tubes à hémolyse d'un diamètre intérieur de 1 cm, introduisez séparément 0,1 ml de *plasma citraté de lapin R*. A 5 des tubes, ajoutez séparément 0,1 ml de l'une des solutions à examiner. Au sixième tube (blanc), ajoutez 0,1 ml de *solution tampon barbital pH 7,4 R*. Maintenez les tubes à une température de 25 ± 0,5 °C pendant 5 min, puis ajoutez 0,1 ml d'une solution de *chlorure de calcium R* à 3,675 g/l. Mesurez avec un chronomètre le temps de coagulation pour chacun des 6 tubes. Portez sur un graphique la réduction du temps de recalcification (temps

Monographies Q - Z

de coagulation à blanc moins le temps de coagulation mesuré) par rapport au logarithme de la concentration en Unités Internationales d'urokinase. Tracez la droite la plus appropriée par rapport aux 5 points et extrapolez-la jusqu'à son intersection avec l'axe log-concentration.

L'activité urokinase au point d'intersection, qui représente la concentration limite d'activité coagulante (activité coagulante zéro), n'est pas inférieure à 150 UI/ml.

Fractions moléculaires. Opérez par chromatographie d'exclusion (*2.2.30*).

Solution à examiner. Dissolvez extemporanément 1 mg environ d'urokinase dans 1,0 ml de *solution tampon phosphate pH 8,0 (0,02 M) R.*

La chromatographie peut être réalisée en utilisant :

- une colonne d'une longueur de 0,9 m et d'un diamètre intérieur de 16 mm, remplie de *dextrane réticulé pour chromatographie R3,*
- comme phase mobile, à un débit de 6 ml/h, une solution de *chlorure de sodium R* à 17,5 g/l dans la *solution tampon phosphate pH 8,0 (0,02 M) R,*

en équilibrant la colonne et en opérant à 5 °C. Déposez la solution à examiner au sommet de la colonne et rincez 2 fois avec des quantités de 0,5 ml de tampon, puis procédez à l'élution. L'éluat peut être recueilli par fractions de 1 ml. Mesurez l'absorbance (*2.2.25*) au maximum à 280 nm et portez sur un graphique les valeurs obtenues. A partir des minimums situés avant le pic MME, entre les pics MME et MMF et après le pic MMF, tracez les perpendiculaires vers l'axe des abscisses, pour identifier les fractions dont il faut tenir compte pour calculer le rapport d'activité MME/MMF. Rassemblez toutes les fractions MME et, séparément, toutes les fractions MMF. Déterminez séparément l'activité urokinase en UI de chacune des fractions rassemblées, selon la méthode décrite sous Titrage. Le rapport de l'activité urokinase de la fraction MME à celle de la fraction MMF n'est pas inférieure à 2,0.

Protéines totales. Effectuez le dosage de l'azote sur 10 mg d'urokinase après minéralisation par l'acide sulfurique (*2.5.9*). Calculez la quantité de protéines en multipliant le résultat par 6,25.

Stérilité (*2.6.1*). L'urokinase destinée à la préparation de formes pharmaceutiques administrées par voie parentérale sans autre procédé approprié de stérilisation satisfait également à l'essai de stérilité

Pyrogènes (*2.6.8*). L'urokinase destinée à la préparation de formes pharmaceutiques administrées par voie parentérale sans autre procédé approprié d'élimination des pyrogènes satisfait également à l'essai des pyrogènes. Injectez à chaque lapin, par kilogramme de masse corporelle, 1,0 ml d'une solution contenant 20 000 UI d'urokinase par millilitre de solution stérile de *chlorure de sodium R* à 9 g/l.

TITRAGE

L'activité de l'urokinase est évaluée par comparaison de sa capacité à activer le plasminogène pour former de la plasmine et de celle d'une préparation de référence d'urokinase étalonnée en Unités Internationales : la quantité de plasmine formée est déterminée par la mesure du temps de lyse d'un caillot de fibrine, dans des conditions données.

L'Unité Internationale correspond à l'activité d'une quantité donnée de la préparation internationale de référence qui est constituée d'urokinase cryodesséchée et de lactose. La correspondance entre l'Unité Internationale et la préparation internationale de référence est indiquée par l'Organisation Mondiale de la Santé.

Sauf indication contraire, toutes les solutions et dilutions utilisées dans le titrage sont préparées avec la *solution tampon phosphate pH 7,4 R* contenant 30 g/l d'*albumine bovine R.*

Solution à examiner. Préparez une solution d'urokinase de façon à obtenir une activité présumée de 1000 UI/ml.

Solution témoin. Préparez une solution d'une préparation de référence de façon à obtenir une activité de 1000 UI/ml.

La solution à examiner et la solution témoin sont conservées dans de l'eau glacée pendant 6 h au maximum.

Préparez une série de 3 dilutions de la solution témoin en progression géométrique de raison 1,5 en veillant à ce que le temps de lyse le plus long soit inférieur à 20 min et que le temps de lyse le plus court soit supérieur à 3 min. Préparez une série analogue de 3 dilutions de la solution à examiner. Les dilutions sont conservées dans de l'eau glacée pendant 1 h au maximum.

Utilisez 24 tubes à essai d'un diamètre de 8 mm. Placez ces tubes dans de l'eau glacée après les avoir étiquetés T_1, T_2, T_3 pour les dilutions de la solution à examiner et S_1, S_2, S_3 pour les dilutions de la solution témoin à raison de 4 tubes par dilution. Dans chacun des tubes, introduisez 0,2 ml de la dilution correspondante, 0,2 ml de *solution tampon phosphate pH 7,4 R* contenant 30 g/l d'*albumine bovine R* et 0,1 ml d'une *solution de thrombine humaine R* correspondant à au moins 20 UI/ml. Placez les tubes dans un bain-marie à 37 °C et laissez-les reposer pendant 2 min pour atteindre la stabilité thermique. Au fond du premier tube, introduisez 0,5 ml d'une solution d'*euglobulines bovines R* à 10 g/l à l'aide d'une pipette automatique de façon à mélanger le contenu du tube. A 5 s d'intervalle, introduisez successivement dans les tubes suivants 0,5 ml d'une solution d'*euglobulines bovines R* à 10 g/l. A l'aide d'un chronomètre, mesurez en secondes et pour chaque tube, la durée entre l'addition de la solution d'euglobulines bovines et la lyse du caillot formé.

Portez sur un graphique logarithmique les temps de lyse obtenus avec la préparation à examiner et ceux obtenus avec la préparation de référence en fonction de la concentration et calculez l'activité de la préparation à examiner par les méthodes statistiques habituelles.

L'activité mesurée n'est pas inférieure à 90 pour cent ni supérieure à 111 pour cent de l'activité indiquée. Les limites de confiance (P = 0,95) ne sont pas inférieures à 80 pour cent ni supérieures à 125 pour cent de l'activité indiquée.

CONSERVATION

En récipient étanche, à l'abri de la lumière, à une température ne dépassant pas 8 °C. Si la substance est stérile, elle est conservée en récipient stérile, étanche, à fermeture inviolable.

ÉTIQUETAGE

L'étiquette indique :

- le nombre d'Unités Internationales d'activité urokinase par milligramme de protéine,
- dans les cas appropriés, que la substance est stérile,
- dans les cas appropriés, que la substance est apyrogène.

01/2002:1275

URSODÉSOXYCHOLIQUE (ACIDE)

Acidum ursodeoxycholicum

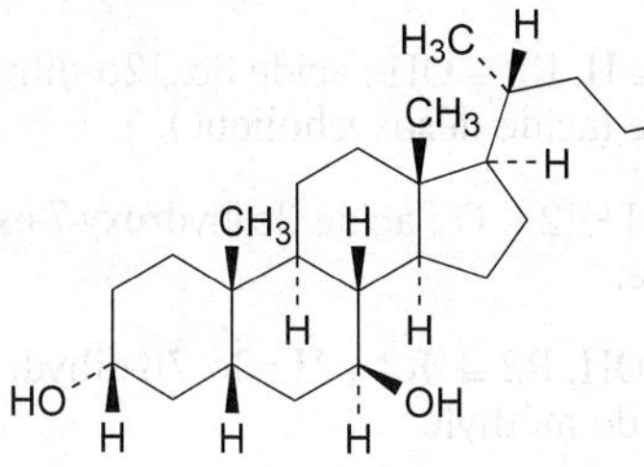

$C_{24}H_{40}O_4$ M_r 392,6

DÉFINITION

L'acide ursodésoxycholique contient au minimum 99,0 pour cent et au maximum l'équivalent de 101,0 pour cent d'acide 3α,7β-dihydroxy-5β-cholan-24-oïque, calculé par rapport à la substance desséchée.

CARACTÈRES

Poudre blanche ou sensiblement blanche, très peu soluble dans l'eau, facilement soluble dans l'alcool, peu soluble dans l'acétone et dans le chlorure de méthylène.

L'acide ursodésoxycholique fond vers 202 °C.

IDENTIFICATION

Première identification : A.

Seconde identification : B, C.

A. Examinez l'acide ursodésoxycholique par spectrophotométrie d'absorption dans l'infrarouge (*2.2.24*), en comparant avec le spectre obtenu avec l'*acide ursodésoxycholique SCR*. Examinez les substances sous forme de pastilles à base de *bromure de potassium R*.

B. Examinez les chromatogrammes obtenus dans l'essai des substances apparentées. La tache principale du chromatogramme obtenu avec la solution à examiner (b) est semblable quant à sa position, sa coloration et ses dimensions à la tache principale du chromatogramme obtenu avec la solution témoin (a).

C. Dissolvez 10 mg environ d'acide ursodésoxycholique dans 1 ml d'*acide sulfurique R*. Ajoutez 0,1 ml de *solution de formaldéhyde R* et laissez reposer pendant 5 min. Ajoutez 5 ml d'*eau R*. La suspension obtenue est colorée en bleu-vert.

ESSAI

Pouvoir rotatoire spécifique (*2.2.7*). Dissolvez 0,500 g d'acide ursodésoxycholique dans de l'*éthanol R* et complétez à 25,0 ml avec le même solvant. Calculé par rapport à la substance desséchée, le pouvoir rotatoire spécifique est de + 58,0 à + 62,0.

Substances apparentées. Opérez par chromatographie sur couche mince (*2.2.27*) en utilisant une plaque recouverte d'un gel de silice approprié.

Solution à examiner (a). Dissolvez 0,40 g d'acide ursodésoxycholique dans un mélange de 1 volume d'*eau R* et de 9 volumes d'*acétone R* et complétez à 10 ml avec le même mélange de solvants.

Solution à examiner (b). Prélevez 1 ml de solution à examiner (a) et complétez à 10 ml avec un mélange de 1 volume d'*eau R* et de 9 volumes d'*acétone R*.

Solution témoin (a). Dissolvez 40 mg d'*acide ursodésoxycholique SCR* dans un mélange de 1 volume d'*eau R* et de 9 volumes d'*acétone R* et complétez à 10 ml avec le même mélange de solvants.

Solution témoin (b). Dissolvez 20 mg d'*acide lithocholique SCR* dans un mélange de 1 volume d'*eau R* et de 9 volumes d'*acétone R* et complétez à 10 ml avec le même mélange de solvants. Prélevez 2 ml de solution et complétez à 100 ml avec un mélange de 1 volume d'*eau R* et de 9 volumes d'*acétone R*.

Solution témoin (c). Dissolvez 20 mg d'*acide chénodésoxycholique SCR* dans un mélange de 1 volume d'*eau R* et de 9 volumes d'*acétone R* et complétez à 50 ml avec le même mélange de solvants.

Solution témoin (d). Dissolvez 20 mg d'*acide cholique SCR* dans un mélange de 1 volume d'*eau R* et de 9 volumes d'*acétone R* et complétez à 100 ml avec le même mélange de solvants.

Solution témoin (e). Prélevez 0,5 ml de solution à examiner (a) et complétez à 20 ml avec un mélange de 1 volume d'*eau R* et de 9 volumes d'*acétone R*. Prélevez 1 ml de solution et complétez à 10 ml avec un mélange de 1 volume d'*eau R* et de 9 volumes d'*acétone R*.

Solution témoin (f). Dissolvez 10 mg d'*acide ursodésoxycholique SCR* dans la solution témoin (c) et complétez à 25 ml avec la même solution.

Déposez sur la plaque 5 µl de chaque solution. Développez dans une chambre non saturée sur un parcours de 15 cm avec un mélange de 1 volume d'*acide acétique glacial R*, de 30 volumes d'*acétone R* et de 60 volumes de *chlorure de méthylène R*. Séchez la plaque à l'étuve à 120 °C pendant 10 min. Pulvérisez immédiatement une solution d'*acide phosphomolybdique R* à 47,6 g/l dans un mélange de 1 volume d'*acide sulfurique R* et de 20 volumes d'*acide acétique glacial R*, puis chauffez à 120 °C jusqu'à apparition de taches bleues sur fond plus clair. S'il apparaît une tache correspondant à l'acide lithocholique dans le chromatogramme obtenu avec la solution à examiner (a), elle n'est pas plus intense que la tache principale du chromatogramme obtenu avec la solution témoin (b) (0,1 pour cent). S'il apparaît une tache correspondant à l'acide chénodésoxycholique dans le chromatogramme obtenu avec la solution à examiner (a), elle n'est pas plus intense que la tache principale du chromatogramme obtenu avec la solution témoin (c) (1 pour cent). S'il apparaît une tache correspondant à l'acide cholique dans le chromatogramme obtenu avec la solution à examiner (a), elle n'est pas plus intense que la tache principale du chromatogramme obtenu avec la solution témoin (d) (0,5 pour cent). S'il apparaît d'autres taches que la tache principale et des taches correspondant à l'acide lithocholique, à l'acide chénodésoxycholique et à l'acide cholique, aucune d'entre elles n'est plus intense que la tache principale du chromatogramme obtenu avec la solution témoin (e) (0,25 pour cent). L'essai n'est valable que si le chromatogramme obtenu avec la solution témoin (f) présente 2 taches principales nettement séparées.

Métaux lourds (*2.4.8*). 1,0 g d'acide ursodésoxycholique satisfait à l'essai limite C des métaux lourds (20 ppm). Préparez le témoin avec 2 ml de *solution à 10 ppm de plomb (Pb) R*.

Perte à la dessiccation (*2.2.32*). Déterminée à l'étuve à 100-105 °C sur 1,000 g d'acide ursodésoxycholique, la perte à la dessiccation n'est pas supérieure à 1,0 pour cent.

Cendres sulfuriques (*2.4.14*). Déterminé sur 1,0 g d'acide ursodésoxycholique, le taux des cendres sulfuriques n'est pas supérieur à 0,1 pour cent.

Monographies Q - Z

DOSAGE

Dissolvez 0,350 g d'acide ursodésoxycholique dans 50 ml d'*alcool R* préalablement neutralisé en présence de 0,2 ml de *solution de phénolphtaléine R*. Ajoutez 50 ml d'*eau R* et titrez par l'*hydroxyde de sodium 0,1 M* jusqu'à virage au rose.

1 ml d'*hydroxyde de sodium 0,1 M* correspond à 39,26 mg de $C_{24}H_{40}O_4$.

IMPURETÉS

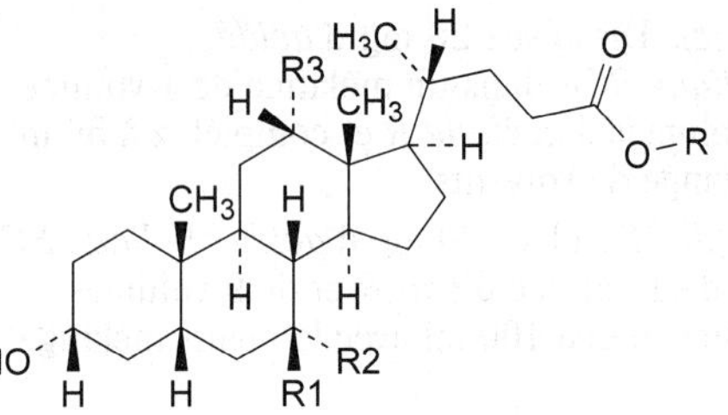

A. R = R1 = R3 = H, R2 = OH : acide chénodésoxycholique,

B. R = R1 = H, R2 = R3 = OH : acide 3α,7α,12α-trihydroxy-5β-cholan-24-oïque (acide cholique),

C. R = R1 = R2 = R3 = H : acide 3α-hydroxy-5β-cholan-24-oïque (acide lithocholique),

D. R = R2 = H, R1 = R3 = OH : acide 3α,7β,12α-trihydroxy-5β-cholan-24-oïque (acide ursocholique),

E. R = R1 = R2 = H, R3 = OH : acide 3α,12α-dihydroxy-5β-cholan-24-oïque (acide désoxycholique),

F. R = R3 = H, R1+R2 = O : acide 3α-hydroxy-7-oxo-5β-cholan-24-oïque,

G. R = CH_3, R1 = OH, R2 = R3 = H : 3α,7β-dihydroxy-5β-cholan-24-oate de méthyle.

Monographies Q - Z

V

01/2002:0453

VALÉRIANE (RACINE DE)

Valerianae radix

DÉFINITION

La racine de valériane est constituée par les organes souterrains séchés, entiers ou fragmentés de *Valeriana officinalis* L. *s.l.*, comprenant le rhizome entouré des racines et les stolons. La drogue entière contient au minimum 5 ml/kg et la drogue fragmentée au minimum 3 ml/kg d'huile essentielle, les 2 teneurs étant calculées par rapport à la drogue desséchée, et au minimum 0,17 pour cent d'acides sesquiterpéniques, exprimés en acide valérénique ($C_{15}H_{22}O_2$; M_r 234), calculé par rapport à la drogue desséchée.

CARACTÈRES

La racine de valériane a une odeur caractéristique.

Elle présente les caractères macroscopiques et microscopiques décrits aux identifications A et B.

IDENTIFICATION

A. Le rhizome gris-jaune à gris-brun clair, est conique à cylindrique et atteint environ une longueur de 50 mm et un diamètre de 30 mm ; atténué ou comprimé à la base, il possède de nombreuses racines qui le recouvrent le plus souvent entièrement ; l'apex présente habituellement une cicatrice concave, laissée par les parties aériennes ; les bases de tiges sont rarement présentes. La coupe longitudinale du rhizome montre une moelle lacuneuse et des cloisons transversales. Les racines sont abondantes, de même teinte que le rhizome, presque cylindriques ; leur diamètre est de 1 mm à 3 mm, leur longueur peut dépasser 100 mm ; les racines latérales, filiformes et fragiles, sont peu nombreuses ; la cassure est courte. Les stolons présentent des nœuds saillants séparés par des entre-nœuds striés longitudinalement, d'une longueur de 20 mm à 50 mm ; leur cassure est fibreuse.

B. Réduisez la racine de valériane en poudre (355). La poudre est gris-jaune clair à brun-gris clair. Examinez au microscope en utilisant de la *solution d'hydrate de chloral R*. La poudre présente des cellules contenant de la résine brun clair ou des gouttelettes d'huile essentielle ; des sclérites isolés, rectangulaires, à parois ponctuées, épaisses de 5 µm à 15 µm ; des vaisseaux ligneux à épaississements réticulés ; de rares fragments de cellules subéreuses d'épiderme portant parfois des poils absorbants. Examinez au microscope en utilisant une solution de *glycérol R* à 50 pour cent *V/V*. La poudre présente de nombreux fragments de parenchyme à cellules contenant des grains d'amidon isolés ou en amas ; les grains isolés sont arrondis ou allongés, ont un diamètre de 5 µm à 15 µm et présentent parfois un hile en fente ou étoilé ; les amas sont formés de 2 à 6 grains et peuvent atteindre un diamètre de 20 µm.

C. Opérez par chromatographie sur couche mince (*2.2.27*) en utilisant une *plaque au gel de silice pour CCM R*.

Solution à examiner. Dans un flacon de 25 ml, agitez 1,0 g de racine de valériane pulvérisée (355) avec 6,0 ml de *méthanol R* pendant 15 min, puis filtrez. Rincez le flacon et le filtre avec une petite quantité de *méthanol R* de façon à obtenir 5 ml de filtrat. Evaporez jusqu'à réduction du volume à 2 ml environ et ajoutez 3 ml d'une solution d'*hydroxyde de potassium R* à 100 g/l. Agitez avec 2 fois 5 ml de *chlorure de méthylène R*. Laissez reposer jusqu'à séparation des phases et jetez la phase inférieure. Chauffez la phase aqueuse dans un bain-marie à 40 °C pendant 10 min. Refroidissez, puis ajoutez de l'*acide chlorhydrique dilué R* jusqu'à obtention d'une réaction acide. Agitez avec 2 fois 5 ml de *chlorure de méthylène R*. Réunissez les 2 phases inférieures et filtrez sur du *sulfate de sodium anhydre R*. Evaporez le filtrat à siccité. Dissolvez le résidu dans 1,0 ml de *chlorure de méthylène R*.

Solution témoin. Dissolvez 5 mg de *fluorescéine R* et 5 mg de *rouge Soudan G R* dans 20,0 ml de *méthanol R*.

Déposez sur la plaque, en bandes, 20 µl de chaque solution. Développez sur un parcours de 10 cm avec un mélange de 0,5 volume d'*acide acétique glacial R*, de 35 volumes d'*acétate d'éthyle R* et de 65 volumes d'*hexane R*. Laissez sécher la plaque à l'air. Examinez à la lumière du jour. Le chromatogramme obtenu avec la solution témoin présente, dans sa partie médiane, une bande rouge correspondant au rouge Soudan G et, dans sa partie inférieure, une bande jaune-vert correspondant à la fluorescéine. Pulvérisez de la *solution d'aldéhyde anisique R*. Examinez à la lumière du jour, en chauffant à 100-105 °C pendant 5 min à 10 min. Le chromatogramme obtenu avec la solution à examiner présente une bande bleu-violet correspondant à l'acide hydroxyvalérénique, sensiblement à la même hauteur que la bande correspondant à la fluorescéine dans le chromatogramme obtenu avec la solution témoin, et présente également une bande violette correspondant à l'acide valérénique, sensiblement à la même hauteur que la bande correspondant au rouge Soudan G dans le chromatogramme obtenu avec la solution témoin. Il présente également, dans sa moitié supérieure, des bandes de couleur rose à violette, généralement moins intenses.

ESSAI

Eléments étrangers (*2.8.2*). Le taux des bases de tiges n'est pas supérieur à 5 pour cent et le taux d'autres éléments étrangers n'est pas supérieur à 2 pour cent.

Perte à la dessiccation (*2.2.32*). Déterminée à l'étuve à 100-105 °C pendant 2 h sur 1,000 g de racine de valériane pulvérisée bien homogénéisée (355), la perte à la dessiccation n'est pas supérieure à 12,0 pour cent.

Cendres totales (*2.4.16*). Le taux des cendres totales n'est pas supérieur à 12,0 pour cent.

Cendres insolubles dans l'acide chlorhydrique (*2.8.1*). Le taux des cendres insolubles dans l'acide chlorhydrique n'est pas supérieur à 5,0 pour cent.

DOSAGE

Huile essentielle. Effectuez la détermination des huiles essentielles dans les drogues végétales (*2.8.12*). Utilisez 40,0 g de racine de valériane récemment pulvérisée (500), un ballon de 2000 ml et 500 ml d'*eau R* comme liquide d'entraînement. Introduisez 0,50 ml de *xylène R* dans le tube gradué. Distillez à un débit de 3 ml/min à 4 ml/min pendant 4 h.

Acides sesquiterpéniques. Opérez par chromatographie liquide (*2.2.29*).

Solution à examiner. Dans un ballon à fond rond à col rodé de 100 ml, introduisez 1,50 g de racine de valériane pulvérisée (710). Ajoutez 20 ml de *méthanol anhydre R*, mélangez et chauffez à reflux au bain-marie pendant 30 min. Laissez refroidir, puis filtrez. Placez le filtre, avec le résidu, dans le ballon à fond rond de 100 ml. Ajoutez 20 ml de *méthanol anhydre R* et chauffez à reflux au bain-marie pendant 15 min. Laissez refroidir, puis filtrez. Réunissez les filtrats et complétez à 50,0 ml avec du *méthanol anhydre R*, en rinçant le ballon à fond rond et le filtre.

Solution témoin. Préparez la solution immédiatement avant emploi à l'abri d'une lumière vive. Dissolvez 30 mg de *dantrone R* dans du *méthanol anhydre R* et complétez à 100,0 ml avec le même solvant. Prélevez 5,0 ml de solution et complétez à 50,0 ml avec du *méthanol anhydre R*.

La chromatographie peut être réalisée en utilisant :

- une colonne d'acier inoxydable d'une longueur de 0,25 m et d'un diamètre intérieur de 4 mm, remplie de *gel de silice octadécylsilylé pour chromatographie R* (5 µm),
- comme phase mobile, à un débit de 1,5 ml/min :

  Phase mobile A. Mélangez 20 volumes d'*acétonitrile R* et 80 volumes d'une solution d'*acide phosphorique R* à 5 g/l,

  Phase mobile B. Mélangez 80 volumes d'*acétonitrile R* et 20 volumes d'une solution d'*acide phosphorique R* à 5 g/l,

Intervalle (min)	Phase mobile A (pour cent *V/V*)	Phase mobile B (pour cent *V/V*)	Commentaire
0 - 5	55	45	isocratique
5 - 18	55 → 20	45 → 80	gradient linéaire
18 - 20	20	80	isocratique
20 - 22	20 → 55	80 → 45	gradient linéaire

- comme détecteur, un spectrophotomètre réglé à 220 nm,
- un injecteur à boucle de 20 µl.

Injectez la solution à examiner et la solution témoin. Lorsque les chromatogrammes sont enregistrés dans les conditions décrites, les temps de rétention relatifs par rapport à la dantrone sont de 0,7 environ pour l'acide acétoxyvalérénique et de 1,2 environ pour l'acide valérénique.

Calculez la teneur pour cent en acide acétoxyvalérénique à l'aide de l'expression :

$$\frac{A_2 \times m_1 \times 11,51}{A_1 \times m_2}$$

Calculez la teneur pour cent en acide valérénique à l'aide de l'expression :

$$\frac{A_3 \times m_1 \times 8,09}{A_1 \times m_2}$$

Ou calculez la teneur pour cent des deux acides sesquiterpéniques à l'aide de l'expression :

$$\frac{\left[\frac{A_2 \times 11,51}{A_1} + \frac{A_3 \times 8,09}{A_1}\right] \times m_1}{m_2}$$

A_1 = surface du pic correspondant à la dantrone dans le chromatogramme obtenu avec la solution témoin,

A_2 = surface du pic correspondant à l'acide acétoxyvalérénique dans le chromatogramme obtenu avec la solution à examiner,

A_3 = surface du pic correspondant à l'acide valérénique dans le chromatogramme obtenu avec la solution à examiner,

m_1 = masse de dantrone, en grammes, utilisée pour préparer la solution témoin,

m_2 = masse de la prise d'essai utilisée, en grammes.

CONSERVATION

A l'abri de la lumière.

01/2002:0796

VALINE

Valinum

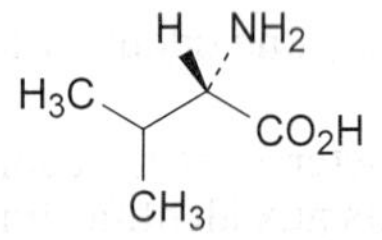

$C_5H_{11}NO_2$ M_r 117,1

DÉFINITION

La valine contient au minimum 98,5 pour cent et au maximum l'équivalent de 101,0 pour cent d'acide (*S*)-2-amino-3-méthylbutanoïque, calculé par rapport à la substance desséchée.

CARACTÈRES

Poudre cristalline, blanche ou sensiblement blanche ou cristaux incolores, solubles dans l'eau, très peu solubles dans l'alcool, pratiquement insolubles dans l'éther.

IDENTIFICATION

Première identification : A, B.

Seconde identification : A, C.

A. La valine satisfait à l'essai du pouvoir rotatoire spécifique (voir Essai).

B. Examinez la valine par spectrophotométrie d'absorption dans l'infrarouge (*2.2.24*), en comparant avec le spectre obtenu avec la *valine SCR*. Examinez les substances sous forme de pastilles.

C. Examinez les chromatogrammes obtenus dans l'essai des substances décelables par la ninhydrine. La tache principale du chromatogramme obtenu avec la solution à examiner (b) est semblable quant à sa position, sa coloration et ses dimensions à la tache principale du chromatogramme obtenu avec la solution témoin (a).

ESSAI

Solution S. Dissolvez 2,5 g de valine dans de l'*eau R* et complétez à 100 ml avec le même solvant.

Aspect de la solution. La solution S est limpide (*2.2.1*) et n'est pas plus fortement colorée que la solution témoin JB_6 (*2.2.2, Procédé II*).

Pouvoir rotatoire spécifique (*2.2.7*). Dissolvez 2,00 g de valine dans de l'*acide chlorhydrique R1* et complétez à 25,0 ml avec le même acide. Calculé par rapport à la substance desséchée, le pouvoir rotatoire spécifique est de + 26,5 à + 29,0.

Monographies Q - Z

Substances décelables par la ninhydrine. Opérez par chromatographie sur couche mince (*2.2.27*) en utilisant une *plaque au gel de silice pour CCM R*.

Solution à examiner (a). Dissolvez 0,10 g de valine dans de l'*acide chlorhydrique dilué R* et complétez à 10 ml avec le même acide.

Solution à examiner (b). Prélevez 1 ml de solution à examiner (a) et complétez à 50 ml avec de l'*eau R*.

Solution témoin (a). Dissolvez 10 mg de *valine SCR* dans de l'*acide chlorhydrique 0,1 M* et complétez à 50 ml avec le même acide.

Solution témoin (b). Prélevez 5 ml de solution à examiner (b) et complétez à 20 ml avec de l'*eau R*.

Solution témoin (c). Dissolvez 10 mg de *phénylalanine SCR* et 10 mg de *valine SCR* dans de l'*acide chlorhydrique 0,1 M* et complétez à 25 ml avec le même acide.

Déposez sur la plaque 5 µl de chaque solution. Développez sur un parcours de 15 cm avec un mélange de 20 volumes d'*acide acétique glacial R*, de 20 volumes d'*eau R* et de 60 volumes de *butanol R*. Laissez sécher la plaque à l'air. Pulvérisez de la *solution de ninhydrine R*. Chauffez la plaque à 100-105 °C pendant 15 min. S'il apparaît d'autres taches que la tache principale dans le chromatogramme obtenu avec la solution à examiner (a), aucune d'entre elles n'est plus intense que la tache du chromatogramme obtenu avec la solution témoin (b) (0,5 pour cent). L'essai n'est valable que si le chromatogramme obtenu avec la solution témoin (c) présente 2 taches nettement séparées.

Chlorures (*2.4.4*). Prélevez 10 ml de solution S et complétez à 15 ml avec de l'*eau R*. La solution satisfait à l'essai limite des chlorures (200 ppm).

Sulfates (*2.4.13*). Dissolvez 0,5 g de valine dans de l'*eau distillée R* et complétez à 15 ml avec le même solvant. La solution satisfait à l'essai limite des sulfates (300 ppm).

Ammonium (*2.4.1*). 50 mg de valine satisfont à l'essai limite B de l'ammonium (200 ppm). Préparez le témoin avec 0,1 ml de *solution à 100 ppm d'ammonium (NH_4) R*.

Fer (*2.4.9*). Dans une ampoule à décantation, dissolvez 1,0 g de valine dans 10 ml d'*acide chlorhydrique dilué R*. Agitez avec 3 fois 10 ml de *méthylisobutylcétone R1* pendant 3 min chaque fois. Agitez les couches organiques réunies avec 10 ml d'*eau R* pendant 3 min. La couche aqueuse satisfait à l'essai limite du fer (10 ppm).

Métaux lourds (*2.4.8*). 2,0 g de valine satisfont à l'essai limite D des métaux lourds (10 ppm). Préparez le témoin avec 2 ml de *solution à 10 ppm de plomb (Pb) R*.

Perte à la dessiccation (*2.2.32*). Déterminée à l'étuve à 100-105 °C sur 1,000 g de valine, la perte à la dessiccation n'est pas supérieure à 0,5 pour cent.

Cendres sulfuriques (*2.4.14*). Déterminé sur 1,0 g de valine, le taux des cendres sulfuriques n'est pas supérieur à 0,1 pour cent.

DOSAGE

Dissolvez 0,100 g de valine dans 3 ml d'*acide formique anhydre R*. Ajoutez 30 ml d'*acide acétique anhydre R*. Titrez par l'*acide perchlorique 0,1 M* en présence de 0,1 ml de *solution de naphtolbenzéine R* jusqu'à virage du jaune-brun au vert.

1 ml d'*acide perchlorique 0,1 M* correspond à 11,71 mg de $C_5H_{11}NO_2$.

CONSERVATION

A l'abri de la lumière.

01/2002:1378

VALPROÏQUE (ACIDE)

Acidum valproicum

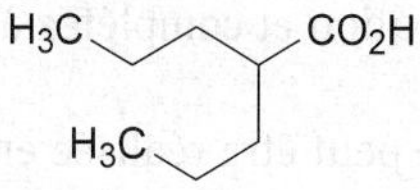

$C_8H_{16}O_2$ M_r 144,2

DÉFINITION

L'acide valproïque contient au minimum 99,0 pour cent et au maximum l'équivalent de 101,0 pour cent d'acide 2-propylpentanoïque.

CARACTÈRES

Liquide limpide, incolore à très légèrement jaune, légèrement visqueux, très peu soluble dans l'eau, miscible à l'alcool et au chlorure de méthylène. L'acide valproïque se dissout dans les solutions diluées d'hydroxydes alcalins.

IDENTIFICATION

Première identification : B.

Seconde identification : A, C, D.

A. L'indice de réfraction (*2.2.5*) est de 1,422 à 1,425.

B. Examinez l'acide valproïque par spectrophotométrie d'absorption dans l'infrarouge (*2.2.24*), en comparant avec le spectre obtenu avec l'*acide valproïque SCR*.

C. Opérez par chromatographie sur couche mince (*2.2.27*) en utilisant une *plaque au gel de silice pour CCM R*.

Solution à examiner. Dissolvez 50 mg d'acide valproïque dans du *méthanol R* et complétez à 5 ml avec le même solvant.

Solution témoin. Dissolvez 50 mg d'*acide valproïque SCR* dans du *méthanol R* et complétez à 5 ml avec le même solvant.

Déposez sur la plaque 2 µl de chaque solution. Développez sur un parcours de 15 cm avec un mélange à volumes égaux d'*éther R* et de *chlorure de méthylène R*. Laissez sécher la plaque à l'air. Pulvérisez de la *solution de vert de bromocrésol R*. La tache principale du chromatogramme obtenu avec la solution à examiner est semblable quant à sa position, sa coloration et ses dimensions à la tache principale du chromatogramme obtenu avec la solution témoin.

D. A 1 ml d'acide valproïque, ajoutez 3 ml de *solution diluée d'hydroxyde de sodium R*. Ajoutez 3 ml d'*eau R* et 1 ml d'une solution de *nitrate de cobalt R* à 100 g/l. Il se forme un précipité violet. Filtrez. Le précipité se dissout dans le *chlorure de méthylène R*.

ESSAI

Aspect de la solution. Dissolvez 2,0 g d'acide valproïque dans de la *solution diluée d'hydroxyde de sodium R* et complétez à 10 ml avec la même solution alcaline. La solution est limpide (*2.2.1*) et n'est pas plus fortement colorée que la solution témoin J_5 (*2.2.2, Procédé II*).

Substances apparentées. Opérez par chromatographie en phase gazeuse (*2.2.28*) en utilisant l'*acide butyrique R* comme étalon interne.

Solution d'étalon interne. Dissolvez 10 mg d'*acide butyrique R* dans de l'*heptane R* et complétez à 200 ml avec le même solvant.

Monographies Q - Z

Solution à examiner. Dissolvez 0,250 g d'acide valproïque dans la solution d'étalon interne et complétez à 5,0 ml avec la même solution. Prélevez 1,0 ml de solution et complétez à 10,0 ml avec de l'*heptane R*.

Solution témoin. Dissolvez 20 mg d'acide valproïque et 20 mg d'*acide 2-(1-méthyléthyl)pentanoïque SCR* dans de l'*heptane R* et complétez à 10 ml avec le même solvant. Prélevez 1 ml de solution et complétez à 10 ml avec de l'*heptane R*.

La chromatographie peut être réalisée en utilisant :

– une colonne semi-capillaire de silice fondue d'une longueur de 30 m et d'un diamètre intérieur de 0,53 mm, recouverte de *2-nitrotéréphtalate de macrogol 20 000 R* (épaisseur du film 0,5 µm),
– comme gaz vecteur, de l'*hélium pour chromatographie R*, à un débit de 8 ml/min,
– un détecteur à ionisation de flamme,

en utilisant la programmation de température suivante :

	Intervalle (min)	Température (°C)	Vitesse (°C/min)	Commentaire
Colonne	0 - 10	130	–	isotherme
	10 - 30	130 → 190	3	gradient linéaire
Chambre à injection		220		
Détecteur		220		

Injectez 1 µl de chaque solution. L'essai n'est valable que si, dans le chromatogramme obtenu avec la solution témoin, la résolution entre les pics correspondant respectivement à l'acide 2-(1-méthyléthyl)pentanoïque et à l'acide valproïque n'est pas inférieure à 3,0. S'il apparaît d'autres pics que le pic principal dans le chromatogramme obtenu avec la solution à examiner, la somme de leur surface n'est pas supérieure à 3 fois celle du pic dû à l'étalon interne (0,3 pour cent) et la surface d'aucun d'entre eux n'est supérieure à la surface du pic dû à l'étalon interne (0,1 pour cent). Ne tenez pas compte des pics dont la surface est inférieure à 0,1 fois celle du pic dû à l'étalon interne.

Métaux lourds (*2.4.8*). Dissolvez 2,0 g d'acide valproïque dans de l'*alcool à 80 pour cent V/V R* et complétez à 20 ml avec le même solvant. 12 ml de solution satisfont à l'essai limite B des métaux lourds (20 ppm). Préparez le témoin avec une solution à 2 ppm de plomb (Pb) obtenue par dilution de la *solution à 100 ppm de plomb (Pb) R* avec de l'*alcool à 80 pour cent V/V R*.

Cendres sulfuriques (*2.4.14*). Déterminé sur 1,0 g d'acide valproïque, le taux des cendres sulfuriques n'est pas supérieur à 0,1 pour cent.

DOSAGE

Dissolvez 0,100 g d'acide valproïque dans 25 ml d'*alcool R*. Ajoutez 2 ml d'*eau R*. Titrez par l'*hydroxyde de sodium 0,1 M*. Déterminez le point de fin de titrage par potentiométrie (*2.2.20*).

1 ml d'*hydroxyde de sodium 0,1 M* correspond à 14,42 mg de $C_8H_{16}O_2$.

CONSERVATION

En récipient étanche.

IMPURETÉS

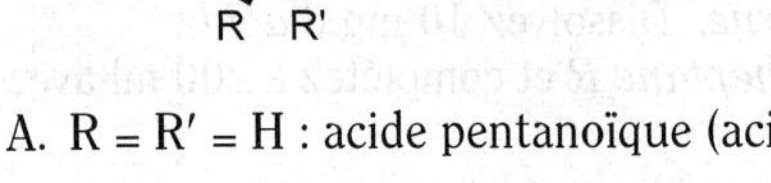

A. R = R' = H : acide pentanoïque (acide valérique),

B. R = H, R' = CH_2-CH_3 : acide (2*RS*)-2-éthylpentanoïque,

C. R = H, R' = $CH(CH_3)_2$: acide (2*RS*)-2-(1-méthyléthyl)-pentanoïque,

D. R = R' = CH_2-CH_2-CH_3 : acide 2,2-dipropylpentanoïque,

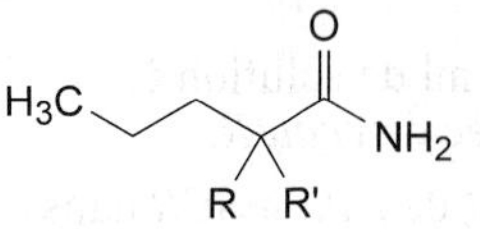

E. R = R' = H : pentanamide (valéramide),

F. R = H, R' = CH_2-CH_2-CH_3 : 2-propylpentanamide,

G. R = R' = CH_2-CH_2-CH_3 : 2,2-dipropylpentanamide,

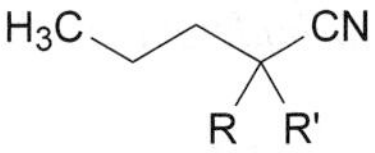

H. R = R' = H : pentanenitrile (valéronitrile),

I. R = H, R' = CH_2-CH_2-CH_3 : 2-propylpentanenitrile,

J. R = R' = CH_2-CH_2-CH_3 : 2,2-dipropylpentanenitrile.

01/2002:1058

VANCOMYCINE (CHLORHYDRATE DE)

Vancomycini hydrochloridum

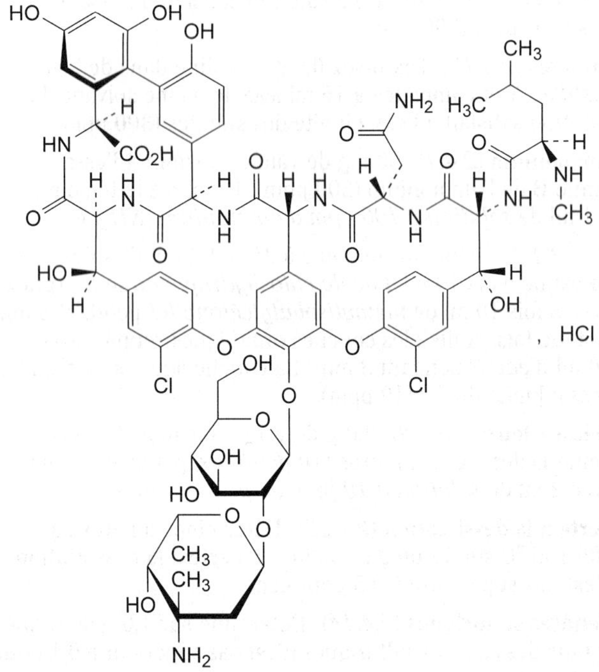

$C_{66}H_{76}Cl_3N_9O_{24}$ M_r 1486

DÉFINITION

Le chlorhydrate de vancomycine est le chlorhydrate d'un mélange de glycopeptides apparentés dont le constituant principal est le monochlorhydrate d'acide (3*S*,6*R*,7*R*,22*R*,23*S*,26*S*,*aS*,36*R*,38a*R*)-3-(2-amino-2-oxoéthyl)-44-[[2-*O*-(3-amino-2,3,6-tridésoxy-3-*C*-méthyl-α-L-*lyxo*-hexopyranosyl)-β-D-glucopyranosyl]oxy]-10,19-dichloro-7,22,28,30,32-pentahydroxy-6-[[(2*R*)-4-méthyl-2-(méthylamino)pentanoyl]amino]-2,5,24,38,39-pentaoxo-2,3,4,5,6,7,23,24,25,26,36,37,38,38a-tétradécahydro-22*H*-8,11:18,21-diéthéno-23,36-(iminométhano)-13,16:31,35-

Monographies Q - Z

diméthéno-1*H*,13*H*-[1,6,9]oxadiazacyclohexadécino[4,5-*m*][10,2,16]benzoxadiazacyclotétracosène-26-carboxylique (vancomycine B), une substance produite par certaines souches de *Amycolatopsis orientalis* ou obtenue par tout autre moyen. L'activité du chlorhydrate de vancomycine n'est pas inférieure à 1050 UI/mg, calculée par rapport à la substance anhydre.

CARACTÈRES

Poudre blanche ou sensiblement blanche, hygroscopique, facilement soluble dans l'eau, peu soluble dans l'alcool.

IDENTIFICATION

A. Examinez les chromatogrammes obtenus dans l'essai de vancomycine B. Le pic principal du chromatogramme obtenu avec la solution à examiner (a) est semblable quant à son temps de rétention au pic principal du chromatogramme obtenu avec la solution témoin.

B. Le chlorhydrate de vancomycine donne la réaction (a) des chlorures (*2.3.1*).

ESSAI

Aspect de la solution. Dissolvez 2,50 g de chlorhydrate de vancomycine dans de l'*eau R* et complétez à 25,0 ml avec le même solvant. La solution est limpide (*2.2.1*). L'absorbance de la solution, mesurée à 450 nm (*2.2.25*), n'est pas supérieure à 0,10.

Détermination du pH (*2.2.3*). Dissolvez 0,50 g de chlorhydrate de vancomycine dans de l'*eau exempte de dioxyde de carbone R* et complétez à 10 ml avec le même solvant. Le pH de la solution est de 2,5 à 4,5.

Vancomycine B. Opérez par chromatographie liquide (*2.2.29*).

Solution à examiner (a). Dissolvez 10,0 mg de chlorhydrate de vancomycine dans la phase mobile A et complétez à 5,0 ml avec la phase mobile A.

Solution à examiner (b). Prélevez 2,0 ml de solution à examiner (a) et complétez à 50,0 ml avec la phase mobile A.

Solution à examiner (c). Prélevez 0,5 ml de solution à examiner (b) et complétez à 20,0 ml avec la phase mobile A.

Solution témoin. Dissolvez 5 mg de *chlorhydrate de vancomycine SCR* dans 4 ml d'*eau R* et complétez à 10 ml avec le même solvant. Chauffez à 65 °C pendant 24 h. Laissez refroidir.

Utilisez les solutions dans les 4 heures suivant leur préparation.

La chromatographie peut être réalisée en utilisant :

- une colonne d'acier inoxydable, d'une longueur de 0,25 m et d'un diamètre intérieur de 4,6 mm, remplie de *gel de silice octadécylsilylé pour chromatographie R* (5 µm),
- comme phases mobiles, à un débit de 1,0 ml/min, les solutions suivantes :

  Phase mobile A : à 4 ml de *triéthylamine R*, ajoutez 1996 ml d'*eau R*, puis ajustez à pH 3,2 avec de l'*acide phosphorique R*. A 920 ml de cette solution, ajoutez 10 ml de *tétrahydrofurane R* et 70 ml d'*acétonitrile R*,

  Phase mobile B : à 4 ml de *triéthylamine R*, ajoutez 1996 ml d'*eau R*, puis ajustez à pH 3,2 avec de l'*acide phosphorique R*. A 700 ml de cette solution, ajoutez 10 ml de *tétrahydrofurane R* et 290 ml d'*acétonitrile R*,
- comme détecteur, un spectrophotomètre réglé à 280 nm,
- un injecteur à boucle de 20 µl.

Enregistrez les chromatogrammes dans les conditions suivantes. Commencez l'élution avec la phase mobile A. Après 13 min, opérez par gradient d'élution en augmentant la concentration de la phase mobile B de 11 pour cent *V/V* par minute. Eluez enfin pendant 4 min en utilisant la phase mobile B.

Injectez la solution à examiner (c). L'essai n'est valable que si le chromatogramme obtenu présente un pic principal dont le rapport signal/bruit n'est pas inférieur à 5. Injectez la solution à examiner (b). L'essai n'est valable que si le facteur de symétrie du pic correspondant à la vancomycine n'est pas supérieur à 1,6. Injectez la solution témoin. L'essai n'est valable que si la résolution entre les 2 pics principaux n'est pas inférieure à 5,0. Injectez la solution à examiner (a).

Calculez la teneur pour cent en chlorhydrate de vancomycine B à l'aide de l'expression :

$$\frac{A_b \times 100}{A_b + (A_t/25)}$$

A_b = surface du pic correspondant à la vancomycine B dans le chromatogramme obtenu avec la solution à examiner (b),

A_t = somme de la surface des pics correspondant aux impuretés dans le chromatogramme obtenu avec la solution à examiner (a).

La teneur en vancomycine B n'est pas inférieure à 93,0 pour cent.

Substances apparentées. Opérez par chromatographie liquide (*2.2.29*), dans les conditions prescrites pour l'essai de vancomycine B.

Injectez séparément la solution à examiner (a), la solution à examiner (b) et la solution à examiner (c). Calculez la teneur pour cent de chaque impureté à l'aide de l'expression :

$$\frac{(A_i/25) \times 100}{A_b + (A_t/25)}$$

A_i = surface du pic correspondant à l'impureté considérée dans le chromatogramme obtenu avec la solution à examiner (a),

A_b = surface du pic correspondant à la vancomycine B dans le chromatogramme obtenu avec la solution à examiner (b),

A_t = somme de la surface des pics correspondant aux impuretés dans le chromatogramme obtenu avec la solution à examiner (a).

La teneur d'aucune impureté n'est supérieure à 4,0 pour cent et la teneur totale des impuretés n'est pas supérieure à 7,0 pour cent. Ne tenez pas compte des pics dont la surface est inférieure à la surface du pic principal du chromatogramme obtenu avec la solution à examiner (c).

Métaux lourds (*2.4.8*). 1,0 g de chlorhydrate de vancomycine satisfait à l'essai limite C des métaux lourds (30 ppm). Préparez le témoin avec 3,0 ml de *solution à 10 ppm de plomb (Pb) R*.

Teneur en eau (*2.5.12*). Déterminée par semi-microdosage sur 0,500 g de chlorhydrate de vancomycine, la teneur en eau n'est pas supérieure à 5,0 pour cent.

Cendres sulfuriques (*2.4.14*). Déterminé sur 1,00 g de chlorhydrate de vancomycine, le taux des cendres sulfuriques n'est pas supérieur à 1,0 pour cent.

Stérilité (*2.6.1*). Le chlorhydrate de vancomycine destiné à la préparation de formes pharmaceutiques administrées par voie parentérale sans autre procédé approprié de stérilisation satisfait également à l'essai de stérilité.

Endotoxines bactériennes (*2.6.14*) : moins de 0,25 UI/mg, si le chlorhydrate de vancomycine est destiné à la préparation de formes pharmaceutiques administrées par voie parentérale sans autre procédé approprié d'élimination des endotoxines bactériennes.

TITRAGE

Effectuez le titrage microbiologique des antibiotiques (*2.7.2*). Utilisez le *chlorhydrate de vancomycine SCR* comme substance de référence.

CONSERVATION

En récipient étanche, à l'abri de la lumière. Si la substance est stérile, elle est conservée en récipient stérile, étanche, à fermeture inviolable.

ÉTIQUETAGE

L'étiquette indique :

– dans les cas appropriés, que la substance est stérile,

– dans les cas appropriés, que la substance est exempte d'endotoxines bactériennes.

IMPURETÉS

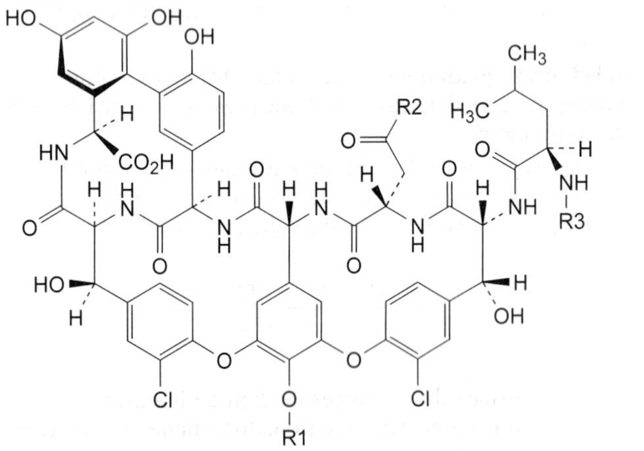

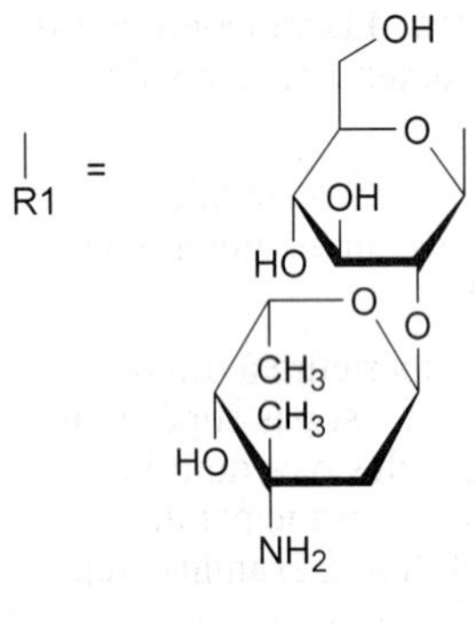

A. R2 = NH_2, R3 = H : *N*-déméthylvancomycine B,

B. R2 = OH, R3 = CH_3 : désamidovancomycine B,

C. R1 = H, R2 = NH_2, R3 = CH_3 : aglucovancomycine B,

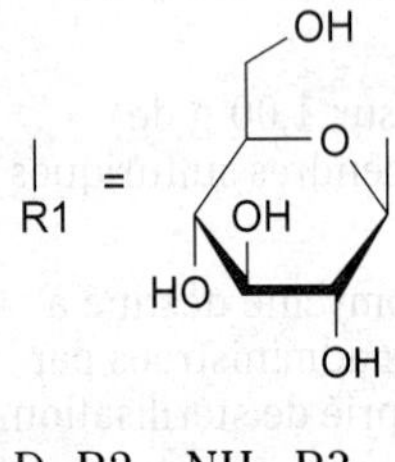

D. R2 = NH_2, R3 = CH_3 : dévancosaminylvancomycine B.

01/2002:0747

VANILLINE

Vanillinum

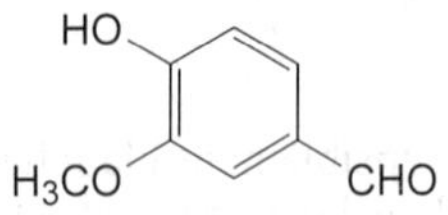

$C_8H_8O_3$ M_r 152,1

DÉFINITION

La vanilline contient au minimum 99,0 pour cent et au maximum l'équivalent de 101,0 pour cent de 4-hydroxy-3-méthoxybenzaldéhyde, calculé par rapport à la substance desséchée.

CARACTÈRES

Poudre cristalline, blanche à faiblement jaunâtre ou aiguilles cristallines, peu solubles dans l'eau, facilement solubles dans l'alcool et dans le méthanol, solubles dans l'éther. La vanilline se dissout dans les solutions diluées d'hydroxydes alcalins.

IDENTIFICATION

Première identification : B.

Seconde identification : A, C, D.

A. Le point de fusion (*2.2.14*) de la vanilline est de 81 °C à 84 °C.

B. Examinez la vanilline par spectrophotométrie d'absorption dans l'infrarouge (*2.2.24*), en comparant avec le spectre obtenu avec la *vanilline SCR*. Examinez les substances sous forme de pastilles.

C. Examinez les chromatogrammes obtenus dans l'essai des substances apparentées à la lumière du jour, après pulvérisation. La tache principale du chromatogramme obtenu avec la solution à examiner (b) est semblable quant à sa position, sa coloration et ses dimensions à la tache principale du chromatogramme obtenu avec la solution témoin (a).

D. A 5 ml d'une solution saturée de vanilline, ajoutez 0,2 ml de *solution de chlorure ferrique R1*. Il apparaît une coloration bleue. Chauffez à 80 °C. La coloration vire au brun. Refroidissez. Il se forme un précipité blanc.

ESSAI

Aspect de la solution. Dissolvez 1,0 g de vanilline dans de l'*alcool R* et complétez à 20 ml avec le même solvant. La solution est limpide (*2.2.1*) et n'est pas plus fortement colorée que la solution témoin B_6 (*2.2.2, Procédé II*).

Substances apparentées. Opérez par chromatographie sur couche mince (*2.2.27*) en utilisant une plaque recouverte de *gel de silice GF_{254} R*.

Solution à examiner (a). Dissolvez 0,1 g de vanilline dans du *méthanol R* et complétez à 5 ml avec le même solvant.

Solution à examiner (b). Prélevez 1 ml de solution à examiner (a) et complétez à 10 ml avec du *méthanol R*.

Solution témoin (a). Dissolvez 10 mg de *vanilline SCR* dans du *méthanol R* et complétez à 5 ml avec le même solvant.

Solution témoin (b). Prélevez 0,5 ml de solution à examiner (a) et complétez à 100 ml avec du *méthanol R*.

Déposez sur la plaque 5 µl de chaque solution. Développez dans une chambre non saturée sur un parcours de 10 cm avec un mélange de 0,5 volume d'*acide acétique anhydre R*, de 1 volume de *méthanol R* et de 98,5 volumes de *chlorure de méthylène R*. Faites sécher la plaque dans un courant d'air froid. Examinez en lumière ultraviolette à 254 nm. S'il apparaît d'autres taches que la tache principale dans le chromatogramme obtenu avec la solution à examiner (a), aucune d'entre elles n'est plus intense que la tache du chromatogramme obtenu avec la solution témoin (b) (0,5 pour cent). Pulvérisez de la *solution acéto-chlorhydrique de dinitrophénylhydrazine R* et examinez à la lumière du jour. S'il apparaît d'autres taches que la tache principale dans le chromatogramme obtenu avec la solution à examiner (a), aucune d'entre elles n'est plus intense que la tache du chromatogramme obtenu avec la solution témoin (b) (0,5 pour cent).

Réaction à l'acide sulfurique. Dissolvez 50 mg de vanilline dans 5 ml d'*acide sulfurique R*. Après 5 min, s'il apparaît une coloration, elle n'est pas plus intense que celle d'un mélange de 4,9 ml de solution primaire jaune et de 0,1 ml de solution primaire rouge ou celle d'un mélange de 4,9 ml de solution primaire jaune et de 0,1 ml de solution primaire bleue (*2.2.2, Procédé I*).

Perte à la dessiccation (*2.2.32*). Déterminée au dessiccateur pendant 4 h sur 1,000 g de vanilline, la perte à la dessiccation n'est pas supérieure à 1,0 pour cent.

Cendres sulfuriques (*2.4.14*). Déterminé sur 2,0 g de vanilline, le taux des cendres sulfuriques n'est pas supérieur à 0,05 pour cent.

DOSAGE

Dissolvez 0,120 g de vanilline dans 20 ml d'*alcool R* et ajoutez 60 ml d'*eau exempte de dioxyde de carbone R*. Titrez par l'*hydroxyde de sodium 0,1 M*. Déterminez le point de fin de titrage par potentiométrie (*2.2.20*).

1 ml d'*hydroxyde de sodium 0,1 M* correspond à 15,21 mg de $C_8H_8O_3$.

CONSERVATION

A l'abri de la lumière.

01/2002:1554

VASELINE JAUNE

Vaselinum flavum

DÉFINITION

La vaseline jaune est un mélange purifié d'hydrocarbures semi-solides, obtenus à partir du pétrole. La vaseline jaune peut contenir un antioxygène approprié.

CARACTÈRES

Masse jaune, translucide, de consistance onctueuse, légèrement fluorescente à la lumière du jour à l'état fondu, pratiquement insoluble dans l'eau, soluble dans le chlorure de méthylène, pratiquement insoluble dans l'alcool et dans le glycérol.

IDENTIFICATION

Première identification : A, B, D.

Seconde identification : A, C, D.

A. Le point de goutte (*2.2.17*) est de 40 °C à 60 °C et ne s'écarte pas de plus de 5 °C de la valeur indiquée sur l'étiquette, avec les modifications suivantes concernant le remplissage de la cupule : chauffez la vaseline jaune à 118-122 °C en la maintenant sous agitation pour garantir son uniformité, puis refroidissez à 100-107 °C. Dans une étuve, chauffez la cupule métallique à 103-107 °C, puis retirez-la de l'étuve, déposez-la sur une plaque propre ou sur un carreau de faïence et versez-y une quantité suffisante de vaseline en fusion pour la remplir entièrement. Laissez refroidir la cupule remplie pendant 30 min sur le carreau de faïence, puis déposez-la dans un bain-marie à 24-26 °C pendant 30 min à 40 min supplémentaires. A l'aide d'un couteau ou d'une lame de rasoir, nivelez d'un seul trait la surface de l'échantillon en évitant de le tasser.

B. Examinez la vaseline jaune par spectrophotométrie d'absorption dans l'infrarouge (*2.2.24*) en comparant avec le *spectre de référence de la vaseline jaune de la Ph. Eur.* Le spectre obtenu présente des bandes principales similaires en position et en intensité à celles du spectre de référence de la Ph. Eur.

C. Faites fondre 2 g de vaseline jaune et dès obtention d'une phase homogène, ajoutez 2 ml d'*eau R* et 0,2 ml d'*iode 0,05 M*. Agitez et laissez refroidir. La phase supérieure solidifiée est rose-violet.

D. La vaseline jaune satisfait à l'essai Aspect (voir Essai).

ESSAI

Aspect. La substance est jaune. Faites fondre 12 g de vaseline jaune au bain-marie. La masse fondue n'est pas plus fortement colorée qu'un mélange de 7,6 volumes de solution jaune primaire et de 2,4 volumes de solution rouge primaire (*2.2.2, Procédé II*).

Acidité ou alcalinité. A 10 g de vaseline jaune, ajoutez 20 ml d'*eau R* bouillante et agitez vigoureusement pendant 1 min. Laissez refroidir et décantez. A 10 ml de la phase aqueuse, ajoutez 0,1 ml de *solution de phénolphtaléine R*. La solution est incolore. Le virage de l'indicateur au rouge ne nécessite pas plus de 0,5 ml d'*hydroxyde de sodium 0,01 M*.

Consistance (*2.9.9*). La consistance de la vaseline jaune est de 100 à 300.

Hydrocarbures aromatiques polycycliques. *Utilisez des réactifs pour spectrophotométrie d'absorption dans l'ultraviolet.* Dissolvez 1,0 g de vaseline jaune dans 50 ml d'*hexane R* préalablement agité avec 2 fois le cinquième de son volume de *diméthylsulfoxyde R*. Transférez cette solution dans une ampoule à décantation de 125 ml dont les parties en verre rodé ne sont pas lubrifiées (bouchon, robinet). Ajoutez 20 ml de *diméthylsulfoxyde R*. Agitez vigoureusement pendant 1 min. Laissez reposer jusqu'à formation de 2 couches limpides, puis transvasez la couche inférieure dans une deuxième ampoule à décantation. Répétez l'extraction avec 20 ml de *diméthylsulfoxyde R*. Agitez vigoureusement les couches inférieures réunies, avec 20 ml d'*hexane R* pendant 1 min. Laissez reposer jusqu'à formation de 2 couches limpides. Prélevez la couche inférieure et complétez à 50,0 ml avec du *diméthylsulfoxyde R*. Mesurez l'absorbance (*2.2.25*) entre 260 nm et 420 nm, sous une épaisseur de 4 cm et en utilisant comme liquide de compensation la couche inférieure limpide obtenue en agitant vigoureusement 10 ml de *diméthylsulfoxyde R* avec 25 ml d'*hexane R* pendant 1 min. Préparez une solution témoin de *naphtalène R* à 9,0 mg/l dans du *diméthylsulfoxyde R*. Mesurez l'absorbance de cette solution au maximum à 278 nm, sous une épaisseur de 4 cm et en utilisant du *diméthylsulfoxyde R* comme liquide de compensation. A aucune longueur d'onde entre 260 nm et 420 nm, l'absorbance de la solution à examiner ne dépasse l'absorbance de la solution témoin mesurée à 278 nm.

Cendres sulfuriques (*2.4.14*). Déterminé sur 2,0 g de vaseline jaune, le taux des cendres sulfuriques n'est pas supérieur à 0,05 pour cent.

CONSERVATION

A l'abri de la lumière.

ÉTIQUETAGE

L'étiquette indique :

- le point de goutte nominal,
- dans les cas appropriés, le nom et la concentration de tout antioxygène ajouté.

01/2002:0573

VÉRAPAMIL (CHLORHYDRATE DE)

Verapamili hydrochloridum

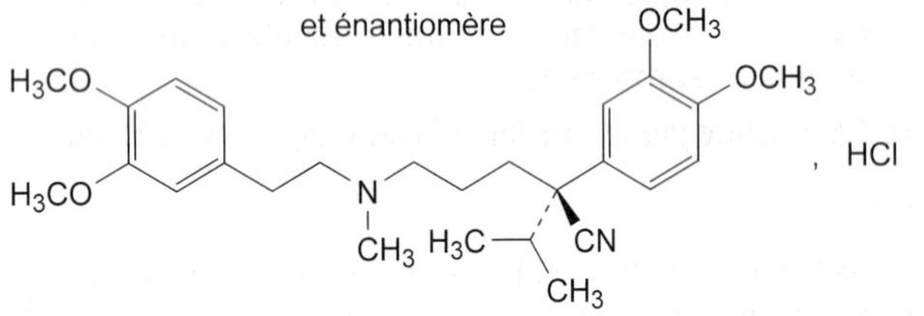

$C_{27}H_{39}ClN_2O_4$ M_r 491,1

DÉFINITION

Le chlorhydrate de vérapamil contient au minimum 99,0 pour cent et au maximum l'équivalent de 101,0 pour cent de chlorhydrate de (2*RS*)-2-(3,4-diméthoxyphényl)-5-[[2-(3,4-diméthoxyphényl)éthyl](méthyl)amino]-2-(1-méthyléthyl)pentanenitrile, calculé par rapport à la substance desséchée.

CARACTÈRES

Poudre cristalline blanche, soluble dans l'eau, assez soluble dans l'alcool, facilement soluble dans le méthanol.

Le chlorhydrate de vérapamil fond vers 144 °C.

IDENTIFICATION

Première identification : B, D.

Seconde identification : A, C, D.

A. Dissolvez 20,0 mg de chlorhydrate de vérapamil dans l'*acide chlorhydrique 0,01 M* et complétez à 100,0 ml avec le même acide. Prélevez 5,0 ml de cette solution et complétez à 50,0 ml avec de l'*acide chlorhydrique 0,01 M*. Examinée de 210 nm à 340 nm (*2.2.25*), la solution présente 2 maximums d'absorption respectivement à 229 nm et à 278 nm ; elle présente un épaulement à 282 nm. Le rapport entre les absorbances mesurées aux maximums à 278 nm et à 229 nm est de 0,35 à 0,39.

B. Examinez le chlorhydrate de vérapamil par spectrophotométrie d'absorption dans l'infrarouge (*2.2.24*), en comparant avec le spectre obtenu avec le *chlorhydrate de vérapamil SCR*. Examinez les substances sous forme de pastilles.

C. Opérez par chromatographie sur couche mince (*2.2.27*) en utilisant une plaque recouverte d'un gel de silice approprié contenant un indicateur de fluorescence dont l'intensité est optimale à 254 nm.

Solution à examiner. Dissolvez 10 mg de chlorhydrate de vérapamil dans du *chlorure de méthylène R* et complétez à 5 ml avec le même solvant.

Solution témoin (a). Dissolvez 20 mg de *chlorhydrate de vérapamil SCR* dans du *chlorure de méthylène R* et complétez à 10 ml avec le même solvant.

Solution témoin (b). Dissolvez 5 mg de *chlorhydrate de papavérine SCR* dans la solution témoin (a) et complétez à 5 ml avec la même solution.

Déposez séparément sur la plaque 5 µl de chaque solution. Développez sur un parcours de 15 cm avec un mélange de 15 volumes de *diéthylamine R* et de 85 volumes de *cyclohexane R*. Laissez sécher la plaque à l'air et examinez en lumière ultraviolette à 254 nm. La tache principale du chromatogramme obtenu avec la solution à examiner est semblable, quant à sa position et ses dimensions, à la tache principale du chromatogramme obtenu avec la solution témoin (a). L'identification n'est valable que si le chromatogramme obtenu avec la solution témoin (b) présente 2 taches principales nettement séparées.

D. Le chlorhydrate de vérapamil donne la réaction (b) des chlorures (*2.3.1*).

ESSAI

Solution S. Dissolvez 1,0 g de chlorhydrate de vérapamil dans de l'*eau exempte de dioxyde de carbone R*, en chauffant doucement et complétez à 20,0 ml avec le même solvant.

Aspect de la solution. La solution S est limpide (*2.2.1*) et incolore (*2.2.2, Procédé II*).

Détermination du pH (*2.2.3*). Le pH de la solution S est de 4,5 à 6,0.

Angle de rotation optique (*2.2.7*). Déterminé avec la solution S, l'angle de rotation optique est de – 0,10° à + 0,10°.

Substances apparentées. Opérez par chromatographie liquide (*2.2.29*).

Solution à examiner. Dissolvez 25,0 mg de chlorhydrate de vérapamil dans la composition initiale de la phase mobile et complétez à 10,0 ml avec la même phase mobile.

Solution témoin (a). Dissolvez 5 mg de *chlorhydrate de vérapamil SCR*, 5 mg d'*impureté I de vérapamil SCR* et 5 mg d'*impureté M de vérapamil SCR* dans la composition initiale de la phase mobile et complétez à 20 ml avec la même phase mobile. Prélevez 1 ml de cette solution et complétez à 10 ml avec la composition initiale de la phase mobile.

Solution témoin (b). Prélevez 1,0 ml de solution à examiner et complétez à 100,0 ml avec la composition initiale de la phase mobile. Prélevez 1,0 ml de cette solution et complétez à 10,0 ml avec la même phase mobile.

La chromatographie peut être réalisée en utilisant :

- une colonne d'acier inoxydable d'une longueur de 0,25 m et d'un diamètre intérieur de 4,6 mm, remplie de *gel de silice octadécanoylaminopropylsilylé pour chromatographie R* (5 µm),
- comme phase mobile, à un débit de 1,5 ml/min, un programme isocratique à 2 étapes dont les conditions sont les suivantes :

  Phase mobile A. Une solution de *phosphate dipotassique R* à 6,97 g/l, ajustée à pH 7,20 avec de l'*acide phosphorique R*,

  Phase mobile B. Acétonitrile R,

Intervalle (min)	Phase mobile A (pour cent *V/V*)	Phase mobile B (pour cent *V/V*)	Commentaire
0 - 22	63	37	première étape isocratique
22 - 27	63 → 35	37 → 65	passage à la seconde étape isocratique
27 - 35	35	65	seconde étape isocratique
35 - 36	35 → 63	65 → 37	retour à la composition initiale de la phase mobile
36 - 50	63	37	équilibrage

– comme détecteur, un spectrophotomètre réglé à 278 nm.

Equilibrez la colonne avec la composition initiale de la phase mobile pendant 60 min environ.

Injectez 10 µl de solution témoin (a). Lorsque le chromatogramme est enregistré dans les conditions prescrites, les temps de rétention sont les suivants : 16 min environ pour le vérapamil ; 21 min environ pour l'impureté I de vérapamil et 32 min environ pour l'impureté M de vérapamil qui donne un pic double. L'essai n'est valable que si la résolution entre les pics correspondant au vérapamil et à l'impureté I de vérapamil n'est pas inférieure à 5,0 et si l'impureté M de vérapamil est éluée de la colonne.

Ajustez la sensibilité du système de façon que la hauteur du pic principal du chromatogramme obtenu avec 10 µl de solution témoin (b) représente 15 pour cent au minimum de l'échelle totale de l'enregistreur.

Injectez séparément 10 µl de solution à examiner et 10 µl de solution témoin (b). S'il apparaît, dans le chromatogramme obtenu avec la solution à examiner, d'autres pics que le pic principal, la surface d'aucun d'entre eux n'est supérieure à celle du pic principal du chromatogramme obtenu avec la solution témoin (b) (0,1 pour cent) et la somme de leur surface n'est pas supérieure à trois fois celle du pic principal du chromatogramme obtenu avec la solution témoin (b) (0,3 pour cent). Ne tenez pas compte des pics dont la surface est inférieure à 0,1 fois la surface du pic principal du chromatogramme obtenu avec la solution témoin (b).

Métaux lourds (*2.4.8*). 1,0 g de chlorhydrate de vérapamil satisfait à l'essai limite C des métaux lourds (10 ppm). Préparez le témoin en utilisant 1 ml de *solution à 10 ppm de plomb (Pb) R*.

Perte à la dessiccation (*2.2.32*). Déterminée à l'étuve à 100-105 °C sur 1,000 g de chlorhydrate de vérapamil, la perte à la dessiccation n'est pas supérieure à 0,5 pour cent.

Cendres sulfuriques (*2.4.14*). Déterminé sur 1,0 g de chlorhydrate de vérapamil, le taux des cendres sulfuriques n'est pas supérieur à 0,1 pour cent.

DOSAGE

Dissolvez 0,400 g de chlorhydrate de vérapamil dans 50 ml d'*éthanol R*. Ajoutez 5,0 ml d'*acide chlorhydrique 0,01 M*. Titrez par l'*hydroxyde de sodium 0,1 M*. Déterminez le point de fin de titrage par potentiométrie (*2.2.20*). Mesurez le volume de titrant entre les 2 points d'inflexion.

1 ml d'*hydroxyde de sodium 0,1 M* correspond à 49,11 mg de $C_{27}H_{39}ClN_2O_4$.

CONSERVATION

A l'abri de la lumière.

IMPURETÉS

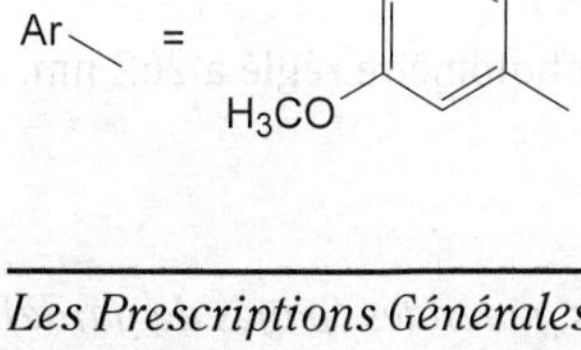

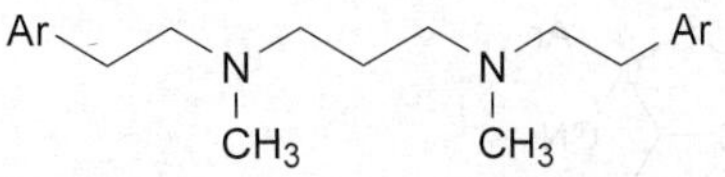

A. *N,N'*-bis[2-(3,4-diméthoxyphényl)éthyl]-*N,N'*-diméthylpropane-1,3-diamine,

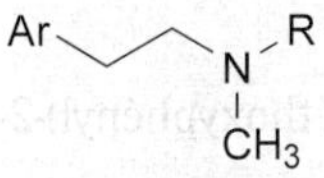

B. R = H : 2-(3,4-diméthoxyphényl)-*N*-méthyléthanamine,

C. R = CH_3 : 2-(3,4-diméthoxyphényl)-*N,N*-diméthyléthanamine,

D. R = CH_2-CH_2-CH_2-Cl : 3-chloro-*N*-[2-(3,4-diméthoxyphényl)éthyl]-*N*-méthylpropan-1-amine,

E. Ar-CH_2OH : (3,4-diméthoxyphényl)méthanol,

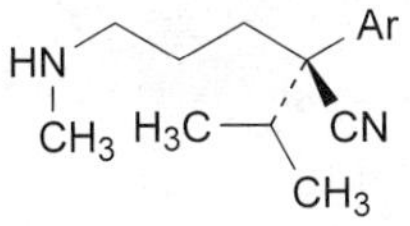

et énantiomère

F. (2*RS*)-2-(3,4-diméthoxyphényl)-5-(méthylamino)-2-(1-méthyléthyl)pentanenitrile,

G. Ar-CHO : 3,4-diméthoxybenzaldéhyde,

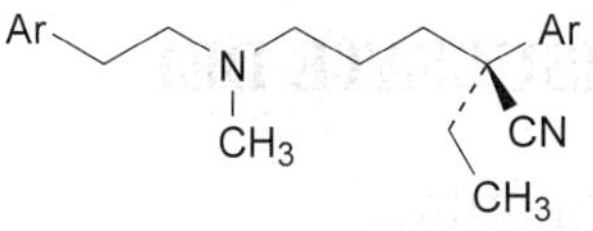

et énantiomère

H. (2*RS*)-2-(3,4-diméthoxyphényl)-5-[[2-(3,4-diméthoxyphényl)éthyl](méthyl)amino]-2-éthylpentanenitrile,

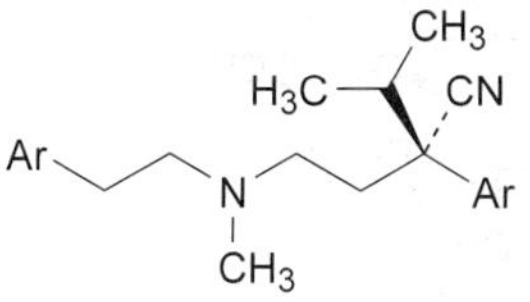

et énantiomère

I. (2*RS*)-2-(3,4-diméthoxyphényl)-2-[2-[[2-(3,4-diméthoxyphényl)éthyl](méthyl)amino]éthyl]-3-méthylbutanenitrile,

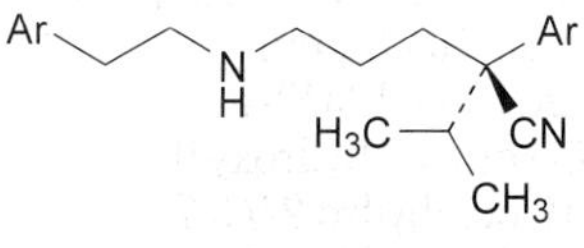

et énantiomère

J. (2*RS*)-2-(3,4-diméthoxyphényl)-5-[[2-(3,4-diméthoxyphényl)éthyl]amino]-2-(1-méthyléthyl)pentanenitrile (*N*-norvérapamil),

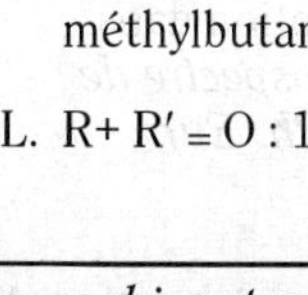

et énantiomère

K. R = H, R′ = CN : (2*RS*)-2-(3,4-diméthoxyphényl)-3-méthylbutanenitrile,

L. R+ R′ = O : 1-(3,4-diméthoxyphényl)-2-méthylpropan-1-one,

Monographies Q - Z

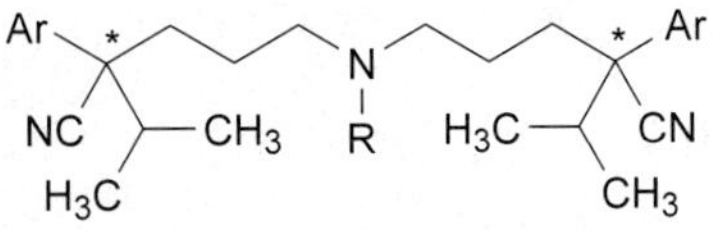

M. R = CH_2-CH_2-Ar : 5,5′-[[2-(3,4-diméthoxyphényl)éthyl]imino]bis[2-(3,4-diméthoxyphényl)-2-(1-méthyléthyl)pentanenitrile],

N. R = CH_3 : 5,5′-(méthylimino)bis[2-(3,4-diméthoxyphényl)-2-(1-méthyléthyl)pentanenitrile],

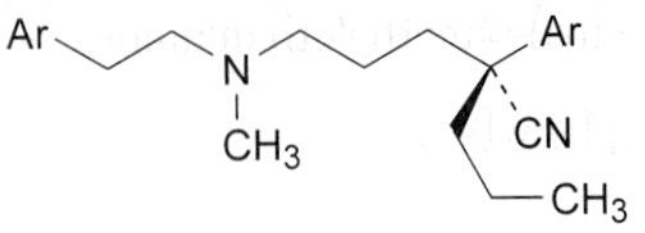

et énantiomère

O. (2*RS*)-2-(3,4-diméthoxyphényl)-5-[2-[2-(3,4-diméthoxyphényl)éthyl](méthyl)amino]-2-propylpentanenitrile,

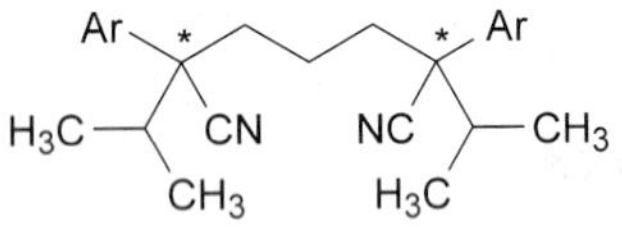

P. 2,6-bis(3,4-diméthoxyphényl)-2,6-bis(1-méthyléthyl)heptane-1,7-dinitrile.

01/2002:0748

VINBLASTINE (SULFATE DE)

Vinblastini sulfas

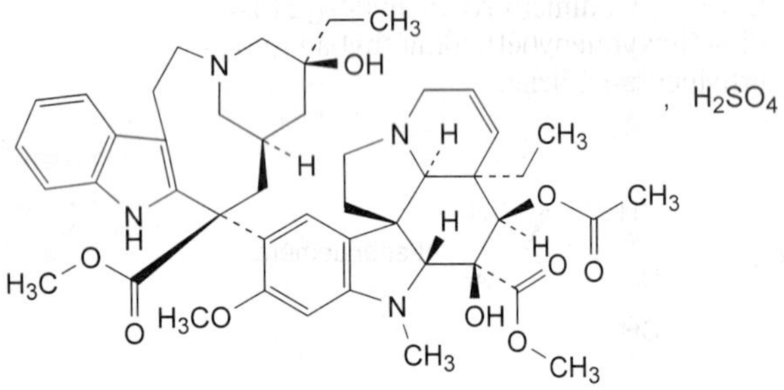

$C_{46}H_{60}N_4O_{13}S$ M_r 909

DÉFINITION

Le sulfate de vinblastine contient au minimum 95,0 pour cent et au maximum l'équivalent de 104,0 pour cent de sulfate de (3a*R*,4*R*,5*S*,5a*R*,10b*R*,13a*R*)-4-(acétyloxy)-3a-éthyl-9-[(5*S*,7*R*,9*S*)-5-éthyl-5-hydroxy-9-(méthoxycarbonyl)-1,4,5,6,7,8,9,10-octahydro-2*H*-3,7-méthanoazacycloundécino[5,4-*b*]indol-9-yl]-5-hydroxy-8-méthoxy-6-méthyl-3a,4,5,5a,6,11,12,13a-octahydro-1*H*-indolizino[8,1-*cd*]carbazole-5-carboxylate de méthyle, calculé par rapport à la substance desséchée.

CARACTÈRES

Poudre cristalline, blanche à faiblement jaune, très hygroscopique, facilement soluble dans l'eau, pratiquement insoluble dans l'alcool et dans l'éther.

IDENTIFICATION

A. Examinez par spectrophotométrie d'absorption dans l'infrarouge (*2.2.24*), en comparant avec le *spectre de référence du sulfate de vinblastine de la Ph. Eur.*

B. Examinez les chromatogrammes obtenus dans le dosage. Le pic principal du chromatogramme obtenu avec la solution à examiner est semblable quant à sa position et ses dimensions approximatives au pic principal du chromatogramme obtenu avec la solution témoin (a).

ESSAI

Solution S. Dissolvez 50,0 mg de sulfate de vinblastine dans de l'*eau exempte de dioxyde de carbone R* et complétez à 10,0 ml avec le même solvant.

Aspect de la solution. La solution S est limpide (*2.2.1*) et n'est pas plus fortement colorée que la solution témoin J_7 (*2.2.2, Procédé I*).

Détermination du pH (*2.2.3*). Prélevez 3 ml de solution S et complétez à 10 ml avec de l'*eau exempte de dioxyde de carbone R*. Le pH de la solution est de 3,5 à 5,0.

Substances apparentées. Examinez les chromatogrammes obtenus dans le dosage. S'il apparaît, dans le chromatogramme obtenu avec la solution à examiner, d'autres pics que le pic principal, la surface d'aucun d'entre eux n'est supérieure à la surface du pic principal du chromatogramme obtenu avec la solution témoin (c) (2,0 pour cent) et la somme de leur surface n'est pas supérieure à 2,5 fois la surface du pic principal du chromatogramme obtenu avec la solution témoin (c) (5,0 pour cent). Ne tenez pas compte de pics dont la surface est inférieure à celle du pic du chromatogramme obtenu avec la solution témoin (d).

Perte à la dessiccation. Déterminée par thermogravimétrie (*2.2.34*) sur 3 mg de sulfate de vinblastine, la perte à la dessiccation n'est pas supérieure à 15,0 pour cent. Chauffez jusqu'à 200 °C, en élevant la température à raison de 5 °C/min, sous un courant d'*azote pour chromatographie R* à un débit de 40 ml/min.

Stérilité (*2.6.1*). Le sulfate de vinblastine destiné à la préparation de formes pharmaceutiques administrées par voie parentérale sans autre procédé approprié de stérilisation satisfait également à l'essai de stérilité.

DOSAGE

Opérez par chromatographie liquide (*2.2.29*). *Maintenez les solutions dans un bain d'eau glacée avant l'emploi.*

Solution à examiner. Prélevez 1,0 ml de solution S (voir Essai) et complétez à 5,0 ml avec de l'*eau R*.

Solution témoin (a). Dissolvez 5,0 mg de *sulfate de vinblastine SCR* dans de l'*eau R* et complétez à 5,0 ml avec le même solvant.

Solution témoin (b). Dissolvez 1,0 mg de *sulfate de vincristine SCR* dans 1,0 ml de solution témoin (a).

Solution témoin (c). Prélevez 1,0 ml de solution témoin (a) et complétez à 50,0 ml avec de l'*eau R*.

Solution témoin (d). Prélevez 1,0 ml de solution témoin (c) et complétez à 20,0 ml avec de l'*eau R*.

La chromatographie peut être réalisée en utilisant :

– une colonne d'acier inoxydable, d'une longueur de 0,25 m et d'un diamètre intérieur de 4,6 mm, remplie de *gel de silice octylsilylé pour chromatographie R* (5 µm). Placez, entre le dispositif d'injection et la colonne, une colonne de garde remplie de gel de silice approprié,
– comme phase mobile, à un débit de 1,0 ml/min, un mélange de 38 volumes d'une solution de *diéthylamine R* à 1,5 pour cent *V/V* dont le pH est ajusté à 7,5 à l'aide d'*acide phosphorique R*, de 12 volumes d'*acétonitrile R* et de 50 volumes de *méthanol R*,
– comme détecteur, un spectrophotomètre réglé à 262 nm,
– un injecteur à boucle.

Injectez 10 µl de chaque solution et enregistrez les chromatogrammes pendant 3 fois le temps de rétention du pic correspondant à la vinblastine. Le dosage n'est valable que si :

– dans le chromatogramme obtenu avec la solution témoin (b), la résolution entre les pics correspondant à la vincristine et à la vinblastine n'est pas inférieure à 4,
– le chromatogramme obtenu avec la solution témoin (d) présente un pic dont le rapport signal/bruit n'est pas inférieur à 5.

Calculez la teneur pour cent en $C_{46}H_{60}N_4O_{13}S$ à partir de la surface du pic principal de chacun des chromatogrammes obtenus avec la solution à examiner et la solution témoin (a) et de la teneur déclarée du *sulfate de vinblastine SCR*.

CONSERVATION

En récipient de verre, étanche, à l'abri de la lumière et à une température égale ou inférieure à – 20 °C. Si la substance est stérile, elle est conservée en récipient de verre, stérile, étanche et à fermeture inviolable.

ÉTIQUETAGE

L'étiquette indique, dans les cas appropriés, que la substance est stérile.

01/2002:0749

VINCRISTINE (SULFATE DE)

Vincristini sulfas

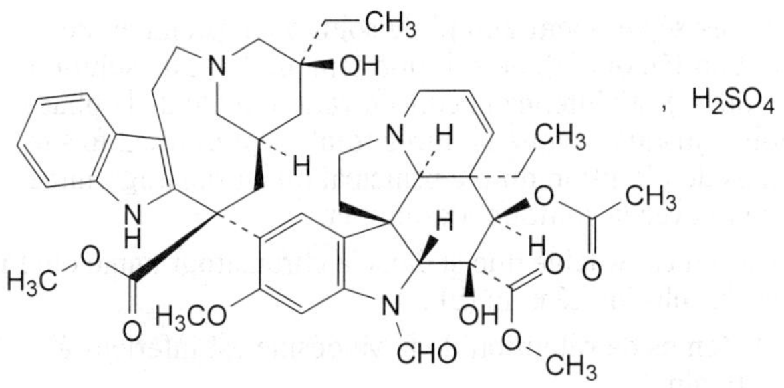

$C_{46}H_{58}N_4O_{14}S$ M_r 923

DÉFINITION

Le sulfate de vincristine contient au minimum 95,0 pour cent et au maximum l'équivalent de 104,0 pour cent de sulfate de (3a*R*,4*R*,5*S*,5a*R*,10b*R*,13a*R*)-4-(acétyloxy)-3a-éthyl-9-[(5*S*,7*R*,9*S*)-5-éthyl-5-hydroxy-9-(méthoxycarbonyl)-1,4,5,6,7,8,9,10-octahydro-2*H*-3,7-méthanoazacycloundécino[5,4-*b*]indol-9-yl]-6-formyl-5-hydroxy-8-méthoxy-3a,4,5,5a,6,11,12,13a-octahydro-1*H*-indolizino[8,1-*cd*]carbazole-5-carboxylate de méthyle, calculé par rapport à la substance desséchée.

CARACTÈRES

Poudre cristalline, blanche à faiblement jaune, très hygroscopique, facilement soluble dans l'eau, peu soluble dans l'alcool, pratiquement insoluble dans l'éther.

IDENTIFICATION

A. Examinez par spectrophotométrie d'absorption dans l'infrarouge (*2.2.24*), en comparant avec le *spectre de référence du sulfate de vincristine de la Ph. Eur.*

B. Examinez les chromatogrammes obtenus dans le dosage. Le pic principal du chromatogramme obtenu avec la solution à examiner est semblable quant à sa position et ses dimensions approximatives au pic principal du chromatogramme obtenu avec la solution témoin (a).

ESSAI

Solution S. Dissolvez 50,0 mg de sulfate de vincristine dans de l'*eau exempte de dioxyde de carbone R* et complétez à 10,0 ml avec le même solvant.

Aspect de la solution. La solution S est limpide (*2.2.1*) et n'est pas plus fortement colorée que la solution témoin J_7 (*2.2.2, Procédé I*).

Détermination du pH (*2.2.3*). Prélevez 2 ml de solution S et complétez à 10 ml avec de l'*eau exempte de dioxyde de carbone R*. Le pH de la solution est de 3,5 à 4,5.

Substances apparentées. Examinez les chromatogrammes obtenus dans le dosage. S'il apparaît dans le chromatogramme obtenu avec la solution à examiner, d'autres pics que le pic principal, la surface d'aucun d'entre eux n'est supérieure à la surface du pic principal du chromatogramme obtenu avec la solution témoin (c) (2,0 pour cent) et la somme de leur surface n'est pas supérieure à 2,5 fois la surface du pic principal du chromatogramme obtenu avec la solution témoin (c) (5,0 pour cent). Ne tenez pas compte de pics dont la surface est inférieure à celle du pic du chromatogramme obtenu avec la solution témoin (d).

Perte à la dessiccation. Déterminée par thermogravimétrie (*2.2.34*) sur 3 mg de sulfate de vincristine, la perte à la dessiccation n'est pas supérieure à 12,0 pour cent. Chauffez jusqu'à 200 °C, en élevant la température à raison de 5 °C/min, sous un courant d'*azote pour chromatographie R* à un débit de 40 ml/min.

Stérilité (*2.6.1*). Le sulfate de vincristine destiné à la préparation de formes pharmaceutiques administrées par voie parentérale sans autre procédé approprié de stérilisation satisfait également à l'essai de stérilité.

DOSAGE

Opérez par chromatographie liquide (*2.2.29*). *Maintenez les solutions dans un bain d'eau glacée avant l'emploi.*

Solution à examiner. Prélevez 1,0 ml de solution S (voir Essai) et complétez à 5,0 ml avec de l'*eau R*.

Solution témoin (a). Dissolvez 5,0 mg de *sulfate de vincristine SCR* dans de l'*eau R* et complétez à 5,0 ml avec le même solvant.

Solution témoin (b). Dissolvez 1,0 mg de *sulfate de vinblastine SCR* dans 1,0 ml de solution témoin (a).

Solution témoin (c). Prélevez 1,0 ml de solution témoin (a) et complétez à 50,0 ml avec de l'*eau R*.

Solution témoin (d). Prélevez 1,0 ml de solution témoin (c) et complétez à 20,0 ml avec de l'*eau R*.

La chromatographie peut être réalisée en utilisant :

– une colonne d'acier inoxydable, d'une longueur de 0,25 m et d'un diamètre intérieur de 4,6 mm, remplie de *gel de silice octylsilylé pour chromatographie R* (5 µm). Placez, entre le dispositif d'injection et la colonne, une colonne de garde remplie de gel de silice approprié,
– comme phase mobile, à un débit de 1,0 ml/min, un mélange de 30 volumes d'une solution de *diéthylamine R* à 1,5 pour cent *V/V* dont le pH est ajusté à 7,5 à l'aide d'*acide phosphorique R* et de 70 volumes de *méthanol R*,
– comme détecteur, un spectrophotomètre réglé à 297 nm,
– un injecteur à boucle.

Injectez 10 µl de chaque solution et enregistrez les chromatogrammes pendant 3 fois le temps de rétention du pic correspondant à la vincristine. Le dosage n'est valable que si :

– dans le chromatogramme obtenu avec la solution témoin (b) la résolution entre les pics correspondant à la vincristine et la vinblastine n'est pas inférieure à 4 ;

Monographies Q - Z

– le chromatogramme obtenu avec la solution témoin (d) présente un pic dont le rapport signal/bruit n'est pas inférieur à 5.

Calculez la teneur pour cent en $C_{46}H_{58}N_4O_{14}S$ à partir de la surface du pic principal de chacun des chromatogrammes obtenus avec la solution à examiner et la solution témoin (a) et de la teneur déclarée du *sulfate de vincristine SCR*.

CONSERVATION

En récipient de verre étanche, à l'abri de la lumière et à une température égale ou inférieur à – 20 °C. Si la substance est stérile, elle est conservée en récipient de verre stérile, étanche et à fermeture inviolable.

ÉTIQUETAGE

L'étiquette indique, dans les cas appropriés, que la substance est stérile.

01/2002:1276

VINDÉSINE (SULFATE DE)

Vindesini sulfas

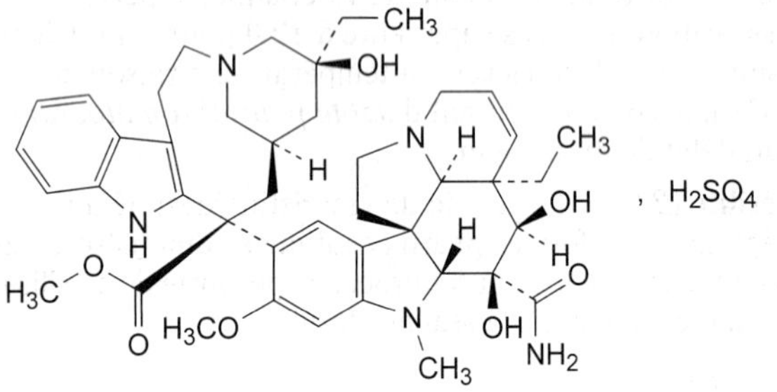

$C_{43}H_{57}N_5O_{11}S$ M_r 852

DÉFINITION

Le sulfate de vindésine contient au minimum 96,0 pour cent et au maximum l'équivalent de 103,0 pour cent de sulfate de (5*S*,7*R*,9*S*)-9-[(3a*R*,4*R*,5*S*,5a*R*,10b*R*,13a*R*)-5-carbamoyl-3a-éthyl-4,5-dihydroxy-8-méthoxy-6-méthyl-3a,4,5,5a,6,11,12,13a-octahydro-1*H*-indolizino[8,1-*cd*]carbazol-9-yl]-5-éthyl-5-hydroxy-1,4,5,6,7,8,9,10-octahydro-2*H*-3,7-méthanoazacycloundécino[4,5-*b*]indole-9-carboxylate de méthyle, calculé par rapport à la substance desséchée.

CARACTÈRES

Substance amorphe, blanche à sensiblement blanche, hygroscopique, facilement soluble dans l'eau et dans le méthanol, pratiquement insoluble dans le cyclohexane.

IDENTIFICATION

Examinez le sulfate de vindésine par spectrophotométrie d'absorption dans l'infrarouge (*2.2.24*), en comparant avec le *spectre de référence du sulfate de vindésine de la Ph. Eur.*

ESSAI

Solution S. Dissolvez 50 mg de sulfate de vindésine dans de l'*eau exempte de dioxyde de carbone R* et complétez à 10 ml avec le même solvant.

Aspect de la solution. La solution S est limpide (*2.2.1*) et n'est pas plus fortement colorée que la solution témoin J_7 (*2.2.2, Procédé I*).

Détermination du pH (*2.2.3*). Le pH de la solution S est de 3,5 à 5,5.

Substances apparentées. Opérez par chromatographie liquide (*2.2.29*). *Maintenez les solutions dans un bain d'eau glacée avant emploi.*

Solution à examiner. Dissolvez 10,0 mg de sulfate de vindésine dans de l'*eau R* et complétez à 10,0 ml avec le même solvant.

Solution témoin (a). Prélevez 1,0 ml de solution à examiner et complétez à 50,0 ml avec de l'*eau R*.

Solution témoin (b). Dissolvez 1,0 mg de *désacétylvinblastine SCR* dans de l'*eau R*, ajoutez 1,0 ml de solution à examiner et complétez à 50,0 ml avec de l'*eau R*.

Solution témoin (c). Prélevez 1,0 ml de solution témoin (a) et complétez à 200,0 ml avec de l'*eau R*.

La chromatographie peut être réalisée en utilisant :

– une colonne d'acier inoxydable d'une longueur de 0,15 m et d'un diamètre intérieur de 4,6 mm, remplie de *gel de silice octadécylsilylé pour chromatographie R* (5 µm),

– comme phase mobile, à un débit de 2 ml/min :

Phase mobile A. Une solution de *diéthylamine R* à 1,5 pour cent *V/V*, ajustée à pH 7,4 avec de l'*acide phosphorique R*,

Phase mobile B. Méthanol R,

Intervalle (min)	Phase mobile A (pour cent *V/V*)	Phase mobile B (pour cent *V/V*)	Commentaire
	49	51	équilibrage
0 - 49	49	51	isocratique
40 - 49	49 → 30	51 → 70	gradient linéaire
49 - fin	30	70	isocratique

– comme détecteur, un spectrophotomètre réglé à 270 nm.

Injectez séparément 200 µl de solution à examiner, de solution témoin (a), de solution témoin (b) et de solution témoin (c). Maintenez la concentration finale de la phase mobile jusqu'à ce que la durée totale représente 2 fois le temps de rétention du pic principal du chromatogramme obtenu avec la solution à examiner.

L'essai n'est valable que si dans le chromatogramme obtenu avec la solution témoin (b) :

– le temps de rétention de la vindésine est inférieur à 40 min,

– le facteur de symétrie du pic correspondant à la vindésine n'est pas supérieur à 2,0,

– la résolution entre les pics correspondant respectivement à la vindésine et à la désacétylvinblastine n'est pas inférieure à 2,0.

Dans le chromatogramme obtenu avec la solution à examiner, s'il apparaît d'autres pics que le pic principal, la surface d'aucun d'entre eux n'est supérieure à la moitié de la surface du pic principal du chromatogramme obtenu avec la solution témoin (a) (1 pour cent) et la somme de leur surface n'est pas supérieure à la surface du pic principal du chromatogramme obtenu avec la solution témoin (a) (2 pour cent). Ne tenez pas compte des pics dont la surface est inférieure à la surface du pic principal du chromatogramme obtenu avec la solution témoin (c).

Acétonitrile. Opérez par chromatographie en phase gazeuse (*2.2.28*).

Solution d'étalon interne (a). Prélevez 0,500 g de *propanol R* et complétez à 100 ml avec de l'*eau R*.

Solution d'étalon interne (b). Prélevez 10,0 ml de solution d'étalon interne (a) et complétez à 50,0 ml avec de l'*eau R*.

Solution témoin. Prélevez 10,0 g d'*acétonitrile R* et complétez à 1000 ml avec de l'*eau R*. A 3,0 ml de solution, ajoutez 10,0 ml de solution d'étalon interne (a) et complétez à 50,0 ml avec de l'*eau R*.

Solution à examiner. Dissolvez 40 mg de sulfate de vindésine dans 1,0 ml de solution d'étalon interne (b).

La chromatographie peut être réalisée en utilisant :

– une colonne de verre d'une longueur de 1,25 m et d'un diamètre intérieur de 3 mm remplie de *copolymère éthylvinylbenzène-divinylbenzène R*,
– comme gaz vecteur, de l'*hélium pour chromatographie R* à un débit de 60 ml/min,
– un détecteur à ionisation de flamme,

en maintenant la température de la colonne à 170 °C, celle de la chambre à injection et celle du détecteur à 250 °C.

Injectez 3 µl de solution témoin. L'essai n'est valable que si la résolution entre l'acétonitrile et le propanol est supérieure à 1,5 et si le facteur de symétrie du pic correspondant à l'acétonitrile n'est pas supérieur à 1,6.

Injectez 3 µl de solution témoin et de solution à examiner. Le sulfate de vindésine ne contient pas plus de 1,5 pour cent *m/m* d'acétonitrile.

Perte à la dessiccation. Déterminée par thermogravimétrie (*2.2.34*) sur 9,00 mg de sulfate de vindésine, la perte à la dessiccation n'est pas supérieure à 10,0 pour cent. Chauffez à 200 °C en augmentant la température de 5 °C/min sous un courant d'*azote pour chromatographie R* à un débit de 40 ml/min.

Stérilité (*2.6.1*). Le sulfate de vindésine destiné à la préparation de formes pharmaceutiques administrées par voie parentérale sans autre procédé approprié de stérilisation satisfait également à l'essai de stérilité.

DOSAGE

Opérez par chromatographie liquide (*2.2.29*). *Maintenez les solutions dans un bain d'eau glacée avant emploi.*

Solution à examiner. Dissolvez 5,0 mg de sulfate de vindésine dans de l'*eau R* et complétez à 10,0 ml avec le même solvant.

Solution témoin (a). Dissolvez dans de l'*eau R* le contenu d'un flacon de *sulfate de vindésine SCR* de façon à obtenir une concentration de 0,50 mg/ml environ.

Solution témoin (b). A 2,0 ml de solution témoin (a), ajoutez 1,0 mg de *désacétylvinblastine SCR*.

La chromatographie peut être réalisée en utilisant :

– une colonne d'acier inoxydable d'une longueur de 0,15 m et d'un diamètre intérieur de 4,6 mm remplie de *gel de silice octadécylsilylé pour chromatographie R* (5 µm),
– comme phase mobile à un débit de 1 ml/min, un mélange de 38 volumes d'une solution de *diéthylamine R* à 1,5 pour cent *V/V*, préalablement ajustée à pH 7,4 avec de l'*acide phosphorique R*, et de 62 volumes de *méthanol R*,
– comme détecteur, un spectrophotomètre réglé à 270 nm.

Injectez 5 fois 20 µl de solution témoin (b). L'essai n'est valable que si dans le chromatogramme obtenu :

– la résolution entre les pics correspondant respectivement à la vindésine et à la désacétylvinblastine est supérieure à 1,5,
– le facteur de symétrie du pic correspondant à la vindésine n'est pas supérieur à 2,0,
– le coefficient de variation de la surface du pic correspondant à la vindésine, déterminé sur les 5 injections, n'est pas supérieur à 1,5 pour cent.

Injectez séparément 20 µl de solution à examiner et 20 µl de solution témoin (a).

Calculez la teneur en sulfate de vindésine ($C_{43}H_{57}N_5O_{11}S$) en utilisant la teneur déclarée du *sulfate de vindésine SCR*.

CONSERVATION

Dans un récipient de polypropylène étanche et muni d'un bouchon de polypropylène, à une température non supérieure à – 50 °C. Si la substance est stérile, elle est conservée en récipient stérile, étanche, à fermeture inviolable.

ÉTIQUETAGE

L'étiquette indique, dans les cas appropriés, que la substance est stérile.

IMPURETÉS

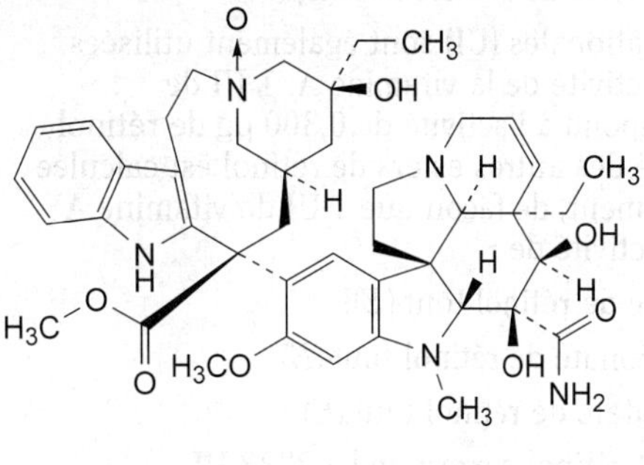

A. vindésine 3′-*N*-oxyde,

B. vinblastine,

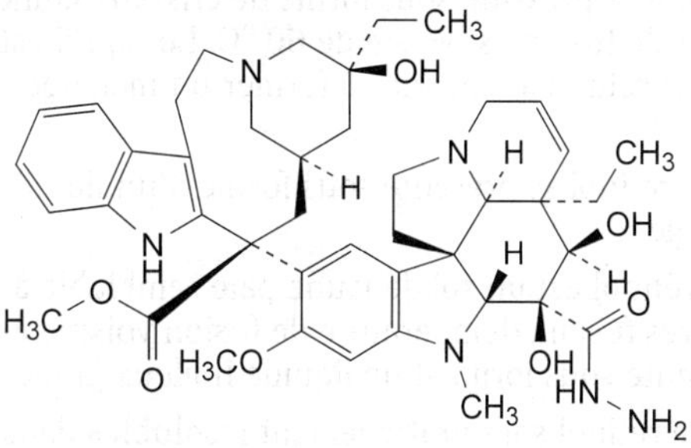

C. hydrazide de désacétylvinblastine.

01/2002:0217

VITAMINE A

Vitaminum A

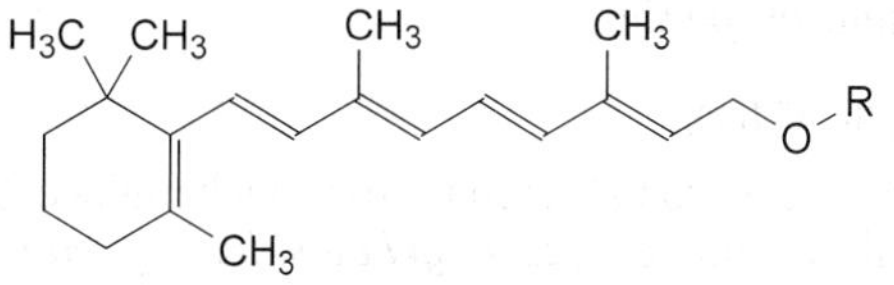

R = H	$C_{20}H_{30}O$	M_r 286,5
R = CO-CH$_3$	$C_{22}H_{32}O_2$	M_r 328,5
R = CO-C$_2$H$_5$	$C_{23}H_{34}O_2$	M_r 342,5
R = CO-C$_{15}$H$_{31}$	$C_{36}H_{60}O_2$	M_r 524,9

DÉFINITION

Sous le nom de *Vitamine A* sont regroupées plusieurs substances de structure très voisine (y compris les isomères (*Z*)), existant dans les tissus animaux et présentant le même type d'activité. La substance principale et la plus active d'un point de vue biologique est le rétinol tout-(*E*) (tout-(*E*)-3,7-diméthyl-9-(2,6,6-triméthylcyclohex-1-ényl)nona-2,4,6,8-tétraén-1-ol ; $C_{20}H_{30}O$). La vitamine A est généralement utilisée sous la forme d'esters tels que l'acétate, le propionate et le palmitate.

Monographies Q - Z

L'*ester de rétinol synthétique* correspond à un ester de rétinol synthétique (acétate, propionate ou palmitate) ou à un mélange d'esters de rétinol préparés par synthèse.

L'activité de la vitamine A est exprimée en équivalents rétinol (E.R.). 1 mg d'E.R. correspond à l'activité de 1 mg de rétinol tout-(*E*). L'activité des autres esters de rétinol est calculée stoechiométriquement, de façon que 1 mg d'E.R. de vitamine A corresponde à l'activité de :

1,147 mg d'acétate de rétinol tout-(*E*),

1,195 mg de propionate de rétinol tout-(*E*),

1,832 mg de palmitate de rétinol tout-(*E*).

Les Unités Internationales (UI) sont également utilisées pour exprimer l'activité de la vitamine A. 1 UI de vitamine A correspond à l'activité de 0,300 µg de rétinol tout-(*E*). L'activité des autres esters de rétinol est calculée stoechiométriquement, de façon que 1 UI de vitamine A corresponde à l'activité de :

0,344 µg d'acétate de rétinol tout-(*E*),

0,359 µg de propionate de rétinol tout-(*E*),

0,550 µg de palmitate de rétinol tout-(*E*).

1 mg d'équivalent rétinol correspond à 3333 UI.

CARACTÈRES

L'acétate de rétinol se présente sous forme de cristaux jaune pâle dont le point de fusion est voisin de 60 °C. Lorsqu'il est fondu, l'acétate de rétinol a tendance à former un mélange supercritique.

Le propionate de rétinol se présente sous forme d'un liquide huileux brun-rouge.

Le palmitate de rétinol est un solide jaune pâle semblable à de la graisse. Après fusion, (température de fusion voisine de 26 °C), il se présente sous forme d'un liquide huileux jaune.

Tous les esters de rétinol sont pratiquement insolubles dans l'eau, solubles ou partiellement solubles dans l'éthanol, et miscibles à d'autres solvants organiques. La vitamine A et ses esters sont très sensibles à l'action de l'air, des agents oxydants, des acides, de la lumière et de la chaleur.

Effectuez le dosage et l'ensemble des manipulations de la rubrique Essai aussi rapidement que possible, en évitant toute exposition à la lumière actinique et à l'air, aux agents oxydants, aux catalyseurs d'oxydation (tels que le cuivre et le fer), aux acides et à la chaleur. Utilisez des solutions récemment préparées.

IDENTIFICATION

A. Opérez par chromatographie sur couche mince (*2.2.27*) en utilisant une *plaque au gel de silice* F_{254} *pour CCM R*.

Solution à examiner. Préparez une solution dans du *cyclohexane R*, stabilisée avec une solution de *butylhydroxytoluène R* à 1 g/l, contenant environ 3,3 UI de vitamine A par microlitre.

Solution témoin. Préparez une solution témoin dans du *cyclohexane R*, stabilisée avec une solution de *butylhydroxytoluène R* à 1 g/l, contenant environ 0,01 mg d'*esters de rétinol SCR* par microlitre (c'est-à-dire 3,3 UI de chaque ester par microlitre).

Déposez sur la plaque 3 µl de chaque solution. Développez immédiatement sur les 2/3 de la plaque avec un mélange de 20 volumes d'*éther R* et de 80 volumes de *cyclohexane R*. Laissez sécher la plaque à l'air et examinez en lumière ultraviolette à 254 nm. L'identification n'est valable que si le chromatogramme obtenu avec la solution témoin présente les taches correspondant aux différents esters. L'ordre d'élution de bas en haut est le suivant : acétate de rétinol, propionate de rétinol et palmitate de rétinol. De la correspondance entre la tache ou les taches principales obtenues avec la solution à examiner et les taches obtenues avec la solution témoin, déduisez la composition en esters de la solution à examiner.

B. La vitamine A satisfait à l'essai des substances apparentées.

ESSAI

Rétinol. Opérez par chromatographie sur couche mince (*2.2.27*) en utilisant une *plaque au gel de silice* F_{254} *pour CCM R*.

Solution à examiner. Préparez une solution dans du *cyclohexane R*, stabilisée avec une solution de *butylhydroxytoluène R* à 1 g/l, contenant environ 330 UI de vitamine A par microlitre.

Solution témoin. Mélangez en agitant 1 ml de solution à examiner et 20 ml d'*hydroxyde de tétrabutylammonium propanolique 0,1 M* pendant 2 min puis complétez à 100 ml avec du *cyclohexane R*, stabilisé avec une solution de *butylhydroxytoluène R* à 1 g/l.

Déposez sur la plaque 3 µl de chaque solution. Développez immédiatement sur un parcours de 15 cm avec un mélange de 20 volumes d'*éther R* et de 80 volumes de *cyclohexane R*. Laissez sécher la plaque à l'air, puis examinez en lumière ultraviolette à 254 nm. Dans le chromatogramme obtenu avec la solution témoin, l'ester de rétinol n'apparaît pas ou seulement à l'état de traces. S'il apparaît, dans le chromatogramme obtenu avec la solution à examiner, une tache correspondant au rétinol, elle n'est pas plus intense que la tache du chromatogramme obtenu avec la solution témoin (1,0 pour cent).

Substances apparentées. Examinez par spectrophotométrie d'absorption dans l'ultraviolet (*2.2.25*). Déterminez le maximum d'absorption de la solution pour la rubrique Activité. La solution présente un maximum d'absorption de 325 nm à 327 nm. Mesurez respectivement les absorbances à 300 nm, à 350 nm et à 370 nm, puis calculez le rapport A_λ/A_{326} pour chacune de ces longueurs d'ondes. Aucun des rapports A_λ/A_{326} ne doit dépasser :

0,593 à 300 nm,

0,537 à 350 nm,

0,142 à 370 nm.

ACTIVITÉ

L'activité de la substance est déterminée pour être prise en compte dans la production des concentrats.

Opérez par spectrophotométrie d'absorption dans l'ultraviolet (*2.2.25*). Dissolvez 25 mg à 100 mg de vitamine A, pesés avec une précision de 0,1 pour cent, dans 5 ml de *pentane R*, puis complétez avec du *2-propanol R1* à une concentration supposée de 10 UI à 15 UI par millilitre. Cette solution est également utilisée pour l'essai des substances apparentées.

Déterminez l'absorbance du maximum à 326 nm. Calculez l'activité de la vitamine A en Unités Internationales par gramme à l'aide de l'expression :

$$\frac{A_{326} \times V \times 1900}{100 \times m}$$

A_{326} = absorbance à 326 nm,

m = masse de la prise d'essai en grammes,

V = volume total du solvant dans lequel la prise d'essai a été dissoute pour obtenir une solution contenant de 10 UI à 15 UI par millilitre,

1900 = coefficient de conversion de l'absorbance spécifique permettant d'exprimer l'absorbance spécifique des esters de rétinol en Unités Internationales par gramme.

CONSERVATION

En récipient étanche, bien rempli, à l'abri de la lumière.

Le contenu d'un récipient entamé doit être utilisé rapidement. Toute quantité non utilisée doit être protégée par une atmosphère de gaz inerte.

ÉTIQUETAGE

L'étiquette indique :

- le nombre d'Unités Internationales par gramme,
- le nom de l'ester ou des esters.

IMPURETÉS

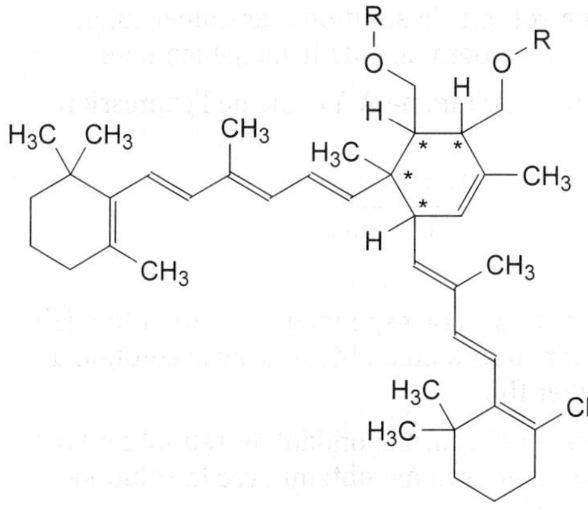

A. R = H, CO-CH_3 : kitols (dimères, produits de réactions de Diels-Alder de la vitamine A),

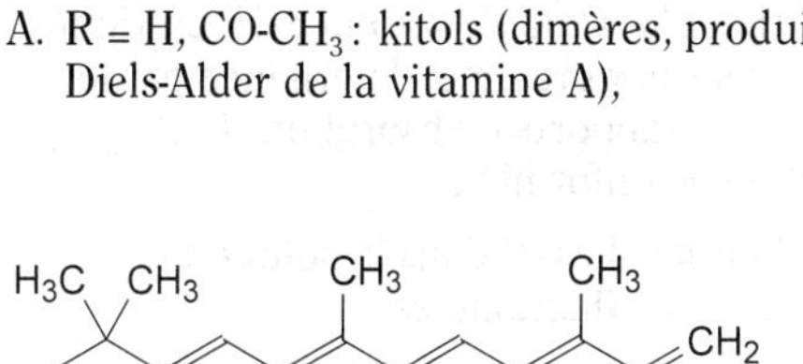

B. (3*E*,5*E*,7*E*)-3,7-diméthyl-9-[(1*Z*)-2,6,6-triméthylcyclohex-2-énylidène]nona-1,3,5,7-tétraène (anhydro-vitamine A),

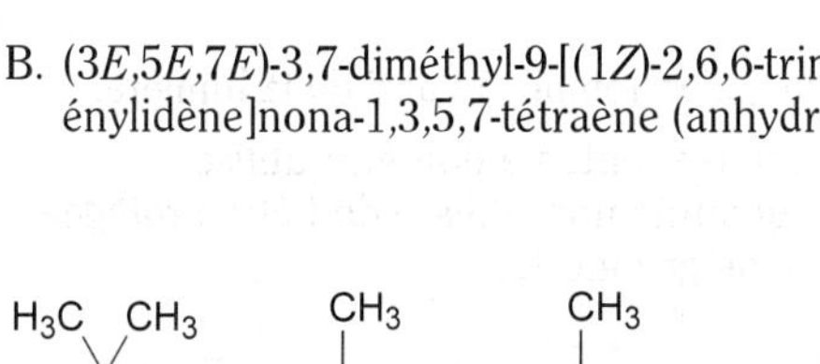

C. (3*E*,5*E*,7*E*)-3,7-diméthyl-9-[(1*Z*)-2,6,6-triméthylcyclohex-2-énylidène]nona-3,5,7-trién-1-ol (*rétro*-vitamine A),

D. produits d'oxydation de la vitamine A.

01/2002:0219

VITAMINE A SYNTHÉTIQUE (CONCENTRAT DE), FORME HUILEUSE

Vitaminum A densatum oleosum

DÉFINITION

Le concentrat de vitamine A synthétique (forme huileuse) est obtenu à partir d'ester de rétinol synthétique (*0217*) utilisé tel quel ou dilué avec une huile végétale appropriée. Il peut contenir des stabilisants appropriés tels que des antioxydants.

La teneur déclarée du concentrat en vitamine A n'est pas inférieure à 500 000 UI/g. Le concentrat contient au minimum 95,0 pour cent et au maximum l'équivalent de 110,0 pour cent de la teneur indiquée sur l'étiquette.

CARACTÈRES

Liquide huileux, jaune ou jaune-brun, pratiquement insoluble dans l'eau, soluble à partiellement soluble dans l'éthanol, miscible aux solvants organiques. Dans des solutions fortement concentrées, il peut se produire une cristallisation partielle.

IDENTIFICATION

Opérez par chromatographie sur couche mince (*2.2.27*) en utilisant une *plaque au gel de silice F_{254} pour CCM R*.

Solution à examiner. Préparez une solution dans du *cyclohexane R* stabilisé avec une solution de *butylhydroxytoluène R* à 1 g/l, contenant environ 3,3 UI de vitamine A par microlitre.

Solution témoin. Préparez une solution témoin dans du *cyclohexane R* stabilisé avec une solution de *butylhydroxytoluène R* à 1 g/l, contenant environ 0,01 mg d'*esters de rétinol SCR* par microlitre (c'est-à-dire 3,3 UI de chaque ester par microlitre).

Déposez sur la plaque 3 µl de chaque solution. Développez immédiatement sur un parcours de 15 cm avec un mélange de 20 volumes d'*éther R* et de 80 volumes de *cyclohexane R*. Laissez sécher la plaque à l'air et examinez en lumière ultraviolette à 254 nm. L'identification n'est valable que si le chromatogramme obtenu avec la solution témoin présente les taches correspondant aux différents esters. L'ordre de migration de bas en haut est le suivant : acétate de rétinol, propionate de rétinol et palmitate de rétinol. De la correspondance entre la tache ou les taches principales obtenues avec la solution témoin, déduisez la composition en esters de la solution à examiner.

ESSAI

Indice d'acide (*2.5.1*) : au maximum 2,0, déterminé sur 2,0 g de préparation à examiner.

Indice de peroxyde (*2.5.5*) : au maximum 10,0.

DOSAGE

Effectuez le dosage aussi rapidement que possible, en évitant toute exposition à la lumière actinique et à l'air, aux agents oxydants, aux catalyseurs d'oxydation (tels que le cuivre et le fer), aux acides et à un chauffage prolongé. Utilisez des solutions récemment préparées. En cas de cristallisation partielle, homogénéisez la préparation à une température voisine de 65 °C, tout en évitant un chauffage prolongé.

Effectuez le dosage conformément au procédé A. S'il s'avère que le dosage n'est pas valable, utilisez le procédé B.

Monographies Q - Z

Procédé A. Opérez par spectrophotométrie d'absorption dans l'ultraviolet (*2.2.25*). Dissolvez 25 mg à 100 mg de préparation à examiner, pesés à 0,1 pour cent près, dans 5 ml de *pentane R*, puis complétez avec du *2-propanol R1* de façon à obtenir une concentration supposée de 10 UI/ml à 15 UI/ml.

Vérifiez que le maximum d'absorption de la solution se situe entre 325 nm et 327 nm, puis mesurez l'absorbance à 300 nm, 326 nm, 350 nm et 370 nm. Pour chaque longueur d'onde effectuez plusieurs lectures et prenez la moyenne. Calculez le rapport A_λ/A_{326} pour chacune de ces longueurs d'ondes.

Si les rapports ne dépassent pas les valeurs suivantes :

0,593 à 300 nm,

0,537 à 350 nm,

0,142 à 370 nm,

calculez la teneur en vitamine A exprimée en Unités Internationales par gramme à l'aide de l'expression :

$$\frac{A_{326} \times V \times 1900}{100 \times m}$$

A_{326} = absorbance à 326 nm,

m = masse de la prise d'essai, en grammes,

V = volume total du solvant dans lequel la prise d'essai a été dissoute pour obtenir une solution contenant de 10 UI/ml à 15 UI/ml,

1900 = coefficient de conversion de l'absorbance spécifique pour exprimer l'absorbance spécifique des esters de rétinol en Unités Internationales par gramme.

Si au moins l'un des rapports A_λ/A_{326} dépasse les valeurs indiquées ou si la longueur d'onde du maximum d'absorption ne se situe pas entre 325 nm et 327 nm, utilisez le procédé B.

Procédé B. Opérez par chromatographie liquide (*2.2.29*).

Solution à examiner (a). Dans une fiole jaugée de 50 ml, introduisez une quantité de la préparation à examiner, pesée à 0,1 pour cent près, équivalente à environ 120 000 UI de vitamine A et dissolvez immédiatement dans 5 ml de *pentane R*. Ajoutez 20 mg à 30 mg de *butylhydroxytoluène R* et 20 ml d'*hydroxyde de tétrabutylammonium propanolique 0,1 M*. Agitez doucement pendant 5 min (un bain à ultrasons est recommandé). Complétez à 50,0 ml avec du *2-propanol R* et homogénéisez avec précaution pour éviter la formation de bulles d'air.

Solution à examiner (b). Dans une fiole jaugée de 50 ml, introduisez 20 mg à 30 mg de *butylhydroxytoluène R*, ajoutez 5 ml de *2-propanol R*, 5,0 ml de solution à examiner (a) et complétez à 50,0 ml avec du *2-propanol R*. Homogénéisez avec précaution pour éviter la formation de bulles d'air.

Solution témoin (a). Dans une fiole jaugée de 50 ml, introduisez environ 120 mg d'*acétate de rétinol SCR*, pesés à 0,1 pour cent près et procédez selon les indications données pour la solution à examiner (a).

Solution témoin (b). Dans une fiole jaugée de 50 ml, introduisez 20 mg à 30 mg de *butylhydroxytoluène R*, ajoutez 5 ml de *2-propanol R*, 5,0 ml de solution témoin (a) et complétez à 50,0 ml avec du *2-propanol R*. Homogénéisez avec précaution pour éviter la formation de bulles d'air.

La chromatographie peut être réalisée en utilisant :

- une colonne d'acier inoxydable, d'une longueur de 0,125 m et d'un diamètre intérieur de 4 mm, remplie de *gel de silice octadécylsilylé pour chromatographie R* (5 µm),
- comme phase mobile, à un débit de 1 ml/min, un mélange de 5 volumes d'*eau R* et de 95 volumes de *méthanol R*,
- comme détecteur, un spectrophotomètre réglé à 325 nm,
- un injecteur à boucle.

Le dosage n'est valable que si :

- le chromatogramme obtenu avec la solution témoin (b) présente un pic principal correspondant à celui du rétinol tout-(*E*), dont le temps de rétention est voisin de 3 min,
- il n'y a pas de pic correspondant à l'acétate de rétinol insaponifié dans le chromatogramme obtenu avec la solution témoin (b), à un temps de rétention voisin de 6 min.

Injectez un volume approprié de solution témoin (b) de façon à obtenir une absorbance comprise entre 0,5 et 1,0 à une longueur d'onde de 325 nm. Enregistrez le chromatogramme en ajustant la sensibilité de façon que la hauteur du pic correspondant à la vitamine A représente au moins 50 pour cent de l'échelle totale de l'enregistreur.

Effectuez au total 6 injections identiques à la précédente. L'écart type relatif de la réponse obtenue pour la solution témoin (b) n'est pas supérieur à 1 pour cent.

Injectez le même volume de solution à examiner (b) et enregistrez le chromatogramme de la même manière.

Calculez la teneur en vitamine A à l'aide de l'expression :

$$\frac{A_1 \times C \times m_2}{A_2 \times m_1}$$

A_1 = surface du pic correspondant au rétinol tout-(*E*) du chromatogramme obtenu avec la solution à examiner (b),

A_2 = surface du pic correspondant au rétinol tout-(*E*) du chromatogramme obtenu avec la solution témoin (b),

C = concentration d'*acétate de rétinol SCR* en Unités Internationales par gramme, déterminée par le procédé A ; les rapports d'absorption A_λ/A_{326} doivent être en conformité,

m_1 = masse de la prise d'essai dans la solution à examiner (a), en milligrammes,

m_2 = masse d'*acétate de rétinol SCR* dans la solution témoin (a), en milligrammes.

CONSERVATION

En récipient étanche, bien rempli, à l'abri de la lumière.

Le contenu d'un récipient entamé doit être utilisé rapidement. Toute quantité non utilisée doit être protégée par une atmosphère de gaz inerte.

ÉTIQUETAGE

L'étiquette indique :

- le nombre d'Unités Internationales par gramme,
- le nom de l'ester ou des esters,
- le nom du ou des stabilisants éventuellement ajoutés,
- la manière d'homogénéiser la solution dans le cas d'une cristallisation partielle.

01/2002:0218

VITAMINE A SYNTHÉTIQUE (CONCENTRAT DE), FORME PULVÉRULENTE

Vitaminum A pulvis

DÉFINITION

Le concentrat de vitamine A synthétique (forme pulvérulente) est obtenu par dispersion d'un ester de rétinol synthétique (*0217*) dans une matrice de *Gélatine (0330)* ou de *Gomme arabique (0307)* ou de toute autre substance appropriée. La teneur déclarée du concentrat en vitamine A n'est pas inférieure à 250 000 UI/g. Le concentrat contient au minimum 95,0 pour cent et au maximum 115,0 pour cent de la teneur indiquée sur l'étiquette. Le concentrat peut renfermer des stabilisants appropriés tels que des antioxydants.

CARACTÈRES

Poudre jaunâtre, généralement sous forme de particules de dimensions quasiment homogènes, qui peut, suivant la formule, être pratiquement insoluble dans l'eau ou gonfler ou former une émulsion.

IDENTIFICATION

Opérez par chromatographie sur couche mince (*2.2.27*) en utilisant une *plaque au gel de silice F_{254} pour CCM R*.

Solution à examiner. Dans un tube à essai à bouchon rodé de 20 ml, introduisez une quantité de préparation à examiner contenant environ 17 000 UI de vitamine A. Ajoutez 20 mg environ de *broméline R*, 2 ml d'*eau R* et environ 150 µl de *2-propanol R*. Agitez légèrement par un mouvement rotatif pendant 2 min à 5 min dans un bain-marie à 60-65 °C. Refroidissez jusqu'à obtention d'une température inférieure à 30 °C, ajoutez 5 ml de *2-propanol R* stabilisé avec une solution de *butylhydroxytoluène R* à 1 g/l. Agitez vigoureusement pendant 1 min. Laissez reposer pendant quelques minutes et utilisez la solution surnageante.

Solution témoin. Préparez une solution témoin dans du *2-propanol R* stabilisé avec une solution de *butylhydroxytoluène R* à 1 g/l, contenant environ 0,01 mg d'*esters de rétinol SCR* par microlitre (c'est-à-dire 3,3 UI de chaque ester par microlitre).

Déposez sur la plaque 3 µl de chaque solution. Développez immédiatement sur un parcours de 15 cm avec un mélange de 20 volumes d'*éther R* et de 80 volumes de *cyclohexane R*. Laissez sécher la plaque à l'air et examinez en lumière ultraviolette à 254 nm. L'identification n'est valable que si le chromatogramme obtenu avec la solution témoin présente les taches correspondant aux différents esters. L'ordre de migration de bas en haut est le suivant : acétate de rétinol, propionate de rétinol et palmitate de rétinol. De la correspondance entre la tache ou les taches principales obtenues avec la solution à examiner et les taches obtenues avec la solution témoin, déduisez la composition en esters de la solution à examiner.

DOSAGE

Effectuez le dosage aussi rapidement que possible, en évitant l'exposition à la lumière actinique, à l'air, aux agents oxydants, aux catalyseurs d'oxydation (tels que le cuivre et le fer), aux acides et à un chauffage prolongé.

Opérez par chromatographie liquide (*2.2.29*).

Solution à examiner (a). Dans une fiole jaugée de 50 ml, introduisez une quantité de la préparation à examiner, pesée à 0,1 pour cent près et équivalente à environ 120 000 UI de vitamine A. Ajoutez environ 20 mg à 30 mg de *broméline R*, 20 mg à 30 mg de *butylhydroxytoluène R*, 2,0 ml d'*eau R* et 0,15 ml de *2-propanol R*. Chauffez légèrement dans un bain-marie à 60-65 °C pendant 2 min à 5 min. Refroidissez jusqu'à obtention d'une température inférieure à 30 °C et ajoutez 20 ml d'*hydroxyde de tétrabutylammonium propanolique 0,1 M*. Agitez légèrement par un mouvement rotatif pendant 5 min (un bain à ultrasons est recommandé). Complétez à 50,0 ml avec du *2-propanol R*, puis homogénéisez avec précaution pour éviter la formation de bulles d'air. Le résidu de la matrice peut rendre la solution plus ou moins trouble.

Solution à examiner (b). Dans une fiole jaugée de 50 ml, introduisez 20 mg à 30 mg de *butylhydroxytoluène R*, ajoutez 5 ml de *2-propanol R*, 5,0 ml de solution à examiner (a) et complétez à 50,0 ml avec du *2-propanol R*. Homogénéisez avec précaution pour éviter la formation de bulles d'air. Filtrez la solution avant injection.

Solution témoin (a). Dans une fiole jaugée de 50 ml, introduisez environ 120 mg d'*acétate de rétinol SCR*, pesés à 0,1 pour cent près et dissolvez immédiatement dans 5 ml de *pentane R*. Ajoutez 20 mg à 30 mg de *butylhydroxytoluène R* et 20 ml d'*hydroxyde de tetrabutylammonium propanolique 0,1 M*. Agitez légèrement par un mouvement rotatif pendant 5 min (un bain d'ultrasons est recommandé) et complétez à 50,0 ml avec du *2-propanol R*. Homogénéisez avec précaution pour éviter la formation de bulles d'air.

Solution témoin (b). Dans une fiole jaugée de 50 ml, introduisez 20 mg à 30 mg de *butylhydroxytoluène R*, ajoutez 5 ml de *2-propanol R*, 5,0 ml de solution témoin (a) et complétez à 50,0 ml avec du *2-propanol R*. Homogénéisez avec précaution pour éviter la formation de bulles d'air.

La chromatographie peut être réalisée en utilisant :

- une colonne d'acier inoxydable, d'une longueur de 0,125 m et d'un diamètre intérieur de 4 mm, remplie de *gel de silice octadécylsilylé pour chromatographie R* (5 µm),
- comme phase mobile, à un débit de 1 ml/min, un mélange de 5 volumes *d'eau R* et de 95 volumes de *méthanol R*,
- comme détecteur, un spectrophotomètre réglé à 325 nm,
- un injecteur à boucle.

Le dosage n'est valable que si :

- le chromatogramme obtenu avec la solution témoin (b) présente un pic principal correspondant à celui du rétinol tout-(*E*), dont le temps de rétention est voisin de 3 min,
- il n'y a pas de pic correspondant à l'acétate de rétinol insaponifié dans le chromatogramme obtenu avec la solution témoin (b), à un temps de rétention voisin de 6 min.

Injectez un volume approprié de solution témoin (b) de façon à obtenir une absorbance comprise entre 0,5 et 1,0 à une longueur d'onde de 325 nm. Enregistrez le chromatogramme en ajustant la sensibilité de façon que la hauteur du pic correspondant à la vitamine A représente au moins 50 pour cent de l'échelle totale de l'enregistreur.

Effectuez au total 6 injections. L'écart type relatif de la réponse obtenue pour la solution témoin (b) n'est pas supérieur à 1 pour cent.

Injectez le même volume de solution à examiner et enregistrez le chromatogramme dans les mêmes conditions.

Monographies Q - Z

Calculez la teneur en vitamine A à l'aide de l'expression :

$$\frac{A_1 \times C \times m_2}{A_2 \times m_1}$$

A_1 = surface du pic correspondant au rétinol tout-(*E*) du chromatogramme obtenu avec la solution à examiner (b),

A_2 = surface du pic correspondant au rétinol tout-(*E*) du chromatogramme obtenu avec la solution témoin (b),

C = concentration en *acétate de rétinol SCR* en Unités Internationales par gramme, déterminée par le procédé indiqué ci-dessous,

m_1 = masse de la prise d'essai dans la solution à examiner (a), en milligrammes,

m_2 = masse de l'*acétate de rétinol SCR* dans la solution témoin (a), en milligrammes.

La concentration exacte en *acétate de rétinol SCR* est déterminée par spectrophotométrie d'absorption dans l'ultraviolet (*2.2.25*). Dissolvez 25 mg à 100 mg de la SCR, pesés à 0,1 pour cent près, dans 5 ml de *pentane R*, puis complétez avec du *2-propanol R1* de façon à obtenir une concentration supposée de 10 UI/ml to 15 UI/ml.

Vérifiez que le maximum d'absorption de la solution se situe entre 325 nm et 327 nm, puis mesurez l'absorbance à 300 nm, 326 nm, 350 nm et 370 nm. Pour chaque longueur d'onde effectuez plusieurs lectures et prenez la moyenne. Calculez le rapport A_λ/A_{326} pour chacune de ces longueurs d'ondes.

Si les rapports ne dépassent pas les valeurs suivantes :

0,593 à 300 nm,

0,537 à 350 nm,

0,142 à 370 nm,

calculez la teneur en vitamine A exprimée en Unités Internationales par gramme à l'aide de l'expression :

$$\frac{A_{326} \times V \times 1900}{100 \times m}$$

A_{326} = absorbance à 326 nm,

m = masse de la SCR, en grammes,

V = volume total du solvant dans lequel la SCR a été dissoute pour obtenir une solution contenant de 10 UI/ml to 15 UI/ml,

1900 = coefficient de conversion de l'absorbance spécifique pour exprimer l'absorbance spécifique des esters de rétinol en Unités Internationales par gramme.

Les rapports d'absorption A_λ/A_{326} doivent être en conformité.

CONSERVATION

En récipient étanche et bien rempli, à l'abri de la lumière.

Le contenu d'un récipient entamé doit être utilisé rapidement. Toute quantité non utilisée doit être protégée par une atmosphère de gaz inerte.

ÉTIQUETAGE

L'étiquette indique :

– le nombre d'Unités Internationales par gramme,
– le nom de l'ester ou des esters,
– le nom du ou des excipients principaux utilisés ainsi que le nom du ou des stabilisants ajoutés éventuellement.

01/2002:0220

VITAMINE A SYNTHÉTIQUE (CONCENTRAT DE), SOLUBILISAT/ÉMULSION

Vitaminum A in aqua dispergibile

DÉFINITION

Le solubilisat/émulsion de vitamine A synthétique est une forme liquide (l'eau est généralement utilisée comme solvant) d'un ester de rétinol synthétique (*0217*) et d'un solubilisant approprié. La teneur déclarée du concentrat en vitamine A n'est pas inférieure à 100 000 UI/g. Le concentrat contient au minimum 95,0 pour cent et au maximum 115,0 pour cent de la teneur indiquée sur l'étiquette. Le concentrat peut renfermer des stabilisants appropriés, tels que des conservateurs antimicrobiens et des antioxydants.

CARACTÈRES

Liquide jaune à jaunâtre, plus ou moins visqueux, plus ou moins opalescent. Les solutions très concentrées peuvent devenir troubles à des températures basses ou même se présenter sous forme d'un gel.

Un mélange de 1 g de substance à examiner avec 10 ml d'eau préalablement chauffée à 50 °C donne après refroidissement à 20 °C, une dispersion uniforme, légèrement opalescente et faiblement jaunâtre.

IDENTIFICATION

Opérez par chromatographie sur couche mince (*2.2.27*) en utilisant une *plaque au gel de silice F_{254} pour CCM R*.

Solution à examiner. Dans un tube à essai à bouchon rodé de 20 ml, introduisez une prise d'essai contenant environ 17 000 UI de vitamine A. Ajoutez 5 ml de *2-propanol R* stabilisé avec une solution de *butylhydroxytoluène R* à 1 g/l et mélangez soigneusement.

Solution témoin. Préparez une solution témoin dans du *2-propanol R* stabilisé avec une solution de *butylhydroxytoluène R* à 1 g/l, contenant environ 0,01 mg d'*esters de rétinol SCR* par microlitre (c'est-à-dire 3,3 UI de chaque ester par microlitre).

Déposez sur la plaque 3 µl de chaque solution. Développez immédiatement sur un parcours de 15 cm avec un mélange de 20 volumes d'*éther R* et de 80 volumes de *cyclohexane R*. Laissez sécher la plaque à l'air et examinez en lumière ultraviolette à 254 nm. L'identification n'est valable que si le chromatogramme obtenu avec la solution témoin présente les taches correspondant aux différents esters. L'ordre de migration de bas en haut est le suivant : acétate de rétinol, propionate de rétinol et palmitate de rétinol. De la correspondance entre la tache ou les taches principales obtenues avec la solution à examiner et les taches obtenues avec la solution témoin, déduisez la composition en esters de la solution à examiner.

DOSAGE

Effectuez le dosage aussi rapidement que possible, en évitant l'exposition à la lumière actinique, à l'air, aux agents oxydants, aux catalyseurs d'oxydation (tels que le cuivre et le fer), aux acides et à un chauffage prolongé.

Opérez par chromatographie liquide (*2.2.29*).

Solution à examiner (a). Dans une fiole jaugée de 50 ml, introduisez une quantité de la préparation à examiner, pesée à 0,1 pour cent près, équivalente à environ 120 000 UI de vitamine A et dissolvez immédiatement dans 5 ml de *2-propanol R*. Ajoutez 20 mg à 30 mg de *butylhydroxytoluène R* et 20 ml d'*hydroxyde de tétrabutylammonium propanolique 0,1 M*. Agitez légèrement par un mouvement rotatif pendant 5 min (un bain à ultrasons est recommandé). Complétez à 50,0 ml avec du *2-propanol R* et homogénéisez avec précaution pour éviter la formation de bulles d'air.

Solution à examiner (b). Dans une fiole jaugée de 50 ml, introduisez 20 mg à 30 mg de *butylhydroxytoluène R*, ajoutez 5 ml de *2-propanol R*, 5,0 ml de solution à examiner (a) et complétez à 50,0 ml avec du *2-propanol R*. Homogénéisez avec précaution pour éviter la formation de bulles d'air.

Solution témoin (a). Dans une fiole jaugée de 50 ml, introduisez 120 mg environ d'*acétate de rétinol SCR*, pesés à 0,1 pour cent près et procédez selon les indications données pour la solution à examiner (a).

Solution témoin (b). Dans une fiole jaugée de 50 ml, introduisez 20 mg à 30 mg de *butylhydroxytoluène R*, ajoutez 5 ml de *2-propanol R*, 5,0 ml de solution témoin (a) et complétez à 50,0 ml avec du *2-propanol R*. Homogénéisez avec précaution pour éviter la formation de bulles d'air.

La chromatographie peut être réalisée en utilisant :

- une colonne d'acier inoxydable, d'une longueur de 0,125 m et d'un diamètre intérieur de 4 mm, remplie de *gel de silice octadécylsilylé pour chromatographie R* (5 µm),
- comme phase mobile, à un débit de 1 ml/min, un mélange de 5 volumes d'*eau R* et de 95 volumes de *méthanol R*,
- comme détecteur, un spectrophotomètre réglé à 325 nm,
- un injecteur à boucle.

Le dosage n'est valable que si :

- le chromatogramme obtenu avec la solution témoin (b) présente un pic principal correspondant à celui du rétinol tout-(*E*), dont le temps de rétention est voisin de 3 min,
- il n'y a pas de pic correspondant à l'acétate de rétinol insaponifié dans le chromatogramme obtenu avec la solution témoin (b) à un temps de rétention voisin de 6 min.

Injectez un volume approprié de solution témoin (b) de façon à obtenir une absorbance comprise entre 0,5 et 1,0 à une longueur d'onde de 325 nm. Enregistrez le chromatogramme en ajustant la sensibilité de façon que la hauteur du pic correspondant à la vitamine A représente au moins 50 pour cent de l'échelle totale de l'enregistreur.

Effectuez au total six injections. L'écart type relatif de la réponse obtenue pour la solution témoin (b) n'est pas supérieur à 1 pour cent.

Injectez le même volume de solution à examiner (b) et enregistrez le chromatogramme dans les mêmes conditions.

Calculez la teneur en vitamine A à l'aide de l'expression :

$$\frac{A_1 \times C \times m_2}{A_2 \times m_1}$$

A_1 = surface du pic correspondant au rétinol tout-(*E*) du chromatogramme obtenu avec la solution à examiner (b),

A_2 = surface du pic correspondant au rétinol tout-(*E*) du chromatogramme obtenu avec la solution témoin (b),

C = concentration en *acétate de rétinol SCR* en Unités Internationales par gramme, déterminée par le procédé indiqué ci-dessous,

m_1 = masse de la prise d'essai dans la solution à examiner (a), en milligrammes,

m_2 = masse de l'*acétate de rétinol SCR* dans la solution témoin (a), en milligrammes.

La concentration exacte en *acétate de rétinol SCR* est déterminée par spectrophotométrie d'absorption dans l'ultraviolet (*2.2.25*). Dissolvez 25 mg à 100 mg de la SCR, pesés à 0,1 pour cent près, dans 5 ml de *pentane R*, puis complétez avec du *2-propanol R1* de façon à obtenir une concentration supposée de 10 UI/ml to 15 UI/ml.

Vérifiez que le maximum d'absorption de la solution se situe entre 325 nm et 327 nm, puis mesurez l'absorbance à 300 nm, 326 nm, 350 nm et 370 nm. Pour chaque longueur d'onde effectuez plusieurs lectures et prenez la moyenne. Calculez le rapport A_λ/A_{326} pour chacune de ces longueurs d'ondes.

Si les rapports ne dépassent pas les valeurs suivantes :

0,593 à 300 nm,

0,537 à 350 nm,

0,142 à 370 nm,

calculez la teneur en vitamine A exprimée en Unités Internationales par gramme à l'aide de l'expression :

$$\frac{A_{326} \times V \times 1900}{100 \times m}$$

A_{326} = absorbance à 326 nm,

m = masse de la SCR, en grammes,

V = volume total du solvant dans lequel la SCR a été dissoute pour obtenir une solution contenant de 10 UI/ml to 15 UI/ml,

1900 = coefficient de conversion de l'absorbance spécifique pour exprimer l'absorbance spécifique des esters de rétinol en Unités Internationales par gramme.

Les rapports d'absorption A_λ/A_{326} doivent être en conformité.

CONSERVATION

En récipient étanche, à l'abri de la lumière, à la température indiquée sur l'étiquette.

Le contenu d'un récipient entamé doit être utilisé rapidement. Toute quantité non utilisée doit être protégée par une atmosphère de gaz inerte.

ÉTIQUETAGE

L'étiquette indique :

- le nombre d'Unités Internationales par gramme,
- le nom de l'ester ou des esters,
- le nom du ou des solubilisants principaux utilisés ainsi que le nom du ou des stabilisants éventuellement ajoutés,
- la température de conservation.

W

01/2002:0698

WARFARINE SODIQUE

Warfarinum natricum

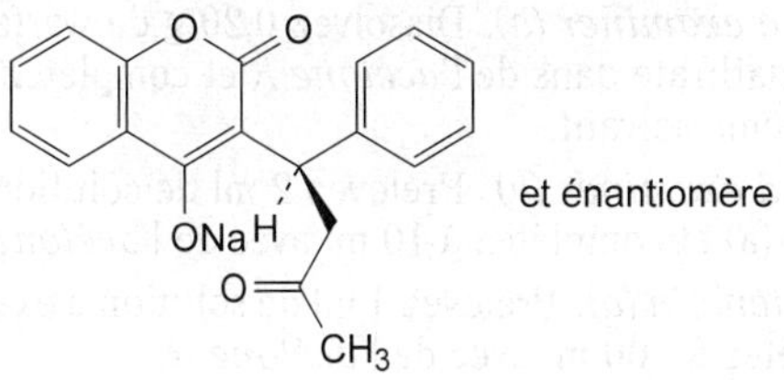

$C_{19}H_{15}NaO_4$ M_r 330,3

DÉFINITION

La warfarine sodique contient au minimum 98,0 pour cent et au maximum l'équivalent de 102,0 pour cent de 2-oxo-3-[(1*RS*)-3-oxo-1-phénylbutyl]-2*H*-1-benzopyran-4-olate de sodium, calculé par rapport à la substance anhydre.

CARACTÈRES

Poudre blanche, hygroscopique, très soluble dans l'eau et dans l'alcool, soluble dans l'acétone, très peu soluble dans le chlorure de méthylène et dans l'éther.

IDENTIFICATION

Première identification : B, D, E.

Seconde identification : A, C, D, E.

A. Dissolvez 1 g de warfarine sodique dans 25 ml d'*eau R*, ajoutez 2 ml d'*acide chlorhydrique dilué R* et filtrez. Réservez le filtrat pour l'identification E. Lavez le précipité à l'*eau R* et séchez-le à 100-105 °C. Le point de fusion (*2.2.14*) du précipité est de 159 °C à 163 °C.

B. Dissolvez 1 g de warfarine sodique dans 25 ml d'*eau R*, ajoutez 2 ml d'*acide chlorhydrique dilué R* et filtrez. Réservez le filtrat pour l'identification E. Examinez le précipité par spectrophotométrie d'absorption dans l'infrarouge (*2.2.24*), en comparant avec le spectre obtenu avec un précipité préparé de la même façon à partir de *warfarine sodique SCR*.

C. Examinez les chromatogrammes obtenus dans l'essai des substances apparentées. La tache principale du chromatogramme obtenu avec la solution à examiner (b) est semblable quant à sa position et ses dimensions à la tache principale du chromatogramme obtenu avec la solution témoin (b).

D. Dissolvez 1 g de warfarine sodique dans 10 ml d'*eau R*, ajoutez 5 ml d'*acide nitrique R* et filtrez. Au filtrat, ajoutez 2 ml de *solution de dichromate de potassium R1* et agitez pendant 5 min. Laissez reposer pendant 20 min. La solution n'est pas colorée en bleu-vert par comparaison avec une solution à blanc.

E. Le filtrat obtenu dans l'identification A ou l'identification B donne la réaction (b) du sodium (*2.3.1*).

ESSAI

Aspect de la solution. Dissolvez 1,0 g de warfarine sodique dans de l'*eau R* et complétez à 20 ml avec le même solvant. La solution est limpide (*2.2.1*) et incolore (*2.2.2, Procédé II*).

Détermination du pH (*2.2.3*). Dissolvez 1,0 g de warfarine sodique dans de l'*eau exempte de dioxyde de carbone R* et complétez à 100 ml avec le même solvant. Le pH de la solution est de 7,6 à 8,6.

Substances apparentées. Opérez par chromatographie sur couche mince (*2.2.27*) en utilisant une plaque recouverte de *gel de silice GF_{254} R*.

Solution à examiner (a). Dissolvez 0,20 g de warfarine sodique dans de l'*acétone R* et complétez à 10 ml avec le même solvant.

Solution à examiner (b). Prélevez 2 ml de solution à examiner (a) et complétez à 10 ml avec de l'*acétone R*.

Solution témoin (a). Prélevez 1 ml de solution à examiner (b) et complétez à 200 ml avec de l'*acétone R*.

Solution témoin (b). Dissolvez 40 mg de *warfarine sodique SCR* dans de l'*acétone R* et complétez à 10 ml avec le même solvant.

Solution témoin (c). Dissolvez 10 mg d'*acénocoumarol SCR* dans de l'*acétone R*, ajoutez 1 ml de solution à examiner (a) et complétez à 10 ml avec de l'*acétone R*.

Déposez séparément sur la plaque 20 µl de chaque solution. Développez sur un parcours de 15 cm avec un mélange de 20 volumes d'*acide acétique glacial R*, de 50 volumes de *chloroforme R* et de 50 volumes de *cyclohexane R*. Laissez sécher la plaque à l'air. Examinez en lumière ultraviolette à 254 nm. S'il apparaît d'autres taches que la tache principale, dans le chromatogramme obtenu avec la solution à examiner (a), aucune d'entre elles n'est plus intense que la tache du chromatogramme obtenu avec la solution témoin (a) (0,1 pour cent). L'essai n'est valable que si le chromatogramme obtenu avec la solution témoin (c) présente 2 taches nettement séparées et si le chromatogramme obtenu avec la solution témoin (a) présente une tache nettement visible.

Cétones phénoliques. Dissolvez 1,25 g de warfarine sodique dans une solution d'*hydroxyde de sodium R* à 50 g/l et complétez à 10,0 ml avec la même solution alcaline. Mesurez l'absorbance (*2.2.25*) de la solution à 385 nm, dans les 15 min qui suivent sa préparation. L'absorbance n'est pas supérieure à 0,20.

Teneur en eau (*2.5.12*). Déterminée par semi-microdosage de l'eau sur 0,750 g de warfarine sodique, la teneur en eau n'est pas supérieure à 4,0 pour cent.

DOSAGE

Dissolvez 0,1000 g de warfarine sodique dans de l'*hydroxyde de sodium 0,01 M* et complétez à 100,0 ml avec la même solution alcaline. Prélevez 10,0 ml de solution et complétez à 100,0 ml avec de l'*hydroxyde de sodium 0,01 M*. Prélevez 10,0 ml de cette solution et complétez à 100,0 ml avec de l'*hydroxyde de sodium 0,01 M*. Mesurez l'absorbance (*2.2.25*) au maximum à 308 nm.

Calculez la teneur en $C_{19}H_{15}NaO_4$ en prenant 431 comme valeur de l'absorbance spécifique.

CONSERVATION

En récipient étanche, à l'abri de la lumière.

01/2002:0699

WARFARINE SODIQUE CLATHRATE

Warfarinum natricum clathratum

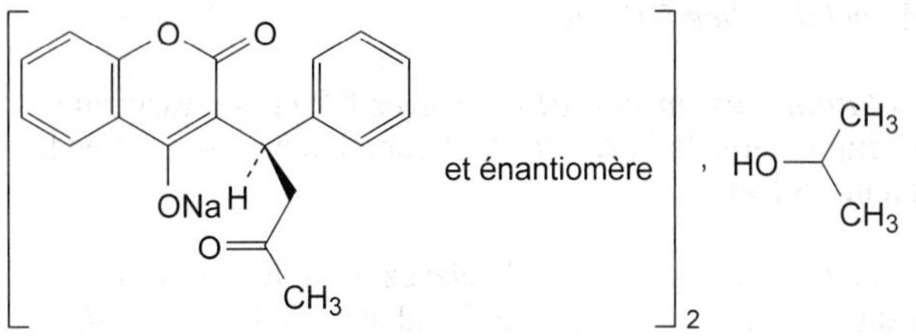

DÉFINITION

La warfarine sodique clathrate contient au minimum 98,0 pour cent et au maximum l'équivalent de 102,0 pour cent de 2-oxo-3-[(1*RS*)-3-oxo-1-phénylbutyl]-2*H*-1-benzopyran-4-olate de sodium, calculé par rapport à la substance anhydre et exempte de propan-2-ol. La warfarine sodique clathrate consiste en warfarine sodique et en propan-2-ol en proportions moléculaires de 2 à 1, sous la forme d'un clathrate. La warfarine sodique clathrate contient 92 pour cent environ de warfarine sodique. La warfarine sodique clathrate contient au minimum 8,0 pour cent et au maximum 8,5 pour cent de propan-2-ol.

CARACTÈRES

Poudre blanche, très soluble dans l'eau, facilement soluble dans l'alcool, soluble dans l'acétone, très peu soluble dans le chlorure de méthylène et dans l'éther.

IDENTIFICATION

Première identification : B, D, E.

Seconde identification : A, C, D, E.

A. Dissolvez 1 g de warfarine sodique clathrate dans 25 ml d'*eau R*, ajoutez 2 ml d'*acide chlorhydrique dilué R* et filtrez. Réservez le filtrat pour l'identification E. Lavez le précipité à l'*eau R* et séchez-le à 100-105 °C. Le point de fusion (*2.2.14*) du précipité est de 159 °C à 163 °C.

B. Dissolvez 1 g de warfarine sodique clathrate dans 25 ml d'*eau R*, ajoutez 2 ml d'*acide chlorhydrique dilué R* et filtrez. Réservez le filtrat pour l'identification E. Examinez le précipité par spectrophotométrie d'absorption dans l'infrarouge (*2.2.24*), en comparant avec le spectre obtenu avec un précipité préparé de la même façon à partir de *warfarine sodique SCR*.

C. Examinez les chromatogrammes obtenus dans l'essai des substances apparentées. La tache principale du chromatogramme obtenu avec la solution à examiner (b) est semblable quant à sa position et ses dimensions à la tache principale du chromatogramme obtenu avec la solution témoin (b).

D. Dissolvez 1 g de warfarine sodique clathrate dans 10 ml d'*eau R*, ajoutez 5 ml d'*acide nitrique R* et filtrez. Au filtrat, ajoutez 2 ml de *solution de dichromate de potassium R1* et agitez pendant 5 min. Laissez reposer pendant 20 min. La solution est colorée en bleu-vert par comparaison avec une solution à blanc.

E. Le filtrat obtenu dans l'identification A ou l'identification B donne la réaction (b) du sodium (*2.3.1*).

ESSAI

Aspect de la solution. Dissolvez 1,0 g de warfarine sodique clathrate dans de l'*eau R* et complétez à 20 ml avec le même solvant. La solution est limpide (*2.2.1*) et incolore (*2.2.2, Procédé II*).

Détermination du pH (*2.2.3*). Dissolvez 1,0 g de warfarine sodique clathrate dans de l'*eau exempte de dioxyde de carbone R* et complétez à 100 ml avec le même solvant. Le pH de la solution est de 7,6 à 8,6.

Substances apparentées. Opérez par chromatographie sur couche mince (*2.2.27*) en utilisant une plaque recouverte de *gel de silice* GF_{254} *R*.

Solution à examiner (a). Dissolvez 0,20 g de warfarine sodique clathrate dans de l'*acétone R* et complétez à 10 ml avec le même solvant.

Solution à examiner (b). Prélevez 2 ml de solution à examiner (a) et complétez à 10 ml avec de l'*acétone R*.

Solution témoin (a). Prélevez 1 ml de solution à examiner (b) et complétez à 200 ml avec de l'*acétone R*.

Solution témoin (b). Dissolvez 40 mg de *warfarine sodique SCR* dans de l'*acétone R* et complétez à 10 ml avec le même solvant.

Solution témoin (c). Dissolvez 10 mg d'*acénocoumarol SCR* dans de l'*acétone R*, ajoutez 1 ml de solution à examiner (a) et complétez à 10 ml avec de l'*acétone R*.

Déposez séparément sur la plaque 20 µl de chaque solution. Développez sur un parcours de 15 cm avec un mélange de 20 volumes d'*acide acétique glacial R*, de 50 volumes de *chloroforme R* et de 50 volumes de *cyclohexane R*. Laissez sécher la plaque à l'air. Examinez en lumière ultraviolette à 254 nm. S'il apparaît d'autres taches que la tache principale, dans le chromatogramme obtenu avec la solution à examiner (a), aucune d'entre elles n'est plus intense que la tache du chromatogramme obtenu avec la solution témoin (a) (0,1 pour cent). L'essai n'est valable que si le chromatogramme obtenu avec la solution témoin (c) présente 2 taches nettement séparées et si le chromatogramme obtenu avec la solution témoin (a) présente une tache nettement visible.

Cétones phénoliques. Dissolvez 1,25 g de warfarine sodique clathrate dans une solution d'*hydroxyde de sodium R* à 50 g/l et complétez à 10,0 ml avec la même solution alcaline. Mesurez l'absorbance (*2.2.25*) de la solution à 385 nm, dans les 15 min qui suivent sa préparation. L'absorbance n'est pas supérieure à 0,20.

Propan-2-ol. Opérez par chromatographie en phase gazeuse (*2.2.28*) en utilisant le *propanol R* comme étalon interne.

Solution d'étalon interne. Prélevez 1,0 ml de *propanol R* et complétez à 200,0 ml avec de l'*eau R*.

Solution à examiner (a). Dissolvez 0,250 g de warfarine sodique clathrate dans de l'*eau R* et complétez à 5,0 ml avec le même solvant.

Solution à examiner (b). Dissolvez 0,50 g de warfarine sodique clathrate dans la solution d'étalon interne et complétez à 10,0 ml avec la même solution.

Solution témoin. Prélevez 0,50 ml de *propan-2-ol R* et complétez à 100,0 ml avec de la solution d'étalon interne.

La chromatographie peut être réalisée en utilisant :

- une colonne d'une longueur de 1,5 m et d'un diamètre intérieur de 4 mm, remplie de *copolymère éthylvinylbenzène-divinylbenzène R* (125 µm à 150 µm),
- comme gaz vecteur, de l'*azote pour chromatographie R* à un débit de 40 ml/min,
- un détecteur à ionisation de flamme,

en maintenant la température de la colonne à 150 °C, celle de la chambre à injection à 180 °C et celle du détecteur à 200 °C. Injectez le volume choisi des solutions à examiner et de la solution témoin. Calculez la teneur en propan-2-ol dans la substance à examiner en prenant comme masse volumique du propan-2-ol, 0,785 g/ml à 20 °C.

La warfarine sodique clathrate contient de 8,0 pour cent *m/m* à 8,5 pour cent *m/m* de propan-2-ol.

Teneur en eau (*2.5.12*). Déterminée par semi-microdosage de l'eau sur 2,500 g de warfarine sodique clathrate, la teneur en eau n'est pas supérieure à 0,1 pour cent.

DOSAGE

Dissolvez 0,1000 g de warfarine sodique clathrate dans de l'*hydroxyde de sodium 0,01 M* et complétez à 100,0 ml avec la même solution alcaline. Prélevez 10,0 ml de solution et complétez à 100,0 ml avec de l'*hydroxyde de sodium 0,01 M*. Prélevez 10,0 ml de cette solution et complétez à 100,0 ml avec de l'*hydroxyde de sodium 0,01 M*. Mesurez l'absorbance (*2.2.25*) au maximum à 308 nm.

Calculez la teneur en $C_{19}H_{15}NaO_4$ en prenant 431 comme valeur de l'absorbance spécifique.

CONSERVATION

En récipient étanche, à l'abri de la lumière.

X

01/2002:1481

XYLAZINE (CHLORHYDRATE DE) POUR USAGE VÉTÉRINAIRE

Xylazini hydrochloridum ad usum veterinarium

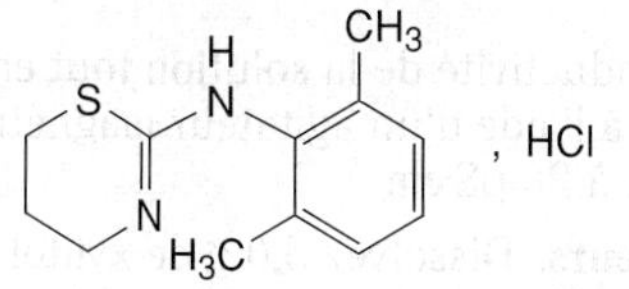

$C_{12}H_{17}ClN_2S$ M_r 256,8

DÉFINITION

Le chlorhydrate de xylazine pour usage vétérinaire contient au minimum 98,0 pour cent et au maximum l'équivalent de 102,0 pour cent de chlorhydrate de *N*-(2,6-diméthylphényl)-5,6-dihydro-4*H*-1,3-thiazin-2-amine, calculé par rapport à la substance desséchée.

CARACTÈRES

Poudre cristalline, blanche ou sensiblement blanche, hygroscopique, facilement soluble dans l'eau et dans le chlorure de méthylène, très soluble dans le méthanol.

IDENTIFICATION

Première identification : B, D.

Seconde identification : A, C, D.

A. Le point de fusion (*2.2.14*) de la substance à examiner, après dessiccation à 105 °C pendant 2 h, est de 165 °C à 169 °C.

B. Examinez la substance à examiner par spectrophotométrie d'absorption dans l'infrarouge (*2.2.24*), en comparant avec le spectre obtenu avec le *chlorhydrate de xylazine SCR*. Examinez les substances sous forme de pastilles à base de *bromure de potassium R*.

C. Examinez les chromatogrammes obtenus dans l'essai des substances apparentées. La tache principale du chromatogramme obtenu avec la solution à examiner (b) est semblable quant à sa position et ses dimensions à la tache principale du chromatogramme obtenu avec la solution témoin (a).

D. La substance à examiner donne la réaction (b) des chlorures (*2.3.1*).

ESSAI

Solution S. Dissolvez 5,0 g de substance à examiner dans de l'*eau exempte de dioxyde de carbone R*, préparée à partir d'*eau distillée R*, en chauffant à 60 °C si nécessaire. Laissez refroidir, puis complétez à 50,0 ml avec de l'*eau exempte de dioxyde de carbone R*.

Aspect de la solution. La solution S n'est pas plus fortement opalescente que la suspension témoin II (*2.2.1*).

Acidité ou alcalinité. A 5 ml de solution S, ajoutez 0,1 ml d'*hydroxyde de sodium 0,01 M* et 0,1 ml de *solution de bleu de bromophénol R*. La solution est bleue. Ajoutez 0,2 ml d'*acide chlorhydrique 0,01 M*. La solution est jaune.

Substances apparentées. Opérez par chromatographie sur couche mince (*2.2.27*), en utilisant une *plaque au gel de silice F_{254} pour CCM R* (2-10 µm).

Solution à examiner (a). Dissolvez 0,500 g de substance à examiner dans 20,0 ml de *méthanol R*.

Solution à examiner (b). Prélevez 1,0 ml de solution à examiner (a) et complétez à 100,0 ml avec du *méthanol R*.

Solution témoin (a). Dissolvez 25,0 mg de *chlorhydrate de xylazine SCR* dans 100,0 ml de *méthanol R*.

Solution témoin (b). Prélevez 1,0 ml de solution témoin (a) et complétez à 5,0 ml avec du *méthanol R*.

Solution témoin (c). Dissolvez 25,0 mg de *2,6-diméthylaniline R* dans 100,0 ml de *méthanol R*. Prélevez 1,0 ml de cette solution et complétez à 10,0 ml avec du *méthanol R*.

Déposez sur la plaque 4 µl de chaque solution. Placez la plaque pendant 5 min dans une cuve saturée de vapeurs d'ammoniac, puis exposez-la à un courant d'air froid pendant 5 min. Développez sur un parcours de 8 cm en utilisant un mélange de 10 volumes de *méthanol R*, de 15 volumes de *cyclohexane R* et de 75 volumes de *chlorure de méthylène R*. Laissez sécher la plaque à l'air. Exposez la plaque à la lumière ultraviolette à 254 nm, puis examinez-la à cette même longueur d'onde. Chauffez la plaque à 105 °C jusqu'à évaporation complète de l'ammoniac (environ 60 min), puis placez la plaque pendant 5 min dans une cuve saturée de vapeurs de chlore. Eliminez le chlore par un courant d'air froid (environ 5 min) et pulvérisez de la *solution d'o-tolidine R*. Examinez à la lumière du jour. S'il apparaît une tache correspondant à la 2,6-diméthylaniline dans le chromatogramme obtenu avec la solution à examiner (a), elle n'est pas plus intense que la tache du chromatogramme obtenu avec la solution témoin (c) (0,1 pour cent). S'il apparaît d'autres taches que la tache principale et une tache correspondant à la 2,6-diméthylaniline dans le chromatogramme obtenu avec la solution à examiner (a), aucune d'entre elles n'est plus intense que la tache du chromatogramme obtenu avec la solution témoin (b) (0,2 pour cent).

Métaux lourds (*2.4.8*). 12 ml de solution S satisfont à l'essai limite A des métaux lourds (10 ppm). Préparez le témoin avec 10 ml de *solution à 1 ppm de plomb (Pb) R*.

Perte à la dessiccation (*2.2.32*). Déterminée à l'étuve à 100-105 °C pendant 2 h sur 1,000 g de la substance à examiner, la perte à la dessiccation n'est pas supérieure à 0,5 pour cent.

Cendres sulfuriques (*2.4.14*). Déterminé sur 1,0 g de substance à examiner, le taux des cendres sulfuriques n'est pas supérieur à 0,1 pour cent.

DOSAGE

Dissolvez 0,200 g de substance à examiner dans 25 ml d'*alcool R*. Ajoutez 25 ml d'*eau R*. Titrez par l'*hydroxyde de sodium 0,1 M*. Déterminez le point de fin de titrage par potentiométrie (*2.2.20*).

1 ml d'*hydroxyde de sodium 0,1 M* correspond à 25,68 mg de $C_{12}H_{17}ClN_2S$.

CONSERVATION

En récipient étanche, à l'abri de la lumière.

IMPURETÉS

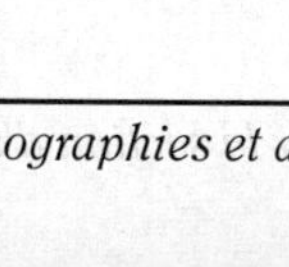

A. 2,6-diméthylaniline (2,6-xylidine),

Monographies Q - Z

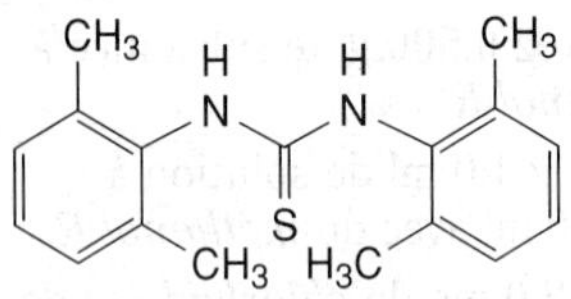

B. *N,N'*-bis(2,6-diméthylphényl)thiourée.

01/2002:1381

XYLITOL

Xylitolum

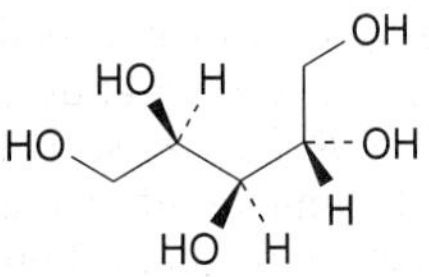

$C_5H_{12}O_5$ M_r 152,1

DÉFINITION

Le xylitol contient au minimum 98,0 pour cent et au maximum l'équivalent de 102,0 pour cent de *méso*-xylitol, calculé par rapport à la substance anhydre.

CARACTÈRES

Poudre cristalline ou cristaux, blancs, très solubles dans l'eau, assez solubles dans l'alcool.

IDENTIFICATION

Première identification : B.

Seconde identification : A, C.

A. Le point de fusion (*2.2.14*) du xylitol est de 92 °C à 96 °C.

B. Examinez le xylitol par spectrophotométrie d'absorption dans l'infrarouge (*2.2.24*), en comparant avec le spectre obtenu avec le *xylitol SCR*.

C. Opérez par chromatographie sur couche mince (*2.2.27*) en utilisant une *plaque au gel de silice G pour CCM R*.

Solution à examiner. Dissolvez 25 mg de xylitol dans de l'*eau R* et complétez à 5,0 ml avec le même solvant.

Solution témoin (a). Dissolvez 25 mg de *xylitol SCR* dans de l'*eau R* et complétez à 5,0 ml avec le même solvant.

Solution témoin (b). Dissolvez 25 mg de *mannitol SCR* et 25 mg de *xylitol SCR* dans de l'*eau R* et complétez à 5 ml avec le même solvant.

Déposez sur la plaque 2 µl de chaque solution. Développez sur un parcours de 17 cm avec un mélange de 10 volumes d'*eau R*, de 20 volumes d'*acétate d'éthyle R* et de 70 volumes de *propanol R*. Laissez sécher la plaque à l'air et pulvérisez de la *solution d'acide 4-aminobenzoïque R*. Séchez la plaque dans un courant d'air froid jusqu'à disparition de l'acétone. Chauffez la plaque à 100 °C pendant 15 min. Laissez refroidir et pulvérisez une solution de *periodate de sodium R* à 2 g/l. Séchez la plaque dans un courant d'air froid. Chauffez la plaque à 100 °C pendant 15 min. La tache principale du chromatogramme obtenu avec la solution à examiner est semblable quant à sa position, sa coloration et ses dimensions à la tache principale du chromatogramme obtenu avec la solution témoin (a). L'identification n'est valable que si le chromatogramme obtenu avec la solution témoin (b) présente 2 taches nettement séparées.

ESSAI

Aspect de la solution. Dissolvez 2,5 g de xylitol dans de l'*eau R* et complétez à 50,0 ml avec le même solvant. La solution n'est pas plus opalescente que la suspension témoin IV (*2.2.1*) et n'est pas plus intensément colorée que la solution témoin JB_7 (*2.2.2, Procédé II*).

Conductivité (*2.2.38*). Dissolvez 20,0 g de xylitol dans de l'*eau exempte de dioxyde de carbone R* préparée à partir d'*eau distillée R* et complétez à 100,0 ml avec le même solvant.

Mesurez la conductivité de la solution tout en maintenant sous agitation à l'aide d'un agitateur magnétique. Elle n'est pas supérieure à 20 $\mu S \cdot cm^{-1}$.

Sucres réducteurs. Dissolvez 5,0 g de xylitol dans 6 ml d'*eau R* en chauffant légèrement. Refroidissez et ajoutez 20 ml de *solution cupri-citrique R* et quelques billes de verre. Chauffez de façon à assurer l'ébullition en 4 min. Maintenez l'ébullition pendant 3 min. Refroidissez rapidement et ajoutez 100 ml d'une solution d'*acide acétique glacial R* à 2,4 pour cent *V/V* et 20,0 ml d'*iode 0,025 M*. Ajoutez, sans cesser d'agiter, 25 ml d'un mélange de 6 volumes d'*acide chlorhydrique R* et de 94 volumes d'*eau R*. Lorsque le précipité est dissous, titrez l'excès d'iode par le *thiosulfate de sodium 0,05 M* en présence de 1 ml de *solution d'amidon R* ajouté vers la fin du titrage. La quantité de *thiosulfate de sodium 0,05 M* utilisée n'est pas inférieure à 12,8 ml (0,2 pour cent, exprimé en équivalent glucose).

Substances apparentées. Opérez par chromatographie en phase gazeuse (*2.2.28*) comme décrit sous Dosage. Dans le chromatogramme obtenu avec la solution à examiner, la somme des teneurs pour cent en substances apparentées n'est pas supérieure à 2,0 pour cent.

Plomb (*2.4.10*). Le xylitol satisfait à l'essai limite du plomb dans les sucres (0,5 ppm). Dissolvez le xylitol dans 150,0 ml du mélange de solvants prescrit.

Nickel (*2.4.15*). Le xylitol satisfait à l'essai limite du nickel dans les polyols (1 ppm). Dissolvez le xylitol dans 150,0 ml du mélange de solvants prescrit.

Teneur en eau (*2.5.12*). Déterminée par semi-microdosage sur 1,00 g de xylitol, la teneur en eau n'est pas supérieure à 1,0 pour cent.

Endotoxines bactériennes (*2.6.14*). Si le xylitol est destiné à la préparation de formes pharmaceutiques administrées par voie parentérale sans autre procédé approprié d'élimination des endotoxines bactériennes, il contient moins de 4 UI/g pour les formes pharmaceutiques administrées par voie parentérale dont la concentration en xylitol est inférieure à 100 g/l, et moins de 2,5 UI/g pour les formes pharmaceutiques administrées par voie parentérale dont la concentration en xylitol est supérieure ou égale à 100 g/l.

DOSAGE

Opérez par chromatographie en phase gazeuse (*2.2.28*) en utilisant l'érythritol comme étalon interne.

Solution d'étalon interne. Dissolvez 5 mg d'*érythritol R* dans de l'*eau R* et complétez à 25,0 ml avec le même solvant.

Solution à examiner. Dissolvez 5,000 g de xylitol dans de l'*eau R* et complétez à 100,0 ml avec le même solvant.

Solution témoin. Dissolvez 25,0 mg de *L-arabinitol SCR*, 25,0 mg de *galactitol SCR*, 25,0 mg de *mannitol SCR* et 25,0 mg de *sorbitol SCR* dans de l'*eau R* et complétez à 100,0 ml avec le même solvant. A 10,0 ml de solution, ajoutez 490 mg environ de *xylitol SCR*, exactement pesés, pour obtenir la solution témoin contenant une concentration connue de 49 mg environ de *xylitol SCR* par millilitre.

La chromatographie peut être réalisée en utilisant :

Monographies Q - Z

- une colonne d'acier inoxydable d'une longueur de 2 m et d'un diamètre intérieur de 2 mm remplie de *terre d'infusoires silanisée pour chromatographie en phase gazeuse R* (150 µm à 180 µm), lavée à l'acide et imprégnée de 3 pour cent *m/m* de *poly[(cyanopropyl)(méthyl)][(phényl)(méthyl)]siloxane R*,
- comme gaz vecteur, de l'*azote R* à un débit de 30 ml/min,
- un détecteur à ionisation de flamme,

en maintenant la température de la colonne à 170 °C pendant 1 min, puis en l'augmentant de 6 °C par minute jusqu'à 200 °C et en maintenant la température de la chambre à injection et du détecteur à 250 °C.

Prélevez 1,0 ml de solution témoin et 1,0 ml de solution à examiner et transférez séparément dans 2 ballons à fond rond de 100 ml. Dans chaque ballon, ajoutez 1,0 ml de solution d'étalon interne et évaporez les différents mélanges à siccité dans un bain-marie à 60 °C, au moyen d'un évaporateur rotatif. Dissolvez chaque résidu sec dans 1 ml de *pyridine anhydre R*, ajoutez 1 ml d'*anhydride acétique R* dans chaque flacon et chauffez chaque solution à reflux pendant 1 h pour terminer l'acétylation.

Injectez 1 µl des solutions obtenues à partir de la solution témoin et de la solution à examiner.

Lorsque les chromatogrammes sont enregistrés dans les conditions prescrites, la rétention relative par rapport au xylitol est approximativement de 0,3 pour l'érythritol, de 0,7 pour l'arabinitol, de 1,8 pour le mannitol, de 2,0 pour le galactitol et de 2,2 pour le sorbitol.

Calculez la teneur pour cent en $C_5H_{12}O_5$ en tenant compte de la teneur déclarée en *xylitol SCR*, et la teneur pour cent de chaque substance apparentée dans le xylitol à l'aide de l'expression :

$$100 \times \frac{m_s}{m_u} \times \frac{R_u}{R_s}$$

m_s = masse du composé respectif dans 1 ml de la solution témoin, en milligrammes,

m_u = masse du xylitol dans 1 ml de la solution à examiner, en milligrammes,

R_s = rapport entre la surface du pic du composé dérivatisé et celle du pic de l'érythritol dérivatisé dans le chromatogramme obtenu avec la solution témoin,

R_u = rapport entre la surface du pic du composé dérivatisé et celle du pic de l'érythritol dérivatisé dans le chromatogramme obtenu avec la solution à examiner.

ÉTIQUETAGE

L'étiquette indique :

- dans les cas appropriés, la concentration maximale en endotoxines bactériennes,
- dans les cas appropriés, que la substance convient à la préparation de formes pharmaceutiques administrées par voie parentérale.

IMPURETÉS

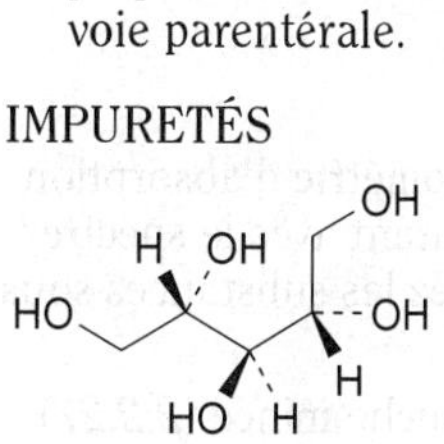

A. L-arabinitol,

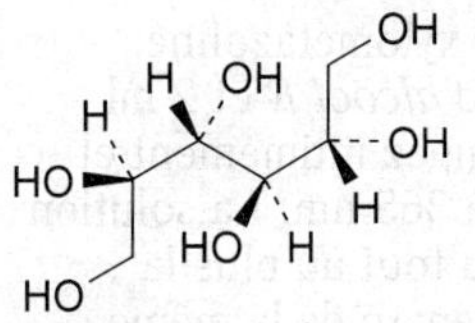

B. *méso*-galactitol,

C. mannitol,

D. sorbitol.

01/2002:1162

XYLOMÉTAZOLINE (CHLORHYDRATE DE)

Xylometazolini hydrochloridum

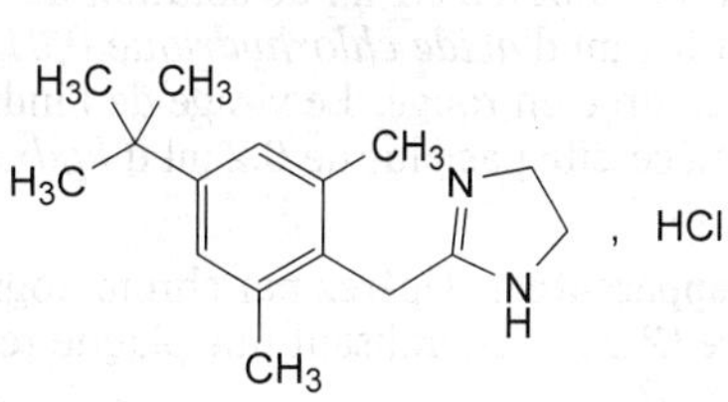

$C_{16}H_{25}ClN_2$ M_r 280,8

DÉFINITION

Le chlorhydrate de xylométazoline contient au minimum 99,0 pour cent et au maximum l'équivalent de 101,0 pour cent de chlorhydrate de 2-[4-(1,1-diméthyléthyl)-2,6-diméthylbenzyl]-4,5-dihydro-1*H*-imidazole, calculé par rapport à la substance desséchée.

CARACTÈRES

Poudre cristalline, blanche ou sensiblement blanche, facilement soluble dans l'eau, dans l'alcool et dans le méthanol, pratiquement insoluble dans l'éther.

IDENTIFICATION

Première identification : A, E.

Seconde identification : B, C, D, E.

A. Examinez par spectrophotométrie d'absorption dans l'infrarouge (*2.2.24*), en comparant avec le spectre obtenu avec le *chlorhydrate de xylométazoline SCR*.

B. Examinez les chromatogrammes obtenus dans l'essai des substances apparentées. La tache principale du chromatogramme obtenu avec la solution à examiner (b) est semblable quant à sa position, sa coloration et ses dimensions à la tache principale du chromatogramme obtenu avec la solution témoin (a).

C. Dissolvez 0,5 mg environ de chlorhydrate de xylométazoline dans 1 ml de *méthanol R*. Ajoutez 0,5 ml d'une solution de *nitroprussiate de sodium R* à 50 g/l récemment préparée et 0,5 ml d'une solution d'*hydroxyde de sodium R* à 20 g/l. Laissez reposer pendant 10 min et ajoutez 1 ml d'une solution de *bicarbonate de sodium R* à 80 g/l. Il se développe une coloration violette.

D. Dissolvez 0,2 g de chlorhydrate de xylométazoline dans 1 ml d'*eau R*, ajoutez 2,5 ml d'*alcool R* et 2 ml d'*hydroxyde de sodium 1 M*. Mélangez intimement et examinez en lumière ultraviolette à 365 nm. La solution ne présente pas de fluorescence ou tout au plus la même fluorescence qu'un blanc préparé de la même manière. L'identification n'est valable que si une solution préparée de la même manière avec du *chlorhydrate de naphazoline SCR* au lieu du chlorhydrate de xylométazoline présente une fluorescence bleuâtre, nette.

E. Le chlorhydrate de xylométazoline donne la réaction (a) des chlorures (*2.3.1*).

ESSAI

Solution S. Dissolvez 2,5 g de chlorhydrate de xylométazoline dans de l'*eau exempte de dioxyde de carbone R* et complétez à 50,0 ml avec le même solvant.

Aspect de la solution. La solution S est limpide (*2.2.1*) et n'est pas plus fortement colorée que la solution témoin J_6 (*2.2.2, Procédé II*).

Acidité ou alcalinité. Dissolvez 0,25 g de chlorhydrate de xylométazoline dans de l'*eau R* et complétez à 25 ml avec le même solvant. Ajoutez 0,1 ml de solution de *rouge de méthyle R* et 0,1 ml d'*acide chlorhydrique 0,01 M* ; la solution est colorée en rouge. Le virage de l'indicateur au jaune ne nécessite pas plus de 0,2 ml d'*hydroxyde de sodium 0,01 M*.

Substances apparentées. Opérez par chromatographie sur couche mince (*2.2.27*) en utilisant une plaque recouverte de *gel de silice G R*.

Solution à examiner (a). Dissolvez 0,20 g de chlorhydrate de xylométazoline dans du *méthanol R* et complétez à 5 ml avec le même solvant.

Solution à examiner (b). Prélevez 1 ml de solution à examiner (a) et complétez à 10 ml avec du *méthanol R*.

Solution témoin (a). Dissolvez 20 mg de *chlorhydrate de xylométazoline SCR* dans du *méthanol R* et complétez à 5 ml avec le même solvant.

Solution témoin (b). Dissolvez 4 mg d'*impureté A de xylométazoline SCR* dans du *méthanol R* et complétez à 50 ml avec le même solvant.

Solution témoin (c). Prélevez 1 ml de solution à examiner (b) et complétez à 50 ml avec du *méthanol R*.

Déposez sur la plaque 5 µl de chaque solution. Développez sur un parcours de 10 cm avec un mélange de 5 volumes d'*ammoniaque concentrée R* et de 100 volumes de *méthanol R*. Laissez sécher la plaque. Déposez au fond d'une chambre à chromatographie une cuve contenant un mélange de 1 volume d'*eau R*, de 1 volume d'*acide chlorhydrique R1* et de 2 volumes d'une solution de *permanganate de potassium R* à 15 g/l. Fermez la chambre et laissez reposer pendant 15 min. Introduisez la plaque desséchée dans la chambre et fermez celle-ci. Laissez la plaque en contact avec les vapeurs de chlore pendant 5 min. Retirez la plaque et exposez-la à un courant d'air froid jusqu'à ce que l'excès de réactif soit éliminé et qu'un échantillon de la couche de gel de silice située au-dessous des points d'application ne soit plus coloré en bleu par addition d'une goutte de *solution amidonnée d'iodure de potassium R*. Pulvérisez de la *solution amidonnée d'iodure de potassium R*. S'il apparaît une tache correspondant à l'impureté A de xylométazoline dans le chromatogramme obtenu avec la solution à examiner (a), elle n'est pas plus intense que la tache principale du chromatogramme obtenu avec la solution témoin (b) (0,2 pour cent). S'il apparaît d'autres taches que la tache principale et que la tache correspondant à l'impureté A de xylométazoline dans le chromatogramme obtenu avec la solution à examiner (a), aucune d'entre elles n'est plus intense que la tache principale du chromatogramme obtenu avec la solution témoin (c) (0,2 pour cent).

Perte à la dessiccation (*2.2.32*). Déterminée à l'étuve à 100-105 °C sur 1,000 g de chlorhydrate de xylométazoline, la perte à la dessiccation n'est pas supérieure à 0,5 pour cent.

Cendres sulfuriques (*2.4.14*). Déterminé sur 1,0 g de chlorhydrate de xylométazoline, le taux des cendres sulfuriques n'est pas supérieur à 0,1 pour cent.

DOSAGE

Dissolvez 0,200 g de chlorhydrate de xylométazoline dans 25 ml d'*acide acétique anhydre R* et ajoutez 10 ml d'*anhydride acétique R*. Titrez par l'*acide perchlorique 0,1 M*. Déterminez le point de fin de titrage par potentiométrie (*2.2.20*).

1 ml d'*acide perchlorique 0,1 M* correspond à 28,08 mg de $C_{16}H_{25}ClN_2$.

CONSERVATION

A l'abri de la lumière.

IMPURETÉS

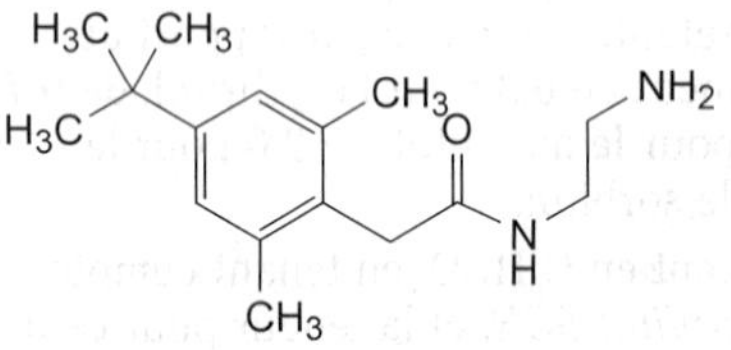

A. *N*-(2-aminométhyl)-2-[4-(1,1-diméthyléthyl)-2,6-diméthylphényl]acétamide.

01/2002:1278

XYLOSE

Xylosum

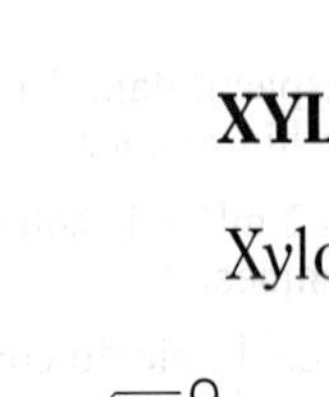

et l'épimère en C*

$C_5H_{10}O_5$ M_r 150,1

DÉFINITION

Le xylose est le (+)-D-xylopyranose.

CARACTÈRES

Poudre cristalline blanche ou aiguilles incolores, facilement solubles dans l'eau, solubles dans l'alcool chaud.

IDENTIFICATION

Première identification : A.

Seconde identification : B, C.

A. Examinez le xylose par spectrophotométrie d'absorption dans l'infrarouge (*2.2.24*), en comparant avec le spectre obtenu avec le *xylose SCR*. Examinez les substances sous forme de pastilles.

B. Opérez par chromatographie sur couche mince (*2.2.27*) en utilisant une plaque recouverte d'un gel de silice approprié.

Solution à examiner. Dissolvez 10 mg de xylose dans un mélange de 2 volumes d'*eau R* et de 3 volumes de *méthanol R* et complétez à 20 ml avec le même mélange de solvants.

Solution témoin (a). Dissolvez 10 mg de *xylose SCR* dans un mélange de 2 volumes d'*eau R* et de 3 volumes de *méthanol R* et complétez à 20 ml avec le même mélange de solvants.

Solution témoin (b). Dissolvez 10 mg de *fructose R,* 10 mg de *glucose R* et 10 mg de *xylose R* dans un mélange de 2 volumes d'*eau R* et de 3 volumes de *méthanol R* et complétez à 20 ml avec le même mélange de solvants.

Déposez sur la plaque 2 µl de chaque solution et séchez soigneusement les dépôts. Développez sur un parcours de 15 cm avec un mélange de 10 volumes d'*eau R,* de 15 volumes de *méthanol R,* de 25 volumes d'*acide acétique anhydre R* et de 50 volumes de *chlorure d'éthylène R.* Les solvants doivent être mesurés avec précision car un faible excès d'eau suffit à rendre trouble la phase mobile. Faites sécher la plaque dans un courant d'air chaud. Pulvérisez uniformément une solution de 0,5 g de *thymol R* dans un mélange de 5 ml d'*acide sulfurique R* et de 95 ml d'*alcool R.* Chauffez à l'étuve à 130 °C pendant 10 min. La tache principale du chromatogramme obtenu avec la solution à examiner est semblable quant à sa position, sa coloration et ses dimensions à la tache principale du chromatogramme obtenu avec la solution témoin (a). L'identification n'est valable que si le chromatogramme obtenu avec la solution témoin (b) présente 3 taches nettement séparées.

C. Dissolvez 0,1 g de xylose dans 10 ml d'*eau R.* Ajoutez 3 ml de *solution cupri-tartrique R1,* puis chauffez. Il se forme un précipité orange à rouge.

ESSAI

Solution S. Dissolvez 10,0 g de xylose dans de l'*eau exempte de dioxyde de carbone R* et complétez à 100 ml avec le même solvant.

Aspect de la solution. La solution S est limpide (*2.2.1*) et incolore (*2.2.2, Procédé II*).

Acidité ou alcalinité. A 50 ml de solution S, ajoutez 0,3 ml de *solution de phénolphtaléine R1.* La solution est incolore. Le virage de l'indicateur au rose ne nécessite pas plus de 0,2 ml d'*hydroxyde de sodium 0,1 M.*

Pouvoir rotatoire spécifique (*2.2.7*). Dissolvez 10,0 g de xylose dans 80 ml d'*eau R,* ajoutez 1 ml d'*ammoniaque diluée R2* et complétez à 100,0 ml avec de l'*eau R.* Laissez reposer pendant 30 min. Calculé par rapport à la substance desséchée, le pouvoir rotatoire spécifique est de + 18,5 à + 19,5.

Chlorures (*2.4.4*). Prélevez 1,5 ml de solution S et complétez à 15 ml avec de l'*eau R.* La solution satisfait à l'essai limite des chlorures (330 ppm).

Métaux lourds (*2.4.8*). 12 ml de solution S satisfont à l'essai limite A des métaux lourds (20 ppm). Préparez le témoin avec la *solution à 2 ppm de plomb (Pb) R.*

Perte à la dessiccation (*2.2.32*). Déterminée à l'étuve à 100-105 °C sous une pression ne dépassant pas 0,7 kPa sur 1,000 g de xylose, la perte à la dessiccation n'est pas supérieure à 0,5 pour cent.

Cendres sulfuriques (*2.4.14*). Déterminé sur 1,0 g de xylose, le taux des cendres sulfuriques n'est pas supérieur à 0,1 pour cent.

Z

01/2002:1059

ZIDOVUDINE

Zidovudinum

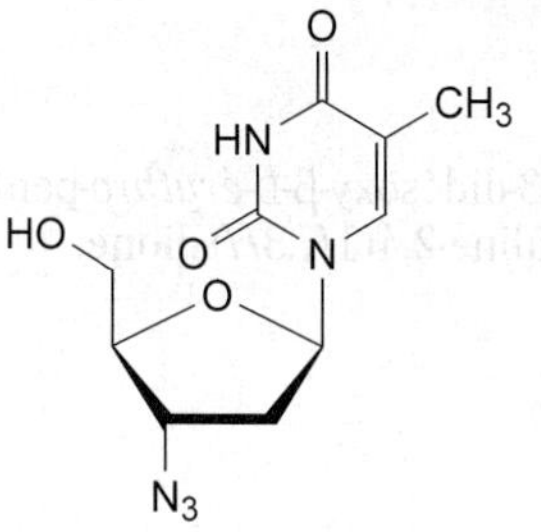

$C_{10}H_{13}N_5O_4$ M_r 267,2

DÉFINITION

La zidovudine contient au minimum 97,0 pour cent et au maximum l'équivalent de 102,0 pour cent de 1-(3-azido-2,3-didésoxy-β-D-*érythro*-pentofuranosyl)-5-méthylpyrimidine-2,4(1*H*,3*H*)-dione, calculé par rapport à la substance desséchée.

CARACTÈRES

Poudre blanche ou brunâtre, assez soluble dans l'eau, soluble dans l'éthanol. La zidovudine fond vers 124 °C. La zidovudine présente le phénomène du polymorphisme.

IDENTIFICATION

Examinez la zidovudine par spectrophotométrie d'absorption dans l'infrarouge (*2.2.24*), en comparant avec le spectre obtenu avec la *zidovudine SCR*. Si les spectres obtenus à l'état solide présentent des différences, dissolvez respectivement la substance à examiner et la substance de référence dans une quantité minimum d'*eau R*. Evaporez à siccité dans un dessiccateur sous vide poussé, en présence de *pentoxyde de diphosphore R*. Enregistrez de nouveaux spectres à partir des résidus.

ESSAI

Aspect de la solution. Dissolvez 0,5 g de zidovudine dans 50 ml d'*eau R*, en chauffant si nécessaire. La solution n'est pas plus fortement colorée que la solution témoin JB_5 (*2.2.2, Procédé II*).

Pouvoir rotatoire spécifique (*2.2.7*). Dissolvez 0,50 g de zidovudine dans de l'*éthanol R* et complétez à 50,0 ml avec le même solvant. Calculé par rapport à la substance desséchée et déterminé à 25 °C, le pouvoir rotatoire spécifique est de + 60,5 à + 63,0.

Substances apparentées.

A. Opérez par chromatographie sur couche mince (*2.2.27*) en utilisant une plaque recouverte d'un gel de silice approprié, contenant un indicateur de fluorescence dont l'intensité est optimale à 254 nm.

Solution à examiner. Dissolvez 0,20 g de zidovudine dans du *méthanol R* et complétez à 10 ml avec le même solvant.

Solution témoin (a). Dissolvez 20 mg de *thymine R*, 20 mg d'*impureté A de zidovudine SCR* et 20 mg de *triphénylméthanol R* dans du *méthanol R*, ajoutez 1,0 ml de solution à examiner et complétez à 100 ml avec du *méthanol R*.

Solution témoin (b). Prélevez 5,0 ml de solution témoin (a) et complétez à 10 ml avec du *méthanol R*.

Déposez séparément sur la plaque 10 µl de chaque solution. Développez sur un parcours de 12 cm avec un mélange de 10 volumes de *méthanol R* et de 90 volumes de *chlorure de méthylène R*. Laissez sécher la plaque à l'air. Examinez en lumière ultraviolette à 254 nm. S'il apparaît dans le chromatogramme obtenu avec la solution à examiner, une tache correspondant à l'impureté A de zidovudine, elle n'est pas plus intense que la tache correspondante du chromatogramme obtenu avec la solution témoin (b) (0,5 pour cent). S'il apparaît dans le chromatogramme obtenu avec la solution à examiner, d'autres taches que la tache principale et des taches correspondant à l'impureté A de zidovudine et à la thymine dont la concentration est limitée par chromatographie liquide, elles ne sont pas plus intenses que la tache correspondant à la zidovudine dans le chromatogramme obtenu avec la solution témoin (b) (0,5 pour cent). Pulvérisez la plaque avec une solution de *vanilline R* à 10 g/l dans l'*acide sulfurique R*. S'il apparaît dans le chromatogramme obtenu avec la solution à examiner une tache correspondant au triphénylméthanol, elle n'est pas plus intense que la tache correspondante du chromatogramme obtenu avec la solution témoin (b) (0,5 pour cent). L'essai n'est valable que si le chromatogramme obtenu avec la solution témoin (a) présente 4 taches nettement séparées correspondant respectivement, dans l'ordre des R_f croissants, à la thymine, l'impureté A de zidovudine, la zidovudine et le triphénylméthanol.

B. Opérez par chromatographie liquide, selon les indications du dosage. Injectez séparément 10 µl de solution à examiner (a), 10 µl de solution témoin (b), 10 µl de solution témoin (d) et 10 µl de solution témoin (e). Continuez la chromatographie pendant 1,5 fois le temps de rétention du pic principal du chromatogramme obtenu avec la solution à examiner (a). Lorsque les chromatogrammes sont enregistrés dans les conditions prescrites, l'ordre d'élution est le suivant : la thymine, la zidovudine et l'impureté B de zidovudine. S'il apparaît, dans le chromatogramme obtenu avec la solution à examiner (a), un pic correspondant à la thymine, sa surface n'est pas supérieure à la surface du pic du chromatogramme obtenu avec la solution témoin (b) (2,0 pour cent). S'il apparaît dans le chromatogramme obtenu avec la solution à examiner (a), un pic correspondant à l'impureté B de zidovudine, sa surface n'est pas supérieure à la surface du pic correspondant dans le chromatogramme obtenu avec la solution témoin (d) (1 pour cent). S'il apparaît, dans le chromatogramme obtenu avec la solution à examiner (a), d'autres pics que le pic principal et des pics correspondant à la thymine et à l'impureté B de zidovudine, leur surface n'est pas supérieure à la surface du pic du chromatogramme obtenu avec la solution témoin (e) (0,5 pour cent). La somme de la surface de tous les pics, à l'exception du pic principal dans le chromatogramme obtenu avec la solution à examiner (a) n'est pas supérieure à 6 fois la surface du pic principal du chromatogramme obtenu avec la solution témoin (e) (3,0 pour cent). Ne tenez pas compte des pics dont la surface est inférieure à 0,1 fois la surface du pic du chromatogramme obtenu avec la solution témoin (e).

Métaux lourds (*2.4.8*). 1,00 g de zidovudine satisfait à l'essai limite D des métaux lourds (20 ppm). Préparez le témoin en utilisant 2 ml de *solution à 10 ppm de plomb (Pb) R*.

Perte à la dessiccation (*2.2.32*). Déterminée par chauffage à l'étuve à 100-105 °C sur 1,000 g de zidovudine, la perte à la dessiccation n'est pas supérieure à 1,0 pour cent.

Cendres sulfuriques (*2.4.14*). Déterminé sur 1,00 g de zidovudine, le taux des cendres sulfuriques n'est pas supérieur à 0,25 pour cent.

DOSAGE

Opérez par chromatographie liquide (*2.2.29*).

Solution à examiner (a). Dissolvez 50,0 mg de zidovudine dans la phase mobile et complétez à 50,0 ml avec la phase mobile.

Solution à examiner (b). Prélevez 10,0 ml de solution à examiner (a) et complétez à 50,0 ml avec la phase mobile.

Solution témoin (a). Dissolvez 10,0 mg de *zidovudine SCR* dans la phase mobile et complétez à 50,0 ml avec la phase mobile.

Solution témoin (b). Dissolvez 10,0 mg de *thymine R* dans du *méthanol R* et complétez à 50,0 ml avec le même solvant. Prélevez 5,0 ml de solution et complétez à 50,0 ml avec la phase mobile.

Solution témoin (c). Dissolvez 5 mg d'*impureté B de zidovudine SCR* dans 25,0 ml de solution témoin (a) et complétez à 50,0 ml avec la phase mobile.

Solution témoin (d). Prélevez 5,0 ml de solution témoin (c) et complétez à 50,0 ml avec la phase mobile.

Solution témoin (e). Prélevez 0,25 ml de solution à examiner (a) et complétez à 50,0 ml avec la phase mobile.

La chromatographie peut être réalisée en utilisant :

- une colonne d'acier inoxydable, d'une longueur de 0,25 m et d'un diamètre intérieur de 4,6 mm, remplie de *gel de silice octadécylsilylé pour chromatographie R* (5 µm),
- comme phase mobile, à un débit de 1,2 ml/min, un mélange de 20 volumes de *méthanol R* et de 80 volumes d'*eau R*,
- comme détecteur, un spectrophotomètre réglé à 265 nm.

Equilibrez la colonne avec la phase mobile, à un débit de 1,2 ml par minute pendant 45 min environ. Injectez 10 µl de solution témoin (c). Ajustez la sensibilité du système de façon que la hauteur des pics principaux du chromatogramme obtenu représente au moins 70 pour cent de l'échelle totale de l'enregistreur. Le dosage n'est valable que si la résolution entre les pics correspondant respectivement à la zidovudine et à l'impureté B de zidovudine n'est pas inférieure à 1,0. Injectez séparément 10 µl de solution à examiner (b) et 10 µl de solution témoin (a). Ajustez la sensibilité du système de façon que la hauteur des pics des chromatogrammes obtenus représente au moins 50 pour cent de l'échelle totale de l'enregistreur.

Calculez la teneur en $C_{10}H_{13}N_5O_4$, à partir de la surface des pics dans les chromatogrammes obtenus et de la teneur déclarée de la *zidovudine SCR*.

CONSERVATION

A l'abri de la lumière.

IMPURETÉS

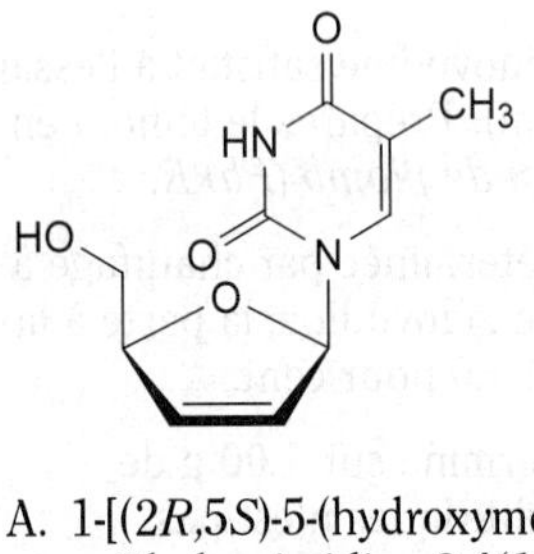

A. 1-[(2*R*,5*S*)-5-(hydroxyméthyl)-2,5-dihydrofuran-2-yl)-5-méthylpyrimidine-2,4(1*H*,3*H*)-dione,

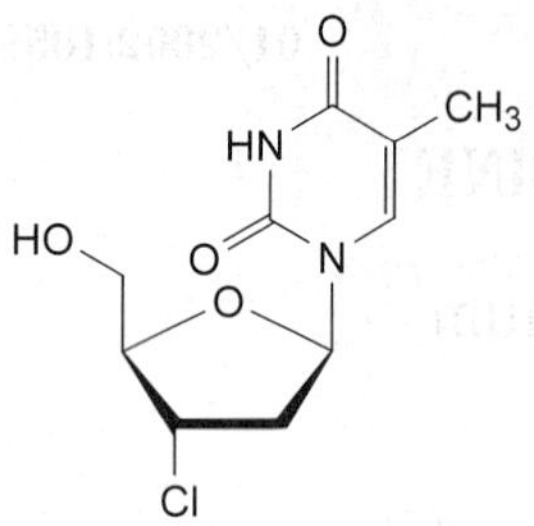

B. 1-(3-chloro-2,3-didésoxy-β-D-*érythro*-pentofuranosyl)-5-méthylpyrimidine-2,4(1*H*,3*H*)-dione,

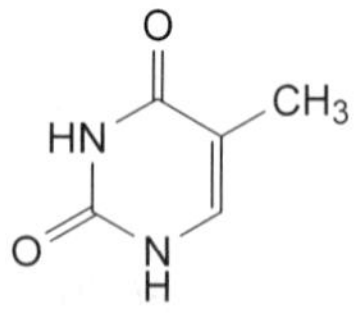

C. 5-méthylpyrimidine-2,4(1*H*,3*H*)-dione (thymine),

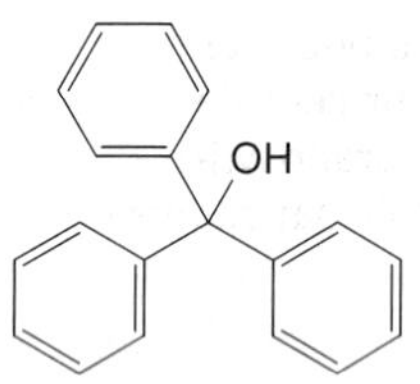

D. triphénylméthanol.

01/2002:1482

ZINC (ACÉTATE DE) DIHYDRATÉ

Zinci acetas dihydricus

$C_4H_6O_4Zn,2H_2O$ M_r 219,5

DÉFINITION

L'acétate de zinc dihydraté contient au minimum 99,0 pour cent et au maximum l'équivalent de 101,0 pour cent de $C_4H_6O_4Zn,2H_2O$.

CARACTÈRES

Poudre cristalline blanche ou paillettes, facilement solubles dans l'eau, solubles dans l'alcool.

IDENTIFICATION

A. L'acétate de zinc dihydraté donne la réaction (a) des acétates (*2.3.1*).

B. L'acétate de zinc dihydraté donne la réaction du zinc (*2.3.1*).

ESSAI

Solution S. Dissolvez 10,0 g d'acétate de zinc dihydraté dans de l'*eau exempte de dioxyde de carbone R* préparée à partir d'*eau distillée R* et complétez à 100 ml avec le même solvant.

Aspect de la solution. La solution S est limpide (*2.2.1*) et incolore (*2.2.2, Procédé II*).

Détermination du pH (*2.2.3*). Prélevez 10 ml de solution S et complétez à 20 ml avec de l'*eau exempte de dioxyde de carbone R*. Le pH de la solution est de 5,8 à 7,0.

Substances réductrices. A 10 ml de solution S, ajoutez 90 ml d'*eau R*, 5 ml d'*acide sulfurique dilué R* et 1,5 ml d'une solution de *permanganate de potassium R* à 0,3 g/l. Faites bouillir pendant 5 min. La coloration rose de la solution ne disparaît pas complètement.

Monographies Q - Z

Chlorures (*2.4.4*). Prélevez 10 ml de solution S et complétez à 15 ml avec de l'*eau R*. La solution satisfait à l'essai limite des chlorures (50 ppm).

Sulfates (*2.4.13*). 15 ml de solution S satisfont à l'essai limite des sulfates (100 ppm).

Aluminium. Déterminez la teneur en aluminium par spectrométrie d'absorption atomique (*2.2.23, Procédé I*).

Solution à examiner. Dissolvez 2,50 g d'acétate de zinc dihydraté dans 20 ml d'une solution d'*acide nitrique exempt de cadmium et de plomb R* à 200 g/l et complétez à 25,0 ml avec la même solution acide.

Solutions de référence. Préparez les solutions de référence à partir de la *solution à 200 ppm d'aluminium (Al) R*, diluée avec une solution d'*acide nitrique exempt de cadmium et de plomb R* à 200 g/l.

Mesurez l'absorbance à 309,3 nm en utilisant une lampe à cathode creuse à l'aluminium comme source de radiation et une flamme air-acétylène.

L'acétate de zinc dihydraté ne contient pas plus de 5 ppm d'Al.

Arsenic (*2.4.2*). 0,5 g d'acétate de zinc dihydraté satisfont à l'essai limite A de l'arsenic (2 ppm).

Cadmium. Déterminez la teneur en cadmium par spectrométrie d'absorption atomique (*2.2.23, Procédé I*).

Solution à examiner. Utilisez la solution décrite dans l'essai de l'aluminium.

Solutions de référence. Préparez les solutions de référence à partir de la *solution à 0,1 pour cent de cadmium (Cd) R*, diluée avec une solution d'*acide nitrique exempt de cadmium et de plomb R* à 200 g/l.

Mesurez l'absorbance à 228,8 nm en utilisant une lampe à cathode creuse au cadmium comme source de radiation et une flamme air-acétylène.

L'acétate de zinc dihydraté ne contient pas plus de 2 ppm de Cd.

Cuivre. Déterminez la teneur en cuivre par spectrométrie d'absorption atomique (*2.2.23, Procédé I*).

Solution à examiner. Utilisez la solution décrite dans l'essai du fer.

Solutions de référence. Préparez les solutions de référence à partir de la *solution à 10 ppm de cuivre (Cu) R*, diluée avec une solution d'*acide nitrique exempt de cadmium et de plomb R* à 200 g/l.

Mesurez l'absorbance à 324,8 nm en utilisant une lampe à cathode creuse au cuivre comme source de radiation et une flamme air-acétylène.

L'acétate de zinc dihydraté ne contient pas plus de 50 ppm de Cu.

Fer. Déterminez la teneur en fer par spectrométrie d'absorption atomique (*2.2.23, Procédé I*).

Solution à examiner. Dissolvez 1,25 g d'acétate de zinc dihydraté dans 20 ml d'une solution d'*acide nitrique exempt de cadmium et de plomb R* à 200 g/l et complétez à 25,0 ml avec la même solution acide.

Solutions de référence. Préparez les solutions de référence à partir de la *solution à 20 ppm de fer (Fe) R*, diluée avec une solution d'*acide nitrique exempt de cadmium et de plomb R* à 200 g/l.

Mesurez l'absorbance à 248,3 nm en utilisant une lampe à cathode creuse au fer comme source de radiation et une flamme air-acétylène.

L'acétate de zinc dihydraté ne contient pas plus de 50 ppm de Fe.

Plomb. Déterminez la teneur en plomb par spectrométrie d'absorption atomique (*2.2.23, Procédé I*).

Solution à examiner. Dissolvez 5,00 g d'acétate de zinc dihydraté dans 20 ml d'une solution d'*acide nitrique exempt de cadmium et de plomb R* à 200 g/l et complétez à 25,0 ml avec la même solution acide.

Solutions de référence. Préparez les solutions de référence à partir de la *solution à 0,1 pour cent de plomb (Pb) R*, diluée avec une solution d'*acide nitrique exempt de cadmium et de plomb R* à 200 g/l.

Mesurez l'absorbance à 283,3 nm, en utilisant une lampe à cathode creuse au plomb comme source de radiation et une flamme air-acétylène.

L'acétate de zinc dihydraté ne contient pas plus de 10 ppm de Pb.

DOSAGE

Dissolvez 0,200 g d'acétate de zinc dihydraté dans 5 ml d'*acide acétique dilué R*. Effectuez le dosage du zinc par complexométrie (*2.5.11*).

1 ml d'*édétate de sodium 0,1 M* correspond à 21,95 mg de $C_4H_6O_4Zn,2H_2O$.

CONSERVATION

En récipient non métallique.

01/2002:1279

ZINC (ACÉXAMATE DE)

Zinci acexamas

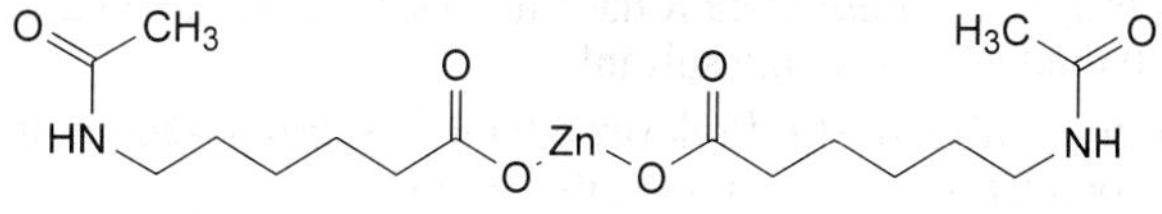

$C_{16}H_{28}N_2O_6Zn$ M_r 409,8

DÉFINITION

L'acéxamate de zinc contient au minimum 97,5 pour cent et au maximum l'équivalent de 101,0 pour cent de 6-(acétylamino)hexanoate de zinc, calculé par rapport à la substance desséchée.

CARACTÈRES

Poudre cristalline blanche ou sensiblement blanche, soluble dans l'eau, pratiquement insoluble dans l'acétone et dans l'alcool. L'acéxamate de zinc se dissout dans l'acide nitrique dilué.

L'acéxamate de zinc fond vers 198 °C.

IDENTIFICATION

A. Examinez l'acéxamate de zinc par spectrophotométrie d'absorption dans l'infrarouge (*2.2.24*), en comparant avec le spectre obtenu avec l'*acéxamate de zinc SCR*. Examinez les substances sous forme de pastilles.

B. 5 ml de solution S (voir Essai) donnent la réaction du zinc (*2.3.1*).

ESSAI

Solution S. Dissolvez 0,5 g d'acéxamate de zinc dans de l'*eau exempte de dioxyde de carbone R* et complétez à 20 ml avec le même solvant.

Aspect de la solution. La solution S n'est pas plus fortement opalescente que la suspension témoin IV (*2.2.1*) et elle est incolore (*2.2.2, Procédé II*).

Détermination du pH (*2.2.3*). Le pH de la solution S est de 5,0 à 7,0.

Acide 6-aminohexanoïque. Examinez l'acéxamate de zinc par chromatographie sur couche mince (*2.2.27*) en utilisant une plaque recouverte d'un gel de silice approprié.

Solution à examiner. Dissolvez 0,30 g d'acéxamate de zinc dans de l'*eau R* et complétez à 10 ml avec le même solvant.

Solution témoin. Dissolvez 15 mg d'*acide 6-aminohexanoïque R* dans de l'*eau R* et complétez à 10 ml avec le même solvant. Prélevez 1 ml de solution et complétez à 10 ml avec de l'*eau R*.

Déposez sur la plaque 5 µl de solution à examiner et 5 µl de solution témoin. Laissez sécher la plaque à l'air. Développez sur un parcours de 15 cm avec un mélange de 2 volumes d'*ammoniaque R*, de 30 volumes d'*eau R* et de 68 volumes d'*alcool R*. Faites sécher la plaque dans un courant d'air chaud. Pulvérisez de la *solution de ninhydrine R* et chauffez à 100-105 °C pendant 15 min. S'il apparaît une tache correspondant à l'acide 6-aminohexanoïque dans le chromatogramme obtenu avec la solution à examiner, elle n'est pas plus intense que la tache du chromatogramme obtenu avec la solution témoin (0,5 pour cent).

Substances apparentées. Opérez par chromatographie liquide (*2.2.29*).

Solution à examiner (a). Dissolvez 0,50 g d'acéxamate de zinc dans de l'*eau R* et complétez à 100,0 ml avec le même solvant.

Solution à examiner (b). A 20,0 ml de solution à examiner (a), ajoutez 20 ml de phase mobile, 0,4 ml d'une solution d'*acide phosphorique R* à 100 g/l et complétez à 50,0 ml avec la phase mobile.

Solution témoin (a). Dissolvez 40 mg de *N-acétyl-ε-caprolactame R* dans de l'*eau R* et complétez à 100,0 ml avec le même solvant.

Solution témoin (b). Prélevez 5,0 ml de solution témoin (a) et complétez à 100,0 ml avec de l'*eau R*.

Solution témoin (c). Dissolvez 20 mg d'*impureté A d'acéxamate de zinc SCR* dans de l'*eau R* et complétez à 50,0 ml avec le même solvant.

Solution témoin (d). Dissolvez 40 mg de *ε-caprolactame R* dans de l'*eau R* et complétez à 100,0 ml avec le même solvant. Prélevez 5,0 ml de solution et complétez à 100,0 ml avec de l'*eau R*.

Solution témoin (e). Prélevez 20,0 ml de solution à examiner (a), ajoutez 5,0 ml de solution témoin (b), 5,0 ml de solution témoin (c) et 5,0 ml de solution témoin (d), ajoutez 0,4 ml d'une solution d'*acide phosphorique R* à 100 g/l et complétez à 50,0 ml avec la phase mobile.

Solution témoin (f). Prélevez 5,0 ml de solution témoin (c), ajoutez 5,0 ml de solution témoin (b) et 5,0 ml de solution témoin (d), ajoutez 0,4 ml d'une solution d'*acide phosphorique R* à 100 g/l et complétez à 50,0 ml avec la phase mobile.

La chromatographie peut être réalisée en utilisant :

– une colonne d'acier inoxydable d'une longueur de 0,25 m et d'un diamètre intérieur de 4,0 mm remplie de *gel de silice octadécylsilylé pour chromatographie R* (5 µm),
– comme phase mobile, à un débit de 1,2 ml/min, un mélange de 0,2 volume d'*acide phosphorique R*, de 8 volumes d'*acétonitrile R* et de 92 volumes d'*eau R*. Ajustez à pH 4,5 avec de l'*ammoniaque diluée R1*,
– comme détecteur un spectrophotomètre réglé à 210 nm.

Lorsque les chromatogrammes sont enregistrés dans les conditions prescrites, les substances sont éluées dans l'ordre suivant : acéxamate de zinc, ε-caprolactame, impureté A d'acéxamate de zinc et *N*-acétyl-ε-caprolactame. Injectez 20 µl de solution témoin (e) et continuez la chromatographie pendant 8 fois le temps de rétention de l'acéxamate de zinc. Ajustez la sensibilité du système de façon que la hauteur du pic correspondant à l'impureté A d'acéxamate de zinc représente 50 pour cent au minimum de l'échelle totale de l'enregistreur. L'essai n'est valable que si dans le chromatogramme obtenu la résolution entre le premier pic (acéxamate de zinc) et le second pic (ε-caprolactame) n'est pas inférieure à 3,0. Si nécessaire ajustez la phase mobile à pH 4,7 avec de l'*ammoniaque diluée R1*.

Injectez 20 µl de solution à examiner (b) et 20 µl de solution témoin (f). S'il apparaît dans le chromatogramme obtenu avec la solution à examiner (b), un pic correspondant au *N*-acétyl-ε-caprolactame, sa surface n'est pas supérieure à celle du pic correspondant dans le chromatogramme obtenu avec la solution témoin (f) (0,1 pour cent). S'il apparaît un pic correspondant à l'impureté A d'acéxamate de zinc, sa surface n'est pas supérieure à celle du pic correspondant dans le chromatogramme obtenu avec solution témoin (f) (2 pour cent). S'il apparaît un pic correspondant à l'ε-caprolactame, sa surface n'est pas supérieure à celle du pic correspondant dans le chromatogramme obtenu avec la solution témoin (f) (0,1 pour cent).

La somme de la surface de tous les pics, à l'exception du pic principal et du pic correspondant à l'impureté A d'acéxamate de zinc n'est pas supérieure à 5 fois la surface du pic correspondant au *N*-acétyl-ε-caprolactame dans le chromatogramme obtenu avec la solution témoin (f) (0,5 pour cent). Ne tenez pas compte des pics dont la surface est inférieure à 0,5 fois la surface du pic correspondant au *N*-acétyl-ε-caprolactame dans le chromatogramme obtenu avec la solution témoin (f).

Arsenic (*2.4.2*). 0,5 g d'acéxamate de zinc satisfait à l'essai A de l'arsenic (2 ppm).

Cadmium. Déterminez la teneur en cadmium par spectrométrie d'absorption atomique (*2.2.23, Procédé I*).

Solution à examiner. Dissolvez 2,50 g d'acéxamate de zinc dans 20 ml d'une solution d'*acide nitrique exempt de cadmium et de plomb R* à 200 g/l et complétez à 25,0 ml avec la même solution acide.

Solutions de référence. Préparez les solutions de référence à partir de la *solution à 0,1 pour cent de cadmium (Cd) R*, diluée avec une solution d'*acide nitrique exempt de cadmium et de plomb R* à 200 g/l.

Mesurez l'absorbance à 228,8 nm en utilisant une lampe à cathode creuse au cadmium comme source de radiation et une flamme air-acétylène.

L'acéxamate de zinc ne contient pas plus de 2 ppm de Cd.

Fer. Déterminez la teneur en fer par spectrométrie d'absorption atomique (*2.2.23, Procédé I*).

Solution à examiner. Dissolvez 1,25 g d'acéxamate de zinc dans 20 ml d'une solution d'*acide nitrique exempt de cadmium et de plomb R* à 200 g/l et complétez à 25,0 ml avec la même solution acide.

Solutions de référence. Préparez les solutions de référence à partir de la *solution à 20 ppm de fer (Fe) R*, avec une solution d'*acide nitrique exempt de cadmium et de plomb R* à 200 g/l.

Mesurez l'absorbance à 248,3 nm, en utilisant une lampe à cathode creuse au fer comme source de radiation et une flamme air-acétylène.

L'acéxamate de zinc ne contient pas plus de 50 ppm de Fe.

Plomb. Déterminez la teneur en plomb par spectrométrie d'absorption atomique (*2.2.23, Procédé I*).

Solution à examiner. Dissolvez 5,00 g d'acéxamate de zinc dans 20 ml d'une solution d'*acide nitrique exempt de cadmium et de plomb R* à 200 g/l et complétez à 25,0 ml avec la même solution acide.

Solutions de référence. Préparez les solutions de référence à partir de la *solution à 0,1 pour cent de plomb (Pb) R*, avec une solution d'*acide nitrique exempt de cadmium et de plomb R* à 200 g/l.

Mesurez l'absorbance à 283,3 nm, en utilisant une lampe à cathode creuse au plomb comme source de radiation et une flamme air-acétylène.

L'acéxamate de zinc ne contient pas plus de 10 ppm de Pb.

Perte à la dessiccation (*2.2.32*). Déterminée à l'étuve à 100-105 °C sur 1,000 g d'acéxamate de zinc, la perte à la dessiccation n'est pas supérieure à 1,0 pour cent.

DOSAGE

Dissolvez 0,400 g d'acéxamate de zinc dans 10 ml d'*acide acétique dilué R*. Effectuez le dosage du zinc par complexométrie (*2.5.11*).

1 ml d'*édétate de sodium 0,1 M* correspond à 40,98 mg de $C_{16}H_{28}N_2O_6Zn$.

CONSERVATION

En récipient non métallique.

IMPURETÉS

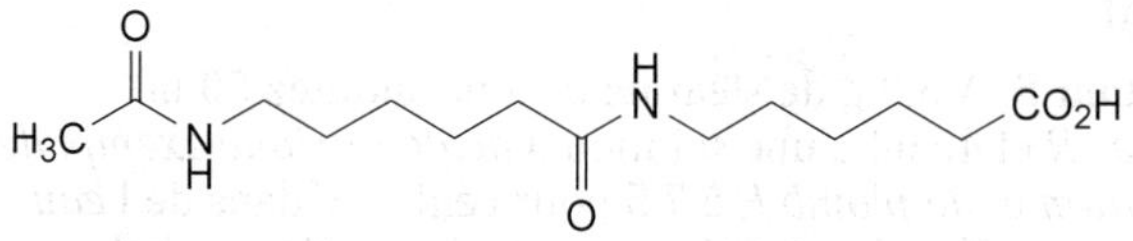

A. acide 6-[[6-(acétylamino)hexanoyl]amino]hexanoïque,

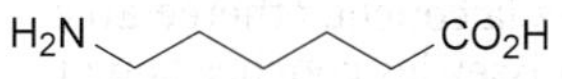

B. acide 6-aminohexanoïque (acide 6-aminocaproïque),

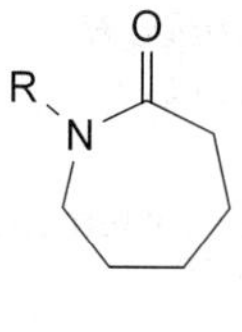

C. R = CO-CH_3 : 1-acétylhexahydro-2*H*-azépin-2-one (*N*-acétyl-ε-caprolactame),

D. R = H : hexahydro-2*H*-azépin-2-one (ε-caprolactame).

01/2002:0110

ZINC (CHLORURE DE)

Zinci chloridum

$ZnCl_2$ M_r 136,3

DÉFINITION

Le chlorure de zinc contient au minimum 95,0 pour cent et au maximum l'équivalent de 100,5 pour cent de $ZnCl_2$.

CARACTÈRES

Poudre blanche cristalline ou masse coulée en bâtonnets blancs, déliquescente, très soluble dans l'eau, facilement soluble dans l'alcool et dans le glycérol.

IDENTIFICATION

A. Dissolvez 0,5 g de chlorure de zinc dans de l'*acide nitrique dilué R* et complétez à 10 ml avec le même acide. La solution donne la réaction (a) des chlorures (*2.3.1*).

B. 5 ml de solution S (voir Essai) donnent la réaction du zinc (*2.3.1*).

ESSAI

Solution S. A 2,0 g de chlorure de zinc, ajoutez 38 ml d'*eau exempte de dioxyde de carbone R* préparée à partir d'*eau distillée R*, puis, goutte à goutte, de l'*acide chlorhydrique dilué R* jusqu'à dissolution complète. Complétez à 40 ml avec de l'*eau exempte de dioxyde de carbone R* préparée à partir d'*eau distillée R*.

Détermination du pH (*2.2.3*). Dissolvez 1,0 g de chlorure de zinc dans 9 ml d'*eau exempte de dioxyde de carbone R* sans tenir compte d'une opalescence éventuelle. Le pH de la solution est de 4,6 à 5,5.

Oxychlorures. Dissolvez 1,5 g de chlorure de zinc dans 1,5 ml d'*eau exempte de dioxyde de carbone R*. La solution n'est pas plus fortement opalescente que la suspension témoin II (*2.2.1*). Ajoutez 7,5 ml d'*alcool R*. Dans les 10 min qui suivent, il peut se former une opalescence qui disparaît par addition de 0,2 ml d'*acide chlorhydrique dilué R*.

Sulfates (*2.4.13*). Prélevez 5 ml de solution S et complétez à 15 ml avec de l'*eau distillée R*. La solution satisfait à l'essai limite des sulfates (200 ppm). Préparez le témoin avec un mélange de 5 ml de *solution à 10 ppm de sulfate* (SO_4) *R* et de 10 ml d'*eau distillée R*.

Aluminium, calcium, fer, magnésium, métaux lourds. A 8 ml de solution S, ajoutez 2 ml d'*ammoniaque concentrée R*, puis agitez. La solution est limpide (*2.2.1*) et incolore (*2.2.2, Procédé II*). Ajoutez 1 ml de *solution de phosphate disodique R*. La solution reste limpide pendant 5 min au moins. Ajoutez 0,2 ml de *solution de sulfure de sodium R*. Il se forme un précipité blanc et la solution surnageante reste incolore.

Ammonium (*2.4.1*). Prélevez 0,5 ml de solution S et complétez à 15 ml avec de l'*eau R*. La solution satisfait à l'essai limite de l'ammonium (400 ppm).

DOSAGE

Dissolvez 0,250 g de chlorure de zinc dans 5 ml d'*acide acétique dilué R*. Effectuez le dosage du zinc par complexométrie (*2.5.11*).

1 ml d'*édétate de sodium 0,1 M* correspond à 13,63 mg de $ZnCl_2$.

CONSERVATION

En récipient non métallique.

01/2002:0252

ZINC (OXYDE DE)

Zinci oxidum

ZnO M_r 81.4

DÉFINITION

L'oxyde de zinc contient au minimum 99,0 pour cent et au maximum l'équivalent de 100,5 pour cent de ZnO, calculé par rapport à la substance calcinée.

CARACTÈRES

Poudre lisse, amorphe, légère, blanche ou blanc jaunâtre, pratiquement insoluble dans l'eau et dans l'alcool. L'oxyde de zinc se dissout dans les acides minéraux dilués.

IDENTIFICATION

A. Fortement chauffé, l'oxyde de zinc prend une coloration jaune qui disparaît par refroidissement.

B. Dissolvez 0,1 g d'oxyde de zinc dans 1,5 ml d'*acide chlorhydrique dilué R* et complétez à 5 ml avec de l'*eau R*. La solution donne la réaction du zinc (*2.3.1*).

ESSAI

Alcalinité. Agitez 1,0 g d'oxyde de zinc avec 10 ml d'*eau R* bouillante. Ajoutez 0,1 ml de *solution de phénolphtaléine R* et filtrez. Si le filtrat est rouge, le virage de l'indicateur ne nécessite pas plus de 0,3 ml d'*acide chlorhydrique 0,1 M*.

Carbonates et substances insolubles dans les acides. Dissolvez 1,0 g d'oxyde de zinc dans 15 ml d'*acide chlorhydrique dilué R*. Il se dissout sans effervescence. La solution n'est pas plus fortement opalescente que la suspension témoin II (*2.2.1*). Elle est incolore (*2.2.2, Procédé II*).

Arsenic (*2.4.2*). 0,2 g d'oxyde de zinc satisfait à l'essai limite A de l'arsenic (5 ppm).

Cadmium. Déterminez la teneur en cadmium par spectrométrie d'absorption atomique (*2.2.23, Procédé II*).

Solution à examiner. Dissolvez 2,0 g d'oxyde de zinc dans 14 ml d'un mélange à volumes égaux d'*eau R* et d'*acide nitrique exempt de cadmium et de plomb R*. Chauffez à ébullition pendant 1 min, refroidissez et complétez à 100,0 ml avec de l'*eau R*.

Solutions de référence. Préparez les solutions de référence à partir de *solution à 0,1 pour cent de cadmium (Cd) R* en la diluant avec une solution d'*acide nitrique exempt de cadmium et de plomb R* à 3,5 pour cent *V/V*.

Mesurez l'absorbance à 228,8 nm en utilisant une lampe à cathode creuse au cadmium comme source de radiation et une flamme air-propane ou air-acétylène. L'oxyde de zinc ne contient pas plus de 10 ppm de Cd.

Fer (*2.4.9*). Dissolvez 50 mg d'oxyde de zinc dans 1 ml d'*acide chlorhydrique dilué R* et complétez à 10 ml avec de l'*eau R*. La solution satisfait à l'essai limite du fer (200 ppm). Utilisez dans cet essai 0,5 ml d'*acide thioglycolique R*.

Plomb. Déterminez la teneur en plomb par spectrométrie d'absorption atomique (*2.2.23, Procédé II*).

Solution à examiner. Dissolvez 5,0 g d'oxyde de zinc dans 24 ml d'un mélange à volumes égaux d'*eau R* et d'*acide nitrique exempt de cadmium et de plomb R*. Chauffez à ébullition pendant 1 min, refroidissez et complétez à 100,0 ml avec de l'*eau R*.

Solutions de référence. Préparez les solutions de référence à partir de *solution à 0,1 pour cent de plomb (Pb) R* en la diluant avec une solution d'*acide nitrique exempt de cadmium et de plomb R* à 3,5 pour cent *V/V*.

Mesurez l'absorbance à 283,3 nm en utilisant une lampe à cathode creuse au plomb comme source de radiation et une flamme air-acétylène. En fonction de l'appareil utilisé, la raie à 217,0 nm peut être utilisée. L'oxyde de zinc ne contient pas plus de 50 ppm de Pb.

Perte à la calcination. Déterminée à 500 °C sur 1,00 g d'oxyde de zinc, la perte à la calcination n'est pas supérieure à 1,0 pour cent.

DOSAGE

Dissolvez 0,150 g d'oxyde de zinc dans 10 ml d'*acide acétique dilué R*. Effectuez le titrage du zinc par complexométrie (*2.5.11*).

1 ml d'*édétate de sodium 0,1 M* correspond à 8,14 mg de ZnO.

01/2002:0306

ZINC (STÉARATE DE)

Zinci stearas

DÉFINITION

Le stéarate de zinc [$(C_{17}H_{35}COO)_2Zn$; M_r 632] peut contenir en proportions variables du palmitate de zinc [$(C_{15}H_{31}COO)_2Zn$; M_r 576,2] et de l'oléate de zinc [$(C_{17}H_{33}COO)_2Zn$; M_r 628] ; il contient au minimum 10,0 pour cent et au maximum 12,0 pour cent de Zn.

CARACTÈRES

Poudre blanche, amorphe, légère, exempte de particules grumeleuses, d'odeur faible et caractéristique, pratiquement insoluble dans l'eau, dans l'éthanol et dans l'éther.

IDENTIFICATION

A. Le résidu obtenu dans la préparation de la solution S (voir Essai) présente un point de solidification (*2.2.18*) égal ou supérieur à 53 °C.

B. Neutralisez 5 ml de solution S au *papier tournesol rouge R* avec la *solution concentrée d'hydroxyde de sodium R*. La solution donne la réaction du zinc (*2.3.1*).

ESSAI

Solution S. A 5,0 g de stéarate de zinc, ajoutez 50 ml d'*éther R* et 40 ml d'une solution d'*acide nitrique exempt de cadmium et de plomb R* à 7,5 pour cent *V/V* dans de l'*eau distillée R*. Chauffez à reflux jusqu'à dissolution complète. Laissez refroidir. Dans une ampoule à décantation, laissez séparer la phase aqueuse et agitez la couche éthérée avec 2 fois 4 ml d'*eau distillée R*. Réunissez les couches aqueuses et lavez avec 15 ml d'*éther R*. Chauffez la solution au bain-marie jusqu'à élimination complète de l'éther. Laissez refroidir et complétez à 50,0 ml avec de l'*eau distillée R* (solution S). Evaporez la couche éthérée à siccité et desséchez le résidu à 105 °C.

Aspect de la solution. La solution S n'est pas plus fortement colorée que la solution témoin J_6 (*2.2.2, Procédé II*).

Aspect de la solution des acides gras. Dissolvez 0,5 g du résidu, obtenu dans la préparation de la solution S, dans 10 ml de *chloroforme R*. La solution est limpide (*2.2.1*) et n'est pas plus fortement colorée que la solution témoin J_5 (*2.2.2, Procédé II*).

Acidité ou alcalinité. Agitez 1,0 g de stéarate de zinc avec 5 ml d'*alcool R*. Ajoutez 20 ml d'*eau exempte de dioxyde de carbone R* et 0,1 ml de *solution de rouge de phénol R*. Le virage de l'indicateur ne nécessite pas plus de 0,3 ml d'*acide chlorhydrique 0,1 M* ou de 0,1 ml d'*hydroxyde de sodium 0,1 M*.

Indice d'acide des acides gras (*2.5.1*). Dissolvez 0,20 g du résidu, obtenu au cours de la préparation de la solution S, dans 25 ml du mélange des solvants prescrit. L'indice d'acide est de 195 à 210.

Chlorures (*2.4.4*). Prélevez 2 ml de solution S et complétez à 15 ml avec de l'*eau R*. La solution satisfait à l'essai limite des chlorures (250 ppm).

Sulfates (*2.4.13*). Prélevez 1 ml de solution S et complétez à 50 ml avec de l'*eau distillée R*. Prélevez 12,5 ml de cette solution et complétez à 15 ml avec de l'*eau distillée R*. La solution satisfait à l'essai limite des sulfates (0,6 pour cent).

Cadmium. Déterminez la teneur en cadmium par spectrométrie d'absorption atomique (*2.2.23, Procédé II*).

Solution à examiner. Prélevez 20,0 ml de solution S et complétez à 50,0 ml avec une solution d'*acide nitrique exempt de cadmium et de plomb R* à 3,5 pour cent *V/V*.

Solutions de référence. Préparez les solutions de référence à partir de *solution à 0,1 pour cent de cadmium (Cd) R* en la diluant avec une solution d'*acide nitrique exempt de cadmium et de plomb R* à 3,5 pour cent *V/V*.

Mesurez l'absorbance à 228,8 nm en utilisant une lampe à cathode creuse au cadmium comme source de radiation et une flamme air-propane ou air-acétylène.

Le stéarate de zinc ne contient pas plus de 5 ppm de Cd.

Plomb. Déterminez la teneur en plomb par spectrométrie d'absorption atomique (*2.2.23, Procédé II*).

Solution à examiner. Utilisez la solution S.

Solutions de référence. Préparez les solutions de référence à partir de *solution à 0,1 pour cent de plomb (Pb) R* en la diluant avec une solution d'*acide nitrique exempt de cadmium et de plomb R* à 3,5 pour cent *V/V*.

Mesurez l'absorbance à 283,3 nm en utilisant une lampe à cathode creuse au plomb comme source de radiation et une flamme air-acétylène. En fonction de l'appareil utilisé, la raie à 217,0 nm peut être utilisée.

Le stéarate de zinc ne contient pas plus de 25 ppm de Pb.

DOSAGE

Chauffez à ébullition 1,000 g de stéarate de zinc avec 50 ml d'*acide acétique dilué R* pendant 10 min au moins ou jusqu'à limpidité de la couche des acides gras. Rétablissez le volume initial si nécessaire en complétant avec de l'*eau R*. Refroidissez et filtrez. Lavez le filtre et la fiole à l'*eau R* jusqu'à ce que l'eau de lavage ne soit plus acide au *papier tournesol bleu R*. Réunissez le filtrat et les eaux de lavage. Effectuez le dosage du zinc par complexométrie (*2.5.11*).

1 ml d'*édétate de sodium 0,1 M* correspond à 6,54 mg de Zn.

01/2002:0111

ZINC (SULFATE DE)

Zinci sulfas

$ZnSO_4,7H_2O$ M_r 287,5

DÉFINITION

Le sulfate de zinc contient au minimum 99,0 pour cent et au maximum l'équivalent de 104,0 pour cent de $ZnSO_4,7H_2O$.

CARACTÈRES

Poudre cristalline blanche ou cristaux transparents, incolores, efflorescents, très solubles dans l'eau, pratiquement insolubles dans l'alcool.

IDENTIFICATION

A. La solution S (voir Essai) donne les réactions des sulfates (*2.3.1*).

B. La solution S donne la réaction du zinc (*2.3.1*).

ESSAI

Solution S. Dissolvez 2,5 g de sulfate de zinc dans de l'*eau exempte de dioxyde de carbone R* et complétez à 50 ml avec le même solvant.

Aspect de la solution. La solution S est limpide (*2.2.1*) et incolore (*2.2.2, Procédé II*).

Détermination du pH (*2.2.3*). Le pH de la solution S est de 4,4 à 5,6.

Chlorures (*2.4.4*). Prélevez 3,3 ml de solution S et complétez à 15 ml avec de l'*eau R*. La solution satisfait à l'essai limite des chlorures (300 ppm).

Fer (*2.4.9*). Prélevez 2 ml de solution S et complétez à 10 ml avec de l'*eau R*. La solution satisfait à l'essai limite du fer (100 ppm). Utilisez dans cet essai 0,5 ml d'*acide thioglycolique R*.

DOSAGE

Dissolvez 0,500 g de sulfate de zinc dans 5 ml d'*acide acétique dilué R*. Effectuez le dosage du zinc par complexométrie (*2.5.11*).

1 ml d'*édétate de sodium 0,1 M* correspond à 28,75 mg de $ZnSO_4,7H_2O$.

CONSERVATION

En récipient non métallique.

01/2002:0539

ZINC (UNDÉCYLÉNATE DE)

Zinci undecylenas

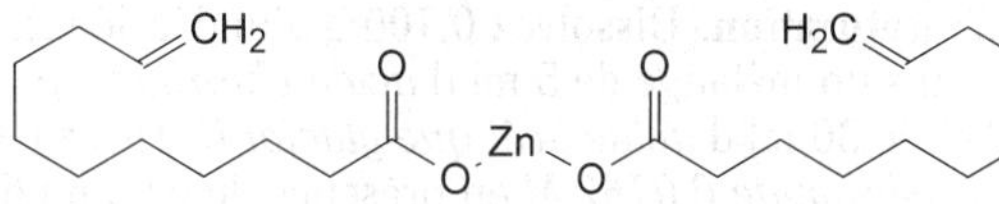

$C_{22}H_{38}O_4Zn$ M_r 431,9

DÉFINITION

L'undécylénate de zinc contient au minimum 98,0 pour cent et au maximum l'équivalent de 102,0 pour cent de di(undéc-10-énoate) de zinc, calculé par rapport à la substance desséchée.

CARACTÈRES

Poudre fine blanche ou sensiblement blanche, pratiquement insoluble dans l'eau, dans l'alcool et dans l'éther.

L'undécylénate de zinc fond de 116 °C à 121 °C en laissant éventuellement un léger résidu.

IDENTIFICATION

A. Agitez un mélange de 2,5 g d'undécylénate de zinc, de 10 ml d'*eau R* et de 10 ml d'*acide sulfurique dilué R* avec 2 fois 10 ml d'*éther R*. Réservez la couche aqueuse pour l'identification C. Réunissez les couches éthérées et lavez-les à l'*eau R*, puis évaporez-les à siccité. Au résidu, ajoutez 2 ml d'*aniline R* récemment distillée et chauffez à reflux pendant 10 min. Laissez refroidir et ajoutez 30 ml d'*éther R*. Agitez la solution avec 3 fois 20 ml d'*acide chlorhydrique dilué R*, puis avec 20 ml d'*eau R*. Evaporez la couche organique au bain-marie à siccité. Faites cristalliser le résidu à 2 reprises dans l'*alcool à 70 pour cent V/V R* et séchez les cristaux sous vide pendant 3 h. Le point de fusion (*2.2.14*) est de 66 °C à 68 °C.

B. Dissolvez 0,1 g d'undécylénate de zinc dans un mélange de 2 ml d'*acide sulfurique dilué R* et de 5 ml d'*acide acétique glacial R*. Ajoutez, goutte à goutte, 0,25 ml de *solution de permanganate de potassium R*. La solution de permanganate de potassium se décolore.

C. Le mélange de 1 ml de la couche aqueuse obtenue dans l'identification A et de 4 ml d'*eau R* donne la réaction du zinc (*2.3.1*).

ESSAI

Alcalinité. Mélangez 1,0 g d'undécylénate de zinc, 5 ml d'*alcool R* et 0,5 ml de *solution de rouge de phénol R*. Ajoutez 50 ml d'*eau exempte de dioxyde de carbone R*. Immédiatement après, le mélange ne présente pas de coloration rougeâtre.

Métaux alcalins et alcalino-terreux. Chauffez à ébullition 1,0 g d'undécylénate de zinc, 25 ml d'*eau R* et 5 ml d'*acide chlorhydrique R*, puis filtrez à chaud. Lavez le filtre et le résidu avec 25 ml d'*eau R* chaude. Réunissez le filtrat et l'eau de lavage et ajoutez de l'*ammoniaque concentrée R* jusqu'à réaction alcaline. Ajoutez 7,5 ml de *solution de thioacétamide R* et chauffez au bain-marie pendant 30 min. Filtrez le précipité et lavez-le avec 2 fois 10 ml d'*eau R*. Réunissez le filtrat et les eaux de lavage. Evaporez au bain-marie à siccité et calcinez le résidu. Sa masse n'est pas supérieure à 20 mg (2 pour cent).

Sulfates (*2.4.13*). Chauffez à ébullition 0,1 g d'undécylénate de zinc dans un mélange de 2 ml d'*acide chlorhydrique dilué R* et de 10 ml d'*eau distillée R*. Refroidissez, filtrez et complétez à 15 ml avec de l'*eau distillée R*. La solution satisfait à l'essai limite des sulfates (500 ppm). Préparez le témoin avec un mélange de 5 ml de *solution à 10 ppm de sulfate (SO_4) R* et de 10 ml d'*eau distillée R*.

Perte à la dessiccation (*2.2.32*). Déterminée à l'étuve à 100-105 °C sur 0,500 g d'undécylénate de zinc, la perte à la dessiccation n'est pas supérieure à 1,5 pour cent.

Degré d'insaturation. Dissolvez 0,100 g d'undécylénate de zinc dans un mélange de 5 ml d'*acide chlorhydrique dilué R* et de 30 ml d'*acide acétique glacial R*. Titrez par le *bromure-bromate 0,0167 M* en présence de 0,05 ml de *solution de carmin d'indigo R1* ajouté en fin de titrage, jusqu'à virage du bleu au jaune. Le titrage nécessite au moins 9,1 ml et au plus 9,4 ml de *bromure-bromate 0,0167 M*. Effectuez un titrage à blanc.

DOSAGE

Chauffez à ébullition 0,350 g d'undécylénate de zinc dans 25 ml d'*acide acétique dilué R*. Effectuez le dosage du zinc par complexométrie (*2.5.11*).

1 ml d'*édétate de sodium 0,1 M* correspond à 43,19 mg de $C_{22}H_{38}O_4Zn$.

CONSERVATION

A l'abri de la lumière.

01/2002:1280

ZOLPIDEM (TARTRATE DE)

Zolpidemi tartras

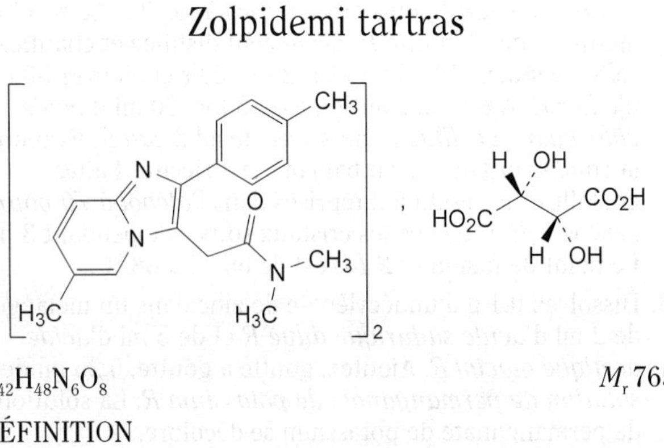

$C_{42}H_{48}N_6O_8$ M_r 765

DÉFINITION

Le tartrate de zolpidem contient au minimum 98,5 pour cent et au maximum l'équivalent de 101,0 pour cent de (2*R*,3*R*)-2,3-dihydroxybutanedioate de bis[*N*,*N*-diméthyl-2-[6-méthyl-2-(4-méthylphényl)imidazo[1,2-*a*]pyridin-3-yl]acétamide], calculé par rapport à la substance anhydre.

CARACTÈRES

Poudre cristalline, blanche ou sensiblement blanche, hygroscopique, peu soluble dans l'eau, assez soluble dans le méthanol, pratiquement insoluble dans le chlorure de méthylène.

IDENTIFICATION

Première identification : A, C.

Seconde identification : B, C.

A. Dissolvez 0,10 g de tartrate de zolpidem dans 10 ml d'*acide chlorhydrique 0,1 M*. Ajoutez 10 ml d'*eau R* et, en agitant, versez goutte à goutte 1 ml d'*ammoniaque diluée R2*. Filtrez et recueillez le précipité formé. Lavez-le à l'*eau R*, puis séchez à 100-105 °C pendant 2 h (précipité à examiner). Effectuez les mêmes opérations avec le *tartrate de zolpidem SCR* (précipité témoin). Examinez les précipités par spectrophotométrie d'absorption dans l'infrarouge (*2.2.24*) et comparez les spectres obtenus. Examinez les précipités sous forme de pastilles.

B. Opérez par chromatographie sur couche mince (*2.2.27*) en utilisant une*plaque au gel de silice F_{254} pour CCM R*.

   Solution à examiner. Dissolvez 50 mg de tartrate de zolpidem dans 5 ml de *méthanol R*. Ajoutez 0,1 ml de *diéthylamine R* et complétez à 10 ml avec du *méthanol R*.

   Solution témoin (a). Dissolvez 50 mg de *tartrate de zolpidem SCR* dans 5 ml de *méthanol R*. Ajoutez 0,1 ml de *diéthylamine R* et complétez à 10 ml avec du *méthanol R*.

   Solution témoin (b). Dissolvez 50 mg de *flunitrazépam SCR* dans 5 ml de *chlorure de méthylène R* et complétez à 10 ml avec le même solvant. Mélangez 1 ml de cette solution avec 1 ml de solution témoin (a).

   Déposez sur la plaque 5 µl de chaque solution. Développez sur un parcours de 12 cm avec un mélange de 10 volumes de *diéthylamine R*, de 45 volumes d'*acétate d'éthyle R* et de 45 volumes de *cyclohexane R*. Laissez sécher la plaque à l'air. Examinez en lumière ultraviolette à 254 nm. La tache principale du chromatogramme obtenu avec la solution à examiner est semblable quant à sa position et ses dimensions à la tache principale du chromatogramme obtenu avec la solution témoin (a). L'identification n'est valable que si le chromatogramme obtenu avec la solution témoin (b) présente 2 taches nettement séparées.

C. Dissolvez en chauffant légèrement 0,1 g environ de tartrate de zolpidem dans 1 ml de *méthanol R*. 0,1 ml de cette solution donne la réaction (b) des tartrates (*2.3.1*).

ESSAI

Aspect de la solution. *Préparez les solutions à l'abri de la lumière et effectuez l'essai aussi rapidement que possible.* Triturez 0,25 g de tartrate de zolpidem avec 0,125 g d'*acide tartrique R*. Dissolvez le mélange dans 10 ml d'*eau R* et complétez à 25 ml avec le même solvant. La solution est limpide (*2.2.1*) et n'est pas plus fortement colorée que la solution témoin J_6 ou JB_6 (*2.2.2, Procédé II*).

Substances apparentées. Opérez par chromatographie liquide (*2.2.29*).

Solution à examiner. Dissolvez 25,0 mg de tartrate de zolpidem dans la phase mobile et complétez à 50,0 ml avec la phase mobile.

Solution témoin (a). Dissolvez 5 mg d'*impureté A de zolpidem SCR* dans la phase mobile et complétez à 50 ml avec la phase mobile.

Solution témoin (b). Dissolvez 5 mg de tartrate de zolpidem dans la phase mobile et complétez à 50 ml avec la phase mobile. A 10 ml de solution, ajoutez 10 ml de solution témoin (a).

Solution témoin (c). Prélevez 2,0 ml de solution à examiner et complétez à 100,0 ml avec la phase mobile. Prélevez 1,0 ml de solution et complétez à 10,0 ml avec la phase mobile.

La chromatographie peut être réalisée en utilisant :

– une colonne d'acier inoxydable d'une longueur de 0,15 m et d'un diamètre intérieur de 3,9 mm, remplie de *gel de silice octadécylsilylé pour chromatographie R* (4 µm),

– comme phase mobile, à un débit de 1,5 ml/min, un mélange de 18 volumes d'*acétonitrile R*, de 23 volumes de *méthanol R* et de 59 volumes d'une solution d'*acide phosphorique R* à 5,6 g/l ajustée à pH 5,5 avec de la *triéthylamine R*,

– comme détecteur, un spectrophotomètre réglé à 254 nm.

Injectez 20 µl de solution témoin (b). Ajustez la sensibilité du système de façon que la hauteur du pic correspondant à l'impureté A de zolpidem représente 50 pour cent au minimum de l'échelle totale de l'enregistreur. L'essai n'est valable que si la résolution entre les pics correspondant respectivement à l'impureté A de zolpidemet au tartrate de zolpidem n'est pas inférieure à 2,0.

Injectez 20 µl de solution à examiner et 20 µl de solution témoin (c). S'il apparaît d'autres pics que le pic principal dans le chromatogramme obtenu avec la solution à examiner, la somme de leur surface n'est pas supérieure à la surface du pic principal du chromatogramme obtenu avec la solution témoin (c) (0,2 pour cent). Ne tenez pas compte des pics dont la surface est inférieure à 0,1 fois la surface du pic principal du chromatogramme obtenu avec la solution témoin (c) ni du pic correspondant à l'acide tartrique (temps de rétention relatif de 0,16 par rapport au zolpidem).

Teneur en eau (*2.5.12*). Déterminée par semi-microdosage sur 0,50 g de tartrate de zolpidem, la teneur en eau n'est pas supérieure à 3,0 pour cent.

Cendres sulfuriques (*2.4.14*). Déterminé sur 1,0 g de tartrate de zolpidem, le taux des cendres sulfuriques n'est pas supérieur à 0,1 pour cent.

DOSAGE

Dissolvez 0,300 g de tartrate de zolpidem dans un mélange de 20 ml d'*acide acétique anhydre R* et de 20 ml d'*anhydride acétique R*. Titrez par l'*acide perchlorique 0,1 M*. Déterminez le point de fin de titrage par potentiométrie (*2.2.20*). Effectuez un titrage à blanc.

1 ml d'*acide perchlorique 0,1 M* correspond à 38,24 mg de $C_{42}H_{48}N_6O_8$.

CONSERVATION

En récipient étanche, à l'abri de la lumière.

IMPURETÉS

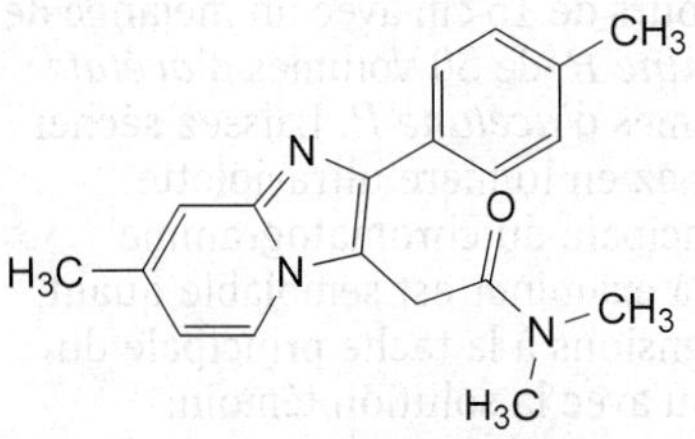

A. *N,N*-diméthyl-2-[7-méthyl-2-(4-méthylphényl)imidazo[1,2-*a*]pyridin-3-yl]acétamide.

01/2002:1060

ZOPICLONE

Zopiclonum

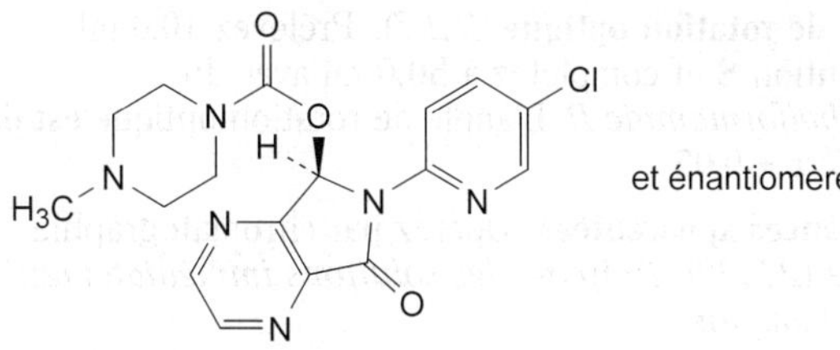

$C_{17}H_{17}ClN_6O_3$ M_r 388,8

DÉFINITION

La zopiclone contient au minimum 98,5 pour cent et au maximum l'équivalent de 100,5 pour cent de 4-méthylpipérazine-1-carboxylate de (5*RS*)-6-(5-chloropyridin-2-yl)-7-oxo-6,7-dihydro-5*H*-pyrrolo[3,4-*b*]pyrazin-5-yle, calculé par rapport à la substance exempte de solvants.

CARACTÈRES

Poudre blanche à faiblement jaunâtre, pratiquement insoluble dans l'eau, facilement soluble dans le chlorure de méthylène, assez soluble dans l'acétone, pratiquement insoluble dans l'alcool. La zopiclone se dissout dans les acides minéraux dilués.

La zopiclone fond en se décomposant vers 177 °C.

IDENTIFICATION

Première identification : B.

Seconde identification : A, C.

A. Dissolvez 50,0 mg de zopiclone dans une solution d'*acide chlorhydrique R* à 3,5 g/l et complétez à 100,0 ml avec le même solvant. Prélevez 2,0 ml de solution et complétez à 100,0 ml avec une solution d'*acide chlorhydrique R* à 3,5 g/l. Examinée de 220 nm à 350 nm (*2.2.25*), la solution présente un maximum d'absorption à 303 nm. L'absorbance spécifique au maximum est de 340 à 380.

B. Examinez la zopiclone par spectrophotométrie d'absorption dans l'infrarouge (*2.2.24*), en comparant avec le spectre obtenu avec la *zopiclone SCR*. Examinez les substances sous forme de pastilles.

C. Opérez par chromatographie sur couche mince (*2.2.27*) en utilisant une plaque recouverte de *gel de silice GF_{254} R*.
Solution à examiner. Dissolvez 10 mg de zopiclone dans du *chlorure de méthylène R* et complétez à 10 ml avec le même solvant.
Solution témoin. Dissolvez 10 mg de *zopiclone SCR* dans du *chlorure de méthylène R* et complétez à 10 ml avec le même solvant.

Déposez sur la plaque 10 µl de chaque solution. Développez sur un parcours de 15 cm avec un mélange de 2 volumes de *triéthylamine R*, de 50 volumes d'*acétate d'éthyle R* et de 50 volumes d'*acétone R*. Laissez sécher la plaque à l'air. Examinez en lumière ultraviolette à 254 nm. La tache principale du chromatogramme obtenu avec la solution à examiner est semblable quant à sa position et ses dimensions à la tache principale du chromatogramme obtenu avec la solution témoin.

ESSAI

Solution S. Dissolvez 1,0 g de zopiclone dans du *diméthylformamide R* et complétez à 20,0 ml avec le même solvant.

Aspect de la solution. La solution S n'est pas plus fortement opalescente que la suspension témoin II (*2.2.1*) et n'est pas plus fortement colorée que la solution de degré 5 de la gamme des solutions témoins présentant la coloration la plus appropriée (*2.2.2, Procédé II*).

Angle de rotation optique (*2.2.7*). Prélevez 10,0 ml de solution S et complétez à 50,0 ml avec du *diméthylformamide R*. L'angle de rotation optique est de – 0,05° à + 0,05°.

Substances apparentées. Opérez par chromatographie liquide (*2.2.29*). *Préparez les solutions immédiatement avant l'emploi.*

Solution à examiner. Dissolvez 40,0 mg de zopiclone dans la phase mobile et complétez à 10,0 ml avec la phase mobile.

Solution témoin (a). Prélevez 3,0 ml de solution à examiner et complétez à 100,0 ml avec la phase mobile. Prélevez 1,0 ml de solution et complétez à 10,0 ml avec la phase mobile.

Solution témoin (b). Prélevez 1,0 ml de solution à examiner et complétez à 100,0 ml avec la phase mobile. Prélevez 1,0 ml de solution et complétez à 10,0 ml avec la phase mobile.

Solution témoin (c). Dissolvez 10,0 mg d'*oxyde de zopiclone SCR* dans la phase mobile et complétez à 25,0 ml avec la phase mobile. A 10,0 ml de solution, ajoutez 1,0 ml de solution à examiner et complétez à 100,0 ml avec la phase mobile.

La chromatographie peut être réalisée en utilisant :

- une colonne d'acier inoxydable d'une longueur de 0,25 m et d'un diamètre intérieur de 4,6 mm, remplie de *gel de silice octadécylsilylé pour chromatographie R* (5 µm),
- comme phase mobile, à un débit de 1,5 ml/min, un mélange de 38 volumes d'*acétonitrile R* et de 62 volumes d'une solution contenant 8,1 g/l de *laurilsulfate de sodium R* et 1,6 g/l de *phosphate monosodique R* ajustée à pH 3,5 avec une solution d'*acide phosphorique R* à 10 pour cent *V/V*,
- comme détecteur, un spectrophotomètre réglé à 303 nm,

en maintenant la température de la colonne à 30 °C.

Injectez 20 µl de solution témoin (c). Ajustez la sensibilité du système de façon que la hauteur des 2 pics principaux du chromatogramme obtenu représente au moins 30 pour cent de l'échelle totale de l'enregistreur. Lorsque les chromatogrammes sont enregistrés dans les conditions prescrites, le temps de rétention de la zopiclone est de 27 min à 31 min. Si nécessaire, ajustez la concentration en acétonitrile dans la phase mobile (en augmentant la concentration pour diminuer le temps de rétention ou en réduisant celle-ci pour augmenter le temps de rétention). L'essai n'est valable que si, dans le chromatogramme obtenu avec la solution témoin (c), la résolution entre les pics correspondant respectivement à l'oxyde de zopiclone et à la zopiclone n'est pas inférieure à 3,0. Si la résolution prescrite n'est pas obtenue, ajustez la phase mobile à pH 4,0 avec une solution d'*acide phosphorique R* à 10 pour cent *V/V*.

Injectez 20 µl de solution à examiner, 20 µl de solution témoin (a) et 20 µl de solution témoin (b). Continuez la chromatographie pendant 1,5 fois le temps de rétention de la zopiclone. S'il apparaît d'autres pics que le pic principal dans le chromatogramme obtenu avec la solution à examiner, la surface d'aucun d'entre eux n'est supérieure à celle du pic principal du chromatogramme obtenu avec la solution témoin (a) (0,3 pour cent) et 2 de ces pics au plus peuvent présenter une surface supérieure à celle du pic principal du chromatogramme obtenu avec la solution témoin (b) (0,1 pour cent).

2-Propanol. Opérez par chromatographie en phase gazeuse (*2.2.28*) en utilisant l'*éthanol R1* comme étalon interne.

Solution d'étalon interne. Diluez 5 ml d'*éthanol R1* dans du *chlorure d'éthylène R* et complétez à 100 ml avec le même solvant. Prélevez 1 ml de solution et complétez à 10 ml avec du *chlorure d'éthylène R*.

Solution à examiner. Dissolvez 0,25 g de zopiclone dans du *chlorure d'éthylène R*, ajoutez 0,5 ml de solution d'étalon interne et complétez à 5,0 ml avec du *chlorure d'éthylène R*.

Solution témoin. Diluez 4,5 ml de *2-propanol R* dans du *chlorure d'éthylène R* et complétez à 100,0 ml avec le même solvant. Prélevez 1,0 ml de solution, ajoutez 10,0 ml de solution d'étalon interne et complétez à 100,0 ml avec du *chlorure d'éthylène R*.

La chromatographie peut être réalisée en utilisant :

- une colonne de silice fondue, d'une longueur de 10 m et d'un diamètre intérieur voisin de 0,53 mm, dont la paroi est recouverte d'un film de *copolymère styrène-divinylbenzène R* d'une épaisseur de 20 µm,
- comme gaz vecteur, de l'*hélium pour chromatographie R*, à un débit de 4 ml/min,
- un détecteur à ionisation de flamme,

en utilisant la programmation de température suivante :

	Intervalle (min)	Température (°C)	Vitesse (°C/min)	Commentaire
Colonne	0 - 5	50		isotherme
	5 - 10	50 → 70	4	gradient linéaire
	10 - 14	70		isotherme
	14 - 20,5	70 → 200	20	gradient linéaire
	20,5 - 27,5	200		isotherme
Chambre à injection		150		
Détecteur		250		

Injectez 1 µl de solution à examiner et 1 µl de la solution témoin. Calculez la teneur pour cent *m/m* en 2-propanol en prenant 0,785 g/ml comme masse volumique à 20 °C.

La zopiclone ne contient pas plus de 0,7 pour cent *m/m* de 2-propanol.

Métaux lourds (*2.4.8*). 1,0 g de zopiclone satisfait à l'essai limite C des métaux lourds (20 ppm). Préparez le témoin avec 2 ml de *solution à 10 ppm de plomb (Pb) R*.

Cendres sulfuriques (*2.4.14*). Déterminé sur 1,0 g de zopiclone, le taux des cendres sulfuriques n'est pas supérieur à 0,1 pour cent.

DOSAGE

Dissolvez 0,300 g de zopiclone dans un mélange de 10 ml d'*acide acétique anhydre R* et de 40 ml d'*anhydride acétique R*. Titrez par l'*acide perchlorique 0,1 M*. Déterminez le point de fin de titrage par potentiométrie (*2.2.20*).

1 ml d'*acide perchlorique 0,1 M* correspond à 38,88 mg de $C_{17}H_{17}ClN_6O_3$.

CONSERVATION

A l'abri de la lumière.

IMPURETÉS

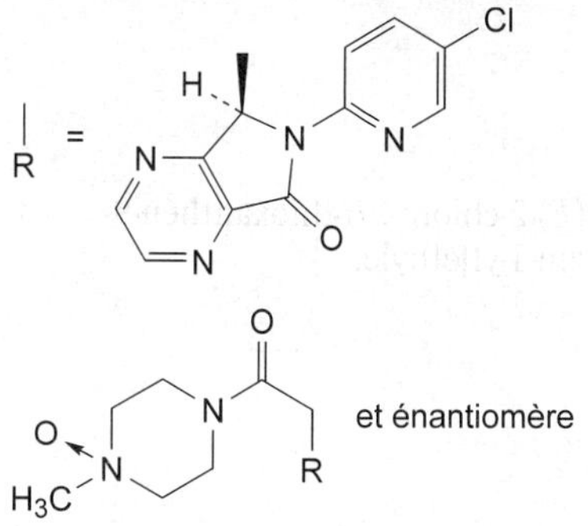

A. 4-oxyde de 4-méthylpipérazine-1-carboxylate de (5*RS*)-6-(5-chloropyridin-2-yl)-7-oxo-6,7-dihydro-5*H*-pyrrolo[3,4-*b*]pyrazin-5-yle (oxyde de zopiclone),

B. R-OH et énantiomère : (7*RS*)-6-(5-chloropyridin-2-yl)-7-hydroxy-6,7-dihydro-5*H*-pyrrolo[3,4-*b*]pyrazin-5-one,

C. R-H : 6-(5-chloropyridin-2-yl)-6,7-dihydro-5*H*-pyrrolo[3,4-*b*]pyrazin-5-one.

01/2002:1707

ZUCLOPENTHIXOL (DÉCANOATE DE)

Zuclopenthixoli decanoas

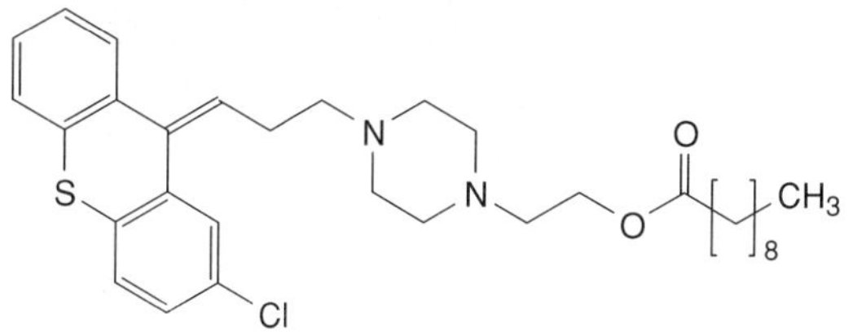

$C_{32}H_{43}ClN_2O_2S$ M_r 555,2

DÉFINITION

Décanoate de 2-[4-[3-[(*Z*)-2-chloro-9*H*-thioxanthén-9-ylidène]propyl]pipérazin-1-yl]éthyle.

Teneur : 98,0 pour cent à 102,0 pour cent (substance desséchée).

CARACTÈRES

Aspect : liquide huileux, visqueux, jaune.

Solubilité : très peu soluble dans l'eau, très soluble dans l'alcool et dans le chlorure de méthylène.

IDENTIFICATION

Spectrophotométrie d'absorption dans l'infrarouge (*2.2.24*).

Comparaison : *spectre de référence du décanoate de zuclopenthixol de la Ph. Eur.*

ESSAI

Aspect de la solution. La solution est limpide (*2.2.1*).

Dissolvez 1,0 g de décanoate de zuclopenthixol dans de l'*alcool R*, en utilisant un bain à ultrasons, et complétez à 20,0 ml avec le même solvant.

Substances apparentées. Chromatographie sur couche mince (*2.2.27*). *Effectuez l'essai à l'abri de la lumière et préparez les solutions immédiatement avant l'emploi.*

Solution à examiner. Dissolvez 0,250 g de décanoate de zuclopenthixol dans de l'*alcool R*, en utilisant un bain à ultrasons, et complétez à 100,0 ml avec le même solvant.

Solution témoin (a). Prélevez 1,0 ml de solution à examiner et complétez à 100,0 ml avec de l'*alcool R*. Prélevez 1,0 ml de cette solution et complétez à 10,0 ml avec de l'*alcool R*.

Solution témoin (b). Prélevez 5,0 ml de solution témoin (a) et complétez à 10,0 ml avec de l'*alcool R*.

Solution témoin (c). Dissolvez 5,0 mg d'*impureté B de zuclopenthixol SCR* dans de l'*alcool R* et complétez à 100,0 ml avec le même solvant. Prélevez 10,0 ml de solution et complétez à 100,0 ml avec de l'*alcool R*.

Solution témoin (d). Dissolvez 5,0 mg d'*impureté C de zuclopenthixol SCR* dans de l'*alcool R* et complétez à 100,0 ml avec le même solvant. Prélevez 2,5 ml de solution et complétez à 20,0 ml avec de l'*alcool R*.

Solution témoin (e). Dissolvez 5,0 mg d'*impureté B de zuclopenthixol SCR* et 20,0 mg de décanoate de zuclopenthixol dans de l'*alcool R* et complétez à 100,0 ml avec le même solvant.

Plaque : *plaque au gel de silice pour CCM R.*

Phase mobile : *diéthylamine R, propanol R, cyclohexane R* (3:10:90 *V/V/V*).

Dépôt : 4 µl.

Développement : horizontalement, sur les 2/3 de la plaque.

Séchage : à l'air.

Détection : pulvérisez une solution alcoolique extemporanée d'*acide sulfurique R* à 14 pour cent *V/V* ; chauffez la plaque à 110 °C pendant 5 min et examinez en lumière ultraviolette à 365 nm.

Conformité du système : le chromatogramme obtenu avec la solution témoin (e) présente 2 taches nettement séparées.

Limites :

- *impureté B* : s'il apparaît une tache due à l'impureté B, elle n'est pas plus intense que la tache du chromatogramme obtenu avec la solution témoin (c) (0,2 pour cent),
- *impureté C* : s'il apparaît une tache due à l'impureté C, elle n'est pas plus intense que la tache du chromatogramme obtenu avec la solution témoin (d) (0,25 pour cent),
- *toute autre impureté* : s'il apparaît d'autres taches que la tache principale et les taches dues à l'impureté B ou à l'impureté C, aucune d'entre elles n'est plus intense que la tache du chromatogramme obtenu avec la solution témoin (a) (0,1 pour cent) et 3 d'entre elles au plus peuvent être plus intenses que la tache du chromatogramme obtenu avec la solution témoin (b) (0,05 pour cent).

Impureté A. Chromatographie liquide (*2.2.29*). *Effectuez l'essai à l'abri de la lumière et préparez les solutions immédiatement avant l'emploi.*

Solution à examiner. Dissolvez 40,0 mg de décanoate de zuclopenthixol dans de l'*alcool R* et complétez à 100,0 ml avec le même solvant.

Solution témoin. Dissolvez une quantité d'*impureté A de zuclopenthixol SCR* équivalant à 5,0 mg d'impureté A dans de l'*alcool R* et complétez à 100,0 ml avec le même solvant. A 5,0 ml de solution, ajoutez 0,6 ml de solution à examiner et complétez à 50,0 ml avec de l'*alcool R*.

Colonne :

Monographies Q - Z

- *dimensions* : *l* = 0,15 m, Ø = 4,6 mm,
- *phase stationnaire* : *gel de silice octadécylsilylé pour chromatographie R* (5 µm),
- *température* : 40 °C.

Phase mobile : mélangez 25 volumes d'une solution de *docusate de sodium R* à 8,9 g/l et 75 volumes d'*alcool R* ; ajoutez 0,1 pour cent *V/V* d'*acide phosphorique R*.

Débit : 1 ml/min.

Détection : spectrophotomètre à 230 nm.

Equilibrage : au moins 1 h avec la phase mobile.

Injection : 20 µl.

Conformité du système : solution témoin :

- *résolution* : au minimum 1,5 entre les pics dus au décanoate de zuclopenthixol (premier pic) et à l'impureté A (deuxième pic).

Limite :

- *impureté A* : au maximum la surface du pic correspondant dans le chromatogramme obtenu avec la solution témoin (1,25 pour cent).

Métaux lourds (*2.4.8*) : au maximum 20 ppm.

1,0 g de décanoate de zuclopenthixol satisfait à l'essai limite C. Préparez le témoin avec 2 ml de *solution à 10 ppm de plomb (Pb) R*.

Perte à la dessiccation (*2.2.32*) : au maximum 0,5 pour cent, déterminé à l'étuve à 60 °C sous une pression ne dépassant pas 0,7 kPa pendant 3 h sur 1,000 g de décanoate de zuclopenthixol.

Cendres sulfuriques (*2.4.14*) : au maximum 0,1 pour cent, déterminé sur 1,0 g de décanoate de zuclopenthixol.

DOSAGE

Dissolvez 0,250 g de décanoate de zuclopenthixol dans 50 ml d'*acide acétique anhydre R*. Titrez par l'*acide perchlorique 0,1 M*. Déterminez le point de fin de titrage par potentiométrie (*2.2.20*).

1 ml d'*acide perchlorique 0,1 M* correspond à 27,76 mg de $C_{32}H_{43}ClN_2O_2S$.

CONSERVATION

En récipient étanche, sous gaz inerte, à l'abri de la lumière et à une température ne dépassant pas − 20 °C.

IMPURETÉS

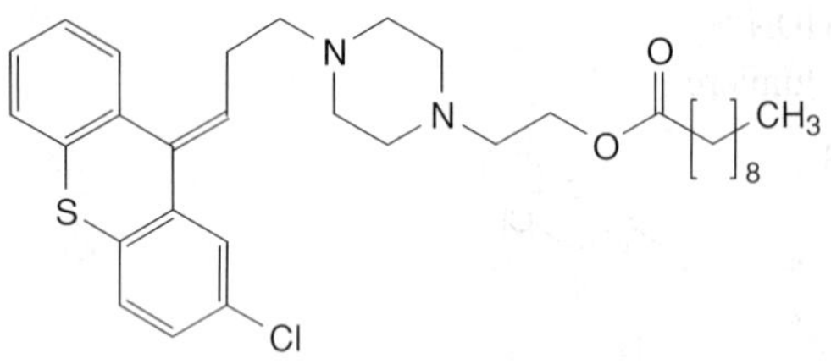

A. décanoate de 2-[4-[3-[(*E*)-2-chloro-9*H*-thioxanthén-9-ylidène]propyl]pipérazin-1-yl]éthyle,

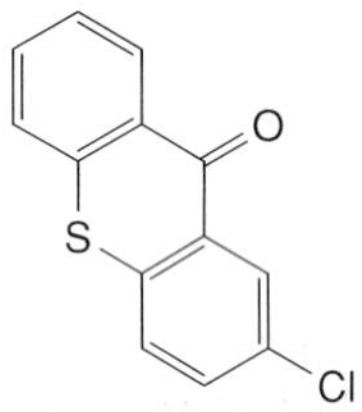

B. 2-chloro-9*H*-thioxanthén-9-one,

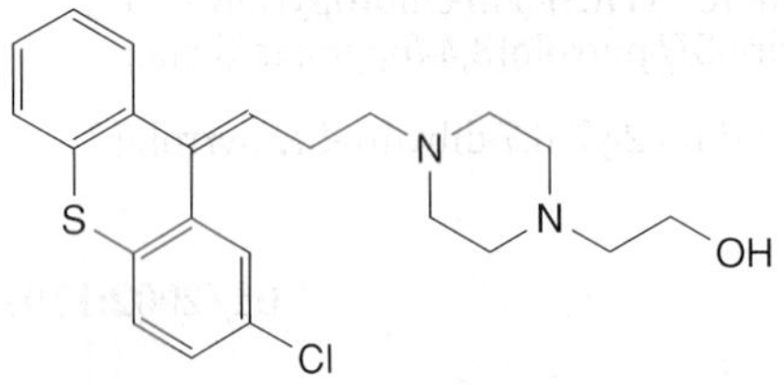

C. 2-[4-[3-[(*Z*)-2-chloro-9*H*-thioxanthén-9-ylidène]propyl]pipérazin-1-yl]éthanol.

Monographies Q - Z

VACCINS POUR USAGE HUMAIN

01/2002:0537

VACCIN AMARIL VIVANT

Vaccinum febris flavae vivum

DÉFINITION

Le vaccin amaril vivant est une préparation cryodesséchée de la souche 17D du virus amaril (virus de la fièvre jaune), cultivée dans l'œuf de poule embryonné. Le vaccin, reconstitué immédiatement avant l'emploi d'après les indications de l'étiquette, se présente sous la forme d'un liquide limpide.

PRODUCTION

La production du vaccin est basée sur un système de lot de semence virale dont il a été démontré qu'il donne de façon constante un vaccin amaril vivant de pouvoir immunogène et d'innocuité acceptables pour l'homme.

Le procédé de production fait l'objet d'une validation permettant de démontrer que le produit satisferait, s'il lui était appliqué, à l'essai de toxicité anormale des immunosérums et vaccins pour usage humain (*2.6.9*), modifié comme suit pour l'essai chez le cobaye : injectez 10 doses humaines par cobaye et observez les animaux pendant 21 jours.

Préparation de référence. Dans l'essai de neurotropisme, un lot de vaccin reconnu pour avoir des propriétés satisfaisantes chez l'homme est utilisé comme préparation de référence.

SUBSTRAT POUR LA MULTIPLICATION DU VIRUS

Le virus du lot de semence primaire et du lot de semence de travail, ainsi que pour tous les lots de vaccin, est obtenu par culture dans des tissus d'embryons de poulet provenant d'un élevage de poulets exempts de microorganismes pathogènes spécifiés (*5.2.2*).

LOT DE SEMENCE

La souche 17D est identifiée par des données historiques y compris des informations sur son origine et sa manipulation ultérieure. Les lots de semence de virus sont préparés en grandes quantités et conservés à une température inférieure à – 60 °C. Les lots de semence primaire et de travail ne contiennent aucune protéine humaine, ni sérum ajouté.

Sauf exception justifiée et autorisée, le virus dans le vaccin final est à un niveau de passage entre 204 et 239 à partir de l'isolat d'origine de la souche 17D. Le lot de semence de travail est séparé du lot de semence primaire par un seul passage. Le lot de semence de travail est utilisé sans passage intermédiaire pour inoculer les tissus utilisés dans la production d'un lot de vaccin afin d'assurer que le vaccin ne contienne pas de virus ayant subi plus d'un passage à partir d'un lot de semence qui a satisfait à tous les essais d'innocuité.

Seul un lot de semence qui satisfait aux essais ci-après peut être utilisé pour la multiplication.

Identification. L'identité virale des lots de semence primaire et de travail est vérifiée par un essai de séroneutralisation en culture cellulaire, effectué à l'aide d'anticorps spécifiques.

Agents étrangers (*2.6.16*). Chaque lot de semence de travail satisfait aux essais suivants :

Stérilité bactérienne et fongique

Mycoplasmes

Mycobactéries

Virus aviaires

Essai chez la souris adulte (inoculation intrapéritonéale seulement)

Essai chez le cobaye

Epreuves sur le singe. Les lots de semence primaire et de travail satisfont aux épreuves suivantes de virémie (viscérotropisme), de pouvoir immunogène et de neurotropisme chez le singe.

Des singes du genre *Macaca* réceptifs au virus amaril sont utilisés. Il doit être démontré que, au moment de l'injection du virus de semence, ils sont non-immuns contre la fièvre jaune ; ils doivent être en bonne santé et ne doivent pas avoir reçu antérieurement d'inoculation intracérébrale ou intrarachidienne. En outre, ils ne doivent pas avoir reçu, par d'autres voies, d'inoculation de virus neurotropes ou d'antigènes apparentés au virus amaril. 10 singes au moins seront utilisés pour chaque épreuve.

Utilisez pour l'épreuve une dose de 0,25 ml contenant l'équivalent de 5000 DL_{50} souris au moins et de 50 000 DL_{50} souris au plus, déterminé par un titrage en virus infectieux et à l'aide de la relation établie entre la concentration en virus et la DL_{50} souris (voir sous Concentration en virus). Injectez la dose d'épreuve, sous anesthésie, dans un lobe frontal de chaque singe et maintenez les animaux en observation pendant 30 jours au moins.

Virémie (Viscérotropisme). Le viscérotropisme se traduit par la quantité de virus dans le sérum. Prélevez du sang sur chacun des singes d'épreuve, les 2e, 4e et 6e jours après l'inoculation et préparez du sérum à partir de chaque échantillon. Préparez des dilutions aux 1/10, 1/100 et 1/1000 et inoculez chaque dilution à un groupe d'au moins 6 récipients de cultures cellulaires utilisées pour la détermination de la concentration en virus. Le lot de semence satisfait à l'essai si la quantité de virus dans 0,03 ml de sérum ne dépasse en aucun cas l'équivalent de 500 DL_{50} souris et si dans un seul cas au plus, elle dépasse 100 DL_{50} souris.

Pouvoir immunogène. Prélevez du sang sur chacun des singes 30 jours après l'inoculation de la dose d'épreuve et préparez du sérum à partir de chaque échantillon. Le lot de semence satisfait à l'essai si au moins 90 pour cent des singes de l'épreuve sont devenus immuns, l'immunité étant déterminée par l'examen de leur sérum au moyen de l'essai de neutralisation du virus amaril décrit ci-après.

Il a été démontré qu'à faible dilution (par exemple, 1/10), certains sérums contiennent des inhibiteurs non spécifiques qui modifient cette épreuve ; si tel est le cas, le sérum sera traité de manière à éliminer ces substances inhibitrices. Des dilutions d'au moins 1/10, 1/40 et 1/160 de sérum de chacun des singes sont mélangées à un volume égal de virus vaccinal 17D à une dilution qui permette d'obtenir un nombre optimal de plages avec la méthode de titrage utilisée. Incubez les mélanges sérum-virus dans un bain-marie à 37 °C pendant 1 h puis refroidissez dans un bain d'eau glacée. Introduisez chaque mélange sérum-virus dans une série de 4 boîtes de cultures cellulaires à raison de 0,2 ml par boîte puis procédez comme pour la détermination de la concentration en virus. En parallèle, inoculez 10 boîtes de la même manière avec la même quantité de virus plus un volume égal d'une dilution à 1/10 de sérum de singe n'ayant pas d'anticorps neutralisant le virus amaril. A la fin de la période d'observation, comparez le nombre moyen de plages dans les boites ayant reçu du virus plus du sérum non immun et le nombre moyen de plages dans celles qui ont reçu du virus plus des dilutions du sérum de chaque singe. La proportion de singes de l'épreuve dont le sérum, à la dilution de 1/10, ne réduit pas de 50 pour cent le nombre de plages, ne doit pas dépasser 10 pour cent.

Vaccins

Neurotropisme. Le neurotropisme est évalué à partir des signes cliniques d'encéphalite, de l'incidence des manifestations cliniques et des lésions histologiques, par comparaison des singes d'épreuve avec 10 singes auxquels a été injectée la préparation de référence. Le lot de semence n'est acceptable que si rien, dans l'apparition et la durée de la réaction fébrile ou dans les signes cliniques d'encéphalite et les constatations anatomopathologiques, n'indique un changement des propriétés du virus.

Evaluation clinique. - Les singes sont examinés quotidiennement pendant 30 jours, par du personnel familiarisé avec les signes cliniques de l'encéphalite chez les primates (les animaux peuvent si nécessaire être sortis de leur cage pour permettre la recherche de signes de faiblesse motrice ou de spasticité). Le lot de semence n'est pas acceptable si l'incidence de signes sévères d'encéphalite (paralysie, incapacité à se tenir debout même avec stimulation) ou la mortalité est plus élevée chez les singes d'épreuve que chez ceux ayant reçu le vaccin de référence. Ces signes, ainsi que d'autres symptômes d'encéphalite tels que la parésie, l'incoordination, la léthargie, les tremblements ou la spasticité, sont évalués selon une échelle numérique. Une note est attribuée chaque jour à chaque singe sur la base de l'échelle numérique suivante :

Niveau 1 : poil hirsute, perte d'appétit,

Niveau 2 : timbre aigu, inactivité, ralentissement des mouvements,

Niveau 3 : grands frissons, tremblements, incoordination, faiblesse des membres,

Niveau 4 : incapacité à se tenir debout, paralysie des membres ou mort (la note 4 est attribuée à tout singe mort depuis le jour de la mort jusqu'au jour 30).

La note clinique attribuée à chaque singe est la moyenne de ses notes journalières. La note clinique attribuée au lot de semence est la moyenne des notes individuelles des singes. Le lot de semence n'est pas acceptable si la moyenne des notes cliniques est significativement plus élevée ($P = 0,95$) dans le groupe des singes d'épreuve que dans celui des singes ayant reçu la préparation de référence. Il convient en outre, pour décider de l'acceptabilité du lot de semence, d'apprécier spécifiquement le cas des animaux présentant des symptômes inhabituellement sévères.

Evaluation histologique. - Des coupes sont réalisées à 5 niveaux de l'encéphale :

Bloc I : corps strié au niveau du chiasma optique,

Bloc II : thalamus au niveau des corps mamillaires,

Bloc III : mésencéphale au niveau des tubercules quadrijumeaux antérieurs,

Bloc IV : protubérance annulaire et cervelet au niveau des olives protubérantielles,

Bloc V : bulbe rachidien et cervelet au milieu des olives bulbaires.

Le renflement lombaire et le renflement cervical de la moelle épinière sont chacun divisés en six blocs. Après inclusion de ces blocs dans de la paraffine, des coupes de 15 µm sont préparées et colorées avec de la gallocyanine. Une évaluation des lésions est effectuée sur chaque demi-coupe de la moelle et sur les structures composantes de chaque demi-coupe de l'encéphale, selon l'échelle numérique suivante :

Niveau 1 - minimal. Petits infiltrats inflammatoires en foyer, en nombre compris entre 1 et 3. Dégénérescence ou perte d'un petit nombre de neurones.

Niveau 2 - moyen. Infiltrats inflammatoires en foyer, en nombre égal ou supérieur à 4. Dégénérescence ou perte de neurones affectant un tiers des cellules au maximum.

Niveau 3 - sévère. Infiltration inflammatoire (diffuse ou en foyer) modérée. Dégénérescence ou perte de neurones affectant deux tiers des cellules au maximum.

Niveau 4 - massif. Réaction inflammatoire variable, mais souvent sévère. Dégénérescence ou perte de neurones affectant plus de 90 pour cent des cellules.

Il a été constaté que l'inoculation intracérébrale du vaccin amaril à des singes entraîne des lésions histologiques dans différentes formations anatomiques du système nerveux central, avec une fréquence et une sévérité variables (I. S. Levenbook *et al.*, *Journal of Biological Standardization*, 1987, 15, 305-313). Il est possible, sur la base de ces deux indicateurs, de classer les structures anatomiques en aires cibles, aires épargnées et aires discriminantes. Les aires cibles sont celles qui présentent les lésions spécifiques sévères chez la majorité des singes, indépendamment du degré de neurovirulence du lot de semence. Les aires épargnées sont celles qui ne présentent que des lésions spécifiques minimales, et chez une minorité de singes. Les aires discriminantes sont celles où est observée, avec les lots de semence possédant un degré élevé de neurovirulence, une augmentation significative de la fréquence des lésions spécifiques sévères. Le tableau suivant donne la liste des aires discriminantes et des aires cibles chez le macaque cynomolgue et le macaque rhésus.

Type de singe	Aires discriminantes	Aires cibles
Macaca cynomolgus	Pallidum	Substantia nigra
	Putamen	
	Noyau thalamique antéro-médian	
	Noyau thalamique latéral	
Macaca rhesus	Noyau caudé	Substantia nigra
	Pallidum	Renflement cervical
	Putamen	Renflement lombaire
	Noyau thalamique antéro-médian	
	Noyau thalamique latéral	
	Renflement cervical	
	Renflement lombaire	

Les notes attribuées aux aires discriminantes et aux aires cibles servent de base pour l'évaluation finale du lot de semence. Une note est calculée pour chaque singe à partir de la somme des notes attribuées à chaque aire cible de chaque demi-coupe, divisée par le nombre d'aires examinées. Une note séparée est calculée de la même manière pour les aires discriminantes.

Des notes moyennes sont calculées de deux façons pour le groupe d'épreuve : (1) en divisant par le nombre de singes la somme des notes obtenues par tous les singes pour les aires discriminantes et (2) en divisant par le nombre de singes la somme des notes obtenues par tous les singes pour les aires cibles et les aires discriminantes. Ces deux notes moyennes servent de critère pour décider de l'acceptabilité du lot de semence. Celui-ci n'est pas acceptable si l'une des deux notes moyennes est significativement plus élevée ($P = 0,95$) que celle obtenue pour la préparation de référence.

MULTIPLICATION ET RÉCOLTE

La manipulation des œufs embryonnés est effectuée dans des conditions d'asepsie, dans un endroit où aucun autre agent infectieux ni cellules ne sont manipulés en même temps. 2 pour cent des œufs, mais 20 œufs au moins et 50 au maximum, sont gardés comme œufs témoins

Vaccins

non ensemencés. Après inoculation et incubation à une température contrôlée, seuls les embryons vivants et normaux sont récoltés. L'âge de l'embryon au moment de la récolte du virus, calculé à partir de la première introduction dans la couveuse, n'est pas supérieur à 12 jours. Après homogénéisation et clarification par centrifugation, l'extrait de pulpe embryonnaire est soumis aux épreuves décrites ci-dessous et conservé à une température égale ou inférieure à – 70 °C jusqu'à traitement ultérieur. Les récoltes virales qui satisfont aux essais prescrits peuvent être réunies. Aucune protéine d'origine humaine n'est ajoutée à la suspension virale à aucun stade de la production. Si des stabilisants sont ajoutés, il doit être démontré qu'ils n'ont aucune propriété antigénique ni sensibilisante pour l'homme.

Seule une récolte unique qui satisfait aux essais ci-après peut être utilisée dans la préparation du vrac final.

Identification. L'identité virale de la récolte unique est vérifiée par un essai de séroneutralisation en culture cellulaire, effectué à l'aide d'anticorps spécifiques.

Agents étrangers (*2.6.16*). La récolte unique satisfait aux essais des agents étrangers.

Oeufs témoins (*2.6.16*). Les œufs témoins satisfont aux essais des agents étrangers.

Concentration en virus. Afin de calculer la dilution nécessaire pour préparer le vrac final, chaque récolte unique est titrée comme décrit sous Concentration en virus.

VRAC FINAL

Les récoltes uniques qui satisfont aux essais prescrits sont mélangées et clarifiées de nouveau. Une détermination de la teneur en azote protéique est effectuée. Un stabilisant approprié peut être ajouté et le mélange de récoltes dilué de façon appropriée.

Seul un vrac final qui satisfait aux essais ci-après peut être utilisé dans la préparation du lot final.

Contamination bactérienne et fongique. Effectuez l'essai de stérilité (*2.6.1*) en utilisant 10 ml pour chaque milieu.

Teneur en azote protéique. La teneur en azote protéique, avant addition éventuelle d'un stabilisant, n'est pas supérieure à 0,25 mg par dose humaine unitaire.

LOT FINAL

Le vrac final est réparti aseptiquement dans des récipients stériles à fermeture inviolable et cryodesséché jusqu'à une teneur en eau dont il est démontré qu'elle favorise la stabilité du vaccin. Les récipients sont alors fermés pour éviter la contamination et l'introduction d'humidité.

Seul un lot final conforme à l'essai suivant de stabilité thermique et à chacun des essais décrits sous Identification, Essai et Concentration en virus peut être libéré. Si l'essai d'ovalbumine a été effectué avec de bons résultats sur le vrac final, il peut ne pas être effectué sur le lot final.

Stabilité thermique. Maintenez des échantillons du lot final de vaccin cryodesséché à l'état sec à 37 °C pendant 14 jours. Selon les modalités décrites ci-dessous, déterminez la concentration en virus du vaccin après chauffage et effectuez en parallèle le titrage d'un échantillon de vaccin non chauffé. La différence entre la concentration en virus du vaccin non chauffé et celle du vaccin après chauffage n'est pas supérieure à 1,0 $\log_{10}$. La concentration en virus du vaccin après chauffage n'est pas inférieure au nombre d'unités formant plages correspondant à 1×10^3 DL_{50} souris par dose humaine.

IDENTIFICATION

Lorsque le vaccin reconstitué d'après les indications figurant sur l'étiquette est mélangé à un immunosérum spécifique du virus amaril, sa capacité d'infecter des cultures sensibles est significativement réduite.

ESSAI

Contamination bactérienne et fongique. Le vaccin reconstitué satisfait à l'essai de stérilité (*2.6.1*).

Ovalbumine. Déterminez la teneur en ovalbumine par une méthode immunochimique appropriée (*2.7.1*). La teneur n'est pas supérieure à 5 µg d'ovalbumine par dose humaine unitaire.

Endotoxines bactériennes (*2.6.14*). Le vaccin contient moins de 5 UI par dose humaine unitaire.

Teneur en eau (*2.5.12*). Déterminée par semi-microdosage, la teneur en eau n'est pas supérieure à 3,0 pour cent.

CONCENTRATION EN VIRUS

Titrez le virus infectieux en cultures cellulaires. Utilisez une préparation de référence appropriée de virus pour valider chaque titrage.

La concentration en virus n'est pas inférieure au nombre d'unités formant plages équivalant à 1×10^3 DL_{50} souris par dose humaine. La relation entre la DL_{50} souris et les unités formant plages est établie par chaque laboratoire et approuvée par l'Autorité compétente.

La technique présentée ci-après, ou toute autre technique appropriée peut être utilisée pour déterminer la DL_{50} souris.

Méthode proposée pour la détermination de la DL_{50} souris

DL_{50} souris : la DL_{50} souris est la quantité de suspension virale, établie statistiquement, qui, inoculée par voie intracérébrale à des souris de 4 à 6 semaines appartenant à une souche hautement sensible, est capable de produire une encéphalite spécifique fatale chez 50 pour cent de ces animaux.

A partir du vaccin reconstitué, on prépare une série de dilutions de raison appropriée dans le diluant pour virus amaril (solution d'*albumine bovine R* à 7,5 g/l dans la *solution saline tamponnée au phosphate pH 7,4 R* ou bien tout autre diluant démontré également capable de maintenir le pouvoir infectieux du virus).

Des souris appartenant à une souche hautement sensible et âgées de 4 à 6 semaines reçoivent, sous anesthésie, 0,03 ml des dilutions de vaccin par voie intracérébrale. Des groupes de 6 souris au moins sont utilisés pour chaque dilution, et la série de dilutions doit couvrir l'intervalle de mortalité de 0 à 100 pour cent. Les injections aux souris sont effectuées dès que les dilutions ont été préparées. Les souris sont mises en observation pendant 21 jours et toutes les morts sont consignées. Il n'est tenu compte dans les calculs que des survivantes et des morts dues à des infections amariles typiques. Les souris paralysées le 21e jour de l'observation sont comptées comme survivantes.

ÉTIQUETAGE

L'étiquette indique :

– la souche de virus utilisée pour la préparation du vaccin,
– la mention que le vaccin amaril vivant est préparé sur embryons de poulet,
– la concentration minimale en virus,
– que le contact entre le vaccin et les antiseptiques est à éviter,
– le délai d'utilisation maximal après reconstitution.

01/2002:0163

VACCIN BCG CRYODESSÉCHÉ

Vaccinum tuberculosis (BCG) cryodesiccatum

DÉFINITION

Le vaccin BCG cryodesséché est une préparation de bactéries vivantes, dérivées d'une culture du bacille de Calmette et Guérin (*Mycobacterium bovis* BCG), dont l'effet protecteur contre la tuberculose a été démontré.

PRODUCTION

La production du vaccin BCG doit être assurée par des personnes en bonne santé, ne travaillant pas avec d'autres agents infectieux, notamment des souches virulentes de *Mycobacterium tuberculosis*, et non exposées à un risque connu d'infection par la tuberculose. Le vaccin BCG étant sensible à la lumière du soleil, sa préparation doit être conduite de façon que les cultures et vaccins soient protégés de la lumière directe du soleil et de la lumière ultraviolette à tous les stades de la fabrication, des essais et de la conservation.

Le vaccin est préparé selon un système de lot de semence. Il sera démontré que la méthode de production donne de façon constante des vaccins BCG qui produisent une sensibilisation adéquate à la tuberculine chez l'homme, ont une activité protectrice acceptable chez les animaux, et sont inoffensifs. Le vaccin est préparé à partir de cultures ayant subi, à partir du lot de semence, un nombre de subcultures aussi réduit que possible, et dans tous les cas non supérieur à 8. Au cours de ces subcultures, la préparation ne subit pas plus d'une cryodessiccation.

LOT DE SEMENCE

La souche utilisée pour établir le lot de semence primaire est choisie et maintenue en culture de façon à conserver sa stabilité, sa capacité à sensibiliser l'homme et le cobaye à la tuberculine et à protéger les animaux de la tuberculose, ainsi qu'à garder son caractère relativement non pathogène pour l'homme et les animaux de laboratoire. La souche utilisée devra être identifiée par des données historiques y compris des informations sur son origine et sa manipulation ultérieure.

Un lot approprié de vaccin, préparé à partir du premier lot de semence, est réservé comme vaccin de comparaison. Lors de l'établissement d'un nouveau lot de semence de travail, un essai d'hypersensibilité retardée sur cobaye est effectué pour un lot de vaccin préparé à partir du nouveau lot de semence de travail ; l'activité du vaccin ne doit pas être significativement différente de celle du vaccin de comparaison.

Seul un lot de semence qui satisfait aux essais ci-après peut être utilisé pour la culture.

Identification. Les bactéries dans le lot de semence de travail sont identifiées comme étant *Mycobacterium bovis* BCG.

Contamination bactérienne et fongique. Effectuez l'essai de stérilité (*2.6.1*) en utilisant 10 ml pour chaque milieu. Abstraction faite de la présence de mycobactéries, le lot de semence de travail satisfait à l'essai de stérilité.

Mycobactéries virulentes. Examinez le lot de semence de travail comme il est prescrit sous Essai, en utilisant 10 cobayes.

Sensibilisation des cobayes. La capacité du lot de semence de travail à sensibiliser les cobayes à la tuberculine est démontrée.

CULTURE ET RÉCOLTE

Les bactéries sont cultivées sur un milieu approprié, pendant 21 jours au maximum par culture en surface ou en culture immergée. Le milieu de culture ne contient pas de substances dont on sait qu'elles peuvent entraîner des réactions toxiques ou allergiques chez l'homme ou rendre les bactéries virulentes pour le cobaye. La culture est récoltée et mise en suspension dans un milieu liquide stérile, dont il est démontré par une méthode appropriée de dénombrement qu'il est apte à maintenir la viabilité du vaccin.

VRAC FINAL

Le vrac final est préparé soit à partir d'une récolte unique soit à partir du mélange de plusieurs récoltes uniques. Un stabilisant peut être ajouté ; si le stabilisant interfère avec la détermination de la concentration bactérienne du vrac final, celle-ci est déterminée avant l'addition du stabilisant.

Seul un vrac final qui satisfait aux essais ci-après peut être utilisé pour la préparation du lot final.

Mycobactéries virulentes. Examinez le vrac final comme décrit sous Essai.

Contamination bactérienne et fongique. Effectuez l'essai de stérilité (*2.6.1*) en utilisant 10 ml du vrac final pour chaque milieu. Abstraction faite de la présence de mycobactéries, le vrac final satisfait à l'essai de stérilité.

Nombre d'unités viables. Déterminez le nombre d'unités viables par millilitre du vrac final, par dénombrement des colonies sur milieu solide selon une méthode adaptée au vaccin à examiner ou par dosage du triphosphate d'adénosine par réaction bioluminescente. Effectuez l'essai en parallèle sur une préparation de référence de la même souche.

Concentration bactérienne. Déterminez la concentration bactérienne totale par une méthode appropriée, soit directement par détermination de la masse des microorganismes, soit indirectement par une méthode de mesure de l'opacité corrélée avec la détermination de la masse ; si la concentration est mesurée avant l'addition du stabilisant, la concentration dans le vrac final est établie par calcul. La concentration bactérienne totale se situe entre les limites approuvées pour le produit spécifique.

Le rapport entre le nombre d'unités viables et la concentration bactérienne n'est pas inférieur à celui approuvé pour le produit spécifique.

LOT FINAL

Le vrac final est réparti en récipients stériles, puis cryodesséché jusqu'à une teneur en eau démontrée favorable à la stabilité du vaccin ; les récipients sont fermés sous vide ou sous un gaz qui n'a pas d'effet adverse sur le vaccin.

Sauf dans le cas où les récipients remplis et fermés sont conservés à une température égale ou inférieure à − 20 °C, la date de péremption n'est pas plus tard que 4 ans après la récolte.

Seul un lot final satisfaisant à l'essai ci-après du nombre d'unités viables et qui est conforme à chacun des essais décrits sous Identification, Essai et Nombre d'unités viables peut être libéré. Si l'essai des mycobactéries virulentes a été effectué avec de bons résultats sur le vrac final, il peut ne pas être effectué sur le lot final. Si l'essai de reactivité dermique excessive a été effectué avec de bons résultats sur le lot de semence de travail et sur 5 lots finals consécutifs produits à partir du lot de semence, il peut ne pas être effectué sur le lot final.

Nombre d'unités viables. Déterminez le nombre d'unités viables par millilitre de vaccin reconstitué, par dénombrement des colonies sur milieu solide selon une méthode adaptée au vaccin à examiner ou par dosage du triphosphate d'adénosine par réaction bioluminescente. Le rapport du

Vaccins

nombre d'unités viables après la cryodessiccation à celui avant n'est pas inférieur au rapport approuvé pour le produit spécifique.

IDENTIFICATION

Le vaccin BCG est identifié par examen microscopique des bacilles en frottis colorés, permettant de démontrer leur caractère acido-résistant, et par l'aspect caractéristique des colonies en culture sur milieu solide.

ESSAI

Mycobactéries virulentes. Utilisez 6 cobayes de 250 g à 400 g chacun, n'ayant pas subi de traitement susceptible de fausser l'essai. Injectez à chacun d'eux, par voie sous-cutanée ou intramusculaire, une quantité de vaccin équivalant à 50 doses humaines au moins. Placez les animaux en observation pendant 42 jours au minimum, puis sacrifiez-les et recherchez par autopsie des signes de tuberculose, sans tenir compte d'éventuelles réactions mineures au point d'injection. Examinez de même les animaux morts au cours de la période d'observation. Le vaccin satisfait à l'essai si aucun des cobayes ne présente de signes de tuberculose et s'il ne meurt pas plus d'un animal pendant la période d'observation. S'il meurt 2 animaux pendant cette période et si l'autopsie ne révèle aucun signe de tuberculose, répétez l'essai sur 6 autres cobayes. Le vaccin satisfait à l'essai s'il ne meurt pas plus d'un de ces cobayes dans les 42 jours suivant l'injection et si l'autopsie ne révèle aucun signe de tuberculose.

Contamination bactérienne et fongique. Abstraction faite de la présence de mycobactéries, le vaccin reconstitué satisfait à l'essai de stérilité (*2.6.1*).

Réactivité dermique excessive. Utilisez 6 cobayes sains de 250 g au maximum chacun, de couleur blanche ou claire, n'ayant pas subi de traitement susceptible de fausser l'essai. Injectez à chacun d'eux, selon un plan aléatoire, par voie intradermique, 0,1 ml du vaccin reconstitué et 0,1 ml de ses 2 dilutions au 1/10 successives, ainsi que des doses équivalentes du vaccin de comparaison. Observez pendant 4 semaines le développement des lésions aux points d'injection. Le vaccin satisfait à l'essai si la réaction qu'il produit n'est pas sensiblement différente de celle produite par le vaccin de comparaison.

Stabilité thermique. Maintenez des échantillons du vaccin cryodesséché à 37 °C pendant 4 semaines. Déterminez le nombre d'unités viables contenues dans le vaccin après chauffage et dans le vaccin non chauffé, comme il est décrit ci-dessus. Le nombre d'unités viables contenues dans le vaccin après chauffage n'est pas inférieur à 20 pour cent de celui dans le vaccin non chauffé.

Teneur en eau (*2.5.12*). Déterminée par semi-microdosage, la teneur en eau n'est pas supérieure à 3,0 pour cent.

NOMBRE D'UNITÉS VIABLES

Déterminez le nombre d'unités viables contenues dans le vaccin reconstitué, par dénombrement des colonies sur milieu solide selon une méthode adaptée au vaccin à examiner. Le résultat obtenu se situe entre les nombres minimum et maximum indiqués sur l'étiquette. Déterminez en parallèle le nombre d'unités viables contenues dans le vaccin de comparaison.

ÉTIQUETAGE

L'étiquette indique :

- le nombre minimum et le nombre maximum d'unités viables par millilitre du vaccin reconstitué,
- que le vaccin doit être protégé de la lumière directe du soleil,
- qu'une fois le récipient entamé, le vaccin doit être utilisé immédiatement et le surplus éventuel jeté,
- l'âge des sujets auxquels le vaccin est destiné,
- la dose pour chaque groupe d'âge auquel le vaccin est destiné.

01/2002:0154

VACCIN CHOLÉRIQUE

Vaccinum cholerae

DÉFINITION

Le vaccin cholérique est constitué par une suspension homogène de vibrions cholériques (*Vibrio cholerae*) provenant d'une ou de plusieurs souches appropriées. Il contient au minimum 8×10^9 bactéries par dose humaine et cette dose n'est pas supérieure à 1,0 ml.

PRODUCTION

La préparation du vaccin est effectuée à partir d'un lot de semence. Le vaccin est composé d'un mélange à parties égales de vaccins préparés à partir de souches lisses des 2 types sérologiques principaux Inaba et Ogawa du biotype classique avec ou sans le biotype El Tor. Une seule ou plusieurs souches de chaque type peuvent être utilisées ; toutes les souches doivent contenir, en plus de leurs antigènes de type O, l'antigène O thermostable commun à Inaba et Ogawa. Si plusieurs souches de chacun des types Inaba et Ogawa sont utilisées, elles sont choisies de façon à contenir, en plus, d'autres antigènes O. L'Organisation Mondiale de la Santé recommande périodiquement de nouvelles souches qui peuvent éventuellement être utilisées, conformément aux dispositions législatives et réglementaires des signataires de la Convention relative à l'Elaboration d'une Pharmacopée Européenne. Le vaccin doit contenir au minimum 8×10^9 organismes du biotype classique pour remplir les conditions exigées par les certificats de vaccination pour voyages internationaux. Chaque souche est cultivée séparément. Les bactéries sont inactivées par chauffage des suspensions, par exemple à 56 °C pendant 1 h ou par action du formaldéhyde ou du phénol ou par l'association de procédés physiques et chimiques.

Le procédé de production fait l'objet d'une validation permettant de démontrer que le produit satisferait, s'il lui était appliqué, à l'essai de toxicité anormale des immunosérums et vaccins pour usage humain (*2.6.9*), modifié comme suit : injectez 0,5 ml du vaccin par souris ; injectez 1,0 ml du vaccin par cobaye.

IDENTIFICATION

Le vaccin cholérique est identifié par agglutination spécifique.

ESSAI

Phénol (*2.5.15*). Si le phénol est utilisé, sa concentration n'est pas supérieure à 5 g/l.

Production d'anticorps. Vérifiez la capacité du vaccin cholérique de stimuler la production d'anticorps tels que les anticorps agglutinants, vibriocides ou hémagglutinants chez le cobaye, le lapin ou la souris. Administrez le vaccin à un groupe de 6 animaux au moins. Déterminez, sur la base d'expériences préliminaires, l'intervalle de temps permettant d'obtenir la réponse d'anticorps la plus élevée. Passé ce délai, prélevez le sérum de chaque animal et déterminez-en le titre en anticorps par une méthode appropriée. Le vaccin à examiner satisfait à l'essai si chaque sérotype provoque une réponse significative d'anticorps.

Vaccins

Stérilité (*2.6.1*). Le vaccin cholérique satisfait à l'essai de stérilité.

ÉTIQUETAGE

L'étiquette indique :

– le procédé utilisé pour inactiver les bactéries,

– le nombre de bactéries par dose humaine.

01/2002:0155

VACCIN CHOLÉRIQUE CRYODESSÉCHÉ

Vaccinum cholerae cryodesiccatum

DÉFINITION

Le vaccin cholérique cryodesséché est une préparation obtenue à partir de vibrions cholériques (*Vibrio cholerae*) provenant d'une ou de plusieurs souches appropriées. Le vaccin reconstitué d'après les indications de l'étiquette se présente sous forme d'une suspension homogène qui contient au minimum 8×10^9 bactéries par dose humaine. Cette dose n'est pas supérieure à 1,0 ml du vaccin reconstitué.

PRODUCTION

La préparation du vaccin est effectuée à partir d'un lot de semence. Le vaccin est composé d'un mélange à parties égales de vaccins préparés à partir de souches lisses des 2 types sérologiques principaux Inaba et Ogawa du biotype classique avec ou sans le biotype El Tor. Une seule ou plusieurs souches de chaque type peuvent être utilisées ; toutes les souches doivent contenir, en plus de leurs antigènes de type O, l'antigène O thermostable commun à Inaba et Ogawa. Si plusieurs souches de chacun des types Inaba et Ogawa sont utilisées, elles sont choisies de façon à contenir, en plus, d'autres antigènes O. L'Organisation Mondiale de la Santé recommande périodiquement de nouvelles souches qui peuvent éventuellement être utilisées, conformément aux dispositions législatives et réglementaires des signataires de la Convention relative à l'Elaboration d'une Pharmacopée Européenne. Le vaccin doit contenir au minimum 8×10^9 organismes du biotype classique pour remplir les conditions exigées par les certificats de vaccination pour voyages internationaux. Chaque souche est cultivée séparément. Les bactéries sont inactivées par chauffage des suspensions, par exemple à 56 °C pendant 1 h ou par action du formaldéhyde ou par l'association de ces 2 derniers procédés. Le phénol ne doit pas être utilisé. Le vaccin est réparti dans des récipients stériles, puis cryodesséché jusqu'à obtention d'une préparation dont la teneur en eau favorise la stabilité du vaccin. Les récipients sont ensuite fermés de façon à prévenir toute contamination.

Le procédé de production fait l'objet d'une validation permettant de démontrer que le produit satisferait, s'il lui était appliqué, à l'essai de toxicité anormale des immunosérums et vaccins pour usage humain (*2.6.9*), modifié comme suit : injectez 0,5 ml du vaccin par souris ; injectez 1,0 ml du vaccin par cobaye.

IDENTIFICATION

Le vaccin cholérique cryodesséché reconstitué d'après les indications de l'étiquette est identifié par agglutination spécifique.

ESSAI

Phénol (*2.5.15*). Si le phénol est utilisé, sa concentration n'est pas supérieure à 5 g/l.

Production d'anticorps. Vérifiez la capacité du vaccin cholérique de stimuler la production d'anticorps tels que les anticorps agglutinants, vibriocides ou hémagglutinants chez le cobaye, le lapin ou la souris. Administrez le vaccin reconstitué à un groupe de 6 animaux au moins. Déterminez, sur la base d'expériences préliminaires, l'intervalle de temps permettant d'obtenir la réponse d'anticorps la plus élevée. Passé ce délai, prélevez le sérum de chaque animal et déterminez-en le titre en anticorps par une méthode appropriée. Le vaccin à examiner satisfait à l'essai si chaque sérotype provoque une réponse significative d'anticorps.

Stérilité (*2.6.1*). Le vaccin reconstitué satisfait à l'essai de stérilité.

ÉTIQUETAGE

L'étiquette indique :

– le procédé utilisé pour inactiver les bactéries,

– le nombre de bactéries par dose humaine.

01/2002:1219

VACCIN CONJUGUÉ DE L'HAEMOPHILUS TYPE b

Vaccinum haemophili stirpe b coniugatum

DÉFINITION

Le vaccin conjugué de l'haemophilus type b est une préparation liquide ou cryodesséchée d'un polyoside obtenu à partir d'une souche appropriée d'*Haemophilus influenzae* type b, couplé par liaison covalente à une protéine vectrice. Le polyoside est du phosphate de polyribosylribitol, également appelé PRP, un copolymère linéaire constitué d'un enchaînement d'unités 3-β-D-ribofuranosyl-(1→1)-ribitol-5-phosphate $[(C_{10}H_{19}O_{12}P)_n]$, de taille moléculaire définie. La protéine vectrice conjuguée au polyoside est capable d'induire une réponse immunitaire des lymphocytes B, dépendante des lymphocytes T, vis-à-vis du polyoside.

PRODUCTION

DISPOSITIONS GÉNÉRALES

Il doit avoir été établi que le procédé de production employé fournit de façon régulière un vaccin conjugué de l'haemophilus type b dont l'innocuité et le pouvoir immunogène pour l'homme sont satisfaisants. Le PRP et la protéine vectrice sont préparés selon un système de lot de semence.

Le procédé de production fait l'objet d'une validation permettant de démontrer que le produit satisferait à l'essai de toxicité anormale des immunosérums et vaccins pour usage humain (*2.6.9*), s'il lui était appliqué.

Pendant les études de développement et chaque fois qu'il est nécessaire de revalider le procédé de production, il doit être démontré par un essai chez l'animal que le vaccin est capable d'induire de façon régulière une réponse immunitaire des lymphocytes B, dépendante des lymphocytes T.

La stabilité du lot final et des substances intermédiaires appropriées est évaluée au moyen d'un ou de plusieurs essais indicatifs. Les essais indicatifs de stabilité sont par exemple la détermination de la taille moléculaire, la détermination du PRP libre dans le conjugué et l'essai du pouvoir immunogène chez la souris. En fonction des résultats des essais de stabilité, des spécifications de libération des lots sont établies pour ces essais indicatifs de façon à démontrer que le vaccin sera satisfaisant à la fin de la période de validité.

Vaccins

LOTS DE SEMENCE

Il est démontré que les lots de semence de *H. influenzae* type b sont exempts de contaminants par examen de frottis avec coloration de Gram et par inoculation sur des milieux appropriés. Plusieurs champs microscopiques sont observés à fort grossissement de façon à examiner au moins 10 000 organismes.

Le milieu utilisé pour préserver la viabilité de la souche, soit à l'état cryodesséché, soit congelée, ne contient aucune substance complexe d'origine animale.

Il est recommandé de caractériser le PRP produit au moyen du lot de semence, à l'aide de la spectrométrie de résonance magnétique nucléaire (*2.2.33*).

POLYOSIDE DE H. INFLUENZAE TYPE B (PRP)

H. influenzae type b est cultivée dans un milieu liquide ne contenant pas de polyosides de masse moléculaire élevée ; si un ingrédient du milieu contient des substances de groupe sanguin, le procédé de fabrication doit être validé pour démontrer que, suite à l'étape de purification, de telles substances ne sont plus décelables. La pureté bactériologique de la culture est vérifiée par des méthodes appropriées. La culture peut ensuite être inactivée. Le PRP est séparé du milieu de culture et purifié par une méthode appropriée. Les substances volatiles, dont l'eau, contenues dans le polyoside purifié sont déterminées par une méthode appropriée telle que la thermogravimétrie (*2.2.34*) ; le résultat de la détermination sert à calculer le résultat de certains essais par rapport à la substance desséchée, selon les indications ci-après.

Seul un PRP satisfaisant aux exigences ci-après peut être utilisé pour la préparation du conjugué.

Identification. Le PRP est identifié par une méthode immunochimique (*2.7.1*) ou toute autre méthode appropriée, par exemple, la spectrométrie de résonance magnétique nucléaire ^{1}H (*2.2.33*).

Distribution de taille moléculaire. Le pourcentage de PRP élué avant une valeur donnée de K_0 ou dans un intervalle donné de K_0 est déterminé par chromatographie d'exclusion (*2.2.30*). Une valeur acceptable est établie pour chaque produit considéré et il doit être démontré que chaque lot de PRP est conforme à cette limite. Les limites appliquées aux produits actuellement approuvés, en utilisant la phase stationnaire indiquée, figurent à titre d'information dans le tableau 1219.-1. Dans les cas appropriés, la taille moléculaire est également déterminée après modification chimique du polyoside.

La chromatographie liquide (*2.2.29*) avec détection à angles multiples de dispersion de lumière laser peut également être utilisée pour déterminer la distribution de taille moléculaire.

Une méthode validée de détermination du degré de polymérisation ou de la moyenne massique de la masse moléculaire et de la dispersion de la masse moléculaire peuvent être utilisées au lieu de la détermination de la distribution de taille moléculaire.

Ribose (*2.5.31*). Calculée par rapport à la substance desséchée, la teneur en ribose n'est pas inférieure à 32 pour cent.

Phosphore (*2.5.18*). Calculée par rapport à la substance desséchée, la teneur en phosphore est de 6,8 pour cent à 9,0 pour cent.

Protéines (*2.5.16*). Calculée par rapport à la substance desséchée, la teneur en protéines n'est pas supérieure à 1,0 pour cent. Utilisez une quantité de PRP suffisante pour permettre la détection des protéines à partir d'une concentration de 1 pour cent.

Acides nucléiques (*2.5.17*). Calculée par rapport à la substance desséchée, la teneur en acides nucléiques n'est pas supérieure à 1,0 pour cent.

Endotoxines bactériennes (*2.6.14*) : moins de 25 UI par microgramme de PRP.

Tableau 1219.-1. – *Caractéristiques des produits et spécifications du PRP et de la protéine vectrice dans les produits actuellement approuvés*

Vecteur			Polyoside d'Haemophilus		Conjugaison	
Type	**Pureté**	**Quantité nominate par dose**	**Nature du PRP**	**Quantité nominale par dose**	**Méthode de liaison**	**Procédure**
Anatoxine diphtérique	> 1500 Lf par milligramme d'azote	18 µg	PRP de taille moléculaire réduite K_0 : 0,6-0,7, sur *agarose réticulé pour chromatographie R*	25 µg	activation du PRP par le bromure de cyanogène	anatoxine diphtérique activée (D-AH^{+}), PRP activé au bromure de cyanogène
Anatoxine tétanique	> 1500 Lf par milligramme d'azote	20 µg	PRP ≥ 50 % ≤ K_0 : 0,30 sur *agarose réticulé pour chromatographie R*	10 µg	carbodiimide	PRP activé par ADH (PRP-cov.-AH) + anatoxine tétanique + EDAC
Protéine diphtérique CRM 197	> 90 % de protéine diphtérique	25 µg	PRP de taille moléculaire réduite Dp = 15-35 ou 10-35	10 µg	amination réductrice (une étape) ou activation par le *N*-hydroxysuccinimide	liaison directe du PRP au CRM 197 (activé par le cyanoborohydrure)
Protéine de la membrane externe de méningocoque de groupe B (OMP)	vésicules de la membrane protéique externe : ≤ 8 % de lipopolyoside	125 µg ou 250 µg	PRP de taille moléculaire réduite K_0 < 0,6, sur *agarose réticulé pour chromatographie R* ou M_w > 50 × 10^{3}	7,5 µg ou 15 µg	liaison thioéther	activation du PRP par le CDI PRP-IM + BuA2 + BrAc = PRP-BuA2-BrAc + OMP thioactivée

ADH = dihydrazide d'acide adipique	Dp = degré de polymérisation
BrAc = chlorure de bromoacétyle	EDAC = 1-éthyl-3-(3-diméthylaminopropyl)carbodiimide
BuA2 = butane-1,4-diamide	IM = imidazolium
CDI = carbonyldiimidazole	M_w = moyenne massique de la masse moléculaire

Résidus de réactifs. Dans les cas appropriés, des essais sont effectués pour déterminer les résidus des réactifs utilisés pendant l'inactivation et la purification. Une valeur acceptable est établie pour chaque réactif et pour chaque produit considéré et il est démonté que chaque lot de PRP est conforme à cette limite. Si les études de validation ont démontré l'élimination des résidus d'un réactif, l'essai sur le PRP peut être omis.

PROTÉINE VECTRICE

La protéine vectrice est choisie de telle sorte que, une fois conjuguée avec le PRP, elle soit capable d'induire une réponse immunitaire des lymphocytes B, dépendante des lymphocytes T. Les protéines vectrices et les méthodes de couplage actuellement approuvées sont indiquées à titre d'information dans le tableau 1219.-1. Les protéines vectrices sont produites par culture de microorganismes appropriés. La pureté bactériologique de la culture est vérifiée. La culture peut être inactivée. La protéine vectrice est purifiée par une méthode appropriée.

Seule une protéine vectrice qui satisfait aux essais ci-après peut être utilisée pour la préparation du conjugué.

Identification. La protéine vectrice est identifiée par une méthode immunochimique appropriée (*2.7.1*).

Stérilité (*2.6.1*). Utilisez pour chaque milieu 10 ml ou l'équivalent de 100 doses, en choisissant la quantité moindre.

Anatoxine diphtérique. L'anatoxine diphtérique est préparée selon les indications données dans la monographie *Vaccin diphtérique adsorbé (0443)* et satisfait aux exigences pour l'anatoxine purifiée en vrac.

Anatoxine tétanique. L'anatoxine tétanique est préparée selon les indications données dans la monographie *Vaccin tétanique adsorbé (0452)* et satisfait aux exigences pour l'anatoxine purifiée en vrac sauf que la pureté antigénique n'est pas inférieure à 1500 Lf par milligramme d'azote protéique.

Protéine diphtérique CRM 197. Contient au minimum 90 pour cent de protéine diphtérique CRM 197, déterminée par une méthode appropriée. Des essais appropriés sont effectués, pour la validation ou en routine, afin de démontrer que le produit n'est pas toxique.

Complexe protéique de la membrane externe de *Neisseria meningitidis* groupe B (OMP). L'OMP satisfait aux essais suivants de lipopolyosides et de pyrogènes.

Lipopolyosides. L'OMP contient au maximum 8 pour cent de lipopolyosides, déterminés par une méthode appropriée.

Pyrogènes (*2.6.8*). Injectez à chaque lapin 0,25 µg d'OMP par kilogramme de masse corporelle.

CONJUGUÉ EN VRAC

Pour pouvoir être conjugué, le PRP subit une modification chimique ; il est généralement partiellement dépolymérisé avant ou au cours de cette modification. Des groupes fonctionnels réactifs ou espaceurs peuvent être introduits dans la protéine vectrice ou le PRP avant l'obtention du conjugué. Afin de contrôler la régularité du procédé, le degré de dérivatisation est déterminé. Le conjugué est obtenu en couplant le PRP et la protéine vectrice par une liaison covalente. Il est soumis à un traitement de purification destiné à éliminer les réactifs résiduels, et dans les cas appropriés, les groupes fonctionnels restés libres sont neutralisés en cours de fabrication au moyen d'agents masquants.

Seul un conjugué en vrac qui satisfait aux essais ci-après peut être utilisé pour la préparation du vrac final. Une valeur acceptable est établie pour chaque essai et chaque produit considéré et il doit être démontré que chaque lot de conjugué est conforme à ces limites. Pour certains des essais, les limites appliquées aux produits actuellement approuvés sont indiquées à titre d'information dans le tableau 1219.-2. Dans le cas d'un vaccin cryodesséché, certains essais peuvent être effectués sur le lot final et non sur le conjugué en vrac lorsque le procédé de cryodessiccation peut modifier le composé à déterminer.

PRP. La teneur en PRP est établie par une détermination du phosphore (*2.5.18*) ou du ribose (*2.5.31*) ou par un dosage immunochimique (*2.7.1*).

Protéine. La teneur en protéine est déterminée par une méthode chimique appropriée (par exemple, *2.5.16*).

Rapport des teneurs en PRP et protéines. Déterminez le rapport par calcul.

Distribution de taille moléculaire. Le conjugué en vrac fait l'objet d'un essai de taille moléculaire effectué par chromatographie d'exclusion (*2.2.30*).

PRP libre. La détermination est effectuée après élimination du conjugué, par exemple, au moyen de chromatographie d'échange d'anions, d'exclusion ou hydrophobe, par ultrafiltration ou d'autres procédés validés.

Protéine vectrice libre. Déterminez la teneur en protéine vectrice libre soit directement par une méthode appropriée soit par calcul à partir des résultats des autres essais. La teneur est comprise dans les limites approuvées pour le produit considéré.

Groupes fonctionnels libres. Le conjugué en vrac ne doit contenir aucun groupe fonctionnel n'ayant pas réagi, à moins qu'il n'ait été démontré lors de la validation du procédé que les groupes fonctionnels libres détectables à ce stade sont éliminés ensuite lors du procédé de fabrication (par exemple du fait de la brièveté de leur demi-vie).

Réactifs résiduels. L'élimination des réactifs résiduels, par exemple le cyanure, l'EDAC (éthyldiméthylaminopropylcarbodiimide) et le phénol, est confirmée par des essais appropriés ou par une validation du procédé.

Stérilité (*2.6.1*). Utilisez pour chaque milieu 10 ml ou l'équivalent de 100 doses, en choisissant la quantité moindre.

VRAC FINAL

Le conjugué en vrac est dilué à la concentration finale avec un diluant approprié. Un adjuvant, un conservateur antimicrobien et un stabilisant peuvent être ajoutés avant la dilution.

Seul un vrac final qui satisfait aux essais suivants peut être utilisé pour la préparation du lot final.

Conservateur antimicrobien. Dans les cas appropriés, déterminez la teneur en conservateur antimicrobien par une méthode chimique ou physico-chimique appropriée. Cette teneur n'est pas inférieure à 85 pour cent ni supérieure à 115 pour cent de la teneur voulue.

Stérilité (*2.6.1*). Le vrac final satisfait à l'essai de stérilité. Utilisez 10 ml de vrac final pour chaque milieu.

LOT FINAL

Seul peut être libéré un lot final qui satisfait à chacune des exigences spécifiées ci-dessous sous Identification et Essai. Si l'essai de teneur en conservateur antimicrobien a été effectué sur le vaccin final en vrac, il peut être omis sur le lot final.

Détermination du pH (*2.2.3*). Le pH du vaccin, reconstitué si nécessaire, se situe dans les limites approuvées pour le produit considéré.

PRP libre. La détermination est effectuée après élimination du conjugué, par exemple, au moyen de chromatographie d'échange d'anions, d'exclusion ou hydrophobe, par

Vaccins

Tableau 1219.-2. – *Spécifications des conjugués en vrac des produits actuellement approuvés*

Essai	Protéine vectrice			
	Anatoxine diphtérique	Anatoxine tétanique	CRM 197	OMP
PRP libre	< 37 %	< 20 %	< 25 %	< 15 %
Protéine libre	< 4 %	< 1 % ; dans les cas appropriés	< 1 % ou 2 % selon la méthode de liaison	non applicable
Rapport PRP : protéine	1,25 - 1,8	0,30 - 0,55	0,3 - 0,7	0,05 - 0,1
Taille moléculaire (K_D) :				
agarose réticulé pour chromatographie R	95 % < 0,75	60 % < 0,2	50 % 0,3 - 0,6	85 % < 0,3
agarose réticulé pour chromatographie R1	0,6-0,7	85 % < 0,5		

ultrafiltration ou d'autres procédés validés. La teneur en PRP libre n'est pas supérieure à celle approuvée pour le produit considéré.

IDENTIFICATION

Le vaccin est identifié par une méthode immunochimique appropriée (*2.7.1*) pour le PRP.

ESSAI

Teneur en PRP. La teneur en PRP est déterminée soit par un dosage du ribose (*2.5.31*) ou du phosphore (*2.5.18*), soit par une méthode immunochimique (*2.7.1*), soit par chromatographie liquide d'échange d'anions avec un détecteur ampérométrique à pulsations (*2.2.29*). Le vaccin contient au minimum 80 pour cent de la quantité de PRP indiquée sur l'étiquette.

Aluminium (*2.5.13*) : au maximum 1,25 mg par dose humaine unitaire, si l'adsorbant utilisé est de l'hydroxyde d'aluminium ou du phosphate d'aluminium hydraté.

Conservateur antimicrobien. Dans les cas appropriés, déterminez la teneur en conservateur antimicrobien par une méthode chimique ou physico-chimique appropriée. Cette teneur n'est pas inférieure à la valeur dont il a été établi qu'elle correspond au seuil d'efficacité ni supérieure à 115 pour cent de la quantité indiquée sur l'étiquette.

Teneur en eau (*2.5.12*). Dans le cas de vaccins cryodesséchés, la teneur en eau n'est pas supérieure à 3,0 pour cent.

Stérilité (*2.6.1*). Le vaccin à examiner satisfait à l'essai de stérilité.

Pyrogènes (*2.6.8*). Le vaccin à examiner satisfait à l'essai des pyrogènes. Injectez par kilogramme de masse corporelle de lapin une quantité de vaccin équivalente à : 1 µg de PRP si la protéine vectrice est l'anatoxine diphtérique ou la protéine diphtérique CRM 197 ; 0,1 µg de PRP si la protéine vectrice est l'anatoxine tétanique ; 0,025 µg de PRP si la protéine vectrice est l'OMP.

ÉTIQUETAGE

L'étiquette indique :

– le nombre de microgrammes de PRP par dose humaine unitaire,

– la nature de la protéine vectrice et la quantité nominale par dose humaine unitaire.

01/2002:0160

VACCIN COQUELUCHEUX

Vaccinum pertussis

DÉFINITION

Le vaccin coquelucheux est une suspension saline stérile de cellules entières inactivées d'une ou de plusieurs souches de *Bordetella pertussis*.

PRODUCTION

La production du vaccin est basée sur un système de lot de semence. Une ou plusieurs souches de *B. pertussis* sont utilisées, dont l'origine et l'historique sont connues. Les souches, le milieu de culture et la méthode de culture sont choisis de sorte que les agglutinogènes 1, 2 et 3 soient présents dans le vaccin final. Chaque souche est cultivée pendant 24 h à 72 h dans un milieu liquide ou sur un milieu solide ; le milieu utilisé au dernier stade de culture ne contient ni sang ni produits du sang. Le sang humain ou les produits du sang humain ne sont utilisés dans aucun des milieux. Les bactéries sont récoltées, lavées pour éliminer les substances dérivées du milieu et mises en suspension dans une solution de chlorure de sodium à 9 g/l ou une autre solution isotonique appropriée. L'opacité de la suspension est déterminée, au plus tard 2 semaines après la récolte, par comparaison avec la préparation internationale de référence d'opacité et utilisée comme base de calcul pour les stades ultérieurs de la préparation du vaccin. La correspondance entre les unités internationales et la préparation internationale de référence est indiquée par l'Organisation Mondiale de la Santé.

Des récoltes individuelles ne sont utilisées pour le vrac final que s'il a été démontré qu'elles contiennent des cellules de *B. pertussis* présentant les mêmes caractéristiques que la souche d'origine quant à la croissance et aux agglutinogènes et qu'elles sont exemptes de contamination bactérienne et fongique. Les bactéries sont tuées et détoxifiées dans des conditions contrôlées soit par un agent chimique approprié soit par chauffage soit par une combinaison de ces méthodes. En utilisant un milieu de culture approprié, une recherche spécifique est effectuée pour s'assurer de l'absence de *B. pertussis* vivants. La suspension est maintenue à 5 ± 3 °C pendant une période appropriée pour en diminuer la toxicité.

VRAC FINAL

Des quantités appropriées de récoltes individuelles inactivées sont réunies pour préparer le vrac final. Des conservateurs antimicrobiens appropriés peuvent être ajoutés. La concentration bactérienne du vrac final ne doit pas dépasser celle correspondant à une opacité de 20 UI par dose humaine unitaire. Si 2 souches, ou davantage, de *B. pertussis* sont utilisées, la proportion de chacune des souches, exprimées en unités d'opacité, doit être similaire dans les lots successifs de vrac final.

Seul un vrac final qui satisfait aux essais ci-après peut être utilisé dans la préparation du lot final.

Conservateur antimicrobien. Le cas échéant, déterminez la teneur en conservateur antimicrobien par un dosage chimique approprié. La teneur n'est pas inférieure à 85 pour cent ni supérieure à 115 pour cent de la teneur voulue.

Stérilité (*2.6.1*). Effectuez l'essai de stérilité en utilisant 10 ml pour chaque milieu.

Activité. Effectuez l'essai prescrit sous Activité.

LOT FINAL

Le vrac final est réparti aseptiquement dans des récipients stériles à fermeture inviolable. Les récipients sont fermés de façon à prévenir toute contamination.

Seul un lot final qui satisfait à chacun des essais décrits ci-dessous sous Identification, Essai et Activité peut être libéré. Si les essais de toxicité spécifique, de formaldéhyde libre et de conservateur antimicrobien et la détermination de l'activité ont été effectués avec des résultats satisfaisants sur le vrac final, ils peuvent ne pas être effectués sur le lot final.

IDENTIFICATION

Identifiez le vaccin coquelucheux par agglutination des bactéries du vaccin à l'aide des immunosérums spécifiques de *B. pertussis*.

ESSAI

Toxicité spécifique. Utilisez au moins 10 souris en bonne santé, pesant de 14 g à 16 g pour le vaccin et pour la solution saline de contrôle. Les souris doivent être de même sexe ou mâles et femelles répartis également entre les groupes. Les animaux doivent avoir accès à la nourriture et à l'eau pendant 2 h au moins avant l'injection et durant l'essai. Injectez à chaque souris du groupe à vacciner, par voie intrapéritonéale et sous un volume de 0,5 ml, une quantité de vaccin équivalant à au moins la moitié de la dose humaine unitaire. Injectez à chaque souris du groupe des témoins 0,5 ml d'une solution stérile de *chlorure de sodium R* à 9 g/l, contenant de préférence la même quantité de conservateur antimicrobien que celle injectée avec le vaccin. Pesez les souris immédiatement avant l'injection, puis 72 h et 7 jours après l'injection. Le vaccin satisfait à l'essai, si (a) après 72 h, la masse totale du groupe de souris vaccinées n'est pas inférieure à ce qu'elle était avant l'injection, (b) après 7 jours, le gain pondéral moyen par souris vaccinée n'est pas inférieur à 60 pour cent de celui par souris témoin et (c) au maximum 5 pour cent du nombre total de souris vaccinées meurent durant l'essai.

Formaldéhyde libre (*2.4.18*) : au maximum 0,2 g/l.

Conservateur antimicrobien. Le cas échéant, déterminez la teneur en conservateur antimicrobien par un dosage chimique approprié. La teneur n'est pas inférieure à la teneur minimale qui s'est avérée efficace et elle n'est pas supérieure à 115 pour cent de la teneur indiquée sur l'étiquette.

Stérilité (*2.6.1*). Le vaccin coquelucheux satisfait à l'essai de stérilité.

ACTIVITÉ

Effectuez le titrage du vaccin coquelucheux (*2.7.7*).

L'activité mesurée n'est pas inférieure à 4 UI par dose humaine unitaire et la limite inférieure de confiance (P = 0,95) de l'activité mesurée n'est pas inférieure à 2 UI par dose humaine unitaire.

ÉTIQUETAGE

L'étiquette indique :

- le nombre minimal d'Unités Internationales par dose humaine unitaire,
- que le vaccin doit être agité avant l'emploi,
- que le vaccin ne doit pas être congelé.

01/2002:0161

VACCIN COQUELUCHEUX ADSORBÉ

Vaccinum pertussis adsorbatum

DÉFINITION

Le vaccin coquelucheux adsorbé est une suspension saline stérile de cellules entières inactivées d'une ou de plusieurs souches de *Bordetella pertussis* à laquelle du phosphate d'aluminium hydraté, de l'hydroxyde d'aluminium ou du phosphate de calcium a été ajouté.

PRODUCTION

La production du vaccin est basée sur un système de lot de semence. Une ou plusieurs souches de *B. pertussis* sont utilisées, dont l'origine et l'historique sont connus. Les souches, le milieu de culture et la méthode de culture sont choisis de sorte que les agglutinogènes 1, 2 et 3 soient présents dans le vaccin final. Chaque souche est cultivée pendant 24 h à 72 h dans un milieu liquide ou sur un milieu solide ; le milieu utilisé au dernier stade de culture ne contient ni sang ni produits du sang. Le sang humain ou les produits du sang humain ne sont utilisés dans aucun des milieux. Les bactéries sont récoltées, lavées pour éliminer les substances dérivées du milieu et mises en suspension dans une solution de chlorure de sodium à 9 g/l ou une autre solution isotonique appropriée. L'opacité de la suspension est déterminée, au plus tard 2 semaines après la récolte, par comparaison avec la préparation internationale de référence d'opacité et utilisée comme base de calcul pour les stades ultérieurs de la préparation du vaccin.
La correspondance entre les Unités Internationales et la préparation internationale de référence est indiquée par l'Organisation Mondiale de la Santé.

Des récoltes individuelles ne sont utilisées pour le vrac final que s'il a été démontré qu'elles contiennent des cellules de *B. pertussis* présentant les mêmes caractéristiques que la souche d'origine quant à la croissance et aux agglutinogènes et qu'elles sont exemptes de contamination bactérienne et fongique. Les bactéries sont tuées et détoxifiées dans des conditions contrôlées soit par un agent chimique approprié soit par chauffage soit par une combinaison de ces méthodes. En utilisant un milieu de culture approprié, une recherche spécifique est effectuée pour s'assurer de l'absence de *B. pertussis* vivants. La suspension est maintenue à 5 ± 3 °C pendant une période appropriée pour en diminuer la toxicité.

VRAC FINAL

Des quantités appropriées de récoltes individuelles inactivées sont réunies pour préparer le vrac final. Du phosphate d'aluminium hydraté, de l'hydroxyde d'aluminium ou du phosphate de calcium est ajouté à la suspension de cellules. Des conservateurs antimicrobiens appropriés peuvent être ajoutés. La concentration bactérienne du vrac final ne doit pas dépasser celle correspondant à une opacité de 20 UI par dose humaine unitaire. Si 2 souches, ou davantage, de *B. pertussis* sont utilisées, la proportion de chacune des souches, exprimées en unités d'opacité, doit être similaire dans les lots successifs de vrac final.

Seul un vrac final qui satisfait aux essais ci-après peut être utilisé dans la préparation du lot final.

Conservateur antimicrobien. Le cas échéant, déterminez la teneur en conservateur antimicrobien par un dosage chimique approprié. La teneur n'est pas inférieure à 85 pour cent ni supérieure à 115 pour cent de la teneur voulue.

Stérilité (*2.6.1*). Effectuez l'essai de stérilité en utilisant 10 ml pour chaque milieu.

Activité. Effectuez l'essai prescrit sous Activité.

LOT FINAL

Le vrac final est réparti aseptiquement dans des récipients stériles à fermeture inviolable. Les récipients sont fermés de façon à prévenir toute contamination.

Seul un lot final qui satisfait à chacun des essais décrits ci-dessous sous Identification, Essai et Activité peut être libéré. Si les essais de toxicité spécifique, de formaldéhyde libre et de conservateur antimicrobien et la détermination de l'activité ont été effectués avec des résultats satisfaisants sur le vrac final, ils peuvent ne pas être effectués sur le lot final.

IDENTIFICATION

Dissolvez dans le vaccin coquelucheux adsorbé une quantité suffisante de *citrate de sodium R* pour obtenir une solution à 100 g/l. Faites incuber à 37 °C pendant 16 h environ et centrifugez pour sédimenter les bactéries. D'autres méthodes appropriées peuvent être employées pour séparer les bactéries de l'adsorbant. Identifiez le vaccin coquelucheux adsorbé soit par agglutination des bactéries, remises en suspension à partir du culot de centrifugation, à l'aide des immunosérums spécifiques de *B. pertussis*, soit par l'essai décrit sous Activité.

ESSAI

Toxicité spécifique. Utilisez au moins 10 souris en bonne santé, pesant de 14 g à 16 g pour le vaccin et pour la solution saline de contrôle. Les souris sont de même sexe ou mâles et femelles répartis également entre les groupes. Les animaux doivent avoir accès à la nourriture et à l'eau pendant 2 h au moins avant l'injection et durant l'essai. Injectez à chaque souris du groupe à vacciner, par voie intrapéritonéale et sous un volume de 0,5 ml, une quantité de vaccin équivalant à au moins la moitié du volume de la dose humaine unitaire. Injectez à chaque souris du groupe des témoins 0,5 ml d'une solution stérile de *chlorure de sodium R* à 9 g/l, contenant de préférence la même quantité de conservateur antimicrobien que celle injectée avec le vaccin. Pesez les souris immédiatement avant l'injection puis 72 h et 7 jours après l'injection. Le vaccin satisfait à l'essai, si (a) après 72 h, la masse totale du groupe de souris vaccinées n'est pas inférieure à ce qu'elle était avant l'injection, (b) après 7 jours, le gain pondéral moyen par souris vaccinée n'est pas inférieur à 60 pour cent de celui par souris témoin et (c) au maximum 5 pour cent du nombre total de souris vaccinées meurent durant l'essai.

Aluminium (*2.5.13*) : au maximum 1,25 mg par dose humaine unitaire, si l'adsorbant utilisé est de l'hydroxyde d'aluminium ou du phosphate d'aluminium hydraté.

Calcium (*2.5.14*) : au maximum 1,3 mg par dose humaine unitaire, si l'adsorbant utilisé est du phosphate de calcium.

Formaldéhyde libre (*2.4.18*) : au maximum 0,2 g/l.

Conservateur antimicrobien. Le cas échéant, déterminez la teneur en conservateur antimicrobien par un dosage chimique approprié. La teneur n'est pas inférieure à la teneur minimale qui s'est avérée efficace et elle n'est pas supérieure à 115 pour cent de la teneur indiquée sur l'étiquette.

Stérilité (*2.6.1*). Le vaccin coquelucheux adsorbé satisfait à l'essai de stérilité.

ACTIVITÉ

Effectuez le titrage du vaccin coquelucheux (*2.7.7*).

L'activité mesurée n'est pas inférieure à 4 UI par dose humaine unitaire et la limite inférieure de confiance (P = 0,95) de l'activité mesurée n'est pas inférieure à 2 UI par dose humaine unitaire.

ÉTIQUETAGE

L'étiquette indique :

- le nombre minimal d'Unités Internationales par dose humaine unitaire,
- le nom et la quantité d'adsorbant,
- que le vaccin doit être agité avant l'emploi,
- que le vaccin ne doit pas être congelé.

01/2002:1595

VACCIN COQUELUCHEUX (ADSORBÉ, CO-PURIFIÉ, ACELLULAIRE)

Vaccinum pertussis sine cellulis copurificatum adsorbatum

DÉFINITION

Le vaccin coquelucheux (adsorbé, co-purifié, acellulaire) est une préparation de composants antigéniques de *Bordetella pertussis*, adsorbés sur un support minéral tel que l'hydroxyde d'aluminium ou le phosphate d'aluminium hydraté.

Le vaccin contient une fraction antigénique purifiée sans séparation préalable des composants individuels. Cette fraction antigénique est traitée par une méthode permettant de transformer la toxine coquelucheuse en anatoxine de façon à la rendre inoffensive tout en préservant les propriétés immunogènes de l'ensemble des composants et en évitant la réversibilité à la toxine. La fraction antigénique est composée d'anatoxine coquelucheuse, d'hémagglutinine filamenteuse, de pertactine (une protéine de la membrane externe de 69 kDa) et d'autres composants définis de *B. pertussis* tels que les antigènes fimbria-2 et fimbria-3. Le vaccin peut avoir une teneur en toxine coquelucheuse résiduelle qui ne dépasse pas celle approuvée par l'Autorité compétente. La composition et les caractéristiques antigéniques reposent sur la démonstration de l'induction d'une protection et de l'absence de réactions inattendues dans le groupe cible auquel est destiné le vaccin.

PRODUCTION

DISPOSITIONS GÉNÉRALES

Il doit être établi que le procédé de production utilisé donne de façon reproductible des vaccins comparables à celui pour lequel l'efficacité clinique et l'innocuité chez l'homme ont été démontrées.

Vaccin de référence. Un lot de vaccin démontré efficace lors d'essais cliniques ou un autre lot représentatif est utilisé comme vaccin de référence. Le lot représentatif doit être préparé par un procédé strictement identique à celui utilisé pour le vaccin soumis aux essais cliniques. Le vaccin de référence est de préférence stabilisé, par une méthode dont il a été démontré qu'elle n'a aucun effet significatif sur la détermination d'activité lorsque les lots stabilisés et les lots non stabilisés sont comparés.

Vaccins

CARACTÉRISATION DES COMPOSANTS

Lors du développement du vaccin, le procédé de production fait l'objet d'une validation visant à démontrer qu'il permet d'obtenir de façon reproductible une fraction antigénique qui satisfait aux essais suivants ; une fois la reproductibilité du procédé démontrée, ces essais ne sont pas nécessairement effectués en routine sur chaque lot.

Adénylcyclase. Déterminée par immunotransfert ou par une autre méthode appropriée, la quantité d'adénylcyclase contenue dans l'équivalent de 1 dose du vaccin final n'est pas supérieure à 500 ng.

Cytotoxine trachéale. Déterminée par une méthode appropriée, par exemple un titrage biologique ou une chromatographie liquide (*2.2.29*), la quantité de cytotoxine trachéale contenue dans l'équivalent de 1 dose du vaccin final n'est pas supérieure à 2 pmol.

Absence de toxine dermonécrotique résiduelle. A 3 souriceaux non sevrés, injectez par voie intradermique et sous un volume de 0,1 ml, une quantité de fraction antigénique équivalant à 1 dose du vaccin final. Placez les animaux en observation pendant 48 h. Aucune réaction dermonécrotique n'est constatée.

Propriétés spécifiques. La fraction antigénique est analysée par une ou plusieurs des méthodes indiquées ci-dessous, afin d'établir l'identité et les propriétés spécifiques (activité par quantité unitaire de protéine) de ses composants par comparaison à des préparations de référence.

Toxine coquelucheuse. Méthodes *in vitro* : effet d'aggrégation des cellules d'ovaire de hamster chinois (CHO) et hémagglutination. Méthodes *in vivo* : stimulation de la lymphocytose, sensibilisation à l'histamine, action sur l'insulinosécrétion. La toxine possède une activité ADP-ribosyl-transférase utilisant la transducine comme accepteur.

Hémagglutinine filamenteuse. Hémagglutination et inhibition par un anticorps spécifique.

Pertactine, antigènes fimbria-2 et fimbria-3. Réactivité à des anticorps spécifiques.

Anatoxine coquelucheuse. L'anatoxine induit chez les animaux la production d'anticorps capables d'inhiber toutes les propriétés de la toxine coquelucheuse.

FRACTION ANTIGÉNIQUE PURIFIÉE

La fraction antigénique est préparée selon un système de lots de semence. Les cultures de semence sont organisées de façon à maintenir le pouvoir toxigène ou, si besoin est, à le restaurer par une sélection délibérée.

Aucun des milieux utilisés aux différents stades de la production ne doit contenir de sang ou de dérivés sanguins d'origine humaine. Seuls les milieux utilisés pour la préparation des lots de semence et des inoculums peuvent contenir du sang ou des dérivés sanguins d'origine animale.

La fraction antigénique est purifiée puis, après caractérisation appropriée, détoxifiée au moyen de réactifs adéquats, par une méthode limitant au minimum le risque de réversion de l'anatoxine à la toxine, notamment lors de la conservation ou d'une exposition à la chaleur. Le procédé de purification est validé pour démontrer qu'il y a une réduction appropriée de la teneur en substances utilisées pendant la culture ou la purification.

La teneur en endotoxines bactériennes (*2.6.14*) est déterminée pour suivre la procédure de purification et limiter la teneur en endotoxines du vaccin final. Les limites sont telles que le vaccin final contient au maximum 100 UI d'endotoxines par dose humaine unitaire.

Avant la détoxification, la pureté de la fraction antigénique est déterminée par une méthode appropriée, telle que l'électrophorèse sur gel de polyacrylamide (PAGE) ou la chromatographie liquide. La méthode SDS-PAGE ou l'analyse par immunotransfert au moyen d'anticorps monoclonaux ou polyclonaux spécifiques peuvent également être utilisées pour une caractérisation des sous-unités. Des limites sont établies pour chaque produit individuel.

Seule peut être utilisée pour la préparation du vrac final une fraction antigénique purifiée qui satisfait aux spécifications ci-après.

Stérilité (*2.6.1*). Effectuez l'essai de stérilité en utilisant pour chaque milieu une quantité de préparation équivalant à au moins 100 doses de vaccin.

Toxine coquelucheuse résiduelle. Utilisez 3 groupes d'au moins 5 souris sensibles à l'histamine, pesant chacune de 18 g à 26 g. A l'aide de solution saline tamponnée au phosphate contenant 2 g/l de gélatine, préparez une série de dilutions de la fraction antigénique purifiée dont il a été démontré qu'elles donnent une réponse graduée. Attribuez chaque dilution à un groupe séparé de souris et injectez à chaque souris la dilution attribuée à son groupe. Injectez le diluant à un 4ème groupe de souris (témoins). 5 jours plus tard, injectez à chaque souris, par voie intrapéritonéale, 1 mg d'histamine base sous un volume maximum de 0,5 ml. Notez le nombre d'animaux qui meurent dans les 24 h suivant l'épreuve histaminique. Calculez par des méthodes statistiques appropriées comme l'analyse de probits (voir *5.3 Analyse statistique des résultats des dosages et essais biologiques*) la masse ou le volume de préparation qui produit la sensibilisation de 50 pour cent des souris. L'activité résiduelle de la toxine coquelucheuse n'est pas supérieure à celle de lots dont l'innocuité a été établie lors des études cliniques.

La sensibilité à l'histamine de la lignée de souris utilisée est vérifiée à intervalles appropriés par la méthode suivante : injectez des dilutions au 1/3 d'une préparation de référence de la toxine coquelucheuse dans de la solution saline tamponnée au phosphate contenant 2 g/l de gélatine, et effectuez une épreuve histaminique comme indiqué ci-dessus. La lignée est acceptable si plus de 50 pour cent des animaux sont sensibilisés par 50 ng de toxine coquelucheuse et si aucun des animaux témoins traités avec le diluant seul, puis soumis à l'épreuve histaminique, ne présente de signes de sensibilisation.

Un essai validé basé sur l'effet d'aggrégation des cellules d'ovaire de hamster chinois (CHO) peut être utilisé au lieu de l'essai sur souris.

Teneur résiduelle en agents de détoxification et autres réactifs. La teneur résiduelle en agents de détoxification et autres réactifs est déterminée et démontrée conforme à la limite approuvée sauf si la validation du procédé a démontré une réduction appropriée.

Teneur en antigènes. Effectuez une détermination quantitative complète de la composition en antigènes de la fraction antigénique par une méthode immunochimique appropriée (*2.7.1*) et déterminez la teneur en azote protéique par minéralisation par l'acide sulfurique (*2.5.9*) ou par une autre méthode appropriée. Le rapport entre la teneur totale en antigènes et la teneur en azote protéique se situe dans les limites établies pour le produit.

VRAC FINAL

Le vrac final est préparé par adsorption d'une quantité appropriée de la fraction antigénique sur de l'hydroxyde d'aluminium ou du phosphate d'aluminium hydraté. Un conservateur antimicrobien approprié peut être ajouté.

Seul peut être utilisé pour la préparation d'un lot final un vrac final qui satisfait aux spécifications ci-après.

Conservateur antimicrobien. Le cas échéant, déterminez la teneur en conservateur antimicrobien par une méthode chimique ou physico-chimique appropriée. La valeur obtenue n'est pas inférieure à 85 pour cent ni supérieure à 115 pour cent de la teneur voulue.

Stérilité (*2.6.1*). Le vrac final satisfait à l'essai de stérilité. Utilisez 10 ml de préparation pour chaque milieu.

LOT FINAL

Seul un lot final qui satisfait aux essais décrits ci-après sous Identification, Essai et Activité peut être libéré.

Si les essais de toxine coquelucheuse résiduelle, de réversibilité de l'anatoxine, de teneur en conservateur antimicrobien, de formaldéhyde libre et le titrage d'activité ont été réalisés avec des résultats satisfaisants sur le vrac final, ils peuvent ne pas être effectués sur le lot final.

IDENTIFICATION

Traitez le vaccin par un procédé de désorption approprié. Le procédé suivant peut être utilisé : dissolvez dans le vaccin à examiner la quantité de *citrate de sodium R* nécessaire pour obtenir une solution à 10 g/l ; faites incuber à 37 °C pendant environ 16 h puis centrifugez jusqu'à obtention d'un surnageant limpide. Examiné par une méthode immunochimique appropriée (*2.7.1*), le surnageant réagit avec des immunosérums spécifiques des différents composants indiqués sur l'étiquette.

ESSAI

Toxine coquelucheuse résiduelle. Utilisez 3 groupes d'au moins 5 souris sensibles à l'histamine (voir sous Production), pesant chacune de 18 g à 26 g. A l'aide de solution saline tamponnée au phosphate contenant 2 g/l de gélatine, préparez une série de dilutions du vaccin à examiner dont il a été démontré qu'elles donnent une réponse graduelle. Attribuez chaque dilution à un groupe séparé de souris et injectez à chaque souris par voie intrapéritonéale la dilution attribuée à son groupe. Injectez le diluant à un 4ème groupe de souris (témoins). 5 jours plus tard, injectez aux souris, par voie intrapéritonéale, 1 mg d'histamine base sous un volume maximum de 0,5 ml. Notez le nombre d'animaux qui meurent dans les 24 h suivant l'épreuve histaminique. Calculez par des méthodes statistiques appropriées comme l'analyse de probits (voir *5.3 Analyse statistique des résultats des dosages et essais biologiques*) la masse ou le volume de préparation qui produit la sensibilisation de 50 pour cent des souris. L'activité résiduelle de la toxine coquelucheuse n'est pas supérieure à celle de lots dont l'innocuité a été établie lors des études cliniques.

Réversibilité de l'anatoxine. Opérez comme décrit ci-dessus dans l'essai de toxine coquelucheuse résiduelle mais en utilisant en parallèle le vaccin incubé à 37 °C pendant 4 semaines et un échantillon conservé à une température de 2 °C à 8 °C. Le degré de réversibilité n'est pas supérieur à celui de lots dont l'innocuité a été établie lors des études cliniques.

Conservateur antimicrobien. Le cas échéant, déterminez la teneur en conservateur antimicrobien par une méthode chimique ou physico-chimique appropriée. Cette teneur n'est pas inférieure à la valeur minimale efficace préalablement établie ni supérieure à 115 pour cent de la valeur indiquée sur l'étiquette.

Aluminium (*2.5.13*) : au maximum 1,25 mg par dose humaine unitaire, si l'adsorbant utilisé est de l'hydroxyde d'aluminium ou du phosphate d'aluminium hydraté.

Formaldéhyde libre (*2.4.18*) : au maximum 0,2 g/l.

Stérilité (*2.6.1*). Le vaccin à examiner satisfait à l'essai de stérilité.

ACTIVITÉ

Le vaccin satisfait au titrage d'activité du vaccin coquelucheux acellulaire (*2.7.16*).

ÉTIQUETAGE

L'étiquette indique :

– le nom et la quantité des composants antigéniques du vaccin,
– la teneur maximale en toxine coquelucheuse résiduelle,
– le degré maximal de réversion de l'anatoxine à la toxine pendant la durée de validité,
– le nom et la quantité de l'adsorbant utilisé,
– que le vaccin doit être agité avant emploi,
– que le vaccin ne doit pas être congelé.

01/2002:1356

VACCIN COQUELUCHEUX (ADSORBÉ, MULTICOMPOSÉ, ACELLULAIRE)

Vaccinum pertussis sine cellulis ex elementis praeparatum adsorbatum

DÉFINITION

Le vaccin coquelucheux (adsorbé, multicomposé, acellulaire) est une préparation de composants antigéniques de *Bordetella pertussis*, préparés et purifiés séparément puis adsorbés sur un support minéral tel que l'hydroxyde d'aluminium ou le phosphate d'aluminium hydraté.

Le vaccin contient soit l'anatoxine coquelucheuse soit une protéine apparentée à la toxine coquelucheuse mais dénuée de propriétés toxiques, obtenue par l'expression d'une forme modifiée génétiquement du gène correspondant. L'anatoxine est obtenue à partir de la toxine par une méthode qui la rend inoffensive mais qui maintient des propriétés immunogènes adéquates et évite la réversibilité. Le vaccin peut également contenir l'hémagglutinine filamenteuse et la pertactine (protéine de 69 kDa de la membrane externe) et d'autres composants définis de *B. pertussis*, par exemple les antigènes fimbria-2 et fimbria-3, ces deux derniers antigènes pouvant être co-purifiés. La composition des antigènes et leurs caractéristiques reposent sur la démonstration de l'induction d'une protection et de l'absence de réactions inattendues dans le groupe cible auquel est destiné le vaccin.

PRODUCTION

Il doit être établi que le procédé de production utilisé permet d'obtenir de façon constante des vaccins comparables à celui pour lequel l'efficacité clinique et l'innocuité chez l'homme ont été démontrées.

Si une forme génétiquement modifiée de *B. pertussis* est utilisée, la régularité de la production et la stabilité génétique doivent être démontrées conformément aux exigences de la monographie *Produits obtenus par la méthode dite de l'ADN recombinant (0784)*.

Vaccin de référence. Un lot de vaccin démontré efficace lors d'essais cliniques ou un autre lot représentatif est utilisé comme vaccin de référence. Le lot représentatif doit être préparé par un procédé strictement identique à celui utilisé pour le vaccin soumis aux essais cliniques. Le vaccin de référence est de préférence stabilisé, par une méthode dont il a été démontré qu'elle n'a aucun effet significatif sur la détermination d'activité lorsque les lots stabilisés et les lots non stabilisés sont comparés.

CARACTÉRISATION DES COMPOSANTS

Lors du développement du vaccin, le procédé de production doit être validé afin de démontrer qu'il permet d'obtenir de façon constante des composants individuels qui satisfont aux essais ci-après ; une fois la régularité du procédé démontrée, ces essais ne sont pas nécessairement effectués en routine sur chaque lot.

Adénylcyclase. Déterminée par immunotransfert ou par une autre méthode appropriée, la quantité d'adénylcyclase contenue dans l'équivalent d'une dose du vaccin final n'est pas supérieure à 500 ng.

Cytotoxine trachéale. Déterminée par une méthode appropriée, par exemple un dosage biologique ou la chromatographie liquide (*2.2.29*), la quantité de cytotoxine trachéale contenue dans l'équivalent d'une dose du vaccin final n'est pas supérieure à 2 pmol.

Absence de toxine dermonécrotique résiduelle. A 3 souriceaux, injectez par voie intradermique et sous un volume de 0,1 ml, une quantité de composant individuel équivalant à une dose du vaccin final. Placez les animaux en observation pendant 48 h. Aucune réaction dermonécrotique n'est constatée.

Propriétés spécifiques. Les composants du vaccin sont analysés par une ou plusieurs des méthodes indiquées ci-dessous, afin d'établir leur identité et leurs propriétés spécifiques (activité par quantité unitaire de protéine) par comparaison à des préparations de référence.

Toxine coquelucheuse. Méthodes *in vitro* : effet d'agrégation des cellules d'ovaire de hamster chinois (CHO) et hémagglutination. Méthodes *in vivo* : stimulation de la lymphocytose, sensibilisation à l'histamine, action sur l'insulinosécrétion. La toxine possède une activité ADP-ribosyl-transférase utilisant la transducine comme accepteur.

Hémagglutinine filamenteuse. Hémagglutination et inhibition par un anticorps spécifique.

Pertactine, antigènes fimbria-2 et fimbria-3. Réactivité à des anticorps spécifiques.

Anatoxine coquelucheuse. L'anatoxine induit chez les animaux la production d'anticorps capables d'inhiber toutes les propriétés de la toxine coquelucheuse.

COMPOSANTS PURIFIÉS

La production de chaque composant du vaccin est basée sur un système de lot de semence. Les cultures de semence à partir desquelles est préparée la toxine sont organisées de façon à maintenir le pouvoir toxigène ou, si besoin est, à le restaurer par une nouvelle sélection.

Aucun des milieux utilisés aux différents stades de la production ne doit contenir de sang ou de produits du sang d'origine humaine. Seuls les milieux utilisés pour la préparation des lots de semence peuvent contenir du sang ou des dérivés sanguins d'origine animale.

La toxine coquelucheuse et, le cas échéant, l'hémagglutinine filamenteuse et la pertactine sont purifiées, puis, après caractérisation appropriée, détoxifiées au moyen d'agents chimiques adéquats par une méthode éliminant tout risque de réversibilité à la toxine, notamment lors de la conservation ou d'une exposition à la chaleur. Les autres composants éventuels tels que les antigènes fimbria-2 et fimbria-3 sont purifiés, soit séparément, soit ensemble, puis caractérisés ; il doit être démontré qu'ils ne comprennent pas de substances toxiques. Le procédé de purification est validé pour démontrer qu'il y a une réduction appropriée de la teneur en substances utilisées pendant la culture ou la purification.

La teneur en endotoxines bactériennes (*2.6.14*) est déterminée pour suivre la procédure de purification et limiter la teneur en endotoxines du vaccin final. Les limites admises pour les composants individuels sont telles que le vaccin final contient moins de 100 UI par dose humaine unitaire.

Avant la détoxification, la pureté des différents composants est déterminée par une méthode appropriée, telle que l'électrophorèse en gel de polyacrylamide (PAGE) ou la chromatographie liquide. La méthode SDS-PAGE ou l'analyse par immunotransfert au moyen d'anticorps monoclonaux ou polyclonaux spécifiques peuvent également être utilisées pour une caractérisation des sous-unités. Des limites sont établies pour chaque produit individuel.

Seuls peuvent être utilisés pour la préparation du vrac final des composants purifiés qui satisfont aux spécifications ci-après.

Stérilité (*2.6.1*). Effectuez l'essai de stérilité en utilisant pour chaque milieu une quantité du composant équivalant à 100 doses de vaccin.

Absence de toxine coquelucheuse résiduelle. *Cet essai n'est pas nécessaire pour le produit obtenu par modification génétique.* A un groupe de 5 souris au moins, pesant chacune 18-26 g et sensibles à l'histamine, injectez soit l'équivalent d'une dose humaine unitaire par voie intraveineuse soit l'équivalent de 2 fois la dose humaine unitaire par voie intrapéritonéale, les doses étant diluées à un volume de maximum 0,5 ml avec de la solution saline tamponnée au phosphate contenant 2 g/l de gélatine. Injectez le diluant à un second groupe de souris (témoins). 5 jours plus tard, injectez aux animaux, par voie intrapéritonéale, 2 mg d'histamine base sous un volume maximal de 0,5 ml et placez les animaux en observation pendant 24 h. Si aucun animal ne meurt, la préparation satisfait à l'essai.

La sensibilité à l'histamine de la lignée de souris utilisée est vérifiée à intervalles appropriés par la méthode suivante : injectez des dilutions au tiers d'une préparation de référence de la toxine coquelucheuse dans de la solution saline tamponnée au phosphate contenant 2 g/l de gélatine, et effectuez une épreuve histaminique comme indiqué ci-dessus. La lignée est acceptable si plus de 50 pour cent des animaux sont sensibilisés par 50 ng de toxine coquelucheuse et si aucun des animaux témoins traités avec le diluant seul puis soumis à l'épreuve histaminique ne présente de signes de sensibilisation.

Un essai validé basé sur l'effet d'aggrégation des cellules d'ovaire de hamster chinois (CHO) peut être utilisé au lieu de l'essai chez la souris.

Teneur résiduelle en agents de détoxification et autres réactifs. La teneur résiduelle de chaque réactif est déterminée et démontrée conforme à la limite approuvée sauf si la validation du procédé a démontré une réduction appropriée.

Teneur en antigène. Déterminez la teneur en antigène par une méthode immunochimique (*2.7.1*) appropriée et la teneur en azote protéique par minéralisation par l'acide sulfurique (*2.5.9*) ou par une autre méthode appropriée. Le rapport entre la teneur en antigène et la teneur en azote protéique se situe dans les limites établies pour le produit spécifique.

VRAC FINAL

Le vrac final est préparé par adsorption de quantités appropriées des composants purifiés, séparément ou ensemble, sur de l'hydroxyde d'aluminium ou du phosphate d'aluminium hydraté. Un conservateur antimicrobien approprié peut être ajouté.

Seul peut être utilisé pour la préparation du lot final un vrac final qui satisfait aux spécifications ci-après.

Conservateur antimicrobien. Le cas échéant, déterminez la teneur en conservateur antimicrobien par une méthode chimique ou physico-chimique appropriée. Cette teneur n'est pas inférieure à 85 pour cent ni supérieure à 115 pour cent de la valeur voulue.

Stérilité (*2.6.1*). Effectuez l'essai en utilisant 10 ml pour chaque milieu.

LOT FINAL

Seul un lot final qui satisfait aux essais décrits ci-dessous sous Identification, Essai et Activité peut être libéré. Si les essais Absence de toxine coquelucheuse résiduelle, Irréversibilité de l'anatoxine, Conservateur antimicrobien et Formaldéhyde libre, et la détermination de l'activité ont été effectués avec des résultats satisfaisants sur le vrac final, ils peuvent ne pas être effectués sur le lot final.

IDENTIFICATION

Traitez le vaccin par un procédé de désorption approprié. Le procédé suivant peut être utilisé : dissolvez dans le vaccin à examiner la quantité de *citrate de sodium R* nécessaire pour obtenir une solution à 10 g/l ; placez en incubation à 37 °C pendant 16 h environ puis centrifugez jusqu'à obtention d'un surnageant limpide. Examiné par une méthode immunochimique appropriée (*2.7.1*), le surnageant réagit avec des immunosérums spécifiques des différents composants indiqués sur l'étiquette.

ESSAI

Absence de toxine coquelucheuse résiduelle. *Cet essai n'est pas nécessaire pour le produit obtenu par modification génétique.* Injectez, par voie intrapéritonéale, l'équivalent de 2 fois la dose humaine unitaire à un groupe de 5 souris au moins, sensibles à l'histamine (voir sous Production), et du diluant à un second groupe de souris (témoins). Cinq jours plus tard, injectez aux souris, par voie intrapéritonéale, 2 mg d'histamine base sous un volume maximal de 0,5 ml, et placez les animaux en observation pendant 24 h. La vaccin satisfait à l'essai si aucun des animaux ne présente de signes de sensibilisation à l'histamine.

Irréversibilité de l'anatoxine. *Cet essai n'est pas nécessaire pour le produit obtenu par modification génétique.* Effectuez l'essai Absence de toxine coquelucheuse résiduelle décrit ci-dessus, en utilisant en parallèle le vaccin, placé en incubation à 37 °C pendant 4 semaines, et un échantillon conservé à une température de 2 °C à 8 °C. Le vaccin satisfait à l'essai si aucun des animaux des deux groupes ne meurt par suite d'une sensibilisation à l'histamine.

Conservateur antimicrobien. Le cas échéant, déterminez la teneur en conservateur antimicrobien par une méthode chimique ou physico-chimique appropriée. Cette teneur n'est pas inférieure à la valeur minimale efficace préalablement établie, ni supérieure à 115 pour cent de la valeur indiquée sur l'étiquette.

Aluminium (*2.5.13*) : au maximum 1,25 mg par dose humaine unitaire, si l'adsorbant utilisé est de l'hydroxyde d'aluminium ou du phosphate d'aluminium hydraté.

Formaldéhyde libre (*2.4.18*) : au maximum 0,2 g/l.

Stérilité (*2.6.1*). Le vaccin à examiner satisfait à l'essai de stérilité.

ACTIVITÉ

La capacité du vaccin à induire la formation d'anticorps spécifiques est comparée à celle d'une préparation de référence examinée en parallèle. Le titre en anticorps est déterminé par une méthode immunochimique (*2.7.1*) du type ELISA par exemple. L'essai chez la souris décrit ci-dessous emploie un modèle à trois points mais après validation pour les essais de routine, un modèle comportant une seule dilution peut être utilisé.

Spécification d'activité. La capacité du vaccin à examiner à induire la formation d'anticorps n'est pas inférieure de façon significative ($P = 0{,}95$) à celle du vaccin de référence.

La méthode décrite ci-dessous est donnée à titre d'exemple d'un essai qui s'est avéré satisfaisant pour un vaccin donné.

Choix des animaux et répartition en groupes. Utilisez des souris saines (par exemple, de la souche CD1) provenant du même élevage et âgées de 4 à 8 semaines. Répartissez les animaux en 6 groupes d'effectif approprié aux exigences de l'essai. Utilisez 3 dilutions du vaccin à examiner et 3 dilutions du vaccin de référence, en affectant une dilution différente à chaque groupe d'animaux. Injectez à chaque souris, par voie intrapéritonéale ou sous-cutanée, 0,5 ml de la dilution affectée à son groupe.

Collecte des échantillons de sérum. 4 à 5 semaines après la vaccination, anesthésiez les souris et saignez-les individuellement. Conservez le sérum à – 20 °C jusqu'au moment de la détermination du titre en anticorps.

Détermination du titre en anticorps. Déterminez séparément le titre en anticorps spécifiques de chaque sérum par une méthode validée telle que l'essai ELISA décrit ci-après.

Titrage ELISA. Recouvrez des plaques de microtitration appropriées à l'antigène considéré, en poly(chlorure de vinyle) ou polystyrène, avec l'antigène purifié à une concentration de 100 ng par puits. Lavez, puis bloquez les sites libres par mise en incubation avec une solution de sérum-albumine bovine et lavez à nouveau. Préparez directement sur les plaques des dilutions au demi du sérum des souris vaccinées avec le vaccin à examiner ou avec le vaccin de référence. Placez en incubation à 22-25 °C pendant 1 h, puis lavez les plaques. Ajoutez dans chaque puits une solution appropriée d'IgG anti-souris conjuguée à une enzyme et placez en incubation à 22-25 °C pendant 1 h. Lavez à nouveau puis faites réagir avec un substrat chromogène à partir duquel l'enzyme conjuguée libère un chromophore qui peut être quantifié par mesure de l'absorbance (*2.2.25*). Les conditions de l'essai sont choisies afin d'obtenir une réponse linéaire pour l'absorbance en fonction de la teneur en anticorps sur la gamme d'absorbance utilisée et des valeurs d'absorbance situées entre 0,1 et 2,0.

Un immunosérum de référence ayant une activité nominale connue est utilisé pour servir de base pour le calcul du titre en anticorps des sérums à examiner. Un sérum témoin standardisé est également utilisé.

L'essai n'est pas valable si :

- la valeur obtenue pour le sérum témoin diffère de la valeur nominale de plus de 2 fois l'écart type,
- l'intervalle de confiance de l'activité mesurée est supérieur à 50-200 pour cent.

Calcul. Calculez les titres d'anticorps dans le sérum des souris vaccinées avec le vaccin à examiner et avec le vaccin de référence. A partir des valeurs obtenues, calculez l'activité du vaccin à examiner par rapport au vaccin de référence, par les méthodes statistiques habituelles.

Vaccins

ÉTIQUETAGE

L'étiquette indique :

- le nom et la quantité des antigènes contenus dans le vaccin,
- dans les cas appropriés, que le vaccin contient une protéine apparentée à la toxine coquelucheuse, préparée par modification génétique,
- le nom et la quantité de l'adsorbant,
- que le vaccin doit être agité avant emploi,
- que le vaccin ne doit pas être congelé.

01/2002:1526

VACCIN DE L'HÉPATITE A (INACTIVÉ) ET DE L'HÉPATITE B (ADNr), ADSORBÉ

Vaccinum hepatitidis A inactivatum et hepatitidis B (ADNr) adsorbatum

DÉFINITION

Le vaccin de l'hépatite A (inactivé) et de l'hépatite B (ADNr), adsorbé est une suspension d'une souche appropriée du virus de l'hépatite A, cultivé en cultures cellulaires et inactivé par une méthode validée, et de l'antigène de surface de l'hépatite B (HBsAg), une protéine constitutive du virus de l'hépatite B obtenue par la méthode dite de l'ADN recombinant ; les antigènes sont adsorbés sur un support minéral, tel que l'hydroxyde d'aluminium ou le phosphate hydraté d'aluminium.

PRODUCTION

DISPOSITIONS GÉNÉRALES

Les deux composantes du vaccin sont respectivement préparées comme décrit dans les monographies *Vaccin inactivé de l'hépatite A adsorbé (1107)* et *Vaccin de l'hépatite B (ADNr) (1056)*, et satisfont aux exigences de ces monographies.

Le procédé de production fait l'objet d'une validation permettant de démontrer que le produit satisferait à l'essai de toxicité anormale des immunosérums et vaccins pour usage humain (*2.6.9*), s'il lui était appliqué.

Préparation de référence : est utilisée comme préparation de référence une partie d'un lot représentatif dont on a démontré que le pouvoir immunogène chez l'animal est au moins égal à celui d'un lot qui, lors d'études cliniques conduites chez de jeunes adultes sains, a produit 95 pour cent au moins de séroconversion après immunisation primaire complète. Le critère de séroconversion correspond au taux d'anticorps neutralisants reconnu comme protecteur ; pour le virus de l'hépatite A, un taux égal ou supérieur à 20 mUI/ml déterminé par un dosage par immunoadsorption à enzyme conjuguée est reconnu comme étant protecteur ; pour le virus de l'hépatite B, un taux égal ou supérieur à 10 mUI/ml d'anticorps contre l'HBsAg est reconnu comme étant protecteur.

VRAC FINAL

Le vrac final est préparé à partir d'une ou plusieurs récoltes inactivées du virus de l'hépatite A et d'un ou plusieurs lots de l'antigène purifié.

Seuls des vracs finals qui satisfont aux exigences suivantes peuvent être utilisés pour la préparation du lot final.

Conservateur antimicrobien. Déterminez, s'il y a lieu, la teneur en conservateur antimicrobien par une méthode chimique ou physico-chimique appropriée. Cette teneur n'est pas inférieure à 85 pour cent ni supérieure à 115 pour cent de la teneur voulue.

Stérilité (*2.6.1*). Le vrac final satisfait à l'essai de stérilité. Utilisez 10 ml de préparation pour chaque milieu.

LOT FINAL

Seuls des lots finals qui satisfont aux essais décrits ci-après sous Identification, Essai et Activité peuvent être libérés. Si l'essai du formaldéhyde libre (le cas échéant) et l'essai de teneur en conservateur antimicrobien (le cas échéant) ont été réalisés avec des résultats satisfaisants sur le vrac final, ils peuvent être omis sur le lot final. Si le titrage d'activité de la composante hépatite A ou hépatite B est effectué *in vivo* et que des résultats satisfaisants ont été obtenus sur le vrac final, il peut ne pas être répété sur le lot final.

IDENTIFICATION

Le vaccin est identifié comme mélange de l'antigène du virus de l'hépatite A et de l'antigène de surface du virus de l'hépatite B, par des méthodes immunochimiques appropriées (*2.7.1*) utilisant des anticorps spécifiques ou par les essais du pouvoir immunogène sur souris décrits sous Activité.

ESSAI

Aluminium (*2.5.13*) : au maximum 1,25 mg par dose humaine unitaire, si l'adsorbant utilisé est de l'hydroxyde d'aluminium ou du phosphate d'aluminium hydraté.

Formaldéhyde libre (*2.4.18*) : au maximum 0,2 g/l.

Conservateur antimicrobien. Déterminez, s'il y a lieu, la teneur en conservateur antimicrobien par une méthode chimique ou physico-chimique appropriée. Cette teneur n'est pas inférieure à la valeur établie comme seuil d'efficacité ni supérieure à 115 pour cent de la teneur indiquée sur l'étiquette.

Stérilité (*2.6.1*). Le vaccin satisfait à l'essai de stérilité.

Endotoxines bactériennes (*2.6.14*) : moins de 2 UI par dose humaine.

ACTIVITÉ

Composante hépatite A. Le vaccin satisfait au titrage d'activité du vaccin de l'hépatite A (*2.7.14*).

Composante hépatite B. Le vaccin satisfait au titrage d'activité du vaccin de l'hépatite B (ADNr) (*2.7.15*).

ÉTIQUETAGE

L'étiquette indique :

- la quantité d'antigène du virus de l'hépatite A et la quantité d'antigène de surface du virus de l'hépatite B par récipient,
- le type de cellules utilisé pour la production du vaccin,
- le nom et la quantité de l'adsorbant utilisé,
- que le vaccin doit être agité avant emploi,
- que le vaccin ne doit pas être congelé.

Vaccins

01/2002:1056

VACCIN DE L'HÉPATITE B (ADNr)

Vaccinum hepatitidis B (ADNr)

DÉFINITION

Le vaccin de l'hépatite B (ADNr) est une préparation de l'antigène de surface de l'hépatite B (HBsAg), une protéine constitutive du virus de l'hépatite B, qui peut être adsorbé sur un support minéral tel que l'hydroxyde d'aluminium ou le phosphate hydraté d'aluminium. L'antigène est obtenu par la méthode dite de l'ADN recombinant.

PRODUCTION

DISPOSITIONS GÉNÉRALES

Il doit être démontré que le vaccin suscite chez l'homme la formation d'anticorps spécifiques protecteurs et que le procédé de production donne de façon constante des vaccins qui satisfont aux exigences de pouvoir immunogène et d'innocuité.

Le procédé de production fait l'objet d'une validation permettant de démontrer que le produit satisferait à l'essai de toxicité anormale des immunosérums et vaccins pour usage humain (*2.6.9*), s'il lui était appliqué.

Le vaccin de l'hépatite B (ADNr) est obtenu par l'expression du gène codant pour l'HBsAg dans des cellules de levure (*Saccharomyces cerevisiae*) ou de mammifères (cellules d'ovaires de hamster chinois (CHO) ou d'autres lignées cellulaires appropriées), de la purification de l'HBsAg qui en résulte et de la transformation de cet antigène en une préparation immunogène. Le choix et l'innocuité des cellules utilisées sont approuvés par l'Autorité compétente.

Le vaccin peut contenir soit le produit du gène S (protéine majeure), soit une combinaison des produits des gènes S et pré-S2 (protéine moyenne), soit une combinaison des gènes S, pré-S2 et pré-S1 (grande protéine).

Préparation de référence : est utilisée comme préparation de référence une partie d'un lot représentatif dont on a démontré que le pouvoir immunogène chez l'animal est au moins égal à celui d'un lot qui, lors d'études cliniques conduites chez de jeunes adultes sains, a produit 95 pour cent au moins de séroconversion après immunisation primaire complète. Le critère de séroconversion correspond au taux d'anticorps neutralisants reconnu comme protecteur ; un taux égal ou supérieur à 10 mUI/ml d'anticorps contre L'HBsAg est reconnu comme étant protecteur.

CARACTÉRISATION DE LA SUBSTANCE

Des études de développement sont effectuées pour caractériser l'antigène. La structure complète protéinique, lipidique et en hydrates de carbone est déterminée. Les caractéristiques morphologiques des particules d'antigène sont déterminées par microscopie électronique. La densité moyenne des particules d'antigène est déterminée par une méthode physico-chimique, telle que la centrifugation en gradient de densité. Les épitopes antigéniques sont caractérisés. La structure primaire de la partie protéinique est caractérisée, par exemple par détermination de la composition en acides aminés, par une analyse séquentielle partielle d'acides aminés et par la cartographie peptidique.

CULTURE ET RÉCOLTE

L'identité, la pureté microbienne, la rétention du plasmide et la régularité du rendement sont déterminées à des stades appropriés de la production. Si des cellules de mammifères sont employées, des essais d'agents étrangers et de mycoplasmes sont effectués selon les prescriptions de *Essais des agents étrangers dans les vaccins viraux pour usage humain* (*2.6.16*).

ANTIGÈNE PURIFIÉ

Seul un antigène purifié satisfaisant aux essais ci-après peut être utilisé dans la préparation du vrac final.

Protéines totales. La teneur en protéines totales est déterminée par une méthode validée. La teneur se situe dans les limites approuvées pour le produit spécifique.

Teneur en antigène et identification. La quantité et la spécificité de l'HBsAg sont déterminées par comparaison soit avec l'étalon international de HBsAg sous-type *ad* soit avec une référence interne, par une méthode immunochimique appropriée (*2.7.1*), par exemple un dosage radioimmunologique (RIA), un dosage par immunoadsorption à enzyme conjuguée (ELISA), par immunoempreinte (de préférence avec un anticorps monoclonal dirigé contre un épitope protecteur) ou par un essai de diffusion radiale simple. Le rapport antigène/protéines se situe dans les limites approuvées pour le produit spécifique.

La masse moléculaire de la bande principale trouvée par électrophorèse sur gel de polyacrylamide en présence de dodécylsulfate de sodium (SDS-PAGE) effectuée dans des conditions réductrices correspond à la valeur attendue en fonction des séquences connues des acides nucléiques et du polypeptide, ainsi que de la glycosylation éventuelle.

Pureté antigénique. La pureté de l'antigène est contrôlée par comparaison avec la préparation de référence par chromatographie liquide ou par toute autre méthode appropriée telle que l'électrophorèse sur gel de polyacrylamide en présence de SDS-PAGE avec coloration par le bleu acide 92 et l'argent. Une méthode est appropriée notamment si elle présente une sensibilité suffisante pour détecter un contaminant potentiel à une concentration de 1 pour cent de protéine totale. Au minimum 95 pour cent des protéines totales sont constituées de l'antigène de surface de l'hépatite B.

Composition. La teneur en protéines, lipides, acides nucléiques et hydrates de carbone est déterminée.

ADN résiduel de la cellule hôte et du vecteur. Si le vaccin est produit sur des cellules de mammifères, la teneur en ADN n'est pas supérieure à 10 pg dans la quantité d'antigène purifié équivalant à une dose humaine unitaire de vaccin.

Césium. Si un sel de césium est utilisé pendant la production, un essai de césium résiduel est effectué sur l'antigène purifié. La teneur se situe dans les limites approuvées pour le produit spécifique.

Stérilité (*2.6.1*). L'antigène purifié satisfait à l'essai de stérilité. Effectuez l'essai en utilisant 10 ml pour chaque milieu.

En fonction de la méthode de production, d'autres essais sur l'antigène purifié peuvent être nécessaires, par exemple un essai de sérum animal résiduel si des cellules de mammifères ont été utilisées pour la production ou des essais de résidus des substances chimiques utilisées dans l'extraction et la purification de l'antigène.

VRAC FINAL

Un conservateur antimicrobien et un adjuvant peuvent être incorporés au vaccin.

Seul un vrac final satisfaisant aux essais ci-après peut être utilisé dans la préparation du lot final.

Vaccins

Conservateur antimicrobien. Déterminez, s'il y a lieu, la teneur en conservateur antimicrobien par une méthode chimique ou physico-chimique appropriée. Cette teneur n'est pas inférieure à 85 pour cent ni supérieure à 115 pour cent de la teneur voulue.

Stérilité (*2.6.1*). Le vrac final satisfait à l'essai de stérilité. Effectuez l'essai en utilisant 10 ml pour chaque milieu.

LOT FINAL

Seul un lot final qui satisfait à chacun des essais décrits sous Identification, Essai et Activité peut être libéré. Si les essais de formaldéhyde libre (le cas échéant) et de teneur en conservateur antimicrobien (le cas échéant) ont été effectués avec de bons résultats sur le vrac final, ils peuvent ne pas être répétés sur le lot final. Si le titrage d'activité est effectué *in vivo* et que des résultats satisfaisants ont été obtenus sur le vrac final, il peut ne pas être répété sur le lot final.

IDENTIFICATION

La détermination de l'activité ou, dans les cas appropriés, le profil électrophorétique, servent également à identifier le vaccin.

ESSAI

Aluminium (*2.5.13*) : au maximum 1,25 mg par dose humaine unitaire, si l'adsorbant utilisé est de l'hydroxyde d'aluminium ou du phosphate d'aluminium hydraté.

Formaldéhyde libre (*2.4.18*) : au maximum 0,2 g/l.

Conservateur antimicrobien. Déterminez, s'il y lieu, la teneur en conservateur antimicrobien par une méthode chimique ou physico-chimique appropriée. Cette teneur n'est pas inférieure à la valeur établie comme seuil d'efficacité ni supérieure à 115 pour cent de la teneur indiquée sur l'étiquette.

Stérilité (*2.6.1*). Le vaccin satisfait à l'essai de stérilité.

Pyrogènes (*2.6.8*). Le vaccin satisfait à l'essai des pyrogènes. Injectez à chaque lapin l'équivalent d'une dose humaine.

ACTIVITÉ

Le vaccin satisfait au titrage d'activité du vaccin de l'hépatite B (ADNr) (*2.7.15*).

ÉTIQUETAGE

L'étiquette indique :

- la quantité d'HBsAg par récipient,
- le type de cellules utilisé pour la production du vaccin,
- le nom et la quantité de l'adsorbant utilisé,
- que le vaccin doit être agité avant emploi,
- que le vaccin ne doit pas être congelé.

Vaccins

01/2002:0443

VACCIN DIPHTÉRIQUE ADSORBÉ

Vaccinum diphtheriae adsorbatum

DÉFINITION

Le vaccin diphtérique adsorbé est une préparation d'anatoxine diphtérique adsorbée sur un support minéral. L'anatoxine est obtenue par l'action du formaldéhyde sur la toxine résultant de la croissance de *Corynebacterium diphtheriae*.

PRODUCTION

ANATOXINE PURIFIÉE

Pour la production de la toxine diphtérique, à partir de laquelle l'anatoxine est préparée, les cultures de semence sont organisées dans un système défini de lot de semence où le pouvoir toxigène est maintenu et restauré, si besoin est, par une nouvelle sélection. Une souche de *Corynebacterium diphtheriae* fortement toxigène dont l'origine et l'historique sont connus, est cultivée en milieu liquide approprié. En fin de croissance, la pureté de chaque culture est vérifiée et les cultures contaminées sont éliminées. Le milieu de culture contenant la toxine est séparé aseptiquement et dès que possible de la masse bactérienne. La teneur en toxine (Lf par millilitre) est déterminée afin de contrôler la régularité de la production. Plusieurs récoltes peuvent être réunies pour préparer l'anatoxine purifiée. La toxine est purifiée pour éliminer les composants susceptibles de causer des réactions indésirables en usage humain. La toxine purifiée est détoxifiée par le formaldéhyde selon une méthode qui évite de détruire l'activité immunogène de l'anatoxine et la réversibilité à la toxine, notamment par action de la chaleur. La purification peut également être effectuée après détoxification.

Seule une anatoxine purifiée qui satisfait aux essais ci-après peut être utilisée dans la préparation du vrac final.

Stérilité (*2.6.1*). Effectuez l'essai de stérilité en utilisant 10 ml pour chaque milieu.

Absence de toxine diphtérique. Utilisez 5 cobayes en bonne santé, pesant chacun de 250 g à 350 g et n'ayant pas été traités auparavant par une substance susceptible de fausser l'essai. Injectez à chacun d'eux par voie sous-cutanée au minimum 500 Lf d'anatoxine purifiée sous un volume de 1 ml. Si, dans les 42 jours qui suivent l'injection, un des animaux présente des symptômes ou meurt de toxémie diphtérique, l'anatoxine ne satisfait pas à l'essai. Si plus d'un animal meurt de causes non spécifiques, répétez l'essai une seule fois ; si plus d'un animal meurt dans le second essai, l'anatoxine ne satisfait pas à l'essai.

Irréversibilité de l'anatoxine. A l'aide du tampon utilisé pour le vaccin final sans adsorbant, préparez une dilution de l'anatoxine purifiée en vrac de manière à obtenir la même concentration en anatoxine que le vaccin final. Divisez la dilution en 2 parties égales. Maintenez l'une d'elle à 5 ± 3 °C et l'autre à 37 °C pendant 6 semaines. Soumettez les 2 échantillons à une épreuve sensible appropriée de la toxine diphtérique active, par exemple par inoculation à des cultures cellulaires ou par inoculation intradermique à des cobayes. Le vaccin satisfait à l'essai si aucun des 2 échantillons ne provoque de signes de toxicité attribuables à la toxine diphtérique.

Pureté antigénique. L'anatoxine purifiée contient au minimum 1500 Lf par milligramme d'azote protéique.

VRAC FINAL

Le vrac final est préparé par adsorption d'une quantité appropriée d'anatoxine purifiée sur du phosphate d'aluminium hydraté, de l'hydroxyde d'aluminium ou du phosphate de calcium ; le mélange obtenu est approximativement isotonique au sang. Des conservateurs antimicrobiens appropriés peuvent être ajoutés. L'activité antigénique du vaccin est altérée par certains conservateurs antimicrobiens, notamment ceux du type phénolique, qui ne doivent pas être ajoutés au vaccin.

Seul un vrac final qui satisfait aux essais ci-après peut être utilisé dans la préparation du lot final.

Conservateur antimicrobien. Le cas échéant, déterminez la teneur en conservateur antimicrobien par un dosage chimique approprié. La teneur n'est pas inférieure à 85 pour cent ni supérieure à 115 pour cent de la teneur voulue.

Stérilité (*2.6.1*). Effectuez l'essai de stérilité en utilisant 10 ml pour chaque milieu.

Activité. Effectuez l'essai prescrit sous Activité.

LOT FINAL

Le vrac final est réparti aseptiquement dans des récipients stériles à fermeture inviolable. Les récipients sont fermés de façon à prévenir toute contamination.

Seul un lot final qui est conforme à chacun des essais décrits sous Identification, Essai et Activité peut être libéré. Si les essais de toxicité spécifique, de formaldéhyde libre et de conservateur antimicrobien et la détermination de l'activité ont été effectués avec des résultats satisfaisants sur le vrac final, ils peuvent ne pas être effectués sur le lot final.

IDENTIFICATION

Dissolvez dans le vaccin diphtérique adsorbé une quantité suffisante de *citrate de sodium R* pour obtenir une solution à 100 g/l. Faites incuber à 37 °C pendant 16 h environ et centrifugez jusqu'à obtention d'un liquide surnageant limpide. Le liquide surnageant limpide réagit avec une antitoxine diphtérique appropriée en donnant un précipité.

ESSAI

Toxicité spécifique. Utilisez 5 cobayes en bonne santé, pesant de 250 g à 350 g et n'ayant pas été traités auparavant par une substance susceptible de fausser l'essai. Injectez à chacun d'eux par voie sous-cutanée une quantité équivalant à 5 fois la dose humaine unitaire indiquée sur l'étiquette. Si, dans les 42 jours qui suivent l'injection, un des animaux présente des symptômes ou meurt de toxémie diphtérique, le vaccin ne satisfait pas à l'essai. Si plus d'un animal meurt de causes non spécifiques, répétez l'essai une seule fois ; si plus d'un animal meurt dans le second essai, le vaccin ne satisfait pas à l'essai.

Aluminium (*2.5.13*) : au maximum 1,25 mg par dose humaine unitaire, si l'adsorbant utilisé est de l'hydroxyde d'aluminium ou du phosphate d'aluminium hydraté.

Calcium (*2.5.14*) : au maximum 1,3 mg par dose humaine unitaire, si l'adsorbant utilisé est du phosphate de calcium.

Formaldéhyde libre (*2.4.18*) : au maximum 0,2 g/l.

Conservateur antimicrobien. Le cas échéant, déterminez la teneur en conservateur antimicrobien par un dosage chimique approprié. La teneur n'est pas inférieure à la teneur minimale qui s'est avérée efficace et elle n'est pas supérieure à 115 pour cent de la teneur indiquée sur l'étiquette.

Stérilité (*2.6.1*). Le vaccin diphtérique adsorbé satisfait à l'essai de stérilité.

ACTIVITÉ

Evaluez l'activité du vaccin diphtérique adsorbé par un des titrages prescrits (*2.7.6*).

La limite inférieure de confiance ($P = 0{,}95$) de l'activité mesurée n'est pas inférieure à 30 UI par dose humaine unitaire.

ÉTIQUETAGE

L'étiquette indique :

- le nombre minimal d'Unités Internationales par dose humaine unitaire,
- dans les cas appropriés, que le vaccin est destiné à la vaccination primaire des enfants et pas nécessairement à la vaccination des adultes, ni aux rappels ultérieurs,
- le nom et la quantité de l'adsorbant utilisé,
- que le vaccin doit être agité avant l'emploi,
- que le vaccin ne doit pas être congelé.

01/2002:0646

VACCIN DIPHTÉRIQUE ADSORBÉ POUR ADULTES ET ADOLESCENTS

Vaccinum diphtheriae adulti et adulescentis adsorbatum

DÉFINITION

Le vaccin diphtérique adsorbé pour adultes et adolescents est une préparation d'anatoxine diphtérique adsorbée sur un support minéral. L'anatoxine est obtenue par l'action du formaldéhyde sur la toxine résultant de la croissance de *Corynebacterium diphtheriae*. Il sera démontré à l'Autorité compétente que la quantité d'anatoxine diphtérique utilisée ne produit pas de réaction indésirable chez des sujets des groupes d'âge auxquels le vaccin est destiné.

PRODUCTION

ANATOXINE PURIFIÉE

Pour la production de la toxine diphtérique, à partir de laquelle l'anatoxine est préparée, les cultures de semence sont organisées dans un système défini de lot de semence où le pouvoir toxigène est maintenu et restauré, si besoin est, par une nouvelle sélection. Une souche de *Corynebacterium diphtheriae* fortement toxigène dont l'origine et l'historique sont connus, est cultivée en milieu liquide approprié. En fin de croissance, la pureté de chaque culture est vérifiée et les cultures contaminées sont éliminées. Le milieu de culture contenant la toxine est séparé aseptiquement et dès que possible de la masse bactérienne. La teneur en toxine (Lf par millilitre) est déterminée afin de contrôler la régularité de la production. Plusieurs récoltes peuvent être réunies pour préparer l'anatoxine purifiée. La toxine est purifiée pour éliminer les composants susceptibles de causer des réactions indésirables en usage humain. La toxine purifiée est détoxifiée par le formaldéhyde selon une méthode qui évite de détruire l'activité immunogène de l'anatoxine et la réversibilité à la toxine, notamment par action de la chaleur. La purification peut également être effectuée après détoxification.

Seule une anatoxine purifiée qui satisfait aux essais ci-après peut être utilisée dans la préparation du vrac final.

Stérilité (*2.6.1*). Effectuez l'essai de stérilité en utilisant 10 ml pour chaque milieu.

Absence de toxine diphtérique. Utilisez 5 cobayes en bonne santé, pesant chacun de 250 g à 350 g et n'ayant pas été traités auparavant par une substance susceptible de fausser l'essai. Injectez à chacun d'eux par voie sous-cutanée au minimum 500 Lf d'anatoxine purifiée sous un volume de 1 ml. Si, dans les 42 jours qui suivent l'injection, un des animaux présente des symptômes ou meurt de toxémie diphtérique, l'anatoxine ne satisfait pas à l'essai. Si plus d'un animal meurt de causes non spécifiques, répétez l'essai une seule fois ; si plus d'un animal meurt dans le second essai, l'anatoxine ne satisfait pas à l'essai.

Irréversibilité de l'anatoxine. A l'aide du tampon utilisé pour le vaccin final sans adsorbant, préparez une dilution de l'anatoxine purifiée de manière à obtenir la même concentration en anatoxine que le vaccin final. Divisez la dilution en 2 parties égales. Maintenez l'une d'elle à 5 ± 3 °C et l'autre à 37 °C pendant 6 semaines. Soumettez

Vaccins

les 2 échantillons à une épreuve sensible appropriée de la toxine diphtérique active, par exemple par inoculation à des cultures cellulaires ou par inoculation intradermique à des cobayes. Le vaccin satisfait à l'essai si aucun des 2 échantillons ne provoque de signes de toxicité attribuables à la toxine diphtérique.

Pureté antigénique. L'anatoxine purifiée contient au minimum 1500 Lf par milligramme d'azote protéique.

VRAC FINAL

Le vrac final est préparé par adsorption d'une quantité appropriée d'anatoxine purifiée sur du phosphate d'aluminium hydraté, de l'hydroxyde d'aluminium ou du phosphate de calcium ; le mélange obtenu est approximativement isotonique au sang. Des conservateurs antimicrobiens appropriés peuvent être ajoutés. L'activité antigénique du vaccin est altérée par certains conservateurs antimicrobiens, notamment ceux du type phénolique, qui ne doivent pas être ajoutés au vaccin.

Seul un vrac final qui satisfait aux essais ci-après peut être utilisé dans la préparation du lot final.

Conservateur antimicrobien. Le cas échéant, déterminez la teneur en conservateur antimicrobien par un dosage chimique approprié. La teneur n'est pas inférieure à 85 pour cent ni supérieure à 115 pour cent de la teneur voulue.

Stérilité (*2.6.1*). Effectuez l'essai de stérilité en utilisant 10 ml pour chaque milieu.

Activité. Effectuez l'essai prescrit sous Activité.

LOT FINAL

Le vrac final est réparti aseptiquement dans des récipients stériles à fermeture inviolable. Les récipients sont fermés de façon à prévenir toute contamination.

Seul un lot final qui est conforme à chacun des essais décrits sous Identification, Essai et Activité peut être libéré. Si les essais de toxicité spécifique, de formaldéhyde libre et de conservateur antimicrobien et la détermination de l'activité ont été effectués avec des résultats satisfaisants sur le vrac final, ils peuvent ne pas être effectués sur le lot final.

IDENTIFICATION

Dissolvez dans le vaccin à examiner une quantité suffisante de *citrate de sodium R* pour obtenir une solution à 100 g/l. Faites incuber à 37 °C pendant 16 h environ et centrifugez jusqu'à obtention d'un liquide surnageant limpide. Le liquide surnageant limpide réagit avec une antitoxine diphtérique appropriée en donnant un précipité. Si un résultat satisfaisant n'est pas obtenu avec un vaccin adsorbé sur de l'hydroxyde d'aluminium, effectuez l'essai de la manière suivante. Centrifugez 15 ml du vaccin à examiner et mettez le culot en suspension dans 5 ml d'un mélange récemment préparé de 1 volume d'une solution d'*édétate de sodium R* à 56 g/l et de 49 volumes d'une solution de *phosphate disodique R* à 90 g/l. Maintenez à 37 °C pendant 6 h au moins, puis centrifugez. Le liquide surnageant limpide réagit avec une antitoxine diphtérique appropriée en donnant un précipité.

ESSAI

Toxicité spécifique. Utilisez 5 cobayes en bonne santé, pesant de 250 g à 350 g et n'ayant pas été traités auparavant par une substance susceptible de fausser l'essai. Injectez à chacun d'eux par voie sous-cutanée une quantité équivalant à 5 fois la dose humaine unitaire indiquée sur l'étiquette. Si, dans les 42 jours qui suivent l'injection, un des animaux présente des symptômes ou meurt de toxémie diphtérique, le vaccin ne satisfait pas à l'essai. Si plus d'un animal meurt de causes non spécifiques, répétez l'essai une seule fois ; si plus d'un animal meurt dans le second essai, le vaccin ne satisfait pas à l'essai.

Aluminium (*2.5.13*) : au maximum 1,25 mg par dose humaine unitaire, si l'adsorbant utilisé est de l'hydroxyde d'aluminium ou du phosphate d'aluminium hydraté.

Calcium (*2.5.14*) : au maximum 1,3 mg par dose humaine unitaire, si l'adsorbant utilisé est du phosphate de calcium.

Formaldéhyde libre (*2.4.18*) : au maximum 0,2 g/l.

Conservateur antimicrobien. Le cas échéant, déterminez la teneur en conservateur antimicrobien par un dosage chimique approprié. La teneur n'est pas inférieure à la teneur minimale qui s'est avérée efficace et elle n'est pas supérieure à 115 pour cent de la teneur indiquée sur l'étiquette.

Stérilité (*2.6.1*). Le vaccin à examiner satisfait à l'essai de stérilité.

ACTIVITÉ

Evaluez l'activité du vaccin diphtérique adsorbé pour adultes et adolescents par un des titrages prescrits (*2.7.6*).

La limite inférieure de confiance ($P = 0{,}95$) de l'activité mesurée n'est pas inférieure à 2 UI par dose humaine unitaire.

ÉTIQUETAGE

L'étiquette indique :

- le nombre minimal d'Unités Internationales par dose humaine unitaire,
- le nom et la quantité de l'adsorbant utilisé,
- que le vaccin doit être agité avant l'emploi,
- que le vaccin ne doit pas être congelé.

01/2002:0444

VACCIN DIPHTÉRIQUE ET TÉTANIQUE ADSORBÉ

Vaccinum diphtheriae et tetani adsorbatum

DÉFINITION

Le vaccin diphtérique et tétanique adsorbé est une préparation d'anatoxine diphtérique et d'anatoxine tétanique adsorbées sur un support minéral. Les anatoxines sont obtenues par l'action du formaldéhyde sur les toxines résultant de la croissance de *Corynebacterium diphtheriae* et *Clostridium tetani*, respectivement.

PRODUCTION

ANATOXINE DIPHTÉRIQUE PURIFIÉE

Pour la production de la toxine diphtérique, à partir de laquelle l'anatoxine est préparée, les cultures de semence sont organisées dans un système défini de lot de semence où le pouvoir toxigène est maintenu et restauré, si besoin est, par une nouvelle sélection. Une souche de *Corynebacterium diphtheriae* fortement toxigène dont l'origine et l'historique sont connus, est cultivée en milieu liquide approprié. En fin de croissance, la pureté de chaque culture est vérifiée et les cultures contaminées sont éliminées. Le milieu de culture contenant la toxine est séparé aseptiquement et dès que possible de la masse bactérienne. La teneur en toxine (Lf par millilitre) est déterminée afin de contrôler la régularité de la production. Plusieurs récoltes peuvent être réunies pour préparer l'anatoxine purifiée. La toxine est purifiée pour éliminer les composants susceptibles de causer des réactions indésirables en usage humain. La toxine purifiée est détoxifiée par le formaldéhyde selon une méthode qui

Vaccins

évite de détruire l'activité immunogène de l'anatoxine et la réversibilité à la toxine, notamment par action de la chaleur. La purification peut également être effectuée après détoxification.

Seule une anatoxine purifiée qui satisfait aux essais ci-après peut être utilisée dans la préparation du vrac final.

Stérilité (*2.6.1*). Effectuez l'essai de stérilité en utilisant 10 ml pour chaque milieu.

Absence de toxine diphtérique. Utilisez 5 cobayes en bonne santé, pesant chacun de 250 g à 350 g et n'ayant pas été traités auparavant par une substance susceptible de fausser l'essai. Injectez à chacun d'eux par voie sous-cutanée au minimum 500 Lf d'anatoxine purifiée sous un volume de 1 ml. Si, dans les 42 jours qui suivent l'injection, un des animaux présente des symptômes ou meurt de toxémie diphtérique, l'anatoxine ne satisfait pas à l'essai. Si plus d'un animal meurt de causes non spécifiques, répétez l'essai une seule fois ; si plus d'un animal meurt dans le second essai, l'anatoxine ne satisfait pas à l'essai.

Irréversibilité de l'anatoxine. A l'aide du tampon utilisé pour le vaccin final sans adsorbant, préparez une dilution de l'anatoxine purifiée de manière à obtenir la même concentration en anatoxine que le vaccin final. Divisez la dilution en 2 parties égales. Maintenez l'une d'elles à 5 ± 3 °C et l'autre à 37 °C pendant 6 semaines. Soumettez les 2 échantillons à une épreuve sensible appropriée de la toxine diphtérique active, par exemple par inoculation à des cultures cellulaires ou par inoculation intradermique à des cobayes. Le vaccin satisfait à l'essai si aucun des 2 échantillons ne provoque de signes de toxicité attribuables à la toxine diphtérique.

Pureté antigénique. L'anatoxine purifiée en vrac contient au minimum 1500 Lf par milligramme d'azote protéique.

ANATOXINE TÉTANIQUE PURIFIÉE

Pour la production de la toxine tétanique, à partir de laquelle l'anatoxine est préparée, les cultures de semence sont organisées dans un système défini de lot de semence où le pouvoir toxigène est maintenu et restauré, si besoin est, par une nouvelle sélection. Une souche de *Clostridium tetani* fortement toxigène dont l'origine et l'historique sont connus, est cultivée en milieu liquide approprié. En fin de croissance, la pureté de chaque culture est vérifiée et les cultures contaminées sont éliminées. Le milieu de culture contenant la toxine est récolté aseptiquement. La teneur en toxine (Lf par millilitre) est déterminée afin de contrôler la régularité de la production. Plusieurs récoltes peuvent être réunies pour préparer l'anatoxine purifiée. La toxine est purifiée pour éliminer les composants susceptibles de causer des réactions indésirables en usage humain. La toxine purifiée est détoxifiée par le formaldéhyde selon une méthode qui évite de détruire l'activité immunogène de l'anatoxine et la réversibilité à la toxine, notamment par action de la chaleur. La purification peut également être effectuée après détoxification.

Seule une anatoxine purifiée qui satisfait aux essais ci-après peut être utilisée dans la préparation du vrac final.

Stérilité (*2.6.1*). Effectuez l'essai de stérilité en utilisant 10 ml pour chaque milieu.

Absence de toxine tétanique. Utilisez 5 cobayes en bonne santé, pesant chacun de 250 g à 350 g et n'ayant pas été traités auparavant par une substance susceptible de fausser l'essai. Injectez à chacun d'eux par voie sous-cutanée au minimum 500 Lf d'anatoxine purifiée sous un volume de 1 ml. Si, dans les 21 jours qui suivent l'injection, un des animaux présente des symptômes ou meurt du tétanos, l'anatoxine ne satisfait pas à l'essai. Si plus d'un animal meurt de causes non spécifiques, répétez l'essai une seule fois ; si plus d'un animal meurt dans le second essai, l'anatoxine ne satisfait pas à l'essai.

Irréversibilité de l'anatoxine. A l'aide du tampon utilisé pour le vaccin final sans adsorbant, préparez une dilution de l'anatoxine purifiée de manière à obtenir la même concentration en anatoxine que le vaccin final. Divisez la dilution en 2 parties égales. Maintenez l'une d'elles à 5 ± 3 °C et l'autre à 37 °C pendant 6 semaines. Soumettez les 2 échantillons à une épreuve sensible appropriée de la toxine tétanique active, par exemple par inoculation à des souris ou à des cobayes. Le vaccin satisfait à l'essai si aucun des 2 échantillons ne provoque de signes de toxicité attribuables à la toxine tétanique.

Pureté antigénique. L'anatoxine purifiée en vrac contient au minimum 1000 Lf par milligramme d'azote protéique.

VRAC FINAL

Le vrac final est préparé par adsorption de quantités appropriées d'anatoxine diphtérique et d'anatoxine tétanique purifiées sur du phosphate d'aluminium hydraté, de l'hydroxyde d'aluminium ou du phosphate de calcium ; le mélange obtenu est approximativement isotonique au sang. Des conservateurs antimicrobiens appropriés peuvent être ajoutés. L'activité antigénique du vaccin est altérée par certains conservateurs antimicrobiens, notamment ceux du type phénolique, qui ne doivent pas être ajoutés au vaccin.

Seul un vrac final qui satisfait aux essais ci-après peut être utilisé dans la préparation du lot final.

Conservateur antimicrobien. Le cas échéant, déterminez la teneur en conservateur antimicrobien par un dosage chimique approprié. La teneur n'est pas inférieure à 85 pour cent ni supérieure à 115 pour cent de la teneur voulue.

Stérilité (*2.6.1*). Effectuez l'essai de stérilité en utilisant 10 ml pour chaque milieu.

Activité. Effectuez les essais prescrits sous Activité.

LOT FINAL

Le vrac final est réparti aseptiquement dans des récipients stériles à fermeture inviolable. Les récipients sont fermés de façon à prévenir toute contamination.

Seul un lot final qui est conforme à chacun des essais décrits sous Identification, Essai et Activité peut être libéré. Si les essais de toxicité spécifique, de formaldéhyde libre et de conservateur antimicrobien et la détermination de l'activité ont été effectués avec des résultats satisfaisants sur le vrac final, ils peuvent ne pas être effectués sur le lot final.

IDENTIFICATION

A. Dissolvez dans le vaccin diphtérique et tétanique adsorbé une quantité suffisante de *citrate de sodium R* pour obtenir une solution à 100 g/l. Faites incuber à 37 °C pendant 16 h environ et centrifugez jusqu'à obtention d'un liquide surnageant limpide. Le liquide surnageant limpide réagit avec une antitoxine diphtérique appropriée en donnant un précipité.

B. Le liquide surnageant limpide obtenu dans l'identification A réagit avec une antitoxine tétanique appropriée en donnant un précipité.

ESSAI

Toxicité spécifique. Utilisez 5 cobayes en bonne santé, pesant de 250 g à 350 g et n'ayant pas été traités auparavant par une substance susceptible de fausser l'essai. Injectez à chacun d'eux par voie sous-cutanée une quantité équivalant à 5 fois la dose humaine unitaire indiquée sur l'étiquette. Si, dans les 42 jours qui suivent l'injection, un des animaux présente des symptômes ou meurt de toxémie diphtérique ou du tétanos, le vaccin ne satisfait pas à l'essai. Si plus d'un animal meurt de causes non spécifiques, répétez l'essai une seule fois ; si plus d'un animal meurt dans le second essai, le vaccin ne satisfait pas à l'essai.

Aluminium (*2.5.13*) : au maximum 1,25 mg par dose humaine unitaire, si l'adsorbant utilisé est de l'hydroxyde d'aluminium ou du phosphate d'aluminium hydraté.

Calcium (*2.5.14*) : au maximum 1,3 mg par dose humaine unitaire, si l'adsorbant utilisé est du phosphate de calcium.

Formaldéhyde libre (*2.4.18*) : au maximum 0,2 g/l.

Conservateur antimicrobien. Le cas échéant, déterminez la teneur en conservateur antimicrobien par un dosage chimique approprié. La teneur n'est pas inférieure à la teneur minimale qui s'est avérée efficace et elle n'est pas supérieure à 115 pour cent de la teneur indiquée sur l'étiquette.

Stérilité (*2.6.1*). Le vaccin diphtérique et tétanique adsorbé satisfait à l'essai de stérilité.

ACTIVITÉ

Composant diphtérique. Evaluez l'activité du composant diphtérique par un des titrages prescrits (*2.7.6*).

La limite inférieure de confiance (P = 0,95) de l'activité mesurée n'est pas inférieure à 30 UI par dose humaine unitaire.

Composant tétanique. Evaluez l'activité du composant tétanique par un des titrages prescrits (*2.7.8*).

La limite inférieure de confiance (P = 0,95) de l'activité mesurée n'est pas inférieure à 40 UI par dose humaine unitaire.

ÉTIQUETAGE

L'étiquette indique :

- le nombre minimal d'Unités Internationales de chaque composant par dose humaine unitaire,
- dans les cas appropriés, que le vaccin est destiné à la vaccination primaire des enfants et pas nécessairement à la vaccination des adultes, ni aux rappels ultérieurs,
- le nom et la quantité de l'adsorbant utilisé,
- que le vaccin doit être agité avant l'emploi,
- que le vaccin ne doit pas être congelé.

01/2002:0647

VACCIN DIPHTÉRIQUE ET TÉTANIQUE ADSORBÉ POUR ADULTES ET ADOLESCENTS

Vaccinum diphtheriae et tetani adulti et adulescentis adsorbatum

DÉFINITION

Le vaccin diphtérique et tétanique adsorbé pour adultes et adolescents est une préparation d'anatoxine diphtérique et d'anatoxine tétanique adsorbées sur un support minéral. Les anatoxines sont obtenues par l'action du formaldéhyde sur les toxines résultant de la croissance de *Corynebacterium diphtheriae* et *Clostridium tetani*, respectivement. Il sera démontré à l'Autorité compétente que la quantité d'anatoxine diphtérique utilisée ne produit pas de réaction indésirable chez des sujets des groupes d'âge auxquels le vaccin est destiné.

PRODUCTION

ANATOXINE DIPHTÉRIQUE PURIFIÉE

Pour la production de la toxine diphtérique, à partir de laquelle l'anatoxine est préparée, les cultures de semence sont organisées dans un système défini de lot de semence où le pouvoir toxigène est maintenu et restauré, si besoin est, par une nouvelle sélection. Une souche de *Corynebacterium diphtheriae* fortement toxigène dont l'origine et l'historique sont connus, est cultivée en milieu liquide approprié. En fin de croissance, la pureté de chaque culture est vérifiée et les cultures contaminées sont éliminées. Le milieu de culture contenant la toxine est séparé aseptiquement et dès que possible de la masse bactérienne. La teneur en toxine (Lf par millilitre) est déterminée afin de contrôler la régularité de la production. Plusieurs récoltes peuvent être réunies pour préparer l'anatoxine purifiée. La toxine est purifiée pour éliminer les composants susceptibles de causer des réactions indésirables en usage humain. La toxine purifiée est détoxifiée par le formaldéhyde selon une méthode qui évite de détruire l'activité immunogène de l'anatoxine et la réversibilité à la toxine, notamment par action de la chaleur. La purification peut également être effectuée après détoxification.

Seule une anatoxine purifiée qui satisfait aux essais ci-après peut être utilisée dans la préparation du vrac final.

Stérilité (*2.6.1*). Effectuez l'essai de stérilité en utilisant 10 ml pour chaque milieu.

Absence de toxine diphtérique. Utilisez 5 cobayes en bonne santé, pesant chacun de 250 g à 350 g et n'ayant pas été traités auparavant par une substance susceptible de fausser l'essai. Injectez à chacun d'eux par voie sous-cutanée au minimum 500 Lf d'anatoxine purifiée sous un volume de 1 ml. Si, dans les 42 jours qui suivent l'injection, un des animaux présente des symptômes ou meurt de toxémie diphtérique, l'anatoxine ne satisfait pas à l'essai. Si plus d'un animal meurt de causes non spécifiques, répétez l'essai une seule fois ; si plus d'un animal meurt dans le second essai, l'anatoxine ne satisfait pas à l'essai.

Irréversibilité de l'anatoxine. A l'aide du tampon utilisé pour le vaccin final sans adsorbant, préparez une dilution de l'anatoxine purifiée de manière à obtenir la même concentration en anatoxine que le vaccin final. Divisez la dilution en 2 parties égales. Maintenez l'une d'elle à 5 ± 3 °C et l'autre à 37 °C pendant 6 semaines. Soumettez les 2 échantillons à une épreuve sensible appropriée de la toxine diphtérique active, par exemple par inoculation à des cultures cellulaires ou par inoculation intradermique à des cobayes. Le vaccin satisfait à l'essai si aucun des 2 échantillons ne provoque de signes de toxicité attribuables à la toxine diphtérique.

Pureté antigénique. L'anatoxine purifiée contient au minimum 1500 Lf par milligramme d'azote protéique.

ANATOXINE TÉTANIQUE PURIFIÉE

Pour la production de la toxine tétanique, à partir de laquelle l'anatoxine est préparée, les cultures de semence sont organisées dans un système défini de lot de semence où le pouvoir toxigène est maintenu et restauré, si besoin est, par une nouvelle sélection. Une souche de *Clostridium tetani* fortement toxigène dont l'origine et l'historique sont connus, est cultivée en milieu liquide approprié. En fin de croissance, la pureté de chaque culture est vérifiée et les cultures contaminées sont éliminées. Le milieu de culture contenant la toxine est récolté aseptiquement. La teneur en toxine (Lf par millilitre) est déterminée afin de contrôler la régularité de la production. Plusieurs récoltes peuvent être réunies pour préparer l'anatoxine purifiée .

La toxine est purifiée pour éliminer les composants susceptibles de causer des réactions indésirables en usage humain. La toxine purifiée est détoxifiée par le formaldéhyde selon une méthode qui évite de détruire l'activité immunogène de l'anatoxine et la réversibilité à la toxine, notamment par action de la chaleur. La purification peut également être effectuée après détoxification.

Seule une anatoxine purifiée qui satisfait aux essais ci-après peut être utilisée dans la préparation du vrac final.

Stérilité (*2.6.1*). Effectuez l'essai de stérilité en utilisant 10 ml pour chaque milieu.

Absence de toxine tétanique. Utilisez 5 cobayes en bonne santé, pesant chacun de 250 g à 350 g et n'ayant pas été traités auparavant par une substance susceptible de fausser l'essai. Injectez à chacun d'eux par voie sous-cutanée au minimum 500 Lf d'anatoxine purifiée sous un volume de 1 ml. Si, dans les 21 jours qui suivent l'injection, un des animaux présente des symptômes ou meurt du tétanos, l'anatoxine ne satisfait pas à l'essai. Si plus d'un animal meurt de causes non spécifiques, répétez l'essai une seule fois ; si plus d'un animal meurt dans le second essai, l'anatoxine ne satisfait pas à l'essai.

Irréversibilité de l'anatoxine. A l'aide du tampon utilisé pour le vaccin final sans adsorbant, préparez une dilution de l'anatoxine purifiée de manière à obtenir la même concentration en anatoxine que le vaccin final. Divisez la dilution en 2 parties égales. Maintenez l'une d'elles à 5 ± 3 °C et l'autre à 37 °C pendant 6 semaines. Soumettez les 2 échantillons à une épreuve sensible appropriée de la toxine tétanique active, par exemple par inoculation à des souris ou à des cobayes. Le vaccin satisfait à l'essai si aucun des 2 échantillons ne provoque de signes de toxicité attribuables à la toxine tétanique.

Pureté antigénique. L'anatoxine purifiée contient au minimum 1000 Lf par milligramme d'azote protéique.

VRAC FINAL

Le vaccin est préparé par adsorption de quantités appropriées d'anatoxine diphtérique et d'anatoxine tétanique purifiées sur du phosphate d'aluminium hydraté, de l'hydroxyde d'aluminium ou du phosphate de calcium ; le mélange obtenu est approximativement isotonique au sang. Des conservateurs antimicrobiens appropriés peuvent être ajoutés. L'activité antigénique du vaccin est altérée par certains conservateurs antimicrobiens, notamment ceux du type phénolique, qui ne doivent pas être ajoutés au vaccin.

Seul un vrac final qui satisfait aux essais ci-après peut être utilisé dans la préparation du lot final.

Conservateur antimicrobien. Le cas échéant, déterminez la teneur en conservateur antimicrobien par un dosage chimique approprié. La teneur n'est pas inférieure à 85 pour cent ni supérieure à 115 pour cent de la teneur voulue.

Stérilité (*2.6.1*). Effectuez l'essai de stérilité en utilisant 10 ml pour chaque milieu.

Activité. Effectuez les essais prescrits sous Activité.

LOT FINAL

Le vrac final est réparti aseptiquement dans des récipients stériles à fermeture inviolable. Les récipients sont fermés de façon à prévenir toute contamination.

Seul un lot final qui est conforme à chacun des essais décrits sous Identification, Essai et Activité peut être libéré. Si les essais de toxicité spécifique, de formaldéhyde libre et de conservateur antimicrobien et la détermination de l'activité ont été effectués avec des résultats satisfaisants sur le vrac final, ils peuvent ne pas être effectués sur le lot final.

IDENTIFICATION

A. Dissolvez dans le vaccin à examiner une quantité suffisante de *citrate de sodium R* pour obtenir une solution à 100 g/l. Faites incuber à 37 °C pendant 16 h environ et centrifugez jusqu'à obtention d'un liquide surnageant limpide. Le liquide surnageant limpide réagit avec une antitoxine diphtérique appropriée en donnant un précipité. Si un résultat satisfaisant n'est pas obtenu avec un vaccin adsorbé sur de l'hydroxyde d'aluminium, effectuez l'essai de la manière suivante. Centrifugez 15 ml du vaccin à examiner et mettez le culot en suspension dans 5 ml d'un mélange récemment préparé de 1 volume d'une solution d'*édétate de sodium R* à 56 g/l et de 49 volumes d'une solution de *phosphate disodique R* à 90 g/l. Maintenez à 37 °C pendant 6 h au moins puis centrifugez. Le liquide surnageant limpide réagit avec une antitoxine diphtérique appropriée en donnant un précipité.

B. Le liquide surnageant limpide obtenu dans l'identification A réagit avec une antitoxine tétanique appropriée en donnant un précipité.

ESSAI

Toxicité spécifique. Utilisez 5 cobayes en bonne santé, pesant de 250 g à 350 g et n'ayant pas été traités auparavant par une substance susceptible de fausser l'essai. Injectez à chacun d'eux par voie sous-cutanée une quantité équivalant à 5 fois la dose humaine unitaire indiquée sur l'étiquette. Si, dans les 42 jours qui suivent l'injection, un des animaux présente des symptômes ou meurt de toxémie diphtérique ou du tétanos, le vaccin ne satisfait pas à l'essai. Si plus d'un animal meurt de causes non spécifiques, répétez l'essai une seule fois ; si plus d'un animal meurt dans le second essai, le vaccin ne satisfait pas à l'essai.

Aluminium (*2.5.13*) : au maximum 1,25 mg par dose humaine unitaire, si l'adsorbant utilisé est de l'hydroxyde d'aluminium ou du phosphate d'aluminium hydraté.

Calcium (*2.5.14*) : au maximum 1,3 mg par dose humaine unitaire, si l'adsorbant utilisé est du phosphate de calcium.

Formaldéhyde libre (*2.4.18*) : au maximum 0,2 g/l.

Conservateur antimicrobien. Le cas échéant, déterminez la teneur en conservateur antimicrobien par un dosage chimique approprié. La teneur n'est pas inférieure à la teneur minimale qui s'est avérée efficace et elle n'est pas supérieure à 115 pour cent de la teneur indiquée sur l'étiquette.

Stérilité (*2.6.1*). Le vaccin à examiner satisfait à l'essai de stérilité.

ACTIVITÉ

Composant diphtérique. Evaluez l'activité du composant diphtérique par un des titrages prescrits (*2.7.6*).

La limite inférieure de confiance (P = 0,95) de l'activité mesurée n'est pas inférieure à 2 UI par dose humaine unitaire.

Composant tétanique. Evaluez l'activité du composant tétanique par un des titrages prescrits (*2.7.8*).

La limite inférieure de confiance (P = 0,95) de l'activité mesurée n'est pas inférieure à 20 UI par dose humaine unitaire.

ÉTIQUETAGE

L'étiquette indique :

– le nombre minimal d'Unités Internationales de chaque composant par dose humaine unitaire,
– le nom et la quantité de l'adsorbant utilisé,
– que le vaccin doit être agité avant l'emploi,

– que le vaccin ne doit pas être congelé.

01/2002:0445

VACCIN DIPHTÉRIQUE, TÉTANIQUE ET COQUELUCHEUX ADSORBÉ

Vaccinum diphtheriae, tetani et pertussis adsorbatum

DÉFINITION

Le vaccin diphtérique, tétanique et coquelucheux adsorbé est une préparation d'anatoxine diphtérique et d'anatoxine tétanique adsorbées sur un support minéral à laquelle une suspension de *Bordetella pertussis* inactivé a été ajoutée. Les anatoxines sont obtenues par l'action du formaldéhyde sur les toxines résultant de la croissance de *Corynebacterium diphtheriae* et *Clostridium tetani*, respectivement.

PRODUCTION

ANATOXINE DIPHTÉRIQUE PURIFIÉE

Pour la production de la toxine diphtérique, à partir de laquelle l'anatoxine est préparée, les cultures de semence sont organisées dans un système défini de lot de semence où le pouvoir toxigène est maintenu et restauré, si besoin est, par une nouvelle sélection. Une souche de *Corynebacterium diphtheriae* fortement toxigène dont l'origine et l'historique sont connus, est cultivée en milieu liquide approprié. En fin de croissance, la pureté de chaque culture est vérifiée et les cultures contaminées sont éliminées. Le milieu de culture contenant la toxine est séparé aseptiquement et dès que possible de la masse bactérienne. La teneur en toxine (Lf par millilitre) est déterminée afin de contrôler la régularité de la production. Plusieurs récoltes peuvent être réunies pour préparer l'anatoxine purifiée. La toxine est purifiée pour éliminer les composants susceptibles de causer des réactions indésirables en usage humain. La toxine purifiée est détoxifiée par le formaldéhyde selon une méthode qui évite de détruire l'activité immunogène de l'anatoxine et la réversibilité à la toxine, notamment par action de la chaleur. La purification peut également être effectuée après détoxification.

Seule une anatoxine purifiée qui satisfait aux essais ci-après peut être utilisée dans la préparation du vrac final.

Stérilité (*2.6.1*). Effectuez l'essai de stérilité en utilisant 10 ml pour chaque milieu.

Absence de toxine diphtérique. Utilisez 5 cobayes en bonne santé, pesant chacun de 250 g à 350 g et n'ayant pas été traités auparavant par une substance susceptible de fausser l'essai. Injectez à chacun d'eux par voie sous-cutanée au minimum 500 Lf d'anatoxine purifiée sous un volume de 1 ml. Si, dans les 42 jours qui suivent l'injection, un des animaux présente des symptômes ou meurt de toxémie diphtérique, l'anatoxine ne satisfait pas à l'essai. Si plus d'un animal meurt de causes non spécifiques, répétez l'essai une seule fois ; si plus d'un animal meurt dans le second essai, l'anatoxine ne satisfait pas à l'essai.

Irréversibilité de l'anatoxine. A l'aide du tampon utilisé pour le vaccin final sans adsorbant, préparez une dilution de l'anatoxine purifiée de manière à obtenir la même concentration en anatoxine que le vaccin final. Divisez la dilution en 2 parties égales. Maintenez l'une d'elles à 5 ± 3 °C et l'autre à 37 °C pendant 6 semaines. Soumettez les 2 échantillons à une épreuve sensible appropriée de la toxine diphtérique active, par exemple par inoculation à des cultures cellulaires ou par inoculation intradermique à des cobayes. Le vaccin satisfait à l'essai si aucun des 2 échantillons ne provoque de signes de toxicité attribuables à la toxine diphtérique.

Pureté antigénique. L'anatoxine purifiée en vrac contient au minimum 1500 Lf par milligramme d'azote protéique.

ANATOXINE TÉTANIQUE PURIFIÉE

Pour la production de la toxine tétanique, à partir de laquelle l'anatoxine est préparée, les cultures de semence sont organisées dans un système défini de lot de semence où le pouvoir toxigène est maintenu et restauré, si besoin est, par une nouvelle sélection. Une souche de *Clostridium tetani* fortement toxigène dont l'origine et l'historique sont connus, est cultivée en milieu liquide approprié. En fin de croissance, la pureté de chaque culture est vérifiée et les cultures contaminées sont éliminées. Le milieu de culture contenant la toxine est récolté aseptiquement. La teneur en toxine (Lf par millilitre) est déterminée afin de contrôler la régularité de la production. Plusieurs récoltes peuvent être réunies pour préparer l'anatoxine purifiée. La toxine est purifiée pour éliminer les composants susceptibles de causer des réactions indésirables en usage humain. La toxine purifiée est détoxifiée par le formaldéhyde selon une méthode qui évite de détruire l'activité immunogène de l'anatoxine et la réversibilité à la toxine, notamment par action de la chaleur. La purification peut également être effectuée après détoxification.

Seule une anatoxine purifiée qui satisfait aux essais ci-après peut être utilisée dans la préparation du vrac final.

Stérilité (*2.6.1*). Effectuez l'essai de stérilité en utilisant 10 ml pour chaque milieu.

Absence de toxine tétanique. Utilisez 5 cobayes en bonne santé, pesant chacun de 250 g à 350 g et n'ayant pas été traités auparavant par une substance susceptible de fausser l'essai. Injectez à chacun d'eux par voie sous-cutanée au minimum 500 Lf d'anatoxine purifiée sous un volume de 1 ml. Si, dans les 21 jours qui suivent l'injection, un des animaux présente des symptômes ou meurt du tétanos, l'anatoxine ne satisfait pas à l'essai. Si plus d'un animal meurt de causes non spécifiques, répétez l'essai une seule fois ; si plus d'un animal meurt dans le second essai, l'anatoxine ne satisfait pas à l'essai.

Irréversibilité de l'anatoxine. A l'aide du tampon utilisé pour le vaccin final sans adsorbant, préparez une dilution de l'anatoxine purifiée de manière à obtenir la même concentration en anatoxine que le vaccin final. Divisez la dilution en 2 parties égales. Maintenez l'une d'elles à 5 ± 3 °C et l'autre à 37 °C pendant 6 semaines. Soumettez les 2 échantillons à une épreuve sensible appropriée de la toxine tétanique active, par exemple par inoculation à des souris ou à des cobayes. Le vaccin satisfait à l'essai si aucun des 2 échantillons ne provoque de signes de toxicité attribuables à la toxine tétanique.

Pureté antigénique. L'anatoxine purifiée contient au minimum 1000 Lf par milligramme d'azote protéique.

SUSPENSION DEB. PERTUSSIS INACTIVÉ

La production du vaccin est basée sur un système de lot de semence. Une ou plusieurs souches de *B. pertussis* sont utilisées, dont l'origine et l'historique sont connues. Les souches, le milieu de culture et la méthode de culture sont choisis de sorte que les agglutinogènes 1, 2 et 3 soient présents dans le vaccin final. Chaque souche est cultivée pendant 24 h à 72 h dans un milieu liquide ou sur un milieu solide ; le milieu utilisé au dernier stade de culture ne contient ni sang ni produits du sang. Le sang humain ou les produits du sang humain ne sont utilisés dans aucun des milieux. Les bactéries sont récoltées, lavées pour éliminer les

Vaccins

substances dérivées du milieu et mises en suspension dans une solution de *chlorure de sodium R* à 9 g/l ou une autre solution isotonique appropriée. L'opacité de la suspension est déterminée, au plus tard 2 semaines après la récolte, par comparaison avec la préparation internationale de référence d'opacité et utilisée comme base de calcul pour les stades ultérieurs de la préparation du vaccin. La correspondance entre l'Unité Internationale et la préparation internationale de référence est indiquée par l'Organisation Mondiale de la Santé.

Plusieurs récoltes ne sont utilisées pour le vrac final que s'il a été démontré qu'elles contiennent des cellules de *B. pertussis* présentant les mêmes caractéristiques que la souche d'origine quant à la croissance et aux agglutinogènes et qu'elles sont exemptes de contamination bactérienne et fongique. Les bactéries sont tuées et détoxifiées dans des conditions contrôlées soit par un agent chimique approprié soit par chauffage soit par une combinaison de ces méthodes. En utilisant un milieu de culture approprié, une recherche spécifique est effectuée pour s'assurer de l'absence de *B. pertussis* vivants. La suspension est maintenue à 5 ± 3 °C pendant une période appropriée pour en diminuer la toxicité.

VRAC FINAL

Le vrac final est préparé par adsorption de quantités appropriées d'anatoxine diphtérique et d'anatoxine tétanique purifiées sur du phosphate d'aluminium hydraté, de l'hydroxyde d'aluminium ou du phosphate de calcium et addition subséquente d'une quantité appropriée d'une suspension de *B. pertussis* inactivé ; le mélange obtenu est approximativement isotonique au sang. La concentration de *B. pertussis* du vrac final ne doit pas dépasser celle correspondant à une opacité de 20 UI par dose humaine unitaire. Si 2 souches, ou davantage, de *B. pertussis* sont utilisées, la proportion de chacune des souches, exprimées en unités d'opacité, doit être similaire dans les lots successifs de vrac final. Des conservateurs antimicrobiens appropriés peuvent être ajoutés. L'activité antigénique du vaccin est altérée par certains conservateurs antimicrobiens, notamment ceux du type phénolique, qui ne doivent pas être ajoutés au vaccin.

Seul un vrac final qui satisfait aux essais ci-après peut être utilisé dans la préparation du lot final.

Conservateur antimicrobien. Le cas échéant, déterminez la teneur en conservateur antimicrobien par un dosage chimique approprié. La teneur n'est pas inférieure à 85 pour cent ni supérieure à 115 pour cent de la teneur voulue.

Stérilité (*2.6.1*). Effectuez l'essai de stérilité en utilisant 10 ml pour chaque milieu.

Activité. Effectuez les essais prescrits sous Activité.

LOT FINAL

Le vrac final est réparti aseptiquement dans des récipients stériles à fermeture inviolable. Les récipients sont fermés de façon à prévenir toute contamination.

Seul un lot final qui est conforme à chacun des essais décrits sous Identification, Essai et Activité peut être libéré. Si les essais de toxicité spécifique, de formaldéhyde libre et de conservateur antimicrobien et la détermination de l'activité ont été effectués avec des résultats satisfaisants sur le vrac final, ils peuvent ne pas être effectués sur le lot final.

IDENTIFICATION

A. Dissolvez dans le vaccin diphtérique, tétanique et coquelucheux adsorbé une quantité suffisante de *citrate de sodium R* pour obtenir une solution à 100 g/l. Faites incuber à 37 °C pendant 16 h environ et centrifugez jusqu'à obtention d'un liquide surnageant limpide ; gardez le culot de centrifugation pour l'identification C. Le liquide surnageant limpide réagit avec une antitoxine diphtérique appropriée en donnant un précipité.

B. Le liquide surnageant limpide obtenu dans l'identification A réagit avec une antitoxine tétanique appropriée en donnant un précipité.

C. Le composant coquelucheux est identifié soit par agglutination, à l'aide des immunosérums spécifiques de *B. pertussis*, des bactéries remises en suspension à partir du culot de centrifugation obtenu dans l'identification A (d'autres méthodes appropriées peuvent être employées pour séparer les bactéries de l'adsorbant) soit par l'essai décrit sous Activité.

ESSAI

Toxicité spécifique

Composants diphtérique et tétanique. Utilisez 5 cobayes en bonne santé, pesant de 250 g à 350 g et n'ayant pas été traités auparavant par une substance susceptible de fausser l'essai. Injectez à chacun d'eux par voie sous-cutanée une quantité équivalant à 5 fois la dose humaine unitaire indiquée sur l'étiquette. Si, dans les 42 jours qui suivent l'injection, un des animaux présente des symptômes ou meurt de toxémie diphtérique ou du tétanos, le vaccin ne satisfait pas à l'essai. Si plus d'un animal meurt de causes non spécifiques, répétez l'essai une seule fois ; si plus d'un animal meurt dans le second essai, le vaccin ne satisfait pas à l'essai.

Composant coquelucheux. Utilisez au moins 10 souris en bonne santé, pesant de 14 g à 16 g pour le vaccin et pour la solution saline de contrôle. Les souris doivent être de même sexe ou mâles et femelles répartis également entre les groupes. Les animaux doivent avoir accès à la nourriture et à l'eau pendant 2 h au moins avant l'injection et durant l'essai. Injectez à chaque souris du groupe à vacciner, par voie intrapéritonéale et sous un volume de 0,5 ml, une quantité de vaccin équivalant à au moins la moitié de la dose humaine unitaire. Injectez à chaque souris du groupe des témoins 0,5 ml d'une solution stérile de *chlorure de sodium R* à 9 g/l, contenant de préférence la même quantité de conservateur antimicrobien que celle injectée avec le vaccin. Pesez les souris immédiatement avant l'injection puis 72 h et 7 jours après l'injection. Le vaccin satisfait à l'essai, si (a) après 72 h, la masse totale du groupe de souris vaccinées n'est pas inférieure à ce qu'elle était avant l'injection, (b) après 7 jours, le gain pondéral moyen par souris vaccinée n'est pas inférieur à 60 pour cent de celui par souris témoin et (c) au maximum 5 pour cent du nombre total de souris vaccinées meurent durant l'essai.

Aluminium (*2.5.13*) : au maximum 1,25 mg par dose humaine unitaire, si l'adsorbant utilisé est de l'hydroxyde d'aluminium ou du phosphate d'aluminium hydraté.

Calcium (*2.5.14*) : au maximum 1,3 mg par dose humaine unitaire, si l'adsorbant utilisé est du phosphate de calcium.

Formaldéhyde libre (*2.4.18*) : au maximum 0,2 g/l.

Vaccins

Conservateur antimicrobien. Le cas échéant, déterminez la teneur en conservateur antimicrobien par un dosage chimique approprié. La teneur n'est pas inférieure à la teneur minimale qui s'est avérée efficace et elle n'est pas supérieure à 115 pour cent de la teneur indiquée sur l'étiquette.

Stérilité (*2.6.1*). Le vaccin à examiner satisfait à l'essai de stérilité.

ACTIVITÉ

Composant diphtérique. Evaluez l'activité du composant diphtérique par un des titrages prescrits (*2.7.6*).

La limite inférieure de confiance (P = 0,95) de l'activité mesurée n'est pas inférieure à 30 UI par dose humaine unitaire.

Composant tétanique. Evaluez l'activité du composant tétanique par un des titrages prescrits (*2.7.8*).

Si l'essai est effectué sur cobayes, le vaccin satisfait à l'essai si la limite inférieure de confiance (P = 0,95) de l'activité mesurée n'est pas inférieure à 40 UI par dose humaine unitaire. Cependant, si l'essai est effectué sur souris, la limite inférieure de confiance (P = 0,95) de l'activité mesurée n'est pas inférieure à 60 UI par dose humaine unitaire.

Composant coquelucheux. Effectuez le titrage du vaccin coquelucheux (*2.7.7*).

L'activité mesurée n'est pas inférieure à 4 UI par dose humaine unitaire et la limite inférieure de confiance (P = 0,95) de l'activité mesurée n'est pas inférieure à 2 UI par dose humaine unitaire.

ÉTIQUETAGE

L'étiquette indique :

- le nombre minimal d'Unités Internationales de chaque composant par dose humaine unitaire,
- dans les cas appropriés, que le vaccin est destiné à la vaccination primaire des enfants et pas nécessairement à la vaccination des adultes, ni aux rappels ultérieurs,
- le nom et la quantité de l'adsorbant utilisé,
- que le vaccin doit être agité avant l'emploi,
- que le vaccin ne doit pas être congelé.

Vaccins

01/2002:0159

VACCIN GRIPPAL INACTIVÉ À VIRION ENTIER

Vaccinum influenzae inactivatum ex viris integris praeparatum

DÉFINITION

Le vaccin grippal inactivé à virion entier est une suspension stérile, aqueuse, d'une ou de plusieurs souches de virus grippal des types A et B, ou d'un mélange de souches des 2 types cultivés individuellement dans des œufs embryonnés de poules, et inactivés de façon à conserver leurs propriétés antigéniques. La teneur déclarée en antigène hémagglutinine pour chaque souche est de 15 µg par dose, sauf si des données cliniques démontrent qu'une autre quantité peut être utilisée.

Le vaccin se présente sous la forme d'un liquide légèrement opalescent.

PRODUCTION

Le procédé de production fait l'objet d'une validation permettant de démontrer que le produit satisferait à l'essai de toxicité anormale des immunosérums et vaccins pour usage humain (*2.6.9*), s'il lui était appliqué.

CHOIX DE LA SOUCHE VACCINALE

L'Organisation Mondiale de la Santé procède à une étude annuelle de la situation épidémiologique mondiale et, si nécessaire, recommande de nouvelles souches correspondant à la situation épidémiologique actuelle.

De telles souches sont utilisées conformément à la réglementation des Etats signataires de la Convention relative à l'Elaboration d'une Pharmacopée Européenne. Il est maintenant de commune pratique d'utiliser des souches réassorties qui donnent une forte production d'antigènes de surface appropriés. L'origine et l'historique des passages des souches virales devront être approuvées par l'Autorité compétente.

SUBSTRAT POUR LA MULTIPLICATION DU VIRUS

La semence de virus grippal destinée à être utilisée dans la production du vaccin est cultivée dans des œufs embryonnés provenant d'élevages de poulets exempts de microorganismes pathogènes spécifiés (*5.2.2*) ou dans des cultures cellulaires appropriées (*5.2.4*), par exemple des fibroblastes d'embryons de poulet ou des cellules rénales de poussin provenant d'élevages de poulets exempts de microorganismes pathogènes spécifiés (*5.2.2*). Pour la production, le virus de chaque souche est cultivé dans la cavité allantoïdienne d'œufs embryonnés de poules provenant d'élevages reconnus sains.

LOT DE SEMENCE

La production du vaccin est basée sur un système de lot de semence. Les lots de semence de travail ne doivent pas avoir subi plus de 15 passages à partir du virus réassorti approuvé ou de l'isolat de virus approuvé. Le vaccin final représente un passage à partir du lot de semence de travail. Les antigènes hémagglutinine et neuraminidase de chaque lot de semence sont identifiés comme ceux du virus grippal de la souche appropriée par des méthodes convenables.

Seul un lot de semence de travail qui satisfait aux essais ci-après peut être utilisé dans la préparation du mélange de récoltes monovalent.

Contamination bactérienne et fongique. Effectuez l'essai de stérilité (*2.6.1*), en utilisant 10 ml pour chaque milieu.

Mycoplasmes (*2.6.7*). Effectuez l'essai des mycoplasmes en utilisant 10 ml.

MULTIPLICATION ET RÉCOLTE

Un agent antimicrobien peut être ajouté à l'inoculum. Après incubation à température contrôlée, les liquides allantoïdiens sont recueillis et réunis pour former le mélange de récoltes monovalent. Un agent antimicrobien peut être ajouté au moment de la récolte. Ni la pénicilline, ni la streptomycine ne sont utilisées à aucun stade de la production.

MÉLANGE DE RÉCOLTES MONOVALENT

Afin de limiter la possibilité de contamination, l'inactivation est commencée dès que possible après la préparation. Le virus est inactivé par une méthode qui s'est avérée d'une efficacité constante sur 3 lots consécutifs entre les mains du fabricant. Il devra également être démontré que le procédé d'inactivation est capable d'inactiver le virus grippal sans détruire son pouvoir antigène ; le procédé ne devrait causer qu'une altération minimale des antigènes hémagglutinine et neuraminidase. Le procédé d'inactivation devra aussi être capable d'inactiver les virus de la leucose aviaire et les mycoplasmes. Si le mélange de virus est conservé après inactivation, il sera maintenu à une température de 5 ± 3 °C.

Si une solution de formaldéhyde est utilisée, la concentration ne doit dépasser à aucun moment de l'inactivation 0,2 g/l de CH_2O ; si la bêtapropiolactone est utilisée, la concentration ne doit dépasser à aucun moment de l'inactivation 0,1 pour cent *V/V*.

Avant ou après l'inactivation, le mélange de récoltes monovalent est concentré et purifié par centrifugation à grande vitesse ou toute autre méthode appropriée.

Seul un mélange de récoltes monovalent qui satisfait aux essais ci-après peut être utilisé dans la préparation du vrac final.

Antigène hémagglutinine. Déterminez la teneur en antigène hémagglutinine par un essai d'immunodiffusion (*2.7.1*). L'essai se fera à 20-25 °C par comparaison avec une préparation d'antigène d'hémagglutinine de référence[(34)] ou une préparation d'antigène étalonnée par rapport à elle.

Antigène neuraminidase. La présence et le type de l'antigène neuraminidase sont confirmés par des essais appropriés, enzymatiques ou immunologiques ; l'essai sera effectué sur les 3 premiers mélanges de récoltes monovalents obtenus à partir de chaque lot de semence de travail.

Stérilité (*2.6.1*). Effectuez l'essai de stérilité en utilisant 10 ml pour chaque milieu.

Inactivation virale. Effectuez l'essai tel qu'il est décrit sous Essai.

VRAC FINAL

Des quantités appropriées des mélanges de récoltes monovalents sont réunies pour former le vrac final. Seul un vrac final qui satisfait aux essais ci-après peut être utilisé dans la préparation du lot final.

Conservateur antimicrobien. Dans les cas appropriés, déterminez la teneur en conservateur antimicrobien par un dosage chimique convenable. La teneur n'est pas inférieure à 85 pour cent ni supérieure à 115 pour cent de la teneur voulue.

Stérilité (*2.6.1*). Effectuez l'essai de stérilité en utilisant 10 ml pour chaque milieu.

LOT FINAL

Le vrac final est réparti aseptiquement dans des récipients stériles à fermeture inviolable. Les récipients sont fermés de façon à prévenir toute contamination.

Seul un lot final qui satisfait à chacun des essais décrits ci-dessous sous Essai et Dosage peut être libéré. Si l'essai d'inactivation virale a été effectué avec des résultats satisfaisants sur chaque mélange de récoltes monovalent et si les essais de formaldéhyde libre, d'ovalbumine et de protéines totales ont été effectués avec des résultats satisfaisants sur le vrac final, ils peuvent ne pas être effectués sur le lot final.

IDENTIFICATION

La détermination de la teneur en antigène hémagglutinine sert également à confirmer la spécificité antigénique du produit.

ESSAI

Inactivation virale. Utilisez 10 œufs enbryonnés. Inoculez dans la cavité allantoïdienne de chacun d'eux 0,2 ml de vaccin ; faites incuber à 33-37 °C pendant 3 jours. L'essai n'est valable que si les embryons d'au moins 8 œufs sur 10 survivent. Recueillez dans chaque embryon survivant 0,5 ml de liquide allantoïdien et mélangez les liquides. Inoculez 0,2 ml de liquide recueilli dans un autre groupe de 10 œufs embryonnés et faites incuber à 33-37 °C pendant 3 jours. L'essai n'est valable que si les embryons d'au moins 8 œufs sur 10 survivent. Recueillez dans chaque embryon 0,1 ml environ de liquide allantoïdien et effectuez sur chaque liquide individuel une recherche de virus vivant par un essai d'hémagglutination. S'il se produit une hémagglutination lors de l'essai, effectuez à partir du liquide concerné un passage sur œufs supplémentaire et un essai d'hémagglutination ; aucune hémagglutination ne se produit.

Protéines totales. La teneur en protéines totales n'est pas supérieure à 6 fois la teneur totale du vaccin en hémagglutinine, déterminée comme il est décrit sous Dosage, mais en tout cas, elle n'est pas supérieure à 100 µg de protéines par souche de virus et par dose humaine ni à plus de 300 µg de protéines par dose humaine.

Formaldéhyde libre (*2.4.18*) : au maximum 0,2 g/l.

Conservateur antimicrobien. Dans les cas appropriés, déterminez la teneur en conservateur antimicrobien par un dosage chimique convenable. La teneur n'est pas inférieure à la teneur minimale qui a été démontrée efficace et elle n'est pas supérieure à 115 pour cent de la teneur indiquée sur l'étiquette.

Ovalbumine. Déterminée par une technique appropriée, en utilisant une préparation de référence d'ovalbumine appropriée, la teneur en ovalbumine n'est pas supérieure à 1 µg d'ovalbumine par dose humaine.

Stérilité (*2.6.1*). Le vaccin satisfait à l'essai de stérilité.

Endotoxines bactériennes (*2.6.14*). Le vaccin contient moins de 100 UI par dose humaine.

DOSAGE

Déterminez la teneur en antigène hémagglutinine par un essai d'immunodiffusion (*2.7.1*). L'essai se fera à 20-25 °C par comparaison avec une préparation d'antigène d'hémagglutinine de référence[(1)] ou une préparation d'antigène étalonnée par rapport à elle. L'intervalle de confiance ($P = 0,95$) de l'essai ne dépasse pas 80 pour cent à 125 pour cent de la valeur mesurée. Pour chaque souche, la limite inférieure de confiance ($P = 0,95$) de la teneur mesurée en antigène hémagglutinine n'est pas inférieure à 80 pour cent de la valeur indiquée sur l'étiquette.

ÉTIQUETAGE

L'étiquette indique :

- que le vaccin a été préparé sur œufs,
- la souche ou les souches de virus grippal utilisées dans la préparation du vaccin,
- la méthode d'inactivation,
- la teneur en antigène hémagglutinine en microgrammes par souche de virus et par dose,
- la saison durant laquelle le vaccin est destiné à la protection.

(34) Les antigènes hémagglutinine de référence sont disponibles auprès du NIBSC, Blanche Lane, South Mimms, Potters Bar, Hertfordshire EN6 3QG, Grande-Bretagne.

01/2002:0158

VACCIN GRIPPAL INACTIVÉ À VIRION FRAGMENTÉ

Vaccinum influenzae inactivatum ex virorum fragmentis praeparatum

DÉFINITION

Le vaccin grippal inactivé à virion fragmenté est une suspension stérile, aqueuse, d'une ou de plusieurs souches de virus grippal des types A et B, ou d'un mélange de souches des 2 types cultivés individuellement dans des œufs embryonnés de poules, inactivés et traités de façon à fragmenter les particules virales sans altérer les propriétés antigéniques de l'hémagglutinine ou de la neuraminidase. La teneur déclarée en hémagglutinine pour chaque souche est de 15 µg par dose, sauf si des données cliniques démontrent qu'une autre quantité peut être utilisée.

Le vaccin se présente sous la forme d'un liquide légèrement opalescent.

PRODUCTION

Le procédé de production fait l'objet d'une validation permettant de démontrer que le produit satisferait à l'essai de toxicité anormale des immunosérums et vaccins pour usage humain (*2.6.9*), s'il lui était appliqué.

CHOIX DE LA SOUCHE VACCINALE

L'Organisation Mondiale de la Santé procède à une étude annuelle de la situation épidémiologique mondiale et, si nécessaire, recommande de nouvelles souches correspondant à la situation épidémiologique actuelle.

De telles souches sont utilisées conformément à la réglementation des Etats signataires de la Convention relative à l'Elaboration d'une Pharmacopée Européenne. Il est maintenant de commune pratique d'utiliser des souches réassorties qui donnent une forte production d'antigènes de surface appropriés. L'origine et l'historique des passages des souches virales devront être approuvées par l'Autorité compétente.

SUBSTRAT POUR LA MULTIPLICATION DU VIRUS

La semence de virus grippal destinée à être utilisée dans la production du vaccin est cultivée dans des œufs embryonnés provenant d'élevages de poulets exempts de microorganismes pathogènes spécifiés (*5.2.2*) ou dans des cultures cellulaires appropriées (*5.2.4*), par exemple des fibroblastes d'embryons de poulet ou des cellules rénales de poussin provenant d'élevages de poulets exempts de microorganismes pathogènes spécifiés (*5.2.2*). Pour la production, le virus de chaque souche est cultivé dans la cavité allantoïdienne d'œufs embryonnés de poules provenant d'élevages reconnus sains (*5.2.2*).

LOT DE SEMENCE

La production du vaccin est basée sur un système de lot de semence. Les lots de semence de travail ne doivent pas avoir subi plus de 15 passages à partir du virus réassorti approuvé ou de l'isolat de virus approuvé. Le vaccin final représente un passage à partir du lot de semence de travail. Les antigènes hémagglutinine et neuraminidase de chaque lot de semence sont identifiés comme ceux du virus grippal de la souche appropriée par des méthodes convenables.

Seul un lot de semence de travail qui satisfait aux essais ci-après peut être utilisé dans la préparation du mélange de récoltes monovalent.

Contamination bactérienne et fongique. Effectuez l'essai de stérilité (*2.6.1*), en utilisant 10 ml pour chaque milieu.

Mycoplasmes (*2.6.7*). Effectuez l'essai des mycoplasmes en utilisant 10 ml.

MULTIPLICATION ET RÉCOLTE

Un agent antimicrobien peut être ajouté à l'inoculum. Après incubation à température contrôlée, les liquides allantoïdiens sont recueillis et réunis pour former le mélange de récoltes monovalent. Un agent antimicrobien peut être ajouté au moment de la récolte. Ni la pénicilline, ni la streptomycine ne sont utilisées à aucun stade de la production.

MÉLANGE DE RÉCOLTES MONOVALENT

Afin de limiter la possibilité de contamination, l'inactivation est commencée dès que possible après la préparation. Le virus est inactivé par une méthode qui s'est avérée d'une efficacité constante sur 3 lots consécutifs entre les mains du fabricant. Il devra également être démontré que le procédé d'inactivation est capable d'inactiver le virus grippal sans détruire son pouvoir antigène ; le procédé ne devrait causer qu'une altération minimale des antigènes hémagglutinine et neuraminidase. Le procédé d'inactivation devra aussi être capable d'inactiver les virus de la leucose aviaire et les mycoplasmes. Si le mélange de virus est conservé après inactivation, il sera maintenu à une température de 5 ± 3 °C. Si une solution de formaldéhyde est utilisée, la concentration ne doit dépasser à aucun moment de l'inactivation 0,2 g/l de CH_2O ; si la bêtapropiolactone est utilisée, la concentration ne doit dépasser à aucun moment de l'inactivation 0,1 pour cent *V/V*.

Avant ou après l'inactivation, le mélange de récoltes monovalent est concentré et purifié par centrifugation à grande vitesse ou toute autre méthode appropriée et les particules de virus sont fragmentées par des procédés approuvés pour obtenir les sous-unités constitutives du virus. Pour chaque nouvelle souche, un essai de validation est effectué afin de démontrer qu'il y a presque exclusivement des particules fragmentées.

Seul un mélange de récoltes monovalent qui satisfait aux essais ci-après peut être utilisé dans la préparation du vrac final.

Antigène hémagglutinine. Déterminez la teneur en antigène hémagglutinine par un essai d'immunodiffusion (*2.7.1*). L'essai se fera à 20-25 °C par comparaison avec une préparation d'antigène d'hémagglutinine de référence[(35)] ou une préparation d'antigène étalonnée par rapport à elle.

Pour certains vaccins, la forme physique des particules d'hémagglutinine rend impossible une détermination par immunodiffusion après inactivation du virus. Pour de tels vaccins, une détermination de l'antigène hémagglutinine est effectuée sur le mélange de récoltes monovalent avant l'inactivation. Le procédé de fabrication est validé afin de démontrer une conservation convenable d'antigène hémagglutinine et un traceur approprié est utilisé pour la formulation, par exemple la teneur en protéines.

Antigène neuraminidase. La présence et le type de l'antigène neuraminidase sont confirmés par des essais appropriés, enzymatiques ou immunologiques ; l'essai sera effectué sur les 3 premiers mélanges de récoltes monovalents obtenus à partir de chaque lot de semence de travail.

(35) Les antigènes hémagglutinine de référence sont disponibles auprès du NIBSC, Blanche Lane, South Mimms, Potters Bar, Hertfordshire EN6 3QG, Grande-Bretagne.

Vaccins

Stérilité (*2.6.1*). Effectuez l'essai de stérilité en utilisant 10 ml pour chaque milieu.

Inactivation virale. Effectuez l'essai tel qu'il est décrit sous Essai.

Substances chimiques utilisées pour fragmenter le virus. Des essais pour les substances chimiques utilisées pour fragmenter le virus sont effectués sur le mélange de récoltes monovalent, les limites étant approuvées par l'Autorité compétente.

VRAC FINAL

Des quantités appropriées des mélanges de récoltes monovalents sont réunies pour former le vrac final. Seul un vrac final qui satisfait aux essais ci-après peut être utilisé dans la préparation du lot final.

Conservateur antimicrobien. Dans les cas appropriés, déterminez la teneur en conservateur antimicrobien par un dosage chimique convenable. La teneur n'est pas inférieure à 85 pour cent ni supérieure à 115 pour cent de la teneur voulue.

Stérilité (*2.6.1*). Effectuez l'essai de stérilité en utilisant 10 ml pour chaque milieu.

LOT FINAL

Le vrac final est réparti aseptiquement dans des récipients stériles à fermeture inviolable. Les récipients sont fermés de façon à prévenir toute contamination.

Seul un lot final qui satisfait à chacun des essais décrits ci-dessous sous Essai et Dosage peut être libéré. Si l'essai d'inactivation virale a été effectué avec des résultats satisfaisants sur chaque mélange de récoltes monovalent et si les essais de formaldéhyde libre, d'ovalbumine et de protéines totales ont été effectués avec des résultats satisfaisants sur le vrac final, ils peuvent ne pas être effectués sur le lot final.

IDENTIFICATION

La détermination de la teneur en antigène hémagglutinine sert également à confirmer la spécificité antigénique du produit.

ESSAI

Inactivation virale. Inoculez dans la cavité allantoïdienne de chacun de 10 œufs embryonnés 0,2 ml de vaccin ; faites incuber à 33-37 °C pendant 3 jours. L'essai n'est valable que si les embryons d'au moins 8 œufs sur 10 survivent. Recueillez dans chaque embryon survivant 0,5 ml de liquide allantoïdien et mélangez les liquides. Inoculez 0,2 ml de liquide recueilli dans un autre groupe de 10 œufs embryonnés et faites incuber à 33-37 °C pendant 3 jours. L'essai n'est valable que si les embryons d'au moins 8 œufs sur 10 survivent. Recueillez dans chaque embryon 0,1 ml environ de liquide allantoïdien et effectuez sur chaque liquide individuel une recherche de virus vivant par un essai d'hémagglutination. S'il se produit une hémagglutination lors de l'essai, effectuez à partir du liquide concerné un passage sur œufs supplémentaire et un essai d'hémagglutination ; aucune hémagglutination ne se produit.

Protéines totales. La teneur en protéines totales n'est pas supérieure à 6 fois la teneur totale du vaccin en hémagglutinine, déterminée comme il est décrit sous Dosage, mais en tout cas, elle n'est pas supérieure à 100 µg de protéines par souche de virus et par dose humaine ni à plus de 300 µg de protéines par dose humaine.

Ovalbumine. Déterminée par une technique appropriée, en utilisant une préparation de référence d'ovalbumine appropriée, la teneur en ovalbumine n'est pas supérieure à 1 µg d'ovalbumine par dose humaine.

Formaldéhyde libre (*2.4.18*) : au maximum 0,2 g/l.

Conservateur antimicrobien. Dans les cas appropriés, déterminez la teneur en conservateur antimicrobien par un dosage chimique convenable. La teneur n'est pas inférieure à la teneur minimale qui a été démontrée efficace et elle n'est pas supérieure à 115 pour cent de la teneur indiquée sur l'étiquette.

Stérilité (*2.6.1*). Le vaccin satisfait à l'essai de stérilité.

Endotoxines bactériennes (*2.6.14*). Le vaccin contient moins de 100 UI par dose humaine.

DOSAGE

Déterminez la teneur en antigène hémagglutinine par un essai d'immunodiffusion (*2.7.1*). L'essai se fera à 20-25 °C par comparaison avec une préparation d'antigène d'hémagglutinine de référence[(1)] ou une préparation d'antigène étalonnée par rapport à elle. L'intervalle de confiance ($P = 0,95$) de l'essai ne dépasse pas 80 pour cent à 125 pour cent de la valeur mesurée. Pour chaque souche, la limite inférieure de confiance ($P = 0,95$) de la teneur mesurée en antigène hémagglutinine n'est pas inférieure à 80 pour cent de la valeur indiquée sur l'étiquette.

Pour certains vaccins, la détermination quantitative de l'antigène hémagglutinine par rapport aux préparations de référence disponibles n'est pas possible. Une identification immunologique et une détermination semi-quantitative sont effectuées par des méthodes appropriées.

ÉTIQUETAGE

L'étiquette indique :

- que le vaccin a été préparé sur œufs,
- la souche ou les souches de virus grippal utilisées dans la préparation du vaccin,
- la méthode d'inactivation,
- la teneur en hémagglutinine en microgrammes par souche de virus et par dose,
- la saison durant laquelle le vaccin est destiné à la protection.

01/2002:0869

VACCIN GRIPPAL INACTIVÉ (ANTIGÈNE DE SURFACE)

Vaccinum influenzae inactivatum ex corticis antigeniis praeparatum

DÉFINITION

Le vaccin grippal inactivé (antigène de surface) est une suspension stérile, aqueuse, d'une ou de plusieurs souches de virus grippal des types A et B, ou d'un mélange de souches des 2 types cultivés individuellement dans des œufs embryonnés de poules, inactivés et traités de façon à obtenir une préparation constituée principalement d'antigènes hémagglutinine et neuraminidase sans altérer les propriétés antigéniques de ces antigènes. La teneur déclarée en antigène hémagglutinine pour chaque souche est de 15 µg par dose, sauf si des données cliniques démontrent qu'une autre quantité peut être utilisée.

Le vaccin se présente sous la forme d'un liquide limpide.

PRODUCTION

Le procédé de production fait l'objet d'une validation permettant de démontrer que le produit satisferait à l'essai de toxicité anormale des immunosérums et vaccins pour usage humain (*2.6.9*), s'il lui était appliqué.

CHOIX DE LA SOUCHE VACCINALE

L'Organisation Mondiale de la Santé procède à une étude annuelle de la situation épidémiologique mondiale et, si nécessaire, recommande de nouvelles souches correspondant à la situation épidémiologique actuelle.

De telles souches sont utilisées conformément à la réglementation des Etats signataires de la Convention relative à l'Elaboration d'une Pharmacopée Européenne. Il est maintenant de commune pratique d'utiliser des souches réassorties qui donnent une forte production d'antigènes de surface appropriés. L'origine et l'historique des passages des souches virales devront être approuvées par l'Autorité compétente.

SUBSTRAT POUR LA MULPIPLICATION DU VIRUS

La semence de virus grippal destinée à être utilisée dans la production du vaccin est cultivée dans des œufs embryonnés provenant d'élevages de poulets exempts de microorganismes pathogènes spécifiés (*5.2.2*) ou dans des cultures cellulaires appropriées (*5.2.4*), par exemple des fibroblastes d'embryons de poulet ou des cellules rénales de poussin provenant d'élevages de poulets exempts de microorganismes pathogènes spécifiés (*5.2.2*). Pour la production, le virus de chaque souche est cultivé dans la cavité allantoïdienne d'œufs embryonnés de poules provenant d'élevages reconnus sains.

LOT DE SEMENCE

La production du vaccin est basée sur un système de lot de semence. Les lots de semence de travail ne doivent pas avoir subi plus de 15 passages à partir du virus réassorti approuvé ou de l'isolat de virus approuvé. Le vaccin final représente un passage à partir du lot de semence de travail. Les antigènes hémagglutinine et neuraminidase de chaque lot de semence sont identifiés comme ceux du virus grippal de la souche appropriée par des méthodes convenables.

Seul un lot de semence de travail qui satisfait aux essais ci-après peut être utilisé dans la préparation du mélange de récoltes monovalent.

Contamination bactérienne et fongique. Effectuez l'essai de stérilité (*2.6.1*), en utilisant 10 ml pour chaque milieu.

Mycoplasmes (*2.6.7*). Effectuez l'essai des mycoplasmes en utilisant 10 ml.

MULTIPLICATION ET RÉCOLTE

Un agent antimicrobien peut être ajouté à l'inoculum. Après incubation à température contrôlée, les liquides allantoïdiens sont recueillis et réunis pour former le mélange de récoltes monovalent. Un agent antimicrobien peut être ajouté au moment de la récolte. Ni la pénicilline, ni la streptomycine ne sont utilisées à aucun stade de la production.

MÉLANGE DE RÉCOLTES MONOVALENT

Afin de limiter la possibilité de contamination, l'inactivation est commencée dès que possible après la préparation. Le virus est inactivé par une méthode qui s'est avérée d'une efficacité constante sur 3 lots consécutifs entre les mains du fabricant. Il devra également être démontré que le procédé d'inactivation est capable d'inactiver le virus grippal sans détruire son pouvoir antigène ; le procédé ne devrait causer qu'une altération minimale des antigènes hémagglutinine et neuraminidase. Le procédé d'inactivation devra aussi être capable d'inactiver les virus de la leucose aviaire et les mycoplasmes. Si le mélange de virus est conservé après inactivation, il sera maintenu à une température de 5 ± 3 °C. Si une solution de formaldéhyde est utilisée, la concentration ne doit dépasser à aucun moment de l'inactivation 0,2 g/l de CH_2O ; si la bêtapropiolactone est utilisée, la concentration ne doit dépasser à aucun moment de l'inactivation 0,1 pour cent *V/V*.

Le mélange de récoltes monovalent est concentré et purifié par centrifugation à grande vitesse ou toute autre méthode appropriée avant ou après l'inactivation. Les particules virales sont fragmentées par des procédés approuvés pour obtenir les sous-unités constitutives du virus puis purifiées afin que le produit obtenu soit principalement de l'hémagglutinine et de la neuraminidase.

Seul un mélange de récoltes monovalent qui satisfait aux essais ci-après peut être utilisé dans la préparation du vrac final.

Antigène hémagglutinine. Déterminez la teneur en antigène hémagglutinine par un essai d'immunodiffusion (*2.7.1*). L'essai se fera à 20-25 °C par comparaison avec une préparation d'antigène d'hémagglutinine de référence[(36)] ou une préparation d'antigène étalonnée par rapport à elle.

Antigène neuraminidase. La présence et le type de l'antigène neuraminidase sont confirmés par des essais appropriés, enzymatiques ou immunologiques ; l'essai sera effectué sur les 3 premiers mélanges de récoltes monovalents obtenus à partir de chaque lot de semence de travail.

Stérilité (*2.6.1*). Effectuez l'essai de stérilité en utilisant 10 ml pour chaque milieu.

Inactivation virale. Effectuez l'essai tel qu'il est décrit sous Essai.

Pureté. La pureté du mélange de récoltes monovalent est déterminée par électrophorèse sur gel de polyacrylamide ou par toute autre technique appropriée. Le mélange de récoltes monovalent est constitué principalement d'hémagglutinine et de neuraminidase.

Substances chimiques utilisées pour fragmenter et purifier le virus. Des essais pour les substances chimiques utilisées pour fragmenter et purifier le virus sont effectués sur le mélange de récoltes monovalent, les limites étant approuvées par l'Autorité compétente.

VRAC FINAL

Des quantités appropriées des mélanges de récoltes monovalents sont réunies pour former le vrac final. Seul un vrac final qui satisfait aux essais ci-après peut être utilisé dans la préparation du lot final.

Conservateur antimicrobien. Dans les cas appropriés, déterminez la teneur en conservateur antimicrobien par un dosage chimique convenable. La teneur n'est pas inférieure à 85 pour cent ni supérieure à 115 pour cent de la teneur voulue.

Stérilité (*2.6.1*). Effectuez l'essai de stérilité en utilisant 10 ml pour chaque milieu.

LOT FINAL

Le vrac final est réparti aseptiquement dans des récipients stériles à fermeture inviolable. Les récipients sont fermés de façon à prévenir toute contamination.

Seul un lot final qui satisfait à chacun des essais décrits ci-dessous sous Essai et Dosage peut être libéré. Si l'essai d'inactivation virale a été effectué avec des résultats satisfaisants sur chaque produit monovalent en vrac et si les essais de formaldéhyde libre, d'ovalbumine et de protéines totales ont été effectués avec des résultats satisfaisants sur le vrac final, ils peuvent ne pas être effectués sur le lot final.

(36) Les antigènes hémagglutinine de référence sont disponibles auprès du NIBSC, Blanche Lane, South Mimms, Potters Bar, Hertfordshire EN6 3QG, Grande-Bretagne.

Vaccins

IDENTIFICATION

La détermination de la teneur en antigène hémagglutinine sert également à confirmer la spécificité antigénique du produit.

ESSAI

Inactivation virale. Inoculez dans la cavité allantoïdienne de chacun de 10 œufs embryonnés 0,2 ml de vaccin ; faites incuber à 33-37 °C pendant 3 jours. L'essai n'est valable que si les embryons d'au moins 8 œufs sur 10 survivent. Recueillez dans chaque embryon survivant 0,5 ml de liquide allantoïdien et mélangez les liquides. Inoculez 0,2 ml de liquide recueilli dans un autre groupe de 10 œufs embryonnés et faites incuber à 33-37 °C pendant 3 jours. L'essai n'est valable que si les embryons d'au moins 8 œufs sur 10 survivent. Recueillez dans chaque embryon 0,1 ml environ de liquide allantoïdien et effectuez sur chaque liquide individuel une recherche de virus vivant par un essai d'hémagglutination. S'il se produit une hémagglutination lors de l'essai, effectuez à partir du liquide concerné un passage sur œufs supplémentaire et un essai d'hémagglutination ; aucune hémagglutination ne se produit.

Protéines totales. La teneur en protéines totales n'est pas supérieure à 40 µg de protéines, autres que l'hémagglutinine, par souche de virus et par dose humaine ni à plus de 120 µg de protéines, autres que l'hémagglutinine, par dose humaine.

Formaldéhyde libre (*2.4.18*) : au maximum 0,2 g/l.

Conservateur antimicrobien. Dans les cas appropriés, déterminez la teneur en conservateur antimicrobien par un dosage chimique convenable. La teneur n'est pas inférieure à la teneur minimale qui a été démontrée efficace et elle n'est pas supérieure à 115 pour cent de la teneur indiquée sur l'étiquette.

Ovalbumine. Déterminée par une technique appropriée, en utilisant une préparation de référence d'ovalbumine appropriée, la teneur en ovalbumine n'est pas supérieure à 1 µg d'ovalbumine par dose humaine.

Stérilité (*2.6.1*). Le vaccin satisfait à l'essai de stérilité.

Endotoxines bactériennes (*2.6.14*). Le vaccin contient moins de 100 UI par dose humaine.

DOSAGE

Déterminez la teneur en antigène hémagglutinine par un essai d'immunodiffusion (*2.7.1*). L'essai se fera à 20-25 °C par comparaison avec une préparation d'antigène d'hémagglutinine de référence[(1)] ou une préparation d'antigène étalonnée par rapport à elle. L'intervalle de confiance ($P = 0{,}95$) de l'essai ne dépasse pas 80 pour cent à 125 pour cent de la valeur mesurée. Pour chaque souche, la limite inférieure de confiance ($P = 0{,}95$) de la teneur mesurée en antigène hémagglutinine n'est pas inférieure à 80 pour cent de la valeur indiquée sur l'étiquette.

ÉTIQUETAGE

L'étiquette indique :

- que le vaccin a été préparé sur œufs,
- la souche ou les souches de virus grippal utilisées dans la préparation du vaccin,
- la méthode d'inactivation,
- la teneur en hémagglutinine en microgrammes par souche de virus et par dose,
- la saison durant laquelle le vaccin est destiné à la protection.

01/2002:1375

VACCIN INACTIVÉ DE L'ENCÉPHALITE VERNO-ESTIVALE

Vaccinum encephalitidis ixodibus advectae inactivatum

DÉFINITION

Le vaccin inactivé de l'encéphalite verno-estivale est une préparation liquide d'une souche appropriée du virus de l'encéphalite verno-estivale multiplié en culture de cellules embryonnaires de poulet ou d'autres cultures cellulaires appropriées, et inactivé par une méthode appropriée et validée.

PRODUCTION

Le vaccin est produit selon un système de lot de semence virale ; il doit être établi que le procédé de production utilisé permet d'obtenir de façon constante des vaccins comparables à celui pour lequel l'efficacité clinique et l'innocuité chez l'homme ont été démontrées. Sauf exception justifiée et autorisée, le virus contenu dans le vaccin final ne doit pas avoir subi, depuis le lot de semence de travail, un nombre de passages supérieur à celui du virus contenu dans le vaccin utilisé lors des essais cliniques.

Le procédé de production fait l'objet d'une validation permettant de démontrer que le produit satisferait à l'essai de toxicité anormale des immunosérums et vaccins pour usage humain (*2.6.9*), s'il lui était appliqué.

SUBSTRAT DE MULTIPLICATION DU VIRUS

Le virus est multiplié dans des cellules embryonnaires de poulet préparées à partir d'œufs provenant d'élevages exempts de microorganismes pathogènes spécifiés (*5.2.2*) ou dans d'autres cultures cellulaires appropriées (*5.2.3*).

LOTS DE SEMENCE

L'identité de la souche du virus de l'encéphalite verno-estivale utilisée est attestée par des données historiques concernant notamment son origine et les manipulations qu'elle a subies. Les lots de semence sont conservés à une température inférieure ou égale à − 60 °C.

Seul un lot de semence qui satisfait aux essais ci-après peut être utilisé pour la multiplication du virus.

Identification. Chaque lot de semence est identifié comme contenant la souche vaccinale du virus de l'encéphalite verno-estivale par une méthode immunochimique appropriée (*2.7.1*), de préférence à l'aide d'anticorps monoclonaux.

Concentration en virus. La concentration en virus de chaque lot de semence est déterminée par titrage dans des cultures cellulaires appropriées, afin de surveiller la régularité de la production.

Agents étrangers (*2.6.16*). Chaque lot de semence satisfait aux essais des agents étrangers dans les vaccins viraux pour usage humain. Les essais sur cultures cellulaires sont effectués sur cellules humaines et simiennes uniquement. Pour la neutralisation du virus vaccinal l'emploi d'anticorps monoclonaux est préférable.

MULTIPLICATION ET RÉCOLTE DU VIRUS

Toutes les manipulations effectuées sur les cultures cellulaires sont conduites dans des conditions d'asepsie, dans un local où ne sont pas manipulées d'autres cellules. L'absence d'agents étrangers dans le sérum et la trypsine utilisés pour la préparation des suspensions cellulaires et dans les milieux est vérifiée. Les milieux de culture peuvent contenir un indicateur de pH tel que le rouge de phénol et des antibiotiques approuvés, à la plus faible concentration efficace. Au moins 500 ml des cultures cellulaires utilisées pour la production du vaccin sont réservés comme cellules témoins non ensemencées.

Seule une récolte unique qui satisfait aux essais ci-après peut être utilisée dans la préparation de la récolte inactivée.

Identification. Chaque récolte unique est identifiée comme contenant le virus de l'encéphalite verno-estivale par une méthode immunochimique appropriée (*2.7.1*), de préférence à l'aide d'anticorps monoclonaux, ou par neutralisation en cultures cellulaires.

Contamination bactérienne et fongique (*2.6.1*). La récolte unique satisfait à l'essai de stérilité. Utilisez 10 ml de préparation pour chaque milieu.

Mycoplasmes (*2.6.7*). La récolte unique satisfait à l'essai des mycoplasmes. Utilisez 1 ml de préparation pour chaque milieu.

Cellules témoins. Les cellules témoins de la culture cellulaire de production satisfont aux essais des agents étrangers (*2.6.16*). Si le vaccin est préparé selon un système de banque de cellules, les cellules témoins satisfont à un essai d'identification.

Concentration en virus. La concentration en virus de l'encéphalite verno-estivale est déterminée par titrage dans des cultures cellulaires appropriées ; cette détermination permet de surveiller la régularité de la production.

INACTIVATION

Afin d'éviter une interférence, les agrégats viraux sont éliminés par filtration immédiatement avant l'inactivation. La suspension virale est inactivée par une méthode validée dont il a été démontré qu'elle inactive de manière constante le virus de l'encéphalite verno-estivale sans détruire l'activité antigénique et immunogène ; pendant les études de validation, une courbe d'inactivation représentant la diminution dans le temps de la concentration en virus vivant résiduel avec au moins trois points est établie. Si le formaldéhyde est employé pour l'inactivation, la présence d'un excès de formaldéhyde libre à la fin de l'inactivation est vérifiée.

Seule une récolte inactivée qui satisfait à l'essai suivant peut être utilisée pour la préparation du vrac final.

Virus infectieux résiduel. Inoculez une quantité de la récolte inactivée équivalant au minimum à 10 doses humaines de vaccin dans le lot final à des cultures primaires de fibroblastes de poulet, ou à d'autres cellules démontrées au moins aussi sensibles au virus de l'encéphalite verno-estivale ; utilisez 3 cm^2 au moins de tapis cellulaire par millilitre d'inoculum. Faites incuber les cultures à 37 ± 1 °C pendant 14 jours. Aucun effet cytopathogène n'est décelé à la fin de la période d'incubation. Recueillez le liquide surnageant des cultures ; utilisez 10 souris au moins, âgées de 4 semaines environ et inoculez à chacune d'elles par voie intracérébrale 0,03 ml du liquide surnageant recueilli. Mettez les souris en observation pendant 14 jours. Elles ne présentent aucun signe d'infection par le virus de l'encéphalite verno-estivale.

PURIFICATION

Plusieurs récoltes inactivées peuvent être mélangées avant de procéder à la concentration et la purification par des méthodes appropriées, de préférence par centrifugation en flux continu dans un gradient de densité créé par le saccharose.

Seule une récolte inactivée et purifiée qui satisfait aux essais suivants peut être utilisée pour la préparation du vrac final.

Stérilité (*2.6.1*). La récolte inactivée et purifiée satisfait à l'essai de stérilité. Utilisez 10 ml de préparation pour chaque milieu.

Activité spécifique. Déterminez la teneur en antigène de la récolte inactivée et purifiée par une méthode immunochimique appropriée (*2.7.1*). Déterminez la teneur en protéines totales par une méthode appropriée. L'activité spécifique, c'est-à-dire le rapport entre la teneur en antigène et la teneur en protéines totales, se situe entre les limites établies pour le produit spécifique.

VRAC FINAL

Le vrac final est préparé à partir d'une ou de plusieurs récoltes inactivées et purifiées.

Seul un vrac final qui satisfait à l'essai ci-après peut être utilisé pour la préparation du lot final.

Stérilité (*2.6.1*). Le vrac final satisfait à l'essai de stérilité. Utilisez 10 ml de préparation pour chaque milieu.

LOT FINAL

Seul peut être libéré un lot final satisfaisant aux spécifications données ci-après sous Identification, Essai et Activité. Les essais du formaldéhyde libre, de la sérum-albumine bovine (le cas échéant) et des pyrogènes ainsi que le titrage d'activité peuvent être omis sur le lot final s'ils ont été réalisés avec des résultats satisfaisants sur le vrac final.

IDENTIFICATION

Il est démontré par une méthode immunochimique appropriée (*2.7.1*) utilisant des anticorps spécifiques ou par l'essai de pouvoir immunogène sur souris décrit sous Activité, que le vaccin contient l'antigène du virus de l'encéphalite verno-estivale.

ESSAI

Aluminium (*2.5.13*) : au maximum 1,25 mg par dose humaine unitaire, si l'adsorbant utilisé est de l'hydroxyde d'aluminium ou du phosphate d'aluminium hydraté.

Formaldéhyde libre (*2.4.18*) : au maximum 0,1 g/l.

Sérum-albumine bovine. Si de la sérum-albumine bovine a été utilisée pendant la préparation du vaccin, déterminez-en la teneur par une méthode immunochimique appropriée (*2.7.1*). La teneur n'est pas supérieure à 50 ng par dose humaine unitaire.

Stérilité (*2.6.1*). Le vaccin satisfait à l'essai de stérilité.

Pyrogènes (*2.6.8*). Le vaccin satisfait à l'essai des pyrogènes. Injectez à chaque lapin, par kilogramme de masse corporelle, 1 dose de vaccin.

ACTIVITÉ

L'activité du vaccin à examiner est déterminée par comparaison de la dose de vaccin requise pour protéger une proportion donnée de souris des effets de l'administration par voie intrapéritonéale d'une dose létale du virus de l'encéphalite verno-estivale avec la quantité d'un vaccin de référence qui apporte une protection équivalente. Pour permettre cette comparaison, il est nécessaire de disposer d'une préparation de référence approuvée et, pour l'épreuve virulente, d'une préparation appropriée d'un virus de l'encéphalite verno-estivale provenant d'une souche approuvée.

La méthode ci-après est citée à titre d'exemple d'un essai qui s'est avéré satisfaisant pour un produit donné.

Choix des animaux et répartition en groupes. Utilisez des souris saines issues d'un même élevage, pesant de 11 g à 17 g. Répartissez-les en 6 groupes au moins, d'effectif suffisant pour que les conditions de validité de l'essai soient satisfaites, plus 4 groupes au moins de 10 animaux pour le titrage de la suspension d'épreuve. Utilisez des souris du même sexe ou répartissez également les mâles et les femelles entre les différents groupes.

Détermination de l'activité du vaccin. Préparez une série de 3 dilutions au moins du vaccin à examiner et une série équivalente de dilutions de la préparation de référence ; en général, 4 ou 5 dilutions sont nécessaires pour satisfaire aux critères de validité. Choisissez les dilutions de telle sorte que la suspension la plus concentrée soit supposée protéger plus de 50 pour cent des animaux et la moins concentrée, moins de 50 pour cent des animaux. Attribuez chacune des dilutions respectivement à un des groupes de souris. Injectez à chaque souris, par voie sous-cutanée 0,2 ml de la dilution attribuée à son groupe. Effectuez 7 jours plus tard une seconde injection avec la même échelle de dilutions puis, 14 jours après la seconde injection, préparez une suspension du virus d'épreuve contenant au minimum 100 DL_{50} dans 0,2 ml. Injectez 0,2 ml de cette suspension virale, par voie intrapéritonéale, à chacune des souris vaccinées. Pour estimer la dose d'épreuve, préparez une série de 3 dilutions au moins de la suspension d'épreuve, le facteur de dilution étant de 100 au maximum. Attribuez respectivement la suspension d'épreuve et chacune des 4 dilutions à un des 5 groupes de 10 souris et injectez à chaque souris 0,2 ml de la suspension d'épreuve ou de la dilution attribuée à son groupe. Placez les animaux en observation pendant 21 jours et notez le nombre de souris qui meurent de l'encéphalite verno-estivale dans les 7 à 21 jours suivant l'épreuve.

Calculs. Effectuez les calculs par les méthodes statistiques habituelles pour un titrage fondé sur une réponse qualitative (par exemple, *5.3. Analyse statistique des résultats des dosages et essais biologiques*).

Conditions de validité. Le titrage n'est valable que si :

- la concentration du virus d'épreuve n'est pas inférieure à 100 DL_{50},
- pour la préparation à examiner et la préparation de référence, la dose protectrice à 50 pour cent (DP_{50}) est comprise entre la plus faible et la plus forte des doses administrées aux souris,
- l'analyse statistique montre que les courbes dose-réponse ont une pente significative et ne présentent pas d'écart de linéarité ou de parallélisme significatif,
- les limites de confiance (P = 0,95) obtenues sont comprises entre 33 pour cent et 300 pour cent de l'activité estimée.

Activité. Utilisez les résultats de tous les essais valables dans le calcul de l'activité moyenne et de ses limites de confiance (P = 0,95). Dans le calcul des moyennes pondérées utilisez comme facteur de pondération la réciproque du carré de l'écart type. Le vaccin satisfait à l'essai si l'activité estimée n'est pas inférieure à la valeur approuvée par l'Autorité compétente, sur la base de données provenant d'essais d'efficacité clinique.

ÉTIQUETAGE

L'étiquette indique :

- la souche virale utilisée dans la préparation,
- la nature des cellules employées dans la production du vaccin.

01/2002:1107

VACCIN INACTIVÉ DE L'HÉPATITE A ADSORBÉ

Vaccinum hepatitidis A inactivatum adsorbatum

DÉFINITION

Le vaccin inactivé de l'hépatite A adsorbé est une suspension constituée d'une souche appropriée du virus de l'hépatite A cultivé en cultures cellulaires, inactivé par une méthode validée et adsorbé sur un support minéral.

PRODUCTION

La production du vaccin est basée sur un système de lot de semence virale et un système de banque cellulaire. Il doit être démontré que le procédé de production utilisé donne de façon constante des vaccins satisfaisant aux exigences de pouvoir immunogène, d'innocuité et de stabilité.

Le procédé de production fait l'objet d'une validation permettant de démontrer que le produit satisferait à l'essai de toxicité anormale des immunosérums et vaccins pour usage humain (*2.6.9*), s'il lui était appliqué.

Sauf exception justifiée et autorisée, le virus contenu dans le vaccin final ne doit pas avoir subi, depuis le lot de semence primaire, un nombre de passages supérieur à celui utilisé pour préparer le vaccin dont les études cliniques ont démontré l'innocuité et l'efficacité.

Préparation de référence : est utilisée comme préparation de référence, une partie d'un lot dont on a démontré que le pouvoir immunogène chez l'animal est au moins égal à celui d'un lot qui, lors d'études cliniques conduites chez de jeunes adultes sains, a produit 95 pour cent au moins de séroconversion après immunisation primaire. Le critère de séroconversion correspond au taux d'anticorps neutralisants reconnu comme protecteur ; un taux de 20 mUI/ml déterminé par un dosage immunologique à enzyme conjuguée est reconnu comme étant protecteur.

SUBSTRAT POUR LA MULTIPLICATION DU VIRUS

Le virus est multiplié dans une lignée de cellules diploïdes humaines (*5.2.3*) ou dans une lignée cellulaire continue approuvée par l'Autorité compétente.

LOTS DE SEMENCE

La souche de virus de l'hépatite A utilisée pour préparer le lot de semence primaire doit être identifiée par des données historiques indiquant notamment son origine et les manipulations qu'elle a subies par la suite.

Seul un lot de semence qui satisfait aux essais ci-après peut être utilisé pour la multiplication du virus.

Identification. Chaque lot de semence primaire et de travail est identifié comme virus de l'hépatite A à l'aide d'anticorps spécifiques.

Concentration en virus. La concentration en virus de chaque lot de semence primaire et de travail est déterminée, afin de surveiller la régularité de la production.

Agents étrangers. Les lots de semence primaire et de travail satisfont aux exigences définies pour les lots de semence pour vaccins viraux (*2.6.16*). En outre, si des cellules primaires simiennes ont été utilisées dans l'isolement de la souche, les mesures nécessaires sont prises pour éviter la contamination de la souche par des virus simiens tels que le virus de l'immunodéficience simienne et les filovirus.

MULTIPLICATION ET RÉCOLTE

Toutes les manipulations effectuées sur la banque de cellules et les cultures cellulaires dérivées sont conduites dans des conditions d'asepsie dans un local où ne sont pas manipulées d'autres cellules. Un sérum animal (à l'exclusion de sérum humain) peut être utilisé dans les milieux de culture cellulaire. L'absence d'agents étrangers dans le sérum et la trypsine employés pour la préparation des suspensions cellulaires et des milieux est vérifiée. Les milieux de culture cellulaire peuvent contenir un indicateur de pH, tel que le rouge de phénol, et des antibiotiques à la concentration correspondant au seuil minimal d'efficacité. Un volume de 500 ml au moins des cultures cellulaires utilisées pour la production du vaccin est réservé comme culture de cellules non infectées (cellules témoins). Les différentes récoltes obtenues à partir d'une même culture cellulaire de production peuvent être mélangées et considérées comme une récolte unique.

Seule une récolte unique qui satisfait aux essais ci-après peut être utilisée pour la préparation du vaccin. Lorsque la détermination du rapport entre la concentration en virus et la teneur en antigène a été effectuée sur un nombre approprié de récoltes uniques afin de démontrer la régularité du procédé de production, il est admis de ne plus l'effectuer en tant que contrôle de routine.

Identification. La détermination de la teneur en antigène sert également à identifier la récolte unique.

Contamination bactérienne et fongique (*2.6.1*). La récolte unique satisfait à l'essai de stérilité. Utilisez 10 ml de préparation pour chaque milieu.

Mycoplasmes (*2.6.7*). La récolte virale unique satisfait à l'essai des mycoplasmes. Utilisez 1 ml de préparation pour chaque milieu.

Cellules témoins. Les cellules témoins de la culture cellulaire de production satisfont à un essai d'identification et aux exigences concernant les agents étrangers (*2.6.16*).

Teneur en antigène. La teneur en antigène du virus de l'hépatite A est déterminée par une méthode immunochimique appropriée (*2.7.1*), afin de surveiller la régularité de la production ; la teneur se situe dans les limites approuvées pour le produit particulier.

Rapport entre la concentration en virus et la teneur en antigène. Le rapport entre la concentration en virus infectieux, déterminée par une méthode appropriée en culture cellulaire, et la teneur en antigène est établi pour un nombre approprié de récoltes uniques afin de valider la reproductibilité de cette valeur.

PURIFICATION ET RÉCOLTE PURIFIÉE

La récolte, qui peut être un mélange de plusieurs récoltes uniques, est purifiée par des méthodes validées. Si la production est effectuée au moyen de lignées cellulaires continues, il doit être démontré que le procédé de purification employé réduit régulièrement la teneur en ADN issu de la cellule hôte.

Seule une récolte purifiée qui satisfait aux essais ci-après peut être utilisée pour la préparation de la récolte inactivée.

Concentration en virus. Le titre en virus infectieux de la récolte purifiée est déterminé par une méthode de culture cellulaire appropriée, comme paramètre de surveillance de la régularité de la production et comme point de départ dans le contrôle de la courbe d'inactivation.

Rapport entre la teneur en antigène et la teneur en protéines totales. La teneur en antigène du virus de l'hépatite A est déterminée par une méthode immunochimique appropriée (*2.7.1*), et la teneur en protéines totales par une méthode validée. Le rapport entre la teneur en antigène de l'hépatite A et la teneur en protéines totales doit se situer dans les limites approuvées pour le produit particulier.

Sérum-albumine bovine. Déterminée par une méthode immunochimique appropriée (*2.7.1*), la teneur en sérum-albumine bovine n'est pas supérieure à 50 ng par dose humaine unitaire. Dans les cas appropriés, en considérant le procédé de fabrication, d'autres marqueurs protéiques appropriés peuvent être utilisés pour démontrer l'efficacité du procédé de purification.

ADN résiduel de la cellule hôte. Si le virus est multiplié sur une lignée cellulaire continue, la teneur en ADN résiduel des cellules hôte, déterminée par une méthode appropriée, n'est pas supérieure à 100 pg dans l'équivalent d'une dose humaine unitaire.

Résidus chimiques. Si des substances chimiques sont utilisées au cours du procédé de purification, des recherches de ces substances sont effectuées sur la récolte purifiée (ou sur la récolte inactivée), sauf si la validation du procédé a démontré leur élimination totale. La teneur ne doit pas dépasser celle approuvée pour le produit considéré.

INACTIVATION ET RÉCOLTE INACTIVÉE

Avant de procéder à l'inactivation, il est possible de mélanger plusieurs récoltes purifiées. La formation d'agrégats viraux entraîne une inactivation incomplète : afin d'éviter un défaut d'inactivation des virus présents sous forme d'agrégats, il est nécessaire d'empêcher la formation de ces derniers ou de les éliminer immédiatement avant ou pendant le procédé d'inactivation. La suspension virale est inactivée par une méthode validée, dont il a été démontré qu'elle permet d'inactiver de façon constante le virus de l'hépatite A sans compromettre l'activité antigénique et le pouvoir immunogène ; lors de chaque inactivation, une courbe d'inactivation représentant l'évolution dans le temps de la concentration en virus infectieux résiduel, avec 3 mesures au moins (par exemple, aux jours 0, 1 et 2 du procédé d'inactivation), est établie. Si le formaldéhyde est employé pour l'inactivation, la présence d'un excès de formaldéhyde libre à la fin de l'inactivation est vérifiée.

Seule une récolte inactivée qui satisfait aux essais ci-après peut être utilisée pour préparer le vrac final.

Inactivation. Procédez à un essai d'enrichissement en virus infectieux résiduel de l'hépatite A. Inoculez à des cultures cellulaires du même type que celles utilisées pour la production du vaccin une quantité de la récolte inactivée équivalant à 5 pour cent du lot ou, si la récolte contient l'équivalent de 30 000 doses ou plus, 1500 doses au moins de vaccin ; faites incuber pendant un total de 70 jours au moins en procédant à un passage de cellules au moins pendant cette période. A la fin de la période d'incubation, utilisez pour détecter le virus infectieux résiduel une méthode de sensibilité appropriée. Aucun signe de multiplication du virus de l'hépatite A n'est observé dans les échantillons prélevés à la fin de l'étape d'inactivation. Effectuez en parallèle des inoculums de virus infectieux comme témoins positifs pour vérifier la sensibilité des cellules et l'absence d'interférence. Faites incuber les cellules pendant un total de 70 jours au moins en procédant à un passage de cellules au moins pendant cette période.

Stérilité (*2.6.1*). La récolte virale inactivée satisfait à l'essai de stérilité. Utilisez 10 ml de préparation pour chaque milieu.

Endotoxines bactériennes (*2.6.14*) : moins de 2 UI dans l'équivalent d'une dose humaine unitaire.

Teneur en antigène. Déterminez la teneur en antigène du virus de l'hépatite A par une méthode immunochimique appropriée (*2.7.1*).

Vaccins

Résidus chimiques. Procédez selon les indications données sous Purification et récolte purifiée.

VRAC FINAL

Le vrac final est préparé à partir d'une ou plusieurs récoltes inactivées. Des adjuvants, des stabilisants et des conservateurs antimicrobiens approuvés peuvent être ajoutés.

Seul un vrac final qui satisfait aux essais ci-après peut être utilisé pour préparer le lot final.

Stérilité (*2.6.1*). Le vrac final satisfait à l'essai de stérilité. Utilisez 10 ml de préparation pour chaque milieu.

Conservateur antimicrobien. Déterminez, s'il y a lieu, la teneur en conservateur antimicrobien par une méthode chimique ou physico-chimique appropriée. Elle n'est pas inférieure à 85 pour cent ni supérieure à 115 pour cent de la teneur voulue.

LOT FINAL

Le vrac final est réparti en récipients stériles dans des conditions aseptiques. Les récipients sont ensuite fermés de façon à empêcher toute contamination.

Seul un lot final qui satisfait à chacun des essais décrits sous Identification, Essai et Activité peut être libéré. Si l'essai du formaldéhyde libre (s'il y a lieu) et l'essai de teneur en conservateur antimicrobien (s'il y a lieu) ont été réalisés avec des résultats satisfaisants sur le vrac final, ils peuvent être omis sur le lot final. Lorsque le titrage d'activité est effectué chez la souris ou chez d'autres animaux, s'il a été effectué avec de bons résultats sur le vrac final, il peut être omis sur le lot final.

IDENTIFICATION

Il est démontré que le vaccin contient l'antigène du virus de l'hépatite A, par une méthode immunochimique appropriée (*2.7.1*) utilisant des anticorps spécifiques, ou par le titrage de l'activité *in vivo* (*2.7.14*).

ESSAI

Aluminium (*2.5.13*) : au maximum 1,25 mg par dose humaine unitaire, si l'adsorbant utilisé est de l'hydroxyde d'aluminium ou du phosphate d'aluminium hydraté.

Formaldéhyde libre (*2.4.18*) : au maximum 0,2 g/l.

Conservateur antimicrobien. Déterminez, s'il y a lieu, la teneur en conservateur antimicrobien par une méthode chimique ou physico-chimique appropriée. Elle n'est pas inférieure à la teneur minimale reconnue comme étant efficace ni supérieure à 115 pour cent de la valeur indiquée sur l'étiquette.

Stérilité (*2.6.1*). Le vaccin satisfait à l'essai de stérilité.

ACTIVITÉ

Le vaccin satisfait au titrage d'activité du vaccin de l'hépatite A (*2.7.14*).

ÉTIQUETAGE

L'étiquette indique l'origine biologique des cellules utilisées pour la préparation du vaccin.

01/2002:0250

VACCIN MÉNINGOCOCCIQUE POLYOSIDIQUE

Vaccinum meningococcale polysaccharidicum

DÉFINITION

Le vaccin méningococcique polyosidique est une préparation cryodesséchée d'un ou de plusieurs polyosides capsulaires purifiés obtenus à partir d'une ou de plusieurs souches appropriées de *Neisseria meningitidis*, groupe A, groupe C, groupe Y et groupe W135 qui sont capables d'assurer de façon régulière la production de polyosides.

Le polyoside de *N. meningitidis* groupe A est constitué par des unités répétées et partiellement *O*-acétylées de *N*-acétylmannosamine à liaisons diester phosphorique 1α→6.

Le polyoside de *N. meningitidis* groupe C est constitué par des unités répétées et partiellement *O*-acétylées d'acide sialique à liaisons glucosidiques 2α→9.

Le polyoside de *N. meningitidis* groupe Y est constitué par des unités partiellement *O*-acétylées d'acide sialique alternant avec des unités de D-glucose à liaisons glucosidiques 2α→6 et 1α→4.

Le polyoside de *N. meningitidis* groupe W135 est constitué par des unités partiellement *O*-acétylées d'acide sialique alternant avec des unités de D-galactose à liaisons glucosidiques 2α→6 et 1α→4.

L'ensemble du ou des composés polyosidiques indiqués sur l'étiquette, des ions calcium et de l'humidité résiduelle représente plus de 90 pour cent de la masse des préparations.

PRODUCTION

La production des polyosides méningococciques est basée sur un système de lot de semence. Il doit avoir été établi que le procédé de production employé donne de façon constante des vaccins méningococciques polyosidiques de pouvoir immunogène et d'innocuité satisfaisantes pour l'homme.

Le procédé de production fait l'objet d'une validation permettant de démontrer que le produit satisferait à l'essai de toxicité anormale des immunosérums et vaccins pour usage humain (*2.6.9*), s'il lui était appliqué.

LOTS DE SEMENCE

Les souches de *N. meningitidis* utilisées pour préparer les lots de semence primaires doivent être identifiées par des données historiques indiquant notamment leur origine, par leurs caractéristiques biochimiques et sérologiques.

Les cultures préparées à partir du lot de semence de travail doivent avoir les mêmes caractéristiques que les souches utilisées pour préparer les lots de semence primaires. Les souches présentent les caractéristiques suivantes :

– les colonies préparées à partir d'une culture se présentent sous forme de colonies arrondies, régulières, lisses, avec un aspect muqueux, opalescent et grisâtre,
– la coloration de Gram montre l'aspect caractéristique de diplocoques Gram négatif disposés en « grains de café »,
– le test à l'oxydase est positif,
– la culture utilise le glucose et le maltose,
– les suspensions de culture présentent des réactions d'agglutination positives avec les antisérums spécifiques appropriés.

Vaccins

CULTURES ET RÉCOLTE

Les lots de semence de travail sont cultivés sur milieux solides ne contenant aucune substance de groupes sanguins ou provenant de mammifères. L'inoculum obtenu peut donner lieu à une ou plusieurs subcultures en milieux liquides avant d'être utilisé pour l'ensemencement du milieu final. Les milieux liquides utilisés ainsi que le milieu final sont des milieux semi-synthétiques exempts de substances précipitées par le bromure de cétrimonium (bromure d'hexadécyltriméthylammonium). Ils ne contiennent pas de substances de groupes sanguins ni de polyosides de masse moléculaire élevée.

La pureté bactérienne des cultures est vérifiée par examen microscopique de frottis avec coloration de Gram et par inoculation sur des milieux appropriés. Plusieurs champs sont observés à fort grossissement afin que 10 000 organismes au moins soient examinés.

Les cultures sont ensuite centrifugées et les polyosides sont précipités dans le surnageant par addition de bromure de cétrimonium. Le précipité obtenu est récolté et peut être conservé à – 20 °C en attente de purification.

POLYOSIDES PURIFIÉS

Les polyosides sont purifiés, après dissociation des complexes de polyosides et de bromure de cétrimonium, par élimination successive des acides nucléiques, des protéines et des lipopolysaccharides par des traitements appropriés.

L'étape finale de purification consiste en une précipitation éthanolique des polyosides qui sont ensuite desséchés sous vide et conservés à – 20 °C. La perte à la dessiccation est déterminée par thermogravimétrie (*2.2.34*). Ce pourcentage permet de calculer le résultat des autres essais chimiques par rapport à la substance desséchée.

Seuls des polyosides purifiés qui satisfont aux essais ci-après peuvent être utilisés dans la préparation du vrac final.

Protéines (*2.5.16*). La teneur en protéines par gramme de polyoside purifié, calculée par rapport à la substance desséchée, n'est pas supérieure à 10 mg.

Acides nucléiques (*2.5.17*). La teneur en acides nucléiques par gramme de polyoside purifié, calculée par rapport à la substance desséchée, n'est pas supérieure à 10 mg.

Groupement *O*-acétyl (*2.5.19*). La teneur en *O*-acétyl par gramme de polyoside purifié, calculée par rapport à la substance desséchée, est d'au minimum 2 mmol pour le polyoside du groupe A, d'au minimum 1,5 mmol pour le polyoside du groupe C et d'au minimum 0,3 mmol pour les polyosides des groupes Y et W135.

Phosphore (*2.5.18*). La teneur en phosphore par gramme de polyoside purifié, calculée par rapport à la substance desséchée, est d'au minimum 80 mg.

Acide sialique (*2.5.23*). La teneur en acide sialique par gramme de polyoside purifié, calculée par rapport à la substance desséchée, est d'au minimum 800 mg pour le polyoside purifié du groupe C et d'au minimum 560 mg pour les polyosides purifiés des groupes Y et W135. Utilisez les solutions de référence suivantes :

Polyoside du groupe C : une solution d'*acide N-acétylneuraminique R* à 150 mg/l.

Polyoside du groupe Y : une solution à 95 mg/l d'*acide N-acétylneuraminique R* et à 55 mg/l de *glucose R*.

Polyoside du groupe W135 : une solution à 95 mg/l d'*acide N-acétylneuraminique R* et à 55 mg/l de *galactose R*.

Calcium. Si un sel de calcium est employé pendant la purification, effectuez une détermination de la teneur en calcium du polyoside purifié. La teneur se situe dans les limites approuvées pour le produit particulier.

Distribution de taille moléculaire. Déterminez la taille moléculaire par chromatographie d'exclusion (*2.2.30*) sur *agarose pour chromatographie R* ou sur *agarose réticulé pour chromatographie R*. Utilisez une colonne d'une longueur de 0,9 m environ et d'un diamètre intérieur de 16 mm, équilibrée avec un solvant d'une force ionique de 0,2 mol/kg et d'un pH de 7,0 à 7,5. Utilisez une prise d'essai du vaccin à examiner contenant 2,5 mg environ de polyoside, dans un volume de 1,5 ml environ et éluez à un débit de 20 ml/h environ. Recueillez des fractions de 2,5 ml environ et déterminez la teneur en polyoside par une méthode appropriée.

Au moins 65 pour cent du polyoside du groupe A, 75 pour cent du polyoside du groupe C, 80 pour cent du polyoside du groupe Y ou 80 pour cent du polyoside du groupe W135 sont élués avant qu'un coefficient de distribution (K_0) de 0,50 ne soit atteint. En outre, les pourcentages élués avant ce coefficient de distribution se situent dans les limites approuvées pour le produit particulier.

Identification et spécificité sérologique. L'identité et la spécificité sérologique sont déterminées par une méthode immunochimique appropriée (*2.7.1*). L'identité de chaque polyoside est démontrée ainsi que sa pureté ; le polyoside purifié contient au maximum 1 pour cent *m/m* de polyosides des groupes hétérologues de *N. meningitidis*.

Pyrogènes (*2.6.8*). Le polyoside satisfait à l'essai des pyrogènes. Injectez à chaque lapin par kilogramme de masse corporelle 1 ml d'une solution contenant 0,025 µg de polyoside purifié par millilitre.

VRAC FINAL

Un ou plusieurs polyosides purifiés d'un ou plusieurs groupes de *N. meningitidis* sont dissous dans un solvant approprié qui peut contenir un stabilisant. Après dissolution complète, la solution est stérilisée par filtration sur membrane.

Seul un vrac final qui satisfait à l'essai ci-après peut être utilisé pour la préparation du lot final.

Stérilité (*2.6.1*). Le vrac final satisfait à l'essai de stérilité, effectué en utilisant 10 ml pour chaque milieu.

LOT FINAL

Le vrac final est réparti en récipients stériles dans des conditions aseptiques. Les récipients sont ensuite fermés de façon à empêcher toute contamination.

Seul un lot final qui est conforme à chacun des essais décrits ci-dessous sous Identification, Essai et Dosage peut être libéré.

CARACTÈRES

Poudre ou pastille blanche ou blanc crème, facilement soluble dans l'eau.

IDENTIFICATION

Effectuez l'identification de chaque polyoside présent dans le vaccin par un essai immunochimique approprié (*2.7.1*).

ESSAI

Distribution de taille moléculaire. Opérez par chromatographie d'exclusion (*2.2.30*). Utilisez une colonne d'une longueur de 0,9 m environ et d'un diamètre intérieur de 16 mm, équilibrée avec un solvant d'une force ionique de 0,2 mol/kg et d'un pH de 7,0 à 7,5. Utilisez une prise d'essai du vaccin à examiner contenant environ 2,5 mg de chaque polyoside, dans un volume de 1,5 ml environ et éluez à un débit de 20 ml/h environ. Recueillez des fractions de 2,5 ml environ et déterminez la teneur en polyoside par une méthode appropriée.

Dans le cas du vaccin bivalent (groupe A + groupe C) utilisez de l'*agarose réticulé pour chromatographie R*. Le vaccin satisfait à l'essai si :

– 65 pour cent de polyosides du groupe A sont élués avant $K_0 = 0{,}50$,

– 75 pour cent de polyosides du groupe C sont élués avant $K_0 = 0{,}50$.

Dans le cas du vaccin tétravalent (groupe A + groupe C + groupe Y + groupe W135) utilisez de l'*agarose réticulé pour chromatographie R1* et employez une méthode immunochimique appropriée (*2.7.1.*) pour reconstituer la courbe d'élution des différents polyosides. Le vaccin satisfait à l'essai si le pic principal se situe à un K_0 :

– inférieur ou égal à 0,70 pour les polyosides des groupes A et C,

– inférieur ou égal à 0,57 pour les polyosides du groupe Y,

– inférieur ou égal à 0,68 pour les polyosides du groupe W135.

Teneur en eau (*2.5.12*). Déterminée par semi-microdosage, la teneur en eau n'est pas supérieure à 3,0 pour cent.

Stérilité (*2.6.1*). Le vaccin méningococcique polyosidique satisfait à l'essai de stérilité.

Pyrogènes (*2.6.8*). Le vaccin méningococcique polyosidique satisfait à l'essai des pyrogènes. Injectez à chaque lapin par kilogramme de masse corporelle 1 ml d'une solution contenant :

– 0,025 µg de polyoside pour un vaccin monovalent,

– 0,050 µg de polyoside pour un vaccin bivalent,

– 0,10 µg de polyoside pour un vaccin tétravalent.

DOSAGE

Effectuez un dosage de chaque polyoside présent dans le vaccin méningococcique polyosidique.

Dans le cas d'un vaccin bivalent (groupe A + groupe C), utilisez le dosage du phosphore (*2.5.18*) pour déterminer la teneur en polyoside du groupe A et le dosage de l'acide sialique (*2.5.23*) pour déterminer la teneur en polyoside du groupe C. Pour la détermination de l'acide sialique dans le polyoside du groupe C, utilisez une solution de référence d'*acide N-acétylneuraminique R* à 150 mg/l.

Dans le cas d'un vaccin tétravalent (groupe A + groupe C + groupe Y + groupe W135), utilisez une méthode immunochimique appropriée (*2.7.1*) et une préparation de référence du polyoside purifié de chaque groupe.

Le vaccin à examiner contient au minimum 70 pour cent et au maximum 130 pour cent de la quantité de chaque polyoside indiquée sur l'étiquette.

ÉTIQUETAGE

L'étiquette indique :

– le groupe ou les groupes de polyosides (A, C, Y ou W135) présents dans le vaccin,

– le nombre de microgrammes de chaque polyoside par dose humaine.

01/2002:0966

VACCIN PNEUMOCOCCIQUE POLYOSIDIQUE

Vaccinum pneumococcale polysaccharidicum

DÉFINITION

Le vaccin pneumococcique polyosidique est constitué par le mélange à parties égales des antigènes polyosidiques capsulaires purifiés obtenus à partir de souches pathogènes appropriées de *Streptococcus pneumoniae* dont il a été démontré que leurs capsules sont constituées de polyosides capables de susciter chez l'homme la production d'anticorps spécifiques, à des taux satisfaisants. Il contient les polyosides de 23 types capsulaires différents du point de vue immunochimique indiqués dans le tableau 0966.-1.

Le vaccin est un liquide limpide, incolore.

PRODUCTION

Le vaccin est préparé selon un système de lot de semence pour chaque type. Il doit être démontré que la méthode de production donne de façon constante des vaccins pneumococciques polyosidiques d'innocuité et de pouvoir immunogène satisfaisants chez l'homme.

Le procédé de production fait l'objet d'une validation permettant de démontrer que le produit satisferait, s'il lui était appliqué, à l'essai de toxicité anormale des immunosérums et vaccins pour usage humain (*2.6.9*), modifié comme suit pour l'essai chez le cobaye : injectez 10 doses humaines par cobaye et observez les animaux pendant 12 jours.

POLYOSIDES PURIFIÉS

Les bactéries sont cultivées dans un milieu liquide approprié qui ne contient pas de substances de groupes sanguins ni de polyosides de masse moléculaire élevée. La pureté bactérienne de la culture est vérifiée, puis la culture est inactivée par le phénol. Les impuretés sont éliminées par différentes techniques telles que la précipitation fractionnée, la digestion enzymatique et l'ultrafiltration. Le polyoside est obtenu par précipitation fractionnée, lavé et séché sous vide jusqu'à obtention d'un produit ayant une teneur en eau démontrée favorable à la stabilité du polyoside. La teneur en humidité résiduelle est déterminée par dessiccation sous vide sur du pentoxyde de diphosphore, ou par thermogravimétrie, et la valeur obtenue est prise en compte dans le calcul des résultats des essais ci-dessous qui se réfèrent à la substance desséchée. Les polyosides purifiés sont conservés à une température appropriée dans des conditions qui évitent l'introduction d'humidité.

Seul un polyoside purifié qui satisfait aux essais ci-après peut être utilisé dans la préparation du vrac final. Les limites pour cent des différents composants, déterminées par les méthodes indiquées ci-dessous, sont présentées dans le tableau 0966.-1.

Protéines (*2.5.16*).

Acides nucléiques (*2.5.17*).

Azote total (*2.5.9*).

Phosphore (*2.5.18*).

Distribution de taille moléculaire. Déterminez par chromatographie d'exclusion (*2.2.30*) sur *agarose réticulé pour chromatographie R* ou *agarose réticulé pour chromatographie R1*.

Vaccins

Tableau 0966.-1. – *Limites (pour cent) appliquées aux polyosides purifiés*

Type*	Protéines	Acides nucléiques	Azote total	Phosphore	Taille moléculaire (K_0)		Acide uroniques	Hexos-amines	Méthyl-pentoses	Groupes *O*-acétyle
					**	***				
1	≤ 2	≤ 2	3,5-6	0-1,5	≤ 0,15		≥ 45			≥ 1,8
2	≤ 2	≤ 2	0-1	0-1,0	≤ 0,15		≥ 15		≥ 38	
3	≤ 5	≤ 2	0-1	0-1,0	≤ 0,15		≥ 40			
4	≤ 3	≤ 2	4-6	0-1,5	≤ 0,15			≥ 40		
5	≤ 7,5	≤ 2	2,5-6,0	≤ 2		≤ 0,60	≥ 12	≥ 20		
6B	≤ 2	≤ 2	0-2	2,5-5,0		≤ 0,50			≥ 15	
7F	≤ 5	≤ 2	1,5-4,0	0-1,0	≤ 0,20				≥ 13	
8	≤ 2	≤ 2	0-1	0-1,0	≤ 0,15		≥ 25			
9N	≤ 2	≤ 1	2,2-4	0-1,0	≤ 0,20		≥ 20	≥ 28		
9V	≤ 2	≤ 2	0,5-3	0-1,0		≤ 0,45	≥ 15	≥ 13		
10A	≤ 7	≤ 2	0,5-3,5	1,5-3,5		≤ 0,65		≥ 12		
11A	≤ 3	≤ 2	0-2,5	2,0-5,0		≤ 0,40				≥ 9
12F	≤ 3	≤ 2	3-5	0-1,0	≤ 0,25			≥ 25		
14	≤ 5	≤ 2	1,5-4	0-1,0	≤ 0,30			≥ 20		
15B	≤ 3	≤ 2	1-3	2,0-4,5		≤ 0,55		≥ 15		
17A ou 17F	≤ 2	≤ 2	0-1,5	0-3,5		≤ 0,45			≥ 20	
18C	≤ 3	≤ 2	0-1	2,4-4,9	≤ 0,15				≥ 14	
19A	≤ 2	≤ 2	0,6-3,5	3,0-7,0	≤ 0,45			≥ 12	≥ 20	
19F	≤ 3	≤ 2	1,4-3,5	3,0-5,5	≤ 0,20			≥ 12,5	≥ 20	
20	≤ 2	≤ 2	0,5-2,5	1,5-4,0		≤ 0,60		≥ 12		
22F	≤ 2	≤ 2	0-2	0-1,0		≤ 0,55	≥ 15		≥ 25	
23F	≤ 2	≤ 2	0-1	3,0-4,5	≤ 0,15				≥ 37	
33F	≤ 2,5	≤ 2	0-2	0-1,0		≤ 0,50				

*La nomenclature danoise est utilisée pour les types de polyosides.

***Agarose réticulé pour chromatographie R.*

****Agarose réticulé pour chromatographie R1.*

Acides uroniques (*2.5.22*).

Hexosamines (*2.5.20*).

Méthylpentoses (*2.5.21*).

Groupes *O*-acétyle (*2.5.19*).

Identification (*2.7.1*). Vérifiez l'identité du polyoside purifié par une méthode immunochimique par double diffusion ou par électroimmunodiffusion (sauf pour les polyosides 7F, 14 et 33F), avec un immunosérum spécifique du polyoside.

Spécificité. Aucune réaction ne se produit lorsque les antigènes sont essayés vis-à-vis de tous les immunosérums spécifiques des autres polyosides du vaccin, y compris les immunosérums qui différencient les types d'un même groupe. La concentration des polyosides est de 50 µl/ml et la méthode est capable de déceler 0,5 µl/ml.

VRAC FINAL

Le vrac final est obtenu en mélangeant aseptiquement les différents polyosides purifiés sous forme de poudre. Le mélange homogène est dissous aseptiquement dans une solution isotonique appropriée de telle sorte qu'une dose humaine de 0,50 ml renferme 25 µg de chacun des types de polyosides. Un conservateur antimicrobien peut être ajouté. La solution est stérilisée par filtration sur une membrane retenant les bactéries.

Seul un vrac final qui satisfait aux essais ci-après peut être utilisé dans la préparation du lot final.

Conservateur antimicrobien. Le cas échéant, déterminez la teneur en conservateur antimicrobien par un dosage chimique approprié. La teneur n'est pas inférieure à 85 pour cent ni supérieure à 115 pour cent de la teneur voulue.

Stérilité (*2.6.1*). Le vrac final satisfait à l'essai de stérilité en utilisant 10 ml pour chaque milieu.

LOT FINAL

Le vrac final est réparti aseptiquement dans des récipients stériles à fermeture inviolable.

Seul un lot final qui est conforme à chacun des essais décrits ci-dessous sous Identification, Essai et Dosage peut être libéré. Si les essais du phénol et du conservateur antimicrobien ont été effectués avec de bons résultats sur le vrac final, ils peuvent ne pas être effectués sur le lot final. Lorsque la régularité de la production a été établie sur un nombre approprié de lots consécutifs et si un dosage a été effectué sur chaque polyoside purifié utilisé dans la préparation du lot final, le dosage peut être remplacé par un essai qualitatif qui identifie chaque polyoside.

IDENTIFICATION

Le dosage sert également à identifier le vaccin.

ESSAI

Détermination du pH (*2.2.3*). Le pH du vaccin à examiner est de 4,5 à 7,4.

Conservateur antimicrobien. Le cas échéant, déterminez la teneur en conservateur antimicrobien par un dosage chimique approprié. La teneur n'est pas inférieure à la teneur minimale qui s'est révélée efficace ni supérieure à 115 pour cent de la teneur indiquée sur l'étiquette.

Phénol (*2.5.15*). Le vaccin à examiner ne contient pas plus de 2,5 g/l de phénol.

Stérilité (*2.6.1*). Le vaccin à examiner satisfait à l'essai de stérilité.

Pyrogènes (*2.6.8*). Le vaccin à examiner satisfait à l'essai des pyrogènes. Injectez à chaque lapin, par kilogramme de masse corporelle, 1 ml d'une dilution du vaccin contenant chaque polyoside à raison de 2,5 µg/ml.

DOSAGE

Déterminez la teneur de chaque polyoside par une méthode immunochimique appropriée (*2.7.1*) à l'aide d'immunosérums spécifiques de chaque polyoside entrant dans la composition du vaccin, y compris des immunosérums qui différencient les types d'un même groupe, et des polyosides purifiés de chaque type en tant qu'étalons.

Le vaccin contient au minimum 70 pour cent et au maximum 130 pour cent de la quantité indiquée sur l'étiquette pour chaque polyoside. L'intervalle de confiance (P = 0,95) du titrage ne dépasse pas 80 pour cent à 120 pour cent.

ÉTIQUETAGE

L'étiquette indique :

- le nombre de microgrammes de chaque polyoside par dose humaine,
- la quantité totale de polyoside dans le récipient.

01/2002:0214

VACCIN POLIOMYÉLITIQUE INACTIVÉ

Vaccinum poliomyelitidis inactivatum

DÉFINITION

Le vaccin poliomyélitique inactivé est une préparation liquide obtenue à partir de souches appropriées des virus 1, 2 et 3 poliomyélitiques humains, cultivés en cultures cellulaires appropriées et inactivés par une méthode validée. Il se présente sous la forme d'un liquide limpide qui peut être coloré en raison de la présence d'un indicateur de pH.

PRODUCTION

Il convient d'établir que le procédé de production utilisé donne de façon constante des vaccins de pouvoir immunogène et d'innocuité acceptables chez l'homme.

Le vaccin est produit selon un système de lot de semence virale. Les lignées cellulaires sont utilisées selon un système de banque de cellules. Si des cellules rénales primaires, secondaires ou tertiaires de singe sont utilisées, la production satisfait aux spécifications indiquées ci-dessous.

Sauf exception justifiée et autorisée, le virus contenu dans le vaccin final ne doit pas avoir subi, depuis le lot de semence primaire, un nombre de passages supérieur à celui utilisé pour préparer le vaccin dont les études cliniques ont démontré l'innocuité et l'efficacité.

Le procédé de production fait l'objet d'une validation permettant de démontrer que le produit satisferait à l'essai de toxicité anormale des immunosérums et vaccins pour usage humain (*2.6.9*), s'il lui était appliqué.

SUBSTRAT DE MULTIPLICATION DES VIRUS

Le virus est multiplié dans une lignée de cellules diploïdes humaines (*5.2.3*), dans une lignée continue de cellules (*5.2.3*) ou dans des cellules rénales primaires, secondaires ou tertiaires de singe.

Cellules rénales primaires, secondaires ou tertiaires de singe. Les spécifications particulières suivantes pour le substrat de multiplication du virus s'appliquent aux vaccins préparés sur cellules rénales primaires, secondaires ou tertiaires de singe.

Singes employés dans la préparation des cultures de cellules rénales pour la production et le contrôle du vaccin. Les animaux utilisés appartiennent à une espèce approuvée par l'Autorité compétente, en bonne santé et, sauf exception justifiée et autorisée, n'ayant jamais servi à aucune expérience. Les cellules rénales utilisées pour la production et le contrôle du vaccin sont obtenues à partir de singes élevés en colonies fermées et surveillées, et non d'animaux capturés dans le milieu naturel. Sous réserve de l'autorisation de l'Autorité compétente, un lot de semence déjà approuvé et préparé à partir de virus qui a subi un passage sur des cellules provenant de singes sauvages peut être utilisé dans la préparation du vaccin si les données historiques sur l'innocuité le justifient.

Colonies fermées et surveillées de singes. Les singes sont logés en groupes dans des cages. Pour prévenir la contamination par des agents étrangers, les animaux utilisés sont maintenus dans les colonies fermées, soumis à une surveillance vétérinaire et à des essais de laboratoire systématiques et continus afin de déceler la présence d'agents infectieux. Le fournisseur des animaux doit être agréé par l'Autorité compétente. Chaque singe subit des essais sérologiques à intervalles réguliers pendant une période de quarantaine d'au moins 6 semaines avant d'entrer dans la colonie, puis pendant son séjour dans la colonie.

On vérifiera que les singes employés présentent une réaction négative vis-à-vis de la tuberculine et qu'ils sont exempts d'anticorps contre le virus simien 40 (SV40) et contre le virus de l'immunodéficience simienne. Le prélevèment de l'échantillon sanguin utilisé dans la recherche d'anticorps dirigés contre le SV40 doit être aussi proche que possible de la récolte des reins. Si des singes du genre *Macaca* sont utilisés pour la production, on vérifiera également qu'ils sont exempts d'anticorps contre l'herpèsvirus B (herpèsvirus 1 cercopithécin). L'herpèsvirus 1 humain a été utilisé comme indicateur de l'absence d'anticorps contre l'herpèsvirus B (herpèsvirus 1 cercopithécin) en raison du danger que comporte la manipulation de ce dernier.

Les singes dont les reins doivent être prélevés sont examinés avec soin, notamment pour déceler la tuberculose et une infection par l'herpèsvirus B (herpèsvirus 1 cercopithécin). Tout singe présentant une lésion pathologique en rapport avec l'utilisation de ses reins pour la préparation d'un lot de semence ou d'un vaccin ne sera pas utilisé, pas plus que ne le seront les autres singes du groupe concerné, à moins qu'il ne soit évident que leur emploi ne compromettra pas l'innocuité du produit.

Toutes les opérations décrites dans la présente section sont effectuées en dehors des locaux de production du vaccin.

Cultures de cellules rénales de singe destinées à la production du vaccin. Les reins utilisés pour la préparation des cultures de cellules ne doivent présenter aucun signe pathologique. Chaque groupe de cultures cellulaires provenant d'un singe constitue une culture cellulaire de production séparée d'où dérive une récolte unique séparée.

La suspension de cellules rénales primaires de singe satisfait à l'essai des mycobactéries (*2.6.2*) ; effectuez l'essai sur un lysat des cellules.

Si des cellules secondaires ou tertiaires sont utilisées, il sera démontré par des essais de validation appropriés que des cellules à un niveau de passage au-delà de celui utilisé pour la production sont exemptes de pouvoir tumorigène.

LOTS DE SEMENCE

L'identité des 3 souches de virus de la poliomyélite utilisées est attestée par des documents indiquant notamment leur origine et les manipulations qu'elles ont subies par la suite.

Seul un lot de semence de travail qui satisfait aux spécifications suivantes peut être utilisé pour la multiplication du virus.

Identification. Chaque lot de semence de travail est identifié comme virus poliomyélitique humain 1, 2 ou 3 par un essai de neutralisation du virus à l'aide d'anticorps spécifiques.

Concentration en virus. La concentration en virus de chaque lot de semence de travail est évaluée de façon à déterminer la quantité de virus à utiliser lors de l'inoculation des cellules de production.

Agents étrangers. Le lot de semence de travail satisfait aux spécifications définies pour les lots de semence pour vaccins viraux (*2.6.16*). En outre, si des cellules rénales primaires, secondaires ou tertiaires de singe ont été utilisées dans l'isolement de la souche, les contrôles sont pratiqués pour s'assurer que ces virus ne sont pas contaminés par des virus simiens tels que le virus de l'immunodéficience simienne, le virus simien 40, les filovirus et l'herpèsvirus B (herpèsvirus 1 cercopithécin). Un lot de semence de travail préparé dans des cellules rénales primaires, secondaires ou tertiaires de singe satisfait également aux spécifications données ci-après sous Multiplication et récolte du virus pour les récoltes uniques préparées sur de telles cellules.

MULTIPLICATION ET RÉCOLTE

Toutes les manipulations effectuées sur la banque de cellules et les cultures cellulaires sont conduites dans des conditions asceptiques dans des locaux où ne sont pas manipulés simultanément d'autres cellules ou d'autres virus. Un sérum animal approuvé (à l'exclusion de sérum humain) peut être utilisé dans les milieux de culture cellulaire. L'absence d'agents étrangers dans le sérum et la trypsine employés pour la préparation des suspensions cellulaires et des milieux est vérifiée. Les milieux de culture cellulaire peuvent contenir un indicateur de pH, tel que le rouge de phénol, et des antibiotiques approuvés, à la concentration correspondant au seuil d'efficacité. Réservez un volume correspondant à au moins 500 ml des cultures cellulaires utilisées pour la production du vaccin comme culture de cellules non infectées (cellules témoins). Dans le cas d'utilisation d'une lignée continue de cellules cultivée en fermenteur, prélevez 200×10^6 cellules pour la préparation des cellules témoins. Dans le cas d'utilisation de cellules rénales primaires, secondaires ou tertiaires de singe, prélevez un échantillon équivalant à au moins 500 ml de la suspension cellulaire à la concentration employée pour la production (cellules témoins).

Seule une récolte unique qui satisfait aux spécifications suivantes peut être utilisée dans la préparation du vaccin. Les essais d'identification et de contamination bactérienne et fongique peuvent être effectués sur le mélange de récoltes monovalentes purifiées plutôt que sur la récolte unique. L'essai de concentration en virus peut être effectué sur le mélange de récoltes monovalentes purifiées plutôt que sur la récolte unique, après que la régularité de la production au stade de la récolte unique ait été démontrée.

Cellules témoins. Les cellules témoins de la culture cellulaire de production satisfont à un essai d'identification (si un système de banque de cellules est utilisé pour la production) et aux spécifications des agents étrangers (*2.6.16* ; si des cellules rénales primaires, secondaires ou tertiaires de singe sont utilisées pour la production, les essais sur cultures cellulaires sont effectués comme il est décrit ci-après sous Essai dans des cultures de cellules rénales de lapin et Essai dans des cultures de cellules rénales de cercopithecus.

– *Essai dans des cultures de cellules rénales de lapin.* Examinez un échantillon d'au moins 10 ml du mélange de liquide surnageant de cellules témoins par inoculation à des cultures de cellules rénales de lapin afin de déceler l'herpèsvirus B (herpèsvirus 1 cercopithécin) et d'autres virus. La dilution du liquide surnageant dans le milieu nutritif ne doit pas dépasser 1/4 et la surface de la couche cellulaire doit être d'au moins 3 cm^2 par millilitre d'inoculum. Maintenez un ou plusieurs récipients de chaque lot de cellules avec le même milieu comme cellules témoins non-ensemencées. Faites incuber les cultures à 37 °C et observez-les pendant au moins 2 semaines. L'essai n'est pas valable si plus de 20 pour cent des cultures témoins sont rejetées pour des raisons non spécifiques accidentelles.

– *Essai dans des cultures de cellules rénales de cercopithecus.* Examinez un échantillon d'au moins 10 ml du mélange de liquide surnageant des cellules témoins, afin de déceler le virus SV40 et d'autres agents étrangers, par inoculation à des cultures cellulaires préparées à partir de reins de singes cercopithecus, ou d'autres cellules démontrées au moins aussi sensibles au SV40 ; procédez comme il est décrit sous Essai dans des cultures de cellules rénales de lapin. L'essai n'est pas valable si plus de 20 pour cent des cultures témoins sont rejetées pour des raisons non spécifiques accidentelles.

Identification. La récolte unique est identifiée comme contenant du virus poliomyélitique humain 1, 2 ou 3 par un essai de neutralisation du virus en cultures cellulaires à l'aide d'anticorps spécifiques.

Concentration en virus. La concentration en virus de la récolte unique est déterminée en titrant le pouvoir infectieux du virus sur cultures cellulaires.

Contamination bactérienne et fongique. La récolte unique satisfait à l'essai de stérilité (*2.6.1*). Utilisez 10 ml de récolte pour chaque milieu.

Mycoplasmes (*2.6.7*). La récolte unique satisfait à l'essai des mycoplasmes. Utilisez 10 ml de récolte pour chaque milieu.

Essai dans des cultures de cellules rénales de lapin. Si la production est effectuée sur des cellules rénales primaires, secondaires ou tertiaires de singe, examinez un échantillon d'au moins 10 ml de la récolte unique, afin de déceler l'herpèsvirus B (herpèsvirus 1 cercopithécin) et d'autres virus, par inoculation à des cultures de cellules rénales de lapin comme il est décrit ci-dessus pour les cellules témoins.

Essai dans des cultures de cellules rénales de cercopithecus. Si la production est effectuée sur des cellules rénales primaires, secondaires ou tertiaires de singe, examinez un échantillon de 10 ml de la récolte unique, afin de déceler le virus SV40 et d'autres agents étrangers. Neutralisez l'échantillon à l'aide d'un antisérum de titre élevé contre le type de virus poliomyélitique présent. Effectuez l'essai sur des cellules rénales primaires de cercopithecus ou sur des cellules démontrées au moins aussi sensibles au SV40. Faites incuber les cellules à 37 °C pendant 14 jours. A la fin de cette période, effectuez une subculture de liquide dans des cellules du même système et observez les 2 cultures pendant encore 14 jours.

PURIFICATION ET RÉCOLTE MONOVALENTE PURIFIÉE

Plusieurs récoltes uniques de même type peuvent être mélangées et éventuellement concentrées. La récolte monovalente ou le mélange de récoltes monovalent est purifié par des méthodes validées. Si la production est effectuée sur lignées cellulaires continues, il convient de démontrer que le procédé de purification employé réduit régulièrement la teneur en ADN issu des cellules du substrat à 100 pg maximum par dose humaine unitaire.

Seule une récolte monovalente purifiée qui satisfait aux spécifications suivantes peut être utilisée pour la préparation de la récolte monovalente inactivée.

Identification. Le virus est identifié soit par neutralisation en cultures cellulaires à l'aide d'anticorps spécifiques, soit par détermination de l'antigène D.

Concentration virale. La concentration en virus est déterminée en titrant le pouvoir infectieux.

Activité spécifique. Le rapport entre la concentration en virus ou la teneur en antigène D, déterminée par une méthode immunochimique appropriée (*2.7.1*), et la teneur en protéines totales (activité spécifique) de la récolte monovalente purifiée se situe dans les limites approuvées pour le produit particulier.

INACTIVATION ET RÉCOLTE MONOVALENTE INACTIVÉE

Avant de procéder à l'inactivation, il est possible de mélanger plusieurs récoltes monovalentes purifiées de même type. Afin d'éviter les défauts d'inactivation dus à la présence d'agrégats viraux, on procède à une filtration avant et pendant le procédé d'inactivation. Le procédé d'inactivation est déclenché dans un délai approprié suivant la filtration préalable ; ce délai est de préférence inférieur à 24 h et dans tous les cas doit être inférieur à 72 h. La suspension virale est inactivée par une méthode validée dont il a été démontré qu'elle permet d'inactiver le virus poliomyélitique sans compromettre le pouvoir immunogène ; pendant les études de validation, une courbe d'inactivation représentant la diminution dans le temps de la concentration en virus vivant résiduel avec au moins 4 mesures (par exemple : temps 0 h, 24 h, 48 h et 96 h) est établie. Si le formaldéhyde est employé pour l'inactivation, la présence d'un excès de formaldéhyde libre à la fin de l'inactivation est vérifiée.

Seule une récolte monovalente inactivée qui satisfait aux essais suivants peut être utilisée dans la préparation d'un concentré trivalent ou d'un vrac final.

Essai d'inactivation. Après neutralisation du formaldéhyde par le bisulfite de sodium (si nécessaire), vérifiez, par inoculation de cultures cellulaires appropriées, l'absence de virus poliomyélitique vivant résiduel dans 2 échantillons de chaque récolte monovalente inactivée correspondant au moins à 1500 doses humaines. Un échantillon est prélevé au plus tard aux trois quarts de l'opération et l'autre à la fin de la période d'inactivation. Inoculez les 2 échantillons sur des cultures cellulaires de façon que la dilution du vaccin dans le liquide nutritif ne dépasse pas 1/4 et que la surface de la couche cellulaire soit d'au moins 3 cm^2 par millilitre d'inoculum. Mettez de côté, pour servir de boîtes témoins non inoculées contenant le même milieu, une ou plusieurs boîtes de cultures. Les boîtes de cultures cellulaires sont maintenues en observation pendant au moins 3 semaines. Procédez au minimum à 2 repiquages à partir de chaque boîte, l'un à la fin de la période d'observation et l'autre 1 semaine avant la fin de cette période. Les repiquages sont effectués à partir du surnageant des cultures et l'inoculation est faite de la même manière que pour l'échantillon d'origine. Maintenez les repiquages en observation pendant au moins 2 semaines. Aucun signe de multiplication du virus poliomyélitique n'est observé dans les cultures cellulaires. A la fin de la période d'observation, la sensibilité de la culture cellulaire utilisée est éprouvée au moyen d'un virus poliomyélitique vivant du même type que celui présent dans la récolte monovalente inactivée.

Stérilité (*2.6.1*). La récolte monovalente inactivée satisfait à l'essai de stérilité. Utilisez 10 ml de préparation pour chaque milieu.

Teneur en antigène D. Déterminez la teneur en antigène D par une méthode immunochimique appropriée (*2.7.1*). La teneur se situe dans les limites approuvées pour la préparation spécifique.

VRAC FINAL

Le vrac final peut être préparé soit directement à partir de la récolte des monovalents inactivés de virus 1, 2 et 3 poliomyélitiques humains, soit à partir d'un mélange trivalent de récoltes monovalentes inactivées. Dans le cas de l'utilisation d'un mélange trivalent de récoltes monovalentes inactivées, une épreuve d'efficacité de l'inactivation est réalisée au stade de ce mélange plutôt que sur le vrac final. Un stabilisant et un conservateur appropriés peuvent être ajoutés.

Seul un vrac final qui satisfait aux spécifications suivantes peut être utilisé dans la préparation du lot final.

Stérilité (*2.6.1*). Le vrac final satisfait à l'essai de stérilité. Utilisez 10 ml de préparation pour chaque milieu.

Conservateur antimicrobien. Déterminez, s'il y a lieu, la teneur en conservateur antimicrobien par une méthode chimique ou physico-chimique appropriée. Elle n'est pas inférieure à 85 pour cent ni supérieure à 115 pour cent de la teneur voulue.

Inactivation. Avant toute addition de conservateur antimicrobien, soumettez un échantillon d'au moins 1500 ml ou, s'il s'agit de préparer un vaccin purifié et concentré, de l'équivalent de 1500 doses, à une épreuve en culture cellulaire destinée à vérifier l'absence de virus poliomyélitique vivant résiduel, selon la technique décrite pour la récolte monovalente inactivée. Si le vrac final est préparé à partir d'un mélange trivalent de récoltes monovalentes inactivées, l'essai d'inactivation est effectué sur ce dernier plutôt que sur le vrac final.

LOT FINAL

Seul un lot final satisfaisant à chacun des essais décrits sous Identification, Essai et Activité peut être libéré. Si les essais de formaldéhyde libre et de conservateur antimicrobien et la détermination d'activité *in vivo* ont été effectués avec des résultats satisfaisants sur le vrac final, ils peuvent ne pas être effectués sur le lot final. Si l'essai de sérum-albumine bovine a été effectué avec des résultats satisfaisants sur le mélange trivalent de récoltes monovalentes inactivées ou sur le vrac final, il peut ne pas être effectué sur le lot final.

IDENTIFICATION

Il est démontré que le vaccin contient les virus 1, 2 et 3 poliomyélitiques humains, par une méthode immunochimique appropriée (*2.7.1*) telle que la détermination de l'antigène D par immunoadsorption à enzyme conjuguée (ELISA).

ESSAI

Formaldéhyde libre (*2.4.18*) : au maximum 0,2 g/l.

Conservateur antimicrobien. Déterminez, s'il y a lieu, la teneur en conservateur antimicrobien par une méthode chimique ou physico-chimique appropriée. Elle n'est pas inférieure à la valeur établie comme seuil d'efficacité ni supérieure à 115 pour cent de la valeur indiquée sur l'étiquette.

Teneur en azote protéique (*méthode de Lowry*). La teneur en azote protéique n'est pas supérieure à 10 µg par dose humaine unitaire.

Sérum-albumine bovine. Déterminez la teneur en sérum-albumine bovine par une méthode immunochimique appropriée (*2.7.1*). La teneur n'est pas supérieure à 50 ng par dose humaine unitaire.

Stérilité (*2.6.1*). Le vaccin satisfait à l'essai de stérilité.

Endotoxines bactériennes (*2.6.14*) : moins de 5 UI par dose humaine unitaire.

ACTIVITÉ

Teneur en antigène D. Afin de contrôler la régularité de la production, déterminez la teneur en antigène D pour les virus 1, 2 et 3 poliomyélitiques humains par une méthode immunochimique appropriée (*2.7.1*), en utilisant une préparation de référence étalonnée en unités de la Pharmacopée Européenne d'antigène D. Pour chaque type, la teneur mesurée, exprimée par rapport à la teneur en antigène D indiquée sur l'étiquette, se situe dans les limites approuvées pour le produit particulier.

Le *vaccin poliomyélitique inactivé PBR*, étalonné en unités de la Pharmacopée Européenne, est destiné à être utilisé dans la détermination de la teneur en antigène D. L'unité de la Pharmacopée Européenne et l'unité internationale sont équivalentes.

Essai *in vivo*. Le vaccin satisfait au titrage *in vivo* du vaccin poliomyélitique inactivé (*2.7.20*).

ÉTIQUETAGE

L'étiquette indique :

– les types de virus poliomyélitique présents dans le vaccin,
– la quantité nominale du virus de chaque type (1, 2 et 3), exprimée en unités Ph. Eur. d'antigène D, par dose humaine unitaire,
– le substrat cellulaire utilisé pour la préparation du vaccin.

01/2002:0215

VACCIN POLIOMYÉLITIQUE ORAL

Vaccinum poliomyelitidis perorale

DÉFINITION

Le vaccin poliomyélitique oral est une préparation obtenue à partir de souches approuvées du virus poliomyélitique vivant atténué du type 1, 2 ou 3, cultivées dans des cultures cellulaires *in vitro* approuvées. Il contient l'un des types viraux ou une combinaison quelconque des 3 types de souches de Sabin et est présenté sous une forme adaptée à l'administration orale.

La vaccin se présente sous la forme d'un liquide limpide qui peut être coloré en raison de la présence d'un indicateur de pH.

PRODUCTION

Il doit être démontré que les souches vaccinales et la méthode de production utilisées donnent de façon constante des vaccins poliomyélitiques oraux d'un pouvoir immunogène et d'une innocuité adéquats pour l'homme.

La production du vaccin est basée sur un système de lot de semence viral. Les lignées cellulaires sont utilisées selon un système de banque de cellules. S'il s'agit de cellules rénales primaires de singe, la production satisfait aux exigences particulières indiquées ci-dessous. Sauf exception justifiée et autorisée, le virus contenu dans le vaccin final ne doit pas avoir subi plus de 2 passages depuis le lot de semence primaire.

SUBSTRAT POUR LA MULTIPLICATION DU VIRUS

Le virus est multiplié dans des cellules diploïdes humaines (*5.2.3*), dans des lignées cellulaires continues (*5.2.3*) ou dans des cellules rénales primaires de singe (y compris des cellules ayant subi des passages en série à partir de cellules rénales primaires de singe).

Cellules rénales primaires de singe. *Les exigences particulières suivantes pour le substrat pour la multiplication du virus s'appliquent aux vaccins préparés sur cellules rénales primaires de singe.*

Singes employés pour la préparation des cultures de cellules rénales primaires et pour l'essai du virus. Si le vaccin est préparé sur des cultures de cellules rénales primaires de singe, on utilisera des animaux appartenant à une espèce approuvée par l'Autorité compétente, en bonne santé, maintenus en colonies fermées ou sous surveillance intensive, et n'ayant jamais servi à aucune expérience.

Les singes seront logés dans des cages aussi espacées que possible, dans une animalerie bien construite et suffisamment aérée. On prendra les précautions nécessaires pour éviter toute infection croisée d'une cage à l'autre. On ne mettra pas plus de 2 singes par cage et on évitera tout échange d'animaux entres les cages. Avant d'être utilisés, ces singes seront maintenus dans le pays de fabrication du vaccin en groupes quarantenaires pendant une période d'au moins 6 semaines. Un groupe quarantenaire est une colonie de singes sélectionnés, en bonne santé, logés dans un local disposant d'installations de nettoyage et d'alimentation séparées, et privés de tout contact avec d'autres singes pendant toute la période de quarantaine. Si, à un moment quelconque de la période de quarantaine, le taux global de mortalité d'un ou plusieurs groupes atteint 5 pour cent (à l'exclusion des morts dues à des accidents ou à des causes manifestement sans rapport avec une maladie infectieuse), tous les singes de ces groupes seront remis en quarantaine pendant au moins 6 semaines. Même après la fin de la quarantaine, les groupes seront isolés en permanence dans les mêmes conditions jusqu'au moment de l'utilisation des animaux. Lorsque le dernier singe d'un groupe aura été utilisé, le local ayant servi à loger ce groupe sera soigneusement nettoyé et décontaminé avant d'accueillir un nouveau groupe. Si on utilise des reins de singes obtenus par césarienne avant terme, la mère doit être mise en quarantaine jusqu'à la fin de la gestation.

Les singes dont on prélèvera les reins seront anesthésiés et examinés avec soin, à la recherche notamment d'une tuberculose ou d'une infection à virus herpétique des cercopithécidés type 1 (virus B).

Tout singe présentant une lésion pathologique en rapport avec l'utilisation de ses reins pour la préparation d'un lot de semence ou d'un vaccin ne sera pas utilisé, pas plus que ne le seront les autres singes du groupe quarantenaire concerné, à moins qu'il ne soit évident que leur emploi ne compromettra pas l'innocuité du produit.

Toutes les opérations décrites dans la présente section seront effectuées en dehors des locaux de production du vaccin.

On vérifiera que les singes employés sont exempts d'anticorps contre le virus simien 40 (SV40), contre le virus de l'immunodéficience simienne et contre les spumavirus. L'échantillon sanguin utilisé dans la recherche d'anticorps dirigés contre le SV40 doit être prélevé dès que possible après l'ablation des reins. Si des singes *Macaca* spp. sont utilisés pour la production, on vérifiera également qu'ils sont exempts d'anticorps contre le virus herpétique des cercopithécidés type 1 (virus B). Le virus herpétique humain a été utilisé comme indicateur de l'absence d'anticorps contre le virus herpétique des cercopithécidés type 1 (virus B) en raison du danger que comporte la manipulation de ce dernier.

Cultures de cellules rénales primaires de singe destinées à la production du vaccin. Les reins utilisés pour la préparation des cultures de cellules ne présenteront aucun signe pathologique. Si les singes proviennent d'une colonie maintenue en vue de la production de vaccin, des cellules repiquées en série à partir de cellules primaires rénales de singe peuvent être utilisées, sinon les cellules ne seront pas repiquées en série. Le virus est cultivé dans des conditions d'asepsie. Du sérum animal peut être utilisé dans le milieu pour la croissance cellulaire, mais le milieu utilisé pour maintenir la croissance cellulaire en cours de multiplication virale ne doit pas contenir de sérum.

Chaque groupe de cultures cellulaires provenant d'un singe ou d'au maximum 10 fœtus de singes obtenus par césarienne avant terme sera préparé et contrôlé séparément.

LOTS DE SEMENCE

L'identité et l'historique des souches de virus poliomyélitique utilisées doivent être attestées par des documents contenant notamment des informations relatives à l'origine des souches et aux manipulations qu'elles ont subies.

Les lots de semence de travail doivent avoir subi un seul passage à partir du lot de semence primaire et un nombre de passages approuvé à partir du virus de Sabin initial. Les lots de semence viraux sont préparés en grande quantité et conservés à une température inférieure à – 60 °C.

Seul un lot de semence qui satisfait aux essais ci-après peut être utilisé pour la multiplication du virus.

Identification. Chaque lot de semence de travail est identifié comme étant le virus poliomyélitique du type indiqué à l'aide d'anticorps spécifiques.

Concentration en virus. Déterminée par la méthode spécifiée ci-dessous, la concentration en virus sert à établir la quantité de virus à utiliser dans l'essai de neurovirulence.

Agents étrangers (*2.6.16*). S'ils sont produits sur des cellules diploïdes humaines ou sur une lignée cellulaire continue, les lots de semence de travail satisfont aux exigences pour les lots de semence des vaccins viraux. S'ils sont produits sur des cellules rénales primaires de singe, les lots de semence de travail satisfont aux exigences données sous Multiplication et récolte du virus et sous Mélange monovalent de récoltes et aux essais chez les souris adultes, les souriceaux et les cobayes prescrits sous *2.6.16. Essais des agents étrangers dans les vaccins viraux pour usage humain*.

Les lots de semence de travail doivent être exempts de séquences d'ADN décelables provenant du virus simien 40 (SV40).

Neurovirulence (*2.6.19*). Chaque lot de semence primaire et chaque lot de semence de travail satisfont à l'essai de neurovirulence du vaccin poliomyélitique oral. En outre, un lot de semence doit cesser d'être utilisé pour la production de vaccin si la fréquence d'obtention de résultats non conformes, pour les mélanges monovalents de récoltes qui en sont issus, devient supérieure à la valeur prédite statistiquement. Cette valeur est estimée à chaque contrôle, sur la totalité des vracs contrôlés et est donnée par la probabilité de faux rejet lors d'un premier contrôle (c'est-à-dire 1 pour cent), la probabilité de faux rejet lors d'une répétition étant négligeable. Si l'essai n'est effectué que par le fabricant, les lames de l'essai sont soumises à l'Autorité de contrôle pour examen. Des préparations de référence des 3 types du virus poliomyélitique (niveau Sabin initial + 2 passages) sont disponibles sur demande auprès de : Service des Produits Biologiques, Organisation Mondiale de la Santé, Genève, Suisse.

Marqueurs génétiques. Chaque lot de semence de travail est soumis à l'essai décrit sous Mélange monovalent de récoltes pour établir sa capacité à se multiplier aux températures comprises entre 36 °C et 40 °C.

MULTIPLICATION ET RÉCOLTE

Toutes les opérations conduites sur les banques de cellules et les cultures cellulaires qui en sont issues se déroulent dans des conditions d'asepsie et dans des salles où n'a lieu aucune autre manipulation de cellules. Du sérum animal (mais non humain) approuvé peut être utilisé dans la composition des milieux de culture, mais le milieu de culture final utilisé pour maintenir la croissance cellulaire en cours de multiplication virale ne doit pas contenir de sérum animal. L'absence d'agents étrangers vivants dans le sérum et dans la trypsine utilisés dans la préparation des suspensions de cellules et des milieux est démontrée. Le milieu de culture cellulaire peut contenir un indicateur de pH, tel que le rouge de phénol, et des antibiotiques approuvés à la plus faible concentration efficace. En cours de production, il est préférable d'utiliser un substrat ne contenant pas d'antibiotiques. Le jour de l'inoculation avec le lot de semence de travail de virus, conservez 5 pour cent au moins ou 1000 ml, en choisissant la quantité moindre, des cultures cellulaires utilisées dans la production du vaccin comme cultures cellulaires non infectées (cellules témoins) ; des exigences particulières données ci-après s'appliquent aux cellules témoins si le vaccin est produit sur cellules rénales primaires de singe. La récolte du virus est effectuée au plus tard 4 jours après l'inoculation. Une fois les cellules productrices mises en contact avec le lot de semence de travail du virus, les cultures cellulaires infectées sont maintenues à une température déterminée, qui a été démontrée appropriée, entre 33 °C et 35 °C ; la température est maintenue constante à ± 0,5 °C près ; les cultures cellulaires témoins sont maintenues à 33-35 °C pendant la durée d'incubation appropriée.

Seule une récolte unique satisfaisant aux exigences ci-après peut être utilisée dans la préparation du mélange monovalent de récoltes.

Concentration en virus. La concentration en virus dans les récoltes de virus est déterminée comme il est prescrit sous Concentration en virus afin de s'assurer de la régularité de la production et de déterminer la dilution à utiliser dans la préparation du vrac final.

Agents étrangers (*2.6.16*).

Cellules témoins. Les cellules témoins satisfont à un essai d'identification et aux exigences des agents étrangers (*2.6.16*), ou, si des cellules rénales primaires de singes sont utilisées pour la production, les exigences prescrites ci-dessous.

Cellules rénales primaires de singes. *Les exigences particulières suivantes s'appliquent à la multiplication et récolte du virus sur cellules rénales primaires de singe.*

Vaccins

Cultures cellulaires. Le jour de l'inoculation du virus du lot de semence de travail, chaque culture cellulaire sera examinée afin de vérifier qu'elle ne présente pas de dégénérescence due à un agent infectieux. Si cet examen révèle la présence d'un agent contaminant dans une culture, la totalité du groupe de cultures en cause sera rejetée.

Le jour de l'inoculation du virus du lot de semence de travail, un échantillon d'au moins 30 ml du mélange des liquides provenant des cultures cellulaires des reins de chaque singe, ou d'au maximum 10 fœtus obtenus par césarienne avant terme, sera prélevé et divisé en 2 portions égales. L'une d'elles sera examinée sur des cultures de cellules rénales provenant d'un singe de la même espèce que l'animal utilisé pour la production du vaccin, mais non de cet animal lui-même. L'autre sera examinée, si nécessaire, sur des cultures de cellules rénales d'une autre espèce de singe, de façon que les essais soient pratiqués sur des cultures cellulaires provenant d'au moins 1 espèce connue pour être sensible au virus SV40. Le mélange de liquides sera introduit dans les flacons contenant ces cultures cellulaires de façon que la dilution du mélange dans le milieu nutritif ne dépasse pas 1:4. La surface de la couche cellulaire sera d'au moins 3 cm^2/ml de mélange. Au moins 1 flacon de chaque sorte de culture cellulaire sera conservé comme témoin, sans l'ensemencer. Si l'espèce de singe utilisée pour la production est connue pour être sensible au SV40, il n'est pas nécessaire de répéter l'épreuve sur une seconde espèce. Du sérum animal peut être utilisé pour la multiplication des cellules, à condition qu'il ne contienne pas d'anticorps anti-SV40, mais après inoculation de la préparation à examiner, le milieu d'entretien ne doit contenir aucun sérum ajouté sauf dans les conditions précisées ci-après.

Les cultures sont mises en incubation à 35-37 °C et gardées en observation pendant au moins 4 semaines. Au cours de cette période, et après 2 semaines d'incubation au minimum, au moins 1 repiquage du liquide provenant de chacune de ces cultures sur le même système de culture cellulaire sera effectué. Les subcultures seront également gardées en observation pendant au moins 2 semaines.

Au moment d'effectuer le repiquage, du sérum peut être ajouté à la culture initiale à condition qu'il ne contienne pas d'anticorps anti-SV40.

Les techniques d'immunofluorescence peuvent être utiles pour détecter le virus SV40 ou d'autres virus dans les cellules.

L'absence du virus herpétique des cercopithécidés type 1 (virus B) et d'autres virus sera vérifiée dans un autre échantillon d'au moins 10 ml du mélange de liquides. La recherche se fera sur des cultures de cellules rénales de lapin. L'absence d'inhibiteurs du virus B dans le sérum employé dans le milieu nutritif des cultures aura été établie au préalable. L'herpèsvirus humain a été utilisé comme indicateur de l'absence d'inhibiteurs du virus herpétique des cercopithécidés type 1 (virus B) en raison du danger que comporte la manipulation de ce dernier. L'échantillon sera introduit dans les flacons contenant ces cultures cellulaires de façon que la dilution du mélange de liquides dans le milieu nutritif ne dépasse pas 1:4. La surface de la couche cellulaire sera d'au moins 3 cm^2/ml de mélange. Au moins 1 flacon de culture cellulaire sera conservé comme témoin, sans l'ensemencer.

Les cultures seront mises en incubation à 35-37 °C et gardées en observation pendant au moins 2 semaines.

L'absence d'agents contaminants est également vérifiée sur un autre échantillon du mélange de liquides prélevés dans les cultures cellulaires le jour de l'inoculation du virus de semence, en inoculant 10 ml de l'échantillon dans des cultures de cellules humaines sensibles au virus de la rougeole.

Les essais ne sont valables que si la proportion de flacons de culture rejetés avant la fin des périodes d'épreuve respectives pour des raisons accidentelles non spécifiques ne dépasse pas 20 pour cent.

Si ces essais révèlent la présence d'un agent étranger, la récolte unique provenant de l'ensemble des cultures cellulaires en cause sera déclarée impropre à la production de vaccin.

Si la présence du virus herpétique des cercopithécidés type 1 (virus B) est démontrée, la fabrication du vaccin poliomyélitique oral sera interrompue et l'Autorité compétente sera informée. La fabrication ne reprendra pas avant qu'une enquête approfondie n'ait été faite, que les précautions nécessaires pour empêcher la réapparition de l'infection n'aient été prises et que l'Autorité compétente n'ait donné son accord.

Si les essais mentionnés ci-dessus ne sont pas pratiqués immédiatement, les échantillons du mélange de liquides seront conservés à une température égale ou inférieure à – 60 °C, à l'exception de l'échantillon destiné à la recherche du virus B, qui peut être gardé à 4 °C à condition que l'essai soit pratiqué dans les 7 jours suivant le prélèvement.

Cellules témoins. Le jour de l'inoculation du virus du lot de semence de travail, 25 pour cent (mais pas plus de 2,5 litres) de la suspension cellulaire provenant des reins de chaque singe, ou d'au maximum 10 singes obtenus par césarienne avant terme, sera prélevée pour préparer des cultures cellulaires non ensemencées (cellules témoins). Ces cultures, qui serviront de témoins, seront incubées dans les mêmes conditions que les cultures ensemencées pendant au moins 2 semaines et seront examinées au cours de cette période pour la recherche d'éventuelles modifications cytopathogènes. Les essais ne sont valables que si la proportion de cultures cellulaires témoins rejetées pour des raisons accidentelles non spécifiques n'excède pas 20 pour cent. A la fin de la période d'observation, les cultures cellulaires témoins seront examinées pour s'assurer qu'elles ne présentent pas de signe de dégénérescence due à un agent infectieux. Si cet examen ou un des essais prescrits dans la présente section révèlent la présence d'un agent étranger dans une culture témoin, le virus poliomyélitique des cultures ensemencées provenant du même groupe sera rejeté.

Recherche de virus hémadsorbants. Au moment de la récolte, ou dans les 4 jours suivant l'ensemencement des cultures de production avec le virus du lot de semence de travail, on prélèvera un échantillon de 4 pour cent des cultures cellulaires témoins dans lequel on recherchera la présence de virus hémadsorbants. A la fin de la période d'observation, on effectuera la même recherche dans les cultures cellulaires témoins restantes. Les épreuves seront pratiquées comme il est indiqué sous *2.6.16. Essais des agents étrangers dans les vaccins viraux pour usage humain*.

Recherche d'autres agents étrangers. Au moment de la récolte, ou dans les 7 jours suivant l'ensemencement des cultures de production avec le virus du lot de semence de travail, on prélèvera dans le mélange de liquides de chaque groupe de cultures témoins un échantillon d'au moins 20 ml qui sera soumis à des essais sur 2 sortes de cultures de cellules rénales de singe, comme il est indiqué ci-dessus.

A la fin de la période d'observation des cultures cellulaires témoins d'origine, des échantillons similaires du mélange de liquides seront prélevés et les essais mentionnés dans

Vaccins

la présente section sur les 2 sortes de cultures de cellules rénales de singe ainsi que sur les cultures cellulaires de lapin, seront répétés comme indiqué ci-dessus sous Cultures cellulaires.

Si la présence du virus herpétique des cercopithécidés type 1 (virus B) est démontrée, les cultures destinées à la production ne seront pas utilisées et les mesures indiquées ci-dessus concernant la production de vaccin seront appliquées.

Les liquides prélevés sur les cultures cellulaires témoins au moment de la récolte du virus et à la fin de la période d'observation peuvent être mélangés avant les essais d'agents contaminants. Un échantillon de 2 pour cent du mélange est examiné dans chacun des systèmes de cultures cellulaires indiqués.

Récoltes uniques

Essais effectués sur les récoltes uniques neutralisées provenant de cultures de cellules rénales primaires de singe. Un échantillon d'au moins 10 ml de chaque récolte unique est neutralisé au moyen d'un immunosérum spécifique du type de poliovirus considéré. Cet immunosérum sera préparé par immunisation d'animaux autres que le singe, à l'aide d'antigènes cultivés sur des cellules non simiennes.

La moitié de l'échantillon neutralisé (correspondant à 5 ml au moins de récolte unique) sera examinée sur des cultures de cellules rénales provenant d'un singe de la même espèce que l'animal utilisé pour la production du vaccin, mais non de cet animal lui-même. L'autre moitié sera examinée, si nécessaire, sur des cultures de cellules rénales d'une autre espèce de singe, de telle sorte que les épreuves soient pratiquées sur des cultures cellulaires provenant d'au moins 1 espèce connue pour être sensible au virus SV40.

Les suspensions neutralisées seront introduites dans les flacons renfermant ces cultures cellulaires de façon que la dilution de la suspension dans le milieu nutritif ne dépasse pas 1:4. La surface de la couche cellulaire doit être d'au moins 3 cm^2/ml de suspension neutralisée. Au moins 1 flacon de chaque sorte de culture cellulaire sera conservé comme témoin, sans l'ensemencer ; les cultures témoins seront entretenues à l'aide d'un milieu nutritif contenant l'immunosérum spécifique à la même concentration que celle employée pour la neutralisation.

Du sérum animal peut être utilisé pendant la multiplication des cellules, à condition qu'il ne contienne pas d'anticorps anti-SV40, mais après inoculation de la préparation à examiner, le milieu d'entretien ne doit pas contenir d'autre sérum ajouté que l'immunosérum neutralisant, sauf dans les circonstances décrites ci-dessous.

Les cultures seront mises en incubation à 35-37 °C et gardées en observation pendant au moins 4 semaines. Au cours de cette période, et après 2 semaines d'incubation au minimum, au moins 1 repiquage du liquide provenant de chaque culture sera effectué sur le même système de culture cellulaire. Ces subcultures seront également gardées en observation pendant au moins 2 semaines.

Au moment d'effectuer le repiquage, du sérum peut être ajouté aux cultures initiales, à condition qu'il ne contienne pas d'anticorps anti-SV40.

L'absence d'agents étrangers est également vérifiée sur un autre échantillon des récoltes uniques neutralisées, en inoculant 10 ml dans des cultures de cellules humaines sensibles au virus de la rougeole.

Les techniques d'immunofluorescence peuvent être utiles pour la recherche du SV40 et d'autres virus dans les cellules.

Ces essais ne sont valables que si la proportion de flacons de culture rejetés avant la fin des périodes d'épreuve respectives pour des raisons accidentelles non spécifiques ne dépasse pas 20 pour cent.

Si l'on observe une modification cytopathogène dans l'une des cultures, on en recherchera la cause. S'il apparaît qu'elle est due au virus poliomyélitique non neutralisé, l'essai sera répété. Si l'on met en évidence la présence du SV40 ou d'autres agents étrangers provenant de la récolte unique, cette dernière sera déclarée impropre à la production de vaccin.

MÉLANGE MONOVALENT DE RÉCOLTES

Les mélanges monovalents de récoltes sont préparés par mélange de plusieurs récoltes uniques, déclarées satisfaisantes, du même type viral. Les mélanges monovalents de récoltes produits sur une lignée cellulaire continue peuvent être purifiés. Chaque mélange monovalent de récoltes est filtré sur un filtre retenant les bactéries.

Seul un mélange monovalent de récoltes qui satisfait aux essais ci-après peut être utilisé dans la préparation du vrac final.

Identification. Chaque mélange monovalent de récoltes est identifié comme virus poliomyélitique du type considéré à l'aide d'anticorps spécifiques.

Concentration en virus. Déterminée par la méthode décrite ci-dessous, la concentration en virus sert de base de calcul pour les dilutions à effectuer lors de la préparation du vrac final et pour la quantité de virus à utiliser dans l'essai de neurovirulence, et de paramètre d'établissement et de surveillance de la régularité de la production.

Marqueurs génétiques. Le rapport entre les capacités de multiplication du virus contenu dans le mélange monovalent de récoltes et dans une préparation de référence est déterminé sur une gamme de températures allant de 36 °C à 40 °C, par comparaison avec le lot de semence ou avec une préparation de référence destinée à des épreuves de recherche de marqueur et avec des souches rct/40– et rct/40+ appropriées du virus poliomyélitique du même type. Les températures d'incubation utilisées lors de cet essai sont contrôlées à ± 0,1 °C près. Le mélange monovalent de récoltes satisfait à l'essai si les concentrations en virus obtenues à 36 °C, pour la récolte et pour la préparation de référence, sont supérieures d'au moins 5,0 log aux valeurs correspondantes obtenues à 40 °C. Si la multiplication du virus à 40 °C est si faible qu'une comparaison valable ne peut être établie, une température comprise entre 39,0°C et 39,5 °C est employée ; à la température choisie, la concentration en virus obtenue pour la préparation de référence doit être inférieure d'un facteur 3,0 log à 5,0 log à la valeur obtenue à 36 °C ; la réduction minimale acceptable est déterminée pour chaque souche pour une température donnée. Si les concentrations en virus obtenues pour 1 ou plusieurs des virus de référence ne concordent pas avec les valeurs attendues, l'essai doit être répété.

Neurovirulence (*2.6.19*). Chaque mélange monovalent de récoltes satisfait à l'essai de neurovirulence du vaccin poliomyélitique oral. Si l'essai n'est effectué que par le fabricant, les lames de l'essai sont soumises à l'Autorité de contrôle pour examen.

Cellules rénales primaires de singe. *Les exigences particulières suivantes s'appliquent aux mélanges monovalents de récoltes obtenus à partir de cellules rénales primaires de singe.*

Rétrovirus. Le mélange monovalent de récoltes est examiné par un dosage de transcriptase inverse. Il n'y a aucune indication de la présence de rétrovirus.

Vaccins

Essais sur le lapin. La présence du virus herpétique des cercopithécidés type 1 (virus B) et d'autres virus sera recherchée sur un échantillon d'au moins 100 ml du mélange monovalent de récoltes, par injection à au moins 10 lapins en bonne santé, pesant de 1,5 kg à 2,5 kg. Chaque lapin recevra une dose d'au moins 10 ml et d'au plus 20 ml, 1 ml étant administré en plusieurs points par voie intradermique et le reste par voie sous-cutanée. Les lapins seront mis en observation pendant au moins 3 semaines et l'on enregistrera la mortalité et les signes de maladie.

Tous les lapins qui meurent après les premières 24 h ou qui présentent des signes de maladie sont autopsiés ; un examen détaillé du cerveau et des autres organes est effectué de façon à établir la cause de la mort.

L'essai n'est valable que si 20 pour cent au plus des lapins inoculés présentent des signes d'infection intercurrente pendant la période d'observation. Le mélange monovalent de récoltes satisfait à l'épreuve si aucun lapin ne montre de signes d'infection due au virus B ou à un autre agent contaminant, ni de lésions d'aucune sorte susceptibles d'être dues au mélange monovalent de récoltes.

Si l'essai révèle la présence du virus B, on appliquera les mesures concernant la production de vaccin décrites ci-dessus sous Cultures cellulaires.

Epreuve sur cobaye. Si les cellules rénales primaires de singe ne proviennent pas de singes maintenus dans une colonie fermée, il doit être démontré que le mélange monovalent des récoltes satisfait à l'essai suivant. Utilisez au moins 5 cobayes, pesant de 350 g à 450 g. Administrez à chacun d'eux 0,1 ml du mélange monovalent de récoltes, par voie intracérébrale et 0,5 ml par voie intrapéritonéale. Mesurez la température rectale de chaque animal chaque jour de travail pendant 6 semaines. A la fin de la période d'observation, effectuez l'autopsie de chaque animal.

En outre, administrez à chacun de 5 cobayes 0,5 ml du mélange monovalent de récoltes par voie intrapéritonéale et mettez-les en observation comme il est décrit ci-dessus pendant 2-3 semaines. A la fin de la période d'observation, effectuez à partir de ces animaux un passage sur au moins 5 cobayes en utilisant du sang et une suspension du foie ou de la rate. Mesurez la température rectale de ces derniers cobayes pendant 2-3 semaines. Effectuez l'autopsie de chaque animal qui, après la première journée de l'essai, meurt ou qui est sacrifié en raison de l'apparition de signes de maladie, ou qui présente pendant 3 jours consécutifs une température corporelle supérieure à 40,1 °C ; effectuez un examen histologique pour rechercher les filovirus ; en outre, injectez une suspension du foie ou de la rate ou du sang par voie intrapéritonéale à au moins 3 cobayes. S'il apparaît des signes d'infection par les filovirus, effectuez des essais de confirmation sérologiques sur le sang des animaux affectés. Le mélange monovalent de récoltes satisfait à l'essai si au moins 80 pour cent des cobayes survivent jusqu'à la fin de l'essai et restent en bonne santé et si aucun animal ne présente des signes d'infection par les filovirus.

VRAC FINAL

Le vrac final est préparé à partir d'un ou de plusieurs mélanges monovalents de récoltes déclarés satisfaisants. Il peut contenir plusieurs des types viraux. Des substances aromatisantes et des stabilisants appropriés peuvent être ajoutés.

Seul un vrac final qui satisfait à l'essai ci-après peut être utilisé dans la préparation du lot final.

Contamination bactérienne et fongique. Le vrac final satisfait à l'essai de stérilité (*2.6.1*), effectué en utilisant 10 ml pour chaque milieu.

LOT FINAL

Seul un lot final qui satisfait à l'essai ci-après de stabilité thermique et à chacun des essais décrits ci-dessous sous Identification, Essai et Concentration en virus peut être libéré.

Stabilité thermique. Maintenez des échantillons du lot final de vaccin à 37 °C pendant 48 h. Déterminez la concentration totale en virus du vaccin après chauffage, comme il est décrit ci-dessous. Déterminez en parallèle la concentration en virus d'un échantillon de vaccin non chauffé. L'estimation de la différence entre la concentration totale en virus du vaccin non chauffé et celle du vaccin après chauffage n'est pas supérieure à 0,5 $\log_{10}$ unités virales infectieuses ($DICC_{50}$) par dose humaine unitaire.

IDENTIFICATION

A l'aide d'anticorps spécifiques, il est démontré que le vaccin à examiner contient les virus poliomyélitiques de chaque type indiqué sur l'étiquette.

ESSAI

Contamination bactérienne et fongique. Le vaccin satisfait à l'essai de stérilité (*2.6.1*).

CONCENTRATION EN VIRUS

Titrez le virus infectieux, au moins en triple, par la méthode décrite ci-dessous. Utilisez une préparation de référence appropriée de virus pour valider chaque titrage. Si le vaccin contient plusieurs types du virus poliomyélitique, chacun d'eux fait l'objet d'un titrage séparé, les autres types présents étant neutralisés au moyen d'un immunosérum spécifique approprié (ou, de préférence, un anticorps monoclonal).

Dans le cas d'un vaccin trivalent, le titre moyen estimé d'une dose humaine unitaire du vaccin n'est pas inférieur à $1 \times 10^{6,0}$ unités virales infectieuses ($DICC_{50}$) pour le type 1, à $1 \times 10^{5,0}$ unités virales infectieuses ($DICC_{50}$) pour le type 2 et à $1 \times 10^{5,5}$ unités virales infectieuses ($DICC_{50}$) pour le type 3.

Dans le cas d'un vaccin monovalent ou divalent, les titres minimaux en virus sont décidés par l'Autorité compétente.

Méthode. Dans des groupes de 8 à 12 cupules à fond plat d'une plaque de microtitrage, introduisez 0,1 ml des différentes dilutions de la suspension virale choisies, puis un volume approprié d'une suspension cellulaire de la lignée Hep-2 (Cincinnati). Placez les plaques en incubation à une température appropriée. Examinez les cultures entre les 7e et 9e jours. L'essai n'est pas valable si l'intervalle de confiance (P = 0,95) du logarithme de la concentration en virus est supérieur à ± 0,3.

ÉTIQUETAGE

L'étiquette indique :

- les types de virus poliomyélitique contenus dans le vaccin,
- la quantité minimale de chaque type du virus contenue dans 1 dose humaine unitaire,
- la nature du substrat cellulaire utilisé pour la préparation du vaccin,
- que le vaccin ne doit pas être injecté.

01/2002:0216

VACCIN RABIQUE POUR USAGE HUMAIN PRÉPARÉ SUR CULTURES CELLULAIRES

Vaccinum rabiei ex cellulis ad usum humanum

DÉFINITION

Le vaccin rabique pour usage humain préparé sur cultures cellulaires est une préparation cryodesséchée obtenue à partir d'une souche appropriée de virus fixe de la rage cultivée sur cultures cellulaires appropriées et inactivée par une méthode convenable et validée.

Le vaccin, reconstitué immédiatement avant l'emploi d'après les indications de l'étiquette, se présente sous la forme d'un liquide limpide qui peut être coloré en raison de la présence d'un indicateur de pH.

PRODUCTION

La production du vaccin est basée sur un système de lot de semence viral. Si le vaccin est produit sur une lignée cellulaire, celle-ci est utilisée selon un système de banque de cellules. Il doit être démontré que la méthode de production utilisée donne de façon constante des vaccins rabiques d'activité, d'innocuité et de stabilité satisfaisant aux normes décrites. Sauf exception justifiée et autorisée, le virus dans le vaccin final ne devra pas avoir subi plus de passages depuis le lot de semence primaire que le vaccin qui s'est avéré satisfaisant en ce qui concerne l'innocuité et l'efficacité lors d'essais cliniques ; même avec une exception autorisée, le nombre de passages au-delà du niveau du vaccin utilisé pour les essais cliniques n'est pas supérieur à 5.

Le procédé de production fait l'objet d'une validation permettant de démontrer que le produit satisferait à l'essai de toxicité anormale des immunosérums et vaccins pour usage humain (*2.6.9*), s'il lui était appliqué.

SUBSTRAT POUR LA MULTIPLICATION DU VIRUS

Le virus est multiplié dans une lignée de cellules diploïdes humaines (*5.2.3*), dans une lignée cellulaire continue approuvée par l'Autorité compétente ou dans des cultures de cellules embryonnaires aviaires provenant d'un élevage exempt de microorganismes pathogènes spécifiés (*5.2.2*).

LOTS DE SEMENCE

L'identité et l'historique de la souche de virus utilisée doivent être attestés par des documents contenant notamment des informations relatives à son origine et aux éventuels passages qu'elle a subis.

Les lots de semence de travail sont préparés par 5 passages au maximum à partir du lot de semence primaire.

Seul un lot de semence de travail qui satisfait aux essais ci-après peut être utilisé pour la multiplication du virus.

Identification. Chaque lot de semence de travail est identifié comme virus rabique fixe à l'aide d'anticorps spécifiques.

Concentration en virus. Pour chaque lot de semence de travail, la concentration en virus est déterminée par une technique en cultures cellulaires utilisant l'immunofluorescence, afin d'assurer la régularité de la production.

Agents étrangers (*2.6.16*). Les lots de semence de travail satisfont aux exigences pour les lots de semence de virus. Si le virus a subi des passages sur cerveau de souris, des essais spécifiques pour des virus d'origine murine sont effectués.

MULTIPLICATION ET RÉCOLTE DU VIRUS

Toutes les opérations de culture cellulaire se déroulent dans des conditions d'asepsie et dans des salles où n'a lieu aucune manipulation d'autres cellules. Du sérum animal (mais non humain) approuvé, peut être utilisé dans la composition des milieux de cultures cellulaires, mais le milieu final utilisé pendant la multiplication virale ne doit pas contenir de sérum animal ; les milieux peuvent contenir de l'albumine humaine conforme à la monographie *Solution d'albumine humaine (0255)*. L'absence d'agents étrangers vivants dans le sérum et la trypsine utilisés dans la préparation des suspensions de cellules et des milieux est démontrée ; la trypsine est conforme à la monographie *Trypsine (0694)*. Les milieux de cultures peuvent contenir un indicateur de pH tel que le rouge de phénol et des antibiotiques approuvés à la plus faible concentration efficace. Une quantité de 500 ml au moins des cellules est gardée comme cellules non ensemencées (cellules témoins). La suspension virale est récoltée en une ou plusieurs fois pendant l'incubation. De multiples récoltes provenant d'un seul lot de cellules peuvent être mélangées, constituant alors une récolte unique.

Seule une récolte unique qui satisfait aux essais ci-après peut être utilisée dans la préparation de la suspension virale inactivée.

Identification. La récolte unique contient le virus rabique identifié en tant que tel à l'aide d'anticorps spécifiques.

Concentration en virus. Titrez le virus infectieux en cultures cellulaires afin de contrôler la régularité de la production.

Cellules témoins. Les cellules témoins de la culture cellulaire de production satisfont à un essai d'identification et aux exigences des agents étrangers (*2.6.16*).

PURIFICATION, INACTIVATION

La récolte peut ensuite être concentrée et/ou purifiée selon des méthodes appropriées. L'inactivation de la récolte dont l'efficacité est validée a lieu à une étape fixe et bien déterminée du procédé qui se situe avant, pendant ou après ces opérations. Il devra être démontré que le procédé d'inactivation est capable d'inactiver le virus rabique sans détruire son pouvoir immunogène. Si la bêtapropiolactone est utilisée, la concentration ne doit dépasser 1:3500 à aucun moment de l'inactivation.

Seule une suspension inactivée qui satisfait aux essais ci-après peut être utilisée dans la préparation du vrac final.

Inactivation. Procédez à un essai d'enrichissement en virus infectieux résiduel, soit immédiatement après l'inactivation soit en utilisant un échantillon congelé immédiatement après l'inactivation et conservé à – 70 °C. Inoculez une quantité de suspension virale inactivée correspondant au moins à 25 doses humaines sur des cultures cellulaires du même type que celui qui a été utilisé dans la préparation du vaccin. Effectuez un passage après 7 jours. Maintenez les cellules en culture pendant encore 14 jours, puis examinez les cultures par immunofluorescence. Aucun virus rabique n'est décelé.

ADN résiduel de la cellule hôte. Si le virus est multiplié sur une lignée cellulaire continue, la teneur en ADN résiduel de la cellule hôte, déterminée par une méthode appropriée, telle que décrite sous *Produits obtenus par la méthode dite de l'ADN recombinant (0784)*, n'est pas supérieure à 100 pg par dose humaine unitaire.

VRAC FINAL

Le vrac final est préparé à partir d'une ou plusieurs suspensions virales inactivées. Un agent stabilisant approuvé peut y être introduit afin de conserver l'activité du produit pendant et après la lyophilisation.

Seul un vrac final qui satisfait aux essais ci-après peut être utilisé dans la préparation du lot final.

Vaccins

Teneur en glycoprotéine. Déterminez la teneur en glycoprotéine par une méthode immunochimique appropriée (*2.7.1*), par exemple, l'immunodiffusion radiale simple, l'immunodosage à enzyme conjuguée ou l'essai de liaison d'anticorps. La teneur se situe dans les limites approuvées pour le produit.

Stérilité (*2.6.1*). Le vrac final satisfait à l'essai de stérilité, effectué en utilisant 10 ml pour chaque milieu.

LOT FINAL

Le vrac final est réparti aseptiquement dans des récipients stériles. Il est cryodesséché jusqu'à une teneur en eau dont il est démontré qu'elle favorise la stabilité du vaccin. Les récipients sont alors fermés pour éviter la contamination et l'introduction d'humidité.

Seul un lot final satisfaisant à chacun des essais décrits ci-dessous sous Identification, Essai et Activité peut être libéré. Si l'essai d'inactivation a été effectué avec de bons résultats sur la suspension virale inactivée et si l'essai de sérum-albumine bovine a été effectué avec de bons résultats sur le vrac final, ces essais peuvent ne pas être effectués sur le lot final.

IDENTIFICATION

A l'aide d'anticorps spécifiques de préférence monoclonaux, il est démontré par une méthode immunochimique (*2.7.1*) que le vaccin examiné contient du virus rabique ; l'essai d'activité sert également à identifier le vaccin.

ESSAI

Inactivation. Inoculez une quantité correspondant au moins à 25 doses humaines sur des cultures cellulaires du même type que celui qui a été utilisé dans la préparation du vaccin. Effectuez un passage après 7 jours. Maintenez les cellules en culture pendant encore 14 jours, puis examinez les cultures par immunofluorescence. Aucun virus rabique n'est décelé.

Sérum-albumine bovine. La teneur, déterminée par une méthode immunochimique appropriée (*2.7.1*), n'est pas supérieure à 50 ng par dose humaine unitaire.

Stérilité (*2.6.1*). Le vaccin reconstitué satisfait à l'essai de stérilité.

Endotoxines bactériennes (*2.6.14*). Le vaccin contient moins de 25 UI par dose humaine unitaire.

Pyrogènes (*2.6.8*). Le vaccin satisfait à l'essai des pyrogènes. Sauf exception justifiée et autorisée, injectez à chaque lapin une dose humaine unitaire diluée au 1/10.

Teneur en eau (*2.5.12*). Déterminée par semi-microdosage, la teneur en eau n'est pas supérieure à 3,0 pour cent.

ACTIVITÉ

L'activité du vaccin rabique est évaluée par détermination de la quantité nécessaire pour protéger des souris contre les effets d'une dose létale de virus rabique administrée par voie intracérébrale. Cette dose est comparée avec la quantité de la préparation de référence de vaccin rabique nécessaire pour assurer la même protection. Le titrage biologique exige l'emploi d'une préparation de référence de vaccin rabique étalonnée en unités internationales et d'une souche appropriée de virus rabique destinée à servir de préparation d'épreuve.

L'Unité Internationale correspond à l'activité spécifique d'une quantité donnée de l'étalon international. La correspondance entre l'Unité Internationale et l'étalon international est indiquée par l'Organisation Mondiale de la Santé.

L'essai décrit ci-après emploie un modèle en lignes parallèles qui comporte 3 points au moins pour le vaccin à examiner et la préparation de référence. Une fois que l'analyste a acquis une certaine expérience avec la méthode pour chaque vaccin donné, il est possible d'utiliser un essai simplifié avec une seule dilution du vaccin à examiner. Un tel essai permet à l'analyste de vérifier que le vaccin a une activité supérieure de façon significative au minimum requis mais ne donnera pas d'information complète sur la validité de chaque détermination individuelle. L'emploi d'un essai avec une seule dilution permet une réduction considérable du nombre d'animaux nécessaire pour l'essai et doit être pris en considération par chaque laboratoire en conformité avec les dispositions de la Convention européenne sur la protection des animaux vertébrés utilisés à des fins expérimentales ou à d'autres fins scientifiques.

Choix et répartition des animaux d'expérience. Utilisez des souris femelles saines, âgées de 4 semaines environ, pesant chacune de 11 g à 15 g et provenant d'un même élevage. Répartissez les souris en 6 groupes d'un nombre suffisant pour satisfaire aux conditions de validité de l'essai et, pour le titrage de la suspension d'épreuve, en 4 groupes de 5.

Préparation de la suspension d'épreuve. Inoculez à des souris par voie intracérébrale la souche CVS du virus rabique. Lorsque les souris présentent des signes de la rage, mais avant qu'elles ne meurent, sacrifiez-les. Prélevez les cerveaux et préparez une suspension homogène de tissu cérébral dans un diluant approprié. Centrifugez et éliminez les grosses particules. Recueillez le liquide surnageant qui constitue la suspension d'épreuve. Répartissez cette suspension en ampoules de faible capacité. Scellez les ampoules et conservez-les à une température inférieure à − 60 °C. Décongelez le contenu d'une ampoule et préparez à partir de la suspension une série de dilutions dans un liquide approprié. Utilisez un groupe de 5 souris pour chaque dilution. Inoculez par voie intracérébrale à chaque souris 0,03 ml de la dilution attribuée à son groupe. Mettez les souris en observation pendant 14 jours. Calculez la DL_{50} de la suspension non diluée à partir du nombre de souris dans chaque groupe qui meurent ou qui présentent des signes de la rage entre le cinquième et le quatorzième jour.

Détermination de l'activité du vaccin à examiner. Préparez une série de 3 dilutions de raison 5 du vaccin à examiner et une série analogue de la préparation de référence de façon que les suspensions les plus concentrées protègent plus de 50 pour cent des souris auxquelles elles ont été administrées et que les suspensions les moins concentrées protègent moins de 50 pour cent des souris auxquelles elles ont été administrées. Utilisez 6 groupes de souris à raison d'un groupe par dilution. Injectez par voie intrapéritonéale à chaque souris 0,5 ml de la dilution attribuée à son groupe. Après 7 jours, préparez 3 nouvelles dilutions identiques du vaccin à examiner et de la préparation de référence respectivement, puis répétez les inoculations. 7 jours après l'injection de la seconde dose de vaccin, préparez une suspension d'épreuve telle que, sur la base du titrage préliminaire, elle contienne environ 50 DL_{50} par 0,03 ml. Inoculez par voie intracérébrale à chaque souris vaccinée 0,03 ml de cette suspension. Préparez ensuite une série de 3 dilutions appropriées de la suspension virale d'épreuve. Utilisez 4 groupes de 5 souris témoins. Attribuez respectivement à chaque groupe la suspension et ses 3 dilutions. Injectez par voie intracérébrale à chaque souris 0,03 ml de la suspension ou d'une des dilutions d'épreuve attribuée à son groupe. Mettez les souris de tous les groupes en observation pendant 14 jours. Notez dans chaque groupe le nombre de souris qui meurent ou qui présentent des signes de la rage au cours des 5 à 14 jours qui suivent l'épreuve.

L'essai n'est valable que si :

- pour le vaccin à examiner et pour la préparation de référence, les dilutions en série encadrent la dose protectrice à 50 pour cent,
- le titrage de la suspension virale indique que la dose d'épreuve (0,03 ml) contient au moins 10 DL_{50},
- l'analyse statistique démontre une pente significative des courbes dose/réponse et ne révèle aucune déviation significative de la linéarité ou du parallélisme,
- les limites de confiance (P = 0,95) ne sont pas inférieures à 25 pour cent ni supérieures à 400 pour cent de l'activité mesurée.

Le vaccin satisfait à l'essai si l'activité mesurée est au minimum de 2,5 UI par dose humaine.

ÉTIQUETAGE

L'étiquette indique l'origine biologique de la culture cellulaire qui a servi à la préparation du vaccin.

01/2002:1057

VACCIN ROUGEOLEUX, DES OREILLONS ET RUBÉOLEUX, VIVANT

Vaccinum morbillorum, parotitidis et rubellae vivum

DÉFINITION

Le vaccin rougeoleux, des oreillons et rubéoleux, vivant, est une préparation cryodesséchée obtenue à partir de souches atténuées appropriées du virus rougeoleux, du virus des oreillons et du virus rubéoleux.

Le vaccin, reconstitué immédiatement avant l'emploi d'après les indications figurant sur l'étiquette, se présente sous forme d'un liquide limpide qui peut être coloré en raison de la présence d'un indicateur de pH.

PRODUCTION

Les trois composants sont préparés comme il est décrit dans les monographies *Vaccin rougeoleux vivant (0213)*, *Vaccin vivant des oreillons (0538)* et *Vaccin rubéoleux vivant (0162)* et satisfont aux spécifications qui y sont prescrites.

Le procédé de production fait l'objet d'une validation permettant de démontrer que le produit satisferait à l'essai de toxicité anormale des immunosérums et vaccins pour usage humain (*2.6.9*), s'il lui était appliqué.

VRAC FINAL

Les récoltes de virus de chaque composant sont mélangées et clarifiées afin d'éliminer les cellules. Un stabilisant approprié peut être ajouté et le mélange de récoltes dilué de façon appropriée. Des quantités appropriées du mélange des récoltes de chaque composant sont mélangées.

Seul un vrac final qui satisfait à l'essai ci-après peut être utilisé dans la préparation du lot final.

Contamination bactérienne et fongique. Le vrac final satisfait à l'essai de stérilité (*2.6.1*) effectué en utilisant 10 ml pour chaque milieu.

LOT FINAL

Pour chaque composant, une concentration minimale en virus pour la libération du vaccin est établie à l'aide des données relatives à la stabilité, de manière à s'assurer qu'en fin de période de validité, la concentration minimale en virus indiquée sur l'étiquette sera présente dans le vaccin.

Seul un lot final qui satisfait à la spécification de la concentration minimale en virus de chaque composant pour la libération des lots et à l'essai ci-après de stabilité thermique et qui est conforme à chacun des essais décrits ci-dessous sous Identification et Essai peut être libéré. Si les essais de sérum-albumine bovine et, dans les cas appropriés, l'essai d'ovalbumine ont été effectués avec de bons résultats sur le vrac final, ils peuvent ne pas être effectués sur le lot final.

Stabilité thermique. Maintenez des échantillons du lot final de vaccin cryodesséché à l'état sec à 37 °C pendant 7 jours. Selon les modalités décrites ci-dessous, déterminez la concentration en virus du vaccin après chauffage et effectuez en parallèle le titrage d'un échantillon de vaccin non chauffé et maintenu à 5 ± 3 °C. Pour chaque composant, la concentration en virus du vaccin après chauffage n'est pas inférieure de plus de 1,0 $\log_{10}$ à la valeur obtenue avec le vaccin non chauffé.

IDENTIFICATION

Lorsque le vaccin reconstitué d'après les indications de l'étiquette est mélangé à des anticorps spécifiques du virus rougeoleux, du virus des oreillons et du virus rubéoleux, il n'infecte plus des cultures cellulaires sensibles à ces virus. Lorsque le vaccin reconstitué d'après les indications de l'étiquette est mélangé à des quantités suffisantes d'anticorps spécifiques pour neutraliser 2 des 3 composants, le troisième composant infecte des cultures cellulaires sensibles.

ESSAI

Contamination bactérienne et fongique. Le vaccin reconstitué satisfait à l'essai de stérilité (*2.6.1*).

Sérum-albumine bovine. Déterminez la teneur en sérum-albumine bovine par une méthode immunochimique appropriée (*2.7.1*). La teneur n'est pas supérieure à 50 ng par dose humaine unitaire.

Ovalbumine. Si le composant ourlien a été préparé sur embryons de poulet, déterminez la teneur en ovalbumine par une méthode immunochimique appropriée (*2.7.1*). La teneur n'est pas supérieure à 1 µg d'ovalbumine par dose humaine unitaire.

Teneur en eau (*2.5.12*). Déterminée par semi-microdosage, la teneur en eau n'est pas supérieure à 3,0 pour cent.

CONCENTRATION EN VIRUS

A. Mélangez le vaccin à une quantité suffisante d'anticorps spécifiques du virus des oreillons. Titrez le virus rougeoleux infectieux du vaccin, au moins en triple, en utilisant au moins 5 cultures cellulaires pour chaque étape de dilution 0,5 $\log_{10}$ ou par une méthode de précision équivalente. Utilisez une préparation de référence appropriée de virus pour valider chaque titrage. La concentration estimée en virus rougeoleux n'est pas inférieure à celle indiquée sur l'étiquette ; la concentration minimale en virus rougeoleux indiquée sur l'étiquette n'est pas inférieure à 1×10^3 $DICC_{50}$ par dose humaine unitaire. L'essai n'est pas valable si l'intervalle de confiance (P = 0,95) du logarithme de la concentration en virus est supérieur à ± 0,3.

B. Mélangez le vaccin à une quantité suffisante d'anticorps spécifiques du virus rougeoleux. Titrez le virus des oreillons infectieux du vaccin, au moins en triple, en utilisant au moins 5 cultures cellulaires pour chaque étape de dilution 0,5 $\log_{10}$ ou par une méthode de précision équivalente. Utilisez une préparation de référence appropriée de virus pour valider chaque titrage. La concentration estimée en virus des oreillons n'est pas inférieure à celle indiquée sur l'étiquette ; la concentration minimale en virus des oreillons indiquée sur l'étiquette n'est pas inférieure à 5×10^3 $DICC_{50}$ par dose

Vaccins

humaine unitaire. L'essai n'est pas valable si l'intervalle de confiance (P = 0,95) du logarithme de la concentration en virus est supérieur à ± 0,3.

C. Mélangez le vaccin à une quantité suffisante d'anticorps spécifiques du virus des oreillons. Titrez le virus rubéoleux infectieux du vaccin, au moins en triple, en utilisant au moins 5 cultures cellulaires pour chaque étape de dilution 0,5 $\log_{10}$ ou par une méthode de précision équivalente. Utilisez une préparation de référence appropriée de virus pour valider chaque titrage. La concentration estimée en virus rubéoleux n'est pas inférieure à celle indiquée sur l'étiquette ; la concentration minimale en virus rubéoleux indiquée sur l'étiquette n'est pas inférieure à 1×10^3 $DICC_{50}$ par dose humaine unitaire. L'essai n'est pas valable si l'intervalle de confiance (P = 0,95) du logarithme de la concentration en virus est supérieur à ± 0,3.

ÉTIQUETAGE

L'étiquette indique :

- les souches de virus utilisées pour la préparation du vaccin,
- dans les cas appropriés, que le vaccin a été préparé sur embryons de poulet,
- le type et l'origine des cellules utilisées pour la préparation du vaccin,
- la concentration minimale en virus pour chaque composant,
- que le contact entre le vaccin et les désinfectants doit être évité,
- la période pendant laquelle le vaccin peut être utilisé après reconstitution,
- que le vaccin ne doit pas être administré à une femme enceinte et que la grossesse doit être évitée pendant les 2 mois qui suivent la vaccination.

01/2002:0213

VACCIN ROUGEOLEUX VIVANT

Vaccinum morbillorum vivum

DÉFINITION

Le vaccin rougeoleux vivant est une préparation cryodesséchée obtenue à partir d'une souche atténuée appropriée du virus rougeoleux. Le vaccin, reconstitué immédiatement avant l'emploi d'après les indications figurant sur l'étiquette, se présente sous forme d'un liquide limpide qui peut être coloré en raison de la présence d'un indicateur de pH.

PRODUCTION

La production du vaccin est basée sur un système de lot de semence virale et, s'il est préparé sur cellules diploïdes humaines, sur un système de banque de cellules. Il aura été démontré que ces systèmes donnent de façon constante des vaccins rougeoleux vivants d'un pouvoir immunogène et d'une innocuité adéquats pour l'homme. Sauf exception justifiée et autorisée, le virus dans le vaccin final n'aura pas subi plus de passages depuis le lot de semence primaire que le vaccin qui a satisfait aux essais cliniques d'innocuité et d'efficacité ; même en cas d'exception autorisée, le nombre de passages au-delà du niveau utilisé pour les essais cliniques ne sera pas supérieur à 5.

Le procédé de production fait l'objet d'une validation permettant de démontrer que le produit satisferait à l'essai de toxicité anormale des immunosérums et vaccins pour usage humain (*2.6.9*), s'il lui était appliqué.

SUBSTRAT POUR LA MULTIPLICATION DU VIRUS

Le virus est multiplié dans des cellules diploïdes humaines (*5.2.3*) ou dans des cultures de cellules d'embryons de poulet provenant d'un élevage exempt de microorganismes pathogènes spécifiés (*5.2.2*).

LOT DE SEMENCE

La souche de virus rougeoleux utilisée sera identifiée par des données historiques y compris des informations sur son origine et sa manipulation ultérieure. Pour éviter l'utilisation excessive de singes dans l'essai de neurovirulence, les lots de semence virale sont préparés en quantités importantes et conservés à des températures inférieures à – 20 °C s'ils sont cryodesséchés ou inférieures à – 60 °C s'ils ne le sont pas.

Seul un lot de semence qui satisfait aux essais ci-après peut être utilisé pour la multiplication du virus.

Identification. L'identité virale des lots de semence primaire et de travail est vérifiée par un essai de séroneutralisation en culture cellulaire, effectué à l'aide d'anticorps spécifiques.

Concentration en virus. La concentration en virus dans les lots de semence primaire et de travail est déterminée afin de s'assurer de la régularité de la production.

Agents étrangers (*2.6.16*). Le lot de semence de travail satisfait aux essais pour les lots de semence.

Neurovirulence (*2.6.18*). Le lot de semence de travail satisfait à l'essai de neurovirulence des vaccins à virus vivant. Les singes *Macaca* et *Cercopithecus* réceptifs au virus rougeoleux sont appropriés pour cet essai.

MULTIPLICATION ET RÉCOLTE

L'utilisation de la banque de cellules et des cultures cellulaires qui en sont issues est faite dans des conditions d'asepsie, dans un endroit où d'autres cellules ne sont pas manipulées. Du sérum animal approprié (mais non humain) peut être utilisé dans le milieu pour la croissance cellulaire, mais le milieu final utilisé pour maintenir la croissance cellulaire en cours de multiplication virale ne contient pas de sérum animal. Il est démontré que le sérum et la trypsine utilisés dans la préparation des suspensions de cellules et des milieux de culture sont exempts d'agents étrangers. Le milieu de culture cellulaire peut contenir un indicateur de pH, tel que le rouge de phénol, et des antibiotiques appropriés à la plus faible concentration efficace. Il est souhaitable d'utiliser un substrat exempt d'antibiotiques pendant la production. 500 ml au moins des cultures cellulaires de production sont gardés comme cellules témoins non ensemencées. Les suspensions de virus sont recueillies au moment approprié pour la souche de virus utilisée.

Seule une récolte unique qui satisfait aux essais ci-après peut être utilisée dans la préparation du vrac final.

Identification. L'identité virale de la récolte unique est vérifiée par un essai de séroneutralisation en culture cellulaire, effectué à l'aide d'anticorps spécifiques.

Concentration en virus. La concentration en virus dans les récoltes uniques est déterminée comme il est prescrit sous Concentration en virus afin de s'assurer de la régularité de la production et de déterminer la dilution à utiliser dans la préparation du vrac final.

Agents étrangers (*2.6.16*). La récolte unique satisfait aux essais des agents étrangers.

Cellules témoins. Si des cellules diploïdes humaines sont utilisées pour la production, les cellules témoins satisfont à un essai d'identification. Elles satisfont également aux essais des agents étrangers (*2.6.16*).

Vaccins

VRAC FINAL

Les récoltes de virus qui satisfont aux essais prescrits ci-dessus sont mélangées et clarifiées afin d'éliminer les cellules. Un stabilisant approprié peut être ajouté et le mélange de récoltes est dilué de façon appropriée.

Seul un vrac final qui satisfait à l'essai ci-après peut être utilisé dans la préparation du lot final.

Contamination bactérienne et fongique. Le vrac final satisfait à l'essai de stérilité (*2.6.1*), effectué en utilisant 10 ml pour chaque milieu.

LOT FINAL

Une concentration minimale en virus pour la libération du vaccin est établie à l'aide des données de stabilité de manière à s'assurer qu'en fin de période de validité, la concentration minimale en virus indiquée sur l'étiquette sera présente dans le vaccin.

Seul un lot final qui est conforme à la spécification de la concentration minimale en virus pour la libération des lots, à l'essai ci-après de stabilité thermique et à chacun des essais décrits ci-dessous sous Identification et Essai peut être libéré. Si l'essai de sérum-albumine bovine a été effectué avec de bons résultats sur le vrac final, il peut ne pas être effectué sur le lot final.

Stabilité thermique. Maintenez des échantillons du lot final de vaccin cryodesséché à l'état sec à 37 °C pendant 7 jours. Selon les modalités décrites ci-dessous, déterminez la concentration en virus du vaccin après chauffage et effectuez en parallèle le titrage d'un échantillon de vaccin non chauffé et maintenu à 5 ± 3 °C. La concentration en virus du vaccin après chauffage n'est pas inférieure de plus de 1,0 $\log_{10}$ à la valeur obtenue avec le vaccin non chauffé.

IDENTIFICATION

Lorsque le vaccin reconstitué d'après les indications de l'étiquette est mélangé à des anticorps spécifiques du virus rougeoleux, il n'infecte plus des cultures cellulaires sensibles.

ESSAI

Contamination bactérienne et fongique. Le vaccin reconstitué satisfait à l'essai de stérilité (*2.6.1*).

Sérum-albumine bovine. Déterminez la teneur en sérum-albumine bovine par une méthode immunochimique appropriée (*2.7.1*). La teneur n'est pas supérieure à 50 ng par dose humaine unitaire.

Teneur en eau (*2.5.12*). Déterminée par semi-microdosage, la teneur en eau n'est pas supérieure à 3,0 pour cent.

CONCENTRATION EN VIRUS

Titrez le virus infectieux du vaccin, au moins en triple, en utilisant au moins 5 cultures cellulaires pour chaque étape de dilution 0,5 $\log_{10}$ ou par une méthode de précision équivalente. Utilisez une préparation de référence appropriée de virus pour valider chaque titrage. La concentration estimée en virus n'est pas inférieure à celle indiquée sur l'étiquette ; la concentration minimale en virus indiquée sur l'étiquette n'est pas inférieure à 1×10^3 $DICC_{50}$ par dose humaine. L'essai n'est pas valable si l'intervalle de confiance (P = 0,95) du logarithme de la concentration en virus est supérieur à ± 0,3.

ÉTIQUETAGE

L'étiquette indique :

- la souche de virus utilisée pour la préparation du vaccin,
- le type et l'origine des cellules utilisées pour la préparation du vaccin,
- la concentration minimale en virus,
- que le contact entre le vaccin et les désinfectants doit être évité,
- la période pendant laquelle le vaccin peut être utilisé après reconstitution.

01/2002:0162

VACCIN RUBÉOLEUX VIVANT

Vaccinum rubellae vivum

DÉFINITION

Le vaccin rubéoleux vivant est une préparation cryodesséchée obtenue à partir d'une souche atténuée appropriée du virus rubéoleux. Le vaccin, reconstitué immédiatement avant l'emploi d'après les indications figurant sur l'étiquette, se présente sous forme d'un liquide limpide qui peut être coloré en raison de la présence d'un indicateur de pH.

PRODUCTION

La production du vaccin est basée sur un système de lot de semence virale et un système de banque de cellules. Il aura été démontré que ces systèmes donnent de façon constante des vaccins rubéoleux vivants d'un pouvoir immunogène et d'une innocuité adéquats pour l'homme. Sauf exception justifiée et autorisée, le virus dans le vaccin final n'aura pas subi plus de passages depuis le lot de semence primaire que le vaccin qui a satisfait aux essais cliniques d'innocuité et d'efficacité.

Le procédé de production fait l'objet d'une validation permettant de démontrer que le produit satisferait à l'essai de toxicité anormale des immunosérums et vaccins pour usage humain (*2.6.9*), s'il lui était appliqué.

SUBSTRAT POUR LA MULTIPLICATION DU VIRUS

Le virus est multiplié dans des cellules diploïdes humaines (*5.2.3*).

LOT DE SEMENCE

La souche de virus rubéoleux utilisée sera identifiée par des données historiques y compris des informations sur son origine et sa manipulation ultérieure. Pour éviter l'utilisation excessive de singes dans l'essai de neurovirulence, les lots de semence virale sont préparés en quantités importantes et conservés à des températures inférieures à – 20 °C s'ils sont cryodesséchés ou inférieures à – 60 °C s'ils ne le sont pas.

Seul un lot de semence qui satisfait aux essais ci-après peut être utilisé pour la multiplication du virus.

Identification. L'identité virale des lots de semence primaire et de travail est vérifiée par un essai de séroneutralisation en culture cellulaire, effectué à l'aide d'anticorps spécifiques.

Concentration en virus. La concentration en virus dans les lots de semence primaire et de travail est déterminée afin de s'assurer de la régularité de la production.

Agents étrangers (*2.6.16*). Le lot de semence de travail satisfait aux exigences pour les lots de semence.

Neurovirulence (*2.6.18*). Le lot de semence de travail satisfait à l'essai de neurovirulence des vaccins à virus vivant. Les singes *Macaca* et *Cercopithecus* sont appropriés pour cet essai.

MULTIPLICATION ET RÉCOLTE

L'utilisation de la banque de cellules et des cultures cellulaires qui en sont issues est faite dans des conditions d'asepsie, dans un endroit où d'autres cellules ne sont pas manipulées. Du sérum animal approprié (mais non humain) peut être utilisé dans le milieu pour la croissance cellulaire, mais le milieu final utilisé pour maintenir la croissance cellulaire en cours de multiplication virale ne contient pas

Vaccins

de sérum animal. Il est démontré que le sérum et la trypsine utilisés dans la préparation des suspensions de cellules et des milieux de culture sont exempts d'agents étrangers. Le milieu de culture cellulaire peut contenir un indicateur de pH, tel que le rouge de phénol, et des antibiotiques appropriés à la plus faible concentration efficace. Il est souhaitable d'utiliser un substrat exempt d'antibiotiques pendant la production. 500 ml au moins des cultures cellulaires de production sont gardés comme cellules témoins non ensemencées. La température d'incubation est contrôlée pendant la multiplication du virus. Les suspensions de virus sont recueillies en une ou plusieurs fois pendant les 28 jours suivant l'inoculation. Les récoltes multiples d'un même lot de cellules peuvent être réunies et considérées comme une récolte unique.

Seule une récolte unique qui satisfait aux essais ci-après peut être utilisée dans la préparation du vrac final.

Identification. L'identité virale de la récolte unique est vérifiée par un essai de séroneutralisation en culture cellulaire, effectué à l'aide d'anticorps spécifiques.

Concentration en virus. La concentration en virus dans la récolte unique est déterminée comme il est prescrit sous Concentration en virus afin de s'assurer de la régularité de la production et de déterminer la dilution à utiliser dans la préparation du vrac final.

Agents étrangers (*2.6.16*). La récolte unique satisfait aux essais des agents étrangers.

Cellules témoins. Les cellules témoins satisfont à un essai d'identification et aux essais des agents étrangers (*2.6.16*).

VRAC FINAL

Les récoltes de virus qui satisfont aux essais prescrits ci-dessus sont mélangées et clarifiées afin d'éliminer les cellules. Un stabilisant approprié peut être ajouté et le mélange de récoltes est dilué de façon appropriée.

Seul un vrac final qui satisfait à l'essai ci-après peut être utilisé dans la préparation du lot final.

Contamination bactérienne et fongique. Le vrac final satisfait à l'essai de stérilité (*2.6.1*), effectué en utilisant 10 ml pour chaque milieu.

LOT FINAL

Une concentration minimale en virus pour la libération du vaccin est établie à l'aide des données de stabilité de manière à s'assurer qu'en fin de période de validité, la concentration minimale en virus indiquée sur l'étiquette sera présente dans le vaccin.

Seul un lot final qui est conforme à la spécification de la concentration minimale en virus pour la libération des lots, à l'essai ci-après de stabilité thermique et à chacun des essais décrits ci-dessous sous Identification et Essai peut être libéré. Si l'essai de sérum-albumine bovine a été effectué avec de bons résultats sur le vrac final, il peut ne pas être effectué sur le lot final.

Stabilité thermique. Maintenez des échantillons du lot final de vaccin cryodesséché à l'état sec à 37 °C pendant 7 jours. Selon les modalités décrites ci-dessous, déterminez la concentration en virus du vaccin après chauffage et effectuez en parallèle le titrage d'un échantillon de vaccin non chauffé et maintenu à 5 ± 3 °C. La concentration en virus du vaccin après chauffage n'est pas inférieure de plus de 1,0 $\log_{10}$ à la valeur obtenue avec le vaccin non chauffé.

IDENTIFICATION

Lorsque le vaccin reconstitué d'après les indications de l'étiquette est mélangé à des anticorps spécifiques du virus rubéoleux, il n'infecte plus des cultures cellulaires sensibles.

ESSAI

Contamination bactérienne et fongique. Le vaccin reconstitué satisfait à l'essai de stérilité (*2.6.1*).

Sérum-albumine bovine. Déterminez la teneur en sérum-albumine bovine par une méthode immunochimique appropriée (*2.7.1*). La teneur n'est pas supérieure à 50 ng par dose humaine unitaire.

Teneur en eau (*2.5.12*). Déterminée par semi-microdosage, la teneur en eau n'est pas supérieure à 3,0 pour cent.

CONCENTRATION EN VIRUS

Titrez le virus infectieux du vaccin, au moins en triple, en utilisant au moins 5 cultures cellulaires pour chaque étape de dilution 0,5 $\log_{10}$ ou par une méthode de précision équivalente. Utilisez une préparation de référence appropriée de virus pour valider chaque titrage. La concentration estimée en virus n'est pas inférieure à celle indiquée sur l'étiquette ; la concentration minimale en virus indiquée sur l'étiquette n'est pas inférieure à 1×10^3 $DICC_{50}$ par dose humaine. L'essai n'est pas valable si l'intervalle de confiance ($P = 0,95$) du logarithme de la concentration en virus est supérieur à ± 0,3.

ÉTIQUETAGE

L'étiquette indique :

- la souche de virus utilisée pour la préparation du vaccin,
- le type et l'origine des cellules utilisées pour la préparation du vaccin,
- la concentration minimale en virus,
- que le contact entre le vaccin et les désinfectants doit être évité,
- la période pendant laquelle le vaccin peut être utilisé après reconstitution,
- que le vaccin ne doit pas être administré à une femme enceinte et que la grossesse doit être évitée pendant les 2 mois qui suivent la vaccination.

01/2002:0452

VACCIN TÉTANIQUE ADSORBÉ

Vaccinum tetani adsorbatum

DÉFINITION

Le vaccin tétanique adsorbé est une préparation d'anatoxine tétanique adsorbée sur un support minéral. L'anatoxine est obtenue par l'action du formaldéhyde sur la toxine résultant de la croissance de *Clostridium tetani*.

PRODUCTION

ANATOXINE PURIFIÉE EN VRAC

Pour la production de la toxine tétanique, à partir de laquelle l'anatoxine est préparée, les cultures de semence sont organisées dans un système défini de lot de semence où le pouvoir toxigène est maintenu et restauré, si besoin est, par une nouvelle sélection. Une souche de *Clostridium tetani* fortement toxigène dont l'origine et l'historique sont connus, est cultivée en milieu liquide approprié. En fin de croissance, la pureté de chaque culture est vérifiée et les cultures contaminées sont éliminées. Le milieu de culture contenant la toxine est récolté aseptiquement. La teneur en toxine (Lf par millilitre) est déterminée afin de contrôler la régularité de la production. Des récoltes individuelles peuvent être réunies pour préparer l'anatoxine purifiée en vrac.

La toxine est purifiée pour éliminer les composants susceptibles de causer des réactions indésirables en usage humain. La toxine purifiée est détoxifiée par le formaldéhyde selon une méthode qui évite de détruire l'activité immunogène de l'anatoxine et la réversibilité à la toxine, notamment par action de la chaleur. La purification peut également être effectuée après détoxification.

Seule une anatoxine purifiée en vrac qui satisfait aux essais ci-après peut être utilisée dans la préparation du vrac final.

Stérilité (*2.6.1*). Effectuez l'essai de stérilité en utilisant 10 ml pour chaque milieu.

Absence de toxine tétanique. Utilisez 5 cobayes en bonne santé, pesant chacun de 250 g à 350 g et n'ayant pas été traités auparavant par une substance susceptible de fausser l'essai. Injectez à chacun d'eux par voie sous-cutanée au minimum 500 Lf d'anatoxine purifiée sous un volume de 1 ml. Si, dans les 21 jours qui suivent l'injection, un des animaux présente des symptômes ou meurt du tétanos, l'anatoxine ne satisfait pas à l'essai. Si plus d'un animal meurt de causes non spécifiques, répétez l'essai une seule fois ; si plus d'un animal meurt dans le second essai, l'anatoxine ne satisfait pas à l'essai.

Irréversibilité de l'anatoxine. A l'aide du tampon utilisé pour le vaccin final sans adsorbant, préparez une dilution de l'anatoxine purifiée en vrac de manière à obtenir la même concentration en anatoxine que le vaccin final. Divisez la dilution en 2 parties égales. Maintenez l'une d'elle à 5 ± 3 °C et l'autre à 37 °C pendant 6 semaines. Soumettez les 2 échantillons à une épreuve sensible appropriée de la toxine tétanique active, par exemple par inoculation à des souris ou à des cobayes. Le vaccin satisfait à l'essai si aucun des 2 échantillons ne provoque de signes de toxicité attribuables à la toxine tétanique.

Pureté antigénique. L'anatoxine purifiée en vrac contient au minimum 1000 Lf par milligramme d'azote protéique.

VRAC FINAL

Le vrac final est préparé par adsorption d'une quantité appropriée d'anatoxine purifiée en vrac sur du phosphate d'aluminium hydraté, de l'hydroxyde d'aluminium ou du phosphate de calcium ; le mélange obtenu est approximativement isotonique au sang. Des conservateurs antimicrobiens appropriés peuvent être ajoutés. L'activité antigénique du vaccin est altérée par certains conservateurs antimicrobiens, notamment ceux du type phénolique, qui ne doivent pas être ajoutés au vaccin.

Seul un vrac final qui satisfait aux essais ci-après peut être utilisé dans la préparation du lot final.

Conservateur antimicrobien. Le cas échéant, déterminez la teneur en conservateur antimicrobien par un dosage chimique approprié. La teneur n'est pas inférieure à 85 pour cent ni supérieure à 115 pour cent de la teneur voulue.

Stérilité (*2.6.1*). Effectuez l'essai de stérilité en utilisant 10 ml pour chaque milieu.

Activité. Effectuez l'essai prescrit sous Activité.

LOT FINAL

Le vrac final est réparti aseptiquement dans des récipients stériles à fermeture inviolable. Les récipients sont fermés de façon à prévenir toute contamination.

Seul un lot final qui est conforme à chacun des essais décrits ci-dessous sous Identification, Essai et Activité peut être libéré. Si les essais de toxicité spécifique, de formaldéhyde libre et de conservateur antimicrobien et la détermination de l'activité ont été effectués avec des résultats satisfaisants sur le vrac final, ils peuvent ne pas être effectués sur le lot final.

IDENTIFICATION

Dissolvez dans le vaccin tétanique adsorbé une quantité suffisante de *citrate de sodium R* pour obtenir une solution à 100 g/l. Faites incuber à 37 °C pendant 16 h environ et centrifugez jusqu'à obtention d'un liquide surnageant limpide. Le liquide surnageant limpide réagit avec une antitoxine tétanique appropriée en donnant un précipité.

ESSAI

Toxicité spécifique. Utilisez 5 cobayes en bonne santé, pesant de 250 g à 350 g et n'ayant pas été traités auparavant par une substance susceptible de fausser l'essai. Injectez à chacun d'eux par voie sous-cutanée une quantité équivalant à 5 fois la dose humaine unitaire indiquée sur l'étiquette. Si, dans les 21 jours qui suivent l'injection, un des animaux présente des symptômes ou meurt du tétanos, le vaccin ne satisfait pas à l'essai. Si plus d'un animal meurt de causes non spécifiques, répétez l'essai une seule fois ; si plus d'un animal meurt dans le second essai, le vaccin ne satisfait pas à l'essai.

Aluminium (*2.5.13*) : au maximum 1,25 mg par dose humaine unitaire, si l'adsorbant utilisé est de l'hydroxyde d'aluminium ou du phosphate d'aluminium hydraté.

Calcium (*2.5.14*) : au maximum 1,3 mg par dose humaine unitaire, si l'adsorbant utilisé est du phosphate de calcium.

Formaldéhyde libre (*2.4.18*) : au maximum 0,2 g/l.

Conservateur antimicrobien. Le cas échéant, déterminez la teneur en conservateur antimicrobien par un dosage chimique approprié. La teneur n'est pas inférieure à la teneur minimale qui s'est avérée efficace et elle n'est pas supérieure à 115 pour cent de la teneur indiquée sur l'étiquette.

Stérilité (*2.6.1*). Le vaccin tétanique adsorbé satisfait à l'essai de stérilité.

ACTIVITÉ

Evaluez l'activité du vaccin tétanique adsorbé par un des titrages prescrits (*2.7.8*).

La limite inférieure de confiance ($P = 0{,}95$) de l'activité mesurée n'est pas inférieure à 40 UI par dose humaine unitaire.

ÉTIQUETAGE

L'étiquette indique :

– le nombre minimal d'Unités Internationales par dose humaine unitaire,
– le nom et la quantité de l'adsorbant utilisé,
– que le vaccin doit être agité avant l'emploi,
– que le vaccin ne doit pas être congelé.

01/2002:0156

VACCIN TYPHOÏDIQUE

Vaccinum febris typhoidi

DÉFINITION

Le vaccin typhoïdique est une suspension stérile de *Salmonella typhi* inactivés qui contient au minimum 5×10^8 et au maximum 1×10^9 bactéries (*S. typhi*) par dose humaine. Cette dose n'est pas supérieure à 1,0 ml.

PRODUCTION

Le vaccin est obtenu à partir d'un lot de semence provenant d'une souche appropriée telle que Ty 2[(37)] de *S. typhi*.

Le vaccin final représente au maximum 3 subcultures de la souche sur laquelle ont été réalisés les examens de laboratoire et les essais cliniques ayant démontré qu'elle est utilisable. Les bactéries sont inactivées par l'acétone, par le formaldéhyde, par le phénol ou par le chauffage ou par l'association de ces 2 derniers procédés.

Le procédé de production fait l'objet d'une validation permettant de démontrer que le produit satisferait, s'il lui était appliqué, à l'essai de toxicité anormale des immunosérums et vaccins pour usage humain (*2.6.9*), modifié comme suit : injectez 0,5 ml du vaccin par souris ; injectez 1,0 ml du vaccin par cobaye.

IDENTIFICATION

Le vaccin typhoïdique est identifié par agglutination spécifique.

ESSAI

Phénol (*2.5.15*). Si le phénol est utilisé, sa concentration ne dépasse pas 5 g/l.

Pouvoir antigénique. Injectez le vaccin typhoïdique à des animaux de laboratoire réceptifs. Le vaccin stimule la formation des agglutinines anti-O, anti-H et, en quantité moindre, anti-Vi.

Stérilité (*2.6.1*). Le vaccin typhoïdique satisfait à l'essai de stérilité.

ÉTIQUETAGE

L'étiquette indique :

- le procédé utilisé pour inactiver les bactéries,
- le nombre de bactéries par dose humaine.

01/2002:0157

VACCIN TYPHOÏDIQUE CRYODESSÉCHÉ

Vaccinum febris typhoidi cryodesiccatum

DÉFINITION

Le vaccin typhoïdique cryodesséché est une préparation obtenue à partir de *Salmonella typhi* inactivés. Le vaccin reconstitué d'après les indications de l'étiquette se présente sous forme d'une suspension homogène qui contient au minimum 5×10^8 et au maximum 1×10^9 bactéries (*S. typhi*) par dose humaine. Cette dose n'est pas supérieure à 1,0 ml du vaccin reconstitué.

PRODUCTION

Le vaccin est obtenu à partir d'un lot de semence provenant d'une souche appropriée telle que Ty 2[(38)] de *S. typhi*.

Le vaccin final représente au maximum 3 subcultures de la souche sur laquelle ont été réalisés les examens de laboratoire et les essais cliniques ayant démontré qu'elle est utilisable. Les bactéries sont inactivées par l'acétone, par le formaldéhyde ou par chauffage. Le phénol ne doit pas être utilisé. Le vaccin est réparti dans des récipients stériles, puis cryodesséché jusqu'à obtention d'une préparation dont la teneur en eau favorise la stabilité du vaccin. Les récipients sont ensuite fermés de façon à prévenir toute contamination.

Le procédé de production fait l'objet d'une validation permettant de démontrer que le produit satisferait, s'il lui était appliqué, à l'essai de toxicité anormale des immunosérums et vaccins pour usage humain (*2.6.9*), modifié comme suit : injectez 0,5 ml du vaccin par souris ; injectez 1,0 ml du vaccin par cobaye.

IDENTIFICATION

Le vaccin typhoïdique cryodesséché, reconstitué d'après les indications de l'étiquette, est identifié par agglutination spécifique.

ESSAI

Phénol (*2.5.15*). Si le phénol est utilisé, sa concentration ne dépasse pas 5 g/l.

Pouvoir antigénique. Injectez le vaccin reconstitué à des animaux de laboratoire réceptifs. Le vaccin stimule la formation des agglutinines anti-O, anti-H et, en quantité moindre, anti-Vi.

Stérilité (*2.6.1*). Le vaccin reconstitué satisfait à l'essai de stérilité.

ÉTIQUETAGE

L'étiquette indique :

- le procédé utilisé pour inactiver les bactéries,
- le nombre de bactéries par dose humaine,
- que le vaccin doit être utilisé dans les 8 h qui suivent sa reconstitution.

01/2002:1160

VACCIN TYPHOÏDIQUE POLYOSIDIQUE

Vaccinum febris typhoidis polysaccharidicum

DÉFINITION

Le vaccin typhoïdique polyosidique est une préparation de polyoside capsulaire Vi purifié, obtenu à partir de *Salmonella typhi* de la souche Ty 2 ou d'une autre souche appropriée qui est capable de produire le polyoside Vi.

Le polyoside capsulaire Vi est constitué par des unités répétées et partiellement 3-*O*-acétylées d'acide 2-acétylamino-2-désoxy-D-galactopyranuronique à liaisons α-(1→4).

PRODUCTION

La production du polyoside Vi est basée sur un système de lot de semence. Il doit être démontré que la méthode de production donne de façon constante des vaccins typhoïdiques polyosidiques de pouvoir immunogène et d'innocuité adéquats pour l'homme.

Le procédé de production fait l'objet d'une validation permettant de démontrer que le produit satisferait à l'essai de toxicité anormale des immunosérums et vaccins pour usage humain (*2.6.9*), s'il lui était appliqué.

LOTS DE SEMENCE

La souche de *S. typhi* utilisée pour préparer le lot de semence primaire devra être identifiée par des données historiques y compris des informations sur son origine et par ses caractéristiques biochimiques et sérologiques. Les

(37) Cette souche est distribuée par le Centre de Référence et de Recherche des Vaccins Bactériens de l'Organisation Mondiale de la Santé, Institut des sérums et vaccins pour usage humain, Szallas Utca 5, H-1107 Budapest, Hongrie.

(38) Cette souche est distribuée par le Centre de Référence et de Recherche des Vaccins Bactériens de l'Organisation Mondiale de la Santé, Institut des sérums et vaccins pour usage humain, Szallas Utca 5, H-1107 Budapest, Hongrie.

cultures préparées à partir du lot de semence de travail doivent avoir les même caractéristiques que la souche utilisée pour préparer le lot de semence primaire.

Seule une souche qui présente les caractéristiques suivantes peut être utilisée dans la production du vaccin : (a) les frottis colorés préparés à partir d'une culture sont typiques des entérobactéries ; (b) la culture utilise le glucose sans production de gaz ; (c) les colonies sur gélose sont oxidase négatives ; (d) une suspension de la culture présente une réaction d'agglutination en présence d'un antisérum Vi approprié ou les colonies présentent des auréoles sur une plaque de gélose contenant un antisérum Vi approprié.

CULTURE ET RÉCOLTE

Le lot de semence de travail est cultivé sur un milieu solide, qui peut contenir des substances de groupe sanguin, ou sur un milieu liquide ; l'inoculum obtenu est transféré dans un milieu liquide qui servira à ensemencer le milieu final. Le milieu liquide utilisé ainsi que le milieu final sont des milieux semi-synthétiques, exempts de substances précipitées par le bromure de cétrimonium ; ils ne contiennent pas de substances de groupe sanguin ou de polyosides de masse moléculaire élevée, sauf s'il a été démontré que le procédé de purification élimine ces substances.

La pureté bactérienne de la culture est vérifiée par examen microscopique de frottis avec coloration de Gram et par inoculation de milieux appropriés ; plusieurs champs sont observés à fort grossissement afin que 10 000 organismes au moins soient examinés. La culture est ensuite inactivée au début de la phase stationnaire par addition de formaldéhyde. Les cellules bactériennes sont éliminées par centrifugation ; le polyoside est précipité du milieu de culture par addition de bromure d'hexadécyltriméthylammonium (bromure de cétrimonium). Le précipité est récolté et peut être conservé à – 20 °C en attente de purification.

POLYOSIDE Vi PURIFIÉ

Le polyoside est purifié après dissociation du complexe polyoside/bromure de cétrimonium par éliminations successives des acides nucléiques, des protéines et des lipopolysaccharides par des traitements appropriés. Il est ensuite précipité sous forme de sel calcique en présence d'éthanol. Le précipité est alors desséché à une température de 2 °C à 8 °C ; la poudre obtenue constitue le polyoside Vi purifié. La perte à la dessiccation est déterminé par thermogravimétrie (*2.2.34*) et sert à calculer le résultat des autres essais chimiques par rapport à la substance desséchée.

Seul un polyoside Vi purifié qui satisfait aux essais ci-après peut être utilisé dans la préparation du vrac final.

Protéines (*2.5.16*). La teneur en protéines par gramme de polyoside, calculée par rapport à la substance desséchée, est d'au maximum 10 mg.

Acides nucléiques (*2.5.17*). La teneur en acides nucléiques par gramme de polyoside, calculée par rapport à la substance desséchée, est d'au maximum 20 mg.

Groupements *O*-acétyle (*2.5.19*). La teneur en groupements *O*-acétyle par gramme de polyoside, calculée par rapport à la substance desséchée, est d'au minimum 2 mmol.

Distribution de taille moléculaire. Déterminez la taille moléculaire par chromatographie d'exclusion (*2.2.30*) sur *agarose réticulé pour chromatographie R*. Utilisez une colonne d'une longueur de 0,9 m et d'un diamètre intérieur de 16 mm équilibrée avec un solvant d'une force ionique de 0,2 mol/kg et d'un pH de 7,0 à 7,5. Utilisez une prise d'essai de polyoside à examiner contenant 5 mg environ dans un volume de 1 ml et éluez à un débit de 20 ml environ par heure. Recueillez des fractions de 2,5 ml environ. Déterminez le point correspondant à $K_0 = 0{,}25$ et constituez deux mélanges, l'un correspondant aux fractions éluées avant ce point, l'autre à celles éluées après. Effectuez un dosage des groupements *O*-acétyle (*2.5.19*) sur les deux mélanges. Au moins 50 pour cent du polyoside élué est retrouvé dans le mélange avant $K_0 = 0{,}25$.

Identification. Effectuez un essai d'identification par une méthode immunochimique appropriée (*2.7.1*).

Endotoxines bactériennes (*2.6.14, Méthode D*). La teneur en endotoxines du polyoside Vi purifié est de moins de 150 UI/µg.

VRAC FINAL

Un ou plusieurs lots de polyoside Vi purifié sont dissous dans un solvant approprié, qui peut contenir un conservateur antimicrobien, pour obtenir une solution où le volume correspondant à une dose contient 25 µg de polyoside et qui est isotonique au sang (250-350 mosmol/kg).

Seul un vrac final qui satisfait aux essais ci-après peut être utilisé dans la préparation du lot final.

Stérilité (*2.6.1*). Effectuez l'essai de stérilité en utilisant 10 ml pour chaque milieu.

Conservateur antimicrobien. Dans les cas appropriés, déterminez la teneur en conservateur antimicrobien par un dosage physicochimique approprié. La teneur n'est pas inférieure à 85 pour cent ni supérieure à 115 pour cent de la teneur voulue.

LOT FINAL

Le vrac final est réparti dans des récipients stériles dans des conditions aseptiques. Les récipients sont ensuite fermés de façon à empêcher toute contamination.

Seul un lot final qui est conforme à chacun des essais décrits ci-dessous sous Identification, Essai et Dosage peut être libéré. Si les essais de formaldéhyde libre et de conservateur antimicrobien ont été effectués sur le vrac final, il peuvent être omis sur le lot final.

CARACTÈRES

Liquide limpide, incolore, exempt de particules visibles.

IDENTIFICATION

Effectuez un essai d'identification par une méthode immunochimique appropriée (*2.7.1*).

ESSAI

Détermination du pH (*2.2.3*). Le pH du vaccin typhoïdique polyosidique est de 6,5 à 7,5.

Groupements *O*-acétyle

Solution à examiner. Introduisez 3 ml du vaccin typhoïdique polyosidique dans chacun de 3 tubes (1 témoin, 2 essais).

Solutions de référence. Dissolvez 0,150 g de *chlorure d'acétylcholine R* dans 10 ml d'*eau R* (solution mère contenant 15 g de chlorure d'acétylcholine par litre). Diluez extemporanément 0,5 ml de la solution mère à 50 ml avec de l'*eau R* (solution de référence contenant l'équivalent de 150 µg de chlorure d'acétylcholine par millilitre). Dans 10 tubes, introduisez respectivement 2 fois 0,1 ml (essai et témoin), 2 fois 0,2 ml (essai et témoin), 2 fois 0,5 ml (essai et témoin), 2 fois 1,0 ml (essai et témoin), 2 fois 1,5 ml (essai et témoin) de la solution de référence.

Préparez un essai à blanc à partir de 3 ml d'*eau R*.

Complétez le volume dans chaque tube à 3 ml avec de l'*eau R*. Ajoutez 0,5 ml d'un mélange de 1 volume d'*eau R* et de 2 volumes d'*acide chlorhydrique dilué R* à chacun des tubes témoins et à l'essai à blanc. A tous les tubes, ajoutez 1,0 ml de *solution alcaline d'hydroxylamine R*. Laissez en contact 2 min exactement. Ajoutez 0,5 ml d'un mélange de 1 volume d'*eau R* et de 2 volumes d'*acide chlorhydrique*

Vaccins

dilué R à chacun des tubes contenant une solution essai. A tous les tubes, ajoutez 0,5 ml d'une solution de *chlorure ferrique R* à 200 g/l dans l'*acide chlorhydrique 0,2 M*. Agitez vigoureusement les tubes bouchés pour éliminer les bulles.

Mesurez l'absorbance (*2.2.25*) de chaque solution à 540 nm en utilisant comme liquide de compensation l'essai à blanc. Pour chaque essai, retranchez la valeur de l'absorbance du témoin correspondant. Portez sur un graphique les différences d'absorbance calculées des 5 solutions de référence en fonction des quantités de chlorure d'acétylcholine qui y sont contenues, puis lisez sur la courbe d'étalonnage la quantité de chlorure d'acétylchloline dans la solution à examiner pour chacun des volumes testés. Calculez la moyenne des 2 valeurs.

1 mole de chlorure d'acétylcholine (181,7 g) correspond à 1 mole d'*O*-acétyle (43,05 g).

Le vaccin typhoïdique polyosidique contient 0,085 µmol (± 25 pour cent) de groupements *O*-acétyle par dose de 25 µg de polyoside.

Formaldéhyde libre (*2.4.18*) : au maximum 0,2 g/l.

Conservateur antimicrobien. Le cas échéant, déterminez la teneur en conservateur antimicrobien par un dosage physicochimique approprié. La teneur n'est pas inférieure à la teneur minimale qui s'est avérée efficace et elle n'est pas supérieure à 115 pour cent de la teneur indiquée sur l'étiquette. Si le phénol a été utilisé pendant la préparation, la teneur ne dépasse pas 2,5 g/l (*2.5.15*).

Stérilité (*2.6.1*). Le vaccin typhoïdique polyosidique satisfait à l'essai de stérilité.

Endotoxines bactériennes (*2.6.14, Méthode D*). Le vaccin typhoïdique polyosidique contient moins de 3750 UI d'endotoxines par dose humaine.

DOSAGE

Effectuez un dosage du polyoside Vi par une méthode immunochimique appropriée (*2.7.1*) en utilisant comme référence un polyoside purifié. La teneur mesurée en polyoside Vi du vaccin typhoïdique polyosidique n'est pas inférieure à 80 pour cent ni supérieure à 120 pour cent de la quantité indiquée sur l'étiquette. Les limites de confiance ($P = 0{,}95$) de la teneur mesurée sont de 80 pour cent au minimum à 120 pour cent au maximum.

ÉTIQUETAGE

L'étiquette indique :

- le nombre de microgrammes (25 µg) de polyoside par dose humaine,
- la quantité totale de polyoside dans le récipient.

01/2002:1055

VACCIN TYPHOÏDIQUE VIVANT, ORAL, SOUCHE TY 21a

Vaccinum febris typhoidis vivum perorale (stirpe Ty 21a)

DÉFINITION

Le vaccin typhoïdique vivant, oral, souche Ty 21a est une préparation cryodesséchée de *Salmonella typhi* souche Ty 21a vivante, cultivée dans un milieu approprié. Lorsque le vaccin est présenté sous forme de capsules, il satisfait à la monographie *Capsules (0016)*.

PRODUCTION

La caractéristique principale de la souche est l'absence de l'enzyme uridine-diphosphate-galactose-4-épimérase accompagnée d'une réduction de 50 pour cent à 90 pour cent des activités galactoperméase, galactokinase et de galactose-1-phosphate uridyl-transférase. Quelles que soient les conditions de culture, la souche ne contient pas d'antigène Vi. La souche présente une réaction d'agglutination vis-à-vis d'un sérum anti-O:9 uniquement si elle a été cultivée sur un milieu contenant du galactose. La souche contient l'antigène flagellaire H:d et ne produit pas de sulfure d'hydrogène sur milieu gélosé-fer de Kligler. La souche est non virulente pour la souris. Lorsque la souche Ty 21a est cultivée sur un milieu contenant 1 pour cent de galactose, il se produit une lyse des cellules.

LOTS DE SEMENCE

La production du vaccin est effectuée selon un système de lot de semence. Les lots de semence de travail sont préparés par une seule subculture du lot de semence primaire. Le vaccin final représente au maximum 4 subcultures réalisées à partir du vaccin d'origine sur lequel ont été effectués les examens de laboratoire et les essais cliniques qui ont démontré que la souche est acceptable.

Seul un lot de semence primaire qui satisfait aux essais ci-après peut être utilisé dans la préparation des lots de semence de travail.

Métabolisme du galactose. Dans un dosage spectrophotométrique, la souche Ty 21a, comparée à la souche Ty 2, ne présente pas au niveau du cytoplasme d'activité uridine-diphosphate-galactose-4-épimérase.

Biosynthèse de lipopolyoside. Les lipopolyosides sont extraits par le phénol à chaud puis examinés par chromatographie d'exclusion. La souche Ty 21a cultivée sur un milieu sans galactose présente uniquement le lipopolyoside du type R (« rugueux »).

Caractéristiques sérologiques. La souche Ty 21a cultivée sur un milieu synthétique sans galactose ne présente pas de réaction d'agglutination vis-à-vis d'un immunosérum spécifique anti-O:9. Quelles que soient les conditions de culture, la souche Ty 21a ne présente pas de réaction d'agglutination vis-à-vis d'un immunosérum anti-Vi. La souche Ty 21a présente une réaction d'agglutination vis-à-vis d'un immunosérum anti-H:d flagellaire.

Marqueurs biochimiques. La souche Ty 21a ne produit pas de sulfure d'hydrogène sur milieu gélosé-fer de Kligler, ce qui la différencie des autres souches de *S. typhi* galactose-épimérase négatives.

Croissance. Cultivées sur un milieu contenant 1 pour cent de galactose, les cellules de la souche Ty 21a sont lysées.

CULTURE ET RÉCOLTE

Les bactéries provenant du lot de semence de travail sont multipliées dans une culture préliminaire et une subculture est effectuée avant la croissance sur un milieu approprié contenant 0,001 pour cent de galactose, à 30 °C pendant 13 h à 15 h. Les bactéries sont récoltées. La récolte doit être exempte de microorganismes étrangers.

Seule une récolte unique qui satisfait aux essais ci-après peut être utilisée dans la préparation de la récolte cryodesséchée.

Détermination du pH. Le pH de la culture est de 6,8 à 7,5.

Densité optique. La densité optique de la culture mesurée à 546 nm est de 6,5 à 11,0. Avant d'effectuer la mesure, diluez la culture afin d'obtenir une lecture comprise entre 0,1 et 0,5 et corrigez la valeur mesurée pour tenir compte de la dilution.

Identification. Les bactéries cultivées sur un milieu gélosé contenant 1 pour cent de galactose et du bleu de bromothymol forment des colonies concaves bleu pâle qui sont transparentes en raison de la lyse des cellules. Il ne se forme pas de colonies jaunes (indiquant une fermentation du galactose).

RÉCOLTE CRYODESSÉCHÉE

La récolte est mélangée à un stabilisant approprié, puis cryodesséchée par un procédé qui assure la survie d'au moins 10 pour cent des bactéries, jusqu'à une teneur en eau démontrée favorable à la stabilité du vaccin. Le vaccin ne contient pas de conservateur antimicrobien.

Seule une récolte cryodesséchée qui satisfait aux essais ci-après peut être utilisée dans la préparation du vrac final.

Identification. Les bactéries cultivées sur un milieu gélosé contenant 1 pour cent de galactose et du bleu de bromothymol forment des colonies concaves bleu pâle qui sont transparentes en raison de la lyse des cellules. Il ne se forme pas de colonies jaunes (indiquant une fermentation du galactose).

Dénombrement des bactéries vivantes. Le nombre de *S. typhi* souche Ty 21a vivantes n'est pas inférieur à 1×10^{11} par gramme.

Teneur en eau (*2.5.12*). Déterminée par semi-microdosage, la teneur en eau est de 1,5 pour cent à 4,0 pour cent.

VRAC FINAL

Le vrac final est préparé par mélange dans des conditions d'asepsie d'une ou de plusieurs récoltes cryodesséchées à un excipient stérile approprié.

Seul un vrac final qui satisfait à l'essai ci-après peut être utilisé dans la préparation du lot final.

Dénombrement des bactéries vivantes. Le nombre de *S. typhi* souche Ty 21a vivantes n'est pas inférieur à 40×10^9 par gramme.

LOT FINAL

Le vrac final est réparti aseptiquement dans des capsules gastro-résistantes ou dans des récipients appropriés.

Seul un lot final qui est conforme à chacun des essais décrits sous Identification, Essai et Dénombrement des bactéries vivantes peut être libéré, sous réserve que le nombre de bactéries vivantes soit de 4×10^9 par unité de prise.

IDENTIFICATION

Les bactéries isolées à partir du vaccin à examiner, cultivées sur un milieu gélosé contenant 1 pour cent de galactose et du bleu de bromothymol forment des colonies concaves bleu pâle qui sont transparentes en raison de la lyse des cellules. Il ne se forme pas de colonies jaunes (indiquant une fermentation du galactose).

ESSAI

Contamination bactérienne et fongique (*2.6.12, 2.6.13*). Utilisez des milieux sélectifs appropriés. Déterminez le nombre de microorganismes viables totaux par dénombrement sur plaque de gélose. Le nombre de germes contaminants ne dépasse pas 10^2 bactéries et 20 champignons par unité de prise. Aucune bactérie pathogène, notamment *Escherichia coli, Staphylococcus aureus, Pseudomonas aeruginosa,* et aucune salmonelle autre que la souche Ty 21a ne sont mises en évidence.

Teneur en eau (*2.5.12*). Déterminée par semi-microdosage sur le contenu de la capsule ou du récipient, la teneur en eau est de 1,5 pour cent à 4,0 pour cent.

DÉNOMBREMENT DES BACTÉRIES VIVANTES

Homogénéisez le contenu d'au moins 5 unités de prise dans une solution de *chlorure de sodium R* à 9 g/l à 4 °C. Utilisez à cet effet un agitateur en chambre froide et suffisamment de billes de verre pour qu'elles émergent de la solution. Immédiatement après l'homogénéisation, diluez la suspension de façon appropriée dans une solution réfrigérée et inoculez le milieu gélosé à l'infusion de cœur-cerveau ; incubez à 36 ± 1 °C pendant 20 h à 36 h. Chaque unité de prise contient au minimum 2×10^9 *S. typhi* souche Ty 21a vivantes.

ÉTIQUETAGE

L'étiquette indique :

- le nombre minimal de bactéries vivantes par unité de prise,
- que le vaccin est pour usage oral seulement.

01/2002:0648

VACCIN VARICELLEUX VIVANT

Vaccinum varicellae vivum

DÉFINITION

Le vaccin varicelleux vivant est une préparation cryodesséchée obtenue à partir de la souche atténuée OKA de *Herpesvirus varicellae*. Le vaccin, reconstitué immédiatement avant l'emploi d'après les indications figurant sur l'étiquette, se présente sous forme d'un liquide limpide qui peut être coloré en raison de la présence d'un indicateur de pH.

PRODUCTION

La production du vaccin est basée sur un système de lot de semence viral et un système de banque de cellules. Il aura été démontré que ces systèmes donnent de façon constante des vaccins varicelleux vivants d'un pouvoir immunogène et d'une innocuité adéquats pour l'homme. Le virus dans le vaccin final ne devra pas avoir subi de passage dans des cultures cellulaires, au-delà du 38 ^e^ passage à partir du virus original isolé.

Le procédé de production fait l'objet d'une validation permettant de démontrer que le produit satisferait à l'essai de toxicité anormale des immunosérums et vaccins pour usage humain (*2.6.9*), s'il lui était appliqué.

SUBSTRAT POUR LA MULTIPLICATION DU VIRUS

Le virus est multiplié dans des lignées de cellules diploïdes humaines (*5.2.3*).

LOT DE SEMENCE

La souche de virus varicelleux sera identifiée comme étant la souche OKA par des données historiques y compris des informations sur son origine et sa manipulation ultérieure. Le virus ne devra en aucun cas avoir subi un passage dans une lignée continue de cellules. Les lots de semence sont préparés dans le même type de cellules que celles utilisées pour la production du vaccin final. Pour éviter l'utilisation excessive de singes dans l'essai de neurovirulence, les lots de semence de virus sont préparés en quantités importantes et conservés à des températures inférieures à – 20 °C s'ils sont cryodesséchés ou inférieures à – 60 °C s'ils ne le sont pas.

Seul un lot de semence qui satisfait aux essais ci-après peut être utilisé pour la multiplication du virus.

Identification. Le lot de semence primaire et le lot de semence de travail sont identifiés comme contenant le virus varicelleux par un essai de séroneutralisation en culture cellulaire, à l'aide d'anticorps spécifiques.

Vaccins

Concentration en virus. La concentration en virus infectieux dans le lot de semence primaire et le lot de semence de travail est déterminée comme il est prescrit sous Concentration en virus afin de s'assurer de la régularité de la production.

Agents étrangers (*2.6.16*). Le lot de semence de travail satisfait aux exigences pour les lots de semence des vaccins viraux ; utilisez 50 ml dans l'essai effectué sur cultures cellulaires.

Neurovirulence (*2.6.18*). Le lot de semence de travail satisfait à l'essai de neurovirulence des vaccins à virus vivant.

MULTIPLICATION ET RÉCOLTE

L'utilisation de la banque de cellules et des cultures cellulaires qui en sont issues est faite dans des conditions d'asepsie, dans un endroit où d'autres cellules ne sont pas manipulées. Du sérum animal approuvé (mais non humain) peut être utilisé dans les milieux de culture. Il est démontré que le sérum et la trypsine utilisés dans la préparation des suspensions de cellules et des milieux sont exempts d'agents étrangers. Le milieu de culture cellulaire peut contenir un indicateur de pH, tel que le rouge de phénol, et des antibiotiques approuvés à la plus faible concentration efficace. Il est souhaitable d'utiliser un substrat exempt d'antibiotiques pendant la production. 5 pour cent, mais au minimum 50 ml, des cultures cellulaires utilisées pour la production de vaccin sont gardés comme cellules témoins non ensemencées. Les cellules infectées provenant d'une même récolte sont lavées, dégagées de la surface du support et mélangées. La suspension de cellules est lysée par traitement aux ultrasons.

Seule une récolte de virus qui satisfait aux essais ci-après peut être utilisée dans la préparation du vrac final.

Identification. La récolte de virus est identifiée comme contenant le virus varicelleux par un essai de séroneutralisation en culture cellulaire, à l'aide d'anticorps spécifiques.

Concentration en virus. La concentration en virus dans les récoltes de virus est déterminée comme il est prescrit sous Concentration en virus afin de s'assurer de la régularité de la production et de déterminer la dilution à utiliser dans la préparation du vrac final.

Agents étrangers (*2.6.16*). Utilisez 50 ml dans l'essai effectué sur cultures cellulaires.

Cellules témoins. Les cellules témoins de la culture cellulaire de production satisfont à un essai d'identification et à l'essai des agents étrangers (*2.6.16*).

VRAC FINAL

Les récoltes de virus qui satisfont aux essais prescrits sont mélangées et clarifiées afin d'éliminer les cellules. Un stabilisant approprié peut être ajouté et le mélange de récoltes dilué de façon appropriée.

Seul un vrac final qui est satisfait à l'essai ci-après peut être utilisé dans la préparation du lot final.

Contamination bactérienne et fongique. Effectuez l'essai de stérilité (*2.6.1*) en utilisant 10 ml pour chaque milieu.

LOT FINAL

Le vrac final est réparti aseptiquement dans des récipients stériles à fermeture inviolable et cryodesséché jusqu'à une teneur en eau dont il est démontré qu'elle favorise la stabilité du vaccin. Les récipients sont alors fermés pour éviter la contamination et l'introduction d'humidité.

Seul un lot final qui est conforme à chacun des essais décrits ci-dessous sous Identification, Essai et Concentration en virus peut être libéré. Si l'essai de sérum-albumine bovine a été effectué avec de bons résultats sur le vrac final, il peut ne pas être effectué sur le lot final.

IDENTIFICATION

Lorsque le vaccin reconstitué d'après les indications figurant sur l'étiquette est mélangé à des anticorps spécifiques d'*Herpesvirus varicellae*, il n'infecte plus des cultures cellulaires sensibles.

ESSAI

Contamination bactérienne et fongique. Le vaccin reconstitué satisfait à l'essai de stérilité (*2.6.1*).

Sérum-albumine bovine. Déterminez la teneur en sérum-albumine bovine par une méthode immunochimique appropriée (*2.7.1*). La teneur n'est pas supérieure à 0,5 µg par dose humaine.

Teneur en eau (*2.5.12*). Déterminée par semi-microdosage, la teneur en eau n'est pas supérieure à 3,0 pour cent.

CONCENTRATION EN VIRUS

Effectuez un titrage du virus infectieux, en utilisant au moins 10 cultures cellulaires pour chaque dilution de raison 4 ou une technique de précision équivalente. Une préparation de référence appropriée du virus est utilisée pour valider chaque titrage. La concentration en virus n'est pas inférieure à $2{,}0 \times 10^3$ UFP par dose humaine.

ÉTIQUETAGE

L'étiquette indique :

- la souche du virus utilisé pour la préparation du vaccin,
- le type et l'origine des cellules utilisées pour la préparation du vaccin,
- que le contact entre le vaccin et les désinfectants doit être évité,
- la concentration minimale en virus,
- que le vaccin ne doit pas être administré aux femmes enceintes,
- la période pendant laquelle le vaccin peut être utilisé après reconstitution.

01/2002:0538

VACCIN VIVANT DES OREILLONS

Vaccinum parotitidis vivum

DÉFINITION

Le vaccin vivant des oreillons est une préparation cryodesséchée obtenue à partir d'une souche atténuée appropriée du virus des oreillons. Le vaccin, reconstitué immédiatement avant l'emploi d'après les indications figurant sur l'étiquette, se présente sous forme d'un liquide limpide qui peut être coloré en raison de la présence d'un indicateur de pH.

PRODUCTION

La production du vaccin est basée sur un système de lot de semence virale et, dans le cas où il est préparé sur cellules diploïdes humaines, sur un système de banque de cellules. Il aura été démontré que ces systèmes donnent de façon constante des vaccins des oreillons vivants d'un pouvoir immunogène et d'une innocuité adéquats pour l'homme. Sauf exception justifiée et autorisée, le virus dans le vaccin final n'aura pas subi plus de passages depuis le lot de semence primaire que le vaccin qui a satisfait aux essais cliniques d'innocuité et d'efficacité.

Le procédé de production fait l'objet d'une validation permettant de démontrer que le produit satisferait à l'essai de toxicité anormale des immunosérums et vaccins pour usage humain (*2.6.9*), s'il lui était appliqué.

SUBSTRAT POUR LA MULTIPLICATION DU VIRUS

Le virus est multiplié dans des cellules diploïdes humaines (*5.2.3*) ou dans des cellules d'embryons de poulet ou dans la cavité amniotique d'embryons de poulet, provenant dans les deux cas d'un élevage exempt de microorganismes pathogènes spécifiés (*5.2.2*).

LOT DE SEMENCE

La souche de virus des oreillons utilisée sera identifiée par des données historiques y compris des informations sur son origine et sa manipulation ultérieure. Pour éviter l'utilisation excessive de singes dans l'essai de neurovirulence, les lots de semence virale sont préparés en quantités importantes et conservés à des températures inférieures à – 20 °C s'ils sont cryodesséchés ou inférieures à – 60 °C s'ils ne le sont pas.

Seul un lot de semence qui satisfait aux essais ci-après peut être utilisé pour la multiplication du virus.

Identification. L'identité virale des lots de semence primaire et de travail est vérifiée par un essai de séroneutralisation en culture cellulaire, effectué à l'aide d'anticorps spécifiques.

Concentration en virus. La concentration en virus dans les lots de semence primaire et de travail est déterminée afin de s'assurer de la régularité de la production.

Agents étrangers (*2.6.16*). Le lot de semence de travail satisfait aux exigences pour les lots de semence.

Neurovirulence (*2.6.18*). Le lot de semence de travail satisfait à l'essai de neurovirulence des vaccins à virus vivant. Les singes *Macaca* et *Cercopithecus* sont appropriés pour cet essai.

MULTIPLICATION ET RÉCOLTE

L'utilisation de la banque de cellules et des cultures cellulaires qui en sont issues est faite dans des conditions d'asepsie, dans un endroit où d'autres cellules ne sont pas manipulées. Du sérum animal approprié (mais non humain) peut être utilisé dans les milieux de culture. Il est démontré que le sérum et la trypsine utilisés dans la préparation des suspensions de cellules et des milieux de culture sont exempts d'agents étrangers. Le milieu de culture cellulaire peut contenir un indicateur de pH, tel que le rouge de phénol, et des antibiotiques appropriés à la plus faible concentration efficace. Il est souhaitable d'utiliser un substrat exempt d'antibiotiques pendant la production. 500 ml au moins des cultures cellulaires de production sont gardés comme cellules témoins non ensemencées. Si le vaccin est produit sur embryons de poulet, gardez comme œufs témoins non ensemencés 2 pour cent des œufs, si ce nombre est supérieur à 20, ou 20 œufs au moins. Les suspensions de virus sont recueillies au moment approprié pour la souche de virus utilisée.

Seule une récolte unique qui satisfait aux essais ci-après peut être utilisée dans la préparation du vrac final.

Identification. L'identité virale de la récolte unique est vérifiée par un essai de séroneutralisation en culture cellulaire, effectué à l'aide d'anticorps spécifiques.

Concentration en virus. La concentration en virus dans la récolte unique est déterminée comme il est prescrit sous Concentration en virus afin de s'assurer de la régularité de la production et de déterminer la dilution à utiliser dans la préparation du vrac final.

Agents étrangers (*2.6.16*). La récolte unique satisfait aux essais des agents étrangers.

Cellules témoins ou œufs témoins. Si des cellules diploïdes humaines sont utilisées pour la production, les cellules témoins satisfont à un essai d'identification ; les cellules témoins et les œufs témoins satisfont aux essais des agents étrangers (*2.6.16*).

VRAC FINAL

Les récoltes uniques qui satisfont aux essais prescrits ci-dessus sont mélangées et clarifiées afin d'éliminer les cellules. Un stabilisant approprié peut être ajouté et le mélange de récoltes est dilué de façon appropriée.

Seul un vrac final qui satisfait à l'essai ci-après peut être utilisé dans la préparation du lot final.

Contamination bactérienne et fongique. Le vrac final satisfait à l'essai de stérilité (*2.6.1*), effectué en utilisant 10 ml pour chaque milieu.

LOT FINAL

Une concentration minimale en virus pour la libération du vaccin est établie à l'aide des données de stabilité de manière à s'assurer qu'en fin de période de validité, la concentration minimale en virus indiquée sur l'étiquette sera présente dans le vaccin.

Seul un lot final qui est conforme à la spécification de la concentration minimale en virus pour la libération des lots, à l'essai ci-après de stabilité thermique et à chacun des essais décrits ci-dessous sous Identification et Essai peut être libéré. Si l'essai de sérum-albumine bovine et, dans les cas appropriés, l'essai de l'ovalbumine ont été effectués avec de bons résultats sur le vrac final, ils peuvent ne pas être effectués sur le lot final.

Stabilité thermique. Maintenez des échantillons du lot final de vaccin cryodesséché à l'état sec à 37 °C pendant 7 jours. Selon les modalités décrites ci-dessous, déterminez la concentration en virus du vaccin après chauffage et effectuez en parallèle le titrage d'un échantillon de vaccin non chauffé et maintenu à 5 ± 3 °C. La concentration en virus du vaccin après chauffage n'est pas inférieure de plus de 1,0 $\log_{10}$ à la valeur obtenue avec le vaccin non chauffé.

IDENTIFICATION

Lorsque le vaccin reconstitué d'après les indications de l'étiquette est mélangé à des anticorps spécifiques du virus des oreillons, il n'infecte plus des cultures cellulaires sensibles.

ESSAI

Contamination bactérienne et fongique. Le vaccin reconstitué satisfait à l'essai de stérilité (*2.6.1*).

Sérum-albumine bovine. Déterminez la teneur en sérum-albumine bovine par une méthode immunochimique appropriée (*2.7.1*). La teneur n'est pas supérieure à 50 ng par dose humaine unitaire.

Ovalbumine. Si le vaccin a été préparé sur embryons de poulet, déterminez la teneur en ovalbumine par une méthode immunochimique appropriée (*2.7.1*). La teneur n'est pas supérieure à 1 µg d'ovalbumine par dose humaine unitaire.

Teneur en eau (*2.5.12*). Déterminée par semi-microdosage, la teneur en eau n'est pas supérieure à 3,0 pour cent.

CONCENTRATION EN VIRUS

Titrez le virus infectieux du vaccin, au moins en triple, en utilisant au moins 5 cultures cellulaires pour chaque étape de dilution 0,5 $\log_{10}$ ou par une méthode de précision équivalente. Utilisez une préparation de référence appropriée de virus pour valider chaque titrage. La concentration estimée en virus n'est pas inférieure à celle indiquée sur l'étiquette ; la concentration minimale en virus indiquée sur l'étiquette n'est pas inférieure à 5×10^3 $DICC_{50}$ par dose humaine. L'essai n'est pas valable si l'intervalle de confiance (P = 0,95) du logarithme de la concentration en virus est supérieur à ± 0,3.

Vaccins

ÉTIQUETAGE

L'étiquette indique :

– la souche de virus utilisée pour la préparation du vaccin,
– soit que le vaccin a été préparé sur embryons de poulet, soit le type et l'origine des cellules utilisées pour la préparation du vaccin,
– la concentration minimale en virus,
– que le contact entre le vaccin et les désinfectants doit être évité,
– la période pendant laquelle le vaccin peut être utilisé après reconstitution.

VACCINS POUR USAGE VÉTÉRINAIRE

01/2002:0360

VACCIN BOTULINIQUE POUR USAGE VÉTÉRINAIRE

Vaccinum clostridii botulini ad usum veterinarium

DÉFINITION

Le vaccin botulinique pour usage vétérinaire est préparé à partir d'une culture de *Clostridium botulinum* type C ou D en milieu liquide ou du mélange de ces types. La culture ou son filtrat ou un mélange des deux est inactivé de façon à éliminer l'effet toxique en laissant intact le pouvoir immunogène.

La préparation peut être adsorbée, précipitée ou concentrée. Elle peut être additionnée d'un adjuvant approprié et cryodesséchée.

L'identification, les essais et le titrage de l'activité prescrits ci-dessous s'appliquent à la préparation liquide et à la préparation cryodesséchée, reconstituée d'après les indications figurant sur l'étiquette.

IDENTIFICATION

L'injection du vaccin à un animal sain et réceptif provoque la formation d'anticorps spécifiques du type ou des types de *Cl. botulinum* entrant dans la composition du vaccin.

ESSAI

Innocuité. Utilisez 2 animaux sains et réceptifs appartenant à l'une des espèces auxquelles le vaccin est destiné. Injectez à chacun d'eux, par la voie recommandée, 2 fois la plus forte dose de vaccin indiquée sur l'étiquette. Mettez les animaux en observation pendant 7 jours. Il ne se produit aucune réaction significative locale ou générale.

Toxicité résiduelle. Utilisez 5 souris pesant de 17 g à 22 g. Injectez 0,5 ml du vaccin par voie sous-cutanée à chacune d'elles. Mettez les souris en observation pendant 7 jours. Il se ne produit aucune réaction significative locale ou générale.

Stérilité. Le vaccin botulinique satisfait à l'essai de stérilité prescrit dans la monographie *Vaccins pour usage vétérinaire (0062).*

ACTIVITÉ

Utilisez des souris blanches, en bonne santé, provenant d'un élevage homogène, pesant chacune de 18 g à 20 g.

Utilisez comme dose d'épreuve une quantité de toxine de *Cl. botulinum* du même type que celui qui a été utilisé dans la préparation du vaccin, correspondant à 25 doses paralysantes 50 pour cent, la dose paralysante 50 pour cent représentant la quantité de toxine qui, inoculée aux souris par voie intrapéritonéale, entraîne la paralysie de la moitié des animaux au cours d'une période d'observation de 7 jours. Si 2 types de *Cl. botulinum* ont été utilisés dans la préparation du vaccin, effectuez le titrage pour chacun d'eux.

Diluez le vaccin à examiner au 1:8 dans une solution de *chlorure de sodium R* à 9 g/l. Injectez par voie sous-cutanée et par sujet, 0,2 ml de cette dilution à 20 souris. Après 21 jours, inoculez la dose d'épreuve par voie intrapéritonéale à chaque souris vaccinée et à chacune des 10 souris qui servent de témoins. Mettez les souris en observation pendant 7 jours. Notez le nombre de souris qui présentent des symptômes de botulisme. Tous les animaux témoins présentent ces symptômes pendant la période d'observation. Le vaccin satisfait à l'essai si 80 pour cent au moins des souris vaccinées sont protégées.

ÉTIQUETAGE

L'étiquette indique :

- le ou les type(s) de *Cl. botulinum* à partir duquel ou desquels le vaccin a été préparé,
- s'il s'agit d'une anatoxine ou d'un vaccin préparé à partir de la culture entière inactivée ou d'un mélange des deux,
- d'agiter la préparation avant l'emploi.

01/2002:0361

VACCIN DE CLOSTRIDIUM CHAUVOEI POUR USAGE VÉTÉRINAIRE

Vaccinum clostridii chauvoei ad usum veterinarium

DÉFINITION

Le vaccin de clostridium chauvoei pour usage vétérinaire est préparé à partir d'une culture en milieu liquide d'une ou de plusieurs souches appropriées de *Clostridium chauvoei.* La culture entière est inactivée de façon à éliminer l'effet toxique tout en laissant intact le pouvoir immunogène. Les cultures inactivées peuvent être additionnées d'un adjuvant approprié.

IDENTIFICATION

Le vaccin protège des animaux réceptifs contre l'infection due à *Cl. chauvoei.*

ESSAI

Innocuité. Utilisez 2 animaux sains et réceptifs appartenant à l'une des espèces auxquelles le vaccin est destiné. Injectez à chacun d'eux, par la voie recommandée et en un seul point, 2 fois la plus forte dose de vaccin indiquée sur l'étiquette. Mettez les animaux en observation pendant 7 jours. Il ne se produit aucune réaction anormale locale ou générale.

Stérilité. Le vaccin satisfait à l'essai de stérilité prescrit dans la monographie *Vaccins pour usage vétérinaire (0062).*

ACTIVITÉ

Injectez par voie sous-cutanée à au moins 10 cobayes en bonne santé pesant chacun de 350 g à 450 g une quantité du vaccin ne dépassant pas la dose minimale indiquée comme première dose sur l'étiquette. 28 jours plus tard, injectez aux mêmes animaux une quantité de vaccin ne dépassant pas la dose minimale indiquée comme seconde dose sur l'étiquette. 14 jours après la seconde vaccination, inoculez respectivement par voie intramusculaire à chaque cobaye vacciné et à 5 cobayes qui servent de témoins une dose appropriée d'une culture virulente ou d'une suspension de spores de *Cl. chauvoei* activée, si nécessaire, par une substance activatrice telle que le chlorure de calcium. Le vaccin satisfait à l'essai si 10 pour cent au maximum des cobayes vaccinés meurent d'une infection due à *Cl. chauvoei* pendant une période d'observation de 5 jours et si tous les témoins meurent d'une infection due à *Cl. chauvoei* dans les 48 h qui suivent l'épreuve ou dans les 72 h si une suspension de spores a servi de préparation d'épreuve. Si plus de 10 pour cent mais pas plus de 20 pour cent des animaux vaccinés meurent, répétez l'essai. Le vaccin satisfait à l'essai si 10 pour cent au maximum des animaux vaccinés du second groupe meurent pendant une période d'observation de 5 jours et si tous les témoins du second groupe meurent dans les 48 h qui suivent l'épreuve ou dans les 72 h si une suspension de spores a servi de préparation d'épreuve. Afin d'éviter une souffrance inutile suite à l'épreuve virulente, les animaux moribonds sont sacrifiés et il est alors considéré qu'ils sont morts d'une infection due à *Cl. chauvoei.*

ÉTIQUETAGE

L'étiquette indique d'agiter la préparation avant l'emploi.

01/2002:0362

VACCIN DE CLOSTRIDIUM NOVYI (TYPE B) POUR USAGE VÉTÉRINAIRE

Vaccinum clostridii novyi B ad usum veterinarium

DÉFINITION

Le vaccin de clostridium novyi (type B) pour usage vétérinaire est préparé à partir d'une culture d'une souche convenable de *Clostridium novyi* (type B) en milieu liquide.

PRODUCTION

La culture entière ou son filtrat ou un mélange des deux est inactivé de façon à éliminer l'effet toxique tout en laissant intact le pouvoir immunogène. Les anatoxines ou les cultures inactivées obtenues peuvent être additionnées d'un adjuvant approprié, si nécessaire après concentration.

CHOIX DE LA COMPOSITION DU VACCIN

Il convient de démontrer que le vaccin est satisfaisant en ce qui concerne l'innocuité (*5.2.6*) et le pouvoir immunogène (*5.2.7*). Dans ce dernier cas, il convient de démontrer pour chaque espèce cible que le vaccin, lorsqu'il est administré selon le schéma recommandé, induit une réponse immunitaire (par exemple, induction d'anticorps) en conformité avec les indications données pour le produit.

ESSAIS EFFECTUÉS SUR CHAQUE LOT

Toxicité résiduelle. L'essai de toxicité résiduelle peut ne pas être effectué par le fabricant, puisqu'un essai de détoxification est effectué immédiatement après le procédé de détoxification et, lorsqu'il y a un risque de réversibilité à la toxine, un deuxième essai est effectué à un stade aussi avancé que possible de la préparation du vaccin.

Essai d'activité effectué sur chaque lot. L'essai décrit sous Activité n'est pas nécessairement employé pour l'essai de routine des lots de vaccin. Il est effectué, pour un vaccin donné, une ou plusieurs fois selon les modalités établies par ou avec l'accord de l'Autorité compétente ; lorsque cet essai n'est pas effectué, un autre essai validé approprié est effectué, les critères étant déterminés par rapport à un lot de vaccin qui a donné des résultats satisfaisants dans l'essai décrit sous Activité et qui a été démontré satisfaisant en ce qui concerne le pouvoir immunogène chez la ou les espèces cibles. L'essai suivant peut être effectué après qu'il a été établi qu'il y a une corrélation satisfaisante avec l'essai décrit sous Activité.

Vaccinez des lapins comme il est décrit sous Activité et préparez des échantillons de sérum. Déterminez le taux d'anticorps dirigés contre la toxine alpha de *C. novyi* dans les sérums individuels, par une méthode appropriée telle qu'une méthode immunochimique (*2.7.1*) ou par neutralisation en culture cellulaire. Utilisez un sérum de référence homologue étalonné en Unités Internationales d'antitoxine alpha de *C. novyi*. Le vaccin satisfait à l'essai si le taux d'anticorps n'est pas inférieur à celui trouvé pour un lot de vaccin qui a donné des résultats satisfaisants dans l'essai décrit sous Activité et qui a été démontré satisfaisant en ce qui concerne le pouvoir immunogène chez la ou les espèces cibles.

IDENTIFICATION

Le vaccin induit la formation d'antitoxine novyi alpha lorsqu'il est injecté à des animaux qui ne possèdent pas cette antitoxine.

ESSAI

Innocuité. Utilisez 2 moutons et injectez à chacun d'eux, par une voie d'administration recommandée, 2 fois la plus forte dose de vaccin indiquée sur l'étiquette. Mettez les animaux en observation pendant 14 jours au moins. Il ne se produit aucune réaction anormale locale ou générale.

Toxicité résiduelle. Utilisez 5 souris pesant chacune de 17 g à 22 g. Injectez à chacune d'elles, par voie sous-cutanée, 0,5 ml du vaccin. Mettez les animaux en observation pendant 7 jours. Il ne se produit aucune réaction locale ou générale.

Stérilité. Le vaccin satisfait à l'essai de stérilité prescrit dans la monographie *Vaccins pour usage vétérinaire (0062).*

ACTIVITÉ

Injectez par voie sous-cutanée et par sujet à au moins 10 lapins en bonne santé, âgés de 3 à 6 mois, une quantité de vaccin ne dépassant pas la dose minimale indiquée comme première dose sur l'étiquette. 21 à 28 jours plus tard, injectez aux mêmes animaux une quantité de vaccin ne dépassant pas la dose minimale indiquée comme seconde dose sur l'étiquette. 10 à 14 jours après la seconde vaccination, saignez les lapins et mélangez les sérums.

L'activité du mélange des sérums récoltés n'est pas inférieure à 3,5 UI/ml.

L'unité internationale correspond à l'activité neutralisante spécifique à l'égard de la toxine alpha de *C. novyi*, contenue dans une quantité donnée de l'étalon international constitué par du sérum desséché de cheval immunisé. La correspondance entre l'Unité Internationale et la préparation étalon internationale est indiquée par l'Organisation Mondiale de la Santé.

L'activité du mélange de sérums prélevés sur lapins est évaluée par détermination de la quantité permettant d'assurer la protection de souris ou d'autres animaux appropriés contre les effets toxiques d'une dose donnée de toxine alpha de *C. novyi*. Cette dose est comparée avec une quantité d'une préparation de référence d'immunosérum clostridium novyi alpha, étalonnée en Unités Internationales, nécessaire pour assurer la même protection. Le titrage biologique exige l'emploi d'une préparation appropriée de toxine alpha de *C. novyi* destinée à servir de toxine d'épreuve. La dose de la toxine d'épreuve est déterminée par rapport à la préparation de référence ; l'activité du sérum à examiner est déterminée par rapport à l'activité de la préparation de référence à l'aide de la toxine d'épreuve.

Préparation de la toxine d'épreuve. Préparez la toxine d'épreuve à partir du filtrat stérile d'une culture de 5 jours environ de *C. novyi* type B en milieu liquide et desséchez-la par une méthode appropriée. Choisissez la toxine d'épreuve en déterminant sur souris la dose L+/10 et la DL_{50}, la période d'observation étant de 72 h.

La toxine alpha appropriée contient au moins une dose L+/10 dans 0,05 mg et au moins 10 DL_{50} dans une dose L+/10.

Détermination de la dose d'épreuve de toxine. Préparez une solution de la préparation de référence dans un liquide approprié de façon que son activité soit de 1 UI/ml. Préparez une solution de toxine d'épreuve dans un liquide approprié de façon que 1 ml en contienne une quantité exactement connue, par exemple 1 mg. Préparez des mélanges de solution de la préparation de référence et de solution de toxine d'épreuve de façon qu'ils contiennent chacun 1,0 ml

Vaccins

de solution de la préparation de référence (1 UI) et une quantité variable de la solution de toxine d'épreuve, puis complétez chaque mélange au même volume final de 2,0 ml avec un liquide approprié. Laissez reposer les mélanges à température ambiante, pendant 60 min. Utilisez pour chaque mélange un groupe d'au moins 2 souris pesant chacune de 17 g à 22 g. Injectez à chacune d'elles, par voie intramusculaire ou sous-cutanée, 0,2 ml du mélange attribué à son groupe. Mettez les souris en observation pendant 72 h. Si toutes les souris meurent, la quantité de toxine présente dans 0,2 ml du mélange dépasse la dose d'épreuve. Si aucune des souris ne meurt, la quantité de toxine présente dans 0,2 ml de mélange est inférieure à la dose d'épreuve. Préparez de nouveaux mélanges de façon qu'ils contiennent chacun dans 2,0 ml, 1,0 ml de solution de la préparation de référence (1 UI) et une quantité variable de solution de toxine d'épreuve appartenant à une série dont chaque concentration diffère l'une de l'autre de 20 pour cent au plus, et qui recouvre le point final présumé. Laissez reposer les mélanges à température ambiante, pendant 60 min. Utilisez un groupe d'au moins 2 souris pour chaque mélange. Injectez à chacune d'elles, par voie intramusculaire ou sous-cutanée, 0,2 ml du mélange attribué à son groupe. Mettez les souris en observation pendant 72 h. Répétez la détermination au moins une fois et additionnez les résultats des essais effectués avec les mélanges de même composition, de façon à obtenir une série de totaux dont chacun représente la mortalité due à un mélange d'une composition donnée.

La dose d'épreuve de toxine correspond à la quantité présente dans 0,2 ml du mélange qui provoque la mort de la moitié des souris auxquelles il a été inoculé.

Détermination de l'activité du sérum prélevé sur lapins

Essai préliminaire. Dissolvez une quantité de la toxine d'épreuve dans un liquide approprié de façon que la solution contienne 10 doses d'épreuve par millilitre (solution de la toxine d'épreuve). Préparez une série de mélanges de la solution de toxine d'épreuve et du sérum à examiner de façon qu'ils contiennent chacun 1,0 ml de solution de toxine d'épreuve et une quantité variable du sérum à examiner. Complétez chaque mélange au même volume final de 2,0 ml avec un liquide approprié. Laissez reposer les mélanges à température ambiante, pendant 60 min. Utilisez un groupe d'au moins 2 souris pour chaque mélange. Injectez à chacune d'elles, par voie intramusculaire ou sous-cutanée, 0,2 ml du mélange attribué à son groupe. Mettez les souris en observation pendant 72 h. Si aucune souris ne meurt, 0,2 ml du mélange contient plus de 0,1 UI. Si toutes les souris meurent, 0,2 ml du mélange contient moins de 0,1 UI.

Essai définitif. Préparez une série de mélanges de solution de toxine d'épreuve et du sérum à examiner de façon qu'ils contiennent chacun dans 2,0 ml, 1,0 ml de la solution de toxine d'épreuve et une quantité variable du sérum à examiner appartenant à une série dont chaque concentration diffère l'une de l'autre de 20 pour cent au plus, et qui recouvre le point final présumé, quantités déterminées dans l'essai préliminaire. Préparez d'autres mélanges de solution de toxine d'épreuve et de solution de la préparation de référence de façon qu'ils contiennent chacun dans 2,0 ml, 1,0 ml de solution de toxine d'épreuve et une quantité variable de solution de la préparation de référence afin de vérifier la dose d'épreuve de toxine. Laissez reposer les mélanges à température ambiante, pendant 60 min. Utilisez un groupe d'au moins 2 souris pour chaque mélange et procédez comme indiqué dans l'essai préliminaire. Le mélange à examiner qui contient 0,1 UI dans 0,2 ml est celui qui provoque la mort du même ou presque du même nombre de souris que le mélange de référence contenant 0,1 UI dans 0,2 ml. Répétez la détermination au moins une fois et calculez la moyenne des résultats significatifs. L'essai n'est valable que si le résultat obtenu avec la préparation de référence ne diffère pas de plus de 20 pour cent de la valeur escomptée.

Les limites de confiance ($P = 0,95$) sont évaluées comme suit :

- 85 pour cent et 114 pour cent lorsque 2 animaux sont utilisés par dose,
- 91,5 pour cent et 109 pour cent lorsque 4 animaux sont utilisés par dose,
- 93 pour cent et 108 pour cent lorsque 6 animaux sont utilisés par dose.

ÉTIQUETAGE

L'étiquette indique :

- s'il s'agit d'une anatoxine ou d'un vaccin préparé à partir de la culture entière inactivée ou d'un mélange des deux,
- d'agiter la préparation avant l'emploi,
- pour chaque espèce cible, la réponse immunitaire induite par le vaccin (par exemple, production d'anticorps, protection contre l'infection ou contre la maladie).

01/2002:0363

VACCIN DE CLOSTRIDIUM PERFRINGENS POUR USAGE VÉTÉRINAIRE

Vaccinum clostridii perfringentis ad usum veterinarium

DÉFINITION

Le vaccin de clostridium perfringens pour usage vétérinaire est préparé à partir de cultures de souches convenables de *Clostridium perfringens* type B, de *C. perfringens* type C ou de *C. perfringens* type D, ou d'une combinaison de ces types en milieu liquide.

PRODUCTION

Les cultures entières ou leurs filtrats ou un mélange des deux sont inactivés de façon à éliminer l'effet toxique tout en laissant intact le pouvoir immunogène. Les anatoxines ou les cultures inactivées obtenues peuvent être additionnées d'un adjuvant approprié.

CHOIX DE LA COMPOSITION DU VACCIN

Il convient de démontrer que le vaccin est satisfaisant en ce qui concerne l'innocuité (*5.2.6*) et le pouvoir immunogène (*5.2.7*). Dans ce dernier cas, il convient de démontrer pour chaque espèce cible que le vaccin, lorsqu'il est administré selon le schéma recommandé, induit une réponse immunitaire (par exemple, induction d'anticorps) en conformité avec les indications données pour le produit.

ESSAIS EFFECTUÉS SUR CHAQUE LOT

Toxicité résiduelle. L'essai de toxicité résiduelle peut ne pas être effectué par le fabricant, puisqu'un essai de détoxification est effectué immédiatement après le procédé de détoxification et, lorsqu'il y a un risque de réversibilité à la toxine, un deuxième essai est effectué à un stade aussi avancé que possible de la préparation du vaccin.

Essai d'activité effectué sur chaque lot. L'essai décrit sous Activité n'est pas nécessairement employé pour l'essai de routine des lots de vaccin. Il est effectué, pour un vaccin donné, une ou plusieurs fois selon les modalités établies par ou avec l'accord de l'Autorité compétente ; lorsque cet essai n'est pas effectué, un autre essai validé approprié est effectué, les critères étant déterminés par rapport à un lot de vaccin qui a donné des résultats satisfaisants dans l'essai décrit sous Activité et qui a été démontré satisfaisant en ce qui concerne le pouvoir immunogène chez la ou les espèces cibles. L'essai suivant peut être effectué après qu'il a été établi qu'il y a une corrélation satisfaisante avec l'essai décrit sous Activité.

Vaccinez des lapins comme il est décrit sous Activité et préparez des échantillons de sérum. Déterminez le taux d'anticorps dirigés contre la toxine bêta ou la toxine epsilon de *C. perfringens,* dans les sérums individuels, par une méthode appropriée telle qu'une méthode immunochimique (*2.7.1*) ou par neutralisation en culture cellulaire. Utilisez un sérum de référence homologue étalonné en Unités Internationales d'antitoxine bêta ou epsilon de *C. perfringens.* Le vaccin satisfait à l'essai si le ou les taux d'anticorps ne sont pas inférieurs à celui ou ceux trouvés pour un lot de vaccin qui a donné des résultats satisfaisants dans l'essai décrit sous Activité et qui a été démontré satisfaisant en qui concerne le pouvoir immunogène chez la ou les espèces cibles.

IDENTIFICATION

Type B. Le vaccin induit la formation d'antitoxines bêta et epsilon lorsqu'il est injecté à des animaux qui ne possèdent pas ces antitoxines.

Type C. Le vaccin induit la formation d'antitoxine bêta lorsqu'il est injecté à des animaux qui ne possèdent pas cette antitoxine.

Type D. Le vaccin induit la formation d'antitoxine epsilon lorsqu'il est injecté à des animaux qui ne possèdent pas cette antitoxine.

ESSAI

Innocuité. Utilisez 2 animaux appartenant à l'une des espèces auxquelles le vaccin est destiné. Injectez à chacun d'eux, par une voie recommandée, 2 fois la plus forte dose de vaccin indiquée sur l'étiquette. Mettez les animaux en observation pendant 14 jours. Il ne se produit aucune réaction anormale locale ou générale.

Toxicité résiduelle. Utilisez 5 souris pesant chacune de 17 g à 22 g. Injectez à chacune d'elles, par voie sous-cutanée, 0,5 ml du vaccin. Mettez les animaux en observation pendant 7 jours. Il ne se produit aucune réaction significative locale ou générale.

Stérilité. Le vaccin satisfait à l'essai de stérilité prescrit dans la monographie *Vaccins pour usage vétérinaire (0062).*

ACTIVITÉ

Injectez par voie sous-cutanée et par sujet à au moins 10 lapins en bonne santé, âgés de 3 à 6 mois, une quantité de vaccin ne dépassant pas la dose minimale indiquée comme première dose sur l'étiquette. 21 à 28 jours plus tard, injectez aux mêmes animaux une quantité de vaccin ne dépassant pas la dose minimale indiquée comme seconde dose sur l'étiquette. 10 à 14 jours après la seconde vaccination, saignez les lapins et mélangez les sérums.

Type B. L'activité du mélange des sérums récoltés n'est pas inférieure à 10 UI d'antitoxine bêta ni à 5 UI d'antitoxine epsilon par millilitre.

Type C. L'activité du mélange des sérums récoltés n'est pas inférieure à 10 UI d'antitoxine bêta par millilitre.

Type D. L'activité du mélange des sérums récoltés n'est pas inférieure à 5 UI d'antitoxine epsilon par millilitre.

Etalon international d'immunosérum clostridium perfringens bêta

L'Unité Internationale correspond à l'activité neutralisante spécifique à l'égard de la toxine bêta de *C. perfringens* contenue dans une quantité donnée de l'étalon international constitué par du sérum desséché de cheval immunisé. La correspondance entre l'Unité Internationale et la préparation étalon internationale est indiquée par l'Organisation Mondiale de la Santé.

Etalon international d'immunosérum clostridium perfringens epsilon

L'Unité Internationale correspond à l'activité neutralisante spécifique à l'égard de la toxine epsilon de *C. perfringens* contenue dans une quantité donnée de l'étalon international constitué par du sérum desséché de cheval immunisé. La correspondance entre l'Unité Internationale et la préparation étalon internationale est indiquée par l'Organisation Mondiale de la Santé.

L'activité du mélange de sérums prélevés sur lapins est évaluée par détermination de la quantité permettant d'assurer la protection de souris ou d'autres animaux appropriés contre les effets toxiques d'une dose donnée de toxine bêta ou de toxine epsilon de *C. perfringens.* Cette quantité est comparée à celle d'une préparation de référence d'immunosérum clostridium perfringens bêta ou epsilon suivant le cas, étalonnée en Unités Internationales, nécessaire pour assurer la même protection. Le titrage biologique exige l'emploi d'une préparation appropriée de toxine bêta ou de toxine epsilon de *C. perfringens,* destinée à servir de toxine d'épreuve. La dose de toxine d'épreuve est déterminée par rapport à la préparation de référence appropriée ; l'activité du sérum à examiner est déterminée par rapport à l'activité de la préparation de référence appropriée à l'aide de la toxine d'épreuve appropriée.

Préparation de la toxine d'épreuve. Préparez la toxine d'épreuve en milieu liquide à partir du filtrat stérile d'une culture jeune de *C. perfringens* type B, C ou D suivant le cas et desséchez-la par une méthode appropriée. Utilisez une toxine bêta ou epsilon suivant le cas. Choisissez la toxine d'épreuve en déterminant sur souris la dose L+ et la DL_{50} pour la toxine bêta et la dose L+/10 et la DL_{50} pour la toxine epsilon, la période d'observation étant de 72 h.

La toxine bêta appropriée contient au moins une dose L+ dans 0,2 mg et au moins 25 DL_{50} dans une dose L+. La toxine epsilon appropriée contient au moins une dose L+/10 dans 0,005 mg et au moins 20 DL_{50} dans une dose L+/10.

Détermination de la dose d'épreuve de toxine. Préparez une solution de la préparation de référence dans un liquide approprié de façon qu'elle contienne 5 UI/ml dans le cas de la préparation de référence d'immunosérum clostridium perfringens bêta et 0,5 UI/ml dans le cas de la préparation de référence d'immunosérum clostridium perfringens epsilon. Préparez une solution de la toxine d'épreuve dans un liquide approprié de façon que 1 ml en contienne une quantité exactement connue, par exemple 10 mg dans le cas de la toxine bêta et par exemple 1 mg dans le cas de la toxine epsilon. Préparez des mélanges de solution de la préparation de référence et de solution de toxine d'épreuve de façon qu'ils contiennent chacun 2,0 ml de solution de préparation de référence et une quantité variable de solution de toxine d'épreuve, puis complétez chaque mélange au même volume final de 5,0 ml avec un liquide approprié. Laissez reposer les mélanges à température ambiante, pendant 30 min. Utilisez pour chaque mélange un groupe d'au moins 2 souris pesant chacune de 17 g à 22 g. Injectez à chacune d'elles, par voie intraveineuse ou intrapéritonéale, 0,5 ml du mélange attribué à son groupe. Mettez les souris en observation pendant 72 h. Si toutes les souris meurent, la quantité de toxine présente dans 0,5 ml du mélange dépasse la dose

Vaccins

d'épreuve. Si aucune des souris ne meurt, la quantité de toxine présente dans 0,5 ml du mélange est inférieure à la dose d'épreuve. Préparez de nouveaux mélanges de façon qu'ils contiennent chacun dans 5,0 ml, 2,0 ml de solution de préparation de référence et une quantité variable de solution de toxine d'épreuve appartenant à une série dont chaque concentration diffère l'une de l'autre de 20 pour cent au plus et qui recouvre le point final présumé. Laissez reposer les mélanges à température ambiante, pendant 30 min. Utilisez un groupe d'au moins 2 souris pour chaque mélange. Injectez à chacune d'elles par voie intraveineuse ou intrapéritonéale, 0,5 ml du mélange attribué à son groupe. Mettez les souris en observation pendant 72 h. Répétez la détermination au moins une fois et additionnez les résultats des essais effectués avec les mélanges de même composition, de façon à obtenir une série de totaux dont chacun représente la mortalité due à un mélange donné.

La dose d'épreuve de toxine correspond à la quantité présente dans 0,5 ml du mélange qui provoque la mort de la moitié des souris auxquelles il a été inoculé.

Détermination de l'activité du sérum prélevé sur lapins

Essai préliminaire. Dissolvez une quantité de la toxine d'épreuve dans un liquide approprié de façon que 2,0 ml contiennent 10 doses d'épreuve (solution de la toxine d'épreuve). Préparez une série de mélanges de la solution de toxine d'épreuve et du sérum à examiner de façon qu'ils contiennent chacun 2,0 ml de solution de toxine d'épreuve et une quantité variable du sérum à examiner. Complétez chaque mélange au même volume final de 5,0 ml avec un liquide approprié. Laissez reposer les mélanges à température ambiante, pendant 30 min. Utilisez un groupe d'au moins 2 souris pour chaque mélange. Injectez à chacune d'elles, par voie intraveineuse ou intrapéritonéale, 0,5 ml du mélange attribué à son groupe. Mettez les souris en observation pendant 72 h. Si aucune souris ne meurt, 0,5 ml du mélange contient plus de 1 UI d'antitoxine bêta ou 0,1 UI d'antitoxine epsilon et si toutes les souris meurent, 0,5 ml du mélange contient moins de 1 UI d'antitoxine bêta ou 0,1 UI d'antitoxine epsilon.

Essai définitif. Préparez une série de mélanges de solution de toxine d'épreuve et du sérum à examiner de façon qu'ils contiennent chacun dans 5,0 ml, 2,0 ml de solution de toxine d'épreuve et une quantité variable du sérum à examiner appartenant à une série dont chaque concentration diffère l'une de l'autre de 20 pour cent au plus et qui recouvre le point final présumé, quantités déterminées dans l'essai préliminaire. Préparez d'autres mélanges de solution de toxine d'épreuve et de solution de la préparation de référence de façon qu'ils contiennent chacun dans 5,0 ml, 2,0 ml de solution de toxine d'épreuve et une quantité variable de préparation de référence afin de vérifier la dose d'épreuve de toxine. Laissez reposer les mélanges à température ambiante, pendant 30 min. Utilisez un groupe d'au moins 2 souris pour chaque mélange et procédez comme indiqué dans l'essai préliminaire.

Antitoxine bêta. Le mélange à examiner qui contient 1 UI dans 0,5 ml est celui qui provoque la mort du même ou presque du même nombre de souris que le mélange de référence contenant 1 UI dans 0,5 ml.

Antitoxine epsilon. Le mélange à examiner qui contient 0,1 UI dans 0,5 ml est celui qui provoque la mort du même ou presque du même nombre de souris que le mélange de référence contenant 0,1 UI dans 0,5 ml. Répétez la détermination au moins une fois et calculez la moyenne de tous les résultats significatifs. L'essai n'est valable que si le résultat obtenu avec la préparation de référence ne diffère pas de plus de 20 pour cent de la valeur escomptée.

Les limites de confiance ($P = 0{,}95$) sont évaluées comme suit :

- 85 pour cent et 114 pour cent lorsque 2 animaux sont utilisés par dose,
- 91,5 pour cent et 109 pour cent lorsque 4 animaux sont utilisés par dose,
- 93 pour cent et 108 pour cent lorsque 6 animaux sont utilisés par dose.

ÉTIQUETAGE

L'étiquette indique :

- le ou les types de *C. perfringens* à partir duquel ou desquels le vaccin a été préparé,
- s'il s'agit d'une anatoxine ou d'un vaccin préparé à partir de la culture entière inactivée ou d'un mélange des deux,
- d'agiter la préparation avant l'emploi,
- pour chaque espèce cible, la réponse immunitaire induite par le vaccin (par exemple, production d'anticorps, protection contre l'infection ou contre la maladie).

01/2002:0364

VACCIN DE CLOSTRIDIUM SEPTICUM POUR USAGE VÉTÉRINAIRE

Vaccinum clostridii septici ad usum veterinarium

DÉFINITION

Le vaccin de clostridium septicum pour usage vétérinaire est préparé à partir d'une culture d'une souche convenable de *Clostridium septicum* en milieu liquide.

PRODUCTION

La culture entière ou son filtrat ou un mélange des deux est inactivé de façon à éliminer l'effet toxique tout en laissant intact le pouvoir immunogène. L'anatoxine ou les cultures inactivées obtenues peuvent être additionnées d'un adjuvant approprié.

CHOIX DE LA COMPOSITION DU VACCIN

Il convient de démontrer que le vaccin est satisfaisant en ce qui concerne l'innocuité (*5.2.6*) et le pouvoir immunogène (*5.2.7*). Dans ce dernier cas, il convient de démontrer pour chaque espèce cible que le vaccin, lorsqu'il est administré selon le schéma recommandé, induit une réponse immunitaire (par exemple, induction d'anticorps) en conformité avec les indications données pour le produit.

ESSAIS EFFECTUÉS SUR CHAQUE LOT

Toxicité résiduelle. L'essai de toxicité résiduelle peut ne pas être effectué par le fabricant, puisqu'un essai de détoxification est effectué immédiatement après le procédé de détoxification et, lorsqu'il y a un risque de réversibilité à la toxine, un deuxième essai est effectué à un stade aussi avancé que possible de la préparation du vaccin.

Essai d'activité effectué sur chaque lot. L'essai décrit sous Activité n'est pas nécessairement employé pour l'essai de routine des lots de vaccin. Il est effectué, pour un vaccin donné, une ou plusieurs fois selon les modalités établies par ou avec l'accord de l'Autorité compétente ; lorsque cet essai n'est pas effectué, un autre essai validé approprié est effectué, les critères étant déterminés par rapport à un lot de vaccin qui a donné des résultats satisfaisants dans l'essai décrit sous Activité et qui a été démontré satisfaisant en ce qui concerne le pouvoir immunogène chez la ou les espèces cibles. L'essai suivant peut être effectué après qu'il a été établi qu'il y a une corrélation satisfaisante avec l'essai décrit sous Activité.

Vaccins

Vaccinez des lapins comme il est décrit sous Activité et préparez des échantillons de sérum. Déterminez le taux d'anticorps dirigés contre la toxine de *C. septicum* dans les sérums individuels, par une méthode appropriée telle qu'une méthode immunochimique (*2.7.1*) ou par neutralisation en culture cellulaire. Utilisez un sérum de référence homologue étalonné en Unités Internationales d'antitoxine de *C. septicum*. Le vaccin satisfait à l'essai si le taux d'anticorps n'est pas inférieur à celui trouvé pour un lot de vaccin qui a donné des résultats satisfaisants dans l'essai décrit sous Activité et qui a été démontré satisfaisant en ce qui concerne le pouvoir immunogène chez la ou les espèces cibles.

IDENTIFICATION

Le vaccin induit la formation d'antitoxine de *C. septicum* lorsqu'il est injecté à des animaux qui ne possèdent pas cette antitoxine.

ESSAI

Innocuité. Utilisez 2 animaux appartenant à l'une des espèces auxquelles le vaccin est destiné. Injectez à chacun d'eux, par une voie recommandée, 2 fois la plus forte dose de vaccin indiquée sur l'étiquette. Mettez les animaux en observation pendant 14 jours. Il ne se produit aucune réaction anormale locale ou générale.

Toxicité résiduelle. Utilisez 5 souris pesant chacune de 17 g à 22 g. Injectez à chacune d'elles, par voie sous-cutanée, 0,5 ml du vaccin. Mettez les animaux en observation pendant 7 jours. Il ne se produit aucune réaction significative locale ou générale.

Stérilité. Le vaccin satisfait à l'essai de stérilité prescrit dans la monographie *Vaccins pour usage vétérinaire (0062)*.

ACTIVITÉ

Injectez par voie sous-cutanée et par sujet à au moins 10 lapins en bonne santé, âgés de 3 à 6 mois, une quantité de vaccin ne dépassant pas la dose minimale indiquée comme première dose sur l'étiquette. 21 à 28 jours plus tard, injectez aux mêmes animaux une quantité de vaccin ne dépassant pas la dose minimale indiquée comme seconde dose sur l'étiquette. 10 à 14 jours après la seconde vaccination, saignez les lapins et mélangez les sérums.

L'activité du mélange des sérums récoltés n'est pas inférieure à 2,5 UI d'antitoxine par millilitre.

L'Unité Internationale correspond à l'activité neutralisante spécifique à l'égard de la toxine de *C. septicum*, contenue dans une quantité donnée de l'étalon international constitué par du sérum desséché de cheval immunisé. La correspondance entre l'Unité Internationale et la préparation étalon internationale est indiquée par l'Organisation Mondiale de la Santé.

L'activité du mélange de sérums prélevés sur lapins est évaluée par détermination de la quantité permettant d'assurer la protection de souris ou d'autres animaux appropriés contre les effets toxiques d'une dose donnée de toxine de *C. septicum*. Cette dose est comparée avec la quantité d'une préparation de référence d'immunosérum clostridium septicum, étalonnée en Unités Internationales, nécessaire pour assurer la même protection. Le titrage biologique exige l'emploi d'une préparation appropriée de toxine de *C. septicum* destinée à servir de toxine d'épreuve. La dose de toxine d'épreuve est déterminée par rapport à la préparation de référence ; l'activité du sérum à examiner est déterminée par rapport à l'activité de la préparation de référence à l'aide de la toxine d'épreuve.

Préparation de la toxine d'épreuve. Préparez la toxine d'épreuve à partir du filtrat stérile d'une culture de 1 à 3 jours de *C. septicum* en milieu liquide et desséchez-la par une méthode appropriée. Choisissez la toxine d'épreuve en déterminant sur souris la dose L+/5 et la DL_{50}, la période d'observation étant de 72 h.

La toxine appropriée contient au moins une dose L+/5 dans 1,0 mg et au moins 10 DL_{50} dans une dose L+/5.

Détermination de la dose d'épreuve de toxine. Préparez une solution de la préparation de référence dans un liquide approprié de façon qu'elle contienne 1,0 UI/ml. Préparez une solution de toxine d'épreuve dans un liquide approprié de façon que 1 ml en contienne une quantité exactement connue, par exemple 4 mg. Préparez des mélanges de la solution de préparation de référence et de solution de toxine d'épreuve de façon qu'ils contiennent chacun 2,0 ml de solution de la préparation de référence (2 UI) et une quantité variable de solution de toxine d'épreuve, puis complétez chaque mélange au même volume final de 5,0 ml avec un liquide approprié. Laissez reposer les mélanges à température ambiante, pendant 60 min. Utilisez pour chaque mélange un groupe d'au moins 2 souris pesant chacune de 17 g à 22 g. Injectez à chacune d'elles, par voie intraveineuse ou intrapéritonéale, 0,5 ml du mélange attribué à son groupe. Mettez les souris en observation pendant 72 h. Si toutes les souris meurent, la quantité de toxine présente dans 0,5 ml du mélange dépasse la dose d'épreuve. Si aucune des souris ne meurt, la quantité de toxine présente dans 0,5 ml du mélange est inférieure à la dose d'épreuve. Préparez de nouveaux mélanges de façon qu'ils contiennent chacun dans 5,0 ml, 2,0 ml de solution de la préparation de référence (2 UI) et une quantité variable de solution de toxine d'épreuve appartenant à une série dont chaque concentration diffère l'une de l'autre de 20 pour cent au plus et qui recouvre le point final présumé. Laissez reposer les mélanges à température ambiante, pendant 60 min. Utilisez un groupe d'au moins 2 souris pour chaque mélange. Injectez à chacune d'elles, par voie intraveineuse ou intrapéritonéale, 0,5 ml du mélange attribué à son groupe. Mettez les souris en observation pendant 72 h. Répétez la détermination au moins une fois et additionnez les résultats des essais effectués avec les mélanges de même composition, de façon à obtenir une série de totaux dont chacun représente la mortalité due à un mélange d'une composition donnée.

La dose d'épreuve de toxine correspond à la quantité présente dans 0,5 ml du mélange qui provoque la mort de la moitié des souris auxquelles il a été inoculé.

Détermination de l'activité du sérum prélevé sur lapins

Essai préliminaire. Dissolvez une quantité de la toxine d'épreuve dans un liquide approprié de façon que 2,0 ml contiennent 10 doses d'épreuve (solution de toxine d'épreuve). Préparez une série de mélanges de solution de toxine d'épreuve et du sérum à examiner de façon qu'ils contiennent chacun 2,0 ml de solution de toxine d'épreuve et une quantité variable du sérum à examiner. Complétez chaque mélange au même volume final de 5,0 ml avec un liquide approprié. Laissez reposer les mélanges à température ambiante, pendant 60 min. Utilisez un groupe d'au moins 2 souris pour chaque mélange. Injectez à chacune d'elles, par voie intraveineuse ou intrapéritonéale, 0,5 ml du mélange attribué à son groupe. Mettez les souris en observation pendant 72 h. Si aucune souris ne meurt, 0,5 ml du mélange contient plus de 0,2 UI. Si toutes les souris meurent, 0,5 ml du mélange contient moins de 0,2 UI.

Essai définitif. Préparez une série de mélanges de solution de toxine d'épreuve et du sérum à examiner de façon qu'ils contiennent chacun dans 5,0 ml, 2,0 ml de solution de toxine d'épreuve et une quantité variable du sérum à examiner, appartenant à une série dont chaque concentration diffère l'une de l'autre de 20 pour cent au plus et qui recouvre le point final présumé, quantités déterminées dans l'essai préliminaire. Préparez d'autres mélanges de solution de toxine d'épreuve et de solution de la préparation de référence de façon qu'ils contiennent chacun dans 5,0 ml, 2,0 ml de solution de toxine d'épreuve et une quantité variable de solution de la préparation de référence afin de vérifier la dose d'épreuve de toxine. Laissez reposer les mélanges à température ambiante, pendant 60 min. Utilisez un groupe d'au moins 2 souris pour chaque mélange et procédez comme indiqué dans l'essai préliminaire. Le mélange à examiner qui contient 0,2 UI dans 0,5 ml est celui qui provoque la mort du même ou presque du même nombre de souris que le mélange de référence contenant 0,2 UI dans 0,5 ml. Répétez la détermination au moins une fois et calculez la moyenne de tous les résultats significatifs. L'essai n'est valable que si le résultat obtenu avec la préparation de référence ne diffère pas de plus de 20 pour cent de la valeur escomptée.

Les limites de confiance ($P = 0{,}95$) sont évaluées comme suit :

- 85 pour cent et 114 pour cent lorsque 2 animaux sont utilisés par dose,
- 91,5 pour cent et 109 pour cent lorsque 4 animaux sont utilisés par dose,
- 93 pour cent et 108 pour cent lorsque 6 animaux sont utilisés par dose.

ÉTIQUETAGE

L'étiquette indique :

- s'il s'agit d'une anatoxine ou d'un vaccin préparé à partir de la culture entière inactivée ou d'un mélange des deux,
- d'agiter la préparation avant l'emploi,
- pour chaque espèce cible, la réponse immunitaire induite par le vaccin (par exemple, production d'anticorps, protection contre l'infection ou contre la maladie).

01/2002:0447

VACCIN DE LA LEPTOSPIROSE POUR USAGE VÉTÉRINAIRE

Vaccinum leptospirosis ad usum veterinarium

DÉFINITION

Le vaccin de la leptospirose pour usage vétérinaire est préparé à partir d'une suspension inactivée d'une ou de plusieurs souches de *Leptospira interrogans* sérovar *canicola* ou sérovar *icterohaemorrhagiae* ou des deux.

PRODUCTION

Les leptospires sont cultivés sur des milieux appropriés qui peuvent contenir du sérum ; celui-ci doit être éliminé du produit fini. En fin de culture, les microorganismes sont complètement inactivés par des moyens physiques ou chimiques séparés ou associés ; le vaccin peut être additionné d'adjuvants et cryodesséché.

L'identification, les essais suivants et le titrage de l'activité s'appliquent à la préparation liquide et à la préparation cryodesséchée reconstituée d'après les indications figurant sur l'étiquette.

IDENTIFICATION

Le vaccin de la leptospirose provoque, chez les animaux de laboratoire, l'apparition d'anticorps agglutinant le ou les sérovars présents dans le vaccin.

ESSAI

Innocuité. Utilisez 2 animaux sains, appartenant à l'une des espèces auxquelles le vaccin est destiné, réceptifs au (aux) sérovar(s) à partir duquel (desquels) le vaccin a été préparé, et dont le sérum est exempt d'anticorps agglutinant ce (ou ces) sérovar(s). Injectez le vaccin à chacun d'eux par la voie indiquée à raison du double de la dose de vaccin pour chien, indiquée sur l'étiquette. Mettez les animaux en observation pendant 14 jours. Il ne se produit aucune réaction significative, locale ou générale.

Inactivation. Effectuez la recherche de leptospires vivants en ensemençant un milieu spécifique. Inoculez 1 ml de la préparation à examiner dans 100 ml de milieu. Laissez incuber à 30 °C pendant 14 jours, puis effectuez une subculture dans un milieu neuf. Faites incuber les 2 cultures à 30 °C pendant 14 jours. Il ne se développe de leptospires dans aucun des milieux. Effectuez simultanément un contrôle en inoculant, en plus du vaccin à examiner, une culture de leptospires dans une quantité de milieu neuf et faites incuber à 30 °C. Il se produit une croissance de leptospires au cours des 14 jours d'observation.

Sérum. Si un sérum a été utilisé au cours de la préparation du vaccin, vérifiez, par séro-précipitation, l'absence de ce sérum dans le produit final.

Stérilité. Le vaccin à examiner satisfait à l'essai de stérilité prescrit dans la monographie *Vaccins pour usage vétérinaire (0062)*.

ACTIVITÉ

Injectez, par voie sous-cutanée, à 5 hamsters en bonne santé, âgés de 3 mois au plus et provenant du même élevage, une quantité de vaccin équivalant à 1/40 de la dose pour chien indiquée sur l'étiquette. Après 15 à 20 jours, inoculez par voie intrapéritonéale à chacun des animaux vaccinés et à un nombre égal de témoins non vaccinés provenant du même élevage, une dose suffisante d'une culture virulente de leptospires du sérovar utilisé dans la préparation du vaccin ou d'une suspension de tissu de foie ou de rein obtenus à partir d'animaux infectés par des leptospires du même sérovar. Si les deux sérovars de *L. interroganscanicola* et *icterohaemorrhagiae* ont été utilisés dans la préparation du vaccin, effectuez le titrage pour chacun d'eux. Au moins 4 des 5 témoins non vaccinés meurent en présentant des symptômes typiques d'infection par leptospires au cours des 14 jours suivant l'inoculation de la suspension d'épreuve ; 4 au moins des 5 animaux vaccinés demeurent en bonne santé pendant les 14 jours qui suivent la mort de ces 4 témoins.

ÉTIQUETAGE

L'étiquette indique :

- le ou les sérovars utilisés dans la préparation du vaccin,
- si du sérum a été utilisé ou non au cours de la préparation du vaccin.

Vaccins

01/2002:0959

VACCIN INACTIVÉ DE LA BRONCHITE INFECTIEUSE AVIAIRE

Vaccinum bronchitidis infectivae aviariae inactivatum

DÉFINITION

Le vaccin inactivé de la bronchite infectieuse aviaire est une émulsion ou une suspension d'un ou de plusieurs sérotypes du virus de la bronchite infectieuse aviaire, inactivés de façon à conserver les propriétés immunogènes. Cette monographie décrit les vaccins destinés à protéger contre une perte qualitative ou quantitative de la production d'œufs ; dans le cas de vaccins destinés à protéger également contre les symptômes respiratoires, il est nécessaire d'effectuer, en plus de l'essai décrit sous Activité, un essai supplémentaire pour démontrer l'efficacité.

PRODUCTION

Le virus est cultivé sur des œufs de poule embryonnés provenant d'élevages sains (*5.2.2*) ou sur des cultures cellulaires appropriées (*5.2.4*).

Un essai d'enrichissement en virus infectieux résiduel de la bronchite infectieuse aviaire est effectué sur chaque lot d'antigène immédiatement après l'inactivation et sur le vaccin final en vrac ou, si le vaccin contient un adjuvant, sur l'antigène ou le mélange d'antigènes en vrac immédiatement avant l'addition d'adjuvant ; l'essai est effectué sur des œufs de poule embryonnés provenant d'un élevage exempt de microorganismes pathogènes spécifiés (*5.2.2*) ou sur des cultures cellulaires appropriées (*5.2.4*) et la quantité de virus inactivé utilisée correspond à au moins 10 doses de vaccin. Aucun virus vivant n'est détecté.

Le vaccin peut contenir un ou plusieurs adjuvants appropriés.

CHOIX DE LA COMPOSITION DU VACCIN

Il est démontré que le vaccin est satisfaisant en ce qui concerne l'innocuité et le pouvoir immunogène vis-à-vis de chacune des catégories de poulets auxquelles il est destiné. L'essai ci-après peut être utilisé lors de la démonstration de l'efficacité (*5.2.7*).

Pouvoir immunogène. L'essai décrit sous Activité convient à la mise en évidence du pouvoir immunogène du vaccin.

ESSAI D'ACTIVITÉ EFFECTUÉ SUR CHAQUE LOT

L'essai décrit sous Activité n'est pas employé pour l'essai de routine des lots de vaccin. Il est effectué, pour un vaccin donné, une ou plusieurs fois, comme décidé par ou avec l'accord de l'Autorité compétente ; lorsque cet essai n'est pas effectué, un autre essai validé est effectué, les critères étant déterminés par rapport à un lot de vaccin qui a donné des résultats satisfaisants dans l'essai décrit sous Activité. L'essai suivant peut être effectué après qu'il ait été établi par une analyse statistique qu'il y a une corrélation satisfaisante avec l'essai décrit sous Activité.

Administrez par voie intramusculaire 1 dose de vaccin à 10 poulets provenant d'un élevage exempt de microorganismes pathogènes spécifiés, d'âge compris entre 2 semaines et l'âge minimal de vaccination indiqué ; maintenez 5 poulets de même origine comme témoins non vaccinés. Prélevez un échantillon de sérum sur chaque poulet juste avant l'administration du vaccin et après le délai défini lors de l'essai du vaccin de référence. Déterminez le titre en anticorps de chaque sérum et pour chaque sérotype contenu dans le vaccin, par un essai sérologique approprié, par exemple, la séroneutralisation. Les taux d'anticorps obtenus ne sont pas inférieurs de façon significative à ceux obtenus avec un lot ayant donné des résultats satisfaisants dans l'essai décrit sous Activité (vaccin de référence). L'essai n'est valable que si les échantillons de sérum prélevés sur les témoins non vaccinés et sur les poulets juste avant la vaccination ne contiennent pas d'anticorps spécifiques détectables.

IDENTIFICATION

Injecté à des animaux réceptifs, le vaccin stimule la formation d'anticorps spécifiques contre chacun des sérotypes viraux présents dans le vaccin et détectables par neutralisation du virus.

ESSAI

Innocuité. Utilisez 10 poulets âgés de 14 à 28 jours et provenant d'un élevage exempt de microorganismes pathogènes spécifiés (*5.2.2*). Injectez à chacun d'eux une double dose de vaccin, par l'une des voies recommandées. Mettez les animaux en observation pendant 21 jours. Il ne se produit aucune réaction locale ou générale anormale.

Inactivation

A. Pour le vaccin préparé à partir de souches de virus adaptées à la croissance sur embryon, injectez les 2/5 d'une dose de vaccin dans la cavité allantoïdienne de 10 œufs de poule embryonnés âgés de 9 à 11 jours provenant d'un élevage exempt de microorganismes pathogènes spécifiés (œufs EOPS, *5.2.2*), et placez-les en incubation. Observez-les pendant 5 à 6 jours et recueillez séparément le liquide allantoïdien des œufs contenant des embryons vivants et celui des œufs contenant des embryons morts, à l'exception de ceux qui meurent dans les 24 h suivant l'injection. Examinez tous les embryons qui meurent au-delà des 24 h suivant l'injection ou qui survivent pendant 5 à 6 jours pour détecter d'éventuelles anomalies. Aucune mort ou anomalie imputable au vaccin n'est observée.

Injectez 0,2 ml du liquide allantoïdien recueilli sur les œufs contenant des embryons vivants dans la cavité allantoïdienne de 10 œufs de poule embryonnés EOPS âgés de 9 à 11 jours, et 0,2 ml du liquide recueilli sur les œufs contenant des embryons morts dans 10 œufs semblables, et placez en incubation pendant 5 à 6 jours. Examinez tous les embryons qui meurent au-delà des 24 h suivant l'injection ou qui survivent pendant 5 à 6 jours pour détecter d'éventuelles anomalies. Aucune mort ou anomalie imputable au vaccin n'est observée.

Si plus de 20 pour cent des embryons meurent pendant l'une ou l'autre des deux phases de l'essai, répétez l'essai à partir de cette phase. Le vaccin satisfait à l'essai si aucune mort ou anomalie imputable au vaccin n'est observée.

B. Pour le vaccin préparé à partir de souches adaptées à la croissance sur culture cellulaire, inoculez 10 doses de vaccin à des cultures cellulaires appropriées. Si le vaccin contient un adjuvant huileux, éliminez celui-ci par une méthode appropriée. Faites incuber à 38 ± 1 °C pendant 7 jours. Effectuez un passage sur de nouvelles cultures cellulaires et faites incuber à 38 ± 1 °C pendant 7 jours. Les cultures cellulaires ne présentent pas de signes d'infection.

Agents étrangers. Utilisez les poulets de l'essai d'innocuité. 21 jours après l'administration de la double dose de vaccin, injectez 1 dose de vaccin à chaque poulet, par la même voie. 2 semaines plus tard, recueillez des échantillons de sérum sur chaque poulet et effectuez des essais d'anticorps contre les agents suivants par les méthodes prescrites sous *Elevages de poulets exempts de microorganismes pathogènes spécifiés pour la production et le contrôle de qualité des vaccins* (*5.2.2*) : virus de l'encéphalomyélite aviaire, virus de la leucose aviaire, adénovirus hémagglutinant aviaire, virus

Vaccins

de la bursite infectieuse aviaire, virus de la laryngotrachéite infectieuse aviaire, virus de la grippe de type A, virus de la maladie de Marek, virus de la pseudopeste aviaire (maladie de Newcastle). Le vaccin ne stimule pas la formation d'anticorps contre ces agents.

Stérilité. Le vaccin satisfait à l'essai de stérilité prescrit dans la monographie *Vaccins pour usage vétérinaire (0062)*.

ACTIVITÉ

Effectuez un essai d'activité pour chacun des sérotypes présents dans le vaccin. Utilisez pour chaque essai 4 groupes de 30 poulets au moins provenant d'un élevage exempt de microorganismes pathogènes spécifiés (*5.2.2*), traités comme suit :

Groupe A : témoins non vaccinés.

Groupe B : vaccinés avec le vaccin inactivé de la bronchite infectieuse aviaire.

Groupe C : vaccinés avec le vaccin vivant de la bronchite infectieuse aviaire et avec le vaccin inactivé de la bronchite infectieuse aviaire selon le schéma recommandé.

Groupe D : vaccinés avec le vaccin vivant de la bronchite infectieuse aviaire.

Surveillez la production et la qualité d'œufs de tous les animaux depuis le début de la ponte jusqu'à 4 semaines au moins après l'épreuve virulente. Au moment du pic de ponte, administrez à tous les groupes une quantité de virus de la bronchite infectieuse aviaire, suffisante pour causer une chute de ponte ou une baisse de qualité pendant 3 semaines consécutives durant les 4 semaines qui suivent l'épreuve virulente. Le vaccin satisfait à l'essai s'il y a une amélioration significative dans la quantité ou la qualité de production d'œufs du groupe C comparé au groupe D et du groupe B comparé au groupe A. L'essai n'est valable que si dans le groupe A, il y a une chute de production d'œufs, comparée au niveau normal noté avant l'épreuve virulente, de 35 pour cent au moins dans le cas d'une épreuve avec une souche de type Massachusetts ; s'il est nécessaire d'effectuer l'épreuve avec une souche d'un autre sérotype pour laquelle il existe des données écrites qui démontrent que la souche ne produira pas une chute de ponte de 35 pour cent, l'épreuve doit produire une chute de ponte en rapport avec les données écrites et, dans tous les cas, de 15 pour cent au moins.

ÉTIQUETAGE

L'étiquette indique :

- la catégorie et l'âge des poulets auxquels le vaccin est destiné,
- les souches et les sérotypes utilisés dans la production du vaccin et les sérotypes contre lesquels le vaccin est destiné à protéger,
- si la souche vaccinale est adaptée ou non à la croissance sur embryon ou sur culture cellulaire.

01/2002:0960

VACCIN INACTIVÉ DE LA BURSITE INFECTIEUSE AVIAIRE

Vaccinum bursitidis infectivae aviariae inactivatum

DÉFINITION

Le vaccin inactivé de la bursite infectieuse aviaire est une émulsion ou une suspension d'une souche appropriée du virus de la bursite infectieuse aviaire, type 1, inactivé de façon à conserver les propriétés immunogènes. Le vaccin est destiné aux reproducteurs du poulet domestique pour protéger leur descendance de la bursite infectieuse aviaire.

PRODUCTION

Le virus est cultivé dans des œufs embryonnés provenant d'élevages sains, sur des cultures cellulaires appropriées (*5.2.4*) ou dans des poulets provenant d'un élevage exempt de microorganismes pathogènes spécifiés (*5.2.2*).

Un essai d'enrichissement en virus infectieux résiduel de la bursite infectieuse aviaire est effectué sur chaque lot d'antigène immédiatement après l'inactivation et sur le vaccin final en vrac ou, si le vaccin contient un adjuvant, sur l'antigène ou le mélange d'antigènes en vrac immédiatement avant l'addition d'adjuvant pour confirmer l'inactivation ; l'essai est effectué sur des œufs de poule embryonnés ou sur des cultures cellulaires appropriées ou, si les poulets sont utilisés dans la production du vaccin, sur des poulets provenant d'un élevage exempt de microorganismes pathogènes spécifiés (*5.2.2*). La quantité de virus inactivé utilisée dans cet essai correspond à au moins 10 doses de vaccin. Aucun virus vivant n'est détecté.

Le vaccin peut contenir un ou plusieurs adjuvants appropriés.

CHOIX DE LA COMPOSITION DU VACCIN

Il est démontré que le vaccin est satisfaisant quant à son innocuité (*5.2.6*) et son pouvoir immunogène (*5.2.7*). L'essai ci-après peut être utilisé lors de la démonstration de l'efficacité.

Pouvoir immunogène. 20 reproductrices au moins, proches de l'âge de ponte, provenant d'un élevage exempt de microorganismes pathogènes spécifiés (*5.2.2*) et de l'âge recommandé pour la vaccination, sont utilisées. Chacune d'elles reçoit, par l'une des voies recommandées, la dose minimale recommandée de vaccin. 4 à 6 semaines après l'injection, des échantillons de sérum sont prélevés sur chaque animal et la réponse en anticorps est mesurée par un essai de séroneutralisation (SN). Une préparation de référence appropriée, étalonnée en unités Ph. Eur. par rapport à l'*immunosérum de la bursite infectieuse aviaire PBR*, est utilisée dans l'essai. Le vaccin satisfait à l'essai si le titre moyen en anticorps des sérums provenant d'animaux vaccinés est au moins de 10 000 unités Ph. Eur. par millilitre.

Les œufs sont récoltés pour couvaison 5 à 7 semaines après la vaccination et l'essai décrit ci-dessous est effectué sur des poulets âgés de 3 semaines provenant de cette récolte d'œufs. Les œufs sont récoltés à nouveau vers la fin de la période de ponte et l'essai est répété sur des poulets âgés d'au moins 15 jours provenant de cette récolte d'œufs.

25 poulets provenant de poules vaccinées et, comme témoins, 10 poulets du même élevage et du même âge provenant de poules non vaccinées sont utilisés. Chacun d'eux reçoit par instillation oculaire une quantité d'une souche virulente du virus de la bursite infectieuse aviaire, suffisante pour produire des signes graves de la maladie, notamment des lésions de la bourse de Fabricius, chez tous les poulets non vaccinés. 3-4 jours après l'épreuve, la bourse de Fabricius est prélevée sur chaque poulet. Les bourses sont soumises à un examen histologique pour détecter tout signe d'infection ou à un essai de précipitation sur gélose afin de détecter la présence éventuelle d'antigène de la bursite infectieuse aviaire. Le vaccin satisfait à l'essai si 3 au plus des poulets provenant de poules vaccinées présentent des signes de bursite infectieuse aviaire. L'essai n'est valable que si tous les poulets provenant de poules non vaccinées sont atteints de la maladie.

Vaccins

S'il y a plus d'une voie d'administration recommandée, l'essai décrit sous Activité est effectué en même temps que l'essai du pouvoir immunogène décrit ci-dessus avec des groupes différents de poulets pour chaque voie recommandée. La réponse sérologique des poulets inoculés par des voies autres que celle utilisée dans l'essai du pouvoir immunogène n'est pas inférieure, de façon significative, à celle du groupe vacciné par cette voie.

IDENTIFICATION

Le vaccin stimule la formation d'anticorps spécifiques chez les poulets n'ayant pas d'anticorps spécifiques du virus de la bursite infectieuse aviaire, type 1.

ESSAI

Innocuité. Utilisez 10 poussins âgés de 14 à 28 jours, provenant d'un élevage exempt de microorganismes pathogènes spécifiés (*5.2.2*). Injectez à chacun d'eux, par l'une des voies recommandées, 2 doses du vaccin. Mettez les animaux en observation pendant 21 jours. Il ne se produit aucune réaction significative locale ou générale. *Note : cet essai peut être omis si l'essai d'inactivation C est effectué.*

Inactivation

A. Pour le vaccin préparé à partir de souches de virus adaptées à la croissance sur embryon, injectez 2/5 d'une dose dans la cavité allantoïdienne ou sur la membrane chorio-allantoïdienne de 10 œufs de poules, âgés de 9 à 11 jours et provenant d'un élevage exempt de microorganismes pathogènes spécifiés (*5.2.2*), et placez-les en incubation. Observez-les pendant 6 jours et recueillez séparément le liquide allantoïdien ou les membranes des œufs contenant des embryons vivants et celui des œufs contenant des embryons morts, à l'exclusion de ceux qui meurent de causes non spécifiques dans les 24 h suivant l'injection.

Utilisez 10 œufs, âgés de 9 à 11 jours et provenant d'un élevage exempt de microorganismes pathogènes spécifiés, et injectez dans la cavité allantoïdienne ou sur la membrane chorio-allantoïdienne de chacun d'eux 0,2 ml du liquide allantoïdien ou des membranes chorio-allantoïdiennes broyées, recueillis sur les embryons vivants et à chacun de 10 œufs semblables, 0,2 ml de liquide ou des membranes recueillis sur les embryons morts et placez-les en incubation pendant 6 jours. Examinez chaque embryon pour détecter les lésions éventuelles dues à la bursite infectieuse aviaire.

Si plus de 20 pour cent des embryons meurent au cours d'une des parties de l'essai, répétez cette partie. Le vaccin satisfait à l'essai si aucun signe de lésion de bursite infectieuse aviaire n'est détecté et si dans tout essai répété, 20 pour cent des embryons au maximum meurent de causes non spécifiques.

Des antibiotiques peuvent être utilisés dans l'essai pour empêcher toute infection bactérienne.

B. Pour le vaccin préparé à partir de souches adaptées à la croissance sur culture cellulaire, inoculez 10 doses de vaccin à des cultures cellulaires appropriées. Si le vaccin contient un adjuvant huileux, éliminez celui-ci par une méthode appropriée. Faites incuber à 38 ± 1 °C pendant 7 jours. Effectuez un passage sur de nouvelles cultures cellulaires et faites incuber à 38 ± 1 °C pendant 7 jours. Les cultures cellulaires ne présentent pas de signes d'infection.

C. Pour le vaccin préparé à partir de souches de virus non adaptées à la croissance sur embryon ou sur culture cellulaire, injectez par voie intramusculaire 2 doses de vaccin à chacun de 20 poussins âgés de 14 à 28 jours et provenant d'un élevage exempt de microorganismes pathogènes spécifiés (*5.2.2*). 4 jours plus tard, sacrifiez 10 poussins et prélevez, mélangez et homogénéisez les bourses de Fabricius dans un volume égal d'un liquide approprié. Injectez 1 ml de l'homogénat des bourses à chacun de 10 autres poussins du même âge et du même élevage. Examinez au microscope les bourses de Fabricius de chacun des poussins restant, provenant du premier groupe et de chacun des poulets du second groupe, 21 jours après leur injection ; ils ne présentent aucun signe de bursite infectieuse aviaire. De plus, aucun signe de maladie attribuable au vaccin n'est observé et aucune réaction locale anormale ne se produit. Examinés 21 jours après l'injection, les poussins du deuxième groupe n'ont pas d'anticorps contre le virus de la bursite infectieuse aviaire.

Agents étrangers. Recueillez des échantillons de sérum 3 semaines après la vaccination sur chacun des animaux utilisés dans l'essai d'innocuité ou l'essai C d'inactivation et effectuez des essais d'anticorps contre les agents suivants par les méthodes prescrites sous *Elevages de poulets exempts de microorganismes pathogènes spécifiés pour la production et le contrôle de qualité des vaccins* (*5.2.2*) : virus de l'encéphalomyélite aviaire, virus de la leucose aviaire, adénovirus hémagglutinant aviaire, virus de la bronchite infectieuse aviaire, virus de la laryngotrachéite infectieuse aviaire, virus de la grippe de type A, virus de la maladie de Marek, virus de la pseudopeste aviaire (maladie de Newcastle). Le vaccin ne stimule pas la formation d'anticorps contre ces agents.

Stérilité. Le vaccin satisfait à l'essai de stérilité prescrit dans la monographie *Vaccins pour usage vétérinaire (0062).*

ACTIVITÉ

Utilisez 10 poulets au moins, âgés de 4 semaines et provenant d'un élevage exempt de microorganismes pathogènes spécifiés (*5.2.2*). Inoculez à chacun d'eux 1 dose de vaccin, par l'une des voies recommandées. 4 à 6 semaines après, recueillez des échantillons de sérum sur chaque animal et sur 10 animaux témoins non vaccinés de même âge et de même origine. Mesurez la réponse en anticorps par un essai de séroneutralisation. Utilisez dans l'essai une préparation de référence appropriée, étalonnée en unités Ph. Eur. par rapport à l'*immunosérum de la bursite infectieuse aviaire PBR*. Le titre moyen en anticorps des sérums provenant d'animaux vaccinés n'est pas inférieur à 10 000 unités Ph. Eur. par millilitre. Aucun anticorps n'est observé dans les sérums des animaux non vaccinés.

ÉTIQUETAGE

L'étiquette indique si la souche vaccinale est adaptée ou non à la croissance sur embryon ou sur culture cellulaire.

01/2002:1101

VACCIN INACTIVÉ DE LA CALICIVIROSE DU CHAT

Vaccinum calicivirosis felinae inactivatum

DÉFINITION

Le vaccin inactivé de la calicivirose du chat est une suspension soit d'une ou de plusieurs souches appropriées du calicivirus du chat, inactivé de façon à maintenir des propriétés immunogènes suffisantes, soit de fractions d'une ou de plusieurs souches du calicivirus du chat ayant des propriétés immunogènes suffisantes.

PRODUCTION

Le virus est cultivé dans des lignées cellulaires appropriées (*5.2.4*). La suspension virale est récoltée et inactivée.

La recherche de calicivirus infectieux résiduels est effectuée au moyen de 2 passages soit sur des cultures cellulaires du même type que celui qui a été utilisé dans la préparation du vaccin soit sur des cultures cellulaires démontrées au moins aussi sensibles ; la quantité de virus utilisée dans cet essai correspond à au moins 25 doses de vaccin. Aucun virus vivant n'est détecté.

Le vaccin peut contenir un ou plusieurs adjuvants appropriés.

CHOIX DE LA COMPOSITION DU VACCIN

Il doit être démontré que le vaccin est satisfaisant en ce qui concerne l'innocuité et son pouvoir immunogène chez le chat. L'essai ci-après peut être utilisé lors de la démonstration de l'efficacité (*5.2.7*).

Pouvoir immunogène. L'essai décrit sous Activité convient à la mise en évidence du pouvoir immunogène du vaccin.

ESSAI D'ACTIVITÉ EFFECTUÉ SUR CHAQUE LOT

L'essai décrit sous Activité n'est pas employé pour l'essai de routine des lots de vaccin. Il est effectué, pour un vaccin donné, une ou plusieurs fois, comme décidé par ou avec l'accord de l'Autorité compétente ; lorsque cet essai n'est pas effectué, un autre essai validé est effectué, les critères étant déterminés par rapport à un lot de vaccin qui a donné des résultats satisfaisants dans l'essai décrit sous Activité. L'essai suivant peut être effectué après qu'il a été établi qu'il existe une corrélation satisfaisante avec l'essai décrit sous Activité.

Utilisez des groupes de 15 souris séronégatives. Administrez une moitié de la dose du vaccin à chacune d'entre elles et 7 jours plus tard répétez l'administration. 21 jours après la première administration de vaccin, prélevez des échantillons de sang et déterminez le taux des anticorps contre le calicivirus du chat par un essai d'immunofluorescence pratiqué sur des mélanges de sérum de groupes de 3 souris. Le taux d'anticorps n'est pas inférieure de façon significative à celui obtenu avec un lot de vaccin qui a donné des résultats satisfaisants dans l'essai décrit sous Activité.

IDENTIFICATION

Injecté à des animaux réceptifs, le vaccin stimule la formation d'anticorps spécifiques contre le calicivirus du chat.

ESSAI

Innocuité. Administrez une double dose de vaccin par une voie recommandée à 2 chats réceptifs, âgés de 8 à 12 semaines. Mettez les animaux en observation pendant 14 jours. Les animaux restent en bonne santé et il ne se produit aucune réaction anormale locale ou générale.

Inactivation. Effectuez une recherche de calicivirus infectieux résiduels en utilisant 10 doses de vaccin et en faisant 2 passages soit sur des cultures cellulaires du même type que celui qui a été utilisé dans la préparation du vaccin soit sur des cultures cellulaires démontrées plus sensibles. Aucun virus vivant n'est détecté. Si le vaccin contient un adjuvant qui interfère avec la réalisation de l'essai, séparez si possible l'adjuvant de la phase liquide par une méthode qui n'inactive pas le virus ni n'empêche autrement la détection de virus vivant.

Stérilité. Le vaccin reconstitué satisfait à l'essai de stérilité prescrit dans la monographie *Vaccins pour usage vétérinaire (0062)*.

ACTIVITÉ

Effectuez l'essai d'activité pour chacune des souches incorporées dans le vaccin.

Utilisez des chats âgés de 8 à 12 semaines et n'ayant pas d'anticorps contre le calicivirus du chat. Vaccinez 10 chats par une des voies d'administration recommandées et selon le programme de vaccination recommandé. Gardez 10 chats comme témoins. 4 semaines après la dernière injection, administrez à chacun des chats vaccinés et témoins par voie intranasale une quantité d'une souche virulente de calicivirus, de même type que la souche vaccinale, suffisante pour provoquer chez 8 chats témoins au moins des symptômes typiques de la maladie (fièvre, ulcères buccaux, troubles respiratoires). Mettez les chats en observation pendant 14 jours après l'épreuve virulente. Effectuez un lavage nasal chaque jour entre le 2e et le 14e jour afin de déterminer l'excrétion du virus. Relevez la température quotidiennement ainsi que les signes cliniques selon la grille de notation ci-dessous. Le vaccin satisfait à l'essai si la notation des chats vaccinés est inférieure de façon significative à celle des témoins.

Symptômes observés	Notation
Mort	10
Etat dépressif	2
Température ≥ 39,5 °C	1
Température ≤ 37 °C	2
Ulcères (oraux ou du nez)	
– petits et peu nombreux	1
– importants et nombreux	3
Ecoulement nasal	
– léger	1
– important	2
Ecoulement oculaire	1
Perte de poids	2
Excrétion virale :	
≤ 4 jours	1
5-7 jours	2
> 7 jours	3

01/2002:0962

VACCIN INACTIVÉ DE LA COLIBACILLOSE NÉONATALE DES PORCELETS

Vaccinum colibacillosis fetus a partu recentis inactivatum ad suem

DÉFINITION

Le vaccin inactivé de la colibacillose néonatale des porcelets est préparé à partir de cultures d'une ou de plusieurs souches appropriées d'*Escherichia coli*, porteuses d'une ou de plusieurs adhésines ou entérotoxines. Le vaccin est administré par injection à la truie ou à la cochette afin de protéger les nouveau-nés contre la colibacillose entérique.

PRODUCTION

Les souches de *E coli* utilisées pour la production du vaccin sont cultivées séparément dans un milieu approprié. Les cellules ou les toxines sont traitées de façon à les rendre inoffensives et elles sont mélangées. Le vaccin peut contenir un ou plusieurs adjuvants appropriés.

Vaccins

CHOIX DE LA COMPOSITION DU VACCIN

Il est démontré que les souches de *E coli* utilisées dans la préparation du vaccin sont satisfaisantes en ce qui concerne l'expression des antigènes et que le vaccin est satisfaisant en ce qui concerne l'innocuité et le pouvoir immunogène. Les essais ci-après peuvent être utilisés lors de la démonstration de l'innocuité (*5.2.6*) et de l'efficacité (*5.2.7*) du vaccin.

Expression des antigènes. L'expression des antigènes qui suscitent une réponse immunitaire protectrice est vérifiée par une méthode immunochimique appropriée (*2.7.1*) effectuée sur l'antigène obtenu à partir de chaque souche vaccinale dans les conditions utilisées pour la production du vaccin.

Innocuité. Une double dose du vaccin est administrée séparément à 10 truies gestantes. Après l'intervalle recommandé sur l'étiquette, une dose est administrée à chaque truie. Les animaux sont mis en observation jusqu'à la mise bas. Aucune réaction locale ou générale anormale n'est observée. Les effets sur la gestation et la progéniture sont notés.

L'innocuité est démontrée pendant les essais sur le terrain en administrant à 60 truies au moins provenant de 3 élevages différents la dose recommandée par la voie et selon le schéma indiqué sur l'étiquette. 30 truies au moins provenant des mêmes élevages sont gardées comme témoins. Les animaux sont mis en observation pendant 14 jours après la dernière dose. Aucune réaction locale ou générale anormale n'est observée durant la période d'observation. En particulier aucune hyperthermie supérieure à 1,5 °C n'est notée durant les 2 jours suivant l'administration de chaque dose vaccinale.

Pouvoir immunogène. L'essai décrit sous Activité convient à la mise en évidence du pouvoir immunogène du vaccin.

ESSAI D'ACTIVITÉ EFFECTUÉ SUR CHAQUE LOT

L'essai ci-dessous n'est pas effectué pour l'essai de routine des lots de vaccin. Il est effectué, pour un vaccin donné, une ou plusieurs fois, comme décidé par ou avec l'accord de l'Autorité compétente ; lorsque cet essai n'est pas effectué, un essai validé approprié est effectué, les critères étant déterminés par rapport à un lot de vaccin qui a donné des résultats satisfaisants dans l'essai décrit sous Activité. L'essai suivant peut être effectué après qu'il a été établi par une analyse statistique qu'il y a une corrélation satisfaisante avec l'essai décrit sous Activité.

Vaccinez 5 porcelets, âgés de 3 semaines au moins, exempts d'anticorps spécifiques contre les antigènes cités sur l'étiquette, par la voie et selon le schéma indiqués sur l'étiquette. Gardez 2 porcelets comme témoins non vaccinés. Ou bien, si la nature des antigènes permet d'obtenir des résultats reproductibles, un essai sur animaux de laboratoire peut être effectué ; pour que l'essai soit valable, il peut être nécessaire d'utiliser plusieurs groupes dont chacun reçoit une dose différente. Pour chaque dose, effectuez l'essai comme suit. Vaccinez au moins 5 lapins, cobayes ou souris par une seule injection d'une dose appropriée. Gardez au moins 2 lapins, cobayes ou souris comme témoins non vaccinés. Si le schéma de vaccination indiqué sur l'étiquette comporte une injection de rappel, le schéma de vaccination recommandé peut être utilisé chez les animaux de laboratoire s'il a été démontré que cela constitue un système d'essai de sensibilité appropriée. A un temps donné, entre 14 et 21 jours après la dernière injection, prélevez du sang de chaque animal et préparez des échantillons de sérum. Utilisez un essai validé approprié tel que le titrage immunologique à enzyme conjugué (*2.7.1*) pour mesurer la réponse en anticorps à chacun des antigènes indiqués sur l'étiquette. Les taux d'anticorps obtenus ne sont pas significativement inférieurs à ceux obtenus avec un lot ayant donné des résultats satisfaisants dans l'épreuve décrite sous Activité et il n'y a aucune augmentation significative du titre des anticorps chez les témoins.

S'il s'avère impossible d'obtenir des animaux séronégatifs, des animaux séropositifs peuvent être utilisés dans l'essai. Pendant le développement d'un essai avec des animaux séropositifs, une attention particulière est nécessaire pendant la validation du système d'essai afin de démontrer que l'essai a une sensibilité appropriée et afin d'établir les critères pour un lot conforme ou non conforme et pour la répétition de l'essai. Il est nécessaire de prendre en compte la gamme de titres possibles avant la vaccination et d'établir, par rapport à ces titres, l'augmentation minimale acceptable après la vaccination.

ESSAI D'ENDOTOXINES BACTÉRIENNES EFFECTUÉ SUR CHAQUE LOT

Un essai d'endotoxines bactériennes (*2.6.14*) est effectué sur chaque lot final ou, si la nature de l'adjuvant le rend impossible, sur l'antigène en vrac ou le mélange d'antigènes en vrac immédiatement avant l'addition de l'adjuvant. Il doit être démontré que le vaccin contient moins de 1×10^6 UI par dose, à moins qu'il n'ait été démontré qu'un taux d'endotoxines plus élevé est inoffensif.

IDENTIFICATION

Chez les animaux n'ayant pas d'anticorps contre les antigènes indiqués sur l'étiquette, le vaccin à examiner suscite la formation d'anticorps contre ces antigènes.

ESSAI

Innocuité. Injectez par la voie indiquée sur l'étiquette une double dose de vaccin à 2 porcelets réceptifs. Après 14 jours, injectez à nouveau une dose du vaccin à chaque porc. Mettez les animaux en observation pendant 14 jours. Il ne se produit aucune réaction anormale locale ou générale.

Stérilité. Le vaccin satisfait à l'essai de stérilité prescrit dans la monographie *Vaccins pour usage vétérinaire (0062)*.

ACTIVITÉ

Effectuez l'essai à l'aide d'une souche d'épreuve représentant chaque type d'antigène contre lequel le vaccin doit protéger : si une seule souche présentant tous les antigènes n'est pas disponible, répétez l'essai avec différentes souches d'épreuve.

Prenez 8 cochettes réceptives, n'ayant pas d'anticorps contre les antigènes indiqués sur l'étiquette. Vaccinez au hasard 4 d'entre elles, au stade de grossesse prescrit, avec la dose de vaccin et par la voie recommandées sur l'étiquette. Dans les 12 h qui suivent la mise bas et après que les petits ont reçu du colostrum, prenez 15 porcelets sains nés des cochettes vaccinées et 15 porcelets sains nés des cochettes témoins non vaccinées ; au minimum 3 porcelets doivent être prélevés dans chaque portée. Administrez aux porcelets par voie orale une souche pathogène d'*E coli*. La souche utilisée ne doit pas être l'une de celles utilisées dans la production du vaccin. Replacez les porcelets près de leur mère. L'essai n'est valable que si 6 porcelets au moins provenant des truies témoin meurent et que si au maximum 2 des porcelets provenant des truies témoins ne présentent aucun signe de la maladie. Le vaccin satisfait à l'essai si au maximum 2 des porcelets provenant des truies vaccinées meurent ou présentent des signes graves de la maladie et 3 autres au maximum souffrent de diarrhée légère pendant 3 jours au plus.

Pour certains vaccins, il peut être nécessaire d'effectuer une épreuve à l'aide d'une souche pour laquelle des données publiées indiquent qu'elle ne provoque pas une mortalité élevée dans des conditions expérimentales. Dans ces cas, l'essai n'est valable que si 9 porcelets au moins provenant des truies témoins présentent des signes graves de diarrhée

Vaccins

et le vaccin satisfait à l'essai si au maximum 4 porcelets provenant des animaux vaccinés souffrent de diarrhée légère pendant 3 jours au plus.

ÉTIQUETAGE

L'étiquette indique l'antigène ou les antigènes contenu(s) dans le vaccin qui suscite(nt) une réponse immunitaire protectrice.

01/2002:0961

VACCIN INACTIVÉ DE LA COLIBACILLOSE NÉONATALE DES RUMINANTS

Vaccinum colibacillosis fetus a partu recentis inactivatum ad ruminantes

DÉFINITION

Le vaccin inactivé de la colibacillose néonatale des ruminants est préparé à partir de cultures d'une ou de plusieurs souches appropriées d'*Escherichia coli*, porteuses d'une ou de plusieurs adhésines ou entérotoxines. Le vaccin est administré par injection à la mère afin de protéger les nouveau-nés contre la colibacillose entérique.

PRODUCTION

Les souches de *E. coli* utilisées pour la production du vaccin sont cultivées séparément dans un milieu approprié. Les cellules ou les toxines sont traitées de façon à les rendre inoffensives et elles sont mélangées. Le vaccin peut contenir un ou plusieurs adjuvants appropriés.

CHOIX DE LA COMPOSITION DU VACCIN

Il est démontré que les souches de *E. coli* utilisées dans la préparation du vaccin sont satisfaisantes en ce qui concerne l'expression des antigènes et que le vaccin est satisfaisant en ce qui concerne l'innocuité et le pouvoir immunogène. Les essais ci-après peuvent être utilisés lors de la démonstration de l'innocuité (*5.2.6*) et de l'efficacité (*5.2.7*) du vaccin.

Expression des antigènes. L'expression des antigènes qui suscitent une réponse immunitaire protectrice est vérifiée par une méthode immunochimique appropriée (*2.7.1*) effectuée sur l'antigène obtenu à partir de chaque souche vaccinale dans les conditions utilisées pour la production du vaccin.

Innocuité. Une double dose du vaccin est administrée séparément à 10 animaux gestants de chacune des espèces auxquelles le vaccin est destiné. Après l'intervalle recommandé sur l'étiquette, une dose est administrée à chaque animal. Les animaux sont mis en observation jusqu'à la mise bas. Aucune réaction locale ou générale anormale n'est observée. Les effets sur la gestation et la progéniture sont notés.

L'innocuité est démontrée pendant les essais sur le terrain vis-à-vis de chaque espèce à laquelle le vaccin est destiné en administrant à 60 animaux au moins provenant de 3 élevages différents la dose recommandée par la voie et selon le schéma indiqués sur l'étiquette. 30 animaux au moins provenant des mêmes élevages sont gardés comme témoins. Les animaux sont mis en observation pendant 14 jours après la dernière dose. Aucune réaction locale ou générale anormale n'est observée durant la période d'observation. En particulier aucune hyperthermie supérieure à 1,5 °C n'est notée durant les 2 jours suivant l'administration de chaque dose vaccinale.

Pouvoir immunogène. Le pouvoir immunogène du vaccin doit être démontré vis-à-vis de chacune des espèces auxquelles le vaccin est destiné. L'essai décrit sous Activité convient à la mise en évidence du pouvoir immunogène du vaccin.

ESSAI D'ACTIVITÉ EFFECTUÉ SUR CHAQUE LOT

L'essai décrit sous Activité n'est pas effectué pour l'essai de routine des lots de vaccin. Il est effectué, pour un vaccin donné, une ou plusieurs fois, comme décidé par ou avec l'accord de l'Autorité compétente ; lorsque cet essai n'est pas effectué, un autre essai validé approprié est effectué, les critères étant déterminés par rapport à un lot de vaccin qui a donné des résultats satisfaisants dans l'essai décrit sous Activité. L'essai suivant peut être effectué après qu'il a été établi par une analyse statistique qu'il y a une corrélation satisfaisante avec l'essai décrit sous Activité.

Pour que l'essai soit valable, il peut être nécessaire d'utiliser plusieurs groupes dont chacun reçoit une dose différente. Pour chaque dose, effectuez l'essai comme suit. Vaccinez au moins 5 lapins, cobayes ou souris, exempts d'anticorps spécifiques contre les antigènes cités sur l'étiquette, par une seule injection d'une dose appropriée. Gardez 2 lapins, cobayes ou souris comme témoins non vaccinés. Si le schéma de vaccination indiqué sur l'étiquette comporte une injection de rappel, le schéma de vaccination recommandé peut être utilisé s'il a été démontré que cela constitue un système d'essai de sensibilité appropriée. A un temps donné, entre 14 et 21 jours après la dernière injection, prélevez du sang de chaque animal et préparez des échantillons de sérum. Utilisez un essai validé approprié tel que le titrage immunologique à enzyme conjugué (*2.7.1*) pour mesurer la réponse en anticorps à chacun des antigènes indiqués sur l'étiquette. Les taux d'anticorps obtenus ne sont pas significativement inférieurs à ceux obtenus avec un lot ayant donné des résultats satisfaisants dans l'épreuve décrite sous Activité et il n'y a aucune augmentation significative du titre des anticorps chez les témoins.

S'il s'avère impossible d'obtenir des animaux séronégatifs, des animaux séropositifs peuvent être utilisés dans l'essai. Pendant le développement d'un essai avec des animaux séropositifs, une attention particulière est nécessaire pendant la validation du système d'essai afin de démontrer que l'essai a une sensibilité appropriée et afin d'établir les critères pour un lot conforme ou non conforme et pour la répétition de l'essai. Il est nécessaire de prendre en compte la gamme de titres possibles avant la vaccination et d'établir, par rapport à ces titres, l'augmentation minimale acceptable après la vaccination.

ESSAI D'ENDOTOXINES BACTÉRIENNES EFFECTUÉ SUR CHAQUE LOT

Un essai d'endotoxines bactériennes (*2.6.14*) est effectué sur chaque lot final ou, si la nature de l'adjuvant le rend impossible, sur l'antigène en vrac ou le mélange d'antigènes en vrac immédiatement avant l'addition de l'adjuvant. Dans le cas d'un vaccin destiné aux ovins, il doit être démontré que le vaccin contient moins de 5×10^4 UI par dose et, dans les cas d'un vaccin destiné aux bovidés ou aux caprins, moins de $2{,}5 \times 10^5$ UI par dose, à moins qu'il n'ait été démontré, pour l'une ou l'autre espèce, qu'un taux d'endotoxines plus élevé est inoffensif.

IDENTIFICATION

Chez les animaux n'ayant pas d'anticorps contre les antigènes indiqués sur l'étiquette, le vaccin à examiner suscite la formation d'anticorps contre ces antigènes.

Vaccins

ESSAI

Innocuité. Injectez par la voie indiquée sur l'étiquette une double dose de vaccin à 2 animaux réceptifs de l'une des espèces auxquelles le vaccin est destiné. Après 14 jours, injectez à nouveau une dose du vaccin à chaque animal. Mettez les animaux en observation pendant 14 jours. Il ne se produit aucune réaction anormale locale ou générale.

Stérilité. Le vaccin satisfait à l'essai de stérilité prescrit dans la monographie *Vaccins pour usage vétérinaire (0062)*.

ACTIVITÉ

Effectuez l'essai à l'aide d'une souche d'épreuve représentant chaque type d'antigène contre lequel le vaccin doit protéger : si une seule souche présentant tous les antigènes n'est pas disponible, répétez l'essai avec différentes souches d'épreuve.

Prenez 15 animaux réceptifs, de l'une des espèces auxquelles le vaccin est destiné et n'ayant pas d'anticorps contre les antigènes indiqués sur l'étiquette. Vaccinez au hasard 10 d'entre eux, au stade de grossesse prescrit, avec la dose de vaccin et par la voie recommandées sur l'étiquette. Dans les 12 h qui suivent la mise bas et après que les petits ont reçu du colostrum, prenez 10 nouveau-nés sains provenant d'animaux vaccinés et 5 provenant de témoins non vaccinés. Administrez-leur par voie orale une souche pathogène de *E. coli*. La souche utilisée ne doit pas être l'une de celles utilisées dans la production du vaccin. Replacez les petits près de leur mère. L'essai n'est valable que si 4 petits au moins provenant des animaux témoins meurent ou présentent des signes de maladie grave. Le vaccin satisfait à l'essai si au maximum 1 des petits provenant d'animaux vaccinés meurt ou présente des signes graves de la maladie et si 3 autres au maximum souffrent de diarrhée légère pendant 3 jours au plus.

ÉTIQUETAGE

L'étiquette indique l'antigène ou les antigènes contenus dans le vaccin qui suscitent une réponse immunitaire protectrice.

01/2002:1360

VACCIN INACTIVÉ DE L'ACTINOBACILLOSE DU PORC

Vaccinum actinobacillosis inactivatum ad suem

DÉFINITION

Le vaccin inactivé de l'actinobacillose du porc est une préparation liquide qui contient un ou plusieurs des composants suivants : une ou plusieurs souches appropriées d'*Actinobacillus pleuropneumoniae* inactivées ; des toxines, des protéines ou des polyosides dérivés de souches appropriées d'*A. pleuropneumoniae* et traités de façon à les rendre inoffensifs ; une fraction d'une ou de plusieurs toxines dérivées de souches appropriées d'*A. pleuropneumoniae* et traitées, si nécessaire, de façon à les rendre inoffensives.

PRODUCTION

La semence est cultivée dans un milieu approprié, chaque souche faisant l'objet d'une culture séparée. Des paramètres tels que le taux de croissance, la teneur en protéines et les quantités d'antigènes appropriés sont contrôlés par des méthodes appropriées ; les valeurs trouvées se situent dans les limites établies pour le vaccin spécifique. La pureté et l'identité des cultures sont vérifiées sur la récolte par des méthodes appropriées. Après culture, les suspensions bactériennes sont récoltées séparément et inactivées par une méthode appropriée. Elles peuvent être détoxifiées, purifiées et concentrées. Le vaccin peut contenir un adjuvant.

CHOIX DE LA COMPOSITION VACCINALE

Le choix des souches est effectué sur la base de données épidémiologiques. Il doit être démontré que le vaccin est satisfaisant quant à son innocuité (*5.2.6*) et son pouvoir immunogène (*5.2.7*) chez le porc. Les essais ci-après peuvent être utilisés lors de la démonstration de l'innocuité et du pouvoir immunogène.

Innocuité

A. Effectuez l'essai pour chacune des catégories d'animaux auxquelles le vaccin est destiné et pour chacune des voies d'administration recommandées. Les animaux utilisés ne doivent pas posséder d'anticorps dirigés contre les sérotypes d'*A. pleuropneumoniae* ou ses toxines présents dans le vaccin. A au moins 10 animaux, injectez 2 doses de vaccin par une voie recommandée. Après le délai indiqué dans le mode d'emploi, injectez à nouveau 1 dose de vaccin à chaque animal. Maintenez les animaux en observation pendant 14 jours encore. Enregistrez la température rectale le jour précédant la vaccination, au moment de la vaccination, 2 h, 4 h et 6 h après celle-ci, puis journellement pendant 2 jours. Il ne se produit aucune réaction anormale, locale ou générale ; l'augmentation moyenne de la température corporelle n'est pas supérieure à 1,5 °C et aucun animal ne présente une augmentation supérieure à 2 °C. Si le vaccin est destiné à des truies gestantes, pour l'essai chez cette catégorie d'animaux prolongez la période de mise en observation jusqu'à la mise bas et notez tout effet éventuel sur la gestation ou la progéniture.

B. Evaluez l'innocuité sur les mêmes animaux que ceux utilisés pour évaluer le pouvoir immunogène. Enregistrez la température rectale le jour précédant la vaccination, au moment de la vaccination, 2 h, 4 h et 6 h après, puis journellement pendant 2 jours. Il ne se produit aucune réaction anormale, locale ou générale ; l'augmentation moyenne de la température corporelle n'est pas supérieure à 1,5 °C et aucun animal ne présente une augmentation supérieure à 2 °C. Examinez le site d'injection après la vaccination pour déceler d'éventuelles réactions locales et effectuez un examen microscopique lors de l'abattage. Il ne se produit aucune réaction anormale, locale ou générale.

C. Evaluez l'innocuité sur les mêmes animaux que ceux utilisés pour les essais sur le terrain. Effectuez l'essai pour chacune des catégories d'animaux auxquelles le vaccin est destiné. Utilisez au moins 3 groupes de 20 animaux chacun au moins et autant de groupes témoins de 10 animaux au moins. Examinez le site d'injection après la vaccination pour rechercher les réactions locales. Enregistrez la température rectale le jour précédant la vaccination, au moment de la vaccination, au moment où une augmentation de la température corporelle a été constatée lors des essais A et B, le cas échéant, puis journellement pendant les 2 jours suivant la vaccination. Il ne se produit aucune réaction anormale, locale ou générale ; l'augmentation moyenne de la température corporelle n'est pas supérieure à 1,5 °C et aucun animal ne présente une augmentation supérieure à 2 °C.

Pouvoir immunogène. L'essai décrit sous Activité convient à la mise en évidence du pouvoir immunogène.

ESSAIS EFFECTUÉS SUR CHAQUE LOT

Essai d'activité effectué sur chaque lot. L'essai décrit sous Activité n'est pas effectué pour l'essai de routine des lots de vaccin. Il est effectué, pour un vaccin donné, une ou plusieurs fois, selon les modalités décidées par ou avec l'accord de l'Autorité compétente ; lorsque cet essai n'est pas effectué, un essai validé approprié est effectué, les critères

Vaccins

étant déterminés par rapport à un lot de vaccin qui a donné des résultats satisfaisants dans l'essai décrit sous Activité. L'essai suivant peut être effectué après qu'il a été établi qu'il y a une corrélation satisfaisante avec l'essai décrit sous Activité.

A 5 souris séronégatives pesant 18-20 g, injectez par voie sous-cutanée une dose appropriée du vaccin. Si le schéma de vaccination indiqué sur l'étiquette comporte une injection de rappel et s'il a été démontré que ce schéma recommandé constitue un système d'essai de sensibilité appropriée, il peut être utilisé. Avant vaccination et à un temps donné, entre 14 et 21 jours après la dernière injection, prélevez du sang de chaque animal et préparez des échantillons de sérum. Déterminez séparément pour chaque sérum, par un essai validé approprié tel que le titrage immunologique à enzyme conjugué (*2.7.1*), le titre en anticorps spécifiquement dirigés contre chaque composant antigénique indiqué sur l'étiquette. Le vaccin satisfait à l'essai si les taux d'anticorps obtenus ne sont pas significativement inférieurs à ceux obtenus avec un lot ayant donné des résultats satisfaisants dans l'épreuve décrite sous Activité.

Essai des endotoxines bactériennes effectué sur chaque lot. Effectuez un essai des endotoxines bactériennes (*2.6.14*) sur le vrac final ou, si la nature de l'adjuvant l'interdit, sur l'antigène en vrac ou le mélange des antigènes en vrac immédiatement avant addition de l'adjuvant. Le vaccin contient moins de 10^6 UI par dose, sauf s'il a été établi qu'une teneur supérieure en endotoxines ne présente pas de risque.

IDENTIFICATION

Injecté à des animaux séronégatifs sains, le vaccin stimule la production d'anticorps spécifiquement dirigés contre les composants antigéniques d'*A. pleuropneumoniae* indiqués sur l'étiquette.

ESSAI

Innocuité. Utilisez deux porcs de l'âge minimal recommandé pour la vaccination et n'ayant pas d'anticorps contre les sérotypes d'*A. pleuropneumoniae* ou ses toxines présents dans le vaccin. Injectez à chaque animal une double dose de vaccin, par la voie indiquée sur l'étiquette. Maintenez les animaux en observation pendant 14 jours. Enregistrez la température rectale le jour précédant la vaccination, au moment de la vaccination, 2 h, 4 h et 8 h après celle-ci, puis journellement pendant 2 jours. Il ne se produit aucune réaction locale ou générale anormale ; il peut se produire une augmentation transitoire de la température corporelle qui ne dépasse pas 2 °C.

Stérilité. Le vaccin satisfait à l'essai de stérilité prescrit sous *Vaccins pour usage vétérinaire (0062)*.

ACTIVITÉ

La souche d'épreuve pour l'essai d'activité est choisie de manière à assurer l'épreuve pour chacune des toxines Ap [39] produites par les sérotypes indiqués sur l'étiquette ; il peut être nécessaire d'effectuer plusieurs essais, chaque fois à l'aide d'une souche différente.

Vaccinez, selon le schéma recommandé, 7 porcs au moins, de l'âge minimal recommandé pour la vaccination et ne possédant pas d'anticorps dirigés contre *A. pleuropneumoniae* ou les toxines Ap. Gardez au moins 7 autres porcs non vaccinés du même âge comme témoins. Trois semaines après la dernière injection, soumettez chaque animal à une épreuve virulente en lui administrant par voie intranasale, par voie intratrachéale ou par aérosol une quantité appropriée d'un sérotype d'*A. pleuropneumoniae*. Placez les animaux en observation pendant 7 jours ; afin d'éviter toute souffrance inutile, les animaux témoins qui présentent des signes graves de la maladie sont sacrifiés ; de tels animaux seront considérés comme morts de la maladie. A la fin de la période d'observation, sacrifiez les animaux survivants. Procédez à l'autopsie de tous les animaux. Recherchez la présence d'*A. pleuropneumoniae* dans les poumons, les ganglions lymphatiques de la trachée et des bronches et les amygdales. Déterminez lors de l'autopsie l'importance des lésions pulmonaires. Attribuez à chacun des 7 lobes des poumons un score maximal de 5 pour les lésions [40]. La proportion de la surface qui présente des signes de pneumonie ou de pleurite dans chaque lobe est exprimée sur l'échelle de 0 à 5, le score maximal pour chaque poumon entier étant de 35. Calculez séparément pour les animaux vaccinés et pour les animaux témoins le score total (le maximum étant de 245 par groupe si 7 animaux sont utilisés par groupe).

Le vaccin satisfait à l'essai si les animaux vaccinés comparés aux témoins présentent une incidence réduite de la mortalité, des signes cliniques typiques (dyspnée, toux, vomissements), des lésions pulmonaires typiques et de la présence d'*A. pleuropneumoniae* dans les poumons, les ganglions lymphatiques de la trachée et des bronches et les amygdales ; chaque fois qu'il est possible, une analyse statistique de l'incidence est effectuée et il est démontré que la réduction observée avec les animaux vaccinés est significative.

ÉTIQUETAGE

L'étiquette indique :

– les antigènes présents dans le vaccin,
– le sérotype ou les sérotypes d'*A. pleuropneumoniae* pour lesquels le vaccin est indiqué.

01/2002:1298

VACCIN INACTIVÉ DE L'ADÉNOVIROSE CANINE

Vaccinum adenovirosis caninae inactivatum

DÉFINITION

Le vaccin inactivé de l'adénovirose canine est une suspension d'une ou plusieurs souches appropriées d'adénovirus canin 1 (virus de l'hépatite canine contagieuse, virus de la maladie de Rubarth) ou d'adénovirus canin 2, inactivées de façon à conserver un pouvoir immunogène adéquat.

PRODUCTION

L'essai d'inactivation est effectué avec une quantité de virus équivalant à 10 doses au moins de vaccin, avec deux passages en cultures cellulaires de même type que celles utilisées en production, ou des cultures cellulaires de sensibilité au moins égale. Aucun virus vivant n'est détecté.

Le vaccin peut contenir un adjuvant.

CHOIX DE LA COMPOSITION VACCINALE

Il doit être démontré que le vaccin est satisfaisant quant à son innocuité (*5.2.6*) et son pouvoir immunogène (*5.2.7*). Les essais ci-après peuvent être utilisés pour démontrer l'innocuité et le pouvoir immunogène.

(39) La nomenclature des toxines d'*A. pleuropneumoniae* est décrite par J. Frey *et al.*, *Journal of General Microbiology*, 1993, 139, 1723-1728.
(40) Le système de score pulmonaire est décrit en détail par P.C.T. Hannan, B.S. Bhogal, J.P. Fish, *Research in Veterinary Science*, 1982, 33, 76-88.

Innocuité. Effectuez l'essai pour chacune des voies d'administration recommandées et sur des animaux de l'âge minimal de vaccination prévu. L'activité du lot de vaccin utilisé pour l'essai doit correspondre à l'activité maximale susceptible d'être atteinte.

Utilisez pour chaque essai au minimum 10 chiens n'ayant pas d'anticorps dirigés contre l'adénovirus canin 1 ou 2. Administrez à chaque animal une double dose de vaccin. Si le schéma de vaccination recommandé comprend l'administration d'une seconde dose, administrez une dose supplémentaire à chaque animal, après le délai indiqué. Placez les animaux en observation pendant 14 jours après la dernière administration. Les animaux restent en bonne santé et il ne se produit aucune réaction anormale, locale ou générale.

Si le vaccin est recommandé pour les femelles gestantes, vaccinez des chiennes au stade de gestation recommandé, ou à plusieurs stades selon le schéma recommandé. Prolongez la période d'observation jusqu'à 1 jour après la mise bas. Les chiennes restent en bonne santé et il ne se produit aucune réaction anormale, locale ou générale. Aucun effet indésirable n'est observé, ni sur la gestation, ni sur la progéniture.

Pouvoir immunogène. Dans le cas de vaccins indiqués pour la protection contre l'hépatite, l'essai décrit sous Activité convient à la mise en évidence du pouvoir immunogène. Si le vaccin est indiqué pour la protection contre les symptômes respiratoires, un essai du pouvoir immunogène vis-à-vis de tels symptômes est également nécessaire.

ESSAIS EFFECTUÉS SUR CHAQUE LOT

Essai d'activité effectué sur chaque lot. L'essai décrit sous Activité n'est pas employé pour l'essai de routine des lots de vaccin. Il est effectué, pour un vaccin donné, une ou plusieurs fois selon les modalités décidées par ou avec l'accord de l'Autorité compétente ; lorsque cet essai n'est pas effectué, un autre essai validé approprié est effectué, les critères étant déterminés par rapport à un lot de vaccin qui a donné des résultats satisfaisants dans l'essai décrit sous Activité.

IDENTIFICATION

Administré à des animaux réceptifs, le vaccin stimule la production d'anticorps spécifiques dirigés contre le ou les types d'adénovirus canins indiqués sur l'étiquette.

ESSAI

Innocuité. Administrez une double dose de vaccin, par l'une des voies recommandées, à 2 chiens, de l'âge minimal recommandé pour la vaccination et n'ayant pas d'anticorps neutralisant les adénovirus canins. Placez les animaux en observation pendant 14 jours. Les animaux restent en bonne santé et ils ne présentent aucune réaction anormale, locale ou générale.

Inactivation. Effectuez un essai de détection des adénovirus canins infectieux résiduels par inoculation de 10 doses de vaccin sur cultures cellulaires sensibles. Effectuez un passage après 6-8 jours et maintenez les cultures pendant 14 jours. Aucun virus vivant n'est détecté. Si le vaccin contient un adjuvant, séparez cet adjuvant de la phase liquide par une méthode qui n'induit ni l'inactivation du virus ni aucune autre forme d'interférence dans la détection du virus vivant.

Stérilité. Le vaccin satisfait à l'essai de stérilité prescrit dans la monographie *Vaccins pour usage vétérinaire (0062)*.

ACTIVITÉ

Utilisez 7 chiens de l'âge minimal recommandé pour la vaccination, et n'ayant pas d'anticorps dirigés contre les adénovirus canins. Vaccinez 5 des animaux par l'une des voies et selon le schéma recommandés. Gardez les 2 autres animaux comme témoins. Après 21 jours, injectez aux 7 animaux, par voie intraveineuse, une quantité d'une souche virulente d'adénovirus canin suffisante pour entraîner la mort ou l'apparition de symptômes typiques de la maladie chez un chien réceptif. Placez à nouveau les animaux en observation pendant 21 jours. Les animaux qui présentent des symptômes typiques d'une infection sévère par l'adénovirus canin sont sacrifiés afin d'éviter une souffrance inutile. L'essai n'est pas valable et doit être répété si au moins un des 2 chiens témoins ne meurt pas de l'hépatite ou s'il ne présente aucun des symptômes typiques d'une infection sévère. Le vaccin satisfait à l'essai si les animaux vaccinés restent en bonne santé.

ÉTIQUETAGE

L'étiquette indique le ou les types d'adénovirus canins présents dans le vaccin.

01/2002:0063

VACCIN INACTIVÉ DE LA FIÈVRE APHTEUSE POUR RUMINANTS

Vaccinum aphtharum epizooticarum inactivatum ad ruminantes

DÉFINITION

Le vaccin inactivé de la fièvre aphteuse pour ruminants consiste en une préparation liquide à base d'un ou plusieurs types ou sous-types de virus de la fièvre aphteuse inactivé(s) sans altération de leurs propriétés immunogènes.

PRODUCTION

Le virus est cultivé soit sur des suspensions d'épithélium de langues de bovins prélevées immédiatement après l'abattage d'animaux sains, soit, de préférence, sur des cultures cellulaires appropriées (*5.2.4*). Le virus est séparé des éléments cellulaires par filtration ou par d'autres procédés appropriés et inactivé dans des conditions convenables.

Le vaccin est préparé à partir d'antigène inactivé par mélange avec un ou plusieurs adjuvants. L'antigène peut être concentré et purifié au moyen de plusieurs procédés. L'antigène concentré est utilisé pour la préparation de vaccin immédiatement ou après conservation à une température égale ou inférieure à – 90 °C sauf si la stabilité de l'antigène à une température supérieure a été démontrée.

Validation du procédé d'inactivation. Pendant le procédé d'inactivation, le titre en virus est contrôlé par une méthode de titrage sensible et reproductible. Le procédé d'inactivation n'est satisfaisant que si la diminution du titre en virus, portée sur un graphique à échelle logarithmique, est linéaire et si l'extrapolation de la courbe indique la présence de moins de 1 unité virale infectieuse par 104 litres de préparation liquide à la fin de la période d'inactivation.

ANTIGÈNE INACTIVÉ EN VRAC

Inactivation. Un essai de virus infectieux est effectué sur une proportion correspondant à 200 doses au minimum de chaque lot d'antigène inactivé en vrac par inoculation à des cultures cellulaires sensibles. L'antigène inactivé est concentré afin de permettre l'examen de volumes importants sur cultures cellulaires. Il doit être démontré que les méthodes de concentration et de titrage n'altèrent pas la

Vaccins

détection de virus infectieux dans l'échantillon à examiner et que l'antigène concentré inactivé n'interfère pas avec la multiplication du virus ni ne cause d'effets toxiques.

Pouvoir antigène. La teneur en antigène de chaque lot d'antigène inactivé en vrac est déterminée *in vitro* (par exemple, en mesurant la particule 146S par centrifugation dans un gradient de saccharose et par spectrophotométrie en lumière ultraviolette à 259 nm).

Innocuité. Un échantillon représentatif de l'antigène inactivé en vrac peut être dilué et mélangé aux adjuvants afin de servir dans un essai d'innocuité chez le bovin comme décrit ci-dessous.

Stérilité. L'antigène inactivé en vrac, les adjuvants et toutes les solutions tampons de dilution satisfont à l'essai de stérilité prescrit dans la monographie *Vaccins pour usage vétérinaire (0062)*.

Activité. Un échantillon représentatif de l'antigène inactivé en vrac peut être dilué et mélangé aux adjuvants afin de servir dans un essai d'activité chez le bovin comme décrit ci-dessous.

Dans des cas d'extrême urgence et sous réserve de l'autorisation de l'Autorité compétente, un lot de vaccin peut être libéré avant la fin des essais et de la détermination d'activité si un essai de stérilité a été effectué sur l'antigène inactivé en vrac et sur tous les autres composants du vaccin et si l'essai d'innocuité et la détermination d'activité ont été effectués sur un lot représentatif de vaccin préparé à partir du même antigène inactivé en vrac. Dans ce contexte, un lot n'est considéré comme représentatif que s'il a été préparé avec la même quantité d'antigène et avec la même formulation que le lot à libérer.

IDENTIFICATION

Le sérum d'un animal réceptif immunisé à l'aide du vaccin présente, dans un essai de sensibilité appropriée, un pouvoir neutralisant contre les types et sous-types de virus utilisés dans la préparation du vaccin.

ESSAI

Innocuité. Utilisez 3 bovins non vaccinés, âgés d'au moins 6 mois, provenant de régions exemptes de fièvre aphteuse et dont le sérum ne contient pas d'anticorps neutralisants anti-aphteux. Inoculez par voie intradermolinguale 0,1 ml de vaccin par point, en au moins 20 points de la langue. Mettez les animaux en observation pendant 4 jours au moins. Il ne doit apparaître aucune lésion ni aucun symptôme de la fièvre aphteuse. A la fin du temps d'observation, inoculez par la voie prescrite aux mêmes animaux, 3 fois la dose de vaccin indiquée sur l'étiquette. Mettez les animaux en observation pendant 6 jours après cette inoculation. Il ne se produit aucune lésion ni aucun symptôme de la fièvre aphteuse, lingual ou podal, et toute réaction au point d'injection est limitée.

Stérilité. Le vaccin satisfait à l'essai de stérilité prescrit dans la monographie *Vaccins pour usage vétérinaire (0062)*.

ACTIVITÉ

L'activité du vaccin est exprimée par le nombre de doses protectrices 50 pour cent pour bovidés (DP_{50}) contenues dans la dose indiquée sur l'étiquette. La dose DP_{50} est déterminée selon les modalités décrites ci-dessous sur des animaux primovaccinés, éprouvés par inoculation de 10 000 DI_{50} de virus virulent pour bovidés du même type ou sous-type que le virus utilisé dans la préparation du vaccin. Le vaccin contient 3 DP_{50} au minimum par dose pour bovidés.

Effectuez un essai d'activité pour chaque type et sous-type de virus de la fièvre aphteuse présent dans le vaccin.

Utilisez des bovins âgés de 6 mois au moins, provenant de régions exemptes de fièvre aphteuse, n'ayant jamais été vaccinés contre cette maladie et ne possédant pas d'anticorps neutralisant les différents types de virus de la fièvre aphteuse. Vaccinez par la voie indiquée sur l'étiquette, 3 groupes au minimum d'au moins 5 bovins chacun. Utilisez une quantité de vaccin différente pour chaque groupe. Administrez les doses différentes par injection de volumes différents plutôt que par dilution du vaccin. Par exemple, si l'étiquette indique que l'injection de 2 ml correspond à l'administration d'une dose de vaccin, le 1/4 de la dose de vaccin sera obtenu en injectant 0,5 ml de préparation et 1/10 de dose sera obtenu en injectant 0,2 ml de la préparation. Trois semaines après la vaccination, inoculez aux animaux vaccinés et à un groupe de 2 animaux témoins une suspension de virus hautement virulent, obtenue sur bovidés, du même type ou sous-type que le virus utilisé dans la préparation du vaccin ; opérez par voie intradermique en 2 points de la surface supérieure de la langue, par inoculation de 0,1 ml par point (10 000 DI_{50} en tout). Mettez les animaux en observation pendant 8 jours avant de les abattre. Les animaux non protégés présentent des lésions autres que linguales. Les animaux protégés peuvent présenter des lésions linguales. L'essai n'est valable que si chaque animal témoin présente des lésions sur 3 pieds au moins. Le nombre de DP_{50} présent dans le vaccin est calculé à partir du nombre d'animaux protégés par groupe.

CONSERVATION

Le vaccin ne doit pas être congelé.

ÉTIQUETAGE

L'étiquette indique :

– la méthode de préparation,

– les types et sous-types de virus entrant dans la composition du vaccin.

01/2002:0249

VACCIN INACTIVÉ DE LA GRIPPE ÉQUINE

Vaccinum influenzae equi inactivatum

DÉFINITION

Le vaccin inactivé de la grippe équine est une préparation d'une ou de plusieurs souches appropriées du virus de la grippe équine, inactivées de façon à maintenir le pouvoir immunogène. Les souches appropriées contiennent de l'hémagglutinine et de la neuraminidase.

PRODUCTION

Chaque souche de virus est cultivée séparément, soit dans des œufs de poules embryonnés provenant d'un élevage sain, soit en cultures cellulaires (*5.2.4*). Les suspensions virales peuvent être purifiées et concentrées. La teneur en antigène du vaccin est basée sur la teneur en hémagglutinine des suspensions virales, déterminée selon les indications données sous Contrôles en cours de fabrication ; pour chaque souche virale, la quantité d'hémagglutinine n'est pas inférieure à celle du vaccin démontré satisfaisant dans l'essai d'activité.

L'essai de virus grippal infectieux résiduel est effectué par la méthode A ou B, en choisissant la plus sensible des deux. Utilisez une quantité de virus inactivé équivalant à 10 doses au moins de vaccin.

A. Inoculez le vaccin à des cultures cellulaires appropriées ; effectuez un passage après 8 jours et maintenez les cellules pendant 6-8 jours encore. Effectuez une recherche de virus vivant par un essai d'hémagglutination sur 0,1 ml du surnageant de la culture cellulaire. S'il se produit une hémagglutination, effectuez un 2e passage et répétez l'essai d'hémagglutination ; aucune hémagglutination ne se produit.

B. Utilisez 10 œufs embryonnés. Inoculez dans la cavité allantoïdienne de chacun d'eux 0,2 ml de vaccin ; faites incuber à 33-37 °C pendant 3-4 jours. L'essai n'est valable que si les embryons d'au moins 8 œufs sur 10 survivent. Recueillez pour chaque embryon survivant, 0,5 ml de liquide allantoïdien et mélangez les liquides. Inoculez 0,2 ml de liquide recueilli dans un autre groupe de 10 œufs embryonnés et faites incuber à 33-37 °C pendant 3-4 jours. L'essai n'est valable que si les embryons d'au moins 8 œufs sur 10 survivent. Recueillez pour chaque embryon, 0,1 ml environ de liquide allantoïdien et effectuez sur chaque liquide individuel une recherche de virus vivant par un essai d'hémagglutination. S'il se produit une hémagglutination lors de l'essai, effectuez à partir du liquide concerné un passage sur œufs supplémentaire et un essai d'hémagglutination ; aucune hémagglutination ne se produit.

Le vaccin peut contenir des adjuvants appropriés.

CHOIX DE LA COMPOSITION DU VACCIN

Le choix des souches utilisées dans le vaccin est fondé sur des données épidémiologiques. L'Office international des épizooties procède à une étude régulière des données épidémiologiques et, si nécessaire, recommande de nouvelles souches correspondant à la situation épidémiologique actuelle. De telles souches sont utilisées conformément à la réglementation des Etats signataires de la Convention relative à l'élaboration d'une Pharmacopée Européenne.

Il est démontré que le vaccin est satisfaisant en ce qui concerne l'innocuité et le pouvoir immunogène chez le cheval. Si une race de chevaux est connue pour être particulièrement sensible à ce vaccin, des chevaux de cette race sont retenus parmi ceux utilisés pour les essais d'innocuité. Les essais ci-dessous peuvent être utilisés lors de la démonstration de l'innocuité (*5.2.6*) et de l'efficacité (*5.2.7*).

Innocuité. Un essai est effectué pour chaque catégorie d'animal à laquelle le vaccin est destiné et pour chaque voie d'administration recommandée. 2 doses de vaccin sont administrées à 10 animaux au moins. Après 14 jours une dose de vaccin est administrée à ces animaux. Les animaux sont mis en observation pendant encore 14 jours. Pendant les 28 jours de l'essai, aucune réaction anormale locale ou générale ne se produit. Si le vaccin est destiné aux animaux gravides, dans l'essai chez cette catégorie d'animal les chevaux sont vaccinés pendant le ou les trimestres d'intérêt ; l'essai est poursuivi jusqu'à la mise bas et les effets sur la gestation et les poulains sont pris en compte.

Pouvoir immunogène. L'essai décrit sous Activité convient à la mise en évidence du pouvoir immunogène des souches présentes dans le vaccin.

Un essai comportant une épreuve virulente est effectué pour au moins une des souches vaccinales. Pour les autres souches, la démonstration du pouvoir immunogène peut, sous réserve de justification, reposer sur la réponse sérologique induite chez des chevaux par le vaccin ; la justification peut reposer sur des données publiées relatives à la corrélation entre titre en anticorps et protection contre des souches apparentées du point de vue antigénique.

Lorsque la réponse sérologique est utilisée, l'essai est effectué selon les indications données sous Activité mais, au lieu de procéder à l'épreuve virulente, un échantillon de sang est prélevé 2 semaines après la dernière vaccination et le titre en anticorps de chaque sérum est déterminé par une méthode immunochimique appropriée (*2.7.1*), tel que l'essai d'hémolyse radiale simple ou l'essai d'inhibition de l'hémagglutination décrits ci-après ; un sérum de référence est utilisé pour valider l'essai. Les critères d'acceptabilité dépendent de la souche et sont basés sur les données disponibles ; dans le cas de la souche de virus A/equi-2, les vaccins sont considérés satisfaisants si le titre en anticorps de chaque sérum n'est pas inférieur à 85 mm^2 si l'hémolyse radiale simple est utilisée ou s'il n'est pas inférieur à 1:64 (avant le mélange avec la suspension d'antigène et d'érythrocytes) si l'essai d'inhibition d'hémagglutination est utilisé.

Les indications du produit reflètent le type de pouvoir immunogène démontré (protection contre l'épreuve virulente ou production d'anticorps).

Essai d'hémolyse radiale simple. Chauffez chaque sérum à 56 °C pendant 30 min. Effectuez des essais sur chaque sérum en utilisant les antigènes correspondant aux souches utilisées dans la production du vaccin. Mélangez 1 ml d'une suspension d'érythrocytes de mouton dans du tampon barbital (1 volume d'érythrocytes pour 10 volumes de suspension finale) à 1 ml d'une dilution appropriée du virus de la grippe dans du tampon barbital et maintenez le mélange à 4 °C pendant 30 min. A 2 ml du mélange de virus et d'érythrocytes, ajoutez 1 ml d'une solution de *trichlorure de chrome(III) hexahydraté R* à 3 g/l, mélangez et laissez reposer pendant 10 min. Faites chauffer les érythrocytes sensibilisés à 47 °C dans un bain-marie. Préparez un mélange de 15 ml d'une solution d'*agarose pour électrophorèse R* à 10 g/l dans du tampon barbital, 0,7 ml de suspension d'érythrocytes sensibilisés et un volume approprié d'un dilution de complément de cobaye dans du tampon barbital à 47 °C. Versez le mélange dans des boîtes de pétri et laissez le gel se former. Faites des perforations dans la couche d'agarose et dans chaque perforation placez 5 µl de sérum à examiner ou de sérum témoin, non dilué. Maintenez les boîtes de pétri à 37 °C pendant 18 h. Mesurez le diamètre de la zone d'hémolyse et calculez-en l'aire, qui exprime le titre en anticorps, en millimètres carrés.

Essai d'inhibition de l'hémagglutination. Inactivez chaque sérum en le chauffant à 56 °C pendant 30 min. A un volume de chaque sérum, ajoutez 3 volumes de *solution saline tamponnée phosphate pH 7,4 R* et 4 volumes d'une suspension de *kaolin léger R* à 250 g/l dans la même solution tampon. Agitez chaque mélange pendant 10 min. Centrifugez, récoltez le liquide surnageant et mélangez avec une suspension concentrée d'érythrocytes de poulet. Laissez reposer à 37 °C pendant 60 min, puis centrifugez. La dilution de sérum obtenue est alors égale à 1:8. Effectuez des essais sur chaque sérum en utilisant respectivement chaque antigène préparé à partir des souches entrant dans la composition du vaccin. Effectuez à partir de chaque sérum dilué une série de dilutions de raison 2. A 0,025 ml de chacune de ces dernières dilutions, ajoutez 0,025 ml d'une suspension d'antigène préalablement traité par de l'*éther R*, contenant 4 unités hémagglutinantes. Laissez reposer les mélanges pendant 30 min, puis ajoutez 0,05 ml d'une suspension d'érythrocytes de poulet contenant 2×10^7 érythrocytes/ml. Laissez reposer pendant 1 h, puis notez la dernière dilution de sérum encore capable d'inhiber complètement l'hémagglutination.

CONTRÔLES EN COURS DE FABRICATION

La teneur en hémagglutinine de la suspension virale inactivée, après purification et concentration le cas échéant, est déterminée par une méthode immunochimique appropriée (*2.7.1*) telle que l'immunodiffusion radiale simple par rapport à une préparation de référence appropriée d'hémagglutinine ; la teneur se situe dans les limites dont on a démontré qu'elles permettent la préparation d'un vaccin satisfaisant. Dans le cas d'un vaccin préparé sur œufs, la teneur en endotoxines bactériennes est déterminée sur la récolte virale pour surveiller le procédé de production.

ESSAIS EFFECTUÉS SUR CHAQUE LOT

L'essai décrit sous Activité n'est pas employé pour l'essai de routine des lots de vaccin. Il est effectué, pour un vaccin donné, une ou plusieurs fois, selon les modalités décidées par ou avec l'accord de l'Autorité compétente ; lorsque cet essai n'est pas effectué, un autre essai validé approprié est effectué, les critères étant déterminés par rapport à un lot de vaccin qui a donné des résultats satisfaisants dans l'essai décrit sous Activité. L'essai suivant peut être effectué.

Essai d'activité effectué sur chaque lot. Utilisez 5 cobayes n'ayant pas d'anticorps spécifiques. Injectez une dose de vaccin par voie sous-cutanée à chacun d'eux. Après 21 jours, prélevez du sang et séparez le sérum. Effectuez des essais d'anticorps spécifique par une méthode immunochimique appropriée (*2.7.1*) telle que l'hémolyse radiale simple ou l'essai d'inhibition de l'hémagglutination. Utilisez des sérums de référence pour valider l'essai. Les titres d'anticorps obtenus ne sont pas inférieurs de façon significative à ceux obtenus chez le cobaye avec un vaccin de référence démontré satisfaisant quant à son activité chez le cheval.

IDENTIFICATION

Le vaccin provoque chez les animaux réceptifs l'apparition d'anticorps spécifiques.

ESSAI

Innocuité. Utilisez au moins 2 chevaux. Injectez par une voie recommandée une double dose de vaccin à chacun d'eux. Après 2 semaines, injectez une dose de vaccin à chaque cheval. Maintenez les animaux en observation pendant 10 jours après la 2e série d'injections. Les animaux restent en bonne santé et il ne se produit aucune réaction anormale, locale ou générale.

Inactivation. Utilisez 10 œufs embryonnés. Inoculez dans la cavité allantoïdienne de chacun d'eux 0,2 ml de vaccin ; faites incuber à 33-37 °C pendant 3-4 jours. L'essai n'est valable que si les embryons d'au moins 8 œufs sur 10 survivent. Recueillez pour chaque embryon survivant, 0,5 ml de liquide allantoïdien et mélangez les liquides. Inoculez 0,2 ml de liquide recueilli dans un autre groupe de 10 œufs embryonnés et faites incuber à 33-37 °C pendant 3-4 jours. L'essai n'est valable que si les embryons d'au moins 8 œufs sur 10 survivent. Recueillez pour chaque embryon 0,1 ml environ de liquide allantoïdien et effectuez sur chaque liquide individuel une recherche de virus vivant par un essai d'hémagglutination. S'il se produit une hémagglutination lors de l'essai, effectuez à partir du liquide concerné un passage sur œufs supplémentaire et un essai d'hémagglutination ; aucune hémagglutination ne se produit.

Stérilité. Le vaccin satisfait à l'essai de stérilité prescrit dans la monographie *Vaccins pour usage vétérinaire (0062)*.

ACTIVITÉ

Effectuez l'essai d'activité en utilisant pour l'épreuve virulente une souche contre laquelle il est indiqué que le vaccin protège ; utilisez de préférence un isolat récent.

Utilisez 10 chevaux, âgés de plus de 6 mois et n'ayant pas d'anticorps spécifiques contre le virus de la grippe équine. Prélevez du sang sur chaque animal et effectuez sur chaque échantillon une recherche d'anticorps contre le virus de la grippe équine afin de vérifier la séronégativité. Vaccinez 6 animaux selon le schéma recommandé. Prélevez du sang sur chaque animal 7 jours après la première vaccination et effectuez sur chaque échantillon une recherche d'anticorps contre le virus de la grippe équine afin de déceler une réponse anamnestique. Les chevaux présentant une séroconversion sont écartés de l'essai. 2 semaines au moins après la dernière vaccination, administrez par aérosol aux 10 animaux une quantité de virus de la grippe équine suffisante pour produire des symptômes caractéristiques de la maladie, tels que fièvre, jetage et toux chez l'animal réceptif. Maintenez les animaux en observation pendant 14 jours. Effectuez des écouvillonnages de la cavité nasale journellement afin d'isoler le virus. Les animaux vaccinés montrent tout au plus des symptômes légers ; les animaux témoins présentent des symptômes caractéristiques. Le nombre moyen de jours pendant lequel le virus est retrouvé et les titres en virus sont inférieurs de façon significative chez les animaux vaccinés comparés aux témoins.

ÉTIQUETAGE

L'étiquette indique :

- l'âge des animaux à vacciner,
- le délai à observer entre la première et la deuxième injection,
- les injections de rappel éventuelles à effectuer,
- les souches utilisées dans la préparation du vaccin.

01/2002:0963

VACCIN INACTIVÉ DE LA GRIPPE PORCINE

Vaccinum influenzae inactivatum ad suem

DÉFINITION

Le vaccin inactivé de la grippe porcine est une suspension aqueuse, une émulsion huileuse ou une préparation cryodesséchée, d'une ou de plusieurs souches inactivées de virus grippal d'origine humaine ou porcine. Les souches appropriées contiennent à la fois de l'hémagglutinine et de la neuraminidase.

PRODUCTION

Le virus est cultivé dans la cavité allantoïdienne d'œufs de poule embryonnés, provenant d'un élevage sain (*5.2.2*), ou sur des cultures cellulaires appropriées (*5.2.4*). Chaque souche de virus est cultivée séparément. Après culture, les suspensions virales de chaque souche sont récoltées séparément et inactivées par une méthode qui évite de détruire le pouvoir immunogène. Si nécessaire, elles peuvent être purifiées.

Un essai d'enrichissement en virus infectieux résiduel de la grippe est effectué pour chaque lot d'antigène immédiatement après l'inactivation par passage sur le même type de support que celui utilisé pour la production du vaccin (œufs ou cultures cellulaires) ou sur un autre support dont la sensibilité aura été démontrée égale ou supérieure. La quantité de virus inactivé utilisée dans cet essai correspond à au moins 10 doses de vaccin. Aucun virus vivant n'est détecté.

Si, dans le cas d'un vaccin à adjuvant huileux préparé sur cultures cellulaires, un essai d'inactivation ne peut pas être effectué sur le lot final, une recherche de virus infectieux résiduel de la grippe est effectuée sur la récolte en vrac de chaque lot immédiatement avant l'addition d'adjuvant, en faisant 2 passages sur le même type de support que celui qui a été utilisé dans la production du vaccin. La quantité de virus inactivé utilisée dans cet essai correspond à au moins 10 doses de vaccin. Aucun virus vivant n'est détecté.

Le vaccin peut contenir un ou plusieurs adjuvants appropriés ; il peut être cryodesséché.

CHOIX DE LA COMPOSITION DU VACCIN

Le choix des souches est effectué en fonction des types et sous-types antigéniques correspondant à ceux observés en Europe. L'innocuité et le pouvoir immunogène du vaccin vis-à-vis du porc sont démontrés. Les essais ci-après peuvent être utilisés lors de la démonstration de l'innocuité (*5.2.6*) et de l'efficacité (*5.2.7*).

Innocuité

A. Un essai est effectué pour chaque classe d'animal à laquelle le vaccin est destiné (truies, porcs charcutiers). Les animaux utilisés n'ont pas d'anticorps contre le virus. Une double dose de vaccin est injectée par la voie recommandée à chacun d'au moins 10 animaux. Après 14 jours, une dose de vaccin est injectée à chaque animal. Les animaux sont mis en observation pendant encore 14 jours. Il ne se produit aucune réaction anormale, locale ou générale pendant les 28 jours de l'essai.

B. Les animaux de l'essai du pouvoir immunogène sont également utilisés pour évaluer l'innocuité. La température rectale de chaque animal vacciné est relevée au moment de la vaccination puis 24 h et 48 h plus tard. Aucun effet anormal sur la température rectale ni aucune autre réaction générale (par exemple, anorexie) ne se produisent. La présence de réactions locales au site d'injection est recherchée lors de l'abattage. Il ne se produit aucune réaction locale anormale.

C. Les animaux utilisés pour les essais sur le terrain sont également utilisés pour évaluer l'innocuité. Un essai est effectué pour chaque classe d'animal à laquelle le vaccin est destiné (truies, porcs charcutiers). Au minimum 3 groupes d'au moins 20 animaux sont utilisés avec des groupes correspondants d'au moins 10 témoins. La température rectale de chaque animal est relevée au moment de la vaccination puis 24 h et 48 h plus tard. Aucun effet anormal ne se produit. La présence de réactions locales au site d'injection est recherchée lors de l'abattage. Il ne se produit aucune réaction locale anormale.

Pouvoir immunogène. L'essai décrit sous Activité convient à la mise en évidence du pouvoir immunogène.

ESSAI D'ACTIVITÉ EFFECTUÉ SUR CHAQUE LOT

L'essai décrit sous Activité n'est pas employé pour l'essai de routine des lots de vaccin. Il est effectué, pour un vaccin donné, une ou plusieurs fois, comme décidé par ou avec l'accord de l'Autorité compétente ; lorsque cet essai n'est pas effectué, un essai validé approprié est effectué, les critères étant déterminés par rapport à un lot de vaccin qui a donné des résultats satisfaisants dans l'essai décrit sous Activité. L'essai suivant peut être effectué après qu'il ait été établi par une analyse statistique qu'il y a une corrélation satisfaisante avec l'essai décrit sous Activité.

Injectez par voie sous-cutanée à chacun de 5 cobayes séronégatifs, âgés de 5 à 7 semaines, un quart de la dose indiquée sur l'étiquette. Procédez à une prise de sang avant la vaccination et 21 jours après la vaccination. Titrez individuellement chaque prise de sang par un essai d'inhibition de l'hémagglutination ou tout autre essai approprié pour déterminer le taux d'anticorps spécifiques contre chaque souche de virus dans le vaccin. Le vaccin satisfait à l'essai si les taux d'anticorps trouvés ne sont pas inférieurs à ceux trouvés avec un vaccin qui a donné des résultats satisfaisants dans l'essai sur porcs (voir sous Activité).

IDENTIFICATION

Effectuez l'identification A si le vaccin ne contient pas d'adjuvant, sinon effectuez l'identification B.

A. La spécificité antigénique du vaccin est démontrée par immunodiffusion en utilisant des immunosérums spécifiques des hémagglutinines et neuraminidases présentes dans le vaccin.

B. Administré à des animaux réceptifs sains, le vaccin provoque la formation d'anticorps spécifiques des hémagglutinines et neuraminidases incluses dans le vaccin. Ces anticorps peuvent être mis en évidence par une méthode appropriée telle que l'immunodiffusion.

ESSAI

Innocuité. Utilisez 2 porcs de l'âge minimal indiqué pour la vaccination. Injectez à chacun d'eux une double dose de vaccin, par la voie indiquée sur l'étiquette. Mettez les animaux en observation pendant 14 jours puis injectez une dose de vaccin à chaque animal. Mettez à nouveau les animaux en observation pendant 14 jours. Il ne se produit aucune réaction anormale, locale ou générale pendant les 28 jours de l'essai.

Inactivation. Si le vaccin est préparé sur œufs, inoculez par la voie allantoïdienne 0,2 ml de vaccin à 10 œufs embryonnés, âgés de 9 à 11 jours. Faites incuber à une température appropriée pendant 3 jours. Tout œuf dont l'embryon meurt dans les 24 h qui suivent l'inoculation est éliminé à titre de mortalité non spécifique et l'œuf est rejeté. L'essai n'est valable que si 80 pour cent au moins des embryons survivent. Recueillez le liquide allantoïdien de chaque œuf, mélangez des volumes égaux de chaque liquide et procédez à un second passage sur un deuxième groupe d'œufs embryonnés. Faites incuber pendant 4 jours ; le liquide allantoïdien de ces œufs ne présente aucune activité hémagglutinante.

Si le vaccin est produit sur des cultures cellulaires, effectuez un essai approprié pour détecter le virus infectieux résiduel de la grippe, en pratiquant 2 passages dans le même type de culture cellulaire que celui utilisé pour la production du vaccin. Aucun virus vivant n'est détecté. Si le vaccin contient un adjuvant huileux qui interfère avec cet essai, dans la mesure du possible, séparez la phase aqueuse par des moyens qui ne diminuent pas la capacité de l'essai à détecter du virus résiduel infectieux de la grippe.

Virus étrangers. Sur les porcs ayant servi à l'essai de l'innocuité, effectuez une recherche d'anticorps. Le vaccin ne provoque pas l'apparition d'anticorps, autres que ceux contre le virus de la grippe. Notamment, des anticorps contre des virus pathogènes pour le porc ou contre des virus qui pourraient interférer avec le diagnostic de maladies infectieuses du porc (y compris les virus du groupe des pestivirus) ne sont pas détectés.

Stérilité. Le vaccin satisfait à l'essai de stérilité prescrit dans la monographie *Vaccins pour usage vétérinaire (0062)*.

ACTIVITÉ

Effectuez un essai d'activité pour chaque souche utilisée dans la préparation du vaccin. Utilisez des porcs réceptifs et séronégatifs de l'âge minimal recommandé pour la vaccination. Vaccinez 10 porcs selon les recommandations de l'étiquette et gardez 10 porcs comme témoins. 3 semaines après la dernière vaccination, soumettez les porcs à l'épreuve en leur administrant sous anesthésie, par voie intratrachéale, une quantité appropriée de virus sauvage de la grippe. Abattez 5 porcs de chaque lot, de préférence en hyperthermie, 24 h après l'épreuve. Mesurez la quantité de virus grippal présent dans un broyat d'un fragment de masse équivalente du lobe diaphragmatique droit du poumon des porcs abattus. Le titre du virus présent dans le poumon des porcs vaccinés est, de façon significative, inférieur à celui mesuré dans le poumon des porcs témoins. Observez les 5 porcs restants des 2 lots pendant 7 jours pour noter les signes cliniques ; notez chaque jour, en particulier, la température rectale des porcs. Pesez individuellement tous les porcs le jour de l'épreuve puis 4 jours plus tard. La masse corporelle des porcs vaccinés, au 4e jour après l'épreuve, doit être supérieure, de façon significative, à celle des porcs témoins. L'essai n'est valable que si les porcs témoins présentent des signes cliniques sévères (hyperthermie, anorexie). Une légère augmentation de la température rectale peut être observée chez les porcs vaccinés.

ÉTIQUETAGE

L'étiquette indique les souches de virus utilisées dans la préparation du vaccin.

01/2002:1321

VACCIN INACTIVÉ DE LA LEUCOSE FÉLINE

Vaccinum leucosis felinae inactivatum

DÉFINITION

Le vaccin inactivé de la leucose féline est une préparation d'immunogènes provenant d'une souche appropriée du virus de la leucose féline.

PRODUCTION

Les immunogènes sont constitués soit par une souche appropriée du virus de la leucose féline inactivée de façon à maintenir un pouvoir immunogène suffisant, soit d'une fraction du virus de la leucose féline ayant un pouvoir immunogène satisfaisant ; la fraction antigénique peut être préparée par la méthode dite de l'ADN recombinant.

Le cas échéant, l'essai d'inactivation est effectué en utilisant une quantité de virus inactivé équivalant à au moins 25 doses de vaccin ; 2 passages sont effectués sur le même type de cellules que celles utilisées pour la production du vaccin ou dans un système cellulaire au moins aussi sensible. Aucun virus vivant n'est détecté.

Le vaccin peut contenir un adjuvant.

CHOIX DE LA COMPOSITION DU VACCIN

Le choix des souches de virus de la leucose féline et/ou des antigènes entrant dans la composition du vaccin est effectué de manière à assurer les caractéristiques d'innocuité (*5.2.6*) (y compris l'innocuité pour les chattes gestantes si le vaccin peut être utilisé chez ces animaux) et de pouvoir immunogène (*5.2.7*) du vaccin. Les essais ci-après peuvent être utilisés pour démontrer l'innocuité et le pouvoir immunogène du vaccin.

Innocuité. Effectuez l'essai pour chacune des voies d'administration recommandées. Les animaux utilisés ne doivent pas posséder d'anticorps dirigés contre l'antigène gp 70 du virus de la leucose féline, ni présenter de virémie ou d'antigénémie au moment de l'essai ; l'absence d'anticorps et d'antigènes est démontrée par des essais d'immunoadsorption à enzyme conjuguée (*2.7.1*).

A. Injectez le vaccin à au moins 10 chats de l'âge minimum indiqué pour la vaccination, selon le schéma recommandé. Maintenez 5 chats de même âge comme témoins. Enregistrez la température rectale de chaque animal le jour précédant chaque vaccination, au moment de chaque vaccination, 4 et 8 heures après et une fois par jour les 4 jours suivants. Après la dernière administration de vaccin, maintenez les animaux en observation pendant 4 semaines au moins. Pendant toute la durée de l'essai, il ne se produit aucune réaction anormale, locale ou générale. 1, 2 et 4 semaines après la dernière vaccination, soumettez les animaux à des essais appropriés en vue de mettre en évidence un effet immunosuppresseur. Le vaccin satisfait à l'essai si aucune différence significative n'est observée chez les animaux vaccinés par rapport aux témoins.

B. Injectez 2 doses de vaccin par une voie d'administration recommandée à au moins 10 chats de l'âge minimum indiqué pour la vaccination. Au bout du temps indiqué sur le mode d'emploi, injectez une dose de vaccin à chaque animal. Si le mode d'emploi le spécifie, procédez à une troisième administration en respectant le délai indiqué. Maintenez les animaux en observation pendant 14 jours après la dernière administration. Le vaccin satisfait à l'essai s'il ne se produit, pendant toute la durée de l'essai, aucune réaction anormale, locale ou générale.

C. S'il n'y a pas de contre-indication du vaccin chez la chatte gestante, injectez 2 doses du vaccin à au moins 10 chattes à divers stades de la gestation. Maintenez les animaux en observation jusqu'à la mise bas et notez les effets éventuels sur la gestation et la progéniture. Le vaccin satisfait à l'essai s'il ne se produit, pendant toute la durée de l'essai, aucune réaction anormale, locale ou générale.

Pouvoir immunogène. L'essai décrit sous Activité convient à la mise en évidence du pouvoir immunogène.

CONTRÔLES EN COURS DE PRODUCTION

En cours de production, des contrôles immunochimiques appropriés sont effectués pour évaluer la qualité et la pureté des antigènes viraux entrant dans la composition du vaccin. Les valeurs trouvées se situent dans les limites approuvées pour le vaccin donné.

ESSAIS EFFECTUÉS SUR CHAQUE LOT

Activité. L'essai décrit sous Activité n'est pas effectué pour l'essai de routine des lots de vaccin. Il est effectué, pour un vaccin donné, une ou plusieurs fois, selon les modalités décidées par ou avec l'accord de l'Autorité compétente ; lorsque cet essai n'est pas effectué, un autre essai validé approprié est effectué, les critères étant déterminés par rapport à un lot de vaccin qui a donné des résultats satisfaisants dans l'essai décrit sous Activité.

Endotoxines bactériennes. Pour les vaccins produits par la méthode de l'ADN recombinant sur une cellule hôte bactérienne comme *Escherichia coli*, un essai d'endotoxines bactériennes (*2.6.14*) est effectué sur chaque lot final ou, si la nature de l'adjuvant le rend impossible, sur l'antigène immédiatement avant l'addition de l'adjuvant. La valeur trouvée se situe dans la limite établie pour le vaccin donné selon des critères d'innocuité pour le chat.

IDENTIFICATION

Injecté à des animaux séronégatifs sains, le vaccin stimule la production d'anticorps spécifiques dirigés contre le ou les antigènes indiqués sur l'étiquette.

ESSAI

Innocuité. Utilisez 2 chats de l'âge minimal recommandé pour la vaccination et n'ayant pas d'anticorps dirigés contre le virus de la leucose féline. Injectez à chaque animal une double dose de vaccin, par une voie d'administration recommandée. Maintenez les animaux en observation pendant 14 jours. Le vaccin satisfait à l'essai s'il ne se produit aucune réaction anormale, locale ou générale.

Inactivation. Si le vaccin contient du virus inactivé, effectuez une recherche de virus de la leucose féline vivant en utilisant 2 passages dans un système cellulaire sensible. Aucun virus n'est détecté. Si le vaccin contient un adjuvant, séparez si possible l'adjuvant de la phase liquide par une méthode qui n'inactive pas le virus ni n'interfère autrement avec la détection du virus.

Stérilité. Le vaccin satisfait à l'essai de stérilité prescrit dans la monographie *Vaccins pour usage vétérinaire (0062)*.

ACTIVITÉ

Utilisez au moins 25 chats réceptifs, de l'âge minimum recommandé pour la vaccination, exempts d'anticorps dirigés contre les antigènes du virus la leucose féline et contre l'antigène de membrane de l'oncogène félin (anticorps anti-FOCMA) et ne présentant pas de virémie ou d'antigénémie au moment de l'essai. Vaccinez au moins 15 chats par une voie d'administration recommandée en respectant le mode d'emploi. Gardez au moins 10 chats comme témoins. Maintenez les animaux en observation pendant au moins 14 jours après la dernière administration du vaccin. Administrez par voie péritonéale ou par voie oronasale, à une ou plusieurs reprises, une quantité d'une souche virulente du virus de la leucose féline suffisante pour provoquer chez le chat réceptif une virémie ou une antigénémie persistante chez au moins 80 pour cent des animaux. Utilisez pour l'épreuve une souche d'intérêt épidémiologique et constituée principalement de virus de type A. Maintenez les animaux en observation pendant 15 semaines et à partir de la 3e semaine procédez chaque semaine à une recherche de la virémie ou de l'antigénémie (protéine p27) par une méthode appropriée telle que l'immunofluorescence sur leucocytes circulants ou un essai d'immuno-adsorption à enzyme conjuguée. Est considéré comme infecté de manière persistante tout chat présentant entre la 3e et la 15e semaine une virémie ou une antigénémie positives pendant 3 semaines consécutives ou à 5 reprises (consécutives ou non) pendant cette période. L'essai n'est pas valable si moins de 80 pour cent des chats témoins sont infectés de manière persistante. Le vaccin satisfait à l'essai si au moins 80 pour cent des chats vaccinés ne présentent pas d'infection persistante.

ÉTIQUETAGE

L'étiquette indique le ou les antigènes contenus dans le vaccin.

01/2002:0744

VACCIN INACTIVÉ DE LA MALADIE D'AUJESZKY POUR LE PORC

Vaccinum morbi Aujeszkyi ad suem inactivatum

DÉFINITION

Le vaccin inactivé de la maladie d'Aujeszky pour le porc consiste en une suspension d'une souche appropriée du virus de la maladie d'Aujeszky inactivé sans altération de ses propriétés immunogènes ou une suspension d'une fraction inactivée de ce virus ayant des propriétés immunogènes appropriées.

PRODUCTION

Le virus est cultivé sur des cultures cellulaires appropriées (*5.2.4*). La suspension virale est récoltée et inactivée. Le virus peut subir une fragmentation et les fragments peuvent être purifiés et concentrés.

L'essai d'inactivation s'effectue au moyen de 2 passages sur le même type de cultures cellulaires que celui qui a été utilisé dans la production du vaccin ou sur des cellules démontrées au moins aussi sensibles. La quantité de virus inactivé utilisée dans cet essai correspond à au moins 25 doses de vaccin. Aucun virus vivant n'est détecté.

Des adjuvants et des conservateurs antimicrobiens appropriés peuvent être ajoutés. Le vaccin peut être cryodesséché.

CHOIX DE LA COMPOSITION DU VACCIN

L'innocuité et le pouvoir immunogène du vaccin vis-à-vis du porc sont démontrés. Les essais ci-après peuvent être utilisés lors de la démonstration de l'innocuité (*5.2.6*) et de l'efficacité (*5.2.7*) du vaccin.

Innocuité

A. Un essai est effectué pour chaque classe d'animal à laquelle le vaccin est destiné (truies, porcs charcutiers). Les animaux utilisés n'ont pas d'anticorps contre le virus ou contre une fraction du virus de la maladie d'Aujeszky. Une double dose de vaccin est injectée par une voie recommandée à chacun d'au moins 10 animaux. Après 14 jours, une dose de vaccin est injectée à chaque animal. Les animaux sont mis en observation pendant encore 14 jours. Il ne se produit aucune réaction anormale, locale ou générale pendant les 28 jours de l'essai. Si le vaccin est destiné à la truie gravide, pour l'essai chez cette catégorie la période d'observation est prolongée jusqu'à la mise bas et les effets sur la gestation et la progéniture sont notés.

B. Les animaux de l'essai du pouvoir immunogène sont également utilisés pour évaluer l'innocuité. La température rectale de chaque animal vacciné est relevée au moment de la vaccination puis 6 h, 24 h et 48 h plus tard. Aucun animal ne présente une élévation de température supérieure à 1,5 °C et le nombre d'animaux qui présentent une température supérieure à 41 °C ne dépasse pas 10 pour cent du groupe. Aucune autre réaction générale (par exemple, anorexie) ne se produit. La présence de réactions locales au site d'injection est recherchée lors de l'abattage. Il ne se produit aucune réaction locale anormale attribuable au vaccin.

C. Les animaux utilisés pour les essais sur le terrain sont également utilisés pour évaluer l'innocuité. Un essai est effectué pour chaque classe d'animal à laquelle le vaccin est destiné (truies, porcs charcutiers). Au minimum 3 groupes d'au moins 20 animaux sont utilisés avec des groupes correspondants d'au moins 10 témoins. La température rectale de chaque animal est relevée au moment de la vaccination puis 6 h, 24 h et 48 h plus tard. Aucun animal ne présente une élévation de température supérieure à 1,5 °C et le nombre d'animaux qui présentent une température supérieure à 41 °C ne dépasse pas 25 pour cent du groupe. La présence de réactions locales au site d'injection est recherchée lors de l'abattage. Il ne se produit aucune réaction locale anormale attribuable au vaccin.

Pouvoir immunogène. Au moins 10 porcs charcutiers de l'âge recommandé pour la vaccination et ne possédant pas d'anticorps contre le virus ou contre une fraction du virus de la maladie d'Aujeszky sont utilisés. La masse corporelle d'aucun animal ne s'écarte de la masse moyenne du groupe de plus de 20 pour cent. Chaque animal est vacciné selon le schéma de vaccination et par une voie recommandés. 5 porcs semblables sont retenus comme témoins. A la fin de la période d'engraissement (80 kg à 90 kg), chaque porc est pesé et une quantité appropriée d'une souche virulente du virus de la maladie d'Aujeszky est administrée par voie intranasale (une épreuve au moyen de 10^6 $DICC_{50}$ au moins, dans 4 ml de diluant au moins, d'une souche ayant subi 3 passages au maximum est habituellement appropriée). Le titre du virus dans des écouvillonnages de la cavité nasale est déterminé journellement à partir du jour avant l'épreuve et jusqu'à ce que le virus ne soit plus décelé. 7 jours après l'épreuve virulente ou au moment de la mort si celle-ci survient plus tôt, chaque porc est pesé et le gain moyen quotidien pour cent est calculé. La moyenne des gains moyens quotidiens est calculée pour le groupe des porcs vaccinés et pour celui des porcs témoins. Le vaccin satisfait à l'essai si :

- tous les porcs vaccinés survivent et la différence entre les moyennes des gains moyens quotidiens des 2 groupes est d'au moins 1,5,
- la moyenne géométrique des titres et la durée d'excrétion du virus d'épreuve sont réduites de façon significative chez les animaux vaccinés par rapport aux animaux témoins.

L'essai n'est valable que si tous les témoins présentent des signes de la maladie d'Aujeszky et la moyenne de leurs gains moyens quotidiens est inférieure à – 0,5.

Si le vaccin est recommandé pour la protection passive des porcelets par vaccination de la truie, la conformité de la souche à cette fin peut être démontrée par l'essai suivant. 8 truies ne possédant pas d'anticorps contre le virus ou contre une fraction du virus de la maladie d'Aujeszky sont vaccinées selon le schéma de vaccination et par la voie recommandés et 4 truies sont retenues comme témoins. Les porcelets issus des truies reçoivent une quantité appropriée d'une souche virulente du virus de la maladie d'Aujeszky à l'âge de 6 à 10 jours. Les porcelets sont mis en observation pendant 21 jours. Le vaccin est satisfaisant s'il produit un taux de protection contre la mortalité de 80 pour cent au minimum par comparaison avec les témoins. L'essai n'est valable que si le nombre moyen de porcelets par portée est de 6 au moins.

ESSAIS EFFECTUÉS SUR CHAQUE LOT

L'essai décrit sous Activité n'est pas nécessairement effectué pour l'essai de routine des lots de vaccin. Il est effectué, pour un vaccin donné, une ou plusieurs fois, selon les modalités décidées par l'Autorité compétente ; lorsque cet essai n'est pas effectué, un autre essai validé approprié est effectué, les critères étant déterminés par rapport à un lot de vaccin qui a donné des résultats satisfaisants dans l'essai décrit sous Activité.

IDENTIFICATION

Administré à des animaux ne possédant pas d'anticorps contre le virus ou contre une fraction du virus de la maladie d'Aujeszky, le vaccin suscite la formation d'anticorps spécifiques contre le virus de la maladie d'Aujeszky ou contre la fraction du virus utilisée pour la préparation du vaccin.

ESSAI

Innocuité. Utilisez au moins 2 porcelets de l'âge minimal recommandé pour la vaccination et ne possédant pas d'anticorps contre le virus ou contre une fraction du virus de la maladie d'Aujeszky. Injectez une double dose du vaccin à chaque porcelet, par une voie d'administration recommandée. Mettez les animaux en observation pendant 14 jours, puis injectez une dose de vaccin à chaque animal. Mettez les animaux en observation pendant 14 jours. Il ne se produit aucune réaction anormale, locale ou générale pendant les 28 jours d'observation.

Inactivation. Dans tous les cas possibles, effectuez une recherche appropriée de virus infectieux résiduels de la maladie d'Aujeszky en effectuant 2 passages sur le même type de cultures cellulaires que celui qui a été utilisé dans la production du vaccin ou sur des cellules démontrées au moins aussi sensibles. Dans les autres cas, injectez une dose de vaccin à chacun de 5 lapins non immuns et en bonne santé, par voie sous-cutanée. Mettez les animaux en observation pendant les 14 jours qui suivent l'injection. Il ne se produit aucune réaction anormale (en particulier pas de prurit local). Dans le cas où la souche vaccinale n'est pas pathogène pour le lapin, effectuez l'essai sur 2 moutons.

Virus étrangers. Sur les porcs ayant servi à l'essai d'innocuité, effectuez une recherche d'anticorps. Le vaccin ne provoque pas l'apparition d'anticorps, autres que ceux contre le virus de la maladie d'Aujeszky, contre des virus pathogènes pour le porc ou contre des virus qui pourraient interférer avec le diagnostic de maladies infectieuses du porc (y compris les virus du groupe des pestivirus).

Stérilité. Le vaccin satisfait à l'essai de stérilité prescrit dans la monographie *Vaccins pour usage vétérinaire (0062).*

ACTIVITÉ

Utilisez au moins 5 porcs pesant chacun 15 kg à 35 kg et ne possédant pas d'anticorps contre le virus ou contre une fraction du virus de la maladie d'Aujeszky. La masse corporelle d'aucun animal ne s'écarte de la masse moyenne du groupe de plus de 25 pour cent. Administrez à chaque porc, par une voie recommandée, une dose du vaccin. Retenez 5 porcs semblables comme témoins. Après 3 semaines, pesez chaque porc, puis administrez par voie intranasale une quantité appropriée d'une souche virulente du virus de la maladie d'Aujeszky. 7 jours après l'épreuve virulente ou au moment de la mort si celle-ci survient plus tôt, pesez chaque porc et calculez le gain moyen quotidien pour cent. Calculez la moyenne des gains moyens quotidiens pour le groupe des porcs vaccinés et pour celui des porcs témoins. Le vaccin satisfait à l'essai si tous les porcs vaccinés survivent et si la différence entre les moyennes des gains moyens quotidiens des 2 groupes est d'au moins 1,1. L'essai n'est valable que si tous les porcs témoins présentent des signes de la maladie d'Aujeszky et si la moyenne de leurs gains moyens quotidiens est inférieure à – 0,5.

ÉTIQUETAGE

L'étiquette indique :

- si la souche vaccinale est pathogène ou non pour le lapin,
- si le vaccin est préparé à partir du virus entier ou à partir d'une fraction du virus.

01/2002:1202

VACCIN INACTIVÉ DE LA MALADIE DES ŒUFS HARDÉS

Vaccinum morbi partus diminutionis MCMLXXVI inactivatum ad pullum

DÉFINITION

Le vaccin inactivé de la maladie des œufs hardés est une émulsion ou une suspension d'une souche appropriée de virus de la maladie des œufs hardés (adénovirus hémagglutinant aviaire), inactivée de façon à conserver ses propriétés immunogènes.

PRODUCTION

Le virus est cultivé dans des œufs de poule ou de cane embryonnés provenant d'élevages sains ou sur des cultures cellulaires appropriées (*5.2.4*).

L'essai d'inactivation est effectué soit sur des œufs embryonnés de cane provenant d'un élevage exempt du virus de la maladie des œufs hardés, soit sur des œufs de poule embryonnés provenant d'un élevage exempt de microorganismes pathogènes spécifiés (*5.2.2*), soit sur des cultures cellulaires appropriées, en choisissant le système le plus sensible pour la souche de virus vaccinal. La quantité de virus utilisée correspond à au moins 10 doses de vaccin. Aucun virus vivant n'est détecté.

Le vaccin peut contenir des adjuvants.

CHOIX DE LA COMPOSITION DU VACCIN

Il est démontré que le vaccin est satisfaisant quant à son innocuité et son pouvoir immunogène. L'essai suivant peut être utilisé lors de la démonstration de l'efficacité du vaccin (*5.2.7*).

Pouvoir immunogène. L'essai décrit sous Activité convient à la mise en évidence du pouvoir immunogène.

ESSAIS EFFECTUÉS SUR CHAQUE LOT

L'essai décrit sous Activité n'est pas nécessairement utilisé pour l'essai de routine des lots de vaccin. Il est effectué, pour un vaccin donné, une ou plusieurs fois, selon les modalités décidées par ou avec l'accord de l'Autorité compétente ; lorsque cet essai n'est pas effectué, un autre essai validé est effectué, les critères d'acceptation étant déterminés par rapport à un lot de vaccin qui a donné des résultats satisfaisants dans l'essai décrit sous Activité. L'essai suivant peut être effectué après qu'une corrélation satisfaisante avec l'essai décrit sous Activité a été démontrée.

Essai d'activité effectué sur chaque lot. Administrez 1 dose de vaccin, par l'une des voies recommandées, à au moins 10 poulets âgés de 14 à 28 jours, provenant d'un élevage exempt de microorganismes pathogènes spécifiés (*5.2.2*). 4 semaines plus tard, prélevez un échantillon de sérum sur chaque poulet et sur 5 témoins non vaccinés du même âge et de même origine. Mesurez la réponse en anticorps de chaque sérum au moyen d'un essai d'inhibition de l'hémagglutination (HA) en utilisant 4 unités HA d'antigène et des érythrocytes de poulet. L'essai n'est pas valable si le sérum des animaux non vaccinés contient des anticorps spécifiques. Le vaccin satisfait à l'essai si le titre moyen en anticorps des poulets vaccinés n'est pas inférieur au titre obtenu auparavant avec un vaccin qui a donné des résultats satisfaisants dans l'essai décrit sous Activité.

IDENTIFICATION

Administré à des poules ne possédant pas d'anticorps dirigés contre le virus de la maladie des œufs hardés, le vaccin induit la production d'anticorps spécifiques.

ESSAI

Innocuité. Injectez 2 doses de vaccin, par l'une des voies recommandées, à 10 poulets âgés de 14 à 28 jours provenant d'un élevage exempt de microorganismes pathogènes spécifiés (*5.2.2*). Mettez les animaux en observation pendant 21 jours. Aucune réaction locale ou générale anormale n'est observée.

Inactivation.

A. Dans le cas d'un vaccin préparé sur œufs, effectuez l'essai sur des œufs embryonnés de cane provenant d'un élevage exempt du virus de la maladie des œufs hardés ou, s'il est connu que les œufs de poule donnent un système d'essai plus sensible, sur des œufs de poule provenant d'un élevage exempt de microorganismes pathogènes spécifiés (*5.2.2*).

Injectez 2/5 d'une dose de vaccin dans la cavité allantoïdienne de 10 œufs embryonnés âgés de 10 à 14 jours et exempts d'anticorps parentaux dirigés contre le virus de la maladie des œufs hardés. Placez les œufs en incubation et observez-les pendant 8 jours. Recueillez séparément le liquide allantoïdien des œufs contenant des embryons vivants et celui des œufs contenant des embryons morts, à l'exception de ceux qui meurent de causes non spécifiques dans les 24 h suivant l'injection.

Injectez 0,2 ml du liquide allantoïdien recueilli sur les œufs contenant des embryons vivants dans la cavité allantoïdienne de 10 œufs embryonnés âgés de 10 à 14 jours et exempts d'anticorps parentaux dirigés contre le virus de la maladie des œufs hardés, et 0,2 ml du liquide allantoïdien recueilli sur les œufs contenant des embryons morts à 10 œufs semblables. Placez les œufs en incubation pendant 8 jours. Examinez le liquide allantoïdien de chaque œuf pour détecter une éventuelle activité hémagglutinante à l'aide d'érythrocytes de poulet.

Si plus de 20 pour cent des embryons meurent à l'une des 2 phases de l'essai, répétez l'essai à partir de cette phase. Le vaccin satisfait à l'essai si aucun signe d'activité hémagglutinante n'est détecté et si, lors de l'éventuelle répétition de l'essai, le nombre d'embryons morts de causes non spécifiques n'est pas supérieur à 20 pour cent.

Des antibiotiques peuvent être administrés au cours de l'essai pour prévenir toute infection bactérienne.

B. Dans le cas d'un vaccin préparé à partir de souches adaptées à la croissance sur cultures cellulaires, inoculez 10 doses de vaccin à des cultures cellulaires appropriées. Si le vaccin contient un adjuvant huileux, éliminez-le par une méthode appropriée. Faites incuber les cultures à 38 ± 1 °C pendant 7 jours, effectuez un passage et faites incuber les cellules à 38 ± 1 °C pendant 7 jours. Examinez les cellules à intervalles réguliers et à la fin de la période d'incubation effectuez une recherche d'activité hémagglutinante sur le liquide surnageant. Le vaccin satisfait à l'essai s'il n'y a aucun signe d'infection des cultures cellulaires ni aucune activité hémagglutinante dans le liquide surnageant.

Agents étrangers. Utilisez les poulets de l'essai d'innocuité. 21 jours après l'administration de la double dose de vaccin, injectez 1 dose de vaccin à chaque poulet, par la même voie. 2 semaines plus tard, recueillez des échantillons de sérum sur chaque poulet et effectuez une recherche d'anticorps dirigés contre les agents suivants, par les méthodes prescrites sous *Elevages de poulets exempts de microorganismes pathogènes spécifiés pour la production et le contrôle de qualité des vaccins* (*5.2.2*) : virus de l'encéphalomyélite

Vaccins

aviaire, virus de la leucose aviaire, virus de la bronchite infectieuse, virus de la bursite infectieuse aviaire, virus de la laryngotrachéite infectieuse, virus grippal type A, virus de la maladie de Marek, virus de la pseudopeste aviaire (maladie de Newcastle) ; pour les vaccins produits dans des œufs de cane, effectuez également une recherche d'anticorps dirigés contre *Chlamydia* (par un essai de fixation du complément ou de précipitation en milieu gélosé), les virus de l'hépatite du canard types 1 et 2 (par un essai d'immunofluorescence ou de séroneutralisation) et le virus de la maladie de Derzsy (par séroneutralisation). Le vaccin ne stimule pas la formation d'anticorps dirigés contre ces agents infectieux.

Stérilité. Le vaccin satisfait à l'essai de stérilité prescrit dans la monographie *Vaccins pour usage vétérinaire (0062)*.

ACTIVITÉ

Vaccinez 2 groupes de 30 poules pondeuses de l'âge recommandé pour la vaccination et provenant d'un élevage exempt de microorganismes pathogènes spécifiés (*5.2.2*). Gardez comme témoins un groupe de 10 poules et un groupe de 30 poules, du même âge et de même origine que les poules vaccinées. Enregistrez les résultats de ponte de chaque poule depuis le début de la ponte jusqu'à 4 semaines après l'épreuve virulente.

A l'âge de 30 semaines, soumettez l'un des deux groupes de poules vaccinées et le groupe de 10 témoins à une épreuve virulente, en administrant à chaque animal une dose du virus de la maladie des œufs hardés suffisante pour entraîner une baisse quantitative et/ou qualitative très marquée de la production d'œufs. Le vaccin satisfait à l'essai si aucune baisse quantitative et/ou qualitative marquée de la production d'œufs n'est observée chez les poules vaccinées ; l'essai n'est valable que si une baisse quantitative et/ou qualitative très marquée de la production d'œufs est observée chez les témoins.

A l'approche de la fin de ponte, soumettez le second groupe de poules vaccinées et le groupe de 30 témoins à l'épreuve virulente, comme précédemment. Le vaccin satisfait à l'essai si aucune baisse quantitative et/ou qualitative marquée de la production d'œufs n'est observée chez les poules vaccinées ; l'essai n'est valable que si une baisse quantitative et/ou qualitative très marquée de la production d'œufs est observée chez les témoins.

Effectuez des essais sérologiques sur des échantillons de sérum prélevés au moment de la vaccination, 4 semaines plus tard et juste avant l'épreuve. L'essai n'est pas valable si des anticorps dirigés contre le virus de la maladie des œufs hardés sont détectés dans un ou plusieurs des échantillons obtenus à partir des témoins.

ÉTIQUETAGE

L'étiquette indique si la souche contenue dans le vaccin est adaptée à la croissance sur embryons de poulet ou de canard ou sur des cultures cellulaires.

01/2002:0794

VACCIN INACTIVÉ DE LA PANLEUCOPÉNIE INFECTIEUSE DU CHAT

Vaccinum panleucopeniae felinae infectivae inactivatum

DÉFINITION

Le vaccin inactivé de la panleucopénie infectieuse du chat est une préparation liquide ou cryodesséchée du virus de la panleucopénie du chat ou du parvovirus canin, inactivé par une méthode appropriée.

PRODUCTION

Le virus est multiplié dans des cultures cellulaires appropriées (*5.2.4*). Le virus est récolté, puis il peut être purifié et concentré.

L'essai d'inactivation est effectué avec une quantité de virus inactivé correspondant à 100 doses au moins de vaccin par une méthode validée telle que la suivante : inoculez la récolte inactivée à des cellules non confluantes appropriées. Après incubation pendant 8 jours, traitez les cellules à la trypsine puis effectuez une subculture. Après 8 autres jours d'incubation, examinez les cultures selon une technique d'immunofluorescence pour rechercher les parvovirus vivants résiduels. En plus de l'examen d'immunofluorescence, un essai d'hémagglutination ou d'autres essais appropriés peuvent être effectués sur le liquide surnageant des cultures cellulaires. Aucun virus vivant n'est décelé.

Le vaccin peut contenir un adjuvant approprié et peut être cryodesséché.

CHOIX DE LA COMPOSITION DU VACCIN

Il est démontré que le vaccin est satisfaisant en ce qui concerne l'innocuité (*5.2.6*) et le pouvoir immunogène (*5.2.7*) chez le chat. L'essai ci-après peut être utilisé lors de la démonstration du pouvoir immunogène du vaccin.

Pouvoir immunogène. Utilisez 10 chats réceptifs, âgés de 8 à 12 semaines. Prélevez un échantillon de sang sur chacun des chats et effectuez une recherche d'anticorps contre le virus de la panleucopénie du chat et contre le parvovirus canin sur chaque échantillon afin de déterminer la réceptivité. Vaccinez 5 chats selon le schéma recommandé. Effectuez des dénombrements de leucocytes 8 jours et 4 jours avant l'épreuve virulente ; la moyenne de ces 2 numérations constitue la valeur initiale. 20 à 22 jours après la dernière vaccination, soumettez chaque chat à l'épreuve virulente par injection intrapéritonéale d'une suspension d'une souche pathogène du virus de la panleucopénie infectieuse du chat. Mettez les chats en observation pendant 14 jours. Effectuez un dénombrement des leucocytes aux 4e, 6e, 8e et 10e jours après l'épreuve virulente. L'essai n'est valable que si les 5 chats témoins présentent chacun au moins une fois une diminution du nombre de leucocytes d'au moins 75 pour cent par rapport à la valeur initiale ; ces animaux peuvent mourir de panleucopénie. Le vaccin satisfait à l'essai si les 5 chats vaccinés restent en excellente santé et s'ils ne présentent pas de symptômes de leucopénie, c'est-à-dire si la diminution du nombre de leucocytes lors de chacun des 4 dénombrements ne dépasse pas 50 pour cent de la valeur initiale.

Vaccins

ESSAIS EFFECTUÉS SUR CHAQUE LOT

Essai d'activité. Pour l'essai de routine des lots de vaccin, un essai basé sur la production d'anticorps inhibant l'hémagglutination chez le cobaye peut être utilisé au lieu de l'essai A ou B décrits sous Activité, si une corrélation satisfaisante a été établie avec l'essai du pouvoir immunogène

IDENTIFICATION

Injecté à des chats, le vaccin à examiner stimule la formation d'anticorps contre le parvovirus présent dans le vaccin.

ESSAI

Innocuité. Injectez une double dose de vaccin par une voie recommandée, à 2 chats de l'âge minimal recommandé pour la vaccination et qui n'ont pas d'anticorps contre le virus de la panleucopénie du chat ou contre le parvovirus canin. Mettez les animaux en observation pendant 14 jours. Les chats restent en bonne santé et il ne se produit aucune réaction anormale, locale ou générale.

Stérilité. Le vaccin satisfait à l'essai de stérilité prescrit dans la monographie *Vaccins pour usage vétérinaire (0062).*

ACTIVITÉ

Effectuez l'essai A ou l'essai B.

A. Utilisez 4 chats, âgés de 8 à 12 semaines. Prélevez un échantillon de sang sur chacun de ces chats et effectuez une recherche d'anticorps contre le virus de la panleucopénie du chat et contre le parvovirus canin sur chaque échantillon afin de déterminer la réceptivité. Vaccinez 2 chats : injectez à chacun d'eux par une voie recommandée, une dose de vaccin. Après 21 jours, prélevez un échantillon de sang sur chacun des chats. Séparez le sérum de chaque échantillon. Inactivez chaque sérum en le chauffant à 56 °C pendant 30 min. A 1 volume de sérum, ajoutez 9 volumes d'une suspension de *kaolin léger R* à 200 g/l dans de la *solution saline tamponnée au phosphate pH 7,4 R.* Agitez chaque mélange pendant 20 min. Centrifugez, recueillez le liquide surnageant et mélangez-le avec 1 volume d'une suspension concentrée d'érythrocytes de porc. Laissez reposer à 4 °C pendant 60 min et centrifugez. La dilution du sérum ainsi obtenue est de 1:10. Effectuez à partir de chaque sérum une série de dilutions de raison 2. A 0,025 ml de chacune de ces dernières dilutions, ajoutez 0,025 ml d'une suspension d'antigène de virus de la panleucopénie du chat ou de parvovirus canin contenant 4 unités hémagglutinantes. Laissez reposer à 37 °C pendant 30 min et ajoutez 0,05 ml d'une suspension d'érythrocytes de porc contenant 30×10^6 cellules par millilitre. Laissez reposer à 4 °C pendant 90 min et notez la dernière dilution de sérum encore capable d'inhiber complètement l'hémagglutination. Le vaccin satisfait à l'essai si les 2 animaux vaccinés développent des titres de 1:20 au minimum. L'essai n'est pas valable si l'un ou l'autre des 2 chats témoins développe des anticorps contre le parvovirus canin ou contre le virus de la panleucopénie du chat.

B. Vaccinez, selon le schéma recommandé, 2 chats âgés de 8 à 12 semaines et présentant un titre en anticorps inférieur à 4 DN_{50} (dose neutralisante 50 pour cent) par 0,1 ml de sérum déterminé par la méthode décrite ci-dessous. 14 jours après la vaccination, examinez le sérum de chaque animal comme suit. Chauffez le sérum à 56 °C pendant 30 min et préparez une série de dilutions dans un milieu approprié aux cellules félines. Ajoutez à chaque dilution un volume égal d'une suspension de virus contenant une quantité de virus telle que, lorsqu'un volume du mélange sérum-virus approprié au système de titrage choisi est inoculé dans des cultures cellulaires, chaque culture reçoive environ 10^4 $DICC_{50}$. Faites incuber les mélanges à 37 °C pendant 1 h et inoculez un volume approprié de chaque mélange à 4 cultures cellulaires félines. Faites incuber les cultures à 37 °C pendant 7 jours, effectuez une subculture puis faites incuber pendant encore 7 jours. Examinez les cultures pour constater les effets cytopathogènes spécifiques et calculez le titre en anticorps. Le vaccin satisfait à l'essai si le titre moyen en anticorps n'est pas inférieur à 32 DN_{50} par 0,1 ml de sérum. Si un des chats ne réagit pas, répétez l'essai en utilisant 2 autres chats et calculez le résultat comme la moyenne des titres obtenus sur les 3 chats qui ont réagi.

01/2002:0795

VACCIN INACTIVÉ DE LA PARVOVIROSE CANINE

Vaccinum parvovirosis caninae inactivatum

DÉFINITION

Le vaccin inactivé de la parvovirose canine est une préparation liquide ou cryodesséchée du parvovirus canin inactivé par une méthode appropriée.

PRODUCTION

Le virus est multiplié dans des cultures cellulaires appropriées (*5.2.4*). Le virus peut être purifié et concentré.

Une recherche du virus infectieux résiduel est effectuée sur la récolte en vrac de chaque lot en vue de confirmer l'inactivation du parvovirus canin. La quantité de virus inactivé utilisée dans cet essai correspond à au moins 100 doses de vaccin. Le vaccin est inoculé à des cellules non confluantes appropriées. Après incubation pendant 8 jours, une subculture est effectuée après traitement des cellules à la trypsine. Après 8 autres jours d'incubation, les cultures sont soumises à un examen d'immunofluorescence pour rechercher les parvovirus résiduels vivants. En plus de l'examen d'immunofluorescence, un essai d'hémagglutination ou d'autres essais appropriés peuvent être effectués sur le liquide surnageant des cultures cellulaires. Aucun virus vivant n'est décelé.

Le vaccin peut contenir un ou plusieurs adjuvants.

CHOIX DE LA COMPOSITION DU VACCIN

Il est démontré que le vaccin est satisfaisant en ce qui concerne son pouvoir immunogène chez le chien. L'essai ci-après peut être utilisé lors de la démonstration de l'efficacité (*5.2.7*) du vaccin.

Pouvoir immunogène. 7 chiens réceptifs de l'âge minimal recommandé pour la vaccination sont utilisés. Un échantillon de sang est prélevé sur chaque chien et une recherche d'anticorps contre le parvovirus canin est effectuée sur chaque échantillon afin de déterminer la réceptivité. 5 chiens sont vaccinés selon le schéma recommandé. 2 chiens sont gardés comme témoins. 20 à 22 jours après la dernière vaccination, chaque chien reçoit par voie oronasale une suspension de parvovirus canin pathogène. Les chiens sont mis en observation pendant 14 jours. Une recherche de virus dans les fèces est effectuée par des essais d'hémagglutination. L'essai n'est valable que si les 2 chiens témoins présentent des symptômes typiques de la maladie ou une leucopénie et une excrétion du virus. Le vaccin satisfait à l'essai si les 5 chiens vaccinés restent en excellente santé, sans présenter de symptôme de la maladie ni de leucopénie et si le titre maximal de virus dans les fèces est inférieur à 1/100 de la moyenne géométrique des titres maximaux trouvés chez les témoins.

IDENTIFICATION

Injecté à des chiens, le vaccin à examiner stimule la formation d'anticorps contre le parvovirus canin.

ESSAI

Innocuité. Injectez, par la voie indiquée sur l'étiquette, une double dose de vaccin à 2 chiens sains, réceptifs, de l'âge minimal indiqué sur l'étiquette pour la vaccination. Mettez les animaux en observation pendant 14 jours. Il ne se produit aucune réaction significative locale ou générale.

Stérilité. Le vaccin satisfait à l'essai de stérilité prescrit dans la monographie *Vaccins pour usage vétérinaire (0062)*.

ACTIVITÉ

Effectuez l'essai A ou l'essai B.

A. Injectez par voie sous-cutanée à 5 cobayes exempts d'anticorps spécifiques la moitié de la dose recommandée sur l'étiquette. Après 14 jours, injectez encore une fois la moitié de la dose recommandée sur l'étiquette. 14 jours plus tard, recueillez des échantillons de sang et séparez le sérum. Inactivez chaque sérum en le chauffant à 56 °C pendant 30 min. A 1 volume de chaque sérum, ajoutez 9 volumes d'une suspension de *kaolin léger R* à 200 g/l dans le *soluté tampon salin phosphate pH 7,4 R*. Agitez chaque mélange pendant 20 min. Centrifugez, recueillez le liquide surnageant et mélangez-le avec 1 volume d'une suspension concentrée d'érythrocytes de porc. Laissez reposer à 4 °C pendant 60 min et centrifugez. La dilution du sérum ainsi obtenue est 1:10. Effectuez à partir de chaque sérum une série de dilutions de raison 2. A 0,025 ml de ces dernières dilutions, ajoutez 0,025 ml d'une suspension d'antigène de parvovirus canin contenant 4 unités hémagglutinantes. Laissez reposer à 37 °C pendant 30 min, puis ajoutez 0,05 ml d'une suspension d'érythrocytes de porc contenant 30×10^6 cellules par millilitre. Laissez reposer à 4 °C pendant 90 min et notez la dernière dilution de sérum encore capable d'inhiber complètement l'hémagglutination. Le vaccin satisfait à l'essai si le titre médian en anticorps des sérums recueillis après la seconde vaccination n'est pas inférieur à 1/80.

B. Vaccinez, selon le schéma recommandé sur l'étiquette, 2 chiens sains, réceptifs, âgés de 8 à 12 semaines et présentant un titre en anticorps inférieur à 4 DN_{50} (dose neutralisante 50 pour cent) par 0,1 ml de sérum, déterminé par la méthode décrite ci-dessous. 14 jours après la vaccination, examinez le sérum de chaque animal comme suit. Chauffez le sérum à 56 °C pendant 30 min et préparez une série de dilutions dans un milieu approprié aux cellules canines. Ajoutez à chaque dilution un volume égal d'une suspension de virus contenant une quantité de virus telle que, lorsqu'un volume du mélange sérum-virus approprié au système de titrage choisi est inoculé dans des cultures cellulaires, chaque culture reçoive environ 10^4 $DICC_{50}$. Faites incuber les mélanges à 37 °C pendant 1 h et inoculez un volume approprié de chaque mélange à 4 cultures cellulaires canines. Faites incuber les cultures cellulaires à 37 °C pendant 7 jours, effectuez une subculture et faites incuber pendant encore 7 jours. Examinez les cultures pour constater les effets cytopathogènes spécifiques et calculez le titre en anticorps. Le vaccin satisfait à l'essai si le titre moyen en anticorps n'est pas inférieur à 32 DN_{50} par 0,1 ml de sérum. Si un des chiens ne réagit pas, répétez l'essai en utilisant 2 autres chiens et calculez le résultat comme la moyenne des titres obtenus sur les 3 chiens qui ont réagi.

01/2002:0965

VACCIN INACTIVÉ DE LA PARVOVIROSE PORCINE

Vaccinum parvovirosis inactivatum ad suem

DÉFINITION

Le vaccin inactivé de la parvovirose porcine est une suspension de parvovirus porcin inactivé, ou d'une fraction non infectieuse du virus.

PRODUCTION

Le virus est cultivé sur des cultures cellulaires appropriées (*5.2.4*). La suspension virale est récoltée ; le virus est inactivé par une méthode qui évite de détruire le pouvoir immunogène et peut subir une fragmentation (l'inactivation peut être effectuée par le procédé de fragmentation) ; le virus ou les fragments viraux peuvent être purifiés et concentrés à un stade approprié du procédé.

Une recherche de parvovirus porcin infectieux résiduel est effectuée sur chaque lot d'antigène immédiatement après l'inactivation et sur le vrac final ou, si le vaccin contient un adjuvant, sur l'antigène ou le mélange d'antigènes en vrac immédiatement avant l'addition d'adjuvant. La quantité utilisée dans cet essai correspond à au moins 100 doses de vaccin. La récolte en vrac est inoculée à des cellules non confluantes appropriées. Après incubation pendant 7 jours, une subculture est effectuée après traitement des cellules à la trypsine. Après 7 autres jours d'incubation, les cultures sont soumises à un examen d'immunofluorescence pour rechercher les parvovirus résiduels vivants. Aucun virus vivant n'est détecté.

Le vaccin peut contenir un ou plusieurs adjuvants appropriés.

CHOIX DE LA COMPOSITION DU VACCIN

Il est démontré que le vaccin est satisfaisant en ce qui concerne son innocuité (y compris l'absence d'effet indésirable sur la fertilité, la gestation, la mise bas et la progéniture) et son pouvoir immunogène chez le porc. Les essais ci-après peuvent être utilisés lors de la démonstration de l'innocuité (*5.2.6*) et de l'efficacité (*5.2.7*).

Innocuité

A. Un essai est effectué pour chaque classe d'animal à laquelle le vaccin est destiné et par chaque voie recommandée. Les animaux utilisés n'ont pas d'anticorps contre le parvovirus porcin ou contre une fraction du virus. Une double dose de vaccin est injectée par la voie recommandée à chacun d'au moins 10 animaux. Après 14 jours, une dose de vaccin est injectée à chaque animal. Les animaux sont mis en observation pendant encore 14 jours. Il ne se produit aucune réaction anormale, locale ou générale pendant les 28 jours de l'essai. Si le vaccin est destiné aux truies gestantes, lors de l'essai sur cette catégorie d'animaux, la période d'observation est prolongée jusqu'à la mise bas et les effets sur la gestation et les porcelets sont pris en compte.

B. Les animaux de l'essai du pouvoir immunogène sont également utilisés pour évaluer l'innocuité. La température rectale de chaque animal vacciné est relevée au moment de la vaccination puis 24 h et 48 h plus tard. Aucun effet anormal sur la température rectale ni aucune autre réaction générale (par exemple, anorexie) ne se produisent. La présence de réactions locales au site d'injection est recherchée après l'injection et lors de l'abattage. Il ne se produit aucune réaction locale anormale.

C. Les animaux utilisés pour les essais sur le terrain sont également utilisés pour évaluer l'innocuité. Un essai est effectué pour chaque classe d'animal (truies et cochettes) à laquelle le vaccin est destiné. Au minimum 3 groupes d'au moins 20 animaux sont utilisés avec des groupes correspondants d'au moins 10 témoins. La température rectale de chaque animal vacciné est relevée au moment de la vaccination puis 24 h et 48 h plus tard. Aucun effet anormal sur la température rectale ne se produit. La présence de réactions locales au site d'injection est recherchée après l'injection et lors de l'abattage. Il ne se produit aucune réaction locale anormale.

Pouvoir immunogène. L'essai décrit sous Activité convient à la mise en évidence du pouvoir immunogène du vaccin.

ESSAI D'ACTIVITÉ EFFECTUÉ SUR CHAQUE LOT

L'essai décrit sous Activité n'est pas employé pour l'essai de routine des lots de vaccin. Il est effectué, pour un vaccin donné, une ou plusieurs fois, comme décidé par ou avec l'accord de l'Autorité compétente ; lorsque cet essai n'est pas effectué, un essai validé approprié est effectué, les critères étant déterminés par rapport à un lot de vaccin qui a donné des résultats satisfaisants dans l'essai décrit sous Activité. L'essai suivant peut être effectué après qu'il ait été établi par une analyse statistique qu'il y a une corrélation satisfaisante avec l'essai décrit sous Activité.

Vaccinez au minimum 5 cobayes, âgés de 5-7 semaines, par voie sous-cutanée et selon le schéma recommandé sur l'étiquette, en utilisant un quart du volume de la dose indiquée. Prélevez des échantillons de sang après la période nécessaire pour la production maximale d'anticorps. Effectuez sur le sérum une recherche d'anticorps spécifiques par un essai d'inhibition de l'hémagglutination ou par d'autres essais appropriés. Les titres ne sont pas inférieurs à ceux trouvés avec un lot de vaccin qui s'est avéré satisfaisant dans l'essai chez le porc (voir sous Activité).

IDENTIFICATION

Administré à des animaux réceptifs, si nécessaire à plusieurs reprises, le vaccin provoque la formation d'anticorps spécifiques contre le parvovirus porcin ou contre la fraction antigénique utilisée dans la production du vaccin.

ESSAI

Innocuité. Utilisez 2 porcelets, âgés de 6 semaines à 6 mois et ne possédant pas d'anticorps contre le parvovirus porcin ou contre une fraction du virus. Injectez à chacun d'eux une double dose de vaccin, par une des voies d'administration indiquées sur l'étiquette. Mettez les animaux en observation pendant 14 jours, puis injectez une dose de vaccin à chaque animal. Mettez à nouveau les animaux en observation pendant 14 jours. Il ne se produit aucune réaction anormale, locale ou générale pendant les 28 jours de l'essai.

Inactivation. *Cet essai peut être omis par le fabricant si un essai d'inactivation a été effectué sur le vaccin en vrac, immédiatement avant l'addition de l'adjuvant le cas échéant.* Utilisez une quantité du vaccin correspondant à 10 doses. Si le vaccin contient un adjuvant huileux, cassez l'émulsion et séparez les deux phases. Si le vaccin contient un adjuvant minéral, procédez à une élution afin de libérer le virus. Concentrez la suspension virale 100 fois par ultrafiltration ou par ultracentrifugation. Les procédés employés pour préparer la suspension virale concentrée ne doivent pas être de nature à inactiver le virus ou empêcher autrement sa détection. Effectuez un essai de virus infectieux résiduel dans des cellules non confluantes appropriées. Après incubation pendant 7 jours, effectuez une subculture après traitement des cellules à la trypsine. Après 7 autres jours d'incubation, soumettez les cultures à un examen d'immunofluorescence pour rechercher les parvovirus résiduels vivants. Aucun virus vivant n'est détecté.

Virus étrangers. Sur les porcs ayant servi à l'essai de l'innocuité, effectuez une recherche d'anticorps. Le vaccin ne provoque pas la formation d'anticorps, autres que ceux spécifiques de la parvovirose porcine, contre des virus pathogènes du porc ou contre des virus qui pourraient interférer avec le diagnostic de maladies infectieuses du porc (y compris les virus du groupe pestivirus).

Stérilité. Le vaccin satisfait à l'essai de stérilité prescrit dans la monographie *Vaccins pour usage vétérinaire (0062).*

ACTIVITÉ

Vaccinez, conformément au programme de vaccination recommandé, au moins 7 cochettes, âgées de 5 à 6 mois et exemptes d'anticorps contre le parvovirus porcin ou contre une fraction du virus. Le délai entre la vaccination et l'accouplement est celui indiqué sur l'étiquette.

Faites couvrir les cochettes chacun des 2 jours suivant immédiatement les signes d'œstrus. Gardez au moins 5 cochettes gravides, non vaccinées, du même âge, comme témoins. Au 40e jour environ de gestation, soumettez tous les animaux à l'épreuve virulente par administration d'une souche appropriée du parvovirus du porc. Sacrifiez les cochettes au 90e jour environ de gestation et examinez les fœtus pour rechercher l'infection par le parvovirus porcin démontrée par la présence de virus ou d'anticorps. Le vaccin satisfait à l'essai si 80 pour cent au minimum du nombre total et cumulé des porcelets provenant des cochettes vaccinées sont protégés contre l'infection. L'essai n'est valable que si :

- 7 cochettes vaccinées et 5 cochettes témoins au minimum sont soumises à l'épreuve virulente,
- 90 pour cent au minimum des porcelets provenant des cochettes témoins sont infectés,
- le nombre moyen de porcelets par portée chez les truies vaccinées est de 6 au moins.

01/2002:0870

VACCIN INACTIVÉ DE LA PSEUDOPESTE AVIAIRE (MALADIE DE NEWCASTLE)

Vaccinum pseudopestis aviariae inactivatum

DÉFINITION

Le vaccin inactivé de la pseudopeste aviaire (maladie de Newcastle) (appelé également vaccin inactivé du paramyxovirus aviaire 1 dans le cas de vaccins destinés à certaines espèces) est une émulsion ou une suspension d'une souche appropriée du virus de la maladie de Newcastle (paramyxovirus aviaire 1), inactivé sans compromettre son pouvoir immunogène.

PRODUCTION

Le virus est cultivé sur œufs embryonnés obtenus à partir d'élevages sains ou sur des cultures cellulaires appropriées (*5.2.4*).

L'essai d'inactivation est effectué sur œufs embryonnés ou sur cultures cellulaires appropriées et la quantité de virus inactivé utilisée correspond à 10 doses au moins de vaccin. Aucun virus vivant n'est détecté.

Le vaccin peut contenir un adjuvant.

CHOIX DE LA COMPOSITION DU VACCIN

Il doit être démontré que le vaccin est satisfaisant quant à son innocuité (*5.2.6*) et son pouvoir immunogène (*5.2.7*) vis-à-vis de chacune des espèces et catégories d'oiseaux auxquelles il est destiné. Les essais ci-après peuvent être utilisés pour démontrer le pouvoir immunogène.

Pouvoir immunogène. L'essai avec épreuve virulente (essai B) décrit sous Activité convient à la mise en évidence du pouvoir immunogène chez le poulet domestique. L'essai C décrit sous Activité convient à la mise en évidence du pouvoir immunogène chez les autres espèces, notamment le pigeon ou le dindon.

ESSAIS EFFECTUÉS SUR CHAQUE LOT

Essai d'activité effectué sur chaque lot

Vaccins destinés au poulet domestique. Effectuez l'essai A décrit sous Activité, ou si la nature du vaccin ne permet pas d'obtenir des résultats valables dans l'essai A ou si un lot n'y est pas conforme, effectuez l'essai B. Un essai comportant des groupes de moins de 20 animaux et une période d'observation après l'épreuve plus courte peut être utilisé s'il a été démontré que ceci constitue un essai d'activité valable.

Vaccins destinés à des espèces autres que le poulet domestique. Effectuez un essai validé après l'établissement d'une corrélation satisfaisante avec l'essai C décrit sous Activité, les critères d'acceptation étant fixés par rapport à un lot qui a donné des résultats satisfaisants dans ce dernier essai. Un essai chez des poulets provenant d'un élevage exempts de microorganismes pathogènes spécifiés (*5.2.2*) et qui consiste en une mesure de la réponse sérologique à des doses croissantes du vaccin peut être utilisé ; l'administration de 1/25, 1/50 et 1/100 d'une dose et le prélèvement de sérum 17 à 21 jours plus tard peuvent convenir.

IDENTIFICATION

Le vaccin stimule la formation d'anticorps dirigés contre le virus de la maladie de Newcastle, lorsqu'il est injecté à des animaux dépourvus de ces anticorps.

ESSAI

Innocuité. Si le vaccin est destiné au poulet domestique, utilisez 10 poulets réceptifs provenant d'un élevage exempt de microorganismes pathogènes spécifiés (*5.2.2*). Si le vaccin n'est pas destiné au poulet domestique, utilisez 10 oiseaux, d'une des espèces auxquelles le vaccin est destiné et n'ayant pas d'anticorps dirigés contre le virus de la maladie de Newcastle. Injectez une double dose de vaccin, par une voie d'administration recommandée, à chacun des 10 oiseaux âgés de 14 à 28 jours. Mettez les animaux en observation pendant 21 jours. Il ne se produit aucune réaction locale ou générale anormale.

Inactivation. Utilisez 10 œufs de poules embryonnés, provenant d'un élevage exempt de microorganismes pathogènes spécifiés (*5.2.2*) (œufs EOPS), âgés de 9 à 11 jours. Injectez les 2/5 d'une dose de vaccin dans la cavité allantoïdienne de chaque œuf et faites incuber. Mettez les œufs en observation pendant 6 jours et recueillez séparément le liquide allantoïdien des œufs contenant des embryons vivants et celui des œufs contenant des embryons morts, à l'exclusion de ceux qui meurent dans les 24 h suivant l'injection. Effectuez sur les embryons qui meurent dans les 24 h une recherche du virus de la maladie de Newcastle ; le vaccin ne satisfait pas à l'essai si la présence du virus de la maladie de Newcastle est confirmée.

Dans la cavité allantoïdienne de 10 œufs EOPS âgés de 9 à 11 jours, injectez 0,2 ml du liquide allantoïdien recueilli sur les embryons vivants et dans 10 œufs semblables, 0,2 ml du liquide recueilli sur des embryons morts. Placez-les en incubation pendant 5 à 6 jours. Effectuez une recherche d'hémagglutinines dans le liquide allantoïdien de chaque œuf en utilisant des érythrocytes de poulet.

Le vaccin satisfait à l'essai si aucun signe d'activité hémagglutinante n'est observé et si moins de 20 pour cent des embryons meurent pendant l'essai. Si plus de 20 pour cent des embryons meurent à l'une des étapes de l'essai, répétez cette étape ; le vaccin satisfait à l'essai si aucun signe d'activité hémagglutinante n'est alors observé et que moins de 20 pour cent des embryons meurent à cette étape.

Des antibiotiques peuvent être utilisés dans l'essai pour empêcher toute infection bactérienne.

Agents étrangers. A chacun de 10 poulets, âgés de 14 à 28 jours, provenant d'un élevage exempt de microorganismes pathogènes spécifiés (*5.2.2*), injectez une double dose de vaccin par une voie d'administration recommandée. Après 3 semaines, injectez 1 dose de vaccin par la même voie. 2 semaines plus tard, recueillez des échantillons de sérum sur chaque poulet et recherchez les anticorps dirigés contre les agents suivants par les méthodes prescrites sous Elevages de poulets exempts de microorganismes pathogènes spécifiés (*5.2.2*) : virus de l'encéphalomyélite aviaire, virus de la bronchite infectieuse aviaire, virus de la leucose aviaire, virus du syndrome de chute de ponte, virus de la bursite aviaire, virus de la laryngotrachéite infectieuse aviaire, virus de la grippe de type A, virus de la maladie de Marek. Le vaccin ne stimule pas la formation d'anticorps dirigés contre ces agents.

Stérilité. Le vaccin satisfait à l'essai de stérilité prescrit dans la monographie *Vaccins pour usage vétérinaire (0062).*

ACTIVITÉ

Effectuez l'essai A sur les vaccins destinés au poulet domestique. Si le vaccin ne satisfait pas à l'essai A mais par la suite satisfait à l'essai B, il est conforme aux exigences. Effectuez l'essai C sur les vaccins destinés uniquement aux autres espèces, notamment le pigeon.

A. Injectez par voie intramusculaire à 10 poulets au moins, âgés de 21 à 28 jours et provenant d'un élevage exempt de microorganismes pathogènes spécifiés (*5.2.2*), un volume de vaccin correspondant à 1/50 d'une dose. 17 à 21 jours après la vaccination, prélevez des échantillons de sérum sur chaque poulet vacciné et sur chacun d'au moins 5 témoins du même âge et de la même origine. Mesurez les taux en anticorps des sérums par l'essai d'inhibition d'hémagglutination (HI) décrit ci-dessous ou par une technique équivalente qui utilise le même nombre d'unités hémagglutinantes et la même quantité d'érythrocytes. L'essai doit comporter des sérums témoins négatif et positif, le témoin positif ayant un titre HI de 5,0 à 6,0 $\log_2$.

Le vaccin satisfait à l'essai si le titre HI moyen du groupe vacciné est égal ou supérieur à 4,0 $\log_2$ et celui du groupe non vacciné est de 2,0 $\log_2$ ou moins. Si les titres HI ne satisfont pas à ces critères, effectuez l'essai B.

Essai d'inhibition d'hémagglutination. Inactivez les sérums à examiner par chauffage à 56 °C pendant 30 min. Placez 0,025 ml de sérum inactivé dans la première rangée de cupules d'une plaque de microtitrage, et 0,025 ml de solution tamponnée de *chlorure de sodium R* à 9 g/l à pH 7,2-7,4 dans les autres cupules. Préparez sur la plaque une série de dilutions de raison 2 du sérum. Dans chacune des cupules, ajoutez 0,025 ml d'une suspension contenant 4 unités hémagglutinantes du virus inactivé de la maladie de Newcastle. Faites incuber la plaque à 4 °C pendant 1 h. Ajoutez 0,025 ml d'une suspension à 1 pour cent *V/V* d'érythrocytes, prélevés sur des poulets âgés de 3 à 4 semaines et n'ayant pas d'anticorps dirigés contre le virus de la maladie de Newcastle. Faites incuber la plaque à 4 °C pendant 1 h. Le titre HI est égal à la dilution la plus élevée qui produit une inhibition complète.

B. Utilisez des poulets âgés de 21 à 28 jours et provenant d'un élevage exempt de microorganismes pathogènes spécifiés (*5.2.2*). Constituez en vue de la vaccination au moins 3 groupes, d'au moins 20 poulets chacun ; gardez un groupe de 10 poulets comme témoins. Choisissez un nombre de volumes différents de vaccin correspondant au nombre de groupes : par exemple, des volumes équivalant à 1/25, 1/50 et 1/100 d'une dose. Attribuez un volume différent à chaque groupe. Injectez par voie intramusculaire à chaque poulet le volume de vaccin attribué à son groupe. Après 17 à 21 jours, soumettez tous les poulets à l'épreuve par l'injection par voie intramusculaire de 6 $\log_{10}$ DL_{50} (embryon) du virus de la maladie de Newcastle, souche Herts (Weybridge 33/56). Mettez les poulets en observation pendant 21 jours. Calculez la DP_{50} par les méthodes statistiques habituelles à partir du nombre de poulets qui dans chaque groupe de vaccinés survivent sans présenter de signes cliniques de la maladie de Newcastle pendant 21 jours. Le vaccin satisfait à l'essai si la dose minimale indiquée sur l'étiquette correspond à 50 DP_{50} au minimum et si la limite inférieure de confiance n'est pas inférieure à 35 DP_{50} par dose. Si la limite inférieure de confiance est inférieure à 35 DP_{50} par dose, répétez l'essai ; le vaccin doit s'avérer contenir au minimum 50 DP_{50} dans l'essai répété. L'essai n'est valable que si tous les animaux témoins meurent dans les 6 jours suivant l'épreuve.

C. Vaccinez, selon les indications d'emploi, au moins 20 oiseaux de l'espèce cible, n'ayant pas d'anticorps dirigés contre le virus de la maladie de Newcastle. Gardez comme témoins au moins 10 oiseaux, de même âge et de même origine et n'ayant pas d'anticorps dirigés contre le virus de la maladie de Newcastle. L'essai n'est pas valable si le sérum des oiseaux ou des témoins prélevé au moment de la vaccination présentent des anticorps dirigés contre le virus de la maladie de Newcastle, ni si le sérum des témoins prélevé au moment de l'épreuve virulente présente de tels anticorps. 4 semaines après la dernière vaccination, éprouvez chaque oiseau par l'administration intramusculaire d'une quantité suffisante de virus virulent de la maladie de Newcastle. L'essai n'est pas valable si moins de 90 pour cent des témoins meurent ou présentent des symptômes marqués d'infection par le virus de la maladie de Newcastle. Le vaccin satisfait à l'essai si 90 pour cent des oiseaux vaccinés survivent sans présenter de symptômes marqués d'infection par le virus de la maladie de Newcastle.

Vaccins

01/2002:1361

VACCIN INACTIVÉ DE LA RHINITE ATROPHIQUE PROGRESSIVE DU PORC

Vaccinum rhinitidis atrophicantis ingravescentis suillae inactivatum

DÉFINITION

Le vaccin inactivé de la rhinite atrophique progressive du porc est une préparation qui contient soit l'exotoxine dermonécrotique de *Pasteurella multocida,* traitée de façon à la rendre inoffensive tout en maintenant un pouvoir immunogène adéquat soit une forme génétiquement modifiée de l'exotoxine qui a un pouvoir immunogène adéquat et qui est exempte de propriétés toxiques ; le vaccin peut contenir également des cellules ou des composés antigéniques d'une ou de plusieurs souches appropriées de *P. multocida* et/ou de *Bordetella bronchiseptica.* Le vaccin est administré aux porcs reproducteurs en vue de protéger leur progéniture.

PRODUCTION

Les souches bactériennes utilisées pour la production sont cultivées séparément sur des milieux appropriés. Les toxines et/ou cellules subissent un traitement destiné à assurer leur innocuité.

Détoxification. Un essai de détoxification de l'exotoxine dermonécrotique de *P. multocida* est effectué immédiatement après la détoxification. La concentration d'exotoxine détoxifiée utilisée dans l'essai n'est pas inférieure à celle du vaccin. La suspension d'exotoxine satisfait à l'essai si aucune trace d'exotoxine dermonécrotique toxique n'est détectée. L'essai de détoxification n'est pas nécessaire lorsque le vaccin est préparé à partir d'une protéine apparentée à la toxine mais exempte de propriétés toxiques et produite par l'expression d'une forme modifiée du gène correspondant.

Teneur en antigène. La teneur en exotoxine dermonécrotique de *P. multocida* de la suspension détoxifiée ou la teneur en la forme modifiée de l'exotoxine de la récolte sont déterminées par une méthode immunochimique appropriée (*2.7.1*), par exemple un immunotitrage à enzyme conjuguée. La valeur trouvée est utilisée dans la formulation du vaccin. La teneur des autres antigènes indiqués sur l'étiquette est également déterminée (*2.7.1*).

Le vaccin peut contenir un adjuvant approprié.

CHOIX DE LA COMPOSITION VACCINALE

Il est démontré que les souches utilisées pour la préparation du vaccin sont satisfaisantes quant à la production de l'exotoxine dermonécrotique et des autres antigènes qui suscitent une réponse immunitaire protectrice et que le vaccin satisfait aux essais d'innocuité (*5.2.6*) et de pouvoir immunogène (*5.2.7*).

Production d'antigènes. La production des antigènes qui suscitent une réponse immunitaire protectrice est vérifiée par un titrage biologique ou une méthode immunochimique (*2.7.1*) appropriée, appliqués aux antigènes obtenus à partir de chacune des souches vaccinales dans les conditions de production du vaccin.

Les essais ci-après peuvent être utilisés lors de la démonstration de l'innocuité et du pouvoir immunogène du vaccin.

Innocuité. Effectuez l'essai pour chacune des voies d'administration indiquées sur l'étiquette.

Utilisez des truies ou cochettes de l'âge minimal recommandé pour la vaccination, n'ayant pas d'anticorps contre les composants du vaccin et provenant d'un ou plusieurs élevages où il n'y a aucun signe de rhinite atrophique et où les animaux ne sont pas vaccinés. Si le vaccin est destiné aux animaux gestants, effectuez l'essai chez des truies ou des cochettes gestantes qui seront vaccinées au stade de gestation et selon le schéma recommandés. Utilisez au moins 20 animaux et administrez à chacun d'eux par une voie recommandée une double dose de vaccin. Après le délai indiqué sur l'étiquette, administrez à chaque animal une dose de vaccin, de la même façon. Placez les animaux en observation jusqu'à 1 jour après la mise bas. Il ne se produit aucune réaction anormale, locale ou générale, et aucun effet anormal sur la gestation ou la progéniture n'est observé.

Pouvoir immunogène. L'essai décrit sous Activité convient à la mise en évidence du pouvoir immunogène.

ESSAIS EFFECTUÉS SUR CHAQUE LOT

Activité. L'essai décrit sous Activité n'est pas employé pour l'essai de routine des lots de vaccin. Il est effectué une ou plusieurs fois pour un vaccin donné selon les modalités décidées par ou avec l'accord de l'Autorité compétente ; lorsque cet essai n'est pas effectué, un essai validé approprié est effectué, les critères étant déterminés par rapport à un lot de vaccin qui a donné des résultats satisfaisants dans l'essai décrit sous Activité. L'essai suivant peut être effectué après qu'il ait été établi qu'il y a une corrélation satisfaisante avec l'essai décrit sous Activité.

Utilisez au minimum 5 porcs âgés de 3 semaines au moins et n'ayant pas d'anticorps dirigés contre les composants du vaccin. Vaccinez chaque animal par la voie et selon le plan de vaccination recommandés. Gardez au moins 2 porcs de même origine comme témoins non vaccinés, en les plaçant dans les mêmes conditions.

Si la nature des antigènes permet l'obtention de résultats reproductibles, il est également admis d'effectuer l'essai sur des animaux de laboratoire réceptifs. Pour que l'essai soit valable, il peut alors être nécessaire d'utiliser plusieurs groupes d'animaux, dont chacun reçoit une quantité différente de vaccin. Pour chaque quantité de vaccin, procédez comme suit : administrez à au moins 5 animaux, une quantité appropriée du vaccin. Gardez au moins 2 animaux de même espèce et de même origine comme témoins non vaccinés. Si le schéma de vaccination indiqué sur l'étiquette comporte une injection de rappel, le schéma de vaccination recommandé peut être utilisé chez les animaux de laboratoire s'il a été démontré que ce schéma constitue un système d'essai de sensibilité appropriée.

Au bout d'un intervalle de temps donné, compris entre 14 et 21 jours après la dernière administration, effectuez un prélèvement sanguin sur chaque animal, et préparez des échantillons de sérum. Par une méthode validée telle qu'un immunotitrage à enzyme conjuguée, mesurez la réponse en anticorps vis-à-vis de chacun des antigènes mentionnés sur l'étiquette.

L'essai n'est pas valable et doit être répété si un titre en anticorps significatif est obtenu chez les témoins.

Le vaccin satisfait à l'essai si la réponse en anticorps des animaux vaccinés n'est pas significativement inférieure à celle obtenue avec un lot de vaccin qui a donné des résultats satisfaisants dans l'essai ou les essais, selon le cas, décrits sous Activité.

Lorsque l'on ne dispose pas d'animaux séronégatifs vis-à-vis des antigènes mentionnés sur l'étiquette, il est admis de réaliser l'essai décrit ci-dessus sur des animaux séropositifs. Il faut alors veiller, lors du développement de l'essai, à établir que celui-ci est suffisamment sensible, et à définir des critères adéquats d'acceptation, de rejet ou de répétition. Il est nécessaire de prendre en compte l'étendue des titres possibles avant la vaccination et d'établir, par rapport à ces titres, l'augmentation minimale acceptable résultant de la vaccination.

Endotoxines bactériennes. Un essai des endotoxines bactériennes (*2.6.14*) est effectué sur chaque lot final ou, si la nature de l'adjuvant rend cet essai impossible, sur l'antigène en vrac ou le mélange d'antigènes en vrac juste avant addition de l'adjuvant. Il est démontré que le vaccin contient moins de 1×10^6 UI par dose, à moins qu'il ait été établi qu'un taux d'endotoxines plus élevé est inoffensif dans le cas d'un vaccin particulier.

IDENTIFICATION

Administré à des animaux exempts d'anticorps spécifiques dirigés contre les antigènes mentionnés sur l'étiquette, le vaccin stimule la production d'anticorps contre ces antigènes.

ESSAI

Innocuité. Utilisez au minimum 2 porcs qui n'ont pas d'anticorps contre *P. multocida* et, de préférence, contre *B. bronchiseptica*. Administrez à chacun d'eux une double dose de vaccin, par une voie recommandée. Placez les animaux en observation pendant 14 jours, puis administrez encore à chacun d'eux 1 dose de vaccin. Placez-les à nouveau en observation pendant 14 jours. L'essai n'est pas valable et doit être répété si, au cours des deux périodes d'observation, un des animaux meurt de causes non attribuables au vaccin. Il ne se produit aucune réaction anormale, locale ou générale.

Stérilité (*2.6.1*). Le vaccin satisfait à l'essai de stérilité prescrit sous *Vaccins pour usage vétérinaire (0062)*.

ACTIVITÉ

Utilisez des porcs n'ayant pas d'anticorps dirigés contre les composants du vaccin et provenant d'un ou plusieurs élevages où il n'y a aucun signe de rhinite atrophique et où les animaux ne sont pas vaccinés contre la rhinite atrophique.

A. Vaccins contenant l'exotoxine dermonécrotique de *P. multocida* (avec ou sans cellules de *P. multocida*).

Utilisez au minimum 12 reproductrices, en gestation ou non, selon les indications pour la vaccination figurant sur l'étiquette. Vaccinez par la voie et selon le plan indiqués sur l'étiquette au moins 6 de ces animaux pris au hasard. Gardez au moins 6 des animaux restants comme témoins non vaccinés, en les plaçant dans les mêmes conditions. Veillez à ce que, dès la naissance, les porcelets issus des truies vaccinées et des truies non vaccinées soient tous allaités par leur propre mère.

Constituez de manière aléatoire, en vue de l'épreuve virulente, 2 groupes de porcelets : chaque groupe doit comporter au minimum 30 porcelets dont au moins 3 porcelets de chaque portée utilisée pour former le groupe. Chacun des 2 jours précédant l'épreuve, la muqueuse nasale de chaque porcelet peut être traitée par instillation de 0,5 ml d'une solution d'acide acétique (10 g/l de $C_2H_4O_2$) dans une solution saline isotonique tamponnée à pH 7,2.

A l'âge de 10 jours, soumettez chaque porcelet à une épreuve virulente, par voie intranasale, avec une quantité suffisante d'une souche toxigène de *P. multocida*.

A l'âge de 42 jours, sacrifiez les porcelets des 2 groupes et effectuez une coupe transversale des naseaux au niveau de la prémolaire 1. Examinez les cornets ventraux et dorsaux et la cloison nasale et notez les signes de distorsion ou d'atrophie selon les échelles suivantes :

Cornets

Vaccins

0 aucune atrophie

1 très légère atrophie

2 atrophie marquée

3 atrophie marquée

4 atrophie très marquée accompagnée de disparition presque complète du cornet.

Le score maximal par cornet est de 4 et, pour la somme des 2 cornets dorsaux et des 2 cornets ventraux, de 16.

Cloison nasale

0 aucune déviation

1 très légère déviation

2 déviation de la cloison

Le score global maximal pour les cornets et la cloison est de 18.

L'essai n'est pas valable et doit être répété si, dans chacun des groupes issus de cochettes non vaccinées, la proportion de porcelets présentant un score global supérieur ou égal à 10 est inférieure à 80 pour cent. Le vaccin satisfait à l'essai s'il y a une diminution significative ($P = 0{,}95$) du score global dans le groupe issu des animaux vaccinés par rapport au groupe issu des animaux non vaccinés.

B. Vaccins contenant l'exotoxine dermonécrotique de *P. multocida* (avec ou sans cellules de *P. multocida)* et des cellules ou des composants antigéniques de *B. bronchiseptica.*

Utilisez au minimum 24 reproductrices, en gestation ou non, selon les indications pour la vaccination figurant sur l'étiquette. Vaccinez par la voie et selon le plan indiqués sur l'étiquette au moins 12 de ces animaux pris au hasard. Gardez au moins 12 des animaux restants comme témoins non vaccinés, en les plaçant dans les mêmes conditions. Veillez à ce que, dès la naissance, les porcelets issus des truies vaccinées et des truies non vaccinées soient tous allaités par leur propre mère.

A partir de groupes d'au moins 6 animaux, constituez de manière aléatoire, en vue de l'épreuve virulente, 2 groupes de la progéniture des animaux vaccinés et 2 groupes de la progéniture des animaux non vaccinés ; chaque groupe doit comporter au minimum 30 porcelets dont au moins 3 porcelets de chaque portée utilisée pour former le groupe. Chacun des 2 jours précédant l'épreuve, la muqueuse nasale de chacun des porcelets peut être traitée par instillation de 0,5 ml d'une solution d'acide acétique (10 g/l de $C_2H_4O_2$) dans de la solution saline isotonique tamponnée à pH 7,2.

Pour un des groupes de porcelets issus d'au moins 6 animaux vaccinés et pour un des groupes de porcelets issus d'au moins 6 animaux non vaccinés, soumettez chaque porcelet, à l'âge de 10 jours, à une épreuve virulente, par voie intranasale, avec une quantité suffisante d'une souche toxigène de *P. multocida.*

Soumettez les porcelets issus de l'autre groupe d'au moins 6 animaux vaccinés et de l'autre groupe de 6 animaux non vaccinés à deux épreuves virulentes, en leur inoculant par voie intranasale une quantité suffisante de *B. bronchiseptica* à l'âge de 7 jours, puis une quantité suffisante d'une souche toxigène de *P. multocida* à l'âge de 10 jours.

A l'âge de 42 jours, sacrifiez les porcelets des 4 groupes et effectuez une coupe transversale des naseaux au niveau de la prémolaire 1. Examinez les cornets ventraux et dorsaux et la cloison nasale et notez les signes de distorsion ou d'atrophie selon l'échelle décrite ci-dessus.

L'essai n'est pas valable et doit être répété si, dans chacun des groupes issus de cochettes non vaccinées, la proportion de porcelets présentant un score global supérieur ou égal à 10 est inférieure à 80 pour cent. Le vaccin satisfait à l'essai s'il y a une diminution significative ($P = 0{,}95$) du score global dans les groupes issus des animaux vaccinés par rapport aux groupe correspondant issu des animaux non vaccinés.

ÉTIQUETAGE

L'étiquette indique les antigènes protecteurs présents dans le vaccin.

01/2002:1207

VACCIN INACTIVÉ DE LA RHINOTRACHÉITE VIRALE DU CHAT

Vaccinum rhinotracheitidis viralis felinae inactivatum

DÉFINITION

Le vaccin inactivé de la rhinotrachéite virale du chat est une préparation d'une souche appropriée du virus de la rhinotrachéite du chat (virus herpès félin type 1), inactivé en maintenant des propriétés immunogènes appropriées ou une suspension d'une fraction inactivée de ce virus ayant des propriétés immunogènes appropriées.

PRODUCTION

La souche vaccinale est cultivée sur des cultures cellulaires appropriées (*5.2.4*). La suspension virale est récoltée et inactivée.

La recherche de virus infectieux résiduels de la rhinotrachéite du chat est effectuée au moyen de 2 passages soit sur des cultures cellulaires du même type que celui qui a été utilisé dans la préparation du vaccin soit sur des cultures cellulaires dont il a été démontré qu'elles sont au moins aussi sensibles ; la quantité de virus utilisée dans cet essai correspond à au moins 25 doses de vaccin. Aucun virus vivant n'est détecté.

Le virus peut subir une fragmentation. Les fragments peuvent être purifiés et concentrés. Le vaccin peut contenir des adjuvants ; il peut être cryodesséché.

CHOIX DE LA COMPOSITION DU VACCIN

Il est démontré que le vaccin est satisfaisant quant à son innocuité et son pouvoir immunogène chez le chat. L'essai ci-après peut être utilisé lors de la démonstration de l'efficacité (*5.2.7*) du vaccin.

Pouvoir immunogène. L'essai décrit sous Activité, effectué en utilisant le vaccin préparé à partir du virus le plus atténué qui sera utilisé pour la production, convient à la mise en évidence du pouvoir immunogène du vaccin.

ESSAIS EFFECTUÉS SUR CHAQUE LOT

L'essai décrit sous Activité n'est pas nécessairement utilisé pour l'essai de routine des lots de vaccin. Il est effectué, pour un vaccin donné, une ou plusieurs fois, selon les modalités décidées par ou avec l'accord de l'Autorité compétente ; lorsque cet essai n'est pas effectué, il est remplacé par un autre essai validé approprié, les critères d'acceptation étant déterminés par rapport à un lot de vaccin qui a donné des résultats satisfaisants dans l'essai décrit sous Activité. L'essai suivant peut être effectué après qu'une corrélation satisfaisante avec l'essai décrit sous Activité a été démontrée.

Essai d'activité effectué sur chaque lot. Utilisez un groupe de 15 souris séronégatives. Administrez une moitié de la dose du vaccin à chaque souris et 7 jours plus tard répétez l'administration. 21 jours après la première administration de vaccin, prélevez des échantillons de sang et déterminez le taux des anticorps contre le virus de la rhinotrachéite du chat par une méthode immunochimique appropriée (*2.7.1*), par exemple un essai d'immunofluorescence pratiqué sur des mélanges de sérum provenant de groupes de 3 souris. Le taux d'anticorps n'est pas inférieur de façon significative à celui obtenu avec un lot de vaccin qui a donné des résultats satisfaisants dans l'essai décrit sous Activité.

IDENTIFICATION

Injecté à des animaux réceptifs, le vaccin stimule la formation d'anticorps spécifiques contre le virus de la rhinotrachéite du chat ou contre le fraction du virus utilisée pour la production du vaccin.

ESSAI

Innocuité. Administrez une double dose de vaccin par la voie recommandée à 2 chats réceptifs âgés de 8 à 12 semaines. Mettez les animaux en observation pendant 14 jours. Les animaux restent en bonne santé et il ne se produit aucune réaction anormale locale ou générale.

Inactivation. Effectuez une recherche de virus infectieux résiduels de la rhinotrachéite féline en utilisant 10 doses de vaccin et en faisant 2 passages sur des cultures cellulaires du même type que celui qui a été utilisé dans la préparation du vaccin ou sur d'autres cultures cellulaires de sensibilité appropriée. Aucun virus vivant n'est détecté. Si le vaccin contient un adjuvant qui interfère avec la réalisation de l'essai, séparez si possible l'adjuvant de la phase liquide par une méthode qui n'inactive pas le virus et qui n'empêche pas autrement la détection de virus vivant.

Stérilité. Le vaccin reconstitué satisfait à l'essai de stérilité prescrit sous *Vaccins pour usage vétérinaire (0062)*.

ACTIVITÉ

Utilisez des chats âgés de 8 à 12 semaines et ne possédant pas d'anticorps contre le virus ou contre une fraction du virus de la rhinotrachéite du chat. Vaccinez 10 chats selon le mode d'emploi et gardez 10 chats comme témoins. 4 semaines après la dernière injection de vaccin, inoculez à chacun des 20 chats, par voie intranasale, une quantité de virus de la rhinotrachéite virale du chat suffisante pour provoquer chez le chat réceptif des symptômes typiques de la maladie, tels que fièvre, écoulement nasal, toux. Mettez les chats en observation pendant 14 jours. Effectuez un lavage nasal quotidien du 2e au 14e jour suivant l'épreuve virulente, afin de déterminer l'excrétion du virus. Relevez la température quotidiennement ainsi que les signes cliniques selon la grille de cotation ci-dessous. Si un symptôme est observé pendant plusieurs jours, n'en tenez compte qu'une fois dans la cotation. Le vaccin satisfait à l'essai si la cote des chats vaccinés est inférieure de façon significative à celle des témoins.

Symptômes observés	**Cote**
Mort	10
Etat dépressif	2
Température :	
39,5-40,0 °C	1
≥ 40,0 °C	2
≤ 37,0 °C	3
Glossite	3
Ecoulement nasal léger	1
Ecoulement nasal abondant	2
Toux	2
Eternuements	1
Eternuements paroxystiques	2
Ecoulement oculaire léger	1
Ecoulement oculaire abondant	2
Conjonctivite	2
Perte de poids ≥ 5,0 pour cent	5
Excrétion virale (nombre total de jours) :	
≤ 4 jours	1
5-7 jours	2
> 7 jours	3

01/2002:1580

VACCIN INACTIVÉ DE LA VIBRIOSE DES EAUX FROIDES POUR SALMONIDÉS

Vaccinum vibriosidis aquae frigidae inactivatum ad salmonideos

DÉFINITION

Le vaccin inactivé de la vibriose des eaux froides pour salmonidés est préparé à partir d'une ou de plusieurs souches appropriées de *Vibrio salmonicida*.

PRODUCTION

Les souches de *V. salmonicida* sont cultivées et récoltées séparément. Les récoltes sont ensuite inactivées par une méthode appropriée. Elles peuvent être purifiées et concentrées. Il est possible d'utiliser des cellules entières, ou des cellules fragmentées ; le vaccin peut contenir des produits extracellulaires sécrétés par la bactérie dans le milieu de croissance.

CHOIX DE LA COMPOSITION VACCINALE

Le vaccin inactivé de la vibriose des eaux froides est produit à partir d'une ou de plusieurs souches de *V. salmonicida* qui sont satisfaisantes quant à la production des antigènes considérés comme importants du point de vue immunologique. Il doit être démontré que le vaccin est satisfaisant quant à son innocuité (*5.2.6*) et son pouvoir immunogène (*5.2.7*) pour les espèces ichtyennes auxquelles il est destiné. Les essais ci-après peuvent être utilisés lors de la démonstration de l'innocuité et du pouvoir immunogène du vaccin.

Innocuité. L'innocuité est démontrée pour 3 lots différents par l'essai A, l'essai B, ou les deux, selon les recommandations pour l'emploi du vaccin.

Vaccins

A. *Vaccins destinés à être administrés par injection.* Effectuez l'essai pour chacune des espèces ichtyennes auxquelles le vaccin est destiné. Utilisez des poissons de la masse corporelle minimale recommandée pour la vaccination, qui proviennent d'une population ne possédant pas d'anticorps spécifiques dirigés de *V. salmonicida* et qui n'a été ni vaccinée contre, ni exposée à la vibriose des eaux froides. Effectuez l'essai dans les conditions recommandées pour l'emploi du vaccin, la température de l'eau étant égale ou supérieure à 10 °C. A 50 poissons au moins, administrez par voie intrapéritonéale une quantité de vaccin correspondant à 2 fois la dose recommandée par unité de masse corporelle. Placez les poissons en observation pendant 21 jours. Il ne se produit aucune réaction anormale, locale ou générale. L'essai n'est pas valable si plus de 6 pour cent des poissons meurent de causes non attribuables au vaccin.

B. *Vaccins destinés à être administrés par immersion.* Effectuez l'essai pour chacune des espèces ichtyennes auxquelles le vaccin est destiné. Utilisez des poissons qui proviennent d'une population ne possédant pas d'anticorps spécifiques dirigés contre *V. salmonicida* et qui n'a été ni vaccinée contre, ni exposée à la vibriose des eaux froides. Effectuez l'essai dans les conditions recommandées pour l'administration du vaccin, la température de l'eau étant égale ou supérieure à 10 °C. Préparez un bain d'immersion de concentration double de celle recommandée pour la vaccination. Utilisez 50 poissons au moins, possédant la masse corporelle minimale recommandée pour la vaccination et immergez-les dans le bain pendant 2 fois le temps recommandé, puis placez-les en observation pendant 21 jours. Il ne se produit aucune réaction anormale, locale ou générale. L'essai n'est pas valable si plus de 6 pour cent des poissons meurent de causes non attribuables au vaccin.

C. L'innocuité du vaccin est également établie au moyen d'essais sur le terrain, par administration de la dose prévue à un nombre suffisant de poissons répartis dans deux sites d'élevage différents au moins. Il ne se produit aucune réaction anormale.

Pouvoir immunogène. L'essai décrit sous Activité, effectué pour chaque voie d'administration recommandée, convient à la mise en évidence du pouvoir immunogène du vaccin.

ESSAIS EFFECTUÉS SUR CHAQUE LOT

Essai d'activité effectué sur chaque lot. Pour l'essai de routine des lots de vaccins, soit l'essai décrit sous Activité peut être employé mais avec des groupes de 30 poissons au moins, d'une des espèces auxquelles le vaccin est destiné, soit un autre essai validé approprié fondé, par exemple, sur la réponse en anticorps peut être effectué, les critères étant déterminés par rapport à un lot de vaccin qui a donné des résultats satisfaisants dans l'essai décrit sous Activité. L'essai suivant peut être utilisé après qu'il a été établi qu'il y a une corrélation satisfaisante avec l'essai décrit sous Activité.

Utilisez des poissons qui proviennent d'une population ne possédant pas d'anticorps spécifiques dirigés contre *V. salmonicida* et qui ont une masse corporelle comprise dans des limites définies. Effectuez l'essai à une température définie. Vaccinez 25 poissons au moins avec une dose de vaccin selon le mode d'emploi. Effectuez une vaccination à blanc d'un groupe de 10 poissons témoins au moins. Prélevez des échantillons de sang après un délai défini. Déterminez pour chaque échantillon le taux d'anticorps spécifiques dirigés contre *V. salmonicida* par une méthode immunochimique appropriée (*2.7.1*). Le vaccin satisfait à l'essai si le taux moyen d'anticorps n'est pas inférieur de façon significative à celui obtenu pour un lot ayant donné des résultats satisfaisants à l'essai décrit sous Activité. L'essai n'est pas valable si des anticorps spécifiques dirigés contre *V. salmonicida* sont retrouvés chez les poissons témoins.

IDENTIFICATION

Administré à des poissons ne possédant pas d'anticorps spécifiques dirigés contre *V. salmonicida*, le vaccin stimule la production de tels anticorps.

ESSAI

Innocuité. Utilisez 10 poissons au moins d'une des espèces auxquelles le vaccin est destiné et ayant, si possible, la masse corporelle minimale recommandée pour la vaccination ; si des poissons ayant la masse minimale ne sont pas disponibles, utilisez des poissons ayant jusqu'à 2 fois cette masse. Utilisez des poissons qui proviennent d'une population ne possédant pas d'anticorps spécifiques dirigés contre *V. salmonicida* et qui n'a été ni vaccinée contre, ni exposée à la vibriose des eaux froides. Effectuez l'essai dans les conditions recommandées pour l'administration du vaccin, la température de l'eau n'étant pas inférieure à 10 °C. Pour les vaccins administrés soit par injection soit par immersion, injectez à chaque poisson, par voie intrapéritonéale, 2 fois la dose recommandée par unité de masse corporelle. Pour les vaccins administrés seulement par immersion, utilisez un bain de concentration double de celle recommandée pour la vaccination, et immergez les poissons dans ce bain pendant 2 fois le temps d'immersion recommandé. Placez les animaux en observation pendant 21 jours. Il ne se produit aucune réaction anormale, locale ou générale, attribuable au vaccin. L'essai n'est pas valable si plus de 10 pour cent des poissons meurent de causes non attribuables au vaccin.

Stérilité. Le vaccin satisfait à l'essai de stérilité prescrit dans la monographie *Vaccins pour usage vétérinaire (0062)*.

ACTIVITÉ

Effectuez l'essai selon un protocole qui définit les limites de masse corporelle des poissons, la source d'eau, le débit de l'eau, les limites de température et la préparation d'une épreuve virulente normalisée. Vaccinez 100 poissons au moins par une voie recommandée, selon le mode d'emploi. Effectuez une vaccination à blanc d'un groupe de 100 poissons témoins au moins ; marquez les poissons vaccinés et les poissons témoins afin de pouvoir les identifier. Les poissons vaccinés et les poissons témoins sont soit maintenus dans la même cuve, soit répartis en nombre égal dans chaque cuve si plus d'une cuve est utilisée. Après un intervalle défini suivant la vaccination, effectuez une épreuve virulente par injection. L'intervalle est défini en fonction des indications sur le temps nécessaire pour le développement de l'immunité. Utilisez pour l'épreuve une culture d'une souche de *V. salmonicida* dont la virulence a été vérifiée. Observez les poissons chaque jour jusqu'au moment où le taux de mortalité spécifique chez les poissons témoins atteint 60 pour cent au moins. Portez sur un graphique le taux de mortalité spécifique par rapport au temps pour les 2 groupes et déterminez par interpolation le temps qui correspond à un taux de mortalité spécifique de 60 pour cent chez les poissons témoins. L'essai n'est pas valable si, 21 jours après la mort du premier poisson, le taux de mortalité spécifique des poissons témoins est inférieur à 60 pour cent. Notez la mortalité (*M*) chez les poissons vaccinés au temps qui

Vaccins

correspond à 60 pour cent de mortalité chez les poissons témoins. Calculez le pourcentage de survie relatif à l'aide de l'expression :

$$\left(1 - \frac{M}{60}\right) \times 100$$

Le vaccin satisfait à l'essai si le pourcentage de survie relatif n'est pas inférieur à 60 pour cent dans le cas d'un vaccin administré par immersion et à 90 pour cent dans le cas d'un vaccin administré par injection.

ÉTIQUETAGE

L'étiquette indique les informations concernant le temps nécessaire pour le développement de l'immunité après vaccination dans les différentes conditions correspondant au mode d'emploi recommandé.

01/2002:1581

VACCIN INACTIVÉ DE LA VIBRIOSE DES SALMONIDÉS

Vaccinum vibriosidis ad salmonideos inactivatum

DÉFINITION

Le vaccin inactivé de la vibriose des salmonidés est préparé à partir de cultures d'une ou de plusieurs souches ou sérovars de *Vibrio anguillarum* ; il peut également contenir *Vibrio ordalii*.

PRODUCTION

Les souches de *V. anguillarum* et de *V. ordalii* sont cultivées et récoltées séparément. Les récoltes sont ensuite inactivées par une méthode appropriée. Elles peuvent être purifiées et concentrées. Il est possible d'utiliser des cellules entières, ou des cellules fragmentées ; le vaccin peut contenir des produits extracellulaires sécrétés par la bactérie dans le milieu de croissance.

CHOIX DE LA COMPOSITION VACCINALE

Le vaccin est produit à partir de souches de *V. anguillarum* et de *V. ordalii* qui sont satisfaisantes quant à la production des antigènes considérés comme importants du point de vue immunologique. Il doit être démontré que le vaccin est satisfaisant quant à son innocuité (*5.2.6*) et son pouvoir immunogène (*5.2.7*) pour les espèces ichtyennes auxquelles il est destiné. Les essais ci-après peuvent être utilisés lors de la démonstration de l'innocuité et du pouvoir immunogène du vaccin.

Innocuité. L'innocuité est démontrée pour 3 lots différents par l'essai A, l'essai B où les deux, selon les recommandations pour l'emploi du vaccin.

A. *Vaccins destinés à être administrés par injection.* Effectuez l'essai pour chacune des espèces ichtyennes auxquelles le vaccin est destiné. Utilisez des poissons de la masse corporelle minimale recommandée pour la vaccination, qui proviennent d'une population ne possédant pas d'anticorps spécifiques dirigés contre les sérovars considérés de *V. anguillarum* et, dans les cas appropriés, de *V. ordalii* et qui n'a été ni vaccinée contre, ni exposée à la vibriose. Effectuez l'essai dans les conditions recommandées pour l'administration du vaccin, la température de l'eau n'étant pas inférieure à 10 °C. A 50 poissons au moins, administrez par voie intrapéritonéale une quantité de vaccin correspondant à 2 fois la dose recommandée par unité de masse corporelle. Placez les poissons en observation pendant 21 jours. Il ne se produit aucune réaction anormale, locale ou générale. L'essai n'est pas valable si plus de 6 pour cent des poissons meurent de causes non attribuables au vaccin.

B. *Vaccins destinés à être administrés par immersion.* Effectuez l'essai pour chacune des espèces ichtyennes auxquelles le vaccin est destiné. Utilisez des poissons de la masse corporelle minimale recommandée pour la vaccination, qui proviennent d'une population ne possédant pas d'anticorps spécifiques dirigés contre les sérovars considérés de *V. anguillarum* et, dans les cas appropriés, contre *V. ordalii* et qui n'a été ni vaccinée contre, ni exposée à la vibriose. Effectuez l'essai dans les conditions recommandées pour l'administration du vaccin, la température de l'eau n'étant pas inférieure à 10 °C. Préparez un bain d'immersion de concentration double de celle recommandée pour la vaccination. Immergez 50 poissons au moins dans le bain pendant 2 fois le temps recommandé dans le mode d'emploi, puis placez-les en observation pendant 21 jours. Il ne se produit aucune réaction anormale, locale ou générale. L'essai n'est pas valable si plus de 6 pour cent des poissons meurent de causes non attribuables au vaccin.

C. L'innocuité du vaccin est également établie au moyen d'essais sur le terrain, par administration de la dose prévue à un nombre suffisant de poissons répartis dans deux sites d'élevage différents au moins. Il ne se produit aucune réaction anormale.

Pouvoir immunogène. L'essai décrit sous Activité, effectué pour chaque voie d'administration recommandée, peut être utilisé pour démontrer le pouvoir immunogène du vaccin.

ESSAIS EFFECTUÉS SUR CHAQUE LOT

Essai d'activité effectué sur chaque lot. Pour l'essai de routine des lots de vaccins, soit l'essai décrit sous Activité peut être employé mais avec des groupes de 30 poissons au moins, d'une des espèces auxquelles le vaccin est destiné soit un autre essai validé approprié fondé, par exemple, sur la réponse en anticorps peut être effectué, les critères étant déterminés par rapport à un lot de vaccin qui a donné des résultats satisfaisants dans l'essai décrit sous Activité. L'essai suivant peut être utilisé après qu'il a été établi qu'il y a une corrélation satisfaisante avec l'essai décrit sous Activité.

Utilisez des poissons qui proviennent d'une population ne possédant pas d'anticorps spécifiques dirigés contre les sérovars considérés de *V. anguillarum* et, le cas échéant, contre *V. ordalii* et qui ont une masse corporelle comprise dans des limites définies. Effectuez l'essai à une température définie. Vaccinez 25 poissons au moins avec une dose de vaccin administrée par une voie recommandée. Effectuez une vaccination à blanc d'un groupe de 10 poissons témoins au moins. Prélevez des échantillons de sang après un délai défini. Déterminez pour chaque échantillon le taux d'anticorps spécifiques dirigés contre les sérovars considérés de *V. anguillarum* et, le cas échéant, contre *V. ordalii* par une méthode immunochimique appropriée (*2.7.1*). Le vaccin satisfait à l'essai si les taux moyens d'anticorps ne sont pas inférieurs de façon significative à ceux obtenus pour un lot ayant donné des résultats satisfaisants à l'essai décrit sous Activité. L'essai n'est pas valable si des anticorps contre les sérovars considérés de *V. anguillarum* ou, le cas échéant, contre *V. ordalii* sont retrouvés chez les poissons témoins.

IDENTIFICATION

Administré à des poissons n'ayant pas d'anticorps spécifiques dirigés contre *V. anguillarum* et, le cas échéant, *V. ordalii*, le vaccin stimule la production de ces anticorps.

Vaccins

ESSAI

Innocuité. Utilisez 10 poissons au moins d'une des espèces auxquelles le vaccin est destiné et ayant, si possible, la masse corporelle minimale recommandée pour la vaccination ; si des poissons ayant la masse minimale ne sont pas disponibles, utilisez des poissons ayant jusqu'à 2 fois cette masse. Utilisez des poissons qui proviennent d'une population ne possédant pas d'anticorps spécifiques dirigés contre les sérovars considérés de *V. anguillarum* et, le cas échéant, contre *V. ordalii* et qui n'a été ni vaccinée contre, ni exposée à la vibriose. Effectuez l'essai dans les conditions recommandées pour l'administration du vaccin, la température de l'eau n'étant pas inférieure à 10 °C. Pour les vaccins administrés soit par injection soit par immersion, injectez à chaque poisson, par voie intrapéritonéale, 2 fois la dose recommandée par unité de masse corporelle. Pour les vaccins administrés seulement par immersion, utilisez un bain de concentration double de celle recommandée pour la vaccination, et immergez les poissons dans ce bain pendant 2 fois le temps d'immersion recommandé. Placez les animaux en observation pendant 21 jours. Il ne se produit aucune réaction anormale, locale ou générale, attribuable au vaccin. L'essai n'est pas valable si plus de 10 pour cent des poissons meurent de causes non attribuables au vaccin.

Stérilité. Le vaccin satisfait à l'essai de stérilité prescrit dans la monographie *Vaccins pour usage vétérinaire (0062)*.

ACTIVITÉ

Effectuez un essai d'activité pour chaque espèce de microorganisme et pour chaque sérovar présent dans le vaccin. Effectuez l'essai selon un protocole qui définit les limites de masse corporelle des poissons, la source d'eau, le débit de l'eau, les limites de température et la préparation d'une épreuve virulente normalisée. Vaccinez 100 poissons au moins par une voie recommandée, selon le mode d'emploi. Effectuez une vaccination à blanc d'un groupe de 100 poissons témoins au moins ; marquez les poissons vaccinés et les poissons témoins afin de pouvoir les identifier. Les poissons vaccinés et les poissons témoins sont soit maintenus dans la même cuve, soit répartis en nombre égal dans chaque cuve si plus d'une cuve est utilisée. Après un intervalle défini suivant la vaccination, effectuez une épreuve virulente par injection. L'intervalle est défini en fonction des indications sur le temps nécessaire pour le développement de l'immunité. Utilisez pour l'épreuve une culture d'une souche de *V. anguillarum* ou de *V. ordalii* dont la virulence a été vérifiée. Observez les poissons chaque jour jusqu'au moment où le taux de mortalité spécifique chez les poissons témoins atteint 60 pour cent au moins. Portez sur un graphique le taux de mortalité spécifique par rapport au temps pour les 2 groupes et déterminez par interpolation le temps qui correspond à un taux de mortalité spécifique de 60 pour cent chez les poissons témoins. L'essai n'est pas valable si, 21 jours après la mort du premier poisson, le taux de mortalité spécifique des poissons témoins est inférieur à 60 pour cent. Notez la mortalité (M) chez les poissons vaccinés au temps qui correspond à 60 pour cent de mortalité chez les poissons témoins. Calculez le pourcentage de survie relatif à l'aide de l'expression :

$$\left(1 - \frac{M}{60}\right) \times 100$$

Le vaccin satisfait à l'essai si le pourcentage de survie relatif n'est pas inférieur à 60 pour cent dans le cas d'un vaccin administré par immersion et à 75 pour cent dans le cas d'un vaccin administré par injection.

ÉTIQUETAGE

L'étiquette indique :

- le sérovar ou les sérovars de *V. anguillarum* contenus dans le vaccin,
- dans les cas appropriés, que le vaccin contient *V. ordalii*,
- les informations concernant le temps nécessaire pour le développement de l'immunité après vaccination dans les différentes conditions correspondant au mode d'emploi recommandé.

01/2002:1613

VACCIN INACTIVÉ DE L'HERPÈSVIRUS ÉQUIN

Vaccinum herpesviris equini inactivatum

DÉFINITION

Le vaccin inactivé de l'herpèsvirus équin est une préparation d'une ou plusieurs souches appropriées de l'herpèsvirus 1 et/ou de l'herpèsvirus 4 des équidés, inactivée(s) sans altération de leurs propriétés immunogènes, ou une suspension d'une fraction inactivée du virus.

PRODUCTION

Chaque souche du virus est multipliée séparément en cultures cellulaires appropriées (*5.2.4*). Les suspensions virales peuvent être purifiées et concentrées, et sont inactivées ; elles peuvent faire l'objet d'un traitement visant à fractionner le virus, et les fractions virales peuvent être purifiées et concentrées.

La recherche d'herpèsvirus équin infectieux résiduel est effectuée au moyen de 2 passages dans le même type de culture cellulaire que celui utilisé en production ou dans des cultures cellulaires de sensibilité au moins équivalente. La quantité de virus inactivé utilisée à cet effet est au moins équivalente à 25 doses de vaccin. Aucun virus vivant n'est détecté.

Le vaccin peut contenir un adjuvant approprié.

CHOIX DE LA COMPOSITION VACCINALE

Il doit être démontré que le vaccin possède une innocuité (*5.2.6*) et un pouvoir immunogène (*5.2.7*) satisfaisants vis-à-vis du cheval. Lorsqu'une race chevaline est connue pour être particulièrement sensible au vaccin, des chevaux de cette race figurent parmi ceux utilisés pour l'essai d'innocuité. Les essais suivants peuvent être utilisés pour établir l'innocuité et le pouvoir immunogène.

Innocuité. Effectuez l'essai pour chacune des catégories d'animaux auxquelles le vaccin est destiné et pour chacune des voies d'administration recommandées. Utilisez au minimum 10 animaux qui n'ont pas été vaccinés avec un vaccin de l'herpèsvirus des équidés, qui ont au plus un faible taux d'anticorps qui n'indique pas une infection récente, et qui n'excrètent pas d'herpèsvirus des équidés. Administrez à chacun d'eux 2 doses de vaccin puis, après 14 jours, 1 dose de vaccin. Maintenez les animaux en observation pendant 14 jours à compter de la seconde administration. Aucune réaction locale ou générale anormale ne se produit pendant les 28 jours de l'essai. Si le vaccin est destiné aux juments gravides, effectuez l'essai, pour cette catégorie d'animaux, pendant le ou les trimestres appropriés et prolongez la période d'observation jusqu'à la mise bas ; notez les éventuels effets sur la gestation ou sur les poulains.

Pouvoir immunogène. Les indications du produit reflètent le type de pouvoir immunogène démontré (protection contre les affections respiratoires et/ou contre l'avortement). Les essais décrits sous Activité conviennent à la mise en évidence du pouvoir immunogène des souches présentes dans le vaccin.

ESSAIS EFFECTUÉS SUR CHAQUE LOT

L'essai décrit sous Activité n'est pas employé pour les contrôles de routine des lots de vaccin. Il est effectué, pour un vaccin donné, à une ou plusieurs reprises ; lorsqu'il n'est pas effectué, il est remplacé par une autre méthode validée, avec des critères d'acceptation établis par rapport à un lot de vaccin ayant donné des résultats satisfaisants à l'essai décrit sous Activité. L'essai suivant peut être utilisé.

Essai d'activité effectué sur chaque lot. Utilisez au moins 5 lapins, cobayes ou souris. Injectez à chacun d'eux, en une seule fois, une dose appropriée du vaccin. Si le schéma de vaccination indiqué sur l'étiquette comporte une seconde injection, ce schéma recommandé peut être appliqué aux animaux de laboratoire à condition qu'il ait été démontré qu'il constitue un système d'essai de sensibilité appropriée. A un temps donné compris entre 14 et 21 jours à compter de la dernière injection, effectuez un prélèvement sanguin sur chaque animal et préparez des échantillons de sérum. Utilisez un essai validé approprié, par exemple un dosage par immunoadsorption à enzyme conjuguée, pour mesurer la réponse en anticorps à chacun des antigènes indiqués sur l'étiquette. Les taux d'anticorps ne sont pas significativement inférieurs aux taux obtenus avec un lot ayant donné des résultats satisfaisants à l'essai décrit sous Activité.

IDENTIFICATION

Administré à des animaux ne possédant pas d'anticorps contre les herpèsvirus équins 1 ou 4, ou contre une fraction de ces virus, le vaccin stimule la formation d'anticorps spécifiques du ou des types viraux contenus dans le produit. La méthode utilisée doit permettre de différencier les anticorps dirigés contre les herpèsvirus 1 ou 4 des équidés.

ESSAI

Innocuité. Utilisez 2 chevaux au moins qui n'ont pas été vaccinés contre les herpèsvirus 1 et 4 des équidés. Administrez à chacun d'eux, par une voie recommandée, une double dose puis, après 2 semaines, une simple dose du vaccin. Maintenez-les en observation pendant 10 jours à compter de la seconde injection. Les animaux restent en bonne santé et ne présentent pas de réaction locale ou générale anormale.

Inactivation. Effectuez une recherche d'herpèsvirus équins infectieux résiduels par inoculation d'au moins 25 doses de vaccin à des cultures cellulaires sensibles aux herpèsvirus 1 et 4 des équidés. Effectuez un passage après 5 à 7 jours et maintenez les cultures pendant 14 jours. Aucun virus vivant n'est détecté. Si le vaccin contient un adjuvant, séparez cet adjuvant de la phase liquide par une méthode n'induisant ni inactivation du virus ni aucune autre forme d'interférence dans la détection du virus vivant, ou effectuez un essai d'inactivation sur le mélange d'antigènes en vrac avant l'addition de l'adjuvant.

Stérilité. Le vaccin satisfait à l'essai de stérilité prescrit dans la monographie *Vaccins pour usage vétérinaire (0062)*.

ACTIVITE

Le type d'essai d'activité à effectuer est fonction des indications prophylactiques du vaccin. Effectuez l'essai A pour les vaccins destinés à protéger contre les affections respiratoires, avec une épreuve virulente au moyen de l'herpèsvirus 1 ou 4 des équidés, selon les indications de protection. Effectuez l'essai B pour les vaccins destinés à protéger contre l'avortement.

Utilisez des chevaux qui n'ont pas été vaccinés avec un vaccin de l'herpèsvirus des équidés, qui ont au plus un faible taux d'anticorps qui n'indique pas une infection récente, et qui n'excrètent pas d'herpèsvirus des équidés. Pour démontrer qu'il n'y a pas d'infection récente, immédiatement avant la vaccination : prélevez du sang sur chaque cheval et effectuez sur chaque échantillon une recherche d'anticorps dirigés contre les herpèsvirus 1 et 4 des équidés ; prélevez 10 ml de sang hépariné et effectuez une recherche d'herpèsvirus 1 et 4 des équidés sur les leucocytes lavés ; pratiquez un écouvillonage nasopharyngien et effectuez une recherche des herpèsvirus 1 et 4 des équidés. Il n'y a aucune indication d'une infection active. Immédiatement avant l'épreuve virulente pratiquez un écouvillonage nasopharyngien et effectuez une recherche des herpèsvirus 1 et 4 des équidés. S'il y a une indication d'excrétion virale, écartez le cheval de l'essai. Maintenez les chevaux en isolement strict.

A. Utilisez 10 chevaux au moins, âgés de 6 mois au moins. Vaccinez 6 chevaux au moins suivant le schéma recommandé. Gardez 4 chevaux au moins comme témoins non vaccinés. Après 2 semaines au moins à compter de la dernière vaccination, administrez à tous les chevaux, par instillation nasale, une quantité d'herpèsvirus 1 ou 4 des équidés suffisante pour produire chez un cheval réceptif des symptômes caractéristiques de la maladie, tels que la pyrexie et l'excrétion virale (et, éventuellement, jetage et toux). Placez les chevaux en observation pendant 14 jours. Effectuez journellement sur chaque cheval des écouvillonnages nasopharyngiens afin d'isoler le virus. Les chevaux vaccinés présentent tout au plus des symptômes légers, et les éventuels symptômes observables chez les chevaux vaccinés sont moins sévères que chez les chevaux témoins. Le nombre moyen de jours pendant lesquels le virus est excrété, ainsi que les titres en virus respectivement obtenus, sont significativement plus faibles chez les chevaux vaccinés que chez les chevaux témoins.

B. Utilisez 10 juments gravides au moins. En complément aux essais décrits ci-dessus, prélevez un échantillon du sang de chaque cheval aux mois 6, 4, 3, 2 et 1 avant la première vaccination, et effectuez une recherche d'anticorps dirigés contre les herpèsvirus 1 et 4 des équidés sur chaque prélèvement. Il n'apparaît aucune indication d'une infection récente ou d'excrétion virale. Vaccinez 6 des juments au moins selon le schéma recommandé. Gardez 4 juments au moins comme témoins non vaccinés. Entre les jours 260 et 290 de la gestation, mais pas avant 3 semaines à compter de la dernière vaccination, administrez à toutes les juments, par instillation nasale, une quantité d'herpèsvirus 1 des équidés suffisante pour produire l'avortement chez une jument réceptive. Maintenez les juments en observation jusqu'à la fin de la gestation (mise bas ou avortement). Prélevez des échantillons de tissus des poumons et du foie des fœtus avortés et effectuez des recherches de virus en cultures cellulaires. L'essai n'est pas valable si plus d'une jument témoin donne naissance à un poulain sain et si le virus d'épreuve n'est pas retrouvé chez les fœtus avortés. Le vaccin satisfait à l'essai s'il y a un avortement au plus chez les juments vaccinées.

ÉTIQUETAGE

L'étiquette indique :

– les souches virales utilisées dans la préparation du vaccin,

– le type de protection assurée par le vaccin.

01/2002:1392

VACCIN INACTIVÉ DU PARAMYXOVIRUS AVIAIRE 3

Vaccinum paramyxoviris 3 aviarii inactivatum

DÉFINITION

Le vaccin inactivé du paramyxovirus aviaire 3 est une émulsion ou une suspension d'une souche appropriée de paramyxovirus aviaire 3, inactivé sans compromettre son pouvoir immunogène. Le vaccin est utilisé chez la dinde à des fins de protection contre la chute de ponte ou la diminution dans la qualité des œufs.

PRODUCTION

Le virus est cultivé sur œufs embryonnés obtenus à partir d'élevages sains ou sur des cultures cellulaires appropriées (*5.2.4*).

L'essai d'inactivation est effectué sur œufs embryonnés ou sur cultures cellulaires appropriées et la quantité de virus inactivé utilisée correspond à 10 doses au moins de vaccin. Aucun virus vivant n'est détecté.

Le vaccin peut contenir un adjuvant.

CHOIX DE LA COMPOSITION DU VACCIN

Il doit être démontré que le vaccin est satisfaisant quant à son innocuité (*5.2.6*) et son pouvoir immunogène (*5.2.7*) vis-à-vis de chacune des catégories auxquelles il est destiné. L'essai ci-après peut être utilisé pour démontrer le pouvoir immunogène.

Pouvoir immunogène. L'essai décrit sous Activité convient à la mise en évidence du pouvoir immunogène du vaccin.

ESSAIS EFFECTUÉS SUR CHAQUE LOT

Essai d'activité effectué sur chaque lot. Effectuez un essai validé approprié après l'établissement d'une corrélation satisfaisante avec l'essai décrit sous Activité, les critères d'acceptation étant déterminés par rapport à un lot de vaccin qui a donné des résultats satisfaisants dans ce dernier essai.

IDENTIFICATION

Le vaccin stimule la formation d'anticorps dirigés contre le paramyxovirus aviaire 3 lorsqu'il est injecté à des animaux qui en sont dépourvus.

ESSAI

Innocuité. Injectez respectivement une double dose de vaccin, par une voie recommandée, à 10 dindons, âgés de 14 à 28 jours et n'ayant pas d'anticorps dirigés contre le paramyxovirus aviaire 3. Mettez les oiseaux en observation pendant 21 jours. Il ne se produit aucune réaction locale ou générale anormale.

Inactivation. Utilisez 10 œufs de poules embryonnés, provenant d'un élevage exempt de microorganismes pathogènes spécifiés (*5.2.2*) (œufs EOPS), âgés de 9 à 11 jours. Injectez les 2/5 d'une dose de vaccin dans la cavité allantoïdienne de chaque œuf et faites incuber. Mettez les œufs en observation pendant 6 jours et recueillez séparément le liquide allantoïdien des œufs contenant des embryons vivants et celui des œufs contenant des embryons morts, à l'exclusion de ceux qui meurent dans les 24 h suivant l'injection. Effectuez sur les embryons qui meurent dans les 24 h une recherche du paramyxovirus aviaire 3 ; le vaccin ne satisfait pas à l'essai si la présence du paramyxovirus aviaire 3 est confirmée.

Dans la cavité allantoïdienne de 10 œufs EOPS âgés de 9 à 11 jours, injectez 0,2 ml du liquide allantoïdien recueilli sur les embryons vivants et dans 10 œufs semblables, 0,2 ml du liquide recueilli sur des embryons morts et placez-les en incubation pendant 5 à 6 jours. Effectuez une recherche d'hémagglutinines dans le liquide allantoïdien de chaque œuf en utilisant des d'érythrocytes de poulet.

Le vaccin satisfait à l'essai si aucun signe d'activité hémagglutinante n'est observé et si moins de 20 pour cent des embryons meurent pendant l'essai. Si plus de 20 pour cent des embryons meurent à l'une des étapes de l'essai, répétez cette étape ; le vaccin satisfait à l'essai si aucun signe d'activité hémagglutinante n'est alors observé et si moins de 20 pour cent des embryons meurent à cette étape.

Des antibiotiques peuvent être utilisés dans l'essai pour empêcher toute infection bactérienne.

Agents étrangers. A 10 poulets, âgés de 14 à 28 jours, provenant d'un élevage exempt de microorganismes pathogènes spécifiés (*5.2.2*), injectez respectivement une double dose de vaccin par une voie recommandée. Après 3 semaines, injectez 1 dose de vaccin par la même voie. 2 semaines plus tard, recueillez des échantillons de sérum sur chaque poulet et effectuez des essais d'anticorps dirigés contre les agents suivants par les méthodes prescrites sous Elevages de poulets exempts de microorganismes pathogènes spécifiés (*5.2.2*) : virus de l'encéphalomyélite aviaire, virus de la bronchite infectieuse aviaire, virus de la leucose aviaire, virus du syndrome de chute de ponte, virus de la bursite aviaire, virus de la laryngotrachéite infectieuse aviaire, virus de la grippe de type A, virus de la maladie de Marek. Le vaccin ne stimule pas la formation d'anticorps dirigés contre ces agents.

Stérilité. Le vaccin satisfait à l'essai de stérilité prescrit dans la monographie *Vaccins pour usage vétérinaires (0062).*

ACTIVITÉ

Utilisez 2 groupes chacun d'au moins 20 dindes de même âge et de même origine et n'ayant pas d'anticorps dirigés contre le paramyxovirus aviaire 3. Vaccinez un des groupes selon les instructions d'emploi et maintenez l'autre groupe comme témoins non vaccinés. L'essai n'est pas valable si le sérum des vaccinés ou des témoins prélevé au moment de la première vaccination présente des anticorps dirigés contre le paramyxovirus aviaire 3, ni si le sérum des témoins prélevé au moment de l'épreuve virulente présente ces anticorps. Au moment du pic de ponte, éprouvez les 2 groupes par voie oculo-nasale avec une quantité suffisante d'une souche virulente de paramyxovirus aviaire 3. Pendant les 6 semaines au minimum suivant l'épreuve virulente, notez le nombre d'œufs pondus par semaine et par groupe, en distinguant entre œufs normaux et anormaux. Le vaccin satisfait à l'essai si la quantité et la qualité des œufs dans le groupe vacciné sont améliorées de manière significative par rapport aux témoins.

01/2002:0064

VACCIN INACTIVÉ DU ROUGET DU PORC

Vaccinum erysipelatis suillae inactivatum

DÉFINITION

Le vaccin inactivé du rouget du porc est une préparation d'une ou de plusieurs souches appropriées d'*Erysipelothrix rhusiopathiae* (*E. insidiosa*) inactivé par une méthode appropriée. Cette monographie s'applique aux vaccins destinés à l'immunisation active des porcs.

PRODUCTION

Le vaccin peut contenir un adjuvant.

CHOIX DE LA COMPOSITION DU VACCIN

Il doit être démontré que le vaccin est satisfaisant en ce qui concerne son innocuité (*5.2.6*) et son pouvoir immunogène (*5.2.7*).

Pouvoir immunogène. L'essai décrit sous Activité convient à la mise en évidence du pouvoir immunogène du vaccin vis-à-vis des sérotypes 1 et 2 d'*E. rhusiopathiae.* Si le vaccin est indiqué pour un autre sérotype, une démonstration supplémentaire du pouvoir immunogène vis-à-vis de ce sérotype est nécessaire.

ESSAIS EFFECTUÉS SUR CHAQUE LOT

Essai d'activité effectué sur chaque lot. L'essai décrit sous Activité n'est pas employé pour l'essai de routine des lots de vaccin. Il est effectué, pour un vaccin donné, une ou plusieurs fois selon les modalités décidées par ou avec l'accord de l'Autorité compétente ; lorsque cet essai n'est pas effectué, un autre essai validé approprié est effectué, les critères étant déterminés par rapport à un lot de vaccin qui a donné des résultats satisfaisants dans l'essai décrit sous Activité. L'essai suivant peut être effectué après qu'il a été établi qu'il y a une corrélation satisfaisante avec l'essai décrit sous Activité.

Utilisez des souris pesant de 17 g à 20 g, d'un élevage homogène et n'ayant pas d'anticorps dirigés contre *E. rhusiopathiae.* Attribuez le vaccin à examiner et la préparation de référence chacun à un groupe de 10 souris et injectez par voie sous-cutanée à chaque souris une dose appropriée de la préparation attribuée à son groupe ; la dose se situe généralement entre 1/25 et 1/100 de la dose pour le porc. Utilisez un groupe de 10 souris pour le contrôle de la préparation d'épreuve.

Utilisez pour l'épreuve une quantité d'une culture active d'une souche virulente d'*E. rhusiopathiae,* ou d'une dilution d'une telle culture, suffisante pour tuer les souris dans les 2 à 5 jours. 21 jours après la vaccination, injectez 0,3 ml de la préparation d'épreuve par voie intrapéritonéale à chaque souris des 3 groupes. Mettez les souris en observation pendant 8 jours et dénombrez les animaux qui meurent. Il convient de pratiquer l'euthanasie sur les souris qui présentent des symptômes sévères de la maladie et de considérer qu'elles sont mortes des suites de l'épreuve.

L'essai n'est pas valable si une ou plusieurs souris témoins survivent pendant plus de 5 jours après l'épreuve ou si le nombre de souris vaccinées avec la préparation de référence qui survivent après l'épreuve virulente ne se situe pas dans l'intervalle défini pour cette préparation de référence.

Le vaccin satisfait à l'essai si le nombre de souris vaccinées avec le lot à examiner qui survivent après l'épreuve virulente est égal ou supérieur au nombre correspondant trouvé avec un lot qui a donné des résultats satisfaisants dans l'essai sous Activité.

IDENTIFICATION

Le vaccin inactivé du rouget du porc injecté à des animaux n'ayant pas d'anticorps dirigés contre *E. rhusiopathiae* induit la formation de tels anticorps.

ESSAI

Innocuité. A 2 porcs de l'âge minimal recommandé pour la vaccination et n'ayant pas d'anticorps dirigés contre *E. rhusiopathiae,* injectez par une voie recommandée, une double dose de vaccin par sujet. Mettez les animaux en observation pendant 14 jours. Il ne se produit aucune réaction anormale, locale ou générale.

Stérilité. Le vaccin satisfait à l'essai de stérilité prescrit dans la monographie *Vaccins pour usage vétérinaire (0062).*

ACTIVITÉ

Utilisez dans l'essai 15 porcs au moins, âgés de 12 semaines au moins, pesant 20 kg au moins et qui n'ont pas d'anticorps dirigés contre *E. rhusiopathiae.* Répartissez les animaux en 2 groupes. Vaccinez un groupe de 10 porcs au moins selon le schéma recommandé. Maintenez un groupe de 5 porcs au moins comme témoins non vaccinés. 3 semaines après la vaccination, soumettez les animaux vaccinés et les témoins à une épreuve par des injections intradermiques séparées de 0,1 ml de souches virulentes de *E. rhusiopathiae* de chacun des sérotypes 1 et 2. Mettez les animaux en observation pendant 7 jours. Le vaccin satisfait à l'essai si 90 pour cent au moins des animaux vaccinés ne présentent pas de symptômes de la maladie. L'essai n'est pas valable si moins de 90 pour cent des animaux témoins présentent des symptômes typiques de la maladie, c'est-à-dire des lésions de la peau en losange aux sites d'injection. Dès qu'un animal présente des symptômes typiques de la maladie et afin d'éviter une souffrance inutile, procédez soit à l'euthanasie soit à un traitement approprié.

ÉTIQUETAGE

L'étiquette indique les sérotypes d'*E. rhusiopathiae* contenus dans le vaccin.

01/2002:1521

VACCIN INACTIVÉ, INJECTABLE, À ADJUVANT HUILEUX, DE LA FURONCULOSE DES SALMONIDÉS

Vaccinum furunculosidis ad salmonideos inactivatum cum adiuvatione oleosa ad iniectionem

DÉFINITION

Le vaccin inactivé, injectable, à adjuvant huileux, de la furonculose des salmonidés est préparé à partir de cultures d'une ou de plusieurs souches appropriées d'*Aeromonas salmonicida* subsp. *salmonicida.*

PRODUCTION

Les souches d'*A. salmonicida* subsp. *salmonicida* sont cultivées et récoltées séparément. Les récoltes sont ensuite inactivées par une méthode appropriée. Elles peuvent être purifiées et concentrées. Il est possible d'utiliser des cellules entières inactivées ou des cellules fragmentées ; le vaccin peut contenir des produits extracellulaires sécrétés par les bactéries dans le milieu de croissance. Le vaccin contient un adjuvant huileux.

CHOIX DE LA COMPOSITION VACCINALE

Le vaccin est produit à partir de souches qui sont satisfaisantes quant à la production des antigènes considérés comme importants du point de vue immunologique. Il doit être démontré que le vaccin est satisfaisant quant à son innocuité (*5.2.6*) et son pouvoir immunogène (*5.2.7*) pour les espèces ichtyennes auxquelles il est destiné. Les essais ci-après peuvent être utilisés lors de la démonstration de l'innocuité et du pouvoir immunogène du vaccin.

Innocuité

A. Au cours des études de développement, l'innocuité du vaccin est établie sur 3 lots différents. Effectuez l'essai pour chacune des espèces auxquelles le vaccin est destiné, en utilisant des poissons qui proviennent d'une population ne possédant pas d'anticorps spécifiques dirigés contre *A. salmonicida* subsp. *salmonicida* et qui n'a été ni vaccinée contre, ni exposée à la furonculose. Effectuez l'essai dans les conditions recommandées pour l'emploi du vaccin, la température étant égale ou supérieure à 10 °C. A 50 poissons au moins de la masse corporelle minimale recommandée pour la vaccination, administrez par voie intrapéritonéale une quantité de vaccin correspondant à 2 fois la dose par unité de masse. Observez les poissons pendant 21 jours. Il ne se produit aucune réaction anormale, locale ou générale. L'essai n'est pas valable si plus de 6 pour cent des poissons meurent de causes non attribuables au vaccin.

B. L'innocuité est également démontrée au moyen d'essais sur le terrain, par administration de la dose prévue à un nombre suffisant de poissons, répartis dans 2 sites d'élevage différents au moins. Des échantillons de 30 poissons sont prélevés après la vaccination, au milieu de la période d'élevage et à l'abattage; ces poissons sont examinés pour déceler les réactions locales de la cavité abdominale. Des lésions modérées sous la forme d'adhésions localisées entre les viscères ou entre les viscères et la paroi abdominale et une opacité légère ou une pigmentation éparse du péritoine sont acceptables. Des lésions étendues sous la forme d'adhésions entre des parties plus importantes des organes abdominaux, une pigmentation importante ou un épassissement évident ou une opacification de parties plus étendues du péritoine sont inacceptables si elles se produisent dans plus de 10 pour cent des poissons d'un échantillonnage donné. Les lésions sous forme d'adhésions qui donnent aux viscères l'aspect d'être une seule entité ou qui donnent lieu à des lacérations prononcées du péritoine lors de l'éviscération sont également inacceptables.

Pouvoir immunogène. L'essai décrit sous Activité convient à la mise en évidence du pouvoir immunogène du vaccin.

ESSAIS EFFECTUÉS SUR CHAQUE LOT

Essai d'activité effectué sur chaque lot. Pour l'essai de routine des lots de vaccin, on peut effectuer soit l'essai décrit sous Activité avec des groupes de 30 poissons au moins soit un autre essai validé approprié fondé sur la réponse en anticorps, les critères d'acceptation étant établis par rapport à un lot de vaccin qui a donné des résultats satisfaisants à l'essai décrit sous Activité. L'essai suivant peut être utilisé après qu'il a été établi qu'il y a une corrélation satisfaisante avec l'essai décrit sous Activité.

Utilisez des poissons qui proviennent d'une population ne possédant pas d'anticorps spécifiques dirigés contre *A. salmonicida* subsp. *salmonicida* et ayant une masse corporelle située dans des limites définies. Effectuez l'essai à une température définie. Vaccinez 25 poissons au moins par injection intrapéritonéale d'une dose de vaccin selon le mode d'emploi. Effectuez une vaccination à blanc d'un groupe de 10 poissons témoins au moins. Prélevez des échantillons de sang après un délai défini. Déterminez pour chaque échantillon le taux d'anticorps spécifiques contre *A. salmonicida* subsp. *salmonicida* par une méthode immunochimique (*2.7.1*) appropriée. Le vaccin satisfait à l'essai si le taux moyen d'anticorps n'est pas inférieur de façon significative à celui trouvé pour un lot qui a donné des résultats satisfaisants dans l'essai décrit sous Activité. L'essai n'est pas valable si des anticorps contre *A. salmonicida* subsp. *salmonicida* sont retrouvés parmi le groupe des poissons témoins.

IDENTIFICATION

Injecté à des poissons ne possédant pas d'anticorps spécifiques contre *A. salmonicida*, le vaccin induit la formation de ces anticorps.

ESSAI

Innocuité. Utilisez 10 poissons au moins d'une des espèces auxquelles le vaccin est destiné et ayant, si possible, la masse corporelle minimale recommandée pour la vaccination ; si des poissons ayant la masse minimale ne sont pas disponibles, utilisez des poissons ayant jusqu'à deux fois la masse corporelle minimale recommandée. Utilisez des poissons qui proviennent d'une population ne possédant pas d'anticorps spécifiques dirigés contre *A. salmonicida* subsp. *salmonicida* et qui n'a été ni vaccinée contre, ni exposée à la furonculose. Effectuez l'essai dans les conditions recommandées pour l'emploi du vaccin, la température de l'eau étant égale ou supérieure à 10 °C. Injectez à chaque poisson 2 fois la dose recommandée par unité de masse corporelle, par voie intrapéritonéale. Placez les animaux en observation pendant 21 jours. Il ne se produit aucune réaction anormale, locale ou générale, attribuable au vaccin. L'essai n'est pas valable si plus de 10 pour cent des poissons meurent de causes non attribuables au vaccin.

Stérilité. Le vaccin satisfait à l'essai de stérilité prescrit dans la monographie *Vaccins pour usage vétérinaire (0062).*

ACTIVITÉ

Effectuez l'essai selon un protocole qui définit les limites de masse corporelle des poissons, la source d'eau, le débit de l'eau, les limites de température et la préparation d'une épreuve virulente normalisée. Vaccinez 100 poissons au moins par une voie recommandée, selon le mode d'emploi. Effectuez une vaccination à blanc d'un groupe de 100 poissons témoins au moins ; marquez les poissons vaccinés et les poissons témoins afin de pouvoir les identifier. Les poissons vaccinés et les poissons témoins sont soit maintenus dans la même cuve, soit répartis en nombre égal dans chaque cuve si plus d'une cuve est utilisée. Après un intervalle défini suivant la vaccination, effectuez une épreuve virulente par injection. L'intervalle est défini en fonction des indications sur le temps nécessaire pour le développement de l'immunité. Utilisez pour l'épreuve une culture d'une souche de *A. salmonicida* subsp. *salmonicida* dont la virulence a été vérifiée. Observez les poissons chaque jour jusqu'au moment où le taux de mortalité spécifique chez les poissons témoins atteint 60 pour cent au moins. Portez sur un graphique le taux de mortalité spécifique par rapport au temps pour les 2 groupes et déterminez par interpolation le temps qui correspond à un taux de mortalité spécifique de 60 pour cent chez les poissons témoins. L'essai n'est pas valable si, 21 jours après la mort du premier poisson, le taux de mortalité spécifique des poissons témoins est inférieur à 60 pour cent. Notez la mortalité (*M*) chez les

Vaccins

poissons vaccinés au temps qui correspond à 60 pour cent de mortalité chez les poissons témoins. Calculez le pourcentage de survie relatif à l'aide de l'expression :

$$\left(1 - \frac{M}{60}\right) \times 100$$

Le vaccin satisfait à l'essai si le pourcentage de survie relatif n'est pas inférieur à 80 pour cent.

ÉTIQUETAGE

L'étiquette indique les informations concernant le temps nécessaire pour le développement de l'immunité après vaccination dans les différentes conditions correspondant au mode d'emploi recommandé.

01/2002:0451

VACCIN RABIQUE INACTIVÉ POUR USAGE VÉTÉRINAIRE

Vaccinum rabiei inactivatum ad usum veterinarium

DÉFINITION

Le vaccin rabique inactivé pour usage vétérinaire est une préparation liquide ou cryodesséchée d'un virus fixe de la rage inactivé par une méthode appropriée.

PRODUCTION

Le vaccin est obtenu par culture du virus soit dans des lignées de cellules appropriées soit sur des cultures cellulaires primaires provenant d'animaux sains (*5.2.4*). La suspension virale est récoltée en une ou plusieurs fois dans les 28 jours qui suivent l'inoculation. Plusieurs récoltes obtenues à partir d'une même culture cellulaire de production peuvent être réunies et considérées comme une récolte unique. Le virus rabique est inactivé par un procédé approprié.

Inactivation. L'essai de virus infectieux résiduel de la rage est effectué par inoculation de la suspension virale inactivée à des cultures cellulaires du même type que celui utilisé pour la production ou à des cultures démontrées au moins aussi sensibles ; la quantité de virus inactivé utilisée pour l'essai est équivalant à 25 doses au moins de vaccin. Après 4 jours d'incubation puis traitement des cellules à la trypsine, une subculture est effectuée. Après 4 autres jours d'incubation, une recherche de virus infectieux résiduel est effectuée sur les cultures par immunofluorescence. Aucun virus vivant n'est détecté.

Teneur en antigène. La teneur en glycoprotéine du virus rabique est déterminée par une méthode immunochimique appropriée (*2.7.1*). La teneur se situe dans les limites approuvées pour le produit particulier.

La vaccin peut contenir un ou plusieurs adjuvants.

CHOIX DE LA COMPOSITION DU VACCIN

Il doit être démontré que le vaccin possède un pouvoir immunogène satisfaisant vis-à-vis de chaque espèce à laquelle il est destiné. Dans le cas des carnivores (chats et chiens), la démonstration du pouvoir immunogène se fait par une épreuve directe. Dans le cas d'autres espèces, si un essai comportant une épreuve virulente a été effectué chez le chat ou le chien, un essai indirect est effectué par détermination du taux d'anticorps après vaccination de 20 animaux au moins selon le schéma recommandé ; le vaccin est satisfaisant si, après la période indiquée comme étant la durée minimale de protection, le taux moyen d'anticorps contre le virus rabique n'est pas inférieur à 0,5 UI/ml et 10 pour cent des animaux au plus présentent un taux inférieur à 0,1 UI/ml. L'essai décrit ci-après peut être utilisé lors de la démonstration du pouvoir immunogène chez le chat et le chien.

Pouvoir immunogène. Utilisez au moins 35 animaux réceptifs de l'âge minimal recommandé pour la vaccination. Procédez à un prélèvement sanguin sur chaque animal et effectuez sur chaque prélèvement un essai de détection des anticorps contre le virus rabique pour confirmer la réceptivité. Administrez une dose de vaccin, par la voie recommandée, à 25 animaux au moins. Gardez au moins 10 animaux comme témoins. Placez tous les animaux en observation pendant une période égale à la durée d'immunité déclarée. Aucun animal ne présente de symptômes de la rage. Au dernier jour de la durée d'immunité déclarée ou plus tard, administrez à tous les animaux, par voie intramusculaire, une souche virulente du virus rabique approuvée par l'Autorité compétente. Placez les animaux en observation pendant 90 jours. Les animaux qui meurent pour des raisons non imputables à la rage sont éliminés. L'essai n'est pas valable si le nombre de ces morts réduit à moins de 25 le nombre d'animaux vaccinés à prendre en compte. L'essai n'est valable que si, sur les 10 animaux témoins, 8 au moins (ou un nombre statistiquement équivalent si plus de 10 animaux témoins ont été soumis à l'épreuve virulente) présentent des symptômes de la rage et si la présence du virus rabique dans leur cerveau est démontrée par un essai d'immunofluorescence ou toute autre méthode appropriée. Le vaccin satisfait à l'essai si, sur les 25 animaux vaccinés, 2 au plus (ou un nombre statistiquement équivalent si plus de 25 animaux vaccinés ont été soumis à l'épreuve virulente) présentent des symptômes de la rage.

ESSAIS EFFECTUÉS SUR CHAQUE LOT

L'essai décrit sous Activité n'est pas nécessairement effectué pour l'essai de routine des lots de vaccin. Il est effectué, pour un vaccin donné, une ou plusieurs fois, selon les modalités décidées par ou avec l'accord de l'Autorité compétente ; lorsque cet essai n'est pas effectué, un essai validé approprié alternatif est effectué, les critères étant déterminés par rapport à un lot de vaccin qui a donné des résultats satisfaisants dans l'essai du pouvoir immunogène décrit ci-dessus ou dans l'essai décrit sous Activité. L'essai suivant peut être effectué après qu'il a été établi qu'il y a une corrélation satisfaisante avec l'essai du pouvoir immunogène ou l'essai décrit sous Activité.

Essai d'activité effectué sur chaque lot. A 5 souris pesant chacune de 18 g à 20 g, injectez par voie sous-cutanée ou intramusculaire un volume de vaccin correspondant à un cinquième de la dose recommandée. Effectuez des prélèvements sanguins 14 jours après l'injection et procédez sur chaque sérum à une recherche d'anticorps de la rage par l'essai rapide d'inhibition des foyers de fluorescence décrit dans la monographie *Immunoglobuline humaine rabique (0723)*. La quantité d'anticorps détectée n'est pas inférieure à celle obtenue avec un vaccin ayant donné des résultats satisfaisants dans l'essai du pouvoir immunogène ou l'essai décrit sous Activité.

Teneur en antigène. La teneur en glycoprotéine du virus de la rage par dose, déterminée par une méthode immunochimique appropriée (*2.7.1*), n'est pas inférieure à la teneur trouvée pour un lot de vaccin qui a donné des résultats satisfaisants dans l'essai du pouvoir immunogène ou dans l'essai décrit sous Activité.

IDENTIFICATION

Injecté à des animaux, le vaccin stimule la production d'anticorps neutralisants spécifiques.

ESSAI

Innocuité. Si le vaccin est destiné à plusieurs espèces dont une de l'ordre des carnassiers, conduisez l'essai sur des chiens. Dans le cas contraire, utilisez l'une des espèces auxquelles est destiné le vaccin. Injectez à 2 animaux séronégatifs, par la voie indiquée sur l'étiquette, une double dose de vaccin. Placez les animaux en observation pendant 14 jours. Aucune réaction locale ou générale n'est observée.

Inactivation. Effectuez l'essai sur le mélange du contenu de 5 récipients.

Dans le cas d'un vaccin ne contenant pas d'adjuvant, effectuez un essai d'enrichissement en virus infectieux résiduel de la rage sur le même type de culture cellulaire que celui qui a été utilisé dans la production du vaccin ou sur une culture cellulaire démontrée au moins aussi sensible. Aucun virus vivant n'est détecté.

Dans le cas d'un vaccin contenant un adjuvant, utilisez 10 souris au moins, pesant de 11 g à 15 g ; injectez par voie intracérébrale à chacune d'elles 0,03 ml d'une quantité de vaccin obtenue par le mélange d'au moins 5 fois la plus petite dose prescrite. Afin d'éviter une interférence due à la présence éventuelle d'un conservateur antimicrobien ou à l'adjuvant, le vaccin peut être dilué au maximum 10 fois avant l'injection. Dans ce cas ou lorsque la souche vaccinale n'est pathogène que pour les souriceaux, effectuez l'essai sur les souriceaux âgés de 1 à 4 jours. Mettez les souris ou les souriceaux en observation pendant 21 jours. Si plus de 2 souris ou souriceaux meurent pendant les premières 48 h, répétez l'essai. Pendant la période d'observation allant du 3e au 21e jour après l'injection, les animaux ne présentent pas de symptômes de la rage et des essais d'immunofluorescence effectués sur les cerveaux ne donnent aucune indication de la présence du virus de la rage.

Stérilité. Le vaccin satisfait à l'essai de stérilité prescrit dans la monographie *Vaccins pour usage vétérinaire (0062)*.

ACTIVITÉ

L'activité du vaccin rabique est évaluée par détermination de la dose nécessaire pour obtenir chez la souris une protection contre les effets cliniques induits par l'administration intracérébrale de la quantité de virus rabique indiquée ci-dessous, et comparaison avec la quantité d'une préparation de référence, étalonnée en unités internationales, permettant d'obtenir la même protection.

L'Unité Internationale est l'activité d'une quantité donnée de l'étalon international. La correspondance entre les Unités Internationales et l'étalon international est indiquée par l'Organisation Mondiale de la Santé.

Le *vaccin rabique inactivé pour usage vétérinaire PBR* est étalonné en Unités Internationales par rapport à l'étalon international.

L'essai décrit sous Activité emploie un modèle en lignes parallèles qui comporte 3 points au moins pour le vaccin à examiner et la préparation de référence. Une fois que l'analyste a acquis une certaine expérience avec la méthode pour chaque vaccin donné, il est possible d'utiliser un essai simplifié avec une seule dilution du vaccin à examiner. Un tel essai permet à l'analyste de vérifier que le vaccin a une activité supérieure de façon significative au minimum requis mais ne donnera pas d'information sur la validité de chaque détermination individuelle. L'emploi d'un essai avec une seule dilution permet une réduction considérable du nombre d'animaux nécessaire pour l'essai et devrait être pris en considération par chaque laboratoire en conformité avec les dispositions de la Convention européenne sur la protection des animaux vertébrés utilisés à des fins expérimentales ou à d'autres fins scientifiques.

Sélection et répartition en groupes des animaux. Utilisez des souris femelles saines âgées de 4 semaines environ et provenant du même élevage. Répartissez les souris en au moins 10 groupes d'au moins 10 souris.

Préparation de la suspension d'épreuve. Inoculez à un des groupes de souris, par voie intracérébrale, la souche CVS du virus de la rage. Lorsque les souris présentent les symptômes de la rage, mais avant qu'elles ne meurent, sacrifiez-les puis prélevez leur cerveau et préparez une suspension homogène de tissu cérébral dans un liquide approprié. Centrifugez pour séparer les plus grosses particules et utilisez le surnageant comme suspension d'épreuve. Répartissez la suspension en ampoules, par petits volumes, scellez les ampoules et conservez-les à une température inférieure à – 60 °C. Décongelez le contenu d'une ampoule et préparez une série de dilutions de la suspension dans un liquide approprié. Attribuez chaque dilution à un groupe de souris et injectez à chaque souris, par voie intracérébrale, 0,03 ml de la dilution attribuée à son groupe. Placez les animaux en observation pendant 14 jours et notez, pour chaque groupe, le nombre d'animaux chez lesquels des symptômes de la rage apparaissent entre le 5e et le 14e jour. Calculez la DI_{50} de la suspension non diluée.

Détermination de l'activité du vaccin. Préparez une série d'au moins 3 dilutions du vaccin à examiner, ainsi que de la préparation de référence, de telle sorte que les dilutions contenant les plus fortes quantités de vaccin soient supposées protéger plus de 50 pour cent des souris auxquelles elles ont été administrées et que les solutions contenant les plus faibles quantités de vaccin soient supposées protéger moins de 50 pour cent des souris auxquelles elles ont été administrées. Attribuez chacune des dilutions à un des groupes de souris. Injectez à chaque souris, par voie intrapéritonéale, 0,5 ml de la dilution attribuée à son groupe. 14 jours après l'injection, préparez une suspension du virus d'épreuve contenant environ, d'après le résultat du titrage préliminaire, 50 DI_{50} par 0,03 ml. Injectez à chaque souris vaccinée, par voie intracérébrale, 0,03 ml de cette suspension. Préparez une série de 3 dilutions appropriées de la suspension d'épreuve. Attribuez respectivement la suspension d'épreuve et ses 3 dilutions à 4 groupes de 10 souris non vaccinées. Injectez à chaque souris, par voie intracérébrale, 0,03 ml de la suspension ou de la dilution attribuée à son groupe. Placez les souris en observation pendant 14 jours. L'essai n'est pas valable si le nombre de souris qui meurent dans les 4 premiers jours, dans chaque groupe, est supérieur à 2. Notez, pour chaque groupe, le nombre de souris chez lesquelles des symptômes de la rage apparaissent entre le 5e et le 14e jour suivant l'inoculation.

L'essai n'est valable que si :

- pour le vaccin à examiner et pour la préparation de référence, la dose protectrice à 50 pour cent est comprise entre la plus forte et la plus faible des doses administrées aux souris,
- le titrage de la suspension d'épreuve indique que 0,03 ml de la suspension contient au moins 10 DI_{50},
- les limites de confiance (P = 0,95) ne sont pas inférieures à 25 pour cent ni supérieures à 400 pour cent de l'activité estimée,
- l'analyse statistique donne des courbes dose/réponse ayant une pente significative et ne présentant pas d'écarts significatifs de linéarité ou de parallélisme.

Le vaccin satisfait à l'essai si l'activité mesurée est d'au moins 1 UI pour la plus petite dose prescrite.

ÉTIQUETAGE

L'étiquette indique :

– le type de culture cellulaire utilisée pour la préparation du vaccin et l'espèce d'origine,
– le nombre minimal d'Unités Internationales par dose,
– la durée minimale de protection.

01/2002:0697

VACCIN TÉTANIQUE POUR USAGE VÉTÉRINAIRE

Vaccinum tetani ad usum veterinarium

DÉFINITION

Le vaccin tétanique pour usage vétérinaire est préparé à partir d'une culture d'une souche appropriée de *Clostridium tetani* en milieu liquide. Le filtrat de la culture est inactivé de façon à éliminer l'effet toxique tout en laissant intact le pouvoir immunogène. L'anatoxine ainsi obtenue peut être concentrée, purifiée et additionnée d'un adjuvant approprié.

PRODUCTION

Pendant le développement du vaccin, son innocuité est démontrée pour chaque espèce d'animal à laquelle il est destiné.

IDENTIFICATION

Effectuez l'identification A ou, si la nature de l'adjuvant le permet, l'identification B.

A. Lorsque le vaccin est injecté à des animaux sains et réceptifs, il est identifié par sa capacité de provoquer la formation d'anticorps contre la neurotoxine de *Clostridium tetani* ou de protéger contre les effets paralysants de la toxine.

B. Traitez le vaccin de façon à séparer l'anatoxine de l'adjuvant. Le traitement suivant convient pour les vaccins adsorbés sur hydroxyde d'aluminium : dissolvez dans le vaccin une quantité suffisante de *citrate de sodium R* pour obtenir une solution à 100 g/l ; faites incuber à 37 °C pendant 16 h environ et centrifugez jusqu'à obtention d'un liquide surnageant limpide. La solution contenant l'anatoxine réagit avec une antitoxine tétanique appropriée en donnant un précipité.

ESSAI

Toxicité. Utilisez 5 cobayes en bonne santé, pesant chacun de 350 g à 450 g et n'ayant pas été traités auparavant par une substance susceptible de fausser l'essai. Injectez à chacun d'eux par voie sous-cutanée 5 ml du vaccin divisés en 2 parties égales et administrés en des points différents. Il ne se produit aucune réaction significative locale ou générale. Si, dans les 21 jours qui suivent l'injection, un des animaux présente des symptômes de tétanos ou meurt de cette infection, le vaccin ne satisfait pas à l'essai. Si plus d'un animal meurt de causes non spécifiques, répétez l'essai. Si un animal meurt dans le second essai, le vaccin ne satisfait pas à l'essai.

Stérilité. Le vaccin satisfait à l'essai de stérilité prescrit dans la monographie *Vaccins pour usage vétérinaire (0062)*.

ACTIVITÉ

Déterminez l'activité par la méthode A ou la méthode B.

Méthode A

Injectez par voie sous-cutanée et par sujet à 10 cobayes en bonne santé, pesant 250 g au minimum, une quantité de vaccin ne dépassant pas la dose minimale indiquée, comme première dose, sur l'étiquette. 28 jours plus tard, injectez aux mêmes animaux une quantité de vaccin ne dépassant pas la dose minimale indiquée, comme seconde dose, sur l'étiquette. 14 jours après la seconde injection, saignez les cobayes et mélangez les sérums.

L'activité du mélange des sérums récoltés n'est pas inférieure à 7,5 UI d'antitoxine de *Cl. tetani* par millilitre, à l'exception des vaccins destinés à être utilisés chez les équidés. Dans ce cas, l'activité du mélange de sérums n'est pas inférieure à 30 UI/ml.

Lorsque le vaccin tétanique pour usage vétérinaire est présenté sous la forme d'un vaccin mixte qui est destiné à d'autres animaux que les équidés et que le contrôle de l'activité de l'autre ou des autres composants de ce vaccin est normalement effectué sur lapins, l'essai d'activité décrit ci-dessus peut être effectué sur 10 lapins, en bonne santé, âgés de 3 à 6 mois. L'activité du mélange de sérums n'est pas inférieure à 2,5 UI/ml.

L'Unité Internationale correspond à l'activité neutralisante spécifique à l'égard de la toxine tétanique contenue dans une quantité donnée de l'étalon international constitué par du sérum desséché de cheval immunisé. La correspondance entre l'Unité Internationale et la préparation étalon internationale est indiquée par l'Organisation Mondiale de la Santé.

L'activité du mélange de sérums prélevés sur cobayes ou sur lapins est évaluée par détermination de la quantité permettant d'assurer la protection des souris (ou d'autres animaux appropriés) contre les effets toxiques d'une dose donnée de toxine tétanique. Cette dose est comparée à la quantité d'une préparation de référence d'immunosérum tétanique, étalonnée en Unités Internationales, nécessaire pour assurer la même protection. Dans les pays où l'usage de la méthode paralysante n'est pas obligatoire, l'essai par la méthode létale peut être utilisé. Dans ce cas, le nombre d'animaux et la méthode sont identiques à ceux décrits pour l'essai par la méthode paralysante. La seule différence réside dans le fait que la fin de l'essai est marquée par la mort de l'animal et non par le moment où survient la paralysie. Les doses utilisées sont la dose L+/10 et la DL_{50} au lieu de la dose Lp/10 et la dose paralysante 50 pour cent. Le titrage biologique exige l'emploi d'une préparation appropriée de toxine tétanique destinée à servir de toxine d'épreuve. La dose de toxine d'épreuve est déterminée par rapport à la préparation de référence ; l'activité du sérum à examiner est déterminée par rapport à l'activité de la préparation de référence à l'aide de la toxine d'épreuve.

Préparation de la toxine d'épreuve. Préparez la toxine d'épreuve à partir d'un filtrat stérile d'une culture en milieu liquide de 8 à 10 jours de *Cl. tetani.* Une toxine d'épreuve peut être préparée par addition de ce filtrat à du glycérol dans la proportion de 1 volume de filtrat pour 1 ou 2 volumes de glycérol. La solution de la toxine d'épreuve peut être conservée à une température égale ou légèrement inférieure à 0 °C. La toxine peut être aussi desséchée par une méthode appropriée.

Choisissez la toxine d'épreuve en déterminant sur souris la dose Lp/10 et la dose paralysante 50 pour cent. Une toxine tétanique appropriée contient au moins 1000 doses paralysantes 50 pour cent dans une dose Lp/10.

Dose Lp/10 (seuil paralysant). Cette dose est la plus petite quantité de toxine qui, lorsqu'elle est mélangée à 0,1 UI d'antitoxine et inoculée par voie sous-cutanée à des souris (ou cobayes), provoque la paralysie tétanique chez les animaux dans les 4 jours qui suivent l'inoculation.

Vaccins

Dose paralysante 50 pour cent. Cette dose est la quantité de toxine qui, lorsqu'elle est inoculée par voie sous-cutanée à des souris (ou cobayes), provoque la paralysie tétanique de la moitié des animaux traités dans les 4 jours qui suivent l'inoculation.

Détermination de la dose d'épreuve de toxine. Reconstituez ou diluez la préparation de référence dans un liquide approprié de façon qu'elle contienne 0,5 UI/ml. Mesurez ou pesez une quantité de la toxine d'épreuve et diluez ou dissolvez dans un liquide approprié. Préparez des mélanges de solution de la préparation de référence et de la solution de toxine d'épreuve de façon qu'ils contiennent chacun 0,1 UI d'antitoxine dans le volume choisi et une quantité variable de solution de toxine d'épreuve appartenant à une série dont chaque concentration diffère l'une de l'autre de 20 pour cent au plus et qui recouvre le point final présumé. Complétez chaque mélange avec un liquide approprié au même volume final (0,4 ml à 0,6 ml si des souris sont utilisées ou 4,0 ml si des cobayes sont utilisés). Laissez reposer les mélanges à l'abri de la lumière, pendant 60 min. Utilisez un groupe d'au moins 2 animaux pour chaque mélange. Injectez à chacun d'eux, par voie sous-cutanée, le volume choisi du mélange attribué à son groupe. Mettez les animaux en observation pendant 96 h et notez quotidiennement le degré de tétanos provoqué dans chaque groupe d'animaux traités. Répétez la détermination au moins une fois et calculez la dose d'épreuve comme étant la moyenne des essais successifs. La dose d'épreuve de toxine correspond à la quantité présente dans le mélange qui provoque la paralysie tétanique dans la moitié des animaux traités.

Lorsque la dose d'épreuve de toxine a été déterminée, une solution concentrée de toxine d'épreuve peut être préparée dans un mélange de 1 volume d'une solution de *chlorure de sodium R* à 9 g/l et de 1 ou 2 volumes de *glycérol R*. Cette solution concentrée peut être conservée congelée, et diluée pour l'emploi. L'activité spécifique d'une telle solution est contrôlée à intervalles fréquents.

Détermination de l'activité du sérum à examiner

Essai préliminaire. Mesurez ou pesez une quantité de la toxine d'épreuve et diluez ou dissolvez-la dans un liquide approprié de façon que la solution contienne 5 doses d'épreuve par millilitre (solution de toxine d'épreuve). Préparez une série de mélanges de solution de toxine d'épreuve et du sérum à examiner de façon que le volume choisi pour l'injection contienne une dose d'épreuve de toxine et une quantité variable du sérum à examiner. Complétez chaque mélange au même volume final avec un liquide approprié. Laissez reposer les mélanges à l'abri de la lumière, pendant 60 min. Utilisez un groupe d'au moins 2 animaux pour chaque mélange. Injectez à chacun d'eux, par voie sous-cutanée, le volume choisi du mélange attribué à son groupe. Mettez les animaux en observation pendant 96 h et notez quotidiennement le degré de tétanos provoqué dans chaque groupe d'animaux. D'après les résultats obtenus, choisissez des mélanges appropriés pour l'essai définitif.

Essai définitif. Préparez une série de mélanges de solution de toxine d'épreuve et du sérum à examiner de façon que le volume choisi pour l'injection contienne une dose d'épreuve de toxine et une quantité variable du sérum à examiner appartenant à une série dont chaque concentration diffère l'une de l'autre de 20 pour cent au plus, et qui recouvre le point final présumé, quantités déterminées dans l'essai préliminaire. Préparez une série d'autres mélanges avec la même quantité de toxine d'épreuve et une quantité variable de solution de la préparation de référence, de façon que la concentration médiane soit de 0,1 UI afin de vérifier la dose d'épreuve de toxine. Complétez chaque mélange avec un liquide approprié au même volume final. Laissez reposer les mélanges à l'abri de la lumière, pendant 60 min. Utilisez un groupe d'au moins 2 animaux pour chaque mélange. Injectez à chacun d'eux, par voie sous-cutanée, le volume choisi du mélange attribué à son groupe. Mettez les animaux en observation pendant 96 h et notez quotidiennement le degré de tétanos provoqué dans chaque groupe d'animaux. Le mélange à examiner qui contient 0,1 UI dans le volume choisi est celui qui provoque la paralysie tétanique du même ou presque du même nombre d'animaux que le mélange de référence contenant 0,1 UI dans le volume injecté. Répétez la détermination au moins une fois et calculez la moyenne de tous les résultats significatifs. L'essai n'est valable que si le résultat obtenu avec la préparation de référence ne diffère pas de plus de 20 pour cent de la valeur escomptée.

Les limites de confiance ($P = 0,95$) sont évaluées comme suit :

- 85 pour cent et 114 pour cent lorsque 2 animaux sont utilisés par dose,
- 91,5 pour cent et 109 pour cent lorsque 3 animaux sont utilisés par dose,
- 93 pour cent et 108 pour cent lorsque 6 animaux sont utilisés par dose.

Méthode B

Cette méthode peut être utilisée uniquement dans le cas de préparations pour lesquelles elle a été démontrée appropriée. La méthode peut ne pas convenir, notamment pour des vaccins comportant un adjuvant huileux ou pour des vaccins ayant plusieurs composants (vaccins mixtes).

Effectuez le titrage de l'activité du vaccin tétanique adsorbé (*2.7.8*) par une des techniques prescrites. L'activité mesurée n'est pas inférieure à 150 UI dans la plus petite dose indiquée sur l'étiquette.

ÉTIQUETAGE

L'étiquette indique :

- d'agiter la préparation avant l'emploi,
- pour les préparations contenant un adjuvant, le nom de l'adjuvant.

01/2002:0442

VACCIN VIVANT CRYODESSÉCHÉ DE LA BRONCHITE INFECTIEUSE AVIAIRE

Vaccinum bronchitidis infectivae aviariae vivum cryodesiccatum

DÉFINITION

Le vaccin vivant cryodesséché de la bronchite infectieuse aviaire est une préparation d'une ou de plusieurs souches atténuées de virus de la bronchite infectieuse aviaire.

PRODUCTION

Chaque souche de virus est cultivée dans la cavité allantoïdienne d'œufs de poules embryonnés, provenant d'élevages exempts de microorganismes pathogènes spécifiés (*5.2.2*), ou en cultures cellulaires appropriées (*5.2.4*). Si les cultures cellulaires sont d'origine aviaire, elles sont obtenues à partir d'élevages exempts de microorganismes pathogènes spécifiés (*5.2.2*). Les suspensions virales sont récoltées et mélangées à une solution stabilisante appropriée. Le mélange est ensuite cryodesséché.

CHOIX DE LA SOUCHE VACCINALE

Seule une souche de virus qui a été reconnue immunogène peut être utilisée dans la préparation du vaccin. L'essai ci-après peut être utilisé lors de la démonstration de l'efficacité (*5.2.7*).

Pouvoir immunogène. L'essai décrit sous Activité convient à la mise en évidence du pouvoir immunogène.

ESSAIS EFFECTUÉS SUR CHAQUE LOT

Si l'essai des virus étrangers sur cultures cellulaires, celui des virus étrangers sur œufs embryonnés, celui des virus de la leucose aviaire ainsi que l'essai d'activité ont été effectués avec de bons résultats sur un lot représentatif du vaccin, ces essais peuvent ne pas être répétés, en tant que contrôle de routine, sur les autres lots de vaccin préparés à partir du même lot de semence, sous réserve de l'autorisation de l'Autorité compétente.

IDENTIFICATION

Mélangez le vaccin reconstitué à un ou aux immunosérums monospécifiques correspondant à la ou aux souches entrant dans la composition du vaccin. Il n'est plus en mesure d'infecter des œufs de poules embryonnés réceptifs, âgés de 9 à 11 jours ou des cultures cellulaires sensibles dans lesquels il a été inoculé.

ESSAI

Innocuité. Utilisez 10 poussins au moins, de l'âge minimal recommandé pour la vaccination, provenant d'un élevage exempt de microorganismes pathogènes spécifiés (*5.2.2*). Administrez par la voie oculaire à chacun d'eux 10 doses de vaccin reconstitué de façon à obtenir la concentration adaptée à l'essai. Mettez les poussins en observation pendant 21 jours. Dans le cas de vaccins destinés à la vaccination de poussins âgés de 2 semaines ou plus, utilisez les poussins inoculés dans l'essai des agents étrangers sur poussins. Si pendant la période d'observation, plus de 2 poussins meurent de causes non attribuables au vaccin, répétez l'essai. Le vaccin satisfait à l'essai si aucun des poussins ne présente de symptômes cliniques graves, en particulier de symptômes respiratoires, ni ne meurt de causes attribuables au vaccin.

Virus de la leucose aviaire (*2.6.4*). Le vaccin neutralisé satisfait à l'essai des virus de la leucose aviaire.

Virus étrangers sur cultures cellulaires (*2.6.5*). Le vaccin neutralisé satisfait à l'essai des virus étrangers sur cultures cellulaires.

Virus étrangers sur œufs embryonnés (*2.6.3*). Le vaccin neutralisé satisfait à l'essai des virus étrangers sur œufs embryonnés.

Agents étrangers sur poussins (*2.6.6*). Le vaccin satisfait à l'essai des agents étrangers sur poussins.

Contamination bactérienne et fongique. Effectuez le contrôle de la contamination bactérienne et fongique par une technique quantitative. Le vaccin ne contient pas plus d'un microorganisme saprophyte par dose et est exempt de microorganismes pathogènes. Les vaccins destinés à l'administration par voie parentérale, ainsi que le liquide délivré avec la préparation, satisfont à l'essai de stérilité prescrit dans la monographie *Vaccins pour usage vétérinaire (0062)*.

Mycoplasmes (*2.6.7*). Le vaccin satisfait à l'essai des mycoplasmes.

Titre en virus. Titrez le vaccin sur cultures cellulaires ou par inoculation dans la cavité allantoïdienne d'œufs de poules embryonnés âgés de 9 à 11 jours. Une dose de vaccin contient au moins la quantité de virus correspondant au titre minimal en virus indiqué sur l'étiquette.

ACTIVITÉ

Effectuez l'essai pour chacune des souches virales entrant dans la composition du vaccin.

Utilisez des poussins réceptifs, de l'âge minimal recommandé pour la vaccination et provenant du même élevage exempt de microorganismes pathogènes spécifiés (*5.2.2*). Administrez à au moins 20 d'entre eux et par sujet, pour chacune des voies d'administration recommandées, un volume de vaccin reconstitué contenant la quantité de virus correspondant au titre minimal en virus indiqué sur l'étiquette ou sur la notice. Retenez 10 poussins comme témoins. Après 21 jours au moins, soumettez tous les animaux à l'épreuve en administrant par voie intratrachéale à chacun d'eux 10^3 DIO_{50} d'une souche virulente de la bronchite infectieuse aviaire du même sérotype que la souche faisant l'objet du contrôle d'activité. Entre le quatrième et le septième jour qui suivent l'inoculation du virus d'épreuve, sacrifiez les poussins et effectuez sur chaque sujet un râclage de la muqueuse trachéale. Introduisez chaque prélèvement dans un tube stérile contenant 3 ml de bouillon tryptosé additionné d'antibiotique. Inoculez ensuite, par voie allantoïdienne, 5 œufs de poules embryonnés âgés de 9 à 11 jours, par tube, à raison de 0,2 ml du bouillon par œuf. Eliminez les embryons qui meurent dans les 24 premières heures à titre de mortalité non spécifique. Toutefois, passé ce délai, 4 embryons sur 5 doivent survivre. Après 7 jours d'observation, examinez les embryons restants. Si un embryon d'une série meurt ou présente des lésions caractéristiques, l'inoculat est considéré comme porteur de virus. Le résultat ne peut être considéré comme définitivement négatif pour un échantillon, qu'après 3 passages successifs sur œufs. Le vaccin satisfait à l'essai si le virus d'épreuve ne peut être isolé à nouveau que sur 20 pour cent au maximum des sujets vaccinés et que s'il peut être isolé à nouveau sur 80 pour cent au moins des témoins.

ÉTIQUETAGE

L'étiquette indique l'âge des animaux à vacciner.

01/2002:0793

VACCIN VIVANT CRYODESSÉCHÉ DE LA BRUCELLOSE (BRUCELLA MELITENSIS SOUCHE REV. 1) POUR USAGE VÉTÉRINAIRE

Vaccinum brucellosis (Brucella melitensis stirpe Rev. 1) vivum cryodesiccatum ad usum veterinarium

DÉFINITION

Le vaccin vivant cryodesséché de la brucellose (Brucella melitensis souche Rev. 1) pour usage vétérinaire est une suspension cryodesséchée de *Brucella melitensis* de la souche vivante Rev. 1. Le vaccin contient au minimum $0,5 \times 10^9$ et au maximum 4×10^9 bactéries vivantes par dose.

PRODUCTION

La souche Rev. 1 de *Brucella melitensis* est cultivée en milieu approprié. Les modalités de culture sont telles qu'elles permettent d'éviter les dissociations bactériennes dans le but de conserver à la culture son caractère lisse. Les bactéries sont mises en suspension dans une solution tampon qui peut être additionnée d'un stabilisant approprié. La suspension est ensuite répartie et cryodesséchée.

CHOIX DE LA SOUCHE VACCINALE

Seule une souche dont le pouvoir immunogène et l'innocuité ont été démontrés peut être utilisée dans la préparation du vaccin. L'essai ci-après peut être utilisé lors de la démonstration de l'efficacité (*5.2.7*).

Pouvoir immunogène. 40 agnelles âgées de 4 à 5 mois, issues d'un troupeau indemne de brucellose et non vacciné, sont utilisées. La souche d'épreuve est une culture de 24 h de *Brucella melitensis* H38 en gélose trypticase. Un essai préliminaire est effectué sur des animaux de même race et de même âge que pour l'essai principal afin de déterminer la dose d'épreuve, qui se situe entre 10^7 et 10^8 UFC (unités formant colonie) et qui est choisie pour provoquer l'avortement chez tous les animaux non vaccinés. La moitié des animaux sont vaccinés à l'âge de 4 à 6 mois, selon le schéma recommandé et avec la dose minimale recommandée. L'œstrus est synchronisé chez les 40 animaux et l'insémination pratiquée à l'âge de 10 à 12 mois. Un diagnostic de gestation est effectué sur l'ensemble des animaux 2 à 3 mois après l'insémination et les animaux non gravides sont éliminés. Tous les animaux gravides sont soumis à l'épreuve virulente par instillation conjonctivale de la dose d'épreuve de *Brucella melitensis* H38. L'incidence d'avortement est notée et l'étiologie est confirmée par mise en évidence de la souche d'épreuve sur l'avorton et la brebis (milieux sélectifs de Kuzdas et Morse ou de Farrell). Une recherche de la souche d'épreuve est effectuée sur chaque brebis au moment du part. Une recherche de la souche d'épreuve dans les ganglions préscapulaires et rétromammaires prélevés à l'abattage des animaux est effectuée, 4 à 6 semaines après le part. L'essai n'est valable que si 70 pour cent au moins des animaux non vaccinés présentent un avortement causé par la souche d'épreuve, s'ils sont infectés par la souche d'épreuve au moment du part et s'ils présentent une infection des ganglions préscapulaires et rétromammaires au moment de l'abattage. Le vaccin satisfait à l'essai si 30 pour cent au maximum des animaux vaccinés présentent un avortement causé par la souche d'épreuve, si la souche d'épreuve est retrouvée chez 50 pour cent au maximum des animaux vaccinés au moment du part et si la souche d'épreuve est retrouvée chez 40 pour cent au maximum des animaux vaccinés au moment de l'abattage.

IDENTIFICATION

Brucella melitensis présente dans le vaccin à examiner est identifiée par des essais morphologiques, sérologiques et biochimiques appropriés et par culture : la souche Rev. 1 est inhibée par addition dans le milieu de culture approprié de 3 µg de benzylpénicilline sodique par millilitre et elle croît sur une gélose contenant 2,5 µg de streptomycine par millilitre.

ESSAI

Innocuité. Injectez 1 dose de vaccin par la voie indiquée à chacun de 2 ovins, âgés de 4 à 6 mois. Mettez les animaux en observation pendant 21 jours. Il ne se produit aucune réaction significative, locale ou générale.

Détermination de la phase de dissociation. Examinée par une technique appropriée, la culture de la souche vaccinale se présente en phase lisse (S). Examinez 200 colonies au minimum. Au moins 95 pour cent des colonies sont de type lisse.

Contamination bactérienne et fongique. Le vaccin reconstitué ne contient pas de microorganismes étrangers. Vérifiez l'absence de microorganismes autres que *Brucella melitensis* souche Rev. 1 selon les prescriptions de l'essai de stérilité décrit dans la monographie *Vaccins pour usage vétérinaire (0062)*.

Titre en bactéries vivantes. Effectuez le dénombrement des bactéries vivantes sur milieu solide approprié à la culture de *Brucella melitensis* souche Rev. 1. Le vaccin contient au minimum $0,5 \times 10^9$ et au maximum 4×10^9 bactéries vivantes par dose.

Temps de persistance 50 pour cent. Utilisez 32 souris femelles de souche CD 1, âgées de 5 à 6 semaines. Inoculez par voie sous-cutanée à chacune d'entre elles une suspension contenant 10^8 bactéries vivantes du vaccin à examiner. Sacrifiez les souris par lot de 8 randomisé, 3, 6, 9 et 12 semaines après l'inoculation. Prélevez les rates et broyez-les individuellement et aseptiquement dans 10 volumes de *solution tampon salin phosphate pH 6,8 R*. Etalez la suspension à la surface de boîtes de milieu approprié, à raison de 0,4 ml par boîte et de 3 boîtes au moins par rate (seuil de détection : 5 germes par rate). Effectuez en parallèle un essai semblable sur *Brucella melitensis souche Rev. 1 PBR* (souche de référence). Calculez le temps de persistance 50 pour cent au moyen du test de transformation probit de Bonet-Maury (8 souris par point, totaux cumulés, puis analyse graphique sur papier log-probit, échelle de temps arithmétique). Le vaccin satisfait à l'essai si le temps de persistance 50 pour cent ne diffère pas de manière significative de celui de la souche de référence. Dans le cas de la souche Rev. 1, le temps de persistance 50 pour cent et l'intervalle de confiance ($P = 0,05$) sont habituellement de 7,9 ± 1,2 semaines.

CONSERVATION

A une température de 2 °C à 8 °C.

ÉTIQUETAGE

L'étiquette indique :

- le nombre de *Brucella melitensis* souche Rev. 1 par dose,
- que le vaccin est destiné aux espèces ovines et caprines âgées de 4 à 6 mois,
- que le vaccin peut être dangereux pour l'homme,
- que le vaccin ne doit pas être utilisé chez les animaux gravides ni pendant la lactation,
- que le vaccin peut être dangereux pour les bovins qui ne doivent pas être gardés en contact avec des animaux vaccinés.

01/2002:0587

VACCIN VIVANT CRYODESSÉCHÉ DE LA BURSITE INFECTIEUSE AVIAIRE (MALADIE DE GUMBORO)

Vaccinum bursitidis infectivae aviariae vivum cryodesiccatum

DÉFINITION

Le vaccin vivant cryodesséché de la bursite infectieuse aviaire (Maladie de Gumboro) est une préparation d'une souche atténuée du virus de la bursite infectieuse aviaire.

PRODUCTION

La souche de virus est cultivée dans des œufs de poules embryonnés, provenant d'élevages exempts de microorganismes pathogènes spécifiés (*5.2.2*), ou en cultures cellulaires appropriées (*5.2.4*). Si les cultures cellulaires sont d'origine aviaire, elles sont obtenues à partir d'élevages exempts de microorganismes pathogènes spécifiés (*5.2.2*).

La suspension virale est récoltée et mélangée à une solution stabilisante appropriée. Le mélange est ensuite cryodesséché.

CHOIX DE LA SOUCHE VACCINALE

Seule peut être utilisée dans la préparation du vaccin une souche de virus satisfaisante du point de vue du pouvoir immunogène, de l'atténuation, de l'irréversibilité de

Vaccins

l'atténuation et d'absence d'immuno-dépression significative. L'essai ci-après peut être utilisé lors de la démonstration de l'efficacité (*5.2.7*).

Pouvoir immunogène. L'essai décrit sous Activité convient à la mise en évidence du pouvoir immunogène du vaccin.

ESSAIS EFFECTUÉS SUR CHAQUE LOT

Si l'essai des virus étrangers sur cultures cellulaires, celui des virus étrangers sur œufs embryonnés, celui des virus de la leucose aviaire ainsi que l'essai d'activité ont été effectués avec de bons résultats sur un lot représentatif du vaccin, ces essais peuvent ne pas être répétés, en tant que contrôle de routine, sur les autres lots de vaccin préparés à partir du même lot de semence, sous réserve de l'autorisation de l'Autorité compétente.

IDENTIFICATION

Mélangez le vaccin reconstitué avec un immunosérum monospécifique. Il n'est plus en mesure d'infecter des œufs de poules embryonnés réceptifs, âgés de 9 à 11 jours ou des cultures cellulaires sensibles dans lesquelles il a été inoculé.

ESSAI

Innocuité. Utilisez 15 poussins au moins de l'âge minimal recommandé pour la vaccination, provenant d'un élevage exempt de microorganismes pathogènes spécifiés (*5.2.2*). Administrez par instillation oculaire (gouttes) à chacun d'eux 10 doses de vaccin reconstitué de façon à obtenir la concentration adaptée à l'essai. Mettez les poussins en observation pendant 21 jours. Si, pendant la période d'observation, plus de 2 poussins meurent pour des causes non attribuables au vaccin, répétez l'essai. Le vaccin satisfait à l'essai si aucun des poussins ne présente de symptômes de la maladie ni ne meurt pour des raisons attribuables au vaccin et si la bourse de Fabricius ne montre pas de lésions 21 jours après l'inoculation du vaccin.

Virus de la leucose aviaire (*2.6.4*). Le vaccin reconstitué et neutralisé satisfait à l'essai des virus de la leucose.

Virus étrangers sur cultures cellulaires (*2.6.5*). Le vaccin neutralisé satisfait à l'essai des virus étrangers sur cultures cellulaires.

Virus étrangers sur œufs embryonnés (*2.6.3*). Le vaccin neutralisé satisfait à l'essai des virus étrangers sur œufs embryonnés.

Agents étrangers sur poussins (*2.6.6*). Le vaccin reconstitué satisfait à l'essai des agents étrangers sur poussins.

Contamination bactérienne et fongique. Les vaccins destinés à l'administration parentérale ainsi que tout liquide éventuellement délivré avec la préparation satisfont à l'essai de stérilité prescrit dans la monographie *Vaccins pour usage vétérinaire (0062)*. Pour les vaccins destinés à d'autres voies d'administration, effectuez le contrôle de la contamination bactérienne et fongique par une technique quantitative. Le vaccin ne contient pas plus d'un microorganisme saprophyte par dose et est exempt de microorganismes pathogènes.

Mycoplasmes (*2.6.7*). Le vaccin satisfait à l'essai des mycoplasmes.

Titre en virus. Titrez le vaccin sur cultures cellulaires ou par inoculation dans la cavité allantoïdienne ou sur la membrane allantoïdienne d'œufs de poules embryonnés âgés de 9 à 11 jours ou dans le vitellus d'œufs de poules embryonnés âgés de 5 à 6 jours. Une dose de vaccin contient au moins la quantité de virus correspondant au titre minimal en virus indiqué sur l'étiquette.

ACTIVITÉ

Utilisez des poussins réceptifs de l'âge minimal recommandé pour la vaccination et provenant du même élevage, ce dernier étant exempt de microorganismes pathogènes spécifiés (*5.2.2*). Administrez à au moins 20 d'entre eux, pour chacune des voies d'administration recommandées et par sujet, un volume de vaccin reconstitué contenant la quantité de virus correspondant au titre minimal en virus indiqué sur l'étiquette. Retenez 20 poussins comme témoins. Après 14 jours, soumettez tous les animaux à l'épreuve en instillant à chacun d'eux par la voie oculaire une quantité appropriée de virus virulent de la bursite infectieuse aviaire. Observez les animaux pendant 10 jours. Le vaccin satisfait à l'essai si 90 pour cent au moins des poussins vaccinés survivent sans présenter de symptômes de la maladie ni de lésions graves de la bourse de Fabricius, et si la moitié au moins des témoins manifestent des symptômes caractéristiques de la bursite infectieuse aviaire et que tous les témoins survivants présentent des lésions sévères de la bourse de Fabricius ; un animal est considéré comme atteint de lésions sévères si 90 pour cent au moins des follicules présentent plus de 75 pour cent de déplétion de lymphocytes.

ÉTIQUETAGE

L'étiquette indique l'âge des animaux à vacciner.

01/2002:1102

VACCIN VIVANT CRYODESSÉCHÉ DE LA CALICIVIROSE DU CHAT

Vaccinum calicivirosis felinae vivum cryodesiccatum

DÉFINITION

Le vaccin vivant cryodesséché de la calicivirose du chat est une préparation d'une ou de plusieurs souches appropriées du calicivirus du chat.

PRODUCTION

Le virus est cultivé dans des lignées cellulaires appropriées (*5.2.4*). La suspension virale est récoltée et mélangée à une solution stabilisante appropriée. Le mélange est ensuite cryodesséché.

CHOIX DE LA SOUCHE VACCINALE

Il doit être démontré que la souche vaccinale est satisfaisante quant à l'innocuité (y compris l'innocuité pour la chatte gestante si le vaccin n'est pas contre-indiqué chez ces animaux), l'absence de retour à la virulence et le pouvoir immunogène. Les essais ci-après peuvent être utilisés lors de la démonstration de l'innocuité (*5.2.6*) et de l'efficacité (*5.2.7*).

Innocuité. Utilisez 10 chats de l'âge minimal indiqué pour la vaccination et n'ayant pas d'anticorps contre le calicivirus du chat. Administrez par la voie recommandée une quantité de vaccin correspondant à 10 fois le titre maximal en virus susceptible d'être contenu dans un lot de vaccin. Placez les chats en observation pendant 21 jours. La souche vaccinale satisfait à l'essai si les animaux restent en bonne santé et s'il ne se produit aucune réaction anormale locale ou générale.

Vaccins

Retour à la virulence. A 2 chats n'ayant pas d'anticorps contre le calicivirus du chat administrez par la voie recommandée une quantité de virus vaccinal qui permettra de retrouver le maximum de virus pour effectuer les passages décrits ci-après (par exemple 10 doses environ). 5 jours plus tard, sacrifiez les 2 chats. Prélevez le mucus nasal, les amygdales et la trachée. Mélangez-les, broyez-les dans 10 ml de solution saline tamponnée puis décantez. Utilisez le surnageant pour inoculer 2 autres chats par voie intranasale. Effectuez cette opération à 5 reprises en vérifiant la présence du virus à chaque passage. Si la présence du virus n'est plus détectée, effectuez une deuxième série de passages. Observez les chats qui reçoivent le dernier passage pendant 21 jours et comparez les réactions notées avec celles notées chez les chats utilisés pour l'essai d'innocuité décrit ci-dessus. La souche vaccinale satisfait à l'essai si aucune indication d'une augmentation de virulence par rapport au virus d'origine n'est observée.

Pouvoir immunogène. L'essai décrit sous Activité convient à la mise en évidence du pouvoir immunogène.

ESSAIS EFFECTUÉS SUR CHAQUE LOT

Si l'essai d'activité a été réalisé avec de bons résultats sur un lot représentatif de vaccin, cet essai peut ne pas être répété en tant que contrôle de routine sur les autres lots de vaccin préparés à partir du même lot de semence, sous réserve de l'accord de l'Autorité compétente.

IDENTIFICATION

Neutralisé par un ou plusieurs immunosérums monospécifiques, le vaccin reconstitué n'est plus en mesure d'infecter des cultures cellulaires sensibles dans lesquelles il a été inoculé.

ESSAI

Innocuité. Administrez par la voie recommandée, à 2 chats, âgés de 8 à 12 semaines, 10 doses de vaccin sous un volume approprié. Mettez les animaux en observation pendant 14 jours. Les animaux restent en bonne santé et il ne se produit aucune réaction anormale locale ou générale.

Contamination bactérienne et fongique. Le vaccin reconstitué satisfait à l'essai de stérilité prescrit sous *Vaccins pour usage vétérinaire (0062)*.

Mycoplasmes (*2.6.7*). Le vaccin reconstitué satisfait à l'essai des mycoplasmes.

Virus étrangers. Neutralisez le vaccin par un ou plusieurs immunosérums monospécifiques et inoculez le mélange sur des cultures cellulaires appropriés ; effectuez un passage au moins. Maintenez les cultures pendant 14 jours et examinez-les pour rechercher d'éventuels effets cytopathopagènes et la présence éventuelle d'agents hémadsorbants. Les cultures cellulaires ne présentent aucun signe de contamination virale.

Titre en virus. Titrez le vaccin reconstitué sur des cultures cellulaires sensibles à une température qui favorise la multiplication du virus. Une dose de vaccin contient au moins la quantité de virus correspondant au titre minimal indiqué sur l'étiquette.

ACTIVITÉ

Effectuez l'essai d'activité pour chacune des souches incorporées dans le vaccin.

Utilisez des chats âgés de 8 à 12 semaines et n'ayant pas d'anticorps contre le calicivirus du chat. Vaccinez 10 chats par une des voies d'administration et selon le programme de vaccination recommandé. Gardez 10 chats comme témoins. 4 semaines après la dernière injection, administrez à chacun des chats vaccinés et témoins, par voie intranasale, une quantité d'une souche virulente de calicivirus de même type que la souche vaccinale suffisante pour provoquer chez 8 chats témoins au moins des symptômes typiques de la maladie (fièvre, ulcères buccaux, troubles respiratoires). Mettez les chats en observation pendant 14 jours après l'épreuve virulente. Effectuez un lavage nasal chaque jour entre le 2ᵉ et le 14ᵉ jour afin de déterminer l'excrétion du virus. Relevez la température quotidiennement ainsi que les signes cliniques selon la grille de notation ci-dessous. Le vaccin satisfait à l'essai si la notation des chats vaccinés est inférieure de façon significative à celle des témoins.

Symptômes observés	Notation
Mort	10
Etat dépressif	2
Température $\geq$ 39,5 °C	1
Température $\leq$ 37 °C	2
Ulcères (oraux ou du nez)	
– petits et peu nombreux	1
– importants et nombreux	3
Ecoulement nasal	
– léger	1
– important	2
Ecoulement oculaire	1
Perte de poids	2
Excrétion virale :	
$\leq$ 4 jours	1
5-7 jours	2
> 7 jours	3

01/2002:0745

VACCIN VIVANT CRYODESSÉCHÉ DE LA MALADIE D'AUJESZKY POUR LE PORC POUR ADMINISTRATION PARENTÉRALE

Vaccinum morbi Aujeszkyi ad suem vivum cryodesiccatum ad usum parenterale

DÉFINITION

Le vaccin vivant cryodesséché de la maladie d'Aujeszky pour le porc pour administration parentérale est une préparation d'une souche atténuée du virus de la maladie d'Aujeszky. Le vaccin peut être administré après avoir été mélangé à un adjuvant.

PRODUCTION

Le virus est cultivé sur des cultures cellulaires appropriées (*5.2.4*) ou sur œufs de poule embryonnés obtenus à partir d'élevages exempts de microorganismes pathogènes spécifiés (*5.2.2*). La suspension virale est récoltée et mélangée à une solution stabilisante appropriée. Le mélange est ensuite cryodesséché.

CHOIX DE LA SOUCHE VACCINALE

Seule peut être utilisée dans la préparation du vaccin une souche de virus qui a été reconnue conforme aux caractéristiques d'innocuité, de transmissibilité (y compris la transmission à travers le placenta et par le sperme), d'irréversibilité de l'atténuation et de pouvoir immunogène.

La souche peut avoir un marqueur génétique. Les essais ci-après peuvent être utilisés lors de la démonstration de l'innocuité (*5.2.6*) et de l'efficacité (*5.2.7*).

Innocuité

A. Utilisez 10 porcelets âgés de 3 à 4 semaines et ne possédant pas d'anticorps contre le virus ou contre une fraction du virus de la maladie d'Aujeszky. Une quantité de virus correspondant à 10 doses de vaccin est administrée par une voie recommandée à chacun d'eux. 10 porcelets du même âge, de la même origine et ne possédant pas d'anticorps contre le virus ou contre une fraction du virus de la maladie d'Aujeszky sont retenus comme témoins. Les porcelets sont mis en observation pendant 21 jours et restent en bonne santé. La courbe pondérale des porcelets vaccinés ne diffère pas de manière significative de celle des témoins.

B. Les animaux utilisés dans l'essai du pouvoir immunogène sont également utilisés pour évaluer l'innocuité. La température rectale de chaque animal vacciné est relevée au moment de la vaccination puis 6 h, 24 h et 48 h plus tard. Aucun animal ne présente une élévation de température supérieure à 1,5 °C et le nombre d'animaux qui présentent une température supérieure à 41 °C ne dépasse pas 10 pour cent du groupe. Aucune autre réaction générale (par exemple, anorexie) ne se produit. La présence de réactions locales au site d'injection est recherchée lors de l'abattage. Il ne se produit aucune réaction locale anormale attribuable au vaccin.

C. Les animaux utilisés pour les essais sur le terrain sont également utilisés pour évaluer l'innocuité. Un essai est effectué pour chaque catégorie d'animaux auxquels le vaccin est destiné (truies, porcs charcutiers). Au minimum 3 groupes d'au moins 20 animaux sont utilisés avec des groupes correspondants d'au moins 10 témoins. La température rectale de chaque animal est relevée au moment de la vaccination, puis 6 h, 24 h et 48 h plus tard. Aucun animal ne présente une élévation de température supérieure à 1,5 °C et le nombre d'animaux qui présentent une température supérieure à 41 °C ne dépasse pas 25 pour cent du groupe. La présence de réactions locales au site d'injection est recherchée lors de l'abattage. Il ne se produit aucune réaction locale anormale attribuable au vaccin.

D. Utilisez 10 porcelets âgés de 3 à 5 jours et ne possédant pas d'anticorps contre le virus ou contre une fraction du virus de la maladie d'Aujeszky. Une quantité de virus correspondant à 10 doses de vaccin est administrée par voie intranasale à chacun d'eux. Les animaux sont mis en observation pendant 21 jours. Aucun des porcelets ne meurt ni ne présente de signe nerveux attribuable au virus vaccinal.

E. Cet essai n'est pas nécessaire dans le cas des souches gE-négatives. Utilisez 5 porcelets, âgés de 3 à 5 jours. Une quantité de virus correspondant à $10^{4,5}$ $DICC_{50}$ est injectée par voie intracérébrale à chacun d'eux. Aucun des porcelets ne meurt ni ne présente de signes d'atteinte neurologique.

F. 10 porcelets âgés de 3 à 4 semaines et ne possédant pas d'anticorps contre le virus ou contre une fraction du virus de la maladie d'Aujeszky reçoivent une injection journalière de 2 mg de prednisolone par kilogramme de masse corporelle pendant 5 jours consécutifs. Au 3e jour, une quantité de virus correspondant à 1 dose de vaccin est administrée à chaque porcelet par une voie recommandée. Des agents antimicrobiens peuvent être administrés pour éviter des signes non spécifiques. Les porcelets sont mis en observation pendant 21 jours suivant l'administration du virus et restent en bonne santé.

G. 15 truies gravides ne possédant pas d'anticorps contre le virus ou contre une fraction du virus de la maladie d'Aujeszky sont utilisées. 5 truies reçoivent chacune, par une voie recommandée, une quantité de virus correspondant à 10 doses de vaccin pendant la 4e ou la 5e semaine de la gestation et 5 autres truies reçoivent la même quantité de virus, par la même voie pendant la 10e ou la 11e semaine de la gestation. Les autres 5 truies gravides sont retenues comme témoins. Par rapport aux témoins, la durée de gestation des truies vaccinées, le nombre de porcelets nés des truies vaccinées et l'incidence d'anomalies chez les porcelets ne diffèrent pas de manière significative. Chez les porcelets nés des truies vaccinées : effectuez des essais d'anticorps contre le virus de la maladie d'Aujeszky ; effectuez des essais d'antigène du virus de la maladie d'Aujeszky dans le foie et les poumons de ceux qui présentent des anomalies et sur un quart des porcelets sains. Aucun antigène du virus de la maladie d'Aujeszky n'est retrouvé chez les porcelets nés des truies vaccinées et aucun anticorps contre le virus de la maladie d'Aujeszky n'est détecté dans leur sérum prélevé avant la tétée de colostrum.

Excrétion virale. 18 porcs, âgés de 3 à 4 semaines et qui n'ont pas d'anticorps contre le virus ou contre une fraction du virus de la maladie d'Aujeszky sont utilisés. 14 des porcs reçoivent chacun 1 dose de vaccin par une voie et au site recommandés. 4 porcs sont gardés comme témoins de contact. Des recherches de sensibilité appropriée sont effectuées sur les sécrétions nasales et orales de chaque porc pour détecter le virus ; des écouvillonnages oraux et de la cavité nasale sont effectués journellement jusqu'à 10 jours après la vaccination. Le vaccin est acceptable si le virus n'est pas isolé à partir des sécrétions.

Transmissibilité. L'essai est effectué 4 fois. Chaque fois une quantité de virus correspondant à 1 dose de vaccin est administrée par une voie recommandée à chacun de 4 porcelets âgés de 3 à 4 semaines et ne possédant pas d'anticorps contre le virus ou contre une fraction du virus de la maladie d'Aujeszky. 1 jour après l'administration, 2 autres porcelets du même âge et ne possédant pas d'anticorps contre le virus ou contre une fraction du virus de la maladie d'Aujeszky sont mis en contact proche avec les porcelets vaccinés. Après 5 semaines, une recherche d'anticorps contre le virus de la maladie d'Aujeszky est effectuée sur tous les animaux. Des anticorps contre le virus de la maladie d'Aujeszky ne sont trouvés chez aucun groupe de témoins de contact. Tous les porcelets vaccinés présentent des anticorps.

Retour à la virulence. Utilisez 2 porcelets âgés de 3 à 5 jours et ne possédant pas d'anticorps contre le virus ou contre une fraction du virus de la maladie d'Aujeszky. Une quantité de virus correspondant à 1 dose de vaccin est administrée par voie intranasale à chacun d'eux. Après 3 à 5 jours, on effectue des prélèvements de cerveau, de poumon, d'amygdales et des glandes lymphatiques locales sur chaque porcelet et les prélèvements sont ensuite mélangés. 1 ml de la suspension des prélèvements mélangés est administré par voie intranasale à chacun de 2 autres porcelets de même âge et de même réceptivité. Cette opération est répétée au moins 4 fois, le dernier passage étant effectué sur 5 porcelets au moins. La présence de virus est vérifiée à chaque passage par voie directe ou indirecte. Si le virus n'est plus retrouvé, une deuxième série de passages est effectuée. Aucun porcelet ne meurt ni ne présente de troubles neurologiques attribuables au virus vaccinal. Aucune indication d'une augmentation de virulence par rapport au virus d'origine n'est observée.

Pouvoir immunogène. Au moins 10 porcs charcutiers de l'âge recommandé pour la vaccination et ne possédant pas d'anticorps contre le virus ou contre une fraction du virus de la maladie d'Aujeszky sont utilisés. La masse corporelle d'aucun animal ne s'écarte de la moyenne du groupe de plus de 20 pour cent. Chaque animal est vacciné selon le schéma de vaccination et par une voie recommandés. 5 porcs semblables sont retenus comme témoins. A la fin de la période d'engraissement (80 kg à 90 kg), chaque porc est pesé et une quantité appropriée d'une souche virulente du virus de la maladie d'Aujeszky est administrée par voie intranasale (une épreuve au moyen de 10^6 $DICC_{50}$ au moins, dans 4 ml de diluant au moins, d'une souche virulente ayant subi 3 passages au maximum s'est avérée appropriée). Le titre du virus dans des écouvillonnages de la cavité nasale de chaque porc est déterminé journellement à partir du jour avant l'épreuve et jusqu'à ce que le virus ne soit plus décelé. 7 jours après l'épreuve virulente ou au moment de la mort si celle-ci survient plus tôt, chaque porc est pesé et le gain moyen quotidien pour cent est calculé. La moyenne des gains moyens quotidiens est calculée pour le groupe des porcs vaccinés et pour celui des porcs témoins. Le vaccin satisfait à l'essai si :

- tous les porcs vaccinés survivent et la différence entre les moyennes des gains moyens quotidiens des 2 groupes est d'au moins 1,5,
- la moyenne géométrique des titres et la durée d'excrétion du virus d'épreuve sont réduites de façon significative chez les animaux vaccinés par rapport aux animaux témoins.

L'essai n'est valable que si tous les porcs témoins présentent des signes de la maladie d'Aujeszky et la moyenne de leurs gains moyens quotidiens est inférieure à – 0,5.

Si le vaccin est recommandé pour la protection passive des porcelets par vaccination de la truie, la conformité de la souche à cette fin peut être démontrée par l'essai suivant. 8 truies ne possédant pas d'anticorps contre le virus ou contre une fraction du virus de la maladie d'Aujeszky sont vaccinées selon le schéma de vaccination et par une voie recommandés et 4 truies sont retenues comme témoins. Les porcelets issus des truies reçoivent une quantité appropriée d'une souche virulente du virus de la maladie d'Aujeszky à l'âge de 6 à 10 jours. Les porcelets sont mis en observation pendant 21 jours. Le vaccin est satisfaisant s'il produit un taux de protection contre la mortalité de 80 pour cent au minimum des porcelets issus des truies vaccinées par comparaison avec les porcelets témoins. L'essai n'est valable que si le nombre moyen de porcelets par portée est de 6 au moins.

ESSAIS EFFECTUÉS SUR CHAQUE LOT

L'essai décrit sous Activité n'est pas nécessairement effectué pour l'essai de routine des lots de vaccin. Il est effectué, pour un vaccin donné, une ou plusieurs fois, selon les modalités décidées par ou avec l'accord de l'Autorité compétente ; lorsque cet essai n'est pas effectué, un autre essai validé approprié est effectué, les critères d'acceptation étant déterminés par rapport à un lot de vaccin qui a donné des résultats satisfaisants dans l'essai décrit sous Activité.

IDENTIFICATION

Administré à des animaux ne possédant pas d'anticorps contre le virus ou contre une fraction du virus de la maladie d'Aujeszky, le vaccin suscite la formation d'anticorps spécifiques neutralisants.

ESSAI

Innocuité. Utilisez au moins 2 porcelets de l'âge minimal indiqué pour la vaccination et ne possédant pas d'anticorps contre le virus ou contre une fraction du virus de la maladie d'Aujeszky et injectez à chacun d'eux, par une voie recommandée, 10 doses de vaccin sous un volume approprié. Mettez les animaux en observation pendant 14 jours. Il ne se produit aucune réaction anormale, locale ou générale.

Virus étrangers. Neutralisez le vaccin par un immunosérum monospécifique ou par des anticorps monoclonaux et inoculez-le à des cultures cellulaires reconnues sensibles aux virus pathogènes pour le porc et aux pestivirus. Maintenez les cultures pendant 14 jours et effectuez 1 passage au moins pendant cette période. Il ne se développe pas d'effet cytopathogène ; les cellules ne présentent pas de signe de la présence d'agents hémadsorbants. Effectuez une recherche spécifique des pestivirus.

Stérilité. Le vaccin satisfait à l'essai de stérilité prescrit dans la monographie *Vaccins pour usage vétérinaire (0062)*.

Mycoplasmes (*2.6.7*). Le vaccin satisfait à l'essai des mycoplasmes.

Titre en virus. Titrez le vaccin reconstitué sur le même substrat que celui utilisé pour la production (cultures cellulaires ou inoculation dans la cavité allantoïdienne d'œufs de poule embryonnés). 1 dose de vaccin contient au moins la quantité de virus correspondant au titre minimal indiqué sur l'étiquette.

ACTIVITÉ

Utilisez au moins 5 porcs pesant chacun 15 kg à 35 kg et ne possédant pas d'anticorps contre le virus ou contre une fraction du virus de la maladie d'Aujeszky. La masse corporelle d'aucun porc ne s'écarte de la moyenne du groupe de plus de 25 pour cent. Administrez à chaque porc, par une voie recommandée, 1 dose du vaccin. Retenez 5 porcs semblables comme témoins. Après 3 semaines, pesez chaque porc, puis administrez par voie intranasale une quantité appropriée d'une souche virulente du virus de la maladie d'Aujeszky. 7 jours après l'épreuve virulente ou au moment de la mort si celle-ci survient plus tôt, pesez chaque porc et calculez le gain moyen quotidien pour cent. Calculez la moyenne des gains moyens quotidiens pour le groupe des porcs vaccinés et celui des porcs témoins. Le vaccin satisfait à l'essai si tous les porcs vaccinés survivent et la différence entre les moyennes des gains moyens quotidiens des 2 groupes est d'au moins 1,6. L'essai n'est valable que si tous les porcs témoins présentent des signes de la maladie d'Aujeszky et si la moyenne de leurs gains moyens quotidiens est inférieure à – 0,5.

ÉTIQUETAGE

L'étiquette indique :

- le substrat utilisé pour la production du vaccin (cultures cellulaires ou œufs),
- le titre minimal en virus.

01/2002:0448

VACCIN VIVANT CRYODESSÉCHÉ DE LA MALADIE DE CARRÉ POUR LE CHIEN

Vaccinum morbi Carrei vivum cryodesiccatum ad canem

DÉFINITION

Le vaccin vivant cryodesséché de la maladie de Carré pour le chien est une préparation d'une souche du virus de la maladie de Carré atténuée, pour administration au chien.

PRODUCTION

Le virus est multiplié dans des cultures cellulaires appropriées (*5.2.4*) ou dans des œufs de poule embryonnés provenant d'un élevage exempt de microorganismes pathogènes spécifiés (*5.2.2*). La suspension virale est récoltée, titrée et peut être mélangée à une solution stabilisante appropriée. Le vaccin est ensuite cryodesséché.

CHOIX DE LA SOUCHE VACCINALE

Il est démontré que la souche est satisfaisante quant à son innocuité (*5.2.6*), son absence d'augmentation de la virulence et son pouvoir immunogène (*5.2.7*). Les essais ci-après peuvent être utilisés lors de la démonstration de l'innocuité, de l'absence d'augmentation de la virulence et du pouvoir immunogène.

Innocuité. Effectuez l'essai pour chacune des voies d'administration recommandées. Utilisez 5 chiots réceptifs, de l'âge minimal recommandé pour la vaccination et qui ne possèdent pas d'anticorps dirigés contre le virus de la maladie de Carré. Administrez à chacun d'eux, par une voie recommandée, une quantité de virus correspondant à au moins 10 fois le titre maximal en virus susceptible d'être atteint dans une dose de vaccin. Placez les chiots en observation pendant 42 jours. Ils restent en bonne santé et ne présentent pas de réaction locale ou générale anormale.

Si le vaccin est recommandé pour les chiennes gestantes, inoculez le virus à 5 chiennes au stade de gestation recommandé ou à plusieurs stades selon le schéma recommandé. Prolongez la période d'observation jusqu'à 1 jour après la mise bas. Les chiens restent en bonne santé et aucune réaction anormale, locale ou générale, n'est observée. Aucun effet indésirable ni sur la gestation, ni sur la progéniture n'est observé.

Augmentation de la virulence. Administrez, par une voie recommandée, à 2 chiots, âgés de 5 à 7 semaines et n'ayant pas d'anticorps dirigés contre le virus de la maladie de Carré, une quantité de virus correspondant à 1 dose de vaccin. 5 à 10 jours plus tard, sacrifiez les chiots et prélevez sur chaque chiot la muqueuse nasale, les amygdales, le thymus, la rate et les poumons et leurs ganglions lymphatiques voisins ; mélangez les prélèvements et administrez par voie intranasale à chacun de 2 autres chiots de mêmes âge et sensibilité 1 ml du mélange ; effectuez cette opération au moins 5 fois ; vérifiez la présence du virus à chaque passage directement ou indirectement. Si le virus n'est plus retrouvé, effectuez une deuxième série de passages. Inoculez à des chiots du virus au niveau de passage le plus élevé qui ait été retrouvé puis observez les chiots pendant 42 jours. S'il apparaît des réactions, comparez-les à celles observées lors de l'essai d'innocuité décrit ci-dessus. Aucune indication d'une augmentation de virulence par rapport au virus d'origine ne doit être observée.

Pouvoir immunogène. L'essai décrit sous Activité convient à la mise en évidence du pouvoir immunogène de la souche.

ESSAIS EFFECTUÉS SUR CHAQUE LOT

Si l'essai d'activité a été effectué avec des résultats satisfaisants sur un lot de vaccin représentatif, il peut être omis en tant que contrôle de routine sur les autres lots de vaccin préparés à partir du même lot de semence.

IDENTIFICATION

Le vaccin reconstitué selon les indications figurant sur l'étiquette, puis mélangé à un immunosérum monospécifique de la maladie de Carré, ne provoque plus d'effets cytopathogènes sur des cultures cellulaires sensibles.

ESSAI

Innocuité. Utilisez 2 chiots de l'âge minimal recommandé pour la vaccination et n'ayant pas d'anticorps dirigés contre le virus de la maladie de Carré. Administrez à chacun d'eux, par une voie recommandée, 10 doses de vaccin. Placez les animaux en observation pendant 14 jours. Ils restent en bonne santé et ne présentent pas de réaction anormale, locale ou générale.

Virus étrangers. Mélangez le vaccin à un immunosérum monospécifique approprié dirigé contre le virus de la maladie de Carré, et inoculez le mélange à des cultures cellulaires sensibles aux virus pathogènes pour le chien. Effectuez un passage après 6-8 jours et maintenez les cultures pendant 14 jours. Il ne se manifeste pas d'effet cytopathogène. Il n'est observé aucun signe de présence d'agents hémadsorbants.

Contamination bactérienne et fongique. Le vaccin reconstitué satisfait à l'essai de stérilité prescrit sous *Vaccins pour usage vétérinaire (0062).*

Mycoplasmes (*2.6.7*). Le vaccin reconstitué satisfait à l'essai des mycoplasmes.

Titre en virus. Titrez le vaccin reconstitué sur des cultures cellulaires appropriées. Une dose du vaccin contient au moins la quantité de virus correspondant au titre minimal indiqué sur l'étiquette.

ACTIVITÉ

Utilisez 7 chiots réceptifs, âgés de 8 à 16 semaines et n'ayant pas d'anticorps dirigés contre le virus de la maladie de Carré. Vaccinez 5 d'entre eux, selon les indications d'emploi. Gardez les 2 autres chiots comme témoins. Placez tous les animaux en observation pendant 21 jours, puis injectez à chacun d'eux, par voie intraveineuse, une quantité de virus de la maladie de Carré suffisante pour provoquer la mort ou des symptômes typiques de la maladie chez un chien réceptif. Replacez les animaux en observation pendant 21 jours. Les animaux qui présentent des symptômes typiques de la maladie de Carré sont sacrifiés afin d'éviter une souffrance inutile. L'essai n'est pas valable et doit être répété si au moins un des 2 chiens témoins ne meurt pas de la maladie de Carré ou s'il ne présente pas des symptômes typiques sérieux. Le vaccin satisfait à l'essai si les chiots vaccinés restent en bonne santé.

Vaccins

01/2002:0449

VACCIN VIVANT CRYODESSÉCHÉ DE LA MALADIE DE CARRÉ POUR MUSTÉLIDÉS

Vaccinum morbi Carrei vivum cryodesiccatum ad mustelidas

DÉFINITION

Le vaccin vivant cryodesséché de la maladie de Carré pour mustélidés est une préparation d'une souche atténuée pour le furet du virus de la maladie de Carré.

PRODUCTION

Le virus atténué est multiplié sur des cultures cellulaires appropriées (*5.2.4*) ou dans des œufs de poules embryonnés provenant d'un élevage sain.

CHOIX DE LA SOUCHE VACCINALE

Seule une souche de virus qui a été reconnue conforme aux caractéristiques d'atténuation et de pouvoir immunogène peut être utilisée dans la préparation du vaccin. Les essais ci-après peuvent être utilisés lors de la démonstration de l'innocuité (*5.2.6*) et du pouvoir immunogène (*5.2.7*).

Atténuation. Un volume d'une suspension virale, correspondant à 5 doses de vaccin, injecté par voie intramusculaire à chacun de 2 furets réceptifs ne produit pas d'altération pathologique dans un délai de 21 jours.

Pouvoir immunogène. L'essai décrit sous Activité convient à la mise en évidence du pouvoir immunogène de la souche.

ESSAIS EFFECTUÉS SUR CHAQUE LOT

Si l'essai d'activité a été effectué avec de bons résultats sur un lot représentatif du vaccin, cet essai peut ne pas être répété en tant que contrôle de routine sur les autres lots de vaccin préparés à partir du même lot de semence, sous réserve de l'autorisation de l'Autorité compétente.

IDENTIFICATION

Le vaccin reconstitué d'après les indications figurant sur l'étiquette, puis mélangé à un immunosérum spécifique anti-Carré, ne provoque plus d'effets cytopathogènes sur des cultures cellulaires sensibles, ni de lésions sur les membranes chorio-allantoïdiennes d'œufs de poules embryonnés âgés de 9 à 11 jours.

ESSAI

Innocuité. Utilisez 2 furets réceptifs, exempts d'anticorps neutralisant le virus de la maladie de Carré. Injectez à chacun d'eux, par la voie d'administration recommandée sur l'étiquette, le double de la dose du vaccin reconstitué. Mettez les animaux en observation pendant 21 jours. Ils restent en bonne santé et il ne se produit aucune réaction anormale, locale ou générale.

Virus étrangers. Mélangez le vaccin reconstitué à un immunosérum monospécifique. Il ne provoque plus d'effets cytopathogènes sur des cultures cellulaires sensibles. Il ne se manifeste aucun signe de la présence d'agents hémagglutinants et hémadsorbants.

Contamination bactérienne et fongique. Le vaccin reconstitué satisfait à l'essai de stérilité prescrit dans la monographie *Vaccins pour usage vétérinaire (0062)*.

Mycoplasmes (*2.6.7*). Le vaccin reconstitué satisfait à l'essai des mycoplasmes.

Titre en virus. Titrez le vaccin reconstitué sur des cultures cellulaires appropriées ou dans des œufs de poules embryonnés âgés de 9 à 11 jours. Une dose de vaccin contient au moins la quantité de virus correspondant au titre minimal indiqué sur l'étiquette.

ACTIVITÉ

Utilisez 7 furets réceptifs exempts d'anticorps neutralisant le virus de la maladie de Carré. Vaccinez 5 furets selon les instructions d'emploi. Gardez-en 2 comme témoins. Mettez tous les animaux en observation pendant 21 jours, puis inoculez à chacun d'eux, par voie intramusculaire, une quantité suffisante de virus de la maladie de Carré pour provoquer la mort chez le furet réceptif. Mettez les animaux en observation pendant une nouvelle période de 21 jours. L'essai n'est pas valable si 1 ou les 2 furets témoins ne meurent pas de la maladie de Carré. Le vaccin satisfait à l'essai si les furets vaccinés restent en bonne santé.

01/2002:0065

VACCIN VIVANT CRYODESSÉCHÉ DE LA PESTE PORCINE CLASSIQUE

Vaccinum pestis classicae suillae vivum cryodesiccatum

DÉFINITION

Le vaccin vivant cryodesséché de la peste porcine classique est une préparation obtenue à partir d'une souche de virus de la peste porcine classique qui a perdu son pouvoir pathogène pour le porc par adaptation soit à la culture cellulaire soit au lapin.

PRODUCTION

Dans le cas du vaccin préparé sur lapin, le lot de semence (ou le vaccin) est produit à partir d'organes homogénéisés et/ou de sang de lapins provenant d'élevages sains, sacrifiés lors de l'acmé thermique consécutive à l'inoculation intraveineuse du virus. La préparation est ensuite cryodesséchée.

CHOIX DE LA SOUCHE VACCINALE

Seule une souche de virus qui a été reconnue conforme aux caractéristiques d'innocuité, de non-diffusibilité, d'irréversibilité de l'atténuation et de pouvoir immunogène peut être utilisée dans la préparation du vaccin. Les essais ci-après peuvent être utilisés lors de la démonstration de l'innocuité (*5.2.6*) et de l'efficacité (*5.2.7*) du vaccin.

La dose de vaccin utilisée dans tous les essais décrits ci-dessous est déterminée par le producteur sur la base d'expériences antérieures.

Essais sur porcs

Choix des animaux. Les porcelets sont âgés de 6 à 7 semaines. Les truies sont des primipares. Les animaux sont en bonne santé, ne doivent avoir eu aucun contact avec le virus de la peste porcine et, sérologiquement, doivent être exempts d'anticorps de la peste porcine et de la diarrhée des bovidés. Ils subissent une période d'adaptation d'une semaine dans les locaux où auront lieu les expériences.

Innocuité

(a) 5 porcelets reçoivent chacun, par voie intramusculaire, 10 doses de vaccin en une seule injection (groupe a).

(b) 5 porcelets sont immunodéprimés par l'injection quotidienne de 2 mg de prednisolone par kilogramme de masse corporelle pendant 5 jours consécutifs et reçoivent le 3e jour une dose de vaccin (groupe b).

Vaccins

Les animaux des groupes (a) et (b) sont placés en observation pendant 21 jours. Ils doivent rester en bonne santé. Le tracé thermique et la courbe pondérale, comparés à ceux des témoins, ne doivent pas présenter de différences significatives.

(c) 10 truies gestantes non immunes reçoivent chacune, par voie intramusculaire entre le 25e et le 35e jour de la gestation, 2 doses de vaccin en une seule injection. 10 truies gestantes non immunes du même âge et de la même origine reçoivent, au lieu des 2 doses de vaccin, un volume égal d'une solution de *chlorure de sodium R* à 9 g/l. La souche vaccinale ne provoque d'anomalies ni au cours de la gestation, ni chez les porcelets.

Non-diffusibilité. 12 porcelets de même origine sont réunis en un seul lot. 6 sont vaccinés normalement, les 6 autres servent de témoins de contact. Après 40 jours, tous les porcelets sont mis à l'épreuve par l'inoculation, par voie intramusculaire, d'une quantité suffisante de virus virulent (voir Activité) qui tue en 7 jours un porcelet non vacciné. Les porcelets vaccinés doivent résister à l'épreuve alors que les témoins de contact doivent présenter les symptômes typiques de la peste porcine.

Irréversibilité de l'atténuation. Deux porcelets reçoivent chacun, par voie intramusculaire, une dose de vaccin. 7 jours plus tard, 5 ml de sang sont prélevés sur chaque animal et les prélèvements sont mélangés. 2 nouveaux porcelets reçoivent chacun, par voie intramusculaire, 5 ml du mélange. L'opération est répétée 6 fois. Les animaux ne doivent présenter aucun symptôme de la peste porcine et leur croissance doit rester normale.

Pouvoir immunogène. L'essai décrit sous Activité convient à la mise en évidence du pouvoir immunogène de la souche. La quantité de virus vaccinal correspondant à une dose de vaccin ne contient pas moins de 100 DP_{50}.

IDENTIFICATION

A. Dans le cas des vaccins préparés sur lapin et des vaccins à caractère lapinisé préparés sur cultures cellulaires, injectez, par voie intraveineuse, 0,5 ml du vaccin reconstitué d'après les indications de l'étiquette, d'une part à un ou plusieurs lapins non immuns et d'autre part à un ou plusieurs lapins immuns. Ce ou ces derniers auront été immunisés soit par une dose identique d'un vaccin de même nature, administrée par la même voie, 10 jours au moins et 2 mois au plus avant l'injection du vaccin, soit par une dose suffisante d'immunosérum administrée quelques heures avant l'injection du vaccin. Relevez la température des lapins matin et soir à partir de la 24e heure et jusqu'au 5e jour après l'injection. Le caractère pyrétogène spécifique du vaccin, qui permet son identification, se traduit par une hausse de température d'au moins 1,5 °C chez les lapins non immuns uniquement.

B. Dans le cas des vaccins préparés sur cultures cellulaires et qui n'ont pas le caractère lapinisé, le sérum de porc, immunisé à l'aide du vaccin à examiner, neutralise le virus utilisé dans la préparation du vaccin.

ESSAI

Innocuité. Injectez par voie intramusculaire à 3 porcelets présentant les caractéristiques des porcelets utilisés dans le choix de la souche vaccinale 10 doses du vaccin reconstitué en une seule injection. Mettez les animaux en observation pendant 21 jours. Le tracé thermique demeure normal et les animaux restent en bonne santé apparente et présentent une croissance normale.

Virus étrangers. Mélangez le vaccin avec un immunosérum monospécifique. Inoculé dans des cultures cellulaires sensibles, il ne provoque pas d'effet cytopathogène. Effectuez un essai d'hémagglutination à l'aide d'érythrocytes de poulet sur le liquide surnageant de la culture cellulaire. L'essai doit être négatif. Effectuez un essai d'hémadsorption sur la culture cellulaire. L'essai doit être négatif également. Utilisez 10 souris pesant chacune de 11 g à 15 g. Injectez à chacune d'elles, par voie intracérébrale, 0,03 ml du vaccin reconstitué de façon à ce qu'une dose soit contenue dans 1 ml. Mettez les animaux en observation pendant 21 jours. Si plus de 2 souris meurent dans les 48 premières heures, répétez l'essai. Pendant la période d'observation, à partir du 3e et jusqu'au 21e jour après l'injection, il ne se produit aucun effet indésirable attribuable au vaccin.

Contamination bactérienne et fongique. Le vaccin à examiner satisfait à l'essai de stérilité prescrit dans la monographie *Vaccins pour usage vétérinaire (0062)*.

Mycoplasmes (*2.6.7*). Le vaccin satisfait à l'essai des mycoplasmes.

ACTIVITÉ

L'activité du vaccin est exprimée par le nombre de doses protectrices 50 pour cent pour porcs (DP_{50}) contenues dans la dose indiquée sur l'étiquette. Le vaccin contient au moins 100 DP_{50} par dose.

Utilisez des porcelets présentant les caractéristiques des porcelets utilisés dans le choix de la souche vaccinale. Injectez par voie intramusculaire à 2 groupes de 5 porcelets :

- 1/40 de la dose du vaccin à examiner à chaque porcelet du premier groupe,
- 1/160 de la dose du vaccin à examiner à chaque porcelet du second groupe.

Utilisez 2 porcelets comme témoins.

Préparez les dilutions dans la *solution physiologique tamponnée à pH 7,2 R*. Le 14e jour après l'injection du vaccin, inoculez par voie intramusculaire à chaque porcelet vacciné et à chaque porcelet témoin une quantité suffisante de virus virulent qui tue en 7 jours un porcelet non vacciné. La préparation du virus d'épreuve est constituée par du sang de porcs infectés expérimentalement par le virus qui n'a pas subi de passages sur cultures cellulaires. Les témoins doivent mourir dans les 7 jours qui suivent l'inoculation. Mettez les animaux vaccinés en observation pendant 14 jours. Calculez le nombre de DP_{50} présent dans le vaccin à l'aide des méthodes statistiques habituelles et à partir du nombre d'animaux qui survivent sans présenter de symptômes de la peste porcine.

ÉTIQUETAGE

L'étiquette indique que le vaccin a été préparé sur cultures cellulaires ou sur lapin selon le cas.

01/2002:0450

VACCIN VIVANT CRYODESSÉCHÉ DE LA PSEUDOPESTE AVIAIRE (MALADIE DE NEWCASTLE)

Vaccinum pseudopestis aviariae vivum cryodesiccatum

DÉFINITION

Le vaccin vivant cryodesséché de la pseudopeste aviaire est une préparation d'une souche lentogène du virus de la maladie de Newcastle.

PRODUCTION

Le virus est multiplié dans la cavité allantoïdienne d'œufs de poules embryonnés, provenant d'élevages exempts de microorganismes pathogènes spécifiés (*5.2.2*), ou sur cultures cellulaires appropriées (*5.2.4*). Si les cultures cellulaires sont d'origine aviaire, elles sont obtenues à partir d'élevages exempts de microorganismes pathogènes spécifiés (*5.2.2*).

La suspension virale est récoltée et mélangée à une solution stabilisante appropriée. Le mélange est ensuite cryodesséché.

CHOIX DE LA SOUCHE VACCINALE

Seule une souche de virus, qui a été reconnue immunogène et ayant un indice de neurovirulence égal ou inférieur à 0,5, peut être utilisée dans la préparation du vaccin. Les esssais ci-après peuvent être utilisés lors de la démonstration de l'innocuité (*5.2.6*) et de l'efficacité (*5.2.7*).

Indice de neurovirulence. Un échantillon du lot de semence, reconstitué si nécessaire, est injecté dans la cavité allantoïdienne d'œufs de poules embryonnés, âgés de 9 à 11 jours et provenant d'un élevage exempt de microorganismes pathogènes spécifiés (*5.2.2*). Les œufs sont incubés pendant 2 jours et le liquide allantoïdien est récolté. Au moins 10 poussins réceptifs, âgés d'un jour (c'est-à-dire plus de 24 h mais moins de 40 h après l'éclosion) et provenant d'un élevage exempt de microorganismes pathogènes spécifiés, reçoivent chacun par injection intracérébrale 0,05 ml du liquide allantoïdien contenant une quantité de virus correspondant à 10^8 DIO_{50} au minimum. Les poussins sont mis en observation pendant 8 jours. Durant cette période, sont enregistrés chaque jour le nombre des animaux en bonne santé, celui des malades et celui des morts. Les 3 totaux sont calculés. Le total des animaux sains est affecté d'un facteur 0, celui des malades d'un facteur 1, celui des morts d'un facteur 2 ; la somme des 3 totaux est divisée par le total du nombre des animaux sains, malades et morts pour obtenir l'indice de neurovirulence.

Pouvoir immunogène. L'essai décrit sous Activité convient à la mise en évidence du pouvoir immunogène du vaccin.

ESSAIS EFFECTUÉS SUR CHAQUE LOT

Si l'essai des virus étrangers sur cultures cellulaires, celui des virus étrangers sur œufs embryonnés et celui des virus de la leucose aviaire, ainsi que l'essai d'activité, ont été effectués avec de bons résultats sur un lot représentatif du vaccin, ces essais peuvent ne pas être répétés, en tant que contrôles de routine, sur les autres lots de vaccin préparés à partir du même lot de semence, sous réserve de l'autorisation de l'Autorité compétente.

IDENTIFICATION

Mélangez le vaccin reconstitué à un immunosérum monospécifique. Il ne provoque plus l'hémagglutination d'une suspension d'érythrocytes de poulets en concentration appropriée, n'infecte plus des œufs de poules embryonnés réceptifs, âgés de 9 à 11 jours, ni des cultures sensibles dans lesquels il a été inoculé.

ESSAI

Innocuité. Utilisez 10 poussins au moins, de l'âge minimal indiqué sur l'étiquette ou sur la notice pour la vaccination, provenant d'un élevage exempt de microorganismes pathogènes spécifiés (*5.2.2*). Administrez par voie oculaire à chacun d'eux 10 doses de vaccin reconstitué de façon à obtenir la concentration adaptée à l'essai. Mettez les animaux en observation pendant 21 jours. Dans le cas de vaccins destinés à la vaccination de poussins âgés de 2 semaines ou plus, utilisez les poussins inoculés dans l'essai des agents étrangers sur poussins. Si pendant la période d'observation, plus de 2 poussins meurent pour des causes non attribuables au vaccin, répétez l'essai. Le vaccin satisfait à l'essai si aucun des poussins ne présente de symptômes cliniques graves, en particulier des symptômes respiratoires, ni ne meurt pour des causes attribuables au vaccin.

Agents étrangers sur poussins (*2.6.6*). Le vaccin satisfait à l'essai des agents étrangers sur poussins.

Mycoplasmes (*2.6.7*). Le vaccin satisfait à l'essai des mycoplasmes.

Contamination bactérienne et fongique. Effectuez le contrôle de la contamination bactérienne et fongique par une technique quantitative. Le vaccin ne contient pas plus d'un microorganisme saprophyte par dose et est exempt de microorganismes pathogènes. Les vaccins destinés à l'administration par voie parentérale, ainsi que le liquide délivré avec la préparation, satisfont à l'essai de stérilité prescrit dans la monographie *Vaccins pour usage vétérinaire (0062)*.

Titre en virus. Titrez le vaccin reconstitué sur cultures cellulaires ou par inoculation dans la cavité allantoïdienne d'œufs de poules embryonnés âgés de 9 à 11 jours. Une dose de vaccin contient au moins la quantité de virus, correspondant au titre minimal en virus indiqué sur l'étiquette.

Virus étrangers sur cultures cellulaires (*2.6.5*). Le vaccin neutralisé satisfait à l'essai des virus étrangers sur cultures cellulaires.

Virus étrangers sur œufs embryonnés (*2.6.3*). Le vaccin neutralisé satisfait à l'essai des virus étrangers sur œufs embryonnés.

Virus de la leucose aviaire (*2.6.4*). Le vaccin neutralisé satisfait à l'essai des virus de la leucose aviaire.

ACTIVITÉ

Utilisez des poussins réceptifs, de l'âge minimal indiqué sur l'étiquette ou sur la notice pour la vaccination et provenant du même élevage exempt de microorganismes pathogènes spécifiés (*5.2.2*). Administrez à au moins 20 d'entre eux et par sujet, pour chacune des voies d'administration indiquées, un volume de vaccin reconstitué contenant la quantité de virus correspondant au titre minimal en virus indiqué sur l'étiquette ou sur la notice. Retenez 10 poussins comme témoins. Après 14 à 21 jours, soumettez tous les animaux à l'épreuve en inoculant par voie intramusculaire à chacun d'eux 10^5 DL_{50} d'une souche virulente du virus de la maladie de Newcastle. Mettez tous les poussins en observation pendant 10 jours. Le vaccin satisfait à l'essai si, à la fin de la période d'observation, 90 pour cent au moins des animaux vaccinés survivent sans présenter de symptômes de la maladie et si tous les témoins meurent au cours des 6 jours qui suivent l'inoculation de la souche virulente d'épreuve.

ÉTIQUETAGE

L'étiquette indique l'âge des animaux à vacciner.

Vaccins

01/2002:0696

VACCIN VIVANT CRYODESSÉCHÉ DE LA RHINOTRACHÉITE INFECTIEUSE BOVINE

Vaccinum rhinotracheitidis infectivae bovinae vivum cryodesiccatum

DÉFINITION

Le vaccin vivant cryodesséché de la rhinotrachéite infectieuse bovine est une préparation d'une ou de plusieurs souches atténuées du virus de la rhinotrachéite infectieuse bovine (herpesvirus 1 bovin).

PRODUCTION

Le virus est cultivé en cultures cellulaires appropriées (*5.2.4*). La suspension virale est récoltée et mélangée à une solution stabilisante appropriée. Le mélange est ensuite cryodesséché.

CHOIX DE LA SOUCHE VACCINALE

Seule peut être utilisée dans la préparation du vaccin une souche de virus qui a été reconnue conforme aux caractéristiques d'innocuité (y compris l'absence de pouvoir abortif et de passage à travers le placenta), d'irréversibilité de l'atténuation et du pouvoir immunogène. En outre, la souche peut contenir des marqueurs. Les essais ci-après peuvent être utilisés lors de la démonstration de l'innocuité (*5.2.6*) et de l'efficacité (*5.2.7*) du vaccin.

Innocuité. Une quantité de virus correspondant à 10 doses de vaccin est administrée par la voie indiquée à chacun de 5 veaux âgés de 3 mois, ou de l'âge minimal recommandé pour la vaccination si celui-ci est inférieur à 3 mois, et n'ayant pas d'anticorps contre le virus de la rhinotrachéite infectieuse bovine. Les veaux sont mis en observation pendant 21 jours. Les animaux restent en bonne santé et il ne se produit aucune réaction significative locale ou générale.

Pouvoir abortif et passage à travers le placenta. 24 vaches gravides et n'ayant pas d'anticorps contre le virus de la rhinotrachéite infectieuse bovine sont utilisées pour l'essai. 8 sont dans le quatrième mois de la gestation, 8 dans le cinquième mois et 8 dans le sixième ou le septième mois. Une quantité de virus correspondant à 10 doses de vaccin est administrée à chaque vache par la voie indiquée. Les vaches sont mises en observation jusqu'à la fin de la gestation. S'il se produit un avortement, des recherches du virus de la rhinotrachéite infectieuse bovine sont effectuées ; le virus et les antigènes viraux ne sont présents ni dans le fœtus ni dans le placenta. Une recherche d'anticorps contre le virus de la rhinotrachéite infectieuse bovine est effectuée sur les veaux nés à terme avant la prise de colostrum ; de tels anticorps ne sont pas détectés.

Irréversibilité de l'atténuation. Des prélèvements appropriés sont effectués chez les 5 veaux ayant servi à l'essai de l'innocuité, au moment où le virus vaccinal est aisément détectable. La présence et le titre du virus dans ces prélèvements sont contrôlés. Ceux-ci sont ensuite mélangés et inoculés par voie nasale à 2 autres veaux réceptifs du même âge. 5 autres passages en série sont effectués, la présence du virus étant vérifiée à chaque passage. Les animaux restent en bonne santé et il ne se produit aucune réaction significative locale ou générale.

Pouvoir immunogène. L'essai décrit sous Activité convient à la mise en évidence du pouvoir immunogène de la souche.

ESSAIS EFFECTUÉS SUR CHAQUE LOT

Si l'essai de l'activité a été effectué avec de bons résultats sur un lot représentatif du vaccin, cet essai peut ne pas être répété en tant que contrôle de routine sur les autres lots de vaccin préparés à partir du même lot de semence, sous réserve de l'autorisation de l'Autorité compétente.

IDENTIFICATION

A. Reconstituez le vaccin d'après les indications figurant sur l'étiquette. Le vaccin reconstitué, mélangé à une quantité appropriée d'un immunosérum monospécifique n'est plus en mesure d'infecter des cultures cellulaires sensibles dans lesquelles il a été inoculé.

B. Les marqueurs éventuels de la souche sont contrôlés.

ESSAI

Innocuité. Utilisez 2 veaux réceptifs, âgés de 3 mois ou de l'âge minimal recommandé pour la vaccination, si cet âge est inférieur à 3 mois. Administrez à chacun d'eux par la voie indiquée sur l'étiquette 10 doses de vaccin reconstitué. Mettez les veaux en observation pendant 21 jours. Le vaccin satisfait à l'essai si les animaux restent en bonne santé et s'il ne se produit aucune réaction significative locale ou générale.

Contamination bactérienne et fongique. Le vaccin reconstitué satisfait à l'essai de stérilité prescrit dans la monographie *Vaccins pour usage vétérinaire (0062)*.

Mycoplasmes (*2.6.7*). Le vaccin reconstitué satisfait à l'essai des mycoplasmes.

Virus étrangers. Neutralisez le vaccin par un immunosérum monospécifique et inoculez-le à des cultures cellulaires appropriées. Maintenez les cultures pendant 14 jours et effectuez un passage à 7 jours. Les cultures cellulaires ne présentent aucun signe de contamination virale.

Titre en virus. Titrez le vaccin reconstitué sur des cultures cellulaires sensibles à une température qui favorise la multiplication du virus. Une dose de vaccin contient au moins la quantité de virus correspondant au titre minimal indiqué sur l'étiquette.

ACTIVITÉ

Utilisez des veaux réceptifs, âgés de 2 à 3 mois et exempts d'anticorps contre le virus de la rhinotrachéite infectieuse bovine. Administrez à 5 veaux, par la voie indiquée sur l'étiquette, un volume de vaccin reconstitué contenant la quantité de virus correspondant au titre minimal en virus indiqué sur l'étiquette. Retenez 2 veaux comme témoins. Après 21 jours, inoculez à chacun des 7 veaux, par voie nasale, une quantité suffisante de virus de la rhinotrachéite infectieuse bovine pour provoquer, chez le veau réceptif, des symptômes typiques de la maladie, tels que fièvre, jetage, larmoiement et ulcération de la muqueuse nasale. Mettez les animaux en observation pendant 21 jours. Les veaux vaccinés présentent tout au plus des symptômes bénins ; les témoins présentent des symptômes typiques. Chez au moins 4 des 5 veaux vaccinés, le titre maximal en virus dans le mucus nasal est inférieur à la moyenne des titres maximaux trouvés chez les veaux témoins d'au moins 100 fois ; la moyenne du nombre de jours où le virus est excrété est inférieure d'au moins 3 jours chez les veaux vaccinés par rapport aux témoins.

Vaccins

01/2002:1206

VACCIN VIVANT CRYODESSÉCHÉ DE LA RHINOTRACHÉITE VIRALE DU CHAT

Vaccinum rhinotracheitidis viralis felinae vivum cryodesiccatum

DÉFINITION

Le vaccin vivant cryodesséché de la rhinotrachéite virale du chat est une préparation d'une souche appropriée du virus de la rhinotrachéite du chat (virus herpès félin type 1).

PRODUCTION

La souche vaccinale est cultivée dans des cultures cellulaires appropriées (*5.2.4*). La suspension virale est récoltée et mélangée à une solution stabilisante appropriée. Le mélange est ensuite cryodesséché.

CHOIX DE LA SOUCHE VACCINALE

Seule peut être utilisée dans la préparation du vaccin une souche de virus qui a été reconnue conforme aux caractéristiques d'innocuité, de retour à la virulence et de pouvoir immunogène ; si le vaccin n'est pas contre-indiqué chez la chatte en gestation, l'innocuité dans ces conditions est démontrée. Les essais ci-après peuvent être utilisés lors de la démonstration de l'innocuité (*5.2.6*) et de l'efficacité (*5.2.7*) du vaccin.

Innocuité. Utilisez 10 chats ayant l'âge minimal indiqué pour la vaccination et n'ayant pas d'anticorps contre le virus de la rhinotrachéite du chat et administrez par une voie recommandée à chacun d'eux une quantité de virus correspondant à 10 fois le titre maximal qu'on peut s'attendre à trouver dans un lot de vaccin. Mettez les chats en observation pendant 21 jours. Les animaux restent en bonne santé et il ne se produit aucune réaction anormale locale ou générale.

Retour à la virulence. Utilisez 2 chats n'ayant pas d'anticorps contre le virus de la rhinotrachéite du chat et administrez par une voie recommandée à chacun d'eux une quantité de virus vaccinal qui permettra de retrouver le maximum de virus pour effectuer les passages décrits ci-après (par exemple 10 fois le titre minimal indiqué sur l'étiquette). Sacrifiez les 2 chats 2 à 4 jours après l'inoculation. Prélevez le mucus nasal, les amygdales et les ganglions lymphatiques locaux et la trachée, mélangez les prélèvements, broyez-les dans 10 ml de solution saline tamponnée et laisser décanter ; utilisez 1 ml du surnageant pour inoculer 2 autres chats par voie intranasale ; effectuez cette opération au moins 5 fois. Vérifiez la présence du virus à chaque passage. Si le virus n'est plus retrouvé, effectuez une deuxième série de passages. Mettez en observation les chats qui reçoivent le dernier passage pendant 21 jours ; s'il apparaît des réactions, comparez-les à celles observées lors de l'essai d'innocuité décrit ci-dessus. Aucune indication d'une augmentation de virulence par rapport au virus d'origine n'est observée.

Pouvoir immunogène. L'essai décrit sous Activité convient à la mise en évidence du pouvoir immunogène de la souche.

ESSAIS EFFECTUÉS SUR CHAQUE LOT

Si l'essai d'activité a été réalisé avec des résultats satisfaisants sur un lot représentatif du vaccin, il est admis, sous réserve d'autorisation par l'Autorité compétente, de ne pas le répéter en tant que contrôle de routine sur les autres lots du vaccin préparés à partir du même lot de semence.

IDENTIFICATION

Mélangé à un immunosérum monospécifique, le vaccin reconstitué n'est plus en mesure d'infecter des cultures cellulaires sensibles dans lesquelles il a été inoculé.

ESSAI

Innocuité. Administrez par une voie recommandée, à 2 chats âgés de 8 à 12 semaines et n'ayant pas d'anticorps contre le virus de la rhinotrachéite du chat, 10 doses de vaccin sous un volume approprié. Mettez les animaux en observation pendant 14 jours. Les animaux restent en bonne santé et il ne se produit aucune réaction anormale locale ou générale.

Contamination bactérienne et fongique. Le vaccin reconstitué satisfait à l'essai de stérilité prescrit dans la monographie *Vaccins pour usage vétérinaire (0062)*.

Mycoplasmes (*2.6.7*). Le vaccin reconstitué satisfait à l'essai des mycoplasmes.

Virus étrangers. Neutralisez le virus vaccinal par un immunosérum monospécifique et inoculez le mélange sur des cultures cellulaires appropriées ; effectuez au moins un passage. Maintenez les cultures pendant 14 jours. Aucun effet cytopathogène ne se manifeste dans les cellules ; il n'y a aucun signe de la présence d'agents hémadsorbants ou de contamination virale.

Titre en virus. Titrez le vaccin reconstitué sur des cultures cellulaires sensibles, à une température qui favorise la multiplication du virus. Une dose de vaccin contient au moins la quantité de virus correspondant au titre minimum indiqué sur l'étiquette.

ACTIVITÉ

Utilisez des chats âgés de 8 à 12 semaines et ne possédant pas d'anticorps contre le virus de la rhinotrachéite du chat. Vaccinez 10 chats selon le mode d'emploi et gardez 10 chats comme témoins. 4 semaines après la dernière injection de vaccin, inoculez à chacun des 20 chats, par voie intranasale, une quantité de virus de la rhinotrachéite virale du chat suffisante pour provoquer chez le chat réceptif des symptômes typiques de la maladie, tels que fièvre, écoulement nasal, toux. Mettez les chats en observation pendant 14 jours. Effectuez un lavage nasal quotidien du 2e au 14e jour suivant l'épreuve virulente afin de déterminer l'excrétion du virus. Relevez quotidiennement la température ainsi que les signes cliniques selon la grille de cotation ci-dessous. Si un symptôme est observé pendant plusieurs jours, n'en tenez compte qu'une fois dans la cotation. Le vaccin satisfait à l'essai si la cote des chats vaccinés est inférieure de façon significative à celle des témoins.

Vaccins

Symptômes observés	Cote
Mort	10
Etat dépressif	2
Température :	
39,5-40,0 °C	1
≥ 40,0 °C	2
≤ 37,0 °C	3
Glossite	3
Ecoulement nasal léger	1
Ecoulement nasal abondant	2
Toux	2
Eternuements	1
Eternuements paroxystiques	2
Ecoulement oculaire léger	1
Ecoulement oculaire abondant	2
Conjonctivite	2
Perte de poids ≥ 5,0 pour cent	5
Excrétion virale (nombre total de jours) :	
≤ 4 jours	1
5-7 jours	2
> 7 jours	3

01/2002:0649

VACCIN VIVANT CRYODESSÉCHÉ DE LA VARIOLE DES GALLINACÉS

Vaccinum variolae gallinaceae vivum cryodesiccatum

DÉFINITION

Le vaccin vivant cryodesséché de la variole des gallinacés est une préparation d'une ou de plusieurs souches atténuées du virus de la variole du pigeon, du virus de la variole de la poule ou du virus de la variole du dindon.

PRODUCTION

Chaque souche de virus est cultivée sur la membrane chorio-allantoïdienne d'œufs de poules embryonnés, provenant d'élevages exempts de microorganismes pathogènes spécifiés (*5.2.2*), ou sur des cultures cellulaires appropriées (*5.2.4*). Si les cultures cellulaires sont d'origine aviaire, elles sont obtenues à partir d'élevages exempts de microorganismes pathogènes spécifiés (*5.2.2*). Les suspensions virales sont récoltées et mélangées avec une solution stabilisante appropriée. Le mélange est ensuite cryodesséché.

CHOIX DE LA SOUCHE VACCINALE

Seule une souche de virus dont le pouvoir immunogène et l'innocuité ont été démontrés peut être utilisée dans la préparation du vaccin.

ESSAIS EFFECTUÉS SUR CHAQUE LOT

Si l'essai des virus étrangers sur œufs embryonnés, celui des virus de la leucose aviaire, celui des adénovirus, des réovirus et du virus de la laryngotrachéite aviaire, ainsi que l'essai d'activité ont été effectués avec de bons résultats sur un lot représentatif du vaccin, ces essais peuvent ne pas être répétés, en tant que contrôle de routine, sur les autres lots de vaccin préparés à partir du même lot de semence, sous réserve de l'autorisation de l'Autorité compétente.

IDENTIFICATION

Le vaccin reconstitué protège des poussins réceptifs contre la variole des gallinacés.

ESSAI

Innocuité. Utilisez 10 poussins au moins, de l'âge minimal indiqué pour la vaccination, et provenant d'un élevage exempt de microorganismes pathogènes spécifiés. Administrez à chacun d'eux, par la voie indiquée sur l'étiquette ou sur la notice jointe pour la vaccination de cette catégorie d'animaux, 10 doses de vaccin reconstitué de façon à obtenir la concentration adaptée à l'essai. Mettez les poussins en observation pendant 21 jours. Si, pendant la période d'observation, plus de 2 poussins meurent pour des causes non attribuables au vaccin, répétez l'essai. Le vaccin satisfait à l'essai si aucun des poussins ne présente de symptômes autres que de faibles symptômes locaux et transitoires, ni ne meurt pour des causes attribuables au vaccin.

Virus étrangers sur œufs embryonnés (*2.6.3*). Le vaccin, neutralisé autant que possible, satisfait à l'essai des virus étrangers sur œufs embryonnés. Effectuez l'essai sur œufs embryonnés sans procéder à des passages et ne tenez pas compte des anomalies dues au virus vaccinal qui n'a pas été neutralisé.

Agents étrangers sur poussins (*2.6.6*). Le vaccin reconstitué satisfait à l'essai des agents étrangers sur poussins.

Virus de la leucose aviaire (*2.6.4*). Le vaccin neutralisé autant que possible satisfait à l'essai des virus de la leucose qui est effectué avec les modifications suivantes : les subcultures des fibroblastes ne sont pas effectuées et l'essai de fixation du complément est remplacé par un dosage par immunoadsorption avec enzyme conjuguée à l'aide d'une IgG spécifique de l'antigène caractéristique du groupe de la leucose aviaire.

Adénovirus, réovirus et virus de la laryngotrachéite aviaire. Effectuez la recherche des adénovirus, des réovirus et du virus de la laryngotrachéite aviaire au cours de l'essai des agents étrangers sur poussins. Les résultats sont négatifs.

Contamination bactérienne et fongique. Effectuez le contrôle de la contamination bactérienne et fongique par une méthode quantitative. Le vaccin ne contient pas plus d'un microorganisme saprophyte par dose et est exempt de microorganismes pathogènes. Le liquide éventuellement délivré avec le vaccin satisfait à l'essai de stérilité prescrit dans la monographie *Vaccins pour usage vétérinaire (0062)*.

Mycoplasmes (*2.6.7*). Le vaccin satisfait à l'essai des mycoplasmes.

Titre en virus. Titrez le vaccin sur cultures cellulaires ou par inoculation sur la membrane chorio-allantoïdienne d'œufs de poules embryonnés âgés de 9 à 11 jours. Une dose de vaccin contient au moins la quantité de virus correspondant au titre minimal en virus indiqué sur l'étiquette.

ACTIVITÉ

Utilisez des poussins réceptifs, de l'âge minimal indiqué sur l'étiquette ou sur la notice pour la vaccination et provenant du même élevage exempt de microorganismes pathogènes spécifiés (*5.2.2*). Administrez à au moins 20 d'entre eux et par sujet, pour chacune des voies d'administration recommandées, un volume de vaccin reconstitué contenant la quantité de virus correspondant au titre minimal en virus indiqué sur l'étiquette. Retenez 20 poussins comme témoins.

Vaccins

Après 21 jours, soumettez tous les poussins à l'épreuve, en administrant par voie intrafolliculaire ou par scarification, à chacun d'eux, une quantité appropriée de virus virulent de la variole des gallinacés. Mettez les poussins en observation pendant 21 jours. Le vaccin satisfait à l'essai si, à la fin de la période d'observation, 90 pour cent au moins des animaux vaccinés survivent sans avoir présenté de symptômes de la maladie et si tous les témoins présentent des symptômes de la maladie. Ne tenez pas compte des réactions locales ou transitoires qui se manifestent chez les poussins vaccinés 6 jours après l'administration du virus virulent.

ÉTIQUETAGE

L'étiquette indique l'âge des animaux à vacciner.

01/2002:0446

VACCIN VIVANT CRYODESSÉCHÉ DE L'HÉPATITE CANINE CONTAGIEUSE

Vaccinum hepatitidis contagiosae caninae vivum cryodesiccatum

DÉFINITION

Le vaccin vivant cryodesséché de l'hépatite canine contagieuse (maladie de Rubarth) est une préparation d'une ou de plusieurs souches atténuées d'adénovirus canin 1.

PRODUCTION

Le virus atténué est multiplié sur des cultures cellulaires appropriées (*5.2.4*).

CHOIX DE LA SOUCHE VACCINALE

Seule une souche de virus qui a été reconnue conforme aux caractéristiques d'atténuation et de pouvoir immunogène peut être utilisée dans la préparation du vaccin. Les essais ci-après peuvent être utilisés lors de la démonstration de l'innocuité (*5.2.6*) et du pouvoir immunogène (*5.2.7*) du vaccin.

Atténuation. Un volume d'une suspension virale, correspondant à une dose de vaccin, injecté par voie intraveineuse à un chiot réceptif âgé de 8 à 16 semaines suscite la formation d'anticorps neutralisants spécifiques dans un délai de 21 jours, sans entraîner de symptômes de la maladie.

Pouvoir immunogène. L'essai décrit sous Activité convient à la mise en évidence du pouvoir immunogène de la souche.

ESSAIS EFFECTUÉS SUR CHAQUE LOT

Si l'essai d'activité a été effectué avec de bons résultats sur un lot représentatif du vaccin, cet essai peut ne pas être répété en tant que contrôle de routine sur les autres lots de vaccin préparés à partir du même lot de semence, sous réserve de l'autorisation de l'Autorité compétente.

IDENTIFICATION

Le vaccin reconstitué d'après les indications figurant sur l'étiquette, puis mélangé à un ou plusieurs immunosérums spécifiques, ne provoque plus d'effet cytopathogène spécifique sur des cultures cellulaires sensibles.

ESSAI

Innocuité. Utilisez 2 chiots réceptifs, âgés de 8 à 16 semaines, exempts d'anticorps neutralisants spécifiques. Injectez à chacun d'eux par la voie recommandée sur l'étiquette le double de la dose de vaccin reconstitué. Mettez les animaux en observation pendant 21 jours. Ils restent en bonne santé et ne présentent pas de symptômes de kératite.

Virus étrangers. Mélangez le vaccin à un immunosérum monospécifique approprié dirigé contre l'adénovirus canin 1, et inoculez le mélange à des cultures cellulaires sensibles aux virus pathogènes pour le chien. Effectuez un passage après 6-8 jours et maintenez les cultures pendant 14 jours. Il ne se manifeste pas d'effet cytopathogène. Il n'est observé aucun signe de présence d'agents hémadsorbants.

Contamination bactérienne et fongique. Le vaccin reconstitué satisfait à l'essai de stérilité prescrit dans la monographie *Vaccins pour usage vétérinaire (0062)*.

Mycoplasmes (*2.6.7*). Le vaccin reconstitué satisfait à l'essai des mycoplasmes.

Titre en virus. Titrez le vaccin reconstitué sur des cultures cellulaires appropriées. Une dose de vaccin contient au moins la quantité de virus correspondant au titre minimal indiqué sur l'étiquette.

ACTIVITÉ

Utilisez 7 chiots réceptifs, âgés de 8 à 16 semaines, exempts d'anticorps contre les adénovirus du chien. Gardez-en 2 comme témoins et injectez à chacun des 5 autres chiots par la voie recommandée sur l'étiquette le volume du vaccin reconstitué contenant la quantité de virus correspondant au titre minimal indiqué sur l'étiquette. Mettez tous les animaux en observation pendant 21 jours, puis inoculez à chacun d'eux, par voie intraveineuse, une quantité suffisante d'une souche virulente du virus de l'hépatite contagieuse canine pour provoquer chez le chien réceptif, soit la mort, soit des symptômes typiques de la maladie. Mettez les animaux en observation pendant une nouvelle période de 21 jours. Les chiots vaccinés restent en bonne santé et les chiots témoins meurent de l'hépatite ou présentent des symptômes typiques sévères. Si un des animaux témoins ne présente pas de symptômes de la maladie, répétez l'essai.

01/2002:1176

VACCIN VIVANT CRYODESSÉCHÉ DU VIRUS PARAINFLUENZA BOVIN

Vaccinum parainfluenzae viri bovini vivum cryodesiccatum

DÉFINITION

Le vaccin vivant cryodesséché du virus parainfluenza bovin est une préparation d'une souche appropriée du virus parainfluenza 3 bovin.

PRODUCTION

La souche vaccinale est cultivée en cultures cellulaires appropriées (*5.2.4*). Les suspensions virales sont récoltées et mélangées à une solution stabilisante appropriée. Le mélange est ensuite cryodesséché.

CHOIX DE LA SOUCHE VACCINALE

Seule peut être utilisée dans la préparation du vaccin une souche de virus démontrée satisfaisante quant aux caractéristiques de retour à la virulence, d'innocuité et de pouvoir immunogène. Les essais ci-après peuvent être utilisés lors de la démonstration de l'innocuité (*5.2.6*) et de l'efficacité (*5.2.7*) du vaccin.

Vaccins

Retour à la virulence. A 2 veaux réceptifs ne possédant pas d'anticorps contre le virus parainfluenza 3 bovin, administrez par voie intranasale une quantité de virus vaccinal qui permettra de retrouver le maximum de virus pour effectuer les passages décrits ci-après. A partir du 3e jour après l'administration du virus et jusqu'au 7e jour, effectuez quotidiennement des écouvillonnages de la cavité nasale et mettez les prélèvements en suspension dans 5 ml au maximum d'un milieu approprié. Inoculez ces suspensions à des cultures cellulaires pour vérifier la présence du virus, puis administrez à 2 autres veaux du même âge et de même réceptivité 1 ml environ de celles de ces suspensions qui, d'après le titrage en cultures cellulaires, possèdent le titre en virus le plus élevé. Procédez ainsi à 5 passages sur animaux. Aucun des veaux ne présente de symptômes cliniques attribuables au virus vaccinal. Aucun accroissement de la virulence n'est constaté par rapport au virus d'origine ; il est tenu compte du titre en virus obtenu dans les prélèvements de la cavité nasale.

Innocuité. L'essai est effectué pour chaque voie d'administration recommandée, avec des veaux de l'âge minimal recommandé pour la vaccination n'ayant pas d'anticorps contre le virus parainfluenza 3 bovin ou, dans des cas justifiés, ayant un taux très bas de ces anticorps. Administrez à 5 veaux une quantité de virus équivalant à 10 fois au moins le titre maximal en virus susceptible d'être contenu dans les lots de vaccin. Placez les animaux en observation pendant 21 jours. Enregistrez leur température rectale pendant le jour précédant la vaccination, au moment de la vaccination et pendant les 4 jours suivants. Il n'est constaté aucune variation anormale de la température corporelle et aucune réaction locale ou générale anormale.

Pouvoir immunogène. L'essai décrit sous Activité convient à la mise en évidence du pouvoir immunogène de la souche.

ESSAIS EFFECTUÉS SUR CHAQUE LOT

Si l'essai d'activité a été réalisé avec des résultats satisfaisants sur un lot représentatif du vaccin, il est admis, sous réserve d'autorisation par l'autorité compétente, de ne pas le répéter en tant que contrôle de routine sur les autres lots du vaccin préparés à partir du même lot de semence.

IDENTIFICATION

Effectuez un essai d'immunofluorescence, avec un immunosérum monospécifique, sur des cultures cellulaires appropriées.

ESSAI

Innocuité. Utilisez 2 veaux de l'âge minimal recommandé pour la vaccination et n'ayant pas d'anticorps contre le virus parainfluenza 3 bovin ou, dans des cas justifiés, ayant un taux très bas de ces anticorps. Administrez à chaque veau par une des voies recommandées 10 doses du vaccin reconstitué. Placez les animaux en observation pendant 21 jours. Il ne se produit aucune réaction locale ou générale anormale.

Virus étrangers. Neutralisez le vaccin au moyen d'un immunosérum monospécifique dirigé contre le virus parainfluenza 3 bovin et inoculez-le à des cultures cellulaires sensibles aux virus pathogènes pour les bovins. Maintenez ces cultures pendant 14 jours et effectuez au moins 1 passage pendant cette période. Aucun effet cytopathogène ne se manifeste dans les cellules et il n'y a aucun signe de la présence d'agents hémadsorbants. Effectuez un essai spécifique des pestivirus.

Contamination bactérienne et fongique. Le vaccin satisfait à l'essai de stérilité prescrit sous *Vaccins pour usage vétérinaire (0062).*

Mycoplasmes (*2.6.7*). Le vaccin satisfait à l'essai des mycoplasmes.

Titre en virus. Titrez le vaccin sur cultures cellulaires appropriées. Une dose de vaccin contient au moins la quantité de virus qui correspond au titre minimal en virus indiqué sur l'étiquette.

ACTIVITÉ

Utilisez 10 veaux au moins de l'âge minimal recommandé pour la vaccination et n'ayant pas d'anticorps contre le virus parainfluenza 3 bovin ; des animaux ayant un faible taux d'anticorps contre le virus parainfluenza 3 bovin peuvent être utilisés s'il a été démontré que l'essai d'activité est valable dans ces conditions. Effectuez des prélèvements de sérum sur les animaux avant la vaccination, 7 jours et 14 jours après la vaccination et juste avant l'épreuve virulente. Vaccinez 5 veaux au moins selon le mode d'emploi. Gardez 5 veaux comme témoins. Placez tous les animaux en observation pendant 21 jours, puis soumettez-les à une épreuve virulente en leur administrant par voie respiratoire une quantité appropriée d'une souche virulente du virus parainfluenza 3 bovin à un niveau de passage faible. Exercez sur les animaux, pendant 14 jours, une surveillance portant sur les symptômes cliniques, notamment les symptômes respiratoires et l'excrétion du virus (par écouvillonnage de la cavité nasale ou par lavage trachéobronchial). Le vaccin satisfait à l'essai si, chez les animaux vaccinés par rapport au groupe témoin, il y a :

- une réduction significative du titre moyen et de la durée moyenne d'excrétion du virus,
- une réduction notable des symptômes locaux et généraux (si le virus d'épreuve employé provoque de tels symptômes).

L'essai n'est pas valable si des recherches d'anticorps contre le virus parainfluenza 3 bovin effectués sur les sérums indiquent la présence d'une infection intercurrente par le virus pendant l'essai ou si plus de 2 animaux témoins ne présentent pas d'excrétion du virus d'épreuve comme en témoignent les échantillons prélevés par écouvillonnage de la cavité nasale ou par lavage trachéobronchial.

01/2002:1177

VACCIN VIVANT CRYODESSÉCHÉ DU VIRUS SYNCYTIAL RESPIRATOIRE BOVIN

Vaccinum viri syncytialis meatus spiritus bovini vivum cryodesiccatum

DÉFINITION

Le vaccin vivant cryodesséché du virus syncytial respiratoire bovin est une préparation d'une souche appropriée du virus syncytial respiratoire bovin.

PRODUCTION

La souche vaccinale est cultivée en cultures cellulaires appropriées (*5.2.4*). Les suspensions virales sont récoltées et mélangées à une solution stabilisante appropriée. Le mélange est ensuite cryodesséché.

CHOIX DE LA SOUCHE VACCINALE

Seule peut être utilisée dans la préparation du vaccin une souche de virus démontrée satisfaisante quant aux caractéristiques de retour à la virulence, d'innocuité et de pouvoir immunogène pour les animaux auxquels le vaccin

Vaccins

est destiné. Les essais ci-après peuvent être utilisés lors de la démonstration de l'innocuité (*5.2.6*) et de l'efficacité (*5.2.7*) du vaccin.

Retour à la virulence. A 2 veaux réceptifs ne possédant pas d'anticorps spécifiques du virus syncytial respiratoire bovin, administrez par voie intranasale une quantité de virus vaccinal qui permettra de retrouver le maximum de virus pour effectuer les passages décrits ci-après. A partir du 3e jour après l'administration du virus et jusqu'au 7e jour, effectuez quotidiennement des écouvillonnages de la cavité nasale de chaque animal et mettez les prélèvements en suspension dans 5 ml, au maximum, d'un milieu approprié. Inoculez ces suspensions à des cultures cellulaires pour vérifier la présence du virus, puis administrez à 2 autres veaux du même âge et de même réceptivité 1 ml environ de celles de ces suspensions qui, d'après le titrage en cultures cellulaires, possèdent le titre en virus le plus élevé. Procédez ainsi à 5 passages sur animaux. Aucun des veaux ne présente de symptômes cliniques attribuables au virus. Aucun accroissement de la virulence n'est constaté par rapport au virus vaccinal initial ; il est tenu compte du titre en virus obtenu dans les prélèvements faits dans la cavité nasale.

Innocuité. Les études d'innocuité sont effectuées sur des veaux de l'âge minimal recommandé pour la vaccination et pour chaque voie d'administration recommandée.

A. Utilisez 5 veaux ne possédant pas d'anticorps spécifiques du virus syncytial respiratoire bovin. Administrez à chacun d'eux par une voie recommandée une quantité de virus équivalant à 10 fois au moins le titre maximal en virus susceptible d'être contenu dans un lot de vaccin. Placez les animaux en observation pendant 21 jours. Enregistrez leur température rectale pendant le jour précédant la vaccination, au moment de la vaccination et pendant les 7 jours suivants. Pendant toute la durée d'observation, il n'est observé chez les animaux vaccinés aucune variation anormale de la température corporelle ni aucune réaction locale ou générale anormale.

B. Les animaux utilisés dans les essais sur le terrain servent également à évaluer l'incidence de réactions d'hypersensibilité chez les animaux vaccinés suite à une exposition ultérieure au vaccin ou au virus sauvage. Le vaccin est satisfaisant s'il n'est pas associé à une incidence anormale de réactions d'hypersensibilité immédiate.

Pouvoir immunogène. L'essai décrit sous Activité convient à la mise en évidence du pouvoir immunogène de la souche.

ESSAIS EFFECTUÉS SUR CHAQUE LOT

Si l'essai d'activité a été effectué avec de bons résultats sur un lot représentatif du vaccin, cet essai peut ne pas être répété en tant que contrôle de routine sur les autres lots de vaccin préparés à partir du même lot de semence, sous réserve de l'autorisation de l'autorité compétente.

IDENTIFICATION

Identifiez le vaccin par une méthode d'immunofluorescence, avec un immunosérum monospécifique, sur des cultures cellulaires appropriées.

ESSAI

Innocuité. A 2 veaux de l'âge minimal recommandé pour la vaccination et n'ayant pas d'anticorps contre le virus respiratoire syncytial bovin, administrez par une des voies recommandées 10 doses du vaccin. Placez les animaux en observation pendant 21 jours. Il ne se produit aucune réaction locale ou générale anormale.

Virus étrangers. Neutralisez le vaccin au moyen d'un immunosérum monospécifique dirigé contre le virus syncytial respiratoire bovin et inoculez-le à des cultures cellulaires sensibles aux virus pathogènes pour les bovins. Maintenez ces cultures pendant 14 jours et effectuez au moins 1 passage pendant cette période. Aucun effet cytopathogène ne se manifeste dans les cellules et il n'y a aucun signe de la présence d'agents hémadsorbants. Effectuez un essai spécifique des pestivirus.

Contamination bactérienne et fongique. Le vaccin satisfait à l'essai de stérilité prescrit sous *Vaccins pour usage vétérinaire (0062)*.

Mycoplasmes (*2.6.7*). Le vaccin satisfait à l'essai des mycoplasmes.

Titre en virus. Titrez le vaccin sur cultures cellulaires appropriées. Une dose de vaccin contient au moins la quantité de virus qui correspond au titre minimal en virus indiqué sur l'étiquette.

ACTIVITÉ

Utilisez au minimum 10 veaux de l'âge minimal recommandé pour la vaccination et ne possédant pas d'anticorps spécifiques du virus syncytial respiratoire bovin. Effectuez des prélèvements de sérum sur les animaux avant la vaccination, 7 jours et 14 jours après la vaccination et juste avant l'épreuve virulente. Vaccinez 5 veaux au moins selon le mode d'emploi. Gardez 5 veaux comme témoins. Placez tous les animaux en observation pendant 21 jours, puis soumettez-les à une épreuve virulente en leur administrant par voie respiratoire une quantité appropriée d'une souche virulente du virus syncytial respiratoire bovin à un niveau de passage faible. Exercez sur les animaux, pendant les 14 jours qui suivent l'épreuve virulente, une surveillance portant sur les symptômes cliniques, notamment les symptômes respiratoires, et l'excrétion du virus (par écouvillonnage de la cavité nasale ou par lavage trachéobronchial). Le vaccin satisfait à l'essai si :

- chez les animaux vaccinés, l'excrétion moyenne du virus et le temps moyen d'excrétion sont réduits de façon significative par rapport au groupe témoin,
- chez les animaux vaccinés, il y a une réduction notable des symptômes locaux et généraux (si le virus d'épreuve employé provoque de tels symptômes).

L'essai n'est pas valable si des anticorps contre le virus respiratoire syncytial bovin sont trouvés dans un échantillon prélevé sur les animaux témoins avant l'épreuve ou si plus de 2 animaux témoins ne présentent pas d'excrétion du virus d'épreuve comme indiqué par les échantillons prélevés par écouvillonnage de la cavité nasale ou par lavage trachéobronchial.

01/2002:1068

VACCIN VIVANT DE LA LARYNGOTRACHÉITE INFECTIEUSE AVIAIRE POUR POULETS

Vaccinum laryngotracheitidis infectivae aviariae vivum ad pullum

DÉFINITION

Le vaccin vivant de la laryngotrachéite infectieuse aviaire pour poulets est une préparation d'une souche appropriée du virus de la laryngotrachéite infectieuse aviaire.

PRODUCTION

Le virus vaccinal est cultivé soit sur membrane chorio-allantoïdienne d'œufs de poule embryonnés provenant d'élevages exempts de microorganismes pathogènes spécifiés (*5.2.2*), soit en cultures cellulaires

Vaccins

appropriées (*5.2.4*). Si les cultures cellulaires sont d'origine aviaire, elles sont obtenues à partir d'élevages exempts de microorganismes pathogènes spécifiés (*5.2.2*). Le vaccin contient une solution stabilisante appropriée et il est cryodesséché.

CHOIX DE LA SOUCHE VACCINALE

Il doit être démontré que la souche vaccinale est satisfaisante quant à l'absence de retour à la virulence, l'indice de virulence intratrachéale, l'innocuité et le pouvoir immunogène pour les animaux auxquels le vaccin est destiné. Les essais ci-après peuvent être utilisés lors de la démonstration de l'innocuité (*5.2.6*) et de l'efficacité (*5.2.7*).

Retour à la virulence. A 5 poussins réceptifs, âgés de 2 semaines, provenant d'un élevage exempt de microorganismes pathogènes spécifiés, administrez par voie oculaire une quantité de virus vaccinal qui permettra de retrouver le maximum de virus pour effectuer les passages décrits ci-après (par exemple 10 doses environ). 3 à 5 jours plus tard, préparez des suspensions de muqueuse prélevée dans des endroits appropriés des voies respiratoires de chaque poussin et mélangez les prélèvements. Inoculez par voie oculaire 0,1 ml du mélange de suspension de muqueuse à 5 autres poussins du même âge et de même origine ; effectuez cette opération à 5 reprises, en vérifiant à chaque passage la présence du virus. Si la présence du virus n'est pas détectée, effectuez une deuxième série de passages.

Déterminez l'indice de virulence intratrachéale, comme indiqué ci-dessous, pour le virus n'ayant subi aucun passage et pour le virus qui a pu être retrouvé au niveau de passage le plus élevé. La souche vaccinale satisfait à l'essai si aucun accroissement de la virulence n'est constaté entre le virus avant passage et le virus ayant subi le plus grand nombre de passages. Si le virus n'est retrouvé dans aucune des 2 séries, la souche vaccinale satisfait également à l'essai.

Indice de virulence intratrachéale. Utilisez pour chaque virus à examiner au minimum 60 poussins réceptifs, âgés de 10 jours, provenant d'un élevage exempt de microorganismes pathogènes spécifiés (*5.2.2*). Répartissez-les au hasard en 3 groupes, traités et élevés séparément. Préparez une série de 2 dilutions au 1/10 à partir d'une suspension de virus vaccinal ayant un titre de 105 DIO_{50} ou $DICC_{50}$ par 0,2 ml ; si, pour le virus ayant subi le nombre maximal de passages décrit ci-dessus, ce titre n'est pas atteint, utilisez le virus du titre le plus élevé qui peut être obtenu. Attribuez la suspension non diluée et les deux dilutions de virus chacune à un groupe différent de poussins et administrez à chaque poussin par voie intratrachéale 0,2 ml de la suspension attribuée à son groupe. Placez les poussins en observation pendant 10 jours et notez le nombre d'animaux morts. L'indice de virulence intratrachéale est défini comme le nombre total de poussins morts dans les 3 groupes. La souche virale satisfait à l'essai si son indice de virulence intratrachéale n'est pas supérieur à 20.

Innocuité. Effectuez l'essai pour chacune des voies d'administration indiquées sur l'étiquette et pour les poulets de l'âge minimal de chacune des catégories auxquelles le vaccin est destiné.

Utilisez au minimum 20 poulets réceptifs provenant d'un élevage exempt de microorganismes pathogènes spécifiés (*5.2.2*) ; dans le cas de poulets de chair, l'essai peut être effectué en utilisant des poulets séronégatifs non EOPS s'il a déjà été effectué sur des poulets d'une autre catégorie provenant d'un élevage exempt de microorganismes pathogènes spécifiés. Administrez à chaque poulet une quantité de vaccin équivalant au moins à 10 fois le titre maximal en virus susceptible d'être contenu dans un lot de vaccin. Placez les poulets en observation pendant 21 jours. Le vaccin satisfait à l'essai si aucun des poulets ne présente de symptômes jugés anormaux, ni ne meurt de causes attribuables au vaccin.

Pouvoir immunogène. L'essai décrit sous Activité convient à la mise en évidence du pouvoir immunogène. L'essai est effectué pour les poulets de l'âge minimal dans la catégorie concernée.

ESSAIS EFFECTUÉS SUR CHAQUE LOT

Si l'essai des virus de la leucose aviaire, l'essai des virus étrangers sur cultures cellulaires, l'essai des virus étrangers sur œufs embryonnés ainsi que l'essai d'activité ont été effectués avec des résultats satisfaisants sur un lot représentatif du vaccin, ces essais peuvent ne pas être répétés en tant que contrôles de routine, sur les autres lots de vaccin préparés à partir du même lot de semence, sous réserve de l'accord de l'Autorité compétente.

IDENTIFICATION

Le vaccin reconstitué, dilué si nécessaire et neutralisé au moyen d'un immunosérum monospécifique de la laryngotrachéite infectieuse aviaire, n'est plus en mesure d'infecter des œufs de poule embryonnés EOPS ou des cultures cellulaires sensibles auxquels il est inoculé.

ESSAI

Innocuité. Utilisez au minimum 10 poulets réceptifs de l'âge minimal indiqué sur l'étiquette, provenant d'un élevage exempt de microorganismes pathogènes spécifiés (*5.2.2*). Administrez à chacun d'eux, par voie oculaire, 10 doses du vaccin sous un volume approprié. Placez les poulets en observation pendant 21 jours. Si, pendant la période d'observation, plus de 2 poussins meurent de causes non attribuables au vaccin, l'essai n'est pas valable et doit être répété. Le vaccin satisfait à l'essai si aucun des poulets ne présente de symptômes cliniques jugés anormaux, ni ne meurt de causes attribuables au vaccin.

Virus de la leucose aviaire (*2.6.4*). Le vaccin, dilué si nécessaire et neutralisé au moyen d'un immunosérum monospécifique de la laryngotrachéite infectieuse aviaire, satisfait à l'essai des virus de la leucose aviaire.

Virus étrangers sur cultures cellulaires (*2.6.5*). Le vaccin, dilué si nécessaire et neutralisé au moyen d'un immunosérum monospécifique de la laryngotrachéite infectieuse aviaire, satisfait à l'essai des virus étrangers sur cultures cellulaires.

Virus étrangers sur œufs embryonnés (*2.6.3*). Le vaccin, dilué si nécessaire et neutralisé au moyen d'un immunosérum monospécifique de la laryngotrachéite infectieuse aviaire, satisfait à l'essai des virus étrangers sur œufs embryonnés.

Agents étrangers sur poussin (*2.6.6*). Le vaccin satisfait à l'essai des agents étrangers sur poussins. Le vaccin satisfait également à un essai d'immunofluorescence ou à un dosage par immunoadsorption à enzyme conjuguée (ELISA) pour la recherche du virus de la réticuloendothéliose aviaire et un dosage par immunoadsorption à enzyme conjuguée pour la recherche du virus de la rhinotrachéite du dindon, ces deux essais étant effectués sur le sérum des poussins vaccinés.

Contamination bactérienne et fongique. Effectuez le contrôle de la contamination bactérienne et fongique par une technique quantitative. Le vaccin ne contient pas plus d'un microorganisme saprophyte par dose et est exempt de microorganismes pathogènes. Les vaccins destinés à l'administration par voie parentérale, ainsi que le liquide délivré avec la préparation, satisfont à l'essai de stérilité prescrit dans la monographie *Vaccins pour usage vétérinaire (0062)*.

Mycoplasmes (*2.6.7*). Le vaccin satisfait à l'essai des mycoplasmes.

Titre en virus. Titrez le vaccin reconstitué par inoculation sur la membrane chorio-allantoïdienne d'œufs de poule embryonnés âgés de 9 à 11 jours, ou sur cultures cellulaires appropriées. Une dose de vaccin contient au moins la quantité de virus qui correspond au titre minimal en virus indiqué sur l'étiquette.

ACTIVITÉ

Utilisez au minimum 30 poulets réceptifs provenant d'un élevage exempt de microorganismes pathogènes spécifiés (*5.2.2*). Administrez respectivement à 20 poulets au moins, une dose de vaccin. Gardez 10 poulets comme témoins. Après 21 jours, soumettez chaque animal à une épreuve virulente en lui administrant par voie intratrachéale une quantité suffisante du virus virulent de la laryngotrachéite infectieuse aviaire. Placez les poulets en observation pendant 7 jours. Notez le nombre d'animaux morts et procédez à des autopsies en fin de période d'observation afin de rechercher les lésions macroscopiques : inflammation mucoïde, lésions hémorrhagiques et inflammation pseudomembranaire de la trachée et des sinus orbitaux. L'essai n'est pas valable et doit être répété si moins de 90 pour cent des témoins meurent ou présentent des lésions macroscopiques de la trachée et des sinus orbitaux. Le vaccin satisfait à l'essai si 90 pour cent au moins des poulets vaccinés survivent et ne présentent pas de lésions macroscopiques notables de la trachée et des sinus orbitaux.

01/2002:0589

VACCIN VIVANT DE LA MALADIE DE MAREK

Vaccinum morbi Marek vivum

DÉFINITION

Le vaccin vivant de la maladie de Marek est une préparation cryodesséchée ou liquide d'une souche atténuée du virus de la maladie de Marek ou d'une souche de virus herpès isolée du dindon.

PRODUCTION

La souche de virus est multipliée sur cultures cellulaires appropriées (*5.2.4*). Si les cultures cellulaires sont d'origine aviaire, elles sont obtenues à partir d'élevages exempts de microorganismes pathogènes spécifiés (*5.2.2*). La suspension virale est récoltée et mélangée à une solution stabilisante appropriée. Le vaccin peut être cryodesséché.

CHOIX DE LA SOUCHE VACCINALE

Seule peut être utilisée dans la préparation du vaccin une souche de virus qui a été reconnue conforme aux caractéristiques d'irréversibilité de l'atténuation, d'innocuité et de pouvoir immunogène vis-à-vis des animaux auxquels il est destiné. Les essais ci-après peuvent être utilisés lors de la démonstration de l'innocuité (*5.2.6*) et de l'efficacité (*5.2.7*).

Irréversibilité de l'atténuation (à effectuer seulement dans le cas de vaccins préparés à partir d'une souche atténuée du virus de la maladie de Marek). 5 poussins, âgés d'un jour et provenant d'un élevage exempt de microorganismes pathogènes spécifiés (*5.2.2*), sont utilisés. Chacun d'eux reçoit par voie intramusculaire, une quantité de virus correspondant à 10 doses au moins de vaccin. 7 jours plus tard, des leucocytes sont prélevés sur chaque poussin et les échantillons sont réunis. 1 ml des leucocytes réunis est administré par voie intrapéritonéale à chacun des 5 autres poussins de même âge et réceptivité. Cette opération est répétée à 6 reprises. La présence du virus est vérifiée à chaque passage. Si le virus a disparu, une seconde série de passages est effectuée. L'essai d'innocuité décrit ci-dessous est effectué sur le virus du 6e passage, ou sur le virus du niveau de passage le plus élevé qui a été retrouvé, et sur le virus vaccinal qui n'a pas subi de passage. Les 2 virus satisfont à l'essai. Aucun signe d'accroissement de virulence du virus après passage n'est observé par rapport au virus avant les passages ; en plus des critères de l'essai d'innocuité indiqués ci-dessous, il n'y a aucune différence significative dans les lésions microscopiques trouvées dans les plexus brachiaux et sciatiques et les gonades chez les animaux ayant reçu le virus après passage et ceux ayant reçu le virus vaccinal qui n'a pas subi de passage.

Innocuité. Au moins 120 poussins génétiquement réceptifs, âgés d'un jour et provenant d'un élevage exempt de microorganismes pathogènes spécifiés (*5.2.2*) sont utilisés. Ils sont répartis au hasard en 3 groupes, qui seront traités et gardés séparément. Tous les poussins qui meurent pendant l'essai sont autopsiés pour rechercher des lésions macroscopiques de la maladie de Marek et toute autre cause de décès.

Groupe 1. Administrez par une voie appropriée une quantité de virus virulent de la maladie de Marek, susceptible de causer dans les 70 jours et à l'autopsie des lésions macroscopiques de la maladie de Marek chez au moins 70 pour cent du nombre réel de poussins.

Groupe 2. Administrez par la voie recommandée à chaque poussin une quantité de virus vaccinal correspondant à 10 doses de vaccin.

Groupe 3. Animaux témoins.

L'essai n'est valable que si :

a) moins de 10 pour cent des poussins de chaque groupe meurent dans les 7 premiers jours de l'essai,

b) 70 pour cent au moins du nombre réel (nombre initial moins nombre d'animaux morts dans les 7 premiers jours de l'essai) dans le groupe 1 présentent des lésions macroscopiques de la maladie de Marek,

c) 80 pour cent au moins des poussins du groupe 3 survivent pendant 120 jours au moins et aucun d'entre eux ne présente de lésions macroscopiques de la maladie de Marek ni d'anticorps contre le virus de cette maladie.

Le virus vaccinal satisfait à l'essai si :

a) les poussins du groupe 2 ne présentent aucune lésion macroscopique de la maladie de Marek,

b) le nombre des poussins survivant dans le groupe 2 à 120 jours n'est pas inférieur à 90 pour cent de ceux survivant dans le groupe 3.

Pouvoir immunogène. L'essai décrit sous Activité convient à la mise en évidence du pouvoir immunogène.

ESSAIS EFFECTUÉS SUR CHAQUE LOT

Si l'essai du virus de la leucose aviaire et l'essai des virus étrangers sur cultures cellulaires et sur œufs embryonnés ainsi que l'essai d'activité, ont été effectués avec de bons résultats sur un lot représentatif du vaccin, ces essais

Vaccins

peuvent ne pas être répétés, en tant que contrôle de routine, sur les autres lots de vaccin préparés à partir du même lot de semence, sous réserve de l'autorisation de l'Autorité compétente.

IDENTIFICATION

Identifiez le vaccin par un essai d'immunofluorescence dans des cultures cellulaires sensibles, à l'aide d'un anticorps monoclonal.

ESSAI

Innocuité. Utilisez 10 poussins au moins génétiquement réceptifs âgés d'un jour et provenant d'un élevage exempt de microorganismes pathogènes spécifiés (*5.2.2*). Injectez à chaque poussin 10 doses du vaccin, reconstitué si nécessaire, par la voie d'administration indiquée sur l'étiquette. Mettez les poussins en observation pendant 42 jours. Procédez à l'autopsie des animaux qui meurent et de ceux qui survivent et sont sacrifiés à 42 jours. Le vaccin satisfait à l'essai si aucun poussin ne présente de signes cliniques, ne meure ou ne présente de lésions macroscopiques à l'autopsie pour des causes attribuables au vaccin. L'essai n'est pas valable et doit être répété si, pendant la période d'observation, plus de 2 poussins meurent pour des raisons non attribuables au vaccin.

Virus étrangers sur œufs embryonnés (*2.6.3*). Le vaccin neutralisé satisfait à l'essai des virus étrangers sur œufs embryonnés.

Virus étrangers sur cultures cellulaires (*2.6.5*). Le vaccin neutralisé satisfait à l'essai des virus étrangers sur cultures cellulaires.

Agents étrangers sur poussins (*2.6.6*). Le vaccin satisfait à l'essai des agents étrangers sur poussins. Effectuez un essai d'anticorps fluorescent ou un essai d'immunoadsorption à enzyme conjuguée sur le sérum des poussins vaccinés afin de rechercher le virus de la réticuloendothéliose aviaire. Le résultat est négatif.

Virus de la leucose aviaire (*2.6.4*). Le vaccin neutralisé satisfait à l'essai du virus de la leucose aviaire.

Contamination bactérienne et fongique. Le vaccin, reconstitué si nécessaire, satisfait à l'essai de stérilité prescrit dans la monographie *Vaccins pour usage vétérinaire (0062)*.

Mycoplasmes (*2.6.7*). Le vaccin, reconstitué si nécessaire, satisfait à l'essai des mycoplasmes.

Titre en virus. Titrez le vaccin, reconstitué si nécessaire, sur cultures cellulaires. Si le titre est exprimé en UFP, déterminez le nombre de plages en observant un effet cytopathogène caractéristique et en ne tenant compte que des plages primaires. Une dose du vaccin contient au minimum la quantité de virus correspondant au titre minimal indiqué sur l'étiquette.

ACTIVITÉ

Utilisez des poussins réceptifs d'un jour, provenant du même élevage exempt de microorganismes pathogènes spécifiés (*5.2.2*). Administrez à au moins 30 d'entre eux et par sujet, pour chacune des voies d'administration indiquées, un volume du vaccin, reconstitué si nécessaire, contenant la quantité de virus correspondant au titre minimal en virus indiqué sur l'étiquette. Retenez 30 poussins comme témoins. Après 9 jours, soumettez chaque poussin à l'épreuve en inoculant par une voie appropriée, une quantité suffisante d'une souche virulente du virus de la maladie de Marek. Mettez les animaux en observation pendant 70 jours au moins. Enregistrez les décès et effectuez les autopsies pour rechercher les lésions macroscopiques spécifiques de la maladie de Marek. A la fin de la période d'observation, sacrifiez les survivants et procédez à l'autopsie pour rechercher les lésions macroscopiques spécifiques de la maladie de Marek. Le vaccin satisfait à l'essai si pour chacune des voies d'administration utilisées, le nombre total des animaux vaccinés qui présentent des lésions macroscopiques spécifiques est réduit de 80 pour cent au moins comparé au groupe des témoins et si l'inoculation de la souche virulente d'épreuve produit des lésions macroscopiques spécifiques chez 70 pour cent au moins des témoins.

ÉTIQUETAGE

L'étiquette indique :

- l'âge des animaux à vacciner,
- le ou les sérotype(s) du virus vaccinal.

01/2002:0251

VACCIN VIVANT DE LA PANLEUCOPÉNIE INFECTIEUSE DU CHAT

Vaccinum panleucopeniae felinae infectivae vivum

DÉFINITION

Le vaccin vivant de la panleucopénie infectieuse du chat est une préparation d'une souche appropriée du virus de la panleucopénie du chat.

PRODUCTION

Le virus est cultivé dans des cultures cellulaires appropriées (*5.2.4*). La suspension virale est récoltée et peut être purifiée et concentrée avant d'être mélangée à une solution stabilisante appropriée. Le mélange peut ensuite être cryodesséché.

CHOIX DE LA SOUCHE VACCINALE

Il est démontré que la souche vaccinale est satisfaisante quant à l'innocuité (y compris l'innocuité pour la chatte gestante si le vaccin n'est pas contre-indiqué chez ces animaux ou si le virus est excrété dans les fèces), à l'absence d'augmentation de la virulence et au pouvoir immunogène.

Les essais ci-après peuvent être utilisés lors de la démonstration de l'innocuité (*5.2.6*) et du pouvoir immunogène (*5.2.7*).

Innocuité. L'essai est effectué pour chaque voie d'administration recommandée. 5 chats, de l'âge minimal recommandé pour la vaccination et ne possédant pas d'anticorps inhibant l'hémagglutination du virus de la panleucopénie du chat sont utilisés. Les leucocytes du sang circulant sont comptés aux jours 8 et 4 avant l'injection de la souche vaccinale ; la moyenne de ces 2 numérations constitue la valeur initiale. Chaque chat reçoit par une des voies recommandées une quantité de virus équivalente à 10 fois au moins le titre maximal qu'on peut s'attendre à trouver dans un lot de vaccin et au niveau d'atténuation le plus bas. Les animaux sont placés en observation pendant 21 jours. Des numérations de leucocytes sont effectuées aux 4e, 6e, 8e et 10e jours suivant l'inoculation. La souche vaccinale satisfait à l'essai si les chats restent en bonne santé, s'il ne se produit aucune réaction anormale, locale ou générale et si pour chaque animal et pour chaque numération, le nombre de leucocytes n'est pas inférieur à 50 pour cent de la valeur initiale.

Vaccins

Augmentation de la virulence. Une quantité de virus qui permettra de retrouver le maximum de virus pour les passages décrits ci-après est administrée, par une voie recommandée, à chacun de 2 chats, de l'âge minimal indiqué pour la vaccination et n'ayant pas d'anticorps inhibant l'hémagglutination du virus de la panleucopénie du chat. Du 2e au 10e jour après l'administration du virus, les fèces de chaque chat sont récoltées, une recherche du virus est effectuée et les prélèvements qui contiennent le virus sont mélangés. 1 ml de la suspension des prélèvements mélangés est administrée, par voie oronasale, à chacun de 2 autres chats de même âge et de même réceptivité. Cette opération est répétée encore 4 fois. La présence de virus est vérifiée à chaque passage. Si le virus a disparu, une seconde série de passages est effectuée ; si le virus n'est plus retrouvé après un des passages de la seconde série, la souche vaccinale satisfait à l'essai. La souche vaccinale satisfait à l'essai si aucun chat ne meurt, ni ne présente de signes cliniques attribuables au virus vaccinal et si aucune indication d'une augmentation de virulence par rapport au virus vaccinal d'origine n'est observée ; on tiendra compte, notamment, du dénombrement des leucocytes, des résultats d'examens histologiques du thymus et du titre en virus présent dans les excrétions.

Pouvoir immunogène. L'essai décrit sous Activité permet de démontrer le pouvoir immunogène de la souche.

ESSAIS EFFECTUÉS SUR CHAQUE LOT

Si l'essai d'activité a été effectué avec de bons résultats sur un lot représentatif du vaccin, cet essai peut ne pas être répété en tant que contrôle de routine sur d'autres lots de vaccin préparés à partir du même lot de semence, sous réserve de l'autorisation de l'Autorité compétente.

IDENTIFICATION

Effectuez une multiplication du virus vaccinal sur des cultures cellulaires sensibles dans un support approprié à un essai d'anticorps fluorescent ou à un essai d'immunoperoxydase. Préparez des témoins appropriés. A l'aide d'anticorps monoclonaux, effectuez une recherche du virus de la panleucopénie du chat sur une partie des cultures cellulaires, et sur une autre partie, une recherche du parvovirus canin. L'antigène du virus de la panleucopénie du chat est décelé mais le parvovirus canin n'est pas décelé dans les cellules dans lesquelles le virus vaccinal a été inoculé.

ESSAI

Innocuité. Utilisez 2 chats, de l'âge minimal recommandé pour la vaccination et ne possédant pas d'anticorps contre le virus de la panleucopénie du chat. Injectez à chacun d'eux, par une voie recommandée, 10 doses de vaccin. Mettez les animaux en observation pendant 14 jours. Les chats restent en bonne santé et il ne se produit aucune réaction anormale, locale ou générale.

Virus étrangers. Neutralisez le vaccin par un immunosérum monospécifique du virus de la panleucopénie du chat et inoculez le mélange sur des cultures cellulaires appropriées ; effectuez un passage au moins. Maintenez les cultures pendant 14 jours et examinez-les pour rechercher d'éventuels effets cytopathogènes et la présence éventuelle d'agents hémadsorbants. Les cultures cellulaires ne présentent aucun signe de contamination virale.

Contamination bactérienne et fongique. Le vaccin, reconstitué si nécessaire, satisfait à l'essai de stérilité prescrit dans la monographie *Vaccins pour usage vétérinaire (0062)*.

Mycoplasmes (*2.6.7*). Le vaccin satisfait à l'essai des mycoplasmes.

Titre en virus. Titrez le vaccin, reconstitué si nécessaire, sur des cultures cellulaires appropriées. Une dose de vaccin contient au moins la quantité de virus correspondant au titre minimal indiqué sur l'étiquette.

ACTIVITÉ

Utilisez 10 chats réceptifs, âgés de 8 à 12 semaines. Prélevez un échantillon de sang sur chacun des chats et effectuez une recherche d'anticorps contre le virus de la panleucopénie du chat sur chaque échantillon afin de déterminer la réceptivité. Vaccinez 5 chats selon le schéma recommandé. Effectuez des dénombrements de leucocytes 8 et 4 jours avant l'épreuve virulente ; la moyenne de ces 2 numérations constitue la valeur initiale. 20 à 22 jours après la dernière vaccination, soumettez chaque chat à l'épreuve virulente par injection intrapéritonéale d'une suspension d'une souche pathogène du virus de la panleucopénie du chat. Mettez les chats en observation pendant 14 jours. Effectuez un dénombrement des leucocytes aux 4e, 6e, 8e et 10e jours après l'épreuve virulente. L'essai n'est valable que si les 5 chats témoins présentent chacun en au moins une occasion une diminution de 75 pour cent ou plus du nombre de leucocytes par rapport à la valeur initiale ; ces animaux peuvent mourir de panleucopénie. Le vaccin satisfait à l'essai si les 5 chats vaccinés ne présentent pas de symptômes de leucopénie, c'est-à-dire si la diminution du nombre de leucocytes lors de chacun des 4 dénombrements ne dépasse pas 50 pour cent de la valeur initiale, et si ces chats restent en excellente santé.

ÉTIQUETAGE

L'étiquette indique que la vaccination des chattes gestantes est contre-indiquée (à moins que l'innocuité du vaccin ne soit prouvée dans ces conditions).

01/2002:0964

VACCIN VIVANT DE LA PARVOVIROSE CANINE

Vaccinum parvovirosis caninae vivum

DÉFINITION

Le vaccin vivant de la parvovirose canine est une préparation d'une souche atténuée pour le chien du parvovirus canin.

PRODUCTION

Le virus atténué est multiplié sur des cultures cellulaires appropriées (*5.2.4*). La suspension virale est récoltée, titrée et mélangée à une solution stabilisante appropriée. Le vaccin peut être cryodesséché.

CHOIX DE LA SOUCHE VACCINALE

Seule peut être utilisée dans la préparation du vaccin une souche de virus qui a été reconnue conforme aux caractéristiques d'innocuité, d'irréversibilité de l'atténuation et de pouvoir immunogène. Les essais ci-après peuvent être utilisés lors de la démonstration de l'innocuité (*5.2.6*) et de l'efficacité (*5.2.7*) du vaccin.

Innocuité. Chaque essai est effectué pour chaque voie d'administration recommandée.

5 chiots réceptifs, de l'âge minimum indiqué sur l'étiquette pour la vaccination, exempts d'anticorps inhibant l'hémagglutination du parvovirus canin sont utilisés. Les leucocytes du sang circulant sont comptés aux jours 4, 2 et 0 avant l'injection vaccinale. Chacun d'eux reçoit, par une des voies d'administration indiquées sur l'étiquette une quantité de virus correspondant à un minimum de 10 fois le titre maximal en virus qu'on peut s'attendre à trouver dans un lot de vaccin et au niveau de passage le plus bas. Les animaux

sont mis en observation pendant 21 jours. Les leucocytes du sang circulant sont comptés aux jours 3, 5, 7, et 10 après l'injection. Les chiots restent en bonne santé et il ne se produit aucune réaction anormale, locale ou générale. La diminution éventuelle du nombre des leucocytes circulants ne doit pas être supérieure à 50 pour cent du nombre initial des leucocytes, déterminé par la moyenne des 3 valeurs observées avant l'injection vaccinale.

Une quantité de virus correspondant à un minimum de 10 fois le titre maximal qu'on peut s'attendre à trouver dans un lot de vaccin et au niveau de passage le plus bas est administrée par une des voies recommandées à chacun de 5 chiots réceptifs. 5 chiots sont gardés comme témoins. 2 chiots de chaque groupe sont sacrifiés après 14 jours et les 3 restant dans chaque groupe après 21 jours. Des examens histologiques sont effectués sur le thymus de chaque animal. Une hypoplasie légère du thymus peut être présente après 14 jours. La souche n'est pas satisfaisante si des lésions sont trouvées après 21 jours.

Irréversibilité de l'atténuation. Une quantité de virus correspondant à 10 fois le titre maximal qu'on peut s'attendre à trouver dans un lot de vaccin est administrée, par une des voies recommandées sur l'étiquette, à chacun de 2 chiots réceptifs, de l'âge minimum indiqué sur l'étiquette pour la vaccination, exempts d'anticorps inhibant l'hémagglutination du parvovirus canin. Du 2e au 10e jour après l'administration du virus, les fèces de chaque chiot sont récoltées, une recherche du parvovirus est effectuée et les prélèvements qui contiennent le virus sont mélangés. 1 ml de la suspension des prélèvements mélangés est administrée, par voie oronasale, à chacun de 2 autres chiots de même âge et de même réceptivité. Cette opération est répétée 4 fois. La présence de virus est vérifiée à chaque passage. Si le virus a disparu, une seconde série de passages est effectuée ; si le virus n'est plus retrouvé après un des passages de la seconde série, la souche vaccinale satisfait à l'essai. Aucun chiot ne meurt, ni ne présente de signes cliniques attribuables au virus vaccinal. Aucune indication d'une augmentation de virulence par rapport au virus vaccinal d'origine n'est observée ; on tiendra compte, notamment, du dénombrement des leucocytes, des résultats d'examens histologiques du thymus et du titre en virus présent dans les excrétions.

Pouvoir immunogène. L'essai décrit sous Activité convient à la mise en évidence des propriétés immunogènes de la souche.

ESSAIS EFFECTUÉS SUR CHAQUE LOT

Si l'essai d'activité a été effectué avec de bons résultats sur un lot représentatif du vaccin, il peut ne pas être répété en tant que contrôle de routine sur les autres lots de vaccin préparés à partir du même lot de semence, sous réserve de l'autorisation de l'Autorité compétente.

IDENTIFICATION

Le virus vaccinal est multiplié en utilisant des lignées cellulaires sensibles dans un support approprié à un essai d'anticorps fluorescent ou à un essai d'immunoperoxidase. Des témoins appropriés sont utilisés. Une recherche du parvovirus canin est effectuée sur une partie des cultures cellulaires, à l'aide d'un anticorps monoclonal et sur une autre partie une recherche du parvovirus félin est effectuée, à l'aide d'un anticorps monoclonal. L'antigène du parvovirus canin est décelé mais le parvovirus félin n'est pas décelé dans les cellules dans lesquelles le virus vaccinal a été inoculé.

ESSAI

Innocuité. Utilisez 2 chiots réceptifs, de l'âge minimum indiqué sur l'étiquette pour la vaccination et de préférence exempts d'anticorps inhibant l'hémagglutination du parvovirus canin. Injectez à chacun d'eux, par une des voies d'administration indiquées sur l'étiquette, 10 doses de vaccin. Mettez les animaux en observation pendant 14 jours. Les chiots restent en bonne santé et il ne se produit aucune réaction anormale, locale ou générale.

Virus étrangers. Le vaccin, mélangé à un immunosérum antiparvovirus canin approprié et inoculé dans des cultures cellulaires connues pour leur sensibilité aux virus pathogènes pour le chien, ne provoque pas d'effets cytopathogènes. Il ne se manifeste aucun signe de la présence d'agents hémagglutinants ou hémadsorbants ni aucun autre signe de la présence de virus étrangers.

Contamination bactérienne et fongique. Le vaccin, reconstitué si nécessaire, satisfait à l'essai de stérilité prescrit dans la monographie *Vaccins pour usage vétérinaire (0062)*.

Mycoplasmes (*2.6.7*). Le vaccin, reconstitué si nécessaire, satisfait à l'essai des mycoplasmes (mycoplasmes et uréaplasmes non aviaires).

Titre en virus. Titrez le vaccin, reconstitué si nécessaire, sur des cultures cellulaires appropriées. Une dose de vaccin contient au moins la quantité de virus correspondant au titre minimal indiqué sur l'étiquette.

ACTIVITÉ

Utilisez 7 chiots réceptifs, de l'âge minimum indiqué sur l'étiquette pour la vaccination, exempts d'anticorps inhibant l'hémagglutination du parvovirus canin. Gardez-en 2 comme témoins et injectez à chacun des autres chiots, par une des voies d'administration indiquées sur l'étiquette, la quantité de virus correspondant au titre minimal indiqué sur l'étiquette. Mettez tous les animaux en observation pendant 20 à 22 jours, puis inoculez à chacun d'entre eux, par voie oronasale, une suspension de parvovirus canin. Mettez tous les animaux en observation pendant 14 jours. Recherchez et titrez le virus dans les fèces par des essais d'hémagglutination. L'essai n'est valable que si les 2 chiots témoins présentent des symptomes typiques de la maladie et/ou une leucopénie et une excrétion du virus. Le vaccin satisfait à l'essai si les 5 chiots vaccinés restent en excellente santé, sans présenter de symptôme de la maladie ni de leucopénie et si le titre maximal de virus dans les fèces est inférieur à 1/100 de la moyenne géométrique des titres maximaux trouvés chez les témoins.

01/2002:0588

VACCIN VIVANT DE L'ENCÉPHALOMYÉLITE INFECTIEUSE AVIAIRE

Vaccinum encephalomyelitidis infectivae aviariae vivum

DÉFINITION

Le vaccin vivant de l'encéphalomyélite infectieuse aviaire est une préparation d'une souche immunogène du virus de l'encéphalomyélite infectieuse aviaire.

PRODUCTION

La souche de virus est cultivée dans le vitellus d'œufs de poules embryonnés, provenant d'élevages exempts de microorganismes pathogènes spécifiés (*5.2.2*), ou en cultures cellulaires appropriées (*5.2.4*). Si les cultures cellulaires sont d'origine aviaire, elles sont obtenues à partir d'élevages exempts de microorganismes pathogènes spécifiés (*5.2.2*).

La suspension virale est récoltée et mélangée à une solution stabilisante appropriée. Le vaccin peut être cryodesséché ou liquide.

CHOIX DE LA SOUCHE VACCINALE

Seule peut être utilisée dans la préparation du vaccin une souche de virus qui a été reconnue immunogène et d'un caractère pathogène limité. L'essai ci-après peut être utilisé lors de la démonstration de l'innocuité (*5.2.6*).

Caractère pathogène limité. Inoculée à des poussins d'un jour provenant d'un élevage exempt de microorganismes pathogènes spécifiés (*5.2.2*), par voie intracérébrale à raison de 100 DIO_{50} par poussin, la souche à examiner ne provoque pas de symptômes d'encéphalomyélite infectieuse aviaire avant le neuvième jour qui suit l'inoculation.

ESSAIS EFFECTUÉS SUR CHAQUE LOT

Si l'essai des virus étrangers sur cultures cellulaires, celui des virus étrangers sur œufs embryonnés, celui des virus de la leucose aviaire ainsi que l'essai d'activité ont été effectués avec de bons résultats sur un lot représentatif du vaccin, ces essais peuvent ne pas être répétés, en tant que contrôle de routine, sur les autres lots de vaccin préparés à partir du même lot de semence, sous réserve de l'autorisation de l'Autorité compétente.

IDENTIFICATION

Injectez le vaccin reconstitué si nécessaire dans le vitellus d'œufs de poules embryonnés réceptifs, âgés de 5 à 6 jours. Mettez en observation pendant 10 jours les poussins issus de ces œufs. Ils présentent les symptômes nerveux caractéristiques de l'encéphalomyélite infectieuse aviaire.

ESSAI

Innocuité. Utilisez 10 poussins au moins âgés de 3 semaines, provenant d'un élevage exempt de microorganismes pathogènes spécifiés (*5.2.2*). Administrez par la voie orale à chacun d'eux 10 doses de vaccin reconstitué ou dilué de façon à obtenir la concentration adaptée à l'essai. Mettez les poussins en observation pendant 21 jours. Si, pendant la période d'observation, plus de 2 poussins meurent pour des causes non attribuables au vaccin, répétez l'essai. Le vaccin satisfait à l'essai si aucun des poussins ne présente de symptômes de la maladie ni ne meurt pour des causes attribuables au vaccin.

Virus de la leucose aviaire (*2.6.4*). Le vaccin, reconstitué si nécessaire et neutralisé satisfait à l'essai des virus de la leucose. S'il est impossible de neutraliser le virus vaccinal, il sera fait appel à une autre méthode appropriée.

Virus étrangers sur cultures cellulaires (*2.6.5*). Le vaccin neutralisé dans la mesure du possible satisfait à l'essai des virus étrangers sur cultures cellulaires.

Virus étrangers sur œufs embryonnés (*2.6.3*). Le vaccin neutralisé dans la mesure du possible satisfait à l'essai des virus étrangers sur œufs embryonnés.

Agents étrangers sur poussins (*2.6.6*). Le vaccin, reconstitué si nécessaire, satisfait à l'essai des agents étrangers sur poussins. Utilisez dans cet essai des poussins âgés de 3 semaines.

Contamination bactérienne et fongique. Effectuez le contrôle de la contamination bactérienne et fongique par une technique quantitative. Le vaccin ne contient pas plus d'un microorganisme saprophyte par dose et est exempt de microorganismes pathogènes. Le liquide éventuellement délivré avec la préparation satisfait à l'essai de stérilité prescrit dans la monographie *Vaccins pour usage vétérinaire (0062)*.

Mycoplasmes (*2.6.7*). Le vaccin satisfait à l'essai des mycoplasmes.

Titre en virus. Titrez le vaccin sur cultures cellulaires ou par inoculation dans le vitellus d'œufs de poules embryonnés âgés de 5 à 6 jours. Une dose de vaccin contient au moins la quantité de virus correspondant au titre minimal en virus indiqué sur l'étiquette.

ACTIVITÉ

Utilisez des poussins âgés de 3 semaines, réceptifs et provenant du même élevage, ce dernier étant exempt de microorganismes pathogènes spécifiés (*5.2.2*). Lorsqu'il est conseillé de vacciner tout un élevage, administrez à au moins 20 poussins, pour chacune des voies d'administration recommandées et par sujet, un volume de vaccin reconstitué contenant la quantité de virus correspondant au titre minimal en virus indiqué sur l'étiquette. Lorsqu'il est conseillé de vacciner une partie seulement de l'élevage, administrez à 5 poussins, pour chacune des voies d'administration recommandées et par sujet, un volume de vaccin contenant la quantité de virus correspondant au titre minimal en virus indiqué sur l'étiquette et gardez au moins 50 poussins comme témoins de contact. Dans les deux cas, retenez 20 poussins comme témoins. Après 28 jours, soumettez à l'épreuve chaque poussin vacciné et chaque témoin, ainsi que 20 poussins au moins choisis au hasard dans le groupe des sujets vaccinés par contact, en inoculant par voie intracérébrale à chaque animal une quantité appropriée de virus virulent de l'encéphalomyélite infectieuse aviaire. Mettez les animaux en observation pendant 21 jours. Le vaccin satisfait à l'essai si à la fin de la période d'observation, 80 pour cent au moins des animaux vaccinés directement ou par contact survivent sans présenter de symptômes de la maladie. 70 pour cent au moins des témoins doivent mourir ou présenter les symptômes de l'encéphalomyélite infectieuse aviaire.

ÉTIQUETAGE

L'étiquette indique :

- l'âge des animaux à vacciner,
- la mention que le vaccin liquide doit être utilisé aussitôt après la sortie du réfrigérateur.

01/2002:1315

VACCIN VIVANT DE L'HÉPATITE VIRALE DU CANARD

Vaccinum hepatitidis viralis anatis vivum

DÉFINITION

Le vaccin vivant de l'hépatite virale du canard est une préparation d'une souche appropriée du virus 1 de l'hépatite du canard.

PRODUCTION

La souche virale utilisée pour la production est multipliée dans la cavité allantoïdienne d'œufs de poule embryonnés provenant d'élevages exempts de microorganismes pathogènes spécifiés (*5.2.2*), ou en cultures cellulaires appropriées (*5.2.4*). La suspension virale est récoltée et mélangée à une solution stabilisante appropriée. Le vaccin peut être cryodesséché.

Vaccins

CHOIX DE LA SOUCHE VACCINALE

Il doit être démontré que la souche vaccinale satisfait aux caractéristiques d'innocuité (*5.2.6*), de retour à la virulence et de pouvoir immunogène (*5.2.7*) pour les oiseaux auxquels le vaccin est destiné. Les essais ci-après peuvent être utilisés pour démontrer l'innocuité et le pouvoir immunogène.

Innocuité. Effectuez l'essai pour chacune des voies d'administration recommandées. Utilisez pour chaque essai au moins 20 canetons âgés de 1 jour et n'ayant pas d'anticorps dirigés contre le virus 1 de l'hépatite du canard. Administrez à chaque caneton une quantité de vaccin correspondant à au moins 10 fois le titre maximal en virus susceptible d'être atteint dans une dose de vaccin. Placez les canetons en observation pendant 21 jours. Le virus vaccinal satisfait à l'essai si aucun des animaux ne présente de symptômes cliniques notables ni ne meurt de causes attribuables au virus vaccinal.

Retour à la virulence. A 5 canetons domestiques âgés de 1 jour et n'ayant pas d'anticorps dirigés contre le virus 1 de l'hépatite du canard, administrez par voie oronasale une quantité de virus vaccinal permettant de réisoler une quantité maximale de virus lors des passages décrits ci-dessous. 2 à 4 jours plus tard, effectuez sur chaque caneton un prélèvement de tissus hépatiques. Réunissez les échantillons prélevés. Administrez par voie oronasale 1 ml de cette suspension hépatique à 5 autres canetons domestiques séronégatifs, du même âge. Effectuez l'opération à 5 reprises, en vérifiant la présence du virus à chaque passage. En cas de non détection du virus à l'un des niveaux de passage, effectuez une deuxième série de passages. Maintenez les animaux qui reçoivent le dernier passage en observation pendant 21 jours. Le virus vaccinal satisfait à l'essai s'il n'est observé aucun signe d'accroissement de la virulence entre le virus n'ayant subi aucun passage et le virus au niveau de passage maximal atteint. Si le virus n'est pas retrouvé à l'un des niveaux de passage, le vaccin satisfait à l'essai s'il n'y a aucune indication d'un accroissement de la virulence au niveau de passage le plus élevé auquel le virus est retrouvé. En cas d'indication d'un accroissement de la virulence pendant les passages, les recommandations pour la vaccination seront telles que la transmission du virus vaccinal à des canetons réceptifs soit évitée.

Pouvoir immunogène. L'essai décrit sous Activité convient à la démonstration du pouvoir immunogène.

ESSAIS EFFECTUÉS SUR CHAQUE LOT

Si les essais des virus de la leucose aviaire, des virus étrangers sur cultures cellulaires et des virus étrangers sur œufs embryonnés ont été réalisés avec des résultats satisfaisants sur un lot de vaccin représentatif, ces essais peuvent être omis en tant que contrôles de routine pour les autres lots de vaccin préparés à partir du même lot de semence, sous réserve de l'accord de l'Autorité compétente.

Si l'essai décrit sous Activité a été réalisé avec des résultats satisfaisants sur un lot de vaccin représentatif, cet essai peut être omis en tant que contrôle de routine pour les autres lots de vaccin préparés à partir du même lot de semence, sous réserve de l'accord de l'Autorité compétente.

IDENTIFICATION

Le vaccin, dilué si nécessaire, puis neutralisé au moyen d'un immunosérum monospécifique n'a plus de pouvoir infectieux lorsqu'il est inoculé dans la cavité allantoïdienne d'œufs de poule embryonnés provenant d'un élevage exempt de microorganismes pathogènes spécifiés (*5.2.2*), ou à des cultures cellulaires.

ESSAI

Innocuité. Utilisez au moins 10 canetons domestiques, âgés de 1 jour et n'ayant pas d'anticorps dirigés contre le virus 1 de l'hépatite du canard. Administrez à chaque caneton, par une voie recommandée, 10 doses du vaccin. Placez les animaux en observation pendant 21 jours. L'essai n'est pas valable si, pendant la période d'observation, plus de 2 canetons meurent de causes non attribuables au vaccin. Le vaccin satisfait à l'essai si aucun des animaux ne présente de symptômes cliniques anormaux, ni ne meurt de causes attribuables au vaccin.

Contamination bactérienne et fongique. Le vaccin et, le cas échéant, le liquide de reconstitution satisfont à l'essai de stérilité prescrit sous *Vaccins pour usage vétérinaire (0062)*.

Mycoplasmes (*2.6.7*). Le vaccin satisfait à l'essai des mycoplasmes.

Virus de la leucose aviaire (*2.6.4*). Le vaccin, si nécessaire dilué, puis neutralisé au moyen d'un immunosérum monospécifique, satisfait à l'essai des virus de la leucose aviaire.

Virus étrangers sur cultures cellulaires (*2.6.5*). Le vaccin, si nécessaire dilué, puis neutralisé au moyen d'un immunosérum monospécifique, satisfait à l'essai des virus étrangers sur cultures cellulaires.

Agents étrangers sur poussins (*2.6.6*). Le vaccin satisfait à l'essai des agents étrangers sur poussins. Effectuez également une recherche du virus de la réticuloendothéliose aviaire par immunofluorescence ou par un immunotitrage à enzyme conjuguée sur du sérum de poussins vaccinés. Le résultat est négatif.

Virus étrangers sur œufs embryonnés (*2.6.3*). Le vaccin, si nécessaire dilué, puis neutralisé au moyen d'un immunosérum monospécifique, satisfait à l'essai des virus étrangers sur œufs embryonnés.

Titre en virus. Titrez le vaccin en l'inoculant dans la cavité allantoïdienne d'œufs de poule embryonnés âgés de 9 à 11 jours, ou à des cultures cellulaires appropriées. Une dose de vaccin contient au moins la quantité de virus qui correspond au titre minimal indiqué sur l'étiquette.

ACTIVITÉ

A. *Immunisation passive par vaccination des reproducteurs*

Utilisez au minimum 10 canes domestiques pondeuses de même origine et n'ayant pas d'anticorps dirigés contre le virus 1 de l'hépatite du canard. Vaccinez au moins 5 de ces canes, selon les instructions d'emploi. Gardez au moins 5 canes comme témoins. Prenez au hasard 20 au moins des canetons nouveau-nés provenant des canes vaccinées et 10 au moins des canetons nouveau-nés provenant des canes non vaccinées. A l'âge de 1 semaine, soumettez chaque caneton à une épreuve virulente en lui administrant par voie oronasale une quantité suffisante d'une souche virulente du virus 1 de l'hépatite du canard. Maintenez les canetons en observation pendant 14 jours après l'épreuve. L'essai n'est pas valable si moins de 90 pour cent de la progéniture des canes non vaccinées meurt. Le vaccin satisfait à l'essai si 80 pour cent au minimum de la progéniture des canes vaccinées survivent et ne présentent pas de symptômes cliniques notables de la maladie.

B. *Immunisation active des canetons domestiques*

Utilisez au minimum 30 canetons domestiques de même origine et n'ayant pas d'anticorps dirigés contre le virus 1 de l'hépatite du canard. Vaccinez au moins 20 de ces canetons selon les instructions d'emploi. Gardez au moins 10 canetons comme témoins. 5 jours après la vaccination, soumettez chaque caneton à une épreuve virulente en lui administrant

Vaccins

par voie oronasale une quantité suffisante d'une souche virulente du virus 1 de l'hépatite du canard. Maintenez les canetons en observation pendant 14 jours après l'épreuve. L'essai n'est pas valable si moins de 90 pour cent des témoins meurent. Le vaccin satisfait à l'essai si 80 pour cent au minimum des canetons vaccinés survivent et ne présentent pas de symptômes cliniques notables de la maladie.

ÉTIQUETAGE

S'il a été démontré que le virus vaccinal peut présenter un retour à la virulence, l'étiquette indique les précautions nécessaires afin d'éviter la transmission de virus virulent à des canetons non vaccinés.

01/2002:0746

VACCIN VIVANT ORAL DE LA RAGE POUR RENARDS

Vaccinum rabiei perorale vivum ad vulpem

DÉFINITION

Le vaccin vivant oral de la rage pour renards est une préparation obtenue à partir d'une souche immunogène du virus atténué de la rage. Le vaccin est incorporé dans un appât d'une manière qui permet d'effectuer aseptiquement les essais prescrits ci-dessous.

PRODUCTION

Le virus atténué est multiplié en cultures cellulaires appropriées (*5.2.4*) ; si les cultures cellulaires sont obtenues à partir de mammifères, il est démontré qu'elles sont exemptes du virus de la rage. La suspension virale est récoltée en une ou plusieurs fois dans les 14 jours qui suivent l'inoculation. Plusieurs récoltes d'une même culture peuvent être réunies et considérées comme une récolte unique du virus. Un stabilisant approprié peut être ajouté à la suspension virale. Le vaccin peut être liquide ou cryodesséché. Dans ce dernier cas, le vaccin est reconstitué avant l'emploi.

CHOIX DE LA SOUCHE VACCINALE

Seule une souche de virus reconnue immunogène (voir Activité) et conforme aux caractéristiques suivantes peut être utilisée dans la préparation du vaccin :

– administrée oralement à la dose et par la méthode recommandées à 40 renards, elle ne provoque aucun symptôme de rage dans les 180 jours qui suivent l'administration,
– administrée oralement à raison de 10 fois la dose recommandée à 10 renards, elle ne provoque aucun symptôme de rage dans les 180 jours qui suivent l'administration,
– administrée oralement à raison de 10 fois la dose recommandée à 10 chiens, elle ne provoque aucun symptôme de rage dans les 180 jours qui suivent l'administration,
– administrée oralement à raison de 10 fois la dose recommandée à 10 chats, elle ne provoque aucun symptôme de rage dans les 180 jours qui suivent l'administration,
– la souche de virus ne se propage pas d'un animal à l'autre chez les rongeurs sauvages dans des conditions naturelles et expérimentales,
– la souche de virus porte un ou plusieurs marqueurs génétiques stables qui permettent de distinguer la souche vaccinale des autres souches de virus de la rage.

ESSAIS EFFECTUÉS SUR CHAQUE LOT

Si l'essai d'activité a été effectué avec de bons résultats sur un lot représentatif de vaccin, cet essai peut ne pas être répété en tant que contrôle de routine sur les autres lots de vaccin préparés à partir du même lot de semence.

IDENTIFICATION

A. Le vaccin, mélangé à un immunosérum rabique monospécifique, n'infecte plus les cultures cellulaires sensibles dans lesquelles il a été inoculé.

B. Un essai est effectué afin de mettre en évidence le marqueur génétique.

ESSAI

Virus étrangers

(a) Mélangez le vaccin à un immunosérum rabique neutralisant spécifique. Le vaccin ne provoque plus d'effets cytopathiques dans les cultures cellulaires sensibles. Aucun signe de la présence éventuelle d'agents hémagglutinants ou hémadsorbants n'est observé.

(b) Inoculez le vaccin dilué au 1/10 et au 1/1000 dans des cultures cellulaires sensibles. Faites incuber à 37 °C. Après 2, 4 et 6 jours, colorez les cellules à l'aide d'une gamme d'anticorps monoclonaux qui ne réagissent pas avec le virus vaccinal mais qui réagissent avec d'autres souches de virus de la rage (par exemple, le virus des rues, la souche Pasteur). Le vaccin ne présente pas de signe de virus rabique étranger.

Contamination bactérienne et fongique. Le vaccin satisfait à l'essai de stérilité prescrit dans la monographie *Vaccins pour usage vétérinaire (0062)*.

Mycoplasmes (*2.6.7*). Le vaccin satisfait à l'essai des mycoplasmes.

Titre en virus. Titrez le vaccin sur cultures cellulaires appropriées. Une dose de vaccin contient au moins la quantité de virus correspondant au titre minimal en virus indiqué sur l'étiquette ou sur la notice.

ACTIVITÉ

Utilisez 35 renards au moins, âgés de 3 mois au minimum, exempts d'anticorps neutralisant le virus de la rage. Administrez par voie orale et à l'aide de l'appât indiqué sur l'étiquette ou sur la notice, à chacun de 25 animaux au moins une quantité de vaccin contenant une quantité de virus correspondant au titre minimal indiqué sur l'étiquette ou sur la notice. Retenez 10 animaux au moins comme témoins. Observez tous les animaux pendant 180 jours. Aucun animal ne présente de symptômes de la rage. L'essai n'est pas valable si, à la fin de cette période d'observation, moins de 25 animaux vaccinés survivent. Le 180e jour après la vaccination, administrez à tous les renards, par voie intramusculaire, une souche virulente de virus rabique approuvée par l'Autorité compétente. Observez les animaux pendant 90 jours. Les animaux qui meurent pour des raisons non attribuables à la rage sont éliminés. L'essai n'est pas valable si le nombre de ces morts réduit le nombre d'animaux vaccinés dans l'essai à moins de 25. Le vaccin satisfait à l'essai si 2 au plus des 25 animaux vaccinés (ou un nombre statistiquement équivalent si plus de 25 animaux vaccinés reçoivent l'épreuve virulente) présentent des symptômes de la rage. L'essai n'est valable que si 9 au moins des témoins (ou un nombre statistiquement équivalent si plus de 10 témoins reçoivent l'épreuve virulente) présentent des symptômes de la rage et si la présence de virus rabique dans leur cerveau est démontrée au moyen d'un essai par anticorps fluorescent ou toute autre méthode appropriée.

ÉTIQUETAGE

L'étiquette indique la nature du marqueur génétique de la souche de virus.

01/2002:0441

VACCIN VIVANT SPORULÉ DE LA FIÈVRE CHARBONNEUSE POUR USAGE VÉTÉRINAIRE

Vaccinum anthracis vivum ad usum veterinarium

DÉFINITION

Le vaccin vivant sporulé de la fièvre charbonneuse pour usage vétérinaire est une préparation d'une suspension de spores vivantes d'une souche atténuée non capsulée de *Bacillus anthracis.*

PRODUCTION

La souche utilisée peut être : non létale pour le cobaye et la souris, ou létale pour le cobaye mais non létale pour le lapin, ou létale pour certains lapins. *B. anthracis* est cultivé sur milieu approprié. En fin de culture, les spores sont mises en suspension dans une solution stabilisante, puis dénombrées. Des adjuvants peuvent être ajoutés à la préparation.

IDENTIFICATION

Identifiez *B. anthracis* présent dans le vaccin par examens morphologiques, sérologiques, par culture et par examens biochimiques.

ESSAI

Innocuité. Effectuez l'essai sur l'une des espèces animales auxquelles le vaccin est destiné. Pour un vaccin destiné à plusieurs espèces incluant la chèvre, effectuez l'essai sur chèvres. Utilisez 2 animaux réceptifs et injectez à chacun d'eux, par voie sous-cutanée ou par voie intradermique, le double de la dose indiquée sur l'étiquette pour l'espèce utilisée. Mettez les animaux en observation pendant 14 jours. Le vaccin ne provoque aucune réaction générale pendant la période d'observation. Toutefois, une réaction locale est admise au site d'injection, l'intensité de celle-ci étant fonction de la souche de spores employée et de l'adjuvant utilisé dans la préparation du vaccin ; mais en aucun cas, elle ne doit provoquer de nécrose.

Dénombrement des spores. Dénombrez sur plaque les spores vivantes. Leur nombre n'est pas inférieur à 80 pour cent de celui qui est indiqué sur l'étiquette.

Contamination bactérienne et fongique. Effectuez ce contrôle par examen microscopique et par ensemencement en milieux appropriés. Le vaccin ne doit pas contenir de contaminants bactériens et fongiques.

ACTIVITÉ

Pour les souches de *B. anthracis* non létales pour le cobaye et pour la souris, l'essai peut être effectué sur le cobaye. Pour les souches qui sont létales pour le cobaye, mais non pour le lapin, l'essai peut être effectué sur le lapin. Pour les souches qui sont létales pour certains lapins, l'essai est effectué sur le mouton.

Si le vaccin est contrôlé sur cobaye ou sur le lapin, utilisez 10 animaux sains (groupe a) et injectez le vaccin à chacun d'eux par voie sous-cutanée ou par voie intradermique à raison de 1/10 de la dose minimale pour le mouton indiquée sur l'étiquette, puis mettez les animaux en observation pendant 21 jours. Si plus de 2 animaux meurent de causes non spécifiques, répétez l'essai. Utilisez comme témoins 3 animaux de la même espèce et de la même origine.

Si le vaccin est contrôlé sur mouton, utilisez 5 animaux sains (groupe b) et injectez le vaccin à chacun d'eux par voie sous-cutanée ou par voie intradermique à raison de 1/10 de la dose minimale pour le mouton indiquée sur l'étiquette, puis mettez les animaux en observation pendant 21 jours. Utilisez comme témoins 3 moutons de la même origine.

Injectez par voie sous-cutanée à chaque animal vacciné du groupe (a) ou du groupe (b) 100 DLM au minimum et à chaque animal témoin 10 DLM d'une souche de *B. anthracis* pathogène pour l'espèce en cause. Mettez les animaux en observation pendant 10 jours. Tous les animaux vaccinés survivent et tous les animaux témoins meurent de la fièvre charbonneuse pendant la période d'observation. Si un seul animal vacciné meurt après l'épreuve, répétez l'essai. Si un seul animal vacciné meurt dans le second essai, rejetez le vaccin.

ÉTIQUETAGE

L'étiquette indique :

– la souche utilisée dans la préparation du vaccin,
– le nombre de spores vivantes par millilitre.

IMMUNOSÉRUMS POUR USAGE HUMAIN

L'activité de l'immunosérum diphtérique est évaluée par détermination de la dose permettant d'assurer la protection des cobayes ou des lapins contre les effets érythémateux d'une dose donnée de toxine diphtérique. Cette dose est comparée avec la quantité de préparation étalon d'immunosérum diphtérique nécessaire pour assurer la même protection. Le titrage biologique exige l'emploi d'une préparation de référence d'immunosérum diphtérique étalonnée en Unités Internationales et d'une préparation appropriée de toxine diphtérique destinée à servir de toxine d'épreuve. L'activité de la toxine d'épreuve est déterminée par rapport à la préparation de référence ; l'activité de l'immunosérum diphtérique à examiner est déterminée par rapport à l'activité de la toxine d'épreuve par la même méthode.

L'Unité Internationale d'antitoxine correspond à l'activité neutralisante spécifique à l'égard de la toxine diphtérique contenue dans une quantité donnée de préparation étalon internationale constituée par du sérum desséché de cheval immunisé. La correspondance entre l'Unité Internationale et la préparation étalon internationale est indiquée périodiquement par l'Organisation Mondiale de la Santé.

Préparation de la toxine d'épreuve. Préparez la toxine diphtérique à partir de cultures de *C. diphtheriae* en milieu liquide. Filtrez pour obtenir un filtrat stérile qui doit être conservéà 4 °C.

Choix de la toxine d'épreuve. Choisissez une toxine destinée à servir de toxine d'épreuve en déterminant sur cobayes ou lapins la dose lr/100 et la dose minimale de réaction, la période d'observation étant de 48 h. La toxine destinée à servir d'épreuve ne contient pas moins de 200 doses minimales de réaction dans une dose lr/100.

Dose minimale de réaction. La dose minimale de réaction est la plus petite quantité de toxine qui, injectée par voie intradermique à des cobayes ou des lapins, provoque une faible réaction caractéristique au point d'injection dans les 48 h.

La toxine d'épreuve doit reposer pendant plusieurs mois avant d'être utilisée pour le titrage de l'immunosérum. Pendant ce temps, sa toxicité diminue et la dose lr/100 peut augmenter. Déterminez fréquemment la dose minimale de réaction et la dose lr/100. Lorsqu'il est démontré expérimentalement que la dose lr/100 est constante, la toxine d'épreuve est prête à l'emploi pour une longue période. Conservez la toxine d'épreuve à l'obscurité, à une température de 0 °C à 5 °C. Pour assurer la stérilité, ajoutez du toluène ou un autre agent antimicrobien qui ne provoque pas une diminution rapide de la toxicité spécifique.

Détermination de la dose d'épreuve de toxine (dose lr/100). Préparez une solution de la préparation de référence dans un liquide approprié de façon qu'elle contienne 0,1 UI d'antitoxine par millilitre.

Préparez une série de mélanges de la solution de la préparation de référence et de la toxine d'épreuve de façon qu'ils contiennent chacun 1,0 ml de la solution de la préparation de référence et une quantité variable de toxine, puis complétez chaque mélange au même volume final de 2,0 ml avec un liquide approprié. Laissez reposer à température ambiante, à l'abri de la lumière, pendant 15 min à 60 min. Utilisez un groupe de 2 animaux pour chaque mélange. Injectez à chacun d'eux par voie intradermique dans le flanc rasé ou épilé de l'animal 0,2 ml du mélange attribué à son groupe. Mettez les animaux en observation pendant 48 h.

La dose d'épreuve de toxine correspond à la quantité présente dans 0,2 ml du mélange réalisé avec la plus petite quantité de toxine qui provoque une lésion érythémateuse, faible mais caractéristique au point d'injection, malgré la neutralisation partielle due à la préparation de référence.

Détermination de l'activité de l'immunosérum

Préparez une solution de la préparation de référence dans un liquide approprié de façon qu'elle contienne 0,125 UI d'antitoxine par millilitre. Préparez une solution de la toxine d'épreuve dans un liquide approprié de façon qu'elle contienne 12,5 doses d'épreuve par millilitre.

Préparez une série de mélanges de la solution de toxine d'épreuve et de l'immunosérum à examiner de façon qu'ils contiennent chacun 0,8 ml de la solution de toxine d'épreuve et une quantité variable de l'immunosérum à examiner. Complétez chaque mélange au même volume final de 2,0 ml avec un liquide approprié. Préparez une deuxième série de mélanges de la solution de toxine d'épreuve et de la solution de la préparation de référence de façon qu'ils contiennent chacun 0,8 ml de la solution de toxine d'épreuve et une quantité variable de la solution de la préparation de référence. Dans cette deuxième série, la dilution médiane de la préparation de référence correspond au mélange contenant 0,1 UI d'antitoxine (0,8 ml de la solution de la préparation de référence). Complétez chaque mélange au même volume final de 2,0 ml avec un liquide approprié. Laissez reposer les mélanges des 2 séries à température ambiante, à l'abri de la lumière, pendant 15 min à 60 min. Utilisez un groupe de 2 animaux pour chaque mélange. Injectez à chacun d'eux par voie intradermique dans le flanc rasé ou épilé de l'animal 0,2 ml du mélange attribué à son groupe. Mettez les animaux en observation pendant 48 h.

Le mélange renfermant la quantité maximale d'antitoxine qui ne protège pas les cobayes des effets érythémateux de la toxine, contient 0,1 UI. Cette quantité sert à calculer l'activité de l'immunosérum en unités internationales par millilitre.

L'essai n'est valable que si tous les mélanges contenant 0,8 ml ou moins de la solution de la préparation de référence provoquent des lésions érythémateuses au point d'injection et que si tous les mélanges contenant un plus grand volume de cette solution ne provoquent aucune lésion au point d'injection.

01/2002:0087

IMMUNOSÉRUM GANGRENEUX (CLOSTRIDIUM NOVYI)

Immunoserum gangraenicum (clostridium novyi)

DÉFINITION

L'immunosérum gangreneux (Clostridium novyi) est une préparation contenant des globulines antitoxiques douées du pouvoir de neutraliser spécifiquement la toxine alpha formée par *Clostridium novyi* (ancienne nomenclature *Clostridium oedematiens*). Il est obtenu par le fractionnement du sérum de cheval ou d'autres mammifères immunisés contre la toxine alpha de *Cl. novyi*.

IDENTIFICATION

L'immunosérum gangreneux (Clostridium novyi) neutralise spécifiquement la toxine alpha formée par *Cl. novyi* en la rendant inoffensive pour les animaux réceptifs.

ACTIVITÉ

L'immunosérum gangreneux (Clostridium novyi) contient au minimum 3750 UI d'antitoxine par millilitre.

L'activité de l'immunosérum gangreneux (Clostridium novyi) est évaluée par détermination de la dose permettant d'assurer la protection de souris ou d'autres animaux appropriés contre les effets létaux d'une dose donnée de toxine de *Cl. novyi*. Cette dose est comparée avec la quantité de la préparation étalon d'immunosérum gangreneux (Clostridium novyi) nécessaire pour assurer la même protection. Le titrage biologique exige l'emploi d'une préparation de référence d'immunosérum gangreneux (Clostridium novyi) étalonnée en Unités Internationales et d'une préparation appropriée de toxine de *Cl. novyi* destinée à servir de toxine d'épreuve. L'activité de la toxine d'épreuve est déterminée par rapport à la préparation de référence ; l'activité de l'immunosérum gangreneux (Clostridium novyi) à examiner est déterminée par rapport à l'activité de la toxine d'épreuve, par la même méthode.

L'Unité Internationale d'antitoxine correspond à l'activité neutralisante spécifique à l'égard de la toxine de *Cl. novyi*, contenue dans une quantité donnée de la préparation étalon internationale constituée par du sérum desséché de cheval immunisé. La correspondance entre l'Unité Internationale et la préparation étalon internationale est indiquée périodiquement par l'Organisation Mondiale de la Santé.

Choix des animaux. Utilisez des souris dont l'écart de masse entre l'animal le plus léger et l'animal le plus lourd n'excède pas 5 g.

Préparation de la toxine d'épreuve. Préparez la toxine d'épreuve à partir du filtrat stérile d'une culture de 5 jours environ de *Cl. novyi* en milieu liquide. Traitez le filtrat par du *sulfate d'ammonium R*. Le précipité recueilli, contenant la toxine, est desséché sous vide sur *pentoxyde de diphosphore R*, pulvérisé et conservé à l'état sec.

Choix de la toxine d'épreuve. Choisissez une toxine destinée à servir de toxine d'épreuve en déterminant sur souris la dose L+ et la DL_{50}, la période d'observation étant de 72 h. La toxine destinée à servir de toxine d'épreuve ne contient pas moins de 25 DL_{50} dans une dose L+ qui est elle-même contenue dans 0,5 mg au maximum.

Détermination de la dose d'épreuve de toxine (dose L+). Préparez une solution de la préparation de référence dans un liquide approprié de façon qu'elle contienne 12,5 UI d'antitoxine par millilitre.

Préparez une solution de la toxine d'épreuve dans un liquide approprié de façon que 1 ml contienne une quantité exactement connue, par exemple 10 mg.

Préparez une série de mélanges de la solution de la préparation de référence et de la solution de toxine d'épreuve de façon qu'ils contiennent chacun 0,8 ml de la solution de la préparation de référence et une quantité variable de la solution de toxine d'épreuve, puis complétez chaque mélange au même volume final de 2,0 ml avec un liquide approprié. Laissez reposer à température ambiante, à l'abri de la lumière, pendant 60 min. Utilisez un groupe de 6 souris pour chaque mélange. Injectez à chacune d'elles, par voie intramusculaire, 0,2 ml du mélange attribué à son groupe. Mettez les souris en observation pendant 72 h.

La dose d'épreuve de toxine correspond à la quantité présente dans 0,2 ml du mélange réalisé avec la plus petite quantité de toxine qui provoque, pendant la période d'observation, la mort des 6 souris auxquelles il a été administré, malgré la neutralisation partielle due à la préparation de référence.

Détermination de l'activité de l'immunosérum

Préparez une solution de la préparation de référence dans un liquide approprié de façon qu'elle contienne 12,5 UI d'antitoxine par millilitre.

Préparez une solution de la toxine d'épreuve dans un liquide approprié de façon qu'elle contienne 12,5 doses d'épreuve par millilitre.

Préparez une série de mélanges de la solution de toxine d'épreuve et de l'immunosérum à examiner de façon qu'ils contiennent chacun 0,8 ml de la solution de toxine d'épreuve et une quantité variable de l'immunosérum à examiner. Complétez chaque mélange au même volume final de 2,0 ml avec un liquide approprié. Préparez une deuxième série de mélanges de la solution de toxine d'épreuve et de la solution de la préparation de référence de façon qu'ils contiennent chacun 0,8 ml de la solution de toxine d'épreuve et une quantité variable de la solution de la préparation de référence. Dans cette deuxième série, la dilution médiane de la préparation de référence correspond au mélange contenant 10 UI d'antitoxine (0,8 ml de la solution de la préparation de référence). Complétez chaque mélange au même volume final de 2,0 ml avec un liquide approprié. Laissez reposer les mélanges des 2 séries à température ambiante, à l'abri de la lumière, pendant 60 min. Utilisez un groupe de 6 souris pour chaque mélange. Injectez à chacune d'elles, par voie intramusculaire, 0,2 ml du mélange attribué à son groupe. Mettez les souris en observation pendant 72 h.

Le mélange renfermant la quantité maximale d'antitoxine qui ne protège aucune souris de la mort, contient 10 UI. Cette quantité sert à calculer l'activité de l'immunosérum en Unités Internationales par millilitre.

L'essai n'est valable que si toutes les souris inoculées avec les mélanges contenant 0,8 ml ou moins de solution de la préparation de référence meurent et que si toutes les souris inoculées avec les mélanges contenant un plus grand volume de cette solution survivent.

01/2002:0088

IMMUNOSÉRUM GANGRENEUX (CLOSTRIDIUM PERFRINGENS)

Immunoserum gangraenicum (clostridium perfringens)

DÉFINITION

L'immunosérum gangreneux (Clostridium perfringens) est une préparation contenant des globulines antitoxiques douées du pouvoir de neutraliser spécifiquement la toxine alpha formée par *Clostridium perfringens*. Il est obtenu par le fractionnement du sérum de cheval ou d'autres mammifères immunisés contre la toxine alpha de *Cl. perfringens*.

IDENTIFICATION

L'immunosérum gangreneux (Clostridium perfringens) neutralise spécifiquement la toxine alpha formée par *Cl. perfringens* en la rendant inoffensive pour les animaux réceptifs.

ACTIVITÉ

L'immunosérum gangreneux (Clostridium perfringens) contient au minimum 1500 UI d'antitoxine par millilitre.

L'activité de l'immunosérum gangreneux (Clostridium perfringens) est évaluée par détermination de la dose permettant d'assurer la protection de souris ou d'autres animaux appropriés contre les effets létaux d'une dose donnée de toxine de *Cl. perfringens*. Cette dose est comparée avec la quantité de la préparation étalon d'immunosérum gangreneux (Clostridium perfringens) nécessaire pour assurer la même protection. Le titrage biologique exige l'emploi d'une préparation de référence d'immunosérum gangreneux (Clostridium perfringens) étalonnée en Unités Internationales et d'une préparation appropriée de toxine de *Cl. perfringens* destinée à servir de toxine d'épreuve. L'activité de la toxine d'épreuve est déterminée par rapport à la préparation de référence ; l'activité de l'immunosérum gangreneux (Clostridium perfringens) à examiner est déterminée par rapport à l'activité de la toxine d'épreuve, par la même méthode.

L'Unité Internationale d'antitoxine correspond à l'activité neutralisante spécifique à l'égard de la toxine de *Cl. perfringens,* contenue dans une quantité donnée de la préparation étalon internationale constituée par du sérum desséché de cheval immunisé. La correspondance entre l'Unité Internationale et la préparation étalon internationale est indiquée périodiquement par l'Organisation Mondiale de la Santé.

Choix des animaux. Utilisez des souris dont l'écart de masse entre l'animal le plus léger et l'animal le plus lourd n'excède pas 5 g.

Préparation de la toxine d'épreuve. Préparez la toxine d'épreuve à partir du filtrat stérile d'une culture de 5 jours environ de *Cl. perfringens* en milieu liquide. Traitez le filtrat par du *sulfate d'ammonium R.* Le précipité recueilli, contenant la toxine, est desséché sous vide sur *pentoxyde de diphosphore R,* pulvérisé et conservé à l'état sec.

Choix de la toxine d'épreuve. Choisissez une toxine destinée à servir de toxine d'épreuve en déterminant sur souris la dose L+ et la DL_{50}, la période d'observation étant de 48 h. La toxine destinée à servir de toxine d'épreuve ne contient pas moins de 20 DL_{50} dans une dose L+ qui est elle-même contenue dans 4 mg au maximum.

Détermination de la dose d'épreuve de toxine (dose L+). Préparez une solution de la préparation de référence dans un liquide approprié de façon qu'elle contienne 5 UI d'antitoxine par millilitre.

Préparez une solution de la toxine d'épreuve dans un liquide approprié de façon que 1 ml contienne une quantité exactement connue, par exemple 10 mg.

Préparez une série de mélanges de la solution de la préparation de référence et de la solution de toxine d'épreuve de façon qu'ils contiennent chacun 2,0 ml de la solution de la préparation de référence et une quantité variable de la solution de toxine d'épreuve, puis complétez chaque mélange au même volume final de 5,0 ml avec un liquide approprié. Laissez reposer à température ambiante, à l'abri de la lumière, pendant 60 min. Utilisez un groupe de 6 souris pour chaque mélange. Injectez à chacune d'elles, par voie intraveineuse, 0,5 ml du mélange attribué à son groupe. Mettez les souris en observation pendant 48 h.

La dose d'épreuve de toxine correspond à la quantité présente dans 0,5 ml du mélange réalisé avec la plus petite quantité de toxine qui provoque, pendant la période d'observation, la mort des 6 souris auxquelles il a été administré, malgré la neutralisation partielle due à la préparation de référence.

Détermination de l'activité de l'immunosérum

Préparez une solution de la préparation de référence dans un liquide approprié de façon qu'elle contienne 5 UI d'antitoxine par millilitre.

Préparez une solution de la toxine d'épreuve dans un liquide approprié de façon qu'elle contienne 5 doses d'épreuve par millilitre.

Préparez une série de mélanges de la solution de toxine d'épreuve et de l'immunosérum à examiner de façon qu'ils contiennent chacun 2,0 ml de la solution de toxine d'épreuve et une quantité variable de l'immunosérum à examiner. Complétez chaque mélange au même volume final de 5,0 ml avec un liquide approprié. Préparez une deuxième série de mélanges de la solution de toxine d'épreuve et de la solution de la préparation de référence de façon qu'ils contiennent chacun 2,0 ml de la solution de toxine d'épreuve et une quantité variable de la solution de la préparation de référence. Dans cette deuxième série, la dilution médiane de la préparation de référence correspond au mélange contenant 10 UI d'antitoxine (2,0 ml de la solution de la préparation de référence). Complétez chaque mélange au même volume final de 5,0 ml avec un liquide approprié. Laissez reposer les mélanges des 2 séries à température ambiante, à l'abri de la lumière, pendant 60 min. Utilisez un groupe de 6 souris pour chaque mélange. Injectez à chacune d'elles, par voie intraveineuse, 0,5 ml du mélange attribué à son groupe. Mettez les souris en observation pendant 48 h.

Le mélange renfermant la quantité maximale d'antitoxine qui ne protège aucune souris de la mort, contient 10 UI. Cette quantité sert à calculer l'activité de l'immunosérum en Unités Internationales par millilitre.

L'essai n'est valable que si toutes les souris inoculées avec les mélanges contenant 2,0 ml ou moins de solution de la préparation de référence meurent et que si toutes les souris inoculées avec les mélanges contenant un plus grand volume de cette solution survivent.

01/2002:0089

IMMUNOSÉRUM GANGRENEUX (CLOSTRIDIUM SEPTICUM)

Immunoserum gangraenicum (clostridium septicum)

DÉFINITION

L'immunosérum gangreneux (Clostridium septicum) est une préparation contenant des globulines antitoxiques douées du pouvoir de neutraliser spécifiquement la toxine alpha formée par *Clostridium septicum.* Il est obtenu par le fractionnement du sérum de cheval ou d'autres mammifères immunisés contre la toxine alpha de *Cl. septicum.*

IDENTIFICATION

L'immunosérum gangreneux (Clostridium septicum) neutralise spécifiquement la toxine alpha formée par *Cl. septicum* en la rendant inoffensive pour les animaux réceptifs.

ACTIVITÉ

L'immunosérum gangreneux (Clostridium septicum) contient au minimum 1500 UI d'antitoxine par millilitre.

L'activité de l'immunosérum gangreneux (Clostridium septicum) est évaluée par détermination de la dose permettant d'assurer la protection de souris ou d'autres animaux appropriés contre les effets létaux d'une dose donnée de toxine de *Cl. septicum.* Cette dose est comparée avec la quantité de la préparation étalon d'immunosérum gangreneux (Clostridium septicum) nécessaire pour assurer la même protection. Le titrage biologique exige l'emploi d'une préparation de référence d'immunosérum gangreneux (Clostridium septicum) étalonnée en Unités Internationales et d'une préparation appropriée de toxine de *Cl. septicum* destinée à servir de toxine d'épreuve. L'activité de la toxine

Immunosérums

d'épreuve est déterminée par rapport à la préparation de référence ; l'activité de l'immunosérum gangreneux (Clostridium septicum) à examiner est déterminée par rapport à l'activité de la toxine d'épreuve, par la même méthode.

L'Unité Internationale d'antitoxine correspond à l'activité neutralisante spécifique à l'égard de la toxine de *Cl. septicum*, contenue dans une quantité donnée de la préparation étalon internationale constituée par du sérum desséché de cheval immunisé. La correspondance entre l'Unité Internationale et l'étalon international est indiquée périodiquement par l'Organisation Mondiale de la Santé.

Choix des animaux. Utilisez des souris dont l'écart de masse entre l'animal le plus léger et l'animal le plus lourd n'excède pas 5 g.

Préparation de la toxine d'épreuve. Préparez la toxine d'épreuve à partir du filtrat stérile d'une culture de 5 jours environ de *Cl. septicum* en milieu liquide. Traitez le filtrat par du *sulfate d'ammonium R*. Le précipité recueilli, contenant la toxine, est desséché sous vide sur *pentoxyde de diphosphore R*, pulvérisé et conservé à l'état sec.

Choix de la toxine d'épreuve. Choisissez une toxine destinée à servir de toxine d'épreuve en déterminant sur souris la dose L+ et la DL_{50}, la période d'observation étant de 72 h. La toxine destinée à servir de toxine d'épreuve ne contient pas moins de 25 DL_{50} dans une dose L+ qui est elle-même contenue dans 0,5 mg au maximum.

Détermination de la dose d'épreuve de toxine (dose L+). Préparez une solution de la préparation de référence dans un liquide approprié de façon qu'elle contienne 5 UI d'antitoxine par millilitre.

Préparez une solution de la toxine d'épreuve dans un liquide approprié de façon que 1 ml contienne une quantité exactement connue, par exemple 20 mg.

Préparez une série de mélanges de la solution de la préparation de référence et de la solution de toxine d'épreuve de façon qu'ils contiennent chacun 2,0 ml de la solution de la préparation de référence et une quantité variable de la solution de toxine d'épreuve, puis complétez chaque mélange au même volume final de 5,0 ml avec un liquide approprié. Laissez reposer à température ambiante, à l'abri de la lumière, pendant 60 min. Utilisez un groupe de 6 souris pour chaque mélange. Injectez à chacune d'elles, par voie intraveineuse, 0,5 ml du mélange attribué à son groupe. Mettez les souris en observation pendant 72 h.

La dose d'épreuve de toxine correspond à la quantité présente dans 0,5 ml du mélange réalisé avec la plus petite quantité de toxine qui provoque, pendant la période d'observation, la mort des 6 souris auxquelles il a été administré, malgré la neutralisation partielle due à la préparation de référence.

Détermination de l'activité de l'immunosérum

Préparez une solution de la préparation de référence dans un liquide approprié de façon qu'elle contienne 5 UI d'antitoxine par millilitre.

Préparez une solution de toxine d'épreuve dans un liquide approprié de façon qu'elle contienne 5 doses d'épreuve par millilitre.

Préparez une série de mélanges de la solution de toxine d'épreuve et de l'immunosérum à examiner de façon qu'ils contiennent chacun 2,0 ml de la solution de toxine d'épreuve et une quantité variable de l'immunosérum à examiner. Complétez chaque mélange au même volume final de 5,0 ml avec un liquide approprié. Préparez une deuxième série de mélanges de la solution de toxine d'épreuve et de la solution de la préparation de référence de façon qu'ils contiennent chacun 2,0 ml de la solution de toxine d'épreuve et une quantité variable de la solution de la préparation de référence. Dans cette deuxième série, la dilution médiane de la préparation de référence correspond au mélange contenant 10 UI d'antitoxine (2,0 ml de la solution de la préparation de référence). Complétez chaque mélange au même volume final de 5,0 ml avec un liquide approprié. Laissez reposer les mélanges des 2 séries à température ambiante, à l'abri de la lumière, pendant 60 min. Utilisez un groupe de 6 souris pour chaque mélange. Injectez à chacune d'elles, par voie intraveineuse, 0,5 ml du mélange attribué à son groupe. Mettez les souris en observation pendant 72 h.

Le mélange renfermant la quantité maximale d'antitoxine qui ne protège aucune souris de la mort, contient 10 UI. Cette quantité sert à calculer l'activité de l'immunosérum en Unités Internationales par millilitre.

L'essai n'est valable que si toutes les souris inoculées avec les mélanges contenant 2,0 ml ou moins de solution de la préparation de référence meurent et que si toutes les souris inoculées avec les mélanges contenant un plus grand volume de cette solution survivent.

01/2002:0090

IMMUNOSÉRUM GANGRENEUX POLYVALENT

Immunoserum gangraenicum mixtum

DÉFINITION

L'immunosérum gangreneux polyvalent est préparé par mélange en proportions convenables d'immunosérum gangreneux (Clostridium novyi), d'immunosérum gangreneux (Clostridium perfringens) et d'immunosérum gangreneux (Clostridium septicum).

IDENTIFICATION

L'immunosérum gangreneux polyvalent neutralise spécifiquement les toxines alpha formées par *Clostridium novyi* (ancienne nomenclature *Clostridium oedematiens*), *Clostridium perfringens* et *Clostridium septicum* en les rendant inoffensives pour les animaux réceptifs.

ACTIVITÉ

L'immunosérum gangreneux polyvalent contient au minimum, par millilitre, 1000 UI d'antitoxine d'immunosérum gangreneux (Clostridium novyi), 1000 UI d'antitoxine d'immunosérum gangreneux (Clostridium perfringens) et 500 UI d'antitoxine d'immunosérum gangreneux (Clostridium septicum).

Evaluez l'activité par titrage biologique pour chaque constituant d'après les indications respectives des monographies *Immunosérum gangreneux (Clostridium novyi) (0087)*, *Immunosérum gangreneux (Clostridium perfringens) (0088)* et *Immunosérum gangreneux (Clostridium septicum) (0089)*.

Immunosérums

01/2002:0091

IMMUNOSÉRUM TÉTANIQUE POUR USAGE HUMAIN

Immunoserum tetanicum ad usum humanum

DÉFINITION

L'immunosérum tétanique pour usage humain est une préparation contenant des globulines antitoxiques douées du pouvoir de neutraliser spécifiquement la toxine formée par *Clostridium tetani*.

PRODUCTION

Il est obtenu par fractionnement du sérum de cheval ou d'autres mammifères immunisés contre la toxine tétanique.

IDENTIFICATION

L'immunosérum tétanique neutralise spécifiquement la toxine formée par *Cl. tetani*, en la rendant inoffensive pour les animaux réceptifs.

ACTIVITÉ

L'immunosérum tétanique contient au minimum 1000 UI d'antitoxine par millilitre s'il est destiné à l'usage prophylactique et au minimum 3000 UI d'antitoxine par millilitre s'il est destiné à l'usage thérapeutique.

L'activité de l'immunosérum tétanique est évaluée par détermination de la dose permettant d'assurer la protection des cobayes ou des souris contre les effets paralysants d'une dose donnée de toxine tétanique. Cette dose est comparée avec la quantité de préparation étalon d'immunosérum tétanique nécessaire pour assurer la même protection. Dans les pays où l'usage de la méthode paralysante n'est pas obligatoire, l'essai par la méthode létale peut être utilisé. Dans ce cas, le nombre d'animaux et la méthode sont identiques à ceux décrits pour l'essai par la méthode paralysante. La seule différence réside dans le fait que la fin de l'essai est marquée par la mort de l'animal et non par le moment où survient la paralysie et que la dose Lp/10 est remplacée par la dose L+/10. Le titrage biologique exige l'emploi d'une préparation de référence d'immunosérum tétanique étalonnée en Unités Internationales et d'une préparation appropriée de toxine tétanique destinée à servir de toxine d'épreuve. L'activité de la toxine d'épreuve est déterminée par rapport à la préparation de référence ; l'activité de l'immunosérum tétanique à examiner est déterminée par rapport à l'activité de la toxine d'épreuve, par la même méthode.

L'Unité Internationale d'antitoxine correspond à l'activité neutralisante spécifique à l'égard de la toxine tétanique contenue dans une quantité donnée de préparation étalon internationale constituée par du sérum desséché de cheval immunisé. La correspondance entre l'Unité Internationale et l'étalon international est indiquée périodiquement par l'Organisation Mondiale de la Santé.

Choix des animaux. Si des souris sont utilisées, l'écart de masse entre l'animal le plus léger et l'animal le plus lourd n'excède pas 5 g.

Préparation de la toxine d'épreuve. Préparez la toxine d'épreuve à partir du filtrat stérile d'une culture de 9 jours environ de *Cl. tetani* en milieu liquide. Au filtrat, ajoutez 1 à 2 volumes de glycérol. Conservez la toxine à une température légèrement inférieure à 0 °C. La toxine d'épreuve peut également être préparée par précipitation par le *sulfate d'ammonium R* ajouté au filtrat. Le précipité recueilli, contenant la toxine, est desséché sous vide sur *pentoxyde de diphosphore R*, pulvérisé et conservé à l'état sec, en ampoules scellées ou sous vide sur *pentoxyde de diphosphore R*.

Détermination de la dose d'épreuve de toxine (dose Lp/10). Préparez une solution de la préparation de référence dans un liquide approprié de façon qu'elle contienne 0,5 UI d'antitoxine par millilitre.

Si la toxine est conservée à l'état sec, reconstituez-la avec un liquide approprié.

Préparez une série de mélanges de la solution de la préparation de référence et de la toxine d'épreuve de façon qu'ils contiennent chacun 2,0 ml de la solution de la préparation de référence et une quantité variable de toxine d'épreuve, puis complétez chaque mélange au même volume final de 5,0 ml avec un liquide approprié. Laissez reposer à température ambiante, à l'abri de la lumière, pendant 60 min. Utilisez un groupe de 6 souris pour chaque mélange. Injectez à chacune d'elles par voie sous-cutanée 0,5 ml du mélange attribué à son groupe. Mettez les souris en observation pendant 96 h. Celles qui sont atteintes de paralysie peuvent être sacrifiées.

La dose d'épreuve de toxine correspond à la quantité présente dans 0,5 ml du mélange réalisé avec la plus petite quantité de toxine qui provoque, pendant la période d'observation, la paralysie chez les 6 souris auxquelles il a été administré, malgré la neutralisation partielle due à la préparation de référence.

Détermination de l'activité de l'immunosérum

Préparez une solution de la préparation de référence dans un liquide approprié de façon qu'elle contienne 0,5 UI d'antitoxine par millilitre.

Préparez une solution de la toxine d'épreuve dans un liquide approprié de façon qu'elle contienne 5 doses d'épreuve par millilitre.

Préparez une série de mélanges de la solution de toxine d'épreuve et de l'immunosérum à examiner de façon qu'ils contiennent chacun 2,0 ml de la solution de toxine d'épreuve et une quantité variable de l'immunosérum à examiner. Complétez chaque mélange au même volume final de 5,0 ml avec un liquide approprié. Préparez une deuxième série de mélanges de la solution de toxine d'épreuve et de la solution de la préparation de référence de façon qu'ils contiennent chacun 2,0 ml de la solution de toxine d'épreuve et une quantité variable de la solution de la préparation de référence. Dans cette deuxième série, la dilution médiane de la préparation de référence correspond au mélange contenant 1 UI d'antitoxine (2,0 ml de la solution de la préparation de référence). Complétez chaque mélange au même volume final de 5,0 ml avec un liquide approprié. Laissez reposer les mélanges des 2 séries à température ambiante, à l'abri de la lumière, pendant 60 min. Utilisez un groupe de 6 souris pour chaque mélange. Injectez à chacune d'elles, par voie sous-cutanée, 0,5 ml du mélange attribué à son groupe. Mettez les souris en observation pendant 96 h. Celles qui sont atteintes de paralysie peuvent être sacrifiées.

Le mélange renfermant la quantité maximale d'antitoxine qui ne protège aucune souris de la paralysie contient 1 UI. Cette quantité sert à calculer l'activité de l'immunosérum en Unités Internationales par millilitre.

L'essai n'est valable que si toutes les souris inoculées avec le mélange contenant 2,0 ml ou moins de solution de la préparation de référence sont atteintes de paralysie et que si toutes les souris inoculées avec les mélanges contenant un plus grand volume de cette solution sont indemnes.

IMMUNOSÉRUMS POUR USAGE VÉTÉRINAIRE

01/2002:0339

IMMUNOSÉRUM CLOSTRIDIUM NOVYI ALPHA POUR USAGE VÉTÉRINAIRE

Immunoserum clostridii novyi alpha ad usum veterinarium

DÉFINITION

L'immunosérum clostridium novyi alpha pour usage vétérinaire est une préparation contenant des globulines douées du pouvoir de neutraliser spécifiquement la toxine alpha formée par *Clostridium novyi* (ancienne nomenclature *Clostridium oedematiens*). L'immunosérum est constitué par le sérum ou une préparation obtenue à partir du sérum d'animaux immunisés contre la toxine alpha de *Cl. novyi*.

IDENTIFICATION

L'immunosérum clostridium novyi alpha neutralise spécifiquement la toxine alpha formée par *Cl. novyi* en la rendant inoffensive pour les animaux réceptifs.

ACTIVITÉ

L'activité de l'immunosérum brut obtenu à partir de chevaux n'est pas inférieure à 750 UI/ml. Lorsque l'immunosérum brut est obtenu à partir de bovins, son activité n'est pas inférieure à 250 UI/ml.

L'activité de l'immunosérum concentré obtenu à partir de chevaux n'est pas inférieure à 1500 UI/ml. Lorsque l'immunosérum concentré est obtenu à partir de bovins, son activité n'est pas inférieure à 500 UI/ml.

L'Unité Internationale correspond à l'activité neutralisante spécifique à l'égard de la toxine alpha de *Cl. novyi*, contenue dans une quantité donnée de l'étalon international constitué par du sérum desséché de cheval immunisé. La correspondance entre l'Unité Internationale et la préparation étalon internationale est indiquée par l'Organisation Mondiale de la Santé.

L'activité de l'immunosérum clostridium novyi alpha est évaluée par détermination de la dose permettant d'assurer la protection de souris ou d'autres animaux appropriés contre les effets toxiques d'une dose donnée de toxine alpha de *Cl. novyi*. Cette dose est comparée à une quantité d'une préparation de référence d'immunosérum clostridium novyi alpha étalonnée en Unités Internationales, nécessaire pour assurer la même protection. Le titrage biologique exige l'emploi d'une préparation appropriée de toxine alpha de *Cl. novyi* destinée à servir de toxine d'épreuve. La dose de toxine d'épreuve est déterminée par rapport à la préparation de référence ; l'activité de l'immunosérum à examiner est déterminée par rapport à l'activité de la préparation de référence à l'aide de la toxine d'épreuve.

Préparation de la toxine d'épreuve. Préparez la toxine d'épreuve à partir du filtrat stérile d'une culture de 5 jours environ de *Cl. novyi* type B en milieu liquide et desséchez-la par une méthode appropriée.

Choisissez la toxine d'épreuve en déterminant sur souris la dose L+/10 et la DL_{50}, la période d'observation étant de 72 h. La toxine alpha appropriée contient au moins une dose L+/10 dans 0,05 mg et au moins 10 DL_{50} dans une dose L+/10.

Détermination de la dose d'épreuve de toxine. Préparez une solution de la préparation de référence dans un liquide approprié de façon que son activité soit de 1 UI/ml. Préparez une solution de toxine d'épreuve dans un liquide approprié de façon que 1 ml en contienne une quantité exactement connue, par exemple 1 mg. Préparez des mélanges de solution de la préparation de référence et de solution de toxine d'épreuve de façon qu'ils contiennent chacun 1,0 ml de solution de la préparation de référence (1 UI) et une quantité variable de solution de toxine d'épreuve, puis complétez chaque mélange au même volume final de 2,0 ml avec un liquide approprié. Laissez reposer les mélanges à température ambiante, pendant 60 min. Utilisez pour chaque mélange un groupe d'au moins 2 souris pesant chacune de 17 g à 22 g. Injectez à chacune d'elles, par voie intramusculaire ou sous-cutanée, 0,2 ml du mélange attribué à son groupe. Mettez les souris en observation pendant 72 h. Si toutes les souris meurent, la quantité de toxine présente dans 0,2 ml du mélange dépasse la dose d'épreuve. Si aucune des souris ne meurt, la quantité de toxine présente dans 0,2 ml du mélange est inférieure à la dose d'épreuve. Préparez de nouveaux mélanges de façon qu'ils contiennent chacun dans 2,0 ml, 1,0 ml de solution de la préparation de référence (1 UI) et une quantité variable de solution de toxine d'épreuve appartenant à une série dont chaque concentration diffère l'une de l'autre de 20 pour cent au plus, et qui recouvre le point final présumé. Laissez reposer les mélanges à température ambiante, pendant 60 min. Utilisez un groupe d'au moins 2 souris pour chaque mélange. Injectez à chacune d'elles, par voie intramusculaire ou sous-cutanée, 0,2 ml du mélange attribué à son groupe. Mettez les souris en observation pendant 72 h. Répétez la détermination au moins une fois et additionnez les résultats des essais effectués avec les mélanges de même composition, de façon à obtenir une série de totaux dont chacun représente la mortalité due à un mélange d'une composition donnée. La dose d'épreuve de toxine correspond à la quantité présente dans 0,2 ml du mélange qui provoque la mort de la moitié des souris auxquelles il a été inoculé.

Détermination de l'activité de l'immunosérum à examiner

Essai préliminaire. Dissolvez une quantité de la toxine d'épreuve dans un liquide approprié de façon que la solution contienne 10 doses d'épreuve par millilitre. Préparez une série de mélanges de solution de toxine d'épreuve et de l'immunosérum à examiner de façon qu'ils contiennent chacun 1,0 ml de solution de toxine d'épreuve et une quantité variable de l'immunosérum à examiner. Complétez chaque mélange au même volume final de 2,0 ml avec un liquide approprié. Laissez reposer les mélanges à température ambiante, pendant 60 min. Utilisez un groupe d'au moins 2 souris pour chaque mélange. Injectez à chacune d'elles, par voie intramusculaire ou sous-cutanée, 0,2 ml du mélange attribué à son groupe. Mettez les souris en observation pendant 72 h. Si aucune souris ne meurt, 0,2 ml du mélange contient plus de 0,1 UI. Si toutes les souris meurent, 0,2 ml du mélange contient moins de 0,1 UI.

Essai définitif. Préparez une série de mélanges de solution de toxine d'épreuve et de l'immunosérum à examiner de façon qu'ils contiennent chacun dans 2,0 ml, 1,0 ml de solution de toxine d'épreuve et une quantité variable de l'immunosérum à examiner appartenant à une série dont chaque concentration diffère l'une de l'autre de 20 pour cent au plus, et qui recouvre le point final présumé, quantités déterminées dans l'essai préliminaire. Préparez d'autres mélanges de solution de toxine d'épreuve et de solution de préparation de référence de façon qu'ils contiennent chacun dans 2,0 ml, 1,0 ml de solution de toxine d'épreuve et une quantité variable de la solution de la préparation de référence afin de vérifier la dose d'épreuve de toxine. Laissez reposer les mélanges à température ambiante, pendant 60 min. Utilisez un groupe d'au moins 2 souris pour chaque mélange et procédez comme indiqué dans l'essai préliminaire. Le mélange à examiner qui contient 0,1 UI dans 0,2 ml est celui qui provoque la mort du même ou presque du même nombre de souris que le mélange de référence contenant 0,1 UI dans 0,2 ml. Répétez la détermination au moins une fois et calculez la moyenne de tous les résultats significatifs. L'essai n'est valable que si le résultat obtenu avec la préparation de référence ne diffère pas de plus de 20 pour cent de la valeur escomptée.

Les limites de confiance ($P = 0{,}95$) sont évaluées comme suit :

85 pour cent et 114 pour cent lorsque 2 animaux sont utilisés par dose,

91,5 pour cent et 109 pour cent lorsque 4 animaux sont utilisés par dose,

93 pour cent et 108 pour cent lorsque 6 animaux sont utilisés par dose.

ÉTIQUETAGE

L'étiquette indique s'il s'agit d'immunosérum brut ou concentré.

01/2002:0340

IMMUNOSÉRUM CLOSTRIDIUM PERFRINGENS BÊTA POUR USAGE VÉTÉRINAIRE

Immunoserum clostridii perfringentis beta ad usum veterinarium

DÉFINITION

L'immunosérum clostridium perfringens bêta pour usage vétérinaire est une préparation contenant essentiellement des globulines douées du pouvoir de neutraliser spécifiquement la toxine bêta formée par les types B et C de *Clostridium perfringens.* L'immunosérum est constitué par le sérum ou une préparation obtenue à partir du sérum d'animaux immunisés contre la toxine bêta de *Cl. perfringens.*

IDENTIFICATION

L'immunosérum clostridium perfringens bêta neutralise spécifiquement la toxine bêta formée par *Cl. perfringens* en la rendant inoffensive pour les animaux réceptifs.

ACTIVITÉ

L'activité de l'immunosérum brut obtenu à partir de chevaux n'est pas inférieure à 1000 UI/ml. Lorsque l'immunosérum brut est obtenu à partir de bovins, son activité n'est pas inférieure à 250 UI/ml.

L'activité de l'immunosérum concentré obtenu à partir de chevaux n'est pas inférieure à 3000 UI/ml. Lorsque l'immunosérum concentré est obtenu à partir de bovins, son activité n'est pas inférieure à 1000 UI/ml.

L'unité internationale correspond à l'activité neutralisante spécifique à l'égard de la toxine bêta de *Cl. perfringens,* contenue dans une quantité donnée de l'étalon international constitué par du sérum desséché de cheval immunisé. La correspondance entre l'unité internationale et la préparation étalon internationale est indiquée par l'Organisation Mondiale de la Santé.

L'activité de l'immunosérum clostridium perfringens bêta est évaluée par détermination de la dose permettant d'assurer la protection de souris ou d'autres animaux appropriés contre les effets toxiques d'une dose donnée de toxine bêta de *Cl. perfringens.* Cette dose est comparée à la quantité d'une préparation de référence d'immunosérum clostridium perfringens bêta étalonnée en unités internationales nécessaire pour assurer la même protection. Le titrage biologique exige l'emploi d'une préparation appropriée de toxine bêta de *Cl. perfringens* destinée à servir de toxine d'épreuve. La dose de toxine d'épreuve est déterminée par rapport à la préparation de référence ; l'activité de l'immunosérum à examiner est déterminée par rapport à l'activité de la préparation de référence à l'aide de la toxine d'épreuve.

Préparation de la toxine d'épreuve. Préparez la toxine d'épreuve à partir du filtrat stérile d'une culture jeune de *Cl. perfringens* type B ou C en milieu liquide et desséchez-la par une méthode appropriée.

Choisissez la toxine d'épreuve en déterminant sur souris la dose L+ et la DL_{50}, la période d'observation étant de 72 h. La toxine bêta appropriée contient au moins une dose L+ dans 0,2 mg et au moins 25 DL_{50} dans une dose L+.

Détermination de la dose d'épreuve de toxine. Préparez une solution de la préparation de référence dans un liquide approprié de façon qu'elle contienne 5 UI/ml. Préparez une solution de toxine d'épreuve dans un liquide approprié de façon que 1 ml en contienne une quantité exactement connue, par exemple 10 mg. Préparez des mélanges de la solution de la préparation de référence et de la solution de toxine d'épreuve de façon qu'ils contiennent chacun 2,0 ml de solution de la préparation de référence (10 UI) et une quantité variable de la solution de toxine d'épreuve, puis complétez chaque mélange au même volume final de 5,0 ml avec un liquide approprié. Laissez reposer les mélanges à température ambiante, pendant 30 min. Utilisez pour chaque mélange un groupe d'au moins 2 souris pesant chacune de 17 g à 22 g. Injectez à chacune d'elles, par voie intraveineuse ou intrapéritonéale, 0,5 ml du mélange attribué à son groupe. Mettez les souris en observation pendant 72 h. Si toutes les souris meurent, la quantité de toxine présente dans 0,5 ml du mélange dépasse la dose d'épreuve. Si aucune des souris ne meurt, la quantité de toxine présente dans 0,5 ml du mélange est inférieure à la dose d'épreuve. Préparez de nouveaux mélanges de façon qu'ils contiennent chacun dans 5,0 ml 2,0 ml de solution de la préparation de référence (10 UI) et une quantité variable de la solution de toxine d'épreuve appartenant à une série dont chaque concentration diffère l'une de l'autre de 20 pour cent au plus, et qui recouvre le point final présumé. Laissez reposer les mélanges à température ambiante, pendant 30 min.

Utilisez un groupe d'au moins 2 souris pour chaque mélange. Injectez à chacune d'elles, par voie intraveineuse ou intrapéritonéale 0,5 ml du mélange attribué à son groupe. Mettez les souris en observation pendant 72 h. Répétez la détermination au moins une fois et additionnez les résultats des essais effectués avec les mélanges de même composition,

Immunosérums

de façon à obtenir une série de totaux dont chacun représente la mortalité due à un mélange d'une composition donnée. La dose d'épreuve de toxine correspond à la quantité présente dans 0,5 ml du mélange qui provoque la mort de la moitié des souris auxquelles il a été inoculé.

Détermination de l'activité de l'immunosérum à examiner

Essai préliminaire. Dissolvez une quantité de la toxine d'épreuve dans un liquide approprié de façon que 2,0 ml contiennent 10 doses d'épreuve. Préparez une série de mélanges de solution de toxine d'épreuve et de l'immunosérum à examiner de façon qu'ils contiennent chacun 2,0 ml de solution de toxine d'épreuve et une quantité variable de l'immunosérum à examiner. Complétez chaque mélange au même volume final de 5,0 ml avec un liquide approprié. Laissez reposer les mélanges à température ambiante, pendant 30 min. Utilisez un groupe d'au moins 2 souris pour chaque mélange. Injectez à chacune d'elles par voie intraveineuse ou intrapéritonéale, 0,5 ml du mélange attribué à son groupe. Mettez les souris en observation pendant 72 h. Si aucune souris ne meurt, 0,5 ml du mélange contient plus de 1 UI et si toutes les souris meurent, 0,5 ml du mélange contient moins de 1 UI.

Essai définitif. Préparez une série de mélanges de solution de toxine d'épreuve et de l'immunosérum à examiner de façon qu'ils contiennent chacun dans 5,0 ml, 2,0 ml de solution de toxine d'épreuve et une quantité variable de l'immunosérum à examiner appartenant à une série dont chaque concentration diffère l'une de l'autre de 20 pour cent au plus, et qui recouvre le point final présumé, quantités déterminées dans l'essai préliminaire. Préparez d'autres mélanges de solution de toxine d'épreuve et de la solution de la préparation de référence de façon qu'ils contiennent chacun dans 5,0, ml 2,0 ml de solution de toxine d'épreuve et une quantité variable de solution de la préparation de référence afin de vérifier la dose d'épreuve de toxine. Laissez reposer les mélanges à température ambiante, pendant 30 min. Utilisez un groupe d'au moins 2 souris pour chaque mélange et procédez comme indiqué dans l'essai préliminaire. Le mélange à examiner qui contient 1 UI dans 0,5 ml est celui qui provoque la mort du même ou presque du même nombre de souris que le mélange de référence contenant 1 UI dans 0,5 ml. Répétez la détermination au moins une fois et calculez la moyenne de tous les résultats significatifs. L'essai n'est valable que si le résultat obtenu avec la préparation de référence ne diffère pas de plus de 20 pour cent de la valeur escomptée.

Les limites de confiance ($P = 0,95$) sont évaluées comme suit :

85 pour cent et 114 pour cent lorsque 2 animaux sont utilisés par dose,

91,5 pour cent et 109 pour cent lorsque 4 animaux sont utilisés par dose,

93 pour cent et 108 pour cent lorsque 6 animaux sont utilisés par dose.

ÉTIQUETAGE

L'étiquette indique s'il s'agit d'immunosérum brut ou concentré.

01/2002:0341

IMMUNOSÉRUM CLOSTRIDIUM PERFRINGENS EPSILON POUR USAGE VÉTÉRINAIRE

Immunoserum clostridii perfringentis epsilon ad usum veterinarium

DÉFINITION

L'immunosérum clostridium perfringens epsilon pour usage vétérinaire est une préparation contenant des globulines douées du pouvoir de neutraliser spécifiquement la toxine epsilon formée par le type D de *Clostridium perfringens*. L'immunosérum est constitué par le sérum ou une préparation obtenue à partir du sérum d'animaux immunisés contre la toxine epsilon de *Cl. perfringens*.

IDENTIFICATION

L'immunosérum clostridium perfringens epsilon neutralise spécifiquement la toxine epsilon formée par le type D de *Cl. perfringens* en la rendant inoffensive pour les animaux réceptifs.

ACTIVITÉ

L'activité de l'immunosérum brut obtenu à partir de chevaux n'est pas inférieure à 120 UI/ml. Lorsque l'immunosérum brut est obtenu à partir de bovins, son activité n'est pas inférieure à 100 UI/ml.

L'activité de l'immunosérum concentré obtenu à partir de chevaux n'est pas inférieure à 300 UI/ml. Lorsque l'immunosérum concentré est obtenu à partir de bovins, son activité n'est pas inférieure à 150 UI/ml.

L'Unité Internationale correspond à l'activité neutralisante spécifique à l'égard de la toxine epsilon de *Cl. perfringens*, contenue dans une quantité donnée de l'étalon international constitué par du sérum desséché de cheval immunisé. La correspondance entre l'Unité Internationale et la préparation étalon internationale est indiquée par l'Organisation Mondiale de la Santé.

L'activité de l'immunosérum clostridium perfringens epsilon est évaluée par détermination de la dose permettant d'assurer la protection de souris ou d'autres animaux appropriés contre les effets toxiques d'une dose donnée de toxine epsilon de *Cl. perfringens*. Cette dose est comparée avec la quantité d'une préparation de référence d'immunosérum clostridium perfringens epsilon étalonnée en Unités Internationales nécessaire pour assurer la même protection. Le titrage biologique exige l'emploi d'une préparation appropriée de toxine epsilon de *Cl. perfringens* destinée à servir de toxine d'épreuve. La dose de toxine d'épreuve est déterminée par rapport à la préparation de référence ; l'activité de l'immunosérum à examiner est déterminée par rapport à l'activité de la préparation de référence à l'aide de la toxine d'épreuve.

Préparation de la toxine d'épreuve. Préparez la toxine d'épreuve à partir du filtrat stérile d'une culture jeune de *Cl. perfringens* type D en milieu liquide et desséchez-la par une méthode appropriée.

Choisissez la toxine d'épreuve en déterminant sur souris la dose L+/10 et la DL_{50}, la période d'observation étant de 72 h. La toxine epsilon appropriée contient au moins une dose L+/10 dans 0,005 mg et au moins 20 DL_{50} dans une dose L+/10.

Détermination de la dose d'épreuve de toxine. Préparez une solution de la préparation de référence dans un liquide approprié de façon que son activité soit de 0,5 UI/ml. Préparez une solution de toxine d'épreuve dans un liquide approprié de façon que 1 ml en contienne une quantité exactement connue, par exemple 1 mg. Préparez des mélanges de la solution de préparation de référence et de la solution de toxine d'épreuve de façon qu'ils contiennent chacun 2,0 ml de solution de la préparation de référence (1 UI) et une quantité variable de solution de toxine d'épreuve, puis complétez chaque mélange au même volume final de 5,0 ml avec un liquide approprié. Laissez reposer les mélanges à température ambiante, pendant 30 min. Utilisez pour chaque mélange un groupe d'au moins 2 souris pesant chacune de 17 g à 22 g. Injectez à chacune d'elles, par voie intraveineuse ou intrapéritonéale, 0,5 ml du mélange attribué à son groupe. Mettez les souris en observation pendant 72 h. Si toutes les souris meurent, la quantité de toxine présente dans 0,5 ml du mélange dépasse la dose d'épreuve. Si aucune des souris ne meurt, la quantité de toxine présente dans 0,5 ml du mélange est inférieure à la dose d'épreuve.

Préparez de nouveaux mélanges de façon qu'ils contiennent chacun dans 5,0 ml, 2,0 ml de solution de la préparation de référence (1 UI) et une quantité variable de solution de toxine d'épreuve appartenant à une série dont chaque concentration diffère l'une de l'autre de 20 pour cent au plus, et qui recouvre le point final présumé. Laissez reposer les mélanges à température ambiante, pendant 30 min. Utilisez un groupe d'au moins 2 souris pour chaque mélange. Injectez à chacune d'elles par voie intraveineuse ou intrapéritonéale, 0,5 ml du mélange attribué à son groupe. Mettez les souris en observation pendant 72 h. Répétez la détermination une fois au moins et additionnez les résultats des essais effectués avec les mélanges de même composition, de façon à obtenir une série de totaux dont chacun représente la mortalité due à un mélange d'une composition donnée. La dose d'épreuve de toxine correspond à la quantité présente dans 0,5 ml du mélange qui provoque la mort de la moitié du nombre total de souris auxquelles il a été inoculé.

Détermination de l'activité de l'immunosérum à examiner

Essai préliminaire. Dissolvez une quantité de la toxine d'épreuve dans un liquide approprié de façon que 2,0 ml contiennent 10 doses d'épreuve (solution de la toxine d'épreuve). Préparez une série de mélanges de la solution de toxine d'épreuve et de l'immunosérum à examiner de façon qu'ils contiennent chacun 2,0 ml de solution de toxine d'épreuve et une quantité variable de l'immunosérum à examiner. Complétez chaque mélange au même volume final de 5,0 ml avec un liquide approprié. Laissez reposer les mélanges à température ambiante, pendant 30 min. Utilisez un groupe d'au moins 2 souris pour chaque mélange. Injectez à chacune d'elles, par voie intraveineuse ou intrapéritonéale, 0,5 ml du mélange attribué à son groupe. Mettez les souris en observation pendant 72 h. Si aucune souris ne meurt, 0,5 ml du mélange contient plus de 0,1 UI. Si toutes les souris meurent, 0,5 ml du mélange contient moins de 0,1 UI.

Essai définitif. Préparez une série de mélanges de solution de toxine d'épreuve et de l'immunosérum à examiner de façon qu'ils contiennent chacun dans 5,0 ml, 2,0 ml de solution de toxine d'épreuve et une quantité variable de l'immunosérum à examiner appartenant à une série dont chaque concentration diffère l'une de l'autre de 20 pour cent au plus, et qui recouvre le point final présumé, quantités déterminées dans l'essai préliminaire. Préparez d'autres mélanges de solution de toxine d'épreuve et de solution de la préparation de référence de façon qu'ils contiennent chacun dans 5,0 ml, 2,0 ml de solution de toxine d'épreuve et une quantité variable de la solution de la préparation de référence afin de vérifier la dose d'épreuve de toxine. Laissez reposer les mélanges à température ambiante, pendant 30 min. Utilisez un groupe d'au moins 2 souris pour chaque mélange et procédez comme indiqué dans l'essai préliminaire. Le mélange à examiner qui contient 0,1 UI dans 0,5 ml est celui qui provoque la mort du même ou presque du même nombre de souris que le mélange de référence contenant 0,1 UI dans 0,5 ml. Répétez la détermination au moins une fois et calculez la moyenne de tous les résultats significatifs. L'essai n'est valable que si le résultat obtenu avec la préparation de référence ne diffère pas de plus de 20 pour cent de la valeur escomptée.

Les limites de confiance ($P = 0{,}95$) sont évaluées comme suit :

85 pour cent et 114 pour cent lorsque 2 animaux sont utilisés par dose,

91,5 pour cent et 109 pour cent lorsque 4 animaux sont utilisés par dose,

93 pour cent et 108 pour cent lorsque 6 animaux sont utilisés par dose.

ÉTIQUETAGE

L'étiquette indique s'il s'agit d'immunosérum brut ou concentré.

01/2002:0342

IMMUNOSÉRUM DU ROUGET DU PORC

Immunoserum erysipelatis suillae

DÉFINITION

L'immunosérum du rouget du porc est une préparation contenant des globulines douées du pouvoir de neutraliser spécifiquement une culture virulente de *Erysipelothrix rhusiopathiae* (*E. insidiosa*). L'immunosérum est constitué par du sérum équin ou une préparation obtenue à partir de ce sérum prélevé sur des chevaux immunisés contre une souche appropriée de *E. rhusiopathiae*.

IDENTIFICATION

L'immunosérum du rouget du porc neutralise spécifiquement une culture virulente de *E. rhusiopathiae* en la rendant inoffensive pour les animaux réceptifs.

ESSAI

Innocuité. Injectez par voie sous-cutanée à chacun des 2 porcs réceptifs, le double de la dose recommandée. Mettez les animaux en observation pendant 7 jours. Il ne se produit aucune réaction significative locale ou générale.

ACTIVITÉ

L'activité de l'immunosérum du rouget du porc n'est pas inférieure à 100 UI/ml.

L'unité internationale correspond à l'activité protectrice spécifique contenue dans une quantité donnée de la préparation étalon de sérum du rouget du porc N constituée par du sérum desséché de cheval immunisé. La correspondance entre l'Unité Internationale et la préparation étalon internationale est indiquée par l'Organisation Mondiale de la Santé.

L'activité de l'immunosérum du rouget du porc est évaluée par détermination de la dose permettant d'assurer la protection de souris contre les effets d'une culture virulente de *E. rhusiopathiae*. Cette dose est comparée à la quantité d'une préparation de référence d'immunosérum du rouget du porc, étalonnée en Unités Internationales, nécessaire pour assurer la même protection. Le titrage biologique exige l'emploi d'une culture virulente appropriée de *E. rhusiopathiae* destinée à servir de préparation d'épreuve. L'activité de l'immunosérum à examiner est déterminée par rapport à l'activité de la préparation de référence à l'aide de la culture virulente d'épreuve.

Utilisez des souris blanches en bonne santé provenant d'un élevage homogène, pesant chacune de 17 g à 20 g. Répartissez-les en au moins 6 groupes de 10 souris. Administrez à au moins 3 de ces groupes la préparation de référence et à au moins 3 autres, l'immunosérum à examiner. Un groupe de 10 souris sert de témoin de la souche d'épreuve. Utilisez pour l'épreuve une quantité suffisante d'une culture virulente en phase de croissance d'une souche appropriée de *E. rhusiopathiae* ou d'une dilution de façon à obtenir une dose qui tue les souris dans un délai de 2 à 5 jours. Préparez, en progression géométrique, 3 dilutions au moins de la préparation de référence et 3 dilutions au moins de l'immunosérum à examiner, dans une solution de *chlorure de sodium R* à 9 g/l. Il convient par exemple d'utiliser des doses contenant dans 0,5 ml, 0,2 UI à 5,0 UI pour la préparation de référence et une gamme analogue pour l'immunosérum à examiner. Injectez par voie sous-cutanée à chaque souris la dilution attribuée à son groupe. Après 1 h, inoculez par voie intrapéritonéale à toutes les souris, y compris celles du groupe témoin, la préparation d'épreuve. Mettez les souris en observation pendant 8 jours. Notez le nombre de souris qui meurent. Tous les animaux témoins meurent d'infection entre le 2e et le 5e jour suivant l'épreuve. Calculez l'activité de l'immunosérum à examiner par rapport à celle de la préparation de référence par les méthodes statistiques habituelles.

ÉTIQUETAGE

L'étiquette indique que l'immunosérum a été préparé à partir de sérum de cheval.

01/2002:0343

IMMUNOSÉRUM TÉTANIQUE POUR USAGE VÉTÉRINAIRE

Immunoserum tetanicum ad usum veterinarium

DÉFINITION

L'immunosérum tétanique pour usage vétérinaire est une préparation contenant principalement des globulines douées du pouvoir de neutraliser spécifiquement la neurotoxine formée par *Clostridium tetani*. L'immunosérum est constitué par le sérum ou une préparation obtenue à partir du sérum d'animaux immunisés contre la toxine tétanique.

IDENTIFICATION

L'immunosérum tétanique neutralise spécifiquement la neurotoxine formée par *Cl. tetani* en la rendant inoffensive pour les animaux réceptifs.

ACTIVITÉ

L'activité de l'immunosérum brut obtenu à partir de chevaux n'est pas inférieure à 300 UI/ml. Lorsque l'immunosérum brut est obtenu à partir de bovins, son activité n'est pas inférieure à 150 UI/ml.

L'activité de l'immunosérum concentré obtenu à partir de chevaux n'est pas inférieure à 1000 UI/ml. Lorsque l'immunosérum concentré est obtenu à partir de bovins, son activité n'est pas inférieure à 500 UI/ml.

L'Unité Internationale correspond à l'activité neutralisante spécifique à l'égard de la toxine tétanique contenue dans une quantité donnée de l'étalon international constitué par du sérum desséché de cheval immunisé. La correspondance entre l'Unité Internationale et la préparation étalon internationale est indiquée par l'Organisation Mondiale de la Santé.

L'activité de l'immunosérum tétanique est évaluée par détermination de la dose permettant d'assurer la protection des souris (ou des cobayes) contre les effets toxiques d'une dose donnée de toxine tétanique. Cette dose est comparée à la quantité d'une préparation de référence d'immunosérum tétanique, étalonnée en Unités Internationales, nécessaire pour assurer la même protection. Dans les pays où l'usage de la méthode paralysante n'est pas obligatoire, l'essai par la méthode létale peut être utilisée. Dans ce cas, le nombre d'animaux et la méthode sont identiques à ceux décrits pour l'essai par la méthode paralysante. La seule différence réside dans le fait que la fin de l'essai est marquée par la mort de l'animal et non par le moment où survient la paralysie. Les doses utilisées sont la dose L+/10 et la DL_{50} au lieu de la dose Lp/10 et la dose paralysante 50 pour cent. Le titrage biologique exige l'emploi d'une préparation appropriée de toxine tétanique destinée à servir de toxine d'épreuve. La dose de la toxine d'épreuve est déterminée par rapport à la préparation de référence ; l'activité de l'immunosérum à examiner est déterminée par rapport à l'activité de la préparation de référence à l'aide de la toxine d'épreuve.

Préparation de la toxine d'épreuve. Préparez la toxine d'épreuve à partir d'un filtrat stérile d'une culture de 8 à 10 jours de *Cl. tetani* en milieu liquide. Une toxine d'épreuve peut être préparée par addition de ce filtrat à du *glycérol R* dans la proportion de 1 volume de filtrat pour 1 ou 2 volumes de *glycérol R*. La solution de la toxine d'épreuve peut être conservée à une température égale ou légèrement inférieure à 0 °C. La toxine peut être aussi desséchée par une méthode appropriée.

Choisissez la toxine d'épreuve en déterminant sur souris la dose Lp/10 et la dose paralysante 50 pour cent. La toxine tétanique appropriée contient au moins 1000 doses paralysantes 50 pour cent dans une dose Lp/10.

Dose Lp/10 (seuil paralytique). Cette dose est la plus petite quantité de toxine qui, lorsqu'elle est mélangée à 0,1 UI d'antitoxine et inoculée par voie sous-cutanée à des souris (ou cobayes), provoque la paralysie tétanique chez les animaux dans les 4 jours qui suivent l'inoculation.

Dose paralysante 50 pour cent. Cette dose est la quantité de toxine qui, lorsqu'elle est inoculée par voie sous-cutanée à des souris (ou cobayes), provoque la paralysie tétanique de la moitié des animaux traités dans les 4 jours qui suivent l'inoculation.

Détermination de la dose d'épreuve de toxine. Reconstituez ou diluez la préparation de référence dans un liquide approprié de façon qu'elle contienne 0,5 UI/ml. Mesurez ou pesez une quantité de la toxine d'épreuve et diluez ou dissolvez dans un liquide approprié. Préparez des mélanges de la solution de la préparation de référence et de la solution de la toxine d'épreuve de façon qu'ils contiennent chacun 0,1 UI d'antitoxine dans le volume choisi et une quantité variable de solution de toxine d'épreuve appartenant à une série dont chaque concentration diffère l'une de l'autre de 20 pour cent au plus, et qui recouvre le point final présumé. Complétez chaque mélange avec un liquide approprié au même volume final (0,4 ml à 0,6 ml si des souris sont utilisées ou 4,0 ml si des cobayes sont utilisés). Laissez reposer les mélanges à température ambiante, pendant 60 min. Utilisez pour chaque mélange un groupe d'au moins 2 animaux. Injectez à chacun d'eux, par voie sous-cutanée, le volume choisi. Mettez les animaux en observation pendant 96 h et notez quotidiennement le degré de tétanos provoqué dans chaque groupe d'animaux traités. Répétez la détermination une fois au moins et calculez la dose d'épreuve comme étant la moyenne des essais successifs. La dose d'épreuve de toxine est la quantité contenue dans le mélange qui provoque la paralysie tétanique dans la moitié des animaux traités.

Lorsque la dose d'épreuve de toxine a été déterminée, préparez une solution concentrée de toxine d'épreuve dans un mélange de 1 volume d'une solution de *chlorure de sodium R* à 9 g/l et de 1 ou 2 volumes de *glycérol R*. Cette solution concentrée peut être conservée congelée et diluée pour l'emploi. L'activité spécifique d'une telle solution doit être contrôlée à intervalles fréquents.

Détermination de l'activité de l'immunosérum à examiner

Essai préliminaire. Mesurez ou pesez une quantité de la toxine d'épreuve et diluez ou dissolvez dans un liquide approprié de façon que la solution contienne 5 doses d'épreuve par millilitre (solution de toxine d'épreuve). Préparez une série de mélanges de solution de toxine d'épreuve et de l'immunosérum à examiner de façon qu'ils contiennent chacun une dose d'épreuve de toxine et une quantité variable de l'immunosérum à examiner dans le volume choisi. Complétez chaque mélange au même volume final avec un liquide approprié. Laissez reposer les mélanges à température ambiante, pendant 60 min. Utilisez un groupe d'au moins 2 animaux pour chaque mélange. Injectez à chacun d'eux par voie sous-cutanée le volume choisi du mélange attribué à son groupe. Mettez les animaux en observation pendant 96 h et notez quotidiennement le degré de tétanos dans chaque groupe d'animaux. D'après les résultats obtenus choisissez des mélanges appropriés pour l'essai définitif.

Essai définitif. Préparez une série de mélanges de solution de toxine d'épreuve et de l'immunosérum à examiner de façon que le volume choisi contienne une dose d'épreuve de toxine et une quantité variable de l'immunosérum à examiner appartenant à une série dont chaque concentration diffère l'une de l'autre de 20 pour cent au plus, et qui recouvre le point final présumé, quantités déterminées dans l'essai préliminaire. Préparez une série d'autres mélanges avec la même quantité de toxine d'épreuve et une quantité variable de la solution de la préparation de référence, de façon que la concentration médiane soit de 0,1 UI dans le volume choisi afin de vérifier la dose d'épreuve de toxine. Diluez chaque mélange dans un liquide approprié au même volume final. Laissez reposer les mélanges à température ambiante, pendant 60 min. Utilisez un groupe d'au moins 2 animaux pour chaque mélange. Injectez à chacun d'eux, par voie sous-cutanée le volume choisi du mélange attribué à son groupe. Mettez les animaux en observation pendant 96 h et notez quotidiennement le degré de tétanos dans chaque groupe d'animaux. Le mélange à examiner qui contient 0,1 UI dans le volume choisi est celui qui provoque la paralysie tétanique du même, ou presque du même nombre d'animaux que le mélange de référence contenant 0,1 UI dans le volume choisi. Répétez la détermination au moins une fois et calculez la moyenne de tous les résultats significatifs. L'essai n'est valable que si le résultat obtenu avec la préparation de référence ne diffère pas de plus de 20 pour cent de la valeur escomptée.

Les limites de confiance ($P = 0{,}95$) sont évaluées comme suit :

85 pour cent et 114 pour cent lorsque 2 animaux sont utilisés par dose,

91,5 pour cent et 109 pour cent lorsque 3 animaux sont utilisés par dose,

93 pour cent et 108 pour cent lorsque 6 animaux sont utilisés par dose.

ÉTIQUETAGE

L'étiquette indique s'il s'agit d'immunosérum brut ou concentré.

Immunosérums

PRÉPARATIONS RADIOPHARMACEUTIQUES

01/2002:1492

AMMONIAQUE (^{13}N) (SOLUTION INJECTABLE D')

Ammoniae (^{13}N) solutio iniectabilis

DÉFINITION

La solution injectable d'ammoniaque (^{13}N) est une solution stérile de [^{13}N]ammoniaque à usage diagnostique. La solution contient au minimum 90,0 pour cent et au maximum 110,0 pour cent de la radioactivité due à l'azote-13 indiquée à la date et à l'heure figurant sur l'étiquette. L'azote-13 présent sous forme de [^{13}N]ammoniaque représente 99 pour cent au minimum de la radioactivité totale. L'azote-13 représente 99,0 pour cent au minimum de la radioactivité totale.

PRODUCTION

PRODUCTION DU RADIONUCLÉIDE

L'azote-13 est un isotope radioactif de l'azote qui peut être produit par diverses réactions nucléaires, par exemple l'irradiation du carbone-13 ou de l'oxygène-16 par des protons ou l'irradiation du carbone-12 par des deutons.

SYNTHÈSE RADIOCHIMIQUE

La [^{13}N]ammoniaque peut être préparée par irradiation d'eau avec des protons, puis réduction du mélange [^{13}N]nitrates/nitrites résultant au moyen d'un agent réducteur. La [^{13}N]ammoniaque formée est séparée du mélange réactif par distillation, puis piégée dans une solution légèrement acide.

D'autres méthodes permettent la production « intra-cible » de [^{13}N]ammoniaque par irradiation protonique d'eau contenant une petite quantité d'éthanol ou d'acide acétique, ou par irradiation protonique d'une suspension de poudre de [^{13}C]carbone dans de l'eau. Les impuretés radionucléidiques et radiochimiques présentes dans la solution résultante peuvent être éliminées au moyen de colonnes échangeuses d'anions et de cations.

CARACTÈRES

Solution incolore limpide.

L'azote-13 a une période de 9,96 min et émet un rayonnement positonique d'énergie maximale 1,198 MeV, suivi d'un rayonnement gamma d'annihilation de 0,511 MeV.

IDENTIFICATION

A. Enregistrez le spectre de rayonnement gamma de la préparation à examiner à l'aide d'un appareil approprié. L'énergie de tous les photons gamma est de 0,511 MeV ; selon la géométrie de mesure, il peut apparaître un pic somme de 1,022 MeV.

B. La préparation à examiner satisfait à l'essai (a) de pureté radionucléidique (voir Essai).

C. Examinez les chromatogrammes obtenus dans l'essai de pureté radiochimique. Le pic principal du radiochromatogramme obtenu avec la solution à examiner est semblable quant à son temps de rétention au pic principal du radiochromatogramme obtenu avec la solution témoin.

ESSAI

Détermination du pH (*2.2.3*). Le pH de la préparation à examiner est de 5,5 à 8,5.

Stérilité. La préparation à examiner satisfait à l'essai de stérilité prescrit dans la monographie *Préparations radiopharmaceutiques (0125)*. La préparation peut être libérée pour emploi avant la fin de l'essai.

Endotoxines bactériennes (*2.6.14*) : moins de 175/*V* UI/ml, *V* étant la dose maximale recommandée, en millilitres. La préparation peut être libérée pour emploi avant la fin de l'essai.

PURETÉ CHIMIQUE

Aluminium. Dans un tube à essai d'un diamètre intérieur de 12 mm environ, mélangez 1 ml de *solution tampon acétate pH 4,6 R* et 2 ml d'une dilution au 1/20 de la préparation à examiner dans de l'*eau R*. Ajoutez 0,05 ml d'une solution de *chromazurol S R* à 10 g/l. Après 3 min, la coloration de la solution n'est pas plus intense que celle d'un témoin préparé simultanément et dans les mêmes conditions avec 2 ml d'une dilution au 1/20 de la *solution à 2 ppm d'aluminium (Al) R* (2 ppm).

La préparation peut être libérée pour emploi avant la fin de l'essai.

PURETÉ RADIONUCLÉIDIQUE

(a) Demi-vie. La période est de 9 min à 11 min.

(b) Impuretés émettrices gamma. Conservez un échantillon de la préparation à examiner pendant 2 h. Examinez le spectre de rayonnement gamma de la préparation à examiner, après décroissance, pour détecter la présence éventuelle d'impuretés radionucléidiques, et si possible les identifier et les quantifier. La radioactivité gamma totale due à ces impuretés ne représente pas plus de 1,0 pour cent de la radioactivité totale.

La préparation peut être libérée pour emploi avant la fin des essais (a) et (b).

PURETÉ RADIOCHIMIQUE

Opérez par chromatographie liquide (*2.2.29*).

Solution à examiner. La préparation à examiner.

Solution témoin. Prélevez 1,0 ml d'*ammoniaque diluée R2* et complétez à 10,0 ml avec de l'*eau R*.

La chromatographie peut être réalisée en utilisant :

– une colonne d'une longueur de 0,04 m et d'un diamètre intérieur de 4,0 mm, remplie de *résine échangeuse de cations R* (10 µm),
– comme phase mobile, à un débit de 2 ml/min, de l'*acide nitrique 0,002 M*,
– un détecteur de radioactivité approprié,
– un détecteur à conductivité,
– un injecteur à boucle,

en maintenant la colonne à une température constante comprise entre 20 °C et 30 °C.

Injectez séparément la solution à examiner et la solution témoin. Le pic principal du chromatogramme obtenu avec la solution à examiner et le détecteur de radioactivité est semblable quant à son temps de rétention au pic principal du chromatogramme obtenu avec la solution témoin et le détecteur à conductivité. La radioactivité due au [^{13}N]ammoniaque représente 99 pour cent au moins de la radioactivité totale.

La préparation peut être libérée pour emploi avant la fin de l'essai.

RADIOACTIVITÉ

Mesurez la radioactivité de la préparation à examiner à l'aide d'un appareil approprié, et comparez-la à celle d'une préparation étalon de fluor-18, soit directement soit en utilisant un appareil étalonné au moyen d'une telle préparation. Les préparations étalons de fluor-18 peuvent être obtenues auprès de laboratoires officiellement désignés par l'Autorité compétente.

IMPURETÉS

A. [^{13}N]O_2^-,

B. [^{13}N]O_3^-,

C. [18F$^-$],

D. H_2[^{15}O].

01/2002:1607

CARBONE (MONOXYDE (^{15}O) DE)

Carbonei monoxidum (^{15}O)

DÉFINITION

Mélange composé de [^{15}O]monoxyde de carbone en phase gazeuse et d'un excipient approprié tel que l'*Air médicinal (1238)*, à usage diagnostique.

Pureté :

– au minimum 99 pour cent de la radioactivité totale correspond à l'oxygène-15,

– au minimum 97 pour cent de la radioactivité totale correspond à l'oxygène-15 sous forme de monoxyde de carbone (CO).

PRODUCTION

PRODUCTION DU RADIONUCLÉIDE

L'oxygène-15 est un radio-isotope de l'oxygène qui peut être produit par diverses réactions nucléaires telles que l'irradiation d'azote-15 par des protons ou l'irradiation d'azote-14 par des deutons.

SYNTHÈSE RADIOCHIMIQUE

Afin de récupérer l'oxygène-15 en oxygène moléculaire à partir du gaz azote cible, de l'oxygène entraîneur est ajouté à des concentrations variant en général de 0,2 pour cent *V/V* à 1,0 pour cent *V/V*. Après irradiation, le gaz cible est généralement mis en réaction avec du charbon activé à une température d'environ 950 °C. Le charbon activé est prétraité en faisant passer un gaz inerte au débit de production à une température d'environ 950 °C pendant au moins 1 h. Le [^{15}O]monoxyde de carbone obtenu est purifié par un passage à travers un absorbant de dioxyde de carbone, tel que de la chaux sodée, avant d'être mélangé à l'excipient.

CARACTÈRES

Aspect : gaz incolore.

Période et nature du rayonnement de l'oxygène-15 : voir Tableau des caractéristiques des radionucléides (*5.7*).

IDENTIFICATION

A. Spectrométrie gamma.

Résultats : l'énergie de tous les photons gamma est de 0,511 MeV ; selon la géométrie de mesure, il peut apparaître un pic somme de 1,022 MeV.

B. La préparation à examiner satisfait à l'essai de pureté radionucléidique (voir Essai).

C. Examinez les chromatogrammes obtenus dans l'essai de pureté radiochimique.

Résultats : les pics principaux du chromatogramme obtenu, au moyen du détecteur de radioactivité, avec le gaz à examiner sont semblables quant à leur temps de rétention aux pics principaux correspondant au monoxyde de carbone dans le chromatogramme obtenu, au moyen du détecteur à conductivité thermique, avec le gaz témoin (a).

ESSAI

Les essais suivants sont effectués sur le [^{15}O]monoxyde de carbone comme indiqué sous Synthèse radiochimique, avant le mélange avec l'excipient.

Monoxyde de carbone. Chromatographie en phase gazeuse (*2.2.28*) selon les indications de l'essai de pureté radiochimique.

La concentration en monoxyde de carbone dans l'échantillon à examiner est déterminée avant administration ; elle est utilisée pour le calcul de la quantité de monoxyde de carbone administrée au patient.

Injection : échantillon à examiner, gaz témoin (b).

Examinez le chromatogramme obtenu au moyen du détecteur à conductivité thermique et calculez la teneur en monoxyde de carbone.

PURETÉ RADIONUCLÉIDIQUE

Oxygène-15 : au minimum 99 pour cent de la radioactivité totale.

A. Spectrométrie gamma.

Comparaison : solution étalon de fluor-18 ou en utilisant un appareil étalonné avec une telle solution. Des solutions étalons de fluor-18 et/ou des services d'étalonnage sont disponibles auprès de l'Autorité compétente.

Résultats : le spectre obtenu avec la solution à examiner ne diffère pas significativement du spectre obtenu avec une solution étalon de fluor-18.

B. Période : 1,9 min à 2,2 min.

La préparation peut être libérée pour emploi avant la fin de l'essai.

PURETÉ RADIOCHIMIQUE

[^{15}O]monoxide de carbone. Chromatographie en phase gazeuse (*2.2.28*) : utilisez le procédé de normalisation.

Echantillon à examiner. [^{15}O]Monoxyde de carbone comme indiqué sous Synthèse radiochimique.

Gaz témoin (a). Mélange gazeux à base d'azote R.

Gaz témoin (b). Azote R contenant 2,0 pour cent *V/V* de *monoxyde de carbone R1*.

Colonne :

– *dimensions* : l = 1,8 m, Ø1 = 6,3 mm et Ø2 = 3,2 mm,

– *phase stationnaire* : *colonne concentrique pour CPG R*,

Gaz vecteur : *hélium pour chromatographie R*.

Débit : 65 ml/min.

Température :

– *colonne* : 40 °C,

– *chambre à injection* : 40 °C,

– *détecteur à conductivité thermique* : 70 °C.

Détection : détecteur à conductivité thermique et détecteur de radioactivité montés en série.

Injection : injecteur à boucle.

Enregistrement : 10 min.

Préparations radiopharmaceutiques

Temps de rétention : oxygène, azote et monoxyde de carbone éluant de la colonne intérieure = environ 0,4 min ; dioxyde de carbone éluant de la colonne intérieure = environ 0,8 min ; oxygène éluant de la colonne extérieure = environ 2,1 min ; azote éluant de la colonne extérieure = environ 3,1 min ; monoxyde de carbone éluant de la colonne extérieure = environ 6,2 min.

Conformité du système : gaz témoin (a) :

- 5 pics principaux nettement séparés sont observés dans le chromatogramme obtenu au moyen du détecteur à conductivité thermique,
- *résolution* : au minimum 1,5 entre les pics dus au dioxyde de carbone éluant de la colonne intérieure et à l'oxygène éluant de la colonne extérieure, dans le chromatogramme obtenu au moyen du détecteur à conductivité thermique.

Limites : examinez le chromatogramme obtenu au moyen du détecteur de radioactivité et calculez la teneur pour cent en substances contenant de l'oxygène-15 à partir de la surface des pics.

- *[^{15}O]monoxyde de carbone* : au minimum 97 pour cent de la radioactivité totale.
- *exclusion* : ne tenez pas compte du premier pic, correspondant aux composants qui sont co-élués de la colonne intérieure.

RADIOACTIVITÉ

La concentration radioactive est déterminée avant administration.

Mesurez la radioactivité à l'aide d'un compteur approprié et comparez-la à celle d'une préparation étalon de fluor-18 ou à l'aide d'un appareil étalonné au moyen d'une telle préparation.

01/2002:0266

CHROME (^{51}Cr) (ÉDÉTATE DE), SOLUTION INJECTABLE D'

Chromii (^{51}Cr) edetatis solutio iniectabilis

DÉFINITION

La solution injectable d'édétate de chrome (^{51}Cr) est une solution stérile contenant du chrome-51 sous forme d'un complexe de chrome (III) et d'acide éthylènediaminetétracétique, ce dernier étant en excès. La solution injectable peut être rendue isotonique par addition de chlorure de sodium et peut contenir un conservateur antimicrobien approprié tel que l'alcool benzylique. Le chrome-51 est un isotope radioactif du chrome qui peut être produit par l'irradiation neutronique du chrome, soit de composition isotopique naturelle, soit enrichi en chrome-50. La solution contient au minimum 90,0 pour cent et au maximum 110,0 pour cent de la radioactivité due au chrome-51 indiquée à la date et à l'heure figurant sur l'étiquette. 95 pour cent au moins de la radioactivité est due au chrome-51 qui se trouve sous forme d'édétate de chrome. La solution contient une quantité variable de chrome (Cr) ne dépassant pas 1 mg par millilitre.

CARACTÈRES

Solution limpide et violette.

Le chrome-51 a une période de 27,7 jours et émet un rayonnement gamma.

IDENTIFICATION

A. Enregistrez le spectre du rayonnement gamma à l'aide d'un appareil approprié. Le spectre ne diffère pas de manière significative de celui d'une préparation étalon de chrome-51. Les préparations étalons de chrome-51 peuvent être obtenues auprès de laboratoires officiellement désignés par l'Autorité compétente. L'énergie du photon gamma est de 0,320 MeV.

B. Examinez l'électrophorégramme obtenu dans l'essai de pureté radiochimique. La répartition de la radioactivité contribue à l'identification de la préparation.

ESSAI

Détermination du pH (*2.2.3*). Le pH de la solution à examiner est de 3,5 à 6,5.

Chrome. Préparez une solution témoin (1 mg de Cr par millilitre) comme suit : dissolvez 0,96 g de *sulfate chromique et de potassium R* et 2,87 g d'*édétate de sodium R* dans 50 ml d'*eau R*. Faites bouillir pendant 10 min, refroidissez, ajustez le pH à 3,5-6,5 à l'aide de *solution diluée d'hydroxyde de sodium R*, puis complétez à 100,0 ml avec de l'*eau R*. Mesurez l'absorbance (*2.2.25*) de la solution à examiner et celle de la solution témoin au maximum d'absorption à 560 nm. L'absorbance de la solution à examiner n'est pas supérieure à celle de la solution témoin.

Stérilité. La solution à examiner satisfait à l'essai de stérilité prescrit dans la monographie *Préparations radiopharmaceutiques (0125)*. Elle peut être débitée avant la fin de l'essai.

PURETÉ RADIONUCLÉIDIQUE

Enregistrez le spectre du rayonnement gamma à l'aide d'un appareil approprié. Le spectre de la solution à examiner ne diffère pas de manière significative de celui de la préparation étalon de chrome-51.

PURETÉ RADIOCHIMIQUE

Examinez par électrophorèse de zone (*2.2.31*) en utilisant du papier comme support et une solution contenant 0,2 g/l de *barbital sodique R* et 10 g/l de *nitrate de sodium R* comme solution d'électrolytes. Le papier qui convient à cet essai répond aux spécifications suivantes : masse surfacique : 120 g/m^2 ; épaisseur : 0,22 mm ; vitesse de migration de l'eau par capillarité : 105 mm à 115 mm en 30 min.

Déposez 10 µl de la solution à examiner sous forme de bande de 3 mm, à 10 cm de la cathode. Appliquez un champ électrique de 30 V environ par centimètre pendant 30 min, en utilisant un courant stabilisé. L'édétate de [^{51}Cr] chrome se déplace de 5 cm environ vers l'anode ; le [^{51}Cr] chromate se déplace de 10 cm environ vers l'anode ; l'ion [^{51}Cr] chromique se déplace de 7 cm environ vers la cathode. Déterminez la répartition de la radioactivité à l'aide d'un détecteur approprié. La radioactivité due à l'édétate de [^{51}Cr] chrome représente au moins 95 pour cent de la radioactivité totale.

RADIOACTIVITÉ

Mesurez la radioactivité à l'aide d'un compteur approprié et comparez-la à celle d'une préparation étalon de chrome-51 ou à l'aide d'un instrument étalonné au moyen d'une telle solution.

01/2002:0710

CYANOCOBALAMINE (^{57}Co) (CAPSULES DE)

Cyanocobalamini (^{57}Co) capsulae

DÉFINITION

Les capsules de cyanocobalamine (^{57}Co) contiennent du cyanure de α-(5,6-diméthylbenzimidazol-1-yl)cobamide[^{57}Co] et peuvent contenir des substances auxiliaires appropriées. Le cobalt-57 est un isotope radioactif du cobalt et peut être obtenu par irradiation protonique du nickel. La cyanocobalamine (^{57}Co) peut être préparée par la croissance de microorganismes appropriés sur un milieu contenant des ions cobalteux (^{57}Co). 90 pour cent au minimum du cobalt-57 est présent sous forme de cyanocobalamine. Les capsules satisfont aux exigences des capsules à enveloppe dure ou gélules prescrites dans la monographie *Capsules (0016)*, sauf exception justifiée et autorisée.

CARACTÈRES

Capsules de gélatine dure.

Le cobalt-57 a une période de 271 jours et émet des rayonnements gamma.

IDENTIFICATION

A. Enregistrez le spectre des rayonnements gamma des capsules à examiner à l'aide d'un appareil approprié et comparez avec le spectre d'une préparation étalon de cobalt-57. Les préparations étalons de cobalt-57 et de cobalt-58 peuvent être obtenues auprès de laboratoires officiellement désignés par l'Autorité compétente. Le spectre obtenu ne diffère pas de manière significative de celui de la préparation étalon. L'énergie du photon gamma principal du cobalt-57 est de 0,122 MeV.

B. Examinez les chromatogrammes obtenus dans l'essai de pureté radiochimique. Le pic principal du radiochromatogramme obtenu avec la solution à examiner est semblable quant à son temps de rétention au pic du chromatogramme obtenu avec la solution témoin.

ESSAI

Désagrégation. Les capsules satisfont à l'essai de désagrégation des comprimés et des capsules (*2.9.1*). Utilisez 1 capsule au lieu de 6.

Uniformité de teneur. Mesurez à l'aide d'un compteur approprié et dans des conditions géométriques identiques, la radioactivité de chacune d'au moins 10 capsules. Calculez la valeur moyenne de la radioactivité de chaque capsule. Aucune capsule ne présente une activité s'écartant de plus de 10 pour cent de la valeur moyenne. L'écart type relatif est inférieur à 3,5 pour cent.

PURETÉ RADIONUCLÉIDIQUE

Enregistrez le spectre des rayonnements gamma à l'aide d'un appareil approprié, étalonné avec des préparations étalons de cobalt-57 et de cobalt-58. Le spectre ne diffère pas de manière significative de celui d'une préparation étalon de cobalt-57. Déterminez les quantités relatives de cobalt-57, cobalt-56 et cobalt-58 présentes dans la préparation. Le cobalt-56 a une période de 78 jours et sa présence est mise en évidence par les photons gamma d'énergie 0,847 MeV. Le cobalt-58 a une période de 70,8 jours et sa présence est mise en évidence par les photons gamma d'énergie 0,811 MeV. La radioactivité due au cobalt-56, au cobalt-58 ainsi qu'à d'autres impuretés radionucléidiques représente au maximum 0,1 pour cent de la radioactivité totale.

PURETÉ RADIOCHIMIQUE

Opérez par chromatographie liquide (*2.2.29*).

Solution à examiner. Dissolvez le contenu d'une capsule dans 1,0 ml d'*eau R* et laissez reposer pendant 10 min. Centrifugez à 2000 tr/min pendant 10 min. Utilisez le surnageant.

Solution témoin. Dissolvez 10 mg de *cyanocobalamine SCR* dans la phase mobile et complétez à 100 ml avec la phase mobile. Prélevez 2 ml de solution et complétez à 100 ml avec la phase mobile. Utilisez dans l'heure qui suit la préparation.

La chromatographie peut être effectuée en utilisant :

- une colonne d'acier inoxydable d'une longueur de 0,25 m et d'un diamètre intérieur de 4 mm, remplie de *gel de silice octylsilylé pour chromatographie R* (5 µm),
- comme phase mobile, à un débit de 1,0 ml/min, un mélange préparé comme suit : mélangez 26,5 volumes de *méthanol R* et 73,5 volumes d'une solution de *phosphate disodique R* à 10 g/l ajustée à pH 3,5 à l'aide d'*acide phosphorique R* et utilisez ce mélange dans les 2 jours,
- un détecteur de radioactivité réglé pour le cobalt-57,
- comme détecteur un spectrophotomètre réglé à 361 nm,
- un injecteur à boucle.

Injectez 100 µl de solution à examiner et enregistrez le chromatogramme pendant 3 fois le temps de rétention de la cyanocobalamine. Déterminez la surface des pics et calculez la teneur pour cent en cobalt-57 présent sous forme de cyanocobalamine. Injectez 100 µl de solution témoin et enregistrez le chromatogramme pendant 30 min.

RADIOACTIVITÉ

La moyenne de la radioactivité déterminée dans l'essai de l'uniformité de teneur n'est pas inférieure à 90,0 pour cent ni supérieure à 110,0 pour cent de la radioactivité due au cobalt-57 déclarée à la date indiquée sur l'étiquette.

CONSERVATION

En récipient étanche, à l'abri de la lumière, à une température de 2 °C à 8 °C.

01/2002:0269

CYANOCOBALAMINE (^{57}Co) (SOLUTION DE)

Cyanocobalamini (^{57}Co) solutio

DÉFINITION

La solution de cyanocobalamine (^{57}Co) est une solution de cyanure de α-(5,6-diméthylbenzimidazol-1-yl)cobamide[^{57}Co]. La solution peut contenir un stabilisant et un conservateur antimicrobien. Le cobalt-57 est un isotope radioactif du cobalt et peut être obtenu par irradiation du nickel à l'aide de protons d'énergie appropriée. La cyanocobalamine (^{57}Co) peut être préparée par la croissance de microorganismes appropriés sur un milieu contenant des ions cobalteux (^{57}Co). La solution contient au minimum 90,0 pour cent et au maximum 110,0 pour cent de la radioactivité due au cobalt-57, indiquée à la date figurant sur l'étiquette. 90 pour cent au minimum du cobalt-57 est présent sous forme de cyanocobalamine.

CARACTÈRES

Solution limpide, incolore ou légèrement colorée en rose.

Le cobalt-57 a une période de 271 jours et émet des rayonnements gamma.

Préparations radiopharmaceutiques

IDENTIFICATION

A. Enregistrez le spectre des rayonnements gamma de la solution à examiner à l'aide d'un appareil approprié et comparez avec le spectre d'une préparation étalon de cobalt-57. Les préparations étalons de cobalt-57 et de cobalt-58 peuvent être obtenues auprès de laboratoires officiellement désignés par l'Autorité compétente. Le spectre de la solution à examiner ne diffère pas de manière significative de celui de la préparation étalon. L'énergie du photon gamma principal du cobalt-57 est de 0,122 MeV.

B. Examinez les chromatogrammes obtenus dans l'essai de pureté radiochimique. Le pic principal du radiochromatogramme obtenu avec la solution à examiner est semblable quant à son temps de rétention au pic du chromatogramme obtenu avec la solution témoin.

ESSAI

Détermination du pH (*2.2.3*). Le pH de la solution à examiner est de 4,0 à 6,0.

PURETÉ RADIONUCLÉIDIQUE

Enregistrez le spectre des rayonnements gamma à l'aide d'un appareil approprié, étalonné avec des préparations étalons de cobalt-57 et de cobalt-58. Le spectre de la solution à examiner ne diffère pas de manière significative de celui d'une préparation étalon de cobalt-57. Déterminez les quantités relatives de cobalt-57, cobalt-56 et cobalt-58 présentes dans la préparation. Le cobalt-56 a une période de 78 jours et sa présence est mise en évidence par les photons gamma d'énergie 0,847 MeV. Le cobalt-58 a une période de 70,8 jours et sa présence est mise en évidence par les photons gamma d'énergie 0,811 MeV. La radioactivité due au cobalt-56, au cobalt-58 ainsi qu'à d'autres impuretés radionucléidiques représente au maximum 0,1 pour cent de la radioactivité totale.

PURETÉ RADIOCHIMIQUE

Opérez par chromatographie liquide (*2.2.29*).

Solution témoin. Dissolvez 10 mg de *cyanocobalamine SCR* dans la phase mobile et complétez à 100 ml avec la phase mobile. Prélevez 2 ml de solution et complétez à 100 ml avec la phase mobile. Utilisez dans l'heure qui suit la préparation.

La chromatographie peut être effectuée en utilisant :

- une colonne d'acier inoxydable d'une longueur de 0,25 m et d'un diamètre intérieur de 4 mm, remplie de *gel de silice octylsilylé pour chromatographie R* (5 µm),
- comme phase mobile, à un débit de 1,0 ml/min, un mélange préparé comme suit : mélangez 26,5 volumes de *méthanol R* et 73,5 volumes d'une solution de *phosphate disodique R* à 10 g/l ajustée à pH 3,5 à l'aide d'*acide phosphorique R* et utilisez ce mélange dans les 2 jours,
- un détecteur de radioactivité réglé pour le cobalt-57,
- comme détecteur, un spectrophotomètre réglé à 361 nm,
- un injecteur à boucle.

Injectez 100 µl de solution à examiner et enregistrez le chromatogramme pendant 3 fois le temps de rétention de la cyanocobalamine. Déterminez la surface des pics et calculez la teneur pour cent en cobalt-57 présent sous forme de cyanocobalamine. Injectez 100 µl de solution témoin et enregistrez le chromatogramme pendant 30 min.

RADIOACTIVITÉ

Mesurez la radioactivité de la solution à examiner à l'aide d'un compteur approprié et comparez-la à celle d'une préparation étalon de cobalt-57.

CONSERVATION

A l'abri de la lumière, à une température de 2 °C à 8 °C.

01/2002:1505

CYANOCOBALAMINE (^{58}Co) (CAPSULES DE)

Cyanocobalamini (^{58}Co) capsulae

DÉFINITION

Les capsules de cyanocobalamine (^{58}Co) contiennent du cyanure de α-(5,6-diméthylbenzimidazol-1-yl)cobamide[^{58}Co] et peuvent contenir des substances auxiliaires appropriées. Le cobalt-58 est un isotope radioactif du cobalt et peut être obtenu par irradiation neutronique du nickel. La cyanocobalamine (^{58}Co) peut être préparée par la croissance de microorganismes appropriés sur un milieu contenant des ions cobalteux (^{58}Co). 84 pour cent au minimum du cobalt-58 est présent sous forme de cyanocobalamine. Les capsules satisfont aux spécifications des capsules à enveloppe dure ou gélules prescrites dans la monographie *Capsules (0016)*, sauf exception justifiée et autorisée. La valeur moyenne de la radioactivité est au minimum 90,0 pour cent et au maximum 110,0 pour cent de la radioactivité due au cobalt-58, indiquée à la date figurant sur l'étiquette.

CARACTÈRES

Capsules de gélatine dure.

Le cobalt-58 a une période de 70,9 jours et émet des rayonnements bêta (β^+) et gamma.

IDENTIFICATION

A. Enregistrez le spectre des rayonnements gamma à l'aide d'un appareil approprié. Le spectre obtenu ne diffère pas de manière significative de celui d'une préparation étalon de cobalt-58. Les préparations étalons de cobalt-58 peuvent être obtenues auprès de laboratoires officiellement désignés par l'Autorité compétente. L'énergie du photon gamma principal du cobalt-58 est de 0,511 MeV (rayonnement d'annihilation) et de 0,811 MeV.

B. Examinez les chromatogrammes obtenus dans l'essai de pureté radiochimique. Le pic principal du radiochromatogramme obtenu avec la solution à examiner est semblable quant à son temps de rétention au pic du chromatogramme obtenu avec la solution témoin.

ESSAI

Désagrégation. Les capsules satisfont à l'essai de désagrégation des comprimés et des capsules (*2.9.1*). Utilisez 1 capsule au lieu de 6.

Uniformité de teneur. Utilisez au moins 10 capsules. Mesurez à l'aide d'un compteur approprié et dans des conditions géométriques identiques, la radioactivité de chacune d'elles. Calculez la valeur moyenne de la radioactivité par capsule. La radioactivité d'aucune capsule ne s'écarte de plus de 10 pour cent de la valeur moyenne. L'écart-type relatif est inférieur à 3,5 pour cent.

PURETÉ RADIONUCLÉIDIQUE

Enregistrez le spectre des rayonnements gamma à l'aide d'un appareil approprié, étalonné avec des préparations étalons de cobalt-58, de cobalt-57 et de cobalt-60. Le spectre ne diffère pas de manière significative de celui d'une préparation étalon de cobalt-58. Les préparations étalons de cobalt-58, cobalt-57 et cobalt-60 peuvent être obtenues auprès de laboratoires officiellement désignés par l'Autorité compétente. Déterminez les quantités relatives de cobalt-58, de cobalt-57 et de cobalt-60 présentes dans la préparation. Le cobalt-57 a une période de 272 jours et sa présence est mise en évidence par les photons gamma d'énergie 0,122 MeV.

Le cobalt-60 a une période de 5,27 ans et sa présence est mise en évidence par les photons gamma d'énergie 1,173 MeV et 1,333 MeV. La radioactivité due au cobalt-60 représente au maximum 1 pour cent de la radioactivité totale ; la radioactivité due au cobalt-57 et au cobalt-60 ainsi qu'à d'autres impuretés radionucléidiques représente au maximum 2 pour cent de la radioactivité totale.

PURETÉ RADIOCHIMIQUE

Opérez par chromatographie liquide (*2.2.29*).

Solution à examiner. Dissolvez le contenu d'une capsule dans 1,0 ml d'*eau R* et laissez reposer pendant 10 min. Centrifugez à 2000 tr/min pendant 10 min. Utilisez le surnageant.

Solution témoin. Dissolvez 10 mg de *cyanocobalamine SCR* dans la phase mobile et complétez à 100 ml avec la phase mobile. Prélevez 2 ml de solution et complétez à 100 ml avec la phase mobile. Utilisez dans l'heure qui suit la préparation.

La chromatographie peut être réalisée en utilisant :

– une colonne d'acier inoxydable d'une longueur de 0,25 m et d'un diamètre intérieur de 4 mm, remplie de *gel de silice octylsilylé pour chromatographie R* (5 µm),
– comme phase mobile, à un débit de 1,0 ml/min, un mélange préparé comme suit : mélangez 26,5 volumes de *méthanol R* et 73,5 volumes d'une solution de *phosphate disodique R* à 10 g/l, ajustée à pH 3,5 avec de l'*acide phosphorique R* et utilisez ce mélange dans les 2 jours,
– un détecteur de radioactivité réglé pour le cobalt-58,
– comme détecteur, un spectrophotomètre réglé à 361 nm,
– un injecteur à boucle.

Injectez 100 µl de solution à examiner et enregistrez le chromatogramme pendant 3 fois le temps de rétention de la cyanocobalamine. Déterminez la surface des pics et calculez la teneur pour cent en cobalt-58 présent sous forme de cyanocobalamine. Injectez 100 µl de solution témoin et enregistrez le chromatogramme pendant 30 min.

RADIOACTIVITÉ

La moyenne de la radioactivité déterminée dans l'essai de l'uniformité de teneur n'est pas inférieure à 90,0 pour cent ni supérieure à 110,0 pour cent de la radioactivité due au cobalt-58 déclarée à la date indiquée sur l'étiquette.

CONSERVATION

En récipient étanche, à l'abri de la lumière, à une température de 2 °C à 8 °C.

01/2002:0270

CYANOCOBALAMINE (^{58}Co) (SOLUTION DE)

Cyanocobalamini (^{58}Co) solutio

DÉFINITION

La solution de cyanocobalamine (^{58}Co) est une solution de cyanure de α-(5,6-diméthylbenzimidazol-1-yl)cobamide[^{58}Co]. La solution peut contenir un stabilisant et un conservateur antimicrobien. Le cobalt-58 est un isotope radioactif du cobalt et peut être obtenu par irradiation neutronique du nickel. La cyanocobalamine (^{58}Co) peut être préparée par la croissance de microorganismes appropriés sur un milieu contenant des ions cobalteux (^{58}Co). La solution contient au minimum 90,0 pour cent et au maximum 110,0 pour cent de la radioactivité due au cobalt-58, indiquée à la date figurant sur l'étiquette. 90 pour cent au minimum du cobalt-58 est présent sous forme de cyanocobalamine.

CARACTÈRES

Solution limpide, incolore ou légèrement colorée en rose.

Le cobalt-58 a une période de 70,8 jours et émet des rayonnements bêta (β+) et gamma.

IDENTIFICATION

A. Enregistrez le spectre des rayonnements gamma de la solution à examiner à l'aide d'un appareil approprié et comparez avec le spectre d'une préparation étalon de cobalt-58. Les préparations étalons de cobalt-58, de cobalt-57 et de cobalt-60 peuvent être obtenues auprès de laboratoires officiellement désignés par l'Autorité compétente. Le spectre de la solution à examiner ne diffère pas de manière significative de celui de la préparation étalon. L'énergie des photons gamma principaux du cobalt-58 est de 0,511 MeV (rayonnement d'annihilation) et de 0,811 MeV.

B. Examinez les chromatogrammes obtenus dans l'essai de pureté radiochimique. Le pic principal du radiochromatogramme obtenu avec la solution à examiner est semblable quant à son temps de rétention au pic du chromatogramme obtenu avec la solution témoin.

ESSAI

Détermination du pH (*2.2.3*). Le pH de la solution à examiner est de 4,0 à 6,0.

PURETÉ RADIONUCLÉIDIQUE

Enregistrez le spectre des rayonnements gamma à l'aide d'un appareil approprié présentant une résolution convenable et étalonné avec des préparations étalons de cobalt-58, de cobalt-57 et de cobalt-60. Le spectre de la solution à examiner ne diffère pas de manière significative de celui d'une préparation étalon de cobalt-58. Déterminez les quantités relatives de cobalt-58, de cobalt-57 et de cobalt-60 présentes dans la préparation. Le cobalt-57 a une période de 271 jours et sa présence est mise en évidence par les photons gamma d'énergie 0,122 MeV. Le cobalt-60 a une période de 5,27 ans et sa présence est mise en évidence par les photons gamma d'énergie de 1,173 MeV et de 1,332 MeV. La radioactivité due au cobalt-60 représente au maximum 1 pour cent de la radioactivité totale ; la radioactivité due au cobalt-57, au cobalt-60 ainsi qu'à d'autres impuretés radionucléidiques représente au maximum 2 pour cent de la radioactivité totale.

PURETÉ RADIOCHIMIQUE

Opérez par chromatographie liquide (*2.2.29*).

Solution témoin. Dissolvez 10 mg de *cyanocobalamine SCR* dans la phase mobile et complétez à 100 ml avec la phase mobile. Prélevez 2 ml de solution et complétez à 100 ml avec la phase mobile. Utilisez dans l'heure qui suit la préparation.

La chromatographie peut être effectuée en utilisant :

– une colonne d'acier inoxydable d'une longueur de 0,25 m et d'un diamètre intérieur de 4 mm, remplie de *gel de silice octylsilylé pour chromatographie R* (5 µm),
– comme phase mobile, à un débit de 1,0 ml/min, un mélange préparé comme suit : mélangez 26,5 volumes de *méthanol R* et 73,5 volumes d'une solution de *phosphate disodique R* à 10 g/l ajustée à pH 3,5 à l'aide d'*acide phosphorique R* et utilisez ce mélange dans les 2 jours,
– un détecteur de radioactivité réglé pour le cobalt-58,
– comme détecteur, un spectrophotomètre réglé à 361 nm,
– un injecteur à boucle.

Injectez 100 µl de solution à examiner et enregistrez le chromatogramme pendant 3 fois le temps de rétention de la cyanocobalamine. Déterminez la surface des pics et calculez la teneur pour cent en cobalt-58 présent sous forme de cyanocobalamine. Injectez 100 µl de solution témoin et enregistrez le chromatogramme pendant 30 min.

RADIOACTIVITÉ

Mesurez la radioactivité de la solution à examiner à l'aide d'un compteur approprié et comparez-la à celle d'une préparation étalon de cobalt-58 ou à l'aide d'un appareil étalonné au moyen d'une telle préparation.

CONSERVATION

A l'abri de la lumière, à une température de 2 °C à 8 °C.

01/2002:1582

EAU (^{15}O) INJECTABLE

Aquae (^{15}O) solutio iniectabilis

DÉFINITION

L'eau (^{15}O) injectable est une solution stérile d'[^{15}O]eau, à usage diagnostique. La solution contient au minimum 90,0 pour cent et au maximum 110,0 pour cent de la radioactivité due à l'oxygène-15 indiquée à la date et à l'heure figurant sur l'étiquette. L'oxygène-15 présent sous forme d'eau représente 99 pour cent au minimum de la radioactivité totale.

PRODUCTION

PRODUCTION DU RADIONUCLÉIDE

L'oxygène-15 est un isotope radioactif de l'oxygène qui peut être produit par diverses réactions nucléaires, par exemple l'irradiation de l'azote-15 par des protons ou l'irradiation de l'azote-14 par des deutons.

SYNTHÈSE RADIOCHIMIQUE

Pour obtenir de l'oxygène-15 sous forme d'oxygène moléculaire à partir du gaz azote cible, on ajoute de l'oxygène entraîneur à concentration de 0,2 pour cent *V/V* à 1,0 pour cent *V/V*. L'[^{15}O]eau peut être produite à partir d'[^{15}O]oxygène par réaction avec l'hydrogène en présence d'un catalyseur approprié.

Une autre méthode permet la production « intra-cible » d'[^{15}O]eau par addition d'hydrogène au gaz cible irradié, à une concentration généralement comprise entre 2 pour cent *V/V* et 5 pour cent *V/V*.

Le courant gazeux contenant l'[^{15}O]eau sous forme de vapeur est mis en contact avec une solution stérile de chlorure de sodium à 9 g/l, soit par barbotage soit par échange à travers une membrane pour dialyse.

L'ammoniaque constitue une impureté chimique potentielle de l'[^{15}O]eau. Sa présence peut résulter soit de la conversion catalytique de l'hydrogène et de l'azote sur le catalyseur soit d'une radiolyse dans le cas de la production « intra-cible ». Il existe par ailleurs un risque de contamination par des oxydes d'azote marqués par de l'oxygène-15. Bien qu'il soit possible d'éliminer efficacement ces contaminants de la phase gazeuse par adsorption sur de la chaux ou du charbon actif, ils peuvent partiellement échapper à l'adsorption et se retrouver dans la préparation finale.

CARACTÈRES

Solution incolore limpide.

L'oxygène-15 a une période de 2,04 min et émet un rayonnement positonique d'énergie maximale 1,732 MeV, suivi d'un rayonnement gamma d'annihilation de 0,511 MeV.

IDENTIFICATION

A. Enregistrez le spectre de rayonnement gamma de l'eau (^{15}O) injectable à l'aide d'un appareil approprié. L'énergie de tous les photons gamma est de 0,511 MeV ; selon la géométrie de mesure, il peut apparaître un pic somme de 1,022 MeV.

B. L'eau (^{15}O) injectable satisfait à l'essai de pureté radionucléidique (voir Essai).

C. Examinez les chromatogrammes obtenus dans l'essai de pureté radiochimique. Le temps de rétention du second pic du chromatogramme est dû à la radioactivité éluant avec le volume mort.

ESSAI

Détermination du pH (*2.2.3*). Le pH de la préparation à examiner est de 5,5 à 8,5.

Stérilité. La préparation à examiner satisfait à l'essai de stérilité prescrit dans la monographie *Préparations radiopharmaceutiques (0125)*. La préparation peut être libérée pour emploi avant la fin de l'essai.

Endotoxines bactériennes (*2.6.14*) : moins de 175/*V* UI/ml, *V* étant la dose maximale recommandée, en millilitres. La préparation peut être libérée pour emploi avant la fin de l'essai.

PURETÉ CHIMIQUE

(a) Ammonium (*2.4.1*). 1 ml de la préparation à examiner satisfait à l'essai limite de l'ammonium (10 ppm).

(b) Nitrates. A 1 ml de la préparation à examiner, ajoutez 49 ml d'*eau exempte de nitrate R*. Déposez 5 ml de cette solution dans un tube à essai immergé dans de l'eau glacée, ajoutez 0,4 ml d'une solution de *chlorure de potassium R* à 100 g/l, 0,1 ml de *solution de diphénylamine R* et, goutte à goutte en maintenant sous agitation, 5 ml d'*acide sulfurique R*. Transférez le tube dans un bain-marie à 50 °C. Après 15 min, si la solution vire au bleu, cette coloration n'est pas plus intense que celle d'une solution étalon préparée simultanément et dans les mêmes conditions avec un mélange de 4,5 ml d'*eau exempte de nitrate R* et de 0,5 ml de *solution à 2 ppm de nitrate (NO_3) R* (10 ppm).

La préparation peut être libérée pour emploi avant la fin des essais (a) et (b).

PURETÉ RADIONUCLÉIDIQUE

Enregistrez le spectre de rayonnement gamma de l'eau (^{15}O) injectable à l'aide d'un appareil approprié. Le spectre ne diffère pas de manière significative de celui d'une solution étalon de fluor-18. Les solution étalons de fluor-18 peuvent être obtenues auprès de laboratoires officiellement désignés par l'Autorité compétente.

La période est de 1,9 min à 2,2 min. La radioactivité totale due à l'oxygène-15 dans la préparation à examiner n'est pas inférieure à 99 pour cent.

La préparation peut être libérée pour emploi avant la fin de l'essai.

PURETÉ RADIOCHIMIQUE

Opérez par chromatographie liquide (*2.2.29*).

Solution à examiner. La préparation à examiner.

La chromatographie peut être réalisée en utilisant :

- une colonne d'une longueur de 0,25 m et d'un diamètre intérieur de 4,0 mm remplie de *gel de silice aminopropylsilylé pour chromatographie R* (10 µm),
- comme phase mobile, à un débit de 1 ml/min, une solution de *phosphate monopotassique R* à 10 g/l, ajustée à pH 3 avec de l'*acide phosphorique R*,
- un détecteur de radioactivité approprié,
- un injecteur à boucle,

Préparations radiopharmaceutiques

– un système de détection interne du taux de recouvrement, qui se compose d'une dérivation en boucle du tube chromatographique placée entre l'injecteur et la colonne, et passant par le détecteur de radioactivité. Ce système a été étalonné pour calculer le taux de recouvrement,

en maintenant la colonne à une température constante située entre 20 °C et 30 °C.

Injectez la solution à examiner. Enregistrez la chromatographie pendant 10 min. Dans le chromatogramme obtenu, le premier pic correspond à la radioactivité injectée de la solution à examiner et le second pic à la quantité de radioactivité présente sous forme d'[^{15}O]eau. Calculez la teneur pour cent en [^{15}O]eau à partir de la surface des pics du chromatogramme obtenu avec la solution à examiner. La radioactivité totale injectée qui correspond à de l'oxygène-15 sous forme d'eau n'est pas inférieure à 99 pour cent.

La préparation peut être libérée pour emploi avant la fin de l'essai.

RADIOACTIVITÉ

Mesurez la radioactivité de la préparation à examiner à l'aide d'un appareil approprié, et comparez-la à celle d'une préparation étalon de fluor-18, soit directement soit en utilisant un appareil étalonné au moyen d'une telle préparation.

01/2002:0112

EAU TRITIÉE (^{3}H) (SOLUTION INJECTABLE D')

Aquae tritiatae (^{3}H) solutio iniectabilis

DÉFINITION

La solution injectable d'eau tritiée (^{3}H) est de l'eau pour préparations injectables dans laquelle une partie des molécules d'eau renferme des atomes de tritium à la place des atomes de protium. La solution peut être rendue isotonique par addition de chlorure de sodium. Le tritium (^{3}H) peut être obtenu par irradiation neutronique du lithium. La solution contient au minimum 90,0 pour cent et au maximum 110,0 pour cent de la radioactivité due au tritium indiquée à la date figurant sur l'étiquette.

CARACTÈRES

Solution limpide et incolore.

Le tritium a une période de 12,3 ans et émet des rayonnements bêta.

IDENTIFICATION

Enregistrez le spectre du rayonnement bêta selon les indications de l'essai de pureté radionucléidique. Ce spectre ne diffère pas de manière significative de celui d'une préparation étalon d'eau tritiée (^{3}H). Les préparations étalons d'eau tritiée (^{3}H) peuvent être obtenues auprès de laboratoires officiellement désignés par l'Autorité compétente. L'énergie maximale du rayonnement bêta est de 0,019 MeV.

ESSAI

Détermination du pH (*2.2.3*). Le pH de la solution à examiner est de 4,5 à 7,0.

Stérilité. La solution à examiner satisfait à l'essai de stérilité prescrit dans la monographie *Préparations radiopharmaceutiques (0125)*.

PURETÉ RADIONUCLÉIDIQUE

a) Mélangez 100 µl d'une dilution appropriée de la solution à examiner avec 10 ml d'une solution pour scintillation composée de 1000 ml de *dioxane R*, de 100 g de *naphtalène R*, de 7 g de *diphényloxazole R* et de 0,3 g de *méthylphényloxazolylbenzène R*, ces réactifs étant d'une qualité analytique appropriée à la scintillation liquide. Mesurez la radioactivité du mélange à l'aide d'un compteur à scintillation liquide équipé d'un discriminateur. Le taux de comptage est de 5000 impulsions environ par seconde au niveau le plus bas du discriminateur. Notez le taux de comptage à différents niveaux du discriminateur. Pour chaque mesure, comptez 10 000 impulsions au moins par période de 1 min au moins. Déterminez immédiatement après, et dans les mêmes conditions, le taux de comptage pour une préparation étalon d'eau tritiée (^{3}H) ayant approximativement la même radioactivité. Reportez sur papier semi-logarithmique les taux de comptage à chaque niveau du discriminateur après déduction du bruit de fond. Convertissez les niveaux du discriminateur en unités arbitraires et portez-les sur l'axe des abscisses. La distance verticale entre les 2 courbes obtenues est constante. Les courbes suivent l'expression mathématique suivante :

$$\frac{\frac{A_1}{B_1} - \frac{A_2}{B_2}}{\frac{A_1}{B_1}} \times 100 < 20$$

A_1 = radioactivité enregistrée avec la préparation étalon au niveau le plus bas du discriminateur,

B_1 = radioactivité enregistrée avec la préparation à examiner au niveau le plus bas du discriminateur,

A_2 = radioactivité enregistrée avec la préparation étalon à un niveau du discriminateur tel que $A_2 \approx A_1 \times 10^{-3}$,

B_2 = radioactivité enregistrée avec la préparation à examiner à ce même niveau du discriminateur.

b) Enregistrez le spectre du rayonnement gamma de la solution à examiner. L'appareil n'enregistre que le bruit de fond.

PURETÉ RADIOCHIMIQUE

Dans le ballon d'un appareil entièrement en verre, du type utilisé dans la détermination de l'intervalle de distillation (*2.2.11*), introduisez une quantité de la solution à examiner correspondant à 74 kBq environ, diluée à 50 ml avec de l'*eau R*. Déterminez la concentration radioactive. Faites distiller jusqu'à obtention de 25 ml environ de distillat, en prenant les précautions qui s'imposent pour éviter la contamination de l'air. Si l'essai est effectué sous hotte, protégez l'appareil des courants d'air. Déterminez la concentration radioactive du distillat et celle du liquide restant dans le ballon. Aucune des 2 valeurs obtenues ne diffère de plus de 5 pour cent de la valeur déterminée avant la distillation.

RADIOACTIVITÉ

Mesurez la radioactivité à l'aide d'un compteur à scintillation liquide.

Préparations radiopharmaceutiques

01/2002:0604

FIBRINOGÈNE HUMAIN IODÉ (^{125}I)

Fibrinogenum humanum iodinatum (^{125}I)

DÉFINITION

Le fibrinogène humain iodé (^{125}I) est une préparation cryodesséchée stérile et apyrogène de fibrinogène humain marqué à l'iode-125. Le fibrinogène humain est préparé à partir de plasma conforme à la monographie *Plasma humain pour fractionnement (0853)*.

La méthode de préparation permet autant que possible d'éviter la transmission d'agents connus d'infection ou de les inactiver et de donner un produit final dont la teneur en fibrinogène n'est pas inférieure à 80 pour cent de la teneur en protéines totales. Le soluté peut contenir des additifs tels que le citrate de sodium et l'albumine humaine.

La solution reconstituée contient au minimum 85,0 pour cent et au maximum 115,0 pour cent de la radioactivité due à l'iode-125, indiquée à la date figurant sur l'étiquette. 95 pour cent au minimum de la radioactivité totale est dû à l'iode-125 lié à la protéine et 80 pour cent au minimum de la radioactivité totale est dû à des substances coagulables. La radioactivité due à l'iode-126 est inférieure à 1,0 pour cent de la radioactivité totale.

CARACTÈRES

Solide friable ou poudre blanche ou jaune pâle.

L'iode-125 a une période de 60,1 jours et émet des rayonnements gamma et X.

IDENTIFICATION

A. Enregistrez le spectre des rayonnements gamma et X de la solution reconstituée à l'aide d'un appareil approprié. Le spectre ne diffère pas de manière significative de celui de la préparation étalon d'iode-125, mises à part les différences éventuelles dues à l'iode-126. Les préparations étalons d'iode-125 et de césium-137 peuvent être obtenues auprès de laboratoires officiellement désignés par l'Autorité compétente. Le photon principal a une énergie de 0,027 MeV, correspondant au rayonnement X du tellure. L'iode-126 a une période de 13,0 jours et ses photons gamma principaux ont une énergie de 0,388 MeV et de 0,666 MeV.

B. Effectuez sur la solution reconstituée des essais de précipitation avec une gamme appropriée d'immunosérums spécifiques d'espèces. L'essai doit être effectué à l'aide d'immunosérums spécifiques aux protéines plasmatiques de chaque espèce d'animal domestique couramment utilisée pour la préparation de produits d'origine biologique dans le pays concerné. La solution contient des protéines d'origine humaine et donne des résultats négatifs avec les immunosérums spécifiques aux protéines plasmatiques d'autres espèces.

C. L'essai de coagulabilité contribue également à l'identification de la préparation.

ESSAI

Détermination du pH (*2.2.3*). Le pH de la solution reconstituée est de 6,0 à 8,5.

Iode-126. Enregistrez le spectre des rayonnements gamma et X de la solution reconstituée, à l'aide d'un appareil approprié et comparez avec ceux des préparations étalons d'iode-125 et de césium-137. Déterminez les quantités relatives d'iode-125 et d'iode-126 présentes en admettant que le photon gamma de 0,666 MeV de l'iode-126 est émis dans 33 pour cent des désintégrations et le photon gamma de 0,661 MeV du césium-137 dans 85,4 pour cent des désintégrations.

Coagulabilité. A 0,2 ml de solution reconstituée, ajoutez 5 ml de plasma humain. Mélangez et transférez séparément 1 ml du mélange dans 2 flacons contenant chacun 2 ml de *solution tampon phosphate pH 6,4 R*. A l'un des flacons, ajoutez 0,1 ml d'une solution de *thrombine bovine R* contenant 10 unités (1 unité de thrombine coagule une solution de fibrinogène à 2,5 g/l (> 90 pour cent coagulable) en 15 s à 37 °C). Mélangez bien la solution à l'aide d'une baguette de verre à défibrination et laissez reposer pendant au moins 1 h, sans retirer la baguette de verre. Séparez le caillot formé à l'aide de la baguette de verre et retirez-le. Prélevez 1 ml de la solution restante et 1 ml de la solution de contrôle à laquelle la solution de thrombine bovine n'a pas été ajoutée. Mesurez la radioactivité de chaque solution et calculez le pourcentage de radioactivité retenue par le caillot.

80 pour cent au minimum de la radioactivité totale est retenue par le caillot.

Stérilité. La solution reconstituée satisfait à l'essai de stérilité prescrit dans la monographie *Préparations radiopharmaceutiques (0125)*. Elle peut être débitée avant la fin de l'essai.

Endotoxines bactériennes. Dissolvez le contenu d'une ampoule dans un volume approprié (V ml) du solvant prescrit. La concentration maximale admissible en endotoxines est de 175/V UI/ml.

PURETÉ RADIOCHIMIQUE

Examinez la solution reconstituée par électrophorèse de zone (*2.2.31*) en utilisant une bande de papier d'une longueur de 200 mm comme support et la *solution tampon phosphate pH 6,4 R* comme solution d'électrolyte. Déposez 10 µl de solution reconstituée sur le papier en bande de 3 mm de large à 100 mm de l'anode. Appliquez une tension de 200 volts environ pendant 60 min, en utilisant un courant stabilisé. Laissez sécher la bande de papier. Déterminez la répartition de la radioactivité à l'aide d'un détecteur approprié. L'ion iodure se déplace de 7 cm environ vers l'anode et le fibrinogène iodé reste pratiquement au point de départ. La radioactivité due à l'iode-125 liée aux protéines représente au minimum 95 pour cent de la radioactivité totale de l'électrophorégramme.

RADIOACTIVITÉ

Mesurez la radioactivité de la solution reconstituée à l'aide d'un compteur approprié et comparez-la à celle d'une préparation étalon d'iode-125 ou à l'aide d'un appareil étalonné au moyen d'une telle préparation. Utilisez un appareil comportant un détecteur à scintillation tel qu'un mince cristal d'iodure de sodium et réglez l'instrument de façon à minimiser la contribution due à la radioactivité de l'iode-126.

ÉTIQUETAGE

L'étiquette indique :

- le mode de reconstitution,
- que la solution injectable doit être utilisée immédiatement après reconstitution.

01/2002:1325

FLUDÉSOXYGLUCOSE (^{18}F) (SOLUTION INJECTABLE DE)

Fludeoxyglucosi (^{18}F) solutio iniectabilis

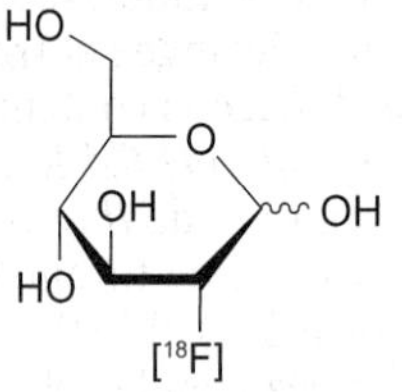

DÉFINITION

La solution injectable de fludésoxyglucose (^{18}F) est une solution stérile de 2-[^{18}F]fluoro-2-désoxy-D-glucopyranose (2-[^{18}F]fluoro-2-désoxy-D-glucose) à usage diagnostique. Elle contient au minimum 90,0 pour cent et au maximum 110,0 pour cent de la radioactivité due au fluor-18 indiquée à la date et à l'heure figurant sur l'étiquette. Le fluor-18 présent sous forme de 2-[^{18}F]fluoro-2-désoxy-D-glucose et de 2-[^{18}F]fluoro-2-désoxy-D-mannose représente 95 pour cent au minimum de la radioactivité totale, avec une contribution maximale de 10 pour cent de la radioactivité totale pour le 2-[^{18}F]fluoro-2-désoxy-D-mannose. Le fluor-18 représente 99,0 pour cent au minimum de la radioactivité totale. La teneur en 2-fluoro-2-désoxy-D-glucose n'est pas supérieure à 10 mg par dose maximale recommandée de la solution injectable.

PRODUCTION

PRODUCTION DU RADIONUCLÉIDE

Le fluor-18 est un radio-isotope du fluor qui peut être produit par diverses réactions nucléaires, induites, par exemple, par l'irradiation d'oxygène-18 par des protons, par l'irradiation de néon-20 par des deutons ou par l'irradiation d'oxygène-16 par des noyaux d'hélium-3 ou d'hélium-4.

SYNTHÈSE RADIOCHIMIQUE

Le 2-[^{18}F]fluoro-2-désoxy-D-glucose peut être préparé par diverses voies de synthèse chimique, qui donnent des produits différents en termes de radioactivité spécifique, de sous-produits et d'impuretés éventuelles.

La méthode de production la plus couramment utilisée est la substitution nucléophile avec transfert de phase catalysé du 1,3,4,6-tétra-*O*-acétyl-2-*O*-trifluorométhanesulfonyl-β-D-mannopyranose avec du [^{18}F]fluorure. En règle générale, le [^{18}F]fluorure est adsorbé sur une résine échangeuse d'anions, puis élué par une solution de carbonate de potassium qui est ensuite évaporée à siccité. L'addition d'un catalyseur de transfert de phase tel qu'un aminopolyéther dans de l'acétonitrile sec permet d'accroître les propriétés nucléophiles du [^{18}F]fluorure et ainsi de faciliter la réaction, à température élevée, avec le mannosyltriflate tétra-acétylé. On obtient ensuite du 2-[^{18}F]fluoro-2-désoxy-D-glucose par hydrolyse en milieu acide ou alcalin. L'hydrolyse par l'acide chlorhydrique peut donner du 2-chloro-2-désoxy-D-glucose. L'hydrolyse en milieu alcalin peut conduire à la formation, comme sous-produit, de 2-[^{18}F]fluoro-2-désoxy-D-mannose.

Certaines variantes de la méthode utilisent un sel de tétra-alkylammonium au lieu de l'aminopolyéther, ou reposent sur une substitution nucléophile catalysée en phase solide sur résine échangeuse d'anions greffée, par exemple, avec un groupement 4-(4-méthylpipéridino)pyridine.

Les voies de synthèse de type électrophile utilisées pour la production de 2-[^{18}F]fluoro-2-désoxy-D-glucose reposent sur l'addition de [^{18}F]fluor moléculaire ou de [^{18}F]hypofluorure d'acétyle à du 3,4,6-tri-*O*-acétyl-D-glucal. Le [^{18}F]hypofluorure d'acétyle est obtenu par conversion de [^{18}F]fluor moléculaire sur un complexe solide d'acide acétique et d'acétate de potassium. La production de [^{18}F]fluor moléculaire nécessite l'addition au gaz néon cible de petites quantités de fluor (généralement de l'ordre de 0,1 pour cent à 1 pour cent), d'où une réduction de la radioactivité spécifique du produit final. L'hydrolyse du sucre [^{18}F]fluoré protégé par le groupement *O*-acétyle donne du 2-[^{18}F]fluoro-2-désoxy-D-glucose et généralement de petites quantités de 2-[^{18}F]fluoro-2-désoxy-D-mannose.

La préparation peut être purifiée par chromatographie en série sur résine retardatrice d'ions, résine échangeuse d'ions, alumine et gel de silice octadécylsilylé. L'élimination du catalyseur de transfert de phase peut être réalisée par différentes méthodes, qui reposent toutes sur l'utilisation de plusieurs colonnes de séparation.

Les systèmes et procédés de production utilisés satisfont aux exigences de l'autorité compétente.

MATIÈRES PREMIÈRES

1.Cibles

Chaque lot de matière cible devra être spécialement testé dans un essai de production avant d'être utilisé en routine dans la production du fluor-18 et dans la fabrication de la préparation. De cette façon, la vérification que la cible utilisée dans des conditions bien déterminées permet de produire le fluor-18 avec les spécifications de qualité et de quantité souhaitées, sera clairement établie.

2.Précurseurs de synthèse organique

Il est recommandé de tester les précurseurs dans un essai préliminaire de production avant de les utiliser en routine dans la production de la préparation, de façon à vérifier que les précurseurs permettent d'obtenir la préparation avec ses spécifications de quantité et de qualité souhaitées pour autant que les conditions bien déterminées de production soient respectées.

1,3,4,6-Tétra-O-acétyl-2-O-trifluorométhanesulfonyl-β-D-mannopyranose. Examinez par spectrophotométrie d'absorption dans l'infrarouge (*2.2.24*), en comparant avec le *spectre de référence du 1,3,4,6-tétra-O-acétyl-2-O-trifluorométhanesulfonyl-β-D-mannopyranose de la Ph. Eur.*

Point de fusion (*2.2.14*) : 119 °C à 122 °C.

3,4,6-Tri-O-acétyl-D-glucal. Examinez par spectrophotométrie d'absorption dans l'infrarouge (*2.2.24*), en comparant avec le *spectre de référence du 3,4,6-tri-O-acétyl-D-glucal de la Ph. Eur.*

Point de fusion (*2.2.14*) : 53 °C à 55 °C.

CARACTÈRES

Solution limpide, incolore ou légèrement jaunâtre.

Le fluor-18 a une période de 109,8 min et émet un rayonnement positonique d'énergie maximale 0,633 MeV, suivi d'un rayonnement gamma d'annihilation de 0,511 MeV.

IDENTIFICATION

A. Enregistrez le spectre de rayonnement gamma de la préparation à examiner à l'aide d'un appareil approprié. L'énergie de tous les photons gamma est de 0,511 MeV ; selon la géométrie de mesure, il peut apparaître un pic somme de 1,022 MeV.

B. La préparation à examiner satisfait à l'essai de pureté radionucléidique (voir Essai).

Préparations radiopharmaceutiques

C. Examinez les chromatogrammes obtenus dans l'essai (a) de pureté radiochimique. Le pic principal du radiochromatogramme obtenu avec la solution à examiner est semblable quant à son temps de rétention au pic principal du chromatogramme obtenu avec la solution témoin (b).

ESSAI

Détermination du pH (*2.2.3*). Le pH de la préparation à examiner est de 4,5 à 8,5.

Stérilité. La préparation à examiner satisfait à l'essai de stérilité prescrit dans la monographie *Préparations radiopharmaceutiques (0125)*. La préparation peut être libérée pour emploi avant la fin de l'essai.

Endotoxines bactériennes (*2.6.14*) : moins de 175/*V* UI/ml, *V* étant la dose maximale recommandée, en millilitres. La préparation peut être libérée pour emploi avant la fin de l'essai.

PURETÉ CHIMIQUE

Certains des essais de pureté chimique peuvent être omis si les substances mentionnées ne sont pas utilisées ou ne peuvent pas être générées lors de la production.

(a) 2-Fluoro-2-désoxy-D-glucose et 2-chloro-2-désoxy-D-glucose. Opérez par chromatographie liquide (*2.2.29*).

Solution à examiner. Préparation à examiner.

Solution témoin (a). Dissolvez 10 mg de *glucose R* dans de l'*eau R* et complétez à 100 ml avec le même solvant.

Solution témoin (b). Dissolvez 10 mg de *2-fluoro-2-désoxy-D-glucose R* dans de l'*eau R* et complétez au volume *V* avec le même solvant, *V* étant la dose maximale recommandée, en millilitres.

Solution témoin (c). Dissolvez 1,0 mg de *2-chloro-2-désoxy-D-glucose R* dans de l'*eau R* et complétez à 2,0 ml avec le même solvant. Prélevez 1 ml de cette solution et complétez au volume *V* avec le même solvant, *V* étant la dose maximale recommandée, en millilitres.

La chromatographie peut être réalisée en utilisant :

- une colonne d'une longueur de 0,25 m et d'un diamètre intérieur de 4,0 mm, remplie de *résine échangeuse d'anions fortement basique pour chromatographie R* (10 µm),
- comme phase mobile, à un débit de 1 ml/min, de l'*hydroxyde de sodium 0,1 M* protégé contre toute contamination par le dioxyde de carbone,
- un détecteur de radioactivité approprié aux essais de pureté radiochimique,
- un détecteur d'hydrates de carbone approprié pour l'intervalle de concentration requis,
- un injecteur à boucle,

en maintenant la colonne à une température constante comprise entre 20 °C et 30 °C.

Equilibrez la colonne avec la phase mobile jusqu'à obtention d'une ligne de base stable.

Injectez séparément les solutions témoins (a), (b) et (c) ou, si les études de validation ont exclu le risque de formation de 2-chloro-2-désoxy-D-glucose, les solutions témoins (a) et (b). Continuez la chromatographie, selon le cas, pendant 2 fois le temps de rétention du D-glucose, du 2-fluoro-2-désoxy-D-glucose ou du 2-chloro-2-désoxy-D-glucose.

Injectez la solution à examiner. Le chromatogramme obtenu avec le détecteur d'hydrates de carbone présente un pic principal dû au D-glucose (préparations produites par synthèse de type nucléophile) ou au 2-fluoro-2-désoxy-D-glucose (préparations produites par synthèse de type électrophile). Lorsque le chromatogramme est enregistré dans les conditions décrites, le 2-chloro-2-désoxy-D-glucose est élué après le 2-fluoro-2-désoxy-D-glucose, mais les deux pics peuvent ne pas être totalement séparés. La surface des pics respectivement dus au 2-fluoro-2-désoxy-D-glucose et au 2-chloro-2-désoxy-D-glucose dans le chromatogramme obtenu avec la solution à examiner n'est pas supérieure à celle des pics correspondants dans les chromatogrammes obtenus avec les solutions témoins (b) et/ou (c) (10 mg de 2-fluoro-2-désoxy-D-glucose et 0,5 mg de 2-chloro-2-désoxy-D-glucose par unité de volume *V*, respectivement).

(b) Aminopolyéther. Cet essai est à réaliser sur la solution vrac avant addition de NaCl par le fabricant et ne s'applique pas à la préparation injectable finale. Opérez par chromatographie sur couche mince (*2.2.27*) en utilisant une *plaque au gel de silice pour CCM R*.

Solution à examiner. Préparation à examiner.

Solution témoin. Dissolvez 0,110 g d'*aminopolyéther R* dans de l'*eau R* et complétez à 10,0 ml avec le même solvant. Prélevez 0,2 ml de cette solution et complétez au volume *V* avec le même solvant, *V* étant la dose maximale recommandée, en millilitres.

Déposez sur la plaque 2 µl de solution à examiner et 2 µl de solution témoin. Développez sur un parcours de 8 cm environ avec un mélange de 1 volume d'*ammoniaque R* et de 9 volumes de *méthanol R*. Laissez sécher la plaque à l'air pendant 15 min. Exposez la plaque aux vapeurs d'iode pendant 10 min au moins. La tache correspondant à l'aminopolyéther dans le chromatogramme obtenu avec la solution à examiner n'est pas plus intense que la tache du chromatogramme obtenu avec la solution témoin (2,2 mg par unité de volume *V*).

(c) Sels de tétraalkylammonium. Opérez par chromatographie liquide (*2.2.29*).

Solution à examiner. Préparation à examiner.

Solution témoin. Prélevez 2,1 ml d'*hydroxyde de tétrabutylammonium 0,1 M* et complétez à 20 ml avec de l'*eau R*. Prélevez 1 ml de cette solution et complétez au volume *V* avec le même solvant, *V* étant la dose maximale recommandée, en millilitres.

La chromatographie peut être réalisée en utilisant :

- une colonne d'une longueur de 0,125 m et d'un diamètre intérieur de 4,0 mm, remplie de *gel de silice octadécylsilylé pour chromatographie R* (5 µm),
- comme phase mobile, à un débit de 0,6 ml/min, un mélange de 25 volumes d'une solution d'*acide toluènesulfonique R* à 0,95 g/l et de 75 volumes d'*acétonitrile R*,
- comme détecteur, un spectrophotomètre réglé à 254 nm,
- un injecteur à boucle,

en maintenant la colonne à une température constante comprise entre 20 °C et 30 °C.

Equilibrez la colonne avec la phase mobile jusqu'à obtention d'une ligne de base stable.

Injectez la solution témoin. Continuez la chromatographie pendant 2 fois le temps de rétention des ions tétrabutylammonium.

Injectez la solution à examiner. Dans le chromatogramme obtenu, la surface du pic dû aux ions tétrabutylammonium n'est pas supérieure à la surface du pic correspondant dans le chromatogramme obtenu avec la solution témoin (2,75 mg par unité de volume *V*).

Préparations radiopharmaceutiques

(d) Agent de dérivatisation en phase solide (4-(4-méthylpipéridino)pyridine). Opérez par spectrophotométrie d'absorption dans l'ultraviolet (*2.2.25*).

Solution à examiner. Préparation à examiner.

Solution témoin. Dissolvez 20 mg de *4-(4-méthylpipéridino)pyridine R* dans de l'*eau R* et complétez à 100,0 ml avec le même solvant. Prélevez 0,1 ml de cette solution et complétez au volume *V* avec le même solvant, *V* étant la dose maximale recommandée, en millilitres.

Mesurez l'absorbance de la solution à examiner et celle de la solution témoin au maximum à 263 nm. L'absorbance de la solution à examiner n'est pas supérieure à celle de la solution témoin (0,02 mg par unité de volume *V*).

(e) Solvants résiduels (*2.4.24*). La teneur en acétonitrile n'est pas supérieure à 4,1 mg par volume *V*, *V* étant la dose maximale recommandée, en millilitres. La préparation peut être libérée pour emploi avant la fin de l'essai.

PURETÉ RADIONUCLÉIDIQUE

Enregistrez le spectre de rayonnement gamma de la solution à examiner à l'aide d'un appareil approprié. La période est de 105 min à 115 min. La préparation peut être libérée pour emploi avant la fin de l'essai.

PURETÉ RADIOCHIMIQUE

(a) Opérez par chromatographie liquide (*2.2.29*) comme décrit dans l'essai (a) de pureté chimique.

Lorsque les chromatogrammes obtenus au moyen du détecteur de radioactivité sont enregistrés dans les conditions prescrites, le pic principal du chromatogramme obtenu avec la solution à examiner a le même temps de rétention que le pic du chromatogramme obtenu avec la solution témoin (b) au moyen du détecteur d'hydrates de carbone. Les temps de rétention respectifs du 2-[^{18}F]fluoro-2-désoxy-D-mannose et du [^{18}F]fluorure sont approximativement égaux à, respectivement, 90 pour cent et 50 pour cent du temps de rétention du 2-[^{18}F]fluoro-2-désoxy-D-glucose. Le chromatogramme peut présenter d'autres pics, dus à des dérivés partiellement acétylés du 2-[^{18}F]fluoro-2-désoxy-D-glucose.

A partir de la surface des pics du chromatogramme obtenu avec la solution à examiner, calculez la teneur pour cent en composés [^{18}F]fluorés. La somme de la radioactivité due au 2-[^{18}F]fluoro-2-désoxy-D-glucose et de la radioactivité due au 2-[^{18}F]fluoro-2-désoxy-D-mannose représente 95 pour cent au minimum de la radioactivité totale, avec une contribution maximale de 10 pour cent de la radioactivité totale pour le 2-[^{18}F]fluoro-2-désoxy-D-mannose.

Il existe avec cette méthode un risque de sous-estimation ou de non détection du 2-[^{18}F]fluoro-2-désoxytétraacétyl-D-glucose non ou partiellement hydrolysé, car ces produits de réaction intermédiaires peuvent s'hydrolyser dans les conditions chromatographiques en donnant le produit final souhaité.

(b) Opérez par chromatographie sur couche mince (*2.2.27*) en utilisant une *plaque au gel de silice pour CCM R*.

Solution à examiner. Préparation à examiner.

Déposez sur la plaque 2 µl à 10 µl de solution. Développez sur un parcours de 8 cm avec un mélange de 5 volumes d'*eau R* et de 95 volumes d'*acétonitrile R*. Laissez sécher la plaque à l'air pendant 15 min. Déterminez la distribution de radioactivité à l'aide d'un détecteur approprié. 95 pour cent au moins de la radioactivité totale se trouve dans la tache correspondant au 2-fluoro-2-désoxy-D-glucose (R_f 0,45 environ).

Les contaminants possibles sont le [^{18}F]fluorure (R_f 0,0) et les dérivés partiellement acétylés du 2-[^{18}F]fluoro-2-désoxy-D-glucose (R_f 0,8-0,95 environ).

RADIOACTIVITÉ

Mesurez la radioactivité de la préparation à examiner à l'aide d'un appareillage approprié, en comparant avec une préparation étalon de fluor-18 ou en utilisant un appareil étalonné avec une telle préparation. Des préparations étalons de fluor-18 sont disponibles auprès des laboratoires agréés par l'Autorité compétente.

ÉTIQUETAGE

La notice indique le type de voie de synthèse utilisée. L'étiquette du récipient primaire indique la dose maximale recommandée, en millilitres.

01/2002:0555

GALLIUM (^{67}Ga) (CITRATE DE), SOLUTION INJECTABLE DE

Gallii (^{67}Ga) citratis solutio iniectabilis

DÉFINITION

La solution injectable de citrate de gallium (^{67}Ga) est une solution stérile de gallium-67 sous forme de citrate de gallium. Elle peut être rendue isotonique par addition de chlorure de sodium et de citrate de sodium. Elle peut contenir un conservateur antimicrobien approprié tel que l'alcool benzylique. Le gallium-67 est un isotope radioactif du gallium et peut être obtenu par irradiation du zinc, éventuellement enrichi en zinc-68, à l'aide de protons d'une énergie appropriée. Le gallium-67 peut être séparé du zinc par extraction à l'aide d'un solvant ou par chromatographie sur colonne. La solution injectable contient au minimum 90,0 pour cent et au maximum 110,0 pour cent de la radioactivité due au gallium-67, indiquée à la date et à l'heure figurant sur l'étiquette. La radioactivité due au gallium-66 représente au maximum 0,2 pour cent de la radioactivité totale.

CARACTÈRES

Solution limpide et incolore.

Le gallium-67 a une période de 3,26 jours et émet des rayonnements gamma.

IDENTIFICATION

A. Enregistrez le spectre des rayonnements gamma de la solution à examiner à l'aide d'un appareil approprié et comparez avec le spectre d'une préparation étalon de gallium-67 ou à l'aide d'un appareil étalonné au moyen d'une telle solution. Les préparations étalons de gallium-67 peuvent être obtenues auprès des laboratoires officiellement désignés par l'Autorité compétente. Le spectre de la solution à examiner ne diffère pas de manière significative de celui de la préparation étalon. Les énergies des photons gamma principaux sont de 0,093 MeV, de 0,185 MeV et de 0,300 MeV.

B. A 0,2 ml de la solution à examiner, ajoutez 0,2 ml d'une solution contenant 1 g/l de *chlorure ferrique R* et 0,1 pour cent *V/V* d'*acide chlorhydrique R*, puis mélangez. Comparez la coloration de la solution à examiner à celle d'une solution contenant 7 g/l de *chlorure de sodium R* et 9 g/l d'*alcool benzylique R*, traitée de la même façon. Une coloration jaune se développe uniquement dans la solution à examiner.

ESSAI

Détermination du pH (*2.2.3*). Le pH de la solution à examiner est de 5,0 à 8,0.

Zinc. A 0,1 ml de solution à examiner, ajoutez 0,9 ml d'*eau R*, 5 ml de *solution tampon acétate pH 4,7 R*, 1 ml d'une solution de *thiosulfate de sodium R* à 250 g/l et 5,0 ml d'une solution de dithizone préparée comme suit : dissolvez 10 mg de *dithizone R* dans 100 ml de *méthyléthylcétone R* ; laissez reposer pendant 5 min, filtrez et immédiatement avant l'emploi, diluez 10 fois la solution dans de la *méthyléthylcétone R*. Agitez énergiquement pendant 2 min et laissez séparer la couche organique. Mesurez l'absorbance (*2.2.25*) de la couche organique à 530 nm en utilisant, comme liquide de compensation, la couche organique d'une solution à blanc. L'absorbance n'est pas supérieure à celle de la couche organique obtenue à partir de 0,1 ml d'une *solution à 5 ppm de zinc (Zn) R* traitée de la même façon.

Stérilité. La solution à examiner satisfait à l'essai de stérilité prescrit dans la monographie *Préparations radiopharmaceutiques (0125)*. Elle peut être débitée avant la fin de l'essai.

PURETÉ RADIONUCLÉIDIQUE

Enregistrez le spectre des rayonnements gamma à l'aide d'un appareil approprié. Le spectre de la solution à examiner ne diffère pas de manière significative de celui d'une préparation étalon de gallium-67, mises à part les différences éventuelle attribuables à la présence de gallium-66. Le gallium-66 a une période de 9,4 h et l'énergie du photon gamma principal est de 1,039 MeV. La radioactivité due au gallium-66 représente au maximum 0,2 pour cent de la radioactivité totale.

RADIOACTIVITÉ

Mesurez la radioactivité à l'aide d'un compteur approprié et comparez-la à celle d'une préparation étalon de gallium-67 ou à l'aide d'un instrument étalonné au moyen d'une telle préparation.

01/2002:1227

INDIUM (^{111}In) (CHLORURE D'), SOLUTION DE

Indii (^{111}In) chloridi solutio

DÉFINITION

La solution de chlorure d'indium (^{111}In) est une solution stérile contenant de l'indium-111 sous la forme de chlorure, dans de l'acide chlorhydrique aqueux sans additifs. L'indium-111 est un isotope radioactif de l'indium. Il peut être obtenu par irradiation du cadmium avec des protons d'énergie appropriée. La solution contient au minimum 90,0 pour cent et au maximum 110,0 pour cent de la radioactivité due à l'indium-111, indiquée à la date et l'heure figurant sur l'étiquette. 0,25 pour cent au maximum de la radioactivité totale est due aux radionucléides autres que l'indium-111. 95 pour cent au minimum de la radioactivité est due à l'indium-111 sous forme ionique (III). Le procédé de fabrication est tel qu'aucun vecteur n'est ajouté et que la radioactivité spécifique n'est pas inférieure à 1,85 GBq d'indium-111 par microgramme d'indium.

CARACTÈRES

Solution limpide, incolore.

L'indium-111 a une période de 2,8 jours et émet des rayonnements gamma et X.

IDENTIFICATION

A. *Effectuez l'essai après un temps suffisant pour permettre la décroissance des impuretés à période courte telles que l'indium-110m.* Enregistrez le spectre des rayonnements gamma et X de la solution à examiner à l'aide d'un appareil approprié et comparez-le avec le spectre d'une préparation étalon d'indium-111, ou utilisez un appareil étalonné au moyen d'une telle préparation. Les préparations étalons d'indium-111 et d'indium-114m peuvent être obtenues auprès de laboratoires officiellement désignés par l'Autorité compétente. Le spectre de la solution à examiner ne diffère pas de manière significative de celui de la préparation étalon, mises à part les différences éventuelles dues à l'indium-114m. L'énergie des principaux photons gamma de l'indium-111 est de 0,171 MeV et de 0,245 MeV.

B. A 100 µl de *solution de nitrate d'argent R2*, ajoutez 50 µl de solution à examiner. Il se forme un précipité blanc.

C. La solution à examiner satisfait à l'essai de détermination du pH (voir Essai).

D. Examinez le chromatogramme obtenu dans l'essai de pureté radiochimique. Le pic principal a un R_f de 0,5 à 0,8.

ESSAI

Détermination du pH (*2.2.3*). Le pH de la solution à examiner est de 1,0 à 2,0.

Cadmium. Déterminez la teneur en cadmium par spectrométrie d'absorption atomique électrothermique (*2.2.23, Procédé I*).

Solution à examiner. Prélevez 0,05 ml de solution de chlorure d'indium (^{111}In) et complétez à un volume approprié avec une solution d'*acide chlorhydrique R* de concentration appropriée.

Solutions de référence. Préparez les solutions de référence à partir de la *solution à 0,1 pour cent de cadmium (Cd) R*, diluée si nécessaire avec une solution d'*acide chlorhydrique R* de même concentration que pour la solution à examiner.

Mesurez l'absorbance à 228,8 nm en utilisant une lampe à cathode creuse au cadmium comme source de rayonnement.

La solution de chlorure d'indium (^{111}In) ne contient pas plus de 0,40 µg de cadmium par millilitre.

Cuivre. Déterminez la teneur en cuivre par spectrométrie d'absorption atomique électrothermique (*2.2.23, Procédé I*).

Solution à examiner. Prélevez 0,1 ml de solution de chlorure d'indium (^{111}In) et complétez à un volume approprié avec une solution d'*acide chlorhydrique R* de concentration appropriée.

Solutions de référence. Préparez les solutions de référence à partir de la *solution à 0,1 pour cent de cuivre (Cu) R*, diluée si nécessaire avec une solution d'*acide chlorhydrique R* de même concentration que pour la solution à examiner.

Mesurez l'absorbance à 324,8 nm en utilisant une lampe à cathode creuse au cuivre comme source de rayonnement.

La solution de chlorure d'indium (^{111}In) ne contient pas plus de 0,15 µg de cuivre par millilitre.

Fer. Déterminez la teneur en fer par spectrométrie d'absorption atomique électrothermique (*2.2.23, Procédé I*).

Solution à examiner. Prélevez 0,1 ml de solution de chlorure d'indium (^{111}In) et complétez à un volume approprié avec une solution d'*acide chlorhydrique R* de concentration appropriée.

Solutions de référence. Préparez les solutions de référence à partir de la *solution à 0,1 pour cent de fer (Fe) R*, diluée si nécessaire avec une solution d'*acide chlorhydrique R* de même concentration que pour la solution à examiner.

Mesurez l'absorbance à 248,3 nm en utilisant une lampe à cathode creuse au fer comme source de rayonnement.

La solution de chlorure d'indium (^{111}In) ne contient pas plus de 0,60 µg de fer par millilitre.

Stérilité. La solution à examiner satisfait à l'essai de stérilité prescrit dans la monographie *Préparations radiopharmaceutiques (0125)*. Elle peut être débitée avant la fin de l'essai.

PURETÉ RADIONUCLÉIDIQUE

Enregistrez le spectre des rayonnements gamma et X à l'aide d'un appareil approprié. Le spectre obtenu avec la solution à examiner ne diffère pas de manière significative de celui d'une préparation étalon d'indium-111, mises à part les différences éventuelles dues à la présence d'indium-114m.

Indium-114m. *Effectuez l'essai après un temps suffisant pour permettre la désintégration des impuretés à période courte telles que l'indium-110m.* Prélevez un volume de solution à examiner équivalant à 30 MBq et enregistrez le spectre du rayonnement gamma au moyen d'un détecteur approprié, en plaçant entre l'échantillon et le détecteur un écran de plomb d'une épaisseur de 6 mm. La réponse obtenue dans la région des photons d'énergie 0,558 MeV et 0,725 MeV de l'indium-114m n'est pas supérieure à celle obtenue dans les mêmes conditions avec 75 kBq d'une préparation étalon d'indium-114m (0,25 pour cent), tous les résultats de mesure étant rapportés à la date et l'heure d'administration. Les préparations étalons d'indium-111 et d'indium-114m peuvent être obtenues auprès de laboratoires officiellement désignés par l'Autorité compétente.

PURETÉ RADIOCHIMIQUE

Opérez par chromatographie sur couche mince (*2.2.27*) en utilisant une feuille de fibre de verre recouverte de gel de silice.

Déposez sur la plaque 5 µl de solution à examiner. Développez immédiatement sur un parcours de 15 cm avec une solution de *chlorure de sodium R* à 9,0 g/l, ajustée à pH 2,3 ± 0,05 avec de l'*acide chlorhydrique dilué R*. Laissez sécher la plaque dans un courant d'air froid. Déterminez la répartition de la radioactivité à l'aide d'un détecteur approprié. Le chlorure d'indium-111 migre avec un R_f de 0,5 à 0,8. La radioactivité due au chlorure d'indium-111 représente 95 pour cent au minimum de la radioactivité totale du chromatogramme.

RADIOACTIVITÉ

Mesurez la radioactivité de la solution à examiner à l'aide d'un compteur approprié, soit en la comparant à une préparation étalon d'indium-111, soit en utilisant un appareil étalonné au moyen d'une telle préparation.

Préparations radiopharmaceutiques

01/2002:0670

INDIUM (^{111}In) (PENTÉTATE D'), SOLUTION INJECTABLE DE

Indii (^{111}In) pentetatis solutio iniectabilis

DÉFINITION

La solution injectable de pentétate d'indium (^{111}In) est une solution stérile et apyrogène contenant de l'indium-111 sous la forme de diéthylènetriaminepentaacétate d'indium. Elle peut contenir du calcium et être rendue isotonique par addition de chlorure de sodium et d'un tampon approprié. L'indium-111 est un isotope radioactif de l'indium. Il peut être obtenu par irradiation, avec des protons d'énergie appropriée, de cadmium qui peut être enrichi en cadmium-111 ou en cadmium-112. La solution injectable contient au minimum 90 pour cent et au maximum 110 pour cent de la radioactivité due à l'indium-111, indiquée à la date et à l'heure figurant sur l'étiquette. La radioactivité due à l'indium-114m n'est pas supérieure à 0,2 pour cent de la radioactivité totale à la date et à l'heure d'administration. 95 pour cent au minimum de la radioactivité est due à l'indium-111 complexé par le pentétate.

CARACTÈRES

Solution limpide, incolore.

L'indium-111 a une période de 2,8 jours et émet des rayonnements gamma et X.

IDENTIFICATION

A. Enregistrez le spectre des rayonnements gamma et X de la solution à examiner à l'aide d'un appareil approprié et comparez avec le spectre d'une préparation étalon d'indium-111 ou à l'aide d'un appareil étalonné au moyen d'une telle préparation. Le spectre de la solution à examiner ne diffère pas de manière significative de celui de la préparation étalon, mises à part les différences éventuelles dues à l'indium-114m. Les préparations étalons d'indium-111 et d'indium-114m peuvent être obtenues auprès de laboratoires officiellement désignés par l'Autorité compétente. L'énergie des principaux photons gamma de l'indium-111 est de 0,171 MeV et de 0,245 MeV.

B. Examinez le chromatogramme obtenu dans l'essai de pureté radiochimique. La répartition de la radioactivité contribue à l'identification de la préparation.

ESSAI

Détermination du pH (*2.2.3*). Le pH de la solution à examiner est de 7,0 à 8,0.

Cadmium. Déterminez la teneur en cadmium par spectrométrie d'absorption atomique (*2.2.23, Procédé II*).

Solution à examiner. Mélangez 0,1 ml de la solution injectable à 0,9 ml d'un mélange de 1 volume d'*acide chlorhydrique R* et de 99 volumes d'*eau R*.

Solutions de référence. Préparez les solutions de référence à partir de la *solution à 0,1 pour cent de cadmium (Cd) R* en la diluant avec un mélange de 1 volume d'*acide chlorhydrique R* et de 99 volumes d'*eau R*.

Mesurez l'absorbance à 228,8 nm en utilisant une lampe à cathode creuse au cadmium comme source de radiation et une flamme air-acétylène.

La solution injectable ne contient pas plus de 5 µg de Cd par millilitre.

Acide diéthylènetriaminepentaacétique non complexé. Mélangez, dans un microtube à essai, 100 µl de la solution à examiner et 100 µl d'une solution récemment préparée de *sel sodique de bleu d'hydroxynaphtol R* à 1 g/l dans l'*hydroxyde de sodium 1 M*. Ajoutez 50 µl d'une solution de *chlorure de calcium R* à 0,15 g/l. La solution conserve sa coloration violet-rosé ou vire du bleu au violet-rosé (0,4 mg/ml).

Stérilité. La solution à examiner satisfait à l'essai de stérilité prescrit dans la monographie *Préparations radiopharmaceutiques (0125)*. Elle peut être débitée avant la fin de l'essai.

Endotoxines bactériennes (*2.6.14*) : moins de 14/*V* UI/ml, *V* étant égal à la dose maximale recommandée, exprimée en millilitres.

PURETÉ RADIONUCLÉIDIQUE

Enregistrez le spectre des rayonnements gamma et X à l'aide d'un appareil approprié. Le spectre obtenu avec la solution à examiner ne diffère pas de manière significative de celui d'une préparation étalon d'indium-111, mises à part les différences éventuelles dues à la présence d'indium-114m.

Indium-114m. Conservez un échantillon de la solution à examiner assez longtemps pour que la radioactivité de l'indium-111 décroisse suffisamment et permette de déceler les impuretés radionucléidiques (échantillon à examiner). Enregistrez le spectre des rayonnements gamma de l'échantillon à examiner à l'aide d'un appareil approprié étalonné avec une préparation étalon d'indium-114m. L'indium-114m a une période de 49,5 jours et l'énergie de son photon gamma principal est de 0,190 MeV. La radioactivité due à l'indium-114m n'est pas supérieure à 0,2 pour cent de la radioactivité totale, à la date et à l'heure d'administration.

PURETÉ RADIOCHIMIQUE

Opérez par chromatographie sur couche mince (*2.2.27*) en utilisant une feuille de fibre de verre recouverte de gel de silice. Chauffez la plaque à 110 °C pendant 10 min. Utilisez une plaque telle que pendant le développement, la phase mobile migre sur une distance de 10 cm à 15 cm en 10 min environ.

Déposez sur la plaque 5 µl à 10 µl de la solution à examiner et laissez sécher. Développez sur un parcours de 10 cm à 15 cm avec une solution de *chlorure de sodium R* à 9 g/l. Laissez sécher la plaque à l'air. Déterminez la répartition de la radioactivité à l'aide d'un détecteur approprié. Le complexe de pentétate d'indium migre vers le front du solvant. La radioactivité de la tache due au complexe de pentétate d'indium représente au minimum 95 pour cent de la radioactivité totale du chromatogramme.

RADIOACTIVITÉ

Mesurez la radioactivité de la solution à examiner à l'aide d'un compteur approprié et comparez-la à celle d'une préparation étalon d'indium-111 ou à l'aide d'un appareil étalonné au moyen d'une telle préparation.

01/2002:1113

IOBENGUANE (^{123}I) (SOLUTION INJECTABLE D')

Iobenguani (^{123}I) solutio iniectabilis

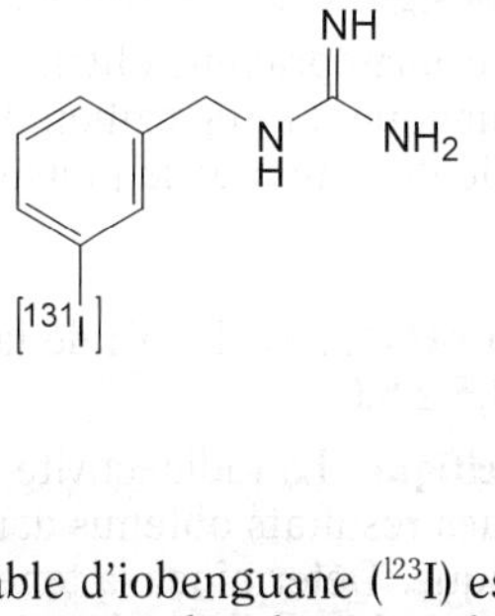

$C_8H_{10}[^{123}I]N_3$

DÉFINITION

La solution injectable d'iobenguane (^{123}I) est une solution stérile et exempte d'endotoxines bactériennes de 1-(3-[^{123}I]iodobenzyl)guanidine ou de l'un de ses sels. Elle peut contenir un tampon approprié. Elle peut également contenir un catalyseur de marquage approprié tel que le cuivre ionique et un stabilisant de marquage approprié tel que l'acide ascorbique. Elle peut contenir des agents de conservation antimicrobienne. L'iode-123 est un isotope radioactif de l'iode et peut être obtenu par irradiation par protons du xénon enrichi en xénon-124 (98 pour cent au minimum) suivi de la décroissance du césium-123 formé via le xénon-123. La solution injectable contient au minimum 90,0 pour cent et au maximum 110,0 pour cent de la radioactivité due à l'iode-123 indiquée à la date et à l'heure figurant sur l'étiquette. 95 pour cent au minimum de la radioactivité est due à l'iode-123 sous forme d'iobenguane. La radioactivité spécifique n'est pas inférieure à 10 GBq d'iode-123 par gramme d'iobenguane base. La radioactivité due aux radionucléides autres que l'iode-123 n'est pas supérieure à 0,35 pour cent de la radioactivité totale.

CARACTÈRES

Solution limpide, incolore ou légèrement jaune.

L'iode-123 a une période de 13,2 h et émet des rayonnements gamma et X.

IDENTIFICATION

A. Enregistrez le spectre des rayonnements gamma et X à l'aide d'un appareil approprié. Le spectre de la solution à examiner ne diffère pas de manière significative de celui d'une préparation étalon d'iode-123 mises à part les différences éventuelles dues à l'iode-125, au tellure-121 et aux autres impuretés radionucléidiques. Le photon principal de l'iode-123 a une énergie de 0,159 MeV auquel s'ajoute un rayonnement X de 0,027 MeV. L'iode-125 a une période de 59,4 jours et émet un rayonnement X d'une énergie de 0,027 MeV et un photon d'une énergie de 0,035 MeV. Le tellure-121 a une période de 19,2 jours et émet des photons principaux d'une énergie de 0,507 MeV et de 0,573 MeV. Les préparations étalons d'iode-123, d'iode-125 et de tellure-121 peuvent être obtenues auprès de laboratoires officiellement désignés par l'Autorité compétente.

B. Examinez le chromatogramme obtenu dans l'essai de pureté radiochimique. La répartition de la radioactivité contribue à l'identification de la préparation.

ESSAI

Détermination du pH (*2.2.3*). Le pH de la solution à examiner est de 3,5 à 8,0.

Radioactivité spécifique. La radioactivité spécifique est calculée à partir des résultats obtenus dans l'essai de pureté radiochimique. Déterminez la teneur en sulfate d'iobenguane à partir de la surface des pics correspondant à l'iobenguane dans les chromatogrammes obtenus avec la solution à examiner et avec la solution témoin (b). Calculez la concentration en iobenguane base en multipliant le résultat obtenu dans l'essai par 0,85.

Stérilité. La solution à examiner satisfait à l'essai de stérilité prescrit dans la monographie *Préparations radiopharmaceutiques (0125)*. Elle peut être débitée avant la fin de l'essai.

Endotoxines bactériennes (*2.6.14*) : moins de 175/*V* UI/ml, *V* étant égal à la dose maximum recommandée exprimée en millilitres.

PURETÉ RADIONUCLÉIDIQUE

Enregistrez le spectre des rayonnements gamma à l'aide d'un appareil approprié. Déterminez les quantités d'iode-125, de tellure-121 et des autres impuretés radionucléidiques présentes dans la préparation. Il ne doit pas être détecté de radionucléides avec des périodes plus longues que celle de l'iode-125. Pour la détermination de l'iode-125, du tellure-121 et des autres impuretés radionucléidiques, conservez la solution à examiner suffisamment longtemps pour permettre la décroissance radioactive de l'iode-123 jusqu'à un niveau permettant la détection des impuretés radionucléidiques. Enregistrez après décroissance le spectre des rayonnements gamma et X à l'aide d'un appareil approprié. La radioactivité due aux radionucléides autres que l'iode-123 n'est pas supérieure à 0,35 pour cent de la radioactivité totale. La solution injectable peut être débitée avant la fin de l'essai.

PURETÉ RADIOCHIMIQUE

Opérez par chromatographie liquide (*2.2.29*).

Solution à examiner. La solution injectable à examiner.

Solution témoin (a). Dissolvez 0,100 g d'*iodure de sodium R* dans la phase mobile et complétez à 100 ml avec la phase mobile.

Solution témoin (b). Dissolvez 20,0 mg de *sulfate d'iobenguane SCR* dans 50 ml de phase mobile et complétez à 100,0 ml la phase mobile.

La chromatographie peut être réalisée en utilisant :

– une colonne d'acier inoxydable, d'une longueur de 0,25 m et d'un diamètre intérieur de 4,0 mm, remplie de *gel de silice pour chromatographie R* (5 µm),

– comme phase mobile, à un débit de 1,0 ml/min, un mélange de 1 volume d'une solution de *nitrate d'ammonium R* à 80 g/l, de 2 volumes d'*ammoniaque diluée R2* et de 27 volumes de *méthanol R*,

– un détecteur de radioactivité approprié,

– un spectrophotomètre réglé à 254 nm, muni d'une cellule à flux continu,

– un injecteur à boucle de 10 µl.

Injectez la solution à examiner et les solutions témoins. La radioactivité du pic correspondant à l'iobenguane représente au minimum 95 pour cent de la radioactivité totale. La radioactivité du pic correspondant à l'iodure n'est pas supérieure à 4 pour cent de la radioactivité totale. La radioactivité correspondant aux autres pics n'est pas supérieure à 1 pour cent de la radioactivité totale.

RADIOACTIVITÉ

Mesurez la radioactivité à l'aide d'un compteur approprié et comparez-la à celle d'une préparation étalon d'iode-123 ou à l'aide d'un appareil étalonné au moyen d'une telle préparation.

CONSERVATION

A l'abri de la lumière.

ÉTIQUETAGE

L'étiquette porte la mention de la radioactivité spécifique exprimée en GBq d'iode-123 par gramme d'iobenguane base.

01/2002:1111

IOBENGUANE (^{131}I) (SOLUTION INJECTABLE D') À USAGE DIAGNOSTIQUE

Iobenguani (^{131}I) solutio iniectabilis ad usum diagnosticum

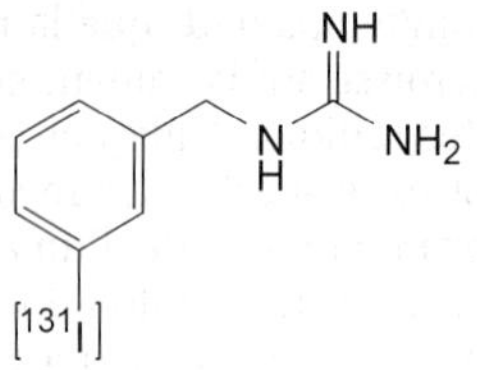

$C_8H_{10}[^{131}I]N_3$

DÉFINITION

La solution injectable d'iobenguane (^{131}I) à usage diagnostique est une solution stérile et exempte d'endotoxines bactériennes de 1-(3-[^{131}I]iodobenzyl)guanidine ou de l'un de ses sels. Elle peut contenir un tampon approprié. Elle peut également contenir un catalyseur de marquage approprié tel que le cuivre ionique et un stabilisant de marquage approprié tel que l'acide ascorbique. Elle peut contenir des conservateurs antimicrobiens. L'iode-131 est un isotope radioactif de l'iode. Il peut être obtenu par irradiation neutronique du tellure ou par extraction des produits de fission de l'uranium. La solution injectable contient au minimum 90,0 pour cent et au maximum 110,0 pour cent de la radioactivité due à l'iode-131, indiquée à la date et à l'heure figurant sur l'étiquette. 94 pour cent au minimum de la radioactivité est due à l'iode-131 sous forme d'iobenguane. La radioactivité spécifique n'est pas inférieure à 20 GBq d'iode-131 par gramme d'iobenguane base.

CARACTÈRES

Solution limpide, incolore ou légèrement jaune.

L'iode-131 a une période de 8,04 jours et émet des rayonnements bêta et gamma.

IDENTIFICATION

A. Enregistrez le spectre des rayonnements gamma de la solution à examiner à l'aide d'un appareil approprié et comparez avec le spectre d'une préparation étalon d'iode-131. Le spectre de la solution à examiner ne diffère pas de manière significative de celui de la préparation étalon d'iode-131. L'énergie du photon gamma principal de l'iode-131 est de 0,365 MeV. Les préparations étalons d'iode-131 peuvent être obtenues auprès de laboratoires officiellement désignés par l'Autorité compétente.

B. Examinez le chromatogramme obtenu dans l'essai de pureté radiochimique. La répartition de la radioactivité contribue à l'identification de la préparation.

ESSAI

Détermination du pH (*2.2.3*). Le pH de la solution à examiner est de 3,5 à 8,0.

Radioactivité spécifique. La radioactivité spécifique est calculée à partir des résultats obtenus dans l'essai de pureté radiochimique. Déterminez la teneur en sulfate d'iobenguane à partir des surfaces des pics correspondant à l'iobenguane dans les chromatogrammes obtenus avec la solution à examiner et la solution témoin (b). Calculez la concentration en iobenguane base en multipliant le résultat obtenu dans l'essai par 0,85.

Stérilité. La solution à examiner satisfait à l'essai de stérilité prescrit dans la monographie *Préparations radiopharmaceutiques (0125)*. Elle peut être utilisée avant la fin de l'essai.

Endotoxines bactériennes (*2.6.14*) : moins de 175/*V* UI/ml, *V* étant égal à la dose maximum recommandée exprimée en millilitres.

PURETÉ RADIONUCLÉIDIQUE

Enregistrez le spectre des rayonnements gamma à l'aide d'un appareil approprié. Le spectre ne diffère pas de manière significative de celui d'une préparation étalon d'iode-131. Déterminez les proportions relatives d'iode-131, d'iode-133, d'iode-135 et des autres impuretés radionucléidiques présentes dans la préparation. L'iode-133 a une période de 20,8 h et l'énergie de ses photons gamma principaux est de 0,530 MeV et de 0,875 MeV. L'iode-135 a une période de 6,55 h et l'énergie de ses photons gamma principaux est de 0,527 MeV, de 1,132 MeV et de 1,260 MeV. 99,9 pour cent au minimum de la radioactivité totale est due à l'iode-131.

PURETÉ RADIOCHIMIQUE

Opérez par chromatographie liquide (*2.2.29*).

Solution à examiner. La solution injectable à examiner.

Solution témoin (a). Dissolvez 0,100 g d'*iodure de sodium R* dans la phase mobile et complétez à 100 ml avec la phase mobile.

Solution témoin (b). Dissolvez 20,0 mg de *sulfate d'iobenguane SCR* dans 50 ml de phase mobile et complétez à 100,0 ml avec la phase mobile.

La chromatographie peut être réalisée en utilisant :

– une colonne d'acier inoxydable d'une longueur de 0,25 m et d'un diamètre intérieur de 4,0 mm, remplie de *gel de silice pour chromatographie R* (5 µm),

– comme phase mobile, à un débit de 1,0 ml/min, un mélange de 1 volume d'une solution de *nitrate d'ammonium R* à 80 g/l, de 2 volumes d'*ammoniaque diluée R2* et de 27 volumes de *méthanol R*,

– un détecteur de radioactivité approprié,

– un spectrophotomètre réglé à 254 nm et muni d'une cellule à flux continu,

– un injecteur à boucle de 10 µl.

Injectez la solution à examiner et les solutions témoins. La radioactivité du pic correspondant à l'iobenguane représente au minimum 94 pour cent de la radioactivité totale. La radioactivité du pic correspondant à l'iodure n'est pas supérieure à 5 pour cent de la radioactivité totale. La radioactivité correspondant aux autres pics n'est pas supérieure à 1 pour cent de la radioactivité totale.

RADIOACTIVITÉ

Mesurez la radioactivité de la préparation à examiner à l'aide d'un compteur approprié et comparez-la à celle d'une préparation étalon d'iode-131 ou à l'aide d'un appareil étalonné au moyen d'une telle préparation.

CONSERVATION

A l'abri de la lumière.

ÉTIQUETAGE

L'étiquette indique la radioactivité spécifique exprimée en gigabecquerels d'iode-131 par gramme d'iobenguane base.

01/2002:1112

IOBENGUANE (^{131}I) (SOLUTION INJECTABLE D') À USAGE THÉRAPEUTIQUE

Iobenguani (^{131}I) solutio iniectabilis ad usum therapeuticum

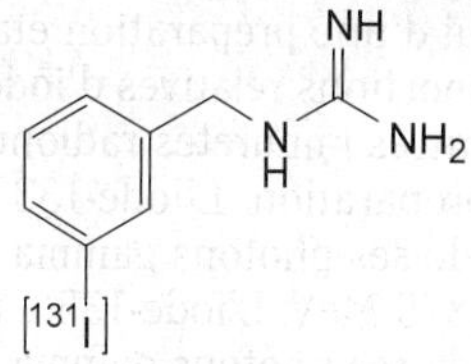

$C_8H_{10}[^{131}I]N_3$

DÉFINITION

La solution injectable d'iobenguane(^{131}I) à usage thérapeutique est une solution stérile et exempte d'endotoxines bactériennes de 1-(3-[^{131}I]iodobenzyl)guanidine ou de l'un de ses sels. Elle peut contenir un tampon approprié. Elle peut également contenir un catalyseur de marquage approprié tel que le cuivre ionique et un stabilisant de marquage approprié tel que l'acide ascorbique. Elle peut contenir des conservateurs antimicrobiens. L'iode-131 est un isotope radioactif de l'iode. Il peut être obtenu par irradiation neutronique du tellure ou par extraction des produits de fission de l'uranium. La solution injectable contient au minimum 90,0 pour cent et au maximum 110,0 pour cent de la radioactivité due à l'iode-131, indiquée à la date et à l'heure figurant sur l'étiquette. 92 pour cent au minimum de la radioactivité est due à l'iode-131 sous forme d'iobenguane. La radioactivité spécifique n'est pas inférieure à 400 GBq d'iode-131 par gramme d'iobenguane base.

CARACTÈRES

Solution limpide, incolore ou légèrement jaune.

L'iode-131 a une période de 8,04 jours et émet des rayonnements bêta et gamma.

IDENTIFICATION

A. Enregistrez le spectre des rayonnements gamma de la solution à examiner à l'aide d'un appareil approprié et comparez avec le spectre d'une préparation étalon d'iode-131. Le spectre de la solution à examiner ne diffère pas de manière significative de celui de la préparation étalon d'iode-131. L'énergie du photon gamma principal de l'iode-131 est de 0,365 MeV. Les préparations étalons d'iode-131 peuvent être obtenues auprès de laboratoires officiellement désignés par l'Autorité compétente.

B. Examinez le chromatogramme obtenu dans l'essai de pureté radiochimique. La répartition de la radioactivité contribue à l'identification de la préparation.

ESSAI

Détermination du pH (*2.2.3*). Le pH de la solution à examiner est de 3,5 à 8,0.

Radioactivité spécifique. La radioactivité spécifique est calculée à partir des résultats obtenus dans l'essai de pureté radiochimique. Déterminez la teneur en sulfate d'iobenguane à partir des surfaces des pics correspondant à l'iobenguane dans les chromatogrammes obtenus avec la solution à examiner et la solution témoin (b). Calculez la concentration en iobenguane base en multipliant le résultat obtenu dans l'essai par 0,85.

Stérilité. La solution à examiner satisfait à l'essai de stérilité prescrit dans la monographie *Préparations radiopharmaceutiques (0125)*. Elle peut être utilisée avant la fin de l'essai.

Endotoxines bactériennes (*2.6.14*) : moins de 175/*V* UI/ml, *V* étant égal à la dose maximum recommandée exprimée en millilitres.

PURETÉ RADIONUCLÉIDIQUE

Enregistrez le spectre des rayonnements gamma à l'aide d'un appareil approprié. Le spectre ne diffère pas de manière significative de celui d'une préparation étalon d'iode-131. Déterminez les proportions relatives d'iode-131, d'iode-133, d'iode-135 et des autres impuretés radionucléidiques présentes dans la préparation. L'iode-133 a une période de 20,8 h et l'énergie de ses photons gamma principaux est de 0,530 MeV et de 0,875 MeV. L'iode-135 a une période de 6,55 h et l'énergie de ses photons gamma principaux est de 0,527 MeV, de 1,132 MeV et de 1,260 MeV. 99,9 pour cent au minimum de la radioactivité totale est due à l'iode-131.

PURETÉ RADIOCHIMIQUE

Opérez par chromatographie liquide (*2.2.29*).

Solution à examiner. La solution injectable à examiner.

Solution témoin (a). Dissolvez 0,100 g d'*iodure de sodium R* dans la phase mobile et complétez à 100 ml avec la phase mobile.

Solution témoin (b). Dissolvez 20,0 mg de *sulfate d'iobenguane SCR* dans 50 ml de phase mobile et complétez à 100,0 ml avec la phase mobile.

La chromatographie peut être réalisée en utilisant :

- une colonne d'acier inoxydable d'une longueur de 0,25 m et d'un diamètre intérieur de 4,0 mm, remplie de *gel de silice pour chromatographie R* (5 µm),
- comme phase mobile, à un débit de 1,0 ml/min, un mélange de 1 volume d'une solution de *nitrate d'ammonium R* à 80 g/l, de 2 volumes d'*ammoniaque diluée R2* et de 27 volumes de *méthanol R*,
- un détecteur de radioactivité approprié,
- un spectrophotomètre réglé à 254 nm et muni d'une cellule à flux continu,
- un injecteur à boucle de 10 µl.

Injectez la solution à examiner et les solutions témoins. La radioactivité du pic correspondant à l'iobenguane représente au minimum 92 pour cent de la radioactivité totale. La radioactivité du pic correspondant à l'iodure n'est pas supérieure à 7 pour cent de la radioactivité totale. La radioactivité correspondant aux autres pics n'est pas supérieure à 1 pour cent de la radioactivité totale.

RADIOACTIVITÉ

Mesurez la radioactivité de la préparation à examiner à l'aide d'un compteur approprié et comparez-la à celle d'une préparation étalon d'iode-131 ou à l'aide d'un appareil étalonné au moyen d'une telle préparation.

CONSERVATION

A l'abri de la lumière.

ÉTIQUETAGE

L'étiquette indique la radioactivité spécifique exprimée en gigabecquerels d'iode-131 par gramme d'iobenguane base.

01/2002:1533

KRYPTON (^{81m}Kr) (GAZ POUR INHALATION)

Kryptonum (^{81m}Kr) ad inhalationem

DÉFINITION

Le gaz pour inhalation krypton (^{81m}Kr) est un mélange gazeux composé de krypton-81m et d'un vecteur approprié tel que l'air.

Le krypton-81m résulte de la désintégration de son radionucléide parent, le rubidium-81. Le rubidium-81 possède une période de 4,58 h.

Le krypton-81m formé est séparé du rubidium-81 par un courant gazeux approprié traversant un générateur rubidium/krypton. Le rubidium-81 est produit par irradiation protonique des isotopes du krypton, ou par irradiation du brome avec des noyaux d'hélium-3 ou d'hélium-4. Après séparation de l'élément cible, le rubidium-81 est retenu sur un support approprié.

Le krypton-81m est obtenu par élution au moyen d'un vecteur tel que l'air à un débit approprié. Le taux d'humidité requis dans le gaz est fonction du type de générateur utilisé. Le tuyau utilisé lors de l'administration présente une longueur et un diamètre intérieur définis. La concentration de la radioactivité est déterminée avant l'administration.

Exprimée en pourcentage de la radioactivité totale dans la préparation et calculée par rapport à la date et à l'heure d'administration, la radioactivité due aux radionucléides autres que le krypton-81m n'est pas supérieure à 0,1 pour cent.

CARACTÈRES

Gaz limpide, incolore.

Le krypton-81m a une période de 13,1 s et émet un rayonnement gamma.

IDENTIFICATION

A. Enregistrez le spectre de rayonnement gamma et de rayonnement X de la préparation à examiner à l'aide d'un appareil approprié. L'énergie du photon gamma du krypton-81m est de 0,190 MeV.

B. La période du krypton-81m est de 11,8 s à 14,4 s.

ESSAI

PURETÉ RADIONUCLÉIDIQUE

Procédez à une élution à partir du générateur, comme décrit. Faites passer une quantité suffisante (2 litres à 10 litres) d'éluat à travers un absorbant approprié, tel que l'eau, à un débit approprié. Déterminez la radioactivité de l'éluat. Laissez décroître le krypton-81m pendant 5 min puis enregistrez le spectre de rayonnement gamma et de rayonnement X à partir de la radioactivité résiduelle de l'absorbant, au moyen d'un appareil approprié. Examinez le spectre de rayonnement gamma et de rayonnement X de l'absorbant quant à la présence d'impuretés radioactives, lesquelles doivent être identifiées et quantifiées. La radioactivité absorbée n'est pas supérieure à 0,1 pour cent de la radioactivité passée au travers de l'absorbant, calculée par rapport à la date et à l'heure d'administration.

RADIOACTIVITÉ

Déterminez la concentration radioactive de la préparation à l'aide d'un appareil approprié, par exemple une chambre à ionisation ou un spectromètre pour rayonnements gamma. L'appareillage peut être étalonné par rapport à un instrument de référence lui-même étalonné par un laboratoire reconnu par l'Autorité compétente. La radioactivité est mesurée dans des conditions opératoires prédéfinies (telles que débit du courant gazeux et géométrie de mesure) identiques à celles utilisées pour l'étalonnage de l'instrument.

CONSERVATION

Les conditions de conservation s'appliquent au générateur.

ÉTIQUETAGE

Les conditions d'étiquetage s'appliquent au générateur.

01/2002:1617

L-MÉTHIONINE ([^{11}C]MÉTHYL), SOLUTION INJECTABLE DE

L-Methionini ([^{11}C]methyl) solutio iniectabilis

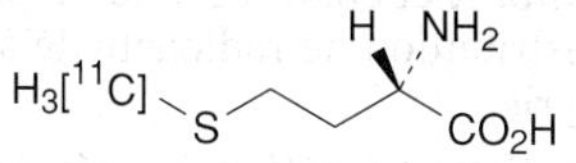

DÉFINITION

Solution stérile d'acide (2*S*)-2-amino-4-([^{11}C]méthylsulfanyl)butanoïque à usage diagnostique.

Teneur : 90 pour cent à 110 pour cent de la radioactivité due au carbone-11 indiquée à la date et à l'heure figurant sur l'étiquette.

Pureté :

- au minimum 99 pour cent de la radioactivité totale correspond au carbone-11,
- au minimum 95 pour cent de la radioactivité totale correspond au carbone-11 sous forme de L-[*méthyl*-^{11}C]méthionine et de D-[*méthyl*-^{11}C]méthionine,
- au maximum 10 pour cent de la radioactivité totale correspond au carbone-11 sous forme de D-[*méthyl*-^{11}C]méthionine.

Teneur en méthionine : au maximum 2 mg par dose maximale recommandée en millilitres.

PRODUCTION

PRODUCTION DU RADIONUCLÉIDE

Le carbone-11 est un radio-isotope du carbone généralement obtenu par irradiation protonique d'azote. Selon l'ajout d'oxygène à l'état de traces ou l'ajout de petites quantités d'hydrogène, la radioactivité est obtenue sous forme de dioxyde de [^{11}C] carbone ou de [^{11}11C]méthane.

SYNTHÈSE RADIOCHIMIQUE

La L-[*Méthyl*-^{11}C]méthionine peut être préparée par diverses voies de synthèse chimique. Toutes les méthodes reposent sur l'alkylation de l'anion sulfure généré à partir de la L-homocystéine avec de l'iodure de [^{11}C]méthyle ou du triflate de [^{11}C]méthyle. Les variantes utilisées pour générer l'anion sulfure de la L-homocystéine et pour obtenir l'iodure de [^{11}C]méthyle n'engendrent que des différences qualitatives négligeables en termes de radioactivité spécifique, de pureté énantiomérique et d'éventuelles impuretés chimiques et radiochimiques.

Synthèse de l'iodure de [^{11}C]méthyle

L'iodure de [^{11}C]méthyle peut être obtenu à partir du dioxyde de [^{11}C]carbone ou du [^{11}C]méthane. Le procédé le plus couramment utilisé est la réduction du dioxyde de [^{11}C]carbone par l'hydrure de lithium-aluminium. On fait ensuite réagir le [^{11}C]méthanol formé avec l'acide iodhydrique. Un autre procédé consiste à faire réagir de l'iode avec du [^{11}C]méthane, obtenu soit directement dans la cible soit par des procédés en ligne à partir du dioxyde de [^{11}C]carbone.

Synthèse du triflate de [^{11}C]méthyle

Le triflate de [^{11}C]méthyle peut être préparé à partir d'iodure de ^{11}[C]méthyle en utilisant un support solide tel que du carbone graphité imprégné avec du triflate d'argent.

Synthèse de la L-[*méthyl*-^{11}C]méthionine

Le procédé le plus couramment utilisé pour obtenir la L-[*méthyl*-^{11}C]méthionine est l'alkylation de l'anion sulfure généré par la L-homocystéine thiolactone avec de l'iodure de [^{11}C]méthyle ou avec du triflate de [^{11}C]méthyle, dans des conditions alcalines et dans un solvant tel que l'acétone. La L-[*méthyl*-^{11}C]méthionine obtenue peut être purifiée par chromatographie liquide semi-préparative, par exemple sur une colonne remplie de gel de silice octadécylsilylé pour chromatographie avec, comme éluant, une solution de chlorure de sodium à 9 g/l.

Chlorhydrate de L-homocystéine thiolactone

Pouvoir rotatoire spécifique (*2.2.7*) : + 20,5 à + 21,5, déterminé avec une solution à 10 g/l à 25 °C.

Spectrophotométrie d'absorption dans l'infrarouge (*2.2.24*).

Comparaison : spectre de référence du chlorhydrate de L-homocystéine thiolactone de la Ph. Eur.

CARACTÈRES

Aspect : solution limpide, incolore.

Période et nature du rayonnement du carbone-11 : voir *Tableau des caractéristiques des radionucléides* (*5.7*).

IDENTIFICATION

A. Spectrométrie gamma.

Résultats : l'énergie de tous les photons gamma est de 0,511 MeV ; selon la géométrie de mesure, il peut apparaître un pic somme de 1,022 MeV.

B. La préparation à examiner satisfait à l'essai de pureté radionucléidique (voir Essai).

C. Examinez les chromatogrammes obtenus dans l'essai de pureté radiochimique.

Résultats : le pic principal du radiochromatogramme obtenu avec la solution à examiner est semblable quant à son temps de rétention au pic principal du chromatogramme obtenu avec la solution témoin (b).

ESSAI

pH (*2.2.3*) : 4,5 à 8,5.

Stérilité. La préparation à examiner satisfait à l'essai de stérilité prescrit dans la monographie *Préparations radiopharmaceutiques (0125)*. La préparation peut être libérée pour emploi avant la fin de l'essai.

Endotoxines bactériennes (*2.6.14*) : moins de 175/*V* UI/ml, *V* étant la dose maximale recommandée en millilitres. La préparation peut être libérée pour emploi avant la fin de l'essai.

PURETÉ CHIMIQUE

Impureté A, impureté B et méthionine. Chromatographie liquide (*2.2.29*).

Solution à examiner. La préparation à examiner.

Solution témoin (a). Dissolvez 0,6 mg de *chlorhydrate de L-homocystéine thiolactone R*, 2 mg de *L-homocystéine R* et 2 mg de *DL-méthionine R* dans de l'*eau R* et complétez au volume *V* avec le même solvant, *V* étant la dose maximale recommandée en millilitres.

Solution témoin (b). Dissolvez 2 mg de *L-méthionine R* dans le même solvant que celui utilisé pour la préparation de la solution à examiner et complétez à 10 ml avec le même solvant.

Colonne :

– *dimensions* : *l* = 0,25 m, Ø = 4,6 mm,

– *phase stationnaire* : *gel de silice octadécylsilylé pour chromatographie R* (5 µm) à particules sphériques d'une surface spécifique de 220 m^2/g, d'un diamètre de pores de 8 nm et présentant un taux de carbone de 6,2 pour cent,

– *température* : 25 °C.

Phase mobile : solution de *phosphate monopotassique R* à 1,4 g/l.

Débit : 1 ml/min.

Détection : spectrophotomètre à 225 nm et détecteur de radioactivité monté en série.

Injection : injecteur à boucle.

Enregistrement : 10 min.

Rétention relative par rapport à la méthionine (temps de rétention = environ 2,6 min) : impureté B = environ 0,8 ; impureté A = environ 2,7.

Conformité du système : solution témoin (a) :

– *résolution* : au minimum 2,5 entre les pics dus à la méthionine et l'impureté B.

Limites : examinez le chromatogramme obtenu au moyen du spectrophotomètre :

– *impureté A* : au maximum la surface du pic correspondant dans le chromatogramme obtenu avec la solution témoin (a) (0,6 mg/*V*),

– *impureté B* : au maximum la surface du pic correspondant dans le chromatogramme obtenu avec la solution témoin (a) (2 mg/*V*),

– *méthionine* : au maximum la surface du pic correspondant dans le chromatogramme obtenu avec la solution témoin (a) (2 mg/*V*).

Solvants résiduels (*2.4.24*) : au maximum 50 mg/*V* pour la teneur en acétone, *V* étant la dose maximale recommandée en millilitres. La préparation peut être libérée pour emploi avant la fin de l'essai.

PURETÉ RADIONUCLÉIDIQUE

Carbon-11 : au minimum 99 pour cent de la radioactivité totale.

A. Spectrométrie gamma.

Comparaison : solution étalon de fluor-18 ou en utilisant un appareil étalonné avec une telle solution. Des solutions étalons de fluor-18 et/ou des services d'étalonnage sont disponibles auprès de l'Autorité compétente.

Résultats : le spectre obtenu avec la solution à examiner ne diffère pas significativement du spectre obtenu avec une solution étalon de fluor-18.

B. Période : 19,9 min à 20,9 min.

La préparation peut être libérée pour emploi avant la fin de l'essai.

PURETÉ RADIOCHIMIQUE

L-[Méthyl-^{11}C]méthionine et impureté E. Chromatographie liquide (*2.2.29*) selon les indications de l'essai d'impureté A, impureté B et méthionine.

Injection : solution à examiner et solution témoin (b).

Limites : examinez le chromatogramme obtenu au moyen des détecteurs de radioactivité :

– *total de L-[méthyl-^{11}C]méthionine et d'impureté E* : au minimum 95 pour cent de la radioactivité totale,

– le chromatogramme peut présenter d'autres pics dus à l'impureté C, à l'impureté D et l'impureté F.

PURETÉ ÉNANTIOMÉRIQUE

Impureté E. Chromatographie sur couche mince (*2.2.27*).

Solution à examiner. La préparation à examiner.

Solution témoin (a). Dissolvez 2 mg de *L-méthionine R* dans l'*eau R* et complétez à 10 ml avec le même solvant.

Solution témoin (b). Dissolvez 4 mg de *DL-méthionine R* dans de l'*eau R* et complétez à 10 ml avec le même solvant.

Plaque : *plaque au gel de silice octadecylsilylé pour CCM pour séparation des composés chiraux R.*

Phase mobile : *méthanol R, eau R* (50:50 *V/V*).

Dépôt : 2-10 µl.

Développement : sur un parcours de 8 cm.

Séchage : à l'air pendant 5 min.

Détection : pulvérisez une solution de *ninhydrine R* à 2 g/l dans l'*éthanol R* et chauffez à 60 °C pendant 10 min. Déterminez la distribution de radioactivité à l'aide d'un détecteur approprié.

Facteurs de rétention : L-[*méthyl*-^{11}C]méthionine = environ 0,58 ; impureté E = environ 0,51.

Conformité du système : le chromatogramme obtenu avec la solution témoin (b) présente 2 taches nettement séparées.

Limites :

– *total de L-[méthyl-^{11}C]méthionine et d'impureté E* : au minimum 95 pour cent de la radioactivité totale.

– *impureté E* : au maximum 10 pour cent de la radioactivité totale.

La préparation peut être libérée pour emploi avant la fin de l'essai.

RADIOACTIVITÉ

Mesurez la radioactivité de la préparation à examiner à l'aide d'un appareillage approprié, en comparant avec une solution étalon de fluor-18 ou en utilisant un appareil étalonné avec une telle solution.

ÉTIQUETAGE

La notice indique la dose maximale recommandée en millilitres.

IMPURETÉS

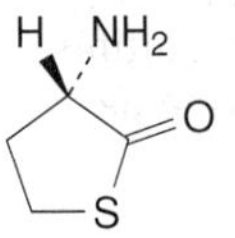

A. (3*S*)-3-aminodihydrothiophén-2(3*H*)-one (thiolactone de L-homocystéine),

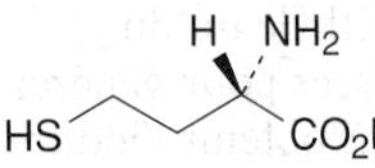

B. acide (2*S*)-2-amino-4-sulfanylbutanoïque (L-homocystéine),

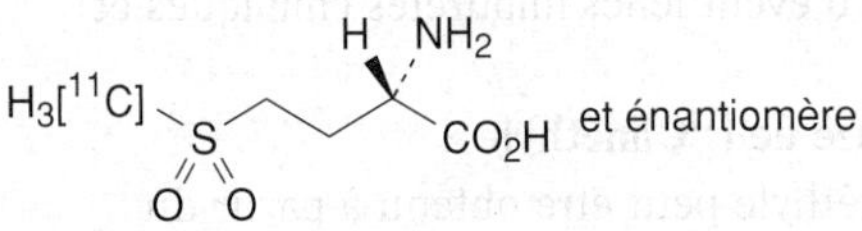

C. acide (2*RS*)-2-amino-4-([^{11}C]méthylsulfonyl)butanoïque (DL-[*méthyl*-^{11}C]méthionine *S,S*-dioxyde),

Préparations radiopharmaceutiques

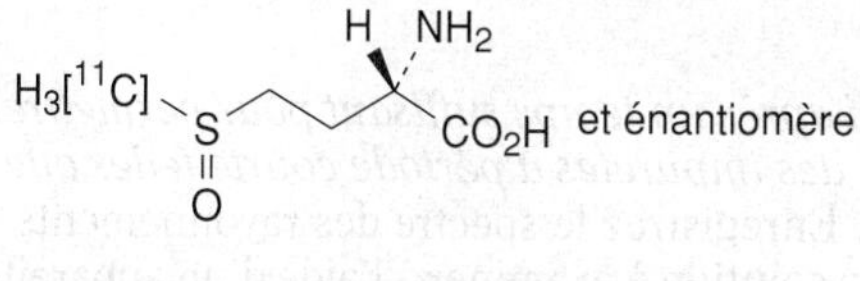

D. acide (2*RS*)-2-amino-4-([^{11}C]méthylsulfinyl)butanoïque (DL-[*méthyl*-^{11}C]méthionine *S*-oxyde),

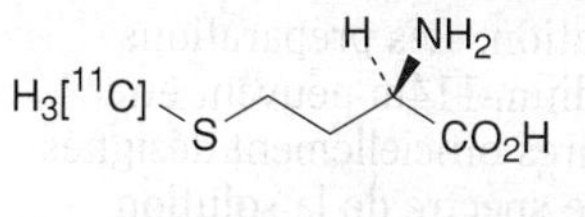

E. acide (2*R*)-2-amino-4-([^{11}C]méthylsulfanyl)butanoïque (D-[*méthyl*-^{11}C]méthionine),

F. [^{11}C]méthanol.

01/2002:0939

NORCHOLESTÉROL IODÉ (^{131}I) (SOLUTION INJECTABLE DE)

Norcholesteroli iodinati (^{131}I) solutio iniectabilis

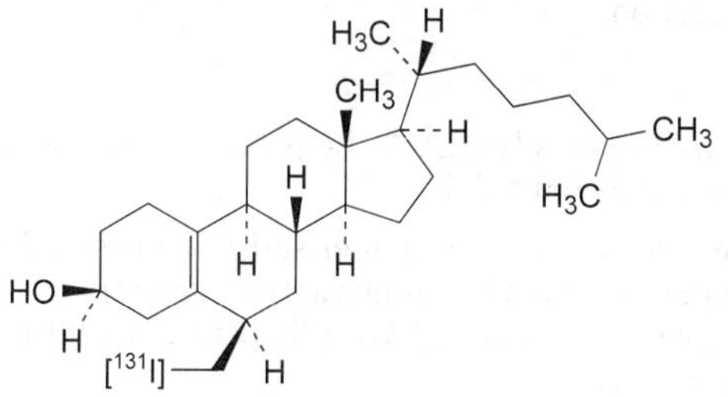

DÉFINITION

La solution injectable de norcholestérol iodé (^{131}I) est une solution stérile et exempte d'endotoxines bactériennes de 6β-[^{131}I]iodométhyl-19-norcholest-5(10)-én-3β-ol. Elle peut contenir un émulsifiant approprié tel que le polysorbate 80 et un conservateur antimicrobien approprié tel que l'alcool benzylique. L'iode-131 est un isotope radioactif de l'iode. Il peut être obtenu par irradiation neutronique du tellure ou être extrait de produits de fission de l'uranium. La solution injectable contient au minimum 90,0 pour cent et au maximum 110,0 pour cent de la radioactivité due à l'iode-131, indiquée à la date et à l'heure figurant sur l'étiquette. 85 pour cent au minimum de la radioactivité est due à l'iode-131 sous forme de 6β-iodométhyl[^{131}I]-19-norcholest-5(10)-én-3β-ol. Au maximum 5 pour cent de la radioactivité correspond à l'iode 131 sous forme d'iodure. La radioactivité spécifique est de 3,7 à 37 GBq par gramme de 6β-iodométhyl-norcholestérol.

CARACTÈRES

Solution limpide à légèrement opalescente, incolore à jaune pâle.

L'iode-131 a une période de 8,04 jours et émet des rayonnements bêta et gamma.

IDENTIFICATION

A. Enregistrez le spectre des rayonnements gamma de la solution à examiner à l'aide d'un appareil approprié et comparez avec le spectre d'une préparation étalon d'iode-131. Les préparations étalons d'iode-131 peuvent être obtenues auprès de laboratoires officiellement désignés par l'Autorité compétente. Le spectre de la solution à examiner ne diffère pas de manière significative de celui de la préparation étalon d'iode-131. L'énergie du photon principal de l'iode 131 est de 0,365 MeV.

B. Examinez le chromatogramme obtenu dans l'essai (a) de pureté radiochimique. La répartition de la radioactivité contribue à l'identification de la préparation.

ESSAI

Détermination du pH (*2.2.3*). Le pH de la solution à examiner est de 3,5 à 8,5.

Stérilité. La solution à examiner satisfait à l'essai de stérilité prescrit dans la monographie *Préparations radiopharmaceutiques (0125)*. Elle peut être utilisée avant la fin de l'essai.

Endotoxines bactériennes (*2.6.14*) : moins de 175/*V* UI/ml, *V* étant égal à la dose maximale recommandée, exprimée en millilitres.

PURETÉ RADIONUCLÉIDIQUE

Enregistrez le spectre des rayonnements gamma à l'aide d'un appareil approprié. Le spectre ne diffère pas de manière significative de celui d'une préparation étalon d'iode 131.

Déterminez les proportions d'iode-131, d'iode-133, d'iode-135 et des autres impuretés radionucléidiques présentes dans la préparation. L'iode-133 a une période de 20,8 h et l'énergie de ses photons gamma principaux est de 0,530 MeV et 0,875 MeV. L'iode-135 a une période de 6,55 h et l'énergie de ses photons gamma principaux est de 0,527 MeV, 1,132 MeV et 1,260 MeV. 99,9 pour cent au minimum de la radioactivité totale est due à l'iode-131.

PURETÉ RADIOCHIMIQUE

a) Opérez par chromatographie sur couche mince (*2.2.27*) en utilisant une plaque recouverte de *gel de silice GF_{254} R*.

Solution à examiner. La solution injectable à examiner.

Solution d'entraîneur. Dissolvez 10 mg d'*iodure de potassium R*, 20 mg d'*iodate de potassium R* et 0,1g de *bicarbonate de sodium R* dans de l'*eau distillée R* et complétez à 10 ml avec le même solvant.

Déposez sur la plaque jusqu'à 5 µl de solution à examiner et 10 µl de solution d'entraîneur sur le même point. Développez sur un parcours de 15 cm (60 min environ) avec du *chloroforme R*. Laissez sécher la plaque à l'air et examinez en lumière ultraviolette à 254 nm. Déterminez la répartition de la radioactivité à l'aide d'un détecteur approprié. Le chromatogramme obtenu présente une tache correspondant au 6β-iodométhyl-19-norcholest-5(10)-én-3β-ol dont le R_f est de 0,5 environ. La radioactivité de la tache correspondant au 6β-iodométhyl-19-norcholest-5(10)-én-3β-ol dans le chromatogramme obtenu représente au minimum 85 pour cent de la radioactivité totale du chromatogramme. L'ion iodure demeure proche de la ligne de départ.

b) Opérez par chromatographie sur couche mince (*2.2.27*) en utilisant une plaque recouverte de *gel de silice GF_{254} R*.

Solution à examiner. La solution injectable à examiner.

Solution d'entraîneur. Dissolvez 10 mg d'*iodure de potassium R*, 20 mg d'*iodate de potassium R* et 0,1 g de *bicarbonate de sodium R* dans de l'*eau distillée R* et complétez à 10 ml avec le même solvant.

Déposez sur la plaque 10 µl de solution d'entraîneur et jusqu'à 5 µl de solution à examiner sur le même point. Développez sur un parcours de 15 cm (90 min environ) avec un mélange à volumes égaux de *chloroforme R* et d'*éthanol R*. Laissez sécher la plaque à l'air. Exposez la plaque en lumière ultraviolette à 254 nm pendant 5 min. Une tache jaune correspondant à l'iodure se développe dont le R_f est voisin de 0,5. Déterminez la répartition de la radioactivité à l'aide d'un détecteur approprié. Le pic principal de la radioactivité est près du front du solvant. D'autres iodocholestérols migrent près du front du solvant.

La radioactivité de la tache correspondant à l'iodure ne représente pas plus de 5 pour cent de la radioactivité totale du chromatogramme.

RADIOACTIVITÉ

Mesurez la radioactivité de la solution à examiner à l'aide d'un compteur approprié et comparez-la à celle d'une préparation étalon d'iode 131 ou à l'aide d'un appareil étalonné au moyen d'une telle préparation.

CONSERVATION

A l'abri de la lumière à une température inférieure ou égale à – 18 °C.

01/2002:1109

OXINE INDIÉE (^{111}In) (SOLUTION D')

Indii (^{111}In) oxini solutio

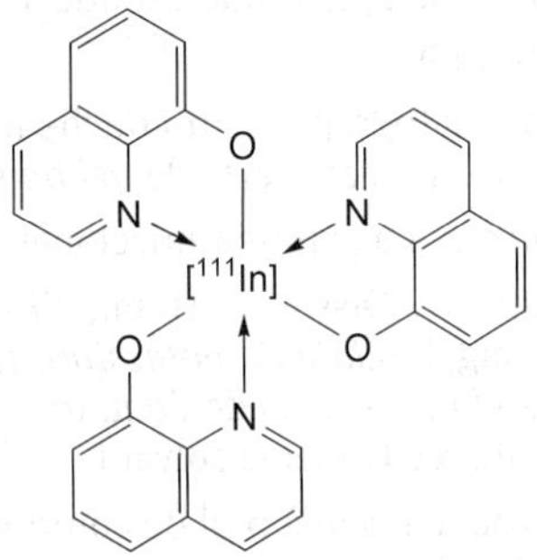

$C_{27}H_{18}[^{111}In]N_3O_3$ M_r 547,2

DÉFINITION

La solution d'oxine indiée (^{111}In) est une solution stérile contenant de l'indium-111 combiné à la 8-hydroxyquinoléine, sous la forme d'un complexe. Elle peut contenir des agents tensioactifs et être rendue isotonique par addition de chlorure de sodium et d'un tampon approprié. L'indium-111 est un isotope radioactif de l'indium. Il peut être obtenu par irradiation du cadmium avec des protons d'énergie appropriée. La solution contient au minimum 90,0 pour cent et au maximum 110,0 pour cent de la radioactivité due à l'indium-111, indiquée à la date et l'heure figurant sur l'étiquette. 0,25 pour cent au maximum de la radioactivité totale est due aux radionucléides autres que l'indium-111. 90 pour cent au minimum de la radioactivité est due à l'indium-111 complexé par l'oxine. Le procédé de fabrication est tel qu'aucun vecteur n'est ajouté et que la radioactivité spécifique n'est pas inférieure à 1,85 GBq d'indium-111 par microgramme d'indium.

CARACTÈRES

Solution limpide, incolore.

L'indium-111 a une période de 2,8 jours et émet des rayonnements gamma et X.

IDENTIFICATION

A. *Effectuez l'essai après un temps suffisant pour permettre la décroissance des impuretés à période courte telles que l'indium-110m.* Enregistrez le spectre des rayonnements gamma et X de la solution à examiner à l'aide d'un appareil approprié et comparez-le avec le spectre d'une préparation étalon d'indium-111, ou utilisez un appareil étalonné au moyen d'une telle préparation. Les préparations étalons d'indium-111 et d'indium-114m peuvent être obtenues auprès de laboratoires officiellement désignés par l'Autorité compétente. Le spectre de la solution à examiner ne diffère pas de manière significative de celui de la préparation étalon, mises à part les différences éventuelles dues à l'indium-114m. L'énergie des principaux photons gamma de l'indium-111 est de 0,171 MeV et de 0,245 MeV.

B. Dans un récipient de verre d'un diamètre intérieur de 20 mm environ, placez 5 mg à 10 mg d'*oxyde de magnésium R*. Ajoutez 20 µl de solution à examiner. Examinez en lumière ultraviolette à 365 nm. Il apparaît une fluorescence jaune vif.

C. La répartition de la radioactivité entre les phases organique et aqueuse obtenues dans l'essai de pureté radiochimique contribue à l'identification de la préparation.

ESSAI

Détermination du pH (*2.2.3*). Le pH de la solution à examiner est de 6,0 à 7,5.

Stérilité. La solution à examiner satisfait à l'essai de stérilité prescrit dans la monographie *Préparations radiopharmaceutiques (0125)*. Elle peut être utilisée avant la fin de l'essai.

PURETÉ RADIONUCLÉIDIQUE

Enregistrez le spectre des rayonnements gamma et X à l'aide d'un appareil approprié. Le spectre obtenu avec la solution à examiner ne diffère pas de manière significative de celui d'une préparation étalon d'indium-111, mises à part les différences éventuelles dues à la présence d'indium-114m.

Indium-114m. *Effectuez l'essai après un temps suffisant pour permettre la décroissance des impuretés à période courte telles que l'indium-110m.* Prélevez un volume de solution à examiner équivalant à 30 MBq et enregistrez le spectre du rayonnement gamma au moyen d'un détecteur approprié, en plaçant entre l'échantillon et le détecteur un écran de plomb d'une épaisseur de 6 mm. La réponse obtenue dans la région correspondant aux photons d'énergie 0,558 MeV et 0,725 MeV de l'indium-114m n'est pas supérieure à celle obtenue dans les mêmes conditions avec 75 kBq d'une préparation étalon d'indium-114m (0,25 pour cent), tous les résultats de mesure étant rapportés à la date et l'heure d'administration[(41)]. Les préparations étalons d'indium-111 et d'indium-114m peuvent être obtenues auprès de laboratoires officiellement désignés par l'Autorité compétente.

PURETÉ RADIOCHIMIQUE

Dans une ampoule à décanter silanisée contenant 3 ml d'une solution de *chlorure de sodium R* à 9 g/l, introduisez 100 µl de solution à examiner et mélangez. Ajoutez 6 ml d'*octanol R* et agitez énergiquement. Laissez décanter, puis transférez la phase inférieure dans un flacon approprié pour le comptage. Laissez la phase supérieure s'écouler totalement dans un flacon semblable. Introduisez 1 ml d'*octanol R* dans l'ampoule à décanter,

(41) Il faut remarquer que la solution d'oxine indiée (^{111}In) est un précurseur utilisé pour le marquage *in vitro* des globules blancs ou des plaquettes avant leur réinjection au patient et qu'elle n'est pas destinée à être directement administrée au patient.

agitez énergiquement et ajoutez l'octanol au flacon contenant la fraction organique. Introduisez 5 ml d'*acide chlorhydrique dilué R* dans l'ampoule à décanter, agitez énergiquement et versez les produits de rinçage dans un troisième flacon. Scellez-les, puis à l'aide d'un instrument approprié mesurez la radioactivité contenue dans chaque flacon. Calculez la pureté radiochimique en exprimant la radioactivité du complexe oxine/indium-111, contenu dans la phase organique, en pourcentage de la radioactivité totale mesurée dans les 3 flacons. 90 pour cent au minimum de la radioactivité est due à l'indium-111 complexé par l'oxine.

RADIOACTIVITÉ

Mesurez la radioactivité de la solution à examiner à l'aide d'un compteur approprié, soit en la comparant à une préparation étalon d'indium-111, soit en utilisant un appareil étalonné au moyen d'une telle préparation.

01/2002:1620

OXYGÈNE (^{15}O)

Oxygenium (^{15}O)

DÉFINITION

Mélange composé d' [^{15}O]oxygène en phase gazeuse et d'un excipient approprié tel que l'*Air médicinal (1238)*, à usage diagnostique.

Pureté :

- au minimum 99 pour cent de la radioactivité totale correspond à l'oxygène-15,
- au minimum 97 pour cent de la radioactivité totale correspond à l'oxygène-15 sous forme d'oxygène (O_2).

PRODUCTION

PRODUCTION DE RADIONUCLEIDE

L'oxygène-15 est un radio-isotope de l'oxygène qui peut être produit par diverses réactions nucléaires telles que l'irradiation d'azote-15 par des protons ou l'irradiation d'azote-14 par des deutons.

SYNTHESE RADIOCHIMIQUE

Afin de récupérer l'oxygène-15 en oxygène moléculaire à partir du gaz azote cible, de l'oxygène entraîneur est ajouté à des concentrations variant en général de 0,2 pour cent *V/V* à 1,0 pour cent *V/V*. Après irradiation, le gaz cible est généralement passé au travers de charbon activé et d'un absorbant de dioxyde de carbone, tel que de la chaux sodée, avant d'être mélangé à l'excipient.

CARACTÈRES

Aspect : gaz incolore.

Période et nature du rayonnement de l'oxygène-15 : voir *Tableau des caractéristiques des radionucléides* (*5.7*).

IDENTIFICATION

A. Spectrométrie gamma.

Résultats : l'énergie de tous les photons gamma est de 0,511 MeV ; selon la géométrie de mesure, il peut apparaître un pic somme de 1,022 MeV.

B. La préparation à examiner satisfait à l'essai de pureté radionucléidique (voir Essai).

C. Examinez les chromatogrammes obtenus dans l'essai de pureté radiochimique.

Résultats : les pics principaux du chromatogramme obtenu au moyen du détecteur de radioactivité avec le gaz à examiner sont semblables quant à leur temps de rétention aux pics principaux correspondant à l'oxygène dans le chromatogramme obtenu au moyen du détecteur à conductivité thermique avec le gaz témoin.

ESSAI

Les essais suivants sont effectués sur l'[^{15}O]oxygène, comme indiqué sous Synthèse radiochimique, avant le mélange avec l'excipient.

PURETÉ RADIONUCLÉIDIQUE

Oxygène-15 : au minimum 99 pour cent de la radioactivité totale.

A. Spectrométrie gamma.

Comparaison : solution étalon de fluor-18 ou en utilisant un appareil étalonné avec une telle solution. Des solutions étalons de fluor-18 et/ou des services d'étalonnage sont disponibles auprès de l'Autorité compétente.

Résultats : le spectre obtenu avec la solution à examiner ne diffère pas significativement du spectre obtenu avec une solution étalon de fluor-18.

B. Période : 1,9 min à 2,2 min.

La préparation peut être libérée pour emploi avant la fin de l'essai.

PURETÉ RADIOCHIMIQUE

Oxygène-15 sous forme de O_2. Chromatographie en phase gazeuse (*2.2.28*) : utilisez le procédé de normalisation.

Echantillon à examiner. [^{15}O]oxygène comme indiqué sous Synthèse radiochimique.

Gaz témoin. Mélange gazeux à base d'azote R.

Colonne :

- *dimensions* : l = 1,8 m, Ø1 = 6,3 mm et Ø2 = 3,2 mm,
- *phase stationnaire* : *colonne concentrique pour CPG R.*

Gaz vecteur : *hélium pour chromatographie R.*

Débit : 65 ml/min.

Température :

- *colonne* : 40 °C,
- *chambre à injection* : 40 °C,
- *détecteur à conductivité thermique* : 70 °C.

Détection : détecteur à conductivité thermique et détecteur de radioactivité montés en série.

Injection : injecteur à boucle.

Enregistrement : 10 min.

Temps de rétention : oxygène, azote et monoxyde de carbone éluant de la colonne intérieure = environ 0,4 min ; dioxyde de carbone éluant de la colonne intérieure = environ 0,8 min ; oxygène éluant de la colonne extérieure = environ 2,1 min ; azote éluant de la colonne extérieure = environ 3,1 min ; monoxyde de carbone éluant de la colonne extérieure = environ 6,2 min.

Conformité du système : gaz témoin :

- 5 pics principaux nettement séparés sont observés dans le chromatogramme obtenu au moyen du détecteur à conductivité thermique,
- résolution : au minimum 1,5 entre les pics dus au dioxyde de carbone éluant de la colonne intérieure et à l'oxygène éluant de la colonne extérieure, dans le chromatogramme obtenu au moyen du détecteur à conductivité thermique.

Limites : examinez le chromatogramme obtenu au moyen du détecteur de radioactivité et calculez la teneur pour cent en substances contenant de l'oxygène-15 à partir de la surface des pics.

Préparations radiopharmaceutiques

– *oxygène-15 gazeux sous forme de O_2*: au minimum 97 pour cent de la radioactivité totale,
– *exclusion* : ne tenez pas compte du premier pic, correspondant aux composants qui sont co-élués de la colonne intérieure.

RADIOACTIVITÉ

La concentration radioactive est déterminée avant administration.

Mesurez la radioactivité à l'aide d'un compteur approprié et comparez-la à celle d'une préparation étalon de fluor-18 ou à l'aide d'un appareil étalonné au moyen d'une telle préparation.

01/2002:0938

SODIUM (CAPSULES D'IODURE (^{131}I) DE), À USAGE DIAGNOSTIQUE

Natrii iodidi (^{131}I) capsulae ad usum diagnosticum

DÉFINITION

Les capsules d'iodure (^{131}I) de sodium à usage diagnostique contiennent de l'iode-131 sous forme d'iodure de sodium sur un support solide approprié. Les capsules d'iodure (^{131}I) de sodium contiennent également du thiosulfate de sodium ou d'autres agents réducteurs convenables. Un tampon approprié peut être ajouté à la préparation. L'iode-131 est un isotope radioactif de l'iode. Il peut être obtenu par irradiation neutronique du tellure ou par extraction des produits de fission de l'uranium. Les capsules contiennent au minimum 90,0 pour cent et au maximum 110,0 pour cent de la radioactivité due à l'iode-131, indiquée à la date et à l'heure figurant sur l'étiquette. 0,1 pour cent au maximum de la radioactivité totale est due aux radionucléides autres que l'iode-131. 95 pour cent au minimum de la radioactivité est due à l'iode-131 sous forme d'iodure. Le procédé de fabrication est tel que la radioactivité spécifique n'est pas inférieure à 185 GBq d'iode-131 par milligramme d'iode. Les capsules satisfont aux exigences des capsules à enveloppe dure ou gélules prescrites dans la monographie *Capsules (0016)*, sauf exception justifiée et autorisée.

CARACTÈRES

L'iode-131 a une période de 8,04 jours et émet des rayonnements bêta et gamma.

IDENTIFICATION

A. Enregistrez le spectre des rayonnements gamma de la préparation à examiner à l'aide d'un appareil approprié. Le spectre ne diffère pas de manière significative de celui d'une préparation étalon d'iode-131. Les préparations étalons d'iode-131 peuvent être obtenues auprès des laboratoires officiellement désignés par l'Autorité compétente. L'énergie du photon gamma principal de l'iode-131 est de 0,365 MeV.

B. Examinez les chromatogrammes obtenus dans l'essai de pureté radiochimique. La répartition de la radioactivité contribue à l'identification de la préparation à examiner.

ESSAI

Désagrégation. Dans un petit vase à précipiter, chauffez dans un bain-marie à 37 °C, 10 ml d'une solution d'*iodure de potassium R* à 2,0 g/l. Ajoutez une capsule d'iodure (^{131}I) de sodium à usage diagnostique. Dissolvez la capsule à l'aide d'un agitateur magnétique à une vitesse de 20 tours par minute. L'enveloppe et son contenu se dissolvent complètement en 15 min.

Uniformité de teneur. Mesurez à l'aide d'un compteur approprié et dans des conditions géométriques identiques, la radioactivité de chacune d'au moins 10 capsules. Calculez la valeur moyenne de la radioactivité de chaque capsule. Aucune capsule ne présente une activité s'écartant de plus de 10 pour cent de la valeur moyenne. L'écart type relatif n'est pas supérieur à 3,5 pour cent.

PURETÉ RADIONUCLÉIDIQUE

Enregistrez le spectre des rayonnements gamma à l'aide d'un appareil approprié. Le spectre ne diffère pas de manière significative de celui d'une préparation étalon d'iode-131. Déterminez les quantités relatives d'iode-131, d'iode-133, d'iode-135 et des autres impuretés radionucléidiques présentes dans la préparation. L'iode-133 a une période de 20,8 h et l'énergie de ses photons gamma principaux est de 0,530 MeV et 0,875 MeV. L'iode-135 a une période de 6,55 h et l'énergie de ses photons gamma principaux est de 0,527 MeV, 1,132 MeV et 1,260 MeV. 99,9 pour cent au minimum de la radioactivité totale est due à l'iode-131.

Pour effectuer cet essai, utilisez un volume approprié de la solution obtenue dans l'essai de désagrégation.

PURETÉ RADIOCHIMIQUE

Opérez par chromatographie ascendante sur papier (*2.2.26*).

Solution à examiner. Dissolvez le contenu d'une capsule d'iodure (^{131}I) de sodium à usage diagnostique dans 5 ml d'*eau R*.

Déposez sur une bande de papier appropriée 10 µl de solution à examiner. Ajoutez sur la même tache et sans séchage préalable, 10 µl d'une solution contenant 1 g/l d'*iodure de potassium R*, 2 g/l d'*iodate de potassium R* et 10 g/l de *bicarbonate de sodium R*. Développez, sans séchage préalable, sur un parcours de 10 cm avec un mélange de 30 volumes d'*eau R* et de 70 volumes de *méthanol R*. Laissez sécher et déterminez la radioactivité avec un détecteur approprié. La radioactivité de la tache correspondant à l'iodure dans le chromatogramme obtenu représente au minimum 95 pour cent de la radioactivité totale du chromatogramme. Vaporisez la feuille avec de la *solution de chlorure de palladium R* et chauffez-la dans un courant d'air chaud. La tache d'iodure se colore en brun (l'iodate donne une tache jaune après chauffage).

RADIOACTIVITÉ

La moyenne de la radioactivité déterminée dans l'essai de l'uniformité de teneur n'est pas inférieure à 90,0 pour cent ni supérieure à 110,0 pour cent de la radioactivité de l'iode-131 déclarée à la date et à l'heure figurant sur l'étiquette.

01/2002:0279

SODIUM (CHROMATE (^{51}Cr) DE), SOLUTION STÉRILE DE

Natrii chromatis (^{51}Cr) solutio sterilis

DÉFINITION

La solution stérile de chromate (^{51}Cr) de sodium est une solution stérile de [^{51}Cr]chromate de sodium rendue isotonique par addition de chlorure de sodium. Le chrome-51 est un isotope radioactif du chrome. Il peut être préparé par irradiation neutronique du chrome de composition isotopique naturelle ou enrichi en chrome-50. La solution contient au minimum 90,0 pour cent et au maximum

110,0 pour cent de la radioactivité due au chrome-51 indiquée à la date et à l'heure figurant sur l'étiquette. 90 pour cent au minimum de la radioactivité est due au chrome-51 sous forme d'ion chromate. La radioactivité spécifique n'est pas inférieure à 370 MBq de chrome-51 par milligramme d'ion chromate.

CARACTÈRES

Solution limpide, incolore ou légèrement colorée en jaune.

Le chrome-51 a une période de 27,7 jours et émet un rayonnement gamma.

IDENTIFICATION

A. Enregistrez le spectre du rayonnement gamma à l'aide d'un appareil approprié et comparez à celui d'une préparation étalon de chrome-51. Les préparations étalons de chrome-51 peuvent être obtenues auprès de laboratoires officiellement désignés par l'Autorité compétente. L'énergie du photon gamma est de 0,320 MeV.

B. Examinez le chromatogramme obtenu dans l'essai de pureté radiochimique. La répartition de la radioactivité contribue à l'identification de la préparation.

ESSAI

Détermination du pH (*2.2.3*). Le pH de la solution à examiner est de 6,0 à 8,5.

Chromate total. Mesurez l'absorbance (*2.2.25*) de la solution à examiner au maximum d'absorption à 370 nm. Préparez comme solution témoin une solution de *chromate de potassium R* à 1,7 mg/l et mesurez-en l'absorbance à la même longueur d'onde. Si nécessaire, ajustez à 8,0 le pH de la solution à examiner et de la solution témoin avec de la *solution de bicarbonate de sodium R*. A partir des absorbances mesurées, calculez la teneur en chromate de la solution à examiner. Celle-ci contient au maximum 2,7 µg d'ion chromate (CrO_4^{2-}) par mégabecquerel.

Stérilité. La solution à examiner satisfait à l'essai de stérilité prescrit dans la monographie *Préparations radiopharmaceutiques (0125)*. Elle peut être débitée avant la fin de l'essai.

PURETÉ RADIONUCLÉIDIQUE

Enregistrez le spectre du rayonnement gamma à l'aide d'un appareil approprié. Le spectre de la préparation ne diffère pas de manière significative de celui d'une préparation étalon de chrome-51.

PURETÉ RADIOCHIMIQUE

Opérez par chromatographie ascendante sur papier (*2.2.26*).

Déposez sur le papier une prise suffisante de la solution à examiner adaptée au procédé de détection. Développez immédiatement pendant 2 h 1/2 avec un mélange de 25 volumes d'*ammoniaque R*, de 50 volumes d'*alcool R* et de 125 volumes d'*eau R*. Les ions chromiques restent sur la ligne de départ. Déterminez la répartition de la radioactivité avec un détecteur approprié. La radioactivité de la tache d'un R_f voisin de 0,9, correspondant au chromate de sodium, représente au moins 90 pour cent de la radioactivité totale du chromatogramme.

RADIOACTIVITÉ

Mesurez la radioactivité à l'aide d'un compteur approprié et comparez-la à celle d'une préparation étalon de chrome-51, ou à l'aide d'un appareil étalonné au moyen d'une telle solution.

01/2002:0564

SODIUM (IODOHIPPURATE (^{123}I) DE), SOLUTION INJECTABLE D'

Natrii iodohippurati (^{123}I) solutio iniectabilis

DÉFINITION

La solution injectable d'iodohippurate (^{123}I) de sodium est une solution stérile de (2-[^{123}I]iodobenzamido)acétate de sodium. La solution peut être additionnée d'un tampon approprié et d'un conservateur antimicrobien convenable tel que l'alcool benzylique. L'iode-123 est un isotope radioactif de l'iode et peut être obtenu par irradiation par protons du xénon enrichi en xénon-124 (98 pour cent au minimum) suivi de la décroissance du césium-123 formé via le xénon-123. La solution injectable contient au minimum 90,0 pour cent et au maximum 110,0 pour cent de la radioactivité due à l'iode-123 indiquée à la date et à l'heure figurant sur l'étiquette. 96 pour cent au minimum de la radioactivité est due à l'iode-123 sous forme de 2-iodohippurate de sodium. La radioactivité spécifique est de 0,74 GBq à 10,0 GBq d'iode-123 par gramme de 2-iodohippurate de sodium. La radioactivité due aux radionucléides autres que l'iode-123 n'est pas supérieure à 0,35 pour cent de la radioactivité totale.

CARACTÈRES

Solution limpide et incolore.

L'iode-123 a une période de 13,2 h et émet des rayonnements gamma et X.

IDENTIFICATION

A. Enregistrez le spectre des rayonnements gamma et X à l'aide d'un appareil approprié. Le spectre ne diffère pas de manière significative de celui d'une préparation étalon d'iode-123 mises à part les différences éventuelles dues à l'iode-125, au tellure-121 et aux autres impuretés radionucléidiques. Les préparations étalons d'iode-123, d'iode-125 et de tellure-121 peuvent être obtenues auprès de laboratoires officiellement désignés par l'Autorité compétente. Le photon principal de l'iode-123 a une énergie de 0,159 MeV auquel s'ajoute un rayonnement X de 0,027 MeV. L'iode-125 a une période de 59,4 jours et émet un rayonnement X d'une énergie de 0,027 MeV et un photon d'une énergie de 0,035 MeV. Le tellure-121 a une période de 19,2 jours et émet des photons principaux d'une énergie de 0,507 MeV et de 0,573 MeV.

B. Examinez les chromatogrammes obtenus dans l'essai de la pureté radiochimique. La tache correspondant au pic principal de radioactivité dans le chromatogramme obtenu avec la solution à examiner est semblable quant à sa position à la tache correspondant à l'acide 2-iodohippurique dans le chromatogramme obtenu avec la solution témoin.

ESSAI

Détermination du pH (*2.2.3*). Le pH de la solution à examiner est de 3,5 à 8,5.

Stérilité. La solution à examiner satisfait à l'essai de stérilité prescrit dans la monographie *Préparations radiopharmaceutiques (0125)*. Elle peut être débitée avant la fin de l'essai.

PURETÉ RADIONUCLÉIDIQUE

Enregistrez le spectre des rayonnements gamma à l'aide d'un appareil approprié. Déterminez les quantités d'iode-125, de tellure-121 et des autres impuretés radionucléidiques présentes dans la préparation. Il ne doit pas être détecté de radionucléides avec des périodes plus longues que celle de l'iode-125. Pour la détermination de l'iode-125, du tellure-121 et des autres impuretés radionucléidiques, conservez la solution à examiner suffisamment longtemps pour permettre la décroissance radioactive de l'iode-123 jusqu'à un niveau permettant la détection des impuretés radionucléidiques. Enregistrez après décroissance le spectre des rayonnements gamma et X à l'aide d'un appareil approprié. La radioactivité due aux radionucléides autres que l'iode-123 n'est pas supérieure à 0,35 pour cent de la radioactivité totale. La solution injectable peut être débitée avant la fin de l'essai.

PURETÉ RADIOCHIMIQUE

Opérez par chromatographie sur couche mince (*2.2.27*), en utilisant une plaque recouverte de *gel de silice* GF_{254} *R*.

Solution à examiner. Dissolvez 1 g d'*iodure de potassium R* dans 10 ml d'*eau R*. Ajoutez 1 volume de cette solution à 10 volumes de la solution à examiner et utilisez au cours des 10 min qui suivent la préparation du mélange. Si nécessaire, diluez avec la solution témoin (entraîneur) pour obtenir une concentration radioactive adaptée au procédé de détection, par exemple 3,7 MBq par millilitre.

Solution témoin (entraîneur). Dissolvez 40 mg d'*acide 2-iodohippurique R* et 40 mg d'*acide 2-iodobenzoïque R* dans 4 ml d'*hydroxyde de sodium 0,1 M*. Ajoutez 10 mg d'*iodure de potassium R* et complétez à 10 ml avec de l'*eau R*.

Déposez séparément sur la plaque 10 µl de chaque solution. Développez sur un parcours de 12 cm (75 min environ) avec un mélange de 1 volume d'*eau R*, de 4 volumes d'*acide acétique glacial R*, de 20 volumes de *butanol R* et de 80 volumes de *toluène R*. Laissez sécher la plaque à l'air. Examinez en lumière ultraviolette à 254 nm. Le chromatogramme obtenu avec la solution témoin présente une tache correspondant à l'acide 2-iodohippurique et une tache correspondant à l'acide 2-iodobenzoïque située plus près de la ligne du front des solvants. L'ion iodure reste près de la ligne de départ. Déterminez la répartition de la radioactivité à l'aide d'un détecteur approprié. La radioactivité de la tache correspondant à l'acide 2-iodohippurique dans le chromatogramme obtenu avec la solution à examiner représente au minimum 96 pour cent de la radioactivité totale du chromatogramme. La radioactivité de la tache correspondant à l'acide 2-iodobenzoïque et la radioactivité de la tache correspondant à l'ion iodure ne représentent chacune que 2 pour cent au plus de la radioactivité totale du chromatogramme.

RADIOACTIVITÉ

Mesurez la radioactivité à l'aide d'un compteur approprié et comparez-la à celle d'une préparation étalon d'iode-123, ou à l'aide d'un instrument étalonné au moyen d'une telle préparation.

CONSERVATION

A l'abri de la lumière, au frais.

ÉTIQUETAGE

L'étiquette indique si la préparation convient ou non aux études de la circulation plasmatique rénale.

01/2002:0282

SODIUM (IODOHIPPURATE (^{131}I) DE), SOLUTION INJECTABLE D'

Natrii iodohippurati (^{131}I) solutio iniectabilis

DÉFINITION

La solution injectable d'iodohippurate (^{131}I) de sodium est une solution stérile de 2-(2-[^{131}I]iodobenzamido)acétate de sodium. La solution peut être additionnée d'un tampon approprié et d'un conservateur antimicrobien convenable tel que l'alcool benzylique. L'iode-131 est un isotope radioactif de l'iode. Elle peut être obtenue par irradiation neutronique du tellure ou extraction des produits de fission de l'uranium. La solution contient au minimum 90,0 pour cent et au maximum 110,0 pour cent de la radioactivité due à l'iode-131 indiquée à la date et à l'heure figurant sur l'étiquette. 96 pour cent au moins de la radioactivité est due à l'iode-131 sous forme de 2-iodohippurate de sodium. La radioactivité spécifique est de 0,74 GBq à 7,4 GBq d'iode-131 par gramme de 2-iodohippurate de sodium.

CARACTÈRES

Solution limpide et incolore.

L'iode-131 a une période de 8,04 jours et émet des rayonnements bêta et gamma.

IDENTIFICATION

A. Enregistrez le spectre des rayonnements gamma à l'aide d'un appareil approprié. Le spectre ne diffère pas de manière significative de celui d'une préparation étalon d'iode-131. Les préparations étalons d'iode-131 peuvent être obtenues auprès de laboratoires officiellement désignés par l'Autorité compétente. L'énergie du photon gamma principal est de 0,365 MeV.

B. Examinez les chromatogrammes obtenus dans l'essai de pureté radiochimique. La tache correspondant au pic principal de radioactivité dans le chromatogramme obtenu avec la solution à examiner est semblable quant à sa position à la tache du chromatogramme obtenu avec la solution témoin, correspondant à l'acide 2-iodohippurique.

ESSAI

Détermination du pH (*2.2.3*). Le pH de la solution à examiner est de 6,0 à 8,5.

Stérilité. La solution à examiner satisfait à l'essai de stérilité prescrit dans la monographie *Préparations radiopharmaceutiques (0125)*. Elle peut être débitée avant la fin de l'essai.

PURETÉ RADIONUCLÉIDIQUE

Enregistrez le spectre des rayonnements gamma à l'aide d'un appareil approprié et comparez avec le spectre d'une préparation étalon d'iode-131. Déterminez les quantités relatives d'iode-131, d'iode-133, d'iode-135 et des autres impuretés radionucléidiques présentes dans la préparation. L'iode-133 a une période de 20,8 h et l'énergie de ses photons gamma principaux est de 0,530 MeV et 0,875 MeV. L'iode-135 a une période de 6,55 h et l'énergie de ses photons gamma principaux est de 0,527 MeV, 1,132 MeV et 1,260 MeV. 99,9 pour cent au minimum de la radioactivité totale est due à l'iode 131.

PURETÉ RADIOCHIMIQUE

Opérez par chromatographie sur couche mince (*2.2.27*) en utilisant une plaque recouverte de *gel de silice* GF_{254} *R*.

Solution à examiner. Dissolvez 1 g d'*iodure de potassium R* dans 10 ml d'*eau R.* Ajoutez 1 volume de cette solution à 10 volumes de la solution à examiner et utilisez au cours des 10 min qui suivent la préparation du mélange. Si nécessaire, diluez avec la solution témoin (entraîneur) pour obtenir une concentration radioactive adaptée au procédé de détection, par exemple 3,7 MBq par millilitre.

Solution témoin (entraîneur). Dissolvez 40 mg d'*acide 2-iodohippurique R* et 40 mg d'*acide 2-iodobenzoïque R* dans 4 ml d'*hydroxyde de sodium 0,1 M.* Ajoutez 10 mg d'*iodure de potassium R* et complétez à 10 ml avec de l'*eau R.*

Déposez séparément sur la plaque 10 µl de chaque solution. Développez sur un parcours de 12 cm (75 min environ) en utilisant un mélange de 1 volume d'*eau R,* de 4 volumes d'*acide acétique glacial R,* de 20 volumes de *butanol R* et de 80 volumes de *toluène R.* Laissez sécher la plaque à l'air. Examinez en lumière ultraviolette à 254 nm. Le chromatogramme obtenu avec la solution témoin présente une tache correspondant à l'acide 2-iodohippurique et une tache correspondant à l'acide 2-iodobenzoïque située plus près de la ligne du front des solvants. L'ion iodure reste près de la ligne de départ. Déterminez la répartition de la radioactivité à l'aide d'un détecteur approprié.
La radioactivité de la tache correspondant à l'acide 2-iodohippurique dans le chromatogramme obtenu avec la solution à examiner représente au minimum 96 pour cent de la radioactivité totale du chromatogramme. La radioactivité de la tache correspondant à l'acide 2-iodobenzoïque et la radioactivité de la tache correspondant à l'ion iodure ne représentent chacune pas plus de 2 pour cent de la radioactivité totale du chromatogramme.

RADIOACTIVITÉ

Mesurez la radioactivité à l'aide d'un compteur approprié et comparez-la à celle d'une préparation étalon d'iode-131, ou à l'aide d'un appareil étalonné au moyen d'une telle solution.

CONSERVATION

A l'abri de la lumière, au frais.

ÉTIQUETAGE

L'étiquette indique si la préparation convient ou non aux études de la circulation plasmatique rénale.

01/2002:0563

SODIUM (IODURE (^{123}I) DE), SOLUTION D'

Natrii iodidi (^{123}I) solutio

DÉFINITION

La solution d'iodure (^{123}I) de sodium est une solution destinée à être administrée par voie orale, contenant de l'iode-123 sous forme d'iodure de sodium ; elle contient également du thiosulfate de sodium ou un autre réducteur convenable. Un tampon approprié peut être ajouté à la préparation. L'iode-123 est un isotope radioactif de l'iode et peut être obtenu par irradiation par protons du xénon enrichi en xénon-124 (98 pour cent au minimum) suivi de la décroissance du césium-123 formé via le xénon-123. La solution contient au minimum 90,0 pour cent et au maximum 110,0 pour cent de la radioactivité due à l'iode-123 indiquée à la date et à l'heure figurant sur l'étiquette. 95 pour cent au minimum de la radioactivité est due à l'iode-123 sous forme d'iodure. La radioactivité spécifique n'est pas inférieure à 185 GBq d'iode-123 par milligramme d'iode. La radioactivité due aux radionucléides autres que l'iode-123 n'est pas supérieure à 0,35 pour cent de la radioactivité totale.

CARACTÈRES

Solution limpide et incolore.

L'iode-123 a une période de 13,2 h et émet des rayonnements gamma et X.

IDENTIFICATION

A. Enregistrez le spectre des rayonnements gamma et X à l'aide d'un appareil approprié. Le spectre ne diffère pas de manière significative de celui d'une préparation étalon d'iode-123 mises à part les différences éventuelles dues à l'iode-125, au tellure-121 et aux autres impuretés radionucléidiques. Les préparations étalons d'iode-123, d'iode-125 et de tellure-121 peuvent être obtenues auprès de laboratoires officiellement désignés par l'Autorité compétente. Le photon principal de l'iode-123 a une énergie de 0,159 MeV auquel s'ajoute un rayonnement X de 0,027 MeV. L'iode-125 a une période de 59,4 jours et émet un rayonnement X d'une énergie de 0,027 MeV et un photon d'une énergie de 0,035 MeV. Le tellure-121 a une période de 19,2 jours et émet des photons principaux d'une énergie de 0,507 MeV et de 0,573 MeV.

B. Examinez les chromatogrammes obtenus dans l'essai de la pureté radiochimique. La répartition de la radioactivité contribue à l'identification de la préparation.

ESSAI

Détermination du pH (*2.2.3*). Le pH de la solution à examiner est de 7,0 à 10,0.

PURETÉ RADIONUCLÉIDIQUE

Enregistrez le spectre des rayonnements gamma à l'aide d'un appareil approprié. Déterminez les quantités d'iode-125, de tellure-121 et des autres impuretés radionucléidiques présentes. Il ne doit pas être détecté de radionucléides avec des périodes plus longues que celle de l'iode-125. Pour la détermination de l'iode-125, du tellure-121 et des autres impuretés radionucléidiques, conservez la solution à examiner suffisamment longtemps pour permettre la décroissance radioactive de l'iode-123 jusqu'à un niveau permettant la détection des impuretés radionucléidiques. Enregistrez après décroissance le spectre des rayonnements gamma et X à l'aide d'un appareil approprié. La radioactivité due aux radionucléides autres que l'iode-123 n'est pas supérieure à 0,35 pour cent de la radioactivité totale. La solution peut être débitée avant la fin de l'essai.

PURETÉ RADIOCHIMIQUE

Opérez par chromatographie ascendante sur papier (*2.2.26*).

Solution à examiner. Diluez la solution à examiner avec de l'*eau R* jusqu'à ce que la radioactivité de 10 µl corresponde à 20 000 impulsions environ par minute. Ajoutez un volume égal d'une solution contenant 1 g/l d'*iodure de potassium R,* 2 g/l d'*iodate de potassium R* et 10 g/l de *bicarbonate de sodium R,* puis mélangez.

Solution témoin (a). Dissolvez 0,1 g d'*iodure de potassium R* dans de l'*eau R* et complétez à 10 ml avec le même solvant.

Solution témoin (b). Dissolvez 0,2 g d'*iodate de potassium R* dans de l'*eau R* et complétez à 10 ml avec le même solvant.

Déposez séparément sur une bande de papier d'une longueur de 250 mm, 20 µl de solution à examiner, 10 µl de solution témoin (a) et 10 µl de solution témoin (b). Développez sur un parcours de 20 cm (2 h environ) avec un mélange de 10 volumes d'*eau R* et de 30 volumes de *méthanol R.* Laissez sécher à l'air et localisez l'iodure de potassium et l'iodate de potassium inactifs en appliquant du papier filtre imprégné respectivement d'une part d'*acide acétique R* et d'*iodate de potassium R*, et d'autre part d'*acide acétique R* et d'*iodure de potassium R*. Déterminez la répartition de la radioactivité avec un détecteur approprié. La radioactivité de la tache correspondant à l'iodure dans le chromatogramme obtenu avec la solution à examiner représente au minimum 95 pour cent de la radioactivité totale du chromatogramme. Le R_f de cette tache ne diffère pas de plus de 5 pour cent de celui de la tache d'iodure de potassium inactif dans le chromatogramme obtenu avec la solution témoin (a).

RADIOACTIVITÉ

Mesurez la radioactivité à l'aide d'un compteur approprié et comparez-la à celle d'une préparation étalon d'iode-123, ou à l'aide d'un instrument étalonné au moyen d'une telle préparation.

01/2002:0280

SODIUM (IODURE (^{125}I) DE), SOLUTION D'

Natrii iodidi (^{125}I) solutio

DÉFINITION

La solution d'iodure(^{125}I) de sodium est une solution destinée à être administrée par voie orale, contenant de l'iode-125 sous forme d'iodure de sodium ; elle contient également du thiosulfate de sodium ou un autre réducteur convenable. Un tampon approprié peut être ajouté à la préparation. L'iode-125 est un isotope radioactif de l'iode. Il peut être obtenu par irradiation neutronique du xénon. La solution contient au minimum 85,0 pour cent et au maximum 115,0 pour cent de la radioactivité due à l'iode-125 indiquée à la date figurant sur l'étiquette. 95 pour cent au minimum de la radioactivité est due à l'iode-125 sous forme d'iodure. Le procédé de fabrication est tel que la radioactivité spécifique n'est pas inférieure à 74 GBq d'iode-125 par milligramme d'iode à la date indiquée sur l'étiquette. 1,0 pour cent au maximum de la radioactivité totale est due à l'iode-126.

CARACTÈRES

Solution limpide et incolore.

L'iode-125 a une période de 60,1 jours et émet des rayonnements gamma et X.

IDENTIFICATION

A. Enregistrez le spectre des rayonnements gamma et X à l'aide d'un appareil approprié. Le spectre ne diffère pas de manière significative de celui d'une préparation étalon d'iode-125, mises à part les différences éventuelles dues à l'iode-126. Les préparations étalons d'iode-125 et de césium-137 peuvent être obtenues auprès de laboratoires officiellement désignés par l'Autorité compétente. Le photon principal de l'iode-125 a une énergie de 0,027 MeV correspondant au rayonnement X du tellure. L'iode-126 a une période de 13,0 jours et sa présence est mise en évidence par ses photons gamma principaux dont l'énergie est de 0,388 MeV et 0,666 MeV.

B. Examinez les chromatogrammes obtenus dans l'essai de pureté radiochimique. La répartition de la radioactivité contribue à l'identification de la préparation.

ESSAI

Détermination du pH (*2.2.3*). Le pH de la solution à examiner est de 7,0 à 10,0.

Iode-126. Enregistrez le spectre des rayonnements gamma et X à l'aide d'un appareil approprié et comparez-le à ceux des préparations étalons d'iode-125 et de césium-137. Déterminez les quantités relatives d'iode-125 et d'iode-126 présentes en admettant que le photon gamma de 0,666 MeV de l'iode-126 est émis dans 33 pour cent des désintégrations et le photon gamma de 0,661 MeV du césium-137 dans 85,4 pour cent des désintégrations.

PURETÉ RADIOCHIMIQUE

Opérez par chromatographie ascendante sur papier (*2.2.26*).

Solution à examiner. Diluez la solution à examiner avec de l'*eau R* jusqu'à ce que la radioactivité de 10 µl corresponde à 20 000 impulsions environ par minute. Ajoutez un volume égal d'une solution contenant 1 g/l d'*iodure de potassium R*, 2 g/l d'*iodate de potassium R* et 10 g/l de *bicarbonate de sodium R*, puis mélangez.

Solution témoin (a). Dissolvez 0,1 g d'*iodure de potassium R* dans de l'*eau R* et complétez à 10 ml avec le même solvant.

Solution témoin (b). Dissolvez 0,2 g d'*iodate de potassium R* dans de l'*eau R* et complétez à 10 ml avec le même solvant.

Déposez séparément sur une bande de papier d'une longueur de 250 mm 20 µl de solution à examiner, 10 µl de solution témoin (a) et 10 µl de solution témoin (b). Développez sur un parcours de 20 cm (2 h environ) avec un mélange de 10 volumes d'*eau R* et de 30 volumes de *méthanol R*. Laissez sécher à l'air et localisez l'iodure de potassium et l'iodate de potassium inactifs en appliquant du papier filtre imprégné respectivement d'une part d'*acide acétique R* et d'*iodate de potassium R*, et d'autre part d'*acide acétique R* et d'*iodure de potassium R*. Déterminez la répartition de la radioactivité avec un détecteur approprié. La radioactivité de la tache correspondant à l'iodure dans le chromatogramme obtenu avec la solution à examiner, représente au minimum 95 pour cent de la radioactivité totale du chromatogramme. Le R_f de cette tache ne diffère pas de plus de 5 pour cent de celui de la tache d'iodure de potassium inactif dans le chromatogramme obtenu avec la solution témoin (a).

RADIOACTIVITÉ

Mesurez la radioactivité à l'aide d'un compteur approprié et comparez-la à celle d'une préparation étalon d'iode-125, ou à l'aide d'un appareil étalonné au moyen d'une telle solution. Utilisez un appareil muni d'un détecteur à scintillation tel qu'un cristal mince d'iodure de sodium. L'appareil doit être réglé de façon à diminuer autant que possible la contribution de la radioactivité due à l'iode-126.

01/2002:0281

SODIUM (IODURE (^{131}I) DE), SOLUTION D'

Natrii iodidi (^{131}I) solutio

DÉFINITION

La solution d'iodure (^{131}I) de sodium est une préparation destinée à être administrée par voie orale, contenant de l'iode-131 sous forme d'iodure de sodium ; elle contient également du thiosulfate de sodium ou un autre réducteur approprié. Un tampon approprié peut être ajouté à la préparation. L'iode-131 est un isotope radioactif de l'iode. Il peut être obtenu par irradiation neutronique du tellure ou par extraction des produits de fission de l'uranium. La préparation contient au minimum 90,0 pour cent et au maximum 110,0 pour cent de la radioactivité due à l'iode-131, indiquée à la date et à l'heure figurant sur l'étiquette. 0,1 pour cent au maximum de la radioactivité totale est due aux radionucléides autres que l'iode-131. 95 pour cent au minimum de la radioactivité est due à l'iode-131 sous forme d'iodure. Le procédé de fabrication est tel que la radioactivité spécifique n'est pas inférieure à 185 GBq d'iode-131 par milligramme d'iode à la date et à l'heure figurant sur l'étiquette.

CARACTÈRES

Solution limpide, incolore.

L'iode-131 a une période de 8,04 jours et émet des rayonnements bêta et gamma.

IDENTIFICATION

A. Enregistrez le spectre des rayonnements gamma de la préparation à examiner à l'aide d'un appareil approprié. Le spectre ne diffère pas de manière significative de celui de la préparation étalon d'iode-131. Les préparations étalons d'iode-131 peuvent être obtenues auprès de laboratoires officiellement désignés par l'Autorité compétente. L'énergie du photon gamma principal de l'iode-131 est de 0,365 MeV.

B. Examinez les chromatogrammes obtenus dans l'essai de pureté radiochimique. La répartition de la radioactivité contribue à l'identification de la préparation.

ESSAI

Détermination du pH (*2.2.3*). Le pH de la préparation à examiner est de 7,0 à 10,0.

PURETÉ RADIONUCLÉIDIQUE

Enregistrez le spectre des rayonnements gamma à l'aide d'un appareil approprié. Le spectre ne diffère pas de manière significative de celui d'une préparation étalon d'iode-131. Déterminez les quantités relatives d'iode-131, d'iode-133, d'iode-135 et des autres impuretés radionucléidiques présentes dans la préparation. L'iode-133 a une période de 20,8 h et l'énergie de ses photons gamma principaux est de 0,53 MeV et 0,875 MeV. L'iode-135 a une période de 6,55 h et l'énergie de ses photons gamma principaux est de 0,527 MeV et 1,260 MeV. 99,9 pour cent au minimum de la radioactivité totale est due à l'iode-131 et 0,1 pour cent au maximum de la radioactivité totale est due à l'iode-133, à l'iode-135 et aux autres impuretés radionucléidiques.

PURETÉ RADIOCHIMIQUE

Opérez par chromatographie ascendante sur papier (*2.2.26*).

Solution à examiner. Diluez la préparation à examiner avec de l'*eau R* jusqu'à ce que la radioactivité de 10 µl corresponde à 20 000 impulsions environ par minute. Ajoutez un volume égal d'une solution contenant 1 g/l d'*iodure de potassium R*, 2 g/l d'*iodate de potassium R* et 10 g/l de *bicarbonate de sodium R*, puis mélangez.

Solution témoin (a). Dissolvez 0,1 g d'*iodure de potassium R* dans de l'*eau R* et complétez à 10 ml avec le même solvant.

Solution témoin (b). Dissolvez 0,2 g d'*iodate de potassium R* dans de l'*eau R* et complétez à 10 ml avec le même solvant.

Déposez séparément sur une bande de papier, d'une longueur de 250 mm, 20 µl de solution à examiner, 10 µl de solution témoin (a) et 10 µl de solution témoin (b). Développez sur un parcours de 20 cm (2 h environ) avec un mélange de 10 volumes d'*eau R* et de 30 volumes de *méthanol R*. Laissez sécher à l'air et localisez l'iodure de potassium et l'iodate de potassium inactifs en appliquant du papier filtre imprégné respectivement d'*acide acétique R* et d'*iodate de potassium R*, et d'*acide acétique R* et d'*iodure de potassium R*. Déterminez la répartition de la radioactivité à l'aide d'un détecteur approprié. La radioactivité de la tache correspondant à l'iodure dans le chromatogramme obtenu avec la préparation à examiner représente au minimum 95 pour cent de la radioactivité totale du chromatogramme. Le R_f de cette tache ne diffère pas de plus de 5 pour cent de celui de la tache d'iodure de potassium inactif dans le chromatogramme obtenu avec la solution témoin (a).

RADIOACTIVITÉ

Mesurez la radioactivité de la préparation à examiner à l'aide d'un compteur approprié et comparez-la à celle d'une préparation étalon d'iode-131 ou à l'aide d'un appareil étalonné au moyen d'une telle préparation.

01/2002:0283

SODIUM (PERTECHNÉTATE (^{99m}Tc) DE, NON OBTENU PAR FISSION), SOLUTION INJECTABLE DE

Natrii pertechnetatis (^{99m}Tc) sine fissione formati solutio iniectabilis

Cette monographie ne concerne que la solution injectable de pertechnétate (^{99m}Tc) de sodium obtenu à partir du molybdène-99 produit par irradiation neutronique du molybdène. La solution injectable de pertechnétate (^{99m}Tc) de sodium obtenu à partir du molybdène-99 extrait des produits de fission de l'uranium est décrite dans la monographie Solution injectable de pertechnétate (^{99m}Tc) de sodium obtenu par fission (0124).

DÉFINITION

La solution injectable de pertechnétate (^{99m}Tc) de sodium (non obtenu par fission) est une solution stérile contenant du technétium-99m sous forme d'ion pertechnétate, rendue isotonique par addition de chlorure de sodium. Le technétium-99m est un radionucléide formé par la décroissance du molybdène-99. Le molybdène-99 est un isotope radioactif du molybdène, obtenu par irradiation neutronique du molybdène. La solution injectable contient au minimum 90,0 pour cent et au maximum 110,0 pour cent de la radioactivité due au technétium-99m indiquée à la date et à l'heure figurant sur l'étiquette. 95 pour cent au minimum de la radioactivité est due au technétium-99m qui se trouve sous la forme d'ion pertechnétate.

La radioactivité due à d'autres radionucléides que le technétium-99m et le technétium-99 qui résulte de la décroissance du technétium-99m n'est pas supérieure à la radioactivité indiquée ci-dessous et est exprimée en pourcentage de la radioactivité totale à la date et à l'heure de l'administration :

molybdène-99	0,1 pour cent
autres radionucléides	0,01 pour cent

La solution injectable peut être préparée à partir d'une préparation stérile de molybdène-99 dans des conditions aseptiques.

CARACTÈRES

Solution limpide, incolore.

Le technétium-99m a une période de 6,02 h et émet des rayonnements gamma.

Préparations radiopharmaceutiques

IDENTIFICATION

A. Enregistrez le spectre des rayonnements gamma à l'aide d'un appareil approprié et comparez-le avec le spectre d'une préparation étalon de technétium-99m ou à l'aide d'un appareil étalonné au moyen d'une telle solution. Les préparations étalons de technétium-99m et de molybdène-99 peuvent être obtenues auprès de laboratoires officiellement désignés par l'Autorité compétente. Le spectre de la solution à examiner ne diffère pas de manière significative de celui de la préparation étalon. L'énergie du photon gamma principal du technétium-99m est de 0,140 MeV.

B. Examinez le chromatogramme obtenu dans l'essai de pureté radiochimique. La répartition de la radioactivité contribue à l'identification de la préparation.

ESSAI

Détermination du pH (*2.2.3*). Le pH de la solution à examiner est de 4,0 à 8,0.

Aluminium. Diluez la solution à examiner au 1/2,5 avec de l'*eau R*. Dans un tube à essai d'un diamètre intérieur de 12 mm environ, introduisez 1 ml de *solution tampon acétate pH 4,6 R* et 2 ml de la dilution. Ajoutez 0,05 ml d'une solution de *chromazurol S R* à 10 g/l. Après 3 min, la solution à examiner n'est pas plus fortement colorée qu'une solution témoin préparée simultanément dans les mêmes conditions avec 2 ml de *solution à 2 ppm d'aluminium (Al) R* (5 ppm).

Stérilité. La solution à examiner satisfait à l'essai de stérilité prescrit dans la monographie *Préparations radiopharmaceutiques (0125)*. Elle peut être débitée avant la fin de l'essai.

PURETÉ RADIONUCLÉIDIQUE

Essai préliminaire. Il permet d'obtenir une estimation approximative avant l'utilisation de la solution injectable. Enregistrez le spectre des rayonnements gamma sur un volume de la solution correspondant à 37 MBq à l'aide d'un détecteur à iodure de sodium en interposant, entre l'échantillon et le détecteur, un écran de plomb d'une épaisseur de 6 mm. La réponse dans la région correspondant au photon de 0,740 MeV du molybdène-99 ne dépasse pas la réponse obtenue avec 37 kBq d'une préparation étalon de molybdène-99 mesurée dans les mêmes conditions, toutes les mesures étant rapportées à la date et à l'heure de l'administration.

Essai définitif. Conservez un échantillon de la solution à examiner assez longtemps pour que la radioactivité du technétium-99m décroisse suffisamment et permette de déceler les impuretés radionucléidiques. Toutes les mesures de la radioactivité sont rapportées à la date et à l'heure d'administration.

- *Molybdène-99*. Enregistrez le spectre des rayonnements gamma de l'échantillon à examiner à l'aide d'un appareil approprié étalonné avec une préparation étalon de molybdène-99. L'énergie des photons les plus caractéristiques est respectivement de 0,181 MeV, 0,740 MeV et 0,778 MeV. Le molybdène-99 a une période de 66,0 h. La radioactivité due au molybdène-99 n'est pas supérieure à 0,1 pour cent de la radioactivité totale.
- *Autres émetteurs de rayonnement gamma*. Enregistrez le spectre des rayonnements gamma de l'échantillon à examiner pour rechercher la présence éventuelle d'autres impuretés radionucléidiques dont l'identification et la mesure devraient, si possible, être effectuées. La radioactivité gamma totale due à ces impuretés n'est pas supérieure à 0,01 pour cent de la radioactivité totale.

PURETÉ RADIOCHIMIQUE

Opérez par chromatographie descendante sur papier (*2.2.26*).

Solution à examiner. Diluez la solution à examiner dans de l'*eau R* pour obtenir une concentration radioactive appropriée.

Déposez 5 µl de solution à examiner. Développez pendant 2 h avec un mélange de 20 volumes d'*eau R* et de 80 volumes de *méthanol R*. Laissez sécher le papier à l'air. Déterminez la répartition de la radioactivité avec un détecteur approprié. La radioactivité de la tache correspondant à l'ion pertechnétate dont le R_f est voisin de 0,6 représente au minimum 95 pour cent de la radioactivité totale.

RADIOACTIVITÉ

Mesurez la radioactivité de la solution à examiner à l'aide d'un compteur approprié et comparez-la à celle d'une préparation étalon de technétium-99m ou à l'aide d'un appareil étalonné au moyen d'une telle solution.

01/2002:0124

SODIUM (PERTECHNÉTATE (^{99m}Tc) DE, OBTENU PAR FISSION), SOLUTION INJECTABLE DE

Natrii pertechnetatis (^{99m}Tc) fissione formati solutio iniectabilis

Cette monographie ne concerne que la solution injectable de pertechnétate (^{99m}Tc) de sodium obtenu à partir du molybdène-99 extrait des produits de fission de l'uranium. La solution injectable de pertechnétate (^{99m}Tc) de sodium obtenu à partir du molybdène-99 produit par irradiation neutronique du molybdène est décrite dans la monographie Solution injectable de pertechnétate (^{99m}Tc) de sodium non obtenu par fission (0283).

DÉFINITION

La solution injectable de pertechnétate (^{99m}Tc) de sodium obtenu par fission est une solution stérile contenant du technétium-99m sous forme d'ion pertechnétate, rendue isotonique par addition de chlorure de sodium. Le technétium-99m est un radionucléide formé par la décroissance du molybdène-99. Le molybdène-99 est un isotope radioactif du molybdène, extrait des produits de fission de l'uranium. La solution injectable contient au minimum 90,0 pour cent et au maximum 110,0 pour cent de la radioactivité due au technétium-99m indiquée à la date et à l'heure figurant sur l'étiquette. 95 pour cent au minimum de la radioactivité est due au technétium-99m qui se trouve sous la forme d'ion pertechnétate.

La radioactivité due à d'autres radionucléides que le technétium-99m et le technétium-99 qui résulte de la décroissance du technétium-99m n'est pas supérieure à la radioactivité indiquée ci-dessous pour chacun des radionucléides cités et est exprimée en pourcentage de la radioactivité totale à la date et à l'heure de l'administration :

molybdène-99	0,1 pour cent
iode-131	5×10^{-3} pour cent
ruthénium-103	5×10^{-3} pour cent
strontium-89	6×10^{-5} pour cent
strontium-90	6×10^{-6} pour cent

Préparations radiopharmaceutiques

émetteurs de rayonnements alpha 1×10^{-7} pour cent

autres émetteurs de rayonnements gamma 0,01 pour cent

La solution injectable peut être préparée à partir d'une préparation stérile de molybdène-99 dans des conditions aseptiques.

CARACTÈRES

Solution limpide, incolore.

Le technétium-99m a une période de 6,02 h et émet des rayonnements gamma.

IDENTIFICATION

Enregistrez le spectre des rayonnements gamma à l'aide d'un appareil approprié et comparez-le avec le spectre d'une préparation étalon de technétium-99m ou à l'aide d'un appareil étalonné au moyen d'une telle solution. Les préparations étalons de technétium-99m, de molybdène-99, d'iode-131, de ruthénium-103, de strontium-89 et de strontium/yttrium-90 peuvent être obtenues auprès de laboratoires officiellement désignés par l'Autorité compétente. Le spectre de la solution à examiner ne diffère pas d'une manière significative de celui de la préparation étalon. L'énergie du photon gamma principal du technétium-99m est de 0,140 MeV.

ESSAI

Détermination du pH (*2.2.3*). Le pH de la solution à examiner est de 4,0 à 8,0.

Aluminium. Diluez la solution à examiner au 1/2,5 avec de l'*eau R*. Dans un tube à essai d'un diamètre intérieur de 12 mm environ, introduisez 1 ml de *solution tampon acétate pH 4,6 R* et 2 ml de la dilution. Ajoutez 0,05 ml d'une solution de *chromazurol S R* à 10 g/l. Après 3 min, la solution à examiner n'est pas plus fortement colorée qu'une solution témoin préparée simultanément dans les mêmes conditions avec 2 ml de *solution à 2 ppm d'aluminium (Al) R* (5 ppm).

Stérilité. La solution à examiner satisfait à l'essai de stérilité prescrit dans la monographie *Préparations radiopharmaceutiques (0125)*. Elle peut être débitée avant la fin de l'essai.

PURETÉ RADIONUCLÉIDIQUE

Essai préliminaire. Il permet d'obtenir une estimation approximative avant l'utilisation de la solution. Enregistrez le spectre des rayonnements gamma sur un volume correspondant à 37 MBq de la solution à l'aide d'un détecteur à iodure de sodium en interposant entre l'échantillon et le détecteur un écran de plomb d'une épaisseur de 6 mm. La réponse dans la région correspondant au photon de 0,740 MeV du molybdène-99 ne dépasse pas celle obtenue avec 37 kBq d'une préparation étalon de molybdène-99 mesurée dans les mêmes conditions, toutes les mesures étant rapportées à la date et à l'heure de l'administration.

Essai définitif. Conservez un échantillon de la solution à examiner assez longtemps pour que la radioactivité du technétium-99m décroisse suffisamment et permette de déceler les impuretés radionucléidiques. Toutes les mesures de la radioactivité sont rapportées à la date et à l'heure de l'administration.

- *Molybdène-99*. Enregistrez le spectre des rayonnements gamma de l'échantillon à examiner à l'aide d'un appareil approprié étalonné avec une préparation étalon de molybdène-99. L'énergie des photons les plus caractéristiques est respectivement de 0,181 MeV, 0,740 MeV et 0,778 MeV. Le molybdène-99 a une période de 66,0 h. La radioactivité due au molybdène-99 n'est pas supérieure à 0,1 pour cent de la radioactivité totale.
- *Iode-131*. Enregistrez le spectre des rayonnements gamma de l'échantillon à examiner à l'aide d'un appareil approprié étalonné avec une préparation étalon d'iode-131. L'énergie du photon le plus caractéristique est de 0,365 MeV. L'iode-131 a une période de 8,04 jours. La radioactivité due à l'iode-131 n'est pas supérieure à 5×10^{-3} pour cent de la radioactivité totale.
- *Ruthénium-103*. Enregistrez le spectre des rayonnements gamma de l'échantillon à examiner à l'aide d'un appareil approprié étalonné avec une préparation étalon de ruthénium-103. L'énergie du photon le plus caractéristique est de 0,497 MeV. Le ruthénium-103 a une période de 39,3 jours. La radioactivité due au ruthénium-103 n'est pas supérieure à 5×10^{-3} pour cent de la radioactivité totale.
- *Strontium-89*. Déterminez la présence du strontium-89 dans l'échantillon à examiner à l'aide d'un appareil approprié à la détection des rayonnements bêta, par comparaison avec une préparation étalon de strontium-89. Cet essai nécessite généralement une séparation chimique préalable du strontium qui permet d'obtenir sous une même forme physique et chimique l'étalon et l'échantillon. Le strontium-89 décroît en émettant un rayonnement bêta dont l'énergie maximale est de 1,492 MeV. Il a une période de 50,5 jours. La radioactivité due au strontium-89 n'est pas supérieure à 6×10^{-5} pour cent de la radioactivité totale.
- *Strontium-90*. Déterminez la présence du strontium-90 dans l'échantillon à examiner à l'aide d'un appareil approprié à la détection des rayonnements bêta. La comparaison de la radioactivité due à l'yttrium-90, nucléide de filiation du strontium-90, et celle d'une préparation étalon d'yttrium-90, permet de distinguer le strontium-89 du strontium-90, après séparation chimique de l'yttrium. Si une séparation chimique préalable du strontium s'avère nécessaire, veillez à respecter les conditions d'équilibre radioactif et à utiliser un étalon et un échantillon se présentant sous la même forme physique et chimique. Le strontium-90 et l'yttrium-90 décroissent en émettant un rayonnement bêta dont l'énergie maximale est respectivement de 0,546 MeV et de 2,284 MeV. Ils ont une période de 29,1 années et de 64,0 h respectivement. La radioactivité due au strontium-90 n'est pas supérieure à 6×10^{-6} pour cent de la radioactivité totale.
- *Autres émetteurs de rayonnements gamma*. Enregistrez le spectre des rayonnements gamma de l'échantillon à examiner pour rechercher la présence éventuelle d'autres impuretés radionucléidiques dont l'identification et la mesure devraient, si possible, être effectuées. La radioactivité gamma totale due à ces impuretés n'est pas supérieure à 0,01 pour cent de la radioactivité totale.
- *Emetteurs de rayonnements alpha*. Enregistrez la radioactivité alpha de l'échantillon à examiner pour rechercher la présence éventuelle d'impuretés radionucléidiques, émetteurs de rayonnement alpha dont l'identification et la mesure devraient, si possible, être effectuées. La radioactivité alpha totale due à ces impuretés n'est pas supérieure à 1×10^{-7} pour cent de la radioactivité totale.

PURETÉ RADIOCHIMIQUE

Opérez par chromatographie descendante sur papier (*2.2.26*).

Solution à examiner. Diluez la solution à examiner avec de l'*eau R* pour obtenir une concentration radioactive appropriée.

Déposez 5 µl de solution à examiner. Développez pendant 2 h avec un mélange de 20 volumes d'*eau R* et de 80 volumes de *méthanol R*. Laissez sécher le papier. Déterminez la répartition de la radioactivité avec un détecteur approprié. La radioactivité de la tache correspondant à l'ion pertechnétate dont le R_f est voisin de 0,6 représente au moins 95 pour cent de la radioactivité totale.

RADIOACTIVITÉ

Mesurez la radioactivité de la solution à examiner à l'aide d'un compteur approprié et comparez-la à celle d'une préparation étalon de technétium-99m ou à l'aide d'un appareil étalonné au moyen d'une telle solution.

01/2002:0284

SODIUM (PHOSPHATE (^{32}P) DE), SOLUTION INJECTABLE DE

Natrii phosphatis (^{32}P) solutio iniectabilis

DÉFINITION

La solution injectable de phosphate (^{32}P) de sodium est une solution stérile d'orthophosphates (^{32}P) disodique et monosodique, rendue isotonique par addition de chlorure de sodium. Le phosphore-32 est un isotope radioactif du phosphore. Il peut être obtenu par irradiation neutronique du soufre. La solution contient au minimum 90,0 pour cent et au maximum 110,0 pour cent de la radioactivité due au phosphore-32, indiquée à la date et à l'heure figurant sur l'étiquette. 95 pour cent au minimum de la radioactivité est due au phosphore-32 sous forme d'ion orthophosphate. La radioactivité spécifique n'est pas inférieure à 11,1 MBq de phosphore-32 par milligramme d'ion orthophosphate.

CARACTÈRES

Solution limpide et incolore.

Le phosphore-32 a une période de 14,3 jours et émet un rayonnement bêta.

IDENTIFICATION

A. Enregistrez le spectre ou la courbe d'atténuation du rayonnement bêta par une méthode appropriée. Le spectre ou la courbe d'atténuation ne diffère pas de manière significative de ceux d'une préparation étalon de phosphore-32, obtenus dans les mêmes conditions. Les préparations étalons de phosphore-32 peuvent être obtenues auprès de laboratoires officiellement désignés par l'Autorité compétente. L'énergie maximale du rayonnement bêta est de 1,71 MeV.

B. Examinez le chromatogramme obtenu dans l'essai de pureté radiochimique. La répartition de la radioactivité contribue à l'identification de la préparation.

ESSAI

Détermination du pH (*2.2.3*). Le pH de la solution à examiner est de 6,0 à 8,0.

Phosphates. Diluez la solution à examiner dans de l'*eau R* afin d'obtenir une concentration radioactive de 370 kBq de phosphore-32 par millilitre. Dans une fiole jaugée, introduisez 1,0 ml de cette solution. Ajoutez, en agitant à plusieurs reprises, un mélange de 0,5 ml d'une solution de *vanadate d'ammonium R* à 2,5 g/l, de 0,5 ml de *solution de molybdate d'ammonium R* et de 1 ml d'*acide perchlorique R*, puis complétez à 5,0 ml avec de l'*eau R*. Après 30 min, la solution n'est pas plus fortement colorée qu'une solution témoin préparée simultanément dans les mêmes conditions avec 1,0 ml d'une solution contenant 33 mg d'ion orthophosphate par litre.

Stérilité. La solution à examiner satisfait à l'essai de stérilité prescrit dans la monographie *Préparations radiopharmaceutiques (0125)*. Elle peut être débitée avant la fin de l'essai.

PURETÉ RADIONUCLÉIDIQUE

Enregistrez le spectre ou la courbe d'atténuation du rayonnement bêta par une méthode appropriée. Le spectre ou la courbe d'atténuation ne diffère pas de manière significative de ceux d'une préparation étalon de phosphore-32, obtenus dans les mêmes conditions.

PURETÉ RADIOCHIMIQUE

Opérez par chromatographie ascendante sur papier (*2.2.26*).

Solution à examiner. Diluez la solution à examiner avec de l'*eau R* jusqu'à ce que la radioactivité de 10 µl soit de 10 000 à 20 000 impulsions par minute.

Solution témoin. Préparez une solution d'*acide phosphorique R* contenant 2 mg de phosphore par millilitre.

Déposez sur une bande de papier d'une longueur de 300 mm environ et d'une largeur de 25 mm, 10 µl de solution témoin. Déposez sur le même dépôt 10 µl de la solution à examiner. Développez pendant 16 h avec un mélange de 0,3 ml d'*ammoniaque R*, de 5 g d'*acide trichloracétique R*, de 25 ml d'*eau R* et de 75 ml de *2-propanol R*. Laissez sécher le papier à l'air. Localisez la tache d'acide phosphorique inactif en pulvérisant une solution d'*acide perchlorique R* à 50 g/l, puis une solution de *molybdate d'ammonium R* à 10 g/l. Exposez ensuite le chromatogramme à un dégagement de *sulfure d'hydrogène R*. Il se développe une coloration bleue. Déterminez la radioactivité des taches par autoradiographie ou par mesure de la radioactivité sur toute la longueur du chromatogramme. La radioactivité de la tache correspondant à l'acide phosphorique représente au minimum 95 pour cent de la radioactivité totale du chromatogramme.

RADIOACTIVITÉ

Mesurez la radioactivité de la solution à examiner à l'aide d'un compteur approprié et comparez-la à celle d'une préparation étalon de phosphore-32, ou à l'aide d'un appareil étalonné au moyen d'une telle solution.

01/2002:1475

STRONTIUM (^{89}Sr) (CHLORURE DE), SOLUTION INJECTABLE DE

Strontii (^{89}Sr) chloridi solutio iniectabilis

DÉFINITION

La solution injectable de chlorure de strontium (^{89}Sr) est une solution stérile de chlorure de [^{89}Sr]strontium. Le strontium-89 est un isotope radioactif du strontium et est obtenu par irradiation neutronique du strontium enrichi en strontium-88. La solution injectable contient au minimum 90,0 pour cent et au maximum 110,0 pour cent de la radioactivité due au strontium-89 indiquée à la date figurant sur l'étiquette. Au maximum 0,6 pour cent de la radioactivité totale est due aux radionucléides autres que le strontium-89. La radioactivité spécifique n'est pas inférieure à 1,8 MBq de strontium-89 par milligramme de strontium. La solution injectable de chlorure de strontium (^{89}Sr) contient 6,0 mg/ml à 12,5 mg/ml de strontium.

CARACTÈRES

Solution limpide et incolore.

Le strontium-89 a une période de 50,5 jours et émet un rayonnement bêta ayant une énergie maximale de 1,492 MeV.

IDENTIFICATION

A. Enregistrez le spectre des rayonnements gamma et X de la préparation à examiner à l'aide d'un appareil approprié. Le spectre ne diffère pas de manière significative de celui d'une préparation étalon de strontium-89, lorsqu'il est mesuré soit par comparaison directe soit à l'aide d'un appareil étalonné au moyen d'une telle préparation. Les préparations étalons de strontium-89 peuvent être obtenues auprès de laboratoires officiellement désignés par l'Autorité compétente. L'énergie du photon gamma détecté est de 0,909 MeV. Il est dû à l'yttrium-89m (formé dans 0,01 pour cent des désintégrations), produit de filiation de courte durée de vie, en équilibre avec le strontium-89.

B. A 0,1 ml de la préparation à examiner, ajoutez 1 ml d'une solution récemment préparée de *rhodizonate de sodium R* à 1 g/l. Mélangez et laissez reposer pendant 1 min. Il se forme un précipité brun-rouge.

C. A 0,1 ml de *solution de nitrate d'argent R2*, ajoutez 50 µl de la préparation à examiner. Il se forme un précipité blanc.

ESSAI

Détermination du pH (*2.2.3*). Le pH de la solution est de 4,0 à 7,5.

Note : Les essais suivants, à savoir Aluminium, Fer et Plomb peuvent être réalisés simultanément à l'essai Strontium. Si tel n'est pas le cas, préparez les solutions de référence en veillant à ce que leur concentration en strontium soit approximativement égale à celle de la solution à examiner.

Aluminium. Opérez par spectrométrie d'émission atomique (méthode plasma ou arc) (*2.2.22, Procédé I*).

Solution à examiner. Prélevez 0,2 ml de préparation à examiner et complétez à un volume approprié avec de l'*acide nitrique dilué R*.

Solutions de référence. Préparez les solutions de référence à partir de la *solution à 10 ppm d'aluminium (Al) R* diluée avec la quantité nécessaire d'*acide nitrique dilué R*.

La préparation à examiner ne contient pas plus de 2 µg/ml d'Al.

Fer. Opérez par spectrométrie d'émission atomique (méthode plasma ou arc) (*2.2.22, Procédé I*).

Solution à examiner. Prélevez 0,2 ml de préparation à examiner et complétez à un volume approprié avec de l'*acide nitrique dilué R*.

Solutions de référence. Préparez les solutions de référence à partir de la *solution à 20 ppm de fer (Fe) R* diluée avec la quantité nécessaire d'*acide nitrique dilué R*.

La préparation à examiner ne contient pas plus de 5 µg/ml de Fe.

Plomb. Opérez par spectrométrie d'émission atomique (méthode plasma ou arc) (*2.2.22, Procédé I*).

Solution à examiner. Prélevez 0,2 ml de préparation à examiner et complétez à un volume approprié avec de l'*acide nitrique dilué R*.

Solutions de référence. Préparez les solutions de référence à partir de *solution à 10 ppm de plomb (Pb) R* diluée avec la quantité nécessaire d'*acide nitrique dilué R*.

La préparation à examiner ne contient pas plus de 5 µg/ml de Pb.

Strontium. Opérez par spectrométrie d'émission atomique (*2.2.22, Procédé I*).

Solution à examiner. Prélevez 0,2 ml de préparation à examiner et complétez à un volume approprié avec de l'*acide nitrique dilué R*.

Solutions de référence. Préparez les solutions de référence à partir de *solution à 1,0 pour cent de strontium (Sr) R* diluée avec la quantité nécessaire d'*acide nitrique dilué R*.

La teneur en strontium est de 6,0 mg/ml à 12,5 mg/ml.

Stérilité. La préparation à examiner satisfait à l'essai de stérilité prescrit dans la monographie *Préparations radiopharmaceutiques (0125)*.

PURETÉ RADIONUCLÉIDIQUE

a. Emetteurs gamma. Enregistrez le spectre des rayonnements gamma et X de la préparation à examiner à l'aide d'un appareil approprié. La radioactivité totale dans la préparation à examiner, due à des radionucléides gamma émetteurs autres que l'yttrium-89m, n'est pas supérieure à 0,4 pour cent.

b. Emetteurs bêta. Evaporez à siccité 100 µl de la préparation à examiner sous un épiradiateur. Dissolvez le résidu dans 2 ml d'*acide bromhydrique à 47 pour cent R*, évaporez à siccité sous l'épiradiateur et dissolvez le résidu dans 2 ml d'*acide bromhydrique dilué R1*. Transférez la solution à l'extrémité d'une colonne d'un diamètre de 5 mm à 6 mm, remplie d'environ 2 ml de *résine échangeuse de cations R1* (100 µm à 250 µm), préconditionnée avec de l'*acide bromhydrique dilué R1* et éluez la colonne avec le même solvant jusqu'à recueillir 10 ml d'éluat dans un récipient contenant 50 µl d'une solution de *sulfate de sodium anhydre R* à 15 g/l dans de l'*acide chlorhydrique 1 M*.

Dans une fiole pour scintillation liquide, ajoutez un volume approprié de liquide de scintillation, puis 1 ml d'*eau R*, 0,1 ml d'une solution de *sulfate de sodium anhydre R* à 15 g/l dans de l'*acide chlorhydrique 1 M* et 100 µl d'éluat. Agitez pour obtenir une solution limpide. Déterminez la radioactivité due au soufre-35 et au phosphore-32 dans l'échantillon à l'aide d'un appareil approprié.

En tenant compte du taux de recouvrement atteint lors de la séparation, de l'efficacité du comptage et de la décroissance radioactive, déterminez la concentration radioactive du soufre-35 et du phosphore-32 dans l'échantillon et, à partir de ce résultat, le pourcentage total des impuretés émettrices bêta dans la préparation à examiner. La somme de la radioactivité due au soufre-35 et due au phosphore-32 n'est pas supérieure à 0,2 pour cent de la radioactivité totale dans la préparation à examiner.

RADIOACTIVITÉ

Mesurez la radioactivité de la préparation à examiner, à l'aide d'un appareil approprié, et comparez-la à celle d'une préparation étalon de strontium-89, soit directement soit en utilisant un appareil étalonné au moyen d'une telle préparation.

01/2002:0640

TECHNÉTIUM (^{99m}Tc) (ALBUMINE HUMAINE-), SOLUTION INJECTABLE D'

Technetii (^{99m}Tc) humani albumini solutio iniectabilis

DÉFINITION

La solution injectable d'albumine humaine-technétium (^{99m}Tc) est une solution apyrogène et stérile d'albumine d'origine humaine marquée au technétium-99m. La solution injectable contient une substance réductrice telle qu'un sel d'étain à une concentration maximale de 1 mg de Sn par millilitre. Bien qu'au stade actuel, aucune limite précise pour la teneur maximum en étain ne puisse être fixée, les données disponibles tendent à montrer l'importance de maintenir le rapport étain/albumine à une valeur aussi basse que possible. La solution injectable peut contenir un tampon approprié et un conservateur antimicrobien. L'albumine humaine utilisée est conforme aux exigences de la monographie *Solution d'albumine humaine (0255)*. La solution contient au minimum 90,0 pour cent et au maximum 110,0 pour cent de la radioactivité due au technétium-99m, indiquée à la date et à l'heure figurant sur l'étiquette. La solution contient au minimum 90,0 pour cent et au maximum 110,0 pour cent de la quantité d'albumine indiquée sur l'étiquette. 80 pour cent au minimum de la radioactivité est liée aux fractions d'albumine II à V. 5,0 pour cent au maximum de la radioactivité due au technétium-99m correspond au pertechnétate libre, déterminé selon la méthode décrite dans l'essai de pureté radiochimique.

La solution injectable d'albumine humaine-technétium (^{99m}Tc) est préparée à partir de la solution injectable de pertechnétate (^{99m}Tc) de sodium, obtenu ou non par fission, à l'aide de réactifs appropriés, apyrogènes et stériles et compte tenu des proportions d'impuretés radionucléidiques par rapport à la date et à l'heure d'administration.

CARACTÈRES

Solution limpide, incolore ou jaune pâle.

Le technétium-99m a une période de 6,02 h et émet des rayonnements gamma.

IDENTIFICATION

A. Enregistrez le spectre des rayonnements gamma de la solution à examiner à l'aide d'un appareil approprié et comparez avec le spectre d'une préparation étalon de technétium-99m ou à l'aide d'un appareil étalonné au moyen d'une telle préparation. Les préparations étalons de technétium-99m et de molybdène-99 peuvent être obtenues auprès de laboratoires officiellement désignés par l'Autorité compétente. Le spectre de la solution à examiner ne diffère pas de manière significative de celui de la préparation étalon. L'énergie du photon gamma principal du technétium-99m est de 0,140 MeV.

B. Effectuez sur la solution à examiner des essais de précipitation avec une gamme appropriée d'immunosérums spécifiques d'espèces. L'essai doit être effectué à l'aide d'immunosérums spécifiques aux protéines plasmatiques de chaque espèce d'animal domestique couramment utilisée pour la préparation de produits d'origine biologique dans le territoire concerné. La solution contient des protéines d'origine humaine et donne des résultats négatifs avec les immunosérums spécifiques aux protéines plasmatiques d'autres espèces.

C. Examinez la solution à examiner par une technique appropriée d'immunoélectrophorèse. A l'aide d'un immunosérum du sérum humain normal, comparez un sérum humain normal et la solution à examiner, dilués si nécessaire. Le composant principal de la solution à examiner correspond au composant principal du sérum humain normal. D'autres protéines plasmatiques peuvent être présentes en faibles quantités dans la solution diluée.

ESSAI

Détermination du pH (*2.2.3*). Le pH de la solution à examiner est de 2,0 à 6,5.

Albumine

Solution de référence. Diluez de la *solution d'albumine humaine R* avec une solution de *chlorure de sodium R* à 9 g/l de façon à obtenir une concentration d'albumine de 5 mg par millilitre.

A 1,0 ml de la solution à examiner et 1,0 ml de la solution de référence, ajoutez 4,0 ml de *réactif au biuret R* et mélangez. Après 30 min exactement, mesurez l'absorbance (*2.2.25*) de chaque solution à 540 nm en utilisant comme liquide de compensation une solution de *chlorure de sodium R* à 9 g/l, traitée de la même manière. Calculez la teneur en albumine en milligrammes par millilitre à partir des absorbances mesurées.

Etain

Solution à examiner. A 1,0 ml de la solution à examiner, ajoutez 1,0 ml d'*acide chlorhydrique 2 M*. Chauffez dans un bain-marie à 100 °C pendant 30 min. Refroidissez et centrifugez à 300 *g* pendant 10 min. Prélevez 1,0 ml du liquide surnageant et complétez à 10 ml avec de l'*acide chlorhydrique 1 M*.

Solution de référence. Dissolvez 95 mg de *chlorure stanneux R* dans de l'*acide chlorhydrique 1 M* et complétez à 1000,0 ml avec le même acide.

A 1,0 ml de chaque solution, ajoutez 0,4 ml d'une solution de *laurilsulfate de sodium R* à 20 g/l, 0,05 ml d'*acide thioglycolique R*, 0,1 ml de *réactif au dithiol R* et 3,0 ml d'*acide chlorhydrique 0,2 M*. Mélangez. Mesurez l'absorbance (*2.2.25*) de chaque solution à 540 nm en utilisant de l'*acide chlorhydrique 0,2 M* comme liquide de compensation. L'absorbance de la solution à examiner n'est pas supérieure à celle de la solution de référence (1 mg de Sn par millilitre).

Distribution physiologique. Injectez un volume de solution à examiner ne dépassant pas 0,5 ml et contenant au maximum 1,0 mg d'albumine, dans une veine appropriée telle qu'une veine caudale ou une veine saphène de 3 rats mâles, pesant chacun de 150 g à 250 g. Mesurez la radioactivité dans la seringue avant et après l'injection. Sacrifiez les animaux 30 min après l'injection. Recueillez 1 ml de sang par une méthode appropriée puis prélevez le foie et si l'injection a été effectuée dans une veine caudale, la queue. Mesurez la radioactivité de ces organes et du sang à l'aide d'un appareil approprié. Déterminez le pourcentage de radioactivité dans le foie et dans 1 ml de sang par rapport à la radioactivité totale calculée comme étant la différence entre les 2 mesures de la seringue, moins l'activité dans la queue si l'injection a été effectuée dans une veine caudale. Effectuez une correction de la radioactivité du sang en multipliant la valeur obtenue par le facteur $m/200$ dans lequel m correspond à la masse corporelle du rat exprimé en grammes.

Dans au moins 2 des 3 rats, la radioactivité du foie est au maximum de 15 pour cent et la radioactivité dans le sang, après correction, est au minimum de 3,5 pour cent.

Préparations radiopharmaceutiques

Stérilité. La solution à examiner satisfait à l'essai de stérilité prescrit dans la monographie *Préparations radiopharmaceutiques (0125)*. Elle peut être débitée avant la fin de l'essai.

Endotoxines bactériennes (*2.6.14*) : moins de 175/*V* UI/ml, *V* étant égal à la dose maximum recommandée exprimée en millilitres.

PURETÉ RADIOCHIMIQUE

(a) Opérez par chromatographie sur couche mince (*2.2.27*) en utilisant une feuille de fibre de verre recouverte de gel de silice, préalablement chauffée à 110 °C pendant 10 min. Utilisez une plaque telle qu'elle permette à la phase mobile de migrer sur une distance de 10 cm à 15 cm en 10 min environ.

Déposez sur la plaque 5 µl à 10 µl de la solution à examiner et laissez sécher. Développez sur un parcours de 10 cm à 15 cm avec de la *méthyléthylcétone R*. Laissez sécher la plaque. Déterminez la répartition de la radioactivité à l'aide d'un détecteur approprié. Le complexe de technétium-99m et d'albumine humaine reste au point de départ et l'ion pertechnétate migre vers le front du solvant. 5,0 pour cent au maximum de la radioactivité due au technétium-99m correspond à l'ion pertechnétate.

(b) Opérez par chromatographie d'exclusion (*2.2.30*).

Phase mobile concentrée. Dissolvez 1,124 g de *phosphate monopotassique R*, 4,210 g de *phosphate disodique R*, 1,17 g de *chlorure de sodium R* et 0,10 g d'*azide de sodium R* dans de l'*eau R* et complétez à 100 ml avec le même solvant.

Solution à examiner. A 0,25 ml de la solution, ajoutez 0,25 ml de phase mobile concentrée. Utilisez immédiatement.

La chromatographie peut être réalisée en utilisant :

- une colonne d'acier inoxydable d'une longueur de 0,6 m et d'un diamètre intérieur de 7,5 mm, remplie de *gel de silice pour chromatographie d'exclusion R*,
- comme phase mobile, à un débit de 0,6 ml/min, un mélange à volumes égaux de phase mobile concentrée et d'*eau R*,
- un détecteur de radioactivité étalonné pour le technétium-99m,
- un injecteur à boucle.

Injectez 200 µl de la solution à examiner. Poursuivez la chromatographie pendant au moins 10 min après le retour de l'enregistreur à la ligne de base.

Les pics élués présentent les temps de rétention suivants :

I	Composé de masse moléculaire élevée	19-20 min
II	Albumine Poly III	23-24 min
III	Albumine Poly II	25-27 min
IV	Albumine Poly I	28-29 min
V	Albumine sérique humaine	32-33 min
VI	Colloïde (étain)	40-47 min
VII	Pertechnétate	48 min

80 pour cent au minimum de la radioactivité déposée sur la colonne est due aux fractions d'albumine II à V.

RADIOACTIVITÉ

Mesurez la radioactivité de la solution à examiner à l'aide d'un compteur approprié et comparez-la à celle d'une préparation étalon de technétium-99m ou à l'aide d'un appareil étalonné au moyen d'une telle préparation.

ÉTIQUETAGE

L'étiquette indique :

- la quantité d'albumine,
- la quantité éventuelle d'étain.

01/2002:0689

TECHNÉTIUM (^{99m}Tc) (ÉTAIN COLLOÏDAL ET DE), SOLUTION INJECTABLE D'

Stanni colloidalis et technetii (^{99m}Tc) solutio iniectabilis

DÉFINITION

La solution injectable d'étain colloïdal et de technétium (^{99m}Tc) est une dispersion colloïdale stérile d'étain marqué au technétium-99m. La solution injectable contient des ions fluorure ainsi que des sels d'étain en quantité variable, ne dépassant pas 1 mg de Sn par millilitre. Elle peut aussi contenir un stabilisateur de colloïde apyrogène et un tampon appropriés. La solution contient au minimum 90,0 pour cent et au maximum 110,0 pour cent de la radioactivité due au technétium-99m indiquée à la date et à l'heure figurant sur l'étiquette. 95 pour cent au minimum de la radioactivité est due au technétium-99m colloïdal.

La solution est préparée à partir de la solution injectable de pertechnétate (^{99m}Tc) de sodium obtenu ou non par fission, à l'aide de réactifs appropriés, stériles compte tenu des impuretés radionucléidiques par rapport à la date et à l'heure de l'administration. Les seringues utilisées pour la manipulation de l'éluat destiné au marquage du produit final ou pour celle du produit final lui-même sont exemptes d'éléments de caoutchouc.

CARACTÈRES

Liquide incolore, limpide à opalescent.

Le technétium-99m a une période de 6,02 h et émet des rayonnements gamma.

IDENTIFICATION

A. Enregistrez le spectre du rayonnement gamma de la solution à examiner à l'aide d'un appareil approprié et comparez-le avec celui d'une préparation étalon de technétium-99m ou à l'aide d'un appareil étalonné au moyen d'une telle préparation. Les préparations étalons de technétium-99m et de molybdène-99 peuvent être obtenues auprès de laboratoires officiellement désignés par l'Autorité compétente. Le spectre de la solution à examiner ne diffère pas de manière significative de celui de la préparation étalon. L'énergie du photon gamma principal du technétium-99m est de 0,140 MeV.

B. Mélangez 0,05 ml de *solution de nitrate de zirconyle R* à 0,05 ml de *solution d'alizarine S R*. Ajoutez 0,05 ml de la solution à examiner. Il apparaît une coloration jaune.

ESSAI

Détermination du pH (*2.2.3*). Le pH de la solution à examiner est de 4,0 à 7,0.

Etain

Solution à examiner. Prélevez 3,0 ml de solution à examiner et complétez à 50,0 ml avec de l'*acide chlorhydrique 1 M*.

Solution de référence. Dissolvez 0,115 g de *chlorure stanneux R* dans de l'*acide chlorhydrique 1 M* et complétez à 1000,0 ml avec le même acide.

A 1,0 ml de chaque solution, ajoutez 0,4 ml d'une solution de *laurilsulfate de sodium R* à 20 g/l, 0,05 ml d'*acide thioglycolique R*, 0,1 ml de *réactif au dithiol R* et

Préparations radiopharmaceutiques

3,0 ml d'*acide chlorhydrique 0,2 M*. Mélangez. Mesurez l'absorbance (*2.2.25*) de chaque solution à 540 nm en utilisant de l'*acide chlorhydrique 0,2 M* comme liquide de compensation. L'absorbance de la solution à examiner n'est pas supérieure à celle de la solution de référence (1 mg de Sn par millilitre).

Distribution physiologique. Injectez un volume de la solution à examiner ne dépassant pas 0,2 ml dans une veine caudale de 3 souris pesant chacune de 20 g à 25 g. Sacrifiez les animaux 20 min après l'injection. Prélevez le foie, la rate et les poumons. Mesurez la radioactivité de ces organes à l'aide d'un appareil approprié. Mesurez la radioactivité dans le reste du corps de chaque animal après avoir éliminé la queue. Déterminez le pourcentage de radioactivité dans chaque organe par rapport à la radioactivité de tous les organes et du reste du corps, à l'exclusion de la queue.

Dans chacune des 3 souris, au minimum 80 pour cent de la radioactivité se trouve dans le foie et dans la rate et au maximum 5 pour cent dans les poumons. Si, dans une seule souris, la distribution de la radioactivité n'est pas conforme, répétez l'essai sur 3 autres souris. La solution à examiner satisfait à l'essai si la distribution de la radioactivité correspond aux proportions prescrites ci-dessus dans 5 des 6 souris utilisées.

Stérilité. La solution à examiner satisfait à l'essai de stérilité prescrit dans la monographie *Préparations radiopharmaceutiques (0125)*. Elle peut être débitée avant la fin de l'essai.

PURETÉ RADIOCHIMIQUE

Opérez par chromatographie sur couche mince (*2.2.27*) en utilisant une feuille de fibre de verre recouverte de gel de silice. Chauffez à 110 °C pendant 10 min. Utilisez une plaque telle qu'elle permette à la phase mobile de migrer sur une distance de 10 cm à 15 cm en 10 min environ.

Déposez sur la plaque 5 µl à 10 µl de solution à examiner et développez immédiatement sur un parcours de 10 cm à 15 cm avec une solution de *chlorure de sodium R* à 9 g/l préalablement traitée par un courant d'*azote R*. Laissez sécher la plaque. Déterminez la répartition de la radioactivité à l'aide d'un détecteur approprié. Le technétium-99m colloïdal demeure au point de départ et l'ion pertechnétate migre vers le front du solvant.

95 pour cent au minimum de la radioactivité due au technétium-99m est sous la forme colloïdale.

RADIOACTIVITÉ

Mesurez la radioactivité de la solution à examiner à l'aide d'un compteur approprié et comparez-la à celle d'une préparation étalon de technétium-99m, ou à l'aide d'un appareil étalonné au moyen d'une telle préparation.

Préparations radiopharmaceutiques

01/2002:0585

TECHNÉTIUM (^{99m}Tc) (ÉTIFÉNINE-), SOLUTION INJECTABLE D'

Technetii (^{99m}Tc) et etifenini solutio iniectabilis

DÉFINITION

La solution injectable d'étifénine-technétium (^{99m}Tc) est une solution stérile, qui peut être préparée à partir de solution injectable de pertechnétate (^{99m}Tc) de sodium obtenu ou non par fission et de solutions d'étifénine (acide[(2,6-diéthylphényl)carbamoylméthylimino]diacétique ; $C_{16}H_{22}N_2O_5$) et de chlorure stanneux.

La solution contient une quantité variable d'étain (Sn) ne dépassant pas 0,2 mg/ml. La solution contient au minimum 90,0 pour cent et au maximum 110,0 pour cent de la radioactivité due au technétium (^{99m}Tc) indiquée, à la date et à l'heure figurant sur l'étiquette. 95,0 pour cent au minimum de la radioactivité est due au technétium-99m complexé par l'étifénine.

La solution est préparée à partir de la solution injectable de pertechnétate (^{99m}Tc) de sodium, obtenu ou non par fission, à l'aide de réactifs stériles appropriés et compte tenu des proportions d'impuretés radionucléidiques par rapport à la date et à l'heure de l'administration.

CARACTÈRES

Solution limpide et incolore.

Le technétium-99m a une période de 6,02 h et émet des rayonnements gamma.

IDENTIFICATION

A. Enregistrez le spectre des rayonnements gamma à l'aide d'un appareil approprié et comparez avec le spectre d'une préparation étalon de technétium-99m ou à l'aide d'un appareil étalonné au moyen d'une telle solution. Les préparations étalons de technétium-99m et de molybdène-99m peuvent être obtenues auprès des laboratoires officiellement désignés par l'Autorité compétente. Le spectre de la solution à examiner ne diffère pas d'une manière significative de celui de la préparation étalon. L'énergie du photon gamma principal du technétium-99m est de 0,140 MeV.

B. Opérez par chromatographie liquide (*2.2.29*).

Solution à examiner. Diluez la solution à examiner dans du *méthanol R* pour obtenir une concentration d'environ 1 mg d'étifénine par millilitre.

Solution témoin. Dissolvez 5,0 mg d'*étifénine SCR* dans du *méthanol R* et complétez à 5,0 ml avec le même solvant.

La chromatographie peut être réalisée en utilisant :

- une colonne d'une longueur de 0,25 m et d'un diamètre intérieur de 4,6 mm remplie de *gel de silice octadécylsilylé pour chromatographie R* (5 µm à 10 µm)
- comme phase mobile à un débit de 1 ml/min, un mélange de 20 volumes de *méthanol R* et de 80 volumes d'une solution de *phosphate monopotassique R* à 14 g/l dont le pH a été ajusté à 2,5 à l'aide d'*acide phosphorique R*,
- un spectrophotomètre réglé à 230 nm.

Injectez 20 µl de chaque solution. Le pic principal du chromatogramme obtenu avec la solution à examiner présente un temps de rétention semblable à celui du pic principal du chromatogramme obtenu avec la solution témoin.

ESSAI

Détermination du pH (*2.2.3*). Le pH de la solution à examiner est de 4,0 à 6,0.

Distribution physiologique. Injectez dans une veine caudale de 3 souris pesant chacune de 20 g à 25 g, 0,1 ml de la solution à examiner, équivalant à environ 3,7 MBq. Sacrifiez les animaux 1 h après l'injection. Prélevez le foie, la vésicule biliaire, l'intestin grêle, le gros intestin, et les reins en récoltant l'urine excrétée. Mesurez la radioactivité de ces organes. Mesurez la radioactivité du reste du corps de chaque animal, après avoir prélevé la queue. Déterminez le pourcentage de radioactivité de chaque organe à l'aide de l'expression :

$$\frac{A}{B} \times 100$$

A = radioactivité de l'organe considéré,

B = radioactivité totale de tous les organes et du reste du corps, à l'exclusion de la queue.

Chez 2 souris au minimum, le pourcentage de radioactivité qui a transité par le système hépatobiliaire (c'est-à-dire la somme des activités de la vésicule biliaire, de l'intestin grêle et du gros intestin) est au moins de 80 pour cent ; 3 pour cent au plus de la radioactivité se trouvent dans le foie et 2 pour cent au plus dans les reins.

Etain

Solution à examiner. Prélevez 1,0 ml de la solution à examiner et complétez à 5,0 ml avec de l'*acide chlorhydrique 1 M.*

Solution de référence. A l'aide d'*acide chlorhydrique 1 M,* préparez une solution de référence contenant 0,075 mg de *chlorure stanneux R* par millilitre d'*acide chlorhydrique 1 M.*

A 1,0 ml de chaque solution, ajoutez successivement 0,4 ml d'une solution de *laurilsulfate de sodium R* à 20 g/l, 0,05 ml d'*acide thioglycolique R,* 0,1 ml de *réactif au dithiol R* et 3,0 ml d'*acide chlorhydrique 0,2 M.* Mélangez énergiquement. Mesurez l'absorbance (*2.2.25*) des solutions à 540 nm, en utilisant comme liquide de compensation de l'*acide chlorhydrique 0,2 M.* L'absorbance de la solution à examiner n'est pas supérieure à celle de la solution de référence (0,2 mg de Sn par millilitre).

Stérilité. La solution à examiner satisfait à l'essai de stérilité prescrit dans la monographie *Préparations radiopharmaceutiques (0125).* Elle peut être débitée avant la fin de l'essai.

PURETÉ RADIOCHIMIQUE

Opérez par chromatographie sur couche mince (*2.2.27*) en utilisant une plaque préfabriquée en fibre de verre recouverte d'acide silicique. Chauffez la plaque à 110 °C pendant 10 min. La plaque utilisée doit être telle qu'elle permette à la phase mobile de migrer sur une distance de 10 cm à 15 cm en 15 min environ.

Déposez sur la plaque 5 µl à 10 µl de la solution à examiner. Développez immédiatement sur un parcours de 10 cm à 15 cm avec une solution de *chlorure de sodium R* à 9 g/l. Laissez sécher la plaque. Déterminez la répartition de la radioactivité à l'aide d'un détecteur approprié. Le technétium-99m complexé par l'étifénine migre presque jusqu'au milieu de la plaque et l'ion pertechnétate migre vers le front du solvant. Les impuretés sous forme colloïdale demeurent au point de départ. La radioactivité due au technétium-99m complexé par l'étifénine représente au minimum 95,0 pour cent de la radioactivité totale du chromatogramme.

RADIOACTIVITÉ

Mesurez la radioactivité de la solution à examiner à l'aide d'un compteur approprié et comparez-la à celle d'une solution étalon de technétium-99m ou à l'aide d'un appareil étalonné au moyen d'une telle solution.

01/2002:1047

TECHNÉTIUM (^{99m}Tc) (GLUCONATE-), SOLUTION INJECTABLE DE

Technetii (^{99m}Tc) gluconatis solutio iniectabilis

DÉFINITION

La solution injectable de gluconate-technétium (^{99m}Tc) est une solution stérile qui peut être préparée en mélangeant des solutions de gluconate de calcium et d'un sel stanneux ou d'un autre agent réducteur à une solution injectable de pertechnétate de sodium (^{99m}Tc) obtenu ou non par fission. La solution injectable contient au minimum 90,0 pour cent et au maximum 110,0 pour cent de la radioactivité due au technétium-99m indiquée à la date et à l'heure figurant sur l'étiquette. 90 pour cent au minimum de la radioactivité correspond au complexe gluconate technétium-99m.

La solution injectable de gluconate-technétium (^{99m}Tc) est préparée à partir de la solution injectable de pertechnétate de sodium (^{99m}Tc) obtenu ou non par fission, à l'aide d'ingrédients stériles appropriés et compte tenu des proportions d'impuretés radionucléidiques par rapport à la date et à l'heure de l'administration.

CARACTÈRES

Solution légèrement opalescente.

Le technétium-99m a une période de 6,02 h et émet des rayonnements gamma.

IDENTIFICATION

A. Enregistrez le spectre des rayonnements gamma de la solution à examiner à l'aide d'un appareil approprié et comparez avec le spectre d'une préparation étalon de technétium-99m ou à l'aide d'un appareil étalonné au moyen d'une telle préparation. Les préparations étalons de technétium-99m et molybdène-99 peuvent être obtenues auprès des laboratoires officiellement désignés par l'Autorité compétente. Le spectre de la solution à examiner ne diffère pas d'une manière significative de celui de la préparation étalon. L'énergie du photon gamma principal du technétium-99m est de 0,140 MeV.

B. 5 µl de solution de gluconate de technétium (^{99m}Tc) satisfont à l'essai d'identification A de la monographie *Gluconate de calcium (0172).*

C. Examinez les chromatogrammes obtenus dans l'essai de pureté radiochimique. La répartition de la radioactivité contribue à l'identification de la préparation.

ESSAI

pH (*2.2.3*). Le pH de la solution à examiner est de 6,0 à 8,5.

Distribution physiologique. Injectez dans la veine caudale de 3 rats pesant chacun 150 g à 250 g, au maximum 0,2 ml de solution injectable à examiner. Mesurez la radioactivité de la seringue avant et après l'injection. Sacrifiez les rats 30 min après l'injection. Prélevez au moins 1 g de sang par une technique appropriée, les reins, le foie, la vessie y compris l'urine émise et la queue. Pesez l'échantillon de sang.

A l'aide d'un appareil approprié mesurez la radioactivité des organes, de l'échantillon de sang et de la queue. Déterminez le pourcentage de radioactivité dans les organes prélevés et dans 1 g de sang par rapport à la radioactivité totale calculée par la différence entre les 2 mesures de la seringue, moins l'activité de la queue. Corrigez la concentration sanguine en multipliant par le facteur $m/200$, dans lequel m correspond à la masse corporelle du rat, exprimée en grammes.

Chez 2 rats sur 3 au moins, la radioactivité dans les reins est d'au moins 15 pour cent, dans la vessie et l'urine émise d'au moins 20 pour cent et dans le foie au maximum 5 pour cent. La radioactivité du sang, après correction, n'est pas supérieure à 0,50 pour cent.

Stérilité. La solution injectable à examiner satisfait à l'essai de stérilité prescrit dans la monographie *Préparations radiopharmaceutiques (0125)*. La solution injectable peut être débitée avant la fin de l'essai.

PURETÉ RADIOCHIMIQUE

Opérez par chromatographie sur couche mince (*2.2.27*) en utilisant une feuille de fibre de verre recouverte de gel de silice, prélablement chauffée à 110 °C pendant 10 min. Utilisez une plaque telle qu'elle permette à la phase mobile de migrer sur une distance de 10 cm à 15 cm en 10 min environ.

(a) Déposez sur la plaque 5 µl à 10 µl du solution à examiner. Développez immédiatement sur un parcours de 10 cm à 15 cm avec une solution de *chlorure de sodium R* à 9 g/l. Laissez sécher la plaque. Déterminez la répartition de la radioactivité à l'aide d'un détecteur approprié. Les impuretés sous forme colloïdale restent au point de départ. Le complexe de gluconate technétié et l'ion pertechnétate migrent près du front du solvant.

(b) Déposez sur la plaque 5 µl à 10 µl de la solution à examiner et laissez sécher. Développez sur un parcours de 10 cm à 15 cm avec de la *méthyléthylcétone R*. Séchez la plaque dans un courant d'air chaud. Déterminez la répartition de la radioactivité à l'aide d'un détecteur approprié. L'impureté sous forme d'ion pertechnétate migre près du front du solvant. Le complexe de gluconate technétié et le technétium sous forme colloïdale restent au point de départ.

La somme des pourcentages de la radioactivité due aux impuretés dans les chromatogrammes obtenus dans les essais (a) et (b) n'est pas supérieure à 10 pour cent.

RADIOACTIVITÉ

Mesurez la radioactivité de la solution à examiner à l'aide d'un compteur approprié et comparez-la à celle d'une préparation étalon de technétium-99m ou à l'aide d'un appareil étalonné au moyen d'une telle préparation.

01/2002:0296

TECHNÉTIUM (^{99m}Tc) (MACROSALB-), SUSPENSION INJECTABLE DE

Technetii (^{99m}Tc) macrosalbi suspensio iniectabilis

DÉFINITION

La suspension injectable de macrosalb-technétium (^{99m}Tc) est une suspension stérile et apyrogène d'albumine d'origine humaine se présentant sous forme d'agrégats irréguliers et insolubles, obtenus par dénaturation d'une solution aqueuse d'albumine humaine. Les particules sont marquées au technétium-99m. La suspension injectable contient des substances réductrices telles que des sels d'étain à une concentration maximale de 3 mg de Sn par millilitre. La suspension peut contenir un tampon approprié tel qu'un tampon acétate, citrate ou phosphate ainsi que de l'albumine humaine non dénaturée et un conservateur antimicrobien tel que l'alcool benzylique. L'albumine humaine utilisée est conforme aux exigences de la monographie *Solution d'albumine humaine (0255)*. La suspension contient au minimum 90,0 pour cent et au maximum 110,0 pour cent de la radioactivité due au technétium-99m indiquée à la date et à l'heure figurant sur l'étiquette. 90 pour cent au minimum de la radioactivité est due au technétium-99m qui se trouve lié aux particules de la suspension comme le démontre l'essai de la radioactivité des particules non filtrables. Les particules ont un diamètre type de 10 µm à 100 µm. La radioactivité spécifique n'est pas inférieure à 37 MBq de technétium-99m par milligramme d'agrégats d'albumine à la date et à l'heure de l'administration.

La suspension injectable de macrosalb-technétium (^{99m}Tc) est préparée à partir de la solution injectable de pertechnétate (^{99m}Tc) de sodium, obtenu ou non par fission, à l'aide de réactifs appropriés, stériles et apyrogènes, compte tenu des proportions d'impuretés radionucléidiques par rapport à la date et à l'heure de l'administration.

CARACTÈRES

Suspension blanche qui peut se séparer au repos.

Le technétium-99m a une période de 6,02 h et émet des rayonnements gamma.

IDENTIFICATION

A. Enregistrez le spectre des rayonnements gamma à l'aide d'un appareil approprié et comparez avec le spectre d'une préparation étalon de technétium-99m ou à l'aide d'un appareil étalonné au moyen d'une telle solution. Les préparations étalons de technétium-99m et de molybdène-99 peuvent être obtenues auprès de laboratoires officiellement désignés par l'Autorité compétente. Le spectre de la suspension à examiner ne diffère pas d'une manière significative de celui de la préparation étalon. L'énergie du photon gamma principal du technétium-99m est de 0,140 MeV.

B. L'essai de la radioactivité des particules non filtrables et l'essai de la taille des particules contribuent à l'identification de la préparation.

C. Dans un tube à centrifugation, introduisez 1 ml de suspension à examiner et centrifugez à 2500 *g* pendant 5 min à 10 min. Décantez le liquide surnageant. Au résidu, ajoutez 5 ml de *solution cupri-tartrique R2*. Mélangez et laissez reposer pendant 10 min. Si nécessaire, chauffez pour dissoudre les particules. Laissez refroidir. Ajoutez rapidement 0,5 ml de *réactif phosphomolybdotungstique dilué R* et mélangez immédiatement. Il se développe une coloration bleue.

ESSAI

Détermination du pH (*2.2.3*). Le pH de la suspension à examiner est de 3,8 à 7,5.

Radioactivité des particules non filtrables. Déposez 0,2 ml de suspension à examiner sur une membrane filtrante d'un diamètre de 13 mm à 25 mm : cette membrane est constituée par un film de polycarbonate, d'une épaisseur de 10 µm, présentant des pores circulaires de 3 µm et elle est placée dans un support approprié. Filtrez en ajoutant 20 ml d'une solution de *chlorure de sodium R* à 9 g/l. Déterminez la proportion d'activité sur le filtre. La radioactivité des particules non filtrables ne représente pas moins de 90 pour cent de la radioactivité totale de la suspension à examiner.

Taille des particules. Examinez au microscope. Diluez si nécessaire la suspension à examiner de façon à obtenir une densité en particules suffisamment faible pour distinguer individuellement les particules. A l'aide d'une seringue munie d'une aiguille d'un diamètre intérieur d'au moins 0,35 mm, déposez un volume approprié de suspension à examiner dans une cellule appropriée telle qu'un hémocytomètre, en prenant soin de ne pas trop remplir la cellule. Laissez reposer pendant 1 min, puis déposez avec précaution une lamelle sans écraser l'échantillon. Examinez par balayage au microscope un champ correspondant au moins à 5000 particules. 10 particules au maximum ont une dimension supérieure à 100 µm, mais aucune particule ne présente de dimension supérieure à 150 µm.

Agrégats d'albumine

Solution à examiner. Dans un tube à centrifugation, introduisez un volume de suspension à examiner correspondant à 1 mg environ d'agrégats d'albumine et centrifugez à 2500 *g* environ pendant 5 min à 10 min. Décantez le liquide surnageant. Remettez le culot en suspension dans 2,0 ml de solution de *chlorure de sodium R* à 9 g/l. Centrifugez à nouveau à 2500 *g* pendant 5 min à 10 min. Décantez le liquide surnageant et ajoutez au culot 5,0 ml de *solution de carbonate de sodium R1*. Chauffez dans un bain-marie de 80 °C à 90 °C jusqu'à dissolution des agrégats d'albumine. Laissez refroidir, transvasez dans une fiole jaugée et complétez à 10,0 ml avec la *solution de carbonate de sodium R1*.

Solutions de référence. Préparez des solutions contenant, dans la *solution de carbonate de sodium R1*, de 0,05 mg à 0,2 mg d'albumine humaine par millilitre.

Introduisez respectivement 3,0 ml de chaque solution dans une fiole de 25 ml. Dans chaque fiole, ajoutez 15,0 ml de *solution cupri-tartrique R2*, mélangez et laissez reposer pendant 10 min. Ajoutez rapidement 1,5 ml de *réactif phosphomolybdotungstique dilué R* et mélangez immédiatement. Laissez reposer pendant 30 min. Mesurez l'absorbance (*2.2.25*) de chaque solution à 750 nm en utilisant comme liquide de compensation la *solution de carbonate de sodium R1*. A partir des absorbances obtenues avec chaque solution de référence, construisez la courbe d'étalonnage et calculez la concentration en agrégats d'albumine de la suspension à examiner.

Etain

Solution à examiner. A 1,0 ml de suspension à examiner, ajoutez 1,0 ml d'*acide chlorhydrique 2 M*. Chauffez au bain-marie pendant 30 min. Refroidissez et centrifugez à 300 *g* pendant 10 min. Prélevez 1,0 ml du liquide surnageant et complétez à 25,0 ml avec de l'*acide chlorhydrique 1 M*.

Solution témoin. Dissolvez 0,115 g de *chlorure stanneux R* dans de l'*acide chlorhydrique 1 M* et complétez à 1000,0 ml avec le même acide.

A 1,0 ml de chaque solution, ajoutez 0,4 ml d'une solution de *laurilsulfate de sodium R* à 20 g/l, 0,05 ml d'*acide thioglycolique R*, 0,1 ml de *réactif au dithiol R* et 3,0 ml d'*acide chlorhydrique 0,2 M*. Mélangez. Mesurez l'absorbance (*2.2.25*) de chaque solution à 540 nm en utilisant de l'*acide chlorhydrique 0,2 M* comme liquide de compensation. L'absorbance de la solution à examiner n'est pas supérieure à celle de la solution témoin (3 mg de Sn par millilitre).

Distribution physiologique. Injectez dans la veine caudale de 3 rats, pesant chacun de 150 g à 250 g, 0,2 ml au plus de suspension à examiner. Sacrifiez les animaux 15 min après l'injection. Prélevez le foie, la rate et les poumons. Mesurez la radioactivité de ces organes à l'aide d'un appareil approprié. Mesurez la radioactivité du reste du corps, y compris le sang, de chaque animal après avoir prélevé la queue. Déterminez le pourcentage de radioactivité dans le foie, la rate et les poumons à l'aide de l'expression :

$$\frac{A}{B} \times 100$$

A = radioactivité de l'organe considéré,

B = radioactivité du foie, de la rate, des poumons et du reste du corps de l'animal.

Dans au moins 2 des 3 rats, 80 pour cent au moins de la radioactivité se trouve dans les poumons et au total 5 pour cent au plus dans le foie et dans la rate. La suspension peut être débitée avant la fin de l'essai.

Stérilité. La suspension à examiner satisfait à l'essai de stérilité prescrit dans la monographie *Préparations radiopharmaceutiques (0125)*. Elle peut être débitée avant la fin de l'essai.

Pyrogènes. La suspension à examiner satisfait à l'essai des pyrogènes prescrit dans la monographie *Préparations radiopharmaceutiques (0125)*. Injectez à chaque lapin, par kilogramme de masse corporelle, un minimum de 0,1 ml de suspension à examiner. La suspension peut être débitée avant la fin de l'essai.

RADIOACTIVITÉ

Mesurez la radioactivité à l'aide d'un compteur approprié et comparez-la à celle d'une solution étalon de technétium-99m ou à l'aide d'un appareil étalonné au moyen d'une telle solution.

ÉTIQUETAGE

L'étiquette indique :

- que la préparation doit être agitée avant l'emploi,
- si la préparation en contient, la quantité d'étain par millilitre,
- que la préparation ne doit pas être utilisée si, après agitation, la suspension ne paraît pas homogène.

01/2002:0641

TECHNÉTIUM (^{99m}Tc) (MÉDRONATE-), SOLUTION INJECTABLE DE

Technetii (^{99m}Tc) medronati solutio iniectabilis

DÉFINITION

La solution injectable de médronate-technétium (^{99m}Tc) est une solution stérile qui peut être préparée par le mélange de solutions de méthylènediphosphonate de sodium et de sel stanneux avec la solution injectable de pertechnétate de sodium (^{99m}Tc) (obtenu ou non par fission). La solution contient une quantité variable d'étain (Sn), ne dépassant pas 3 mg/ml. La préparation peut contenir des conservateurs antimicrobiens, des antioxydants, des stabilisants ou des tampons. La solution injectable contient au minimum 90,0 pour cent et au maximum 110,0 pour cent de la radioactivité due au technétium-99m, indiquée à la date et à l'heure figurant sur l'étiquette. La radioactivité due à des formes chimiques autres que le complexe médronate-technétium-99m n'est pas supérieure à 5,0 pour cent de la radioactivité totale.

La solution injectable de médronate-technétium (^{99m}Tc) est préparée à partir de solution injectable de pertechnétate de sodium (^{99m}Tc) obtenu ou non par fission, à l'aide de réactifs appropriés et stériles, compte tenu des proportions d'impuretés radionucléidiques par rapport à la date et à l'heure d'administration.

CARACTÈRES

Solution limpide, incolore.

Le technétium-99m a une période de 6,02 h et émet des rayonnements gamma.

IDENTIFICATION

A. Enregistrez le spectre du rayonnement gamma à l'aide d'un appareil approprié et comparez avec le spectre d'une préparation étalon de technétium-99m ou à l'aide d'un appareil étalonné au moyen d'une telle préparation. Les préparations étalons de technétium-99m et de molybdène-99 peuvent être obtenues auprès de laboratoires officiellement désignés par l'Autorité compétente. Le spectre de la solution à examiner ne diffère pas de manière significative de celui de la préparation étalon. L'énergie du photon gamma principal du technétium-99m est de 0,140 MeV.

B. Examinez les chromatogrammes obtenus dans l'essai de pureté radiochimique. La répartition de la radioactivité contribue à l'identification de la préparation.

C. Opérez par chromatographie sur couche mince (*2.2.27*) en utilisant une plaque recouverte de cellulose.

Solution à examiner. Diluez la préparation à examiner avec de l'*eau R* pour obtenir une concentration en médronate de sodium de 0,1 mg/ml à 0,5 mg/ml environ.

Solution témoin. Dissolvez une quantité appropriée (de 1 mg à 5 mg) d'*acide médronique SCR* dans un mélange d'*eau R* et de solution de *chlorure de sodium R* à 9,0 g/l et complétez à 10 ml avec le même solvant, de façon à obtenir une solution de même concentration en médronate de sodium et en chlorure de sodium que la solution à examiner.

Déposez séparément sur la plaque 10 µl de chaque solution. Développez sur un parcours de 12 cm à 14 cm (4 h environ) avec un mélange de 20 volumes de *2-propanol R*, de 30 volumes d'*acide chlorhydrique 1 M* et de 60 volumes de *méthyléthylcétone R*. Laissez sécher la plaque à l'air et pulvérisez de la *solution de molybdate d'ammonium R4*. Exposez la plaque en lumière ultraviolette à 254 nm pendant 10 min environ. La tache principale du chromatogramme obtenu avec la solution à examiner est semblable quant à sa position et sa coloration à la tache du chromatogramme obtenu avec la solution témoin.

ESSAI

Détermination du pH (*2.2.3*). Le pH de la solution à examiner est de 3,5 à 7,5.

Etain

Solution à examiner. Prélevez 1,0 ml de la préparation à examiner et complétez à 50,0 ml avec de l'*acide chlorhydrique 1 M*.

Solution de référence. Dissolvez 0,115 g de *chlorure stanneux R* dans de l'*acide chlorhydrique 1 M* et complétez à 1000,0 ml avec le même acide.

A 1,0 ml de chacune des 2 solutions, ajoutez 0,4 ml d'une solution de *laurilsulfate de sodium R* à 20 g/l, 0,05 ml d'*acide thioglycolique R*, 0,1 ml de *réactif au dithiol R* et 3,0 ml d'*acide chlorhydrique 0,2 M*. Mélangez. Mesurez l'absorbance (*2.2.25*) de chaque solution à 540 nm en utilisant l'*acide chlorhydrique 0,2 M* comme liquide de compensation. L'absorbance de la solution à examiner n'est pas supérieure à celle de la solution de référence (3 mg de Sn par millilitre).

Distribution physiologique. Utilisez 3 rats pesant chacun de 150 g à 250 g. Injectez à chacun d'eux, dans une veine appropriée telle qu'une veine caudale ou une veine saphène, un volume de la préparation à examiner de 0,2 ml au maximum, correspondant à une teneur en médronate sodique ne dépassant pas 0,05 mg. Mesurez la radioactivité dans la seringue avant et après l'injection. Sacrifiez les rats 2 h après l'injection. Prélevez l'un des fémurs, le foie, et des échantillons de sang. Pesez les échantillons de sang. Sectionnez la queue si l'injection a été effectuée dans une veine caudale. En utilisant un instrument approprié mesurez la radioactivité dans le fémur, le foie et les échantillons de sang ainsi que dans la queue si l'injection a été effectuée dans une veine caudale. Déterminez le pourcentage de radioactivité dans chaque organe à l'aide de l'expression :

$$\frac{A}{B} \times 100$$

A = radioactivité de l'échantillon concerné,

B = radioactivité totale, égale à la différence entre les 2 mesures dans la seringue, moins l'activité mesurée dans la queue si l'injection a été effectuée dans une veine caudale.

Calculez la radioactivité par unité de masse dans le sang. Corrigez la concentration sanguine en multipliant par le facteur $m/200$, dans lequel m correspond à la masse corporelle du rat, exprimée en grammes.

Chez au moins 2 des 3 rats, 1,5 pour cent au minimum de la radioactivité se trouve dans le fémur, 1,0 pour cent au maximum dans le foie et 0,05 pour cent par gramme au maximum dans le sang.

Stérilité. La préparation à examiner satisfait à l'essai de stérilité prescrit dans la monographie *Préparations radiopharmaceutiques (0125)*. Elle peut être débitée avant la fin de l'essai.

PURETÉ RADIOCHIMIQUE

Opérez par chromatographie sur couche mince (*2.2.27*) en utilisant une feuille de fibre de verre recouverte de gel de silice. Les plaques doivent être telles que, pendant le développement, la phase mobile migre sur une distance de 10 cm à 15 cm en 10 min environ. Déterminez le technétium hydrolysé et le technétium sous forme colloïdale par l'essai (a) et le pertechnétate libre par l'essai (b).

(a) Déposez sur la plaque 5 µl à 10 µl de préparation à examiner. Développez immédiatement sur un parcours de 10 cm à 15 cm avec une solution d'*acétate de sodium R* à 136 g/l. Laissez sécher la plaque à l'air. Déterminez la répartition de la radioactivité à l'aide d'un détecteur approprié. Le technétium hydrolysé et le technétium sous forme colloïdale restent au point de départ. Le complexe de médronate technétié et l'ion pertechnétate migrent vers le front du solvant.

(b) Déposez sur la plaque 5 µl à 10 µl de préparation à examiner et séchez rapidement. Développez sur un parcours de 10 cm à 15 cm avec de la *méthyléthylcétone R*. Laissez sécher la plaque à l'air. Déterminez la répartition de la radioactivité à l'aide d'un détecteur approprié. L'ion pertechnétate migre vers le front du solvant. Le complexe de médronate technétié et le technétium sous forme colloïdale restent au point de départ.

Préparations radiopharmaceutiques

Le pourcentage de la radioactivité due à l'ion pertechnétate, dans le chromatogramme obtenu dans l'essai (b), n'est pas supérieur à 2,0 pour cent et la somme des pourcentages de la radioactivité due aux impuretés, y compris l'ion pertechnétate, dans les chromatogrammes obtenus dans les essais (a) et (b), n'est pas supérieure à 5,0 pour cent.

RADIOACTIVITÉ

Mesurez la radioactivité de la préparation à examiner à l'aide d'un compteur approprié et comparez-la à celle d'une préparation étalon de technétium-99m ou à l'aide d'un appareil étalonné à l'aide d'une telle préparation.

01/2002:1372

TECHNÉTIUM (^{99m}Tc) (MERTIATIDE-), SOLUTION INJECTABLE DE

Technetii (^{99m}Tc) mertiatidi solutio iniectabilis

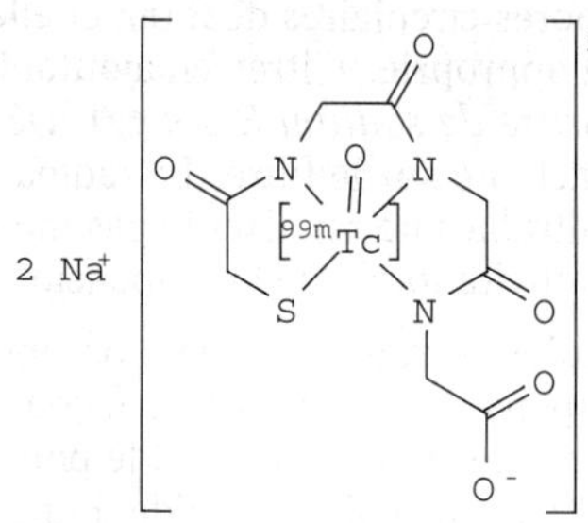

DÉFINITION

La solution injectable de mertiatide-technétium (^{99m}Tc) est une solution stérile qui peut être préparée soit par chauffage d'un mélange contenant de la *S*-benzoylmercaptoacétyltriglycine (bétiatide), un agent chélateur faible tel que le tartrate, un sel stanneux et de la solution injectable de pertechnétate (^{99m}Tc) de sodium (obtenu ou non par fission), soit par mélange de solutions de mercaptoacétyltriglycine (mertiatide), d'un sel stanneux et de solution injectable de pertechnétate (^{99m}Tc) de sodium (obtenu ou non par fission), à pH alcalin. La solution injectable de mertiatide-technétium (^{99m}Tc) peut contenir des agents stabilisants et un tampon. Elle contient au minimum 90,0 pour cent et au maximum 110,0 pour cent de la radioactivité due au technétium-99m indiquée à la date et au temps figurant sur l'étiquette. Le technétium-99m présent sous forme de mertiatide-[^{99m}Tc]technétium représente 94 pour cent au minimum de la radioactivité totale.

CARACTÈRES

Solution limpide, incolore.

Le technétium-99m a une période de 6,02 h et émet des rayonnements gamma.

IDENTIFICATION

A. Enregistrez le spectre des rayonnements gamma de la préparation à examiner à l'aide d'un appareil approprié et comparez avec le spectre d'une solution étalon de technétium-99m, ou à l'aide d'un appareil étalonné au moyen d'une telle solution. Les préparations étalons de technétium-99m peuvent être obtenues auprès de laboratoires officiellement désignés par l'Autorité compétente. Le spectre de la préparation à examiner ne diffère pas de manière significative de celui de la préparation étalon.

   L'énergie du photon gamma principal du technétium-99m est de 0,140 MeV.

B. Examinez les chromatogrammes obtenus dans l'essai (b) de pureté radiochimique. Le pic principal du chromatogramme obtenu avec la solution à examiner est semblable quant à son temps de rétention au pic principal du chromatogramme obtenu avec la solution témoin.

ESSAI

Détermination du pH (*2.2.3*). Le pH de la préparation à examiner est de 5,0 à 7,5.

Stérilité. La préparation à examiner satisfait à l'essai de stérilité prescrit dans la monographie *Préparations radiopharmaceutiques (0125)*. La préparation peut être libérée pour emploi avant la fin de l'essai.

PURETÉ RADIOCHIMIQUE

(a) Opérez par chromatographie ascendante sur papier (*2.2.26*) en utilisant un papier approprié comme phase stationnaire.

Solution à examiner. La préparation à examiner.

Déposez sur le papier 2 µl de solution à examiner. Développez sur un parcours de 15 cm avec un mélange de 40 volumes d'*eau R* et de 60 volumes d'*acétonitrile R*. Laissez sécher puis déterminez la répartition de la radioactivité avec un détecteur approprié. La radioactivité au point de dépôt (R_f 0,0-0,1) ne représente pas plus de 2,0 pour cent de la radioactivité totale.

(b) Opérez par chromatographie liquide (*2.2.29*).

Solution à examiner. La préparation à examiner.

Solution témoin. Dissolvez, en chauffant dans un bain-marie, 5 mg de *S-benzylmercaptoacétyltriglycine SCR* dans 5 ml d'*eau R*. Introduisez 1 ml de cette solution dans un flacon fermé rempli d'*azote R*, puis ajoutez 0,5 ml d'une solution de *tartrate de sodium et de potassium R* à 40 g/l, 25 µl d'une solution de *chlorure stanneux R* à 4 g/l dans de l'*acide chlorhydrique 0,05 M* et 370-740 MBq de solution injectable de pertechnétate (^{99m}Tc) de sodium (obtenu ou non par fission) dans un volume ne dépassant pas 3 ml. Chauffez le mélange dans un bain-marie pendant 10 min, puis laissez refroidir à température ambiante.

La chromatographie peut être réalisée en utilisant :

- une colonne d'acier inoxydable, d'une longueur de 0,25 m et d'un diamètre intérieur de 4,0 mm, remplie de *gel de silice octadécylsilylé pour chromatographie R* (5 µm),
- comme phase mobile, à un débit de 1,0 ml/min :

  Phase mobile A. Un mélange de 7 volumes d'*éthanol R* et de 93 volumes d'une solution de *phosphate monopotassique R* à 1,36 g/l, ajustée à pH 6,0 avec de l'*hydroxyde de sodium 0,1 M*,

  Phase mobile B. Un mélange de 10 volumes d'*eau R* et de 90 volumes de *méthanol R*,
- un détecteur de radioactivité approprié,
- un injecteur à boucle de 20 µl.

Equilibrez la colonne avec la phase mobile A pendant 20 min. Injectez la solution à examiner et la solution témoin. Commencez l'élution avec la phase mobile A puis, 10 min après l'injection, remplacez-la par la phase mobile B et poursuivez la chromatographie pendant 15 min.

L'essai n'est valable que si le temps de rétention du pic principal du chromatogramme obtenu avec la solution à examiner est approximativement le même que celui du pic principal du chromatogramme obtenu avec la solution témoin. Dans le chromatogramme obtenu avec la solution à examiner, la somme de la surface des pics élués avant le pic principal (impuretés hydrophiles, dont le [^{99m}Tc]pertechnétate) n'est pas supérieure à 3,0 pour cent de la surface totale des pics et la somme de la surface des pics élués après le pic principal (impuretés lipophiles) n'est pas supérieure à 4,0 pour cent de la surface totale des pics.

La radioactivité due au technétium-99m sous forme de mertiatide-[^{99m}Tc]technétium représente 94 pour cent au moins de la radioactivité totale.

RADIOACTIVITÉ

Mesurez la radioactivité de la préparation à examiner à l'aide d'un compteur approprié, et comparez-la à celle d'une préparation étalon de technétium-99m, soit directement soit en utilisant un appareil étalonné au moyen d'une telle préparation.

01/2002:0570

TECHNÉTIUM (^{99m}Tc) (MICROSPHÈRES-), SUSPENSION INJECTABLE DE

Technetii (^{99m}Tc) microsphaerarum suspensio iniectabilis

DÉFINITION

La suspension injectable de microsphères-technétium (^{99m}Tc) est une suspension stérile et apyrogène d'albumine d'origine humaine qui a été dénaturée de façon à former des particules sphériques insolubles. Les particules sont marquées au technétium-99m. La suspension injectable contient des substances réductrices telles que des sels d'étain à une concentration maximale de 3 mg de Sn par millilitre. La suspension peut contenir un tampon approprié tel qu'un tampon acétate, citrate ou phosphate et des additifs tels que des agents mouillants. L'albumine humaine utilisée est conforme aux exigences de la monographie *Solution d'albumine humaine (0255)*. La suspension contient au minimum 90,0 pour cent et au maximum 110,0 pour cent de la radioactivité due au technétium-99m indiquée à la date et à l'heure figurant sur l'étiquette. 95 pour cent au minimum de la radioactivité est due au technétium-99m qui se trouve lié aux particules de la suspension comme le démontre l'essai de la radioactivité des particules non filtrables. Les particules ont un diamètre type de 10 µm à 50 µm. La radioactivité n'est pas inférieure à 185 MBq de technétium-99m par million de particules à la date et à l'heure de l'administration.

La suspension injectable de microsphères-technétium (^{99m}Tc) est préparée à partir de la solution injectable de pertechnétate (^{99m}Tc) de sodium, obtenu ou non par fission, à l'aide de réactifs appropriés, stériles et apyrogènes, compte tenu des proportions d'impuretés radionucléidiques par rapport à la date et à l'heure d'administration.

CARACTÈRES

Suspension de particules blanches à jaunes ou artificiellement colorées, qui peut se séparer au repos.

Le technétium-99m a une période de 6,02 h et émet des rayonnements gamma.

IDENTIFICATION

A. Enregistrez le spectre des rayonnements gamma et comparez avec le spectre d'une préparation étalon de technétium-99m ou à l'aide d'un appareil étalonné au moyen d'une telle solution. Les préparations étalons de technétium-99m et de molybdène-99 peuvent être obtenues auprès de laboratoires officiellement désignés par l'Autorité compétente. Le spectre de la suspension à examiner ne diffère pas de manière significative de celui de la préparation étalon. L'énergie du photon gamma principal du technétium-99m est de 0,140 MeV.

B. L'essai de la radioactivité des particules non filtrables et l'essai de la taille des particules contribuent à l'identification de la préparation.

C. Dans un tube à centrifugation, introduisez 1 ml de suspension à examiner et centrifugez à 2500 *g* pendant 5 min à 10 min. Rejetez le liquide surnageant et ajoutez au culot de centrifugation 5 ml de *solution cupri-tartrique R2*. Mélangez et laissez reposer pendant 10 min. Si nécessaire, chauffez pour dissoudre les particules. Laissez refroidir. Ajoutez rapidement 0,5 ml de *réactif phosphomolybdotungstique dilué R* ; mélangez immédiatement, puis laissez reposer. Il se développe une coloration bleue.

ESSAI

Détermination du pH (*2.2.3*). Le pH de la suspension à examiner est de 4,0 à 9,0.

Radioactivité des particules non filtrables. Déposez 0,2 ml de suspension à examiner sur une membrane filtrante d'un diamètre de 13 mm à 25 mm : cette membrane est constituée par un film de polycarbonate, d'une épaisseur de 10 µm, présentant des pores circulaires de 3 µm et elle est placée dans un support approprié. Filtrez en ajoutant 20 ml d'une solution de *chlorure de sodium R* à 9 g/l. Déterminez la proportion d'activité sur le filtre. La radioactivité des particules non filtrables ne représente pas moins de 95 pour cent de la radioactivité totale de la suspension à examiner.

Taille des particules. Examinez au microscope. Diluez si nécessaire la suspension à examiner de façon à obtenir une densité en particules suffisamment faible pour distinguer individuellement les particules. A l'aide d'une seringue munie d'une aiguille d'un diamètre intérieur d'au moins 0,35 mm, déposez un volume approprié de suspension à examiner dans une cellule appropriée telle qu'un hémocytomètre, en prenant soin de ne pas trop remplir la cellule. Laissez reposer pendant 1 min, puis déposez avec précaution une lamelle sans écraser l'échantillon. Examinez par balayage au microscope un champ correspondant au moins à 5000 particules. Les particules ont un aspect sphérique uniforme. 10 particules au maximum ont une dimension supérieure à 75 µm, mais aucune d'elles ne présente de dimension supérieure à 100 µm.

Nombre de particules. Examinez au microscope. Remplissez une cellule appropriée telle qu'un hémocytomètre d'une dilution appropriée de la suspension à examiner en veillant à ce que les particules ne se déposent pas pendant le transfert. Dénombrez les particules dans la cellule. Répétez 2 fois cette opération et calculez le nombre de particules par millilitre de suspension à examiner.

Etain

Solution à examiner. A 1,0 ml de suspension à examiner, ajoutez 0,5 ml d'*acide sulfurique R* et 1,5 ml d'*acide nitrique R*. Chauffez et évaporez jusqu'à obtention d'un volume de 1 ml environ. Ajoutez 2 ml d'*eau R* et évaporez de nouveau jusqu'à obtention d'un volume de 1 ml environ. Répétez 2 fois cette opération, refroidissez et complétez à 25,0 ml avec l'*acide chlorhydrique 1 M*.

Solution témoin. Dissolvez 0,115 g de *chlorure stanneux R* dans de l'*acide chlorhydrique 1 M* et complétez à 1000,0 ml avec le même acide.

A 1,0 ml de chaque solution, ajoutez 0,4 ml d'une solution de *laurilsulfate de sodium R* à 20 g/l, 0,05 ml d'*acide thioglycolique R*, 0,1 ml de *réactif au dithiol R* et 3,0 ml d'*acide chlorhydrique 0,2 M*. Mélangez. Mesurez l'absorbance (*2.2.25*) de chaque solution à 540 nm en utilisant comme liquide de compensation de l'*acide*

Préparations radiopharmaceutiques

chlorhydrique 0,2 M. L'absorbance de la solution à examiner n'est pas supérieure à celle de la solution témoin (3 mg de Sn par millilitre).

Distribution physiologique. Injectez dans une veine caudale de 3 rats pesant chacun de 150 g à 250 g 0,2 ml au plus de suspension à examiner. Sacrifiez les animaux 15 min après l'injection. Prélevez le foie, la rate et les poumons. Mesurez la radioactivité de ces organes à l'aide d'un appareil approprié. Mesurez la radioactivité du reste du corps, y compris le sang de chaque animal et l'urine excrétée, après avoir éliminé la queue. Déterminez le pourcentage de la radioactivité dans le foie, la rate et les poumons à l'aide de l'expression :

$$\frac{A}{B} \times 100$$

A = radioactivité de l'organe considéré,

B = radioactivité du foie, de la rate, des poumons et du reste du corps de l'animal, y compris l'urine excrétée.

Dans au moins 2 des 3 rats, 80 pour cent au moins de la radioactivité se trouve dans les poumons et au total 5 pour cent au plus dans le foie et la rate. La suspension peut être débitée avant la fin de l'essai.

Stérilité. La suspension à examiner satisfait à l'essai de stérilité prescrit dans la monographie *Préparations radiopharmaceutiques (0125)*. Elle peut être débitée avant la fin de l'essai.

Pyrogènes. La suspension à examiner satisfait à l'essai des pyrogènes prescrit dans la monographie *Préparations radiopharmaceutiques (0125)*. Injectez à chaque lapin, par kilogramme de masse corporelle, un minimum de 0,1 ml de la suspension à examiner. La suspension peut être débitée avant la fin de l'essai.

RADIOACTIVITÉ

Mesurez la radioactivité à l'aide d'un compteur approprié et comparez-la à celle d'une préparation étalon de technétium-99m ou à l'aide d'un instrument étalonné au moyen d'une telle préparation.

ÉTIQUETAGE

L'étiquette indique :

- que la préparation doit être agitée avant l'emploi,
- si la préparation en contient, la quantité d'étain par millilitre.

01/2002:0642

TECHNÉTIUM (^{99m}Tc) (PENTÉTATE-), SOLUTION INJECTABLE DE

Technetii (^{99m}Tc) pentetatis solutio iniectabilis

DÉFINITION

La solution injectable de pentétate-technétium (^{99m}Tc) est une solution stérile qui est préparée à partir d'une solution de pertechnétate (^{99m}Tc) de sodium et de solutions de diéthylènetriaminepentaacétate de sodium ou de diéthylènetriaminepentaacétate de calcium et de trisodium et d'un sel stanneux. La solution contient une quantité variable d'étain (Sn) ne dépassant pas 1 mg/ml et peut contenir des conservateurs antimicrobiens, des antioxydants, des stabilisants et des tampons appropriés. La solution injectable contient au minimum 90,0 pour cent et au maximum 110,0 pour cent de la radioactivité due au technétium-99m, indiquée à la date et à l'heure figurant sur l'étiquette. 95,0 pour cent au minimum de la radioactivité est due au technétium-99m complexé par le pentétate de sodium ou le pentétate trisodicocalcique.

La solution injectable de pentétate-technétium (^{99m}Tc) est préparée à partir de la solution injectable de pertechnétate de sodium (^{99m}Tc), obtenu ou non par fission, à l'aide de réactifs appropriés stériles et compte tenu des proportions d'impuretés radionucléidiques par rapport à la date et à l'heure d'administration.

CARACTÈRES

Solution limpide, incolore ou légèrement jaune.

Le technétium-99m a une période de 6,02 h et émet des rayonnements gamma.

IDENTIFICATION

A. Enregistrez le spectre des rayonnements gamma de la solution à examiner à l'aide d'un appareil approprié et comparez avec le spectre d'une préparation étalon de technétium-99m ou à l'aide d'un appareil étalonné au moyen d'une telle préparation. Les préparations étalons de technétium-99 et de molybdène-99 peuvent être obtenues auprès de laboratoires officiellement désignés par l'Autorité compétente. Le spectre de la solution à examiner ne diffère pas de manière significative de celui de la préparation étalon. L'énergie du photon gamma principal du technétium-99m est de 0,140 MeV.

B. Examinez les chromatogrammes obtenus dans l'essai de pureté radiochimique. La répartition de la radioactivité contribue à l'identification de la préparation.

C. Dans un tube de verre propre et sec de 10 ml, placez un volume de solution à examiner correspondant à 2 mg de pentétate. Complétez si nécessaire à 1 ml avec de l'*eau R*. Dans un second tube, placez 1 ml d'*eau R* (blanc). A chaque tube, ajoutez 0,1 ml d'une solution de *sulfate de nickel R* à 1 g/l, puis 0,5 ml d'une solution d'*acide acétique glacial R* à 50 pour cent *V/V* et 0,75 ml d'une solution d'*hydroxyde de sodium R* à 50 g/l. Mélangez et vérifiez que le pH n'est pas supérieur à 5. A chaque tube, ajoutez 0,1 ml d'une solution de *diméthylglyoxime R* à 10 g/l dans l'*alcool R*. Mélangez et laissez reposer pendant 2 min. Dans chaque tube, ajustez le pH à 12 au moins à l'aide d'une solution d'*hydroxyde de sodium R* à 100 g/l. Mélangez et vérifiez que le pH n'est pas inférieur à 12. Laissez reposer pendant 2 min. Chauffez les tubes avec précaution au bain-marie pendant 2 min. La solution dans le tube contenant la solution à examiner reste limpide et incolore pendant toute l'opération. La solution dans le tube de l'essai à blanc se colore en rouge par addition de la solution de diméthylglyoxime et un précipité rouge se forme lorsque le tube est chauffé au bain-marie.

ESSAI

Détermination du pH (*2.2.3*). Le pH de la solution à examiner est de 4,0 à 7,5.

Etain.

Solution à examiner. Prélevez 1,5 ml de la solution à examiner et complétez à 25,0 ml avec de l'*acide chlorhydrique 1 M*.

Solution de référence. Dissolvez 0,115 g de *chlorure stanneux R* dans de l'*acide chlorhydrique 1 M* et complétez à 1000,0 ml avec le même acide.

Préparations radiopharmaceutiques

A 1,0 ml de chaque solution, ajoutez 0,4 ml d'une solution de *laurilsulfate de sodium R* à 20 g/l, 0,05 ml d'*acide thioglycolique R*, 0,1 ml de *réactif au dithiol R* et 3,0 ml d'*acide chlorhydrique 0,2 M*. Mélangez. Mesurez l'absorbance (*2.2.25*) de chaque solution à 540 nm en utilisant comme liquide de compensation de l'*acide chlorhydrique 0,2 M*. L'absorbance de la solution à examiner n'est pas supérieure à celle de la solution de référence (1 mg de Sn par millilitre).

Stérilité. La solution à examiner satisfait à l'essai de stérilité prescrit dans la monographie *Préparations radiopharmaceutiques (0125)*. Elle peut être débitée avant la fin de l'essai.

PURETÉ RADIOCHIMIQUE

Opérez par chromatographie sur couche mince (*2.2.27*) en utilisant une feuille de fibre de verre recouverte de gel de silice, préalablement chauffée à 110 °C pendant 10 min. Utilisez une plaque telle qu'elle permette à la phase mobile de migrer sur une distance de 10 cm à 15 cm en 10 min environ.

(a) Déposez sur la plaque 5 µl à 10 µl de la solution à examiner. Développez immédiatement sur un parcours de 10 cm à 15 cm avec une solution de *chlorure de sodium R* à 9 g/l. Laissez sécher la plaque à l'air. Déterminez la répartition de la radioactivité à l'aide d'un détecteur approprié. Les impuretés sous forme colloïdale restent au point de départ. Le complexe de pentétate technétié et l'ion pertechnétate migrent vers le front de solvant.

(b) Déposez sur la plaque 5 µl à 10 µl de la solution à examiner et laissez sécher. Développez sur un parcours de 10 cm à 15 cm avec de la *méthyléthylcétone R*. Laissez sécher la plaque. Déterminez la répartition de la radioactivité à l'aide d'un détecteur approprié. L'ion pertechnétate migre vers le front de solvant. Le complexe de pentétate technétié et les impuretés sous forme colloïdale restent au point de départ.

La somme des pourcentages de la radioactivité due aux impuretés dans les chromatogrammes obtenus dans les essais (a) et (b) n'est pas supérieure à 5,0 pour cent.

RADIOACTIVITÉ

Mesurez la radioactivité de la solution à examiner à l'aide d'un compteur approprié et comparez-la à celle d'une préparation étalon de technétium-99m ou à l'aide d'un appareil étalonné au moyen d'une telle préparation.

01/2002:0129

TECHNÉTIUM (^{99m}Tc) (PYROPHOSPHATE D'ÉTAIN ET DE), SOLUTION INJECTABLE DE

Stanni pyrophosphatis et technetii (^{99m}Tc) solutio iniectabilis

DÉFINITION

La solution injectable de pyrophosphate d'étain et de technétium (^{99m}Tc) est une solution stérile et apyrogène qui peut être préparée à partir de la solution injectable de pertechnétate (^{99m}Tc) de sodium obtenu ou non par fission et de solutions de pyrophosphate de sodium et de chlorure d'étain. La solution contient au minimum 90,0 pour cent et au maximum 110,0 pour cent de la radioactivité due au technétium-99m indiquée à la date et à l'heure figurant sur l'étiquette. 90 pour cent au minimum de la radioactivité est due au technétium-99m qui se trouve sous la forme d'un complexe de pyrophosphate d'étain et de technétium-99m. La solution contient une quantité variable de pyrophosphate de sodium ($Na_4P_2O_7,10H_2O$) allant de 1 mg à 50 mg par millilitre. Il contient une quantité variable d'étain (Sn) ne dépassant pas 3,0 mg par millilitre.

La solution est préparée à partir de la solution injectable de pertechnétate (^{99m}Tc) de sodium, obtenu ou non par fission, à l'aide de réactifs stériles et apyrogènes, compte tenu des proportions d'impuretés radionucléidiques par rapport à la date et à l'heure de l'administration.

CARACTÈRES

Solution limpide et incolore.

Le technétium-99m a une période de 6,02 h et émet des rayonnements gamma.

IDENTIFICATION

A. Enregistrez le spectre des rayonnements gamma de la solution à examiner à l'aide d'un appareil approprié et comparez avec le spectre d'une préparation étalon de technétium-99m ou à l'aide d'un appareil étalonné au moyen d'une telle solution. Les préparations étalons de technétium-99m et de molybdène-99 peuvent être obtenues auprès de laboratoires officiellement désignés par l'Autorité compétente. Le spectre de la solution à examiner ne diffère pas de manière significative de celui de la préparation étalon. L'énergie du photon gamma principal du technétium-99m est de 0,140 MeV.

B. Examinez les chromatogrammes obtenus dans l'essai de pureté radiochimique. La répartition de la radioactivité contribue à l'identification de la préparation.

C. A 1 ml de la solution à examiner, ajoutez 1 ml d'*acide acétique R*. Chauffez au bain-marie pendant 1 h. Après refroidissement, ajoutez 10 ml du *réactif nitro-molybdovanadique R*. Laissez reposer pendant 30 min. Il se développe une coloration jaune.

D. A 1 ml de la solution à examiner, ajoutez 2 ml d'une solution d'*acide sulfurique R* à 30 pour cent *V/V*, 1 ml d'*acide chlorhydrique R*, 0,05 ml d'*acide thioglycolique R*, 0,4 ml d'une solution de *laurilsulfate de sodium R* à 20 g/l et 0,1 ml du *réactif au dithiol R*. Laissez reposer pendant 30 min. Il se développe une coloration rose.

ESSAI

Détermination du pH (*2.2.3*). Le pH de la solution à examiner est de 6,0 à 7,0.

Pyrophosphate de sodium

Solution à examiner. Utilisez 1 ml de la solution à examiner ou d'une dilution appropriée de celle-ci.

Solutions de référence. A partir d'une solution contenant du *pyrophosphate de sodium R* et du *chlorure stanneux R* dans les mêmes proportions que la solution à examiner, préparez une gamme de dilutions et complétez au même volume final avec de l'*eau R*.

A la solution à examiner et à 1 ml de chaque solution de référence, ajoutez successivement 10 ml d'une solution de *phosphate disodique R* à 1 g/l, 10 ml de *solution à 8 ppm de fer (Fe) R*, 5 ml d'*acide acétique glacial R* et 5 ml d'une solution de *chlorhydrate d'hydroxylamine R* à 1 g/l. Complétez chaque solution à 40 ml avec de l'*eau R*. Chauffez au bain-marie à 40 °C pendant 1 h. A chaque solution, ajoutez 4 ml d'une solution de *chlorhydrate de phénanthroline R* à 1 g/l et complétez à 50,0 ml avec de l'*eau R*. Mesurez l'absorbance (*2.2.25*) de chaque solution à 515 nm en utilisant comme liquide de compensation un blanc réactif contenant, au lieu de la *solution à 8 ppm de*

Préparations radiopharmaceutiques

fer (Fe) R, de l'acide chlorhydrique à 1,1 g/l en HCl. A partir des absorbances obtenues avec chaque solution de référence, construisez la courbe d'étalonnage et calculez la concentration en pyrophosphate de sodium de la solution à examiner.

Etain

Solution à examiner. Utilisez 1 ml de la solution à examiner ou d'une dilution appropriée de celle-ci.

Solutions de référence. A partir d'une solution d'acide chlorhydrique à 6,2 g/l en HCl contenant du *pyrophosphate de sodium R* et du *chlorure stanneux R* dans les mêmes proportions que la solution à examiner, préparez une gamme de dilutions et complétez au même volume final avec de l'acide chlorhydrique à 6,2 g/l en HCl.

A la solution à examiner et à 1 ml de chaque solution de référence, ajoutez 2 ml d'une solution d'*acide sulfurique R* à 300 g/l, 1 ml d'*acide chlorhydrique R*, 0,05 ml d'*acide thioglycolique R*, 0,4 ml d'une solution de *laurilsulfate de sodium R* à 20 g/l, 0,1 ml de *réactif au dithiol R* et complétez à 15 ml avec de l'acide chlorhydrique à 6,2 g/l en HCl. Laissez reposer les solutions pendant 30 min. Mesurez l'absorbance (*2.2.25*) de chaque solution à 530 nm en utilisant comme liquide de compensation un blanc réactif contenant la même proportion de *pyrophosphate de sodium R* que la solution à examiner. A partir des absorbances obtenues avec chaque solution de référence, construisez la courbe d'étalonnage et calculez la concentration en étain de la solution à examiner.

Stérilité. La solution à examiner satisfait à l'essai de stérilité prescrit dans la monographie *Préparations radiopharmaceutiques (0125)*. Elle peut être débitée avant la fin de l'essai.

Pyrogènes. La solution à examiner satisfait à l'essai des pyrogènes prescrit dans la monographie *Préparations radiopharmaceutiques (0125)*. Injectez à chaque lapin un minimum de 0,1 ml de la solution à examiner par kilogramme de masse corporelle. La solution peut être débitée avant la fin de l'essai.

PURETÉ RADIOCHIMIQUE

(a) Opérez par chromatographie sur couche mince (*2.2.27*) en utilisant une feuille de fibre de verre recouverte de gel de silice. Chauffez la plaque à 110 °C pendant 10 min. La plaque utilisée doit être telle qu'elle permette à la phase mobile de migrer sur une distance de 10 cm à 15 cm en 10 min environ.

Déposez sur la plaque 5 µl à 10 µl de la solution à examiner et faites sécher dans un courant d'azote. Développez sur un parcours de 10 cm à 15 cm avec de la *méthyléthylcétone R*. Immédiatement avant l'utilisation de ce réactif, faites passer dans la méthyléthylcétone placée dans la chambre à chromatographie un courant d'azote pendant 10 min. Laissez sécher la plaque. Déterminez la répartition de la radioactivité à l'aide d'un détecteur approprié. Le complexe pyrophosphate d'étain et de technétium-99m reste au point de départ ; l'ion pertechnétate migre avec un R_f de 0,95 à 1,0.

(b) Opérez par chromatographie sur couche mince (*2.2.27*) en utilisant une feuille de fibre de verre recouverte de gel de silice. Chauffez la plaque à 110 °C pendant 10 min. La plaque utilisée doit être telle qu'elle permette à la phase mobile de migrer sur une distance de 10 cm à 15 cm en 10 min environ.

Déposez sur la plaque 5 µl à 10 µl de la solution à examiner. Développez immédiatement sur un parcours de 10 cm à 15 cm avec une solution d'*acétate de sodium R* à 136 g/l. Laissez sécher la plaque. Déterminez la répartition de la radioactivité à l'aide d'un détecteur approprié. Les impuretés sous forme colloïdale restent au point de départ ; le complexe pyrophosphate d'étain et technétium-99m et l'ion pertechnétate migrent avec un R_f de 0,9 à 1,0.

La somme des pourcentages de la radioactivité due aux impuretés dans les chromatogrammes obtenus dans les essais (a) et (b) n'est pas supérieure à 10 pour cent.

RADIOACTIVITÉ

Mesurez la radioactivité à l'aide d'un compteur approprié et comparez-la à celle d'une préparation étalon de technétium-99m ou à l'aide d'un appareil étalonné au moyen d'une telle solution.

ÉTIQUETAGE

L'étiquette indique la quantité de pyrophosphate de sodium par millilitre et la quantité d'étain par millilitre.

01/2002:0131

TECHNÉTIUM (^{99m}Tc) (SOUFRE COLLOÏDAL ET DE), SOLUTION INJECTABLE DE

Sulfuris colloidalis et technetii (^{99m}Tc) solutio iniectabilis

DÉFINITION

La solution injectable de soufre colloïdal et de technétium (^{99m}Tc) est une dispersion colloïdale stérile et apyrogène de soufre dont les micelles sont marquées au technétium-99m. Il peut être stabilisé par un agent protecteur des colloïdes à base de gélatine. La solution contient au minimum 90,0 pour cent et au maximum 110,0 pour cent de la radioactivité due au technétium-99m, indiquée à la date et à l'heure figurant sur l'étiquette. 92 pour cent au minimum de la radioactivité est due au technétium-99m qui se trouve sous forme colloïdale. Le pH de la solution peut être ajusté par addition d'un tampon approprié tel que des solutions tampons acétate, citrate ou phosphate. La solution contient une quantité variable de soufre colloïdal suivant le procédé de fabrication.

La solution est préparée à partir de la solution injectable de pertechnétate (^{99m}Tc) de sodium, obtenu ou non par fission, à l'aide de réactifs appropriés, stériles et apyrogènes, compte tenu des proportions d'impuretés radionucléidiques par rapport à la date et à l'heure de l'administration.

CARACTÈRES

Liquide limpide à opalescent, incolore à jaunâtre.

Le technétium-99m a une période de 6,02 h et émet des rayonnements gamma.

IDENTIFICATION

A. Enregistrez le spectre des rayonnements gamma de la solution à examiner à l'aide d'un appareil approprié et comparez avec le spectre d'une préparation étalon de technétium-99m ou à l'aide d'un appareil étalonné au moyen d'une telle solution. Les préparations étalons de technétium-99m et de molybdène-99 peuvent être obtenues auprès de laboratoires officiellement désignés par l'Autorité compétente. Le spectre de la solution à examiner ne diffère pas de manière significative de celui de la préparation étalon. L'énergie du photon gamma principal du technétium-99m est de 0,140 MeV.

B. Examinez le chromatogramme obtenu dans l'essai de pureté radiochimique. La répartition de la radioactivité contribue à l'identification de la préparation.

C. Dans un tube à essai d'une longueur de 100 mm et d'un diamètre intérieur de 16 mm, introduisez 0,2 ml de la solution à examiner. Evaporez à siccité. Dissolvez le soufre en agitant le résidu avec 0,2 ml de *pyridine R* et ajoutez 20 mg environ de *benzoïne R*. Obturez l'orifice du tube avec un papier filtre imbibé de *solution d'acétate de plomb R*. Chauffez le tube dans un bain de glycérol à 150 °C. Le papier brunit peu à peu.

ESSAI

Détermination du pH (*2.2.3*). Le pH de la solution à examiner est de 4,0 à 7,0.

Distribution physiologique. Injectez dans la veine caudale de 3 souris, pesant chacune de 20 g à 25 g, 0,2 ml au plus de la solution à examiner. Sacrifiez les animaux 20 min après l'injection. Prélevez le foie, la rate et les poumons. Mesurez la radioactivité de ces organes à l'aide d'un appareil approprié. Mesurez la radioactivité du reste du corps de chaque animal après avoir prélevé la queue. Déterminez le pourcentage de radioactivité dans le foie, la rate et les poumons à l'aide de l'expression :

$$\frac{A}{B} \times 100$$

A = la radioactivité de l'organe considéré

B = la radioactivité du foie, de la rate, des poumons et du reste du corps de l'animal.

Dans chaque souris, 80 pour cent au moins de la radioactivité se trouvent dans le foie et dans la rate et 5 pour cent au plus dans les poumons. Si, dans une seule souris, la distribution de la radioactivité n'est pas conforme, répétez l'essai sur 3 autres souris. La solution à examiner satisfait à l'essai si la distribution de la radioactivité correspond aux proportions prescrites ci-dessus dans 5 des 6 souris utilisées. La solution peut être débitée avant la fin de l'essai.

Stérilité. La solution à examiner satisfait à l'essai de stérilité prescrit dans la monographie *Préparations radiopharmaceutiques (0125)*. Elle peut être débitée avant la fin de l'essai.

Pyrogènes. La solution à examiner satisfait à l'essai des pyrogènes prescrit dans la monographie *Préparations radiopharmaceutiques (0125)*. Injectez à chaque lapin un minimum de 0,1 ml de la solution à examiner par kilogramme de masse corporelle. La solution peut être débitée avant la fin de l'essai.

PURETÉ RADIOCHIMIQUE

Opérez par chromatographie ascendante sur papier (*2.2.26*).

Déposez sur le papier 10 µl de la solution à examiner. Développez immédiatement sur un parcours de 10 cm à 15 cm avec une solution de *chlorure de sodium R* à 9 g/l. Laissez sécher le chromatogramme. Déterminez la répartition de la radioactivité à l'aide d'un détecteur approprié. Le technétium-99m sous forme colloïdale reste au point de départ ; l'ion pertechnétate migre avec un R_f voisin de 0,6. Il peut apparaître d'autres impuretés d'un R_f de 0,8 à 0,9. La radioactivité due au technétium-99m sous forme colloïdale représente au moins 92 pour cent de la radioactivité totale du chromatogramme.

RADIOACTIVITÉ

Mesurez la radioactivité à l'aide d'un compteur approprié et comparez-la à celle d'une préparation étalon de technétium-99m ou à l'aide d'un appareil étalonné au moyen d'une telle solution.

01/2002:0643

TECHNÉTIUM (⁹⁹ᵐTc) (SUCCIMÈRE-), SOLUTION INJECTABLE DE

Technetii (⁹⁹ᵐTc) succimeri solutio iniectabilis

DÉFINITION

La solution injectable de succimère-technétium (⁹⁹ᵐTc) est une solution stérile d'acide *meso*-2,3-dimercaptosuccinique marqué au technétium-99m. La solution injectable contient une substance réductrice telle qu'un sel d'étain à une concentration maximale de 1 mg de Sn par millilitre. La solution injectable peut contenir des stabilisants, des antioxydants tels que l'acide ascorbique et des additifs inertes. La solution contient au minimum 90,0 pour cent et au maximum 110,0 pour cent de la radioactivité due au technétium-99m, indiquée à la date et à l'heure figurant sur l'étiquette. 95,0 pour cent au minimum de la radioactivité est due au complexe technétium-99m-succimère.

La solution injectable de succimère-technétium (⁹⁹ᵐTc) est préparée à partir de la solution injectable de pertechnétate (⁹⁹ᵐTc) de sodium, obtenu ou non par fission, à l'aide de réactifs appropriés et stériles et compte tenu des proportions d'impuretés radionucléidiques par rapport à la date et à l'heure d'administration. Les seringues utilisées pour les manipulations du produit final ou de l'éluat destiné au marquage du produit final sont exemptes d'éléments en caoutchouc.

CARACTÈRES

Solution limpide, incolore.

Le technétium-99m a une période de 6,02 h et émet des rayonnements gamma.

IDENTIFICATION

A. Enregistrez le spectre des rayonnements gamma de la solution à examiner à l'aide d'un appareil approprié et comparez avec le spectre d'une préparation étalon de technétium-99m ou à l'aide d'un appareil étalonné au moyen d'une telle préparation. Les préparations étalons de technétium-99m et de molybdène-99 peuvent être obtenues auprès de laboratoires officiellement désignés par l'Autorité compétente. Le spectre de la solution à examiner ne diffère pas de manière significative de celui de la préparation étalon. L'énergie du photon gamma principal du technétium-99m est de 0,140 MeV.

B. Examinez le chromatogramme obtenu dans l'essai de la pureté radiochimique. La répartition de la radioactivité contribue à l'identification de la préparation.

C. Dans un tube à essai, ajoutez à 1 ml de la solution à examiner, 1 ml d'une solution de *nitroprussiate de sodium R* à 20 g/l et 0,1 ml d'*acide acétique glacial R*. Mélangez et superposez avec précaution une couche d'*ammoniaque concentrée R*. Il se développe un anneau violet entre les 2 couches.

ESSAI

Détermination du pH (*2.2.3*). Le pH de la solution à examiner est de 2,3 à 3,5.

Etain

Solution à examiner. Prélevez 1,5 ml de la solution à examiner et complétez à 25,0 ml avec de l'*acide chlorhydrique 1 M*.

Solution de référence Dissolvez 0,115 g de *chlorure stanneux R* dans de l'*acide chlorhydrique 1 M* et complétez à 1000,0 ml avec le même acide.

A 1,0 ml de chaque solution, ajoutez 0,4 ml d'une solution de *laurilsulfate de sodium R* à 20 g/l, 0,05 ml d'*acide thioglycolique R*, 0,1 ml de *réactif au dithiol R* et 3,0 ml d'*acide chlorhydrique 0,2 M*. Mélangez. Laissez reposer pendant 60 min. Mesurez l'absorbance (*2.2.25*) de chaque solution à 540 nm en utilisant comme liquide de compensation de l'*acide chlorhydrique 0,2 M*. L'absorbance de la solution à examiner n'est pas supérieure à celle de la solution de référence (1 mg de Sn par millilitre).

Distribution physiologique. Injectez un volume de solution à examiner ne dépassant pas 0,2 ml et contenant au maximum 0,1 mg de succimère, dans une veine appropriée, telle qu'une veine caudale ou une veine saphène de 3 rats, pesant chacun de 150 g à 250 g. Mesurez la radioactivité dans la seringue avant et après l'injection. Sacrifiez les animaux 1 h après l'injection. Prélevez les reins, le foie, l'estomac, les poumons et si l'injection a été effectuée dans une veine caudale, la queue. Mesurez la radioactivité de ces organes à l'aide d'un appareil approprié. Déterminez le pourcentage de radioactivité dans chaque organe par rapport à la radioactivité totale calculée comme étant la différence entre les 2 mesures de la seringue, moins l'activité dans la queue si l'injection a été effectuée dans une veine caudale.

Dans au moins 2 des 3 rats, la radioactivité dans les reins est au moins de 40 pour cent ; 10,0 pour cent au plus de la radioactivité se trouve dans le foie, 2,0 pour cent au plus se trouve dans l'estomac et 5,0 pour cent au plus se trouve dans les poumons.

Stérilité. La solution à examiner satisfait à l'essai de stérilité prescrit dans la monographie *Préparations radiopharmaceutiques (0125)*. Elle peut être débitée avant la fin de l'essai.

PURETÉ RADIOCHIMIQUE

Opérez par chromatographie sur couche mince (*2.2.27*) en utilisant une feuille de fibre de verre recouverte de gel de silice, préalablement chauffée à 110 °C pendant 10 min. Utilisez une plaque telle qu'elle permette à la phase mobile de migrer sur une distance de 10 cm à 15 cm en 10 min environ.

Déposez sur la plaque 5 µl à 10 µl de la solution à examiner. Développez immédiatement sur un parcours de 10 cm à 15 cm avec de la *méthyléthylcétone R*. Laissez sécher la plaque. Déterminez la répartition de la radioactivité à l'aide d'un détecteur approprié. Le complexe technétium-succimère reste au point de départ et l'ion pertechnétate migre vers le front du solvant. La radioactivité due au technétium complexé par le succimère représente au minimum 95,0 pour cent de la radioactivité totale. La radioactivité due à l'ion pertechnétate ne représente pas plus de 2,0 pour cent de la radioactivité totale.

RADIOACTIVITÉ

Mesurez la radioactivité de la solution à examiner à l'aide d'un compteur approprié et comparez-la à celle d'une préparation étalon de technétium-99m ou à l'aide d'un appareil étalonné au moyen d'une telle préparation.

CONSERVATION

Conservez à l'abri de la lumière.

01/2002:0126

TECHNÉTIUM (^{99m}Tc) (SULFURE DE RHÉNIUM COLLOÏDAL ET DE), SOLUTION INJECTABLE DE

Rhenii sulfidi colloidalis et technetii (^{99m}Tc) solutio iniectabilis

DÉFINITION

La solution injectable de sulfure de rhénium colloïdal et de technétium (^{99m}Tc) est une dispersion colloïdale stérile et apyrogène de sulfure de rhénium dont les micelles sont marquées au technétium-99m. Elle est stabilisée par addition de gélatine. La solution contient au minimum 90,0 pour cent et au maximum 110,0 pour cent de la radioactivité due au technétium-99m indiquée à la date et à l'heure figurant sur l'étiquette. 92 pour cent au minimum de la radioactivité est due au technétium-99m qui se trouve sous forme colloïdale. Le pH de la solution peut être ajusté par addition d'un tampon approprié tel que la solution tampon citrate. Suivant le procédé de fabrication, la solution contient une quantité variable de sulfure de rhénium colloïdal ne dépassant pas 0,22 mg de rhénium (Re) par millilitre.

La solution est préparée à partir de la solution injectable de pertechnétate (^{99m}Tc) de sodium, obtenu ou non par fission, à l'aide de réactifs appropriés, stériles et apyrogènes, compte tenu des proportions d'impuretés radionucléidiques par rapport à la date et à l'heure de l'administration.

CARACTÈRES

Liquide brun clair.

Le technétium-99m a une période de 6,02 h et émet des rayonnements gamma.

IDENTIFICATION

A. Enregistrez le spectre des rayonnements gamma à l'aide d'un appareil approprié et comparez avec le spectre d'une préparation étalon de technétium-99m ou à l'aide d'un appareil étalonné au moyen d'une telle solution. Les préparations étalons de technétium-99m et de molybdène-99 peuvent être obtenues auprès de laboratoires officiellement désignés par l'Autorité compétente. Le spectre de la solution à examiner ne diffère pas d'une manière significative de celui de la préparation étalon. L'énergie du photon gamma principal du technétium-99m est de 0,140 MeV.

B. Examinez le chromatogramme obtenu dans l'essai de pureté radiochimique. La répartition de la radioactivité contribue à l'identification de la préparation.

C. A 1 ml de la solution à examiner, ajoutez 5 ml d'*acide chlorhydrique R*, 5 ml d'une solution de *thiourée R* à 50 g/l et 1 ml d'une solution de *chlorure stanneux R* à 200 g/l dans l'*acide chlorhydrique R*. Il se développe une coloration jaune.

ESSAI

Détermination du pH (*2.2.3*). Le pH de la solution à examiner est de 4,0 à 7,0.

Rhénium

Solution à examiner. Utilisez 1 ml de la solution à examiner.

Solutions de référence. A partir d'une solution contenant 100 µg de *perrhénate de potassium R* [correspondant à 60 ppm de rhénium (Re)] et 240 µg de *thiosulfate de sodium R* par millilitre, préparez une gamme de dilutions et complétez au même volume final avec de l'*eau R*.

Préparations radiopharmaceutiques

A la solution à examiner et à 1 ml de chaque solution de référence, ajoutez 5 ml d'*acide chlorhydrique R*, 5 ml d'une solution de *thiourée R* à 50 g/l et 1 ml d'une solution de *chlorure stanneux R* à 200 g/l dans l'*acide chlorhydrique R*, puis complétez à 25,0 ml avec de l'*eau R*. Laissez reposer pendant 40 min. Mesurez l'absorbance (*2.2.25*) de chaque solution à 400 nm en utilisant un blanc réactif comme liquide de compensation. A partir des absorbances obtenues avec chaque solution de référence, construisez la courbe d'étalonnage et calculez la concentration en rhénium de la solution à examiner.

Distribution physiologique. Injectez dans la veine caudale de 3 souris, pesant chacune de 20 g à 25 g, 0,2 ml au plus de la solution à examiner. Sacrifiez les animaux 20 min après l'injection. Prélevez le foie, la rate et les poumons. Mesurez la radioactivité de ces organes à l'aide d'un appareil approprié. Mesurez la radioactivité du reste du corps de chaque animal après avoir prélevé la queue. Déterminez le pourcentage de radioactivité dans le foie, la rate et les poumons à l'aide de l'expression :

$$\frac{A}{B} \times 100$$

A = la radioactivité de l'organe considéré,

B = la radioactivité du foie, de la rate, des poumons et du reste du corps de l'animal.

Dans chaque souris, 80 pour cent au moins de la radioactivité se trouvent dans le foie et dans la rate et 5 pour cent au plus dans les poumons. Si, dans une seule souris, la distribution de la radioactivité n'est pas conforme, répétez l'essai sur 3 autres souris. La solution à examiner satistait à l'essai si la distribution de la radioactivité correspond aux proportions prescrites ci-dessus dans 5 des 6 souris utilisées. La solution peut être débitée avant la fin de l'essai.

Stérilité. La solution à examiner satisfait à l'essai de stérilité prescrit dans la monographie *Préparations radiopharmaceutiques (0125)*. Elle peut être débitée avant la fin de l'essai.

Pyrogènes. La solution à examiner satisfait à l'essai des pyrogènes prescrit dans la monographie *Préparations radiopharmaceutiques (0125)*. Injectez à chaque lapin un minimum de 0,1 ml de la solution par kilogramme de masse corporelle. La solution peut être débitée avant la fin de l'essai.

PURETÉ RADIOCHIMIQUE

Opérez par chromatographie ascendante sur papier (*2.2.26*).

Déposez sur le papier 10 µl de la solution à examiner. Développez immédiatement sur un parcours de 10 cm à 15 cm avec une solution de *chlorure de sodium R* à 9 g/l. Laissez sécher le papier. Déterminez la répartition de la radioactivité à l'aide d'un détecteur approprié. Le technétium-99m sous forme colloïdale reste sur le point de départ ; l'ion pertechnétate migre avec un R_f voisin de 0,6. Il peut apparaître d'autres impuretés d'un R_f voisin de 0,8 à 0,9. La radioactivité due au technétium-99m sous forme colloïdale représente au moins 92 pour cent de la radioactivité totale du chromatogramme.

RADIOACTIVITÉ

Mesurez la radioactivité à l'aide d'un compteur approprié et comparez-la à celle d'une préparation étalon de technétium-99m ou à l'aide d'un appareil étalonné au moyen d'une telle solution.

ÉTIQUETAGE

L'étiquette indique la quantité de rhénium par millilitre.

01/2002:0571

THALLIUM (^{201}Tl) (CHLORURE DE), SOLUTION INJECTABLE DE

Thallosi (^{201}Tl) chloridi solutio iniectabilis

DÉFINITION

La solution injectable de chlorure de thallium (^{201}Tl) est une solution stérile de thallium-201 sous forme de chlorure thalleux. Il peut être rendu isotonique par addition de chlorure de sodium et peut contenir un conservateur antimicrobien approprié tel que l'alcool benzylique. Le thallium-201 est un isotope radioactif formé par décroissance du plomb-201. Le plomb-201 est un isotope radioactif du plomb et peut être obtenu par irradiation du thallium, éventuellement enrichi en thallium-203, à l'aide de protons d'une énergie appropriée. Le thallium-201 peut être séparé du plomb-201 par passage sur une colonne de résine échangeuse d'ions. La solution injectable contient au minimum 90,0 pour cent et au maximum 110,0 pour cent de la radioactivité due au thallium-201, indiquée à la date et à l'heure figurant sur l'étiquette. La radioactivité due au thallium-202 représente au maximum 2,0 pour cent de la radioactivité totale et la radioactivité due au thallium-201 représente au minimum 97,0 pour cent de la radioactivité totale. Au minimum 95,0 pour cent de la radioactivité est due au thallium sous forme d'ions thalleux. La radioactivité spécifique n'est pas inférieure à 3,7 GBq par milligramme de thallium.

CARACTÈRES

Solution limpide et incolore.

Le thallium-201 a une période de 3,05 jours et émet des rayonnements gamma et X.

IDENTIFICATION

A. Enregistrez le spectre des rayonnements gamma et X de la solution à examiner à l'aide d'un appareil approprié et comparez avec le spectre d'une préparation étalon de thallium-201 ou à l'aide d'un appareil étalonné au moyen d'une telle solution. Les préparations étalons de thallium-201 et de thallium-202 peuvent être obtenues auprès des laboratoires officiellement désignés par l'Autorité compétente. Le spectre de la solution à examiner ne diffère pas de manière significative de celui de la préparation étalon. Les énergies des photons gamma principaux sont de 0,135 MeV, de 0,166 MeV et de 0,167 MeV. Les énergies des rayonnements X sont de 0,069 MeV à 0,083 MeV.

B. Examinez l'électrophorégramme obtenu dans l'essai de pureté radiochimique. La répartition de la radioactivité contribue à l'identification de la préparation.

ESSAI

Détermination du pH (*2.2.3*). Le pH de la solution à examiner est de 4,0 à 7,0.

Thallium. A 0,5 ml de la solution à examiner, ajoutez 0,5 ml d'une solution d'acide chlorhydrique à 220 g/l de HCl, 0,05 ml d'*eau de brome R*. Mélangez et ajoutez 0,1 ml d'une solution d'*acide sulfosalicylique R* à 30 g/l. Après décoloration, ajoutez 1,0 ml d'une solution de *rhodamine B R* à 1 g/l. Agitez le mélange avec 4 ml de *toluène R* pendant 60 s. Séparez la couche de toluène ; elle n'est pas

Préparations radiopharmaceutiques

plus fortement colorée que la couche de toluène obtenue à partir d'une solution témoin préparée simultanément dans les mêmes conditions à partir de 0,5 ml de *solution à 10 ppm de thallium (Tl) R*.

Stérilité. La solution à examiner satisfait à l'essai de stérilité prescrit dans la monographie *Préparations radiopharmaceutiques (0125)*. Elle peut être débitée avant la fin de l'essai.

PURETÉ RADIONUCLÉIDIQUE

Enregistrez le spectre des rayonnements gamma et X à l'aide d'un appareil approprié étalonné avec des préparations étalons de thallium-201 et de thallium-202. Le spectre de la solution à examiner ne diffère pas de manière significative de celui d'une préparation étalon de thallium-201. Déterminez les quantités relatives de thallium-201 et de thallium-202 et des autres impuretés radionucléidiques. Le thallium-202 a une période de 12,2 jours et l'énergie du photon gamma principal est de 0,440 MeV. Le thallium-200 a une période de 1,09 jour et l'énergie des photons gamma principaux est de 0,368 MeV, de 0,579 MeV, de 0,828 MeV et de 1,206 MeV. Le plomb-201 a une période de 9,4 h et l'énergie du photon gamma principal est de 0,331 MeV. Le plomb-203 a une période de 2,17 jours et l'énergie du photon gamma principal est de 0,279 MeV. La radioactivité due au thallium-202 représente au maximum 2,0 pour cent de la radioactivité totale et la radioactivité due au thallium-201 représente au minimum 97,0 pour cent de la radioactivité totale.

PURETÉ RADIOCHIMIQUE

Examinez par électrophorèse de zone (*2.2.31*) en utilisant comme support une bande d'acétate de cellulose approprié d'une longueur de 150 mm et d'une largeur de 25 mm et comme solution d'électrolyte une solution d'*édétate de sodium R* à 18,6 g/l. Trempez la bande dans la solution d'électrolyte pendant 45 min à 60 min. En ayant soin de ne saisir que les bords extérieurs de la bande, sortez-la à l'aide d'une pince et placez-la entre 2 tampons absorbants afin d'éliminer l'excès de solution.

Solution à examiner. Mélangez en volumes égaux la solution à examiner et la solution d'électrolyte.

Déposez 5 µl de solution à examiner au moins au centre de la bande et repérez le point d'application. Appliquez un champ électrique de 17 V par centimètre pendant 30 min. Laissez la bande sécher à l'air. Déterminez la répartition de la radioactivité à l'aide d'un détecteur approprié. 95,0 pour cent au moins de la radioactivité migre vers la cathode.

RADIOACTIVITÉ

Mesurez la radioactivité à l'aide d'un compteur approprié et comparez-la à celle d'une préparation étalon de thallium-201 ou à l'aide d'un instrument étalonné au moyen d'une telle préparation.

01/2002:0133

XÉNON (^{133}Xe) (SOLUTION INJECTABLE DE)

Xenoni (^{133}Xe) solutio iniectabilis

DÉFINITION

La solution injectable de xénon (^{133}Xe) est une solution stérile de xénon-133 qui peut être rendue isotonique par addition de chlorure de sodium. Le xénon-133 est un isotope radioactif du xénon. Il est obtenu par séparation des autres produits de fission de l'uranium. La solution contient au minimum 80 pour cent et au maximum 130 pour cent de la radioactivité due au xénon-133 indiquée à la date et à l'heure figurant sur l'étiquette.

La solution injectable de xénon (^{133}Xe) est contenue dans un récipient conçu de façon à permettre le prélèvement de solution sans introduction de bulles d'air. Ce récipient doit être rempli aussi complètement que possible. En présence d'une phase gazeuse, le volume de celle-ci, évalué visuellement par rapport à un témoin approprié, ne dépasse pas 1 pour cent du volume de la solution.

CARACTÈRES

Solution limpide et incolore.

Le xénon-133 a une période de 5,29 jours et émet des rayonnements bêta, gamma et X.

IDENTIFICATION

Enregistrez le spectre des rayonnements gamma et X à l'aide d'un appareil approprié. Le spectre ne diffère pas de manière significative de celui d'une préparation étalon de xénon-133 dans une solution de *chlorure de sodium R* à 9 g/l, mises à part les différences éventuelles attribuables à la présence de xénon-131m et de xénon-133m. L'énergie du photon gamma principal du xénon-133 est de 0,081 MeV et l'énergie du rayonnement X provenant de la conversion interne est de 0,030 MeV à 0,035 MeV. Le xénon-131m a une période de 11,9 jours et émet un photon gamma de 0,164 MeV. Le xénon-133m a une période de 2,19 jours et émet un photon gamma de 0,233 MeV. Si les préparations étalons de xénon-133 ne sont pas facilement disponibles, des chambres d'ionisation appropriées et étalonnées peuvent être obtenues auprès de laboratoires officiellement désignés par les autorités compétentes.

ESSAI

Détermination du pH (*2.2.3*). Le pH du soluté à examiner est de 5,0 à 8,0.

Stérilité. La solution à examiner satisfait à l'essai de stérilité prescrit dans la monographie *Préparations radiopharmaceutiques (0125)*. Elle peut être débitée avant la fin de l'essai.

PURETÉ RADIONUCLÉIDIQUE

(a) Mesurez le spectre des rayonnements gamma et X de la solution à examiner à l'aide d'un appareil approprié. Le spectre obtenu avec la solution à examiner ne diffère pas de manière significative de celui d'une préparation étalon de xénon-133 dans une solution de *chlorure de sodium R* à 9 g/l, mises à part les différences éventuelles attribuables à la présence du xénon-131m et du xénon-133m.

(b) Dans un récipient ouvert, introduisez 2 ml de la solution à examiner. Faites passer un courant d'air dans le soluté pendant 30 min en prenant toutes les précautions qui s'imposent en raison de la dispersion de la radioactivité. Mesurez la radioactivité bêta et gamma résiduelle. Celle-ci ne diffère pas de manière significative de l'activité environnante détectée par l'appareillage.

RADIOACTIVITÉ

Pesez le récipient et son contenu. Déterminez-en la radioactivité totale à l'aide d'un appareil approprié par rapport à une préparation étalon de xénon-133 ou à l'aide d'un appareil approprié, étalonné au moyen d'une telle solution, dans des conditions rigoureusement identiques. Lors de l'emploi d'une chambre d'ionisation, les parois internes de celle-ci ne doivent pas atténuer le rayonnement de façon appréciable. Videz le récipient de la moitié au moins de son contenu et pesez-le à nouveau. Déterminez-en la radioactivité totale résiduelle comme précédemment. A partir de ces mesures, calculez la concentration radioactive en xénon-133 dans la solution à examiner.

AVERTISSEMENT

En plus de la radioactivité contenue dans la solution, une quantité importante de xénon-133 peut être présente dans le dispositif d'obturation ou dans les parois du récipient. Ce phénomène doit être pris en considération dans l'application des réglementations en vigueur relatives au transport et à la conservation des substances radioactives et lors de la mise au rebut des récipients vides

FILS CHIRURGICAUX POUR USAGE HUMAIN

INTRODUCTION

Les monographies suivantes s'appliquent aux fils chirurgicaux pour usage humain : Fils chirurgicaux, catgut stérile (0317), Fils chirurgicaux, fils non résorbables stériles (0324), Fils chirurgicaux, fils résorbables synthétiques monofilaments stériles (0666) et Fils chirurgicaux, fils résorbables synthétiques tressés stériles (0667). Elles spécifient les caractéristiques et performances des fils et peuvent spécifier leurs méthodes d'identification. Les fils chirurgicaux constituent un dispositif médical au sens défini dans la Directive 93/42/CEE.

Les essais des monographies peuvent servir à établir la conformité à certaines des exigences essentielles définies dans l'Article 3 de la Directive 93/42/CEE :

Propriétés physiques : diamètre, charge admissible, résistance du sertissage, conditionnement, stérilité, informations fournies par le fabricant (voir section 13 de l'Annexe 1 de la Directive 93/42/CEE), étiquetage.

Pour établir la conformité aux autres exigences essentielles, on peut se référer aux normes harmonisées, définies dans l'Article 5 de la Directive 93/42/CEE, appropriées.

01/2002:0317

FILS CHIRURGICAUX, CATGUT STÉRILE

Chorda resorbilis sterilis

DÉFINITION

Le catgut stérile est constitué par des fils de collagène provenant des tissus intestinaux de mammifères. Après nettoyage, les membranes sont découpées dans le sens de la longueur en bandes de largeur variable qui, lorsqu'elles sont assemblées en petit nombre, suivant les diamètres désirés, sont tordues sous tension, séchées, polies, sélectionnées et stérilisées. Les fils peuvent être traités par des substances chimiques telles que les sels de chrome pour ralentir leur résorption et le glycérol pour les rendre souples, à condition que ces agents ne diminuent pas la tolérance tissulaire.

Pour évaluer la conformité du produit quant à l'origine et au traitement des matières premières, ainsi qu'à la biocompatibilité, on peut se référer aux normes harmonisées appropriées.

Le catgut stérile est un dispositif employé en chirurgie pour la suture des plaies. Étant résorbable, il sert à rapprocher les tissus pendant le temps de la cicatrisation, puis est dégradé par protéolyse.

PRODUCTION

La production satisfait aux prescriptions en vigueur, relatives à l'utilisation de tissus animaux dans les dispositifs médicaux, notamment en ce qui concerne le risque de transmission d'agents d'encéphalopathies spongiformes animales.

Les normes harmonisées appropriées relatives aux méthodes appropriées et validées de stérilisation, au contrôle de l'environnement en cours de fabrication, à l'étiquetage et au conditionnement s'appliquent au catgut stérile.

Les propriétés physiques suivantes sont essentielles à l'efficacité et aux performances du catgut au moment de l'emploi et pendant toute la durée de vie fonctionnelle : diamètre constant, résistance initiale suffisante, sertissage solide.

Les spécifications ci-après ont été établies par rapport aux contraintes s'exerçant dans les conditions normales d'utilisation. Ces spécifications peuvent servir à démontrer, pour chaque lot de production, l'aptitude à l'emploi du catgut stérile pour la suture des plaies par les techniques chirurgicales habituelles.

ESSAI

Pour le catgut conditionné dans un liquide conservateur, prélevez les fils hors de leur protecteur individuel de stérilité et procédez sans délai et successivement à la mesure de la longueur, du diamètre et de la charge minimale de rupture. Pour le catgut conditionné à l'état sec, immergez les fils dans de l'alcool R ou dans une solution de 2-propanol R à 90 pour cent V/V pendant 24 h, puis procédez sans délai aux mesures indiquées.

Longueur. Mesurez la longueur de chaque fil sans le soumettre à une tension supérieure à celle que nécessite son maintien en position rectiligne. La longueur n'est pas inférieure à 90 pour cent de celle qui est indiquée sur l'étiquette et ne dépasse pas 350 cm.

Diamètre. Effectuez les mesures sur 5 fils à l'aide d'un instrument approprié muni d'un disque presseur, d'un diamètre de 10 mm à 15 mm, permettant d'atteindre une précision d'au moins 0,002 mm. Ajustez la masse du disque presseur et les dispositifs mobiles s'y rattachant de façon que la charge totale appliquée sur le fil à examiner soit de 100 ± 10 g. Au cours de l'opération, abaissez lentement le disque presseur sur le fil en évitant d'écraser ce dernier. Mesurez le diamètre tous les 30 cm sur toute la longueur du fil. Pour un fil d'une longueur inférieure à 90 cm, mesurez le diamètre en 3 points situés approximativement à distance égale sans soumettre le fil à une tension supérieure à celle que nécessite son maintien en position rectiligne. La moyenne des mesures effectuées sur les fils à examiner et deux tiers au moins des mesures effectuées sur chaque fil sont comprises dans les limites indiquées dans la colonne A du tableau 0317.-1 pour le numéro de diamètre correspondant. En aucun cas une mesure d'un des fils n'est située hors des limites données dans la colonne B du tableau 0317.-1 pour le numéro de diamètre correspondant.

Fils chirurgicaux

Tableau 0317.-1. – *Diamètres et charges minimales de rupture*

Numéro de diamètre	Diamètre (millimètres)				Charge de rupture (newtons)	
	A		B		C	D
	min.	max.	min.	max.		
0,1	0,010	0,019	0,005	0,025	-	-
0,2	0,020	0,029	0,015	0,035	-	-
0,3	0,030	0,039	0,025	0,045	0,20	0,05
0,4	0,040	0,049	0,035	0,060	0,30	0,10
0,5	0,050	0,069	0,045	0,085	0,40	0,20
0,7	0,070	0,099	0,060	0,125	0,70	0,30
1	0,100	0,149	0,085	0,175	1,8	0,40
1,5	0,150	0,199	0,125	0,225	3,8	0,70
2	0,200	0,249	0,175	0,275	7,5	1,8
2,5	0,250	0,299	0,225	0,325	10	3,8
3	0,300	0,349	0,275	0,375	12,5	7,5
3,5	0,350	0,399	0,325	0,450	20	10
4	0,400	0,499	0,375	0,550	27,5	12,5
5	0,500	0,599	0,450	0,650	38,0	20,0
6	0,600	0,699	0,550	0,750	45,0	27,5
7	0,700	0,799	0,650	0,850	60,0	38,0
8	0,800	0,899	0,750	0,950	70,0	45,0

Charge minimale de rupture. Déterminez la charge minimale de rupture sur un nœud simple obtenu comme suit : passez l'extrémité tenue dans la main droite par-dessus celle tenue dans la main gauche et tirez une des extrémités à travers la boucle ainsi formée (voir figure 0317.-1), puis tirez sur les extrémités pour serrer le nœud. Effectuez l'essai sur 5 fils à raison de 2 essais sur les fils dont la longueur dépasse 75 cm et d'un seul essai sur les fils plus courts. Déterminez la charge de rupture à l'aide d'un dynamomètre approprié. L'appareil est muni de 2 attaches servant à fixer le fil, dont l'une est mobile et se déplace à une vitesse de course constante de 30 cm/min. Les dispositifs d'attache permettent la fixation des fils à examiner sans glissement possible. Au début de l'essai, la longueur du fil entre les serre-fils est de 12,5 cm à 20 cm. Le nœud se trouve à égale distance entre les points de fixation. Déclenchez le mouvement du serre-fils et notez la force requise pour rompre le fil. Lorsque le fil se rompt dans ses attaches ou à moins de 1 cm de celles-ci, répétez l'essai sur un nouveau fil, le résultat d'un essai défectueux ne devant pas être pris en considération dans le calcul final. La moyenne de toutes les lectures prises en compte est égale ou supérieure à la valeur indiquée dans la colonne C du tableau 0317.-1, et aucune valeur n'est inférieure à la valeur indiquée dans la colonne D pour le numéro de diamètre correspondant.

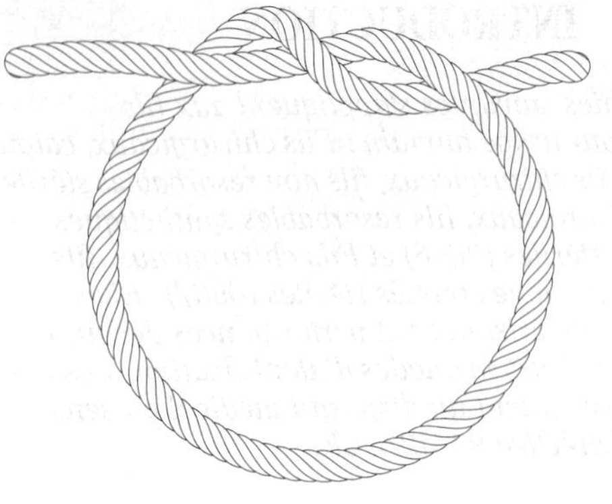

Figure 0317.-1. – *Nœud simple*

Composés solubles du chrome. Introduisez 0,25 g de fil dans une fiole conique contenant 1 ml d'*eau R* pour 10 mg d'échantillon. Fermez la fiole et laissez reposer à 37 ± 0,5 °C pendant 24 h. Refroidissez et décantez la solution. Introduisez 5 ml de cette solution dans un tube à essai de petite taille et ajoutez 2 ml d'une solution de *diphénylcarbazide R* à 10 g/l dans l'*alcool R* et 2 ml d'*acide sulfurique dilué R*. La solution n'est pas plus fortement colorée qu'une solution témoin préparée simultanément avec 5 ml d'une solution contenant 2,83 µg de *dichromate de potassium R* par millilitre, 2 ml d'*acide sulfurique dilué R* et 2 ml d'une solution de *diphénylcarbazide R* à 10 g/l dans l'*alcool R* (1 ppm Cr).

Résistance du sertissage. Si le catgut est muni d'une aiguille sertie qui n'est pas déclarée détachable, il satisfait à l'essai de résistance du sertissage. Utilisez un dynamomètre approprié tel que celui qui est décrit pour la mesure de la charge minimale de rupture. Effectuez l'essai sur 5 fils. Fixez l'aiguille sertie sur le fil (sans nœud) dans la mâchoire de l'appareil, de façon que la partie sertie de l'aiguille soit complètement en dehors de la mâchoire et dirigée dans la direction de la tension exercée sur le fil. Déclenchez le mouvement du serre-fils et notez la force requise pour rompre le fil ou pour séparer le fil de l'aiguille. La moyenne des 5 déterminations et toutes les valeurs individuelles correspondent aux valeurs indiquées dans le tableau 0317.-2 pour le numéro de diamètre correspondant. Si une valeur ne satisfait pas à la norme individuelle, répétez l'essai sur 10 autres fils. Le fil à examiner satisfait à l'essai si ces 10 valeurs ne sont pas inférieures à la limite fixée pour la valeur individuelle (tableau 0317.-2) correspondant au numéro indiqué.

Tableau 0317.-2. – *Charges minimales de rupture pour les aiguilles serties sur fil*

Numéro de diamètre	Valeur moyenne (newtons)	Valeur individuelle (newtons)
0,5	0,50	0,25
0,7	0,80	0,40
1	1,7	0,80
1,5	2,3	1,1
2	4,5	2,3
2,5	5,6	2,8
3	6,8	3,4
3,5	11,0	4,5
4	15,0	4,5
5	18,0	6,0

CONSERVATION (CONDITIONNEMENT)

Les fils de catgut stérile sont conditionnés sous un protecteur individuel de stérilité qui permet le retrait et l'utilisation du fil dans des conditions aseptiques. Le catgut stérile peut être maintenu à l'état sec ou dans un liquide qui peut contenir un conservateur antimicrobien, à l'exclusion de tout antibiotique.

Les protecteurs individuels de stérilité contenant les fils (emballage primaire) sont placés dans un emballage protecteur (boîte) qui assure le maintien des propriétés physiques et mécaniques jusqu'au moment de l'emploi.

Il convient de se référer également aux normes harmonisées relatives au conditionnement des dispositifs médicaux.

ÉTIQUETAGE

Il est possible de se référer aux normes relatives à l'étiquetage des dispositifs médicaux.

Les informations indispensables à l'identification du produit sont indiquées sur ou dans chaque protecteur individuel de stérilité (emballage primaire) et sur l'emballage protecteur (boîte). Ces informations comprennent au minimum :

- le diamètre nominal,
- la longueur, en centimètres ou en mètres,
- le cas échéant, que l'aiguille est détachable,
- la désignation du produit,
- la destination (fil chirurgical, résorbable).

01/2002:0324

FILS CHIRURGICAUX, FILS NON RÉSORBABLES STÉRILES

Fila non resorbilia sterilia

DÉFINITION

Les fils non résorbables stériles sont des fils qui, introduits dans un organisme vivant, n'y sont pas métabolisés. Ils ont des origines diverses : animale, végétale, métallique ou synthétique. Ils se présentent en monofilaments cylindriques ou multifils eux-mêmes constitués de fibres élémentaires qui, une fois assemblées, peuvent être retordues, câblées ou tressées, et éventuellement gainées et peuvent être traitées de façon à les rendre non capillaires. Les fils peuvent être teints.

Pour évaluer la conformité du produit quant à l'origine et au traitement des matières premières ainsi qu'à la biocompatibilité, il convient de se référer aux normes harmonisées appropriées.

Les fils non résorbables stériles sont employés en chirurgie pour la suture des plaies. Ils servent à rapprocher les tissus pendant le temps de la cicatrisation.

Les matières premières généralement utilisées sont les suivantes :

Soies (Filum bombycis)

Les soies tressées et stériles sont obtenues par tressage d'un nombre variable, suivant le diamètre désiré, de fils de soie décreusée provenant du dévidage des cocons du ver à soie, *Bombyx mori* L.

Lin (Filum lini)

Le fil de lin stérile est constituée par les fibres péricycliques de la tige de *Linum usitatissimum* L. Ces fibres élémentaires, d'une longueur de 2,5 cm à 5 cm, sont assemblées en faisceaux de 30 cm à 80 cm, puis en fils continus de diamètre approprié.

Poly(téréphtalate d'éthylène) (Filum ethyleni polyterephthalici)

Le fil en poly(téréphtalate d'éthylène) stérile est obtenu par passage à la filière de poly(téréphtalate d'éthylène). Le fil est préparé par tressage de fils très fins, assemblés en nombre variable suivant le diamètre désiré.

Polyamide-6 stérile (Filum polyamidicum-6)

Le fil en polyamide-6 stérile est obtenu par passage à la filière d'une matière plastique synthétisée par polymérisation d'ε-caprolactame. Le fil en polyamide-6 se présente en monofilaments cylindriques lisses ou en fils tressés, ou en fils légèrement tordus et gainés à l'aide d'une couche de la même substance.

Polyamide 6/6 stérile (Filum polyamidicum-6/6)

Le fil en polyamide 6/6 stérile est obtenu par passage à la filière d'une matière plastique synthétisée par polycondensation d'hexaméthylènediamine et d'acide adipique. Le fil en polyamide 6/6 se présente en monofilaments cylindriques lisses ou en fils tressés, ou en fils légèrement tordus et gainés à l'aide d'une couche de la même substance.

Polypropylène (Filum polypropylenicum)

Le fil en polypropylène est obtenu par passage à la filière. Il se présente en monofilaments cylindriques lisses.

IDENTIFICATION

Les fils non résorbables peuvent être identifiés par des essais chimiques. Les produits d'origine naturelle peuvent également être identifiés par examen microscopique de la morphologie des fibres. Une identification par spectrophotométrie d'absorption dans l'infrarouge (*2.2.24*) ou par enthalpimétrie différentielle à balayage convient pour les produits synthétiques.

Identification de la soie

A. Effilochez l'extrémité d'un fil de soie tressée, à l'aide d'une aiguille ou d'une pince, afin d'en isoler quelques fibres. Certaines fibres présentent parfois de très fines stries longitudinales, parallèles à l'axe de la fibre. Examinée au microscope, la coupe transversale est plus ou moins triangulaire ou semi-circulaire, à bords arrondis, sans lumen.

B. Imprégnées de *solution d'iodure de potassium iodée R*, les fibres isolées prennent une teinte jaune clair.

Identification du lin

A. Effilochez l'extrémité d'un fil de lin à l'aide d'une aiguille ou d'une pince, afin d'en isoler les fibres individuelles. Examinées au microscope, les fibres ont une largeur de 12 µm à 31 µm et présentent dans la majeure partie de leur longueur des parois épaisses, parfois finement striées longitudinalement et un lumen mince. Les fibres se rétrécissent lentement et se terminent par une pointe longue et fine. Par endroit, la fibre présente des renflements unilatéraux avec des lignes transversales.

B. Imprégnées de *solution de chlorure de zinc iodée R*, les fibres isolées prennent une teinte bleu-violet.

Identification du poly(téréphtalate d'éthylène)

Il est pratiquement insoluble dans la plupart des solvants organiques usuels mais il est attaqué par les solutions fortement alcalines. Il n'est pas compatible avec les phénols.

A. Le fil est difficilement soluble à chaud dans le *diméthylformamide R* et dans le *dichlorobenzène R*.

B. Dans 10 ml d'*acide chlorhydrique R1*, introduisez 50 mg environ de fil. Il reste intact, même après 6 h.

Identification du fil en polyamide-6

Fils chirurgicaux

Il est pratiquement insoluble dans les solvants organiques usuels et n'est pas attaqué par les solutions alcalines diluées, telles qu'une solution d'*hydroxyde de sodium R* à 100 g/l, mais l'est par les acides minéraux dilués, par exemple une solution d'*acide sulfurique R* à 20 g/l et, à chaud, par l'*acide acétique glacial R*, et par une solution d'*acide formique anhydre R* à 70 pour cent *m/m*.

A. Dans un tube de verre scellé, chauffez à 110 °C 50 mg environ de fil en polyamide-6 stérile, en présence de 0,5 ml d'*acide chlorhydrique R1* pendant 18 h. Laissez reposer pendant 6 h. Il ne se forme pas de cristaux.

B. Le fil en polyamide-6 stérile se dissout dans une solution d'*acide formique anhydre R* à 70 pour cent *m/m*.

Identification du fil en polyamide 6/6

Il est pratiquement insoluble dans les solvants organiques usuels et n'est pas attaqué par les solutions alcalines diluées, telles qu'une solution d'*hydroxyde de sodium R* à 100 g/l, mais l'est par les acides minéraux dilués, par exemple une solution d'*acide sulfurique R* à 20 g/l et, à chaud, par l'*acide acétique glacial R*, et par une solution d'*acide formique anhydre R* à 80 pour cent *m/m*.

A. Mis au contact d'une flamme, le fil en polyamide 6/6 fond et brûle en formant une perle dure et en dégageant une odeur caractéristique rappelant celle du céleri.

B. Dans un tube à calcination maintenu en position verticale, introduisez 50 mg environ de fil en polyamide 6/6 stérile. Chauffez doucement jusqu'à dégagement de vapeurs épaisses. Dès que celles-ci ont envahi le tube, retirez-le de la flamme et placez à l'intérieur et au contact des vapeurs une bande de *papier au nitrobenzaldéhyde R*. Il se développe lentement une coloration violet-brun qui pâlit lentement à l'air et disparaît presque instantanément par lavage à l'*acide sulfurique dilué R*.

C. Dans 10 ml d'*acide chlorhydrique R1*, introduisez 50 mg environ de fil en polyamide 6/6 stérile. Il se désintègre à froid et se dissout en quelques minutes.

D. Le fil en polyamide 6/6 stérile ne se dissout pas dans une solution d'*acide formique anhydre R* à 70 pour cent *m/m* mais se dissout dans une solution d'*acide formique anhydre R* à 80 pour cent *m/m*.

Identification du polypropylène

Le polypropylène est soluble dans le décahydronaphthalène, le 1-chloronaphthalène et le trichloréthylène. Il n'est pas soluble dans l'alcool, l'éther et la cyclohexanone.

A. Il se ramollit entre 160 °C et 170 °C. Il brûle avec une flamme bleue en dégageant une odeur de paraffine solide brûlée et d'alcool octylique.

B. A 0,25 g de polypropylène, ajoutez 10 ml de *toluène R* et chauffez à reflux au bain-marie pendant 15 min environ. Disposez quelques gouttes de solution sur une pastille de *chlorure de sodium R* et évaporez le solvant dans une étuve à 80 °C. Examinez par spectrophotométrie d'absorption dans l'infrarouge (*2.2.24*), en comparant avec le spectre obtenu avec le *polypropylène SCR*.

C. A 2 g de polypropylène, ajoutez 100 ml d'*eau R* et chauffez à reflux au bain marie pendant 2 h. Laissez refroidir. Déterminée sur une balance hydrostatique, la densité (*2.2.5*) de la substance est de 0,89 g/ml à 0,91 g/ml.

PRODUCTION

Les normes harmonisées appropriées relatives aux méthodes appropriées et validées de stérilisation, au contrôle de l'environnement en cours de fabrication, à l'étiquetage et au conditionnement peuvent s'appliquer aux fils non résorbables stériles.

Les propriétés physiques suivantes sont essentielles à l'efficacité et aux performances des fils au moment de l'emploi et pendant toute la durée de vie fonctionnelle : diamètre constant, résistance initiale suffisante, sertissage solide.

Les spécifications ci-après ont été établies par rapport aux contraintes s'exerçant dans les conditions normales d'utilisation. Ces spécifications peuvent servir à démontrer, pour chaque lot de production, l'aptitude à l'emploi de fils non résorbables stériles pour la suture des plaies par les techniques chirurgicales habituelles.

ESSAI

Procédez sans délai et successivement à la mesure de la longueur, du diamètre et de la charge minimale de rupture, après avoir prélevé les fils hors de leur protecteur individuel de stérilité.

Pour l'essai du lin, préparez les fils comme suit : s'ils ont été entreposés à sec, placez-les dans une atmosphère présentant une humidité relative de 65 ± 5 pour cent et une température de 20 ± 2 °C pendant les 4 h précédant la mesure du diamètre. Pour déterminer la charge admissible, immergez les fils dans de l'*eau R* à température ambiante pendant 30 min avant de procéder à l'essai.

Longueur. Mesurez la longueur de chaque fil sans le soumettre à une tension supérieure à celle que nécessite son maintien en position rectiligne. La longueur n'est pas inférieure à 95 pour cent de celle qui est indiquée sur l'étiquette et ne dépasse pas 400 cm.

Diamètre. Effectuez les mesures sur 5 fils à l'aide d'un instrument approprié muni d'un disque presseur, d'un diamètre de 10-15 mm, permettant d'atteindre une précision d'au moins 0,002 mm. Ajustez la masse du disque presseur et les dispositifs mobiles s'y rattachant de façon que la charge totale appliquée sur le fil à examiner soit de 100 ± 10 g. Au cours de l'opération, abaissez lentement le disque presseur sur le fil en évitant d'écraser ce dernier. Mesurez le diamètre tous les 30 cm sur toute la longueur du fil. Pour un fil d'une longueur inférieure à 90 cm, mesurez le diamètre en 3 points situés approximativement à distance égale sans soumettre le fil à une tension supérieure à celle que nécessite son maintien en position rectiligne. Appliquez aux fils multifilaments une tension inférieure ou égale au cinquième de la charge de rupture figurant à la colonne C du tableau 0324.-1 en fonction du numéro de diamètre et du type de matériau du fil à examiner, en n'appliquant dans aucun cas une tension supérieure à 10 N. Pour les fils multifilaments d'un numéro de diamètre supérieur à 1,5, effectuez 2 mesures du diamètre en chaque point, la deuxième mesure étant faite après rotation de l'axe du fil de 90°. Le diamètre du fil en ce point est donné par la moyenne des 2 mesures. La moyenne des mesures effectuées sur les fils à examiner et deux tiers au moins des mesures effectuées sur chaque fil sont comprises dans les limites figurant dans la colonne A du tableau 0324.-1 pour le numéro de diamètre correspondant. Aucune des mesures n'est située hors des limites données dans la colonne B du tableau 0324.-1 pour le numéro de diamètre correspondant.

Tableau 0324.-1. – *Diamètre et charges minimales de rupture*

Numéro de diamètre	Diamètre (millimètres)				Charge minimale de rupture (newtons)			
	A		B		Lin		Fils d'autres matériaux	
	min.	max.	min.	max.	C	D	C	D
0,05	0,005	0,009	0,003	0,012	-	-	0,01	-
0,1	0,010	0,019	0,005	0,025	-	-	0,03	-
0,15	0,015	0,019	0,012	0,025	-	-	0,06	0,01
0,2	0,020	0,029	0,015	0,035	-	-	0,1	-
0,3	0,030	0,039	0,025	0,045	-	-	0,35	0,06
0,4	0,040	0,049	0,035	0,060	-	-	0,60	0,15
0,5	0,050	0,069	0,045	0,085	-	-	1,0	0,35
0,7	0,070	0,099	0,060	0,125	1,0	0,3	1,5	0,60
1	0,100	0,149	0,085	0,175	2,5	0,6	3,0	1,0
1,5	0,150	0,199	0,125	0,225	5,0	1,0	5,0	1,5
2	0,200	0,249	0,175	0,275	8,0	2,5	9,0	3,0
2,5	0,250	0,299	0,225	0,325	9,0	5,0	13,0	5,0
3	0,300	0,349	0,275	0,375	11,0	8,0	15,0	9,0
3,5	0,350	0,399	0,325	0,450	15,0	9,0	22,0	13,0
4	0,400	0,499	0,375	0,550	18,0	11,0	27,0	15,0
5	0,500	0,599	0,450	0,650	26,0	15,0	35,0	22,0
6	0,600	0,699	0,550	0,750	37,0	18,0	50,0	27,0
7	0,700	0,799	0,650	0,850	50,0	26,0	62,0	35,0
8	0,800	0,899	0,750	0,950	65,0	37,0	73,0	50,0

Charge minimale de rupture. Sauf indication contraire, déterminez, sur le fil tel qu'il est présenté, la charge minimale de rupture sur un nœud simple obtenu comme suit : passez l'extrémité tenue dans la main droite par-dessus celle tenue dans la main gauche et tirez une des extrémités à travers la boucle ainsi formée (voir figure 0324.-1), puis tirez sur les extrémités pour serrer le nœud. Effectuez l'essai sur 5 fils à raison de 2 essais sur les fils dont la longueur dépasse 75 cm et d'un seul essai sur les fils plus courts. Déterminez la charge de rupture à l'aide d'un dynamomètre approprié. L'appareil est muni de 2 attaches servant à fixer le fil, dont l'une est mobile et se déplace à une vitesse de course constante de 30 cm/min. Les dispositifs d'attache permettent la fixation des fils à examiner sans glissement possible. Au début de l'essai, la longueur du fil entre les serre-fils est de 12,5 cm à 20 cm. Le nœud se trouve à égale distance entre les points de fixation. Déclenchez le mouvement du serre-fils et notez la force requise pour rompre le fil. Lorsque le fil se rompt dans ses attaches ou à moins de 1 cm de celles-ci, répétez l'essai sur un nouveau fil, le résultat d'un essai défectueux ne devant pas être pris en considération dans le calcul final. La moyenne de toutes les lectures prises en compte est égale ou supérieure à la valeur indiquée dans la colonne C du tableau 0324.-1, et aucune valeur n'est inférieure à la valeur indiquée dans la colonne D pour le numéro de diamètre correspondant.

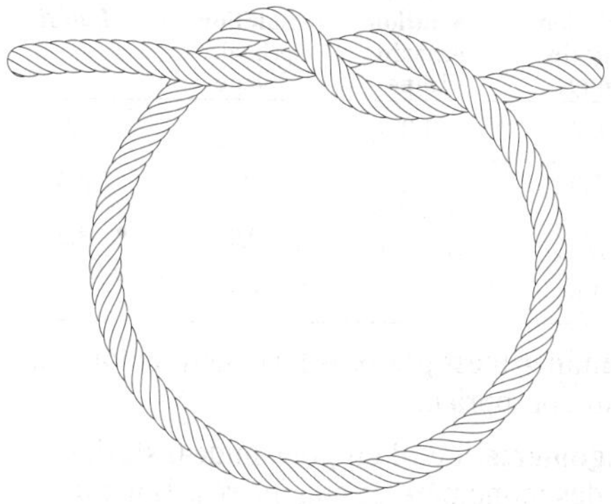

Figure 0324.-1. – *Nœud simple*

Résistance du sertissage. Si le fil non résorbable stérile est muni d'une aiguille sertie qui n'est pas déclarée détachable, il satisfait à l'essai de résistance du sertissage. Utilisez un dynamomètre approprié tel que celui qui est décrit pour la mesure de la charge minimale de rupture. Effectuez l'essai sur 5 fils. Fixez l'aiguille sertie sur le fil (sans nœud) dans la mâchoire de l'appareil, de façon que la partie sertie de l'aiguille soit complètement en dehors de la mâchoire et dirigée dans la direction de la tension exercée sur le fil. Déclenchez le mouvement du serre-fils et notez la force requise pour rompre le fil ou pour séparer le fil de l'aiguille. La moyenne des 5 déterminations et toutes les valeurs individuelles correspondent aux valeurs respectives indiquées au tableau 0324.-2 pour le numéro de diamètre correspondant. Si une seule valeur ne satisfait pas à la norme individuelle, répétez l'essai sur 10 autres fils. Le fil à examiner satisfait à l'essai si ces 10 valeurs ne sont pas inférieures à la limite fixée pour la valeur individuelle correspondant au numéro indiqué.

Tableau 0324.-2. – *Charges minimales de rupture pour les aiguilles serties sur fil*

Numéro de diamètre	Valeur moyenne (newtons)	Valeur individuelle (newtons)
0,4	0,50	0,25
0,5	0,80	0,40
0,7	1,7	0,80
1	2,3	1,1
1,5	4,5	2,3
2	6,8	3,4
2,5	9,0	4,5
3	11,0	4,5
3,5	15,0	4,5
4	18,0	6,0
5	18,0	7,0

Colorants extractibles. Lorsque le fil est coloré et destiné à le rester au cours de son emploi, il satisfait en plus à l'essai des colorants extractibles. Dans une fiole conique, introduisez 0,25 g du fil à examiner. Ajoutez 25,0 ml d'*eau R* et obturez l'orifice de la fiole en y plaçant un entonnoir à courte tige. Chauffez à ébullition pendant 15 min, refroidissez et ajustez au volume initial avec de l'*eau R*. Suivant la coloration du fil, préparez la solution témoin appropriée comme indiqué au tableau 0324.-3 en utilisant les solutions primaires de coloration (*2.2.2*).

Tableau 0324.-3. – *Solutions témoins de coloration*

Coloration du fil	Composition de la solution témoin en parties par volume			
	Solution primaire rouge	Solution primaire jaune	Solution primaire bleue	*Eau R*
Brun-jaune	0,2	1,2	-	8,6
Rouge-Rose	1,0	-	-	9,0
Bleu-vert	-	-	2,0	8,0
Violet	1,6	-	8,4	-

La solution à examiner n'est pas plus fortement colorée que la solution témoin appropriée.

Monomère et oligomères. Le fil en polyamide-6 stérile satisfait à l'essai des monomère et oligomères. Dans un appareil à épuisement continu, traitez 1,00 g de fil par 30 ml de *méthanol R*. Epuisez au bain-marie pendant 7 h, à raison de 3 extractions au moins par heure. Faites évaporer l'extrait méthanolique à siccité. Desséchez le résidu à 110 °C pendant 10 min. Laissez refroidir au dessiccateur et pesez. La masse du résidu n'est pas supérieure à 20 mg (2 pour cent).

CONSERVATION (CONDITIONNEMENT)

Les fils non résorbables stériles sont conditionnés sous un protecteur individuel de stérilité qui permet le retrait et l'utilisation du fil dans des conditions aseptiques. Les fils peuvent être maintenus à l'état sec ou dans un liquide qui peut contenir un conservateur antimicrobien, à l'exclusion de tout antibiotique.

Les fils non résorbables stériles sont destinés à être utilisés en une fois lorsque le protecteur individuel de stérilité vient d'être ouvert.

Les protecteurs individuels de stérilité contenant les fils (emballage primaire) sont placés dans un emballage protecteur (boîte) qui assure le maintien des propriétés physiques et mécaniques jusqu'au moment de l'emploi.

On peut se référer également aux normes harmonisées relatives au conditionnement des dispositifs médicaux.

ÉTIQUETAGE

Il est possible de se référer aux normes relatives à l'étiquetage des dispositifs médicaux.

Les informations indispensables à l'identification du produit sont indiquées sur ou dans chaque protecteur individuel de stérilité (emballage primaire) et sur l'emballage protecteur (boîte). Ces informations comprennent au minimum :

- le diamètre nominal,
- la longueur, en centimètres ou en mètres,
- le cas échéant, l'indication que l'aiguille est détachable,
- la désignation du produit,
- la destination (fil chirurgical, non résorbable),
- le cas échéant, la couleur du fil,
- sa structure (tressée, monofilament, gainée).

01/2002:0666

FILS CHIRURGICAUX, FILS RÉSORBABLES SYNTHÉTIQUES MONOFILAMENTS STÉRILES

Fila resorbilia synthetica monofilamenta sterilia

DÉFINITION

Les fils résorbables synthétiques monofilaments sont des fils préparés à partir d'un ou de plusieurs polymères ou copolymères synthétiques et qui, introduits dans un organisme vivant, sont résorbés par cet organisme sans provoquer d'irritation tissulaire indésirable. Ils sont constitués de matériaux complètement polymérisés se présentant en monofilaments. Ils peuvent être traités pour faciliter leur manipulation et peuvent être teints.

Pour évaluer la conformité du produit quant à l'origine et au traitement des matières premières ainsi qu'à la biocompatibilité, il convient de se référer aux normes harmonisées appropriées.

Le fil résorbable synthétique monofilament est un dispositif employé en chirurgie pour la suture des plaies. Etant résorbable, il sert à rapprocher les tissus pendant le temps de la cicatrisation, puis perd sa résistance par hydrolyse.

PRODUCTION

Les normes harmonisées appropriées relatives aux méthodes de stérilisation, au contrôle de l'environnement en cours de fabrication, à l'étiquetage et au conditionnement peuvent s'appliquer aux fils résorbables synthétiques monofilaments stériles.

Les propriétés physiques suivantes sont essentielles à l'efficacité et aux performances des fils résorbables synthétiques monofilaments stériles au moment de l'emploi et pendant toute la durée de vie fonctionnelle : diamètre constant, résistance initiale suffisante, sertissage solide.

Les spécifications ci-après ont été établies par rapport aux contraintes s'exerçant dans les conditions normales d'utilisation. Ces spécifications peuvent servir à démontrer, pour chaque lot de production, l'aptitude à l'emploi de fils résorbables synthétiques monofilaments stériles pour la suture des plaies par les techniques chirurgicales habituelles.

ESSAI

Effectuez les essais suivants sur les fils tels qu'ils se présentent, après les avoir prélevés hors de leur protecteur de stérilité.

Longueur. Mesurez la longueur de chaque fil sans le soumettre à une tension supérieure à celle que nécessite son maintien en position rectiligne. La longueur de chaque fil n'est pas inférieure à 95 pour cent de celle qui est indiquée sur l'étiquette et ne dépasse pas 400 cm.

Diamètre. Sauf mention contraire, effectuez les mesures sur 5 fils, tels qu'ils se présentent, à l'aide d'un instrument approprié muni d'un disque presseur, d'un diamètre de 10 mm à 15 mm, permettant d'atteindre une précision d'au moins 0,002 mm. Ajustez la masse du disque presseur et les dispositifs mobiles s'y rattachant de façon que la charge totale appliquée sur le fil à examiner soit de 100 ± 10 g. Au cours de l'opération, abaissez lentement le disque presseur sur le fil en évitant d'écraser ce dernier. Mesurez le diamètre tous les 30 cm environ sur toute la longueur du fil. Pour un fil d'une longueur inférieure à 90 cm, mesurez le diamètre en 3 points situés approximativement à égale distance. Pendant la mesure, soumettez le fil à une tension qui n'est pas supérieure à celle que nécessite son maintien en position rectiligne. La moyenne de toutes les mesures effectuées sur les fils à examiner et deux tiers au minimum des mesures effectuées sur chaque suture sont comprises dans les limites figurant dans la colonne A du tableau 0666.-1 pour le numéro de diamètre correspondant. Aucune des mesures ne se situe en dehors des limites données dans la colonne B du tableau 0666.-1 pour le numéro de diamètre correspondant.

Tableau 0666.-1. – *Diamètre et charges minimales de rupture*

Numéro de diamètre	Diamètre (millimètres)				Charge de rupture (newtons)	
	A		B		C	D
	min.	max.	min.	max.		
0,5	0,050	0,094	0,045	0,125	1,4	0,7
0,7	0,095	0,149	0,075	0,175	2,5	1,3
1	0,150	0,199	0,125	0,225	6,8	3,4
1,5	0,200	0,249	0,175	0,275	9,5	4,7
2	0,250	0,339	0,225	0,375	17,5	8,9
3	0,340	0,399	0,325	0,450	26,8	13,4
3,5	0,400	0,499	0,375	0,550	39,0	18,5
4	0,500	0,570	0,450	0,600	50,8	25,4
5	0,571	0,610	0,500	0,700	63,5	31,8

Charge minimale de rupture. Déterminez la charge minimale de rupture sur un nœud simple obtenu comme suit : passez l'extrémité tenue dans la main droite par dessus celle tenue dans la main gauche et tirez une des extrémités à travers la boucle ainsi formée (voir figure 0666.-1), puis tirez sur les extrémités pour serrer le nœud.

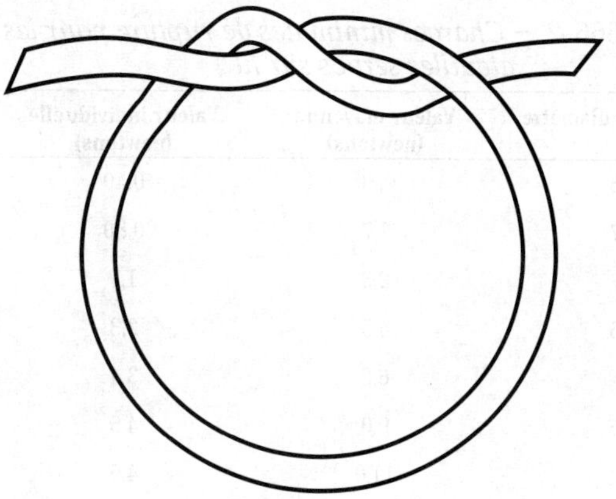

Figure 0666.-1. – *Nœud simple*

Effectuez l'essai sur 5 fils à raison de 2 essais sur les fils dont la longueur dépasse 75 cm et d'un seul essai sur les fils plus courts. Déterminez la charge de rupture à l'aide d'un dynamomètre approprié. L'appareil est muni de 2 attaches servant à fixer le fil, et dont l'une est mobile et se déplace à une vitesse constante de 25 cm à 30 cm par minute. Les dispositifs d'attache permettent la fixation des fils à examiner sans glissement possible. Au début de l'essai, la longueur du fil entre les serre-fils est de 12,5 cm à 20 cm. Le nœud se trouve à égale distance entre les points de fixation. Déclenchez le mouvement du serre-fils et notez la force requise pour rompre le fil. Lorsque le fil se rompt dans ses attaches ou à moins de 1 cm de celles-ci, répétez l'essai sur un nouveau fil, le résultat de l'essai défectueux ne devant pas être pris en considération dans le calcul final. La moyenne de toutes les lectures prises en compte est égale ou supérieure à la valeur indiquée dans la colonne C du tableau 0666.-1 et aucune des lectures n'est inférieure à la valeur indiquée dans la colonne D, pour le numéro de diamètre du fil examiné.

Résistance du sertissage. Si le fil résorbable synthétique monofilament stérile est muni d'une aiguille sertie qui n'est pas dite détachable, il satisfait à l'essai de résistance du sertissage. Utilisez un dynamomètre approprié tel que celui décrit pour la mesure de la charge minimale de rupture. Effectuez l'essai sur 5 fils. Fixez l'aiguille sertie sur le fil (sans nœud) dans la mâchoire de l'appareil, de façon que la partie sertie de l'aiguille soit complètement en dehors de la mâchoire et dirigée dans la direction de la tension exercée sur le fil. Déclenchez le mouvement du serre-fils et notez la force requise pour rompre le fil ou pour séparer le fil de l'aiguille. La moyenne des 5 déterminations et toutes les valeurs individuelles correspondent aux valeurs respectives indiquées au tableau 0666.-2 pour le numéro de diamètre correspondant. Si une seule valeur ne satisfait pas à la norme individuelle, répétez l'essai sur 10 autres fils. Le fil à examiner satisfait à l'essai si ces 10 valeurs ne sont pas inférieures à la limite fixée pour la valeur individuelle correspondant au numéro indiqué.

Tableau 0666.-2. – *Charges minimales de rupture pour les aiguilles serties sur fil*

Numéro de diamètre	Valeur moyenne (newtons)	Valeur individuelle (newtons)
0,5	0,80	0,40
0,7	1,7	0,80
1	2,3	1,1
1,5	4,5	2,3
2	6,8	3,4
2,5	9,0	4,5
3	11,0	4,5
3,5	15,0	4,5
4	18,0	6,0
5	18,0	7,0

CONSERVATION (CONDITIONNEMENT)

Les fils résorbables synthétiques monofilaments stériles sont conditionnés sous un protecteur individuel de stérilité qui permet le retrait et l'utilisation du fil dans des conditions aseptiques. Les fils doivent être maintenus à l'état sec.

Les fils résorbables synthétiques monofilaments stériles sont destinés à être utilisés en une fois lorsque le protecteur individuel de stérilité vient d'être ouvert.

Les protecteurs individuels de stérilité contenant les fils (emballage primaire) sont placés dans un emballage protecteur (boîte) qui assure le maintien des propriétés physiques et mécaniques jusqu'au moment de l'emploi.

On peut se référer également aux normes harmonisées relatives au conditionnement des dispositifs médicaux.

ÉTIQUETAGE

Il est possible de se référer aux normes harmonisées appropriées relatives à l'étiquetage des dispositifs médicaux.

Les informations indispensables à l'identification du produit sont indiquées sur ou dans chaque protecteur individuel de stérilité (emballage primaire) et sur l'emballage protecteur (boîte). Ces informations comprennent au minimum :

- le diamètre nominal,
- la longueur, en centimètres ou en mètres,
- le cas échéant, l'indication que l'aiguille est détachable,
- la désignation du produit,
- la destination (fil chirurgical, résorbable),
- le cas échéant, la couleur du fil,
- sa structure (monofilament).

01/2002:0667

FILS CHIRURGICAUX, FILS RÉSORBABLES SYNTHÉTIQUES TRESSÉS STÉRILES

Fila resorbilia synthetica torta sterilia

DÉFINITION

Les fils résorbables synthétiques tressés stériles sont des fils préparés à partir d'un ou de plusieurs polymères ou copolymères synthétiques et qui, introduits dans un organisme vivant, sont résorbés par cet organisme sans provoquer d'irritation tissulaire indésirable. Ils sont constitués de matériaux complètement polymérisés se présentant en fibres assemblées par tressage. Ils peuvent être traités pour faciliter leur manipulation et peuvent être teints.

Pour évaluer la conformité du produit quant à l'origine et au traitement des matières premières ainsi qu'à la biocompatibilité, il convient de se référer aux normes harmonisées appropriées.

Le fil résorbable synthétique tressé stérile est un dispositif employé en chirurgie pour la suture des plaies. Etant résorbable, il sert à rapprocher les tissus pendant le temps de la cicatrisation, puis perd sa résistance par hydrolyse.

PRODUCTION

Les normes harmonisées appropriées relatives aux méthodes de stérilisation, au contrôle de l'environnement en cours de fabrication, à l'étiquetage et au conditionnement peuvent s'appliquer aux fils résorbables synthétiques tressés stériles.

Les propriétés physiques suivantes sont essentielles à l'efficacité et aux performances des fils résorbables synthétiques tressés stériles au moment de l'emploi et pendant toute la durée de vie fonctionnelle : diamètre constant, résistance initiale suffisante, sertissage solide.

Les spécifications ci-après ont été établies par rapport aux contraintes s'exerçant dans les conditions normales d'utilisation. Ces spécifications peuvent servir à démontrer, pour chaque lot de production, l'aptitude à l'emploi des fils résorbables synthétiques tressés stériles pour la suture des plaies par les techniques chirurgicales habituelles.

ESSAI

Effectuez les essais suivants sur les fils tels qu'ils se présentent, après les avoir prélevés hors de leur protecteur de stérilité.

Longueur. Mesurez la longueur de chaque fil sans le soumettre à une tension supérieure à celle que nécessite son maintien en position rectiligne. La longueur de chaque fil n'est pas inférieure à 95 pour cent de celle qui est indiquée sur l'étiquette et ne dépasse pas 400 cm.

Diamètre. Sauf mention contraire, effectuez les mesures sur 5 fils, tels qu'ils se présentent, à l'aide d'un instrument approprié muni d'un disque presseur, d'un diamètre de 10 mm à 15 mm, permettant d'atteindre une précision d'au moins 0,002 mm. Ajustez la masse du disque presseur et les dispositifs mobiles s'y rattachant de façon que la charge totale appliquée sur le fil à examiner soit de 100 ± 10 g. Au cours de l'opération, abaissez lentement le disque presseur sur le fil en évitant d'écraser ce dernier. Mesurez le diamètre tous les 30 cm environ sur toute la longueur du fil. Pour un fil d'une longueur inférieure à 90 cm, mesurez le diamètre en 3 points situés approximativement à égale distance. Soumettez les fils à une tension égale ou inférieure à un cinquième de la charge minimale de rupture présentée dans la colonne C du tableau 0667.-1 correspondant au numéro de diamètre et au type du fil concerné ou 10 N si cette valeur est moindre. Pour les fils dont le numéro de diamètre est supérieur à 1,5, effectuez 2 mesures en chaque point, la seconde après avoir soumis le fil à une torsion de 90°. Le diamètre en ce point est la moyenne des 2 mesures. La moyenne de toutes les mesures effectuées sur les fils à examiner et deux tiers au minimum des mesures effectuées sur chaque fil sont comprises dans les limites figurant dans la colonne A du tableau 0667.-1 pour le numéro de diamètre correspondant. Aucune des mesures ne se situe en dehors des limites données dans la colonne B du tableau 0667.-1 pour le numéro de diamètre correspondant.

Fils chirurgicaux

Tableau 0667.-1. – *Diamètres et charges minimales de rupture*

Numéro de diamètre	Diamètre (millimètres)				Charge de rupture (newtons)	
	A		B		C	D
	min.	max.	min.	max.		
0,01	0,001	0,004	0,0008	0,005	-	-
0,05	0,005	0,009	0,003	0,012	-	-
0,1	0,010	0,019	0,005	0,025	-	-
0,2	0,020	0,029	0,015	0,035	-	-
0,3	0,030	0,039	0,025	0,045	0,45	0,23
0,4	0,040	0,049	0,035	0,060	0,70	0,35
0,5	0,050	0,069	0,045	0,085	1,4	0,7
0,7	0,070	0,099	0,060	0,125	2,5	1,3
1	0,100	0,149	0,085	0,175	6,8	3,4
1,5	0,150	0,199	0,125	0,225	9,5	4,8
2	0,200	0,249	0,175	0,275	17,7	8,9
2,5	0,250	0,299	0,225	0,325	21,0	10,5
3	0,300	0,349	0,275	0,375	26,8	13,4
3,5	0,350	0,399	0,325	0,450	39,0	18,5
4	0,400	0,499	0,375	0,550	50,8	25,4
5	0,500	0,599	0,450	0,650	63,5	31,8
6	0,600	0,699	0,550	0,750	-	-
7	0,700	0,799	0,650	0,850	-	-

Charge minimale de rupture. Déterminez la charge minimale de rupture sur un nœud simple obtenu comme suit : passez l'extrémité tenue dans la main droite par dessus celle tenue dans la main gauche et tirez une des extrémités à travers la boucle ainsi formée (voir figure 0667.-1), puis tirez sur les extrémités pour serrer le nœud.

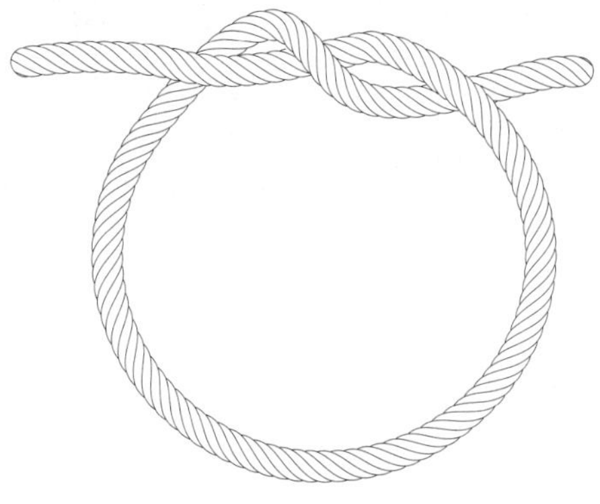

Figure 0667.-1. – *Nœud simple*

Effectuez l'essai sur 5 fils à raison de 2 essais sur les fils dont la longueur dépasse 75 cm et d'un seul essai sur les fils plus courts. Déterminez la charge de rupture à l'aide d'un dynamomètre approprié. L'appareil est muni de 2 attaches servant à fixer le fil, et dont l'une est mobile et se déplace à une vitesse constante de 25 cm à 30 cm par minute. Les dispositifs d'attache permettent la fixation des fils à examiner sans glissement possible. Au début de l'essai, la longueur du fil entre les serre-fils est de 12,5 cm à 20 cm. Le nœud se trouve à égale distance entre les points de fixation. Déclenchez le mouvement du serre-fils et notez la force requise pour rompre le fil. Lorsque le fil se rompt dans ses attaches ou à moins de 1 cm de celles-ci, répétez l'essai sur un nouveau fil, le résultat de l'essai défectueux ne devant pas être pris en considération dans le calcul final. La moyenne de toutes les lectures prises en compte est égale ou supérieure à la valeur indiquée dans la colonne C du tableau 0667.-1 et aucune des lectures n'est inférieure à la valeur indiquée dans la colonne D, pour le numéro de diamètre du fil examiné.

Résistance du sertissage. Si le fil résorbable synthétique tressé stérile est muni d'une aiguille sertie qui n'est pas dite détachable, il satisfait à l'essai de résistance du sertissage. Utilisez un dynamomètre approprié tel que celui décrit pour la mesure de la charge minimale de rupture. Effectuez l'essai sur 5 fils. Fixez l'aiguille sertie sur le fil (sans nœud) dans la mâchoire de l'appareil, de façon que la partie sertie de l'aiguille soit complètement en dehors de la mâchoire et dirigée dans la direction de la tension exercée sur le fil. Déclenchez le mouvement du serre-fils et notez la force requise pour rompre le fil ou pour séparer le fil de l'aiguille. La moyenne des 5 déterminations et toutes les valeurs individuelles correspondent aux valeurs respectives indiquées au tableau 0667.-2 pour le numéro de diamètre correspondant. Si une seule valeur ne satisfait pas à la norme individuelle, répétez l'essai sur 10 autres fils. Le fil à examiner satisfait à l'essai si ces 10 valeurs ne sont pas inférieures à la limite fixée pour la valeur individuelle correspondant au numéro de diamètre indiqué (tableau 0667.-2).

Tableau 0667.-2. – *Charges minimales de rupture pour les aiguilles serties sur fil*

Numéro de diamètre	Valeur moyenne (newtons)	Valeur individuelle (newtons)
0,4	0,50	0,25
0,5	0,80	0,40
0,7	1,7	0,80
1	2,3	1,1
1,5	4,5	2,3
2	6,8	3,4
2,5	9,0	4,5
3	11,0	4,5
3,5	15,0	4,5
4	18,0	6,0
5	18,0	7,0

CONSERVATION (CONDITIONNEMENT)

Les fils résorbables synthétiques tressés stériles sont conditionnés sous un protecteur individuel de stérilité qui permet le retrait et l'utilisation du fil dans des conditions aseptiques. Les fils résorbables synthétiques tressés stériles doivent être maintenus à l'état sec.

Les fils résorbables synthétiques tressés stériles sont destinés à être utilisés en une fois lorsque le protecteur individuel de stérilité vient d'être ouvert.

Les protecteurs individuels de stérilité contenant les fils (emballage primaire) sont placés dans un emballage protecteur (boîte) qui assure le maintien des propriétés physiques et mécaniques jusqu'au moment de l'emploi.

On peut se référer également aux normes harmonisées relatives au conditionnement des dispositifs médicaux.

ÉTIQUETAGE

Il est possible de se référer aux normes harmonisées appropriées relatives à l'étiquetage des dispositifs médicaux.

Les informations indispensables à l'identification du produit sont indiquées sur ou dans chaque protecteur individuel de stérilité (emballage primaire) et sur l'emballage protecteur (boîte). Ces informations comprennent au minimum :

– le diamètre nominal,
– la longueur, en centimètres ou en mètres,
– le cas échéant, l'indication que l'aiguille est détachable,
– la désignation du produit,
– la destination (fil chirurgical, résorbable),
– le cas échéant, la couleur du fil,
– sa structure (tressée).

FILS CHIRURGICAUX POUR USAGE VÉTÉRINAIRE

01/2002:0660

FILS CHIRURGICAUX, CATGUT STÉRILE EN DISTRIBUTEUR POUR USAGE VÉTÉRINAIRE

Chorda resorbilis sterilis in fuso ad usum veterinarium

DÉFINITION

Le catgut stérile en distributeur pour usage vétérinaire est constitué par des fils de collagène provenant des tissus intestinaux de mammifères. Après nettoyage, les membranes sont découpées dans le sens de la longueur en bandes de largeur variable qui, lorsqu'elles sont assemblées en petit nombre, suivant les diamètres désirés, sont tordues sous tension, séchées, polies, sélectionnées et stérilisées. Les fils peuvent être traités par des substances chimiques telles que les sels de chrome pour ralentir leur résorption et le glycérol pour les rendre souples, à condition que ces agents ne diminuent pas la tolérance tissulaire.

Le fil est conditionné dans un distributeur qui permet le retrait et l'utilisation de tout ou partie du fil dans des conditions aseptiques. Le distributeur est conçu de façon que, sous réserve d'une manipulation adéquate, le contenu conserve sa stérilité même quand une partie du fil a été prélevée. Le fil peut être maintenu à l'état sec ou dans un liquide qui peut contenir un conservateur antimicrobien, à l'exclusion de tout antibiotique.

ESSAI

Pour le catgut conditionné dans un liquide conservateur, prélevez le fil hors du distributeur et procédez sans délai et successivement à la mesure de la longueur, du diamètre et de la charge minimale de rupture. Pour le catgut conditionné à l'état sec, immergez le fil dans l'alcool R ou dans une solution de 2-propanol R à 90 pour cent V/V pendant 24 h, puis procédez sans délai aux mesures indiquées.

Longueur. Mesurez la longueur du fil sans le soumettre à une tension supérieure à celle que nécessite son maintien en position rectiligne. La longueur n'est pas inférieure à 95 pour cent de celle qui est indiquée sur l'étiquette. Si le fil est constitué de plusieurs sections assemblées par des nœuds, la longueur de chaque section n'est pas inférieure à 2,5 m.

Diamètre. Effectuez les mesures à l'aide d'un instrument approprié muni d'un disque presseur, d'un diamètre de 10 mm à 15 mm, permettant d'atteindre une précision d'au moins 0,002 mm. Ajustez la masse du disque presseur et les dispositifs mobiles s'y rattachant de façon que la charge totale appliquée sur le fil à examiner soit de 100 ± 10 g. Au cours de l'opération, abaissez lentement le disque presseur sur le fil en évitant d'écraser ce dernier. Effectuez au moins 1 mesure tous les 2 m. Si le fil est constitué de plusieurs sections assemblées par des nœuds, effectuez au moins 3 mesures sur chaque section. Dans tous les cas, effectuez 12 mesures au moins, en des points situés à peu près à égale distance les uns des autres sur le fil ou sur chaque section du fil. Ne soumettez pas le fil à une tension supérieure à celle que nécessite son maintien en position rectiligne. La moyenne des mesures effectuées sur le fil à examiner et deux tiers au moins des mesures individuelles sont comprises dans les limites figurant dans les colonnes A du tableau 0660.-1 pour le numéro de diamètre correspondant. En aucun cas, une mesure n'est située hors des limites données dans les colonnes B du tableau 0660.-1 pour le numéro de diamètre correspondant.

Tableau 0660.-1. – *Diamètre et charges minimales de rupture*

Numéro de diamètre	Diamètre (millimètres)				Charge de rupture (newtons)	
	A		B		C	D
	min.	max.	min.	max.		
1	0,100	0,149	0,085	0,175	1,8	0,4
1,5	0,150	0,199	0,125	0,225	3,8	0,7
2	0,200	0,249	0,175	0,275	7,5	1,8
2,5	0,250	0,299	0,225	0,325	10	3,8
3	0,300	0,349	0,275	0,375	12,5	7,5
3,5	0,350	0,399	0,325	0,450	20	10
4	0,400	0,499	0,375	0,550	27,5	12,5
5	0,500	0,599	0,450	0,650	38,4	20,0
6	0,600	0,699	0,550	0,750	45,0	27,5
7	0,700	0,799	0,650	0,850	60,0	38,0
8	0,800	0,899	0,750	0,950	70,0	45,0

Charge minimale de rupture. Déterminez la charge minimale de rupture sur un nœud simple obtenu comme suit : passez l'extrémité tenue dans la main droite par-dessus celle tenue dans la main gauche et tirez une des extrémités à travers la boucle ainsi formée (voir figure 0660.-1), puis tirez sur les extrémités pour serrer le nœud.

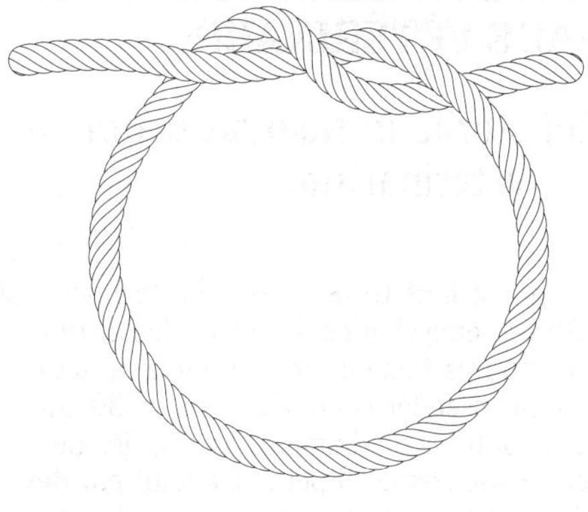

Figure 0660.-1. – *Nœud simple*

Effectuez l'essai sur le fil à raison d'une mesure tous les 2 m. Si le fil est constitué de plusieurs sections assemblées par des nœuds, effectuez au moins 3 mesures sur chaque section et, en tout cas, 1 mesure au moins tous les 2 m. Déterminez la charge de rupture en des points situés à peu près à égale distance les uns des autres à l'aide d'un dynamomètre approprié. L'appareil est muni de deux attaches servant à fixer le fil, dont l'une est mobile et se déplace à une vitesse de course constante de 30 cm par minute. Les dispositifs d'attache permettent la fixation des fils à examiner sans glissement possible. Au début de l'essai, la longueur du fil entre les serre-fils est de 12,5 cm à 20 cm. Le nœud se trouve à égale distance entre les points de fixation. Déclenchez le mouvement du serre-fils et notez la force requise pour rompre le fil. Lorsque le fil se rompt dans ses attaches ou à moins de 1 cm de celles-ci, répétez l'essai sur une autre partie du fil, le résultat d'un essai défectueux ne devant pas être pris en considération dans le calcul final. La moyenne de toutes les lectures prises en compte est égale ou supérieure à la valeur indiquée dans la colonne C du tableau 0660.-1, et aucune valeur n'est inférieure à la valeur indiquée dans la colonne D pour le numéro de diamètre correspondant.

Composés solubles du chrome. Introduisez 0,25 g de fil dans une fiole conique contenant 1 ml d'*eau R* pour 10 mg d'échantillon. Fermez la fiole et laissez reposer à 37 ± 0,5 °C pendant 24 h. Refroidissez et décantez la solution. Introduisez 5 ml de cette solution dans un tube à essai de petite taille et ajoutez 2 ml d'une solution de *diphénylcarbazide R* à 10 g/l dans l'*alcool R* et 2 ml d'*acide sulfurique dilué R*. La solution n'est pas plus fortement colorée qu'une solution témoin préparée simultanément avec 5 ml d'une solution contenant 2,83 µg de *dichromate de potassium R* par millilitre, 2 ml d'*acide sulfurique dilué R* et 2 ml d'une solution de *diphénylcarbazide R* à 10 g/l dans l'*alcool R* (1 ppm Cr).

Stérilité (*2.6.1*). Le fil satisfait à l'essai de stérilité prescrit pour le catgut et autres fils chirurgicaux. Effectuez l'essai sur 3 sections de 30 cm de longueur, prélevées respectivement au début, au centre et à la fin du fil.

CONSERVATION

A l'abri de la lumière et de la chaleur.

ÉTIQUETAGE

L'étiquette indique :

- le numéro de diamètre,
- la longueur en centimètres ou en mètres.

01/2002:0608

FILS CHIRURGICAUX, FIL DE LIN STÉRILE EN DISTRIBUTEUR POUR USAGE VÉTÉRINAIRE

Filum lini sterile in fuso ad usum veterinarium

DÉFINITION

Le fil de lin stérile en distributeur pour usage vétérinaire est constitué par les fibres péricycliques de la tige de *Linum usitatissimum* L. Ces fibres élémentaires, d'une longueur de 2,5 cm à 5 cm, sont assemblées en faisceaux de 30 cm à 80 cm, puis en fils continus de diamètre approprié. Le fil est généralement blanc crème. Il peut être teint par des colorants autorisés par l'Autorité compétente. Il est ensuite stérilisé.

IDENTIFICATION

A. Effilochez l'extrémité d'un fil à l'aide d'une aiguille ou d'une pince, afin d'en isoler les fibres individuelles. Examinées au microscope, les fibres ont une largeur de 12 µm à 31 µm et présentent dans la majeure partie de leur longueur des parois épaisses, parfois finement striées longitudinalement et un lumen mince. Les fibres se rétrécissent lentement et se terminent par une pointe longue et fine. Par endroit, la fibre présente des renflements unilatéraux avec des lignes transversales.

B. Imprégnées de *solution de chlorure de zinc iodée R*, les fibres isolées prennent une teinte bleu-violet.

ESSAI

Le fil de lin stérile en distributeur pour usage vétérinaire satisfait aux essais prescrits dans la monographie *Fils non résorbables stériles en distributeur pour usage vétérinaire (0605)*.

S'il est conservé à l'état sec, laissez séjourner le fil dans une atmosphère d'humidité relative de 65 ± 5 pour cent à 20 ± 2 °C pendant 4 h avant de mesurer le diamètre. Pour déterminer la charge minimale de rupture, immergez le fil dans l'eau R à température ambiante pendant 30 min immédiatement avant l'essai.

CONSERVATION

Voir *Fils non résorbables stériles en distributeur pour usage vétérinaire (0605)*.

ÉTIQUETAGE

Voir *Fils non résorbables stériles en distributeur pour usage vétérinaire (0605)*.

01/2002:0609

FILS CHIRURGICAUX, FIL DE POLYAMIDE-6 STÉRILE EN DISTRIBUTEUR POUR USAGE VÉTÉRINAIRE

Filum polyamidicum-6 sterile in fuso ad usum veterinarium

DÉFINITION

Le fil de polyamide-6 stérile en distributeur pour usage vétérinaire est obtenu par passage à la filière d'une matière plastique synthétisée par polymérisation d'ε-caprolactame. Le fil se présente en monofilaments cylindriques lisses ou en fils tressés, ou en fils légèrement tordus et gainés à l'aide d'une couche de la même substance. Il peut être teint par des colorants ou des pigments autorisés par l'Autorité compétente. Il est ensuite stérilisé.

CARACTÈRES

Il est pratiquement insoluble dans les solvants organiques usuels et n'est pas attaqué par les solutions alcalines diluées, telles qu'une solution d'hydroxyde de sodium à 100 g/l, mais l'est par les acides minéraux dilués, par exemple une solution d'acide sulfurique à 20 g/l, et, à chaud, par l'acide acétique glacial, et par l'acide formique à 70 pour cent *m/m*.

IDENTIFICATION

A. Dans un tube de verre scellé, chauffez 50 mg environ de fil à 110 °C, en présence de 0,5 ml d'*acide chlorhydrique R1* pendant 18 h. Laissez reposer pendant 6 h. Il ne se forme pas de cristaux.

B. Plongez 50 mg environ de fil dans 10 ml d'*acide chlorhydrique R1*. Il se désintègre à froid et se dissout complètement en quelques minutes.

C. Le fil se dissout dans une solution d'*acide formique anhydre R* à 70 pour cent *m/m*.

ESSAI

Le fil de polyamide-6 stérile en distributeur pour usage vétérinaire satisfait aux essais prescrits dans la monographie *Fils non résorbables stériles en distributeur pour usage vétérinaire (0605)* et à l'essai suivant :

Monomère et oligomères. Dans un appareil à épuisement continu, traitez 1,00 g de fil par 30 ml de *méthanol R*. Epuisez au bain-marie pendant 7 h, à raison de 3 extractions au moins par heure. Faites évaporer l'extrait méthanolique à siccité. Desséchez le résidu à 110 °C pendant 10 min. Laissez refroidir au dessiccateur et pesez. La masse du résidu n'est pas supérieure à 20 mg (2 pour cent).

Fils chirurgicaux

CONSERVATION

Voir *Fils non résorbables stériles en distributeur pour usage vétérinaire (0605).*

ÉTIQUETAGE

Voir *Fils non résorbables stériles en distributeur pour usage vétérinaire (0605).*

L'étiquette indique la forme sous laquelle le fil se présente : monofilaments, fils tressés ou fils gainés.

01/2002:0610

FILS CHIRURGICAUX, FIL DE POLYAMIDE 6/6 STÉRILE EN DISTRIBUTEUR POUR USAGE VÉTÉRINAIRE

Filum polyamidicum-6/6 sterile in fuso ad usum veterinarium

DÉFINITION

Le fil de polyamide 6/6 stérile en distributeur pour usage vétérinaire est obtenu par passage à la filière d'une matière plastique synthétisée par polycondensation d'hexaméthylène diamine et d'acide adipique. Le fil se présente en monofilaments cylindriques lisses ou en fils tressés, ou en fils légèrement tordus et gainés à l'aide d'une couche de la même substance. Il peut être teint par des colorants ou des pigments autorisés par l'Autorité compétente. Il est ensuite stérilisé.

CARACTÈRES

Il est pratiquement insoluble dans les solvants organiques usuels et n'est pas attaqué par les solutions alcalines diluées, telles qu'une solution d'hydroxyde de sodium à 100 g/l, mais l'est par les acides minéraux dilués, par exemple une solution d'acide sulfurique à 20 g/l, et, à chaud, par l'acide acétique glacial, et par l'acide formique à 80 pour cent *m/m*.

IDENTIFICATION

A. Mis au contact d'une flamme, le fil fond et brûle en formant une perle dure et en dégageant une odeur caractéristique rappelant celle du céléri.

B. Dans un tube à calcination maintenu en position verticale, introduisez 50 mg environ de fil. Chauffez doucement jusqu'à dégagement de vapeurs épaisses. Dès que celles-ci ont envahi le tube, retirez-le de la flamme et placez à l'intérieur et au contact des vapeurs une bande de *papier au nitrobenzaldéhyde R*. Il se développe lentement une coloration violet-brun qui pâlit lentement à l'air et disparaît presque instantanément par lavage à l'*acide sulfurique dilué R*.

C. Dans 10 ml d'*acide chlorhydrique R1*, introduisez 50 mg environ de fil. Il se désintègre à froid et se dissout en quelques minutes.

D. Le fil ne se dissout pas dans une solution d'*acide formique anhydre R* à 70 pour cent *m/m* mais se dissout dans une solution d'*acide formique anhydre R* à 80 pour cent *m/m*.

ESSAI

Le fil de polyamide 6/6 stérile en distributeur pour usage vétérinaire satisfait aux essais prescrits dans la monographie *Fils non résorbables stériles en distributeur pour usage vétérinaire (0605).*

CONSERVATION

Voir *Fils non résorbables stériles en distributeur pour usage vétérinaire (0605).*

ÉTIQUETAGE

Voir *Fils non résorbables stériles en distributeur pour usage vétérinaire (0605).*

L'étiquette indique la forme sous laquelle le fil se présente : monofilaments, fils tressés ou fils gainés.

01/2002:0607

FILS CHIRURGICAUX, FIL DE POLY(TÉRÉPHTALATE D'ÉTHYLÈNE) STÉRILE EN DISTRIBUTEUR POUR USAGE VÉTÉRINAIRE

Filum ethyleni polyterephthalici sterile in fuso ad usum veterinarium

DÉFINITION

Le fil de poly(téréphtalate d'éthylène) stérile en distributeur pour usage vétérinaire est obtenu par passage à la filière de poly(téréphtalate d'éthylène). Le fil est préparé par tressage de fils très fins, assemblés en nombre variable suivant le diamètre désiré. Le fil en poly(téréphtalate d'éthylène) est blanchâtre et peut être teint par des colorants ou des pigments autorisés par l'Autorité compétente. Il est ensuite stérilisé.

CARACTÈRES

Il est pratiquement insoluble dans la plupart des solvants organiques usuels. Il est attaqué par les solutions alcalines concentrées et est incompatible avec les phénols.

IDENTIFICATION

A. Le fil est difficilement soluble à chaud dans le *diméthylformamide R* et dans le *dichlorobenzène R*.

B. Dans 10 ml d'*acide chlorhydrique R1*, introduisez 50 mg environ de fil. Il reste intact, même après 6 h.

ESSAI

Le fil de poly(téréphtalate d'éthylène) stérile en distributeur pour usage vétérinaire satisfait aux essais prescrits dans la monographie *Fils non résorbables stériles en distributeur pour usage vétérinaire (0605).*

CONSERVATION

Voir *Fils non résorbables stériles en distributeur pour usage vétérinaire (0605).*

ÉTIQUETAGE

Voir *Fils non résorbables stériles en distributeur pour usage vétérinaire (0605).*

01/2002:0606

FILS CHIRURGICAUX, SOIES TRESSÉES ET STÉRILES EN DISTRIBUTEUR POUR USAGE VÉTÉRINAIRE

Filum bombycis tortum sterile in fuso ad usum veterinarium

DÉFINITION

Les soies tressées et stériles en distributeur pour usage vétérinaire sont obtenues par tressage d'un nombre variable, suivant le diamètre désiré, de fils de soie décreusée provenant du dévidage des cocons du ver à soie, *Bombyx mori* L. Les soies tressées peuvent être teintes par des colorants autorisés par l'Autorité compétente. Elles sont ensuite stérilisées.

IDENTIFICATION

A. Effilochez l'extrémité d'un fil à l'aide d'une aiguille ou d'une pince afin d'en isoler quelques fibres. Certaines fibres présentent parfois de très fines stries longitudinales, parallèles à l'axe de la fibre. Examinée au microscope, la coupe transversale est plus ou moins triangulaire ou semi-circulaire, à bords arrondis, sans lumen.

B. Imprégnées de *solution d'iodure de potassium iodée R*, les fibres isolées prennent une teinte jaune clair.

ESSAI

Les soies tressées et stériles en distributeur pour usage vétérinaire satisfont aux essais prescrits dans la monographie *Fils non résorbables stériles en distributeur pour usage vétérinaire (0605)*.

CONSERVATION

Voir *Fils non résorbables stériles en distributeur pour usage vétérinaire (0605)*.

ÉTIQUETAGE

Voir *Fils non résorbables stériles en distributeur pour usage vétérinaire (0605)*.

01/2002:0605

FILS CHIRURGICAUX, FILS NON RÉSORBABLES STÉRILES EN DISTRIBUTEUR POUR USAGE VÉTÉRINAIRE

Fila non resorbilia sterilia in fuso ad usum veterinarium

DÉFINITION

Les indications figurant dans cette monographie s'appliquent aux monographies individuelles de la Pharmacopée sur les fils non résorbables stériles en distributeur pour usage vétérinaire et ne concernent pas nécessairement les fils non résorbables stériles en distributeur pour usage vétérinaire qui ne font pas l'objet d'une monographie dans le présent ouvrage.

Les fils non résorbables stériles en distributeur pour usage vétérinaire sont des fils qui, introduits dans un organisme vivant, n'y sont pas métabolisés. Ils ont des origines diverses : animale, végétale ou synthétique. Ils se présentent en monofilaments cylindriques ou multifils eux-mêmes constitués de fibres élémentaires qui, une fois assemblées, peuvent être retordues, cablées ou tressées, et éventuellement gainées et peuvent être traitées de façon à les rendre non capillaires. Les fils peuvent être teints par des colorants ou des pigments autorisés par l'Autorité compétente. Ils sont ensuite stérilisés.

Les fils sont conditionnés dans un distributeur qui permet le retrait et l'utilisation du fil dans des conditions aseptiques. Le distributeur est conçu de façon que, sous réserve d'une manipulation adéquate, le contenu conserve sa stérilité même quand une partie du fil a été prélevée. Les fils peuvent être maintenus à l'état sec ou dans un liquide qui peut contenir un conservateur antimicrobien, à l'exclusion de tout antibiotique.

ESSAI

Procédez sans délai et successivement à la mesure de la longueur, du diamètre et de la charge minimale de rupture, après avoir prélevé le fil hors de son distributeur.

Longueur. Mesurez la longueur du fil, tel qu'il est présenté, sans le soumettre à une tension supérieure à celle que nécessite son maintien en position rectiligne. La longueur de chaque fil n'est pas inférieure à 95 pour cent de celle qui est indiquée sur l'étiquette.

Diamètre. Sauf indication contraire, effectuez les mesures sur le fil tel qu'il est présenté, à l'aide d'un instrument approprié muni d'un disque presseur, d'un diamètre de 10 mm à 15 mm, permettant d'atteindre une précision d'au moins 0,002 mm. Ajustez la masse du disque presseur et les dispositifs mobiles s'y rattachant de façon que la charge totale appliquée sur le fil à examiner soit de 100 ± 10 g. Au cours de l'opération, abaissez lentement le disque presseur sur le fil en évitant d'écraser ce dernier. Effectuez au moins 1 mesure tous les 2 mètres et, en tous cas, 12 mesures au moins, en des points situés approximativement à égale distance. Ne soumettez pas le fil monofilament à une tension supérieure à celle que nécessite son maintien en position rectiligne. Appliquez aux fils multifilaments une tension inférieure ou égale au cinquième de la charge de rupture figurant à la colonne C du tableau 0605.-1 en fonction du numéro de diamètre et du type de matériau du fil à examiner en n'appliquant dans aucun cas une tension supérieure à 10 N. Pour les fils multifilaments d'un numéro de diamètre supérieur à 1,5, effectuez 2 mesures du diamètre en chaque point, la deuxième mesure étant faite après rotation de l'axe du fil à 90°. Le diamètre du fil en ce point est donné par la moyenne des 2 mesures. La moyenne des mesures effectuées sur le fil à examiner et deux tiers au moins des mesures individuelles sont compris dans les limites figurant dans les colonnes A du tableau 0605.-1 pour le numéro de diamètre correspondant. Aucune des mesures n'est située hors des limites données dans les colonnes B du tableau 0605.-1 pour le numéro de diamètre correspondant.

Fils chirurgicaux

Tableau 0605.-1. – *Diamètres et charges minimales de rupture*

Numéro de diamètre	Diamètre (millimètres)				Charge minimale de rupture (newtons)			
	A		B		Lin		Fils d'autres matériaux	
	min.	max.	min.	max.	C	D	C	D
0,5	0,050	0,069	0,045	0,085	-	-	1,0	0,35
0,7	0,070	0,099	0,060	0,125	1,0	0,3	1,5	0,60
1	0,100	0,149	0,085	0,175	2,5	0,6	3,0	1,0
1,5	0,150	0,199	0,125	0,225	5,0	1,0	5,0	1,5
2	0,200	0,249	0,175	0,275	8,0	2,5	9,0	3,0
2,5	0,250	0,299	0,225	0,325	9,0	5,0	13,0	5,0
3	0,300	0,349	0,275	0,375	11,0	8,0	15,0	9,0
3,5	0,350	0,399	0,325	0,450	15,0	9,0	22,0	13,0
4	0,400	0,499	0,375	0,550	18,0	11,0	27,0	15,0
5	0,500	0,599	0,450	0,650	26,0	15,0	35,0	22,0
6	0,600	0,699	0,550	0,750	37,0	18,0	50,0	27,0
7	0,700	0,799	0,650	0,850	50,0	26,0	62,0	35,0
8	0,800	0,899	0,750	0,950	65,0	37,0	73,0	50,0

Charge minimale de rupture. Sauf indication contraire, déterminez, sur le fil tel qu'il est présenté, la charge minimale de rupture sur un nœud simple obtenu comme suit : passez l'extrémité tenue dans la main droite par-dessus celle tenue dans la main gauche et tirez une des extrémités à travers la boucle ainsi formée (voir figure 0605.-1), puis tirez sur les extrémités pour serrer le nœud.

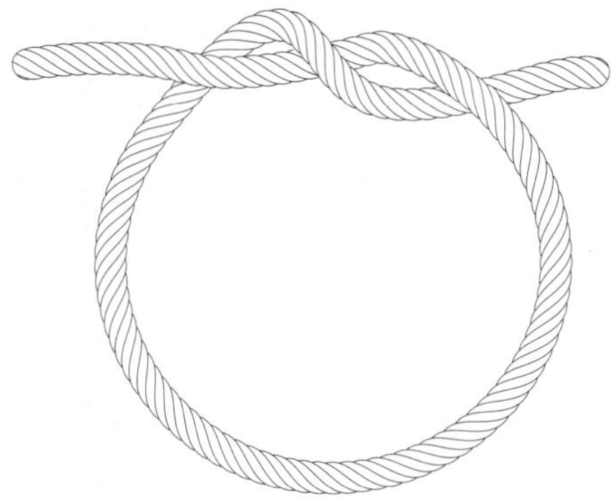

Figure 0605.-1. – *Nœud simple*

Effectuez au moins 1 mesure tous les 2 m en des points situés approximativement à égale distance. Déterminez la charge de rupture à l'aide d'un dynamomètre approprié. L'appareil est muni de deux attaches servant à fixer le fil, dont l'une est mobile et se déplace à une vitesse de course constante de 30 cm par minute. Les dispositifs d'attache permettent la fixation des fils à examiner sans glissement possible. Au début de l'essai, la longueur du fil entre les serre-fils est de 12,5 cm à 20 cm. Le nœud se trouve à égale distance entre les points de fixation. Déclenchez le mouvement du serre-fils et notez la force requise pour rompre le fil. Lorsque le fil se rompt dans ses attaches ou à moins de 1 cm de celles-ci, répétez l'essai sur un nouveau fil, le résultat d'un essai défectueux ne devant pas être pris en considération dans le calcul final. La moyenne de toutes les lectures prises en compte est égale ou supérieure à la valeur indiquée dans la colonne C du tableau 0605.-1, et aucune valeur n'est inférieure à la valeur indiquée dans la colonne D pour le numéro de diamètre et le matériau du fil examiné.

Stérilité (*2.6.1*). Les fils non résorbables stériles en distributeur pour usage vétérinaire satisfont à l'essai de stérilité prescrit pour le catgut et autres fils chirurgicaux. Effectuez l'essai sur 3 sections de 30 cm de longueur, prélevées respectivement au début, au centre et à la fin du fil.

Colorants extractibles. Lorsque le fil est coloré et destiné à le rester au cours de son emploi, il satisfait en plus à l'essai des colorants extractibles. Dans une fiole conique, introduisez 0,25 g du fil à examiner. Ajoutez 25,0 ml d'*eau R* et obturez l'orifice de la fiole en y plaçant un entonnoir à courte tige. Chauffez à ébullition pendant 15 min, refroidissez et ajustez au volume initial avec de l'*eau R*. Suivant la coloration du fil, préparez la solution témoin appropriée comme indiqué au tableau 0605.-2, en utilisant les solutions primaires de coloration (*2.2.2*).

Tableau 0605.-2. – *Solutions témoins de coloration*

Coloration du fil	Composition de la solution témoin en parties par volume			
	Solution primaire rouge	Solution primaire jaune	Solution primaire bleue	Eau R
Brun - jaune	0,2	1,2	–	8,6
Rouge - rose	1,0	–	–	9,0
Bleu - vert	–	–	2,0	8,0
Violet	1,6	–	8,4	–

La solution à examiner n'est pas plus fortement colorée que la solution témoin appropriée.

CONSERVATION

A l'abri de la lumière et de la chaleur.

ÉTIQUETAGE

L'étiquette indique :

- le numéro de diamètre,
- la longueur en centimètres ou en mètres,
- si nécessaire que le fil est coloré et destiné à le rester au cours de son emploi.

PRÉPARATIONS HOMÉOPATHIQUES

INTRODUCTION

Tous les textes généraux et autres monographies de la Pharmacopée Européenne pouvant concerner l'homéopathie sont applicables.

La partie « Homéopathie » de la Pharmacopée Européenne contient des monographies générales et des monographies individuelles, décrivant des matières premières et des préparations qui ne sont quasiment utilisées que pour les médicaments homéopathiques. La référence à ces monographies pour d'autres applications peut être autorisée par les autorités d'enregistrement.

01/2002:1599

ARSÉNIEUX (ANHYDRIDE) POUR PRÉPARATIONS HOMÉOPATHIQUES

Arsenii trioxidum ad praeparationes homoeopathicae

As_2O_3 A_r 197,8

DÉFINITION

Teneur : 99,5 pour cent à 100,5 pour cent d'As_2O_3.

CARACTÈRES

Aspect : poudre blanche ou sensiblement blanche.

Solubilité : pratiquement insoluble à assez soluble dans l'eau. L'anhydride arsénieux se dissout dans les solutions d'hydroxydes et de carbonates alcalins.

IDENTIFICATION

A. Dissolvez 20 mg de substance à examiner dans 1 ml d'*acide chlorhydrique dilué R*. Ajoutez 4 ml d'*eau R* et 0,1 ml de *solution de sulfure de sodium R*. Il se forme un précipité jaune soluble dans l'*ammoniaque diluée R1*.

B. Dissolvez 20 mg de substance à examiner dans 1 ml d'*acide chlorhydrique R1*, ajoutez 5 ml de *réactif hypophosphoreux R* et chauffez pendant 15 min au bain-marie. Il se forme un précipité noir.

ESSAI

Aspect de la solution. Une solution de substance à examiner à 100 g/l dans l'*ammoniaque diluée R1* est limpide (*2.2.1*) et incolore (*2.2.2, Procédé II*).

Sulfures. Dissolvez 1,0 g de substance à examiner dans 10,0 ml de *solution diluée d'hydroxyde de sodium R*. Ajoutez 0,05 ml de *solution d'acétate de plomb R*. Si la solution à examiner présente une coloration, celle-ci n'est pas plus intense que celle d'une solution témoin préparée simultanément et dans les mêmes conditions avec un mélange de 10,0 ml d'une solution de *sulfure de sodium R* à 0,015 g/l dans de la *solution diluée d'hydroxyde de sodium R* et de 0,05 ml de *solution d'acétate de plomb R* (20 ppm).

DOSAGE

Dissolvez 40,0 mg de substance à examiner dans un mélange de 10 ml d'*eau R* et de 10 ml de *solution diluée d'hydroxyde de sodium R*. Ajoutez 10 ml d'*acide chlorhydrique dilué R* et 3 g de *bicarbonate de sodium R*. Mélangez. Ajoutez 1 ml de *solution d'amidon R* et titrez par l'*iode 0,05 M*.

1 ml d'*iode 0,05 M* correspond à 4,946 mg d'As_2O_3.

01/2002:1610

CUIVRE POUR PRÉPARATIONS HOMÉOPATHIQUES

Cuprum ad praeparationes homoeopathicae

Cu A_r 63,5

DÉFINITION

Teneur : 99,0 pour cent à 101,0 pour cent de Cu.

CARACTÈRES

Aspect : poudre brun-rouge.

Solubilité : pratiquement insoluble dans l'eau, soluble dans l'acide chlorhydrique et dans l'acide nitrique, pratiquement insoluble dans l'alcool.

IDENTIFICATION

A. A 2 ml de solution S (voir Essai), ajoutez 0,5 ml de *solution de ferrocyanure de potassium R*. Il se forme un précipité brun-rouge.

B. A 5 ml de solution S, ajoutez 0,6 ml d'*ammoniaque R*. Il se forme un précipité bleu. Ajoutez 2 ml d'*ammoniaque R*. Le précipité disparaît ; la solution obtenue est bleu intense.

ESSAI

Solution S. Dissolvez 2,0 g de substance à examiner dans 10 ml d'*acide nitrique R*. Après dégagement des vapeurs nitreuses, complétez à 60 ml avec de l'*eau distillée R*.

Acidité ou alcalinité. A 5,0 g de substance à examiner, ajoutez 20 ml d'*eau exempte de dioxyde de carbone R*. Chauffez à ébullition pendant 1 min. Refroidissez. Filtrez et complétez à 25,0 ml avec de l'*eau exempte de dioxyde de carbone R*. A 10 ml de solution, ajoutez 0,1 ml de *solution de bleu de bromothymol R1*. Le virage de l'indicateur ne nécessite pas plus de 0,5 ml d'*acide chlorhydrique 0,01 M* ou d'*hydroxyde de sodium 0,01 M*.

Chlorures (*2.4.4*) : au maximum 100 ppm.

15 ml de solution S satisfont à l'essai limite des chlorures.

Sulfates (*2.4.13*) : au maximum 300 ppm.

15 ml de solution S satisfont à l'essai limite des sulfates.

Fer : au maximum 50 ppm.

Spectrométrie d'absorption atomique (*2.2.23, Procédé I*).

Solution à examiner. Dissolvez 1,00 g de substance à examiner dans 5 ml d'*acide nitrique R* et complétez à 50,0 ml avec de l'*eau R*.

Solutions de référence. Préparez les solutions de référence à partir de la *solution à 20 ppm de fer (Fe) R*, diluée si nécessaire avec une solution d'*acide nitrique R* à 1 pour cent *V/V*.

Source : lampe à cathode creuse au fer.

Longueur d'onde : 248,3 nm.

Flamme : air-acétylène.

Plomb : au maximum 100 ppm.

Spectrométrie d'absorption atomique (*2.2.23, Procédé I*).

Solution à examiner. Utilisez la solution à examiner préparée pour l'essai du fer.

Solutions de référence. Préparez les solutions de référence à partir de la *solution à 0,1 pour cent de plomb (Pb) R*, diluée si nécessaire avec une solution d'*acide nitrique R* à 1 pour cent *V/V*.

Source : lampe à cathode creuse au plomb.

Longueur d'onde : 283,3 nm.

Flamme : air-acétylène.

Zinc : au maximum 50 ppm.

Spectrométrie d'absorption atomique (*2.2.23, Procédé I*).

Solution à examiner. Utilisez la solution à examiner préparée pour l'essai du fer.

Solutions de référence. Préparez les solutions de référence à partir de la *solution à 100 ppm de zinc (Zn) R,* diluée si nécessaire avec une solution d'*acide nitrique R* à 1 pour cent *V/V*.

Source : lampe à cathode creuse au zinc.

Longueur d'onde : 213,9 nm.

Flamme : air-acétylène.

DOSAGE

Dissolvez 0,100 g de substance à examiner dans 5 ml d'*acide nitrique R.* Chauffez pour chasser les vapeurs nitreuses. Ajoutez 200 ml d'*eau R* et neutralisez (*2.2.3*) avec de l'*ammoniaque diluée R1.* Ajoutez 1 g de *chlorure d'ammonium R* et 3 mg de *murexide R.* Titrez par l'*édétate de sodium 0,1 M* jusqu'à virage du vert au violet.

1 ml d'*édétate de sodium 0,1 M* correspond à 6,354 mg de Cu.

01/2002:1622

POTASSIUM (SULFATE DE) POUR PRÉPARATIONS HOMÉOPATHIQUES

Kalii sulfas ad praeparationes homoeopathicae

K_2SO_4 M_r 174,3

DÉFINITION

Teneur : 99,0 pour cent à 101,0 pour cent de K_2SO_4 (substance desséchée).

CARACTÈRES

Aspect : poudre cristalline blanche ou cristaux incolores.

Solubilité : soluble dans l'eau, pratiquement insoluble dans l'éthanol.

IDENTIFICATION

A. La substance à examiner donne les réactions des sulfates (*2.3.1*).

B. La substance à examiner donne les réactions du potassium (*2.3.1*).

ESSAI

Solution S. Dissolvez 10,0 g de substance à examiner dans 90 ml d'*eau exempte de dioxyde de carbone R* préparée à partir d'*eau distillée R,* en chauffant doucement. Laissez refroidir et complétez à 100 ml avec de l'*eau exempte de dioxyde de carbone R* préparée à partir d'*eau distillée R.*

Aspect de la solution. La solution S est limpide (*2.2.1*) et incolore (*2.2.2, Procédé II*).

Acidité ou alcalinité. A 10 ml de solution S, ajoutez 0,1 ml de *solution de bleu de bromothymol R1.* Le virage de l'indicateur ne nécessite pas plus de 0,5 ml d'*acide chlorhydrique 0,01 M* ou d'*hydroxyde de sodium 0,01 M.*

Chlorures (*2.4.4*) : au maximum 40 ppm.

12,5 ml de solution S complétés à 15 ml avec de l'*eau R* satisfont à l'essai limite des chlorures.

Arsenic (*2.4.2*) : au maximum 2 ppm.

5 ml de solution S satisfont à l'essai limite A.

Calcium (*2.4.3*) : au maximum 200 ppm.

5 ml de solution S complétés à 15 ml avec de l'*eau distillée R* satisfont à l'essai limite du calcium.

Fer (*2.4.9*) : au maximum 10 ppm.

10 ml de solution S satisfont à l'essai limite du fer.

Magnésium : maximum 20 ppm.

A 5 ml de solution S, ajoutez 5 ml d'*eau R,* 1 ml de *glycérol à 85 pour cent R,* 0,15 ml de *solution de jaune titane R,* 0,25 ml de *solution d'oxalate d'ammonium R* et 5 ml de *solution diluée d'hydroxyde de sodium R,* puis agitez. Si la solution à examiner présente une coloration rose, celle-ci n'est pas plus intense que celle d'une solution témoin préparée simultanément et de la même manière avec un mélange de 1 ml de *solution à 10 ppm de magnésium (Mg) R* et de 9 ml d'*eau R.*

Sodium : au maximum 0,1 pour cent.

Spectrométrie d'émission atomique (*2.2.22, Procédé I*).

Solution à examiner. Dissolvez 1,00 g de substance à examiner dans de l'*eau R* et complétez à 100,0 ml avec le même solvant.

Solutions de référence. Dissolvez dans de l'*eau R,* 0,5084 g de *chlorure de sodium R* préalablement desséché à 100-105 °C pendant 3 h, puis complétez à 1000,0 ml avec le même solvant (200 µg de Na par millilitre). Préparez les dilutions requises.

Longueur d'onde : 589 nm.

Métaux lourds (*2.4.8*) : au maximum 20 ppm.

12 ml de solution S satisfont à l'essai limite A. Préparez le témoin avec la *solution à 2 ppm de plomb (Pb) R.*

Perte à la dessiccation (*2.2.32*) : au maximum 1,0 pour cent, déterminé à l'étuve à 130 °C pendant 4 h sur 1,000 g de substance à examiner.

DOSAGE

Dissolvez 0,100 g de substance à examiner dans 10 ml d'*eau exempte de dioxyde de carbone R* et faites passer la solution à travers une colonne de *résine échangeuse d'ions fortement acide R,* à un débit d'environ 2-3 ml/min. Lavez avec de l'*eau exempte de dioxyde de carbone R* (environ 200 ml) jusqu'à ce que la neutralisation de 50 ml ne nécessite pas plus de 0,05 ml d'*hydroxyde de sodium 0,1 M.* Titrez l'éluat par l'*hydroxyde de sodium 0,1 M* en présence de 0,1 ml de *solution de méthylorange R.*

1 ml d'*hydroxyde de sodium 0,1 M* correspond à 8,71 mg de K_2SO_4.

01/2002:1038

PRÉPARATIONS HOMÉOPATHIQUES

Praeparationes homoeopathicae

DÉFINITION

Les préparations homéopathiques sont obtenues à partir de substances, de produits ou de préparations appelés souches selon un procédé de fabrication homéopathique. Une préparation homéopathique est généralement désignée par le nom latin de la souche suivi de l'indication du degré de dilution.

Matières premières

Les matières premières utilisées pour la fabrication de préparations homéopathiques sont d'origine végétale, chimique, minérale ou animale.

Il doit être démontré que les matières premières d'origine animale sont exemptes de tout agent pathogène. Les matières premières d'origine végétale ou animale peuvent être utilisées à l'état frais ou desséché. Dans les cas appropriés, les matières premières utilisées à l'état frais peuvent être conservées congelées.

Dans les cas justifiés et autorisés pour le transport ou le stockage, les matières premières utilisées à l'état frais peuvent être conservées dans l'alcool, à condition que la totalité de la matière première et de l'alcool soit employée pour la fabrication.

Les matières premières satisfont aux exigences des monographies de la Pharmacopée Européenne.

Véhicules

Les véhicules sont des excipients utilisés pour préparer certaines souches ou pour réaliser des déconcentrations. Il peut s'agir par exemple d'eau purifiée, d'alcool de titre approprié, de glycérol ou de lactose.

Les véhicules satisfont aux exigences des monographies de la Pharmacopée Européenne.

Souches

Les souches sont des substances, produits ou préparations utilisés comme point de départ pour la fabrication des préparations homéopathiques. Dans le cas de matières premières d'origine végétale ou animale, il s'agit généralement d'une teinture mère ou d'un macérat glycériné ; dans le cas de matières premières d'origine chimique ou minérale, il s'agit généralement de la substance elle-même.

Teintures mères

Les teintures mères sont des préparations liquides obtenues par l'action dissolvante d'un véhicule approprié sur des matières premières d'origine végétale ou animale. Elles peuvent également être obtenues à partir de sucs végétaux avec ou sans addition d'un véhicule.

Une teinture mère est désignée par les symboles « TM » ou « Ø ».

Macérats glycérinés

Les macérats glycérinés sont des préparations liquides obtenues à partir de matières premières d'origine végétale ou animale par action du glycérol ou d'un mélange de glycérol et d'alcool de titre approprié ou de glycérol et d'une solution de chlorure de sodium de concentration appropriée.

Déconcentration

Les dilutions et triturations sont obtenues à partir des souches par déconcentration selon un procédé de fabrication homéopathique, c'est-à-dire par dilutions et dynamisations successives pour les préparations liquides et par triturations appropriées successives pour les préparations solides.

Les opérations de déconcentration correspondent généralement à :

- 1 partie de souche et 9 parties de véhicule ; elles peuvent être désignées par « D », « DH » ou « X » (décimal),
- 1 partie de souche et 99 parties de véhicule ; elles peuvent être désignées par « C » ou « CH » (centésimal).

Le nombre d'opérations de déconcentration ainsi effectuées définit le degré de dilution (exemples : « D3 », « 3 DH » ou « 3X » signifie 3 déconcentrations décimales ; « C3 », « 3 CH » ou « 3C » signifie 3 déconcentrations centésimales).

Formes pharmaceutiques

Les formes pharmaceutiques des préparations homéopathiques satisfont à toute monographie pertinente de forme pharmaceutique de la Pharmacopée Européenne, avec les précisions suivantes :

- aux fins des formes pharmaceutiques pour usage homéopathique, les « principes actifs » sont considérés comme étant les « dilutions ou triturations de souches homéopathiques »,
- ces formes pharmaceutiques sont préparées au moyen d'excipients appropriés,
- l'essai d'uniformité de teneur ne leur est normalement pas applicable ; il est cependant exigé dans certains cas.

Forme homéopathique « granule »

Les granules pour usage homéopathique sont des préparations de consistance solide obtenues à partir de saccharose, de lactose ou d'autres excipients appropriés. Ils peuvent être préparés par imprégnation de granules préformés avec une ou plusieurs dilutions de souches homéopathiques ou par addition progressive de ces excipients puis addition d'une (ou de) dilution(s) de souches homéopathiques. Ils sont destinés à l'administration par voie orale ou sublinguale.

Forme homéopathique « comprimé »

Les comprimés pour usage homéopathique sont des préparations fabriquées à partir de saccharose, de lactose ou d'autres excipients appropriés conformément aux spécifications de la monographie *Comprimés (0478)*. Ils peuvent également être préparés par imprégnation de comprimés préformés avec une ou plusieurs dilutions de souches homéopathiques. Les comprimés préformés pour imprégnation sont fabriqués à partir de saccharose, de lactose ou d'autres excipients appropriés conformément aux spécifications de la monographie *Comprimés (0478)*. Ils sont destinés à être administrés par voie orale ou sublinguale.

01/2002:1624

SAFRAN POUR PRÉPARATIONS HOMÉOPATHIQUES

Croci stigma ad praeparationes homoeopathicae

DÉFINITION

Stigmates séchés de *Crocus sativus* L., généralement joints par leur base à un style court.

CARACTÈRES

Le safran a une odeur aromatique caractéristique.

Il présente les caractères macroscopiques et microscopiques décrits aux identifications A et B.

IDENTIFICATION

A. Les stigmates, de couleur rouge orangé foncé, ont une longueur de 20 mm à 40 mm lorsqu'ils sont secs et de 35 mm à 50 mm environ après immersion dans l'eau. Les tubes, qui s'élargissent progressivement au sommet, présentent une incision sur l'un des côtés, et leur marge supérieure est ouverte et finement crénelée. Le style, qui porte 3 stigmates, est jaune pâle et sa longueur ne dépasse pas 5 mm.

Préparations homéopathiques

B. Examinez au microscope en utilisant de la *solution d'hydrate de chloral R*. Le safran présente des cellules épidermiques allongées, comportant souvent une courte papille centrale, qui libèrent dans l'eau une matière colorante jaune ; la marge supérieure des stigmates présente des papilles de forme digitée d'une longueur pouvant atteindre 150 µm ; entre les papilles apparaissent des grains de pollen simples, globuleux, d'un diamètre de 100 µm environ, à exine finement ponctuée, à faisceaux vasculaires à petits vaisseaux spiralés, et sans fibres.

C. Ecrasez avec précaution des stigmates de safran afin d'obtenir des particules et humectez avec 0,2 ml de *solution d'acide phosphomolybdique R*. Les particules virent au bleu en 1-2 min, ou s'entourent d'une auréole bleue.

D. Chromatographie sur couche mince (*2.2.27*).

Solution à examiner. Ecrasez avec précaution à l'aide d'une baguette de verre 0,1 g de safran, puis humectez avec 0,2 ml d'*eau R*. Après 3 min, ajoutez 5 ml de *méthanol R*, puis laissez reposer pendant 20 min à l'abri de la lumière et filtrez à travers un tampon de laine de verre.

Solution témoin. Dissolvez 5 mg de *jaune naphtol R* dans 5 ml de *méthanol R* puis ajoutez une solution de 5 mg de *rouge Soudan G R* dans 5 ml de *chlorure de méthylène R*.

Plaque : *plaque au gel de silice F_{254} pour CCM R*.

Phase mobile : *eau R, 2-propanol R, acétate d'éthyle R* (10:25:65 *V/V/V*).

Dépôt : 10 µl de solution à examiner et 5 µl de solution témoin, en bandes.

Développement : sur un parcours de 10 cm.

Séchage : à l'air.

Détection : examinez à la lumière du jour.

Résultats : voir ci-dessous la séquence des bandes présentes dans les chromatogrammes obtenus avec la solution témoin et la solution à examiner.

Haut de la plaque	
Une bande rouge	
Une bande jaune	
	2 bandes jaunes
	Une bande jaune intense (crocine)
Solution témoin	**Solution à examiner**

Détection : examinez en lumière ultraviolette à 254 nm.

Résultats : voir ci-dessous la séquence des bandes présentes dans les chromatogrammes obtenus avec la solution témoin et la solution à examiner.

Haut de la plaque	
Une bande rouge	1 ou 2 bandes d'atténuation de fluorescence
Une bande jaune	Une bande d'atténuation de fluorescence
Solution témoin	**Solution à examiner**

Détection : pulvérisez de la *solution d'aldéhyde anisique R*. Examinez à la lumière du jour, en chauffant à 100-105 °C pendant 5-10 min.

Résultats : voir ci-dessous la séquence des bandes présentes dans les chromatogrammes obtenus avec la solution témoin et la solution à examiner.

Haut de la plaque	
Une bande rouge	1 ou 2 bandes rouges à violet-rouge
Une bande bleue à vert-bleu	Une bande rouge à violet-rouge
	2 bandes bleues à vert-bleu
	Une bande bleue à vert-bleu intense (crocine)
Solution témoin	**Solution à examiner**

E. Diluez 0,1 ml de solution à examiner (voir Identification D) avec 1 ml de *méthanol R*. Déposez 0,1 ml de cette solution sur un filtre de papier, laissez sécher et pulvérisez une solution de *diphénylborate d'aminoéthanol R* à 10 g/l dans le *méthanol R*. Examinez en lumière ultraviolette à 365 nm. La tache présente une intense fluorescence jaune-orangé.

ESSAI

Pouvoir colorant. Dans une fiole jaugée de 5 ml, introduisez 0,10 g de safran et complétez à 5,0 ml avec de l'*eau distillée R*. Bouchez la fiole et agitez toutes les 30 min pendant 8 h, puis laissez reposer pendant 16 h. Prélevez 1,0 ml de solution et complétez à 500,0 ml avec de l'*eau distillée R*. Mesurez l'absorbance (*2.2.25*) à 440 nm, en utilisant de l'*eau distillée R* comme liquide de compensation. L'absorbance n'est pas inférieure à 0,44.

Eléments étrangers. Examinez la drogue au microscope. Elle ne présente ni éléments à parois irrégulières, ni cristaux, ni grains de pollen contenant 3 pores germinatifs.

Perte à la dessiccation (*2.2.32*) : au maximum 10,0 pour cent, déterminé à l'étuve à 100-105 °C sur 0,200 g de safran.

Cendres totales (*2.4.16*) : au maximum 7,0 pour cent, déterminé sur le résidu obtenu dans l'essai de perte à la dessiccation.

Index

Index

Index

B

C

F

G

Index

N

O

P

Q

R

Index

Index

U

INFORMATIONS IMPORTANTES

MONOGRAPHIES GÉNÉRALES

La Pharmacopée Européenne contient un certain nombre de monographies générales couvrant des classes de produits. Ces monographies générales renferment des exigences qui sont applicables à tous les produits de la classe donnée ou, dans certains cas, à tout produit de la classe donnée pour lequel existe une monographie spécifique dans la Pharmacopée (voir *1. Prescriptions générales*, Monographies générales). Si aucune restriction concernant la portée d'une monographie générale n'est fournie en préambule, elle est applicable à tous les produits de la classe définie, que le produit fasse ou non l'objet d'une monographie spécifique dans la Pharmacopée.

A chaque utilisation d'une monographie, il est essentiel de vérifier s'il existe une monographie générale applicable au produit en question. Les monographies générales présentées ci-après sont publiées dans la section Monographies Générales (sauf indication contraire). Cette liste est mise à jour, si nécessaire, et republiée dans chaque addendum.

ADN recombinant (produits obtenus par la méthode dite de l') (0784)

Drogues végétales (1433)

Extraits (0765)

Formes pharmaceutiques
(publiées dans la section Formes pharmaceutiques)

Huiles grasses végétales (1579)

Immunosérums pour usage humain (0084)

Immunosérums pour usage vétérinaire (0030)

Plantes pour tisanes (1435)

Préparations à base de drogues végétales (1434)

Préparations homéopathiques (1038)
(publiée dans la section Homéopathie)

Préparations radiopharmaceutiques (0125)

Produits allergènes (1063)

Produits comportant un risque de transmission d'agents d'encéphalopathies spongiformes animales (1483)

Produits de fermentation (1468)

Substances pour usage pharmaceutique (2034)

Teintures (0792)

Vaccins pour usage humain (0153)

Vaccins pour usage vétérinaire (0062)

CLÉ DES MONOGRAPHIES

La monographie est applicable à partir du 1er janvier 2002

Numéro de référence de la monographie

01/2002:0884

CARBIMAZOL

Carbimazolum

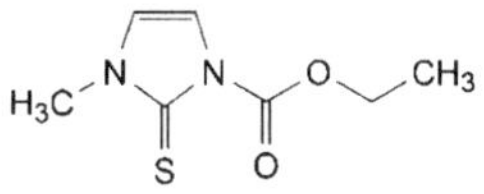

$C_7H_{10}N_2O_2S$ M_r 186,2

DÉFINITION

3-Méthyl-2-thioxo-2,3-dihydro-1*H*-imidazole-1-carboxylate d'éthyle.

Teneur : 98,0 pour cent à 102,0 pour cent (substance desséchée).

CARACTÈRES

Aspect : poudre cristalline, blanche ou blanc-jaune.

Solubilité : peu soluble dans l'eau, soluble dans l'acétone et dans l'alcool.

L'application de la première et de la seconde identification est définie sous Prescriptions Générales (chapitre 1)

IDENTIFICATION

Première identification : B.

Seconde identification : A, C, D.

A. Point de fusion (*2.2.14*) : 122 °C à 125 °C.

B. Spectrophotométrie d'absorption dans l'infrarouge (*2.2.24*).

Préparation : pastilles.

Comparaison : *carbimazol SCR*.

Substance de référence disponible auprès de la DEQM (voir deuxième de couverture)

C. Chromatographie sur couche mince (*2.2.27*).

Solution à examiner. Dissolvez 10 mg de carbimazol dans du *chlorure de méthylène R* et complétez à 10 ml avec le même solvant.

Solution témoin. Dissolvez 10 mg de *carbimazol SCR* dans du *chlorure de méthylène R* et complétez à 10 ml avec le même solvant.

Plaque : *plaque au gel de silice GF_{254} pour CCM R.*

Phase mobile : *acétone R*, *chlorure de méthylène R* (20:80 *V/V*).

Réactif décrit au chapitre 4

Dépôt : 10 µl.

Développement : sur un parcours de 15 cm.

Séchage : à l'air pendant 30 min.

Détection : examinez en lumière ultraviolette à 254 nm.

Résultats : la tache principale du chromatogramme obtenu avec la solution à examiner est semblable quant à sa position et ses dimensions à la tache principale du chromatogramme obtenu avec la solution témoin.

D. Dissolvez 10 mg environ de carbimazol dans un mélange de 50 ml d'*eau R* et de 0,05 ml d'*acide chlorhydrique dilué R*. Ajoutez 1 ml de *solution d'iodobismuthate de potassium R*. Il se forme un précipité rouge.

ESSAI

Impureté A et autres substances apparentées. Chromatographie liquide (*2.2.29*).

Référence à un chapitre général

Solution à examiner. Dissolvez 5,0 mg de carbimazol dans 10,0 ml d'un mélange de 20 volumes d'*acétonitrile R* et de 80 volumes d'*eau R*. Utilisez cette solution dans les 5 min qui suivent sa préparation.

Solution témoin (a). Dissolvez 5 mg de *thiamazol R* et 0,10 g de *carbimazol SCR* dans un mélange de 20 volumes d'*acétonitrile R* et de 80 volumes d'*eau R*, et complétez à 100,0 ml avec le même mélange de solvants. Prélevez 1,0 ml de cette solution et complétez à 10,0 ml avec un mélange de 20 volumes d'*acétonitrile R* et de 80 volumes d'*eau R*.

Solution témoin (b). Dissolvez 5,0 mg de *thiamazol R* dans un mélange de 20 volumes d'*acétonitrile R* et de 80 volumes d'*eau R*, et complétez à 10,0 ml avec le même mélange de solvants. Prélevez 1,0 ml de cette solution et complétez à 100,0 ml avec un mélange de 20 volumes d'*acétonitrile R* et de 80 volumes d'*eau R*.

Colonne :

- *dimensions* : l = 0,15 m, Ø = 3,9 mm,
- *phase stationnaire* : *gel de silice octadécylsilylé pour chromatographie R* (5 µm).

Phase mobile : *acétonitrile R, eau R* (10:90 *V/V*).

Débit : 1 ml/min.

Détection : spectrophotomètre à 254 nm.

Injection : 10 µl.

Enregistrement : 1,5 fois le temps de rétention du carbimazol.

Temps de rétention : carbimazol = environ 6 min.

Conformité du système : solution témoin (a) :

- *résolution* : au minimum 5,0 entre les pics dus à l'impureté A et au carbimazol.

Limites :

- *impureté A* : au maximum 0,5 fois la surface du pic principal du chromatogramme obtenu avec la solution témoin (b) (0,5 pour cent),
- *toute autre impureté* : au maximum 0,1 fois la surface du pic principal du chromatogramme obtenu avec la solution témoin (b) (0,1 pour cent).

Perte à la dessiccation (*2.2.32*) : au maximum 0,5 pour cent, déterminé dans un dessiccateur sur du *pentoxyde de diphosphore R* sous une pression ne dépassant pas 0,7 kPa pendant 24 h sur 1,000 g de carbimazol.

Cendres sulfuriques (*2.4.14*) : au maximum 0,1 pour cent, déterminé sur 1,0 g de carbimazol.

DOSAGE

Dissolvez 50,0 mg de carbimazol dans de l'*eau R* et complétez à 500,0 ml avec le même solvant. Prélevez 10,0 ml de solution, ajoutez 10 ml d'*acide chlorhydrique dilué R* et complétez à 100,0 ml avec de l'*eau R*. Mesurez l'absorbance (*2.2.25*) au maximum à 291 nm.

Calculez la teneur en $C_7H_{10}N_2O_2S$ en prenant 557 comme valeur de l'absorbance spécifique.

IMPURETÉS

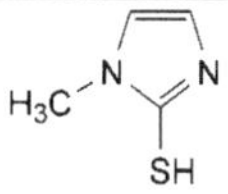

A. 1-méthyl-1*H*-imidazole-2-thiol (thiamazol).

Liste des impuretés contrôlées par les essais (voir Prescriptions Générales au chapitre 1)

PHARMACOPÉE EUROPÉENNE

4e édition

publiée le 20 septembre 2001

remplace la 3e édition à dater du 1er janvier 2002

Cet ouvrage constitue la 4e édition de la Pharmacopée Européenne. Il sera complété par 2 addenda **non cumulatifs** qui paraîtront en 2002, et par 3 addenda qui paraîtront chaque année les années suivantes.

Si vous utilisez la 4e édition après le 1er avril 2002, assurez-vous que vous disposez de tous les addenda parus et consultez l'index du dernier d'entre eux pour vérifier que vous vous référez aux versions les plus récentes des monographies et chapitres généraux.

PHARMACOPÉE EUROPÉENNE

CD-ROM

La 4e édition est également disponible sous forme d'un CD-ROM reprenant tous les textes, monographies et chapitres généraux, publiés dans la version papier et faisant l'objet d'une mise à jour à chaque publication d'un addendum.

PHARMEUROPA

Forum de la Pharmacopée Européenne, à publication trimestrielle

Tous les projets de monographies (nouvelles ou révisées) sont publiés dans Pharmeuropa, ce qui permet à toutes les parties intéressées de commenter les spécifications proposées avant leur adoption. Pharmeuropa contient également des informations relatives au programme de travail, la liste des certificats de conformité aux monographies de la Pharmacopée Européenne délivrés par la DEQM et des articles scientifiques traitant de sujets en relation avec la pharmacopée ou d'intérêt général. L'abonnement à Pharmeuropa peut être souscrit auprès de la DEQM (voir deuxième de couverture).

HARMONISATION INTERNATIONALE

Voir informations figurant dans le chapitre *5.8. Harmonisation des pharmacopées.*